CB141135

# Anestesiologia

CÓPIA NÃO AUTORIZADA É CRIME
ABDR
ASSOCIAÇÃO BRASILEIRA DE DIREITOS REPROGRÁFICOS
RESPEITE O DIREITO AUTORAL

A278 Anestesiologia / Organizador, James Manica – 4. ed. –
Porto Alegre : Artmed, 2018.
xxxii, 1616 p. il. ; 28 cm.

Os direitos patrimoniais desta obra pertencem à Sociedade Brasileira de Anestesiologia.

ISBN 978-85-8271-462-1

1. Anestesiologia. I. Manica, James.

CDU 616-089.5

Catalogação na publicação: Poliana Sanchez de Araujo – CRB 10/2094

# James Manica
organizador

# Anestesiologia

**4ª EDIÇÃO**

Sociedade Brasileira
de Anestesiologia

Reimpressão 2022

artmed

2018

© Artmed Editora Ltda., 2018.

Gerente editorial: *Letícia Bispo de Lima*

**Colaboraram nesta edição:**

Editora: *Mirian Raquel Fachinetto*

Capa e projeto gráfico: *Paola Manica*

Preparação de originais: *Heloísa Stefan e Vânia Cavalcanti*

Leitura final: *Sandra da Câmara Godoy*

Ilustrações: *Gilnei da Costa Cunha*

Editoração: *Estúdio Castellani*

**Nota**

A medicina é uma ciência em constante evolução. À medida que novas pesquisas e a própria experiência clínica ampliam o nosso conhecimento, são necessárias modificações na terapêutica, em que também se insere o uso de medicamentos. Os autores desta obra consultaram as fontes consideradas confiáveis num esforço para oferecer informações completas e, geralmente, de acordo com os padrões aceitos à época da publicação. Entretanto, tendo em vista a possibilidade de falha humana ou de alterações nas ciências médicas, os leitores devem confirmar estas informações com outras fontes. Por exemplo, e em particular, os leitores são aconselhados a conferir a bula completa de qualquer medicamento que pretendam administrar para se certificar de que a informação contida neste livro está correta e de que não houve alteração na dose recomendada nem nas precauções e contraindicações para o seu uso. Essa recomendação é particularmente importante em relação a medicamentos introduzidos recentemente no mercado farmacêutico ou raramente utilizados.

Reservados todos os direitos de publicação, em língua portuguesa, à
ARTMED EDITORA LTDA.
Av. Jerônimo de Ornelas, 670 – Santana
90040-340 Porto Alegre RS
Fone: (51) 3027-7000 Fax: (51) 3027-7070

SÃO PAULO
Rua Doutor Cesário Mota Jr., 63 – Vila Buarque
01221-020 São Paulo SP
Fone: (11) 3221-9033

SAC 0800 703-3444 – www.grupoa.com.br

É proibida a duplicação ou reprodução deste volume, no todo ou em parte, sob quaisquer formas ou por quaisquer meios (eletrônico, mecânico, gravação, fotocópia, distribuição na Web e outros), sem permissão expressa da Editora.

IMPRESSO NO BRASIL
*PRINTED IN BRAZIL*

# DIRETORIAS DA SOCIEDADE BRASILEIRA DE ANESTESIOLOGIA QUE CONTRIBUÍRAM COM ESTA OBRA

## 2017

PRESIDENTE
Ricardo Almeida de Azevedo

VICE-PRESIDENTE
Sérgio Luiz do Logar Mattos

SECRETÁRIO GERAL
Tolomeu Artur Assunção Casali

TESOUREIRO
Augusto Key Karazawa Takaschima

DIRETOR DO DEPARTAMENTO DE DEFESA PROFISSIONAL
Enis Donizetti Silva

DIRETOR DO DEPARTAMENTO ADMINISTRATIVO
Erick Freitas Curi

DIRETOR DO DEPARTAMENTO CIENTÍFICO
Rogean Rodrigues Nunes

## 2016

PRESIDENTE
Antonio Fernando Carneiro

VICE-PRESIDENTE
Ricardo Almeida de Azevedo

SECRETÁRIO GERAL
Tolomeu Artur Assunção Casali

TESOUREIRO
Sérgio Luiz do Logar Mattos

DIRETOR DO DEPARTAMENTO DE DEFESA PROFISSIONAL
Enis Donizetti Silva

DIRETOR DO DEPARTAMENTO ADMINISTRATIVO
Erick Freitas Curi

DIRETOR DO DEPARTAMENTO CIENTÍFICO
Rogean Rodrigues Nunes

## 2015

PRESIDENTE
Oscar César Pires

VICE-PRESIDENTE
Antonio Fernando Carneiro

SECRETÁRIO GERAL
Ricardo Almeida de Azevedo

TESOUREIRO
Sérgio Luiz do Logar Mattos

DIRETOR DO DEPARTAMENTO DE DEFESA PROFISSIONAL
Tolomeu Artur Assunção Casali

DIRETOR DO DEPARTAMENTO ADMINISTRATIVO
Erick Freitas Curi

DIRETOR DO DEPARTAMENTO CIENTÍFICO
Rogean Rodrigues Nunes

# COMISSÕES EXAMINADORAS DAS PROVAS DE TÍTULO SUPERIOR EM ANESTESIOLOGIA (2012 A 2016)

## 2012

Leonardo Teixeira Domingues Duarte
Manoel Rodrigues Medeiros Neto
Antônio Carlos Aguiar Brandão
José Fernando Bastos Folgosi
Alexandre Slullitel
Waston Vieira Silva

## 2013

Alexandre Slullitel
Antônio Carlos Aguiar Brandão
Deise Martins Rosa
José Fernando Bastos Folgosi
Leonardo Teixeira Domingues Duarte
Waston Vieira Silva

## 2014

Daniel Volquind
Deise Martins Rosa
José Fernando Bastos Folgosi
Leonardo Teixeira Domingues Duarte
Paulo César de Abreu Sales
Waston Vieira Silva

## 2015

Carolina Baeta Neves Duarte Ferreira
Daniel Volquind
Deise Martins Rosa
Leonardo Teixeira Domingues Duarte
Paulo César de Abreu Sales
Rodrigo Leal Alves

## 2016

Carolina Baeta Neves Duarte Ferreira
Claudia Marquez Simões
Daniel Volquind
Paulo Alipio Germano Filho
Paulo César de Abreu Sales
Rodrigo Leal Alves

# AUTORES

**James Manica:** Médico anestesiologista do Hospital da Luz Setúbal, Portugal. Título Superior em Anestesiologia pela Sociedade Brasileira de Anestesiologia (TSA-SBA). Título de Especialista em Anestesiologia pelo Colégio de Anestesiologia da Ordem dos Médicos de Portugal. Título de Especialista em Anestesiologia pelo General Medical Council, Reino Unido. Mestre em Medicina: Cirurgia pela Universidade Federal do Rio Grande do Sul (UFRGS). Sócio honorário da Sociedade de Anestesiologia do Rio Grande do Sul (SARGS).

## COORDENADORES DE SEÇÃO

**Antonio Fernando Carneiro (*Anestesia regional*):** Diretor e médico anestesiologista e intensivista do Hospital do Coração Anis Rassi. TSA-SBA. Vice-diretor da Faculdade de Medicina da Universidade Federal de Goiás (UFG). Mestre em Doenças Infeciosas pela UFG. Doutor em Medicina pela Faculdade de Ciências Médicas da Santa Casa de São Paulo (FCMSCSP). Membro da Academia Goiana de Medicina. Ex-Presidente da SBA.

**Miriam Seligman Menezes (*Dor*):** Médica anestesiologista. TSA-SBA. Especialista em Dor pela Escola Paulista de Medicina da Universidade Federal de São Paulo (EPM-UNIFESP). Doutora em Medicina pela EPM-UNIFESP. Professora associada da Universidade Federal de Santa Maria (UFSM).

---

**Adriene Stahlschmidt:** Médica anestesiologista do Hospital de Clínicas de Porto Alegre (HCPA) da UFRGS. TEA-SBA.

**Aglais Gonçalves da Silva Leite:** Médica anestesiologista. TSA-SBA.

**Amadeu Prada Beduschi (*in memoriam*):** Médico anestesiologista. TSA-SBA. Fundador da Sociedade Paranaense de Anestesiologia.

**Ana Lúcia Costa Martins:** Médica anestesiologista contratada do Serviço de Anestesia e Medicina Perioperatória (SAMPE) do HCPA-UFRGS.

**Ana Luft:** Médica anestesiologista. Especialista em Tratamento da Dor e Cuidados Paliativos pela UFRGS. Mestre em Ciências da Saúde pela Universidade Federal de Ciências da Saúde de Porto Alegre (UFCSPA).

**Ana Paula Rocha Cronemberger:** Médica anestesiologista. TSA-SBA. Corresponsável pelo Centro de Ensino e Treinamento em Anestesiologia (CET-SBA) do Hospital Regional da Asa Norte (HRAN) de Brasília. Instrutora do Curso de Suporte Avançado de Vida em Anestesia (SAVA) da SBA.

**Anderson Emanuel Caliope Castelo Branco Mourão:** Médico anestesiologista. Título de Especialista em Anestesiologia pela SBA (TEA-SBA).

**Antonio Carlos Aguiar Brandão:** Médico anestesiologista. Professor e Diretor da Área de Saúde da Universidade do Vale do Sapucaí (UNIVAS). Especialista em Terapia Intensiva pelo Instituto de Ensino e Pesquisa do Hospital Albert Einstein (IEP-HAI). Mestre e Doutor em Anestesiologia pela Faculdade de Medicina de Botucatu (FMB) da Universidade Estadual Paulista "Júlio de Mesquita Filho" (UNESP). Diretor Científico da Sociedade de Anestesiologia de Minas Gerais (SAMG) (2014-2015 e 2016-2017).

**Antonio Leite Oliva Filho:** Médico anestesiologista. TSA-SBA. Ex-Presidente da SBA.

**Antonio Roberto Carraretto:** Médico anestesiologista. TSA-SBA. Professor de Anestesiologia da Universidade Federal do Espírito Santo (UFES). Responsável pelo CET-SBA da UFES. Mestre e Doutor em Anestesiologia pela FMB-UNESP.

**Artur A. R. Burlamaque:** Médico anestesiologista. Responsável pelo Serviço de Anestesiologia do Pavilhão Pereira Filho da Santa Casa de Misericórdia de Porto Alegre.

**Benedito Barbosa João:** Médico anestesiologista. TSA-SBA. Instrutor do CET-SBA do Hospital Municipal de São José dos Campos. Mestre em Ciências Médicas pela UNIFESP.

**Breno José Santiago Bezerra de Lima:** Médico anestesiologista. TSA-SBA. Corresponsável pelo CET-SBA do Serviço Integrado de Anestesiologia (SIANEST) do Hospital Florianópolis. Especialista em Dor pelo Hospital das Clínicas da Faculdade de Medicina de Ribeirão Preto da Universidade de São Paulo (FMRP-USP). Especialista em Medicina Paliativa pela AMB-SBA. Mestre e Doutor em Ciências Médicas pela FMRP-USP. *Fellow* em Interventional Pain Practice do World Institute of Pain (FIPP-WIP).

**Bruno Carvalho Cunha de Leão:** Médico anestesiologista da Maternidade Odete Valadares. TSA-SBA. Corresponsável pelo CET-SBA da Fundação Hospitalar Minas Gerais (FHEMIG). Mestre em Saúde da Mulher pela Universidade Federal de Minas Gerais (UFMG).

**Carlos Alberto da Silva Junior:** Médico anestesiologista. TSA-SBA. Professor titular de Anestesiologia da Universidade Federal de Santa Catarina (UFSC). Médico anestesiologista do Hospital Infantil Joana de Gusmão e do Hospital da UNIMED. *Clinical Research Fellow* do Hospital Infantil da Columbia Britânica, Vancouver, Canadá.

**Carlos Alberto Pereira de Moura:** Médico anestesiologista.

**Carlos Darcy Alves Bersot:** Médico anestesiologista. TSA-SBA. Responsável pelo CET-SBA do Hospital Federal da Lagoa do Rio de Janeiro.

**Carlos Eduardo David de Almeida:** Médico anestesiologista do Hospital Universitário Cassiano Antonio de Moraes da UFES. TEA-SBA. Doutor em Anestesiologia pela UNESP.

**Carlos Eduardo de Araujo:** Médico anestesiologista. Presidente da Cooperativa dos Médicos Anestesiologistas (COOPANEST) da Bahia. Ex-Presidente da Sociedade de Anestesiologia do Estado da Bahia (SAEB), da Federação Brasileira das Cooperativas de Anestesiologia (FEBRACAN) e da Segunda Câmara do Conselho Regional de Medicina do Estado da Bahia (CREMEB).

**Carlos Eduardo Lichtenberger:** Médico anestesiologista. TSA-SBA.

**Carlos Galhardo Júnior:** Médico anestesiologista do Instituto Nacional de Cardiologia do Ministério da Saúde, RJ. TSA-SBA. Ex-*Fellow* em Anestesia Cardíaca do Toronto General Hospital, Canadá.

**Carlos Henrique Jacob (*in memoriam*):** Médico anestesiologista. TSA-SBA. Ex-Diretor da Sociedade Paranaense de Anestesiologia.

**Carolina de Oliveira Sant'Anna:** Médica anestesiologista do Hospital de Base da Faculdade de Medicina de São José do Rio Preto (HB-FAMERP) e do Hospital da Criança e Maternidade (HCM).

**Carolina Mello:** Médica anestesiologista. TSA-SBA. Mestre em Cirurgia: Anestesiologia pela Universidade Federal do Rio de Janeiro (UFRJ).

**Caroline Biral:** Médica anestesiologista do Instituto de Neurologia e Neurocirurgia e do Hospital de Clínicas de Curitiba. TEA-SBA.

**Catia Sousa Govêia:** Médica anestesiologista. TSA-SBA. Professora da Universidade de Brasília (UnB). Responsável pelo CET-SBA do Centro de Anestesiologia da UnB. Mestre em Ciências Médicas pela Faculdade de Medicina da UnB.

**Cezar Lorenzini:** Médico anestesiologista. TSA-SBA. Professor de Anestesiologia da Faculdade de Medicina da Universidade de Passo Fundo (UPF). Mestre em Medicina pela UFRGS e UPF.

**Charlize Kessin O. Sales:** Médica anestesiologista. TEA-SBA. Especialista em Dor pela SBA.

**Cibelle Magalhães Pedrosa Rocha:** Médica anestesiologista. TSA-SBA. Corresponsável pelo CET-SBA do Instituto Dr. José Frota.

**Cíntia Lourenço Santos:** Médica. Pesquisadora colaboradora do Laboratório de Investigação Pulmonar do Instituto de Biofísica Carlos Chagas Filho (IBCCF) da UFRJ. Especialista em Farmacologia pela Universidade Federal de Lavras (UFLA). Mestre em Produção pela Universidade Estadual do Norte Fluminense (UENF). Doutora em Ciências pela UFRJ. Pós-Doutora pelo Laboratório de Investigação Pulmonar e de Cirurgia Experimental da UFRJ.

**Cristiane Gurgel Lopes:** Médica anestesiologista. TSA-SBA. Coordenadora do Grupo de Estudos em Anestesia e Neurociências (GAN). Presidente do Comitê de Anestesia em Neurocirurgia e Neurociências da SBA.

**Daniel Bassette:** Médico anestesiologista pediátrico e de cardiopatias congênitas do HB-FAMERP e do HCM. TEA-SBA.

**Danielle Dumaresq:** Médica anestesiologista. Professora do Curso de Medicina da Unichristus. Mestre pelo Departamento de Cirurgia da Universidade Federal do Ceará (UFCE).

**Danilo Freire Duarte (*in memoriam*):** Médico anestesiologista. TSA-SBA. Livre-Docente em Farmacologia. Ex-Presidente da SBA.

**David Silveira Marinho:** Médico anestesiologista. TEA-SBA. Coordenador da Anestesia em Transplante Hepático do Hospital Geral de Fortaleza. Doutor em Anestesiologia pela USP.

**Débora de Oliveira Cumino:** Médica anestesiologista. TSA-SBA. Coordenadora do Serviço de Anestesiologia Pediátrica do Hospital Infantil Sabará. Especialista em Anestesiologia Pediátrica pelo Hospital Pequeno Príncipe de Curitiba (PR). Mestre e Doutora em Pesquisa em Cirurgia pela FCMSCSP. Membro da Comissão de Ensino e Treinamento (CET-SBA).

**Denise Aya Otsuki:** Médica veterinária com experiência em anestesiologia animal. Pesquisadora científica do Laboratório de Anestesiologia da Faculdade de Medicina da USP. Doutora em Ciências pela Faculdade de Medicina Veterinária e Zootecnia (FMVZ) da USP.

**Denise Fantoni:** Médica veterinária anestesiologista. Professora titular do Departamento de Cirurgia da FMVZ-USP. Mestre em Patologia Animal pela USP. Doutora em Cirurgia Veterinária pela USP.

**Edela Puricelli:** Cirurgiã-dentista. Professora titular convidada do Departamento de Cirurgia e Ortopedia da UFRGS. Coordenadora do Centro de Odontologia-Cirurgia e Reabilitação Bucomaxilofacial da Irmandade Santa Casa de Misericórdia de Porto Alegre (ISCMPA). Especialista em Cirurgia e Traumatologia Bucomaxilofaciais. Doutora pela Universidade de Düsseldorf, Alemanha.

**Eduardo Piccinini Viana:** Médico anestesiologista. TSA-SBA. Coordenador da Residência Médica de Anestesiologia do Complexo Hospitalar de São Bernardo do Campo. Diretor Científico do Portal Anestesia.

**Elizabeth Milla Tambara:** Médica anestesiologista. TSA-SBA. Professora titular de Anestesiologia da Escola de Medicina da Pontifícia Universidade Católica do Paraná (PUCPR). Mestre e Doutora em Clínica Cirúrgica pela UFPR.

**Elvino Barros:** Médico nefrologista. Mestre em Nefrologia pela UFRGS. Doutor em Nefrologia pela UNIFESP.

**Eneida Maria Vieira:** Médica anestesiologista especialista em Anestesiologia Pediátrica. Professora adjunta do Departamento de Especialidades Cirúrgicas da FAMERP. Mestre em Medicina pela FMRP-USP. Doutora em Ciências da Saúde pela FAMERP.

**Ênio Laprovitera:** Médico anestesiologista. TSA-SBA. Professor emérito da Faculdade de Ciências Médicas da Universidade de Pernambuco (FCM-UPE).

**Érica Brandão de Moraes:** Enfermeira com área de atuação em Dor. Coordenadora do Núcleo de Segurança do Paciente no Hospital Dr. Clementino Moura. Mestre em Ciências da Saúde pela Universidade Federal do Maranhão (UFMA). Doutora em Ciências pela Escola de Enfermagem da USP.

**Erick Freitas Curi:** Médico anestesiologista. TSA-SBA. Professor de Anestesiologia do Departamento de Clínica Cirúrgica da UFES. Doutor em Anestesiologia pela FMB-UNESP. Diretor do Departamento Administrativo da SBA.

**Eugenio Pagnussatt Neto:** Médico anestesiologista. Médico assistente do Serviço de Anestesiologia e Recuperação de Passo Fundo, RS.

**Fabiana Aparecida Penachi Bosco Ferreira:** Médica anestesiologista. TSA-SBA. Professora adjunta de Anestesiologia da Faculdade de Medicina da UFG. Doutora em Ciências da Saúde pela USP.

**Fabiana Mara Scarpelli de Lima Alvarenga Caldeira:** Médica anestesiologista. Professora de Anestesiologia da Universidade de Taubaté. Instrutora adjunta do CET-SBA do Hospital Municipal de São José dos Campos, SP.

**Fabiano Calixto Fortes de Arruda:** Médico cirurgião plástico. Mestre em Ciências da Saúde pela UFG. Chefe do Serviço de Cirurgia Plástica do Hospital de Urgências Governador Otávio Lage de Siqueira (HUGOL). Preceptor da Residência Médica do Hospital das Clínicas da UFG.

**Fábio Amaral Ribas:** Médico anestesiologista. TSA-SBA. Corresponsável pelo CET-SBA do SANE de Porto Alegre, RS.

**Farid Sabbag:** Médico anestesiologista. TSA-SBA. Ex-Presidente da SBA.

**Fernando S. Thomé:** Médico nefrologista do HCPA-UFRGS. Professor adjunto do Departamento de Medicina Interna da UFRGS. Doutor em Nefrologia pela UFRGS. *Fellow* da Universidade de Toronto e da Universidade de Montreal.

**Filipe Maia Araújo:** Médico anestesiologista da Clínica de Anestesiologia de Goiânia. TEA-SBA.

**Florentino Fernandes Mendes:** Médico anestesiologista. TSA-SBA. Professor adjunto de Anestesiologia da UFCSPA. Especialista em Tratamento da Dor pela UFRGS. Mestre em Farmacologia pela UFCSPA. Doutor em Medicina pela FCMSCSP.

**Francisco Diego Silva de Paiva:** Médico anestesiologista. TSA-SBA. Instrutor do CET-SBA do Hospital Geral de Fortaleza.

**Francisco Veríssimo Veronese:** Médico nefrologista. Professor adjunto do Departamento de Medicina Interna da UFRGS. Chefe do Serviço de Nefrologia do HCPA-UFRGS. Pós-Doutor em Imunopatologia Renal pela Universidade de Harvard, EUA.

**Gabriel José Redondano Oliveira:** Médico anestesiologista. TSA-SBA. Corresponsável pelo CET-SBA do Hospital Vera Cruz de Campinas, SP.

**Gastão F. Duval Neto:** Médico anestesiologista. TSA-SBA. Professor titular da Disciplina de Anestesiologia da Faculdade de Medicina da Universidade Federal de Pelotas (UFPel). Doutor em Medicina pela UNIFESP. Ex-Presidente da SBA.

**Genival Veloso de França:** Médico legista. Professor titular de Medicina Legal da Universidade Federal da Paraíba (UFPB). Especialista em Medicina Legal pela AMB. Membro da Academia Nacional de Medicina Legal.

**Germano P. Medeiros:** Médico anestesiologista. TSA-SBA. Corresponsável pelo CET-SBA do Hospital Geral de Fortaleza. Membro do Comitê de Via Aérea Difícil da SBA.

**Giorgio Pretto:** Médico anestesiologista. TSA-SBA. Corresponsável pelo CET-SBA do Serviço de Anestesiologia de Joinville, SC. Pós-Graduado em Gestão de Pacientes Críticos pelo Hospital Sírio-Libanês. Doutor em Anestesiologia pela Faculdade de Medicina da USP.

**Haino Burmester:** Médico e administrador em saúde. Professor do Departamento de Administração da Escola de Administração de Empresas de São Paulo da Fundação Getulio Vargas (FGV). Especialista em Administração em Saúde. Mestre em Medicina Comunitária pela Universidade de Londres, Inglaterra.

**Heber de Moraes Penna:** Médico anestesiologista. TSA-SBA. Doutorando em Anestesiologia da FMB-UNESP. Presidente da Sociedade de Anestesiologia do Estado de Goiás (2017-2018).

**Ildo Meyer:** Médico anestesiologista. TSA-SBA. Instrutor do CET-SBA do Hospital São Lucas da Pontifícia Universidade Católica do Rio Grande do Sul (PUCRS).

**Ismar Lima Cavalcanti:** Médico anestesiologista. TSA-SBA. Professor adjunto de Anestesiologia da Universidade Federal Fluminense (UFF). Professor colaborador de Anestesiologia da UFRJ. Líder do Grupo de Pesquisa em Anestesia e Dor da UFF. Médico do Instituto Nacional de Câncer (INCA). Certificado de Área de Atuação em Dor pela AMB. Mestre em Educação pela Universidade Salgado de Oliveira (UNIVERSO). Doutor em Medicina pela UNIFESP. Pós-Doutor pela UNESP.

**Itagyba Martins Miranda Chaves:** Médico anestesiologista. TSA-SBA. Professor adjunto aposentado da Disciplina de Anestesiologia da Faculdade de Medicina da Universidade Federal de Juiz de Fora (UFJF). Corresponsável pelo CET-SBA do Hospital Universitário da Faculdade de Medicina da UFJF.

**Jaci Custódio Jorge:** Médico anestesiologista. TSA-SBA. Responsável pelo CET-SBA do Hospital do Instituto de Previdência dos Servidores do Estado de Minas Gerais (IPSEMG). Coordenador do Serviço de Anestesiologia do Hospital Vera Cruz de Belo Horizonte, MG. Ex-Presidente da SAMG (1994-1995, 1996-1997, 2012-2013 e 2014-2015).

**Jayme da Rocha Heck:** Médico anestesiologista. TEA-SBA. Preceptor do Programa de Residência Médica em Anestesiologia e anestesiologista do Serviço de Cirurgia Torácica do Hospital São Lucas da PUCRS.

**João Abrão:** Médico anestesiologista. TSA-SBA. Professor do Departamento de Biomecânica, Medicina e Reabilitação do Aparelho Locomotor da FMRP-USP. Doutor em Medicina pela UNIFESP. Pós-Doutor pela Universidade do Sul do Texas, EUA. Ex-Membro das Comissões de TSA e de Ensino e Treinamento da SBA.

**João Batista Santos Garcia:** Médico anestesiologista. TSA-SBA. Professor da Disciplina de Anestesiologia, Dor e Cuidados Paliativos da UFMA. Responsável pelo Serviço de Dor e Cuidados Paliativos do Hospital Universitário da UFMA. Especialista em Dor e Cuidados Paliativos pela AMB. Doutor em Dor pela UNIFESP.

**João Marcos Rizzo:** Médico anestesiologista com área de atuação em Dor. Médico da Clínica de Dor do Hospital Moinhos de Vento (HMV) de Porto Alegre, RS.

**João S. de Almeida Jr.:** Médico anestesiologista. TSA-SBA. Instrutor do CET-SBA do Hospital da Beneficência Portuguesa de São Paulo.

**Jorge Osório Flôres:** Médico anestesiologista. TSA-SBA. Especialista em Geriatria pela PUCRS.

**José Abelardo Garcia de Meneses:** Médico anestesiologista do Hospital Geral Ernesto Simões Filho da Secretaria de Saúde do Estado da Bahia e das Clínicas Gastrocentro e Gastroimagem. Professor convidado do Curso de Pós-Graduação em Direito Médico da Universidade Católica de Salvador (UCSal) e do Curso de Direito Médico e da Saúde da Escola Superior de Advocacia da Ordem dos Advogados do Brasil, Seção do Estado da Bahia (OAB-BA). TEA-SBA/AMB.

**José Alberto Rodrigues Pedroso:** Médico nefrologista do Hospital de Pronto-Socorro e do HCPA-UFRGS. Professor auxiliar de Clínica Médica da Universidade Estácio de Sá. Especialista em Toxicologia Aplicada e Mestre em Biologia Celular e Molecular pela PUCRS. Doutor em Transplante de Órgãos pela Universidade Católica do Sagrado Coração de Roma, Itália. Membro da Sociedade Brasileira de Toxicologia.

**José Carlos Rodrigues Nascimento:** Médico anestesiologista. TSA-SBA. Responsável pelo CET-SBA do Hospital Geral de Fortaleza. Mestre em Ciências Médicas pela Universidade de Fortaleza (UNIFOR). Doutorando em Ciências Médicas da Universidade Federal do Ceará (UFC). Membro do Comitê de Transplante de Órgãos da SBA.

**José Leite de Oliveira (*in memoriam*):** Médico anestesiologista. TSA-SBA.

**José Luiz Gomes do Amaral:** Médico anestesiologista e intensivista. TSA-SBA. Professor titular da Disciplina de Anestesiologia, Dor e Medicina Intensiva da EPM-UNIFESP. Livre-Docente em Anestesiologia pela FMB-UNESP.

**José Maria Leal Gomes:** Médico anestesiologista. TSA-SBA. Corresponsável pelo CET-SBA do Hospital Municipal José de Carvalho Florence de São José dos Campos, SP. Médico anestesiologista dos Hospitais Frei Galvão e Santa Casa de Guaratinguetá, SP. Certificado de Área de Atuação em Dor pela AMB-SBA.

**José Otávio Costa Auler Junior:** Médico anestesiologista. TSA-SBA. Professor titular do Departamento de Cirurgia/Anestesiologia da FMUSP. Título de Intensivista pela Associação de Medicina Intensiva Brasileira (AMIB). Doutor em Patologia Experimental e Comparada pela FMUSP.

**José Roberto de Rezende Costa:** Médico anestesiologista. TSA-SBA. Médico anestesiologista do Centro Oftalmológico de Minas Gerais. Coordenador do Serviço de Anestesia do Instituto de Gastrenterologia e Cirurgia da Clínica Gastrocenter. Médico Legista Classe Especial da Polícia Civil de Minas Gerais. Especialista em Medicina Legal pela Associação Brasileira de Medicina Legal e Perícias Médicas. Mestre em Farmacologia e Fisiologia pelo Instituto de Ciências Biológicas da UFMG. Membro da Câmara Técnica de Anestesiologia do Conselho Regional de Minas Gerais. Membro da Diretoria do Instituto Médico Legal de Belo Horizonte, Minas Gerais.

**José Roberto Nociti:** Médico anestesiologista. TSA-SBA. Corresponsável pelo CET-SBA do Hospital São Francisco de Ribeirão Preto, SP. Membro do Conselho Editorial da Revista Brasileira de Anestesiologia. Diretor Científico da COOPANEST de Ribeirão Preto, SP.

**Judymara Lauzi Gozzani:** Médica anestesiologista. TSA-SBA. Certificado de Área de Atuação em Dor pela AMB-SBA. Mestre em Biologia Molecular pela UNIFESP. Doutora em Cirurgia Cardiovascular: Anestesiologia pela UNIFESP.

**Kérsia Gomes Ribeiro:** Médica anestesiologista.

**Larissa de Castro e Sá Oliveira:** Médica anestesiologista.

**Larissa Goveia Moreira:** Médica anestesiologista. TSA-SBA.

**Larissa Schultz:** Médica anestesiologista. Médica contratada do HCPA-UFRGS. Membro da Equipe de Transplantes Hepático e Pulmonar do HCPA-UFRGS.

**Leandro Fellet Miranda Chaves:** Médico anestesiologista. TSA-SBA. Professor auxiliar de ensino da Disciplina de Anestesiologia da Faculdade de Medicina da UFJF. Corresponsável pelo CET-SBA do Hospital Universitário da Faculdade de Medicina da UFJF.

**Leonardo Elman Meyer:** Médico anestesiologista. Membro do Corpo Clínico do HMV, do Hospital Mãe de Deus, da Santa Casa de Misericórdia de Porto Alegre e do Hospital São Lucas da PUCRS.

**Leonardo Krüger Flôres:** Especialista em Radiologia e Diagnóstico por Imagem pelo Instituto de Cardiologia da Fundação Universitária de Cardiologia (IC-FUC) em parceria com o SIDI.

**Leonardo Monteiro Botelho:** Médico anestesiologista. TEA-SBA. Coordenador do Ambulatório de Neuromodulação do Serviço de Tratamento da Dor e Medicina Paliativa do HCPA-UFRGS. Certificado de Área de Atuação em Dor pela SBA. Doutorando do Programa de Pós-Graduação em Ciências Médicas da UFRGS.

**Leonor Horta de Figueiredo:** Médica anestesiologista. TEA-SBA. Primeira médica brasileira com Título de Especialista em Anestesiologia.

**Lucas Faé Gheller:** Médico anestesiologista. Membro do Serviço de Anestesiologia e Recuperação de Passo Fundo, RS.

**Lúcia Miranda Monteiro dos Santos:** Médica anestesiologista especialista em Dor e Cuidados Paliativos. TSA-SBA. Chefe do Serviço de Tratamento da Dor e Medicina Paliativa do HCPA-UFRGS. Mestre em Neurociências pela UFRGS.

**Luis Antonio Diego:** Médico anestesiologista. TSA-SBA. Professor adjunto de anestesiologia da Faculdade de Medicina da UFF. Professor do Curso de Pós-Graduação em Cardiologia e do Mestrado Profissional em Avaliação de Tecnologia em Saúde do Instituto Nacional de Cardiologia do Ministério da Saúde. Doutor em Anestesiologia pela UNESP-Botucatu.

**Luís Cláudio de Araújo Ladeira:** Médico anestesiologista. TSA-SBA. Médico assistente do Centro Brasileiro da Visão (CBV). Chefe da Unidade de Bloco Cirúrgico do Hospital Universitário de Brasília (HUB) da UnB.

**Luiz Alfredo Jung:** Médico anestesiologista. TSA-SBA. Coordenador do Serviço de Anestesia do HMV.

**Luiz Carlos Bastos Salles:** Médico anestesiologista. TSA-SBA. Mestre em Medicina pela Universidade Federal do Estado do Rio de Janeiro (UNIRIO).

**Luiz Fernando dos Reis Falcão:** Médico anestesiologista. TSA-SBA. Professor adjunto de Anestesiologia da UNIFESP. Doutor em Anestesiologia pela UNIFESP. Pós-Doutor pela Universidade de Harvard.

**Luiz Piccinini Filho:** Médico anestesiologista. TEA-SBA. Professor assistente de Anestesia da FCMSCSP. Especialista em Administração Hospitalar pela FGV. Doutor em Medicina pelo Departamento de Cirurgia da FCMSCSP.

**Macius Pontes Cerqueira:** Médico anestesiologista. TSA-SBA. Instrutor corresponsável pelo CET-SBA do Hospital São Rafael.

**Manuela Bezerril Fernandes:** Médica anestesiologista. TSA-SBA. Instrutora corresponsavel pelo CET-SBA do Hospital Geral de Fortaleza. Presidente do Comitê de Anestesia Ambulatorial da SBA.

**Marcella Marino Malavazzi:** Médica anestesiologista do Serviço Médico de Anestesia do Hospital Sírio-Libanês. TEA-SBA. Coordenadora do Grupo de Anestesia Pediátrica do Hospital Municipal Infantil Menino Jesus. *Fellowship* em Anestesia Pediátrica do Hospital for Sick Children, Toronto, Canadá.

**Marcello Fonseca Salgado-Filho:** Médico anestesiologista. TSA-SBA. Professor adjunto de anestesiologia da Universidade Presidente Antônio Carlos de Juiz de Fora (UNIPAC-JF). Coordenador do Curso de Ecocardiografia Intraoperatória da SBA. Especialista em Anestesiologia Pediátrica pelo Instituto Nacional de Saúde da Mulher, da Criança e do Adolescente Fernandes Figueira (IFF) da Fundação Oswaldo Cruz (FIOCRUZ). Mestre em Saúde Brasileira pela UFJF. Doutor em Ciências Cirúrgicas pela UFRJ.

**Marcelo Antunes:** Médico assistente do Hospital das Clínicas da FMRP-USP. TEA-SBA.

**Marcelo Gama de Abreu:** Médico anestesiologista e intensivista especialista em Suporte Ventilatório Diferenciado. Professor de Anestesiologia e Terapia Intensiva da Universidade de Dresden, Alemanha. Professor visitante especial da UFRJ. Mestre em Ciências: Engenharia Biomédica pela COPPE da UFRJ. Doutor em Medicina pela Universidade de Heidelberg, Alemanha.

**Marcelo Vaz Perez:** Médico anestesiologista. TEA-SBA. Professor adjunto da FCMSCSP. Médico assistente da UNIFESP. Especialista em Tratamento da Dor pela USP de Ribeirão Preto. Doutor em Anestesiologia pela USP.

**Márcio de Pinho Martins:** Médico anestesiolosgista. TSA-SBA. Chefe do Serviço de Anestesiologia do Hospital Central da Polícia Militar. Instrutor do Curso de Controle da Via Aérea da SBA. Membro do Comitê de Manejo da Via Aérea Difícil da Confederación Latinoamericana de Sociedades de Anestesiología (CLASA).

**Marcos Antonio Costa de Albuquerque:** Médico anestesiologista. TSA-SBA. Responsável pelo CET-SBA do Hospital Universitário da UFS. Mestre e Doutor em Ciências da Saúde pela Universidade Federal de Sergipe (UFS).

**Marcos F. Vidal Melo:** Médico anestesiologista.

**Maria Angela Tardelli:** Professora associada da Disciplina de Anestesiologia, Dor e Medicina Intensiva da EPM-UNIFESP. TSA-SBA. Editora da Revista Brasileira de Anestesiologia.

**Maria Célia B. F. de Melo:** Médica anestesiologista com atuação na área da Dor. TSA-SBA. Professora titular da PUCPR. Professora adjunta da UFPR. Mestre em Princípios da Cirurgia pela Faculdade Evangélica do Paraná (FEPAR). Doutora em Clínica Cirúrgica pela UFPR.

**Maria Cristina Simões de Almeida:** Médica anestesiologista. TSA-SBA. Professora associada do Departamento de Cirurgia da UFSC. Doutora em Medicina pela Universidade Johannes Gutenberg de Mainz, Alemanha.

**Maria José Carvalho Carmona:** Médica anestesiologista. TSA-SBA. Professora Livre-Docente associada da Disciplina de Anestesiologia da FMUSP. Diretora da Divisão de Anestesia do Instituto Central do Hospital das Clínicas da FMUSP. Doutora em Ciências pela USP.

**Maria Luiza Alves:** Médica anestesiologista. Professora adjunta de Anestesiologia da FCM-UPE. Mestre e Doutora em Medicina pela FCMSCSP.

**Mario J. Conceição:** Médico anestesiologista. TSA-SBA. Professor de Técnicas Cirúrgicas e Anestésicas da Fundação Universidade Regional de Blumenau (FURB). Mestre em Clínica Cirúrgica pela UFPR e FURB. Doutor em Ciências da Saúde: Anestesiologia pela USP.

**Masashi Munechika:** Médico anestesiologista. TSA-SBA. Professor adjunto de Anestesiologia do Departamento de Cirurgia da EPM-UNIFESP. Mestre e Doutor em Anestesiologia pela UNIFESP.

**Matheus Fachini Vane:** Médico anestesiologista assistente do Hospital da Clínicas da FMUSP.

**Mauricio Daher:** Médico anestesiologista. TSA-SBA. Doutor em Ciências da Saúde pela UnB.

**Mauro Coelho Lemos:** Médico anestesiologista.

**Michelle Nacur Lorentz:** Médica anestesiologista. TSA-SBA. Mestre em Resposta Inflamatória pela UFMG.

**Mirian Martelete:** Médica anestesiologista especialista em Tratamento da Dor e Medicina Paliativa. TSA-SBA. Livre-Docente em Anestesiologia pela UFRGS.

**Mirian Rizza C. Reis:** Médica anestesiologista. Professora de Anestesiologia da Universidade Federal de Uberlândia (UFU). Mestre em Técnica Operatória e Cirurgia Experimental pela UNIFESP. Doutora em Anestesiologia pela FMB-UNESP.

**Nara Costa Dutra:** Médica anestesiologista. Especialista em Saúde Pública pela Faculdade Estácio de Sá. Especialista em Medicina de Urgência e Emergência.

**Nely Marjollie Guanabara Teixeira Reis:** Médica anestesiologista. TEA-SBA. Professora de Práticas Médicas, Disciplina de Clínica Cirúrgica, da Universidade Estadual do Ceará (UECE). Mestranda em Transplantes da UECE/Hospital Geral de Fortaleza.

**Neuber M. Fonseca:** Médico anestesiologista. TSA-SBA. Professor titular da Disciplina de Anestesiologia da UFU. Corresponsável pelo CET-SBA da UFU. Mestre e Doutor em Técnicas Operatórias e Cirurgia Experimental pela UNIFESP. Presidente da Comissão de Normas Técnicas da SBA. Coordenador da Comissão de Estudo (CE) 26:06001 – Equipamentos Respiratórios e de Anestesia – da ABNT.

**Ney Regattieri do Nascimento (*in memoriam*):** Médico anestesiologista. TSA-SBA.

**Nilton Bezerra do Vale:** Médico anestesiologista farmacologista. TSA-SBA. Professor de Farmacologia e Anestesiologia da Universidade Federal do Rio Grande do Norte (UFRN). Mestre e Doutor em Farmacologia pela UNIFESP. Editor da Revista Potiguar de Anestesiologia. Conselheiro da Revista Brasileira de Anestesiologia.

**Nubia Verçosa Figueiredo:** Médica anestesiologista. TSA-SBA. Professora titular de Anestesiologia do Departamento de Cirurgia da da Faculdade de Medicina da UFRJ. Professora permanente do Programa de Pós-Graduação em Ciências Cirúrgicas da Faculdade de Medicina da UFRJ. Certificado de Área de Atuação em Dor pela AMB-SBA. Doutora em Medicina pela UFRJ.

**Oscar César Pires:** Médico anestesiologista. Professor-Doutor de Farmacologia da Universidade de Taubaté. Mestre em Ciências: Farmacologia pela Universidade São Francisco. Doutor em Ciências: Anestesiologia pela USP.

**Oziel de Souza Lima (*in memoriam*):** Médico anestesiologista. TSA-SBA. Especialista em Farmacologia pela UFC. Ex-Presidente da SBA.

**Patricia Rieken Macedo Rocco:** Médica. Professora titular do IBCCF-UFRJ. Chefe do Laboratório de Investigação Pulmonar do IBCCF-UFRJ. Mestre e Doutora em Fisiologia pela UFRJ. Membro Titular da Academia Nacional de Medicina e da Academia Brasileira de Ciências.

**Patrícia W. Gamermann:** Médica anestesiologista com área de Atuação em Dor e Acupuntura. TSA-SBA. Responsável pelo CET-SBA do HCPA-UFRGS. Chefe da Unidade de Residência Médica e Pesquisa do SAMPE/HCPA-UFRGS.

**Paulo Alipio Germano Filho:** Médico anestesiologista. TSA-SBA. Oficial Médico do Corpo de Bombeiros Militar do Estado do Rio de Janeiro. Corresponsável pelo CET-SBA do Hospital Federal de Bonsucesso. Membro do Grupo de Pesquisa Clínica em Anestesiologia, Dor e Cuidados Paliativos do Americas Medical City. Mestre e Doutorando do Programa de Pós-Graduação em Ciências Cirúrgicas da UFRJ. Secretário da Comissão Examinadora do TSA-SBA.

**Paulo Ernani Evangelista:** Médico anestesiologista.

**Paulo José Irigon Pereira:** Médico anestesiologista. MBA Executivo em Saúde pela FGV.

**Paulo Renato de Paula:** Médico cirurgião plástico. Professor adjunto e chefe da Disciplina de Cirurgia Plástica da Faculdade de Medicina da UFG. Supervisor de Internato e Residência Médica em Cirurgia Plástica da UFG. Especialista em Cirurgia Plástica pela PUCRJ e Escola do Prof. Ivo Pitanguy. Mestre em Cirurgia pela UFRJ. Doutor em Ciências da Saúde pela UFG.

**Pedro Geretto (*in memoriam*):** Médico anestesiologista. TSA-SBA. Professor titular da Disciplina de Anestesiologia, Dor e Terapia Intensiva Cirúrgica da UNIFESP.

**Pedro Paulo Vanzillotta:** Médico anestesiologista. TSA-SBA. Chefe do Serviço de Anestesiologia do Hospital Municipal Jesus do Rio de Janeiro. Pós-Graduação *Lato Sensu* em Dor pelo Instituto Israelita de Ensino e Pesquisa Albert Einstein.

**Ricardo Almeida de Azevedo:** Médico anestesiologista da Clínica de Anestesia de Salvador (CAS). TSA-SBA. Responsável pelo CET-SBA do Hospital Geral Roberto Santos.

**Ricardo Carvalhaes:** Médico anestesiologista do Serviços Médicos São Paulo (SEMESP). TSA-SBA. Responsável pelo CET-SBA do Hospital Beneficência Portuguesa de São Paulo. Diretor do Hospital Casa de Saúde Santa Rita.

**Roberto Bastos da Serra Freire:** Médico anestesiologista. TSA-SBA. Ex-Presidente da SBA.

**Roberto César Pontes Ibiapina:** Médico anestesiologista. TSA-SBA. Especialista em Anestesia para Cirurgia Cardiovascular pelo Instituto Dante Pazzanese de Cardiologia. Corresponsável pelo CET-SBA do Instituto Dr. José Frota de Fortaleza, CE.

**Roberto H. Benedetti:** Médico anestesiologista. TSA-SBA. Professor da Faculdade de Medicina da Universidade do Sul de Santa Catarina (UNISUL).

**Roberto Ruzi:** Médico anestesiologista especialista em Anestesia Locorregional. TSA-SBA.

**Rodrigo Leal Alves:** Médico anestesiologista e intensivista. TSA-SBA. Médico anestesiologista da Universidade Federal da Bahia (UFBA). Responsável pelo CET-SBA do Hospital São Rafael. Mestre e Doutor em Anestesiologia pela UNESP.

**Rodrigo Rodrigues Alves:** Médico anestesiologista. TSA-SBA. Médico administrativo do Hospital de Clínicas da UFU. Instrutor do CET-SBA do Hospital Santa Genoveva.

**Rogean Rodrigues Nunes:** Médico anestesiologista. TSA-SBA. Coordenador do Comitê de Ética em Pesquisa do Hospital São Carlos de Fortaleza, CE. Pós-Graduado em Engenharia Clínica. Pós-Graduado em Cardiologia pela UFC. Doutor em Medicina pela Faculdade de Medicina da UFC. Diretor Científico da SBA.

**Rogério Silveira Martins:** Médico anestesiologista. TSA-SBA. Instrutor corresponsável do CET-SBA do SAMPE/HCPA-UFRGS.

**Rosana Borges de Carvalho:** Médica anestesiologista e intensivista. Médica assistente da EPM-UNIFESP.

**Roseny dos Reis Rodrigues:** Médica anestesiologista e intensivista. TSA-SBA. Doutora pela USP. Pós-Doutoranda da USP.

**Sara Lucia Ferreira Cavalcante:** Médica anestesiologista. TSA-SBA. Corresponsável pelo CET-SBA do Hospital Geral de Fortaleza. Mestre em Farmacologia pela Faculdade de Medicina da UFC. Doutora em Anestesiologia pela UNESP-Botucatu. Membro da Comissão de Ensino e Treinamento da SBA.

**Sávio Cavalcante Passos:** Médico anestesiologista. TEA-SBA.

**Sérgio B. Tenório:** Médico anestesiologista especialista em Anestesiologia Pediátrica. TSA-SBA. Mestre em Medicina pela UFPR. Doutor em Medicina pela UNIFESP.

**Sérgio Luiz do Logar Mattos:** Médico anestesiologista. TSA-SBA. Coordenador da Unidade Docente-Assistencial do Hospital Universitário Pedro Ernesto da Universidade do Estado do Rio de Janeiro (UERJ).

**Tailur Alberto Grando:** Médico anestesiologista do IC-FUC. TSA-SBA. Responsável pelo CET-SBA do SANE de Porto Alegre.

**Thadeu Pereira de Figueiredo (*in memoriam*):** Médico anestesiologista. Ex-Presidente da SBA (1968).

**Thaína Brandão:** Médica anestesiologista do Hospital Ministro Costa Cavalcante, do Hospital Padre Germano Lauck e do Hospital UNIMED de Foz do Iguaçu, PR. Instrutora do Curso SAVA-SBA. TEA-SBA.

**Thiago Grigio:** Médico anestesiologista. TEA-SBA. Preceptor do CET-SBA da Santa Casa de São Paulo. Médico membro do Centro de Tratamento da Dor do Instituto do Câncer do Estado de São Paulo (ICESP). Especialista em Tratamento da Dor pela ISCMSP. Certificado de Área de Atuação em Dor pela AMB-SBA. Mestre em Pesquisa em Cirurgia pela FCMSCSP.

**Tolomeu Artur Assunção Casali:** Médico anestesiologista. TSA-SBA. Corresponsável pelo CET do Centro de Reabilitação e Readaptação Dr. Henrique Santillo (CRER) de Goiânia, GO. Doutor em Ciências Fisiológicas: Farmacologia pela UFMG.

**Valdir Cavalcanti Medrado (*in memoriam*):** Médico anestesiologista. TSA-SBA. Ex-Presidente da SBA.

**Vanessa Silva Lucas:** Médica anestesiologista.

**Viviane França Martins:** Médica anestesiologista. TSA-SBA.

**Walter Masaru Yoshimoto:** Médico anestesiologista.

**Walter Silva Machado (*in memoriam*):** Médico anestesiologista. TSA-SBA.

**Viviane Fraiha Martins:** Médica anestesiologista, TSA-SBA.

# RECONHECIMENTO

Aos membros das Diretorias da Sociedade Brasileira de Anestesiologia nos anos de 2015, 2016 e 2017 que acolheram, acreditaram e apoiaram o desenvolvimento do projeto de um tratado de anestesiologia da SBA, nas pessoas dos colegas:

Oscar César Pires (Presidente da SBA – 2015)
Antonio Fernando Carneiro (Presidente da SBA – 2016)
Ricardo Almeida de Azevedo (Presidente da SBA – 2017)
Rogean Rodrigues Nunes (Diretor Científico da SBA – 2015, 2016 e 2017)

# APRESENTAÇÃO

A anestesiologia brasileira moderna nasceu com a fundação da Sociedade Brasileira de Anestesiologia (SBA), em fevereiro de 1948, e passou a ter uma base científica mais sólida com o advento da Revista Brasileira de Anestesiologia, em 1950. A partir dessas iniciativas foi possível perceber um significativo incremento da qualidade na especialidade. No entanto, foi somente no início da década de 1990 que se iniciou a produção de livros-texto nacionais de qualidade. Nessa época, a SBA já era a representante consolidada da especialidade de anestesiologia no País.

Hoje, a SBA está presente em todo o território nacional e, também, com forte inserção internacional. Porém, ainda faltava um livro-texto que pudesse, verdadeiramente, conter o espírito plural e miscigenado da anestesiologia brasileira. Foi então que Dr. James Manica procurou o apoio da SBA para que o ajudasse na realização desta 4ª edição do *Anestesiologia*. Esse empreendimento científico veio ao encontro do pensamento já existente e, portanto, o desafio foi prontamente aceito.

Deu-se início, então, ao projeto grandioso de reunir, sob a batuta da SBA e sob a organização do Dr. James Manica, mais de 150 colaboradores do mais alto gabarito científico e intelectual, dos diversos estados brasileiros, que graças à grande experiência do organizador puderam gerar uma obra de nível elevado nos seus mais variados tipos de avaliação, desde a abordagem criteriosa e de fácil compreensão dos mais diversos assuntos à qualidade excepcional do produto final.

O esmero, o esforço e a competência presentes em cada capítulo desta obra espelham a bela história da anestesiologia brasileira e de cada estado deste imenso País. Além disso, é um retrato fiel da importância e do respeito que este livro dá à esta nobre especialidade, cumprindo com louvor o papel de representar o que há de melhor no conhecimento científico dos quase 70 anos de existência da Sociedade Brasileira de Anestesiologia. Boa leitura!

**Ricardo Almeida de Azevedo**
Presidente da Sociedade Brasileira de Anestesiologia

# PREFÁCIO

A 1ª edição desta obra, lançada em 1990, resultou da iniciativa de um jovem anestesiologista clínico e do apoio de uma Editora em ascensão em medicina e que já se destacava em psicanálise e educação. Após uma 1ª edição de sucesso com autores quase exclusivamente gaúchos, seguiram-se outras duas nos anos de 1997 e 2004. Essas edições, já contando com profissionais renomados de todo o País, serviram para consolidar a obra como referência no aprendizado de anestesiologia no Brasil.

Em 2004, com a mudança de minhas atividades profissionais para Portugal, tornou-se inicialmente bastante desafiador dar continuidade à publicação – havia os obstáculos naturais do distanciamento. Contudo, a vontade de prosseguir, apoiada pela evolução dos meios de comunicação, fez com que eu procurasse o apoio da SBA para colmatar as necessidades de um empreendimento à distância. Foi na gestão do Dr. Oscar César Pires como presidente da SBA, em 2015, com a Diretoria Científica do Dr. Rogean Nunes, que a iniciativa teve acolhida e os trabalhos de elaboração foram iniciados.

Dentro do previsto, após 2 anos de trabalhos com a participação de mais de 150 autores – referências nacionais nos temas em que contribuem nesta edição –, entrega-se um tratado que oferece os conhecimentos atualizados da anestesiologia. A obra traz o detalhamento e o cuidado científico necessários que garantem a excelência das informações e o esmero editorial que caracterizam as publicações da Artmed Editora, que hoje se destaca como uma das mais importantes do País na área de Biociências. Vale acrescentar que, sendo agora uma obra da SBA, *Anestesiologia* oferece ao longo dos capítulos algumas das questões comentadas das provas escritas do TSA.*

Por tudo isso, esta edição inaugura um novo significado para a nossa publicação, que já não é mais fruto apenas da motivação de um anestesiologista, e sim a concretização de uma antiga aspiração daqueles que vivem o cotidiano da SBA: oferecer o seu livro-texto aos anestesiologistas em especialização e a todos que o necessitem. O que foi um projeto de um jovem anestesiologista sonhador passa a ser um instrumento de divulgação científica oficial da SBA com todas as possibilidades de desenvolvimento que isso representa. Espero que o texto cumpra com sua missão e satisfaça as necessidades dos leitores. Bom proveito!

**James Manica**
Organizador

*Na página do livro, na internet, o leitor encontrará todas as questões das provas escritas e os Casos Clínicos discutidos nas Provas Orais dos últimos 5 anos. Com exceção de pequenas alterações ortográficas, os textos são publicados conforme sua versão original.

# PREFÁCIO DA 3ª EDIÇÃO

Nossa publicação *Anestesiologia: princípios e técnicas* tem treze anos de história e chega à 3ª edição. Treze anos, pois, embora tenha sido lançada em 1992, os trabalhos da 1ª edição iniciaram dois anos antes, em 1990. Para a atual edição, três anos de dedicação foram necessários. A produção do conhecimento na área biomédica é reconhecidamente tão intensa que cinco anos entre uma e outra edição parece ser tempo demasiado. No entanto, o objetivo maior de um livro-texto não é trazer as mais recentes informações e, sim, oferecer a visão da especialidade como um todo. Como nenhum outro veículo, reúne em uma única fonte de consulta todos os temas relevantes da especialidade, fornecendo a informação do que está solidamente estabelecido e o que representa a boa prática corrente.

Mesmo que esses objetivos tenham sido plenamente atingidos, acreditamos que o maior mérito desta publicação seja de cunho psicopedagógico. Como afirmou Dr. Carlos Parsloe no prefácio à 2ª edição, "...oferece a possibilidade de aprendermos em vernáculo, facilitando a retenção de conceitos e condutas...". Há excelentes livros-texto de anestesiologia na língua inglesa, mas, independentemente do nível de domínio que o leitor tenha desse idioma, é incomparável a assimilação de conhecimentos que ocorre na leitura em língua-pátria. Portanto, é fundamental que tenhamos nossos textos, que serão sempre mais didáticos e genuínos que as melhores traduções.

Cada edição traz a oportunidade de qualificar a obra, corrigindo falhas e incorporando novos conteúdos e colaboradores. Na presente edição, os avanços são facilmente demonstráveis pelo expressivo número de colaboradores dos mais importantes serviços e universidades do país. No total, são 125 colaboradores que acrescentaram 22 capítulos aos já existentes, totalizando 83 capítulos. Dentre as novas aquisições, encontram-se temas tão fundamentais como "Anatomia e fisiopatologia da dor", de tanta importância clínica como "Anestesia no cardiopata", tão atuais como "Anestesia no obeso" ou "Anestesia em cirurgia videolaparoscópica", ou tão especiais quanto "Tratamento da dor crônica em crianças" ou "Anestesia combinada raquiperidural". Ao ensino e à pesquisa foi dado espaço privilegiado, agregando também dois capítulos sobre o uso da informática e simuladores em anestesiologia. O capítulo "Gestão de qualidade em anestesiologia" oferece subsídios aos que têm como tarefa gerenciar os serviços dessa especialidade.

Avançamos também no esmero editorial, fruto de uma rigorosa política de qualidade da Artmed Editora, que justifica sua posição de liderança no mercado editorial médico brasileiro. Não seria suficiente reunir os profissionais mais estudiosos e um coordenador dedicado se não houvesse uma organização especializada e categorizada que assegurasse a transformação dessa energia, dessa vontade, em um produto final diferenciado.

Entregamos esta edição com a convicção de que é apenas mais uma etapa de um processo que evolui e, nesse momento, independe das pessoas que lhe possam ter sido fundamentais. Move-se agora com *anima* própria para cumprir com a exigência daqueles que valorizam e aspiram por uma informação científica nacional.

Desejo, neste momento, expressar meus agradecimentos aos senhores Henrique e Celso Kiperman, que viabilizam e dão continuidade a esse projeto, a Letícia Bispo, que o operacionalizou, a Heloísa Stefan, que pacientemente revisou e corrigiu os originais, a Ana Paula Abruzzi e a todos da equipe editorial que assessoraram competentemente sua confecção.

Agradeço reconhecidamente aos colaboradores que, mais uma vez, empenharam sua confiança, seu trabalho, sua sabedoria.

Algumas pessoas, mais que outras, compreendem em ampliada dimensão o significado deste trabalho. A elas, meus filhos, dedico-o.

**James Manica**
TSA-SBA
Novembro de 2003

# PREFÁCIO DA 2ª EDIÇÃO

Janete Manica

# PREFÁCIO DA 2ª EDIÇÃO

A bibliografia brasileira vem se enriquecendo com a recente publicação de livros dedicados a diversos temas de anestesiologia. Esta tendência é salutar e nos oferece a possibilidade de aprendermos em vernáculo, o que facilita a retenção de conceitos e de condutas, técnicas e práticas neles descritas e recomendadas. Embasam-se no equipamento e nos fármacos disponíveis em nosso meio. São autóctones. Representam o sumo do cotidiano exercido por uma plêiade de anestesiologistas, todos ávidos por conhecimentos.

Este livro é plural. É plural em seu universo de 91 colaboradores e plural na abrangência do temário que bem aborda ao longo de 62 capítulos. E, no entanto, sente-se nele e na convergência das apresentações a singularidade de mão mestra do coordenador incansável e hercúleo em burilar o texto, evitando, na medida do possível, os desencontros que parecem constituir a Hidra de Lerna em obras deste porte.

Eu venho dos idos em que no Brasil apenas existiam escassos e isolados artigos e um capítulo de anestesia em livro de técnica cirúrgica, todos escritos por cirurgiões. Em 1994, surgiu o primeiro livro publicado no Brasil, *Temas de anestesiologia*, editado por cirurgião e no qual somente quatro dos vinte capítulos eram escritos pelos percursores anestesiologistas Luiz Rodrigues Alves, Cyro Pinheiro Dória, Mário Ramos da Nóbrega e Reynaldo Figueiredo. Bem posso, então, avaliar a distância que nos separa daquela era pré-histórica da anestesiologia brasileira, que verdadeiramente começa com a fundação da Sociedade Brasileira de Anestesiologia (SBA), em 1948. Por sua vez, pode-se dizer que a literatura anestesiológica brasileira iniciou-se com a fundação da Revista Brasileira de Anestesiologia, em 1950, acolhendo artigos de anestesiologistas, e que desde então não cessou de avolumar-se. Faltavam, no entanto, os livros de texto.

O aumento quantitativo e qualitativo da SBA e a criação dos seus Centros de Ensino e Treinamento produziram um amadurecimento gradativo que aflora, quase 50 anos após, neste final de século, numa produção saudável e louvável.

O livro *Anestesiologia: princípios e técnicas*, organizado por James Manica, insere-se neste florescimento, podendo ser considerado como o primeiro tratado brasileiro de anestesiologia e já, por mérito, em sua 2ª edição.

É grato, pois, apresentar este livro que traz em si o embrião de futuras edições a surgirem no século que desponta, acompanhando a evolução ininterrupta da fascinante especialidade que abraçamos.

Com certeza os leitores verão seus patamares de aprimoramento elevados. Possivelmente, porém, não se darão conta de quanto esforço inaudito é necessário para coordenar e publicar um livro desta magnitude, quanto esse projeto exige de horas, dias e meses de plena dedicação.

Esforço do coordenador e dos colaboradores, todos de reconhecida competência nos temas que abordam. Tudo fluindo num conjunto harmonioso e coerente agora à disposição dos colegas de língua portuguesa.

É natural que um ancião se debruce no passado, já que seu futuro é incerto e obviamente limitado. Por esse motivo, louvo a inclusão de um capítulo de "A história da anestesiologia no Brasil". A leitura desse capítulo será salutar para que as futuras gerações de anestesiologistas, a quem cabe carregar o facho para o futuro, saibam algo de como foram os primórdios, reflitam a respeito dos problemas enfrentados e das oportunidades ganhas ou perdidas e escorem as vertentes de serenidade de propósitos, de responsabilidade profissional e de respeito aos seus pares e pacientes, alargando destarte os horizontes da anestesiologia no Brasil.

Se assim procederem, o porvir da anestesiologia brasileira estará garantido com o sólido lastro no passado e bem fundados alicerces no presente, com obras como *Anestesiologia: princípios e técnicas.*

**Carlos Parsloe**
TSA-SBA, FRCA (HON.), FANZCA (HON.)
Maio de 1997

# PREFÁCIO DA 1ª EDIÇÃO

Os anestesiologistas brasileiros venceram inúmeras etapas ao longo dos anos. Iniciaram como profissionais isolados e agruparam-se, em 1948, com a finalidade de melhor absorver e desenvolver os conhecimentos referentes à especialidade. Em uma etapa posterior construíram Centros de Ensino e Treinamento e implantaram a especialidade nas escolas médicas.

Durante o longo período em que se deu esta evolução, o costume de transpor para o papel suas experiências não alcançou progressos compatíveis com os que apresentaram em outras áreas.

Em 1983, ao concluir uma apreciação sobre quais os desafios que enfrentávamos, escrevi:

> ..."Falta agora cumprir a terceira etapa. Em que pesem já terem sido dados os primeiros passos, por alguns pioneiros, a sua execução ainda persiste, em nosso entender, como o maior e mais urgente desafio a ser vencido pelos anestesiologistas brasileiros. Queremos ler os nossos livros...".

Muito poucas então eram as publicações existentes. Não muitas lhe foram acrescidas neste interregno. Por essa razão, foi com muita satisfação que apreciei esta nova contribuição à Anestesiologia. Alguém levantara a luta e respondera ao desafio. Os esforços despendidos pelo autor e seus colaboradores para nos brindar com esta obra foram plenamente recompensados pela excelência de seus conteúdos. Servirá a mesma como importante peça no preenchimento desta lacuna em nossa especialidade, que é representada pela exiguidade de livros nacionais.

Que o exemplo frutifique e que este livro, qual semente em terra fértil, a muitos outros dê origem. Creio que só assim sentir-se-ão seus autores plenamente recompensados.

**João Batista Pereira**
TSA-SBA
Junho de 1992

# SUMÁRIO

## PARTE VII Anestesia regional

COORDENADOR: ANTONIO FERNANDO CARNEIRO



## PARTE VIII Anestesia e especialidades cirúrgicas

COORDENADOR: JAMES MANICA

# Parte I

# História, ensino e pesquisa

COORDENADOR: JAMES MANICA

# 1. A HISTÓRIA DA ANESTESIA

James Manica
Paulo Ernani Evangelista

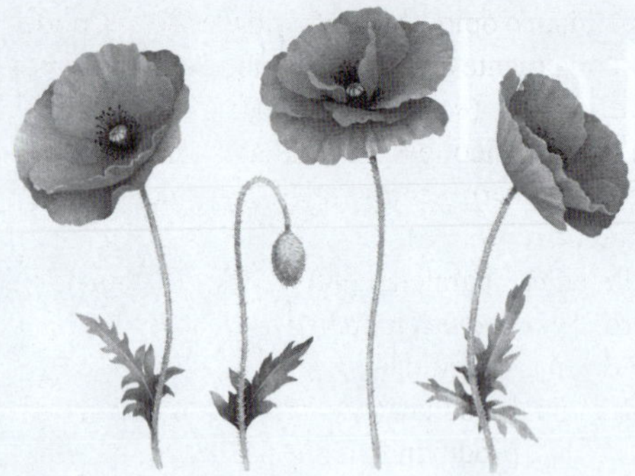

**FIGURA 1.2** Papoula.
*Fonte: Sundra/Shutterstock.com.*

Desde a Antiguidade há registros de que a humanidade busca na natureza o alívio para suas dores. Na primeira lista de medicamentos conhecida – uma placa de argila em escrita cuneiforme suméria datada de 2100 a.C. **(FIG. 1.1)**, encontrada em Nippur (atual Iraque), em 1954 –, é mencionada a "planta da felicidade", que se supõe ser a papoula (*Papaver somniferum*) **(FIG. 1.2)**. Existem indícios de que a papoula fosse cultivada pelos sumérios e, mais tarde, por outros povos, como assírios, babilônios e egípcios. Os egípcios iniciaram um importante comércio de ópio a partir de plantações de papoula ao redor da capital Tebas por volta de 1300 a.C. Essa rota de comércio atravessava o Mediterrâneo e parece ter envolvido fenícios, minoicos, gregos, entre outros. O nome ópio tebaico chegou aos nossos dias.

Uma escultura minoica encontrada em um santuário em Gazi, Creta, de cerca de 1300 a 1250 a.C., representa uma deusa com a cabeça adornada supostamente com bulbos de papoula e os olhos cerrados sugerindo sedação **(FIG. 1.3)**. Essa escultura é conhecida como a "deusa da papoula". A estatueta de 79,5 cm de altura foi encontrada em 1959 em uma sala junto com outras figuras femininas, assim como uma pilha de carvão e alguns vasos verticais, ao que tudo indica, utilizados para a inalação de vapores de ópio.[1] O ópio é o suco espesso extraído do fruto da papoula, que contém cerca de 12% de morfina e também outros alcaloides, como codeína, tebaína e papaverina.[2]

A cultura helênica literária a partir de Homero apresenta a existência da planta mecônio, que se identifica com a papoula em textos literários, como na Ilíada e na Odisseia, no século IX a.C., na Teogonia de Hesíodo, no século VIII a.C., e na Orphica Argonautica, no século V a.C.[4] A primeira menção autêntica ao suco leitoso do bulbo da papoula encontra-se em Teofrasto, no século III a.C. Teofrasto foi um filósofo da escola peripatética, sucessor de Aristóteles, que escreveu sobre muitos temas, entre eles o primeiro tratado de botânica conhecido, a Historia Plantarum.[5] No século I antes da nossa era, diversos estudiosos gregos descreveram as propriedades do sumo da papoula, a que, pela primeira vez, foi dado o nome de ópio, por Plínio, o Velho (23-79 d.C).[4]

No primeiro século desta era, o ópio era conhecido por Dioscórides, Plínio e, mais tarde, por Celso e Galeno (séc. II). Celso sugeria o uso de ópio antes das cirurgias e Dioscórides recomendava aos pacientes que tomassem mandrágora (*Mandragora officinarum*) **(FIG. 1.4)**, que contém escopolamina e atropina, misturada com vinho, antes da amputação de um membro. Os médicos árabes usavam o ópio extensivamente, e ao redor de 1000 d.C. era considerado por Avicena, médico e filósofo persa, a mais poderosa das substâncias estupefacientes. Era comum a prescrição da mistura de medicamentos, e muitas

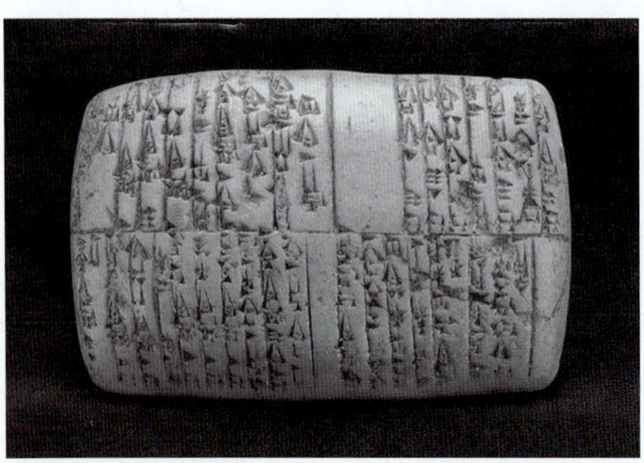

**FIGURA 1.1** Primeira lista de medicamentos conhecida, uma placa de argila com escrita cuneiforme suméria, datada de 2100 a.C.
*Fonte: Interactivetimeline.com.*[3]

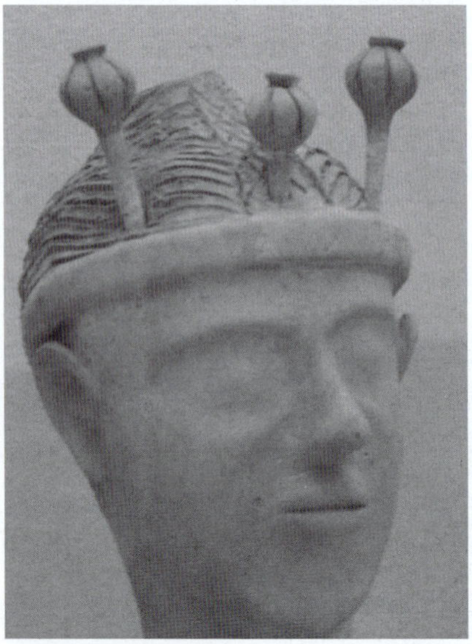

**FIGURA 1.3** Deusa da papoula.
*Fonte: Albertis-window.com.*[6]

dessas misturas incluíam o ópio.[7] Até a atualidade (2017), pode-se encontrar comercialmente a tintura de ópio, que é composta de *Papaver somniferum L.* (equivalente a 0,05% de morfina) e excipientes (ácido benzoico, essência de anis, álcool etílico e água de osmose reversa), sendo utilizada principalmente como antiespasmódico.[8]

Segundo Tallmadge,[9] paralelamente ao ópio, a mandrágora, o meimendro (*Hyoscyamus niger*) **(FIG. 1.5)** e o álcool também foram utilizados na Antiguidade.[10]

As ervas da família das solanáceas têm efeitos psicotrópicos bastante conhecidos, produzindo amnésia, delírio, alucinações, entre outros, podendo levar à morte. Os responsáveis por esses efeitos são os alcaloides anticolinérgicos derivados do tropano: a atropina da dedaleira (*Atropa belladonna*) **(FIG. 1.6)**, a hiosciamina da mandrágora (*M. officinarum*) ou do meimendro (*H. niger*) e a escopolamina, também presente no meimendro e na erva-do-diabo (*Datura stramonium*).[11]

O meimendro foi utilizado pelos babilônios no Século XXIII a.C. no tratamento da dor de dente.

O grego Dioscórides (séc. I) apud Gunther[12] descreveu como o vinho da mandrágora produzia anestesia: "usando uma taça de seu sumo para aqueles que não conseguem dormir, ou estão com muita dor, ou vão ser cortados ou cauterizados, eles não sentirão dor". No mesmo texto, Dioscórides utilizou pela primeira vez a palavra anestesia para a ausência de sensação como é usada hoje.[12]

Os hindus utilizavam o chá das raízes de cânhamo (*Cannabis indica*) **(FIG. 1.7)**, rico em canabinoides (canabidiol [CBD] e tetraidrocanabinol [THC]) para o alívio de diversos males, inclusive as dores. Os textos do médico Sushruta (séc. VII a.C.) descrevem o uso dos vapores inalados de cânhamo para sedar os pacientes cirúrgicos, e possivelmente usavam também a cicuta (*Conium maculatum*) **(FIG. 1.8)**, que possui cicutina, uma neurotoxina que produz uma paralisia ascendente, um quadro patológico designado por "cicutismo".[13,14]

Os chineses, na Antiguidade, usavam a acupuntura para aliviar a dor, assim como o fumo do cânhamo, o meimendro e o álcool. O primeiro médico chinês a descrever a anestesia cirúrgica foi Hua T'uo (140-208 d.C.). Ele dissolvia uma droga conhecida por *ma-fei-san* (literalmente, pó de *cannabis* cozida) em vinho. A vida e a atividade de Hua T'uo como médico estão descritas no Livro dos Três Reinos (China, séc. III).[15]

Textos árabes antigos mencionam a anestesia por inalação. Enquanto na Europa católica a população utilizava bebidas alcoólicas para aliviar a dor dos feridos, os povos árabes – proibidos de ingerir álcool – tinham de buscar alternativas. Essa seria possivelmente uma das causas de encontrar-se a descrição da esponja soporífica em muitos textos árabes do primeiro milênio.

Avicena (Abdallah ibn Sina, 980-1037) **(FIG. 1.9)**, nascido em Afshena (atual Uzbequistão), foi um árabe erudito que escreveu Os Cânones da Medicina, uma obra de cinco volumes, que

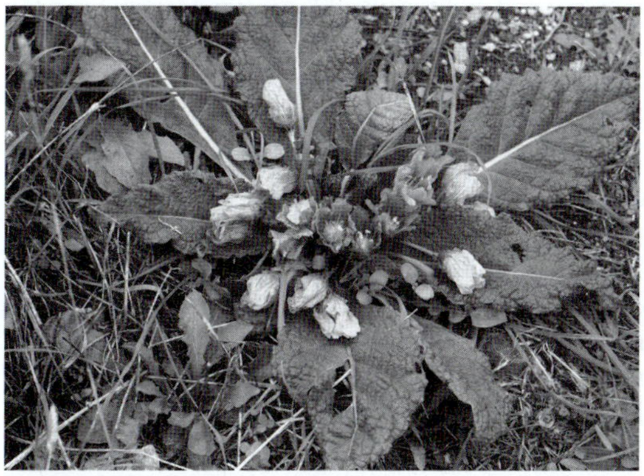

**FIGURA 1.4** Mandrágora (*M. officinarum*).
*Fonte: KBel/Shutterstock.*[16]

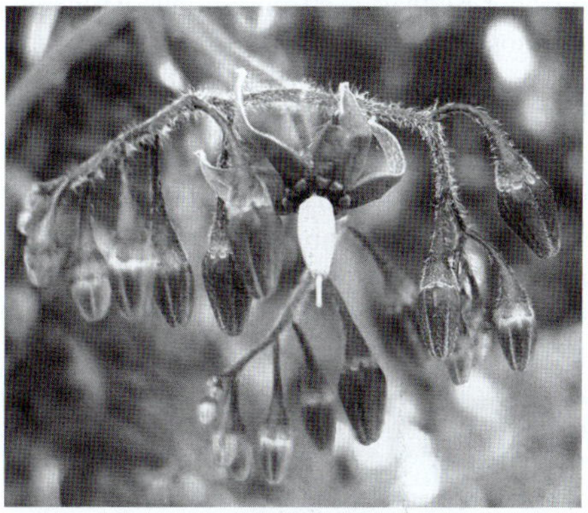

**FIGURA 1.6** Dedaleira (*Atropa belladona*).
*Fonte: Dave Coadwell/Shutterstock.*[16]

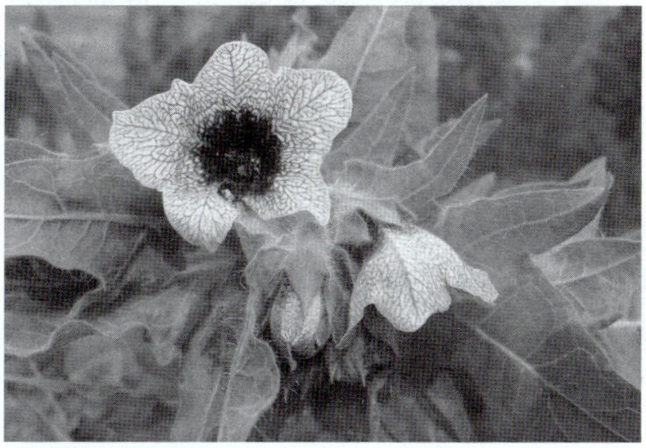

**FIGURA 1.5** Meimendro (*H. niger*).
*Fonte: Kymme/Shutterstock.*[16]

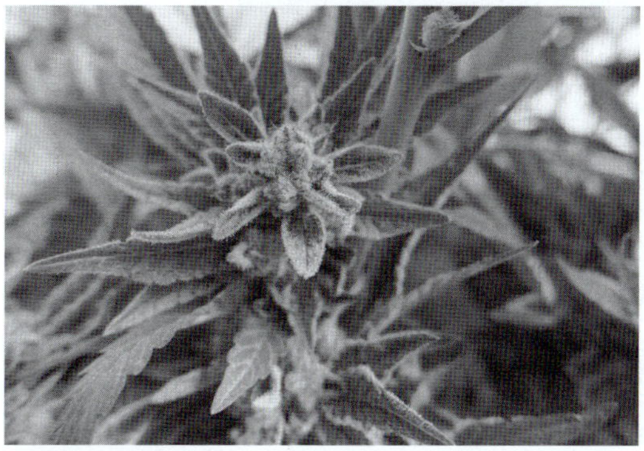

**FIGURA 1.7** Cânhamo (*Cannabis indica*).
*Fonte: Seastock/Shutterstock.*[16]

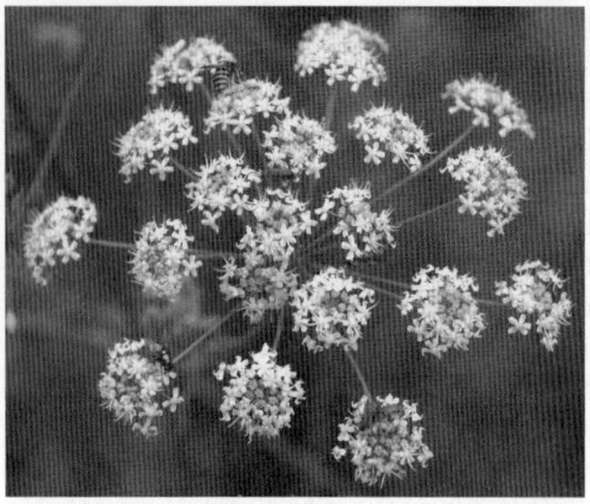

**FIGURA 1.8** Cicuta (*Conium maculatum*).
*Fonte: Sergey Kohl/Shutterstock.*[16]

se constituiu nas bases do conhecimento médico nos 500 anos seguintes. No segundo volume, a Matéria Médica, descreveu mais de 500 medicamentos usados naquele tempo, inclusive os anestésicos (*mukhadder*). Cita o ópio como o mais potente e outros, como a mandrágora, papoula, cicuta, meimendro e sementes de alface. Na obra, encontram-se diversas receitas de misturas para se ministrar aos pacientes que serão operados.[17]

A partir do Concílio de Aix-la-Chapelle (817), os mosteiros passaram a ter entre suas funções a tradução e a reprodução dos textos das diversas áreas do conhecimento. O mosteiro de Monte Cassino foi muito ativo nessa atividade, representado pelos trabalhos de Abbot Bertharius e Constantinus Africanus (1015-1087). Muitos dos textos traduzidos têm simultaneidade e similaridade com manuscritos encontrados na biblioteca de Alexandria (escola de Alexandria).[18]

Na Europa, a divulgação inicial da "esponja soporífica" foi feita pela escola de Salerno (Itália) no final do século XII e por Ugo de Lucca (Bolonha, Itália) no século XIII (escola de Bolonha). A esponja soporífica da escola de Bolonha foi descrita e divulgada pelo discípulo (ou filho) de Ugo, o cirurgião Teodorico Borgognoni (1205-1298) em seu livro Cyrurgia (1264).[19,20] O anestésico usado na esponja era uma mistura de ópio, mandrágora, suco de cicuta (*C. maculatum*) e outras substâncias. A esponja embebida era guardada seca e umedecida imediatamente antes do uso, quando era colocada sobre o nariz do paciente. Os vapores rendiam-no inconsciente.[22] O ópio contém morfina, a mandrágora contém o anticolinérgico hiosciamina e a cicuta contém cicutina, uma neurotoxina que inibe o funcionamento do sistema nervoso central, produzindo convulsões e também relaxamento muscular.

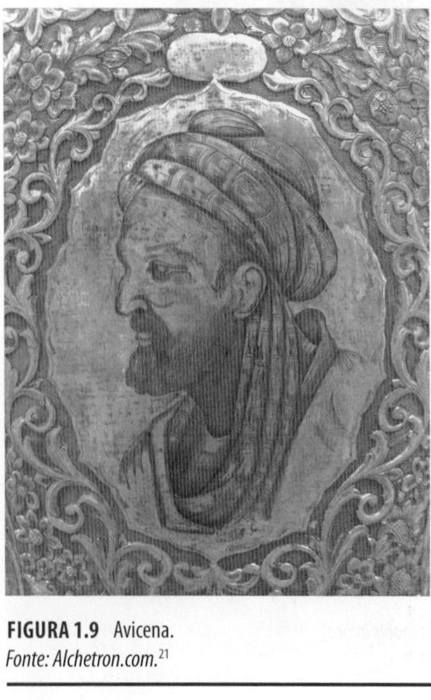

**FIGURA 1.9** Avicena.
*Fonte: Alchetron.com.*[21]

Proveniente da escola de Bolonha, Guy de Chauliac (1300?-1368), que foi médico dos papas de Avignon durante 20 anos, publicou em 1363 o tratado Chirurgia Magna, onde descreveu uma fórmula de esponja soporífica que continha ópio; extrato de erva-moura ou mata-cavalo (*Solanum nigrum*) **(FIG. 1.10)** que contém solanina, um glicoalcaloide com propriedades anticolinesterásicas; meimendro; mandrágora; hera venenosa (*Toxicodendron radicans*) que contém urushiol, uma substância alergênica mas sem propriedades sobre o sistema nervoso central; suco de cicuta e alface, que contém hiosciamina.[19] Para acordar os pacientes, era utilizada uma esponja embebida em vinagre e raízes de erva-doce.

Essa esponja soporífica foi adotada por mais dois séculos pelos cirurgiões europeus. No século XVI, Ambroise Paré (1509?-1590) usou-a com pequenas modificações: flores de papoula, meimendro, *water lillies* e mandrágora, misturadas com vinagre, água de rosas e cânfora. O paciente a inalava e, então, adormecia.

No final do século XVI, a literatura médica da época deixa de mencionar a esponja soporífica. É possível que a Igreja Católica tenha visto com maus olhos o seu uso. O renomado botânico João Baptista della Porta (1535-1615) escreveu Magiae Naturalis, onde descreveu uma fórmula de maçã soporífica derivada daquela de Chauliac. Entretanto, foi suspeito de participar de ocultismo e incriminado pelo Papa Paulo V em 1578. Na mesma época, a instituição da Inquisição (1542) e a promulgação do Índice dos Livros Proibidos configuravam um clima político adverso e um efeito negativo na reputação da esponja soporífica.[19]

Em 1275, o alquimista, filósofo e missionário espanhol de Majorca, Raymundus Lullius (1232-1315), autor de obras sobre o cristianismo, converteu-se ao islamismo. Os árabes, que trouxeram a química à Espanha, o influenciaram. Ele descreveu a ação do óleo do vitríolo (ácido sulfúrico) sobre o álcool para produzir o vitríolo doce. Em 1540, o médico suíço Paracelso (1493-1541) **(FIG. 1.11)**, professor de química e de medicina

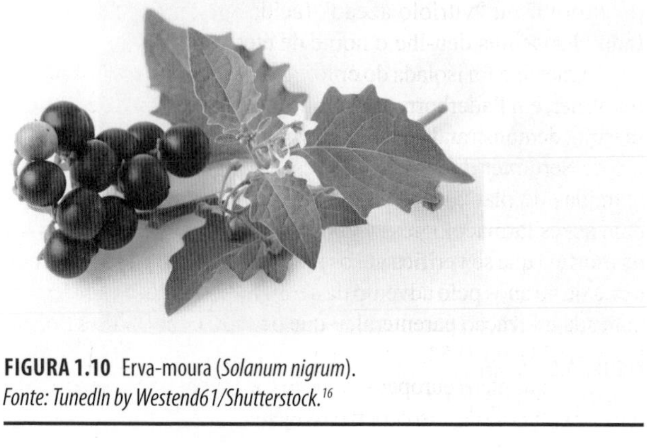

**FIGURA 1.10** Erva-moura (*Solanum nigrum*).
*Fonte: TunedIn by Westend61/Shutterstock.*[16]

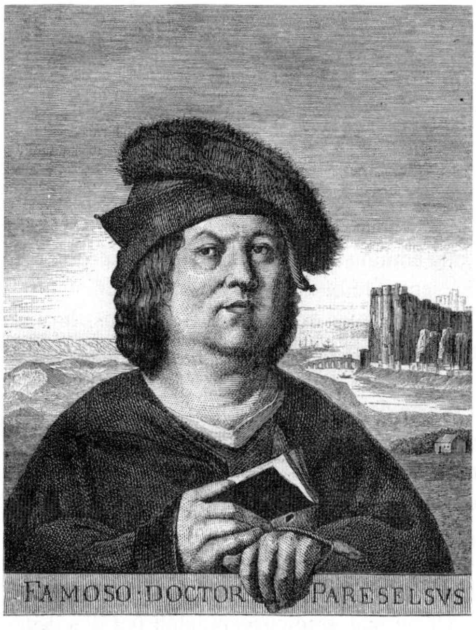


**FIGURA 1.11** Paracelso.
*Fonte: Morphart Creation/Shutterstock.*[16]

em Basileia, e que seria chamado de Lutero da medicina por William Osler, percebeu que o ópio dissolvia-se melhor em álcool do que em água e desenvolveu várias soluções alcoólicas de ópio, tendo permanecido até os nossos dias a tintura de ópio ou láudano, que tem, em sua fórmula, o equivalente a 15 mg de morfina por dose (1,5 mL) e álcool a 15 ou 17%. A fórmula paregórica, uma solução derivada, porém com 25 vezes menos morfina, ainda é consideravelmente utilizada para diarreia e tosse. Paracelso recomendava o láudano no combate à dor cirúrgica, mas descreveu os benefícios da inalação do éter: "... acalma todo sofrimento sem qualquer mal e alivia toda dor, e arrefece todas as febres, e impede complicações em qualquer doença".[23,24] Mesmo sem prescrever o uso de éter para humanos, observou que as galinhas que inalavam o vitríolo "caem em sono prolongado e acordam sem dano".[25]

No mesmo ano de 1540, Valerius Cordus (1515-1544), sócio e aluno de Paracelso, botânico, farmacêutico e médico, sintetizou o éter dietílico a partir do etanol (vinho "triplamente destilado") e ácido sulfúrico ("espírito de vitríolo"). Vitríolo é o nome arcaico dos sulfatos, e o éter dietílico (às vezes, éter sulfúrico), embora não sendo um sulfato, recebeu de início o nome de "doce óleo de vitríolo", em contraposição ao "óleo de vitríolo" ou "vitríolo azedo" (ácido sulfúrico). August Sigmund Frobenius deu-lhe o nome de éter em 1729.

A morfina foi isolada do ópio em 1804 por Friedrich Wilhelm Sertürner, em Paderborn, Alemanha, que a testou em cães e em si mesmo, demonstrando que era o princípio ativo do ópio. O trabalho de Sertürner deu início à síntese do conjunto de substâncias extraídas de plantas conhecidas como alcaloides, muitas delas com ações farmacológicas.[26] O uso médico sistemático e intenso da morfina que se verifica até os nossos dias teve de esperar ainda cerca de 50 anos pelo advento da seringa e da agulha hipodérmica para sua utilização parenteral, o que ocorreu com Charles Pravaz (1791-1853) em 1853.

Dois químicos europeus, o sueco Carl Wilhelm Scheele e o inglês Joseph Priestley, isolaram o oxigênio quase simultaneamente no período de 1771 a 1774. Scheele teria realizado os seus trabalhos em 1771-2, porém sua publicação só se realizou em 1777, ao passo que Priestley teria isolado o oxigênio em 1774, mas seu trabalho foi publicado em 1775, tendo sido reconhecido desde então como o primeiro.

Priestley foi também o responsável, em 1772,[27] pela síntese do óxido nitroso, a que deu o nome de "ar deflogisticado", tendo divulgado o seu trabalho na mesma publicação em que descreveu a síntese de oxigênio, Experiments and Observations on Different Kinds of Air.

Humphry Davy (1778-1829) foi um químico britânico que desenvolveu seus trabalhos a partir das publicações de Priestley, Scheele e Lavoisier. Davy, diferentemente de Priestley, produzia óxido nitroso a partir do aquecimento do nitrato de amônio.[28] Ele experimentou em si mesmo a inalação do óxido nitroso durante meses e descreveu os efeitos em 1800.[29] Descreveu como uma dose maior de óxido nitroso extinguiu a forte cefaleia que sentia devido a uma indigestão. Também descreveu o alívio produzido pela inalação durante uma inflamação dolorosa da sua gengiva após a extração de um dente. Em determinado trecho de seu trabalho, afirma que "...o óxido nitroso em sua extensa utilidade parece capaz de destruir a dor física, ele provavelmente poderia ser usado com vantagens durante operações cirúrgicas nas quais não ocorressem grandes efusões de sangue".[30] Entretanto, nunca levou essa ideia em frente.

No mesmo período, no Japão, um cirurgião chamado Seishu Hanaoka (1760-1835) desenvolveu uma infusão a partir da mistura de ervas que ele chamou Tsusen-san. Com esse preparado, em 13 de outubro de 1804 induziu anestesia geral em uma paciente chamada Kan Aiya, de quem excisou um tumor de mama. Esse procedimento foi detalhadamente descrito e está guardado na biblioteca da Universidade de Tenri, Japão. A anestesia de Hanaoka era uma superdosagem de diversos alcaloides, incluindo escopolamina, atropina, aconitina e angelicotoxina (da *Angelica dahurica)*. Quando combinados, esses ingredientes produzem hipnose, analgesia, fraqueza muscular e amnésia. Hanaoka havia experimentalmente anestesiado a sua mulher. O principal ingrediente do Tsusen-san, a escopolamina, era extraído no Japão do estramônio (*Datura* sp.), e hoje a imagem da planta está representada na logomarca da Sociedade Japonesa de Anestesiologistas.

A mistura continha seis diferentes plantas cuidadosamente pulverizadas e dissolvidas em água fervente, e o sobrenadante era sorvido ainda quente. Em cerca de 2 horas o paciente tornava-se gradualmente inconsciente e entorpecido; estado em que permanecia por cerca de 5 horas, durante o que se realizava a cirurgia. Era, então, dado ao paciente suco de feijão de soja preto para que acordasse, o que ocorria em 6 horas.

Hanaoka teve o cuidado de registrar os tratamentos de seus pacientes (que foram dezenas, pelo menos) e o seu seguimento. É reconhecido como um pioneiro na cirurgia de mama (incluído no Hall of Fame of the International College of Surgeons, Chicago) e na anestesia. Hanaoka tratou sob anestesia pacientes para amputação, pólipos nasais, fenda palatina, fenda do lábio, câncer de língua, catarata, mastite crônica, câncer de mama, tumor do pescoço, tromboangeíte obliterante, fístula anal, prolapso anal, hemorroidas, atresia anal, atresia da vagina, estreitamento uretral, hidrocele testicular, feridas traumáticas e fraturas ortopédicas.[31]

Na Inglaterra, Davy tornou-se um cientista de renome, ingressando, em 1819, na Royal Society, sendo, no ano seguinte seu presidente. Era incomum para um cientista, assim como para um homem de origem humilde, ser convidado para ser membro da Royal Society. Davy impressionava pela sua personalidade e eloquência e, por muitas vezes, fez demonstrações públicas dos efeitos do óxido nitroso, ao qual chamou de "gás hilariante". A inalação do gás passou a fazer parte da diversão das pessoas durante apresentações, que eram levadas a cabo por demonstradores independentes.

Foi durante uma dessas apresentações por Gardner Quincy Colton (1814-1898) no Union Hall em Hartford, Estados Unidos, em 10 de dezembro de 1844, que o dentista Horace Wells (1815-1848) observou que seu vizinho na plateia, o atendente de farmácia Samuel A. Cooley, havia cortado o joelho durante a inalação do gás e não se havia apercebido. Wells, bastante impressionado e intrigado com o fato, convidou o apresentador do espetáculo, Colton, para ir a seu consultório na manhã seguinte e administrar-lhe o gás em doses fortes para a extração do seu dente molar pelo seu colega dentista John M. Riggs (1810-1885). O procedimento foi um sucesso, e Wells referiu não ter sentido mais que uma picada. Sendo assim, Wells, convencido das propriedades anestésicas do óxido nitroso, foi a Boston, que era o centro médico mais avançado do país naquela época, demonstrá-las a outros profissionais da área. Provavelmente na última semana de janeiro de 1845, fez a demonstração em uma sala pública (não identificada), na Rua Washington, e não no Ether Dome, como se lê em algumas descrições.[32]

Para contatar os médicos de Boston previamente à demonstração, Wells usou a intermediação de um antigo aluno e colega de profissão, naquele momento estudante de medicina em Harvard, William Thomas Green Morton (1819-1868), que o apresentou a diversos médicos, incluindo George Hayward (1791-1863), professor de cirurgia na Universidade de Harvard, Cambridge, Massachusetts, John Collins Warren (1778-1856), professor de anatomia e cirurgia, também de Harvard, e Charles T. Jackson (1805–1880), médico químico e geologista de Boston.[33,34] Um estudante de medicina presente voluntariou-se a ter um dente extraído sob o efeito do gás, porém ele teria exclamado e manifestado dor durante o procedimento. A maioria dos assistentes considerou a demonstração um fracasso, e Wells retornou a Hartford no dia seguinte bastante desapontado, dizendo aos amigos que não se podia confiar naquele gás, que não produzia o mesmo efeito em todos os casos.

Seguiu-se um período de depressão em que Wells não conseguiu manter-se em atividade, reiniciando o atendimento em seu consultório apenas em setembro daquele ano.[35] Os três anos que se seguiram foram bastante difíceis para Wells, que sem sucesso reivindicou para si a descoberta da anestesia (a primeira demonstração bem-sucedida de anestesia cirúrgica no ocidente dar-se-ia em outubro do ano seguinte). Em 21 de janeiro de 1848, sob efeito de clorofórmio, Wells foi preso em Nova Iorque após ter jogado ácido sulfúrico em duas mulheres que passavam na rua. Na noite de 23 de janeiro, cometeu suicídio utilizando clorofórmio e cortando a artéria femoral esquerda em sua cela do "The Tombs" (The New York Halls of Justice and House of Detention, Manhattan, New York).[36]

Embora Wells tenha sido o primeiro a realizar uma apresentação pública com a finalidade de demonstrar a anestesia cirúrgica, pelo menos um médico de Jefferson, cidadezinha da Georgia, nos Estados Unidos, chamado Crawford Williamson Long (1815-1878), realizou procedimentos com éter produzindo anestesia geral em 6 a 8 pacientes para realização de pequenos procedimentos cirúrgicos e obstétricos. O primeiro deles foi em 30 de março de 1842, em James M. Venable, um jovem que tinha dois cistos sebáceos na região posterior do pescoço e desejava ser operado, mas não queria sentir dor. Long lembrou-se de que, nas sessões recreativas com uso de éter entre amigos, muitas vezes as pessoas ficavam marcadas com equimoses das frequentes colisões inadvertidas que sofriam sob o efeito dos vapores, e nada sentiam. Após um período inicial de recusa, Long administrou éter em um lenço sobre a face de Venable na presença de outras três pessoas e, enquanto o paciente estava inconsciente, excisou um dos cistos; o outro foi retirado dois meses mais tarde. No caderno de registros de atendimentos de Long, aparece, no dia 30 de março: "James Venable, éter e excisão de cisto no pescoço, 2 dólares".

No início, Long não tinha certeza se o efeito era integralmente devido ao éter ou se havia algum grau de mesmerismo por influência da sua forte personalidade, porém continuou a usar o éter em pequenas cirurgias, e o caso seguinte foi a amputação de dois dedos do pé do filho de um escravo. Com o intuito de observar a diferença de comportamento do paciente sob o efeito do éter ou não, primeiro amputou um dos dedos com anestesia, e o menino não reagiu; ao amputar o segundo dedo, o jovem acordado reagiu violentamente, sendo necessária sua contenção para a conclusão do procedimento.[37]

Nessa ocasião, Long deixou de ter dúvidas quanto ao efeito do éter, mas logo enfrentou pressões da comunidade, recebendo inclusive uma comissão de pessoas representativas na sua pequena cidade para que não seguisse com aquele tratamento, inclusive porque não saberiam como protegê-lo se algo acontecesse a um paciente.[38]

Mais tarde, quando já estava estabelecida a disputa pela descoberta da anestesia entre Horace Wells, Charles Thomas Jackson e William Thomas Green Morton, Long explicou ao Congresso os motivos pelos quais não havia dado conhecimento da sua descoberta: 1. Ele tinha receio de que a anestesia fosse confundida com o mesmerismo – a grande importância do alívio da dor cirúrgica não ficou, no início, óbvia para Long, que falhou por completo no entendimento do valor da descoberta. 2. Existia o medo de ser considerado charlatão por suas ideias revolucionárias e pôr em risco sua atividade profissional. 3. Ele sentia obrigação de ter maior experiência com o método. 4. Havia também a expectativa de que alguém tivesse empregado a anestesia antes dele. Pensou que, indubitavelmente, não era nem o primeiro nem o único a ter tido a ideia da anestesia. 5. Acreditava necessário realizar operações maiores com anestesia geral e não tinha essa oportunidade na sua clínica. 6. Sua vida era muito atarefada – segundo narração de Long apud Reis Júnior:[39,40] "Eu comecei a escrever ao Editor do Medical Examiner para que aquele jornal divulgasse o uso do éter sulfúrico, que poderia, quando inalado, tornar operações cirúrgicas indolores, e que havia sido usado por mim com tal propósito por mais de quatro anos. Fui interrompido quando já havia escrito algumas linhas e impedido de resumir minha publicação por uma trabalhosa prática rural, quando recebi o número (da revista) de janeiro de 1847" (**FIG. 1.12**).

Terá havido ainda uma anestesia com éter anterior à anestesia de Long em Venable. Segundo os registros do professor Lyman, em janeiro de 1842, na cidade de Rochester, Estados Unidos, o dentista Elijah Pope extraiu um dente de uma jovem, Miss Hobbie, mediante anestesia com éter ministrada pelo químico William Edward Clarke (1819-1898). Clarke havia estagiado no Berkshire Medical College durante o inverno de

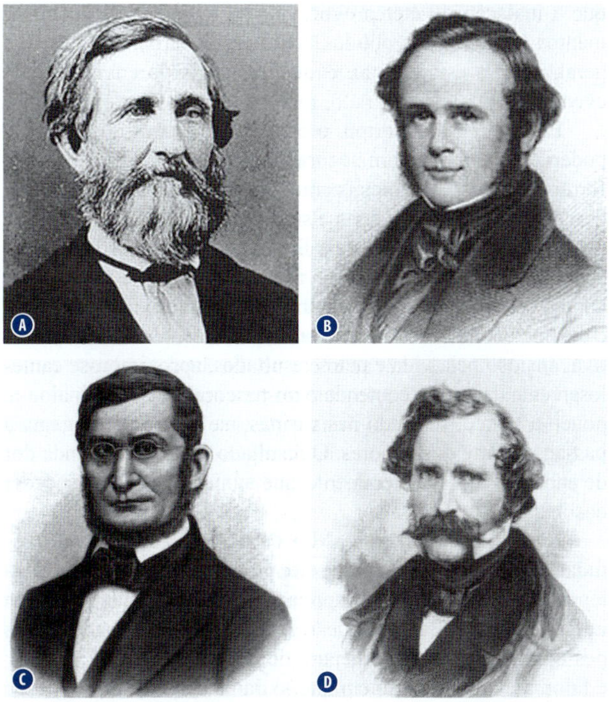

**FIGURA 1.12** Crawford Williamson Long (A) realizou os primeiros procedimentos com éter, mas a disputa pela descoberta pela anestesia se deu entre Horace Wells (B), Charles Thomas Jackson (C)e William Thomas Green Morton (D).
*Fontes: (A) Wikipedia.org;[43] (B) Wikipedia.org;[44] (C) Wikipedia.org;[45] (D)Wikipedia.org.[46]*

1841-42 e lá esteve envolvido em inalações de éter com seus colegas e sentiu-se confiante para utilizá-lo na paciente.[41,42]

Talvez por inveja ou comodismo, gostemos de imaginar as grandes descobertas e invenções como frutos do acaso. Teria sido assim com Arquimedes, Newton e a Lei da gravidade, Fleming e a penicilina? Maior que o acaso é a determinação de mentes curiosas na busca de respostas para suas indagações. Victor Hugo, o francês, escreveu que o gênio tem um pé no presente e outro no futuro. Jorge Luis Borges, o argentino, afirmou que existem momentos que justificam uma existência. E alguém disse que escrevemos para alguém ou contra alguém.

O momento de Morton foi em uma manhã de outubro de 1846, dia 16, sexta-feira, quando tinha apenas 27 anos (**FIG. 1.13**). William Thomas Green Morton nasceu em 9 de agosto de 1819, em uma fazenda, em Charlton, Massachusetts. Com a falência do pai, aos 16 anos de idade, já decidido a estudar medicina, foi obrigado a abandonar a escola e trabalhar para comer. Aos 21 anos, recebeu uma pequena quantia em dinheiro de uma tia, juntou algumas economias e se casou. Sempre pensando em ser médico, iniciou e concluiu a formação no Baltimore College of Dental Surgery em 1842, com 23 anos, para trabalhar, sustentar a família e os futuros estudos de medicina. Seu consultório em Boston fez rápido sucesso.

E faria mais sucesso se a dor no tratamento de raízes e colocação de coroa nos dentes, técnica por ele desenvolvida, não espantasse os pacientes. Tendo identificado o problema, perseguiu a solução: como eliminar a dor dos pacientes?

Que um dentista, e não um médico, fosse enfrentar a dor, não é surpresa, se lembrarmos que a medicina se ocupava três ou quatro vezes mais com pacientes morrendo de pneumonia, difteria, malária e febre tifoide do que com dor. E os pacientes procuravam os dentistas por causa da dor.

Em 1839, o cirurgião Velpeau escreveu: "Evitar a dor em cirurgias é uma quimera que não é possível perseguir nos dias de hoje. 'Bisturi' e 'dor' em cirurgia são duas palavras sempre inseparáveis no espírito dos pacientes, e a necessária associação deve ser aceita".

De Wells, com quem obteve alguns conhecimentos em odontologia, Morton usou o fracasso da apresentação para duas conclusões: em primeiro lugar, mais pessoas andavam tentando descobrir o alívio da dor, e, em segundo lugar, devia-se buscar alternativas para o óxido nitroso (ver nomes e fatos relacionados à introdução da anestesia no **QUADRO 1.1** [final do capítulo]). Uma terceira lição poderia ser levantada: ter persistência, mas esta já era de sua natureza ou a aprendera em sua dura adolescência.

Em 1818, Michael Faraday, que trabalhava com Humphry Davy no Instituto Real de Londres, notou muitas semelhanças entre a inalação de óxido nitroso e éter. Diferentemente do óxido nitroso, todavia, Faraday advertiu sobre a necessidade de cuidados maiores ao se usar éter.

Henry Hill Hickmann, que não conseguia suportar os gritos de dor dos pacientes durante as operações que realizava, experimentou, em 1823, insensibilizar animais usando dióxido de carbono para operá-los. Em 1824, escreveu para T.A. Knight relatando seus experimentos com cirurgia sem dor em animais mediante uso desse gás.

Como se pôde observar, óxido nitroso e éter já eram conhecidos de dentistas, médicos e público. Os médicos já usavam éter como substância terapêutica, por via oral, para doenças pulmonares crônicas, debilidade geral, febre tifoide e asma. Ele era aplicado localmente para dor de cabeça, hérnia inguinal estrangulada e em lacerações dolorosas dos dedos.

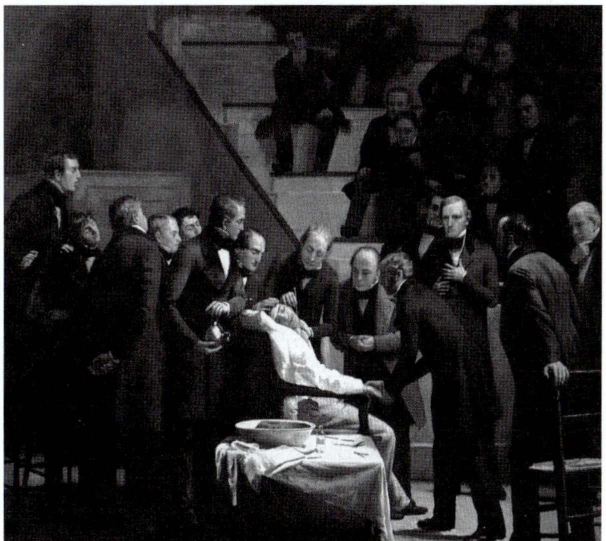

**FIGURA 1.13** Primeira anestesia com éter (1894), de Robert C. Hinckley (1853-1940). Retrata a primeira demonstração pública do uso de éter como anestésico feita em 1846. À esquerda, William Thomas Green Morton com o aparelho de inalação, o paciente Gilbert Abbott e o cirurgião John Collins Warren, entre outros.
Óleo sobre tela, 243 x 292 cm. Biblioteca Médica de Boston (Cambridge).
*Fonte: Barsanelli.[34]*

As pessoas, por sua vez, divertiam-se com essas substâncias nos espetáculos com o gás hilariante e nas *ether-parties*.

O primeiro anestésico só podia ser o éter, escreveu Nicholas Greene, pois era de fácil síntese, de estocagem simples, conhecido, potente, podia ser administrado com ar atmosférico e assegurava analgesia com baixas concentrações sem causar hipoxemia. Tinha que ter baixo ponto de ebulição para que, em temperatura ambiente, fosse obtida uma pressão de vapor suficientemente grande para permitir a inalação de concentrações efetivas. O éter tem um ponto de ebulição de 34 °C com pressão de vaporização de 440 mmHg a 20 °C. Vaporizando tão prontamente, pode ser administrado do modo mais simples: deixando-o pingar sobre um lenço ou pano que cubra a boca e o nariz do paciente.

O primeiro anestésico não poderia ter sido um gás, pois seriam necessários cilindros metálicos, válvulas redutoras, fluxômetros para administração exata, válvulas direcionais e absorvedores de dióxido de carbono, sem mencionar fabricação, purificação, estocagem e outros aspectos.

O primeiro anestésico tinha como pré-requisito a segurança. Na metade do século XIX, segurança significava reversibilidade, ausência de depressão respiratória, ausência de depressão do sistema cardiovascular e falta de toxicidade tecidual.

Provavelmente seria administrado por um dentista, e não por um médico, pois, em primeiro lugar, o número de cirurgias era mínimo (no Hospital de Massachusetts, entre 1821 e 1846, foram realizadas apenas 333 cirurgias, pouco mais do que uma por mês) e, em segundo lugar, porque a dor era uma preocupação maior para os dentistas do que para os médicos.

O primeiro anestésico inalatório tinha de ser potente o suficiente para produzir níveis adequados de anestesia ao ser inalado, sem provocar hipoxemia. Wells fracassou porque o óxido nitroso não é potente como o éter e facilita a hipoxemia.

Morton, como estudante de medicina, assistiu ao cirurgião John Collins Warren referir-se à necessidade de prevenção da dor. Outro professor, no mesmo ano, discorreu sobre estimulantes cerebrais e, entre eles, mencionou o éter.

Em julho de 1844, a Sra. Parrott procurou seu consultório, e Morton não conseguiu operá-la por causa de suas reclamações de dor. Aplicou-lhe cloreto de etila na parte afetada, como faziam os dentistas. Em sucessivas consultas, depositou cloreto de etila na cavidade dentária, selando-a com cera, até a próxima aplicação. Após várias aplicações – para surpresa sua – notou, ao explorar a cavidade dentária, que os tecidos vizinhos estavam insensíveis e não havia dor no local.

"A ideia ocorreu-me quase instantaneamente – contou Morton – que, se eu conseguisse obter algum modo de submeter o sistema inteiro à influência do éter, seria uma forma valiosa de aliviar a dor mais intensa ou mais difusa."

Pelos livros, Morton soube que o éter era considerado um veneno; que Sir Benjamin Brodie aplicara éter em cobaias e elas morreram; que uma jarra com éter quebrara em um apotecário e uma funcionária morrera ao inalar os vapores; e que professores de medicina, tanto ingleses como americanos, proibiam seus alunos de inalar os vapores de éter, nem que fosse para divertimento. Assim, foi para a fazenda de seu cunhado em Connecticut aplicar cloreto de etila em pássaros e pequenos quadrúpedes – vítimas anônimas da ciência –, de onde voltou desapontado.

Dos textos de medicina, aprendeu que o éter podia ser usado, se diluído em ar atmosférico, para tratar pessoas que inalaram gás clorídrico e portadoras de várias outras doenças; que a inalação do éter provocava uma sucessão de acontecimentos idênticos aos obtidos com o gás hilariante; e que, em geral, ocorria estupefação, enquanto apoplexia era observada eventualmente.

Então, pensou Morton, o éter, em pequenas quantidades, poderia ser inalado com segurança, embora não sem desconforto. Suas questões iniciais eram onde e como começar, como descobrir a quantidade certa e suas limitações.

Sua primeira experiência foi colocar éter, morfina e ópio em uma retorta que foi envolvida em uma toalha quente. Escondido, sem que ninguém soubesse de suas atividades, seguiu o destino. Consciente das batidas do coração, cheio de expectativa, ansioso pela vida e pelos resultados, aproximou-se cautelosamente da retorta contendo a mistura improvisada e inalou-a, pouco a pouco, sentindo nas narinas, na boca e na garganta a passagem forte dos vapores. O resultado foi uma tremenda dor de cabeça e um amortecimento que aumentava com o suceder das inalações.

Na primavera de 1846, Morton ficou sabendo que um estudante do laboratório inalava éter puro, sem misturas, frequentemente, sem nenhuma complicação. Conversou também com um químico de Boston, que relatou ter acompanhado várias pessoas que inalavam éter para obter seus efeitos hilariantes; e falou até com um homem que, durante a agitação provocada pelo éter inalado, batera a cabeça fortemente, nada sentira, nem lembrava do acidente e que, recuperada a consciência, só tomou conhecimento do ocorrido quando lhe foi chamada a atenção para o ferimento. A impressão geral era de que, usado em grandes quantidades, os efeitos do éter poderiam ser perigosos, prolongados e até fatais.

Avançando na conspiração, Morton embebeu algodão com éter e aplicou-o no cachorro de sua esposa, Elizabeth. O cachorro ficou no chão como morto e, durante 2 ou 3 minutos, ignorou empurrões e beliscões. Nem reagiu quando lhe foi retirado um pedaço de sua orelha. No entanto, em menos de 5 minutos estava brincando como se nada tivesse ocorrido.

Como precisasse de pacientes, Morton ofereceu 5 dólares aos assistentes William P. Leavitt e Thomas B. Spear para que encontrassem um homem que inalasse o éter e o deixasse extrair-lhe um dente. Sua procura foi em vão.

Os assistentes foram então convencidos a inalar o éter colocado no lenço. Porém, em cada um deles, a sensação inicial de tontura passou com rapidez, deixando-os violentos. Os resultados inesperados intrigaram Morton, que acabou descobrindo que, diferentemente das outras vezes, o éter usado continha 25% de álcool.

Pela primeira vez, Morton compartilhou suas expectativas com Francis Whitman, seu cunhado, com Hayden, seu assistente, e com R. H. Dana Jr., seu consultor jurídico. Era junho de 1846.

Na primeira verificação real do éter em humanos, Morton foi sujeito e objeto. A descrição dessa experiência pode ser encontrada nas memórias que ele apresentou para a Academia de Artes e Ciências, em Paris:

"Segurando o tubo e o frasco, sentei-me na cadeira de dentista e comecei a inalar. Notei que o éter era tão forte que sufocou-me parcialmente, mas sem produzir efeito definido. Então, saturei meu lenço e inalei o éter. Olhei para meu relógio e logo perdi a consciência. Enquanto recuperava-me, sentia um amortecimento nos membros e uma sensação como de pesadelo, e teria dado o mundo para que alguém chegasse e me acordasse.

Pensei por alguns momentos que eu deveria morrer naquela situação e que o mundo teria apenas piedade ou ridicularizaria minha loucura. A seguir, senti um leve formigamento na ponta do terceiro dedo e fiz uma tentativa para tocá-lo com o polegar, mas sem sucesso. Em um segundo esforço, consegui tocá-lo, mas parecia não ter nenhuma sensibilidade. Gradualmente, levantei meu braço e belisquei minha coxa, mas podia notar que minha sensibilidade era imperfeita. Tentei levantar-me da cadeira, mas não consegui. Aos poucos, recuperava as forças nos membros e a completa consciência. Imediatamente olhei para meu relógio e notei que estivera insensível entre 7 e 8 minutos. Maravilhado com o sucesso de meu experimento, logo anunciei o resultado para os empregados de meu estabelecimento e esperei com impaciência por alguém para que pudesse fazer um teste completo."

Naquela mesma noite, a campainha da casa tocou e um homem entrou suplicando que lhe extraíssem um dente. Receoso da cirurgia e ansioso, perguntou se Morton poderia hipnotizá-lo.

"Eu não disse exatamente que poderia fazê-lo – contou Morton – nem disse que não poderia, pois eu estava muito ansioso por um paciente."

Preparativos feitos, o éter foi derramado sobre um lenço. Ante a solicitação de inalar, o paciente obedeceu como uma criança e quase imediatamente perdeu a consciência. Enquanto Hayden segurava a lâmpada, Morton extraiu um dente de raízes vigorosas. Breve foi a alegria. Após a extração, o paciente empalideceu e deslizou da cadeira para o chão.

Morton afirmou: "Nunca vi um corpo com respiração parecer tanto um cadáver". Imaginando uma tragédia, suando na testa, Morton agarrou o paciente pelo colarinho e ergueu-o. O homem continuou imóvel, Morton perdeu as forças e o paciente caiu na cadeira com uma pancada que inflou seus pulmões e como que iniciou a circulação. Recuperadas as cores do rosto, o paciente gritou "Glória!".

"E eu queria gritar Glória Aleluia com ele – disse Morton –, mas não havia um fio seco em mim; estava completamente apavorado, supondo que ele estivesse morto."

Na manhã seguinte, bem cedo, o paciente Eben Frost, já nas suas atividades de padeiro, chamou seu salvador para dizer: "É um grande modo de arrancar dentes, doutor. Vou mandar todos os meus amigos para o senhor". Era fim de setembro de 1846.

Mais experiências com pacientes foram realizadas, o que ajudou a definir melhor as quantidades e os limites. Chegou então o momento de provar para o meio médico e científico suas ideias e experimentos. Morton escolheu o Massachusetts General Hospital, em Boston, e esperou convite e permissão do cirurgião John Collins Warren para uma demonstração ao mundo médico, depois de ter explanado o que deveria ocorrer. Deixou o consultório de Warren com a impressão de que seus argumentos haviam sido pouco convincentes. Mais estudos e experimentos foram feitos.[47]

Dias depois, em 14 de outubro, C. F. Heywood, cirurgião do hospital, recebendo ordens de Warren, comunicou que Morton estava autorizado a aplicar seu preparado em um paciente do hospital na sexta-feira seguinte, às 10 horas da manhã.

Aproximando-se a data, Morton mal conseguia comer ou dormir. Ele temia efeitos desconhecidos e imaginava os cirurgiões tirando o paciente de suas mãos. Estudou mais, procurou melhorar seu instrumento e buscou antídotos para usar em caso de resultado infeliz.

À época, enorme era o impacto nos que recebiam indicações de cirurgia. Uma paciente de Velpeau, ao ser comunicada sobre a necessidade de cirurgia, suicidou-se.

Chegou o dia, e aproximava-se a hora. O impressor Edward Gilbert Abbott tinha um tumor vascular na mandíbula esquerda, do qual queria se livrar.

A hora chegou, passou, e Morton não apareceu. Warren levantou-se e disse: "Como o Dr. Morton não chegou, presumo que tenha outro compromisso". A assistência ainda ria e Warren erguia o bisturi, quando irrompeu Morton, trazendo o inalador, vindo diretamente do artesão, onde haviam trabalhado desde as 4 horas da manhã. Seu primeiro olhar foi para o paciente, e o segundo, para a enorme assistência, composta de representantes de todas as profissões, inclusive médicos e estudantes de medicina. Não encontrou nenhuma expressão de simpatia; apenas incredulidade franca e, quando muito, curiosidade neutra. "Bem, senhor, o paciente está pronto", atropelou Warren.

Morton acalmou o paciente e iniciou a administração de seu preparado. Nenhum som. Os olhares iam para Morton ou para o paciente. Após 5 minutos, com o paciente dormindo, notou a assistência atônita e interessada.

Havia entre os homens interesse, curiosidade, inveja, admiração, medo, ansiedade, entusiasmo, ambição, desconfiança, incredulidade, fé e indiferença. Ninguém sabia, mas ali estavam reunidas as dores e as esperanças dos homens.

"O paciente é seu, senhor", disse Morton a Warren, que ergueu o bisturi lentamente, temeroso de assustar o paciente. As cordas estavam prontas para agir se o paciente reagisse. O bisturi cortou vários centímetros. Para Morton, parecia que o cirurgião operava com deliberada calma e que nunca iria terminar.

Narrou o cirurgião Bigelow, que estava presente: "Durante a operação, o paciente resmungou, como em um estado semiconsciente, e depois disse que a dor fora considerável, embora mitigada; nas suas próprias palavras, como se a pele tivesse sido arranhada com uma enxada. Houve, provavelmente, neste momento, algum defeito no processo da inalação".

"Senhores – diz Warren –, isto não é uma farsa."

"Fiz uma cirurgia interessante no hospital, esta manhã, enquanto o paciente estava sob a influência do preparado do Dr. Morton para evitar a dor. A substância empregada era o éter sulfúrico" – escreveu Warren no seu diário, à noite. O preparado usado era chamado de Letheon, o "rio do sono" da literatura grega. Era éter misturado com perfumes e corantes colocados para confundir, pois Morton pretendia comercializar o produto.

Em artigo publicado no The Boston Medical and Surgical Journal, em dezembro de 1846, Warren escreveu: "Interrogado imediatamente após, se doera muito, ele (Abbott) disse que sentira como se seu pescoço tivesse sido arranhado; mas, subsequentemente, interrogado por mim, seu depoimento foi de que não sentira dor, embora sabendo que a cirurgia estava sendo realizada".

Bigelow descreveu o novo método de inalação: "Um pequeno globo de vidro com duas pequenas extensões contém o vapor, junto com esponjas que aumentam a superfície de evaporação. Uma das extensões permite a entrada de ar para o globo que, quando cheio de vapor, é levado aos pulmões pela segunda extensão. O ar inspirado passa, assim, pelo vidro, mas a expiração é eliminada por uma válvula para o ar ambiente, evitando o acúmulo do vapor administrado".

"Naquelas poucas horas – contou Elizabeth, a esposa de Morton – entendi o significado da agonia do suspense. Eu seguidamente ouvia predições de que ele mataria alguém com suas experiências." E prosseguiu: "Minha mente recuava com horror de tais pensamentos, mas era forçada a conviver com eles". Sobre o dia 16 de outubro, disse: "Eu não sabia em qual momento chegaria um mensageiro com a informação de que meu marido estava preso por assassinato. Quando ele retornou, havia algo em sua face contando-me, antes que abrisse os lábios, que tinha triunfado".

As reações em Boston e no mundo foram de incredulidade e, depois, de hostilidade. Por três semanas, o uso do éter foi interrompido no hospital.[48]

Os cirurgiões não concordavam em pagar pelo Letheon, já que Morton registrara a patente. Eles também não queriam que seus pacientes fossem anestesiados. Morton era chamado por leigos e por médicos de charlatão.

Por interferência de Bigelow, foi liberado para anestesiar a paciente Alice Mohan, de 20 anos de idade, com doença no joelho e que precisava amputar a perna para sobreviver.

O cirurgião J. F. Flagg[49] escreveu um artigo criticando a defesa de Morton publicada por Bigelow[50] no The Boston Medical and Surgical Journal. Afirmou que os argumentos eram fracos. O que estava sendo patenteado: "Uma força? Um princípio? Um efeito natural? O uso de uma droga bem conhecida?".[49]

Os jornais, leigos e médicos, deixaram passar algumas semanas antes que qualquer notícia sobre o dia 16 de outubro aparecesse. Então vieram as denúncias de fraude, da última maravilha, de algo "que cedo desceria ao fundo do grande abismo onde estão soterradas muitas das inovações anteriores". "Nós não deveríamos considerar digno de notícia alguma – escreveu um importante jornal médico da Filadélfia –, mas, por um jornal de Boston, percebemos que destacados membros da profissão foram envolvidos em sua rede." Em Paris, o anúncio da descoberta foi recebido com quase indiferença. Velpeau, Roux, Magendie e outros se recusaram a usá-la. Em Zurique, o éter foi proibido pelas autoridades. Até novembro de 1847, no Hospital Pensilvânia, de Boston, um dos maiores do continente, não fora realizada uma anestesia sequer.

Muitos sermões contra o uso do éter foram feitos nas igrejas. A dor era consequência do pecado original e não devia ser evitada. Outros juravam que a dor era salutar. Um eminente fisiologista duvidava ser de todo vantajoso eliminar a dor: "Sofrer é um assunto trivial – afirmava – e uma descoberta cujo objetivo é evitar a dor tem pouco interesse".

Cartas do mundo inteiro chegavam até a casa de Morton, com censuras por ter divulgado uma trapaça. Acadêmicos de Paris criticavam o anúncio prematuro de sua descoberta.[51]

Os dentistas de Boston reuniram-se e uma comissão de 12 cérebros foi composta para fazer um protesto formal contra a anestesia de Morton. Os colegas dentistas promoveram grande publicidade nos jornais alertando a população sobre acidentes, informando que pessoas saíram delirantes do consultório de Morton, permanecendo assim por vários dias, com sangramento nos pulmões, melancolia e outros males.

A administração de éter estava ameaçada de processo. Morton foi denunciado na polícia por um médico que atendeu um menino que havia sido anestesiado e que tinha engolido sangue durante a extração de um dente. Tal médico fora chamado à casa do menino quando este havia vomitado sangue: tendo detectado o cheiro de éter, declarou que o menino havia sido envenenado. Cartas ameaçadoras de advogados eram constantes.[52]

O filósofo Emerson publicou um artigo em que, mesmo reconhecendo ter ligações familiares com Charles Jackson, resumiu sua posição citando a frase de Morrill Wyman: "Em relação a esta grande descoberta da eterização, o Dr. Jackson foi o cérebro e Morton, a mão".

Charles Jackson era médico, químico e geólogo. Estudara na Europa também. Entrou na disputa pela descoberta da anestesia e foi uma sombra maligna na vida de Morton, até precisar ser internado em um hospício. Quando Samuel Morse era saudado pela invenção do telégrafo, Jackson também quis dividir as honras, alegando que, durante uma viagem de navio, encontrara Morse, e que este recebera informações suas que acabaram culminando na descoberta do telégrafo.

O médico William Osler também foi literário, porém direto: "Morton revelou a anestesia para o mundo".

Tendo chegado tão longe, Morton não recuaria agora. Ensinou jovens médicos a aplicar o éter e eles partiram para vários locais dos Estados Unidos, Londres, Paris e São Petersburgo, para divulgar a anestesia. Às suas próprias custas, transformou a casa em hospital e ofereceu cirurgias gratuitas, solicitando apenas que os pacientes testemunhassem que haviam sido anestesiados. Ele passou a fabricar éter puro, oferecendo-o ao governo para que fosse usado nos soldados feridos na guerra contra o México. O governo norte-americano recusou sua oferta.

Aos representantes de Morton, os cirurgiões diziam que não encaminhariam pacientes para "o vale da sombra da morte", com a perspectiva de que ficassem incapacitados de retornar. Morton propôs, então, levar pacientes a hospitais de outras cidades para anestesiá-los. Encontrado o hospital, ofereceu 50 ou 100 dólares por paciente que lá tratasse os dentes. Conseguiu, enfim, pacientes, obteve êxito e recebeu elogios.

Mais tarde, uma paciente, após algumas inalações de éter, acabou morrendo. Os cirurgiões intimaram Morton para que viesse ver os caprichos desse agente. "Tomei o primeiro trem para Nova Iorque" – disse Morton. "Em New Haven encontramos o trem de Nova Iorque – continuou ele – e os jornaleiros gritavam: "Morte pelo éter".

"Comprei um jornal e li que uma paciente fora enviada ao hospital por violenta dor de cabeça e que, 1 hora após a admissão, algumas inalações de éter lhe foram administradas, quando suas unhas ficaram escuras, seus lábios roxos e ela morreu."[53]

"Um caso claro de morte pelo éter", diziam os cirurgiões à minha chegada. Eu lhes disse 'não' e insisti em um exame *post-mortem*. Não havia concordância com o exame. A lei era clara: é crime o exame sem autorização. Mesmo assim, fui em frente, pois estava convicto de que não fora o éter e que a causa poderia ser identificada. Em menos de 1 hora de exame, foi encontrado, no lobo inferior do cérebro, um tumor com cerca de dois terços do tamanho de um ovo de galinha."

Assim foram seus dias. Por um artigo em jornal, pagou 1.600 dólares. Segundo testemunho de R. H. Dana Jr., "O Dr. Morton dificilmente teve uma noite completa de sono ou uma refeição regular durante três meses". Absorto na defesa e divulgação da descoberta, gastando muito dinheiro pessoal, deixando de lado a clínica dentária que lhe rendia quase 20 mil dólares por ano, seus amigos preocuparam-se tanto que entraram em juízo para que lhe fosse nomeado um tutor.

Registrou sua esposa Elizabeth Whitman Morton: "O grande feito de meu marido, dedicado ao bem-estar da humanidade, acabou sendo uma maldição para ele e para sua família".

Em 15 de julho de 1868, Morton foi a Nova Iorque responder a um artigo agressivo escrito por Jackson em uma revista mensal. O dia estava especialmente quente, e ele se dirigiu ao Central Park para arejar e se acalmar. No caminho, sentiu tonturas e fraqueza; na entrada do parque, freou a carruagem e caiu inconsciente nos braços de sua esposa. Foi levado ao St. Luke's Hospital, onde morreu de insuficiência vascular cerebral.[54,55]

Perto de Boston, no Mount Auburn Cemetery, há uma inscrição no túmulo de Morton, feita por Jacob Bigelow e oferecida por amigos:

*William T. G. Morton*
*Inventor e revelador da Anestesia Inalatória*
*Antes dele, em todos os tempos, a cirurgia era agonia*
*Por ele, a dor na cirurgia foi evitada e anulada*
*Depois dele, a ciência tem o controle da dor*

A história da anestesia é reflexo do homem na busca de uma vida melhor: se não se pode ser feliz, que ao menos a dor seja domada. Nos milhares de anos, saltam do anonimato nomes que foram pavimentando uma longa estrada em busca do controle da dor. O **QUADRO 1.1** apresenta um compilado desses nomes e de fatos relacionados à introdução da anestesia para procedimentos cirúrgicos e para o controle da dor.

**QUADRO 1.1** Nomes e fatos ligados à introdução da anestesia

| | |
|---|---|
| **460-377 a.C.** | Hipócrates usa a "esponja soporífera", impregnada com uma mistura de ópio, mandrágora e outras substâncias. Dizia que "uma vez identificada a lesão, o cirurgião devia preparar adequadamente o campo, colocar-se em lugar bem iluminado, ter as unhas curtas e ser hábil no manejo dos dedos, sobretudo com o indicador e o polegar". |
| **50 d.C.** | Dioscórides, médico grego também chamado de Pedânio, emprega a palavra anestesia no seu significado moderno. Ao descrever os efeitos da mandrágora, usou a palavra exatamente como se usa hoje. |
| **1275** | Raymundus Lullius descobre o éter e chama-o de vitríolo doce. |
| **1298 – 24 de dezembro** | Morre Theodorico de Lucca, médico italiano e bispo. Ele desenvolveu as "esponjas soporíferas" saturadas com ópio e mandrágora, para alívio da dor cirúrgica. |
| **1540** | Valerius Cordus descreve a síntese do éter. |
| **1543** | Vesalius realiza as primeiras dissecções humanas. Ele escreveu um livro clássico, o De Humani Corporis Fabrica, onde são descritas a intubação endotraqueal em animais e a respiração artificial. |
| **1564** | Ambroise Paré aplica a congelação ou o esfriamento na zona operatória como anestésico. |
| **1616** | William Harvey estuda e descobre a circulação sanguínea. |
| **1632 – 20 de outubro** | Christopher Wren nasce em Londres. |
| **1637 – 8 de setembro** | Morre Robert Fludd, médico inglês, filósofo e inventor. Foi um dos primeiros médicos a contar o pulso. |
| **1656** | Wren injeta vinho em um animal usando pena de ave e uma bexiga de porco. |
| **1660** | Wren testa a transfusão sanguínea entre animais. |
| **1665** | Wren relata suas experiências nas Philosophical Transactions of the Royal Society de Londres. |
| **1665** | Segismund Elsholtz injeta solução de ópio para produzir insensibilidade à dor. |
| **1666 – 14 de novembro** | Samuel Pepys relata a primeira transfusão de sangue em cachorros. |
| **1667 – 15 de junho** | Embora a data exata seja discutida, acredita-se que o médico e astrólogo parisiense, professor Jean-Baptiste Denis (1640?-1704), tenha realizado a primeira transfusão de sangue envolvendo um ser humano. O paciente era um jovem febril em quem outros médicos tinham empregado sanguessugas 20 vezes; depois que Denis o transfundiu com vários mililitros de sangue de cordeiro, ele "recuperou-se rapidamente da letargia". Denis usou um método semelhante para curar um louco, e mais alguns experimentos de outros cientistas na França e em Londres tiveram êxito. Contudo, depois que um paciente morreu, Denis foi julgado por assassinato. Foi inocentado – porque se provou que a esposa do paciente tinha usado veneno –, mas as transfusões sanguíneas logo foram proibidas na Europa. Passou-se um século antes da primeira tentativa de transfusão entre humanos. |
| **1712 – 8 de março** | O médico inglês John Fothergill nasce em Wensleydale, Yorkshire. Entre muitas outras realizações, esse quacre devoto foi o primeiro a descrever enxaquecas com precisão, e reconheceu que o endurecimento das artérias poderia causar dor torácica. |
| **1733** | W.G. Frobenius muda o nome de vitríolo doce para éter. |
| **1733 – 13 de março** | Joseph Priestley nasce na Inglaterra. Foi ministro unitarista, autor e químico. |
| **1744** | Fothergill publica um relato de ressuscitação boca a boca para reavivar os aparentemente mortos. |
| **1771** | Joseph Priestley descobre o oxigênio. |
| **1772** | Priestley sintetiza o óxido nitroso aquecendo nitrato de amônia a 240 °C em uma retorta de ferro. |

*(Continua)*

**QUADRO 1.1** Nomes e fatos ligados à introdução da anestesia (*Continuação*)

| | |
|---|---|
| **1774** | Priestley, no seu livro Experiments and Observations on Different Kinds of Airs – vol. 1:228, descreve pesquisas sobre gases. Em função do apoio às revoluções francesas e americanas, Priestley foi forçado a fugir para a América do Norte. |
| **1776** | Antoine Laurent Lavoisier, da França, identifica o oxigênio, chamando a atenção para sua importância na composição do ar e junto ao nitrogênio. Destacou a importância de respirar este gás. Propôs "oxigênio" como nome da substância que Priestley isolara e chamara de ar deflogisticado. Lavoisier é conhecido como o pai da química moderna. Atribuem-se a ele as teorias da combustão, a criação de um novo sistema de nomenclatura química e a autoria do que é considerado o primeiro livro moderno de ensino de química. |
| **1778 – 17 de dezembro** | Nasce Humphry Davy. |
| **1791 – 22 de setembro** | Nasce Michael Faraday, químico inglês. |
| **1792** | Curry, utilizando o tato, realiza intubação traqueal pela primeira vez. |
| **1793 – 28 de novembro** | Antoine Lavoisier rende-se ao governo revolucionário francês. É preso e executado na guilhotina em 1794. "A República não precisa de cientistas" – disse Robespierre, condenando-o à morte. |
| **1794** | Thomas Beddoes funda o Pneumatic Medical Institute, na Inglaterra. |
| **1799 – 6 de dezembro** | Morre o grande químico escocês Joseph Black, que isolou o dióxido de carbono. Entre muitos outros, Black ensinou Thomas Beddoes quando este era um estudante de medicina na Universidade de Edimburgo, por volta de 1780. |
| **1799** | Em Bristol, Inglaterra, Davy se torna a primeira pessoa a respirar óxido nitroso. Em 1800, ele publicou um livro volumoso sobre laboratório, animais e experiências humanas que ele, Beddoes e outros realizaram no Beddoes' Pneumatic Medical Institute. |
| **1800** | Humphry Davy produz óxido nitroso e sugere seus efeitos analgésicos para cirurgia, porém misturado ao oxigênio. Livrou-se das dores de dente e de cabeça ao inalar óxido nitroso. |
| **1804 – 6 de fevereiro** | Joseph Priestley morre em Northumberland, Pensilvânia. |
| **1809 – 29 de agosto** | Nasce o médico americano e autor Oliver Wendell Holmes. |
| **1811 – 7 de junho** | James Young Simpson nasce em Bathgate, perto de Edimburgo, Escócia. |
| **1815 – 21 de janeiro** | Horace Wells nasce em Hartford, Vermont. |
| **1815 – 5 de março** | Morre o médico alemão Franz Mesmer, que desenvolveu o que hoje se chama de hipnotismo. O "mesmerismo" era extensamente usado para alívio da dor cirúrgica antes de 1845. |
| **1815** | 1º de novembro: Crawford W. Long nasce em Danielsville, Geórgia. |
| **1818** | Michael Faraday, grande químico e físico inglês do eletromagnetismo, aluno de Davy, escreve: "inalando-se uma mistura de éter com ar, obtêm-se efeitos iguais aos observados com o óxido nitroso". |
| **1823** | O jovem médico inglês Henry Hill Hickmann, que não suportava os gritos dos pacientes sendo operados, inicia experimentos para levar animais ao estado de inconsciência pela inalação de dióxido de carbono. |
| **1824 – 21 de fevereiro** | Henry Hill Hickmann escreve carta para T.A. Knight, na qual relata as experiências com cirurgia indolor em animais. |
| **1828** | J. L. M. Poiseuille inventa o manômetro de mercúrio, destinado a medir as pressões em diferentes artérias. Realizou seus estudos clássicos sobre resistência ao fluxo e estabeleceu a lei que recebe seu nome. |
| **1829 – 15 de fevereiro** | Nasce Silas Weir Mitchell, cirurgião americano, neurologista, novelista e poeta que explora a relação entre dor e tempo e tensão ocular com as dores de cabeça. |
| **1829 – 12 de abril** | O Dr. Jules Cloquet realiza mastectomia em paciente adormecida pela hipnose. |
| **1830 – 5 de abril** | Morre Henry Hill Hickmann. Cientistas da França e Inglaterra, inclusive Humphry Davy, não reconheceram os trabalhos de Hickmann. "Não obstante, ele merece o crédito de ter sido o primeiro dos investigadores modernos a provar, mediante experimentação em animais, que a dor de operação cirúrgica poderia ser abolida pela inalação de um gás.[56] |
| **1831** | Samuel Guthrie (EUA), Eugene Souberrain (França) e Von de Justus Liebing (Alemanha) sintetizam o clorofórmio. |
| **1832** | 1º de setembro: Nasce Ephraim Cutter, médico americano e inventor do laringoscópio. |
| **1836** | Lafarge, da França, inventa o primeiro trocarte oco para injetar morfina. |
| **1840** | John Hutchinson mede a capacidade vital pulmonar pela primeira vez. |
| **1842** | Janeiro: Em Rochester, Nova Iorque, o médico William E. Clarke administra éter em uma toalha para Miss Hobbie, para que o dentista Elijah Pope pudesse extrair-lhe um dente. |
| **1842 – 30 de março** | Crawford Long, médico na Geórgia rural, administra anestesia de éter para remoção de um tumor do pescoço de James M. Venable. Foi a primeira administração conhecida de uma substância para alívio da dor cirúrgica. Long não publicou o fato até 1849. |

(*Continua*)

**QUADRO 1.1** Nomes e fatos ligados à introdução da anestesia (*Continuação*)

| | |
|---|---|
| **1842 – 26 de agosto** | Nasce o médico alemão Heinrich Irenaeus Quincke, introdutor da punção lombar. |
| **1844** | Dr. Smile, de Derby (New Hampshire), administra uma mistura de éter e ópio a um sacerdote tuberculoso que padecia de violentas crises de tosse. |
| **1844 – 10 de dezembro** | Horace Wells, durante uma demonstração dos efeitos do gás hilariante, feita por Gardner Quincy Colton em Hartford, Connecticut, observa que um dos que inalaram este gás bateu e machucou a perna sem sentir dor. No dia seguinte, Colton administrou óxido nitroso para que o dentista John M. Riggs extraísse um dente de Wells. |
| **1845** | Segunda quinzena de janeiro: Horace Wells tenta demonstrar as propriedades do óxido nitroso e fracassa, em Boston. |
| **1845 – 12 de março** | Francis Rynd é o primeiro a introduzir fluidos no corpo por injeções subcutâneas usando seringa. |
| **1846 – 7 de setembro** | Gilbert Abbott consulta o cirurgião John Collins Warren sobre um tumor na mandíbula. |
| **1846 – 30 de setembro** | O dentista William Thomas Green Morton, de Boston, anestesia o paciente Eben Frost para tratamento dentário. |
| **1846 – 16 de outubro** | Primeira demonstração pública de anestesia para cirurgia, realizada por William Morton, em Gilbert Abbott. |
| **1846 – 17 de outubro** | No Massachusetts General Hospital, o cirurgião George Hayward remove um tumor grande do braço de uma paciente anestesiada com éter. Esta é a segunda demonstração pública do "Letheon", de Morton. |
| **1846 – 7 de novembro** | O cirurgião George Hayward executa uma amputação de perna e remove um tumor de mandíbula no Massachusetts General Hospital. |
| **1846 – 9 de novembro** | Henry J. Bigelow, cirurgião do Massachusetts General Hospital, relata os quatro casos anestesiados por Morton para a Boston Society for Medical Improvements. |
| **1846 – 12 de novembro** | A carta patente número 4848 é emitida por Charles T. O. Jackson e William T. G. Morton para receber 10% de todos os lucros no uso de éter em operações cirúrgicas. Por causa da resistência violenta da comunidade médica e odontológica contra essa atitude, a descoberta foi divulgada, e seu uso, liberado. |
| **1846 – 18 de novembro** | Um artigo de H. J. Bigelow é publicado no The Boston Medical and Surgical Journal, divulgando a anestesia com éter ao mundo. |
| **1846 – 21 de novembro** | Em carta para Morton, Oliver Wendell Holmes propõe a palavra "anestesia" para descrever o estado mental produzido pela inalação de vapor de éter. |
| **1846 – 15 de dezembro** | Anestesia com éter é administrada em Paris, na França, por Francis Willis Fisher, jovem médico de Boston, para a excisão de um grande câncer no lábio inferior de um homem de 59 anos. Fisher, formado em 1845, na Harvard Medical School, morou em Paris de novembro de 1846 até fevereiro de 1847. O relato da anestesia com éter em Paris foi publicado no The Boston Medical and Surgical Journal em 1847.[57] |
| **1846 – 19 de dezembro** | J. Robinson, em Londres, extrai um dente sob anestesia com éter. |
| **1846 – 21 de dezembro** | O cirurgião inglês Liston realiza duas cirurgias de grande porte com anestesia pelo éter. |
| **1847** | O Dr. Roberto Haddock Lobo administra a primeira anestesia no Rio de Janeiro, Brasil. O paciente, Francisco de Assis Paes Leme, recebeu éter. |
| **1847** | Simpson descobre as propriedades anestésicas do clorofórmio. |
| **1847 – 19 de janeiro** | Em Edimburgo, James Young Simpson usa éter pela primeira vez para aliviar dor de parto. |
| **1847 – 25 de janeiro** | A primeira cesariana com anestesia geral é executada no St. Bartholomew's Hospital, em Londres. O cirurgião foi Skey e o anestesiologista Tracy em 1847. |
| **1847 – 28 de janeiro** | John Snow começa a administrar éter em cirurgias principais no St. George's Hospital, em Londres. |
| **1847 – 7 de abril** | O dentista e médico Nathan Cooley Keep administra a primeira anestesia geral para obstetrícia nos Estados Unidos. A paciente era Fanny Longfellow, esposa do poeta Henry Wadsworth Longfellow. Com o uso do éter, Fanny não perdeu a consciência, mas não sentiu dor durante o nascimento da filha. |
| **1847 – 8 de novembro** | Em Edimburgo, Escócia, James Young Simpson introduz o clorofórmio na prática clínica. A paciente era Wilhelmina Carstairs, filha de um médico. |
| **1848 – 28 de janeiro** | Uma paciente em Newcastle, Inglaterra, Hannah Greener, torna-se a primeira fatalidade sob ação do clorofórmio. |
| **1848 – 19 de outubro** | Morre Samuel Guthrie, químico americano que descobriu o clorofórmio ao mesmo tempo que os europeus Soubeiran e Justus Liebig. |
| **1849 – 1º de setembro** | A erupção de cólera na bomba de água de Broad Street inicia uma epidemia em Londres. A epidemia seria investigada pelo anestesiologista John Snow. |
| **1851** | Charles Gabriel Pravaz inventa a seringa na França. |
| **1853** | Alexander Wood melhora a recém-inventada seringa hipodérmica, mencionando-a em seu livro "O novo método para o tratamento das neuralgias, aplicando opioides diretamente nos pontos dolorosos". |

(*Continua*)

**QUADRO 1.1** Nomes e fatos ligados à introdução da anestesia (*Continuação*)

| | |
|---|---|
| **1853 – 7 de abril** | O Dr. John Snow administra clorofórmio à rainha Vitória para o nascimento do príncipe Leopoldo. |
| **1854** | Wood inventa a agulha metálica oca. |
| **1856 – 12 de abril** | O Dr. Marshall Hall (1790-1857) descreve a respiração artificial em The Lancet. |
| **1856 – 10 de novembro** | No London's King's College Hospital, John Snow faz a primeira administração clínica de amileno, um gás que havia investigado extensivamente em animais. Em julho de 1857, abandonou o uso do gás depois que dois dos seus pacientes morreram. |
| **1857 – 26 de junho** | O médico John G. Orton, de Binghamton, Nova Iorque, é o primeiro a usar amileno nos Estados Unidos. |
| **1857 – 3 de dezembro** | Carl Koller nasce. Em 1880, ele estudou os efeitos fisiológicos da cocaína e, em 1884, descobriu as propriedades de anestésico local da droga. |
| **1858 – 16 de junho** | John Snow morre. Em 1853 e 1857, ele administrou clorofórmio para a rainha Vitória nos nascimentos do príncipe Leopoldo e da princesa Beatriz; essas anestesias foram fundamentais na promoção do alívio da dor em obstetrícia, na Inglaterra. |
| **1865 – 19 de julho** | Nasce Charles Horace Mayo, cofundador, com o irmão W.J., da Clínica Mayo. Foi uma das pessoas mais jovens conhecidas por administrar anestesia; segundo seu irmão, Charles, aos 12 anos de idade, anestesiava pacientes na clínica cirúrgica de seu pai. |
| **1868 – Julho** | Em Paris, T. W. Evans liquidifica óxido nitroso para armazenamento e conservação em cilindros de metal. |
| **1868 – 15 de julho** | William T. G. Morton morre em Nova Iorque. |
| **1870 – 6 de maio** | James Young Simpson morre. |
| **1873 – 1º de fevereiro** | Primeira morte documentada após inalação de óxido nitroso na Inglaterra, registrada em The Lancet. |
| **1874 – 9 de fevereiro** | Pierre-Cyprian Oré administra a primeira anestesia geral venosa em humanos nos tempos modernos. |
| **1878 – 16 de junho** | Crawford Long morre. |
| **1884 – 15 de setembro** | O Dr. Carl Koller, junto com Sigmund Freud, relata para o Congresso de Oftalmologia de Heidelberg o uso de cocaína como anestésico local. |
| **1887 – 27 de abril** | George Thomas Morton, filho de Morton, executa sua primeira apendicectomia. |
| **1894 – 30 de novembro** | Harvey Cushing e Amory Codman, no Massachusetts General Hospital, desenvolvem a primeira ficha de anestesia. |
| **1898 – 16 de agosto** | O Dr. August Bier, cirurgião alemão, realiza o primeiro bloqueio subaracnóideo. |
| **1898 – Abril** | Henry Hillard descreve a indução e manutenção de anestesia com óxido nitroso com máscara. |
| **1908 – 22 de fevereiro** | D. C. Waller descreve o aparelho na reunião da Physiological Society, em Londres. Foi o primeiro aparelho para uma leitura contínua e quase instantânea da concentração de vapor recebido pelo paciente. |
| **1909 – 7 de junho** | Virginia Apgar nasce em Westfield, New Jersey. Em finais de 1940, Apgar começou a desenvolver o sistema de pontos para avaliação dos recém-nascidos, que recebeu seu nome. |
| **1922 – 7 de setembro** | Morre o cirurgião americano William Stewart Halsted, um dos fundadores da Johns Hopkins Medical School. O primeiro par de luvas cirúrgicas de borracha foi fabricado por sua orientação. Halsted foi um dos primeiros cirurgiões americanos a pesquisar a cocaína como anestésico local, e a autoexperimentação levou-o à dependência. |
| **1930 – 23 de março** | O cirurgião russo Sergei Yudin realiza a primeira transfusão de sangue de cadáver em um ser humano. |
| **1934 – 8 de março** | Em Wisconsin, Ralph M. Waters emprega tionembutal pela primeira vez. |
| **1939 – 23 de setembro** | Sigmund Freud morre em Londres aos 83 anos de idade. |

## Referências


1. Askitopoulou H, Ramoutsakib IA, Konsolakic E. Archaeological evidence on the use of opium in the Minoan world. International Congress Series. 2002;1242:23-9.
2. Wikipedia.org. Opium [Internet]. [S.l.]: Wikipedia; 2017 [capturado em 20 jun. 2017]. Disponível em: https://en.wikipedia.org/wiki/Opium#/media/File:Opium_pod_cut_to_demonstrate_fluid_extraction1.jpg.
3. Interactivetimeline.com [Internet]. Timeline of entheogen use: sumerian cuneiform tablets mention opium: 5000 B.C.E. – 2000 B.C.E. [S.l.: Timeline 3D; s.d.; capturado em 20 jun. 2017]. Disponível em: http://interactivetimeline.com/824/timeline-of-entheogen-use/13.php.
4. Kritikos PG, Papadaki SP. The history of the poppy and of opium and their expansion in antiquity in the eastern Mediterranean area [Internet]. New York: UNDOC; 1967 [capturado em 20 jun. 2017]. Disponível em: http://www.unodc.org/unodc/en/data-and-analysis/bulletin/bulletin_1967-01-01_3_page004.html#f001.
5. Desautels J. La classification des végétaux dans la "Recherche sur les plantes" de Théophraste d'Erésos. Phoenix. 1988;42(3):219-43.
6. Albertis-window.com [Internet]. Poppy goddess. [S.l.: albertis-window; 2013; capturado em 20 jul. 2017]. Disponível em: http://albertis-window.com/wp-content/uploads/2013/10/Poppy-Goddess-detail.jpg.
7. Norn S, Kruse PR, Kruse E. [History of opium poppy and morphine]. Dan Medicinhist Arbog. 2005;33:171-84.
8. Laboratório Catarinense S.A. Elixir paregórico: papaver somniferum L. [2009; capturado em 27 jul. 2017]. Disponível em: http://www.saudedireta.com.br/catinc/drugs/bulas/elixirparegorico.pdf
9. Tallmadge GK. Some anesthetics of antiquity. J Hist Med Allied Sci. 1946;1(4):515-20.
10. Powell MA. Wine and the vine in ancient Mesopotamia: the cuneiform evidence. In: McGovern PE, Fleming SJ, Katz SH, editors. The origins and ancient history of wine. London: Routledge; 2004. p. 96-124. Food and Nutrition in History and Anthropology, v. 11.
11. Macht DI. The history of opium and some of its preparations and alkaloids JAMA. 1915;64(6):477-81.
12. Gunther RT. The greek herbal of Dioscorides. London: Hafner; 1968. P. 473.
13. Bhishagratna KK. An english translation of the sushruta samhita, based on original sanskrit text. Calcutta: Kashi Ghose's Lane; 1907.
14. Dwarakanath SC. Use of opium and cannabis in traditional systems of medicine in India [Internet]. New York: UNDOC; 1965 [capturado em 20 jun. 2017]. Disponível em: https://www.unodc.org/unodc/en/data-and-analysis/bulletin/bulletin_1965-01-01_1_page004.html.
15. Moss R, Luo G. Three kingdoms: a historical novel. Berkeley: University of California; 1991.
16. Shutterstock [Internet]. [Capturado em 8 set 2017]. Disponível em www.shutterstock.com.
17. Mustafa Y. Avicenna the anaesthetist. AAGBI History of Anaesthesia Prize. 2014; Submission, March 1.
18. Agrini J, Crisciani C. Charité et assistance dans la civilisation chrétienne médiévale In: Grmek MD, Fantini B. Histoire de la pensée médicale en Occident. Paris: Éditions du Seuil; 1995. p. 151-74.
19. Juvin P, Desmonts J-M. The ancestors of inhalational anesthesia: the soporific sponges (xith–xviith centuries): how a universally recommended medical technique was abruptly discarded. Anesthesiology. 2000;93:265-9.
20. Dawson I, Moorhouse D. AQA medicine and health through time. London: Hodder Education; 2009. p. 210.
21. Alchetron.com [Internet]. Avicenna. [S.l.: Alchetron; s.d.; capturado em 20 jun. 2017]. Disponível em:

https://alchetron.com/Avicenna-1050258-W#demo.
22. Discoveriesinmedicine.com [Internet]. Anesthetics. [S.l.: Medical Discoveries; c2017; capturado em 20 jun. 2017]. Disponível em: http://www.discoveriesinmedicine.com/A-An/Anesthetics.html#ixzz4avLcGFhl.
23. Sigerist HE. Laudanum in the works of Paracelsus. Bulletin of the History of Medicine. 1941;9(5):530-44.
24. Bergman NA. The genesis of surgical anesthesia. Park Ridge: Wood Library-Museum of Anesthesiology; 1998. p. 349.
25. general-anaesthesia.com [Internet]. Philippus Aureolus Theophrastus Bombastus von Hohenheim: ("Paracelsus", 1490-1541). Brighton: BLTC; [s.d.; capturado em 20 jun. 2017]. Disponível em: https://www.general-anaesthesia.com/people/paracelsus.html.
26. Klockgether-Radke AP. [F. W. Sertürner and the discovery of morphine. 200 years of pain therapy with opioids]. Anasthesiol Intensivmed Notfallmed Schmerzther. 2002;37(5):244-9.
27. Keys TE. The development of anesthesia. Anesthesiology. 1943;4:409-29.
28. West JB. Humphry Davy, nitrous oxide, the Pneumatic Institution, and the Royal Institution. Am J Physiol Lung Cell Mol Physiol. 2014;307(9):L661-7.
29. Davy H. Researches chemical and philosophical, chiefly concerning nitrous oxide or dephlogisticated nitrous air, and its respiration. London: Johnson; 1800.
30. Davy H, Colton GO, Wells H, Bert P, Andrews E. The history of anesthesiology. Reprint series: part eleven [Internet]. London: J. Johnson; 1800 [capturado em 22 jul. 2017]. Disponível em: https://www.woodlibrarymuseum.org/library/pdf/WLMREP_11_11.pdf.
31. American Society of Anesthesiologists. The year of the arway. Newsletter [Internet]. 2008 [capturado em 22 jul. 2017];72(9). Disponível em: https://www.woodlibrarymuseum.org/news/newsletter/NL_2008.PDF#page=30.
32. Haridas RP. Horace wells' demonstration of nitrous oxide in Boston. Anesthesiology. 2013;119(5):1014-22.
33. Vandam LD. The history of anesthesiology. Reprint series: part eighteen: controversies in anesthesia: nitrous oxide [Internet]. Hartford: J. Gaylord Wells; 1847 [capturado em 22 jul. 2017]. Disponível em: https://www.woodlibrarymuseum.org/ebooks/item/370/the-history-of-anesthesiology-reprint-series:-part-18---controversies-in-anesthesia.
34. Barsanelli PL. Anistia às anestesias [Internet]. [S.l.]: PetQuímica; 2014 [capturado em 22 jul. 2017]. Disponível em: https://petquim.wordpress.com/2014/08/20/anistia-as-anestesias/.
35. Martin RF, Desai SP. An examination of Horace Wells' life as a manifestation of major depressive and seasonal affective disorders. J Anesth Hist. 2016;2(1):22-7.
36. Aljohani S, Bustillo M, Pisklakov S. Horace Wells and His House on 120 Chambers St in New York City. J Anesth Hist. 2016;2(1):28-9.
37. Rosenbloom JM, Schonberger RB. Toward an understanding of the equality of pain: crawford long and the development of anesthesia in antebellum georgia. J Anesth Hist. 2015;1(1):14-7.
38. Anaya-Prado R, Schadegg-Peña D. Crawford Williamson Long: The true pioneer of surgical anesthesia. J Invest Surg. 2015;28(4):181-7.
39. Reis Júnior A. [The first to use surgical anesthesia was not a dentist, but the physician Crawford Williamson Long]. Rev Bras Anestesiol. 2006;56(3):304-24.
40. The history of anesthesiology. Reprint series: part one [Internet]. Park Ridge: The Wood Library-Museum; 1992 [capturado em 22 jul. 2017]. Disponível em: https://www.woodlibrarymuseum.org/library/pdf/WLMREP_1_01.pdf.
41. Desai SP, Desai MS, Pandav CS. The discovery of modern anaesthesia-contributions of Davy, Clarke, Long, Wells and Morton. Indian J Anaesth. 2007;51(6):472-8.
42. López-Valverde A, Montero J, Albaladejo A, Gómez de Diego R. The discovery of surgical anesthesia: discrepancies regarding its authorship. J Dent Res. 2011;90(1):31-4.
43. Wikipedia.org [Internet]. Crawford Long. [S.l.]: Wikipedia; 2017 [capturado em 16 jul. 2017]. Disponível em: https://en.wikipedia.org/wiki/Crawford_Long.
44. Wikipedia.org [Internet]. Horace Wells. [S.l.]: Wikipedia; 2013 [capturado em 16 jul. 2017]. Disponível em: https://pt.wikipedia.org/wiki/Horace_Wells.
45. Wikipedia.org [Internet]. Charles Thomas Jackson. [S.l.]: Wikipedia; 2016 [capturado em 16 jul. 2017]. Disponível em: https://en.wikipedia.org/wiki/Charles_Thomas_Jackson.
46. Wikipedia.org [Internet]. William T. G. Morton. [S.l.]: Wikipedia; 2016 [capturado em 16 jul. 2017]. Disponível em: https://en.wikipedia.org/wiki/William_T._G._Morton.
47. Greene NM. A consideration of factors in the discovery of anesthesia and their effects on its development. Anesthesiology. 1971;35(5):515-22.
48. Snell EL. Dr. Morton's discovery of anesthesia. The Century Magazine. 1894;48:584-92.
49. Flagg JF. The inhalation of an ethereal vapor to prevent sensibility to pain during surgical operations. Boston Med Surg J. 1846;35:356-59.
50. Bigelow HJ. Insensibility during surgical operations produced by inhalation. Boston Med Surg J. 1846;35:309-17.
51. Barker SW. Anaesthesia. Harper's New Monthly Magazine. 1850;1:453-60.
52. Kim DJ. Triumph over pain: the curiously contentious history of ether. UWOMJ. 2008;78(1):91-4.
53. Emerson EW. A history of the gift of painless surgery. The Atlantic Monthly. 1896;78:679-86.
54. Evangelista PE. A história da anestesia In: Evangelista PE. Era uma vez, um médico... Porto Alegre: AMRIGS; 1981. p. 57-64.
55. Vandam LD. Charles Frederick Heywood. House surgeon at the ether demonstration. Anesthesiology. 1995;82(3):772-8.
56. Keys TE. The history of surgical anesthesia. Huntington: Krieger; 1978. p.19
57. Fischer FW. To the editor of the The Boston Medical and Surgical Journal. The Boston Medical and Surgical Journal. 1847;36(6):109-13.

# 2. A HISTÓRIA DA ANESTESIOLOGIA NO BRASIL

## 2.1 RIO DE JANEIRO

Sérgio Luiz do Logar Mattos
Walter Silva Machado (*in memoriam*)

Corria o ano de 1847, D. Pedro II era o imperador do Brasil, e o presidente da província do Rio de Janeiro e Capital do Império era o Senador Aureliano de Souza e Oliveira Coutinho. No país, pela primeira vez, era adotado o sistema parlamentarista de governo e, aparentemente, nada mais de muito relevante teria acontecido naquele ano. Ida Pfeifer, uma austríaca em visita à cidade, escreveu em seu relato de viagem: "O Rio de Janeiro não oferece ao estrangeiro nada de atraente em termos de praças, ruas e monumentos; a única construção verdadeiramente bela e grandiosa é o aqueduto (*Arcos da Lapa*)".

Entretanto, não longe dali, teria lugar um acontecimento ímpar e pioneiro no Brasil. No dia 25 de maio, pouco mais de sete meses depois do histórico 16 de outubro de 1846, quando ocorreu no Massachusetts General Hospital em Boston a demonstração da primeira cirurgia sob anestesia, acontecia, no Hospital Militar da Guarnição da Corte, no Morro do Castelo, a primeira anestesia geral realizada no Brasil. Utilizando éter anestésico, o médico Roberto Jorge Haddock Lobo, Tenente-Cirurgião do Corpo de Cavalaria da Guarda Nacional, auxiliado por Domingos Marinho de Azevedo Americano, anestesiou o estudante terceiranista de medicina Francisco D'Assis Paes Leme, que se voluntariou para o experimento. Logo em seguida, em 1º de junho, mais uma vez no Hospital Militar da Guarnição da Corte, dois soldados foram submetidos a cirurgias sob anestesias conduzidas por Domingos Marinho de Azevedo Americano e Leslie Curtis.

Aproximadamente quatro meses depois da pioneira utilização do clorofórmio como anestésico, realizada por James Simpson na Inglaterra, em 1847, foi realizada, na Santa Casa de Misericórdia, no dia 18 de fevereiro de 1848, a primeira anestesia geral com esse fármaco no país, por Manoel Feliciano Pereira de Carvalho. O acontecimento virou notícia, publicada no dia 22 do mesmo mês pelo Jornal do Commércio, com base em anotações fornecidas pelo professor Luís da Cunha Feijó, que havia assistido à operação, uma amputação da coxa em um rapaz de 15 anos, por "tumor branco do joelho" (tuberculose).

A partir de 1848, foram apresentadas as primeiras teses relacionadas à anestesia na Faculdade de Medicina do Rio de Janeiro, arquivadas na Biblioteca da Academia Nacional de Medicina:

- Dos anestésecos em Geral e do Ether, e do Clorofórmio em Particular, de Francisco Manoel da Conceição (1848).
- Breves Considerações sobre a Anesthesia durante o Parto, de Antônio Pereira Pinto (1849).
- Anesthesia Cirúrgica, de Vicente Cantidio Ferreira de Saboya (1859).
- Medicação-anesthesia, de Leopoldo Alberto de Magalhães Couto, e Anesthesia Local, de Luiz Antônio Delfim (1870).
- Medicação Anestésica, de Prudêncio Augusto Suzano Brandão, Medicação Anesthesia, de Pacífico Esteves Alvarez e Medicação Anesthesia (1873).

Em 1888, Francisco Paes Leme realizou uma raquianestesia, procedimento divulgado em 1896 pelo cirurgião Daniel D'Almeida. Daniel D'Almeida tornou-se um dos mais importantes pioneiros da anestesiologia no país, sendo responsável pela introdução das primeiras fichas de anestesiologia na Enfermaria 23 da Santa Casa de Misericórdia em 1903. Ressalve-se que Duarte Paranhos Slutel já havia deixado relatos de atos anestésicos realizados em 1861. Daniel D'Almeida foi responsável ainda pela publicação de 25 artigos sobre anestesiologia entre 1879 e 1909, sendo 16 deles sobre raquianestesia.

Em 1898, realizou-se a primeira anestesia para separação de irmãs xifópagas, sendo os "narcotizadores" Miguel Couto, Miguel Fajardo e Leão de Aquino, e o cirurgião, Álvaro Ramos. Em 1918, Álvaro Ramos importou o aparelho Junker, que foi usado na Santa Casa.

O professor Augusto Brandão Filho, brilhante cirurgião que sucedeu a Daniel D'Almeida como responsável pela Enfermaria 23 da Santa Casa de Misericórdia, aproveitando uma viagem do professor Leonídio Ribeiro à França, solicitou-lhe aprender em Paris, no serviço do professor Desmarest, a utilização do protóxido de nitrogênio (óxido nitroso). Quando retornou ao Brasil, Leonídio Ribeiro realizou, naquela enfermaria, as primeiras anestesias com protóxido no país. Em 1927, Leonídio Ribeiro, na Enfermaria 26 da Santa Casa de Misericórdia, fez as duas primeiras demonstrações sobre como usar o óxido nitroso com o aparelho de anestesia Desmarest, importado da França.

Brandão Filho, procurando acompanhar o que de melhor havia para o êxito da cirurgia, adquiriu, em 1928, um aparelho mais moderno para a administração do óxido nitroso, o S. S. White Dental. Como consequência de uma visão modernizadora, convencido da necessidade de organizar o serviço de anestesiologia nos padrões que existiam nos Estados Unidos e na Inglaterra, criou, em 1929, no seu serviço, a Chefia de Anestesia, entregando-a a Mário Castro d'Almeida Filho, procurando incentivar o então jovem estagiário, já com alguma experiência com o éter, a usar o aparelho do professor Leonídio Ribeiro com o óxido nitroso. Vindo da Bahia, em 1934, para estagiar no serviço do professor Brandão Filho, Oscar Vasconcellos Ribeiro, tendo demonstrado grande interesse pela anestesiologia, foi convidado por Mário d'Almeida a permanecer no Rio de Janeiro e, então, em conjunto com Ivo Lazzarini Santiago, em 1939, criou o primeiro serviço de anestesia privado, denominado Serviço Médico de Anestesia (SMA). A anestesiologia do Rio de Janeiro foi a formadora de diversos colegas de outros estados, que vinham à procura de estágios no SMA de Mário d'Almeida.

A evolução da anestesiologia nessa época deveu-se principalmente à anestesia geral, que possibilitou o uso de novos equipamentos, como os aparelhos McKesson e Heidbrinck, assim como o emprego de novos agentes, a exemplo do ciclopropano, usado pela primeira vez no Brasil por Álvaro de Araújo Aquino

Sales, em 1936. No início dos anos de 1940, diversos colegas passaram a se entusiasmar pela nova especialidade médica, destacando-se entre eles Luiz Didier, Jorge Guilherme Braüniger e Oscar Correa Ribeiro, este último o primeiro chefe de serviço em um hospital público no Rio de Janeiro, na então denominada Casa de Saúde Dr. Pedro Ernesto, da Prefeitura do Distrito Federal. Durante a Segunda Guerra Mundial, já na Itália, o Serviço de Saúde da Força Expedicionária Brasileira, não contando com médicos anestesiologistas, designou, entre outros, Herbert Brito Lyra, Breno Cruz Mascarenhas, Sebastião Souto Mayor e Henrique Rupp para um estágio na especialidade no Corpo de Saúde do V Exército das Forças Aliadas.

Com o retorno da Força Expedicionária Brasileira dos campos de batalha, voltaram ao Brasil diversos colegas que tinham estagiado no Hospital de Evacuação das Forças Aliadas e praticado anestesia durante o conflito. A chegada desses colegas, divulgada pela imprensa, incentivou em diversos outros médicos o interesse pela anestesia, sobretudo após o primeiro "Curso de Anestesia", realizado no Hospital do Pronto-Socorro (atual Hospital Souza Aguiar), por Herbert Brito Lyra, um dos recém-chegados da guerra.

Vale aqui registrar os nomes daqueles que já exerciam a anestesiologia anteriormente à fundação da Sociedade Brasileira de Anestesiologia em 1948: Mário Castro d'Almeida Filho, Oscar Vasconcellos Ribeiro, Ivo Lazzarini Santiago, Luiz Didier, Jorge Guilherme Braüniger, Edmar Genuíno de Oliveira – todos pertencentes ao SMA e, além deles, Álvaro Araújo de Aquino Sales, Vicente Ferrer Gaede, Clarice do Amaral, José Menezes, Carlos Arthur Cabral de Menezes, José Affonso Zugliani, Renato Correa Ribeiro, Herbert Brito Lyra, Breno Cruz Mascarenhas, Sebastião Souto Mayor, Paulo Droeshagem, Herman Byron Soares de Araújo Filho, José Joaquim Cabral de Almeida, José Generoso, Walter Cordeiro Vieira de Castro, Renato Barbosa de Oliveira, Alexandre Canalini, José Luís Guimarães Santos, Nelson de Queirós Paim, Carlos Alberto Lombardi, Custódio Esteves Neto (de Niterói) e Antônio Patury e Souza, vindo da Bahia em 1945, a quem se deve o nome de Sociedade Brasileira de Anestesiologia, por ele proposto quando presidiu a reunião de colegas interessados na especialidade em 25 de fevereiro de 1948, no então Hospital dos Servidores do Estado, atual Hospital do Instituto de Previdência e Assistência aos Servidores do Estado (HIPASE), à Rua Sacadura Cabral, 158. Atuavam na especialidade também os estudantes Deyler Goulart Meira, Laudino Carneiro Filho, Yu Corrêa Teixeira, Walter Silva Machado e Sérgio Teixeira da Silva.

## Sociedade Brasileira de Anestesiologia

A reunião de iniciativa de Antonio Patury e Souza e Oscar Vasconcellos Ribeiro acabou por constituir-se na assembleia de fundação da Sociedade Brasileira de Anestesiologia (SBA). Alguns dias depois, no dia 13 de março, na residência do presidente Mário d'Almeida, em Botafogo, teve lugar a primeira reunião da futura diretoria da SBA. Logo após, no dia 2 de abril, os 33 sócios fundadores e novos associados reuniram-se mais uma vez, aprovaram o estatuto da SBA e elegeram a diretoria para o ano de 1948:

- Presidente: Mário Castro d'Almeida Filho.
- Vice-presidente: Antônio Patury e Souza.
- Secretário: José Luiz Guimarães Santos.
- Tesoureiro: Paulo Droeshagem.
- Bibliotecário: Breno Cruz Mascarenhas.
- Diretor da revista: Oscar Vasconcellos Ribeiro.

Foram 33 os sócios fundadores da nova sociedade: Alexandre Canalini, Alfredo Nogueira Carrijo, Antônio Patury e Souza, Breno Cruz Mascarenhas, Carlos Alberto Lombardi, Carlos Arthur Cabral de Menezes, Constantino Augusto Paulino, Custódio Esteves Netto, Edmar Genuíno de Oliveira, Fernando Passos, Henrique Gonzaga de Oliveira, Hermann Byron Soares de Araújo Filho, Ivo Lazzarini Santiago, Jorge Guilherme Braüniger, José Affonso Zugliani, José Lucas de Araújo, José Luiz Guimarães Santos, Laudino Carneiro Filho, Léo Cabral de Menezes, Luiz Didier, Mário Castro d'Almeida Filho, Nelson de Queirós Paim, Nelson Guimarães, Ney Santos, Oscar Vasconcellos Ribeiro, Paulo Droeshagem, Renato Barbosa de Oliveira, Renato Corrêa Ribeiro, Roberto Simonard Santos, Sebastião Fonseca Souto Mayor, Vicente Ferrer Gaede, Walter Cordeiro Vieira de Castro e Yu Corrêa Teixeira.

Mário Castro d'Almeida Filho ausentou-se do país por motivo de saúde em pessoa de sua família de 20 de maio a 24 de outubro de 1948, tendo Antônio Patury assumido a presidência interinamente. Na Inglaterra, Mário Castro d'Almeida Filho fez relações com MacIntosch e outros anestesiologistas ingleses, tendo frequentado o Royal College of Medicine of England. Posteriormente, na década de 1950, foi condecorado pela rainha Elizabeth II (FIG. 2.1.1).

Durante esse mandato, foram realizadas três reuniões de diretoria para a elaboração do estatuto e a criação do emblema da sociedade, assim como nove reuniões científicas, cujos principais assuntos foram: Compatibilidade das Soluções D-tubo curarina Metilbeberina com as Soluções de Tionembutal, por Oswaldo Vital Brazil; Algumas Considerações sobre as Incompatibilidades Farmacológicas do Ciclopropano, por Jorge Braüniger; Curare em Anestesia Geral, por Léo Cabral de Menezes; Anestesia Geral em Otorrinolaringologia, por Oscar V. Ribeiro; Anestesias em Cirurgia Transtorácica, por José A. Zugliani; Curare em Obstetrícia, por Jorge Rodrigues Lima; Anestesia Peridural Sacra nas Operações do Períneo, por Mário d'Almeida; Anestesia Locorregional em Cirurgia da Tireoide, por Mem Xavier da Silveira; e Anestesia pelo Trilene, por Antônio Patury.

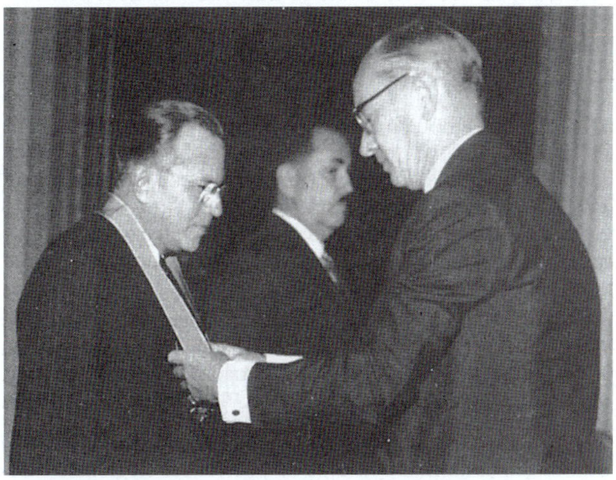

**FIGURA 2.1.1** Mário Castro d'Almeida, decano dos anestesiologistas brasileiros.

Colegas de outros estados vieram ao Rio de Janeiro para conhecer as novas técnicas, como Flávio Kroeff Pires, de Porto Alegre, Danilo Freire Duarte, de Florianópolis, Marlus Chesneau Lenz Cezar e Armando Obladen, de Curitiba, Luiz Fernando Rodrigues Alves e Reynaldo Figueiredo, de São Paulo, José Adolfo de Basto Lima, de Recife, e Antônio Ubaldo Pena, de Belo Horizonte.

Em 1949, a diretoria, presidida por Vicente Ferrer Gaede, reuniu-se por 11 vezes, uma delas ordinariamente e as outras concomitantes com as sessões científicas. Os fatos relevantes foram a outorga de títulos de sócios honorários aos professores R.R. MacIntosh e Ivan Magill, ambos da Inglaterra, e Ralph Waters, dos Estados Unidos; as visitas de colegas de outros estados (Petronio Boechat, de Belo Horizonte, e A.J. Ferreira Sobrinho, de São Luís do Maranhão); a aprovação do estatuto e do emblema; e nove reuniões científicas.

Nessas reuniões, foram apresentados os trabalhos científicos a seguir relacionados: Anestesia pelo Trilene, por Antonio Patury; Fator de Segurança em Raqueanestesia, por Marcus Merhy; Histórico da Anestesiologia, por Antônio Patury; O emprego das soluções de D-tubo curarina-metil-beberina (Kondrocurare), por Ugo Pinheiro Guimarães e Alfredo Monteiro; Convulsões sob Anestesia, por Oscar Ribeiro; e Anestesia Peridural em Cirurgia de Urgência, por Jorge Braüniger.

As atividades da diretoria, presidida por Oscar Vasconcellos Ribeiro, em 1950, aconteceram antecipando-se ao início de cada uma das 10 sessões científicas realizadas no período. Os assuntos mais importantes durante o ano foram, sob o ponto de vista administrativo, a instalação da sede, na Praça Floriano Peixoto, 55 – 7º andar, sala 13, gentilmente cedida por José Joaquim Cabral de Almeida; e o projeto e estudo da viabilização do II Congresso Latino-Americano de Anestesiologia (CLAA), mais tarde realizado no Brasil. Na ocasião, foram escolhidos os comitês executivos, o de São Paulo composto por Luiz Rodrigues Alves, Caio Pinheiro e Carlos Parsloe, e o do Rio de Janeiro, por Mário d'Almeida, Zairo Vieira, José Joaquim C. de Almeida e J.A. Zugliani.

Na gestão 1951-1952, cuja diretoria era presidida por Renato Corrêa Ribeiro, foram distinguidos como sócios honorários Virgil K. Stoelting e William B. Adams, de Indiana, Estados Unidos, e J. Avelanal Y. Jímenez, de Havana, Cuba. Nesse mandato, houve uma série de visitas de colegas estrangeiros, conforme os livros de atas e já descritas por Leão J.P. Machado, as quais trouxeram significativa contribuição científica. Em São Paulo, concomitantemente com a Reunião Geral Anual da SBA, ocorreu o 2º Simpósio Brasileiro de Anestesiologia.

Em 1953, a diretoria, presidida por Luiz Fernando Rodrigues Alves, encaminhou à assembleia anual uma proposta inicial de estudos sobre a concessão do Título de Especialista em Anestesiologia (TEA).

## Sociedade de Anestesiologia do Distrito Federal

Anteriormente, em 1952, por uma recomendação exarada na reunião ordinária anual da SBA de 1950, ficou estabelecido que nos Estados seriam criadas as respectivas sociedades regionais, e estas filiadas à SBA, sua célula-máter. Em abril desse ano, o estatuto de fundação da SBA foi reformado com o intuito de possibilitar a filiação de Sociedades Regionais e Estaduais à Sociedade Nacional. Como consequência quase imediata dessa alteração estatutária, em 4 de junho foi fundada a Sociedade de Anestesiologia do Distrito Federal (SADF), no Rio de Janeiro, na época capital da República (FIG. 2.1.2). Sua primeira diretoria para o biênio 1952-1953 foi assim constituída: Renato Milliet (presidente), Laudino Carneiro Filho (secretário) e Antônio Franco Vieira (tesoureiro).

A diretoria, em sua reunião ordinária, bem como na assembleia geral extraordinária, baseou seu trabalho no projeto e na aprovação do estatuto e do símbolo representativo da nova sociedade. Também foi discutida a forma de representação da SADF perante a reunião ordinária anual da SBA. As atividades científicas, durante esse ano, foram realizadas em conjunto com as da SBA.

Em 1954, houve 24 reuniões de diretoria, presidida por Antônio Patury e Souza. Entre os assuntos discutidos, salienta-se a instalação da sede à Rua Santa Luzia, 799, sala 1402, imóvel graciosamente cedido pelo Sr. Henry Spieler, da Foregger do Brasil. A pretensão do Secretário de Saúde da Prefeitura do Distrito Federal, Toussaint Martins, de realizar um "Concurso para Enfermeiras Anestesistas" foi recebida com um grito de repulsa. A diretoria da SBA viu-se compelida a fazer uma representação bastante firme e embasada perante aquela secretaria, tendo conseguido fazer abortar a infeliz ideia.

Entre as atividades da diretoria em 1955, presidida por Renato Corrêa Ribeiro, vale destacar a discussão em torno dos

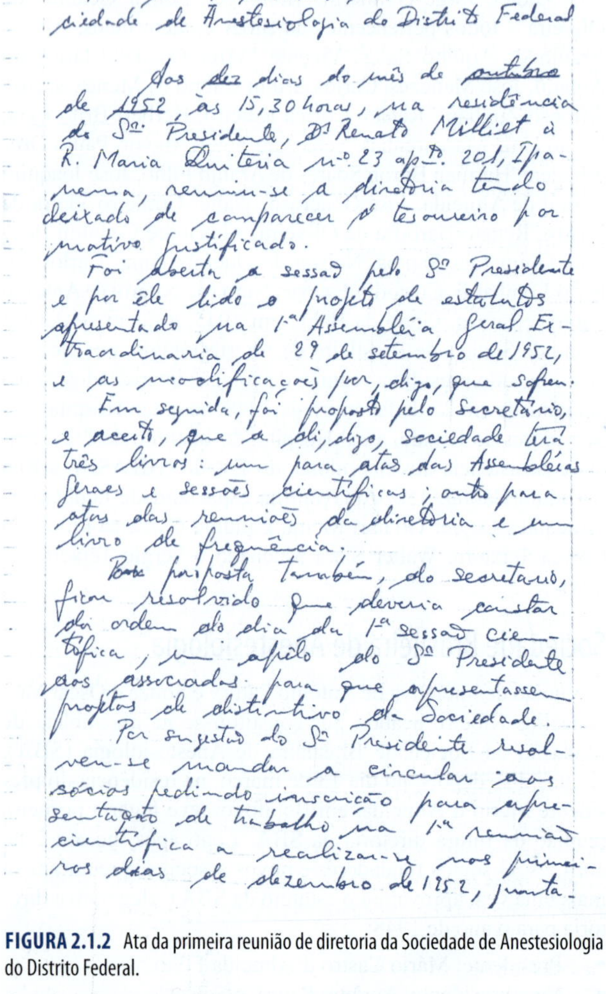
Ata da 1ª reunião da Diretoria da Sociedade de Anestesiologia do Distrito Federal

Aos dez dias do mês de outubro de 1952, às 15,30 horas, na residência do Sr. Presidente, Dr. Renato Milliet à R. Maria Quitéria n.º 23 apt.º 201, Ipanema, reuniu-se a diretoria tendo deixado de comparecer o tesoureiro por motivo justificado.

Foi aberta a sessão pelo Sr. Presidente e por êle lido o projeto de estatutos apresentado na 1ª Assembléia Geral Extraordinaria de 29 de setembro de 1952, e as modificações por, digo, que sofreu.

Em seguida, foi proposto pelo Secretário, e aceito, que a di, digo, Sociedade terá três livros: um para atas das Assembléias Gerais e sessões científicas; outro para atas das reuniões da diretoria e um livro de freqüência.

Por proposta também, do secretario, ficou resolvido que deveria constar da ordem do dia da 1ª sessão científica, um apêlo do Sr. Presidente aos associados para que apresentassem projetos de distintivo da Sociedade.

Por sugestão do Sr. Presidente resolveu-se mandar a circular aos sócios pedindo inscrição para apresentação de trabalho na 1ª reunião científica a realizar-se nos primeiros dias de dezembro de 1952, junta-

**FIGURA 2.1.2** Ata da primeira reunião de diretoria da Sociedade de Anestesiologia do Distrito Federal.

*Fonte: Livro de atas original SAERJ.*

Princípios Éticos de Conduta Profissional e os debates a respeito do TEA. Houve uma atuação destacada, contribuindo com ênfase para a candidatura de Raul Costa Filho à presidência da SBA, que também contou com o apoio das lideranças jovens do Rio de Janeiro e de São Paulo. Ainda em 1955, foi fundada a Sociedade Fluminense de Anestesiologia (SOFA), na cidade de Niterói, sob a presidência de Ney Santos, que congregava os colegas que atuavam no estado do Rio de Janeiro, mas não na capital federal.

Já em 1956, as atividades da diretoria, sob a presidência de Carlos Arthur Cabral de Menezes, foram em número de oito, sendo a principal delas a responsabilidade assumida para a realização do III Congresso Brasileiro de Anestesiologia (CBA). Para tal empreitada, foi criada a seguinte comissão: Léo Cabral de Menezes (presidente), José Heitor Cony (secretário), Walter Silva Machado (tesoureiro), Renato Corrêa Ribeiro, José Affonso Zugliani e Renato Milliet (comissão científica) e Carlos Arthur Cabral de Menezes e Robert Charles Marinho (comissão social), tendo Mário Castro d'Almeida Filho sido designado presidente honorário do III CBA. Nesse ano, houve uma assembleia extraordinária para reforma do estatuto, e outra para discutir a criação de uma Caixa de Pensões-SADF para o quadro social.

Durante 1957, a diretoria, presidida por José Affonso Zugliani, reuniu-se nove vezes. Como fato relevante, houve a nomeação de uma comissão para estudar a compra de uma sede, comissão esta composta por Deyler Goulart Meira, J.J. Cabral de Almeida e Walter S. Machado. A Regional, naquele período, passou por dificuldades financeiras, tendo inclusive sofrido despejo da sala que ocupava. Vale ressaltar que nesse ano ocorreu o primeiro curso de candidatos para o TEA, com uma programação de 32 aulas no Hospital de Pronto-Socorro (atual Hospital Souza Aguiar), sendo encarregado deste José A. Zugliani. Por solicitação da Prefeitura do Distrito Federal, foi constituída uma comissão para organizar o 1º Concurso de Auxiliar de Medicina.

Durante o IV CBA, realizado em Porto Alegre, obtiveram-se alguns êxitos, entre os quais o fato de ceder quatro dos cinco componentes que formaram a comissão de avaliação da prova do TEA: Mário Castro d'Almeida Filho, Oscar Vasconcellos Ribeiro, Renato Corrêa Ribeiro e Zairo Garcia Vieira; o quinto componente era Flávio Kroeff Pires, do Rio Grande do Sul.

Em 1958, as atividades da diretoria, sob a presidência de Sérgio Maria Maduro Paes Leme, consistiram em 15 reuniões. A Prefeitura do Distrito Federal solicitou à SADF a indicação de 50 médicos anestesiologistas para serem aproveitados no seu quadro funcional, tendo a diretoria, em assembleia geral extraordinária, estabelecido critérios para as referidas indicações. Foi de suma importância a realização, de 2 a 3 de maio, da I Jornada de Anestesiologia do Rio de Janeiro – já que colegas de outras Regionais aqui vieram, e, a partir desta, surgiram as Jornadas Rio-São Paulo-Minas e, posteriormente, as jornadas oficiais da SBA, distribuídas conforme as regiões geográficas.

As atividades da diretoria, presidida por Léo Cabral de Menezes, durante 1959 ficaram restritas a cinco reuniões. O assunto mais importante foi a atuação da SBA como perito designado pelo juiz em processo contra o colega Horovitz, em razão do óbito de uma criança em anestesia realizada no Hospital Gafreé Guinle.

Em 1960, sob a presidência de Sérgio Teixeira da Silva, houve nove reuniões de diretoria, sendo que, em uma delas, sofreu-se o impacto da morte acidental do colega Sinval de Castro Veras, secretário da SBA e levado a sócio benemérito da SADF em 20 de março de 1960. Por solicitação da SBA, Walter S. Machado foi indicado para substituir Castro Veras na comissão pró-compra de sede própria para a SBA. Concomitantemente à II Jornada-SADF, foi realizada a I Jornada Rio-São Paulo-Minas.

## Sociedade de Anestesiologia do Estado da Guanabara

Em função das alterações de ordem política ocorridas em 1961, foi necessário mudar a denominação, os registros legais e o estatuto da sociedade vigente, conservando-se apenas o direito de união dos profissionais. Criou-se, assim, a Sociedade de Anestesiologia do Estado da Guanabara (SAEG), em substituição à SADF.

A primeira diretoria dessa entidade ficou assim constituída: José Pinto de Araújo (presidente), Deyler Goulart Meira (secretário), Waldemar Arroyo (tesoureiro) e José Paulo F. Drummond (bibliotecário). Essa diretoria realizou 18 reuniões, destacando-se a que propôs reformas do estatuto e a que estabeleceu as diretrizes que norteariam os trabalhos futuros da sociedade. Foi realizado um curso básico de anestesiologia e desenvolvidas a III Jornada do Rio e a II Jornada Rio-São Paulo-Minas.

Durante o ano de 1962, sob a presidência de José Luiz Guimarães Santos, foram tomadas importantes decisões, como a mudança do estatuto e a compra da sede. Graças aos esforços da comissão integrada por Byron Soares, Alfredo Coutinho Coelho e Jacob Ziemelevicz, e ao empenho especial do seu presidente, foi possível adquirir o imóvel situado à Rua das Marrecas, 36, Cobertura 3. Durante o ano foram realizadas seis assembleias gerais extraordinárias visando à criação de uma tabela de honorários junto à Previdência Social.

Os dirigentes da SAEG, assim como o quadro social, tiveram um trabalho por demais difícil na luta em defesa da classe junto ao Ministério do Trabalho, onde, depois de diversas assembleias e reuniões com os dirigentes daquele órgão, conseguiu-se conquistar a famosa Portaria 132/62, que criou a unidade de serviços/hora (US), esta valendo 100 US e tendo como valor de referência um centésimo do salário mínimo vigente para cada US. A vitória dos anestesiologistas serviu como escudo da classe médica a favor dos seus ganhos, mas posteriormente perdeu-se o caminho para o Ministério da Previdência e Assistência Social (MPAS), que a cada direção fazia desvirtuar a tabela em seus atos e valores.

Nessa gestão, foram realizadas a IV Jornada do Rio de Janeiro e a III Jornada Rio-São Paulo-Minas. Também em 1962, foi credenciado o primeiro Centro de Ensino e Treinamento (CET) da SAEG, sob a responsabilidade de Renato Ribeiro, no Hospital dos Servidores do Estado.

Em 1963, foram efetuadas seis reuniões e duas assembleias gerais extraordinárias, sendo a diretoria presidida por José Joaquim Cabral de Almeida. A SAEG tornou-se de utilidade pública no município do Rio de Janeiro. Foi distinguido com o título de sócio emérito o senador Reginaldo Fagundes, presidente da Academia Nacional de Medicina.

Em razão de uma estabilização da Portaria 132/62, em 1964 foram realizadas 14 reuniões, sendo a diretoria presidida por José Luiz Guimarães Santos. Foi criada a comissão executiva para a realização do XII CBA-1965, que teve Mário Castro d'Almeida Filho como presidente de honra, Renato Corrêa Ribeiro como presidente, Almiro Pinheiro Monte como secretário e Walter S. Machado como tesoureiro. A comissão científica ficou formada por Renato Corrêa Ribeiro, Bento V. Gonçalves, Sérgio Teixeira da Silva, Almiro Pinheiro Monte, Ítalo Rodrigues, Deyler Meira, José Paulo Drummond, Genaro Monteiro Gonçalves, Zairo Garcia Vieira e Peter Spiegel.

Nesse ano, foi realizado, em São Paulo, o III Congresso Mundial de Anestesia. A preparação e a programação do XII CBA e do I Congresso Luso-Brasileiro em Anestesiologia foram as atividades quase exclusivas das 10 reuniões realizadas em 1965, com diretoria presidida por Deyler Goulart Meira. Nesse mesmo ano, deve-se salientar a criação da Federação das Sociedades de Anestesiologia dos Povos de língua Portuguesa, presidida por Paulo Leggerini Pereira.

Em 1966, sob a presidência de Almiro Pinheiro Monte, ocorreram ao todo nove reuniões científicas, além do fórum Circulação, realizado na sede da Associação Brasileira de Imprensa (ABI). Ainda em 1966, foi construído um auditório em sua sede, que acabou por proporcionar um grande intercâmbio entre os CETs, com reuniões científicas periódicas.

Em 1967, sob a presidência de Carlos Frederico Thibau Vasconcellos Dias, foi realizada uma assembleia geral extraordinária, em que foi posta em discussão a fixação dos valores mínimos para os serviços de anestesia, a tabela de honorários junto ao Instituto Nacional de Previdência Social (INPS) e a relação da categoria com as companhias de seguro de saúde.

O ano de 1968 foi marcado pela maior ênfase dada às atividades científicas, tendo sido realizadas cinco reuniões, nas quais foram apresentados trabalhos sobre Respiradores, Bloqueadores Neuromusculares, Choque Pirogênico, Informática em Anestesiologia, Criação de CET em Hospital, Acidentes Iatrogênicos, Impressões de Viagem aos USA, Assistência Respiratória Prolongada em Recém-nato e Considerações – Plano Nacional de Saúde. A diretoria foi presidida por Carlos Alves de Sá.

O ano seguinte, 1969, voltou a ser bastante trabalhoso em defesa da classe. A **Caixa de Assistência dos Funcionários do Banco do Brasil** (CASSI) obrigou os anestesiologistas a diversas reuniões, e a discussão chegou a ser levada à Comissão de Assuntos Econômicos da SBA (CAECO) em São Lourenço, Minas Gerais. Também foram realizados estudos preliminares para a organização do XVIII CBA-1971, assim como analisadas as possibilidades de patrocínio para o referido evento. O presidente da diretoria neste ano foi Antônio de Oliveira Albuquerque. De 5 a 7 de junho foi realizada em São Paulo a IV Jornada Rio-São Paulo-Minas.

Em 1970, houve somente uma reunião de diretoria (presidida por Ruy Marra da Silva), que tratou da mudança de sede e da indicação da comissão executiva para o XVIII CBA, constituída por Renato Corrêa Ribeiro (presidente), Bento Gonçalves, Deyler G. Meira, P. Spigel, A.O. Albuquerque e W.S. Serra.

A diretoria, sob a presidência de Walter Silva Machado, teve intenso trabalho em 1971, tratando da reforma do estatuto, do organograma do funcionamento da sociedade, da proposta orçamentária da sucessão na SBA, da edição de um boletim, da representação na CAECO da SBA e da eleição para representantes junto à Assembleia dos Representantes das sociedades médicas do estado.

Em 1971, a SAEG organizou, em caráter experimental, o primeiro Curso Unificado de Anestesia-CET (que, anos mais tarde, levaria ao atual Curso Integrado CET/SAERJ), quando foram apresentados os seguintes trabalhos: Acidentes Hemorrágicos, por Myrian Coelho, Luís Gonzaga Franco, Luís Carlos Fernandes e Almir Luís Corrêa; e Anestesia no Cardíaco, por Waldir Jasbick, Fernando Carlos Carvalho de Andrade, S.T. Silva e José Feldemann. Foi realizada uma reunião conjunta com a Sociedade de Otorrinolaringologia, com a participação de Álvaro Escobar, R.A. Meneses, J.M. Franco e V.G. Torres, que apresentaram o trabalho Anestesia em Otorrinolaringologia. Paralelamente a essas atividades, Walter Silva. Machado presidiu a comissão organizadora do XVIII CBA, contando com a estreita colaboração de Gilda Moraes Labrunie e Milton Marques dos Reis. O ano de 1972 foi muito significativo, pois marcou a assinatura da escritura definitiva da compra da sede, tendo à frente da diretoria Antônio Manuel Gondin da Fonseca. Pelo segundo ano consecutivo, foi realizado o Curso Unificado de Anestesia-CET, tendo sido apresentados os seguintes trabalhos: Edema Cerebral, por R.C. Marinho, J.P.F. Drummond e Nunjo Finkel; Alterações Hemodinâmicas, por José Fisz, César Barroso e José da Rocha; Anestesia em Cirurgia de Urgência, por I. Rodrigues, R.C. Brandão, G.M. Carvalho e Gabriel Assumpção Pinto; Coagulação, por Luís Carlos Famadas, Pedro Clóvis Junqueira e R.M. Silva; Dor, por Bento V. Gonçalves, M.V. Gonçalves, P. Spiegel e Carmem Baptista dos Santos; Etrane, por R.C. Ribeiro, Natan Treiger, Álvaro Eugênio, Irimar Posso e R.P. Russo; Anestesia em Cirurgia Cardíaca, por S.T. Silva, Milton Meir, Gilvan Dourado, J. Caetano e R. Papone; Ketamina, por José Becker, José Toledo, J. Rodrigues e J.L.M. Vaz; e Relaxantes Musculares, por Osvaldo Vital Brazil, A. Patury e S.T. Silva.

Durante 1973, a diretoria, sob a presidência de Laudino Carneiro Filho, realizou estudos, projetos e executou a reforma da sede, tendo sido construído um auditório.

Em 1974, a diretoria, presidida por João Regis Dias Guimarães, examinou uma denúncia contra o colega Walter Marques Dias, que, possuindo uma firma, passara a contratar mão de obra, inclusive de colegas anestesiologistas, para prestar serviços em hospitais da previdência social (IPASE), contrariando os códigos de ética. Após a abertura de processo, com as respectivas investigações e posterior direito de defesa, o assunto foi encaminhado ao conselho, que recomendou o afastamento daquele colega do quadro social.

Em 1974 e 1975, foram realizadas três assembleias gerais extraordinárias com o objetivo de estudar a fusão da SAEG com a SOFA, valendo salientar o empenho do presidente da SOFA, Abílio Campos Pinheiro, e de Custódio Esteves Neto. Também foi realizada uma assembleia geral extraordinária para defesa de honorários profissionais e para tratar do seguro do quadro social da SAEG.

Devido às implicações políticas do momento, com destaque para a futura fusão dos estados da Guanabara e do Rio de Janeiro, começou-se a entabular negociações com a Sociedade Fluminense de Anestesiologia, representada por Carlos Frederico Thibau de Vasconcellos Dias, tendo como grandes incentivadores da fusão os colegas Custódio Esteves Neto e Ney Santos.

Nesse ano, recebeu-se a visita de uma delegação francesa, formada por Gauthier Lafaye, presidente da Sociedade Francesa de Anestesiologia, e Vians Oftein, de Licran. Foram realizadas a V Jornada da SAEG e a IX Jornada Rio-São Paulo-Minas, bem como o Simpósio Anestesia em Pediatria, com a participação especial do professor Robert Smith, dos Estados Unidos.

## Sociedade de Anestesiologia do Estado do Rio de Janeiro

Novamente por imposições político-governamentais, teve-se que proceder a uma fusão entre a Regional – SAEG e a SOFA. Com a realização de uma assembleia geral conjunta da SAEG e da SOFA, em 24 de fevereiro de 1975, ficou aprovada a fusão, surgindo daí a Sociedade de Anestesiologia do Rio de Janeiro (SAERJ), obedecendo aos critérios previamente estabelecidos, segundo os quais o conselho seria formado pelos três últimos presidentes da SAEG e três colegas da SOFA, de preferência ex-presidentes, todos com mandato de seis anos, ao final dos quais o conselho seria renovado anualmente em um terço. Na assembleia geral extraordinária a 24 de março de 1975, foi realizada nova eleição e dela saiu a formação da diretoria para o mandato de 1975, cuja constituição foi a seguinte:

- Presidente: Ney Santos (Niterói).
- Vice-presidente: João Regis Dias Guimarães (RJ).
- Secretário-geral: Natan Treiger (RJ).
- Segundo secretário: Modesto Rodrigues Fernandes (RJ).
- Tesoureiro-geral: Roberto Carvalho Brandão (RJ).
- Segundo tesoureiro: Maurício José Guimarães (Niterói).
- Diretor científico: Newton Silva Carvalho Leme (RJ).
- Conselho: Walter Silva Machado, Laudino Carneiro Filho e Antônio Manuel Gondin da Fonseca (da SAEG) e Rui de Oliveira Viana, Abílio Campos Pinheiro e Melchiades Gonçalves da Silva (da SOFA).

Na assembleia geral extraordinária de 24 de março de 1975, foi aprovado o novo estatuto da SAERJ, e na ocasião foi prestada uma homenagem a Custódio Esteves Neto (sócio fundador da SBA e da SOFA), sendo-lhe ofertada uma placa de prata em reconhecimento ao seu empenho pelo sucesso da fusão recém-ocorrida. Nesse mesmo ano, houve um movimento pelo descredenciamento total do INPS que, embora não tenha atingido seu objetivo, foi de relevância para o futuro. Como atividades científicas, pode-se apontar o Simpósio Emergências de Trânsito e o Projeto da I Jornada de Anestesiologia do Estado do Rio de Janeiro (JAERJ), realizada em Volta Redonda. Sob o patrocínio da SAERJ, aconteceu o Simpósio Internacional de Tratamento Intensivo.

Em 1976, a diretoria, presidida por João Regis Dias Guimarães, desenvolveu esforços para manter o descredenciamento do INPS. Ocorreu um litígio com a Casa de Saúde São José, de São Gonçalo, a Regional atuando junto à CAECO em defesa da classe, uma vez que diversas seguradoras de saúde pretendiam impor tabela de honorários com unidades de serviços próprias. As atividades científicas desse ano foram o fórum Respiração e o Simpósio Flutuante a bordo do navio Anna Nery com destino a Salvador, além da JAERJ.

Em 1977, a diretoria, presidida por Natan Treiger, desenvolveu várias atividades, das quais se destacam a proposta do diretor científico para a constituição da comissão, indicando os nomes de S.T. Silva, Ícaro R.C. Barros e Jacob Cukier; a homenagem a Renato Corrêa Ribeiro; e a criação da comissão executiva do XXVI CBA-1979, inicialmente formada por Walter Silva Machado (presidente do CBA), Américo S. Autran (primeiro secretário), Alfredo A.V. Portella (tesoureiro), mais Salomão Wilner, Modesto R. Fernandes e Pascoal Vieira de Albuquerque. Houve ainda a criação da comissão científica (com Bento V. Gonçalves, Jair Fernandes, Rodrigues Gomes Ferreira e Leandro de Araújo) e da comissão social (com Consuelo Maria Piemont, Luís Fernando de Oliveira, Jaime P. Araújo, Natan Theiger, M.A. Gouveia, J.P.F. Drummond e Antônio O. Albuquerque), sendo assessores da presidência J.M.M. Paes Leme, J.L. Guimarães Santos, Ney Santos, Laudino Carneiro Filho, Antônio Patury, Gilda Moraes Labrunie, Carlos Arthur Cabral de Menezes, e conselheiros M.C. d'Almeida Filho, J.J.C. Almeida, J.A. Zugliani e Oscar V. Ribeiro. No período, foi realizada a Jornada Rio-São Paulo-Minas, tendo sido apresentados os trabalhos Reanimação em Obstetrícia e Bloqueios por Bruce Scott.

Em 1978, a diretoria, sob a presidência de Alfredo Augusto Vieira Portella, convocou assembleia geral extraordinária para proceder à eleição do XXVI CBA-1979, que foi devidamente referendada na proposta anterior. Fizeram-se presentes ao encontro presidentes das sociedades médicas do Rio de Janeiro. Foram realizados o 1º Encontro de Médicos Residentes em Anestesiologia no Estado do Rio de Janeiro e o Curso B. Braun.

Em 1979, tendo como presidente Américo Salgueiro Autran Filho, a SAERJ foi reconhecida como de "utilidade pública" pela Câmara de Vereadores do Município do Rio de Janeiro. Os estatutos foram reformados e Alfredo A. Portella foi designado delegado da SAERJ. As atividades científicas desse ano foram Simpósio em Campos; Jornada Rio-São Paulo-Minas em Belo Horizonte; JAERJ e realização do XXVI CBA, por muitos anos considerado o de maior envergadura e organização, tanto do ponto de vista científico quanto social.

Em 1980, sob a presidência de Jair Fernandes e com a reforma do estatuto, a composição do conselho passou a ser formada pelos três últimos presidentes da SAERJ.

No ano de 1981, tendo à frente Alfredo Fernandes Carvalho, foram concedidos títulos de sócios beneméritos da SAERJ a José Carlos Ferraro Maia e José Luiz Guimarães Santos. Por força dos estatutos, foi criada a categoria de sócio membro adjunto.

Na luta em defesa de classe, houve discussão com a Golden Cross e INPS Patronal. Por solicitação do INPS, membros da SAERJ participaram da banca examinadora no concurso para preenchimento de cargos de anestesiologista naquele órgão. Foi criada uma comissão de ética, formada por João Dias Guimarães Régis, M. Afonso e Antônio de Oliveira Albuquerque, para julgamento de processo ético solicitado por Antônio A.M. Gondin da Fonseca. As atividades científicas foram a VII JAERJ, a II Jornada de Anestesiologia do Sudeste Brasileiro (JASB), o curso Fisiologia da Respiração e o curso preparatório para o Título Superior de Anestesiologia (TSA).

As principais atividades administrativas de 1982, com diretoria presidida por Luiz Fernando Saubermann, foram a criação de uma tabela de pontos para a admissão de sócios adjuntos; a edição do Boletim; discussões com as empresas de medicina de grupo, notadamente a Golden Cross e TELERJ, que desejavam impor uma tabela própria; a criação de um grupo de trabalho para estudo de uma tabela de honorários; e a elaboração de um plano para aquisição de uma nova sede. As atividades científicas mais importantes foram a VIII JAERJ, realizada no Hotel Sheraton; o curso preparatório para o TSA; e o Simpósio Norte-Fluminense de Anestesia e Terapia Intensiva (Sinfati), em Campos.

No período 1983-1984, a diretoria, presidida por Newton da Silva Carvalho Leme, promoveu consultas regionais quanto à aplicação, pelos convênios de saúde, da Tabela de Honorários Médicos da Associação Médica Brasileira (THM-AMB), distribuindo panfletos intitulados Comunicado à População na cidade do Rio de Janeiro, chamando a atenção quanto à THM e às empresas de medicina de grupo. Também foi distribuído outro comunicado à população, informando acerca da desvinculação da Tabela INPS-código 7 das casas de saúde e hospitais.

Foi concedido o título de sócio benemérito ao Laboratório Roche Produtos Químicos e Farmacêuticos, e os de sócios honorários a Antônio Patury e Souza, Bento Mário Villamil Gonçalves, José Affonso Zugliani, José Joaquim Cabral de Almeida, José Luís Guimarães Santos e Ney Santos. Como atividades científicas, registraram-se o III Sinfati, um curso sobre respiradores e um curso de anestesia em obstetrícia, realizado em Nova Friburgo. A SAERJ se fez representar na JASB em São José dos Campos e na X JAERJ.

Em 1985-1986, as atividades da diretoria, sob a presidência de Ícaro Roldão Chaves de Barros, foram o descredenciamento junto ao INPS, acompanhando a proposição dos colegas da Sociedade de Anestesiologia do Rio Grande do Sul; o novo cadastramento dos sócios; e as assembleias gerais extraordinárias para discutir e firmar a implantação da THM-AMB. Foi nomeada a comissão executiva para o XXXIV CBA-1987, a ser realizado no Rio de Janeiro, tendo como presidente José Carlos Ferraro Maia e como membros da comissão Newton C. Leme, Alfredo F. Carvalho, Luís F. de Oliveira e Luís F. Saubermann. Cita-se, também, a reforma do estatuto e a homenagem da SAERJ a Carlos Parsloe, Presidente da World Federation of Societies of Anesthesiologists (WFSA). As atividades científicas foram a VI JASB; o curso preparatório para o TSA; o V Sinfati – 1986 em Cabo Frio; o Curso de Anestesia em Pediatria; a XII JAERJ; e a mesa-redonda Anestesia em Endocrinopatias.

No período 1987-1988, sob a presidência de Marcos Botelho Fonseca Lima, foram criadas as Subsecretarias Regionais Norte, Centro, Niterói e Região dos Lagos; elevados à condição de sócios eméritos Antônio de Oliveira Albuquerque e Walter Silva Machado, e à de sócio honorário, José Carlos Ferraro Maia. Também foi criada uma comissão para o estatuto e compra de uma nova sede, composta por Luís Fernando Saubermann, Cláudio Luís Mauro Dias e José Carlos Ferraro Maia, e para aquisição do imóvel sito à Rua Paulo Barreto, 60 – Sobrado (FIG. 2.1.3); além disso, foi criada a Cooperativa dos Médicos Anestesiologistas do Estado do Rio de Janeiro (Coopanest-Rio), sendo Marcos Botelho da Fonseca seu primeiro presidente.

As atividades científicas em 1987 foram a realização do XXXIV CBA, no Centro de Convenções do Hotel Nacional; XIII JAERJ, no Hotel Glória; e do VII Sinfati, em Teresópolis. Em 1988, foi realizada a XIV JAERJ.

Tendo como presidente Jorge Ronaldo Moll no período 1989-1990, M.A. Gouveia foi designado para ocupar cargo na Comissão de Normas Técnicas (CNT) da SBA. Foi formada uma comissão para tratar da reforma do estatuto, composta por L.F. Saubermann, M.A. Gouveia e I.L. Cavalcanti. A Sub-Regional Volta Redonda, representada por Vanderlei dos Reis Paiva,

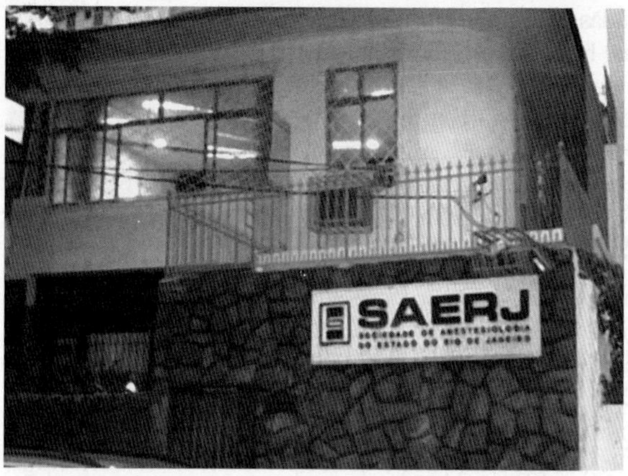


**FIGURA 2.1.3** Fachada da sede atual da Sociedade de Anestesiologia do Rio de Janeiro.

resolveu problemas com o Serviço Médico a Indústria e Comércio S/C Ltda. (SEMIC), Clínica Médica Ltda. (CLIMED), Correios e Telégrafos; a Prefeitura Municipal de Campos solicitou à SAERJ a formação de uma comissão para coordenar o concurso para anestesia, e esta ficou assim constituída: Maria Bethania de Azevedo, Carlos Alberto P. Moura e Francisco E.S. Fagundes. A SAERJ candidatou-se a realizar o XXI CLAA da Confederação Latino-Americana das Sociedades de Anestesiologia (CLASA), designando, para a comissão executiva, Alfredo Augusto Vieira Portella (presidente), Maria Bethania de Azevedo (secretária), Gilda Moraes Labrunie (comissão científica), Salomão Wilner (comissão financeira) e Jorge Ronaldo Moll (comissão social). Foi criada também a comissão científica para a realização das Jornadas de Volta Redonda, Petrópolis, Cabo Frio e Nova Friburgo, e realizada a assembleia geral extraordinária para tratar do bloqueio econômico imposto pelo Governo Collor. As regionais da Sociedade de Anestesiologia do Estado de São Paulo (SAESP), Sociedade de Anestesiologia de Minas Gerais (SAMG) e Sociedade de Anestesiologia do Estado da Bahia (SAEB) solicitaram apoio para cargos de eleição na Assembleia de Representantes (AR) da SBA; foi realizada a Jornada em Volta Redonda e o XIII Sinfati. Obedecendo ao estatuto da SBA, Paulo Mozart Passos Pereiras, diretor científico da SBA, integrou a comissão executiva do XXI CLAA da CLASA.

As atividades científicas incluíram o VII Sinfati no CBC; o curso preparatório para o TEA; a Jornada de Cabo Frio; o IX Sinfati em Mambucaba; o X Sinfati em Campos; a XVI JAERJ no Hotel de Copacabana Palace; e o programa para o curso preparatório do TSA.

Em 1991-1992, houve mais uma tentativa de regularização da situação de imóvel da Rua Paulo Barreto, 60, com a contratação do arquiteto Clóvis Eduardo Cepa Pacheco; a criação de uma comissão, formada por L.F. Saubermann, M.A. Gouveia e W.S. Machado, para propor uma reforma no estatuto da sociedade; a escolha de candidato ao cargo de vice-presidente da SBA, tendo se apresentado Ícaro R.C. Barros, L.F. Saubermann, Marcos Botelho e W.S. Machado, saindo como candidato da SAERJ Ícaro R.C. Barros. A CLIMED instaurou um processo judicial contra a SAERJ. Foram agraciados com o título de sócios eméritos Carlos Alberto Souza Martins, do

Maranhão, e Laudino Carneiro Filho, sócio fundador da SBA e da SAERJ, e também ex-presidente dessa última. A diretoria ouviu o conselho sobre a possibilidade de compra de uma nova sede. Houve assembleia geral extraordinária para discutir a THM-AMB, estudo sobre o Padrão Hospitalar de Segurança Anestesiologista, discussão sobre o Ajuste Prévio de Honorários do Anestesisologista, litígios da SAERJ com a Samoc, Clínica Radiológica da Lagoa, INPS na Cidade de Valença e Santa Casa da Cidade de Valença.

As atividades científicas foram a JAERJ realizada em Petrópolis; o curso preparatório para o TSA; o XVII Sinfati em Resende; o XXI CLAA-CLASA realizado, alcançando os seus objetivos culturais, políticos e sociais; o XVIII Sinfati em Vassouras; o XIX Sinfati em Cabo Frio, o curso preparatório para TSA; e a JASB de 24 a 26 de junho. Em 1992, a JAERJ foi realizada em Petrópolis, no Hotel Quitandinha, passando-se a contar, como ponto para realização das atividades científicas mensais, com o centro Empresarial Botafogo, sob patrocínio da Aktiebolaget Gasaccumulator (AGA).

No período 1993-1994, sob a presidência de Gilda Moraes Labrunie, foi criada a Comissão de Ética e Defesa Profissional, integrada por Jorge R. Moll, Sylvio Lemos e Jaime Solano, e iniciada a reforma da sede de anestesiologia, dela fazendo parte Ismar Lima Cavalcanti, M.A. Gouveia, Georgina A. Neves, Silvio Lemos, Ícaro Barros, Paulo S. Lavinas, Carlos A.P. Moura, Jorge R. Moll e Marcos Botelho, com a finalidade de assessorar aquele órgão nos assuntos atinentes à especialidade. A SAERJ candidatou-se para realizar o XLIII CBA-1996, tendo sido indicado presidente da comissão executiva Sylvio Valença Lemos. Houve apoio ao litígio da Sociedade de Anestesiologia do Estado do Pará (SAEPA), estabelecido em Belém, onde os colegas pediram demissão do Pronto-Socorro. Foi ventilada mais uma vez a venda das sedes Marrecas-Botafogo; houve a compra de um CPD, tendo M.A. Gouveia doado um computador HD 40 MB; e foram constituídas as comissões executiva e científica do XLIII CBA. A SAERJ realizou consulta com um advogado quanto ao coeficiente de honorários (CH) = 0,21 e obteve parecer favorável à imposição desse valor. José Leonardo Machado Vaz foi agraciado com o título de sócio honorário e Valdir Cavalcanti Medrado, de Salvador, Bahia, com o de sócio benemérito. A Coopanest foi autorizada a negociar com as empresas de medicina de grupo; houve litígio em Vitória, Espírito Santo, no Hospital Souza Aguiar, onde colegas do serviço de anestesia apresentaram um abaixo-assinado protestando contra a precariedade de seu funcionamento.

As atividades científicas incluíram a XIX JAERJ em Niterói, coroada de pleno êxito; o apoio da SAERJ para organização da Jornada Médica de Nova Friburgo; o curso preparatório para o TSA; e o Sinfati em Campos. Foi criada uma programação científica mensal desenvolvida sob a forma de módulos. A XX JAERJ foi realizada no Clube Mediterranée; o Sinfati em Nova Friburgo; o curso preparatório para o TSA; e a JASB no Rio de Janeiro por impedimento da Sociedade de Anestesiologia do Estado do Espírito Santo (SAEES).

Em 1995-1996, sob a presidência de M.A. Gouveia, foi elaborado um cronograma anual específico para o desenvolvimento científico; a Sociedade Brasileira de Otorrinolaringologia solicitou da SAERJ subsídios para criar uma comissão de defesa profissional. A SAERJ fez-se representar no XXII CLAA-CLASA em Havana, Cuba, e foi solucionada a legalização do imóvel sede da Rua Paulo Barreto, 60. Genaro Monteiro de Carvalho foi agraciado com o título de sócio benemérito. As atividades científicas desse ano foram o curso preparatório para o TSA; a XXI JAERJ no Hotel Intercontinental, no Rio de Janeiro; e o Sinfati em Cabo Frio.

Em 1997-1998, sob a presidência de Carlos Alberto Pereira de Moura, entre as atividades científicas realizadas, citam-se a XXIX Jornada Fluminense de Anestesiologia e o curso preparatório para o TSA.

No período 1999-2000, com a diretoria presidida por Consuelo Plemont Maia, destacam-se as Jornadas Fluminenses de Anestesiologia, e em 2001-2002, sob a presidência de Ismar Lima Cavalcanti, a JAERJ.

## Sociedade Fluminense de Anestesiologia

Não se pode deixar de referir esta sociedade, do antigo Estado do Rio de Janeiro, pois ela teve uma significativa participação na história da anestesiologia desse estado, incorporando-se mais tarde à SAERJ, quando da fusão já mencionada. Sob a liderança de Custódio Esteves Neto e Ney Santos, a Sociedade Fluminense de Anestesiologia foi fundada em 14 de outubro de 1955, em assembleia extraordinária de médicos e anestesiologistas em Niterói.

A primeira diretoria tinha a seguinte composição: Ney Santos (presidente), José Mariano Borges de Moraes (secretário) e Henrique Gonzaga de Oliveira (tesoureiro). Como atividades científicas, assinala-se, em 1957, a palestra de Jarbas Maria da Silva sobre Anestesia em Otorrinolaringologia e a exibição de três filmes.

Em 1959, houve uma mesa-redonda sobre Pré e Pós-operatório, com a participação de Alcemir Barbosa Guimarães, Maria Duarte Monteiro, Walter Teixeira, Evandro Freire, Hebert Prashedes, Walter Figueiredo e Eduardo Imbassay Filho. Uma mesa-redonda sobre Parada Cardíaca com Haroldo Rodrigues, Jesse Teixeira, Washington Pinto, Domingos Pinto, Bento Mário Vilamil Gonçalves e Zairo Eira Garcia Vieira foi realizada em 1962.

Em 1964, procedeu-se a uma reforma de estatuto, tendo como modelo básico o da SAEG. Também foi elaborado um Código de Ética da Regional. Houve uma discussão com a Casa de Saúde Santa Branca, que pretendia que os anestesiologistas pagassem pelo uso do oxigênio. Junto ao Centro Ortopédico São Lucas, foi obtida aprovação da cobrança direta dos honorários pelos anestesiologistas. Renato Corrêa Ribeiro apresentou o trabalho Analgesia em Obstetrícia e Reanimação Fetal.

Em 1965, foi apresentada por Ney Santos a História da Anestesiologia em Niterói. Em 1966, foi formada uma comissão, composta por Ney Santos, Abílio Campos Pinheiro e Fernando Luís Laranja, para elaborar um projeto de reforma do estatuto. Nesse mesmo ano, foi criada uma comissão composta por Ney Santos, Emílio Balbi e Jarbas Maria de Oliveira para a compra de uma sede. Foi um ano marcado pela luta de classe, principalmente em decorrência do descredenciamento do INPS.

Em função da prestação de serviços ao INPS, em 1967 houve problemas com as Casas de Saúde Santa Rosa, Nossa Senhora de Fátima, Nossa Senhora das Neves e Alcântara. Uma comissão formada por Emílio Balbi, Henrique Gonzaga e Ruy de Oliveira Viana conseguiu criar um regulamento objetivando à Unificação dos Serviços de Anestesia em Niterói, à fusão dos grupos, à distribuição dos anestesisologistas por hospitais e à remuneração por serviços prestados. Foi criada a Sociedade de Anestesiologistas de Duque de Caxias, com filiação à SOFA.

Em 1968, foi fundada a Sociedade de Anestesiologia de Nova Friburgo. Em 1969, foi formada uma comissão integrada por Francisco Viana, Abílio C. Pinheiro e Manoel G. Neves para analisar projeto de reforma de estatuto. A Sub-Regional de Nova Friburgo realizou a 2ª Jornada de Anestesia.

O ano de 1971 foi muito profícuo, tendo assinalado a legalização da SOFA e a aquisição da sede, situada à Rua Barão do Amazonas, 555, salas 301 e 302. Foram providenciadas obras de adaptação nas salas para o bom funcionamento da SOFA. Em 1972, foi prestada uma homenagem póstuma a Custódio Esteves Neto, dando seu nome à sede.

O ano de 1973 marcou a criação da comissão composta por Abílio C. Pinheiro, Arani S. Martins e Pedro dos Reis para tratar da reforma do estatuto. Em 1974, foram iniciados entendimentos com João Régis Dias Guimarães, presidente da SAEG, visando à futura fusão SOFA-SAEG.

Realizou-se uma assembleia extraordinária SOFA-SAEG em 15 de janeiro de 1975, para estudo e adequação do projeto do estatuto a ser aplicado após a fusão. Em 20 de janeiro de 1975, nova assembleia concedeu poderes à diretoria para concluir os entendimentos com estatuto para a SAEG. Para a fusão, foram estabelecidos critérios pelos quais os direitos e vantagens dos sócios de ambas as sociedades seriam resguardados. Na assembleia geral extraordinária realizada entre SAEG e SOFA, ficou consumado o ato de fusão, nascendo então a SAERJ.

A anestesisologia no Rio de Janeiro até o momento deixou para a história a sua coragem em lutas pela defesa da classe, como o descredenciamento do INPS, quando se acompanhou os colegas do Rio Grande do Sul e, com grande perseverança, coesão e espírito de coletividade, a implantação da THM-AMB. Sem o esforço e a luta desta Regional, tais conquistas provavelmente não teriam acontecido.

A SAERJ tem sido, desde então, o motor do desenvolvimento da especialidade no estado, na liderança da luta por melhores condições de trabalho e remuneração para os seus associados, assim como mantém importantes programas de educação continuada e formação de novos especialistas, como o Curso Integrado CET – SAERJ, além da edição de livros e a realização de jornadas e cursos, já tendo organizado sete Congressos Brasileiros de Anestesiologia.

Em 2009, fiel a sua tradição de pioneirismo, a SAERJ organizou a XLIII JASB, sem nenhum custo aos seus associados. Com mais de 900 inscritos, o evento foi um grande sucesso, representando um recorde absoluto de número de participantes desse evento no estado, com ativa participação da indústria farmacêutica e de materiais médicos.

## 2.2 SÃO PAULO

José Luiz Gomes do Amaral
Masashi Munechika
Pedro Geretto (*in memoriam*)

Ainda que, já no ano de 1927, o cirurgião Pedro Ayres Neto empregasse éter e óxido nitroso para anestesiar seus pacientes na Santa Casa de Misericórdia de São Paulo, passou-se mais de uma década para que a anestesisologia despertasse interesse e fosse considerada área de interesse para o exercício de uma especialidade médica no Brasil. Relegada a plano secundário, a anestesia era ministrada pelo próprio cirurgião, por algum assistente de sua equipe ou, eventualmente, por enfermeiros.

Foi em 1942, que Luiz Rodrigues Alves, após estagiar na Clínica Mayo, nos Estados Unidos, organizou o primeiro Serviço de Anestesia de São Paulo, modelo para muitos outros que se seguiram. Em 1943, Benedicto Montenegro nomeou Reynaldo Neves Figueiredo chefe do Serviço de Anestesia do recém-inaugurado Hospital das Clínicas de São Paulo. Figueiredo reuniu médicos notáveis em equipe de pioneiros, dentre eles Gil Soares Bairão, Kentaro Takaoka, Alberto Caputo, Antônio Pereira de Almeida, Amador Varela e Oscar Figueiredo Barreto.

Com o término da Segunda Guerra Mundial, Alípio Correa Neto, que fora chefe do Serviço Médico da Força Expedicionária Brasileira (FEB), retornou a São Paulo juntamente com José Monteiro, anestesiologista na campanha da FEB na Itália. Consciente do relevante papel do anestesiologista na equipe cirúrgica, Alípio Correa Neto criou, em 1947, um Serviço de Anestesia em sua enfermaria no Hospital São Paulo (Escola Paulista de Medicina) e em sua clínica privada. Coube a chefia do Serviço de Anestesia do Hospital São Paulo à Caio Pinheiros, que liderou nas décadas seguintes colaboradores da estatura de Pedro Geretto, Antônio Paschoal Vicente Cirenza, Hugo Vespucci e Luiz Branco. Iniciou-se o ensino teórico da anestesiologia aos alunos de graduação em medicina e o treinamento de médicos que quisessem seguir a especialidade. Esse grupo passou, a partir de 1949, a atuar em diversos hospitais de São Paulo, dando origem, em 1969, à SEMESP – Serviços Médicos São Paulo.

Em 1955, desligaram-se do Serviço de Anestesia do Hospital das Clínicas, Kentaro Takaoka, Alberto Caputo, Oscar Barretto, José Monteiro, Carlos Magalhães, Joaquim Mariano da Costa e fundaram a Clínica de Anestesia São Paulo (CASP), que passou a fornecer serviços de anestesia a vários hospitais privados de São Paulo. Alberto Afonso Ferreira, em 1963, organizou o Serviço de Anestesia da Universidade de Campinas.

### Anestesiologia como disciplina acadêmica

Em 1947 iniciou-se o ensino teórico e prático da anestesiologia aos alunos de medicina e estruturaram-se estágios para os médicos que quisessem seguir a especialidade.

Em 1954, no processo de departamentalização em que se inserem as diferentes especialidades médicas, foram criadas as disciplinas de anestesiologia, na Escola Paulista de Medicina, sob chefia de Caio Pinheiros, e da Faculdade de Medicina de Ribeirão Preto, sob chefia de Rubens Nicoletti. No ano seguinte foi inaugurado o Serviço de Anestesia da Santa Casa de Misericórdia, assumindo sua chefia Renato Del Nero.

O Departamento de Anestesiologia da Faculdade de Medicina de Botucatu foi criada, em 1967, sob a regência de Eugesse Cremonesi, substituída por Pedro Thadeu Vianna em 1969. Em 1971, criou-se, sob a chefia de Álvaro Eugênio, a disciplina de anestesiologia, na Faculdade de Medicina da Universidade de Campinas (UNICAMP). Em 1980, foi regulamentada a estrutura acadêmica da disciplina de anestesiologia, inicialmente no Departamento de Medicina da Faculdade de Medicina da Universidade de São Paulo, assumindo sua regência Fernando Bueno Pereira Leitão. Em 1982, Rui Vaz Gomide do Amaral, assumiu a regência da Disciplina, transferindo-a ao Departamento de Cirurgia.

Consolida-se a estrutura dos quadros acadêmicos nos concursos públicos para o cargo de Professor Titular. O primeiro, realizado em 1974, na Escola Paulista de Medicina, aprovou Pedro Geretto. Seguiram-lhe Álvaro Eugênio, na UNICAMP, em 1979; Rubens Lisandro Nicoletti, na Faculdade de Medicina da Universidade de São Paulo, em Ribeirão Preto; Pedro Thadeu Galvão Vianna, em 1981, na Faculdade de Medicina de Botucatu; Ruy Vaz Gomide do Amaral, em 1986, na Faculdade de Medicina da Universidade de São Paulo; José Reinaldo Cerqueira Braz, em 1987, na Faculdade de Medicina de Botucatu; José Luiz Gomes do Amaral, em 1991, na Escola Paulista de Medicina; Luiz Antônio Vane, em 1994, na Faculdade de Medicina de Botucatu; José Otávio Costa Auler Jr., em 1997, na Faculdade de Medicina da Universidade de São Paulo; Yara Marcondes Machado Castiglia, em 1998, na Faculdade de Medicina de Botucatu; Eliana Marisa Ganem e Norma Sueli Pinheiro Módolo, em 2011, na Faculdade de Medicina de Botucatu; Lygia Andrade da Silva Telles Mathias, em 2014, na Faculdade de Ciências Biomédicas da Santa Casa de Misericórdia de São Paulo; José Fernando Amaral Meletti, em 2015, na Faculdade de Medicina de Jundiaí; Tyrson Guilherme Klamt, em 2016, na Faculdade de Medicina da Universidade de São Paulo, em Ribeirão Preto.

## Sociedade de Anestesiologia do Estado de São Paulo

Em 1948, foi fundada a Sociedade Brasileira de Anestesiologia, com sede no Rio de Janeiro. Sob a presidência do Professor Jairo Ramos, a Associação Paulista de Medicina (APM) reconheceu, em 1950, a anestesiologia como especialidade médica e criou o Departamento de Anestesia da APM. Seu primeiro presidente foi Reynaldo Neves Figueredo. O Departamento de Anestesia da APM filiou-se à Sociedade Brasileira de Anestesiologia (SBA) no ano de 1951. Sucederam-se, na presidência do Departamento de Anestesia da APM, Luis Rodrigues Alves (1951), Gil Soares Bairão (1952), Caio Pinheiro (1953), Oscar Barreto (1954), Carlos Pereira de Magalhães Júnior (1955), Luiz Branco Júnior (1956), Simões Montenegro (1957), Jorge de Almeida Bello (1958), Reynaldo Paschoal Russo (1959), Pedro Geretto (1960), Antônio Pereira de Almeida (1961), Kentaro Takaoka (1962), Flávio Edson de Sylos (1963), Amador Varella Lorenzo (1964), Carlos Vita Lacerda de Abreu (1965), Raphael Augusto Bellini (1966), Roberto Ayres de Araújo (1967), Roberto Mário Fontão Nigro (1968).

Sob a presidência de Leão Pouza Machado foi criada, em 1969, a Sociedade de Anestesiologia do Estado de São Paulo (SAESP). Em 1970, reconheceram-na a SBA, como sua Regional em São Paulo, e a APM, como seu departamento. Ocuparam, a seguir, a presidência da SAESP João Brenha Ribeiro (1970), Luiz Augusto Emilio Bayerlein (1971), Almiro dos Reis Jr. (1972), Carlos Pereira Parsloe (1973), Almiro dos Reis Jr. (1974), Alfredo José da Silva Porto (1975). A partir de 1976, as gestões estenderam-se por dois anos, assumindo-a novamente Luiz Augusto Emilio Bayerlein (1976-1977), sucedido por Manoel Luiz Moreira de Souza (1978-1979), Hernani Schwartz (1980-1981), Guilherme Frederico Ferreira dos Reis (1982-1983), Roberto Simão Mathias (1984-1985), José Roberto Nociti (1986-1987), Paulo Mozart Passos Pereira (1988-1989), Raimundo Rebuglio (1990-1991), Luiz Antônio Vane (1992-1993), Maria Angela Tardelli (1994-1995), Pedro Thadeu Galvão Vianna (1996-1997), Américo Massafuni Yamashita (1998-1999), José Otávio Costa Auler Jr. (2000-2001), David Ferez (2002-2003), Irimar de Paula Posso (2004-2005), Celso Schmalfuss Nogueira (2006-2007), Glória Maria Braga Poterio (2008-2009), Desiré Carlos Callegari (2010-2011), Kazuo Uemura (2012-2013), Enis Donizetti Silva (2014-2015), Marcelo Abramides Torres (2016-2017).

Até 1965, o Departamento de Anestesia da APM reunia-se na sede da APM, à Rua Brigadeiro Luiz Antônio, 278. A partir desse ano, sua secretaria passou a funcionar no prédio da CASP, em sala cedida por Kentaro Takaoka, à rua Cincinato Braga, 184 e, depois em salas alugadas no Edifício Pasteur, à avenida Paulista, 352. Em 1974, adquiriu-se sede própria à Rua Caiubi, 666 em Perdizes, também na Capital, em imóvel que pertencera à Tarsila do Amaral, renomada artista bandeirante. Em 2010, mudou-se novamente a SAESP para os 12º e 13º andares da Rua Maestro Cardim, 1293.

Desde sua fundação, a SAESP prestou contínua e relevante contribuição à anestesiologia brasileira. Serviram a SBA na qualidade de presidentes os seguintes especialistas de São Paulo: Luiz Fernando Rodrigues Alvez, 1953; Oscar Figueiredo Barreto, 1958; Gil Soares Bairão, 1962; Kentaro Takaoka, 1966; João Brenha Ribeiro, 1976; Jorge Bello de Almeida, 1980; Manuel Luiz Moreira de Souza, 1985; José Roberto Nociti, 1990; Paulo Mozart Passos Pereira, 1994; Raimundo Rebuglio, 1999; Pedro Thadeu Galvão Vianna, 2004; Luiz Antônio Vane, 2009; Oscar César Pires, 2015.

### Evolução

A atividade associativa desde cedo alicerçou-se nos pilares de defesa do exercício profissional e científico. Em assembleia realizada no Departamento de Anestesiologia da APM, sob presidência de Pedro Geretto, em 1960, foi aprovado por unanimidade um protocolo pelo qual os anestesiologistas de São Paulo não mais aceitariam empregos como assalariados em instituições públicas ou privadas, passando a receber seus honorários por serviços prestados. Na mesma assembléia foi eleita uma Comissão de Defesa de Classe, constituída por Kentaro Takaoka, Luiz Rodrigues Alves, Mário Maldonado e Pedro Geretto, incumbida de negociar as condições de trabalho junto às instituições. A primeira grande luta dessa comissão envolveu o Hospital dos Servidores Públicos do Estado de São Paulo, que teve seu serviço cirúrgico paralisado por oito meses, até que, sob a chefia de Antônio Pereira de Almeida, foi aberto a todos os anestesiologistas que quisessem trabalhar por serviços prestados. Em 1962, o Instituto de Aposentadoria dos Industriários (IAPI) abriu concurso para contratação de anestesiologistas assalariados para seu hospital. Demonstrando união de classe, ninguém se apresentou.

A vertente científico-educacional da anestesiologia paulista teve início com Raul Briquet, catedrático de Ginecologia e Obstetrícia da Universidade de São Paulo, que organizou o primeiro curso de anestesiologia, com 236 inscrições, entre médicos e estudantes. Ele publicou, em 1944, o primeiro tratado de anestesiologia sob o título Lições de Anestesia.

Em 1952, iniciou-se em São Paulo a cirurgia cardíaca, exigindo dos anestesiologistas conhecimentos mais profundos sobre ventilação pulmonar e alterações metabólicas. Sob a presidência de Luiz Rodrigues Alves, instalou-se em São Paulo, em 1954, o II Congresso Latino-Americano de Anestesiologia, com 312 inscritos e participação de renomados anestesiologistas estrangeiros, como Henri Laborit, Vincent J. Collins e John Bonica. O tema oficial do Congresso foi Hibernação Artificial, ministrado por Gil Soares Bairão.

O crescente interesse pela "ventilação pulmonar" se expressou no desenvolvimento dos primeiros ventiladores automáticos. Kentaro Takaoka, em um laboratório no Hospital das Clínicas de São Paulo, desenvolveu o respirador modelo 600 que, a partir de 1955, passou ao uso clínico e logo foi consagrado e patenteado em vários países.

Hugo Felipozzi realizou, em 1955, a primeira cirurgia cardíaca com o emprego de circulação extracorpórea em São Paulo, na Casa de Saúde Santa Rita, tendo Pedro Geretto como anestesiologista.

Amador Varella Lorenzo apresentou, em 1967, seu trabalho sobre anestesia peridural lombar e sacral.

Em 1968, Euryclides Jesus Zerbini realizou o primeiro transplante cardíaco da América Latina, no Hospita das Clínicas de São Paulo, tendo como anestesiologista Ruy Vaz Gomide do Amaral.

O primeiro transplante renal faz-se em 1969, no Hospital da Beneficência Portuguesa, tendo Zali Cundari como anestesiologista.

O ano de 1971 marcou o início do ciclo de cursos sobre bloqueios de condução, da Escola Paulista de Medicina, tendo Phillip Bromage como principal convidado. No ano seguinte, o convidado foi John Bonica. Em 1974, teve-se a presença de Daniel Moore e em 1982, a de Nicholas Green.

A disciplina de anestesiologia do Departamento de Cirurgia da Escola Paulista de Medicina foi pioneira, em 1982, por agregar à anestesiologia a terapia intensiva, sob chefia de José Luiz Gomes do Amaral e a algologia, sob chefia de Judymara Lauzi Gozzani. Ainda em 1982, ampliou-se o escopo da especialidade com a criação do ambulatório de avaliação pré-anestésica, sob chefia de Antonio Magri. Em 1984, Bruno Urban foi convidado para o primeiro curso que teve a Algologia como tema, em São Paulo.

No Hospital das Clínicas, realizou-se, em 1985, o primeiro transplante de fígado em que o anestesiologista foi Ruy Vaz Gomide do Amaral.

Em 1993, foi criada a Latin America Society of Regional Anesthesia (LASRA, Sociedade Latino-americana de Anestesiologia Regional), que teve como primeiros presidentes, José Carlos de Almeida Carvalho e secretário geral, Roberto Simão Mathias.

Em 1964 foram credenciados os primeiros Centros de Ensino e Treinamento (CETs) paulistas da SBA: os do Hospital São Paulo (da Escola Paulista de Medicina) e do Hospital das Clínicas de São Paulo (Faculdade de Medicina da Universidade de São Paulo).

Gradualmente multiplicaram-se as instituições qualificadas para ministrar ensino e treinamento na especialidade. Até o ano desta publicação havia, no Estado de São Paulo, 28 CETs credenciados pela SBA. Paralelamente a Comissão Nacional de Residência Médica autorizou 59 programas de Residência Médica em Anestesiologia no Estado de São Paulo.

### Jornadas e Congressos de Anestesiologia

Adiante, estão listados alguns eventos de âmbito nacional e internacional, importantes para a consolidação da anestesiologia como especialidade médica, que ocorreram em São Paulo e que, portanto, merecem menção particular: o primeiro Congresso Brasileiro de Anestesiologia (CBA) e o segundo congresso da Confederação Latino Americano de Sociedades de Anestesiologia (CLASA), em 1954; o XI CBA e III Congresso Mundial de Anestesiologia, em 1964; CBAs, em 1954, 1964, 1973, 1977, 1989, 2000 e 2008, respectivamente.

Em 1975, a SAESP apresentou a primeira edição do Curso Preparatório para o Título de Especialista em Anestesiologia; hoje os Cursos Preparatórios para o Título Superior em Anestesiologia (CPTSA).

Em 1979 extinguiram-se os cursos da SAESP para estagiários em CETs, passando esses a ser ministrados nos próprios CETs, cujo programa passou a se estender por 2 anos.

Os cursos para médicos em especialização voltaram à programação atual da SAESP na modalidade Ensino à Distância (EAD). No Centro de Simulação Realística (CSR) da SAESP são regularmente agendadas as oficinas SAVA (Suporte Avançado de Vida em Anestesiologia), Anestesia Venosa, Monitorização Cerebral, Monitorização Hemodinâmica, Ultrassonografia – Módulos Básico e Avançado, Ventilação Mecânica e Via Aérea.

Em 1981, ocorreu a primeira Jornada de Anestesiologia do Sudeste Brasileiro. Destacaram-se em abrangente programação constante da agenda científica regular da SAESP, as Rodadas de Anestesiologia do Interior do Estado de São Paulo (RAIESPs), os Cursos Básicos e Avançados de Gestão (CBGs), os Simpósios de Atualização em Anestesiologia (SIMPANESTs) e as Jornadas Paulistas de Anestesiologia (JOPAs), com sucesso substituídas pelos Congressos Paulistas de Anestesiologia (COPAs), cuja edição de 2016 superou 2.500 anestesiologistas inscritos.

## 2.3 CEARÁ

Aglais Gonçalves da Silva Leite

Oziel de Souza Lima (*in memoriam*)

José Leite de Oliveira (*in memoriam*)

A prática da anestesia no Ceará remonta à primeira metade do século XIX, aos tempos do Segundo Império, quando Liberato de Castro Carreira passou a utilizar a mesma técnica de Morton, três anos após a sua primeira demonstração. Passado o período da Regência e empossado Pedro II ainda adolescente, em 1840, ensaiavam-se os primeiros passos das políticas de saúde. Não por acaso, o pioneiro da anestesiologia foi nomeado "médico da pobreza" – pois essa era exatamente a denominação do cargo público – em 3 de abril de 1845, por ato do Coronel Inácio Correia de Vasconcelos, em seu segundo mandato como presidente da então Província do Ceará (1844-1847).[1]

Liberato de Castro Carreira, aracatiense, filho do cirurgião Luís da Silva Carreira, natural de Leiria, Portugal, recebeu o grau de doutor em medicina (nível acadêmico que corresponde à atual graduação) pela Faculdade de Medicina do Rio de Janeiro, em 20 de dezembro de 1844, tendo defendido com sucesso, dois dias antes, a tese intitulada A Pleurisia e Operação do Empiema.[2] Ele, que era um dos três médicos que atendiam no Ceará, chegou a empregar a mesma técnica usada por Thomas Morton[3] poucos anos após a histórica primeira demonstração pública de anestesia geral, ocorrida em 16 de outubro de 1846. Tal fato não só inaugura a anestesiologia no Ceará, mas já permite vislumbrar tanto a inclinação científica vanguardista local como a dedicação abnegada à medicina, que esteve presente nos eventos trágicos da região, marcada pelo flagelo da seca e por sucessivas epidemias. Em uma época em que era impossível dissociar a medicina do clamado social, Liberato de Castro Carreira prosseguiu na vida pública, chegando ao Senado. Seu compromisso a um tempo médico e político não se perdeu na poeira do tempo, pois foi lavrado por ele em significativas obras, das quais se destaca a Descrição da Epidemia da Febre Amarela que Grassou na Província do Ceará em 1851 e 1852.

Há um tempo engajada em sua missão regional e sintonizada com a vanguarda científica universal, não resta dúvida de que, um século adiante, a Sociedade de Anestesiologia do Estado do Ceará (SAEC) seria herdeira dessas qualidades inaugurais de pioneiros como Liberato de Castro Carreira.

Até a Segunda Guerra Mundial, máscara de Ombrédanne, técnicas por insuflação, gota nasal e outras assemelhadas eram usadas por um cirurgião auxiliar, um acadêmico e quase sempre por enfermeiros, história exatamente igual à conhecida do início da anestesiologia.

Passadas muitas páginas da História, que deixaram para trás o Império, a Velha República e a Revolução de Trinta, veio a Segunda Guerra Mundial, sendo forçoso admitir o fato de que as consequências nefastas das guerras obrigam a medicina a buscar soluções urgentes para o alívio do sofrimento humano. A anestesiologia não seria uma exceção nesse sentido, não havendo exagero em afirmar que sua consolidação como especialidade médica tem fortes vínculos com os esforços de guerra, na busca de soluções mais eficazes para o controle da dor. Sabe-se que até então a anestesia não era praticada por especialistas, mas delegada a enfermeiros ou cirurgiões em uma função auxiliar. No âmbito desse conflito mundial, no entanto, esse quadro mudou de forma substancial. Diversos cirurgiões passaram a receber treinamento nos Estados Unidos e na Europa, tendo, assim, oportunidade de entrar em contato com novas técnicas anestésicas.

Durante a Segunda Guerra Mundial, cirurgiões brasileiros trabalharam no Corpo de Saúde do Exército Americano, quando frequentaram cursos de treinamento nos Estados Unidos e na Europa e tiveram oportunidade de observar os conhecimentos mais atualizados da anestesiologia de então. Ao retornarem ao Brasil, começaram a praticá-los e difundi-los para os demais médicos. Em plena guerra, José Carlos Ribeiro adquiriu um aparelho de anestesiologistas Foregger do serviço médico de uma embarcação ancorada em Fortaleza e começou a praticar a anestesia inalatória com vaporizador e absorvedor de dióxido de carbono ($CO_2$). Por essa época, o cirurgião Haroldo Juaçaba fez pós-graduação no serviço do professor Fernando Paulino, que tinha como anestesiologista Mário D'Almeida e Oscar Ribeiro, ambos idealizadores da Sociedade Brasileira de Anestesiologia (SBA). Ao retornar para Fortaleza, começou a trabalhar em parceria com José Carlos Ribeiro, usando técnicas balanceadas com Evipan sódico, óxido nitroso e ciclopropano.

Importa lembrar que esses fatos particulares da profissionalização da anestesiologia não estão desvinculados daqueles da formalização do ensino médico cearense, com a fundação da Faculdade de Medicina em 12 de maio de 1948, visto que José Carlos Ribeiro, um dos fundadores da faculdade, foi também o primeiro anestesiologista profissional do Ceará e, alguns anos adiante, cofundador da SAEC.

O interesse pela anestesiologia foi crescendo, gerando a necessidade de intercâmbio cultural e técnico. Surgiria, assim, a Sociedade de Anestesiologia do Estado do Ceará (SAEC), em 29 de agosto de 1955, vinculada à SBA. Representando a SBA, participava Menandro de Farias, presidente da regional da Bahia, com experiência acumulada na fundação de outras regionais. Compunham a primeira diretoria os colegas José Carlos Ribeiro (presidente), Heli Vieira de Souza (secretário) e Carlos Augusto Studart (tesoureiro). Entre os 13 médicos que assinaram a primeira ata, além de Onofre Sampaio Cavalcante, primeiro médico a exercer a anestesiologia com exclusividade no Ceará após ter feito estágio em Recife no serviço de José Adolfo Basto Lima, estavam Francisca Frota Leitão, Damião Escócia, Jocélia Pinheiro, George Benevides e Leão Santiago.

Desde sua fundação, a SAEC passou a ser o centro de aglutinação das atividades culturais, reivindicatórias e sociais dos anestesiologistas cearenses. Logo no ano de 1956, Adib Jatene (São Paulo) e Sérgio Teixeira (Rio de Janeiro) estiveram em Fortaleza para fazer demonstrações em cirurgia torácica e anestesia para cirurgia torácica, respectivamente, na Casa de Saúde e Maternidade Dr. César Cals. Participaram do evento Haroldo Juaçaba, Newton Gonçalves, José Carlos Ribeiro, Heli Vieira, Onofre Sampaio Cavalcante e Geraldo Gonçalves. Em 1958, Sinval Veras publicava em boletim da SBA elogio ao diretor Heli Vieira por desempenho a favor de uma tabela de nível nacional para serviços de anestesia prestados à Caixa de Aposentadoria e Pensões dos Ferroviários. Também em 1958, durante o V Congresso Brasileiro de Anestesiologia realizado em Recife, Heli Vieira e Francisca Frota Leitão tornaram-se os primeiros cearenses a receberem o Título de Especialista em Anestesiologia (TEA).

Na década de 1960, a SAEC continuou crescendo e alcançando seus objetivos principais sob as presidências de Heli Vieira, Onofre Sampaio Cavalcante, Ernani Maciel de Lima, Zenirton Pereira da Silva, Rinaldo de Lima Meireles, José Maranhão Filho, João Paiva Freitas e Roque Muratori. As reuniões aconteciam no Centro Médico Cearense, órgão oficial da Associação Médica Brasileira (AMB).

Na gestão de Roque Muratori, Paulo Oriani Sales Luz fez circular o primeiro boletim informativo. Na área associativa, inúmeras foram as reivindicações. Destacou-se a luta contra a Tabela da Previdência do Departamento Nacional de Previdência Social (DNPS). No setor profissional, a SAEC procurou reciclar o conhecimento de seus membros na busca de um melhor preparo técnico-profissional para vencer alguns obstáculos impostos pelos cirurgiões da época na aceitação da nova especialidade. Em 1962, a tabela de procedimentos para anestesia foi aprovada em assembleia durante o IX Congresso Brasileiro de Anestesiologia em Salvador, conforme pretensão de Heli Vieira. Em 1963, Heli Vieira foi eleito diretor da SBA, cargo correspondente hoje ao de diretor do departamento administrativo. Em 1965, fez parte da comissão examinadora do TEA, hoje Título Superior de Anestesiologia (TSA). Foi o primeiro anestesiologista do Ceará a ocupar cargo na SBA e também o maior expoente cearense da história política e científica além-fronteiras.

Um importante passo foi a criação da primeira residência médica de anestesiologia no Hospital das Clínicas da

Universidade Federal do Ceará (UFC), em 1969, graças ao empenho de Maria do Amparo e Maria Gonzaga Pinheiro, professoras da UFC na disciplina de Bases da Técnica Cirúrgica e da Anestesia, sendo sua primeira residente Albertiza Lima Rocha. Algum tempo depois seria criado o Centro de Ensino e Treinamento (CET) do Ceará, com credencial emitida em favor de Heli Vieira de Souza, funcionando de início na Casa de Saúde Dr. César Cals. Posteriormente, tal credencial seria transferida para o Hospital Geral de Fortaleza – HGF (Instituto Nacional de Assistência Médica da Previdência Social – INAMPS). A residência médica em anestesiologia naquela instituição ficou sob a responsabilidade de Heli Vieira até sua aposentadoria, sendo substituído por José Teles da Silva, que permaneceu no CET do HGF até 1993. Assumiu, então, Domingos Gerson Saboia de Amorim, tendo permanecido na coordenação até 1995, ocasião em que passou o cargo para Mary Neide Romero, atual titular.

Fazendo uma digressão, chama-se a atenção para o fato de que, já nos primeiros momentos de sua organização e aprimoramento técnico e científico no Ceará, a especialidade já não era um reduto masculino. A história da SAEC tem sido escrita em uma parceria equilibrada entre homens e mulheres. Não é, pois, mera coincidência estatística a seguinte distribuição de responsáveis pelos CETs em anestesiologia cearenses (três em Fortaleza e um em Sobral): em Fortaleza, há o CET do Hospital Geral, que tem como responsável José Carlos Rodrigues Nascimento, o CET do Hospital Universitário Walter Cantídio (UFC), sob a responsabilidade de Fernanda Paula Cavalcante, e o CET do Instituto Dr. José Frota, que tem como responsável Danielle Maia Holanda Dumaresq; em Sobral, há o CET Dr. Oziel de Souza Lima, cujo nome faz homenagem a um dos mais ativos presidentes da SAEC, tendo como responsável Gerardo Cristino de Menezes Neto.[4]

Em 14 de setembro de 1966, durante a Assembleia de Representantes da SBA, realizada em Guarapari, Heli Vieira propôs a data de 16 de outubro como o Dia do Anestesiologista, em homenagem a Thomas William Green Morton. A assembleia aprovou prontamente a ideia. Em 1995, na Assembleia Geral da Confederação Latino-Americana de Sociedades de Anestesiologia (CLASA), em Havana, Cuba, essa data foi aprovada como o Dia Internacional do Anestesiologista. Em 1997, durante a Assembleia da CLASA, em Santiago do Chile, houve uma tentativa por parte da bancada chilena de mudar a data, sem conseguir o intento. O dia 16 de outubro foi ratificado como o Dia Internacional do Anestesiologista.

No ano de 1972, aconteceu o XIX Congresso Brasileiro de Anestesiologia, o primeiro em Fortaleza, presidido por Roque Muratori, que também era presidente da SAEC, e secretariado por João Alberto Gurgel do Amaral e Maria Gonzaga Pinheiro. Houve 62 reuniões preparatórias. Os temas centrais foram anestesia, pré e pós-operatório, função do anestesiologista, anestesia regional e insuficiência respiratória. Do congresso, participaram cerca de 300 congressistas do Brasil, tendo sido realizado no Clube dos Diários.

Na gestão de Ernani Maciel, destacou-se a presença em Fortaleza de Carlos Parsloe e o relacionamento conflituoso entre a regional de um lado e o Instituto de Pensões e Assistência dos Servidores do Estado (IPASE) e o Instituto Nacional de Previdência Social (INPS) de outro.

Em julho de 1974, foi eleito presidente da SAEC José Teles da Silva, que empreendeu reformas estatutárias sobre o ingresso de novos associados, tempo de mandato e disciplinou a reeleição. Durante o seu segundo mandato, foi ativa a participação da sociedade na desvinculação das contas hospitalares, médicas e implantação do Código 7 da Previdência, com grandes benefícios aos prestadores de serviço. Ainda em 1974, Sérgio Maria Maduro Paes Leme (Rio de Janeiro) e Daniel Moore (Estados Unidos) fizeram simpósio sobre bloqueios anestésicos em Fortaleza e lançaram a bupivacaína (marcaína) oficialmente. Em 1976, José Teles da Silva reelegeu-se presidente da SAEC.

Em 13 de julho de 1978, foi eleita nova diretoria, presidida por João Adolfo de Carvalho Nogueira, destacando-se, entre os eventos científicos realizados, o I Simpósio do Dia do Anestesiologista e a III Jornada Norte-Nordeste de Anestesiologia (JONNA), no Imperial Othon Palace Hotel, com mais de 100 participantes.

No ano de 1980, em processo de acirrada disputa, Heli Vieira voltou à presidência da sociedade com o intuito de expandir a regional para uma participação maior no cenário nacional. Ganhou a eleição por apenas dois votos de diferença e não conseguiu agregar a sociedade. No congresso brasileiro desse ano, em Brasília, tentou a indicação no conselho superior à presidência da SBA, porém não a obteve, cedendo lugar a Renato Ângelo Saraiva, do Distrito Federal. Ao retornar a Fortaleza, renunciou ao cargo, tomando posse o vice-presidente José Sábados Pereira Pontes. Neste ínterim, a Assembleia de Representantes em Recife, 1981, elegeu Fortaleza como sede do XXX Congresso Brasileiro de Anestesiologia. Foi eleita a comissão executiva do congresso, composta por José Ernani Maciel de Lima (presidente), José Teles da Silva e José Sábados Pereira Pontes.

Em julho de 1982, José Leite de Oliveira foi eleito para a presidência da SAEC. Merece destaque o reconhecimento da sociedade como instituição, tendo sido registrada como órgão de utilidade pública. O estatuto foi registrado em cartório e houve a descentralização administrativa, com a criação de núcleos em 19 hospitais e de uma comissão de divulgação, que aglomerava todos os núcleos hospitalares. A bem da memória e do justo reconhecimento, é possível afirmar que houve um ponto de virada na SAEC nos esforços dos associados em geral e na forma harmoniosa da gestão de José Leite de Oliveira, que, a partir de diversas atividades científicas e encontros locais, trouxe as condições não somente para o pleno sucesso do mencionado XXX Congresso Brasileiro de Anestesiologia, em 1983, com a presidência de José Ernani Maciel, como a abertura para uma década marcante da entidade.

O Congresso teve mais de 1.100 participantes, com mais de 80 convidados, e aconteceu no Centro de Convenções de Fortaleza. A anestesia inalatória foi o tema oficial, abordando-se ainda assistência ventilatória. Participaram o professor Bird, dos Estados Unidos, além dos professores Olof Nolander, da Holanda, Penélope Smith, também dos Estados Unidos, e Prys Roberts, do Reino Unido. O ponto frágil do congresso foi a não aprovação de suas contas pela comissão executiva. Isso, de acordo com o estatuto da SBA, retirava do Estado a condição legal de realizar congressos brasileiros da especialidade, situação que perdurou até 1991, quando uma mudança estatutária na SBA restabeleceu ao Ceará a condição de patrocinador do maior evento da anestesiologia nacional.

Em 1982, no Congresso do Paraná, José Leite de Oliveira fez eleger como representante da bancada do Ceará José Teles da Silva, scretário da biblioteca e museu da SBA.

Em 1984, José Sábados Pereira Pontes foi eleito presidente para o biênio 1984-1985. Configurava-se, no plano nacional, a intenção das federadas da SBA de se descredenciarem da Previdência Social, cujos valores de remuneração estavam abaixo do limite do aceitável. Já havia movimento intenso no Rio Grande do Sul e no Paraná. Em paralelo, corria a luta pela implantação da primeira tabela de honorários médicos da Associação Médica Brasileira (THM-AMB). Eram os primeiros confrontos entre os planos de saúde e a SBA. Nesse mesmo período, ocorreu a integração dos programas de residências médicas do Hospital Dr. José Frota e Hospital Geral de Fortaleza do INAMPS.

No dia 18 de julho de 1986, em disputa acirrada, elegeu-se presidente da SAEC Oziel de Souza Lima. Foi um processo turbulento, fazendo-se necessário um mecanismo para onde convergissem os interesses da categoria. Assim, a nova diretoria desencadeou um processo que proporcionou mais autonomia e independência administrativa, política e financeira à sociedade.

A primeira medida concreta foi conseguir conscientizar a categoria sobre a necessidade de se atrelar em plano nacional ao movimento de descredenciamento do INAMPS, fato ocorrido após 45 dias de incessante luta, com o apoio do Centro Médico Cearense (Lino Antonio Cavalcante Holanda – presidente), Conselho Regional de Medicina do Estado do Ceará (Ivan de Moura Fé – presidente), Sindicato dos Médicos do Estado do Ceará (Francisco Monteiro – presidente), além de ampla campanha de divulgação em rádio, jornal e televisão. No dia 31 de agosto de 1986, foram entregues 113 pedidos de descredenciamento ao superintendente do INAMPS no Ceará, Francisco Fortaleza. Apenas cinco anestesiologistas não aderiram ao movimento. Foram seis meses de luta contra todas as ameaças governamentais. Chegou-se a praticar 33% dos procedimentos gratuitamente para manter-se a fidelidade ao movimento. Todas as emergências eram respeitadas. Ao final da luta, o desgaste era grande entre os colegas da anestesiologia, o governo e os hospitais. Houve, então, o aumento nos honorários dos procedimentos da Previdência, embora abaixo do pleiteado. Dessa forma, resgatou-se um dos princípios históricos da SAEC, de lutas permanentes em defesa do profissional da categoria e, por extensão, da classe médica do Ceará.

Vale salientar a participação fundamental nesse processo dos seguintes colegas de outros Estados: Ícaro Roldão Chaves de Barros (presidente da Sociedade de Anestesiologia do Estado do Rio de Janeiro), Guilherme F. F. Reis (vice-presidente da SBA-SP), Carlos Alberto Martins (presidente da Sociedade de Anestesiologia do Estado do Maranhão), José Delfino da Silva Neto (Sociedade de Anestesiologia do Estado do Rio Grande do Norte) e Manoel Antônio Almeida Neto (presidente da SBA-PR). Todos estavam em processo semelhante em seus Estados e deram apoio inconteste ao movimento cearense.

Um passo decisivo no encaminhamento das lutas por melhores honorários e condições de trabalho foi a criação, em 2 de fevereiro de 1987, da Cooperativa dos Anestesiologistas do Estado do Ceará (COPACE), com a presença de 30 fundadores. Sua primeira diretoria foi composta por Oziel de Souza Lima (presidente), Francisco Malcides Pereira Lucena (tesoureiro) e Vera Lúcia Ferreira Barbosa (secretária), hoje domiciliada e praticando a especialidade nos Estados Unidos. Sem dúvida, foi a criação da cooperativa que deu suporte e aglutinou os sócios em torno da SAEC.

Também nesse período, foi incrementada a parte científica com a criação das Jornadas Interioranas de Anestesiologia e da I Jornada Cearense de Anestesiologia (JOCAN). Ainda em 1987, deu-se o credenciamento do CET do Hospital das Clínicas da UFC, com credencial emitida para Maria Gonzaga Pinheiro.

Participar das grandes lutas nacionais era o intento da diretoria, que pretendia um maior alcance para as ações da regional do Ceará. Ao integrar-se e participar ativamente do "partidão", movimento político iniciado durante a JONNA em Belém, em 1987, onde se incluiriam todas as regionais de pequena participação numérica nas discussões e decisões das Assembleias de Representantes da SBA, como as do Norte-Nordeste, além de Goiás, Paraná, Espírito Santo e Santa Catarina, a anestesiologia cearense deu um grande passo para afirmar-se no cenário nacional. A partir desse movimento, haveria um novo reescalonamento na política associativa da SBA.

Em 1988, Oziel de Souza Lima foi reeleito presidente da SAEC e, atuando ao mesmo tempo como presidente da COPACE, consumou administrativamente a aquisição da sua primeira sede, local dos debates e de organização institucional.

Em 1987, a SAEC conseguiu eleger Oziel de Souza Lima como membro do conselho fiscal da SBA, cargo exercido durante os anos de 1988 e 1989. Em 1990 e 1991, ocupou o cargo de diretor do departamento administrativo da SBA; no período de 1992 a 1994, ocupou cargo na comissão de ensino e treinamento, sendo seu presidente no ano de 1994; em 1996, foi eleito vice-presidente da SBA; em 1997, presidente da SBA; e, em 1998, presidente do conselho superior da SBA. Foi um período em que a anestesiologia cearense esteve sempre exercendo um papel de destaque no contexto nacional.

Advindo da diretoria anterior, em que desempenhou função de tesoureiro em substituição a Malcides Lucena, foi eleito para o biênio 1991-1992 Antônio Olavo de Souza Magalhães, cargo que acumularia com a presidência da COPACE. Envolveu-se na luta contra a prática de anestesias simultâneas, mecanismo utilizado para abrir trabalho para os jovens recém-iniciados em sua vida profissional. Além disso, seguindo o exemplo da Federação Argentina de Anestesiologia, iniciou campanha contra o abandono consciente do paciente pelo anestesiologista. Esse movimento, denominado "não me deixe só", foi aprovado como campanha nacional e internacional em prol do acompanhamento contínuo do paciente anestesiado. Nessa gestão, foi comprada e finalmente inaugurada a atual sede da SAEC e da Cooperativa dos Anestesiologistas do Ceará Ltda. (Coopanest).

Com a gestão de Rogean Rodrigues Nunes (1999-2000), destinaram-se os excedentes financeiros do XLV Congresso Brasileiro de Anestesiologia para a ampliação patrimonial e física da sede para a compra de um terreno, proporcionando-se a comodidade de um estacionamento para os associados. Para valorizar a residência médica, criou o prêmio Heli Vieira, como incentivo aos CETs e aos residentes para realizarem trabalhos científicos.

Em 1991, houve a XV JONNA, no Imperial Othon Palace, com a participação de 284 anestesiologistas e 28 palestrantes.

O trabalho realizado por Antônio Olavo Magalhães o credenciou e o elegeu, em 1991, presidente da Federação Brasileira das Cooperativas de Anestesiologia (Febracan) e, em 1994, membro da comissão de honorários médicos da SBA.

Durante o ano de 1992, para alcançar a meta de implantação da THM-AMB, a SAEC travou luta de descredenciamento dos planos de saúde filiados ao Comitê de Integração das Entidades Fechadas de Assistência à Saúde (CIEFAS), empresa que congrega todos os planos de saúde estatais. Foi um grande movimento, que culminou com a legitimação da THM-AMB como parâmetro mínimo de remuneração dos médicos do Brasil.

Dentro da política administrativa, a nova sede da sociedade e da cooperativa foi transferida para local com amplas instalações e melhores condições para reuniões, onde funciona atualmente.

Para o biênio 1993-1994, foi eleito Domingos Gerson de Saboia Amorim, também em acirrada disputa, dando continuidade ao trabalho da gestão anterior. O ponto de destaque administrativo foi a unificação do curso teórico das residências médicas, congregando os três CETs da cidade de Fortaleza. Nesta gestão, em 1994, em Curitiba, a SAEC foi eleita para sediar o XLV Congresso Brasileiro de Anestesiologia. Depois de onze anos sem poder realizar um congresso, por imposição estatutária, que previa suspensão desse direito caso a comissão executiva do congresso não tivesse suas contas aprovadas pela Assembleia de Representantes, o Ceará foi novamente indicado para tal, após a Assembleia de Representantes do Rio Grande do Sul, em 1991, promover alteração do estatuto por sugestão do diretor do departamento administrativo da SBA, Oziel de Souza Lima, e aprovado com unanimidade pela diretoria, resgatando dessa forma um direito histórico do Estado.

Em 1992, Gerson Saboia foi eleito membro da comissão de normas técnicas da SBA, sendo seu presidente em 1993 e 1994. Notáveis foram as iniciativas de cunho científico, ainda na década de 1990. Na gestão de Domingos Gerson (1993-1994), foi criado o curso integrado de residência médica, com positiva repercussão nacional, como mostram os anais dos congressos da SBA. É em tal década que a SAEC teve sua primeira mulher na presidência, em duas gestões sucessivas, com a eleição de Sara Lucia Cavalcante, doutora e professora de farmacologia. Em seu segundo período de gestão, vale lembrar, foi realizado o XLV Congresso Brasileiro de Anestesiologia, mais uma vez no Ceará. Essa década de intensa produção científica foi coroada com a administração de Rogean Rodrigues Nunes, com notável presença de trabalhos cearenses na Revista Brasileira de Anestesiologia.

A diretoria seguinte (1995-1996) foi presidida pela professora Sara Lúcia Cavalcante, responsável pelo CET da Faculdade de Medicina da UFC, substituindo Maria Gonzaga Pinheiro.

Em 1996, em Assembleia Geral, foi eleita a comissão executiva do XLV Congresso Brasileiro de Anestesiologia composta por Oziel de Souza Lima (presidente), José Nazareno de Paula Sampaio (tesoureiro) e Sara Lúcia Cavalcante (diretora científica). Após seis meses, Sara Lúcia Cavalcante renunciou ao cargo de diretora científica e de membro da comissão executiva do congresso. No dia 13 de agosto de 1997, nova assembleia convocada pela presidente da SAEC, Sara Lúcia Cavalcante, ratificou Oziel de Souza Lima (presidente da SBA) na presidência do congresso e José Nazareno de Paula Sampaio como tesoureiro; elegeu também como membros da comissão executiva Maria Eneida Coutinho, Mary Neide Romero e José Sábados Pereira Pontes. A vinculação da comissão executiva do congresso passou a ser diretamente com a diretoria da SBA, conforme estabelecia o estatuto da sociedade e o regulamento dos congressos. Nesse ano, a SAEC elegeu para o conselho fiscal da SBA José Nazareno de Paula Sampaio, que ocupou o cargo de 1997 a 1999.

No período de 11 a 16 de outubro de 1998, aconteceu, em Fortaleza, o XLV Congresso Brasileiro de Anestesiologia, ocasião em que se comemorou o cinquentenário da SBA. O congresso contou com 126 palestrantes brasileiros e estrangeiros. Participaram, além das autoridades da anestesiologia brasileira, os presidentes da World Federation of Societies of Anesthesiologists (WFSA), Paul M. Vickers, do Reino Unido, da CLASA, Humberto Sainz-Cabrera, de Cuba, e da Federação Sul-Americana de Sociedades de Anestesiologia (FASA), Alfredo Parietti, da Argentina. Foram 2.986 participantes de várias partes do mundo, tornando-se, até então, o maior congresso brasileiro da especialidade em número de participantes. Foram homenageados todos os ex-presidentes da SBA e os brasileiros que foram presidentes das entidades internacionais, às quais está vinculada a SBA: Carlos Parsloe (WFSA), Zairo Vieira e Alfredo Portela (CLASA), Guilherme Frederico F. Reis (FASA) e José Carlos de Almeida Carvalho (LASRA).

A comissão executiva do congresso, com a anuência da diretoria da SBA, tomou uma decisão inédita em congressos de anestesiologia, destinando parte do resultado financeiro do evento para a compra de máquinas de anestesia e monitores, que foram doados a hospitais filantrópicos e públicos, a fim de melhorar a segurança dos pacientes anestesiados nestes nosocômios. Foram agraciados a Santa Casa de Misericórdia de Fortaleza, o Instituto Dr. José Frota (município), o Hospital Geral de Fortaleza (Estado), o Hospital Infantil Albert Sabin (Estado), a Maternidade Escola Assis Chateaubriand (UFC), o Hospital Walter Cantídio (UFC) e o Hospital e Maternidade Dr. César Cals (Estado). Foi a maneira encontrada pela comissão executiva do congresso de mostrar que encontros científicos também podem e devem ter alcance social.

Mais uma vez, em tumultuado processo de disputa, elegeu-se outra diretoria da SAEC para o biênio 1999-2000. Desta feita, foi eleito, oriundo da diretoria científica prévia, Rogean Rodrigues Nunes, que deu continuidade à gestão anterior e administrou a SAEC com o resultado financeiro deixado pelo congresso. Neste período, a SAEC elegeu seu tesoureiro para o conselho fiscal da SBA, João Flávio Lessa Nogueira (2000), e também para a comissão de sindicância da SBA, Sara Lúcia Cavalcante, que foi substituída na coordenação do CET do Hospital Walter Cantídio da UFC por José Mauro Mendes Gifoni.

Para o biênio 2001-2002, em mais um polêmico e acirrado confronto eleitoral, assumiu a presidência da SAEC João Flávio Lessa Nogueira, a quem coube a missão de executar a XXVI JONNA, em março de 2002. Na Assembleia de Representantes de 2001, durante o congresso de Recife, Rogean Rodrigues Nunes foi eleito para a comissão de TSA da SBA. Em 2003, ocupou a presidência da SAEC Glauco Kleming Florêncio da Cunha, que, com o mesmo espírito inovador e contínuo investimento nas relações democráticas da SAEC, assim como o de toda uma nova geração de anestesiologistas, honrou as conquistas do passado e surpreendeu com iniciativas renovadoras, prometendo manter a SAEC fiel a seus princípios motivadores. Seu trabalho foi continuado por Maria Eneida Coutinho Mota (2005-2006), Roberto César Pontes Ibiapina (2007-2008), José Nilson Fortaleza de Araújo (2009-2010), Rômulo Frota Lobo (2011-2012; 2013-2014), Cícero Péricles de Lucena Feitosa (2015-2016) e Shirley Ulisses Paiva (2017-2018).

Pelo lado da Coopanest-CE, ocuparam a presidência e trabalharam na manutenção dos princípios cooperativos e no consubstanciamento das ações conjuntas com a SAEC Oziel de Souza Lima (1987-1988), Antônio Olavo de Souza Magalhães (1989-1992), Irineu Nogueira Costa (1993-1994) – eleito em 1995 vice-presidente da Febracan –, José Nazareno de Paula Sampaio (1995-1996), Glauco Kleming Florêncio da Cunha (1997-1998) e José Sábados Pereira Pontes (1999-2002).

Entre os membros da regional do Ceará que ocupam ou já ocuparam cargos na SBA, relacionam-se Christiane Gurgel Lopes, comitê de anestesia em neurocirurgia e neurociências 2017; Cibelle Magalhães Pedrosa R. Garcia, comitê de anestesia locorregional 2012-2014; Cícero Péricles de Lucena Feitosa, conselho fiscal 2017; Cláudia Regina Fernandes, comitê de medicina perioperatória 2010-2012 e comissão de educação continuada 2013-2015; Danielle Maia Holanda Dumaresq, comitê de anestesia em pediatria 2009-2011; Fernanda Paula Cavalcante, comissão de educação continuada 2017-2019; Fernando Santiago Lima Verde, comitê de via aérea difícil 2005-2006; Germano Pinheiro Mendes, comitê de via aérea difícil 2017-2019; Glauco Kleming Florêncio da Cunha, comissão de sindicância de processo administrativo 2008-2010; Hamarilton Reis Sales, comissão de sindicância de processo administrativo 2012-2014; Inês Tavares Vale e Melo, comissão de treinamento em medicina paliativa 2017-2018; José Carlos Rodrigues Nascimento, comitê de anestesia em transplante de órgãos 2015-2017; José Mauro Mendes Gifoni, comissão de estatuto, regulamentos e regimentos 2004-2006, 2007-2009 e 2010-2012; Manuela Bezerril Cipião Fernandes, comitê de anestesia ambulatorial 2015-2017 e comissão examinadora do TSA 2017-2019; Mary Neide Romero, comissão de ensino e treinamento 2007-2009 e comitê de distúrbios do sono 2011-2013; Roberto César Pontes Ibiapina, comissão de ensino e treinamento 2010, 2011 e 2012 e conselho fiscal (suplente) 2017; Rogean Rodrigues Nunes, comissão examinadora do TSA 2002, 2003 e 2004, comissão de ensino e treinamento 2014-2016 e diretor do departamento científico da SBA 2015-2017; Rômulo Frota Lobo, comitê de anestesia em obstetrícia 2009-2011; Sara Lúcia Ferreira Cavalcante, comissão de ensino e treinamento 2016-2018; e Thomaz Zeferino Veras Coelho Junior, comissão de sindicância de processo administrativo 2012-2014; 2016-2018.

A SAEC tem hoje o honroso perfil dos que chegam à maturidade sexagenária com o saber, fruto da longa experiência, herança a ser compartilhada com as novas gerações. Fundada na década de 1950 por um pequeno, porém valoroso grupo de jovens médicos, a SAEC vem construindo parte significativa da história da medicina do Ceará, chegando hoje a reunir um promissor quantitativo de mais de 500 sócios em seus quadros.[5] Nessa trajetória histórica, que jamais se afastou dos setores de ponta da medicina brasileira, fazendo sempre a conexão entre a universalidade e a regionalidade, duas linhas têm guiado a entidade: de um lado, sua vocação científica, com o incessante aprimoramento técnico e científico da especialidade; e de outro, a consciência de classe, com a defesa intransigente de adequadas condições de trabalho e digna remuneração profissional.

Mais do que ostentar o título, foi Heli Vieira – fundador e visionário – quem primeiro traçou as linhas de ação sobre as quais trilharia a SAEC, pois ele se notabilizou pelo binômio constituído pela busca contínua de aprimoramento científico e pela aguerrida atividade política associativa. Provas de seu engajamento não faltam, já que, em 1963, foi eleito diretor administrativo da SBA e, em 1965, figurava como membro da comissão examinadora do TEA, hoje TSA. Cabe ressaltar que ele foi o primeiro cearense a desempenhar cargo na diretoria da SBA. Seu entusiasmo ficou marcado simbolicamente com a proposta de sua autoria, em 14 de setembro de 1966, para que fosse oficializado o dia 16 de outubro como o Dia do Anestesiologista.[5] E é nesse dia que, desde 1978, na gestão de João Adolfo, realiza-se o Simpósio do Dia do Anestesiologista.

Nomes como o do incansável Oziel de Souza Lima, verdadeiro militante da anestesiologia, primeiro cearense a presidir a SBA, fundador da Coopanest, serão para sempre lembrados, não apenas pelo brilho de seu carisma e vocação administrativa, mas também por terem sabido zelar e fazer prosperar o legado dos fundadores.

## 2.4 PERNAMBUCO

Ênio Laprovitera

Maria Luiza Alves

Há três fases distintas na história da anestesiologia em Pernambuco. A primeira começa com o uso do éter, em 1851, por José Francisco Pinto Guimarães, citado por Leduar em 1953, ou seja, cinco anos após a primeira demonstração pública de uma anestesia pelo éter para uma intervenção cirúrgica realizada em 16 de outubro de 1846, por William Thomas Green Morton, no Hospital Geral de Massachusetts em Boston, nos Estados Unidos.

A anestesia em Pernambuco começou a ser praticada pelos cirurgiões. Um deles, Arnóbio Marques, em 22 de março de 1901, realizou a primeira raquianestesia do estado. Outro, professor Barros Lima, ortopedista, foi o que mais se projetou, realizando a primeira anestesia peridural sacral em 8 de setembro de 1923, usando a solução anestésica preferida por Mocquot e Dambrim. Barros Lima apresentou um trabalho com 52 casos de anestesias peridurais sacrais realizadas entre 8 de setembro de 1923 e 29 de fevereiro de 1924. Ao que parece, cabe também a este grande cirurgião pernambucano a primazia de realizar a raquianestesia em crianças.

A segunda fase da história da anestesiologia no estado vai de 1923 até 1945, início da terceira fase, quando a anestesiologia começou a ser praticada por especialistas.

A anestesiologia como especialidade, no Recife, deve-se a dois médicos não cirurgiões: Guilherme Cirne de Azevedo e Álvaro Ferraz, chefe e diretor, respectivamente, do Serviço de Saúde da Polícia Militar de Pernambuco. Em 1944, eles compraram um aparelho de anestesia McKesson, Nargraf, da General Eletric e, em 1945, promoveram a ida de Nelson da Rocha Falcão, recém-formado, para estágio de três meses no Rio de Janeiro com Mário Castro d'Almeida Filho e Oscar Ribeiro. No mesmo ano, José Adolfo de Bastos Lima e Moacir Monteiro de Morais fizeram estágio no Serviço de Mário d'Almeida.

Na volta, em relatório, Nelson Falcão propôs a criação de um serviço com instalações completas para as diversas técnicas anestésicas. Justificava e defendia a combinação de éter, oxigênio e óxido nitroso no Serviço de Saúde da Força Policial de Pernambuco.

Nelson Falcão, Bastos Lima e Moacir Monteiro de Morais passaram a defender e difundir a anestesiologia nos novos moldes. Esse grupo foi seguido, três anos depois, por Walter Dimenstein e Paulo Cabral Bittencourt, que fizeram estágio de um ano no Serviço de Anestesia do Hospital das Clínicas (HC) de São Paulo. Posteriormente, Luiz Ribenboim, após um ano de especialização no HC de São Paulo, seguiu para estágio em Madison, Estados Unidos. Esses profissionais foram os desbravadores da anestesiologia em Pernambuco.

Em 20 de janeiro de 1950, foi criado o Serviço de Anestesia do Pronto-Socorro do Estado de Pernambuco. À medida que começaram a surgir mais especialistas na cidade, sentiu-se a necessidade de criar uma sociedade que englobasse todos os anestesiologistas. Nasceu então, em 7 de agosto de 1953, o Departamento de Anestesiologia da Sociedade de Medicina de Pernambuco (SMP). A diretoria do novo departamento, eleita por aclamação, ficou constituída por José Adolfo de Bastos Lima, presidente, Walter Dimenstein, primeiro secretário, e Eunice Soares Lira, segunda secretária. A primeira reunião realizou-se na sede da SMP, à Praça Osvaldo Cruz, 393, Boa Vista, em 4 de novembro de 1953, sob a presidência de Bastos Lima, ocasião em que Norman Alexandre Paterson falou sobre o seu estágio em hospitais canadenses e Walter Dimenstein focalizou o seu relato sobre a anestesiologia nos Estados Unidos. Dessa forma, o Departamento de Anestesiologia funcionou regularmente, com reuniões quinzenais, sempre realizadas na SMP.

No mesmo ano, foi criado o Serviço de Assistência Médica Domiciliar de Urgência (SAMDU), que tinha, como anestesiologistas, Vanildo Batista, José Lima e Cyrano Castro e Silva e como acadêmicos, Mauro Gurgel e Roberto Soares. Somente em abril de 1954 foi criado o quadro oficial de anestesiologistsa do SAMDU, composto por sete anestesiologistas em regime de plantão de 24 horas. Foram contratados José Lima, Roberto Soares, Cyrano Castro e Silva, Estevão Loureiro, Manfredo M. Moura, Nelson Braga e Mauro Gurgel. Anos depois, foi nomeado Magno Costa Nava. Vanildo Batista, também anestesiologista, foi nomeado diretor do SAMDU, que nessa época funcionava na Casa de Saúde São Marcos, onde permaneceu durante cinco anos, até que, em 1958, foi transferido para o Hospital Getúlio Vargas (HGV).

Os primeiros aparelhos de respiração controlada em Pernambuco foram um Dragger e um AGA (Aktiebolaget Gasaccumulator). O primeiro aparelho nacional que chegou ao Recife foi um Narcosul, adquirido por Nelson Braga diretamente do fabricante, o médico Affonso Fortis, no Rio Grande do Sul.

As anestesias no SAMDU eram realizadas com um aparelho Foregger portátil, utilizando óxido nitroso, ciclopropano, éter, barbitúrico (Baytinal®, Nesdonal®) e bloqueadores neuromusculares (Flaxedil®, Intocostrim®, Kondrocurare®). Nas crianças, a indução inalatória era feita com máscara aberta usando cloreto de etila (Kelene®) ou tricloroetileno (Trilene®) seguido de éter. Também era usada procaína venosa, gota a gota, em uma solução de 5 ampolas de 1 g em 500 mL de soro.

Ainda em 1953, foi inaugurado, no HGV, o primeiro hospital próprio da Previdência no Norte e Nordeste, o Instituto de Aposentadoria e Pensão dos Empregados de Transportes e Cargas (IAPETEC). Inicialmente, as anestesias do hospital eram atendidas por José Júlio e Eunice Lira (primeira mulher anestesiologista de Pernambuco), como prestadores de serviço. Em 1954, Arlindo Farias foi o primeiro anestesiologista nomeado para o quadro do IAPETEC, tendo, logo a seguir, pedido licença para fazer residência no Hospital dos Servidores do Rio de Janeiro como bolsista do Instituto de Aposentadoria e Pensões dos Industriários (IAPI).

Em 1954, o IAPI fundou o seu serviço médico no Hospital Agamenon Magalhães, antiga Casa de Saúde São João. Compunham o quadro de anestesiologistas Bastos Lima, Borba e Maria Barros, ainda estudante.

Havia outros institutos de previdência, como o Instituto de Aposentadoria e Pensões dos Bancários (IAPB), assistido principalmente por Nelson da Rocha Falcão, e o Instituto de Aposentadoria e Pensões dos Comerciários (IAPC), cujo quadro era composto pelos anestesiologistas Bastos Lima, Roberto Couceiro, Heles Benaia e Valêncio Coelho, admitidos por meio de concurso.

Em 1956, no Hospital do Sancho, Arlindo Farias usou o primeiro respirador Takaoka que chegou ao estado trazido de Salvador por Sebastião Wanderley, que o recebeu das mãos do próprio Kentaro Takaoka. Esse aparelho Takaoka, modelo 600 ("bolacha"), só foi pago anos depois, e custou 5 mil cruzeiros.

Em 1960, foi criado o Serviço de Anestesia do Recife (SAR), composto por Ênio Laprovítera, Teresa Marletti Laprovítera, Ademir Rigueira, Roberto Brito, Heles Benaia, Valdemir Cadete, Bastos Lima e Ernani Melo.

A anestesia peridural lombar começou a ser divulgada e ensinada no estado em 1963, por Ênio Laprovítera, que havia participado do I Curso de Anestesia Regional e Inalatória, na Santa Casa de Santos, São Paulo, com Armando Fortuna. Posteriormente, em 1992, este mesmo profissional viria a introduzir o uso da máscara laríngea em Recife.

Na tentativa de fundar um serviço único de anestesiologia em Recife, Valdir Medrado, da Bahia, foi convidado para falar sobre o funcionamento do Serviço de Anestesia de Salvador. Esse serviço foi o embrião para que, em 25 de outubro de 1967, fosse criada a Sociedade de Serviços de Anestesia de Pernambuco (SAP), com 56 associados, sob a presidência de Ênio Laprovítera, que na época presidia o Departamento de Anestesia da SMP. A Sociedade de Serviços de Anestesia de Pernambuco englobou todos os anestesiologistas do Recife.

Em 15 de agosto de 1974, seis anestesiologistas se reuniram e criaram uma fundação, denominada Serviços Médicos de Anestesia (SEMA), com 20 sócios quotistas. Esse serviço fechou suas portas quando a maioria dos seus membros passou a fazer parte, anos depois, da Cooperativa dos Anestesistas.

Em 9 de julho de 1976, o SAP, por unanimidade de seus sócios, foi transformado em Cooperativa de Serviços Médicos Hospitalares de Anestesia do Recife, inicialmente com 52 membros. Os estatutos foram adaptados ao regime cooperativista, e a entidade tornou-se o braço financeiro da anestesiologia pernambucana. Hoje, a Cooperativa dos Anestesistas de Pernambuco (Coopanest-PE) possui 540 cooperados em Recife, seis em Serra Talhada e um em Goiana. Ao longo dos seus 40 anos de existência, a Coopanest-PE foi presidida por Cláudio Carvalho Lisboa (1976-1979), Manfredo de Moraes Moura (1980-1981), Marcos Pereira da Silveira (1982-1983), Arlindo Virginio de Farias (1984-1985), Benedicto de Abreu e Lima Netto (1986-1991), Marcos Pereira da Silveira (1992-1997), Arnaldo Cavalcanti Marques Neto (1998-2001), Genésio Gomes da Cruz Júnior (2002-2003), Maria Célia Ferreira da Costa (2004-2009) – única mulher a presidir a entidade, José Antônio de Freitas Netto (2010-2013) e Sérgio Correia Soares Quintas (2014-2017). Com sede própria, a Coopanest-PE funciona na Rua Benfica, 326, no bairro da Madalena.

Em 29 de agosto de 1977, sob a presidência de Benedito Rubin Cohen, foi constituída a Sociedade de Anestesiologia do Estado de Pernambuco (SAEPE), Regional da Sociedade Brasileira de Anestesiologia, filiada à SMP e Associação Médica Brasileira. A SAEPE é o braço científico da anestesiologia em Pernambuco, possuindo atualmente 662 associados distribuídos nas seguintes categorias: ativos (480), aspirantes (89), beneméritos (2), honorários (13), adjuntos (32), remidos (37), jubilados (1), associados (2) e aspirante-adjuntos (6).

Nos seus 39 anos de existência, a SAEPE foi presidida por José Adolfo de Bastos Lima (1953-1954), Paulo Cabral Bittencourt (1955), Walter Dimenstein (1956, 1965), Nelson da Rocha Falcão (1957, 1964, 1970), Roberto de Oliveira Couceiro (1958), José Estevão Braga Loureiro (1959-1960), Heles Benaia (1961), Nelson Wanderley Braga (1962), Valêncio de Vasconcelos Coelho (1963), José Adolfo de Bastos Lima (1966), Ênio Laprovítera (1967, 1983-1984), Ricardo Bouwman (1968-1969), Arlindo Virginio de Farias (1971-1972), Otávio Damázio Filho (1973-1974), Benedito Rubin Cohen (1975-1978), José Magno Costa Nava (1979-1982), Maria Luiza Alves (1985-1986, 1991-1992), Antonio Carlos Guedes Alcoforado (1987-1988), Ana Carolina Carneiro Leão Falcão (1989-1990, 1993-1994), Teresa Cristina Rocha Barros Coelho (1995-1996), Antonio Fernando Pedroza Monteiro (1997-1998), Ruy Leite de Melo Lins Filho (1999-2000), Eliane Martins da Costa Lima (2001-2002), Ana Maria Menezes Caetano (2003-2004), Cristina Barreto Campello Roichman (2005-2006), Luciana Cavalcanti Lima (2007-2008), Francisco José Antunes de Brito (2009-2010), Airton Ayres Bezerra da Costa (2011-2012), Ana Cíntia Carneiro Leão (2013-2014) e Maria Célia Ferreira da Costa (2015-2016).

A sede própria da SAEPE fica na Rua Costa Gomes, 209, no bairro da Madalena. Seu auditório, com capacidade para 100 pessoas, é palco de muitas atividades científicas. Alguns anestesiologistas, pelos serviços prestados à SAEPE, foram homenageados com placas nominando algumas das suas salas: diretoria – Maria Luiza Alves; biblioteca – Ênio Laprovítera; auditório – Nelson da Rocha Falcão; museu – Benedicto de Abreu e Lima Netto; sala de aula – Otávio Damázio Filho.

## Ensino

A anestesiologia em Pernambuco começou a ser ensinada em ambiente universitário, em 1955, no Serviço de Anestesia do Hospital das Clínicas Pedro II, sob a chefia de Paulo Cabral Bittencourt. Tratava-se de uma iniciativa inteiramente livre, promovendo estágios de anestesiologia. Professores de diversas disciplinas, entre eles Luiz Ribenboim, colaboraram com os ensinamentos. Naquele serviço, estagiaram médicos como Waldemir Cadete, Ênio Laprovítera e Newbe Victor. O Serviço de Anestesia do Hospital das Clínicas funcionou independentemente das cátedras e do hospital até 1958, quando veio ao Recife o professor J. P. Gauthier-Lafaye, da Universidade de Strasbourg, na França, que o reorganizou, dentro dos moldes europeus, passando a funcionar como mais um serviço auxiliar do Hospital das Clínicas. Gauthier-Lafaye dirigiu o serviço de maio de 1958 a outubro de 1961.

O primeiro Centro de Ensino e Treinamento em Anestesiologia de Pernambuco, credenciado pela Sociedade Brasileira de Anestesiologia (CET-SBA), foi solenemente instalado em 6 de fevereiro de 1969, no auditório da SMP, com aula inaugural do professor Renato Corrêa Ribeiro, do Rio de Janeiro, sobre a história da anestesiologia. A chefia do CET foi entregue a Nelson Falcão por indicação dos presidentes da Regional de Anestesia e da Sociedade de Serviços de Anestesia de Pernambuco. O CET funcionou inicialmente na Sociedade de Serviços de Anestesia de Pernambuco, nos anos de 1969, 1970 e 1971, quando foi extinto.

Em meados de 1974, instalou-se no Hospital da Restauração (HR) um novo CET, credenciado pela SBA em 18 de janeiro de 1975, sob a chefia de Benedicto de Abreu e Lima Netto, que tinha como objetivos atender as necessidades da região, firmar o HR como hospital de ensino em anestesiologia e solucionar o problema da falta de anestesiologistas na instituição. A primeira turma iniciou seu treinamento em fevereiro de 1976 com quatro residentes. Participavam do corpo docente Heles Benaia e José Estevão Braga Loureiro. Lamentavelmente, surgiram dificuldades materiais e administrativas que levaram Lima Netto a solicitar, em 30 de outubro de 1978, seu descredenciamento à SBA. Nesse período, o CET-HR diplomou apenas oito estagiários.

Um novo CET-SBA foi aberto em 1975, na Universidade Federal de Pernambuco (UFPE), também sob a chefia de Nelson Falcão. Este CET oferece hoje cinco vagas e é coordenado por Ruy Leite de Melo Lins Filho.

Na década de 1980, outro CET foi credenciado no HGV, sob a chefia de Raul Guimarães. Em 1988, Otávio Damázio Filho conseguiu voltar a credenciar o HR e assumir as chefias do HR e do HGV. Atualmente este CET integrou também o Hospital Universitário Osvaldo Cruz, com um total de 13 vagas.

Em 1995, mais um CET foi iniciado no Instituto Materno-Infantil de Pernambuco (IMIP), sob a chefia de Tânia Cursino de Menezes Couceiro, que conta hoje com nove vagas. No Hospital Agamenon Magalhães funciona uma Residência do Ministério da Educação e Cultura com duas vagas. Na cidade de Caruaru, o CET Maria Auxiliadora Martins Vieira da Rocha possui três vagas.

A existência dessas 32 vagas para ensino e treinamento da anestesiologia no estado é de grande importância por promover o aprendizado correto com menor investimento financeiro dos candidatos, evitando, assim, o aumento do número de médicos sem especialização que praticam anestesias.

## Atividades científicas

A compreensão das vantagens da anestesiologia moderna foi se firmando progressivamente entre os cirurgiões pernambucanos, e no dia 5 de julho de 1950, o então presidente da Sociedade de Cirurgia de Pernambuco, Frederico Carvalheira, abriu a primeira sessão científica do importante evento que foi o Primeiro Simpósio Brasileiro de Anestesia. Para isso, contou com a colaboração dos dois grupos de anestesiologistas pioneiros. Organizado por Bastos Lima e Nelson Falcão, este notável acontecimento reuniu pela primeira vez os anestesiologistas do Brasil para troca de ideias e apresentação de trabalhos clínicos. Compareceram cerca de 20 médicos, inclusive renomados colegas vindos do Rio de Janeiro, São Paulo, Rio Grande do Sul e Bahia.

Dois temas oficiais foram abordados naquele simpósio, além de vários outros trabalhos: Anestesia em Obstetrícia, a cargo de Walter Dimenstein e Paulo Bittencourt; Anestesia em Cirurgia dos Membros, relatado por Zairo Vieira, do Rio de Janeiro; Teoria e Prática da Técnica de Respiração Controlada com o Emprego de Oxigênio, Óxido Nitroso e Curare, apresentado por Oscar Ribeiro, também do Rio de Janeiro; Anestesia de Bier, por Flávio Pires, do Rio Grande do Sul; e Emprego do Curare, por Nelson Falcão, de Pernambuco. Foram realizadas várias demonstrações práticas em hospitais.

De janeiro a julho de 1950, foi realizado o primeiro Curso de Anestesia e Cirurgia na Faculdade de Medicina da Universidade do Recife, ministrado por Luiz Ribenboim.

Nelson Falcão e Bastos Lima participaram de atividades científicas acontecidas no Rio de Janeiro, São Paulo e Bahia nos anos de 1950.

Em 1964 ocorreu uma reunião especial para discutir o tema Procaína Intravenosa e a III Jornada Pernambucana de Anestesiologia com o tema Pentrane, da qual participaram Reinaldo Pascoal Russo, Alberto Caputo e Renato Ribeiro, com programa teórico-prático.

Recife sediou, até o momento, seis Congressos Brasileiros de Anestesiologia (CBAs): o V em 1958, com dois temas oficiais, Raquianestesia e Anestesia Obstétrica, presidido por José Adolfo de Bastos Lima; o XVII em 1970, presidido por Ricardo Bouwman; o XXVIII em 1981, com o tema Anestesia em Urgências, presidido por Benedito Rubin Cohen; o XL em 1993, com Situações Especiais em Anestesia, presidido por Maria Luiza Alves; o XLVIII em 2001, com o tema 2001: Ampliando Horizontes, presidido por Antonio Fernando Pedrosa Monteiro; e o 61º em 2014, com o tema Vida – do Paciente e do Anestesista, presidido por Luciana Cavalcanti Lima.

A comissão organizadora do V CBA tornou-se notória por sua contribuição para a compra da primeira sede da SBA, merecendo agradecimento público do então secretário da SBA, Sinval Veras. O congresso de 1970 teve como fato memorável a vinda do navio Queen Mary, fretado para trazer colegas do sul do país para o evento, ficando ancorado no porto do Recife durante todo o período, funcionando como hotel, para suprir a deficiência hoteleira da época. O XL CBA possibilitou a compra da sede da Sociedade de Anestesiologia do Estado de Pernambuco. O XLVIII e o 61º CBA, coroados de sucesso, vieram reafirmar o empenho dos pernambucanos na organização de grandes eventos.

A SAEPE sediou três Jornadas Norte-Nordeste de Anestesiologia (JONNA): a III, de 12 a 14 de abril de 1984, presidida por Maria Luiza Alves; a 19ª, de 6 a 8 de abril de 1995, presidida por Teresa Cristina de Barros Coelho; e a 29ª, de 17 a 19 de março de 2005, presidida por Ana Maria Caetano. Na VIII Jonna, em 1984, foi homenageado Carlos Parsloe, na época recém-eleito presidente da World Federation of Societies of Anesthesiologists.

A SAEPE sediou dois eventos da LASRA: o primeiro, de 22 a 23 de agosto de 1997, teve a coordenação nacional de José Carlos Carvalho, um de seus fundadores, e, localmente, contou com a coordenação de Maria Luiza Alves e com o apoio de toda a diretoria da SAEPE e Coopanest-PE; o segundo, de 19 a 21 de agosto de 2004, foi o 7º Simpósio Latino-Americano de Anestesia Regional e do Controle da Dor e 11º Teoria e Prática da Anestesia Regional e do Controle da Dor, que contou com a coordenação local de Carmem Maria Caricio Maciel.

### Atividades associativas

Pernambuco ocupou a presidência da SBA com José Adolfo de Bastos Lima em 1956, Estevão Loureiro em 1965, Benedicto de Abreu e Lima Netto em 1977 e Nádia Maria da Conceição Duarte, a primeira mulher a ocupar o cargo, em 2011. Vários cargos de diretoria e comissões vêm, desde o início, sendo ocupados por anestesiologistas pernambucanos.

No primeiro concurso para obtenção do Título de Especialista em Anestesiologia (TEA), hoje Título Superior de Anestesiologia (TSA), realizado durante o IV CBA, em Porto Alegre, dois pernambucanos foram aprovados: Bastos Lima e Nelson Falcão. Hoje, 52 anestesiologistas são portadores de TSA em Pernambuco.

No final de 1984, ano de eleição na SAEPE, aconteceu uma das mais acirradas disputas, com duas chapas concorrentes. Pela primeira vez, uma mulher, Maria Luiza Alves, ocupou a presidência da SAEPE, imprimindo uma nova dinâmica à Regional de Pernambuco. Hoje, a SAEPE é nacionalmente reconhecida como uma regional organizada e respeitada.

Em 8 de junho de 1995, na gestão de Teresa Cristina Coelho, foi inaugurada a nova sede da SAEPE, à rua Costa Gomes, 209, Torre, com a presença de vários colegas locais e de outros estados, inclusive a do presidente da SBA, Paulo Cesar Medauar Reis.

Após a publicação da Resolução CFM nº 1.363/93, a SAEPE empreendeu excelente trabalho junto aos hospitais para que adquirissem todo o material necessário à prática segura das anestesias. Hoje, os anestesiologistas não mais carecem de carregar, de um hospital a outro, verdadeiros aparelhos de anestesia desmontáveis. Salas de recuperação pós-anestésicas (SRPAs) foram inauguradas nos hospitais com anestesiologistas em regime de plantão. A Coopanest-PE mantém contrato com os hospitais e administra os quadros de plantonistas nas SRPA, assegurando excelente mercado de trabalho para seus cooperados. Raras são as SRPAs que contam com clínicos como plantonistas.

Com a publicação da Resolução CFM nº 1.802/2006, a SAEPE divulgou a necessidade da consulta pré-anestésica em consultório, incluindo o tema na maioria dos seus eventos científicos. Já a Coopanest-PE abriu espaço em sua sede disponibilizando consultórios completos, a custo zero, para os cooperados atenderem seus pacientes.

## 2.5 BAHIA

Ricardo Almeida de Azevedo
Carlos Eduardo de Araujo
Valdir Cavalcanti Medrado (*in memoriam*)

Escrevendo sobre a história da medicina na Bahia, inclusive da anestesiologia, é obrigatória a consulta ao mais importante órgão de divulgação médica, iniciado em 1867 e infelizmente não mais editado, a Gazeta Medica da Bahia. Conforme Rodolfo dos Santos Teixeira, responsável por sua reimpressão até 1874, a Gazeta é "um dos melhores e mais caros patrimônios de cultura que possuímos". Vale mencionar que, em suas páginas, já em 1867, apareceu, pela primeira vez no Brasil, a publicação de um Código de Ética Médica. Assim, muitas das referências aqui feitas tiveram como fonte a Gazeta Medica da Bahia.

Lamentavelmente, numerosas referências sobre procedimentos cirúrgicos realizados no século XIX e até meados do século XX não mencionavam o tipo de anestesia e o agente anestésico devido à pouca relevância dada ao papel desempenhado pelo encarregado da administração da anestesia, em geral o cirurgião, seus auxiliares ou pessoal paramédico.

Em 1851, surgiu na Bahia uma tese sobre anestesia de autoria de Fiel José de Carvalho e Oliveira, apresentada à Faculdade de Medicina (fundada em 1808, a faculdade funcionava no antigo Colégio dos Jesuítas e ex-Hospital Militar, situada no Terreiro de Jesus). Pensou-se ter sido a primeira tese sobre anestesia no Brasil; no entanto, segundo Deyler Goulart Meira, Francisco Manuel da Conceição, em 1848, apresentou no Rio de Janeiro a tese Dos Anestésicos em Geral e do Clorofórmio em Particular.

Em 24 de abril de 1859, J.F. da Silva Lima realizou uma incisão abdominal para extração de um feto em uma mulher com diagnóstico de gravidez extrauterina de 18 meses. A paciente foi cloroformizada com sucesso, mas faleceu no 19º dia de pós-operatório.

Em 22 de fevereiro de 1866, M.M. Pires Caldas praticou uma perfuração na tíbia para tratamento de "afecção dolorosa", sendo a paciente cloroformizada por J.L. Paterson. Em 20 de março do mesmo ano, o mesmo cirurgião realizou uma "talha perineal lateralizada em um menino de sete anos para retirada de cálculo vesical sob ação do clorofórmio". Pires Caldas publicou, na Gazeta Medica da Bahia, o trabalho Cálculo Vesical; Operação da Litotrícia; Fístula Vesicovaginal; Operação pelo Método Americano; Cura Completa de Ambas Enfermidades. Nesse caso, também usou cloroformização.

Em 5 de setembro de 1866, fez-se, em Salvador, com resultado satisfatório, o primeiro ensaio de anestesia local. Foi utilizado éter com o aparelho de Richardson, que permitia a instilação de vapores do agente sobre a linha de incisão cutânea em um procedimento de extração da última falange do polegar após 2 minutos de aplicação. No dia seguinte, Pires Caldas realizou procedimento em que extraiu um grande sequestro da parte superior do úmero, realizando uma incisão de mais de 3 polegadas e profunda até o osso sem que o paciente demonstrasse sentir dor. No Brasil, esse processo anestésico foi realizado pela primeira vez no Ceará por A.A. Ribeiro. Em Londres, no King's College Hospital, o próprio Richardson usou o mesmo processo em uma cesariana, segundo informou J.R.S. Uchôa em artigo publicado na Gazeta.

Em 26 de agosto de 1866, Pires Caldas tentou a extração de um cálculo vesical volumoso pela talha pré-retal. O paciente, em situação muito precária, foi anestesiado pelo clorofórmio, e o anestesiologista foi Otto Wucherer. O paciente foi posto em uma mesa "com as mãos atadas aos pés com uma fita de flanela para facilitar a imobilização durante a indução anestésica, não fatigando assim os auxiliares". Reconhecia-se, nessa época, entre outras complicações da anestesia pelo clorofórmio, o espasmo da laringe, que era tratado jogando-se água fria na face do paciente e aplicando-lhe bofetadas. Pires Caldas fez "reflexões acerca das dificuldades e perigos da operação acima mencionada, quando de grandes cálculos e do emprego do clorofórmio em indivíduos extenuados". O mesmo cirurgião publicou na Gazeta Medica da Bahia um caso de cirurgia de "elefância do escroto" em paciente anestesiado pelo clorofórmio e outro caso de paciente com "afecção cancerosa do pênis tratada com amputação a esmagador" precedida de cloroformização combinada com injeção hipodérmica de morfina.

Em 17 de janeiro de 1869, Alexander Paterson realizou com sucesso uma "excisão parcial da maxila inferior" sob anestesia com clorofórmio. O ato teve de ser suspenso por alguns minutos a fim de renovar-se a aplicação do anestésico, que havia sido suspensa para permitir acesso ao local da cirurgia. Ainda em 1869, há registro na Gazeta do uso da cloroformização para dilatação forçada do ânus (operação de Recamier) com dois dedos de cada mão, em caso de fissura anal. Paterson, em 1870, usou, pela primeira vez na Bahia, o hidrato de cloral.

Em março de 1870, José Lourenço de Magalhães realizou cirurgia de catarata, inclusive iridectomias, em alguns pacientes que foram cloroformizados. Em 1879, Pires Caldas praticou uma talha hipogástrica para litíase vesical. Em 1887, Pacheco Mendes realizou a primeira apendicectomia na Bahia em paciente cloroformizada.

Na Guerra de Canudos, iniciada em 1896, nos sertões da Bahia, e terminada em outubro de 1897, centenas de pequenas e grandes cirurgias foram realizadas em feridos de guerra em Salvador. Nessa oportunidade, foi empregada a cloroformização.

Gustavo dos Santos encontrava-se em Londres quando leu a primeira notícia do relatório apresentado ao Congresso de Oftalmologia de Heidelberg, em setembro de 1884, por Brettauer, tratando dos estudos feitos sobre a cocaína por Koller, em Viena. Em Paris, Gustavo Santos assistiu, no ano seguinte, às primeiras experiências com a cocaína, o mesmo acontecendo em Berlim, na Clínica do Professor Hirschberg. Em 4 de novembro de 1884, deixou a Europa, desembarcando em Salvador em 15 de janeiro de 1885. Trouxe 1 grama de cocaína e, como não dispunha inicialmente de doentes, cedeu uma solução de 0,2:10 a Santos Pereira, que a usou em uma paracentese da câmara anterior do olho na Enfermaria de Olhos do Hospital da Misericórdia de Salvador em 19 de fevereiro de 1885. Essa operação foi a primeira realizada no Brasil com anestesia pela cocaína.

Em 1886, foram apresentadas, na Faculdade de Medicina da Bahia, duas teses sobre anestesia local por Antônio Mâncio Ribeiro Tacques e Artur Morais Jambeiro Costa. Este relatava que foi Ribeiro dos Santos que usou a cocaína pela primeira vez em oftalmologia na Bahia, em março de 1885. Tacques contestou essa afirmação e até mesmo o que teria ocorrido na Imperial Academia de Medicina, no Rio de Janeiro, onde Pires Ferreira afirmava ter introduzido a cocaína no Brasil. Como se pode ver, na realidade cabe a Santos Pereira o mérito de ter realizado a primeira anestesia com cocaína no Brasil.

No início do século XX e até meados da década de 1940, a maioria das anestesias na Bahia foi administrada por cirurgiões, atendentes de enfermagem e irmãs de caridade. Valdir Cavalcanti Medrado (coautor deste capítulo) lembrava-se de que, quando aspirante da Maternidade Climério de Oliveira, da Faculdade de Medicina, em 1947, nos primeiros plantões, os aspirantes já começavam a administrar anestesia geral inalatória sob orientação dos internos e dos médicos plantonistas. Era uma imposição dos mais antigos: aspirante começava na maternidade aplicando anestesia. Empregavam tanto clorofórmio como éter ou balsofórmio (mistura de éter, clorofórmio e cloreto de etila) pelo método gota a gota sobre máscara ou mesmo sobre compressas nos casos de aplicação de fórceps, grandes extrações, versões extrauterinas, curetagens, etc. A máscara de Ombrédanne também era usada, especialmente em cesarianas.

O ano de 1924 ficou assinalado na evolução da anestesiologia mundial pela decisão do Colégio Americano de Cirurgiões de adotar um programa de padronização hospitalar que garantiu um conjunto de ações para melhorar a qualidade da assistência, entre elas a criação do corpo clínico e suas diversas especialidades. Assim teve início a anestesiologia como especialidade médica e, consequentemente, a sua profissionalização. A partir daí, a anestesia começaria a deixar para trás o tempo em que era exercida por cirurgiões, práticos, enfermeiras e até mesmo irmãs de caridade. Entretanto, houve um período de duas décadas para que ocorresse uma aproximação mais concreta desse modelo com a prática da anestesiologia no Brasil. Esse avanço aconteceu após o retorno dos médicos que tinham ido acompanhar a Força Expedicionária Brasileira na Itália na Segunda Guerra Mundial, onde receberam treinamento dos anestesiologistas das Forças Aliadas.

Em 1948, como aspirante, e posteriormente como interno da 2ª Cadeira de Clínica Cirúrgica da Faculdade de Medicina, Valdir Cavalcanti Medrado administrou, no Hospital Santa Izabel, muitas anestesias usando a máscara de Ombrédanne. Em casos de pequenas cirurgias e para facilitar a indução, empregava o cloreto de etila, acondicionado como vinha o conhecido lança-perfume. Vale salientar que o mesmo agente era usado na aplicação local visando à refrigeração "dos corpúsculos nervosos periféricos para abscessos, incisões e drenagem de abscessos". Medrado recorda-se de que acidentes ocorriam frequentemente, em especial em anestesia obstétrica, quando o encarregado da anestesia, inexperiente, ouvia do obstetra frases como "o sangue está escuro" ou "não está sangrando". Isso significava que o paciente não respirava ou havia ocorrido uma parada cardíaca. Em tais situações, empregava-se a manobra de Sylvester (elevação dos braços para promover entrada de ar nos pulmões seguida de compressão do tórax para promover a expiração).

Ainda na década de 1940, Antônio Patury e Souza, cursando o 4º ano de medicina, começou a interessar-se pelos problemas da anestesia e fez um curso de anestesia de emergência ministrado a médicos e acadêmicos de medicina com a finalidade de prepará-los para serem aproveitados junto às tropas brasileiras que deveriam partir para a Europa, integrando a Força Expedicionária. Desse curso participou Antônio Jesuíno Neto, que no Hospital Santa Izabel praticou inúmeras anestesias gerais e locorregionais. Patury, sob a orientação de Carvalho Luz, dedicou-se durante algum tempo a estudar o problema da anestesia raquidiana contínua, conforme Deyler Goulart Meira acentua em seu livro Contribuição à História da Anestesia no Brasil. Permanecendo no Rio de Janeiro a convite de Ugo Pinheiro Guimarães, Patury criou o Serviço de Anestesia da Cadeira de Clínica Cirúrgica. Nesse Centro de Treinamento de Anestesia, Walter Vianna e Afrânio Torres realizaram estágio.

Em Salvador, no fim da década de 1940, existiam três grupos de anestesiologistas: Milton Luz e Jaime Gordilho; Menandro A. Leão de Faria e Eduardo Araújo; e Walter Vianna e Afrânio Torres.

Milton Luz estagiou com Ralph Waters na Universidade de Wisconsin, nos Estados Unidos. Publicou em 30 de julho de 1943, na revista Comemorando Meio Século de Atividade do Hospital Santa Izabel, o trabalho Resultado Clínico Obtido em 300 Anestesias com Ciclopropano. Esse anestésico havia sido introduzido por Lucas e Henderson. Na mesma revista, Jaime Gordilho apresentou o trabalho Anestesia Intravenosa pelo Tionembutal, que havia sido utilizado pela primeira vez, em 1934, por Lundy na Clínica Mayo, nos Estados Unidos. Jaime Gordilho faleceu precocemente, ainda naquela década. Merece registro o fato de o Hospital Santa Izabel, situado no Bairro de Nazaré, em Salvador, ter sido inaugurado em 30 de julho de 1893. Antes, o Hospital da Irmandade da Misericórdia funcionava no Terreiro de Jesus, no antigo Colégio dos Jesuítas, onde também funcionou o Hospital Militar até 1832.

Menandro A. Leão de Faria fez especialização na Inglaterra, enquanto Eduardo Araújo Filho, o outro membro da equipe, fê-lo em São Paulo. Ambos tiveram atuação marcante na vida médica baiana, não apenas como anestesiologistas, mas também como dirigentes de órgãos de classe. Foram fundadores do Serviço de Anestesia de Salvador (SAS), congregando a grande maioria dos anestesiologistas radicados em Salvador e que, posteriormente, transformou-se em cooperativa. Menandro apresentou, em 4 de julho de 1955, a tese inaugural Anestesia em Tisiocirurgia, versando sobre observações clínicas em 156 anestesias. Usou nos pacientes o "coquetel lítico de Laborit e Huguenard", ou tiopental, succinilcolina, ciclopropano e curare (Intocostrin®). Ainda em 1960, apresentou, nos Arquivos do Instituto Brasileiro de Investigação da Tuberculose o trabalho Aspectos Singulares da Anestesia em Cirurgia da Tuberculose Pulmonar, no qual fez uma apreciação sobre as vantagens do uso do curare para intubação seletiva brônquica.

Walter Vianna e Afrânio Torres realizaram estágio com Patury e retornaram a Salvador. Vianna chefiou o Serviço de Anestesiologia do Hospital das Clínicas (Universidade Federal da Bahia – UFBA) e especializou-se em Richmond, Virginia, Estados Unidos. Torres foi chefe da anestesiologia na Maternidade Climério de Oliveira. Ambos foram grandes incentivadores dos bloqueios regionais em obstetrícia.

Alfredo da Rosa Boureau, no início da década de 1950, era o mais antigo anestesiologista de Salvador e merece admiração pelo espírito classista de que era dotado. Quando da criação do SAS, os profissionais que o integravam resolveram não aceitar empregos dos institutos de previdência, e Boureau demitiu-se do emprego que ocupava em um dos institutos para não prejudicar os interesses da classe.

Em 1951, Renato Valadares de Carvalho e Valdir Cavalcanti Medrado, ainda no sexto ano do curso médico, foram convidados pelos componentes do grupo de Afrânio, Walter, Menandro e Eduardo para serem anestesiologistas. Aceitaram o convite e iniciaram o treinamento. Em 1952, foram nomeados médicos anestesiologistas da Maternidade Nita Costa, da Secretaria de Saúde do Estado da Bahia. Naquela mesma ocasião, Valdir Cavalcanti Medrado foi nomeado anestesiologista do Hospital Prof. Edgard Santos, inaugurado em 1949. O serviço de anestesiologia do referido hospital era então constituído por Walter Vianna, Osano Barbosa e Valdir Cavalcanti Medrado. Mais tarde foi admitido Carlindo Barbosa, que havia treinado com Menandro Faria e Luís Bittencourt.

Edson do Castro Ayres, de saudosa memória por seu caráter exemplar e amor à profissão, estagiou em 1952 no Serviço de Anestesiologia do Hospital das Clínicas da Universidade de São Paulo (USP). Retornando a Salvador, foi nomeado anestesiologista do Hospital Santa Teresinha, na época o único hospital para tuberculosos em Salvador.

Não se pode deixar de registrar as dificuldades que os anestesiologistas enfrentavam no exercício da especialidade. Nos hospitais não havia oxigênio nem meios de ventilação artificial. Os primeiros aparelhos, na década de 1940 e início da de 1950, eram de propriedade dos anestesiologistas, e estes os transportavam para os hospitais onde se realizavam as cirurgias. Eram portáteis, em geral das marcas Foregger e McKesson. Mas também havia que transportar os cilindros de oxigênio, ciclopropano, óxido nitroso e etileno. Os de oxigênio eram abastecidos nas residências dos anestesiologistas. A grande preocupação era que faltasse gás durante uma cirurgia prolongada. Serviços privados de oxigenoterapia davam assistência instalando tendas de oxigênio e incubadoras para neonatos, tanto nos hospitais como em residências.

Em 1953, por indicação de Jorge Augusto Novis, Valdir Cavalcanti Medrado foi nomeado professor honorário de fisiologia da Faculdade de Medicina da UFBA e, posteriormente, da Escola Baiana de Medicina. Em 1957, participou do curso Classical Physiology with Modern Instrumentation na Baylor University, em Houston, Estados Unidos. Após o curso, foi admitido no programa de residência em anestesiologia do Duke Hospital, da Duke University, Estados Unidos. Retornando a Salvador em fins de 1959, passou a chefiar o Serviço de Anestesiologia do Hospital das Clínicas até março de 1994. Como professor adjunto, coordenou a disciplina de anestesiologia do curso de graduação e chefiou o Centro de Ensino e Treinamento (CET), reconhecido pela Sociedade Brasileira de Anestesiologia (SBA).

Em 1958, foi criada oficialmente, no Hospital Prof. Edgard Santos, por inspiração do professor de clínica médica e filho do titular, Roberto F. Santos, a residência médica, que incluía a disciplina de anestesiologia. Djalma N. Costa foi o primeiro a concluir a residência, em 1959. O Hospital das Clínicas Prof. Edgard Santos e o Hospital Santa Izabel, da Santa Casa de Misericórdia, passaram a ser centros de referência para treinamento na emergente especialidade, a anestesiologia, em Salvador. Muitos dos anestesiologistas que atualmente a exercem na Bahia foram treinados nesses dois serviços, antes mesmo da criação do primeiro CET no estado, que ocorreu em 1967.

Vale referir que outros anestesiologistas foram treinados em São Paulo nos Serviços de Kentaro Takaoka e Alberto Caputo; em Ribeirão Preto, com José Roberto Nociti; em Brasília, com Zairo Vieira; e no Rio de Janeiro, com Bento V. Gonçalves. Entre eles, merecem atenção José Abelardo Meneses, Eliomar Santana Trindade, Ivo Antônio Amado dos Santos, Maria José Pedreira Ramalho, Maria Lucia Bonfim Arbex e Aurino Lacerda Gusmão, pelo papel desempenhado na pós-graduação em anestesiologia e por sua atividade em órgãos de classe.

Com Valdir Cavalcanti Medrado, quase três centenas de anestesiologistas fizeram formação, sendo alguns exemplos não apenas no campo assistencial e de ensino, mas também nas associações de classe: Oliveiros Guanais, Altamirando Santana, Leopoldo Alves Ribeiro, Luciano Santos Garrido, Antônio Argolo Sampaio Filho, Roberto Rochael da Rocha Alcântara, Carlos Eduardo A. de Araújo e outros.

Em 1965, Valdir Cavalcanti Medrado foi agraciado com uma bolsa por C.R. Stephen, chefe do Departamento de Anestesiologia do Duke Hospital. Durante um ano realizou trabalhos experimentais em cães sobre choque hemorrágico gradual, uso de cetamina (CI 581), efeitos da atropina nos gases sanguíneos, anestesia pela mistura azeotrópica flúor-éter e alterações dos gases sanguíneos na indução anestésica. Visitando o Serviço de Anestesiologia do New York Hospital, encontrou Joseph Artusio, que lhe forneceu alguns frascos de metoxiflurano. De volta ao Brasil, realizou estudos com esse fármaco no Hospital Prof. Edgard Santos.

Com a abertura do Hospital Prof. Roberto Santos, foi criado o segundo CET da Bahia, chefiado, por algum tempo, por Ivo Amado e, posteriormente, por Eliomar Santana Trindade. Com a inauguração do Hospital São Rafael, foi possível a abertura do terceiro CET do estado. Esse hospital mantém convênio com a UFBA e constitui novo polo universitário.

A partir de 1950, a SBA passou a estimular a criação das sociedades regionais, e em 28 de fevereiro de 1953 foi fundada a seção regional da Bahia em uma assembleia realizada no Hospital das Clínicas da UFBA. A primeira diretoria eleita e imediatamente empossada foi constituída por Milton Luz (presidente), Eduardo Araújo (secretário), Afrânio Torres (tesoureiro) e Walter Vianna (bibliotecário). Ainda em 1953, a recém-criada regional da Bahia (Sociedade de Anestesiologia da Bahia – SAB) ocupou o primeiro cargo na diretoria da SBA, com Milton Luz na função de diretor da Revista Brasileira de Anestesiologia. A primeira sessão ordinária da regional aconteceu em 15 de julho de 1953, e a primeira sessão científica teve como palestrante Hélio Ramos, com o tema Tratamento do Choque.

Em 16 de outubro de 1954, foi fundado o Serviço de Anestesia de Salvador Ltda. (SAS), com a finalidade de congregar os interesses econômicos dos anestesiologistas da época, o qual, por muitos anos, representou a unidade e a força dos especialistas da cidade. Os convênios compradores de serviços tinham de tratar diretamente com o SAS e realizar os pagamentos dos honorários de acordo com a tabela elaborada pelo serviço. O SAS foi, provavelmente, o embrião para a futura criação da Cooperativa de Médicos Anestesiologistas (Coopanest) anos mais tarde e serviu inclusive de modelo de cobrança de honorários para outras regionais do Brasil.

Em 1953, existiam no Brasil oito serviços que ofereciam treinamento na especialidade sob chancela da SBA, entre eles o serviço do Pronto-Socorro de Salvador, que oferecia seis vagas, chefiado por Milton Luz.

De 27 de novembro a 3 de dezembro de 1955, foi realizado, em Salvador, o II Congresso Brasileiro de Anestesiologia (FIG. 2.5.1), com o tema Ventilação Pulmonar/Relaxantes Musculares, o qual teve como presidente Menandro de Farias.

Em 1958, foi criada oficialmente, no Hospital das Clínicas, a residência médica baseada no programa desenvolvido pela SBA em 1955, ficando aos cuidados de Valdir Cavalcanti Medrado, tendo como seu primeiro residente Djalma Neves Costa. Mais tarde, em 1967, esse serviço passou a se denominar Centro de Ensino e Treinamento da SBA, hoje sob a responsabilidade de Luciano Garrido. Na atualidade, a Bahia possui mais quatro CETs: Hospital São Rafael (sob a responsabilidade de Rodrigo Leal), Hospital Santo Antonio (sob a responsabilidade de Vera

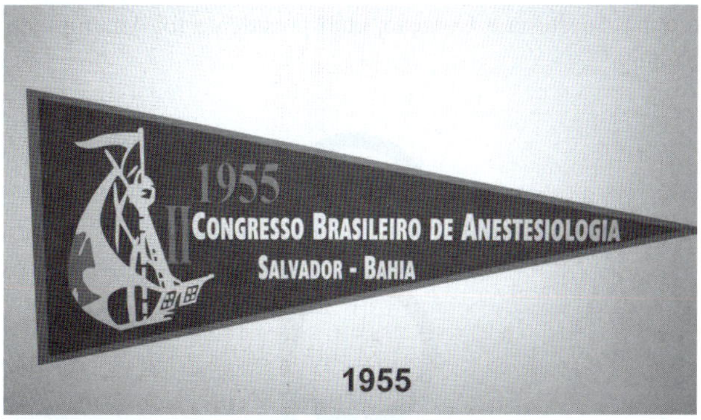


**FIGURA 2.5.1** Flâmula do II Congresso Brasileiro de Anestesiologia, realizado em 1955 na Bahia.

Azevedo), Hospital Santa Izabel (sob a responsabilidade de Jedson Nascimento) e Hospital Roberto Santos (sob a responsabilidade de Ricardo Azevedo). No total, esses CETs formam aproximadamente 30 novos especialistas por ano.

Em 1962, foi realizado, em Salvador, o IX Congresso Brasileiro de Anestesiologia, com o tema Rendimento Cardíaco em Anestesia, tendo como presidente Walter Vianna

Em 1966, confirmando a vocação associativista do anestesiologista baiano, foi fundado o grupo Clínica de Anestesia de Salvador (CAS), ainda hoje o maior grupo em atividade na cidade. Após este, foram criados vários outros, como Grupo Particular de Anestesia (GPA), Grupo de Anestesiologia da Bahia (GABA), Anestesiologistas de Salvador (ATS), Clínica de Anestesia da Bahia (CAB) e Serviço de Anestesiologia e Dor (SAND). Em 1969, foi criada a primeira logomarca da então Sociedade de Anestesiologia da Bahia (SAB), que pode ser vista na **FIGURA 2.5.2**.

Em 1973, Valdir Cavalcanti Medrado foi empossado presidente da SBA, tendo sido o primeiro sócio da regional da Bahia a assumir tal cargo. De 19 a 24 de outubro de 1975, foi realizado em Salvador o XXII Congresso Brasileiro de Anestesiologia, com o tema Rim, Fígado, Sistema Nervoso Central, Sistema Cardiovascular, tendo como presidente Oliveiros Guanais.

A partir de 1976, a Sociedade de Anestesiologia da Bahia passou a se chamar Sociedade de Anestesiologia do Estado da Bahia (SAEB), quando começou a usar a nova logomarca, que se mantém atualmente.

Em 1977, fruto de um trabalho com as demais regionais do norte e nordeste, foi realizada em Salvador a I Jornada Norte-Nordeste de Anestesiologia (JONNA), evento que se tornou, mais tarde, jornada oficial da SBA. Em 1982, foi empossado o segundo presidente da SBA sócio da SAEB, Altamirando Lima de Santana.

Em 2 de julho de 1985 foi fundada a Cooperativa dos Anestesistas de Salvador (COPAS), que, posteriormente, com a admissão dos membros do SAS, foi transformada, um ano mais tarde, na Coopanest-BA. Sua primeira diretoria era composta por Roque José Archanjo dos Santos (presidente), Carlos Eduardo Araújo Filho (vice-presidente), José Manoel da Silva Correia (secretário-geral), Murilo Pedreira Neves (primeiro secretário), Leopoldo Alves Ribeiro (segundo secretário), Djalma Neves Costa (primeiro tesoureiro) e Altamirando Lima de Santana (segundo tesoureiro).

Em 20 a 25 de outubro de 1985, foi realizado, em Salvador, o XXXII Congresso Brasileiro de Anestesiologia, com o tema Anestesia e Coração, cujo presidente foi Altamirando Santana.

**FIGURA 2.5.2** Primeira logomarca da Sociedade de Anestesiologia da Bahia (SAB).

No ano de 1986, entre 19 e 21 de setembro, foi realizada, na cidade de Feira de Santana, a I Jornada de Anestesiologia da Bahia, hoje a tradicional JORBA, na gestão de Altamirando Santana.

Em 1988, realizou-se em Salvador um evento científico em comemoração aos 30 anos do CET/SBA do Hospital Universitário Prof. Edgard Santos, na época sob responsabilidade de Valdir Cavalcanti Medrado.

Em 1995, foi empossado Paulo Cézar Medauar Reis, presidente da SBA, o sócio da SAEB a ocupar a distinta posição. O 42º Congresso Brasileiro de Anestesiologia e o 5º Congresso Luso-Brasileiro de Anestesiologia foram realizados em Salvador, de 29 de outubro a 3 de novembro de 1995, com o tema Novos Conceitos, contando com a presidência de José Abelardo Menezes.

Com o crescimento em tamanho e importância da JORBA, esta perdeu o seu caráter itinerante entre as cidades baianas e passou a ser realizada apenas em Salvador. Em decorrência disso, foi criado em 1996, na gestão de Aurino Lacerda Gusmão, o Encontro de Anestesiologia do Interior (ENAI), com o propósito de ser itinerante entre as principais cidades do interior baiano e com o objetivo de reciclar, aprimorar e congregar os anestesiologistas interioranos. O primeiro encontro foi realizado na cidade de Vitória da Conquista.

Em 1998, foi eleita Maria Lúcia Bonfim Arbex, a primeira mulher presidente da SAEB. Em 2003, sob a presidência de Jucinalva Costa, aconteceram os festejos do jubileu da SAEB, quando foram entregues medalhas alusivas à data para todos os seus ex-presidentes. Também foi prestada uma homenagem a Yeda Pontes, primeira anestesiologista mulher no estado.

Em 2009, foi realizado em Salvador o 56º Congresso Brasileiro de Anestesiologia, com o tema Anestesia e Arte, sob a presidência de Adhemar Chagas Valverde.

A SAEB atualmente é presidida por Vera Fernandes Azevedo e congrega 715 sócios, sendo que estão com suas situações regularizadas 406 sócios ativos, 22 sócios adjuntos, 85 sócios aspirantes e 37 sócios remidos. Esta regional também possui sócios honorários, a saber: Alfredo Rosa Boureau, Altamirando Lima de Santana, Oliveiros Guanais de Aguiar, Paulo Cézar Medauar Reis, Roberto Rochael da Rocha Alcântara, Valdir Cavalcanti Medrado, Walter Vianna, Renato Valadares de Carvalho, Maria Ângela Tardeli e José Abelardo Garcia de Menezes, além de sócios beneméritos: Antonio Leite Oliva Filho, Douglas Flávio Porsani, Gabriel Tannus, Jorge Ronaldo Moll, Luiz Antonio Vane, Maria Luiza Alves, Mário José da Conceição, Raimundo Rebuglio, Sylvio Valença de Lemos Neto, Teresa Cristina Rocha B. Coelho e Isaias Gonçalves.

A SAEB, hoje, realiza o curso integrado dos CETs que ocorre durante todo o ano, organiza os eventos científicos JORBA e ENAI e produz a revista informativa Bahianest trimestralmente. Durante todos os anos de existência, a SAEB peregrinou por várias sedes na cidade de Salvador, desde a primeira em uma sala cedida pelo professor Aristides Novis, no Hospital Santa Izabel, até adquirir, em sua sexta sede, um imóvel próprio na Avenida Sete de Setembro, no Edifício Fundação Politécnica. A atual sede da SAEB é própria e encontra-se localizada na Avenida Garibaldi, no térreo do Centro Médico Empresarial.

No ano de 2016, a Coopanest-BA completou 30 anos exercendo sua atividade de congregar a cobrança de honorários junto aos convênios e demais compradores de serviços médicos anestesiológicos com grande eficiência. Atualmente, é uma das que possuem maior movimentação financeira entre as várias Coopanest do Brasil. Tem como presidente atual Carlos Eduardo Araújo, enquanto outro colega baiano, Hugo Heckner Dantas, tesoureiro da Coopanest-BA, é também o atual presidente da Federação Brasileira das Cooperativas de Anestesiologistas (Febracan).

Foi possível observar, neste breve relato, a evolução histórica da anestesiologia baiana *pari passu* com a anestesiologia brasileira e mundial. A Bahia encontra-se pronta para os novos desafios que, com certeza, virão para a especialidade.

## 2.6 MINAS GERAIS*

Leonor Horta de Figueiredo
Jaci Custódio Jorge
Michelle Nacur Lorentz
Thadeu Pereira de Figueiredo (*in memoriam*)

Os primeiros dados referentes ao desenvolvimento da anestesiologia em Minas Gerais foram encontrados em Juiz de Fora, em relatórios datados de 1896. Por aquela ocasião, as cirurgias eram praticadas pelo cirurgião Hermenegildo Villaça, na Santa Casa de Misericórdia, sendo anestesiologista o próprio cirurgião, que, além da anestesia local, utilizava a anestesia geral com cloreto de etila. O primeiro médico em Juiz de Fora que se dedicou à anestesiologia foi Alberto Andrés, que fazia uso do cloreto de etila e posteriormente do éter em máscaras de Yankauer e Ombrédanne.

A primeira anestesia geral realizada em Belo Horizonte ocorreu no Hospital da Santa Casa de Misericórdia, na Clínica do professor Hugo Werneck, em 12 de junho de 1907. Naquela época, a anestesia era realizada por uma enfermeira ou até mesmo por um auxiliar, que trabalhava sob a orientação do cirurgião. Na primeira anestesia geral registrada em Belo Horizonte, foi utilizado clorofórmio gotejado em máscara de arame recoberta por flanela. Mais tarde, esta foi substituída pela máscara de Bier e depois pela de Tuffier. Hugo Werneck foi quem introduziu a anestesia com clorofórmio em Minas Gerais.

Em 26 de agosto de 1908, Hugo Werneck passou a usar uma mistura de éter com clorofórmio para anestesia geral. Naquela ocasião, o cloreto de etila também era usado, aplicado em compressas colocadas no nariz do paciente ou por *spray,* em casos de anestesia local. Foi também Hugo Werneck quem, em 1908, realizou a primeira raquianestesia em Belo Horizonte, usando agulha de Bier e estovaína.

Em 1918, o Hospital Militar de Belo Horizonte adquiriu o aparelho Roth Drägger, no qual era usado clorofórmio e éter. A primeira anestesia em que se utilizou esse aparelho foi realizada por Olyntho Meirelles. No mesmo ano, o professor Borges da Costa trouxe a máscara de Ombrédanne da França,

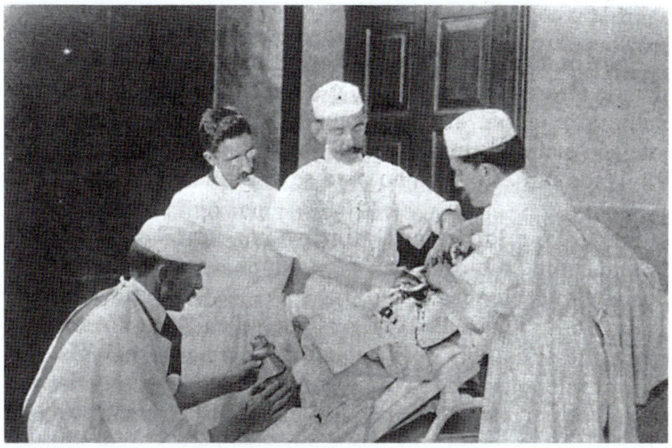

**FIGURA 2.6.1** Anestesia praticada com máscara de Ombrédanne por José Felicíssimo, na década de 1920, na Santa Casa de Misericórdia de Belo Horizonte. Os cirurgiões são o professor Hugo Werneck e Olyntho Meirelles.

largamente usada na Santa Casa de Misericórdia de Belo Horizonte até 1946 (**FIG. 2.6.1**), e, no interior do Estado, até a década de 1960.

Em 19 de maio de 1922, tendo regressado da Alemanha, José Camilo de Castro e Silva introduziu a anestesia parassacral, usando protococaína a 5% (Merck), na Clínica de Ginecologia da Santa Casa de Misericórdia de Belo Horizonte. Ainda em 1922, o professor da Faculdade de Medicina de Minas Gerais Ildeu Duarte trouxe de Boston o aparelho de anestesia Junker, que consistia em um fole de pé para insuflar ar em um vaporizador de éter, o qual ficava dentro de um recipiente de água fervente, para facilitar a evaporação do éter. Esse aparelho foi usado durante algum tempo por José Felicíssimo na Clínica de Otorrinolaringologia da Faculdade de Medicina, sendo aos poucos abandonado pela falta de médicos que desejassem se dedicar à anestesiologia e também por seus inconvenientes: aumentava a hemorragia, e a evaporação do éter enchia a sala de vapores, anestesiando, além do paciente, todos os demais presentes (**FIG. 2.6.2**).

Entre os anos de 1922 e 1928, usou-se, para anestesia, na Clínica de Otorrinolaringologia, o tubo endotraqueal de Kuhn-Halle, provido de um funil recoberto por flanela, onde era

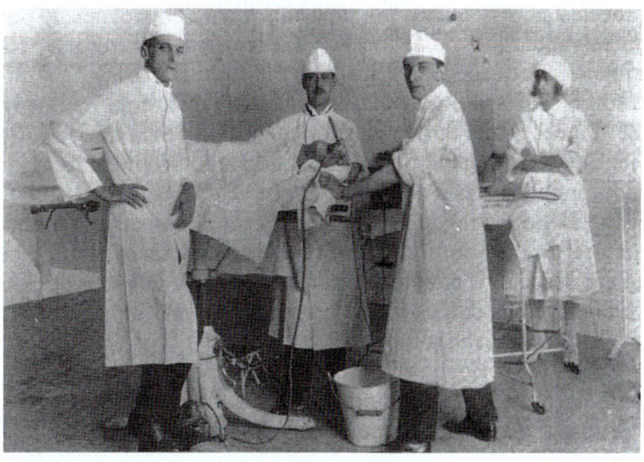

**FIGURA 2.6.2** Esofagoscopia realizada em 1922, na Santa Casa de Misericórdia de Belo Horizonte. O anestesiologista foi José Felicíssimo, que utilizou um aparelho Junker (ver fole de pé).

*Nota dos autores da primeira edição: os dados deste trabalho foram obtidos nos arquivos das Santas Casas da Misericórdia de Belo Horizonte e de Juiz de Fora, como livros de registros, atas de reuniões, fichários, além de depoimentos pessoais. Os dados referentes ao desenvolvimento da anestesiologia na Santa Casa de Misericórdia de Juiz de Fora foram compilados por Itagyba Martins Miranda Chaves.

gotejado o clorofórmio. Ao lado do funil havia uma saída onde era ligado um estetoscópio para se controlar a respiração do paciente.

Em 1923, o professor Dorinato Lima introduziu a técnica da raquianestesia alta (suboccipital) para vários tipos de cirurgia, inclusive tireoidectomias.

Em 16 de junho de 1929, realizou-se, na Santa Casa, a primeira anestesia feita com balsofórmio, uma mistura de éter, clorofórmio, cloreto de etila e gomenol. Conta-se que, na primeira vez em que se empregou o balsofórmio, a anestesia foi feita pelo próprio representante comercial. O silêncio abdominal era tão completo e a anestesia tão tranquila, que o cirurgião, elogiando o anestesiologista e o fármaco empregado, disse: “A anestesia está tão boa que o paciente parece estar morto”. Quando foram verificar, o paciente estava realmente morto.

Ainda em 1929, o professor da Faculdade de Medicina, Rivadávia Herbster Gusmão, deu novo impulso ao emprego da anestesia subaracnóidea, usando a escurocaína pela primeira vez em Belo Horizonte.

No período compreendido entre 1916 e 1936, segundo relatórios feitos pelo professor Jaime Werneck, foram realizadas, na Santa Casa de Misericórdia de Belo Horizonte, as seguintes anestesias: 1.840 anestesias com clorofórmio; 1.383 anestesias com éter; 1.381 anestesias subaracnóideas; 199 anestesias com balsofórmio; 128 anestesias com mistura de éter e clorofórmio; 54 anestesias com éter e clorofórmio, usando-se o aparelho de Roth Drägger; e 3 anestesias com cloreto de etila.

Em 1934, o professor da Faculdade de Medicina Silva de Assis regressou de um estágio na Alemanha, onde aprendeu a técnica de anestesia peridural com o professor Dogliotti, na Clínica Von Lichtenberg. Naquele ano, Silva de Assis realizou a primeira anestesia com a técnica peridural na Clínica da Faculdade de Medicina e, até 1939, registrou 300 casos sem acidentes fatais.

Em abril de 1937, a Revista Brasileira de Ginecologia e Obstetrícia publicou um artigo de autoria do professor Lucas Monteiro Machado intitulado A Raquianestesia em Clínica Ginecológica, onde relatava 32 casos de raquianestesia em cesarianas, com dois óbitos. Como chefe da Clínica, suspendeu tal procedimento em razão do alto índice de mortalidade. A raquianestesia para cesariana só voltou a ser praticada em maio de 1954, por Raul Costa Filho e, de acordo com os livros de registro da Santa Casa, continuou a ser usada com técnicas mais delicadas e novas substâncias anestésicas, com bons resultados.

Em 1941, a convite do professor J. Bolivar Drumond, cirurgião do Hospital Militar, o professor Mário d’Almeida, do Rio de Janeiro, esteve em Belo Horizonte, onde fez uma demonstração de anestesia geral usando o aparelho McKesson com emprego de gases anestésicos. Ainda em 1941, Antônio Ubaldo Santos Pena fez um curso com o professor Mario d’Almeida, trazendo, ao regressar, um aparelho McKesson para a Santa Casa de Misericórdia de Belo Horizonte. Em 1942, um aparelho S.S.White com adaptação McKesson foi usado pela primeira vez no Hospital São José, por Euclides Motta.

Até 1946, não havia, nos hospitais de Belo Horizonte, nenhum serviço organizado exclusivamente para a prática da anestesia. As anestesias, em grande parte, continuavam sendo conduzidas por cirurgiões, acadêmicos, enfermeiros e auxiliares. Os anestesiologistas especializados praticavam anestesias nos diversos hospitais da cidade, atendendo a chamados dos cirurgiões, em casos especiais.

Em 1946, sendo provedor da Santa Casa José Maria de Alckmin, e Antônio de Melo Alvarenga seu diretor clínico, foi criado o Serviço de Anestesiologia da Santa Casa, tendo sido nomeado chefe de serviço Thadeu Pereira de Figueiredo, até então assistente da Clínica Cirúrgica. Naquele mesmo ano, Thadeu Pereira de Figueiredo seguiu para os Estados Unidos, onde fez residência completa de anestesiologia, sob direção de Stuart C. Cullen, no Iowa University Hospital, em Iowa City. Durante a ausência de Thadeu, o Serviço de Anestesiologia da Santa Casa ficou sob a coordenação de Antônio Ubaldo Santos Pena e de José de Lima Drummond.

Em 1947, José de Lima Drummond foi também nomeado anestesiologista do Hospital Militar, sendo o primeiro anestesiologista em tempo integral de Belo Horizonte. José de Lima Drummond foi um dos impulsionadores da anestesiologia em Minas Gerais, até que a morte prematura veio tragicamente interromper sua brilhante carreira em junho de 1951, quando, aos 30 anos, foi vítima de poliomielite, em consequência da contaminação por pacientes por ele assistidos.

Em 1948, Olavo Martins da Costa, após estágio no Hospital Central do Exército no Rio de Janeiro, introduziu, em Juiz de Fora, a prática da anestesiologia moderna. Em 1949, Martins da Costa apresentou à Academia Brasileira de Medicina Militar o trabalho Curares e Curarizantes Sintéticos em Anestesia Geral.

Ao regressar dos Estados Unidos, em 1948, Thadeu Pereira de Figueiredo reassumiu a chefia do Serviço de Anestesiologia da Santa Casa de Misericórdia. Nesse mesmo ano, fez a primeira anestesia com intubação endotraqueal em Belo Horizonte. Em 12 de agosto de 1949, foi feita a primeira craniotomia sob anestesia geral. Ainda em 1949, foi organizado o Serviço de Anestesia do Hospital da Previdência dos Servidores do Estado de Minas Gerais, tendo como chefe José David de Almeida.

Em 1950, o Serviço de Anestesiologia da Santa Casa passou a oferecer treinamento para médicos e interessados na especialidade. Em 27 de junho de 1950, Leonor Horta de Figueiredo foi nomeada oficialmente a primeira assistente de anestesia da Santa Casa de Misericórdia, e, mais tarde, em 1951, foram nomeados os seguintes assistentes: Joaquim Duarte, Pedro Cardoso, Fernando Ferreira, Milton Pimenta e Raul Costa Filho.

Em 1951, foi realizada a primeira anestesia para cirurgia com tórax aberto e respiração controlada para pneumectomia por Raul Costa Filho e Joaquim Duarte, sendo Bayard Contijo o cirurgião. Nesse ano, foram criados os serviços de anestesia dos hospitais Vera Cruz e Felício Rocho, tendo como respectivos chefes Petrônio Boechat e Ciro Canaan.

Em 1953, a anestesiologia se tornou especialidade no Brasil com a regulamentação pela Sociedade Brasileira de Anestesiologia (SBA). A ideia de fazer da anestesiologia uma especialidade médica nasceu em Belo Horizonte, em 1953, na Terceira Assembleia Geral, sendo presidente da SBA Rodrigues Alves, um dos maiores defensores da ideia da obtenção do título por meio de concurso. Em13 de fevereiro daquele ano, criou-se o Departamento de Anestesiologia da Associação Médica de Minas Gerais, com a posse da primeira diretoria: Antônio Ubaldo Santos Pena (presidente), Euclides Mota (vice-presidente), Geraldo Berquó I. Ferreira (primeiro secretário) e João Luiz Fernandes (segundo secretário).

Em 1955, foi criado o Departamento de Anestesiologia da Faculdade de Medicina da Universidade Federal de Minas Gerais (UFMG), sendo nomeado chefe Thadeu Pereira de Figueiredo. Além de organizar o atendimento de pacientes nas diversas clínicas da Faculdade de Medicina, o departamento organizou o ensino de anestesiologia para alunos de 5ª e 6ª séries do curso médico.

Com o apoio da SBA, iniciava-se, em 1956, em Belo Horizonte, o treinamento de médicos em anestesiologia nos hospitais Felício Rocho, São Lucas, Vera Cruz e Casa de Saúde São Marcos, sob a responsabilidade, respectivamente, de Ciro Canaan, Thadeu Pereira de Figueiredo, Petrônio Boechat e Leonardo Cavalieri.

Em 1957, foi realizado, em Porto Alegre, por ocasião do Congresso Brasileiro de Anestesiologia, o primeiro concurso para títulos de especialistas em anestesiologia. Foram aprovados os seguintes médicos mineiros: Geraldo Berquó, Pedro Cardoso, Raul Costa Filho, Thadeu Pereira de Figueiredo e Leonor Horta de Figueiredo, a primeira mulher no Brasil a conquistar o título de Especialista em Anestesiologia pela SBA.

Em 1958, convidado por Thadeu Pereira de Figueiredo, o professor americano Robert Virtue, da Universidade de Denver, visitou Belo Horizonte e fez uma demonstração da técnica de anestesia com hipotermia para cirurgia neurológica, no Hospital São Lucas, filiado à Santa Casa de Misericórdia. Ainda em 1958, Wilson Pavan regressou dos Estados Unidos e associou-se ao serviço de anestesia de Petrônio Boechat, no Hospital Vera Cruz, onde introduziu a técnica de anestesia por hipotermia; dois anos após, realizou-se a primeira cirurgia cardíaca com circulação extracorpórea.

Em 1959, o emprego das válvulas *no-rebreathing* Lewis Leigh, Digby Leigh e Fink era generalizado. Geraldo Berquó, de Belo Horizonte, idealizou um tipo de válvula semelhante à de Fink, que chegou a ser fabricada pela Medicir, mas que não teve grande aceitação.

Em 1960, André Esteves Lima, da Faculdade de Medicina da UFMG, retornou dos Estados Unidos, onde fez residência de cirurgia cardíaca, trazendo consigo a bomba de Lillehei para circulação extracorpórea. Em setembro de 1960, foi realizada a primeira anestesia para cirurgia com circulação extracorpórea em Belo Horizonte, no Hospital das Clínicas da UFMG.

Em novembro de 1962, no Hospital das Clínicas da UFMG, realizou-se um congresso brasileiro de cirurgia cardíaca. Como convidado especial, compareceu o professor Hufanagel, que realizou uma implantação de marca-passo em paciente portador de bloqueio cardíaco congênito, procedimento realizado pela primeira vez no Brasil e que foi assistido pelo professor Zerbini e pelo médico-residente Sérgio de Almeida. O anestesiologista, Raul Costa Filho, que usava o éter como anestésico, advertiu a equipe cirúrgica sobre a impossibilidade de usar o eletrocautério pelo risco de explosão, com o que ela imediatamente concordou. Embora o eletrocautério não estivesse sendo utilizado, o medo da explosão persistiu entre os participantes do procedimento cirúrgico. Assim, quando, durante o ato, um fotógrafo presente acionou o *flash* de sua máquina, houve um sobressalto geral. Felizmente, tudo não passou de um grande susto.

Em 1963, o Serviço de Anestesiologia da Santa Casa foi credenciado como Centro de Ensino e Treinamento pela SBA, oferecendo, no início, seis vagas para médicos. A partir daí, o ensino da anestesiologia ganhou grande impulso. A disciplina de anestesiologia foi oficialmente introduzida nos currículos das escolas médicas em Minas Gerais. Novos Centros de Ensino e Treinamento foram criados. Hoje, Minas Gerais conta com oito Centros de Ensino e Treinamento credenciados pela SBA: Hospital das Clínicas da UFMG (Belo Horizonte), Santa Casa de Misericórdia (Belo Horizonte), Serviço de Anestesiologia da Universidade Federal de Juiz de Fora, Hospital Escola da Faculdade de Medicina do Triângulo Mineiro (Uberaba), Faculdade de Medicina da Universidade Federal de Uberlândia, Serviço de Anestesiologia do Hospital Felício Rocho (Belo Horizonte), Serviço de Anestesiologia da Faculdade de Ciências Médicas (Pouso Alegre) e Hospital São José da Faculdade de Ciências Médicas (Belo Horizonte).

**QUADRO 2.6.1** Sedes próprias da Sociedade de Anestesiologia de Minas Gerais

**Primeira sede (1991)**
Rua dos Timbiras, 1560 – salas 1801 e 1802 – Bairro Lourdes – Belo Horizonte/MG

**Segunda sede (1995)**
Avenida do Contorno, 3861 – salas 701 e 702 – Bairro São Lucas – Belo Horizonte/MG

**Terceira sede (1997) – Atual**
Rua Eduardo Porto, 575 – casa – Bairro Cidade Jardim – Belo Horizonte/MG

Em 17 de março de 1972, foi criada a Sociedade de Anestesiologia de Minas Gerais (SAMG), constituída pela seguinte diretoria: Wilson Luiz Pavan (presidente), Joaquim Pessoa Duarte (vice-presidente), Alberico Salazar Neto (primeiro secretário) e Pedro Paulo Salgado Veiga (tesoureiro). Desde então foram presidentes da SAMG: Joaquim Pessoa Duarte, Pedro Paulo Salgado Veiga, Euler Miguel Fonseca Erse, Celso Homero Santos Oliveira, José Otávio de Carvalho Lopes, Renato Geraldo da Silva Machado, Kleber Costa de Castro Pires, Pedro Alcântara Vilela, Expedito Moreira, Flávio Ribeiro Martins, Jaci Custódio Jorge, Geraldo Teixeira Botrel, Alcebíades Vitor Leal Filho, Ana Maria Vilela Bastos Ferreira, José Mariano Soares de Moraes, Tolomeu Artur Assunção Casali, Mozart Ribeiro, Jaci Custódio Jorge e Michelle Nacur Lorentz. No **QUADRO 2.6.1** estão listadas as sedes próprias da SAMG.

Os Congressos Brasileiros de Anestesiologia (CBA) foram realizados em Minas Gerais nas seguintes datas e locais: 1959 em Belo Horizonte (6º CBA); 1963 em Poços de Caldas (10º CBA); e os demais em Belo Horizonte, a saber: 21º (1974), 31º (1984), 44º (1997) e 59º (2012).

## 2.7 PARANÁ

Farid Sabbag
Antonio Leite Oliva Filho
Ney Regattieri do Nascimento
Roberto Bastos da Serra Freire
Carlos Henrique Jacob (*in memoriam*)
Amadeu Prada Beduschi (*in memoriam*)

A história da anestesiologia no Paraná parece iniciar-se na cidade de Paranaguá, onde o médico alemão Sigmund Weiss, no início do século XX, teria utilizado, pela primeira vez, a cocaína em suas anestesias. Até a década de 1940, as anestesias eram aplicadas, na grande maioria das vezes, pelo próprio cirurgião e, ocasionalmente, por algum assistente de sua equipe e enfermeiros, e consistiam quase sempre na administração de éter ou clorofórmio, progredindo para o balsofórmio (mistura de éter, clorofórmio e gomenol), pelo sistema gota a gota, em máscara aberta (Yankauer), evoluindo posteriormente para o aparelho de Ombrédanne. Alguns cirurgiões se aventuravam na anestesia venosa, utilizando o Evipan® e mais tarde o Nembutal®. Em concomitância com o ato cirúrgico, administravam anestesias locorregionais, com o uso progressivo da cocaína, novocaína e tetracaína. Os obstetras utilizavam clorofórmio e depois tricloroetileno nas analgesias obstétricas.

## Década de 1940

Na década de 1940, a anestesiologia começou a ser pensada como especialidade médica e efetivamente como anestesiologia. Após o término da Segunda Guerra Mundial, médicos militares brasileiros que receberam dos americanos conhecimento especializado de anestesia foram os principais responsáveis pela introdução do interesse na nova especialidade no país. O Paraná não foi diferente dos demais estados brasileiros. Nos hospitais de maior clínica cirúrgica (Santa Casa de Misericórdia, Instituto de Medicina e Cirurgia, Casa de Saúde São Francisco, Hospital da Cruz Vermelha Brasileira, Maternidade Victor do Amaral, Hospital de Crianças Cesar Pernetta, Sanatório Médico Cirúrgico do Portão, em Curitiba; e a Santa Casa de Paranaguá, de Londrina, de Jacarezinho, de Ponta Grossa, de Castro, entre outros), alguns médicos passaram a se dedicar com mais afinco a essa nova especialidade, mesmo sem ter uma formação especializada.

Em Curitiba, os profissionais médicos que mais se destacaram ao mostrar maior interesse pela anestesiologia, mesmo atuando em outra especialidade, foram Oswaldo Faria da Costa (cirurgião pediatra), Dante Luiz (cirurgião geral e urologista), Ernani Simas Alves (cirurgião e legista), Moysés Paciornick (ginecologista e obstetra), Antonio Bittencourt de Paula, Alcídio Bortolin, Prince Cunha, Durval Cordeiro, Marcos Merhy, A. Sadi Pizzato, Nivaldo Almeida, Jorge Meyer, Daniel Egg, Ervino Kompatcher (todos cirurgiões) e outros.

Originário da 1ª Cátedra de Clínica Cirúrgica da Faculdade de Medicina do Paraná sob a chefia do professor Mário Braga de Abreu, Heinz Rücker, em 1945, passou a ser o primeiro médico a exercer com exclusividade a anestesiologia em Curitiba, seguido por David Virmond de Lima, originário da 2ª Cátedra de Clínica Cirúrgica do professor João Vieira de Alencar. Eles passaram a realizar a anestesia gasosa (protóxido de azoto, ciclopropano e éter) utilizando aparelhos de anestesia importados (Heidbrink, McKesson, Foregger, Ben Morgan, Emerson, AGA, entre outros). Esses aparelhos permitiam a anestesia inalatória em circuito fechado, sendo o vaporizador de éter e a cal sodada intercalados no circuito (o éter vaporizado por arrasto de superfície). A introdução dos aparelhos representou o início incipiente da especialidade, pois eram utilizados apenas por médicos. Acompanhavam os aparelhos um conjunto de laringoscópio com três lâminas retas e sondas traqueais de goma sem balonete. Rücker foi o pioneiro no Paraná na utilização do curare e na intubação traqueal, tendo publicado em 1947 um trabalho sobre o uso do condrocurare. Rücker e David se constituíram no polo de atração para a formação dos novos especialistas: acadêmicos de medicina e médicos recém-formados começaram a se interessar mais pela prática da especialidade, aprendendo a manejar os novos aparelhos, as novas técnicas e os novos fármacos, dominando a anestesia gasosa.

No final da década de 1940 e a partir do início da de 1950, surgiram os primeiros especialistas em anestesiologia no Paraná, profissionais que passaram a frequentar centros de ensino da especialidade, tanto no país quanto no exterior. Amadeu Prada Beduschi é considerado o primeiro especialista em anestesiologia de Curitiba, tendo se formado médico pela Universidade Federal do Paraná (UFPR) em 1948, exercendo anestesiologia desde esse ano, pois no 6º ano já fazia anestesia para cirurgia de tórax no Sanatório Médico Cirúrgico do Portão (de doenças pulmonares) nos pacientes dos cirurgiões João Luiz Bettega e Alceu Santos Almeida, utilizando um aparelho de anestesia Foregger, com sistema vaivém, com absorvedor de dióxido de carbono ($CO_2$) com cal sodada. A indução era feita com oxigênio e ciclopropano, acrescentando éter gradativamente; sob máscaras fixas por presilhas e com cânulas orofaríngeas eram administrados, pelo tempo que se fizesse necessário, oxigênio e éter, este por borbulhamento.

Em 1950, Beduschi estagiou no Hospital de Clínicas de São Paulo com Reynaldo Neves de Figueiredo como chefe do serviço e tendo como instrutores Gil Soares Bairão, Kentaro Takaoka, Alberto Caputo, Antonio Pereira de Almeida, Amador Varella Lorenzo, Carlos Pereira de Magalhães Júnior e Oscar Figueiredo Barreto. Na sua volta a Curitiba, trouxe na bagagem a anestesia peridural, o tionembutal, a novocaína, o curare, a intubação traqueal e a respiração controlada manual, que, associadas à anestesia gasosa com ciclopropano, óxido nitroso e éter, propiciaram uma verdadeira revolução na anestesiologia dessa cidade. Como especialista em anestesiologia, exerceu suas atividades no Sanatório Médico Cirúrgico do Portão e no Hospital São Lucas.

Amadeu Beduschi também foi responsável pela administração do primeiro curso de anestesia geral na Associação dos Estudantes Internos da Faculdade de Medicina do Paraná. Juntamente com Marlus Chesneau Lenz Cesar, Beduschi organizou o Serviço de Anestesia do Hospital São Lucas, possibilitando a formação dos especialistas em anestesiologia Francisco Xavier Beduschi, Iran Bittencourt, Helmut Karl Rebel, João Oswaldo Rivabem, Tito Camargo Bianchini, que passaram a integrar sua equipe, além dos anestesiologistas Farid Sabbag e Mitsi Villanova Menon.

Outros profissionais médicos, demonstrando maior interesse pela especialidade, passaram a frequentar centros de ensino em anestesiologia. Ernani Arzua Pereira, com formação especializada nos Estados Unidos, assumiu a chefia do serviço de anestesia da clínica cirúrgica do professor Mário Braga de Abreu na Santa Casa de Misericórdia de Curitiba em substituição a Heinz Rücker, tendo proporcionado a formação dos anestesiologistas Ney Regattieri do Nascimento, Sebastião Farajala Bacila e José Cássio Cavalcanti de Albuquerque, que passaram a fazer parte de sua equipe, além dos anestesiologistas Fernando Luiz Romão Loureiro e Porcídio D'Otaviano de Castro Vilani.

Armando Obladen, com formação especializada em Buenos Aires, assumiu a chefia do serviço de anestesia da clínica cirúrgica do professor João Vieira de Alencar e passou a exercer suas atividades profissionais na Santa Casa de Misericórdia de Curitiba, na Casa de Saúde São Vicente e na Casa de Saúde São Francisco, tendo possibilitado a formação do anestesiologista Ernani Obladen, que publicou, como interno da Cátedra de Técnica Operatória e Cirurgia Experimental da Faculdade de Medicina da UFPR, o primeiro trabalho sobre anestesia em cirurgia experimental no ano de 1951, bem como dos anestesiologistas Eugen Wagner, Amaury Delavigne Bueno, Osmar Böehler e João Alfredo Duarte, que passaram a integrar sua equipe, além dos anestesiologistas Francisco Antonio de Azevedo, Cleusa Ramos Doria e Antonio Leite Oliva Filho.

Marlus Chesneau Lenz Cesar, com formação no Serviço Médico de Anestesia do Rio de Janeiro, sob a chefia do professor Mário Castro d'Almeida, passou a exercer suas atividades no Hospital São Lucas e no Hospital de Crianças Cesar Pernetta, tendo incluído, em sua equipe, Carlos Henrique Jacob, João Oswaldo Rivabem e Mara Ovande do Amaral.

Armando Lambach, com formação nos Estados Unidos, exerceu suas atividades no Hospital da Cruz Vermelha, no Hospital Militar, na Clínica Nossa Senhora do Rosário, no Hospital São Francisco, na Clínica Dr. Antonio Amarante e na Maternidade Victor Ferreira do Amaral, tendo incorporado em sua equipe João Farah, José Antonio Grisoli, Antonio Ruy Bodaczny e Farid Sabbag.

Carlos Henrique Jacob, com formação em Rosário, na Argentina, passou a atuar no Instituto de Medicina e Cirurgia do Paraná, no Hospital São Lucas, na Clínica Nossa Senhora do Rosário e no Hospital Evangélico de Curitiba, propiciando a formação como especialista de José Ephisio Bigarelli, Pedro Napoleão Adam Machado e Adhemar Ribeiro de Campos, que passaram a integrar sua equipe.

Luiz Vasco da Costa Negraes, com formação no Serviço de Anestesia São Paulo, sob a chefia de Kentaro Takaoka, exerceu suas atividades no Hospital de Pronto-Socorro do Cajuru, possibilitando a formação em anestesiologia de Antonio Garibaldino Vieira do Amaral, que passou a fazer parte de sua equipe. Celso Sperandio, também com formação no Serviço de Anestesia São Paulo, sob a chefia de Kentaro Takaoka, exerceu suas atividades no Hospital Nossa Senhora das Graças, proporcionando a formação, como anestesiologista, de Septimia Concheta Sampiere e Sheizi Ono, que integraram sua equipe.

Farid Sabbag, com formação no Hospital São Lucas, sob a chefia de Amadeu Prada Beduschi e Marlus Chesneau Lenz Cesar, iniciou suas atividades como especialista em anestesiologia no Hospital de Crianças Cesar Pernetta e depois no Hospital Infantil Pequeno Príncipe, no Hospital da Cruz Vermelha Brasileira, no Hospital Geral de Curitiba (Militar), na Casa de Saúde São Francisco, na Maternidade Victor do Amaral, na Clínica Dr. Moyses Paciornick, na Clínica Nossa Senhora do Rosário e nas cidades de Paranaguá e Antonina, tendo assumido a chefia do Serviço de Anestesiologia Pediátrica dos Hospitais de Crianças Cesar Pernetta e Infantil Pequeno Príncipe, propiciando a formação de Ewaldo do Carmo Wendler, Oldemar José Verges Bordin, Porcídio D'Otaviano de Castro Vilani, Sérgio Bernardo Tenório e Julio Cesar Sabbag, que foram integrados à equipe. No **QUADRO 2.7.1**, relacionam-se os primeiros especialistas a exercerem a anestesiologia nas cidades do interior paranaense.

**QUADRO 2.7.1** Primeiros especialistas a exercerem a anestesiologia no interior do Paraná

- Adrianópolis: Ariston Santana de Araújo
- Antonina: Jarbas de Oliveira
- Apucarana: Alcides da Silva e Oliveira, João Arrata e Raphael Favorito
- Arapongas: Aristides Antonio José Makovich
- Astorga: José Soares de Azevedo
- Bandeirantes: Oswaldo Antonio Meneguel e Paschoal R. N. Gimenez
- Cambé: Algacyr Ferreira
- Campo Mourão: José Valentim de Araújo
- Cornélio Procópio: Rubens Corzânego
- Foz do Iguaçu: Edir Oliveira da Silva e Marino Rios Seijaz
- Francisco Beltrão: Darby Valente e Walter Alberto Pécoits
- Iporã: Marcus Francisco Barreto Soares
- Jacarezinho: Alberto Ignácio de Souza
- Londrina: Luiz Gonzaga Bortoni, Ennio Montoro, José Antonio de Queiroz, Wolney Rodrigues Wanderley, Wellington Werner, Aloisio Ribeiro Lima, Antonio de Quintal Vasconcelos, José Adauto Teixeira Rocha, Lazaro Dacio Rodrigues, Mario Tadaiti Iria e Rosa Maria Andrade Calland
- Maringá: Alípio Miguel Jaime, Fábio Vilela Pedras, João Celso Lopes Manso da Costa Reis, Nelson Couto de Rezende, Mitsi Villanova Menon, Nilda Nishimura Satake, Sandra Leila Mady Cury e Walter Roberto Benez
- Paranaguá: Beor Rodrigues de Figueiredo e Manoel Rubens Bandolim
- Paranavaí: Shigueru Sonehara e Waldomiro Perez
- Pato Branco: Ivo Caramurú Barvinski
- Ponta Grossa: Corina de Castro Rauli, Eugênio José Bochi, Tetsuo Higashi e Walter Goetz
- Rolândia: Leopoldo Kazua Socjima
- Toledo: Antonio Estorilio e Waldomiro Luiz Rodrigues
- Umuarama: Higashi Yoshii e José Alcindo Gil

## Década de 1950

Os anestesiologistas, já perfeitamente estruturados na especialidade, sentiam a necessidade de se agrupar em uma unidade representativa que pudesse defender seus interesses profissionais, científicos e associativos.

No dia 13 de março de 1953, foi instalado pelo então presidente da Associação Médica do Paraná (AMP), professor Atlantido Borba Cortes, o Departamento de Anestesiologia da AMP, que deu posse à primeira diretoria, eleita por aclamação e assim constituída: Armando Obladen (presidente), Amadeu Prada Beduschi (secretário) e Marlus Chesneau Lenz Cesar (tesoureiro). Um dos primeiros atos da diretoria do Departamento de Anestesiologia foi encaminhar um ofício à Sociedade Brasileira de Anestesiologia (SBA), solicitando a filiação do novo departamento.

Na primeira sessão ordinária do Departamento de Anestesiologia, sob a presidência de Armando Obladen, foram lidos durante o expediente dois ofícios da SBA, o primeiro sobre o II Congresso Latino-Americano de Anestesiologia, e o segundo comunicando a resolução de realizações conjuntas da SBA com suas congêneres regionais. Na ordem do dia, Armando Obladen apresentou o trabalho Progressos da Anestesiologia, abordando o problema desde a sua descoberta até as últimas inovações de ordem técnica e material, graças às quais se deu o aparecimento da anestesiologia como especialidade na medicina moderna.

O Departamento de Anestesiologia, em suas várias gestões, promoveu múltiplas reuniões científicas ao longo do tempo e que contaram com a presença de insignes profissionais do Paraná e de estados vizinhos, tanto da especialidade quanto de outras áreas da medicina. A anestesiologia paranaense, na década de 1950, fortaleceu sua estrutura como especialidade e cresceu, inclusive em nível nacional, em todos os aspectos: científico, profissional e associativo. O efetivo e bom relacionamento com as entidades locais, nacionais e até internacionais, em que eram praticadas a anestesia em particular e a medicina como um todo, foi o fator preponderante desse movimento. A cooperação com a SBA trouxe para o Departamento de Anestesiologia todo o suporte necessário ao desenvolvimento principalmente associativo e científico.

Alguns trabalhos publicados, nessa década, na Revista Médica do Paraná e na Revista Brasileira de Anestesiologia demonstram o envolvimento da anestesiologia paranaense da época com o desenvolvimento da especialidade. Eugen Wagner, Armando Obladen e Ernani Obladen publicaram Hexametileno-Bis-Carbaminoilcolina – Hcc (Imbretil) – um Novo Relaxante Muscular; Armando e Ernani Obladen publicaram Uma Variante da Agulha de Clovson-Gordh; Enio Marçal, cirurgião, publicou A Hibernação Artificial no Tratamento da Encefalopatia Hipertensiva; Ernani Obladen publicou Anestesia em Cirurgia Experimental; Armando e Ernani Obladen publicaram Anestesia Potencializada; Moyses Paciornick, ginecologista e obstetra, publicou a tese de concurso à Docência Livre da Cadeira de Clínica Obstétrica da Faculdade de Medicina da UFPR sobre o tema Da Analgesia Caudal Contínua em Obstetrícia.

Armando Obladen foi o primeiro paranaense a ocupar um cargo na diretoria da SBA, tendo sido eleito segundo secretário em 1955 e participado efetivamente das discussões que definiram o regulamento do Título de Especialista em Anestesiologia (TEA). Teve também atuação destacada nas seguintes questões: reforma de estatutos instituindo a assembleia de representantes, com participação efetiva das filiadas regionais; regulamentação do processo eleitoral, exigindo a participação equitativa das regionais na diretoria; reformulação da função do vice-presidente, que passou a ser o candidato natural à presidência no ano seguinte; criação do conselho consultivo, integrado pelos ex-presidentes da SBA; e definição da inscrição da SBA como sociedade fundadora da Federação Mundial das Sociedades de Anestesiologia.

Os primeiros anestesiologistas paranaenses aprovados nos concursos para obtenção do TEA foram Ennio Montoro, da cidade de Londrina, em 1957, Armando Obladen, Marlus Cesar e Eugen Wagner, em 1959, e Ernani Arzua Pereira, em 1960.

Durante a década de 1950 utilizavam-se, no estado, aparelhos de anestesia importados como o Ohio-Heidbrink, o Foregger, o McKesson, o AGA, o Drägger e o Ben Gordon, por onde eram administrados ciclopropano, óxido nitroso e éter. A crise de aparelhagem, com a dificuldade de importação, obrigou a improvisação de aparelhos, com o aproveitamento de fluxômetros recondicionados de velhos aparelhos, dando início à indústria brasileira de aparelhos de anestesia. Com o problema da pressão negativa solucionado, iniciou-se a difusão da respiração controlada automática. Novos aparelhos passaram a fazer parte do arsenal da especialidade, destacando-se os respiradores Bird Mark 8 e Bennet com ventilação com pressão positiva intermitente (IPPB, do inglês *intermittent positive pressure breathing*). Surgiram as primeiras unidades respiratórias.

Kentaro Takaoka apresentou na época o mais revolucionário de todos os respiradores nacionais, o respirador automático de Takaoka, principalmente pelo seu diminuto tamanho e pela sua facilidade de controle, o qual passou a ser utilizado por quase todos os anestesiologistas paranaenses. Do emprego das técnicas de respiração controlada advieram dois grandes resultados práticos: a difusão dos conhecimentos sobre ventilação pulmonar e a difusão da importância das concentrações dos anestésicos voláteis.

## Década de 1960

Durante a gestão 1960-1961 do Departamento de Anestesiologia da AMP, dirigido por Ernani Obladen como presidente e João Farah como secretário, Curitiba foi sede do VII Congresso Brasileiro de Anestesiologia (CBA), realizado de 6 a 12 de novembro de 1960. A comissão organizadora do VII CBA estava assim constituída: Armando Obladen (presidente), Ennio Montoro (vice-presidente), Marlus C.L. Cesar (primeiro secretário), João Farah (segundo secretário) e Luiz Vasco da Costa Negraes (tesoureiro). Os temas oficiais foram Anestesia para Cirurgia de Tuberculose Pulmonar e Bloqueios Anestésicos, apresentados, respectivamente, por Amadeu Prada Beduschi e Armando Fortuna. Dois simpósios foram realizados concomitantemente sobre os temas Anestesia em Ortopedia e Traumatologia e Anestesia para Cirurgia do Abdômen Superior. Como convidados estrangeiros compareceram Hector Horacio Vasquez de Buenos Aires, Argentina, e Harvey Slocum dos Estados Unidos, que, além de apresentarem trabalhos, fizeram várias demonstrações clínicas nos hospitais da capital. Mais de 200 anestesiologistas brasileiros compareceram a esse congresso.

Em 1961, um importante marco para a medicina em geral e a anestesiologia em particular foi a inauguração do Hospital de Clínicas da UFPR. Sua primeira equipe de anestesiologia era formada por anestesiologistas oriundos de diversos hospitais e de aprendizados em várias escolas, tendo Armando Obladen como primeiro chefe. Essa equipe contava com a participação dos anestesiologistas Ernani Arzua Pereira, Carlos Henrique Jacob, Armando Lambach, Ney Regattieri Nascimento, Sebastião Farajala Bacila, Marlus Chesneau Lenz Cesar, Iran Bittencourt e Ernani Obladen. A partir da inauguração desse hospital e seu efetivo funcionamento, a anestesiologia paranaense passou a contar com o recurso de novas técnicas e com a introdução de novos fármacos, enriquecendo o arsenal terapêutico, além da introdução de novos hábitos de esterilização e higiene, o que viria servir de exemplo para todos os demais hospitais do Paraná.

O Hospital de Clínicas contava, em seu início, com os seguintes aparelhos de anestesia: Drägger modelo Romulus, Foregger modelo Texas, Narcosul e Takaoka. Passou a predominar em anestesia geral a ventilação controlada, feita, em sua grande maioria, com o respirador Takaoka ou Narcosul, mas também com o Spiropulsator (AGA) e o Pulmomat (Drägger), que eram utilizados para ventilação controlada em circuito fechado empregando ciclopropano e éter. No tocante à anestesia regional, o Hospital de Clínicas permitiu o ressurgimento das anestesias condutivas (praticamente abandonadas nos anos de 1950), agora com lidocaína (Xilocaína®) e tetracaína (ampola de 10 mg) produzidas na farmácia do hospital e mepivacaína. Além das anestesias intra e peridurais, passou-se à prática de anestesia caudal em crianças. Desde sua fundação, embora não sendo ainda uma disciplina, o Serviço de Anestesia do Hospital de Clínicas ensinou e treinou centenas de médicos anestesiologistas nas categorias de voluntário, estagiário e residente.

Em 1962, durante reunião do Departamento de Anestesiologia, foi discutido e aprovado o projeto do regimento interno do departamento, e na reunião científica Iran Bittencourt discutiu a experiência sobre Anestesia em Cirurgia Cardíaca com Circulação Extracorpórea, constituindo-se na primeira divulgação deste procedimento anestésico. Armando Obladen expos os temas Honorários Profissionais e Anestesia pela Mistura Azeotrópica.

Em 1963, aparecem os primeiros trabalhos sobre neuroleptoanalgesia e sobre o uso da prilocaína (Citanest®). Ainda em 1963, em reunião do Departamento de Anestesiologia, é reconhecida e aprovada a Portaria DNPS 262/63, que instituía a cobrança dos honorários de anestesia em unidades de serviço (US). Essa foi, sem dúvida, uma das maiores conquistas políticas da SBA, por propiciar uma valorização significativa do ganho dos anestesiologistas e um grande crescimento em razão do interesse pela especialidade, que passou a contar com número cada vez maior de especialistas. Devido a essa grande demanda, os Centros de Ensino e Treinamento (CET) da SBA tornaram-se quantitativamente insuficientes, possibilitando a criação de novos CETs.

Em abril de 1965, o Departamento de Anestesiologia reuniu-se em sessão conjunta com a Sociedade Paranaense de Ginecologia e Obstetrícia, com a presença de Renato Ribeiro, que apresentou dois temas científicos sobre analgesia obstétrica: Narcoaceleração e Anestesia de Condução – Bloqueios; e, em sessão conjunta com o Departamento de Pediatria, apresentou o tema Reanimação do Recém-nascido.

A III Jornada Sul-Brasileira de Anestesiologia (Josulbra) foi realizada em Curitiba de 28 a 31 de julho de 1965 e teve como comissão organizadora Amadeu Beduschi (presidente), Farid Sabbag (secretário executivo), Sebastião Bacila (tesoureiro) e Amaury Bueno (diretor social). Durante a Josulbra foram lançados oficialmente no Paraná novos aparelhos de anestesia de Kentaro Takaoka e, também, o uso do pentrane como anestésico inalatório.

Em março de 1966, o Departamento de Anestesiologia reuniu-se, sob a presidência de Amadeu Beduschi, para aprovar o relatório anual da diretoria de 1965, o nome de um coordenador com a obrigação de organizar as reuniões científicas mensais do departamento, a fundação da Associação das Senhoras dos Anestesistas do Paraná, a fundação da Regional Norte-Paranaense de Anestesiologia, além da reforma dos estatutos.

Em abril de 1966, em reunião do departamento, é aprovada a seguinte Resolução:

> Os anestesiologistas de Curitiba, membros do Departamento de Anestesiologia da Associação Médica do Paraná, regional da Sociedade Brasileira de Anestesiologia, reunidos em Assembleia Geral Extraordinária em 18 de março de 1966, para defesa de seus interesses e do bom nome da especialidade que praticam:
>
> – Considerando que os anestesiologistas de Curitiba são profissionais especializados e como tal devem usufruir das mesmas regalias, direitos e obrigações dos demais profissionais da medicina.
>
> – Considerando que o trabalho do anestesiologista deve beneficiar principalmente ao paciente, sem constituir objeto de exploração comercial por parte dos hospitais onde seus serviços são prestados.
>
> – Considerando que é vedado aos anestesiologistas, pelo Código de Ética da SBA, receber ou pagar remuneração ou porcentagem por serviços profissionais prestados (art. 5º – letra e).
>
> – Considerando que a prática da especialidade ainda vem sendo exercida, em parte de Curitiba, no regime de exploração dos honorários profissionais dos anestesiologistas pelos hospitais, resolvem:
>
> Terminar, por completo e de uma vez por todas, com o regime de dicotomia existente.
>
> Na consequência desta resolução e a partir de 15 de maio de 1966, fica absolutamente vedado aos anestesiologistas conceder qualquer porcentagem dos seus honorários aos hospitais onde prestarem seus serviços, quer a título de comissão por cobrança ou por aluguel pelo uso do material de anestesia.

Em maio de 1966, o Departamento de Anestesiologia reuniu-se com a seguinte programação científica: Amadeu Beduschi apresentou trabalho do grupo de anestesiologistas do Hospital São Lucas sobre Analgesia em Obstetrícia; Jayme Guelmann (obstetra) discorreu sobre Parto Dirigido, preparo psicológico em consultório, escolha das pacientes, uso dos ocitócicos para induzir o parto e uso de xilocaína a 1,5% por anestesia peridural com a utilização de cateter de polietileno; Francisco Beduschi apresentou sua estatística sobre Narcoanalgesia para Parto; Marlus Cesar apresentou material usado na Analgesia de Parto, chamando a atenção para a sua esterilização, para a posição da paciente, técnicas de punção e doses únicas ou fracionadas; Armando Obladen chamou a atenção dos anestesiologistas para o problema dos pacientes prestes a serem operados que vinham sendo tratados ou que já se trataram com corticoides, sugerindo como terapêutica a administração perioperatória dessa substância; e Ney Regattieri Nascimento fez revisão sobre doentes com câncer de seio e ovários, feocromocitoma, síndrome de Cushing e síndrome de Cohn, falando sobre os cuidados pré e perianestésicos com relação aos andrógenos, aos corticoides, à adrenalina e noradrenalina, à regitina e ao cálcio.

Em junho de 1966, o departamento reuniu-se, em conjunto com os pediatras do Hospital de Crianças Cesar Pernetta, para reunião científica versando sobre Estados de Choque: Rubens Silva falou sobre conceito, patogenia e etiologia; Raul Carneiro discorreu sobre Choque por Desidratação Grave; e Farid Sabbag falou sobre Choque e Anestesia Pediátrica. Em setembro de 1966 foi eleita a nova diretoria do Departamento de Anestesiologia para a gestão 1966-1968, assim constituída: Farid Sabbag (presidente), Francisco Xavier Beduschi (secretário) e João Oswaldo Rivabem (tesoureiro).

A inauguração do Hospital Santa Cruz no final do ano de 1966 constituiu também um importante marco na medicina do Paraná, trazendo muitas inovações e grande progresso. O seu luxo e requinte, a sua sofisticação e modernidade e a primorosa escolha de seu corpo clínico tornaram esse hospital o centro das atenções de médicos, população e autoridades. A nova diretoria do departamento, na presidência de Farid Sabbag, e pela especial deferência dos diretores Hamilton Calderari Leal e Affonso Meireles Ennes, utilizou o Hospital Santa Cruz como ponto de apoio para suas reuniões tanto associativas como científicas. Várias foram as reuniões científicas realizadas e que contaram com a presença de insignes anestesiologistas do Paraná e de outros estados: Kentaro Takaoka fez o lançamento no Paraná do filtro circular infantil, do vaporizador universal e calibrado, do respirador de fole (Sanfonoca), do sistema de inalação sem refluxo KT 5 e de mesas de anestesia equipadas; Alberto Caputo falou sobre sistemas de inalação e anestesia para neurocirurgia; Rubens Lizandro Nicoletti discorreu sobre hipotermia em anestesiologia; Armando Fortuna abordou os bloqueios anestésicos e relaxantes musculares; e Italo Rodrigues tratou da anestesia pediátrica.

À época, sentia-se a necessidade premente de expansão do Departamento de Anestesiologia, englobando inclusive os especialistas do interior do estado. Surgiu então a ideia de transformá-lo em sociedade com abrangência em todo o estado e com a participação de todos. Sob a forma de Sociedade Paranaense de Anestesiologia (SPA), foi fundada em 16 de outubro de 1967 uma sociedade civil, por tempo indeterminado, com sede e foro na cidade de Curitiba, estado do Paraná.

A Sociedade Paranaense de Anestesiologia seria a Regional da SBA, respondendo como Departamento da Associação Médica do Paraná, e destinando-se a congregar médicos anestesiologistas do Paraná interessados em fomentar o progresso, o aperfeiçoamento e a difusão da especialidade, defender a ética e os interesses profissionais de seus membros, coordenar toda produção científica estadual relacionada com a especialidade e estimular o aprimoramento profissional, por meio de cursos e congraçamentos científicos. Criou-se o logotipo da SPA, estilizando a árvore típica do Paraná: um pinheiro assentado sobre um triângulo com o vértice para baixo e com a inscrição Sociedade Paranaense de Anestesiologia em cada uma das faces do triângulo.

A primeira diretoria da SPA ficou assim constituída: Farid Sabbag (presidente), Eugênio José Bocchi (vice-presidente), Francisco Xavier Beduschi (primeiro secretário), José Antonio de Queiroz (segundo secretário), Sebastião Farajala Bacila (primeiro tesoureiro), José Celso Manso da Costa Reis (segundo tesoureiro), Adhemar Ribeiro de Campos (primeiro orador), José Valentim de Araújo (segundo orador), e Farid Sabbag, Amadeu Prada Beduschi, Armando Obladen, Ernani Arzua Pereira e Marlus Chesneau Lenz Cesar no conselho consultivo.

Como atividade associativa da SPA, deve-se destacar o trabalho em prol da criação dos CETs no Paraná, tendo sido criados os CETs do Hospital de Clínicas, da Santa Casa de Misericórdia, da Casa de Saúde São Vicente, do Hospital Santa Cruz, da Clínica de Fraturas e Ortopedia, do Hospital Evangélico, todos de Curitiba, e do Hospital Evangélico de Londrina.

Em 1968, Francisco Xavier Beduschi, secretário da SPA, foi eleito diretor da SBA. Farid Sabbag, presidente da SPA, e Francisco Xavier Beduschi foram os representantes paranaenses junto à Comissão de Assuntos Econômicos (CAECO) da SBA. Ainda em 1968, foi instalada a primeira sede da SPA, toda equipada e mobiliada para atender às suas necessidades, em um conjunto alugado na rua São Francisco, 200, 5º andar. A inauguração da nova sede foi revestida de festividade em que foram outorgados títulos de sócios beneméritos a Kentaro Takaoka, José Luiz Guimarães Santos e Mário Arthur Despinoy.

Em junho de 1969, na sede da SPA, realizou-se com grande sucesso e expressivo número de inscritos o curso preparatório para o TEA da SBA. No dia 16 de outubro de 1969, dia do anestesiologista, em assembleia geral da SPA, foram eleitos e empossados os membros da sua diretoria para o mandato de 1970-1971, assim constituída: Francisco Xavier Beduschi (presidente), José Antonio de Queiroz (vice-presidente), João Oswaldo Rivabem (primeiro secretário), Sheizi Ono (segundo secretário), Sebastião Farajala Bacila (primeiro tesoureiro), Fábio Villela Pedras (segundo tesoureiro), José Ephisio Bigarelli (orador) e Farid Sabbag, Francisco Xavier Beduschi, Marlus Chesneau Lenz Cesar, Ernani Arzua Pereira e Armando Obladen no conselho consultivo.

De 19 a 23 de outubro de 1969 realizou-se em Curitiba o XVI CBA. A comissão executiva do XVI CBA estava assim constituída: Farid Sabbag (presidente), José Antonio de Queiroz (vice-presidente), Francisco Xavier Beduschi (secretário geral), Adhemar Ribeiro de Campos (secretário executivo) e Oldemar José Vergès Bordin (secretário adjunto). A comissão científica foi composta por Marlus C.L. Cesar (presidente), Armando Obladen, Ernani Arzua Pereira, Ney Regattieri Nascimento, Wolney Rodrigues Wanderley e Adauto Rocha; a comissão de finanças foi constituída por Sebastião F. Bacila (presidente), João Oswaldo Rivabem, Sheisi Ono, Helmut Karl Rebel, José Ephisio Bigarelli, Lázaro Dácio Rodrigues e Alipio M. Jaime. A comissão social teve Carlos H. Jacob (presidente), Amadeu Prada Beduschi, José Antonio Grisoli, Luiz Vasco da Costa Negraes, José Cassio Cavalcanti de Alburquerque, Celso Sperandio, José Valentim de Araujo e Raphael Favorito; e a comissão de relações públicas e divulgação teve João Farah (presidente), Amaury D. Bueno, Pedro Napoleão Adam Machado, João Alfredo Duarte, Ernani Obladen, João Celso Costa Reis, Leopoldo K. Sucjima e Nelson Couto de Rezende.

Esse evento foi considerado por muitos anestesiologistas brasileiros como um dos melhores até então realizados, tanto pela sua organização quanto por sua programação científica e social esmeradamente preparadas, e ainda pelas inovações apresentadas em congressos da especialidade. Todos os detalhes de preparação do congresso foram devidamente analisados pelo Program Evaluation and Review Technique (PERT), tanto em termos de preparação quanto de execução, e rigorosamente seguidos pela comissão executiva. Ainda como inovação apresentada, teve-se a transmissão direta por televisão de prática de anestesia peridural durante o curso sobre bloqueios, com Armando Fortuna. Participaram desse evento mais de 600 congressistas, tanto brasileiros quanto estrangeiros. Entre os estrangeiros, contou-se com a presença do Secretário da Federação Mundial das Sociedades de Anestesiologia, Otto Mayrhoffer (Áustria), e de John J. Bonica (Estados Unidos), Olaf Norlander (Suécia), Juergen Stoffregen (Alemanha), Simon Lustgarten e David Andrade Marcano (Venezuela), B.J. Simpson (Inglaterra) e Sthephen N. Steen (Estados Unidos). A programação científica constou de conferências, como as de John J. Bonica (Anestesia e Analgesia Obstétrica e Bloqueios Anestésicos e Terapêuticos), Alberto Caputo (SP) (Anestesia em Neurocirurgia e Hipotermia) e Kentaro Takaoka (SP) (Respiradores Mecânicos).

Também foram realizadas as seguintes mesas-redondas: Tratamento da Dor, com Armando Fortuna (SP) como moderador e John Bonica (Estados Unidos), Antonio Pereira de Almeida (SP), Zairo Vieira (BA) e Italo Rodrigues (ES) como participantes; Anestésicos e Glândulas de Secreção Interna, com Oldemar Bordin (Pr) como moderador e Danilo Duarte (SC), José Affonso Zugliani (RJ), Rubens L. Nicoletti (SP) e Alvaro Eugênio (SP) como participantes; Neuro-farmacofisiologia em Anestesia, com Fernando Bueno Pereira Leitão (SP) como moderador e Francisco Xavier Beduschi (Pr), Francisco Bochart (MG), José Cesar Castro Barreto (GO) e Paulo Cruz Maia (RS) como participantes; Iatrogênese e Anestesia, com Carlos Jacob (PR) como moderador e Paulo Leggerini Pereira (RS), Amador Varela Lorenzo (SP), Renato Saraiva (BA), Adir Mulinari (PR) e José Affonso Zugliani (RJ) como participantes; Pneumopatias e Anestesia, com Renato Ribeiro (RJ) como moderador e José Calazans Maia (RJ), Moacyr Cardoso (SP), Waldir Medrado (BA) e Joaquim de Paula Barreto (SP) como participantes.

Foram ministrados cursos de atualização sobre insuficiência respiratória e inaloterapia. Os participantes foram João Barbas Valente, com Aspectos Fisiopatológicos da Insuficiência Respiratória; Joaquim de Paula Barreto Fonseca, com A Insuficiência Respiratória na Clínica Diária; Kentaro Takaoka, com Aspectos Práticos da Nebulização e suas Técnicas; Armando Fortuna, com Prótese Respiratória a Curto e Longo Prazo e seus Problemas; José Pinto de Araujo, com Terapia Inalatória: Organização e Funcionamento de uma Unidade Ambulatorial; Pedro Zolnerkevic, com Unidade Respiratória com Cuidado Intensivo; Jesse Teixeira, com Avaliação Respiratória do Paciente Cirúrgico; Ary Strachmann, com Seleção de Provas para Avaliação da Função Pulmonar; José Maria Munhoz da Rocha, com Alergia Respiratória; e Paulo Saraiva, com Farmacodinâmica na Insuficiência Respiratória.

Outro curso foi o de insuficiência circulatória, com os seguintes participantes: Rubens L. Nicoletti, com Transfusão Maciça de Sangue; Renato Ribeiro, com Organização e Funcionamento de um CTI; Fernando Bueno P. Leitão, com Choque; e Armando Fortuna, com Equilíbrio Acidobásico. As palestras de atualização foram ministradas por Armando Fortuna, com Novos Agentes em Anestesia Regional; Simon Lustgarten (Venezuela), com Reanimação Respiratória; Alvaro Eugênio, com Drogas Autonômicas; Juergen Stoffaegen (Alemanha), com O Risco Anestésico e Anestesia com Risco; David Andrade Marcano (Venezuela), com Explosões e Incêndios na Sala de Cirurgia; e Stephen N. Steen (Estados Unidos), com Causas de Morte Durante Anestesia. Os filmes apresentados foram de Astra do Brasil (Bloqueios), Johnson & Johnson (Neuroleptoanalgesia com Inoval) e Parke & Davies (Anestesia Dissociativa com Ketalar).

O XVI CBA encerrou com distinção as realizações da SPA na década de 1960.

## Década de 1970

De 15 a 17 de maio de 1970, realizou-se, em Londrina, a VI Josulbra, organizada pela Associação Norte-Paranaense de Anestesiologia, e concomitantemente realizou-se o II Encontro de Presidentes de Regionais da SBA.

O Paraná, que somente havia tido participação na administração da SBA por meio de Armando Obladen como segundo secretário em 1955 e Francisco Xavier Beduschi como diretor em 1969, teve eleito, na Assembleia de Representantes de 1970, Farid Sabbag como vice-presidente, o qual passaria automaticamente a presidente no ano seguinte. Farid Sabbag foi, portanto, na SBA, presidente em 1972, diretor na gestão 1973, presidente da comissão de ética e defesa profissional de 1974 a 1976 e presidente da Assembleia de Representantes em 1975. Foi, ainda, presidente das Sociedades de Anestesiologia dos Povos de Língua Portuguesa de 1971 a 1973. Em 1973, sob a presidência de Amaury Delavigne Bueno na SPA, realizou-se em Curitiba a IX Josulbra.

A gestão da diretoria da SPA para o biênio 1974-1975, sob a presidência de Francisco Xavier Beduschi, enfrentou sérios problemas devido à compra dos Hospitais Santa Cruz e Maternidade do Portão pelo Instituto Nacional de Previdência Social (INPS) e ao interesse em locar serviços médicos, inclusive de anestesia, por meio de firma locadora de serviços. Esse fato trouxe grande intranquilidade a toda a classe médica, fazendo a SPA se mobilizar, inclusive em nível nacional, na busca da manutenção dos direitos adquiridos.

Nessa época, começou-se a discutir a possibilidade de agrupamento dos serviços de anestesia, e a ideia predominante foi a de utilizar o sistema cooperativista para esse objetivo. O primeiro passo dado foi incluir nos estatutos da Unimed Curitiba um item que contemplasse a possibilidade de participação de departamentos de especialidades nessa entidade. Em 7 de fevereiro de 1975, foi criado o Departamento de Anestesiologia da Medipar-Unimed Curitiba, que foi a origem da, mais tarde independente, Cooperativa Paranaense de Anestesiologia, tendo sido eleitos para sua primeira diretoria Farid Sabbag, como presidente, e Helmut Karl Rebel, como secretário.

De 8 a 11 de abril de 1976, sob a presidência de Farid Sabbag na SPA, realizou-se, na cidade de Foz do Iguaçu, a XII Josulbra e a I Jornada Anestesiológica del Cono Sur de America, que contou com a participação de anestesiologistas brasileiros, argentinos, uruguaios, paraguaios e chilenos, e que alcançou grande sucesso em sua programação científica e social.

## Décadas de 1980 e 1990

Encerrando o ciclo de 30 anos da história da anestesiologia paranaense no ano de 1976 – ciclo que se pode considerar como de verdadeira estruturação e solidificação da SPA feitas por todos aqueles pioneiros que, de forma inconteste, dedicaram-se de corpo e alma até atingir esse objetivo –, Farid Sabbag transferiu a Antonio Leite Oliva Filho a presidência da entidade.

Iniciou-se dessa forma um novo ciclo que iria se caracterizar pelo célere desenvolvimento da SPA, comandado inicialmente por Antonio Oliva Filho e contando com a participação de uma nova geração de anestesiologistas como Manoel Antonio de Almeida Neto, João Carlos Bozza, Octaviano Baptistini Júnior, Sergio Bernardo Tenorio, Helmut Karl Rebel, José Cássio Cavalcanti de Albuquerque, Antonio Garibaldino Vieira do Amaral, Odilon Ferreira Filho, Porcídio D'Otaviano de Castro Vilani, Julio Cesar Sabbag, Elizabeth Mila Tambara, Roberto Bastos da Serra Freire, Douglas Flávio Porsani, Sheizi Ono e outros. Citam-se, a seguir, alguns fatos marcantes desse período.

Oliva Filho reorganizou a SPA, promoveu a reforma dos estatutos, implantou o sistema de informática e ampliou o relacionamento com a SBA e as outras Regionais, impingindo um caráter mais científico em sua administração.

Em 1980, Oliva Filho foi eleito diretor de ética e defesa profissional da SBA. Depois, entre 1982 e 1984, participou da comissão examinadora do Título Superior em Anestesiologia (TSA) daquela entidade, assumindo a presidência da referida comissão em 1984. Entre 1986 e 1988, participou da comissão de ensino e treinamento da SBA, assumindo a presidência dessa comissão em 1988.

Entre 31 de outubro e 5 de novembro de 1982, realizou-se, em Curitiba, o XXIX CBA, quando, mais uma vez, o Paraná demonstrou sua excepcional qualidade na organização de eventos de tão grande envergadura. Aquele evento notabilizou-se pelo fato de concentrar, no período da manhã, toda a atividade científica em um único grande anfiteatro, onde se desenrolava o tema oficial Anestesia Ambulatorial. A única atividade paralela ao tema oficial era a apresentação, em fitas de vídeo, de reprodução de temas do dia anterior. No primeiro dia, a repetição referiu-se a temas do Congresso Mundial de Hamburgo, realizado naquele mesmo ano. No período vespertino, o temário era desenvolvido paralelamente em quatro salas: Temas Livres, Cursos Verticais, Temas de Atualização e Revisão e Outros Assuntos.

A comissão organizadora foi constituída pela comissão executiva: Manoel Antonio Almeida Neto (presidente), Sérgio Bernardo Tenório (secretário), Octaviano Baptistini Júnior (tesoureiro), Eugesse Cremonesi (diretor científico da SBA) e Benedito R. Cohen (presidente do XXVIII CBA). A comissão científica, por sua vez, foi composta pelo presidente, Antonio Leite Oliva Filho, e pelos membros Helmut Karl Rebel, Ney Regattieri Nascimento, Douglas Flávio Porsani e Wolney Rodrigues Wanderley. Já a comissão social teve como presidente João

Carlos Leinig, e como membros Porcídio D'Otaviano de Castro Vilani e Maria Aparecida Batista; a comissão de relações públicas teve como presidente Hercília Laura Ferrari Cocicov e como membros João Carlos Boza e Elizabeth Milla Tambara.

Nesse evento, pela primeira vez, discutiram-se os riscos legais do exercício da especialidade de anestesiologia e iniciavam-se, no Brasil, os debates sobre interação medicamentosa em anestesiologia, aplicação raquidiana de morfina para terapia de dor e o uso de técnicas morfínicas de anestesia geral, que, mais tarde, passou a chamar-se anestesia analgésica. Também naquele ano era retomada a prática de publicação dos Anais dos Congressos Brasileiros, com a publicação, inclusive, dos temas livres apresentados.

Em maio de 1982, foi fundada a Cooperativa Paranaense de Anestesiologia (COPAN), e por influência desta, foi fundada a Federação Brasileira das Cooperativas de Anestesiologia (Febracan).

Iniciou-se o movimento de descredenciamento dos anestesiologistas junto ao Instituto Nacional de Assistência Médica da Previdência Social (INAMPS), encetado pela comissão de assuntos econômicos da SPA, presidida por Manoel Almeida Neto, movimento este que teve a adesão de mais da metade dos especialistas paranaenses e de colegas de outros estados brasileiros. O movimento teve divulgação pública, subvencionada pela SPA, com exposição de *outdoor* nas principais cidades do Paraná, entrevistas na imprensa escrita, falada e televisionada, expondo aos usuários do sistema público os problemas, limitações e riscos diante das ingerências administrativas daquele órgão de previdência e assistência. A campanha teve como *slogan* Pense Bem, Pensar Não Dói.

Antonio Leite Oliva Filho, após ter sido membro do conselho editorial da Revista Brasileira de Anestesiologia a partir de 1982, assumiu o cargo de editor associado entre 1983 e 1985 e foi eleito, em 1989, editor chefe da Revista Brasileira de Anestesiologia, cargo para o qual foi reeleito em 1992 e cumprido até 1994. Durante sua gestão, implantou avanços no fluxograma de publicações dos trabalhos científicos e mudança na qualidade de apresentação gráfica e da capa da Revista Brasileira de Anestesiologia.

Manoel de Almeida Neto foi diretor do departamento econômico (1984), vice-presidente (1985) e presidente da SBA (1986). João Carlos Boza foi eleito diretor do departamento econômico (1987, 1988, 1989), vice-presidente (1991) e presidente da SBA 1992).

Entre 29 de outubro e 2 de novembro de 1994, realizou-se, em Curitiba, o XLI CBA, que se iniciou com dois memoráveis cursos pré-congresso: Atendimento Pré-hospitalar de Medicina de Catástrofe, com a participação de colegas franceses do Service d'Aide Médicale d'Urgence (SAMU) de Paris, em evento aberto à comunidade, e Incidentes e Acidentes Relacionados aos Aparelhos de Anestesia, coordenado por Roberto Simão Mathias. O tema oficial do congresso foi Trauma, debatido em todos os seus aspectos relacionados à anestesia, além de outros temas paralelos. Pela primeira vez, a programação científica foi desenvolvida em apenas quatro dias de atividades, o que resultou em invulgar número de participantes.

A comissão organizadora estava constituída pela comissão executiva: Antonio Leite Oliva Filho (presidente), Douglas Flávio Porsani (secretário), Walmir Wilson Pajewski (tesoureiro) e Mário José da Conceição (diretor científico da SBA). A comissão científica era composta por Sérgio Bernardo Tenório (coordenador), Elizabeth Milla Tambara, Eliane Moreira Amarante Pereira e Sandra Maria F. Wanderley. A comissão social, por Maria Helena Simonetto Lopes (coordenadora), Kátia Marina S. Floriano, Maria Aparecida Batista, Ernani Obladen e Williams Guimarães Zanatta. A comissão de secretaria, por Douglas Flávio Porsani (coordenador) e Roberto Bastos da Serra Freire.

A comissão de infraestrutura era constituída por Rohnelt Machado de Oliveira (coordenador), Antonio Garibaldino Vieira do Amaral, José Antonio Rodrigues Forero e Eneida Lopez Valente. A comissão de tesouraria, por Walmir Wilson Pajewski, Eduardo Ferreira de Oliveira Filho e Octaviano Baptistini Júnior.

Durante a Assembleia de Representantes do XLI CBA, Antonio Leite Oliva Filho foi eleito vice-presidente da SBA.

Em 1996, no ano em que se comemoravam os 150 anos da primeira anestesia no mundo e os 50 anos de história da anestesiologia paranaense, Antonio Leite Oliva Filho exerceu o mandato de presidente da SBA.

## Década de 2000

Em 2000, durante o XLVII CBA realizado em São Paulo, Roberto Bastos da Serra Freire iniciou mais um ciclo de representantes paranaenses na diretoria da SBA, uma vez que foi eleito para o cargo de diretor do departamento de defesa profissional, cargo que ocupou por três anos, indo a vice-presidente em 2004, para finalmente ser eleito no CBA em Curitiba como presidente da SBA para a gestão 2005.

O CBA em 2004, realizado em Curitiba, foi outro evento marcante na história da SPA. Teve Rohnelt Machado de Oliveira como presidente da comissão organizadora. Outro paranaense a ocupar a diretoria da SBA foi Fábio Maurício Topolski, que, nos anos de 2012 e 2013, exerceu o cargo de diretor do departamento administrativo. Também em 2004 foi adquirida e instalada uma nova sede da SPA.

Em 27 de setembro de 2014, foi inaugurado o Centro de Simulação em Anestesia, sob a presidência de Paulo Bayer Tuleski, oferecendo condições de treinamento e aperfeiçoamento aos associados paranaenses e brasileiros.

A SPA vem, ao longo dos anos, procurando renovar suas diretorias, mantendo sólida a base ética em que sempre se fundamentou e com os olhos no futuro da especialidade, na segurança do paciente e no bem-estar do anestesiologista. Dessa forma, ocupa lugar de destaque na medicina paranaense e no meio associativo anestesiológico brasileiro. A partir de 1977, a Sociedade Paranaense de Anestesiologia foi presidida por Antonio Leite Oliva Filho (1977/1978), João Carlos Leinig (1979/1980), Manoel Antonio Almeida Neto (1981/1982), Sérgio Bernardo Tenório (1983-1984), João Carlos Boza (1985-1986), Octaviano Baptistini Júnior (1987-1988), José Cassio Cavalcanti de Albuquerque (1989-1990), Odilon Ferreira Filho (1991-1992), Walmir Wilson Pajewski (1993-1994), Douglas Flávio Porsani (1995-1996), Eduardo Ferreira de Oliveira Filho (1997-1998), Roberto Bastos da Serra Freire (1999-2000), Rohnelt Machado de Oliveira (2001-2002), Maria Aparecida de Almeida Tanaka (2003-2004), Pedro Paulo Tanaka (2005-2006), Clovis Marcelo Corso (2007-2008), Fábio Maurício Topolski (2009-2010), Ricardo Lopes da Silva (2011-2012), Paulo Bayer Tuleski (2013-2014), Ricardo Lopes da Silva (2015-2016).

O **QUADRO 2.7.2** apresenta um resumo das Josulbra promovidas pela SPA.

**QUADRO 2.7.2** Sinopse das Jornadas Sul-Brasileiras de Anestesiologia (Josulbra) promovidas pela Sociedade Paranaense de Anestesiologia

**3ª Josulbra – 29 a 31 de julho de 1965** Curitiba – PR
Comissão organizadora: Amadeu Prada Beduschi, Farid Sabbag, Sebastião Bacila, Amaury Delavigne Bueno

**6ª Josulbra – 14 a 16 de maio de 1970** Londrina – PR
Comissão organizadora: Francisco Xavier Beduschi, João Osvaldo Rivabem, Aloísio Ribeiro Lima, Wellington Werner, Lázaro Dácio Rodrigues
Comissão científica: Wolney Rodrigues Wanderley, Adauto Teixeira Lopes, Fábio Vilela Pedras, Leopoldo K. Soejima
Comissão social: José Antonio de Queiroz, Rubens Corzanego, Aristides A. J. Makowich, Mitzi Villanova Menon

**9ª Josulbra – 28 a 30 de abril de 1973** Curitiba – PR
Comissão: Amaury Delavigne Bueno, Francisco Xavier Beduschi e Antonio Leite Oliva Filho

**12ª Josulbra – 8 a 11 de abril de 1976** Foz do Iguaçu – PR
Comissão: Francisco Xavier Beduschi, Farid Sabbag, Antonio Leite Oliva Filho, João Carlos Boza

**15ª Josulbra – 1º a 3 de maio de 1980** Londrina – PR
Comissão: João Carlos Leinig, João Carlos Boza, Mario Tadaiti Iria

**18ª Josulbra – 28 a 30 de abril de 1983** Foz do Iguaçu – PR
Comissão: Sérgio Bernardo Tenório, Porcídio D'Otaviano de Castro Vilani, Hercília Laura Ferrari Cocicov, João Carlos Bozza, Antonio Garibaldino V. do Amaral, Manoel Antonio Almeida Neto

**21ª Josulbra – 25 a 27 de abril de 1986** Curitiba – PR
Comissão: João Carlos Boza, Elizabeth Milla Tambara, Manoel Antonio de Almeida Neto, Helmut Karl Rebel

**24ª Josulbra – 19 a 21 de maio de 1989** Foz do Iguaçu – PR
Comissão: Manoel Antonio de Almeida Neto, João Carlos Boza, Octaviano Baptistini Jr., José Cássio C. de Albuquerque, Hercília Laura Ferrari Cocicov, Sheizi Ono, Odilon Ferreira Filho, Antonio Leite Oliva Filho, Porcídio D'Otaviano de Castro Vilani

**27ª Josulbra – 30 de abril a 2 de maio de 1992** Curitiba – PR
Comissão: Odilon Ferreira Filho, Walmir Wilson Pajewski, Roberto Bastos da Serra Freire, Katia Marina S. Floriano, Custódio Antonio S. Martins Jr., Roberto Talamini Espínola, Eduardo Ferreira de Oliveira Filho, Sandra Helena Teixeira Ferraz, Dulcemar Abib, Luiz Celson Patrial, Elizabeth Correa Jacob

**30ª Josulbra – 28 a 30 de abril de 1995** Foz do Iguaçu – PR
Comissão: Douglas Flavio Porsani, Rohnelt Machado de Oliveira, Denise Rossi, Walmir Wilson Pajewski, Eduardo Ferreira de Oliveira Filho, Roberto Bastos da Serra Freire, Elizabeth Milla Tambara, Sandra Maria Ferreira Wanderley, Maria Helena Simonetto Lopes, Ernani Obladen, Antonio Leite Oliva Filho

**34ª Josulbra – 29 de abril a 1º de maio de 1999** Curitiba – PR
Comissão: Roberto Bastos da Serra Freire, Walmir Wilson Pajewski, Eduardo Ferreira de Oliveira Filho, Ricardo Marinho Teixeira, Rohnelt Machado de Oliveira, Denise Rossi, Pedro Paulo Tanaka, Douglas Flavio Porsani, Ranger Cavalcante da Silva

**36ª Josulbra – 19 a 21 de abril de 2001** Londrina – PR
Comissão: Rohnelt Machado de Oliveira, Roberto Bastos da Serra Freire, Pedro Pa ulo Tanaka, Maria Aparecida Tanaka, Cláudio José Caminada Miranda, Ricardo Marinho Teixeira, Denise Rossi, Mario Tadaiti Iria, Paulo Adilson Herrera

**42ª Josulbra – 28 a 30 de abril de 2007 Curitiba – PR**
Comissão: Débora de Oliveira Cumino, Pedro Paulo Tanaka, Angel Oliveira Serra Zanetti, Clóvis Marcelo Corso, Ricardo Lopes da Silva, Mohamad Charif Mohamad Youssef, Matheus Felipe de Oliveira Salvalaggio, Maria Aparecida de Almeida Tanaka, Rohnelt Machado de Oliveira

**45ª Josulbra – 30 de abril a 2 de maio de 2010** Curitiba – PR
Comissão: Fábio Maurício Topolski, Angel Oliveira Serra Zanetti, Ricardo Lopes da Silva, Mohamad Charif Mohamad Youssef, Matheus Felipe Oliveira Salvalaggio, Beatriz Garcia Sluminsky, Paulo Bayer Tuleski, Simoni Ramos Shiomi, Clovis Marcelo Corso, Eduardo Ferreira de Oliveira Filho, Rohnelt Machado de Oliveira, Daniela Bianchi Garcia Gomes, Ranger Cavalcante da Silva, Paulo Adílson Herrera, Octaviano Baptistini Jr.

**48ª Josulbra – 3 a 5 de maio de 2013 Curitiba** – PR
Comissão: Ricardo Lopes da Silva, Fabiano Tadashi Shiohara, Paulo Bayer Tuleski, Douglas Vendramin, Marco Antonio Paviani, Eneida Lopez Valente Parrilha, Clovis Marcelo Corso, Maristela Bueno Lopes, Francisco Amaral Egydio de Carvalho

**51ª Josulbra – 3 a 5 de junho de 2016** Curitiba – PR
Comissão: Ricardo Lopes da Silva, Fabiano Tadashi Shiohara, Eneida Lopez Valente, Rodrigo Emanuel Faria, Maristela Bueno Lopes, Ricardo Andrade Alexandrino, Francisco Amaral Egydio de Carvalho, Ricardo Augusto Bergold

## 2.8 SANTA CATARINA

### Carlos Alberto da Silva Junior
### Danilo Freire Duarte (*in memoriam*)

Até o final da década de 1940, a anestesia geral era executada por leigos, geralmente religiosas de congregações que se dedicavam às atividades hospitalares. O éter gota a gota era a técnica mais utilizada. Muitas vezes o gotejamento de éter era precedido por um gotejamento de cloreto de etila, à guisa de "indução". As anestesias locais e os bloqueios subaracnóideos eram, em muitos casos, realizados pelo próprio cirurgião.

A primeira anestesia realizada por médico especialista, no estado de Santa Catarina, ocorreu em Florianópolis, em 1946. O anestesiologista foi Flávio Kroeff Pires, radicado em Porto Alegre, e o cirurgião foi César Avila, da mesma cidade. A paciente, submetida a uma cirurgia renal, era esposa de um colega.

Em 1949, Pedro Geretto, anestesiologista que mais tarde se tornou professor titular da disciplina de anestesiologia da Escola Paulista de Medicina, convidado pelo Hospital de Caridade de Florianópolis por indicação de Roldão Cansoni, realizou, nessa cidade, demonstrações de anestesia com técnicas modernas. O convite foi consequente à aquisição de um aparelho Heidebrink pelo referido hospital. Danilo Freire Duarte, que iniciava suas atividades na capital catarinense, na área de clínica médica, teve oportunidade de assistir a algumas dessas demonstrações.

No ano seguinte, Isaac Lobato Filho, cirurgião torácico chegado há pouco a Florianópolis, necessitava de um anestesiologista para iniciar a prática de sua especialidade e incentivou Danilo Freire Duarte a deslocar-se para o Rio de Janeiro para um estágio em anestesiologia. Aceitando a sugestão e levando uma carta de apresentação, procurou Antônio Patury e Souza na então capital da República. Como esse colega estava ausente, foi aconselhado a procurar o Hospital dos Servidores da então Prefeitura do Distrito Federal (mais tarde Hospital do Instituto de Assistência dos Servidores do Rio de Janeiro [IASERJ]), cuja equipe de anestesiologistas era constituída por Renato Ribeiro, Walter Vieira de Castro e Zairo Vieira. Nesse hospital, realizou um estágio sob a supervisão deste último. Danilo Freire Duarte iniciou suas atividades anestésicas em Florianópolis em 1951, no Hospital Nereu Ramos e, pouco tempo depois, no Hospital de Caridade.

Na primeira metade dos anos de 1950, Eros Clóvis Merlim e Luiz N. Furtado de Mendonça, depois de um período de aprendizado sob a orientação de Danilo Freire Duarte, continuaram a trabalhar no próprio Hospital de Caridade, onde foi esboçado, dessa forma, um Serviço de Anestesia. É válido esclarecer que, nessa época, Centros de Ensino organizados e supervisionados pela Sociedade Brasileira de Anestesiologia (SBA) ainda eram inexistentes. Luiz N. Furtado de Mendonça, depois de alguns meses de trabalho, passou cerca de 30 dias no Rio de Janeiro acompanhando o serviço de Antônio Patury e Souza. Na mesma época, Júlio Paupitz Filho iniciava-se como anestesiologista, orientado pelos outros já em atividade, indo depois trabalhar na Maternidade Dr. Carlos Corrêa, de Florianópolis.

Também na década de 1950, cidades do interior do estado passaram a contar com médicos anestesiologistas. Os primeiros a chegar foram Hortênsio Pereira de Castro, em Lages, e Caetano Leão Cabral, em Joinville. Caetano Leão Cabral, um clínico geral, que havia fundado o Banco de Sangue do Hospital São José, daquela cidade, em 1952 partiu para o Rio de Janeiro para realizar um estágio no Hospital do Instituto de Pensão e Aposentadoria dos Servidores do Estado (IPASE). Ao voltar, trouxe um aparelho de anestesia, introduziu a utilização do ciclopropano e também realizou as primeiras intubações traqueais na cidade. Então, foram dispensados os serviços das irmãs de caridade Helze e Josefa, que, até aquela época, administravam o éter gota a gota, através da máscara de Ombrédanne.

Caetano Leão Cabral permaneceria como único anestesiologista da cidade de Joinville, no norte catarinense, até 1966, quando se juntaram a ele Alvaro Wippel e Liberato Antonio Poffo Ondyr, constituindo o esboço de um Serviço de Anestesia. Nos anos seguintes, Clímaco Macuco, Valmir Favreto e, depois, Altair Carlos Pereira, Raquel da Rocha Pereira – e mais tarde Renato Couto de Almeida Castro, Heitor Katsumi Doi, Mario Waltrick, Jurandir Coan Turazzi e Antonio Bedin – constituíram o Serviço de Anestesiologia de Joinville, até hoje único na cidade, formado por dezenas de anestesiologistas.

Em 1960, Armando Köhler foi o pioneiro da especialidade em Blumenau, tendo como companheiro, já em 1961, Nelson Luiz Margarida, e mais tarde Adolfo Gerdelmann de Andrade, Bruno Boos Junior e Dubes Sonego. Em Lages, ainda na década de 1950, o primeiro a chegar foi Hortêncio Pereira de Castro, sendo que, no início dos anos de 1960, chegaram Acácio de Arruda Ramos e Claudio Pavão, e, em 1969, Antonio Eneo dos Santos.

Até dezembro de 1960, vários outros anestesiologistas já se haviam estabelecido em cidades do interior do estado, como Everaldo Sabatini, que trabalhou inicialmente em Itajaí e depois em Criciúma, João Conrado Leal em Criciúma, Juarez Queiroz Campos em Itajaí e José Warmuth Teixeira em Tubarão.

Ao longo da década de 1960, instalaram-se, em Itajaí, Juarez Queiroz Campos, Amilcar Ferreira, Vilson Dalla Nora e Elisa Bretano. Em Criciúma, após João Conrado Leal, estabeleceram-se Sergio Luiz Bortoluzzi e Antonio Pazini. Em Tubarão, Claudionor Scarpetta Borges juntou-se a José Warmuth Teixeira. Em Joaçaba, instalaram-se Arildo Disaró e Rui Flamia; em Jaraguá do Sul, Sebastião Resende Filho; em Campos Novos, Clinton Leopoldo Ko Freitag; em Caçador, Luiz Rodolfo Richter; em Chapecó, Arno Hepp e Carlos Afonso Rossi Tirapelle; em Brusque, Bento Ernesto de Oliveira e depois Edson Manoel da Silva; em Mafra, Fernando Reitmeyer; e, em Canoinhas, Adair Dittrich. Destes, alguns ainda estão em atividade, outros se aposentaram ou se transferiram para outros estados e há aqueles falecidos.

Em 1960, o número de anestesiologistas no estado permitia a criação do Departamento de Anestesiologia da Associação Catarinense de Medicina (ACM). Com a oficialização desse departamento, levando em conta a presença de mais um colega na capital, Amauri Delavigne Bueno, e considerando que três anestesiologistas catarinenses já eram portadores do Título de Especialista da SBA, foi solicitada em 1961 sua filiação à SBA, na condição de Regional de Santa Catarina, a qual foi prontamente concedida. Danilo Freire Duarte se fez presente nas reuniões da especialidade de âmbito regional e nacional, defendendo os interesses dos colegas catarinenses e prestigiando os movimentos nacionais de defesa de classe. O Departamento de Anestesiologia da ACM deu origem, 23 anos mais tarde, em 1984, à Sociedade de Anestesiologia do Estado de Santa Catarina (SAESC), que teve como primeiro presidente Eros Clóvis Merlim Filho.

Os anos de 1960 e 1970 foram intensos em atividades associativas visando não somente ao congraçamento dos colegas, mas também à atualização científica e divulgação da especialidade. Em 1962, teve lugar o 1º Encontro Regional de Anestesia, na cidade de Tubarão, por iniciativa de José Warmuth Teixeira. Outros se seguiram em diversas cidades-polo do estado. O ano de 1963 foi um marco importante pela realização, em Florianópolis, da II Jornada Sul-Brasileira de Anestesia (Josulbra). Em 1968, por sugestão de Fernando Rittmeyer e Adair Dietrich, radicados em Mafra e Canoinhas, respectivamente, foi organizado em Florianópolis, no Centro de Ensino e Treinamento do Hospital Governador Celso Ramos, o Curso de Atualização em Anestesia, que contou com o comparecimento de vários colegas que exerciam a especialidade em diversas cidades do estado. Naquele ano, Tubarão sediou a V Josulbra. Destaque-se que, entre janeiro de 1968 até setembro de 1972, foi criado, por José Warmuth Teixeira, um informativo sobre anestesia denominado Narcose.

Em 1970, voltavam, do Rio de Janeiro para Florianópolis, Carlos Alberto da Silva Junior e Saul Fernando Linhares, que se especializaram no Hospital do Instituto de Assistência dos Servidores do Estado da Guanabara – IASEG (depois o extinto IASERJ) e Hospital Pedro Ernesto, respectivamente.

Em 1974, um dos instrutores de Carlos Alberto da Silva Junior, Sérgio Paes Leme, do Rio de Janeiro, convidou o professor Daniel Moore, de Seattle, nos Estados Unidos, para vir ao Brasil. O convite se estendeu, por parte de Carlos Alberto da Silva Junior, para o referido professor vir a Florianópolis ministrar, no Hospital Governador Celso Ramos, o mesmo curso teórico-prático sobre anestesia regional. O evento foi copatrocinado pelo Departamento de Anestesiologia da ACM e pela Universidade Federal de Santa Catarina (UFSC). Até os nossos dias, vários anestesiologistas catarinenses ou radicados em Santa Catarina, entre eles Danilo Freire Duarte, José Warmuth Teixeira, Renato Almeida Couto de Castro, Jurandir Coan Turazzi, Carlos Alberto da Silva Junior, Mário José da Conceição e Getúlio Rodrigues de Oliveira Filho, além de ocuparem diversos cargos na diretoria regional, integraram a diretoria da SBA ou uma de suas comissões. Os quatro primeiros alcançaram a presidência dessa entidade.

Por iniciativa de Danilo Freire Duarte, em 1967, foi credenciado pela SBA o primeiro Centro de Ensino e Treinamento (CET) de Santa Catarina, que funciona até hoje no Hospital Governador Celso Ramos. Os primeiros anestesiologistas formados pelo CET foram Amir Antonio Martins Filho e Newton Guesser, em 1967 e 1968, respectivamente.

Como afiliados, foram credenciados a este CET, em 1972, a Maternidade Carmela Dutra e o Hospital Infantil Edith Gama Ramos, ambos também da extinta Fundação Hospitalar de Santa Catarina, supervisionados respectivamente por Norton Mário Silveira de Souza e Carlos Alberto da Silva Junior. Em 1980, esse CET foi denominado CET/SBA Integrado da Secretaria Estadual de Saúde de Santa Catarina, incorporando o novo Hospital Infantil Joana de Gusmão, agregando mais instrutores e corresponsáveis, como Mário José da Conceição, Celso Ribeiro Martins, Fernando Xavier Roberge e outros, que muito contribuíram para o aprimoramento e a formação teórico-prática dos médicos em especialização na área da anestesiologia pediátrica.

Em 1981, assumiu a responsabilidade desse CET, no lugar de Danilo Freire Duarte, Saul Fernando Linhares; em 1999, assumiu Getúlio Rodrigues de Oliveira Filho, que permaneceu até 2012, sendo o atual responsável Jorge Hamilton Soares Garcia.

Em 1978, a anestesiologia tornou-se disciplina do curso de medicina da UFSC, pertencendo ao Departamento de Processos Diagnósticos e Terapêuticas Complementares do Curso de Medicina do Centro de Ciências da Saúde (PDT do CCS), tendo como primeiro chefe o professor titular Danilo Freire Duarte, oriundo da farmacologia. Contou ainda com os professores Norton Mário Silveira de Souza, Edgar Alves Ferreira e Carlos Alberto da Silva Junior; esse último sucedeu o professor Danilo, também por meio de concurso, tornando-se o segundo professor titular da disciplina em 1992.

Em 1980, em Florianópolis, foi criada a especialização em anestesia pediátrica, em regime de residência médica mediante um terceiro ano opcional, credenciado pela SBA, no Hospital Infantil Joana de Gusmão, sob a responsabilidade de Carlos Alberto da Silva Junior e Mário José da Conceição, formando desde sua criação vários especialistas nacionais e estrangeiros. Atualmente, a especialização foi extinta por falta de financiamento.

Em 1975, Carlos Alberto da Silva Junior visitou o Serviço de Anestesia do Children's Hospital, de Boston, nos Estados Unidos, na época chefiado pelo expoente da anestesia pediátrica Robert Smith, e lá conheceu o colega brasileiro José Fabiano Gouveia, hoje estabelecido no Rio de Janeiro. Fabiano Gouveia ministrou na sua volta ao Brasil algumas aulas práticas e teóricas no antigo Hospital Infantil Edith Gama Ramos.

Outros visitantes ilustres, já no novo Hospital Infantil, foram Alan W. Conn, David Steward e Derek Blackstock, do Canadá; José Carlos Ferraro Maia e Newton Leme, do Rio de Janeiro; Martin Marx, do Uruguai; Edisio Pereira, de Brasília; José Dela Fuente, do Chile; Frederic Berry, Ty e Penelope Smith e David Stuart Smith dos Estados Unidos; e Kester Brown, da Austrália.

Na década de 1980, após a inauguração do Hospital Universitário (HU), foi organizado o Serviço de Anestesiologia, sendo o primeiro responsável Carlos Alberto da Silva Junior, que juntamente com o médico assistente, Tanaro Pereira Bez, realizou a primeira anestesia no novo centro cirúrgico do HU. Uma das assistentes do HU, Maria Cristina Simões de Almeida, tornou-se também, por meio de concurso, membro da disciplina de anestesiologia do PDT do CCS, da UFSC e, no seu decorrer, realizou um doutorado em medicina pela Universidade Johannes Gutenberg, Mainz, Alemanha, sendo na atualidade professora associada do Departamento de Cirurgia da UFSC. Recentemente, por meio de concurso, assumiu a disciplina o professor doutor Getúlio Rodrigues de Oliveira Filho.

Em 1984, Carlos Alberto da Silva Junior foi nomeado diretor-geral do Hospital Infantil Joana de Gusmão, e Mário José da Conceição passou a chefiar o Serviço de Anestesiologia. Este, alguns anos mais tarde, foi redator-chefe da Revista Brasileira de Anestesiologia e hoje é professor doutor de Técnicas Cirúrgicas e Anestésicas da Fundação Universidade Regional de Blumenau (FURB).

Em 1987/1988, Carlos Alberto da Silva Junior realizou como professor convidado um Clinical Research Fellowship em anestesia pediátrica no Hospital Infantil da Columbia Britânica, Vancouver, Canadá, sob a chefia de David J. Steward; na sua volta, reassumiu a chefia do Serviço de Anestesiologia do Hospital Infantil Joana de Gusmão.

Em 1988, o Departamento de Anestesiologia da ACM foi substituído pela criação da SAESC, sob a presidência de Eros Clóvis Merlim Filho, sendo sucedido por vários colegas, sendo o atual presidente Marcos Lazaro Loureiro, de Florianópolis. Ainda em 1988, foi credenciado o segundo CET/SBA em Santa Catarina na cidade de Joinville, tendo como primeiro responsável Renato Almeida Couto Castro; recentemente, mais CETs/SBA foram credenciados: o Instituto das Pequenas Missionárias de Maria Imaculada (IPMMI) – Hospital Marieta Konder Bornhausen de Itajaí, cujo responsável era Abel Fernando Rech; o CET/SBA do Hospital Nossa Senhora da Conceição de Tubarão, tendo como responsável Jean Abreu Machado; o CET/SBA Serviços Integrados de Anestesiologia (SIANEST)/Hospital Florianópolis, cujo responsável era Roberto Henrique Benedetti; e o CET/SBA Clínica de Anestesiologia/Hospital Associação Hospitalar/Regional do Oeste de Santa Catarina, de Chapecó, tendo como responsável Fabricio Batistella Zasso.

Em 1989, foi criada, de forma pioneira no Brasil, a primeira especialização em anestesia pediátrica em regime de residência médica (R3). Esse terceiro ano de residência, solicitado de forma opcional, funcionava no Hospital Infantil Joana de Gusmão, sob a responsabilidade de Carlos Alberto da Silva Junior, Mário José da Conceição e Fernando Xavier Roberge, tendo formado desde sua criação vários especialistas nacionais e estrangeiros. Atualmente, foi extinta por falta de financiamento.

Muitos contribuíram para o Serviço de Anestesiologia do HU, como a médica assistente Maria Anita Costa Spindola, com mestrado em Ciências Médicas pela UFSC, que foi membro fundador (1991) do Núcleo de Avaliação de Reações de Tipo Alérgico a Drogas (NARTAD), criado pelo professor Danilo Freire Duarte, com o objetivo de avaliar os casos de anafilaxia perioperatória. O NARTAD é um núcleo oficial da UFSC, multidisciplinar, composto por anestesiologistas, imunoalergologistas e bioquímicos, com atividades de extensão e ensino. Hoje o NARTAD tem ampliado sua atuação na avaliação de reações a medicamentos em geral.

No HU também foi fundado em 1993 o Programa de Hipertermia Maligna, por Maria Anita Costa Spindola, que conta com a colaboração do professor Roberto Takashi Sudo, da Universidade Federal do Rio de Janeiro, e do professor José Luiz Gomes do Amaral, da Universidade Federal do Estado de São Paulo, sendo que estes juntos participaram da criação do primeiro Comitê de Hipertermia Maligna da SBA.

Participaram também do Serviço do HU/UFSC como médicas assistentes Karin Elisa Schemes (antes como docente) e Elisa Brentano, tendo esta última trabalhado na Maternidade Carmela Dutra, onde foi diretora-geral. Como consequência de uma reforma no curso de medicina do CCS, da UFSC, o PDT foi extinto e a disciplina de anestesiologia anexada ao Departamento de Cirurgia, tornando-se uma disciplina optativa.

Durante esses últimos 51 anos, revezando-se com Rio Grande do Sul e Paraná, são organizadas as Josulbras, inscritas no calendário oficial da SBA. Em Santa Catarina já foram realizadas várias: Florianópolis, Joinville, Tubarão, Blumenau, Itapema e Criciúma. Na atualidade, Florianópolis e Joinville, por uma questão de logística, revezam-se na organização dessas jornadas, quando sediadas em Santa Catarina. Recentemente, passou-se a realizar anualmente a Jornada Catarinense de Anestesiologia (JOCA).

Na década de 1990, com o apoio da SBA, foram criadas, em diversas regiões do Brasil, as Cooperativas de Anestesiologistas, que são ligadas à Federação Brasileira das Cooperativas de Anestesiologistas (Febracan). Em 28 de janeiro de 2006, foi fundada, em Florianópolis, a Cooperativa de Anestesiologistas de Santa Catarina (Coopanest-SC), com abrangência estadual, cuja primeira diretoria foi composta por Adilson José Dalmago, presidente, Horácio Pereira Gomes, diretor financeiro, e mário machado filho, superintendente. A Coopanest-SC é hoje dirigida por Roberto Henrique Benedetti, presidente, Carlos Alberto da Silva Junior, diretor financeiro, e Adilson José Dalmago, superintendente.

Santa Catarina sediou três Congressos Brasileiros de Anestesiologia (CBA). Em 1986, foi realizado o 33º CBA em Florianópolis, no Centro Integrado de Cultura (CIC), tendo sido presidido por Carlos Alberto da Silva Junior. Em 2002, foi realizado o 49º CBA, em Joinville, sob a presidência de Renato Almeida Couto Castro e, recentemente, em 2015, o 61º CBA em Florianópolis, no Centrosul, que foi presidido por Roberto Henrique Benedetti.

Em 2014, foi credenciado um segundo CET/SBA em Florianópolis, o CET/SBA/MEC no HU/UFSC, cujo responsável no início foi o professor Getúlio Rodrigues de Oliveira Filho e, atualmente, a professora Maria Cristina Simões de Almeida.

Desde 1961, quando passou a existir o Departamento de Anestesiologia da ACM, reconhecido como Regional da SBA, os anestesiologistas de Santa Catarina sempre se fizeram presentes nas reuniões da especialidade e apoiaram os movimentos de defesa de classe. Em 2007, já aposentado, faleceu Danilo Freire Duarte, pioneiro e decano dos anestesiologistas catarinenses, que participou intensamente da organização, ensino, vida associativa e representatividade dos anestesiologistas do estado desde o começo de sua constituição como especialidade.

## 2.9 RIO GRANDE DO SUL

James Manica

Ildo Meyer

A Santa Casa de Misericórdia de Porto Alegre guarda os registros das cirurgias realizadas na 5ª Secção Cirúrgica a partir de 1890. O anestésico geral mais utilizado era o clorofórmio, que foi responsável, em 1903, pelo falecimento precoce de Júlio de Castilhos, importante político rio-grandense. Nos anos subsequentes, foram usados, com frequência, éter e morfina associados ao clorofórmio, o qual, paulatinamente, ao longo das três primeiras décadas do século, foi sendo substituído pelo éter como agente de preferência nas cirurgias com anestesia geral. As máscaras metálicas para administração regulável de éter em ar atmosférico, introduzidas em 1908 pelo cirurgião francês Louis Ombrédanne, já eram empregadas no início da segunda década nas enfermarias da Santa Casa.

O cloreto de etila, embora usado como anestésico local desde 1847, teve descoberta sua utilidade como anestésico geral casualmente em 1894, por Carlson, em Gothenborg, Suécia, tendo sido introduzido em 1901 e 1902 na Inglaterra e nos Estados Unidos, respectivamente. Em Porto Alegre, foi utilizado como anestésico geral, pela primeira vez, pelo doutorando Rodolpho Masson, em 1902. A primeira tese de doutoramento no Rio Grande do Sul a tratar de anestesiologia foi Contribuição ao Estudo da Anesthesia Geral pelo Keleno, de Nicolau Araújo Vergueiro, datada de 1905, em que foi abordado o uso de cloreto de etila em 106 pacientes. Este foi usado com frequência em nosso meio até a década de 1960, sobretudo em cirurgias ambulatoriais.

A cocaína a 0,5% e 1% foi usada como anestésico tópico a partir de janeiro de 1897, e também há registros do uso de cloreto de etila como anestésico tópico em 1902. A anestesia pelo método de Schleich (médico alemão que introduziu a anestesia infiltrativa em 1892) foi bastante utilizada a partir de 1905, empregando a solução de Schleich nº 2 – cloridrato de cocaína a 0,1%, cloridrato de morfina a 0,02% e cloreto de sódio a 0,2% em água. A raquianestesia com estovaína, que havia sido sintetizada em 1904 por Fourneau, em Paris, foi usada pela primeira vez por Álvaro Ramos em 1905. Na primeira década do século também foram empregadas a tropocaína e a novocaína, que logo adquiriu a preferência dos cirurgiões. Naquele período era adicionada estricnina ou suprarrenina à solução anestésica. Em 1911, Renato Barbosa apresentou como tese de doutoramento Da Rachianestesia em Clinica Cirurgica. O professor Carlos Wallau, que havia estagiado em Berlim com Bier, traduziu, no seu retorno, o livro O Estado Atual da Anestesia Raquidiana daquele renomado médico alemão. Foi ainda Carlos Wallau quem introduziu a anestesia venosa de Bier, tendo incentivado a produção da tese de doutoramento Da Anesthesia Endovenosa, de Octacilio Torres Rosa em 1912.

Nos anos de 1920, foram produzidas algumas teses de doutoramento focalizando a prática anestésica: Da

Rachianestesia pelo Methodo Le Filliatre, de Savério de Leonardo Truda (1921), Estudo Anatomotopographico do Ponto de Kulenkampff, de Arno Schneider (1923), Tensão Arterial em Anesthesia Geral, de Anthero de Moraes Sarmento (1923), e Contribuição ao Estudo da Anesthesia dos Nervos Esplâncnicos, de Bruno Schlater (1925).

A anestesia peridural foi introduzida no final da década de 1930 por O. Seixas, Jacy Monteiro e Fernando Dornelles, citados por João de Almeida Antunes em sua tese A Anestesia Extradural pela Novocaína, que, em 1943, apresentou 175 casos, contribuindo para a difusão tão expressiva que teve essa técnica no Rio Grande do Sul.

José Baptista Hoffmeister, em 1930, dosando o dióxido de carbono plasmático nos períodos operatório e pós-operatório com o aparelho de Van Slyke, concluiu que a anestesia com éter ou clorofórmio reduzia a reserva alcalina mais notavelmente do que a anestesia regional.

Na década de 1930, foram buscadas alternativas à anestesia inalatória. A anestesia retal com o tribromoetanol foi defendida na tese de Gert Eduardo Eichenberg, Anestesia Geral pela Avertina, de 1934. Em 1933, os barbitúricos foram introduzidos em Porto Alegre, fato registrado na tese de Elpídio Fialho, Da Anestesia Endovenosa na Grande e Pequena Cirurgia, de 1935, com o cicloexenilmetilbarbitúrico (Evipan sódico de Bayer). Em 1939, Manuel Loforte Gonçalves apresentou a tese Síncopes Anestésicas, registrando graficamente as alterações produzidas sobre a respiração, a pressão arterial e o eletrocardiograma pelo clorofórmio, pelo éter, pelo cloreto de etila e por Evipan sódico em animais.

Foi um período de condições médicas muito precárias. As primeiras soluções venosas estéreis usadas no Rio Grande do Sul foram produzidas pelo Laboratório Geyer em 1940. Até então, eram utilizadas soluções preparadas com água filtrada nos dispensários dos hospitais. A intubação traqueal não era utilizada, nem existiam laringoscópios ou sondas para tal. O professor Luis Francisco Guerra Blessmann, como diretor da Faculdade de Medicina e responsável pela 5ª Enfermaria, adquiriu equipamento para administração de balzofórmio (mistura de clorofórmio, éter, cloreto de etila e gomenol aquecidos).

Em 1937, houve demonstrações do uso de óxido nitroso pelo professor Leonidio Ribeiro, docente livre de medicina legal do Rio de Janeiro, quando ocorreu um incidente de consequência fatal, gerando desconfiança para com a anestesia utilizando gases. Ainda em 1937, Íris de Araújo, ao retornar de estágio em urologia nos Estados Unidos, quis importar equipamento para administração de anestesia inalatória, no que foi desestimulado pelo professor Alfeu Bicca de Medeiros. No início dos anos de 1940, as anestesias gerais eram administradas pelos estudantes de medicina com éter ou clorofórmio em máscara de Ombrédanne.

Em 1943, Flavio Kroeff Pires decidiu dedicar-se à anestesia, indo de início a São Paulo acompanhar Rodrigues Alves e, no ano seguinte, ao Rio de Janeiro, para treinamento com Mario Castro d'Almeida e Oscar Vasconcellos Ribeiro. No início de 1945, estabeleceu-se em Porto Alegre, tendo sido o primeiro médico no Rio Grande do Sul a dedicar-se integralmente à anestesiologia. No mesmo ano, organizou o Serviço de Anestesia do Hospital de Pronto-Socorro e mais tarde fundou o Serviço Médico de Anestesia junto com Eugênio Mentz, José Kalil e Sérgio Beirão. Desde o retorno do Rio de Janeiro, deu aulas aos alunos da Faculdade de Medicina, tendo sido consultor em anestesiologia da 2ª Cadeira de Clínica Cirúrgica e da Cadeira de Clínica Propedêutica Médica. Em 1948, tornou-se membro ativo da American Society of Anesthesiologists e da International Anesthesia Research Society.

Flavio Kroeff Pires publicou trabalhos científicos em revistas de anestesiologia de outros países antes da existência de similar no Brasil e, quando do início da publicação da Revista Brasileira de Anestesiologia, colaborou desde o primeiro número com o artigo Algumas Considerações Acerca da Semiologia Circulatória durante as Intervenções Cirúrgicas, do Ponto de Vista da Clínica Anestesiológica. Com o auxílio da Metalúrgica Aço Técnica, fabricou laringoscópios, fluxômetros de oxigênio, de óxido nitroso e de ciclopropano, circuitos respiratórios circular e pendular (*to-and-fro*), válvulas pediátricas para circuitos respiratórios sem reinalação, como as de Digby Leigh e Finck, e o T de Ayre. Com o auxílio da empresa Borbonite, produtora de artefatos de borracha, fabricou cânulas de Guedel, traqueias corrugadas de borracha para circuitos respiratórios circulares, válvulas de borracha, etc. Concebeu e fabricou um respirador automático, o Alternator, descrito na Revista Brasileira de Anestesiologia (vol. 3:75-81, 1953), que foi apresentado à comunidade anestesiológica na Reunião Anual da SBA em novembro de 1952, em São Paulo. Na mesma ocasião, Takaoka apresentou seu respirador modelo 600 e J.J. Cabral de Almeida, seu Pulmo-Ventilator.

Flavio Kroeff Pires defendeu tese de doutoramento em 1951 com O Uso do Detector de Anidrido Carbônico de William B. Drapper nos Aparelhos de Narcose em Circuito Fechado Circular na Universidade Federal do Rio Grande do Sul (UFRGS). Foi também responsável pela reunião que, em 13 de junho de 1950, deu origem à fundação da Sociedade de Anestesiologia do Rio Grande do Sul (SARGS).

Ainda em 1945, alguns meses após a chegada de Flavio Kroeff Pires, realizava anestesias com equipamento Adelic, que havia trazido da Argentina, o cirurgião Fernando Carneiro Becker, que foi um entusiasta da modernização da anestesia com a intubação traqueal e administração de gases. Em 1946, foi chamado por José Maria Sisson, cirurgião torácico de São Leopoldo, para manejar o equipamento Foregger 400 na realização da primeira toracotomia no Rio Grande do Sul. Sisson trouxera de Boston o aparelho, o mais moderno da época. Becker foi o primeiro a utilizar, em 1945, a raquianestesia hiperbárica com tetracaína, glicose e adrenalina.

Até a formação da SARGS, em 1950, registra-se a passagem pela anestesiologia de Hugo Bube dos Santos, que foi *Fellow in Anesthesiology* na Mayo Foundation em 1945. Bube dos Santos deixou a medicina antes de 1950, mas havia iniciado Affonso Fortis na especialidade. Por sugestão de Odone Marsiaj, Fortis completou sua formação em Buenos Aires com o professor Juan Armando Nes durante o ano de 1947. Affonso Fortis fundou em 1948, juntamente com o quintanista de medicina Paulo Cruz Maya, o Serviço Especializado de Anestesia, que manteve, de 1967 a 1976, um Centro de Ensino e Treinamento da SBA. Em 1950, ambos iniciaram a fabricação de aparelhos de anestesia, o modelo Americana, cuja inspiração eram os Foregger norte-americanos. A empresa desenvolveu-se muito, produzindo equipamentos para os mercados nacional e estrangeiro até os dias de hoje.

Além dos anestesiologistas, naqueles primeiros momentos da especialidade, enfermeiros e outros profissionais não médicos realizavam as anestesias e eram remunerados para tal, tendo sido uma conquista de considerável dificuldade alterar o quadro estabelecido. Um episódio contribuiu para que os cirurgiões procurassem mais os serviços dos anestesiologistas. O então diretor médico do Hospital Moinhos de Vento, professor Ervino Diefenthäler, realizava cirurgia em uma paciente que estava sendo anestesiada por uma irmã de caridade. A paciente apresentou uma parada cardíaca, tendo sido reanimada por Paulo Maya que, estando próximo, foi chamado a socorrê-la. Diefenthäler determinou que, a partir de então, não se realizassem mais anestesias naquele hospital sem acompanhamento de anestesiologista. O Hospital Moinhos de Vento foi o primeiro no Rio Grande do Sul a estabelecer essa exclusividade.

Em 1948, seguindo os passos de Fortis, o doutorando Laffayette de Freitas Brandão estagiou com o professor Aedo na Universidade Nacional de Buenos Aires. Laffayette destacou-se como emérito organizador. Foi o primeiro presidente da SARGS, tendo depois estimulado sua transformação em departamento da Associação Médica do Rio Grande do Sul, entidade da qual foi mentor. De 1958 a 1963, apresentou 19 estudos e projetos que tratavam da ocupação física e da organização funcional de departamentos de anestesiologia em pelo menos cinco dos principais hospitais de Porto Alegre. Foi responsável pela introdução das salas de recuperacão em nosso meio, assim como pela implantação da primeira unidade de tratamento intensivo na América Latina, no Hospital Ernesto Dornelles, em 1964. Em 1960, prestou prova de suficiência para instrutor de ensino superior da UFRGS e ingressou como docente da disciplina de clínica cirúrgica. Sistematizou o ensino da anestesiologia no currículo da faculdade de medicina e implantou, em 1962, a residência médica em anestesiologia da UFRGS, reconhecida pela SBA em 1964. Tornou-se professor adjunto e livre-docente em medicina em 1966. Seu concurso para docência livre da disciplina de anestesiologia foi o primeiro no Brasil, tendo sua tese versado sobre hipotermia e função renal.

Completam o quadro de anestesiologistas, até o momento da fundação da SARGS, o formando de 1949 Paulo Leggerini Pereira, Sergio Beirão e Ruy Gaspar Martins, que não permaneceu muitos anos realizando anestesias.

Flavio Kroeff Pires, Affonso Fortis e Paulo Leggerini Pereira viriam a ser presidentes da SBA nos anos de 1954, 1959 e 1964 respectivamente. Além deles, o Rio Grande do Sul contribuiria com os seguintes presidentes da SBA: Alcides Carlos Pinto Correa (1978), João Batista Pereira (1983), Roges Grandini Kulczynski (1990) e Gastão Fernandes Duval Neto (2000).

Com exceção de Soibelmann, que era anestesiologista em Pelotas desde 1943, o interior do Rio Grande do Sul começou a receber os primeiros anestesiologistas a partir de 1950, com Rubem Padilha, para Santana do Livramento, e Renato Metsavah, para Caxias do Sul. Rubem Padilha estagiara em Montevidéu com o professor Walter Fernandez Oria e desde os anos de faculdade fazia, durante as férias, as anestesias de sua cidade com um aparelho McKesson. Estagiou em 1948/49 na Santa Casa de Misericórdia de Porto Alegre com Paulo Maya e Affonso Fortis, tendo utilizado o respirador sueco Spiropulsator. Em 1952, Fernando Carpena Alves, após aprendizado com Flavio Kroeff Pires, foi clinicar em Pelotas. Oni Pratti Molina estabeleceu-se em Uruguaiana, e Jorge Derli Lauda, vindo de Curitiba, em Santa Maria.

Os sócios fundadores que assinaram a ata de fundação da SARGS a 13 de junho de 1950 no Anfiteatro da Maternidade Mário Totta da Santa Casa de Misericórdia de Porto Alegre foram Sérgio Beirão (secretário), Flávio Kroeff Pires, Telmo Kruse, Paulo L. Pereira, Affonso Fortis, Laffayette de F. Brandão, Ruy Gaspar Martins (presidente), Lauro Schuck, Paulo Cruz Maya e David de Azevedo Gusmão.

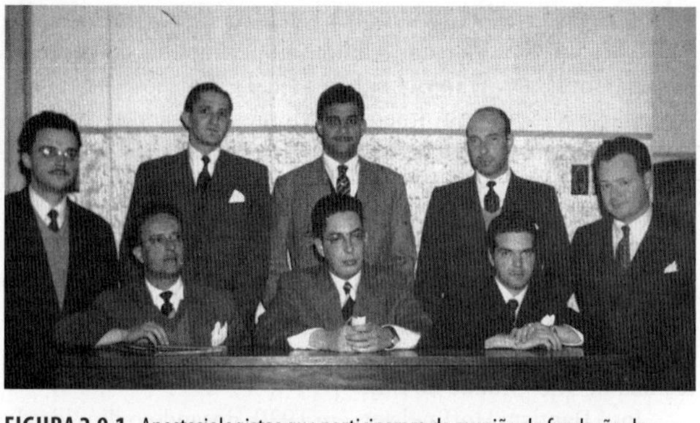

**FIGURA 2.9.1** Anestesiologistas que participaram da reunião de fundação da Sociedade de Anestesiologia do Rio Grande do Sul (SARGS). De pé, da esquerda para a direita, Sérgio Beirão, Affonso Fortis, David de Azevedo Gusmão, Ruy Gaspar Martins e Lauro Schuck; sentados, na mesma ordem, Flávio Kroeff Pires, Laffayette de F. Brandão e Paulo Cruz Maya.

A sessão extraordinária de 16 de junho de 1950 elegeu a primeira diretoria (FIG. 2.9.1), tendo como presidente Laffayette de F. Brandão, como secretário Flávio Kroeff Pires e como tesoureiro Paulo Cruz Maya. A seguir, realizou-se a primeira sessão ordinária, definindo a mensalidade em Cr$ 20,00 (vinte cruzeiros) e discutindo o estatuto. Na segunda sessão ordinária, a 30 de junho, o presidente comunicou a intenção de criar uma biblioteca. Foi nomeada a comissão de estatuto: Lauro Schuck, Ruy Gaspar Martins e Paulo Cruz Maya. Ficou estabelecido que a SARGS realizaria uma reunião mensal científica e associativa. Telmo Kruse, Lauro Schuck e David de Azevedo Gusmão eram cirurgiões e não permaneceram na sociedade por muito mais tempo.

Na reunião de 5 de outubro de 1950, foi apresentado excelente filme colorido, falado em português, intitulado Anestesia Endotraqueal, emprestado pelo laboratório Squibb. Na sessão extraordinária de 9 de janeiro de 1951, a SARGS discutiu a atitude a tomar perante as Caixas e Institutos de Previdência com relação aos honorários dos anestesiologistas. Em 24 de janeiro de 1951, foram definidas as regras para cobrança de honorários conforme a tabela de preços. Na reunião de 13 de abril de 1951, foi registrada a demora da organização da SBA que, fundada em 1948, não se mostrava, ainda, politicamente amadurecida. Em 11 de maio, ocorreu a visita dos colegas José Inácio Villar e Atílio Garcia Guelfi, do Uruguai, e José Afonso Zugliani, do Rio de Janeiro, que proferiu aplaudida conferência sobre neuroanestesia. Em junho, ingressaram na Sociedade Lucíolo Gondim e Eugênio Mentz. Foi aprovada a colaboração de Cr$ 1.000,00 (mil cruzeiros) para a comissão organizadora da Associação Médica do Rio Grande do Sul (AMRIGS). Em 13 de junho foi eleita nova diretoria, com Paulo Cruz Maya na presidência.

Em 25 de junho de 1952, ocorreu eleição de nova diretoria, tendo sido eleito presidente Flavio Kroeff Pires, que, em novembro, representou a SARGS na assembleia anual da SBA, em São Paulo. Em 16 de setembro, foi debatida a transformação da SARGS em departamento da AMRIGS. Na reunião científica de 14 de outubro, Flavio Kroeff Pires apresentou o respirador automático.

Em 18 de maio de 1953, os membros decidiram não aceitar ordenado fixo mensal de autarquias. Em 8 de agosto de 1953, a SARGS foi transformada em departamento de anestesiologia da AMRIGS. Nesse ano, o presidente eleito foi Eugênio Mentz. Na assembleia anual da SBA, em novembro de 1953, em Belo Horizonte, Flavio Kroeff Pires e Paulo Cruz Maya foram eleitos, respectivamente, presidente e segundo secretário da SBA.

Em 20 de julho de 1954, Affonso Fortis foi eleito presidente da SARGS e representou-a no I Congresso Brasileiro de Anestesiologia em São Paulo. O presidente da SARGS eleito em 1955 foi Blasco Pinto Correa. O livro de atas da sociedade registrou a reunião de 13 de janeiro de 1956. Após, abriu-se uma lacuna nos registros, parcialmente retomados em 1965. O presidente eleito em 1956 foi Paulo Henrique Leggerini Pereira e em 1958, Aloysio Teixeira.

A partir de 1961 a SARGS teve os seguintes presidentes: Paulo Henrique Leggerini Pereira (1961/1962), Helio Celiberti Faillace (1963/1964/1965), Renato Metsavah (1966/1967), Enio Franzen (1968/1969), Paulo Cruz Maya (1970), Flávio Dischinger (1971), José Brizolara Martins (1972), Belmir Bruno Barizon (1973), Alcides Carlos Pinto Correa (1974), Luiz Alfredo Jung (1975), Alcides Carlos Pinto Correa (1976), Flavio Moura de Agosto (1977), Ronaldo Seligman (1978), Newton Reinaldo Moraes (1979), Tailur Alberto Grando (1980), Lacy do Prado Aguiar (1981/1982), Luiz Angelo Bortolon (1983), Roges Grandini Kulzcinski (1984/1985), Ayrton Pogorelski (1986/1987), José Vicente Prado Pereira (1988/1989), Sergio Renato Schmidt (1990/1991), Cezar Lorenzini (1992), James Toniolo Manica (1993/1994), Sergio Belzarena (1995), Florentino Fernandes Mendes (1996/1997), Manoel Antonio Pereira Alvarez (1998/1999), Ildo Meyer (2000/2001), Jordão Chaves de Andrade (2002/2003), Fernando Squeff Nora (2004/2005), Airton Bagatini (2006/2007), Florentino Fernandes Mendes (2008), Daniel Volquind (2009/2010), Luiz Fernando Ribeiro de Menezes (2011/2012), Charles Pan (2013/2014) e Alberto Tirelli Rocha (2015/2016).

Como se registrou em parágrafos anteriores, a SARGS caracterizou-se, também, desde o princípio de sua história, pela união de seus membros nas lutas em defesa das prerrogativas dos anestesiologistas. Desde o início, os anestesiologistas gaúchos se agruparam em equipes que eram ligadas diretamente aos cirurgiões, sem vínculos hospitalares. Onde o cirurgião operasse, chamava os anestesiologistas de sua equipe, e estes lhe dariam atendimento. As equipes da época se denominavam por siglas: SANE (Serviço de Anestesia), CLAR (Clínica Anestesiológica e Respiratória), MAR (Médicos Anestesistas Reunidos), Delta Anestesiologistas. O momento mais representativo dessa vocação grupal ocorreu em novembro de 1983, quando foi exemplo para as demais sociedades de anestesiologia do país ao promover o descredenciamento coletivo dos anestesiologistas gaúchos do extinto Instituto Nacional de Assistência Médica e Previdência Social, resultando em movimento de âmbito nacional.

Em 1994, por iniciativa da diretoria da SARGS, foi constituída a Cooperativa dos Anestesiologistas do Rio Grande do Sul (Coopanest – RS), tendo sido eleitos para o conselho de administração Marcio Pizzato (presidente), Tailur Alberto Grando, Cyro Pizzato, Geraldo Sidiomar Duarte, Cezar Mattos e Roges Grandini Kulczinski; e para o conselho fiscal Carlos Heitor Lima, Ayrton Pogorelsky e Artur Carpes. Na época, essa iniciativa não prosperou.

Em 2001, uma nova mobilização culminou na fundação da Cooperativa dos Anestesiologistas de Porto Alegre (Coopanest – POA), tendo como conselho de administração Martinho Alvarez da Silva (presidente), Renato Bender Castro (secretário), Guilherme Sudbrack (tesoureiro), além de Fernando Squeff Nora, Ildo Meyer, James Toniolo Manica, Rubens Wolkind, Sergio Hampe Dapoian e Silvio Carlos de Medeiros Perez. Para o conselho fiscal foram eleitos Irvino Reck, Jayme da Rocha Heck e Odilon Teixeira Filho. Em 2002, com a renovação de um terço dos conselhos, o quadro diretivo ficou assim constituído: Martinho Alvarez da Silva (presidente), Jaime da Rocha Heck (secretário) e Ildo Meyer (tesoureiro).

No ano de 2003, devido a processos administrativos movidos pelo Conselho de Administração do Direito Econômico (CADE) nos Ministérios Público e Federal, a SARGS foi recomendada a não se ocupar mais de assuntos financeiros, rescindir seus contratos com planos de saúde e indicar a Coopanest-POA para futuras negociações. Felizmente, em 2004, o poder judiciário julgou indevidas as penalidades aplicadas pelo CADE e deferiu a anulação do processo em favor da SARGS, tanto no mérito do julgamento quanto da isenção do pagamento da pena.

No ano de 2005, a Coopanest-POA trocou de nome para Cooperativa dos Anestesistas de Porto Alegre (COOPA), pois a Federação Brasileira das Cooperativas de Anestesia (Febracan) havia registrado a marca Coopanest, obrigando as cooperativas ao ônus e regência desta, o que não convinha aos anestesiologistas de Porto Alegre. Nessa época, já contava com 172 cooperados.

O ano de 2007 foi turbulento para as relações entre SARGS e COOPA, pois vários membros da diretoria da primeira não apoiavam a segunda. Nesse clima, a COOPA, que desde sua fundação ocupava a mesma sede da SARGS na AMRIGS, transferiu-se para outra sala no mesmo prédio, deixando de dividir as despesas. Concomitantemente, a cooperativa promoveu uma alteração estatutária, onde desvinculava a obrigatoriedade de seus associados serem sócios da SARGS, com a justificativa de estimular a admissão de novos sócios e se desvincular do processo de formação de cartel sofrido pela SARGS, movido pelo CADE. Nova alteração estatutária em 2008 permitiu a associação sob a forma de pessoa jurídica, desde que todos os anestesiologistas fizessem parte da cooperativa na forma de pessoa física.

Os presidentes da cooperativa que se sucederam foram Ildo Meyer (2003/2004), Zilmar Minetto Foletto (2005/2006), Silvio Carlos M. Perez (2007/2008), Celso Curcio Aveline (2009/2010), Marcos Bastiani Pasa (20011/2012), Martinho A. Reis A. da Silva (2013/2014) e Marcos Bastiani Pasa (2015/2016). Atualmente a COOPA conta com 443 cooperados.

O Rio Grande do Sul, em 2017, sediou em Porto Alegre cinco Congressos Brasileiros de Anestesiologia (CBA): IV CBA em 1957, tendo como presidente Laffayette de Freitas Brandão; XIV CBA em 1967, com Affonso Fortis como presidente; XXV CBA em 1978, tendo como presidente Paulo Henrique Leggerini Pereira; XXXVIII CBA em 1991, com João Batista Pereira como presidente; XLVI CBA em 1999, sob a presidência de James Toniolo Manica; e LVII CBA em 2010, com Gastão Fernandes Duval Neto como presidente.

O XLVI CBA, em 1999, teve como tema A Anestesia no Terceiro Milênio e reuniu no Centro de Eventos da Federação das Indústrias do Estado do Rio Grande do Sul (FIERGS) mais de 2 mil anestesiologistas. As comissões foram coordenadas pelos seguintes colegas: James Toniolo Manica (presidente), Gastão Fernandes Duval Neto (comissão científica), Sergio Belzarena (comissão de temas livres), Florentino Fernandes Mendes (comissão de divulgação), Silvio Perez (comissão de finanças), Leonardo José Cardoso da Fonseca (comissão de informática), Paulo Ernani Evangelista (comissão de secretaria) e Ildo Meyer (comissão social).

O LVII CBA, em 2010, teve como tema Anestesiologia em 2010 – Avanços e Desafios da Década e contou com a presença da presidente da World Federation of Societies of Anaesthesiologists, Ângela Enright, e reuniu no Centro de Eventos da FIERGS mais de 3.200 anestesiologistas. As comissões foram assim coordenadas: Gastão Fernandes Duval Neto (presidente), Luiz Alfredo Jung (comissão científica), Airton Bagatini (comissão de secretaria e divulgação), José Vicente Prado Pereira (comissão de finanças), Ângela Henrique Silva Ribeiro (comissão social), Danilo Rangel Menezes (comissão de informática), Roges Francisco Grandini Kulczinski e Daniel Volquind (comissão de secretarias especiais).

O cinquentenário da SARGS foi comemorado em junho de 2000. Uma comissão organizadora foi constituída para planejar e coordenar as diversas atividades, composta por Helio Celiberto Faillace, Paulo Cruz Maya, Paulo Leggerini Pereira e James Toniolo Manica (coordenador). O programa incluiu uma exposição pública do acervo do Museu da SARGS no Shopping Iguatemi de 9 a 11 de junho de 2000, bem como uma sessão solene no dia 13 de junho, que contou com a manifestação de autoridades e homenagem aos fundadores, dos quais estavam presentes os quatro fundadores vivos, Lauro Schuk, Paulo Cruz Maya, Paulo Henrique Leggerini Pereira e Telmo Kruse. No dia 15 de junho ocorreu a apresentação da comédia musical Tangos e Tragédias no teatro da AMRIGS e, no dia seguinte, encerraram-se as festividades com um jantar dançante no Country Club. Naquele mês, foi realizada na sede da SARGS a gravação de um vídeo com a participação de Paulo Cruz Maya, Paulo Henrique Leggerini Pereira e Telmo Kruse, onde durante mais de 3 horas relembraram o exercício da anestesiologia no período que antecedeu a fundação da SARGS e os fatos que culminaram na sua constituição. Esse vídeo constitui peça importante entre os documentos que compõem a memória da SARGS.

Desde 1994, a SARGS conta com a colaboração de Celony Lacorte, secretária executiva e memória viva de muitos acontecimentos. Em 2013, devido a reformas na sede da SARGS, aparelhos antigos que faziam parte do acervo dessa sociedade foram doados para o Museu de Medicina do Rio Grande do Sul.

O Rio Grande do Sul contribuiu com os seguintes presidentes para a SBA: Flavio Kroeff Pires (1954), Afonso Fortis (1959), Paulo Henrique Leggerini Pereira (1964), Renato Metsavaht (1970), Alcides Carlos Pinto Corrêa (1978), João Batista Pereira (1983), Roges Francisco G. Kulczynski (1988), Gastão Fernandes Duval Neto (2000) e Airton Bagatini (2013).

A nível internacional, no ano de 2004, Gastão Fernandes Duval Neto foi eleito pela assembleia geral da Federação Mundial de Sociedades de Anestesia (WFSA) como membro do comitê executivo, sendo reeleito em 2008, e como Chair of The Work Party no comitê de saúde ocupacional em anestesiologia. Em 2012, foi criado um novo comitê permanente, ligado diretamente ao comitê executivo, Professional Welbeing Comittee (PWCC), sendo o seu Chair Gastão Duval Neto. Em 2016, durante o Congresso Mundial de Anestesiologia em Hong Kong (China), foi indicado para permanecer no cargo.

Dois concursos públicos para professor titular da disciplina de anestesiologia foram realizados no Estado: em 1985, na UFRGS, com a aprovação da professora Miriam Martelete e, em 1990, na Universidade Federal de Santa Maria, com a aprovação do professor Manoel Antônio Pereira Alvarez.

Registram-se, ainda, as seguintes teses de doutoramento: Anestesia por Mistura de Éter-Ar (resultados em 200 casos), de Armando Fortuna (1964); Dialil-nor-toxiferina em Anestesia por Éter, de Rosali João Bainy (1969); Contribuição para o Estudo do Emprego da Anestesia Peridural em Aortografia, de Aloysio Costa Teixeira (1970); Tremor Pós-anestésico, de Miriam Martelete (1976); O Uso de Técnicas de Impedância para Avaliação do Fluxo Sanguíneo durante Anestesia, de Helena Maria Arenson-Pandikow (1979); Papel do Sistema GABAérgico, Modulado por Receptores Benzodiazepínicos, sobre a Formação da Memória em Ratos, de Maria Beatriz Cardoso Ferreira (1992); Hemometabolismo Cerebral e Circulação Extracorpórea com Hipotermia Moderada, de Gastão Fernandes Duval Neto (1997); Analgesia Pós-operatória em Pacientes Pediátricos: Estudo Comparativo entre Anestesia Local, Opioides e Anti-inflamatórios Não Esteroides, por Miriam Seligman de Menezes (1997); Efeito da Alizaprida Intravenosa Sobre o Prurido Provocado pela Morfina Administrada Via Subaracnoide, de Marcio Leal Horta (2002); Ansiedade Perioperatória: Fatores de Risco e Efeito de Ansiólise Pré-operatória na Dor e na Recuperação Pós-operatória, de Wolnei Caumo (2002); Impacto da Implantação de um Serviço de Avaliação Pré-operatória Ambulatorial em Indicadores de Desempenho, de Florentino Fernandes Mendes (2003); e BDNF e Efeito Dose-resposta da Melatonina no Limiar de Dor em Indivíduos Saudáveis, de Luciana Paula Cadore Stefani (2012).

Ao longo de sua história de 67 anos (completados em 2017), a SARGS distinguiu três de seus membros com o título de Sócio Honorário: Manoel Antonio Pereira Alvarez, Paulo Henrique Leggerini Pereira e James Manica.

Atualmente, o Rio Grande do Sul conta com 105 anestesiologistas com o Título Superior em Anestesiologia (TSA), dos quais 82 estão em situação regular com a SBA e a respectiva regional.

## 2.3 CEARÁ – REFERÊNCIAS

1. Pereira LS. Governadores do Ceará anteriores e posteriores à Independência [Internet]. Fortaleza: Instituto do Ceará; 2016 [capturado em 21 set. 2016]. Disponível em: http://www.institutodoceara.org.br/revista/Rev-apresentacao/RevPorAno/1972TE/1972TE-GovernadoresdoCearanaIndependencia.pdf.
2. Diccionário Bio-bibliográfico Cearense Barão de Studart [Internet]. [S. l.]: Portal da História do Ceará; c2015 [capturado em 21 set. 2016]. Disponível em: http://www.portal.ceara.pro.br/index.php?option=com_content&view=article&id=1065&catid=292&Itemid=101.
3. Sucupira L. A febre amarela em fortaleza no ano de 1851 [Internet]. Revista do Instituto do Ceará. 1975 [capturado em 21 set. 2016]. Disponível em: http://www.institutodoceara.org.br/revista/Rev-apresentacao/RevPorAno/1975/1975-AFebreAmarelaemFortalezaAno1851.pdf.
4. Sociedade Brasileira de Anestesiologia [Internet]. Sociedade Brasileira de Anestesiologia. 2016 [capturado em 21 set. 2016]. Disponível em: https://www.sbahq.org/quem-somos/.
5. Sociedade de Anestesiologia do Estado do Ceará. Nossa história [Internet]. Fortaleza: SAEC; c2016 [capturado em 21 set. 2016]. Disponível em: http://www.saec.org.br/index.php/quem-somos/historia.

### Leitura sugerida

Lima OS. História da anestesiologia do Brasil: Ceará. In: Manica J, organizador. Anestesiologia: princípios e técnicas. 3. ed. Porto Alegre: Artmed; 2004. p. 38-41.

## 2.4 PERNAMBUCO – REFERÊNCIAS

### Leituras sugeridas

Cooperativa dos Médicos Anestesistas de Pernambuco [Arquivos]. Recife: Coopanest-PE; [s.d.].
Entrevista com: Arlindo Farias (Médico). 11 mar. 1996.
Entrevista com: Ênio Laprovítera (Médico e coautor).
Entrevista com: Eunice Lira (Médica). 03 maio 1996.
Entrevista com: Luiz Ribenboim (Médico). 27 fev. 1996.

Entrevista com: Mauro Gurgel (Médico). 11 mar. 1996.
Entrevista com: Nelson da Rocha Falcão (Médico). 06 maio 1996.
Entrevista com: Ricardo Bouwman (Médico). 10 maio 1996.
Entrevista com: Walter Dimenstein (Médico). 18 mar. 1996.
Gonçalves B. Anotações à história da raquianestesia no Brasil. In: Imbelloni LE. Raquianestesia. [S. l.]: Elsevier; 1995.
Machado JPL. Sociedade Brasileira de Anestesiologia. [Rio de Janeiro: SBA]; 1990.
Sociedade de Anestesiologia do Estado de Pernambuco [Arquivos]. Recife: SAEPE; [s.d.].
Veloso Costa P. Medicina, Pernambuco e o tempo. Pernambuco: Cia. Editora de Pernambuco; 1981. v. 2.

## 2.6 MINAS GERAIS – LEITURAS SUGERIDAS

Anestesiologia em Minas Gerais: lembranças e histórias. Prefácio Comunicação. 2012;3:85-101.
Samg.org.br [Internet]. Home. Belo Horizonte: Sociedade de Anestesiologia de Minas Gerais; [2017, capturado em 30 jul. 2017]. Disponível em: http://www.samg.org.br/.
Sociedade Brasileira de Anestesiologia. SBA: 50 anos de história. Rio de Janeiro: SBA; 1999. p. 87-90.

## 2.9 RIO GRANDE DO SUL – LEITURAS SUGERIDAS

Antunes JA. A anestesia extradural pela novocaína [tese]. Porto Alegre: [s.n.]; 1943.
Associação Médica do Rio Grande do Sul, Comissão organizadora. Livro de atas. [Porto Alegre: AMRIGS; s.d.].
Associação Médica do Rio Grande do Sul, Conselho de representantes. Livros de presenças. [Porto Alegre: AMRIGS]; 1971-1981.
Bainy RJ. Dialilnor-toxiferina em anestesia por éter [tese]. Porto Alegre: [s.n.]; 1969.
Barbosa R. Da rachianestesia em clinica cirurgica [tese]. Porto Alegre: [s.n.]; 1911.
Brandão LF. Hipotermia e função renal [tese]. Porto Alegre: UFRGS; 1966.
Cooperativa dos Anestesistas de Porto Alegre (COOPA). Livro de atas das assembléias gerais. [S. l.: s.n.; s.d.].
Depoimento de: F. C. Alves. 1993.
Depoimento de: F. C. Becker. 1996.
Depoimento de: F. Ferreira. 1993.
Depoimento de: H. Faillace. 1993.
Depoimento de: P. C. Maya. 1992
Depoimento de: P. C. Maya. 1993.
Depoimento de: P. H. L. Pereira. 1990.
Depoimento de: R. Padilha. 1992.
Eichenberg GE. Anestesia geral pela Avertina [tese]. Porto Alegre: [s.n.]; 1934.
Entrevista com: G. W. P. Pires. 1993.
Entrevista com: M. O. Brandão. 1993.
Entrevista com: N. A. Fortis. 1993.
Fialho E. Da anestesia endovenosa na grande e pequena cirurgia [tese]. Porto Alegre: [s.n.]; 1935.
Fortuna A. Anestesia por mistura de éter-ar [tese]. Porto Alegre: [s.n.]; 1964.
Franco A, Ramos SM. Panteão médico riograndense: síntese cultural e histórica. São Paulo: Ramos e Franco; 1943.
Gonçalves ML. Síncopes anestésicas [tese]. Porto Alegre: [s.n.]; 1939.
Guerra Blessman LF. Arquivos. [S. l.: s.n.; s.d.].
Hoffmeister JB. Dosando o $CO_2$ plasmático nos períodos operatório e pós-operatório com o aparelho de Van Slyke [tese]. Porto Alegre: [s.n.]; 1930.
Machado WS. SBA Sociedade Brasileira de Anestesiologia: evolução e eventos-anestesia no Brasil. In: Sociedade Brasileira de Anestesiologia. SBA: 50 anos de história. Rio de Janeiro: SBA; 1999. p. 15-24.
Martelete M. Tremor pós-anestésico [tese]. Porto Alegre: [s.n.]; 1976.
Pandikow HMA. O uso de técnicas de impedância para avaliação do fluxo sangüíneo durante anestesia [tese]. Porto Alegre: [s.n.]; 1978.
Pires FK. O uso do detector de anidrido carbônico de William B. Drapper nos aparelhos de narcose em circuito fechado circular [tese]. Porto Alegre: [s.n.]; 1951.
Santa Casa de Misericórdia de Porto Alegre. 10ª Enfermaria: livro de registro de cirurgias. [Porto Alegre: Santa Casa; s.d.].
Santa Casa de Misericórdia de Porto Alegre. 18ª Enfermaria: livro de registro de cirurgias. [Porto Alegre: Santa Casa; s.d.].
Santa Casa de Misericórdia de Porto Alegre. 5ª Enfermaria: livro de registro de cirurgias. [Porto Alegre: Santa Casa; s.d.].
Sarmento AM. Tensão arterial em anesthesia geral [tese]. Porto Alegre: [s.n.]; 1923.
Schlater B. Contribuição ao estudo da anesthesia dos nervos esplâncnicos [tese]. Porto Alegre: [s.n.]; 1925.
Schneider A. Estudo anatomotopographico do ponto de Kulenkampff [tese]. Porto Alegre: [s.n.]; 1923.
Sociedade de Anestesiologia do Rio Grande do Sul. Livro de atas nº 1 das assembléias gerais. [Porto Alegre: SARGS; s.d.].
Sociedade de Anestesiologia do Rio Grande do Sul. Livro de atas nº 1 da diretoria. [Porto Alegre: SARGS; s.d.].
Teixeira AC. Contribuição para o estudo do emprego da anestesia peridural em aortografia [tese]. Porto Alegre: [s.n.]; 1970.
Truda SLT. Da rachianestesia pelo methodo Le Filliatre [tese]. Porto Alegre: [s.n.]; 1921.
Vergueiro NA. Contribuição ao estudo da anesthesia geral pelo Keleno [tese]. Porto Alegre: [s.n.]; 1905.

# 3. SOCIEDADE BRASILEIRA DE ANESTESIOLOGIA

Erick Freitas Curi

A Sociedade Brasileira de Anestesiologia (SBA) (FIG. 3.1) é uma associação civil, sem fins econômicos, fundada em 25 de fevereiro de 1948, constituindo uma federação de associações regionais,[1] como mostrado na FIGURA 3.2. Para que essas associações regionais sejam assim reconhecidas, devem ter finalidades compatíveis com as dispostas no estatuto da SBA, sendo que somente uma regional é reconhecida em cada Estado e no Distrito Federal. Os membros ativos, aspirantes, adjuntos, aspirantes-adjuntos e remidos deverão também ser membros da regional, exceto em Estados onde não existam regionais.

A SBA possui como sede uma bela e histórica casa no bairro de Botafogo, zona sul da cidade do Rio de Janeiro (FIG. 3.3). A antiguidade do prédio contrasta com o seu hiperdesenvolvimento setorial interno, podendo ser considerada um excelente sistema de tecnologia da informação. Os vários ambientes têm em comum as características indispensáveis para o bom desenvolvimento de suas atividades: decoração sóbria, valorização da história da sociedade e da arte, harmonia e notória limpeza estrutural.

Em respeito à legislação vigente e ao seu modelo de constituição, pode-se afirmar que a SBA foi constituída, construída e evolui com base em um trabalho extremamente representativo, democrático e comprometido – de maneira única e exclusiva – com o desenvolvimento da especialidade, a melhoria da qualidade de vida dos especialistas e fundamentalmente com a segurança ao paciente anestesiado, já que não há qualquer forma de remuneração da sua diretoria, conselhos fiscais, deliberativos ou consultivos, não havendo distribuição de lucros, bonificações ou vantagens a dirigentes, mantenedores ou associados. Os recursos da SBA provêm das anuidades pagas pelos seus sócios, sendo que elas são fixadas anualmente para cada categoria associada.

Sociedade Brasileira de Anestesiologia

FIGURA 3.1 Logotipo atual da Sociedade Brasileira de Anestesiologia.

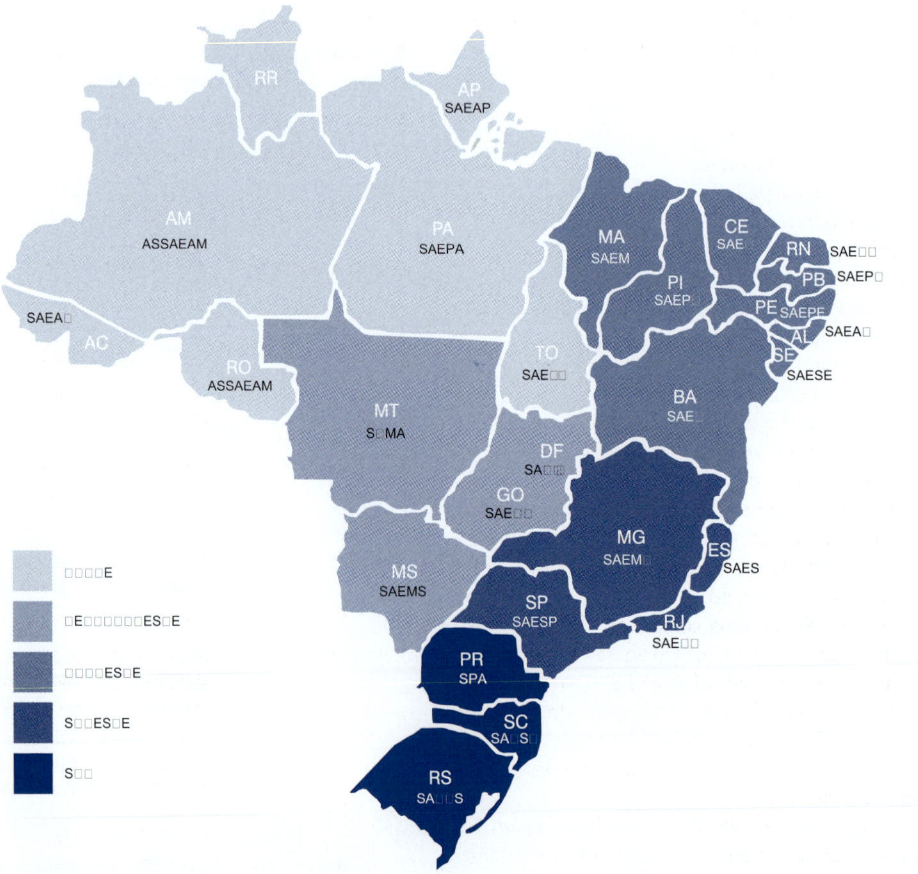


FIGURA 3.2 Sociedade Brasileira de Anestesiologia e suas associações regionais.

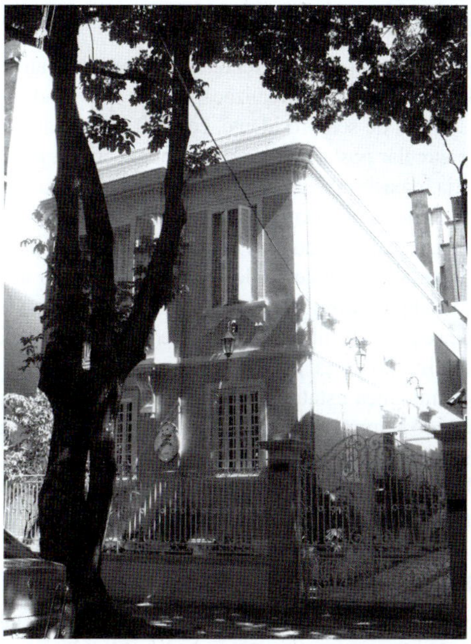

**FIGURA 3.3** Sede da Sociedade Brasileira de Anestesiologia no Rio de Janeiro.

Uma associação se desenvolve e atrai seus sócios quando possui clareza quanto aos seus fins e objetivos. Prioritariamente, a SBA destina-se a promover o desenvolvimento científico nas áreas de educação, pesquisa e apoio técnico, com a formação e capacitação de recursos humanos na anestesiologia. Trata-se de uma busca contínua dirigida à melhoria da qualidade dos serviços anestesiológicos oferecidos à população, combatendo qualquer forma de discriminação de raça, sexo, cor, religião ou classe social. Com suas portas sempre abertas para receber pessoas de bem, reúne os médicos interessados em fomentar o progresso, o aperfeiçoamento e a difusão da anestesiologia, terapia intensiva, tratamento da dor, cuidados paliativos e reanimação, além de estabelecer normas para o treinamento na especialidade. Por entender que a anestesiologia é uma especialidade médica, cabe à SBA fazer seus membros cumprirem o Código de Ética Médica e o seu próprio Código Profissional, ferramentas indispensáveis para o bom andamento de uma prática segura e qualificada.

A SBA patrocina congressos da especialidade em âmbito nacional e internacional. O calendário de eventos se inicia com a Jornada Norte-Nordeste de Anestesiologia (JONNA), seguida pela Jornada Sul-Brasileira de Anestesiologia (JOSULBRA) e pela Jornada de Anestesiologia do Sudeste Brasileiro (JASB), todas realizadas no primeiro semestre do ano. No segundo semestre, acontece a Jornada de Anestesiologia do Brasil Central (JABC), o Simpósio de Saúde Ocupacional e, em novembro, celebra-se o maior de todos os eventos: o Congresso Brasileiro de Anestesiologia (CBA). Sendo uma sociedade profundamente comprometida com a educação e a formação de especialistas, confere o Título Superior de Anestesiologia (TSA), o Título de Especialista em Anestesiologia (TEA), Certificação de Área de Atuação em Dor e a Certificação em Áreas de Atuação em Medicina Paliativa. Publica a Revista Brasileira de Anestesiologia (RBA) e a Anestesia em revista.

A SBA procura estimular e valorizar a produção científica, promovendo e conferindo prêmios a trabalhos científicos selecionados. Esses prêmios têm regulamentos próprios e possuem nomes de pessoas que reconhecidamente contribuíram para o desenvolvimento da anestesiologia brasileira – uma forma de manter viva a história e reverenciar os obreiros dessa extraordinária organização.

Visando ao aprimoramento técnico-científico de seus membros, a SBA tem mantido convênios com entidades internacionais, entre elas a American Society of Anesthesiologists (ASA), a European Society of Anaesthesiology (ESA), a World Federation Societies of Anaesthesiologists (WFSA) e a Confederação Latino-Americana de Sociedades de Anestesiologia (CLASA). Essas parcerias têm permitido importante intercâmbio cultural e científico, garantindo a participação de brasileiros nos eventos internacionais promovidos por essas entidades e também a presença maciça de grandes nomes da anestesia mundial em eventos nacionais. Merece destaque a realização do teste para treinamento On-Line Assessment (OLA) por médicos em especialização no Brasil a partir de 2016, via acesso em terminais de computador – o mesmo aplicado para estudantes europeus de anestesiologia e desenvolvido pela ESA. Realiza-se também o European Diploma in Anaesthesiology and Intensive Care (EDAIC), teste também desenvolvido pela ESA, composto de duas fases, uma escrita e outra oral, que concede o diploma de especialista aos profissionais nela aprovados.

A SBA possui 10 categorias de sócios, conforme disposto no **QUADRO 3.1**.

**QUADRO 3.1** Categorias de membros da Sociedade Brasileira de Anestesiologia

| | |
|---|---|
| **1.** Fundadores | Médicos que assinaram a ata da sessão de fundação ou da primeira assembleia geral |
| **2.** Honorários | Médicos ou cientistas que, por sua notoriedade, prestaram relevantes serviços à especialidade |
| **3.** Beneméritos | Pessoas, sem distinção de nacionalidade ou profissão, que prestaram relevantes serviços à SBA |
| **4.** Estrangeiros | Médicos associados residentes no exterior que exerçam a anestesiologia ou especialidades afins |
| **5.** Ativos | Associados portadores do TEA outorgado pela SBA em convênio com a AMB e o CFM |
| **6.** Aspirantes | Médicos em especialização nos CETs em anestesiologia, reconhecidos pela SBA |
| **7.** Adjuntos | Associados que praticam a anestesiologia e não são portadores do TEA outorgado pela SBA |
| **8.** Aspirantes-adjuntos | Médicos cursando residência em anestesiologia em centro credenciado pela CNRM, mas não integrantes dos CETs-SBA |
| **9.** Remidos | Membros ativos e adjuntos que completaram 70 anos, tendo os mesmos direitos da categoria a que pertenciam |
| **10.** Especiais | Membros ativos ou adjuntos que, após terem sido admitidos como membros da SBA e estando em pleno gozo dos seus direitos associativos, venham adquirir deficiência permanente e incapacitante, que impeça o pleno exercício da especialidade, sendo por acidente ou doença |

AMB, Associação Médica Brasileira; CET, Centro de Ensino e Treinamento; CFM, Conselho Federal de Medicina; CNRM, Comissão Nacional de Residência Médica; SBA, Sociedade Brasileira de Anestesiologia; TEA, Título de Especialista em Anestesiologia.

Todo membro poderá deixar de fazer parte da SBA por pedido de demissão; por não ter pago a SBA até 30 de abril de cada ano; por ter deixado de ser membro da regional; por exclusão motivada por infração prevista no estatuto ou nos regulamentos e regimentos; e por motivo grave que será matéria de análise em deliberação fundamentada e aprovada pela maioria absoluta dos presentes à assembleia de representantes. Sendo uma instituição que prima pela democracia, sempre será garantido a todos os sócios o direito da ampla defesa e do contraditório.

No âmbito da estrutura organizacional da SBA, existem prerrogativas dos membros ativos e remidos. Entre elas: 1) apresentar indicações, requerimentos, sugestões e representações; 2) receber as publicações da SBA; 3) votar e ser votado para os cargos eletivos conforme preceituam o estatuto, os regimentos e os regulamentos da SBA; 4) receber TEA; 5) prestar concurso para obtenção do TSA; 6) participar da assembleia de representantes por indicação da regional a qual esteja filiado; e 7) participar da assembleia geral. Já os demais membros possuem os seguintes direitos: 1) apresentar indicações, requerimentos, sugestões e representações; e 2) receber as publicações da SBA. Todos os membros têm o dever de concorrer para o cabal cumprimento dos fins da SBA e também de se manter em dia com a tesouraria. Os membros honorários, beneméritos, remidos e especiais estão isentos da anuidade.

A organização da SBA se dá conforme o organograma contido na **FIGURA 3.4**.

## Assembleia geral

A assembleia geral (AG) é a reunião dos membros ativos quites com a SBA na data de sua realização. Ela é convocada pela diretoria, na pessoa de seu presidente, com 90 dias de antecedência, mediante circular postal a todos os membros ativos, por proposta da diretoria; da assembleia de representantes; de pelo menos metade mais uma das regionais; e de um quinto dos membros ativos. Quando convocada, os motivos estarão claramente especificados.

Durante a AG, pode se deliberar a liquidação da SBA; é nela que se elege a diretoria e o conselho fiscal, assim como é o foro onde se pode destituir a diretoria e/ou conselho fiscal. Durante a realização desta, as contas são submetidas à aprovação. Qualquer mudança estatutária deve ser submetida e aprovada na AG, sendo sempre uma oportunidade para se deliberar sobre assuntos importantes para a SBA.

É dever do presidente da SBA presidir a AG, sendo secretariada pelo secretário-geral.

## Assembleia de representantes

Historicamente, a assembleia de representantes (AR) é a mais tradicional e importante da SBA. A sua história se confunde com a da própria Sociedade. Palco de debates calorosos, qualificados e transformadores, a AR é a alma da SBA. Durante todo o ano, os membros se preparam para as discussões. Cabe ao diretor do departamento administrativo e à comissão de estatutos, regimentos e regulamentos prepararem as principais peças que serão levadas a esse palco de impressionante entusiasmo.

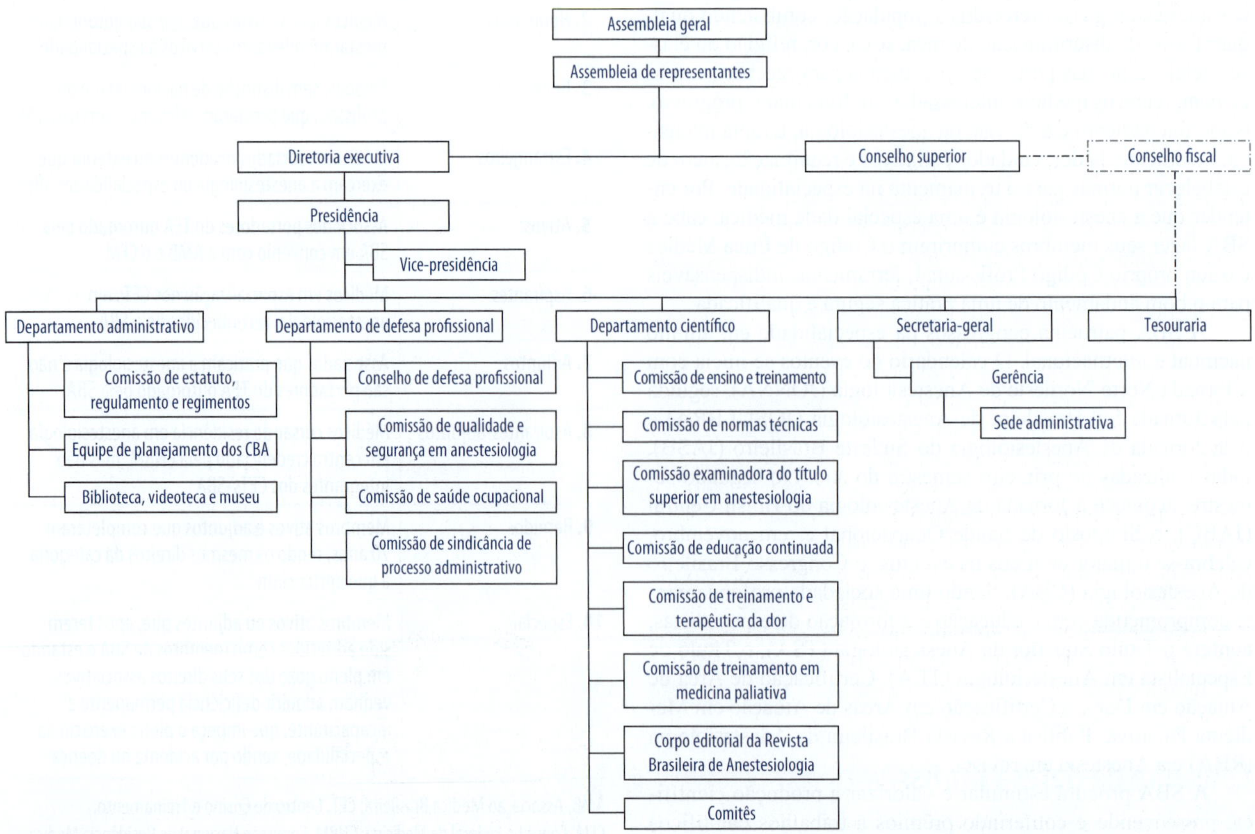


**FIGURA 3.4** Organização da Sociedade Brasileira de Anestesiologia.

Cabe ressaltar que a presidência da AR é um capítulo à parte: exercida sempre por pessoa de elevado respeito no seio da anestesiologia brasileira e profundo conhecimento histórico e legislativo.

A AR é constituída pelos representantes das regionais, pelo presidente do conselho superior e pela diretoria da SBA. Nela se delibera sobre assuntos importantes para a SBA e se realizam eleições para cargos não administrativos.

## Conselho superior

Trata-se de um conselho consultivo, composto pelos três últimos presidentes da SBA e pelos presidentes de regionais. O seu presidente, eleito entre seus pares, tem assento, sem direito a voto nas reuniões de diretoria. Este também avalia as contas da SBA e o relatório do conselho fiscal, recomendando ou não a sua aprovação à AG. Propõe à AR nomes para participarem de eleições para cargos não administrativos. Em qualquer época, esse conselho pode opinar sobre qualquer assunto por solicitação da diretoria.

## Conselho fiscal

É formado por três membros efetivos e três suplentes eleitos em AG, com mandato de três anos, elegendo-se um terço a cada ano. Confere, verifica, comprova e opina, trimestralmente, sobre a administração financeira da SBA, enviando seu relatório ao conselho superior.

## Diretoria

A diretoria é composta conforme apresentado na **FIGURA 3.4**. Todos os seus membros devem ser portadores do TSA. Seu mandato é de um ano e coincide com o calendário civil.

A diretoria executa e faz executar as resoluções das assembleias. É seu dever cumprir de forma integral o estatuto da SBA. De acordo com legítima necessidade, pode designar comissões temporárias para tratar de assuntos específicos, com duração máxima de três meses. Mediante registro em um boletim agenda, apresenta à AR um relatório completo de suas atividades. Essas atividades são rigorosa e criticamente preenchidas em plataforma própria durante todo o ano. Outra importante função é contratar pessoal necessário para o bom funcionamento da SBA.

Pelo menos uma vez ao ano, os diretores se reúnem com os presidentes das comissões permanentes e com o editor-chefe da RBA. É a Diretoria que aprova e recomenda à AR as cidades que têm condições de sediar os CBAs. Após análise dos relatórios da comissão de ensino e treinamento, cabe à diretoria deliberar sobre o credenciamento e descredenciamento dos Centros de Ensino e Treinamento (CETs); de forma semelhante, isso ocorre com relação aos Centros de Treinamento e Terapêutica da Dor e aos Centros de Treinamento em Medicina Paliativa, observando os relatórios das comissões de treinamento e terapêutica da dor e de treinamento em medicina paliativa. Cabe-lhe ainda deliberar sobre assuntos omissos no estatuto.

Individualmente, os membros da diretoria têm os deveres específicos dos cargos que exercem.

## Conselho de defesa profissional

Esse conselho trata das relações e condições de trabalho de seus associados. A sua operacionalidade é dada em regimento próprio.

## Patrimônio

O patrimônio social da SBA é constituído pelas anuidades pagas por seus membros e por todos os bens que venha a possuir por meio de fontes de renda, doações, legados, subscrições ou outros de caráter não defeso em lei. Porém, em caso de dissolução e liquidação da SBA, os bens serão destinados às regionais da SBA legalmente estabelecidas, de maneira proporcional ao número de associados.

## Sistema de gestão da qualidade (ISO 9001:2015)

A SBA iniciou em 2008 uma reformulação administrativa. Aos poucos, os membros das diretorias foram percebendo a necessidade da elaboração de um planejamento estratégico. Este passou a ser uma ferramenta valiosa na busca pela eficiência da gestão administrativa exigida pelos sócios. De maneira natural, o planejamento agregou importantes valores, entre eles o desenvolvimento de um Sistema de Gestão da Qualidade e consequentemente a busca de uma certificação.

Com muita dedicação e comprometimento, a SBA atingiu sua certificação em 2009, tendo como base a ISO 9001:2008. Desde então, a SBA jamais perdeu esse título, sendo anualmente avaliada por uma agência certificadora. Em 27 de fevereiro de 2018, a SBA foi recertificada em um processo de transição para a Norma ISO 9001:2015.

O selo representativo da certificação da SBA está caracterizado na **FIGURA 3.5**.

O Sistema de Gestão da Qualidade permite, entre outros, um acompanhamento permanente do andamento do planejamento estratégico, registros de todas as documentações, agenda interativa e um registro constante da história da SBA.

## Núcleo SBA Vida

O Núcleo SBA Vida é a estrutura que reúne cursos teórico-práticos para treinamento dos associados e também da população não médica (capacitação em reanimação cardiopulmonar). Na atualidade, é composto por:

- **Suporte avançado de vida em anestesiologia (SAVA):** objetiva a qualificação em prevenção, diagnóstico e tratamento de situações críticas em anestesia. Destina-se a todos os médicos anestesiologistas que buscam o aperfeiçoamento em habilidades que podem salvar vidas. Mediante desenvolvimento de habilidades técnicas e abordagem dos aspectos humanos no gerenciamento de crises que ameaçam a vida durante o período perioperatório, é possível reduzir a morbidade e a mortalidade relacionadas à prática da especialidade.

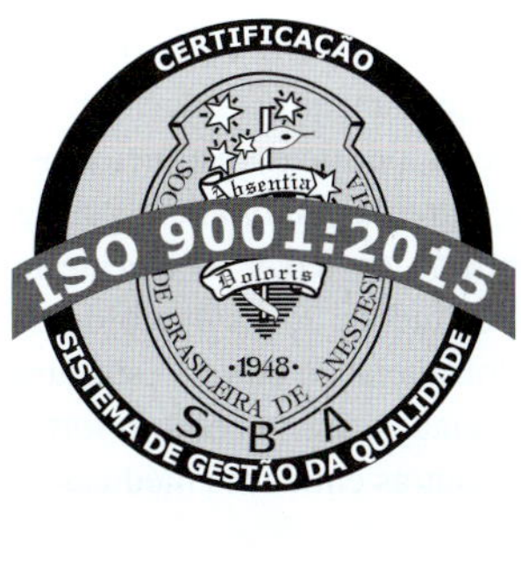


**FIGURA 3.5** Selo de certificação ISO 9001:2015 da Sociedade Brasileira de Anestesiologia.

- **Controle da via aérea:** dirigido para médicos em geral e estudantes de medicina. Possui como objetivos a capacitação para o manejo das vias aéreas, por meio do desenvolvimento de habilidades técnicas com vários dispositivos e técnicas para adequado controle ventilatório, ensino e treinamento do gerenciamento de crises de origem respiratória e das medidas destinadas a minimizar o dano decorrente da manipulação das vias aéreas.
- **Salve uma vida:** este curso faz parte das atividades de responsabilidade social da SBA. Objetiva a capacitação da população em geral (não médicos) para reconhecimento, acionamento imediato de serviço médico especializado e tratamento inicial da parada cardiorrespiratória, ou seja, treinamento em suporte básico de vida. No curso, o aluno aprende também a reconhecer e tratar os sinais de obstrução respiratória, fazer o diagnóstico de parada respiratória e cardíaca, saber como proceder para ativar o sistema de saúde e aprender a fazer reanimação de qualidade.
- **Reanimação cardíaca:** dirigido para médicos em geral e estudantes de medicina. Possui como objetivos a capacitação para reconhecimento, diagnóstico e tratamento imediato de condições críticas que podem causar uma parada cardiorrespiratória, sem uma abordagem específica para a anestesia.
- **Ecocardiografia transesofágica no intraoperatório (ETI):** este é um dos cursos mais concorridos do Núcleo Vida. Dividido em dois módulos, objetiva capacitar médicos anestesiologistas para a realização de ecocardiografia transesofágica e, assim, auxiliar a monitorização, diagnósticos e nortear condutas durante procedimentos cirúrgicos complexos, como as cirurgias cardiovasculares.
- **Núcleo de ultrassonografia perioperatória em anestesia (NUPAN):** objetiva a qualificação do anestesiologista em bloqueios anestésicos periféricos e também no neuroeixo, além de acessos vasculares e estudo da via aérea, utilizando como ferramenta a ultrassonografia.

## Revista Brasileira de Anestesiologia

A RBA é o órgão de divulgação científica da SBA e destina-se a publicar artigos de interesse do exercício da anestesiologia, terapia intensiva, tratamento da dor, cuidados paliativos, reanimação e educação médica.

A RBA possui regimento próprio. É composta por um conselho editorial com o editor-chefe e o coeditor, além de amplo corpo de conselheiros que auxiliam na tarefa de selecionar artigos para publicação que atendam aos padrões de qualidade exigidos pela comunidade científica.

## Anestesia em revista

A Anestesia em revista é uma publicação da SBA que fica sob a responsabilidade do diretor do departamento administrativo. É uma revista que dá visibilidade às políticas institucionais, campanhas, ações e assuntos de extrema importância para a especialidade sem o escopo científico da RBA. A Anestesia em Revista é publicada a cada três meses. É por meio desse instrumento que se mantém a maior interação entre a estrutura administrativa da SBA e seus associados, assim como o fortalecimento dos laços entre a SBA e outras entidades médicas.

## Centros de Ensino e Treinamento

Hoje, a SBA possui mais de uma centena de CETs. São serviços, seções, departamentos e disciplinas credenciados de acordo com as normas estabelecidas pela SBA, com o propósito de ensino pós-graduado em anestesiologia. Esses CETs possuem um hospital-sede e a prerrogativa de ter hospitais afiliados.

Os médicos em especialização matriculados em um desses centros têm acesso a 54 tópicos teóricos fundamentais para o exercício pleno da anestesiologia. Além disso, lhes são exigidos um mínimo de 440 procedimentos anualmente e 990 horas. Todo o treinamento tem duração de três anos. Esses médicos são submetidos a avaliações locais a cada quatro meses e a uma prova nacional aplicada pela SBA. Além disso, todos apresentam, obrigatoriamente, um trabalho de conclusão da especialização.

Os CETs são continuamente avaliados por meio de relatórios sistematizados, aplicação de conceituação e vistorias *in loco*.

A experiência da SBA na formação de especialistas remonta à década de 1950, sendo pioneira no treinamento de médicos em anestesiologia no Brasil.

## Congressos Brasileiros de Anestesiologia

O CBA acontece anualmente e possui um regulamento próprio. São eventos organizados por uma equipe de planejamento e por uma comissão executiva. Trata-se de um evento da SBA realizado por uma regional eleita na assembleia de representantes com cinco anos de antecedência.

O CBA obedece a um programa básico que consta de sessão inaugural, tema oficial, contribuições ao tema oficial, temas livres, palestras de atualização, além de atividades associativas e administrativas da SBA. Em 2015, o Congresso Brasileiro de Anestesiologia teve sua 62ª edição. Nesse evento, foi lançada a identidade visual do CBA (**FIG. 3.6**), escolhida em um concurso realizado entre as regionais da SBA e vencido pela Sociedade de Anestesiologia do Espírito Santo. Em 2017, ano de lançamento desta obra, o congresso foi realizado em Curitiba.

CBA
Congresso Brasileiro de Anestesiologia

**FIGURA 3.6** Identidade visual do Congresso Brasileiro de Anestesiologia.

## Considerações finais

Próxima de completar sete décadas de existência, a SBA é reconhecida nacional e internacionalmente. Estando entre as três maiores sociedades da especialidade no mundo (12 mil associados, 109 CETs e 1.800 médicos em especialização), a SBA mantém a excelência na área educacional e tem focado suas ações em dois enormes desafios: a segurança e qualidade da assistência anestesiológica e o bem-estar ocupacional do anestesiologista. Signatária do Protocolo de Helsinque para Segurança do Paciente Anestesiado, consta de seu planejamento estratégico uma série de ações que buscam promover continuamente a implantação da cultura da segurança do paciente no Brasil.

## Referência

1. Sociedade Brasileira de Anestesiologia [Internet]. Rio de Janeiro: SBA; c2017 [capturado em 16 fev. 2017]. Disponível em: https://www.sbahq.org/.

# 4. O ENSINO DA ANESTESIOLOGIA NA GRADUAÇÃO

Ismar Lima Cavalcanti
Nubia Verçosa Figueiredo
Paulo Alipio Germano Filho

O papel que a disciplina de anestesiologia deve ocupar na educação médica ainda é uma questão discutida em todo o mundo. Em geral, os conteúdos de anestesiologia são pouco expostos aos estudantes de medicina e, também, o que deve ser transmitido parece não estar claramente definido.[1]

O objetivo do ensino da anestesiologia na graduação em medicina não é desenvolver competências suficientes para propósitos clínicos da especialidade, mas – sobretudo durante o treinamento – possibilitar que os estudantes de medicina tenham conhecimento das diferentes áreas de interesse e atuação da especialidade, assim como adquiram uma noção razoável das funções do anestesiologista. Essa exposição pode agir como motivação para a escolha da especialidade na pós-graduação. O objetivo, então, seria formar médicos bem treinados e informados, mais atentos ao papel essencial do anestesiologista no tratamento integral do doente cirúrgico no período perioperatório.[1]

Em razão da carga horária limitada na maioria dos currículos médicos, decidir o que ensinar aos estudantes de medicina torna-se crucial. Hoje, o estudo da anestesiologia abrange também os cuidados intensivos e a medicina da dor e é suposto os alunos terem algum contato com essas áreas. A anestesia na sala de cirurgia, portanto, deveria ser apenas um componente, talvez de menor importância imediata para os estudantes de medicina do que o manejo da dor e a reanimação.

Assim sendo, uma visão geral sobre avaliação pré-operatória, seleção de técnicas de anestesia, monitorização e cuidados pós-operatórios pode ser uma adição valiosa para a formação de um estudante de medicina. Entretanto, a proposta de ensino desses temas pode ser excessivamente ambiciosa, e muitas vezes os temas precisam ser bastante condensados para se adequarem ao tempo em geral pequeno disponível ao ensino da anestesiologia nos cursos de graduação em medicina.[1]

Nesse sentido, uma experiência bem-sucedida para aumentar o interesse dos alunos em relação à especialidade utilizou estágios eletivos que ofereceram uma compreensão abrangente da anestesiologia para estudantes do primeiro e segundo anos de medicina.[2]

## Regulamentação do ensino da anestesiologia

Na Alemanha, desde 2003, a regulamentação sobre o ensino médico passou a exigir cursos obrigatórios de anestesiologia. Isso resultou no desenvolvimento de conteúdo programático, abrangendo a formação de competências básicas integradas à prática na sala de operações e nas sessões de simulação, e ainda em atividades teóricas na forma de palestras.[3] Todavia, no Brasil, essa obrigatoriedade não existe, como apresentado a seguir.

## Diretrizes curriculares nacionais dos cursos de graduação em medicina no Brasil

Os projetos pedagógicos dos cursos de medicina no Brasil devem basear-se nas diretrizes curriculares nacionais. Destaca-se que o referido documento não faz menção, no capítulo sobre os conteúdos curriculares e projeto pedagógico do curso, ao ensino da anestesiologia.

Alguns parâmetros relevantes presentes nas diretrizes curriculares nacionais estão expostos a seguir.

### Perfil do egresso

As diretrizes curriculares nacionais dos cursos de graduação em medicina determinam que o egresso dos cursos médicos apresente as seguintes características: [...] formação geral, humanista, crítica, reflexiva e ética, com capacidade para atuar nos diferentes níveis de atenção à saúde, com ações de promoção, prevenção, recuperação e reabilitação da saúde, nos âmbitos individual e coletivo, com responsabilidade social e compromisso com a defesa da cidadania, da dignidade humana, da saúde integral do ser humano e tendo como transversalidade em sua prática, sempre, a determinação social do processo de saúde e doença.[4]

As capacidades em educação confirmam uma área do perfil de competência médica que promove a autonomia e a independência intelectual, com responsabilidade social.[4]

### Conteúdos curriculares e do projeto pedagógico do curso

Os conteúdos curriculares dos cursos de graduação em medicina devem incluir o conhecimento das bases moleculares e celulares dos processos normais e alterados, da estrutura e função dos tecidos, órgãos, sistemas e aparelhos; a compreensão do processo saúde-doença com todos os seus determinantes e dimensões; o domínio da propedêutica médica; o diagnóstico, o prognóstico e a conduta terapêutica nas doenças que acometem o ser humano em todas as fases do ciclo biológico; a promoção da saúde e a compreensão dos processos fisiológicos dos seres humanos; a abordagem de temas transversais no currículo, direitos humanos, educação ambiental, língua brasileira de sinais (Libras), educação das relações étnico-raciais e história e cultura afro-brasileira e indígena.[4]

### Estágios e atividades complementares

O internato deve ocorrer em serviços próprios, conveniados, ou em regime de parcerias (contratos organizativos da ação pública ensino-saúde) com secretarias municipais e estaduais de saúde, conforme previsto no art. 12 da Lei nº 12.871, de 22/10/2013, e sob supervisão dos docentes ou preceptores da própria escola/faculdade, observado o art. 27 da Lei nº 12.772, de 28/12/2012.[4]

A carga horária mínima do internato deverá atingir 35% da carga horária total do curso. Trinta por cento da carga horária do internato devem ser desenvolvidos na atenção básica e no serviço de urgência e emergência do Sistema Único de Saúde (SUS), e a carga horária restante, nas áreas de clínica médica, cirurgia, ginecologia e obstetrícia, pediatria, saúde coletiva e saúde mental.[4]

Até 25% da carga horária total estabelecida devem ser utilizados para o estágio supervisionado fora da unidade da federação em que se localiza a instituição de ensino superior (IES), preferencialmente nos serviços do SUS.[4] O colegiado acadêmico de deliberação superior da IES poderá autorizar, em caráter excepcional, percentual superior ao previsto (menor que 50% da turma).[4]

## Educação em saúde

Na educação em saúde, o graduando deverá corresponsabilizar-se pela própria formação inicial, continuada e em serviço, ter autonomia intelectual e responsabilidade social, ao mesmo tempo em que se compromete com a formação das futuras gerações de profissionais de saúde e com o estímulo à mobilidade acadêmica e profissional, objetivando:

- Aprender a aprender, como parte do processo de ensino-aprendizagem, identificando conhecimentos prévios, desenvolvendo a curiosidade e formulando questões para a busca de respostas cientificamente consolidadas, construindo sentidos para a identidade profissional e avaliando, de modo crítico, as informações obtidas, preservando a privacidade das fontes.
- Aprender com autonomia e com a percepção da necessidade da educação continuada, a partir da mediação dos professores e profissionais do SUS, desde o primeiro ano do curso.
- Aprender interprofissionalmente, com base na reflexão sobre a própria prática e pela troca de saberes com profissionais da área da saúde e outras áreas do conhecimento, para a orientação da identificação e discussão dos problemas, estimulando o aprimoramento da colaboração e da qualidade da atenção à saúde.
- Aprender em situações e ambientes protegidos e controlados, ou em simulações da realidade, identificando e avaliando o erro, como insumo da aprendizagem profissional e organizacional e como suporte pedagógico.
- Comprometer-se com seu processo de formação, envolvendo-se em ensino, pesquisa e extensão e observando o dinamismo das mudanças sociais e científicas que afetam o cuidado e a formação dos profissionais de saúde, a partir dos processos de autoavaliação e de avaliação externa dos agentes e da instituição, promovendo o conhecimento sobre as escolas médicas e sobre seus egressos.
- Participar em programas de mobilidade acadêmica e formação de redes estudantis, viabilizando a identificação de novos desafios da área, estabelecendo compromissos de corresponsabilidade com o cuidado com a vida das pessoas, famílias, grupos e comunidades, especialmente nas situações de emergência em saúde pública, nos âmbitos nacional e internacional.
- Dominar língua estrangeira, de preferência língua franca, para manter-se atualizado com os avanços da medicina conquistados no país e fora dele, bem como para interagir com outras equipes de profissionais da saúde em outras partes do mundo e divulgar as conquistas científicas alcançadas no Brasil.[4]

## O saber e o saber fazer

Denomina-se saber, fundamentalmente, a aquisição de determinado conhecimento. No caso do ensino médico, é fundamental o conhecimento, por parte do médico, das evidências científicas atualizadas que constituirão o saber adquirido. Entretanto, para o médico, um conhecimento a mais é necessário: é o saber fazer, que pode ser definido como a habilidade do médico em combinar o conhecimento com o julgamento clínico. O saber fazer incorpora dados que permitem ao médico tomar decisões adequadas sobre o tratamento do doente.[5]

Essa hierarquia de aquisição de conhecimento médico é uma das premissas básicas que influenciaram e iniciaram uma série de métodos de ensino e avaliação de aprendizagem que se baseiam na aquisição de conhecimento, competências, habilidades ou comportamentos relacionados ao médico.[5]

## Simulação no ensino da anestesiologia

A educação médica baseada em simulação tem se mostrado superior à educação médica clínica tradicional na consecução de metas de aquisição de habilidades clínicas específicas. Trata-se de uma intervenção educacional complexa, que deve ser introduzida de forma cuidadosa e avaliada rigorosamente nos locais de treinamento. Assim, mais estudos sobre a educação médica baseada em simulação são necessários para amplificar seu poder, utilidade e custo-eficácia.[6]

O ensino baseado na simulação tem sido considerado um importante método redutor de erros com substancial melhora do desempenho profissional.[7] Utilizando-se das técnicas de simulação, o discente pode adquirir habilidades. O domínio de determinada habilidade pode ser obtido pela repetição da simulação tantas vezes quanto necessário. A tarefa deve ser supervisionada por orientador, permitindo que as adequações sejam feitas de imediato e o aluno receba o retorno da avaliação de sua ação prontamente. Essa repetição dos procedimentos no ambiente de simulação evita constrangimentos tanto para o aluno quanto para os pacientes, além de protegê-los de riscos e desconfortos.[7]

A técnica de simulação permite a oferta de condições de aprendizagem idênticas para todos os alunos, garantindo uma uniformidade de cenários impossível no treinamento em ambiente real. É evidente que essa etapa não deve substituir totalmente o treinamento em cenários reais, porém é um estágio precedente que tem se mostrado bastante adequado e eficaz como ferramenta de ensino.[7]

Tal técnica aplica-se para treinamento de procedimentos específicos, tanto diagnósticos como terapêuticos. Também pode ser usada para o desenvolvimento de habilidades de comunicação e até mesmo de exame físico.[7]

Como a anestesiologia envolve uma considerável gama de procedimentos médicos, a ferramenta de simulação mostra-se um grande instrumento no desenvolvimento de habilidades e atitudes profissionais e pode anteceder a aprendizagem em ambientes reais, prática habitual e indispensável no processo de aprendizagem dessa especialidade médica.[7]

Experiências utilizando recursos como *posters*, audioguias e simulação mostraram-se adequadas ao desenvolvimento de habilidades em alunos de graduação.[8] Um estudo demonstrou que a exposição de estudantes de medicina a uma breve atividade didática, utilizando-se de simulação em manequins, versando sobre o manejo das vias aéreas e o acesso vascular, aumenta o nível de conforto dos discentes na realização desses procedimentos quando em contato com os doentes cirúrgicos reais.[9]

Outra pesquisa usando simulação para avaliar a competência e a aprendizagem de inserção de cateter venoso central, por meio de estudo do tipo antes e depois da intervenção, demonstrou que o treinamento na educação médica baseada em simulação foi efetivo tanto para aumentar a competência de curto e médio prazo, como para ampliar o conhecimento sobre o tema.[10]

## Ensino prático

A proficiência do estudante de medicina para intubação traqueal está associada à experiência clínica cumulativa. A experiência clínica pode propiciar uma estratégia viável para que o estudante adquira a habilidade de intubar a traqueia.[11]

No caso da intubação traqueal, alguns dispositivos utilizados no procedimento possibilitam maior rapidez no processo de aprendizagem. O uso de laringoscopia guiada por vídeo melhorou a taxa de sucesso na primeira tentativa, o tempo de intubação, as tentativas de laringoscopia e a capacidade no manejo das vias aéreas em relação à laringoscopia realizada de forma direta por estudantes de medicina.[12]

## Currículo baseado em competências

Algumas escolas médicas adotaram o currículo baseado em competências. A educação baseada em competências tem como objetivo formar médicos que demonstrem padrões de competência, ao contrário da cultura tradicional, na qual os alunos devem cumprir um período de treinamento sem a necessidade de demonstrar evidências de que adquiriram uma determinada capacidade ou competência.[13] Esse tipo de educação requer flexibilidade curricular, uma vez que o aluno só progride no curso após adquirir as competências preestabelecidas.[13]

Para facilitar esse processo, foram propostas unidades de prática profissional, que são tarefas laborais preestabelecidas. Um currículo baseado nessas unidades pode conectar o treinamento clínico curricular ao trabalho médico diário. Tornar-se competente em uma unidade de prática profissional é um processo que se realiza por meio de estágios de desenvolvimento, que exigem níveis decrescentes de supervisão. Observa-se que o aluno adquire a competência quando ele é capaz de executar a tarefa sem a supervisão docente. Uma das dificuldades desse tipo de método educacional é a determinação das principais unidades de prática profissional. No ensino da anestesiologia, foram propostas unidades específicas divididas por graus de importância, expostas no **QUADRO 4.1**.[13]

**QUADRO 4.1** Unidades de prática profissional para o currículo em anestesiologia

| | |
|---|---|
| Mais destacadas | Raquianestesia e anestesia peridural, bloqueios de nervos periféricos, manejo da via aérea difícil, cuidados perioperatórios para cesariana, cuidados perioperatórios para cirurgia vascular abdominal, cuidados perioperatórios para cirurgia pulmonar, manejo da dor aguda, avaliação pré-operatória, recuperação pós-anestésica, manejo da perda sanguínea maciça, cuidados anestésicos nos pacientes ASA I e II em cirurgias de alto risco, dor no parto, cuidados anestésicos nos pacientes ASA I e II em cirurgias de baixo e médio risco, cuidados anestésicos nos pacientes ASA III em cirurgias de baixo e médio risco, cuidados anestésicos nas crianças entre 1 e 4 anos, reanimação nos adultos, reanimação e admissão do paciente adulto que necessita de cuidados intensivos, reanimação no adulto com trauma múltiplo na sala de emergência, cuidados anestésicos nos pacientes ASA III em cirurgias de alto risco, reanimação e tratamento da septicemia na UTI, entrevista do paciente, cuidados anestésicos nos pacientes ASA IV em cirurgias de baixo e médio risco, manejo da dor oncológica e cuidados paliativos, e cuidados anestésicos para cirurgia abdominal não vascular |
| Medianamente destacadas | Ciência e medicina baseada em evidências, cuidados anestésicos para cirurgia arterial de carótida, cuidados anestésicos dos pacientes ASA IV e V para cirurgias de alto risco, cuidados anestésicos em crianças acima de 4 anos, cuidados anestésicos em crianças com menos de 1 ano, dor crônica, cuidados anestésicos para cirurgia de prótese e osteossíntese de joelho e quadril, obtenção de acesso venoso profundo, cuidados anestésicos para cirurgia vascular periférica, cuidados anestésicos para cirurgia ambulatorial, ventilação na UTI, reanimação na criança em estado crítico agudo, sedação para intervenções e exames médicos, cuidados anestésicos para laringotraqueobroncoscopia em crianças e adultos, cuidados anestésicos para situações de troca de controle da via aérea com a equipe cirúrgica, cuidados anestésicos para cirurgia de cabeça e pescoço, excluindo-se neurocirurgia e cirurgia vascular, cuidados anestésicos na cirurgia coronariana com circulação extracorpórea e valvar, e cuidados intensivos pós-operatórios após cirurgia cardíaca e na sala de recuperação pós-anestésica |
| Menos destacadas | Gerenciamento de clínica de pré-operatório, cuidados anestésicos em procedimentos neurocirúrgicos oncológicos, reanimação no paciente pediátrico com trauma múltiplo na sala de emergência, cuidados anestésicos para cirurgia de ombro, gerenciamento do centro cirúrgico, cuidados anestésicos para procedimentos neurocirúrgicos vasculares, cuidados anestésicos para o paciente com doença cardíaca para cirurgia não cardíaca, cuidados anestésicos para cirurgia cardiotorácica nos vasos torácicos, cuidados sobre doação de órgãos, cuidados anestésicos para cirurgia de escoliose, cuidados anestésicos para procedimentos neurofuncionais (epilepsia) e cuidados perioperatórios para transplante cardíaco e pulmonar |

ASA, American Society of Anesthesiologists; UTI, unidade de tratamento intensivo.

*Fonte: Wisman-Zwarter e colaboradores.*[13]

## Exame clínico estruturado objetivo no ensino da anestesiologia

O exame clínico estruturado objetivo (ECEO), implantado desde a década de 1970, é uma ferramenta utilizada na educação médica, no treinamento de médicos e em exames de certificação.

Por suas características úteis, o ECEO foi incorporado por muitas agências internacionais de processos de certificação profissional desde 1994. O Clinical Skills Examination, parte do United States Medical Licensing Examination, é um modelo de ECEO que tem sido usado para avaliação de médicos estrangeiros graduados fora dos Estados Unidos desde a década de 1990[14] e, posteriormente, para a avaliação dos estudantes de graduação daquele país desde 2004.[15] Muitas escolas de medicina norte-americanas incluíram o ECEO em seus currículos. Há relatos de combinação de métodos com o ECEO, incluindo estações de resolução de problemas, pacientes-padrão, estações de trabalho prático que requerem a demonstração de habilidades técnicas ou interpretação de resultados de exames laboratoriais.[16,17]

Recentemente, houve um renovado interesse por essa técnica no ensino da anestesiologia. Em 1999, o Conselho de Acreditação para Educação Médica de Graduação dos Estados Unidos definiu seis competências e descreveu os domínios necessários para todos os residentes da especialidade. Mais recentemente, o mesmo conselho elaborou níveis concretos de incrementos, denominados marcos, pelos quais se mede o progresso nesses domínios. Cada nível caracteriza-se por conhecimento, habilidade ou comportamento adquirido pelo médico naquele estágio.

### Desenvolvimento de um exame clínico estruturado objetivo

As metas e os objetivos de um ECEO são desenvolvidos para atingir as competências e metas identificadas durante a fase de avaliação de necessidades. Tomando como base as necessidades detectadas, as metas e os objetivos instrucionais do programa são formulados claramente e intercambiados entre os coordenadores, alunos e professores do curso.

Os objetivos são específicos e possuem explicações detalhadas das metas estabelecidas, sendo descritos utilizando-se a taxonomia de Blooms. Na taxonomia da educação, os processos cognitivos são considerados como uma progressão linear entre o simples e o complexo, sendo definidos pelo uso de verbos para ilustrar a categoria.

A aprendizagem deverá ser ressaltada a partir do conhecimento para o entendimento de conceitos, da aplicação dos conhecimentos, da análise dos princípios e sua organização, da síntese da informação e produção de um plano de ação e, por fim, da avaliação da aprendizagem e do cenário. Portanto, os objetivos descrevem as habilidades, os conhecimentos e as atitudes que serão avaliados pelo ECEO, assim como o nível de complexidade, dependendo do nível de treinamento.

A fixação clara de metas e objetivos é importante para a elaboração das atividades de aprendizagem e para a avaliação de progresso. As metas e objetivos devem ser revisados frequentemente para se evitar a inflexibilidade do projeto, incorporar outras metas e objetivos antes omitidos e redefinir aqueles que não são relevantes.[18]

O processo de criação do ECEO inicia-se com a avaliação das necessidades do curso, dos docentes e alunos envolvidos e das exigências das agências reguladoras. Durante a fase de desenvolvimento do curso, os conceitos-chave a serem avaliados são identificados, e as metas e os objetivos específicos são formulados. Na fase de projeto e implementação, as tarefas e suas fichas de avaliação específicas são criadas, e o local, o pessoal, os equipamentos, o orçamento e a duração do ECEO são definidos. Ao longo do processo, a avaliação contínua do curso é realizada e alterações são implementadas, caso necessárias.[18]

No **QUADRO 4.2** estão expostas as aplicações do ECEO em anestesiologia: os importantes conceitos identificados para avaliação, as estações criadas para acessar os aspectos específicos do conceito selecionado e as tarefas específicas de acordo com o desenvolvimento das metas e objetivos.[18]

## O aprendizado baseado em problemas

O aprendizado baseado em problemas (ABP) se caracteriza pela acumulação de conceitos médicos no cenário de problemas clínicos. É um método de ensino centrado no aluno que, do ponto de vista da psicologia cognitiva, visa à construção de redes semânticas de conhecimento ajustadas a situações práticas. Ele apresenta os seguintes objetivos: implementar o raciocínio clínico e as capacidades de resolver problemas, melhorar a aquisição, a retenção e o uso do conhecimento, aproximar ciências básicas e clínicas, estimular o aprendizado autodirigido, estimular o interesse pelo assunto (motivação) e estimular estratégias mais eficazes de aprendizado.[19]

O ABP se processa por meio de sessões periódicas de discussão em pequenos grupos que visam ativar conhecimentos anteriores dos componentes do grupo, definir os objetivos de aprendizagem e estratégias de aquisição de conhecimento e, por fim, elaborar o conhecimento adquirido. Inicia-se utilizando problemas encontrados na prática clínica e busca subsídios científicos multidisciplinares que constroem um conhecimento que permite solucionar o problema estudado.[19]

Além das teorias do aprendizado cooperativo e da teoria da autodeterminação, a teoria do processamento é uma das principais bases teóricas do ABP. Na teoria do processamento, os três princípios orientadores para a aquisição de novas informações são a ativação de conhecimentos prévios sobre o assunto, a especificidade de codificação (a recuperação da informação no futuro é facilitada quando exemplos estão codificados juntamente com a informação; ou seja, quanto mais próxima a semelhança entre uma situação de aprendizado, mais fácil a recuperação dessa informação) e a elaboração do conhecimento.[19]

O processo do ABP apresenta as seguintes etapas: identificação do problema; desenvolvimento de uma abordagem lógica ao processo diagnóstico e identificação dos assuntos-alvo do aprendizado, aplicáveis à construção de um algoritmo destinado à solução do problema; coleta individual de informações; derivação de um algoritmo para solução do problema, usando as informações coletadas; aplicação do algoritmo para elucidação diagnóstica, incluindo dados de história, exame físico e exames complementares; discussão dos dados relevantes, com ativação de conceitos prévios, elaboração das interpretações individuais dos dados, reorganização desses dados e conclusão

**QUADRO 4.2** Aplicações do exame clínico estruturado objetivo em anestesiologia

| Conceito | Estação | Tarefas |
|---|---|---|
| Fisiologia cardíaca | Eletrocardiografia e arritmias | Identificar os ritmos<br>Fazer diagnóstico diferencial<br>Selecionar tratamento apropriado<br>Realizar reanimação |
| | Curvas de pressão-volume | Identificar os componentes das curvas pressão-volume<br>Descrever as curvas pressão-volume nas diferentes doenças cardíacas valvares<br>Discutir os efeitos dos diferentes fármacos vasoativos sobre as curvas pressão-volume |
| Dispositivos de assistência | Balão intra-aórtico | Interpretar os traçados da pressão<br>Explicar as indicações e contraindicações<br>Comunicar e demonstrar a solução de problemas |
| Hemodinâmica e cálculos | Pressões intracardíacas | Identificar as formas das curvas de pressão venosa central e traçados de pressão arterial |
| Anatomia cardíaca | Anatomia das artérias coronárias e distribuição | Correlacionar alterações na eletrocardiografia com a distribuição das coronárias<br>Denominar os segmentos da parede do ventrículo esquerdo na ecocardiografia transesofágica |
| Fisiologia pulmonar | Manejo da via aérea durante ventilação monopulmonar | Conhecer as indicações e contraindicações do isolamento pulmonar<br>Posicionar o tubo de duplo lúmen, confirmar a localização pela ausculta e fibroscopia<br>Analisar as causas de hipoxemia<br>Interpretar gasometria |
| Anestesia regional | Manejo da anestesia peridural | Obter consentimento informado em pacientes-padrão<br>Identificar a anatomia para colocação do cateter peridural |
| Manejo da via aérea | Dificuldade de manejo da via aérea | Formular plano para via aérea difícil inesperada<br>Manejar via aérea difícil<br>Demonstrar a utilização de diferentes dispositivos de intubação |

*Fonte: Hastie e colaboradores.*[18]

diagnóstica; e apresentação e solução de outros casos, representativos do mesmo problema.[19]

Embora existam controvérsias quanto à superioridade desse método sobre a abordagem de ensino tradicional, o ABP tem algumas vantagens, como a maior satisfação dos estudantes e docentes com o método, a maior diversificação das fontes de consulta para obtenção de conhecimentos e o maior tempo dispendido no estudo individual.[19]

## Medicina baseada em evidências no ensino da anestesiologia

A anestesiologia insere-se no contexto atual da medicina perioperatória. Considerando-se a multidisciplinaridade dessa abordagem, cuja essência consiste em investigação e intervenções, é primordial que a prática esteja fundamentada no melhor nível de evidência técnico-científica, base da medicina baseada em evidências.

A medicina baseada em evidências utiliza-se de conhecimentos epidemiológicos e bioestatísticos e instrumentaliza os profissionais de saúde para usar o conhecimento científico de modo racional. A decisão clínica não se restringe unicamente às evidências científicas publicadas na literatura; vários fatores também estão envolvidos no momento da escolha terapêutica, como aspectos socioeconômicos, experiência clínica, preocupações e expectativas dos doentes, entre outros.

A prática médica baseada em evidências deve contemplar os seguintes aspectos: formulação de questões relacionadas às decisões terapêuticas; busca de evidências na literatura; avaliação da literatura quanto à validade, ao impacto e à aplicabilidade clínica; e integração da experiência clínica com as evidências científicas e as características do doente.[20]

## Educação a distância e telemedicina

O uso de tecnologias da informação para o ensino é uma das bases da educação a distância. Nesse escopo, incluem-se a utilização de webconferências, ambientes virtuais de aprendizagem, áudios e vídeos. A telemedicina é mais um recurso pedagógico inserido nesse contexto.

A telemedicina consiste no uso do conhecimento por meio da comunicação eletrônica, proporcionando a participação ativa e a interação entre profissionais de diferentes instituições e serviços, com aumento de possibilidades de construção do conhecimento. A telemedicina é uma estratégia didático-pedagógica que utiliza metodologias ativas para promover a educação em saúde. Ela é capaz de desenvolver a participação ativa dos alunos na sua formação como sujeitos críticos e reflexivos.[21]

## Ligas acadêmicas

As ligas acadêmicas são entidades formadas por grupos de alunos de diferentes anos da graduação sob a supervisão de profissionais e professores vinculados a instituições de ensino superior ou hospitais de ensino. Percebe-se que essas ligas têm grande importância para o crescimento e o amadurecimento individual e acadêmico. Elas favorecem e ampliam a visão do estudante na busca pelo aprimoramento de seus conhecimentos científicos, além de facilitarem a execução de atividades extracurriculares.[22]

As ligas acadêmicas se inserem no conjunto das atividades complementares ao currículo. Contudo, as grades de horários semanais curriculares obrigatórias não costumam deixar horários disponíveis para atividades extracurriculares, situação que muitas vezes inviabiliza a formação dessas ligas.[23]

Não obstante, os motivos que levam os estudantes de medicina a participarem de atividades extracurriculares são aproximação da prática clínica, compensação de lacunas do currículo, integração com colegas de diferentes anos, sensação de pertencimento e atendimento às indagações profissionais futuras.[24]

Na fase pré-clínica do curso de medicina, o principal motivo que leva os discentes a buscarem as ligas acadêmicas é a aproximação da prática médica. Já na fase clínica, a procura é maior pelos projetos de iniciação científica e monitorias, motivados pelo desejo de melhorar seu *curriculum vitae*.[25]

Por outro lado, as principais causas de desistência da participação nas ligas acadêmicas são as dificuldades em administrar o tempo, a semelhança com o currículo e a cobrança de participação pelos colegas (obrigatoriedade).[25]

As atividades das ligas acadêmicas são desenvolvidas por uma diretoria executiva, sob a regulação de um estatuto próprio, envolvendo ações clínicas, capacitação, eventos científicos, pesquisa, prevenção e educação, terapêutica, entre outras.[23]

Por fim, as ligas acadêmicas colaboram com o ensino médico por serem uma oportunidade adicional para o aprendizado, por desenvolverem atividades práticas e teóricas, favorecerem a escolha da especialidade e permitirem que os alunos desenvolvam por vontade própria uma associação voltada para o aprendizado.[25]

Os alunos que participam de ligas acadêmicas de anestesiologia apresentam melhora nos testes de avaliação de conhecimento, sugerindo que elas podem ser um instrumento útil de ensino. As ligas promovem ganho de aprendizado em anestesiologia, e, portanto, as atividades nelas desenvolvidas podem ter um papel positivo na formação acadêmica dos graduandos.[26]

## Referências


1. Misha LD. Anesthesia and medical student education. Anaesth Intensive Care. 2006;34(2):282.
2. Tien M, Aiudi CM, Sviggum HP, Long TR. A peer-designed selective in anesthesiology, critical care, and perioperative medicine for first and second-year medical students. J Clin Anesth. 2016;31:175-81.
3. Beckers SK, Sopka S, Fries M, Skorning MH, Kuhlen R, Rossaint R. Anaesthesiology as a compulsory subject in the new German medical school curriculum. Evaluation of a curricular model at the University Hospital Aachen. Anaesthetist. 2007;56(6):571-80.
4. Ministério da Educação (BR). Conselho Nacional de Educação. Resolução nº 3, de 20 de junho de 2014. Institui diretrizes curriculares nacionais do curso de graduação em medicina e dá outras providências [Internet]. Brasília: MEC; 2014 [capturado em 03 fev. 2017]. Disponível em: http://www.fmb.unesp.br/Home/Graduacao/resolucao-dcn-2014.pdf.
5. Miller GE. The assessment of clinical skills/competence/performance. Acad Med. 1990;65(9 Suppl):S63-7.
6. McGaghie WC, Issenberg SB, Cohen ER, Barsuk JH, Wayne DB. Does simulation-based medical education with deliberate practice yield better results than traditional clinical education? A meta-analytic comparative review of evidence. Acad Med. 2011;86(6):706-11.
7. Troncon LEA, Maffei CML. A incorporação de recursos de simulação no curso de graduação em medicina da Faculdade de Medicina de Ribeirão Preto-USP. Medicina (Ribeirão Preto). 2007;40(2):153-61.
8. J, Berger K, Bouzat P, et al. A major trauma course based on posters, audio-guides and simulation improves the management skills of medical students: evaluation via medical simulator. Anaesth Crit Care Pain Med. 2015;34(6):339-44.
9. Sawawi Y, Vetter TR. Airway management and vascular access simulation during a medical student rotation. Clin Teach. 2011;8(1):48-51.
10. Cartier V, Innan C, Zingg W, Delhumeau C, Walder B, Savoldelli GL. Simulation-based medical education training improves short and long-term competence in, and knowledge of central venous cateter insertion: a before and after intervention study. Eur J Anaesthesiol. 2016;33(8):568-74.
11. Tarasi PG, Mangione MP, Singhal SS, Wang HE. Endotracheal intubation skill acquisition by medical students. Med Educ Online. 2011;16.
12. Soleimanpour H, Peirovitar YA, Mahmoodpoor A, Golzari SEJ, Fattahi V. Efficacy of video-guided laryngoscope in airway management skills of medical students. J Anaesthesiol Clin Pharmacol. 2014;30(4):488-91.
13. Wisman-Zwarter N, van der Schaaf M, Ten Cate O, Jonker G, van Klei WA, Hoff RG. Transforming the learning outcomes of anaesthesiology training into entrustable professional activities. A Delphi study. Eur J Anaesthesiol. 2016;33(8):559-67.
14. Whelan GP, Educational commission for foreign medical graduates: clinical skills assessment prototype. Med Teach. 1999;21(2):156-60.
15. Papadakis MA. The step 2 clinical-skills examination. N Engl J Med. 2004;350(17):1703-5.
16. Maker VK, Bonne S. Novel hybrid objective structures assessment of technical skills/objective structures clinical examinations in comprehensive perioperative breast care: a three-year analysis of outcomes. J Surg Educ. 2009;66(6):344-51.
17. Franzese CB. Pilot study of an Objective Structured Examination ("the Six Pack) for evaluation clinical competencies. Otolaryngol Head Neck Surg. 2008;138(2):143-8.
18. Hastie MJ, Spellman JL, Pagano PP, Hastie J, Egan BJ. Designing and implementing the objective structured clinical examination in anesthesiology. Anesthesiology. 2014;120(1):196-203.
19. Oliveira Filho GR. Bases teóricas para a implementação do aprendizado orientado por problemas na residência médica em anestesiologia. Rev Bras Anestesiol. 2003;53(2):286-99.
20. Evidence-Based Medicine Working Group. Evidence-based medicine. A new approach to teaching the practice of medicine. JAMA. 1992;268(17):2420-5.
21. Almiro MAFB, Rodrigues SR, Barros KSB, Fonteles AS, Alencar LBL, Lira de Lima L, et al. Telemedicina: um instrumento de educação e promoção da saúde pediátrica. Rev Bras Educ Med. 2014;38(3):397-402.
22. Silva DT, Martins TL, Santos AV, Goulart NS, Silva JA, Souza DC. A evolução do processo ensino-aprendizagem através da implantação da liga acadêmica. Rev Rede Cuidados Saúde. 2014;8(2):1-5.
23. Torres AR, de Oliveira GM, Yamamoto FM, Lima MCP. Ligas acadêmicas e formação médica: contribuições e desafios. Interface Comunic Saúde Educ. 2008;12(27):713-20.
24. Peres CM, Andrade AS, Garcia SB. Atividades extracurriculares: multiplicidade e diferenciação necessárias ao currículo. Rev Bras Educ Med. 2007;31(3):203-11.
25. Pêgo-Fernandes PM, Mariani AW. O ensino médico além da graduação: ligas acadêmicas. Diagn Tratamento. 2011;16(2):50-1.
26. Ramalho AS, Silva FD, Kronemberger TB, Pose RA, Torres MLA, Carmona MJC, et al. Ensino de anestesiologia durante a graduação por meio de uma liga acadêmica: qual o impacto no aprendizado dos alunos? Rev Bras Anestesiol. 2012;62(1):63-7.

# 5. O ENSINO DA ANESTESIOLOGIA NA PÓS-GRADUAÇÃO *LATO SENSU* – ESPECIALIZAÇÃO

Ismar Lima Cavalcanti
Paulo Alipio Germano Filho
Carlos Alberto Pereira de Moura
Nubia Verçosa Figueiredo

A pós-graduação *lato sensu* no Brasil destina-se à formação de especialistas. O Ministério da Educação determina requisitos mínimos para a caracterização de um curso de especialização.[1,2] As instituições de ensino superior podem oferecer cursos de pós-graduação *lato sensu* presenciais. Esses cursos independem de autorização, reconhecimento e renovação de reconhecimento e são regidos pela Resolução CNE/CES nº 1, de 8 de junho de 2007.[2] Cursos de pós-graduação *lato sensu* a distância também podem ser ofertados por instituições de educação superior, desde que possuam credenciamento para educação a distância.[1,2]

Apenas as instituições de ensino superior já credenciadas podem oferecer cursos de especialização na área em que possuem competência, experiência e capacidade instalada. O projeto pedagógico do curso, o corpo docente, a metodologia de ensino, entre outros, são de responsabilidade direta da instituição credenciada.[1,2]

Os cursos serão submetidos à supervisão dos órgãos competentes do Ministério da Educação no momento em que a instituição de ensino passar pelo processo de recredenciamento.[1,2] A composição do corpo docente deve obedecer aos seguintes critérios: 50% de professores portadores de título de mestre ou de doutor, obtido em programa de pós-graduação *stricto sensu* reconhecido, e os demais, no mínimo, com título de especialista.[1,2]

Os cursos devem ter duração mínima de 360 horas, não estando computado nestas o tempo de estudo individual ou em grupo, sem assistência docente, e o reservado, obrigatoriamente, para a elaboração de monografia ou trabalho de conclusão de curso. A duração poderá ser ampliada de acordo com o projeto pedagógico do curso e o seu objeto específico.[1,2]

Farão jus ao certificado apenas os alunos que tiverem obtido aproveitamento segundo os critérios de avaliação previamente estabelecidos (projeto pedagógico), com frequência assegurada, nos cursos presenciais, de pelo menos 75%.[1,2]

Os certificados de conclusão devem mencionar a área de conhecimento do curso e ser acompanhados do respectivo histórico escolar, onde devem constar, obrigatoriamente:[1,2] 1) relação das disciplinas, carga horária, nota ou conceito obtido pelo aluno e nome e qualificação dos professores por elas responsáveis; 2) período e local em que o curso foi realizado e a sua duração total, em horas de efetivo trabalho acadêmico; 3) título da monografia ou do trabalho de conclusão do curso e nota ou conceito obtido; 4) declaração da instituição de que o curso cumpriu todas as disposições da presente Resolução; e 5) indicação do ato legal de credenciamento da instituição, tanto no caso de cursos ministrados a distância como nos presenciais. Os certificados de conclusão de cursos de especialização *lato sensu* devem ter registro próprio na instituição credenciada que o ofereceu.[1,2]

## Residência médica no Brasil

Instituída pelo Decreto nº 80.281, de 5 de setembro de 1977,[3] a residência médica é uma modalidade de ensino de pós-graduação destinada a médicos, sob a forma de curso de especialização. Funciona em instituições de saúde, sob a orientação de profissionais médicos de elevada qualificação ética e profissional, sendo considerada o "padrão-ouro" da especialização médica. O mesmo decreto criou a Comissão Nacional de Residência Médica (CNRM).[4]

O programa de residência médica, cumprido integralmente dentro de uma determinada especialidade, confere ao médico residente o título de especialista. A expressão "residência médica" só pode ser empregada para programas que sejam credenciados pela CNRM.[4]

No Brasil, nos casos de especialização na área da medicina, o Decreto nº 8.516, de 10 de setembro de 2015,[5] regulamenta a formação do Cadastro Nacional de Especialistas, e a Portaria CME nº 01/2016, homologada pela Resolução CFM nº 2.148, de 22 de julho de 2016,[6] disciplina o funcionamento da Comissão Mista de Especialidades (CME), composta pelo Conselho Federal de Medicina (CFM), pela Associação Médica Brasileira (AMB) e pela CNRM, que normatiza o reconhecimento e o registro das especialidades médicas e respectivas áreas de atuação no âmbito dos Conselhos de Medicina.

Pela Resolução CFM nº 2.148, de 22 de julho de 2016,[6] a anestesiologia é considerada uma das especialidades médicas. As áreas de atuação médicas vinculadas à anestesiologia são a dor e os cuidados paliativos. Dois tipos de diplomas são reconhecidos para especialização em medicina: o emitido pela CNRM do Ministério da Educação (Residência Médica) e o emitido pela AMB por meio das sociedades de especialidades (cursos de especialização) – no caso da anestesiologia, pela Sociedade Brasileira de Anestesiologia (SBA).

Em decorrência dessa especificidade quanto à pós-graduação *lato sensu* na área médica, à legislação geral antes citada somam-se aquelas oriundas da CNRM ou da SBA, Departamento Científico da AMB. Os programas podem, então, ser credenciados pela CNRM e/ou pela SBA, ambos com diplomas legalmente válidos, podendo ser registrados nos conselhos regionais de medicina.

## Legislação

A educação brasileira é regida pela Lei 9.394, de 20 de dezembro de 1996,[7] denominada Lei de Diretrizes e Bases (LDB) da Educação Nacional. A regulamentação da residência médica, atualizada até o primeiro semestre letivo de 2017, está exposta no **QUADRO 5.1**.[8]

**QUADRO 5.1** Regulamentação da residência médica

| Ano | Ordenamento legal | Ementa |
|---|---|---|
| 1977 | Decreto 80.281, de 5 de setembro de 1977 | Regulamenta a Residência Médica, cria a Comissão Nacional de Residência Médica |
| 2005 | Resolução CNRM nº 2, de 7 de julho de 2005 | Dispõe sobre a estrutura, organização e funcionamento da Comissão Nacional de Residência Médica |
| 2005 | Resolução CNRM nº 4, de 7 de julho de 2005 | Dispõe sobre o Intercâmbio Interinstitucional para apoiar a criação e o aprimoramento de programas de residência médica em especialidades prioritárias em regiões carentes do país |
| 2005 | Resolução CNRM nº 5, de 7 de julho de 2005 | Dispõe sobre a criação de estágio voluntário para residentes, como modalidade de estágio optativo, em localidades de difícil acesso do país |
| 2005 | Resolução CNRM nº 6, de 7 de julho de 2005 | Dispõe sobre a autorização de Curso Livre com metodologia de ensino a distância, para o aperfeiçoamento teórico dos médicos residentes |
| 2005 | Resolução CNRM nº 7, de 7 de julho de 2005 | Dispõe sobre o registro dos certificados de anos opcionais pela Comissão Nacional de Residência Médica |
| 2005 | Resolução CNRM nº 8, de 7 de julho de 2005 | Estabelece normas para a revalidação dos certificados de conclusão de programas de residência médica expedidos por estabelecimentos estrangeiros |
| 2006 | Resolução CNRM nº 1, de 3 de janeiro de 2006 | Dispõe sobre a estrutura, organização e funcionamento das Comissões Estaduais de Residência Médica |
| 2006 | Resolução CNRM nº 2, de 17 de maio de 2006 | Dispõe sobre os requisitos mínimos dos programas de residência médica e dá outras providências |
| 2006 | Resolução CNRM nº 4, de 15 de setembro de 2006 | Dispõe sobre o cancelamento de programas de residência médica pela não matrícula de novos residentes |
| 2006 | Resolução CNRM nº 6, de 5 de setembro de 2006 | Dispõe sobre a avaliação dos programas de residência médica |
| 2006 | Resolução CNRM nº 7, de 5 de setembro de 2006 | Dispõe sobre a duração do programa de residência médica de cancerologia/cirúrgica e seu conteúdo programático |
| 2006 | Resolução CNRM nº 8, de 30 de outubro de 2006 | Dispõe sobre os pré-requisitos para o programa de residência médica em endoscopia |
| 2006 | Lei 11.381, de 1º de dezembro de 2006 | Altera a Lei nº 6.932, de 7 de julho de 1981, que dispõe sobre as atividades do médico residente e revoga dispositivos da Lei nº 10.405, de 9 de janeiro de 2002 |
| 2006 | Resolução CNRM nº 9, de 18 de outubro de 2006 | Dispõe sobre a duração da área de atuação em medicina intensiva pediátrica e seu conteúdo programático |
| 2007 | Resolução CNRM nº 1, de 31 de julho de 2007 | Dispõe sobre a duração do programa de residência médica de cancerologia/clínica e seu conteúdo programático |
| 2007 | Resolução CNRM nº 2, de 20 de agosto de 2007 | Dispõe sobre a duração e o conteúdo programático da residência médica de cirurgia da mão |
| 2007 | Resolução CNRM nº 4, de 23 de outubro de 2007 | Dispõe sobre os critérios para confecção e publicação de edital para processo seletivo de residência médica |
| 2010 | Resolução CNRM nº 1, de 8 de abril de 2010 | Dispõe sobre a duração, o conteúdo programático e as condições para oferta do ano adicional de capacitação em transplantes |
| 2010 | Resolução CNRM nº 4, de 12 de julho de 2010 | Proíbe o plantão de sobreaviso para médicos residentes no âmbito da residência médica |
| 2010 | Resolução CNRM nº 5, de 20 de julho de 2010 | Dispõe sobre a não ocorrência de provas de seleção para os programas de residência médica no mesmo dia do Exame Nacional de Avaliação de Desempenho do Estudante (ENADE) |
| 2010 | Resolução CNRM nº 6, de 20 de outubro de 2010 | Dispõe sobre a transferência de médicos residentes |
| 2010 | Resolução CNRM nº 7, de 20 de outubro de 2010 | Dispõe sobre a isenção de cobrança de taxa de inscrição para participação em processo seletivo ao candidato que se declarar impossibilitado de pagar a taxa |
| 2011 | Decreto nº 7.562, de 15 de setembro de 2011 | Dispõe sobre a Comissão Nacional de Residência Médica e o exercício das funções de regulação, supervisão e avaliação de instituições que ofertam residência médica e de programas de residência médica |
| 2011 | Resolução CNRM nº 1, de 16 de junho de 2011 | Dispõe sobre o estabelecimento e condições de descanso obrigatório para residente que tenha cumprido plantão noturno |
| 2011 | Resolução CNRM nº 4, de 16 de junho de 2011 | Dispõe sobre a reserva de vaga para residente médico que presta Serviço Militar |

*(Continua)*

**QUADRO 5.1** Regulamentação da residência médica *(Continuação)*

| Ano | Ordenamento legal | Ementa |
|---|---|---|
| 2013 | Resolução CNRM nº 1, de 3 de julho de 2013 | Altera a Resolução CNRM nº 1, de 16 de junho de 2011, republicada no Diário Oficial da União nº 183, seção I, Página 638, de 22 de setembro de 2011 |
| 2013 | Resolução CNRM nº 2, de 3 de julho de 2013 | Dispõe sobre a estrutura, organização e funcionamento das Comissões de Residência Médica das instituições de saúde que oferecem programas de residência médica e dá outras providências |
| 2013 | Lei 12.871, de 22 de outubro de 2013 | Institui o Programa Mais Médicos, altera as Leis nº 8.745, de 9 de dezembro de 1993, e nº 6.932, de 7 de julho de 1981, e dá outras providências |
| 2014 | Resolução CNRM nº 4, de 30 de setembro de 2014 | Institui as Câmaras Técnicas Temáticas e o Comitê de Sistematização da Comissão Nacional de Residência Médica, e dá outras providências |
| 2015 | Resolução CNRM nº 1, de 25 de maio de 2015 | Regulamenta os requisitos mínimos dos programas de residência médica em medicina de família e comunidade (R1 e R2) e dá outras providências |
| 2015 | Resolução CNRM nº 2, de 27 de agosto de 2015 | Adequa a legislação da Comissão Nacional de Residência Médica ao art. 22 da Lei nº 12.871/2013, acerca do processo de seleção pública dos candidatos aos programas de residência médica |
| 2016 | Resolução CNRM nº 1, de 30 de dezembro de 2016 | Dispõe sobre os requisitos mínimos do programa de residência médica em pediatria e dá outras providências |
| 2017 | Resolução CNRM nº 1, de 5 de janeiro de 2017 | Estabelece o calendário, a partir de 2017, para matrícula de médicos residentes no Sistema de Informação da Comissão Nacional de Residência Médica e para o ingresso nos programas de residência médica, e dá outras providências |

*Fonte: Ministério da Educação.*[8]

# Residência médica em anestesiologia

## Requisitos gerais

Os programas de residência médica em anestesiologia são de acesso direto, não dependendo de pré-requisito. A duração do treinamento é de três anos, sendo permitido um ano opcional, com prévia aprovação da CNRM, para aprofundamentos dos conhecimentos e habilidades técnicas do médico residente.

Os programas são desenvolvidos com 80% da carga horária sob a forma de treinamento em serviço, destinando-se 10 a 20% para atividades teórico-complementares. Entende-se por atividades teórico-complementares sessões anatomoclínicas, discussão de artigos científicos, sessões clinicorradiológicas, sessões clinicolaboratoriais, cursos, palestras e seminários. Nas atividades teórico-complementares devem constar, obrigatoriamente, temas relacionados a bioética, ética médica, metodologia científica, epidemiologia e bioestatística. Recomenda-se a participação do médico residente em atividades relacionadas ao controle de infecções hospitalares.

A residência médica em anestesiologia só poderá ser desenvolvida em instituições que possuam pelo menos um programa na área clínica e outro na área cirúrgica. Na avaliação periódica do médico residente, devem ser utilizadas as modalidades de prova escrita, oral, prática ou de escala de atitudes, que incluam atributos como comportamento ético, relacionamento com a equipe de saúde e com o paciente, interesses pelas atividades e outros. A frequência mínima das avaliações é trimestral. Pode ser exigida monografia ou publicação de artigo científico ao final do treinamento, a critério da instituição.

A promoção do médico residente para o ano seguinte, assim como a obtenção do certificado de conclusão do programa, depende de cumprimento integral da carga horária mínima, ou seja, 2.880 horas, e aprovação obtida pelo valor médio dos resultados das avaliações realizadas durante o ano, com nota mínima definida pelo regimento interno da comissão de residência médica da instituição. A supervisão constante do médico residente deverá ser feita por docente ou pessoal qualificado.[9]

## Requisitos mínimos para os programas de anestesiologia

A carga horária anual deve ser distribuída da seguinte forma: 10% para avaliação pré-anestésica (consultório de avaliação pré-operatória e visita pré-anestésica), visita pós-anestésica e tratamento da dor pós-operatória e das síndromes dolorosas agudas e crônicas; 15% para unidade de tratamento intensivo e setor de emergência; 45% para centro cirúrgico e serviços diagnósticos e terapêuticos; e 10% para centro obstétrico. É obrigatório o curso de farmacologia clínica. Podem ser realizados estágios optativos em cardiologia, pneumologia, neurologia, laboratório de patologia clínica, cirurgia experimental e hemoterapia, ou outros, a critério da instituição.

O treinamento em centro cirúrgico deverá abranger, obrigatoriamente, atos anestésicos de cirurgia geral e pediátrica, e de pelo menos três das seguintes especialidades: coloproctologia, angiologia e cirurgia vascular, ortopedia e traumatologia, obstetrícia e ginecologia, otorrinolaringologia, oftalmologia, urologia, cirurgia torácica, neurocirurgia e exames diagnósticos. Para o treinamento de cada médico residente são exigidos procedimentos anestésicos em número mínimo de 440/ano ou 900 horas/ano.[9]

Cabe ressaltar que esses requisitos mínimos são semelhantes aos adotados pela SBA em seus centros de ensino e treinamento. Essa congruência foi obtida em 2001, após vários anos de negociação entre a SBA e a CNRM, a fim de unificar os programas.[9]

## Especialização em anestesiologia nos centros de ensino e treinamento da Sociedade Brasileira de Anestesiologia

Os cursos de especialização chancelados pela SBA ocorrem nos centros de ensino e treinamento por ela credenciados e são normatizados por um regulamento próprio.[10]

Compreende-se como Centro de Ensino e Treinamento (CET) da SBA os serviços, seções, departamentos e disciplinas com propósito de ensino pós-graduado em anestesiologia.[10]

### Requisitos gerais

Os requisitos gerais incluem possuir material clínico e equipamento, obedecendo às normas técnicas da SBA, em quantidade e diversidade suficientes para capacitar os médicos em especialização (MEs) à observação dos diferentes aspectos da prática da anestesiologia, nos diferentes ramos.[10]

Além disso, envolvem proporcionar o mínimo de 440 atos anestésicos e 900 horas anuais de treinamento prático em anestesiologia para cada ME, abrangendo, obrigatoriamente, procedimentos anestésicos para cirurgia geral, obstetrícia e pediatria (para crianças de 0 a 12 anos), e também para, no mínimo, três das seguintes especialidades cirúrgicas: proctologia, cirurgia vascular periférica, ortopedia e traumatologia, ginecologia, otorrinolaringologia, oftalmologia, urologia, exames diagnósticos, cirurgia toracopulmonar e neurocirurgia.[10]

### Avaliação dos centros de ensino e treinamento

Os CETs serão auditados, periodicamente, pela SBA. Os resultados das auditorias poderão justificar vistorias dos CETs pela comissão de ensino e treinamento.[10]

O responsável pelo CET encaminha anualmente um relatório sobre o funcionamento do centro, incluindo, entre outros, a parte cartorial, os resultados das avaliações dos médicos em especialização, os trabalhos científicos de conclusão do curso, os programas de ensino realizados no ano letivo anterior e os planejados para o ano seguinte, as estatísticas de cirurgias, incidentes, acidentes, óbitos ocorridos no CET e a produção científica do corpo de instrutores.[10]

### Hospitais

Podem fazer parte do CET um ou mais hospitais. É considerado hospital-sede ou principal aquele que apresentar, total ou parcialmente, as seguintes características: realizar grande número de anestesias para cirurgia geral e especializadas; oferecer facilidade de ensino; e representar o local de maior permanência do responsável, dos instrutores e dos MEs. Os demais hospitais, embora tendo condições necessárias para o ensino e treinamento, serão considerados afiliados e deverão ter, em seu quadro, médico com credencial de instrutor que se responsabiliza pela orientação e supervisão dos MEs.[10]

### Corpo clínico

O corpo clínico do CET é constituído por médicos anestesiologistas portadores do Título Superior em Anestesiologia, cujo currículo é analisado à luz das normas para concessão de credencial de responsável, corresponsável e instrutor de CET da SBA.

Os principais indicadores componentes dessas normas são especialização em anestesiologia ou estágios em anestesiologia e áreas afins; publicações em periódicos ou livros científicos; frequência em congressos, jornadas e simpósios relativos à área de anestesiologia; participações como conferencista em mesas-redondas, colóquios, simpósios, debates, comentários, cursos, palestras e aulas na área de anestesiologia e afins; membro de banca examinadora, apresentação de temas livres em congressos, membro de sociedades médicas com participação em diretorias ou comissões, honrarias nas áreas médicas relacionadas com a anestesiologia; títulos de mestre, doutor ou livre-docente; títulos universitários; atividade médico-administrativa, chefia de unidade, serviço, departamento ou equivalente; e orientação de trabalhos científicos.[10]

As credenciais têm validade por cinco anos, findos os quais deverão ser revalidadas, com a produção científica realizada a partir da data de emissão da credencial.[10]

### Programa de ensino

O período mínimo de treinamento é de três anos (36 meses) em regime de dedicação exclusiva.[10]

O ensino teórico deve ser ministrado em forma de aulas e seminários, sendo os programas distintos para médicos em especialização de primeiro, segundo e terceiro anos. O programa de ensino também inclui reuniões semanais para a discussão de casos clínicos e revisão de literatura.

Os objetivos gerais e comportamentais a serem atingidos pelos médicos em especialização estão descritos no **QUADRO 5.2**.

### Avaliação de aprendizagem

A avaliação da obtenção dos objetivos definidos será realizada por meio de:[10] 1) provas trimestrais abrangendo a matéria abordada no decorrer do período; 2) prova anual nacional elaborada pela comissão de ensino e treinamento da SBA; 3) conceito a partir do contato diário com o ME, observando-se os seguintes critérios: a) hábitos de trabalho, pontualidade, organização, cortesia, aparência pessoal e cuidados com o instrumental de trabalho, relacionamento com auxiliares, colegas, docentes e pacientes; b) habilidades psicomotoras demonstradas durante as atividades no desenrolar da especialização; c) interesse pelos conhecimentos adquiridos, demonstrado mediante novas atitudes assumidas, de sua atuação ou desempenho; e 4) preparo e apresentação de trabalho de revisão ou de pesquisa (clínica ou experimental) durante o terceiro ano de especialização.

Em cada ano do curso de especialização, o ME deverá obter média mínima para aprovação igual a 6 (seis). A nota final de cada ano letivo será assim calculada: a média aritmética das notas das quatro avaliações trimestrais realizadas pelo CET (incluindo as provas teóricas e as avaliações comportamentais) será somada à nota obtida pelo ME na prova anual elaborada pela comissão de ensino e treinamento da SBA. O resultado dessa soma será dividido por 2.[10]

**QUADRO 5.2** Objetivos gerais e comportamentais a serem atingidos pelo médico em especialização em anestesiologia

- Fazer avaliação pré-anestésica do paciente e classificar seu estado físico
- Usar técnicas psicológicas apropriadas e indicar e prescrever a medicação pré-anestésica adequada
- Indicar e realizar os vários tipos de anestesia geral
- Indicar e realizar os vários tipos de bloqueios anestésicos
- Selecionar agentes anestésicos inalatórios, venosos, locais e fármacos adjuvantes, inclusive os utilizados no atendimento às emergências clínicas, nos procedimentos diagnósticos e terapêuticos
- Executar as diferentes técnicas anestésicas, assim como conhecer os efeitos farmacocinéticos e farmacodinâmicos dos agentes anestésicos e fármacos adjuvantes
- Diagnosticar e tratar corretamente a parada cardiorrespiratória
- Fazer profilaxia e tratar a dor pós-operatória com o emprego de técnicas específicas
- Implementar medidas que visem à otimização dos resultados anestésico-cirúrgicos (analgesia preemptiva, profilaxia de náuseas e vômitos, etc.)
- Ministrar anestesias para todos os tipos de procedimentos cirúrgicos, diagnósticos, propedêuticos e terapêuticos em pacientes de diferentes riscos anestésico-cirúrgicos e de diferentes faixas etárias
- Diagnosticar e tratar as eventuais intercorrências e complicações perioperatórias
- Diagnosticar e tratar os diversos tipos de instabilidades hemodinâmicas
- Diagnosticar e tratar desequilíbrio hidreletrolítico e acidobásico
- Indicar e realizar bloqueios diagnósticos e terapêuticos
- Instalar e utilizar monitores de pulso, frequência cardíaca, eletrocardiografia, respiração, pressão arterial invasiva e não invasiva, pressão venosa central, temperatura e diurese, monitorização do sistema nervoso central e utilização de estimulador de nervo periférico e monitorização do bloqueio neuromuscular
- Realizar procedimentos de uso rotineiro em monitorização invasiva
- Planejar e executar projetos de pesquisa clínica ou experimental em anestesiologia
- Instalar e calibrar ventiladores pulmonares
- Indicar e executar corretamente as modalidades de ventilação artificial
- Indicar e executar com segurança os procedimentos de uso rotineiro em terapia intensiva, como o uso de agentes vasoativos, inotrópicos e cronotrópicos
- Realizar anestesias para procedimentos diagnósticos e terapêuticos fora do centro cirúrgico, aplicar técnicas de autotransfusão e hemodiluição
- Fazer procedimentos invasivos para monitorização perioperatória
- Planejar a estruturação, implantação e operacionalidade do atendimento do consultório de pré-anestesia, e inclusive o do atendimento hospitalar

*Fonte: Sociedade Brasileira de Anestesiologia.*[10]

## Programa teórico

O programa teórico da especialização se divide nos seguintes temas por ano letivo:[10]

- **Primeiro ano:** ética médica e bioética; responsabilidade profissional do anestesiologista; organização da SBA, cooperativismo e Sistema Único de Saúde (SUS); risco profissional do anestesiologista; avaliação e preparo pré-anestésico; vias aéreas; posicionamento; equipamentos; sistema nervoso central e autônomo; fisiologia e farmacologia do sistema cardiocirculatório; fisiologia e farmacologia do sistema respiratório; farmacologia geral; farmacologia dos anestésicos venosos; farmacologia dos anestésicos inalatórios; farmacologia dos anestésicos locais; transmissão e bloqueio neuromuscular; bloqueios subaracnóideo e peridural; complicações da anestesia; e recuperação pós-anestésica.
- **Segundo ano:** metodologia científica; monitorização; sistemas de administração de anestesia inalatória; anestesia inalatória; anestesia venosa; bloqueios periféricos; equilíbrio hidreletrolítico e acidobásico; reposição volêmica e transfusão; fisiologia e farmacologia do sistema urinário; anestesia em urologia; anestesia em obstetrícia; anestesia em ortopedia; anestesia para cirurgia abdominal; anestesia para otorrinolaringologia; anestesia para oftalmologia; e anestesia ambulatorial.
- **Terceiro ano:** anestesia e sistema endócrino; anestesia em urgências e no trauma; anestesia para cirurgia plástica; anestesia para cirurgia bucomaxilofacial e odontologia; anestesia para cirurgia torácica; anestesia e sistema cardiovascular; anestesia para neurocirurgia; hipotermia e hipotensão arterial induzida; choque; anestesia em geriatria; anestesia em pediatria; anestesia para transplantes; anestesia para procedimentos fora do centro cirúrgico; dor aguda e inflamação; dor crônica; suporte ventilatório; qualidade e segurança em anestesia; e gerenciamento do centro cirúrgico.

# Centros de treinamento e terapêutica da dor

Os centros de treinamento e terapêutica da dor (CTTDor) são os serviços, seções, departamentos e disciplinas com o propósito de ensino pós-graduado em terapêutica da dor.[11]

## Programa de ensino

É exigido um período de treinamento de um ano em regime de, no mínimo, 20 horas semanais. De 80 a 90% da carga horária serão desenvolvidos sob a forma de treinamento em serviço, e 10 a 20% destinados às atividades teórico-complementares. O ensino teórico deverá ser ministrado em forma de aulas, seminários e reuniões semanais, entre outras modalidades de ensino. Reuniões semanais para discussão de casos clínicos e revisão de literatura são atividades obrigatórias.[11]

Os objetivos gerais e comportamentais dos CTTDor estão descritos no **QUADRO 5.3**.

## Programa teórico

O programa da especialização em dor se divide nos seguintes temas: dor – classificação, fisiopatologia e avaliação; dor

**QUADRO 5.3** Objetivos gerais e comportamentais a serem atingidos pelo médico em especialização em centro de treinamento e terapêutica da dor

- Fazer avaliação do paciente com dor aguda ou crônica
- Usar técnicas apropriadas e indicar e prescrever a medicação analgésica adequada
- Indicar e realizar os vários tipos de bloqueios analgésicos
- Selecionar analgésicos, agentes anestésicos locais e fármacos adjuvantes
- Realizar procedimentos diagnósticos e terapêuticos para o controle da dor
- Executar as diferentes técnicas de analgesia, assim como conhecer a farmacocinética e farmacodinâmica dos analgésicos e fármacos adjuvantes
- Diagnosticar e tratar corretamente o paciente com dor aguda ou crônica
- Fazer profilaxia e tratar a dor pós-operatória com o emprego de técnicas específicas
- Implementar medidas que visem à otimização dos resultados anestésicos com analgesia preemptiva e preventiva, profilaxia de náuseas e vômitos e outros eventos adversos da terapêutica analgésica
- Diagnosticar e tratar as eventuais intercorrências e complicações devidas ao tratamento da dor
- Planejar e executar projetos de pesquisa clínica ou experimental em fisiopatologia e terapêutica da dor
- Planejar a estruturação, implantação e operacionalidade de equipe ou clínica multidisciplinar para o tratamento da dor

*Fonte: Sociedade Brasileira de Anestesiologia.*[11]

aguda; dor crônica; dor neuropática; síndromes dolorosas mais frequentes; abordagem da dor nos extremos de idade; farmacologia do tratamento da dor; terapias psicológicas para o alívio da dor; acupuntura e estimulação elétrica transcutânea para o tratamento da dor; estimuladores elétricos implantáveis; analgesia regional no tratamento da dor; tratamento cirúrgico da dor; clínica de dor aguda e clínica de dor crônica.[11]

## Avaliação de aprendizagem

A avaliação da obtenção dos objetivos definidos será feita por:[11] 1) provas trimestrais abrangendo a matéria abordada no decorrer do período; 2) prova anual elaborada pela comissão de treinamento e terapêutica de dor da SBA; e 3) avaliação pelos instrutores observando-se os seguintes critérios: a) hábitos de trabalho, pontualidade, organização, cortesia, aparência pessoal e cuidados com o instrumental de trabalho, relacionamento com auxiliares, colegas, docentes e pacientes; b) habilidades psicomotoras demonstradas durante as atividades no desenrolar da especialização; c) interesse pelos conhecimentos adquiridos, demonstrado por meio de novas atitudes assumidas, de sua atuação ou desempenho.

## Centros de treinamento em medicina paliativa

Os centros de treinamento em medicina paliativa (CTMPs) são os serviços, seções, departamentos e disciplinas com o propósito de ensino pós-graduado em medicina paliativa.[12]

## Programa de ensino

É exigido um período de treinamento de um ano em regime de, no mínimo, 20 horas semanais. É permitido aos CTMPs realizarem intercâmbio, em período não superior a dois meses para cada anestesiologista em especialização em medicina paliativa (AEMP). O programa, que deverá ser divulgado no início do curso, abrangerá ensino teórico, clínico e prático, que atinja objetivos gerais e comportamentais.[12]

De 80 a 90% da carga horária serão desenvolvidos sob a forma de treinamento em serviço, e 10 a 20% serão destinados às atividades teórico-complementares.[12]

O ensino teórico deverá ser ministrado em forma de aulas, seminários e reuniões semanais, entre outras modalidades. Reuniões semanais para discussão de casos clínicos e revisão de literatura são atividades obrigatórias.

Os objetivos gerais e comportamentais do treinamento em medicina paliativa estão descritos no **QUADRO 5.4**.

**QUADRO 5.4** Objetivos gerais e comportamentais a serem atingidos pelo anestesiologista em especialização em medicina paliativa

- Reconhecer a multi e interdisciplinaridade e a importância dos profissionais envolvidos nos cuidados de final de vida
- Fazer avaliação do paciente na terminalidade
- Usar técnicas apropriadas e indicar e prescrever a medicação adequada com objetivo de oferecer conforto no final da vida
- Indicar e realizar os bloqueios analgésicos
- Selecionar fármacos e adjuvantes
- Realizar procedimentos diagnósticos e terapêuticos para o controle da dor e de outros desconfortos
- Saber avaliar e tratar os sintomas físicos comuns na terminalidade, como náuseas e vômitos, dispneia, astenia, anorexia, constipação, entre outros
- Tratar e realizar profilaxia de eventos adversos da terapêutica analgésica
- Saber avaliar e tratar os sintomas psíquicos comuns na terminalidade, incluindo depressão, *delirium*, etc.
- Dominar técnicas de comunicação de más notícias, assim como entre equipe-cuidadores e dentro da equipe
- Saber reconhecer e conduzir situações de *burnout* em cuidadores e equipe
- Saber conduzir situações de estresse e conflitos
- Reconhecer a importância da espiritualidade na terminalidade
- Entender as fases do luto e saber diagnosticar o luto patológico
- Reconhecer os aspectos éticos e as legislações vigentes
- Ter conhecimento dos modelos de assistência em cuidados paliativos, como *hospices*, enfermaria, ambulatório e assistência domiciliar, assim como de políticas públicas de saúde
- Planejar e executar projetos de pesquisa clínica ou experimental em medicina paliativa
- Planejar a estruturação, implantação e operacionalidade de equipe ou clínica multidisciplinar em medicina paliativa
- Reconhecer e manejar situações particulares em medicina paliativa, como pediatria, paciente em unidade de tratamento intensivo e portador do vírus da imunodeficiência humana (HIV)
- Reconhecer e saber evitar a futilidade terapêutica
- Saber conduzir a sedação paliativa

*Fonte: Sociedade Brasileira de Anestesiologia.*[12]

## Programa teórico

O programa de especialização em medicina paliativa se divide nos seguintes temas: definições, princípios e indicações de cuidados paliativos; comunicação em medicina paliativa; equipe multi e interdisciplinar; planejamento dos cuidados do paciente; modelos de cuidados – do *hospice* ao cuidado domiciliar; situações especiais – a criança, o paciente crítico, o portador do HIV; sedação paliativa; avaliação global do paciente terminal; controle dos sintomas físicos e psíquicos comuns; interrupção ou continuidade de terapias de suporte, hidratação, nutrição; analgesia e bloqueios em medicina paliativa; as últimas horas de vida; emergências em medicina paliativa; bioética e legislação em medicina paliativa; espiritualidade; cuidados com o paciente acamado; implementação de serviço de medicina paliativa; metodologia científica e trabalho de conclusão; assistência ao luto; farmacoterapia básica em cuidados paliativos; e identificação de *burnout* em cuidadores e equipe.[12]

## Avaliação de aprendizagem

A avaliação da obtenção dos objetivos definidos será feita por:[12] 1) provas trimestrais abrangendo a matéria abordada no decorrer do período; 2) avaliação pelos instrutores, observando-se os seguintes critérios: a) hábitos de trabalho, pontualidade, organização, cortesia, aparência pessoal e cuidados com o instrumental de trabalho, relacionamento com auxiliares, membros da equipe, colegas, docentes, pacientes e seus familiares; b) habilidades psicomotoras demonstradas durante as atividades no desenrolar da especialização; c) interesse pelos conhecimentos adquiridos, demonstrado por meio de novas atitudes assumidas, de sua atuação ou desempenho; e 3) avaliação dos anestesiologistas em especialização em medicina paliativa que cumprem carga horária em CTMP por meio de prova anual elaborada pela comissão de treinamento em medicina paliativa. Essa prova anual elaborada pela comissão de treinamento em medicina paliativa da SBA é obrigatória, sendo que a média mínima para aprovação é igual a 5.

## Referências


1. Ministério da Educação (BR). Cursos de Lato-sensu-saiba mais [Internet]. Brasília: Ministério da Educação; c2016 [capturado em 26 maio 2017]. Disponível em: http://portal.mec.gov.br/pos-graduacao/pos-lato-sensu.
2. Ministério da Educação (BR). Resolução nº 1, de 8 de junho de 2007. Estabelece normas para o funcionamento de cursos de pós-graduação lato sensu, em nível de especialização. Diário Oficial da União. 8 jun 2007;109 Seção 1:9.
3. Brasil. Decreto nº 80.281, de 5 de setembro de 1977. Regulamenta a Residência Médica, cria a Comissão Nacional de Residência Médica e dá outras providências. Diário Oficial da União. 6 set 1977; Seção 1.
4. Ministério da Educação (BR). Residência médica [Internet]. Brasília: Ministério da Educação; c2016 [capturado em 26 mai 2017]. Disponível em: http://portal.mec.gov.br/residencias-em-saude/residencia-medica.
5. Brasil. Decreto nº 8.516, de 10 de setembro de 2015. Regulamenta a formação do Cadastro Nacional de Especialistas de que tratam o § 4º e § 5º do art. 1º da Lei nº 6.932, de 7 de julho de 1981, e o art. 35 da Lei nº 12.871, de 22 de outubro de 2013. Diário Oficial da União. 11 set 2015;174 Seção 1:1-2.
6. Conselho Federal de Medicina (BR). Resolução nº 2.148, de 22 de julho de 2016. Dispõe sobre a homologação da Portaria CME nº 01/2016, que disciplina o funcionamento da Comissão Mista de Especialidades (CME), composta pelo Conselho Federal de Medicina (CFM), pela Associação Médica Brasileira (AMB) e pela Comissão Nacional de Residência Médica (CNRM), que normatiza o reconhecimento e o registro das especialidades médicas e respectivas áreas de atuação no âmbito dos Conselhos de Medicina. Diário Oficial da União. 3 ago 2016;148 Seção 1:99.
7. Brasil. Lei 9.394, de 20 de dezembro de 1996. Estabelece as diretrizes e bases da educação nacional. Diário Oficial da União. 23 dez 1996;248 Seção 1:1-9.
8. Ministério da Educação (BR). Ementário da residência médica [Internet]. Brasília: Ministério da Educação; c2016 [capturado em 26 mai 2017]. Disponível em: http://portal.mec.gov.br/index.php?option=com_docman&view=download&alias=60361-ementario-da-residencia-medica-pdf&category_slug=fevereiro-2017-pdf&Itemid=30192.
9. Ministério da Educação (BR). Proposição de conteúdo dos programas de residência médica (Resolução nº 2, de 17 de maio de 2006): programa teórico para médicos em especialização (curso em três anos) [Internet]. Brasília: Ministério da Educação; c2016 [capturado em 26 maio 2017]. Disponível em: http://portal.mec.gov.br/index.php?option=com_docman&view=download&alias=6497-anestesiologia-sesu-rm&category_slug=agosto-2010-pdf&Itemid=30192.
10. Sociedade Brasileira de Anestesiologia. Regulamento dos centros de ensino e treinamento [Internet]. Rio de Janeiro: SBA; 2016 [capturado em 26 maio 2017]. Disponível em: https://www.sbahq.org/resources/pdf/arquivos/estatuto/sba/2016/REGULAMENTO-DOS-CET.pdf.
11. Sociedade Brasileira de Anestesiologia. Regulamento dos centros de treinamento e terapêutica da dor [Internet]. Rio de Janeiro: SBA; 2017 [capturado em 26 maio 2017]. Disponível em: https://www.sbahq.org/resources/pdf/arquivos/estatuto/sba/2017/REGULAMENTO-DOS-CTTDOR.pdf.
12. Sociedade Brasileira de Anestesiologia. Regulamento dos centros de treinamento em medicina paliativa [Internet]. Rio de Janeiro: SBA; 2017 [capturado em 26 maio 2017]. Disponível em: https://www.sbahq.org/resources/pdf/arquivos/estatuto/sba/2017/REGULAMENTO-DOS-CTMP.pdf.


## Questões de Provas do TSA

**5.1 (TSA/2013)** A propriedade dos instrumentos de aferição de habilidades que indica qualitativamente o escopo de objetivos educacionais incluídos em um teste é a:

**A.** Precisão.

**B.** Amplitude.

**C.** Viabilidade.

**D.** Validade de face.

**5.2 (TSA/2014)** O aprendizado em anestesiologia requer a utilização das informações em diferentes graus de complexidade cognitiva. Identifique a sequência em que a complexidade cognitiva está listada de forma crescente.

**A.** Síntese – análise – avaliação.

**B.** Avaliação – conhecimento – análise.

**C.** Aplicação – síntese – compreensão.

**D.** Conhecimento – compreensão – aplicação.

# 6. O ENSINO DA ANESTESIOLOGIA NA PÓS-GRADUAÇÃO *STRICTO SENSU*

Maria José Carvalho Carmona
Marcos F. Vidal Melo
José Otávio Costa Auler Junior

A pós-graduação *stricto sensu* envolve indivíduos com vocação acadêmica e tem por objetivo a formação de pesquisadores e docentes capazes de desenvolver uma linha de pesquisa definida e alavancar o conhecimento científico. No Brasil, os programas de mestrado e doutorado estão sujeitos às exigências de reconhecimento e recredenciamento previstas na legislação.

O **mestrado acadêmico** objetiva a qualificação de professores universitários e o estímulo à pesquisa acadêmica. O programa tem duração média de dois anos, e, para obtenção do título de mestre, os alunos devem desenvolver projeto específico e apresentar dissertação sobre o tema.

O **doutorado acadêmico** visa ao aprofundamento da pesquisa científica sobre tema específico e inédito, com vistas à produção de novos conhecimentos. Ao final do programa, que dura de três a quatro anos, o aluno deve apresentar tese sobre o trabalho realizado e publicar os resultados em periódico especializado ou como registro de patente. Alguns países tendem a diferenciar o doutorado em doutorado acadêmico e doutorado profissional.

**PhD** é a sigla para *Philosophiæ Doctor* e corresponde ao mais alto título acadêmico recebido por um indivíduo e conferido sempre por uma universidade ou estabelecimento de ensino superior correspondente. Os requisitos para obter o título de PhD variam entre os países, mas sua obtenção pressupõe sempre o bom currículo acadêmico, o histórico de produção e divulgação de conhecimento e o profundo conhecimento do método científico.

O **mestrado** e o **doutorado profissionais** são destinados preferencialmente a profissionais que já estão no mercado de trabalho e que desejam aprofundar conhecimentos e habilidades técnicas específicas em área relacionada à atividade profissional. O produto do mestrado e do doutorado profissional pode ser o resultado de uma pesquisa científica, uma patente, o desenvolvimento de um processo específico ou a publicação de um livro que atenda ao caráter profissional da pesquisa. Trata-se de uma via importante para aplicação da pesquisa científica e inovação tecnológica, com contribuição para o desenvolvimento do complexo econômico-industrial da saúde no Brasil.

O **pós-doutorado** é um programa que permite ao doutor promover linha de pesquisa própria, com atualização, consolidação e ampliação do conhecimento sobre tema específico. O *post-doc*, como também é conhecido, prevê a interação do aluno com grupo de pesquisa consolidado e reconhecido na área de pesquisa.

O ensino da anestesiologia durante a pós-graduação *stricto sensu* visa sempre ao envolvimento intenso do aluno no desenvolvimento do projeto de pesquisa ou no desenvolvimento de novos produtos, com incentivo ao aprendizado ativo e à apropriação do método científico. A pesquisa básica, a pesquisa clínica e a investigação translacional em anestesiologia e medicina perioperatória têm contribuído para o desenvolvimento contínuo da especialidade.

Desde o início da anestesiologia, e progressivamente, a pesquisa tem contribuído para que hoje pacientes com idades cada vez mais extremas sejam submetidos a procedimentos de maior complexidade e com melhores resultados. A pesquisa e a compreensão dos mecanismos das doenças dos pacientes devem contribuir para o desenvolvimento de tratamentos novos e mais eficazes, bem como para o avanço da prática clínica da anestesia.[1-3]

A capacidade de criar e divulgar conhecimento relevante em uma determinada área da prática médica é um aspecto essencial na definição dessa área como especialidade. A investigação científica é a essência da criação de tal conhecimento e, portanto, a essência da caracterização da anestesiologia como especialidade. O estabelecimento de profissionais e instituições especificamente dedicadas à pesquisa é um aspecto fundamental para o real avanço nesse campo.

Em nível nacional e internacional, a produção científica em anestesiologia vem tendo ao longo dos anos um resultado variado, com grandes sucessos ocasionais, mas com produtividade média claramente aquém das necessidades clínicas da prática perioperatória anestésica. Parte desse desempenho ainda insuficiente decorre do posicionamento da especialidade em várias situações como uma **prestadora de serviço clínico**, e não como uma **disciplina acadêmica em medicina**, resultando na priorização de recursos financeiros e humanos de maneira correspondente.[4,5] Tal posicionamento tem como consequência a formação de especialistas com limitada capacidade de avançar a reais níveis de contribuição científica e a limitação de recursos para aqueles que alcançam tais níveis.

A produção de conhecimento científico que permita o avanço clínico é vital para caracterizar a existência de uma especialidade. Portanto, a criação de instituições na especialidade direcionadas a gerar condições para que jovens especialistas com vocação para investigação científica tenham apoio nas etapas críticas iniciais de suas carreiras é uma forma de suplantar os desafios atuais e contribuir de maneira fundamental para a essência da área. Isso é feito, por exemplo, pela Foundation for Anesthesia Education and Research (FAER), uma organização sem fins lucrativos da American Society of Anesthesiologists (ASA), e também mediante financiamento de projetos científicos internacionais pela International Anesthesia Research Society.

O suporte financeiro para essas instituições é baseado predominantemente em recursos privados provenientes de contribuições dos especialistas e da participação da indústria. Tais iniciativas têm permitido a formação e o avanço de profissionais com qualificação adequada em investigação científica, isto é, anestesiologistas-cientistas capazes de utilizar metodologia científica apropriada para avançar de maneira independente nas respostas de questões relevantes.[6] O aluno comprometido no processo de aprendizado na pós-graduação *stricto sensu* deve estar envolvido no processo de globalização do conhecimento, sendo que o intercâmbio entre diferentes instituições ao redor do mundo deve contribuir para alavancar e integrar a ciência, potencializando as possibilidades de sua aplicação prática.[7]

Embora o número de especialistas em anestesiologia no Brasil esteja entre os maiores do mundo, a contribuição para a pesquisa é pequena e deve ser incentivada. Além da propagação do conhecimento, os eventos de educação continuada, como congressos, oficinas e simpósios, deveriam ser fóruns para a disseminação do interesse pela pesquisa. Não apenas as universidades, mas também os centros de ensino e treinamento em anestesiologia devem incentivar o desenvolvimento da pesquisa como um caminho para a melhoria da qualidade e segurança da assistência prestada ao paciente e também como fonte para a geração de conhecimento capaz de impulsionar o desenvolvimento científico-tecnológico relacionado ao perioperatório.

Além da investigação de novos fármacos, o desenvolvimento da anestesiologia envolve a pesquisa da fisiopatologia do período perioperatório, do risco anestésico-cirúrgico em diferentes estados clínicos, o desenvolvimento de equipamentos, a análise dos desfechos pós-operatórios e o estudo detalhado dos processos que possam garantir a maior segurança ao paciente anestesiado. Adicionalmente, a pesquisa clínica e experimental relacionada ao tratamento da dor e aos cuidados pós-operatórios ao paciente crítico tem contribuído para a melhoria da qualidade prestada ao paciente cirúrgico.

A pesquisa translacional é um novo paradigma da pesquisa biomédica e se concentra no *feedback* interativo entre os domínios da investigação básica e clínica, com a formação de um círculo virtuoso que acelera a produção de conhecimento pela interface entre os conhecimentos da bancada do laboratório e a prática clínica diária. Por outro lado, a anestesiologia é uma especialidade interdisciplinar por excelência. Além da atividade conjunta com as diferentes especialidades cirúrgicas e clínicas, a interface faz-se também com a engenharia, a tecnologia da informação, entre outras.

A investigação médica em seres humanos deve seguir estritamente os códigos de ética em pesquisa como orientado pela declaração de Helsinki e outras convenções internacionais e locais. Do mesmo modo, a pesquisa experimental deve seguir a legislação e os preceitos éticos sobre o adequado uso de animais de experimentação. Casos recentes de conflitos de interesse interferindo na qualidade, segurança e confiabilidade de estudos clínicos e experimentais enfatizam a necessidade de atenção a esses fatores para que se implemente a melhor qualidade de investigação.

A pesquisa em anestesiologia deve concentrar-se nas questões enfrentadas por anestesiologistas e pacientes em um sentido amplo. As investigações nos níveis molecular, celular, animal, translacional, clínico, epidemiológico, político, econômico e ético são esperadas e devem buscar apoio nacional e colaborações interdisciplinares para a formação de recursos humanos qualificados para a melhoria contínua da qualidade e segurança do cuidado prestado ao paciente.

Para o adequado cuidado ao paciente, a boa ciência e o cuidado humanitário devem estar integrados.[8] O desafio da associação entre arte e ciência poderá minimizar as complicações intraoperatórias e aumentar a sobrevida com boa qualidade de vida no pós-operatório tardio.

## O desenvolvimento do projeto de pesquisa científica

O processo de ensino-aprendizagem durante a pós-graduação *stricto sensu* prevê a participação do aluno em projeto de pesquisa ou no desenvolvimento de produto inovador com potencial para geração de patente. A pesquisa científica pressupõe a elaboração de uma hipótese a partir do conhecimento prévio registrado em publicações específicas e da experiência pessoal. A pergunta que surge a partir da hipótese formulada direcionará a elaboração do projeto de pesquisa, que deve sempre ser aprovado pelo comitê de ética em pesquisa da instituição onde ele será executado.

A elaboração do projeto de pesquisa é etapa importante da produção científica e deve especificar, além da hipótese e da questão do estudo, toda a metodologia a ser usada, com detalhamento do cálculo amostral e da análise estatística. O modelo do termo de consentimento livre e esclarecido a ser aplicado ao indivíduo participante da pesquisa ou ao seu responsável legal é parte importante do projeto a ser submetido à comissão de ética institucional. Projetos com utilização de animais de experimentação devem seguir as normas éticas e a legislação específica sobre pesquisa com animais. O projeto de pesquisa também deve detalhar a proposta de financiamento do estudo, o cronograma e a forma de abordagem de quaisquer potenciais conflitos de interesse a ele relacionados, além da proposta de divulgação do estudo.

## A formação do pesquisador

Durante a graduação médica, o contato com os princípios básicos da anestesiologia é geralmente pequeno, e poucos estudantes se dedicam a projetos de iniciação científica nessa área. O incentivo a um currículo básico relacionado à anestesiologia e medicina perioperatória para a graduação e o incentivo à iniciação científica para os graduandos podem contribuir para o aumento do interesse pela pesquisa nessa área desde a formação básica do médico.[9,10]

Durante a especialização médica em anestesiologia, o currículo deve criar oportunidades para que o especializando tenha contato com a pesquisa científica, participando de projetos de pesquisa em andamento ou em fase de elaboração, permitindo a formulação de novas hipóteses baseadas no método científico e o desenvolvimento de senso crítico sobre as evidências científicas publicadas na literatura. O ideal é que a inserção em um tópico de pesquisa seja realizada nos primeiros meses da especialização médica e sob supervisão de grupo de pesquisa qualificado.

O acompanhamento da progressão da pesquisa deve ocorrer em conjunto com a especialização e deve ser monitorado por tutor capacitado à orientação científica do especializando. É importante que a função de tutor não se limite ao ensinamento prático da anestesia, mas que seja sempre realizada a análise crítica de todos os processos envolvidos no cuidado ao paciente e o encorajamento à formulação de novas hipóteses a partir da prática clínica, sendo esta a base dos estudos translacionais em anestesiologia. Se o especializando está desenvolvendo projeto de pesquisa próprio e não consegue finalizá-lo durante o período de especialização médica, o tutor deve encarregar-se da continuidade do estudo, preferencialmente com a participação de outro especializando, visando à sua finalização e divulgação.

Na formação de médicos especializandos em algumas subespecialidades médicas, mas não ainda em anestesiologia, designa-se ao menos um ano exclusivo de formação em pesquisa. Tal período de um ano para dedicação majoritária à pesquisa (~75 a 80% do tempo total de atividades anuais, com 20 a 25% de atividades clínicas) está presente como opção em especializações médicas nos Estados Unidos e em alguns países europeus.

Além do treinamento específico como pesquisador, tal currículo permite a formação de melhores médicos. Como regra, espera-se que a dedicação à pesquisa após o término da especialização em anestesiologia ocorra apenas para uma pequena parcela dos profissionais. Entretanto, a exposição do profissional em formação (estudante de medicina ou especializando) a projetos de pesquisa inclui vantagens que vão além daquelas relacionadas exclusivamente à educação em investigação médica. Isso porque a aquisição de conhecimento sobre como a informação médica é gerada, em termos de conceitualização de projetos, sua implementação e análise estatística, fornece ao profissional uma visão mais crítica quanto aos trabalhos científicos. Portanto, permite que o anestesiologista utilize com maior propriedade e senso crítico novas informações no contexto de sua prática clínica, em lugar de funcionar puramente como um implementador acrítico.

Os profissionais que pretendem dedicação exclusiva ou semiexclusiva à pesquisa devem buscar qualificação contínua, que, em geral, inicia-se com estágios específicos de pesquisa, *fellowship* em pesquisa clínica ou experimental e realização de pós-graduação *stricto sensu* com desenvolvimento orientado de projetos em linhas de investigação específica, visando à formação ampla do pesquisador. Enquanto a pós-graduação *stricto sensu* visa à formação do pesquisador, os programas de pós-doutorado (*post-doc*) têm foco específico na geração de pesquisa, com vistas a responder perguntas mais complexas e amplas do que aquelas do pós-graduando, gerando publicações de alto impacto ou inovações tecnológicas. Espera-se também que o pós-doutorando esteja qualificado para atuar como investigador principal em estudos de grande impacto científico e que seja capaz de buscar o financiamento necessário para o desenvolvimento da pesquisa.

Os recursos humanos necessários ao desenvolvimento de projetos de pesquisa são diretamente proporcionais à complexidade e ao tamanho do estudo. O investigador principal deve coordenar a participação de diferentes profissionais nas diversas fases da pesquisa. Além do anestesiologista como investigador principal, as diferentes fases da pesquisa podem exigir uma ampla equipe de profissionais, como estatísticos, enfermeiros de pesquisa, biólogos, veterinários, monitores de pesquisa e administradores de projetos.

O processo de formação de um médico-cientista na área de anestesiologia se inicia na especialização médica, onde muitas vezes os especializandos podem realizar períodos variáveis de treinamento com mentores experimentados em projetos de investigação básica ou clínica. Tais períodos ocorrem principalmente no último ano da especialização, mas podem ser programados desde o início dela.

Após a especialização médica, pode ocorrer período de aprimoramento em pesquisa (*research fellowship*), quando o anestesiologista avança na investigação com possibilidades de candidatar-se a um processo competitivo de apoio financeiro no próprio departamento ou a partir de fontes externas de recursos públicos ou privados.

Nesse período, que pode ter duração de três anos, o profissional dedica-se ao seu avanço na formação científica com dedicação exclusiva à investigação por pelo menos 75% de seu tempo de trabalho semanal. A esse, segue-se o período de transição, durante o qual a obtenção de apoio financeiro é fundamental, e ainda mais competitivo por meio de projetos especificamente voltados à formação de investigadores concedidos por vias privadas (fundações) ou governamentais. Também durante esse período o profissional estará predominantemente dedicado à sua formação em pesquisa e ao avanço do seu projeto, com 80% de seu tempo dedicado a esses fins e os restantes 20% dedicados à prática clínica. O papel de mentores adequados é fundamental em todo o processo e determinante no sucesso do profissional em treinamento, até que ele se torne, finalmente, um investigador independente, remunerado de forma adequada para tal função.[11-14]

A parceria de pesquisadores de diferentes centros de pesquisa do Brasil com pesquisadores das melhores universidades do mundo reforça a investigação translacional, ligando os programas nacionais de pesquisa básica e clínica para entregar novas terapias e dispositivos para uso clínico. O ambiente de pesquisa deve permitir a formação de recursos humanos críticos e fomentar o desenvolvimento bem-sucedido de novos pesquisadores.[15]

## A busca de financiamento da pesquisa em anestesiologia

A investigação em anestesiologia é geralmente financiada por órgãos públicos de fomento à pesquisa, fundações privadas e empresas envolvidas na produção de dispositivos ou fármacos relacionados ao período perioperatório. Além da estruturação das instituições e do desempenho dos pesquisadores, a quantidade de recursos financeiros disponível para a pesquisa interfere nos resultados observados.[16]

No Brasil, os principais órgãos que financiam a pesquisa são o Conselho Nacional de Desenvolvimento Científico e Tecnológico (CNPq), a Comissão de Aperfeiçoamento de Pessoal do Nível Superior (Capes) e a Fundação de Amparo à Pesquisa do Estado de São Paulo (Fapesp), sendo que, nos últimos anos, tem ocorrido aumento lento do financiamento por fundações de amparo à pesquisa (FAPs) de outros estados da federação, com destaque para a Fapergs, a Faperj e a Fapemig. A organização de laboratórios de investigação básica ou de pesquisa translacional reflete o interesse focado de determinado departamento universitário em áreas complexas de anestesia cirúrgica, na dor crônica e aguda ou em outras questões médicas nem sempre relacionadas diretamente à anestesiologia.

Muitos projetos de investigação bem-sucedidos resultaram de colaborações entre a indústria e investigadores, tanto no nível básico (na bancada do laboratório) como na sala de cirurgia. Tais colaborações trazem recursos adicionais à pesquisa e facilitam a pesquisa translacional no desenvolvimento de novos fármacos e equipamentos.

Entretanto, como regra, a pesquisa em anestesiologia ainda é pobre na maioria dos centros formadores brasileiros e do exterior. A quantidade de pesquisa realizada na maioria dos departamentos de anestesiologia das universidades americanas é menor do que a da maioria das demais especialidades, incluindo as especialidades cirúrgicas.[4] Por outro lado, o sucesso de muitos centros de pesquisa foi alcançado pela formação de uma massa crítica de pesquisadores que retroalimenta as atividades de pesquisa.

É necessário que os departamentos de anestesiologia deem enfoque especial à atividade de pesquisa, esta capaz de incrementar o ensino e a qualidade assistencial, assim como reduzir a morbimortalidade cirúrgica. O apoio institucional a indivíduos que se mostrem particularmente aptos ao desempenho de pesquisa clínica ou experimental, com incentivo ao aprimoramento contínuo e a atribuição de tempo exclusivo para atividades de pesquisa, pode contribuir para o desenvolvimento científico e de centros de pesquisa dedicados à especialidade. Deve fazer parte da formação dos pesquisadores em anestesiologia o envolvimento na busca por financiamentos para as pesquisas das quais participam para que futuramente eles possam ser ativos e competitivos na busca pelos fomentos.

## Linhas de pesquisa em anestesiologia

A anestesiologia mundial tem se destacado pela liderança e inovação, incluindo a criação, disseminação e aplicação clínica de várias descobertas.[17] Tradicionalmente, a pesquisa em anestesiologia tem focado em uma abordagem de biologia de sistemas, consistente com o papel clínico da anestesia no monitorização de sistemas críticos ao ato anestésico-cirúrgico e na garantia da sobrevivência de pacientes sadios ou com doenças de diferentes gravidades.

A diversidade das áreas de investigação reflete a interdisciplinaridade e permite o desenvolvimento de novas dimensões relevantes para o atendimento ao paciente e a contínua evolução do estado da arte da especialidade. É mundialmente reconhecido que a anestesiologia revolucionou a cirurgia e a medicina. Muitas pesquisas embasam o contínuo desenvolvimento da especialidade. Além dos fármacos anestésicos e coadjuvantes, as pesquisas relacionadas à monitorização, ao acesso à via aérea, à ventilação mecânica, à fisiopatologia de diferentes doenças e à resposta orgânica ao trauma anestésico-cirúrgico, entre outras, têm contribuído para a melhoria do desfecho e diminuição da morbimortalidade do paciente cirúrgico. A integração entre as diversas áreas da pesquisa, com busca de resultados que possam abrir novos caminhos, poderá continuar inovando a anestesiologia e a medicina.

Estudos observacionais e experimentais, de pesquisa clínica ou em animais de experimentação, além daqueles relacionados ao desenvolvimento de novos equipamentos, fazem parte da produção científica da anestesiologia desde 1876 até os dias atuais. Os estudos observacionais são importantes para a formulação de hipóteses, estas robustas por si só ou que servirão de base para perguntas a serem desenvolvidas em futuros estudos randomizados. Grandes estudos observacionais podem fornecer evidências tão robustas quanto os estudos randomizados. Relatos de caso, série de casos, análise transversal, estudos de caso-controle e coortes podem requerer logística mais simples, menor número de recursos humanos, menor custo financeiro e ser mais exequíveis do que os estudos randomizados. Alguns tópicos, sobretudo aqueles relacionados a eventos raros, são estudados preferencialmente por estudos observacionais, como, por exemplo, as coortes múltiplas e os estudos de caso-controle relacionados à análise da parada cardíaca intraoperatória.

O recente aumento significativo de sistemas automatizados de aquisição de dados intraoperatórios, em particular quando combinados a dados pré e pós-operatórios, tem gerado um aumento dramático na realização de estudos observacionais. Isso porque tais sistemas permitem a criação de bancos de dados clínicos de grande número de pacientes e de maneira mais rápida, acurada e facilmente utilizável em análises por diferentes *softwares* estatísticos.

Por outro lado, os estudos randomizados e duplamente encobertos constituem o padrão-ouro da pesquisa científica e, sempre que possível, esse desenho deve ser utilizado para o teste das hipóteses desenvolvidas na anestesiologia e medicina perioperatória. O estudo clínico randomizado é uma poderosa ferramenta na busca de evidências para os cuidados anestésicos. A comparação randômica e controlada de duas ou mais intervenções deve ser realizada de modo a garantir validade interna e externa dos dados.

A revisão sistemática de tópicos específicos deve, de preferência, ocorrer de forma mandatória antes da proposição de novos projetos de pesquisa. A revisão sistemática, com elaboração de pergunta específica, análise sistematizada da literatura seguida de avaliação e síntese, se possível com metanálise estatística, tem fornecido importantes evidências em medicina perioperatória. Com o aumento do número de evidências produzidas em anestesiologia e medicina perioperatória, o número de revisões sistemáticas e metanálises deverá ter aumento proporcional nos próximos anos.

A pesquisa em anestesiologia no Brasil encontra-se direta ou indiretamente vinculada aos programas de pós-graduação *stricto sensu*. Além da produção de conhecimento, tal associação visa à formação de recursos humanos qualificados para atuarem como pesquisadores, docentes do ensino superior e instrutores qualificados para a formação de novos profissionais da anestesiologia. A otimização dos processos de formação de recursos humanos qualificados para execução de pesquisa de alto impacto, com adequada gestão dos projetos e busca qualificada de fomentos junto às agências financiadoras, é mandatória para a melhoria e o aumento do número de centros de pesquisa em anestesiologia no Brasil.

O Brasil possui apenas dois programas de pós-graduação em anestesiologia (Universidade de São Paulo [USP] e Universidade Estadual Paulista [UNESP]), com papel importante de alavancar a pesquisa em anestesiologia no país, ambos respondendo atualmente por grande parte das publicações brasileiras relacionadas à anestesiologia. Além desses, são também importantes, do ponto de vista da pesquisa científica, os departamentos ou disciplinas de anestesiologia da Universidade Federal do Rio de Janeiro (UFRJ), Universidade Federal Fluminense (UFF), Universidade Federal do Rio Grande do Sul (UFRGS), Universidade Federal de Minas Gerais (UFMG), Universidade Estadual de Campinas (UNICAMP), Universidade Federal de São Paulo (UNIFESP), Faculdade de Medicina da Santa Casa de São Paulo, entre outros.

## Ética da investigação em anestesiologia

O grupo de pesquisa no qual o pós-graduando se insere deve ter conduta ética, e as normas gerais da adequada condução da pesquisa devem ser vivenciadas e assimiladas pelo aluno. A confiabilidade dos resultados da investigação depende essencialmente da excelência de sua implementação e do rigor e qualidade dos métodos experimentais e estatísticos. Infelizmente, tem-se observado de maneira crescente a existência de fraude científica na elaboração de estudos, na designação da autoria[18] e no plagiarismo.[19]

Desvios éticos ocorrem na anestesiologia de modo similar às outras áreas de pesquisa, devendo sempre ser coibidos e denunciados, assim como os conflitos de interesse precisam ser adequadamente nomeados.[20,21] Recentes casos de fraudes perpetradas por médicos da especialidade em áreas como o manejo multimodal da dor perioperatória e reposição volêmica[22] enfatizam a necessidade de educar os profissionais em formação sobre a importância de uma conduta confiável e da manutenção de um alto grau de vigilância respeitosa quanto aos estudos científicos.

## A pesquisa em anestesiologia como base para o desenvolvimento tecnológico

A opção de participação do pós-graduando em projetos de inovação tecnológica pode atender aos requisitos da pós-graduação *stricto sensu* e possibilitar a formação de profissional com alto grau de conhecimento científico. A pesquisa deve fomentar o desenvolvimento de novos conhecimentos e ideias, que podem ser transformados em novos produtos, processos, tecnologias e práticas inovadoras que irão continuar alavancando o desenvolvimento da especialidade.

A inovação tecnológica é também ferramenta importante para o crescimento econômico, para os ganhos de eficiência e de competitividade no mundo. No Brasil, há ainda grandes desafios a enfrentar. Existe, em nosso país, uma distorção no sistema de pesquisa e desenvolvimento, caracterizada pelo número ainda insuficiente de cientistas e engenheiros envolvidos na atividade de inovação nas próprias empresas.[1] Por outro lado, a universidade e os institutos de pesquisa não podem substituir sistematicamente as empresas na tarefa de gerar novos produtos e processos, ainda que possam contribuir decisivamente para isso, sobremaneira com recursos humanos de nível internacional e com resultados de pesquisa acadêmica[23] executada com foco de mercado.

## Referências


1. Knight PR, Warltier DC. Anesthesiology residency programs for physician scientists. Anesthesiology. 2006;104(1):1-4.
2. Schwinn DA, Balser JR. Anesthesiology physician scientists in academic medicine: a wake-up call. Anesthesiology. 2006;104(1):170-8.
3. Warner MA, Hall SC. Research training in anesthesiology: expand it now! Anesthesiology. 2006;105(3):446-8.
4. Reves JG. We are what we make: transforming research in anesthesiology: the 45th Rovenstine Lecture. Anesthesiology. 2007;106(4):826-35.
5. Tremper KK, Shanks A, Morris M. Trends in the financial status of United States anesthesiology training programs: 2000 to 2004. Anesth Analg. 2006;102(2):517-23.
6. Gelman S. Anesthesiologist scientist: endangered species. Anesthesiology. 2006;105(3):624-5; author reply 628, 629-30.
7. Andreae MH. Integrate our international anesthesia research potential. Anesthesiology. 2006;105(3):624; author reply 628, 629-30.
8. Flanagan MR, Foster CC, Schleyer A, Peterson GN, Mandell SP, Rudd KE, et al. Aligning institutional priorities: engaging house staff in a quality improvement and safety initiative to fulfill Clinical Learning Environment Review objectives and electronic medical record Meaningful Use requirements. Am J Surg. 2016;211(2):390-7.
9. Campagna JA. Academic anesthesia and M.D.-Ph.D.s. Anesthesiology. 2006;105(3):627-8; author reply 628, 629-30.
10. Fleisher LA, Eckenhoff RG. Image not living up to goal. Anesthesiology. 2006;105(3):626-7; author reply 628, 629-30.
11. Abouleish AE, Apfelbaum JL, Prough DS, Williams JP, Roskoph JA, Johnston WE, et al. The prevalence and characteristics of incentive plans for clinical productivity among academic anesthesiology programs. Anesth Analg. 2005;100(2):493-501.
12. Lubarsky DA. Incentivize everything, incentivize nothing. Anesth Analg. 2005;100(2):490-2.
13. Miller RD. Academic anesthesia faculty salaries: incentives, availability, and productivity. Anesth Analg. 2005;100(2):487-9.
14. Miller RD, Cohen NH. The impact of productivity-based incentives on faculty salary-based compensation. Anesth Analg. 2005;101(1):195-9, table of contents.
15. Warters RD, Katz J, Szmuk P, Luehr SL, Pivalizza EG, Koch SM, et al. Development criteria for academic leadership in anesthesiology: have they changed? Anesth Analg. 2002;95(4):1019-23.
16. Jackson RG, Stamford JA, Strunin L. The canary is dead. Anaesthesia. 2003;58(9):911-2.
17. Finster M, Wood M. The Apgar score has survived the test of time. Anesthesiology. 2005;102(4):855-7.
18. Foster RL. Guidelines for assigning authorship. J Spec Pediatr Nurs. 2006;11(4):212-3.
19. Cross M. Policing plagiarism. BMJ. 2007;335(7627):963-4.
20. Steinbrook R. Controlling conflict of interest--proposals from the Institute of Medicine. N Engl J Med. 2009;360(21):2160-3.
21. Lo B, Wolf LE, Berkeley A. Conflict-of-interest policies for investigators in clinical trials. N Engl J Med. 2000;343(22):1616-20.
22. Boldt J, Suttner S, Brosch C, Lehmann A, Röhm K, Mengistu A. Cardiopulmonary bypass priming using a high dose of a balanced hydroxyethyl starch *versus* an albumin-based priming strategy. Anesth Analg. 2009;109(6):1752-62.
23. Carmona MJ, Melo MF. Pesquisa em anestesiologia. In: Cangiani LM, Carmona MJC, Torres MLA, Bastos CO, Ferez D, Silva, ED, et al., editors. Tratado de anestesiologia SAESP. 8. ed. Rio de Janeiro: Atheneu; 2017. p. 91-104.


### Leituras sugeridas


Cullen SC. An account of the history of the Journal Anesthesiology. Anesthesiology. 1964;25:416-27.

The UMHS Endeavour. Harrah S. Medical milestones: discovery of anesthesia & timeline [Internet]. New York: UMHS; 2015 [capturado em 4 jun 2017]. Disponível em: https://www.umhs-sk.org/blog/medical-milestones-discovery-anesthesia-timeline/.

# 7. PESQUISA EM ANESTESIOLOGIA

José Otávio Costa Auler Junior
Maria José Carvalho Carmona

Na contextualização da pesquisa em anestesiologia, é importante discutir o papel dessa especialidade e da medicina perioperatória no sistema de saúde brasileiro e mundial, assim como o uso da pesquisa científica nessas áreas como ferramenta de geração de conhecimento que pode interferir positivamente na qualidade dos desfechos clínicos, além da formação de recursos humanos qualificados.[1-4] O desenvolvimento e as inovações em cirurgia e anestesia permitiram que os procedimentos dessas áreas sejam hoje realizados com maior segurança para o paciente.

Todo avanço técnico, tecnológico e farmacológico relacionado à cirurgia e à anestesia permite, na atualidade, que pacientes em estados cada vez mais graves e/ou em extremos etários sejam submetidos a cirurgias extensas e complexas com ótimos resultados. Entretanto, a complexidade de muitos procedimentos constitui-se em desafio tanto para a equipe diretamente envolvida no cuidado ao paciente quanto para todo o sistema de saúde.

Estima-se que todo ano sejam realizados mais de 234 milhões de procedimentos cirúrgicos no mundo.[5] Se as taxas de complicações cirúrgicas publicadas forem extrapoladas para esse número de cirurgias, pode-se concluir que os procedimentos cirúrgicos são responsáveis por milhões de complicações e mortes anuais.[6,7] Os poucos dados brasileiros sobre o tema indicam que a morbimortalidade cirúrgica é um importante indicador de qualidade de assistência perioperatória nos serviços de saúde e muitas vezes está relacionada direta ou indiretamente ao procedimento anestésico e aos cuidados perioperatórios. Além da geração de conhecimento e da formação de recursos humanos qualificados, a pesquisa em anestesiologia e medicina perioperatória tem papel social transformador que pode contribuir direta ou indiretamente para a melhoria do desfecho relacionado ao cuidado do paciente cirúrgico.

É fato conhecido que a pesquisa em anestesiologia é pouco expressiva no cenário científico brasileiro. Tal situação também é observada em outros países, conforme tem sido extensivamente discutido por sociedades de anestesiologia de diferentes nações.[8-11] Em concordância com o apresentado em sessão magna do Congresso Americano de Anestesiologistas em 2006, as observações de J.G. Reves[11] podem ser transpostas, em vários aspectos, para a anestesiologia brasileira dos dias atuais. O autor realizou interessante análise do tipo causa-raiz sobre o desempenho da pesquisa em anestesiologia, indicando quatro causas principais para a baixa produtividade científica da especialidade:

- Os médicos especializandos em formação são muito pouco envolvidos em projetos de pesquisa ou no ambiente da pesquisa clínica ou experimental.
- A alta demanda da atividade clínica assistencial tem melhor remuneração e compete com as atividades de pesquisa científica.
- O desepenho subótimo no desenvolvimento de pesquisa em ambiente social/cultural não incentiva essa atividade.
- O número de solicitações de financiamento à pesquisa pelos pesquisadores da área é menor em relação a outras áreas da cirurgia ou da medicina em geral.

Após extensa discussão de cada uma das causas da baixa produtividade da pesquisa em anestesiologia, esse autor propõe um plano para a otimização da pesquisa na área. De acordo com ele, é fundamental que especializandos de anestesiologia sejam mais expostos à pesquisa científica desde o primeiro ano da especialização e que se crie um ambiente proativo de incentivo ao questionamento científico e de busca de respostas por meio do uso do método científico.

Quanto à menor remuneração para as atividades de pesquisa em relação à atuação exclusiva como anestesiologista clínico, o autor sugere, entre outras possibilidades, as atividades compartilhadas em assistência e pesquisa e o sistema de compensação para profissionais dedicados à geração de conhecimento. E, para a melhoria do desempenho em pesquisa e aumento do financiamento para a área, entende-se haver um processo cíclico virtuoso em que quanto mais os profissionais da área estiverem envolvidos em pesquisa, melhor será o desempenho científico da área.

Apesar das limitações à pesquisa recém-consideradas, a anestesiologia mundial tem se destacado pela liderança e inovação, incluindo a criação, disseminação e aplicação clínica de várias descobertas. Tradicionalmente, a pesquisa em anestesiologia tem focado uma abordagem de biologia de sistemas, consistente com o papel clínico da anestesia na monitorização de sistemas críticos durante o ato anestésico-cirúrgico e na garantia da sobrevivência de pacientes sadios ou com doenças de diferentes gravidades. A diversidade de áreas de investigação reflete a interdisciplinaridade e permite o desenvolvimento de novas dimensões relevantes para o atendimento ao paciente e a contínua evolução do estado da arte da especialidade.

É mundialmente reconhecido que a anestesia revolucionou a cirurgia e a medicina. Muitas pesquisas embasam o contínuo desenvolvimento da especialidade. Além da investigação de fármacos anestésicos e coadjuvantes, as pesquisas relacionadas à monitorização, ao acesso à via aérea, à ventilação mecânica, à fisiopatologia de diferentes doenças e à resposta orgânica ao trauma anestésico-cirúrgico, entre outras, têm contribuído para a melhoria do desfecho e diminuição da morbimortalidade do paciente cirúrgico. A integração entre as diversas áreas da pesquisa, com busca de resultados que possam abrir novos caminhos, poderá continuar inovando a anestesiologia e a medicina.

## A ciência contemporânea

Na atualidade, as pesquisas científicas inundam nosso dia a dia, abrangendo, praticamente, todos os campos do saber, muitas vezes com resultados tão contundentes que alteram o comportamento e a trajetória do ser humano, podendo modificar, inclusive, sua longevidade. Assim, milhares de resultados de pesquisas, das mais diversas áreas, são veiculados em outros milhares de periódicos especializados e, dependendo do seu enfoque, difundidos na mídia, às vezes com grande espalhafato.

Hoje, grande parte das pesquisas são tão específicas que mesmo um cientista experiente pode ser considerado leigo em outra área do conhecimento, mediante a avassaladora quantidade de informação disponível.

Isso acontece porque o desenvolvimento da informática vem proporcionando rapidez e fluidez no acesso aos resultados das pesquisas, principalmente pela internet. Esse é um importante meio de comunicação que está à disposição de todos e apresenta como maior dificuldade a forma de selecionar, entre tantos trabalhos, aquele que esteja de acordo com o interesse individual.

Com relação à área biomédica, essa enorme quantidade de trabalhos é representada por cifras astronômicas: de modo geral, são catalogados em todas as áreas cerca de 20 mil títulos, com mais de 400 mil artigos veiculados pelo Medline ao ano. Da nanotecnologia à biologia molecular, a pesquisa científica está se desenvolvendo com extrema velocidade, chegando a descobertas que impressionam e estarrecem, ganhando lugar em *papers* e sendo divulgada em espaço e tempo cada vez menores.

Para comparar a velocidade entre as descobertas científicas atuais até sua divulgação, podem-se tomar como base algumas publicações de um passado recente, como, por exemplo, de Galileu Galilei. Esse cientista, que chegou a ser chamado por Albert Einstein de "pai da ciência moderna", viveu na Itália em época conturbada da história (1564-1642), logrou êxito em escapar de várias epidemias de peste bubônica, além de julgamentos da Santa Inquisição, e atingiu a senectude em uma época na qual isso era pouco comum. Contemporâneo de Descartes, Galileu, com suas descobertas celestes por meio de telescópios rudimentares, reforçou e deu subsídios científicos às teorias de Nicolau Copérnico (1473-1543) sobre o universo. Este polonês, considerado o fundador da astronomia moderna, publicou, em 1541, o livro *De Revolutionibus Orbium Coelestium* (Sobre a Revolução das Órbitas Celestes), no qual, entre outras teorias, retirava a Terra do centro do palco celeste. Tal livro continha, para a época, afirmações revolucionárias que causaram grande ebulição no mundo da ciência e da Igreja Romana, transformando a teoria heliocêntrica em uma obra herética para a Igreja Católica.

Após vários anos de pesquisas, Galileu publicou, em 1611, seu segundo livro, *Istoria i Dimostrazioni Intorno Alle Macchie Solari* (História e Demonstração em torno das Manchas Solares), no qual defendia as ideias heliocêntricas de Copérnico, iniciando sua série de problemas com a Igreja até receber, em 1616, uma advertência formal da Inquisição, condenando as teorias sobre o movimento da Terra e proibindo o ensino do sistema heliocêntrico de Copérnico. Mesmo assim, publicou, em 1632, o livro *Diálogo dei Massimi Sistemi* (Diálogo sobre os Grandes Sistemas do Universo), no qual colocava dois personagens que perguntavam e respondiam a dúvidas sobre o sistema solar. A obra, por não ser escrita em latim, mas sim em linguagem popular, ajudou a divulgar amplamente as teorias de Copérnico. Assim, entre o tempo de pesquisa, as várias interrupções por problemas de saúde e o *imprimatur* final, chancela concedida pelo Santo Ofício (espécie de censura autorizando ou não a impressão e distribuição das publicações), quase duas décadas de trabalho se passaram até que Galileu conseguisse divulgar seus resultados.

Hoje, a pesquisa científica segue o racionalismo de René Descartes (1596-1650), filósofo e matemático francês que propunha que o empirismo deveria ceder lugar para a existência de um método. Descartes procurou delinear as bases da certeza acerca da natureza do conhecimento por meio do seu método da dúvida. Esse método consistia na suspensão do julgamento a respeito de toda crença ou fato até ser provado que ele decorria de crenças ou fatos mais certos. Nesse sentido, o objetivo do método era alcançar uma opinião ou crença não sujeita a dúvida e construir um raciocínio e conhecimento a partir desse fundamento. Esse princípio é aplicado em pesquisa até hoje, e é de longa data a inclusão, em seus objetivos, das perguntas e dúvidas pertinentes ao estudo.

Atualmente, a velocidade da produção científica é assombrosa, e a pesquisa em laboratórios de instituições bem estruturadas funciona em série, como em um sistema de montagem industrial, portanto com produção e veiculação em um curto espaço de tempo. Embora competir por espaço editorial internacional seja uma tarefa difícil, o esforço compensa quando se tem em mente a melhoria da qualidade e projeção do serviço ou instituição.

## A pesquisa na medicina

A pesquisa científica moderna é uma ciência que procura, por meio de uma pergunta, observar as causas e os efeitos de um fenômeno a fim de buscar respostas para ele. É da natureza da pesquisa científica, o cuidado e a ritualística na condução de todo o processo, desde a escolha do tema com o qual se vai trabalhar, a pergunta a ser feita, o rigor no método, até a divulgação dos resultados. Normalmente, o caminho é longo: nem sempre os objetivos são alcançados, sendo que as pesquisas de maior impacto exigem grande soma de investimentos, tempo, infraestrutura e equipe com vocação para pesquisar.

Feyerabend[12] defende o princípio de que a ciência deve visar à felicidade e ao bem-estar dos homens. Segundo esse autor, o progresso da ciência é o resultado da interação de teorias que tentam se desenvolver e, simultaneamente, confrontam-se com outras teorias, tendo como base dois preceitos importantes: tenacidade e proliferação. O primeiro leva o cientista ou pesquisador a se agarrar à teoria, ou hipótese escolhida, tentando levá-la adiante apesar de, às vezes, existirem evidências no sentido contrário. Quanto à proliferação, esse princípio leva o cientista a propor novas teorias ou hipóteses às já existentes, enfatizando os pontos fracos das rivais e forçando-as a se desenvolverem, muitas vezes incorporando às suas teorias novos aspectos sugeridos pelas concorrentes.

A pesquisa médica não foge à regra: hoje, tem-se a sensação de que apenas os estudos de ciência básica, especialmente aqueles experimentais ou clínicos com grande foco laboratorial ou multicêntricos, são, *a priori*, os de melhor qualidade, rendem melhores resultados e têm maior impacto na comunidade médica.

Por outro lado, as pesquisas clínicas, para produzirem maior efeito, estariam nas mãos de médicos afeitos a todas as exigências que a pesquisa de bom nível requer: dedicação, acesso a financiamento, organização, profissionalismo e tempo. Ora, isso seria apanágio de poucos indivíduos ou grupos e instituições, ficando a grande massa dos chamados médicos "assistencialistas" alijados do processo. Tendo que garantir sua própria subsistência, o tempo destinado à pesquisa dedicado por esses médicos seria exíguo, o que poderia comprometer sua qualidade. No entanto, é nas mãos dos chamados "assistencialistas" que está a responsabilidade pela educação da esmagadora maioria dos alunos de graduação e pós-graduação, *lato* e *stricto sensu*, em formação no Brasil.

As principais aplicações da pesquisa científica são:

- Ampliação do conhecimento e formação de mais recursos humanos.
- Mecanismo de transferência do conhecimento entre diferentes áreas.
- Promoção do desenvolvimento do país.

O ideal é que, a pesquisa estivesse presente durante toda a formação dos futuros médicos e pós-graduados em busca de especialização profissional ou acadêmica. Infelizmente, isso não é o que acontece na anestesiologia, onde culturalmente a pesquisa não faz parte do rol de atividades diárias dos anestesiologistas. Também é rara, no Brasil, a existência de grupos ou indivíduos com formação em anestesiologia voltados em tempo parcial ou integral à pesquisa clínica ou básica. A quase totalidade das pesquisas de melhor qualidade na área da medicina é desenvolvida nas universidades, cujos resultados, expressos na publicação de artigos, são utilizados como parte dos instrumentos de avaliação do seu corpo docente.

No Brasil, o grande contigente de pesquisa está ligado aos cursos de pós-graduação *stricto sensu*. Mesmo nesse sentido, a anestesiologia sofre certo prejuízo, pois é tímida sua participação interdisciplinar nos *campi* das universidades do país, o que a enfraquece, em termos de publicações, quando avaliada em conjunto com outras áreas. Como as agências que fomentam a pesquisa, entre elas o Conselho Nacional de Desenvolvimento Científico e Tecnológico (CNPq) e a Fundação de Amparo à Pesquisa do Estado de São Paulo (Fapesp), utilizam a produção científica como parâmetro para a concessão de auxílios financeiros, a baixa produção científica na anestesiologia brasileira cria um círculo vicioso negativo que prejudica o desenvolvimento da pesquisa nessa área em nosso meio. Em artigo publicado na Folha de São Paulo sobre pesquisa médica,[13] o autor discorre sobre o vasto campo de pesquisa na área de saúde, muitas vezes não vislumbrado pelos médicos. Conforme apresentado no referido artigo, as pesquisas poderiam ser classificadas em seis tipos:

- **Pesquisa em área básica e clínica**: entende-se como básicas as áreas de interligação com a medicina, como bioquímica, farmacologia, fisiologia, genética, biologia, entre outras; e clínicas as diversas especialidades e subespecialidades, em que o paciente é visto integralmente ou por sistemas e estudado por meio de vários métodos e técnicas de exploração. Por exemplo, na anestesiologia, o médico pode interagir com a farmacologia, estudando a aplicação clínica de diferentes isômeros de um mesmo composto, como o caso dos isômeros da cetamina e da bupivacaína que, devido a uma diferente configuração da molécula, apresentam propriedades farmacocinéticas e farmacodinâmicas específicas.
- **Pesquisa em epidemiologia clássica**: nesse tipo de pesquisa, verifica-se a prevalência do aparecimento de doenças, identificam-se suas causas e estudam-se os tratamentos e intervenções. Como exemplo, pode-se citar a ocorrência de hipertermia maligna durante a anestesia, suas causas, a prevalência em uma dada população e as intervenções para diagnóstico, prevenção e tratamento.
- **Pesquisa em epidemiologia clínica**: aqui, o paciente é observado como conjunto, avaliando-se o tratamento médico e seus resultados. Como exemplo, tem-se o estudo do tratamento sistematizado da dor aguda no período pós-operatório e sua influência sobre a frequência de complicações relacionadas à dor não tratada e, quando tratada por analgésicos, relacionadas ao método empregado. Pode-se citar também, como pesquisa operacional, a contribuição efetiva de recursos para a substituição de toda técnica de anestesia venosa em bólus, de uso corriqueiro, pela infusão programada por bombas de infusão, para reduzir custos por administração desnecessária ou mesmo acidentes em decorrência de superdosagem.
- **Medicina baseada em evidências**: esse tipo procura responder a perguntas ou questionamentos na clínica a partir da evidência mais consistente possível. Por exemplo, qual o impacto da analgesia preemptiva na redução da necessidade de analgésicos no período pós-operatório?
- **Pesquisa em organização dos serviços de saúde**: aqui, avalia-se, principalmente, o método de atuação em um processo. Como exemplo, pode-se citar um estudo sobre a influência dos consultórios de anestesia na redução do cancelamento de operações eletivas em um hospital público universitário.
- **Pesquisa em educação médica ou em ciências da saúde**: em anestesiologia, pode-se citar um estudo sobre a melhor maneira de ensinar a ventilação mecânica na especialização em anestesiologia, como curso teórico, prático, modelos mecânicos, etc., bem como sobre a melhor maneira de avaliar esse assunto.

Também é importante ressaltar as principais diferenças entre estudo observacional e experimental. No estudo observacional, também chamado de não controlado, o pesquisador não tem controle sobre a evolução da pesquisa. Já no estudo experimental, também conhecido como controlado, o pesquisador tem controle absoluto sobre seu andamento, tendo como possibilidade a investigação clínica com pacientes ou voluntários, ou mesmo com animais.

Nos estudos observacionais, é comum que o pesquisador acompanhe ou siga indivíduos sujeitos à exposição de um agente ou fator considerado de risco. Por exemplo, voltando à anestesiologia, o pesquisador quer saber quais são os efeitos da exposição crônica dos halogenados sobre o sistema nervoso central de funcionários que trabalham em sala de recuperação pós-anestésica com renovação precária do ar ambiente. Mesmo sendo observacional, esse estudo pode ser caracterizado como prospectivo ou de coorte caso os indivíduos estudados e as ocorrências de interesse passem a ser observados ao longo do estudo. Tal desenho de estudo é considerado mais fidedigno que o retrospectivo, também chamado de caso-controle, em que as circunstâncias estudadas já aconteceram no passado. Em ambas as situações, nos estudos observacionais, o pesquisador não tem influência sobre o andamento da pesquisa, exceto, por exemplo, se o hospital resolver trocar todo o sistema de ar condicionado da sala de recuperação durante sua realização.

Voltando, então, ao exemplo de estudo prospectivo, a pesquisa começa com a observação dos funcionários expostos aos halogenados e com a utilização de outro grupo, chamado de grupo-controle, que trabalha em outra área do hospital, como, por exemplo, os recepcionistas ou telefonistas, sem qualquer exposição ao agente em questão. No estudo retrospectivo, por sua vez, o pesquisador seleciona um grupo de funcionários já expostos há algum tempo aos halogenados, suspeitando que os sintomas relacionados ao sistema nervoso central devam-se à exposição crônica a esses agentes. Ao mesmo tempo, identifica outro grupo, também exposto aos mesmos agentes e na mesma situação de trabalho, mas sem queixas, e tenta estabelecer se há uma associação entre o fator exposição ao halogenado e os sintomas presentes em um dos grupos. No estudo experimental, conforme mencionado, o pesquisador tem absoluto domínio sobre o trabalho, determina os métodos e o grupo de estudo, inclusive o de controle, em um processo que pode ser feito por meio de sorteio, conhecido como aleatorização ou randomização.

Como se pode observar, a pesquisa na área médica, sobretudo a de boa qualidade, depende obviamente das condições institucionais e do sentido de obrigação dos docentes de uma universidade; contudo também se consideram atributos importantes do resultado final da pesquisa a perseverança e a capacitação do pesquisador. Hoje, discute-se muito a possibilidade de um pesquisador autônomo, que muitas vezes nem está ligado à vida acadêmica ou a alguma instituição, poder vir a produzir pesquisa de boa qualidade. Isso certamente é viável e pode vir a acontecer. Entretanto, é preciso compreender a natureza social do desenvolvimento científico, posto em evidência não apenas pelo fato de o ponto de partida de um dado paradigma vigente ser a somatória de contribuições de gerações de investigadores, mas, também, pelo fato de a investigação cada vez mais dar respostas a questões propostas pelas instituições.

Caminha-se para uma situação na qual o trabalho de cada um é orientado por linhas de investigação estabelecidas pelo trabalho de equipe da qual fazem parte, não fazendo sentido a ideia de investigação completamente autônoma. Esse conceito torna-se, hoje, quase uma exigência dos programas de pós-graduação *stricto sensu*, que respondem por grande contingente da publicação científica de bom nível do país.

## Estruturação da pesquisa científica

Neste tópico, tenta-se, de maneira didática, oferecer ao leitor alguns pontos considerados úteis na elaboração de um projeto de pesquisa e na sua condução até a publicação dos resultados sob a forma de um trabalho científico.

### Objetivo e delineamento do estudo

Base de qualquer pesquisa bem elaborada, a pergunta a ser feita deve estar alinhada com o objetivo de forma exata, dentro da capacitação e das condições do pesquisador e de seu grupo. Quanto mais dispersos são os objetivos, maiores as chances de o delineamento do estudo ficar confuso e a condução da própria pesquisa ficar emaranhada. Quanto mais simples e objetiva for a pergunta, maiores as chances de um resultado a contento.

O termo "delineamento" engloba toda a estrutura do estudo, como a definição do tamanho da amostra, o método de tratamento estatístico, o tipo de randomização, a aprovação pelo comitê de ética, o método definido e os recursos disponíveis para a realização da pesquisa. Portanto, essa parte deve merecer profunda reflexão e tempo de discussão, pois representa a base fundamental de toda a estratégia que será observada ao longo da pesquisa até sua conclusão, com a publicação dos resultados.

Assim, de nada adianta o estudo estar completamente planejado se não houver disponibilidade de equipamentos para as dosagens bioquímicas, se os participantes, inclusive o próprio líder da pesquisa, não a considerarem prioritária e se não houver experiência quanto ao assunto abordado. É importante lembrar que, com as atuais normas de pesquisa envolvendo seres humanos e animais, todo e qualquer projeto de estudo deve ser submetido à aprovação pelos comitês de ética para, só então, ser iniciado.

### Revisão da literatura

Quando se faz uma revisão de literatura, obviamente ela deve ser atual e pertinente ao estudo em questão, pois, em geral, é usada para consubstanciar a metodologia, respaldar os resultados ou mesmo representar uma posição antagônica ao que a pesquisa pretende elucidar. Estando a pesquisa inserida em uma linha de estudo do pesquisador ou do grupo, é recomendável a citação de trabalhos já publicados por eles, pois, além de demonstrar maturidade do pesquisador, respalda os resultados e aumenta as chances de o trabalho ser aceito em uma revista de maior reputação.

Como em qualquer *paper*, é necessário citar outros trabalhos, sendo recomendável evitar a citação de trabalhos de revistas não indexadas, bem como de *abstracts* apresentados em eventos, o que dificulta o acesso do leitor ou revisor às publicações, seja por via eletrônica ou mediante pesquisa bibliográfica clássica. Para tanto, deve-se sempre seguir as orientações do periódico ao qual se pretende submeter o trabalho.

Em geral, as publicações nacionais seguem as normas estabelecidas pela Associação Brasileira de Normas Técnicas (ABNT), embora seja do conhecimento de todos a falta de consenso entre os diversos editores científicos das inúmeras revistas brasileiras com relação à elaboração das instruções para citação das referências bibliográficas, que costumam ser uma versão particular da interpretação da norma de procedimento para referências bibliográficas, a NBR 6023.

Quanto aos periódicos internacionais, a normatização seguia os padrões da International Organization for Standardization (ISO), representada no Brasil pela ABNT, os quais, contudo, diferem muito entre si no que concerne à forma de elaborar as referências. No entanto, em 1978, reuniu-se, no Canadá, um grupo de editores de periódicos médicos, conhecido como Grupo de Vancouver, procurando padronizar diretrizes para os artigos a eles submetidos. Mais tarde, esse grupo se tornaria o International Committee of Medical Journal Editors (ICMJE) e, em conjunto com a National Library of Medicine (NLM), publicaria as normas e modelos ali definidos com o título de Uniform Requirements for Manuscripts Submitted to Biomedical Journal (Requisitos de Uniformidade para Manuscritos Submetidos a Periódicos Biomédicos). No total, são quatro edições, revistas e ampliadas, que hoje se tornaram consenso para a grande maioria dos periódicos internacionais e, graças à internet, podem ser acessadas e pesquisadas livremente no endereço da própria entidade.*

### Metodologia do trabalho científico

Entende-se por metodologia a execução de um estudo estruturado em uma observação clínica ou experimental de coleta de parâmetros ou dosagens laboratoriais dentro de rígidas condições preestabelecidas. Mais adiante, são abordadas as diferentes

*Disponível em: http://www.icmje.org.

estruturações dos estudos, bem como as técnicas e vantagens da randomização.

O método começa com o protocolo, que, antes de ser iniciado, deve ser estudado e amplamente discutido, sobretudo quanto à exequibilidade do trabalho. É fundamental que o principal responsável pelo trabalho esteja familiarizado com o instrumental que vai disponibilizar os dados, como monitores, polígrafos ou computadores, no caso, por exemplo, de coleta de parâmetros fisiológicos.

O registro dos dados obtidos deve obedecer a um ritual sério, repetitivo e sistematizado, e, ao se utilizar as facilidades da informática, recomenda-se que sejam transferidos imediatamente para uma planilha eletrônica, com atualização constante e confecção de cópias de segurança. Aconselha-se, à medida que forem coletados, que os dados sejam submetidos a uma estatística descritiva simples, de modo a comparar as médias e verificar, principalmente, se o desvio-padrão entre elas está homogêneo. Essa cautela é fundamental, em especial quando as amostras provêm de tempos diferentes de observação.

Métodos não consagrados pela literatura estão sujeitos a críticas e possuem poucas chances de terem seus resultados aceitos para publicação. Dependendo do tipo de estudo, é correto estabelecer um projeto-piloto, para que se possam discutir os dados obtidos antes de se avançar mais na pesquisa ou até mesmo completá-la, evitando, assim, a perda de tempo e recursos. É comum, quando esses cuidados não são observados, que o pesquisador se depare com problemas metodológicos insolúveis que podem inviabilizar o trabalho.

Em estudos mais complexos, com vários participantes envolvidos na coleta, toda a equipe deve estar treinada, sendo imprescindível a presença de um coordenador. A metodologia deve ser extremamente rigorosa para que os dados obtidos sejam o mais precisos possível, de maneira a contornar a presença de viés (*bias*), porém de fácil compreensão para que possa ser executada por qualquer outro pesquisador.

## Tipos de estudo

Estudos observacionais e experimentais, de pesquisa clínica ou em animais de experimentação, além daqueles relacionados ao desenvolvimento de novos equipamentos, fazem parte da produção científica da anestesiologia de 1876 até os dias atuais. Os estudos observacionais são importantes para a formulação de hipóteses, robustas por si só ou que servirão de base para perguntas a serem desenvolvidas em futuros estudos randomizados.

Grandes estudos observacionais podem fornecer evidências tão robustas quanto os estudos randomizados. Relatos de caso, série de casos, análise transversal, estudos de caso-controle e coortes podem requerer logística mais simples, menor número de recursos humanos, menor custo financeiro e serem mais exequíveis que os estudos randomizados.

Alguns tópicos, em especial aqueles ligados a eventos raros, são estudados de preferência por estudos observacionais, como as coortes múltiplas e os estudos de caso-controle relacionados à análise da parada cardíaca intraoperatória. O recente aumento signficativo de sistemas automatizados de aquisição de dados intraoperatórios, em particular quando combinados a dados pré e pós-operatórios, tem gerado um aumento drástico na realização de estudos observacionais. Isso porque tais sistemas (*big data*) permitem a criação de bases de dados clínicos de grande número de pacientes e de maneira mais rápida, acurada e facilmente utilizável em análises por diferentes *softwares* estatísticos.

Por outro lado, os estudos randomizados e do tipo duplo-cego constituem o padrão-ouro da pesquisa científica e, sempre que possível, tal desenho deve ser utilizado para o teste das hipóteses desenvolvidas na anestesiologia e medicina perioperatória. O estudo clínico randomizado é uma poderosa ferramenta na busca de evidências para os cuidados anestésicos. A comparação randômica e controlada de duas ou mais intervenções deve ser realizada de modo a garantir validade interna e externa dos dados.

A revisão sistemática de tópicos específicos deve, de preferência, ocorrer de forma mandatória antes da proposição de novos projetos de pesquisa. A revisão sistemática, com elaboração de pergunta específica, análise sistematizada da literatura seguida de avaliação e síntese, se possível com metanálise estatística, tem fornecido importantes evidências em medicina perioperatória. Com o aumento do número de evidências produzidas em anestesiologia e medicina perioperatória, o número de revisões sistemáticas e metanálises deverá ter aumento proporcional nos próximos anos.

## Planejamento estatístico e análise de dados

A estatística é um elemento primordial na publicação dos resultados obtidos em pesquisas biomédicas e no próprio planejamento e execução desses estudos.[14-17] Ressalta-se, contudo, que a análise estatística não é a finalidade do trabalho, mas apenas uma ferramenta para organizar, descrever e interpretar os dados obtidos no estudo, apontando as diferenças que tenham significado clínico. São dois os aspectos principais na estatística: o planejamento e a análise dos dados.

As dificuldades no planejamento estatístico podem iniciar na definição do tamanho da amostra, na formulação da hipótese, na comparação de grupos, indivíduos ou variáveis, na seleção do teste utilizado e no poder deste em detectar qualquer diferença baseada em uma hipótese.

Uma questão primária para qualquer planejamento estatístico é o tamanho da amostra a ser coletada ou pesquisada. Esse ponto é fundamental, pois, independentemente de uma amostra representativa, a quantidade de indivíduos ou números é condição *sine qua non* para a validade das conclusões, de modo que como e quanto amostrar é a chave para o sucesso da pesquisa.

Teoricamente, quanto maior a amostra, mais correta seria a análise dos dados; na prática, todavia, isso se revela pouco efetivo, senão impossível, pois, na grande maioria das vezes, existem dificuldades inerentes à pesquisa. Por outro lado, também se incorre em erros grosseiros, como tentar comparar um grande número de variáveis entre dois grupos com um número amostral (n) muito pequeno. O pequeno tamanho da amostra é causa frequente do erro tipo II e consiste em não se demonstrar uma diferença estatística quando ela existe. Entretanto, um estudo com grande número de pacientes poderia ser antiético, pelo desnecessário envolvimento de muitos casos e o correspondente aumento de custos e riscos.

Como se vê, é comum que se inicie uma pesquisa sem que haja a devida consideração sobre a importância do tamanho da amostra ou até mesmo sobre a melhor indicação de um teste para determinado estudo, situações que levam a dificuldades de análise que só são percebidas muito tarde.

O tamanho da amostra vem acompanhado por outro ponto importante, chamado poder do teste. Formalmente, o poder de um teste é a sua capacidade de acusar uma diferença, mesmo que pequena, entre uma população diferente, que seja visível ao pesquisador e, ao mesmo tempo, não induza em erros de interpretação. Embora a quase totalidade das pesquisas biomédicas utilize alguns testes estatísticos específicos, estes muitas vezes não são bem compreendidos quanto ao seu poder discriminatório. Em particular, poucos pesquisadores conhecem o poder do teste que estão utilizando, já que a maioria dos cursos e livros sobre estatística biomédica não discute esse pormenor.

O poder de um teste pode ser calculado retrospectivamente para saber qual é a chance de um estudo, uma vez terminado, detectar uma diferença real que tenha alguma relevância clínica. Ele também pode ser usado prospectivamente para calcular um tamanho de amostra razoável.

Para o cálculo da amostra, é importante considerar o grupo que a amostra deve representar, a pergunta mais importante, a magnitude da diferença a ser detectada, a variação presente nos dados e a quantidade de erro que é tolerável. Sem tais informações, o estudo está fadado a interpretações incorretas ou à coleta desnecessária de um grande número de observações. As fórmulas para calcular-se o tamanho da amostra e o poder do teste não são simples e, em geral, é necessário o auxílio de um especialista em estatística. Os gráficos são preferíveis às fórmulas, mas estas, muitas vezes, são mais utilizadas em razão do grande número de gráficos necessários em determinados estudos.

Também é importante a definição do teste estatístico a ser utilizado para a análise dos dados. A análise estatística pode ser de dois tipos: a) análise estatística descritiva, que permite organizar, classificar e resumir os dados obtidos nas observações em expressões numéricas simples e de fácil interpretação; e b) análise estatística por inferência ou inferencial, também conhecida como indutiva, que tem como objetivo obter conclusões em relação a diferenças entre grupos, tratamentos, intervenções, parâmetros ou populações.

A estatística inferencial recorre intensamente a conceitos e resultados de uma disciplina da matemática, o cálculo das probabilidades. A análise inferencial pode ser feita com a utilização de dados não paramétricos, que não possuem distribuição conhecida, e dados paramétricos, que supõem distribuição conhecida, como, por exemplo, normal, binomial, multinomial, Poisson, etc.

Entre as análises não paramétricas mais conhecidas, estão aquelas que examinam variáveis qualitativas de escala nominal, como sexo e faixa etária, ou ordinal, como a classificação da American Society of Anesthesiologists (ASA) I, II, III, IV e V. Como testes mais comuns para análise de variáveis qualitativas ou não paramétricas, podem-se citar os testes de *U* de Mann-Whitney para duas amostras e os testes de variância de Kruskal-Wallis e qui-quadrado (chi$^2$).

Entre as provas paramétricas que analisam variáveis quantitativas com números inteiros, como, por exemplo, número de óbitos, contagem de células, etc., e variáveis contínuas, como peso, idade, pressão arterial, etc., as mais empregadas são o teste *t* de Student (para uma e duas amostras), a análise de variância, a variância unidirecional, a análise de perfil e a variância para medidas repetidas, sendo essa última muito usada quando se quer saber a variação de um parâmetro em tempos diferentes em um mesmo grupo de indivíduos.

Voltando aos tipos de testes mais usados na literatura médica, a revisão[14-17] de cerca de 100 artigos publicados em três periódicos de grande fator de impacto concluiu que as análises mais utilizadas nos trabalhos publicados eram testes de hipóteses, intervalos de confiança para regressão e correlação, teste *t* de Student e medidas de associação, como correlação e regressão. Esse e outros trabalhos comentam que, frequentemente, os métodos estatísticos escolhidos nos manuscritos enviados para publicação são incorretos ou mal interpretados. As evidências mostram que muitos pesquisadores não sabem como usá-los de maneira adequada ou quando devem ser empregados para uma determinada análise, sendo que as confusões observadas dizem respeito ao nível de significância nos testes de hipóteses, bem como ao emprego incorreto dos testes *t*, qui-quadrado, correlação e regressão.

Com relação a esses dois últimos, é importante fazer alguns comentários, uma vez que seu uso cresceu muito com os pacotes inseridos em computador e algumas regras básicas não têm sido respeitadas. O coeficiente de correlação é a medida do grau de associação linear entre duas variáveis contínuas. Os erros mais observados são a comparação de dados de diferentes grupos de sujeitos com características muito diversas e a utilização de mais de uma observação por indivíduo, entre outros. No caso do coeficiente de regressão, o conceito é totalmente diferente: ao se utilizá-lo, há um interesse em descrever matematicamente a dependência de uma ou mais variáveis em relação à outra, como a dependência da pressão arterial em função da idade. Não é recomendável, por exemplo, utilizar a regressão simples quando há subgrupos heterogêneos.

Outra parte que deve ser enfatizada dentro do planejamento estatístico é a randomização ou aleatorização, que pode ser alocação simples, sistemática estratificada ou por sorteio, no caso de número de amostra pequeno. A randomização passa a ser mandatória quando se trabalha principalmente com tratamentos ou intervenções entre diferentes grupos. A maneira de proceder à randomização deve estar de acordo com o tipo e objetivo do estudo. A importância da randomização é justificada, pois as chances de os grupos estudados serem comparáveis aumentam muito, não apenas em relação às variáveis que são reconhecidas e medidas, mas também em relação às não reconhecidas e que podem interferir no estudo. Questões de ordem ética devem ser sempre levantadas quando se planeja a randomização, especialmente no que tange a tratamento e grupos-controle. A randomização é ainda um meio eficiente para diminuir ou prevenir a ocorrência de viés, também chamado de fator de confusão, por enfraquecer os resultados, tornando-os duvidosos. O viés, em geral, é considerado como o resultado de um erro no delineamento ou na condução do estudo.

Muitos grupos de pesquisa integram um estatístico como consultor ou utilizam o serviço desse profissional para trabalhar os dados. Outros, que já possuem algum conhecimento nesse campo, utilizam, principalmente, pacotes de *softwares* com testes estatísticos que trabalham a base de dados, sugerindo, inclusive, o tipo de análise mais indicada para aquele determinado banco.

Concluindo, recomenda-se àqueles que estão se iniciando no mundo da pesquisa (como especializandos e pós-graduandos), bem como aos revisores de trabalhos científicos e editores de revistas médicas, que frequentem um curso básico de estatística. Nesses cursos, sempre se pode assimilar conceitos básicos que se tornarão extremamente úteis no planejamento e êxito da pesquisa. Sugere-se a consultoria do estatístico desde o planejamento do estudo, para o cálculo do tamanho da amostra, como também na análise dos resultados e na fase de comunicação com os editores para a publicação do estudo.

## Redação do manuscrito e referências bibliográficas

Muitas vezes um bom trabalho realizado no Brasil não consegue repercussão ou lugar de destaque na literatura médica. Isso acontece por várias razões, sendo a primeira delas o idioma utilizado. Quando realmente se quer que um grande número de pessoas tenha acesso aos resultados de uma pesquisa, é imperativo que se submeta o artigo à apreciação de um periódico cuja publicação seja em língua inglesa, considerada hoje a língua da ciência. Outra razão é o público-alvo: se se deseja atingir apenas anestesiologistas, periódicos específicos devem ser procurados; por outro lado, se se pretende que um grande número dos mais diversos pesquisadores tenha acesso aos resultados de determinada pesquisa, um periódico com interesse médico geral de circulação internacional deve ser o selecionado.[18]

Outro ponto de grande dificuldade para os autores menos experientes é a redação do manuscrito. O editorial de Atallah e Castro[19] comenta três *papers* com o propósito de melhorar a qualidade do manuscrito mediante algumas regras básicas. Embora as orientações sejam destinadas às publicações em inglês, também são válidos para quem pretende redigi-las em português.

O primeiro artigo comentado fornece instruções específicas de como preparar os manuscritos, independentemente do estilo adotado por determinado periódico. O segundo artigo apresenta um diagrama ou fluxograma com vários itens a serem seguidos antes de se enviar o trabalho para publicação, sendo muito útil para estudos clínicos controlados e randomizados (CONSORT statement – Consolidated Standards of Reporting Trials[20]). O último artigo comentado, por sua vez, discute amplamente a preparação de um *abstract* estruturado, de forma a colocar o estritamente necessário e essencial para a divulgação do trabalho, sobretudo em bancos de dados eletrônicos. Para o leitor, após o acesso ao título, o *abstract* em geral é analisado antes da decisão de leitura do *paper* completo. Por isso, a redação do resumo deve ser cuidadosa, abrangente e atender ao limite de palavras definido pelo periódico ou base de dados.[21] Além da descrição metodológica abrangente, o método estatístico deve ser detalhado ao final da sessão de métodos.[22]

Outra regra prática é procurar iniciar e terminar a redação do manuscrito sem interrupções muito longas, para não haver quebra ou perda da continuidade de ideias. Após o término, os especialistas recomendam que o trabalho seja guardado por um breve período e relido algumas vezes, sempre com algum intervalo de tempo entre as revisões, antes de ser enviado definitivamente. É fundamental que haja empenho para se publicar, para que não se percam boas ideias e trabalhos semiprontos ou inacabados (entre eles dissertações e teses) por falta de iniciativa ou perseverança de seu autor.

Com relação às referências bibliográficas, alguns periódicos limitam seu número e possuem normas próprias (conforme já comentado) quanto à sua redação, as quais devem ser seguidas à risca na composição do manuscrito. Além disso, deve-se ter profundo conhecimento sobre o autor ao qual se está referindo, pois os trabalhos referendados estarão dando respaldo a ideias, métodos e resultados presentes no manuscrito ou, eventualmente, serão motivo de contestação.

Também convém frisar que alguns periódicos têm maior destaque que outros dentro da comunidade e da literatura médica. Esse destaque é verificado pelo chamado **fator de impacto** do periódico. O fator de impacto é um instrumento que permite avaliar, classificar, categorizar e comparar periódicos, sendo definido matematicamente pelo número de vezes que os artigos de uma revista são citados durante um período específico (A), dividido pelo total de artigos publicados pela mesma revista em um período convencional de dois anos (B).

Existe, atualmente, uma infinidade de bases de dados nas quais é cadastrada grande parte da produção científica mundial de diversas áreas. Podem-se citar as internacionais Medline, Web of Science, Scielo, etc. e a LILACS/BIREME, que engloba a América Latina e o Caribe. Os títulos de periódicos que compõem a Web of Science (mais de 8 mil) são a base para a elaboração do Journal Citation Report (JCR), publicação anual do *ranking* dos periódicos científicos (hoje editada em CD-ROM), definida pelo cálculo do fator de impacto e que tem como objetivo auxiliar o pesquisador a determinar onde deseja publicar seus trabalhos.

## A regulamentação da pesquisa científica

A regulamentação para pesquisa em humanos resguarda os direitos do participante e as boas práticas da pesquisa, além de proporcionar ao pesquisador algumas garantias durante a realização do trabalho. As pesquisas em animais de experimentação também devem seguir normas e legislações específicas.

A Resolução nº 466, de 12 de dezembro de 2012,[23] do Conselho Nacional de Saúde (CNS), órgão vinculado ao Ministério da Saúde, traz as Diretrizes e Normas Regulamentadoras de Pesquisa Envolvendo Seres Humanos que são obrigatórias em qualquer intituição que se proponha a conduzir pesquisas com seres humanos.

Entre as exigências dessa resolução, está a obrigatoriedade de que os participantes, ou representantes deles, sejam esclarecidos sobre os procedimentos adotados durante toda a pesquisa e sobre os possíveis riscos e benefícios. A resolução traz termos e condições a serem seguidos e trata do Sistema CEP/CONEP, integrado pela Comissão Nacional de Ética em Pesquisa (CONEP) e pelos Comitês de Ética em Pesquisa (CEP), compondo um processo que utiliza mecanismos, ferramentas e instrumentos próprios de inter-relação que visam à proteção dos participantes de pesquisa. A resolução incorpora, sob a ótica do indivíduo e das coletividades, referenciais da bioética, como autonomia, não maleficência, beneficência, justiça e equidade, entre outros, e visa assegurar os direitos e deveres dos participantes da pesquisa.

## As fases da pesquisa clínica

### Fase I

A fase I é o primeiro estudo em seres humanos, realizado com pequenos grupos de pessoas voluntárias, em geral sadias, de um novo princípio ativo ou nova formulação. Essas pesquisas se propõem a estabelecer uma evolução preliminar da segurança e do perfil farmacocinético e, quando possível, do perfil farmacodinâmico da substância em estudo. Para a fase I, costumam participar de 20 a 80 voluntários, e o estudo tem uma duração de 1 a 2 anos.

## Fase II (estudo terapêutico piloto)

Os objetivos do estudo terapêutico piloto visam demonstrar a atividade e estabelecer a segurança, a curto prazo, do princípio ativo, em pacientes afetados por uma determinada enfermidade ou condição patológica. As pesquisas realizam-se em um número limitado (pequeno) de pessoas e com certa frequência são seguidas de um estudo de administração. Deve ser possível, também, estabelecer-se as relações dose-resposta, com o objetivo de se obterem sólidos antecedentes para a descrição de estudos terapêuticos ampliados (fase III). Nesta fase, participam de 100 a 300 pacientes, em média com dois anos de duração.

## Fase III (estudo terapêutico ampliado)

A fase III engloba estudos realizados em grandes e variados grupos de pacientes, com o objetivo de determinar o resultado do risco-benefício, a curto e longo prazos, das formulações do princípio ativo, e, de maneira global (geral), o seu valor terapêutico relativo.

Exploram-se, nessa fase, o tipo e o perfil das reações adversas mais frequentes, assim como as características especiais do medicamento e/ou especialidade medicinal (p. ex., interações clinicamente relevantes, principais fatores que podem modificar o efeito, como idade, etc.). Essa fase exige maior número de pacientes, ao redor de 1.000 a 3.000, com duração de 2 a 4 anos.

## Fase IV

A fase IV engloba pesquisas realizadas depois de comercializado o produto e/ou especialidade medicinal. Tais pesquisas são executadas com base nas características com que foi autorizado o medicamento e/ou especialidade medicinal. Em geral são estudos de vigilância pós-comercialização, para estabelecer o valor terapêutico, o surgimento de novas reações adversas e/ou confirmação da frequência do surgimento das já conhecidas, bem como as estratégias de tratamento.

Nas pesquisas de fase IV, devem-se seguir as mesmas normas éticas e científicas aplicadas às pesquisas de fases anteriores.

Depois que um medicamento e/ou especialidade medicinal tenha sido comercializado, as pesquisas clínicas desenvolvidas para explorar novas indicações, novos métodos de administração ou novas combinações (associações), etc. são consideradas pesquisa de novo medicamento e/ou especialidade medicinal.

A Resolução nº 466, de 12 de dezembro de 2012,[23] incorpora, sob a ótica do indivíduo e das coletividades, os quatro referenciais básicos da bioética: autonomia, não maleficência, beneficência e justiça, entre outros, e visa assegurar os direitos e deveres que dizem respeito à comunidade científica, aos sujeitos da pesquisa e ao Estado.

O caráter contextual das considerações aqui desenvolvidas implica revisões periódicas dessa resolução, conforme necessidades nas áreas técnico-científica e ética.

Ressalta-se, ainda, que cada área temática de investigação e cada modalidade de pesquisa, além de respeitar os princípios emanados deste texto, deve cumprir as exigências setoriais e as regulamentações específicas.

A pesquisa científica é fundamental para o desenvolvimento de uma sociedade e peça-chave da vida acadêmica, essencial para a formação da educação médica e para a melhoria da qualidade de ensino. Sendo assim, o pesquisador deve ter consciência de sua importância, responsabilidades e deveres na elaboração de todo e qualquer projeto de pesquisa por ele realizado.

# Cientometria e publicações científicas em anestesiologia

Se as publicações de livros e anais de congressos refletem o estado da arte e as evidências mais robustas do conhecimento na área de anestesiologia, é nos periódicos que são publicados os primeiros resultados das pesquisas científicas. Em 1891, em Pittsburgh, Pennsylvania, Estados Unidos, foi publicado o The Dental and Surgical Microcosm, considerado o primeiro periódico dedicado principalmente à anestesiologia.[24] O primeiro volume de Anesthesiology, periódico de maior impacto da especialidade, foi publicado em julho de 1940.[25] No Brasil, a revista específica da área é a Revista Brasileira de Anestesiologia – RBA (Brazilian Journal of Anesthesiology – BJAN), editada desde 1951 pela Sociedade Brasileira de Anestesiologia e hoje vinculada à Editora Elsevier. A BJAN está indexada no Pubmed, Scielo e Institute for Scientific Information (ISI – Scientific Journal Ratings) e apresenta fator de impacto lentamente ascendente.

O fator de impacto, conforme já citado, mede o número médio de citações dos artigos científicos publicados em determinado periódico e é empregado para avaliar a importância de um dado periódico em sua área, sendo a importância do periódico proporcional ao seu fator de impacto. O fator de impacto foi criado por Eugene Garfield, o fundador do Institute for Scientific Information (ISI) da Thomson Reuters Corporation.* Os fatores de impacto são calculados desde 1972 para os periódicos indexados ao ISI e publicados no JCR. Em um dado ano, o fator de impacto de um periódico é calculado como o número médio de citações dos artigos que foram publicados durante o biênio anterior. Por exemplo, para o cálculo do fator de impacto de um dado periódico em 2016, tem-se:

- X = o número de vezes em que os artigos publicados em 2015 e 2016 foram citados por periódicos indexados durante o ano de 2017.
- Y = o número total de publicações citáveis (artigos, revisões, resumos de congressos ou notas, não sendo computados editoriais ou cartas ao editor) publicados em 2015 e 2016.
- Então, o fator de impacto de 2017 = X/Y.

Aplicando-se a equação recém-descrita à RBA, foram publicados 147 artigos científicos no biênio 2013-2014, e, no ano de 2015, essas publicações receberam 76 citações. Então, o fator de impacto em 2014 é de 76/147 = 0,517.

Os fatores de impacto de um determinado ano são publicados no ano seguinte e, dessa forma, não podem ser calculados até que todas as publicações do ano em questão tenham sido recebidas pela agência ISI-Web of Science. Assim, os periódicos novos ou recentemente indexados recebem seu respectivo fator de impacto apenas após dois anos de indexação.

Embora com várias críticas ao seu uso, o fator de impacto é usado para comparar diferentes periódicos de uma dada área. Entre as críticas, citam-se a interferência das autocitações no cálculo do fator de impacto e também o fato de que periódicos que publicam apenas artigos originais tendem a ter fatores de impacto diferentes daqueles que publicam artigos originais e revisões. Discutem-se também a interferência da área de conhecimento, o número de periódicos por área de conhecimento e o

*Disponível em: http://isithomsonreuters.org.

número de referências por artigo em cada área sobre o fator de impacto das revistas da área. Por exemplo, os periódicos da área de anestesiologia e otorrinolaringologia tendem a ter fator de impacto inferior àqueles da área de clínica médica. Dessa maneira, a análise do fator de impacto deve ser cuidadosa, especialmente quando utilizado para avaliação de cientistas e instituições.

O ISI-Web of Science, publicado no JCR, da Editora Thomson Reuters, além das citações em periódicos, inclui anais de congressos.

O SCImago Journal & Country Rank é o portal da Editora Elsevier que avalia periódicos e publicações científicas dos países contidos na base de dados Scopus e que usa apenas citações de periódicos. O SciVal, da mesma editora, compara instituições em relação à produção científica. O Google Scholar ou Google Acadêmico inclui todas as citações da internet (revistas, anais, livros, etc.).

A partir das citações das publicações, calculam-se índices de produtividade científica dos pesquisadores, grupos de pesquisa, instituições e até países. O mais utilizado atualmente é o índice h, que se refere ao número de artigos com citações maiores ou iguais a esse número. Por exemplo, um pesquisador com índice h de 10 significa que ele tem 10 artigos que receberam 10 ou mais citações. Um grupo de pesquisa com índice h de 25 significa que o conjunto dos pesquisadores daquele grupo tem 25 publicações com 25 ou mais citações. O índice h pode ser calculado diretamente a partir da relação de citações publicadas no ISI-Web of Science, SCImago ou Google Scholar. Algumas plataformas da internet mostram esses cálculos: o *Publish or Perish* faz o cálculo a partir dos dados do Google Scholar, e o ResearchGate utiliza uma combinação de índices.

A cientometria (ou cienciometria) procura estudar os aspectos quantitativos da produção científica e tem sido amplamente utilizada também na área de anestesiologia. Seu uso para avaliação e comparação da qualidade de periódicos, instituições e cientistas é cada vez mais comum, embora sujeito a questionamentos e críticas sobre os métodos empregados. Os principais indicadores cientométricos são:

- **Número de trabalhos:** quantidade de artigos, capítulos de livros, livros e anais de congressos publicados pelo pesquisador, instituição, região, país ou área de conhecimento.
- **Número de citações:** número de vezes que um trabalho específico foi mencionado em outros trabalhos. É uma medida indireta da relevância do trabalho, embora sujeita a vieses como, por exemplo, a autocitação e a tendência de que trabalhos com retratação sejam citados por esse motivo, e não por sua qualidade.
- **Número de patentes:** quantidade de patentes registradas ou depositadas, sendo medida indireta do potencial de inovação tecnológica do cientista, grupo de pesquisa ou instituição.
- **Número de citações de patentes:** número de vezes que uma patente é mencionada no pedido de novas patentes.

O Brasil apresentou aumento expressivo do número de publicações na área médica ao longo das últimas décadas. De acordo com o *ranking* de países da Scopus (2014, SCImago), o Brasil ocupa a 13ª posição em número total de publicações da área de medicina no mundo. Entretanto, em relação ao número de citações das publicações, o país está na 141ª posição. Apenas por esse dado, infere-se o baixo impacto médio da produção científica brasileira e a necessidade de medidas para melhoria da qualidade das publicações.

Em relação à área de anestesiologia e dor, em 2017 o Brasil ocupa a 26ª posição em número de publicações e a 79ª posição no *ranking* mundial de citações dos artigos publicados. Portanto, pode-se concluir que a anestesiologia brasileira produz menor número de estudos, porém com maior impacto do que a média geral das publicações científicas do país. Todavia, no âmbito mundial, é evidente a necessidade de incentivo à pesquisa em anestesiologia no Brasil e da melhoria da sua qualidade e consequentemente, do seu impacto.[26] Com a evolução do acesso às bases de dados das evidências científicas em anestesiologia, a criação de aplicativos pode facilitar a aplicação rápida do conhecimento científico à atividade prática diária.[27]

## Referências


1. Knight PR, Warltier DC. Anesthesiology residency programs for physician scientists. Anesthesiology. 2006;104(1):1-4.
2. Schwinn DA, Balser JR. Anesthesiology physician scientists in academic medicine: a wake-up call. Anesthesiology. 2006;104(1):170-8.
3. Warner MA, Hall SC. Research training in anesthesiology: expand it now! Anesthesiology. 2006;105(3):446-8.
4. Tremper KK, Shanks A, Morris M. Trends in the financial status of United States anesthesiology training programs: 2000 to 2004. Anesth Analg. 2006;102(2):517-23.
5. Weiser TG, Regenbogen SE, Thompson KD, Haynes AB, Lipsitz SR, Berry WR, et al. An estimation of the global volume of surgery: a modelling strategy based on available data. Lancet. 2008;372(9633):139-44.
6. Pearse RM, Moreno RP, Bauer P, Pelosi P, Metnitz P, Spies C, et al. Mortality after surgery in Europe: a 7 day cohort study. Lancet. 2012;380(9847):1059-65.
7. Walker IA, Reshamwalla S, Wilson IH. Surgical safety checklists: do they improve outcomes? Br J Anaesth. 2012;109(1):47-54.
8. Andreae MH. Integrate our international anesthesia research potential. Anesthesiology. 2006;105(3):624; author reply 628, 629-30.
9. Campagna JA. Academic anesthesia and M.D.-Ph.D.s. Anesthesiology. 2006;105(3):627-8; author reply 628, 629-30.
10. Fleisher LA, Eckenhoff RG. Image not living up to goal. Anesthesiology. 2006;105(3):626-7; author reply 628, 629-30.
11. Reves JG. We are what we make: transforming research in anesthesiology: the 45th Rovenstine Lecture. Anesthesiology. 2007;106(4):826-35.
12. Feyerabend PK. Consolando o especialista. In: Lakatos I, Musgrave A. A crítica e o desenvolvimento do conhecimento. São Paulo: Cultrix; 1979.
13. Velasco IT. A pesquisa médica. Folha de São Paulo, 28 jan. 2002.
14. Guyatt G, Walter S, Shannon H, Cook D, Jaeschke R, Heddle N. Basic statistics for clinicians: 4. Correlation and regression. CMAJ. 1995;152(4):497-504.
15. Jaeschke R, Guyatt G, Shannon H, Walter S, Cook D, Heddle N. Basic statistics for clinicians: 3. Assessing the effects of treatment: measures of association. CMAJ. 1995;152(3):351-7.
16. Guyatt G, Jaeschke R, Heddle N, Cook D, Shannon H, Walter S. Basic statistics for clinicians: 2. Interpreting study results: confidence intervals. CMAJ. 1995;152(2):169-73.
17. Guyatt G, Jaeschke R, Heddle N, Cook D, Shannon H, Walter S. Basic statistics for clinicians: 1. Hypothesis testing. CMAJ. 1995;152(1):27-32.
18. Uniform requirements for manuscripts submitted to biomedical journals. International Committee of Medical Journal Editors. Ann Intern Med. 1997;126(1):36-47.
19. Atallah AN, Castro AA. Uniform requirements for manuscripts, CONSORT statement and more informative abstracts: three fundamental papers for improving the quality of medical publications. Sao Paulo Med J. 1999;117(1):3-4.
20. Begg C, Cho M, Eastwood S, Horton R, Moher D, Olkin I, et al. Improving the quality of reporting of randomized controlled trials. The CONSORT statement. JAMA. 1996;276(8):637-9.
21. Haynes RB, Mulrow CD, Huth EJ, Altman DG, Gardner MJ. More informative abstracts revisited. Ann Intern Med. 1990;113(1):69-76.
22. Lee S. Avoiding negative reviewer comments: common statistical errors in anesthesia journals. Korean J Anesthesiol. 2016;69(3):219-26.
23. Ministério da Saúde (BR). Conselho Nacional de Saúde. Resolução nº 466, de 12 de dezembro de 2012. Diário Oficial da União. 13 jun 2013;112 Seção 1:59-62.
24. The UMHS Endeavour. Harrah S. Medical milestones: discovery of anesthesia & timeline [Internet]. New York: UMHS; 2015 [capturado em 4 jun. 2017]. Disponível em: https://www.umhs-sk.org/blog/medical-milestones-discovery-anesthesia-timeline/.
25. Cullen SC. An account of the history of the Journal Anesthesiology. Anesthesiology. 1964;25:416-27.
26. Carmona MJ, Melo MF. Pesquisa em anestesiologia. In: Cangiani LM, Carmona MJC, Torres MLA, Bastos CO, Ferez D, Silva, ED, et al., editors. Tratado de anestesiologia SAESP. 8. ed. Rio de Janeiro: Atheneu; 2017. p. 91-104.
27. McEvoy MD, Hand WR, Stiegler MP, DiLorenzo AN, Ehrenfeld JM, Moran KR, et al. A smartphone-based decision support tool improves test performance concerning application of the guidelines for managing regional anesthesia in the patient receiving antithrombotic or thrombolytic therapy. Anesthesiology. 2016;124(1):186-98.

# 8. ANESTESIA EM ANIMAIS DE PESQUISA

Denise Fantoni
Denise Aya Otsuki

Diversas pesquisas são realizadas com animais de experimentação. As normas atuais para manipulação desses animais são muito rigorosas no que alude ao seu bem-estar. Assim, é fundamental o emprego de técnicas anestésicas que confiram – além de contenção química adequada – hipnose e analgesia para que o animal não sinta dor, permitindo, ainda, caso a pesquisa exija avaliação pós-anestésica, uma rápida e suave recuperação da anestesia. Ademais, uma técnica anestésica inapropriada pode confundir os resultados obtidos, prolongar a recuperação da anestesia ou até mesmo impossibilitar a realização da pesquisa.

Todo protocolo experimental deve ser avaliado e aprovado antes do início da pesquisa pelo Comitê de Ética de Uso de Animais (CEUA) de cada instituição. Por meio da Lei Arouca (Lei nº 11.794, de 08 de outubro de 2008),[1] foi criado o Conselho Nacional de Controle de Experimentação Animal (CONCEA), órgão que regulamenta as atividades dos CEUAs e normatiza todos os procedimentos para o uso científico de animais, como, por exemplo, as técnicas de eutanásia indicadas para cada espécie, o transporte e as condições de alojamento que devem ser atendidas pelas instituições. O não cumprimento de tais recomendações pode acarretar sérias sanções para o pesquisador.

Várias espécies animais são utilizadas em experimentação. Os animais de laboratório incluem ratos, camundongos, cobaias, *hamsters* e coelhos. Os animais de experimentação incluem os animais de laboratório, além das demais espécies que são empregadas rotineiramente em pesquisa, como porcos, ovelhas, cães, primatas não humanos, bezerros, entre outras.

## Preparo pré-anestésico

Um dos pontos fundamentais para assegurar que a pesquisa feita em animais não apresentará falhas metodológicas que inviabilizem sua realização ou que gerem resultados pouco confiáveis é justamente o padrão dos animais envolvidos. O pesquisador deverá estar atento não apenas ao aspecto da saúde geral do animal, mas a todas as facetas envolvidas em seu manejo que possam interferir no andamento de seu estudo.

O biotério deve estar de acordo com a normatização do CONCEA. As condições do local devem constitui-se de ambientes tranquilos, limpos regularmente, com temperatura controlada, gaiolas adequadas para cada espécie, controle diuturno de luz e fornecimento apropriado de alimentação.[2]

O controle de temperatura é importante não somente na ambientação, mas também no período de anestesia e no pós-operatório. A duração de ação dos fármacos hipnóticos e dos bloqueadores neuromusculares depende diretamente da temperatura ambiente e corporal. Animais hipotérmicos apresentam maior depressão cardiovascular e respiratória, bem como tempo mais longo de hipnose e bloqueio neuromuscular (FIG. 8.1).

A presença de fezes e urina nas gaiolas pode ocasionar lesões de pele, além de incomodar algumas espécies. A má alimentação associada a condições inadequadas das instalações são causas importantes de estresse.

Quando o animal não é originário do biotério da instituição, um período de aclimatação deve existir antes da realização do estudo. Geralmente os animais de laboratório necessitam de até duas semanas para se aclimatarem ao novo ambiente. Esse período irá proporcionar tempo suficiente para que os animais voltem ao peso original e regularizem o consumo de água e comida. Algumas doenças podem estar presentes, sobretudo aquelas do trato respiratório, manifestando-se quando o animal é submetido a estresse. Avaliar o peso e o aspecto geral do animal no momento em que chega ao biotério e nos dias subsequentes auxiliará a prevenir problemas. As distâncias percorridas não devem ser longas, tendo-se em vista que maior tempo de viagem está associado a estresse excessivo.

Os técnicos e o pesquisador devem estar familiarizados com o aspecto e o comportamento normal da espécie com que trabalham. O animal, quando saudável, apresenta-se ativo, sendo capaz, na maioria das espécies, de promover seu próprio asseio. Um animal com o pelo eriçado, prostrado e inapetente demonstra que há algo errado. Os animais devem ser vermifugados e vacinados. O controle de parasitas externos, como pulgas e carrapatos, além de evitar doenças, ajuda a conferir bem-estar ao indivíduo. Deve-se levar em conta ainda que algumas doenças infecciosas são zoonoses.

A familiarização com os sinais vitais monitorizados é fundamental para que o pesquisador possa acompanhar o procedimento anestésico, sendo útil também para a sua avaliação no período pós-operatório e em experimentos crônicos (TAB. 8.1).

Independentemente do método de anestesia escolhido, o manejo cuidadoso e feito por técnicos experientes é de fundamental importância. Um animal estressado submetido à anestesia pode apresentar resposta totalmente imprevisível. Cada animal, em particular os de laboratório, deve ser contido de maneira própria para sua espécie a fim de que não sofra qualquer tipo de lesão corporal ou estresse oriundo de manipulação

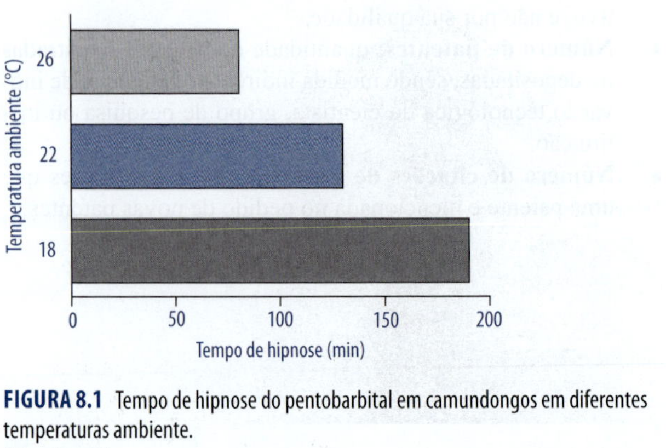


**FIGURA 8.1** Tempo de hipnose do pentobarbital em camundongos em diferentes temperaturas ambiente.
*Fonte: Lovell.*[3]

**TABELA 8.1** Parâmetros vitais em diferentes animais de experimentação

| Espécie | Peso | Frequência respiratória (mpm) | Frequência cardíaca (bpm) | Temperatura (°C) | Volume sanguíneo (mL·kg$^{-1}$) |
|---|---|---|---|---|---|
| Coelho | 2 a 6 kg | 30 a 60 | 130 a 330 | 38,0 | 70 |
| *Hamster* | 85 a 150 g | 40 a 130 | 250 a 500 | 37,4 | 72 |
| Camundongo | 20 a 40 g | 90 a 160 | 327 a 780 | 37,4 | 75 |
| Rato | 250 a 520 g | 70 a 115 | 250 a 450 | 38,0 | 58 |
| Cobaia | 700 a 1.200 g | 40 a 100 | 230 a 280 | 38,0 | 75 |
| Cão (*beagle*) | 8 a 18 kg | 25 | 100 | 38,3 | 80 |
| Gato | 3 a 5 kg | 26 | 150 | 38,6 | 85 |
| Porco | 20 a 40 kg* | 18 | 80 | 39,0 | 70 |

*Peso e tamanho dependem da idade do animal, podendo chegar a mais de 100 kg.

inadequada (FIGS. 8.2 E 8.3). Os técnicos que trabalham nos biotérios costumam ser indivíduos habilitados para esse fim. No entanto, é dever do pesquisador se certificar de que os animais estão sendo manejados de forma adequada.

Animais muito agitados ou agressivos devem receber tranquilizantes ou sedativos ou então indução anestésica inalatória em câmaras de indução desenhadas especialmente para tal finalidade, diminuindo, dessa forma, a necessidade de contenção física mais violenta. A utilização de animais muito agressivos deve ser evitada, sobretudo se o protocolo exigir manipulações frequentes e invasivas por períodos prolongados.

## Jejum

O jejum pré-anestésico é um dos pontos que mais suscita dúvidas e erros no manejo dos animais de experimentação. As fontes de erro são o desconhecimento da fisiologia de cada espécie animal e condições insatisfatórias de manejo que possibilitem que a ração seja fornecida em diferentes períodos do dia. O jejum exagerado em algumas espécies pode ser a causa de recuperação prolongada, hipotermia, hipoglicemia e acidose, sendo muito comum nos animais de laboratório que *a priori* não necessitam de privação hídrica ou de alimentos.[4]

Já os ruminantes, em decorrência da compartimentação do seu estômago (FIG. 8.4), necessitam de jejum mais longo. De fato, uma das causas mais comuns de complicações na anestesia de ruminantes é justamente o jejum inadequado, o que acarreta fermentação excessiva do conteúdo gástrico com formação de gás e desenvolvimento de timpanismo. Regurgitação e aspiração de conteúdo gástrico são eventos comuns quando o timpanismo é excessivo, o que também pode acarretar compressão do diafragma, aumento da pressão intratorácica e diminuição da capacidade residual funcional. Quando o jejum é realizado de forma adequada, a fermentação não é tão intensa. De qualquer forma, em todo ruminante submetido à anestesia geral, a passagem de uma sonda gástrica para alívio do quadro de timpanismo é recomendável. No pós-operatório imediato, é importante que a sonda permaneça até a completa recuperação ou pelo menos até que o animal seja capaz de se posicionar em posição esternal. O animal deve ser deitado em decúbito lateral direito ou esterno abdominal (melhor) para facilitar a movimentação do rúmen, evitando o timpanismo.

Na TABELA 8.2, estão apresentados os tempos de jejum a serem realizados nas diferentes espécies. Deve-se ressaltar que caberá ao pesquisador averiguar se há condições para a execução adequada do jejum. É comum, em alguns biotérios, que os

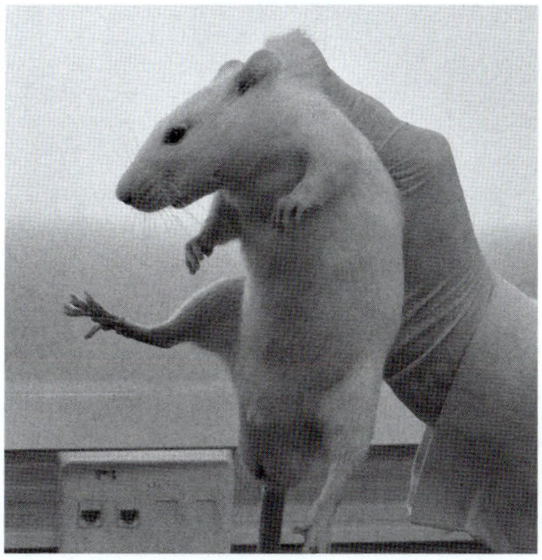

**FIGURA 8.2** Manejo adequado do rato.

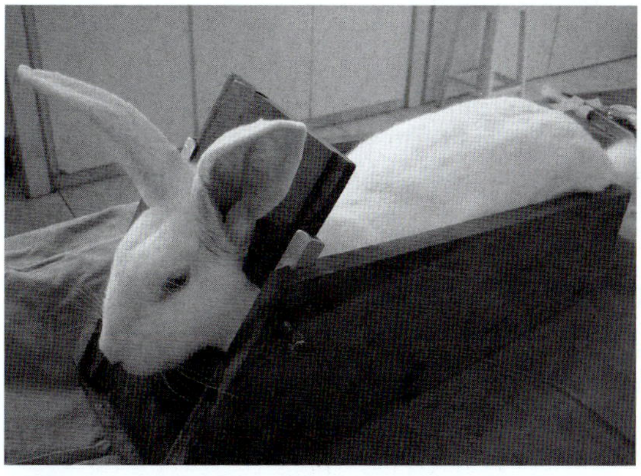

**FIGURA 8.3** Exemplo de dispositivo de contenção do coelho para auxílio na obtenção do acesso venoso.

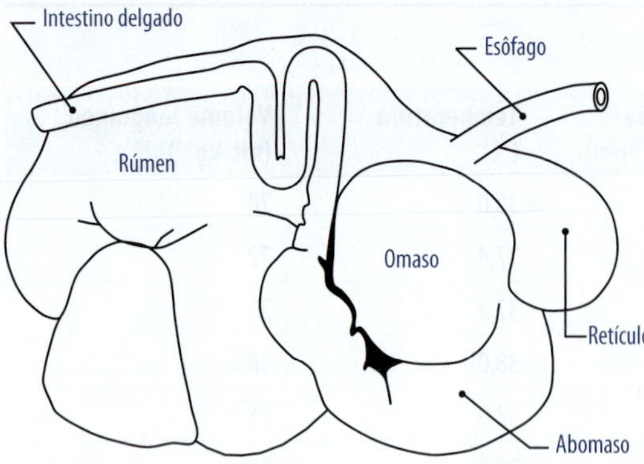


**FIGURA 8.4** Anatomia da primeira porção do trato digestivo de um ruminante.

animais recebam alimento apenas uma vez ao dia. Se o animal recebe a ração apenas no período da manhã e o experimento tem início às 7 horas da manhã, seguramente o animal permanecerá mais de 24 horas em jejum.

**TABELA 8.2** Tempo de jejum hídrico e alimentar recomendado em animais de experimentação

| | Tempo de jejum (h) | |
|---|---|---|
| **Espécie** | **Hídrico** | **Alimentar** |
| **Cão** | 2 a 4 | 8 a 12 |
| **Rato/camundongo/ coelho/*hamster*/cobaia** | Não é necessário | Não é necessário<br>Obs.: Para cirurgias do trato gastrintestinal alto, preconiza-se jejum de 2 h |
| **Pequenos ruminantes (ovelhas, cabras) e bezerros** | 8 a 12 | 12 a 18 |
| **Bovinos adultos** | 8 a 18 | 18 a 24 |
| **Suínos** | 2 a 4 | 8 a 12<br>12 a 24 em cirurgias abdominais |

*Fonte: Tranquilli e colaboradores.*[5]

O período de jejum deve ser reavaliado em animais muito jovens com imaturidade do sistema hepático e renal, os quais podem desenvolver hipoglicemia e desidratação com facilidade. O mesmo pensamento vale para dias de extremo calor quando não há controle de temperatura no biotério ou no laboratório de experimentação.

## Vias de administração

As vias de administração devem ser escolhidas de acordo com vários fatores, como características físico-químicas do fármaco, período de latência (imediato ou tardio), duração de ação requerida, facilidade de administração nas diferentes espécies, efeitos adversos (peritonite, necrose tecidual), entre outros.

Normalmente, nos animais, os agentes empregados em anestesia são administrados pela via parenteral.

### Venosa

A via venosa tem como vantagens a obtenção rápida do efeito desejado, a possibilidade de administração de grandes volumes e de agentes irritantes, quando diluídos, e o melhor controle da dose administrada, especialmente dos anestésicos gerais como o propofol. Em alguns animais, no entanto, essa via de administração é quase impossível.

Dos animais de laboratório, certamente os coelhos são aqueles nos quais a administração de anestésicos por via venosa é facilmente realizada. A veia marginal da orelha é a mais adequada, possibilitando inclusive a colocação de cateter venoso de calibres 22 e 24 G.

Nos ratos, a veia da base da cauda, a veia peniana e a safena são as mais utilizadas. A veia safena é relativamente fácil de cateterizar, sobretudo no animal que já se encontra farmacologicamente contido. Um cateter 24 G se adapta perfeitamente a essa veia, que permitirá a administração de quantidades relativamente grandes de fluidos.

No *hamster* e na cobaia, a via intravenosa é raramente empregada. Na cobaia anestesiada, pode-se utilizar a veia safena lateral ou a veia metatársica dorsal. É possível ainda cateterizar a veia jugular ou a veia femoral.

Nos cães e gatos, as veias mais empregadas são a radial, a femoral e a tarsal recorrente. Nessas espécies, as veias são bastante acessíveis, tornando factível o uso de cateteres dos mais variados calibres.

Nos suínos, utiliza-se a veia marginal da orelha (**FIG. 8.5**) e a cava cranial. A primeira é extremamente fácil de ser puncionada, e, mesmo nos animais de 2 ou 3 meses de idade, cateteres 20 e 22 G podem ser posicionados facilmente.

Nos ruminantes, a veia jugular é geralmente a mais utilizada.

### Intramuscular

Essa via apresenta como vantagens a absorção relativamente rápida e a possibilidade de se administrar volumes relativamente grandes de veículos oleosos, aquosos, suspensões ou preparados de depósito. No entanto, deve-se tomar cuidado com lesões musculares que podem advir quando da administração de substâncias irritantes ou com pH muito diferente do

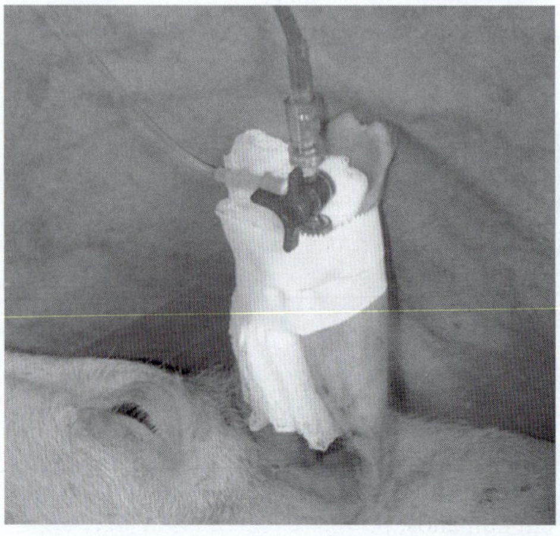

**FIGURA 8.5** Exemplo de acesso venoso na veia marginal da orelha em suíno.

tecido. As injeções intramusculares nos animais costumam ser realizadas nos músculos da coxa.

A via intramuscular (IM) é muito empregada para administração de agentes tranquilizantes ou sedativos em animais arredios ou de difícil contenção.

## Subcutânea

A via subcutânea é empregada quando se deseja que o agente seja absorvido de forma mais lenta. Na anestesia, tal via é utilizada apenas para a administração de determinados fármacos como, por exemplo, a morfina (para analgesia pós-operatória ou medicação pré-anestésica) e a atropina.

## Intraperitoneal

A via intraperitoneal é muito empregada nos animais de laboratório devido à maior dificuldade de se estabelecer o acesso venoso e pelo fato de permitir a administração de grandes volumes de solução. Contudo, o uso dessa via está associado a efeitos adversos, como peritonite farmacologicamente induzida e necrose, o que inviabilizaria o seu emprego se o animal for mantido vivo.

## Peridural

A via peridural é amplamente usada em cães, gatos e nos ruminantes, sobretudo para administração de analgésicos opioides, $\alpha_2$-agonistas, cetamina e anestésicos locais. Apresenta as mesmas vantagens e desvantagens das técnicas utilizadas em humanos, sendo aconselhável antissepsia rigorosa e uso de luvas e panos de campo para sua realização. Uma desvantagem da via peridural é que muitas vezes o animal precisa de sedação profunda para que não se movimente durante a inserção da agulha. A morfina, a cetamina, a xilazina e os anestésicos locais são os fármacos mais usados por essa via.

## Oral

A via oral é pouca utilizada em animais de experimentação pela óbvia dificuldade de administração de comprimidos, drágeas e cápsulas para a maioria das espécies. A administração de analgésicos como paracetamol e dipirona na água de beber é pouco funcional, já que o animal não vai ingerir a quantidade necessária no intervalo desejável e sobretudo pela modificação das características do líquido.

# Medicação pré-anestésica

A anestesia nos animais apresenta muitos pontos em comum com a anestesia realizada em humanos. Quase todos os fármacos usados na anestesia humana são empregados também nos animais, desde os agentes anestésicos propriamente ditos até os adjuvantes, como os bloqueadores neuromusculares, anestésicos locais, entre outros. Todavia, as particularidades de cada espécie devem ser conhecidas para que a técnica empregada não interfira negativamente na pesquisa. Por exemplo, o midazolam, que é um dos agentes mais utilizados como medicação pré-anestésica em humanos, promove excitação quando administrado isoladamente em cães e gatos. Já os pequenos ruminantes e pequenos roedores não apresentam essa resposta.

A medicação pré-anestésica (MPA) apresenta várias finalidades, entre elas promover sedação, analgesia e relaxamento muscular; diminuir as secreções das vias aéreas; reduzir a salivação; diminuir os reflexos autonômicos; potencializar a ação dos anestésicos; coibir o segundo estágio da anestesia (estágio de delírio); reduzir a secreção e acidez gástrica; promover indução e recuperação suaves da anestesia; e minimizar os efeitos indesejáveis dos anestésicos e de outros agentes administrados durante a anestesia. Certamente as mais importantes nos animais são conferir adequada tranquilização ou sedação e diminuir a dose do anestésico.

A escolha do agente depende de diferentes fatores, como espécie animal, grau de sedação requerido, tipo e duração do procedimento. Os principais agentes empregados na medicação pré-anestésica estão descritos a seguir.

## Neurolépticos

Entre os neurolépticos, utilizam-se os fenotiazínicos (acepromazina, clorpromazina, levopromazina) e as butirofenonas (azaperona, haloperidol). Esses agentes são classificados como antipsicóticos ou neurolépticos e, desde que em doses moderadas, promovem tranquilização leve, sem produzir inconsciência no animal.

Os agentes fenotiazínicos são geralmente usados em cães, gatos, coelhos e pequenos roedores. A acepromazina é o derivado fenotiazínico mais usado como medicação pré-anestésica em cães e gatos, sendo também muito útil para potencializar a anestesia em animais de laboratório. Ela promove tranquilização por bloqueio de neurotransmissores, como serotonina e dopamina no sistema nervoso central, bem como por depressão do sistema reticular. Seu principal efeito hemodinâmico é a hipotensão arterial, resultante de bloqueio de receptores $\alpha_1$-adrenérgicos periféricos. Entre outros efeitos, estão a diminuição da temperatura corporal, o aumento da perfusão cutânea e visceral, a ação antiarrítmica e a vasodilatação esplênica com queda importante do hematócrito. A acepromazina possui ainda ação antiemética e anti-histamínica. A tranquilização obtida não é muito intensa, e o animal pode reagir a estímulos externos. Portanto, quando se objetiva efeito mais importante, recomenda-se a associação com outros fármacos ou o emprego de agentes sedativos como os $\alpha_2$-agonistas. A dose máxima deve ser em torno de 3 mg nos cães.

Já as butirofenonas apresentam poucos efeitos cardiovasculares ou respiratórios, mas podem causar leve hipotensão por bloqueio $\alpha$-adrenérgico. São potentes antieméticos, prevenindo a êmese induzida por alguns agentes como os analgésicos opioides. A butirofenona mais empregada é a azaperona, particularmente efetiva nos suínos, sendo usada na dose de 0,5 a 2 $mg \cdot kg^{-1}$ IM.

## Agonistas de receptores $\alpha_2$-adrenérgicos

Entre os agonistas $\alpha_2$-adrenérgicos, encontram-se hoje disponíveis no mercado nacional para uso em animais a xilazina, a detomidina e a dexmedetomidina. A romifidina e medetomidina são encontradas apenas no exterior. Os $\alpha_2$-agonistas são certamente os agentes sedativos mais empregados nos animais, promovendo sedação mais pronunciada que fármacos de outras classes, como os fenotiazínicos e benzodiazepínicos.

Sua ação é dose-dependente e ocorre pela estimulação de receptores $\alpha_2$-adrenérgicos tanto no sistema nervoso central como no periférico, promovendo diminuição da liberação de noradrenalina central e perifericamente. Dessa forma, ocorre diminuição da atividade simpática do sistema nervoso central, bem como redução da concentração de catecolaminas circulantes e outros hormônios de estresse. Os efeitos de sua ação no sistema nervoso central incluem sedação, hipnose, relaxamento muscular, ataxia e analgesia visceral.

Promovem efeitos importantes no sistema cardiovascular, como diminuição da frequência cardíaca com bloqueios atrioventriculares de até terceiro grau, redução do débito cardíaco, aumento inicial da pressão arterial por ação em receptores $\alpha_1$-adrenérgicos, podendo ocorrer hipotensão dependendo da dose e da via de administração empregadas.

No sistema respiratório, os agentes $\alpha_2$-agonistas causam depressão respiratória dose-dependente, podendo haver queda da frequência respiratória e do volume-minuto, principalmente após a administração intravenosa ou mesmo intramuscular quando se empregam doses mais altas. Essa depressão respiratória torna-se importante em situações nas quais o animal não tem assistência ventilatória.

Outros efeitos observados são diminuição do hormônio antidiurético e consequente diurese aumentada, glicosúria, diminuição da motilidade intestinal, aumento da tonicidade uterina, redução do hematócrito por vasodilatação esplênica e relativa elevação da glicose sanguínea devido à inibição da secreção de insulina pela estimulação dos $\alpha_2$-adrenoceptores. Outra observação frequente é a piloereção, que muitas vezes é confundida com reação alérgica.

Os agentes $\alpha_2$-agonistas têm ações específicas em diferentes espécies. A xilazina é extremamente eficiente como sedativo nos ruminantes, ao passo que, nos equinos, seu efeito é imprevisível, podendo não ocorrer sedação adequada após a administração de doses usuais. Em cães, ratos, cobaias, coelhos e gatos, a xilazina é largamente empregada em associação à cetamina, para contenção química e realização de procedimentos de pequeno porte. Certamente, os $\alpha_2$-agonistas são os agentes sedativos mais utilizados em animais por propiciarem intensa sedação e analgesia, o que facilita sua manipulação, além de contribuírem para indução e recuperação mais suaves da anestesia. Outra vantagem dos $\alpha_2$-agonistas é a existência de antagonistas específicos, como a ioimbina e o atipamazole, os quais possibilitam a rápida reversão dos efeitos sedativos dos agonistas.

A **TABELA 8.3** mostra os principais fármacos usados como medicação pré-anestésica em animais de experimentação.

## Benzodiazepínicos

Os benzodiazepínicos exibem efeitos ansiolíticos, tranquilizantes, hipnóticos, miorrelaxantes e alterações psicomotoras. O midazolam e o diazepam são amplamente empregados na anestesia de animais, podendo ser associados a vários agentes, como propofol, barbitúricos e anestésicos dissociativos, reduzindo a dose desses fármacos em até 50%, diminuindo ou abolindo, dessa forma, seus efeitos indesejados **(QUADRO 8.1)**.

A associação de diazepam ou midazolam com a cetamina é protocolo útil para procedimentos que não cursam com dor importante ou mesmo para a contenção química. Pelo fato

**TABELA 8.3** Principais fármacos empregados na medicação pré-anestésica de animais de experimentação, com doses em $mg \cdot kg^{-1}$ (exceto para a dexmedetomidina) e vias de administração

| Fármacos | Camundongo | Rato | Coelho | Cão | Porco | Boi | Ovelha |
|---|---|---|---|---|---|---|---|
| Acepromazina | 2 a 5<br>IP | 2,5<br>IM/IP | 0,5 a 1,0<br>IM | 0,05 a 0,1<br>IM/IV | 0,5 a 2,0<br>IM | 0,03 a 0,05<br>IV | 0,05 a 1<br>IM |
| Atropina | 0,05<br>SC | 0,05<br>IP/SC | 1<br>SC | 0,02 a 0,04<br>SC | 0,05 a 0,1<br>SC | 0,02 a 0,04<br>IV/IM | 0,5<br>IM |
| Azaperona | – | – | – | – | 0,5 a 2<br>IM | – | – |
| Midazolam | 5<br>IP | 2,5 a 5<br>IP | 0,5 a 2<br>IM/IV | 0,2 a 0,05<br>IM | 0,25 a 0,75<br>IM | – | 0,5<br>IM |
| Diazepam | 5 IM | 2,5 a 5<br>IP/IM | 0,5 a 2<br>IM | 0,5 a 1,0<br>IM | 0,5 a 1,0<br>IM | – | 2,0<br>IM |
| Xilazina | 5 a 10<br>IP | 1 a 5<br>IP/IM | 2 a 5<br>IM | 0,2 a 1,0<br>IM/IV | 0,7 IM | 0,1 a 0,2<br>IV/IM | 0,05 a 0,1<br>IV/IM |
| Cetamina* | 100 a 200<br>IM | 50 a 100<br>IP/IM | 25 a 50<br>IM | 5 IM/IV | 5 a 10<br>IM | – | 20<br>IM |
| Dexmedetomidina | 0,5<br>IP | 0,25<br>IP | – | 5 a 10 $\mu g \cdot kg^{-1}$<br>IV/IM | 10<br>$\mu g \cdot kg^{-1}$<br>IM | – | – |

*Sempre em associação com outro fármaco.
IM, intramuscular; IP, intraperitoneal; IV, intravenosa; SC, subcutânea.

*Fonte: Flecknell,[4] Tranquilli e colaboradores,[5] Magalhães e colaboradores,[6] Burnside e colaboradores[7] e Santos e colaboradores.[8]*

**QUADRO 8.1** Associação de benzodiazepínicos com outros fármacos em procedimentos anestésicos

| Fármacos | Benzodiazepínico | Indicação |
|---|---|---|
| Opioides | Midazolam ou diazepam | Medicação pré-anestésica em pequenos ruminantes e roedores |
| Fenotiazínicos | Midazolam | Medicação pré-anestésica em suínos e pequenos ruminantes |
| Tiopental<br>Propofol<br>Etomidato | Midazolam | Redução da dose do agente hipnótico em 25 a 50% |
| Cetamina | Midazolam ou diazepam | Contenção química, medicação pré-anestésica, indução da anestesia |

de poder ser realizada IM, tal associação facilita a manipulação dos animais, permitindo, por exemplo, o estabelecimento de acesso venoso. A recuperação da anestesia costuma ser suave, principalmente se um agente sedativo como a xilazina ou mesmo um tranquilizante como a acepromazina forem empregados.

Os benzodiazepínicos não promovem efeitos periféricos importantes. O midazolam ocasiona ligeira queda da pressão arterial, decorrente da redução da resistência vascular sistêmica. O midazolam também pode causar apneia transitória quando administrado por via intravenosa e em bólus. Já o diazepam produz depressão transitória de pequena monta. Outra vantagem do midazolam é o fato de ele ser solúvel em água, podendo ser associado a diferentes agentes; já o diazepam, que normalmente está em veículo oleoso, causa dor à injeção, sendo que um de seus veículos pode causar arritmias após injeção rápida.

A principal vantagem do midazolam sobre o diazepam é o fato de sua meia-vida ser muito mais curta, além de apresentar maior potência hipnótica, o que o torna agente mais útil em anestesia do que o diazepam. A administração de diazepam ou midazolam em animais com estado de alerta normal pode provocar agitação e até excitação, comumente conhecida como excitação paradoxal. Por essa razão, tais fármacos, como já mencionado, não são administrados isoladamente como MPA em cães e gatos. As doses de diazepam variam de 0,5 a 1 $mg{\cdot}kg^{-1}$ em cães e gatos e de 1 a 5 $mg{\cdot}kg^{-1}$ nas espécies de laboratório. O midazolam em geral é empregado na dose de 0,2 a 0,5 $mg{\cdot}kg^{-1}$ em cães e gatos e de 0,25 a 0,75 $mg{\cdot}kg^{-1}$ em suínos.

## Opioides

Os fármacos opioides são amplamente empregados em animais, não apenas por sua ação analgésica, mas também por incrementarem o grau de sedação quando utilizados na MPA. Em associação com os agentes tranquilizantes e sedativos, potencializam a sua ação sedativa, diminuindo o requerimento de anestésicos gerais e melhorando a qualidade da recuperação pós-anestésica. Todas as espécies de animais de experimentação podem receber os agentes opioides, nao havendo qualquer restrição.

Os opioides devem obrigatoriamente ser usados nos procedimentos que cursam com importante grau de invasividade ou nos animais que serão mantidos no pós-operatório ou após indução de trauma. O mercado nacional apresenta uma miríade de opções de opioides que podem ser administrados por diferentes vias e por longos períodos, de baixo custo, não havendo qualquer razão para que esses fármacos não sejam administrados nos animais de experimentação.

Os opioides fortes, como o fentanil, o sufentanil e a metadona, podem ocasionar depressão respiratória e bradicardia. Efeitos gastrintestinais como náusea, vômito e obstipação são observados mais comumente quando os opioides são administrados no período pós-operatório por alguns dias. Algumas espécies animais podem apresentar disforia após doses altas de morfina, tramadol e até mesmo metadona, porém, em doses adequadas, não há razão para não serem empregados.

A vantagem dos opioides é o fato de seus efeitos depressores respiratórios poderem ser revertidos pela naloxona, um opioide antagonista puro, ou pela nalbufina, um opioide agonista-antagonista. A vantagem da nalbufina é que ela reverte de forma adequada a depressão respiratória, além de proporcionar bom grau de analgesia.

## Anticolinérgicos

Sua ação ocorre mediante bloqueio da acetilcolina nas terminações das fibras colinérgicas do sistema nervoso autônomo. São empregados para reduzir a salivação e secreção brônquica, bem como para bloquear os efeitos dos impulsos do nervo vago. O principal agente utilizado nos animais é a atropina, embora a escopolamina também possa ser encontrada no mercado nacional. Em outros países, sobretudo nos Estados Unidos, o glicopirrolato é mais usado, sabendo-se que ele promove menos taquicardia do que a atropina, minimizando os efeitos adversos que possam ocorrer. A atropina é indicada principalmente quando são empregados $\alpha_2$-agonistas como a xilazina ou dexmedetomidina.

Algumas espécies animais são mais resistentes à atropina, por apresentarem atropinase plasmática.[9] Alguns coelhos, por exemplo, necessitam de doses em torno de 0,1 $mg{\cdot}kg^{-1}$, fato também observado em porcos. Os pequenos ruminantes também recebem doses mais elevadas. Nos cães, normalmente a dose varia de 0,025 a 0,04 $mg{\cdot}kg^{-1}$, sendo a dose mais baixa utilizada quando se almeja diminuição das secreções e a mais alta para ação vagolítica cardíaca.

# Anestésicos injetáveis

Os anestésicos injetáveis apresentam efeitos variáveis dependendo da espécie e via de administração. A via intraperitoneal frequentemente empregada em animais de laboratório tem absorção lenta com efeito residual longo, podendo causar peritonite dependendo do fármaco injetado, a exemplo do que ocorre com o pentobarbital. Dessa forma, sua utilização deve ser feita com ressalvas em protocolos crônicos e nos animais que serão avaliados no período pós-anestésico. Dentro de uma mesma espécie, as diferenças de linhagem, sexo, idade e peso devem ser observadas para anestesia **(FIG. 8.6)**.

A avaliação correta do peso é extremamente importante, sobretudo nos animais menores, em que um cálculo errado

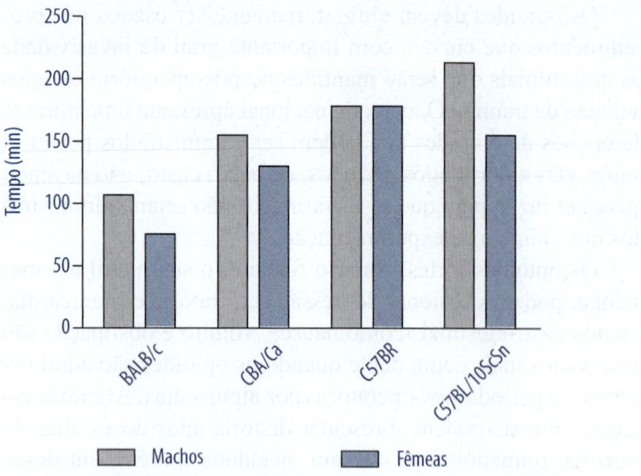


**FIGURA 8.6** Tempo de decúbito do pentobarbital na dose de 60 mg·kg$^{-1}$ em diferentes linhagens de camundongo.
*Fonte: Adaptada de Lovell.*[10]

pode ser letal. Na cobaia, por exemplo, 20 a 40% do peso corporal correspondem à ingesta, sendo um fator a ser considerado no cálculo dos anestésicos injetados.

## Barbitúricos

Os barbitúricos utilizados na anestesia de animais de experimentação são o tiopental e o pentobarbital, com duração de ação ultracurta (10-15 minutos) e curta (60 minutos), respectivamente, para a maioria das espécies, havendo, entretanto, importante variação das doses entre as espécies.

Promovem efeitos variáveis no sistema cardiovascular, dependendo da dose, da espécie e do estado volêmico. Em cães normovolêmicos, a administração de dose anestésica padrão promove taquicardia e aumento da pressão arterial média. O débito cardíaco em geral se mostra diminuído, mas a resistência vascular sistêmica permanece normal ou ligeiramente aumentada. Em indivíduos hipovolêmicos, as alterações causadas pelos barbitúricos podem ser mais drásticas.

No sistema respiratório, os barbitúricos provocam importante depressão na frequência e no volume-minuto por inibição dos centros respiratórios e relaxamento muscular.

Os barbitúricos podem ainda promover hiperalgesia, redução de pressão intracraniana e intraocular e diminuição do consumo de oxigênio cerebral, efeitos que devem ser considerados, dependendo de seu protocolo experimental.

Embora clinicamente tanto o uso de tiopental quanto o de pentobarbital sejam relativamente restritos na atualidade, tais agentes ainda são bastante utilizados nos animais de experimentação pela facilidade de administração (não requerem equipamentos específicos), pelo baixo custo e por promoverem padrão de anestesia geral com grau de relaxamento muscular satisfatório para a maioria dos procedimentos cirúrgicos, além da ausência de fenômenos excitatórios quando administrados em doses próprias para cada espécie e quando agentes sedativos ou tranquilizantes são empregados.

## Anestésicos dissociativos

Os anestésicos dissociativos são bastante utilizados na anestesia de várias espécies de animais de experimentação por serem relativamente seguros e por propiciarem desde sedação, contenção química até anestesia. São empregados principalmente em associação com outros agentes como os benzodiazepínicos ou $\alpha_2$-agonistas.

Dois agentes dissociativos estão disponíveis no mercado nacional atualmente: a cetamina e a tiletamina. A tiletamina é encontrada em formulações prontas de tiletamina associada ao benzodiazepínico zolazepam, sendo exclusiva para uso em animais. Já a cetamina está disponível na forma racêmica e no isômero (S+), havendo preparações de uso humano e veterinário.

O uso da cetamina de forma isolada deve ser evitado, pois provoca excitação, hipertensão e hipertonia muscular, além de manutenção dos reflexos laríngeos e salivação excessiva, dificultando a intubação orotraqueal. A hipertonicidade da musculatura esquelética pode provocar movimentos involuntários não associados a dor e levar a aplicações suplementares desnecessárias. Por essas razões, a cetamina é sempre associada ao diazepam ou midazolam e aos $\alpha_2$-agonistas como a xilazina. A cetamina provoca ainda o aumento da pressão intracraniana e intraocular, sendo esse último controverso e discutível.

A cetamina – em doses normais – promove no sistema cardiovascular, mediante ação simpatomimética, aumento na frequência cardíaca, no débito cardíaco e na pressão arterial média. O efeito sobre o débito cardíaco é dose-dependente. No cão, por exemplo, doses de 5 mg·kg$^{-1}$ estão associadas a incremento de 17% do débito cardíaco, enquanto, com doses de 10 e 20 mg·kg$^{-1}$, verificam-se aumentos de 22 e 5% respectivamente.[12] O bloqueio farmacológico do sistema nervoso simpático pode minimizar ou mesmo abolir tal ação, fato observado com diferentes agentes empregados comumente em anestesia, sobremaneira os fenotiazínicos ou $\alpha_2$-agonistas (**FIG. 8.7**).[11]

A tiletamina produz efeitos farmacológicos mais potentes e duradouros do que outros agentes dissociativos, sendo cerca de 1,5 a 2 vezes mais potente do que a própria cetamina. Seus efeitos são dose-dependentes, e as doses requeridas para procedimentos mais invasivos podem deprimir o sistema cardiovascular.

A recuperação anestésica pode ser súbita e acompanhada de excitação, podendo ocorrer hiper-reflexia e sensibilidade ao toque.

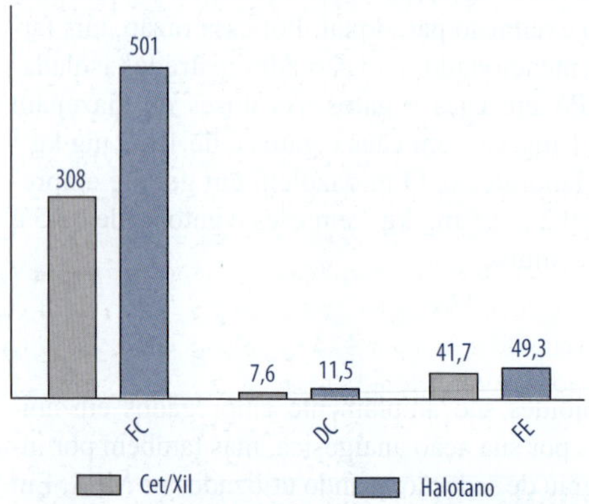


**FIGURA 8.7** Dados ecocardiográficos de camundongos anestesiados com cetamina/xilazina (Cet/Xil) ou halotano.
DC, débito cardíaco (mL·min$^{-1}$); FC, frequência cardíaca (bpm); FE, fração de encurtamento do ventrículo esquerdo (%).
*Fonte: Adaptada de Chaves e colaboradores.*[11]

## Outros agentes hipnóticos injetáveis

### Propofol

Agente de curta duração de ação (6-10 minutos), apresenta efeitos cardiovasculares e respiratórios semelhantes aos dos barbitúricos, e sua principal vantagem é a ausência de efeitos cumulativos, podendo ser utilizado em infusão contínua para manutenção da anestesia ou em bólus. A frequência cardíaca pode não se alterar, aumentar ou diminuir com o propofol, ao passo que a pressão arterial não se altera durante a infusão contínua. Não promove analgesia e proporciona grau de relaxamento muscular moderado. Em alguns indivíduos, verificam-se mioclonias, e a recuperação pode ser tempestuosa na dependência do pré-anestésico utilizado. A injeção do propofol provoca dor, principalmente em vasos de menor calibre, porém não provoca lesão tecidual quando administrado fora do vaso.

Pelo fato de ser usado por via venosa, em geral o propofol restringe-se aos animais nos quais o acesso venoso é facilmente obtido, como nos suínos, ruminantes, cães e coelhos.

### Etomidato

Possui curta duração de ação (em torno de 10-15 minutos) e não apresenta efeitos cardiovasculares, o que tornaria a sua utilização favorável em alguns protocolos, porém raramente é empregado nos animais de experimentação. Pode causar apneia transitória durante a indução anestésica, sem efeitos depressores. É necessário ressaltar que seu emprego de forma isolada provoca mioclonias e mímica do vômito, levando a uma indução anestésica desagradável. O etomidato também causa supressão adrenocortical. Seu índice terapêutico no cão é 16, em comparação com o tiopental, que é de apenas 7.

### Opioides

Diversos analgésicos opioides também podem ser utilizados tanto como coadjuvantes na indução da anestesia quanto na sua manutenção em forma de bólus ou por meio de infusão contínua ou para manter níveis plasmáticos mais constantes. Os opioides usados com esse objetivo são os de curta ação, como fentanil, alfentanil, sulfentanil e remifentanil. Costumam ser empregados em estudos nos quais o grau de analgesia requerido é maior, como, por exemplo, durante intervenções cirúrgicas ou quando há indução de trauma.

A bradicardia e a depressão respiratória são efeitos adversos comumente observados quando tais agentes são utilizados em doses capazes de promover diminuição significativa da concentração dos anestésicos injetáveis ou inalatórios. O alfentanil causa maior bradicardia do que o sufentanil, fentanil e remifentanil no cão. O remifentanil é metabolizado por esterases plasmáticas, não possuindo efeito residual no que se refere à ação analgésica ou sobre o centro respiratório. Portanto, quando de seu uso, deve-se lançar mão de agentes analgésicos sempre que se pretende a recuperação do animal. Já a depressão respiratória pós-operatória não é preocupante com o emprego desse fármaco, mesmo em infusão contínua.

## Anestésicos inalatórios

Esses agentes são muito utilizados na experimentação animal, sobretudo o isoflurano – por ser mais acessível do que o sevoflurano. Pela dificuldade de intubação, em particular nos animais de laboratório, câmaras de indução podem ser usadas para induzir a anestesia facilitando o emprego de tais agentes.

**TABELA 8.4** Valores da concentração alveolar mínima (CAM) nos humanos e nas diferentes espécies de animais de experimentação

| Espécie | Agente | | |
|---|---|---|---|
| | Isoflurano | Desflurano | Sevoflurano |
| Humano | 1,15 | 4,58 | 1,7 |
| Cão | 1,36 | 10,31 | 2,36 |
| Gato | 1,63 | 9,79 | 2,56 |
| Vaca | 1,14[13] | – | 2,31 |
| Porco | 1,3 a 2,6[14-16] | 10,0 a 14,1[15,16] | 3,5 a 4,1[17,18] |
| Ovelha | 1,55 | 8,6[19] | 1,52[20] |
| Rato | 1,35[21] | 5,72[15] | 2,4[22] |
| Coelho | 1,92 a 2,05[23] | 8,9[24] | 3,7[25] |
| Camundongo | 1,23 a 1,77[26] | 6,65 a 9,12[26] | 3,39[27] |

A concentração alveolar mínima (CAM) dos anestésicos inalatórios varia de espécie para espécie, conforme a idade e o uso de medicação pré-anestésica. Na **TABELA 8.4** estão apresentados os valores da CAM para algumas espécies. É importante que o pesquisador conheça os valores para o animal que irá utilizar, tendo-se em vista que os efeitos desses agentes, sobretudo no sistema cardiovascular, são dose-dependentes. A associação do agente inalatório com fármacos analgésicos pode reduzir significativamente a CAM, diminuindo, como consequência, os efeitos depressores no sistema cardiovascular.[21]

Os anestésicos inalatórios são muito utilizados em pesquisa. É importante, como já mencionado, que sejam administrados em concentrações próprias e que o pesquisador – conhecendo os efeitos desses agentes sobre o sistema cardiovascular – possa escolher o mais adequado para seu estudo. De maneira geral, pode-se dizer que a ação cardiovascular desses fármacos nos animais é semelhante àquela observada em seres humanos. Os anestésicos inalatórios estão talvez entre os fármacos que mais alterações promovam no sistema cardiovascular. Todos os agentes inalatórios halogenados deprimem a contratilidade cardíaca proporcionalmente à concentração inspirada.

Os anestésicos inalatórios são capazes de induzir hipertermia maligna, com rápido aumento da temperatura, taquicardia, hipotensão, cianose e lesão muscular. Ocorre em indivíduos predispostos geneticamente, que apresentam regulação deficiente de cálcio na membrana do retículo sarcoplasmático. Nos animais, é mais comum em suínos, porém outras espécies também são suscetíveis, havendo relatos de sua ocorrência. Fatores como estresse, temperatura ambiente alta, infecção, lesão muscular, exercício, uso de bloqueadores neuromusculares, anestésicos gerais e os potentes anestésicos voláteis podem desencadear tal síndrome. O halotano é o agente que apresenta maior potencial para o desenvolvimento da hipertemia maligna, sendo que a administração prévia de tiopental e succinilcolina aumenta sua incidência. Assim como em humanos, o tratamento se restringe à administração de dantrolene (potente relaxante muscular), bicarbonato de sódio para correção da acidose metabólica, antiarrítmicos e, sobretudo, resfriamento do indivíduo. Com relação aos suínos, procura-se evitar linhagens que sabidamente apresentam predisposição genética.

## Intubação

Um dos maiores problemas do emprego da anestesia inalatória nos animais de experimentação é a dificuldade de intubação orotraqueal.

Dos animais de laboratório, o mais fácil de ser intubado é o rato. Para tanto, deve-se empregar um suporte, onde o animal é posicionado em um plano inclinado pelos dentes incisivos superiores em uma angulação de cerca de 30 a 60° e sob luz direta percutânea (transiluminação), o que permite a visualização das pregas vocais e da traqueia (FIG. 8.8). Cateteres 12 a 16 G podem ser então introduzidos.[28, 29]

Alguns pesquisadores utilizam otoscópio ou realizam a intubação de forma traumática. Essa técnica compreende a colocação de um cateter diretamente na traqueia de maneira que sua ponta saia pela cavidade oral. Nesse momento, um fio-guia é introduzido pela ponta do cateter, que é então retirado. No fio-guia, introduz-se a sonda, que pode ser uma sonda uretral de calibre 6 ou 8, que é delicadamente avançada para a direção da laringe. Quando se emprega o otoscópio, o rato é colocado em decúbito dorsal e a língua é puxada gentilmente. O otoscópio é então inserido até que se visualize a laringe. Entretanto, sem dúvida alguma, a técnica que emprega o suporte é facilmente executada.

Os coelhos também pode ser intubados, porém trata-se de procedimento que requer paciência e treino. Assim, para facilitar a intubação nessa espécie, deve-se colocá-los em posição esternal e tracionar-lhes a cabeça para cima de forma que os membros torácicos apenas encostem na mesa. A sonda é então avançada delicadamente até a faringe. Espera-se ouvir sons respiratórios na ponta da sonda ou que haja condensação. Sondas pediátricas sem balonete com diâmetro de 2 a 3 mm são adequadas para essa espécie.

O camundongo, a cobaia e o *hamster* são particularmente difíceis de intubar, mas a técnica da transiluminação e do plano inclinado descrita para o rato também pode ser utilizada.[29]

Do porco também se requer conhecimento prévio da sua anatomia, exigindo um pouco mais de treino e técnica para que a intubação seja bem-sucedida. As sondas são pequenas quando comparadas com as usadas no cão. Assim, no porco de 40 kg, empregam-se sondas de no máximo 7 mm de diâmetro; nos animais mais jovens, de 30 kg por exemplo, as sondas variam de 5 a 6 mm. O animal deve ser colocado de preferência em decúbito ventral para facilitar a completa extensão do pescoço. A lâmina do laringoscópio deve possuir no mínimo 20 cm de comprimento e pode ser usada para pinçar a epiglote previamente anestesiada com lidocaína tópica. É importante o uso de um guia na sonda para facilitar sua introdução.

Os pequenos ruminantes também apresentam dificuldade na intubação, já que possuem maior comprimento anteroposterior da cavidade oral e com menor abertura, sendo que a lâmina do laringoscópio também deve ser bastante longa para permitir a visualização da glote.

## Protocolos anestésicos

Cada espécie animal apresenta particularidades importantes para a anestesia. Os animais de laboratório, apesar de frequentemente submetidos à anestesia, são indivíduos difíceis de se anestesiarem. As doses anestésicas são muito próximas das doses letais, e um plano adequado de anestesia é difícil de ser obtido sem que se observe importante depressão cardiovascular e respiratória. O tempo hábil de anestesia e de recuperação pode variar dependendo da associação realizada (FIG. 8.9), cabendo ao pesquisador adequar cada protocolo ao objetivo do estudo.

Na literatura são relatados diferentes protocolos de anestesia que empregam anestésicos injetáveis, mas poucos são de fato eficientes. Os camundongos e as cobaias estão entre as espécies mais difíceis de serem anestesiadas, apresentando alta taxa de mortalidade. Outro fator que contribui negativamente para a anestesia dos animais de laboratório é a grande variação que existe entre as diferentes linhagens de uma mesma espécie. Muitas vezes, uma técnica anestésica está sendo utilizada com sucesso em determinada linhagem, mas quando o pesquisador muda a linhagem de animais, o mesmo protocolo pode mostrar-se insuficiente para promover anestesia ou causar a morte de um grande número de animais.

Nos ratos e no coelho, quando comparados aos camundongos, os protocolos de anestesia em geral são mais fáceis de adequar no que diz respeito às doses e à magnitude da depressão cardiovascular e respiratória. As taxas de mortalidade

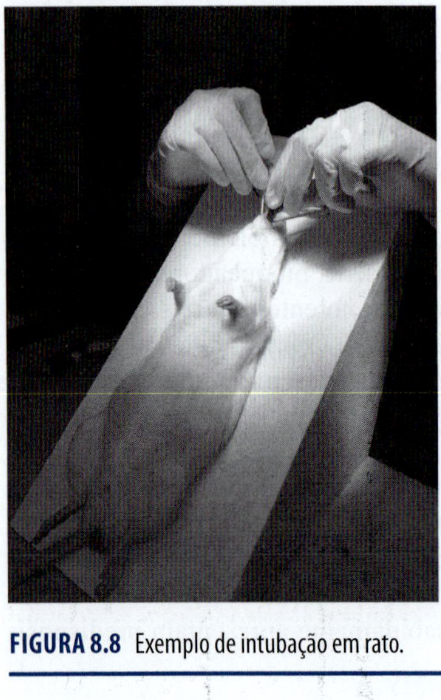

**FIGURA 8.8** Exemplo de intubação em rato.

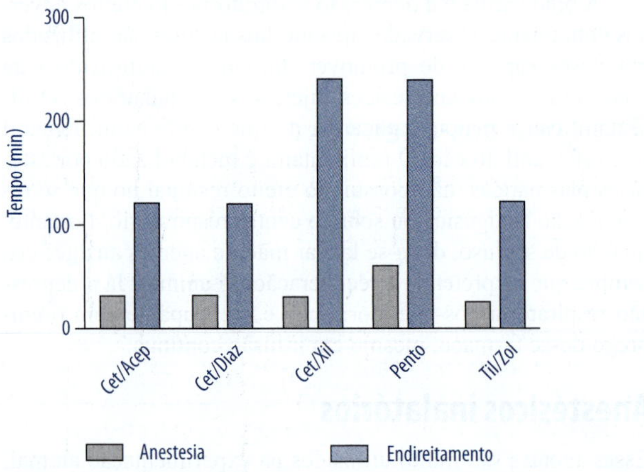


**FIGURA 8.9** Duração de anestesia e tempo de endireitamento em ratos anestesiados com fármacos injetáveis.
*Fonte: Adaptada de Flecknell.*[4]

anestésica nessas duas espécies não são exageradamente altas. Entretanto, para qualquer pesquisa é importante que os protocolos de anestesia sejam bem analisados e ajustados antes do início do estudo. Pilotos podem e devem ser realizados para a adequação das doses, mas deve estar claro que os animais utilizados para tal finalidade devem ser contabilizados quando do envio do protocolo de estudo para a CEUA, que deverá aprovar todos os procedimentos antes de seu início.

Para que a anestesia nos animais de laboratório tenha melhor sucesso, alguns aspectos importantes devem ser atendidos. A depressão cardiovascular promovida pelos anestésicos é agravada pela hipovolemia, uma vez que o acesso venoso não é sempre realizado. Assim sendo, nos procedimentos mais cruentos e que envolvem a possibilidade de sangramento importante, a reposição volêmica deve ser uma prioridade. Outro aspecto importante é a dificuldade de intubação traqueal. Muitos laboratórios que não fazem uso de anestesia inalatória não apresentam ao menos possibilidade de oxigenoterapia, o que também contribui negativamente para o sucesso dos procedimentos. Outra questão é a hipotermia: os animais de laboratório apresentam maior superfície corporal, perdendo calor facilmente; o emprego de colchões térmicos minimiza essa perda. Se esses cuidados essenciais forem levados em consideração, as chances de sucesso são maiores.

Em relação às associações, sem dúvida alguma, aquelas que envolvem a cetamina são as mais empregadas nos animais de experimentação. A combinação desse fármaco com a xilazina, um $\alpha_2$-agonista, resulta em técnica que promove algum grau de analgesia e relaxamento muscular, porém, para a realização de procedimentos mais invasivos, tal associação é insuficiente **(TAB. 8.5)**. Os pesquisadores costumam aumentar as doses de ambos os agentes para incrementar o grau de analgesia, mas o que se observa é maior depressão cardiovascular e respiratória e maior mortalidade. Ou seja, com o emprego único e exclusivo de cetamina e xilazina, dificilmente se obtém plano de anestesia cirúrgico. Por outro lado, a administração do fenotiazínico acepromazina ou mesmo de opioides colabora para a obtenção de plano de anestesia mais propício à realização de procedimentos mais cruentos.

Outras associações podem ser utilizadas com sucesso nos animais de laboratório, mas só estão disponíveis no exterior. Ademais, alguns anestésicos são capazes de propiciar adequado plano de anestesia, porém sem condições de recuperação do animal.

## Analgesia pós-operatória

A analgesia pós-operatória é um dos pontos mais importantes do protocolo de experimentação, pois, além de impedir ou minimizar a resposta neuroendócrina desencadeada pela dor, é imprescindível do ponto de vista ético. Assim sendo, todos os protocolos experimentais nos quais os animais serão mantidos vivos após o ato cirúrgico devem prever o manejo adequado da dor. É interessante notar que muitos artigos publicados sequer citam o emprego de analgésicos[30] nos animais de laboratório, porém tal situação é inadmissível, e os CEUAs atualmente estão muito atentos para este fato e cobram dos pesquisadores protocolos de analgesia adequados e detalhados.

O reconhecimento da dor em animais requer maior atenção por parte dos pesquisadores, e sua avaliação é realizada com base na observação de comportamentos, ingestão de água, comida e ganho de peso e na transposição da experiência humana para procedimentos cirúrgicos semelhantes **(QUADRO 8.2)**.[31] Em 2010, Langford e colaboradores[32] relataram o emprego bem-sucedido de uma escala de faces em camundongos para a avaliação da dor. Essas escalas mimetizam as avaliações propostas para a análise da dor em doentes com distúrbios cognitivos ou em crianças e têm sido empregadas em outras espécies animais, como em ratos, com muito sucesso.[33,34] Avaliações mais refinadas de dor e analgesia têm mostrado que os fármacos e doses geralmente empregados podem ser insuficientes para promover analgesia nesses animais.[35]

A escolha dos fármacos analgésicos dependerá do grau de dor ocasionado pelo procedimento experimental, da espécie em questão, dos efeitos adversos e algumas vezes da possibilidade de interferência no estudo. *A priori*, a escolha deve ser realizada seguindo-se a escada da dor proposta pela Organização Mundial da Saúde (OMS) **(FIG. 8.10)**. Assim, os procedimentos pouco cruentos podem ser tratados apenas com anti-inflamatórios não esteroides (AINEs), dipirona ou paracetamol, mas, a partir da dor moderada, a associação de AINE a um opioide fraco é imprescindível, e, na dor intensa, o AINE é associado a um opioide forte. Os animais experimentam a dor da mesma forma que os humanos e, portanto, devem receber tratamento semelhante.

Os AINEs, como ibuprofeno, flunixina e piroxicam, foram amplamente empregados nos animais de experimentação. Entretanto, esses agentes não são seletivos para a cicloxigenase 2 (COX2), havendo maior incidência de efeitos adversos, sobretudo em caso de hipovolemia e hipotensão concomitantes a seu emprego. Hoje, agentes como o carprofeno e o meloxicam têm sido preferidos, além de poderem ser utilizados na maioria das espécies. Ademais, esses agentes também não interferem nos fatores de coagulação. O carprofeno é de uso exclusivo veterinário. A dipirona e o paracetamol também são bastante usados nos procedimentos que cursam com dor leve ou nas associações com AINEs e opioides. O hábito de colocá-los na água do bebedouro não deve ser incentivado, pois a chance de o animal ingerir a quantidade correta para a analgesia é bem pequena.

É importante notar que existe grande variação de doses nas diferentes espécies. O cão é particularmente sensível aos AINEs, em especial aos menos seletivos para a COX2. Por essa razão, muitos agentes utilizados com sucesso em seres

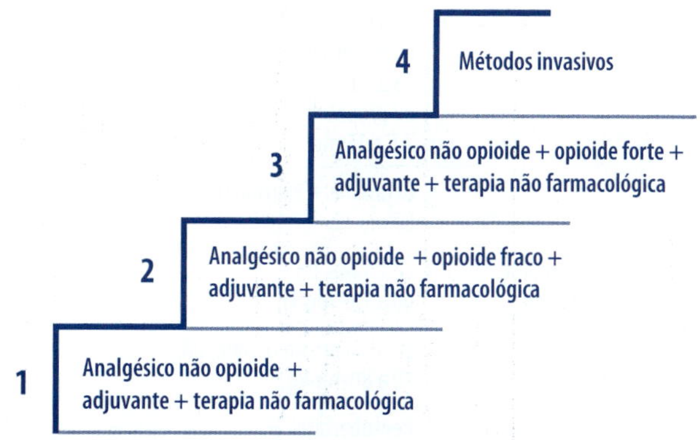


**FIGURA 8.10** Escada de analgesia da Organização Mundial da Saúde (modificada). Analgésico não opioide = anti-inflamatório não esteroide, dipirona ou paracetamol. *Fonte: World Health Organization.*[36]

**TABELA 8.5** Principais associações anestésicas utilizadas em animais de laboratório

| | Medicação pré-anestésica | Indução | Manutenção | Indicações | Observações |
|---|---|---|---|---|---|
| **Rato** | Acepromazina, SC, 2,5 mg·kg$^{-1}$ | Cetamina, 75 mg·kg$^{-1}$, IM | Cetamina ½ dose | Procedimentos pouco cruentos | Baixa mortalidade |
| | Acepromazina, SC, 2,5 mg·kg$^{-1}$ | Cetamina + xilazina 40 mg·kg$^{-1}$ + 2,5 mg·kg$^{-1}$ | Cetamina/xilazina ⅓ dose | Intervenções cruentas 80% de anestesia cirúrgica | Baixa mortalidade |
| | | Cetamina + xilazina (IP) 50 mg·kg$^{-1}$ + 10 mg·kg$^{-1}$ | Cetamina/xilazina ½ dose | Procedimentos pouco cruentos | |
| | Diazepam, IM, 2,5 mg·kg$^{-1}$ | Cetamina, IM, 50 mg·kg$^{-1}$ | Cetamina | | |
| | | Zolazepam-tiletamina, IM, 20 a 40 mg·kg$^{-1}$ | ½ dose | | |
| | | Pentobarbital, IP, 45 mg·kg$^{-1}$ ou tiopental 30 mg·kg$^{-1}$ ou propofol 7,5 a 10 mg·kg$^{-1}$ | ⅓ a ½ dose indução | Procedimentos cruentos | |
| **Camundongo** | Diazepam, IP, 5 mg·kg$^{-1}$ | Cetamina, IP, 100 mg·kg$^{-1}$ | | | |
| | | Cetamina + xilazina, IP, 80 a 100 mg·kg$^{-1}$ + 10 mg·kg$^{-1}$ | | Duração: 60 a 100 min (sedação à anestesia) | |
| | | Propofol, IV, 12 a 26 mg·kg$^{-1}$ | ⅓ a ½ dose indução | Procedimentos pouco cruentos | |
| | | Pentobarbital, IP, 60 a 90 mg·kg$^{-1}$ | | | |
| | | Tiopental, IP, 25 a 50 mg·kg$^{-1}$, IP | | | |
| **Coelho** | Acepromazina, SC, 1,0 mg·kg$^{-1}$ | Cetamina 40 mg·kg$^{-1}$, IM | Cetamina ½ dose | Procedimentos pouco cruentos | |
| | | Cetamina + xilazina 20 a 40 mg·kg$^{-1}$ + 5 mg·kg$^{-1}$, IM/IP, 10 mg·kg$^{-1}$ + 3 mg·kg$^{-1}$ IV | Cetamina/xilazina ½ dose | Procedimentos pouco cruentos | |
| | Diazepam, IM, 2,5 mg·kg$^{-1}$ | Cetamina, IM, 20 a 50 mg·kg$^{-1}$ | Cetamina | | |
| | | Zolazepam-tiletamina, IM, 32 a 64 mg·kg$^{-1}$ | ½ dose | | |
| | | Pentobarbital, IV, 20 a 60 mg·kg$^{-1}$ ou tiopental 15 a 30 mg·kg$^{-1}$ ou propofol 7,5 a 15 mg·kg$^{-1}$ | ⅓ a ½ dose indução | Procedimentos cruentos | |
| **Cobaia** | | Cetamina + xilazina (IM) 80 mg·kg$^{-1}$ + 10 mg·kg$^{-1}$ | Cetamina/xilazina ½ dose | | |
| | Diazepam, IM, 5 a 8 mg·kg$^{-1}$ | Cetamina, IM, 60 a 100 mg·kg$^{-1}$ | Cetamina | | |
| | | Zolazepam-tiletamina, IM, 10 a 80 mg·kg$^{-1}$ | ½ dose | | |
| | | Pentobarbital, IP, 15 a 40 mg·kg$^{-1}$ | ⅓ a ½ dose indução | | |

IM, intramuscular; IP, intraperitoneal; IV, intravenosa; SC, subcutânea.

*Fonte: Flecknell.*[4]

**QUADRO 8.2** Alterações comportamentais causadas pela dor em roedores

| Sinais clínicos | Descrição |
|---|---|
| Aparência anormal | Falta de higiene<br>Piloereção<br>Secreção ocular escura (ratos)<br>Postura encurvada |
| Mudanças comportamentais | ↓ Comportamentos exploratórios como andar, cheirar e ouvir<br>↑ Sono<br>↓ Consumo de água e alimento |
| Proteção | Alteração postural para proteger a área sensível |
| Automutilação | Excesso de higiene, mordeduras e manipulação da região sensível |
| Vocalização | Particularmente na manipulação<br>Cobaias podem ficar mais silenciosas |
| Comportamentos específicos | Espasmos<br>Contrações abdominais<br>Coluna encurvada<br>Abdômen contraído<br>Andar com a cauda erguida (camundongos) |

*Fonte: Miller e Richardson.*[31]

humanos causam efeitos colaterais graves em cães, não sendo infrequente o óbito por hemorragia do trato gastrintestinal. O diclofenaco, por exemplo, pode levar ao óbito em poucos dias de uso. É fundamental, portanto, conhecer os agentes mais indicados para cada espécie.

Os opioides fracos utilizados nos animais de experimentação são a codeína e o tramadol; os opioides fortes, por sua vez, são a morfina, a metadona, a buprenorfina, o fentanil e o remifentanil. Nas doses indicadas, os efeitos adversos relatados em humanos ocorrem de maneira semelhante nos animais.

Náusea e vômito são verificados com o tramadol em cães e gatos, ao passo que, nos animais de laboratório, nos coelhos e nos pequenos ruminantes, não se observam tais efeitos. Pelo fato de o tramadol apresentar duração de ação mais longa, acaba sendo uma opção mais plausível do que a própria morfina, mesmo que o grau de dor seja elevado.

A morfina também causa muita êmese nos cães, razão pela qual é evitada nessa espécie durante o pré-operatório. Nas demais espécies, pode ser usada a qualquer momento. Outro fármaco que vem sendo muito empregado nos animais é a metadona, que também apresenta duração de ação muito superior à da morfina. A depressão respiratória não é uma preocupação quando são utilizadas doses baixas desse fármaco.

Para os procedimentos cruentos que cursam com dor intensa, a analgesia adequada é obtida mediante a associação de dipirona + meloxicam e morfina para o primeiro dia pós-operatório imediato. O seguimento pode ser realizado com a substituição da morfina. Se a dor gerada for excruciante, a morfina deverá ser administrada ao menos nas primeiras 48 horas. Como mencionado, uma opção à morfina é a metadona. Para

**TABELA 8.6** Sugestão de fármacos analgésicos para ratos submetidos a procedimentos que cursam com dor leve, moderada ou intensa

| | Dor leve | Dor moderada | Dor intensa |
|---|---|---|---|
| Dipirona (50-250 mg·kg$^{-1}$) | X | X | X |
| Meloxicam (5 mg·kg$^{-1}$) | X | X | X |
| Tramadol (5 mg·kg$^{-1}$) | | X | |
| Morfina (2-5 mg·kg$^{-1}$) | | | X |

as dores de grau moderado, uma sugestão é a associação de dipirona, meloxicam e tramadol; para a dor leve, carprofeno ou meloxicam isoladamente ou associados à dipirona (TAB. 8.6).

Diversos analgésicos opioides e AINEs podem ser utilizados nos animais de experimentação, como mostra a TABELA 8.7.

## Bloqueadores neuromusculares

A dificuldade de monitorização do grau de anestesia em algumas espécies laboratoriais torna questionável o uso de fármacos bloqueadores neuromusculares (BNM), e sua utilização deve ser feita com muito cuidado, não devendo servir como complemento a uma anestesia superficial para promoção de contenção química. Alguns pesquisadores, temendo a interferência da anestesia em seus resultados, podem preferir uma anestesia leve associada ao bloqueio neuromuscular para evitar movimentação, mas se esquecem de que a dor e o estresse provocados por tal procedimento podem levar a alterações hemodinâmicas maiores do que os próprios anestésicos.
Entretanto, quando o pesquisador domina as técnicas anestésicas em determinada espécie, o emprego do BNM pode ser uma boa opção, principalmente quando se desejam um adequado grau de relaxamento muscular e a instituição de ventilação mecânica. Entre as indicações para o uso de BNMs, estão as pesquisas para investigação dos efeitos desses próprios fármacos, a supressão de atividade eletromiográfica residual para investigações neurofisiológicas e os estudos de mecânica ventilatória com utilização de ventilação mecânica, além dos procedimentos em tórax e abdômen que exijam maior grau de relaxamento.

Diversos BNMs podem ser usados nos animais de experimentação, sendo a escolha realizada em relação à duração de ação, latência e relação custo-benefício (TAB. 8.8). O pancurônio é certamente um dos agentes mais empregados em decorrência de seu baixo custo e por não apresentar efeitos adversos sobre a pressão arterial. No cão e no porco, não promove taquicardia à semelhança do que ocorre em humanos. O atracúrio e o cisatracúrio são de particular interesse porque não sofrem metabolização hepática. No entanto, em alguns casos observa-se que a duração de efeito clínico do atracúrio é curta em relação ao tempo de recuperação da atividade muscular.

Já o rocurônio possui curto período de latência e de recuperação, sendo bastante adequado para procedimentos de curta duração. O vecurônio apresenta tempo de ação ligeiramente

**TABELA 8.7** Doses dos principais agentes analgésicos utilizados em animais de experimentação

| Analgésicos opioides (doses em mg·kg$^{-1}$, via e frequência) | | | | | | | |
|---|---|---|---|---|---|---|---|
| | **Camundongo** | **Rato** | **Cobaia** | **Coelho** | **Cão** | **Porco** | **Ovelha** |
| Morfina | 2 a 5<br>SC<br>2 a 4 h | 2 a 5<br>SC<br>2 a 4 h | 2 a 5<br>SC/IM<br>4 h | 2 a 5<br>SC/IM<br>2 a 4 h | 0,2 a 1<br>SC/IV<br>4 a 6 h | 0,2 a 1<br>IM<br>4 h | 0,2 a 0,5<br>IM/IV<br>2 a 3 h |
| Butorfanol | 1 a 5<br>SC<br>4 h | 2,0<br>SC<br>4 h | 1 a 2<br>SC<br>4 h | 0,1 a 0,5<br>IV | 0,1 a 0,4<br>IM/IV | 0,1 a 0,3<br>IM/IV<br>4 h | 0,5<br>IM/IV<br>2 a 3 h |
| Meperidina | 10 a 20<br>SC/IM<br>2 a 3 h | 10 a 20<br>SC<br>2 a 3 h | 10 a 20<br>SC/IM<br>2 a 3 h | 10<br>SC/IM<br>2 a 3 h | 1 a 5<br>SC/IM<br>2 a 3 h | 2<br>SC/IM<br>2 a 4 h | 2<br>IM/IV<br>2 a 4 h |
| Nalbufina | 4 a 5<br>IM<br>4 h | 1 a 2<br>IM<br>3 h | 1 a 2<br>IM/IV/IP | 1 a 2<br>IV<br>4 a 5 h | 0,5 a 2<br>IV | | |
| Tramadol | 5<br>SC | 5<br>SC | | 10<br>SC/IM | 2 a 5<br>IV/SC<br>8 h | | |
| **Anti-inflamatórios não esteroides (dose em mg·kg$^{-1}$, via e frequência)** | | | | | | | |
| | **Camundongo** | **Rato** | **Cobaia** | **Coelho** | **Cão** | **Porco** | **Ovelha** |
| Ácido acetilsalicílico | 120<br>VO | 100<br>VO | 87<br>VO | 100<br>VO | 10<br>VO | | – |
| Diclofenaco | 8<br>VO | 10<br>VO | 2,1<br>VO | – | – | | – |
| Ibuprofeno | 30<br>VO | 15<br>VO | 10<br>VO | 10<br>VO | – | | – |
| Flunixina | 2,5<br>SC | 2,5<br>SC | 2,5<br>SC | 1 a 2<br>IM/IV | 1,1<br>IM/IV | 1 a 2<br>IM | – |
| Cetoprofeno | 5<br>SC | 5<br>SC | 1<br>SC<br>12 a 24 h | 3,0<br>IM/IV | 2,0<br>IM/IV | | – |
| Carprofeno | 5<br>SC<br>12 a 24 h | 5<br>SC<br>12 a 24 h | 4<br>SC<br>12 a 24 h | 1,5<br>VO | 2,0<br>VO | 2 a 4<br>VO | – |
| Paracetamol | 200<br>VO | 200<br>VO | | | 15<br>VO | – | – |
| Dipirona | | | | | 25<br>SC/IV<br>8 h | | – |
| Meloxicam | 5<br>SC<br>24 h | 1<br>SC/VO<br>12 a 24 h | 0,1 a 0,3<br>SC/VO<br>24 h | 0,3 a 0,5<br>SC | 0,1 a 0,2<br>SC<br>24 h | | – |
| Piroxicam | 3<br>VO | 3<br>VO | 6<br>VO | – | 0,3<br>VO | | – |

IM, intramuscular; IP, intraperitoneal; IV, intravenosa; SC, subcutânea; VO, via oral.

*Fonte: Flecknell,[4] Miller e Richardson[31] e Barter.[37]*

**TABELA 8.8** Doses (mg·kg$^{-1}$) de bloqueadores neuromusculares adespolarizantes em animais de experimentação

| BNM | Cão | Porco | Coelho | Rato | Boi | Ovelha |
|---|---|---|---|---|---|---|
| Pancurônio | 0,06 a 0,1 | 0,07 a 0,1 | 0,1 a 0,5 | 0,1 a 0,19 | 0,04 | 0,05 |
| Atracúrio | 0,1 a 0,2 | 2,0 | 0,3 | 2,0 | – | – |
| Cisatracúrio | 0,2 | 0,6 | – | – | – | – |
| Rocurônio | 0,3 a 0,6 | 0,7 | – | – | – | – |
| Vecurônio | 0,05 a 0,1 | 0,14 a 0,2 | – | 0,45 | – | 0,05 |

superior ao rocurônio e, assim como o rocurônio e o cisatracúrio, está associado a estabilidade cardiovascular.

O emprego de succinilcolina está associado a aumento dos valores de potássio e desconforto muscular após repetidas doses. Pelo fato de a intubação na grande maioria das espécies animais ser uma manobra relativamente fácil quando comparada aos humanos, a succinilcolina é pouco empregada.

## Monitorização

A importância da monitorização das funções vitais é igual para os seres humanos e os animais, não somente na avaliação de parâmetros relevantes para os protocolos experimentais, mas também na manutenção de uma anestesia adequada com preservação das funções fisiológicas. As diferenças decorrem principalmente do porte variado dos animais de experimentação, fato relevante sobretudo nos pequenos roedores.

Em animais maiores como cães, porcos e ovelhas, a monitorização cardiovascular e respiratória pode ser realizada com equipamentos e técnicas similares àqueles usados em humanos. A monitorização da pressão arterial de forma invasiva, assim como a utilização de cateter de artéria pulmonar, requerem a dissecção da artéria femoral e veia jugular ou femoral.

A oximetria de pulso é facilmente obtida mediante adaptação do sensor na língua dos animais maiores, na pata de ratos e camundongos e na orelha de coelhos.

Nos pequenos roedores, a monitorização cardiovascular e respiratória exige equipamentos próprios e adaptados para detectar pequenos volumes respiratórios e altas frequências cardíacas. Por exemplo, um monitor de eletrocardiografia (ECG) de uso humano e que se adapta perfeitamente aos cães e aos porcos – cujas frequências cardíacas são razoavelmente semelhantes à humana – não consegue monitorizar os animais de laboratório, uma vez que a frequência cardíaca desses animais pode alcançar os 450 batimentos por minuto.

A monitorização de gases sanguíneos e outros compontes séricos é possível mesmo em pequenos roedores, desde que se usem analisadores que trabalhem com pouca quantidade de sangue (0,1 mL).

A monitorização da temperatura corporal e sua manutenção em níveis normais utilizando colchões e outros mecanismos de aquecimento é muito importante, principalmente nos pequenos animais. A monitorização da temperatura pode ser feita com termômetros humanos na maioria das espécies, com exceção dos camundongos, que podem necessitar de sensores especiais.

## Sistemas de anestesia

Os sistemas de anestesia empregados em pediatria e no adulto são adequados para a grande maioria das espécies animais.

Os sistemas circulares valvulares podem ser empregados nos cães acima de 10 kg, bem como em porcos, ovelhas e bezerros. Normalmente, as traqueias pediátricas são utilizadas nos animais com até 35 kg. O fluxo de gases frescos dependerá do tipo de vaporizador e da presença de monitorização (oximetria e capnografia) quando se almeja trabalhar com as técnicas de baixo fluxo.

Os sistemas respiratórios avalvulares sem absorvedor, como os sistemas de Mapleson A e D, são usados nos animais de baixo peso.

Quanto aos equipamentos acessórios, no que se refere às sondas traqueais, as mesmas empregadas no ser humano são utilizadas nos animais. Os diâmetros já foram mencionados em tópico anterior. Entretanto, nos animais de 2 e 3 kg, não existe tanta preocupação ao se usar sondas com balonete. Animais menores, como ratos e camundongos, requerem adaptações com sondas menores, como cateteres venosos nº 16 ou menores.

As máscaras para indução ou oxigenoterapia podem ser de fabricação caseira ou compradas especialmente para os animais (FIG. 8.11), uma vez que a conformação dos focinhos não permitiria a adaptação das máscaras usadas em seres humanos. As máscaras empregadas para o cão são excelentes para a maioria dos animais.

Os laringoscópios também não são próprios para cada espécie, com exceção do porco e dos pequenos ruminantes, para os quais há necessidade de uma lâmina extremamente longa (20-25 cm), e dos animais de laboratório, para os quais se lança mão de um otoscópio.

Equipamentos de ventilação mecânica são necessários para suporte respiratório dos animais durante procedimentos que requerem anestesias mais profundas. Embora animais como coelhos e porcos possam ser ventilados com os equipamentos próprios para humanos, animais menores necessitam de ventiladores específicos que possam ventilar volumes entre 0,05 e 5 mL.

## Eutanásia

A palavra eutanásia é de origem grega: *euthanatos*, onde *eu* significa "bom", e *thanatos*, "morte", ou seja, eutanásia é a morte boa. Eticamente, todo animal de experimentação deveria ser submetido à eutanásia no sentido estrito da palavra. Hoje, com a publicação do *Guia Brasileiro de boas práticas em eutanásia em animais*, pelo Conselho Federal de Medicina Veterinária (CFMV),[38,39] bem como das *Diretrizes da Prática de Eutanásia* em 2013, pelo CONCEA,[40] a não observação das indicações de eutanásia nos protocolos experimentais ocasionará a sua não aprovação pelo CEUA (QUADROS 8.3 E 8.4).

Vários fatores devem ser considerados na escolha da melhor técnica de eutanásia. Entre eles, pode-se citar:

- Procedimento que leve à inconsciência e morte, não causando dor, estresse e ansiedade.
- Rapidez com que causa inconsciência.
- Confiabilidade.

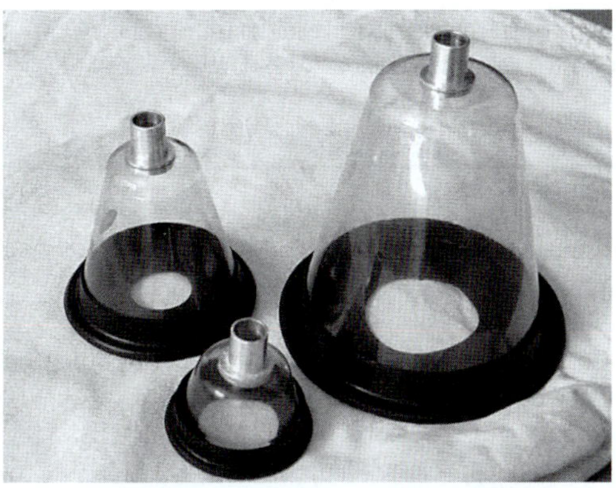

**FIGURA 8.11** Máscaras para indução anestésica com agentes inalatórios.

**QUADRO 8.3** Métodos aceitáveis e aceitos sob restrição nos principais animais de experimentação

| Animais | Aceitáveis | Aceitos sob restrição |
|---|---|---|
| Roedores e outros pequenos mamíferos | Barbitúricos ou outros anestésicos gerais injetáveis; anestésicos inalatórios seguidos de outro procedimento para assegurar a morte; cloreto de potássio com anestesia geral prévia. | $N_2$/argônio; deslocamento cervical (animais < 200 g); T61; $CO_2$. |
| Coelhos | Barbitúricos ou outros anestésicos gerais injetáveis; anestésicos inalatórios seguidos de outro procedimento para assegurar a morte; cloreto de potássio com anestesia geral prévia. | $N_2$/argônio; deslocamento cervical (animais < 1 kg); pistola de ar comprimido; T61; $CO_2$. |
| Suínos | Barbitúricos ou outros anestésicos gerais injetáveis; anestesia geral prévia seguida de cloreto de potássio ou seguida de bloqueador neuromuscular e cloreto de potássio; superdosagem de anestésico inalatório seguida de outro procedimento que assegure a morte. | Hidrato de cloral; arma de fogo; eletrocussão com anestesia geral prévia; insensibilização elétrica seguida de exsanguinação; pistola de ar comprimido seguida de exsanguinação. |
| Ruminantes | Barbitúricos ou outros anestésicos gerais injetáveis associados ou não a guaifenesina; anestesia geral prévia seguida de cloreto de potássio ou seguida de bloqueador neuromuscular e cloreto de potássio; pistola de ar comprimido seguido de exsanguinação. | Hidrato de cloral; arma de fogo; eletrocussão com anestesia geral prévia; aplicação intratecal de anestésico local com anestesia geral prévia. |

*Fonte: Conselho Federal de Medicina Veterinária.*[39]

**QUADRO 8.4** Métodos considerados inaceitáveis para eutanásia

- Embolia gasosa (causa dor extrema)
- Traumatismo craniano (quando mal aplicado, produz dor intensa)
- Incineração *in vivo* (provoca morte por queimadura, causando dor e sofrimento)
- Hidrato de cloral para pequenos animais (por ser dose-dependente, causa extrema angústia)
- Clorofórmio ou éter sulfúrico (são tóxicos e provocam dor e sofrimento)
- Descompressão (pode gerar dor extrema)
- Afogamento (causa dor e sofrimento)
- Exsanguinação sem inconsciência prévia (ocasiona angústia e dor)
- Imersão em formol ou qualquer outra substância fixadora (causa dor e sofrimento)
- Uso isolado de bloqueadores neuromusculares, cloreto de potássio ou sulfato de magnésio (provoca dor e angústia)
- Qualquer tipo de substância tóxica, natural ou sintética, que possa causar sofrimento ao animal e/ou demandar tempo excessivo para morte
- Eletrocussão sem anestesia prévia (causa dor e angústia)
- Qualquer outro método considerado sem embasamento científico e/ou que não esteja devidamente aprovado pelo CFMV

*Fonte: Conselho Federal de Medicina Veterinária.*[39]

- Segurança para o pessoal.
- Compatibilidade com necessidades e objetivos.
- Efeito emocional nos observadores e operadores.
- Possibilidade de exame laboratorial ou microscópico do animal após a eutanásia.
- Potencial para abuso humano.
- Limitações para espécies e idade.
- Habilidade de se manter equipamento em condições adequadas.
- Irreversibilidade.

Ainda como aspectos gerais, algumas medidas são essenciais para se alcançar a eutanásia. Em primeiro lugar, deve-se evitar que os animais assistam à eutanásia de outros indivíduos, principalmente se forem da mesma espécie. Os animais emitem sons e liberam hormônios que podem causar medo e ansiedade nos demais. O ambiente deve ser livre de odores e secreções de outros animais, e a contenção deve ser extremamente cuidadosa.

Existem vários métodos para se realizar a eutanásia. Os métodos químicos envolvem a utilização de fármacos anestésicos e outras substâncias que promovem rápida inconsciência. Entre eles, encontram-se os anestésicos inalatórios, os injetáveis, o dióxido de carbono ($CO_2$) e o monóxido de carbono (CO).

## Anestésicos inalatórios

Os anestésicos inalatórios podem ser utilizados para a eutanásia, mas, em geral, são empregados para esse fim apenas quando já estiverem sendo usados durante a pesquisa. Entretanto, seriam ótimos agentes em outras situações, pois a morte ocorre rapidamente, sendo um método indolor. Como desvantagens, pode-se citar a necessidade de equipamento adequado, a maior resistência em animais mais jovens, a necessidade de contenção física (o que dificulta o processo em animais agressivos) e a contaminação do meio ambiente.

O isoflurano, por apresentar odor pungente, pode causar agitação, principalmente se o animal estiver consciente e sem qualquer outra medicação e caso o agente seja administrado por máscara. As câmaras de indução podem ser utilizadas para o fornecimento do anestésico e devem ser transparentes, permitindo completa visualização do procedimento. Os animais de laboratório podem ser anestesiados dessa forma. Animais maiores podem excitar-se quando colocados nessas caixas, pois é difícil se alcançar concentrações altas dos anestésicos (p. ex., isoflurano a 5%) em curto espaço de tempo. Muitas vezes, a administração de tranquilizantes ou sedativos em altas doses facilita esse procedimento.

### Dióxido de carbono

O ar ambiente possui 0,04% de $CO_2$. Concentrações acima de 7,5% promovem aumento do limiar de dor, e, com concentrações de 30 a 40%, observa-se anestesia dentro de 1 a 2 minutos. Em níveis acima de 60%, verifica-se inconsciência e instalação de apneia em 5 minutos. Para causar a morte em roedores, deve-se preencher a câmara com um fluxo de 100% de $CO_2$ na ordem de 20 a 30% do volume da câmara por minuto e manter esse fluxo por pelo menos 1 minuto após a morte clínica.

Como vantagens, citam-se seus efeitos anestésicos e depressores rápidos; além disso, o agente é barato, não inflamável ou explosivo, não se acumula nos tecidos dos animais, não causa problemas para os técnicos desde que manuseado de forma apropriada, nem altera a arquitetura celular. Entretanto, algumas espécies toleram muito bem esse gás, e animais maiores e que conseguem subir ou se apoiar nas paredes fogem da inalação do gás, visto que este é mais pesado do que o ar ambiente. Por essa razão, atualmente o dióxido de carbono é recomendado apenas para os animais de laboratório e cães com restrições, ou seja, somente se houver uma justificativa especial para seu emprego. A manutenção meticulosa do sistema, o controle da quantidade do agente oferecido e o treinamento dos técnicos são aspectos fundamentais a serem observados.

## Agentes injetáveis

### Anestésicos barbitúricos

Os anestésicos barbitúricos certamente são os fármacos de eleição para a eutanásia, pois são extremamente potentes, promovendo a inconsciência em poucos segundos. A morte advém de forma tranquila e indolor quando administrados por via intravenosa e em doses e concentrações adequadas. O tiopental e o pentobarbital são os agentes mais utilizados para esse fim. As desvantagens do emprego desses fármacos são a necessidade de contenção física individual, o controle do produto, a necessidade de administração por via intravenosa e a ocorrência de respiração agônica, que pode confundir eventuais espectadores. As doses empregadas devem ser no mínimo o dobro da dose anestésica para cada espécie.

### T61

Esse agente é composto pela associação de três fármacos: a embutramida, que é um potente anestésico geral, a tetracaína, que é um anestésico local, e um agente bloqueador neuromuscular. Há certa resistência quanto ao uso desse fármaco para a eutanásia, pois alguns profissionais acreditam que o bloqueio neuromuscular ocorra de forma mais rápida que a instalação de inconsciência. Entretanto, diversos estudos demonstraram que isso não ocorre. Assim como os barbitúricos, a via intravenosa deve ser empregada para assegurar que a morte ocorrerá rapidamente. Esse agente apresenta custo acessível, sendo indicado para a eutanásia de todas as espécies de animais.

## Outros agentes

O cloreto de potássio e os bloqueadores neuromusculares podem ser utilizados para acelerar o processo desde que empregados em animais que se encontrem previamente anestesiados.

## Métodos físicos

Diversos métodos físicos podem ser utilizados.

### Eletrocussão

A morte advém por parada cardíaca, e a inconsciência pode ocorrer dentro de 10 a 15 minutos após a parada. O animal deveria estar inconsciente antes da aplicação do choque, que não deve ser aquela em que a corrente elétrica passa da cabeça aos membros. De acordo com as associações de proteção animal, a eletrocussão não é um método adequado para a eutanásia, sendo que as desvantagens superam as suas vantagens.

### Deslocamento cervical

A grande vantagem deste método é promover inconsciência de forma imediata, sendo aceito pelas sociedades protetoras desde que realizado por pessoa capacitada. A desvantagem é que incomoda o observador. Tal método é indicado para animais de pequeno tamanho, como camundongos, ratos e coelhos jovens com peso inferior a 50 g.

### Decapitação

Em teoria, a morte deveria ocorrer rapidamente. Entretanto, não há consenso quanto à sua utilização ser correta em animais de laboratório. Um estudo recente demonstrou que a concentração de catecolaminas aumenta sobremaneira na decapitação, o que estaria associado à presença de estresse durante o procedimento. Além disso, o animal apresenta contrações musculares, o que é extremamente desagradável de se observar. Há risco de o pesquisador se ferir, sobremaneira quando o pescoço do animal é curto ou apresenta muita pele solta. Por esses motivos, tal método não é mais recomendado para a eutanásia dos animais de laboratório.

Outros métodos empregados seriam o atordoamento, método empregado em animais de abate, a irradiação por micro-ondas e a compressão torácica. Desses métodos, apenas a irradiação por micro-ondas realizada por equipamento específico teria alguma utilidade nos animais de laboratório.

# Referências


1. Brasil. Presidência da República. Lei nº 11.794, de 8 de outubro de 2008. Regulamenta o inciso VII do § 1º do art. 225 da Constituição Federal, estabelecendo procedimentos para o uso científico de animais; revoga a Lei no 6.638, de 8 de maio de 1979; e dá outras providências. Diário Oficial da União. 09 de out 2008;196 Seção 1:1-2.
2. Ministério da Ciência, Tecnologia e Inovação (BR). Normativas do CONCEA: para produção, manutenção ou utilização de animais em atividades de ensino ou pesquisa científica. 2. ed. Brasília: MCTI; 2015.
3. Lovell DP. Variation in barbiturate sleeping time in mice. 3. Strain X environment interactions. Lab Anim. 1986;20(4):307-12.
4. Flecknell PA. Laboratory animal anaesthesia. 3rd ed. Amsterdam: Elsevier; 2009.
5. Tranquilli WJ, Thurmon JC, Grimm KA. Lumb & Jones' veterinary anesthesia and analgesia. 4th ed. Ames: Blackwell; 2007.
6. Magalhães A, Valentim A, Venâncio C, Pereira M, Melo P, Summavielle T, et al. Ketamine alone or combined with midazolam or dexmedetomidine does not affect anxiety-like behaviours and memory in adult Wistar rats. Lab Anim. 2017;51(2): 147-159.
7. Burnside WM, Flecknell PA, Cameron AI, Thomas AA. A comparison of medetomidine and its active enantiomer dexmedetomidine when administered with ketamine in mice. BMC Vet Res. 2013;9:48.
8. Santos M, Bertrán de Lis BT, Tendillo FJ. Effects of intramuscular dexmedetomidine in combination with ketamine or alfaxalone in swine. Vet Anaesth Analg. 2016;43(1):81-5.
9. Harrison PK, Tattersall JE, Gosden E. The presence of atropinesterase activity in animal plasma. Naunyn Schmiedebergs Arch Pharmacol. 2006;373(3):230-6.
10. Lovell DP. Variation in pentobarbitone sleeping time in mice. 1. Strain and sex differences. Lab Anim. 1986;20(2):85-90.
11. Chaves AA, Weinstein DM, Bauer JA. Non-invasive echocardiographic studies in mice: influence of anesthetic regimen. Life Sci. 2001;69(2):213-22.
12. Traber DL, Wilson RD, Piano LL. Differentiation of the cardiovascular effects of CI-581. Anesth Analg. 1968;47(6):760-77.
13. Cantalapiedra AG, Villanueva B, Pereira JL. Anaesthetic potency of isoflurane in cattle: determination of the minimum alveolar concentration. Veterinary anaesthesia analgesia. 2000;27(1):22-6.
14. Greene SA, Benson GJ, Tranquilli WJ, Grimm KA. Effect of isoflurane, atracurium, fentanyl, and noxious stimulation on bispectral index in pigs. Comp Med. 2004;54(4):397-403.
15. Eger EI 2nd, Johnson BH, Weiskopf RB, Holmes MA, Yasuda N, Targ A, et al. Minimum alveolar concentration of I-653 and isoflurane in pigs: definition of a supramaximal stimulus. Anesth Analg. 1988;67(12):1174-6.
16. Oshiro AH, Otsuki DA, Hamaji MW, Rosa KT, Ida KK, Fantoni DT, et al. Pulse pressure variation and stroke volume variation under different inhaled concentra-

tions of isoflurane, sevoflurane and desflurane in pigs undergoing hemorrhage. Clinics (Sao Paulo) 2015;70(12):804-809.
17. Moeser AJ, Blikslager AT, Swanson C. Determination of minimum alveolar concentration of sevoflurane in juvenile swine. Res Vet Sci. 2008;84(2):283-5.
18. Otsuki DA, Fantoni DT, Holms C, Auler JO Jr. Minimum alveolar concentrations and hemodynamic effects of two different preparations of sevoflurane in pigs. Clinics (Sao Paulo). 2010;65(5):531-7.
19. Sayre RS, Lepiz MA, Horsley KT, Pashmakova MB, Barr JW, Washburn SE. Effects of oxymorphone hydrochloride or hydromorphone hydrochloride on minimal alveolar concentration of desflurane in sheep. Am J Vet Res. 2015;76(7):583-90.
20. Okutomi T, Whittington RA, Stein DJ, Morishima HO. Comparison of the effects of sevoflurane and isoflurane anesthesia on the maternal-fetal unit in sheep. J Anesth. 2009;23(3):392-8.
21. Criado AB, Gómez de Segura IA, Tendillo FJ, Marsico F. Reduction of isoflurane MAC with buprenorphine and morphine in rats. Lab Anim. 2000;34(3):252-9.
22. Ruiz-Pérez D, Benito J, Polo G, Largo C, Aguado D, Sanz L, et al. The effects of the toll-like receptor 4 antagonist, ibudilast, on sevoflurane's minimum alveolar concentration and the delayed remifentanil-induced increase in the minimum alveolar concentration in rats. Anesth Analg. 2016;122(5):1370-6.
23. Barter LS, Hawkins MG, Pypendop BH. Effects of fentanyl on isoflurane minimum alveolar concentration in New Zealand White rabbits (Oryctolagus cuniculus). Am J Vet Res. 2015;76(2):111-5.
24. Doorley BM, Waters SJ, Terrell RC, Robinson JL. MAC of I-653 in beagle dogs and New Zealand white rabbits. Anesthesiology. 1988;69(1):89-91.
25. Scheller MS, Saidman LJ, Partridge BL. MAC of sevoflurane in humans and the New Zealand white rabbit. Can J Anaesth. 1988;35(2):153-6.
26. Sonner JM, Gong D, Eger EI 2nd. Naturally occurring variability in anesthetic potency among inbred mouse strains. Anesth Analg. 2000;91(3):720-6.
27. Liao M, Laster MJ, Eger EI 2nd, Tang M, Sonner JM. Naloxone does not increase the minimum alveolar anesthetic concentration of sevoflurane in mice. Anesth Analg. 2006;102(5):1452-5.
28. Lizio R, Westhof A, Lehr CM, Klenner T. Oral endotracheal intubation of rats for intratracheal instillation and aerosol drug delivery. Lab Anim. 2001;35(3):257-60.
29. Brown RH, Walters DM, Greenberg RS, Mitzner W. A method of endotracheal intubation and pulmonary functional assessment for repeated studies in mice. J Appl Physiol (1985). 1999;87(6):2362-5.
30. Carbone L, Austin J. Pain and laboratory animals: publication practices for better data reproducibility and better animal welfare. PLoS One. 2016;11(5):e0155001.
31. Miller AL, Richardson CA. Rodent analgesia. Vet Clin North Am Exot Anim Pract. 2011;14(1):81-92.
32. Langford DJ, Bailey AL, Chanda ML, Clarke SE, Drummond TE, Echols S, et al. Coding of facial expressions of pain in the laboratory mouse. Nat Methods. 2010;7(6):447-9.
33. Sotocinal SG, Sorge RE, Zaloum A, Tuttle AH, Martin LJ, Wieskopf JS, et al. The Rat Grimace Scale: a partially automated method for quantifying pain in the laboratory rat via facial expressions. Mol Pain. 2011;7:55.
34. De Rantere D, Schuster CJ, Reimer JN, Pang DS. The relationship between the Rat Grimace Scale and mechanical hypersensitivity testing in three experimental pain models. Eur J Pain. 2016;20(3):417-26.
35. Waite ME, Tomkovich A, Quinn TL, Schumann AP, Dewberry LS, Totsch SK, et al. Efficacy of common analgesics for postsurgical pain in rats. J Am Assoc Lab Anim Sci. 2015;54(4):420-5.
36. World Health Organization. WHO's cancer pain ladder for adults [Internet]. Geneva: WHO; c2017 [capturado em 11 abr 2017]. Disponível em: http://www.who.int/cancer/palliative/painladder/en/.
37. Barter LS. Rabbit analgesia. Vet Clin North Am Exot Anim Pract. 2011;14(1):93-104.
38. Conselho Federal de Medicina Veterinária (BR). Guia brasileiro de boas práticas em eutanásia em animais: conceitos e procedimentos recomendados. Brasilia: CFMV; 2012.
39. Conselho Federal de Medicina Veterinária (BR). Resolução nº 1.000, de 11 de maio de 2012. Dispõe sobre procedimentos e métodos de eutanásia em animais e dá outras providências. Diário Oficial da União. 17 maio 2012;95 Seção 1:124-5.
40. Conselho Nacional de Controle de Experimentação Animal (BR). Resolução Normativa nº 13, de 20 de setembro de 2013. Diretrizes da prática de eutanásia. Diário Oficial da União. 26 set 2013;187 Seção 1:5-12.

# 9. INFORMÁTICA E ANESTESIOLOGIA

Antonio Roberto Carraretto
Giorgio Pretto

O anestesiologista trabalha usando quatro dos cinco sentidos (visão, tato, audição e olfato), dos quais obtém dados que analisa e acumula para tomar decisões. Ou seja, em cada caso, faz uma interação dos seus conhecimentos médicos com a situação do paciente e as ocorrências e intercorrências possíveis. É um trabalho com um grande volume de informações, que, por vezes, exige tomada de decisão imediata e precisa.

A informática é a ciência que visa ao tratamento da informação por meio do uso de equipamentos e procedimentos da área de processamento de dados.[1]

A informática médica, por sua vez, é a ciência que usa ferramentas analíticas com o objetivo de desenvolver procedimentos (algoritmos) para o gerenciamento do controle de processos, tomadas de decisões e análises científicas do conhecimento médico.[2] Ela compreende os processos teóricos e práticos do processamento da informação e da comunicação baseados no conhecimento e na experiência derivados dos processos na medicina e assistência à saúde.[3] Ela é a interação entre a ciência médica e a ciência da informação (**FIG. 9.1**).

A interação entre as diversas atividades mostradas no **QUADRO 9.1** gera procedimentos que aumentam os conhecimentos na base de dados, aprimorando os processos para o mesmo paciente e também para futuros pacientes.

Esse ciclo de informações, conhecimento e interpretação dos dados resultantes do atendimento a um paciente está representado na **FIGURA 9.2**.

No atendimento ao paciente, desenvolve-se um ciclo diagnóstico-terapêutico nos períodos pré, peri e pós-anestésico, conforme representação da **FIGURA 9.3**.

Cooper e colaboradores[4] demonstraram que, dos erros humanos associados aos incidentes críticos na sala de cirurgia, 4,5% relacionam-se à monitorização. Esses erros demonstram uma falha humana no uso dos dados. Um computador pode receber os dados – dos equipamentos ou do anestesiologista –, incorporá-los em uma base de dados, compará-los com informações existentes, elaborar decisões baseadas em programações prévias e armazenar esse conteúdo para uma futura consulta ou tomada de decisões (**FIG. 9.4**).

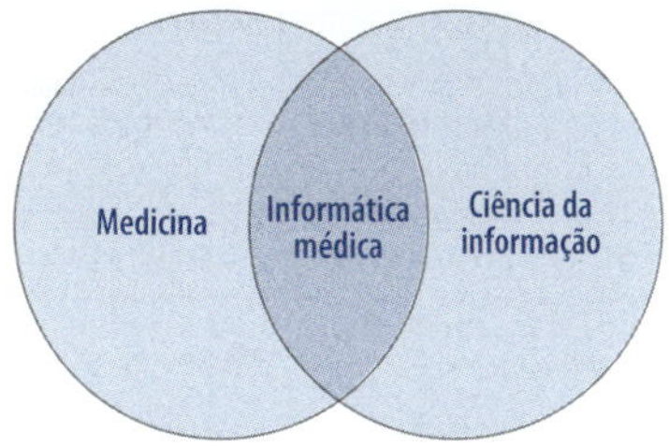


**FIGURA 9.1** Representação esquemática da informática médica como resultante da interação entre ciência médica e ciência da informação.

Apesar de apresentar vantagens em alguns pontos, como a ausência de fadiga e a disponibilidade de uma base de dados, que pode ser acrescida sem interferência significativa no desempenho e não depender de componentes emocionais, ainda não existe um computador com a capacidade de substituir totalmente o anestesiologista. Todavia, existem sistemas que podem prestar um grande auxílio, e o seu aperfeiçoamento constante vem ganhando a adesão de muitos.

Os primeiros estudos sobre o uso dos computadores em anestesiologia começaram a ser publicados na década de 1960.[5] Os computadores e a informática são os maiores contribuintes para o avanço da medicina, sobretudo nos sistemas de monitorização e gerenciamento das informações obtidas e geradas pelo anestesiologista. As principais aplicações dos computadores em anestesiologia estão relacionadas no **QUADRO 9.2**.

**QUADRO 9.2** Aplicações dos computadores em anestesiologia

- Administração econômico-financeira de consultório ou clínica
- Avaliação pré-anestésica
- Relatório de anestesia
- Documentação e arquivamento
- Acesso a informações como livros, revistas, periódicos
- Acesso a computadores e redes para a troca de informações com bibliotecas, bases de dados, sociedades, universidades e órgãos governamentais
- Programas de educação continuada
- Elaboração de material audiovisual para aulas, conferências e apresentações
- Redação de material para publicação
- Pesquisas com apuração, inclusão, tratamento de dados e cálculos estatísticos
- Simulação de anestesias, casos clínicos, eventos adversos
- Autoavaliação, avaliação de treinamento e provas

**QUADRO 9.1** Os três estágios das atividades humanas: observação, raciocínio e ação

| Estágios da atividade humana | | Áreas da atividade humana | | |
|---|---|---|---|---|
| **Estágio** | **Geral** | **Pesquisa científica** | **Área da saúde** | **Processamento** |
| 1 | Observação | Medida | Coleta de dados | Entrada dos dados |
| 2 | Raciocínio | Teoria | Diagnóstico | Processamento dos dados |
| 3 | Ação | Experimentação | Terapia | Saída dos resultados |

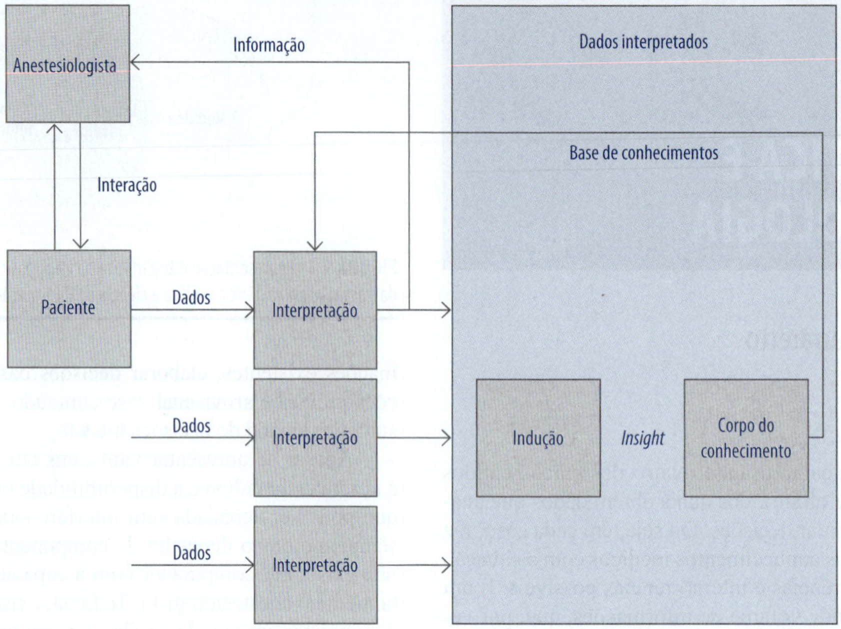


**FIGURA 9.2** A informação é gerada pela interpretação de dados que retornam ao anestesiologista. Essas informações juntam-se ao conhecimento (base de dados) e podem ser reutilizadas para novas análises de outros dados.
*Fonte: Adaptada de van Bemmel e Musen.*[6]

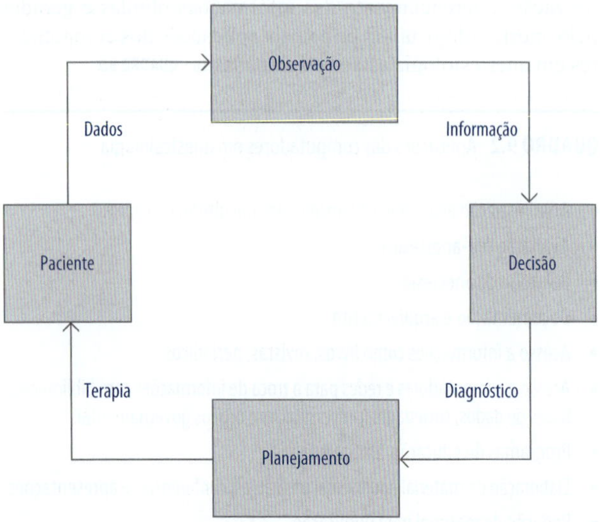


**FIGURA 9.3** Desenvolvimento de um ciclo de informações (diagnóstico-terapêutico). Ciclos desse tipo são acionados diversas vezes durante um ato anestésico; por exemplo, a cada evento de monitoração.

**QUADRO 9.3** Tipos de informações clínicas e tecnológicas com que trabalha o anestesiologista

- **Dados demográficos:** em geral escritos no relatório de anestesia ou na ficha de avaliação pré-anestésica. São dados provenientes da identificação, como nome, sexo, idade, estado físico, altura, peso, categoria socioeconômica, entre outros.
- **Dados fisiológicos:** adquiridos direta ou indiretamente a partir de medições como pressão (arterial, venosa, intratraqueal, intracraniana), saturação da hemoglobina pelo exigênio, concentrações de gases inspirados e expirados (anestésicos inalatórios, oxigênio, óxido nitroso, dióxido de carbono [$CO_2$], nitrogênio) e avaliação do bloqueio neuromuscular.
- **Eventos:** ocorrências (intubação, sondagem, punção, desintubação) ou intercorrências (náusea, vômito, hipotensão, hipertensão, taquicardia, bradicardia, cianose, dessaturação, reinalação de $CO_2$, alergia, etc.) do ato anestésico.
- **Dados de equipamentos:** pressões e fluxos de gases, regulagens de ventiladores e vaporizadores, temperatura e umidade do absorvedor de $CO_2$, limites de alarmes de monitores ou sistemas de segurança, doses de fármacos em bombas de infusão, volumes e doses infundidas.

Apesar da evolução tecnológica, ainda não se consegue executar todas as tarefas que podem ser atribuídas aos computadores. O crescimento da necessidade do uso do computador nas diversas tarefas diárias, mesmo fora do hospital, a invasão com a incorporação dos dispositivos eletrônicos (como os *smartphones* e *tablets*) e a chegada de jovens profissionais na anestesiologia têm diminuído a barreira de resistência ao seu uso, mesmo em profissionais com maior tempo de prática.

Os computadores são equipamentos adequados para a manipulação de dados. Em uma análise da maneira genérica de trabalho de um anestesiologista, pode-se identificar o seu trabalho com diferentes tipos de dados, conforme descrito no **QUADRO 9.3**.

A visualização, o conhecimento e a integração de todos esses dados é uma tarefa complexa que pode ser facilitada pelo uso dos computadores. O desenvolvimento das diferentes aplicações necessárias para um sistema informatizado de saúde apresenta graus de complexidade crescentes (**FIG. 9.5**).

Além dos dados numéricos e alfanuméricos, a monitorização gera sinais fisiológicos de diferentes tipos, periodicidades e formas, exigindo uma avaliação precisa e complexa (**FIG. 9.6**).

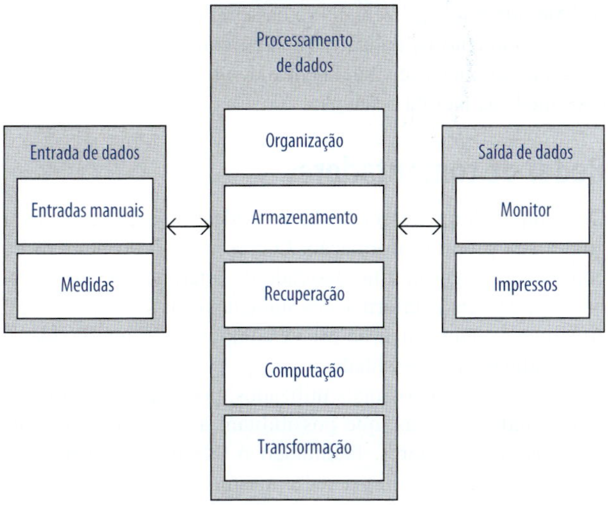


**FIGURA 9.4** Diagrama esquemático de entrada, processamento e saída de dados em um sistema de informação.

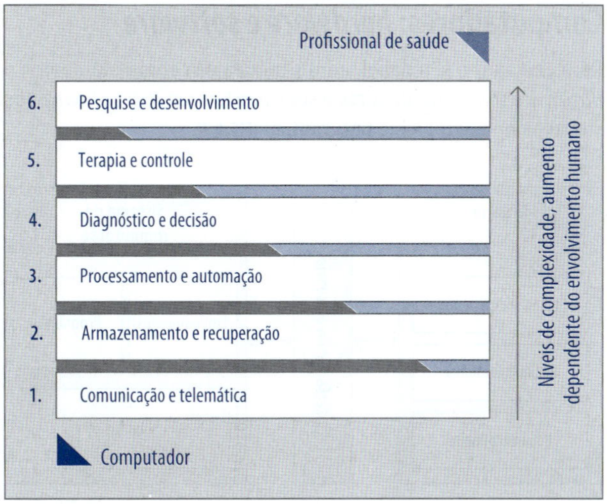


**FIGURA 9.5** Diferentes níveis de complexidade de um modelo estrutural de aplicações para um sistema de informatização em saúde.

Durante seu trabalho, o anestesiologista realiza a tarefa de contínua monitorização de sinais vitais e avalia a interação entre as suas ações e as respostas do paciente a essas ações, juntamente com as decorrentes do ato cirúrgico e suas variáveis. Esse trabalho é uma tarefa complexa que utiliza a base de dados do "conhecimento do anestesiologista" e o seu treinamento. Quando um ou mais dados saem do "limite fisiológico estabelecido", o anestesiologista fica alerta e desenvolve uma ação de cautela ou correção. A monitorização moderna, baseada em princípios eletrônicos, é desenvolvida com sistemas de alarmes, que possuem os valores-limite (máximo e mínimo) incorporados em sua base de dados e emitem sinais auditivos e/ou visuais, os quais também podem ser registrados. Devido à existência de muitos dados, gerando vários alarmes e possibilidades, há uma necessidade de integração, priorização e retorno da informação para o anestesiologista.[7]

Um sistema com protocolos padronizados permite que, por exemplo, ao reconhecer um paciente como pediátrico, as doses dos fármacos, as regulagens de ventiladores e o ajuste dos limites de alarmes sejam adequados para o caso, minimizando dessa forma a tarefa de preparo e ajustes, que deveriam ser feitos pelo anestesiologista, poupando tempo e reduzindo os erros.[8]

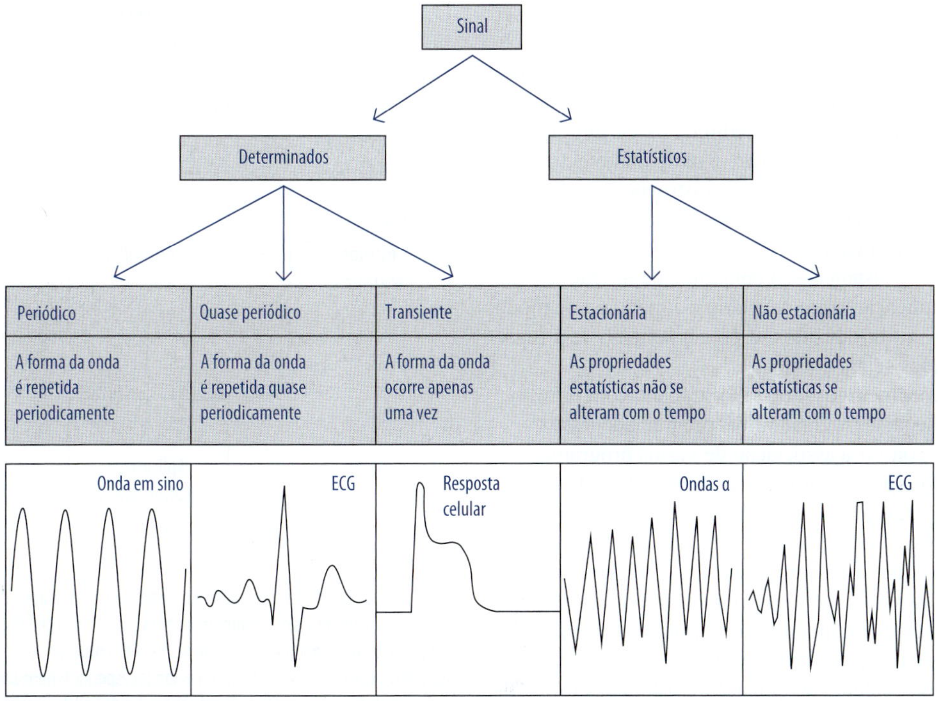


**FIGURA 9.6** Nas aplicações médicas, além dos dados numéricos e alfanuméricos relativos a um paciente, também podem coexistir dados de sinais fisiológicos com padrões diferentes. ECG, eletrocardiografia.

## Computadores: *hardware* e *software*

Para executar o seu papel, a informática usa como elementos o *hardware* (os computadores e seus periféricos) e o *software* (os sistemas operacionais e programas) **(FIG. 9.7)**.

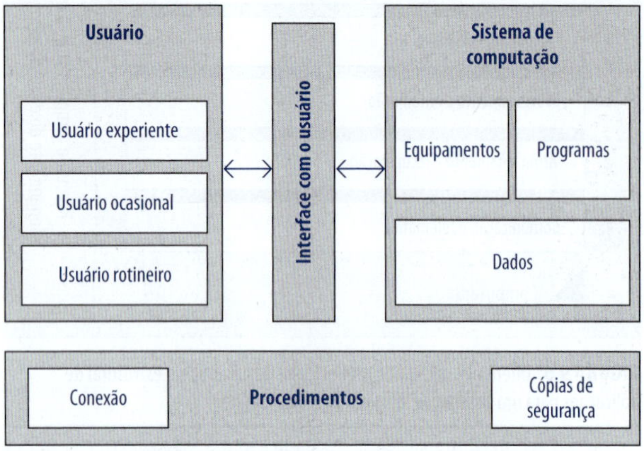


**FIGURA 9.7** Os sistemas de informações são constituídos de computadores e periféricos, e os usuários (de diferentes níveis) interagem com o *hardware* (as máquinas) por meio do *software* (os programas). Procedimentos de segurança para o uso e a manutenção da integridade dos dados são necessários.

Os antecessores dos modernos computadores eram máquinas que lidavam com números e aritmética realizando cálculos. Com o advento da eletrônica digital, surgiu o computador digital, geralmente denominado computador, que tem a possibilidade de manipular, além de números e aritmética, também outros dados. Quaisquer dados – numéricos, alfanuméricos ou símbolos – podem ser inseridos, captados, armazenados, tratados e retirados dos computadores. Os computadores podem ser definidos como processadores da informação.

A palavra *software* surgiu para contrastar com a parte "máquina" (*hard*) do computador. Nesse termo, estão incluídos os programas, as linguagens e os procedimentos de um sistema de computação. Na prática, o *software* é parte mutável, maleável (*soft*) composta por um conjunto de instruções que facilita, orienta e organiza a introdução dos dados, o seu processamento e a elaboração dos resultados.

Os programas e sistemas são conjuntos de instruções que permitem a comunicação entre o usuário e a máquina de modo que os dados sejam introduzidos, o processamento seja realizado e os resultados sejam obtidos.

O *hardware*, por meio do processador, trabalha com *softwares* diferentes para chegar ao resultado final programado **(FIG. 9.8)**.

É comum encontrar a associação de vários programas em pacotes integrados (processador de texto, planilha eletrônica, base de dados, *e-mail*, acesso à internet, agenda e outros), que hoje podem receber o nome de *suites* ou *offices*. A integração desses programas dentro de um mesmo "pacote" facilita a sua operação, pois são visualmente parecidos (interface visual) e utilizam os mesmos procedimentos, bem como os mesmos dados, informações e resultados pelo sistema.

Caso haja necessidade de aplicação em funções específicas como, por exemplo, o controle de um sistema médico ou de um serviço de anestesiologia, podem ser desenvolvidos programas com interface de comunicação própria para os usuários, mesmo que estes utilizem como base para o armazenamento e o processamento os aplicativos comerciais. A manutenção de uma mesma interface visual dentro de um sistema de informações médicas facilita o seu uso.

## Redes de computadores

Os computadores pessoais são unidades isoladas, cada uma com a sua própria informação. O crescimento do número de computadores gerou a necessidade da interligação entre eles, para que a troca de informações aumentasse as suas aplicações. Atualmente, a tendência ao uso de computadores interligados é uma realidade e necessidade.

Entre os métodos mais utilizados, pode-se citar a formação de redes internas, que possibilitam a conexão entre dois ou mais computadores, facilitando o uso dos dispositivos e acessórios presentes nessa rede, mesmo que fisicamente em outros locais. Assim, torna-se possível a existência de vários computadores atendendo a vários usuários, compartilhando as informações existentes em todos os elementos da rede, sem a necessidade de expansão do número de periféricos como impressoras, *scanners*, CD-ROM, DVD-ROM ou outros **(FIG. 9.9)**.

Quando dentro de uma mesma edificação, a rede costuma receber o nome de *Local Area Network* (LAN). Uma rede mais extensa pode receber o nome de *Wide Area Network* (WAN) e passa a ser uma rede de redes, ou seja, mais redes conectadas entre si.

A ligação de computadores a uma rede, e de redes entre si, pode ser feita por formas que variam desde a comunicação por meio de cabos e sistemas de telefonia até a utilização de equipamentos sem fio e satélites.

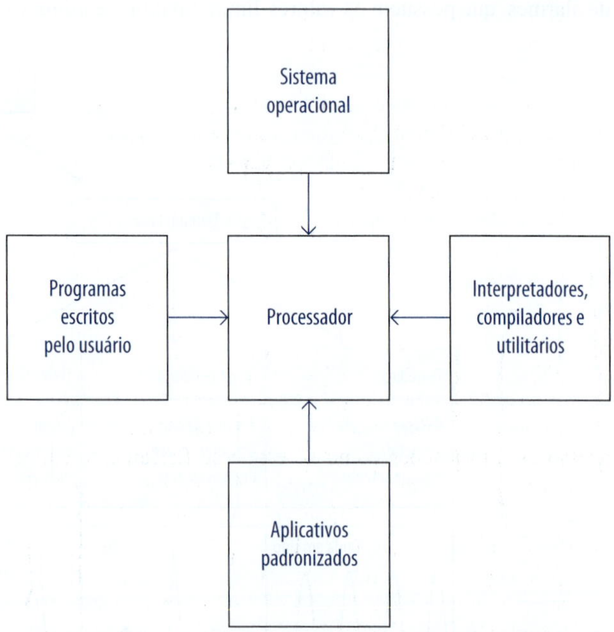


**FIGURA 9.8** Durante a operação de um sistema de computação, diferentes tipos de *softwares* são utilizados para o processamento das informações. O sistema operacional controla o computador com os seus dispositivos de entrada e saída. Os programas escritos (desenvolvidos pelo usuário) realizam as tarefas específicas necessárias. Os compiladores, os interpretadores e os utilitários realizam tarefas de transformação, interpretação e programas requeridos pelo usuário. Os programas e aplicações padronizadas são adquiridos para realizar tarefas comuns aos diversos usuários e instituições.

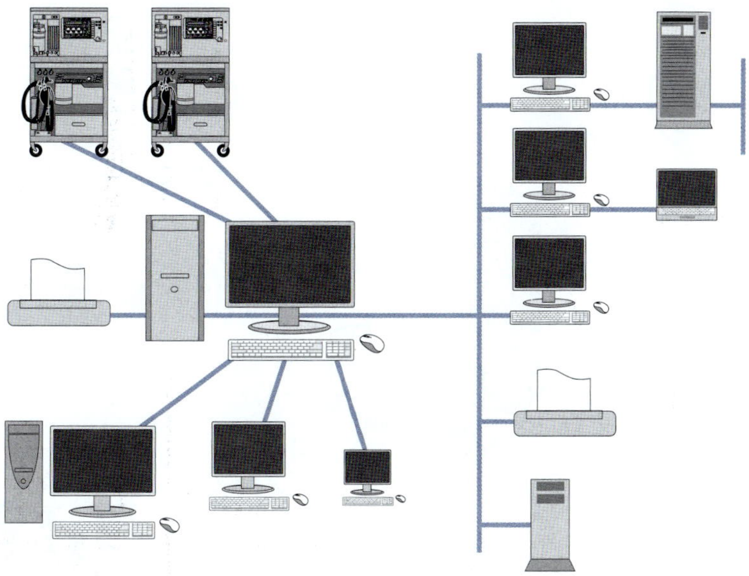

**FIGURA 9.9** A integração de dados clínicos, laboratoriais, imagens em um prontuário eletrônico e a interconexão do aparelho de anestesia e monitores disponibilizam os dados do paciente relativos aos períodos pré, peri e pós-operatório.
*Fonte: Baseada em van Bemmel e Musen.*[6]

O processo de transferência de um arquivo do computador remoto para o computador do usuário denomina-se *download* (baixar um arquivo), e o inverso, *upload* (enviar um arquivo).

Por necessidade de operação e segurança, o acesso de computadores às redes deve ser determinado por um administrador que programa quem terá acesso a qual conteúdo.

Um bom projeto de redes de computadores envolve a possibilidade de interconexão entre diferentes tipos de computadores e entre sistemas operacionais diferentes; por exemplo, computadores com sistema operacional Windows® com computadores Mac (Apple Computer, Inc®), *smartphones* e *tablets* e outros (grandes computadores dos sistemas hospitalares e universitários – servidores).

O uso de "redes sem fio" (*wireless*) permite a conexão entre computadores, telefones e outros dispositivos por meio de ondas de rádio (2,4 e 5 GHz de frequência), possibilitando a mobilidade dos usuários e seus computadores dentro de limites estabelecidos, com a troca de informações sem a conexão física (por fios). É possível o deslocamento do anestesiologista do centro cirúrgico para qualquer dependência do hospital, com o seu *notebook*, *smartphone* ou *tablet*, com a manutenção de acesso às informações como se estivesse fisicamente conectado por fios. Os limites permitidos vão desde dependências dentro de uma sala ou edifício até quilômetros de distância, entre edifícios diferentes.

A indústria da informática tem se empenhado no desenvolvimento da interconexão entre os equipamentos modernos de computação e telecomunicação. Os futuros monitores serão interligados ao computador central e aos periféricos por conexões sem fio, permitindo ao anestesiologista o acompanhamento, mesmo que a distância, dos dados e sinais monitorizados (telemetria) dos pacientes **(FIG. 9.10)**.

O administrador da rede é o profissional responsável pela determinação dos acessos, com os diferentes níveis de segurança, dos computadores ligados à rede.

## O uso de computadores em anestesiologia

Tradicionalmente, os hospitais e as universidades, sobretudo no exterior, foram os primeiros ambientes, frequentados por médicos, em que se utilizaram computadores. Eram equipamentos de grande porte, capazes de gerenciar um grande volume de informações, mas com a desvantagem de apresentarem uma comunicação com o médico que exigia conhecimento profissional de informática para a sua operação e programação.

Com o advento do computador pessoal, na década de 1980, muitos médicos, principalmente os anestesiologistas, mostraram-se interessados no conhecimento e aproveitamento dessa nova ferramenta.

Inicialmente, foram surgindo programas com destinação específica, como para cálculo de doses de fármacos, avaliação do equilíbrio acidobásico e hidreletrolítico, e cálculo de vaporização de anestésicos inalatórios, escritos em linguagens como o Basic pelos próprios anestesiologistas e apresentados como temas livres de Congressos Brasileiros de Anestesiologia (CBAs)[9-12] ou publicados na Revista Brasileira de Anestesiologia.[13] Na área de monitorização, desenvolveram-se estudos sobre a interconexão de computadores e monitores para extrair dados em tempo real ou armazenados, com o objetivo de criar documentação em papel ou gravada em meio magnético para futura utilização ou até mesmo para transmissão a distância.[14]

Paralelamente, na área de pesquisa, teve início o emprego para os cálculos estatísticos e a redação de artigos científicos.[13] No campo da didática, o uso ampliou-se para a produção dos recursos visuais, sobremaneira na produção de apresentações para aulas (*slides*) e transparências.

Os serviços e clínicas usaram os computadores inicialmente para a administração financeira e controle da produção laboral, bem como para a criação e armazenamento dos dados provenientes dos relatórios de anestesia. Tais sistemas

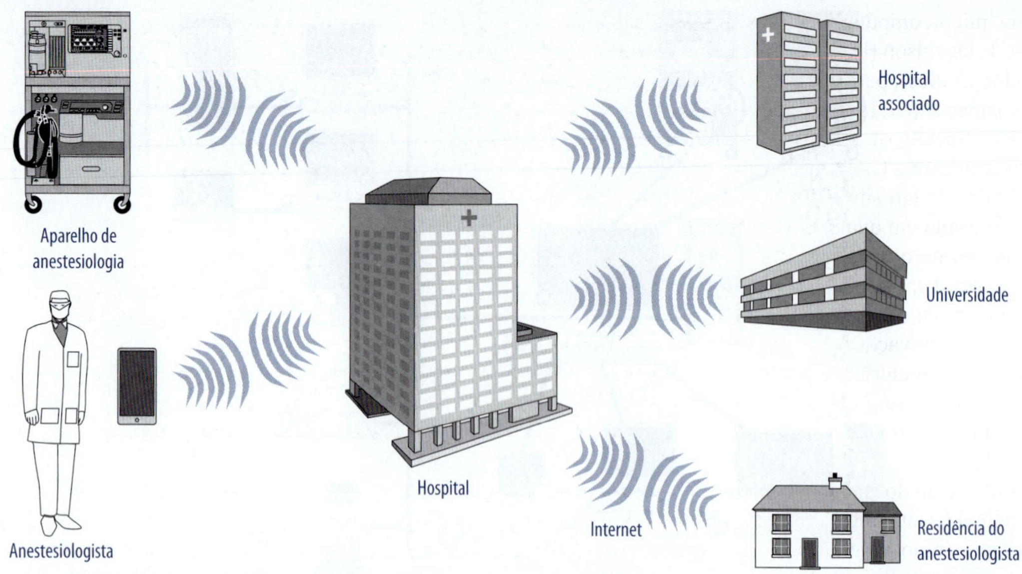


**FIGURA 9.10** A interconexão, por redes (com e sem fio), de diversos equipamentos como o aparelho de anestesia e monitores, *smartphones* e *tablets* conectados com a rede do hospital (ou hospitais), universidades e até a residência do anestesiologista.

permitem uma avaliação dos dados dos pacientes, cirurgias, médicos, intercorrências e complicações dos atos anestésicos.[15]

Na área de pesquisa, foi facilitado o processo de captação e armazenamento de dados para análise e estudo, em particular pelos conversores analógicos digitais, em que os valores das variáveis fisiológicas foram transferidos dos monitores para os computadores, para a sua avaliação.[14,16]

Atualmente são diversos os equipamentos utilizados pelo anestesiologista que empregam computadores, de uso geral ou específico, para tarefas como gasometria, medidas de pressões (arterial, venosa, pulmonar, capilar pulmonar, intracraniana), temperatura, saturação da hemoglobina periférica pelo oxigênio ($SpO_2$), saturação venosa mista ($SvO_2$), fração inspirada de oxigênio ($F_IO_2$), concentração do dióxido de carbono ($CO_2$) inspirado/expirado), concentração inspirada/expirada de anestésicos inalatórios, controle de respiradores, testes de aparelhos de anestesia, bombas de infusão (com infusão contínua constante ou variável), monitorização do eletrocardiograma (ECG) com avaliação das ondas, monitorização do eletrencefalograma (EEG), monitorização da função neuromuscular e seu bloqueio.

Programas comerciais para a administração financeira e contábil da prática anestesiológica, individual ou em grupo, estão disponíveis. Fabricantes de equipamentos de monitorização e de aparelhos de anestesia têm apresentado sistemas para integração de seus equipamentos com o sistema de informação do hospital.

Programas educativos para o ensino e treinamento em anestesia inalatória (GasMan®), simulação do funcionamento de um aparelho de anestesia (Virtual Anesthesia Machine®), anestesia venosa (PK-Sim®, TIVASim®, RugLoop®), controle de bombas de infusão, previsão de concentrações de fármacos e simulação estão sendo usados por diversos centros e serviços.[17]

É crescente o desenvolvimento de aplicativos médicos e para a anestesiologia para as principais plataformas de dispositivos móveis, Android® e iOS®. Esses aplicativos podem ser genéricos, de interesse para todos os médicos (como calculadoras de parâmetros fisiológicos, valores laboratoriais, guias de emergências, tutoriais para reanimação cardiopulmonar), bem como específicos (e de maior uso) pelo anestesiologista, como relacionados no **QUADRO 9.4**.

O uso de simuladores de anestesia, que propiciam um treinamento semelhante ao utilizado na aviação e em outras áreas, faz parte do arsenal tecnológico de ponta da atualidade, e vários centros estão sendo montados em todo o mundo.

A Sociedade Brasileira de Anestesiologia (SBA) adquiriu o Body Simulation for Anesthesia® (Advanced Simulation Corporation, Estados Unidos), um programa simulador de

**QUADRO 9.4** Aplicativos para dispositivos móveis relacionados à anestesiologia

| Aplicação | Nome do aplicativo |
|---|---|
| Cálculos em anestesia venosa total | AxTIVA |
| Antibioticoprofilaxia cirúrgica | AxATB |
| Registro da anestesia | AxReg |
| Calculadora médica | AxCalc |
| Calculadora de dose de fármaco | Infusicalc |
| Calculadora de valores pediátricos | PediSafe |
| Calculadora de valores pediátricos | PICU |
| *Pocket Cards* em anestesia | Anesth pc |
| Avaliação pré-anestésica | PreEval |
| Avaliação pré-anestésica | Av Preanest |
| Avaliação da apneia obstrutiva do sono | osasV2 |
| Conduta no manejo da via aérea | Vortex |
| Cálculos em anestesia inalatória | Gas Guide |
| *Checklist* de cirurgia segura | Safe Surgery |

anestesia para microcomputador, de autoria dos professores N. Ty Smith e T. Davidson (Universidade de San Diego – Califórnia – Estados Unidos), para distribuição aos seus Centros de Ensino e Treinamento (CETs) e suas regionais.

A American Society of Anesthesiologists (ASA) acaba de fazer uma parceria com a CAE Healthcare® para o desenvolvimento de módulos de um simulador voltado para o anestesiologista, para ser usado em qualquer computador.

Um grande número de revistas médicas, incluindo as de anestesiologia, tem disponibilizado o seu conteúdo para os assinantes e membros de sociedades por meio do acesso a internet, substituindo as gravações em mídias como o CD-ROM e o DVD-ROM, com a inclusão de vários anos, disponibilizados para a pesquisa e *download* dos textos integrais, em formatos de livros eletrônicos (*e-books*) ou arquivos em PDF (Portable Document File®).

Além da liberação do espaço físico nas prateleiras das estantes, as principais vantagens estão relacionadas à redução do tempo de pesquisa e ao volume de informações que são encontradas por esse processo. Livros-texto e coleções de vários livros, inclusive deste, já estão disponíveis em formato digital. O material interativo, com áudio, vídeo e até testes de avaliação, torna a leitura mais agradável, estimulante e facilita o aprendizado. A reutilização do material revisto (textos e imagens) é facilitada pelos processos de copiar e colar (*cut and paste*) dos programas comercialmente disponíveis para o preparo de apresentações em aulas e conferências.

## A internet para o anestesiologista

A internet é uma rede mundial de computadores que teve seu início nos anos de 1960 a partir de uma estratégia do governo norte-americano, que, por meio do Ministério da Defesa, criou a Arpanet (Advanced Research Projects Agency), uma rede-teste que ligava quatro universidades americanas e possibilitava a troca de informações entre os cientistas. Era o início do desenvolvimento de uma nova tecnologia de redes, com o objetivo de comunicação e proteção dos dados contra um possível ataque inimigo.

A grande rede, que a princípio serviu para a conexão de supercomputadores de universidades, é atualmente de domínio público mundial, ou seja, qualquer pessoa pode conectar o seu computador à internet e enviar ou receber mensagens e informações.

A internet não é uma simples rede, mas uma "rede de redes de computadores" espalhados por todo o mundo. Quando o computador do usuário (p. ex., o anestesiologista) se conecta a um computador localizado em uma universidade, um hospital ou uma empresa, ele pode ter acesso aos diversos computadores da instituição que estão conectados e tem a permissão para a troca de informações nessa rede.

Para o anestesiologista, a internet é de fundamental importância na busca e troca de informações. Vários são os sistemas que permitem trocar correspondências, ver páginas com informações, fotos, sons, vídeos, conferências, notícias, programas e arquivos de computadores e outras tecnologias que estão sendo implantadas. A internet é dinâmica e as informações sofrem mudanças de conteúdo rapidamente.

A atual revolução da internet é a "computação em nuvem" (*cloud computing*), sistema no qual os arquivos (documentos, fotos, vídeos, livros e outros) ficam armazenados em serviços de armazenamento e podem ser acessados pelo usuário, ou por pessoa por ele autorizada, a qualquer momento, em qualquer lugar e em qualquer computador ou dispositivo móvel (FIG. 9.11). As principais vantagens são a segurança dos dados, a disponibilidade para acesso amplo e o compartilhamento de arquivos com outros usuários e até mesmo equipes. O usuário pode autorizar ou desautorizar, a qualquer momento, o compartilhamento de quaisquer arquivos ali depositados. Muitos programas já fornecem a operação em nuvem (p. ex., Microsoft Office 365®, os aplicativos dos computadores da Apple®, os aplicativos do Google®, entre outros). A "nuvem" permite que se comece um trabalho em um computador ou dispositivo móvel e o continue em outro (em casa, no trabalho ou no lazer), além de poder convidar outras pessoas a participarem do trabalho. Como exemplo dos serviços mais utilizados, citam-se Dropbox®, OneDrive® – Microsoft®, Google Drive®, iCloud® – Apple Computer Inc.®

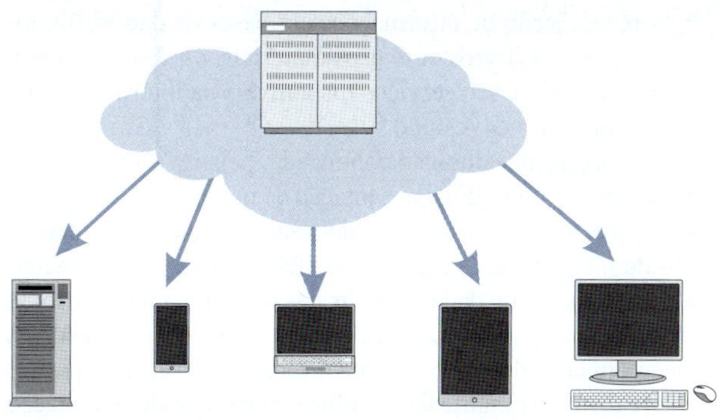

**FIGURA 9.11** Computação em nuvem. Diversos computadores e dispositivos móveis armazenam as suas informações em servidores (computadores) ligados à internet, possibilitando o acesso à informação por qualquer dispositivo conectado à nuvem.

A mudança de endereços na internet também é bastante dinâmica. É muito comum que um endereço antes acessado, quando procurado novamente, não seja encontrado porque foi transferido ou excluído, por vezes sem deixar rastros.

### Programas para o uso da internet e serviços disponíveis

Para se ter acesso às informações contidas na internet, são necessários programas de acesso e operações dos serviços (ou sistemas) da internet.

A consulta às diversas sociedades de anestesiologia de vários países permite a visualização dos objetivos, mensagens, diretorias, protocolos, listas de sócios e muitas outras informações. A importância fundamental é a disponibilização de todo o material da sociedade para o sócio, em qualquer local onde o acesso à internet seja possível. É o processo mais eficaz para a divulgação de notas de emergências, esclarecimentos ou informações, no qual a agilidade é o fator fundamental, possibilitando uma diferença de segundos entre a geração da informação e o seu acesso pelo anestesiologista.

Universidades, departamentos e serviços podem disponibilizar informações para os seus membros e para o mundo, mostrando as suas metas, o seu corpo clínico, a sua produção científica e suas rotinas.

A recuperação de informações em bases de dados, bibliotecas, periódicos, livros ou outros materiais, *on-line*, por meio de palavras-chave, são serviços disponíveis na internet que facilitam a pesquisa e o estudo.

O processo de educação continuada, pela revisão de assuntos já conhecidos ou pela apresentação de novos temas, fica facilitado e tem sido enfatizado por diversas instituições. A recuperação de informações e referências bibliográficas, armazenadas em grandes bases de dados, espalhadas por todo o mundo, torna o processo de pesquisa e educação continuada de fácil execução. O aparecimento de cursos de atualização *on-line*, nos quais o aluno realiza uma matrícula, escolhe o curso que deseja, recebe as aulas (sob a forma de apresentação com ou sem texto explicativo), responde a um questionário (teste) e recebe uma nota, que pode ser considerada em programas de educação médica continuada, também já é uma realidade na internet.

A criação de livros-texto virtuais, armazenados em servidores da internet, com capítulos que, além de discutirem os assuntos, também direcionam o usuário para outros *sites* com outros capítulos, é uma notável modalidade de atualização e desenvolvimento de um livro dinâmico. The Virtual Anaesthesia Textbook é um importante livro-texto virtual.

Os fabricantes de equipamentos, as editoras e os laboratórios podem colocar os seus produtos, preços, especificações, suporte técnico ou outras informações disponíveis para consulta.

É rotineiro o uso de páginas com referências a *links* (ligações) externos para *sites* de assuntos correlacionados. Assim, quando se entra em um *site* de anestesiologia de uma sociedade, universidade ou departamento, geralmente o proprietário indica outros *sites* relacionados com o assunto, ou de sua preferência. Essa construção faz da internet uma grande rede para pesquisas, onde cada página de informação conduz o usuário a novas páginas, como se folheasse livros em diversas bibliotecas espalhadas pelo mundo.

Existem *sites* que catalogam e classificam, como em um livro ou banco de endereços, os endereços de outros *sites*, permitindo uma visualização global ou busca por palavras-chave.

Há *sites* dedicados a determinados ramos de atividade, como anestesiologia, com índices dos *sites* relacionados aos assuntos ou até divididos por subespecialidades da anestesiologia.

Alguns *sites* são específicos para as buscas de informações do conteúdo disponível na rede sobre todos os assuntos. Neles, por meio de palavras-chave sobre um determinado assunto – desde **anestesia** até **zoologia**, por exemplo – obtêm-se diversos endereços que serão acessados com um simples clique do *mouse*.

O dinamismo da internet, permitindo que cada *site* faça as suas próprias modificações, que cada computador (*host*) atue de maneira independente, também gera problemas, como a já mencionada frequente mudança dos endereços. Por vezes, conforme foi dito, endereços armazenados ficam desatualizados e, por ocasião da nova consulta, não são mais encontrados.

## *E-mail*

Com esse serviço de correio eletrônico (*electronic mail*, ou *e-mail*), o anestesiologista pode receber e enviar mensagens a todos que possuam uma conta de *e-mail* na internet e participar de listas de discussão (*discussion lists*), recebendo e enviando mensagens que podem ser lidas e discutidas por todos os participantes do grupo.

Além de mensagens do tipo texto, atualmente podem ser enviados ou recebidos por *e-mail* vários formatos, como documentos, figuras, fotos, arquivos de áudio e vídeo.

Os programas para o acesso ao sistema de *e-mail* oferecem diversos modos de controle e operação de um sistema de correspondências. Permitem receber uma correspondência, separá-la e arquivá-la em uma pasta específica – que pode ser rotulada por assunto –, imprimi-la, gravá-la (salvá-la), exportá-la para outros programas, bem como responder ao autor ou ao grupo que a gerou com a facilidade de utilização do endereço original, sem uma nova digitação. Para a criação de correspondências, há recursos como um livro de endereços – individual ou em grupos –, sendo possível ainda anexar documentos, figuras, fotos, arquivos, sons e vídeos à correspondência principal, expedir cópias simultâneas para determinados endereços ou grupos de pessoas. Tais programas podem administrar diversas contas de *e-mail* e encaminhar as correspondências para as contas e pastas específicas.

Como já foi explicado, quando o computador do usuário não está conectado à internet, as mensagens recebidas ficam armazenadas no servidor de *e-mail* do provedor de acesso; após a conexão usuário-provedor e a utilização do programa de *e-mail*, as mensagens são transferidas para o computador do usuário. Do mesmo modo, o usuário pode preparar todas as mensagens a serem enviadas, armazená-las em seu computador e enviá-las em um determinado momento.

Os provedores de acesso estão fornecendo aos assinantes, e essa é uma tendência, os serviços de correio eletrônico pelo WebMail. A principal vantagem consiste na possibilidade de verificação e manuseio do *e-mail* de qualquer computador conectado à internet sem a configuração de uma conta de *e-mail* (processo necessário para o uso de uma conta de correio eletrônico com um programa específico).

## Listas de discussão e fóruns

São espaços acessados por meio de uma inscrição ao serviço ou de forma livre (sem inscrição) com participação limitada às regras do serviço. Os participantes poderão ver e participar das discussões que geralmente são agrupadas em assuntos. É preciso seguir as regras de etiqueta da internet: respeitar o tema do fórum ou lista, evitar comentários ofensivos ou polêmicos de qualquer natureza, respeitar a brevidade e objetividade do tema e do texto, entre outras. Na própria internet são encontrados diversos *sites* com regras para a participação em listas, denominadas regras de etiqueta – netiqueta. Essas listas e fóruns poderão ou não ser moderadas por um coordenador (censor).

As listas podem ser abrangentes, como, por exemplo, toda a anestesiologia, ou especializadas, como "anestesia em pediatria".

Há uma tendência de substituição e migração gradativa das listas de discussão por *e-mail* (enviados para os participantes da lista por programas de *e-mail*) pelos grupos ou fóruns de discussão, que são operados pela World Wide Web (www), onde o participante acessa o grupo para ver as discussões com um programa navegador de internet.

## *Blogs*

*Blog* é uma palavra que resulta da simplificação do termo *weblog*. Este, por sua vez, é resultante da justaposição das palavras da língua inglesa *web* e *log*. *Web* aparece aqui com o significado de rede (da internet), enquanto *log* é utilizado para designar o registro de atividade ou desempenho regular de algo.

*Blogs* são páginas da internet onde regularmente são publicados diversos conteúdos, como textos, imagens, músicas ou vídeos, tanto podendo ser dedicados a um assunto específico como ser de âmbito bastante geral. Podem ser mantidos por uma ou várias pessoas e costumam ter espaço para comentários dos seus leitores. Blogueiro é o nome dado a quem publica em um *blog*, e blogosfera é o conjunto de *blogs*.

# Pesquisas e outros usos da internet

## Pesquisas gerais

Sendo a internet o maior acervo de bases de dados espalhadas por todo o mundo, o grande desafio passou a ser como pesquisar nelas para encontrar as informações de que se necessita.

O grande dinamismo da internet, com o aparecimento de novos endereços a cada minuto, com o incremento de seu conteúdo em uma velocidade jamais vista e com a mudança, também muito dinâmica, da localização do conteúdo, faz da simples memorização ou do arquivamento de um endereço pelo usuário uma tarefa nem sempre muito funcional. Uma vez conectado à internet, o usuário deseja encontrar rapidamente as informações e usufruir delas.

Vários são os mecanismos de busca ou pesquisa com o objetivo de encontrar informações na internet. Os *sites* de busca genéricos são usados para a procura de qualquer informação e devolvem até milhares de endereços de páginas nas quais o assunto estaria inserido. Alguns dos endereços mais utilizados estão relacionados no **QUADRO 9.5**.

**QUADRO 9.5** Endereços de busca mais utilizados na internet

| | |
|---|---|
| Google: pesquisa geral | www.google.com |
| Bing: pesquisa geral | www.bing.com |
| Yahoo: pesquisa geral | www.yahoo.com |
| Picsearch: imagens, fotos, gráficos | www.picsearch.com |
| Google Scholar: pesquisa acadêmica | scholar.google.ca |
| Wolframalpha: pesquisa nas áreas de ciências | www.wolframalpha.com |

Um *site* de pesquisa deve ser rápido, apresentar resultados relevantes (que representem o que se procura) e ser um catálogo que, além de extensão, tenha objetividade. O Google® é o *site* de pesquisa mais utilizado da internet, com a possibilidade de oferecer buscas específicas sobre imagens, mapas, notícias e manchetes. O Google Scholar® faz pesquisas mais direcionadas aos temas educativos.

Como enciclopédia, a Wikipedia® é a principal fonte da internet. Ao se pesquisar na internet, fica por conta do usuário a avaliação da credibilidade das informações fornecidas, mesmo na Wikipedia®.

## Pesquisas na internet em anestesiologia

Alguns conceitos devem ser estabelecidos para que se entenda o mecanismo de funcionamento e armazenamento dos dados e sua busca.

Os banco de dados são espaços reservados nos computadores para o armazenamento de informações, de forma padronizada, para facilitar o seu gerenciamento e a sua busca. Por vezes, um volume considerável de informações apresenta características particulares, tornando-se conveniente a segmentação do banco de dados em partes denominadas bases de dados. Assim sendo, o banco de dados da National Library of Medicine está subdividida em diversas bases de dados, entre elas o Medline®, que contém os dados sobre anestesiologia e outras áreas da medicina.

Os bancos de dados de referências bibliográficas são compostos de "registros" (conjunto de material arquivado de forma sistemática), que, por sua vez, são formados por "campos" (cada item a ser pesquisado – de forma sistemática – dentro dos registros do banco de dados). Para facilitar a pesquisa, os dados podem ser separados em "bases de dados" de acordo com a seleção das informações relativas a determinados assuntos, períodos ou conteúdo.

Os resultados de uma pesquisa devem ser avaliados qualitativa e quantitativamente. Um dos grandes problemas encontrados é o excesso de dados retornados em uma pesquisa e a sua posterior separação, que consome tempo e gera desmotivação. Os mecanismos de filtragem, para obtenção de dados específicos e mais sintonizados com o objetivo da pesquisa, devem ser aprimorados por meio de planejamento. O conhecimento e a prática em um sistema de pesquisa são técnicas necessárias a esse aprimoramento.

Quando um usuário da base de dados já possui informações preliminares sobre o objeto da pesquisa, como nome do periódico, autor(es), ano de publicação ou intervalo entre anos ou outros, a pesquisa poderá ser limitada por essas informações, evitando o aparecimento de referências desnecessárias.

Diferentes *softwares* para pesquisa, em um mesmo banco ou base de dados, podem apresentar características diferentes, principalmente no que se refere à interface com o usuário – que é o modo com o qual o usuário pesquisa e recebe os resultados.

O Medline® (Medical Literature, Analysis, and Retrieval System Online) é a base de dados da U.S. National Library of Medicine (NLM), que contém mais de 23 milhões de referências e mais de 5.600 publicações em biociências, com concentração na área de biomedicina, provenientes de todo o mundo, atualmente em 40 línguas, com o predomínio da língua inglesa. A cobertura é ampla em áreas de pesquisas biomédicas e ciências clínicas desde 1966, incluindo enfermagem, odontologia, medicina veterinária, farmácia e outras áreas relacionadas com a biologia e o meio ambiente. Está disponível na internet com acesso pela página da NLM e pode ser pesquisado de forma gratuita, sem a necessidade de registro. Existem diversos serviços do Medline® que são fornecidos a bibliotecas e outras empresas comerciais mediante pagamento.

O *software* de pesquisa do PubMed* é um dos sistemas mais utilizados para a pesquisa bibliográfica. Esse sistema fornece a citação bibliográfica, o resumo da citação (*abstract*), as referências bibliográficas e outros artigos relacionados.

Com apenas uma janela de pesquisa, a busca pode ser feita por termos (palavras-chave) ou autor(es). Existem técnicas para as pesquisas visando à obtenção de um resultado de maior qualidade, que melhor atenda aos objetivos do pesquisador. No modo *Advanced* do *PubMed Advanced Search Builder*, é possível construir pesquisas mais elaboradas, com as palavras constantes no título, no texto, no nome do periódico, em uma frase, no nome do autor ou na combinação desses dados, desde

*Disponível em: www.pubmed.gov.

que o pesquisador tenha mais informações sobre o objeto da pesquisa. Nessas pesquisas, nem sempre a quantidade tem prioridade sobre a qualidade, e a melhor relação entre as duas é definida pela relevância. O uso de operadores booleanos ("and", "or" e "not") é reconhecido nessas buscas. Quando uma sequência de palavras ou uma frase do tipo *epidural analgesia for labor* é pesquisada, cada palavra é procurada no banco de dados e o operador "and" é introduzido entre cada palavra. Se a sequência for delimitada com aspas, como "epidural analgesia for labor", toda a frase é pesquisada como se encontra. Essas diferentes formas de pesquisar trazem resultados diferentes. O resultado é uma lista de citações incluindo autores, título, fonte da publicação e frequentemente o resumo.

Uma das melhores formas de pesquisa é a realizada por meio das palavras-chave do vocabulário constante no Medical Subject Headings (MeSH). Aqui, os resultados são mais precisos e objetivos, por utilizarem os termos que indexam os artigos na base de dados do PubMed, ou seja, a pesquisa inicia-se de forma mais orientada pela própria base de dados. Quando o pesquisador escolhe os seus próprios termos, estes terão de ser combinados, de modo mais complexo, para a obtenção dos resultados.

Em algumas ocasiões, pode haver um *link* para o artigo no formato de texto integral (*full text*). A liberação do texto integral gratuito é uma política do editor ou publicador do periódico. Alguns periódicos já liberam o seu conteúdo, gratuitamente, na data de sua publicação, enquanto outros o liberam após um tempo da publicação (6 a 12 meses). Em geral existe um *link*, para a página da editora, que fornece meios para a aquisição do artigo.

Na página principal de acesso ao Medline®, existe um "Tutorial", cuja leitura é recomendada para facilitar o aprendizado aos interessados em pesquisar nesse sistema.

Ao se criar uma conta (cadastrar) no PubMed, será possível selecionar e agrupar as referências bibliográficas selecionadas, de seu interesse, em pastas criadas para assuntos específicos, o que facilita em uma futura leitura do assunto. Essa lista de referências fica guardada nos computadores do PubMed® e pode ser consultada a qualquer tempo, em qualquer lugar, sendo possível enviar, por *e-mail*, os artigos selecionados aos colegas interessados.

O aplicativo *PubMed On*® Tap permite a pesquisa no PubMed por meio de dispositivos móveis e pode ser encontrado nas lojas específicas para o seu dispositivo (iOS® ou Android®).

Os diversos sistemas de pesquisas de referências bibliográficas apresentam comandos e técnicas diferentes. É recomendada a leitura dos tutoriais (Help – Manual do Usuário) de cada sistema para aprimorar o conhecimento da operação e obter melhores resultados.

## Serviços de informações médicas, periódicos e livros *on-line*

Algumas empresas e editoras oferecem a compra ou a assinatura eletrônica, com acesso temporário ou permanente, para a visualização e cópia, sob sistemas de assinatura ou compra de direitos. Esses serviços podem estar disponíveis para determinado artigo, número ou volume da publicação, por prazos que variam de dias a anos.

A SBA contratou da Elsevier®, um sistema de pesquisa denominado ClinicalKey que pode ser acessado pelos membros da SBA, com o *login* no *site* SBA e o direcionamento para a Biblioteca Virtual. Esse sistema permite a busca de referências em periódicos, livros, monografias de fármacos, recomendações, orientações aos pacientes, multimídia e consulta a procedimentos.

O UpToDate® é o principal recurso de suporte a decisões médicas baseado em evidências, usado por profissionais de saúde para ajudá-los a tomar as decisões certas no local de atendimento. Foi comprovado que ele muda a forma como os médicos praticam a medicina e é um recurso associado com melhores resultados. Essas informações são mantidas com um elevado grau de atualização, produzidas por um corpo de especialistas e acessadas por meio de uma assinatura corporativa (sociedades, cooperativas médicas, escolas médicas), propiciando decisões mais inteligentes e um melhor tratamento.

A indústria farmacêutica disponibiliza *sites* com informações sobre os seus produtos e oferece serviços de fornecimento de referências bibliográficas e educação continuada aos médicos, em geral mediante cadastro prévio.

## Bireme

A Bireme* é um centro especializado da Organização Pan-Americana de Saúde (OPAS), no Brasil desde 1967, que oferece acesso, referências e cópias de artigos científicos a bibliotecas conveniadas e usuários. Além do acesso aos periódicos constantes no Medline®, também é possível o acesso a referências não indexadas na National Library of Medicine e dados sobre países da América Latina e Caribe. O LILACS é o mais importante e abrangente índice da literatura científica e técnica da América Latina e Caribe que, há mais de 30 anos, contribui para o aumento da visibilidade, acesso e qualidade da informação em saúde na região. Está presente em 27 países, possui 923 periódicos, 768.771 registros, 639.119 artigos, 86.174 monografias, 35.871 teses e 354.667 textos completos (dados de 3 de abril de 2017).

## Biblioteca Cochrane

A Biblioteca Cochrane** é uma publicação eletrônica projetada para disponibilizar evidências de alta qualidade, tanto para aqueles que proveem cuidados de saúde como para aqueles que os recebem, assim como para os responsáveis por pesquisa, educação, financiamento e administração em todos os níveis. É considerada a melhor base de dados de evidências para tomadas de decisões em saúde.

É formada por uma rede de mais de 37 mil colaboradores, em mais de 130 países, que trabalham juntos para produzir informações de saúde com credibilidade e acessibilidade, livre de conflitos de interesses. A maioria dos colaboradores é constituída de líderes sobre os temas e pertencem a renomadas instituições médicas e acadêmicas.

## SciELO

A *Scientific Electronic Library Online**** (SciELO) é uma biblioteca eletrônica que abrange uma coleção selecionada de periódicos científicos brasileiros.

A SciELO é o resultado de um projeto de pesquisa da Fundação de Amparo à Pesquisa do Estado de São Paulo (Fapesp), em parceria com o Centro Latino-Americano e do Caribe de Informação em Ciências da Saúde (Bireme). A partir de 2002, o projeto conta com o apoio do Conselho Nacional de Desenvolvimento Científico e Tecnológico (CNPq).

---

*Disponível em: www.bireme.br.
**Disponível em: www.cochrane.org.
***Disponível em: www.scielo.org.

O projeto tem por objetivo o desenvolvimento de uma metodologia comum para preparação, armazenamento, disseminação e avaliação da produção científica em formato eletrônico. Com o avanço das atividades do projeto, novos títulos de periódicos estão sendo incorporados à coleção da biblioteca.

Os artigos da Revista Brasileira de Anestesiologia publicados a partir de 2001, em formato PDF com o mesmo formato da publicação original, podem ser acessados gratuitamente, no *site* da SciELO.

## Telemedicina

A telemedicina é a transferência de dados médicos como imagens, sons, vídeos, dados do paciente de um local a outro com a utilização de diversos recursos eletrônicos e de telecomunicações. O seu desenvolvimento começou na década de 1960, com a National Aeronautics and Space Administration (NASA), para apoiar os astronautas que seriam enviados ao espaço.

A telemedicina tem grande aplicação para os casos em que existe uma distância, em tempo e espaço, ou obstáculos entre o paciente e o médico ou entre eles e outra equipe especializada, a qual pode colaborar a distância por meio da avaliação desses dados, sem o exame direto do paciente. Sua maior contribuição pode ser vista em áreas remotas ou pobres que apresentam carência de recursos profissionais e materiais. As principais vantagens desse sistema de telemedicina são apresentadas no **QUADRO 9.6**.

**QUADRO 9.6** Qualidades da telemedicina

- Atender ou orientar um paciente a distância, diminuindo a necessidade de transportá-lo
- Transmitir dados para a pesquisa, do meio para o local do pesquisador
- Determinar a necessidade de profissionais especializados em certas localizações, possibilitando melhor alocação de recursos
- Treinar profissionais a distância mediante compartilhamento dos dados e das informações

As principais aplicações de telemedicina fazem uso intensivo da transmissão de imagens (fotos e vídeos) com sons.

## Vídeo

Os sinais de vídeo contêm um grande volume de informações e exigem conexões mais rápidas com uma banda larga de transmissão, para que possam propiciar comunicação eficiente entre computadores localizados em diferentes pontos do planeta.

O *site* da Anesthesia Patient Safety Foundation (APSF) possui uma série de vídeos para a educação continuada do anestesiologista.

Uma das ferramentas mais modernas, em vídeo, é disponibilização das conferências gravadas dos eventos científicos para os inscritos ou, até mesmo, para os que não puderam comparecer ao evento de forma gratuita ou com o pagamento de uma inscrição para o acesso aos vídeos. O Congresso Paulista de Anestesiologia (COPA), o Congresso Brasileiro de Anestesiologia (CBA) e as jornadas regionais da SBA já possuem essa moderna técnica.

## YouTube® e Vimeo®

No YouTube é possível o acesso a milhares de vídeos sobre anestesia e assuntos correlatos. Obviamente a fonte (procedência) do material deve ser verificada, já que se trata de um *site* de publicação livre, sem censura ou revisão.

Uma técnica para a melhor filtragem do conteúdo e acompanhamento dos novos vídeos é a inscrição nos canais de seu interesse, realizada por meio da criação de uma conta (com *login* e senha) e o acréscimo de cada canal de vídeo de seu interesse a essa conta. O **QUADRO 9.7** apresenta a relação de alguns canais do Youtube de interesse para o anestesiologista.

**QUADRO 9.7** Alguns canais do YouTube de interesse para o anestesiologista

- AirwayCam
- AmbuSuppotTool
- American Heart Association
- American Society of Anesthesiologists®
- GlideScope® Video Laryngoscopes Channel
- Handsonlycpr
- Hemodynamics
- PreOp.com Patient Engagement – Patient Education
- SAESP CURSOS
- SBAwebtv

O Vimeo® é um *site* semelhante ao YouTube que também armazena vídeos sobre diversos assuntos, inclusive sobre medicina e suas especialidades médicas, dentre elas, sobre anestesiologia.

Muitas instituições (sociedades, universidades, hospitais, empresas e outras) criam canais de vídeos – um espaço próprio para colocar o seu repositório – nesses serviços. Ao assinar um canal de vídeo de uma instituição ou pessoa, recebe-se uma notificação, por *e-mail*, toda vez que um novo vídeo for adicionado a esse canal.

## Videoconferências

Os sistemas de videoconferência permitem a comunicação entre participantes, possibilitando a interatividade, com o uso de equipamentos domésticos do tipo computadores pessoais, *smartphones* ou *tablets*, equipados com videocâmera (*webcam*).

São recomendadas as conexões de maior velocidade para o melhor desempenho do sistema e as conexões 4G no uso de dispositivos móveis.

## Educação continuada

Um sistema de educação continuada encontra-se disponível no *site* da SBA e de outras sociedades de anestesiologia. Existem programas de educação continuada a distância, com avaliação e certificação.

A World Federation of Societies of Anesthesiologists (WFSA) possui em seu *site** programas de educação continuada como o Update in Anaesthesia – um periódico publicado desde 1992 destinado ao suporte da prática da anestesia em locais com recursos limitados – e o Anaesthesia Tutorial of the Week, de acesso gratuito, bem como informações sobre a anestesia no mundo.

*Disponível em: www.wfsahq.org.

Um livro virtual de anestesia – The Virtual Anaesthesia Textbook – contém vários capítulos que são modificados e atualizados de acordo com a evolução dinâmica da internet.*

## Hospitais virtuais

O conceito de hospital virtual abrange a montagem de uma estrutura semelhante à de um hospital, dentro de um computador, para que possa ser "visitada" por aqueles que têm acesso permitido. São montadas páginas sob a forma de textos, gráficos, plantas baixas, fotos, mapas ou outros recursos que informam e guiam o usuário dentro desse hospital ao longo de seus departamentos e serviços, que vão desde a recepção até o centro cirúrgico ou sala de cirurgia, por exemplo.

Esse hospital pode ser o modelo de uma instituição que exista fisicamente, como o próprio espelho de funcionamento de um hospital universitário, ou um modelo inteiramente virtual (só existente no computador).

São considerados visitantes os pacientes, acompanhantes e médicos com locais de informações específicas para cada categoria, que também pode ser subdividida. Pode-se ter acesso aos médicos do próprio hospital, que, mediante identificação e senhas, têm acesso às informações mais específicas, ou médicos externos que têm acesso limitado aos interesses do administrador. Para os pacientes e acompanhantes, são fornecidas informações sobre os serviços prestados pelo hospital, o seu corpo clínico, os horários de funcionamento com as instruções para as marcações e reservas, os procedimentos e recomendações úteis para o tratamento ou a internação.

Cada departamento ou serviço tem espaço para divulgar os seus interesses, de um modo livre ou padronizado e disciplinado pelo administrador. Recursos como *e-mail*, fóruns, consulta ao especialista, telefones, boletins diários facilitam o contato entre o hospital virtual e os usuários.

## Registro automático do relatório de anestesia

Nas últimas decadas, a anestesiologia talvez tenha sido a especialidade médica que mais avançou na determinação das causas dos incidentes e acidentes ocorridos com os pacientes durante um tratamento.

A anestesiologia sempre buscou melhorar a qualidade de seus registros, relatórios ou fichas de anestesia; com a evolução da informática, um novo caminho se abriu na tentativa de se obter registros precisos, confiáveis e padronizados – juntamente com a possibilidade da criação e gerenciamento de grande quantidade de informações – para pesquisas e análises futuras.

As informações registradas, provenientes dessas investigações, ajudaram no conhecimento e na elaboração de estratégias para a prevenção e o tratamento desses incidentes, diminuindo sua ocorrência.

Mesmo com o conhecimento e equipamentos disponíveis, não se pode afirmar que a anestesia seja um ato médico totalmente seguro. É preciso continuar coletando dados e informações para que se analisem e estabeleçam novas causas, mecanismos de prevenção e tratamento.

O registro manual do relatório de anestesia é uma tarefa que consome tempo e atenção do anestesiologista. Por vezes, são tarefas repetitivas que já se encontram arquivadas em um sistema de informática.

A "pressão para o aumento da produção" já chegou às salas de cirurgia e, por vezes, direciona pacientes para ambientes externos ao centro cirúrgico sem as condições de segurança ideais e distantes dos locais aptos para atendimento das emergências. O fator tempo para o registro e a precisão do que está registrado são importantes também nesses procedimentos. A cada dia existe uma necessidade de maior volume e mais agilidade nas informações. As formas e opções de tratamentos são cada vez mais complexas, e a quantidade de controles e regulamentações legais aumenta. A meia-vida do conhecimento diminui a cada dia, exigindo maior velocidade na aquisição da informação. A implementação do *paperless hospital* (hospital sem papel) encontra-se em fase lenta, mas apresenta as vantagens descritas no **QUADRO 9.8**.

O registro automático da monitorização e de eventos durante a anestesia pode fornecer informações consideráveis sobre intercorrências e seus fatores causais para análise posterior, conforme mostra o **QUADRO 9.9**.

**QUADRO 9.8** Vantagens da implementação do hospital sem papel (*paperless hospital*)

- Menor tempo de acesso à informação
- Melhor precisão das informações
- Proteção da privacidade de dados pessoais
- Diminuição dos custos de arquivamento
- Transparência no processo
- Melhora da qualidade

**QUADRO 9.9** Vantagens do registro automático do relatório de anestesia

- Registros não alteráveis, contínuos e objetivos são as bases para a identificação, a prevenção e o tratamento de incidentes. O registro automático do relatório de anestesia fornece informações que, por vezes, estão ausentes ou foram incorretamente preenchidas durante o registro manual.
- O registro de procedimentos e dados fisiológicos permitirá uma comparação entre as tendências fisiológicas após a aplicação de uma técnica ou fármaco e a sua evolução. O acompanhamento e o estudo posterior facilitam o treinamento e a educação dos profissionais.
- O anestesiologista é liberado para outras tarefas.
- A tentativa de reconstrução de um evento adverso, por meio de informações escritas, mostra que diversas informações são perdidas (pois não foram registradas). Por outro lado, quando as informações são registradas eletronicamente, um número maior de informações é adicionado, facilitando sua reconstrução.
- O registro automático permite a documentação de um maior número de parâmetros que, por vezes, não são anotados no registro manual.
- O registro automático permite a visualização em cores diferentes com destaques que podem ser ampliados de acordo com o interesse do usuário.
- Os sistemas de informações hospitalares, principalmente os ligados aos gastos, já adquiriram maturidade para permitir a inclusão dos dados do período perioperatório (a anestesia), ajudando, inclusive, no lançamento desses custos e na avaliação para tomadas de decisões sobre a eficácia de fármacos, técnicas e relação custo-benefício.

*Disponível em: http://www.virtual-anesthesia-textbook.com.

A tradicional "ficha de anestesia" (boletim de anestesia, relatório da anestesia) foi desenhada e pouco aperfeiçoada até a década de 1960. Na ocasião, os dados registrados limitavam-se a menos de dez. Com a evolução dos parâmetros monitorizados, todavia, cresceu o número de variáveis monitorizadas e a necessidade do seu registro. Houve um acréscimo significativo de formulários, para registros diversos, alguns até desnecessários ou redundantes, no ambiente hospitalar, mas, em paralelo a esse acréscimo, o anestesiologista sempre resistiu ao aumento do número de páginas (ou folhas) da sua ficha de anestesia que comportasse o incremento dos dados a serem registrados.

Se porventura essa ideia fosse lançada, seria obstruída pelos custos e bloqueada pelo administrador, pelo simples fato de a ficha de anestesia ser o documento com maior informação gráfica dentro do hospital (ou seja, maior custo para impressão). O que aconteceu foi a reimpressão de uma ficha de anestesia com mais de 60 anos para o registro dos dados atuais. A quantidade de informações existentes, à época, era bem menor do que a disponível na atualidade (**QUADRO 9.10**).

**QUADRO 9.10** Dados disponíveis para serem registrados em uma ficha de anestesia tradicional e a necessidade atual

| Dados a serem anotados | Atual | Tradicional |
|---|---|---|
| Procedimentos (punção, intubação, sondagem, posicionamento) | x | x |
| Frequência cardíaca | x | x |
| Pressão arterial (sistólica/média/diastólica) | x | x |
| Pressão arterial direta (invasiva) | x | x |
| Pressão venosa central (PVC) | x | x |
| Saturação da hemoglobina periférica pelo oxigênio – oximetria de pulso ($SpO_2$) | x | – |
| Dióxido de carbono ao final da expiração ($E_TCO_2$) | x | – |
| Fluxos (ou concentrações) de gases: anestésicos voláteis, $O_2$, $N_2O$ | x | ⊗ |
| Reposição volêmica | x | x |
| Temperatura | x | x |
| Modo ventilatório (espontâneo, assistido, controlado) | x | x |
| Pressão inspiratória | x | ⊗ |
| Frequência respiratória | x | ⊗ |
| Volume corrente/minuto | x | ⊗ |
| Pressão positiva ao final da expiração (PEEP) | x | – |
| Débito cardíaco/índice cardíaco | x | – |
| Saturação venosa de oxigênio ($SvO_2$) | x | – |
| Resistência vascular sistêmica/pulmonar | x | – |
| Pressão intracraniana | x | – |
| Monitor do nível de consciência: índice biespectral (BIS), entropia | x | – |
| Bloqueio neuromuscular (aceleromiografia, etc.) | x | – |

x, dados presentes; ⊗, dados facultativos conforme organização do serviço ou do anestesiologista; –, dados frequentemente ausentes.

O termo mais utilizado na literatura internacional (AIMS, do inglês *Anesthesia Information Management System*), traduzido para Sistema de Gerenciamento Informatizado em Anestesiologia (SGIA), será usado para descrever os prontuários eletrônicos em anestesiologia, como são conhecidos, e que devem compreender todas as possibilidades de inclusão de dados realizadas por anestesiologistas, e não somente o perioperatório.[18]

Os sistemas de automatização do relatório de anestesia podem utilizar dados provenientes do sistema de informação hospitalar, dos equipamentos e monitores conectados ao sistema ou do próprio anestesiologista. Alguns preveem a inclusão manual de dados e a permissão para a escrita a mão livre. Os dados registrados por meio de um sistema automático com segurança apresentam maior consistência jurídica do que os registrados manualmente, que podem ser alterados.

Desde a década de 1980, diversas tentativas de informatização da anestesia foram feitas, com vários avanços, mas até hoje não foi desenvolvido um SGIA amplamente aceito. Uma das principais dificuldades da área da anestesiologia é a necessidade da apresentação gráfica dos dados, baseados em uma linha de tempo que apresente uma grande quantidade de informações em uma só imagem. Essa apresentação diferenciada e exclusiva para a anestesiologia causou grande atraso no desenvolvimento de *softwares* específicos. Outras especialidades necessitavam basicamente de campos para digitar textos e/ou planilhas. Na atualidade, há muitos programas, aplicativos e plataformas que conseguem executar essa tarefa, seja vinculada ao prontuário eletrônico da instituição ou como programa específico para o registro da anestesiologia, sendo principalmente uma decisão estratégica a implantação de um SGIA, e não uma deficiência técnica da área de informática. Apesar disso, em várias instituições, a anestesiologia é a única especialidade que continua a fazer seus registros no papel.

Esses sistemas são considerados "ainda em fase de aperfeiçoamento" devido a aspectos relacionados com erros e rejeições dos registros. Novas técnicas de validação de dados e o desenvolvimento de rotinas para o manejo de erros e artefatos de registro melhoraram tais sistemas. Sistemas de segurança e certificações são responsáveis por garantirem a veracidade, privacidade e confiabilidade das informações registradas.

Acompanhando a evolução da informática, os SGIAs estão se transformando em complexas interfaces de cuidado centrado no paciente, com vários módulos para as diferentes necessidades e integrando evoluções multiprofissionais, prescrições eletrônicas, gerenciamento de contas e estoques, exibição de exames laboratoriais e/ou de imagem, automatização de fluxogramas e oferecendo sistemas de auxílio a decisões e a prescrições.

Diversos estudos mostraram que o relatório eletrônico da anestesia apresenta registros mais completos, fidedignos, legíveis, padronizados, com menor perda de informações e prontuários. Também foi demonstrado que, nos registros manuais, valores de sinais vitais são omitidos, principalmente aqueles com grandes alterações, ou registrados como limites fisiológicos normais. Registros ilegíveis são outro grande problema dos prontuários manuais. É importante salientar que, após a implantação dos SGIAs, raras vezes ocorre a volta ao prontuário físico/manual.[19]

Atualmente, poucas instituições utilizam SGIAs; no Brasil, não há estimativas precisas do uso de sistemas informatizados em saúde. Em um estudo avaliando 140 departamentos acadêmicos americanos em 2008, 23% utilizavam alguma plataforma informatizada e 21% das instituições estavam em processo de implantação de algum tipo de sistema.[20] Em 2011, foi feita uma pesquisa por *e-mail* para os anestesiologistas da ASA, com apenas 12,3% de respostas (615 profissionais), sendo que 24% utilizavam e 26% estavam instalando ou procurando por um SGIA.[21] Em 2010, foi realizada uma avaliação em 22 países europeus, incluindo 252 centros acadêmicos de anestesiologia. Dos centros pesquisados, 86 responderam ao questionário e, destes, 15 utilizavam, 13 estavam implementando e 16 estavam selecionando algum SGIA.[22]

## Funções do prontuário eletrônico e possibilidades de melhorias

O processo de informatização em saúde está acontecendo em todo o mundo, e muitas instituições já utilizam sistemas em algumas áreas, mas dificilmente todos os setores estão unificados em um só ambiente digital. Eles são conhecidos como Sistema de Informação em Saúde – citados na literatura como HIS (*Health Information System*). Os SGIAs idealmente devem estar integrados ao sistema hospitalar, pois quando existem vários *softwares* diferentes em uma mesma instituição a integração posterior entre eles é extremamente difícil (**FIG. 9.12**).

As principais funções esperadas dos SGIAs são coletar e gravar dados, permitir acesso a todo o prontuário a qualquer momento, fornecer sistemas de auxílio a decisões, facilitar a administração e contabilidade, bem como auxiliar pesquisas e ensino.

Muitas possibilidades de melhorias podem ser obtidas por meio dos SGIAs, sendo as principais indicadas no **QUADRO 9.11**.[19]

Cada instituição deve fazer seu planejamento estratégico com o objetivo de definir quais funções são fundamentais para iniciar a adequação ao prontuário eletrônico, podendo deixar algumas funções para serem executadas após a adaptação inicial. As equipes devem perceber quais serão as melhorias possíveis para manterem-se motivadas durante o processo de implantação do SGIA, pois equipes e líderes motivados são fatores decisivos na agilidade e no sucesso da mudança para o novo prontuário eletrônico.[19]

Para proporcionar maior aceitação pela equipe, os SGIAs devem ser intuitivos e fáceis de utilizar, demandando menor tempo com registros e liberando os profissionais para dedicarem maior tempo ao paciente. Se após a implantação completa do SGIA for necessário mais tempo para executar o mesmo registro que era feito manualmente, o sistema deve ser revisado e melhorado, pois a agilidade nos registros é fundamental. A diminuição do tempo gasto com registros é o fator mais importante para a aceitação por parte da equipe.[19]

**QUADRO 9.11** Vantagens do uso dos sistemas de gerenciamento informatizado em anestesiologia

- Melhor qualidade do cuidado ao paciente
- Mais tempo para o paciente
- Maior adesão às recomendações da instituição
- Rastreamento de eventos adversos e/ou eventos sentinelas
- Prevenção e/ou diminuição nos erros de medicação
- Configuração de alarmes inteligentes
- Sistemas de auxílio à prescrição e à decisão
- Uso de leitor de códigos de barras
- Otimização de recursos por meio da identificação das reais necessidades da instituição (como momentos de maior ou menor utilização de materiais e de recursos humanos)
- Agilidade e precisão na contabilidade

Entre as melhorias possíveis, aquelas relacionadas à segurança do paciente são as de maior interesse para a anestesiologia, e o SGIA pode ajudar em vários aspectos, descritos no **QUADRO 9.12**.[23]

A informatização dos prontuários idealmente deve incluir sistemas de auxílio a decisões e a prescrições, que devem auxiliar toda a equipe à beira do leito e fornecer fácil acesso aos protocolos da instituição em qualquer terminal de acesso ao sistema. Os sistemas de auxílio à decisão facilitam a padronização dos tratamentos, diminuem as omissões de tratamento e, como resultado, reduzem a morbimortalidade.[24] Bates e Gawande[25] demonstraram uma diminuição de prescrições erradas após a implantação de um sistema de auxílio à prescrição.

A utilização de alarmes inteligentes é outra possibilidade de grande interesse para a anestesiologia. A configuração habitual dos monitores tem elevada taxa de falsos alarmes, podendo

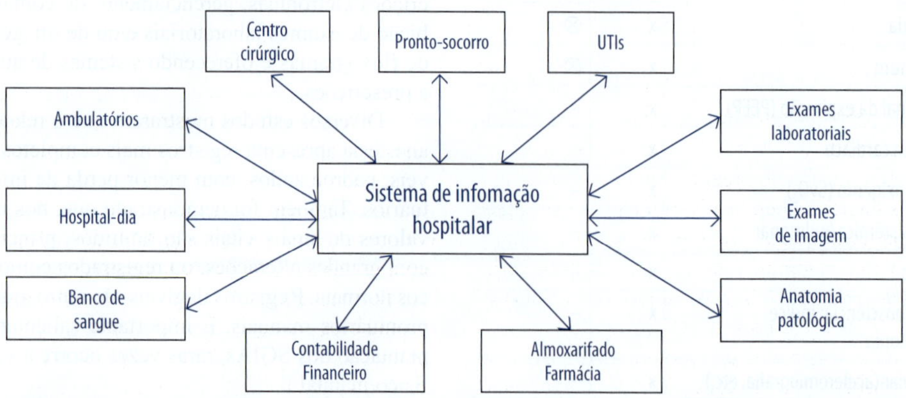


**FIGURA 9.12** Modelo de sistema de informação hospitalar.
UTI, unidade de tratamento intensivo.

**QUADRO 9.12** Melhorias que os sistemas de gerenciamento informatizado podem trazer para a anestesiologia

- Utilização de prescrições eletrônicas com sistemas de auxílio à prescrição
- Sistemas de dupla checagem
- Avisos automáticos de erros e lembretes tipo *pop-up*
- Uso de alarmes inteligentes
- Prescrições eletrônicas que relacionam as dosagens com o peso, evitando sobredoses ou subdoses
- Estabelecimento de protocolos de diluição e administração dos fármacos
- Informação sobre tempos e vias ideais de administração dos fármacos
- Avisos de interações medicamentosas
- Correções de doses baseadas nas doenças informadas do paciente
- Lembretes automáticos de profilaxias indicadas para doenças (profilaxia de trombose venosa profunda, profilaxia em pacientes pós-infarto agudo do miocárdio, etc.)
- Lembretes automáticos de acompanhamento de exames laboratoriais relacionados com fármacos

alcançar mais de 90%, gerando pouco impacto no cuidado ao paciente. A alta ocorrência de falsos alarmes pode dessensibilizar a equipe para os eventos realmente críticos e em algumas situações leva à desativação dos alarmes do monitor. Os SGIAs possibilitam a configuração de alarmes inteligentes, definindo regras adicionais para o disparo dos alarmes e reduzindo a incidência de falsos eventos.[26]

Em relação aos erros de dosagem de medicação, foi demonstrada diminuição de 80% do total de erros de doses, excedendo a máxima recomendada, após três anos de utilização do SGIA.[25] Poon e colaboradores,[27] relacionando em seu estudo sistemas informatizados (prontuário e prescrição eletrônica, leitores de código de barras) e erros graves com medicações, mostraram os seguintes resultados:

- Redução de 55% dos erros de prescrição (39% do total).
- Redução de 100% dos erros na transcrição da prescrição (12% do total).
- Redução de 67% dos erros na entrega dos fármacos pela farmácia (11% do total).
- Redução de 51% dos erros na administração (38% do total).

O emprego de prontuários informatizados possibilita maior precisão e agilidade na contabilidade, pois podem ser definidos campos obrigatórios de preenchimento e análise automática de inconsistências, cabendo à instituição definir quais são as partes do prontuário que são fundamentais para a qualidade do registro e para a segurança do paciente. O prontuário só poderá ser finalizado quando todos os campos essenciais estiverem preenchidos e os erros corrigidos. Esses mecanismos geram prontuários mais completos e menos revisões, estando mais rapidamente prontos para a contabilidade e cobrança. Spring e colaboradores[28] demonstram que somente após implantação completa do SGIA na sua instituição que todas as contas puderam ser cobradas de maneira adequada.

Grande parte do retorno financeiro oriundo da utilização dos SGIAs é vinculada à cobrança mais rápida e precisa das contas, da diminuição dos questionamentos dos usuários ou convênios e do maior fluxo de caixa gerado na instituição.[28]

A remuneração por desempenho é outra realidade proporcionada pelos SGIAs, pois é possível avaliar automaticamente os prontuários finalizados buscando quais profissionais geram registros completos, com atenção aos itens relacionados à qualidade e segurança, que não são devolvidos nem necessitam de correções. Esses profissionais melhoram a qualidade do processo de cuidado ao paciente e geram economia para a instituição, podendo ter uma remuneração diferenciada.[19]

É importante lembrar que a implantação do SGIA pode não melhorar, por si só, a qualidade do cuidado ao paciente. É necessário treinamento de toda a equipe e políticas de educação continuada, pois é fundamental que todos conheçam as ferramentas e estejam capacitados a utilizá-las corretamente.[18,19]

Hoje há algumas evidências que apoiam a utilização do SGIA:[19]

- Profilaxia de náuseas e vômitos em pacientes de alto risco para o evento (II-1b).
- Maior precisão dos sinais vitais (II-2a).
- Mais sinais vitais inseridos (II-2a).
- Legibilidade (II-2a).
- Aumento no comunicado de eventos adversos/sentinelas (II-2a).
- Registros nos tempos corretos (II-2b).
- Mais campos completos (II-2b).
- Administração de antibióticos certos e no tempo correto (II-2b).

## Mineração de dados e descoberta de conhecimentos em bases de dados

As instituições de saúde, com quantidades enormes de informações, geram grandes bancos de dados ultrapassando a capacidade humana de análise. Com o objetivo de conseguir extrair conhecimentos desses dados, são necessárias técnicas de mineração de dados (*data mining*) e de descoberta de conhecimentos em bases de dados (KDD, do inglês *knowledge discovery in databases*) para buscar informações novas, úteis e para demonstrar tendências não conhecidas. A situação mais comum atualmente nas instituições de saúde é a de "muitos dados, pouco conhecimento gerado".[29]

Caplan,[30] mediante um projeto audacioso, propôs a criação de uma base de dados nacional de anestesia (para os Estados Unidos), baseado na internet, com a coleta de dados de 100 mil a 500 mil anestesias/ano com a avaliação de questões relativas a segurança e qualidade. Pela criação de um protocolo padronizado para a coleta e avaliação dos dados, esse número de anestesias, proveniente de diversas instituições em um curto período, oferece a possibilidade de identificação dos incidentes críticos, suas causas e consequências.[30]

O processo de KDD (FIG. 9.13) é um conjunto de atividades contínuas que compartilham o conhecimento descoberto a partir de uma base de dados, sendo composto por cinco etapas: seleção dos dados, pré-processamento e limpeza, transformação, mineração dos dados e interpretação e avaliação dos resultados.[29]

As novas tecnologias de mineração de dados e KDD possibilitam trabalhar com enormes bancos de dados de maneira

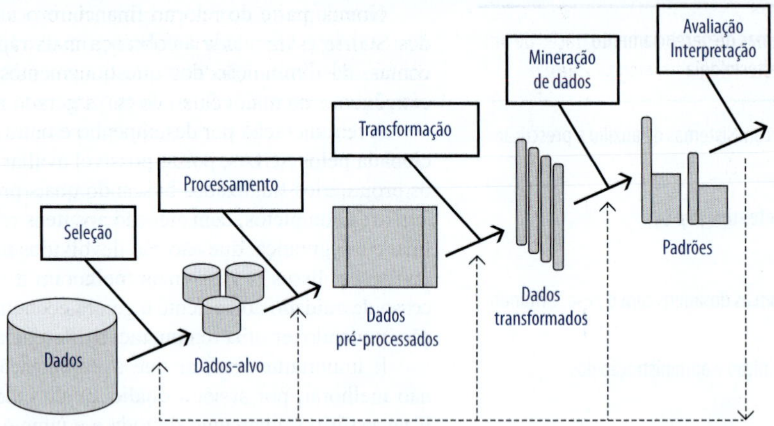


**FIGURA 9.13** Etapas do processo de descoberta de conhecimentos em bases de dados e mineração de dados.

automatizada, conforme protocolos previamente estabelecidos pelas equipes e pela instituição, permitindo a realização de análises automáticas de indicadores, a preparação de relatórios, análises de eventos e avaliação de dados fundamentais para a gestão e qualidade do atendimento. É necessário um trabalho inicial para definir quais campos devem ser avaliados e quais as suas relações, a frequência com que a análise deve ser feita, em que formato deve ser apresentado (gráficos ou tabelas), o meio de envio (SMS ou *e-mail*) e para quem deve ser enviado.[29]

Idealmente, os SGIAs devem ser preparados para KDD e mineração de dados antes da sua completa instalação, pois alterações estruturais em um sistema em funcionamento são muito mais complexas e por vezes exigem mudanças de linguagens de programação ou tecnologia de *software*, o que pode se tornar inviável. A automatização de análises de dados e indicadores possibilita a redução da carga de trabalho para as pessoas responsáveis por este setor, gerando retorno financeiro, e sua não utilização pode ser considerada um desperdício.

A mineração de dados fornece inúmeras possibilidades de análises automatizadas e suporte a decisões e condutas, ficando a cargo da instituição definir suas prioridades e quais análises fundamentais devem ser feitas. É importante que seja dada prioridade para a entrada de dados por meio de *checkbox* e *checklist*, com itens marcados ou sugeridos pelo sistema (que necessitam somente um clique para inserir a informação no sistema), pois é mais rápido do que escrever, padroniza a informação, facilita a análise e a mineração de dados. Os campos para texto livre apresentam vários problemas, como:

- Possibilidade de inserção de informações erradas.
- Falta de padronização dos dados.
- Emprego de siglas e abreviações que não deveriam ser utilizadas.
- Possível inviabilização da análise automática dos dados.
- Necessidade de leitura de campo por campo em busca de erros.
- Maior ocorrência de não conformidades.

A maioria dos programas hospitalares é desenvolvida em módulos, para que cada instituição compre o *software* com as funções que atendam as necessidades individualizadas da cada local. O prontuário eletrônico deve ser único e centralizado no cuidado do paciente, com os módulos complementares orbitando o sistema.[19]

Sistemas desenvolvidos diretamente para a anestesiologia provavelmente serão melhores e mais funcionais do que programas feitos para outras áreas ou adaptados para a especialidade, mas demandam cuidado na integração com o prontuário eletrônico da instituição. Vários programas não diretamente vinculados ao prontuário eletrônico fornecem informações sobre os pacientes, em especial relacionadas com exames laboratoriais ou de imagem, e por vezes não são integrados com os prontuários eletrônicos, exigindo apenas acesso à intranet hospitalar ou à internet para a obtenção desses dados. A opção por outros programas adicionais ao prontuário eletrônico deve incluir investimentos na garantia de funcionalidade contínua da rede.

Para a utilização de um sistema totalmente digital, é fundamental que exista um sistema de gravação redundante, ou seja, que os dados sejam gravados em dois locais diferentes, garantindo que problemas técnicos não signifiquem a perda irrecuperável dos dados.[18,19]

## Principais dificuldades relacionadas ao sistema de gerenciamento informatizado em anestesiologia

A decisão estratégica de implantação do SGIA deve ser cuidadosamente planejada, pois várias novas necessidades terão de ser atendidas e resistências precisarão ser superadas. As maiores dificuldades na implementação do SGIA são descritas no **QUADRO 9.13**.[1,18,19,31]

Há um retorno financeiro a médio e longo prazo com a implantação de um SGIA, mas ele demanda investimento inicial alto, o que por vezes o inviabiliza, e o ganho em qualidade e segurança pode ser difícil de quantificar, gerando dúvidas sobre a relação custo-benefício do sistema. Cada *software* necessita de uma configuração de *hardware* compatível, e podem ser utilizados somente alguns módulos do sistema, sendo possível ocorrer grande variação dos custos de implantação de uma instituição para outra. No momento da compra do sistema, é importante compatibilizar o SGIA com o sistema de informação hospitalar já disponível na instituição.

Em geral, são necessários dois terminais para cada sala de cirurgia: um para os funcionários da enfermagem e um para o anestesiologista. Além disso, pode haver alguns terminais disponíveis para os cirurgiões e para a chefia da enfermagem, que podem ficar fora das salas de cirurgia.

**QUADRO 9.13** Principais dificuldades encontradas na implantação de um sistema de gerenciamento informatizado em anestesiologia (SGIA)

- Falta de recursos na instituição
- Resistência dos profissionais
- Receio de aumento ou agravamento de questões médico-legais
- Integração entre os monitores e o SGIA
- Interferência no atual fluxo de trabalho
- Aumento do tempo gasto com os registros
- Necessidade de novo aprendizado
- Tecnofobia

Entre os fatores a serem observados, a entrada dos dados pelo anestesiologista é um dos grandes obstáculos dos sistemas. Outros podem ser citados, como:[8]

- O uso de teclado e *mouse,* que exige uma nova superfície de trabalho que por vezes é improvisada.
- Os sistemas de reconhecimento de voz, que ainda não funcionam de maneira adequada, em especial nas situações de emergência.
- A ergonomia de determinados sistemas, principalmente os impostos por empresas, que facilitam mais a vida de seus desenhistas de *software* do que a atividade prática do anestesiologista, o que leva a desenhos conflitantes quase sempre redundantes, sem precisão e difíceis de serem operados.
- A proliferação de sistemas e versões diferentes, sem uma padronização, que ocasiona a dificuldade de entendimento e operação.
- Os erros na priorização de eventos e alarmes, que são comuns em sistemas mal elaborados.

Em relação às questões médico-legais, não há suporte nenhum na literatura de que o uso de sistemas informatizados em saúde aumente o número de processos médicos, nem de que dificulte a defesa do profissional.[18,31,32]

A gravação automática dos sinais vitais no prontuário e a sua apresentação em uma interface gráfica-visual é o grande desafio do SGIA. Monitores de marcas diferentes têm uma codificação própria, e dificilmente será possível captar registros de monitores diferentes em um mesmo *software*, o que exige uma padronização e uma fidelização a uma única empresa. Os desenvolvedores dos SGIAs deverão entrar em contato com os fabricantes dos monitores para integrarem os formatos, códigos e base de dados entre os sistemas, o que requer grande trabalho, testes e readaptações contínuas.

Algumas instituições adotaram uma resolução parcial, sem a integração do monitor com o SGIA, sendo que os sinais vitais são inseridos manualmente e o SGIA apenas constrói a interface gráfica. Considerando que o padrão é a ficha manual e que os dados são inseridos diretamente pelo anestesiologista, o profissional somente passaria a inserir os dados em formato eletrônico. É uma possibilidade de utilizar todas as outras vantagens dos prontuários eletrônicos sem resolver o problema da confiabilidade dos dados inseridos manualmente, solução que facilita a implantação dos sistemas, mas não é a ideal e dificulta a criação de bases de dados viáveis para análise.

Novos problemas decorrentes da implantação dos SGIAs irão ocorrer, sendo os mais comuns os erros de preenchimento, dificuldades em aprender a usar o novo sistema, registros parciais, protocolos salvos e novas "não conformidades". A utilização de protocolos e descrições salvas e/ou padronizadas é uma vantagem, pois diminui o tempo de preenchimento dos registros, mas, se não for dada a devida atenção à individualização da descrição, vários erros irão ocorrer.

Deve ser responsabilidade dos líderes das áreas abordar os profissionais que estejam cometendo erros de preenchimento e tomar medidas corretivas, se necessário. O sistema pode ser configurado para impedir que um prontuário seja finalizado sem que alguns campos específicos sejam preenchidos, mas dificilmente será possível impedir que informações erradas ou sem sentido sejam utilizadas nesses campos, o que gera um prontuário completo, mas errado.[18]

## Certificação digital e eliminação do papel

Certificado digital é um documento eletrônico que contém o nome, um número público exclusivo denominado chave pública e muitos outros dados que mostram quem somos para as pessoas e para os sistemas de informação. A chave pública serve para validar uma assinatura realizada em documentos eletrônicos.[33]

Os conceitos fundamentais da certificação digital são disponibilidade (acessível ininterruptamente), privacidade, autenticidade e autorização, integridade (fidelidade do documento ao teor original) e não repúdio (que impede a negação de autoria).[33]

A Medida Provisória nº 2.200-2, de 24 de agosto de 2001,[34] instituiu a Infraestrutura de Chaves Públicas Brasileira (ICP-Brasil) para garantir a autenticidade e a integridade de documentos eletrônicos por meio da sistemática da criptografia assimétrica (chaves públicas e privadas). Com a ICP-Brasil, definiu-se a Autoridade Certificadora Raiz (AC Raiz), que é o Instituto Nacional de Tecnologia da Informação (ITI). É de responsabilidade da AC Raiz emitir, expedir, distribuir, revogar e gerenciar os certificados das ACs de primeiro nível.[33]

A eliminação do papel é um dos objetivos dos prontuários eletrônicos, por apresentar diversas vantagens, conforme descrito no **QUADRO 9.14**.

Sociedade Brasileira de Informática em Saúde (SBIS), em conjunto com o Conselho Federal de Medicina (CFM), estabeleceu as normas de segurança mínimas necessárias para que o prontuário eletrônico seja totalmente digital e mantenha suas garantias éticas e legais. A Resolução CFM 1.821, de 11 de julho de 2007,[35] no Art. 3º, contém as determinações sobre o assunto, sendo uma das principais a definição de que esses

**QUADRO 9.14** Vantagens do prontuário eletrônico em relação ao prontuário em papel

- Facilitar a armazenagem e a logística
- Diminuir o espaço físico necessário para o armazenamento
- Facilitar o manejo de prontuários com menor perda de informações
- Reduzir os custos
- Possibilitar a manutenção das informações por tempo indeterminado
- Diminuir a utilização de recursos naturais

sistemas atendam aos requisitos do "Nível de garantia de segurança 2" do manual da SBIS.[33]

Os fundamentos dos requisitos são normas internacionais ISO (*International Organization for Standardization*). A Certificação para Sistemas de Registro Eletrônico em Saúde (S-RES) é um processo de auditoria em sistemas informatizados que armazenam informação identificada de saúde. Essa auditoria verifica se o sistema atende a 100% dos requisitos obrigatórios definidos no Manual da Certificação.[33]

Uma das principais dificuldades em alcançar os requisitos necessários é a certificação digital, que é uma forma de garantir a autenticidade dos registros e fornecer uma assinatura digital para todos os profissionais que insiram dados no prontuário eletrônico, independente da função que exerçam na instituição.

## Fluxo de implementação dos prontuários eletrônicos

Ao se decidir pela utilização de um sistema de prontuário eletrônico, vários passos devem ser avaliados e planejados para que, quando for iniciado o processo de implantação, todo o planejamento estratégico e os cronogramas estejam prontos.

A primeira avaliação deve ser em relação às necessidades da instituição e às expectativas da direção e das equipes, para poder decidir qual dos vários SGIAs existentes no mercado será utilizado, quais os custos e as possibilidades de retorno sobre o investimento.

Após definir qual sistema será utilizado, é fundamental definir um fluxo de implementação, estabelecer metas e prazos, disponibilizar *hardware* e *software* compatíveis, escolher os líderes em cada área estratégica, manter um consultor específico para a área da anestesiologia, fazer um período de teste e reajuste (quando o SGIA e o prontuário físico manual deverão ser preenchidos conjuntamente), manter um especialista no *software* à disposição na maior parte do tempo possibilitando esclarecer as dúvidas das equipes na hora em que elas surgirem, estabelecer um programa de treinamento e educação continuada, manter canal aberto para novas sugestões e demonstrar os resultados conforme forem obtidos.[18]

Um sistema informatizado de anestesia clínica idealmente deve ter os componentes apresentados no **QUADRO 9.15**, podendo ser acrescentados os itens opcionais mencionados no **QUADRO 9.16**.

**QUADRO 9.15** Componentes recomendados para um sistema informatizado de anestesia clínica

- Sistema de avaliação pré-anestésica para inclusão e utilização em outros atos anestésicos a fim de diminuir o tempo e aumentar a eficiência das próximas visitas pré-anestésicas
- Integração com outros sistemas do hospital (cadastro, laboratório, prontuário médico, exames por imagem) para a recuperação de informações importantes
- Relatório de anestesia automatizado
- Cadastramento de anestésicos, fármacos, técnicas, cirurgia, tempos, intercorrências e complicações
- Classificação dos riscos em escalas
- Emissão de orientações genéricas e específicas para os pacientes ou para a enfermagem ou outros médicos

**QUADRO 9.16** Componentes opcionais em um sistema informatizado de anestesia clínica

- Sistema gerador de escalas
- Calculadoras administrativas e médicas
- Editor de textos
- Editor de imagens
- Módulo de comunicação com outros computadores
- Sumários com rotinas, casos especiais, protocolos, doses de fármacos, outros cálculos
- Agendas de compromissos e eventos

A implantação do prontuário eletrônico do paciente requer grande esforço institucional e de todas as equipes envolvidas, demandando investimento, planejamento e dedicação, mas pode significar importante melhora na qualidade do cuidado e na segurança do paciente, dois dos maiores objetivos da assistência à saúde.

## Uso do computador no processo administrativo

Um sonho da maioria dos anestesiologistas e imperativo nos dias atuais de reformas significativas do sistema de saúde é a administração econômico-financeira do seu serviço, quer seja como profissional liberal independente ou como membro de grupos, firmas, cooperativas ou outras modalidades.

A multiplicidade de compradores de serviços (pacientes particulares, Sistema Único de Saúde [SUS], convênios, empresas), tabelas de honorários, condições e prazos de pagamentos e descontos, situações específicas e especiais apontam para a informática como a melhor ferramenta para o gerenciamento desse panorama. O controle das faturas produzidas e faturas recebidas é de fundamental importância para a manutenção da receita financeira do trabalho produzido.

É a partir da inclusão e análise desses dados e resultados que se pode estar preparado para o conhecimento da rentabilidade (positiva ou negativa) do nosso trabalho.

Vários sistemas têm sido desenvolvidos por ou com o auxílio de anestesiologistas para o gerenciamento econômico-financeiro diário. Um sistema ideal deve permitir as facilidades listadas no **QUADRO 9.17**.

## Problemas e desvantagens da informatização em anestesiologia

A informatização de um departamento ou serviço é uma tarefa que exige planejamento prévio, meticuloso e um investimento com retorno a um prazo determinado. Devem ser tomadas atitudes profissionais na elaboração desse planejamento, e modelos existentes devem ser consultados para verificar se a intenção e pretensão dos objetivos da equipe são atingidas.

A escolha de pessoal, principalmente com experiência prévia com um sistema já em funcionamento, facilita a visualização do que é ideal e adequado. Ao contrário, a proposta de desenvolvimento de sistemas extremamente personalizados, por pessoal não qualificado, apesar de à primeira vista

**QUADRO 9.17** Facilidades de um sistema de gerenciamento econômico-financeiro em anestesiologia

- Inclusão fácil, rápida e precisa da informação
- Número de informações adequado e bem planejado
- Verificação de erros de digitação
- Acesso com senhas
- Proteção contra erros e apagamentos inesperados ou não autorizados
- Cópias de segurança (*back-up*) das informações (automáticas e manuais)
- Não redundância de informações
- Sistema de bases de dados comercialmente disponível e de larga utilização, com facilidade de manutenção, crescimento (*upgrade*) e de uso futuro por outros meios, visando inclusive à possibilidade de extinção do fornecedor atual
- Bases de dados acessórios para cadastramento de informações-padrão utilizadas pelo sistema (identificação do paciente, tabelas de honorários, doenças, fármacos, técnicas anestésicas, anestesiologistas, cirurgiões, hospitais e clínicas, convênios, contas bancárias, valores de coeficientes ou pontos) e configuráveis pelo usuário
- Intercruzamento das informações com um completo sistema de relatórios e estatísticas
- Emissão de faturas, orçamentos, laudos, atestados, pareceres, receitas, recibos
- Verificação de pagamentos e glosas, reemissão de faturas
- Possibilidade de comunicação com o sistema do hospital ou compradores de serviços
- Leitura de identificações por códigos de barras
- Registro de contas a pagar e a receber
- Controles de cheques recebidos e emitidos
- Emissão de recibos, notas fiscais e orçamentos
- Consentimento por escrito, contrato de prestação de serviço

parecer econômica, pode-se tornar a maneira mais dispendiosa e longa. Quando um sistema experimental é testado, os recursos podem ser parcial ou totalmente perdidos. Deve-se dar preferência a modelos já existentes, com ampla base instalada, produzidos por profissionais ou empresa idônea, especializada no segmento, com equipe de desenvolvimento contínuo e suporte permanente.

Inicialmente, o investimento é o sistema; mais tarde, os dados contidos nele e o seu funcionamento passam a valer mais do que as informações.

O armazenamento de dados em estruturas de bancos de dados universalmente conhecidos e difundidos facilita a sua recuperação caso se deseje trocar de sistema, pelos mais diversos motivos que vão desde a opção por um sistema melhor até a falência, desativação da empresa e suporte da fornecedora do sistema anterior. Sistemas muito fechados sem trocas de informações com os outros, do tipo "caixas-pretas", em geral contêm surpresas desagradáveis.

Uma das maiores dificuldades do uso desses sistemas está na entrada de dados e no fornecimento de informações para eles. Muitos profissionais não estão acostumados à digitação, ao emprego do *mouse* e à terminologia da informática, de modo que, para ser bem-sucedida a implantação, deve haver um treinamento específico.

A digitação ou a atenção a um computador na presença de um paciente que está sendo atendido, se não for elaborada com cautela e esmero, pode fazer o paciente sentir-se menosprezado.

O diálogo com o paciente, seguindo uma rotina de computador, pode ser eficiente no fornecimento de informações, porém ineficaz em estabelecer um relacionamento de confiança tão necessário entre médico e paciente.

Nas situações de emergência, durante os eventos críticos ou nos períodos em que o anestesiologista está mais ocupado, a inclusão de dados pode tornar-se difícil. Alguns ainda preferem os sistemas híbridos computador-escrita manual.

Os sistemas de reconhecimento de escrita necessitam de uma disciplina por vezes ausente entre os médicos. Alguns usam uma grafia especial, semelhante à alfabética, mas de difícil assimilação e prática.

Os sistemas de reconhecimento de voz, apesar de desenvolvimento há mais de 30 anos, ainda não atingiram o ponto de utilização prática com um índice de rejeição aceitável.[36] O atual desenvolvimento de sistemas de reconhecimento para dispositivos móveis (Siri® – Apple Computer Inc® e Cloud Speech – Google®) provavelmente contribuirá para o desenvolvimento de aplicativos e programas de anestesiologia, sobremaneira para a elaboração da ficha de anestesia.

A redundância e a multiplicidade das mesmas informações, o fornecimento dos mesmos dados para cada computador de cada médico que é consultado, além da perda de tempo e fadiga para o paciente, geram por vezes erros conflitantes. Deve-se optar por um cadastro único, centralizado, que transfira as informações comuns para os diferentes usuários.

## Computação móvel: *smartphones* e *tablets*

Os antigos computadores de mão (*handheld*, *palmtop*) ou de bolso (*pocket*) foram substituídos pelos modernos *smartphones* e *tablets* (atualmente denominados dispositivos móveis) que permitem o acesso às informações e programas com aplicações médicas gerais e especializadas.

É crescente a utilização dos dispositivos móveis com conexão por meio de redes sem fio (wi-fi) e de telefonia celular, substituindo os computadores pessoais, por profissionais de saúde de diversos segmentos. Do mesmo modo, aumenta o uso do armazenamento dos dados "em nuvem" (serviços de armazenamento remoto) com possibilidade do acesso em qualquer computador ou dispositivo e segurança contra a perda dos dados.

O anestesiologista é um profissional que tem uma grande mobilidade em sua atuação, com compromissos em diferentes locais e horários. O consultório, a visita pré-anestésica, o ato anestésico, a sala de recuperação pós-anestésica, a unidade de tratamento intensivo (UTI) e a visita pós-anestésica são alguns exemplos de setores diferentes. Para manter as informações disponíveis em todos esses locais, o uso de computadores portáteis e de pequeno volume, que permitam o transporte fácil, pode ser de grande valia. As principais vantagens dos dispositivos móveis estão relacionadas no **QUADRO 9.18**.

**QUADRO 9.18** Conveniências do uso de dispositivos móveis pelo anestesiologista

- O tamanho pequeno do dispositivo móvel possibilita sua utilização nos diversos setores da atividade do profissional, facilitando o transporte (no bolso) e a operação (na palma da mão), diferentemente dos *notebooks*, que necessitam de bolsa para transporte e uma mesa ou superfície para serem operados.
- As informações estão rapidamente disponíveis, com aparecimento instantâneo logo que o dispositivo é ligado. Nos *notebooks*, o carregamento do *software* para a operação do sistema requer um maior tempo, por vezes minutos.
- As baterias têm duração que varia de 8 horas a 14 dias, dependendo do tipo e aplicações, e podem ser recarregadas rapidamente.
- Já são vendidos com vários programas instalados que permitem a realização de diversas tarefas diárias, como agenda, lista de endereços, bloco de notas, processador de texto, planilha eletrônica, calculadora, leitor de livros eletrônicos, entre outros. Os sistemas são mais simples e fáceis de entender, mesmo por usuários iniciantes.
- A interconexão com os computadores *desktops* (de mesa) ou *notebooks*, que usam sistema operacional Windows® ou MacOS®, facilita a troca das informações. Acompanham programas para serem instalados nos computadores que permitem a manutenção das informações sincronizadas e atualizadas em diversos equipamentos, como nos dispositivos móveis com os computadores de casa e do consultório. Essa facilidade pode ser estendida à rede de computadores do hospital, permitindo o acesso ao prontuário dos pacientes ou a outras informações.

Os hospitais possuem sistemas de redes sem fio para o acesso às informações necessárias aos médicos e enfermeiros. Escolas, universidades, aeroportos e outras instituições possuem sistemas de redes sem fio que permitem aos usuários acessarem a internet enquanto em suas dependências.

Outros dispositivos como câmeras fotográficas digitais, sistemas de localização por satélite (GPS, do inglês *global positioning system*), ECG e até um módulo para oxímetro de pulso podem ser adaptados aos computadores de mão.

No momento, existem duas plataformas mais utilizadas, que são os sistemas operados com o Android® (da Google) e com o IOs (Apple®). Esses dois sistemas são incompatíveis entre si, mas apresentam compatibilidade com os sistemas operacionais usados nos computadores pessoais. Existem diversos programas que convertem as informações, permitindo certo grau de compatibilidade entre os arquivos dos sistemas.

Esses sistemas possuem lojas virtuais que disponibilizam os programas para o *download* e instalação no dispositivo. Os programas, denominados aplicativos (ou App), podem ser obtidos gratuitamente ou por meio do pagamento de uma pequena quantia.

A compatibilidade para ler, escrever ou editar arquivos de programas como Word®, Excel®, PowerPoint® e programas de *e-mail* facilita o uso de arquivos criados nos *desktops*. O mesmo ocorre com os similares da Apple® (Pages®, Numbers® e Keynote®), existindo ainda a compatibilidade entre os arquivos gerados pelos aplicativos dos diversos fabricantes. As principais aplicações médicas para dispositivos móveis estão relacionadas no **QUADRO 9.19**.

Do mesmo modo que os computadores de mesa (*desktops*) foram, em muitas situações, substituídos pelos *notebooks*, já existe uma tendência de substituição dos *notebooks* pelos *tablets* e até pelos *smartphones* com telas maiores.

**QUADRO 9.19** Relação de aplicações para dispositivos móveis

- Bases de dados com registro e acompanhamento de pacientes
- Bulário eletrônico e interações medicamentosas
- Sistemas de prescrição médica
- Livros e manuais médicos eletrônicos
- Rotinas de consultas e condutas médicas
- Calculadoras médicas: dados e cálculos fisiológicos, valores de exames
- Concentração de anestésicos, vaporização e consumo
- Dicionários médicos
- Conexão com a internet: www e *e-mail*
- Serviços de informações pela internet
- *Checklists* ou listas de verificação
- Pesquisa e arquivamento de referências bibliográficas

O fator ainda limitante no uso dos dispositivos móveis é a entrada de dados, geralmente feita por meio da digitação sobre a própria tela, apesar de existirem teclados específicos. Esse fator os torna de grande valia para a leitura de informações, porém limitados e pouco práticos na entrada de informações.

A facilidade de aquisição de dispositivos com grande capacidade de memória, a possibilidade de instalação de memórias em cartões ou o armazenamento em nuvem aumentam a viabilidade de se portar um maior volume de informações em pequenos dispositivos.

Os sistemas de reconhecimento de voz, para a operação do dispositivo móvel ou do computador, encontram-se em operação e em pleno desenvolvimento, facilitando a interação com o usuário.

Os *tablets* são dispositivos móveis intermediários entre os *smartphones* e os *notebooks*. São leves, fáceis de usar com as mãos e têm bateria de boa duração (em torno de 10 horas), com uma tela que aceita a digitação manual ou conexão a teclados. Apresentam-se como os dispositivos ideais para a leitura de livros eletrônicos, sendo possível o armazenamento de vários livros-texto, atlas, imagens e vídeos em um único dispositivo, como uma verdadeira biblioteca ambulante, com conexão para atualização via internet, redes sem fio ou telefonia celular.

Para concluir este capítulo, pode-se dizer que o computador pessoal e os dispositivos móveis já podem ser considerados como ferramentas de trabalho para o anestesiologista, auxiliando-o em tarefas práticas, científicas, administrativas e de lazer.

Com um computador pessoal ou um dispositivo móvel ligado à internet, é possível adquirir informações para pesquisa e ensino. O acesso a um vasto material, como capítulos de livros, livros eletrônicos, resumos de trabalhos científicos e teses, coleções de *slides*, aulas, vídeos e videoconferências, conferências, programações de congressos, oportunidades de emprego, participações em listas de discussões, *chats* (conferências *on-line* em tempo real), recebimento e envio de correspondências e pesqui sas de referências bibliográficas nas maiores bases de dados, torna a internet uma poderosa ferramenta de trabalho para o anestesiologista moderno.

Novas tecnologias estão em desenvolvimento contínuo, e o obstáculo atual ainda fica por conta da incapacidade das redes de telecomunicações de proporcionarem um tráfego de maior e melhor qualidade, apesar da melhora significativa nas últimas décadas.

Em um curto espaço de tempo, o aparelho de anestesia (*workstation*) será dotado de um computador com capacidade de receber e enviar informações e possivelmente de desenvolver a prática da teleanestesia.

## Referências


1. Ferreira ABH. Novo dicionário da língua portuguesa. 2. ed. Rio de Janeiro: Nova Fronteira; 1986. p. 945.
2. Shortliffe EH. The science of biomedical computing. Med Inform (Lond). 1984;9(3-4):185-93.
3. van Bemmel JH. The structure of medical informatics. Med Inform (Lond). 1984;9(3-4):175-80.
4. Cooper JB, Newbower RS, Long CD, McPeek B. Preventable anesthesia mishaps: a study of human factors. Anesthesiology. 1978;49(6):399-406.
5. Forrest WH Jr, Bellville JW. The use of computers in clinical trials. Br J Anaesth. 1967;39(4):311-9.
6. van Bemmel JH, Musen MA. Handbook of medical informatics. Heidelberg: Springer; c1997.
7. Bleicher W, Epple E. [Thoughts on alarm processing in intensive care medicine and anesthesia monitoring]. Anasth Intensivther Notfallmed. 1986;21(3):132-6.
8. Newbower RS. The anesthesia record and automation. In: Gravenstein JS, Ream AK, Smith NT, Newbower RS. The automated anesthesia record and alarm system. Boston: Butterworth-Heinemann; 1987. p. 3.
9. Carraretto AR. O uso de planilhas eletrônicas em anestesia. In: Congresso Brasileiro de Anestesiologia 30; 1983 out 16-21; Fortaleza.
10. Fortuna A. O uso de computadores em anestesia. In: Congresso Brasileiro de Anestesiologia 30; 1983 out 16-21; Fortaleza.
11. Carraretto AR. O uso do computador pessoal para o anestesiologista. In: Congresso Brasileiro de Anestesiologia 32; 1985 out 20-25; Salvador.
12. Fung DL, Lui PW. Computer-generated pediatric data sheets for use in the operating room. Anesth Analg. 1981;60(5):356-9.
13. Oliva Filho AL. O uso do computador na elaboração de trabalhos científicos. Rev Bras Anestesiol. 1990;40(2):107-17.
14. Carraretto AR. Captação e armazenamento de dados de monitores em microcomputadores. In: Congresso Médico Estadual da AMES 33; 1992 out 20-24; Vitória.
15. Manica JT. O registro computadorizado do procedimento anestésico. Rev Bras Anestesiol. 1995;45(4):267-72.
16. Gregorini P, Manico G, Depatre P. [Computerized recording of physiologic parameters monitored during anesthesia]. Minerva Anestesiol. 1993;59(10):493-8.
17. Cantraine F, Coussaert E, d'Hollander A, Barvais L. MINA: monitoring of intravenous anaesthesia. A system to monitor the infusion of 4 intravenous drugs under the control of a personal computer. Int J Clin Monit Comput. 1989;6(2):109-17.
18. Muravchick S, Caldwell JE, Epstein RH, Galati M, Levy WJ, O'Reilly M, et al. Anesthesia information management system implementation: a practical guide. Anesth Analg. 2008;107(5):1598-608.
19. Balust J, Macario A. Can anesthesia information management systems improve quality in the surgical suite? Curr Opin Anaesthesiol. 2009;22(2):215-22.
20. Egger Halbeis CB, Epstein RH, Macario A, Pearl RG, Grunwald Z. Adoption of anesthesia information management systems by academic departments in the United States. Anesth Analg. 2008;107(4):1323-9.
21. Trentman TL, Mueller JT, Ruskin KJ, Noble BN, Doyle CA. Adoption of anesthesia information management systems by US anesthesiologists. J Clin Monit Comput. 2011;25(2):129-35.
22. Balust J, Egger Halbeis CB, Macario A. Prevalence of anaesthesia information management systems in university-affiliated hospitals in Europe. Eur J Anaesthesiol. 2010;27(2):202-8.
23. Agrawal A. Medication errors: prevention using information technology systems. Br J Clin Pharmacol. 2009;67(6):681-6.
24. Kawamoto K, Houlihan CA, Balas EA, Lobach DF. Improving clinical practice using clinical decision support systems: a systematic review of trials to identify features critical to success. BMJ. 2005;330(7494):765.
25. Bates DW, Gawande AA. Improving safety with information technology. N Engl J Med. 2003;348(25):2526-34.
26. Dherte PM, Negrão MPG, Mori Neto S, Holzhacker R, Shimada V, Taberner P, et al. Alertas inteligentes: desenvolvimento de software para otimização dos dados de monitoração. Rev Bras Anestesiol. 2011;61(1):76-80.
27. Poon EG, Keohane CA, Yoon CS, Ditmore M, Bane A, Levtzion-Korach O, et al. Effect of bar-code technology on the safety of medication administration. N Engl J Med. 2010;362(18):1698-707.
28. Spring SF, Sandberg WS, Anupama S, Walsh JL, Driscoll WD, Raines DE. Automated documentation error detection and notification improves anesthesia billing performance. Anesthesiology. 2007;106(1):157-63.
29. Steiner MTA, Soma NY, Shimizu T, Nievola JC, Steiner Neto PJ. Abordagem de um problema médico por meio do processo de KDD com ênfase à análise exploratória dos dados. Gest Prod. 2006;13(2):325-37.
30. Caplan R. Returns with report on perianesthetic data management. APSF Retreats. 2001;65.
31. Muravchick S. Anesthesia information management systems. Curr Opin Anaesthesiol. 2009;22(6):764-8.
32. Vigoda MM. Anesthesia information management systems: where are we in 2007? ASA Refresher Courses in Anesthesiology. 2008;36(1):203-14.
33. Sociedade Brasileira de Informática em Saúde [Internet]. São Paulo: SBIS; [2017, capturado em 10 dez 2016]. Disponível em: http://www.sbis.org.br.
34. Brasil. Presidência da República. Medida Provisória nº 2.200-2, de 24 de agosto de 2001. Institui a Infra-Estrutura de Chaves Públicas Brasileira - ICP-Brasil, transforma o Instituto Nacional de Tecnologia da Informação em autarquia, e dá outras providências. Diário Oficial da União. 27 out 2001;164 Seção 1:65-6.
35. Conselho Federal de Medicina (BR). Resolução CFM nº 1.821, de 11 de julho de 2007. Aprova as normas técnicas concernentes à digitalização e uso dos sistemas informatizados para a guarda e manuseio dos documentos dos prontuários dos pacientes, autorizando a eliminação do papel e a troca de informação identificada em saúde. Diário Oficial da União. 23 nov 2007;225 Seção 1:252.
36. Sarnat AJ. Computerized speech recognition for anesthesia recordkeeping. Med Instrum. 1983;17(1):25-7.


### Relação de endereços da www citados

- American Society of Anesthesiologists® (ASA): www.asahq.org
- Anesthesia Patient Safety Foundation® (APSF): http://www.apsf.org/
- Apple Computer®: www.apple.com
- Bireme: www.bireme.br
- Cochrane®: www.cochrane.org
- Dropbox®: www.dropbox.com
- Epocrates®: www.epocrates.com
- Google Drive®: https://gsuite.google.com/intl/pt-BR/products/drive/
- Handbook of Medical Informatics Website: www.mieur.nl
- iCloud®: https://www.icloud.com
- LILACS: http://lilacs.bvsalud.org
- MeSH – PubMed: http://www.nlm.nih.gov/mesh/meshhome.html
- National Library of Medicine (NLM): www.nlm.nih.gov
- OneDrive®: https://onedrive.live.com/about/pt-br/
- PubMed: www.ncbi.nlm.nih.gov/pubmed
- Sociedade Brasileira de Anestesiologia (SBA): www.sba.com.br
- SciELO: www.scielo.org
- The Virtual Anesthesia Textbook: www.virtual-anaesthesia-textbook.com
- UpToDate®: www.uptodate.com
- Vimeo®: www.vimeo.com
- Virtual Hospital®: www.vh.org/
- YouTube®: www.youtube.com
- Wikipedia®: www.wikipedia.org
- World Federation of Societies of Anaesthesiologists®: www.wfsahq.org

# 10. SIMULADORES EM ANESTESIOLOGIA

Antonio Roberto Carraretto

A simulação é a replicação artificial do mundo real com seus elementos para atingir objetivos diversos, como, por exemplo, entender melhor o meio, treinar ou testar pessoas. Ela permite a recriação de condições semelhantes às da realidade, agrupadas em diversos graus de complexidade e em diferentes níveis, por vezes ocasionais, na vida real, em que o aluno tem a oportunidade de tomar decisões e elaborar planos para a ação sem oferecer riscos a terceiros e a si próprio. Eventos de ocorrência esporádica e imprevisível também podem ser facilmente repetidos pela simulação.

Um simulador é um dispositivo destinado a demonstrar um ou mais procedimentos a serem realizados e possibilitar que o aluno tenha um convívio com uma situação semelhante (simulada) à real. Diversos equipamentos usados para a prática da simulação são abordados neste capítulo.

A simulação tem suas raízes nos tempos medievais, quando os cavaleiros usavam uma figura montada para a prática do arremesso de lanças. Na indústria aeronáutica, ela é parte do treinamento desde a década de 1940. Em 1950, a Força Aérea dos Estados Unidos usou simuladores de voo para testes. Na medicina, a sua utilização começou no início dos anos de 1960, com manequins para simular a ventilação boca a boca, e os primeiros simuladores com o uso de computadores surgiram em meados de 1960. Em 1994, foi fundada a Society in Europe for Simulation Applied to Medicine.[1] A Society for Simulation in Healthcare foi fundada em 2004, e sua publicação Simulation in Healthcare foi lançada em 2006.[1]

Nos últimos 25 anos, tem aumentado o interesse pelas novas tecnologias para melhorar a educação e o treinamento dos profissionais que lidam com a saúde. Tal experiência tem sido possível com diversas ferramentas, que vão desde o uso do vídeo até a simulação em cenários especificamente construídos para imitar um ambiente real, como uma sala de cirurgia.

## Equipamentos e tecnologias

Os equipamentos para a simulação podem ser de diversos tipos e variam desde uma simples demonstração visual com o uso de materiais e cenas, vídeos, programas de computador, manequins, realidade virtual ou aumentada, ou qualquer outro meio que tente imitar uma situação real. Os principais tipos de simuladores e definições são mostrados no **QUADRO 10.1**.

O ambiente de simulação deve apresentar alguns requisitos básicos para a sua eficiência e aplicação, incluindo fidelidade, confiabilidade e validade, conforme descritos a seguir.[2]

**Fidelidade** é a extensão na qual um ambiente de simulação recria a realidade. Existem quatro tipos: ambiente, equipamentos, aspectos físicos e aspectos psicológicos. Cada forma de fidelidade contribui para a fidelidade total da simulação. Por exemplo, a fidelidade em anestesia inclui uma simulação hemodinâmica que responde à perda sanguínea, à reanimação e aos fármacos; uma simulação de via aérea difícil e comprometimento da respiração que apresenta um cenário semelhante a um paciente; ou a interação entre o pessoal da sala de cirurgia durante um evento adverso, refletindo o cenário encontrado na sala de cirurgia.

**Confiabilidade** é a presença de consistência entre os avaliadores, ao avaliarem o desempenho de um participante, ao

**QUADRO 10.1** Tipos de simuladores

| | |
|---|---|
| Simulação em anestesia | Recriação de um ambiente clínico em anestesia para treinamento e processo de avaliação. |
| Manequim (ou dispositivo de treinamento) | Equipamento que tem por finalidade imitar as dimensões físicas em uma situação, semelhante à realidade, em geral usado para aprendizado, aperfeiçoamento e treinamento, que pode ser repetido inúmeras vezes sem que haja lesão a um paciente. Para representar esse grupo de dispositivos, podem-se citar os manequins para o treinamento da reanimação cardiopulmonar (quase impossível de ser praticado em humanos) e de manejo da via aérea (principalmente a intubação traqueal). Existem manequins para o treinamento de diversas habilidades (via aérea, reanimação cardiopulmonar, punção venosa e arterial). |
| Simuladores em tela | *Softwares* que recriam o ambiente e permitem a prática do diagnóstico, da terapêutica e da tomada de decisões, como programas usados para o treinamento e avaliação em reanimação cardiopulmonar, emergências pediátricas e terapia intensiva, infusão de fármacos e controle de seus níveis (plasmático e no órgão de efeito). |
| Simuladores completos | São equipamentos, em geral interconectados, que possibilitam um maior realismo na simulação, compostos de um manequim com capacidade de exibir ações e reações controlado por um computador dotado de programas de simulação e monitorização do "paciente simulado". |
| Simulação virtual | Tecnologia de realidade virtual para praticar a simulação (p. ex., visualizar ["navegar"] na via aérea tendo o controle de direção como se estivesse executando uma broncoscopia). |
| Paciente-padrão | "Ator" que interpreta um paciente; artifício usado para treinar e determinar o desempenho de clínicos em tarefas de rotina (p. ex., avaliação pré-anestésica) ou uma alteração em um cenário clínico (p. ex., infarto do miocárdio na sala de recuperação pós-anestésica). As tecnologias que suportam esta linha de atividade incluem aplicações de *software*, baseadas em internet, que auxiliam no desenvolvimento de casos clínicos, *checklists* para a verificação do desempenho clínico, gravações de vídeo de consultas de pacientes e relatos de casos padronizados. |

*Fonte: Adaptado de Johnson e Thackeray.*[2]

conduzirem um evento adverso simulado – variabilidade interpessoal –, ou a consistência no desempenho de um participante em uma série de exercícios. Essa terminologia é usada em simulações baseadas em pesquisas.

**Validade** é a habilidade de uma ferramenta de avaliação em determinar o desempenho dos participantes, como a de um *checklist*, e detectar diferenças entre participantes de baixo e alto grau de habilidade.

Com o desenvolvimento de sistemas virtuais de computação, surgiram novos modelos de simulação que utilizam técnicas definidas, como as apresentadas no **QUADRO 10.2**.

Uma das mais novas tecnologias para simulação ou aprendizagem, com o uso de recursos computacionais, é a realidade aumentada ou ampliada (RA), onde um *software* envia informações sobre o ambiente (real) e interage com informações contidas no programa (virtual) do dispositivo. Ao apontar a câmera (de vídeo) do dispositivo para um objeto identificado pelo *software*, ele pode usar a imagem externa desse objeto e praticamente mostrar o que está acontecendo dentro do objeto. A realidade aumentada 1) combina elementos virtuais com o ambiente real; 2) é interativa e tem processamento em tempo real; e 3) é concebida em três dimensões.[3]

A realidade aumentada pode ser incorporada a manequins ou equipamentos para produzir uma visão mista com o uso de simulação. No *website* da Simulation in Healthcare,[5] da Universidade da Flórida, existem sistemas de realidade aumentada para aparelho de anestesia; simulação mista de um manequim neonatal (METI BabySIM®) com síndrome hipoplásica do coração esquerdo; e simulações mistas para treinamento de procedimentos (modelos para punções, realização de anestesia regional e o uso da ultrassonografia).

**QUADRO 10.2** Novas tecnologias que podem auxiliar a simulação

| | |
|---|---|
| Realidade virtual | É uma interface avançada para aplicações computacionais na qual o usuário pode navegar e interagir, em tempo real, em um ambiente tridimensional gerado pelo computador, usando dispositivos multissensoriais. |
| Realidade misturada | É a sobreposição de objetos virtuais, gerados por computador, com o ambiente físico, mostrada ao usuário, em tempo real, com o apoio de algum dispositivo tecnológico. A realidade misturada apresenta duas modalidades: realidade aumentada ou virtualidade aumentada. |
| Realidade aumentada | É a inserção de objetos virtuais no ambiente físico, mostrada ao usuário em tempo real, com o apoio de algum dispositivo tecnológico, usando a interface do ambiente real, adaptada para visualizar e manipular objetos reais e virtuais. |
| Virtualidade aumentada | É a inserção de representantes de elementos reais no mundo virtual, usando a interface que permite ao usuário interagir com o ambiente virtual. |
| Hiper-realidade | É a capacidade tecnológica de combinar realidade virtual, realidade física, inteligência artificial e inteligência humana, integrando-as de forma natural para acesso do usuário. |
| *Feedback* háptico (tátil) | É a tecnologia que fornece aos participantes sensações de toque por meio de vibrações, forças e/ou movimentos. Tais simulações podem ser usadas para simular fenômenos fisiológicos, como pulso radial, movimento de um membro, força da mandíbula. |

*Fonte: Adaptado de Kirner e Kirner.*[4]

Com a redução do custo e o aumento da disponibilidade dos computadores pessoais, tornou-se possível o desenvolvimento de simuladores de custo acessível, o que permitiu a sua popularização. Neste capítulo, são abordados como simuladores os programas de computador com ou sem equipamentos capazes de interagir com o usuário, simulando parte da rotina de trabalho de um anestesiologista.

O uso da simulação para aprendizado e treinamento é convencional em diversas áreas, principalmente naquelas em que o risco ou o custo do treinamento em um ambiente real são elevados. Existem simuladores para diversas atividades e operação de equipamentos, como automóveis, plataformas de petróleo, naves espaciais, usinas nucleares e veículos de guerra. As organizações militares aplicam a simulação com muita frequência e, na área comercial, a aviação é uma das que mais a emprega.

Para o melhor entendimento dos termos usados nessa consolidada área da medicina, é necessário também conceituar modelo: modelo é a representação simplificada de um mundo real. Quando se opera um determinado modelo, faz-se uma simulação; assim, para realizar simulações, são necessários modelos.[6,7]

Um cenário (ou cena) é um conjunto de comandos que leva o simulador a reagir ou responder de um modo específico. Os cenários são utilizados para determinar um estado fisiológico (ou fisiopatológico) inicial e subsequente, à medida que diferentes condições aparecem durante o processo de simulação. Um cenário pode ser controlado pelo operador, modificado na sua intensidade ou até agrupado a outros, promovendo um ambiente de complexidade crescente. Exemplos de cenários incluem a simulação de uma crise de hipertermia maligna, choque anafilático, tamponamento cardíaco ou pneumotórax hipertensivo.

## Aplicações

O processo de educação consiste em ensinar ou melhorar o entendimento de conceitos ou introduzir o indivíduo no campo da prática. O treinamento tem como objetivo aumentar as habilidades e os conhecimentos necessários para a execução de um trabalho.

De maneira global, os simuladores podem ser usados para as atividades que requeiram ensino, treinamento, verificação e qualificação do indivíduo, verificação da interação homem-máquina, testes de equipamentos e pesquisas. O **QUADRO 10.3** apresenta algumas aplicações dos simuladores.

Os acidentes em anestesiologia, com consequências adversas, requerem uma combinação de fatores latentes, precursores psicológicos, atos inseguros e provocadores de incidentes, que necessitam de uma trajetória para que o fato se consume e provoque lesão com danos, como proposto por Reason (**FIG. 10.1**). Nos simuladores, a criação e a repetição dessa trajetória podem ser facilmente programadas para mostrar ao aluno a possibilidade das ocorrências e as medidas a serem tomadas. O deixar de verificar, deixar de fazer, fazer em quantidade insuficiente

**QUADRO 10.3** Aplicações dos simuladores

- Introdução ao panorama real
- Ensino e introdução de novos conceitos
- Treinamento e aperfeiçoamento das habilidades já existentes (p. ex., diagnósticas)
- Treinamento para situações de baixa frequência (eventos raros)
- Treinamento para situações de crises
- Treinamento e verificação das habilidades pessoais e em equipes (integração)
- Análise de desempenho com correção de erros e vícios de operação
- Avaliação dinâmica de um projeto ou delineamento de pesquisa
- Instalação de um novo equipamento
- Avaliação de uma nova técnica ou da mudança de procedimentos
- Campo de testes para verificar as instruções
- Fonte de dados sobre erros e riscos
- Ensino e treinamento interativo de fisiologia e farmacologia

ou excessiva, confiar que foi feito, acreditar que vai dar certo – mesmo sem ter seguido as normas – é que cria as condições para o aparecimento do evento adverso com posterior acidente. Na simulação, esses passos podem ser criados e mostrados exaustivamente para que se perceba a importância de fazê-lo.

A simulação também pode ser utilizada para o treinamento de resolução de crises em anestesia (CRM, do inglês *Crisis Resource Management*), desenhado para melhorar a comunicação e o compartilhamento da informação entre os profissionais, sobretudo na ocorrência de eventos adversos.

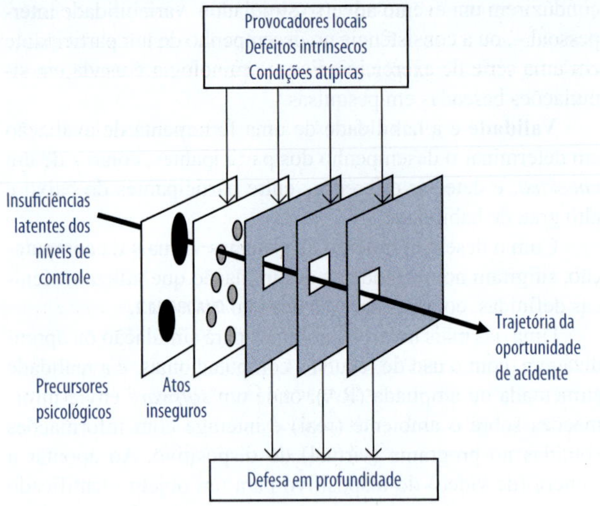


**FIGURA 10.1** Modelo de Reason da causa de um acidente. Ocorre a necessidade da combinação das insuficiências latentes, dos precursores psicológicos, dos provocadores de evento e das insuficiências nas várias camadas do sistema.
*Fonte: Reason apud Gaba.*[8]

## Funcionamento

A arquitetura genérica de um simulador, segundo Gaba,[8] está esquematizada na **FIGURA 10.2**, e os seus quatro elementos básicos são:

- O aluno: o clínico.
- O instrutor: o orientador.
- Os componentes do simulador: o *hardware*.
- As representações simuladas: o *software*.

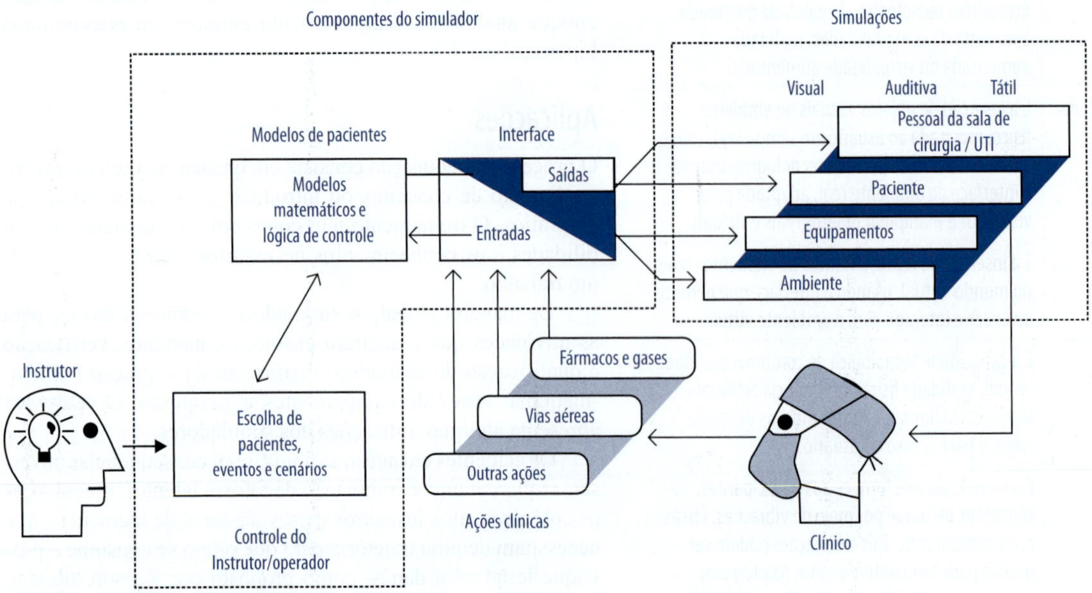


**FIGURA 10.2** Arquitetura genérica de um simulador.
UTI, unidade de tratamento intensivo.
*Fonte: Adaptada de Gaba.*[9]

O organismo humano funciona com diversas interações por meio de ações, reflexos e respostas. A tarefa de simulação pode ser aplicada às partes desse funcionamento com a utilização de modelos.

Existem complexos modelos matemáticos de fisiologia e farmacologia humana capazes de determinar as respostas dos pacientes às ações e intervenções programadas. Os principais modelos de fisiologia são os dos sistemas cardiovascular, pulmonar e nervoso.[10] Os modelos farmacológicos são desenvolvidos em estudos sobre a farmacocinética e a farmacodinâmica dos fármacos.[10,11]

Com o acoplamento entre os modelos fisiológicos e os farmacológicos, é possível estabelecer as ações das substâncias sobre os diversos sistemas, bem como as interações, o metabolismo e a eliminação dos fármacos. Os programas de computador dos simuladores recebem dados do usuário, aplicam esses dados aos modelos – fisiológicos e farmacológicos – e geram uma resposta simulada.

A fidelidade e a semelhança com o real serão proporcionais às precisões dos modelos que continuam em desenvolvimento e aperfeiçoamento. Durante uma simulação, vários modelos podem estar envolvidos, e a fidelidade das respostas depende de cada modelo e do tratamento dado à interconexão entre eles. Por exemplo, é possível ter um modelo que prevê os níveis plasmáticos de um determinado fármaco injetado, bem como o seu comportamento em pacientes sadios e com fisiologia normal; porém, se ocorrer uma alteração do fluxo sanguíneo hepático e esse fármaco sofrer essa influência, a fidelidade do modelo dependerá dessa consideração, ou seja, se o modelo foi programado para tal. Vários estudos farmacológicos quantificam as ações dos fármacos sobre os diversos sistemas e até a interação entre esses diversos fármacos, gerando os modelos que podem ser aplicados em simulações.

Gaba[9] considera um "simulador de anestesia" um sistema que apresenta um ambiente semelhante ao de trabalho, que pode ser composto de três modos: 1) um sistema semelhante ao real, com um manequim, em que o indivíduo executa tarefas; 2) um simulador em tela de computador – microssimulador; e 3) um simulador com realidade virtual, em que a interação é feita com um modelo sintético (virtual) criado e existente apenas no computador.

Diversas são as propostas para a classificação dos simuladores, e elas apresentam áreas de entrelaçamento e áreas ainda não bem definidas. Podem-se considerar:

- Programas de instruções assistidos por computador.
- Dispositivos de treinamento baseados em computador.
- Programas de computador com o uso somente da tela (*on-screen simulator*).
- Simuladores de anestesia completos (*full simulator*).

Um simulador de anestesia é formado de diversos módulos para representar o ambiente da sala de cirurgia, o paciente, o pessoal, os monitores, o aparelho de anestesia e outros dispositivos, como bombas de infusão, estimulador de nervos periféricos, colchão térmico e outros.

Neste capítulo, os simuladores são divididos em microssimuladores e em simuladores completos, conforme definição a seguir.

Nos microssimuladores, os casos clínicos e dados dos pacientes podem estar armazenados ou ser criados pelo operador (instrutor ou aluno), e todo o acontecimento é visto na tela do computador. O operador seleciona (ou cria) um caso de paciente e executa a anestesia simulada, passo a passo, desde a punção venosa, seleção e injeção de fluidos e fármacos, administração de gases e agentes halogenados, intubação e extubação traqueal. Para melhorar o realismo, em algumas tarefas, são adicionados elementos gráficos animados ou até filmes que mostram a tarefa requisitada ou a ocorrência de um evento. Também podem ser criados eventos adversos que alterem os sinais dos equipamentos e do paciente, exigindo a correção do aluno ou evoluindo para complicações e óbito. Pode-se obter um registro de todos os acontecimentos. Alguns programas, ao final de uma simulação, apresentam a evolução do caso com as ações executadas pelo aluno, as críticas e as sugestões para um melhor desempenho, atribuindo-lhe uma nota ou classificação. Existem simuladores que podem ser instalados em mais de um computador, interligados em rede, possibilitando o acompanhamento e a mudança da simulação pelo instrutor. Nas diferentes áreas de simulação, os microssimuladores são mais usados do que os simuladores completos.

Como exemplos de microssimuladores, podem-se citar o Anesthesia Simulator 6®, o BODY® – Body Simulation e o GasMan®. Ao final deste capítulo, encontra-se uma lista de endereços eletrônicos de alguns simuladores em anestesia **(ANEXO 10.1)**.[12]

O simulador completo (*full simulator*), por sua vez, é formado por um computador que contém programas com complexos modelos fisiológicos e farmacológicos, que, mediante interfaces, conectam componentes com saídas e entradas, gerando sinais para o manequim e equipamentos, e recebendo sinais provenientes das ações do anestesiologista e de dispositivos que provocam alterações no sistema. O aparelho de anestesia e a monitorização podem ser os mesmos utilizados em ambientes reais, conectados ao sistema. As ondas (curvas) geradas para os monitores são provenientes de geradores de sinais, como a eletrocardiografia (ECG) e a curva de pressão arterial direta (invasiva). As concentrações de gases e vapores (oxigênio, nitrogênio, óxido nitroso, dióxido de carbono e halogenados) podem ser medidas diretamente por sistemas semelhantes aos reais.

Alterações (eventos e incidentes) como obstrução brônquica, broncospasmo, intubação seletiva e outras são simuladas por mecanismos que alteram dispositivos no manequim. Os diferentes modelos de simuladores permitem a realização de diversos tipos de cenários, criados por protocolos ou induzidos pelo operador, para verificar a conduta do aluno frente a eles. Para criar determinados cenários, várias interfaces são acionadas, e os mecanismos de entrada registram as atitudes tomadas pelo aluno. As ações do anestesiologista são reconhecidas e verificadas pelos modelos, gerando uma resposta. Todo o procedimento fica registrado no computador; além disso, é permitido o registro em vídeo da sessão de simulação, para uma posterior visualização e crítica, com a oportunidade de visualizar o que foi feito e o que deveria ter sido feito pelo aluno.

Como exemplos de simuladores completos, podem-se citar CASE® (Comprehensive Anesthesia Simulation Environment), Eagle Patient Simulator®, GAS® (Gainesville Anesthesia Simulator) e Leiden Anesthesia Simulator®, METIman (CAE Healthcare®).

## Microssimuladores: simuladores em tela

### BodySIM®

A Sociedade Brasileira de Anestesiologia (SBA) adquiriu em 1997 o Body Simulation® para ser utilizado nos seus Centros de Ensino e Treinamento (CETs). Durante o 44º Congresso Brasileiro de Anestesiologia (CBA) (Belo Horizonte – MG) e o 45º CBA (Fortaleza – CE), foram ministrados cursos para o uso desse simulador, com a participação de um de seus criadores, o Prof. Ty Smith (Universidade da Califórnia, San Diego – Califórnia, Estados Unidos).

O BODY® é um simulador para funcionar em microcomputador pessoal, do tipo multimídia interativa, com a simulação em tela (*on-screen*), usando o *mouse* e o teclado como dispositivos de entrada. Possui requisitos mínimos para a instalação oferecidos pela maioria dos computadores de mesa (*desktop*) ou portáteis (*notebook*) existentes. O ambiente de simulação inclui um paciente, um aparelho de anestesia (secção de fluxo contínuo de gases, sistema ventilatório e ventilador), um sistema de monitorização e o pessoal da sala de cirurgia, com os quais é possível interagir.

O programa é baseado em modelos matemáticos de fisiologia e farmacologia que possuem equações complexas para a interpretação e resposta a estímulos gerados a um paciente-padrão (administração de fármacos e gases, estímulo doloroso, intubação traqueal e outros). As **FIGURAS 10.3 E 10.4**, extraídas do programa, mostram a complexidade e a interação entre os diversos modelos.

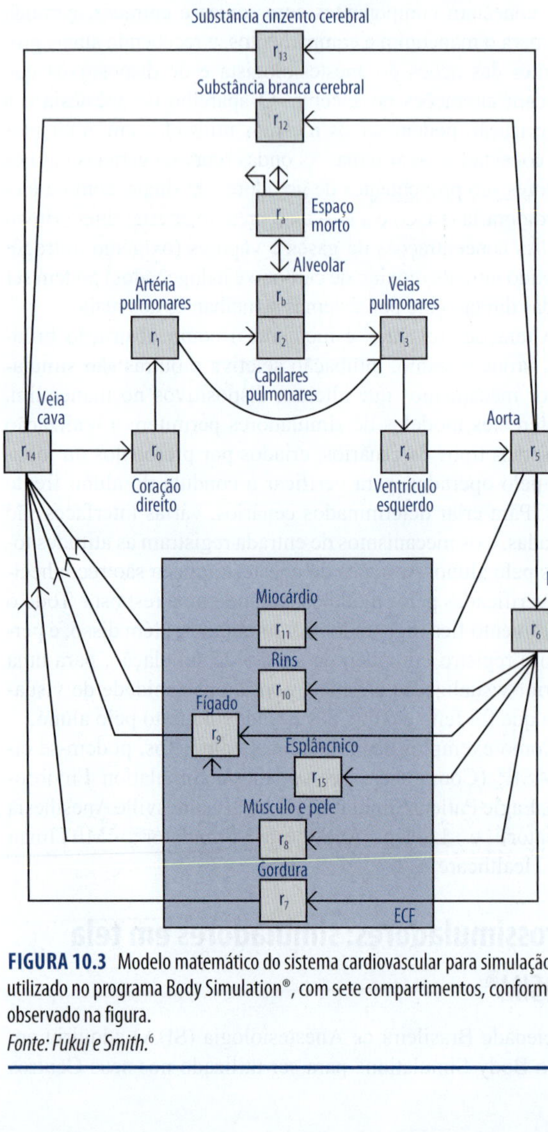


**FIGURA 10.3** Modelo matemático do sistema cardiovascular para simulação, utilizado no programa Body Simulation®, com sete compartimentos, conforme observado na figura.
*Fonte: Fukui e Smith.*[6]

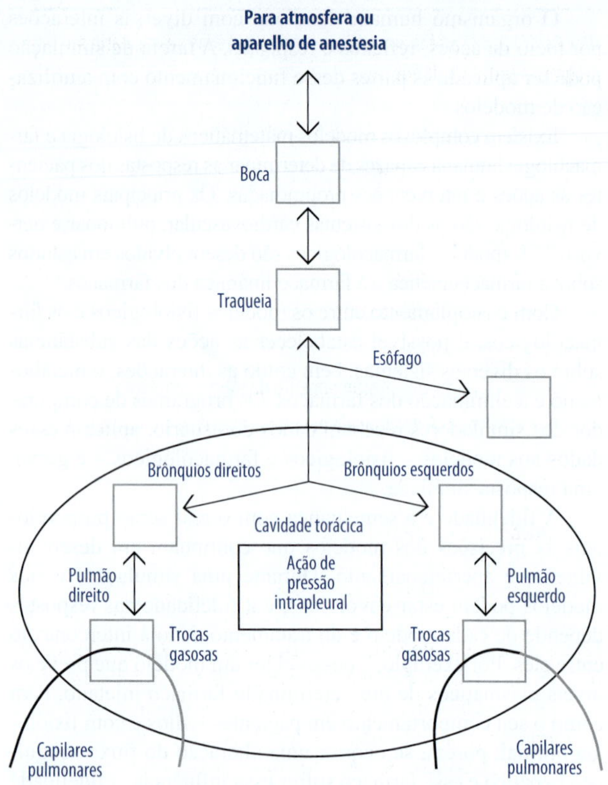


**FIGURA 10.4** O modelo respiratório fornece o cálculo matemático do fluxo de gases através das vias aéreas, pulmões e ventilador em ventilação espontânea ou controlada, como observado na figura.

O realismo em tela é de excelente nível, possibilitando ao aluno o controle da anestesia. Algumas tarefas apresentam uma simulação gráfica, e existe também a adição de vídeo durante a realização de determinados procedimentos, como a intubação traqueal e a estimulação para a monitorização do bloqueio neuromuscular.

Após a seleção de um caso clínico existente (já armazenado) ou a criação de um novo caso, o programa permite a preparação de um ato anestésico simulado, que vai desde a escolha da punção venosa até a recuperação do paciente e a extubação. Dispositivos e tarefas que podem ser selecionados pelo usuário estão descritos nos **QUADROS 10.4 E 10.5**.

**QUADRO 10.4** Dispositivos que podem ser selecionados pelo usuário no programa Body Simulation®

- Criação de um novo paciente e caso clínico, ou seleção de um já existente
- Monitorização cardiovascular, ventilatória e neuromuscular
- Fluidos e volumes a serem administrados
- Fármacos e doses
- Fluxos de gases e concentração de halogenados
- Parâmetros ventilatórios

**QUADRO 10.5** Tarefas que podem ser selecionadas pelo usuário no programa Body Simulation®

- Determinação da punção venosa e escolha do cateter
- Escolha do fluido para hidratação/reposição e volume administrado
- Injeção dos fármacos
- Ventilação sob máscara
- Ventilação controlada manual ou mecânica
- Ausculta ventilatória
- Intubação orotraqueal, posicionamento do tubo e extubação
- Verificação do nível do bloqueio neuromuscular com o estimulador de nervos periféricos

Durante o ato anestésico, o aluno pode observar o paciente (FIG. 10.5), o aparelho de anestesia (FIG. 10.6), os monitores (FIG. 10.7), o ventilador, a situação do ambiente (sala de cirurgia), bem como solicitar informações e interagir com os elementos presentes. Por meio de vídeo e áudio, pode-se observar a reação do paciente, com movimentos e sons, aos estímulos aplicados.

Podem ser construídos diversos cenários para o ensino, o treinamento, a avaliação e a experimentação, com evoluções diferentes. A criação de eventos adversos que podem levar a acidentes está dividida em diversas áreas (QUADRO 10.6).

O programa permite modificações para que sejam introduzidas alterações nos modelos dos sistemas renal, hepático, *shunt* pulmonar e em barorreceptores. Alterações nos modelos do sistema cardiovascular e respiratório, bem como no estado físico do paciente, estão previstas para as novas versões.

Para as aplicações científicas, é possível visualizar os gráficos dinâmicos de diversas variáveis selecionadas (pulso, oximetria de pulso [$SpO_2$], pressão arterial, etc.), uma imagem animada com a interação entre o sistema ventilatório do aparelho de anestesia e os pulmões, e a concentração e a massa de fármacos em diversos compartimentos corporais.

Existe um modelo animado mostrando o fluxo e a concentração dos gases durante a ventilação pulmonar, com dados sobre a mecânica ventilatória e um gráfico dinâmico que mostra o fluxo e a pressão nas vias aéreas (FIG. 10.8).

Na tela de seleção dos fármacos, é permitido o acondicionamento deles em seringas ou bolsas de diversos volumes. Também há uma informação sumária sobre cada fármaco (uso, dose, latência, duração, local do metabolismo, interação e toxicidade) (FIG. 10.9).

**QUADRO 10.6** Eventos adversos divididos por áreas

- Fármacos
- Monitorização
- Sistema cardiovascular
- Vias aéreas
- Intubação
- Aparelho de anestesia e gases
- Hemorragia

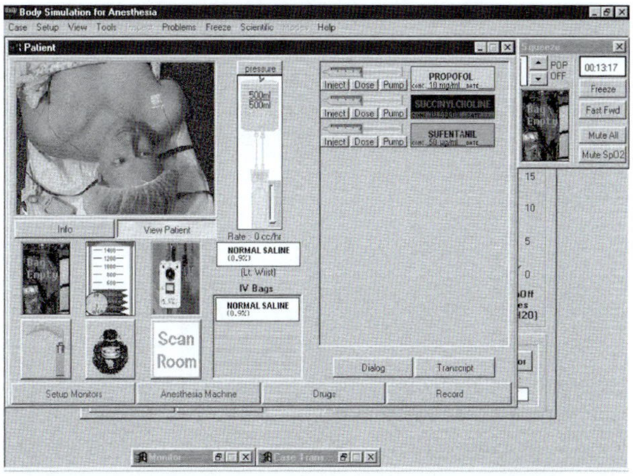

**FIGURA 10.5** A visualização do paciente em um quadro que pode mostrar cenários, inclusive com vídeos, bolsa ventilatória, ventilador, estimulador do bloqueio neuromuscular, laringoscópio, máscara facial, hidratação e fármacos. Esta tela também apresenta ícones para visualização de outros cenários ou realização de ajustes e controles.

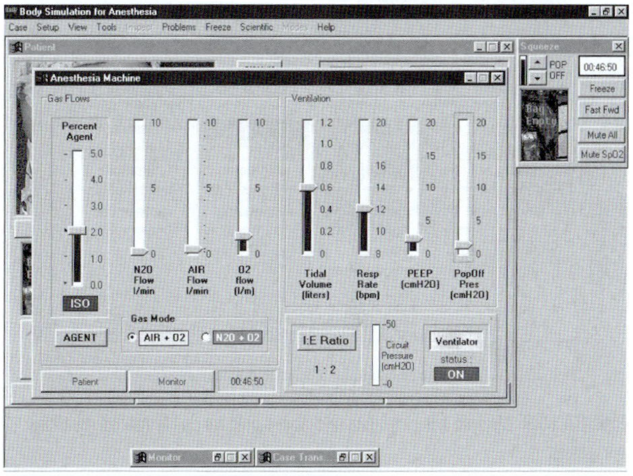

**FIGURA 10.6** Visualização do aparelho de anestesia e ventilador com os seus controles.

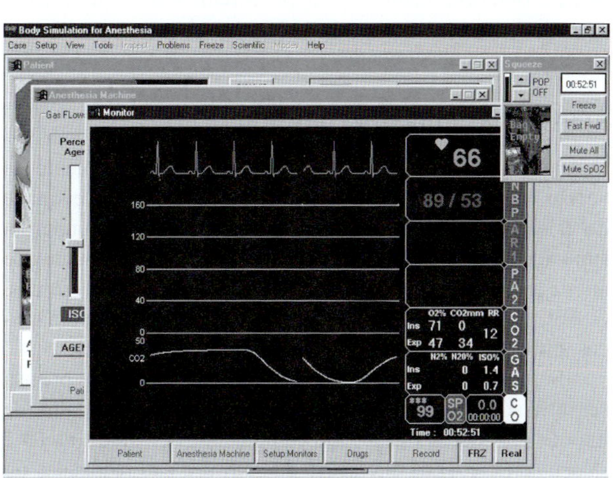

**FIGURA 10.7** Visualização da monitorização com os valores e gráficos.

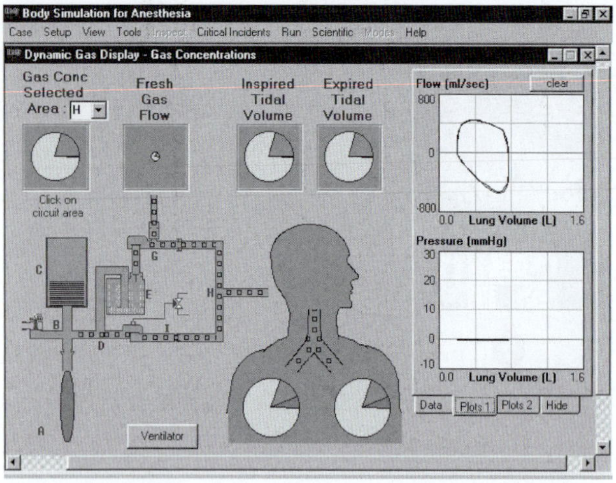


**FIGURA 10.8** Visualização da monitorização da dinâmica dos gases e concentrações.

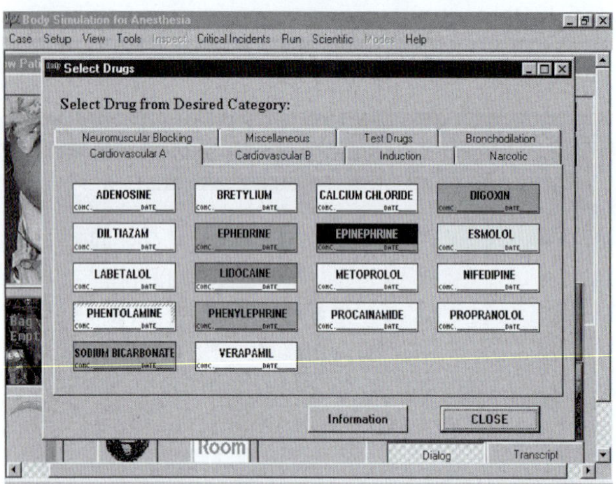


**FIGURA 10.9** Módulo que permite a seleção e o preparo dos fármacos, divididos por classes.

Por ser *on-screen*, fácil de instalar e operar em um computador pessoal, além de conter informações técnicas e científicas, o Body Simulation® pode proporcionar horas de estudo, aprendizagem e treinamento para anestesiologistas em diferentes níveis de conhecimento.

## Anesthesia Simulator Consultant

O Anesthesia Simulator Consultant – ASC®[13] (atualmente na versão 6), desenvolvido há mais de 25 anos na Universidade de Washington (Seattle – WA, Estados Unidos), é um microssimulador em tela que foi desenhado para o treinamento de anestesiologistas, com maior ênfase para os incidentes críticos. O ASC® utiliza modelos farmacocinéticos e farmacodinâmicos, publicados pela literatura, de mais de 70 substâncias.

Sua versão atual é *web-based*, ou seja: 1) ele não precisa ser instalado no computador; 2) funciona em um navegador de internet; 3) pode ser usado em computador PC, Mac®, *tablet* e *smartphone*; e 4) as alterações do *software* são realizadas no servidor da Anesoft®, não sendo preciso atualizar o computador – quando houver conexão, ele estará rodando a versão mais atualizada. Sua aquisição é feita pela internet mediante a compra de uma licença. A tendência atual é o uso de programas baseados na *web* (*web-based*) por facilitarem sua utilização em computadores e dispositivos móveis diferentes, independentemente do sistema operacional que utilizam (Windows®, MacOS®, IOs®, Android® ou outros), já que eles funcionam acoplados ao navegador que está sendo usado **(FIG. 10.10)**.

O modelo do sistema cardiovascular prevê o débito cardíaco, a pressão arterial e o consumo de oxigênio pelo miocárdio. Já o modelo do sistema respiratório prevê as pressões ventilatórias, a troca dos gases sanguíneos e a captação dos agentes inalatórios. O modelo farmacocinético prevê as concentrações plasmáticas dos fármacos, e o modelo farmacodinâmico, as concentrações e ações no compartimento de efeito. Esses modelos são interligados de modo que as alterações em um ou mais deles sejam transferidas e atuem sobre os outros, se necessário.

A ocorrência dos eventos críticos pode ser pré-selecionada pelo usuário ou gerada de modo randômico pelo sistema, dependendo da programação. A simulação de eventos raros também é efetuada por meio desse programa simulador.

Um aspecto diferente do ASC® é a presença de uma base de dados com mais de 34 casos clínicos, fornecidos por um grupo de anestesiologistas experientes, incluindo situações de emergências como alergia ao látex, anafilaxia, broncospasmo, cetoacidose diabética, embolia aérea, feocromocitoma, hipercalemia, hipertensão intracraniana, hipertermia maligna, pré-eclâmpsia, entre outras. Cada paciente é simulado por um grupo de modelos fisiológicos e farmacológicos.

Howard Schwid e Daniel O'Donnell,[14] criadores do ASC®, testaram o simulador em 44 residentes de anestesia e anestesiologistas e apresentaram uma conclusão favorável ao uso, em razão da facilidade de aprendizado e como ferramenta de ensino.

A Anesoft® dispõe de diversos simuladores para treinamento em suporte avançado de vida em cardiologia (ACLS, do inglês *Advanced Cardiac Life Support* – ACLS Simulator 2016®) e suporte avançado de vida em pediatria PALS, do inglês *Pediatric Advanced Life Support* – PALS Simulator 2016®), unidade de tratamento intensivo (Critical Care Simulator 3®), neonatologia (Neonatal Simulator 2®), pediatria (Pediatrics Simulator 3®), obstetrícia (Obstetric Simulator 3®), sedação (Sedation Simulator 4®), além de poder fornecer a combinação de diversos produtos.[13]

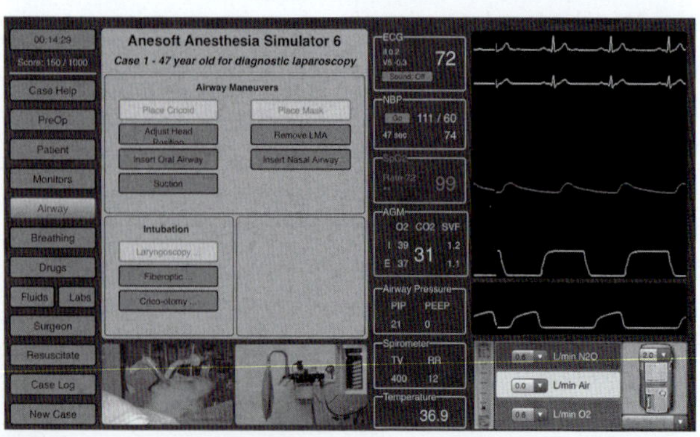


**FIGURA 10.10** Tela principal do Anesthesia Simulator 6® organizada em colunas (da esquerda para a direita): 1) seleção de procedimentos; 2) opções para o procedimento selecionado e foto e/ou animação de uma ocorrência; 3) dados da monitorização selecionada; e 4) registro gráfico dos monitores, com ajuste dos gases e agente inalatório do aparelho de anestesia.

## Outros simuladores

Existem outros tipos de simuladores, de interesse do anestesiologista, que realizam apenas parte de uma simulação, das diversas possíveis de um ato anestésico. Simulações parciais são de baixo custo e servem para ensinar e treinar alunos enfocando apenas tópicos de interesse, sem a complexidade dos simuladores completos de anestesia.

Abrangem tópicos como anestesia inalatória, aparelho de anestesia, anestesia venosa, farmacocinética e farmacodinâmica dos fármacos, atendimento pré e intra-hospitalar de emergência, suportes básicos e avançados à vida, entre outros.

### GasMan®

O GasMan® (Med Man Simulations, Inc., Estados Unidos), criado por James H. Philip, é um programa para computador pessoal (simulador em tela) que simula o mecanismo de captação e distribuição dos anestésicos inalatórios.[15]

Com uma interface gráfica, em tela, tem-se a representação esquemática da secção de fluxo contínuo do aparelho de anestesia, um sistema ventilatório e os diversos compartimentos fisiológicos de um paciente.

O usuário seleciona o anestésico inalatório e sua concentração, o peso do paciente, o sistema (circuito) ventilatório, os fluxos dos gases, a ventilação alveolar, o débito cardíaco e a velocidade da simulação (FIG. 10.11). É possível a injeção de um determinado volume de anestésico líquido para conversão em vapor, como em técnicas de anestesia quantitativa.

Mediante informações gráficas e numéricas, é possível visualizar o quantitativo da captação, do metabolismo e da eliminação dos agentes halogenados. Diversas variáveis do programa podem ser alteradas. São possíveis os cálculos dos volumes e os custos dos anestésicos utilizados.

É um programa microssimulador dirigido para o ensino e treinamento dos mecanismos da anestesia inalatória, empregado por diversas escolas médicas, programas de residência em anestesiologia, escolas de veterinária e indústrias farmacêuticas e de equipamentos.[16]

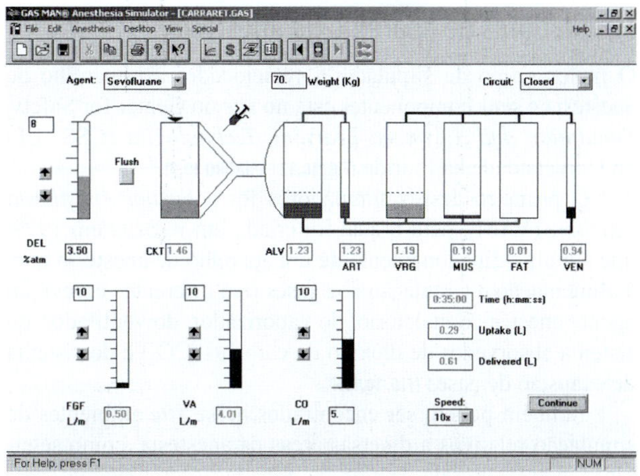


**FIGURA 10.11** Interface do GasMan® com o usuário.

**QUADRO 10.7** Relação de simuladores do Center for Safety, Simulation and Advanced Learning Technologies da Universidade da Flórida

- Anesthesia Machine Transparent Reality Simulation – Generic Bellows Ventilator
- Anesthesia Machine Transparent Reality Simulation – Generic Piston Ventilator
- Anesthesia Machine Preuse Check Simulation – Generic Bellows Ventilator
- Anesthesia Machine Transparent Reality Simulation – Virtual Fabius GS
- Anesthesia Machine Black Box Simulation – Ohmeda Modulus II
- Anesthesia Machine Black Box Simulation – GE Healthcare Aestiva
- Anesthesia Machine High Pressure Systems
- Anesthesia Machine Low Pressure Systems
- Anesthesia Machine Scavenging Systems
- Anesthesia Machine $CO_2$ Absorber Simulation
- Anesthesia Machine Transparent Reality Simulation – Configurable simulation

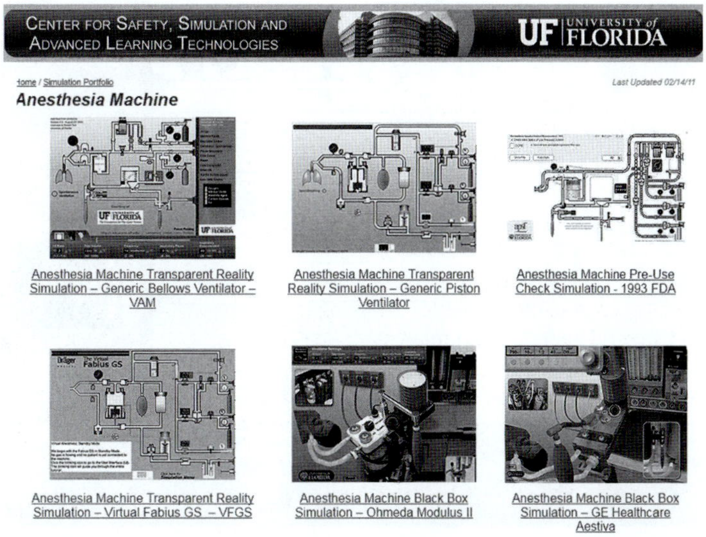


**FIGURA 10.12** Diversos simuladores do Center for Safety, *Simulation and Advanced Learning Technologies* (CSSALT), Universidade da Flórida. Com o uso de simulação baseada na *web* (*web-based*) e tecnologia de realidade transparente, este *site* apresenta um grande número de simuladores que podem ser usados pelos anestesiologistas.
*Fonte: Center for Safety, Simulation and Advanced Learning Technologies.*[18]

## Simuladores de aparelho de anestesia

O maior grupo de simuladores relacionados ao aparelho de anestesia e seus componentes está no *site* do Center for Safety, *Simulation and Advanced Learning Technologies* (CSSALT) da Universidade da Flórida (**FIG. 10.12 E QUADRO 10.7**).[17]

O primeiro desses simuladores foi o *Virtual Anesthesia Machine* (VAM), para o qual foi criado um *website* em 1999, que simula o funcionamento de um aparelho de anestesia com a alimentação e circulação dos gases (em diferentes cores), do agente anestésico inalatório, do vaporizador, do ventilador, do sistema absorvedor de dióxido de carbono ($CO_2$) e do sistema de exaustão de gases (**FIG. 10.13**).

Também podem ser encontrados nesse *site* ambientes de simulação relativos a diversas áreas da anestesia, como segurança elétrica na sala de cirurgia, circulação do oxigênio, oximetria de pulso, equação do gás alveolar, dispositivos para via aérea difícil, hemostase perioperatória, modelos farmacocinéticos e outros.

## Simuladores de anestesia venosa

Diversos programas de simulação em anestesia venosa são disponibilizados pela Universidade de Stanford (Califórnia – Estados Unidos).[19] Esses programas simulam a farmacocinética e a farmacodinâmica de várias substâncias usadas em anestesia, baseados em modelos existentes e publicados na literatura. É possível o controle de algumas bombas de infusão para fins experimentais, mas ainda não liberadas para uso em humanos.

Atualmente, estão disponíveis os seguintes programas:

- STANPUMP®: de autoria de Steve Shafer (Stanford, Califórnia – Estados Unidos), apresenta a maioria das substâncias utilizadas em anestesia e permite o controle de uma bomba de infusão.
- STELPUMP®: de autoria de J. Coetze, apresenta um número menor de substâncias e modelos, mas tem a capacidade de controlar duas bombas de infusão.
- STANGRAF®: de autoria de Phil Scuderi e colaboradores, é uma apresentação gráfica que usa os modelos farmacológicos do STANPUMP®.
- RUGLOOP®: de autoria de Tom De Smet e Michel Struys, do Departamento de Anestesia da Universidade de Ghent – Bélgica, possui as mesmas rotinas farmacocinéticas e dinâmicas do STANPUMP®, programado para Windows®. Apresenta vários modelos de substâncias e a possibilidade de controle de bombas de infusão (Graseby 3400 e 3500 e Fresenius – Base Orchestra) e a interconexão com monitores como o Datex AS-3® e S/5® e o Aspect 1000®, A 2000® e Vista® (BIS).
- IVA-SIM®: de autoria de Jurgen Schuttler e Siegbert Kloos, do Departmento de Anestesiologia da Universidade de Bonn (Alemanha), contém uma biblioteca de modelos farmacocinéticos de diversas substâncias utilizadas em anestesia.

A European Society for Intravenous Anaesthesia disponibiliza um programa denominado Tivatrainer 9® em seu endereço eletrônico.[20] Esse simulador de farmacocinética é capaz de determinar a concentração plasmática de qualquer fármaco que possa ser descrito em um modelo aberto de dois ou três compartimentos. A maioria dos fármacos usados em anestesia está disponível em uma base de dados local, e existe, ainda, a possibilidade de *download* de uma lista que contém os últimos modelos farmacocinéticos para grupos especiais, como pacientes pediátricos e obesos. A administração pode ser simulada em bólus, infusões e administração alvo-controlada (TCI, do inglês *target controlled infusion*) com concentrações plasmáticas ou no órgão de efeito. A interação do Propofol® e opioides também pode ser demonstrada. O Tivatrainer 9® pode ser executado em computadores com sistema operacional Windows® ou MacOS® com máquina virtual. Sua instalação no MacOs® apresenta restrições e não é muito amigável. No *site* está disponível uma cópia para 20 demonstrações gratuitas, e uma licença pode ser adquirida pelo custo de 49 euros. Esse simulador tem sido usado para a demonstração em *workshops* de anestesia venosa total ao redor do mundo. O TivatrainerX® é a versão para iPhone® e iPad® do Tivatrainer 9® para computadores PC (**FIG. 10.14**).

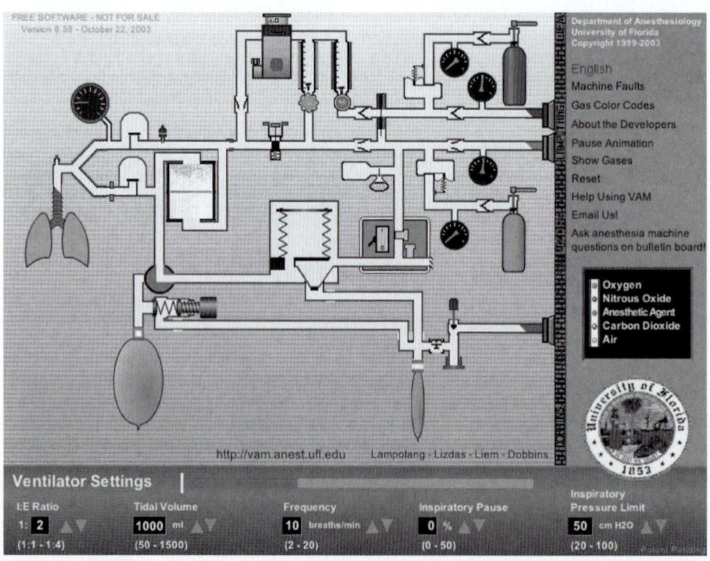


**FIGURA 10.13** Tela inicial do simulador gráfico de um aparelho de anestesia (Virtual Anesthesia Machine) da Universidade da Flórida. Estão representados as entradas de gases na rede de distribuição hospitalar e em cilindros, fluxômetros dos gases, vaporizador, sistema de absorção de dióxido de carbono, ventilador e sistema de exaustão de gases. O simulador obedece a comandos do operador e fornece informações sobre o funcionamento do aparelho de anestesia.

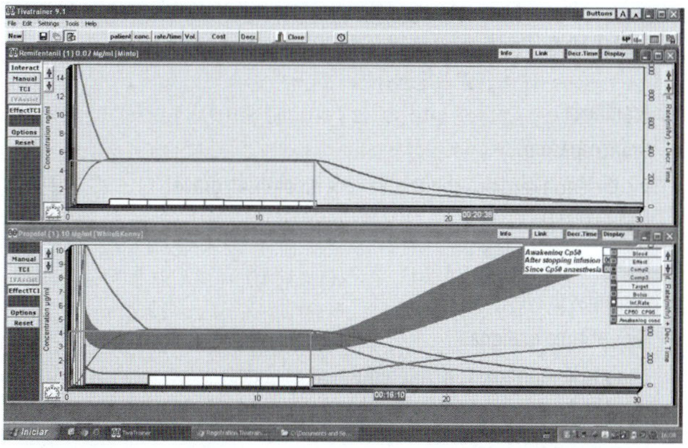

**FIGURA 10.14** Tela mostrando a interação entre remifentanil e propofol na simulação executada no Tivatrainer 9, um simulador de modelos farmacológicos de fármacos usados em anestesia.

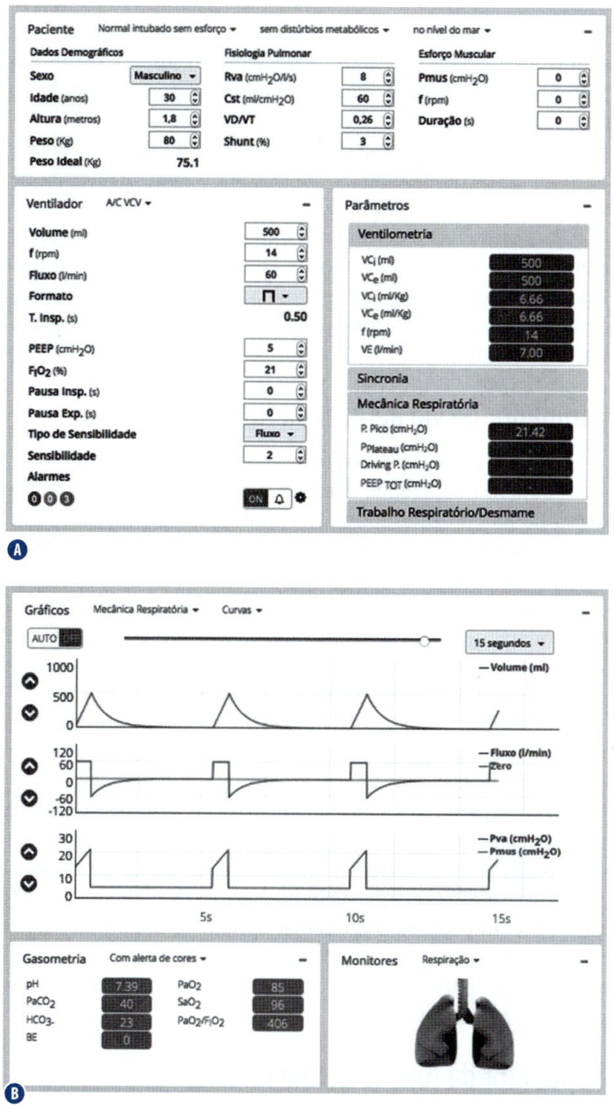


**FIGURA 10.15** O simulador de mecânica ventilatória, xlung®, com os dados do paciente, valores ajustados para o ventilador **A**, curvas de volume, pressão e fluxo com os valores da gasometria **B**.

## Simuladores de ventilação mecânica

Para o estudo da ventilação pulmonar, principalmente a ventilação mecânica controlada, e o entendimento da mecânica pulmonar, os simuladores de ventilação permitem o ajuste dos diversos parâmetros envolvidos (frequência respiratória, volume corrente, pressões nas vias aéreas, complacências e resistência). A alteração de um ou mais parâmetros, semelhante ao que acontece nas doenças ou em situações clínicas diárias, permite a visualização dos valores e das curvas da mecânica ventilatória, com o entendimento para o melhor ajuste do ventilador.

O "xlung®" é um simulador virtual de ventilação mecânica, de desenvolvimento nacional, que mostra a interação paciente-ventilador, a influência na troca gasosa e a mecânica respiratória de modo dinâmico e interativo (**FIG. 10.15**).[21]

O mesmo desenvolvedor ainda apresenta mais dois simuladores: 1) Physiolung®, que proporciona a abordagem da fisiologia respiratória básica, com ênfase na troca gasosa, mecânica e trabalho respiratórios e equilíbrio acidobásico, trazendo para a simulação virtual os conceitos fundamentais voltados para a formação dos profissionais de saúde em geral; e o 2) Oxylung®, que agrega os efeitos imediatos da oxigenoterapia administrada por vários dispositivos e a possibilidade de simular distúrbios metabólicos com cenários clínicos e de insuficiência respiratória mais comuns, como exacerbação de doença pulmonar obstrutiva crônica (DPOC), crises de asma, pneumonia e outros.[21]

## Simuladores de ultrassonografia e ecocardiografia transesofágica

O uso de simuladores para o treinamento da aplicação da ultrassonografia na anestesia regional pode ser feito por meio de simuladores de tela (computador) ou com o auxílio de manequins (modelos) e equipamentos de ultrassonografia (**FIG. 10.16**).[22]

O Virtual Transesophageal Echocardiography, do Departamento de Anestesia do Toronto General Hospital,[23] oferece uma extensa possibilidade de práticas para o manuseio da ecocardiografia transesofágica (ETE), via *web*, bem como um *site* dedicado ao assunto, de grande interesse para o anestesiologista. A **FIGURA 10.17** mostra uma das telas para o controle e posicionamento do transdutor de ETE com a orientação gráfica dos planos. À medida que o aluno movimenta o transdutor, aparece na tela a janela de visualização anatômica e a imagem do exame no aparelho de ETE.

## Simuladores completos (*full simulators*)

Também denominados simuladores de alta fidelidade, estes equipamentos são constituídos de um manequim de corpo inteiro, ligado a um computador com diversos modelos análogos de sistemas fisiológicos e farmacológicos, que respondem às

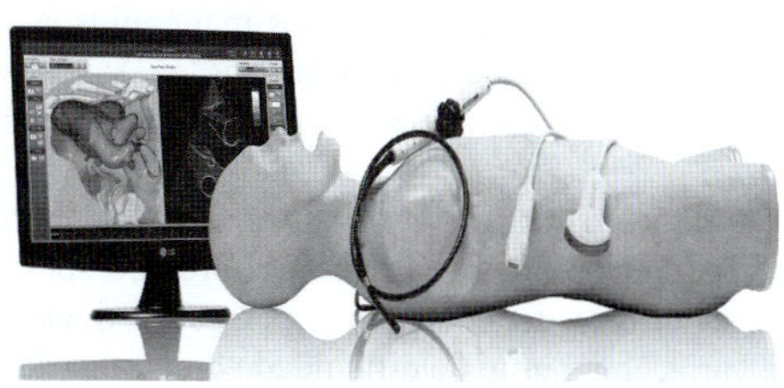

**FIGURA 10.16** Manequim e *software* para a simulação e aprendizado de ultrassonografia e ecocardiografia transesofágica.
*Fonte: Clau-Terré e colaboradores.*[24]

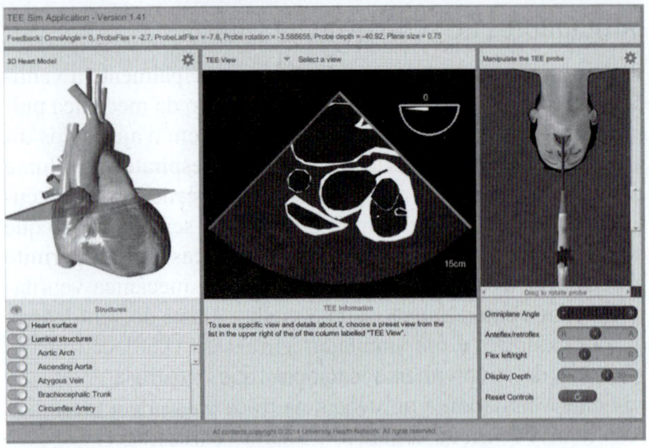

**FIGURA 10.17** Tela principal do TEESim para a simulação de ecocardiografia transesofágica. O operador pode manusear o transdutor do equipamento (virtual) e observar o posicionamento do transdutor com a respectiva imagem gerada.

**QUADRO 10.8** Principais cenários dos simuladores completos

- Anafilaxia
- Broncospasmo
- Insuficiência cardíaca congestiva com hipotensão grave
- Laringospasmo
- Hipercalemia
- Arritmias graves
- Hipertermia maligna
- Choque hemorrágico em diferentes intensidades
- Isquemia miocárdica
- Hematoma subdural
- Pneumotórax hipertensivo
- Via aérea difícil (não antecipada) com hipóxia
- Arritmias ventriculares instáveis

variações e intervenções realizadas, como fármacos injetados e tratamentos aplicados.

Tais simuladores podem ser ligados a um equipamento de anestesia e monitorização, recebendo dados e apresentando comportamentos semelhantes aos do paciente, de acordo com o cenário criado pelo instrutor.

Os manequins apresentam semelhanças anatômicas com o modelo que pretendem simular e possuem partes que podem ser trocadas, para limpeza e/ou esterilização ou por desgaste de uso durante os treinamentos. O manequim tem sensores que informam ao *software* quais são as atitudes que estão sendo tomadas pelo aluno e possui efetores, em geral dispositivos eletromecânicos, que realizam movimentos ou atividades que devem ser observadas pelo aluno.

Os manequins mais completos apresentam as seguintes características:[25]

- Movimentos respiratórios autônomos de frequência e profundidade controláveis por *software*.
- Possibilidade de ventilação mecânica, gerando $CO_2$ em quantidades corretas, com níveis que podem ser enviados para monitorização por um capnógrafo convencional.
- Alto-falantes para emissão de bulhas cardíacas detectáveis com um estetoscópio, bem como atuadores mecânicos para simular pulso radial e carotídeo, ruídos e sons que ajudam no desenvolvimento do caso clínico (cenário).
- Resposta mecânica de contração dos polegares em resposta a um estimulador de nervos periféricos padrão, bem como tensionador do músculo masseter, proporcional ao nível anestésico.
- Sinais de ECG, normais e patológicos, com frequência proporcional ao plano anestésico (muitos manequins são sensíveis a diversos tipos de manobras diretas).
- Possibilidade de injeção com diversos tipos de fármacos (simulados).
- Sensores de pressão no trato ororrespiratório superior, para detecção do posicionamento de intubação, pressão sobre os incisivos superiores denunciando o perigo da quebra de dentes, e variação no grau de dificuldade de intubação.
- Possibilidade de sofrer venóclise e cateterização.
- Sensores de pressão de insuflação respiratória e de pressão mecânica torácica (ressuscitação por massagem externa), distensão gástrica.

O **QUADRO 10.8** mostra os principais cenários existentes nos simuladores completos para o treinamento em anestesia. Os programas de simulação permitem aos instrutores a criação de novos cenários.[2]

Esses simuladores são o acoplamento de vários sistemas de simulação (ou modelos) com estruturas semelhantes às estruturas anatômicas e fisiológicas dos seres humanos.

Para a execução de cenários clínicos, os simuladores completos geralmente são compostos de diversos módulos simuladores especializados, como simulador da função pulmonar, simulador da função cardiovascular e simulador da administração de fármacos.

## Simulador de via aérea e da função pulmonar

A prática do acesso e manejo da via aérea em pacientes é um procedimento de grande estresse para o paciente, com uma curva de aprendizado longa (exigindo muitos procedimentos em diversos pacientes com diferentes graus de complexidade) e necessidade de sedação profunda, anestesia ou situação de emergência extrema. A simulação desse procedimento, muito comum até mesmo com manequins mais simples, é de grande valia para o treinamento do médico, com melhora do aprendizado e redução do tempo, sem causar lesão aos pacientes.

Na simulação da função pulmonar, nos simuladores de alta fidelidade, o manequim possui alto-falantes em vários pontos do toráx para permitir a emissão dos sons fisiológicos e patológicos que permitam a ausculta pelo aluno. A expansibilidade torácica bilateral ou seletiva, junto com os sons, propicia mais cenários para o treinamento. A respiração pode ser espontânea, quando o manequim faz os movimentos de inspiração e expiração, ou os movimentos são feitos por um ventilador acoplado ao sistema. É possível recriar vários cenários clínicos sobre as vias aéreas e pulmões. Uma descrição dos principais atributos é mostrada no **QUADRO 10.9**.[2]

## Simulador da função cardiovascular

Nos simuladores de alta fidelidade, existem modelos complexos da função cardiovascular que permitem desde a identificação de diversos pulsos, acesso venoso periférico e central, acesso intraósseo, até o treinamento para a punção desses

**QUADRO 10.9** Atributos dos simuladores de via aérea e função pulmonar

| **Via aérea** | |
|---|---|
| Anatomia | Anatomia da via aérea oro e nasofaríngea e abertura glótica<br>Dentes: normais, soltos e quebrados<br>Articulação da mandíbula<br>Mobilidade cervical |
| Saídas (sinais) | Estridor inspiratório e expiratório<br>Outros sons respiratórios |
| Configurações | Diminuição da extensão cervical<br>Intubação difícil, alteração da língua, trismo, laringospasmo |
| Procedimentos | Ventilação sob máscara<br>Aspiração oral e nasofaríngea<br>Dispositivos de vias aéreas: máscara laríngea e outros<br>Intubação: oral e nasal, endobrônquica, esofágica, retrógrada<br>Fibroscopia<br>Traqueostomia, cricotireoidotomia<br>Ventilação transtraqueal a jato |
| Sensores | Pressão sobre os dentes<br>Movimento da mandíbula<br>Profundidade do tubo traqueal<br>Movimento cervical |
| **Função pulmonar** | |
| Anatomia | Árvore traqueobrônquica |
| Saídas (sinais) | Sons ventilatórios sincronizados com os movimentos ventilatórios<br>Concentrações de oxigênio ($O_2$) e $CO_2$ inspiradas e expiradas<br>Volume corrente<br>Saturação da hemoglobina periférica pelo $O_2$ ($SpO_2$)<br>Cianose e trocas gasosas |
| Configurações | Ajuste da mecânica pulmonar (frequência respiratória, volume corrente, resistência e complacência)<br>Sons respiratórios: murmúrio, sibilos, secreções, ausência, unilateral<br>Ventilação unilateral, ventilação desigual<br>Pneumotórax e/ou hemotórax (hipertensivo) |
| Procedimentos | Ventilação manual ou mecânica<br>Descompressão torácica por punção com agulha (uni ou bilateral)<br>Drenagem torácica por tubo |
| Sensores | Ventilação |

*Fonte: Adaptado de Johnson e Thackeray.*[2]

acessos e infusão de líquidos. Os modelos que geram a intensidade do pulso interagem com a intensidade dos sons, a frequência cardíaca e o ECG. As alterações de uma ou mais variáveis provocam modificações nas demais variáveis interligadas, obedecendo à programação do modelo. Eles respondem a arritmias, procedimentos de desfibrilação e cardioversão. Podem ainda simular as medidas de um cateter da artéria pulmonar (inclusive com a pressão ocluída), bem como os diversos cenários da fisiologia e fisiopatologia do sistema cardiovascular, como na prática clínica. Estes são os modelos mais evoluídos

**QUADRO 10.10** Atributos dos simuladores de via aérea e função cardiovascular

| **Anatomia** | **Pulsos arteriais** |
|---|---|
| Saídas (sinais) | ECG, sons cardíacos sincronizados com o ECG<br>Pressão arterial não invasiva com sons de Korotkoff<br>Pulsos palpáveis: intensidade sincronizada com o ECG e a pressão arterial<br>Pressões simuladas: arterial, artéria pulmonar, artéria pulmonar ocluída e venosa central |
| Configurações | Uma variedade de sons cardíacos e intensidades<br>Parâmetros cardíacos ajustáveis: frequência cardíaca, pressão arterial, pós-carga, contratilidade miocárdica<br>Distensão de veia jugular<br>Hemorragias com modelagem em locais diferentes (extremidades, central) |
| Procedimentos | Desfibrilação, marca-passo, cardioversão<br>Compressão torácica<br>Acesso intraósseo (esternal e tibial)<br>Acesso venoso periférico (diversos locais)<br>Acesso venoso central (jugular e femoral)<br>Pontos para a administração de fármacos<br>Pericardiocentese<br>Tratamento da hemorragia: pontos de pressão, torniquete, clampeamento cirúrgico |
| Sensores | Sensores sensíveis ao toque para ativar a gravação do acesso ao pulso identificando que o aluno o verificou |

*Fonte: Adaptado de Johnson e Thackeray.*[2]

na atualidade, estando em constante aperfeiçoamento. O **QUADRO 10.10** demonstra alguns atributos desses simuladores.[2]

## Fármacos administrados

Nos simuladores de alta fidelidade, mediante uso de técnicas com código de barras (aplicados às seringas) e sensores de fluxo (capazes de medir o volume infundido), é possível identificar o fármaco, a dose administrada e a via. Também podem ser utilizados sensores de proximidade que identificam as seringas (atribuindo-lhes um fármaco) para a identificação de um fármaco injetado. As respostas ao fármaco administrado podem ser determinadas pelo modelo farmacológico (programa do simulador) ou controladas por um *script* comandado pelo instrutor. O *script* é uma sequência de comandos (ordens) que o operador envia ao programa para que seja produzida uma variação nas respostas ou na atividade no manequim (p. ex., fechar/abrir os olhos, diminuir a pressão arterial, produzir uma arritmia).

Ao se aproximar uma seringa, que foi identificada como contendo propofol na diluição de 10 $mg \cdot kg^{-1}$, e injetar uma dose de 2,5 $mg \cdot kg^{-1}$, o manequim apresenta uma resposta de fechar os olhos e fazer um período de apneia, quando então a monitorização indica uma diminuição da pressão arterial e um aumento da frequência cardíaca, simulando uma sequência semelhante à real.[2]

O modelo tem a capacidade de considerar diferenças de idade, sexo e peso, duração de ação do fármaco e interações entre fármacos (p. ex., sedativos e opioides) conforme as informações fornecidas ao se criar a simulação.

Atualmente, nem sempre a combinação de modelos farmacológicos (de diversos fármacos) com interação em outros modelos, por exemplo, hemorragia, oferece informações precisas, devido à necessidade de combinação de muitos modelos complexos. Os estudos dessas interações continuam em desenvolvimento e, à medida que novas versões de programas surgem, o aprimoramento é certo e inevitável.

## METIman – HPS®

O METIman® é um sistema de simulação de alta fidelidade, com as conexões entre o manequim, o *software* de simulação e operação e o monitor sem fios (*wireless*). Funciona com os modelos fisiológicos da CAE Healthcare®.

O manequim do HPS – *Human Patient Simulator*®, denominado Apollo® (CAE Healthcare®), pode ser colocado sobre uma mesa cirúrgica padrão, em diversas posições (supina, prona, lateral ou sentada), e configurado como do sexo masculino ou feminino. Oferece a possibilidade de observação de vários sinais clínicos, como reações oculares (piscar de olhos e sinais neurológicos), palpação de pulsos bilaterais (carotídeo, braquial, radial, femoral, poplíteo e pedioso), simulação da respiração e voz, excursão torácica independente, sons cardíacos e ventilatórios e permeabilidade das vias aéreas (**FIG. 10.18**).[26]

No interior do manequim Apollo®, encontra-se um computador que estabelece a comunicação com um módulo controlador (de onde o instrutor envia os eventos – dos cenários – a serem executados pelo manequim). Um sistema instalado em um computador (MacBook, Apple®) denominado Müse® permite a construção do cenário de simulação e intervenções do instrutor, que serão respondidas pelo manequim (**FIG. 10.19**). Esses sistemas possuem uma bateria interna que possibilita o uso no ambiente extra-hospitalar, sem energia elétrica. Um terceiro computador

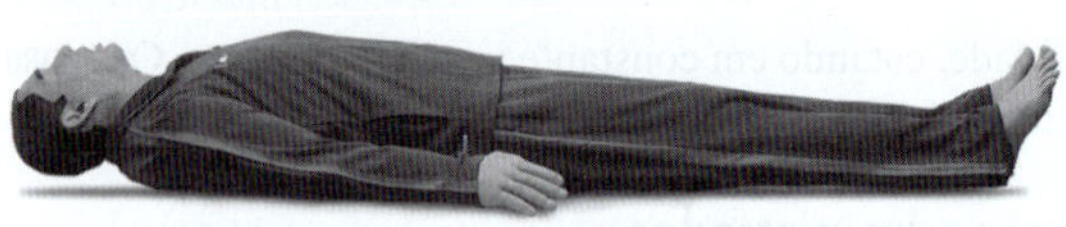

**FIGURA 10.18** Manequim adulto do METIman-HPS® (Apollo®, CAE Healthcare®).
*Fonte: Dadial Medica.*[27]

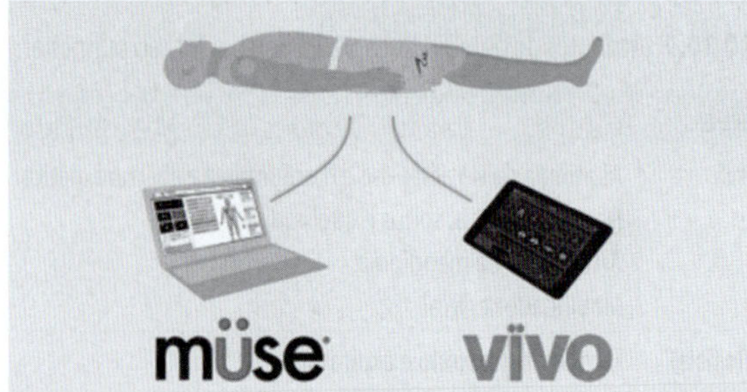


**FIGURA 10.20** Integração entre o manequim (Apollo®), o controle da simulação (Müse®) e o monitor (Vivo®).
*Fonte: CAE Healthcare.*[29]

(Vivo®) opera os dados da monitorização em resposta ao cenário ou evento determinado pelo programa do instrutor. A **FIGURA 10.20** mostra a integração entre os três sistemas: o manequim, o controle da simulação (*software* Müse® instalado em um MacBook®) e o sistema de monitorização (*software* Vivo® instalado em um computador PC).

É possível a realização de procedimentos nas vias aéreas (praticamente reais), punção venosa, compressão torácica (massagem cardíaca externa), pericardiocentese, punção torácica por agulha, drenagem torácica com tubos, desfibrilação, palpação intercostal, monitorização do ECG, uso de marca-passo cardíaco e lavagem peritoneal.

O HPS® possui modelos de simulação de vias aéreas (normal e difícil), sistema pulmonar, sistema cardiovascular, sistema metabólico, sistema geniturinário e sistema neurológico. Pode propiciar o treinamento para o ACLS® e o atendimento e suporte ao trauma. Possui modelos de farmacologia e sistema de "identificação das substâncias injetadas" (por atribuição). Existem modelos de pacientes pré-configurados, sendo possível arquivar novas configurações ou alterar as já existentes. O operador pode gerar cenários, eventos (comuns ou raros) e situações de crises.

O uso de monitores conectados ao manequim permite a monitorização hemodinâmica invasiva (pressões arteriais e venosas e débito cardíaco) e até a pressão arterial não invasiva. É possível o treinamento para a introdução do cateter de Swan-Ganz.

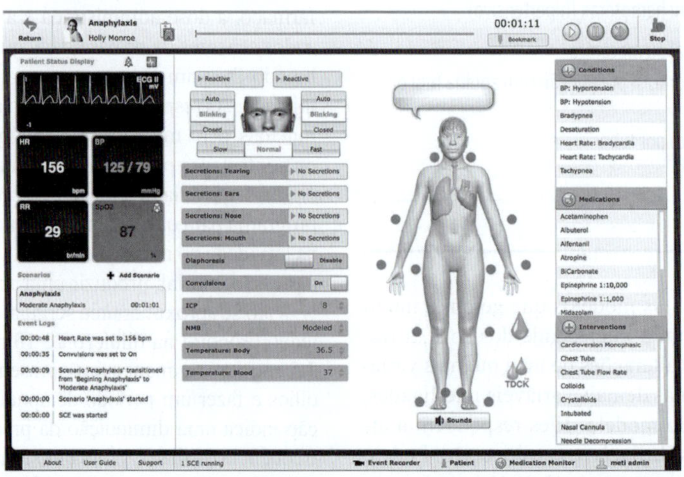


**FIGURA 10.19** Tela principal do Müse. Aparecem no computador do instrutor em quatro colunas, que podem facilmente ser ativadas durante uma sessão de simulação, da direita para a esquerda: 1) sinais e valores da monitorização (*acima*), cenário executado (*meio*) e registro de eventos; 2) sinais clínicos que podem ser enviados para o manequim; 3) regiões e sistemas que podem ser acionados para eventos da simulação de possibilidade de hemorragia; e 4) condições, medicações e intervenções simuladas.

## Medsim-Eagle Patient Simulator®

O MedSim-Eagle Patient Simulator® versão 2.3 (Medsim – Eagle Simulation, Inc.® – Estados Unidos)[28] é um simulador completo que consiste basicamente em três partes:

- Um manequim (paciente).
- Um sistema de interfaces.
- Os computadores de simulação e a central de controle do instrutor.

O manequim permite que se realizem diversas atividades, como controle das vias aéreas (ventilação sob máscara, intubação oro e nasotraqueal ou endobronquial [seletiva], cricotireotomia e ventilação transtraqueal a jato); além disso, apresenta graus de dificuldade de controle das vias aéreas, capacidade de punção venosa periférica e central, palpação do pulso radial e carotídeo, sons cardíacos e ventilatórios, colocação de eletrodos para ECG, uso de estimulador de nervos periféricos (polegar) para verificação de bloqueio neuromuscular, ventilação espontânea ou controlada (manual ou mecânica), ajuste da mecânica ventilatória, identificação dos gases inalados com alimentação de dados para os modelos fisiológicos e farmacológicos dos computadores, e produção de $CO_2$ (pelo manequim) obedecendo a modelos matemáticos de metabolismo e circulação, com eliminação pelos pulmões – com a medida da concentração expirada – permitindo o emprego de monitores convencionais. Possibilita também a identificação do tipo e dose dos fármacos (pelo instrutor) após aquisição, preparo e injeção pelo aluno.

O sistema de interfaces é composto por alguns monitores e componentes eletroeletrônicos e pneumáticos, que executam as entradas e saídas de comandos, entre o manequim e os computadores.

O sistema é composto por dois computadores que trabalham em paralelo. O primeiro computador executa, em tempo real, complexos modelos matemáticos de fisiologia dos sistemas cardiovascular, pulmonar, metabólico, regulação térmica e de fluidos e eletrólitos. Esses modelos interagem entre si gerando milhares de cálculos complexos. A administração de fármacos (mais de 75) aciona os modelos farmacocinéticos e farmacodinâmicos e as interações com os modelos fisiológicos. Qualquer alteração de uma variável em um modelo deve ser verificada e considerada por todos os outros.

Um segundo computador é responsável pela interface gráfica com o usuário. A operação do sistema é feita pela seleção de menus por teclado e *mouse*, como em um computador pessoal convencional.

O *software* permite a seleção de pacientes e eventos pré-programados ou a criação de novos pacientes ou eventos. Exemplos de eventos, entre os mais de 20 existentes, são isquemia miocárdica, hipertermia maligna, hipoxemia e anafilaxia. A ocorrência do evento pode ser pré-programada em tempo, estar associada a outra situação ou disparada a qualquer momento. A gravidade do evento, sua velocidade e sinais do aparecimento e a resposta ao tratamento também podem ser definidas. Pode ser programado o aparecimento de mais de três eventos simultaneamente. Ao disparar um evento como a anafilaxia, por exemplo, podem ser quantificados o broncospasmo, a vasodilatação, a resposta à dose baixa ou alta de adrenalina.

Quando um novo evento ou sequência é criado, ele pode ser armazenado para utilização em outra oportunidade, como tal ou modificado, gerando um número ilimitado de possibilidades.

Essas simulações criam situações próximas à realidade, permitindo o treinamento, sobretudo no gerenciamento de situações críticas (crises).[9,14,30]

Esse simulador permite o reconhecimento do tipo e da dose do fármaco injetado, o controle dos olhos do manequim (abertura, fechamento e reflexos), o movimento dos membros, o controle das vias aéreas, cabeça e pescoço, o uso de diversos dispositivos para a manutenção das vias aéreas e apresenta opção para módulo de anestesia regional. Além disso, possui uma biblioteca de fármacos com possibilidade de edição ou criação de novos itens, sons cardíacos e ventilatórios, analisador de gases incorporado, sistema de edição de pacientes (normais ou com doenças), sistema gerador de arritmias cardíacas e módulo de *bypass* cardiopulmonar com entrada e saída de circulação extracorpórea.

## Aplicações dos simuladores

A principal vantagem dos simuladores está na possibilidade de replicação de eventos de morbimortalidade sem os riscos para o paciente.[9,14,30]

Os simuladores podem ser usados para uma fase inicial do treinamento, quando os alunos ainda não tiveram contato com a situação real, ou para situações de aperfeiçoamento, treinamento e verificação de aprendizagem de alunos que já têm experiência. Também podem ser aplicados para medir a diferença entre as fases de pré e pós-treinamento.

Com o uso de manequins e simuladores, o treinamento pode ser feito com maior intensidade, sem inconvenientes e lesões aos pacientes, como no caso de determinadas manobras como intubação traqueal e punções (arterial, venosa, peridural, subaracnóidea), cuja repetição em um paciente deve ser evitada, e que demandariam diversos pacientes para atingir um determinado grau de suficiência na curva de aprendizado.

Durante as emergências médicas reais, o treinamento pode ser prejudicado pela necessidade de atenção total ao paciente, ficando o aluno em outro plano. O treinamento dessas situações em humanos coloca em risco a vida do paciente, aumentando a morbimortalidade e sendo moral e eticamente inaceitável. Nos simuladores, essas situações podem ser treinadas, as condutas e os tempos de respostas, medidos, e novas situações, recriadas, impondo uma rotina de complexidade crescente para o aluno. A discussão sobre o treinamento pode ser realizada após a sessão, para determinar as atuações positivas e o que pode ser melhorado.

A possibilidade de simulação de eventos raros, mediante criação de cenários, prepara o aluno para um melhor diagnóstico e conduta frente a tal situação. Os cenários podem ser repetidos diversas vezes, com avaliação crítica do desempenho do aluno e reforço dos pontos que devem ser enfatizados. O aluno pode ver os resultados dos acertos e erros, sendo permitida a evolução fatal de um ou mais erros para mostrar as suas consequências.

No treinamento da anestesia pediátrica, nem sempre o jovem anestesiologista tem a oportunidade de lidar com casos mais raros e as particularidades desta especialidade. A melhoria dos ambientes de simulação, em particular com o uso de manequins e a criação de mais modelos farmacológicos específicos para a faixa etária, deverá colaborar para o desenvolvimento e o melhor emprego dos simuladores em anestesia pediátrica.[31]

Durante a simulação, existe a possibilidade de uma melhor interação entre o aluno e os equipamentos, facilitando o estudo para seu desenvolvimento, principalmente nos aspectos conflitantes da ergonomia e operação.

Um estudo sobre o progresso do uso da simulação mostrou que são empregadas diversas técnicas, como instrutores com tempo parcial, simulação com manequins, realidade virtual, simulação em telas (de computador) e ainda reuniões com pacientes-padrão, médicos, enfermeiros e colegas. Está em desenvolvimento um currículo que utiliza essas diversas modalidades de simulação como parte de um currículo mais adequado para o treinamento em anestesia.[32]

O ensino da ecocardiografia básica é de fundamental importância para o uso dessa monitorização durante a anestesia em cirurgias cardíacas e não cardíacas, e o aprendizado da técnica em manequins e posterior aplicação em pacientes tem um grande potencial.[33]

A simulação usando modelos "fantasmas" para o aprendizado de técnicas de punção com ultrassonografia facilita o aprendizado e permite um treinamento mais intenso, para que no momento do uso em um paciente o aluno já tenha um treinamento básico com menor tempo de execução, menor número de tentativas, maior grau de acerto e menor chance de causar lesão ao paciente.[34]

O treinamento de equipes com a avaliação das tarefas e relações interpessoais, necessárias para o gerenciamento nas situações de crise, é uma das importantes áreas para a aplicação da simulação. Podem ser avaliadas a liderança, a equipe e a comunicação entre os participantes. Os registros, as gravações de áudio e vídeo e até a monitorização dos participantes podem ser arquivados para estudos e pesquisas. Não existe a confidencialidade para com o paciente (manequim).

Na ocorrência de situações de emergência, pouco familiares ao profissional, pode advir uma "crise" na conduta a ser seguida, gerando pânico e erros, por vezes irreparáveis. O simulador tolera essa "crise" e verifica a conduta, permitindo um melhor treinamento. Nas situações reais, o treinamento para a conduta em emergências, seguido da prática, nem sempre é possível. Com o uso do simulador, o aprendizado teórico, seguido da aplicação prática, da avaliação e do reforço de pontos insuficientes, torna-se fácil.

Os simuladores têm sido usados para o treinamento de funcionários da indústria farmacêutica e de equipamentos, com o propósito de que desenvolvam uma visão mais próxima da realidade acerca dos produtos que comercializam.

A simulação também pode ser aplicada para a educação de estudantes do curso de medicina, propiciando-lhes uma percepção da especialidade, e para que legisladores, advogados e juízes formem conceitos sobre os atos médicos, os aspectos legais e os fatores humanos envolvidos nas decisões e na prática da anestesiologia.

Um estudo sobre o uso da simulação para o treinamento e aperfeiçoamento de residentes de anestesiologia, realizado no Canadá, mostrou que, apesar de 89% dos programas de residência utilizarem simulação, os maiores obstáculos percebidos foram tempo, dinheiro e recursos humanos. Também ficou demonstrada uma grande variabilidade do conteúdo entre os programas, que, no julgamento dos diretores, beneficiar-se-ia de uma melhor padronização.[35]

## Centros de simulação

Algumas instituições constroem ambientes específicos semelhantes ao real e, com o uso dos simuladores, promovem cursos de treinamento de suas equipes de profissionais (médicos e paramédicos), residentes e estudantes. Algumas delas oferecem cursos programados para alunos externos. Os cursos têm diferentes objetivos e programas (básico, avançado, gerenciamento de crises).

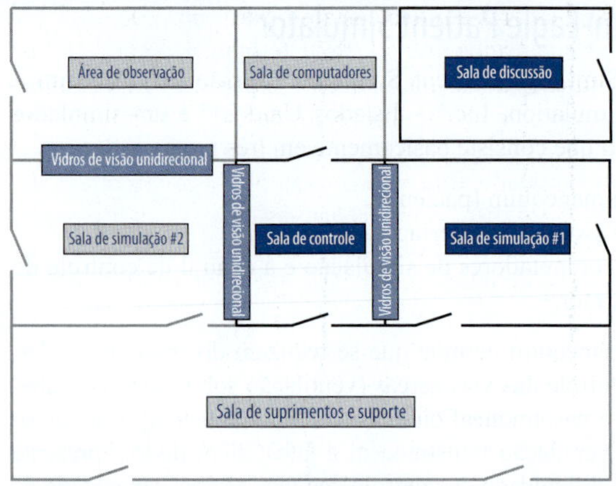


**FIGURA 10.21** Planta baixa de um centro de simulação (CS). A sala de controle, onde fica o instrutor/operador do sistema, situa-se no meio de duas salas de simulação. Pode existir uma área para a observação da simulação. As salas de simulação possuem vidros de visão unidirecional para que o aluno não participe do ambiente externo e seja observado pelo instrutor ou por observadores (sala de observação). A sala de discussão serve para a avaliação. Uma sala de suprimentos e suporte mantém o funcionamento do CS.
*Fonte: Adaptada de Johnson e Thackeray.*[2]

Os centros de simulação estão intimamente ligados à difusão dos conceitos e procedimentos de segurança, e cresce o uso de tecnologias avançadas para o aprendizado.[36]

A página da Universidade de Rochester, Estados Unidos, informa uma lista com mais de 50 centros de simuladores em anestesia.

Em 2004, a German Society of Anaesthesiology and Intensive Care Medicine verificou que quase todas as disciplinas de anestesiologia das universidades da Alemanha possuíam um simulador completo (*full simulator*). Os requisitos básicos para um programa de treinamento com sucesso incluem simulador completo, logística e infraestrutura material, atendimento de professores para treinar os instrutores, implementação do currículo médico e relação instrutor:aluno de 1:3 (equivalente ao treinamento à beira do leito).[37]

Um exemplo de planta baixa de um centro de simulação pode ser visto na **FIGURA 10.21**. Essa arquitetura contém duas salas de simulação, uma sala para o controle com vidros espelhados e visão em uma única direção para as salas de simulação, uma área para a observação do treinamento, uma sala para os computadores, uma sala de discussão (*debriefing*) e uma área para o armazenamento de suprimentos e apoio.[2]

## Benefícios e custos dos simuladores

Ao se discutir o valor de uma modalidade de educação ou treinamento, é preciso considerar diversos fatores, como a população-alvo (alunos), o objetivo e o custo global da intervenção (aquisição e manutenção).

O uso dos simuladores tem diversas vantagens:

- Ausência de risco para o paciente.
- Ambiente de treinamento semelhante ao real.
- Possibilidade de treino com dispositivos (*hands-on*).
- Horário de treinamento flexível (pode ser independente da operação normal).
- Possibilidade de repetição, parcial ou total, dos exercícios.
- Geração de cenários de eventos raros.
- Treinamento em situações de crise (gerenciamento de crises).

Os simuladores em tela custam a partir dos 100 dólares e podem ser adquiridos individualmente (aquisição pessoal) ou pela instituição de ensino, enquanto os simuladores completos têm o seu preço de aquisição ao redor de 150 mil dólares. Ao se adquirir um equipamento, é necessário contabilizar a sua finalidade, utilidade, tipo e número de profissionais que poderão ser treinados, bem como os ganhos diretos e indiretos que ele pode proporcionar a um sistema, a durabilidade da tecnologia e o custo de manutenção, para que se possa chegar a um custo por treinamento.

Embora os simuladores tenham um custo elevado, deve-se levar em consideração a capacidade de treinamento e a economia que pode ser incorporada ao sistema com o melhor treinamento, sobretudo nas áreas em que determinados eventos são raros ou potencialmente perigosos.

Por vezes, os ganhos com a melhora global da qualidade, provenientes do treinamento, desempenho, prevenção de acidentes e gerenciamento das situações de crise, de um modo errôneo não são computados como benefícios, como deveriam.

O **QUADRO 10.11** mostra as principais diferenças de custos, vantagens e desvantagens existentes entre os simuladores completos e os simuladores de microcomputadores.

Para concluir, pode-se dizer que, com o surgimento dos computadores pessoais e da redução dos seus custos, a portabilidade dos *notebooks, smartphones* e *tablets*, e o desenvolvimento de modelos de fisiologia e farmacologia, tornou-se possível criar simuladores para a aplicação em medicina. A anestesiologia é uma especialidade que apresenta diversos simuladores de excelente padrão de desenvolvimento, com custo acessível e que podem ser melhorados, favorecendo a sua maior difusão.

Os simuladores completos, compostos de *software*, computadores, manequim, aparelho de anestesia, monitorização e outros equipamentos, montados em ambientes próprios, proporcionam maior realismo e um leque mais variado de aplicações. Como desvantagem, apresentam custos de instalação, manutenção e pessoal especializado mais elevados. Já os microssimuladores, em telas de computador, *tablets e smartphones*, propiciam aprendizado e treinamento com baixo custo de aquisição, possibilidade de uso em qualquer lugar e manutenção fácil e acessível.

Atualmente, encontram-se em desenvolvimento sistemas baseados em realidade virtual que se propõem a simular o ambiente, apresentando custos mais compatíveis em relação aos simuladores completos.

**QUADRO 10.11** Vantagens e desvantagens dos tipos de simuladores

| | **Completos (*full simulator*)** | **Microssimuladores** |
|---|---|---|
| Área de instalação específica | Sim | Não |
| Custo de aquisição | Alto | Baixo |
| Custo de manutenção | Alto | Baixo |
| Custo de atualização (*upgrade*) | Alto | Baixo |
| Custo de pessoal técnico | Alto | Baixo |
| Mobilidade para o aluno | Baixa | Alta |
| Treinamento *hands-on* | Sim | Não |
| Treinamento da equipe completa | Sim | Não |

O uso dos simuladores em anestesia deverá fazer parte integrante do ensino, treinamento e certificação dos anestesiologistas em todo o mundo, mas ainda existe a necessidade de uniformização de um currículo de simulação em anestesiologia.

## Referências


1. Society in Europe for simulation applied to medicine [Internet]. Copenhagen: SESAM; [2017, capturado em 26 dez. 2016]. Disponível em: https://www.sesam-web.org/.
2. Johnson KB, Thackeray EM. Simulation equipment, techniques, and applications. In: Ehrenwerth J, Eisenkraft J, Berry J. Anesthesia equipment: principles and applications. 2nd ed. Philadelphia: Elsevier; 2013. p. 510-34.
3. Azuma R, Baillot Y, Behringer R, Feiner S, Julier S, MacIntyre B. Recent advances in augmented reality. IEEE Comput Graph Appl. 2001;21(6):34-47.
4. Kirner C, Kirner TG. Virtual reality and augmented reality applied to simulation visualization. In: El Sheikh AAR, Al Ajeeli A, Abu-Taieh EMO, editors. Simulation and modeling: current technologies and applications. Hershey: IGI Publishing; 2008. p. 391-419.
5. University of Florida Health. Simulation in healthcare: augmented reality and mixed simulation [Internet]. Gainesville: University of Florida; 2016 [capturado em 25 dez. 2016]. Disponível em: http://simulation.health.ufl.edu/research/augmentmixedsim.php.
6. Fukui Y, Smith NT. Interactions among ventilation, the circulation, and the uptake and distribution of halothane--use of a hybrid computer multiple model: II. Spontaneous vs. controlled ventilation, and the effects of CO2. Anesthesiology. 1981;54(2):119-24.
7. Fukui Y, Smith NT. Interactions among ventilation, the circulation, and the uptake and distribution of halothane--use of a hybrid computer multiple model: I. The basic model. Anesthesiology. 1981;54(2):107-18.
8. Reason JT. Human error. Cambridge: Cambridge University Press; 1990.
9. Gaba DM. Human work environment in simulators. In: Miller RD, editor. Anesthesia. 5 th. New York: Churchill Livingstone; 2000. p. 2648.
10. Masuzawa T, Fukui Y, Smith NT. Cardiovascular simulation using a multiple modeling method on a digital computer--simulation of interaction between the cardiovascular system and angiotensin II. J Clin Monit. 1992;8(1):50-8.
11. Masuzawa T, Fukui Y, Smith NT. Cardiovascular simulation using a multiple modeling method on a digital computer--simulation of interaction between the cardiovascular system and angiotensin II. J Clin Monit. 1992;8(1):50-8.
12. Smith NT. Simulation in anesthesia: the merits of large simulators versus small simulators. Curr Opin Anaesthesiol. 2000;13(6):659-65.
13. Anesoft. Anesthesia Simulator 6 [Internet]. Laguna Niguel: Anesoft; c2017 [capturado em 26 dez. 2016]. Disponívem em: http://anesoft.com/shop.aspx?p=13862&k=Anesthesia-Simulator-6.
14. Schwid HA, O'Donnell D. The Anesthesia Simulator-Recorder: a device to train and evaluate anesthesiologists' responses to critical incidents. Anesthesiology. 1990;72(1):191-7.
15. Philip JH. GasMan manual. Cambridge: Cambridge University; 1990.
16. Med Man Simulations. Gas Man [Internet]. San Ramon: Med Man Simulations, [2017, capturado em 26 dez. 2016]. Disponível em: http://www.gasmanweb.com/index.html.
17. Center for Safety, Simulation and Advanced Learning Technologies. Simulation portfolio [Internet]. Gainesville: University of Florida; 2016 [capturado em 2 jan. 2017]. Disponível em: http://vam.anest.ufl.edu/simulations/simulationportfolio.php.
18. Center for Safety, Simulation and Advanced Learning Technologies. Simulation portfolio: anesthesia machine [Internet]. Gainesville: University of Florida; 2016 [capturado em 9 abr. 2017]. Disponível em: http://vam.anest.ufl.edu/anesthesiamachine/index.html.
19. Stanford Medicine. Department of Anesthesiology, Perioperative and Pain Medicine. Simulation at Stanford anesthesia [Internet]. Stanford: Stanford Medicine; c2017 [capturado em 26 dez. 2016]. Disponível em: http://med.stanford.edu/anesthesia/education/residency/simulation.html.
20. The European Society for Intravenous Anaesthesia. Tivatrainer 9: installation and upgrade [Internet]. Zürich: Eurosiva; [2017, capturado em 26 dez. 2016]. Disponível em: http://www.eurosiva.eu/tivatrainer/TTweb/TTinstructions.html.
21. Xlung. Simuladores [Internet]. Fortaleza: Xlung.net; c2017 [capturado em 2 jan. 2017]. Disponível em: https://xlung.net/simulators.
22. CAE Healthcare. CAE Vimedix ultrasound simulation [Internet]. Sarasota: CAE Healthcare; 2017 [capturado em 2 jan. 2017]. Disponível em: http://www.cae-healthcare.com/eng/ultrasound-simulators/vimedix.
23. Toronto General Hospital Department of Anesthesia and Pain Management. Virtual Transesophageal Echocardiography [Internet]. Toronto: University Health Network; 2010-2015 [capturado em 2 jan 2017]. Disponível em: https://pie.med.utoronto.ca/TEE/.
24. Clau-Terré F, Sharma V, Cholley B, Gonzalez-Alujas T, Galiñanes M, Evangelista A, et al. Can simulation help to answer the demand for echocardiography education? Anesthesiology. 2014;120(1):32-41.
25. Barbosa VMD, Sabbatini RME. Simulações computadorizadas para o ensino da anestesiologia. Revista Informédica. 1993;1(4):5-8.
26. CAE Healthcare. Course information: Apollo/METIman patient simulator essentials [Internet]. Sarasota: CAE Healthcare; 2017 [capturado em 2 jan. 2017]. Disponível em: https://caehealthcare.com/courses-webinars/pse-apollo-metiman-augsrq/.
27. Dadial Medica. METIman: el aprendizaje nunca ha sido tan fácil y asequible [Internet]. Jalisco: Dadial Medica; c2015 [capturado em 9 abr. 2017]. Disponível em: http://www.dadialmedica.com.mx/METIman.html.
28. Stanford Medicine. VA PA Sim Center. The MedSim-Eagle Patient Simulator [Internet]. Palo Alto: Stanford Medicine; c2017 [capturado em 2 jan. 2017]. Disponível em: http://med.stanford.edu/VAsimulator/medsim.html.
29. CAE Healthcare. Vïvo [Internet]. Sarasota: CAE Healthcare; c2015 [capturado em 9 abr. 2017]. Disponível em: http://www.caevivo.com/.
30. Holzman RS, Cooper JB, Gaba DM, Philip JH, Small SD, Feinstein D. Anesthesia crisis resource management: real-life simulation training in operating room crises. J Clin Anesth. 1995;7(8):675-87.
31. Fehr JJ, Honkanen A, Murray DJ. Simulation in pediatric anesthesiology. Paediatr Anaesth. 2012;22(10):988-94.
32. Murray DJ. Progress in simulation education : developing an anesthesia curriculum. Curr Opin Anaesthesiol. 2014;27(6):610-5.
33. Nazarnia S, Subramaniam K. Role of simulation in perioperative echocardiography training. Semin Cardiothorac Vasc Anesth. 2017;21(1):81-94.
34. Kim YH. Ultrasound phantoms to protect patients from novices. Korean J Pain. Korean J Pain. 2016;29(2):73-7.
35. Rochlen LR, Housey M, Gannon I, Tait AR, Naughton N, Kheterpal S. A survey of simulation utilization in anesthesiology residency programs in the United States. A A case reports. 2016;6(11):335-42.
36. University of Florida Health. Simulation in healthcare: UFHSC Colleges, UFHSC/Jax, Center/Institutes [Internet]. Gainsville: University of Florida; [2017, capturado em 25 dez. 2016]. Disponível em: http://simulation.health.ufl.edu/simulation/index.php.
37. Timmermann A, Eich C, Russo SG, Barwing J, Hirn A, Rode H, et al. Lehre und simulation. Anaesthesist. 2007;56(1):53-62.


# ANEXO 10.1

## Endereços eletrônicos de alguns simuladores em anestesia

Anesoft – Anesthesia Simulator 6: http://www.anesoft.com
CSSALT – University of Florida: http://vam.anest.ufl.edu/index.html
GasMan: http://www.gasmanweb.com
Medical Education Technologies, Inc.: https://www.simulationinformation.com/education/links/medical-education-technologies-inc
MedSim: http://www.medsim.com
MedSim-Eagle Patient Simulator: http://med.stanford.edu/VAsimulator/medsim.html
Núcleo de Informática Biomédica da Universidade Estadual de Campinas: http://www.informaticamedica.org.br/nib/
Tivatrainer 9: http://www.eurosiva.eu/tivatrainer/TTweb/TTinfo.html
Universidade de Rochester: https://www.urmc.rochester.edu/center-experiential-learning.aspx
Universidade de Stanford: http://anesthesia.stanford.edu
xlung: https://xlung.net
VAM – Virtual Anesthesia Machine: http://vam.anest.ufl.edu/anesthesiamachine/index.html
Virtual Transesophageal Echocardiography: https://pie.med.utoronto.ca/TEE/index.htm

# 11. ASPECTOS MÉDICO-LEGAIS EM ANESTESIOLOGIA

José Roberto de Rezende Costa
Genival Veloso de França

A medicina legal permeia a vida profissional do médico assistencialista. Com os avanços tecnológicos da medicina e da informática, vieram também os avanços na disseminação do conhecimento e da informação, tanto para os profissionais médicos de uma dada especialidade, como para outros profissionais, ou mesmo para as pessoas em geral. Daí advêm expressivas e relevantes cobranças acerca de resultados, o que tem sido cada vez mais presente em nosso cotidiano.

Com efeito, surge a responsabilização profissional nas atuações laborais e médicas, bem como, e não diferentemente, na anestesiologia. Desse modo, a responsabilidade dos atos médicos pode ser arguida fundamentalmente sob três ângulos, quais sejam: ético, penal e cível. Outras questões podem estar envolvidas na atuação médica, como aspectos trabalhistas, administrativos, etc., mas fogem ao escopo do presente texto. Aliás, não se almeja, neste material, exaurir o tema do direito médico, hoje tão vasto, específico e profundo. São abordados aqui os temas considerados mais relevantes e frequentes para a prática cotidiana da anestesiologia.

Pode-se admitir que a medicina legal seja uma especialidade médica que lida com todas as atividades relacionadas à prática médica, promovendo interação com a justiça, em todos os seus âmbitos. Por conseguinte, os aspectos médico-legais da anestesiologia são todos aqueles que possam requerer uma análise jurídica sobre suas diversas fases de consecução. E isso pode se dar nas fases de preparo para o procedimento que requeira a anestesia, durante o procedimento, bem como nos resultados advindos após a sua realização, sobretudo naqueles em que não se obtiveram, ao final, os intentos pressupostamente pretendidos.

Da mesma forma, outras questões de natureza técnica ou bioéticas surgem na prática cotidiana, devendo ser conhecidas por aqueles que se prontificarem ao exercício do mister médico em quaisquer de suas áreas. Nesse diapasão, deve-se ressaltar que a todos profissionais obriga-se saber que há o dever de se conhecer sobre o ordenamento jurídico em todas as suas premissas.

Inclusive, não cabe a alegação do desconhecimento de normas como justificativa pelo descumprimento. Aliás, a própria "Lei de introdução às normas do direito brasileiro"[1] prevê, no seu art. 3: "Ninguém se escusa de cumprir a lei, alegando que não a conhece". Da mesma forma, o Código Penal,[2] que prevê, na introdução de seu art. 21: "O desconhecimento da lei é inescusável".

Assim, toda e qualquer legislação vigente deve ser seguida, visando fundamentar uma prática diária calcada na correição e licitude dos atos. Também é preciso lembrar que as normatizações oriundas do Conselho Federal de Medicina (CFM), por meio de Resoluções, têm respaldo na Lei nº 3.268[3], de 30 de setembro de 1957, que instituiu os Conselhos de Medicina como órgãos autárquicos dotados de personalidade jurídica de direito público. Por isso se diz que as Resoluções Conselheirais têm força de Lei no Ordenamento Jurídico como atos normativos. Ou seja, são eles responsáveis por normas e diretrizes que deverão ser seguidas pelos médicos. Adicione-se a tudo isso o fato de que o Código de Ética Médica, ora vigente e criado pela Resolução CFM nº 1.931/2009, diz, em seu texto (entre tantos outros), que é vedado:[4]

"Art. 17. Deixar de cumprir, salvo por motivo justo, as normas emanadas dos Conselhos Federal e Regionais de Medicina e de atender às suas requisições administrativas, intimações ou notificações no prazo determinado;

Art. 18. Desobedecer aos acórdãos e às Resoluções dos Conselhos Federal e Regionais de Medicina ou desrespeitá-los; [...]".

## Princípios bioéticos

A bioética aborda as questões relativas aos avanços da ciência e da tecnologia sobre a interferência humana e médica nos processos do nascimento, da vida e da morte. O desenvolvimento técnico-científico aproximou o homem da "máquina", mas levou o médico ao distanciamento em suas relações interpessoais e familiares, a uma crescente hospitalização e especialização profissional, o que produziu na população um sentimento de desconfiança crescente e contribuiu para aumentar o distanciamento entre o médico e o paciente.[5] Com efeito, a bioética se preocupa com a aplicação de princípios éticos a problemas da prática médica assistencial, como é o caso da atividade da grande maioria dos anestesiologistas.

Há quatro princípios que deram origem à corrente bioética designada por "principialismo". Dois desses princípios têm um caráter deontológico, visando aos deveres: o princípio da não maleficência e o princípio da justiça; os outros dois têm um cunho teleológico, visando aos resultados: o princípio da beneficência e o princípio do respeito à autonomia.

Desse modo, há uma interface inequívoca com o direito, e a observação desses princípios protege o paciente de resultados inesperados, indesejáveis; bem como o anestesiologista de implicações na esfera ética ou jurídica, em face de complicações fortuitas[6] ou não.

O **princípio da beneficência** norteia o compromisso em avaliar os riscos e os benefícios potenciais (individuais ou coletivos) e a sempre buscar o máximo de benefícios, reduzindo ao mínimo os danos e os riscos.

Já a **não maleficência** trata do dever de se abster de fazer qualquer mal aos pacientes, de não lhes causar danos ou colocá-los em risco desnecessário, e verificar se o modo como está agindo não está provocando danos. O próprio juramento hipocrático insere obrigações de **não maleficência** e **beneficência**, quando recita: "Usarei meu poder para ajudar os doentes com o melhor de minha habilidade e julgamento; abster-me-ei de causar danos ou de enganar a qualquer homem com ele". Da mesma forma, o seu clássico corolário do *primum non nocere*: "Pratique duas coisas ao lidar com as doenças: auxilie ou não prejudique o paciente" (Hipócrates, 430 a.C., aos médicos, no parágrafo 12º do 1º livro da sua obra Epidemia).

O **princípio da justiça** estabelece como condição fundamental a obrigação de se prestar cuidados de saúde a cada paciente conforme o que é moral e tecnicamente correto, adequado e devido. A Constituição Federal,[7] em seu art. 196, diz que a saúde é um direito de todos e dever do Estado com acesso universal e igualitário. Desse modo, o médico deverá atuar com imparcialidade, tratando a todos igualmente, evitando que fatores sociais, culturais, religiosos, financeiros ou outros interfiram na relação médico-paciente. Ainda que nem sempre seja factível, o anestesiologista não deve distinguir ou realizar anestesias com fármacos, técnicas ou padrões de monitorização díspares, segundo as diferentes origens dos pacientes ou locais onde atua. Todos os esforços devem ser empreendidos para que os melhores recursos sejam utilizados em prol dos doentes, seja qual for a circunstância, e mesmo que haja limitantes. Isso faz parte do empenho médico.

O exercício regular de qualquer atividade médica requer também alguns deveres fundamentais, quais sejam os deveres de informação e abstenção de abuso, bem como a atualização e a vigilância.[8] Os dois primeiros se relacionam exatamente ao respeito à autonomia. E o consentimento informado, livre e esclarecido é o meio utilizado para garantir a autonomia do paciente, onde o médico ou outros profissionais de saúde usam a prudência necessária para cumprir o seu dever de informar, em linguagem acessível, os fatos que ao paciente competente são relevantes para que decida em plena consciência. Da mesma forma que o médico deve respeitar a opinião do paciente como um colaborador necessário para serem alcançados os fins colimados, o paciente deve saber que tomar decisões junto ao seu médico o torna também responsável pela gestão de sua saúde. Entretanto, sendo a vida um bem indisponível e a saúde um bem inalienável, o ato médico deve prever o bem do paciente, seu bem-estar físico e psíquico, assim como o respeito a seus interesses,[9] evidentemente sopesados dentro dos contornos legais, em nosso ordenamento jurídico.

Embora o médico tenha como exercer a persuasão, ele jamais poderá coagir, manipular informações ou impor unilateralmente condutas.[6] O paciente e seu anestesiologista devem escolher em conjunto a anestesia que será empregada; o médico, porém, não estará obrigado a aceitar imposições leigas que possam incorrer em risco inútil ou fora da norma que tutele a vida. No dever de abstenção de abuso, o médico deve se abster de agir com precipitação, sofreguidão ou insensatez. Isso porque a norma penal relativa aos atos culposos exige das pessoas o cumprimento de certas regras, cuja finalidade é evitar danos aos bens jurídicos protegidos. E qualquer ato profissional mais ousado ou inovador, fora do consentimento do paciente ou de seu representante legal, não teria amparo legal.[8]

O **dever de vigilância** diz respeito ao apuro na atenção, na assistência e no acompanhamento do paciente. A recusa a esse dever resulta em negligência, omissão e deixar de fazer o que pressupostamente deveria ser feito, como acompanhar, orientar, prescrever, avaliar, reavaliar, programar, reprogramar e assim por diante.

Adicionalmente, o regular exercício da medicina não requer apenas uma habilitação legal. Exige também o aprimoramento permanente, por meio de educação continuada, de modo a atualizar o acervo de conhecimentos da *lex artis*. Esse dever profissional é sempre ajuizado quando se encontra em discussão a responsabilidade do médico. É imprescindível que os médicos conheçam os avanços técnico-científicos de sua profissão, para então oferecerem o que possa dar mais segurança aos pacientes. Ainda que possam existir circunstâncias ou fatores materiais que dificultem o ofício, a falta do adequado conhecimento não pode ser admitida como relação de causa e efeito para dano, pois envolve a vida, a morte ou um mau resultado à integridade de outrem.

## Biodireito

O biodireito é o ramo do direito que trata da teoria, da legislação e da jurisprudência relativas às normas reguladoras da conduta humana em face dos avanços da biologia, da biotecnologia e da medicina. Cabe ao direito, que é manifesto pela lei (que é a expressão da vontade da coletividade), definir a ordem social na medida em que dispõe dos meios próprios e adequados para que essa ordem seja respeitada.

O direito não é somente um conjunto de regras, de categorias, de técnicas: ele também veicula valores. Por conseguinte, o direito deve evoluir para dar conta dos progressos científicos, e assim se adaptar aos avanços médicos que permitem mudar a vida, e não apenas prolongá-la. Ele deve necessariamente ordenar essas intervenções sobre o homem.

## Responsabilidade médica

Semelhante a qualquer outra pessoa, os médicos se submetem aos princípios básicos do direito. Esses princípios não apenas determinam diretrizes de conduta, como estabelecem obrigações de responder por eventuais danos ou prejuízos causados a terceiros, notadamente no exercício da profissão, pelas mais variadas razões.

A atividade médica é uma profissão de extrema relevância; ela lida com valores intangíveis relacionados à vida, e há legislações específicas para sua abordagem. Desde os primórdios das civilizações foram criados códigos ou normas que levavam em conta danos, lesões ou até mesmo o homicídio (culposo, nesse caso). O Código de Hamurabi, datado de há quase três milênios, punia de modo impiedoso médicos que "errassem" no tratamento de seus pacientes. A Lei Aquília, no século V, fixou, no direito romano, a responsabilização civil do profissional médico. Mas a doutrina da responsabilidade médica se consagrou a partir do século XIX, na França.[10]

A sociedade se sente no direito de responsabilizar médicos que venham a infringir regras fundamentais no exercício de seu mister, e ao Estado cabe esse dever. Todas as atividades trazem consigo direitos e deveres, e não diferentemente na medicina surgem os deveres jurídicos e os éticos. Assim, em havendo dano e perquirição sobre o mesmo, pode ocorrer de cada qual ter que responder pela ação, seja comissiva ou omissiva, no critério próprio de apuração.

Para que haja responsabilização profissional, é necessário que exista caracterização de conduta atípica, irregular ou inadequada em desfavor do paciente ou da coletividade, durante ou decorrido do exercício médico, bem como da inobservância de regras técnicas. Portanto, para se avaliar culpa médica, há que existir um dano efetivo e real, sem o qual não há responsabilidade médica, que pode se dar por imperícia, imprudência ou negligência. Além disso, dever-se-á também concretizar nexo de causalidade entre os fatos para que se consume a responsabilização. Aqui, frise-se, não se consideraram situações onde pudesse haver dolo envolvido, pois essa ocorrência mudaria o viés abordado, fugindo ao propósito desta abordagem. Na modalidade dolosa, o agente assume o risco de um determinado resultado ou intenciona deliberadamente um desfecho sinistro.

## Responsabilidade ética

A medicina é uma das profissões mais antigas do mundo. Lida-se com o que há de mais precioso, a vida humana. O prestígio e o respeito que se abraçam nesse ofício trazem consigo um ônus, de maneira que o médico está sempre em julgamento aos olhos alheios, ainda que de modo velado ou inconsciente. Dignidade, prudência, seriedade, responsabilidade, empatia e comprometimento deverão ser constantes, precedendo qualquer ato. São valores inestimáveis, que todos os médicos pressupostamente devem possuir como premissa em sua vocação pessoal.

É imperativo que todo profissional habilitado para exercer a medicina tenha conhecimento dos princípios éticos que norteiam a vida prática, como também das responsabilidades perante a justiça sob o prisma civil e criminal. O desconhecimento e a desobediência ao Código de Ética Médica,[4] bem como às Resoluções e Diretrizes dos Conselhos, têm sido responsáveis pelo aumento de responsabilizações de natureza ética (demandas nos Conselhos Regionais) e, não diferentemente, na esfera judicial.

O Código de Ética Médica normatiza a responsabilidade ético-disciplinar, zelando pelo cumprimento irrestrito da boa prática médica, e os Conselhos Regionais de Medicina têm a responsabilidade pela fiscalização do exercício da profissão. Não é despiciendo que o Código de Ética Médica contenha um capítulo específico que trata das responsabilidades profissionais médicas (Capítulo III).[4] Não obstante, o que se quer evitar e proteger fundamentalmente são os atos profissionais que possam ser considerados danosos ao paciente e que sejam passíveis de serem caracterizados como imperícia, imprudência e negligência.

A imperícia ocorre quando o médico revela, em sua atitude, falta ou deficiência de conhecimentos técnicos da profissão. É a falta de observação das normas e despreparo prático necessário para exercer determinada atividade. Deve-se avaliar se estão se empregando os progressos científicos que sejam de domínio público, e o profissional precisa deter conhecimentos para a utilização de técnicas indicadas diante de cada tipo de procedimento ou doença. O imperito não domina suficientemente, no seu modo de agir, o que um médico, naquela atividade a qual se propôs executar, deveria saber.

A imprudência é a imprevisão do agente em relação às consequências do seu ato ou ação. Nessa situação, o profissional médico tem atitudes precipitadas, sem ter cautela, sendo resultado da não racionalização. Nesse caso, o médico tem perfeito conhecimento do risco e, ignorando a ciência médica, toma a decisão de agir mesmo assim. O imprudente usa terapêuticas sem necessidade e, muitas vezes, técnicas que podem ser nocivas para o paciente. Ele, em outras palavras, "faz o que não devia".

A negligência acontece pela falta de cuidado ou de precaução com que se executam certos atos. É caracterizada pela inércia, indolência, passividade e falta de ação. É um ato omissivo, oposto da diligência, que seria agir com cautela, cuidado e atenção, evitando quaisquer distorções e falhas. O negligente não observa a norma técnica que deveria observar e que todos os outros observam. Ele, em outras palavras, "não faz o que devia".

O médico deve agir sempre para não produzir dano, mas, se algum for inevitável, inerente ao procedimento, que seja o menor possível. Ele se incumbe de tomar as condutas possíveis e notoriamente indicadas que minorem o sofrimento do paciente, quando não for possível curá-lo.

As responsabilizações de natureza ética são da apreciação dos Conselhos e, embora não tenham natureza jurisdicional propriamente, são de importantíssima relevância. Não é incomum que decisões dos Conselhos Regionais de Medicina influenciem julgamentos de tribunais sobre casos por eles apreciados.

## Responsabilidade penal

Nesse caso é investigado se houve transgressões de âmbito penal durante a assistência ou atendimento prestado; isto é, se o profissional exerceu sua atividade estritamente como preconizam as diretrizes técnicas de seu ofício, ou mesmo se não tenha se omitido delas. O art. 18 do Código Penal[2] divide os crimes em "I – doloso, quando o agente quis o resultado ou assumiu o risco de produzi-lo", e "II – culposo, quando o agente deu causa ao resultado por imprudência, negligência ou imperícia".

Há grande importância na apreciação de mérito no foro penal, o qual é erroneamente subestimado, pelo mero desconhecimento da maioria dos médicos, pois, tanto do ponto de vista penal como do cível, além das penas previstas, há sérias decorrências oriundas de uma condenação penal, consoante se segue. Muitas vezes tal fato é negligenciado por médicos, que se deparam com sentenças condenatórias em âmbito penal e subsequentemente no cível, sem chance de nova contra-argumentação e arbitramento de cálculos para *quantum* indenizatório.

O Código Penal[2] prevê, em seu art. 91, que "são efeitos da condenação: I – tornar certa a obrigação de indenizar o dano causado pelo crime". E o Código de Processo Penal[11] assim define, em seu art. 63: "transitada em julgado a sentença condenatória, poderão promover-lhe a execução, no juízo cível, para o efeito da reparação do dano, o ofendido, seu representante legal ou seus herdeiros". Já o Código Civil[12] prevê, no seu art. 935, que "a responsabilidade civil é independente da criminal, não se podendo questionar mais sobre a existência do fato, ou sobre quem seja o seu autor, quando estas questões se acharem decididas no juízo criminal".

Daí pode-se inferir a importância dos exames periciais de cunho médico-legal, pressupostamente de âmbito criminal, os quais subsidiam não apenas as autoridades policiais, mas também o ministério público ou mesmo o judiciário; sendo o último, numa perspectiva mais ampla, em todas as esferas. Via de regra, essas perícias são realizadas por peritos oficiais do Estado, os médicos-legistas, diferentemente da perícia de natureza cível, onde o perito oficial daquele processo é, em geral, nomeado pelo Juízo, e os assistentes técnicos pelas partes interessadas nessa prestação de esclarecimentos. É fundamental salientar, então, a relevância das provas documentais para essas análises, quais sejam: os prontuários, as papeletas, as evoluções médicas (e de enfermagem), folhas de sala operatória – enfim, toda documentação disponível, médica ou não, relativa ao paciente.

Na análise pericial, também se busca saber se houve "inobservância de regra técnica de profissão, arte ou ofício, ou se o agente deixa de prestar imediato socorro à vítima, não procura diminuir as consequências do seu ato", que está contido no Código Penal[2] (art. 121, no § 4º; e art. 129, no § 6º). Tal averiguação pode se aplicar tanto em maus resultados seguidos de morte ou mesmo em sequelas definitivas, desde que sejam oriundas do ato em análise; ou seja, requer nexo de causalidade.

O que de fato importa é dizer que o que impera no âmbito do direito penal em relação ao anestesiologista, em particular, e aos médicos, em geral, é a conduta adotada e a comprovação de que não se poderia ter tomado outra medida diante do caso concreto. Em última análise, o anestesiologista estará sempre, na esfera penal, sendo questionado se deu causa ao dano ou a um bem essencial do paciente (sua saúde física e psíquica) por atuação negligente, imprudente ou imperita; isto é, pela conduta inadequada ou pela ausência de realização da conduta correta.[13]

Ressalte-se que o Código Penal[2] define, no art. 13, que "O resultado, de que depende a existência do crime, somente é imputável a quem lhe deu causa. Considera-se causa a ação ou omissão sem a qual o resultado não teria ocorrido". Nesse mesmo artigo, em seu § 2º, é dito que "A omissão é penalmente relevante quando o omitente devia e podia agir para evitar o resultado. O dever de agir incumbe a quem: a) tenha por lei obrigação de cuidado, proteção ou vigilância; b) de outra forma, assumiu a responsabilidade de impedir o resultado; c) com seu comportamento anterior, criou o risco da ocorrência do resultado". Portanto, não há como nos desvincular, na qualidade de médicos anestesiologistas, das nossas responsabilidades, sejam de atos comissivos ou omissivos, que eventualmente tenham determinado danos e que estejam em demanda judicial.

De modo culposo, ou ainda que dolosamente (naqueles em que nessa modalidade se apliquem), os artigos que em tese poderiam ser arguidos aos anestesiologistas, do ponto de vista penal, diretamente ou como copartícipe, seriam: homicídio (art. 121); lesão corporal (art. 129); constrangimento ilegal (art. 146, especial atenção à sua excludente, nos casos de perigo de vida); induzimento, instigação ou auxílio a suicídio (art. 122); algumas formas de aborto (art. 124 a 127); perigo para a vida ou saúde de outrem (art. 132); Abandono de incapaz (art. 133); omissão de socorro (art. 135); condicionamento de atendimento médico-hospitalar emergencial (art. 135); maus-tratos (art. 136); entre outros.

## Responsabilidade civil

A ciência biomédica não é exata, o que inviabiliza o médico de assumir obrigação pela cura. São muito numerosas, complexas, atípicas e, por vezes, imprevisíveis as variáveis que podem surgir durante uma abordagem médica, seja terapêutica ou propedêutica. Por outro lado, os médicos estão obrigados a se valer de todos os meios, esforços, conhecimentos e condutas na busca de um determinado fim, porém sem com ele se comprometerem. Assim, existe uma obrigação de cuidados e de tratamento, que nem sempre se representa contratualmente por escrito, sendo que isso, muitas vezes, se dá de modo tácito.

Apesar disso, cada vez mais se procura dar clareza a todos os pontos genéricos, específicos e dúvidas acerca do ato a ser praticado por meio do consentimento esclarecido prévio, escrito e assinado pelas partes. Por tais razões, considera-se que as obrigações fundamentais no contrato de prestação de serviço médico sejam obrigações de meio (utilizar seu conhecimento e técnica disponibilizados pela ciência médica para cuidar do paciente), e não de obrigações de fins ou de resultados.

Na obrigação de fim, o prestador de serviço deve se comprometer no oferecimento de um determinado resultado. Esse conceito, isto é, obrigação de resultado, tem sido considerado, em algumas situações médicas específicas, como na cirurgia plástica estética, ainda que existam controvérsias a esse respeito, ou também em realizações de exames, vacinações, transfusões, entre outros.[14,15]

Apesar disso, a medicina, em qualquer de seus ramos, estará sempre sujeita a influências ou elementos que fugirão ao domínio do homem, quer queiram, ou não, médicos, pacientes e os operadores do direito. Há uma máxima que jamais deverá ser esquecida: "A medicina não é uma ciência exata!" Especificamente, e de modo peculiar em anestesia, não há como garantir que não ocorrerão imprevistos ou intercorrências ao ministrá-la. Ou mesmo na própria operação executada pelo cirurgião, durante a qual também podem surgir complicações, ainda que todos atuem com toda a diligência possível e que se atendam a todos os deveres e precauções inerentes ao mister de cada um.

A distinção das formas de contrato, obrigação de meio ou de fim, tem importância quando se quer estabelecer o ônus da prova do dano, pois, em obrigações de resultado, presume-se a culpa sempre que um dado fim não é alcançado. Nas obrigações de meio, não há presunção de culpa, e o paciente é quem deve provar a culpa do médico.[16]

A responsabilidade subjetiva é aquela que depende da existência de dolo ou culpa por parte do agente causador do dano. Dessa forma, a obrigação de indenizar e o direito de ser indenizado surgem apenas se comprovado o dolo ou a culpa do agente causador do dano. E, para que seja indenizada, caberá à vítima a comprovação da existência desses elementos, o dolo ou a culpa; caso contrário, não receberá qualquer tipo de indenização. Já a responsabilidade objetiva não depende da comprovação do dolo ou da culpa do agente causador do dano, mas apenas do nexo de causalidade entre a sua conduta e o dano causado à vítima, ou seja, mesmo que o agente causador não tenha agido com dolo ou culpa, deverá indenizar a vítima.

De outro lado, há jurisprudências que preconizam a possibilidade da inversão do ônus da prova em situações previstas no Código de Defesa do Consumidor,[17] segundo o qual é dever do próprio profissional demonstrar que cumpriu suas atribuições de modo adequado. Não obstante, há que se citar a existência também de outras linhas doutrinárias que consideram a anestesia uma atividade de fim, por entenderem que se deve atingir o estado de anestesia e, ao fim, deve-se devolver o paciente ao seu estado anterior ao do procedimento (*status quo ante*).[13]

Além disso, têm surgido correntes que consideram a prática médica sob o conceito de **obrigação de empenho**.[18] Dessa forma, nos conflitos judiciais sobre saúde, cabe ao paciente reclamante relatar, com minudência, sua insatisfação e como, equivocadamente (a seu ver), o médico agiu. E, a este, cabe esclarecer como atendeu e como agiu profissionalmente, em benefício do paciente, dentro das circunstâncias de fato e segundo as recomendações da ciência médica. O médico demonstra que o empenho técnico foi absolutamente acertado, mas que, por motivo superveniente, impossível de ser afastado, ou devido a reações inexplicáveis do corpo humano, o resultado não foi o desejado.

Por obrigação de empenho, mais que a efetiva e boa utilização de todos os recursos adequados e disponíveis, há de se compreender o comprometimento do contratado com o contratante e o dever de dedicação, com afinco, para um bom resultado dos serviços prestados em prol do mesmo contratante, de maneira a evidenciar que o profissional se interessou pela sorte do destinatário, como se deste fosse parte integrante. Por outro lado, a obrigação dita de meios se esgota na simples e desmotivada utilização dos recursos adequados e disponíveis, sem haver necessariamente a preocupação pessoal do prestador de serviços (médico) com a sorte e acontecimentos que envolvem o destinatário (paciente). Ou seja, o contrato de meios resume-se na utilização daquilo que serve ou permite alcançar um fim,[19] sem menção ao aludido empenho do profissional.

Nesse conceito, procura-se o empenho, envolvimento e ações que comprovem a busca pelo propósito que pressupostamente se espera ser alcançado. Não basta que o médico protocolarmente execute uma tarefa; é preciso que ele se envolva com todas as atividades e etapas necessárias para a consecução da sua meta. Cite-se, como exemplo, o médico que, após atender um paciente, solicita exames e prescreve medicamentos, dando como certo o cumprimento de sua atribuição. Isso não basta no conceito de **obrigação de empenho**. Na verdade, cabe ao médico se certificar de que as prescrições estão sendo consumadas de acordo com seu intento, bem como acompanhar se as coletas de materiais ou a execução dos exames requeridos e seus resultados estão em conformidade com aquilo que se almejava. Acompanhar e cobrar os cuidados, a evolução e os desfechos, adaptando-se e readequando-se a cada nova variável: isso é interesse, envolvimento e empenho!

## Documentação médica

Ao se abordar qualquer assunto de natureza documental na área médica, é preciso salientar que o próprio Código de Ética Médica já preceitua a elaboração por escrito do prontuário médico; no caso da anestesia, isso envolve os documentos afins.[20] No Capítulo X (Documentos Médicos), lê-se que é vedado ao médico:[4]

"Art. 87. Deixar de elaborar prontuário legível para cada paciente.

> § 1º O prontuário deve conter os dados clínicos necessários para a boa condução do caso, sendo preenchido, em cada avaliação, em ordem cronológica com data, hora, assinatura e número de registro do médico no Conselho Regional de Medicina.
>
> § 2º O prontuário estará sob a guarda do médico ou da instituição que assiste o paciente."

O CFM, em sua Resolução nº 1.331/1989,[21] conceitua prontuário médico da seguinte forma: "O prontuário médico é o conjunto de documentos padronizados e ordenados, destinados ao registro dos cuidados profissionais prestados ao paciente pelos serviços de saúde pública ou privada". A Resolução CFM nº 2.174/2017[22] dispõe sobre a prática do ato anestésico e revogou a Resolução CFM nº 1.802/2006. A nova Resolução, no seu art. 1, determina aos médicos anestesiologistas que: "III – A documentação mínima dos procedimentos anestésicos deverá incluir obrigatoriamente informações relativas à avaliação e prescrição pré-anestésicas, evolução clínica e tratamento intra e pós-anestésico (ANEXOS I, Consentimento livre e esclarecido; II, A documentação da anestesia no pré-operatório; III, A documentação da anestesia no intraoperatório; e IV, A documentação da anestesia no pós-operatório)".

Realça-se que qualquer preceito de natureza legal tem por objetivo precípuo assegurar os mecanismos de proteção e redução de riscos em prol da vida. Não se pode encará-las, portanto, como meios de entrave e óbices à nossa profissão, mas, sim, como um aliado que respaldará os atos realizados pelo anestesiologista; principalmente quando de situações ou ocorrências de eventos adversos.

Deve-se ter em mente inúmeras possibilidades de situações, acontecimentos e também desfechos inusitados que possam advir, e os profissionais envolvidos têm de se comprometer e se preparar suficientemente para todas essas possibilidades. Exemplos clássicos de acontecimentos lastimosos são os fenômenos alérgicos que, em muitos casos, poderiam, inclusive, ser minimizados com história clínica prévia pormenorizada e infraestrutura que reunisse todo aparato completo para tratamento. Não existe anestesia "simples" e rápida, nem se pode conceber a expressão "é só um cheirinho"; todo e qualquer procedimento deve ser tratado com seriedade e cercado de todas as cautelas indicadas para qualquer outro caso, de maneira consequente e diligente.

Dos eventuais maus resultados profissionais na área médica, atualmente, quase sempre advêm os processos. E, na existência de uma demanda judicial, de qualquer natureza que seja, requerer-se-á a tramitação processual regulamentar. Em todos os tipos de tramitações idôneas decorrem as imprescindíveis exigências legais de formação de meios de prova, tanto para sustentar a acusação quanto para fundamentar a defesa.

Entretanto, deve-se lembrar que as principais provas são as documentais, periciais e testemunhais, recordando que esta última pode ser muito frágil, o que torna as duas primeiras de essencial importância, ainda que a prova pericial seja indireta, isto é, mediante análise de documentos ou prontuários médicos. Daí a grande relevância da elaboração minuciosa de documentos médicos que retratem de modo fidedigno o ato médico, seja ele qual for, inclusive a ficha de anestesia, com os seus meticulosos com os seus meticulosos dados e informações; bem como todos nexos de causalidade e/ou temporalidade daquilo que se tenha executado.

Portanto, aos médicos interessa sempre demonstrar o que de fato foi feito durante a condução de um caso clínico; e o melhor método se constitui em anotações, por demais detalhadas e legíveis, de todos os dados acerca do procedimento ou atendimento realizados. A documentação bem elaborada carrega consigo a prova da prudência e diligência com que o médico se portou diante do paciente.

Os médicos devem sempre se recordar que tudo aquilo que fora escrito só terá serventia se for devidamente legível e compreensível a terceiros; do contrário, de nada adiantam as anotações. Assim sendo, a caligrafia adequada é também mister da nossa atividade profissional (art. 87, do novo Código de Ética Médica), além de sua essencial valoração legal.[4]

Por conseguinte, sugere-se que toda documentação anestésica contenha rigorosamente o que está determinado na Resolução CFM nº 2.174/2017,[22] ou qualquer que a substitua, sempre atentando para as informações a seguir discriminadas.

## Ficha de avaliação pré-anestésica

A ficha de avaliação pré-anestésica deve conter tantos detalhes quanto possível, além de dever sempre existir espaço para se consignar outras informações que eventualmente se fizerem necessárias, mas todos os itens do Anexo II (da Resolução CFM nº 2.174/2017) devem ser seguidos, dentre eles:

- A identificação do anestesiologista que realizou a avaliação pré-anestésica. Observe-se que o médico anestesiologista que realizar a avaliação pré-anestésica poderá não ser o mesmo que administrará a anestesia.
- Os dados pormenorizados de identificação do paciente como nome completo, idade atual, sexo, raça, cor e outros informes necessários, como os dados antropométricos e vitais do período pré-operatório, com campo para observações pertinentes.
- Os antecedentes pessoais e familiares, como história de hipertermia maligna, alergias medicamentosas, alimentares ou de contato, e doenças preexistentes e associadas (asma, diabetes, hipertensão arterial, etc.).

- O exame físico, incluindo avaliação de vias aéreas e indicação de previsão de intubação traqueal difícil nos casos confirmados.
- O diagnóstico cirúrgico e a cirurgia (ou procedimento) proposta(o), com seus respectivos responsáveis.
- O uso de medicamentos (incluindo fármacos de uso atual ou recente) ou hábitos relacionados a quaisquer outras substâncias, lícitas ou não.
- Os resultados de exames complementares eventualmente requeridos, e a opinião de outros especialistas, se esse for o caso.
- A condição clínica do paciente, orientações de jejum e preparo pré-operatório, com sua classificação de estado físico e de risco, explicações sobre administração ou não de medicação pré-anestésica ou outros fármacos, via de administração e efeitos esperados.

## Termo de consentimento informado

De acordo com o ANEXO I da Resolução CFM nº 2.174/2017, o termo de consentimento informado deve ser específico para a anestesia. A presença do consentimento informado do ato anestésico no prontuário médico é fundamental para a comprovação da correta atuação profissional. A inexistência do consentimento informado pode ser considerada como descaracterização da obrigação de informar aos pacientes sobre os atos médicos.

O termo de consentimento informado deve ser livre, explicado de maneira clara e detalhado, preferencialmente de modo compreensível a qualquer um que o leia. A fundamentação legal desse tema é citada mais adiante neste capítulo. Ressalte-se que deve ter sempre a identificação detalhada do paciente ou de seu representante legal, bem como do responsável pela sua elaboração, com as respectivas assinaturas. Deve haver minuciosa explicação sobre o procedimento anestésico (tipo de anestesia) ou qualquer outro tratamento proposto, assim como as alternativas possíveis ao procedimento indicado, sempre contextualizando os pormenores de riscos e benefícios ali inseridos. E, apesar de toda polêmica que cerca o tema, faz-se necessário que se advirta das situações em que se exige transfusão de sangue e/ou de seus componentes, bem como as alternativas e seus substitutos, quando aplicáveis, com as limitações de todas essas opções.

A inserção de testemunhas, se possível duas, confere mais legitimidade e robustez para convalidação legal do documento,[23] bem como a emissão em duas vias (uma para o emitente ou instituição responsável, e outra para o paciente ou seu representante legal). A **FIGURA 11.1** mostra o termo de consentimento informado elaborado pela Comissão de Sindicâncias e Processos Administrativos da Sociedade Brasileira de Anestesiologia (SBA), em novembro de 2015, apontada como modelo referencial (C.SBA – 04324/2015).

### Algumas fundamentações acerca do consentimento livre e esclarecido

Não se trata de simples capricho a perquirição desse documento. Tanto do ponto de vista ético, cível, quanto penal, encontram-se fundamentações para sua elaboração e cobrança. Evidentemente, de nada adianta afirmar que houve o consentimento para um dado procedimento na sua forma verbal. Das eventuais querelas, a robustez da prova documental escrita é inquestionável. A sua ausência, por outro lado, *per se*, já ensejaria uma tipificação a ser investigada. E que se saliente, independentemente de outras eventuais apurações que já estejam em curso, em um mesmo caso. Vejam-se algumas fundamentações, conforme apresentado a seguir.

#### Do Código de Ética Médica[4]

No Capítulo I, dos Princípios Fundamentais, XXI: "No processo de tomada de decisões profissionais, de acordo com seus ditames de consciência e as previsões legais, o médico aceitará as escolhas de seus pacientes, relativas aos procedimentos diagnósticos e terapêuticos por eles expressos, desde que adequadas ao caso e cientificamente reconhecidas."

No Capítulo III, da Responsabilidade Profissional, veda-se ao médico: "art. 13. Deixar de esclarecer o paciente sobre as determinantes sociais, ambientais ou profissionais de sua doença."

No Capítulo IV, dos Direitos Humanos, veda-se ao médico: "art. 22. Deixar de obter consentimento do paciente ou de seu representante legal após esclarecê-lo sobre o procedimento a ser realizado, salvo em caso de risco iminente de morte". E, "art. 24. Deixar de garantir ao paciente o exercício do direito de decidir livremente sobre sua pessoa ou seu bem-estar, bem como exercer sua autoridade para limitá-lo." No art. 26: "Deixar de respeitar a vontade de qualquer pessoa, considerada capaz física e mentalmente, em greve de fome, ou alimentá-la compulsoriamente, devendo cientificá-la das prováveis implicações do jejum prolongado e, na hipótese de risco iminente de morte, tratá-la."

No Capítulo V, da Relação com Pacientes e Familiares, veda-se ao médico: "art. 31. Desrespeitar o direito do paciente ou de seu representante legal de decidir livremente sobre a execução de práticas diagnósticas ou terapêuticas, salvo em caso de iminente risco de morte." No art. 34: "Deixar de informar ao paciente o diagnóstico, o prognóstico, os riscos e os objetivos do tratamento, salvo quando a comunicação direta possa lhe provocar dano, devendo, nesse caso, fazer a comunicação a seu representante legal."

#### Do Conselho Federal de Medicina[22,24]

A Resolução CFM nº 2.174/2017 (que dispõe sobre a prática do ato anestésico) traz no seu art. 1:[22] "Determinar aos médicos anestesiologistas que: III – A documentação mínima dos procedimentos anestésicos deverá incluir obrigatoriamente informações relativas à avaliação e prescrição pré-anestésicas, evolução clínica e tratamento intra e pós-anestésico (Anexo I)." E, no Anexo I, cita-se: "O médico anestesista deve obter o Termo de Consentimento Livre e Esclarecido específico para a anestesia, contendo informações e esclarecimentos acerca das técnicas de anestesia, vantagens e desvantagens e riscos associados, fazendo-o em linguagem clara e acessível aos pacientes. Deverão existir no Termo de Consentimento campos específicos para assinatura do paciente ou responsável, data do consentimento, assinatura e nome legível do médico anestesista."

Na Resolução do CFM nº 1.886/2008 (que dispõe sobre as "Normas mínimas para o funcionamento de consultórios médicos e dos complexos cirúrgicos para procedimentos com internação de curta permanência"):[24] ... "3. Critérios de Seleção dos Pacientes ... 3.1 Os critérios estabelecidos para a seleção destes pacientes são os seguintes: ... e) Aceitação, pelo paciente, do tratamento proposto"...

É inquestionável, portanto, que as diretrizes oriundas do CFM deixam patente a obrigatoriedade do consentimento livre e esclarecido por escrito para a realização da anestesia.

**Termo de consentimento informado**
**Ato anestésico**

Eu, ______________________________, declaro que o médico anestesiologista, Dr.(a). ______________________________,

inscrito(a) no CRM/____ sob o nº__________, informou-me de que serei submetido (a) ao procedimento anestésico abaixo indicado:

______________________________________________________________________________

O médico anestesiologista me explicou detalhadamente o procedimento acima descrito, informando sobre os riscos e benefícios, assim como as alternativas disponíveis, inclusive quanto à possibilidade de não realização do procedimento ou de desistência da operação, e as suas repercussões.

Estou ciente de que qualquer tipo de anestesia envolve riscos, que não há garantia de resultado e que estou sujeito a dores, mal-estar, hemorragias, reações alérgicas, perda ou danos aos dentes, infecções, perda de movimentos (parcial ou completa) e/ou sentidos (como tato, olfato, visão, paladar e audição) temporária ou permanente, derrames, paralisia temporária ou permanente, danos cerebrais, parada do funcionamento de órgãos vitais, paradas cardiorrespiratórias, morte e outras mais.

O médico anestesiologista ainda me explicou que poderá haver necessidade de mudança no procedimento anestésico durante a sua execução, caso ocorra qualquer evento indesejado. Dessa forma, com o intuito de salvaguardar a minha vida e a minha saúde, desde já autorizo a realização das mudanças necessárias nos procedimentos inicialmente programados, assim como novos exames e tratamentos, incluída a transfusão de sangue e hemocomponentes, mesmo tendo ciência de que a transfusão de sangue poderá implicar riscos de transmissão de doenças, como Aids e hepatite.

Foi, ainda, explicado que o médico e sua equipe adotarão a melhor técnica e se utilizarão de todos os meios e recursos científicos disponíveis, mas que este compromisso poderá não ser suficiente para afastar completamente a possibilidade de intercorrências insuperáveis, o que consiste em risco inerente à própria operação.

Estou ciente de que o tabagismo, mesmo recreativo (cigarro), álcool, fármacos/drogas de qualquer tipo aumentam o risco de ocorrência de complicações.

Declaro que, na entrevista e no ato de preenchimento da "Ficha de Exame/Avaliação Anestésica", informei à equipe médica e ao médico anestesiologista a utilização, no passado ou no presente, de tais substâncias, bem como minhas condições físicas e psicológicas, assim como meus hábitos, sem ocultar qualquer fato ou elemento, e que estou ciente de que posso apresentar reações alérgicas desconhecidas por mim e meus médicos a produtos, medicamentos ou soluções utilizadas no meu tratamento que podem, inclusive, causar minha morte.

Estou ciente de que devo seguir as instruções médicas antes, durante e após o procedimento cirúrgico, que o sucesso do tratamento médico depende diretamente do meu comportamento e que o não atendimento das orientações que me foram repassadas poderão ser a causa de danos permanentes ou temporários à minha saúde.

Fui devidamente informado da possibilidade de cancelamento da operação e/ou do ato anestésico, sem aviso prévio, devido a circunstâncias alheias à vontade do médico, da equipe ou da instituição onde serão realizados.

Confirmo que recebi, li e compreendi todas as explicações prestadas, que estou ciente das informações acima apresentadas e que me foi dada a oportunidade de questionar sobre os pontos com os quais não concordasse.

Estou ciente, também, de que o médico que realizou a entrevista pré-anestésica não necessariamente será o mesmo que me acompanhará no dia da operação.

Dessa forma, declaro o meu pleno e livre consentimento e autorizo a realização do procedimento anestésico necessário, de acordo com a avaliação da equipe médica.

____/____/____
Data

______________________________
Nome (em letra legível)

______________________________
RG ou CPF

______________________________
Assinatura do paciente (parente ou responsável, se for o caso)

______________________________
Testemunha

______________________________
Testemunha

**Declaração do médico responsável pelo consentimento informado**

Declaro, para todos os fins, que expliquei em detalhes para o paciente (familiar ou responsável), e dirimi todas as dúvidas apresentadas por ele(s), sobre o ato anestésico a ser praticado, seus benefícios, riscos e alternativas para o procedimento em questão. Informo ainda crer que o paciente ou o seu responsável entendeu adequadamente o que foi explicado.

____/____/____
Data

______________________________
Nome (em letra legível)

______________________________
CRM/ (estado)

______________________________
Assinatura do médico

**FIGURA 11.1** Modelo referencial de termo de consentimento informado da Sociedade Brasileira de Anestesiologia (C.SBA – 04324/2015).

### Do Código Civil[12]

No Capítulo II, que trata Dos Direitos da Personalidade, em seu art. 15: "Ninguém pode ser constrangido a submeter-se, com risco de vida, a tratamento médico ou a intervenção cirúrgica." Assim, a única maneira por meio da qual se pode afirmar não ter existido um constrangimento é pela emissão do consentimento, pois, de fato, a uma dada atividade anestesiológica, poder-se-ia sempre atribuir "risco", por mais simples que pareça.

### Do Código de Defesa do Consumidor[17]

No Capítulo III, no art. 6, "São direitos básicos do consumidor: III – A informação adequada e clara sobre os diferentes produtos e serviços, com especificação correta de quantidade, características, composição, qualidade, tributos incidentes e preço, bem como sobre os riscos que apresentem."

Já, do Capítulo IV, que trata Da Qualidade de Produtos e Serviços, da Prevenção e da Reparação dos Danos, na Seção I (Da Proteção à Saúde e Segurança), em seu art. 8, extrai-se: "Os produtos e serviços colocados no mercado de consumo não acarretarão riscos à saúde ou segurança dos consumidores, exceto os considerados normais e previsíveis em decorrência de sua natureza e fruição, obrigando-se os fornecedores, em qualquer hipótese, a dar as informações necessárias e adequadas a seu respeito."

Diz o seu art. 9: "O fornecedor de produtos e serviços potencialmente nocivos ou perigosos à saúde ou segurança deverá informar, de maneira ostensiva e adequada, a respeito da sua nocividade ou periculosidade, sem prejuízo da adoção de outras medidas cabíveis em cada caso concreto." Já nesse mesmo Código de Defesa do Consumidor, está assim determinado, no seu Título II, Das Infrações Penais, em seu art. 66: "Fazer afirmação falsa ou enganosa, ou omitir informação relevante sobre a natureza, característica, qualidade, quantidade, segurança, desempenho, durabilidade, preço ou garantia de produtos ou serviços."

Portanto, da mesma forma fica claro que, pelo Código Civil, há a necessidade da emissão do mesmo impresso de consentimento informado já mencionado.

## Ficha de anestesia

Na ficha de anestesia, de acordo com a Resolução CFM nº 2.174/2017 (ANEXO III), devem constar, dentre outros, as informações a seguir. Atentar para a necessidade da estratificação de risco (do procedimento cirúrgico [porte] e do paciente [antecedentes clínicos]), que foi introduzida com a finalidade de estabelecer um adequado planejamento do cuidado anestésico e cirúrgico, e com o objetivo de redução de morbi-mortalidade (ANEXO V).

- Os dados sobre a equipe de cirurgiões, anestesiologistas participantes ou outros profissionais, quando relevantes (técnicos, instrumentadores, perfusionistas, etc.), com apontamento dos horários de todos os fatos relevantes do ato, inclusive nos casos de substituições, fator de grande importância quando das lides.
- A identificação do paciente com o nome completo, idade, sexo, dados antropométricos, avaliação de vias aéreas, estado físico/classificação de risco, assim como espaço livre para dados pertinentes adicionais (em especial, se as fichas não estiverem em um mesmo impresso em relação à ficha de avaliação pré-operatória, os dados deverão ser repetidos).
- A informação relacionada ao posicionamento do paciente e eventual mudança de decúbito, bem como a utilização de dispositivos de proteção.
- A técnica anestésica empregada, com detalhamento de materiais e equipamentos próprios a cada técnica e dificuldades encontradas quando de sua realização.
- A data, hora, cirurgia proposta a ser realizada, bem como seu caráter eletivo ou não, além da cirurgia que de fato tenha sido concluída.
- O sistema de suporte ventilatório utilizado, a descrição do aparelho de anestesia e o uso ou não de reabsorvedores de dióxido de carbono ($CO_2$). Deve-se relatar a marca do vaporizador; com descrição do tipo, fluxo e a concentração de gases e voláteis nos casos em que são usados.
- Os medicamentos usados, especificados quanto à via de administração, dosagens, concentração, momento de administração e quantidade total utilizada ao final do procedimento. Nas eventualidades de efeitos adversos pressupostamente advindos de medicamentos, dever-se-á tomar nota da fábrica, do lote e da validade dos seus frascos. Contudo, eventualidades decorrentes do uso de fármacos podem se manifestar apenas tardiamente. O ideal mesmo é sempre haver a possibilidade documental da rastreabilidade integral dos produtos efetivamente empregados.
- Os monitores e parâmetros analisados (desde os descritos como requisitos mínimos, como eletrocardiografia, pressão arterial, oximetria de pulso e capnometria), devendo ser acrescidos outros específicos para cada situação, sejam não invasivos ou invasivos, suas técnicas de aplicação e eventuais intercorrências, tudo em consonância com a Resolução CFM nº 2.174/2017.
- A coleta de exames complementares (porventura requeridos) com seus resultados, momento de coleta, sequencialmente, se for o caso.
- Os acessos vasculares, localização, técnica empregada, material utilizado e se houve auxílio de aparelhagem específica ou não, de qualquer natureza. Toda fluidoterapia empregada deve ser detalhada quanto ao tipo e volume, devendo-se elaborar também um balanço hídrico ao final.
- Os dados vitais de perioperatório, individualizados, descritos em gráfico, preferencialmente do tipo cartesiano, com relato em intervalos não superiores a 10 minutos, com a informação do horário do início e término do procedimento. Nos dados referentes à monitorização invasiva, os intervalos não devem ser superiores a 15 minutos.
- Havendo intercorrência anestésica ou cirúrgica, esta deve ser detalhada e descrita em todas as etapas, desde o momento do acontecimento até o seu desfecho. A conduta tomada deverá ser relatada em espaço específico na própria ficha ou em forma de relatório a ela anexado, e também em evolução de prontuário médico.
- A transferência tanto para a sala de recuperação pós-anestésica (SRPA) quanto para unidades de tratamento intensivo, consignada de modo minucioso, inclusive com respectivos nomes dos responsáveis para quem se transferiu.

## Ficha de recuperação pós-anestésica

Dentre outros, os dados a seguir relacionados são necessários e devem estar contidos nas anotações médicas e de enfermagem (cf. Resolução CFM nº 2.174/2017 – ANEXO IV):

- A identificação do anestesiologista responsável pelo paciente na sala de recuperação, do paciente, e registro do horário de admissão e alta da SRPA.

- Os recursos de monitorização do paciente na SRPA, assim como o registro da consciência, parâmetros vitais, atividade motora, oxigenação e intensidade da dor a intervalos não superiores a 15 minutos.
- Soluções e fármacos administrados com o momento da administração, via de administração e dose, bem como intercorrências e efeitos adversos, associados ou não ao procedimento e agentes anestésicos usados.

Com prontuários e dados adequadamente preenchidos e pormenorizados, acredita-se ser possível praticar uma anestesia documentalmente segura: para o médico, o qual pode comprovar com detalhamento aquilo que de fato fez; administrativamente, o que ampara a instituição (seja nas suas questões operacionais ou mesmo jurídicas); e, sobretudo, para os próprios pacientes e sociedade, os quais terão sempre no prontuário médico as respostas para as suas ocasionais dúvidas acerca do que se executara.

## Autonomia do paciente ou de seu representante, e seus limites

É necessário que exista respeito ao princípio da autonomia no processo de tomada de decisões do paciente ou de seus representantes. Mas a autonomia, apesar de preceito básico, possui limites. O bem jurídico maior tutelado pelo Estado constitucionalmente é a vida, de acordo com seu art. 5. Assim sendo, ao cidadão não é dada a disposição da vida, do corpo ou de suas partes.[25] Apesar de a liberdade de cada ser humano dever ser resguardada, a violação da autonomia é eticamente aceitável quando o bem público se sobrepõe ao bem individual. E o princípio da justiça se relaciona à distribuição coerente e adequada de deveres e benefícios individuais e sociais. A vida do paciente ou o bem comum devem ser sempre considerados prioritariamente,[26] em detrimento de vontades ou "caprichos" individuais.

Ademais, há preceitos cognitivos à autonomia, como as capacidades de raciocínio, compreensão, maturidade, deliberação e escolha independente. Pessoas ditas autônomas com capacidade de autogoverno podem falhar ao governar a si mesmas em suas escolhas, devido a restrições temporárias impostas pela própria doença ou por ignorância e desconhecimento, até mesmo por poderem estar sob coerção, coação, exploração ou quaisquer outras condições limitantes.[5] Para validade de qualquer ato da vida civil, a legislação brasileira aplicável exige que o indivíduo esteja no gozo pleno de seus direitos, isto é, que tenha capacidade em termos legais, ou seja, em acordo com o que está no Código Civil.[12] Por isso ele traz, em seus artigos 3 e 4, dados que definem a incapacidade, como o caso dos menores de 16 anos, bem como a capacidade relativa dos maiores de 16 e menores de 18 anos, dos ébrios habituais e dos viciados em tóxicos; daqueles que, por causa transitória ou permanente, não puderem exprimir sua vontade; e também dos pródigos, ou dos indígenas, em legislação própria. O mesmo Código Civil[12] determina que não haverá validade jurídica do documento nas condições de incapacidade já citadas, o que está em seus artigos 166 e 171.

Em resumo, a autonomia, embora direito do paciente, deve estar adequadamente sopesada à beneficência, que é um dever legal médico insofismável.[8] Daí surgem, então, as situações nas quais o médico se obriga a atuar, não obstante a negativa do paciente ou de seus representantes, como nos casos de hemotransfusão em Testemunhas de Jeová. Esse tema é amplo, polêmico e filosófico, sendo também chamado tratamento arbitrário. Nesse contexto, a doutrina e as publicações têm sempre sido no sentido da transfusão do sangue, seus derivados ou componentes quando da indicação precisa como meio de se resguardar a vida.[27]

Assim, na doutrina vigente, fica evidente que a legitimidade de uma intervenção médica ou cirúrgica, qualquer que seja sua especialidade, está perfeitamente justificada quando a indicação é precisa; assim como quando há permissão do paciente ou de seus responsáveis legais consignada por meio do consentimento esclarecido. No entanto, quando o ato médico é processado no interesse irrecusável de resguardar alguém de um perigo certo e iminente, bem como quando está precisa e perfeitamente indicada a medida adotada; trata-se de situação em que o médico está(eve) autorizado a agir, e jamais tal atitude poderá ser passível de punição. Há ocasiões, tão graves e tão delicadas, nas quais quem vai legitimar o ato médico não é o consentimento livre e consciente do paciente ou de seus familiares, mas a indiscutível, inadiável e imperiosa necessidade de agir do próprio médico. Tais questões, embora raras, têm suscitado prolongados e acirrados debates doutrinários, mas que estão hoje plenamente justificadas pela nossa legislação penal e pelo nosso Código de Ética Médica.[4] Recomenda-se apenas a delicadeza e a prudência de atitudes comportamentais diante dessas situações tão pungentes, mas também a firme e decisiva disposição de salvar uma vida.[28]

Assinala-se que essas intervenções, ditas arbitrárias, só se justificam mediante a comprovação real do perigo de vida, segundo nossa doutrina legal, pois escusa aquele que realiza intervenção médica sem consentimento do paciente ou de seu representante legal (assim grafado no Código Penal,[2] art. 146, § 3º, Inciso I). O "perigo de vida" é um termo que também se refere a quadro qualificador de lesão corporal (estando assim grafado no Código Penal,[2] art. 129, § 1º, Inciso II). Apesar das confusões semânticas da expressão, que se confundem com "perigo à vida", "perigo de morte", entre outros, deve-se observar que, para o direito, "perigo de vida" realmente é o termo correto. E ele difere de risco de vida; enquanto este se refere a uma probabilidade de ameaça à vida, o perigo de vida engloba situações instaladas e reais de instabilidades graves. Em suma, para se caracterizar perigo de vida, há que se confirmar a presença de instabilidade instaurada em um ou mais dos três sistemas fisiológicos principais, quais sejam: o cardiocirculatório, o respiratório e/ou o neurológico. É a denominada "tríade de Bichat".[29,30] Diz-se, em modo pedagógico ou acadêmico: "Há dúvidas sobre perigo de vida? Pergunte ao cérebro, ao coração e/ou aos pulmões." Havendo um "sim", ou mais, estará caracterizado o "perigo de vida"!

## Diretivas antecipadas de vontade

Em contrapartida, pacientes e médicos contam com regras que estabelecem os critérios sobre o uso de tratamentos considerados invasivos ou dolorosos em casos clínicos nos quais não exista qualquer possibilidade de recuperação. Sob o nome formal de diretiva antecipada de vontade, mas já conhecido como testamento vital, o qual se trata do registro do desejo expresso do paciente em documento, esse registro permite à equipe que o atende ter o suporte legal e ético para cumprir essa orientação.

A regra consta da Resolução nº 1.995/2012,[31] aprovada pelo plenário do CFM, e o paciente que optar pelo registro de sua diretiva antecipada de vontade poderá definir, com a ajuda de seu médico, os procedimentos considerados pertinentes e aqueles aos quais não quer ser submetido em caso de terminalidade da vida, por doença crônico-degenerativa. Desse modo, poderá, por exemplo, expressar se não quer procedimentos de ventilação mecânica (uso de respirador artificial), tratamentos (medicamentoso ou cirúrgico) dolorosos ou extenuantes, ou mesmo a reanimação na ocorrência de parada cardiorrespiratória. Esses detalhes deverão ser estabelecidos na relação médico-paciente, com registro formal em prontuário.

Pela Resolução do CFM nº 1.995/2012,[31] o registro da diretiva antecipada de vontade pode ser feito pelo médico assistente em sua ficha médica ou no prontuário do paciente, desde que expressamente autorizado por ele. Não são exigidas testemunhas ou assinaturas, pois o médico – pela sua profissão – possui fé pública, e seus atos têm efeito legal e jurídico. Note-se que o registro em prontuário não poderá ser adicionalmente cobrado como novos honorários, pois já faz parte do atendimento.

No texto, o objetivo deverá ser mencionado pelo médico de forma minuciosa, informando que o paciente está lúcido, plenamente consciente de seus atos e compreende a decisão tomada. Também dará o limite da ação terapêutica estabelecido pelo paciente. E, nesse registro, se considerar necessário, o paciente poderá nomear um representante legal para garantir o cumprimento de seu desejo. Reitere-se: há que existir critérios que caracterizem terminalidade da vida por doenças crônico-degenerativas.

Caso o paciente manifeste interesse, poderá registrar sua diretiva antecipada de vontade também em cartório. Contudo, não é necessária a exigência desse documento pelo médico de sua confiança, como imprescindível, para cumprimento de sua vontade. O registro no prontuário será suficiente. Independentemente da forma – se em cartório ou no prontuário –, essa vontade não poderá ser contestada por familiares. O único que pode alterá-la é o próprio paciente.[32] De outra sorte, o registro do documento de modo formal, bem como a consignação por testemunhas, embora dispensáveis à luz do que fora citado, são fortemente recomendáveis, pois, em eventuais futuras querelas acerca do feito, isso pode ser de relevante e inestimável valor.

## Maus resultados ou resultados adversos em anestesia

A ocorrência de maus resultados ou resultados adversos, especialmente os graves, em anestesia, traz situação de estresse para os profissionais envolvidos, como o anestesiologista, o cirurgião, a equipe de enfermagem, demais auxiliares e a instituição. Isso gera angústia e sofrimento pelo simples fato de que ninguém deseja o insucesso, o inesperado e, muito menos, a morte de seu paciente. E como os maus resultados ou os resultados adversos são fatos inexoráveis da medicina, ocorrendo em maior ou menor quantidade e gravidade, todos devem estar preparados e devem receber o adequado treinamento para minorar as consequências quando de sua ocorrência.

Nessas situações, é razoável procurar orientações com profissionais experientes, como médicos peritos ou outros envolvidos com atividades de órgãos disciplinadores de classe, bem como operadores do direito de sua confiança, notadamente que também tenham experiência na área da saúde. Toda e qualquer anotação contida nos documentos médicos terá grande valor jurídico como meio de prova, em desfavor ou em prol dos envolvidos. Nesse sentido, dever-se-á descrever a assistência prestada, sobretudo por se tratar de preceito deontológico, mas também porque esse prontuário, muito provavelmente, será objeto de apreciação de vários profissionais que não participaram da assistência e que poderão exarar parecer em face daquela assistência, no mister de suas funções, como peritos médico-legais, peritos judiciais, assistentes técnicos, etc. Tal descrição em prontuário deverá conter datas, horários, equipamentos e fármacos empregados, até mesmo aqueles recursos que foram buscados/tentados mas não conseguidos, ou não disponibilizados em tempo hábil, mas que, efetivamente, descreva a situação fática vivenciada em todos os detalhes.

O dever de zelo, assim como a correição técnica, devem também, claramente, restar demonstrados. Lidar com o problema de frente, sem tentativas de ocultação ou simulação, é sempre o melhor caminho. Dar total assistência aos pacientes ou a seus responsáveis nessas situações é de primordial importância, pois o abandono sempre causa sentimento de que esteja havendo desdém ou arrogância por parte do médico. O dever de informação presente no Código de Ética Médica,[4] bem como no Código de Defesa do Consumidor,[17] não se exaure na avaliação pré-anestésica, mas deve ser observado ao longo de toda a assistência prestada, dentro das possibilidades. Nessa senda, não basta demonstrar a correição técnica empregada; o dever de informação deve ser observado e descrito em prontuário, assim como devem estar contidas no prontuário todas as minúcias da assistência, além de todo empenho desprendido naquele exercício assistencial.

## Óbito em anestesia

As ocorrências com desfecho letal deverão ser abordadas de modo especial. Caso a morte durante a anestesia se dê em paciente portador de enfermidade prévia, ou seja, decorrente de um fenômeno considerado natural, interno ao próprio organismo humano, basta se providenciar a emissão da declaração de óbito, rotineira às obrigações de qualquer médico. São exemplos aneurismas complexos, distúrbios graves de coagulação, tumores de relevante magnitude, enfim, qualquer condição dita "natural" que tenha motivado os fenômenos mórbidos. A declaração de óbito pode ser assinada pelo anestesiologista, cirurgião, clínico, bem como por qualquer dos integrantes da equipe que prestava assistência ao enfermo. Já nas situações em que a morte do paciente a que se assiste seja advinda de causas externas, violentas (p. ex., acidente, quedas, traumatismos, homicídio ou suicídio) ou de causas suspeitas, os médicos assistentes envolvidos devem se abster da emissão da declaração de óbito. Incluem-se, como exemplos de causas suspeitas, aqueles onde pairam dúvidas se há envolvimento suicida ou homicida. Citam-se outras condições, como quando existem dúvidas sobre envenenamentos, seja os autopraticados ou aqueles cometidos por terceiros, bem como quando ocorrem suspeitas de homicídio. Observe-se que os homicídios podem ter natureza dolosa ou culposa, conforme previsto no Código Penal – Artigo 18. Nesses últimos (culposos – quando o agente supostamente dá causa ao resultado por imprudência, negligência ou imperícia), incluem-se as situações decorrentes de suspeição da má prática médica – o que é popularmente chamado de "erro médico"!

Então, caso sejam aventadas dúvidas acerca da correição da assistência prestada, bem como nexo causal com o óbito na atuação profissional dos médicos envolvidos, tratar-se-á o evento ocorrido, conforme explanado, de morte sob suspeita. Nessa eventualidade, comunicar-se-á com autoridades competentes para que seja feita a devida solicitação de perícia médico-legal, se assim elas julgarem necessário. Subsequentemente, os médicos peritos, notadamente os legistas, responsabilizar-se-ão pelas análises indicadas, bem como pela elaboração e emissão da declaração de óbito.

A não realização do exame pericial nesses exemplos pode ensejar necessidade de posterior exumação (artigos 158 e 163 do Código de Processo Penal[11] [CPP]). Isso gera grande desconforto, bem como decorrências legais cabíveis aos familiares, responsáveis legais e, sobretudo, aos médicos assistentes, que de ofício se incumbem do dever de comunicação a autoridades competentes. Tal fundamentação está no Decreto-lei nº 3.688,[33] em seu art. 66 (Contravenções), que prescreve "Deixar de comunicar à autoridade competente: ... II – crime de ação pública, de que teve conhecimento no exercício da medicina ou de outra profissão sanitária, desde que a ação penal não dependa de representação e a comunicação não exponha o cliente a procedimento criminal".

Nessas situações, há atuação compulsória do Estado na averiguação de detalhes dos casos, devendo esses corpos obrigatoriamente ser encaminhados para perícia médico-legal, que é executada por perito oficial médico-legista (artigos 158 e 159 do CPP;[11] art. 154 do CPP,[2] artigos 73 e 84 do Código de Ética Médica,[4] além da Resolução do CFM nº 1.779/2005[34]). Não se faculta à família, aos responsáveis legais pelo paciente falecido, nem aos médicos assistentes a autorização ou a recusa para execução do exame necroscópico, pois ele, o cadáver, passa a ser objeto de investigação do Estado por meio da atuação das autoridades competentes, que são, mormente: policiais, judiciárias e do ministério público. Quaisquer dessas autoridades poderão requerer de modo formal a perícia médico-legal, se assim entenderem necessário.

Cabe aqui também citar outras Resoluções do CFM que tratam desse tema, como a Resolução nº 1.950/2010,[35] que dispõe, em seu art. 5, que "Ocorrendo o óbito do paciente submetido à cirurgia, realizada exclusivamente por cirurgião-dentista, o atestado de óbito será fornecido pelo serviço de patologia, de verificação de óbito ou pelo instituto médico-legal, de acordo com a organização institucional local e em atendimento aos dispositivos legais". A Resolução CFM nº 1.641/2002[36] preconiza, em seu art. 1, que "É vedado aos médicos conceder declaração de óbito em que o evento que levou à morte possa ter sido alguma medida com intenção diagnóstica ou terapêutica indicada por agente não médico ou realizada por quem não esteja habilitado para fazê-lo, devendo, neste caso, tal fato ser comunicado à autoridade policial competente a fim de que o corpo possa ser encaminhado ao instituto médico-legal para verificação da *causa mortis*". É preciso ressaltar que a Resolução CFM nº 2.139/2016 também determina em seu Art. 23. que: "O médico intervencionista, quando envolvido em atendimento que resulte em óbito de suposta causa violenta ou não natural (homicídio, acidente, suicídio, morte suspeita), deverá obrigatoriamente constatá-lo, mas não atestá-lo. Neste caso, deverá comunicar o fato ao médico regulador, que adotará as medidas necessárias para o encaminhamento do corpo para o Instituto Médico Legal. Parágrafo único: Em caso de atendimento a paciente que resulte em morte natural (com ou sem assistência médica); ou óbito fetal em que estiver envolvido, o médico intervencionista deverá observar o disposto na Resolução CFM nº 1.779/05, em relação ao fornecimento da declaração de óbito."

Da mesma forma, procedimentos não reconhecidos pelo CFM, mesmo quando realizados por médicos, devem ter igual tratamento, além de alguns procedimentos, ditos estéticos ou que não são reconhecidos pelo CFM, por não demonstrarem eficácia e nem comprovação científica robusta. E nessas situações, das quais as mortes possam ser decorrentes ou que possam guardar relação com tais procedimentos, devem ser investigadas também por meio de necropsia médico-legal.

## Referências


1. Brasil. Lei nº 12.376, de 30 de dezembro de 2010. Altera a ementa do Decreto-Lei n. 4.657, de 4 de setembro de 1942. [Internet]. Brasília: Casa Civil; 2010 [capturado em 03 fev. 2017]. Disponível em: http://www.planalto.gov.br/ccivil_03/_Ato2007-2010/2010/Lei/L12376.htm.
2. Brasil. Decreto-Lei nº 2.848, de 07 de dezembro de 1940. Código penal [Internet]. Brasília: Casa Civil; 1990 [capturado em 03 fev. 2017]. Disponível em: http://www.planalto.gov.br/ccivil_03/decreto-lei/del2848.htm.
3. Brasil. Lei nº 3.268, de 30 de setembro de 1957. Dispõe sobre os Conselhos de Medicina, e dá outras providências [Internet]. Brasília: Casa Civil; 1957 [capturado em 03 fev. 2017]. Disponível em: http://www.planalto.gov.br/ccivil_03/leis/L3268.htm.
4. Conselho Federal de Medicina (BR). Resolução CFM nº 1.931, de 24 de setembro de 2009. Aprova o código de ética médica [Internet]. Brasília: CFM; 2009 [capturado em 03 fev. 2017]. Disponível em: http://www.cremers.org.br/pdf/codigodeetica/codigo_etica.pdf.
5. Wanssa MCD. Autonomia versus beneficência Rev Bioética. 2011;19(1):105-17.
6. Udelsmann A. Bioética: aspectos de interesse do anestesiologista. Rev Bras Anestesiol. 2006;56(3):325-33.
7. Brasil. Constituição da República Federativa do Brasil de 1988 [Internet]. Brasília: Casa Civil; 1988 [capturado em 03 fev. 2017]. Disponível em: http://www.planalto.gov.br/ccivil_03/constituicao/constituicao.htm.
8. Drumond JGF. Bioética clínica e direito médico. Rev Bioethikos.2012;6(1):78-89.
9. Meneses JAG. Dilemas bioéticos na prática da anestesia. Rev Bras Anestesiol. 2001;51(5):426-30.
10. Gomes JCM, Drumond JGF, França GV. Erro médico. 4. ed. Rio de Janeiro: Guanabara Koogan; 2002.
11. Brasil. Decreto-lei nº 3.689, de 03 de outubro de 1941. Código de Processo Penal [Internet]. Brasília: Casa Civil; 1941 [capturado em 03 fev. 2017]. Disponível em: http://www.planalto.gov.br/ccivil_03/decreto-lei/Del3689.htm.
12. Brasil. Lei nº 10.406, de 10 de janeiro de 2002. Institui o Código Civil [Internet]. Brasília: Casa Civil; 2002 [capturado em 03 fev. 2017]. Disponível em: http://www.planalto.gov.br/ccivil_03/leis/2002/l10406.htm.
13. Lemos Neto SV, Couto Filho AF, Souza AP, Carneiro AF, editores. A responsabilidade penal na anestesiologia brasileira. Rio de Janeiro: SBA; 2014.
14. Theodoro Júnior H. A responsabilidade civil por erro médico. In: Teixeira SDF, coordenador. Direito e medicina: aspectos jurídicos da medicina. Belo Horizonte: Del Rey; 2000. p. 183-207.
15. Aguiar Júnior RR. Responsabilidade civil do médico. In: Teixeira SDF, coordenador. Direito e medicina: aspectos jurídicos da medicina. Belo Horizonte: Del Rey; 2000. p. 133-80.
16. França GV. Direito médico. 12. ed. Rio de Janeiro: Forense; 2013.
17. Brasil. Lei nº 8.078, de 11 de setembro de 1990. Dispõe sobre a proteção do consumidor e dá outras providências [Internet]. Brasília: Casa Civil; 1990 [capturado em 03 fev. 2017]. Disponível em: http://www.planalto.gov.br/ccivil_03/leis/l8078.htm.
18. Sebastião J. Responsabilidade civil médico/hospitalar e o ônus da prova. Rev Jur UNIJUS. 2006;9(11):13-50.
19. Sebastião J. A responsabilidade civil do advogado e o ônus da prova. Rev Jur UNIJUS. 2007;10(13):13-40.
20. Sociedade Brasileira de Anestesiologia. Ficha de anestesia e documentação anestésica. Anestesia em Revista. 2015;65(1):32-4.
21. Conselho Federal de Medicina (BR). Resolução CFM nº 1.331/89 [Internet]. Brasília: CFM; 1989 [capturado em 03 fev. 2017]. Disponível em: http://www.portalmedico.org.br/resolucoes/cfm/1989/1331_1989.htm.
22. Conselho Federal de Medicina (BR). Resolução CFM nº 2.174/2017. Dispõe sobre a prática do ato anestésico. Revoga a Resolução CFM nº 1.802/2006. [Internet]. Brasília: CFM; 2017. [capturado em 11 de Maio de 2018]. Disponível em: https://sistemas.cfm.org.br/normas/visualizar/resolucoes/BR/2017/2174.
23. Callegari DC, Oliveira RA. Consentimento livre e esclarecido na anestesiologia. Rev Bioética. 2010;18(2):363-72.
24. Conselho Federal de Medicina (BR). Resolução CFM nº 1.886/2008. Dispõe sobre as "Normas Mínimas para o Funcionamento de consultórios médicos e dos complexos cirúrgicos para procedimentos com internação de curta permanência" [Internet]. Brasília: CFM; 2008 [capturado em 03 fev. 2017]. Disponível em: http://www.portalmedico.org.br/resolucoes/CFM/2008/1886_2008.htm.
25. Fabbro L. Limitações jurídicas à autonomia do paciente. Rev Bioética. 1999;7(1):7-12.
26. Santos MFO, Oliveira HJ, Oliveira OR, Mello MV, Melo GPF, Queiroz FS. Contribuições da bioética para o anestesiologista: uma visão teórica Rev Ciênc Saúde Nova Esperança. 2013;11(1):60-70.
27. Takaschima AK, Sakae TM, Takaschima AK, Takaschima RD, Lima BJ, Benedetti RH. Dever ético e legal do anestesiologista frente ao paciente testemunha de Jeová: protocolo de atendimento. Rev Bras Anestesiol. 2016;66(6):636-41.
28. França GV. Tratamento arbitrário [Internet]. Brasília: Portal Médico; 2006 [capturado em 03 fev. 2017]. Disponível em: http://www.portalmedico.org.br/Regional/crmpb/artigos/trat_arbt.htm
29. Poletto S, Santin JR, Bettinelli LA. Dilemas do enfrentamento da morte de pacientes idosos. UNOPAR Cient Ciênc Juríd Empres. 2012;13(2):49-55.
30. Griffith R. Death and the body as property. Br J Community Nurs. 2016;21(4):208-10.
31. Conselho Federal de Medicina (BR). Resolução CFM nº 1.995/2012. Dispõe sobre as diretivas antecipadas de vontade dos pacientes [Internet]. Brasília: CFM; 2012 [capturado em 03 fev. 2017]. Disponível em: http://www.portalmedico.org.br/resolucoes/CFM/2012/1995_2012.pdf.
32. Portal Médico. Pacientes poderão registrar em prontuário a quais procedimentos querem ser submetidos no fim da vida [Internet]. Brasília: CFM; 2012 [capturado em 03 fev. 2017]. Disponível em: http://portal.cfm.org.br/index.php?option=com_content&id=23197:pacientes-poderao-registrar-em-prontuario-a-quais-procedimentos-querem-ser-submetidos-no-fim-da-vida.
33. Brasil. Decreto-lei nº 3.688, de 3 de outubro de 1941. Lei das Contravenções Penais [Internet]. Brasília: Casa Civil; 1941 [capturado em 03 fev. 2017]. Disponível em: http://www.planalto.gov.br/ccivil_03/decreto-lei/Del3688.htm.
34. Conselho Federal de Medicina (BR). Resolução CFM nº 1.779/2005. Regulamenta a responsabilidade médica no fornecimento da Declaração de Óbito. Revoga a Resolução CFM n. 1601/2000 [Internet]. Brasília: CFM; 2005 [capturado em 03 fev. 2017]. Disponível em: http://www.portalmedico.org.br/resolucoes/cfm/2005/1779_2005.htm.
35. Conselho Federal de Medicina (BR). Resolução CFM nº 1.950/2010. O Conselho Federal de Medicina e o Conselho Federal de Odontologia estabelecem, conjuntamente, critérios para a realização de cirurgias das áreas de buco-maxilo-facial e crânio-maxilo-facial [Internet]. Brasília: CFM; 2010 [capturado em 03 fev. 2017]. Disponível em: http://www.portalmedico.org.br/resolucoes/CFM/2010/1950_2010.htm.
36. Conselho Federal de Medicina (BR). Resolução CFM nº 1.641/2002. Veda a emissão, pelo médico, de declaração de óbito nos casos em que houve atuação de profissional não-médico e dá outras providências [Internet]. Brasília: CFM; 2002 [capturado em 03 fev. 2017]. Disponível em: http://www.portalmedico.org.br/resolucoes/cfm/2002/1641_2002.htm.


## Questão de Prova do TSA

**11.1 (TSA/2012)** Após liberação pelo cardiologista, paciente de 53 anos com miocardiopatia isquêmica é submetido à osteossíntese de malar por cirurgião-dentista. Durante as manobras de redução da fratura, apresenta bradicardia grave que evolui para parada cardiorrespiratória sem resposta às manobras de reanimação. O profissional responsável pelo preenchimento do atestado de óbito é o:

**A.** Cardiologista.
**B.** Médico legista.
**C.** Anestesiologista.
**D.** Cirurgião-dentista.

# 12. BIOÉTICA E A PRÁTICA DA ANESTESIA

José Abelardo Garcia de Meneses

O objetivo deste capítulo é envolver os anestesiologistas nas discussões sobre os princípios da bioética e a prática da anestesia, não se afastando dos princípios hipocráticos, mas entendendo que aqueles vieram se somar a estes no que tange aos avanços nas relações humanas entre médicos e pacientes, e nas discussões em defesa da vida, do bem-estar do paciente, do respeito aos seus interesses, do sigilo profissional e da justiça social no que concerne ao atendimento à saúde.

É sobejamente conhecido que a medicina, tradicional e milenar, tornou-se ciência, embora continue atual a correlação entre a compreensão da natureza humana, o humanismo e a missão de curar. Como ciência, a medicina registra excepcionais e fascinantes conquistas técnico-científicas contemporâneas, com um frenético volume de informações e velocidade de expansão, amparados pela utilização corriqueira da informática e da rede mundial de comunicação. Apesar disso, a prática médica absorve penosas mudanças diante da ausência de políticas públicas eficazes na área de atendimento à saúde e da intromissão dos compradores dos serviços de saúde do setor privado, criando conflitos e afronta aos dogmas éticos, não raro colocando ironicamente os médicos no banco dos réus.

Desde as últimas três décadas do século XX, a medicina compartilha adversidades insofismáveis. Há evidências da desumanização no atendimento, no qual seres humanos são alcunhados de consumidores e usuários. Assim, o médico convive cotidianamente com o prazer e a satisfação de lutar contra a dor e o sofrimento do seu semelhante, ao mesmo tempo em que vive pressionado, por um lado, a exercer uma medicina sofisticada, de custo financeiro inacessível para a imensa maioria da clientela que o procura, e, por outro, obrigado a economizar esses mesmos recursos, sob a fiscalização das auditorias. Enquanto isso, o profissional sobrevive às expensas de uma remuneração insuficiente para a manutenção básica e indigna de quem a recebe. Os gestores não se mostram preocupados com a realidade do paciente e do médico, ambos desassistidos, desamparados e abandonados. Diante desse quadro, não se pode negar que os praticantes da medicina sofrem processo de proletarização e empobrecimento, que comprometem sobremaneira o exercício da profissão.

Ao lado dessas mudanças na prática, houve também uma alteração de comportamento da sociedade humana, fato não bem absorvido pelos médicos, mesmo neste início de século. O paciente outrora tratado como um ser moralmente incapaz de opinar e de contribuir nas decisões que lhe dizem respeito deixa aos poucos de existir. A tecnociência, à medida que se impõe como uma prática comum na vida do ser humano, exige que se compartilhe um novo aprendizado, de priorizar o respeito ao semelhante, às suas ideias, à sua dignidade e à sua individualidade.

O que se busca com textos como este é lembrar os médicos anestesiologistas de que o seu compromisso maior não é o de preocupar-se exclusivamente com a técnica, deixando a ética de lado. Essa dissociação quebrou a aliança que unia o médico e o paciente e passou a valorizar o uso e os abusos da tecnologia, em uma época em que a máquina vale mais do que o homem, treinado e detentor do tirocínio para formular o diagnóstico e traçar o tratamento adequado para o enfermo. Muito se tem falado e escrito sobre humanismo no atendimento à saúde, mas se tem a impressão de que os profissionais de saúde, e não apenas os médicos, estão infectados pelas doenças da sociedade eminentemente tecnológica.

O conhecimento científico na área do atendimento à saúde avançou na busca da prevenção das doenças e no restabelecimento da saúde, física e mental. A partir de uma fase não bem definida da medicina, houve a necessidade de concentração desse conhecimento em áreas específicas, denominadas especialidades médicas. No Brasil, como em diversos países, entre as especialidades reconhecidas, inclui-se a anestesiologia, consolidada mediante resolução específica do Conselho Federal de Medicina, que trata da segurança para a sua prática, e outras resoluções, que tratam da sua abrangência e importância no contexto do atendimento de emergência e urgência.

A anestesiologia é considerada hoje uma ciência independente, apesar de, na prática clínica diária, interagir com dezenas de especialidades médicas e prestar atendimento nas mais diversas áreas da terapêutica cirúrgica e da investigação diagnóstica, no tratamento da dor, no resgate das vítimas da violência urbana, na reanimação cardiorrespiratória e cerebral e nas unidades de tratamento intensivo. É provável que, justamente por essa característica, a anestesiologia seja considerada uma ciência de pluralismo técnico, razão pela qual o especialista não deve se autodenominar limitado a pequenas áreas do conhecimento científico dentro de um campo muito restrito da especialidade. Nas últimas duas décadas, o volume crescente de adesão de novos agentes ao arsenal terapêutico, o desenvolvimento de novas técnicas para a sua aplicação, o desenvolvimento de equipamentos de administração de agentes inalatórios e intravenosos, e a introdução de sofisticados monitores na prática clínica justificam e ratificam o entendimento da anestesiologia como uma ciência autônoma.

## A bioética

A prática médica tem bases sólidas no conhecimento científico e na tradição hipocrática, base do Código de Ética dos médicos brasileiros: manutenção da saudável relação médico-paciente, compromisso com a vida, segredo profissional e respeito à autonomia do paciente e ao seu direito ao consentimento livre e esclarecido. À doutrina hipocrática veio somar-se a bioética, que não inova em princípios éticos fundamentais, mas tão-somente aplica os conceitos estudados pelos filósofos à atualização das ciências na área biomédica.

Segundo Joaquim Clotet[1], professor de Ética e Bioética dos cursos de pós-graduação da Pontifícia Universidade Católica do Rio Grande do Sul, "[...] bioética é o estudo sistemático da conduta humana na área das ciências da vida e cuidado da saúde, enquanto essa conduta é examinada à luz dos valores e princípios morais". A bioética lastreia seus princípios baseada na liberdade de pensamento, porém com compromisso e responsabilidade, e traz para a sociedade, com seu caráter eminentemente pluralista, um elenco de discussões em torno de assuntos como início e fim da vida, novos métodos de fecundação, clonagem, utilização de alimentos transgênicos, uso indiscriminado de experimento animal, pesquisas em seres humanos, engenharia genética, transplante de órgãos, direito à morte com dignidade, eutanásia e distanásia, obstinação terapêutica, privilégio terapêutico, tratamento arbitrário, universalização do atendimento à saúde, progresso das ciências biológicas, entre outros.

A partir da publicação de Van Rensselaer Potter,[2] oncologista e biólogo, a sociedade humana iniciou um novo ciclo de discussões das relações do homem com o universo, que vieram a ser encaminhadas com a divulgação do principialismo proposto por Beauchamp e Childress[3] no ano de 1979, em Principles of Biomedical Ethics, estribado em que todas as ações devem visar ao bem (beneficência); não causar danos a outrem, prevenir danos e retirar os danos porventura ocasionados (não maleficência); buscar a distribuição justa, equitativa e universal dos benefícios dos serviços de saúde (justiça); e a obtenção do consentimento livre, esclarecido, renovável e revogável para quaisquer atos (respeito à autonomia). De acordo com Potter,[2] bioética é a ciência que garantirá a sobrevivência no planeta. A bioética não deve ser confundida com ética médica, posto que compartilha discussões interdisciplinares em um modelo plural, democrático, protagonizado por bioeticistas, filósofos, sociólogos, políticos, religiosos, teólogos, jornalistas, advogados, médicos, outros profissionais ou representantes de categorias, enfim, aquelas que desejam discutir princípios que venham a melhorar a relação entre os homens e entre a humanidade e o universo.

A medicina, como a ciência que mais de perto lida com as questões que atingem a sociedade e cada célula deste conjunto, não poderia deixar de aprofundar os debates doutrinários na área da bioética. Assim, preocupado em tornar compreensível para os médicos brasileiros os temas emergentes e pertinentes da bioética, o Conselho Federal de Medicina publica bimestralmente, desde 1993, a revista Bioética.

## A bioética e a prática da anestesia

Uma série de questões na prática clínica diária da anestesiologia merece discussões doutrinárias com base no principialismo bioético: o médico como fiel depositário das informações prestadas pelo paciente ou verificadas no ato anestésico-cirúrgico (confidencialidade e privacidade do paciente); o consentimento livre, esclarecido, renovável e revogável para os atos de assistência à saúde e as suas exceções; o direito do paciente à avaliação pré-anestésica; o direito do paciente de escolher livremente o médico de sua confiança; a questão da baixa remuneração como justificativa para a prática das anestesias simultâneas; o abandono do paciente anestesiado; a transferência do paciente anestesiado para outro anestesiologista; a solidariedade com o paciente e seus familiares diante do insucesso; a experiência científica em seres humanos; as condutas imprevisíveis do paciente, em especial a recusa à transfusão de sangue; os direitos do paciente soropositivo para o vírus da imunodeficiência humana (HIV); os direitos e deveres dos profissionais de saúde infectados pelo HIV; o compromisso do anestesiologista no controle da infecção hospitalar; a decisão da esterilização humana; o aborto; a adequação cirúrgica do sexo; a manutenção da vida nos potenciais doadores de órgãos e tecidos; e a morte com dignidade. Nesse contexto, verifica-se que a beneficência, a não maleficência e a autonomia estão perfeitamente contempladas.

O anestesiologista e professor da Universidade Federal de Goiás Onofre Alves Neto foi o primeiro a trazer a temática para reflexão em um artigo publicado no Jornal Medicina.[4] Entende o eminente professor que o anestesiologista deve rever o seu comportamento, à luz do chamado paternalismo médico, e os conflitos com o principialismo bioético.

Sendo a vida um bem indisponível e a saúde um bem inalienável, o ato médico deve prever o bem do paciente, seu bem-estar físico e psíquico, assim como o respeito a seus interesses. Assim, o médico, despojando-se do tradicional comportamento autoritário e da pseudoinfalibilidade, deve permitir ao paciente uma participação mais ativa nas decisões que dizem respeito à proposta de investigação diagnóstica ou terapêutica. O assunto já permeia publicações e discussões em eventos científicos por parte de setores particularmente interessados na defesa de uma prática mais humanizada da anestesia. Portanto, o ato de anestesiar um paciente não está restrito a aplicar a técnica mais moderna ou aquela recentemente publicada no periódico mais atualizado; antes de tudo, deve-se obter o consentimento livre, esclarecido, renovável e revogável para quaisquer atos que possam estar à disposição da sociedade pelo conhecimento científico, colocando em primeiro lugar o bem-estar do paciente, evitando ou prevenindo danos de qualquer ordem e, ainda, procurando reparar os danos porventura ocasionados.

Entre os deveres do médico – de informação, de atualização, de vigilância e de abstenção do abuso –, é preciso ressaltar o dever de informação ao paciente, por meio do diálogo franco, sincero, claro e do entendimento do doente, potencial paciente.

Segundo José de Aguiar Dias[5] e Miguel Kfouri Neto,[6] "não se deve praticar a anestesia sem consentimento do paciente; esse pode ser dado diretamente pelo enfermo ou, em caso de impedimento, pelos que o tiveram a seu cargo [...]".[5] "Incumbe-lhe (ao anestesiologista), especialmente: a) preparar o paciente, no campo médico e psicológico: prever possíveis dificuldades, acalmar o doente, conquistar-lhe a colaboração e confiança, preparar-lhe o organismo para o ato cirúrgico [...]".[6]

Infere-se, a partir desses ensinamentos de caráter jurídico, que a violação de tais regras pressupõe ato omissivo, que, na hipótese de mau resultado, certamente será aduzido por negligência e imprudência.

O médico deve pautar a sua conduta lastreada no conhecimento científico e na sua consciência, garantindo ao doente-paciente os princípios da justiça e da autonomia ou a capacidade do cidadão de determinar por si mesmo a "lei" à qual deseja se submeter, donde se pode inferir que os direitos do paciente à informação e à participação ativa nas decisões que lhe dizem respeito não devem ser minimizados pelos médicos. O assunto é tão palpitante que a Assembleia Geral da Associação Médica Mundial aprovou a Declaração de Lisboa[7] em 1981, versando sobre os direitos do paciente, e a ratificou em Bali, Indonésia, em 1995.

Destacam-se, nos princípios da Declaração de Lisboa,[6] o direito do paciente de escolher livremente o médico de sua confiança, o direito à informação de maneira apropriada à sua cultura e o direito do médico de praticar tratamento arbitrário quando o doente estiver inconsciente ou impossibilitado de se expressar. Por outro lado, a resolução bioética, "Os direitos humanos em relação à biomedicina", adotada pelo Congresso da Europa, que reúne os países-membros da União Europeia, defende entre outros princípios que os direitos dos indivíduos têm a preeminência sobre os interesses da ciência e da sociedade.

Portanto, o médico não deve permitir que o imperativo tecnológico supere a doutrina humanista da profissão médica. Não deve, desse modo, permitir que a sua vontade essencialmente tecnicista venha se contrapor aos interesses e ao desejo do cidadão-paciente, em um conflito ideológico claro entre autonomia e heteronomia. Siqueira[8], fazendo uma abordagem acerca do princípio da responsabilidade proposto por Hans Jonas, faz referência bastante pontual nessa questão: "[...] o imperativo tecnológico elimina a consciência, elimina o sujeito, elimina a liberdade em proveito de um determinismo. A hiperespecialização das ciências mutila e desloca a noção de homem [...] Esse divórcio entre os avanços científicos e a reflexão ética fizeram com que Jonas propusesse novas dimensões para a responsabilidade, pois a técnica moderna introduziu ações de magnitudes tão diferentes, com objetivo e consequências tão imprevisíveis que os marcos da ética anterior já não mais podem contê-los".

## O paternalismo

O principialismo bioético não estabelece conceitos absolutos e hierarquizados, razão pela qual se admite o paternalismo médico na prática clínica como uma interferência na autonomia do cidadão, capaz de decidir, em uma atitude comprovadamente beneficente, em favor do bem-estar e das necessidades do paciente coagido, jamais por interesses de terceiros, incluindo-se aí os interesses do profissional coator.

Maria Helena Diniz, em sua obra, Estado Atual do Biodireito[9], explica as exceções ao dever de obtenção do consentimento informado: necessidade inadiável de prática médica de urgência; impossibilidade, ante a emergência, séria e iminente, da situação e o perigo da demora, de obter o consenso do paciente ou o de seus familiares; situação especial na qual o médico solicita o consenso para o exercício do ato médico ao representante legal do paciente, parente próximo, cônjuge, companheiro ou até mesmo ao juiz competente; privilégio terapêutico; e, por fim, renúncia ao direito do paciente de ser informado.

Como é sobejamente conhecido, a prática clínica da anestesia tem características próprias, com alguns pontos comuns à unidade de tratamento intensivo, neonatologia, ao atendimento de emergências e urgências, entre outras, nas quais o paternalismo médico pode ser admitido. Essa admissão excepcional do paternalismo, diante de um paciente inconsciente ou impossibilitado de se expressar, não elimina o esclarecimento prévio dos procedimentos previstos na técnica anestésica proposta para determinado procedimento cirúrgico ou de investigação propedêutica. Portanto, entendendo que a avaliação pré-anestésica é responsabilidade intransferível do anestesiologista e que o paciente tem o direito a essa avaliação, o Conselho Federal de Medicina firma posição quanto aos preceitos doutrinários da boa prática da anestesia.

Entretanto, existem situações na prática clínica diária em que o anestesiologista, em um átimo, poderá decidir entre fazer ou não o bem, à revelia da vontade do paciente, e, em não o fazendo, contribuir omissivamente para a possibilidade de um dano irreparável. Contudo, o profissional não detém o livre arbítrio da autoridade médica; ao contrário, na avaliação pré-anestésica, realizada em consultório, ambulatório ou na visita ao paciente internado, as diversas práticas devem ser explicitadas e esclarecidas a fim de se obter, com absoluta liberdade de expressão do paciente ou de seu representante legal, o consentimento para a técnica proposta, jamais contrariando a sua vontade, respeitando o princípio da sua autonomia e, obviamente, atuando dentro dos limites permitidos pela ciência médica, uma vez que, no campo da anestesia, há, muitas vezes, um limite tênue entre vida e morte, situação em que o médico deve decidir beneficentemente em defesa da saúde e da vida do indivíduo.

Está claro que o paciente deve ter incluídos neste ponto os direitos de livre escolha do profissional de sua confiança; de não ser abandonado durante o ato anestésico-cirúrgico sem que haja substituição de outro profissional igualmente capacitado e que esse fato, além de documentado em prontuário, seja informado ao seu representante legal; de que o profissional, cônscio de suas responsabilidades, evite de todas as formas a transmissão de infecção a seu paciente; de que não seja realizada experiência sem o seu conhecimento expresso e a sua concordância a participar do estudo; e de confidencialidade e privacidade das informações obtidas durante o atendimento médico. Dessa forma, e também ao acompanhar e implementar as mudanças ocorridas nos conhecimentos da área, o médico anestegiologista estará agindo em defesa da saúde do seu paciente e da qualidade sagrada da vida, com base nos princípios propostos há milênios por Hipócrates e atualmente pela bioética.

## Referências


1. Clotet J. Por que bioética [Internet]. Rev Bioética. [2009; capturado em 17 fev. 2017]. Disponível em: http://revistabioetica.cfm.org.br/index.php/revista_bioetica/article/viewFile/474/291.
2. Potter VR. Bioethics: bridge to the future. New Jersey: Prentice-Hall; 1971.
3. Beauchamp TL, Childress JF. Principles of biomedical ethics. 3rd ed. New York: Oxford University; 1979. p. 67-119.
4. Alves Neto O. O paternalismo na anestesia: postura a ser transformada [Internet]. Brasília: Portal Médico; 1999 [capturado em 03 fev. 2017]. Disponível em: http://www.portalmedico.org.br/jornal/jornais1999/0599/Bioetica.htm.
5. Dias JA. Da responsabilidade civil. 9. ed. Rio de Janeiro: Forense; 1994.
6. Kfouri Neto M. Responsabilidade civil em anestesiologia. In: Kfouri Neto M. Responsabilidade civil do médico. 3. ed. São Paulo: Revista dos Tribunais; 1998. p. 136-49.
7. Associação Médica Mundial. Declaração de Lisboa: sobre os direitos do paciente [Internet]. DHnet; 1981 [capturado em 03 fev. 2017]. Disponível em: http://www.dhnet.org.br/direitos/codetica/medica/14lisboa.html.
8. Siqueira JE. O princípio da justiça. In: Costa SIF, Oselka G, Garrafa V. Iniciação à bioética. Brasília: CFM; 1998. p. 71-80.
9. Diniz MH. Relação médico-paciente. In: Diniz MH. Estado atual do biodireito. São Paulo: Saraiva; 2001. p. 511-41.


### Leituras sugeridas


Alves Neto O, Garrafa V. Anestesia e bioética. Rev Bras Anestesiol. 2000;50(2):178-88.

Alves Neto O. Bioética e anestesia. In: 48. Congresso Brasileiro de Anestesiologia; 2001 Nov 17-21; Pernambuco, Recife; 2001.

Berlinguer G. Eqüidade, qualidade e bem-estar futuro. In: Garrafa V, Costa SIF. A bioética do século XXI. Brasília: UnB; 2000. p. 41-8.

Conselho Federal de Medicina (BR). Parecer nº 56. Pagamento de consulta anestesiológica [Internet]. Brasília: CFM; 1999 [capturado em 03 fev. 2017]. Disponível em: http://www.portalmedico.org.br/pareceres/CFM/1999/56_1999.htm.

Conselho Federal de Medicina (BR). Resolução CFM nº 1.409/1994. Regulamenta a prática de cirurgia ambulatorial [Internet]. Brasília: CFM; 1994 [capturado em 03 fev. 2017]. Disponível em: http://www.portalmedico.org.br/resolucoes/cfm/1994/1409_1994.htm.

Conselho Federal de Medicina (BR). Resolução CFM nº 1.451/95. Estabelece estruturas para prestar atendimento nas situações de urgência-emergência, nos pronto-socorros [Internet]. Brasília: CFM; 1995 [capturado em 03 fev. 2017]. Disponível em: http://www.portalmedico.org.br/resolucoes/cfm/1995/1451_1995.htm.

Conselho Federal de Medicina (BR). Resolução CFM nº 1.802/2006. Dispõe sobre a prática do ato anestésico. Revoga a Resolução CFM nº 1363/1993 [Internet]. Brasília: CFM; 2006 [capturado em 03 fev. 2017]. Disponível em: http://www.portalmedico.org.br/resolucoes/cfm/2006/1802_2006.htm.

Conselho Federal de Medicina (BR). Resolução CFM nº 1.886/2008. Dispõe sobre as "Normas Mínimas para o Funcionamento de consultórios médicos e dos complexos cirúrgicos para procedimentos com internação de curta permanência" [Internet]. Brasília: CFM; 2008 [capturado em 03 fev. 2017]. Disponível em: http://www.portalmedico.org.br/resolucoes/CFM/2008/1886_2008.htm.

Conselho Federal de Medicina (BR). Resolução CFM nº 2.149. Homologa a Portaria CME nº 02/2016, que aprova a relação de especialidades e áreas de atuação médicas aprovadas pela Comissão Mista de Especialidades [Internet]. Brasília: CFM; 2016 [capturado em 03 fev. 2017]. Disponível em: http://www.portalmedico.org.br/resolucoes/CFM/2016/2149_2016.pdf.

Conselho Federal de Medicina (BR). Resolução nº 1.246 de 08 de janeiro de 1988. Dispõe sobre o Código de Ética Médica [Internet]. Brasília: CFM; 1988 [capturado em 03 fev. 2017]. Disponível em: http://www.cremesp.org.br/library/modulos/legislacao/versao_impressao.php?id=2940

Conselho Federal de Medicina (BR). Resolução CFM nº 1.950/2010. O Conselho Federal de Medicina e o Conselho Federal de Odontologia estabelecem, conjuntamente, critérios para a realização de cirurgias das áreas de buco-maxilo-facial e crânio-maxilo-facial [Internet]. Brasília: CFM; 2010 [capturado em 03 fev. 2017]. Disponível em: http://www.portalmedico.org.br/resolucoes/CFM/2010/1950_2010.htm.

Fortes PAC. Direitos dos pacientes. In: Fortes PAC. Ética e saúde: questões éticas, deontológicas e legais, tomada de decisões, autonomia e direitos do paciente, estudo de casos. São Paulo: Pedagógica e Universitária; 1998. p. 18-22.

Kipper DJ, Clotet J. Princípios da beneficência e não-maleficência. In: Costa SIF, Oselka G, Garrafa V. Iniciação à bioética. Brasília: CFM; 1998. p. 37-51.

Meneses JAG. Anestesia e bioética (carta). Rev Bras Anestesiol. 2000;50:265.

Meneses JAG. Bioética e anestesia. In: 24. Jornada Norte/Nordeste de Anestesiologia; 2000; Salvador, Bahia; 2000.

Meneses JAG. Dilemas bioéticos na prática da anestesia. Rev Bras Anestesiol. 2001;51(5):428-30

Meneses JAG. Dilemas bioéticos na prática da anestesia: o direito do paciente ao consentimento livre e esclarecido versus paternalismo, os limites da autonomia versus beneficência e não maleficência [tese]. Salvador: Universidade Federal da Bahia; 2000.

Muñoz DR, Fortes PAC. O princípio da autonomia e o consentimento livre e esclarecido. In: Costa SIF, Oselka G, Garrafa V. Iniciação à bioética. Brasília: CFM; 1998. p. 53-70.

Schramm FR. A autonomia difícil. Rev Bioética. 1998;6(1):27-37.

Siqueira JE. O imperativo tecnológico e as dimensões da responsabilidade. In: Siqueira JE. Ética e tecnociência. Londrina: UEL; 1998. p. 23-42.

Vieira ZEG, Pereira E, Saraiva RA. Visita pré-anestésica, responsabilidade intransferível do anestesiologista. Rev Bras Anestesiol. 1977;27:337-53.

# Parte II

# Gestão em anestesiologia

COORDENADOR: JAMES MANICA

# 13. FUNÇÕES E RESPONSABILIDADES DO ANESTESIOLOGISTA

Luiz Alfredo Jung

A anestesiologia é, dentro da prática da medicina, a especialidade que envolve a proteção e o manejo médico de pacientes mantidos inconscientes e/ou insensíveis à dor física e ao estresse emocional durante procedimentos cirúrgicos, obstétricos ou diagnósticos.[1] Essa afirmação, feita originariamente em um contexto de defesa profissional em território americano pela American Society of Anesthesiologists (ASA), resume as funções e as consequentes responsabilidades do anestesiologista, como técnico, como profissional médico e como cuidador.

É razoável pensar que o objetivo das primeiras gerações de anestesiologistas tenha sido, apenas, minimizar o sofrimento produzido pelo trauma da cirurgia. É pouco provável que imaginassem que a atividade que exerciam teria, no futuro, uma abrangência tão ampla, tão diversa e de tanta importância clínica. Cerca de um século e meio após, seus limites de atuação ainda não foram atingidos. Com isso, as funções e responsabilidades daqueles que a exercem vêm crescendo em número e importância, sendo fundamental a sua boa compreensão.

A partir da sua capacidade de eliminar a dor da cirurgia, o anestesiologista adquiriu conhecimentos sobre os incontáveis aspectos da resposta orgânica ao trauma. Ao presenciar o sofrimento causado por ela ou por sua perspectiva, aprendeu que a dor e o trauma que a produziu provocam um amplo espectro de emoções. Estas precisam ser consideradas, pois, muitas vezes, podem ser minimizadas não apenas pelos potentes hipnóticos, analgésicos e sedativos, mas também pela empatia – a capacidade de alguém se colocar no lugar do outro.

A prática diária da especialidade exige conhecimentos teóricos profundos de fisiologia, farmacologia, fisiopatologia, clínica médica e terapêutica; envolve pacientes progressivamente mais idosos e doentes, os quais são submetidos a procedimentos de longa duração e de elevado risco. O emprego de técnicas, monitores e aparelhos complexos para suporte da vida também faz parte desse quadro.

Em época de pressões por qualidade, produção e otimização de recursos, as instituições necessitam de anestesia segura realizada com menos custo e no menor tempo possível. Apesar dessas pressões, a responsabilidade pela implantação e gerenciamento da logística envolvida é do anestesiologista. Infelizmente, a importância dessa função costuma ser reconhecida apenas quando ocorrem falhas e quando a segurança do paciente, da instituição e dos próprios profissionais é ameaçada.

Assim, o gerenciamento da prática executada, frequentemente em localizações distantes e em situações clínicas diversas, exige, entre outras, disciplinas como a engenharia de processos e gestão de pessoas, as técnicas e os processos de comunicação, o trabalho em equipe, a ergonomia e a engenharia dos fatores humanos que apenas recentemente têm sido consideradas como indispensáveis para a formação de um profissional completo.

Como protagonista efetivo nestes dois campos – prática clínica e gerenciamento da prática –, é essencial ao anestesiologista tomar posse dos conhecimentos por eles exigidos. Com a noção integral das responsabilidades daí decorrentes, poderá exercer suas funções com sucesso e satisfação plena.

## A obtenção do direito de exercer a especialidade

Para obter o direito de exercer sua profissão, o anestesiologista precisa cumprir as seguintes exigências legais: concluir estágio curricular de três anos como médico em especialização, em Centro de Ensino e Treinamento (CET) reconhecido pela Sociedade Brasileira de Anestesiologia (SBA) ou pelo Ministério de Educação e Cultura do Brasil (MEC) e obter o diploma de especialista em anestesiologia do Conselho Federal de Medicina (CFM).

O profissional que deseja exercer suas funções em determinado hospital ou clínica deve pertencer ao seu Corpo Clínico e guiar sua prática pelo respectivo regimento interno e pela política da especialidade da instituição.

## A prática clínica

A atuação do médico anestesiologista baseia-se nos princípios do Código de Ética Médica[2] e, no Brasil, é regulamentada pelas Resoluções 1.802/2006[3] e seus anexos e 1.886/2008,[4] provenientes do CFM. Como tais, precisam ser obedecidas. O desconhecimento de seus termos não isenta o profissional, e nenhuma justificativa, mesmo razoável na aparência, minimiza a sua responsabilidade, em um evento adverso, quando essas regras não forem seguidas. Assim, é fundamental a leitura atenta desses textos, bem como muita cautela na totalidade da sua aplicação. No **QUADRO 13.1**, encontram-se delineados princípios de conduta extraídos e sintetizados a partir dos documentos citados. Eles fundamentam as reais funções do profissional anestesiologista.

Na sequência, são abordadas algumas dessas obrigações e o respectivo impacto sobre o tema deste capítulo.

### Avaliação pré-anestésica

A avaliação pré-anestésica realizada em tempo suficiente e com antecedência adequada é considerada elemento básico entre as funções do anestesiologista e encontra-se regulamentada no item I do art. 1 da Resolução 1.802/2006 do CFM.[3]

Na prática, contudo, vem se observando uma frequência ainda não bem quantificada, mas evidente, de seu descumprimento. A consulta recomendada ou a entrevista dirigida, nos casos urgentes, tem sido substituída por um interrogatório objetivo e, muitas vezes, apenas técnico, momentos antes do procedimento anestésico. Com duração em geral inferior a 10 minutos, esse rápido encontro pode não tornar conhecidas informações importantes sobre o estado de saúde do paciente. Além disso, dificulta um aprofundamento da relação médico-paciente e impede o desenvolvimento de uma indispensável confiança mútua. Abdica da sua condição plena de

**QUADRO 13.1** Princípios de conduta que fundamentam as funções do anestesiologista

- Guardar absoluto respeito pelo ser humano
- Aprimorar continuamente os conhecimentos médicos usando o melhor do progresso científico em benefício do paciente
- Realizar consulta pré-anestésica prévia em todo procedimento eletivo, ou ao menos uma entrevista dirigida nos casos urgentes
- Avaliar previamente as condições de segurança do ambiente anestésico-cirúrgico
- Não realizar anestesias simultâneas
- Acompanhar o paciente durante o transporte para a sala de recuperação pós-anestésica ou unidade de tratamento intensivo
- Não se afastar de suas atividades, mesmo temporariamente, sem deixar outro médico o substituindo
- Obter consentimento do paciente ou de seu representante legal para o procedimento a ser realizado, salvo situações em que ocorra risco iminente de morte
- Tratar todo ser humano com civilidade e consideração, não o discriminando de qualquer forma ou sob qualquer pretexto
- Garantir ao paciente ou a seu representante legal o direito de decidir livremente sobre sua pessoa ou seu bem-estar
- Elaborar relatórios pré e transanestésicos completos e legíveis
- Não encobrir, erro ou conduta antiética de colegas
- Não participar de qualquer tipo de experiência envolvendo seres humanos com fins bélicos, políticos, étnicos, eugênicos ou outros que atentem contra a dignidade humana

*Fonte: Adaptado de Conselho Federal de Medicina (BR).*[2,3]

médico quem assim procede assumindo o papel de um "técnico anestesista" cuja qualificação pode tornar-se duvidosa para o paciente.

A pressão por produção e redução de custos, a falta de tempo, a baixa remuneração paga pelas operadoras, a diminuição absoluta ou relativa de leitos hospitalares, o número crescente de internações breves e inúmeras desculpas menos lógicas têm sido utilizadas para justificar a impossibilidade da realização de uma indispensável consulta e avaliação pré-anestésica antecipada.

Deve ser mencionado ainda que, na sequência de "pequenas" falhas rastreadas, quando da ocorrência de um evento adverso, é frequente a falta de informações da história ou do exame físico, na sua origem ou na sua evolução.

## Termo de consentimento informado

O termo de consentimento informado é um dos documentos obrigatórios que complementa e embasa uma prática adequada e o completo registro de uma anestesia. Tal obrigatoriedade é informada no subitem "l" do item 1 do Anexo I da mesma Resolução. Ele não apenas precisa ser construído e entendido pelo paciente, como deve estar completamente redigido. A identificação do paciente e do profissional com seus respectivos registros encerra o documento em que, também, são nominados o procedimento cirúrgico, obstétrico ou diagnóstico e a técnica anestésica escolhida, bem como as complicações que dela podem decorrer.

Na prática diária, todavia, essa determinação, com frequência, não é obedecida. As razões para o descumprimento variam, porém a mais importante é, com certeza, a falsa impressão de que esse documento jamais será utilizado contra o profissional que assim age. No entanto, a realidade tem apontado na direção oposta. Recentemente, um colega foi obrigado a custear o reimplante de um dente previamente implantado, que se encontrava fragilizado, ainda que durante as manobras de intubação orotraqueal e extubação não tenha ocorrido trauma sobre esse dente. A causa foi perdida porque a possibilidade de fratura de uma ou mais peças dentárias não constava entre os riscos da técnica proposta.

## Condições mínimas de segurança

Em seu art. 3, a Resolução afirma que se entende por condições mínimas de segurança para a prática da anestesia o uso de:[3]

- Eletrocardiografia contínua (traçado e indicador da frequência cardíaca).
- Pressão arterial não invasiva.
- Oxímetro de pulso.
- Capnógrafo, sempre que estiver presente, na via aérea, tubo endotraqueal ou endobrônquico ou máscara laríngea e o paciente for mantido sob ventilação espontânea ou qualquer forma de ventilação mecânica, ou forem utilizados medicamentos capazes de desencadear hipertermia maligna.
- Termômetro em cirurgias pediátricas ou geriátricas e sempre que o procedimento se estender por mais de 2 horas.

A utilização de recursos de monitorização adicionais depende do julgamento do anestesiologista, com base nas condições clínicas do paciente e na complexidade do procedimento.

Infelizmente, a prática da subutilização de alguns desses monitores tem sido registrada em procedimentos de pequena duração e considerados de risco baixo, o que é altamente reprovável. A eletrocardiografia (ECG) e o oxímetro de pulso, por exemplo, não são intercambiáveis como opções de monitoramento ao longo de uma anestesia. As informações que ambos fornecem precisam ser continuamente somadas pelo profissional atento. Ao suprimir a ECG em detrimento do oxímetro de pulso e, na eventualidade da ocorrência de um evento adverso, o profissional envolvido não encontra, na legislação vigente, amparo que o defenda.

## Vigilância ao paciente

Mais adiante, a Resolução afirma que "Para conduzir as anestesias gerais ou regionais com segurança, o anestesiologista deve manter vigilância permanente ao seu paciente" (art. 1, item II).[3] Isso significa que, apenas em condições excepcionais, em ambientes em que ocorra a emissão de radiações, lhe é permitido afastar-se dele, desde que garantida sua completa monitorização de maneira remota. Nas demais situações, sua presença junto ao paciente é mandatória. A eventualidade de um afastamento temporário deve ser precedida pela substituição documentada, preferencialmente, por um colega disponível, após a transferência de informações relativas ao caso e os planos para o período de afastamento.

A criação de rotinas individuais de cuidados deve ser sempre estimulada, pois visa assegurar ao anestesiologista o atendimento de suas múltiplas atividades, ao mesmo tempo em que as organiza em ordem de prioridades, entre as quais a vigilância direta do paciente é fundamental.

Como se sabe, essa capacidade do homem é extremamente frágil e se esgota em pouco tempo.[5] Em 1993, Loeb mostrou que o tempo médio de resposta de anestesiologistas a números anormais inseridos de forma aleatória na tela do monitor foi de 61 segundos e que 16% deles permaneceram não detectados 5 minutos após surgirem.[6] Para minimizar os riscos decorrentes, os alarmes do sistema de ventilação pulmonar e dos parâmetros fisiológicos devem ser ativados dentro de limites considerados seguros e escolhidos, no início de cada anestesia, de acordo com as características do paciente e as necessidades do procedimento. Sempre que o valor de um ou mais deles for ultrapassado, o alarme sinaliza, de início visualmente e, logo a seguir, por meio de sons específicos, permitindo a análise das possíveis causas e a tomada de decisão, visando ao seu retorno aos valores predeterminados.

Não é surpreendente o número de quase falhas e eventos adversos que decorrem da não utilização desse recurso auxiliar da vigilância. Para evitar a "fadiga induzida por alarmes" cujos limites não foram prévia e adequadamente ajustados, às vezes a conduta preferida é desativá-los, o que pode ser comparado a pilotar uma grande aeronave visualmente, sem o auxílio de instrumentos. Ao controlar os alarmes, antes que eles o controlem, o anestesiologista aumenta a segurança do paciente e a sua própria.[7]

## Transferência de cuidados e responsabilidades

Na prática, ao contrário do que muitos imaginam, o término da cirurgia, a regressão da anestesia e a recuperação da consciência e dos reflexos de defesa da via aérea não determinam o encerramento das responsabilidades do anestesiologista. O art. 4 da Resolução citada,[3] em seus parágrafos 1º, 2º e 3º, estabelece a necessidade da sua presença junto ao paciente durante o transporte para a sala de recuperação pós-anestésica (SRPA) ou para a unidade de tratamento intensivo (UTI).

Ao chegar nessas unidades, é preciso reconhecer a importância da transferência de cuidados e responsabilidades (TCR) ou *handover*. Momento de risco aumentado e fonte importante de erros, ela deve ser guiada por protocolo ou *checklist* específico que evite a perda de informações importantes, a quebra da continuidade dos cuidados ou mesmo diagnósticos e tratamentos inapropriados.[8] Falhas de comunicação nessa etapa foram responsáveis por 11% dos eventos adversos graves que levaram à morte ou incapacidade permanente conforme demonstrado em trabalho realizado na Austrália, contrastando com os 6% de eventos graves causados por inadequado nível de habilidades dos profissionais envolvidos.[9]

A transferência de cuidados e responsabilidades é constituída por quatro fases: o *pré-handover*, o transporte e chegada, o *handover* propriamente dito e o *pós-handover*. Cada uma delas é composta por tarefas que devem ser estruturadas na rotina do profissional e da instituição.

Exceto nos casos em que a continuidade do tratamento exige equipamento ou condições somente encontradas na unidade que receberá o paciente, nas demais situações a qualidade da fase de *pré-handover*, realizada ainda em sala de cirurgia, depende das atitudes e melhores decisões do anestesiologista. A produção de uma gradual superficialização, que permita ao paciente despertar com o máximo conforto e mínima dor, a não estimulação intempestiva, os cuidados com a monitorização da consciência, a garantia de uma via aérea consistentemente permeável e a manutenção dos sinais vitais dentro de faixas seguras são algumas das funções do anestesiologista. No entanto, esse período em geral é pouco valorizado pelos diversos membros das equipes.

Durante o transporte, realizado sempre que possível com o paciente em sua melhor estabilidade, cuidados semelhantes devem ser estimulados.

A transferência de cuidados propriamente dita, realizada na SRPA ou UTI, exige a participação do anestesiologista que, idealmente, deve liderá-la. Ela se orienta por instrumentos que enfatizam os aspectos importantes relacionados ao paciente e ao ato anestésico-cirúrgico recém-encerrado. Desenvolvida a partir de diálogo entre anestesiologista e médico ou enfermeiro da nova unidade, essa transferência pretende criar um clima favorável ao reconhecimento de fatos significantes e indispensáveis aos novos cuidadores. Entre os instrumentos utilizados, destacam-se o SBAR (*Situation, Background, Assessment, Recommendation*), difundido pelo Institute for Healthcare Improvement, ou uma de suas variantes, o SNAPPI (*Stop, Notify, Assess, Plan, Prioritize, Invite ideas*).[10]

Uma visão atual e sistematizada desse tema pode ser encontrada no volume 1, solução nº 3, de maio de 2007, das Soluções para Segurança do Paciente, da Joint Commission International.[8] Sob o título Communication during patients handovers são abordados, entre outros assuntos, o impacto de uma TCR mal conduzida; também são sugeridas ações corretivas e apontadas as potenciais barreiras ao seu correto estabelecimento.

## Eventos adversos

Os anestesiologistas foram pioneiros nos esforços dirigidos ao aumento da segurança na medicina.[11] Essa preocupação produziu uma drástica diminuição no número de desfechos adversos relacionados com a especialidade a partir da década de 1960. A despeito disso, ainda existem riscos próprios às diferentes técnicas, medicações e condutas, e uma taxa de mortalidade entre 19 e 51 por 10.000 anestesias, em países como o Brasil, tem sido sugerida.[12]

A busca e a descrição de eventos adversos (EAs) – definidos como desfechos indesejáveis, decorrentes de falhas nos sistemas ou nos processos de cuidados com a saúde, e não diretamente gerados pelo estado do paciente – é um método empregado na tentativa de aumentar o conhecimento sobre o papel do anestesiologista e da anestesia neste campo. No início deste século, a já clássica publicação To Err is Human,[13] do então Institute of Medicine, mostrou que em 2,9 a 3,7% das internações hospitalares nos Estados Unidos ocorria algum EA e que 6,6 a 13,6% deles terminavam em morte. Com base nesses números, o trabalho inferiu a ocorrência de 44.000 a 98.000 mortes anuais decorrentes de erros médicos, das quais cerca de 50% poderiam ter sido prevenidas.[13] A pressão gerada por essa publicação sobre as instituições de proteção aos pacientes, sobre a mídia e, principalmente, sobre as instituições médicas desencadeou esforços no mundo todo no sentido de aprofundar o conhecimento dos fatos envolvidos.

A primeira e maior dificuldade encontrada nessa tarefa tem sido a descoberta e a descrição de um EA, divulgado, na maioria das vezes, de modo espontâneo e anônimo pelos profissionais envolvidos. Por isso, infere-se que o número descrito seja menor do que sua real ocorrência. Fatores de várias ordens, inclusive o entendimento jurídico de que "nenhum cidadão é obrigado a produzir provas contra si próprio", ajudam a explicar tal dificuldade.

Para avançar nesse sentido, o Institute for Healthcare Improvement (IHI) desenvolveu um sistema para busca em prontuários eletrônicos de termos ou situações que apontam na direção de um EA: The IHI Global Trigger Tool (GTT). Com base nesse método, em 2011, foi estimado que EAs ocorrem em uma frequência cerca de 10 vezes maior do que o identificado na publicação de 2000: em 30% das internações.[14] Outro trabalho norte-americano, baseado em quatro estudos empregando o GTT, calculou que devam ocorrer em torno de 400 mil mortes anualmente nos Estados Unidos devidas a EAs passíveis de prevenção,[15] e que os EAs que não são letais constituam um número 10 a 20 vezes maior. Pode-se inferir também que, além de não ter diminuído, o número de EAs tem aumentado.

Sabe-se que as atividades da anestesia, seus resultados e suas complicações estão intimamente ligados ao processo cirúrgico e aos demais aspectos dos processos institucionais. Isso torna difícil isolar os EAs devidos exclusivamente à anestesia. Pode-se afirmar, no entanto, que desde a sua origem, a sua evolução, até o seu diagnóstico, um EA, de alguma forma, envolve a atuação do anestesiologista, facilitando o seu aparecimento ou inibindo-o. Nessa cadeia de circunstâncias, ações ou inações, raciocínios e decisões ou a falta delas, com certeza o descumprimento de uma ou mais das funções regulamentadas pelas resoluções citadas esteve presente.

## *Checklist* da cirurgia segura

Desenvolvido e implantado pela Organização Mundial da Saúde (OMS)[16] no período de 2007 a 2008, o *checklist* da cirurgia segura consiste em 10 objetivos a serem cumpridos antes, durante e após a cirurgia. A proteção conferida por ele em termos de infecção da ferida operatória ($P < 0,001$), reoperação não planejada ($P = 0,047$), morte ($P = 0,003$) e qualquer complicação ($P < 0,001$) foi significativa para um $P < 0,05$ após a sua implantação em instituições multinacionais.[17] Nele, algumas funções do anestesiologista são diretamente valorizadas nos objetivos 2, 3, 4, 5, 6 e 9 e indiretamente nos objetivos 1, 7 e 8. O empenho da especialidade com a sua perpetuação é indispensável, e todos os pacientes necessitam dele. No **QUADRO 13.2**, encontram-se os objetivos a serem cumpridos antes de cada procedimento.[18]

Em obstetrícia, foi desenvolvido um instrumento semelhante e adaptado às necessidades da especialidade (**QUADRO 13.3**).

A OMS,[16] por meio da World Federation of Societies of Anesthesiologists (WFSA), criou, já em 1992, um documento sugerindo um padrão de condutas a serem seguidas mundialmente em qualquer procedimento eletivo. Revisado em 2008 e em 2010, sua intenção é fornecer um guia para a prática diária, um instrumento de suporte às funções do anestesiologista e uma comprovação de cuidados mínimos de segurança adotados antes da realização de qualquer anestesia. Na atualidade, ele complementa o *checklist* da cirurgia segura. O *checklist* da anestesia segura, assim denominado, encontra-se no **QUADRO 13.4**. Para alguns serviços, grupos ou departamentos, os padrões recomendados ali constituem meta a ser alcançada, enquanto, em outros, eles já foram implementados e são mandatórios.

**QUADRO 13.2** Objetivos do *checklist* da cirurgia segura

- Compromisso da equipe médica em realizar a cirurgia certa no paciente certo e na localização certa
- Compromisso do anestesiologista em utilizar métodos conhecidos para prevenir erros na administração de anestésicos e outras medicações enquanto protege o paciente da dor e do trauma da cirurgia
- Compromisso do anestesiologista em reconhecer a possibilidade de intubação difícil e efetivamente se preparar para ela e para a perda da via aérea ou da função respiratória durante a cirurgia
- Compromisso da equipe em reconhecer e se preparar para a possibilidade de grandes perdas sanguíneas
- Compromisso do anestesiologista em evitar induzir uma reação alérgica ou adversa à medicação reconhecida como de risco para o paciente
- Compromisso da equipe em usar consistentemente métodos eficazes para minimizar o risco de infecção da ferida operatória
- Compromisso da equipe em prevenir a retenção inadvertida de instrumentos, gazes ou compressas no campo ou cavidade operada
- Compromisso da equipe em guardar e identificar espécimes cirúrgicos removidos
- Compromisso da equipe em comunicar ou trocar informações críticas para a condução segura da cirurgia
- Compromisso dos hospitais e sistemas públicos de saúde em estabelecer vigilância sobre a capacidade cirúrgica de cada instituição, o volume de cirurgias realizadas e seus resultados

*Fonte: World Health Organization.*[16]

**QUADRO 13.3** *Checklist* de segurança para procedimentos em maternidade (adaptação do *checklist* da cirurgia segura)

- A identidade da paciente, o procedimento e os consentimentos pós-informação foram confirmados?
- Qual é a indicação ou categoria da cesariana: 1, 2, 3 ou 4?[17]
- O funcionamento do aparelho de anestesia foi verificado?
- As medicações estão preparadas em seringas adequadamente rotuladas?
- A paciente tem alguma alergia?
- Há suspeita de via aérea difícil?
- Há *kit* para via aérea difícil disponível na sala?
- Foram solicitados produtos derivados do sangue?
- Eles estão disponíveis?
- Se indicada, foi realizada profilaxia com antiácidos?
- Há estação de suporte à reanimação cardiorrespiratória disponível?
- A equipe neonatal foi informada e está disponível?

*Fonte: Singh e colaboradores.*[18]

**QUADRO 13.4** *Checklist* da anestesia segura realizado antes da indução

- Existe disponível anestesiologista experiente e treinado para fornecer ajuda, se necessário?

  ☐ Sim ☐ Não se aplica

- A duração do jejum é apropriada?

  ☐ Sim ☐ Não se aplica

- Existe acesso venoso permeável e adequado às necessidades previstas?

  ☐ Sim ☐ Não se aplica

- A mesa cirúrgica é capaz de realizar cefaloaclive ou declive?

  ☐ Sim ☐ Não se aplica

- Revisão do equipamento:

  ☐ Existem gases em quantidade suficiente e um cilindro de $O_2$ reserva cheio?

  ☐ Há vaporizadores conectados e com anestésico suficiente?

  ☐ O sistema de fornecimento de gases ao circuito anestésico está corretamente montado?

  ☐ O sistema de ventilação está montado e permeável, incluindo válvulas direcionais?

  ☐ Há equipamento para ressuscitação presente e funcionante?

  ☐ Laringoscópio, tubos endotraqueais e aspirador estão presentes?

  ☐ Se for prevista via aérea difícil, equipamentos especiais para intubação estão presentes?

  ☐ As medicações em seringas estão especificamente rotuladas?

  ☐ Há medicações para emergências presentes na sala?

*Fonte: World Health Organization*[19] *e Merry e colaboradores.*[20]

## O anestesiologista como cuidador

As funções do anestesiologista se integram com as dos demais profissionais, médicos ou não, colocados à disposição do paciente em um determinado momento e local. Graças aos seus conhecimentos, o anestesiologista administra diversos tipos de medicações, monitora seus efeitos e as respostas do paciente, previne desvios de rumos da anestesia e tenta minimizar as perturbações orgânicas causadas pelo trauma da cirurgia. Ao dominar esses aspectos, não pode descuidar daqueles historicamente entregues à responsabilidade de outros membros da equipe, como a participação no posicionamento na mesa cirúrgica, a proteção da face e dos olhos, dos plexos e nervos periféricos (radial, ulnar, fibulares), a prevenção de quedas, a manutenção da temperatura, entre outros.

A prática da medicina e da cirurgia do século XXI, com as quais nossa especialidade está intimamente comprometida, impõe que tais cuidados, considerados até há pouco tempo menos relevantes, façam parte integral do tema deste capítulo. Eles são encontrados em diversos projetos globais, como o Enhanced Recovery After Surgery (ERAS),[21] conforme mostra o **QUADRO 13.5**.

**QUADRO 13.5** Funções do anestesiologista no projeto Enhanced Recovery After Surgery (ERAS)

- Avaliação pré-anestésica das condições clínicas e dos riscos. Orientações, educação e otimização das condições preexistentes (cigarro, álcool)
- Prescrição de jejum pré-operatório suficiente e seguro. Uso de maltodextrina
- Profilaxia de náusea e vômito
- Uso de técnica anestésica que confira adequado bloqueio dos estímulos nociceptivos (BPD, BSA, BNP, infiltrações) e planos não profundos de anestesia (BIS entre 40 e 60), principalmente em idosos
- Monitorização da profundidade pelo BIS e do relaxamento muscular pelo TOF ou similar
- Utilização de frações inspiradas de oxigênio suficientes para manutenção de $PaO_2$ entre 100 e 150 mmHg e regimes ventilatórios protetores do pulmão. Controle da $SaO_2$ e utilização de oxigênio durante o transporte para a sala de recuperação ou UTI
- Prevenção e tratamento da hipotermia transoperatória. Pré-aquecimento
- Manutenção da glicemia entre 90 e 150 mg%
- Uso seletivo de sonda nasogástrica
- Reposição hídrica adequada considerando patologias prévias, extensão do jejum, preparo do cólon e perdas para o interstício, evitando reposições excessivas e desnecessárias. Busca de balanço "zero" trans e pós-operatório. Preferência à reposição com soluções balanceadas
- Uso judicioso de vasoconstritores no tratamento de hipotensão arterial em lugar da reposição líquida excessiva e pouco controlada
- Em casos de sepse e grandes perdas, reposição dirigida por metas
- Tratamento da dor pós-operatória iniciado no transoperatório, com ênfase em técnicas de analgesia multimodal
- Considerações sobre a possibilidade de delírio pós-operatório

BIS, índice biespectral; BNP, bloqueio de nervos periféricos; BPD, bloqueio peridural; BSA, bloqueio subaracnóideo; $PaO_2$, pressão parcial arterial de oxigênio; $SaO_2$, saturação da hemoglobina arterial pelo oxigênio; TOF, sequência de quatro estímulos (do inglês *train-of-tour*); UTI, unidade de tratamento intensivo.

*Fonte: Feldheiser e colaboradores.*[21]

## Trabalho em equipe

A atividade clínica diária da anestesiologia fundamenta-se na noção de "trabalho em equipe". Funcionando segundo diferentes modelos e reiteradas vezes de maneira intuitiva e empírica, a equipe em que o anestesiologista se encontra integrado é essencial para que haja um ótimo tratamento de qualquer paciente. Ao abordar suas funções nesse ambiente e clima, é preciso considerar que cada membro pode ter visões diferentes sobre o que é um bom trabalho individual ou em equipe, e mais, pode apresentar necessidades próprias e reagir de modo diverso devido às rápidas mudanças das condições perioperatórias, à complexidade das tarefas, à pressão por produção e à possibilidade de estandardização das atividades.[22]

A engenharia dos fatores humanos tem mostrado que, trabalhando sozinhos ou em equipes, mesmo profissionais altamente treinados e motivados são vulneráveis a erros. Por outro lado, o ambiente de trabalho do anestesiologista tem muito em comum com as instituições e atividades de alto risco, como a aviação, as usinas nucleares e as indústrias de alta tecnologia. Ali predominam grande dinamismo, incertezas, pressão por tempo e prazos, problemas comuns ou raros ocorrendo frequentemente, complexas interações homem-máquina e a presença constante do alto risco.[23]

Para confirmar essa situação, entre 2011 e 2013, mais de 3 mil eventos sentinelas foram relatados à Joint Commission International, e, de longe, falhas no trabalho em equipe, problemas de liderança e problemas de comunicação estiveram presentes entre os fatores causais mais frequentes.[24]

Na tentativa de entender as razões que fazem o homem errar, a engenharia dos fatores humanos estuda o modo de atuação e as relações deles entre si nos locais onde trabalham. Para isso, considera e utiliza, entre outras, como ferramentas de estudo, as habilidades técnicas e não técnicas. O conceito de *non-technical skills* (NTS), introduzido por questões de segurança na aviação, tem sido aplicado à anestesia como medidor de desempenho e indicador de qualificação profissional. O termo é definido como "a soma dos recursos cognitivos, sociais e pessoais que complementam as habilidades técnicas de um indivíduo e contribuem para a segurança e eficiência no desempenho de suas tarefas".[25]

Na maioria das situações clínicas, ao anestesiologista são requeridas as seguintes habilidades não técnicas:

- Capacidade de tomar decisões com rapidez e segurança (solução de problemas).
- Capacidade de exercer liderança (pelo menos em determinados momentos).
- Noção integral e domínio do que acontece no ambiente (*situational awareness*).
- Capacidade de trabalhar em equipe.
- Facilidade de comunicação.
- Capacidade de manejar o estresse e a fadiga própria e da equipe.

Assim, para o adequado desempenho de uma equipe constituída por pessoas de diversas origens, capacidades e funções, Sallas e colaboradores mostram a importância de o anestesiologista exercer o que ele denomina as cinco grandes competências:[26]

1. Liderar o grupo, por escolha ou reconhecimento dos demais membros, pelo menos nos momentos de crise. Possuir habilidade para coordenar e dirigir as atividades individuais, avaliar o desempenho do grupo, desenvolver nele habilidades e conhecimentos, determinar tarefas, estabelecer uma atmosfera positiva de trabalho.
2. Monitorar e permitir o monitoramento mútuo do desempenho pelos diversos componentes.
3. Possuir a percepção dos comportamentos e necessidades individuais, procurando distribuir equanimemente as tarefas e responsabilidades.
4. Adaptar-se a mudanças de funções em resposta a alterações nas condições internas ou externas ao procedimento em curso.
5. Suportar, orientar e suprir as necessidades da equipe.

Por sua formação científica e técnica e pelo conhecimento e domínio das inúmeras variáveis que acompanham toda forma de anestesia, é desejável que o anestesiologista exerça tal função. Para isso, é importante que, entre outras qualidades, considere, permita e estimule a colaboração, a experimentação supervisionada, a reflexão e, principalmente, a verbalização de comentários, observações, críticas ou receios por parte de todos os participantes da equipe.

Nos últimos anos, tem havido um interesse crescente em relação ao tema. Desencadeado pela busca de segurança ao paciente, ao anestesiologista e à instituição, o estudo aprofundado das relações entre os diversos membros da equipe assistencial é importante para a compreensão realística de suas funções – nesse contexto, em diferentes situações, dentro ou fora das salas de cirurgia. Com essa finalidade, são recomendados os trabalhos de Wacker e Kolbe[22], Flin,[25-27] Sallase colaboradores[28] e Scemama e Hull[29] e, para o monitoramento e quantificação da aquisição das habilidades não técnicas em programas de ensino em anestesia, o manual da Universidade de Aberdeen, desenvolvido por Flin e colaboradores.[27]

Criado pelo Programa de Segurança ao Paciente do Departamento de Defesa dos Estados Unidos em colaboração com a Agência para Pesquisa e Qualidade em Cuidados de Saúde (AHRQ), o *Team Strategies and Tools to Enhance Performance and Patient Safety* (Team STEPPS®) é um instrumento valioso para o desenvolvimento e manutenção do trabalho em equipe consistente e seguro.[30]

## Gerenciamento da prática

A evolução da atividade anestésica e a sua dispersão por diferentes setores, dentro e fora das organizações hospitalares, exigem práticas, conhecimentos e decisões historicamente assumidas por poucos anestesiologistas, uma vez que a maioria não dispõe de tempo para ser gasto fora das salas de cirurgias, de partos ou de procedimentos diagnósticos. Em função disso, até há pouco tempo eram consideradas secundárias as relações da especialidade com os diferentes setores administrativos ou de apoio, embora todo departamento, serviço ou grupo de anestesia possua interface com praticamente todos eles. O **QUADRO 13.6** relaciona essa interdependência com alguns setores e cita exemplos de assuntos de interesse mútuo envolvidos. Observa-se que a maioria deles influencia decisivamente a prática diária e, para seu correto desenvolvimento, necessita de enfoques e técnicas de abordagem específicas e especializadas.

O relacionamento direto dos diversos membros diretivos de um serviço ou departamento com a direção do Corpo Clínico, além de posicionar a especialidade no contexto médico da instituição, possibilita a atuação em temas que afetam a atividade clínica diária, como criação e atualização permanente da política da anestesiologia com suas normas de segurança, a busca da melhor qualidade, a criação de critérios de admissão de novos profissionais e a determinação de privilégios e restrições. É também por meio desse relacionamento que assuntos delicados como a percepção de colegas atingidos por *burnout*, adictos a medicamentos ou portadores de comportamentos transgressores podem e devem ser tratados com as necessárias medidas profiláticas ou corretivas.

Cabe ressaltar, ainda, a função de assessoria permanente às instâncias administrativas em todos os temas relacionados ao exercício da especialidade. Isso acontece a partir de canais de comunicação específicos e diretos. Nesse sentido, assume

**QUADRO 13.6** Funções e responsabilidades do serviço de anestesiologia nos diversos setores institucionais

**Centro cirúrgico e obstétrico**
- Auxílio na utilização adequada de salas e equipamentos
- Participação na criação e monitorização da rotina
- Criação e monitorização de indicadores de qualidade
- Participação em programas e processos dirigidos ao controle dos riscos de infecção da ferida operatória e da pneumonia induzida pelo ventilador
- Participação em programas de educação continuada
- Valorização do trabalho em equipe
- Participação na implementação de instrumentos tipo Team STEPPS®
- *Checklist* da cirurgia e anestesia segura
- Riscos ocupacionais
- Garantia de plantão anestésico presencial para o atendimento de emergências

**Sala de recuperação pós-anestésica**
- Transferência de cuidados
- Protocolo para tratamento da dor aguda
- Protocolo para profilaxia e tratamento de náuseas e vômitos pós-operatórios
- Profilaxia e tratamento do delírio ao despertar
- Critérios de alta

**Unidade de tratamento intensivo**
- Transferência de cuidados
- Protocolos para sedação e analgesia
- Identificação e intubação traqueal de via aérea difícil

**Setor de diagnóstico por imagem**
- Fluxo de pacientes
- Critérios de prioridade para exames
- Transporte intra-hospitalar seguro
- Transferência de cuidados
- Riscos ocupacionais da ressonância magnética
- Riscos ocupacionais da tomografia computadorizada

**Setor de radioterapia**
- Criação de técnicas anestésicas para procedimentos sequenciais diários
- Condições seguras para a monitorização remota
- Transferência de cuidados
- Desenvolvimento de processo que garanta a segurança da anestesia e seus registros sem afetar a produtividade do setor

**Setor de cardiologia/neurologia intervencionista**
- Criação e supervisão de técnicas de sedação leve para realização de ecocardiografia transtorácica em pediatria
- Logística para a adequação dos tempos porta-agulha e porta-balão em emergências neurológicas e cardiovasculares
- Garantia da monitorização da ventilação pulmonar em sedações (*smart capnography*)
- Transferência de cuidados
- Transporte intra-hospitalar seguro

**Setor de endoscopia**
- Criação e utilização de questionário dirigido para suporte da avaliação pré-anestésica
- Desenvolvimento de processo que garanta a segurança da anestesia e seus registros sem afetar a produtividade do setor
- Transferência de cuidados/critérios para alta hospitalar

**Setor de qualidade e segurança do paciente**
- Monitoramento e análise de eventos adversos
- Análises de causa-raiz em eventos adversos graves e sentinela
- Discussão de casos de eventos adversos
- Criação e manutenção atualizada da política da anestesia
- Criação de protocolos assistenciais
- Participação em análises multidisciplinares de processos (FMEA, do inglês *failure mode and effect analysis*)
- Segurança das técnicas de analgesia regional em unidades de internação

**Banco de sangue**
- Criação de critérios restritivos para transfusões
- Criação de protocolos para correção de coagulopatias
- Critérios para pré-doação e transfusões dirigidas
- Garantia de transfusão segura
- Aquecimento e filtração de produtos transfundidos
- Critérios mínimos e máximos de reserva de sangue/derivados
- Técnicas de reaproveitamento de sangue (*cell-saver*)

**Engenharia clínica**
- *Checklists* de equipamentos, monitores e estações de anestesia
- Programa de substituição de tecnologias
- Assessoria nas decisões sobre aquisição de equipamentos, monitores e estações de anestesia
- Participação nos processos de investigação de eventos adversos graves ligados aos equipamentos

**Laboratório de análises clínicas**
- Fluxo de coleta, transporte e transferência de resultados de exames transoperatórios
- Tecnologias para exames à beira do leito

**Farmácia**
- Criação de *kits* padronizados de medicamentos e insumos
- Padronização de novos fármacos
- Critérios para despadronização de medicamentos
- Monitoramento de reações adversas a medicamentos
- Segurança do descarte de medicamentos controlados (dupla checagem)
- Segurança na aplicação dos produtos de alta vigilância

**Emergência**
- Criação de protocolos de sedação e tratamento da dor
- Hospital livre de petidina

**Comitê de ética**
- Comunicação de desvios em comportamentos ou condutas profissionais
- Comunicação/acompanhamento de profissional com *burnout*
- Conduta frente à suspeita de comportamento aditivo

***Marketing***
- Criação de materiais educativos para pacientes e familiares relativos à anestesia
- Manutenção de agenda de comunicação com corpo clínico de anestesia
- Divulgação dos resultados dos indicadores da especialidade
- Desenvolvimento de aplicativo com as rotinas da anestesia no hospital

**Setor de tecnologia da informação**
- Criação de base de dados para o pré-agendamento das avaliações pré-anestésicas antecipadas, que migram para o prontuário eletrônico no momento da cirurgia, parto ou exame
- Informatização dos documentos da anestesia
- Base de dados com as informações coletadas pelos monitores utilizados na anestesia e pós-anestésico imediato

**Setor de ensino e pesquisa**
- Desenvolvimento de programa de ensino e treinamento em anestesia
- Criação e manutenção de programa científico mínimo mensal
- Desenvolvimento de projetos e trabalhos científicos

importância vital a criação conjunta de escalas de prioridades relativas aos investimentos de curto, médio e longo prazo, sejam eles em tecnologia ou em pessoas. O aperfeiçoamento dos processos assistenciais, a educação continuada e os projetos estratégicos plurianuais complementam, mas não encerram as funções do anestesiologista como gestor.

## Referências


1. American Society of Anesthesiologists. The medical necessity of anesthesiology services: American Society of Anesthesiologists' position statement. Illinois: ASA; 2013.
2. Conselho Federal de Medicina. Resolução CFM n. 1.931, de 24 de setembro de 2009. Aprova o código de ética médica [Internet]. Brasília: CFM; 2009 [capturado em 03 fev. 2017]. Disponível em: http://www.cremers.org.br/pdf/codigodeetica/codigo_etica.pdf.
3. Conselho Federal de Medicina. Resolução CFM n. 1.802/2006. Dispõe sobre a prática do ato anestésico. Revoga a Resolução CFM n. 1363/1993 [Internet]. Brasília: CFM; 2006 [capturado em 03 fev. 2017]. Disponível em: http://www.portalmedico.org.br/resolucoes/cfm/2006/1802_2006.htm.
4. Conselho Federal de Medicina. Resolução CFM n. 1.886/2008. Dispõe sobre as "Normas Mínimas para o Funcionamento de consultórios médicos e dos complexos cirúrgicos para procedimentos com internação de curta permanência" [Internet]. Brasília: CFM; 2008 [capturado em 03 fev. 2017]. Disponível em: http://www.portalmedico.org.br/resolucoes/CFM/2008/1886_2008.htm.
5. Weinger MB, Berry JM. Vigilance, alarms and integrated monitoring systems. In: Ehrenwerth J, Eisenkraft JB, Berry JM, editors. Anesthesia equipment: principles and applications. 2nd ed. Philadelphia: Elsevier; 2013. p.448-84
6. Loeb RG. A measure of intraoperative attention to monitor displays. Anesth Analg. 1993;76(2):337-41.
7. A case report from the Anesthesia Incident Reporting System: alarm fatigue. ASA Monitor. 2014;78(4):38-40.
8. Joint Commission International. Patient safety solutions preamble - may 2007 [Internet]. Geneva WHO; 2007 [capturado em 03 fev. 2017]. Disponível em: https://www.jointcommissioninternational.org/assets/3/7/PreambleandSolutionsENGLISH.pdf.
9. Zinn C. 14,000 preventable deaths in Australia. BMJ. 1995;310(6993):1487.
10. Weller JM, Torrie J, Boyd M Frengley R, Garden A, Ng WL, et al. Improving team information sharing with a structured call-out in anaesthetic emergencies: a randomized controlled trial. Br J Anaesth. 2014;112(6):1042-9.
11. Cooper JB, Newbower RS, Long CD, McPeek B. Preventable anesthesia mishaps: a human factors study. Anesthesiology. 1978;49(6):399-406.
12. Braz LG, Braz DG, Cruz DS, Fernandes LA, Módolo NS, Braz JR. Mortality in anestesia: a systematic review. Clinics (Sao Paulo). 2009;64(10):999-1006.
13. Kohn LT, Corrigan JM, Donaldson MS. To err is human: building a safer health system. Washington: National Academy; 2000.
14. Classen DC, Resar R, Griffin F, Federico F, Frankel T, Kimmel N, et al. 'Global trigger tool' shows that adverse events in hospitals may be ten times greater than previously measured. Health Aff (Millwood). 2011;30(4):581-9.
15. James JT. A new, evidence-based estimate of patient harms associated with hospital care. J Patient Saf. 2013;9(3):122-8.
16. World Health Organization. World alliance for patient safety. WHO guidelines for safe surgery. Geneva: WHO; 2008
17. Haynes AB, Weiser TG, Berry WR, Lipsitz SR, Breizat AH, Dellinger EP, et al. A surgical safety checklist to reduce morbidity and mortality in a global population. N Engl J Med. 2009;360(5):491-9.
18. Singh SS, Mehra N, Hopkins L. Surgical safety checklist in obstetrics and gynaecology. J Obstet Gynaecol Can. 2013;35(1):82-5.
19. World Health Organization. The anesthesia safety checklist. Geneva: WHO; 2010.
20. Merry AF, Cooper JB, Soyannwo O, Wilson IH, Eichhorn JH. International Standards for a Safe Practice of Anesthesia 2010. Can J Anaesth. 2010;57(11):1027-34.
21. Feldheiser A, Aziz O, Baldini G Cox BP, Fearon KC, Feldman LS, et al. Enhanced Recovery After Surgery (ERAS) for gastrointestinal surgery, part 2: consensus statement for anaesthesia practice. Acta Anaesthesiol Scand. 2016;60(3):289-334.
22. Wacker J, Kolbe M. Leadership and teamwork in anesthesia: making use of human factors to improve clinical performance. Trends Anaesth Crit Care.2014;4(6):200-5.
23. Klemola UM, Norros L. Analysis of the clinical behaviour of anaesthesiologists: recognition of uncertainty as the basis for practice. Med Educ. 1997;31(6):449-56.
24. A case report from the anesthesia incident reporting system. ASA Monitor. 2014;78(4):44-6.
25. Flin R. Non technical skills for anaesthetists, surgeons and scrub practitioners (ANTS, NOTSS and SPINTS) [Internet]. London: The Health Foundation; 2013 [capturado em 03 fev. 2017]. Disponível em: https://pdfs.semanticscholar.org/a1a4/4129493704161eb74ebb312652dab9afab75.pdf.
26. Flin R, Patey R, Glavin R, Maran N. Anaesthetists' non-technical skills. Br J Anaesth. 2010l;105(1):38-44.
27. Flin R, Glavin R, Maran N, Patey R. Framework for observing and rating anaesthetists' non-technical skills. Aberdeen: University of Aberdeen; 2012.
28. Salas E, Sims DE, Burke CS. Is there a "big five" in teamwork? Small Group Res. 2005;36(5):555-99.
29. Scemama PH, Hull JW. Developing leaders in anesthesiology: a practical framework. Anesthesiol. 2012;117(3):651-6.
30. Agency for Healthcare Research and Quality. TeamSTEPPS™ guide to action: creating a safety net for your healthcare organization. Rockville: AHRQ; 2006.


### Leitura sugerida


Lucas DN, Yentis SM, Kinsella SM, Holdcroft A, May AE, Wee M, et al. Urgency of cesarean section: a new classification. J R Soc Med. 2000;93(7):346-50.


## Questão de Prova do TSA

**13.1 (TSA/2014)** De acordo com a Resolução número 1.802/2006 do Conselho Federal de Medicina, é obrigatório(a):

**A.** Anestesista de plantão na sala de recuperação pós-anestésica.

**B.** Monitorização da temperatura ao se utilizar anestesia inalatória.

**C.** Avaliação pré-anestésica ambulatorial antes de cirurgias eletivas.

**D.** Disponibilidade de dispositivo para cricotireoidostomia no centro cirúrgico.

# 14. GESTÃO DE QUALIDADE E SEGURANÇA DO PACIENTE EM ANESTESIOLOGIA

Haino Burmester
José Luiz Gomes do Amaral

Este capítulo descreve a forma como se aplicam conceitos do chamado movimento da qualidade a um serviço de anestesiologia. "Qualidade" é atitude a ser compartilhada por todos os membros da organização (instituição de saúde, no caso), baseada em ações positivas direcionadas a mudanças e mais focalizada nos processos, e não em exortações ou ameaças às pessoas.

É difícil entender qualidade como algo isolado em um serviço de anestesiologia, independente dos outros setores da instituição. É preciso que o serviço seja considerado como parte de um todo maior – a instituição de saúde em que está inserido (em geral um hospital). A natural interação entre os diversos serviços faz da qualidade consequência da integração da ação gerencial, sistêmica e coerente, criando condições para que a assistência atinja níveis de excelência em todo o hospital, e não apenas em alguns setores.

A gestão da qualidade deve ser descentralizada, assumida pelos gestores diretamente envolvidos na assistência, e não deixada à total responsabilidade de serviços específicos centralizados. Estes servem para apoio, auditoria e consultoria. Por isso também não se deve falar em "departamento da qualidade" ou "gerência da qualidade" como se ela pudesse ser atribuição exclusiva de um setor do hospital. Qualidade tem de ser entendida como preocupação de todos na empresa, e não apenas de um departamento ou gerência. Tampouco deve ela ser orientada para a obtenção de certificação externa. A busca pela qualidade deve ser genuína preocupação de todos na organização, a partir do seu principal executivo.

O controle de qualidade em anestesiologia muito pode beneficiar-se do apoio de programas institucionais ou contratados, mas fundamenta-se na participação direta de seus membros, vinculados à direção dessa especialidade. Desde que não se distancie dos profissionais diretamente envolvidos na assistência ou os dispense da participação direta no programa, a formação de uma equipe própria de controle de qualidade em anestesia é desejável. Reuniões periódicas extensivas a todos os anestesiologistas do serviço de anestesiologia e profissionais de apoio servem para consolidar o programa de qualidade e garantir a permanente mobilização da equipe em busca de melhores resultados.

## Programa de qualidade

Um "programa de qualidade" não pode ser visto como uma atividade isolada que tenha começo, meio e fim, pois a qualidade, como já dito, deve ser consequência de ações integradas e atitudes permanentes envolvendo todos os membros da empresa. O conceito fundamental subjacente é a melhora contínua da qualidade, a busca de novos patamares, não chegando nunca a alcançá-los. Em essência, qualidade total implica o reconhecimento de que sempre haverá formas melhores de se fazer algo. Não importa a qualidade do que é feito hoje, sempre será possível melhorá-lo. Nesse conceito está implícito que sempre haverá alguém que esteja ou possa estar fazendo melhor. A busca pela qualidade é uma jornada sem fim.

A qualidade é consequência de um modelo de gestão que evite, previna ou minimize não conformidades ou erros do sistema. Tal modelo deve permitir a efetiva identificação de problemas potenciais, a avaliação objetiva de suas causas, a implementação de ações para erradicá-los e o acompanhamento que assegure a sua real eliminação. O objetivo principal da aplicação do modelo é garantir que o melhor atendimento possível seja prestado e que a anestesia oferecida aos pacientes seja segura, não somente em termos de resultado, mas também de processo.

A aplicação de um sistema de controle e garantia de qualidade exige recursos e correspondentes investimentos, cuja recuperação nem sempre pode ser quantificada. Entende-se, todavia, "qualidade" como estratégia intrinsecamente custo-efetiva, visto que valoriza o produto e minimiza as perdas.

## Gestão de qualidade

Este capítulo fundamenta-se na metodologia da Fundação Nacional da Qualidade e em seus critérios de excelência. Essa fundação é uma entidade privada sem fins lucrativos cujo propósito é contribuir para a melhoria da qualidade das empresas brasileiras e cujo principal instrumento é o Prêmio Nacional da Qualidade. O Prêmio Nacional da Qualidade é entregue todos os anos àquelas empresas que conseguirem maior pontuação no processo de avaliação a que se submetem voluntariamente. O processo de avaliação se faz por meio da aplicação dos critérios de excelência. No Estado de São Paulo, essa metodologia é adaptada para a área da saúde pelo Programa Compromisso com a Qualidade Hospitalar da Associação Paulista de Medicina e do Conselho Regional de Medicina do Estado de São Paulo.

Aqui os critérios de excelência são vistos como elementos de um modelo de gestão, porque gerir um serviço e avaliá-lo são indissociáveis – como o são as duas faces de uma moeda. Assim, os critérios de excelência servirão como modelo de gestão para a qualidade de um serviço de anestesiologia. Espera-se que o mesmo modelo esteja sendo usado no hospital como um todo para melhor integração da proposta. Caso isso não aconteça, o serviço de anestesiologia poderá ser o ponto de partida para a implantação incremental de um modelo de gestão em todo o hospital. Empresas modernas precisam de um modelo de gestão, claro e definido, para alcançarem a qualidade nos seus serviços; assim, também, os hospitais e seus setores operacionais precisam de uma referência gerencial, dada pelos modelos de gestão. Os critérios de excelência, aqui chamados de elementos do modelo de gestão, são liderança, estratégias e planos, clientes e sociedade, informação e conhecimento, pessoas, recursos materiais, processos e resultados (**QUADRO 14.1**).

Essas devem ser as preocupações do responsável pelo serviço para alcançar a qualidade nas anestesias, devendo estar definidas nos documentos do serviço, como regulamento

**QUADRO 14.1** Elementos (critérios de excelência) do modelo de gestão

- Liderança
- Estratégias e planos
- Clientes e sociedade
- Informação e conhecimento
- Pessoas
- Recursos materiais
- Processos
- Resultados

interno, manuais de rotinas e procedimentos, protocolos baseados em evidência clínica, etc. A seguir, são apresentados em detalhes os elementos do modelo de gestão.

## Liderança

O **gestor** é a pessoa responsável pela operacionalização do serviço. Ele deverá ser médico anestesiologista e será encarregado da gerência e supervisão técnica do serviço. As denominações mais comuns para esse gestor são diretor, coordenador, chefe de clínica ou encarregado, dependendo da inter-relação dos elementos da equipe de anestesiologistas e do organograma do hospital.

Com relação à liderança, o gestor do serviço de anestesiologia deverá se preocupar com três itens: o sistema de liderança, a cultura da excelência e a análise crítica do desempenho global do serviço.

### Sistema de liderança

Define-se sua organização no serviço de anestesiologia, ou seja, como está distribuído o poder e como estão organizados os grupos; quais são seus principais líderes; como a direção do serviço está legitimada pela alta direção do hospital e pelo reconhecimento de seus pares; como a direção e as lideranças participam da formulação das estratégias e da busca de oportunidades futuras para o serviço; como a direção estabelece os principais padrões de trabalho. Também aqui devem ser criadas condições para que se possa avaliar o desempenho das práticas de gestão e a comparação com padrões de trabalho estabelecidos por indicadores de desempenho ou informações qualitativas.

### Cultura da excelência

É essencial estabelecer os valores e as diretrizes organizacionais, necessários à promoção da cultura da excelência e ao atendimento das necessidades de todas as partes interessadas (pacientes, familiares dos pacientes, pessoas que trabalham no serviço, direção do hospital, fornecedores e a sociedade como um todo).

Os **valores** expressam as crenças da direção do serviço e devem estar alinhados com os valores da direção do hospital. Esses valores darão um norte ao serviço e, em caso de dúvida sobre como agir, orientação e senso de direção. A adoção de valores visa erradicar a anomia das organizações e recuperar o comprometimento dos profissionais com o alto desempenho e a produtividade. Os líderes devem estabelecer um exemplo baseado em valores mediante palavras e atos; a isso se chama liderança baseada em valores. Podem ser valores para um serviço de anestesiologia "segurança acima de tudo", "analgesia e conforto do paciente", "respeito às pessoas", "desenvolvimento constante", "inovação e competência técnica", etc.

As **diretrizes organizacionais** compreendem missão, visão e políticas básicas do serviço, que, obviamente, não podem estar em desacordo com as diretrizes do hospital.

A **missão** do serviço deve responder a estas perguntas:

- O que faz o serviço?
- Como faz?
- Para quem faz?
- Com que objetivo (ou impacto) maior?

A missão pode ser definida da seguinte maneira: "o serviço de anestesiologia do hospital X presta atendimento anestesiológico (**o quê**) de qualidade compatível com os mais recentes desenvolvimentos da técnica e da ciência (**como**), para pacientes internados pelo Sistema Único de Saúde (SUS), convênios ou particulares (**para quem**), visando à realização de procedimentos diagnósticos ou cirúrgicos com segurança e conforto (**com que objetivo**)".

A **visão**, por outro lado, é a grande meta a ser alcançada; é a inspiração que deve motivar a todos na busca do ideal imaginado. Ela deve conter desafios para alcançar novos patamares e metas ousadas. Trata-se de definir onde o serviço quer/deseja/deve estar no futuro.

Ressaltando, a missão descreve o que o serviço é no presente, ao passo que a visão descreve o que ele quer/deseja/deve ser no futuro.

Por fim, as **políticas básicas** definem as "normas da casa" a serem cumpridas por todos; ou seja, "como as coisas são feitas por aqui". Podem ser exemplos de políticas básicas para um serviço de anestesiologia "não será administrada anestesia sem avaliação pré-anestésica", "todo procedimento anestésico deverá ser registrado em ficha específica", "a oximetria de pulso é obrigatória em todos os procedimentos anestésicos", "caberá ao anestesiologista verificar as condições de alta dos pacientes da recuperação pós-anestésica", etc.

No Brasil, os preceitos contidos na Resolução nº 1.802, de 4 de outubro de 2006,[1] do Conselho Federal de Medicina, definindo condições básicas de segurança para a prática da anestesiologia, fazem necessariamente parte das políticas básicas a serem seguidas por um serviço de anestesiologia. No interesse da qualidade, à medida que o conhecimento evolui e a tecnologia se torna disponível, tais normas devem ser continuamente revistas, atualizadas e implementadas. A capnografia, por exemplo, poderia ser considerada obrigatória em todas as situações em que se administre anestesia geral.

### Análise crítica do desempenho global do serviço

Na análise crítica do desempenho global do serviço de anestesiologia, consideram-se as necessidades de todas as partes interessadas para avaliar o progresso em relação às estratégias e aos planos de ação realizados. É uma das funções básicas da liderança a avaliação do desempenho global do serviço, e, para isso, definirá as informações qualitativas, as informações comparativas e as variáveis do ambiente externo a serem consideradas na análise. Ver-se-á, mais adiante, que isso se fará em sintonia com os elementos de gestão IV (informação e conhecimento) e, principalmente, VIII (resultados), citados no **QUADRO 14.1**.

Também é função da liderança comunicar as conclusões dessa análise às partes interessadas, mencionando os principais indicadores de desempenho ou as informações qualitativas utilizadas. Estes serão também discutidos e exemplificados nos elementos de gestão IV e VIII.

## Estratégias e planos

No elemento "estratégias e planos", são considerados a formulação e operacionalização das estratégias e o planejamento da avaliação do desempenho global.

Por **formulação das estratégias**, entende-se a descrição das realizações necessárias do serviço para caminhar em direção à sua visão. É uma atividade dinâmica que pressupõe considerações sobre passado, presente e futuro. Trata-se de uma definição de intenções que levará em conta as necessidades dos clientes/pacientes, as necessidades da comunidade, as leis e regulamentações aplicáveis, o ambiente competitivo e suas eventuais mudanças, incluindo a entrada de novos concorrentes e o uso de novas substâncias anestésicas, os aspectos econômicos envolvidos, as necessidades de capacitação e de movimentação de pessoas da força de trabalho, as capacidades e necessidades operacionais, a disponibilidade de recursos, as conclusões das análises críticas do desempenho global e as necessidades de desenvolvimento dos fornecedores.

O resultado dessa análise constitui a identidade do serviço de anestesiologia. Define-se o que o serviço é, no momento, pré-requisito para saber aonde se quer chegar. Os quesitos recém-mencionados ajudam na revisão dos valores, missão, visão, políticas básicas, pontos fortes e fracos no interior do serviço, bem como oportunidades e ameaças no ambiente externo ao serviço.

Os pontos fortes e fracos são encontrados nos recursos disponíveis no serviço (humanos, materiais, financeiros e organizacionais), a serem aplicados nos processos de avaliação pré-anestésica, administração da anestesia e recuperação pós-anestésica. Já as oportunidades e ameaças encontradas no ambiente externo ao serviço podem ter natureza política (como regulamentações e normas do hospital), econômica (restrições financeiras), social (como desemprego e reconhecimento do serviço) e tecnológica (como novos fármacos e equipamentos). Também são importantes a coerência entre as estratégias formuladas e as necessidades das partes interessadas, os aspectos fundamentais para o êxito das estratégias e a comunicação das estratégias às pessoas interessadas.

O fim da fase de formulação de estratégias ocorre com a definição dos focos estratégicos e das ações estratégicas. O planejamento estratégico de um serviço de anestesiologia de porte médio gerará alguns (aproximadamente três) focos estratégicos, os quais, por sua vez, poderão gerar várias (em geral duas a cinco) ações estratégicas cada um. Essas ações estratégicas darão origem aos planos de ação, que constituem o plano estratégico propriamente dito (produto final do planejamento estratégico) e que serão implementados na fase de operacionalização das estratégias.

Por operacionalização das estratégias se entende a forma como o serviço desdobra as estratégias em planos de ação a curto e longo prazo, demonstrando seu alinhamento com as estratégias do hospital. Isso inclui o envolvimento e a designação das pessoas encarregadas de executar as tarefas, a alocação dos recursos necessários para realizá-las, a definição de metas a serem alcançadas e seus respectivos indicadores. Inclui-se também aqui o acompanhamento da implementação dos planos de ação e seus resultados.

Por exemplo, caso se utilize como **foco estratégico** a melhoria contínua da qualidade no serviço de anestesiologia, pode-se definir como **ações estratégicas** o treinamento constante dos profissionais, a adoção de novas condutas e a aquisição de novos equipamentos. Entre os **planos de ação** para a ação estratégica referente a "treinamento constante dos profissionais", poder-se-ia dispor da definição das necessidades de treinamento de cada profissional, da definição do plano de desenvolvimento individual (PDI) de cada profissional, da escolha dos cursos a serem feitos, da programação das saídas dos profissionais do serviço para participar de cursos, da realização de reuniões de revisão de casos, da presença em congressos e reuniões científicas, etc.

Cada um desses planos de ação será desdobrado em itens de execução dos planos de ação, com seus responsáveis, prazos de execução, indicadores de resultados, metas a serem alcançadas e recursos necessários. Esse desdobramento "em cascata" constitui-se na elaboração do plano estratégico. O gestor do serviço deverá atuar com o plano estratégico sobre sua mesa, monitorizando sua execução constantemente e fazendo os redirecionamentos pertinentes sempre que necessário. As modificações de rumo, todavia, não devem ser excessivas. Modificações de rumo muito frequentes indicam que o plano é inapropriado. Haverá sempre os momentos previstos para as revisões mais profundas do plano, os quais poderão acontecer trimestralmente ou, seguramente, a cada ano.

## Clientes e sociedade

Trata-se aqui de *marketing* ou de epidemiologia, que é o *marketing* da saúde. Em outras palavras, como conhecer os clientes, suas reais necessidades e expectativas, para depois satisfazê-las. Neste elemento de gestão, enfatiza-se a forma com que o serviço monitora e se antecipa às necessidades dos clientes, como se relaciona com eles e mede e intensifica sua satisfação e fidelização. É fundamental que o serviço defina exatamente quem são seus clientes. Eles podem fazer parte de alguns grupos mais comuns, como pacientes e seus familiares, cirurgiões, hospitais, planos de saúde ou outros pagadores dos atos anestésicos.

Esse elemento de gestão compreende três tópicos: imagem e conhecimento dos pacientes pelo serviço e do serviço pelos clientes, bem como imagem em relação a outros serviços de anestesiologia; relacionamento com os clientes; interação com a sociedade em geral.

### Imagem e conhecimento do mercado

Estão incluídos os critérios adotados para segmentar e agrupar os clientes; quem são seus clientes-alvo e os demais; como as necessidades dos clientes atuais e potenciais são identificadas, analisadas, compreendidas e monitoradas; os diferentes enfoques necessários para cada grupo de clientes; como os atributos do serviço são identificados e como sua importância relativa ou valor para os clientes é divulgada; como as ações de melhoria são divulgadas de forma a criar credibilidade, confiança e imagem positiva; e, por fim, como são identificados e analisados os níveis de conhecimento dos clientes sobre o serviço.

O serviço de anestesiologia muito se beneficia com a participação de seus membros na administração geral ou técnica do hospital. Entenda-se aqui representação na gestão dos centros cirúrgicos e ambulatórios, nos trabalhos desenvolvidos em seus diferentes colegiados, como as comissões de ética, compras, controle de infecção, qualidade, revisão de prontuários, padronização de medicamentos, ou nas associações de funcionários. Nas instituições de ensino, incluem-se as comissões de residência médica e estágio, pós-graduação, ensino graduado, câmara curricular, etc.

### Relacionamento com os clientes

Enfatiza-se a forma como o serviço seleciona e disponibiliza canais de acesso, como trata as sugestões e outras solicitações dos usuários, como é assegurado que as reclamações sejam atendidas ou solucionadas de maneira rápida e eficaz, como o serviço avalia o grau de satisfação, fidelidade e, sobretudo, o grau de insatisfação dos clientes, comparando-o com outros serviços. Considera-se igualmente como as informações obtidas dos clientes são utilizadas para intensificar o grau de satisfação e obter referências positivas, incluindo as práticas empregadas para torná-los fiéis.

## Interação com a sociedade

Buscam-se as formas como o serviço se projeta para o grupo social mais amplo visando tornar-se conhecido ao mesmo tempo em que desenvolve na população confiança em seu trabalho. Também aqui estão as preocupações com os impactos reais e potenciais dos processos anestésicos sobre o ecossistema e a sociedade, procurando antecipar-se às principais questões públicas relacionadas com a especialidade; como as necessidades das comunidades usuárias são identificadas, analisadas, compreendidas e atendidas de forma a promover o fortalecimento da anestesiologia e da medicina. Ocupa aqui lugar destacado a representação/participação do serviço de anestesiologia nas atividades das sociedades médicas locais, regionais, nacionais e internacionais. Entre os exemplos disso, tem-se o envolvimento com a Sociedade Brasileira de Anestesiologia e suas regionais, Associação Médica Brasileira e suas federadas, Conselhos Regional e Federal de Medicina, sindicatos médicos.

Uma reduzida parcela das insatisfações é traduzida em reclamações ou sugestões, e estas raramente chegam ao conhecimento da administração. As que chegam à administração devem ser recebidas como verdadeiros presentes. O valor real das reclamações, todavia, advém de seu mérito intrínseco e da capacidade do serviço de anestesiologia de traduzi-las em intervenções que venham a corrigir as causas de insatisfação.

## Informação e conhecimento

O elemento de gestão "informações e conhecimento" salienta a gestão e a utilização das informações, as informações comparativas pertinentes e as formas de proteção do capital intelectual do serviço.

A informação é a chave do sucesso. Ela é inútil se inacessível, se gerada muito tardiamente para ser usada a tempo ou se não tem qualidade. Vale lembrar, todavia, que o exagero em busca de acurácia das informações pode retardar intervenções úteis. Daí, na gestão das informações, a grande preocupação ser com o sistema de informações do serviço propriamente dito: como são determinadas as necessidades de informações; quais são os critérios de sua seleção, os métodos de obtenção, armazenamento e acesso de dados. Aqui estão englobadas as preocupações com a utilização das informações na gestão do serviço e de suas atividades de rotina. Nela se incluem os procedimentos e as tecnologias para apoiar as estratégias e satisfazer as necessidades dos usuários, no que se refere à confidencialidade, integridade, disponibilidade e ao nível de atualização das informações.

Pressupõe-se que cada aspecto do atendimento anestésico deve estar associado à habilidade de medi-lo quantitativa e qualitativamente. Não apenas deve existir um registro da ação pré-anestésica, por exemplo, como também padrões que definam claramente seu conteúdo. O ato anestésico em si mesmo deve ser monitorizado para identificar a presença de eventos associados com resultados não desejados.

A cada serviço cabe definir o que os indicadores devem medir e como medi-lo, de modo que se tenha a informação necessária para avaliar se o escopo da anestesia está sendo alcançado. Cada indicador deve vir acompanhado de um valor mínimo que, ultrapassado, deve chamar atenção para a possibilidade de ações corretivas. É preciso, porém, ter cuidado com o excesso de dados supérfluos, que congestionam os sistemas de informação e prejudicam suas funções.

Do exposto, depreende-se a necessidade de definir um painel de controle que monitore todas as etapas do ato anestésico e a satisfação dos diversos grupos interessados. O painel de controle, tal como no painel da cabine de comando de um avião moderno, registra todos os dados que são utilizados pelo piloto e pelo computador de bordo para correção de desvios na qualidade do voo. Também no painel de controle do serviço de anestesiologia, o gestor poderá monitorar todos os desvios de qualidade. Para finalizar, a relevância dos sistemas de informação é expressa pela sua capacidade de comunicar resultados às partes interessadas.

## Pessoas

É necessário um número suficiente de pessoas (e dentro de regime de trabalho compatível com um desempenho satisfatório, aqui incluídos intervalos entre procedimentos e plantões) para administração da anestesia, avaliação pré-anestésica, recuperação e visita pós-anestésica (incluindo o controle da dor pós-operatória) e supervisão. Essas atividades são consideradas essenciais e, portanto, não comparáveis em nível de relevância.

As dimensões do serviço de anestesiologia, levando-se em consideração o volume de atividade, o número de anestesiologistas, a diversidade e complexidade da prática clínica, a distribuição geográfica e temporal das atividades desenvolvidas e a vinculação com a(s) instituição(ões) de saúde onde se inserem, determinarão a inclusão de outros profissionais na equipe. Tem-se entre eles biomédicos ou engenheiros com formação em manutenção e apoio operacional de equipamentos médicos, técnicos de laboratório, pessoal de apoio voltado para administração geral, gerência de recursos humanos, compras, cobrança, contratação de serviços e assessorias de comunicação, jurídica e contábil.

Entre os anestesiologistas, além da qualificação técnica formal geral (Título de Especialista em Anestesiologia), seria desejável contar com equipe plenamente habilitada em situações específicas como controle de vias aéreas difíceis, suporte básico de vida, suporte avançado de vida em anestesia, em adultos e crianças, interface com a medicina intensiva, anestesia regional, dor pós-operatória e anestesia em especialidades (neuroanestesia, anestesia pediátrica, anestesia obstétrica, anestesia em oftalmologia, anestesia cardiovascular, etc.).

Em um serviço de anestesiologia inserido em um ambiente acadêmico ou instituição de ensino, acrescentam-se a essa qualificação o Título Superior em Anestesiologia, os títulos acadêmicos (pós-graduação *stricto sensu* em mestrado e doutorado e livre-docência), a produção científica (pesquisas realizadas e publicadas) e a formação didática.

## Recursos materiais

A avaliação dos serviços de anestesiologia faz-se a partir da aplicação dos princípios básicos definidos por Deming,[2] em 1986: estrutura (infraestrutura, ambiente e equipamento), processo (interação das pessoas com a estrutura e entre elas) e resultado (produto). Processo e resultado são tópicos discutidos a seguir.

Equipamentos e materiais irregulares constituem relevantes fatores contribuintes para incidentes associados à anestesia. Eles têm de ser suficientes em número e permitir a realização das atividades do serviço em conformidade com padrões vigentes de boa prática clínica e segurança, atendendo as Resoluções do Conselho Federal de Medicina[1,3] (**QUADROS 14.2 A 14.4**), as Normas da Associação Brasileira de Normas Técnicas (ABNT),[4-7] as Portarias do Ministério da Saúde, a legislação estadual,[8,9] a Sociedade Brasileira de Anestesiologia, a Organização

**QUADRO 14.2** Resolução 1.802/2006 do Conselho Federal de Medicina

**Artigo 1º – Determina aos médicos que praticam anestesia que:**

I. Antes da realização de qualquer anestesia, exceto nas situações de urgência, é indispensável conhecer, com a devida antecedência, as condições clínicas do paciente, cabendo ao médico anestesiologista decidir da conveniência ou não da prática do ato anestésico, de modo soberano e intransferível.
   a) Para os procedimentos eletivos, recomenda-se que a avaliação pré-anestésica seja realizada em consulta médica antes da admissão na unidade hospitalar;
   b) Na avaliação pré-anestésica, baseado na condição clínica do paciente e procedimento proposto, o médico anestesiologista solicitará ou não exames complementares e/ou avaliação por outros especialistas;
   c) O médico anestesiologista que realizar a avaliação pré-anestésica poderá não ser o mesmo que administrará a anestesia.

II. Para conduzir as anestesias gerais ou regionais com segurança, deve o médico anestesiologista manter vigilância permanente a seu paciente.

III. A documentação mínima dos procedimentos anestésicos deverá incluir evolução clínica e tratamento intra e pós-anestésico (Anexo I*).

IV. É ato atentatório à ética médica a realização simultânea de anestesias em pacientes distintos pelo mesmo profissional.

V. Para a prática da anestesia deve o médico anestesista avaliar previamente as situações de segurança do ambiente, somente praticando o ato anestésico quando asseguradas as condições mínimas para sua realização.

**Artigo 2º – É responsabilidade do diretor técnico da instituição assegurar as condições mínimas para a realização da anestesia com segurança.**

**Artigo 3º – Entende-se por condições mínimas de segurança para a prática da anestesia a disponibilidade de:**

I. Monitorização da circulação, incluindo a determinação da pressão arterial e dos batimentos cardíacos, e determinação contínua do ritmo cardíaco, incluindo cardioscopia.

II. Monitorização contínua da oxigenação do sangue arterial, incluindo oximetria de pulso.

III. Monitorização contínua da ventilação, incluindo os teores de dióxido de carbono exalados nas situações: anestesia sob via aérea artificial (como intubação traqueal, brônquica ou máscara laríngea) e/ou exposição a agentes capazes de desencadear hipertermia maligna.

IV. Equipamentos (Anexo II**), instrumental (Anexo III***) e fármacos (Anexo IV****) que permitam a realização de qualquer ato anestésico com segurança, bem como a realização de procedimentos de recuperação cardiorrespiratória.

**Artigo 4º – Após a anestesia, o paciente deve ser removido para a sala de recuperação pós-anestésica (SRPA) ou para unidade de tratamento intensivo (UTI), conforme o caso.**

1º Enquanto aguarda a remoção, o paciente deverá permanecer no local onde foi realizado o procedimento anestésico, sob a atenção do médico anestesiologista.

2º O médico anestesiologista que realizou o procedimento anestésico deverá acompanhar o transporte do paciente para a SRPA e/ou UTI.

3º A alta da SRPA é de responsabilidade exclusiva do médico anestesiologista.

4º Na SRPA, desde a admissão até o momento da alta, os pacientes permanecerão monitorados quanto:
   a) À circulação, incluindo aferição da pressão arterial e dos batimentos cardíacos e determinação contínua do ritmo cardíaco, por meio de cardioscopia;
   b) À respiração, incluindo determinação contínua da oxigenação do sangue arterial e oximetria de pulso;
   c) Ao estado de consciência;
   d) À intensidade da dor.

**Artigo 5º – Os anexos e as listas de equipamentos, instrumental, materiais e fármacos que, obrigatoriamente, devem estar disponíveis no ambiente onde se realiza qualquer anestesia e que integram esta resolução serão periodicamente revisados.**

Parágrafo único – Itens adicionais estão indicados em situações específicas.

**Artigo 6º – Revogam-se todas as disposições em contrário, em especial a Resolução CFM 1.363 publicada em 22 de março de 1993.**

*(Continua)*

**QUADRO 14.2** Resolução 1.802/2006 do Conselho Federal de Medicina (*Continuação*)

**ANEXOS**

***ANEXO I As seguintes fichas fazem parte obrigatória da documentação da anestesia**

**1. Ficha de avaliação pré-anestésica, incluindo:**

a. Identificação do anestesiologista
b. Identificação do paciente
c. Dados antropométricos
d. Antecedentes pessoais e familiares
e. Exame físico, incluindo avaliação das vias aéreas
f. Diagnóstico cirúrgico e doenças associadas
g. Tratamento (incluindo fármacos de uso atual ou recente)
h. Jejum pré-operatório
i. Resultados dos exames complementares eventualmente solicitados e opinião de outros especialistas, se for o caso
j. Estado físico
k. Prescrição pré-anestésica
l. Consentimento informado específico para a anestesia

**2. Ficha de anestesia, incluindo:**

a. Identificação do(s) anestesiologista(s) responsável(is) e, se for o caso, registro do momento de transferência de responsabilidade durante o procedimento
b. Identificação do paciente
c. Início e término do procedimento
d. Técnica de anestesia empregada
e. Recursos de monitorização adotados
f. Registro da oxigenação, dióxido de carbono expirado final (nas situações em que foi utilizado), pressão arterial e frequência cardíaca a intervalos não superiores a 10 minutos
g. Soluções e fármacos administrados (momento de administração, via e dose)
h. Intercorrências e eventos adversos associados ou não à anestesia

**3. Ficha de recuperação pós-anestésica, incluindo:**

a. Identificação do(s) anestesiologista(s) responsável(is) e, se for o caso, registro do momento de transferência de responsabilidade durante o internamento na sala de recuperação pós-anestésica
b. Identificação do paciente
c. Momentos da admissão e da alta
d. Recursos de monitorização adotados
e. Registro da consciência, pressão arterial, frequência cardíaca, oxigenação, atividade motora e intensidade da dor a intervalos não superiores a 15 minutos
f. Soluções e fármacos administrados (momento de administração, via e dose)
g. Intercorrências e eventos adversos associados ou não à anestesia

****ANEXO II Equipamentos básicos para a administração da anestesia e suporte cardiorrespiratório**

1. Em cada sala onde se administra anestesia: secção de fluxo contínuo de gases, sistema respiratório e ventilatório completo e sistema de aspiração
2. Na unidade onde se administra anestesia: desfibrilador, marca-passo transcutâneo (incluindo gerador e cabo)
3. Recomenda-se a monitorização da temperatura e sistemas para aquecimento de pacientes em anestesia pediátrica e geriátrica, bem como em procedimentos com duração superior a 2 horas, nas demais situações
4. Recomenda-se a adoção de sistemas automáticos de infusão para administração contínua de fármacos vasoativos e anestesia intravenosa contínua

*****ANEXO III Instrumental e materiais**

1. Máscaras faciais
2. Cânulas oronasofaríngeas
3. Máscaras laríngeas
4. Tubos traqueais e conectores
5. Seringas, agulhas e cateteres venosos descartáveis
6. Laringoscópio (cabos e lâminas)
7. Guia para tubo traqueal e pinça condutora
8. Dispositivo para cricotireostomia
9. Seringas, agulhas e cateteres descartáveis específicos para os diversos bloqueios anestésicos neuroaxiais e periféricos

******ANEXO IV Fármacos**

1. Agentes usados em anestesia, incluindo anestésicos locais, hipnoindutores, bloqueadores neuromusculares e seus antagonistas, anestésicos inalatórios e dantrolene sódico, opioides e seus antagonistas, antieméticos, analgésicos não opioides, corticosteroides, inibidores $H_2$, efedrina/etilefrina, broncodilatadores, gluconato/cloreto de cálcio
2. Agentes destinados à ressuscitação cardiopulmonar, incluindo adrenalina, atropina, amiodarona, sulfato de magnésio, dopamina, dobutamina, noradrenalina, bicarbonato de sódio, soluções para hidratação e expansores plasmáticos

*Fonte: Conselho Federal de Medicina.*[1]

**QUADRO 14.3** Critério de seleção de pacientes para cirurgia/endoscopia em caráter ambulatorial – Resolução 1.409/94 do Conselho Federal de Medicina

| Descrição |
|---|
| a. Ausência de comprometimento sistêmico, seja por outras doenças ou doença cirúrgica com distúrbio sistêmico moderado, seja por doença geral compensada |
| b. Procedimentos cirúrgicos que não exijam cuidados especiais no pós-operatório |
| c. Presença de acompanhante lúcido e previamente identificado |

*Fonte: Conselho Federal de Medicina.*[3]

**QUADRO 14.4** Critério de alta de pacientes da unidade ambulatorial – Resolução 1.409/94 do Conselho Federal de Medicina

| Descrição |
|---|
| a. Orientação no tempo e espaço |
| b. Estabilidade dos sinais vitais há, pelo menos, 60 minutos |
| c. Ausência de náuseas e vômitos |
| d. Ausência de dificuldades respiratórias |
| e. Capacidade de ingerir líquidos |
| f. Capacidade de locomoção semelhante à existente no pré-operatório, se a cirurgia permitir |
| g. Sangramento mínimo ou ausente |
| h. Ausência de dor intensa |
| i. Ausência de sinais de retenção urinária |
| j. Dar conhecimento ao paciente e ao acompanhante, verbalmente e por escrito, das instruções relativas aos cuidados pós-anestésicos e no pós-operatório, bem como a determinação da unidade para atendimento de eventuais intercorrências* |

*Para a realização de cirurgia ambulatorial, procedimentos endoscópicos e quaisquer outros procedimentos invasivos fora do ambiente hospitalar, é obrigatório oferecer suporte hospitalar aos casos que necessitarem de internamento, seja em acomodação própria, seja mediante convênio com o hospital. Tem-se que dar garantia de assistência, após alta dos pacientes em decorrência de complicações, durante 24 horas por dia, seja em estrutura própria ou mediante convênio com unidade hospitalar.

*Fonte: Conselho Federal de Medicina.*[3]

Nacional de Acreditação (ONA) e os padrões estabelecidos pela instituição onde se insere o serviço em pauta.[10] Os equipamentos são submetidos a inspeções regulares, manutenção preventiva e corretiva, armazenamento, devendo ser disponibilizados de forma a maximizar seu desempenho, minimizar desgaste e eliminar riscos (aos pacientes, aos profissionais envolvidos com sua utilização e ao próprio equipamento).

Assim, ao lado da definição de diretrizes orientando a prática clínica, a padronização dos equipamentos e sua verificação sistemática, incluindo acurácia e segurança, fazem parte dos processos de incorporação de tecnologia, operação e manutenção de equipamentos, essenciais para o desempenho satisfatório do serviço de anestesiologia.

## Processos

Em geral indissociáveis na prática, tem-se a considerar processos predominantemente administrativos e outros técnicos.

Entre os processos administrativos gerais, encontram-se registros (prefeitura, conselho regional de medicina), contratos e demissões de recursos humanos, contratos de prestação de serviços, faturamento de serviços prestados, pagamentos de honorários, salários e recolhimento de encargos e impostos (de renda, sobre serviços), locações de imóveis, condomínios e impostos prediais, pagamento de contas de luz, água, telefonia fixa e móvel, provedores, contratos e pagamento de despesas com serviços de terceiros, veículos e equipamentos, comunicação interna e externa, etc. São considerados também os processos administrativos específicos, como agendamento de consultas de avaliação pré-anestésica e nas clínicas de tratamento da dor, solicitação de exames subsidiários e pareceres de outras especialidades necessários a essas atividades, agendamento de serviços de anestesia para procedimentos cirúrgicos, diagnósticos e consultoria técnica (monitorização, acessos vasculares e vias aéreas, ventilação artificial, analgesia e sedação, etc.), escalas de trabalho, folgas e licenças. A documentação dos processos administrativos gerais e técnicos é essencial.

A extensão dos processos técnicos varia, evidentemente, com o âmbito da ação do serviço de anestesiologia. Na área de anestesia clínica, têm-se processos desenvolvidos no período pré-anestésico, durante a anestesia e no pós-anestésico. A ONA[10] define em três níveis os conjuntos de características essenciais do serviço de anestesiologia para acreditação da instituição. Desde o primeiro nível, mas sobretudo no segundo e no terceiro, nota-se a crescente ênfase na definição dos processos gerenciais e sua documentação (**QUADROS 14.5 A 14.7**).

Trinta por cento dos incidentes anestésicos podem ser atribuídos à avaliação pré-anestésica inadequada ou inexistente. No Brasil, a avaliação pré-anestésica é obrigatória. A consulta pré-anestésica pode ser precedida da aplicação de questionários-padrão (**FIG. 14.1**), os quais não substituem a consulta, mas orientam-na e constituem documentação adicional a ser acrescentada ao prontuário. A consulta pré-anestésica inclui necessariamente história e exame físico, bem como informação e obtenção de consentimento informado e escrito (**FIG. 14.2**). Exames complementares e pareceres de outros especialistas são solicitados quando indicados pelas condições clínicas e magnitude dos procedimentos propostos.

Classificações de risco devem ser consideradas com cautela na tomada de decisões individuais, porém servem para estudos epidemiológicos e análise dos resultados em populações caracterizadas. A análise conjunta do risco cirúrgico e estado físico, feita pela American Society of Anesthesiologists (ASA), subsidia decisões clínicas e pode ser usada para planejar a antecedência da consulta de avaliação pré-operatória[11] (**QUADROS 14.8 E 14.9**). Para problemas específicos, são considerados outros índices, como o de Goldman, para risco cardíaco, por exemplo. Da rotina do serviço de anestesiologia poderão constar diretrizes aplicáveis às situações configuradas na consulta de avaliação pré-anestésica. Tem-se aqui sedação pré-anestésica, algoritmo da via aérea difícil, jejum pré-anestésico, condução da anestesia em pacientes com estômago cheio, controle da hipertermia maligna, prevenção de trombose venosa profunda, antibioticoterapia profilática pré-operatória e prevenção de infecções nas feridas cirúrgicas.

**QUADRO 14.5** Características do serviço de anestesiologia de nível 1

A organização conta com profissionais capacitados para executar procedimentos anestésicos com segurança; a infraestrutura do centro cirúrgico garante os equipamentos básicos necessários para o desenvolvimento desta tarefa; o profissional anestesiologista registra todas as fases do ato anestésico.

**Itens de verificação**

- Verificar se a instituição dispõe de uma lista de anestesiologistas organizados por plantões, ativos ou a distância, para cada dia da semana.
- Verificar se há consulta pré-anestésica.
- Verificar no centro cirúrgico a existência de um mecanismo definido para contatar os profissionais do serviço de anestesia (lista de anestesiologistas com telefones e endereços eletrônicos).
- Verificar junto às equipes cirúrgicas se o quantitativo dos profissionais anestesiologistas garante a execução dos atos cirúrgicos planejados.
- Verificar em uma amostra aleatória de 20 prontuários o preenchimento da ficha anestésica em 100% dos casos.
- Verificar a existência de esquema que garanta o atendimento de procedimentos de emergência (maternidade, unidade de emergência).
- Verificar a existência de equipamentos adequados para o ato anestésico (aparelho de anestesia dotado de equipamento de monitorização de sinais vitais, medicamentos acessíveis, materiais para o ato de intubação, circuitos de gases medicinais identificados por meio de cores padronizadas pela ABNT).

*Fonte: Organização Nacional de Acreditação.*[10]

**QUADRO 14.6** Características do serviço de anestesiologia de nível 2

O serviço de anestesiologia está estruturado de maneira a garantir a cobertura assistencial, por meio de plantões ativos para cada dia da semana; os profissionais anestesiologistas atuam desde o período pré até o pós-operatório; as atividades do serviço estão normalizadas, documentadas e são monitorizados indicadores específicos do serviço; a infraestrutura permite a realização de atos cirúrgicos de alto risco; o serviço planeja atividades de treinamento para todos os membros da equipe.

**Itens de verificação**

- Verificar a existência da relação de anestesiologistas na área cirúrgica.
- Verificar a escala de trabalho dos médicos anestesiologistas e observar se o profissional incluído na relação está disponível na hora da avaliação.
- Verificar, em uma amostra de 20 prontuários, o registro da avaliação pré-anestésica.
- Verificar as normas escritas do serviço e seu conhecimento por parte da equipe.
- Verificar os indicadores utilizados para monitorar as atividades do serviço (p. ex., taxas de suspensão de cirurgias por motivos relacionados à anestesia, índice de intercorrências anestésicas).
- Verificar as atividades de treinamento realizadas no último ano.
- Verificar a existência de uma área destinada à recuperação pós-anestésica do paciente, com infraestrutura (p. ex., medicamentos, equipamentos para monitorização, aparelho para assistência respiratória ou oxigenação, aspiradores) e equipe multiprofissional.
- Verificar junto à equipe se os equipamentos garantem a segurança dos atos anestésicos em pacientes de alto risco (p. ex., oxímetro de pulso, capnógrafo, monitores de pressão arterial direta e medicamentos).

*Fonte: Organização Nacional de Acreditação.*[10]

**QUADRO 14.7** Características do serviço de anestesiologia de nível 3

Os profissionais do serviço são especialistas; trabalham com protocolos clínicos definidos pela equipe e desenvolvem atividades de atualização técnico-profissional periódicas; o serviço coordena regularmente atividades de avaliação do desempenho técnico da equipe e trabalha com o objetivo de melhoria contínua; a incorporação tecnológica do serviço é planejada de acordo com o perfil da instituição e dos indicadores monitorados.

**Itens de verificação**

- Verificar com o coordenador da equipe se um dos critérios de seleção é possuir o título de especialista.
- Verificar a existência de protocolos clínicos e sua aplicação.
- Verificar a participação da equipe em atividades de atualização técnico-científica.
- Verificar a metodologia de avaliação de desempenho e resultados disponíveis do último ano.
- Verificar a existência de um mecanismo definido de troca de informações entre o serviço de anestesiologia e os demais setores da organização.
- Verificar como foi o processo de aquisição de tecnologia nos últimos anos.
- Verificar, junto à equipe, o conhecimento e a utilização dos indicadores monitorados no serviço.
- Verificar a existência de indicadores ou evidências de desempenho que exerçam influência na melhoria da qualidade do serviço.

*Fonte: Organização Nacional de Acreditação.*[10]

SERVIÇO DE ANESTESIOLOGIA, DOR E TERAPIA INTENSIVA
UNIFESP/ESCOLA PAULISTANA DE MEDICINA
HOSPITAL SÃO PAULO

**QUESTIONÁRIO**

(AVALIAÇÃO PRÉ-ANESTÉSICA)

Data ............/............/.............

Paciente: ..............................................................................................................................................

Idade ☐ ☐ ☐ anos ☐ ☐ meses ☐ ☐ dias ou Data de nascimento ☐ ☐ / ☐ ☐ / ☐ ☐

RG ☐ ☐ ☐ ☐ ☐ ☐ ☐ ☐ ☐ ☐ ☐ Leito ☐ ☐ ☐ ☐ ☐ Gênero: M ☐ F ☐

**COLOQUE UM "X" NO QUADRINHO APROPRIADO**

| Pergunta | SIM | NÃO | NÃO SEI |
|---|---|---|---|
| 01. JÁ TEVE DESMAIOS? | ☐ | ☐ | ☐ |
| 02. TEM DORES DE CABEÇA FREQUENTES? | ☐ | ☐ | ☐ |
| 03. JÁ TEVE CONVULSÃO? | ☐ | ☐ | ☐ |
| 04. JÁ TEVE TRAUMA DE CRÂNIO? | ☐ | ☐ | ☐ |
| 05. JÁ FOI TRATADO DE DEPRESSÃO? | ☐ | ☐ | ☐ |
| 06. JÁ FOI TRATADO DE OUTRO PROBLEMA PSIQUIÁTRICO? | ☐ | ☐ | ☐ |
| 07. JÁ TEVE PRESSÃO ALTA? | ☐ | ☐ | ☐ |
| 08. JÁ TEVE PRESSÃO BAIXA? | ☐ | ☐ | ☐ |
| 09. JÁ TEVE REUMATISMO? | ☐ | ☐ | ☐ |
| 10. JÁ TEVE SOPRO CARDÍACO? | ☐ | ☐ | ☐ |
| 11. JÁ TEVE DOR NO PEITO (ANGINA)? | ☐ | ☐ | ☐ |
| 12. JÁ TEVE INFARTO? | ☐ | ☐ | ☐ |
| 13. JÁ TEVE PALPITAÇÃO (ARRITMIA)? | ☐ | ☐ | ☐ |
| 14. USA MARCA-PASSO? | ☐ | ☐ | ☐ |
| 15. TEM OUTROS PROBLEMAS CARDÍACOS? | ☐ | ☐ | ☐ |
| 16. TEM ALGUÉM COM DOENÇA CARDÍACA NA FAMÍLIA? | ☐ | ☐ | ☐ |
| 17. JÁ TEVE FALTA DE AR? | ☐ | ☐ | ☐ |
| 18. JÁ TEVE ASMA? | ☐ | ☐ | ☐ |
| 19. JÁ TEVE BROQUITE? | ☐ | ☐ | ☐ |
| 20. JÁ TEVE PNEUMONIA? | ☐ | ☐ | ☐ |
| 21. JÁ TEVE TUBERCULOSE? | ☐ | ☐ | ☐ |
| 22. JÁ TEVE HEPATITE? | ☐ | ☐ | ☐ |
| 23. JÁ TEVE ALGUM PROBLEMA RENAL? | ☐ | ☐ | ☐ |
| 24. JÁ TEVE INFECÇÃO URINÁRIA? | ☐ | ☐ | ☐ |
| 25. TEM DIABETES? | ☐ | ☐ | ☐ |
| 26. JÁ TEVE DOENÇAS DA TIREOIDE? | ☐ | ☐ | ☐ |
| 27. TEM ARTRITE? | ☐ | ☐ | ☐ |
| 28. TEM DIFICULDADE PARA ABRIR A BOCA? | ☐ | ☐ | ☐ |
| 29. TEVE FRATURA? | ☐ | ☐ | ☐ |
| 30. TEM DOR MUSCULAR? | ☐ | ☐ | ☐ |
| 31. TEM ANEMIA? | ☐ | ☐ | ☐ |
| 32. TEM ALGUM PROBLEMA DE SANGRAMENTO? | ☐ | ☐ | ☐ |
| 33. JÁ RECEBEU TRANSFUSÃO DE SANGUE? | ☐ | ☐ | ☐ |
| 34. TEM ALERGIA? | ☐ | ☐ | ☐ |
| 35. FAZ USO DE MEDICAÇÃO PARA PRESSÃO ARTERIAL ALTA? | ☐ | ☐ | ☐ |
| 36. FAZ USO DE MEDICAÇÃO PARA DIABETES? | ☐ | ☐ | ☐ |
| 37. FAZ USO DE ÁCIDO ACETILSALICÍLICO? | ☐ | ☐ | ☐ |
| 38. FAZ USO DE CALMANTES? | ☐ | ☐ | ☐ |
| 39. FAZ USO DE ANTI-INFLAMATÓRIOS? | ☐ | ☐ | ☐ |
| 40. FAZ USO DE OUTROS MEDICAMENTOS? | ☐ | ☐ | ☐ |
| 41. É FUMANTE? | ☐ | ☐ | ☐ |
| 42. USA BEBIDA ALCÓOLICA? | ☐ | ☐ | ☐ |
| 43. USA DROGAS (COCAÍNA, MACONHA, OUTROS)? | ☐ | ☐ | ☐ |
| 44. USA DENTADURA? | ☐ | ☐ | ☐ |
| 45. USA APARELHO DE SURDEZ? | ☐ | ☐ | ☐ |
| 46. USA LENTES DE CONTATO? | ☐ | ☐ | ☐ |
| 47. JÁ FOI SUBMETIDO À ANESTESIA? | ☐ | ☐ | ☐ |
| 48. JÁ TEVE PROBLEMAS COM ANESTESIA? | ☐ | ☐ | ☐ |
| 49. ALGUM PARENTE JÁ TEVE PROBLEMAS COM ANESTESIA? | ☐ | ☐ | ☐ |

COMENTÁRIOS:

Assinatura do paciente ou responsável: ..............................................................................................

Anestesiologista: ........................................................................ CRM: ..................................................

**FIGURA 14.1** Questionário de avaliação pré-anestésica do serviço de anestesiologia do Hospital São Paulo. Disciplina de anestesiologia, dor e terapia intensiva da Universidade Federal de São Paulo.

**TERMO DE CONSENTIMENTO INFORMADO**

**ATO ANESTÉSICO**

Eu, ______________________________, declaro que o médico anestesiologista, Dr. ______________ ______________________________, inscrito no CRM/____ sob o nº______________, informou-me que serei submetido ao procedimento anestésico abaixo indicado:

______________________________________________________________________

______________________________________________________________________

O médico anestesiologista me explicou detalhadamente o procedimento acima descrito, informando sobre os riscos e benefícios, assim como as alternativas disponíveis, inclusive quanto à possibilidade de não realização do procedimento ou de desistência da operação, e as suas repercussões.

Estou ciente que qualquer tipo de anestesia envolve riscos, que não há garantia de resultado e que estou sujeito a dores, mal-estar, hemorragias, reações alérgicas, perda ou danos aos dentes, infecções, perda de movimentos (parcial ou completa) e/ou sentidos (como tato, olfato, visão, paladar e audição) temporária ou permanente, derrames, paralisia temporária ou permanente, danos cerebrais, parada do funcionamento de órgãos vitais, paradas cardiorrespiratórias, morte e outras mais.

O médico anestesiologista ainda me explicou que poderá haver necessidade de mudança no procedimento anestésico durante a sua execução, caso ocorra qualquer evento indesejado. Dessa forma, com o intuito de salvaguardar a minha vida e a minha saúde, desde já autorizo a realização das mudanças necessárias nos procedimentos inicialmente programados, assim como novos exames e tratamentos, incluindo a transfusão de sangue e hemocomponentes, mesmo tendo ciência de que a transfusão de sangue poderá implicar riscos de transmissão de doenças, como Aids e hepatite.

Foi, ainda, explicado que o médico e sua equipe adotarão a melhor técnica e se utilizarão de todos os meios e recursos científicos disponíveis, mas que este compromisso poderá não ser suficiente para afastar completamente a possibilidade de intercorrências insuperáveis, o que consiste em risco inerente à própria operação.

Estou ciente de que o tabagismo, mesmo recreativo (cigarro), álcool, fármacos/drogas de qualquer tipo aumentam o risco de ocorrência de complicações.

Declaro que, na entrevista e no ato de preenchimento da "Ficha de Exame/Avaliação Anestésica", informei à equipe médica e ao médico anestesiologista a utilização, no passado ou no presente, de tais substâncias, bem como minhas condições físicas e psicológicas, assim como meus hábitos, sem ocultar qualquer fato ou elemento, e que estou ciente de que posso apresentar reações alérgicas desconhecidas por mim e meus médicos a produtos, medicamentos ou soluções utilizadas no meu tratamento que podem, inclusive, causar minha morte.

Estou ciente de que devo seguir as instruções médicas antes, durante e após o procedimento cirúrgico, que o sucesso do tratamento médico depende diretamente do meu comportamento e que o não atendimento das orientações que me foram repassadas poderão ser a causa de danos permanentes ou temporários à minha saúde.

Fui devidamente informado da possibilidade de cancelamento da operação e/ou do ato anestésico, sem aviso prévio, devido a circunstâncias alheias à vontade do médico, da equipe ou da instituição onde serão realizados.

Confirmo que recebi, li e compreendi todas as explicações prestadas, que estou ciente das informações acima apresentadas e que me foi dada a oportunidade de questionar sobre os pontos com os quais não concordasse.

Estou ciente, também, de que o médico que realizou a entrevista pré-anestésica não necessariamente será o mesmo que me acompanhará no dia da operação. Dessa forma, declaro o meu pleno e livre consentimento e autorizo a realização do procedimento anestésico necessário, de acordo com a avaliação da equipe médica.

____/____/______

Data

______________________________________________________________________

Nome (em letra legível)

______.______.______-_____

RG ou CPF

______________________________________________________________________

Assinatura do paciente (parente ou responsável, se for o caso)

______________________________________________________________________

Testemunha

Testemunha

**DECLARAÇÃO DO MÉDICO RESPONSÁVEL PELO CONSENTIMENTO INFORMADO**

Declaro, para todos os fins, que expliquei em detalhes para o paciente (familiar ou responsável) e dirimi todas as dúvidas apresentadas por ele(s), sobre o ato anestésico a ser praticado, seus benefícios, riscos e alternativas para o procedimento em questão. Informo ainda crer que o paciente ou o seu responsável entendeu adequadamente o que foi explicado.

____/____/______

Data

______________________________________________________________________

Nome (em letra legível)

______________________________________________________________________

CRM/ (estado)

______________________________________________________________________

Assinatura do médico

**FIGURA 14.2** Modelo referencial de termo de consentimento informado da Sociedade Brasileira de Anestesiologia.

**QUADRO 14.8** Classificação de estado físico da American Society of Anesthesiologists

| Classe | Descrição |
|---|---|
| I | Paciente sadio normal |
| II | Paciente portador de doença sistêmica leve |
| III | Paciente portador de doença sistêmica grave |
| IV | Paciente portador de doença sistêmica grave com risco constante de vida |
| V | Paciente moribundo sem expectativa de vida sem a operação |
| VI | Paciente com morte cerebral declarada de quem serão removidos órgãos para doação |

Acrescenta-se à classe a letra "E" para indicar emergência cirúrgica, isto é, situação em que retardar o tratamento implica risco de morte ou perda de parte do corpo.

*Fonte: American Society of Anesthesiologists.*[12]

Várias sociedades de anestesiologistas, autoridades sanitárias e instituições têm estabelecido normas claras com relação à monitorização e segurança durante a anestesia. No Brasil, cumpre-se a Resolução nº 1.802, de 4 de outubro de 2006,[1] do Conselho Federal de Medicina. Ressalte-se que essas propostas referem-se a padrões mínimos a serem seguidos nos respectivos países, que devem ser revistos e ampliados conforme a capacidade técnica de cada instituição ou serviço de anestesiologia.

A escolha da técnica de anestesia é função da intervenção a ser realizada, das condições clínicas e restrições do paciente, recursos técnicos e materiais disponíveis, hábitos e práticas adotadas na instituição e da opinião do especialista que vai aplicá-la. De modo geral, é possível (e desejável) delinear as rotinas fundamentais do serviço de anestesiologia. A partir dessas rotinas, são elaboradas listas de equipamentos, fármacos e materiais a serem usados, de sorte a tornar previsíveis as contratações, as compras e a alocação de recursos.

Também na rotina da sala de recuperação pós-anestésica, são contempladas escalas para avaliação da dor (escala analógica visual, escala analógica numérica, escala descritiva verbal), atividade motora (escala de Bromage), sedação (escala de Ramsay), recuperação pós-anestésica (escala de Aldrete-Kroulick), sugestões de cuidados, intervenções (como analgesia pós-operatória, controle de náuseas e vômitos pós-operatórios) e definição de condições de alta ou transferência para outras unidades.

## Resultados

A qualidade assistencial tem três componentes a serem considerados: efetividade, ou seja, os resultados assistenciais desejados; eficiência, que exprime a obtenção de tais resultados com o menor custo; e aceitação, que é a satisfação do cliente.

A avaliação, portanto, engloba não somente o resultado clínico, mas também a satisfação dos clientes e as análises de custo. A aferição dos resultados clínicos e, sobretudo, a satisfação dos pacientes dependem de avaliação dirigida, que pressupõe visita ou consulta pós-operatória. Nessa oportunidade, procura-se definir o papel da anestesia na evolução clínica por meio de entrevista, questionário e sugestões do paciente (onde o respondedor não se identifica) e também obtêm-se informações sobre o grau de satisfação e a percepção que ele teve do serviço de anestesiologia (QUADROS 14.10 E 14.11).

Medir o desempenho global do serviço é avaliar os rumos que ele segue e seu desenvolvimento por meio dos seus ciclos de controle e aprendizado. Destacam-se a definição dos critérios utilizados para medir o desempenho, a forma como os indicadores de desempenho são definidos, integrados e correlacionados, como as metas de curto e longo prazo são estabelecidas, acompanhadas e, inclusive, como são definidos seus referenciais de excelência.

Poder-se-ia tomar, por exemplo, os critérios a seguir definidos:

- Auditoria permanente dos procedimentos anestésicos.
- Padrões de assistência em anestesia.
- Condições de funcionamento dos aparelhos de anestesia.
- Avaliação pré-anestésica e preparo para a anestesia.
- Indução e manutenção da anestesia.
- Monitorização durante a anestesia.
- Condições de alta da recuperação pós-anestésica.
- Dispensação e fiscalização de fármacos controlados.

O acompanhamento desses padrões pode identificar algumas não conformidades que demandem ações corretivas. São exemplos de não conformidades:

- Parada cardíaca ou óbito intraoperatório.
- Hipotensão arterial.
- Hipertensão arterial.
- Arritmias ou outras alterações eletrocardiográficas.
- Outras ocorrências circulatórias.
- Dificuldade ou impossibilidade de intubação traqueal.
- Impossibilidade de extubação.
- Reintubação no período pós-anestésico.
- Aspiração pulmonar do conteúdo gástrico.
- Hipóxia.
- Espasmo de laringe ou outra obstrução de vias aéreas.
- Outras ocorrências respiratórias.
- Falha de anestesia regional.
- Hipotermia.
- Hipertermia.
- Falhas no equipamento.
- Reações anafiláticas ou alérgicas.
- Admissão pós-operatória não prevista em unidade de tratamento intensivo devida a problemas anestésicos.

Além da satisfação do paciente, que é a razão de ser e o objeto primário da atenção do serviço de anestesiologia, também é necessário considerar a satisfação dos próprios anestesiologistas, dos outros profissionais que fazem parte do serviço de anestesiologia, dos cirurgiões e especialistas de unidades solicitantes de serviço (imagem, radioterapia, endoscopia e outras), enfermeiros e funcionários do centro cirúrgico não diretamente ligados ao serviço de anestesiologia, dos serviços de apoio (endoscopia, patologia geral e patologia clínica, hemoterapia, terapia intensiva, engenharia biomédica), funcionários administrativos e administração da instituição em apreço, fornecedores e outros.

A anestesia é, fundamentalmente, uma intervenção destinada a permitir procedimentos diagnósticos ou cirúrgicos, não visando à correção de problemas preexistentes. Este fato, *per se*, dificulta a avaliação dos resultados. Acrescenta-se a isso a

**QUADRO 14.9** Classificação de risco cirúrgico (Johns Hopkins Risk Classification System)

**CATEGORIA I**

- Procedimento minimamente invasivo
- Perdas sanguíneas mínimas ou ausentes
- Intervenção frequentemente realizada no consultório (sala de operações solicitada apenas para anestesia e monitorização)
- Risco mínimo independente da anestesia

**Exemplos:**

- Biópsia de mama
- Remoção de lesão de pele ou subcutâneo
- Histeroscopia
- Cistoscopia
- Vasectomia
- Postectomia
- Fibrobroncoscopia

**Não se aplica (exclui):**

- Exposição aberta de órgãos internos
- Correção de estruturas nervosas
- Colocação de próteses
- Acesso à cavidade abdominal ou torácica
- Procedimentos abertos no crânio, região cervical ou extremidades
- Monitorização pós-operatória (unidade de tratamento intensivo ou semi-intensivo)

**CATEGORIA II**

- Procedimento mínima ou moderadamente invasivo
- Perda sanguínea estimada em menos de 500 mL
- Risco pequeno independente da anestesia

**Exemplos:**

- Laparoscopia diagnóstica
- Curetagem uterina
- Ligadura tubária
- Artroscopia
- Hernioplastia inguinal ou umbilical
- Lise de bridas por via laparoscópica
- Adenoamigdalectomia
- Septoplastia-rinoplastia
- Biópsia pulmonar percutânea
- Colecistectomia laparoscópica
- Procedimentos superficiais de grande extensão

**Não se aplica (exclui):**

- Exposição aberta de órgãos internos
- Correção de estruturas nervosas ou vasculares
- Colocação de próteses
- Acesso à cavidade abdominal ou torácica
- Procedimentos abertos no crânio ou região cervical
- Monitorização pós-operatória

**CATEGORIA III**

- Procedimento moderada ou significativamente invasivo
- Perda sanguínea estimada entre 500 e 1.500 mL
- Risco moderado independente da anestesia

**Exemplos:**

- Tireoidectomia
- Histerectomia
- Miomectomia
- Cistectomia
- Colecistectomia
- Laminectomia
- Próteses de joelho e quadril
- Nefrectomia
- Cirurgia laparoscópica de grande porte
- Ressecção/reconstrução do trato digestivo

**Não se aplica (exclui):**

- Cirurgia torácica aberta
- Cirurgia intracraniana aberta
- Cirurgia vascular de grande porte (p. ex., enxerto aortofemoral)
- Monitorização pós-operatória (unidade de tratamento intensivo ou semi-intensivo)

**CATEGORIA IV**

- Procedimento altamente invasivo
- Perda sanguínea estimada em mais de 1.500 mL
- Alto risco independente da anestesia

**Exemplos:**

- Reconstruções ortopédicas de grande porte da coluna
- Reconstruções extensas do trato digestivo
- Cirurgia urológica de grande porte (p. ex., prostatectomia radical)
- Cirurgia vascular sem pós-operatório em tratamento intensivo

**CATEGORIA V**

- Procedimento altamente invasivo
- Perda sanguínea estimada em mais de 1.500 mL
- Alto risco independente da anestesia
- Pós-operatório em unidade de tratamento intensivo com monitorização invasiva

**Exemplos:**

- Operação cardiotorácica
- Operação intracraniana
- Outras operações neurológicas de grande porte
- Operações de grande porte na orofaringe
- Cirurgia vascular de grande porte
- Cirurgia esquelética de grande porte

**QUADRO 14.10** Avaliação da satisfação do paciente: roteiro para entrevista e questionário simplificado

**I. Como você se sentiu *durante* a anestesia?**
1. Muito bem
2. Bem
3. Mais ou menos
4. Mal
5. Muito mal
6. Não me lembro (amnésia)
7. Não sabe/não respondeu

**II. Você sentiu dor *durante* a anestesia?**
1. Não
2. Sim, dor leve ou moderada
3. Sim, dor intensa
4. Não me lembro (amnésia)
5. Não sabe/não respondeu

**III. Que nota você daria para a dor que sentiu durante a anestesia?**
(O pesquisador apresenta a escala analógica visual)

**IV. Como você se sentiu *logo após* a anestesia?**
1. Muito bem
2. Bem
3. Mais ou menos
4. Mal
5. Muito mal
6. Não me lembro (amnésia)
7. Não sabe/não respondeu

**V. Você sentiu dor no lugar da operação *logo após* a cirurgia?**
1. Não
2. Sim, dor leve ou moderada
3. Sim, dor intensa
4. Não me lembro (amnésia)
5. Não sabe/não respondeu

**VI. Que nota você daria para a dor que sentiu *logo após* a anestesia?**
(O pesquisador apresenta a escala analógica visual)

**VII. Se fosse necessário passar por essa mesma anestesia novamente, você gostaria que ela fosse feita da mesma forma?**
1. Sim
2. De modo geral sim, mas com algumas mudanças
3. De modo geral não, exceto por alguns aspectos
4. Não, de jeito nenhum
5. Não sabe/não respondeu

**VIII. O que você achou da qualidade do nosso serviço de anestesiologia?**
1. Ótimo ou bom
2. Regular (mais ou menos)
3. Ruim
4. Péssimo
5. Não sabe/não respondeu

*Este questionário serve de roteiro para entrevista e também é apresentado para ser preenchido sem identificação do paciente.

*Fonte: Serviço de Anestesiologia do Hospital São Paulo. Disciplina de anestesiologia, dor e terapia intensiva da Universidade Federal de São Paulo*

**QUADRO 14.11** Sistema de índices numéricos para análise dos resultados da anestesia

| | | |
|---|---|---|
| **0** | **0** | Curso normal: nenhum dano reversível ou permanente |
| **1-3** | | **Escala de cuidados** |
| | **1** | Cuidado adicional imprevisto (p. ex., uso de fármacos adicionais) |
| | **2** | Hospitalização prolongada |
| | **3** | Hospitalização prolongada associada a aumento significativo do grau de cuidados (admissão em unidade de tratamento intensivo) |
| **4-6** | | **Dano orgânico reversível** |
| | **4** | Requerendo fármacos e testes adicionais (p. ex., atelectasia lobar) |
| | **5** | Envolvendo hospitalização prolongada com ou sem cuidados adicionais (p. ex., edema pulmonar por sobrecarga de fluidos) |
| | **6** | Envolvendo hospitalização prolongada com aumento significativo do grau de cuidados e risco (p. ex., pneumonite aspirativa) |
| **7-9** | | **Dano orgânico irreversível** |
| | **7** | Com efeito residual que não afeta a função (p. ex., traqueotomia temporária) |
| | **8** | Com efeito residual que afeta a função (p. ex., síndrome da cauda equina) |
| | **9** | Com efeito residual que incapacita o indivíduo (p. ex., infarto do miocárdio maciço complicado) |
| **10** | **10** | Morte |

*Fonte: Vacanti e Vitez.*[13]

interação de problemas médicos preexistentes, sua história natural e a história natural das doenças cirúrgicas com os procedimentos diagnósticos ou cirúrgicos associados à anestesia. Assim, a interpretação dos resultados da anestesia requer análise cuidadosa de observador experiente e isento, na tentativa de minimizar equívocos eventuais no estabelecimento de relação causa e efeito entre a anestesia e o *status* clínico pós-anestésico.

De fato, as evidências indicam que as doenças subjacentes, médicas ou cirúrgicas, são os principais determinantes do prognóstico pós-operatório, e não a técnica anestésica empregada. Os fatores relacionados com a morbidade grave são dificilmente controlados pelo anestesiologista ou raramente passíveis de prevenção.

A morbidade pós-anestésica pode ser definida como:

- **Maior:** mortalidade, déficit funcional expressivo.
- **Menor:** morbidade transitória (dor na área operada, náuseas e vômitos, dor de garganta, recuperação prolongada).
- **Intermediária ou potencial:** incidentes ou distúrbios da fisiologia que possam ser relacionados a morbidade significativa (p. ex., hipotensão arterial).

A mortalidade associada diretamente à anestesia é estimada em valores abaixo de 1 morte para 100 mil anestesias. O estudo CEPOD (do inglês Confidential Enquiry into Postoperative Deaths),[14] conduzido no Reino Unido e englobando os 30 dias decorridos da anestesia, registrou, em 185 mil anestesias, 1 morte diretamente atribuída à anestesia. Considerando também as situações em que os eventos fatais possam ser indiretamente associados à anestesia, encontra-se incidência que varia desde 1 morte intraoperatória a cada 10 mil anestesias até 1 morte a cada 2.581 anestesias. Apesar de acrescentarem ao período intraoperatório os eventos incidentes nas 24 horas que se seguem à anestesia, outros autores registraram incidência de 1 morte a cada 26 mil e 1 morte a cada 13.207 anestesias.

Nos incidentes anestésicos, parece predominar a falha humana. Em 1.089 incidentes, que determinaram 70 complicações graves, foi identificado erro humano em 82%, e falhas técnicas em apenas 14%. Entre os fatores determinantes apontados, salienta-se a aplicação de técnicas não usuais, ignorância e supervisão inadequada. Em muitos casos, vários fatores (diferentes complicações) contribuem simultaneamente para o desfecho fatal.

Para avaliação de complicações raras como as mortes, é necessário ter acesso a todos os procedimentos realizados. A análise de problemas mais frequentes pode ser estudada por uma amostra representativa.

Certamente, a evolução grave determinada pela anestesia é uma possibilidade, porém sua ocorrência é tão rara que impede estimativas de incidência e análise estatística que indiquem possíveis relações causais. Entretanto, a análise desses incidentes é de grande relevância para o aperfeiçoamento das rotinas de prática clínica (aprimoramento do "processo").

Alguns indicadores assistenciais revestem-se de grande importância e podem ser considerados para monitoração contínua. A lista de indicadores anestésicos revisada pela Joint Commission on Accreditation of Health Care Organizations inclui complicações neurológicas (sistema nervoso central ou periférico) nos dias subsequentes à anestesia (geralmente dois dias); infarto do miocárdio nos dias subsequentes à anestesia (em geral dois dias); parada cardíaca durante a anestesia ou nas 24 horas subsequentes; mortes durante a anestesia ou nos dias subsequentes à anestesia (normalmente dois dias); admissão não programada em unidade de tratamento intensivo nas 24 horas subsequentes à anestesia; e admissão hospitalar em intervenções ambulatoriais nas 24 horas subsequentes à anestesia.

Complicações "menores" (como náusea e dor) guardam subjetividade que limita sua valorização. A incidência de morbidade intermediária nem sempre reflete a qualidade da assistência, pois é também fortemente influenciada pelo rigor da documentação do procedimento anestésico. Os sistemas automáticos de obtenção e registro de dados evidenciam incidentes críticos não registrados pelos anestesistas em mais de 95% dos casos. A grande maioria dos serviços de anestesiologia ainda não dispõe de relatório de anestesia automático. Esse recurso apresenta grandes vantagens, como sinais vitais aferidos automaticamente, qualidade das informações, acesso imediato às informações (incluindo laboratório, estado clínico e intervenções), além de permitir avaliação da eficiência, análise de custos e acompanhamento do processo de qualificação.

Alguns tópicos podem ser selecionados periodicamente para avaliação específica em amostras representativas: supervisão, avaliação pré-anestésica, exames complementares pré-operatórios, jejum pré-anestésico, controle da glicemia em diabéticos, atrasos e cancelamentos, uso de derivados de sangue, cuidados pré, intra e pós-operatórios em cirurgia vascular, neonatal, digestiva extensa, endarterectomia de carótida, analgesia (uso de analgésicos), náuseas e vômitos pós-operatórios (uso profilático de antieméticos), morbidade em procedimentos realizados em crianças ou idosos, em pacientes com isquemia cerebral prévia ou outras doenças crônicas, uso de hipnóticos para indução da anestesia, monitorização "perioperatória", qualidade do preenchimento do registro (ficha) de anestesia, indicações técnicas de cesarianas e mortalidade cardiovascular.

Definidas as rotinas básicas do serviço, é possível calcular seus custos e planejar a aplicação de recursos. Torna-se, porém, fundamental realizar periodicamente comparação entre custo previsto e real. As diferenças orientarão as necessárias revisões desse processo. A análise de custos é fundamental para valorar as intervenções. O valor é definido pela relação entre qualidade (resultado) e custo. Em geral, a tendência é alocar os recursos onde eles produzem melhores resultados.

Na alocação de recursos humanos, metas de produtividade são estabelecidas dentro dos limites impostos pelas particularidades de cada serviço de anestesiologia. Para Nunes e colaboradores.[15] por exemplo, a média de 2 a 3 anestesias/dia/anestesiologista ocupando a média de 3 a 4 horas de anestesia/dia/anestesiologista e 6 a 7 horas de serviços outros além da anestesia, como avaliação pré-anestésica, recuperação pós-anestésica, etc./anestesiologista são considerados limites para esses indicadores de produtividade. O desempenho fora desses limites tornaria conveniente avaliação mais detalhada.

Ao analisar a produção do anestesiologista, é fundamental partir da premissa de que a anestesia é um ato médico intransferível a outros profissionais, que exige a presença contínua do anestesiologista ao lado do paciente. A realização de anestesias simultâneas é considerada prática atentatória à ética médica, visto comprometer seriamente a segurança do paciente. Posto isso, faz-se necessário ainda diferenciar o tempo dedicado pelo anestesiologista à consecução de um determinado procedimento anestésico daquele correspondente à participação do cirurgião. O preparo de sala (verificação de monitores, aparelho de anestesia, sistemas de aquecimento) precede a chegada do próprio paciente. A instalação dos acessos vasculares, monitorização e a indução da anestesia precedem a participação do cirurgião. A recuperação inicial em sala de operação, o transporte para a recuperação pós-anestésica e a transferência para o quarto (ou alta domiciliar, em anestesia ambulatorial) consomem tempo significativo a ser acrescentado ao pós-operatório. Intervenções voltadas para reduzir o tempo que o anestesiologista dedica ao procedimento podem mostrar-se inadequadas, comprometendo a segurança e não contribuindo para o cumprimento do programa cirúrgico.

Os problemas que mais limitam o programa cirúrgico são agenda incorreta ou irreal, alterações frequentes (cancelamentos, encaixes, etc.), atraso no início das atividades, rotatividade lenta das salas, atraso na disposição de equipamento e materiais, falta de vagas na sala de recuperação pós-anestésica ou unidade de tratamento intensivo e recursos insuficientes para transporte até a enfermaria.

A solução em geral se encontra na definição dos horários disponíveis para procedimentos de rotina, bem como na política de encaixes, emergências, urgências e cancelamentos. O agendamento deve obedecer a uma previsão realista da extensão dos procedimentos, cuja duração é estabelecida pelo controle histórico acurado. A inclusão no agendamento de detalhes da intervenção permite garantir o equipamento e os suprimentos necessários, evitando atrasos gerados pela indisponibilidade. Incluem-se aqui, à guisa de exemplos, necessidades de transfusão, medicamentos ou instrumental cirúrgico especial e comum a várias equipes, presença de patologista, técnico em radiologia, internação pós-operatória em unidade de tratamento intensivo.

O atraso no início do procedimento pode dever-se a preparo pré-operatório inadequado. Incluem-se neste item atrasos na avaliação e administração da medicação pré-anestésica, inobservância do jejum, extravio ou não realização dos exames complementares solicitados e documentação incompleta.

Outros problemas que contribuem para o descumprimento da agenda são demora no transporte da enfermaria para o centro cirúrgico, atrasos, faltas e substituições da equipe (anestesistas, cirurgiões, pessoal de apoio do próprio centro cirúrgico), recuperação demorada da anestesia e complicações operatórias e demora no preparo da sala para a próxima intervenção (limpeza e reaparelhamento).

Em situações como essas, a melhor estratégia é selecionar (priorizar) uma área ou processo para estudo; identificar parâmetros para medir o processo, medi-los; intervir apropriadamente; medir o resultado (medidas servem para informação, não para julgamentos, punições ou premiações) e divulgá-lo entre os envolvidos; determinar a conveniência de manter a intervenção, realizar intervenções adicionais ou retroceder (nem toda a mudança é progresso, mas todo o progresso é mudança).

## Referências


1. Conselho Federal de Medicina. Resolução nº 1.802, de 4 de outubro de 2006. Dispõe sobre a prática do ato anestésico. Diário Oficial da União. 1 nov. 2006;210 Seção 1:102. Retificação no Diário Oficial da União. 20 dez. 2006;243 Seção 1:160.
2. Deming WE. Out of the crisis. Cambridge: Massachusetts Institute of Technology; 1986.
3. Conselho Federal de Medicina. Resolução nº 1.409, de 6 de junho de 1994. Regulamenta a prática de cirurgia ambulatorial. Diário Oficial da União. 14 Jun. 1994;111 Seção 1:8548.
4. Associação Brasileira de Normas Técnicas. ABNT NBR IEC 60601-1. Equipamento eletromédico - Parte 1: Requisitos gerais para segurança básica e desempenho essencial. Rio de Janeiro: ABNT; 1997.
5. Associação Brasileira de Normas Técnicas. ABNT NBR IEC 60601-1-1. Equipamento eletromédico - Parte 1-1: Prescrições gerais para segurança - Norma colateral: Prescrições de segurança para sistemas eletromédicos. Rio de Janeiro: ABNT; 1997.
6. Associação Brasileira de Normas Técnicas. ABNT NBR IEC 60601-2-27. Equipamento eletromédico - Parte 2-27: Requisitos particulares para a segurança básica e o desempenho essencial dos equipamentos de monitoração eletrocardiográfica. Rio de Janeiro: ABNT; 1997.
7. Associação Brasileira de Normas Técnicas. ABNT NBR IEC 60601-2-13. Equipamento eletromédico - Parte 2-13: Prescrições particulares para segurança e desempenho essencial de sistemas de anestesia. Rio de Janeiro: ABNT; 1997.
8. São Paulo. Lei nº 10.781, de 9 de março de 2001. Dispõe sobre a política estadual de prevenção, diagnóstico e tratamento da hipertermia maligna - HM no estado de São Paulo e dá providências correlatas. Diário Oficial do Estado de São Paulo. 10 mar. 2001;111 (46 Seção 1):6.
9. São Paulo. Decreto nº 46.601, de 12 de março de 2002. Dispõe sobre a Política Estadual de Prevenção, Diagnóstico e Tratamento de Hipertermia Maligna – HM. São Paulo: Secretaria de Estado do Governo e Gestão Estratégica; 2002.
10. Organização Nacional de Acreditação. Manual das organizações prestadoras de serviços hospitalares. Pelotas: EDUCAT; 2001.
11. Pasternak LR. Preoperative evaluation: a systematic approach. ASA Annual Refresher Course Lectures. 1995;421:1-7.
12. American Society of Anesthesiologists. ASA Physical Status Classification System. Last approved by the House of Delegates on october 15, 2014 [Internet]. Schaumburg: ASA; 2014 [capturado em 20 maio 2017]. Disponível em: https://www.asahq.org/resources/clinical-information/asa-physical-status-classification-system.
13. Vacanti CJ, Vitez TS. How quality assurance and the peer review process can help your department. In: American Society of Anesthesiologists. Peer review in anesthesiology. Park Ridge: ASA; 1993. p. 60.
14. Hoile RW. The National Confidential Enquiry into Peri-operative Deaths (NCEPOD). Aust Clin Rev. 1993;13(1):11-5; discussion 15-6.
15. Nunes LGN, Barbosa MPS, Saraiva RA. Controle de qualidade em anestesia: proposta para avaliação através de indicadores. Rev Bras Anestesiol. 1997;47(6):528-37.

Leituras sugeridas

Abouleish AE, Zornow MH, Levy RS, Abate J, Prough DS. Measurement of individual clinical productivity in an academic anesthesiology department. Anesthesiology. 2000;93(6):1509-16.

Adams AK. Quality assurance in anaesthesia. Anaesthesia. 1983;38(4):311-13.

Allnut MF. Human factors in accidents. Br J Anaesth. 1987;59(7):856-64.

American Society of Anesthesiologists. Standards on basic intraoperative monitoring. Newsletter. 2015:1-4.

American Society of Anesthesiologists. Waste anesthetic gases: information for management in anesthetizing areas and the postanesthesia care unit (PACU). Park Ridge: ASA; 1999.

Arvidsson S, Ouchterlony J, Sjöstedt L, Svärdsudd K. Predicting postoperative adverse events. Clinical efficiency of four general classification systems. The project perioperative risk. Acta Anaesthesiol Scand. 1996;40(7):783-91.

Associação Brasileira de Normas Técnicas. Gestão de qualidade e elementos do sistema de qualidade - Parte 2. Diretrizes para serviços. Rio de Janeiro: ABNT; 1993.

Association of Anaesthetists of Great Britain and Ireland. Recommendations for standards of monitoring during anaesthesia and recovery. London: Association of Anaesthetists of Great Britain and Ireland; 1988.

Bevan DR. Anaesthesia pharmacoeconomics. Can J Anaesth. 1993;40(8):693-5.

Brown EM. Quality assurance in anesthesiology--the problem-oriented audit. Anesth Analg. 1984;63(6):611-5.

Burmester H. Gestão da qualidade hospitalar. São Paulo: Saraiva; 2013. Série Gestão Estratégica de Saúde.

Buck N, Devlin HB, Lunn JN, King Edward's Hospital Fund for London, Nuffield Trust for Research and Policy Studies in Health Services. Report of a confidential enquiry into perioperative deaths. London: Nuffield Provincial Hospitals Trust; 1987.

Campling EA, National Confidential Enquiry into Perioperative Deaths. The report of the national confidential enquiry into perioperative deaths, 1990. London: National Confidential Enquiry into Perioperative Deaths; 1992.

Cass NM, Crosby WM, Holland RB. Minimal monitoring standards. Anaesth Intensive Care. 1988;16(1):110-3.

Chopra V, Bovill JG, Spierdijk J, Koornneef F. Reported significant Observations during anaesthesia: a prospective analysis over an 18-month period. Br J Anaesth. 1992;68(1):13-7.

Cohen MM, Duncan PG, Pope WD, Biehl D, Tweed WA, MacWilliam L, et al. The Canadian four-centre study of anaesthetic outcomes: II. Can outcomes be used to assess the quality of anaesthesia care? Can J Anaesth. 1992;39(5 Pt 1):430-9.

Cooper AL, Leigh JM, Tring IC. Admissions to the intensive care unit after complications of anaesthetic techniques over 10 years. 1. The first 5 years. Anaesthesia. 1989;44(12):953-8.

Cooper JB. Is voluntary reporting of critical events effective for quality assurance? Anesthesiology. 1996;85:961-4.

Cooper JB, Newbower RS, Kitz RJ. An analysis of major errors and equipment failures in anesthesia management: considerations for prevention and detection. Anesthesiology. 1984;60(1):34-42.

Coplans MP, Curson I. Deaths associated with dentistry and dental disease 1980-1989. Anaesthesia. 1993;48(5):435-8.

Cullen DJ, Nemeskal AR, Cooper JB, Zaslavsky A, Dwyer MJ. Effect of pulse oximetry, age, and ASA physical status on the frequency of patients admitted unexpectedly to a postoperative intensive care unit and the severity of their anesthesia-related complications. Anesth Analg. 1992;74(2):181-8.

Duncan P. Quality: a job well done! Can J Anaesth. 1993;40(9):813-5.

Duncan P. The price of quality. Can J Anaesth. 1994;41(9):765-8.

Eagle CJ. Measuring the immeasurable? Assessing the quality of anaesthetic care. Curr Opin Anaesthesiol. 1998;11(2):203-7.

Eagle CJ, Davies JM. Current models of "quality"--an introduction for anaesthetists. Can J Anaesth. 1993;40(9):851-62.

Eagle CJ, Davies JM, Pagenkopf D. The cost of an established quality assurance programme: is it worth it? Can J Anaesth. 1994;41(9):813-7.

Ehrenwerth J, American Society of Anesthesiologists, Committee on Equipment and Facilities. Operating room design manual. Park Ridge: ASA; 1999.

Eichhorn JH, Cooper JB, Cullen DJ, Maier WR, Philip JH, Seeman RG. Standards for patient monitoring during anesthesia at Harvard Medical School. JAMA. 1986;256(8):1017-20.

Fischer SP. Development and effectiveness of an anesthesia preoperative evaluation clinic in a teaching hospital. Anesthesiology. 1996;85(1):196-206.

Fitzpatrick R. Surveys of patient satisfaction: II--Designing a questionnaire and conducting a survey. BMJ. 1991;302(6785):1129-32.

Forrest JB, Rehder K, Cahalan MK, Goldsmith CH. Multicenter study of general anesthesia. III. Predictors of severe perioperative adverse outcomes. Anesthesiology. 1992;76(1):3-15.

Gannon K. Mortality associated with anaesthesia. A case review study. Anaesthesia. 1991;46(11):962-6.

Gathe-Ghermay JC, Liu LL. Preoperative programs in anesthesiology. Anesthesiol Clin North Am. 1999;17(2):335-53.

Glenn DM, Macario A. Management of the operating room: a new practice opportunity for anesthesiologists. Anesthesiol Clin North Am. 1999;17(2):365-94.

Goldman L, Caldera DL, Nussbaum SR, Southwick FS, Krogstad D, Murray B, et al. Multifactorial index of cardiac risk in noncardiac surgical procedures. N Engl J Med. 1977;297(16):845-50.

Hardy JF, Pelletier M. Quality in anaesthesia: an integrated and constructive model. Can J Anaesth. 1996;43(5 Pt 2):R75-88.

Holland R. Anaesthetic mortality in New South Wales. Br J Anaesth. 1987;59(7):834-41.

Johnstone RE, Martinec CL. Costs of anesthesia. Anesth Analg. 1993;76(4):840-8.

Keenan RL, Boyan CP. Cardiac arrest due to anesthesia. A study of incidence and causes. JAMA. 1985;253(16):2373-7.

Klinck JR. Quality of care in anaesthetic practice: how should it be measured? Acta Anaesthesiol Belg. 1999;50(1):13-8.

Klock PA, Roizen MF. More or better--educating the patient about the anesthesiologist's role as perioperative physician. Anesth Analg. 1996;83(4):671-2.

Koch ME, Giannuzzi R, Goldstein RC. Office anesthesiology: an overview. Anesthesiol Clin North Am. 1999;17(2):395-405.

Lagasse RS, Steinberg ES, Katz RI, Saubermann AJ. Defining quality of perioperative care by statistical process control of adverse outcomes. Anesthesiology. 1995;82(5):1181-8.

Lee RB. Why accidents happen. Can J Anaesth. 1991;38(8):1030-1.

Lethbridge JR, Walker JS. Cost of anaesthetic drugs and clinical budgeting. Br Med J (Clin Res Ed). 1986;293(6561):1587-8.

Litvan Suquieni H, Suñol Sala R, Villar Landeira JM. [Quality control in anesthesia. A practice in self-evaluation]. Rev Esp Anestesiol Reanim. 1990;37(4):195-6.

Miranda ICS, Silva JCV, Amaral JLG. Conformidade dos equipamentos disponíveis para anestesia com a resolução 1363/93 do Conselho Federal de Medicina. Rev Bras Anestesiol. 2001;51 Supl 27:142B.

Muñoz-Ramón JM. Control de calidad em anestesiologia. Rev Esp Anestesiol Reanim. 1995;42(3):91-5.

Nociti JR. Em busca da qualidade total em anestesia. Rev Bras Anestesiol. 1997;47(4):281-2.

Olsson GL, Hallén B. Cardiac arrest during anaesthesia. A computer-aided study in 250,543 anaesthetics. Acta Anaesthesiol Scand. 1988;32(8):653-64.

Pérez-Torres MC, Suan-Rodríguez C, Herrera-González A. La anestesia desde el punto de vista del paciente. 1995;42:107-8.

Practice advisory for the prevention of perioperative peripheral neuropathies: a report by the American Society of Anesthesiologists Task Force on Prevention of Perioperative Peripheral Neuropathies. Anesthesiology. 2000;92(4):1168-82.

Practice guidelines for acute pain management in the perioperative setting. A report by the American Society of Anesthesiologists Task Force on Pain Management, Acute Pain Section. Anesthesiology. 1995;82(4):1071-81.

Practice guidelines for blood component therapy: A report by the American Society of Anesthesiologists Task Force on Blood Component Therapy. Anesthesiology. 1996;84(3):732-47.

Practice guidelines for cancer pain management. A report by the American Society of Anesthesiologists Task Force on Pain Management, Cancer Pain Section. Anesthesiology. 1996;84(5):1243-57.

Practice guidelines for chronic pain management. A report by the American Society of Anesthesiologists Task Force on Pain Management, Chronic Pain Section. Anesthesiology. 1997;86(4):995-1004.

Practice guidelines for management of the difficult airway. A report by the American Society of Anesthesiologists Task Force on Management of the Difficult Airway. Anesthesiology. 1993;78(3):597-602.

Practice guidelines for obstetrical anesthesia: a report by the American Society of Anesthesiologists Task Force on Obstetrical Anesthesia. Anesthesiology. 1999;90(2):600-11.

Practice guidelines for preoperative fasting and the use of pharmacologic agents to reduce the risk of pulmonary aspiration: application to healthy patients undergoing elective procedures: a report by the American Society of Anesthesiologist Task Force on Preoperative Fasting. Anesthesiology. 1999;90(3):896-905.

Practice guidelines for pulmonary artery catheterization. A report by the American Society of Anesthesiologists Task Force on Pulmonary Artery Catheterization. Anesthesiology. 1993;78(2):380-94.

Sanborn KV, Castro J, Kuroda M, Thys DM. Detection of intraoperative incidents by electronic scanning of computerized anesthesia records. Comparison with voluntary reporting. Anesthesiology. 1996;85(5):977-87.

Sociedad Española de Anestesiologia, Reanimación y Terapia del Dolor. Criterios de vigilancia y monitorización en anestesiología, reanimación y terapia del dolor. Recomendaciones de la SEDAR. Junta Directiva de la Sociedad Española de Anestesiología, Reanimación y Terapia del Dolor (SEDAR). Revista Espanola de Anestesiologia y Reanimacion. 1990;37(5):273-7.

Strunin L, Forrest JB, Lunn JN, Epstein BS, Duncan PG, Davies JM. Towards excellence in anaesthesia. Can J Anaesth. 1988;35(3 Pt 1):278-86.

Tiret L, Desmonts JM, Hatton F, Vourc'h G. Complications associated with anaesthesia--a prospective survey in France. Can Anaesth Soc J. 1986;33(3 Pt 1):336-44.

Torres-López A, Delgado-Rodríguez M, Gálvez-Carrillo R, Gálvez-Vargas R. Morbimortalidad anestésica en un hospital general. Rev Esp Anestesiol Reanim. 1993;40(2):61-8.

Varrassi G, Mariangeli F, Facchetti G. Controllo di qualità in anestesia. Una nuova frontiera. Minerva Anestesiol. 1999;65(3):95-100.

Zvara DA, Nelson JM, Brooker RF, Mathes DD, Petrozza PH, Anderson MT, et al. The importance of the postoperative anesthetic visit: do repeated visits improve patient satisfaction or physician recognition? Anesth Analg. 1996;83(4):793-7.

# 15. RISCOS OCUPACIONAIS EM ANESTESIOLOGIA

Gastão F. Duval Neto

A anestesiologia é uma atividade médica que expõe a saúde ocupacional dos seus praticantes a uma série de perigos. Em 1995, a Organização Mundial da Saúde (OMS) definiu saúde ocupacional como a matéria que tem como principal objetivo promover e manter um elevado nível de bem-estar físico, mental e social, colocando os trabalhadores da área da saúde em ambientes de atividade profissional adaptados às suas capacidades físicas e psicológicas e protegendo-os dos riscos resultantes dos fatores adversos à sua saúde.[1]

Os anestesiologistas estão incluídos entre os profissionais que exercem atividades que os expõem a doenças ocupacionais, estando constantemente sujeitos a um considerável número de fatores perigosos para a sua saúde. Na atualidade, o objetivo das agências envolvidas com a saúde ocupacional dos anestesiologistas é promover um ambiente de trabalho agradável e seguro que inclua não somente as salas de cirurgia e terapia intensiva, mas também as localizações remotas, como salas de terapia intervencionista e de tratamento da dor, centros de radiologia, entre outros, sem esquecer que tais profissionais também são membros essenciais das equipes de atendimento ao trauma, em que fatores físicos e psicológicos agressivos à sua saúde têm alta prevalência.[2] Os perigos para a saúde ocupacional dos anestesiologistas podem ser classificados nas seguintes categorias: biológicos, químicos, físicos e pessoais (psicogênicos). O presente capítulo tem como objetivo alertar para esses perigos que acompanham a prática da especialidade em um sentido amplo, bem como enumerar várias atitudes preventivas e precauções que tornam a sua prática mais segura e agradável.

## Ruídos ambientais excessivos

Os hospitais e, sobretudo, os centros cirúrgicos eram caracterizados por serem ambientes quietos e serenos. As restrições aos ruídos e sons altos eram mantidas internamente por uma enfermagem atuante no controle desse quesito, em associação com um controle dos ruídos externos por meio do alerta "Hospital: área de silêncio".

Atualmente, a maioria dos hospitais e salas de cirurgia não mantém essas características de silêncio e tranquilidade. Tal fato fica bem caracterizado em um trabalho publicado na década de 1970 por Grumet, intitulado Pandemonium in the Modern Hospital.[3] A introdução de novos equipamentos iniciou uma era de poluição sonora nos ambientes cirúrgicos. Alguns autores chamam esse fenômeno de *third pollution* e enfatizam os seus efeitos sobre a saúde ocupacional dos profissionais de saúde e também sobre a segurança do paciente anestésico-cirúrgico.

Várias agências controladoras das taxas de poluição sonora em ambientes de trabalho estabelecem recomendações com diferentes níveis de tolerância para esse tipo de poluição. O National Institute for Occupational and Safety Health (NIOSH) dos Estados Unidos é o mais conservador, considerando o limite aceitável de 85 decibéis (dB) durante um período contínuo de 8 horas de trabalho, ou o nível de 85 dB entremeado por períodos de elevação de mais 3 dB. O limite máximo estabelecido por essa instituição é de 90 dB nos casos de ruídos não contínuos. Entretanto, para ambientes hospitalares, comumente é recomendado o nível de ruídos de 45 dB, sendo aceito o nível máximo de 145 dB por mínimos períodos de tempo.

Os ruídos nas salas de cirurgia provêm tanto da equipe médica quanto dos equipamentos, sendo aconselhável não exceder 55 dB em tais ambientes, pois a manutenção desses níveis protege a saúde dos profissionais da perda de audição e mantém o desempenho profissional dos médicos e da equipe de enfermagem, promovendo condições seguras de trabalho.

A exposição profissional a níveis de ruídos acima de 75 dB pode resultar em alterações de curto e longo prazo. Esse tipo de exposição possui efeito cumulativo sobre a saúde ocupacional da equipe de saúde. As principais alterações patológicas são o zumbido auditivo e a perda da audição. A gravidade da patologia auditiva depende da intensidade, da frequência, da duração e do padrão dessa exposição. Alguns trabalhos científicos evidenciam esse fenômeno: um estudo mostrou 66% de audiogramas patológicos em anestesiologistas de diversas faixas etárias e acuidade inferior à população em geral naqueles com menos de 55 anos de idade.[4]

Os ruídos, especialmente os de intensidade elevada, atuam como fatores estressantes, podendo estimular uma resposta do sistema nervoso autônomo e endócrino, resultando em aumento da frequência cardíaca, da pressão arterial e da resistência vascular sistêmica, favorecendo o aparecimento de doenças cardiovasculares, como hipertensão arterial sistêmica, *angina pectoris*, infarto do miocárdio e morte prematura.[5,6]

A exposição crônica do anestesiologista aos ruídos ambientais, mesmo aos de média intensidade (75 dB), pode alterar funções sensoriais importantes (p. ex., psicomotoras, intelectuais, de atenção e memória). Esses defeitos ficam evidentes quando o profissional é submetido a discussões múltiplas e questionamentos em paralelo e concomitantes, exigindo respostas e atitudes imediatas. O impacto do efeito deletério dos ruídos foi demonstrado em um estudo com especializandos de anestesiologia que apresentaram déficit intelectual e decréscimo de memória recente quando submetidos a essa intensidade de ruídos, típico dos centros cirúrgicos da atualidade.[7]

Um dos efeitos nocivos agudos dos ruídos ocupacionais nos ambientes cirúrgicos é a interferência negativa na comunicação verbal. A deterioração da comunicação verbal entre os membros da equipe anestésico-cirúrgica é um grave problema da atividade clínica, podendo aumentar a prevalência de erro médico e consequentemente elevar a morbimortalidade cirúrgica, segundo dados da Joint Commission Alert. A capacidade do ruído, incluindo a música, de alterar o processo de comunicação entre os membros da equipe anestésico-cirúrgica foi avaliada em estudo publicado em 2013.[7]

As atividades que requerem alto grau de processamento da informação e concentração são particularmente suscetíveis aos efeitos adversos dos ruídos. Existem relatos conflitantes sobre o impacto dos ruídos ambientais nas áreas cirúrgicas, os quais são explicados, em parte, pelas diferenças dos desenhos metodológicos utilizados nos trabalhos científicos. Características individuais dos membros da equipe cirúrgica podem influenciar a intensidade da resposta negativa aos ruídos ambientais.

É importante salientar que os pacientes anestesiados também podem estar vulneráveis ao trauma acústico resultante de longos períodos de exposição ao ruído oriundo dos equipamentos anestésico-cirúrgicos. Os fármacos anestésicos enfraquecem o músculo estapédio, que, ao se contrair, protege a cóclea quando submetida a sons altos. Na ausência dessa proteção, pode ocorrer lesão coclear, resultando em perda da capacidade auditiva, principalmente em pacientes idosos.[4,8]

Existem poucas evidências demonstrando a associação direta entre o ruído excessivo no ambiente cirúrgico e a alteração de prognóstico. Um estudo identificou uma correlação entre a elevação dos ruídos e as infecções pós-operatórias da parede cirúrgica: os autores propuseram que o aumento do som levaria a uma distração da equipe com consequente contaminação inadvertida do campo cirúrgico.[9-11]

O conforto e a segurança do paciente podem ser afetados negativamente pelo ruído ambiental. Em um estudo desenvolvido em pacientes submetidos a cirurgias eletivas, 52% relataram a percepção de ruído intenso no período de indução e recuperação anestésica e 16% consideraram esse tipo de situação muito estressante.[9] Além disso, doses mais altas de propofol são necessárias para se obter um nível aceitável de depressão do índice biespectral (BIS).[12]

O impacto da música sobre os anestesiologistas não está definido. Uma seleção musical cuidadosa pode resultar em melhora na vigilância e no desempenho. Um estudo mostrou que 26% dos anestesiologistas estudados consideraram que a música reduzia a sua vigilância e interferia na comunicação entre os membros da equipe, e 51% consideraram-na motivo de distração no trabalho.[13] Outro estudo mostrou que a reatividade autonômica diminuiu e o desempenho de tarefas mentais melhorou no caso de cirurgiões ouvindo música de escolha própria, quando comparados com profissionais sem participação na sua escolha.[14]

Em um ensaio controlado e randomizado, Hawksworth relatou um efeito negativo da música sobre o desempenho clínico, especialmente em cirurgiões iniciantes, que apresentaram um nível elevado de distração e queda de produtividade.[15] Já um estudo usando testes numéricos de vigilância e testes psicométricos não mostrou nenhum efeito deletério da música sobre os residentes de anestesiologia.[15]

Os pacientes podem ser afetados favoravelmente pela música no ambiente cirúrgico em função do efeito ansiolítico e sedativo na presença de música selecionada em volume moderado, sendo esse fato independente da presença de ruído.[15]

## Fontes de ruído em salas de cirurgia

Os ruídos nas salas de cirurgia provêm das ações dos membros da equipe e dos equipamentos utilizados, sendo que podem ser gerados níveis de ruído acima de 78 dB em casos de aspiradores, movimentação e queda de equipamento metálico, funcionamento de material elétrico ou de propulsão a ar, alarmes de monitores, respiradores, etc. (por vezes acima de 180 dB). Unidades de aquecimento corpóreo com fluxo de ar forçado produzem e acrescentam níveis de ruído ao ambiente cirúrgico acima de 84 dB.[16]

O funcionamento dos monitores e de seus respectivos alarmes contribui de maneira significativa para o aumento da intensidade dos ruídos ocupacionais nos ambientes cirúrgicos, sendo frequentemente falsos e sem a mínima significância clínica. Um estudo realizado durante cirurgia cardíaca apresentou níveis de 359 dB, 80% dos quais sem nenhum mérito clínico. Embora a desativação dos alarmes seja totalmente desaconselhada pelas entidades de segurança da prática anestésica, ela está indicada em raríssimas situações e em caráter temporário, conforme recomenda a American Society of Anesthesiologists (ASA).[17]

## Ações para o controle dos ruídos ocupacionais em sala de cirurgia

Os efeitos dos ruídos indesejáveis nos ambientes cirúrgicos podem ser evitados de duas formas: preferencialmente bloqueando a produção de ruído na sua origem ou bloqueando o seu acesso ao ouvido. Nesses casos, como na aviação, pode ser utilizada a conversação estruturada.[18]

Outra forma de abordar o problema é o desenvolvimento de programas de treinamento da equipe cirúrgica em relação ao ruído ocupacional. Essa abordagem tem mostrado efetividade tanto no centro cirúrgico como em unidades de tratamento intensivo (UTIs).[15] A elaboração de projetos arquitetônicos funcionais que levem em conta a necessidade de prevenir a produção desses ruídos ocupacionais e a sua reverberação também tem sido utilizada com sucesso.[19]

Para concluir, pode-se afirmar que frequentemente os níveis de ruídos ocupacionais em salas de cirurgia encontram-se mais elevados do que o permitido pelas entidades regulamentadoras da saúde ocupacional – em muitos casos acima de 40 dBA (*A-weighted decibels*) –, fato que está associado a consequências adversas sobre a saúde do médico e o seu desempenho, colocando em risco a segurança do paciente anestésico-cirúrgico **(QUADRO 15.1)**.

**QUADRO 15.1** Alertas da American Society of Anesthesiologists (ASA) referentes aos ruídos em salas de cirurgia

- As salas de cirurgia costumam ser ruidosas.
- Os ruídos são refletidos, sendo a sua origem difícil de localizar.
- Níveis elevados de ruídos interferem na comunicação e percepção dos alarmes.
- A ASA enfatiza que o nível de ruídos aceitável é aquele que permite a audição da variação da tonalidade do som emitido pelo oxímetro de pulso.
- As causas mais frequentes de ruídos nas salas de cirurgia são conversa, contato intenso entre superfícies de materiais (metálicos), sistemas de ventilação das salas, alarmes de equipamentos, som musical, sistemas de aquecimento do paciente, entre outras.
- O projeto arquitetônico e o mobiliário devem ser cuidadosamente projetados em relação à produção de ruídos.

*Fonte: Katz.*[20]

## Radiações

Os problemas relativos ao bem-estar e à segurança ocupacional em anestesiologia apresentam uma cronologia bem definida ao longo do tempo: na década de 1970, diziam respeito à toxicidade dos anestésicos inalatórios, com o foco da atenção em seus metabólitos (p. ex., metoxiflurano gerando íons fluoreto); na década de 1980, estavam no centro das preocupações as doenças infectocontagiosas, principalmente a transmissão do vírus da imunodeficiência humana (HIV) e da hepatite B; e, na atualidade, um número considerável de riscos ocupacionais preocupa as entidades responsáveis pela segurança da prática médica no mundo.[19,21,22] A Sociedade Brasileira de Anestesiologia (SBA), em 2001, já expressava a sua preocupação com o tema em um trabalho publicado no periódico Anestesia em Revista.[23]

Com a presença cada vez mais expressiva da tecnologia na medicina, os anestesiologistas estão frequentemente expostos a radiações, sobretudo em ambientes de diagnóstico e intervenção, como no caso da medicina intervencionista, na medicina da dor, em UTIs, durante procedimentos vasculares, etc.[24]

Assim sendo, o profissional de saúde precisa de proteção; define-se radioproteção como um conjunto de medidas que visam proteger o profissional, seus dependentes e o meio ambiente contra os efeitos danosos causados pela radiação ionizante.

### Classificação das radiações

As radiações são classificadas em ionizantes e não ionizantes. As **radiações ionizantes** possuem energia suficiente para ionizar os átomos e as moléculas com as quais interagem, sendo mais estudadas as do raio X e as dos isótopos radioativos, que liberam raios $\gamma$ ou partículas $\alpha$ e $\beta$. A energia liberada pode produzir, nos tecidos atingidos, radicais livres e moléculas ionizadas, causando necrose celular, além de ter o potencial de alterar cromossomos com possibilidade de malignização de tecidos. As **radiações não ionizantes**, por sua vez, não possuem energia suficiente para ionizar os átomos e as moléculas com as quais interagem. São exemplos o micro-ondas e o *laser*.

As radiações ionizantes podem resultar em efeitos somáticos nos indivíduos expostos e têm o potencial de gerar efeitos hereditários (aparecendo em descendentes diretos). Os efeitos podem ser classificados em probabilísticos e determinísticos:

- Os efeitos probabilísticos são aqueles em que a possibilidade de se estabelecerem é diretamente proporcional à quantidade de radiação recebida. Embora os estudos não confirmem totalmente, a proposta é de que, se algum efeito patológico se estabelecer, este será sempre grave.
- Os efeitos determinísticos são aqueles que só ocorrem quando a dose de radiação recebida excede um determinado nível de intensidade e de tempo de exposição, como, por exemplo, na córnea (catarata), na pele (queimaduras), no couro cabeludo (alopecia) e nos órgãos reprodutores (infertilidade), entre outros.

O grau de exposição às radiações ionizantes é descrita em unidades REM (*roentgen equivalents man*). Os físicos especialistas recomendam que a exposição às radiações deva ser a mais baixa possível, seguindo as normas de radioproteção das instituições envolvidas em saúde ocupacional.[25] É necessário evitar que a radiação por exposição ocupacional atinja 10% da dose máxima de 5 REM, sendo a maior fonte da radiação os procedimentos de fluoroscopia. A quantidade de radiação gerada pela fluoroscopia depende do tamanho do tubo de raio X, local de onde se reflete a luz do emissor de radiação.

Tanto as radiações ionizantes quanto as não ionizantes têm sido arroladas como um perigo à saúde ocupacional dos anestesiologistas.[26] Os anestesiologistas, incluindo os médicos em especialização, são expostos às radiações seis vezes mais do que os outros profissionais da área médica. Durante procedimentos de neurorradiologia intervencionista ou durante a utilização do arco em C em procedimentos ortopédicos, essa irradiação pode exceder a dose recomendada de 15 mSv/ano e desencadear efeitos cumulativos deletérios para o organismo humano, incluindo efeitos localizados, como a catarata.[27,28] Quando os anestesiologistas executam procedimentos minimamente invasivos orientados por fluoroscopia, o nível de radiação pode ser mais alto do que o medido em outros profissionais da área devido à sua proximidade com a fonte geradora da radioatividade.[25]

Em um estudo realizado com 29 anestesiologistas para pesquisar a intensidade da submissão de radiação passiva absorvida durante trabalho assistencial, cuja dose máxima admissível era de 20 mSv/ano (Australian Recommendation and National Standard) e cujo limite para gestantes era 1 mSv, evidenciou-se que a região da tireoide pode ser irradiada com doses elevadas de radiação caso não seja utilizado o colar protetor (7,08 mSv), podendo tornar-se um foco considerável de complicações. Esse estudo conclui que, embora os anestesiologistas expostos a níveis aceitáveis de radiação não sejam foco de complicações durante a sua prática, os métodos de proteção corporal (aventais blindados, proteção para tireoide, mãos e olhos) devem ser utilizados sempre, principalmente nas anestesiologistas gestantes.[26]

### Estratégias práticas e medidas de proteção contra radiações excessivas

Os fatores de risco podem ser classificados em modificáveis e não modificáveis (**QUADRO 15.2**). Quanto aos fatores modificáveis, o anestesiologista tem pouco controle sobre a **duração da exposição**, a qual depende do treinamento da equipe e da extensão da agenda de procedimentos.[29]

A **distância do equipamento emissor de radiação** é o fator essencial para a redução da intensidade da exposição à radiação. Durante a fluoroscopia, a principal fonte de radiação

**QUADRO 15.2** Classificação dos fatores de risco para exposição à radiação

**Fatores modificáveis**

- Duração da exposição
- Distância do equipamento emissor de radiação
- Barreira protetora
- Educação da equipe
- Monitorização

**Fatores não modificáveis (dependentes do paciente)**

- Complexidade da enfermidade dos pacientes
- Características do paciente: superfície corporal, sexo, exposição prévia à radiação

é dispersa no ambiente. O poder de radiação é atenuado em proporção inversa ao quadrado da distância. A mínima exposição é obtida com distância maior de 36 polegadas (91,44 cm). O contato direto com o paciente limita a possibilidade da proteção pelo distanciamento. A posição do radiologista à direita do paciente e do anestesiologista à esquerda e o raio X posicionado lateralmente limitam a possibilidade de proteção do segundo.[30-32]

Os anestesiologistas podem utilizar três tipos de **barreiras protetoras** das radiações dispersas no ambiente: a blindagem estrutural das paredes, dos equipamentos e do pessoal (com escudos, aventais, protetor de tireoide, luvas e óculos). O material de blindagem deve ter uma espessura de, no mínimo, 0,5 mm de chumbo ou equivalente, conferindo um poder de 90% de proteção contra a radiação dispersa no ambiente. O material deve ser constituído de dupla camada, embora com o tempo de uso possam aparecer microfissuras que diminuem o seu poder de proteção, motivo pelo qual deve ser anualmente checado com fluoroscopia. Existem outros materiais para confecção de elementos de proteção, como bário, tungstênio, antimônio e outros. Os colares para tireoide devem ser leves e utilizados por todo o pessoal ativo na área de perigo. Os óculos de proteção devem ser especiais (não os de prescrição habitual, que apresentam menos de 40% de proteção); eles devem ser confeccionados com lentes espessas e leves com 0,5 a 0,75 mm de espessura, conferindo acima de 98% de proteção ao globo ocular.

A **educação** mediante programas de treinamento em anestesiologia é um elemento fundamental no desenvolvimento de condutas práticas de segurança nos ambientes de irradiação ambiental. Recomendações têm sido publicadas com orientações aos grupos atuantes nesses setores de radiologia, como a International Atomic Energy Agency (IAEA), com material para radiologia diagnóstica e intervencionista, e o Multimedia and Audiovisual Radiation Protection Training in Interventional Radiology (MARTIR).[33-38]

A **monitorização** do pico de unidades de fluoroscopia na pele e do tempo de fluoroscopia deve ser realizada e documentada de acordo com as entidades federais reguladoras por meio de dosímetros. Existem três tipos de dosímetros: os constituídos de filmes sensíveis a radiações (35 mm), que identificam o tipo de radiação e a sua intensidade, sendo bastante precisos, porém sensíveis à umidade e ao calor; os termoluminescentes; e os opticamente estimulados por luminescência. Os dosímetros são de uso pessoal, devendo ser colocados no avental ou no colar tireoidiano, com uso preconizado de três meses e registro do nível individual de radiação.

Alguns estudos postulam que a exposição a campos eletromagnéticos possa resultar em efeitos carcinogênicos, preferencialmente nos tecidos cerebral, mamário e no sistema hematopoiético. Entretanto, existe a necessidade da realização de trabalhos científicos com características epidemiológicas mais bem concebidas.

## *Laser*

O perigo mais evidente durante o uso de *laser* é para os olhos, tanto pela ação direta como pela reflexão em várias superfícies, resultando em lesão de múltiplos tecidos oftalmológicos, como córnea, retina, mácula densa, lentes e nervo óptico. Essa possibilidade de lesões exige o uso de óculos de proteção, bem como a colocação de aviso no local da utilização do *laser*, limitando o acesso de pessoas ao recinto sem proteção efetiva.[38]

## Acidentes elétricos

Nas salas de operações, o suprimento elétrico pode ser obtido por fonte-padrão ou alimentação elétrica aterrada, ou seja, como nas moradias de maneira trivial; por energia isolada; ou por interruptores de circuito de falha de aterramento (GFCIs, do inglês *ground fault circuits interrupters*).[39]

Se o ambiente for classificado como "úmido", as fontes de alimentação elétrica obrigatoriamente devem ser do tipo isoladas ou GFCIs. Ambiente úmido é caracterizado como aquele que apresenta um assoalho com presença de soluções hidrossalinas ou sangue, fato que deve ser do conhecimento dos engenheiros e arquitetos que projetam os hospitais, além do domínio de suas atividades diretivas e executivas. É importante salientar que a instalação de um sistema GFCI aumenta o custo por sala de cirurgia construída. Entretanto, o sistema confere segurança a todos os membros da equipe cirúrgica bem como aos pacientes, sendo capaz de bloquear qualquer emissão de energia para o sistema, mesmo mediante problemas graves de risco.

A National Fire Protection Association (NFPA) dos Estados Unidos determina que devem ser instalados, no mínimo, 36 terminais elétricos em cada sala de cirurgia. Os terminais elétricos devem estar com conexões do tipo *standard 3-prongs* ou *twist-lock*. Alguns tipos de equipamento anestésicos-cirúrgicos podem exigir, para o seu perfeito funcionamento, além de 240 volts (V) de energia.

O suprimento de energia elétrica deve ser na forma de corrente alternada de 120 ou 230 V em uma frequência de 60 Hz (50 Hz na Europa). A frequência de 60 Hz refere-se ao número de ciclos de energia por segundo. Um cabo elétrico é constituído de dois sistemas condutores, um designado como "quente", pelo qual transita a carga elétrica, e o outro designado como "neutro" ou "terra", que retorna a corrente elétrica à sua fonte de geração. A diferença de potencial elétrico costuma ser de 120 V.

Para sofrer um choque, o anestesiologista precisa estar em contato com um circuito elétrico em dois pontos, pois assim se estabelece uma ponte entre essas duas localizações, com diferença de potenciais. O contato pode lesar tecidos em uma das duas extremidades. A corrente elétrica interrompe a atividade celular e, dependendo de sua magnitude, poderá haver contratura muscular, parada ventilatória, convulsões e fibrilação ventricular. Ocorre também a dissipação da energia elétrica através dos tecidos e aumento de sua temperatura. O poder de dissipação do calor é igual à corrente ao quadrado multiplicada pela resistência ($P = I^2 \times R$). Se uma quantidade de energia é liberada, a temperatura se eleva, podendo chegar a causar queimadura ou lesão necrótica tissular.

A gravidade do choque elétrico é determinada pela quantidade de corrente e pela duração do fluxo de corrente. Em termos médicos, o choque elétrico é dividido em duas categorias: o **macrochoque** está relacionado com grandes fluxos de corrente (mais de 10 mA) através do indivíduo e pode causar a morte, ao passo que o **microchoque** está relacionado com pequenas correntes (10-50 A), cuja gravidade está relacionada à suscetibilidade do indivíduo, pois estabelece contato com o miocárdio e o seu tecido de condução. A condutividade interna pode ser conduzida por cabos elétricos, solução salina ou cateteres venosos ou centrais (cateter de artéria pulmonar) que estejam instalados no paciente. Por exemplo, em pacientes suscetíveis, mesmo rápidas correntes de 10 A podem resultar em fibrilação ventricular.[39,40]

## Prevenção do choque elétrico em ambiente cirúrgico

A ASA recomenda avaliar se o ambiente cirúrgico é considerado "úmido" ou se pode ser considerado "seco". Recomenda-se, por princípio, considerar todo ambiente cirúrgico como "úmido". O entendimento dos perigos e a prevenção dos choques elétricos estão baseados na conscientização do processo de aterramento. O "terra" é uma fonte infinita de absorção de elétrons, isto é, um campo com capacidade de absorver elétrons, além de prover infinitas correntes em resposta a um potencial elétrico aplicado. Em terminologia prática, o aterramento refere-se a dois princípios separados: o primeiro é o aterramento de uma fonte de suprimento elétrico, e o segundo é o aterramento do equipamento. Os equipamentos nas salas de cirurgia com suprimento de energia elétrica devem ser sempre aterrados. É importante salientar que, nas salas de cirurgia, esse conceito costuma ser negligenciado, embora devesse ser obrigatoriamente observado.

A prevenção do choque elétrico tem sido divulgada de várias formas pelas instituições de segurança no trabalho. Em primeiro lugar, a instalação de IPSs (*isolated energy systems*) em salas de cirurgia pode prevenir os acidentes elétricos, que, por vezes, são extremamente graves. Os GFCIs devem ser instalados em cada tomada de eletricidade existente na sala de cirurgia. É preciso elevar os cabos de extensão elétrica e as suas conexões acima do solo ou utilizar suportes altos com as tomadas de suprimento de energia elétrica, o que minimiza o risco de condutividade através da umidade da sala em relação aos conectores elétricos.

Os projetos de salas de cirurgia considerando-as como ambientes secos são ilógicos na concepção da maioria dos anestesiologistas. É habitual haver líquidos, eletrólitos e sangue espalhados no assoalho desses ambientes, principalmente em cirurgias de grande porte e de urgência, como em cesarianas, videocirurgias, traumatologia, cistoscopia, cirurgia cardíaca com circulação extracorpórea, entre outras. Um dado real que atenta à lógica é o fato de os GFCIs serem requeridos em domicílios particulares (banheiros, cozinhas, etc.), enquanto, nas salas de cirurgia, não o são com tanto rigor pela legislação atual.

Em 2008, os padrões da NFPA foram revisados, tendo sido proposto considerar as salas de cirurgia como "ambientes úmidos" com todas as exigências de segurança pertinentes a esse tipo de classificação.

A profilaxia de complicações de causa elétrica em salas de cirurgia (p. ex., macrochoque), principalmente durante procedimentos cirúrgicos que inundam o assoalho com soluções salinas, sangue e outros líquidos, exige a sua estruturação arquitetônica com instalações elétricas especiais, levando em conta sua classificação como úmida ou seca, devendo as salas serem supridas com alimentação elétrica aterrada e seus cabos isolados do contato com superfícies úmidas, havendo ainda a necessidade do aterramento específico dos equipamentos presentes nesse ambiente.[40-42]

## Infecções

Os conceitos expressos neste tópico estão baseados no Manual de Condutas em Exposição Ocupacional a Material Biológico emitido pela Secretaria de Políticas da Saúde do Ministério da Saúde.[43]

A exposição acidental com instrumento perfurocortante contendo material biológico é o acidente ocupacional mais comum envolvendo profissionais da área de saúde, principalmente em ambientes cirúrgicos. O risco de o profissional acidentado contrair uma infecção a partir dessas exposições depende de diversos fatores, como extensão da lesão, quantidade de fluido biológico presente, condições sistêmicas do profissional, características dos microrganismos presentes, condições clínicas do paciente-fonte e condutas realizadas após a exposição.

Mais de 20 tipos diferentes de patógenos podem ser transmitidos pelas exposições acidentais, sendo que o vírus da hepatite B (HBV), o vírus da hepatite C (HCV) e o HIV são os agentes infecciosos de maior importância devido à gravidade das doenças que produzem.[1] O risco de contrair HIV pela exposição ocupacional percutânea com sangue infectado é de cerca de 0,3%, e quando a exposição ocorre pela mucosa, é de aproximadamente 0,09%. No caso de exposição ocupacional ao HBV, o risco de infecção varia de 6 a 30%, chegando até 60% dependendo do estado clínico do paciente-fonte.[43,44]

O incidente de exposição ocupacional pode ser definido como o contato de mucosa ocular, outra membrana mucosa, pele não intacta, contato parenteral com sangue ou outros materiais potencialmente infectantes que pode resultar na alteração das condições de trabalho do profissional da área da saúde após a contaminação. Evitar as exposições ocupacionais é a forma de prevenção primária da transmissão de patógenos sanguíneos.[45]

Um estudo multicêntrico de prevalência de lesões perfurocortantes com material contaminado em anestesiologistas relatou que 74% delas foram relacionadas com contaminação sanguínea, e 30% destas foram identificadas como lesões de alto risco (coleta de sangue ou punções centrais). Outro trabalho realizado pelo mesmo grupo evidenciou que as lesões em anestesiologistas foram mais frequentes nas mãos e com características de intensa e moderada gravidade.[45]

Os ferimentos com agulhas, objetos perfurocortantes, agulhas contaminadas com líquidos corporais ou secreções são as causas mais frequentes de contaminação de anestesiologistas em ambientes ocupacionais. A hepatite C é a patologia mais comumente adquirida, sobretudo pelo contato da conjuntiva. Dessa forma, é de grande importância salientar a necessidade de utilização dos métodos de proteção, principalmente aos especializandos de anestesiologia.

## Risco de transmissão ocupacional do vírus da imunodeficiência humana

O risco de transmissão ocupacional do HIV varia conforme o tipo e a intensidade da exposição do anestesiologista. Segundo estudos prospectivos, o risco de transmissão do HIV pós-exposição percutânea ao sangue infectado por HIV, como já foi dito, fica em torno de 0,3% (0,2-0,5%; IC 95%) e, após contato com mucosas, em torno de 0,09%. O risco de contaminação pelo contato com pele lesionada parece ser igual ao da mucosa.

Os fluidos considerados potencialmente infectantes são líquido cefalorraquidiano, líquido sinovial, líquido pleural, líquido peritoneal, líquido pericárdico e líquido amniótico. Por sua vez, fezes, saliva, escarro, suor, lágrima, urina e vômito não são considerados infectantes, exceto se contiverem resíduos de sangue. Em termos comparativos às exposições ao vírus da hepatite B e C, a possibilidade de contágio por HIV é bem menor.[46,47]

Em um estudo retrospectivo de caso-controle de profissionais da área da saúde que tiveram contato com sangue contaminado por HIV, o risco de contaminação estava associado a:[48]

- Contaminação visível da agulha ou de outro elemento perfurocortante com o sangue do paciente infectado.
- Localização intravenosa ou intra-arterial da agulha envolvida no acidente.
- Profundidade da lesão.
- Contaminação com sangue de pacientes em fase terminal da doença.
- Quantidade de sangue contaminado.

Na infecção por HIV, as células com infecção latente podem transmitir a doença mesmo na ausência de viremia. Acidentes envolvendo pacientes com baixa carga viral (< 1.500 RNAs cópias de RNA·mL$^{-1}$) ou níveis abaixo dos limites de detecção provavelmente indicam exposição a baixos títulos, porém isso não exclui a possibilidade de transmissão da doença.

Em outro estudo de caso-controle com a utilização de zidovudina (AZT), ficou demonstrada uma associação entre o uso da quimioprofilaxia e a redução em 81% do risco de soroconversão após exposição ocupacional. Atualmente, o uso combinado de antirretrovirais é recomendado pela sua maior probabilidade de proteção.[48]

## Precauções universais

É importante salientar que, apesar do comprovado baixo risco de contaminação pelo HIV por parte dos anestesiologistas e da equipe cirúrgica devido à baixa resistência do vírus aos métodos de esterilização e pela forma de contaminação, as características graves da doença e a ausência de vacina para a síndrome da imunodeficiência adquirida (Aids) impõem aos membros das equipes cirúrgicas extremo rigor em relação às normas de prevenção da contaminação elaboradas pelo Centers for Disease Control and Prevention (CDC) dos Estados Unidos) e pelo Ministério da Saúde do Brasil, citadas a seguir:[48,49]

- Usar luvas duplas, lavando as mãos após a sua retirada.
- Usar máscara, óculos, avental e botas.
- Não reinserir agulhas em capas, nem removê-las após a sua montagem, descartando-as em locais apropriados após a sua utilização.
- Realizar a reesterilização de todo o material de anestesia em óxido de etileno ou peróxido de hidrogênio.
- Evitar fazer reanimação boca a boca.
- Para os profissionais com lesões exsudativas ou dermatites descamativas, não manter contato com pacientes ou material anestésico após seu uso.
- Transportar todo material com sangue em recipientes adequados, sem vazamentos.
- Isolar as substâncias corpóreas, com utilização de barreiras.

**A melhor prevenção é não se acidentar!**

## Risco de contaminação ocupacional com os vírus da hepatite B e C

A probabilidade de infecção pelo HBV após uma lesão percutânea é significativamente maior quando comparada com o HIV, podendo a sua prevalência atingir 40% em exposições nas quais o paciente-fonte apresente sorologia HBsAg reativa. Para o HCV, o risco médio é de 1,8%; dependendo do teste utilizado para hepatite C, o risco pode variar de 1 a 10%.

No Brasil, a utilização da vacina para hepatite B é recomendada para todos os profissionais da área da saúde. Após exposição a material biológico, mesmo em profissionais não imunizados, o uso da vacina, associado ou não a $\gamma$-globulina hiperimune para hepatite B, é uma medida que comprovadamente reduz o risco de infecção.[48]

É importante salientar que não existe intervenção específica para prevenir a transmissão do HCV após exposição ocupacional.

## Procedimentos recomendados em caso de exposição a material biológico

Os procedimentos recomendados no caso de exposição a material biológico incluem cuidados locais na área exposta, recomendações específicas para imunização contra o tétano, medidas quimioprofiláticas e acompanhamento sorológico para hepatites e HIV.[48]

### Cuidados locais

Após a exposição a material biológico, cuidados locais com a área exposta devem ser imediatamente iniciados. Recomenda-se lavagem exaustiva com água e sabão em casos de exposição percutânea. O uso de soluções antissépticas degermantes (polivinilpirrolidona-iodo ou clorexidina) também pode ser recomendado, embora sem nenhuma evidência objetiva na literatura de vantagem em relação ao uso de sabão. Após a exposição de mucosas, está recomendada a lavagem exaustiva com água ou solução fisiológica.

Procedimentos que aumentam a área exposta, como cortes e injeções locais, e a utilização de soluções irritativas, como éter, hipoclorito ou glutaraldeído, são contraindicados.

### Medidas específicas

A indicação de antirretrovirais deve ser baseada em uma avaliação criteriosa do risco de transmissão do HIV em função do tipo de acidente ocorrido e da toxicidade dessas medicações. Exceto em relação ao AZT, existem poucos dados disponíveis sobre a toxicidade das medicações antirretrovirais em indivíduos não infectados pelo HIV.

O profissional de saúde deverá ser informado de que o conhecimento sobre a eficácia e a toxicidade dos medicamentos antirretrovirais é limitado; de que somente o AZT demonstrou benefício em estudos humanos; de que não há evidência de efeito benéfico adicional com a utilização da combinação de antirretrovirais; de que a evidência sobre a toxicidade dos antirretrovirais em pessoas não infectadas pelo HIV é limitada ao AZT e pouco conhecida em relação aos outros fármacos; e de que pode ser uma opção do profissional lesado a não utilização de um ou mais fármacos indicados para a quimioprofilaxia.

O emprego combinado de AZT com lamivudina (3TC) é recomendado na maioria das situações com indicação de quimioprofilaxia. O uso de indinavir ou nelfinavir deve ser reservado para acidentes graves e situações em que haja possibilidade de resistência viral (paciente-fonte). Esquemas alternativos deverão ser individualmente avaliados por especialistas quando há possibilidade de envolvimento do paciente-fonte com vírus multirresistentes.

Os critérios de gravidade na avaliação do risco do acidente depende do volume de sangue e da quantidade de vírus presente como visto anteriormente. Acidentes mais graves são aqueles que envolvem maior volume de sangue, cujos marcadores são lesões profundas provocadas por material perfurocortante, presença de sangue visível no dispositivo invasivo envolvido, acidentes com agulhas previamente utilizadas em veia ou artéria do paciente-fonte e acidentes com agulhas de grosso calibre, e aqueles em que há maior inoculação viral, envolvendo paciente-fonte com Aids em estágios avançados da doença ou com infecção aguda pelo HIV (com carga viral alta).

Quando indicada, a quimioprofilaxia deverá ser iniciada o mais rápido possível, de preferência dentro de 1 a 2 horas após o acidente. Estudos em animais sugerem que a quimioprofilaxia não é eficaz quando começada de 24 a 36 horas após o acidente. O início da medicação após grandes intervalos de tempo (uma ou duas semanas) pode ser considerado somente para exposição com alto risco de transmissão do HIV. A duração da quimioprofilaxia é de quatro semanas.

Nos acidentes graves, é melhor começar e posteriormente reavaliar a manutenção ou mudança do tratamento.

Quando a condição sorológica do paciente-fonte não é conhecida, o uso da quimioprofilaxia deve ser decidido em função da possibilidade de transmissão do HIV, a qual depende da gravidade do acidente e da probabilidade de infecção por HIV desse paciente (FIG. 15.1).

Em profissionais de saúde grávidas com indicação de quimioprofilaxia, a utilização de outros medicamentos associados ao AZT ficará a critério do médico assistente, após discussão dos riscos com a profissional. Até o momento, não existem dados que comprovem a segurança para o feto de outros antirretrovirais que não o AZT. Profissionais que estejam amamentando devem ser orientadas a suspender o aleitamento durante a quimioprofilaxia antirretroviral.

Nas profissionais de saúde do sexo feminino em idade fértil, a possibilidade de gravidez deve ser discutida, sendo recomendável a realização de testes de gravidez quando há risco de gestação.

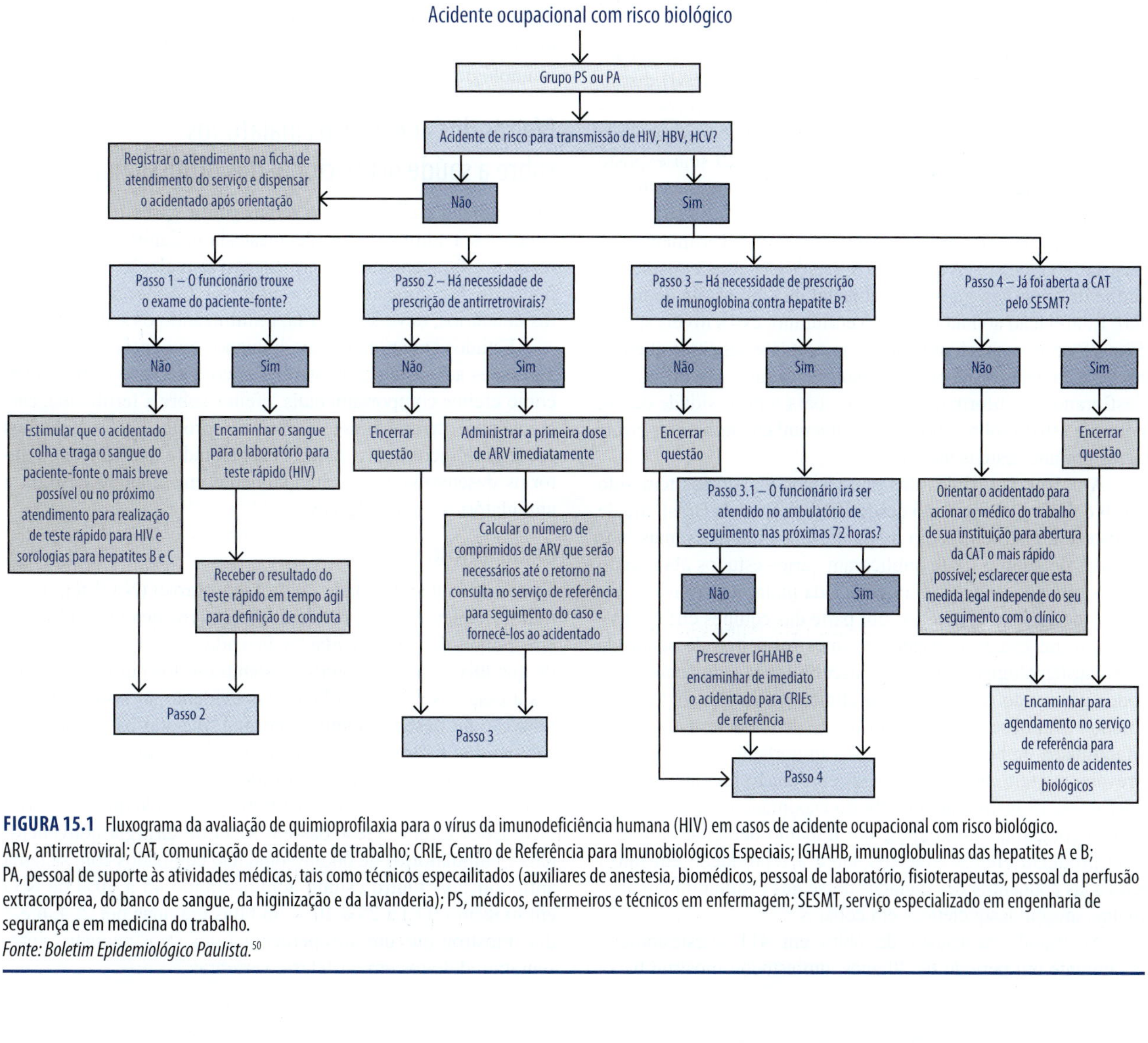


**FIGURA 15.1** Fluxograma da avaliação de quimioprofilaxia para o vírus da imunodeficiência humana (HIV) em casos de acidente ocupacional com risco biológico.
ARV, antirretroviral; CAT, comunicação de acidente de trabalho; CRIE, Centro de Referência para Imunobiológicos Especiais; IGHAHB, imunoglobulinas das hepatites A e B; PA, pessoal de suporte às atividades médicas, tais como técnicos especailitados (auxiliares de anestesia, biomédicos, pessoal de laboratório, fisioterapeutas, pessoal da perfusão extracorpórea, do banco de sangue, da higinização e da lavanderia); PS, médicos, enfermeiros e técnicos em enfermagem; SESMT, serviço especializado em engenharia de segurança e em medicina do trabalho.
*Fonte: Boletim Epidemiológico Paulista.*[50]

Na dúvida sobre o tipo de esquema a utilizar, deve-se iniciar o uso de AZT + 3TC, não retardando o início da quimioprofilaxia.

### Sorologia do paciente-fonte

A solicitação de teste anti-HIV deverá ser realizada com aconselhamento pré e pós-teste do paciente-fonte, com informações sobre a natureza do teste, o significado de seus resultados e as implicações para o profissional da saúde envolvido no acidente.

Recomenda-se a utilização de testes rápidos para detecção de anticorpos anti-HIV (testes que produzem resultados em no máximo 30 minutos), mas, quando não há possibilidade de liberação ágil de resultados, indica-se o teste anti-HIV ELISA, cujo resultado sai em 24 a 48 horas, com o propósito de evitar início e manutenção de esquema profilático desnecessário. Os testes rápidos possuem grande sensibilidade (a sensibilidade de um teste é a sua capacidade de detectar antígenos ou anticorpos na amostra, mesmo quando esses antígenos ou anticorpos estejam presentes em pequenas quantidades).

## Poluição anestésica

Em 1977, o NIOSH expediu uma recomendação oficial sobre o limite da exposição para profissionais da área médico-cirúrgica ao óxido nitroso e a agentes anestésicos inalatórios.[51] Para o óxido nitroso ($N_2O$), quando utilizado como agente anestésico único, o limite é de 25 partes por milhão (ppm) com base na unidade de tempo (*time-weighted average* [TWA]) durante o período de administração do fármaco. Essa recomendação ainda continua em vigor.[52] O NIOSH também recomenda que nenhum profissional ao trabalhar nessa área seja exposto a concentrações-teto maiores que 2 ppm de agente anestésico halogenado por período que exceda 1 hora.

Desde 1989, a American Conference of Governmental Industrial Hygienists (ACGIH) dos Estados Unidos considera o limite de tempo de inalação ambiental de 8 horas/dia de trabalho. Em relação ao halotano e ao enflurano, esses níveis são de 50 e 75 ppm, respectivamente. É importante salientar que tais níveis não estão estabelecidos para isoflurano, sevoflurano e desflurano. As informações alertam para a necessidade de um controle estrito sobre a poluição ambiental em ambientes cirúrgicos por anestésicos inalatórios.

A ação teratogênica dos anestésicos inalatórios tem sido motivo de ampla discussão desde 1910. A Revista Brasileira de Anestesiologia, bem como as publicações internacionais, nas décadas de 1960 e 1970, publicaram vários estudos abordando a possibilidade da ação teratogênica da inalação crônica de resíduos de agentes inalatórios por parte das equipes cirúrgicas.

Em um estudo revisando exames rotineiros de saúde de 198 anestesiologistas do sexo masculino e 110 do feminino – todos utilizando em sua prática clínica diária éter, $N_2O$ e halotano –, foi observado um alto índice de cefaleia, fadiga e irritabilidade, embora o achado mais importante tenha sido um prevalente efeito adverso sobre a reprodução humana. Em 31 gestações, 18 resultaram em aborto espontâneo e uma malformação congênita. Logo após, um trabalho demonstrou que o $N_2O$ produziu efeitos adversos sobre a reprodução em ratos. Elevadas concentrações inaladas desse gás resultaram em anomalias musculoesqueléticas em cobaias.[53]

Analisando as causas de óbito em 411 anestesiologistas durante um período de 20 anos, um estudou mostrou baixa incidência de neoplasia pulmonar, prevalência normal de leucemia, porém uma incidência mais alta de neoplasias de origem linfática. Outros estudos desenvolvidos na mesma área demonstraram que enfermeiras anestesistas americanas desenvolviam mais neoplasias quando comparadas a um grupo-controle (1,33 vs. 0,4%). Esses resultados foram publicados pela ASA em um livro intitulado "Resíduos de anestésicos inalatórios no ar de salas de cirurgia: sugestões de um programa para redução da exposição".[54]

A elevada incidência de efeitos teratogênicos e abortivos dos anestésicos inalatórios verificada sobretudo em cobaias tem sido frequentemente contestada quando avaliada em humanos, sugerindo, assim, que a extrapolação de trabalhos experimentais de toxicidade para a realidade em humanos não pode ser valorizada.

Os mecanismos da toxicidade dos anestésicos inalatórios podem acontecer por meio de efeitos diretos ou indiretos. Apenas o $N_2O$ gera efeitos tóxicos diretos, enquanto os outros agentes inalatórios agem principalmente por seus metabólitos resultantes do metabolismo hepático ou renal ou dos produtos de sua degradação no absorvedor de dióxido de carbono ($CO_2$).

Os agentes voláteis podem produzir, em graus variáveis, danos metabólicos hepatocelulares em humanos. Durante o metabolismo desses anestésicos, pode ocorrer a acetilação tissular, com consequente formação de radicais reativos intermediários. As proteínas modificadas pela acetilação podem resultar na formação de antígenos, além da indução de respostas imunológicas patológicas.

## Efeitos dos anestésicos inalatórios sobre a saúde ocupacional dos profissionais

Em ambientes cirúrgicos, a exposição a gases e vapores secundários à administração de anestesia inalatória sabidamente resultam, frequentemente, em excessiva inalação dos mesmos por parte da equipe anestésico-cirúrgica. Conhecendo tais efeitos deletérios, deve-se evitá-la, minimizando os seus riscos.

Estudos em animais e em humanos evidenciam potenciais agressões aos sistemas hematopoiético e nervoso central, bem como efeitos comportamentais, efeitos sobre a fertilidade, carcinogênese, teratogênese e sobre a reprodução. Os trabalhos epidemiológicos sobre saúde ocupacional e anestésicos inalatórios desenvolvem-se principalmente em salas de cirurgia e ambulatórios odontológicos.

### Óxido nitroso

Testes de mutagenicidade com óxido nitroso ($N_2O$) têm mostrado, frequentemente, resultados negativos quando realizados em animais de experimentação, fazendo crescerem as suspeitas de que tais efeitos possam ser estendidos aos humanos expostos a esse gás.[55] Tal fato fica mais evidente no sistema reprodutivo e no desenvolvimento normal, quando os animais são submetidos a altos níveis de concentrações inaladas.

Um estudo evidenciou elevado número de abortos espontâneos em ratos submetidos a 1.000 ppm, sendo que essas concentrações foram detectadas em salas de cirurgia convencionais e ambulatórios de odontologia não equipados com sistema antipoluição.[56] Outro estudo administrando 45 a 50% de $N_2O$ em oxigênio ($O_2$) a 25 a 30% em ratas grávidas por 2, 4, 6 e 8 dias mostrou que um alto percentual dos ratos neonatos apresentaram defeitos em costelas e vértebras.[57]

Um estudo retrospectivo realizado em humanos relatou que mulheres dentistas expostas a $N_2O$ durante 5 ou mais horas semanais apresentaram uma incidência de problemas clínicos de infertilidade significativamente mais elevada quando comparadas com mulheres sem contato com $N_2O$. A inalação desse agente diminui em 59% as probabilidades de gestação. Os sistemas de exaustão de gases das salas de anestesia e consultórios odontológicos anulam essa diferença.[55]

Outro estudo sugeriu que altos níveis de $N_2O$ ambiental ameaçam a fisiologia normal de fertilidade, fato que demonstra a necessidade de sistemas de exaustão de $N_2O$ nesses ambientes, principalmente nos locais onde trabalham mulheres em idade fértil[58] (com mais ênfase se o trabalho tem duração maior do que o tempo de segurana preconizado).

A exposição ao $N_2O$ pode ser dividida em dois pontos:

- Horas por semana trabalhadas em ambiente com exaustão.
- Horas por semana trabalhadas em ambiente sem exaustão.

Assim, mulheres que trabalham mais de 3 horas semanais em ambientes poluídos por $N_2O$ sem sistemas de exaustão apresentam um alto risco de aborto espontâneo (risco relativo = 2,6, com intervalo de confiança (IC) de 95% = 1,3-5,0) ajustado por idade e tabagismo. Esse grupo de autores concluiu que a presença de sistemas de exaustão para gases anestésicos em salas de cirurgia e ambulatórios odontológicos faz grande diferença na inalação crônica, mantendo, assim, a segurança do sistema reprodutor feminino.[56]

Alguns sumários de estudos epidemiológicos analisando as consequências da exposição ao $N_2O$, incluindo estudos em cobaios bem como em humanos, têm sido publicados confirmando os resultados antes citados.[56,57] É importante salientar que as anormalidades congênitas não são fortemente correlacionadas com esse tipo de exposição.

### Agentes halogenados

Potenciais efeitos maléficos têm sido aventados com relação à inalação de desflurano, tanto em estudos *in vivo* quanto em pesquisas com humanos. Mesmo assim, o risco da inalação do desflurano não está totalmente confirmado. O sevoflurano, o mais novo anestésico inalatório introduzido em clínica, bem como o isoflurano, o enflurano e o desflurano, também não têm sido estudados plenamente quanto aos seus potenciais toxicológicos em humanos durante a inalação em ambientes cirúrgicos, e tampouco os limites de inalação estão estabelecidos.

De maneira diferente, existem evidências bem fundamentadas de que o halotano e o $N_2O$ podem desencadear processo de mutagenicidade em certos sistemas do organismo de humanos. Para o halotano, que é metabolizado no organismo gerando elementos intermediários que se ligam de maneira covalente a macromoléculas teciduais, as evidências sugerem um mecanismo potencial de toxicidade.[59,60]

## Fatores que influenciam a poluição ambiental em salas de cirurgia

Desde 1970, existe um real entendimento sobre a necessidade da utilização de efetivos sistemas de exaustão de resíduos de gases e vapores anestésicos das salas de cirurgia. Isso pode ser conseguido por eficientes sistemas de exaustão que evitam a contaminação dos ambientes por resíduos de gases e vapores, sendo esses sistemas localizados próximos às válvulas expiratórias dos sistemas de ventilação.

Um dos fatores responsáveis pela poluição dos ambientes cirúrgicos são os sistemas de ventilação em anestesia, sendo os que usam fluxos de admissão de $O_2$ de baixo fluxo (< 1 L) preferidos para a melhoria do grau de poluição ambiental.

## Atitudes práticas para diminuir a poluição em salas de cirurgia

As causas e origens da poluição ambiental por anestésicos inalatórios muitas vezes são subestimadas pelos cirurgiões, anestesiologistas, enfermeiros e técnicos componentes das equipes cirúrgicas. Alguns fatos simples podem contribuir de maneira significativa para a poluição em pauta, como a má aderência da máscara na superfície da face e a ocasional desinsuflação do balonete do tubo traqueal.

Atitudes para o controle clínico da poluição ambiental envolvem:

- Desconectar o suprimento de $O_2$ e $N_2O$ do sistema de ventilação, suprimindo a possibilidade de pressão residual de gases e vapores no sistema e no ar ambiental.
- Nunca inalar agentes anestésicos inalatórios; o limiar da sensação olfatória dos anestésicos pode ser de até 50 ppm, o que corresponde a 25 vezes mais do que a dose permitida de inalação de gases e vapores por profissionais da equipe anestésico-cirúrgica. A inalação intencional desses agentes, mesmo que por breves momentos, deve ser totalmente evitada.
- Realizar todos os testes de vazamento nos circuitos ventilatórios utilizando somente fluxo adicional de $O_2$, isto é, sem adição de agentes anestésicos.
- Evitar ligar o vaporizador ou introduzir $N_2O$ na mistura anestésica antes de finalizar a intubação traqueal ou fazer a adaptação perfeita da máscara.
- Evitar de todas as maneiras as desconexões das traqueias e do tubo traqueal durante anestesia inalatória.
- Interromper a administração de $N_2O$ e agentes halogenados quando esvaziar o conteúdo gasoso no sistema de exaustão, antes de desconectar o sistema de ventilação do paciente.
- Administrar alto fluxo de admissão com $O_2$ a 100% ao sistema antes de desconectar a prótese ventilatória do paciente (tubo traqueal, máscara laríngea e congêneres).
- Evitar a inalação de resíduo de $N_2O$ e agentes halogenados exalados por pacientes na fase de recuperação da anestesia inalatória.
- Evitar a inalação desses agentes anestésicos ao reabastecer os vaporizadores calibrados.
- Colocar a chave em posição "Off" nos vaporizadores calibrados quando não utilizados.
- Conectar o sistema de Bain e outros sistemas de ventilação sem reinalação em sistemas de exaustão especiais.

# Agressões psicológicas

## Estresse ocupacional

Todos os médicos e residentes são submetidos a algum nível de estresse ocupacional relativo à sua prática clínica, fenômeno intensamente identificado na anestesiologia.[2] Dessa forma, é de grande importância que se defina "estresse ocupacional".

Estresse ocupacional é definido, com base em uma abordagem interativa, como a sequência de eventos que representam a contínua interação entre a pessoa (anestesiologista/

residente) e o seu ambiente ocupacional, ou, segundo a OMS, "[...] a percepção individual de sua posição na vida, incluída em um contexto cultural e em um sistema de valores no qual sejam ponderadas as suas relações de gratificações, expectativas, conceitos e críticas pessoais".[61]

De maneira diagramática, pode-se sintetizar no gráfico da **FIGURA 15.2** a correlação entre a elevação do nível de estresse (estresse positivo) com a melhora do desempenho profissional até o atingimento de um nível crítico (com características da individualidade), onde se transforma em uma situação patológica de sofrimento (*distress*), com declínio do desempenho profissional e consequente queda da segurança do paciente anestésico-cirúrgico.[62]

O Comitê para o Bem-Estar Profissional da World Federation of Societies of Anaesthesiologists (WFSA) considera importante o entendimento dos aspectos fisiopatológicos do estresse ocupacional conforme o modelo estruturado apresentado no **QUADRO 15.3**. Três características ficam evidenciadas no fenômeno do estresse ocupacional: subjetividade, individualidade e alterações comportamentais.[62]

Ao longo do tempo, a prática clínica da anestesiologia tem se mostrado cada vez mais segura, motivo pelo qual pacientes, familiares e instituições apresentam alta expectativa de sucesso, bem como de cobrança social/jurídica nas situações de insucesso, mesmo nos casos cirúrgicos reconhecidamente de extrema complexidade e com elevada prevalência de morbimortalidade. Esse fato aumenta o nível, por vezes patológico, do estresse ocupacional do médico, sendo acompanhado de suas consequências comportamentais. Seguindo essa linha de raciocínio, é possível,

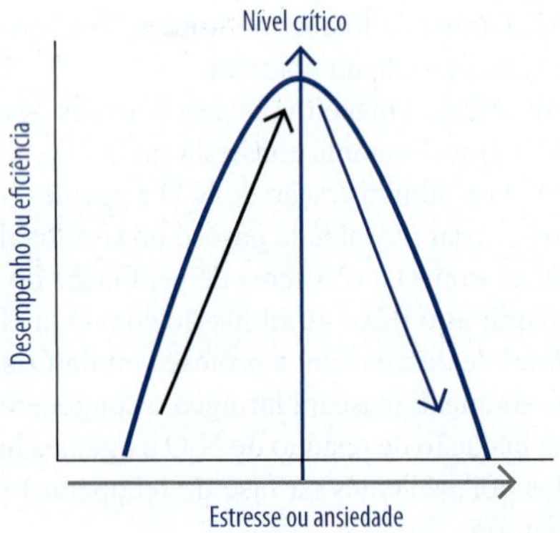


**FIGURA 15.2** Escala de desempenho *versus* nível de estresse ocupacional.

**QUADRO 15.3** Modelo de estresse ocupacional sugerido pela World Federation of Societies of Anaesthesiologists

- A percepção do estresse é subjetiva; isto é, o mesmo agente estressor pode ser percebido diferentemente e em intensidades diferentes por diferentes indivíduos.
- O ambiente de trabalho e as organizações constituem como fontes de pressão em potencial.
- O papel individual no ciclo do estresse é ativo (características da personalidade).
- Altos níveis de estresse ocupacional resultam em consequências psicológicas, fisiológicas e comportamentais.

*Fonte: World Federation of Societies of Anaesthesiologists.*[63]

de maneira esquemática, estabelecer as prováveis consequências da submissão crônica dos anestesiologistas e residentes a intensas situações de alto estresse ocupacional, as quais podem resultar em alterações do sono, depressão psíquica e dependência química, conforme visto na **FIGURA 15.3**.[62]

## Depressão psicogênica, fadiga e síndrome de exaustão (*burnout*) em estudantes de medicina

Muitos estudos têm evidenciado um novo conhecimento na área da saúde ocupacional psíquica do médico: o aumento do estresse ocupacional não parece ser um problema da maturidade profissional, mas, sim, um fenômeno que atinge, com grande prevalência, os estudantes de medicina e os residentes da área médica. A causa exata desse problema epidemiológico não está completamente estabelecida, mas alguns fatores precisam ser ressaltados, como o elevado nível de competitividade, a excessiva autonomia sem o devido suporte, além do medo da exposição de suas vulnerabilidades durante o curso médico e os rígidos programas de residência médica.

De acordo com a professora Liselotte Dyrbye, da Clínica Mayo nos Estados Unidos, na atualidade, esses fatos relatados revelam ter um grande impacto epidemiológico sobre a saúde pública. Nos Estados Unidos, em torno de 30 a 40% dos profissionais da área da saúde (médicos e enfermeiros), por apresentarem altos níveis de estresse ocupacional, abandonam as atividades médico-assistenciais, causando um significativo decréscimo na força de trabalho e, consequentemente, um considerável problema de assistência médica naquele país.

O aumento do autotratamento, do alcoolismo e de outros transtornos comportamentais (depressão psicogênica, síndrome de exaustão, dependência química) é intensificado pelo medo que os estudantes e residentes têm de serem punidos pelas instituições e sociedade com todas as suas consequências.[64]

É importante salientar que, embora algumas universidades ofereçam suporte psicológico aos estudantes e residentes, parece que eles sentem-se estigmatizados pela sociedade devido à sua patologia, o que pode alterar negativamente a sua prática clínica, tornando muito difícil a sua abordagem.

Alguns pesquisadores têm mostrado que aproximadamente um quarto dos médicos jovens sofrem de depressão; destes, mais da metade apresenta níveis avançados da síndrome de exaustão (*burnout*), sendo que 10% apresentam nítida tendência a cometerem suicídio. Esse fato está bem documentado na literatura,[1] como se pode verificar no trabalho apresentado na **TABELA 15.1**.[65]

Várias instituições norte-americanas estudam possibilidades por meio das quais poderiam alterar positivamente tal situação. Uma experiência nesse sentido foi realizada na Weber State University, Utah, com o estabelecimento de um curso denominado "Life in Medicine", incluindo temas como

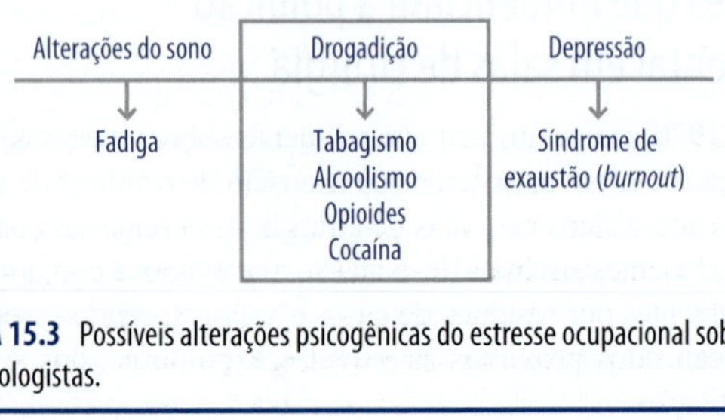


**FIGURA 15.3** Possíveis alterações psicogênicas do estresse ocupacional sobre os anestesiologistas.

**TABELA 15.1** Nível da síndrome de exaustão de acordo com a idade em anestesiologistas

| Idade | Categorias da síndrome da exausão | | |
|---|---|---|---|
| | **Baixa** | **Moderada** | **Alta** |
| < 30 | 4 | 34 | 34 |
| 30 a 35 | 8 | 21 | 12 |
| > 35 | 11 | 12 | 15 |

*Fonte: Nyssen e colaboradores.*[65]

suicídio, depressão psicogênica, síndrome de exaustão, dependência química e a realização de discussões entre estudantes, residentes e orientadores sobre o tema, visando alertar sobre os efeitos deletérios graves do estresse ocupacional nas pessoas envolvidas em assistência médica.

Um estudo[3] mostrou as diferenças entre os comportamentos profissionais de estudantes de medicina submetidos a diferentes níveis de estresse ocupacional – mais de 2.500 estudantes de medicina constituíram a população estudada no trabalho. O desempenho clínico sofrível foi diretamente relacionado com a elevação do nível de estresse ocupacional (na forma de alterações do bem-estar ocupacional e depressão psíquica) a que eles estavam submetidos.

Em Nova York, um médico generalista (formado na Columbia University College of Physicians & Surgeons) alertou ao Congresso Americano em 2010 que um número considerável de casos de sofrimento em estudantes de medicina é causado por instituições hospitalares (universitárias, estatais e privadas) que exploram e sobrecarregam os estudantes de medicina e residentes na sua carga de trabalho na área. Segundo esse médico, é mandatório que um conselho de saúde ocupacional monitore mensalmente os estudantes e residentes com o objetivo de detectar e intervir nesses problemas de cunho ocupacional.

Conforme trabalho publicado nos Archives of Surgery em 2011,[4] em torno de 1 em 16 cirurgiões relataram tendências suicidas, sendo que elas foram tratadas de maneira efetiva mediante suporte psiquiátrico aos profissionais. Dos 7.905 cirurgiões que participaram do questionário anônimo e que responderam a questões relacionadas com ideação suicida, 501 afirmaram experimentar esse tipo de sensação durante a prática clínica, dos quais 301 nunca procuraram auxílio psiquiátrico com receio de terem a sua licença de prática médica suspensa. O conhecimento dos efeitos letais dos fármacos e o acesso facilitado a eles foram apontados como fatores facilitadores desse tipo de evento nos médicos pesquisados.[66]

Outro trabalho publicado no JAMA em 2010[67] evidenciou que 53% dos estudantes de medicina que apresentavam elevados níveis de sintomatologia depressiva tinham medo de ser identificados como psiquicamente depressivos, pois receavam ter a sua carreira futura alterada (dificuldade de licença da prática médica), e que 62% deles desconheciam e não foram informados sobre a maneira de obter auxílio nessa situação. Thomas Schwenk, autor do referido trabalho, conclui que "[...] os estudantes de medicina são submetidos a extraordinários níveis de pressão durante a sua prática médica. Com frequência, eles se sentem definindo situações entre a vida e a morte, considerando que nunca poderão errar, isso devido a um superego psicogênico tirânico que os cobra de maneira intensa, tornando-os extremamente ansiosos (p. ex., depressão, exaustão, dependência química e suicídio)"[67]. Esse estigma parece ser menor quando estudado na população em geral.[68]

Merece especial consideração o questionamento de Schwenk: se os estudantes de medicina são extremamente críticos com seus colegas depressivos, como eles serão capazes de abordar os seus pacientes depressivos na prática clínica?

Um trabalho recente publicado na Academic Medicine em 2010[69] concluiu que uma vez diagnosticada a síndrome de exaustão no estudante de medicina, ela tende a se manter durante toda a residência; que os estudantes com diagnóstico de depressão psicogênica são propensos a desenvolver a síndrome de exaustão durante a sua residência médica; e que as intervenções de diagnóstico, prevenção e tratamento da síndrome de exaustão durante o curso de medicina previnem de maneira significativa o seu aparecimento durante o período de residência (suporte durante a formação médica básica).

Outro trabalho na mesma área, publicado na Academic Medicine em 2014, concluiu que os erros clínicos praticados por estudantes de medicina permanecem em prevalência bastante alta; que os erros recorrentes causados por preceptores, residentes e estudantes de medicina estão intimamente relacionados com os seus níveis de exaustão; e que, embora mais estudos devam ser realizados para identificar o mérito causal dessa correlação, as instituições de ensino não devem somente punir o causador do erro, mas, sim, avaliá-lo de maneira mais detalhada com o principal objetivo de realizar intervenções no sentido de ajudá-lo durante o período de sua formação e início da prática médica após sua formação básica.[70]

Cabe aos educadores envolvidos na área de ensino médico estarem alertas para o problema, estruturando algum tipo de abordagem mais efetiva dentro das escolas médicas e dos centros de treinamento clínico para que se mude de maneira significativa essa cultura ainda muito atrasada sobre o tema, melhorando no futuro o bem-estar ocupacional dos jovens médicos, garantindo-lhes uma prática médica de excelência.

## Síndrome de exaustão (*burnout*)

A síndrome de exaustão foi identificada na década de 1970 e está relacionada com a atribuição de níveis (valores) a três características psicofisiológicas, avaliadas pela utilização do Maslash Questionnaire:

- Exaustão emocional.
- Despersonalização.
- Alteração com seus cuidados pessoais.

Um dado epidemiológico alarmante foi publicado no Canadá pela Associação Médica Canadense referente à prevalência da síndrome de exaustão em médicos naquele país, informando que 45,7% dos médicos canadenses encontram-se em um estágio avançado da síndrome da exaustão.[71]

As alterações do sono são o principal fator etiológico da fadiga ocupacional e de suas consequências. A correlação entre esse fenômeno e a segurança do paciente anestésico-cirúrgico está bem documentada na literatura. Um número substancial de estudos evidencia também que a atividade clínica excessiva em termos de horas trabalhadas contribui para o aparecimento de altos níveis de fadiga, reduzindo a produtividade e a qualidade do desempenho clínico dos profissionais médicos, incluindo os anestesiologistas. Além disso, essa situação eleva significativamente a incidência de efeitos adversos, comprometendo a segurança do ato cirúrgico.

Assim sendo, é importante que os profissionais e as instituições da área médica entendam com profundidade a definição de fadiga ocupacional, para que, a partir daí, estabeleçam-se políticas laborais que protejam os médicos e seus pacientes desse tipo de situação, que se apresenta em alta prevalência na prática médica.

A fadiga ocupacional é definida como o estado de extremo cansaço, que está associado a longos períodos de trabalho ininterrupto sem o devido descanso ou a exigências pela prática de atividades profissionais dessincronizadas dos processos fisiológicos normais e do ritmo circadiano do indivíduo. Essa situação frequentemente resulta em:

- Lapsos de atenção e incapacidade de manter-se focado no cuidado aos pacientes.
- Redução no processo psicológico de motivação.
- Capacidade de resolver problemas comprometida.
- Confusão mental.
- Lapsos de memória.
- Impedimento de comunicação.
- Dificuldade de comunicação.
- Processamento e julgamento de informações comprometidos.
- Aumento do tempo de latência para reações.
- Indiferença ou perda de empatia.

A literatura baseada em evidências médicas mostra a alta prevalência da associação entre fadiga ocupacional e erro médico, com consequências frequentemente graves e potencialmente evitáveis.

Plantões prolongados e realizados com frequência excessiva afetam de maneira significativa e deletéria a saúde dos médicos e dos enfermeiros, alterando de maneira muito importante o desempenho dos profissionais da área da saúde.

Um dos primeiros trabalhos dessa série sobre médicos/enfermeiros a abordar fadiga ocupacional *versus* segurança dos pacientes estudou 393 enfermeiros cobrindo mais de 3.500 plantões, concluindo que enfermeiros cumprindo jornadas de trabalho de mais de 12,5 horas ficam três vezes mais propensos a errar durante os cuidados com os pacientes em comparação com profissionais com cargas horárias menores. Tal fato foi atribuído aos lapsos de atenção e também evidencia uma elevada incidência de acidentes perfurocortantes.[72]

A literatura alerta para essa significativa relação entre horas trabalhadas e incidência de erros médicos, ou seja, para a alteração da segurança do paciente cirúrgico. Nos Estados Unidos, o Accreditation Council for Graduate Medical Education (ACGME)[72] postulou, em 2003, que a carga horária semanal de trabalho de residentes e preceptores não deveria ultrapassar 80 horas e que os plantões não deveriam durar mais de 30 horas ininterruptas. Estudos posteriores continuavam apresentando resultados com níveis inaceitavelmente altos de complicações diretamente relacionadas com o estado psíquico dos profissionais da área médica, em especial os anestesiologistas.[73]

Com base nisso, a ACGME propôs, em 2010, a versão final dos seus padrões, os quais se tornaram efetivos em 2011[73] a partir de então, os especializandos não mais poderiam ser submetidos a regime de trabalho superior a 80 horas semanais.[73] Os regimes de plantão para especializandos de primeiro ano de formação devem ser de 16 horas, enquanto os demais especializandos não devem exceder 24 horas de atividades clínicas, sendo aconselháveis intervalos rápidos de descanso e diversão.

Com relação à dependência química, um trabalho publicado no JAMA, em 2013,[74] investigou o assunto em um estudo retrospectivo de coorte analisando programas de residência médica em anestesiologia entre os anos de 1975 e 2009, em uma população de 44.612 residentes nos Estados Unidos. Os resultados evidenciaram uma prevalência de 0,86% de residentes dependentes químicos, sendo que o índice de recaída apresentou-se extremamente elevado no período de até cinco anos após o término do programa de treinamento. Esse estudo enfatiza, em seus resultados, o permanente perigo de recaídas dos anestesiologistas que foram dependentes durante o seu treinamento clínico. Além disso, os resultados mostraram uma incidência de morte relacionada com a utilização da droga em torno de 11%.[74] No mesmo trabalho, detectou-se uma incidência de 56 (15%) de 384 indivíduos com dependência química anterior ao início da residência, incluindo álcool (n = 43), maconha (n = 24), cocaína (n = 8) e outras (n = 14), e 19 indivíduos utilizando múltiplas drogas. O gráfico da **FIGURA 15.4** evidencia, de maneira marcante, a incidência de recaída após tratamento e início da prática clínica pós-residência médica.

É importante salientar que a dependência química deve ser considerada como doença crônica caracterizada por distúrbios neurobiológicos e patologias comportamentais que resultam no uso compulsivo de drogas e incontrolável desejo de obter seus efeitos.[75,76]

Dois problemas graves se configuram na anestesiologia: o fácil acesso e o conhecimento da farmacologia dessas substâncias, principalmente opioides, propofol, cetamina, sevoflurano, entre outras, embora apenas evidências indiretas suponham uma prevalência maior de dependência química nos anestesiologistas quando comparados com médicos de outras especialidades.[75,76]

Existem poucas informações na literatura em relação à dependência química em médicos, além de vários impedimentos éticos e jurídicos que influenciam a metodologia das pesquisas. A cura desses dependentes avaliada em longo prazo dificulta a fidedignidade das pesquisas, gerando muitas controvérsias sobre o tema.

Para concluir, o **QUADRO 15.4** apresenta as recomendações atuais para abordagem do estresse ocupacional e suas consequências de acordo com o Comitê para o Bem-Estar Profissional da WFSA e a Comissão de Saúde Ocupacional da SBA.

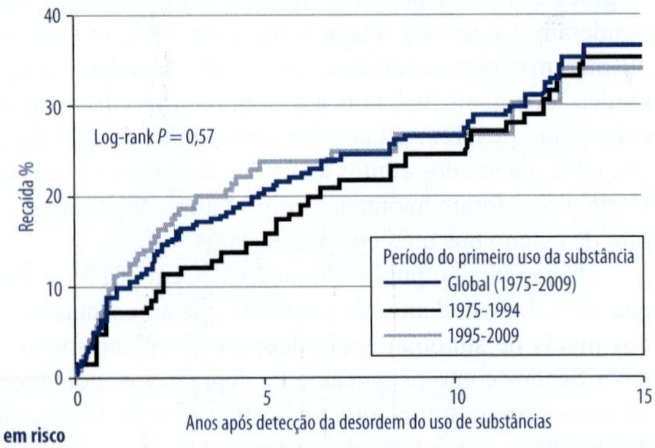


| Número em risco | | | | |
|---|---|---|---|---|
| 1975-2009 | 310 | 187 | 115 | 81 |
| 1975-1994 | 114 | 96 | 85 | 72 |
| 1995-2009 | 196 | 91 | 30 | 9 |

**FIGURA 15.4** Incidência de recaída em especializandos dependentes pós-residência médica.
*Fonte: Warner e colaboradores.*[74]

**QUADRO 15.4** Recomendações para a abordagem do estresse ocupacional e suas consequências

- Estabelecer em sua instituição de trabalho (seja ela privada, universitária, estatal, pública) um sistema de suporte especializado aos profissionais da área de atendimento médico para problemas de estresse ocupacional e suas consequências (incluindo psiquiatras e/ou psicólogos).
- Estimular que chefias administrativas e médicos estabeleçam de maneira conjunta os regimes de trabalho, evitando o aparecimento de fadiga ocupacional por sobrecarga laboral.
- Criar e implementar diretrizes de trabalho que protejam os médicos desses fenômenos patológicos ocupacionais.
- Incrementar a educação dos profissionais para a necessidade da "higiene do sono" e para a sua influência na segurança do paciente e do próprio profissional da área da saúde.
- Oferecer oportunidades para os membros dos serviços se manifestarem individualmente sobre queixas em relação à fadiga ocupacional e suas consequências.
- Considerar a fadiga e o estresse ocupacional como potenciais fatores nos casos de discussões sobre erro médico.
- Criar ou manter um seguro de saúde institucional que cubra as doenças psicogênicas ocupacionais, sem maior penalidade financeira para o profissional acometido por esse tipo de patologia.
- Promover institucionalmente uma flexibilidade de regime de trabalho, respeitando a individualidade psíquica e as diferenças de idade dos profissionais.
- Estimular que as instituições considerem a segurança do paciente e de sua equipe médica como prioridade, estabelecendo limites para a duração semanal da prática clínica.
- Criar protocolos para avaliação de complicações médicas e de enfermagem visando à sua discussão e consequente melhora de condutas, protegendo o profissional e o paciente.
- Estabelecer equipes para avaliação e intervenção rotineiras sobre os distúrbios psicogênicos, mediante entrevistas, aplicação de testes tipo Maslach e/ou Medical Students Wellbeing Index.
- Estimular estudantes, especializandos, preceptores e profissionais da área da anestesiologia para a realização de questionários de autoavaliação de seus níveis de exaustão (p. ex., ver em http://www.mindtools.com).
- Estimular a produção científica na área da saúde ocupacional por meio de participação ativa em simpósios, jornadas e congressos que discorrem sobre a saúde ocupacional dos médicos.
- Estimular a elaboração e a publicação de trabalhos científicos referentes ao tema, como pesquisas epidemiológicas, revisões bibliográficas, metanálises e editoriais.
- Estimular a publicação de edições especializadas sobre alterações do bem-estar ocupacional e suas consequências (em forma de livro e *e-book*, traduzido para diversas línguas e com possibilidade de *download* grátis, disponível no site da WFSA).

*Fonte: World Federation of Societies of Anaesthesiologists.*[63]

## Aspectos ergonômicos na sala de cirurgia

A qualidade do ambiente ocupacional do anestesiologista (i.e., sala de cirurgia) é determinada por uma série de fatores, como espaço físico, equipamentos (anestésicos, cirúrgicos, diagnósticos) e membros das equipes. Tais fatores são variáveis em diferentes situações, mas as instituições nacionais responsáveis por esse campo da medicina devem estabelecer leis, regulamentações e recomendações objetivando a manutenção da segurança e do bem-estar ocupacional do profissional médico que atua predominantemente nessas áreas.[77,78]

### Área física

As deficiências e os defeitos da área física da sala de cirurgia nos hospitais atuais (p. ex., espaço e distribuição inadequados de equipamentos) costumam ser causados por uma defasagem significativa de tempo entre o momento da criação do projeto arquitetônico (em que existe uma realidade em relação aos equipamentos e às exigências de espaços) e o tempo da execução do projeto, ou seja, o momento da real construção da área física proposta. Muitas vezes ocorre uma distorção entre o projeto e o espaço necessário para acomodar, de maneira segura, todos os novos equipamentos anestésico-cirúrgicos, monitores e material diagnóstico. Essa realidade em geral resulta na impossibilidade do acesso direto (visão) aos monitores e equipamentos anestesiológicos, podendo alterar o grau de segurança do paciente cirúrgico, uma vez que pode dificultar o diagnóstico da complicação e a ação corretiva ou profilática por parte dos anestesiologistas, além de influenciar alguns aspectos ergonômicos na prática clínica desses profissionais.

Os novos equipamentos exigem espaços bem definidos, os quais devem ser considerados e valorizados nos projetos arquitetônicos e durante a sua execução. Isso fica bem evidenciado durante procedimentos de grande porte, principalmente quando uma estação de trabalho não possui acoplados os monitores requeridos para a realização do procedimento cirúrgico proposto, tornando necessária a utilização de outros monitores localizados longe dos aparelhos de anestesia. Várias situações que distanciam o anestesiologista do seu equipamento podem ser citadas, como computadores associados a monitores, sistemas de autotransfusão, *cell saver*, ecocardiografia transesofágica, sistema de aquecimento (Bair Hugger™), fontes de luz externa em procedimentos endoscópicos, máquinas de circulação extracorpórea, microscópios, entre outros.

Assim, é preciso ressaltar que os procedimentos anestésicos complexos tornam importante a participação de uma equipe de anestesiologistas que demanda uma área física adequada ao procedimento, ou seja, que acomode de maneira cômoda e efetiva toda a equipe anestésico-cirúrgica.

Na atualidade, os anestesiologistas devem ter uma participação efetiva tanto no projeto como na construção dos centros cirúrgicos, contribuindo para a perfeita adequação desses locais, de modo que o espaço físico esteja de acordo com as necessidades do médico e a distribuição dos equipamentos, a fim de que permitam a visão constante e ininterrupta, sem impedimento visual e de acesso aos monitores indispensáveis ao excelente desempenho clínico e a segurança dos pacientes cirúrgicos (**FIG. 15.5**).[79,80]

### Monitorização e ergonomia

Dependendo do espaço físico estabelecido para a anestesiologia e de sua disposição espacial, frequentemente o acesso visual direto aos monitores fica impedido. Na cirurgia cardíaca, por exemplo, esse fato obriga o anestesiologista e os cirurgiões a mudarem de posição para ter acesso às informações oferecidas pelo monitor. Assim, os monitores precisam ser ajustáveis em seu local de fixação (p. ex., altura regulável, possibilidade de lateralização, etc.) durante o procedimento cirúrgico.

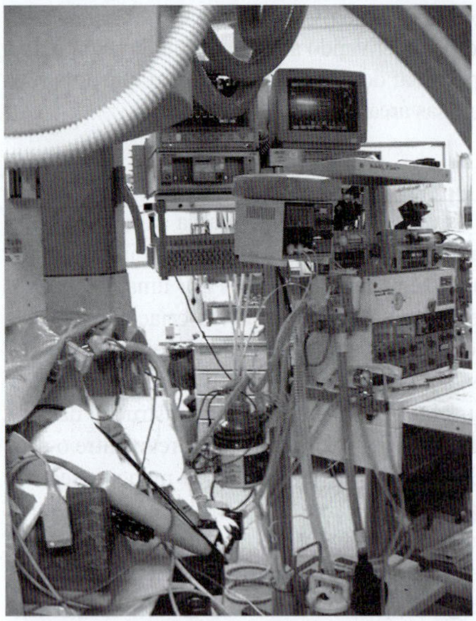

**FIGURA 15.5** É necessário conciliar as exigências tecnológicas da assistência médica moderna na sala de cirurgia com as habilidades físicas do profissional necessárias para que exerça os seus cuidados. O anestesiologista deve ter a visão ampla dos monitores e o espaço para os movimentos adequados para exercer a sua função.

Esta imagem pode ser visualizada em cores no Anexo 2, página 1561.

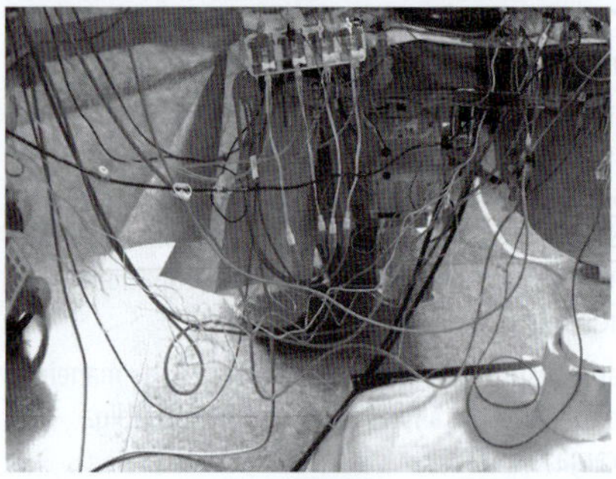

**FIGURA 15.6** Síndrome *spaghetti*: emaranhado de múltiplos cabos e tubos oriundos dos equipamentos e monitores de anestesia.

Um problema frequentemente associado ao equipamento anestésico-cirúrgico, sobretudo a monitorização transoperatória, é a síndrome *spaghetti* (FIG. 15.6), que consiste em um emaranhado de múltiplos cabos e tubos para alimentação elétrica e de gases para a estação de trabalho do anestesiologista ou as suas bombas de infusão contínua.

Uma solução parcial para essa situação é a colocação dos módulos de monitorização em um *rack* próximo à cabeça do paciente, o qual permite uma perfeita observação das informações durante todo o procedimento cirúrgico proposto, reduzindo a parafernália a um único cabo de alimentação elétrica. Essa sugestão tenta promover uma visão direta dos monitores, aumentando a segurança do paciente cirúrgico, além de facilitar o transporte dos pacientes da sala de cirurgia para outras áreas, como unidade de tratamento intensivo.

Como já dito, é importante a efetiva participação dos anestesiologistas nos projetos dos novos hospitais (e dos centros cirúrgicos), exigindo a observação de pontos ideais para a instalação de equipamentos e cabos de alimentação elétrica e de gases, os quais são frequentemente desconhecidos pela equipe médica e de enfermagem, bem como por parte dos arquitetos e engenheiros.

A maioria das máquinas de anestesia e monitores é construída de forma padrão, sem a observação de dados ergométricos para a equipe anestésico-cirúrgica. Quando a máquina está em repouso, com o anestesiologista posicionado à sua frente, os tubos normalmente estão situados à sua esquerda. No entanto, quando em uso, a máquina é colocada lateralmente à cabeça do paciente, em geral do lado direito da mesa cirúrgica. O anestesiologista costuma utilizar a mão esquerda para colocar e manter a máscara e a direita para ventilar o paciente mediante compressão do balão. Os indivíduos canhotos devem

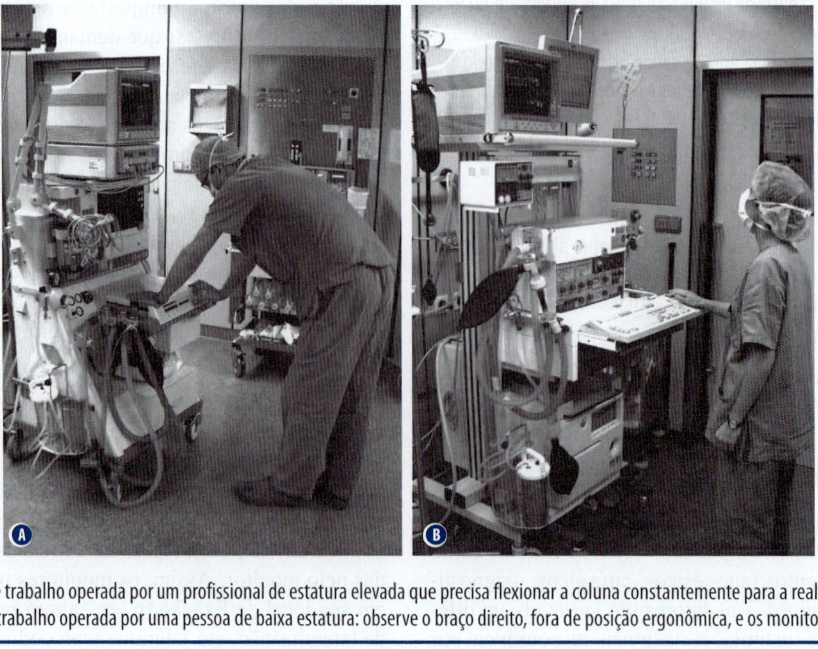

**FIGURA 15.7** **A** Estação de trabalho operada por um profissional de estatura elevada que precisa flexionar a coluna constantemente para a realização de ajustes no equipamento. **B** Estação de trabalho operada por uma pessoa de baixa estatura: observe o braço direito, fora de posição ergonômica, e os monitores, fora da linha de visão.

adaptar a posição dependendo da sua comodidade e segurança. Já os monitores devem ser mantidos à direita e em altura adaptável à estatura do anestesiologista (FIG. 15.7).[81]

Outro aspecto relacionado com as máquinas de anestesia é o suprimento de oxigênio e eletricidade. Na maioria das vezes, a máquina é conectada por uma coluna de teto retrátil com tomadas de abastecimento central (oxigênio e eletricidade). Os tubos condutores para o aparelho de anestesia e monitores devem ter comprimentos variáveis, porque pode ser necessário posicionar o aparelho de anestesia em locais diferentes na sala de cirurgia (adaptado às múltiplas exigências cirúrgicas), e a coluna de teto em geral não possui grau suficiente de liberdade para cumprir suas funções em diferentes posicionamentos. É importante salientar que o aparelho de anestesia deve apresentar a possibilidade de ser conectado ao paciente em todas as posições possíveis. Já os tubos de conexão não devem ser muito longos, sendo necessário manter as suas dimensões exatas para o cumprimento de suas funções, sendo alocados de maneira a não interferirem com as atividades dos membros das equipes anestésico-cirúrgicas.

Além das considerações básicas e dos principais requisitos discutidos até agora, há uma multiplicidade de fatores isolados, com importância variável, que deveriam ser considerados ao planejar o local de trabalho dos anestesiologistas.

## Referências


1. National Institute for Occupational Safety and Health (NIOSH). All workplace safety and health topics [Internet]. Atlanta: CDC; 2016 [capturado em 05 abr. 2017]. Disponível em: http://www.cdc.gov/niosh/topics/.
2. Thomas I. Occupational harzards of anesthesia. Contin Educ Anaesth Crit Care Pain. 2006;6(5):182-7.
3. Grumet GW. Pandemonium in the modern hospital. N Engl J Med. 1993;328(6):433-7.
4. Wallace MS. Hearing acuity of anesthesiologists and alarm detection . Anesthesiology. 1994;81(1):13-28.
5. Willett KM. Noise-induced hearing loss in orthopedic staff. J Bone Joint Surg Br. 1991;73(1):113-5.
6. Gan WQ, Davies HW, Demers PA. Exposure to occupational noise and cardiovascular disease in the United States: the National Health and Nutrition Examination Survey 1999-2004. Occup Environ Med. 2011;68(3):183-90.
7. Murphy VS, Malhotra SK, Bala I, Raghunathan M. Auditory functions in anesthesia residentes during exposure to operating room noise. Indian J Med Res. 1995;101:213-6.
8. Stansfeld SA, Matheson MP. Noise pollution: non-auditory effects on health. Br Med Bull. 2003;68:243-57.
9. Way TJ,. Long A, Weihing J, Ritchie R, Jones R, Bush M, et al. Effects of noise on auditory processing in the operating room. J Am Coll Surg. 2013;216(5):933-8.
10. Kurmann A, Peter M, Tschan F, Mühlemann K, Candinas D, Beldi G.. Adverse effect of noise in the operating theather on surgical-site infection. Br J Surg. 2011;98(7):1021-5.
11. Liu EH, Tan S. Patient's perception of level of sound in the surgical suite. J Clin Anesth. 2000;12(4):298-302.
12. Kim DW, Kil HY, White PF. The effect of noise on the bispectral index during propofol sedation. Anesth Analg. 2001;93(5):1170-3.
13. Allen K, Blascovich J. Effects of music on cardiovascular reactivity among surgeons. JAMA. 1994;272(11):882-4.
14. Miskovic D, Rosenthal R, Zingg U, Oertli D, Metzger U, Jancke L. Randomized controlled trial investigating the effect of music on the virtual reality laparoscopic learning performance of novice surgeons. Surg Endosc. 2008;22(11):2416-20.
15. Hawksworth CR, Sivalingam P, Asbury AJ. The effect of music on anaesthetists' psychometrics performance. Anaesthesia. 1998;53(2):195-7.
16. Kahn DM, Cook TE, Carlisle CC, Nelson DL, Kramer NR, Millman RP. Identification and modification of environmental noise in an ICU setting. Chest. 1998;114(2):535-40.
17. Shankar N, Malhotra KL, Ahuja S, Tandon OP. Noise pollution: a study of noise levels in the operation theather of a general hospital during various procedures. J Indian Med Assoc. 2001;99(5):244-7.
18. Schmid F, Goepfert MS, Kuhnt D, Eichhorn V, Diedrichs S, Reichenspurner H, et al. The wolf is crying in the operating room: patients monitor and anesthesia workstation alarming patterns during cardiac surgery. Anesth Analg. 2011;112(1):78-83.
19. Broom MA, Capek AL, Carachi P, Akeroyd MA, Hilditch G. Critical phase distractions in anestesia and sterile cockpit concept. Anaesthesia. 2011;66(3):175-9.
20. Katz JD. Noise in the operating room. Anesthesiology. 2014;121(4):894-8.
21. Alves Neto O. Biotransformação relacionada à toxicidade de anestésico inalatórios. Rev Bras Anestesiol. 1986;36(6):459-75.
22. Collins VJ. Principles of anesthesiology: general and regional anesthesia. 3rd ed. Philadephia: Lea&Febiger; 1993. p. 1149-58.
23. Xavier L. Segurança e anestesia. In: Cremonesi E, editor. Temas de anestesiologia. São Paulo: Savier; 1987. p. 369-76.
24. Carneiro AF. Saúde ocupacional: princípios básicos de radio-proteção. Anest Rev. 2001.
25. Taylor J. Radiation safety for anesthesiologists. Contin Educ Anaesth Crit Care Pain. 2013;13(2):59-62.
26. Anastasian Z. Anesthesiologists at risk for significant radiation exposure during neurointervention procedures. J Neurointervent Surg. 2009;1(1):78-9.
27. Durack DP, Gardner AI, Trang A. Radiation exposure during anesthetics practice. Anaesth Intensive Care. 2006;34(2):216-7.
28. Ainsbury EA, Bouffler SD, Dörr W, Graw J, Muirhead CR, Edwards AA, et al. Radiation cataractogenesis: a review of recents studies. Radiat Res. 2009;172(1):1-9.
29. McGowan C, Heaton B, Stephenson RN. Occupational x-rays exposure of anesthetists. Br J Anaesth. 1996;76(6):868-9.
30. Kim KP, Miller DL. Minimising radiation exposure to physicians performing fluoroscopically guided cardiac catheterisation procedures: a review. Radiat Prot Dosimetry. 2009;133(4):227-33.
31. Bashore TM, Bates ER, Berger PB, Clark DA, Cusma JT, Dehmer GJ, et al. American College of Cardiology/Society for Cardiac Angiography and Interventions Clinical Expert Consensus Document on cardiac catheterization laboratory standards. A report of the American College of Cardiology Task Force on Clinical Expert Consensus Documents. J Am Coll Cardiol. 2001;37(8):2170-214.
32. Mehlman CT, DiPasquale TG. Radiation exposure to the orthopaedic surgical team durin fluoroscopy : "how far away is far enough?". J Orthop Trauma. 1997;11(6):392-8.
33. Cousin AJ, Lawdahl RB, Chakraborty DP, Koehler RE. The case for radioprotetive eyewear/facewear. Practical implications and suggestions. Invest Radiol. 1987;22(8):688-92.
34. International Commission on Radiological Protection. Radiologic protection education and training for health staff and students [Internet]. Ontario: ICRP; 2010 [capturado em 05 abr. 2017]. Disponível em: http://www.icrp.org/docs/ICRP_Report-RP_Education_and_Training_for_Health-care_Staff_and_Students(for_Consultation).pdf.
35. Vano E. Mandatory radiation safety training for intervencionalists: the European perspective. Tech Vasc Interv Radiol. 2010;13(3):200-3.
36. International Atomic Energy Agency. Diagnostic and interventional radiology [Internet]. Vienna: IAEA; 2011 [capturado em 05 abr. 2017]. Disponível em: https://rpop.iaea.org/RPOP/RPoP/Content/AdditionalResources/Training/1_TrainingMaterial/Radiology.htm
37. Multimedia and audiovisual radiation protection training in interventional radiology (MARTIR project) [CD-ROM]. Luxembourg: European Commission; 2002. http://ec.europa.eu/energy/wcm/nuclear/cd_rom_martir_project.zip
38. The 2007 Recommendations of the International Commission on Radiological Protection. ICRP publication 103. Ann ICRP. 2007;37(2-4):1-332.
39. Barker SJ, Doyle DJ. Electrical safety in the operating room: dry versus wet. Anesth Analg. 2010;110(6):1517-8.
40. Eichhorn JH, Hessel EA 2nd. Electrical power failure in the operating room: a neglected topic in anesthesia safety. Anesth Analg. 2010;110(6):1519-21.
41. Wills JH, Ehrenwerth J, Rogers D. Electrical injury to a nurse due to conductive fluid in an operating room designated as a dry location. Anesth Analg 2010;110(6):1647–9.
42. The Joint Commission. Sentinel event alert, issue 37: preventing adverse events caused by emergency electrical power system failures [Internet]. Washington: Joint Commission; 2006 [capturado em 05 abr. 2017]. Disponível em: https://www.jointcommission.org/sentinel_event_alert_issue_37_preventing_adverse_events_caused_by_emergency_electrical_power_system_failures/.
43. Ministério da Saúde (BR). Exposição a materiais biológicos [Internet]. Brasília: MS; 2006 [capturado em 10 br. 2017]. Disponível em: http://bvsms.saude.gov.br/bvs/publicacoes/protocolo_expos_mat_biologicos.pdf.
44. Cleveland JL, Barker L, Gooch BF, Beltrami EM, Cardo D. Use of HIV postexposure prophylaxis by dental health care personnel: an overview and updated recommendations. J Am Dent Assoc. 2002;133(12):1619-26.
45. Centers for Disease Control and Prevention. Perspectives in disease prevention and health promotion update: universal precautions for prevention of transmission of human immunodeficiency virus, hepatitis B virus, and other blood borne pathogens in health-care settings. MMWR Morb Mortal Wkly Rep. 1988;37(24):377-88.
46. Cardo DM, Culver DH, Ciesielski CA, Srivastava PU, Marcus R, Abiteboul D, A case-control study of HIV serocon- version in health care workers after percutaneous exposure. N Engl J Med. 1997;337(21):1485-90.
47. Bell DM. Occupational risk of human immunodeficiency virus infection in healthcare workers: an overview. Am J Med. 1997;102(5B):9-15.
48. Ministério da Saúde (BR). Recomendações para atendimento e acompanhamento de exposiçao ocupacional a material biológico: HIV e hepatites B e C [Internet]. Brasília: MS; 2004 [capturado em 10 br. 2017]. Disponível em: http://bvsms.saude.gov.br/bvs/publicacoes/04manual_acidentes.pdf.
49. Centers for Disease Control and Prevention [Internet]. Atlanta: CDC; [2017; capturado em 25 abr. 2017]. Disponível em: https://www.cdc.gov/
50. Boletim Epidemiológico Paulista [Internet]. 2011;8(94) [capturado em 03 maio 2017]. Disponível em: http://www.saude.sp.gov.br/resources/ccd/homepage/bepa/2011/bepa94-outubro_2011.pdf
51. Rhodes RS, Bell DM .Prevention of transmission of bloodborne pathogens. Surg Clin North Am. 1995;75(6):1047-242.
52. National Institute for Occupational Safety and Health. Criteria for a recommended standard: occupational exposure to waste anesthetic gases and vapors [Internet]. Atlanta: CDC; 1977 [capturado em 05 abr. 2017]. Disponível em: https://www.cdc.gov/niosh/docs/1970/77-140.html.
53. National Institute for Occupational Safety and Health. Control of nitrous oxide in dental operatories [Internet]. Atlanta: CDC; 1994 [capturado em 05 abr. 2017]. Disponível em: https://www.cdc.gov/niosh/docs/hazardcontrol/hc3.html.
54. Fink BR, Shepard TH, Blandau RJ. Teratogenic activity of nitrous oxide. Nature. 1967;214(5084):146-8.
55. Baden JM, Simmon VF. Mutagenic effects of inhalation anesthetics. Mutat Res. 1980;75(2):169-89.
56. Vieira E, Cleaton-Jones P, Austin JC, Moyes DG, Shaw R. Effects of low concentrations of nitrous oxide on rat fetuses. Anesth Analg. 1980;59(3):175-7.
57. Purdham JT. Anesthetic gases and vapors. Hamilton: CCOHS; 1986.
58. Hindbohm M. Occupational exposure in dentistry and miscarriage. Occup Environ Med. 2007;64(2):127–33.
59. Kestenberg SH, Young ER. Potential Problems Associated with Occupational Exposure to Nitrous Oxide. J Can Dent Assoc. 1988;54(4):277-86.
60. Garro AJ, Phillips RA. Mutagenicity of the halogenated olefin, 2-bromo-2-chloro-1,1-difluoroethylene, a presumed metabolite of the inhalation anesthetic halothane. Mutat Res. 1978;54(1):17-22.
61. World Health Organization. Occupational health [Internet]. Geneva: WHO;c2017 [capturado em 10 abr. 2017]. Disponível em: http://www.who.int/occupational_health/en/.
62. Duval Neto G. Estresse ocupacional em medicina: um problema de saúde pública. Anestesia Rev. 2015;321-5.
63. World Federation of Societies of Anaesthesiologists [Internet]. London: WFSA; c2014 [capturado em 18 abr. 2017]. Disponível em: http://www.wfsahq.org.
64. Parshuram CS, Dhanani S, Kirsh JA, Cox PN. Fellowship training, workload, fatigue and physical stress: a prospective observational study. CMAJ. 2004;170(6):965-70.
65. Nyssen AS, Hansez I, Baele P, Lamy M, De Keyser V. Occupational stress and burnout in anaesthesia. Br J Anaesth. 2003;90(3):333-7.
66. Shanafelt TD, Balch CM, Dyrbye L, Bechamps G, Russell T, Satele D, et al. Special report: suicidal ideation among american surgeons. Arch Surg. 2011;146(1):54-62.
67. Schwenk TL, Davis L, Wimsatt LA. Depression, stigma, and suicidal ideation in medical students. JAMA. 2010;304(11):1181-90.
68. Dyrbye LN, Massie FS Jr, Eacker A, Harper W, Power D, Durning SJ, et al. Relationship between burnout and professional conduct and attitudes among US medical students. JAMA. 2010;304(11):1173-80.
69. Campbell J, Prochazka AV, Yamashita T, Gopal R. Predictors of persistent burnout in internal medicine residents: a prospective cohort study. Acad Med. 2010;85(10):1630-4.
70. Cook AF, Arora VM, Rasinski KA, Curlin FA, Yoon JD. The prevalence of medical student mistreatment and its association with burnout. Acad Med. 2014;89(5):749-54.
71. Myers M, editor. CMA guide to physician health and well-being: facts, advice andresources for Canadian doctors. Ottawa: Canadian Society of Medicine; 2003.
72. Landrigan CP, Czeisler CA, Barger LK, Ayas NT, Rothschild JM, Lockley SW. Effective implementation of work-hour limits and systemic improvements. Jt Comm J Qual Patient Saf. 2007;33(11 Suppl):19-29.
73. Accreditation Counsil for Graduate Medical Education [Internet]. Chicago: ACGME;c2000-2017 [capturado em 18 abr. 2017]. Disponível em: http://www.acgme.org.
74. Warner DO, Berge K, Sun H, Harman A, Hanson A, Schroeder DR. Substance use disorder among anesthesiology residents, 1975-2009. JAMA. 2013;310(21):2289-96.
75. Berge KH, Seppala MD, Schipper AM. Chemical dependency and the physician. Mayo Clin Proc. 2009;84(7):625-31.
76. Skipper GE, Campbell MD, Dupont RL. Anesthesiologists with substance use disorders: a 5-year outcome study from 16 state physician health programs. Anesth Analg. 2009;109(3):891-6.
77. Canadian Anesthesiologists' Society. Guidelines [Internet]. Toronto: CAS; c2017 [capturado em 18 abr. 2017]. Disponível em: www.cas.ca/guidelines.
78. Ausstattung des anaësthesiologischen Arbeitsplatzes. In: Opderbecke HW, Weiûauer W, verlage. Entschlieûungen, Empfehlungen, Vereinbarungen, Leitlinien. 5. Aufl. Ebelsbach: BDA; 2003.
79. Sato Y, Ikegami K, Morimoto F, Maekawa Y, Sekiguchi T, Matsumura F, et al. Evaluation of a new wireless ECG electrode built in a telemeter in critically ill patients. Crit Care. 2000;4(Suppl 1):P5.
80. Seagull FJ, Sanderson PM. Anesthesia alarms in surgical context: an observational study. Hum Factors. 2001;43(1):66-78.
81. Decker K, Bauer M. Ergonomics in the operating roomfrom the anesthesiologist's point of view. Minim Invasive Ther Allied Technol. 2003;12(6):268-77.

# 16. ORGANIZAÇÃO DO ATENDIMENTO PRÉ-HOSPITALAR DE URGÊNCIA

Paulo Alipio Germano Filho
Nubia Verçosa Figueiredo
Ismar Lima Cavalcanti

A assistência médica de urgência e emergência representa um elemento crítico da gestão de saúde pública. Para tanto, é fundamental a organização do atendimento pré-hospitalar (APH), pois constitui pilar de equilíbrio de todo o sistema.

A expansão desordenada dos centros urbanos ocasionou drásticas mudanças epidemiológicas nos agravos à saúde. Em particular, houve a elevação da prevalência das enfermidades relacionadas às urgências, com destaque para o trauma e as doenças cardiovasculares. Outra preocupação contemporânea inclui incidentes com produtos perigosos, atentados terroristas e grandes epidemias. O enfrentamento desse desafio exige planejamento e organização.[1-5]

Organização é uma palavra originada do grego, *organon*, que significa instrumento, utensílio, órgão ou aquilo com que se trabalha. Constitui o modo como se dispõe uma estrutura para atingir os objetivos programados.[6] Trata-se do conjunto de diretrizes, normas e funções que contribuem para o bom funcionamento de um projeto ou empreendimento.

A formalização da conexão entre APH e saúde pública, como se conhece hoje, não emergiu até a segunda metade do século XX. Ao longo da década de 1970, grandes e recorrentes incêndios afligiram a costa oeste dos Estados Unidos da América do Norte. A ação isolada de combate aos incêndios pelos bombeiros era incapaz de garantir total segurança e estabilidade social. Diante de tal magnitude, foi instituída a FIRESCOPE (Firefighting Resources of Southern California Organized for Potential Emergencies). Os princípios fundamentais consistiam na divisão de atribuições, no fluxo hierarquizado e na interação independente, mas coordenada, entre órgãos de socorro, saúde, segurança e defesa civil. As presentes diretrizes eram atendidas por meio do sistema de coordenação entre agências (*multiagency coordination system*), que evoluiu para o sistema de comando de incidente (*incident command system*).[7-9]

Não há evidências que apontem o melhor modelo de gestão, embora não pairem dúvidas quanto aos benefícios da organização do sistema de assistência às urgências e emergências.

No Brasil, a atenção às urgências era centrada no cuidado hospitalar até a segunda metade da década de 1990, quando houve a implantação das centrais de regulação médica de urgências e do Serviço de Atendimento Móvel de Urgência (SAMU 192). Até então, o precursor foi o Grupamento de Socorro de Emergência (GSE), criado, em 1986, pelo Corpo de Bombeiros Militar do Estado do Rio de Janeiro, dedicado exclusivamente ao atendimento em via pública de emergências clínicas e trauma.[10]

O objetivo do presente capítulo é apresentar uma visão global da política nacional de atenção às urgências, implementada pelo Ministério da Saúde, com ênfase na gestão do atendimento pré-hospitalar.

## Princípios doutrinários do atendimento pré-hospitalar de urgência

O planejamento do APH de urgência e emergência está embasado em cinco relevantes princípios doutrinários: capacitação, padronização de condutas, prazos biológicos, triagem e resposta sistêmica.[11]

### Princípio da capacitação

A competência do sistema de saúde para atender de modo adequado o volume habitual de emergências determina a resposta eficiente diante da elevação da demanda de atendimentos.[11]

### Princípio da padronização de condutas

A uniformidade de ação das equipes permite a mobilização e expansão do atendimento emergencial sem redução no nível de qualidade.[11]

### Princípio dos prazos biológicos

O tratamento oportuno e eficaz subordina-se a prazos biológicos impostergáveis. Diversos quadros clínicos reversíveis tendem ao agravamento, a complicações e à irreversibilidade com passar do tempo.[11]

### Princípio da triagem

A viabilidade de vítimas graves ou com risco de morte depende da identificação precoce que assegure prioridade na evacuação e cuidados médicos.[11]

### Princípio da resposta sistêmica

O estabelecimento de um sistema de saúde integral responsável pelo APH de urgências e emergências oferece condições de resposta eficiente aos incrementos de demanda.[11]

## Universo de atuação do atendimento pré-hospitalar

### Atendimento de urgência ou emergência

O universo de atuação do subsistema de APH ocorre por definição política. A análise pertinente integra a capacidade de atendimento, custeio e consórcios entre cidades ou microrregiões.

A primeira decisão considera se o sistema visa ao atendimento de urgências ou apenas de emergências. Entende-se como emergência a presença de risco de morte que exige cuidados imediatos. Define-se urgência como a obrigação de cuidados imediatos, porém sem risco de morte. De modo geral, estende-se o APH às urgências e emergências.[11]

## Urgências traumáticas ou clinicocirúrgicas

A segunda decisão envolve definir se o sistema pretende assistir urgências traumáticas ou englobar urgências clinicocirúrgicas. Essa decisão depende dos recursos disponíveis, do grau de treinamento das equipes e da experiência do serviço. Durante a fase de implementação inicial, propõe-se que o atendimento se limite às urgências traumáticas, em especial àquelas relacionadas com acidentes ou desastres.[11]

## Assistência médica domiciliar de urgência ou pré-hospitalar exclusiva

A terceira questão é decidir sobre a abrangência de atuação do serviço, com todas as urgências clínico-cirúrgicas, inclusive as ocorridas em domicílio. A implementação de um serviço de assistência médica domiciliar de urgência propicia a sobrecarga e a desvirtuação do serviço de APH de suas reais finalidades. Nesse cenário, haverá demasiado risco de que as unidades móveis estejam em diferentes destinos, quando da ocorrência de um desastre ou evento com múltiplas vítimas.[11]

Na presença de recursos suficientes e decisão política, é prudente o estabelecimento de dois serviços distintos, cada um com sua missão, diretrizes e protocolos totalmente diferenciados. Ou seja, o serviço de APH voltado para apoio aos eventos em via pública e o serviço de assistência médica domiciliar de urgência, ambos providos de ambulâncias tripuladas por médicos, enfermeiros e/ou técnicos de emergências médicas.

Em grandes eventos, há elevado risco de desastres. O plano do teatro de operações deverá alocar no terreno o dispositivo do APH de modo preventivo. A personalização de tais recursos poderá incluir ambulâncias, motocicletas, ambulâncias aquáticas, helicópteros, bem como postos de atendimento e hospitais de campanha, todos com pessoal de capacitação compatível.[12]

# Política nacional de atenção às urgências

## Regulamentação no atendimento pré-hospitalar

A implantação da política nacional de atenção às urgências propiciou o início da organização do APH com integração à rede hospitalar.

A atenção às urgências no Brasil está prevista em uma política nacional estabelecida pelo Ministério da Saúde. Dessa forma, propõe-se uma periodização para a análise de seu desenvolvimento, com base no marco legal disposto na Portaria do Ministério da Saúde nº 2.048, de 5 de novembro de 2002,[13] que regulamenta o atendimento dos sistemas estaduais de urgência e emergência. Nessa direção, podem ser identificados três períodos:[14]

- A primeira fase, com ênfase na instituição de sistemas estaduais de referência hospitalar para o atendimento de urgências e emergências, com a proposta do SAMU 192 como componente pré-hospitalar móvel.
- A segunda fase, centrada na implantação do APH fixo, denominado Unidade de Pronto Atendimento (UPA 24 h).
- A terceira fase, voltada para discutir as urgências inseridas em uma rede de atenção, alinhadas na política geral de conformação de redes.

No decorrer desse processo, três ações foram determinantes para o fortalecimento e implantação das redes, sobretudo a de urgência e emergência e a governança regional do sistema: financiamento, fortalecimento da gestão estadual e profissionalização dos recursos humanos para a gestão e operação das redes. Os marcos legais e suas contribuições estão expostos no **QUADRO 16.1**.

A implantação das centrais da regulação médica de urgências e do SAMU foi constituída como linha auxiliar das emergências hospitalares. No início, os estados e grandes municípios foram responsáveis por essa atribuição. Inspirados pelo modelo do SAMU francês, o desenvolvimento foi facilitado por um acordo de cooperação técnica entre Brasil e França.[15]

O APH está inserido em uma rede de atenção, alinhada com a política nacional de configuração de redes regionais, denominada rede de atenção às urgências no Sistema Único de Saúde (SUS). A coordenação geral de urgência e emergência constitui o elo regulador entre o APH móvel, o APH fixo e as emergências hospitalares **(FIG. 16.1)**.[13]

## Rede de atenção às urgências no Sistema Único de Saúde

A organização da rede de atenção às urgências objetiva articular e integrar todos os equipamentos de saúde para ampliar e qualificar o acesso integral aos usuários. As prioridades são as linhas de cuidados cardiovascular, cerebrovascular e traumatológico. Os componentes e respectivos objetivos da presente rede estão dispostos no **QUADRO 16.2**. As etapas previstas para a operacionalização encontram-se no **QUADRO 16.3**.

A contratualização dos pontos de atenção representa o meio pelo qual o gestor de governo define metas qualitativas e quantitativas do processo de atenção à saúde, conforme o plano de ação regional e os planos de ação municipais.[16]

No âmbito dos comitês gestores estaduais da rede de atenção às urgências, os indicadores deverão ser analisados segundo critérios de regionalização, que indiquem pontos positivos, dificuldades, limites e necessidades.[16,17]

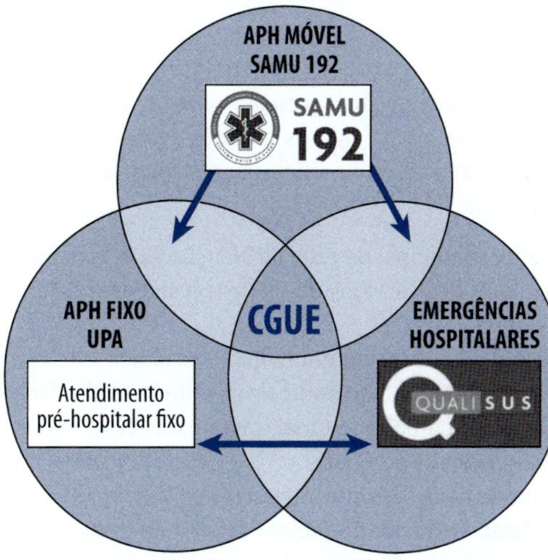


**FIGURA 16.1** Funcionamento da coordenação geral de urgência e emergência (CGUE). APH, atendimento pré-hospitalar; SAMU, Serviço de Atendimento Móvel de Urgência; UPA, unidade de pronto atendimento.
*Fonte: Ministério da Saúde.*[13]

**QUADRO 16.1** Principais marcos regulatórios da política nacional de atenção às urgências e emergências

| Legislação | Contribuições |
|---|---|
| **Portaria MS nº 2048, de 05/11/2002**[13] | Regulamenta o atendimento dos sistemas estaduais de urgência e emergência, estabelece seus princípios e diretrizes.<br>Classificação e cadastramento dos serviços pré-hospitalares fixos, unidades não hospitalares 24 horas, pré-hospitalar móvel e unidades hospitalares. Implantação de redes regionalizadas e hierarquizadas de atendimento. |
| **Portaria MS nº 1863, de 29/09/2003**[18] | Institui a política nacional de atenção às urgências, a ser implantada em todas as unidades federadas, respeitadas as competências das três esferas de gestão. |
| **Portaria MS nº 1864, de 29/09/2003**[19] | Institui o componente pré-hospitalar móvel da política nacional de atenção às urgências, por intermédio da implantação do SAMU 192. |
| **Portaria MS nº 2072, de 30/10/2003**[20] | Institui o comitê gestor nacional de atenção às urgências. |
| **Portaria MS nº 1828, de 02/09/2004**[21] | Institui incentivo financeiro para adequação da área física das centrais de regulação médica de urgência em estados, municípios e regiões de todo o território nacional. |
| **Portaria MS nº 2657, de 16/12/2004**[22] | Estabelece as atribuições das centrais de regulação médica de urgências e o dimensionamento técnico para a estruturação e operacionalização das centrais SAMU 192. |
| **Portaria MS nº 2970, de 08/12/2008**[23] | Institui diretrizes técnicas e financeiras de fomento à regionalização da rede nacional SAMU 192.<br>Utilização prioritária de parâmetros de tempo-resposta e não apenas de população para a alocação de ambulâncias. |
| **Portaria MS nº 1600, de 07/07/2011**[16] | Reformula a política nacional de atenção às urgências e institui a rede de atenção às urgências no SUS. |
| **Portaria MS nº 1010, de 21/05/2012**[24] | Redefine as diretrizes para a implantação do SAMU 192 e sua central de regulação das urgências, componente da rede de atenção às urgências. |
| **Portaria MS nº 104, de 15/01/2014**[17] | Altera a Portaria MS nº 342, de 04/03/2013, que redefine as diretrizes para implantação do componente UPA 24 h e do conjunto de serviços de urgência 24 horas não hospitalares da rede de atenção às urgências e emergências, em conformidade com a política nacional de atenção às urgências, e dispõe sobre incentivo financeiro de investimento para novas UPAs 24 h (UPA Nova) e UPAs 24 h ampliadas (UPA Ampliada) e respectivo incentivo financeiro de custeio mensal. |
| **Resolução do CFM nº 2077/14**[25] | Dispõe sobre a normatização do funcionamento dos serviços hospitalares de urgência e emergência, bem como do dimensionamento da equipe médica e do sistema de trabalho. |

CFM, Conselho Federal de Medicina; MS, Ministério da Saúde; SAMU, Serviço de Atendimento Móvel de Urgência; SUS, Sistema Único de Saúde; UPA 24 h, unidade de pronto atendimento.

O princípio da integração apresenta-se de maneira marcante na recomendação para que os comitês gestores das redes municipais de atenção às urgências apresentem a seguinte composição mínima:[14]

- Coordenador municipal da rede de atenção às urgências.
- Representantes dos serviços de saúde (prestadores da área das urgências).
- Representante do conselho municipal de saúde.
- Representante do corpo de bombeiros, polícias rodoviária, civil e militar, guarda municipal, onde essas corporações atuem na atenção às urgências.
- Representante da defesa civil municipal.
- Representante do gestor municipal da área de trânsito.
- Se necessário, representantes da aeronáutica, marinha e exército brasileiros.

O último elemento do sistema de APH é representado pelos núcleos de educação em urgências. Sob a coordenação do gestor público do SUS, engloba as esferas pública e privada. Constitui espaço interinstitucional com os objetivos de elaborar e implantar políticas públicas, bem como formar e qualificar recursos humanos.[13,18]

## Institucionalização do serviço de atendimento pré-hospitalar

Diversas soluções institucionais são possíveis para o serviço de APH. Tais opções abrangem o serviço especializado do corpo de bombeiros, as autarquias do governo municipal ou estadual ou a contratação pelo poder público de fundações de utilidade pública, fundações empresariais beneficentes ou empresas particulares.[11]

No Brasil, verifica-se a preferência crescente pelo serviço especializado do corpo de bombeiros. Entretanto, há barreiras para a consolidação de tal tendência. Há um difícil processo de interiorização dos corpos de bombeiros, presentes somente nas capitais e maiores cidades de vários estados, com destaque para os serviços de saúde.[11]

**QUADRO 16.2** Atribuições e objetivos dos componentes da rede de atenção às urgências no Sistema Único de Saúde (SUS)

| | |
|---|---|
| **Promoção, prevenção e vigilância à saúde** | Estimular e fomentar o desenvolvimento de ações de saúde e educação permanente, voltadas para a vigilância e prevenção das violências e acidentes, das lesões e mortes no trânsito e das doenças crônicas não transmissíveis. |
| **Atenção básica em saúde** | Ampliar o acesso, o fortalecimento do vínculo e a responsabilização, bem como o primeiro cuidado às urgências e emergências, em ambiente adequado, até a transferência/encaminhamento com a implantação de acolhimento junto da avaliação de riscos e vulnerabilidades. |
| **SAMU 192 e Centrais de regulação** | Abordar precocemente a vítima após ter ocorrido um agravo à sua saúde que possa levar a sofrimento, sequelas ou mesmo à morte, sendo necessário garantir atendimento e/ou transporte adequado para um estabelecimento de saúde, devidamente hierarquizado e integrado ao SUS. |
| **Força Nacional de Saúde do SUS** | Aglutinar esforços para garantir a integralidade na assistência em situações de risco ou emergenciais para populações com vulnerabilidades específicas e/ou em regiões de difícil acesso. |
| **Sala de estabilização** | Constituir ambiente para estabilização de pacientes críticos e/ou graves, com condições de garantir a assistência 24 horas, para posterior encaminhamento. |
| **UPA 24h e serviços de urgência 24 horas não hospitalares** | Prestar atendimento resolutivo e qualificado aos pacientes acometidos por quadros agudos ou agudizados de natureza clínica e prestar primeiro atendimento aos casos de natureza cirúrgica ou de trauma, estabilizando os pacientes e realizando a investigação diagnóstica inicial, definindo a necessidade ou não de encaminhamento a serviços hospitalares de maior complexidade. |
| **Hospitalar** | Apoiar por meio dos serviços de atendimentos de urgência externos, enfermarias de retarguarda, leitos de cuidados intensivos e dos serviços de diagnósticos por imagem e de laboratório. |
| **Atenção domiciliar** | Promover ações integradas e articuladas de promoção à saúde, prevenção e tratamento de doenças e reabilitação, que ocorrem em nível domiciliar. |

SAMU 192, Serviço de Atendimento Móvel de Urgência; UPA 24 h, Unidade de Pronto Atendimento.

*Fonte: Elaborado com base em Ministério da Saúde.*[16]

**QUADRO 16.3** Etapas de operacionalização da rede de atenção às urgências

| | |
|---|---|
| **Adesão e diagnóstico** | • Apresentação da RAU nos estados.<br>• Realização de diagnóstico e aprovação da região inicial de implementação da RAU na CIB nos estados.<br>• Instituição de grupo condutor estadual da RAU, formado pela SES e conselho de secretarias municipais de saúde com apoio do Ministério da Saúde. |
| **Desenho regional da rede** | • Realização de análise da situação dos serviços de atendimento às urgências, com dados demográficos e epidemiológicos, dimensão da demanda, oferta dos serviços de urgência existentes e análise da situação da regulação, pela CIR com apoio da secretaria de saúde.<br>• Elaboração da proposta de plano de ação regional, com detalhamento técnico de cada componente da rede e que contemple metas, cronograma, regulação, monitoramento, avaliação, responsabilidades e o aporte de recursos pela União, Estado, Distrito Federal e municípios envolvidos.<br>• Aprovação do plano de ação regional na CIR e na CIB.<br>• Elaboração dos planos de ação municipais. |
| **Contratualização dos pontos de atenção** | • Contratualização pela esfera de governo dos pontos de atenção da rede de urgência e emergência.<br>• Instituição do grupo condutor municipal em cada município que compõe a CIR, com apoio institucional da SES. |
| **Qualificação dos componentes** | • A qualificação dos componentes da RAU será definida em portaria específica, onde constarão as responsabilidades e as ações que deverão ser cumpridas. |
| **Certificação** | • Concessão da certificação pelo Ministério da Saúde aos gestores do SUS, após a etapa de qualificação dos componentes da RAU, com avaliação periódica. |

CIB, comissão intergestores bipartite; CIR, comissão intergestores regional; RAU, rede de atenção às urgências; SES, Secretaria Estadual de Saúde; SUS, Sistema Único de Saúde.

*Fonte: Elaborado com base em informações do Ministério da Saúde.*[16]

Em contrapartida, essa inclinação oferece benefícios institucionais. Os corpos de bombeiros são caracterizados pelo alto grau de profissionalização e disciplina, que implica alta qualidade do APH. Assim, a memória institucional impede a dissipação de ações bem-sucedidas a cada mudança de governo. Além disso, o caráter militar minimiza o risco de greves e o consequente comprometimento do serviço.[11]

## O atendimento pré-hospitalar fixo

A Unidade de Pronto Atendimento 24 horas (UPA 24 h) constitui o APH fixo, como componente da rede de atenção às urgências entre a atenção básica e a hospitalar. Seu objetivo primário é oferecer suporte à atenção básica para os casos agudos que ultrapassem sua capacidade de resolução e reduzir o fluxo de usuários para as portas de entrada hospitalares. Na prática também se estabeleceu como posto de estabilização do paciente crítico no APH móvel.

### Cálculo do número de médicos

As UPAs 24 h foram classificadas em portes crescentes conforme os seguintes critérios: cobertura populacional, atendimentos em 24 horas, médicos por plantão e leitos de observação **(QUADRO 16.4)**.[17]

Em contrapartida, o Conselho Federal de Medicina (CFM) propôs o dimensionamento do número de médicos para o adequado atendimento nas UPA 24 h, com base no cálculo do volume anual de pacientes e sua posterior distribuição pelo número de profissionais médicos e suas cargas horárias.[25]

Utiliza-se como referência o máximo de três pacientes por hora/médico como base para o planejamento. Para fins desse cálculo, ficam excluídos os demais médicos que não participem do primeiro atendimento na UPA 24 h, ou seja, sala de reanimação de pacientes graves e os responsáveis pelos pacientes em observação.[25]

Portanto, como exemplo prático, a partir de uma UPA 24 h com 50 mil atendimentos anuais (≅ 4.167 atendimentos/mês ou ≅ 139 atendimentos/dia ou ≅ 6 atendimentos/hora), excluídos pacientes graves atendidos na sala de reanimação, seriam necessários dois médicos por turno para o atendimento. Variações sazonais podem resultar em redistribuição de recursos humanos. Com isso, evitam-se o subdimensionamento da equipe médica, o retardo para o atendimento e a sobrecarga de trabalho médico.[25]

Os pacientes com e sem potencial de gravidade permanecerão por até 24 horas na área de observação. A disponibilidade de um médico para cada oito leitos é recomendada.[25]

Na sala de estabilização de pacientes graves, os doentes poderão permanecer no máximo por 4 horas. A relação mínima indicada é de dois leitos por médico no local.[25]

### Espaços físicos e finalidades

A sala de estabilização constitui a área física da UPA 24 h onde são atendidos os pacientes críticos ou com risco de morte iminente que exigem intervenção médica imediata.[17,25]

Já a sala de observação de pacientes com potencial de gravidade é o local da UPA no qual são mantidos os doentes que precisam de vigilância permanente e potencial intervenção imediata.[17,25]

A sala de observação de pacientes sem potencial de gravidade, por sua vez, representa o espaço físico da UPA destinado à vigilância e ao acompanhamento médico intermitente dos doentes.[17,25]

Além disso, tornou-se obrigatória a presença de sala específica para isolamento de portadores de doenças infectocontagiosas e sala voltada para o atendimento aos pacientes psiquiátricos.[17,25]

### Acolhimento com classificação de risco

Define-se classificação de risco como o sistema de estratificação de pacientes conforme a gravidade do agravo à saúde que apresentam. Há várias escalas de classificação disponíveis com especificidades relevantes, devendo-se atentar para a distinção entre as escalas empregadas em adultos e crianças, em psiquiatria e em obstetrícia, para maior sensibilidade e especificidade.[17,25]

O acesso ao setor de classificação de risco deve ser imediato, assegurando-se a privacidade e o sigilo do paciente. Assim, na categoria de menor urgência, 120 minutos representa o tempo de espera limite para a consulta médica.[25]

Caso enfermeiros efetuem a classificação de risco, o protocolo deverá ser baseado em sintomas, sem envolver o diagnóstico médico. A liberação ou encaminhamento ocorrerá somente após avaliação do plantonista.[25]

Os pacientes provenientes do SAMU 192 podem ser pré-classificados por meio de contato prévio da central de regulação médica. Com isso, há acesso direto à sala de estabilização de pacientes graves. Todavia, os outros pacientes seguirão o fluxo habitual de acolhimento **(FIG. 16.2)**.[25]

**QUADRO 16.4** Definição dos portes aplicáveis às Unidades de Pronto Atendimento (UPAs 24 h) e número de médicos por plantão

| UPA 24h | População da área de abrangência da UPA | Área física mínima | Número de atendimentos médicos em 24 horas | Número mínimo de médicos por plantão | Número mínimo de leitos de observação |
|---|---|---|---|---|---|
| **Porte I** | 50.000 a 100.000 habitantes | 700 m² | Até 150 pacientes | 2 médicos | 7 leitos |
| **Porte II** | 100.001 a 200.000 habitantes | 1.000 m² | Até 300 pacientes | 4 médicos | 11 leitos |
| **Porte III** | 200.001 a 300.000 habitantes | 1.300 m² | Até 450 pacientes | 6 médicos | 15 leitos |

*Fonte: Ministério da Saúde.*[17]

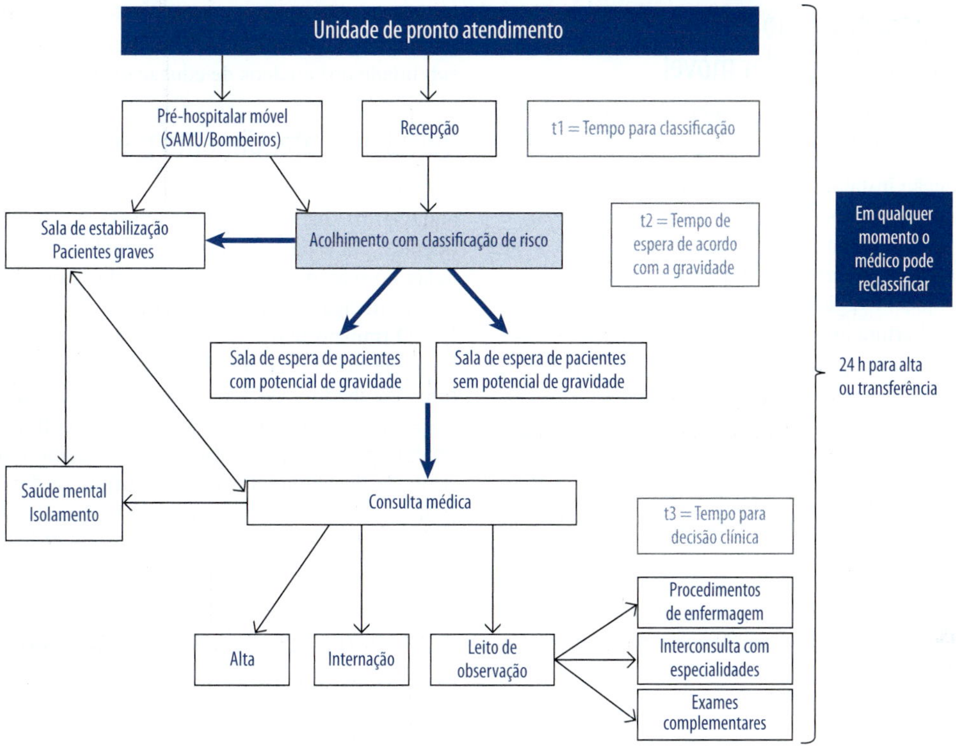


**FIGURA 16.2** Fluxo de acolhimento com classificação de risco no atendimento pré-hospitalar fixo – Unidade de Pronto Atendimento (UPA 24 h)
SAMU, Serviço de Atendimento Móvel de Urgência.
*Fonte: Elaborada com base em Conselho Federal de Medicina.*[26]

## Estruturação da grade de referência

A retaguarda pactuada permite referenciar os pacientes que, após a adequada acolhida, ainda careçam de cuidados disponíveis em unidades com outros níveis de complexidade. As unidades não hospitalares, emergências hospitalares, ambulatórios de especialidades ou unidades de apoio diagnóstico e terapêutico compõem a grade de referência.[13,17,25]

A mediação estará a cargo da central de regulação, com definição dos fluxos e mecanismos de transferência dos pacientes. Além disso, a garantia de transporte dos casos graves será realizada pelo APH móvel ou outro meio de transporte pactuado.[13,17]

## Qualidade e segurança assistencial ao paciente e ao médico

Com o objetivo de instituir ações para melhoria da qualidade nos serviços de saúde, cada direção de unidade deve criar o núcleo de segurança do paciente. Esse núcleo elabora estratégias e ações de gestão de risco, por meio do plano de segurança do paciente em serviços de saúde.[25]

As condições adequadas de segurança nas UPAs 24 h são de responsabilidade do diretor administrativo e do gestor. Cabe ao diretor clínico e ao diretor técnico acioná-los formalmente, com a exigência da garantia de qualidade e segurança assistencial aos pacientes e aos médicos. Após esgotadas as tentativas de solução, é admitida denúncia das situações de risco à segurança para o exercício profissional ao Ministério Público e ao Conselho Regional de Medicina.[25]

## Atendimento pré-hospitalar móvel

Considera-se como APH móvel na área de urgência e emergência aquele que busca chegar precocemente à vítima, após ter ocorrido um agravo à sua saúde de natureza clínica, cirúrgica, traumática ou psiquiátrica. Denomina-se APH móvel primário quando a solicitação de socorro vem de um cidadão, e APH móvel secundário quando a demanda parte de uma unidade de saúde, cujo paciente precisa ser transportado para um serviço de maior complexidade para a continuidade da assistência.[11,13,19]

O adequado APH móvel depende do vínculo a uma central de regulação com fácil acesso telefônico gratuito 192. Deve haver uma rede de comunicação entre a central, as ambulâncias e todos os serviços de retaguarda. Os demais pedidos de socorro médico que derem entrada por outras centrais (polícia militar – 190 e/ou corpo de bombeiros – 193) devem ser retransmitidos imediatamente à central de regulação, via sistema de comunicação.[13]

Mesmo definidos protocolos de despacho imediato de recursos em situações excepcionais, deverá ocorrer comunicação simultânea e transferência do chamado de socorro para atuação da regulação médica. Portanto, viabiliza a monitorização e orientação das equipes de atendimento, bem como dos serviços de salvamento e segurança em eventos com vítimas.[22]

O serviço de APH móvel deve contar com a retaguarda da rede de serviços de saúde, disponível e regulada conforme critérios de hierarquização e regionalização, formalmente pactuados entre os gestores do sistema locorregional.[13,22,24]

## Planejamento para operação do componente pré-hospitalar móvel

A implantação do componente pré-hospitalar móvel obriga a elaboração de um diagnóstico amplo da região que contenha:[13,19]

- Rede de atenção instalada, com perfil de complexidade.
- Censo dos dados de produção.
- Fluxo de doentes espontâneos ou pactuados.
- Perfil de transporte interinstitucional nas urgências.
- Causalidade local e regional das urgências.
- Análise da cobertura assistencial a partir de dados demográficos e epidemiológicos.
- Padrões profissionais das equipes de saúde.

A análise derivada dessa base de dados servirá como fundamento para a elaboração da política de atenção integral às urgências em cada âmbito de gestão e monitorização dos avanços subsequentes. O foco inicial deverá contemplar sete núcleos prioritários que agrupam urgências clínicas e decorrentes de causas externas: traumatismos não intencionais, violências e tentativas de suicídio; cardiovasculares; ginecológicas e obstétricas; respiratórias; pediátricas; psiquiátricas; e metabólicas.[13,19,22]

## Equipe profissional

Os serviços de APH móvel contam com equipe de profissionais proveniente da área da saúde ou não.[13]

A equipe de profissionais da área da saúde é composta por:[13]

- **Coordenador do serviço:** oriundo da área da saúde, com experiência e conhecimento comprovados em APH, gerenciamento de serviços e sistemas.
- **Responsável técnico:** médico responsável pelas atividades médicas.
- **Responsável de enfermagem:** enfermeiro responsável pelas atividades de enfermagem.
- **Médicos reguladores:** responsáveis pelo gerenciamento, definição e operacionalização dos meios disponíveis e necessários para responder às solicitações de modo adequado.
- **Médicos intervencionistas:** responsáveis pelo atendimento de reanimação e estabilização do paciente (no local do evento) e transporte.
- **Enfermeiros assistenciais:** responsáveis pelo atendimento de enfermagem na reanimação e estabilização do paciente (no local do evento) e transporte.
- **Auxiliares e técnicos de enfermagem**: atuam sob supervisão direta do profissional enfermeiro.

Sempre que a demanda ou o porte do serviço assim o permitirem, a responsabilidade técnica poderá ser assumida por membros da equipe de intervenção, como, por exemplo, em desastres.[13]

Em urgências ligadas às causas externas ou em locais de difícil acesso, deverá haver uma ação integrada, pactuada e complementar de profissionais não provenientes da saúde – guardas municipais, bombeiros militares, policiais militares e rodoviários. Há reconhecimento formal pelo gestor público para o desempenho das ações de socorro, salvamento e segurança, como sinalização do local, gerenciamento de riscos potenciais (materiais energizados, incêndios, produtos perigosos), estabilização de veículos acidentados, extricação e suporte básico de vida. Quando esses profissionais atuarem como tripulantes dos serviços de APH móvel, a habilitação será responsabilidade dos núcleos de educação em urgências.[13]

## Veículos de atendimento pré-hospitalar móvel

Define-se ambulância como um veículo (terrestre, aéreo ou aquaviário) que se destina exclusivamente ao transporte de doentes. As especificações do veículo terrestre são reguladas pelas normas da Associação Brasileira de Normas Técnicas. A classificação das ambulâncias está disposta no **QUADRO 16.5**.

O transporte de paciente neonato deverá ocorrer em ambulância do tipo D, aeronave ou nave com a seguinte estrutura: incubadora de transporte de recém-nascido com bateria e ligação à tomada do veículo (12 volts), suporte em seu próprio pedestal para cilindro de oxigênio e ar comprimido, controle de temperatura com alarme e a devida fixação das rodas no interior do veículo, respirador de transporte neonatal e equipamentos e insumos com especificações adequadas ao uso neonatal.[13]

## Indicadores gerenciais do atendimento pré-hospitalar móvel

A elaboração de uma base de dados consiste em ferramenta de planejamento e monitoração. Assim, permite ao respectivo comitê gestor de atenção às urgências no âmbito municipal, estadual ou federal programar o redimensionamento de área de atuação e principalmente o aporte de recursos destinados a investimento e custeio.[20,24]

Os indicadores do SAMU 192, conforme a Portaria do Ministério da Saúde nº 1.010, de 21 de maio de 2012,[24] são:

- Número geral de ocorrências atendidas no período.
- Tempo mínimo, médio e máximo de resposta.
- Identificação dos motivos dos chamados.
- Quantitativo de chamados, orientações médicas, saídas de unidade de suporte avançado e unidade de suporte básico.
- Localização das ocorrências.
- Idade e gênero dos pacientes atendidos.
- Identificação dos dias da semana e horários de maior pico de atendimento.
- Pacientes referenciados aos demais componentes da rede, por tipo de estabelecimento (número absoluto e percentual).

## A regulação médica das urgências

Trata-se do elemento orientador e ordenador dos sistemas municipais e estaduais de urgência e emergência. O controle operacional das urgências consolidou-se na atuação das centrais de regulação. Estruturadas em todas as esferas, organizam a relação entre os diferentes serviços e qualificam o fluxo dos pacientes dentro da rede de atenção. Significam o meio de comunicação aberto ao público pelo qual são recebidos, avaliados e hierarquizados os pedidos de socorro médico pelo número 192.[24]

O acesso aos meios necessários define o grau de resolubilidade da central de regulação. O planejamento deve garantir recursos humanos, equipamentos, diferentes graus de respostas pré-hospitalares e portas de entrada de urgências, com hierarquia resolutiva estabelecida, pactuada e atribuição formal de responsabilidades.[13,22,27]

**QUADRO 16.5** Classificação dos veículos de atendimento pré-hospitalar móvel

| Tipo | Definição | Tripulação |
|---|---|---|
| A | **Ambulância de transporte:** veículo destinado ao transporte em decúbito horizontal de pacientes que não apresentam risco de vida, para remoções simples e de caráter eletivo. | **2 profissionais:** motorista e técnico ou auxiliar de enfermagem. |
| B | **Ambulância de suporte básico:** veículo destinado ao transporte inter-hospitalar de pacientes com risco de morte conhecido e ao APH de pacientes com risco de vida desconhecido, não classificado com potencial de necessitar de intervenção médica no local e/ou durante transporte até o serviço de destino. | **2 profissionais:** motorista e técnico ou auxiliar de enfermagem. |
| C | **Ambulância de resgate:** veículo de APH de pacientes vítimas de acidentes ou aqueles em locais de difícil acesso, com equipamentos de salvamento (terrestre, aquático e em alturas). | **3 profissionais:** militares, policiais rodoviários, bombeiros e/ou outros profissionais reconhecidos e um motorista e os outros dois profissionais com certificação em salvamento e suporte básico de vida. |
| D | **Ambulância de suporte avançado:** veículo destinado ao atendimento e transporte de pacientes de alto risco em emergências pré-hospitalares e/ou de transporte inter-hospitalar que necessitam de cuidados médicos intensivos. Deve contar com os equipamentos médicos necessários para esta função. | **3 profissionais:** motorista, enfermeiro e médico. |
| E | **Aeronave de transporte médico:** aeronave de asa fixa ou rotativa utilizada para transporte inter-hospitalar de pacientes.<br>Aeronave de asa rotativa para ações de resgate, dotada de equipamentos médicos homologados pela Agência Nacional de Aviação Civil (ANAC).<br>O atendimento feito por aeronaves deve ser sempre considerado como de suporte avançado de vida. | **3 profissionais:** piloto, médico e enfermeiro para os casos de APH móvel primário não traumático e secundário.<br>Para o atendimento a urgências traumáticas em que sejam necessários procedimentos de salvamento, é indispensável a presença de profissional capacitado para tal. |
| F | **Embarcação de transporte médico:** veículo motorizado aquaviário destinado ao transporte por via marítima ou fluvial. Deve possuir os equipamentos médicos necessários ao atendimento de pacientes conforme sua gravidade. | **2 ou 3 profissionais:** de acordo com o tipo de atendimento, contando com o condutor da embarcação e um auxiliar/técnico de enfermagem em casos de suporte básico de vida, e um médico e um enfermeiro, em casos de suporte avançado de vida. |
| "Motolância" | **Motocicleta:** veículo terrestre para emprego em eventos tempo-dependentes ou locais nos quais o acesso das ambulâncias esteja inviável.<br>Apoio no suporte básico e/ou avançado de vida.<br>Subordinada à Central de Regulação. | **1 ou 2 profissionais:** Motociclista socorrista, originalmente técnico de enfermagem, mas sem restrição explícita a outros profissionais. |
| **Outros** | Veículos habituais adaptados para transporte de pacientes de baixo risco, sentados (p. ex., pacientes com doença crônica), que não se caracterizem como veículos tipo lotação (ônibus, peruas, etc.). Este transporte só pode ser realizado com anuência médica. | |

*Fonte: Adaptado de Ministério da Saúde.*[13]

## Atribuições da regulação médica das urgências

O médico regulador representa a figura central do processo de regulação. Portanto, cabe a ele reunir competências técnicas e gestoras para o adequado exercício de sua função.[13,22,27]

A capacidade de julgamento sintetiza a competência técnica do médico regulador. O discernimento quanto ao grau presumido de urgência e prioridade em cada caso, de acordo com as informações disponíveis, revela-se um desafio. Assim, esperam-se as seguintes atribuições técnicas da regulação médica das urgências e emergências:[22,24]

- Julgar e decidir sobre o grau de gravidade de um caso comunicado por rádio ou telefone.
- Enviar os recursos compatíveis ao atendimento, com ajuste entre oferta e demanda.
- Orientar e monitorar a conduta de outro profissional de saúde habilitado, profissional da área de segurança ou bombeiro militar, ou leigo testemunha da situação de urgência.
- Definir e acionar o serviço de destino do paciente, comunicando previsão de chegada, quadro clínico e prováveis recursos para a acolhida.
- Julgar a indicação de envio de APH móvel. A negativa deverá ser acompanhada de aconselhamento médico ao solicitante.
- Reconhecer o exercício da telemedicina, com a gravação contínua das comunicações, o preenchimento das fichas

médicas de regulação e a adesão de protocolos institucionais para a tomada de decisão.
- Estabelecer, em protocolo de regulação, os limites do telefonista auxiliar, proibido de substituir quaisquer prerrogativas médicas, sob pena de responsabilização do médico regulador.
- Definir e pactuar os protocolos de intervenção médica pré--hospitalar, alinhado com o médico intervencionista.
- Monitorar o conjunto dos atendimentos e as solicitações pendentes.
- Registrar sistematicamente os dados das regulações e missões quanto à adequação aos protocolos constituídos.
- Conhecer com precisão o nível de capacitação das equipes de modo a viabilizar programas de educação continuada.
- Realizar habilitação formal para a função de regulação e acumular experiência no APH móvel.
- Zelar pelo rigor da ética e o sigilo profissional, em especial como porta-voz em situações de interesse público.

Atividades gestoras também competem ao médico regulador. Tratam do emprego dos meios disponíveis, com delegação direta dos gestores municipais e estaduais, para seu acionamento segundo seu julgamento. Portanto, estão incluídas as seguintes atribuições de gestão:[13,22,24]

- Decidir sobre qual recurso deverá ser mobilizado para cada caso, com vistas à melhor resposta.
- Decidir qual o destino dos pacientes no APH móvel (APH fixo, hospitalar ou ambulatorial).
- Decidir os destinos hospitalares, não aceitando a ausência de leitos vagos como justificativa para não acolher os pacientes para a adequada complexidade disponível (a denominada "vaga zero" para internação de urgência).
- Regular as portas de urgência, cujo acesso a leitos será uma segunda etapa sob regulação médica das transferências inter-hospitalares e internações.
- Acionar planos de atenção a desastres pactuados com os demais órgãos, e coordenar o conjunto da atenção médica de urgência.
- Requisitar recursos públicos e privados em casos excepcionais, com pagamento ou contrapartida posterior, mediante pactuação.
- Exercer a autoridade de regulação pública sobre o APH móvel privado, no transporte até a unidade pública.
- Contar com acesso a outras centrais do complexo regulador para otimizar o fluxo de doentes às devidas unidades de saúde.
- Pactuar ações conjuntas com outros órgãos ligados ao atendimento às urgências, como defesa civil, corpo de bombeiros, polícia militar, polícia rodoviária, departamentos de trânsito, concessionárias de rodovias e empresas privadas de transporte e atendimento de urgência.
- Participar da elaboração dos planos de atenção integral às urgências, eventos com múltiplas vítimas e desastres, a partir de dados epidemiológicos para identificar fatores facilitadores e limitantes.

A presença de centrais de regulação médica é imperativa para o setor privado de APH móvel, como as concessionárias de rodovias. Estas centrais particulares estão subordinadas à regulação pública, toda vez que sua atuação suplantar os contornos dos estabelecimentos privados fora do âmbito do SUS. No caso de descentralização geográfica das viaturas e equipes de APH, sua localização deverá ser alinhada com os gestores de saúde pública locais.

Os critérios e os fluxos estabelecidos pela regulação médica das urgências do SUS também abrangerão os corpos de bombeiros militares, bombeiros vinculados às polícias militares ou independentes, as polícias rodoviárias e demais organizações da área de segurança.

A operacionalização da central de regulação implica a padronização dos procedimentos via lista de checagens, pois evita o risco de improvisações em situações emergenciais e facilita a atuação das equipes de comunicação. Para tanto, os operadores do subsistema de alarme e informações devem sistematizar as informações iniciais sobre a ocorrência. Durante a conversação entre telefonista e o informante, cabe obter resposta para as seguintes questões:[11]

- Onde? – Define com exatidão e pontos de referência o local da ocorrência.
- Quando? – Estabelece o momento do incidente.
- Que ocorrência? – Caracteriza o evento.
- Quantas vítimas? – Infere o número provável de vítimas.
- Que danos? – Informa o perfil global das lesões, como vítimas inconscientes, encarceramento, fraturas, queimaduras e hemorragias.
- Qual a gravidade? – Adianta dados quanto ao estado geral das vítimas (mal, bem ou regular).

Amparado por portaria ministerial, o médico regulador está autorizado a encaminhar pacientes graves para unidades de referência mesmo lotadas, o que configura a já citada "vaga zero" para urgências. A única exigência prevista é a comunicação do direcionamento aos plantonistas do serviço de destino. Isso predispõe ao colapso de todo o sistema e inviabiliza a assistência. Por esse motivo, carece de normatização para definir quais são os pacientes elegíveis para transferência em tal situação.[13,24,25]

## Indicadores para acompanhamento e avaliação das ações

A apresentação trimestral de dados ao comitê gestor conterá os seguintes indicadores de desempenho específicos da regulação médica:[14,24]

- Tempo médio de resposta entre a chamada telefônica e a chegada da equipe no local da ocorrência.
- Tempo médio no local da ocorrência.
- Tempo médio de transporte até a unidade de referência.
- Tempo médio de resposta total (entre a solicitação telefônica de atendimento e a entrada do paciente no serviço hospitalar de referência).
- Adequação da regulação – número de saídas de veículos de suporte avançado após avaliação realizada pela equipe de suporte básico.
- Taxas de mortalidade evitável e mortalidade geral no ambiente de atenção pré-hospitalar, com avaliação do desempenho segundo padrões de sobrevida e taxa de sequelas e seguimento no ambiente hospitalar.
- Mortalidade hospitalar imediata dos pacientes transportados em 24 horas.
- Casuística de atendimento de urgência por causa clínica e as relacionadas às causas externas.

## Gestão do atendimento pré-hospitalar em desastres

Para tal, cabe abordar desastre sob a concepção conceitual e gerencial. Ele é definido como o resultado de eventos adversos, naturais ou provocados pelo homem, sobre uma população vulnerável, que acarreta danos humanos, materiais e ambientais e consequentes prejuízos econômicos e sociais. Do ponto de vista gerencial, constitui um evento cuja etapa inicial não dispõe de recursos humanos e materiais suficientes no sistema de emergência. No entanto, caso presentes meios suficientes para garantir o pronto atendimento, considera-se acidente com múltiplas vítimas.[9]

O APH está inserido na rede de atenção às urgências, porém consiste em área de atuação da defesa civil. O sistema nacional de defesa civil é composto por órgãos específicos, setoriais e de apoio, com objetivo de planejar e promover a defesa perene contra desastres e atuar em estados de calamidade pública e situações de emergência. Tal como a rede de atenção às urgências, este hierarquiza e integra ações de órgãos públicos e privados. O espectro de atuação da defesa civil em desastres compreende os componentes de prevenção, preparação, mitigação, recuperação e reconstrução.[3,11,28]

O sistema de comando em operações (SCO) constitui a ferramenta própria para gerir a atuação integrada de múltiplos órgãos em eventos de alta complexidade (**FIG. 16.3**).[5,7,29]

## Sistema de comando em operações

O SCO pode ser conceituado como um modelo gerencial que protocola ações de resposta de modo sistêmico e contingencial a desastres. Nesse modelo, cada sistema ou órgão mantém suas competências e limites jurisdicionais.[8,9,30]

Sua importância reside na redução de danos humanos e prejuízos materiais, por meio do incremento da eficácia e eficiência da função de comando. Além disso, oferece aumento da segurança para os profissionais envolvidos no socorro. Aceita-se a equivalência prática com outras denominações, como, por exemplo, sistema de comando em incidente e sistema de comando de incidente médico.[9]

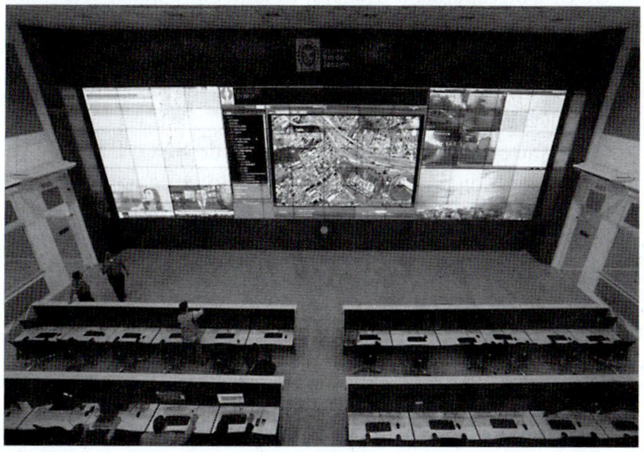

**FIGURA 16.3** Centro Integrado de Comando e Controle do Rio de Janeiro (CICC), empregado na Copa do Mundo de 2014 e nas Olimpíadas Rio 2016.
*Fonte: Portal da Copa.*[31]
*Fotógrafo: Marcelo Horn.*

As particularidades fundamentais do SCO estão descritas no **QUADRO 16.6**.

## Organograma do sistema de comando em operações

O comando unificado capacita instituições e agências com diferentes responsabilidades legais, geográficas e funcionais a coordenar, planejar e interagir efetivamente. Considera-se o conceito de eficiência como realizar algo do melhor modo possível, com o mínimo de recursos e o máximo de resultado. Já a definição de eficácia trata da escolha correta do objetivo final a ser atingido. Assim, o mais relevante para o comando é a eficácia, uma vez que decisões equivocadas podem comprometer o resultado da operação.[9,32]

O comando unificado recebe o apoio das assessorias de segurança, ligações, informações e secretaria. Ligadas diretamente ao comando estão subordinadas as seções de operações, planejamento, logística e administração, sob tutela de coordenadores. O grau de responsabilidade e os recursos disponibilizados constituem os critérios para participação do comando unificado. A estrutura organizacional do SCO é apresentada na **FIGURA 16.4**.[8,9]

**QUADRO 16.6** Características fundamentais do sistema de comando em operações

| | |
|---|---|
| **Padronização de condutas**<br>• Terminologia comum<br>• Formulários de registro padronizados<br>• Protocolos de atendimento | **Comando de operações**<br>• Estabelecimento e transferência formal de comando<br>• Cadeia e unidade de comando<br>• Comando único ou unificado |
| **Organização das operações**<br>• Estrutura modular e flexível<br>• Administração por objetivos<br>• Emprego de planos de ação<br>• Amplitude administrativa | **Teatro de operações**<br>• Zonas de segurança: quente, morna e fria<br>• Locais uniformizados: posto de comando, base de apoio, acampamento, centro de informações, áreas de transporte e área de vítimas |
| **Comunicação**<br>• Gerenciamento integrado das comunicações:<br>– Rede de comando<br>– Rede tática<br>– Rede logística<br>• Gerenciamento integrado de inteligência | **Logística**<br>• Gerenciamento integrado de recursos:<br>– Humanos: força-tarefa, equipe de intervenção e recurso único<br>– Materiais: recursos logísticos e operacionais<br>• Controle de mobilização e desmobilização |

*Fonte: Stambler e Barbera,[7] Rimstad e Braut[8] e Reynolds e colaboradores.[30]*

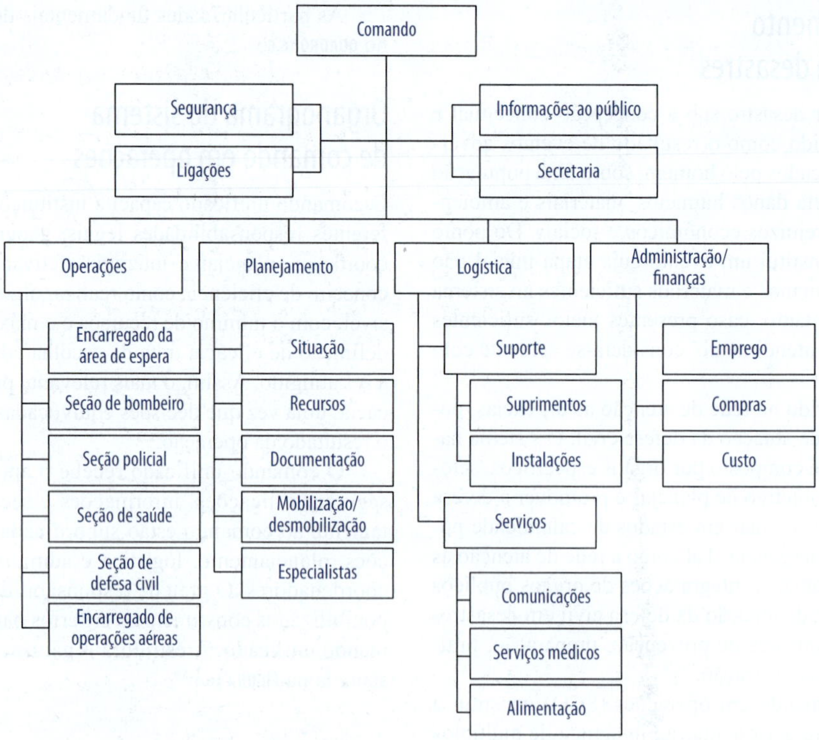


**FIGURA 16.4** Estrutura organizacional do sistema de comando em operações.

## Operações médicas

O pilar filosófico da medicina de desastres consiste em atingir a melhor qualidade de atenção para o maior número possível de vítimas. Traduz-se como um paradoxo a conduta instintiva inicial de concentrar todos os recursos e esforços em um único paciente grave, muitas vezes inviável.[32,33]

Durante a etapa inicial da operação, a atribuição de comando do APH é responsabilidade do componente mais capacitado da primeira equipe que chegar ao cenário de emergência. Após esse início, as demais funções são ativadas conforme a demanda e disponibilidade de pessoal. Ou seja, a estrutura se amplia de modo contingencial para adaptação à situação.[9]

As metas críticas da equipe inicial consistem em:[9]

- Garantir a segurança da cena incluindo estacionamento da viatura e equipamentos de proteção individual.
- Obter detalhes sobre a complexidade do evento e as melhores vias de acesso ao local com fluxo livre de veículos.
- Estimar o número de vítimas.
- Solicitar a regulação de recursos adicionais para ações imediatas.
- Oferecer subsídios para a equipe de salvamento e/ou regulação para decisão de evacuação imediata.

Com a chegada de mais recursos, as atribuições iniciais permanecem, porém há incremento dos grupos de operações ou ampliação do organograma segundo a complexidade do evento.[9] Com isso, inicia-se o fluxo de evacuação médica.

A evacuação consiste na operação médica que garante o socorro e a triagem das vítimas, o embarque e o transporte assistido em unidades móveis até que o último paciente seja admitido em hospitais ou no APH fixo (**FIG. 16.5**).[11,34-36] Métodos de triagem, como START (do inglês *Simple Triage and Rapid Treatment*), classificam as vítimas em quatro categorias de gravidade, com prioridade decrescente de tratamento e transporte: vermelho, amarelo, verde e cinza (antigo preto – morgue).[37] O mnemônico 3T representa a síntese das atribuições de APH no SCO. Corresponde a triagem, tratamento e transporte. Para tanto, o atendimento médico de urgência está atrelado às seções de operações e logística do organograma do SCO. Os fluxogramas operacionais médicos básico e avançado encontram-se nas **FIGURAS 16.6 E 16.7**.

Portanto, para o sucesso do modelo do SCO, ratifica-se o papel decisivo da cooperação no trabalho em equipe, divisão de funções conforme a perícia, planejamento prévio e preservação da autoridade dos órgãos envolvidos.[9]

## Considerações finais

A gestão do atendimento pré-hospitalar de urgência e emergência permanece como um processo em evolução. Apesar das limitações, somente a organização pode oferecer incremento na qualidade de assistência à população e salvar vidas.

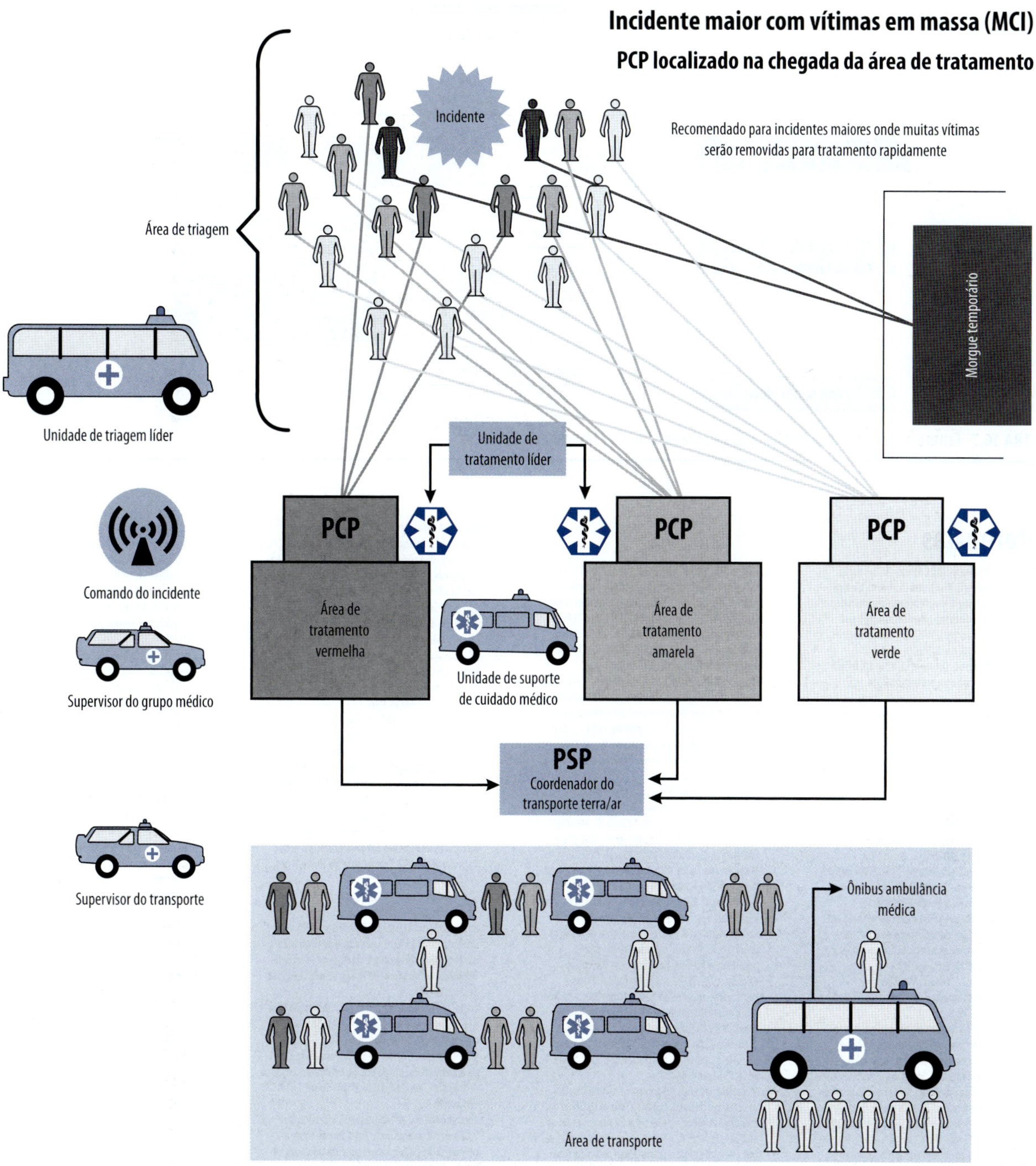


**FIGURA 16.5** Exemplo de teatro de operações médicas em desastres.
MCI, incidente com vítimas em massa (do inglês *mass casuality incident*); PCP, ponto de chegada de pacientes; PSP, ponto de saída de pacientes.
*Fonte: Walter.*[37]

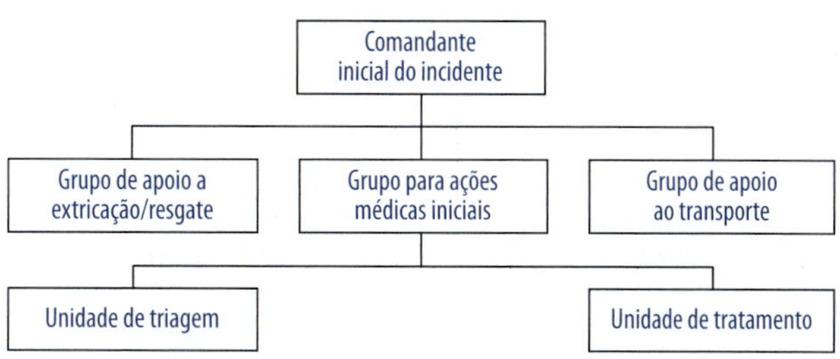


**FIGURA 16.6** Estrutura organizacional básica do sistema de comando em operações médicas.

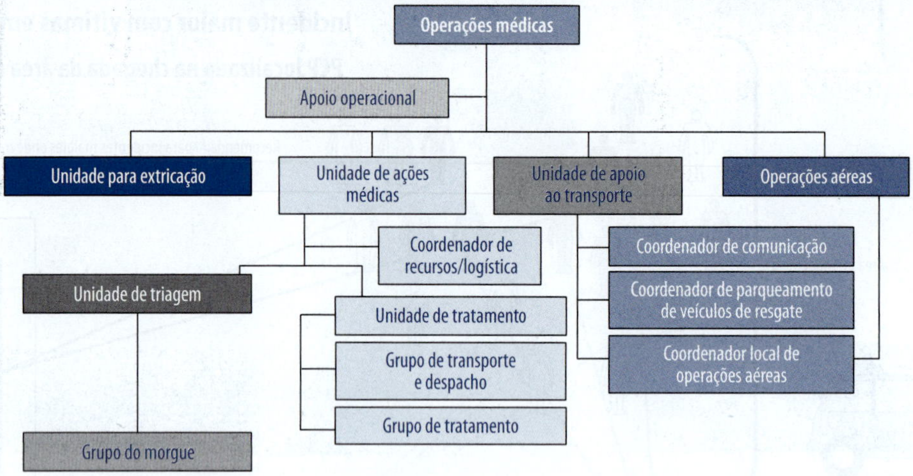


**FIGURA 16.7** Estrutura organizacional ampliada do sistema de comando em operações médicas.

# Referências


1. Fleming PJ, McCleary-Sills J, Morton M, Levtov R, Heilman B, Barker G. Risk factors for men's lifetime perpetration of physical violence against intimate partners: results from the international men and gender equality survey (IMAGES) in eight countries. PLoS One. 2015;10(3):e0118639.
2. Butchart A, Mikton C, Dahlberg LL, Krug EG. Global status report on violence prevention 2014. Inj Prev. 2015;21(3):213.
3. Mikton CR, Butchart A, Dahlberg LL, Krug EG. Global status report on violence prevention 2014. Am J Prev Med. 2016;50(5):652-9.
4. Hyder AA, Paichadze N, Toroyan T, Peden MM. Monitoring the decade of action for global road safety 2011-2020: an update. Glob Public Health. 2016:1-14.
5. Toyoda H, Kubo T, Mori K. Occupational safety and health system for workers engaged in emergency response operations in the USA. Sangyo Eiseigaku Zasshi. 2016;58(6):260-270.
6. Wikipédia. Organização [Internet]. [S. l.]: Wikipédia: 2009 [capturado em 15 mar. 2017]. Disponível em: https://pt.wikipedia.org/wiki/Organização.
7. Stambler KS, Barbera JA. The evolution of shortcomings in Incident Command System: revisions have allowed critical management functions to atrophy. J Emerg Manag. 2015;13(6):509-18.
8. Rimstad R, Braut GS. Literature review on medical incident command. Prehosp Disaster Med. 2015;30(2):205-15.
9. Oliveira M. Livro texto do projeto de gerenciamento de desastres – Sistema de Comando em Operações. Florianópolis: Ministério da Integração Nacional; 2010.
10. Governo do Rio de Janeiro. Secretaria do Estado da Defesa Civil. Corpo de Bombeiros Militar do Rio de Janeiro. 1º GSE comemora seus 22 anos de existência [Internet]. Rio de Janeiro: Governo do Rio de Janeiro; 2008 [capturado em 15 mar. 2017]. Disponível em: http://www2.cbmerj.rj.gov.br/index.php?option=com_content&view=article&id=1577:1º gse-comemora-seus-22-anos-de-existencia&catid=43:Noticias-do-CBMERJ&Itemid=43.
11. Castro ALC, Calheiros LB. Manual de medicina de desastres: volume I. 3. ed. Brasília: Ministério da Integração Nacional; 2007.
12. Johnsen AS, Sollid SJ, Vigerust T, Jystad M, Rehn M. Helicopter emergency medical services in major incident management: a national Norwegian cross-sectional survey. PLoS One. 2017;12(2):e0171436.
13. Ministério da Saúde (BR). Portaria nº 2.048, de 5 de novembro de 2002. Diário Oficial da União. 12 nov. 2002;219 Seção 1:32-54.
14. Conselho Nacional de Secretários de Saúde (BR). Rede de atenção às urgências e emergências: avaliação da implantação e do desempenho das Unidades de Pronto Atendimento (UPAs). Brasília: CONASS; 2015.
15. Scarpelini S. A organização do atendimento às urgências e trauma. Medicina (Ribeirão Preto). 2007;40(3):315-20.
16. Ministério da Saúde (BR). Portaria nº 1.600, de 7 de julho de 2011. Reformula a Política Nacional de Atenção às Urgências e institui a Rede de Atençãoàs Urgências no Sistema Único de Saúde (SUS). Diário Oficial da União. 8 jul. 2011;130 Seção 1:69-70.
17. Ministério da Saúde (BR). Portaria nº 104, de 15 de janeiro de 2014. Altera a Portaria nº 342/GM/MS, de 4 março de 2013, que redefine as diretrizes para implantação do Componente Unidade de Pronto Atendimento (UPA 24h) e do conjunto de serviços de urgência 24 (vinte e quatro) horas não hospitalares da Rede de Atenção às Urgências e Emergências (RUE), em conformidade com a Política Nacional de Atenção às Urgências, e dispõe sobre incentivo financeiro de investimento para novas UPA 24h (UPA Nova) e UPA 24h ampliadas (UPA Ampliada) e respectivo incentivo financeiro de custeio mensal. Diário Oficial da União. 16 jan. 2014;11 Seção 1:46-7.
18. Ministério da Saúde (BR). Portaria nº 1.863, de 29 de setembro de 2003. Institui a Política Nacional de Atenção às Urgências, a ser implantada em todas as unidades federadas, respeitadas as competências das três esferas de gestão. Diário Oficial da União. 6 out. 2003;193 Seção 1:56.
19. Ministério da Saúde (BR). Portaria nº 1.864, de 29 de setembro de 2003. Institui o componente pré-hospitalar móvel da Política Nacional de Atenção às Urgências, por intermédio da implantação de Serviços de Atendimento Móvel de Urgência em municípios e regiões de todo o território brasileiro: SAMU-192. Diário Oficial da União. 6 out. 2003;193 Seção 1:57-9.
20. Ministério da Saúde (BR). Portaria nº 2.072, 30 de outubro de 2003. Institui o Comitê Gestor Nacional de Atenção às Urgências. Diário Oficial da União. 31 out. 2003;212 Seção 1:44.
21. Ministério da Saúde (BR). Portaria nº 1.828, 2 de setembro de 2004. Institui incentivo financeiro para adequação da área física das Centrais de Regulação Médica de Urgência em estados, municípios e regiões de todo o território nacional. Diário Oficial da União. 3 set. 2004;171 Seção 1:46.
22. Ministério da Saúde (BR). Portaria nº 2.657, 16 de dezembro de 2004. Estabelece as atribuições das centrais de regulação médica de urgências e o dimensionamento técnico para a estruturação e operacionalização das Centrais SAMU-192. Diário Oficial da União. 17 dez. 2004;242 Seção 1:76-7.
23. Ministério da Saúde (BR). Portaria nº 2.970, 8 de dezembro de 2008. Institui diretrizes técnicas e financeiras de fomento à regionalização da Rede Nacional SAMU 192. Diário Oficial da União. 9 dez. 2008;239 Seção 1:68-9.
24. Ministério da Saúde (BR). Portaria nº 1.010, 21 de maio de 2012. Redefine as diretrizes para a implantação do Serviço de Atendimento Móvel de Urgência (SAMU 192) e sua Central de Regulação das Urgências, componente da Rede de Atenção às Urgências. Diário Oficial da União. 22 maio 2012;98 Seção 1:87-91.
25. Conselho Federal de Medicina (BR). Resolução CFM nº 2.077, de 24 de julho de 2014. Dispõe sobre a normatização do funcionamento dos Serviços Hospitalares de Urgência e Emergência, bem como do dimensionamento da equipe médica e do sistema de trabalho. Diário Oficial da União. 16 set. 2014;178 Seção 1:80-1.
26. Conselho Federal de Medicina (BR). Resolução nº 2.079, de 14 de agosto de 2014. Dispõe sobre a normatização do funcionamento das Unidades de Pronto Atendimento (UPAs) 24h e congêneres, bem como do dimensionamento da equipe médica e do sistema de trabalho nessas unidades. Diário Oficial da União. 16 set. 2014;178 Seção 1:81-2.
27. Konder MT, O'Dwyer G. As unidades de pronto-atendimento na política nacional de atenção às urgências. Physis Rev Saúde Coletiva. 2015;25(2):525-45.
28. Sanchez B, Hirzel AH, Bingisser R, Ciurea A, Exadaktylos A, Lehmann B, et al. State of emergency medicine in Switzerland: a national profile of emergency departments in 2006. Int J Emerg Med. 2013;6(1):23.
29. Al-Shaqsi S. Models of International Emergency Medical Service (EMS) systems. Oman Med J. 2010;25(4):320-3.
30. Reynolds PS, Michael MJ, Spiess BD. Application of Incident Command Structure to clinical trial management in the academic setting: principles and lessons learned. Trials. 2017;18(1):62.
31. Portal da Copa. Galeria de imagens: Imagens retratam a inauguração do Centro de Comando e Controle Integrado das operações de segurança no Rio de Janeiro [Internet]. [S. l.: s. n.; s.d., capturado em 28 maio 2017]. Disponível em: http://www.copa2014.gov.br/pt-br/galeria/centrocomandoriodejaneiro.
32. Adini B, Ohana A, Furman E, Ringel R, Golan Y, Fleshler E, et al. Learning lessons in emergency management: the 4th International Conference on Healthcare System Preparedness and Response to Emergencies and Disasters. Disaster Mil Med. 2016;2:16.
33. Li HL, Tang WJ, Ma YK, Jia JM, Dang RL, Qiu EC. Emergency response to nuclear, biological and chemical incidents: challenges and countermeasures. Mil Med Res. 2015;2:19.
34. Carlson JM, Alderson DL, Stromberg SP, Bassett DS, Craparo EM, Guiterrez-Villarreal F, et al. Measuring and modeling behavioral decision dynamics in collective evacuation. PLoS One. 2014;9(2):e87380.
35. Nomura S, Blangiardo M, Tsubokura M, Nishikawa Y, Gilmour S, Kami M, et al. Post-nuclear disaster evacuation and survival amongst elderly people in Fukushima: a comparative analysis between evacuees and non-evacuees. Prev Med. 2016;82:77-82.
36. Chen P, Zhang J, Sun Y, Liu X. Wargame simulation theory and evaluation method for emergency evacuation of residents from urban waterlogging disaster area. Int J Environ Res Public Health. 2016;13(12).
37. Walter AA, editor. Fire and Rescue Departments of Northern Virginia firefighting and emergency operations manual: EMS multiple casualty incident manual. 2nd ed. Gainesville: Fire and Rescue Departments of Northern Virginia; 2013.

# Parte III

# Ciências básicas e anestesiologia

COORDENADOR: JAMES MANICA

# 17. PRINCÍPIOS DE FÍSICA

Rogean Rodrigues Nunes
Germano P. Medeiros

A prática anestesiológica segura e otimizada envolve a utilização de uma enorme gama de dispositivos, além do manejo de muitas variáveis fisiológicas. O conhecimento dos aspectos físicos a eles relacionados, além da otimização das condutas, leva ao entendimento de limitações, resultando em uma prática segura.[1]

O objetivo deste capítulo é discutir princípios físicos básicos que podem ajudar no manejo e no entendimento de situações clínicas comuns.

## Anestesia inalatória e sistema respiratório

### Estados da matéria

O entendimento da anestesia inalatória passa pela compreensão dos processos físicos que regem o comportamento dos anestésicos. A matéria, constituída por diminutas partes (átomos, moléculas, íons), pode encontrar-se em três estados físicos – sólido, líquido e gasoso –, dependendo das forças de repulsão ou de atração atuantes entre essas pequenas partes. É a natureza dessas forças, a energia cinética dessas entidades (temperatura) e as condições externas (pressão) que definem em qual estado a matéria existe.[2]

Com o aquecimento, a temperatura de uma substância vai se modificando em função de seu **calor específico**, que é a quantidade de calor necessária para modificar uma unidade de temperatura de determinada massa de uma substância.

A temperatura reflete a energia cinética média das moléculas de uma substância; assim, aumentando a energia cinética das moléculas, a substância tenderá a passar do estado líquido para o gasoso (ebulição). No entanto, a transformação do estado líquido para o gasoso não acontece somente quando se atinge o **ponto de ebulição**, temperatura na qual a pressão de vapor saturada se iguala à pressão ambiente. Algumas moléculas situadas na superfície livre do líquido (interface líquido--gás) terão energia suficiente para escapar da atração exercida pelas outras moléculas, passar para a fase gasosa suprajacente e transformar-se em vapor. Esse processo aumenta com a elevação da temperatura. À transição do estado líquido para o gasoso abaixo do ponto de ebulição dá-se o nome de evaporação.[2,3]

A evaporação dá origem a uma pressão de vapor, que é a pressão exercida pelas moléculas em estado gasoso abaixo da temperatura crítica.[3,4] Se o líquido encontra-se em um recipiente fechado e há equilíbrio termodinâmico com o líquido que lhe deu origem, ou seja, a quantidade de líquido que evapora é igual à que condensa, a pressão exercida por esse vapor é chamada de pressão de vapor saturado. A pressão de vapor saturado de um líquido é a máxima pressão exercida pelas moléculas evaporadas sobre o líquido no equilíbrio.[2-4]

Quanto maior a temperatura, maior será a pressão de vapor (**FIG. 17.1**). Quando a pressão de vapor se iguala à pressão do recipiente, o líquido entra em ebulição. A essa temperatura dá-se o nome de ponto de ebulição. Da mesma forma, se a pressão do recipiente em que o líquido se encontra é reduzida até a pressão de vapor a determinada temperatura, ele também entrará em ebulição.[2-5]

Por essa definição, percebe-se a influência da pressão sobre o ponto de ebulição. Quanto maior a pressão do recipiente, maior será a temperatura em que a pressão de vapor se tornará igual à pressão do meio, ou seja, maior será o ponto de ebulição.

O processo de liquefação de um gás também é governado pela pressão e pela temperatura. O gás pode ser condensado pelo aumento da pressão, a menos que a temperatura esteja acima da temperatura crítica, que é a temperatura acima da qual não é possível liquefazer um gás. Um gás abaixo da temperatura crítica também é chamado de vapor.[2]

A temperatura crítica do nitrogênio, por exemplo, é de –147 °C; portanto, para liquefazer tal gás, inicialmente, é necessário resfriá-lo abaixo dessa temperatura. Já o óxido nitroso, com temperatura crítica de 36,4 °C e pressão crítica (pressão necessária para liquefazer um gás na temperatura crítica) de 72,5 bar, precisa apenas ser comprimido para se liquefazer.[2-5]

Na **FIGURA 17.2**, observa-se o diagrama da água relacionando a pressão, a temperatura e os estados físicos em que a água pode se encontrar.[2]

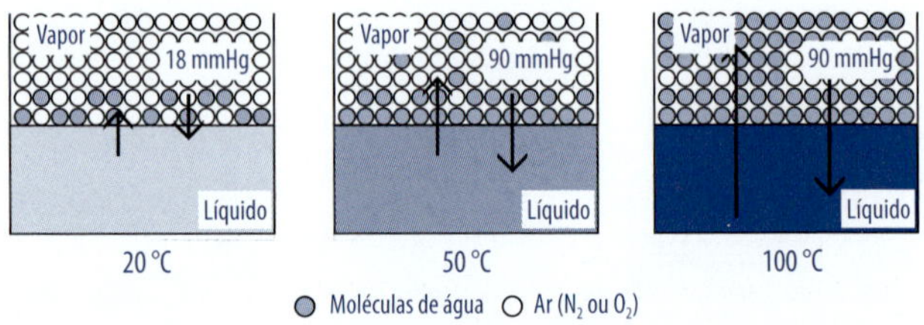


**FIGURA 17.1** Quanto maior a temperatura, maior a pressão de vapor. Quando a pressão do vapor se iguala à pressão do recipiente, acontece a ebulição.

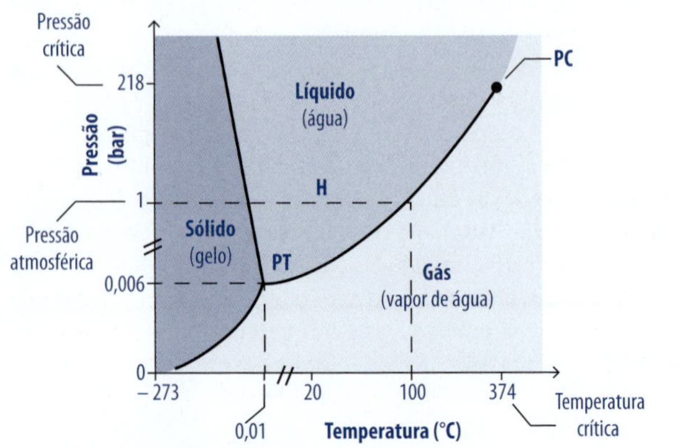


**FIGURA 17.2** Diagrama de fases da água. No PT, a água pode coexistir nos três estados físicos. O PC representa temperatura e pressão críticas.
H, condições hospitalares; PC, ponto crítico; PT, ponto triplo.

## Lei dos gases

O movimento randômico das moléculas de um gás leva ao choque entre elas e contra a parede do recipiente. A colisão com a parede do recipiente representa a pressão do gás, que é linear e proporcional à temperatura. O volume, a pressão e a temperatura são relacionados por meio da equação universal:

$$PV = nRT$$

em que **P** é a pressão, **V** é o volume, **n** é o número de moles do gás, **R** é a constante universal dos gases e **T** é a temperatura.

A equação universal engloba três leis dos gases ideais:

- Lei de Boyle: a uma temperatura constante, a pressão é inversamente proporcional ao volume.
- Lei de Gay-Lussac: a um volume constante, a pressão é diretamente proporcional à temperatura absoluta.
- Lei de Charles: a uma pressão constante, o volume do gás é diretamente proporcional à temperatura absoluta.

Além dessas três leis, a equação universal inclui a Lei de Avogadro, que diz que em uma temperatura e pressão constantes, o volume é proporcional ao número de moléculas. A partir dessas relações, é possível calcular a quantidade de oxigênio disponível para ventilação em um cilindro. Considerando uma temperatura constante, resta o produto **PV** constante. Então, tem-se o seguinte:

$$P_{cil} \times V_{cil} = P_{atm} \times V_{atm}$$

em que $\mathbf{P_{cil}} \times \mathbf{V_{cil}}$ referem-se à pressão e ao volume do cilindro, e $\mathbf{P_{atm}} \times \mathbf{V_{atm}}$ referem-se às mesmas variáveis na atmosfera, ou seja, em ar ambiente. Se o objetivo é saber qual volume de oxigênio está disponível à pressão atmosférica, tem-se a seguinte equação:

$$V_{atm} = \frac{P_{cil} \times V_{cil}}{P_{atm}}$$

Se, por exemplo, a pressão em um cilindro de 3 L for de 80 bar, a quantidade de oxigênio à pressão ambiente é 240 L (80 × 3). Desse volume é necessário retirar o volume do cilindro, pois, sem diferença de pressão, não há fluxo. Assim, tem-se um valor de 237 mL de oxigênio disponível. A partir do consumo por minuto, é possível calcular quanto tempo há de oxigênio[2-6] **(FIG. 17.3)**.

É importante entender que um simples cálculo como esse só é possível para o oxigênio, porque o oxigênio pressurizado no cilindro ainda está no estado gasoso. O óxido nitroso, por outro lado, é parcialmente liquefeito, e apenas o vapor deixa o cilindro. Desse modo, a pressão do cilindro de oxigênio é proporcional à quantidade de oxigênio, ao passo que, no cilindro de óxido nitroso, a pressão permanece constante e igual à pressão de vapor (51 bar a 20 °C) enquanto houver alguma fase líquida. A quantidade de óxido nitroso em um cilindro é, portanto, determinada pesando-se o cilindro[2-6] **(FIG. 17.4)**.

A Lei de Dalton define que a pressão total de uma mistura gasosa é igual à soma das pressões parciais de todos os gases da mistura. A pressão parcial de um gás é proporcional à concentração dele na mistura e é igual à pressão que o gás exerceria na ausência dos outros gases.[2-3]

Em grandes altitudes, a concentração de oxigênio permanece a mesma (em torno de 21%), porém há queda na pressão atmosférica e, assim, redução na pressão parcial de oxigênio. Ao nível do mar, a pressão parcial de oxigênio é de 159,6 mmHg

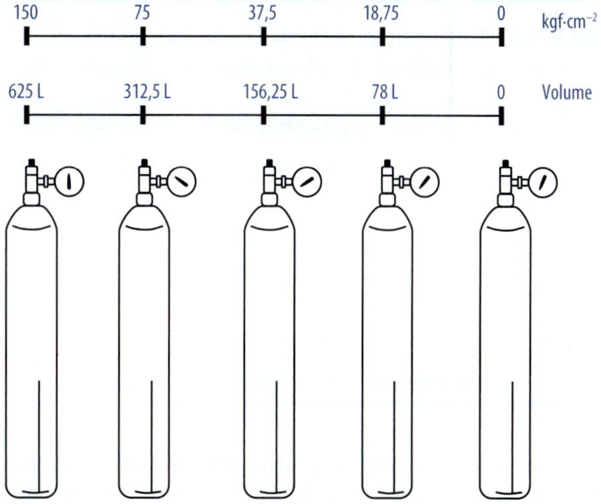


**FIGURA 17.3** Conteúdo do cilindro de oxigênio. A pressão de oxigênio registrada no manômetro do cilindro reflete a quantidade de oxigênio restante.

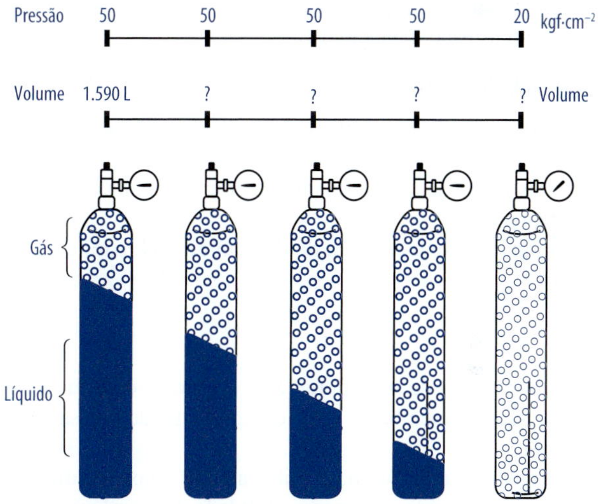


**FIGURA 17.4** Conteúdo do cilindro de óxido nitroso. A pressão de óxido nitroso no manômetro não reflete a quantidade de óxido nitroso disponível em forma de gás até que toda a fase líquida tenha sido consumida.

(0,21 × 760 mmHg); já dentro da cabine de um avião em cruzeiro, onde a pressão se estabiliza em torno de 570 mmHg, tem-se uma pressão parcial de oxigênio de 120 mmHg, o que pode ser um problema em pacientes com função respiratória limítrofe.

Na **TABELA 17.1**, há um exemplo do comportamento das pressões parciais no alvéolo (37 °C) de um paciente anestesiado com fração expirada (FE) de isoflurano a 3% e ventilado com fração inspirada de oxigênio ($F_IO_2$) de 40%.

## Difusão

A difusão envolve o movimento de moléculas, assim como o fluxo, porém há uma diferença fundamental entre esses dois processos. O fluxo está relacionado ao transporte de massa causado por uma diferença de pressão entre dois pontos. A difusão, por outro lado, é um processo passivo ocasionado pelo

**TABELA 17.1** Pressões parciais no alvéolo de indivíduo ventilado com fração inspirada de oxigênio de 40% e fração expirada de isoflurano de 3%

| Gás | Pressão parcial | Concentração |
|---|---|---|
| $O_2$ | 304 mmHg | 40% |
| $CO_2$ | 40 mmHg | 5,2% |
| $H_2O_{vapor}$ | 47 mmHg | 6,2% |
| Isoflurano | 22,8 mmHg | 3% |
| Nitrogênio | 346,2 mmHg | 45,6% |
| **Pressão total (atmosférica)** | **760 mmHg** | **100%** |

movimento randômico das moléculas em todas as direções, porém com um movimento geral da região de maior para menor concentração.[3]

Os gases são menos densos que os líquidos; portanto têm maior espaço entre as moléculas. A difusão ocorre mais rápido nos gases do que nos líquidos. A energia cinética das moléculas aumenta com a temperatura, de forma que gases aquecidos apresentam difusão mais rápida.[3,4]

## Lei de Fick de difusão

A taxa de transferência de um gás através de uma membrana é proporcional à área da membrana e à diferença de pressão entre os dois lados, sendo inversamente proporcional à espessura da membrana.[3]

Assim, tem-se a equação de difusão de Fick para taxa de difusão ($V_{gás}$):

$$V_{gás} = D \times \frac{A}{T} \times \Delta P$$

em que **A** é a área de superfície, **D** é a constante de difusão, **T** é a espessura da membrana e **ΔP** é o gradiente de pressão dos dois lados.

A constante de difusão permite calcular a taxa de difusão do gás e está relacionada à permeabilidade da membrana para determinado gás.[3,4] Essa constante é inversamente proporcional à densidade do gás (Lei de Graham), que, por sua vez, é proporcional ao peso molecular (Lei de Avogadro). Quando um gás difunde-se através de um líquido, a taxa de difusão é proporcional à solubilidade do gás no líquido. Assim, tem-se a equação para constante de difusão:

$$D = \frac{\text{Solubilidade do gás}}{\sqrt{\text{Massa molecular}}}$$

O dióxido de carbono se difunde mais rápido que o oxigênio através da membrana alveolar, pois tem maior solubilidade, porém massa molecular semelhante. Apesar do baixo peso molecular, o hélio se difunde com mais dificuldade devido à sua baixa solubilidade.[3-5]

A partir da lei de difusão de Fick, uma difusão mais rápida ocorre quando:

- Há grande área de superfície.
- Existe grande gradiente de concentração.
- Há pequena espessura da membrana.
- Existe alta solubilidade no meio de difusão.
- Observa-se baixa massa molecular/densidade.

## Capacidade de difusão pulmonar

A capacidade de difusão é uma variável para analisar a eficácia da difusão de oxigênio para o sangue. É medida avaliando-se a absorção de monóxido de carbono ao inalar ar contendo esse gás. O monóxido de carbono é utilizado como marcador porque tem alta solubilidade e sua captação não é limitada pelo fluxo.

A complexidade da membrana alvéolo-capilar não permite a medida da sua área nem da sua espessura, de modo que essas variáveis, junto com a constante de difusão, são reunidas em uma variável chamada de **capacidade de difusão**. Então, pela equação de Fick, tem-se:[3]

$$V_{CO} = D_L \times (P_1 - P_2) \rightarrow D_L = \frac{V_{CO}}{(P_1 - P_2)}$$

em que $\mathbf{P_1}$ e $\mathbf{P_2}$ são a pressão parcial alveolar e capilar respectivamente.

Como a pressão parcial do monóxido de carbono é desprezível, então tem-se a seguinte fórmula da capacidade de difusão:

$$D_L = \frac{V_{CO}}{PA_{CO}}$$

A capacidade de difusão pulmonar é o volume de monóxido de carbono transferido em mililitros por minuto por kPa da pressão parcial alveolar.[3,4]

# Vaporizadores

A teoria de Meyer e Overton postula que o número de moléculas dissolvidas na membrana lipídica é responsável por causar anestesia. Para que o anestésico alcance o sistema nervoso central, os vaporizadores são utilizados para fornecer fração inalada segura e previsível de vapor de anestésicos.[2-6]

Os vaporizadores são dispositivos que têm seu funcionamento baseado nos conceitos de pressão de vapor e da lei dos gases.[2-6]

A pressão de vapor depende somente da temperatura e da substância, porém a concentração do vapor (fração da pressão total) poderá variar dependendo da pressão do ambiente. Dentro de um recipiente fechado contendo isoflurano a 20 °C, por exemplo, tem-se uma pressão parcial de vapor desse gás de 238 mmHg e uma concentração de 31,3% (238 mmHg ÷ 760 mmHg). A uma altitude onde a pressão atmosférica seja 600 mmHg, a pressão parcial continuará sendo 238 mmHg a 20 °C, porém a concentração será de 39,6%. Observa-se que a pressão de vapor saturada é bem maior que as concentrações clínicas. Assim, os vaporizadores possuem mecanismos para diluir esse vapor gerado.[2-6]

Ao se ligar o fluxo de gases frescos (FGF) e um vaporizador de isoflurano (pressão de vapor a 20 °C de 238 mmHg), por exemplo, apenas parte do FGF entra em contato com o anestésico. Essa parte do FGF, ao ser saturada com a pressão de vapor do anestésico, sai com uma fração de anestésico de 31,3% (238 mmHg ÷ 760 mmHg). Ao selecionar uma fração inspirada (FI) de 3%, por exemplo, esse fluxo que passa pelo vaporizador terá que ser diluído. Então, apenas algo próximo à décima parte do FGF entrará em contato com o anestésico.[2-6]

Ao se utilizar um vaporizador calibrado ao nível do mar em uma altitude mais elevada, como em La Paz, onde a pressão atmosférica é próxima a 500 mmHg, a parte do FGF que entra em contato com o anestésico agora sairá saturada com uma fração de gás próxima a 48% (238 mmHg ÷ 500 mmHg). Se for selecionada uma FI de 3% (como no exemplo anterior), devido à calibração ao nível do mar, o vapor saturado será diluído em volume dez vezes maior e, em vez de 3%, tem-se uma FI de 4,8%.[2-6]

## Rendimento do anestésico inalatório

Para se calcular quanto de vapor rende determinado volume de anestésico no estado líquido, é necessário conhecer o peso molecular (igual ao peso de 1 mol, em gramas, pela Lei de Avogadro) e a densidade do anestésico no estado líquido.

Um mililitro de isoflurano no estado líquido tem 1,51 g, e seu peso molecular é de 184,5 g. Assim, se 184,5 g de vapor de isoflurano nas condições normais de temperatura e pressão (CNTP) ocupam 22.400 mL, tem-se:

$$184{,}5\ g \rightarrow 22.400\ mL$$
$$1{,}51\ g \rightarrow x$$
$$x = 183\ mL \text{ de vapor}$$

Porém, esse volume é para uma temperatura de 0 °C (273 K). É necessário, ainda, corrigir para a temperatura ambiente (20 °C = 283 K). Pela Lei de Charles, tem-se:

$$\frac{V_i}{T_i} = \frac{V_f}{T_f} \rightarrow V_f = \frac{V_i \times T_f}{T_i} \rightarrow V_f = \frac{183 \times 293}{273} = 196{,}4\ mL$$

Assim, 1 mililitro de anestésico no estado líquido rende 196,4 mL de vapor. Se tivermos um FGF de 2 L·min$^{-1}$ com isoflurano a 2%, por exemplo, tem-se um "fluxo de vapor de isoflurano" de 40 mL·min$^{-1}$ (0,02 × 2.000 mL·min$^{-1}$). Em 1 hora, tem-se um consumo de 2.400 mL de vapor (40 mL × 60 minutos) e 12,2 mL de anestésico líquido.

$$196{,}4 \text{ de vapor} \rightarrow 1\ mL \text{ de anestésido líquido}$$
$$2.400\ mL \text{ de vapor} \rightarrow x = 12{,}2\ mL \text{ de anestésido líquido}$$

Em resumo, têm-se as seguintes relações:

- 1 mL de halotano = 225 mL de vapor.
- 1 mL de isoflurano = 197 mL de vapor.
- 1 mL de sevoflurano = 181 mL de vapor.

De forma mais simplificada, tem-se aproximadamente 200 mL de vapor para cada 1 mL de anestésico líquido.

## Solubilidade dos gases

A Lei de Henry estabelece que a quantidade de gás dissolvido no fluido aumenta proporcionalmente à elevação da pressão. O nitrogênio, ao nível do mar, por exemplo, é pouco solúvel e, portanto, não exerce efeito algum. Porém, mergulhadores em altas profundidades e, por conseguinte, submetidos a maiores pressões estão sujeitos a narcose pelo nitrogênio devido à maior concentração no sangue.[3]

A Lei de Henry é regida pela seguinte equação:

$$C_x = K_h \times P_x$$

em que $\mathbf{C_x}$ é a concentração do gás, $\mathbf{k_h}$ é a constante da Lei de Henry e $\mathbf{P_x}$ é a pressão parcial do gás na solução.

A constante de Henry depende do gás, do solvente e da temperatura. A solubilidade é reduzida com o aumento da temperatura. A abertura de uma garrafa de refrigerante reflete muito bem a Lei de Henry. Percebe-se que, devido à queda da pressão (abertura da garrafa), há saída de gás do líquido, efeito exacerbado em temperaturas mais elevadas. Fato semelhante acontece em mergulhadores que passam do limite da descompressão e acabam por apresentar uma concentração maior de nitrogênio no sangue. Ao emergir, reduzindo a pressão à qual estão submetidos, podem sofrer da doença descompressiva pela formação de bolhas no sangue.[3]

No caso dos gases anestésicos, a lipossolubilidade é uma característica que define algumas propriedades, como potência e velocidade de indução. O gráfico de Meyer-Overton mostra como a potência (quantificada pela concentração alveolar mínima – CAM) do anestésico se relaciona com o coeficiente de partição óleo-gás **(FIG. 17.5)**.[3]

O coeficiente de partição mede a tendência de um soluto se dissolver em dois solventes imiscíveis e depende da temperatura. O coeficiente de partição também pode ser calculado para uma interface sangue-gás. Nesse caso, o coeficiente está relacionado à captação pulmonar. Um anestésico com coeficiente sangue-gás de 0,5 inalado a 8% irá produzir uma concentração de 4% no sangue.

Intuitivamente, um anestésico com alta solubilidade no sangue deveria ser um anestésico inalatório ideal. Entretanto, esse composto, que é avidamente captado no pulmão pelo sangue, tenderá a ficar diluído no sangue, em vez de passar para o cérebro. Quanto maior o coeficiente de partição sangue-gás, maior o tempo de início de ação do anestésico e maior o tempo para que o anestésico saia do organismo.[3,5]

## Fluxo dos gases

Tal como os fluidos de maneira geral, os gases se movem quando há diferença de pressão. Em um sistema de fluxo constante, a velocidade dos diferentes trechos varia de modo inversamente proporcional à secção transversal.

Se houver uma resistência ao fluxo (p. ex., uma constrição significativa em um tubo), o fluxo não será impedido, mas ocorrerá uma queda na taxa de fluxo para uma dada diferença de pressão. Se a resistência aumenta, uma diferença maior de pressão será necessária para manter o fluxo constante.

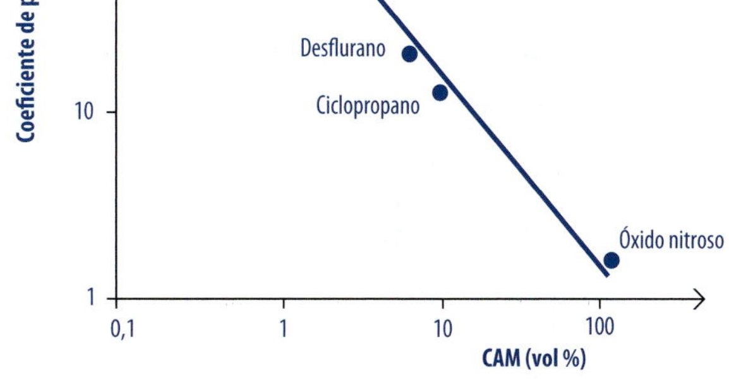


**FIGURA 17.5** Gráfico de Meyer-Overton relacionando o coeficiente de partição óleo-gás com a concentração alveolar mínima (CAM).

## Princípio de Bernoulli

O princípio utilizado nas máscaras de Venturi, na realidade, é baseado em um princípio descoberto por Bernoulli em 1738.[2]

Se um líquido flui através de um tubo de diâmetro variável, sua velocidade cresce ao passar por um estreitamento e volta ao valor anterior quando o diâmetro também retorna ao valor prévio. Pelo princípio da conservação de energia, esse aumento de energia cinética dá-se pela transformação a partir de outro tipo de energia. Assim, o princípio de Bernoulli estabelece que a pressão é reduzida ao longo do estreitamento onde a velocidade do fluido é maior, pois há transformação de energia potencial (pressão) em energia cinética (velocidade) (FIG. 17.6).[2,3]

Se na região de constrição do tubo houver um orifício, o ar externo pode entrar no tubo, desde que, nessa região, a pressão seja subatmosférica. Assim, o formato do tubo após o estreitamento é importante, pois, se for cônico, há uma grande queda de pressão, podendo cair abaixo da atmosférica, o que pode ser utilizado para gerar sucção (FIG. 17.7).[2-6]

## Máscara de Venturi

A máscara de Venturi possui uma válvula que se utiliza do efeito Venturi, uma forma especial do princípio de Bernoulli. O oxigênio passa por uma pequena constrição no centro da válvula de modo que o aumento da velocidade gera pressão negativa (princípio de Bernoulli) aspirando o ar através dos orifícios laterais e, assim, se misturando com o oxigênio (FIG. 17.8).[3]

Usando-se uma máscara de Venturi com fluxo de oxigênio de 4 $L \cdot min^{-1}$, uma considerável quantidade de ar entra na máscara. O fluxo total de ar e oxigênio acaba superando o fluxo inspiratório máximo do paciente e, dessa forma, garante uma concentração de oxigênio relativamente estável.[2]

A $F_IO_2$ fornecido depende da taxa de sucção, a qual é determinada pelo tamanho dos orifícios da válvula e, em menor medida, pela taxa de fluxo de oxigênio.[3]

# Tensão de superfície e surfactante

Na ausência de gravidade, uma gota de água sempre formará uma esfera devido à atração entre as moléculas. As moléculas da superfície têm menos opções de associação que aquelas mais profundas, formando ligações mais fortes. Desse modo, uma gota de água assume uma forma com menor área de superfície, ou seja, uma esfera, que é deformada pela força da gravidade.

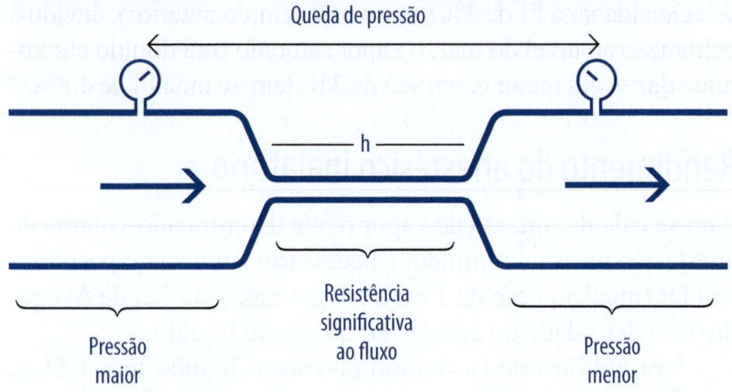


**FIGURA 17.6** Princípio de Bernoulli. A altura (h) da coluna é proporcional à diferença de pressão nos dois pontos.

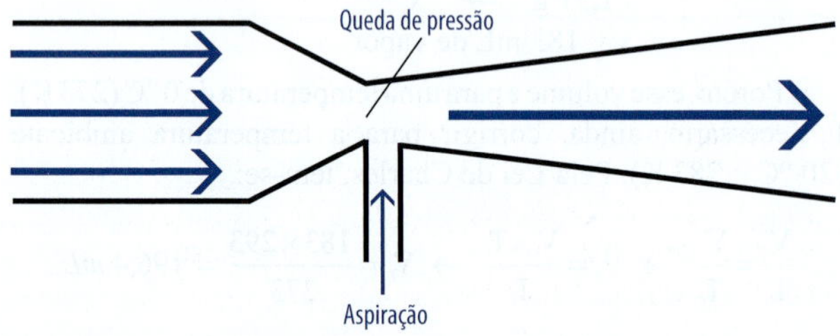


**FIGURA 17.7** Tubo de Venturi.

Essas ligações intermoleculares surgem a partir da variação de carga em cada molécula. Na água, o átomo de oxigênio atrai os elétrons mais intensamente que o átomo de hidrogênio, formando um dipolo. A tensão de superfície é o resultado da atração entre as moléculas através da superfície de um líquido.[3,4]

A tensão de superfície da água fornece tensão de parede necessária para a formação de bolhas de gás dentro do líquido. A diferença de pressão interna e externa depende da tensão de superfície e do raio da bolha. A tensão de superfície comprime o gás suavemente, de modo que a pressão interna é sempre maior que a pressão do líquido.[3,4] A equação de Laplace dá forma matemática a esse princípio:

$$\Delta P = 2 \times \frac{T_{sup}}{R}$$

em que $\mathbf{T_{sup}}$ é a tensão de superfície, **R** é o raio da bolha e **ΔP** é a diferença de pressão interna e externa.

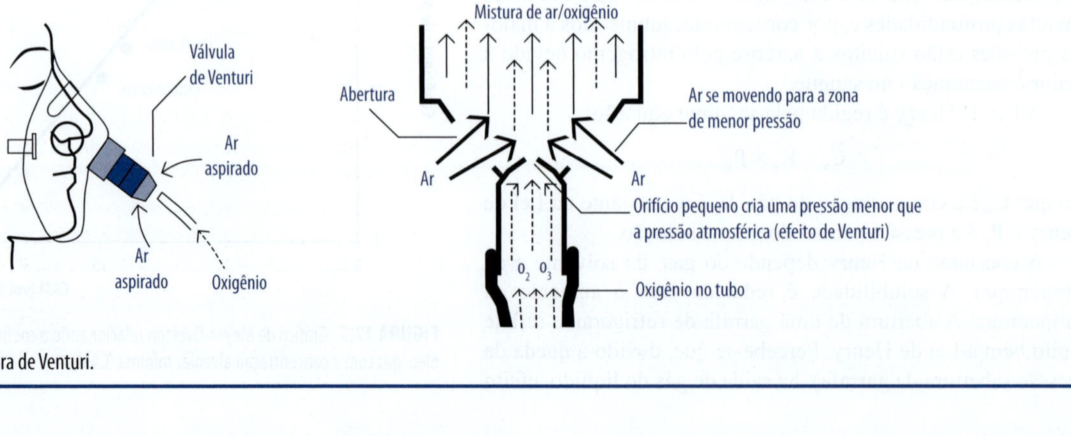


**FIGURA 17.8** Máscara de Venturi.

Os alvéolos são recobertos por fluido composto principalmente por água, motivo pelo qual apresentam tensão de superfície significativa que tende a colapsar o pulmão. Esse efeito só não é catastrófico devido à produção de surfactante por células alveolares, que reduz a tensão de superfície, aumentando a complacência e reduzindo o trabalho pulmonar (**TAB. 17.2**).[3]

**TABELA 17.2** Efeito do surfactante na tensão de superfície do alvéolo

| | Pressão requerida para insuflar o saco alveolar | |
|---|---|---|
| **Raio alveolar** | **Sem surfactante** | **Com surfactante** |
| 0,005 mm | 15 mmHg | 1 mmHg |
| 0,01 mm | 7,5 mmHg | 1 mmHg |

*Fonte: Middleton e colaboradores.*[3]

Segundo a equação de Laplace, esse efeito da tensão de superfície é ainda pior em alvéolos pequenos (**FIG. 17.9**).[3] A equação estabelece que uma pressão mais elevada é necessária para se opor a uma dada tensão de superfície se o raio for pequeno. A presença de surfactante dá condições para existência de alvéolos de diferentes tamanhos.[3,4]

Na síndrome da angústia respiratória aguda as alterações quantitativas e qualitativas do surfactante são bem caracterizadas, apesar de ainda não existir comprovada melhora na sobrevida com surfactante exógeno. Essa falta de evidência pode estar relacionada à heterogeneidade da doença e à falta de um material surfactante ideal.[7] No entanto, as estratégias de ventilação protetora com baixos Δ de ventilação e altas pressões positivas ao final da expiração (PEEPs, do inglês *positive end-expiratory pressure*), em casos de baixas pressões arteriais de oxigênio ($PaO_2$), mostram benefício em sobrevida e se justificam justamente em um balanço entre o não colabamento de alvéolos doentes e menos insuflados e a proteção dos alvéolos normais.[4]

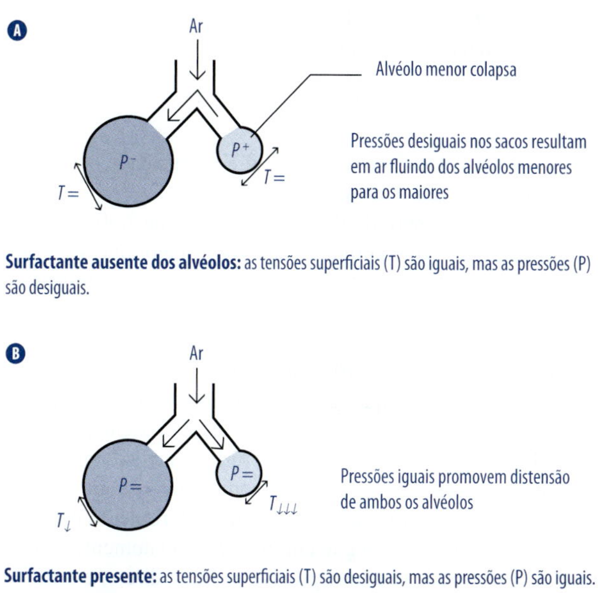


**FIGURA 17.9** Um par de alvéolos conectados. **A** Quando o surfactante não está presente, as tensões são iguais, enquanto as pressões são diferentes. **B** Quando há surfactante, a tensão de superfície é diferente, porém a pressão é igual.

## Complacência

A complacência é a alteração de volume consequente a uma mudança de pressão. É a medida da facilidade de expansão. Assim, tem-se, para complacência, a seguinte equação:

$$C = \frac{\Delta V}{\Delta P}$$

em que **C** é complacência, **ΔV** é a alteração de volume e **ΔP** é a alteração de pressão.

A complacência é maior durante a fase expiratória devido à histerese do tecido pulmonar. Se a complacência pulmonar estiver muito elevada, o recolhimento elástico será reduzido, a expiração passiva estará prejudicada e os músculos expiratórios terão maior trabalho.[3,4] A complacência pulmonar aumenta com a idade. Esse aumento é acelerado com algumas doenças, como o enfisema. Porém, a complacência da caixa torácica diminui.

Por outro lado, algumas doenças, como a pneumonia e a síndrome da angústia respiratória aguada, resultam em redução da complacência pulmonar, aumentando o trabalho inspiratório. No caso dos pacientes em ventilação espontânea, esse aumento do trabalho pode levar a fadiga respiratória, acúmulo de dióxido de carbono ($CO_2$) e consequente insuficiência respiratória. Nos pacientes já em ventilação mecânica, a redução do volume corrente para determinado Δ de pressão pode induzir o médico assistente a aumentar os valores aceitáveis de variação de pressão e de pressão máxima de vias aéreas. Esse manejo inadequado das pressões ventilatórias está relacionado à piora da sobrevida.[8]

## Trabalho ventilatório

A condição-chave para que haja fluxo de gás ou líquido é a existência de diferença de pressão entre dois pontos. Para gerar diferença de pressão, algum trabalho tem de ser realizado sobre o fluido (gás ou líquido) por um fole ou bomba. Foles são utilizados para gerar fluxo de gás, e bombas, para gerar fluxo em líquido.[3,4] O trabalho, na física, é o resultado do produto da força pela distância.

$$\tau = F \times d$$

Como pressão é o resultado de uma força sobre determinada área, tem-se o seguinte:

$$P = \frac{F}{A} \rightarrow F = P \times A$$

$$\tau = P \times A \times d \rightarrow \tau = P \times V$$

Assim, o trabalho respiratório é avaliado pelas curvas de pressão *versus* volume.

Devido à resistência existente nas vias aéreas, a pressão dentro dos pulmões não é igual à pressão gerada pelo trabalho do ventilador, exceto nos pontos de inspiração máxima e mínima (momento em que não há fluxo). Na **FIGURA 17.10**, o gráfico de pressão e volume mostra o comportamento dessas variáveis no fole (curva quadrada) e no pulmão (curva elipsoide). A cada insuflação pulmonar, a força elástica dos tecidos conjuntivos da parede torácica somada à tensão superficial nos alvéolos precisa ser superada. A região mais escura, observada na **FIGURA 17.10**, é a energia perdida por meio da fricção causada pelas resistências das vias aéreas.[3]

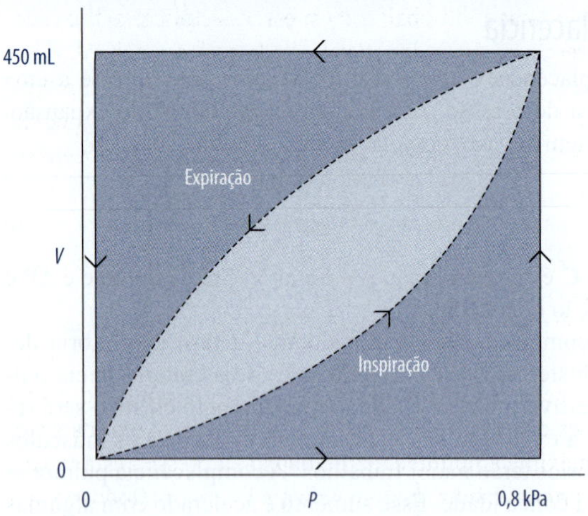


**FIGURA 17.10** Correlação: volume *versus* pressão. kPa, quilopascal.

## Histerese

Os pulmões, assim como materiais elásticos, não retornam ao seu tamanho original antes de serem expandidos: eles têm uma "memória" após o estiramento. Portanto, para uma mesma pressão, os pulmões assumem volumes diferentes conforme estão em inspiração ou expiração. A esse fenômeno dá-se o nome de histerese elástica. A linha pontilhada da **FIGURA 17.10** forma a curva da histerese, e a área dentro dela representa a energia perdida durante o ciclo respiratório.[3,4]

# Sistema circulatório

## Hidrodinâmica

Os dois parâmetros principais que regem o movimento dos fluidos em tubulações são a diferença de pressão e a resistência. São esses parâmetros que compõem a equação da Lei de Ohm adaptada para o fluxo de líquidos:[2]

$$\Phi = \frac{\Delta P}{R}$$

em que **ΔP** é a diferença de pressão entre as extremidades do vaso, Φ é o fluxo do fluido e **R** é a resistência ao fluxo.

Se não há fluxo, tem-se a seguinte equação:

$$\Phi = \frac{p_1 - p_2}{R} \rightarrow \text{Se } \Phi = 0 \rightarrow p_1 = p_2$$

Esse é o princípio utilizado no cateter de artéria pulmonar para estimar a pressão de átrio esquerdo. Ao se ocluir o capilar pulmonar, o fluxo a jusante do balão é zerado e as pressões na ponta do cateter e no átrio esquerdo tendem a se igualar.

Ao se alterar a pressão, o fluxo sanguíneo também muda, porém de forma não linear, porque os vasos podem mudar de secção transversal, alterando a resistência.

Os fluxos, dependendo do comportamento das diversas camadas, podem ser classificados como laminares ou turbulentos. No fluxo laminar, a camada adjacente à parede é estacionária e a velocidade aumenta em direção ao centro do vaso **(FIG. 17.11)**.[2-5]

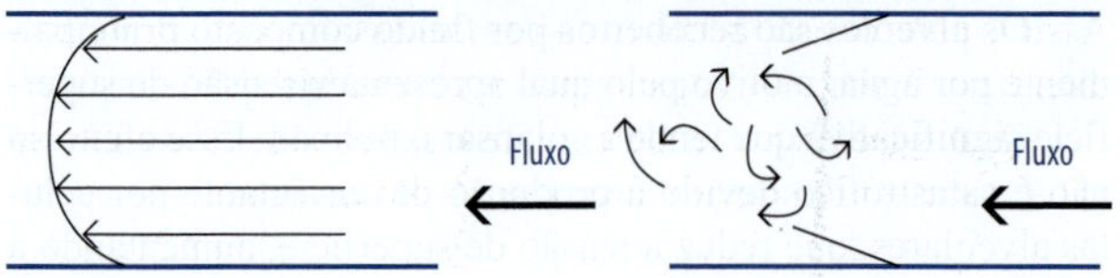


**FIGURA 17.11** Modelo de fluxo laminar (esquerda) e turbulento (direita).

A resistência ao fluxo laminar de um líquido viscoso através de um vaso com secção transversal circular é dada pela Lei de Hagen-Poiseuille:

$$\Phi = \frac{\Delta P \times \pi \times r^4}{8 \times l \times \eta}$$

em que **Φ** é a taxa de fluxo, **r** é o raio do vaso, **l** é o comprimento do vaso, **η** é a viscosidade e **ΔP** é a diferença de pressão.

Ao se associar as equações da Lei de Ohm e da Lei de Hagen-Poiseuille, tem-se a seguinte equação para a resistência:[2]

$$R = \frac{8 \times l \times \eta}{\pi \times r^4}$$

Assim, pode-se concluir que a resistência ao fluxo laminar é proporcional à viscosidade e ao comprimento do vaso, porém inversamente proporcional à quarta potência do raio.[2-4]

Entretanto, essa equação não é válida para fluxos turbulentos. Nesse tipo de fluxo, as correntes de pequena escala dentro do fluido têm padrões irregulares, enquanto o fluxo global segue uma direção.[3]

Em um orifício (diâmetro > comprimento), o fluxo é sempre turbilhonar, sendo definido pela seguinte equação:

$$\Phi = \frac{K \times \Delta P \times r}{l \times d}$$

em que **Φ** é o fluxo, **ΔP** é a diferença de pressão, **r** é o raio, **l** é o comprimento e **d** é a densidade.

O número de Reynold (Re) é um índice matemático usado para diferenciar fluxo laminar e turbulento.[2-4]

$$Re = \frac{vd \times 2 \times r}{\eta}$$

em que **v** é a velocidade do fluido, **d** é a densidade, **r** é o raio do vaso e **η** é a viscosidade.

Quando o número de Reynold é menor que 2.000, o fluxo é predominantemente laminar, e um valor maior que 4.000 indica fluxo turbulento. Entre esses valores, o fluxo é transicional.[3] O fluxo turbulento gera ondas, como os sons de Korotkoff. Ao comprimir a artéria braquial e aumentar a velocidade do sangue, o fluxo torna-se turbulento, sendo possível auscultá-lo.

A maneira mais rápida e mais econômica para ir de um lugar a outro é em uma linha reta. No sistema vascular, o fluxo é geralmente laminar. Pode ocorrer turbulência se houver um aumento excessivo na velocidade, como, por exemplo, no estreitamento de secção transversa.[2] O fluxo turbulento não é linear, pois o fluido não segue em linha reta. O aumento exagerado do fluxo pode tornar impossível o fluxo direto, e o fluido passa a correr mais rápido, porém por uma via menos direta. Para um fluxo turbulento, a taxa de fluxo é proporcional à raiz quadrada do gradiente da pressão ($Q \propto \sqrt{\Delta P}$), diferentemente do fluxo laminar, que é proporcional à diferença de pressão.[3]

Assim, para dobrar o fluxo, faz-se necessário quadruplicar a diferença de pressão, consumindo mais energia.

Quando o fluxo turbulento se desenvolve, a resistência não é constante e se eleva com o aumento do fluxo.[3-5]

## Hidrostática

Pressão hidrostática (**Ph**) é a pressão em um fluido estacionário. Ela depende da profundidade, da densidade do fluido e da aceleração da gravidade:

$$Ph = d \times g \times h$$

em que **d** é a densidade do fluido, **g** é a aceleração da gravidade e **h** é a profundidade.

Entretanto, ela não depende da orientação da superfície e é igual em todos os pontos a uma mesma profundidade.

A pressão hidrostática nos vasos sanguíneos depende da posição do paciente, afetando, inclusive, a distribuição do volume intravascular.[2-5]

Ao medir-se a pressão arterial, devem-se conhecer alguns princípios: em cirurgia de ombro com paciente em posição de "cadeira de praia", quando se coloca o manguito da pressão arterial no membro inferior, deve-se ter a precaução de utilizar um manguito adequado para o membro inferior, além de corrigir o valor da pressão medido.

Sendo a medida realizada em altura inferior ao nível do coração, pelo princípio da hidrostática, tem-se uma pressão superestimada e, ao implementar-se hipotensão arterial induzida para melhorar o campo artroscópico, pode-se correr sério risco de hipofluxo cerebral.

Uma forma aproximada de se corrigir esse erro é somar, ao valor de pressão medida, 0,76 mmHg a cada centímetro que o manguito estiver abaixo do coração. Essa mesma atenção deve ser tomada quando se medem pressões invasivas (venosa ou arterial). O sensor da pressão deve ser posicionado na mesma altura do coração e, nos casos de neurocirurgia, em que se quer saber a pressão de perfusão cerebral, a altura do sensor deve ser a mesma do conduto auricular externo.

### Pressão arterial

A pressão pode ser medida de duas formas: pressão absoluta, com o vácuo sendo o ponto zero, e pressão relativa, em que uma pressão referência é denominada como zero.[3] Nas medidas de pressão do sistema circulatório, considera-se a pressão atmosférica como referência; portanto, em sistemas de pressões invasivas, é necessário "zerar" a pressão abrindo o sistema para o ambiente. Assim, se a pressão sistólica de um paciente é de 120 mmHg ao nível do mar ($P_{atm}$ = 760 mmHg), sua pressão absoluta será de 880 mmHg (120 + 760 = 880 mmHg).

As contrações ventriculares geram a pressão necessária para manter o fluxo circulatório. A pressão arterial média não se trata de uma média entre as pressões sistólica e diastólica, mas, sim, de uma média de pressão de todo um ciclo cardíaco. Portanto, como a diástole dura maior tempo em um ciclo cardíaco, a pressão arterial média se aproxima mais da pressão diastólica do que da pressão sistólica.

A pressão arterial pode ser medida por três principais métodos: auscultatório, oscilométrico e invasivo.

No método auscultatório, um manguito é insuflado acima da pressão arterial até cessar o fluxo da artéria braquial. Ao desinflar o manguito abaixo da pressão sistólica, o fluxo começa a reaparecer e pode ser auscultado na fossa cubital. Esses sons são categorizados em cinco fases, os sons de Korotkoff (QUADRO 17.1). Arritmias e fibrilação atrial podem distorcer a medida. A artéria braquial, o esfigmomanômetro e o coração devem estar em uma mesma altura. Se, por exemplo, a pressão é medida ao nível da cabeça, a pressão arterial será aproximadamente 35 mmHg menor que ao nível do coração devido à pressão hidrostática.

As oscilações causadas pela pulsação do sangue sob um manguito são o princípio do método oscilométrico. Ao ser desinflado, sensores monitorizam a pressão do manguito e suas oscilações começam assim que a pressão fica abaixo da sistólica. A máxima amplitude ocorre quando a pressão está igual à pressão arterial média, motivo pelo qual, nesse método, o valor da pressão arterial média é o mais fidedigno. A pressão diastólica é calculada indiretamente pela fórmula:

$$PAM = PAD + \frac{PAS + PAD}{3}$$

em que **PAM** é a pressão arterial média, **PAS** é a pressão arterial sistólica e **PAD** é a pressão arterial diastólica.

A pressão arterial também pode ser aferida diretamente mediante cateterização arterial por um medidor de tensão conectado por um ducto. O sistema, preenchido com solução salina, transmite a pressão intravascular para a membrana do transdutor. Este deve ser colocado ao nível do coração para minimizar erros nas medidas. O invólucro do sensor deve ser transparente para permitir a visualização de bolhas. A solução salina flui continuamente a uma taxa de 3 a 5 $mL \cdot h^{-1}$ para evitar a obstrução do cateter por algum coágulo.[3-5]

Os sensores de pressão são fabricados para ter uma resposta-padrão à alteração de pressão. Entretanto, a "pressão zero" pode variar muito. Assim, antes de utilizá-los, deve-se zerar o sensor abrindo o dispositivo para o ambiente de forma que não exista nada além de água entre o sensor e o ar. Dessa maneira, a pressão medida pelo dispositivo é igual à pressão atmosférica, que é a referência de zero.

As propriedades físicas do ducto e do sensor podem causar distorções da onda medida. O diafragma em si é um sistema mecânico elástico com uma certa massa e uma tendência a oscilar em sua frequência natural, assim como uma massa em uma mola. Há certa quantidade de amortecimento dessa oscilação provocada pela resistência ao fluxo de fluido e à inércia do líquido. O amortecimento exagerado ou muito reduzido provoca uma distorção da seguinte forma (FIG. 17.12):[3]

**QUADRO 17.1** Sons de Korotkoff

| Fase | Som | Causa |
|---|---|---|
| 1 | Batida clara e repetitiva | Pequenas salvas de fluxo |
| 2 | Ruídos leves e longos | Baixo fluxo de sangue |
| 3 | Ruídos firmes | Aumento do fluxo |
| 4 | Ruídos abafados e pouco distintos | 10 mmHg acima da diastólica |
| 5 | Ausência de som | Reinício do fluxo laminar |

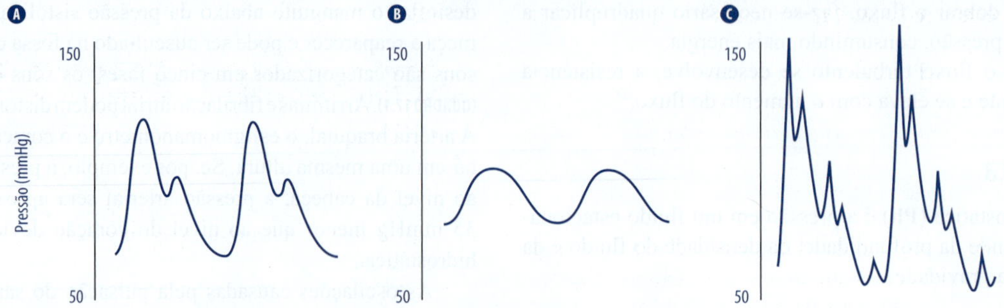


**FIGURA 17.12** **A** Amortecimento normal. **B** Amortecimento exagerado. **C** Amortecimento muito reduzido.

- Amortecimento muito reduzido: a oscilação do diafragma do sensor aparece como uma onda de alta frequência superposta ao sinal da pressão. Isso pode levar à superestimação da pressão sistólica. O efeito sobre a pressão arterial média não é muito alto.
- Amortecimento exagerado: a resposta do sensor é lenta, motivo pelo qual a forma de onda é excessivamente alisada e atenuada, levando à subestimação da pressão sistólica (e superestimação da pressão diastólica) e a erro clínico potencialmente grave. Isso pode ocorrer se o cateter for muito longo (a resistência ao fluxo e a inércia da solução salina são proporcionais ao comprimento do cateter), ou demasiado fino (a resistência será maior). Uma bolha de ar no ducto também pode provocar um aumento drástico no amortecimento. Uma vez que a bolha de ar é compressível, parte das variações de pressão é absorvida e não transmitida ao longo do cateter, o que resulta em uma suavização da forma de onda da pressão.

## Pressão venosa

Na prática clínica, as pressões venosas podem ser medidas com o mesmo tipo de sensor da pressão arterial ou com um dispositivo ainda mais simples: o tubo em "U".

O tubo em "U" baseia-se em um princípio que diz que pontos situados em um mesmo líquido e na mesma linha horizontal ficam sujeitos à mesma pressão (Lei de Stevin). Portanto, em um tubo em "U", de um lado tem-se a pressão venosa (p. ex., conectada a um cateter central) a ser medida, e do outro, a coluna de líquido. A pressão exercida por essa coluna de água acima do ponto de referência tem o mesmo valor da pressão venosa (FIGS. 17.13 E 17.14).[3]

## Tensão de parede

No sistema vascular, a pressão depende da volemia, assim como da elasticidade depende das paredes. A secção transversal de um vaso depende da pressão transmural, que é a diferença entre a pressão interna e a externa:

$$P_t = P_n - P_z$$

em que $\mathbf{P_t}$ é a pressão transmural, $\mathbf{P_n}$ é a pressão intravascular e $\mathbf{P_z}$ é a pressão extravascular (intrapleural, intraperitoneal ou de outro tecido).

Quando a pressão externa é igual à atmosférica, esta pode ser desconsiderada, de modo que a pressão transmural será igual à pressão vascular.[2,3]

Em um vaso cilíndrico ou uma esfera, a relação entre a pressão do fluido e a tensão da parede (pressão exercida na parede do vaso) é expressa pela Lei de Laplace. Ela estabelece que, no equilíbrio, a pressão de distensão (pressão transmural ou pressão através da parede) é igual à tensão da parede (**t**), isto é, força por unidade de secção transversa da parede dividida pelos dois principais raios da curvatura ($\mathbf{r_1}$ e $\mathbf{r_2}$).[2]

$$P_t = \frac{t}{r_1} + \frac{t}{r_2}$$

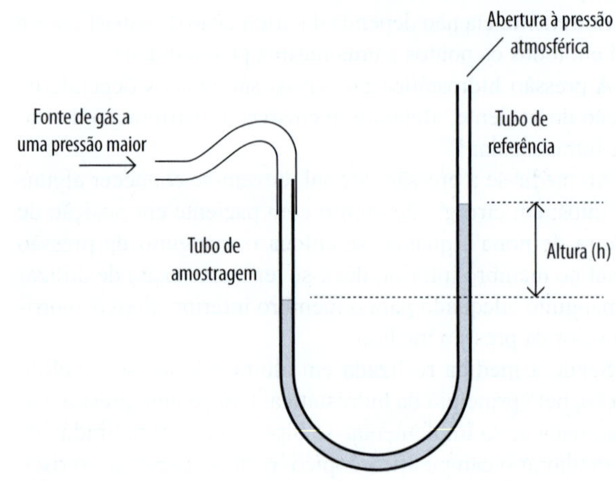


**FIGURA 17.13** Manômetro de coluna de líquido. A altura da coluna de líquido é proporcional à pressão exercida pelo gás do outro lado do tubo em "U". A altura também depende da densidade do líquido.

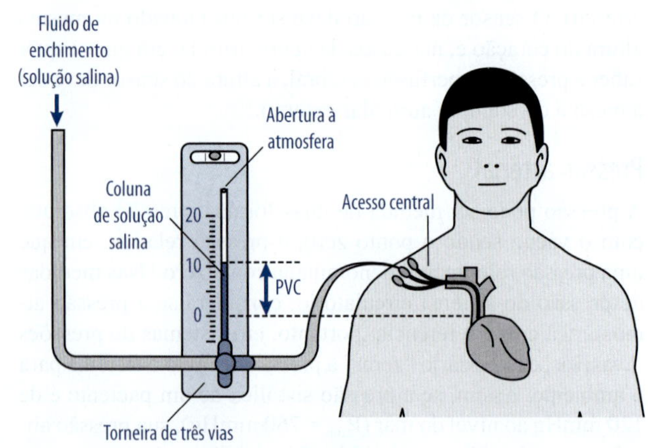


**FIGURA 17.14** Manômetro de coluna utilizado para medir a pressão venosa central (PVC).

Em uma esfera (coração), $r_1 = r_2$, então:

$$P_t = 2\frac{t}{r} \rightarrow = r \times \frac{P_t}{2}$$

Em um vaso, um dos raios é infinito, então:

$$P_t = \frac{t}{r} \rightarrow t = r \times P_t$$

Como a espessura é outro fator que influencia a carga sobre uma fibra muscular individual, a relação de Laplace, quando aplicada a camadas musculares, é frequentemente expressa em termos de estresse **s** (em vez de **t**), incluindo também a espessura da parede (**d**). Assim, as equações finais ficam da seguinte maneira:[2]

- Vaso sanguíneo:

$$Sc = \left(\frac{r}{d}\right) \times P_t$$

em que $S_c$ é o estresse da parede, **r** é o raio do vaso, **d** é a espessura da parede e $P_t$ é a diferença através da parede.

- Coração:

$$Sc = \left(\frac{r}{2d}\right) \times P_t$$

em que $S_c$ é o estresse da parede, **r** é o raio da esfera, **d** é a espessura da parede e $P_t$ a diferença de pressão através da parede.

A partir das expressões descritas, conclui-se que a tensão na parede do vaso ou do coração é diretamente proporcional à diferença de pressão e ao raio e inversamente proporcional à espessura.[2-3]

No paciente com miocardiopatia dilatada, um ventrículo dilatado (R aumentado) precisa manter a pressão de ejeção e, para isso, segundo a equação de Laplace, a tensão da parede aplicada deve ser maior do que a de um coração normal. No caso do aneurisma de aorta, mantida a pressão, o aumento do raio leva a aumento da tensão da parede e consequente círculo vicioso de dilatação.

## Viscosidade

É a medida da resistência do fluido ao fluxo. Percebe-se a diferença de viscosidade entre os fluidos ao derramar, por exemplo, mel e água de um recipiente. É notória a maior rapidez com que a água é derramada em relação ao mel. O movimento de um fluido pode ser considerado como uma série de camadas movendo-se uma sobre a outra, e a viscosidade é o resultado da fricção interna do fluido entre as camadas.[3]

Um fluido como a água, coleção de moléculas pequenas e uniformes de $H_2O$, tem uma viscosidade constante independentemente do quão rápido esteja movimentando-se e, por isso, é descrito como fluido newtoniano. Embora o sangue tenha grande quantidade de água, ele difere por apresentar cerca de dois quintos do seu volume de hemácias. As hemácias tornam o sangue espesso e têm a tendência de se agregar ao tentar se mover umas sobre as outras. Essas células mudam de forma em fluxos mais altos, tornando-se mais alongadas e se organizando em fila **(FIG. 17.15)**.[3] Isso resulta em menor resistência entre as camadas e consequente queda na viscosidade. Essa alteração da viscosidade secundária à taxa de fluxo faz do sangue um fluido não newtoniano. Vale ressaltar que nem todo fluido não newtoniano torna-se menos viscoso com o aumento do fluxo. Como a taxa de fluxo cresce à medida que os vasos sanguíneos se estreitam, a viscosidade do sangue irá diminuir nos vasos menores.[3,9]

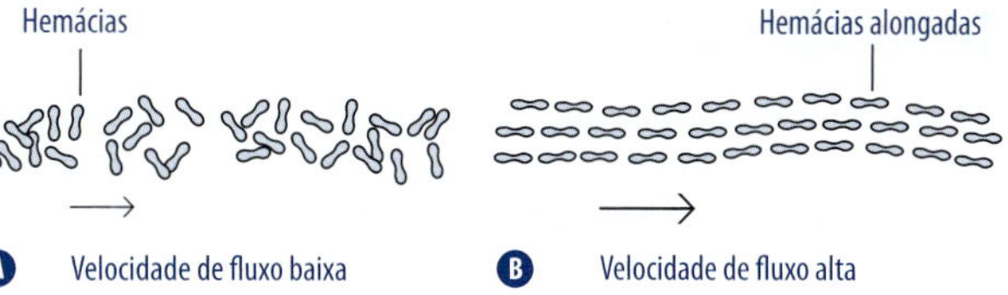


**FIGURA 17.15** **A** As hemácias tendem a se agregar em baixos fluxos. **B** Em fluxos mais elevados, as hemácias se alongam e se organizam em filas, o que leva à redução da viscosidade.

A viscosidade de um fluido homogêneo (água, solução eletrolítica ou plasma) depende apenas da temperatura do fluido. Entretanto, a viscosidade de fluidos não homogêneos (sangue) depende também do hematócrito (quanto maior o hematócrito, maior a viscosidade) e da velocidade de fluxo.[2,3]

Ao se resfriar mel, percebe-se que o fluxo, ao derramá-lo de um recipiente, torna-se ainda menor. O mesmo acontece com a água e o sangue. Pessoas submetidas a temperaturas extremamente baixas podem ter lesões de extremidade devido ao grande aumento da viscosidade do sangue, principalmente se desidratadas.[3]

O principal determinante da viscosidade sanguínea é a concentração de eritrócitos. A equação de Hagen-Poiseuille indica que o fluxo sanguíneo é inversamente proporcional à viscosidade sanguínea. Observa-se, pela **FIGURA 17.16**, que a alteração de fluxo é ainda maior que a esperada pela queda do hematócrito. Isso decorre da relação inversa já citada entre fluxo e viscosidade. A queda do hematócrito resulta em aumento da taxa de fluxo, que, por sua vez, reduz ainda mais a viscosidade, amplificando o efeito de crescimento da taxa de fluxo.[9,10]

Apesar desses conceitos físicos bem estabelecidos, a hemodiluição como terapia em cirurgia cerebrovascular ainda é controversa, e um estudo recente identificou um valor de corte de 9 $g \cdot dL^{-1}$, abaixo do qual houve um aumento da incidência de hipóxia cerebral.[11]

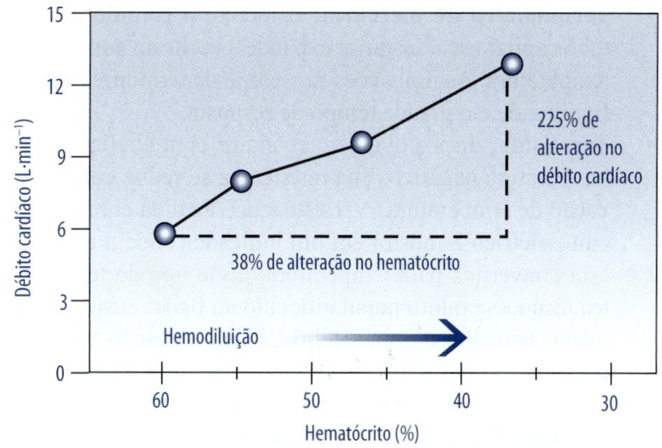


**FIGURA 17.16** Influência da hemodiluição no débito cardíaco em um paciente com policitemia.

## Temperatura

O calor é transferido de um corpo com maior temperatura para outro com temperatura mais baixa. O processo continua enquanto houver diferença de temperatura. O corpo humano produz calor como resultado de vários processos do metabolismo e, assim, os humanos são classificados como homeotérmicos porque controlam a temperatura central dentro de uma faixa estreita, 36,8 ± 0,4 °C, embora essa faixa dependa do nível de atividade. A temperatura também varia em torno de 0,4 °C durante o ciclo circadiano.[3-5] Normalmente, a temperatura central é maior que a temperatura periférica, que se situa entre 31 e 35 °C.

As alterações fisiológicas decorrentes da anestesia levam a uma distribuição do calor com queda da temperatura central e elevação da temperatura periférica, acelerando a perda de calor para o ambiente. Além disso, a inibição da termorregulação, a ausência de resposta comportamental e a temperatura das salas de cirurgia são outros fatores que predispõem à hipotermia durante a anestesia. A hipotermia, mesmo leve, causa aumento da morbidade perioperatória.[12]

A temperatura, quantidade de energia térmica de um corpo, é medida por termômetros que se utilizam de alguma propriedade termométrica que muda com a temperatura de uma forma previsível (**QUADRO 17.2**).

**QUADRO 17.2** Propriedade termométrica utilizada nos termômetros

| Termômetro | Propriedade termométrica |
|---|---|
| Líquido em vidro | Expansão do líquido |
| Barra bimetálica | Expansão de sólido |
| Tubo de Bourdon | Pressão de gás |
| Resistência | Resistência de uma mola |
| Termistor | Resistência de óxido de metal |
| Termopar | Efeito Seebeck |
| Infravermelho | Radiação térmica |

Na prática clínica, a temperatura é medida com termômetro de mercúrio, termistor, termopar ou termômetro infravermelho.[2]

- **Termômetro de mercúrio:** o mercúrio contido em um tubo capilar escalonado se expande a partir do aumento de temperatura. As limitações desse tipo de termômetro são a fragilidade e o grande tempo de resposta.[3]
- **Termistor:** dispositivo semicondutor com coeficiente de temperatura negativo. Sua resistência se reduz com a elevação de temperatura. A resistência é medida com um circuito elétrico e mostra em um indicador onde a escala já está convertida para temperatura.[2] Esse tipo de termômetro tornou-se muito popular devido ao baixo custo, ao pequeno tamanho e à possibilidade de colocação em cavidades como nasofaringe, esôfago, reto ou bexiga. Possui excelente acurácia e sua pequena massa leva a uma resposta rápida à variação de temperatura.[3,4]
- **Termopar:** opera sob o princípio do efeito Seebeck, segundo o qual a junção de dois metais gera uma tensão elétrica (voltagem) em função da temperatura. Uma junção é utilizada como sensor de medição e a outra é mantida em temperatura fixa. Os termopares também podem ser extremamente pequenos e, como resultado, possuem pequena capacidade de calor. Desse modo, respondem de forma rápida e podem ser usados para medir pequenos volumes de matéria com grande acurácia.[3,4]
- **Termômetro infravermelho:** detecta a radiação emitida. Seus sensores convertem a energia térmica emitida pelo tímpano em energia elétrica. A potência da irradiação fornece uma indicação da temperatura. O tímpano, pelo fato de receber suprimento sanguíneo com temperatura semelhante à do hipotálamo, o centro termorregulador, é um excelente local para medida da temperatura. Porém, se o dispositivo for direcionado para a parede do canal auditivo, pode fornecer medidas falsas de temperatura. Por esse motivo, deve-se levantar a orelha para melhor direcionar o termômetro.[3,4]

## Mecanismos de perda de calor

O calor pode ser perdido por meio de quatro mecanismos: irradiação, convecção, evaporação (pele e respiração) e condução.[2-4] A perda de calor por esses mecanismos se dá nas frações relacionadas na **TABELA 17.3**.[3] A perda por condução é desprezível durante a cirurgia devido à camada de ar parado adjacente à pele que serve como isolante.

**TABELA 17.3** Mecanismos de perda de calor do corpo

| Mecanismo | Fração da perda de calor |
|---|---|
| Irradiação | 40% |
| Convecção | 30% |
| Evaporação da umidade da pele | 20% |
| Respiração | 10% |

Os corpos quentes emitem energia térmica na forma de ondas eletromagnéticas (**irradiação**), e esse fenômeno não é exclusivo do sol.[3-5] Nem condução, nem convecção podem explicar a transferência de calor do Sol para a Terra, já que um grande vácuo separa os dois corpos. A resposta está no calor radiante.

Corpos negros são os melhores absorvedores e emissores de radiação. A quantidade de radiação térmica emitida por um corpo negro é proporcional à quarta potência da temperatura segundo a Lei de Stefan-Boltzmann:[3]

$$P = e \times \sigma \times A \times T^4$$

em que **P** é a potência irradiada, **T** é a temperatura, **A** é a área de superfície, **σ** é a constante de Stefan e **e** é a emissividade.

A emissividade é um valor adimensional, pois se trata da habilidade de irradiar calor e é estabelecido em comparação com um corpo negro perfeito cuja emissividade é 1. Em neonatos, a perda por irradiação é ainda maior devido à grande superfície corporal relativa.

O corpo humano não é diferente de nenhum outro objeto e tanto absorve como emite radiação térmica. Quando a circulação periférica está dilatada, como acontece em pacientes anestesiados, há um aumento na emissão de radiação térmica.

Cobertores reflexivos são usados em pacientes sob risco de hipotermia para contrapor esse mecanismo.

A perda de calor por meio da **convecção** ocorre pela transferência de energia térmica devido ao gradiente de temperatura gerado pelo fluxo de ar na sala de cirurgia. Uma corrente de ar refrigerado sobre o paciente provoca grande perda de calor, pois o gradiente de temperatura (entre o paciente e o ar refrigerado) é mantido por esse fluxo. A perda de calor pela respiração pode também ser considerada como perda por convecção. O simples ato de cobrir o paciente de modo que correntes de ar resfriado não entrem em contato direto com ele levam à redução dessa forma de perda de calor. Os cobertores com fluxo de ar aquecido se utilizam do princípio da convecção para fornecer calor continuamente aos pacientes e evitar hipotermia.

Na **evaporação**, o corpo perde calor ao transformar uma substância do estado líquido para o estado gasoso mesmo abaixo do ponto de ebulição, desde que o ambiente não esteja saturado com o vapor da substância. Então, quando uma molécula com maior energia cinética deixa a massa de um líquido e evapora, a energia cinética média das moléculas remanescentes reduz e a temperatura cai. Em condições de maior umidade, a evaporação torna-se mais lenta e as pessoas tendem a ficar mais quentes e desconfortáveis.

A perda de calor devido à respiração pode ser calculada. Deve-se considerar tanto a perda de calor do aquecimento do ar inspirado (ventilação × capacidade de calor específico do ar × aumento de temperatura) quanto a perda de calor para umidificar o ar seco (ventilação × água necessária × calor latente específico de vaporização). No contexto de um adulto anestesiado, esse valor é relativamente insignificante (cerca de 10% de perda total de calor) em comparação com as causas mais importantes de perda de calor, ou seja, radiação, convecção e evaporação. Em recém-nascidos, no entanto, isso começa a tornar-se significativo devido à sua alta frequência respiratória e sua maior área de superfície corporal em relação ao volume.[3-5]

Na **condução**, há transferência direta de calor molécula a molécula pelo contato direto. Alguns materiais, como os metais, são excelentes condutores de calor, enquanto outros, como os plásticos, não conduzem tão bem o calor e, por isso, são chamados de isolantes térmicos. Os gases também são fracos condutores térmicos. Os colchões térmicos se utilizam do princípio da condução na prevenção da hipotermia intraoperatória, porém, como a perda de calor por esse mecanismo corresponde apenas à pequena fração, sua eficácia não é tão grande.

## Eletricidade

Em uma sala de cirurgia, a quantidade de dispositivos eletroeletrônicos cresce cada vez mais com a evolução tecnológica. Como consequência desse ambiente de multivariáveis clínicas e de alta interação homem-máquina, o risco de interferência e de acidentes cresce no mesmo ritmo. O risco é ainda maior no paciente anestesiado, pois ele encontra-se sem condições de qualquer reação. O conhecimento dos princípios desses riscos pode ajudar na prevenção de acidentes.

### Riscos do uso de corrente elétrica

Os maiores riscos da utilização da corrente elétrica são explosões, incêndios, interferências eletromagnéticas e choque elétrico.

A explosão poderá ocorrer a partir de uma faísca na presença de agentes inflamáveis (p. ex., álcool) e gás comburente (oxigênio). Na prática clínica, deve-se evitar ao máximo o emprego de suporte de oxigênio em cirurgias faciais com uso de bisturi elétrico, principalmente se a antissepsia foi realizada com álcool. O algoritmo da American Society of Anesthesiologists para incêndio em sala de cirurgia estabelece algumas condutas preventivas como evitar ignição próximo à mistura enriquecida de oxigênio, organizar campos cirúrgicos de maneira a evitar o acúmulo de oxigênio e permitir tempo de secagem suficiente da solução inflamável antisséptica.[13]

A quantidade de dispositivos elétricos em uma sala de cirurgia é proporcional ao risco de interferência eletromagnética, e o risco é maior em correntes alternadas de alta frequência. Dessa forma, todo equipamento eletromédico deve apresentar isolamento eletromagnético, além de aterramento adequado.

O choque elétrico é ocasionado pela passagem de corrente elétrica ao longo do organismo. Pela Lei de Ohm, quanto maior a diferença de potencial, maior será a corrente, porém se a resistência for muito grande, a corrente será mínima, podendo não ser sentida. A resistência do corpo humano é de aproximadamente 1.500 ohms. Se o anestesiologista veste um calçado de borracha, a resistência aumenta para algum valor próximo a 240.000 ohms, impossibilitando a passagem de uma corrente significativa e, assim, prevenindo o choque elétrico.[3]

O aterramento é uma maneira de se evitar choque elétrico por vazamento indevido de corrente elétrica. A carcaça dos dispositivos deve ser conectada a um circuito de baixa resistência ligado a terra. Como a resistência do paciente é maior do que a do circuito de aterramento, se o paciente entrar em contato com esse dispositivo, a corrente será direcionada para o caminho de menor resistência. Caso contrário, o contato com o dispositivo pode levar ao risco iminente de choque elétrico (FIG. 17.17).[3]

### Eletrocirurgia

Para tentar conhecer a eletrocirurgia, seus fundamentos e as variáveis envolvidas nos riscos aos pacientes, é necessário relembrar alguns conceitos de eletricidade básica.

A equação de Ohm estabelece que:

$$U = i \times R$$

em que **U** é a diferença de potencial, **i** é a corrente de elétrons e **R** é a resistência a essa corrente.

Percebe-se, por essa equação, que a corrente é proporcional à diferença de potencial e inversamente proporcional à resistência.

A corrente elétrica (i) é o efeito do deslocamento de carga elétrica ao longo da rede elétrica ou condutor (R), diante de uma diferença de potencial elétrico (U). Naturalmente, há duas formas de geração dessa corrente frente ao potencial elétrico: de forma contínua (CC, corrente contínua, ou DC, do inglês *direct current*) ou alternada (CA, corrente alternada, ou AC, do inglês *alternate current*). A forma de onda dessa corrente ou tensão é visualizada em corrente alternada na forma de uma senoidal, sendo que a frequência dessa senoidal no Brasil é 60 Hz (60 ciclos por segundo). Na Europa, o padrão é 50 Hz. Essa diferença não é determinante para o funcionamento de um equipamento, pois todos os equipamentos funcionam dentro de uma faixa de tolerância, ou seja, equipamentos desenvolvidos para o Brasil devem ter condição de funcionamento mais eficiente em uma frequência de 60 Hz.

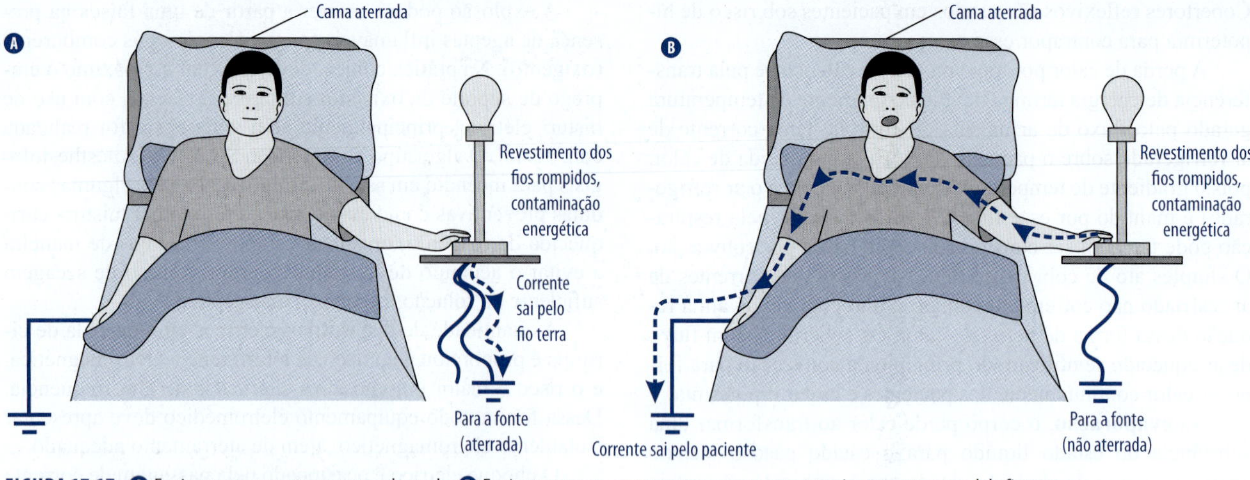


**FIGURA 17.17** **A** Equipamento com aterramento adequado. **B** Equipamento sem aterramento – neste caso, o paciente assume papel de fio terra.

Quando uma corrente elétrica passa por um fio, ela gera campo magnético ao redor dele, e o inverso também é verdade, ou seja, um campo magnético pode gerar corrente elétrica. Toda corrente elétrica está intrinsecamente ligada a um campo magnético (FIG. 17.18).[3]

O fenômeno antes citado foi inicialmente descrito por Michel Faraday, no século XIX. A lei da indução eletromagnética foi descrita quantitativa e qualitativamente como a Lei de Faraday-Neumann-Lenz da seguinte forma:

$$\Phi B = \iint_{\Sigma(t)} B(r,t) \times dA$$

O fluxo magnético **ΦB** é definido pela integral através da superfície **Σ(t)**, cuja superfície é o fio metálico condutor da FIGURA 17.17, em que **dA** é o elemento de superfície **Σ(t)** e **B** é o campo magnético (conhecido por densidade de fluxo magnético). Assim, o fluxo magnético que passa através do fio é proporcional ao número de linhas do fluxo magnético que passam por ele.

A força eletromotriz gerada no fio ocorre quando há variação do fluxo magnético no tempo, conforme a seguinte fórmula:

$$\in = -\frac{d \times \Phi \times B}{dt}$$

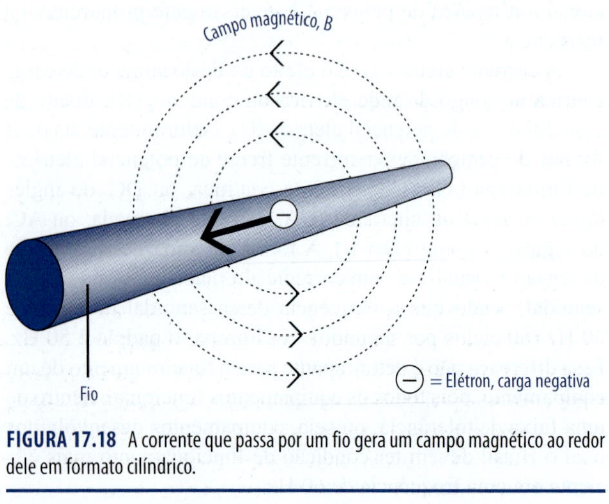


**FIGURA 17.18** A corrente que passa por um fio gera um campo magnético ao redor dele em formato cilíndrico.

Portanto, quando o fluxo se modifica, devido a uma mudança de B (campo magnético), ou porque o fio é movido ou deformado ou ambos, a lei de indução de Faraday afirma que o fio adquire uma força eletromotriz (∈, definida como trabalho por unidade de carga que uma força não eletrostática realiza quando uma carga é transportada em volta do laço.[14] De maneira indireta, seria a voltagem medida ao realizar a medida da tensão entre os dois pontos do fio (por meio de um voltímetro) na formatação de um circuito aberto. Esse conceito da lei de indução eletromagnética é importante em função eventos de indução e interferência de vários equipamentos em uma sala de centro cirúrgico, interagindo e em alguns casos produzindo correntes residuais indesejadas.

O grau de lesão ocasionado por um choque elétrico depende não somente da corrente, mas sobretudo da sua densidade, definida como corrente por área de secção transversal:

$$J = \frac{I}{A}$$

em que **J** é a densidade da corrente, **I** é a corrente e **A** é a área de secção transversal.

Uma densidade de corrente suficientemente alta para causar queimadura é 5 $mA{\cdot}mm^{-2}$, porém, se for menor que 1 $mA{\cdot}mm^{-2}$, será inofensiva. O bisturi elétrico produz uma densidade de corrente em torno de 100 $mA{\cdot}mm^{-2}$ para aquecer o tecido e provocar lesão tecidual (cortar ou coagular). Frequências como 60 Hz (frequência da corrente alternada habitual) podem estimular células excitáveis, mas a frequência utilizada no bisturi elétrico é muito maior (0,3-4 Mhz), reduzindo a chance de estimulação celular e o risco de espasmo e colapso cardíaco.[3]

O bisturi elétrico monopolar funciona com o corpo do paciente fazendo parte de um circuito elétrico. A corrente sai pela caneta do bisturi elétrico, passa pelo paciente e retorna pela placa fixada a ele. As células próximas da ponta do bisturi elétrico são aquecidas a uma temperatura maior que 1.000 °C. A colocação da placa de retorno tem papel crucial no funcionamento do bisturi: ela deve ter um ótimo contato com a pele de uma região bem vascularizada para que o calor seja dissipado. Como a área da placa de retorno é muito maior que a área da ponta da caneta do bisturi, a densidade de corrente é incrivelmente inferior, evitando a lesão tecidual no local da placa (FIG. 17.19).[15,16]

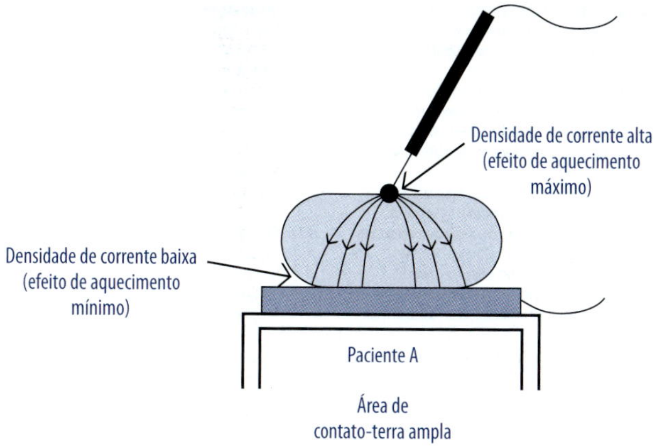


**FIGURA 17.19** Placa de retorno com contato adequado (baixa densidade de corrente).

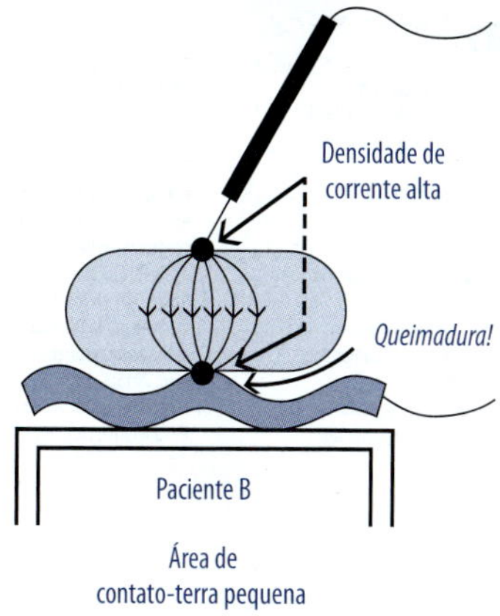


**FIGURA 17.20** Pequena área de contato da placa de retorno, com alta densidade de corrente.

Porém, se a placa for mal posicionada e o paciente estiver em contato com alguma superfície condutora (p. ex., um suporte de soro encostando no braço do paciente), a corrente elétrica tenderá a sair por essa via causando queimadura devido à maior densidade de corrente. A queimadura poderá ocorrer no local da placa mal posicionada (pouco contato), onde haverá uma grande densidade de corrente (**FIG. 17.20**).[15,16]

A placa que forma o polo neutro deve ter, no mínimo, 1 $cm^2$ para cada 1,5 W gerado pelo bisturi.[15]

Além disso, a alta frequência do bisturi elétrico gera interferência eletromagnética que pode alterar o traçado do eletrocardiograma e dos monitores cerebrais.

No bisturi bipolar, entretanto, a corrente passa de uma ponta da pinça para outra. Isso é mais seguro, pois o trajeto da corrente é menor.[3,15]

Uma situação bastante recorrente é o choque elétrico relacionado a problemas de aterramento nas salas de cirurgia. Em muitos casos, essa falha ou falta de aterramento, associadas também à indução de corrente por campo de radiofrequência, tem causado graves queimaduras por eletrocussão.[16,17]

**QUADRO 17.3** Efeitos de diferentes correntes de 60 Hz sobre a superfície do corpo humano e passando pelo tronco

| Corrente (mA) por 1 segundo de contato | Efeito(s) |
|---|---|
| 1 | Limiar de percepção |
| 5 | Máxima intensidade de corrente inofensiva |
| 10 a 20 | Valor de desprendimento (*let-go*) excedido |
| 50 a 100 | Dor, exaustão, lesão mecânica |
| 100 a 2.500 | Fibrilação ventricular |
| ≥ 6.000 | Contração miocárdica sustentada seguida por ritmo normal, paralisia respiratória temporária, queimadura se a densidade de corrente for alta |

## Macrochoque

O macrochoque refere-se aos distúrbios ou variações de funções neurais ou musculares, ou ambas, causados pela aplicação de uma alta tensão ou corrente elétrica.[3,4,15,16] Podem-se citar alguns problemas associados aos macrochoques elétricos dentro do centro cirúrgico. Situações como a presença de equipamentos com cabos de alimentação danificados ou com apenas dois pinos podem, eventualmente, desencadear um evento de macrochoque. Da mesma forma, deve-se tomar cuidado com a movimentação de equipamentos pesados como os aparelhos de anestesia ou torres de videolaparoscopia, que podem danificar cabos de alimentação elétrica de outros equipamentos causando-lhes danos (esmagamento). Esse tipo de dano pode ser uma causa de macrochoque.

A resposta do corpo humano à passagem de corrente elétrica ao longo de um braço, por exemplo, vai depender da amplitude da corrente e da sua frequência. A sensibilidade à corrente de 60 Hz ocorre já em valores de 0,3 mA, e a dor torna-se perceptível já em amplitudes de 1 mA. O **QUADRO 17.3** mostra os efeitos no corpo humano para diferentes valores de corrente elétrica.[3,15,16]

## Microchoque

A passagem de pequena quantidade de corrente elétrica ao longo do corpo humano pode causar interferência no funcionamento normal de nervos e músculos. Os microchoques referem-se aos eventos de aplicação direta de baixa tensão ou corrente no coração. Trata-se de um tipo de choque perigoso, pois pode provocar fibrilação ventricular e levar à morte.[15-17]

Em relação aos problemas associados aos microchoques, podem-se citar os casos em que o paciente utiliza marca-passo automático invasivo, que deve ser desligado durante procedimentos envolvendo eletrocirurgia, exigindo a tomada das devidas precauções. Outro caso é o da monitorização de eletrofisiologia durante procedimento anestésico, onde a posição dos eletrodos de referência deve ser revisada pelo anestesiologista. Por fim, citam-se as situações em que o paciente realiza exame de ressonância magnética, sendo necessário monitorizá-lo, inclusive com oximetria. Nesse caso, deve-se evitar o contato com o cabo da oximetria, e este deve ser em fibra ótica, tomando-se o cuidado para que as partes metálicas condutoras não entrem em contato com o paciente.[3,15-17]

# Referências


1. Davis PD. Physical principles. In: Sandberg WS, Urman RD, Ehrenfeld JM, editors. The MGH textbook of anesthetic equipment. Philadelphia: Elsevier; 2011.
2. Manohin A, Manohin M. Important physical principles in anaesthesiology. Eur J Anaesthesiol. 2003;20(4):259-81.
3. Middleton B, Philips J, Thomas S, Stacey S. Physics in anaesthesia. Oxfordshire: Scion; c2012.
4. Kalsi A, Balani N. Simple mechanics. In: Kalsi A, Balani N. Physics for the anesthetic viva. Cambridge: Cambridge University Press; 2016.
5. Plunket E, Cross M. Physics, pharmacology and physiology for anaesthetists: key concepts for the FRCA. Cambridge: Cambridge University Press; 2008.
6. Dolenska S. Basic science for anaethetists. Cambridge: Cambridge University Press; 2006.
7. Dushianthan A, Cusack R, Goss V, Postle AD, Grocott MP. Clinical review: Exogenous surfactant therapy for acute lung injury/acute respiratory distress syndrome--where do we go from here? Crit Care. 2012;16(6):238.
8. Amato MB, Meade MO, Slutsky AS, Brochard L, Costa EL, Schoenfeld DA, et al. Driving pressure and survival in the acute respiratory distress syndrome. N Engl J Med. 2015;372(8):747-55.
9. Marino PL, editor. Marino's the ICU book. 4th ed. Philadelphia: Lippincott Williams & Wilkins; 2014.
10. LeVeen HH, Ip M, Ahmed N, Mascardo T, Guinto RB, Falk G, et al. Lowering blood viscosity to overcome vascular resistance. Surg Gynecol Obstet. 1980;150(2):139-49.
11. Oddo M, Milby A, Chen I, Frangos S, MacMurtrie E, Maloney-Wilensky E, et al. Hemoglobin concentration and cerebral metabolism in patients with aneurysmal subarachnoid hemorrhage. Stroke. 2009;40(4):1275-81.
12. Sessler D. Teperature regulation and monitoring. In: Miller RD, Cohen NH, Eriksson LI, Fleisher LA, Wiener-Kronish JP, Young WL. Miller's anesthesia. 8th ed. Philadelphia: Elsevier; [2015]. p. 1622-46.
13. Apfelbaum JL, Caplan RA, Barker SJ, Connis RT, Cowles C, Ehrenwerth J, et al. Practice advisory for the prevention and management of operating room fires: an updated report by the American Society of Anesthesiologists Task Force on Operating Room Fires. Anesthesiology. 2013;118(2):271-90.
14. Tipler PA. Física para cientistas e engenheiros. 4. ed. Rio de Janeiro: LTC; 1999.
15. Kindermann G. Choque elétrico. 2. ed. Porto Alegre: Sagra Luzzatto; 2000.
16. Litt L. Electrical safety in the operation room. In: Miller RD, Cohen NH, Eriksson LI, Fleisher LA, Wiener-Kronish JP, Young WL. Miller's anesthesia. 8th ed. Philadelphia: Elsevier; [2015]. p. 3218-30.
17. Ehrenwerth J, Seifert HA. Electrical and fire safety. In: Barash PG, Cullen BF, Stoelting RK, Cahalan MK, Stock MC, Ortega R, editors. Clinical anesthesia. 7th ed. Philadelphia: Lippincott Williams & Wilkins; 2013. p. 189-218.

# 18. PRINCÍPIOS DE FARMACOLOGIA

Oscar César Pires
Fabiana Mara Scarpelli de Lima Alvarenga Caldeira
José Maria Leal Gomes
Benedito Barbosa João

A interação fármaco-organismo, desde o momento de sua administração, depende das propriedades farmacocinéticas e farmacodinâmicas do fármaco e das características de cada indivíduo. Muitas vezes, a administração simultânea de dois ou mais fármacos pode alterar, de inúmeras formas, essas propriedades.[1-3]

As características farmacocinéticas de um fármaco determinam a maneira como ele irá agir sobre o organismo, envolvendo os processos de absorção, distribuição, depuração e excreção.[1-3]

Já as características farmacodinâmicas determinam a maneira como o organismo vai responder ao fármaco e dependem, fundamentalmente, de sua concentração nos receptores celulares.[1-3]

A resposta individual a um fármaco, por sua vez, é explicada pela diversidade genética (farmacogenética). Por meio do estudo do genoma humano pela farmacogenômica, espera-se, futuramente, estabelecer tratamentos farmacológicos individualizados.[4]

## Conceitos farmacocinéticos

### Absorção

A absorção refere-se ao caminho do fármaco a partir do local onde foi administrado até atingir a circulação sistêmica. A quantidade do fármaco que chega à circulação sistêmica, de forma inalterada, após a absorção é a sua biodisponibilidade. Para isso, os fármacos devem ser ministrados por via intravenosa ou transpor as membranas celulares para atingir a corrente sanguínea.[1-3]

O transporte dos fármacos através das membranas celulares pode ocorrer por difusão passiva, difusão facilitada ou transporte ativo. Os dois primeiros ocorrem sem gasto de energia, ao contrário do último.[5]

A absorção e a biodisponibilidade dos fármacos dependem de seu grau de ionização, da solubilidade lipídica, do tamanho e do peso molecular. A maioria dos fármacos são ácidos ou bases fracas que se dissociam em formas ionizadas e não ionizadas. As formas não ionizadas, mais lipossolúveis, são mais facilmente absorvidas. A proporção entre elas dependerá do pH do meio e do pKa do fármaco, ou seja, do pH em que 50% do fármaco se encontra na forma ionizada e 50% na forma não ionizada.[1-3]

O local de administração também influencia a biodisponibilidade e é proporcional ao seu suprimento sanguíneo e à área de superfície.[1-3]

### Vias de administração

As principais vias de administração dos fármacos são as seguintes:

- **Via oral:** a absorção depende da velocidade de esvaziamento gástrico e do metabolismo de primeira passagem (transporte do fármaco pelo sistema portal e sua metabolização hepática, antes de atingir a circulação sistêmica).[6]
- **Via sublingual:** ocorre absorção rápida pela grande vascularização da região.[7] É vantajosa em relação à via oral por evitar o metabolismo de primeira passagem.[8]
- **Via retal:** uma parte do fármaco pode sofrer metabolismo de primeira passagem, devido à comunicação vascular com o sistema portal, porém outra parte pode atingir a circulação sistêmica diretamente.[9]
- **Via transdérmica:** ocorre liberação lenta do fármaco para a circulação sistêmica. É melhor para fármacos lipossolúveis.[10]
- **Via subcutânea:** é utilizada para ministrar pequenos volumes.[7]
- **Via intramuscular:** a absorção depende do fluxo sanguíneo local que supera a via subcutânea.[7]
- **Via venosa:** é a única via que garante 100% de biodisponibilidade do fármaco.[7]
- **Via intratecal:** a administração é direta no sistema nervoso central.[11]
- **Via peridural:** exerce ação direta pelas proximidades das raízes espinhais, com pequena absorção sistêmica, que ocorre a partir da grande vascularização da dura-máter.[12]
- **Via inalatória:** ocorre absorção rápida pela grande área de contato alvéolo-capilar pulmonar.[13]

### Volume de distribuição

O volume de distribuição refere-se à distribuição do fármaco pelos tecidos e depende da sua fração livre, sua solubilidade e grau de ionização.[1-3]

Quanto menor a quantidade de fármaco ligado a proteínas plasmáticas, maior sua dispersão pelo organismo. Condições de hipoproteinemia aumentam a fração livre dos fármacos, permitindo que uma quantidade maior se disperse e alcance o sítio efetor.[1-3]

Alguns fármacos tendem a se acumular mais em alguns tecidos, sendo que, quanto mais lipossolúvel, maior a tendência de acúmulo no tecido adiposo.[14]

Algumas regiões têm capilares mais coesos, que impedem a passagem de moléculas maiores e menos lipossolúveis: as barreiras hematencefálica e placentária têm como finalidade proteger o sistema nervoso e o feto da ação de alguns fármacos.[15]

Os tecidos pelos quais um fármaco se distribui no organismo podem ser agrupados, para simplificar, em um compartimento único (modelo unicompartimental), em dois compartimentos (modelo bicompartimental – que considera o intravascular como o compartimento central e o restante do organismo como compartimento periférico) ou em mais compartimentos (modelos multicompartimentais – nos quais o compartimento periférico é dividido de acordo com seu grau de vascularização). Quanto maior o fluxo sanguíneo de um tecido, mais rápido o equilíbrio da concentração do fármaco com a circulação sistêmica.[1-3,16]

A fórmula a seguir permite calcular o volume de distribuição (Vd) do fármaco em um compartimento.

$$Vd = \frac{Dose}{Concentração}$$

A biofase é o tempo até o início do efeito clínico de um fármaco, a partir de sua presença no intravascular. O objetivo é atingir um estado de equilíbrio entre o plasma e o sítio efetor. A velocidade para isso acontecer pode ser descrita matematicamente como uma constante de primeira ordem já determinada, denominada $k_{e0}$ e vai depender do débito cardíaco, do fluxo sanguíneo para o órgão efetor e da taxa de transferência do fármaco para o mesmo. O tempo para se alcançar 50% do equilíbrio é denominado $t_{½}k_{e0}$.[16]

As crianças apresentam um volume de distribuição maior para todos os fármacos devido à maior proporção de água e gordura corporal. Assim, suas doses devem ser ajustadas. Há ainda menor quantidade de proteínas plasmáticas, aumentando a fração do fármaco livre. Já os idosos e obesos apresentam aumento da gordura corporal e maior volume de distribuição apenas para fármacos lipossolúveis.[14,17]

## Depuração

A depuração (Cl, do inglês *clearance*) é a remoção do fármaco do sangue por unidade de tempo, pelos processos de distribuição, biotransformação e excreção.[1-3]

Conhecendo-se a depuração de um fármaco, é possível também calcular sua taxa de infusão (TI) de modo a manter uma concentração desejada em estado de equilíbrio (CEE).[18]

$$TI = CEE \times Cl$$

A razão de extração (RE) do fármaco é calculada pela fórmula descrita a seguir:

$$RE = \frac{C_{in} - Cf}{C_{in}}$$

em que $\mathbf{C_{in}}$ é a concentração inicial do fármaco, $\mathbf{C_f}$ é a concentração final do fármaco.

Sabendo-se a RE, pode se calcular a depuração:

$$Cl = FS \times RE$$
$$FS = \text{fluxo sanguíneo}$$

Quando a taxa de extração é próxima de 1, a depuração é determinada pelo fluxo sanguíneo hepático. Essa condição é denominada cinética de primeira ordem ou farmacocinética linear. Para esses fármacos, a diminuição da perfusão hepática reduz diretamente a depuração. Como as crianças apresentam alto fluxo sanguíneo hepático, os fármacos com cinética de primeira ordem têm depuração aumentada **(FIG. 18.1)**. O contrário acontece com os idosos.[1,19]

Já com razão de extração menor que 1, a depuração é limitada pela saturação das enzimas responsáveis, independentemente de acréscimos na concentração (cinética de ordem zero). Esse é o padrão de farmacocinética não linear. As crianças podem apresentar atividade enzimática imatura e apresentar depuração menor para os fármacos com cinética de ordem zero.[17,20]

## Biotransformação

A biotransformação dos fármacos ocorre no fígado, plasma, rins, pulmões e trato gastrintestinal e é composta por várias

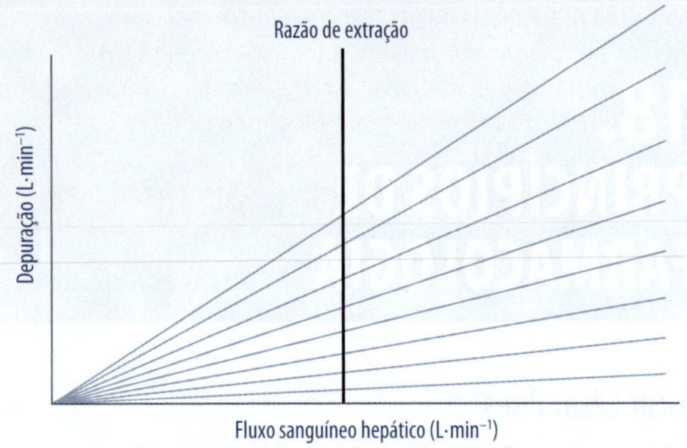


**FIGURA 18.1** Para fármacos com grandes razões de extração, a depuração é proporcional ao fluxo sanguíneo hepático.

reações a fim de produzir metabólitos hidrossolúveis para serem excretados. Muitas vezes, esses processos produzem substâncias ativas. O fígado é o principal órgão de biotransformação, realizando reações de fase I (oxidação, redução e hidrólise) e de fase II (conjugação). Alguns fármacos são administrados na sua forma inativa (profármacos) e se tornam ativos após a biotransformação.[1-3]

As enzimas microssômicas hepáticas realizam oxidação e redução. O mais importante grupo destas é o citocromo P450. Substâncias como anticonvulsivantes e etanol causam a indução dessas isoenzimas potencializando a biotransformação dos fármacos administrados. Outros fármacos podem realizar processo inverso, como os anti-histamínicos, reduzindo o processo de depuração. As enzimas não microssômicas são as transferases, que realizam a conjugação, e as esterases, que fazem a hidrólise.[21,22]

## Excreção

A principal forma de excreção de fármacos e metabólitos da biotransformação é renal. Há também excreção biliar e intestinal, além de eliminação pelo leite materno, sudorese ou respiração.[1-3]

Os rins realizam filtração, secreção tubular ativa ou difusão passiva para excretar um fármaco. A taxa de eliminação varia com o grau de atividade e perfusão renal, o pH urinário e a concentração plasmática do fármaco. A secreção tubular ocorre por meio de proteínas transportadoras, que podem ser saturadas, de modo que a administração simultânea de fármacos que são eliminados por esse processo pode retardar a eliminação de todos.[23]

A excreção biliar é mais lenta, pois os fármacos sofrem diversos processos de reabsorção intestinal ao longo da circulação êntero-hepática.[1-3]

## Meia-vida

O tempo para decréscimo de 50% da concentração de um fármaco, por distribuição, depuração ou excreção é a meia-vida ($t_{½}$). São necessárias cinco vezes a meia-vida de distribuição para se alcançar o estado de equilíbrio (*steady state*), no qual a taxa de eliminação se equilibra com a velocidade de administração. O tempo para a concentração plasmática reduzir em 50% na fase de distribuição é denominado meia-vida de distribuição

($t_{½}\alpha$). O tempo para a concentração plasmática reduzir em 50% na fase de eliminação é denominado meia-vida de eliminação ($t_{½}\beta$). A eliminação completa de um fármaco ocorre em aproximadamente cinco meias-vidas de eliminação.[1-3]

A meia-vida de um fármaco se altera de acordo com o tempo de infusão contínua, sendo denominada meia-vida contexto-sensível, que é o tempo para decréscimo de 50% da concentração plasmática após a interrupção de sua infusão (FIG. 18.2).[2]

# Conceitos farmacodinâmicos

## Ligação a receptores

Os fármacos se acoplam a receptores específicos para produzir seus efeitos, sendo que, para um efeito máximo, a especificidade da ligação deve ser alta. A tendência do fármaco se ligar ao receptor é sua afinidade.[1-3]

Os receptores são proteínas da membrana celular que, ao se ligarem a uma substância agonista (produtora de efeito clínico), mudam a própria conformação, dando início a processos bioquímicos. Caso a ligação seja com fármacos que não produzem efeito clínico (antagonistas), não ocorrerá nenhum processo bioquímico, mas haverá impedimento da ação de outras substâncias nesses receptores.[1-3,18]

A ligação do fármaco com o receptor pode ser de vários tipos:[1-3,24]

- **Covalente:** dois átomos compartilham um par de elétrons. Essa ligação é forte e estável, exigindo alta energia para ser quebrada. É muito útil para quimioterápicos e antimicrobianos.
- **Iônica:** mantida por atração eletrostática entre íons de cargas opostas.
- **Pontes de hidrogênio**.
- **Força de van der Waal:** é a ligação mais fraca.

Os processos bioquímicos desencadeados pela ligação agonista-receptor podem se iniciar de várias formas:[1-3]

- Passagem do fármaco lipossolúvel para o intracelular.
- Ativação de canal iônico com mudança de polarização.
- Ativação enzimática.
- Ativação de proteína G que altera a concentração de um segundo mensageiro, como o monofosfato de adenosina cíclico (AMPc) e o monofosfato de guanosina cíclico (GMPc).

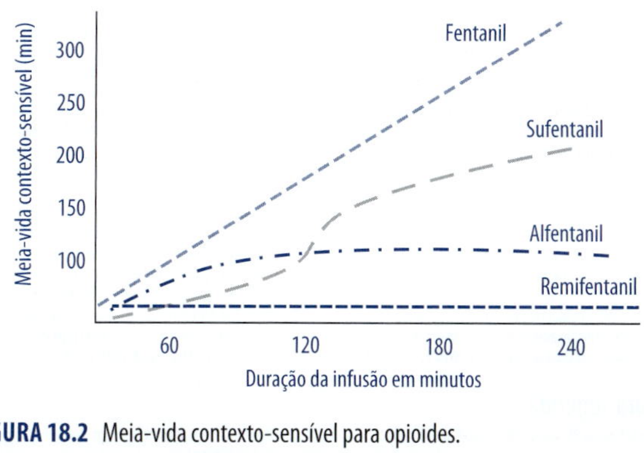


**FIGURA 18.2** Meia-vida contexto-sensível para opioides.

Alterações nos receptores podem causar efeitos clínicos indesejáveis. É o que ocorre em algumas doenças autoimunes, cujos autoanticorpos agem sobre os receptores celulares. Mutações genéticas também podem alterar a conformação dos receptores, tornando a ligação com o agonista menos efetiva, como no diabetes insípido.[25]

## Interações fármaco-receptor

Ao se ligar a um receptor, um fármaco pode se comportar como agonista total, parcial ou antagonista.

Os fármacos agonistas totais ativam o receptor produzindo efeitos bioquímicos e fisiológicos completos. Os agonistas parciais ativam em menor grau os receptores e produzem efeitos menos intensos.

Os fármacos antagonistas, por sua vez, competem com os agonistas pela ligação com receptores, mas não são capazes de ativá-los e produzir efeitos. Essa ligação pode ser reversível, com manutenção de seu efeito desde que se aumente a dose, ou irreversível, que desloca a curva dose-resposta para a direita e impede o efeito máximo (FIGS. 18.3 E 18.4).[26]

## Antagonismos sem interação fármaco-receptor

Os antagonismos sem interação fármaco-receptor incleuem:

- **Antagonismo não competitivo:** o fármaco antagonista bloqueia os processos bioquímicos celulares desencadeados por outro.
- **Antagonismo fisiológico:** o fármaco antagonista exerce efeito clínico oposto ao do outro.

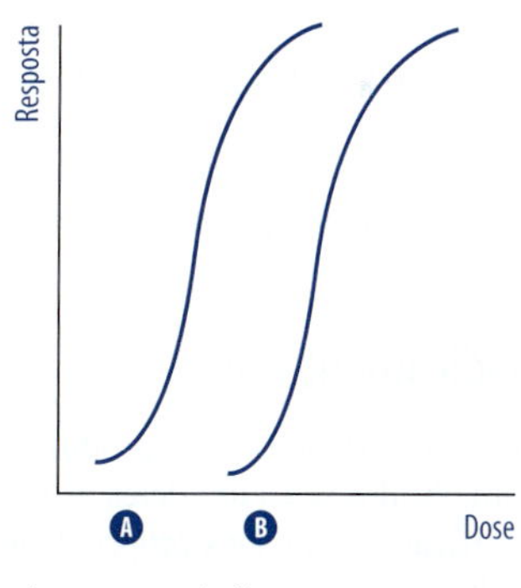


**FIGURA 18.3** Curva dose-resposta do fármaco sem a presença de antagonista **A** e com antagonista reversível **B**.

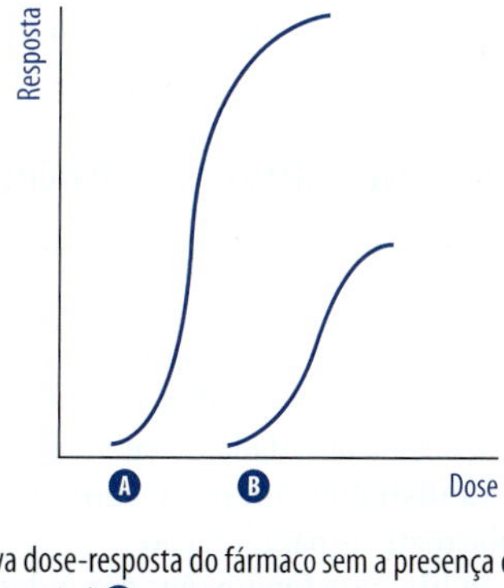


**FIGURA 18.4** Curva dose-resposta do fármaco sem a presença de antagonista **A** e com antagonista irreversível **B**.

- **Antagonismo químico:** o fármaco antagonista se liga e inativa o outro antes de ele se ligar a um receptor.
- **Antagonismo farmacocinético:** o fármaco antagonista altera as propriedades farmacocinéticas do outro.[1-3]

## Relação dose-resposta

A resposta produzida por determinada dose pode apresentar intensidade diferente em cada indivíduo e variar conforme o momento do tratamento.

Respostas diminuídas podem ser explicadas por alterações no número ou na forma do receptor, saturação dos mediadores químicos, redução da absorção ou aumento da depuração do fármaco, ou adaptação fisiológica ao efeito clínico do fármaco. Se a resposta diminuir abruptamente, tem-se o fenômeno de taquifilaxia, porém, se a redução do efeito for lenta, denomina-se fenômeno de tolerância.[27]

As respostas à determinada dose também podem incluir efeitos adversos indesejados. Para avaliar a melhor e mais segura dose, são estudados dois parâmetros:

- **NNT (número necessário para tratar):** é o número de pacientes que precisam utilizar o fármaco para que um deles mostre o efeito pesquisado. Um NNT de 25 para um efeito significa que, a cada 25 indivíduos tratados com o fármaco, só 1 o apresentará, ou seja, 4%.[1-3]
- **Índice terapêutico (IT):** é a relação entre a dose letal 50 ($DL_{50}$ – dose que produz exterminação para 50% dos animais) e a dose eficaz 50 ($DE_{50}$ – dose que produzirá o efeito esperado em 50% dos animais envolvidos no estudo). Quanto maior o índice, mais seguro é o fármaco.[28]

Para se avaliar os efeitos do fármaco, avalia-se sua potência e sua eficácia. A potência se refere à concentração necessária para produzir 50% de seu efeito máximo ($CE_{50}$). Já eficácia é a capacidade de aumentar o efeito mediante aumento da dose ou da concentração. Esses dois conceitos são independentes, fazendo com que um fármaco possa ser mais potente e menos eficaz que outro.[29]

## Interações medicamentosas

O uso de dois ou mais fármacos pode produzir efeitos diferentes dos que seriam obtidos se só um deles estivesse no organismo, seja por modificações em suas propriedades farmacocinéticas ou farmacodinâmicas.[1-3]

Pode-se representar as interações medicamentosas visualmente por meio de isobolas, que são linhas que indicam a probabilidade de um efeito selecionado ocorrer com a administração de determinadas doses de dois fármacos. A isobola de 50% representa todas as combinações de doses de dois fármacos para que se tenha 50% de chance de se produzir o efeito estudado.[30]

## Interações por mecanismos farmacocinéticos

As interações por mecanismos farmacocinéticos envolvem os seguintes tipos:[31]

- **Interação na absorção:** por adsorção (quelação do fármaco), alterações na motilidade ou pH do trato gastrintestinal e alterações na atividade de enzimas transportadoras.
- **Interação na distribuição:** por menor disponibilidade de proteínas plasmáticas para ligação.
- **Interação na biotransformação:** por indução ou inibição das enzimas hepáticas.
- **Interação na excreção:** por menor disponibilidade das proteínas tubulares renais, alteração no fluxo sanguíneo renal e modificações no pH urinário.

## Interações por mecanismos farmacodinâmicos

As interações por mecanismos farmacodinâmicos, por sua vez, incluem estes tipos:[32-34]

- **Efeito aditivo:** somatória dos efeitos separados.
- **Efeito sinérgico:** efeito com intensidade maior que a do efeito somatório. Pode ser consequente à presença de várias subunidades ligantes de um mesmo receptor (alostérico), possibilitando a ligação de mais de um tipo de fármaco ao mesmo tempo.
- **Efeito antagônico:** a presença de um fármaco reduz o efeito clínico do outro.

## Referências


1. Brunton LL, Lazo JS, Parker KL, editores. Goodman & Gilman: as bases farmacológicas da terapêutica. 11. ed. Rio de Janeiro: McGraw-Hill; 2007.
2. Katzung BG. Princípios básicos. In: Katzung BG. Farmacologia básica e clínica. 10. ed. Rio de Janeiro: McGraw-Hill; 2007.
3. Rang HP, Dale MM, Ritter JM, Moore PK. Farmacologia. 7. ed. Rio de Janeiro: Elsevier; 2012.
4. Metzger IF, Souza-Costa DC, Tanus-Santos JE. Farmacogenética: princípios, aplicações e perspectivas. Medicina(Ribeirão Preto). 2006;39(4):515-21.
5. Gaspar M. Aquaporinas: canais de água a transportadores multifuncionais em plantas. Rev Brasil Bot. 2011;34(4):481-91.
6. Jones CR, Hatley OJ, Ungell AL Hilgendorf C, Peters SA, Rostami-Hodjegan A. Gut Wall metabolism. application of pre-clinical models for the prediction of human drug absorption and first-pass elimination. AAPS J. 2016;18(3):589-604.
7. Jin JF, Zhu LL, Chen M, Xu HM, Wang HF, Feng XQ, et al. The optimal choice of medication administration route regarding intravenous, intramuscular, and subcutaneous injection. Patient Prefer Adherence. 2015;9:923-42.
8. Davies A, Mundin G, Vriens J, Webber K, Buchanan A, Waghorn M. The influence of low salivary flow rates on the absorption of a sublingual fentanyl citrate formulation for breakthrough cancer pain. J Pain Symptom Manage. 2016;51(3):538-45.
9. Leung JG, Nelson S, Cunningham JL, Cunningham JL, Thompson VH, Bobo WV, et al. A single-dose crossover pharma-cokinetic comparison study of oral, rectal and topical quetiapine in healthy adults. Clin Pharmacokinet 2016;55(8):971-6.
10. Adachi H, Ioppolo F, Paoloni M, Santilli V. Physical characteristics, pharmacological properties and clinical efficacy of the ketoprofen patch: a new patch formulation. Eur Rev Med Pharmacol Sci. 2011;15(7):823-30.
11. Hansdottir V, Hedner T, Woestenborghs R, Nordberg G. The CSF and plasma phar-macokinetics of sufentanil after intrathecal administration. Anesthesiology. 1991;74(2):264-9.
12. Chalkiadis GA, Abdullah F, Bjorksten AR, Clarke A, Cortinez LI, Udayasiri S, et al. Absorption characteristics of epidural levobupivacaine with adrenaline and clonidine in children. Paediatr Anaesth. 2013;23(1):58-67.
13. Smith C, Flynn C, Wardall G, Broome IJ. Leakage and absorption of isoflurane by different types of anaesthetic circuit and monitoring tubing. Anaesthesia. 2002;57(7):686-9.
14. Knibbe CA, Brill MJ, van Rongen A, Diepstraten J, van der Graaf PH, Danhof M. Drug disposition in obesity: toward evidence-based dosing. Annu Rev Pharmacol Toxicol. 2015;55:149-67.
15. Boström E, Somnsson USH, Hammarlund-Udenaes M. In vivo blood-brain barrier transport of oxycodone in the rat: indications for active influx and implications for pharmacokinetics/pharmacodynamics. Drug Metab Dispos. 2006;34(9):1624-31.
16. Thomson AJ, Morrison G, Thomson E, Beattie C, Nimmo AF, Glen JB. Induction of general anaesthesia by effect-site target-controlled infusion of propofol: influence of pharmacokinetic model and ke0 value. Anaesthesia. 2014;69(5):429-35.
17. Heeremans EH, Proost JH, Eleveld DJ, Absalom AR, Struys MM. Population pharmacokinetics and pharmacodynamics in anesthesia, intensive care and pain medicine. Curr Opin Anaesthesiol. 2010;23(4):479-84.
18. Martin CB, Gassmann M, Chevarin C, Hamon M, Rudolph U, Bettler B, et al. Effect of genetic and pharmaco-logical blockade of GABA receptors on the 5-HT2C receptor function during stress. J Neurochem. 2014;131(5):566-72.
19. Anizan S, Concheiro M, Lehner KR, Bukhari MO, Suzuki M, Rice KC, et al. Linear pharmacokinetics of 3,4-methylenedioxypyrovalerone (MDPV) and its metabolites in the rat: relationship to pharmacodynamic effects. Addict Biol. 2016;21(2):339-47.
20. Li C, Wang Q, Ren T, Zhang Y, Zhang Y, Lam CW, Chow MS, et al. Non-linear pharmacokinetics of piperine and its herb-drug interactions with docetaxel in Sprague-Dawley rats. J Pharm Biomed Anal. 2016.5;128:286-93.
21. Baker M, Parton T. Kinetic determinants of hepatic clearance: plasma protein binding and hepatic uptake. Xenobiotica. 2007;37(10-11):1110-34.
22. Mostaza JM, Lahoz C, Morales-Olivas F, Pinto X, Tranche S, Suarez-Tembra M, et al. Risk of pharmacological inter-actions due to the co-administration of statins and cytochrome P450 isoenzyme 3A4-metabolized drugs: multicentre, crossover study. Med Clin (Barc). 2014;143(10):427-32.
23. Ahlers SJ, Välitalo PA, Peeters MY, Gulik Lv, van Dongen EP, Dahan A, et al. Morphine glucuronidation and elimination in intensive care patients: a comparison with healthy volunteers. Anesth Analg. 2015;121(5):1261-73.
24. Dilger JP. The effects of general anaesthetics on ligand-gated ion channels. Br J Anaesth. 2002;89(1):41-51.
25. García Castaño A, Pérez de Nanclares G, Madariaga L, Aguirre M, Chocron S, Madrid A, et al. Novel mutations associated with nephrogenic diabetes insipidus. A clinical-genetic study. Eur J Pediatr. 2015;174(10):1373-85.
26. Strange PG. Antipsychotic drug action: antagonism, inverse agonism or partial agonism. Trends Pharmacol Sci. 2008;29(6):314-21.
27. Katz G. Tachyphylaxis/tolerance to antidepressants in treatment of dysthymia: results of a retrospective naturalistic chart review study. Psychiatry Clin Neurosci. 2011;65(5):499-504.
28. Daley-Yates PT. Inhaled corticosteroids: potency, dose equivalence and the-rapeutic index. Br J Clin Pharmacol. 2015;80(3):372-80.
29. Roubalova L, Vosahlikova M, Brejchova J, Sykora J, Rudajev V, Svoboda P. High efficacy but low poten-cy of δ-opioid receptor-g protein coupling in brij-58-treated, low-density plasma membrane fragments. PLoS One. 2015;10(8):e0135664.
30. Tallarida RJ. Drug combinations: tests and analysis with isoboles. Curr Protoc Pharmacol. 2016;72: 9.19.1-19.
31. Wood M. Pharmacokinetic drug interactions in anaesthetic practice. Clin Pharmacokinet. 1991;21(4):285-307.
32. Hendrickx JFA, Eger EI 2nd, Sonner JM, Shafer SL. Is synergy the rule? A review of an-esthetic interactions producing hypnosis and immobility. Anesth Analg. 2008;107(2):494-506.
33. Hauptman PJ, Burnett J, Gheorghiade M, Grinfeld L, Konstam MA, Kostic D, et al. Clinical course of patients with hyponatremia and decompensated systolic heart failure and the effect of vaso-pressin receptor antagonism with tolvaptan.J Card Fail. 2013;19(6):390-7.
34. Olsen RW. Allosteric ligands and their binding sites define γ-aminobutyric acid (GABA) type A receptor subtypes. Adv Pharmacol. 2015;73:167-202.


### Leitura sugerida


Hughes MA, Glass PS, Jacobs JR. Context-sensitive half-time in multicom-partment pharmacokinetic models for intravenous anesthetic drugs. Anesthesiology. 1992;76(3):334-41.

## Questões de Provas do TSA

**18.1 (TSA/2014)** Ao se injetar uma dose conhecida de um fármaco por via venosa, é alcançada determinada concentração sanguínea desse fármaco. A razão entre a concentração sanguínea e a dose administrada determina o(a):

**A.** $K_{e0}$.

**B.** Taxa de depuração.

**C.** Volume de distribuição.

**D.** Meia-vida de eliminação.

**18.2 (TSA/2014)** Tendo-se como objetivo farmacológico a ausência de resposta ao estímulo doloroso, a figura abaixo, obtida a partir da administração simultânea de propofol e sufentanil, deve ser interpretada da seguinte forma:

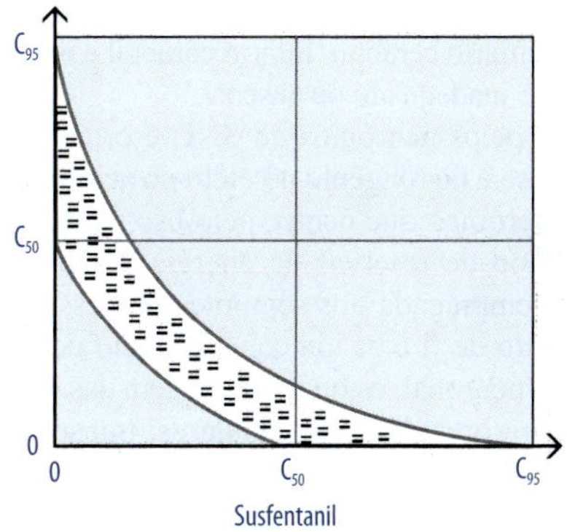


**A.** Não há resposta ao estímulo doloroso à esquerda do isóbolo 50%.

**B.** A maioria dos pacientes reage ao estímulo doloroso entre os isóbolos 50% e 95%.

**C.** Há retardo no despertar sem aumento clinicamente significativo da analgesia à direita do isóbolo 95%.

**D.** A interrupção dos fármacos cursa com efeito analgésico residual prolongado entre os isóbolos 50% e 95%.

**18.3 (TSA/2015)** A característica farmacocinética de um fármaco que apresenta volume de distribuição reduzido é a sua grande:

**A.** Eliminação renal.

**B.** Solubilidade em gorduras.

**C.** Ligação aos tecidos periféricos.

**D.** Ligação a proteínas plasmáticas.

**18.4 (TSA/2015)** Para um fármaco de metabolização exclusivamente hepática, com razão de extração próxima a 1, qual é o principal fator limitante da sua taxa de depuração em um indivíduo hígido?

**A.** Fluxo sanguíneo hepático.

**B.** Capacidade excretora do fígado.

**C.** Taxa de ligação proteica do fármaco.

**D.** Capacidade de metabolismo do fígado.

**18.5 (TSA/2015)** Se A e B são dois fármacos diferentes e produzem o mesmo efeito, o gráfico dose-resposta abaixo mostra que:

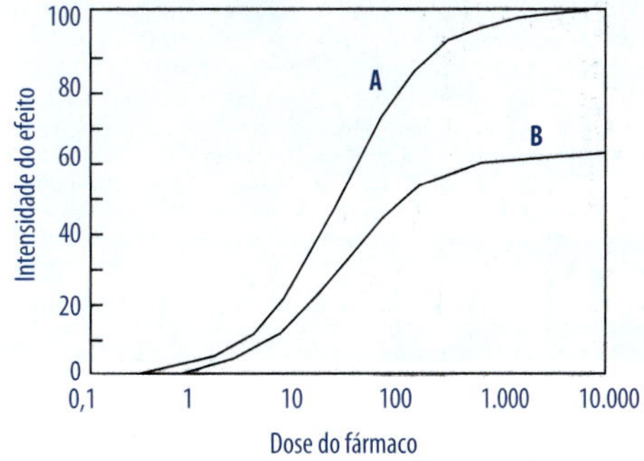


**A.** A é mais eficaz que B.

**B.** A é menos potente que B.

**C.** A tem menor índice terapêutico.

**D.** A tem $DE_{95}$ duas vezes maior que B.

**18.6 (TSA/2016)** O gráfico abaixo representa a relação entre a capacidade metabólica, a depuração e a taxa de extração hepáticas. A partir dos seus conhecimentos de farmacocinética e dos dados obtidos pelo gráfico, conclui-se que:

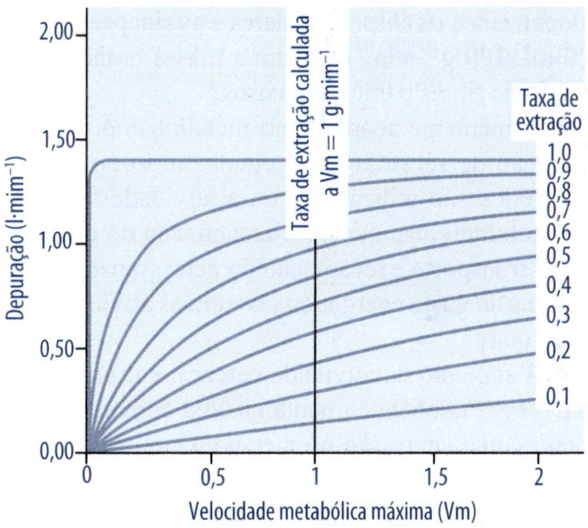


**A.** A doença hepática desloca a taxa de extração calculada para a direita.

**B.** Os fármacos com alta taxa de extração não dependem do fluxo sanguíneo.

**C.** A indução enzimática desloca a taxa de extração calculada para a esquerda.

**D.** As mudanças na $V_m$ têm menos efeito nos fármacos com alta taxa de extração.

**18.7 (TSA/2016)** Dois fármacos, A e B, estão disponíveis para serem usados como agentes de indução. As características farmacocinéticas de cada um estão na tabela abaixo:

| Fármaco | V1 (L) | $Vd_{pe}$ (L) | $K_e0$ (min$^{-1}$) | Taxa de extração hepática |
|---|---|---|---|---|
| A | 12 | 75 | 1 | 0,9 |
| B | 2 | 6 | 5 | 0,4 |
| V1= volume do compartimento central; $Vd_{pe}$ = volume aparente de distribuição no pico de efeito. | | | | |

A explicação para o fármaco B ter a indução mais rápida se deve a(ao) menor:

**A.** V1

**B.** Vd

**C.** T ½ $k_e0$

**D.** Taxa de extração hepática

# 19. FISIOLOGIA E FISIOPATOLOGIA DO SISTEMA NERVOSO CENTRAL

Sara Lucia Ferreira Cavalcante
Rogean Rodrigues Nunes

O cérebro é um órgão essencialmente aeróbico e dinâmico que tem uma alta taxa metabólica e recebe 15% do débito cardíaco, ou seja, 750 mL·min$^{-1}$. Sob condições homeostáticas, o fluxo sanguíneo cerebral (FSC) é de aproximadamente 45 a 50 mL·100 g$^{-1}$·min$^{-1}$; 80% do FSC global normal (que corresponde a 75-80 mL·100 g$^{-1}$·min$^{-1}$) irrigam a massa cinzenta, onde estão localizados os corpos celulares e as sinapses, e 20% (cerca de 20 mL·100 g$^{-1}$·min$^{-1}$) irrigam a massa branca, composta sobretudo de fibras e tratos nervosos.[1]

O FSC é firmemente acoplado ao metabolismo cerebral, isto é, à produção de substrato energético. Em torno de 60% do gasto energético são utilizados para a atividade funcional do neurônio, incluindo manutenção e restauração do gradiente iônico, síntese, transporte e recaptação de neurotransmissores. Os 40% restantes do gasto energético mantêm as atividades homeostáticas celulares.[1]

Quando há aumento da atividade cerebral em uma determinada área, o FSC também aumenta na área correspondente. Contrariamente, uma supressão no metabolismo cerebral leva a uma redução do FSC. Em condições normais, a heterogeneidade do FSC, em certas regiões do encéfalo, é reflexo da heterogeneidade do consumo energético.[1]

O objetivo do presente capítulo é estudar a fisiologia e a fisiopatologia do sistema nervoso central (SNC), do metabolismo cerebral e os aspectos correlacionados entre si, assim como os efeitos dos agentes anestésicos na dinâmica que envolve a homeostasia do cérebro.

## Particularidades do tecido cerebral

De todos os tecidos do corpo, o cérebro é o mais vulnerável à hipoperfusão.[2] O cérebro adulto pesa cerca de 1.500 g, portanto, representa 2% do peso total do corpo. O FSC reflete o alto consumo metabólico cerebral. Em repouso, o consumo de oxigênio é em média de 3,5 mL de oxigênio por 100 g de tecido cerebral por minuto, ou seja, a taxa metabólica cerebral de oxigênio é de 40 a 70 mL de oxigênio por minuto, tornando-se dependente de um constante suprimento sanguíneo.[3,4]

Existe uma margem de segurança entre oferta de oxigênio e consumo. O consumo de oxigênio pelo cérebro é de aproximadamente 20% do consumo do oxigênio utilizado pelo corpo em estado de repouso. A oferta de oxigênio cerebral é de 20 mL·100 mL$^{-1}$ de sangue; como o fluxo sanguíneo está em torno de 50 mL·100 g$^{-1}$ de tecido cerebral, a oferta global de oxigênio fica em torno de 150 mL·min$^{-1}$.[5]

O cérebro tem uma alta taxa de consumo energético e uma limitada capacidade de estocar energia. É extremamente vulnerável a eventos de interrupção de suprimento dos substratos, como oxigênio, glicose, etc. A redução do FSC, isto é, de oxigênio e substratos energéticos, repercute na função neuronal e no traçado eletrencefalográfico (FIG. 19.1).

A atividade dos neurônios é normal quando o FSC varia entre 20 e 50 mL·100 g$^{-1}$·min$^{-1}$. Entre 6 e 12 mL·100 g$^{-1}$·min$^{-1}$, o suprimento energético é insuficiente para manter a atividade eletrofisiológica, e a eletrencefalografia (EEG) passa a ser isoelétrico. Entre 10 e 15 mL·100 g$^{-1}$·min$^{-1}$, há uma deterioração progressiva no suprimento energético e eventualmente pode ocorrer falha da membrana celular e morte neuronal. Entre 6 e 15 mL·100 g$^{-1}$·min$^{-1}$, algumas regiões do cérebro apresentam disfunção neuronal, podendo retornar à sua atividade normal caso o FSC seja restaurado, ou sofrer apoptose e morte por falta de suprimento energético.[1] Essas regiões são chamadas de penumbra isquêmica e podem evoluir para infarto cerebral. Infarto cerebral e isquemia são o resultado de FSC inadequado ou ausente.[2]

A energia usada pelos neurônios no SNC é originada do metabolismo da glicose e do oxigênio no ciclo do ácido cítrico, sendo um processo aeróbico que ocorre pelo uso de trifosfato de adenosina (ATP) ou de reservas de energia derivadas do ATP. Essa energia é empregada nos seguintes processos neuronais: estabelecimento de fluxos iônicos, por meio de canais iônicos da membrana neuronal, os quais dependem das bombas de íons do citosol para organelas intracelulares; transporte de aminoácidos e outras moléculas, por meio da membrana neuronal; síntese de proteínas, lipídeos e carboidratos para a manutenção da estrutura neuronal; e transporte de substâncias entre as células, por meio do transporte ativo com gasto de energia.[1,4]

Uma redução acentuada do substrato energético acarreta perda da atividade da bomba iônica, alteração no gradiente transmembrana e acúmulo de sódio no espaço intracelular e de potássio no extracelular. Esse evento gera despolarização da membrana, abertura dos canais de cálcio voltagem-dependentes e aumento da concentração de cálcio intracelular. Como consequência, ocorrem alterações que se caracterizam por perdas no controle do volume celular, da excitabilidade elétrica, da função sináptica e da regulação do equilíbrio acidobásico.[1,4]

Em condições normais, a oferta de substrato fornecido pelo fluxo sanguíneo é proporcional ao gasto de energia no encéfalo.

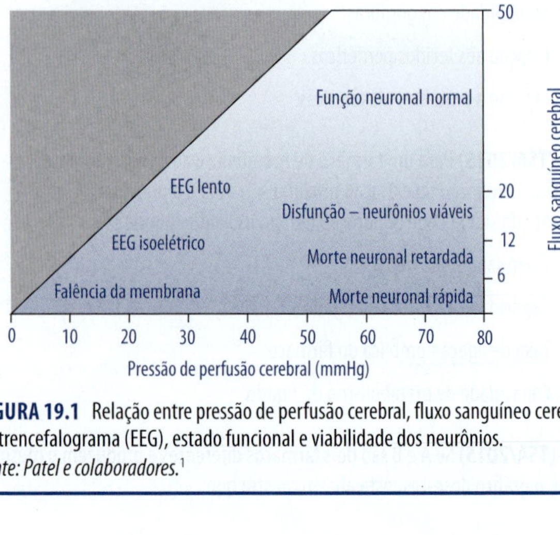


**FIGURA 19.1** Relação entre pressão de perfusão cerebral, fluxo sanguíneo cerebral, eletrencefalograma (EEG), estado funcional e viabilidade dos neurônios.
*Fonte: Patel e colaboradores.*[1]

Isso significa que, quando a função encefálica está deprimida, como no coma, a necessidade energética está reduzida, ao contrário do que ocorre durante uma crise convulsiva, em que a necessidade energética está aumentada, assim como o FSC.[5,6]

A hipotermia diminui todas as reações químicas do processo metabólico, quer sejam atividade sináptica ou as atividades que mantêm a integridade do neurônio, resultando em menor consumo de energia e tornando o neurônio mais tolerante à redução da oferta de oxigênio e de glicose.[7] Ao reduzir-se a temperatura do encéfalo em 10 graus, a taxa metabólica reduz-se em 55%.[5]

A hipoglicemia sistêmica é prejudicial ao encéfalo.[4,5] A glicose atravessa a barreira hematencefálica mediante transporte facilitado por carreadores específicos para a D-glicose dessa membrana. A concentração de glicose no líquido cefalorraquidiano (LCR) é de 60% da concentração da glicose plasmática e permanece nessa proporção, a menos que a glicemia aumente acima de 270 a 360 mg·dL$^{-1}$. Em níveis de normoglicemia, a difusão da glicose do plasma para o LCR é insignificante.[4]

## Fluxo sanguíneo encefálico

A dinâmica do FSC nas artérias e arteríolas encefálicas pode ser mais bem compreendida pelas Leis de Ohm e de Poiseuille que se aplicam aos fluidos newtonianos e não turbulentos.

A Lei de Ohm estabelece que o fluxo de um fluido dentro de um tubo rígido depende da diferença entre a pressão de entrada e a pressão de saída e da resistência (R) do fluido ao tubo.[2,5]

$$F = \frac{P1 - P2}{R}$$

A resistência (R), por sua vez, depende de outras variáveis, de acordo com a equação desenvolvida por Louis Marie Poiseuille em 1840, portanto conhecida como Lei de Poiseuille, de modo que:[8]

$$R = \frac{8 \times 1 \times \eta}{r4}$$

em que **l** é o comprimento do tubo, **η** é a viscosidade do sangue; **r** é o raio do tubo.

Desse modo, a equação do fluxo toma a seguinte forma:

$$F = \frac{(P1 - P2) \times r4}{8 \times 1 \times \eta}$$

O FSC ocorre em vasos pulsáteis, com potencial de gerar fluxos turbulentos, e P1 pode ser considerada a pressão arterial média (PAM) e P2 a pressão intracraniana (PIC), cujo resultado da diferença nada mais é do que a pressão de perfusão cerebral (PPC), ou seja, PPC = PAM – PIC.[2]

A PPC, costuma ser constante e afeta todas as partes do cérebro igualmente. A resistência vascular é altamente variável e pode aumentar em um lugar enquanto diminui em outro; l, o comprimento do tubo, ou seja, da circulação encefálica, é constante para um mesmo indivíduo; r é o raio da vasculatura encefálica em determinado momento; η é a viscosidade sanguínea.[2,5]

O raio dos vasos se ajusta fisiologicamente, e sendo elevado à quarta potência, significa, então, que uma modesta variação no raio tem um grande efeito sobre a resistência vascular. Se o raio do vaso se reduzir pela metade, a resistência aumentará 16 vezes. Da mesma forma, se o raio dobrar, o fluxo sanguíneo poderá aumentar 16 vezes.[2]

A equação de Hagen-Poiseuille não rege o FSC na microcirculação, devido ao tamanho das hemácias em relação à luz capilar.

A viscosidade sanguínea se relaciona com três fatores, descritos a seguir:

1. Os constituintes do sangue: proteínas plasmáticas, agregação dos elementos corpusculares do sangue e concentração das hemácias. O aumento do hematócrito é o fator mais importante para alterar a viscosidade sanguínea. O fluxo sanguíneo se reduz quando há variações do hematócrito acima de 40 a 42%.[9,10]
2. O gradiente de velocidade do sangue dentro da artéria: a velocidade do sangue é maior no centro do vaso do que próximo à parede da artéria devido ao atrito das hemácias em contato com a parede da artéria. A diferença de velocidade de um fluido dentro de um tubo é a diferença de velocidade do fluido entre dois pontos distintos em relação à parede e ao centro do vaso. Há um gradiente de velocidade, sendo a velocidade central V1 maior que V2 na parede do vaso. As hemácias concentram-se no centro dos vasos sanguíneos; portanto, nas arteríolas menores, a concentração de hemácias será menor quanto mais próximo da parede interna dos vasos. Dessa maneira, o sangue, que sai para os capilares que emergem da parede das arteríolas, tem menor proporção de hemácias, resultando em um hematócrito mais reduzido na microcirculação quando comparado ao hematócrito das artérias, o chamado efeito Fahraeus. Essa menor concentração de hemácias resulta em menor viscosidade sanguínea na microcirculação, conhecida como efeito Fahraeus-Lindqvist.[5,11]

   O tamanho da hemácia é muito próximo ao diâmetro da luz capilar e precisa se deformar para passar na microcirculação.

   Tanto a pressão arterial quanto a viscosidade do sangue determinam o gradiente de velocidade do fluxo sanguíneo, porém, à medida que o sistema arterial se ramifica, a pressão de perfusão nas arteríolas se torna menor e a viscosidade passa a ter mais influência sobre o fluxo sanguíneo.[11]

   As hemácias se agregam ou desagregam à medida que o gradiente de velocidade diminui ou aumenta respectivamente. Essa agregação é reversível e influencia a viscosidade nas arteríolas e nos capilares, e depende dos fatores como osmolaridade e pH sanguíneos, das características da superfície das células, da presença de macromoléculas e do gradiente de velocidade do fluxo sanguíneo. Na isquemia cerebral, a redução do volume e do fluxo sanguíneo, associada à redução do gradiente de velocidade, causa agregação das hemácias, aumento da viscosidade e maior redução no fluxo sanguíneo.[5,11]
3. O raio do vaso sanguíneo pode modificar-se sob a ação da atividade metabólica cerebral do oxigênio, variação do oxigênio arterial, variação do dióxido de carbono arterial ($PaCO_2$), alteração da pressão arterial (PAM), variação do oxigênio arterial ($PaO_2$) e atividade da inervação simpática.[12,13]

## Regulação química do fluxo sanguíneo encefálico

As mudanças que incluem a taxa metabólica cerebral de oxigênio ($CMRO_2$), a pressão parcial arterial de dióxido de carbono ($PaCO_2$), a pressão parcial arterial de oxigênio ($PaO_2$) e a temperatura causam alterações no meio bioquímico cerebral, as quais resultam em ajustes no FSC.[1,2]

## Taxa metabólica cerebral de oxigênio

Estudos indicam que o acoplamento FSC/CMRO$_2$ é baseado em um mecanismo em que a atividade neuronal aumenta diretamente o FSC, elevando o suprimento energético de acordo com a necessidade do tecido cerebral.[1,2] Esse controle parece ser decorrente do acoplamento entre necessidade metabólica e reatividade vascular encefálica, que procura manter a relação FSC/CMRO$_2$ constante e igual a 15 (FIG. 19.2).[5]

O mecanismo pelo qual isso ocorre envolve um processo fisiológico complexo que é regulado por uma combinação de fatores metabólicos, gliais, neurais e vasculares.[1,2]

Os subprodutos do metabolismo, íon $K^+$, íon $H^+$, lactato, adenosina e ATP podem modular diretamente o tônus vascular. A atividade neuronal elevada libera glutamato, precursor de óxido nítrico, um potente vasodilatador.[14] A absorção do glutamato liberado dos neurônios pelas células da glia desencadeia o aumento do metabolismo glial e a produção de lactato.[1,2]

Os processos gliais fazem contato com neurônios e capilares e servem como um canal para o acoplamento do aumento da atividade neuronal com a elevação do consumo de glicose e fluxo regional.[1,6]

Os nervos dos vasos cerebrais liberam neurotransmissores, como peptídeo intestinal vasoativo, substância P, colecistocinina, somastostatina e calcitonina, que podem potencialmente estar envolvidos no acoplamento neurovascular.[1,6]

A CMRO$_2$ é influenciada pelo estado cerebral funcional, por fármacos anestésicos e pela temperatura.[1]

### Estado cerebral funcional

A CMRO$_2$ diminui no decorrer do sono e aumenta durante estimulação sensorial, tarefas mentais ou excitação de qualquer causa. Durante a atividade epiléptica, a elevação da CMRO$_2$ pode ser extrema, enquanto após lesão cerebral e no coma, a CMRO$_2$ pode ser substancialmente reduzida.[1,2] O envelhecimento é associado à redução progressiva do FSC e da CMRO$_2$.[1]

### Fármacos anestésicos

A administração de anestésicos reduz a taxa metabólica de oxigênio, com exceção da cetamina e do óxido nitroso ($N_2O$).[16,17]

A administração de barbituratos, isoflurano, sevoflurano, desflurano, propofol e etomidato resulta em redução dose-dependente da CMRO$_2$ e do FSC. Concentrações crescentes e progressivas dos agentes anestésicos citados induzem supressão na atividade eletrencefalográfica, e a redução máxima ocorre quando há silêncio no EEG. Com o silêncio do EEG, a utilização da energia para homeostasia celular persiste e é responsável pela manutenção da integridade neuronal.[1,17,18]

### Temperatura

Na hipotermia, a CMRO$_2$ diminui em 6 a 7% para cada grau Celsius (°C) de temperatura reduzida.

A temperatura corporal de 18 a 20 °C pode causar supressão no EEG. A hipotermia reduz a taxa de energia usada para função eletrofisiológica e também o componente basal associado à manutenção da integridade celular. Essa diminuição é considerada proporcional à relação entre 60% do gasto energético usado para a atividade funcional do neurônio e 40% para as atividades homeostáticas celulares (FIG. 19.3).

Com variações de temperatura entre 37 e 42 °C, o FSC e a CMRO$_2$ aumentam. Acima de 42 °C, há uma redução acentuada na CMRO$_2$ decorrente do efeito tóxico da hipertermia, resultado da desnaturação de proteína (enzimas).[1,2]

## Pressão parcial do dióxido de carbono

O FSC varia diretamente com a PaCO$_2$. O mecanismo provável envolve a passagem do dióxido de carbono ($CO_2$) pela barreira hematencefálica, acidificando o LCR perivascular e reduzindo a contratilidade muscular do vaso sanguíneo. O efeito é muito rápido, requer alguns segundos e é maior dentro da variação fisiológica da PaCO$_2$. O FSC varia de 1 a 2 mL·100 g$^{-1}$·min$^{-1}$ para cada mmHg de variação na PaCO$_2$ dentro dos valores considerados normais.[1,2,5] Uma PaCO$_2$ de 25 mmHg reduz o FSC em 40%, ou seja, 30 mL·100 g$^{-1}$·min$^{-1}$; com uma PaCO$_2$ de 20 mmHg, o fluxo sanguíneo cai para 20 a 25 mL·100 g$^{-1}$·min$^{-1}$. A vasoconstrição decorrente da hipocapnia leva à isquemia, com redução de substratos energéticos e lesão neuronal.[19,20,21] A magnitude da redução do FSC causada pela hipocapnia é

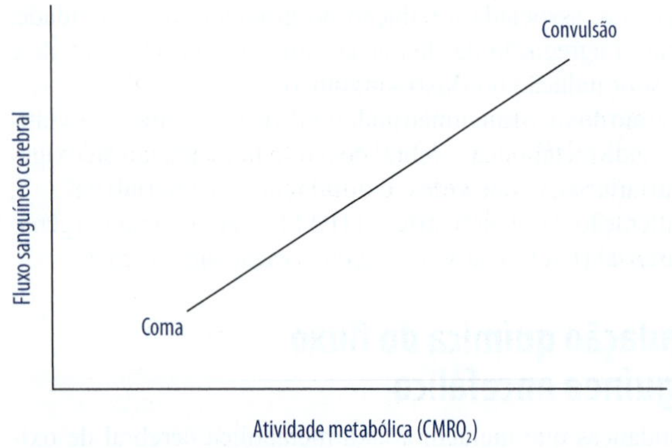


**FIGURA 19.2** Relação direta entre fluxo sanguíneo cerebral (FSC) e taxa metabólica cerebral de oxigênio (CMRO$_2$); a relação FSC/CMRO$_2$ é mantida em torno de 15.
*Fonte: Mizumoto.*[5]

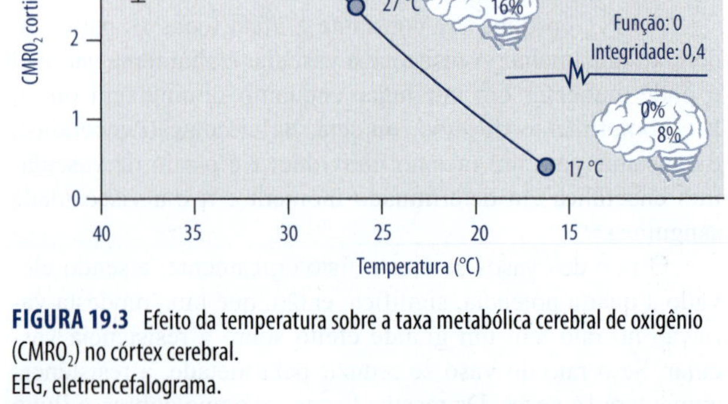


**FIGURA 19.3** Efeito da temperatura sobre a taxa metabólica cerebral de oxigênio (CMRO$_2$) no córtex cerebral.
EEG, eletrencefalograma.
*Fonte: Patel e colaboradores.*[1]

maior quando o FSC de repouso é alto, como ocorre durante a anestesia com agentes voláteis. Quando o FSC é baixo, a magnitude da redução no FSC induzida pela hipocapnia é diminuída.[19,20,21]

Quando a hipocapnia é mantida por período prolongado, o pH do LCR deixa de ser alcalino, pois ocorre o equilíbrio ativo com o pH do sangue por transporte ativo de íons bicarbonato. No encéfalo normal, a compensação do pH alcalino do LCR decorrente da hipocapnia começa em 4 a 6 horas, sendo totalmente regularizado, em 24 a 36 horas.[5]

A hipercapnia induz vasodilatação com elevação do volume sanguíneo cerebral (VSC), aumento do FSC e da PIC. O FSC chega a duplicar quando a $PaCO_2$ está entre 80 e 100 mmHg.[1,2]

A acidose e a alcalose metabólicas têm pouco efeito sobre o FSC quando a barreira hematencéfalica está íntegra.[5]

A responsividade do $CO_2$ tem sido observada no cérebro normal durante anestesia com todas as medicações anestésicas e fármacos vasodilatadores ou vasoconstritores que têm sido estudados, assim como em neonatos e na hipotensão arterial profunda (FIG. 19.4).[1,2,5,17]

Quando a reatividade vascular ao $CO_2$ está abolida, como no vasospasmo, após hemorragia subaracnóidea, surgem alterações no deslocamento do fluxo sanguíneo entre as regiões saudáveis e afetadas. Se ocorrer vasodilatação nos vasos não afetados, há roubo de sangue da área isquêmica não reativa (síndrome do roubo intracerebral). Se houver vasoconstrição na área sadia, o sangue será desviado para a área isquêmica (síndrome do roubo inverso ou síndrome de Robin Hood).[5,22]

Na presença de tumores cerebrais, os vasos da área perilesional têm a contratilidade diminuída, instalando uma vasoplegia que resulta em aumento do fluxo sanguíneo com maior aporte de oxigênio na área peritumoral, o chamado efeito de perfusão luxuriante.[5,22]

Nas malformações arteriovenosas, a reatividade ao $CO_2$ está abolida e o fluxo sanguíneo é insuficiente para determinada área, devido às anomalias nas paredes vasculares, gerando isquemia localizada.[5,22]

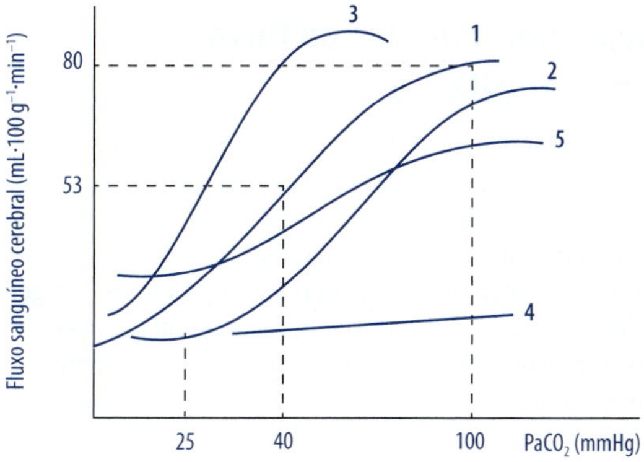


**FIGURA 19.4** **1.** O fluxo sanguíneo cerebral (FSC) é diretamente proporcional ao dióxido de carbono ($CO_2$) na taxa de 25 a 80 mmHg. **2.** O tiopental e a lidocaína (vasoconstritores) deslocam a curva para a direita. **3.** O nitroprussiato e os halogenados (vasodilatadores) deslocam a curva para a esquerda. **4.** A hipotensão arterial profunda abole a resposta entre FSC e $CO_2$. **5.** A resposta ao $CO_2$ não está totalmente desenvolvida nos neonatos.
$PaCO_2$, pressão parcial arterial de dióxido de carbono.
*Fonte: Modificada de Mizumoto.*[5]

As mudanças no FSC causadas pela $PaCO_2$ são dependentes das alterações no líquido extracelular do cérebro e têm como mediadores o óxido nítrico[14] e as prostaglandinas.[1,5]

## Pressão parcial arterial de oxigênio

A pressão parcial arterial de oxigênio ($PaO_2$) dentro dos padrões fisiológicos não modifica o FSC. O FSC reduz-se 10% com a vasoconstrição decorrente da hiperoxia de 200 a 300 mmHg. A elevação da pressão atmosférica é mais efetiva como vasoconstritor encefálico, mas não significativa sobre o FSC. Uma atividade EEG sugestiva de convulsão surge na presença de hiperóxia, provavelmente quando os mecanismos vasculares de proteção ao encéfalo entram em falência.[1,2,5]

Quando a $PaO_2$ é menor que 50 mmHg, a vasodilatação cerebral é intensa e há elevação do fluxo e do volume sanguíneo cerebral. O fluxo de hemácias também aumenta na tentativa de levar um maior aporte de oxigênio para os neurônios. No paciente jovem, a vasodilatação ocorre até uma $PaO_2$ de 30 mmHg e, abaixo desse valor, mesmo com o aumento do fluxo sanguíneo, não há como ofertar as quantidades mínimas de oxigênio ao neurônio. Idosos e pacientes com doenças cerebrovasculares são mais sensíveis a hipóxia.[5]

Após um episódio de hipóxia prolongada, mesmo que se restabeleça uma $PaO_2$ acima dos valores normais, a reatividade vascular não se recompõe e a vasoplegia induz aumento da PIC, agravando, assim a isquemia cerebral.[1,2,5,23]

## Regulação miogênica (autorregulação) do fluxo sanguíneo encefálico

A autorregulação refere-se à capacidade da circulação cerebral de ajustar a sua resistência para manter constante o FSC sobre uma ampla gama de PAM.[1,2,23]

O gradiente de pressão é a PPC, que resulta da diferença entre PAM e PIC.

$$PPC = PAM - PIC$$

O FSC, nas artérias e nas arteríolas, pode ser interpretado como o fluxo de fluidos em vasos de condução. Assim, o fluxo é proporcional ao gradiente de pressão (PAM – PIC) e ao raio do vaso elevado à quarta potência e inversamente proporcional à viscosidade sanguínea.[1,2,5,23]

$$FSC = (PAM - PIC) \times r^4 / l_1 - l_2 \times \eta$$

O gradiente de pressão (PAM – PIC) é a pressão de perfusão cerebral (PPC). A viscosidade do sangue é $\eta$, determinada sobremaneira pela concentração de hemácias.[5,10] O comprimento do sistema ($l_1 - l_2$) no encéfalo pode ser considerado, na grande maioria das vezes, constante.

Com a reatividade vascular íntegra, uma elevação da PAM não aumenta o FSC, pois os vasos se contraem e aumentam a resistência vascular encefálica, mantendo constante o FSC. Provavelmente isso ocorre porque quanto maior a pressão no interior do vaso, maior o estiramento de sua musculatura lisa e maior a contração reflexa da fibra muscular lisa, **efeito *Bayliss***, cuja resposta se completa em 15 a 30 segundos.[1,5,13]

A autorregulação é efetiva com a PAM entre o limite inferior de 50 mmHg e o limite superior de 150 mmHg. O FSC diminui se a PAM for menor que 50 mmHg, pois, apesar da dilatação das arteríolas, a pressão não é suficiente para uma

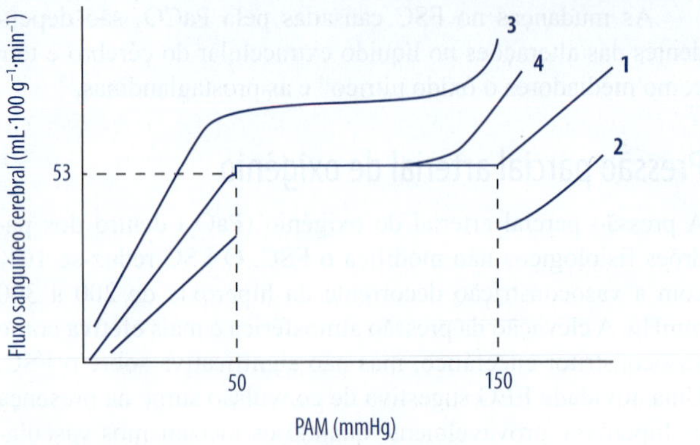


**FIGURA 19.5** **1.** O fluxo sanguíneo cerebral (FSC) é constante entre 50 e 150 mmHg. Abaixo do limite, o FSC diminui; acima do limite, o FSC aumenta. **2.** A hipocapnia desloca o platô do fluxo para um valor menor. **3.** A hipercapnia e os halogenados deslocam a curva para valores maiores. **4.** A anemia aguda repentina desloca o limite superior para a esquerda.
PAM, pressão arterial média.
*Fonte: Mizumoto.*[5]

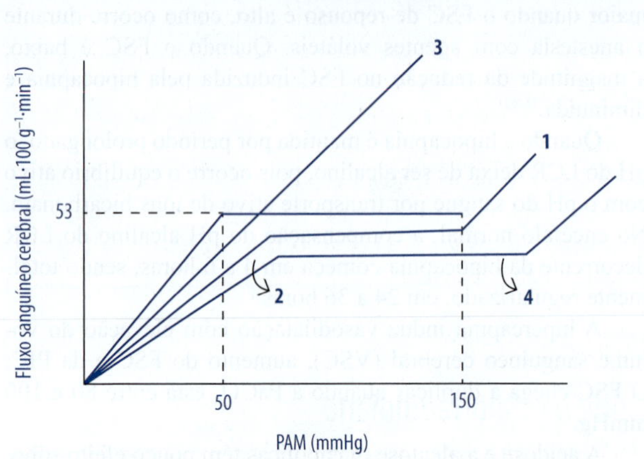


**FIGURA 19.6** **1.** Mecanismo de autorregulação normal. **2.** O vasospasmo desloca o limite inferior para a direita. **3.** No trauma cranioencefálico grave, o fluxo sanguíneo cerebral é proporcional à pressão arterial média (PAM). **4.** A hipertensão arterial crônica desloca a curva para valores maiores.
*Fonte: Mizumoto.*[5]

adequada perfusão. No aumento da PAM maior que 150 mmHg, a contração das fibras musculares torna-se ineficaz, havendo elevação do fluxo e do volume encefálico[1,2,5,23] **(FIG. 19.5)**.

Condições que modificam a reatividade vascular conforme a variação da PAM estão descritas no **QUADRO 19.1**.[2,5,23-26]

Os pacientes com hipertensão arterial crônica, quando tratados, são classificados em dois grupos:[5,23,26] os normotensos por mais de 28 a 30 dias são considerados como tendo os limites inferior e superior da curva de autorregulação adequados ao valor da pressão arterial após o tratamento;[5,23] já nos normotensos em período inferior a 28 a 30 dias, os limites inferior e superior da curva de autorregulação ainda não se adequaram

**QUADRO 19.1** Condições que modificam a reatividade vascular

- Hipercapnia, anestésicos halogenados e nitroprussiato de sódio podem manter o FSC com hipotensão arterial até 40 mmHg, desde que o encéfalo esteja íntegro. A PAM abaixo de 40 mmHg não mantém o FSC constante. Quando a pressão de perfusão cerebral atinge um valor crítico, entre 35 e 40 mmHg, a perfusão tecidual não é capaz de suprir os neurônios com substratos energéticos.[2,5]
- O platô da curva de autorregulação, no qual o fluxo é constante, é deslocado para valores maiores com hipercapnia e valores menores com hipocapnia[2,5,23] **(VER FIG. 19.5)**.
- Os anestésicos halogenados e o nitroprussiato causam vasodilatação encefálica e deslocam o limite superior da autorregulação para valores menores de pressão arterial[2,5,24] **(VER FIG. 19.5)**.
- A queda aguda do hematócrito para valores de 30 a 32%, durante a anemia aguda, desloca o limite superior da autorregulação[2,5,25] **(VER FIG. 19.5)**.
- Em indivíduos normotensos, um acréscimo de 1,6 mmHg de PAM aumenta o FSC em 1 mL·100 $g^{-1}$·$min^{-1}$. Na hipertensão arterial crônica, pode ser necessário o acréscimo de 3 mmHg para obter o mesmo fluxo de 1 mL·100 $g^{-1}$·$min^{-1}$. No hipertenso crônico, uma hipotensão arterial, antes mesmo de atingir 50 mmHg, pode causar isquemia cerebral[2,5,26] **(FIG. 19.6)**.

ao novo valor da pressão arterial, motivo pelo qual devem ser tratados como portadores de hipertensão arterial. Na curva, os limites são deslocados para valores maiores.[5,23,26]

O mecanismo de autorregulação é ineficaz no vasospasmo arterial, pois o limite inferior da curva desloca-se para o valor de maior pressão,[1,5,23,24] e no trauma cranioencefálico, no qual a ineficácia pode ser parcial ou total (parcial se as artérias comprometidas preservarem parcialmente a reatividade vascular ao $CO_2$ e a pressão arterial; e total na perda completa da reatividade vascular, bem como se a extensão da lesão comprometer todo o cérebro).[24-27]

O FSC está reduzido na parte do encéfalo lesado pelo trauma, e o aumento do fluxo sanguíneo é proporcional ao aumento da pressão arterial, o que pode acarretar inchaço cerebral com vasoplegia.[5,24-27]

## Regulação neurogênica do fluxo sanguíneo encefálico

Os vasos sanguíneos encefálicos são extensivamente inervados por fibras colinérgicas, adrenérgicas, serotonérgicas e pelo sistema peptídeo intestinal vasoativo (VIPérgico), cuja função fisiológica ainda não está bem esclarecida.[1,2,23,24]

As fibras da inervação encefálica extrínseca têm origem nos gânglios cervical superior, trigeminal e esfenopalatino. Essas fibras fornecem descargas simpáticas, parassimpáticas e sensoriais para a circulação cerebral. A densidade dessa inervação é maior nos grandes vasos da base do crânio, e menor nos vasos mais distais e intraparenquimatosos do cérebro.[1,2,6,23,24]

A existência da inervação encefálica intrínseca é corroborada pelo fato de o núcleo fastigial cerebelar e o núcleo do trato solitário regularem o FSC.

O estímulo doloroso e a ansiedade causam aumento do consumo de oxigênio e do FSC, possivelmente por intermédio de fibras noradrenérgicas que emergem do tronco encefálico. A intensa atividade simpática, ao causar vasoconstrição encefálica, desloca a curva da autorregulação para a direita, ou seja, para valores maiores. Por causa do deslocamento da curva da autorregulação, a isquemia ocorre mais facilmente durante a hipotensão arterial hemorrágica do que quando a hipotensão é induzida por vasodilatadores sistêmicos. Essa vasoconstrição mediada por atividade $\alpha$-adrenérgica no encéfalo reduz o fluxo sanguíneo no máximo em 12%.[1,2,6,17,27]

Os fármacos agonistas $\alpha$-adrenérgicos sistêmicos têm efeito discreto sobre o FSC, pois não atravessam a barreira hematencefálica íntegra.[1,2,5,17]

## Volume intracraniano

### Líquido cefalorraquidiano

O líquido cefalorraquidiano (LCR), ou liquor, exerce várias funções no SNC, atua como sustentação do encéfalo, protege-o de traumas mecânicos, age no transporte de nutrientes e substâncias produzidas pelos neurônios e auxilia na eliminação dos catabólitos e substâncias indesejáveis ao encéfalo.[5,6,27]

O LCR é composto de alta concentração de sódio, cloreto e magnésio, e baixa concentração de glicose, proteínas, aminoácidos, ácido úrico, potássio, bicarbonato, cálcio e fosfato.[5,6,27]

É produzido principalmente nos plexos coroides dos ventrículos laterais e no teto do terceiro e quarto ventrículos. Uma taxa menor é produzida em locais extracoroidais e é resultante do fluido intersticial originário de ultrafiltração e do transporte ativo pelo endotélio dos capilares cerebrais, da oxidação da glicose pelo encéfalo e produtos catabólicos. A velocidade de produção é de 0,35 a 0,40 $mL \cdot min^{-1}$; em 24 horas, produz e absorve cerca de 500 mL, o que recicla o seu volume de 3 a 4 vezes. Quando há aumento significativo da PIC a ponto de reduzir a PPC para valores abaixo de 60 mmHg, a velocidade de formação do LCR começa a diminuir.[5,6,27,28]

Um volume de LCR de 40 a 60 mL nos neonatos e de 100 a 150 mL nos adultos está distribuído nos espaços que existem entre o epêndima e a pia-máter (30 a 60% do LCR) e nos grandes espaços do SNC (40 a 70%) do LCR, representados por dois ventrículos laterais, o terceiro ventrículo no cérebro, o aqueduto de Sylvius, um quarto ventrículo no cerebelo, o saco dural do canal medular e o espaço subaracnóideo com as suas cisternas basais.[5,6,27,29]

O LCR formado nos ventrículos laterais passa pelos forames de Monro para o terceiro ventrículo e, a partir daí, flui em direção caudal através do aqueduto de Sylvius e do quarto ventrículo para um dos três espaços subaracnóideos. Por meio dos forames de Luschka, do forame de Magendi e do quarto ventrículo, o LCR flui para as cisternas e para o saco dural no canal vertebral. A seguir, flui em movimento ascendente, banha o cerebelo e vai em direção ao seio sagital. Nessa região, ele passa do espaço subaracnóideo para o sistema venoso através dos vilos aracnóideos localizados na parede da dura-máter. Em condições normais, 85 a 90% do LCR são absorvidos nesses sítios intracranianos e somente 10 a 15% são absorvidos em outros locais da porção espinhal.[5,6,27,29]

A pressão no LCR é em média de 15 $cmH_2O$, e a pressão no seio sagital superior é de 9 $cmH_2O$, o que gera um gradiente de pressão através dos vilos aracnóideos de 6 $cmH_2O$. Então, a absorção do LCR pelos vilos aracnóideos se deve ao gradiente hidrostático de pressão. A pressão no LCR maior que 30 $cmH_2O$ diminui a resistência e promove aumento de sua absorção. Com pressões de até 30 $cmH_2O$, a resistência à absorção permanece quase normal.[5,6,27-29]

Entre os fatores que alteram a dinâmica do LCR,[5,6,27,29,30] estão o papiloma do plexo coroide – mais frequente em crianças –, que causa aumento do LCR e hidrocefalia, assim como a acetazolamida, a furosemida e os corticosteroides, que reduzem a produção do LCR. Além disso, dados experimentais em animais ressaltam o papel dos agentes voláteis sobre a secreção e absorção do LCR. O halotano diminui a secreção do LCR, o enflurano e o desflurano a aumentam, enquanto o isoflurano não tem efeito sobre ela. A absorção de LCR é reduzida por halotano e enflurano, inalterada pelo desflurano e elevada pelo isoflurano; a hemorragia intracraniana, a infecção do SNC ou alterações congênitas podem obstruir o fluxo do LCR e reduzir a sua absorção.

## Volume sanguíneo encefálico

### Volume intravascular

A volemia intravascular intracraniana varia de 3 a 7 $mL \cdot 100\ g^{-1}$ de tecido nervoso, conforme as diversas regiões do encéfalo. No segmento arterial, o volume sanguíneo aumenta com a dilatação das artérias e arteríolas, bem como com a perda da capacidade de contração desses vasos (perda da autorregulação). Condições como hipercapnia, hipóxia, pós-isquemia, hipertensão arterial maligna, hipertermia por infecção, crises convulsivas, anemia grave e uremia causam vasodilatação arterial.[1,2,5,6,17,23]

O aumento do volume sanguíneo no segmento venoso encefálico ocorre quando há obstrução na drenagem passiva do sangue venoso. A obstrução pode ser intracraniana, causada por trombose venosa, tumores, abscessos, edema cerebral, meningite e trauma cranioencefálico, que comprimem os seios venosos e as veias intracranianas. A obstrução também pode ocorrer com resistência venosa extracraniana devido à compressão das veias jugulares, cefalodeclive, pressão intratorácica elevada, hipervolemia sistêmica ou insuficiência cardíaca congestiva.[5,6,17,23]

### Volume extravascular

O acúmulo de sangue extravascular intracraniano é uma situação patológica responsável pelo aumento da PIC. Ocorre com a ruptura dos vasos da dura-máter ou vasos intracerebrais. A ruptura de artérias ou veias acontece no trauma cranioencefálico, no aneurisma ou na malformação arteriovenosa na vigência de hipertensão arterial sistêmica, tumores de densa vascularização ou em situação pós-isquemia encefálica, na qual a reatividade vascular encefálica e a barreira hematencefálica não estão íntegras.[1,5,6,23,27]

### Edema encefálico

O aumento de água no espaço extravascular encefálico gera edema tissular e, como ocorre devido ao aumento de LCR ou devido ao sangue dentro do crânio, o edema encefálico eleva a PIC.[1,5,17,23] O edema encefálico pode ser classificado em citotóxico, vasogênico, osmótico e intersticial.[17,31]

O edema citotóxico surge em razão do edema das células neuronais ou gliais secundário a insultos metabólicos, resultando na deficiência das células nervosas em transportar ativamente o sódio ($Na^+$), com consequente aumento de volume das células. Isquemia ou trauma cerebral costumam estar associados a esse tipo de edema.[5,17]

O edema vasogênico tem maior incidência entre os extracelulares. Aparece em consequência do aumento da permeabilidade da barreira hematencefálica ou da presença de vasos sanguíneos patológicos onde não existe integridade da barreira hematencefálica. O plasma que extravasa para o espaço extracelular soma-se ao fluido intersticial, elevando o volume do encéfalo. As lesões inflamatórias, os tumores cerebrais e a hipertensão são as causas mais frequentes.[3,5,17]

O edema osmótico surge quando a osmolaridade intersticial aumenta ou a osmolaridade plasmática se reduz, criando-se um gradiente osmolar ao longo da barreira hematencéfalica que força a passagem do fluido para o interstício encefálico. As causas da elevação da osmolaridade intersticial são os produtos de degradação de hematomas subaracnóideos e os subprodutos liberados de área peritumoral. Por outro lado, a redução da osmolaridade plasmática decorre de infusão inadequada de fluidos hiposmolares por via venosa, secreção inapropriada do hormônio antidiurético e na presença de pseudotumor cerebral.[5]

O edema intersticial ocorre quando as vias de drenagem do LCR são obstruídas, represando-o nos ventrículos e no aqueduto, com aumento da pressão hidrostática nas paredes que formam essas cavidades.[1,5]

## Fisiologia da pressão intracraniana

A homeostasia do SNC depende da PPC.[17] A PPC é determinada pela pressão sanguínea dirigida para o cérebro e a resistência contra essa pressão gerada no interior do crânio pela PIC:[2,5,17]

$$PPC = PAM - PIC$$

A PIC normal está ao redor de 3 a 7,5 mmHg na criança e de 4,5 a 13,5 mmHg no adulto (variação entre 5 e 15 mmHg).[2,5,17,32]

O conteúdo intracraniano é formado pelo encéfalo (80%), pelo LCR (8-10%) e pelo sangue (10-12%). O volume total é de cerca de 1.600 mL.[1,2,5,6,17]

A PIC não aumenta no início de um processo expansivo devido aos mecanismos de compensação. A hipótese de Monro-Kellie propõe que a interação do volume de um compartimento exige a variação em sentido oposto de um ou mais dos outros compartimentos.[1,5,6,27]

Inicialmente, o mecanismo de compensação envolve o deslocamento do LCR de dentro do encéfalo para dentro do saco dural, de forma que a PIC é a princípio controlada mantendo-se entre os valores normais. Se o processo patológico progride com mais aumento de volume, o sangue venoso dos seios e eventualmente mais LCR podem ser forçados a saírem do crânio, e, a partir daí, qualquer elevação do volume intracraniano implicará rápido aumento da PIC.[1,5]

A elastância do encéfalo é normal quando não existe processo expansivo intracraniano. A elastância dP/dV é definida como a relação entre o acréscimo de pressão após o acréscimo de um determinado volume dentro do crânio. A complacência intracraniana dV/dP é o inverso da elastância, ou seja, a complacência indica qual o volume será adicionado dentro do crânio a cada unidade de PIC aumentada.[1,5,23,27]

As relações entre as variações de volume e de pressão (elastância) são representadas pela curva de Langfitt (1969) (FIG. 19.7). O aumento de um dos componentes intracranianos não eleva a PIC devido aos mecanismos compensatórios. Entretanto, a partir de determinado volume (8-10 mL), o acréscimo de mais volume causa um aumento exponencial da PIC. Em processo expansivo de crescimento rápido (hematoma intracraniano), a deflexão da curva é mais aguda. Processos de evolução mais lenta (tumores benignos) têm deflexão mais suave, refletindo a acomodação de maiores volumes.[1,5,17,23]

Aumentos de volume cerebral localizados podem levar a herniações cerebrais internas ou externas, acarretar torções do tronco encefálico e lesão cerebral irreversível.[5,6,17,32]

A PIC varia com a respiração, a tosse, a pulsação arterial e a movimentação da cabeça. Essas oscilações da PIC, descritas por Lundberg em 1960, são variações distintas espontâneas e patológicas conhecidas como ondas A, B e C.[1,5,6]

A onda A, ou onda platô, surge quando a PIC basal é maior que 20 mmHg e com elastância anormal. Tem duração de 5 a 20 minutos, atingindo valores entre 50 e 100 mmHg, caindo a seguir para valores menores ou iguais ao inicial.

A onda A está associada a uma reatividade anormal dos vasos encefálicos devido a eventos que aumentam transitoriamente o VSC, como intubação traqueal, dor, hipercapnia, estresse emocional, tosse e anestésicos halogenados.

A presença da onda A, sem frequência definida, representa uma exaustão iminente dos mecanismos de compensação intracranianos.

A onda B, com frequência de 0,5 a 2 minutos e amplitude de 50 mmHg, relaciona-se à respiração periódica de Cheyne-Stokes.

A onda C, com frequência de 4 a 8 minutos e amplitude de 20 mmHg, está relacionada com as oscilações rítmicas da pressão arterial e é chamada de onda Traube-Hering-Mayer.

As ondas B e C podem ser observadas em condições normais, mas – quando persistem por períodos prolongados – podem evidenciar uma possível torção do tronco encefálico.[5,6]

Os sinais e sintomas do aumento da PIC são inespecíficos. Tontura, cefaleia e edema de papila são os mais encontrados. Vômitos, bradicardia, hipertensão arterial sistêmica e alterações pupilares são eventos que surgem em estado mais

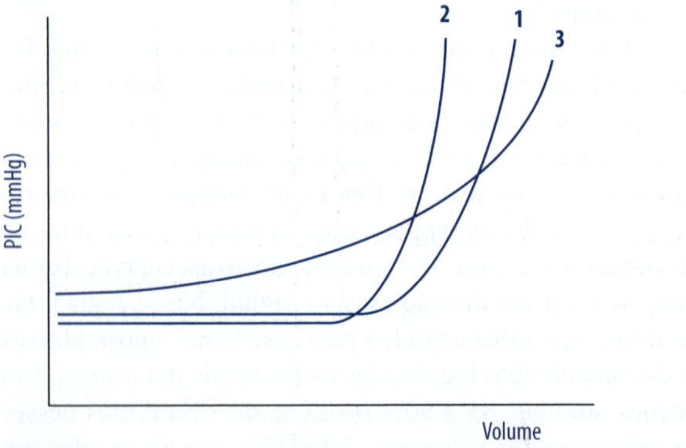


**FIGURA 19.7** **1.** Pressão intracraniana (PIC) constante com acréscimo gradual de pequenos volumes. A descompensação da PIC inicia-se a partir de determinado volume (8-10 mL). **2.** No caso de hematoma intracraniano de crescimento rápido, a deflexão da curva é mais aguda. **3.** No caso de tumores benignos de crescimento lento, há maior poder de acomodação em razão da sua deflexão de curva mais suave.
*Fonte: Mizumoto.*[5]

avançado da hipertensão intracraniana. A hipertensão arterial reflexa decorre da isquemia do centro vasomotor e pode ser acompanhada de bradicardia secundária ao tônus vagal.

Isquemia coronariana, arritmia atrial e ventricular, bloqueio atrioventricular e hemorragia subendocárdica surgem quando ocorre hemorragia intracraniana e lesões encefálicas.[5,17,23,32]

Os sintomas respiratórios na lesão encefálica podem aparecer com padrões de respiração neurogênica por isquemia de centros respiratórios no bulbo e na ponte, ou com desconforto causado por edema agudo de pulmão neurogênico após lesão hipotalâmica.[1,5,27,32]

## Efeito dos anestésicos sobre o fluxo sanguíneo encefálico, o volume sanguíneo encefálico e a taxa metabólica cerebral de oxigênio

Em anestesia neurocirúrgica, é importante dar ênfase à forma pela qual as técnicas e os agentes anestésicos influenciam o FSC e a $CMRO_2$ para manter a PPC e a PIC em valores compatíveis com um encéfalo complacente e, se possível, com seu volume reduzido para facilitar o manejo cirúrgico.[3,17]

Mudanças no FSC, no VSC e na dinâmica do LCR são pontos importantes que devem ser considerados na escolha do agente anestésico, assim como sua influência sobre a autorregulação, responsividade ao $CO_2$ e capacidade epileptogênica.[1,17,23,24,33]

A ação dos anestésicos sobre a velocidade de formação do LCR ($V_1$) e sua resistência (Ra) à absorção do LCR nos vilos aracnóideos determina a ação final de um agente anestésico no volume do LCR. O halotano, o enflurano e a cetamina aumentam a resistência à absorção; já o pentobarbital e o óxido nitroso têm pouco efeito na resistência à absorção.[5]

O enflurano aumenta a velocidade de formação do LCR, e o halotano a reduz. O óxido nitroso, a cetamina, o pentobarbital e o isoflurano têm pouco efeito na velocidade de formação do LCR ($V_1$).[5]

Embora os anestésicos venosos, exceto a cetamina, diminuam a $CMRO_2$ e o FSC, a relação FSC/$CMRO_2$ não é a mesma para todos os agentes **(FIG. 19.8)**. Na presença dos agentes venosos, o neurônio é deprimido nas suas funções, os vasos sanguíneos encefálicos se contraem e reduzem o FSC e o VSC, assim como a PIC. O menor aporte de oxigênio decorrente do hipofluxo cerebral não chega necessariamente a causar isquemia encefálica, uma vez que está associado à redução da $CMRO_2$. Os agentes venosos, além de preservarem o mecanismo de acoplamento fluxo-metabolismo, também mantêm a autorregulação e a responsividade ao $CO_2$.[1,5,17,34]

Os barbitúricos são utilizados para a proteção cerebral no sentido de estabelecer a máxima supressão metabólica cerebral evidenciada pela manifestação no EEG da *burst suppression* (BS). A hipotensão arterial sistêmica, em razão das altas doses de tiopental para obtenção da BS, pode exigir o uso de fármacos vasopressores para a manutenção da PPC. A $CMRO_2$ é reduzida em cerca de 60%, quando a BS é registrado no EEG.[1,17,35]

O etomidato reduz o FSC e a $CMRO_2$ e promove BS no EEG sem evidência de dano metabólico cerebral. O efeito sobre a autorregulação do FSC ainda não foi avaliado, embora ocorra a manutenção da reatividade ao $CO_2$. Ele diminui a PIC sem reduzir a PPC.[1,17,36]

O propofol reduz o FSC e a $CMRO_2$, e a monitorização da PPC deve ser contínua porque pode apresentar hipotensão arterial sistêmica especialmente nos pacientes hipovolêmicos. A queda da PIC é acompanhada pela manutenção da autorregulação do FSC e da resposta vascular ao $CO_2$.[1,17,30]

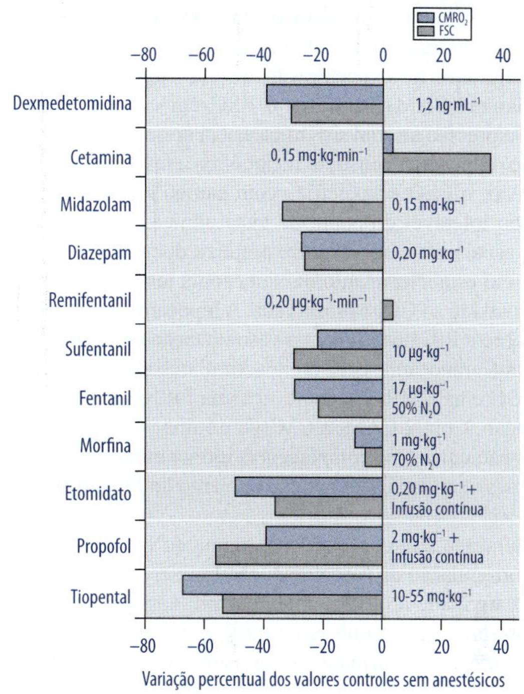


**FIGURA 19.8** Variação no fluxo sanguíneo cerebral (FSC) e na taxa metabólica cerebral de oxigênio ($CMRO_2$) sob efeito de anestésicos venosos.
*Fonte: Patel e colaboradores.*[1]

Os dados da literatura não permitem caracterizar de forma acurada os efeitos dos opioides no FSC e na $CMRO_2$. Em baixas doses, parecem influenciar levemente o FSC e a $CMRO_2$, ao passo que em altas doses diminuem essas variáveis, mantendo a autorregulação e a reatividade ao $CO_2$. Não modificam a PIC, mas podem reduzi-la um pouco.[1,17,37] O bólus de sufentanil ou alfentanil, em pacientes com tumor supratentorial, pode elevar a PIC por meio do aumento da pressão do LCR, em resposta à diminuição da PAM.[1,5,17,37]

A cetamina promove aumento no FSC, na $CMRO_2$ e, assim, elevação da PIC, mesmo na ausência de hipertensão intracraniana e ante a normoventilação. Promove neuroexcitação com a concomitante elevação do metabolismo cerebral e vasodilatação direta cerebral, como demonstrado durante a normocapnia na ausência de alterações metabólicas cerebrais.[1,17] A autorregulação do FSC e a reatividade ao $CO_2$ são preservadas com a sua utilização.[1,15,17]

Os benzodiazepínicos, em baixas ou altas doses, promovem a diminuição do FSC e da $CMRO_2$, preservam a autorregulação do FSC e a reatividade ao $CO_2$ e podem manter ou reduzir a PIC. O flumazenil, antagonista dos benzodiazepínicos, eleva o FSC e a PIC.[1,17,38]

Os anestésicos voláteis causam vasodilatação por mecanismo intrínseco na fibra muscular lisa da parede dos vasos encefálicos, aumentam o FSC, o VSC e a PIC. O mecanismo de acoplamento entre o FSC e a $CMRO_2$ é inativado. A vasodilatação cerebral dose-dependente dos agentes voláteis resulta em atenuação da capacidade autorreguladora.[1] Todos os anestésicos voláteis reduzem a $CMRO_2$ em aproximadamente 60% e, com exceção do halotano, podem produzir BS no EEG. As variações entre VSC e $CMRO_2$ estão registradas na **FIGURA 19.9**.[1,5,23]

O isoflurano, na concentração de 1,1 concentração alveolar mínima (CAM), aumenta o FSC em cerca de 19%, desde que a pressão arterial sistêmica esteja normal, e promove importante redução no consumo metabólico, em torno de 45%. Com 2 CAM, o EEG é isoelétrico com padrão hemodinâmico considerado tolerável do ponto de vista clínico. A autorregulação da vasculatura cerebral sofre prejuízo de modo dose-dependente, e o estabelecimento da hipocapnia tende a restaurá-la. A reatividade ao $CO_2$ é preservada. A hipocapnia compensa o efeito sobre a PIC decorrente da vasodilatação cerebral.[1,23,39]

O sevoflurano apresenta efeitos similares aos do isoflurano no FSC e na $CMRO_2$, e a elevação na PIC é secundária à vasodilatação. Com 2 CAM, a $CMRO_2$ diminui e surge BS no EEG. Nos pacientes com complacência intracraniana reduzida, a atenção deve ser dada ao potencial aumento do FSC, do VSC e da PIC.[1,17,23,40]

O desflurano, em concentrações acima de 1 CAM, prejudica a autorregulação da vasculatura cerebral, e, entre 0,5 e 1,5 CAM, a reatividade ao $CO_2$ é mantida. Em concentrações de 2 CAM, promove surtossupressão no EEG, mas o efeito é temporário. Tem efeito semelhante ao do isoflurano no FSC e na $CMRO_2$, e seu uso está associado a uma diminuição dose-dependente da $CMRO_2$ e à elevação do FSC, se a pressão arterial sistêmica for mantida.[1,17,23,41]

O óxido nitroso tem uso controverso em anestesia neurocirúrgica devido às elevações do FSC. Preserva a reatividade ao $CO_2$. Expande as áreas de pneumoencéfalo causadas pela craniotomia e aumenta o tamanho dos êmbolos da embolia aérea venosa observada nas cirurgias de fossa posterior com o paciente sentado.[1,5,23]

Algumas considerações sobre o uso de relaxantes musculares e medicações vasoativas também se fazem necessárias para o manejo dos pacientes submetidos à anestesia neurocirúrgica.[1,17,42,43] Os vasodilatadores sistêmicos, nitroglicerina, nitroprussiato, hidralazina e bloqueadores de canal de cálcio vasodilatam a circulação cerebral e, dependendo do grau de repercussão sobre a pressão arterial sistêmica (PAS), aumentam o FSC.[1,17]

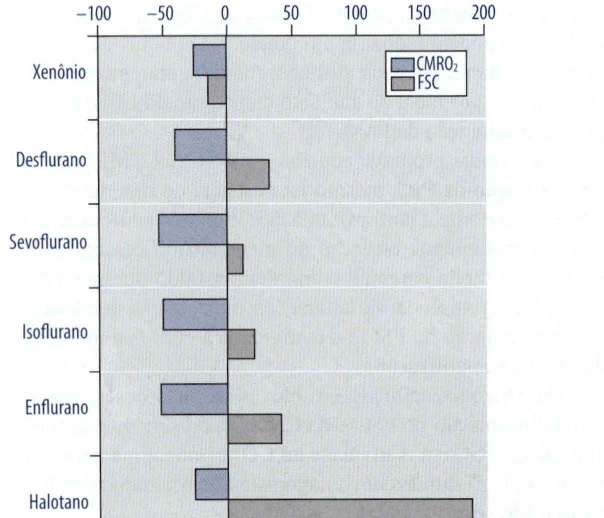


**FIGURA 19.9** Variações estimadas de fluxo sanguíneo cerebral (FSC) e índice metabólico cerebral de oxigênio ($CMRO_2$) produzidos pelos anestésicos.
*Fonte: Patel e colaboradores.*[1]

Vasopressores, fenilefrina, noradrenalina, efedrina e dopamina não têm efeito direto sobre a circulação cerebral. Os efeitos sobre o FSC são devidos às variações na PAS. Se a PAS estiver dentro do limite da autorregulação, o aumento induzido da PAS tem pouco efeito sobre o FSC.[1,17,43]

Os bloqueadores neuromusculares não atravessam a barreira hematencéfalica, e os efeitos cerebrais observados com o uso desses fármacos são secundários aos efeitos sistêmicos e a suas ações metabólicas. A succinilcolina eleva o FSC e a PIC devido à fasciculação cerebral, a qual aumenta a aferência de sinais ao cérebro.[1,17,42] A succinilcolina promove a liberação de potássio, sendo necessário ter atenção em determinados casos de patologias neurodegenerativas como trauma cranienccefálico, trauma raquimedular, acidentes cerebrovasculares e distúrbios neuromusculares pelo risco de aumento no FSC e vasodilatação devido à hipercalemia.[2,44] É uma opção nas situações que requerem indução em sequência rápida na anestesia.[1,17]

Os relaxantes despolarizantes como rocurônio e vecurônio promovem estabilidade hemodinâmica com mínima ou nenhuma liberação de histamina. Ambos os fármacos apresentam um reversor específico do bloqueio neuromuscular, sugamadex, de forma rápida e segura sem efeitos na hemodinâmica cerebral. O sugamadex é mais específico e tem maior afinidade com o rocurônio. O cisatracúrio não está associado à liberação de histamina nem à formação de metabólitos neurotóxicos.[1,17,42]

O pancurônio, adespolarizante de longa duração, promove taquicardia e hipertensão, eleva o FSC e a PIC. Tais efeitos são atenuados quando associados a altas doses de opioides.[1,17,42]

O conhecimento da fisiologia e fisiopatologia do SNC e dos efeitos dos fármacos anestésicos sobre o sistema nervoso permite estabelecer estratégias que previnem ou minimizam as lesões cerebrais e também possibilita implementar condutas para a proteção cerebral do paciente sob anestesia geral.[45]

## Referências

1. Patel PM, Drummond JC, Lenkuil BP. Cerebral physiology and the effects of anesthetic drugs In: Miller RD, editor. Miller's anesthesia. 8th ed. Philadelphia: Elsevier; 2015. p. 387-422.
2. Byrne JV. Tutorial 5: control of cerebral blood flow. In: Byrne JV. Tutorials in endovascular neurosurgery and interventional neuroradiology. Berlin: Springer Berlin Heidelberg; 2012. p. 83-96.
3. Rasmussen P, Wyss MT, Lundby C. Cerebral glucose and lactate consumption during cerebral activation by physical activity in humans. FASEB J. 2011;25(9):2865-73.
4. Zauner A, Daugherty WP, Bullock MR, Warner DS. Brain oxygenation and energy metabolism: part I-biological function and pathophysiology. Neurosurgery. 2002;51(2):289-301; discussion 302.
5. Mizumoto N. Fisiologia e fisiopatologia do sistema nervoso central. In: Manica JT. Anestesiologia: princípios e técnicas. 3. ed. Porto Alegre: Artmed; 2004. p. 213-8.
6. Michenfelder JD. Anesthesia and the brain: clinical, functional, metabolic, and vascular correlates. New York: Churchill Livingstone; 1988.
7. Bryan RM Jr. Cerebral blood flow and energy metabolism during stress. Am J Physiol. 1990;259(2 Pt 2):H269-80.
8. Sutera SP, Skalak R. The history of Poiseuille's law. Ann Rev Fluid Mech. 1993;25:1-19.
9. Harrison MJ. Influence of haematocrit in the cerebral circulation. Cerebrovasc Brain Metab Rev. 1989;1(1):55-67.
10. Rebel A, Ulatowski JA, Kwansa H, Bucci E, Koehler RC. Cerebrovascular response to decreased hematocrit: effect of cell-free hemoglobin, plasma viscosity, and CO2. Am J Physiol Heart Circ Physiol. 2003;285(4):H1600-8.
11. Cole DJ, Drummond JC, Patel PM, Marcantonio S. Effects of viscosity and oxygen content on cerebral blood flow in ischemic and normal rat brain. J Neurol Sci. 1994;124(1):15-20.
12. Peppiatt CM, Howarth C, Mobbs P, Attwell D. Bidirectional control of CNS capillary diameter by pericytes. Nature. 2006;443(7112):700-4.
13. Bayliss WM. On the local reactions of the arterial wall to changes of internal pressure. J Physiol. 1902;28(3):220-31.
14. Toda N, Ayajiki K, Okamura T. Cerebral blood flow regulation by nitric oxide in neurological disorders. Can J Physiol Pharmacol. 2009;87(8):581-94.
15. Långsjö JW, Maksimow A, Salmi E, Kaisti K, Aalto S, Oikonen V, et al. S-ketamine anesthesia increases cerebral blood flow in excess of the metabolic needs in humans. Anesthesiology. 2005;103(2):258-68.
16. Kety SS, Schmidt CF. The determination of cerebral blood flow in man by the use of nitrous oxide in low concentrations. Am J Physiol. 1945;143:53-66.
17. Volquind D. Anestesia para neurocirurgia. In: Bagatini A, Cangiani LM, Carneiro AF, Nunes RR. Bases do ensino da anestesiologia. Rio de Janeiro: Sociedade Brasileira de Anestesiologia; 2016. p. 963-81.

18. Artru AA, Nugent M, Michenfelder JD. Anesthetics affect the cerebral metabolic response to circulatory catecholamines. J Neurochem. 1981;36(6):1941-6.
19. Apkon M, Boron WF. Extracellular and intracellular alkalinization and the constriction of rat cerebral arterioles. J Physiol. 1995;484(Pt 3):743-53.
20. Fencl V, Vale JR, Broch JA. Respiration and cerebral blood flow in metabolic acidosis and alkalosis in humans. J Appl Physiol. 1969;27(1):67-76.
21. McCulloch TJ, Boesel TW, Lam AM. The effect of hypocapnia on the autoregulation of cerebral blood flow during administration of isoflurane. Anesth Analg. 2005;100(5):1463-7, table of contents.
22. Czosnyka M, Smielewski P, Kirkpatrick P, Laing RJ, Menon D, Pickard JD. Continuous assessment of the cerebral vasomotor reactivity in head injury. Neurosurgery. 1997;41(1):11-7; discussion 17-9.
23. Armstead WM. Cerebral blood flow autoregulation and dysautoregulation. Anesthesiol Clin. 2016;34(3):465-77.
24. Dagal A, Lam AM. Cerebral autoregulation and anesthesia. Curr Opin Anaesthesiol. 2009;22(5):547-52.
25. Werner C, Engelhard K. Pathophysiology of traumatic brain injury. Br J Anaesth. 2007;99(1):4-9.
26. Kontos HA, Wei EP, Navari RM, Levasseur JE, Rosenblum WI, Patterson JL Jr. Responses of Cerebral arteries and arterioles to acute hypotension and hypertension. Am J Physiol. 1978;234(4):H371-83.
27. Dagal A, Lam AM. Anesthesia for neurosurgery. In: Barash PG. Clinical anesthesia. Philadelphia: Lippincott Williams e Wilkins; 2013. p. 995-1028.
28. Weiss MH, Wertman N. Modulation of CSF production by alterations in cerebral perfusion pressure. Arch Neurol. 1978;35(8):527-9.
29. Upton ML, Weller RO. The morphology of cerebrospinal fluid drainage pathways in human arachnoid granulations. J Neurosurg. 1985;63(6):867-75.
30. Oshima T, Karasawa F, Satoh T. Effects of propofol on cerebral blood flow and the metabolic rate of oxygen in humans. Acta Anaesthesiol Scand. 2002;46(7):831-5.
31. Klatzo I, Chui E, Fujiwara K, Spatz M. Resolution of vasogenic brain edema. Adv Neurol. 1980;28:359-73.
32. Mann JD, Butler AB, Rosenthal JE, Maffeo CJ, Johnson RN, Bass NH. Regulation of intracranial pressure in rat, dog, and man. Ann Neurol. 1978;3(2):156-65.
33. Koerner IP, Brambrink AM. Brain protection by anesthetic agents. Curr Opin Anaesthesiol. 2006;19(5):481-6.
34. Cole CD, Gottfried ON, Gupta DK, Couldwell WT. Total intravenous anesthesia: advantages for intracranial surgery. Neurosurgery. 2007;61(5 Suppl 2):369-77; discussion 377-8.
35. Young WL, Prohovnik I, Correll JW, Ostapkovich N, Ornstein E. Thiopental effect on cerebral blood flow during carotid endarterectomy. J Neurosurg Anesthesiol. 1991;3(4):265-9.
36. Ostwald P, Doenicke AW. Etomidate revisited. Curr Opin Anaesthesiol. 1998;11(4):391-8.
37. Hänel F, Werner C, von Knobelsdorff G, Schulte am Esch J. The effects of fentanyl and sufentanil on cerebral hemodynamics. J Neurosurg Anesthesiol. 1997;9(3):223-7.
38. Forster A, Juge O, Morel D. Effects of midazolam on cerebral hemodynamics and cerebral vasomotor responsiveness to carbon dioxide. J Cereb Blood Flow Metab. 1983;3(2):246-9.
39. Kuroda Y, Murakami M, Tsuruta J, Murakawa T, Sakabe T. Preservation of the ration of cerebral blood flow/metabolic rate for oxygen during prolonged anesthesia with isoflurane, sevoflurane, and halothane in humans. Anesthesiology. 1996;84(3):555-61.
40. Cho S, Fujigaki T, Uchiyama Y, Fukusaki M, Shibata O, Sumikawa K. Effects of sevoflurane with and without nitrous oxide on human cerebral circulation. Transcranial Doppler Study. Anesthesiology. 1996;85(4):755-60.
41. Mielck F, Stephan H, Buhre W, Weyland A, Sonntag H. Effects of 1 MAC desflurane on cerebral metabolism, blood flow and carbon dioxide reactivity in humans. Br J Anaesth. 1998;81(2):155-60.
42. Magorian T, Flannery KB, Miller RD. Comparison of rocuronium, succinylcholine, and vecuronium for rapid-sequence induction of anesthesia in adult patients. Anesthesiology. 1993;79(5):913-8.
43. Steiner LA, Johnston AJ, Czosnyka M, Chatfield DA, Salvador R, Coles JP, et al. Direct comparison of cerebrovascular effect of norepinephine and dopamine in head injured patients. Crit Care Med. 2004;32(4):1049-54.
44. Edwards FR, Hirst GD, Silverberg GD. Inward rectification in rat cerebral arterioles; involvement of potassium íons in autoregulation. J Physiol. 1988;404:455-66.
45. Buzsáki G, Kaila K, Raichle M. Inhibition and brain work. Neuron. 2007;56(5):771-83.


## Leituras sugeridas


Attwell D, Buchan AM, Charpak S, Lauritzen M, MacVicar BA, Newman EA. Glial and neuronal control of brain blood flow. Nature. 2010;468:232-43.

Steiner LA, Coles JP, Czosnyka M, Minhas PS, Fryer TD, Aigbirhio FI, et al. Cerebrovascular pressure reactivity is related to global cerebral oxygen metabolism after head injury. J Neurol Neurosurg Psychiatry. 2003;74(6):765-70.

Thal SC, Engelhard K, Werner C. New cerebral protection strategies. Curr Opin Anaesthesiol. 2005;18(5):490-5.


# Questões de Provas do TSA

**19.1 (TSA/2012)** O fármaco que apresenta a relação mais favorável entre consumo de oxigênio e fluxo sanguíneo cerebrais é:

**A.** Propofol.

**B.** Etomidato.

**C.** Midazolam.

**D.** Dexmedetomidina.

**19.2 (TSA/2012)** O mecanismo que está primariamente envolvido na limitação do efeito vasoconstritor da hipocapnia sobre a vasculatura cerebral após um período de 6 a 8 horas de hiperventilação é:

**A.** Extrusão de bicarbonato do liquor.

**B.** Aumento local nas taxas de óxido nítrico.

**C.** Secreção aumentada de prostaglandinas.

**D.** Disfunção da bomba de cálcio na musculatura lisa dos vasos.

**19.3 (TSA/2013)** A figura abaixo representa a relação existente entre o fluxo sanguíneo cerebral e a pressão parcial arterial de gás carbônico. Assinale a afirmação correta:

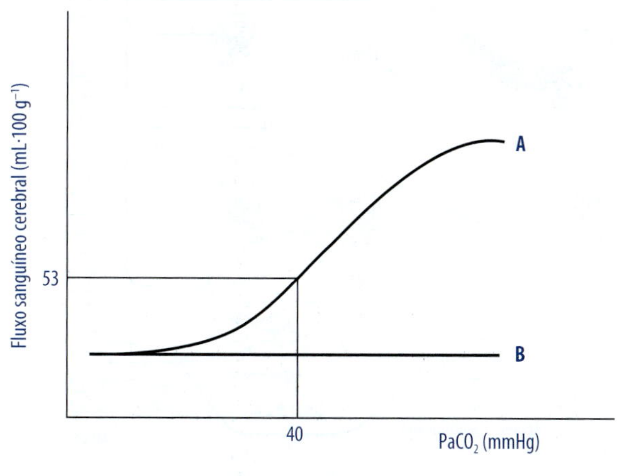


**A.** A curva A nos neonatos está deslocada para a esquerda.

**B.** Fármacos vasodilatadores cerebrais deslocam a curva A para a direita.

**C.** A curva B representa a resposta ao $CO_2$ na hipotensão arterial profunda.

**D.** Fármacos vasoconstritores cerebrais deslocam a curva A para a posição B.

**19.4 (TSA/2014)** Homem de 49 anos, 78 kg, asmático, será submetido a craniotomia para ressecção de tumor cerebral. Imediatamente após a intubação, apresentou broncoespasmo com pressão de pico das vias aéreas em 43 $cmH_2O$. Em seguida, evolui com $SpO_2$ de 85% com $F_IO_2$ de 100%, $E_TCO_2$ de 45 mmHg, PA de 165x100 mmHg, FC de 42 bpm e anisocoria. A explicação para o quadro clínico descrito é:

**A.** Vasodilatação arterial cerebral.

**B.** Redução da drenagem venosa cerebral.

**C.** Redução da drenagem liquórica cerebral.

**D.** Aumento da pressão de perfusão cerebral.

# 20. FISIOLOGIA E FARMACOLOGIA DO SISTEMA NERVOSO AUTÔNOMO

Rodrigo Leal Alves
Macius Pontes Cerqueira

Descrito há mais de 100 anos, o sistema nervoso autônomo (SNA) representa a porção do sistema nervoso responsável pelo controle visceral.[1] Tradicionalmente dividido em sistemas simpático (toracolombar) e parassimpático (craniossacral) – com base no desenvolvimento embriológico, na distribuição de inervação e nos efeitos orgânicos –, o SNA serve como uma via neural direta de regulação das funções orgânicas, sendo imprescindível para a manutenção da homeostasia.[2]

Considerado uma das divisões mais primitivas e relevantes do sistema nervoso,[3] o SNA é encontrado em todas as espécies de mamíferos e tem papel essencial tanto na preservação da vida em situações desafiadoras quanto no controle involuntário do metabolismo e dos sistemas cardiovascular, respiratório, digestório e geniturinário.[2] O estudo detalhado do SNA ao longo do último século, por meio de estímulos elétricos e químicos das suas vias neuronais, permitiu o mapeamento da sua vasta rede de distribuição corporal e a identificação dos efeitos de cada um dos seus componentes nos diferentes sistemas fisiológicos.[1] O entendimento detalhado da sua fisiologia, por sua vez, levou ao reconhecimento de que, embora indispensáveis ao bem-estar do organismo, as respostas de compensação do SNA também podem contribuir para a fisiopatologia de diversas doenças e interferir negativamente no prognóstico dos indivíduos.[4-8]

Devido à sua grande importância na manutenção da vida imediata e ao inevitável comprometimento da homeostasia nos pacientes cirúrgicos, sobretudo aqueles em situação crítica, é fundamental que o anestesiologista esteja preparado para reconhecer e tratar as alterações impostas pela doença e intervenções médicas ao SNA, seja modulando seu grau de ativação, atenuando ou exacerbando sua resposta periférica ou mesmo substituindo sua regulação reflexa.

## Anatomia

O sistema nervoso autônomo é constituído por duas grandes divisões morfologicamente distintas, os sistemas simpático e parassimpático, com arranjos anatômicos próprios (FIG. 20.1).[3] Como o próprio nome indica, esses sistemas atuam de forma

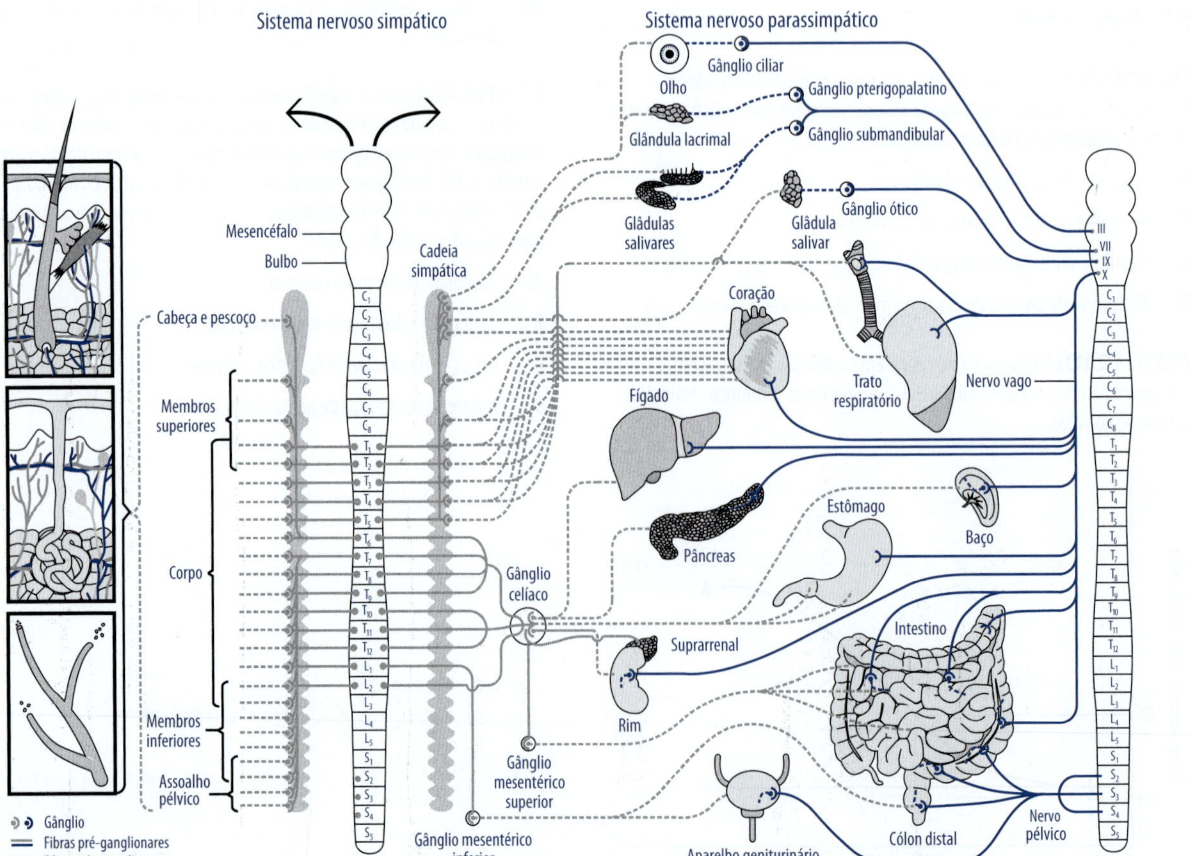


**FIGURA 20.1** Anatomia do sistema nervoso autônomo.

involuntária, ainda que conectados e regulados pelo sistema nervoso central (SNC), no controle da função visceral.

No abdômen e na pelve, os dois sistemas formam extensos plexos nervosos com neurônios provenientes de ambas as divisões em uma conformação complexa e não topográfica, impossibilitando a identificação precisa de cada fibra presente.[3] Esse arranjo neuronal conjunto interage com plexos mioentéricos e submucosos ao longo do trato digestório e regula a atividade desse sistema com alto grau de autonomia mesmo na ausência de comunicação com o SNC, como nas situações de transecção medular.[9] Para fins descritivos, esse último sistema é frequentemente entendido como uma subdivisão adicional do SNA, sendo chamado de sistema nervoso entérico.[9]

## O sistema simpático

O sistema simpático é conectado ao SNC via fibras toracolombares (segmentos compreendidos de $T_1$ a $L_2$) provenientes da coluna intermédio-lateral da substância cinzenta medular (lâmina VII de Rexed).[3] Diferentemente do sistema nervoso periférico somatossensorial e muscular, que só se utiliza de um neurônio para a conexão entre o SNC (medula) e o órgão efetor, o SNA requer dois.[3] O primeiro neurônio, conhecido como pré-ganglionar, tem o seu corpo celular inserido na lâmina VII medular, de onde recebe aferência de setores diversos do sistema nervoso central e periférico.[10] Os axônios dessas fibras nervosas são finos e mielinizados (fibras tipo B) e emergem da medula pelos ramos ventrais dos nervos espinhais, fazendo conexões com os gânglios simpáticos da cadeia paravertebral, plexos ganglionares distais ou mesmo com gânglios próximos ao órgão-alvo.[3]

A cadeia ganglionar paravertebral se distribui de maneira bilateral e simétrica em 22 a 23 pares ao longo da face lateral da coluna vertebral (3 na região cervical, 11 na região torácica, 4 na região lombar e 4 ou 5 na região sacral) e representa o principal ponto de conexão entre as fibras pré e pós-ganglionares do sistema simpático,[3] como demonstrado na **FIGURA 20.1**. Os gânglios que compõem essa cadeia são arredondados, fusiformes ou irregulares, com diâmetro entre 1 e 10 mm, e podem estar fundidos com gânglios adjacentes formando massas maiores ou conectados entre si por troncos nervosos.[3] Tais gânglios se ligam às raízes medulares pelos ramos comunicantes brancos, que são compostos essencialmente por neurônios pré-ganglionares mielinizados, e pelos ramos comunicantes cinzentos, com predominância de neurônios pós-ganglionares não mielinizados (fibras tipo C).[3]

Assim, ao emergir no ramo ventral, a fibra pré-ganglionar deixa o nervo espinhal pelo ramo comunicante branco e entra no gânglio simpático do respectivo nível.[3] No gânglio, a fibra pré-ganglionar pode fazer sinapse no mesmo nível ou seguir cranial ou caudalmente via troncos de conexões interganglionares para outros níveis, inclusive àqueles acima ou abaixo da porção toracolombar de origem.[3] Um único neurônio pré-ganglionar pode emitir colaterais para diferentes alturas da cadeia simpática e fazer conexões com diversos neurônios pós-ganglionares ao longo do seu trajeto **(FIG. 20.2)**, conferindo um padrão de resposta generalizada e amplificada, típica desse sistema.[3] Fibras pré-ganglionares também podem emergir da medula ou dos gânglios simpáticos formando nervos individualizados que fazem sinapses colaterais próximas aos órgãos efetores, como no caso dos nervos esplâncnicos que formam as raízes dos gânglios celíaco, aorticorrenal e mesentéricos superior e inferior **(VER FIG. 20.1)**.[3] Tais grupamentos ganglionares representam pontos alternativos de sinapse fora da cadeia simpática paravertebral em arranjos colaterais ou terminais, habitualmente próximos aos órgãos efetores.[3]

A medula suprarrenal é um exemplo de conexão da fibra pré-ganglionar fora da cadeia paravertebral. Tal glândula é composta por um tecido cromafim análogo ao gânglio simpático (mesma origem embriológica), sendo, em geral, considerada uma forma especializada do mesmo destinada à liberação sanguínea de transmissores simpáticos (adrenalina e noradrenalina).[2]

Ao contrário dos ramos comunicantes brancos que só se originam dos segmentos torácicos e dos dois primeiros lombares ($T_1$ a $L_2$), os ramos comunicantes cinzentos apresentam

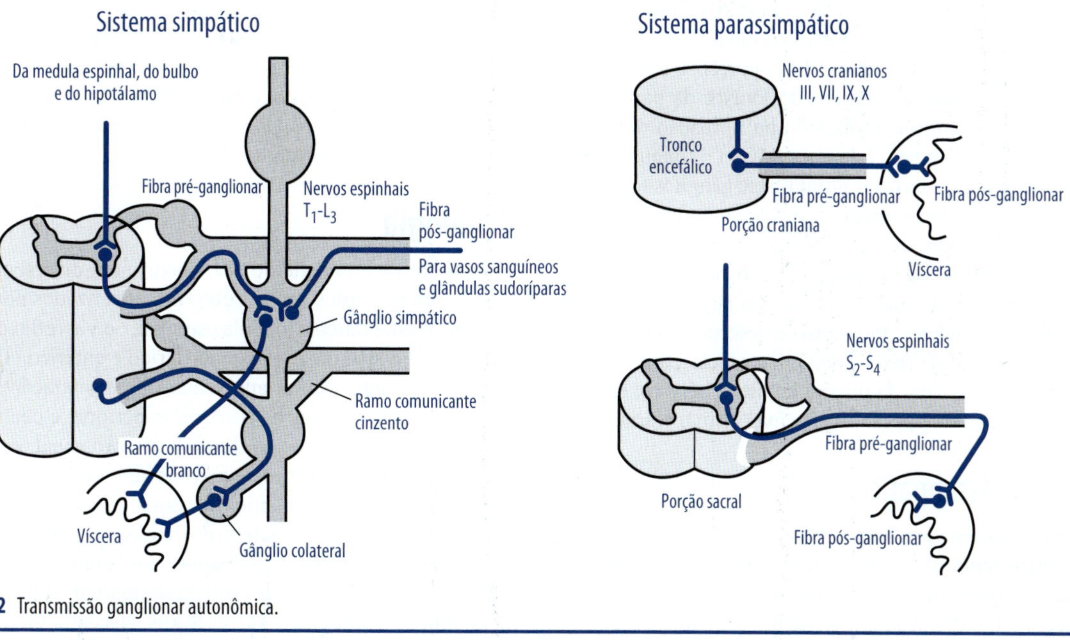


**FIGURA 20.2** Transmissão ganglionar autonômica.

comunicação com todos os nervos espinhais.[3] São, portanto, mais numerosos com ampla distribuição desde a coluna cervical até a coluna sacral por conta da maior extensão da cadeia simpática paravertebral em relação à sua origem medular (VER FIG. 20.1). Tais ramos são constituídos essencialmente por fibras pós-ganglionares não mielinizadas (tipo C)[10] e representam o retorno da condução simpática dos gânglios aos nervos espinhais para distribuição somática. Esses neurônios são responsáveis pelo controle da piloereção, vasomotricidade e atividade das glândulas sudoríparas.[3]

Além da distribuição via nervos espinhais, os ramos pós-ganglionares do sistema simpático também podem acompanhar os nervos cranianos e a inervação dos grandes vasos sanguíneos ou seguir em trajeto próprio para órgãos individuais (ramos faríngeos, cardíacos e esofágicos) passando por grandes plexos nervosos no tórax, no abdômen e na pelve (plexos cardíacos, pulmonares e pélvico),[3] como visto na FIGURA 20.1.

Em virtude da posição embrionária de cada sistema orgânico no momento do desenvolvimento do sistema nervoso, a distribuição das fibras do sistema nervoso simpático não reflete, necessariamente, seu ponto de origem medular.[11] Assim, as fibras de $T_1$ em geral inervam a cabeça, $T_2$ o pescoço, $T_3$ a $T_6$ a cavidade torácica, $T_7$ a $T_{11}$ a cavidade abdominal e $T_{12}$ a $L_2$ as pernas,[11] ainda que interposições de territórios sejam comuns.

A porção cervical do sistema simpático é composta por três grandes gânglios (superior, médio e inferior) amplamente interconectados (VER FIG. 20.1). Eles não recebem ramos comunicantes brancos (que só se originam de $T_1$) e são formados a partir das fibras pré-ganglionares dos cinco nervos espinhais torácicos superiores (sobretudo dos três primeiros).[3] Em 80% dos indivíduos, o gânglio cervical inferior encontra-se fusionado com o primeiro gânglio torácico formando o gânglio estrelado.[9] A porção cervical é responsável pela mediação da vasomotricidade, pilomotricidade e sudorese da cabeça e pescoço, dilatação da pupila e controle de secreções das glândulas salivares. O gânglio inferior também costuma ser responsável por parte da inervação cardíaca, notadamente quando fusionado com o primeiro torácico.[3]

A porção torácica do sistema simpático, por sua vez, costuma ser constituída por 11 gânglios de cada lado, já que o primeiro gânglio torácico encontra-se fusionado com o gânglio cervical inferior na maioria dos indivíduos.[3] Essa porção é responsável pela inervação simpática dos órgãos do tórax e da parte superior do sistema digestório contribuindo na formação dos grandes plexos toracoabdominais (plexos cardíaco, brônquico, esofágico, coronário e gástrico).[3] Os últimos sete gânglios torácicos, em conjunto com os dois lombares, dão origem aos nervos esplâncnicos que formarão os gânglios celíaco (responsável pela inervação do fígado, vesícula biliar, baço, pâncreas, estômago, duodeno, medula suprarrenal), mesentérico superior (intestino delgado, cólons ascendente, transverso e descendente) e mesentérico inferior (sigmoide, reto e rins).[3] A cadeia paravertebral lombossacral, por sua vez, dá origem ao plexo pélvico, responsável pela regulação simpática dos sistemas genital e urinário.[3]

## O sistema parassimpático

A anatomia do sistema parassimpático difere significativamente do simpático tanto na sua origem como na sua distribuição ganglionar no organismo. Tal sistema se origina de centros do tronco encefálico e dos segmentos sacrais da medula espinhal, sendo, portanto, considerado a divisão craniossacral do SNA,[3] como demonstrado na FIGURA 20.1.

Ao contrário do sistema nervoso simpático, as fibras pré-ganglionares do parassimpático passam ininterruptamente até os gânglios próximos aos órgãos efetores (VER FIG. 20.2). Elas fazem sinapse com 1 a 3 neurônios pós-ganglionares, com exceção do plexo mioentérico de Auerbach, no qual um único neurônio pré-sináptico pode se conectar com até 8 mil pós-sinápticos.[10] A baixa relação entre neurônios pós e pré-sinápticos no sistema parassimpático (1:1 a 3:1), quando comparada ao sistema simpático (20:1), justifica o padrão de respostas viscerais mais discreto e localizado daquele primeiro.[10]

O componente craniano do sistema parassimpático compreende fibras incluídas nos nervos oculomotor, facial, glossofaríngeo e vago (pares cranianos III, VII, IX e X, respectivamente) que se originam de núcleos neuronais localizados no tronco encefálico,[12] como visto na FIGURA 20.1. Neurônios pré-ganglionares originados no núcleo de Edinger-Westphal, situado no mesencéfalo, correm na divisão inferior dos nervos oculomotores até a sinapse no gânglio ciliar, de onde emergem as fibras pós-ganglionares. Estas, por sua vez, continuam nos nervos ciliares curtos e inervam a musculatura lisa do corpo ciliar e esfíncter pupilar.[12] As fibras que caminham nos nervos faciais e glossofaríngeos têm sua origem nos núcleos salivatórios (superior e inferior), localizados logo acima da junção pontobulbar. Tais neurônios fazem sinapses nos gânglios pterigopalatino (inervação das glândulas lacrimais e nasais), submandibular (inervação das glândulas submandibulares e sublinguais) e ótico (inervação das parótidas e demais glândulas da mucosa da língua e assoalho bucal).[9,10,12]

O nervo vago, por sua vez, contém longas fibras pré-ganglionares que se originam no núcleo motor dorsal do vago e no núcleo ambíguo, localizados no bulbo, e fazem sinapse em pequenos gânglios periviscerais ou inseridos nos próprios órgãos efetores.[9,12] É considerado a principal via neural do parassimpático, sendo responsável pela inervação do coração, árvore traqueobrônquica, fígado, baço, rins e todo o trato gastrintestinal (com exceção do segmento distal do cólon), o que representa 75% de toda a transmissão nervosa desse sistema.[9,10]

A porção sacral do sistema se origina dos segundo, terceiro e quarto segmentos sacrais da medula espinhal, e suas fibras pré-ganglionares seguem os nervos sacrais correspondentes até a sinapse no plexo pélvico (VER FIG. 20.2). São responsáveis pela regulação da atividade parassimpática do reto e dos órgãos dos aparelhos genital e urinário.[3,10]

# Fisiologia

O controle da atividade do SNA ocorre em diversos níveis do SNC, com múltiplos centros eferentes localizados no diencéfalo, tronco encefálico e medula espinhal,[10] e via reflexos coordenados com o sistema nervoso periférico e entérico.[9] Os centros de controle autonômico apresentam uma interação extensa e complexa com os centros corticais superiores e centros somáticos distribuídos ao longo do eixo cerebrospinal, com grande integração entre as respostas psicossomáticas e viscerais.[10]

Um dos principais sítios de organização da atividade do SNA é o hipotálamo. Núcleos posterolaterais controlam a função do sistema nervoso simpático, enquanto as suas porções média e anterior governam o parassimpático.[13] Os núcleos hipotalâmicos coordenam as respostas viscerais envolvidas na regulação da temperatura corporal e no controle da pressão arterial, sono, atividade gastrintestinal, além de regular reflexos sexuais e as reações ao estresse físico e emocional.[2]

O tronco encefálico é outro ponto vital na organização funcional do SNA. Centros ligados à formação reticular ascendente, ao núcleo do trato solitário e ao cerúleo controlam ajustes hemodinâmicos, secreção glandular no trato digestório, peristaltismo gastrintestinal e esvaziamento vesical ao integrar impulsos aferentes e eferentes provenientes do sistema nervoso central e periférico.[2,10] Esses centros são os principais responsáveis pela atividade tônica do SNA que mantém um estado intermediário de controle visceral, o qual pode ser aumentado ou diminuído conforme a necessidade momentânea.[10]

O componente eferente do SNA consiste essencialmente de duas partes que, em geral, executam ações opostas nos diversos sistemas orgânicos. A ativação do sistema simpático gera um padrão de resposta amplificada e generalizada, normalmente associada a situações de perigo (fuga ou luta), que inclui redistribuição do sangue para a musculatura esquelética e órgãos vitais, aumento do débito cardíaco, facilitação da ventilação alveolar, elevação da glicemia, sudorese e dilatação pupilar.[9] O sistema parassimpático, por sua vez, tem uma atuação mais discreta e localizada que o simpático, governando as atividades viscerais e vegetativas habitualmente envolvidas nas necessidades basais do organismo, como digestão e controle do aparelho geniturinário.[11]

Embora aparentemente antagônicos, os dois sistemas atuam de forma complementar na manutenção da homeostasia com diversos mecanismos de regulação e contrarregulação de suas respectivas atividades nos sítios efetores.

## Agonistas autonômicos endógenos

A transmissão dos impulsos pelo sistema efetor autonômico periférico depende basicamente de dois neurotransmissores – acetilcolina e noradrenalina – que interagem com diversos tipos e subtipos de receptores pré e pós-sinápticos. Neurônios que utilizam acetilcolina na sua transmissão nervosa são chamados de colinérgicos, enquanto aqueles que o fazem com noradrenalina são chamados de adrenérgicos.[9]

### Acetilcolina

Os nervos colinérgicos do SNA incluem todas as fibras pré-ganglionares do simpático e parassimpático, todos as fibras pós-ganglionares do sistema parassimpático e algumas fibras pós-ganglionares do sistema simpático (responsáveis pela inervação de glândulas sudoríparas e alguns vasos sanguíneos).[2] Os nervos adrenérgicos representam todas as outras fibras pós-ganglionares do sistema simpático.

A acetilcolina é sintetizada no citoplasma dos terminais nervosos pré e pós-ganglionares por meio da acetilação da colina pela coenzima A mediada pela colina acetiltransferase e armazenada em vesículas pré-sinápticas na sua forma concentrada (FIG. 20.3).[2] Mesmo em repouso, uma liberação constante de pequenas quantidades do neurotransmissor na sinapse provoca diminutas alterações elétricas pós-sinápticas incapazes de gerar a despolarização.[10] A chegada de um potencial de ação no neurônio pré-sináptico resulta da liberação sincronizada de 100 ou mais vesículas pré-sinápticas (estima-se que um único terminal nervoso tenha mais de 300 mil vesículas) em um processo dependente do influxo de cálcio no axônio.[10]

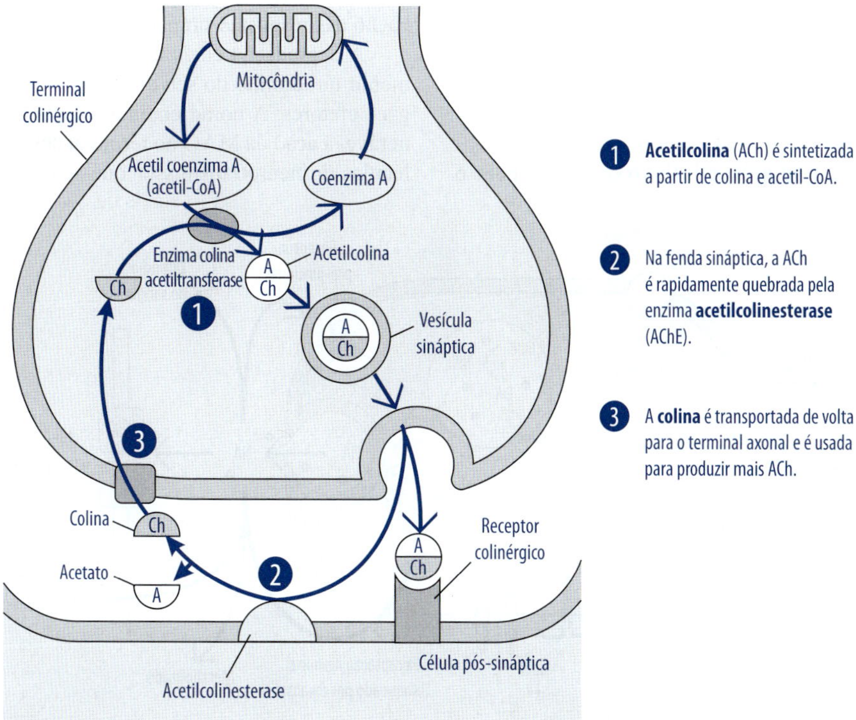


**FIGURA 20.3** Sinapse colinérgica.

Uma vez liberada em grande quantidade na sinapse, a acetilcolina interage com seu receptor, deflagrando a despolarização pós-sináptica antes de ser hidrolisada pela acetilcolinesterase. O processo de hidrólise enzimática é extremamente eficiente, conferindo uma breve interação agonista-receptor (< 1 milissegundo) e uma rápida recuperação do estado basal do neurônio pós-sináptico ou célula efetora. A colina resultante da hidrólise é captada por transporte ativo pelo terminal pré-sináptico e reutilizada na formação da acetilcolina (VER FIG. 20.3).[2]

## Catecolaminas

As catecolaminas são moléculas que apresentam um núcleo catecol (anel benzeno com dois grupos adjacentes de hidroxila) com uma cadeia amina lateral. São sintetizadas por uma série de etapas enzimáticas que se inicia no citoplasma e se completa nas vesículas pré-sinápticas do terminal simpático pós-ganglionar (FIG. 20.4). A tirosina captada para o axoplasma por transporte ativo ou gerada a partir da conversão da fenilalanina é metabolizada à di-hidroxifenilalanina (DOPA) via tirosina hidroxilase. A DOPA é, então, convertida à dopamina ainda no citoplasma pela ação da DOPA descarboxilase e incorporada nas vesículas pré-sinápticas. Essas vesículas contêm a dopamina β-hidroxilase, que converte a dopamina em noradrenalina. Na medula suprarrenal, uma etapa enzimática citoplasmática adicional (feniletanolamina *N*-metiltransferase) transforma a noradrenalina em adrenalina.[14] Um esquema das etapas da síntese das catecolaminas é apresentado na FIGURA 20.5.

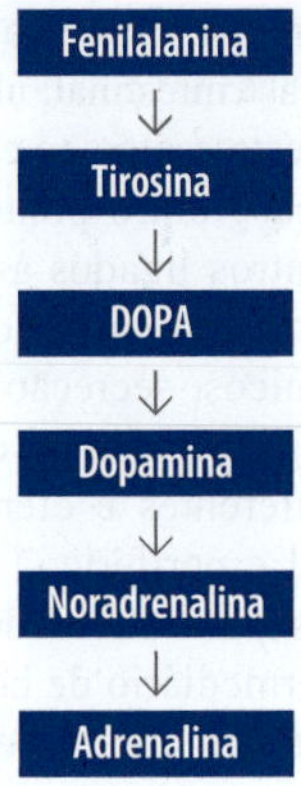


**FIGURA 20.5** Esquema das etapas da síntese das catecolaminas.

Como a cadeia enzimática envolvida na metabolização das catecolaminas não apresenta alta seletividade de substratos, ela pode metabolizar outros compostos endógenos e exógenos com estrutura química semelhante. O fármaco anti-hipertensivo α-metildopa, por exemplo, é suscetível à metabolização pela DOPA descarboxilase à α-metildopamina e subsequente conversão à α-metilnoradrenalina, que atua como um falso neurotransmissor na sinapse adrenérgica reduzindo o tônus simpático basal.[11]

Na fibra simpática pós-ganglionar, a noradrenalina é a catecolamina predominantemente sintetizada e armazenada nas vesículas pré-sinápticas, sendo liberada mediante chegada do potencial de ação e influxo de cálcio para o axoplasma. O término do efeito na sinapse se dá por meio de recaptação da noradrenalina pelo terminal pré-sináptico, diluição do neurotransmissor no tecido e metabolização a ácido vanilmandélico pelas enzimas monoaminoxidase (MAO) e catecol-O-metiltransferase (COMT) presentes nas células efetoras e no tecido extraneural.[10]

A recaptação da noradrenalina pelo terminal pré-sináptico constitui o principal mecanismo de inativação da transmissão adrenérgica (VER FIG. 20.4) via um processo ativo de transporte capaz de gerar concentrações 10 mil vezes maiores do neurotransmissor no espaço intracelular. Magnésio e trifosfato de adenosina são essenciais para o funcionamento adequado do sistema de transporte e armazenamento da noradrenalina no terminal simpático.[11] Drogas como cocaína e anfetaminas, assim como antidepressivos tricíclicos, bloqueiam esse processo resultando em concentrações mais elevadas do neurotransmissor a cada despolarização neuronal, com consequente exacerbação das respostas simpáticas.[10]

A degradação enzimática da noradrenalina tem um papel menor no término do seu efeito fisiológico na maioria dos órgãos efetores. A noradrenalina recaptada pelo neurônio é vulnerável à ação da MAO no terminal sináptico, enquanto as moléculas do neurotransmissor que se difundem para o tecido e

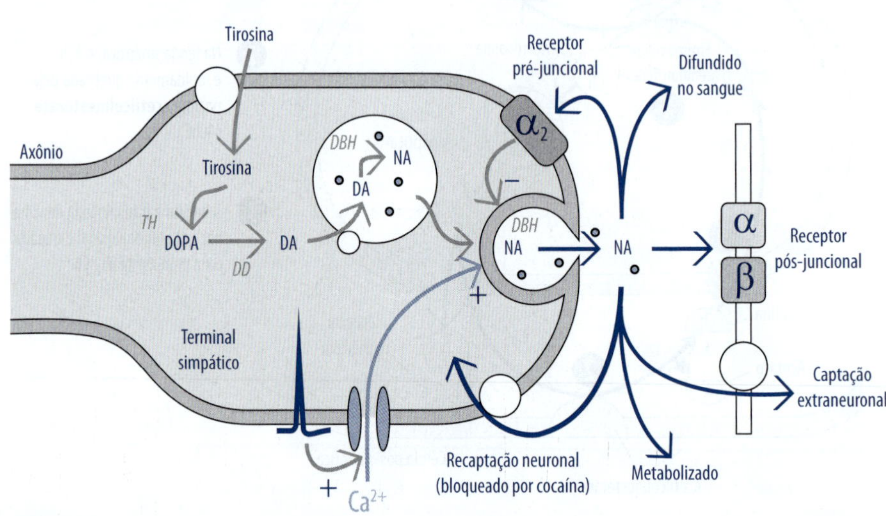


**FIGURA 20.4** Sinapse adrenérgica.
DA, dopamina; DBH, dopamina β-hidroxilase; DD, DOPA descarboxilase; NA, noradrenalina; TH, tirosina hidroxilase.

circulação sanguínea são metabolizadas via COMT, principalmente no fígado e nos rins. O metabólito predominante desse processo é o ácido vanilmandélico, excretado na urina.[15]

# Transmissão autonômica

A transmissão dos impulsos nervosos no sistema autonômico e deste para os órgãos efetores depende essencialmente da interação entre seus neurotransmissores e os respectivos receptores pré e pós-sinápticos. O entendimento desse mecanismo é fundamental para a compreensão da farmacologia voltada para o controle e modulação dos sistemas simpáticos e parassimpáticos nas mais diversas situações e cenários clínico-cirúrgicos.

## Receptores colinérgicos

Os receptores colinérgicos são historicamente classificados em dois grandes tipos – nicotínicos e muscarínicos – a partir de experimentos científicos com agonistas exógenos com ação seletiva (nicotina e muscarina respectivamente) realizados ao longo do século XX.[9] Ainda que a acetilcolina seja capaz de ativar esses dois receptores, o padrão de acoplamento entre o estímulo e a resposta evocada se dá de maneira diferente.

Os receptores nicotínicos pertencem à superfamília dos receptores ligados a canais iônicos que afetam temporariamente a permeabilidade seletiva de íons, notadamente a do sódio.[16] Tais receptores são responsáveis pela via de transmissão ganglionar (entre as fibras pré e pós-ganglionar) do sistema nervoso simpático e parassimpático, além de atuarem na transmissão do potencial de ação na placa motora e em sinapses do SNC (FIG. 20.6).[17] Diferentes subtipos com conformações próprias de subunidades proteicas e padrões específicos de funcionamento e seletividade por outros agonistas exógenos são encontrados em cada um desses pontos de transmissão.[16] Os receptores nicotínicos ganglionares são formados por combinações de subtipos das subunidades α e β e, mesmo considerando que o arranjo $\alpha_3\beta_4$ seja o mais prevalente,[16] os gânglios do sistema autonômico apresentam grande diversidade de composição (10 subunidades α e 3 subunidades β). Isso explica as diferenças farmacológicas observadas entre os gânglios simpáticos e parassimpáticos.[17]

Os receptores muscarínicos representam a via colinérgica pós-ganglionar do sistema parassimpático e atuam principalmente nas células efetoras desse sistema (FIG. 20.7).[17] São responsáveis também pela transmissão colinérgica pós-ganglionar simpática das glândulas sudoríparas e de alguns vasos

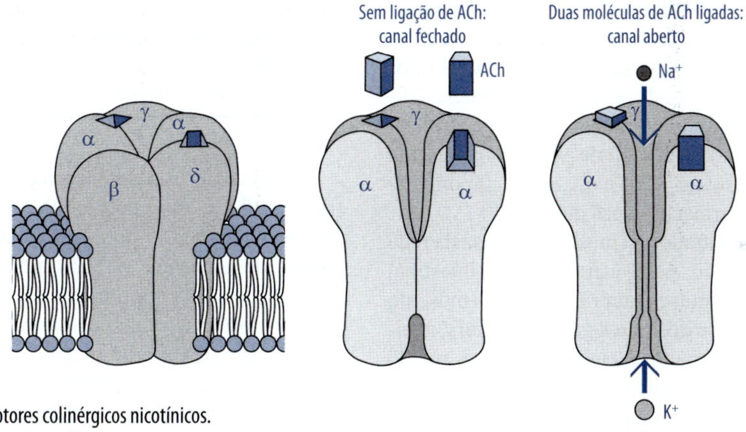


**FIGURA 20.6** Localização dos receptores colinérgicos nicotínicos.
*Fonte: Adaptada de VanPutte e colaboradores.*[20]

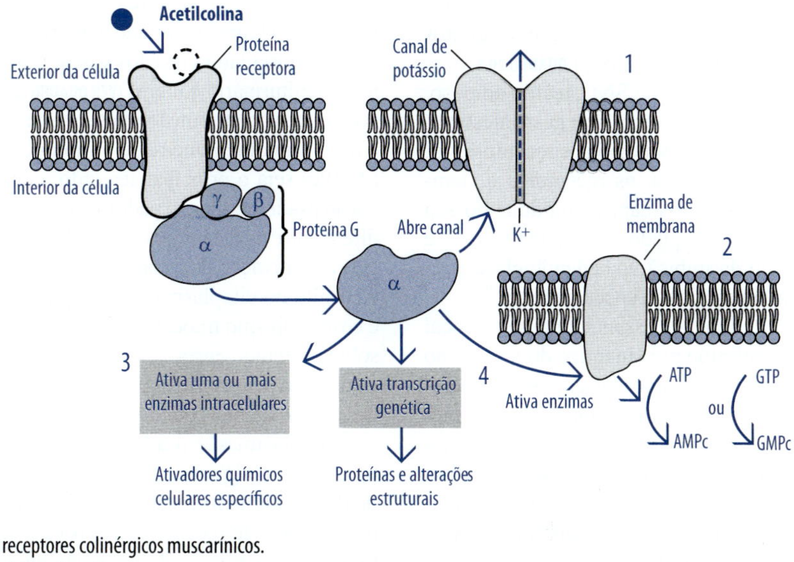


**FIGURA 20.7** Localização dos receptores colinérgicos muscarínicos.
*Fonte: Adaptada de VanPutte e colaboradores.*[20]

sanguíneos.[2] Ao contrário dos receptores ionotrópicos nicotínicos, os receptores muscarínicos pertencem à superfamília dos receptores metabotrópicos ligados à proteína G com atuação via segundo mensageiro intracelular. Cinco subtipos de receptores muscarínicos são descritos e classificados numericamente de $M_1$ a $M_5$. Além da transmissão sináptica pós-ganglionar, atuam também no SNC.[18]

O receptor $M_1$ é responsável pelo controle da secreção glandular do sistema digestório com transdução de sinal acoplado à proteína $G_q$ que promove ativação de fosfolipases, hidrólise do fosfoinositol e liberação de cálcio intracelular. O subtipo $M_2$ é expresso no coração e em alguns vasos sanguíneos e age via inibição da adenilciclase (proteína $G_i$). Os receptores $M_3$ promovem a contração da musculatura lisa via acoplamento à proteína $G_q$ e transmissão de sinal de forma homóloga ao receptor $M_1$ **(QUADRO 20.1)**. Os receptores $M_4$ e $M_5$ são exclusivos do SNC.[18]

## Receptores adrenérgicos

Os receptores adrenérgicos, à semelhança dos colinérgicos, dividem-se em duas grandes classes, α e β **(FIG. 20.8 E VER QUADRO 20.1)**. Tais receptores exercem seus efeitos via acoplamento com a proteína G e apresentam sítios de ligação reversíveis, estereosseletivos e saturáveis para catecolaminas endógenas e compostos exógenos, sejam eles agonistas ou antagonistas.[10]

Os receptores α-adrenérgicos se subdividem em dois tipos clinicamente importantes, $\alpha_1$ e $\alpha_2$, de acordo com uma classificação baseada na resposta a antagonistas exógenos de ação seletiva (prazosina e ioimbina). Cada um desses tipos apresenta pelo menos três variantes ($\alpha_{1A}$, $\alpha_{1B}$, $\alpha_{1C}$ e $\alpha_{2A}$, $\alpha_{2B}$, $\alpha_{2C}$) com distribuição e características farmacológicas distintas.[19]

Os subtipos $\alpha_1$ são encontrados na musculatura lisa da rede vascular periférica do coração, pele, útero, mucosa intestinal e leito esplâncnico, além da musculatura lisa da íris (músculo radial), do sistema piloeretor e dos tratos gastrintestinal e geniturinário.[10] São também encontrados no tecido hepático, túbulo renal proximal, tecido adiposo e glândulas salivares e nasais.[9] Esses receptores são essencialmente pós-sinápticos e exercem seus efeitos via ativação da fosfolipase 3 mediada pela proteína $G_q$ com subsequente formação de trifosfato de inositol e diacilglicerol e liberação intracelular de cálcio.[11] O estímulo $\alpha_1$ resulta em contração da musculatura lisa supracitada com os efeitos fisiológicos resultantes,[9] como demonstrado no **QUADRO 20.1**.

Os receptores $\alpha_2$ são encontrados no SNC, tecido adiposo, pâncreas endócrino, musculatura lisa vascular e gastrintestinal, túbulos renais e nas plaquetas.[10] Ao contrário dos receptores $\alpha_1$, que apresentam atuação pós-sináptica, os receptores $\alpha_2$ também se distribuem no neurônio pré-sináptico modulando sua atividade. Tais receptores estão acoplados à proteína $G_i$ e $G_o$ e exercem seu efeito por meio da inibição da adenilciclase e regulação de canais de potássio e cálcio respectivamente.[11]

O padrão de resposta $\alpha_2$ depende essencialmente do local de ativação do receptor. O estímulo pré-sináptico do mesmo no sistema nervoso central e autonômico periférico inibe a liberação neuronal de noradrenalina na fenda sináptica em um mecanismo de retroalimentação (*feedback*) negativa. O estímulo pós-sináptico, no entanto, leva à contração da musculatura lisa vascular **(VER QUADRO 20.1)**. Outros efeitos pós-sinápticos da ativação $\alpha_2$ são o relaxamento da musculatura lisa gastrintestinal, a ativação plaquetária e a inibição da liberação de insulina pelas células β pancreáticas e da lipólise no tecido adiposo.[10]

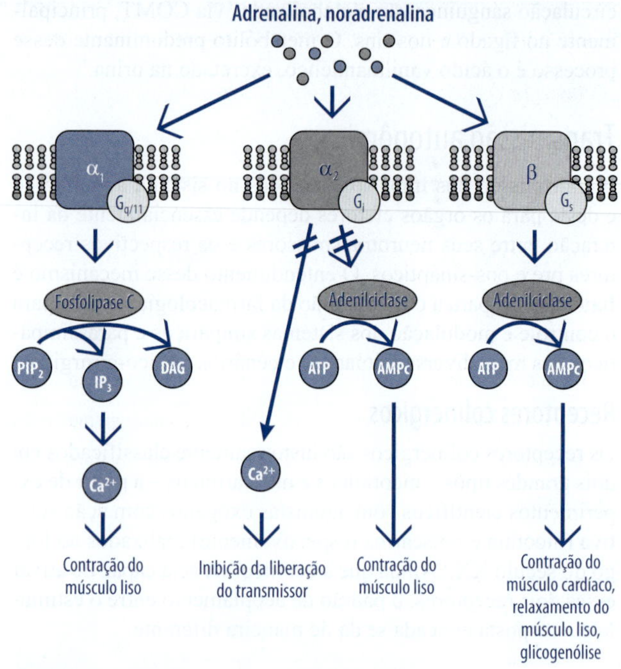


**FIGURA 20.8** Localização dos receptores adrenérgicos.
$G_i$, proteína $G_i$; $PIP_2$, 4,5-bifosfato de fosfatidilinositol; $IP_3$, trifosfato de inositol; DAG, diacilglicerol.
*Fonte: Adaptada de VanPutte e colaboradores.*[20]

Os receptores β-adrenérgicos se subdividem em três tipos ($\beta_1$, $\beta_2$ e $\beta_3$) e estão acoplados à proteína $G_s$, exercendo seus efeitos via estímulo da adenilciclase.[21] O aumento do monofosfato de adenosina (AMP) cíclico intracelular resultante da ativação desses receptores resulta na ativação de proteinocinases e fosforilação de moléculas-alvo iniciando uma cascata de eventos que modifica o metabolismo celular e a atividade de bombas e canais iônicos na membrana **(FIG. 20.9)**.[21]

Os receptores $\beta_1$ se concentram no miocárdio e sistema de condução cardíaco e são igualmente sensíveis à ação da noradrenalina e da adrenalina, ao passo que os receptores $\beta_2$ são mais sensíveis ao efeito da adrenalina e apresentam uma distribuição mais ampla (coração, fígado, pâncreas endócrino, glândulas salivares e musculatura lisa dos vasos, brônquios, tratos gastrintestinal e geniturinário e útero) **(VER QUADRO 20.1)**. Os receptores $\beta_3$ apresentam uma distribuição mais esparsa no tecido adiposo, fígado e trato urinário.[2] Ainda que o monofosfato de adenosina cíclico (AMPc) seja o principal segundo mensageiro resultante da ativação β-adrenérgica, o padrão da cascata de resposta intracelular difere entre os receptores $\beta_1$ e $\beta_2$. No primeiro, o estímulo agonista leva à ativação de canais de cálcio via AMPc com elevação do eletrólito no citoplasma e consequente aumento do inotropismo e cronotropismo miocárdico. No estímulo $\beta_2$, predomina o efeito sobre proteinocinases AMPc-dependentes que favorecem a captação do cálcio citosólico pelo retículo sarcoplasmático com relaxamento da musculatura lisa.[14]

A transmissão β-adrenérgica é essencialmente pós-sináptica, embora algumas junções apresentem atividade pré-sináptica mediada pelo receptor $\beta_2$. O efeito pós-sináptico habitual dessa classe de receptores envolve o relaxamento da musculatura lisa e o estímulo da liberação de insulina e da lipólise, glicogenólise e gliconeogênese via receptor $\beta_2$ e $\beta_3$,[10] como visto

**QUADRO 20.1** Ações do sistema nervoso autônomo nos órgãos efetores

| Órgão efetor | Agonismo adrenérgico | Agonismo muscarínico |
|---|---|---|
| **Olhos** | | |
| Músculo radial da íris | $\alpha_1$ Contração – midríase | |
| Músculo circular da íris | | $M_3$ Contração – miose |
| Músculo ciliar | $\beta_2$ Relaxamento | $M_3$ Contração – acomodação |
| **Coração** | | |
| Nó sinoatrial | $\beta_1$ ↑ Cronotropismo | $M_2$ ↓ Cronotropismo |
| Nó atrioventricular | $\beta_1$ ↑ Dromotropismo | $M_2$ ↓ Dromotropismo |
| Sistema de His-Purkinje | $\beta_1$ ↑ Dromotropismo e automatismo | Efeito mínimo |
| Ventrículos | $\beta_1$ ↑ Dromotropismo, automatismo e inotropismo | $M_2$ ↓ Inotropismo (efeito modesto) |
| **Vasculatura** | | |
| Artérias | | Efeito mínimo |
| Musculatura esquelética | $\alpha_1$ Constrição/$\beta_2$ Dilatação | |
| Pele e mucosas | $\alpha_1$ Constrição | |
| Coronárias | $\alpha_1$ Constrição/$\beta_1$ Dilatação | |
| Leito mesentérico | $\alpha_1$ Constrição | |
| Veias | $\alpha_1$ e $\alpha_2$ Constrição | Efeito mínimo |
| **Pulmão** | | |
| Árvore brônquica | $\beta_2$ Broncodilatação | $M_3$ Broncoconstrição/↑ Secreção |
| Leito vascular pulmonar | $\alpha_1$ Constrição/$\beta_2$ Dilatação | Efeito mínimo |
| **Sistema digestório** | | |
| Trato gastrintestinal | | |
| Motilidade | $\alpha_1$ e $\beta_2$ Relaxamento | $M_3$ Contração |
| Secreções | $\alpha_1$ ↓ Secreção | $M_1$ ↑ Secreção |
| Esfincteres | $\alpha_1$ Contração/$\beta_2$ Relaxamento | $M_3$ Relaxamento |
| Pâncreas | $\beta_2$ ↑ Insulina / $\alpha_2$ ↓ Insulina | |
| Fígado | | |
| Vesícula biliar | $\beta_2$ Relaxamento | $M_3$ Contração |
| Hepatócito | $\beta_2$ e $\beta_3$ ↑ Gliconeogênese e glicogenólise | |
| Cápsula esplênica | $\alpha_1$ Contração | |
| **Sistema geniturinário** | | |
| Rins | $\beta_1$ ↑ Renina/$\alpha_1$ Reabsorção de sódio | |
| Músculo detrusor da bexiga | $\beta_2$ Relaxamento do detrusor | $M_3$ Contração do detrusor |
| Trígono vesical | $\alpha_1$ Contração do trígono | $M_3$ Relaxamento |
| Ureteres | $\alpha_1$ Contração | $M_3$ Relaxamento |
| Ductos deferentes | $\alpha_1$ Contração | |
| Útero | $\alpha_1$ Contração/$\beta_2$ Relaxamento | Efeito variável |
| **Glândulas salivares** | $\beta_2$ ↑ Secreção de amilase | $M_1$ e $M_3$ ↑ Volume de secreção |
| **Glândulas nasais** | $\alpha_1$ ↓ Secreção | $M_1$ e $M_3$ ↑ Secreção |
| **Glândulas sudoríparas** | ↑ Secreção (via receptores colinérgicos) | $M_3$ ↑ Secreção |
| **Tecido adiposo** | $\beta_1$ e $\beta_3$ Lipólise | |
| **Musculatura esquelética** | $B_2$ Glicogenólise e ↑ Atividade ATPase | |

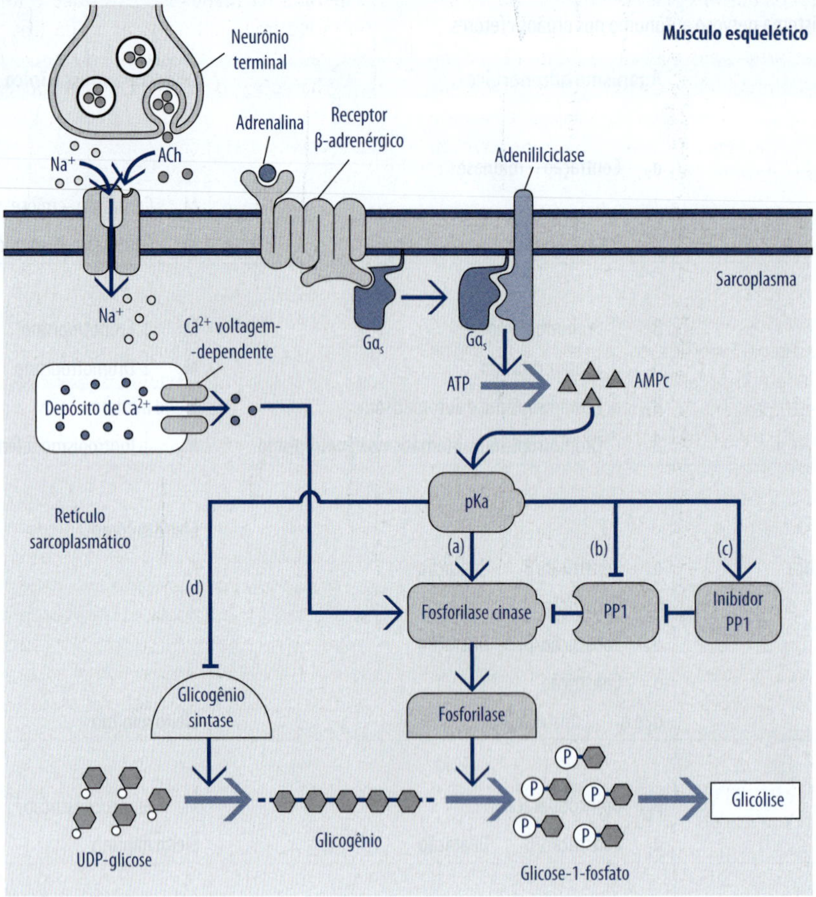


**FIGURA 20.9** Receptores β-adrenérgicos.
PP1, proteína fosfatase 1; UDP, difosfato de uridina.

no **QUADRO 20.1**. O receptor $\beta_2$ também exerce efeito estimulante nas bombas trocadoras de sódio e potássio ($Na^+/K^+$-ATPases) nas membranas celulares de hemácias e células musculares, justificando seu efeito hipocalemiante decorrente da transferência do potássio do espaço extra para o intracelular.[9] O efeito pré-sináptico $\beta_2$ é diametralmente oposto ao efeito $\alpha_2$, já que acelera a liberação de noradrenalina do terminal simpático em um mecanismo de retroalimentação positiva.[22] O agonismo do receptor $\beta_1$, por sua vez, está associado ao aumento do automatismo, da velocidade de condução e da contratilidade no tecido cardíaco.[2]

As concentrações dos receptores β-adrenérgicos na membrana pós-sináptica apresentam uma cinética de ajuste dinâmico de acordo com a concentração de noradrenalina na fenda sináptica e no plasma. A exposição contínua a agonistas adrenérgicos leva a um estado de dessensibilização inicial dos receptores seguido de *down-regulation* da expressão deles na membrana neuronal. De maneira análoga, a exposição sustentada a antagonistas adrenérgicos desencadeia um processo de *up-regulation* com aumento da densidade de receptores pós-sinápticos.[23]

Além dos receptores α e β-adrenérgicos, o sistema simpático também apresenta receptores dopaminérgicos que exercem efeitos em diversos sistemas orgânicos. A dopamina é um dos compostos intermediários na síntese de noradrenalina e adrenalina e exerce seu efeito preferencial em cinco subtipos de receptores distribuídos no sistema nervoso periférico e central. Os subtipos $DA_1$ e $DA_2$ são aqueles que medeiam as ações no SNA via acoplamento com a proteína G regulatória.[24] O receptor $DA_1$ atua na membrana pós-sináptica de células da musculatura lisa renal, mesentérica, esplênica e coronariana exercendo efeito vasodilatador via estimulação da adenilciclase e elevação intracelular de AMPc. Células do túbulo renal também expressam esses receptores e respondem com ativação da sódio-potássio ATPase e bombas trocadoras de sódio-hidrogênio que promovem natriurese. Os receptores $DA_2$ são preferencialmente pré-sinápticos e inibem a liberação de noradrenalina no terminal simpático. Os receptores α e β-adrenérgicos também são ativados pela dopamina, ainda que com um grau de afinidade bem inferior ao dos agonistas naturais (adrenalina e noradrenalina).[14]

## Reflexos autonômicos

Os reflexos do SNA, assim como os demais reflexos do sistema nervoso, são representados por circuitos constituídos por sensores, vias aferentes, centros de integração central e vias eferentes. Padrões específicos de resposta sistêmica ou localizada evocados por esses reflexos permitem a manutenção da homeostasia nas diversas situações do cotidiano. Ajustes finos da variável orgânica a ser controlada são constantemente efetuados por mecanismos de retroalimentação positiva e negativa durante todo o processo. Fármacos, doenças, técnicas anestésicas e mesmo a senilidade podem afetar tais reflexos ao interferir em um ou mais componentes de seu circuito, reduzindo a eficiência da resposta fisiológica esperada ao desafio imposto.[1]

O ajuste hemodinâmico do sistema cardiovascular é um dos mais importantes exemplos de atuação dos reflexos autonômicos na manutenção da homeostasia. Diversos reflexos atuam nesse sistema para manter um fluxo sanguíneo global e regional adequado à situação mediante controle de variáveis que interferem na regulação da pressão arterial.[2]

Barorreceptores que reagem à distensão imposta pela pressão sanguínea estão distribuídos ao longo da rede cardiovascular. Alguns pontos-chave, como o arco aórtico e o seio carotídeo, concentram um grande número desses sensores, e os impulsos gerados pelo aumento da pressão arterial nessas localizações são transmitidos via nervo vago e glossofaríngeo, respectivamente, aos centros vasomotores do tronco encefálico. O aumento da aferência sensitiva nesses centros, por sua vez, inibe a eferência simpática para o sistema cardiovascular, reduzindo a resistência vascular sistêmica e a frequência cardíaca, com consequente redução da pressão arterial.[2]

Barorreceptores também são encontrados na rede venosa e são importantes na regulação instantânea do débito cardíaco. A distensão do átrio direito e das veias cavas é transmitida pelo nervo vago aos núcleos de controle que modulam a própria resposta vagal ao coração. O aumento da taxa de impulsos aferentes reduz a eferência parassimpática ao nó sinoatrial com aumento da frequência cardíaca (reflexo de Bainbridge) e vice-versa. Efeitos na contratilidade cardíaca e no volume sistólico são insignificantes nesse reflexo e, ao contrário do barorreflexo arterial, a resposta dos barorreceptores venosos não altera o tônus arterial sistêmico, embora possa evocar venoconstrição em resposta à redução da pressão atrial.[10] Esse reflexo é um dos principais componentes da arritmia sinusal.

Os sensores de pressão venosa e arterial monitoram separadamente dois dos principais componentes da hemodinâmica, a pré e a pós-carga, e produzem efeitos opostos no débito cardíaco. A regulação de tais efeitos é utilizada em testes padronizados para avaliar a integridade do circuito autonômico, detectar indivíduos em risco de disfunção autonômica e avaliar a gravidade e distribuição da disautonomia.[25,26]

Os testes de mais simples execução e aplicabilidade na prática clínica avaliam a variação observada da frequência cardíaca (FC) à respiração normal (arritmia sinusal), à manobra de Valsalva, à inspiração profunda e à ortostase (ao levantar-se da posição supina) e da pressão arterial (PA) à ortostase e ao esforço isométrico (força de preensão manual ou *handgrip test*).[27] Os quatro primeiros testes envolvem predominantemente o barorreflexo venoso e são considerados exames da função cardiovagal ao avaliar a integridade da via parassimpática.[26] Os valores normais são uma diferença absoluta da FC acima de 15 bpm no teste da inspiração profunda ou obtenção de uma razão mínima das frequências cardíacas medidas antes e depois do desafio (> 1,21 na manobra de Valsalva e > 1,04 no teste da ortostase).[27] Os outros dois testes de avaliação da variação da PA dependem do barorreflexo arterial e são considerados testes da resposta simpática. Uma queda inferior a 10 mmHg da PA é esperada na resposta à ortostase e uma elevação superior a 16 mmHg imediatamente antes da liberação da força deve ser observada no teste da preensão manual por 5 minutos.[27]

Alterações dos testes de frequência cardíaca costumam preceder as alterações dos de pressão arterial na maioria das situações de disfunção autonômica e definem a fase inicial de acometimento do SNA. Valores anormais em dois testes de FC são considerados uma situação de disfunção autonômica estabelecida, e a alteração em qualquer um dos testes de PA define disfunção grave.[26] Testes mais avançados de avaliação da resposta sudomotora e da variação sérica de catecolaminas plasmáticas e da captação miocárdica de radiofármacos a estresses padronizados permitem a detecção precoce de disautonomias restritas a um único sistema ou área corporal.[26]

## Disautonomia

Entre todas as causas de disfunção autonômica no período perioperatório, as alterações da resposta cardiovagal e da reatividade vascular associada ao envelhecimento são provavelmente as mais observadas na prática anestésica diária. Redução da densidade e da resposta a barorreceptores, níveis circulantes aumentados de catecolaminas por diminuição da depuração e da recaptação neuronal, *down-regulation* compensatória de receptores $\beta_1$, diminuição da atividade $G_s$ de receptores $\beta_2$ e da resposta pré-sináptica dos receptores $\alpha_2$ são algumas das alterações que contribuem para a disfunção dos reflexos simpáticos observados na senilidade.[28] O declínio na função do nervo vago associado ao envelhecimento é caracterizado pela perda progressiva da variabilidade sinusal da frequência cardíaca e atenuação da resposta miocárdica aos antagonistas muscarínicos.[28]

O efeito final desse conjunto de alterações do SNA no indivíduo idoso leva a um aumento do tônus simpático basal e contribui para maiores taxas de hipertensão arterial sistêmica e complicações cardiovasculares observadas nessa população. Já o comprometimento dos reflexos autonômicos no envelhecimento aumenta o risco de hipotensão transitória. Hipotensão ortostática, definida como uma queda superior a 20 mmHg na pressão sistólica e a 10 mmHg na diastólica ao se levantar, é descrita em até 30% dos indivíduos com mais de 75 anos de idade. Hipotensão pós-prandial (queda superior a 20 mmHg na pressão sistólica dentro de 1 hora da refeição) também é comum entre os idosos.[28]

A menor capacidade da autorregulação autonômica predispõe essa população a uma incidência maior de eventos hipotensivos assim como a bradi e taquiarritmias nas mais diversas situações clínico-cirúrgicas.[11] Doenças neurológicas degenerativas típicas da senilidade, como demência de Alzheimer, demência com corpos de Lewy, demência vascular e doença de Parkinson, aumentam de maneira significativa o risco de disautonomia e complicações perioperatórias em idosos.[29]

A neuropatia diabética constitui outra situação de disautonomia bastante encontrada na prática diária por ser uma das principais causas de disfunção autonômica associada a uma doença de alta prevalência. A neuropatia autonômica é mais frequente nos pacientes insulinodependentes e aumenta de modo significativo o risco anestésico-cirúrgico desses indivíduos. Manifestações comuns incluem hipotensão postural, síncope, gastroparesia, diarreia, alterações sudomotoras e impotência.[26] Os reflexos de controle hemodinâmico estão frequentemente alterados por danos neuronais periféricos das fibras parassimpáticas e simpáticas, resultando em perda da variabilidade normal da frequência cardíaca mediada pelo nervo vago, assim como redução do tônus simpático periférico.[26] A presença de hipotensão postural ou gastroparesia nessa população indica não somente um quadro de disautonomia estabelecida, como está associada a um maior risco perioperatório de instabilidade hemodinâmica e broncoaspiração respectivamente.

A transecção medular também constitui uma causa importante de disfunção do SNA com grandes implicações no perioperatório. A magnitude dessas implicações depende não apenas da altura da lesão, mas também da extensão do dano medular e do tempo decorrido. Reflexos autonômicos são controlados por mecanismos de retroalimentação supraespinhal, e a perda da transmissão nervosa nessas situações invariavelmente evoca respostas inadequadas do SNA a estímulos e desafios cirúrgicos. Além das alterações motoras e sensitivas esperadas, anormalidades nos sistemas cardiovascular, gastrintestinal, geniturinário e termorregulatório podem ser observadas em tais pacientes.[9]

Nos casos agudos de transecção medular, um estado inicial de diminuição da excitabilidade autonômica predomina. Por conta da distribuição anatômica diferencial do SNA, o sistema simpático é mais afetado nessas situações, ocasionando um estado de choque neurogênico ou espinhal caracterizado por vasodilatação, prejuízo do barorreflexo e baixos níveis de catecolaminas circulantes. O quadro se inicia imediatamente após o dano e pode durar semanas, sendo a sua magnitude proporcional à altura da transecção. Taquicardia reflexa pode ser observada nos casos de lesão medular baixa.[30]

O rearranjo da transmissão autonômica na porção intacta do SNA periférico permite algum grau de ajuste hemodinâmico com o passar do tempo, mas ainda assim pacientes com lesões cervicais respondem de forma inapropriada à redução da pré-carga. Como a única via autonômica preservada em tais situações é o nervo vago, pode ocorrer bradicardia nas mudanças de decúbito ou posição e com o aumento da pressão intratorácica (manobra de Valsalva e ventilação mecânica). Em razão da redução do tônus simpático, há um aumento da atividade do sistema renina-angiotensina-aldosterona para manutenção da pressão arterial, tornando esses pacientes sensíveis ao efeito de medicações que agem nessa via.[30]

A denervação crônica dos terminais simpáticos com consequente hipersensibilização dos receptores adrenérgicos vasculares causa um estado de exacerbação da resposta simpática a estímulos que se originam em nível sensitivo abaixo do ponto de lesão medular. Tal resposta, conhecida como disreflexia, é proporcional à área de denervação, sendo, portanto, mais comum nas lesões altas (acima de $T_5$). Caracteriza-se pela elevação acentuada da pressão arterial por vasoconstrição intensa abaixo do ponto de lesão medular. Bradicardia reflexa, vasodilatação compensatória e sudorese acima do ponto de lesão são comumente observadas. Outras manifestações como espasmos musculares, contração da bexiga e do reto e ereção também podem acontecer. Estímulos cirúrgicos na pele e nas vísceras, inclusive distensão vesical e retal, podem evocar a disreflexia, o que torna imperativa a realização de alguma forma de anestesia nesses pacientes, ainda que a função sensitiva do sítio operatório não esteja presente. A também apresenta como característica uma resposta pressórica denervação simpática crônica exagerada à administração exógena de vasopressores.[31]

Como os mecanismos periféricos de termorregulação (vasomotricidade cutânea, sudorese e tremor muscular) também são afetados nas lesões medulares, tais pacientes apresentam risco aumentado de hipo ou hipertermia no período perioperatório, com suas consequências clínicas esperadas.

# Farmacologia

A manipulação farmacológica das múltiplas funções do SNA tem uma importância fundamental na prática clínico-cirúrgica diária ao possibilitar o emprego seguro de diversos medicamentos e técnicas anestésicas que invariavelmente interferem na sua regulação. Os fármacos com ação autonômica também constituem a base terapêutica de múltiplas condições e doenças dos sistemas cardiovascular, neurológico, muscular, respiratório, gastrintestinal e urinário. O conhecimento da farmacologia aplicada ao SNA depende essencialmente do entendimento de sua fisiologia e permite a compreensão dos efeitos adversos diretos e indiretos das diversas classes de fármacos que atuam nesse sistema.

Os fármacos de ação primária no SNA são didaticamente classificados em quatro grandes grupos com base no efeito predominante de cada um no sistema simpático e parassimpático:

- **Simpatomiméticos** são fármacos que mimetizam a ação da adrenalina e da noradrenalina nas terminações das fibras pós-ganglionares do sistema nervoso simpático. Também são conhecidos como agonistas simpáticos ou agonistas adrenérgicos.
- **Simpatolíticos** são fármacos cuja ação impede ou bloqueia a atividade dos neurotransmissores adrenérgicos nos receptores das terminações pós-ganglionares do sistema nervoso simpático. Também são conhecidos como antiadrenérgicos ou bloqueadores adrenérgicos.
- **Parassimpatomiméticos** são fármacos que estimulam os receptores muscarínicos pós-sinápticos. Suas ações mimetizam a acetilcolina e por isso são também chamados de agonistas colinérgicos ou parassimpáticos.
- **Parassimpatolíticos** são fármacos que bloqueiam a ação da acetilcolina nos receptores muscarínicos. Também são conhecidos como anticolinérgicos, antagonistas parassimpáticos ou vagolíticos.

As características farmacológicas e a via de administração irão determinar se o efeito preponderantemente será local (tecido ou órgão-alvo) ou sistêmico. Nas situações fisiológicas e de repouso, há um relativo equilíbrio entre as atividades simpáticas e parassimpáticas. Os fármacos que estimulam ou inibem a atividade da divisão simpática e da parassimpática poderão tanto comprometer quanto restabelecer esse balanço.

## Fármacos simpatomiméticos

Esse grupo é constituído pelos agonistas endógenos ou catecolaminas naturais (noradrenalina, adrenalina e dopamina), que podem ser administrados em doses fisiológicas ou terapêuticas (suprafisiológicas), e pelos agonistas exógenos de origem natural ou sintética. Os fármacos sintéticos desempenham suas ações agindo diretamente nos receptores adrenérgicos pré e pós-sinápticos como os agonistas endógenos, mas podem também exercer seus efeitos fisiológicos de forma indireta ao promover a liberação de noradrenalina nas terminações nervosas.[32] Outros fármacos podem ainda aumentar o tônus adrenérgico ao reduzir a depuração da noradrenalina na fenda sináptica (inibidores da MAO) ou inibir a recaptação dela pelo neurônio pós-ganglionar (cocaína e antidepressivos tricíclicos).

Os agentes simpatomiméticos são classificados quanto ao espectro da sua ação nos vários subtipos de receptores adrenérgicos. Agonistas de ação direta atuam nos receptores pós-sinápticos, e seus efeitos são determinados pelo grau de afinidade a cada subtipo de adrenorreceptor e pela expressão deles nos diversos tecidos-alvo. Os fármacos de ação indireta dependem, primordialmente, da intensidade do tônus simpático basal, das reservas de noradrenalina no neurônio terminal e da sua liberação na fenda sináptica para exercerem seus efeitos adrenérgicos.[32]

A intensidade da resposta obtida pela administração de fármacos adrenérgicos não é estática e pode variar em relação ao tempo. Depende, entre outras coisas, do tônus autonômico basal e das condições fisiológicas do paciente. A administração de doses repetidas pode levar a uma redução progressiva da resposta aos adrenérgicos pelos seguintes mecanismos:[32]

- **Taquifilaxia:** efeito observado com agentes de ação indireta, como a efedrina, que agem pela mobilização de estoques de noradrenalina do axônio terminal. Após doses repetidas, a reserva do neurotransmissor pode estar temporariamente reduzida ou exaurida.
- ***Down-regulation* do receptor:** efeito de redução do número de receptores disponíveis e da afinidade do receptor ao agonista. Um exemplo é a redução dos receptores $\beta_1$ do miocárdio em pacientes com insuficiência cardíaca congestiva com estresse simpático crônico.
- **Dessensibilização:** efeito de redução reversível da atividade do receptor pela fosforilação e internalização do mesmo. Esse fenômeno é bem descrito para os receptores β-adrenérgicos.

Na anestesia, o emprego de fármacos simpatomiméticos é uma das principais ferramentas utilizadas para controle hemodinâmico dos pacientes graves. A titulação desses fármacos permite a adequação da pré-carga, da FC, da contratilidade miocárdica e do tônus vascular periférico nos diversos padrões de choque, sendo, portanto, uma das principais estratégias para restabelecer a macro-hemodinâmica.[14]

## Agonistas adrenérgicos

Essa classe de medicação apresenta tanto agonistas endógenos quanto exógenos, que são usados quase exclusivamente com o intuito de promover a vasoconstrição e aumentar a pré e pós-carga com consequente aumento da pressão arterial (TAB. 20.1). Como diversos compostos naturais e sintéticos com ação direta e/ou indireta fazem parte dessa classe, as medicações são discutidas de forma individualizada.

A **adrenalina** é a principal catecolamina endógena com função hormonal produzida na medula suprarrenal e liberada para a corrente sanguínea via estímulo simpático. Tem ação agonista nos receptores α e β, com maior afinidade por esses últimos observada em baixas doses (1-2 $\mu g{\cdot}kg^{-1}$). Quando administrada por via parenteral, atua inicialmente nos receptores $\beta_1$ promovendo ação positiva sobre o inotropismo e cronotropismo cardíaco e nos receptores $\beta_2$ causando dilatação de alguns leitos vasculares (2-10 $\mu g{\cdot}kg^{-1}$).[14] O aumento da concentração sérica ($\geq$ 10 $\mu g{\cdot}kg^{-1}$ ou bólus) produz um agonismo indiscriminado sobre os receptores adrenérgicos, com aumento da pressão arterial pela vasoconstrição induzida pelo agonismo $\alpha_1$ e redirecionamento do sangue para os leitos vasculares sob menor influência autonômica (circulação cerebral e coronariana). O fluxo sanguíneo pulmonar aumenta após a administração deste fármaco com elevação proporcional das pressões na vasculatura pulmonar por vasoconstrição arterial e venosa. A adrenalina aumenta o fluxo sanguíneo coronariano pelo aumento da pressão diastólica e pela liberação de vasodilatadores pelos miócitos cardíacos estimulados, o que contrabalança seu efeito $\alpha_1$-agonista nessa vasculatura.[14] A exposição prolongada do tecido miocárdico a doses elevadas desse hormônio pode causar cardiotoxicidade direta com necrose das bandas de contração e estímulo à apoptose.[8,33] Sua administração pode resultar em arritmias letais, hipertensão grave e hemorragia cerebral, o que torna seu uso clínico restrito a situações graves e potencialmente fatais. A adrenalina faz parte dos protocolos de tratamento da parada cardíaca por aumentar a chance de

**TABELA 20.1** Efeitos farmacológicos dos agonistas adrenérgicos

| Medicação | $\alpha_1$ | $\alpha_2$ | $\beta_1$ | $\beta_2$ | Efeito inotrópico | Efeito vasopressor |
|---|---|---|---|---|---|---|
| Adrenalina | ++++ | +++ | ++++ | ++++ | ++++ | ++++ |
| Noradrenalina | ++++ | +++ | +++ | – | ++ | ++++ |
| Dopamina | +++ | + | +++ | ++ | ++ | +++ |
| Dobutamina | + | | ++++ | + | ++++ | – |
| Isoproterenol | – | | ++++ | ++++ | ++++ | – |
| Efedrina | + | | ++ | ++ | + | + |
| Etilefrina | + | | ++ | + | + | + |
| Fenilefrina | ++++ | | + | – | – | +++ |
| Metaraminol | ++ | | + | – | + | +++ |

retorno da circulação espontânea, ainda que seu impacto na sobrevida e no desfecho neurológico em longo prazo seja incerto. Outros usos sistêmicos correntes são as situações de anafilaxia e/ou broncospasmo grave e colapso circulatório por diversas causas.[14]

A **noradrenalina** é o principal neurotransmissor endógeno do sistema simpático pós-ganglionar. Atua como neurotransmissor agonista de receptores $\alpha_1$ e $\alpha_2$ e $\beta_1$ com pouco efeito $\beta_2$. Causa, portanto, vasoconstrição periférica (leitos renal, esplâncnico e cutâneo) e central, inclusive da vasculatura pulmonar, com aumento das pressões sistólica e diastólica e do consumo miocárdico de oxigênio.[14] À semelhança da adrenalina, a exposição prolongada do tecido miocárdico a doses elevadas de noradrenalina pode resultar em cardiotoxicidade direta via aumento do cálcio citosólico.[34] Tal medicação apresenta meia-vida em torno de 2 minutos pela rápida metabolização via MAO e COMT, e em doses elevadas ($> 1\ \mu g \cdot kg^{-1} \cdot min^{-1}$) compromete o fluxo sanguíneo orgânico com prejuízo da perfusão sistêmica e desenvolvimento de insuficiência renal, isquemia mesentérica e gangrena digital. A ativação de barorreceptores tende a sobrepor a ação cronotrópica da noradrenalina, mas o efeito no inotropismo cardíaco é mantido, ainda que menos intenso do que o imposto pela adrenalina.[32]

A **dopamina** é uma catecolamina endógena precursora da síntese de noradrenalina com meia-vida curta, em torno de 1 minuto, com ação preferencial como neurotransmissor no SNC. Sua administração venosa é capaz de estimular tanto receptores dopaminérgicos periféricos pré e pós-sinápticos ($DA_1$ e $DA_2$) quanto receptores α e β-adrenérgicos com níveis diferentes de intensidade.[14] A administração intravenosa em baixas doses (até $3\ \mu g \cdot kg^{-1} \cdot min^{-1}$) promove vasodilatação renal, esplâncnica, coronariana e cerebral via ativação dos receptores $DA_1$. A ativação dos receptores pré-sinápticos $DA_2$ suprime a liberação de noradrenalina e em baixas doses reduz a resistência vascular sistêmica. A dopamina em baixas doses também apresenta efeito natriurético por ação direta nos túbulos renais.[35] O uso da dopamina nessas doses como medida de proteção renal, no entanto, não se mostrou efetivo em pacientes com risco de lesão renal aguda.[36] Com o aumento da dose de infusão, o fármaco passa a exercer efeito $\beta_1$-agonista no coração ($3\text{-}10\ \mu g \cdot kg^{-1} \cdot min^{-1}$) seguido de ativação dos receptores $\alpha_1$ ($> 10\ \mu g \cdot kg^{-1} \cdot min^{-1}$), causando vasoconstrição sistêmica, inclusive no leito vascular renal. No choque, titulações mais elevadas mimetizam a ação da adrenalina.[32]

A **dobutamina** é um agente seletivo para os receptores $\beta_1$ (razão de ligação $\beta_1{:}\beta_2$ de 3:1) com efeito predominantemente inotrópico e menor ação cronotrópica. As formulações clínicas da dobutamina são misturas racêmicas, onde o isômero (+) é um potente agonista $\beta_1$ e antagonista $\alpha_1$, enquanto o isômero (–) é um potente agonista $\alpha_1$, quando administrados puros.[32] Os efeitos cardiovasculares das infusões de dobutamina refletem essa complexidade farmacológica com promoção da vasodilatação em baixas doses ($\leq 5\ \mu g \cdot kg^{-1} \cdot min^{-1}$) e predomínio do efeito agonista $\alpha_1$ do isômero (–) em altas doses ($15\ \mu g \cdot kg^{-1} \cdot min^{-1}$) que impede uma redução significativa da resistência vascular sistêmica.[14]

O **isoproterenol** é um potente agonista não seletivo dos receptores β com pouco efeito nos receptores α. Tem ação cronotrópica e inotrópica positivas e, devido à sua ação β-adrenérgica quase exclusiva, é um potente vasodilatador. Seu efeito combinado no coração e na rede vascular arterial e venosa leva à redução da pressão arterial sistêmica e pulmonar sem modificações significativas do débito cardíaco, mas com aumento do consumo miocárdico de oxigênio. Seu emprego clínico está limitado ao tratamento temporário de bradiarritmias e para indução de arritmia durante estudo eletrofisiológico do coração.[14]

A **fenilefrina** é uma amina de ação direta com efeito exclusivamente $\alpha_1$-agonista. Causa vasoconstrição com aumento da pressão arterial e das perfusões coronariana e cerebral. Por não ser um derivado catecol, não é inativada pela COMT e tem uma duração de ação maior comparada com a das catecolaminas.[32] Seu uso sistêmico está associado à redução do débito cardíaco e da perfusão sistêmica, pelo aumento da pós-carga e redução da frequência cardíaca por bradicardia reflexa. Atualmente, seu emprego no tratamento de hipotensão durante anestesia encontra-se mais bem estabelecido em obstetrícia[37] e na estenose aórtica grave. Nessa última, prioriza-se a manutenção da perfusão coronariana a despeito da possiblidade de queda da perfusão sistêmica.[14] O uso tópico em doses elevadas para promover vasoconstrição em cirurgias de nariz e do olho tem sido relacionado a efeitos adversos como picos hipertensivos, edema agudo de pulmão e parada cardíaca.[38,39]

A **metoxamina** é um agonista $\alpha_1$ seletivo farmacologicamente similar à fenilefrina, porém com duração de efeito mais prolongado. Em doses elevadas, pode ter ação antagonista β e intensificar a bradicardia reflexa.[32,37]

O **metaraminol** é uma amina sintética derivada da metaidroxinorefedrina com ação direta em receptores $\alpha_1$. Exerce também efeitos indiretos por meio da liberação de noradrenalina na fenda sináptica pós-ganglionar com desenvolvimento de taquifilaxia. Em razão do seu predomínio $\alpha_1$, é comum a ocorrência de bradicardia reflexa mediada por barorreceptor no tratamento de hipotensão aguda.[32]

A **efedrina** é um composto não catecol obtido da *Ma Huang,* um fitoterápico popular na China utilizado há mais de 2.000 anos. Em 1924, sua forma isolada passou a ser comercialmente disponível no Ocidente.[32] Tem efeito agonista direto em receptores α e β, mas sua ação indireta via liberação de noradrenalina nos terminais simpáticos parece ser mais pronunciada. Por conta disso, apresenta um retardo no início de ação em comparação com os agonistas diretos puros e pode levar à depleção do neurotransmissor com desenvolvimento de taquifilaxia, o que a torna inadequada para infusão contínua.[37] É frequentemente usada em bólus por via venosa no tratamento de hipotensão durante anestesia e por via oral como descongestionante nasal. Apresenta ação excitatória no SNC e tem sido empregada para inibir o apetite e melhorar o desempenho em atividades físicas e no tratamento da narcolepsia.[32]

A **etilefrina** é uma amina de ação direta α e β empregada sobretudo como vasopressor oral no tratamento de hipotensão ortostática. Pode ser utilizada por via venosa no tratamento de hipotensão, com efeito predominantemente β-adrenérgico em baixas doses.[40]

A tiramina e a anfetamina são simpatomiméticos de ação indireta que causam broncodilatação, vasoconstrição periférica, aumento do cronotropismo e inotropismo e reduzem a motilidade gastrintestinal. No cérebro, têm ação agonista nos receptores dopaminérgicos e serotonérgicos e podem causar sintomas como falta de apetite e excitação do SNC, como euforia, vigília e alucinações. Doses elevadas de anfetamina podem causar uma síndrome semelhante à esquizofrenia. A tiramina está presente em alguns alimentos como queijos curados, embutidos e vinho tinto. Ambos são inativados pela MAO, e a utilização de inibidores dessa enzima pode causar crise hipertensiva na presença desses compostos.[32]

Os agentes $\beta_2$-agonistas seletivos, como o albuterol, o metaproterenol ou a terbutalina, são utilizados predominantemente pelos seus efeitos relaxantes sobre a musculatura lisa. São empregados no tratamento de broncospasmo em asmáticos e portadores de doenças respiratórias[41,42] e na prevenção do parto prematuro em gestantes.[43]

# Fármacos simpatolíticos

## Antagonistas $\alpha$-adrenérgicos

Esse grupo de fármacos consiste em medicações que apresentam ligação reversível ou irreversível ao receptor $\alpha_1$ sem ativação dele. Ao impedir a ligação de um agonista endógeno ou exógeno a esse receptor, tais medicações exercem um bloqueio dose-dependente dos efeitos fisiológicos decorrentes. A ação farmacológica dos antagonistas de ligação reversível pode ser contrabalançada pelo aumento da concentração de um agente agonista, caracterizando, portanto, um antagonismo competitivo pelo receptor em questão. Como os fármacos com ligação irreversível não apresentam cinética de dissociação do receptor, o aumento da concentração de um agonista no meio não é capaz de reverter seus efeitos farmacológicos.[44]

O principal efeito dos antagonistas $\alpha_1$ está relacionado ao tônus arteriolar e venoso. Como o estado contrátil da musculatura lisa desses vasos é predominantemente regulado pelo nível de ativação $\alpha_1$-adrenérgica, antagonistas desse receptor reduzem a resistência vascular periférica e a pré-carga com consequente redução da pressão arterial.[44] Tais medicações atenuam ou mesmo bloqueiam o efeito pressórico esperado após a administração de agentes $\alpha$-agonistas exógenos. Fármacos com ação $\alpha$ e $\beta$, como a adrenalina, podem levar a hipotensão significativa pela dominância do efeito $\beta_2$ se administrados em pacientes que fazem uso de antagonistas $\alpha_1$.[44]

A hipotensão ortostática é o principal efeito adverso dos antagonistas $\alpha_1$, já que a contração vascular, em especial no leito venoso, é um dos componentes principais da resposta autonômica à ortostase. A perda da capacidade de manter a pré-carga contra a gravidade leva à redução do enchimento ventricular e volume sistólico com consequente baixo débito e sintomas associados. Taquicardia reflexa costuma, portanto, ser observada como mecanismo compensatório nessas situações, notadamente nos agentes que apresentam antagonismo não seletivo do receptor $\alpha$-adrenérgico, com ação $\alpha_1$ e $\alpha_2$.[44]

As medicações $\alpha_1$-antagonistas podem ser de uso oral ou venoso. A principal classe representante destes fármacos são os antagonistas competitivos (ligação reversível) de uso oral representados pela **prazosina**, **terazosina**, **doxazosina** e **tansulosina**. Tais medicações apresentam alta seletividade pelo receptor $\alpha_1$ (em oposição ao $\alpha_2$) e extensa metabolização e transformação hepática com baixa excreção, em fezes e urina, do fármaco inalterado. A meia-vida da prazosina é de 3 horas, enquanto os demais apresentam eliminação mais lenta, com meia-vida de até 22 horas para a **doxazosina**.[44]

Outra classe química de medicação $\alpha_1$-antagonista de uso oral é a **fenoxibenzamina**. Tal composto apresenta ligação covalente irreversível com o receptor e longa duração de efeito clínico (14-48 horas) com menor seletividade $\alpha_1$ do que a prazosina. Como esse fármaco também apresenta maior penetração no SNC, efeitos adversos adicionais como fadiga, sedação e náusea são mais comuns.[44]

A **fentolamina** é um dos poucos $\alpha_1$-antagonistas com apresentação parenteral (venosa e intramuscular), não disponível comercialmente no Brasil, que apresenta antagonismo competitivo de curta meia-vida (19 minutos) tanto nos receptores $\alpha_1$ quanto $\alpha_2$. O maior estímulo cardíaco decorrente do antagonismo $\alpha_2$ leva a maiores taxas de taquicardia reflexa com maior risco de arritmias e isquemia miocárdica.[44]

Os principais usos clínicos dos $\alpha_1$-antagonistas estão relacionados ao controle da pressão arterial nas situações de hipertensão arterial sistêmica,[45] feocromocitoma[46,47] e emergências hipertensivas[48] e nas situações de doenças vasculares periféricas associadas a vasospasmo, como no fenômeno de Raynaud.[49]

Outros efeitos dos antagonistas $\alpha_1$ são a miose e o congestionamento nasal, assim como o relaxamento da musculatura lisa prostática e do trígono vesical. Esses últimos efeitos favorecem o fluxo urinário em pacientes idosos portadores de hiperplasia benigna da próstata com melhora dos sintomas obstrutivos.[50]

O único agente disponível com relativa seletividade antagonista $\alpha_2$ é a **ioimbina**. O bloqueio do mecanismo de retroalimentação negativa $\alpha_2$-dependente no sistema nervoso central e periférico aumenta o tônus simpático e a liberação pós-sináptica de noradrenalina. Esse efeito pode ser utilizado nas situações de hipotensão ortostática assim como no tratamento dos efeitos dos agonistas $\alpha_2$-adrenérgicos.[44]

## Agonistas $\alpha_2$-adrenérgicos

Os agonistas $\alpha_2$ (**clonidina** e **dexmedetomidina**) reduzem o tônus simpático por ação central e são usados pelos seus efeitos anti-hipertensivos e sedativos no cenário ambulatorial e hospitalar. A estimulação pré-sináptica dos receptores $\alpha_2$ exerce um efeito de retroalimentação negativa na liberação de noradrenalina na fenda sináptica, inibindo a transmissão das vias simpáticas centrais e periféricas. O efeito pós-sináptico $\alpha_2$, no entanto, exerce um efeito vasoconstritor periférico com aumento da pressão arterial e bradicardia.[51] Agentes como a clonidina e a dexmedetomidina atuam, também, nos receptores imidazólicos não adrenérgicos em nível central, principalmente no cerúleo, produzindo ansiólise, hipotensão e bradicardia.[52]

A **clonidina** é o protótipo desta classe de medicação, com uma seletividade $\alpha_2$:$\alpha_1$ de 200:1. A diminuição do efluxo simpático reduz a pressão arterial sem comprometimento significativo do barorreflexo com risco reduzido de hipotensão ortostática quando comparado aos antagonistas $\alpha_1$.[9] A clonidina é um composto lipossolúvel de fácil passagem pela barreira hematencefálica com efeitos no hipotálamo e na medula espinhal que acentuam as ações hipnóticas e analgésicas de agentes anestésicos inalatórios e venosos, reduzindo o consumo deles no perioperatório. A interrupção súbita desta medicação em pacientes que a utilizam cronicamente pode desencadear um estado de abstinência caracterizado pelo aumento rebote do tônus simpático e elevação da pressão arterial.[51] A coadministração de $\beta$-bloqueadores neste momento pode intensificar tal efeito devido à dominância da atividade $\alpha_1$ não contrabalançada.[9] Relatos acerca da administração segura da clonidina por diversas vias (oral, venosa, subcutânea, intramuscular, transdérmica, peridural, perineural e subaracnóidea) tornaram essa medicação uma das mais versáteis no armamentário médico terapêutico.

A **dexmedetomidina** é um enantiômero dextrógiro da medetomidina com superseletividade pelo receptor $\alpha_2$ ($\alpha_2$:$\alpha_1$ de 1.600:1).[9] Tal medicação apresenta uma meia-vida de eliminação de 2 horas, mas com uma meia-vida de distribuição contexto-sensível de 6 minutos, configurando um agente de curta duração adequado para administrações contínuas. Apresenta extensa metabolização hepática com baixa eliminação renal do composto inalterado.[53] À semelhança da clonidina, o efeito pós-sináptico também pode levar à vasoconstrição periférica com aumento da pressão arterial no início das infusões venosas, principalmente nas situações em que se emprega uma dose de ataque.

Agonistas $\alpha_2$ vêm sendo extensivamente utilizados na prática clínica diária para fornecer sedação, analgesia e diminuição das catecolaminas circulantes com mínimo efeito sobre a função respiratória.[54] Suas propriedades farmacológicas possibilitam um melhor controle da dor aguda e crônica[55] com redução do estresse e do consumo de oxigênio no pós-operatório.[56,57] Sedações contínuas com dexmedetomidina têm sido descritas em diversos cenários clínico-cirúrgicos nos quais a manutenção da permeabilidade das vias aéreas e da função respiratória são fundamentais, como na intubação com paciente acordado, na anestesia de indivíduos morbidamente obesos com apneia obstrutiva do sono e no desmame da ventilação mecânica e pós-operatório de neurocirurgia.[54,58,59] A sedação com dexmedetomidina na terapia intensiva também parece estar relacionada a menores incidências de *delirium* e disfunção neurológica no idoso.[60]

A despeito das inúmeras vantagens e usos clínicos, o emprego no período perioperatório dos agonistas $\alpha_2$ em cirurgias não cardíacas pode aumentar o risco de eventos hipotensivos e bradicardia, embora sem aumentar a incidência de mortalidade.[61] O aumento da glicemia pela redução da liberação pancreática de insulina também pode ser outro efeito adverso associado a tais medicações.

## Antagonistas β-adrenérgicos ou β-bloqueadores

Os antagonistas dos receptores β-adrenérgicos apresentam características farmacodinâmicas similares às dos antagonistas α de ligação reversível com cinética de dissociação. Ao ocuparem temporariamente os receptores, reduzem, mediante competição, a taxa de ocupação por agonistas dos receptores.[44]

A maior parte dos β-bloqueadores são antagonistas puros do receptor, no sentido de que a ocupação dele pelo fármaco não induz a cascata de ativação celular desencadeada por um agonista endógeno ou exógeno.[44] Contudo, algumas medicações desta classe apresentam um efeito agonista parcial sobre o receptor, conhecido como atividade simpatomimética intrínseca (VER TAB. 20.2), ainda que a ativação decorrente se manifeste com intensidade inferior àquela observada a um agonista pleno, como a adrenalina.[44] Na presença de concentrações elevadas de catecolaminas, esses agonistas parciais atenuam o efeito simpatomimético esperado. Alguns outros fármacos podem ainda exercer um efeito agonista inverso com redução da atividade intracelular associada ao estímulo β-adrenérgico em alguns tecidos.[21]

Os β-bloqueadores também diferem quanto ao grau de afinidade de ligação aos subtipos de receptores β com níveis diferentes de seletividade para o antagonismo do efeito $\beta_1$ e $\beta_2$ (VER TAB. 20.2).[21] Visto que nenhuma das medicações comercialmente disponíveis é absolutamente específica para um subtipo de receptor, essa seletividade é dose-relacionada e tende a reduzir com o aumento da concentração do fármaco.[44] O **labetalol** e o **carvedilol** também exercem um efeito antagonista adicional sobre o receptor $\alpha_1$-adrenérgico.[21] Outra característica farmacológica entre alguns antagonistas β é o efeito estabilizador de membrana semelhante ao observado com anestésicos locais.[44]

Embora os β-bloqueadores apresentem uma estrutura química similar ao isoproterenol, tais medicações apresentam diferenças significativas do perfil farmacocinético entre os diferentes compostos comercialmente disponíveis (VER TAB. 20.2).[44] A maior parte desses agentes são facilmente absorvidos por via

**TABELA 20.2** Propriedades farmacológicas dos β-bloqueadores

| Medicação | Seletividade $\beta_1$ | Atividade simpatomimética intrínseca | Estabilização de membrana | Meia-vida de eliminação |
|---|---|---|---|---|
| Propranolol | – | – | + | 3 a 6 horas |
| Acebutolol | + | + | + | 3 a 4 horas |
| Atenolol | + | – | – | 6 a 9 horas |
| Carvedilol | – | – | – | 7 a 10 horas |
| Esmolol | + | – | – | 10 minutos |
| Labetalol | – | + | + | 5 horas |
| Metoprolol | + | – | + | 3 a 4 horas |
| Nadolol | – | – | – | 14 a 24 horas |
| Pindolol | – | + | + | 3 a 4 horas |
| Sotalol | – | – | – | 12 horas |
| Timolol | – | – | – | 4 a 5 horas |

oral e se distribuem rapidamente com grande volume de distribuição. Os mais lipofílicos, como o **propranolol**, atravessam a barreira hematencefálica e sofrem extenso metabolismo hepático com baixa biodisponibilidade por via oral em função do metabolismo de primeira passagem. Os demais fármacos da classe apresentam metabolização e biotransformação hepática variável, via citocromo P450. A meia-vida da maioria dos β-bloqueadores oscila em torno de 3 a 10 horas com notada exceção do esmolol, que, por apresentar ligações ésteres na sua molécula, é rapidamente metabolizado por esterases eritrocitárias e apresenta meia-vida inferior a 10 minutos. O **nadolol** e o **atenolol** constituem outra exceção entre essas medicações por serem eliminados inalterados na urina. Doenças hepáticas ou situações de redução do fluxo sanguíneo ou da atividade enzimática hepática podem alterar consideravelmente a eliminação dos β-bloqueadores, ao passo que a insuficiência renal não altera de forma significativa sua depuração, com exceção do nadolol e do atenolol.[44]

A principal ação farmacológica desejada dos antagonistas β-adrenérgicos se dá sobre o sistema cardiovascular. Tais medicações exercem efeitos inotrópicos, dromotrópicos e cronotrópicos negativos sobre o coração, reduzindo a FC e a contratilidade miocárdica.[21] O efeito sobre os receptores β vasculares causa um aumento da resistência vascular sistêmica por conta da diminuição da atividade vasodilatadora $\beta_2$ que é intensificada na vigência de agonismo $\alpha_1$-adrenérgico como no feocromocitoma e na intoxicação por cocaína. O antagonismo $\beta_1$ também reduz a liberação de renina pelo rim na vigência de estímulo simpático, enquanto a ação estabilizadora de membranas de alguns desses fármacos contribui para a redução da ocorrência de arritmias.[44] O efeito final dessas medicações leva à redução da PA e do consumo miocárdico de oxigênio assim como ao controle de taquiarritmias. Os antagonistas β-adrenérgicos também reduzem o dano tecidual associado à estimulação crônica dos receptores miocárdicos e revertem a remodelação cardíaca na insuficiência cardíaca congestiva.[21]

Outros efeitos benéficos atribuídos ao antagonismo β-adrenérgico são a redução da pressão intraocular por diminuição da produção de humor aquoso, a redução do tremor essencial por efeitos sobre a musculatura estriada e sobre o SNC e a redução da pressão venosa portal nos pacientes com cirrose e/ou hipertensão portal.[44] Alguns β-bloqueadores, como o propranolol, também são usados na prevenção da enxaqueca ao reduzir a intensidade e a frequência das crises[62] e no tratamento do hipertireoidismo pelo fato de controlarem os efeitos adversos do hormônio tireoidiano no sistema cardiovascular e reduzirem a taxa de conversão da tiroxina em tri-iodotiroxina.[63]

As principais complicações dos β-bloqueadores estão associadas aos seus efeitos em outros sistemas orgânicos. No trato respiratório, o antagonismo $\beta_2$ está associado à redução da atividade broncodilatadora exercida por este receptor e pode precipitar crises de broncospasmo em indivíduos suscetíveis, como asmáticos e portadores de doenças pulmonares obstrutivas. Fármacos com seletividade $\beta_1$-adrenérgica ou com atividade simpatomimética intrínseca são preferíveis nessa população, ainda que o risco de broncospasmo esteja sempre presente.[44]

Outro efeito indesejado dos β-bloqueadores se dá sobre o sistema endócrino. A atividade $\beta_2$-agonista é um dos principais indutores de glicogenólise hepática e constitui um mecanismo importante de compensação da hipoglicemia. O bloqueio desse receptor pode contribuir para uma resposta inadequada na vigência de hipoglicemia, principalmente em pacientes com baixas reservas endógenas de glucagon como portadores de diabetes melito tipo 1 e indivíduos pancreatomizados.[44]

## Fármacos parassimpatomiméticos

Os agentes colinérgicos constituem um grupo de fármacos formado por estimulantes dos receptores da acetilcolina (agonistas diretos) e por inibidores da colinesterase (agonistas indiretos) que promove seus efeitos mediante aumento da atividade parassimpática. Do ponto de vista farmacológico, os agonistas diretos são classificados quanto ao tipo de receptor ativado (muscarínicos e nicotínicos), enquanto os anticolinesterásicos são classificados conforme o mecanismo de inibição da enzima (reversível ou irreversível).[64]

Tanto os agonistas de ação direta quanto os agonistas de ação indireta que proporcionam maior tempo de ação da acetilcolina pela inibição da acetilcolinesterase nas sinapses autônomas colinérgicas e na junção neuromuscular[64] têm uso terapêutico, embora bastante limitado devido à multiplicidade das ações muscarínicas.

A estimulação colinérgica sistêmica pode causar uma diversidade de efeitos indesejáveis, como hipotensão, sudorese, salivação, rubor cutâneo, náusea, dor abdominal, diarreia e broncospasmo. Ainda que a acetilcolina seja o agonista endógeno da via parassimpática, não há aplicabilidade clínica da administração exógena desse composto em função da rápida hidrólise plasmática sofrida pela molécula. Assim sendo, outros fármacos exógenos são utilizados na prática clínica.[64]

### Agonistas colinérgicos de ação direta

Entre os agonistas muscarínicos de ação direta, destacam-se o **betanecol** e a **pilocarpina**. O **betanecol** é um éster da colina que não é hidrolisado pela acetilcolinesterase e possui intensa atividade muscarínica com efeito nicotínico desprezível. O estímulo do músculo detrusor da bexiga e o relaxamento do trígono vesical evocado por esta medicação auxiliam a micção nos casos de bexiga atônica no pós-parto e na retenção urinária não obstrutiva pós-operatória. Sua administração deve ser apenas oral ou subcutânea.[64]

A **pilocarpina** é um alcaloide composto por uma amina terciária, estável à ação da acetilcolinesterase, capaz de atravessar a membrana conjuntival. Possui atividade muscarínica, e sua ação é menos potente que a da acetilcolina. Utilizada apenas na oftalmologia, produz contração do músculo ciliar e tem ação na malha trabecular do canal de Schlemm. Pelo fato de reduzir a pressão intraocular, é empregada no tratamento do glaucoma e, ainda que de uso exclusivamente tópico (conjuntival), sua absorção sistêmica pode produzir confusão e outros efeitos adversos como salivação e sudorese, sobretudo em idosos.[64]

A **nicotina** é o protótipo de agonista nicotínico ganglionar e atua como agonista nos receptores neuronais em baixas doses e antagonista em altas doses. As ações nos gânglios vagais cardíacos, que levaria à bradicardia, são, em geral, sobrepostas pela estimulação simpática no coração e nos vasos sanguíneos, causando, respectivamente, taquicardia e vasoconstrição. Apesar de aumentar a ventilação em baixas doses, pode causar redução da atividade muscular por ação na medula espinhal e na placa motora em doses maiores. A única utilidade terapêutica da nicotina é no tratamento da abstinência da interrupção do tabagismo em apresentação de adesivos transdérmicos e gomas de mascar.[64]

## Agonistas colinérgicos de ação indireta

Essa classe de medicações se divide entre os agentes que causam inibição reversível ou irreversível da principal enzima responsável pelo término do efeito colinérgico na fenda sináptica.

A **neostigmina** é um derivado trimetilbenzamínico polar que inibe reversivelmente a enzima acetilcolinesterase (a duração de ação é de 2-4 horas) disponível em apresentação parenteral. Seu emprego sistêmico leva a um aumento da concentração de acetilcolina na fenda sináptica e placa motora. Sua principal utilização na anestesiologia é como reversor dos bloqueadores neuromusculares adespolarizantes, sendo empregada também no tratamento da atonia do intestino e da bexiga e na miastenia grave. Como efeitos adversos, pode provocar bradicardia, salivação e estimulação gastrintestinal.[64]

A **piridostigmina** é um derivado metilpiridínico que age como inibidor reversível da acetilcolinesterase com duração de 3 a 6 horas. É utilizada preferencialmente no tratamento farmacológico da miastenia grave em razão da sua boa biodisponibilidade oral, meia-vida mais prolongada e baixa taxa de passagem pela barreira hematencefálica. Seus efeitos adversos são semelhantes aos da neostigmina.[64]

A **fisostigmina** é um alcaloide que bloqueia de modo reversível a acetilcolinesterase, potencializando a atividade colinérgica em todo o organismo. Pelo fato de ser apolar, atravessa a barreira hematencefálica exercendo efeitos no SNC. A sua utilização é, portanto, reservada ao tratamento da intoxicação neurológica da superdosagem de medicações com atividade anticolinérgica (atropina, escopolamina, fenotiazínicos e antidepressivos tricíclicos) e na síndrome colinérgica central.[65] A sua administração convencional é por via venosa ou intramuscular.

O **edrofônio** é uma amina quaternária cujos efeitos farmacológicos são semelhantes aos da neostigmina. Como tem uma duração de ação de apenas 10 a 20 minutos, é usado por via venosa para fins diagnósticos da miastenia grave. O excesso pode causar uma crise colinérgica.[64]

Atualmente, alguns inibidores da enzima acetilcolinesterase de ação no SNC têm sido utilizados no tratamento da doença de Alzheimer, no intuito de melhorar a transmissão colinérgica no neocórtex. Quatro medicações têm sido empregadas até o momento: **tacrina**, **donepezila**, **galantamina** e **rivastigmina**.[66]

Os agentes colinérgicos indiretos irreversíveis correspondem aos compostos organofosforados sintéticos e carbamatos que possuem a capacidade de inibir a acetilcolinesterase por um longo período de tempo.[66] Causam uma elevação sustentada nas concentrações de acetilcolina em todos os locais onde ela é liberada, com os efeitos fisiológicos resultantes. Tais compostos foram desenvolvidos inicialmente com finalidade bélica e são bastante usados como inseticidas e pesticidas.[67] Os únicos fármacos deste grupo utilizados na prática clínica são o **isofluorato** e o **ecotiofato**, que são empregados unicamente por via tópica ocular no tratamento do glaucoma.[64]

# Fármacos parassimpatolíticos

## Antagonistas colinérgicos

Os antagonistas colinérgicos são fármacos que bloqueiam a ação da acetilcolina nos receptores colinérgicos, atenuando os efeitos fisiológicos da estimulação parassimpática. Em algumas situações, podem estimular, de forma indireta, o sistema nervoso simpático. Antagonistas colinérgicos comercialmente disponíveis são também chamados de espasmolíticos ou antiespasmódicos porque reduzem a atividade da musculatura lisa no trato gastrintestinal.

A **atropina** é um alcaloide natural extraído da *Atropa belladona* e usado na forma de sulfato. É um potente antagonista muscarínico competitivo de efeito reversível com ação central e periférica. A duração de sua ação clínica é de 4 horas quando utilizada por via sistêmica, porém, quando usada por via ocular, seu efeito local pode durar dias. Os principais sinais e sintomas associados ao uso da atropina são midríase, boca seca, aumento da frequência cardíaca, sedação e relaxamento da musculatura lisa do trato gastrintestinal, do trato urinário e da árvore brônquica. Seu uso clínico habitual consiste no tratamento de bradicardia, diarreia e espasmos de bexiga.[68] Na prática anestésica é frequentemente utilizada para contrapor os efeitos colinérgicos secundários de outros fármacos, como os inibidores da acetilcolinesterase e a succinilcolina, ou para contrabalançar a dominância parassimpática nos bloqueios do neuroeixo e outros eventos anestésicos. Na oftalmologia, tem sido substituída por outros midriáticos com duração de efeito menor e mais previsível.[68] O risco do uso em portadores de glaucoma de ângulo fechado deve ser considerado de acordo com o benefício esperado, já que anticolinérgicos podem desencadear um quadro agudo nesses indivíduos.[69] Em pacientes idosos, deve ser empregada com cautela pelo risco de retenção urinária, principalmente em homens com hiperplasia prostática.[70] O efeito inibidor da sudorese induzido pela atropina pode predispor os pacientes em extremos de faixa etária a aumento da temperatura corporal quando expostos a ambientes quentes.[9] Os sintomas de intoxicação do SNC na superdosagem são confusão, agitação, alucinação, delírio e coma.[65] Na intoxicação por organofosforados, a atropina é utilizada como antídoto aos efeitos parassimpatomiméticos induzidos pela inibição da acetilcolinesterase.

À semelhança da atropina, a **escopolamina**, ou **hioscina**, também é um alcaloide natural derivado da beladona. Por ter maior penetração na barreira hematencefálica, apresenta efeito mais pronunciado no SNC com duração mais prolongada e ação sobre a memória recente e nível de consciência, sendo utilizada para sedação e amnésia. Também é bastante usada como antiespasmódico e na prevenção de náuseas e vômitos de origem labiríntica. Pode ser administrada por via oral, parenteral e transdérmica.[68]

O **glicopirrolato** é um antagonista muscarínico utilizado como antiespasmódico em alguns distúrbios do trato gastrintestinal. Por não atravessar a barreira hematencefálica, não exerce efeitos significativos no SNC.[68] Seu uso em anestesia objetiva essencialmente à redução da salivação decorrente de alguns anestésicos com efeito modesto sobre a frequência cardíaca.

O **ipratrópio** é um derivado quaternário da atropina que não tem efeitos no SNC e é utilizado na forma de brometo de ipratrópio pela via inalatória, no tratamento de asma, bronquite e doença pulmonar obstrutiva crônica (DPOC). Os seus efeitos adversos sistêmicos são mínimos.[68]

## Referências


1. Neukirchen M, Kienbaum P. Sympathetic nervous system. Anesthesiology. 2008;109(6):1113-31.
2. Hall JE. The autonomic nervous system and the adrenal medulla. In: Hall JE, editor. Guyton and Hall textbook of medical physiology. 12th ed. Philadelphia: Saunders; 2011. p. 729-42.
3. Crossman AR. Overview of the nervous system. In: Standring S, editor. Gray`s anatomy :the anatomical basis of clinical practice. 40th ed. London: Churchill Livingstone; 2008. p. 225-36.
4. Florea VG, Cohn JN. The autonomic nervous system and heart failure. Circ Res. 2014;114(11):1815–26.
nomic nervous system and hypertension. Circ Res. 2014;114(11):1804–14.
6. Shen MJ, Zipes DP. Role of the autonomic nervous system in modulating cardiac arrhythmias. Circ Res. 2014;114(6):1004–21.
7. Patschan S, Scholze J. Obesity-related hypertension. Cardiol Rev. 2007;24(12):32–5.
8. Madias JE. Autonomic nervous system function in patients with Takotsubo syndrome. Am J Cardiol. 2016;117(7):1197.
9. Glick DB. The autonomic nervous system. In: Miller RD, Cohen NH, Eriksson LI, Fleisher LA, Wiener-Kronish JP, Young WL, editors. Miller`s anesthesia. 8th ed. Philadelphia: Elsevier; 2015. p. 346–86.
10. Grecu L. Autonomic nervous system: physiology and pharmacology. In: Barash PG, Cullen BF, Stoelting RK, Cahalan MK, Stock MC, Ortega R, editors. Clinical anesthesia. 7th ed. Philadelphia: Wolters Kluwer; 2013. p. 362–407.
11. Flood P, Shafer S. Neurophysiology. In: Flood P, Rathmell JP, Shafer S, editors. Pharmacology and physiology in anesthetic practice. 5th ed. Philadelphia: Wolters Kluwer; 2015. p. 45–97.
12. Crossman AR. Brain stem. In: Standring S, editor. Gray`s anatomy: the anatomical basis of clinical practice. 40th ed. London: Churchill Livingstone; 2008. p. 275–96.
13. Crossman AR. Diencephalon. In: Standring S, editor. Gray`s anatomy: the anatomical basis of clinical practice. 40th ed. London: Churchill Livingstone; 2008. p. 311–24.
14. Overgaard CB, Dzavik V. Inotropes and vasopressors: review of physiology and clinical use in cardiovascular disease. Circulation. 2008;118(10):1047–56.
15. Eisenhofer G, Kopin IJ, Goldstein DS. Catecholamine metabolism: a contemporary view with implications for physiology and medicine. Pharmacol Rev. 2004;56(3):331–49.
16. Albuquerque EX, Pereira EFR, Alkondon M, Rogers SW. Mammalian nicotinic acetylcholine receptors: from structure to function. Physiol Rev. 2009;89(1):73–120.
17. Skok VI. Nicotinic acetylcholine receptors in autonomic ganglia. Aut Neurosci. 2002;97(1):1–11.
18. Caulfield MP, Birdsall NJ. International Union of Pharmacology XVII. Classification of muscarinic acetylcholine receptors. Pharmacol Rev. 1998;50(2):279–90.
19. Strosberg AD. Structure, function, and regulation of adrenergic receptors. Protein Sci. 1993;2(8):1198–209.
20. VanPutte C, Regan J, Russo A. Anatomia e fisiologia de Seeley. 10. ed. Porto Alegre: AMGH; 2016.
21. Wachter SB, Gilbert EM. Beta-adrenergic receptors, from their discovery and characterization through their manipulation to beneficial clinical application. Cardiology. 2012;122(2):104–12.
22. Misu Y, Kubo T. Presynaptic beta-adrenoceptors. Med Res Rev. 1986;6(2):197–225.
23. Myslivecek J, Trojan S. Regulation of adrenoceptors and muscarinic receptors in the heart. Gen Physiol Biophys. 2003;22(1):3–14.
24. Missale C, Nash SR, Robinson SW, Jaber M, Caron MG. Dopamine receptors: from structure to function. Physiol Rev. 1998;78(1):189–225.
25. Ewing D, Martyn C, Young R, Clarke B. The value of cardiovascular autonomic function tests: 10 years experience in Diabetes. Diabetes Care. 1985;8(5):491–8.
26. Low PA, Tomalia VA, Park K-J. Autonomic function tests: some clinical applications. J Clin Neurol. 2013;9(1):1–8.
27. Kee S, Bulte C, Boer C, Bouwman R. Reproducibility of non-standardised autonomic function testing in the pre-operative assessment screening clinic. Anaesthesia. 2011;66(1):10–4.
28. Hotta H, Uchida S. Aging of the autonomic nervous system and possible improvements in autonomic activity using somatic afferent stimulation. Geriatr Gerontol Int. 2010;10(s1):S127–36.
29. Allan LM, Ballard CG, Murray A, Davidson AW, McKeith IG, Kenny RA. Autonomic dysfunction in dementia. J Neurol Neurosurg Psychiatry. 2007;78(7):671–7.
30. Dooney N, Dagal A. Anesthetic considerations in acute spinal cord trauma. Int J Crit Illn Inj Sci. 2011;1(1):36–43.
31. Hambly PR, Martin B. Anaesthesia for chronic spinal cord lesions. Anaesthesia. 1998;53(3):273–89.
32. Biaggioni I, Robertson D. Adrenoceptor agonists and sympathomimetic drugs. In: Katzung BD, Trevor AJ, editors. Basic and clinical pharmacology. 13th ed. New York: McGraw-Hill; 2015. p. 133–51.
33. Singh K, Xiao L, Remondino A, Sawyer DB, Colucci WS. Adrenergic regulation of cardiac myocyte apoptosis. J Cell Physiol. 2001;189(3):257–65.
34. Zhang X, Szeto C, Gao E, Tang M, Jin J, Fu Q, et al. Cardiotoxic and cardioprotective features of chronic β-adrenergic signaling. Circ Res. 2013;112(3):498–509.
35. Denton MD, Chertow GM, Brady HR. "Renal-dose" dopamine for the treatment of acute renal failure: scientific rationale, experimental studies and clinical trials. Kidney Int. 1996;50(1):4–14.
36. Bellomo R, Chapman M, Finfer S, Hickling K, Myburgh J. Low-dose dopamine in patients with early renal dysfunction: a placebo-controlled randomised trial. Australian and New Zealand Intensive Care Society (ANZICS) Clinical Trials Group. Lancet. 2000;356(9248):2139–43.
37. Nag DS, Samaddar DP, Chatterjee A, Kumar H, Dembla A. Vasopressors in obstetric anesthesia: A current perspective. World J Clin cases. 2015;3(1):58–64.
38. Fraunfelder FT, Scafidi AF. Possible adverse effects from topical ocular 10% phenylephrine. Am J Ophthalmol. 1978;85(4):447–53.
39. Groudine SB, Hollinger I, Jones J, DeBouno BA, Fisher DM. New York State guidelines on the topical use of phenylephrine in the operating room. Anesthesiology. 2000;92(3):859–64.
40. Coleman AJ, Leary WP, Asmal AC. The cardiovascular effects of etilefrine. Eur J ClinPharmacol. 1975;8(1):41–5.
41. Blake K. Review of guidelines and the literature in the treatment of acute bronchospasm in asthma. Pharmacotherapy. 2006;26(9 Pt 2):148S-55S.
42. Pleasants RA. Review of guidelines and the literature in the treatment of acute bronchospasm in chronic obstructive pulmonary disease. Pharmacotherapy. 2006;26(9 Pt 2):156S – 63S.
43. Di Renzo GC, Roura LC, Facchinetti F, Antsaklis A, Breborowicz G, Gratacos E, et al. Guidelines for the management of spontaneous preterm labor: identification of spontaneous preterm labor, diagnosis of preterm premature rupture of membranes, and preventive tools for preterm birth. J Matern Fetal Neonatal Med. 2011;24(5):659–67.
44. Robertson D, Biaggioni I. Adrenoceptor antagonist drugs. In: Katzung BD, Trevor AJ, editors. Basic and clinical pharmacology. 13th ed. New York: McGraw-Hill; 2015. p. 152–68.
45. Heran BS, Galm BP, Wright JM. Blood pressure lowering efficacy of alpha blockers for primary hypertension. Cochrane Database Syst Rev. 2012;(8):CD004643.
46. van der Zee PA, de Boer A. Pheochromocytoma: a review on preoperative treatment with phenoxybenzamine or doxazosin. Neth J Med. 2014;72(4):190–201.
47. Zhu Y, He H, Su T, Wu Y, Wang W, Zhao J, et al. Selective α1-adrenoceptor antagonist (controlled release tablets) in preoperative management of pheochromocytoma. Endocrine. 2010;38(2):254–9.
48. Slama M, Modeliar SS. Hypertension in the intensive care unit. Curr Opin Cardiol. 2006;21(4):279–87.
49. Baumhäkel M, Böhm M. Recent achievements in the management of Raynaud's phenomenon. Vasc Heal Risk Manag. 2010;6:207–14.
50. Lepor H. The evolution of alpha-blockers for the treatment of benign prostatic hyperplasia. Rev Urol. 2006;8 Suppl 4(Suppl 4):S3–9.
51. Benowitz NL. Antihypertensive agents. In: Katzung BD, Trevor AJ, editors. Basic and clinical pharmacology. 13th ed. New York: McGraw Hill; 2015. p. 169–90.
52. Redmond DE. Clonidine and the primate locus coeruleus: evidence suggesting anxiolytic and anti-withdrawal effects. Prog Clin Biol Res. 1981;71:147–63.
53. Gertler R, Brown HC, Mitchell DH, Silvius EN. Dexmedetomidine: a novel sedative-analgesic agent. Proc (Bayl Univ Med Cent). 2001;14(1):13–21.
54. Paris A, Tonner PH. Dexmedetomidine in anaesthesia. Curr Opin Anaesthesiol. 2005;18(4):412–8.
55. Neil MJ. Clonidine: clinical pharmacology and therapeutic use in pain management. Curr Clin Pharmacol. 2011;6(4):280–7.
56. Carollo DS, Nossaman BD, Ramadhyani U. Dexmedetomidine: a review of clinical applications. Curr Opin Anaesthesiol. 2008;21(4):457–61.
57. Chalikonda SA. Alpha2-adrenergic agonists and their role in the prevention of perioperative adverse cardiac events. AANA J. 2009;77(2):103–8.
58. Farag E, Argalious M, Abd-Elsayed A, Ebrahim Z, Doyle DJ. The use of dexmedetomidine in anesthesia and intensive care: a review. Curr Pharm Des. 2012;18(38):6257–65.
59. Farag E, Argalious M, Sessler DI, Kurz A, Ebrahim ZY, Schubert A. Use of α(2)-agonists in neuroanesthesia: an overview. Ochsner J. 2011;11(1):57–69.
60. Mantz J, Josserand J, Hamada S. Dexmedetomidine: new insights. Eur J Anaesthesiol. 2011;28(1):3–6.
61. Devereaux PJ, Sessler DI, Leslie K, Kurz A, Mrkobrada M, Alonso-Coello P, et al. Clonidine in patients undergoing noncardiac surgery. N Engl J Med. 2014;370(16):1494-503.
62. Garza I, Swanson JW. Prophylaxis of migraine. Neuropsychiatr Dis Treat. 2006;2(3):281–91.
63. Carroll R, Matfin G. Endocrine and metabolic emergencies: thyroid storm. Ther Adv Endocrinol Metab. 2010;1(3):139–45.
64. Pappano AJ. Cholinoceptor-activating & cholinesterase-inhibiting drugs. In: Katzung BD, Trevor AJ, editors. Basic and clinical pharmacology. 13th ed. New York: McGraw-Hill; 2015. p. 105–20.
65. Dawson AH, Buckley NA. Pharmacological management of anticholinergic delirium – theory, evidence and practice. Br J Clin Pharmacol. 2016;81(3):516–24.
66. Colović MB, Krstić DZ, Lazarević-Pašti TD, Bondžić AM, Vasić VM. Acetylcholinesterase inhibitors: pharmacology and toxicology. Curr Neuropharmacol. 2013;11(3):315–35.
67. Moretto A. Experimental and clinical toxicology of anticholinesterase agents. Toxicol Lett. 1998;102:509–13.
68. Pappano AJ. Cholinoceptor-blocking drugs. In: Katzung BG, Trevor AJ, editors. Basic and clinical pharmacology. 13th ed. New York: McGraw-Hill; 2015. p. 121–32.
69. Lachkar Y, Bouassida W. Drug-induced acute angle closure glaucoma. Curr Opin Ophthalmol. 2007;18(2):129–33.
70. Darrah DM, Griebling TL. Postoperative urinary retention. Anesthesiol Clin. 2009;27(3):465–84.


## Questões de Provas do TSA

**20.1 (TSA/2014)** Qual neurotransmissor é responsável pela ativação dos receptores pós-ganglionares das glândulas sudoríparas no sistema nervoso autônomo simpático?

**A.** Adrenalina.

**B.** Serotonina.

**C.** Acetilcolina.

**D.** Noradrenalina.

**20.2 (TSA/2015)** Homem de 58 anos, 62 kg e 1,58 m, é submetido à colectomia total sob anestesia geral balanceada. Não apresenta comorbidades. A glicemia capilar pré-operatória era de 103 mg·dL$^{-1}$ e, ao final das 3 horas de cirurgia, foi de 188 mg·dL$^{-1}$. O mecanismo que explica essa elevação da glicemia transoperatória é:

**A.** Ativação adrenérgica da glicólise.

**B.** Conversão de ácidos graxos em glicose.

**C.** Bloqueio dos receptores α2 adrenérgicos.

**D.** Estimulação dos receptores β2 adrenérgicos.

**20.3 (TSA/2014)** O receptor adrenérgico pré-sináptico responsável pelo relaxamento da musculatura lisa vascular periférica é:

**A.** DA1.

**B.** Alfa 1.

**C.** Alfa 2.

**D.** Beta 2.

**20.4 (TSA/2015)** A atividade colinérgica resulta em relaxamento do(a):

**A.** Músculo esfincter anal.

**B.** Musculatura ciliar da íris.

**C.** Musculatura lisa brônquica.

**D.** Músculo detrusor da bexiga.

**20.5 (TSA/2016)** Dentre os efeitos farmacológicos da acetilcolina está o(a):

**A.** Resposta endotelial vasodilatadora.

**B.** Relaxamento da musculatura lisa da íris.

**C.** Relaxamento da musculatura lisa brônquica.

**D.** Diminuição da pressão do esfincter esofágico inferior.

# 21. FISIOLOGIA E FARMACOLOGIA CARDIOVASCULAR

Ricardo Carvalhaes
Carlos Eduardo Lichtenberger
Walter Masaru Yoshimoto

## Fisiologia cardiovascular

O sistema cardiovascular desenvolveu-se para fornecer, de forma adequada, fluxo sanguíneo para a manutenção da perfusão sistêmica e atender a demanda metabólica tecidual. Apresenta-se como uma rede de transporte de sangue contendo nutrientes, oxigênio ($O_2$) e substâncias residuais das células. O aparelho cardiovascular está organizado morfológica e funcionalmente para:

- Manter a diferença de pressão interna ao longo do circuito.
- Conduzir e distribuir de forma contínua o volume sanguíneo aos órgãos e tecidos.
- Promover as trocas gasosas (oxigênio e dióxido de carbono), de nutrientes e substâncias entre o compartimento vascular e tecidual.
- Garantir o retorno venoso ao coração.

O sistema cardiovascular é formado pelo coração, pelo sistema vascular arterial, venoso e linfático, e pela microcirculação. O conjunto dos sistemas vasculares distribuídos em todas as estruturas do organismo é denominado circulação sistêmica. A grande circulação (sistêmica) conduz sangue arterial oxigenado do ventrículo esquerdo para os tecidos e conduz sangue venoso desoxigenado e rico em dióxido de carbono para o coração direito.

Já os sistemas arterial e venoso pulmonar constituem a pequena circulação (pulmonar). A circulação pulmonar conduz sangue venoso, pobre em oxigênio e rico em dióxido de carbono, a partir do lado direito do coração até os pulmões e faz retornar sangue arterial rico em oxigênio para o lado esquerdo cardíaco **(FIG. 21.1)**.

## Coração

A função básica do coração é impulsionar o sangue aos órgãos periféricos, de modo semelhante a uma bomba hidráulica. Os átrios e os ventrículos funcionam como uma bomba em série, sendo que o átrio e o ventrículo direito impulsionam sangue para os pulmões, e o átrio e o ventrículo esquerdo, para os tecidos. Para que a impulsão do sangue ocorra, é necessário que haja contração atrial e ventricular.

O coração **(FIG. 21.2)** é um órgão relativamente móvel no interior da cavidade torácica. Encontra-se fixo ao mediastino pela inserção das veias pulmonares no átrio esquerdo, sendo envolvido pelo pericárdio, que limita, em parte, a amplitude de sua movimentação. Essas características anatômicas garantem certo grau de mobilidade no interior da caixa torácica, mobilidade que é assegurada pela conformação anatômica da massa muscular ventricular.

O coração é composto por quatro câmaras e divide-se em dois lados, direito e esquerdo, e nas cavidades atriais e ventriculares. Os átrios recebem o sangue que flui das veias e constituem câmaras receptoras ou de acesso aos ventrículos. Os átrios também bombeiam fracamente o sangue para auxiliar o enchimento ventricular. O átrio direito recebe as veias cavas superior e inferior que trazem o sangue venoso ao coração. O átrio esquerdo recebe as veias pulmonares que trazem sangue oxigenado dos pulmões.

Os ventrículos são as grandes cavidades de propulsão para envio de sangue à circulação pulmonar (ventrículo direito) e sistêmica (ventrículo esquerdo). O ventrículo esquerdo apresenta formato cônico e tem a missão de gerar maior pressão que o direito, sendo, portanto, dotado de parede muscular mais espessa. As quatro câmaras cardíacas separam-se entre si, duas a duas, por paredes comuns, chamadas septos. O septo interatrial separa o átrio direito do esquerdo, e o septo interventricular separa o ventrículo direito do esquerdo.

O coração direito compreende as veias cavas, o átrio direito, a valva tricúspide, o ventrículo direito, a valva pulmonar e a artéria pulmonar. Integra ainda o coração direito, o seio

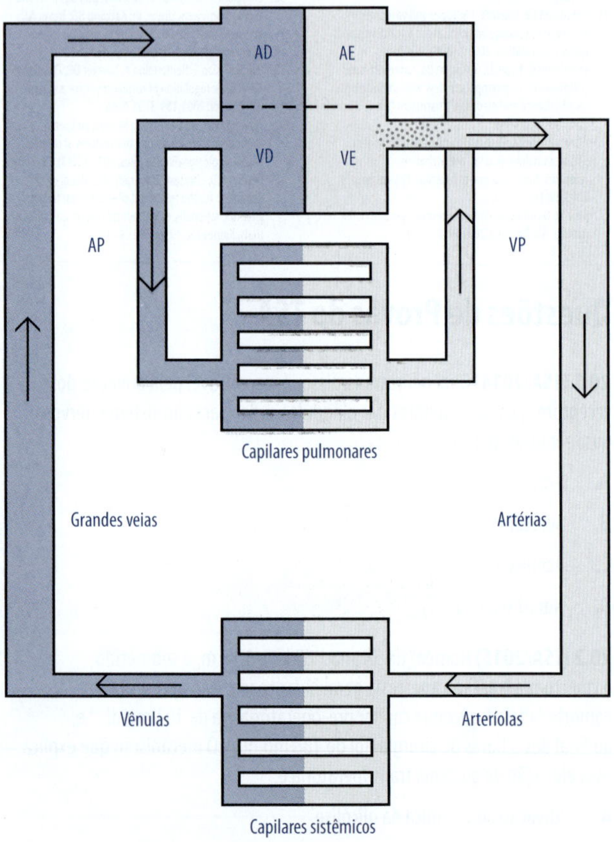


**FIGURA 21.1** Circulação sistêmica e pulmonar.
AD, átrio direito; AE, átrio esquerdo; AP, artéria pulmonar; VD, ventrículo direito; VE, ventrículo esquerdo; VPs, veias pulmonares.

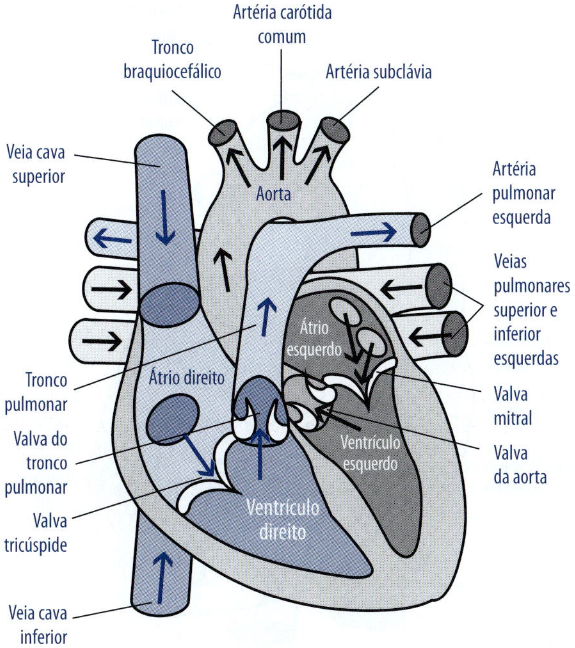


**FIGURA 21.2** Anatomia cardíaca.

coronário, que se localiza na base do átrio direito, próximo à entrada da veia cava inferior, por onde deságua a circulação venosa do sistema de irrigação do próprio coração. O coração esquerdo compreende as veias pulmonares, o átrio esquerdo, a valva mitral, o ventrículo esquerdo, a valva aórtica e a aorta.

A função das valvas é direcionar o trajeto do sangue no interior das cavidades do coração e destas para as grandes artérias. As quatro valvas asseguram a direção única do fluxo dos átrios para os ventrículos (valvas atrioventriculares tricúspide e mitral) e, a seguir, para as circulações arteriais (valvas semilunares pulmonar e aórtica).

O coração, no interior do mediastino, está protegido por uma membrana fibrosa, formada por duas camadas ou folhetos, o pericárdio (FIG. 21.3). O folheto visceral do pericárdio adere intimamente ao coração e reveste toda a sua superfície. O outro folheto é o pericárdio parietal, que adere às estruturas que circundam o coração, constituindo um saco fibroso, o saco pericárdico, que, na realidade, contém o coração. O saco pericárdico contém um pequeno volume de líquido que lubrifica os seus folhetos.

A parede do coração é formada por três camadas (VER FIG. 21.3): epicárdio, miocárdio e endocárdio. O epicárdio, já descrito como a lâmina fibrosa de revestimento, é a camada mais externa ou superficial do coração. O endocárdio é a camada de revestimento interno do coração, constituída por tecido mais liso e elástico, denominado tecido endotelial, que também recobre as valvas e se continua com o revestimento endotelial dos vasos sanguíneos. O miocárdio é composto por células musculares que podem sofrer contração espontânea e também por células marca-passo e de condução dotadas de funções especializadas.

A nutrição do coração e o fornecimento do oxigênio e dos substratos para a produção da energia necessária ao seu funcionamento provêm das artérias coronárias direita e esquerda, cujos ramos se distribuem por todo o miocárdio, constituindo um sistema próprio de irrigação. O consumo de oxigênio do miocárdio é mais elevado que o dos músculos esqueléticos (no miocárdio são extraídos 65% do oxigênio arterial; nos músculos esqueléticos, 25%). Assim, qualquer aumento na demanda metabólica do miocárdio deve ser compensado por uma elevação do fluxo sanguíneo coronariano. Essa resposta é local, mediada por alterações do tônus da artéria coronária, com apenas uma pequena participação do sistema nervoso autônomo.[1]

## Anatomia da circulação coronariana

Na raiz da aorta, acima da cúspide direita da valva aórtica, encontra-se a origem da artéria coronária direita (ACD). A ACD corre anteriormente alcançando o sulco atrioventricular.

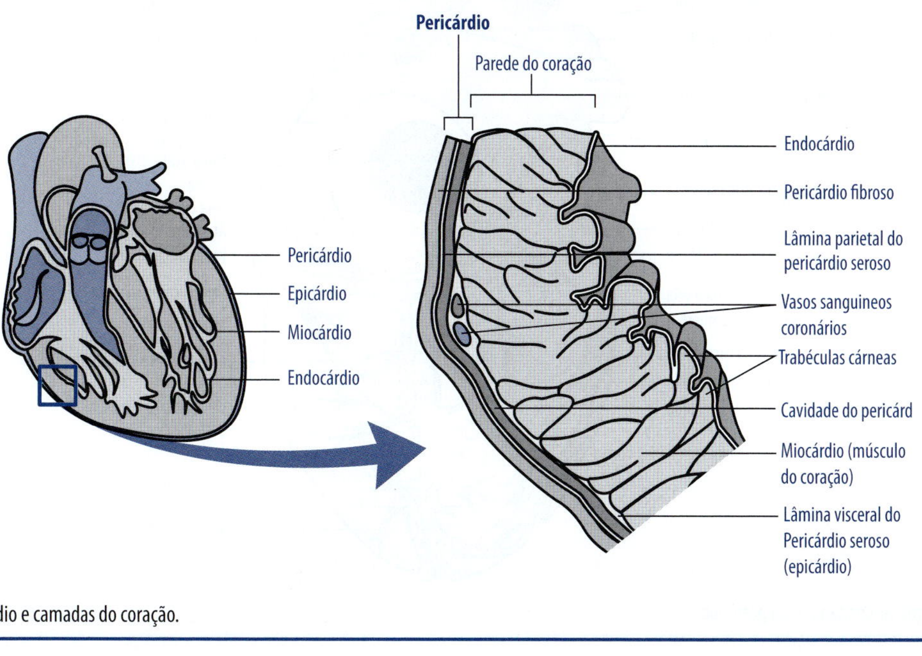


**FIGURA 21.3** Pericárdio e camadas do coração.

Seguindo o sulco atrioventricular, curva-se posteriormente, estendendo-se pelo sulco interventricular posterior. Nesse trajeto, lança ramos para a parede livre do ventrículo direito, chamados de ramos marginais direitos (RMDs). Em cerca de 80% dos casos, dá origem à artéria descendente posterior (ADP), que corre pelo sulco interventricular posterior em sentido do ápice cardíaco. A ACD irriga, em 60% dos casos, o nó sinoatrial (SA) e, em 85% dos casos, o nó atrioventricular (AV). A ADP é responsável pela irrigação do terço inferior do septo interventricular (FIG. 21.4).

Os anatomistas consideram a ACD dominante quando esta cruza a cruz posterior do coração (junção do sulco atrioventricular com o interventricular posterior) e continua pelo sulco atrioventricular, apesar da origem da ADP. O conceito de dominância dos hemodinamicistas é diferente; eles consideram dominante a artéria que dá origem à ADP.

A artéria coronária esquerda (ACE) nasce acima da cúspide esquerda da valva aórtica, corre anteriormente e para a esquerda dividindo o espaço com a raiz da aorta e o tronco da artéria pulmonar. A seguir, divide-se em dois ramos importantes, a artéria descendente anterior (ADA) e a artéria circunflexa (ACx). A ADA ganha o sulco interventricular anterior em sentido do ápice cardíaco, podendo, em alguns casos, chegar ao sulco interventricular posterior. A ADA, em seu trajeto, lança ramos para a parede livre do ventrículo esquerdo anterior, chamados de ramos diagonais (RDs), e para o septo interventricular, chamados de ramos septais (RS).

A ACx corre pelo sulco atrioventricular à esquerda para a cruz do coração. Em 20% dos casos, origina a ADP. Ramos da ACx são lançados para a parede livre do ventrículo esquerdo lateral, chamados de ramos marginais esquerdos (RME) (FIG. 21.5).

A ACE irriga, em 40% dos casos, o nó SA e, em 15%, o nó AV. As artérias epicárdicas penetram no miocárdio irrigando o terço externo da massa muscular, e mais profundamente fazem anastomose com o plexo vascular subendocárdico. A circulação colateral é pobre ao nível subendocárdico, sendo mais evidente nas artérias epicárdicas. A doença aterosclerótica coronariana afeta quase exclusivamente as artérias epicárdicas. A drenagem venosa é feita em 96% pelo seio venoso coronariano e 4% diretamente na cavidade ventricular pelas veias de Tebésio.[1,2]

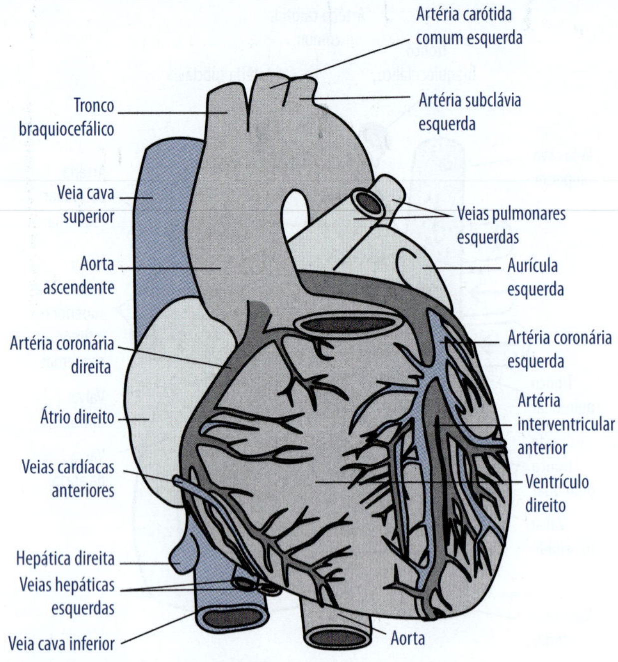


**FIGURA 21.4** Circulação coronariana, vista anterior.

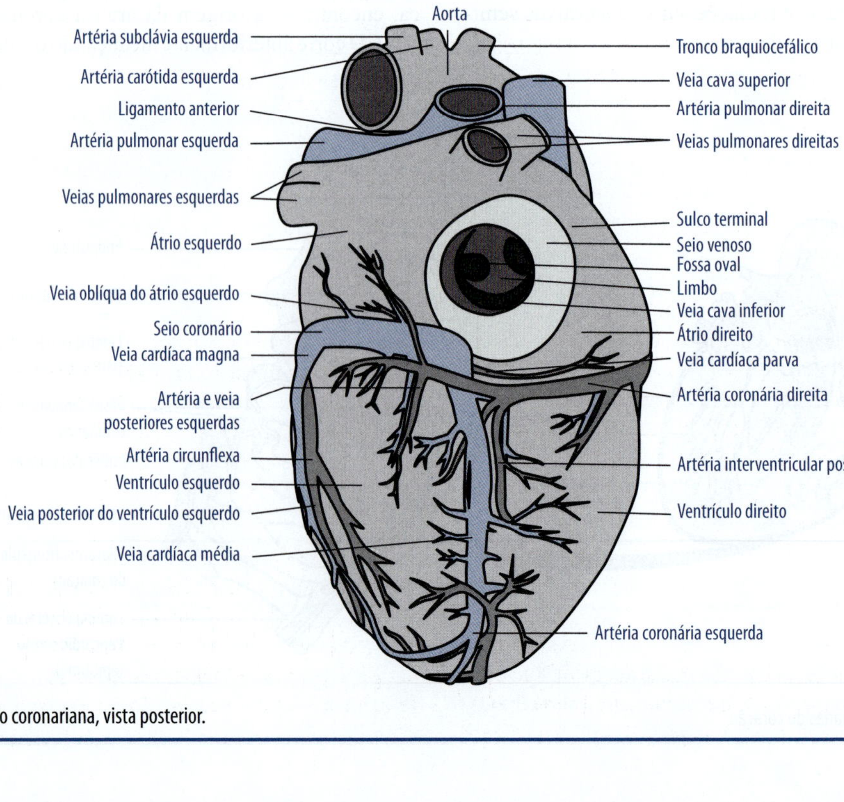


**FIGURA 21.5** Circulação coronariana, vista posterior.

**Fase 0: despolarização rápida**
- Deflexão ascendente/elevação do potencial da membrana
- Aumento da condutância de $Na^+$ (canais rápidos)

**Fase 1: repolarização**
- Repolarização inicial
- Fechamento dos canais de $Na^+$
- Efluxo do $K^+$

**Fase 2: platô**
- Velocidade da repolarização se identifica
- Aumento da condutância do $Ca^{2+}$
- Efluxo do $K^+$

**Fase 3: repolarização final**
- Diminuição da condutância ao $Ca^{2+}$
- Aumento da condutância do $K^+$

**Fase 4: repouso**
- Antes da próxima repolarização
- Equilíbrio das correntes iônicas de influxo e efluxo

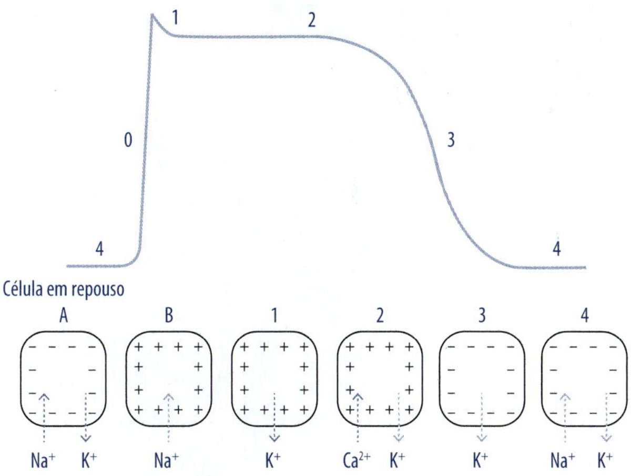


**FIGURA 21.6** Potencial de ação do coração.
*Fonte: Guyton e Hall,[4] Palomo,[5] e Smeltzer e Bare.[6]*

## Eletrofisiologia do coração

A base para a compreensão dos mecanismos arritmogênicos e da terapia farmacologicamente dirigida repousa no conhecimento básico da eletrofisiologia cardíaca normal. O típico potencial de ação das fibras cardíacas é, didaticamente, dividido em fases: despolarização rápida, repolarização rápida precoce, platô, repolarização rápida e despolarização diastólica espontânea (FIG. 21.6).

A contração do miocárdio resulta de uma alteração na voltagem, através da membrana celular (despolarização), que leva ao surgimento de um potencial de ação. A contração miocárdica em geral ocorre como resposta a essa despolarização (VER FIG. 21.6). Esse impulso elétrico inicia-se no nó SA, que é composto por uma coleção de células marca-passo, e está localizado na junção do átrio direito com a veia cava superior.

Tais células especializadas despolarizam-se espontaneamente, ocasionando uma onda de contração que se espalha nas paredes atriais. Após a contração atrial, o impulso sofre um retardo no nó AV, que está localizado na parede septal do átrio direito. Com o reinício do impulso elétrico, as fibras de His-Purkinje promovem a rápida condução do impulso por meio de suas ramificações direita e esquerda, ocasionando quase de modo simultâneo a despolarização de ambos os ventrículos em um tempo de aproximadamente 0,2 segundo após a chegada do impulso inicial no nó SA (FIG. 21.7).[3]

A despolarização da membrana celular miocárdica ocasiona grande elevação na concentração de cálcio no interior da célula, que, por sua vez, causa contração pela ligação temporária entre duas proteínas – actina e miosina. O potencial de ação cardíaco é mais prolongado que o do músculo esquelético, e, durante esse tempo, a célula miocárdica não responde a novos estímulos elétricos.

### Ciclo cardíaco

As relações entre os eventos elétricos e mecânicos do ciclo cardíaco estão resumidas na FIGURA 21.8. Existe um ciclo semelhante em ambos os lados do coração, mas as pressões do ventrículo direito e das artérias pulmonares são menores que as do ventrículo esquerdo e da aorta.

A contração e o relaxamento podem ser isométricos quando ocorrem alterações na pressão intraventricular sem modificação no comprimento das fibras musculares. O ciclo inicia-se no nó SA com uma despolarização que leva à contração atrial. Durante esse tempo, o fluxo sanguíneo no interior dos ventrículos é passivo, mas a contração atrial aumenta o seu enchimento em 20 a 30%. A sístole ventricular ocasiona o fechamento das valvas atrioventriculares (primeira bulha cardíaca), sendo que a contração é isométrica até que as pressões intraventriculares tornem-se suficientes para abrir as valvas pulmonar e aórtica, dando início à fase de ejeção.

O volume de sangue ejetado é conhecido como volume de ejeção. Ao final dessa fase, ocorre o relaxamento ventricular e o fechamento das valvas pulmonar e aórtica (segunda bulha cardíaca). Após o relaxamento isovolumétrico, as pressões ventriculares diminuem mais do que as pressões atriais. Isso leva à abertura das valvas atrioventriculares e ao início do enchimento ventricular diastólico. Todo o ciclo então se repete na sequência de outro impulso a partir do nó SA.

## Débito cardíaco

O débito cardíaco (DC) é o produto da frequência cardíaca (FC) pelo volume sistólico (VS). O VS ou volume de ejeção é o volume total de sangue ejetado pelo ventrículo durante uma sístole e é determinado por três fatores principais: pré-carga, pós-carga e contratilidade, considerados a seguir.

### Pré-carga

A pré-carga é o volume ventricular no final da diástole (FIG. 21.9). O aumento da pré-carga leva ao aumento do volume de ejeção. A pré-carga depende fundamentalmente do retorno do sangue venoso corporal ao ventrículo direito. Por sua vez, o retorno venoso é influenciado por alterações da postura, da pressão intratorácica, do volume sanguíneo e do equilíbrio entre constrição e dilatação no sistema venoso. A relação entre o volume

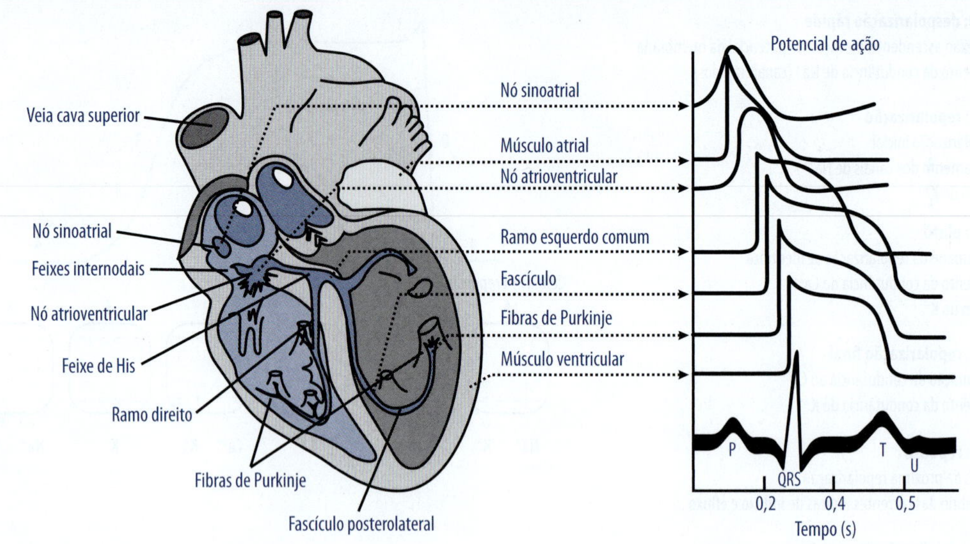


**FIGURA 21.7** Sistema de condução da atividade elétrica do coração.

diastólico final do ventrículo e o volume de ejeção é conhecida como Lei Cardíaca de Starling, que estabelece que o volume sistólico relaciona-se proporcionalmente ao comprimento da fibra muscular no início da contração (comprimento determinado pela pré-carga) **(FIG. 21.10)**.

## Pós-carga

A pós-carga é a resistência à ejeção (propulsão) ventricular ocasionada pela resistência ao fluxo sanguíneo na saída do ventrículo **(FIG. 21.11)**. É determinada sobretudo pela resistência vascular sistêmica. Essa é uma função do diâmetro das arteríolas e esfincteres pré-capilares e da viscosidade sanguínea. Quanto maior a contração dos esfincteres ou maior a viscosidade, mais elevada será a resistência e, consequentemente, a pós-carga. O grau de resistência vascular sistêmica é controlado pelo sistema simpático, que estabelece o tônus da musculatura da parede das arteríolas, regulando o seu diâmetro.

## Contratilidade

A contratilidade representa a capacidade de contração do miocárdio na ausência de quaisquer alterações na pré-carga ou pós-carga **(FIG. 21.12)**. A influência mais importante na contratilidade é do sistema nervoso simpático. Os receptores β-adrenérgicos são estimulados pela noradrenalina liberada pelas terminações nervosas, aumentando a contratilidade. Um efeito semelhante pode ser observado com adrenalina circulante e com substâncias

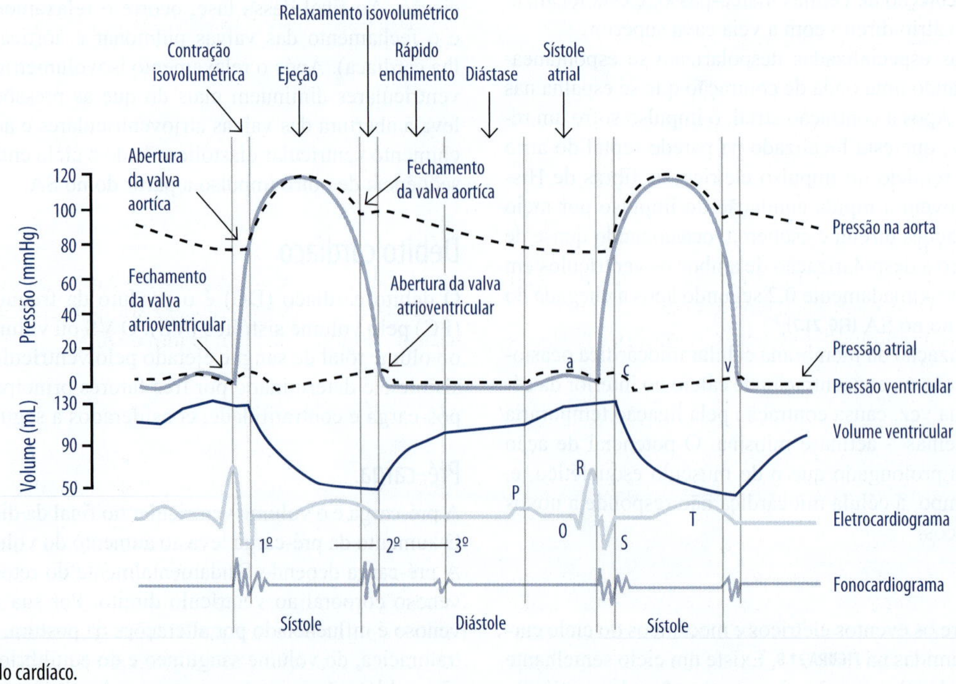


**FIGURA 21.8** Ciclo cardíaco.

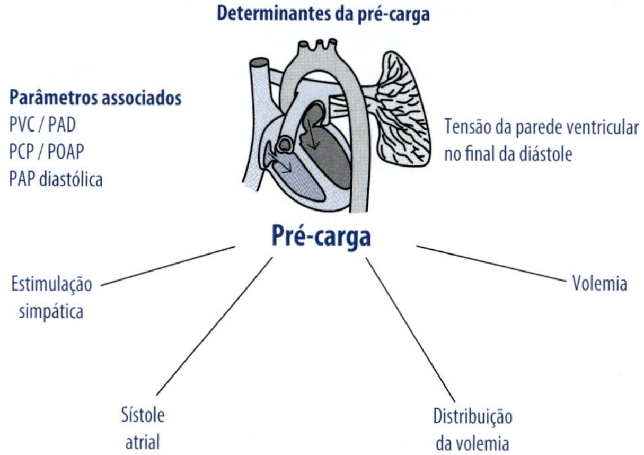


**FIGURA 21.9** Pré-carga.
PAD, pressão arterial diastólica; PAP, pressão da artéria pulmonar; PCP, pressão capilar pulmonar; POAP, pressão de oclusão da artéria pulmonar; PVC, pressão venosa central.

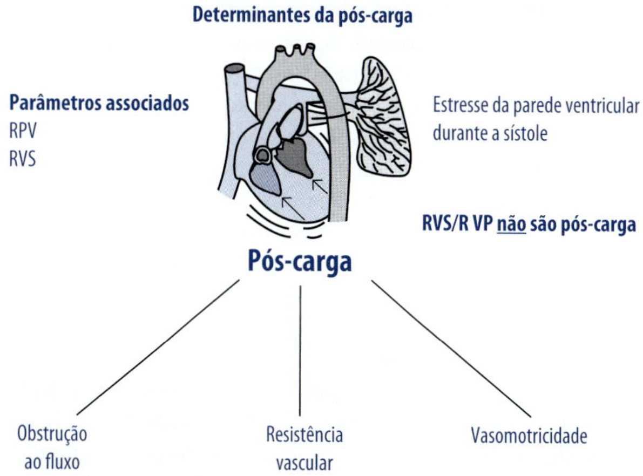


**FIGURA 21.11** Pós-carga.
RVP, resistência vascular pulmonar; RVS, resistência vascular sistêmica.

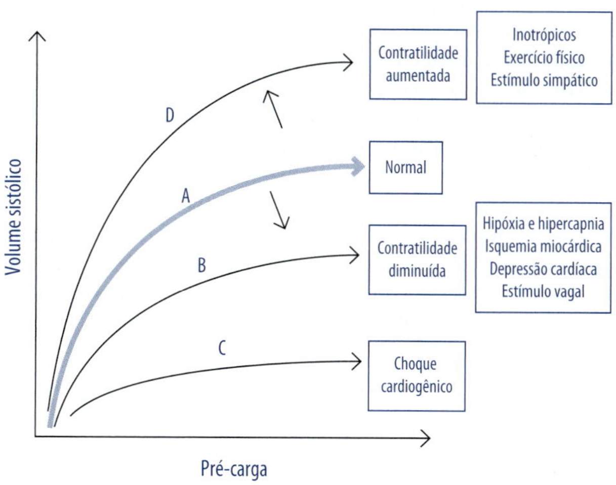


**FIGURA 21.10** Lei de Frank-Starling.

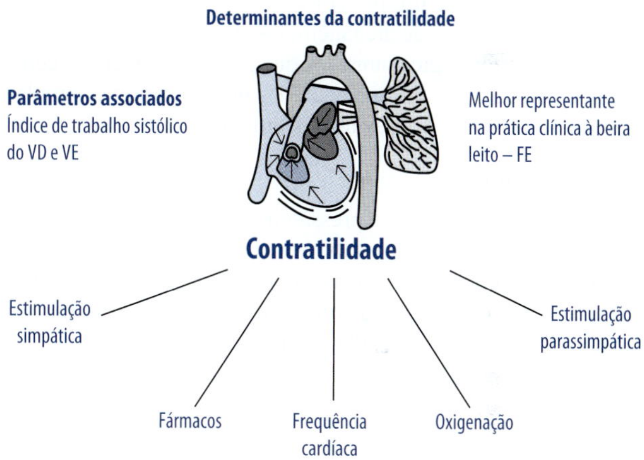


**FIGURA 21.12** Contratilidade.
FE, fração de ejeção; VD, ventrículo direito; VE, ventrículo esquerdo.

como dobutamina, digoxina e cálcio. A contratilidade é reduzida pela hipóxia, isquemia do miocárdio, doença do miocárdio e administração de β-bloqueadores ou agentes antiarrítmicos.

O fluxo sanguíneo para os tecidos é controlado de acordo com as necessidades dos tecidos. A quantidade de sangue bombeada pelo coração em um determinado período de tempo constitui o DC. O DC é controlado pela totalidade de fluxos locais dos tecidos. Em um indivíduo adulto normal, o DC oscila em torno de 5 litros por minuto.

O DC sofre alterações para adaptar-se às modificações das demandas metabólicas. O equilíbrio entre o DC e o retorno venoso pode ser observado durante o processo de resposta à atividade física. Quando o músculo é exercitado, os vasos sanguíneos sofrem dilatação devido ao aumento do metabolismo e incremento do fluxo sanguíneo. Isso promove elevações no retorno venoso e na pré-carga do ventrículo direito. Consequentemente, maior quantidade de sangue será liberada para o ventrículo esquerdo, elevando o DC. Haverá também estímulo à contratilidade e à frequência cardíaca devido ao aumento da atividade simpática associada à atividade física, elevando, como resultado, o DC para compensar as necessidades dos tecidos.

O inotropismo é a propriedade cardíaca relacionada à força de contração muscular, ou seja, o seu desempenho frente a uma mesma pré-carga e pós-carga. A estimulação simpática aumenta a força de contração do músculo cardíaco em razão da liberação de catecolaminas. Para uma mesma pré-carga, o aumento do inotropismo melhora o DC.[7]

## Circulação sistêmica

Os vasos sanguíneos sistêmicos dividem-se em artérias, arteríolas, capilares e veias. As artérias carregam sangue aos órgãos sob altas pressões, enquanto as arteríolas são vasos menores dotados de paredes musculares que permitem um controle direto do fluxo através de cada leito capilar. Os capilares são constituídos por uma camada única de células endoteliais cujas paredes delgadas permitem trocas de nutrientes entre o sangue e os tecidos. As veias promovem o retorno do sangue, a partir dos leitos capilares, até o coração e contêm cerca de 70% do volume sanguíneo circulante, contrastando com os 15% representados pelo sistema arterial. As veias atuam como reservatórios, e o tônus venoso é importante no processo de manutenção do retorno do sangue em direção ao coração (FIG. 21.13).

Os vasos linfáticos constituem, juntamente com os gânglios, o sistema linfático, que é um sistema acessório do sistema circulatório, através do qual circula a linfa, um líquido aquoso rico em proteínas e gorduras. Mais da metade da linfa do organismo se origina no fígado e nos intestinos, constituída de nutrientes absorvidos no processo da digestão. Os capilares linfáticos existem em todos os tecidos em proximidade aos capilares sanguíneos (FIG. 21.14).

A parede endotelial dos capilares linfáticos é altamente permeável às proteínas e a outras grandes moléculas, e o sistema recolhe do líquido intersticial as macromoléculas que não podem alcançar a rede capilar sanguínea. O sistema de vasos linfáticos se concentra no interior do tórax e, através do canal ou ducto torácico, desemboca no sistema venoso na junção das veias jugular e subclávia esquerdas, lançando a linfa no sangue venoso. A linfa incorpora-se à circulação sistêmica em fluxos aproximados de 125 mL por hora.

Além da função de drenagem, o sistema linfático faz parte do sistema imunológico, uma vez que grandes moléculas, células neoplásicas e até mesmo bactérias podem atingir a circulação linfática, sendo destruídas nos linfonodos.

## Fluxo sanguíneo

A relação entre o fluxo e a pressão motriz é dada pela fórmula de Hagen-Poiseuille, que estabelece que o fluxo laminar, no interior de um tubo, é diretamente proporcional à pressão motriz e à quarta potência do raio do tubo e inversamente proporcional ao comprimento e à viscosidade do fluido.

$$Q = \frac{\pi \times R^4 \times \Delta p}{8\eta \times L}$$

Em que:

**Q** é o fluxo volumétrico

**π** é o coeficiente matemático

**R** é o raio interno do tubo

**Δp** é a diferença de pressão entre o início e o fim do tubo

**η** é a viscosidade dinâmica do fluido

**L** é o comprimento do tubo

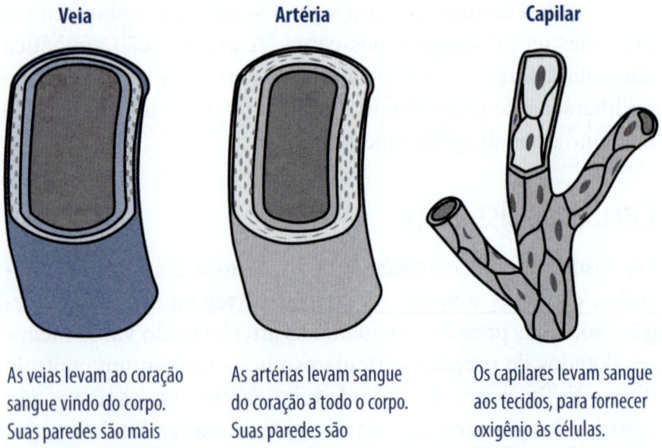


**FIGURA 21.13** Circulação sistêmica.

Nos vasos sanguíneos, o fluxo tem caráter pulsátil em vez de contínuo, e a viscosidade varia conforme a velocidade do fluxo. Assim, a fórmula não é estritamente aplicável, mas serve para ilustrar um ponto importante em que pequenas modificações no raio do vaso resultam em grandes alterações no fluxo. As alterações na velocidade do fluxo, tanto nas arteríolas como nos capilares, são devidas sobretudo a modificações do tônus e consequentemente da circunferência dos vasos, bem como a modificações na pressão motriz e na viscosidade do sangue. A pressão motriz é a diferença entre a pressão de entrada e a pressão de saída em um determinado segmento. Por exemplo, em um leito capilar, ela é a diferença entre a pressão arteriolar e a pressão venular. Nesse caso, ela costuma ser chamada de pressão de perfusão capilar (VER FIG. 21.13).

Os líquidos circulam no interior dos tubos em lâminas concêntricas, das quais as mais externas, em contato com a parede, progridem mais lentamente. Esse tipo de fluxo é conhecido como fluxo laminar (FIG. 21.15). A maior ou menor facilidade com que as lâminas de líquido se deslocam, umas em relação às outras, depende da viscosidade do líquido. A viscosidade é uma propriedade que depende da composição molecular dos líquidos. Um líquido de viscosidade baixa, como a água, se desloca mais facilmente em um tubo do que um líquido de maior viscosidade, como o óleo ou o sangue.

O controle do fluxo sanguíneo é realizado de três maneiras diferentes: em razão das necessidades locais dos tecidos, pelo sistema nervoso e por mecanismos humorais. O controle local está diretamente relacionado com o metabolismo dos tecidos. Assim, os músculos em repouso são pouco irrigados, enquanto os rins, o encéfalo e, em particular, a hipófise são extremamente vascularizados devido às necessidades metabólicas e funcionais desses órgãos e tecidos.

## Controle da circulação sistêmica

O tônus das arteríolas determina a velocidade do fluxo em direção aos leitos capilares. Uma série de fatores influencia o tônus arteriolar, incluindo o controle autônomo, hormônios circulantes, fatores próprios do endotélio e concentração local de metabólitos. O controle autônomo é amplamente dependente do sistema nervoso simpático que inerva todos os vasos à exceção dos capilares. As fibras simpáticas provêm dos segmentos torácico e lombar da medula espinhal, onde são controladas pelo centro vasomotor da medula, que, por sua vez, é dotado de zonas distintas de vasoconstrição e vasodilatação.

Embora exista uma descarga simpática basal adequada para a manutenção do tônus vascular, um aumento desse estímulo afeta alguns órgãos mais do que outros, priorizando a manutenção da perfusão em órgãos vitais. Com isso, ocorre uma distribuição do sangue a partir da pele, músculos e vísceras para o cérebro, coração e rins. A elevação da descarga simpática constitui-se em uma das respostas à hipovolemia, por exemplo, em casos de perdas sanguíneas graves com o propósito de proteger o suprimento sanguíneo dos órgãos-alvo. A influência simpática predominante é a vasoconstrição pelos receptores α-adrenérgicos.

O sistema simpático também pode ocasionar vasoconstrição por estimulação de receptores β-adrenérgicos e colinérgicos, mas apenas na musculatura esquelética. A elevação do fluxo sanguíneo que aporta ao músculo toma parte importante da reação de "combate ou fuga" quando há previsão de atividade física (exercício). Hormônios circulantes, como a adrenalina e

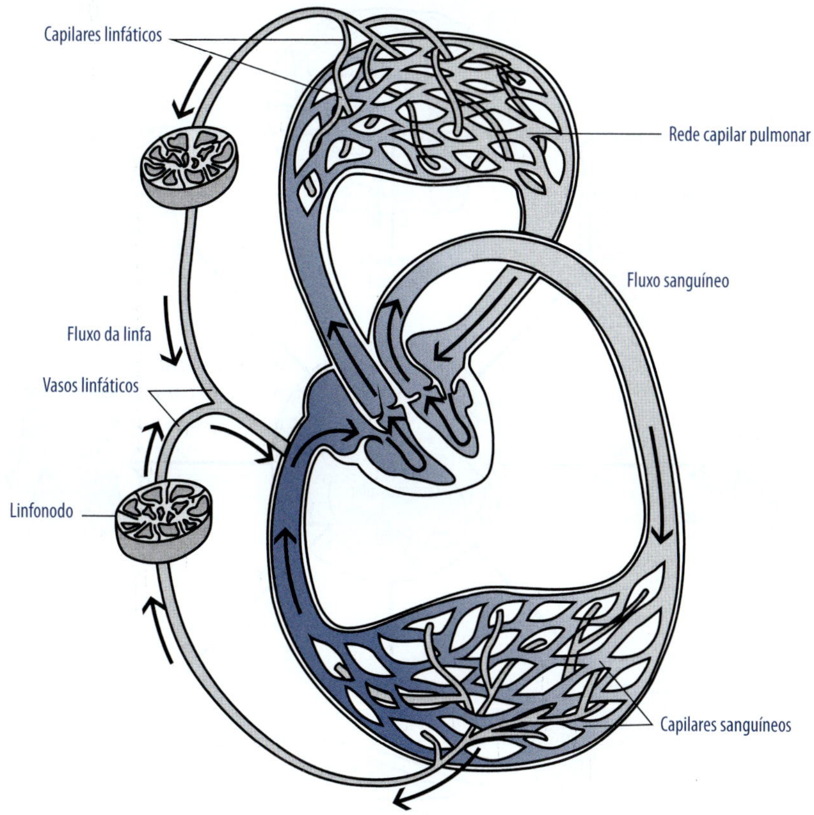


**FIGURA 21.14** Sistema linfático.

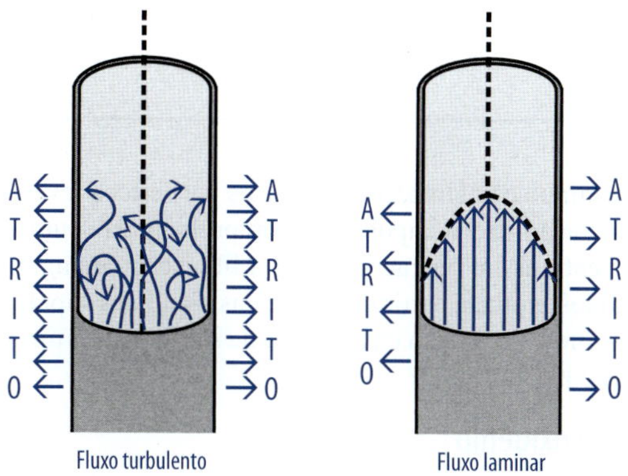


**FIGURA 21.15** Fluxo sanguíneo.

a angiotensina II, são potentes vasoconstritores, mas provavelmente ocasionam pouco efeito agudo no mecanismo de controle cardiovascular (**FIG. 21.16**). Por outro lado, fatores derivados do endotélio desempenham papel importante no controle local do fluxo sanguíneo. Tais substâncias podem tanto ser produzidas como modificadas no endotélio vascular e incluem a prostaciclina e o óxido nítrico, ambos potentes vasodilatadores. O acúmulo de metabólitos, como dióxido de carbono ($CO_2$), potássio ($K^+$), hidrogênio ($H^+$), adenosina e lactato, ocasiona vasodilatação.

A endotelina é liberada quando ocorre lesão do endotélio e causa vasoconstrição evitando o sangramento, principalmente nas artérias cerebrais, renais e coronárias. Alguns agentes são vasodilatadores como a bradicinina, a histamina e as prostaglandinas. A histamina, produzida nos mastócitos, é liberada quando ocorre lesão, inflamação ou reação alérgica.

Essa resposta constitui-se, provavelmente, em um importante mecanismo da autorregulação do fluxo sanguíneo nos diversos órgãos, processo em que o fluxo sanguíneo através de um órgão é controlado localmente permanecendo constante mesmo quando submetido a um amplo espectro de pressões de perfusão. A autorregulação desempenha papel importante sobretudo nas circulações cerebral e renal.[8]

## Controle da pressão arterial

A pressão arterial sistêmica é responsável pela manutenção da perfusão tecidual. A pressão arterial média (PAM) leva em consideração o fluxo sanguíneo pulsátil das artérias e constitui-se no melhor valor de medida para o grau da pressão de perfusão de um órgão. A PAM é definida por:

$$\text{PAM} = \frac{\text{PAS} + (2 \times \text{PAD})}{3}$$

ou

$$\text{PAM} = \text{PAD} + \frac{(\text{PAS} - \text{PAD})}{3}$$

em que **PAS** é a pressão arterial sistólica e **PAD** é a pressão arterial diastólica.

A PAM é o produto entre o DC e a resistência vascular sistêmica (RVS):

$$\text{PAM} = \text{DC} \times \text{RVS}$$

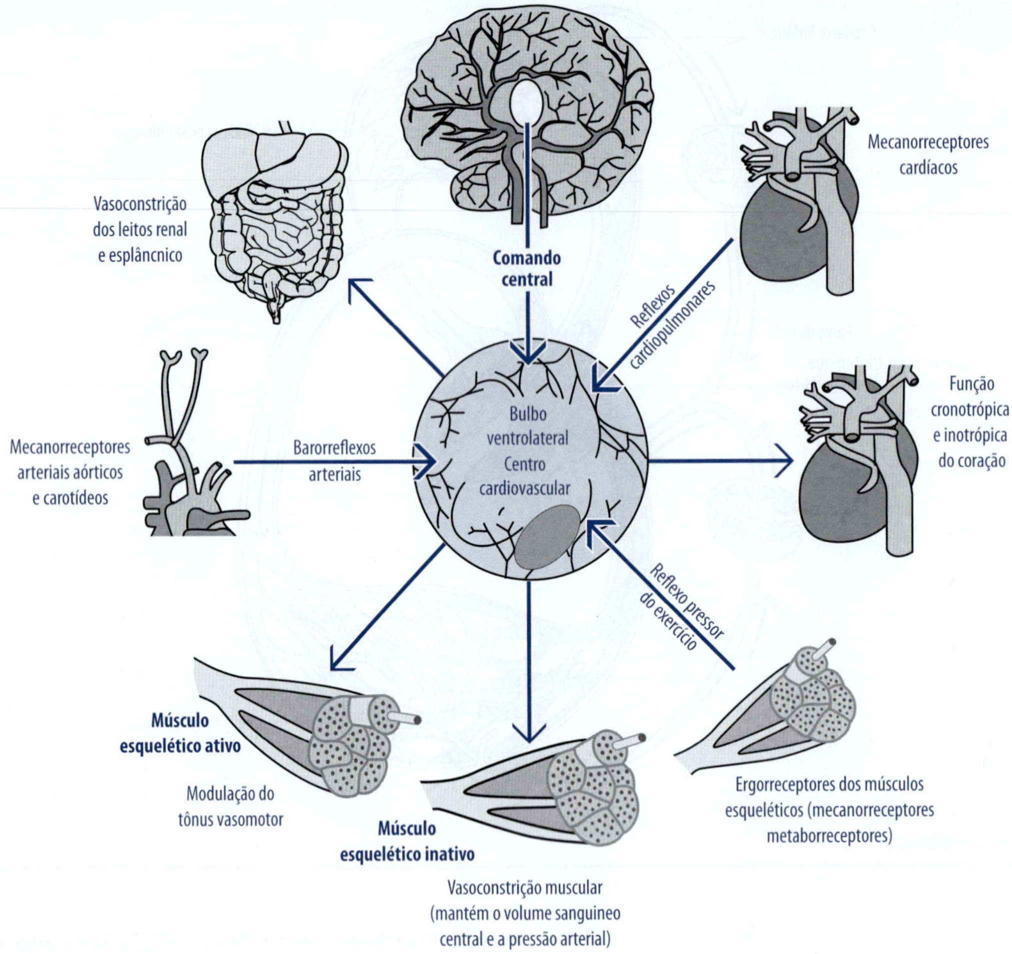


**FIGURA 21.16** Sistema adrenérgico.

Os movimentos de relaxamento ou diástole cardíaca proporcionam o aumento de volume do coração enquanto este se enche de sangue. Considera-se pressão sistólica normal um valor de 120 mmHg, e a diastólica, um valor de 80 mmHg. A hipertensão é caracterizada por um valor sistólico igual ou superior a 140 mmHg e uma pressão diastólica igual ou superior a 90 mmHg.

Se o DC decrescer, o valor da PAM também diminuirá, a não ser que ocorra um aumento compensatório da RVS a partir da vasoconstrição das arteríolas. Entre os principais fatores que determinam a resistência vascular, estão a diminuição do calibre dos vasos e as alterações de trajeto, além das ramificações que aumentam a área a ser percorrida pelo sangue. Nos capilares, o sangue realiza as trocas de substâncias com os tecidos necessárias à manutenção da homeostasia interna do organismo.[9]

Essa resposta é mediada por barorreceptores, sensores especializados da pressão, localizados no seio carotídeo e arco da aorta e conectados ao centro vasomotor. A diminuição da pressão sanguínea ocasiona redução de estímulo nos barorreceptores e consequente redução na descarga que estes remetem ao centro vasomotor. Isso causará aumento da descarga simpática, provocando vasoconstrição, aumento do índice cardíaco e da contratilidade.

Da mesma forma, elevações da pressão sanguínea estimulam os barorreceptores ocasionando aumento da descarga parassimpática vagal, desacelerando o coração. Também ocorre redução da estimulação simpática nos vasos periféricos levando à vasodilatação. Se a hipotensão for prolongada, outros mecanismos entram em operação, como a liberação de angiotensina II e aldosterona, a partir dos rins e das glândulas suprarrenais, permitindo a retenção circulatória de sais e água e mais vasoconstrição (**FIG. 21.17**).

## Transporte de oxigênio

A manutenção da oferta de oxigênio às células, atendendo à demanda metabólica, ou seja, requerimento energético, é uma função crucial do sistema cardiorrespiratório. Sob condições normais, a oferta de oxigênio às células é controlada pela taxa metabólica celular, processo denominado "oferta direcionada pela demanda". Em várias condições patológicas, o sistema cardiorrespiratório pode ser incapaz de satisfazer a demanda metabólica dos tecidos. Portanto, nessas condições, a manipulação das variáveis que interferem no transporte sistêmico de oxigênio ($TO_2$) é uma intervenção bastante utilizada nos pacientes gravemente enfermos, visando adequar o $TO_2$ à demanda metabólica.[10]

O funcionamento do sistema de transporte de oxigênio é definido pela interação do DC e diferença arteriovenosa de oxigênio. O débito cardíaco informa a quantidade de sangue transportando oxigênio por minuto, e a diferença arteriovenosa de oxigênio ($DAVO_2$) informa a extração tecidual de oxigênio.[11]

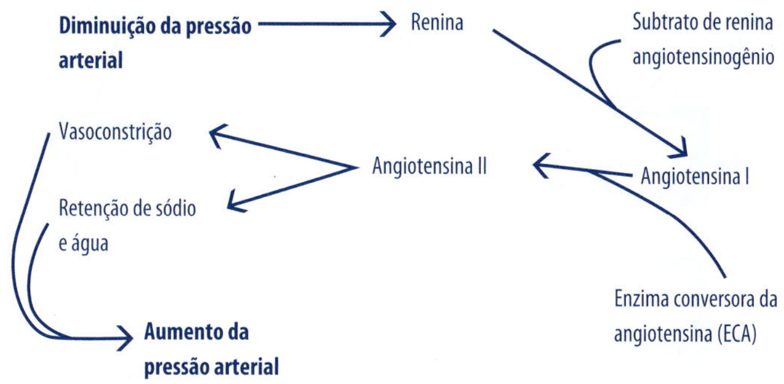


**FIGURA 21.17** Sistema renina-angiotensina.

O produto desses dois fatores indica o ritmo de consumo de oxigênio ($VO_2$), expresso na seguinte fórmula:

$$VO_2 = VS \times FC \times DAVO_2$$

Pode-se dizer que o $TO_2$ inicia-se quando o oxigênio é captado da atmosfera, difundindo-se do espaço alveolar para o sangue capilar, onde é transportado ligado à hemoglobina e, em pequena parte, dissolvido no plasma. A partir do DC, o fluxo sanguíneo é distribuído na circulação sistêmica e, posteriormente, na microcirculação. Por fim, o oxigênio é liberado da hemoglobina (Hb) e se difunde do espaço intravascular para o espaço intracelular, onde é utilizado na obtenção de energia, por meio do ciclo de Krebs e da cadeia respiratória para manter as funções vitais em nível celular.

Essas etapas podem ser interrompidas em qualquer nível, ou seja, pode ocorrer diminuição da oxigenação sanguínea, redução da taxa de Hb ou diminuição do DC. A compreensão dos processos fisiopatológicos, que podem aí interagir, é fundamental para a correta interpretação clínica e laboratorial das manifestações apresentadas pelo paciente e a consequente intervenção terapêutica adequada. Isso seria uma maneira simplista de descrever o $TO_2$, sendo que ele é o produto do DC e do conteúdo arterial de $O_2$ ($CaO_2$) como enunciado na equação de Fick:

$$TO_2 = CaO_2 \times DC \times \kappa$$

$$CaO_2 = (Hb \times SaO_2 \times 1,34) + (0,003 \times PaO_2)$$

Embora o $TO_2$ seja manipulado na tentativa de adequar o desequilíbrio oferta/consumo de $O_2$, o que, de fato, chega à célula é denominado oferta de $O_2$ ($DO_2$). O $VO_2$ é a variável que melhor reflete a demanda metabólica, e a taxa de extração de $O_2$ ($TEO_2$) é a relação entre $DO_2$ e $VO_2$. A $TEO_2$ pode estar diminuída, nos casos em que há um aumento do fluxo sanguíneo tecidual e extração celular de $O_2$ reduzida, ou pode estar aumentada, nos casos em que o sangue passa lentamente e a célula extrai mais $O_2$. A $TEO_2$ segue a seguinte equação:

$$TEO_2\,(\%) = \frac{DO_2 - VO_2}{DO_2 \times 100}$$

Em condições normais, o $VO_2$ é independente da $DO_2$, sendo determinado pela demanda metabólica dos tecidos. À medida que a $DO_2$ diminui, os tecidos se adaptam mediante aumento da $TEO_2$ para manter relativamente estável o consumo em qualquer nível de $DO_2$, até um determinado ponto ($DO_2$ crítica), a partir do qual reduções maiores da oferta ocasionam reduções proporcionais no $VO_2$ (dependência fisiológica da oferta de $O_2$), surgindo, então, acidose láctica. Entretanto, em condições patológicas (sepse, insuficiência respiratória, etc.), há um prejuízo na capacidade tecidual de extração de $O_2$. Nessas situações, o $VO_2$ torna-se mais dependente da $DO_2$ e se eleva proporcionalmente às elevações da $DO_2$, induzidas por intervenções terapêuticas. Assim, um aumento significativo do $VO_2$, em resposta a um aumento da $DO_2$, sugere hipoperfusão/hipóxia (dependência patológica) (**FIG. 21.18**).[12]

Uma das funções mais importantes do sistema circulatório é fornecer uma oferta adequada de oxigênio ($DO_2$) a todos os tecidos do organismo.[4] Vários mecanismos existem para regular essa oferta em resposta às constantes modificações nas necessidades. Nas situações de exercício, há um aumento global na $DO_2$, regulada principalmente pelo sistema nervoso autônomo com aumento na contratilidade e na frequência cardíaca e aumento no débito cardíaco. Na microcirculação, o aumento da perfusão em resposta ao tecido com demanda aumentada por oxigênio se dá por dois mecanismos: diminuição na resistência dos vasos pré-capilares e aumento na taxa de extração de oxigênio.[13]

## Choque circulatório

O choque circulatório é caracterizado por uma hipoperfusão disseminada pelos tecidos causando danos devido ao aporte energético tecidual insuficiente. O choque pode ser considerado não progressivo, progressivo e irreversível. No choque não progressivo ou compensado, o organismo consegue reverter a situação recuperando a normalidade circulatória.

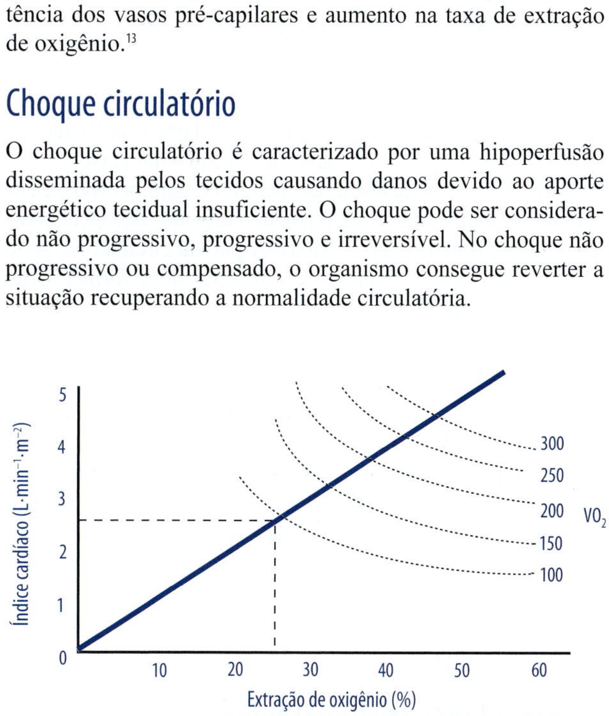


**FIGURA 21.18** Relação entre débito cardíaco e taxa de extração de oxigênio.
Nota: mantendo-se fixa a taxa de extração, o consumo é proporcional à oferta.

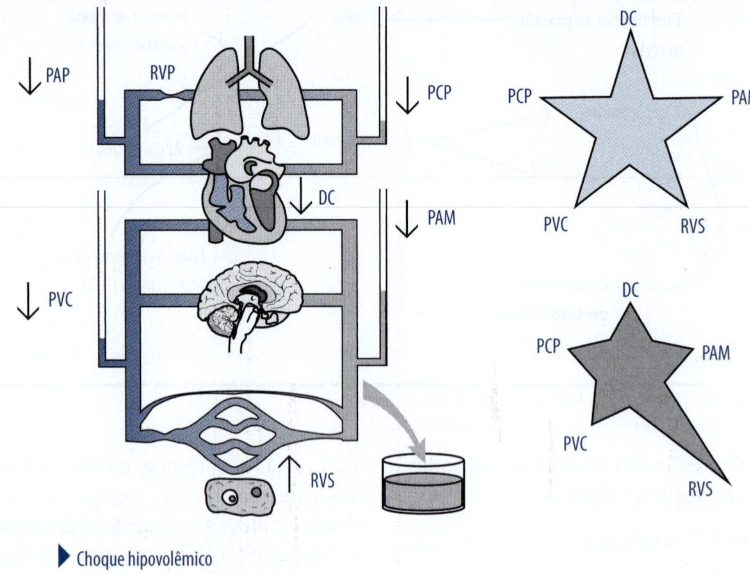


**FIGURA 21.19** Mecanismos de adaptação no choque hipovolêmico.
DC, débito cardíaco; PAM, pressão arterial média; PAP, pressão da artéria pulmonar; PCP, pressão capilar pulmonar; PVC, pressão venosa central; RVP, resistência vascular pulmonar; RVS, resistência vascular sistêmica.

O choque progressivo torna-se cada vez pior e leva o indivíduo à morte se não forem tomadas medidas intervencionistas. Já o choque irreversível caracteriza-se por levar a pessoa à morte independentemente de qualquer tentativa médica de reverter o quadro. Embora às vezes seja possível restabelecer os níveis circulatórios normais no choque irreversível, as lesões teciduais não permitem a sobrevivência, e a morte ocorre em pouco tempo.[14]

No choque hipovolêmico, causado por diminuição do volume sanguíneo, a pressão arterial geralmente diminui à medida que a volemia decresce. O choque séptico é caracterizado pela disseminação generalizada de bactérias pela circulação, produzindo a síndrome da resposta inflamatória sistêmica (SIRS) ocasionando graves danos aos tecidos (FIG. 21.19).

No choque circulatório, também é comum ocorrer falência cardiovascular por deficiência de oxigênio, fibrilação ventricular ou problemas anestésicos. A parada circulatória pode causar lesões irreversíveis no cérebro devido à formação de coágulos e à hipóxia.

## Conclusões

O sistema cardiovascular é o responsável pela manutenção da perfusão tecidual e da atividade metabólica. É um sistema complexo em que o coração, o aparelho vascular e a microcirculação têm papel fundamental na homeostasia e na hemodinâmica.

O equilíbrio entre as atividades adrenérgica simpática e parassimpática, neuro-humoral e a mecânica circulatória é responsável pela manutenção da oferta e do consumo de oxigênio, permitindo a extração tecidual adequada e a harmonia cardiocirculatória.

# Farmacologia cardiovascular

O envelhecimento da população e a melhora nos resultados dos tratamentos cirúrgicos e farmacológicos colocaram a doença cardiovascular nas primeiras posições em relação à mortalidade e morbidade, destacando-se o infarto do miocárdio e o acidente vascular encefálico (AVE).[15] Essa informação estatística também é observada no período perioperatório. Foram identificados sete fatores independentes para riscos de eventos cardiovasculares: histórico de doença coronariana, histórico de insuficiência cardíaca congestiva, doença cerebrovascular, doença renal crônica, alterações eletrocardiográficas pré-operatórias e necessidade de transfusão.[16]

É crescente a utilização de fármacos com efeitos cardiovasculares seja para o controle hemodinâmico com o uso de vasopressores e inotrópicos ou para o controle de fatores de risco como hipertensão, dislipidemia e doença arterial coronariana, ou mesmo para efeito protetor miocárdico no intraoperatório.

O risco de infarto agudo do miocárdio (IAM) no perioperatório de cirurgia não cardíaca chega a 1% e aumenta para até 5% quando a cirurgia é vascular.[17] A fisiopatologia do IAM perioperatório é multifatorial: o desequilíbrio entre a oferta e o consumo de oxigênio pelo miocárdio, agravado pela anemia, hipoxemia e taquicardia transitórias ou mantidas, conduz à isquemia miocárdica. A liberação de mediadores inflamatórios e a isquemia-reperfusão desencadeiam a instabilidade e ruptura da placa aterosclerótica, o aumento da reatividade vascular, a redução da fibrinólise e estados de hipercoagulabilidade.[17]

Assim sendo, conhecer os fatores de risco cardiovascular, as indicações e interações medicamentosas e a necessidade de suspensão ou introdução de fármacos é fundamental para a redução dos riscos perioperatórios.

## Neurotransmissão adrenérgica

A noradrenalina é formada a partir do aminoácido tirosina, de origem alimentar, que chega pela corrente sanguínea até os locais da biossíntese, como à medula suprarrenal, às células cromafins e às fibras sinápticas. A tirosina é transportada para o citoplasma do neurônio adrenérgico por um transportador ligado ao sódio ($Na^+$). Os neurônios adrenérgicos liberam a noradrenalina como neurotransmissor.

No sistema simpático, a noradrenalina é o neurotransmissor dos impulsos nervosos dos nervos autonômicos pós-ganglionares para os órgãos efetores. A enzima tirosina hidroxilase transforma a tirosina em di-hidroxifenilalanina (DOPA). A DOPA é transformada em dopamina pela enzima dopa descarboxilase (também denominada L-amino-descarboxilase ácida aromática), sendo, então, a DOPA descarboxilada para se transformar em dopamina. A dopamina, sofrendo a ação da enzima dopamina β-hidroxilase, é transformada em noradrenalina.

A transformação da noradrenalina em adrenalina ocorre na medula suprarrenal pela enzima feniletanolamina-N-metil-transferase. Depois de sintetizada, a noradrenalina é armazenada na forma ligada, no interior das vesículas, com trifosfato de adenosina (ATP) e com um grupo de proteínas heterogêneas chamadas de cromograninas, constituindo um complexo que não se difunde, sendo, portanto, inativo. Ao lado dessa noradrenalina ligada, existe outra forma (ou outras formas) de noradrenalina frouxamente ligada, ou mesmo livre, nos terminais axônicos e nas vesículas de depósito. As vesículas pré-sinápticas que armazenam a noradrenalina se concentram, sobretudo, no terminal adrenérgico e podem ainda ser encontradas na medula suprarrenal e até em certos órgãos sem inervação adrenérgica. As vesículas também encerram dopamina β-hidroxilase (a enzima que transforma a dopamina em noradrenalina). O neurotransmissor adrenérgico, depois de interagir com seus receptores situados nas células pós-sinápticas e pré-sinápticas, deve ser inativado rapidamente. Se isso não acontecesse, haveria excesso de sua ação, o que destruiria a homeostasia e levaria à exaustão do organismo.

A monoaminoxidase (MAO) é uma enzima que retira o radical amino ($NH_2$) de diversos compostos, como noradrenalina, adrenalina, dopamina e serotonina. A MAO localiza-se nas paredes das mitocôndrias dos neurônios; em tecidos não neurais, como o intestinal e o hepático, ela oxida a noradrenalina transformando-a no ácido vanilmandélico, inerte e eliminado pela urina.

A catecol-O-metiltransferase (COMT), abundante no fígado, transforma a noradrenalina nos compostos metametilados, metanefrina e normetanefrina. A COMT regula principalmente as catecolaminas circulantes. Além de sofrer a ação das enzimas inativadoras, a noradrenalina é retirada da fenda sináptica pela recaptação das terminações nervosas adrenérgicas pré-sinápticas.

## Receptores adrenérgicos

A principal classificação farmacológica subdivide os receptores adrenérgicos nos subtipos α e β, baseados originalmente na ordem de potência dos agonistas e, posteriormente, em antagonistas seletivos.[18,19] Existem dois subtipos principais de receptores α-adrenérgicos ($\alpha_1$ e $\alpha_2$) e três subtipos de receptores β-adrenérgicos ($\beta_1$, $\beta_2$ e $\beta_3$). Estudos de clonagem demonstraram que todos têm uma estrutura semelhante e pertencem à superfamília dos receptores acoplados à proteína G. Os receptores $\alpha_1$ ativam a fosfolipase C e, assim, produzem trifosfato de inositol (IP3) e diacilglicerol (DAG) como segundos mensageiros. Os receptores $\alpha_2$ inibem a adenilato ciclase e, assim, diminuem a formação de monofosfato de adenosina cíclico (AMPc). Todos os tipos de receptores β estimulam a adenilato ciclase.

Os principais efeitos da ativação dos receptores são estes:

- **Receptores $\alpha_1$:** vasoconstrição, relaxamento da musculatura lisa gastrintestinal, secreção salivar e glicogenólise hepática.
- **Receptores $\alpha_2$:** inibição da liberação de neurotransmissores, incluindo a noradrenalina, inibição da liberação da insulina, estímulo à agregação plaquetária e contração do músculo liso vascular.
- **Receptores $\beta_1$:** aumento da frequência cardíaca (taquicardia), aumento da contratilidade do miocárdio e aumento da lipólise.
- **Receptores $\beta_2$:** broncodilatação, vasodilatação, pequena diminuição da resistência periférica, aumento da glicogenólise muscular e hepática, aumento da liberação de glucagon, relaxamento da musculatura lisa uterina e tremor muscular.
- **Receptores $\beta_3$:** termogênese e lipólise.
- **Receptores dopaminérgicos 1 ($DA_1$):** vasodilatação renal, coronariana, mesentérica e cerebral e inibição da reabsorção tubular de sódio, culminando em uma resposta natriurética.
- **Receptores dopaminérgicos 2 ($DA_2$):** liberação de noradrenalina pelos nervos simpáticos e liberação de prolactina. No intestino, suprimem o peristaltismo, predispondo ao íleo adinâmico.

O mecanismo da resposta inotrópica aguda à hiperatividade adrenérgica é a elevação dos níveis teciduais do segundo mensageiro, o AMPc. Farmacologicamente, o suporte inotrópico agudo segue os mesmos princípios, seja por meio da administração de catecolaminas exógenas que estimulam os receptores β-adrenérgicos, ou por inibição da decomposição do AMPc pelos inibidores da fosfodiesterase (PDE). O suporte agudo para insuficiência circulatória pode exigir vasoconstrição periférica temporária por estimulação α-adrenérgica. Desse modo, existem vários fármacos semelhantes às catecolaminas que são utilizados na insuficiência cardíaca aguda, dependendo da combinação que possa ser necessária entre estimulação inotrópica aguda, vasodilatação rápida ou vasoconstrição aguda (FIG. 21.20).

## Agentes simpatomiméticos

Os **agonistas de ação direta** atuam diretamente nos receptores adrenérgicos α ou β produzindo efeitos semelhantes ou liberando a adrenalina pela medula suprarrenal. Os **agonistas de ação indireta** não afetam diretamente os receptores pós-sinápticos, mas provocam a liberação de noradrenalina dos terminais adrenérgicos. Já os **agonistas de ação mista** ativam os receptores adrenérgicos na membrana pós-sináptica e causam a liberação de noradrenalina dos terminais pré-sinápticos (adrenérgicos). A FIGURA 21.21 apresenta a classificação dos agonistas dos receptores adrenérgicos. A TABELA 21.1, por sua vez, traz os efeitos, a dose e potência dos principais agonistas adrenérgicos.

Nos choques hipovolêmico, obstrutivo e distributivo, a ressuscitação volêmica é o primeiro passo na recuperação do paciente. A administração de fluidos deve ser considerada mesmo

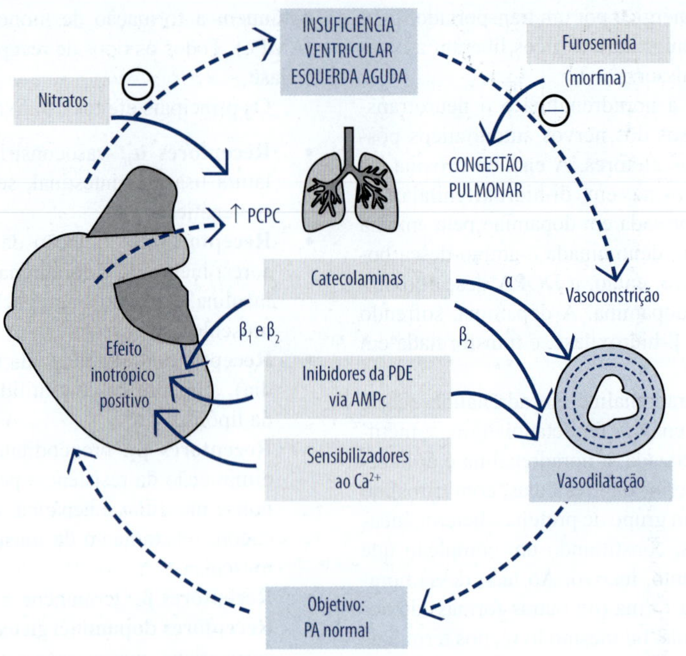


**FIGURA 21.20** Interações farmacológicas com o sistema cardiovascular.
AMPc, monofosfato de adenosina cíclico; PA, pressão arterial; PCPC, pressão capilar pulmonar em cunha; PDE, fosfodiesterase.

no choque cardiogênico, principalmente quando resultante de IAM – os pacientes em geral são diaforéticos e, pode haver, hipovolemia relativa. O uso de fármacos vasopressores deve ser entendido como ponte para a resolução do estado que levou ao choque.[20]

## Fármacos vasoativos

### Adrenalina

A adrenalina é sintetizada e liberada a partir das células cromafins da medula suprarrenal, sendo um agente α e β-adrenérgico potente que eleva a pressão arterial média, aumentando tanto o índice cardíaco como o tônus vascular periférico. Ela pode aumentar a oferta de oxigênio, mas também aumenta o seu consumo. A adrenalina faz subir os níveis de lactato, pelo excesso de vasoconstrição com comprometimento da perfusão, diminuição da circulação esplâncnica e alterações diretas no sistema mitocondrial.[21]

Um estudo clínico randomizado comparando a adrenalina com a noradrenalina em 280 pacientes em choque não encontrou nenhuma diferença quanto ao tempo para atingir as metas de pressões arteriais, mortalidade em 28 dias ou mortalidade em 90 dias, embora 13% dos pacientes no grupo de adrenalina tenham sido retirados do estudo por causa de acidose láctica ou taquicardia.[22] Outro estudo randomizado

**TABELA 21.1** Efeito, dose e potência dos principais agonistas adrenérgicos

| | | Cardíacos | | Vasculares | | |
|---|---|---|---|---|---|---|
| | **Dose** | **Frequência cardíaca** | **Contratilidade** | **Vasoconstrição** | **Vasodilatação** | **Dopaminérgico** |
| Noradrenalina | 2 a 40 $\mu g \cdot min^{-1}$ | + | ++ | ++++ | 0 | 0 |
| Dopamina | 1 a 4 $\mu g \cdot kg^{-1} \cdot min^{-1}$ | + | + | 0 | + | ++++ |
| | 4 a 20 $\mu g \cdot kg^{-1} \cdot min^{-1}$ | ++ | ++-+++ | ++-+++ | 0 | ++ |
| Adrenalina | 1 a 20 $\mu g \cdot min^{-1}$ | ++++ | ++++ | ++++ | +++ | 0 |
| Fenilefrina | 20 a 200 $\mu g \cdot min^{-1}$ | 0 | 0 | +++ | 0 | 0 |
| Vasopressina | 0,01 a 0,03 $U \cdot min^{-1}$ | 0 | 0 | ++++ | 0 | 0 |
| Dobutamina | 2 a 20 $\mu g \cdot kg^{-1} \cdot min^{-1}$ | ++ | +++-++++ | 0 | ++ | 0 |
| Milrinona | 0,375 a 0,75 $\mu g \cdot kg^{-1} \cdot min^{-1}$ | + | +++ | 0 | ++ | 0 |
| Levosimendana | 0,05 a 0,2 $\mu g \cdot kg^{-1} \cdot min^{-1}$ | + | +++ | 0 | ++ | 0 |

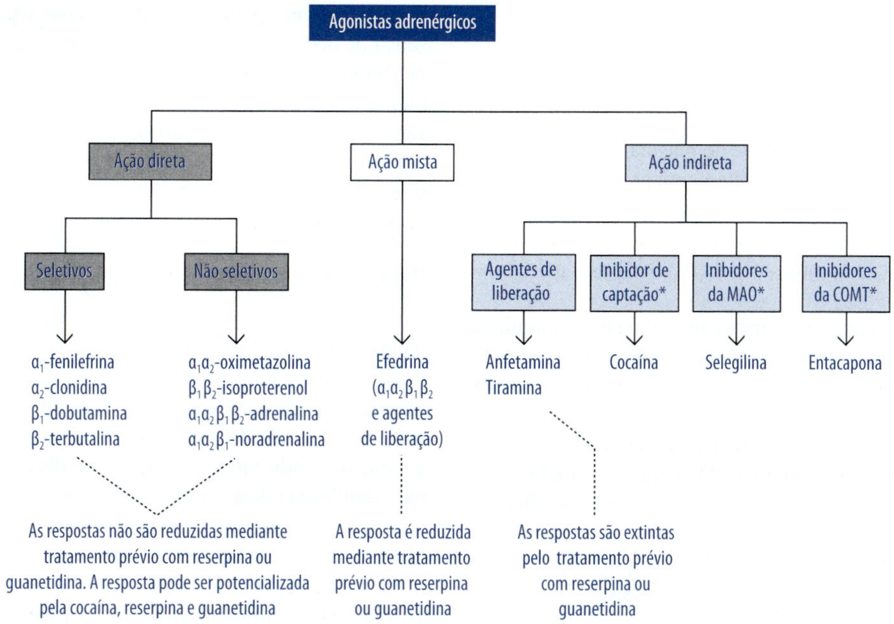


**FIGURA 21.21** Classificação dos agonistas dos receptores adrenérgicos (aminas simpatomiméticas) ou fármacos que produzem efeitos semelhantes aos simpatomiméticos. Para cada categoria, cita-se um protótipo (*Não se trata, na realidade, de fármacos simpáticos; mas produzem efeitos similares aos simpatomiméticos). COMT, catecol-O-metiltransferase; MAO, monoaminoxidase.

comparou adrenalina com noradrenalina, com ou sem dobutamina, com meta de pressão arterial média acima de 70 mmHg e um índice cardíaco acima de 2,5 $L \cdot min^{-1}$ em doentes com choque séptico.[23] Não houve diferença significativa entre os dois grupos no que se refere ao tempo de permanência em unidade de tratamento intensivo (UTI), ao uso de vasopressor e à mortalidade hospitalar.

A adrenalina pode elevar a pressão arterial em pacientes que não respondem aos agentes tradicionais. Ela aumenta a FC e tem o potencial para induzir taquiarritmias, isquemia miocárdica e hipoglicemia. Por conta de seus efeitos sobre o fluxo esplâncnico e sua propensão a aumentar as concentrações de lactato, a adrenalina tem sido considerada um agente de segunda linha, cuja utilização deve ser restrita a pacientes que não respondem às terapias tradicionais e a algumas situações especiais como parada cardiorrespiratória, reações anafiláticas e asma aguda grave.

## Noradrenalina

A noradrenalina é uma catecolamina endógena secretada pelos neurônios adrenérgicos pós-ganglionares dos mamíferos. A noradrenalina é equipotente à adrenalina na estimulação dos receptores $\beta_1$, porém de menor potência que esta como agonista dos receptores $\alpha$, exercendo pouca ação nos receptores $\beta_2$. Ela é um potente agonista $\alpha$-adrenérgico, sendo essa sua principal função terapêutica. É o medicamento de escolha no choque séptico.[24]

Em pacientes hipovolêmicos e hipotensos, a noradrenalina provoca vasoconstrição nos vasos renais, aumentando sua resistência e prejudicando sua função. Até a década de 1990, a noradrenalina era praticamente proscrita em pacientes com insuficiência renal. Todavia, no choque séptico, no qual há um estado hiperdinâmico, a redução do débito urinário deve-se a uma baixa pressão de perfusão renal. Nessa situação, a noradrenalina promove um aumento no débito urinário por aumentar a filtração renal em decorrência de uma constrição na arteríola eferente e normalização da resistência renal.[25]

## Dopamina

A dopamina é o precursor imediato da noradrenalina e da adrenalina, com ligação dose-dependente a receptores dopaminérgicos, $\beta_1$-adrenérgicos e $\alpha_1$-adrenérgicos. É também capaz de estimular a liberação endógena de noradrenalina e tem efeito dose-dependente – nas infusões de 1 a 2 $\mu g \cdot kg^{-1} \cdot min^{-1}$, a dopamina combina-se com os receptores dopaminérgicos, promovendo vasodilatações renal, mesentérica, coronariana e cerebral. Nas doses entre 2 e 10 $\mu g \cdot kg^{-1} \cdot min^{-1}$, a ligação é preferencial aos receptores $\beta_1$-adrenérgicos, cuja ativação desencadeia aumento da frequência cardíaca e da contratilidade miocárdica, aumentando o DC. Em infusões superiores a 10 $\mu g \cdot kg^{-1} \cdot min^{-1}$, há ligação aos receptores $\alpha_1$ e $\beta_1$-adrenérgicos, responsáveis, respectivamente, pela vasoconstrição difusa e pelo aumento da FC e pressão arterial.

A dopamina pode aumentar a pressão na artéria pulmonar e provocar congestão pulmonar. Também pode desencadear ou exacerbar taquiarritmias supraventriculares e ventriculares. Ela predispõe à isquemia miocárdica em razão da soma de seu efeito cronotrópico positivo, que aumenta o consumo de oxigênio, e da vasoconstrição coronariana, que reduz a oferta de oxigênio ao miocárdio. Não comprovou ser benéfica em reverter a insuficiência renal, apesar dos efeitos fisiológicos descritos em laboratório. Tem desvantagens comparativamente à noradrenalina no manejo do choque por apresentar mais efeitos colaterais.[26] Nas últimas duas décadas, o uso da dopamina vem decrescendo, e hoje ela está reservada a situações de bradicardia extrema.

## Vasopressina

A vasopressina é um hormônio sintetizado no hipotálamo, transportado e armazenado na glândula pituitária. É liberada sistemicamente em resposta à diminuição do volume intravascular e ao aumento da osmolaridade do plasma. A vasopressina contrai o músculo liso vascular diretamente por meio de receptores $V_1$ e também aumenta a capacidade de resposta às catecolaminas. A vasopressina também pode aumentar a pressão sanguínea por inibição da produção de óxido nítrico pelo músculo liso vascular.[27]

A vasopressina contribui para manter a pressão sanguínea durante a hipovolemia e parece restaurar mecanismos hemodinâmicos prejudicados no estado de choque. Um aumento dos níveis de vasopressina foi documentado em choque hemorrágico,[28] mas um crescente corpo de evidências indica que tal resposta é anormal no choque séptico. Os níveis plasmáticos de vasopressina variam com os diferentes tipos e fases do choque: encontram-se elevados no choque cardiogênico e nas fases iniciais do choque séptico, mas há um declínio por esgotamento das reservas. Alguns pacientes podem ainda desenvolver deficiência relativa de vasopressina.[29]

A utilização da vasopressina nos estados de choque parecia promissora nos estudos iniciais, mas seus principais efeitos colaterais – como o aumento importante da resistência vascular sistêmica por efeito direto na musculatura vascular sem incremento do DC, vasoconstrição coronariana e esplâncnica – deixam esse potente vasoconstritor como fármaco de segunda ou terceira escolha, com uso reservado nos casos de falta de resposta à noradrenalina.[30] Não é mais indicada na parada cardiorrespiratória desde a última atualização do Advanced Cardiac Life Support (ACLS) em 2015.

## Fármacos de ação mista e ação direta

A **fenilefrina** é um agonista α relativamente puro. Como não se trata de um derivado catecólico, a fenilefrina não é inativada pela COMT e apresenta duração de ação muito mais prolongada do que as catecolaminas. Trata-se de um midriático e descongestionante nasal eficaz que pode ser utilizado para elevar a pressão arterial.

A **efedrina** é encontrada em várias plantas e vem sendo utilizada na China há mais de 2 mil anos. Como se trata de uma fenilpropanolamina não catecólica, a efedrina possui alta biodisponibilidade e duração de ação relativamente longa. Devido a seu acesso ao sistema nervoso central (SNC), atua como leve estimulante. A pseudoefedrina, um dos quatro enantiômeros da efedrina, está disponível sem prescrição médica como componente de muitas misturas descongestionantes nasais. O **metaraminol** produz vasoconstrição e é utilizado no tratamento da hipotensão em casos de choque grave (ativação dos receptores $\alpha_1$). A **ritodrina** e a **terbutalina** são administradas para interromper o trabalho de parto pré-termo (ativação dos receptores $\beta_2$).

## Complicações da terapia vasopressora

Todos os agentes vasopressores podem provocar taquicardia e taquiarritmias significativas, sobremaneira em pacientes com volemia inadequada. Em indivíduos com aterosclerose coronariana significativa, a constrição das artérias coronárias pode precipitar isquemia miocárdica e infarto, o que é particularmente preocupante em pacientes tratados com vasopressina. Na presença de disfunção miocárdica, a vasoconstrição excessiva pode diminuir o volume sistólico, o débito cardíaco e o fornecimento de oxigênio. Se isso ocorrer, a dose de vasopressor deve ser diminuída, ou a adição de um agente inotrópico como a dobutamina deve ser considerada.[31] Doses excessivas de vasopressores também podem causar isquemia e necrose de membros, sendo necessária a amputação em alguns casos.

## Óxido nítrico e monofosfato de guanosina cíclico

Outra via de sinalização da resposta relaxante pela ativação dos receptores β-adrenérgicos, independente do AMPc, é a via endotelial. A resposta vasodilatadora por estimulação dos receptores β-adrenérgicos tem se mostrado parcial ou totalmente inibida pela retirada do endotélio ou na presença de inibidores da síntese de óxido nítrico (NO). Além disso, a inibição da enzima guanilato ciclase solúvel em vasos sem endotélio elimina a resposta vasodilatadora, enquanto a adição de nitroprussiato de sódio restaura o relaxamento vascular. Assim, esses trabalhos mostram que o NO produzido pelas células endoteliais está envolvido no relaxamento induzido por estimulação de receptores β-adrenérgicos.[32]

Os mecanismos pelos quais os receptores β-adrenérgicos promovem liberação de NO parecem envolver várias vias sinalizadoras. Os receptores β-adrenérgicos levam à ativação da NO sintetase endotelial (eNOS) presente nas células endoteliais, que, por sua vez, vai promover a oxidação do nitrogênio terminal do grupamento guanidino do aminoácido L-arginina, formando quantidades equimolares de NO e L-citrulina. Uma vez formado, o NO difunde-se rapidamente da célula endotelial para a célula muscular lisa, onde interage com o grupamento heme da guanilato ciclase solúvel, estimulando a sua atividade catalítica e levando à formação de monofosfato de guanosina cíclico (GMPc), que, por sua vez, diminui os níveis intracelulares de cálcio ($Ca^{2+}$). Os mecanismos pelos quais a via NO/GMPc induz vasodilatação incluem inibição da geração de inositol trifosfato (IP3 ou InsP3), aumento do sequestro de $Ca^{2+}$ citosólico, desfosforilação da cadeia leve de miosina, inibição do influxo de $Ca^{2+}$, ativação de proteinocinases, estimulação da $Ca^{2+}$-ATPase de membrana e abertura dos canais de $K^+$.

# Terapia inotrópica

Os fármacos inotrópicos aumentam a força de contração do músculo cardíaco e, como resultado, o DC. Devido à complexidade da avaliação dos parâmetros clínicos em pacientes críticos, a medição direta do débito cardíaco em pacientes recebendo terapia inotrópica é aconselhável; entretanto, independentemente, medidas indiretas ou microcirculatórias da perfusão global também devem ser monitorizadas. A saturação de oxigênio no sangue venoso misto pode ser utilizada como um guia para a adequação da terapia inotrópica. Da mesma forma, a queda nas concentrações de lactato concomitantemente ao aumento do DC são sinais de boa resposta.

## Dobutamina

A dobutamina é a amina simpatomimética parenteral mais utilizada no tratamento da insuficiência cardíaca sistólica. Ela é um congênere sintético da adrenalina, estimula os receptores

$\beta_1$ e, em menor grau, os receptores $\beta_2$. A estimulação dos receptores $\beta_1$ predomina com taxas de infusão terapêuticas, resultando em aumento da contratilidade dos miócitos cardíacos. A estimulação dos receptores $\beta_2$ vasculares provoca vasodilatação arterial e redução da pós-carga. Os efeitos combinados de aumento da contratilidade e diminuição da pós-carga levam a uma melhora no desempenho cardíaco global.

No choque cardiogênico, a dobutamina é o agente de escolha em pacientes com síndrome de baixo débito com pressão arterial adequada, pelo seu efeito inotrópico.[33] Em pacientes hipotensos, a noradrenalina deve ser adicionada. A dobutamina aumenta a FC e a demanda de oxigênio, o que pode agravar a isquemia em pacientes com choque cardiogênico por IAM.

A dobutamina é também o agente inotrópico de primeira linha para o relativamente pequeno subgrupo de pacientes com choque séptico e disfunção miocárdica relacionada à sepse.[34]

### Inibidores da fosfodiesterase

A amrinona e o seu derivado mais potente, a milrinona, são inibidores da fosfodiesterase (AMPc fosfodiesterase), enzima responsável pela degradação do AMPc presente nos músculos lisos vasculares e no coração. A inibição da AMPc fosfodiesterase resulta em um acúmulo de AMPc, que, por sua vez, promove um acúmulo dos íons cálcio no meio intracelular, determinando um efeito inotrópico positivo no miocárdio e vasodilatador nos músculos lisos, consequentemente aumentando o débito cardíaco. Parece apresentar pouco efeito cronotrópico positivo. Pode predispor a arritmias, embora o efeito pró-arritmogênico pareça ser menor que o da dobutamina.

A milrinona substituiu a amrinona devido à menor meia-vida e ao menor risco de trombocitopenia. É o fármaco de eleição para pacientes com disfunção ventricular direita e hipertensão pulmonar pelo fato de não incorrer em aumento na pressão da artéria pulmonar.[35] Em razão do seu efeito inotrópico positivo sem acréscimo no consumo de oxigênio, está indicada no choque cardiogênico, mas há aumento da mortalidade quando usada em pacientes coronarianos, devendo ser evitada nessa população.[36] Estudos experimentais com a milrinona demonstraram um efeito anti-inflamatório pela supressão do fator de necrose tumoral (TNF) e interleucina 1 (IL-1), mas não se observou benefício clínico com tal efeito.[37]

### Levosimendana

A levosimendana é um sensibilizador de cálcio que exerce o seu efeito inotrópico principalmente por meio da ligação ao cálcio saturando a troponina C e prolongando a interação actina-miosina. Tendo sido desenvolvida para o tratamento de insuficiência cardíaca descompensada, exerce os seus efeitos de forma independente do receptor β-adrenérgico e parece ser benéfica em casos de insuficiência cardíaca. A levosimendana costuma ser administrada em infusão de 24 horas, com ou sem uma dose de ataque, e exige ajuste de doses em pacientes com doença hepática ou disfunção renal. Pode piorar a hipotensão em pacientes em choque ou limítrofes, não sendo bem tolerada nesses indivíduos.

Apesar de vários relatos promissores, o papel da levosimendana na doença crítica não tem sido bem avaliado. Os dados disponíveis sugerem que ela seja uma opção de tratamento segura em pacientes críticos e possa reduzir a mortalidade por insuficiência cardíaca. No entanto, ainda faltam estudos que demonstrem a sua superioridade em relação a outros fármacos disponíveis e mais acessíveis, como a dobutamina.[38]

A ação da levosimendana ocorre por seus metabólitos ativos que são eliminados majoritariamente pelos rins. Em situações de função renal normal, eles permanecem até sete dias na corrente sanguínea.[39]

### Digitálicos

Durante muitas décadas, os digitálicos foram as únicas opções no tratamento cardiovascular. Apesar de teoricamente benéfica, a digoxina parece afetar de modo negativo a função diastólica do ventrículo esquerdo.[40] Ela ainda é utilizada para controle de sintomas e na fibrilação atrial, embora o recente estudo Rocket AF (Rivaroxaban Once-daily oral direct factor Xa inhibition Compared with vitamin K antagonism for prevention of stroke and Embolism Trial in Atrial Fibrillation) tenha demonstrado que, em 37% dos pacientes fazendo uso de digoxina, ocorreu aumento do risco de morte por todas as causas. Os achados do estudo sugerem que a digoxina não deve ser usada como tratamento de primeira linha em pacientes com fibrilação atrial com ou sem insuficiência cardíaca.[41]

Pela proximidade das doses terapêuticas e tóxicas, há risco importante de efeitos adversos. As principais manifestações de toxicidade da digoxina incluem arritmias (arritmias atriais, ectopias ventriculares, bigeminismo, bloqueios cardíacos, arritmias ventriculares malignas, como taquicardia e fibrilação ventriculares), sintomas gastrintestinais (anorexia, náuseas, vômitos e diarreia), sintomas neurológicos (cefaleia, fraqueza, tonturas e confusão mental) e efeitos visuais (visão borrada, cromatopsia).

## Vasodilatadores e anti-hipertensivos

### Nitroprussiato de sódio

O nitroprussiato de sódio é um vasodilatador de ação direta nos músculos lisos vasculares venoso e arterial. O mecanismo de ação do nitroprussiato é comum a todos os nitratos. O radical nitroso se decompõe, liberando óxido nítrico. O óxido nítrico é um composto instável, fugaz, que ativa a guanilato ciclase. Disso resulta um aumento na concentração do monofosfato de guanosina cíclico, que causa relaxamento do músculo liso.

Os efeitos hemodinâmicos do nitroprussiato de sódio são, principalmente, a redução da pós-carga pela vasodilatação arterial e alguma redução na pré-carga pelo aumento da capacitância venosa. A sua segurança e eficácia na redução da pressão sanguínea em pacientes com hipertensão grave data da década de 1950.[42] Depois, seu uso foi bem-sucedido como anti-hipertensivo intraoperatório nos anos de 1970,[43] tendo rapidamente ganhado aceitação como agente útil para controlar a hipertensão intraoperatória, induzir hipotensão para minimizar o sangramento cirúrgico e diminuir a pós-carga, melhorando o DC na insuficiência cardíaca.

### Nitroglicerina

A nitroglicerina é um venodilatador potente que também relaxa os músculos lisos arterial, pulmonar, ureteral, uterino, gastrintestinal e bronquial. A nitroglicerina tem efeito maior na capacitância venosa do que no tônus arteriolar, e o mecanismo mais importante da nitroglicerina para diminuir a pressão arterial é a redução do retorno venoso. Desde sua descoberta há 150 anos, a nitroglicerina é útil no tratamento da insuficiência cardíaca congestiva e da isquemia miocárdica, por aumentar o fluxo coronariano e melhorar o desempenho do ventrículo esquerdo.[44]

A nitroglicerina aumenta a capacitância venosa, diminui o retorno venoso (pré-carga) e, como consequência, diminui o volume diastólico final do ventrículo. Pela Lei de Laplace, a tensão da parede é igual à pressão do conteúdo vezes o raio do continente. A diminuição do volume diastólico final correlaciona-se com uma redução na pressão, no tamanho da câmara cardíaca (raio) e na tensão da parede ventricular (estresse), o que diminui o consumo de oxigênio pelo miocárdio. A taquicardia reflexa ocorre frequentemente e deve ser tratada com ß-bloqueador para evitar o aumento do consumo de $O_2$ no miocárdio e assim evitar a anulação do efeito benéfico da nitroglicerina.

A tolerância à nitroglicerina desenvolve-se com a infusão venosa, de tal maneira que as doses para produção dos mesmos efeitos antianginosos e hemodinâmicos têm de ser aumentadas.[45] A nitroglicerina é metabolizada pelo fígado e não tem toxicidade conhecida nas doses clínicas usuais. Doses extremamente altas e a administração prolongada produzem metemoglobinemia. A nitroglicerina produz vasodilatação cerebral e deve ser usada com cautela nos pacientes com hipertensão intracraniana.

## Hidralazina

A hidralazina exerce efeito anti-hipertensivo devido ao relaxamento direto da musculatura lisa arteriolar, cujo mecanismo molecular não é conhecido. A vasodilatação associa-se, pelo reflexo mediado por barorreceptor, a um poderoso estímulo do sistema nervoso simpático, resultando em elevação da frequência e contratilidade cardíacas. Portanto, ela aumenta a liberação de noradrenalina pelos terminais nervosos simpáticos. Também aumenta a atividade de renina plasmática e a retenção hídrica. Esses efeitos neutralizam o efeito anti-hipertensivo da hidralazina, exigindo terapia combinada com agentes que diminuem os aumentos compensatórios no tônus simpático e a retenção de sal e água.

## Diuréticos

Os diuréticos são sugeridos por várias diretrizes nacionais e internacionais. A sua utilização é apoiada por numerosos ensaios clínicos randomizados. O mecanismo anti-hipertensivo desses agentes está relacionado com a sua capacidade de reduzir o volume circulante e o teor de sódio na parede vascular.[46] Para uso como anti-hipertensivos, são preferidos os diuréticos tiazídicos e similares, em baixas doses. A associação de diuréticos tiazídicos com diuréticos de alça pode ser benéfica para o controle do edema e da pressão arterial em pacientes com insuficiência cardíaca e renal.

Os diuréticos de alça são reservados para situações de hipertensão associada à insuficiência renal com taxa de filtração glomerular menor que 30 $mL \cdot min^{-1}$ e na insuficiência cardíaca com retenção de volume. A ototoxicidade relacionada à furosemida refere-se a concentrações séricas superiores a 100 $\mu g \cdot mL^{-1}$ ou a velocidades de administração superiores a 4 $mg \cdot min^{-1}$ ou, ainda, à associação com aminoglicosídeos. A toxicidade renal dos aminoglicosídeos e de algumas cefalosporinas de primeira geração, como a cefaloridina, é potencializada pelo uso concomitante de diuréticos de alça.

Os diuréticos poupadores de potássio apresentam pequena eficácia diurética, mas, quando associados aos tiazídicos ou de alça, são úteis na prevenção e no tratamento de hipocalemia. Seu uso em pacientes com redução da função renal poderá acarretar hipercalemia.

## β-bloqueadores

Os β-bloqueadores foram desenvolvidos originalmente pelo ganhador do Prêmio Nobel Sir James Black, com o objetivo de contrabalançar os efeitos cardíacos adversos da estimulação adrenérgica. De acordo com suas observações, a ativação adrenérgica aumentava a demanda de oxigênio do miocárdio e agravava a angina. Seu trabalho resultou no desenvolvimento do propranolol, que é o protótipo dos β-bloqueadores. Black demonstrou que, em razão do bloqueio dos receptores β do coração, esses fármacos poderiam produzir efeitos inibitórios no nó SA, no nó AV e na contração miocárdica. Isso corresponde, respectivamente, aos efeitos cronotrópico, dromotrópico e inotrópico negativos. Entre eles, a bradicardia e os efeitos inotrópicos negativos são particularmente importantes para o efeito terapêutico desses fármacos na angina *pectoris*, porque essas alterações reduzem o consumo de oxigênio pelo miocárdio. O efeito pelo inibitório no nó AV é de especial relevância no tratamento das taquicardias supraventriculares ou quando é usado para controlar a frequência da resposta ventricular na fibrilação atrial.

Os β-bloqueadores podem ser diferenciados em três categorias de acordo com a seletividade (**TAB. 21.2**).

Os **não seletivos** bloqueiam tantos os receptores $\beta_1$-adrenérgicos, encontrados principalmente no miocárdio, quanto os $\beta_2$, encontrados no músculo liso, nos pulmões, nos vasos sanguíneos e em outros órgãos. Em consequência, apresentam efeitos periféricos mais acentuados como aumento da resistência arterial periférica e broncoconstrição. Os exemplos mais utilizados dessa categoria são propranolol, nadolol e timolol. Um β-bloqueador não seletivo, pindolol, destaca-se por apresentar atividade simpatomimética intrínseca, agindo como um agonista adrenérgico parcial e, portanto, apresentando menos bradicardia e broncoconstrição que os demais β-bloqueadores desta categoria.

Os **cardiosseletivos** bloqueiam apenas os receptores $\beta_1$-adrenérgicos, presentes em maior parte no coração, no sistema nervoso e nos rins, sem apresentar, portanto, os efeitos de bloqueio periférico indesejáveis. Contudo, em doses muito altas, podem também ter ação nos receptores $\beta_2$.

Os **de ação vasodilatadora** manifestam-se também por antagonismo ao receptor $\alpha_1$ periférico, como o carvedilol e o labetalol, ou por produção de óxido nítrico, como o nebivolol.

Durante certo período, foi recomendada a utilização de β-bloqueadores como fármacos protetores em pacientes submetidos a cirurgia não cardíaca. O suporte para tal efeito seria a redução da isquemia perioperatória em pacientes com doença arterial coronariana.[47] Porém, estudos mais recentes não demonstraram tal benefício e, contrariamente, mostraram aumento do risco de AVE, bradicardia e hipotensão arterial. Dessa maneira, não há suporte científico no momento para a indicação dos β-bloqueadores em pacientes sem recomendações precisas para o seu uso.

Por fim, cabe lembrar que não se devem suspender os β-bloqueadores no perioperatório de pacientes que os recebem cronicamente pelas mais diversas indicações. A suspensão aguda dos β-bloqueadores está associada a importante aumento da mortalidade pós-operatória.[48]

**TABELA 21.2** Principais β-bloqueadores disponíveis

| Medicamento | Dosagem diária | Frequência diária | Meia-vida (h) | Efeito vasodilatador | Cardiosseletividade |
|---|---|---|---|---|---|
| Atenolol | 50 a 100 mg | 2× | 6 a 9 | Não | Sim |
| Bisoprolol | 5 a 20 mg | 1× | 9 a 12 | Não | Sim |
| Carvedilol | 12,5 a 50 mg | 2× | 7 a 10 | Sim* | Não |
| Esmolol | 25 a 200 $\mu g \cdot kg^{-1} \cdot min^{-1}$ | Infusão contínua | 8 min | Sim | Sim |
| Labetalol | 200 a 1.200 mg | 2× | 3 a 6 | Sim | Não |
| Metoprolol | 50 a 400 mg | 1 a 2× | 3 a 7 | Não | Sim |
| Nadolol | 20 a 240 mg | 1× | 10 a 20 | Não | Não |
| Nebivolol | 2,5 a 10 mg | 1× | 10 | Sim** | Sim |
| Pindolol | 10 a 60 mg | 2× | 3 a 4 | Não | Não |
| Propranolol | 40 a 240 mg | 2× | 3 a 4 | Não | Não |

*Antagonista do receptor α.
**Liberação de óxido nítrico.

## Inibidores da enzima conversora da angiotensina

O sistema renina-angiotensina-aldosterona desempenha um importante papel no controle da pressão arterial e em resposta à queda da pressão arterial e níveis de sódio no aparelho justaglomerular. O angiotensinogênio tem origem hepática. A renina converte o angiotensinogênio em angiotensina I. Nas células endoteliais dos capilares pulmonares há produção da enzima conversora da angiotensina (ECA). Essa enzima apresenta como função primária a conversão da angiotensina I em angiotensina II e tem grande importância clínica devido à utilidade terapêutica de seus inibidores – captopril, enalapril e lisinopril.

A angiotensina II é vasoconstritora. A ECA, além de formar angiotensina II, tem, secundariamente, a propriedade de inativar a bradicinina, um vasodilatador endógeno circulante no organismo. Tal função leva à vasoconstrição e, como consequência, ao aumento da pressão sanguínea. Portanto, os inibidores da ECA são responsáveis pela redução da pressão arterial, pois impedem a conversão da angiotensina I em angiotensina II e a inativação da bradicinina.

É fato pouco reconhecido que a descoberta dos inibidores da ECA se deve, em grande parte, à pesquisa básica associada à bradicinina ocorrida no Brasil há mais de 60 anos. Rocha e Silva e colaboradores,[48] em 1949, descobriram que o plasma, quando incubado com o veneno da *Bothrops jararaca*, gerava um novo fator hipotensor e espasmogênico para musculatura lisa, que foi então denominado bradicinina.[49,52]

## Bloqueadores dos receptores da angiotensina

O bloqueio dos receptores da angiotensina $AT_1$ é provavelmente o principal mecanismo pelo qual os bloqueadores dos receptores de angiotensina (BRAs) inibem os efeitos do sistema renina-angiotensina-aldosterona. A contribuição dos receptores $AT_2$ não bloqueados, que são estimulados pelo aumento das concentrações de angiotensina II e que estimulam a produção de óxido nítrico no coração, rim e vasos, permanece incerta.[17] Os BRAs incluem candesartan (8-32 mg por dia), eprosartan (600-800 mg, 1-2 vezes por dia), irbesartan (150-300 mg por dia), losartan (25-100 mg, 1-2 vezes por dia), olmesartan (20-40 mg por dia), telmisartan (20-80 mg por dia) e valsartan (80-320 mg por dia).

Os efeitos colaterais dos BRAs são raros. Eles são uma boa alternativa para a substituição dos inibidores da ECA quando estes provocam tosse por estimulação dos receptores histaminérgicos. Em caso de angioedema com inibidores da ECA, há evidências de que o angioedema pode reaparecer com o uso de BRAs, motivo pelo qual a alteração não é recomendada.

A suspensão dos inibidores da ECA e dos BRAs não causa efeito rebote. Alguns estudos demonstram que a permanência dos efeitos desses vasodilatadores no perioperatório está relacionada com hipotensão e choque. É recomendada a suspensão desses fármacos por pelo menos 10 horas antes da indução anestésica.[50]

## Antagonistas α-adrenérgicos

A prazosina é eficaz no tratamento da hipertensão arterial. Ela é altamente seletiva para os receptores $\alpha_1$, o que pode explicar a ausência relativa de taquicardia observada com o uso da prazosina em comparação com a fentolamina e a fenoxibenzamina. A prazosina provoca relaxamento do músculo liso tanto arterial quanto venoso, devido ao bloqueio dos receptores $\alpha_1$. A terazosina é outro antagonista $\alpha_1$ seletivo e reversível que se mostra eficaz na hipertensão. Foi também aprovada para uso em homens com sintomas urinários causados por hiperplasia prostática benigna (HPB). A doxazosina mostra-se eficaz no tratamento da hipertensão e da HPB.[51] Ela difere da prazosina e da terazosina pela meia-vida mais prolongada, com cerca de 22 horas. As medicações antagonistas α-adrenérgicas são utilizadas no tratamento do feocromocitoma (fenoxibenzamina e fentolamina) e da hipertensão crônica. A fentolamina tem sido usada para reverter a vasoconstrição local intensa causada por infiltração inadvertida de agonista α no tecido subcutâneo durante a administração intravenosa.

## Anti-hipertensivos de ação central

Eventualmente, quando o controle da pressão arterial é ineficaz com três ou mais agentes, é útil recorrer a esses fármacos mais antigos, apesar de seus efeitos indesejáveis sobre o SNC.

Os anti-hipertensivos de ação central incluem a α-metildopa (125-500 mg, 2-3 vezes por dia) e a reserpina (0,1-0,25 mg por dia). A redução da pressão arterial é eficaz, mas os pacientes muitas vezes se queixam de sonolência e boca seca. A α-metildopa pode produzir uma anemia hemolítica positiva de Coombs e síndrome lúpus-*like*. A reserpina é um excelente anti-hipertensivo, mas produz depressão nervosa e congestão nasal. Como consequência de seus efeitos secundários, esses agentes são reservados como a quarta ou quinta linha de terapia.

A clonidina é um agonista parcial dos receptores $\alpha_2$, exercendo a ação por antagonismo aos receptores no SNC, portanto, reduzindo o tônus simpático. É usada no tratamento da hipertensão arterial, na enxaqueca e para aliviar os sintomas da abstinência de opioides ou benzodiazepínicos.

Os pacientes hipertensos com complicação renal também podem usar clonidina, pois ela não deprime a filtração glomerular; entretanto, deve ser associada a um diurético porque retém sódio e água. Os efeitos adversos são hipotensão ortostática, sonolência, edema, ganho de peso e hipertensão rebote à retirada. Para evitar o efeito rebote (que ocorre após 6-7 dias de tratamento), ela deve ser retirada lentamente (reduzindo-se as doses de modo gradual). Na atualidade, sua administração pré-operatória tem sido recomendada em pacientes que serão submetidos à cirurgia vascular, em dose única, por via oral, pois diminui a ansiedade pré-operatória e a FC basal, atenua a resposta adrenérgica à intubação, diminui as necessidades intraoperatórias de agentes inalatórios e narcóticos, além de reduzir as variações da frequência cardíaca e da pressão arterial.

## Estatinas

A utilização de estatinas para a prevenção de eventos cardiovasculares após cirurgias vasculares está bem estabelecida. Em 2004,[52] foi publicado o primeiro estudo randomizado com 100 pacientes, no qual os autores demonstraram que o uso de 20 mg de atorvastatina estava associado a importante diminuição dos eventos cardiovasculares maiores (morte, IAM, AVE e angina instável) no período perioperatório e ao final de seis meses de seguimento. O efeito ocorreu independentemente dos níveis basais de colesterol e foi adicional ao benefício advindo do uso de β-bloqueadores (semelhante entre os grupos).[53]

Recentemente, foi demonstrado que o uso de 80 mg de fluvastatina de liberação lenta em 250 pacientes submetidos a cirurgias vasculares reduziu a ocorrência de isquemia miocárdica pós-operatória e o desfecho combinado de IAM e morte cardíaca em 30 dias, quando comparado ao grupo placebo (247 pacientes).[54]

A introdução de atorvastatina 20 mg (ou sinvastatina 40 mg) em pacientes que serão submetidos a cirurgias vasculares deve ser feita, de preferência, duas semanas antes do procedimento e mantida durante 30 dias. Após esse tempo, a dose deve ser ajustada para a meta de concentração plasmática de lipoproteína de baixa densidade (LDL, do inglês *low density lipoprotein*) individual de cada paciente.

A suspensão de estatina no período perioperatório em pacientes que fazem uso crônico dessa medicação é um preditor independente de eventos cardiovasculares e *delirium* após cirurgias vasculares, de modo que a estatina deve ser mantida durante todo o perioperatório.[52] Embora os pacientes que usam estatina apresentem um nível de fosfocreatina cinase (CPK, do inglês *creatin phosphokinase*) basal mais elevado, seu emprego no período perioperatório é seguro, pois a ocorrência de elevação acima de cinco vezes o seu valor de referência ou de rabdomiólise é rara. Por outro lado, são fracas as evidências de que as estatinas previnam complicações cardiovasculares em cirurgias não vasculares.

## Antiarrítimicos

Os medicamentos antiarrítmicos agem modificando a formação e a condução desordenadas dos impulsos que podem induzir a contração do músculo cardíaco. Esses fármacos são classificados em quatro grupos principais de acordo com o efeito da medicação sobre o potencial de ação das células cardíacas. Embora tenham efeitos semelhantes sobre a condução elétrica, fármacos de uma mesma categoria podem variar significativamente quanto aos seus efeitos hemodinâmicos.

Segundo a classificação de Vaughan Williams, de 1970, distinguem-se quatro classes de antiarrítmicos:[55]

- **Classe I:** bloqueiam os canais de sódio ($Na^+$) nas membranas dos miócitos (células musculares cardíacas).
- **Classe II:** antagonistas β-adrenérgicos que atuam nos receptores cardíacos do sistema simpático, reduzindo a atividade cardíaca (β-bloqueadores).
- **Classe III:** bloqueiam os canais de potássio ($K^+$) nas membranas dos miócitos, prolongando o potencial de ação e, portanto, a contração dos miócitos condutores.
- **Classe IV:** bloqueiam os canais de cálcio ($Ca^{++}$) nas membranas dos miócitos.

Os antiarrítmicos da classe I agem bloqueando os canais rápidos de $Na^+$, da mesma forma que fazem os anestésicos locais, e ligam-se aos canais mais fortemente quando estes se encontram no estado aberto ou refratário e menos fortemente aos canais no estado de repouso. Por conseguinte, sua ação apresenta a propriedade de "dependência do uso", isto é, quanto maior a frequência com que os canais são ativados, maior o grau de bloqueio produzido. Esses fármacos afetam a condução dos impulsos, a excitabilidade e a automaticidade em graus variáveis, sendo divididos, por isso, em três grupos: IA, IB e IC.

Os antiarrítmicos da classe IA (quinidina, procainamida, disopiramida, moricizina) diminuem a automaticidade, deprimindo a fase 4 do potencial de ação; tornam menor a condutividade, prolongando moderadamente a fase 0; e prolongam a repolarização, estendendo a fase 3 do potencial de ação. Por serem eficazes na supressão dos focos ectópicos e no tratamento das arritmias reentrantes, são usados nas arritmias supraventriculares e ventriculares.

Os antiarrítmicos da classe IB (lidocaína, fenitoína, tocainida, mexiletina, aprindina) diminuem a automaticidade, deprimindo a fase 4 do potencial de ação; têm pouco efeito sobre a condutividade; diminuem a refratariedade, tornando menor a fase 2; e abreviam a repolarização, diminuindo a fase 3. Os fármacos desse grupo são usados unicamente no tratamento das arritmias ventriculares e apresentam pouco ou nenhum efeito sobre a contratilidade miocárdica.

Os antiarrítmicos da classe IC (flecainida, encainida, propafenona, indecainida) diminuem a condutividade, deprimindo acentuadamente a fase 0 do potencial de ação, mas têm pouco efeito sobre a refratariedade ou a despolarização. Os fármacos dessa classe são usados nas taquicardias supraventriculares e ventriculares com risco de vida. A propafenona é eficaz para a manutenção do ritmo sinusal em pacientes com fibrilação atrial não relacionada à cirurgia. Além disso, a dose única de propafenona por via oral é eficaz para conversão de fibrilação atrial não cirúrgica para o ritmo sinusal.[56] A propafenona oral é em geral bem tolerada. Os efeitos adversos incluem tonturas e visão turva, mas ela possui atividade inotrópica negativa, sendo contraindicada em pacientes com insuficiência cardíaca e fração de ejeção reduzida.[57] A propafenona também é contraindicada em pacientes com doença arterial coronariana ou história de infarto do miocárdio. Embora a propafenona não tenha sido estudada em grandes ensaios clínicos, os efeitos que contraindicam essa medicação em pacientes portadores de cardiopatia estrutural estão relacionados à potente inibição do canal de sódio que provoca.

Os antiarrítmicos da classe II (propranolol, nadolol, atenolol, timolol, acebutolol, pindolol, esmolol) são medicamentos bloqueadores β-adrenérgicos que agem atenuando o efeito da estimulação do sistema nervoso simpático sobre o coração. Embora o coração seja capaz de bater por si próprio sem inervação do sistema nervoso, as fibras simpáticas e parassimpáticas inervam os nós SA e AV, alterando a frequência da automaticidade. A estimulação simpática libera noradrenalina, que se liga aos receptores $\beta_1$-adrenérgicos nos tecidos nodais. A ativação desses receptores no nó SA desencadeia um aumento na corrente marca-passo, que eleva a frequência de despolarização da fase 4 e, consequentemente, causa um disparo mais frequente do nó. A estimulação dos receptores $\beta_1$ no nó AV aumenta as correntes de $Ca^{++}$ e $K^+$, aumentando, assim, a velocidade de condução diminuindo o período refratário. Portanto, os antagonistas $\beta_1$ afetam os potenciais de ação dos nós SA e AV mediante diminuição da frequência de despolarização da fase 4 e prolongamento da repolarização.

A diminuição da frequência da despolarização da fase 4 resulta em automaticidade reduzida, o que, por sua vez, faz decrescer a demanda de oxigênio do miocárdio. A repolarização prolongada do nó AV aumenta o período refratário efetivo, diminuindo a incidência de reentrada. Essas substâncias diminuem a automaticidade, deprimindo a fase 4 do potencial de ação, e tornam menores a frequência e a contratilidade cardíacas. Tais medicações são eficazes no tratamento das arritmias e taquiarritmias supraventriculares secundárias à atividade simpática excessiva, mas não são muito eficazes no tratamento das arritmias graves, como a taquicardia ventricular recorrente.

Os antiarrítmicos da classe III (amiodarona, bretílio, sotalol) agem ampliando o potencial de ação cardíaco e a refratariedade. São usados no tratamento das arritmias ventriculares graves. A amiodarona é principalmente um agente antiarrítmico de classe III, mas também atua como agente das classes I, II e IV. Seu mecanismo de ação se dá pela alteração da membrana lipídica onde se localizam os canais iônicos e os receptores. Em todos os tecidos cardíacos, a amiodarona aumenta o período refratário efetivo mediante bloqueio dos canais de $K^+$ responsáveis pela repolarização da célula. Esse prolongamento da duração do potencial de ação diminui o fenômeno de reentrada. Como potente agente da classe I, a amiodarona bloqueia os canais de $Na^+$ e, portanto, diminui a frequência de disparo nas células marca-passo; ela também exibe bloqueio dos canais de $Na^+$ por meio de sua ligação preferencial aos canais que estão na conformação inativada.

A amiodarona exerce atividade antiarrítmica de classe II pelo antagonismo não competitivo dos receptores α e β-adrenérgicos. Como bloqueador dos canais de $Ca^{2+}$ (classe IV), a amiodarona pode causar bloqueio significativo do nó AV e bradicardia, embora, felizmente, o seu uso esteja associado a uma incidência relativamente baixa de *torsade de pointes*.[58] O amplo espectro de ação da amiodarona é acompanhado de um conjunto de efeitos adversos graves, quando o fármaco é utilizado por longos períodos ou em altas doses, como hipotensão arterial, diminuição da contratilidade cardíaca, diminuição da função do nó AV ou SA, pneumonite, hiper ou hipotireoidismo, elevação das enzimas hepáticas, neuropatia periférica, disfunção testicular e pigmentação cutânea.

O sotalol antagoniza de modo não seletivo os receptores β-adrenérgicos (ação de classe II) e também aumenta a duração do potencial de ação ao bloquear os canais de $K^+$ (ação da classe III). Esse fármaco é utilizado nas arritmias ventriculares graves, particularmente em pacientes que não conseguem tolerar os efeitos colaterais da amiodarona. A exemplo de outros antagonistas β, o sotalol pode causar fadiga e bradicardia, e, à semelhança de outros agentes antiarrítmicos da classe III, pode induzir *torsade de pointes*.

Os antiarrítmicos da classe IV (verapamil, diltiazem, nifedipina, bepridil, nitrendipina, isradipina, nicardipina) agem bloqueando os canais de cálcio sensíveis à voltagem, deprimindo a fase 4 e alongando as fases 1 e 2. Ao bloquear a liberação intracelular dos íons cálcio, esses agentes reduzem a força de contração do miocárdio e diminuem a necessidade miocárdica de oxigênio. São usados para retardar a resposta ventricular nas taquicardias atriais e fazer cessar as taquicardias supraventriculares paroxísticas reentrantes, quando o nó AV funciona como via de reentrada. Esses fármacos atuam preferencialmente nos tecidos nodais sinoatriais e atrioventriculares, visto que esses tecidos marca-passos dependem das correntes de $Ca^{2+}$ para a fase de despolarização do potencial de ação. Em contrapartida, os bloqueadores dos canais de $Ca^{2+}$ exercem pouco efeito sobre os tecidos dependentes dos canais de $Na^+$ rápidos, como as fibras de Purkinje e os músculos atrial e ventricular. Os agentes da classe IV podem provocar bloqueio nodal AV ao reduzir excessivamente a velocidade de condução. A administração de verapamil intravenoso a pacientes usando β-bloqueadores pode precipitar insuficiência cardíaca grave e levar a uma dissociação eletromecânica irreversível.

## Anticoagulantes e antiagregantes plaquetários

### Anticoagulantes orais

A literatura é consensual em relação à conduta de não suspender os inibidores da vitamina K para determinados procedimentos, como cirurgia de catarata, procedimentos dentários, pequenas cirurgias dermatológicas e endoscopias com ou sem biópsia **(QUADRO 21.1)**, sendo que esse grupo de consenso recomenda a não suspensão dos inibidores da vitamina K e a realização dos procedimentos invasivos referidos com um índice normalizado internacional (INR) $\leq 3$.[59] Outros procedimentos cirúrgicos maiores necessitam de intervenções específicas **(QUADRO 21.2)**

Os anticoagulantes orais disponíveis na prática clínica até há bem pouco tempo eram os inibidores da vitamina K, fármacos caracterizados por uma estreita janela terapêutica, numerosas interações medicamentosas e alimentares e exigência de

**QUADRO 21.1** Risco cirúrgico hemorrágico e exemplos de procedimentos invasivos/cirúrgicos

| | |
|---|---|
| Intervenções que não exigem interrupção dos anticoagulantes orais | • Procedimentos dentários incluindo extrações dentárias<br>• Cirurgia de catarata<br>• Procedimentos endoscópicos gástricos e colonoscópicos com ou sem biópsia<br>• Pequena cirurgia dermatológica |
| Risco cirúrgico hemorrágico baixo | Tipos de cirurgia que permitem uma adequada hemostasia:<br>• Cirurgia plástica periférica<br>• Cirurgia ortopédica menor<br>• Implantação de marca-passo ou CDI<br>• Herniorrafia<br>• Correção cirúrgica de varizes |
| Risco cirúrgico hemorrágico alto | • Cirurgias e procedimentos associados a um alto risco hemorrágico ou em que a hemorragia esteja associada a lesão grave, em doentes medicados com anticoagulantes/antiagregantes<br>• Cirurgia urológica – ressecção transuretral prostática, nefrectomia, biópsia renal<br>• Colonoscopias com polipectomia, sobretudo de pólipos sésseis com mais de 1 a 2 cm<br>• Cirurgia de órgãos altamente vascularizados, como rins, baço, fígado<br>• Cirurgia de ressecção intestinal com possível local hemorrágico nas anastomoses intestinais<br>• Cirurgia ortopédica maior<br>• Cirurgia tumoral<br>• Cirurgia cardíaca<br>• Neurocirurgia e procedimentos medulares<br>• Cirurgia da câmara posterior do olho<br>• Anestesia do neuroeixo |

CDI, cardioversor desfibrilador implantável.

*Fonte: Fonseca e colaboradores.*[60]

**QUADRO 21.2** Inibidores da vitamina K: manejo perioperatório em função dos procedimentos cirúrgicos programados e não programados

| | | |
|---|---|---|
| Cirurgias ou procedimentos invasivos programados que não exigem suspensão dos inibidores da vitamina K | • Cirurgia de catarata<br>• Procedimentos endoscópicos com ou sem biópsia<br>• Pequena cirurgia dermatológica<br>• Procedimentos dentários, incluindo extrações dentárias não complicadas | • Sem necessidade de suspensão dos inibidores da vitamina K<br>• Valor de INR ≤ 3 compatível com os procedimentos referidos<br>• Manobras adequadas de hemostasia e antifibrinolítico se adequado |
| Procedimentos cirúrgicos programados | Cirurgias de risco hemorrágico baixo | • Suspensão dos inibidores da vitamina K ≥ 4 dias |
| | Cirurgias de risco hemorrágico alto | • *Bridging** com HBPM nos pacientes com risco tromboembólico moderado a elevado<br>• INR < 1,5 compatível com manobras invasivas; se INR ≥ 1,5 e < 2, ponderar relação risco-benefício da realização da cirurgia |
| Procedimentos cirúrgicos urgentes não programados | Procedimentos cirúrgicos não programados com necessidade de manobra invasiva não emergente em um período de > 8 a 12 horas | • Suspensão dos inibidores da vitamina K<br>• Administração de 5 a 10 mg de vitamina K IV lenta**<br>• Controle de INR ≥ 4 a 6 horas após a administração da vitamina K<br>• Se INR < 1,5, compatível com manobras invasivas<br>• Se INR ≥ 1,5 e < 2, ponderar relação risco-benefício da realização da cirurgia<br>• Se INR ≥ 2, considerar adiar a cirurgia; se cirurgia de emergência, considerar administração de CCP 10 a 20 U·kg$^{-1}$*** |
| Procedimentos cirúrgicos urgentes/emergentes | Procedimentos cirúrgicos não programados com manobra invasiva imediata ou em um período < 8 até 12 horas | • Suspensão dos inibidores da vitamina K<br>• Administração de 5 a 10 mg de vitamina K IV lenta**<br>• Administração de CCP 10 a 30 U·kg$^{-1}$ em função de INR***<br>• Repetir INR 10 a 20 minutos após administração de CCP |

*Uso de um agente anticoagulante de curta duração durante o período perioperatório em substituição aos inibidores da vitamina K.
**Evitar sempre que possível nos pacientes com próteses cardíacas mecânicas.
***Ponderar risco trombótico na administração de CCP.
CCP, concentrado de complexo protrombínico; HBPM, heparina de baixo peso molecular; INR, índice normalizado internacional; IV, intravenoso.

*Fonte: Kozek-Langenecker e colaboradores.*[61]

monitorização laboratorial periódica com limitações práticas no seu uso diário.

O aparecimento dos novos anticoagulantes orais (NAs), fármacos que atuam diretamente na trombina ou no fator Xa, permitiu que alguns problemas dos inibidores da vitamina K fossem superados. Nesse momento, estão disponíveis, no mercado brasileiro, a dabigatrana, a rivaroxabana e a apixabana para tromboprofilaxia da artroplastia de quadril e joelho, prevenção primária de AVE em doentes com fibrilação atrial de etiologia não valvar e tratamento e profilaxia secundária de pacientes com diagnóstico de tromboembolia venosa. Os NAs vieram substituir os inibidores da vitamina K em algumas das suas indicações.

Pelo fato de existir pouca experiência com esses novos fármacos, os tempos de suspensão devem ser baseados em modelos farmacocinéticos e na experiência dos centros, traduzidos em recomendações já publicadas. Verifica-se que há uma diversidade de normas para o manejo de doentes medicados com NAs submetidos a procedimentos cirúrgicos que não dizem respeito apenas aos tempos de segurança, exigindo a realização de reuniões multidisciplinares para promover as recomendações transversais às especialidades (TAB. 21.3).

A literatura é consensual quanto às variáveis relevantes para a determinação dos tempos de suspensão dos NAs:

- Modelo farmacocinético.
- Risco cirúrgico hemorrágico (VER QUADRO 21.1).
- Risco hemorrágico associado ao paciente.
- Risco de tromboembolia.
- Risco renal.

## Antiagregação plaquetária

Apesar da fisiopatologia subjacente aos eventos cardiovasculares não estar, ainda, totalmente esclarecida, sabe-se que a cirurgia é responsável por induzir um estado pró-trombótico e pró-inflamatório que aumenta o risco trombótico. Por outro lado, a resposta do estresse à cirurgia inclui ativação simpática e liberação de citocinas que promovem instabilidade nas placas arteriais, aumento da reatividade vascular, aumento da ativação plaquetária e hipercoagulabilidade. Dado o elevado número de doentes propostos para cirurgia medicados com ácido acetilsalicílico ou inibidor P2Y12 para prevenção de eventos coronarianos adversos maiores, bem como de pacientes sob antiagregação dupla após angioplastia com implantação de *stent*,

**TABELA 21.3** Características, indicações e doses dos anticoagulantes orais diretos

| | | Dabigatrana | Rivaroxabana | Apixabana |
|---|---|---|---|---|
| **Meia-vida** | | 14 a 17 h | 7 a 9 h/11 a 13 h < 75 anos | 12 h |
| **Eliminação renal** | | 80% | 66% | 25% |
| **Indicações e doses** | Tromboprofilaxia para prótese total de quadril 28 a 35 dias<br>Tromboprofilaxia para prótese total de joelho 10 a 14 dias | • 220 mg 1·dia$^{-1}$ (2*110 mg)<br>• 150 mg 1·dia$^{-1}$ (nos doentes com insuficiência renal moderada – ClCr 30 a 50 mL·min$^{-1}$, idade superior a 75 anos ou em uso de amiodarona) | • 10 mg 1·dia$^{-1}$ (ClCr > 15 mL·min$^{-1}$) | • 2,5 mg 2·dia$^{-1}$ |
| | Tratamento do TEV e prevenção secundária | 1 a 21 dias:<br>• 150 mg 2·dia$^{-1}$ (tratamento com HNF ou HBPM durante pelo menos 5 dias) | • 15 mg 2·dia$^{-1}$ | 1ª semana:<br>• 10 mg 2·dia$^{-1}$ (ClCr > 15 mL·min$^{-1}$) |
| | | > 21 dias:<br>• 150 mg 2·dia$^{-1}$<br>• 110 mg bid (com base em estudos farmacocinéticos e farmacodinâmicos)* | • 20 mg 1·dia$^{-1}$<br>• 15 mg 1·dia$^{-1}$ (se ClCr 15-49 mL·min$^{-1}$) | > 1ª semana a 6 meses<br>• 5 mg 2·dia$^{-1}$ (ClCr > 15 mL·min$^{-1}$)<br>> 6 meses<br>• 2,5 a 5 mg 2·dia$^{-1}$ (ClCr > 15 mL·min$^{-1}$) |
| | Prevenção de AVE nos doentes com FA não valvar | • 150 mg 2·dia$^{-1}$<br>• 110 mg 2·dia$^{-1}$* | • 20 mg 1·dia$^{-1}$<br>• 15 mg 1·dia$^{-1}$ (se ClCr 15-49 mL·min$^{-1}$) | • 5 mg 2·dia$^{-1}$<br>• 2,5 mg 2·dia$^{-1}$, se duas de três condições: idade ≥ 80 anos; peso corporal ≤ 60 kg; creatinina ≥ 1,5 mg·dL$^{-1}$ (133 µmol·L$^{-1}$) |

*Doentes com idade superior ou igual a 80 anos, doentes em uso de verapamil; em uma avaliação individual do risco tromboembólico e do risco de hemorragia em: doentes com idade entre 75 e 80 anos; doentes com comprometimento renal moderado; doentes com gastrite, esofagite ou refluxo gastresofágico; doentes em uso de antiagregantes plaquetários; outros doentes com risco aumentado de hemorragia.

AVE, acidente vascular encefálico; ClCr, depuração da creatinina; FA, fibrilação atrial; HBPM, heparina de baixo peso molecular; HNF, heparina não fracionada; TEV, tromboembolia venosa.

*Fonte: Kozek-Langenecker e colaboradores.*[61]

**QUADRO 21.3** Avaliação do risco trombótico dos doentes medicados com antiagregantes plaquetários

| | |
|---|---|
| Risco trombótico baixo | > 12 meses após:<br>• SCA<br>• Cirurgia de revascularização miocárdica<br>• *Stent* revestido com fármaco<br>• > 3 meses após *stent* de metal |
| Risco trombótico intermediário | • 1 a 12 meses após SCA e cirurgia de revascularização miocárdica<br>• 6 a 12 meses após *stent* revestido com fármaco<br>• 1 a 3 meses após *stent* de metal |
| Risco trombótico elevado | • ≤ 2 semanas após angioplastia<br>• < 1 meses após SCA, cirurgia de revascularização miocárdica, AVE e *stent* convencional<br>• ≤ 6 meses após *stent* revestido com fármaco |

AVE, acidente vascular encefálico; SCA, síndrome coronariana aguda.

*Fonte: Fonseca e colaboradores.*[60]

são comuns as situações em que o risco de hemorragia perioperatória tem de ser analisado em função do risco trombótico individual. Infelizmente, não existem recomendações específicas e consensuais sobre o manejo perioperatório de doentes medicados com antiagregantes plaquetários. Essa abordagem deverá ser multidisciplinar, procurando reunir consenso entre várias especialidades. Diversos fatores devem ser considerados, como a indicação inicial para a terapêutica antiagregante, as consequências da interrupção da medicação e o risco trombótico (**QUADRO 21.3**).

# Referências


1. Aaronson PI, Ward JPT. The cardiovascular system. Oxford: Blackwell Sciences; 1999.
2. Matthews LR. Cardiopulmonary anatomy and physiology. Philadelphia: Lippincott; 1996.
3. Power I, Kam P, editors. Principles of physiology for the anaesthetist. London: Arnold Hodder Headline; 2001.
4. Guyton AC, Hall JE. Human physiology and mechanisms of disease. 6th ed. Philadelphia: W.B. Saunders; 1997. p. 324-36.
5. Palomo JS. Enfermagem em cardiologia: cuidados avançados. Barueri São Paulo: Manole; 2007.
6. Smeltzer SC, Bare BG. Tratado de enfermagem médico-cirúrgica. 11. ed. Rio de Janeiro: Guanabara Koogan; 2012.
7. Assumpção CR. Súmula de anatomofisiologia: coração, sangue e pulmões. Introdução à circulação extracorpórea. Rio de Janeiro: SBCEC; 1985. Módulo teórico, n. 1.
8. Anthony CP, Thibodeau GA. Textbook of anatomy and physiology. St. Louis: C.V. Mosby; 1979.
9. Singer M, Grant I. ABC of intensive care. Chicago: BMJ Books; 1999.
10. Pittman RN. The microcirculation and tissue oxygenation. In: Sibbald WJ, Messner KFW, Fink MP, editors. Tissue oxygenation in acute medicine. Berlin: Springer; 1998. p. 36-54.
11. Nunn JF. Applied respiratory physiology. 3rd ed. London: Butterworth; 1987.
12. Schlichtig R. O2 Uptake, critical O2 delivery and tissue wellness. In: Pinsky MR, Dhainaut JFA, editors. Pathophysiologic foundations of critical care. Baltimore: Williams and Wilkins; 1993. p. 119-39.
13. West JB. Respiratory physiology, the essentials. 5th. ed. Baltimore: Williams and Wilkins; 1995. p. 71-88.
14. Bartlett RH. Oxygen kinetics: integrating hemodynamics, respiratory, and metabolic physiology. In: Bartlett RH. Critical care physiology. Boston: Little, Brown and Company; 1996. p. 1-23.
15. Best CH. Best and Taylor's physiological basis of medical practice. Baltimore: Williams and Wilkins; 1979.
16. Sabaté S, Mases A, Guilera N, Canet J, Castillo J, Orrego C, et al. On behalf of Anescardiocat Group. Incedence and predictors of major perioperative adverse cardiac and cerebrovascular events in non-cardiac surgery. Br J Anaesth. 2011;107(6):879-90.
17. Poldermans D, Bax JJ, Boersma E, De Hert S, Eeckhout E, Fowkes G, et al. Guidelines for pre-operative cardiac risk assessment and perioperative cardiac management in non-cardiac surgery: the Task Force for Preoperative Cardiac Risk Assessment and Perioperative Cardiac Management in Non-cardiac Surgery of the European Society of Cardiology (ESC) and endorsed by the European Society of Anaesthesiology (ESA). Eur Heart J. 2009;30(22):2769 -812.
18. Lands AM, Arnold A, Mcauliff JP, Luduena FP, Brown TG Jr. Differentiation of receptor systems activated by sympathomi- metic amines. Nature. 1967;214(5088):597-8.
19. Alquist RP. A study of the adrenotropic receptors. Am J Physiol. 1948;153(3):586-600.
20. Hollenberg SM. Recognition and treatment of cardiogenic shock. Semin Respir Crit Care Med. 2004;25(6):661-71.
21. Day NP, Phu NH, Bethell DP, Mai NT, Chau TT, Hien TT, et al. The effects of dopamine and adrenaline infusions on acid–base balance and systemic haemodynamics in severe infection. Lancet. 1996;348(9022):219-23.
22. Myburgh JA, Higgins A, Jovanovska A, Lipman J, Ramakrishnan N, Santamaria J. A comparison of epinephrine and norepinephrine in critically ill patients. Intensive Care Med. 2008;34(12):2226–34.
23. Annane D, Vignon P, Renault A, Bollaert PE, Charpentier C, Martin C, et al. Norepinephrine plus dobutamine versus epinephrine alone for management of septic shock: a randomised trial. Lancet. 1996;348(9022):219-23.
24. Practice parameters for hemodynamic support of sepsis in adult patients in sepsis. Task Force of the American College of Critical Care Medicine, Society of Critical Care Medicine. Crit Care Med. 1999;27(3):639-60.
25. Redl-Wenzl EM, Armbruster C, Edelmann G, Fischl E, Kolacny M, Wechsler-Fördös A, et al. The effect of norepinephrine on hemodynamics and renal function in severe septic shock states. Intensive Care Med. 1993;19(3):151-4.
26. De Backer D, Biston P, Devriendt J, Madl C, Chochrad D, Aldecoa C, et al. Comparison of dopamine and norepinephrine in the treatment of shock. N Engl J Med. 2010;362(9):779-89.
27. Holmes CL, Patel BM, Russell JA, Walley KR. Physiology of vasopressin relevant to management of septic shock. Chest. 2001;120(3):989-1002.
28. Abboud FM, Floras JS, Aylward PE, Guo GB, Gupta BN, Schmid PG. Role of vasopressin in cardiovascular and blood pressure regulation. Blood Vessels. 1990;27(2-5):106-15.
29. Landry DW, Levin HR, Gallant EM, Seo S, D'Alessandro D, Oz MC, et al. Vasopressin pressor hypersensitivity in vasodilatory septic shock. Crit Care Med. 1997;25(8):1279-82.
30. Russell JA, Walley KR, Singer J, Gordon AC, Hebert PC, Cooper DJ, et al. Vasopressin versus norepinephrine infusion in patients with septic shock. N Engl J Med. 2008;358(9):877-87.
31. Martin C, Saux P, Eon B, Aknin P, Gouin F. Septic shock: a goal-directed therapy using volume loading, dobutamine and/or norepinephrine. Acta Anaesthesiol Scand. 1990;34(5):413-7.
32. Dessy C, Moniotte S, Ghisdal P, Havaux X, Noirhomme P, Balligand JL. Endothelial beta3-adrenoceptors mediate vasorelaxation of human coronary microarteries through nitric oxide and endothelium-dependent hyperpolarization. Circulation. 2004;110(8):948-54.
33. Antman EM, Anbe DT, Armstrong PW, Bates ER, Green LA, Hand M, et al. ACC/AHA guidelines for the management of patients with ST-elevation myocardial infarction executive summary: a report of the American College of Cardiology/American Heart Association Task Force on Practice Guidelines. Circulation. 2004;110(5):588-636.
34. Dellinger RP, Levy MM, Carlet JM, Bion J, Parker MM, Jaeschke R, et al. Surviving Sepsis Campaign: international guidelines for management of severe sepsis and septic shock: 2008. Crit Care Med. 2008;36(1):296-327.
35. Kelly R, Smith TW. Pharmacologic treatment of heart failure. In: Hardman JG, Limbird LE, editors. Goodman and Gillman's: the pharmacological basis of therapeutics. New York: McGraw-Hill, 1996. p. 830-54.
36. Felker GM, Benza RL, Chandler AB, Leimberger JD, Cuffe MS, Califf RM, et al. Heart failure etiology and response to milrinone in decompensated heart failure: results from the OPTIME-CHF study. J Am Coll Cardiol. 2003;41(6):997-1003.
37. Prielipp RC, MacGregor DA, Butterworth JF 4th, Meredith JW, Levy JH, Wood KE, et al. Pharmacodynamics and pharmacokinetics of milrinone administration to increase oxygen delivery in critically ill patients. Chest. 1996;109(5):1291-301.
38. Mebazaa A, Nieminen MS, Filippatos GS, Cleland JG, Salon JE, Thakkar R, et al. Levosimendan vs. dobutamine: outcomes for acute heart failure patients on beta-blockers in SURVIVE. Eur J Heart Fail. 2009;11(3):304-11.
39. Puttonen J, Laine T, Ramela M, Häkkinen S, Zhang W, Pradhan R, et al. Pharmacokinetics and excretion balance of OR-1896, a pharmacologically active metabolite of levosimendan, in healthy men. Eur J Pharm Sci. 2007;32(4-5):271-7.
40. Vasan RS, Benjamin EJ, Levy D. Prevalence, clinical features and prognosis of diastolic heart failure: an epidemiologic perspective. J Am Coll Cardiol. 1995;26(7):1565-74.
41. Washam JB, Stevens SR, Lokhnygina Y, Halperin JL, Breithardt G, Singer DE, et al. Digoxin use in patients with atrial fibrillation and adverse cardiovascular outcomes: a retrospective analysis of the Rivaroxaban Once Daily Oral Direct Factor Xa Inhibition Compared with Vitamin K Antagonism for Prevention of Stroke and Embolism Trial in Atrial Fibrillation (ROCKET AF). Lancet. 2015;385(9985):2363-70.
42. Page IH, Corcoran AC, Dustan HP, Koppanyi T. Cardiovascular actions of sodium nitroprusside in animals and hypertensive patients. Circulation. 1955;11(2):188-98.
43. Taylor TH, Styles M, Lamming AJ. Sodium nitroprusside as a hypotensive agent in general anaesthesia. Br J Anaesth. 1970;42(10):859-64.
44. Marsh N, Marsh A. A short history of nitroglycerine and nitric oxide in pharmacology and physiology. Clin Exp Pharmacol Physiol. 2000;27(4):313-9.
45. Ignarro LJ. After 130 years, the molecular mechanism of action of nitroglycerin is revealed. Proc Natl Acad Sci U S A. 2002;99(12):7816-7.
46. Che Q, Schreiber MJ, Rafey MA. Beta-blockers for hypertension: are they going out of style? Cleve Clin J Med. 2009;76(9):533-42.
47. Yang H. Raymer K. Butler R. Parlow J. Roberts R. The effects of perioperative beta-blockade: results of the Metoprolol after Vascular Surgery (MaVS) study, a randomized controlled trial. Am Heart J. 2006;152(5):983-90.
48. Rocha e Silva M, Beraldo WT, Andrade SO. A new factor (Bradykinin) released from plasma globulin by snake venom and trypsin. Proc I Int Congr Biochem (Cambridge).1949;11.
49. Carey RM. Cardiovascular and renal regulation by the angiotensin type 2 receptor: the AT2 receptor comes of age. Hypertension. 2005;45(5):840-4.
50. ALLHAT Officers and Coordinators for the ALLHAT Collaborative Research Group. Major outcomes in high-risk hypertensive patients randomized to angiotensin-converting enzyme inhibitor or calcium channel blocker vs diuretic: The Antihypertensive and Lipid-Lowering Treatment to Prevent Heart Attack Trial (ALLHAT). JAMA. 2002;288(23):2981-97.
51. Schouten O, Boersma E, Hoeks SE, Benner R, van Urk H, van Sambeek MR, et al. Fluvastatin and perioperative events in patients undergoing vascular surgery. N Engl J Med. 2009;361(10):980-9.
52. Durazzo AE, Machado FS, Ikeoka DT, De Bernoche C, Monachini MC, Puech Leão P, et al. Reduction in cardiovascular events after vascular surgery with atorvastatin: a randomized trial. J Vasc Surg. 2004;39(5):967-75.
53. Balser JR. The rational use of intravenous amiodarone in the perioperative period. Anesthesiology. 1997;86(4):974-87.
54. Schouten O, Hoeks SE, Welten GM, Davignon J, Kastelein JJ, Vidakovic R, et al. Effect of statin withdrawal on frequency of cardiac events after vascular surgery. Am J Cardiol. 2007;100(2):316-20.
55. Vaughan Williams EM. The experimental basis for the choice of an anti-arrhythmic drug. Adv Cardiol. 1970;4:275-89.
56. January CT, Wann LS, Alpert JS, Calkins H, Cigarroa JE, Cleveland JC Jr, et al. 2014 AHA/ACC/HRS guideline for the management of patients with atrial fibrillation: executive summary: a report of the American College of Cardiology/American Heart Association Task Force on practice guidelines and the Heart Rhythm Society. Circulation. 2014;130(23):2071-104.
57. Ortel TL. Perioperative management of patients on chronic antithrombotic therapy. Hematology Am Soc Hematol Educ Program. 2012;2012:529-35.
58. Pritchett EL, McCarthy EA, Wilkinson WE. Propafenone treatment of symptomatic paroxysmal supraventricular arrhythmias. A randomized, placebocontrolled, crossover trial in patients tolerating oral therapy. Ann Intern Med. 1991;114(7):539-44.
59. Senra D. Medicina intensiva: fundamentos e prática. São Paulo: Atheneu; 2013.
60. Fonseca C, Alves J, Araujo F. Manuseio peri-operatório dos doentes medicados com anticoagulantes e antiagregantes plaquetários: resultado da 3ª Reunião de Consenso da Sociedade Portuguesa de Anestesiologia. Rev Soc Port Anestesiol. 2014;23(3):76-95.
61. Kozek-Langenecker SA, Afshari A, Albaladejo P, Santullano CA, De Robertis E, Filipescu DC, et al. Management of severe perioperative bleeding. Guidelines from the European Society of Anaesthesiology. Eur J Anaesthesiol. 2013;30(6):270-382.


## Leituras sugeridas


Barner HB. Cardiovascular function and physiology. In: Glenn WWL, Baue AE, Geha AS, Hammond GL, Laks H. Thoracic and cardiovascular surgery. 4th ed. Norwalk: Appleton-CenturyCrofts; 1983.

Berger EC. The physiology of adequate perfusion. The C.V. St. Louis: Mosby; 1979.

Berger EC. What is sequestration? J Can Soc Extracorp Tech.1974;3:20-5.

Berne RM, Levy MN. The microcirculation. In: Berne RM, Levy MN. Cardiovascular physiology. St Loius: Mosby; 2001. p. 155-74.

Hoeks SE, Scholte Op Reimer WJ, van Urk H, Jorning PJ, Boersma E, et al. Increase of 1-year mortality after perioperative beta- blocker withdrawal in endovascular and vascular surgery patients. Eur J Vasc Endovasc Surg. 2007; 33(1):13-9.

Mangano DT, Layug EL, Wallace W, Tateo I. Effect of atenolol on mortality and cardiovascular morbidity after noncardiac surgery. N Engl J Med. 1996;335(23):1713-20.

## Questões de Provas do TSA

**21.1 (TSA/2015)** Homem de 28 anos, 85 kg e 1,90 m, é submetido a artroscopia do ombro sob bloqueio do plexo braquial pela via interescalênica em posição de cadeira de praia. Após o bloqueio e posicionamento, evolui com bradicardia e hipotensão arterial graves acompanhadas de síncope. O evento hemodinâmico pode ser explicado pela ocorrência do reflexo de:

**A.** Bowdich.

**B.** Bainbridge.

**C.** Hering-Breuer.

**D.** Bezold-Jarisch.

**21.2 (TSA/2015)** Homem de 75 anos, 74 kg e 1,68 m, está na sala de emergência com queixa de mal-estar e tontura. A PA é de 140x90 mmHg e a FC é de 28 bpm. O ECG mostra bloqueio atrioventricular de segundo grau Mobitz tipo II. Cinco minutos após o início da infusão de isoproterenol, o paciente queixa-se de dor precordial, mal-estar e náuseas. A PA nesse momento é de 150x60 mmHg, a FC é de 85 bpm e o paciente apresenta palidez e sudorese. O ECG mostra infradesnivelamento do segmento ST e extrassístoles ventriculares. A condição fisiopatológica que melhor justifica essa sequência de eventos é:

**A.** Aumento do lusitropismo.

**B.** Diminuição do inotropismo.

**C.** Aumento da resistência vascular pulmonar.

**D.** Diminuição da resistência vascular sistêmica.

**21.3 (TSA/2015)** Mulher de 48 anos, 65 kg e 1,60 m, é submetida à abdominoplastia sob anestesia geral. Tem história de hipertensão arterial e palpitações. ECG pré-operatório demonstra intervalo PR curto, QRS alargado e onda delta. Durante a cirurgia, apresenta agudamente fibrilação atrial com FC de 145 bpm sem instabilidade hemodinâmica. Qual deve ser o tratamento para o controle da arritmia?

**A.** Digitálico.

**B.** Adenosina.

**C.** Verapamil.

**D.** Procainamida.

**21.4 (TSA/2015)** A contração isovolumétrica ventricular do coração:

**A.** Coincide com a onda T do eletrocardiograma.

**B.** Tem início com o fechamento da válvula aórtica.

**C.** Representa o maior tempo da sístole ventricular.

**D.** Coincide com a onda v da curva de pressão do átrio direito.

**21.5 (TSA/2015)** Mulher de 64 anos, 57 kg e 1,63 m, será submetida à duodenopancreatectomia videolaparoscópica. Apresenta fração de ejeção de 38%, disfunção ventricular sistólica global e diastólica. ECG mostra fibrilação atrial. O uso de índices dinâmicos da pressão arterial é inadequado no manejo dessa paciente devido à (ao):

**A.** Aumento da pré-carga.

**B.** Aumento da pós-carga.

**C.** Diminuição da contratilidade ventricular.

**D.** Variabilidade do tempo de enchimento diastólico.

**21.6 (TSA/2015)** Homem de 54 anos, 80 kg e 1,70 m, será submetido à duodenopancreatectomia. É diabético, hipertenso, dislipidêmico e realizou angioplastia percutânea com *stent* há 15 meses. Durante a cirurgia, a PAM é de 70 mmHg, FC de 87 bpm, índice cardíaco de 1,3 $L{\cdot}min^{-1}{\cdot}m^{-2}$ e variação do volume sistólico de 9%. Exame do sangue venoso central mostra saturação de oxigênio de 56% e hemoglobina de 11 $g{\cdot}dL^{-1}$. Gasometria arterial revela $PaO_2$ de 105 mmHg, pH de 7,21, $PaCO_2$ de 38 mmHg, BE de –10 $mEq{\cdot}L^{-1}$, $HCO_3^{-1}$ de 14 $mEq{\cdot}L^{-1}$ e lactato de 35 $mg{\cdot}dL^{-1}$ (3,85 $mmol{\cdot}L^{-1}$). Nesse momento, a conduta mais adequada é a administração de:

**A.** Inotrópico.

**B.** Bicarbonato.

**C.** Vasoconstritor.

**D.** Solução cristaloide.

**21.7 (TSA/2016)** Homem de 56 anos, 80 kg e 1,70 m, hipertenso em uso de atenolol. Foi submetido à retossigmoidectomia com anestesia peridural combinada à anestesia geral. Na peridural foram injetados 8 mL de ropivacaína 0,2% em T9-T10. Alguns minutos após a indução, a PA era de 78x40 mmHg, FC de 70 bpm, $SpO_2$ de 97%, variação da pressão de pulso de 12%. Observou-se uma alteração do padrão eletrocardiográfico com supradesnivelamento do segmento ST. O seu objetivo nesse momento é aumentar o(a):

**A.** Pressão diastólica na aorta.

**B.** Resistência vascular sistêmica.

**C.** Retorno venoso e débito cardíaco.

**D.** Volume diastólico final de ventrículo esquerdo.

**21.8 (TSA/2016)** Mulher de 45 anos, 85 kg e 1,72 m será submetida à artroplastia de joelho. Relata episódios de palpitação paroxística. O eletrocardiograma da avaliação pré-operatória está abaixo. A redução do risco de taquiarritmia com propofol pode ser atribuído pelo seu efeito supressor no(a):

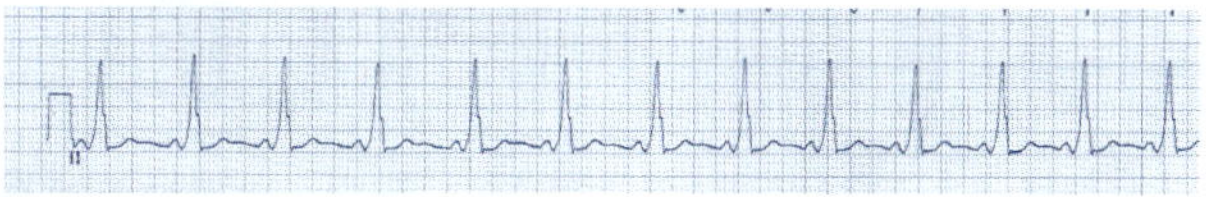

**A.** Nó sinoatrial.

**B.** Via acessória.

**C.** Nó atrioventricular.

**D.** Sistema simpático.

**21.9 (TSA/2016)** Homem de 68 anos, 70 kg e 1,70 m, será submetido à cineangiocoronariografia. Apresenta diabetes tipo 2 e insuficiência cardíaca congestiva há 12 anos. Imediatamente após a angioplastia da artéria descendente anterior, com reperfusão plena, o paciente evoluiu com fibrilação ventricular. A arritmogênese desencadeada pela reperfusão pode ser justificada pela ação dos receptores miocárdicos pós-sinápticos:

**A.** Alfa 1.

**B.** Alfa 2.

**C.** Beta 1.

**D.** Beta 2.

# 22. FISIOLOGIA RESPIRATÓRIA E VENTILAÇÃO MONOPULMONAR

Fábio Amaral Ribas
Patrícia W. Gamermann
Vanessa Silva Lucas

## Anatomia e fisiologia respiratória

### Anatomia funcional do pulmão

O sistema pulmonar está adaptado para a realização de trocas gasosas entre o sangue e o gás alveolar, proteção contra agressões de origem ambiental e patógenos, filtração do sangue capilar e uma gama de outras funções metabólicas.[1]

O sistema respiratório pode ser dividido funcionalmente nas zonas de condução do ar e nas vias que participam das trocas gasosas. Anatomicamente, o sistema respiratório é separado em trato respiratório superior (nariz, faringe e laringe) e trato respiratório inferior (traqueia, brônquios, bronquíolos, ductos alveolares e alvéolos). A via aérea superior filtra, umidifica e aquece o ar inspirado.[2]

A nasofaringe e a faringe posterior aquecem o ar inspirado a uma temperatura perto da temperatura central e umidificam o ar a uma pressão de vapor de água de 47 mmHg em 37 °C. O muco secretado pelo epitélio da via aérea bloqueia a entrada de substâncias particuladas, bactérias e vírus. Além disso, o sistema respiratório atua como um filtro mecânico fazendo com que o material particulado fique depositado nas vias mais proximais, impedindo que atinja as vias distais.[2]

Os pulmões são órgãos pareados de formato cônico. Cada um está contido dentro de seu próprio saco pleural, sendo separado um do outro pela pleura mediastinal e pelas estruturas do mediastino.[3] O pulmão direito é dividido em três lobos (superior, médio e inferior) pela fissura oblíqua direita e pela fissura horizontal, e o pulmão esquerdo é dividido em dois lobos (superior e inferior) pela fissura oblíqua esquerda (FIG. 22.1).[3]

O hilo pulmonar de cada pulmão é o local de entrada e saída dos brônquios, vasos pulmonares, linfáticos e nervos. Os pulmões recebem inervação autonômica proveniente dos ramos do nervo vago e do gânglio torácico simpático superior. Essas duas estruturas nervosas formam os plexos pulmonares anterior e posterior no hilo pulmonar. A partir daí, duas redes principais são formadas: uma acompanha os brônquios (plexo peribrônquico) e a outra acompanha a vasculatura pulmonar

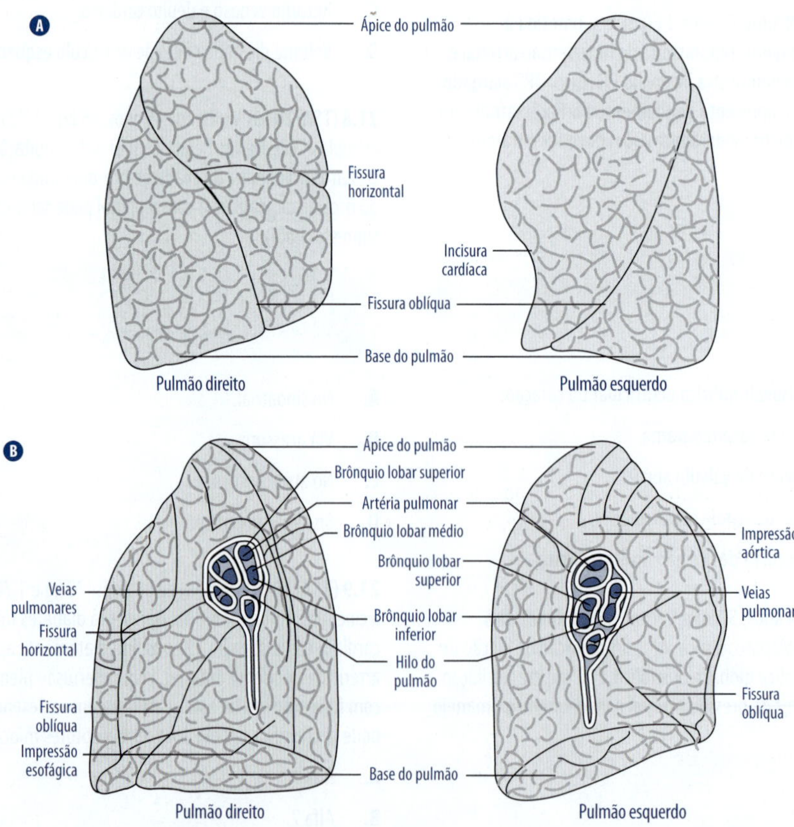


**FIGURA 22.1** Representação dos lobos pulmonares. **A** Faces costais. **B** Faces mediastinais.
*Fonte: Adaptada de Martini e colaboradores.*[4]

(plexo periférico). As vias aferentes provenientes do sistema respiratório entram no sistema nervoso central via nervo vago.[5]

O preenchimento da caixa torácica pelos pulmões traz em íntimo contato os dois folhetos pleurais, o parietal e o visceral. O líquido pleural que fica entre essas duas membranas tem a função de facilitar o deslizamento dos folhetos pleurais durante as fases inspiratória e expiratória.[6-8]

A unidade anatômica pulmonar é chamada de segmento broncopulmonar. Cada uma dessas unidades possui seu próprio brônquio, suprimento arterial, venoso e linfático, podendo, assim, ser removida individualmente sem prejudicar os segmentos adjacentes.[3]

## Árvore traqueobrônquica

A árvore traqueobrônquica é um sistema complexo que transporta gases da traqueia até os alvéolos (local de troca gasosa). O sistema sofre divisões sucessivas em ramos que vão desde a traqueia (geração zero) até a última divisão dos bronquíolos respiratórios, totalizando 23 gerações brônquicas **(FIG. 22.2)**. Em cada ramificação, a via aérea se divide em condutos de menor diâmetro. Da traqueia até a 16ª geração brônquica, as vias funcionam apenas como sistema de condução. Como nenhuma troca ocorre nessa região, o volume de ar aí contido é chamado de espaço morto (em torno de 150 mL no adulto). Os bronquíolos terminais (16ª geração) dividem-se nos bronquíolos respiratórios (16ª à 23ª geração). Os ductos alveolares apresentam uma matriz rica em fibras elásticas e colágeno que promovem seu suporte. A parte distal dos ductos alveolares se abre nos sacos alveolares que são formados por alvéolos.[2]

A traqueia origina-se na cartilagem cricoide na altura de $C_6$ e termina na região da carina (nível $T_4$-$T_5$) ao dividir-se nos brônquios fontes direito e esquerdo. O comprimento traqueal fica em torno de 10 a 12 cm nas mulheres e entre 12 e 14 cm nos homens. O ângulo de bifurcação da traqueia é chamado de ângulo carinal.[6-8]

Um número de 16 a 20 anéis cartilaginosos incompletos na forma de U, fechados posteriormente por tecido fibroso, forma a estrutura traqueal.[1,8] A distância da carina aos dentes altera-se bastante de acordo com a posição do pescoço e do diafragma. Isso explica a mudança na posição do tubo endotraqueal durante as mudanças na posição de flexão ou extensão cervical.[1] O brônquio principal direito é mais curto (2,5 cm) e de maior calibre quando comparado com o esquerdo **(FIG. 22.3)**, sendo quase uma continuação da traqueia e, assim, predispondo a que algum material aspirado siga preferencialmente para o pulmão direito. O brônquio principal esquerdo é mais longo (5 cm) e mais estreito, apresentando-se em um ângulo mais agudo com relação à traqueia **(VER FIG. 22.3)**.[6-8]

O brônquio direito se divide em brônquios secundários chamados de brônquio lobar superior direito e intermediário. O brônquio intermediário se divide posteriormente em lobar médio e lobar inferior. O esquerdo divide-se nos brônquios secundários lobar superior e inferior. Cada brônquio lobar divide-se ainda em brônquios segmentares (brônquios terciários) que suprem o segmento broncopulmonar de cada lobo. Teoricamente, existem 10 segmentos em cada pulmão, mas, no pulmão esquerdo, alguns desses segmentos unem-se formando apenas oito segmentos pulmonares.[2]

A via aérea segue sua divisão em condutos de diâmetro cada vez menor até chegar aos bronquíolos, que possuem diâmetro menor que 0,8 mm. Nesse ponto, a via aérea não apresenta mais componentes cartilaginosos em sua estrutura, e sua função deixa de ser apenas de condução dos gases para servir de local de troca gasosa (bronquíolos respiratórios).[1] Em contraste com a redução do conteúdo cartilaginoso, a quantidade de músculo liso nas paredes das pequenas vias aumenta com a redução do tamanho da via aérea.[2]

Durante a passagem pelas vias aéreas inferiores, o ar continua sendo filtrado, umedecido e aquecido. O fluxo de gás se dá por convecção até os bronquíolos terminais e depois desse local passa a ocorrer a difusão.[1,6-8]

A traqueia é formada por epitélio colunar ciliar produtor de muco e apresenta neurorreceptores químicos e táteis. O epitélio pseudoestratificado colunar presente nos brônquios maiores transforma-se em um epitélio mais fino cuboide e ciliado nos brônquios menores. O epitélio respiratório e sua submucosa contêm linfócitos, mastócitos e células neuroendócrinas. A camada mais profunda da parede é formada por bandas circunferenciais de músculo liso e uma camada de tecido conjuntivo contendo glândulas submucosas e apenas segmentos de cartilagem. A redução do conteúdo cartilaginoso contrasta com as vias mais calibrosas que apresentam cartilagem contínua em forma de anel. A camada mais externa é formada por uma camada adventícia com vasos linfáticos, nervos simpáticos e parassimpáticos e vasos sanguíneos.[1]

Os bronquíolos respiratórios abrem-se nos ácinos pulmonares. Cada ácino pulmonar contém múltiplos ductos alveolares que se comunicam com 2 mil alvéolos arranjados em um formato similar a um favo de mel.[1]

Os alvéolos são considerados o local primário de troca gasosa entre o sangue e o pulmão. As paredes alveolares também são extremamente finas, com 0,1 a 0,2 μm de espessura.

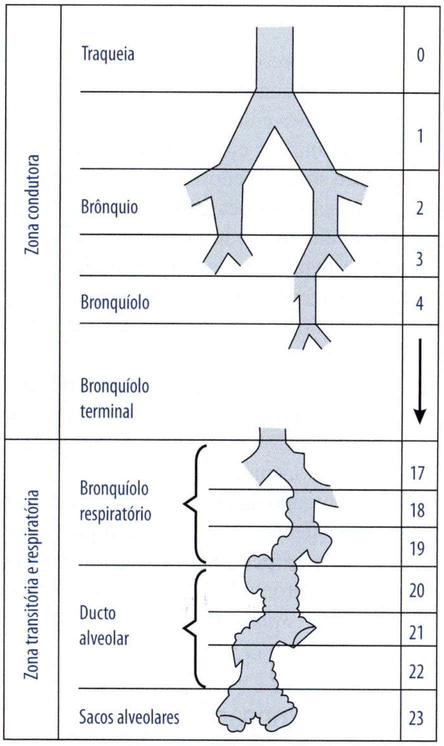


**FIGURA 22.2** Divisão progressiva da via aérea.
*Fonte: Adaptada de Guyton e Hall.*[9]

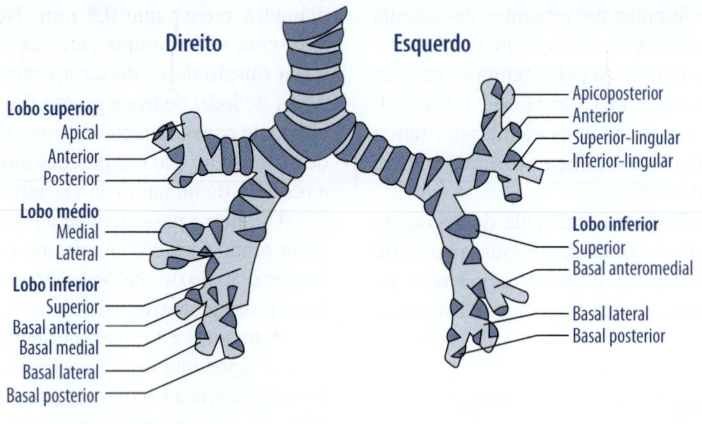


**FIGURA 22.3** Estrutura brônquica.
*Fonte: Modificada de Minnich e Mathisen.*[10]

Essas características favorecem um equilíbrio rápido por meio da difusão entre o gás alveolar e o sangue capilar.[1] Os alvéolos pulmonares são quase completamente envoltos pelos capilares pulmonares, formando a estrutura conhecida como membrana alveolocapilar (epitélio alveolar + endotélio capilar).[11]

Os alvéolos apresentam três tipos principais de células. Os pneumócitos tipo I são células delgadas de epitélio escamoso constituindo a maioria das células alveolares. Os pneumócitos tipo II aparecem em menor número, apresentam maior número de organelas e produzem o surfactante pulmonar. O terceiro tipo de célula presente nos alvéolos corresponde aos macrófagos que participam da defesa celular.[1]

## Circulação pulmonar

A irrigação pulmonar apresenta dois sistemas circulatórios distintos: a circulação pulmonar oriunda da artéria pulmonar e a circulação brônquica proveniente da aorta.[1]

A circulação pulmonar é o sistema principal e tem como função a entrega do sangue venoso misto aos capilares pulmonares para a realização da troca gasosa. A vasculatura pulmonar se constitui em um grande reservatório de baixa resistência que recebe todo o débito cardíaco proveniente do ventrículo direito.[1] Após ser oxigenado, o fluxo sanguíneo flui para as vênulas que se agrupam formando as quatro veias pulmonares que desembocam no átrio esquerdo.[12]

A circulação brônquica é suprida pelas artérias brônquicas, que fornecem a nutrição para as vias aéreas e seus vasos pulmonares associados. Também fornecem fonte de calor e de umidificação para o ar inspirado.

Nem todo o conteúdo da circulação brônquica drena para o sistema venoso sistêmico. Uma pequena porção se mistura com a drenagem venosa pulmonar. Essas conexões anatômicas entre a circulação brônquica e pulmonar são responsáveis pela existência de um *shunt* absoluto de 2 a 5% do débito cardíaco.[13]

## Hemodinâmica pulmonar

A circulação pulmonar, ao contrário da circulação sistêmica, é de baixa resistência e de alta complacência, impondo pequeno trabalho ao ventrículo direito. Apesar de receber todo o débito cardíaco do ventrículo direito, a vasculatura pulmonar mantém baixas pressões pulmonares. A pressão média da artéria pulmonar do adulto fica entre 9 e 16 mmHg e a sistólica entre 18 e 25 mmHg.[1]

Alguns mecanismos existentes permitem que a circulação pulmonar mantenha esse alto fluxo sob pressões tão baixas. Seus vasos apresentam paredes muito finas e quantidade muito menor de músculo liso quando comparados à circulação sistêmica. O resultado é um sistema altamente complacente capaz de acomodar em torno de 3,2 $L \cdot min^{-1} \cdot m^{-2}$ em repouso e 6 a 8 vezes esse valor durante o exercício. A resistência vascular pulmonar (RVP) apresenta valores menores do que 250 $dinas \cdot s^{-1} \cdot cm^{-5}$.[1]

A RVP altera-se de acordo com o volume pulmonar (**FIG. 22.4**). Os pequenos vasos pulmonares sofrem influência direta do volume dos alvéolos que os circundam. Os capilares pulmonares encontram-se comprimidos entre os alvéolos sob altos volumes pulmonares, enquanto os vasos extrapulmonares sofrem estiramento pela tração radial do recolhimento elástico

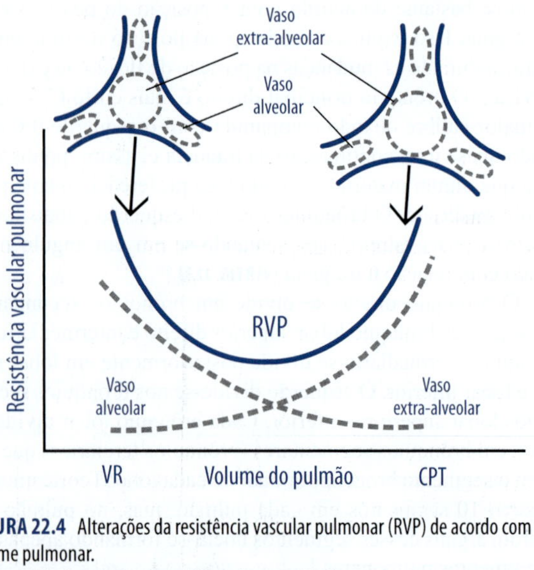


**FIGURA 22.4** Alterações da resistência vascular pulmonar (RVP) de acordo com o volume pulmonar.
CPT, capacidade pulmonar total; VR, volume residual.
*Fonte: Adaptada de Jaeger e Blank.*[1]

pulmonar. O contrário ocorre em baixos volumes pulmonares. Como resultado, a RVP é alta nos dois extremos do volume pulmonar e encontra-se em seu ponto mais baixo no volume pulmonar correspondente à capacidade residual funcional (CRF).[1]

A resistência pulmonar também pode se alterar em resposta a diversos fatores como hipóxia, acidose, doenças valvares cardíacas, entre outros. O aumento do fluxo sanguíneo pulmonar leva à abertura de vasos pulmonares colabados, que ao se abrirem acomodam o fluxo excedente sem que ocorra aumento da pressão arterial pulmonar.[12]

A resposta das arteríolas pulmonares à hipóxia local é oposta à observada na circulação sistêmica. Na circulação pulmonar, uma queda da pressão parcial alveolar de oxigênio promove redução do fluxo sanguíneo local. Esse mecanismo, chamado de vasoconstrição pulmonar hipóxica (VCH), corresponde a um reflexo compensatório que desvia o sangue de áreas pouco oxigenadas em favor de áreas com melhor oxigenação. Esse mecanismo melhora a relação ventilação/perfusão, tendo como objetivo impedir a desoxigenação sanguínea daquela região. Os agentes inalatórios podem diminuir a intensidade dessa compensação, porém os agentes novos como o desflurano, o isoflurano e o sevoflurano não alteram tal reflexo.[1,2] Para mais detalhes, ver a seção sobre ventilação monopulmonar adiante neste capítulo.

# Mecânica respiratória

## Ventilação pulmonar

O movimento do gás inspirado e do expirado para fora é chamado de ventilação pulmonar.[2] Esse fluxo é gerado por pequenos gradientes de pressão dentro das vias aéreas.[11]

O diafragma é responsável pela maior parte da respiração em repouso. A contração dos músculos intercostais externos produz ação inspiratória, mas seu papel é muito mais importante durante os períodos de exercício. O músculo esternocleidomastóideo e os escalenos são os principais músculos acessórios da respiração. A contração diafragmática durante a inspiração promove expansão longitudinal do tórax, queda na pressão intrapleural e expansão pulmonar associada.[1,14]

A expiração é um processo passivo e oriundo do relaxamento da musculatura inspiratória e do balanço entre as forças de recolhimento elástico dos pulmões e da caixa torácica. Em situações como o exercício ou aumento na resistência das vias aéreas, a expiração torna-se um processo ativo, com participação do musculatura abdominal e dos músculos intercostais internos.[1,14] A musculatura diafragmática e os músculos intercostais são compostos de 40 a 60% de fibras musculares lentas (tipo I).[1]

## Sistema respiratório

Os pulmões e a caixa torácica movem-se juntos como um sistema único. Isso é possível devido à anatomia peculiar da cavidade torácica. A superfície pulmonar e sua pleura visceral apresentam íntimo contato com a pleura parietal que recobre a parede torácica e as estruturas mediastinais. As mudanças no volume torácico são possíveis pois o ar contido no interior do pulmão apresenta continuidade com o ambiente externo via traqueia e faringe. O íntimo contato entre as pleuras parietal e visceral é mantido por meio de uma pressão intrapleural negativa, e o deslizamento entre as camadas pleurais é facilitado pelo líquido pleural que promove sua lubrificação.[1]

A pressão intrapleural é de −5 $cmH_2O$ no repouso (equilíbrio) e resulta da tendência da caixa torácica em se expandir e do pulmão em se retrair.[3,6,7] A mudança nas pressões alveolares gera o fluxo inspiratório e expiratório do pulmão. Durante a inspiração, a contração diafragmática diminui ainda mais o valor da pressão intrapleural. Como as alterações da pressão intrapleural são parcialmente transmitidas aos alvéolos, a pressão alveolar torna-se negativa (ver seção sobre princípios físicos adiante neste capítulo) e gera-se o fluxo inspiratório. Na fase expiratória, acontece o contrário, e o ar é expelido dos alvéolos.[6]

## Complacência pulmonar

É possível comparar os pulmões a um balão que pode ser distendido por pressão positiva interna ou por pressão negativa externa proveniente do espaço pleural. Durante a respiração habitual, a pressão pleural ($P_{pl}$) é suficientemente negativa para distender os pulmões ao longo da fase inspiratória. A pressão de distensão corresponde à pressão transpulmonar ($P_t$) que é expressa na seguinte equação:[2]

$$P_t = P_A - P_{pl}$$

em que $\mathbf{P_t}$ é a pressão transpulmonar, $\mathbf{P_A}$ é a pressão alveolar e $\mathbf{P_{pl}}$ é a pressão pleural.

A complacência mede o grau de distensibilidade ou elasticidade do pulmão. Ela é definida como a relação entre a variação de volume e a pressão necessária para promover essa mudança. Tanto os pulmões como a caixa torácica são estruturas elásticas, e cada uma delas possui características que definem sua elasticidade. Essas estruturas tendem a retornar às suas configurações originais quando as forças de deformação são removidas.[1]

A força de recolhimento do sistema respiratório corresponde à soma das pressões de recolhimento do pulmão e da caixa torácica e fica na faixa de 50 a 80 $mL \cdot cmH_2O^{-1}$ **(FIG. 22.5)**.[1,6-8]

Se os pulmões forem lentamente insuflados e desinsuflados, a curva de pressão-volume vai diferir durante a inspiração e a expiração. Essas duas curvas formam uma alça de histerese que se torna cada vez mais larga com o aumento do volume corrente **(FIG. 22.6)**. Uma pressão maior é necessária durante a fase de insuflação do que durante a fase de esvaziamento pulmonar. Como resultado, o volume pulmonar em qualquer nível de pressão é maior durante a expiração em comparação à inspiração, mostrando que o pulmão aceita pouco a deformação, porém, uma vez deformado, retorna lentamente ao seu formato original.[6-8]

A complacência estática envolve a relação entre o volume e a pressão em um determinado ponto estático da curva pressão-volume e não leva em consideração a resistência ao fluxo de gases. A complacência dinâmica é obtida de forma progressiva durante a fase de insuflação pulmonar, sendo também dependente da resistência ao fluxo.[11,15] A complacência depende do volume pulmonar, sendo menor nos extremos da capacidade vital.[11]

## Tensão superficial

A tensão superficial presente na interface líquido-gás contida nos alvéolos produz uma força que tende a reduzir essa área de interface. Quando esse conceito é aplicado a uma bolha

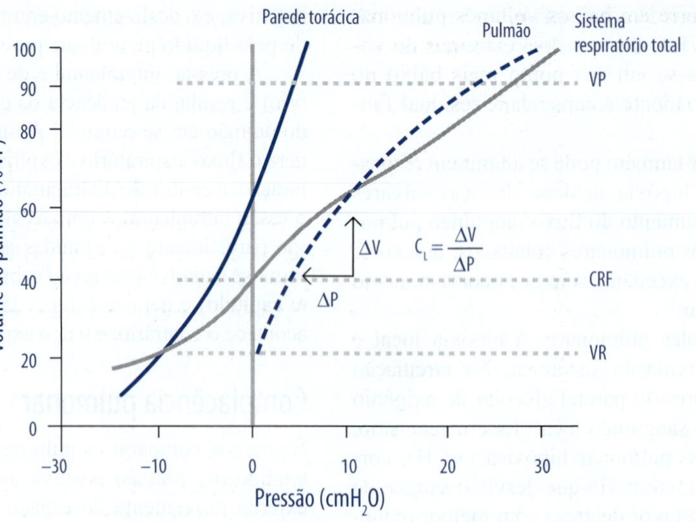


**FIGURA 22.5** Curva de pressão-volume estática do sistema pulmonar. A pressão isolada da parede torácica corresponde à curva de volume da cavidade torácica e cruza a pressão zero ou o ponto de equilíbrio em aproximadamente 60% da capacidade pulmonar total (CPT). A curva do pulmão isoladamente se aproxima do equilíbrio no valor de 20% da CPT ou no volume residual (VR). A soma da complacência da caixa torácica e do pulmão determina a relação estática pressão-volume total do sistema respiratório. Note que, no estado de repouso, o equilíbrio entre as forças de recolhimento centrípeta pulmonar e centrífuga da caixa torácica ocorre em um volume pulmonar muito próximo da capacidade residual funcional (CRF).
*Fonte: Adaptada de Jaeger e Blank.*[1]

de sabão, observa-se que ela rapidamente adquire a forma de uma esfera. Para a bolha se manter insuflada, a pressão do gás em seu interior deve ser maior do que a pressão ao seu redor. A equação de Laplace descreve a pressão produzida nesse contexto:[1,11,13]

$$P = \frac{2T}{R}$$

em que **P** é a pressão dentro da bolha, **T** é a tensão superficial do líquido e **R** é o raio.

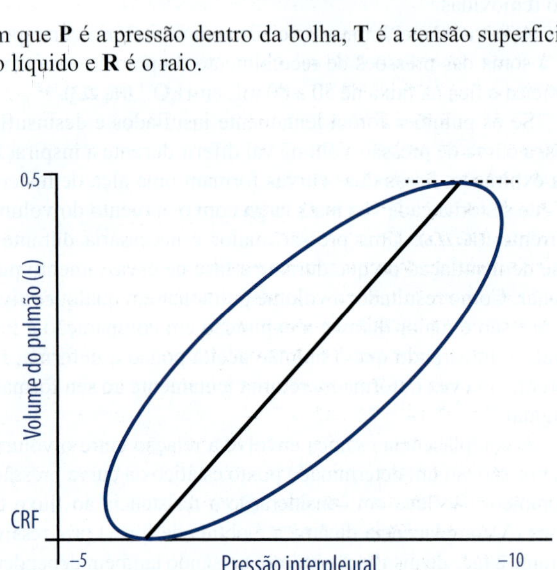


**FIGURA 22.6** Alça dinâmica de pressão-volume durante a respiração ao repouso. A respiração normal caracteriza-se pela presença de histerese na curva pressão-volume. O pulmão é mais resistente à deformação do que seria esperado e retorna à sua configuração inicial menos facilmente do que o esperado também. A inclinação da linha que conecta o ponto mínimo com o ponto máximo representa a complacência pulmonar. CRF, capacidade residual funcional.
*Fonte: Adaptada de Stock e Ault.*[13]

De acordo com essa lei, espera-se que pequenas bolhas descarreguem o seu conteúdo nas bolhas maiores, uma vez que o raio da esfera menor gera uma grande pressão interna, sendo muito maior do que a bolha de maior raio. Os alvéolos lembram a estrutura de uma bolha, mas diferente desta, o gás alveolar se comunica com a atmosfera através da via aérea. Então, seria possível imaginar que os alvéolos menores também apresentariam tendência a descarregar seu conteúdo dentro dos alvéolos maiores. Ao contrário, os alvéolos pulmonares menores são extremamente estáveis.[1]

A estabilidade desses alvéolos ocorre devido à capacidade do surfactante em reduzir a tensão superficial de forma diretamente proporcional à sua concentração (redução mais acentuada da tensão nos alvéolos menores). Quando o alvéolo é hiperdistendido, o surfactante fica menos concentrado e a tensão superficial aumenta. O efeito resultante é de estabilização: os alvéolos menores são impedidos de colapsarem, e os maiores, de sofrerem superdistensão.[12]

Durante a inspiração, a tensão superficial aumenta dentro do pulmão; durante a expiração, ela sofre uma redução. Essa mudança na tensão superficial cria a histerese alveolar, ou seja, existe diferença na relação de pressão-volume do alvéolo durante a inspiração e a expiração, criando um fluxo dos alvéolos maiores em direção aos menores, o que mantém a estabilidade e previne o colapso pulmonar.[11,12,15]

## Fechamento das vias aéreas

O fechamento das vias aéreas ocorre nas regiões basais pulmonares durante uma expiração normal e resulta da compressão dinâmica das pequenas vias desprovidas de suporte cartilaginoso. Dois fatores podem causar o colapso dessas vias: a pressão pleural positiva expiratória e uma grande queda de pressão no interior das vias intratorácicas resultante do aumento da resistência na via aérea. Como consequência desse fechamento, a parte final da curva de fluxo-volume é considerada esforço independente, e o ponto a partir do qual a compressão dinâmica ocorre é chamado de ponto de equalização de pressão. Tal fenômeno em geral ocorre entre a 13ª e a 17ª geração brônquica, onde o suporte cartilaginoso da via está ausente. Essas pequenas vias sofrem reabertura durante a inspiração.[1,12]

O volume acima do volume residual no qual se inicia o fechamento das vias é chamado de volume de fechamento. Esse volume, quando somado ao volume residual, é chamado de capacidade de fechamento. Na posição vertical, a capacidade de fechamento aproxima-se da CRF em indivíduos com idade entre 65 e 70 anos, resultando no colapso das vias durante a expiração habitual. A redução da CRF causada pela indução anestésica ou pelo decúbito dorsal promove o fechamento das vias aéreas nas regiões pulmonares dependentes. Como o fluxo sanguíneo passa preferencialmente pela regiões dependentes, tem-se uma disfunção entre ventilação e perfusão local.[2]

## Trabalho respiratório

Na física, o trabalho é obtido pelo produto da força pela distância. Quando transposto para o sistema respiratório, o trabalho é o produto da pressão pelo volume. Como a expiração é normalmente um processo passivo, o trabalho inspiratório e expiratório da ventilação é realizado pelos músculos inspiratórios (sobretudo pelo diafragma).[1,2]

O trabalho respiratório precisa vencer a resistência de recolhimento elástico do sistema pulmonar e a resistência ao fluxo de gás nas vias aéreas. Metade do trabalho fica armazenada na forma de recolhimento elástico pulmonar. Durante a expiração, essa energia potencial armazenada é liberada e vence a resistência expiratória das vias aéreas. Os outros 50% da energia são dissipados na forma de calor.[11,15]

## Fluxo de gases nas vias aéreas

A resistência das vias aéreas está presente tanto na inspiração quanto na expiração e varia de acordo com o padrão de fluxo do gás. O fluxo de gás pulmonar é uma mistura de fluxo laminar e turbulento. Em baixas velocidades, o fluxo aéreo tende a ocorrer no padrão laminar; já nos fluxos elevados, principalmente nas bifurcações, é maior a chance de se encontrar fluxo turbulento.[12]

A resistência ao fluxo laminar é governada pela Lei de Poiseuille:

$$R = \frac{8 \times \text{comprimento} \times \text{viscosidade do gás}}{\pi \times \text{raio}^4}$$

No fluxo laminar, a velocidade do gás é maior no centro e menor na periferia, e a resistência ao movimento do fluxo ao longo do conduto é proporcional ao comprimento do tubo e à viscosidade do fluido. Seguindo a interpretação da fórmula, observa-se que, se o raio for reduzido à metade, aumenta-se a resistência em 16 vezes.[11,15]

O fluxo turbulento está presente em altas velocidades ou após estreitamentos, orifícios ou acotovelamentos de um tubo. Esse padrão não obedece à Lei de Poiseuille e, para um mesmo volume conduzido através de um conduto, o fluxo turbulento necessita de uma pressão muito mais elevada do que o laminar. No fluxo turbulento, a resistência não é constante e aumenta na proporção do aumento do fluxo de gás. A resistência é inversamente proporcional à quinta potência do raio. A densidade do fluido desempenha um papel importante sobre a relação pressão-fluxo, e não a viscosidade.[2,8]

Nas vias aéreas de condução, observa-se inicialmente fluxo turbulento. À medida que a área da secção transversa aumenta com a divisão das vias aéreas, o fluxo vai se tornando laminar, perdendo a velocidade, até chegar ao ponto em que o gás se move apenas por difusão.[11]

## Distribuição da ventilação

Na posição vertical, a pressão intrapleural torna-se 0,2 $cmH_2O$ positiva para cada centímetro de distância do ápice à base pulmonar. Ao repouso, a pressão intrapleural no ápice é de −8 $cmH_2O$ enquanto na base é de −1,5 $cmH_2O$. Isso significa que os alvéolos do ápice estão submetidos a uma pressão de distensão maior. Como já está distendida, a região apical torna-se menos complacente do que as outras áreas pulmonares. Isso explica a distribuição preferencial da ventilação aos alvéolos da base dos pulmões na posição vertical (para mais detalhes, ver seção sobre fisiologia do decúbito lateral, adiante neste capítulo).[2,12]

## Resistência ao fluxo de gases

Apesar de os diâmetros individuais das vias aéreas reduzirem-se à medida que se dividem, o somatório da área de secção transversa total na zona respiratória é extremamente grande, fazendo as pequenas vias aéreas apresentarem baixa resistência ao fluxo de gases. A velocidade do fluxo de gases sofre redução significativa ao alcançar essas vias.

A maior parte da resistência ao fluxo (80%) localiza-se nas grandes vias respiratórias (menor área transversal e maior tendência ao fluxo turbulento). Mesmo apresentando pouca contribuição à resistência ao fluxo de ar em condições normais, as pequenas vias aéreas possuem uma quantidade significativa de músculo liso em suas paredes e, quando contraídas, são responsáveis pela maior parte das mudanças observadas na resistência ao fluxo.[15]

## Distribuição da perfusão pulmonar

A perfusão pulmonar não apresenta distribuição uniforme no pulmão. Os vasos pulmonares, diferentemente da circulação sistêmica, apresentam paredes finas e menor quantidade de músculo liso, característica esta que, embora forneça condições ideais para a difusão dos gases, torna-os dependentes da pressão alveolar ($P_A$) e da gravidade para manterem-se abertos.[2,16]

Com base no efeito da gravidade, o pulmão pode ser dividido em três zonas, chamadas de zonas de West (FIG. 22.7). A distribuição do fluxo sanguíneo nessas regiões é determinada por três fatores: pressão alveolar ($P_A$), pressão arterial pulmonar ($P_{pa}$) e pressão venosa pulmonar ($P_{pv}$). Essas zonas são funcionais e não anatômicas, e os limites entre uma e outra alteram-se de acordo com mudanças fisiológicas e fisiopatológicas.[2]

Nas regiões apicais, a $P_A$ pode ser maior do que a $P_{pa}$ e a $P_{pv}$, sendo chamada de zona I. Como a pressão intrapleural é mais negativa (menor) nessa zona, os alvéolos permanecem muito insuflados e comprimem os vasos justa-alveolares ($P_A > P_{pa} > P_{pv}$). A zona I corresponde a uma área de espaço morto e

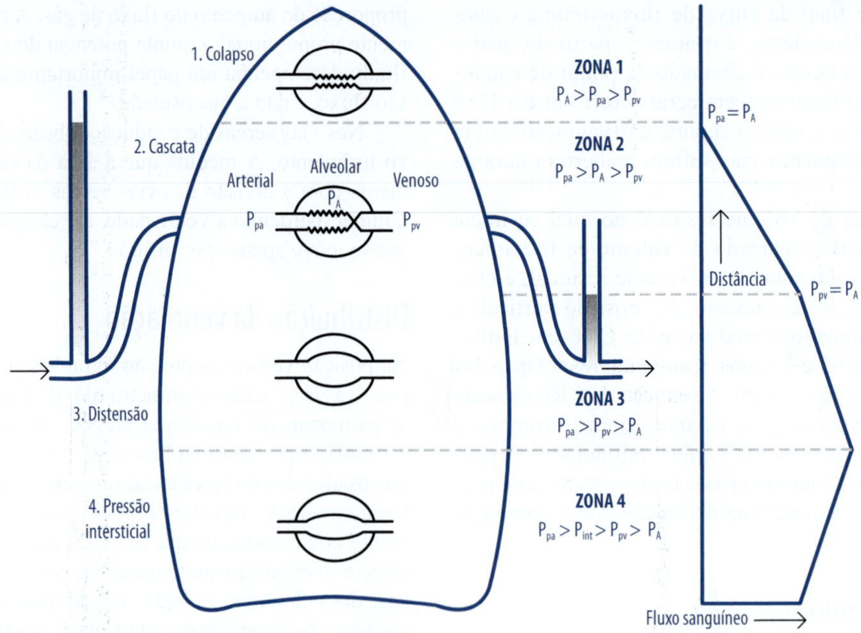


**FIGURA 22.7** Zonas de West de distribuição do fluxo sanguíneo na posição vertical. $P_A$, pressão alveolar; $P_{pa}$, pressão arterial pulmonar; $P_{pv}$, pressão venosa pulmonar; $P_{int}$, pressão intersticial.
*Fonte: Adaptada de Jaeger e Blank.*[1]

praticamente não existe em pacientes hígidos e normovolêmicos. Em situações de hipovolemia ou sob ventilação mecânica, a zona I pode existir.[1,2]

Na zona intermediária ou zona II, a diferença entre a $P_{pa}$ e a $P_A$ determina a perfusão ($P_{pa} > P_A > P_{pv}$). Nessa região, os capilares pulmonares apresentam fluxo intermitente e variável durante o ciclo respiratório. A $P_{pv}$ tem pouca influência, e uma adequada relação ventilação/perfusão é encontrada na zona II.[2,13]

Na zona III, a diferença arteriovenosa entre $P_{pa}$ e $P_{pv}$ ($P_{pa} > P_{pv} > P_A$) determina um fluxo capilar contínuo. A perfusão na zona III é abundante em relação à ventilação, funcionando como uma área de *shunt* fisiológico.[1,2,8,13]

Alguns estudos incluem uma quarta zona de menor perfusão, causada pela compressão dos vasos em decorrência do peso dos pulmões.[2]

## Relação ventilação/perfusão

A troca gasosa efetiva depende da adequada relação entre a ventilação (V) e a perfusão (Q) dentro das várias regiões pulmonares. Os dois distúrbios da relação ventilação/perfusão (V/Q) são conhecidos como espaço morto e efeito *shunt*.[1,9,10]

A pressão parcial alveolar de oxigênio ($O_2$) e a de dióxido de carbono ($CO_2$) são determinadas pela relação V/Q. Como já dito, tanto a ventilação como a perfusão aumentam do ápice em direção às bases pulmonares, mas a perfusão aumenta em uma proporção maior quando comparada ao aumento da ventilação **(VER FIG. 22.19)**. Como resultado, no ápice predomina o efeito espaço morto, e nas bases, o efeito *shunt*.[1,2]

A relação ideal entre ventilação e perfusão pulmonar é de 1 (uma unidade); ou seja, para cada unidade de ventilação alveolar ($mL \cdot min^{-1}$), haveria uma unidade de fluxo pulmonar ($mL \cdot min^{-1}$).[1,12]

O efeito espaço morto está presente sempre que a ventilação regional exceder a perfusão, tornando a relação V/Q > 1. Esse efeito pode ser entendido como alvéolos bem ventilados, porém mal perfundidos.[1]

O efeito *shunt* aparece quando a perfusão regional excede a ventilação, sendo a relação V/Q < 1. Esse fenômeno também representa alvéolos bem ventilados, porém mal perfundidos.[2]

O efeito *shunt* é responsável pela redução da pressão parcial arterial de oxigênio, tendo pouco efeito na eliminação de $CO_2$, a não ser que a fração de *shunt* exceda 75 a 80% do débito cardíaco. O aumento do espaço morto afeta primariamente a eliminação do $CO_2$, tendo pouca influência sobre a oxigenação arterial, a menos que exceda 80 a 90% da ventilação-minuto.[2]

# Testes da função pulmonar

Existem vários testes que podem ser usados para avaliar a função pulmonar. O termo "testes de função pulmonar" (TFP) se refere a um grupo de testes que inclui (1) volumes pulmonares, (2) espirometria e curva de fluxo-volume, (3) capacidade de difusão, (4) gasometria arterial e (5) consumo máximo de $O_2$.

## Volumes e capacidades pulmonares

A verificação dos volumes e capacidades pulmonares permite identificar alguns padrões de distúrbios ventilatórios. Os volumes são medidos por pletismografia, teste de *washout* de nitrogênio ou teste de diluição com hélio **(FIG. 22.8)**. As capacidades pulmonares são compostas da soma de dois ou mais volumes.[12]

As necessidades basais do organismo podem ser facilmente supridas pela respiração habitual (volume corrente), mas o corpo apresenta mecanismos adicionais para promover o aumento da ventilação na forma de reserva inspiratória e expiratória quando necessário (como, p. ex., no exercício).[2]

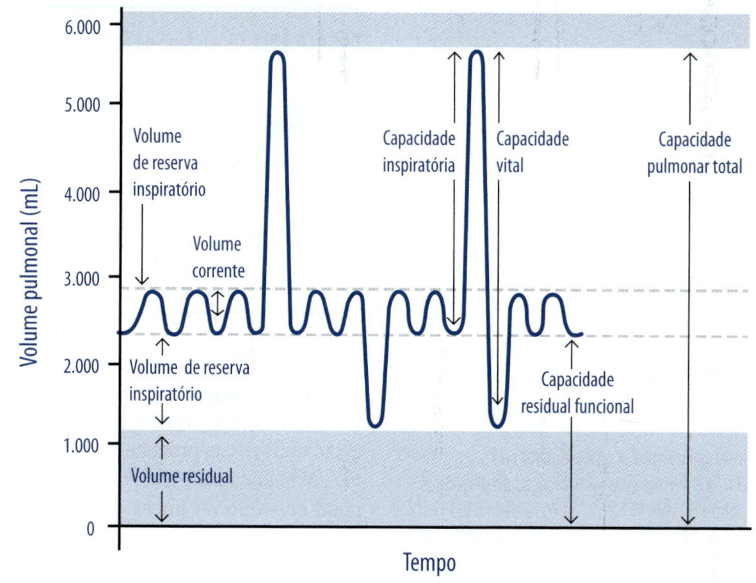


**FIGURA 22.8** Volumes e capacidades respiratórias.

## Volume corrente

Volume corrente (VC) é o volume de gás que se move para dentro e para fora do pulmão em uma respiração habitual. Seu valor fica em torno de 6 a 8 $mL \cdot kg^{-1}$. O VC sofre redução nos casos de diminuição da complacência ou da força muscular ventilatórias.[12]

## Volume residual

Volume residual (VR) é o volume que permanece nos pulmões após uma expiração máxima (em torno de 500 mL), impedindo o colapso alveolar. Em pacientes com doenças pulmonares obstrutivas com esvaziamento pulmonar incompleto e alçaponamento, o VR pode aumentar significativamente.[2]

## Volume de reserva inspiratório

Volume de reserva inspiratório (VRI) é o volume extra de ar que pode ser inspirado além do volume corrente normal.[12]

## Volume de reserva expiratório

Volume de reserva expiratório (VRE) é o volume extra de ar que ainda pode ser expirado através da expiração forçada.[12]

## Capacidade vital

A capacidade vital (CV) corresponde à soma de três volumes pulmonares: VRI, VC e VRE. Seu valor habitual é de 60 $mL \cdot kg^{-1}$ (4-5 L em um indivíduo de 70 kg), mas pode apresentar uma variação de até 20% em pacientes saudáveis. Correlaciona-se bem com a capacidade de inspiração profunda e tosse efetiva. Está reduzida nas doenças restritivas.[12]

## Capacidade pulmonar total

CPT é o volume total de ar nos pulmões após a inspiração máxima (aproximadamente de 5 L). Corresponde à soma do VR e da CV (diferença entre a inspiração e expiração máxima). Está aumentada em pacientes com defeitos obstrutivos como enfisema e reduzida em pacientes com anormalidades restritivas.[11]

## Capacidade residual funcional

A CRF é o volume de ar que permanece nos pulmões após uma expiração normal, sendo composto da soma do VR com o VRE. A CRF tem implicação fisiológica, pois prolonga o tempo de tolerância à apneia ao impedir o colapso pulmonar e seguir oxigenando o fluxo sanguíneo nesse período. O valor habitual é de 2,8 a 3,1 L na posição vertical.[2,17] A CRF sofre alterações decorrentes da posição, anestesia e peso do paciente. Em um adulto normal, a CRF sofre redução de 0,7 a 0,8 L pela mudança da posição vertical para a posição supina, e uma redução adicional de 0,4 a 0,5 L ocorre também pela indução da anestesia geral.[18-20] Dessa forma, a CRF é reduzida em cerca de 3,5 a 2 L, ficando próxima ao VR durante os procedimentos anestésicos.[18,19] A queda da CRF promove o fechamento das vias aéreas e a reabsorção de gás nas vias ocluídas, levando à atelectasia.[18,20,21] Os pacientes obesos submetidos a procedimento cirúrgico abdominal alto ou laparoscópico podem ter aumentada a participação da elevação diafragmática no colapso das regiões dorsais do pulmão em razão do peso do panículo adiposo abdominal.[20]

# Espirometria

A espirometria é o TFP mais utilizado, sendo constituído pela medida de volumes expirados em relação ao tempo (**FIG. 22.9 e TAB. 22.1**). É um teste simples e de fácil execução. Entretanto, exige colaboração do paciente, já que é necessário realizar uma inspiração máxima e após uma expiração forçada o mais rápido possível. As medidas espirométricas incluem:[17]

- Volume expiratório forçado em 1 segundo ($VEF_1$).
- Capacidade vital forçada (CVF).
- Razão entre os dois volumes ($VEF_1$/CVF).

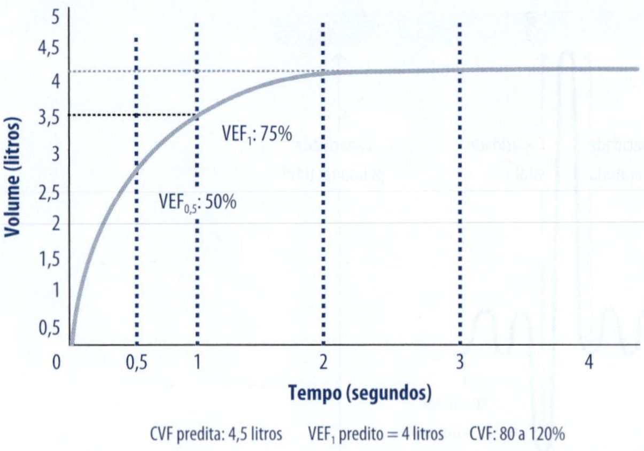


**FIGURA 22.9** Representação espirométrica normal. A representação da espirometria e o cálculo da relação $VEF_1$/CVF permitem a identificação de distúrbios pulmonares restritivos ou obstrutivos. Uma relação $VEF_1$/CVF < 70% onde o $VEF_1$ está mais reduzido do que a CVF indica um defeito obstrutivo, como a doença pulmonar obstrutiva crônica (DPOC) ou a asma. O $VEF_1$ pode ser expresso como porcentagem do valor esperado, permitindo a graduação da gravidade. Uma relação $VEF_1$/CVF > 70% onde a CVF está mais reduzida do que o $VEF_1$ é vista nos distúrbios restritivos, como nas doenças intersticiais (fibrose pulmonar).
*Fonte: Adaptada de Ranu e colaboradores.*[17]

## Alça de fluxo-volume

A alça de fluxo-volume é produzida quando o paciente realiza uma manobra inspiratória máxima seguida de um esforço expiratório máximo. A representação gráfica é realizada com uma alça positiva expiratória e uma alça negativa inspiratória (FIG. 22.10). A taxa máxima de fluxo durante a expiração também pode ser medida (fluxo expiratório forçado). O fluxo expiratório forçado situa-se normalmente entre 25 e 75% da capacidade vital, e quando diminuído indica obstrução das pequenas vias aéreas.[17]

Pacientes com doenças obstrutivas que possuem redução do fluxo expiratório nas vias aéreas periféricas apresentam uma curva típica com aparência côncava na parte descendente do ramo expiratório em vez de uma linha reta (FIG. 22.11). Mesmo

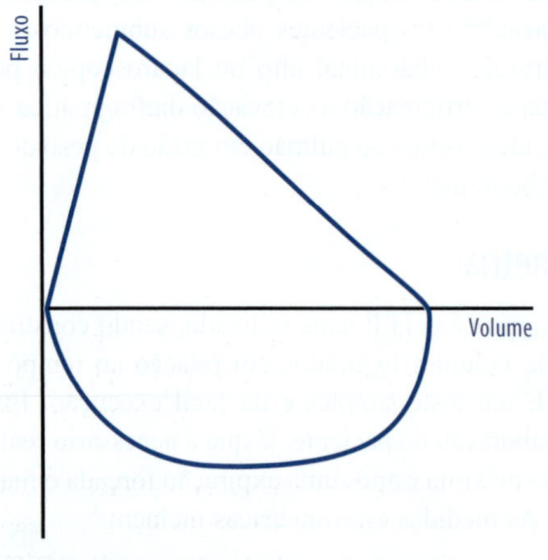


**FIGURA 22.10** Alça de fluxo-volume normal.
*Fonte: Adaptada de Ranu e colabradores.*[17]

**TABELA 22.1** Gravidade da obstrução do fluxo com base na porcentagem (%) do $VEF_1$

| % previsto do $VEF_1$ | Etapa |
|---|---|
| > 80% | Suave |
| 50 a 79% | Moderada |
| 30 a 49% | Grave |
| < 30% | Gravíssima |

com a morfologia normal da alça de fluxo-volume, uma redução na taxa de pico de fluxo expiratório pode ser indicativo de asma com sinais precoces de obstrução das vias.

Nas doenças restritivas, o ramo expiratório apresenta formato convexo ou linear. Observa-se a preservação da taxa de fluxo, porém redução dos volumes pulmonares devido à presença de distúrbio relacionado ao parênquima (p. ex., fibrose pulmonar) (FIG. 22.12).

As alças de fluxo-volume também são importantes para a detecção de anormalidades nas grandes vias aéreas. A obstrução intratorácica típica das grandes vias (p. ex., tumor traqueal baixo ou tumor brônquico) resulta no achatamento da alça expiratória isoladamente, com preservação da alça inspiratória (FIG. 22.13).

No caso de uma obstrução fixa extratorácica (p. ex., paralisia de pregas vocais ou estenose traqueal), ocorre um achatamento simétrico tanto no ramo inspiratório como no ramo expiratório (FIG. 22.14).

### Teste com broncodilatador

O critério diagnóstico da asma baseia-se na presença de obstrução reversível do fluxo aéreo. Em adultos, uma resposta positiva ao teste é definida pelo aumento de 12% do $VEF_1$ em relação ao basal, com um aumento absoluto de 200 mL ou mais.[17]

## Capacidade de difusão

A capacidade de difusão fornece informações sobre a integridade e o tamanho da membrana alveolocapilar.[16]

## Gasometria arterial

A análise laboratorial do sangue arterial, sob o ponto de vista da função respiratória, tem utilidade na identificação dos valores da pressão parcial arterial de oxigênio ($PaO_2$), da pressão parcial arterial de dióxido de carbono ($PaCO_2$) e do pH sanguíneos. Quando solicitada no pré-operatório, pode identificar os pacientes retentores crônicos de $CO_2$, sendo essa uma das principais indicações do seu uso nesse momento. Já no transoperatório, está indicada no controle da adequação da ventilação e do equilíbrio acidobásico em cirurgias de grande porte.

## Consumo máximo de oxigênio

O consumo máximo de oxigênio ($VO_2$máx) é uma medida absoluta da capacidade máxima do organismo em consumir

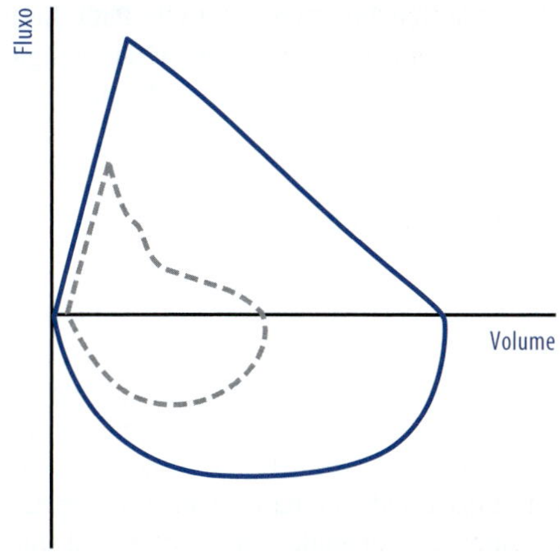


**FIGURA 22.11** Alça de fluxo-volume em doenças obstrutivas (p. ex., DPOC).
*Fonte: Adaptada de Ranu e colaboradores.*[17]

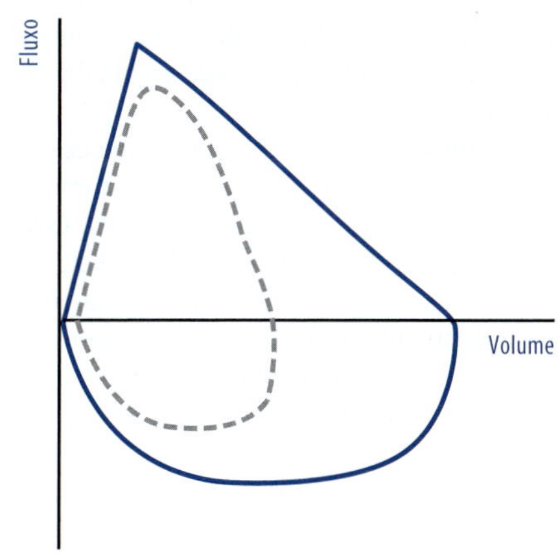


**FIGURA 22.12** Alça de fluxo-volume em doenças restritivas (p. ex., fibrose pulmonar).
*Fonte: Adaptada de Ranu e colaboradores.*[17]

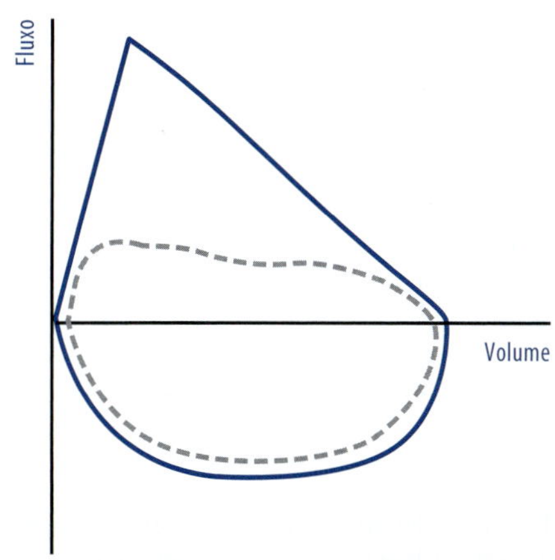


**FIGURA 22.13** Alça de fluxo-volume vista na presença de obstrução intratorácica.
*Fonte: Adaptada de Ranu e colaboradores.*[17]

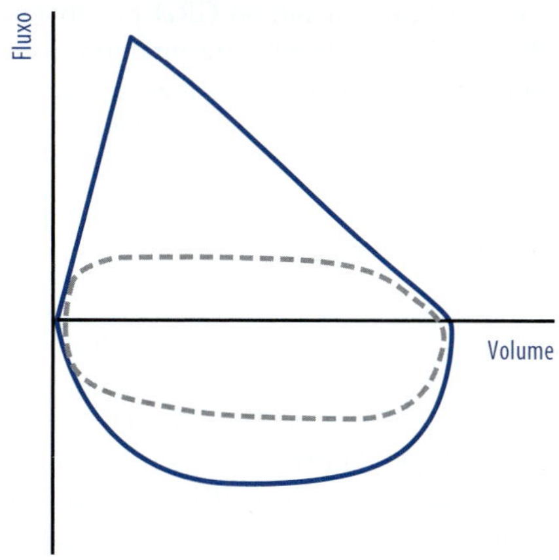


**FIGURA 22.14** Alça de fluxo-volume na presença de obstrução fixa extratorácica.
*Fonte: Adaptada de Ranu e colaboradores.*[17]

oxigênio. Ela pode ser estimada por testes de baixa tecnologia, como o teste da caminhada de 6 minutos, ou por ergoespirometria. O $VO_2$máx avalia o processo respiratório como um todo, incluindo as participações pulmonar, cardíaca, microcirculatória e celular.

## Controle da respiração

Áreas específicas do tronco estão envolvidas na manutenção do ritmo respiratório por meio da integração de informações das vias aferentes e consequente alteração do impulso eferente para a musculatura inspiratória e expiratória. Essa atividade promove a manutenção das pressões normais de $O_2$ e $CO_2$ no corpo.[12]

Os impulsos periféricos pulmonares são enviados ao sistema nervoso central via vago. Receptores de estiramento estão presentes na musculatura lisa das vias aéreas e são responsáveis pela inibição da inspiração, quando o pulmão é insuflado (reflexo de Hering-Breuer), e pela limitação da expiração, quando o pulmão é desinsuflado.[15]

### Centros respiratórios

O bulbo contém os centros respiratórios responsáveis pela coordenação de diversas aferências voluntárias e involuntárias que resultam no padrão respiratório adequado às demandas metabólicas.[1] Dois grupos de neurônios estão identificados: o grupo respiratório dorsal (GRD), que atua na inspiração, e o grupo respiratório ventral (GRV), que está envolvido tanto na inspiração como na expiração.[15] Esses centros recebem informações de uma série de centros superiores como ponte, hipotálamo e córtex, além de estímulos inibitórios oriundos de receptores pulmonares periféricos. Os estímulos periféricos como o estiramento das vias aéreas, o pH sérico e os irritantes químicos podem influenciar a profundidade e a frequência respiratória.[1]

O GRD (zona inspiratória) apresenta células autoexcitáveis que recebem a aferência visceral dos pares cranianos do glossofaríngeo e do vago. O GRV (zona expiratória), embora permaneça inativo durante a inspiração, pode ativar-se em situações de esforço inspiratório.[15]

Duas áreas pontinas atuam no GRD promovendo o controle fino da frequência e do ritmo respiratório: o centro pontino inferior (centro apnêustico) possui ações excitatórias, enquanto o centro pontino superior (pneumotáxico) possui ações inibitórias.[15]

## Quimiorreceptores centrais

Entre as zonas inspiratória e expiratória está localizada a zona quimiossensível. Essa área da superfície bulbar ventrolateral aumenta a ventilação alveolar em resposta às concentrações de pH e $PaCO_2$. O estímulo proveniente do $CO_2$ funciona principalmente pela redução do pH. Como o hidrogênio ($H^+$) atravessa a barreira hematencefálica (BHE) com dificuldade, alterações do pH sanguíneo são menos eficazes para promover o aumento da ventilação. O $CO_2$ atravessa facilmente a BHE, combinando-se com a água lá presente (processo dependente da enzima anidrase carbônica) e formando ácido carbônico que se dissocia em íon hidrogênio ($H^+$) e bicarbonato. A elevação resultante do íon $H^+$ no líquido cefalorraquidiano é o principal fator que estimula os quimiorreceptores. A resposta ventilatória do volume-minuto ao $CO_2$ é quase linear.[12,15,22]

## Quimiorreceptores periféricos

A estimulação da área quimiossensível periférica por hipóxia ocorre pelos corpos carotídeos e, em menor grau, pelos corpos aórticos. A redução na $PaO_2$ é o principal estímulo. Entretanto, sua atividade não é aumentada de forma significativa até a $PaO_2$ ficar abaixo de 50 mmHg. A redução do pH sanguíneo (acidose metabólica) e o aumento da $PaCO_2$ também estimulam os quimiorreceptores periféricos em menor grau. A integração com o centro respiratório ocorre via nervo glossofaríngeo para os corpos carotídeos e via nervo vago para os corpos aórticos, resultando em aumento da ventilação alveolar.[12,15,22]

# Trocas gasosas

No alvéolo, os gases inspirados são misturados com o gás alveolar residual das respirações anteriores. O oxigênio é absorvido e o $CO_2$ adicionado à mistura. Dessa forma, a pressão parcial alveolar de $O_2$ ($PAO_2$) depende desses fatores.[2]

Todos os gases se movem pela parede alveolar pelo princípio de difusão passiva determinado primariamente pelo gradiente de pressão parcial dos gases entre os dois lados da membrana. De acordo com a Lei de Fick, a quantidade de gás que se move por uma membrana é proporcional à área da membrana e inversamente proporcional à sua espessura.[11-13]

A taxa de difusão do $O_2$ e do $CO_2$ é diretamente proporcional aos seus gradientes de pressão parcial (principal fator). As membranas alveolares são muito finas, e isso facilita a difusão. O $CO_2$ é 20 vezes mais difusível através da membrana alveolar do que o $O_2$, facilitando sua transferência dos capilares pulmonares para o alvéolo.

A maior pressão parcial de $O_2$ na face alveolar da membrana favorece sua difusão em direção ao interior dos capilares; em contrapartida, a maior pressão parcial de $CO_2$ no sangue favorece o seu movimento no sentido inverso. Uma vez dentro dos capilares pulmonares, a maior parte do oxigênio liga-se à hemoglobina, presente no interior das hemácias. Parte do oxigênio é transportada pelo sangue na forma dissolvida, sendo responsável pela $PaO_2$. Como o gradiente de pressão determina a transferência de oxigênio, o aumento da $PaO_2$ limita a difusão e, dessa forma, a capacidade do oxigênio de ligar-se à hemoglobina é um fator limitante da transferência do oxigênio alveolar do gás até o sangue.

# Transporte de gases no sangue

O oxigênio é transportado tanto dissolvido no plasma como ligado à hemoglobina (Hb). A quantidade de $O_2$ dissolvida no sangue é mínima. De acordo com a Lei de Henry, a quantidade de gás no sangue é determinada pelo produto de sua pressão parcial pela solubilidade do gás. O coeficiente de solubilidade do $O_2$ é de 0,003 $mL \cdot dL^{-1} \cdot mmHg^{-1}$, e somente 0,3 $mL \cdot dL^{-1}$ de $O_2$ encontra-se dissolvido a uma $PaO_2$ de 100 mmHg.

Para manter um conteúdo arterial de $O_2$ adequado, é necessário que a Hb esteja saturada em pelo menos 90% com $O_2$ ($PaO_2$ de 60 mmHg). A hemoglobina é uma proteína globular, de estrutura quaternária, que contém quatro cadeias polipeptídicas (cadeias de globina) e um grupo heme ligado a cada uma das cadeias de globina. Dentro de cada grupo heme há um íon ferro ($Fe^{2+}$). Quatro moléculas de $O_2$ podem se ligar reversivelmente a cada molécula de Hb, uma para cada sítio de $Fe^{2+}$. A Hb adulta é formada por duas cadeias de globina do tipo $\alpha$ e duas cadeias de globina do tipo $\beta$. Cada grama de Hb consegue se ligar a 1,39 mL de $O_2$.[2,13,15]

A curva de dissociação da oxiemoglobina descreve a relação entre a pressão parcial arterial de $O_2$ e a saturação da hemoglobina arterial pelo oxigênio ($SaO_2$) **(FIG. 22.15)**. Quanto maior a afinidade da Hb pelo $O_2$, menor será sua liberação tecidual. A interação entre as subunidades da Hb resulta em uma curva sigmoide de ligação com o oxigênio. Em pressões acima de 60 mmHg, a curva é praticamente plana, ou seja, a quantidade de oxigênio do sangue não se altera muito, mesmo com aumentos da $PaO_2$. Em pressões abaixo de 60 mmHg, o $O_2$ é liberado com mais facilidade aos tecidos, pois a afinidade da Hb pelo $O_2$ diminui.[12]

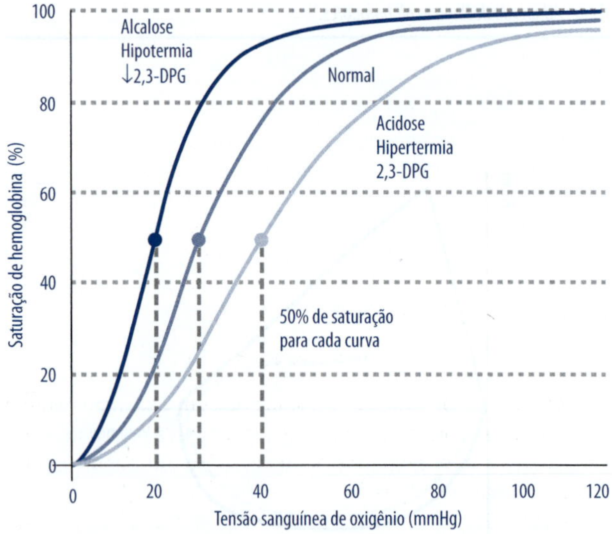


**FIGURA 22.15** Curva de dissociação da hemoglobina e os fatores que a desviam. O P50 representa a tensão de oxigênio em que a hemoglobina está 50% saturada. 2,3-DPG, 2,3 difosfoglicerato.
*Fonte: Adaptada de West.*[6]

Alguns fatores alteram a afinidade de ligação do $O_2$ com a Hb, como a concentração de íons $H^+$, a $PaCO_2$ e a concentração do 2,3-difosfoglicerato (2,3-DPG) (FIG. 22.16). O efeito dessas alterações pode ser expresso pelo conceito de $P_{50}$, que representa a tensão de oxigênio com a qual a Hb está 50% saturada. Um deslocamento da curva de dissociação para a direita (aumento do $P_{50}$) aumenta a liberação de $O_2$ aos tecidos e, por sua vez, um deslocamento para a esquerda (redução do $P_{50}$) resulta em efeito contrário. O valor normal da $P_{50}$ é de 26,6 mmHg.[13]

O aumento de íons $H^+$ no sangue reduz a ligação do $O_2$ à Hb, sendo chamado de efeito Bohr e tendo como resultado a facilitação da liberação do oxigênio em tecidos desoxigenados (acidóticos).[11]

O efeito que o aumento de $CO_2$ exerce na curva da Hb é secundário ao aumento dos íons $H^+$ e resulta também no favorecimento da oferta de $O_2$ aos tecidos. O conteúdo elevado de $CO_2$ nos capilares pulmonares reduz a afinidade da Hb pelo $O_2$ e facilita a liberação de $O_2$. Em contraste, o baixo conteúdo de $CO_2$ nos capilares pulmonares aumenta a afinidade da Hb pelo $O_2$ e facilita a captura do $O_2$ a partir do alvéolo.[1]

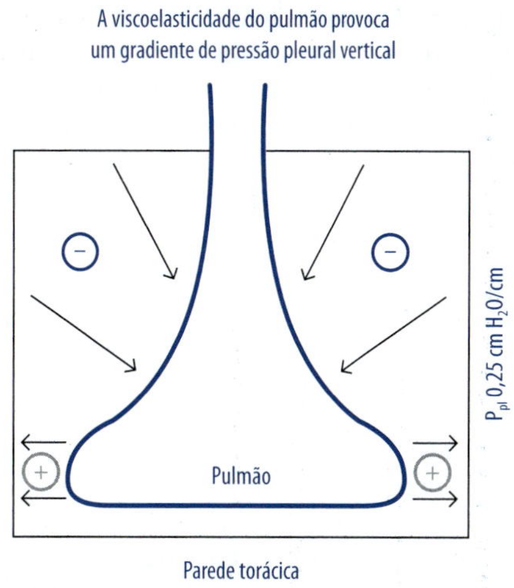


**FIGURA 22.16** Modelo esquemático do comportamento viscoelástico do pulmão, que – quando submetido à força da gravidade – gera pressões crescentes à medida que se aproxima das bases pulmonares.
*Fonte: Adaptada de Benumof.*[23]

## Conteúdo de oxigênio

O conteúdo total de oxigênio do sangue arterial ($CaO_2$) corresponde à soma da quantidade dissolvida e da quantidade carreada pela Hb segundo a fórmula a seguir:

$$CaO_2 = [( 0{,}003 \text{ mL } O_2 \cdot dL^{-1} \text{ de sangue} \cdot mmHg^{-1}) \times PO_2] + (SaO_2 \times Hb \times 1{,}31 \text{ mL} \cdot dL^{-1} \text{ de sangue})$$

em que **Hb** é a concentração de Hb em $g \cdot dL^{-1}$ no sangue e **$SaO_2$** é a saturação da hemoglobina arterial pelo oxigênio.

O transporte de $O_2$ depende tanto da função respiratória como da função circulatória. A oferta de oxigênio ($DO_2$) aos tecidos corresponde ao produto do conteúdo arterial de oxigênio multiplicado pelo débito cardíaco (DC), conforme a fórmula a seguir:[12]

$$DO_2 = CaCO_2 \times DC$$

O $CO_2$ é um gás bastante difusível, sendo transportado no plasma de três formas: dissolvido em solução, como bicarbonato e como $CO_2$ ligado à hemoglobina. A soma desses três corresponde ao conteúdo total de $CO_2$ no sangue.[7]

O $CO_2$ apresenta maior solubilidade sanguínea quando comparado ao oxigênio e, quando em solução aquosa, combina-se com a água para formar ácido carbônico e bicarbonato. Essa reação (fórmula adiante) é acelerada significativamente na presença da enzima anidrase carbônica dentro dos eritrócitos. Como resultado, a maior parte do transporte do $CO_2$ é realizada na forma de bicarbonato.[11]

$$CO_2 + H_2O \leftrightarrow HCO_3^- + H^+$$

O $CO_2$ também pode se combinar com os grupos amino presentes nas proteínas. Uma pequena quantidade é transportada dessa forma, principalmente ligada à Hb, formando o composto carbaminoemoglobina.[11]

A eliminação do $CO_2$ no alvéolo é facilitada pelo efeito de Haldane, que se refere à capacidade da Hb de liberar $CO_2$ e $H^+$ em locais com alta concentração de oxigênio (capilares pulmonares). O inverso acontece nos tecidos. Como a Hb desoxigenada tem maior afinidade pelo $CO_2$, a Hb volta dos tecidos carregada de $CO_2$ e $H^+$ e dirige-se aos alvéolos pulmonares. Ao passar no capilar desse alvéolo, ela rapidamente libera todo o $CO_2$ e $H^+$ que carrega, por conta do efeito de Haldane. Em contrapartida, liga-se às moléculas de $O_2$ que se difundem dos alvéolos para os capilares.[11,12]

## Alterações pulmonares do envelhecimento

O avançar da idade promove alterações no sistema pulmonar. As respostas ventilatórias à hipóxia, à hipercapnia e ao estresse mecânico ficam prejudicadas devido à redução da atividade do sistema nervoso central. As alterações estruturais pulmonares relacionadas à idade incluem a perda do recolhimento elástico e o aumento da complacência pulmonar com consequente alargamento das pequenas vias aéreas e tendência de colapso na expiração (alçaponamento de ar e hiperventilação). Verifica-se também o aumento do espaço morto, a redução da capacidade de difusão e o aumento da capacidade de fechamento que resultam em comprometimento da troca gasosa.[13] Mudanças na complacência da caixa torácica aumentam o trabalho da respiração, e a retificação diafragmática reduz a força muscular. A CPT fica inalterada, o VR aumenta e, dessa forma, tem-se redução da CV. A mudança da relação entre a CRF e a capacidade de fechamento causa a maioria das disfunções V/Q e corresponde à principal causa do aumento do gradiente alveoloarterial de oxigênio com o avançar da idade.[13]

## Princípios físicos da fisiologia da ventilação pulmonar

Na física, aprende-se que a pressão é uma grandeza escalar, ou seja, possui uma escala com um zero absoluto. Por isso, ao deparar com as expressões "pressão positiva" e "pressão negativa", deve-se entender que isso é uma convenção. Para fins práticos, está convencionado que a pressão atmosférica é o valor de pressão zero. Assim, os valores subatmosféricos são considerados negativos, e os supra-atmosféricos são considerados positivos. O ar atmosférico se movimenta por diferença de pressão entre dois locais. Quanto maior o gradiente de pressão, maior será a velocidade desse deslocamento de ar. Dessa forma, o gás entra na árvore respiratória e nos pulmões pelo gradiente que se estabelece entre a pressão da boca e a pressão pleural.

Durante a ventilação espontânea, a contração da musculatura inspiratória altera a conformação volumétrica da caixa torácica, aumentando seu volume, diminuindo as pressões pleurais (negativando-as) e causando um gradiente de pressão entre a boca e o alvéolo. Esse gradiente é necessário para haver o fluxo de gás para o interior do pulmão. Durante a expiração, o relaxamento da musculatura inspiratória diminui o volume interno da caixa torácica, elevando as pressões da pleura até valores acima da atmosférica (positivando-as), causando a inversão do fluxo para o exterior da caixa torácica.

A pressão intrapleural não é uniforme em todas as regiões. A força gravitacional condiciona pressões mais negativas nas regiões pleurais superiores e menos negativas nas inferiores. Para o entendimento dessa questão, basta imaginar o pulmão como um saco plástico cheio de um conteúdo líquido viscoso dentro de uma caixa torácica semirrígida. Assim, é fácil imaginar que esse conteúdo viscoso pesa e pressiona as regiões mais baixas tendendo a se afastar das mais altas, gerando pressões mais negativas nos ápices e diminuindo a negatividade nas bases (VER FIG. 22.16). Essa diferença na pressão que se estabelece conforme a altura da região pulmonar faz o volume dos alvéolos do ápice ser maior do que o da base. Tal entendimento é relevante, sendo abordado com mais detalhes na seção sobre ventilação monopulmonar adiante neste capítulo.

Para se realizar a ventilação artificial, é necessário estabelecer um gradiente de pressão entre a boca e o alvéolo. Existem duas formas de realizar essa tarefa: aumentando a pressão da boca (ventilação por pressão positiva) ou diminuindo a pressão alveolar (ventilação por pressão negativa). Historicamente, somente em 1938 é que surgiu a ventilação com pressão positiva, mas, mesmo até 1952, a escola dominante ditava a realização de pressão negativa sobre o tórax para se criar uma pressão pleural e alveolar negativas.

Esse último método se mostrou complexo, caro e inviável para a utilização em um grande número de pacientes, o que ficou claro no surto de poliomielite bulbar na Europa, em 1952. Ademais, o método da pressão negativa não era prático para as intervenções cirúrgicas no tórax. Apesar disso, há relatos de procedimentos cirúrgicos realizados sobre o tórax com o cirurgião e o paciente englobados em uma câmara fechada (exceto a cabeça do paciente), na qual se aplicava pressão subatmosférica intermitente.

Portanto, antes do advento e do uso da ventilação por pressão positiva, os procedimentos cirúrgicos intratorácicos eram feitos fundamentalmente por pequenas aberturas e tinham curta duração. Isso porque, quando o tórax é aberto durante a ventilação espontânea, ocorrem dois fenômenos cujo conhecimento é de grande importância prática para o anestesiologista torácico: o balanço do mediastino e a ventilação paradoxal. O primeiro consiste na entrada do ar na cavidade torácica através da toracotomia durante a inspiração, impedindo a negativação da pressão nesse tórax e deslocando o mediastino para o lado oposto, que retorna na expiração. Esse balanço pode levar a um comprometimento hemodinâmico, com hipotensão e baixo DC. O segundo fenômeno consiste no fluxo de gás "sujo" proveniente do pulmão ipsolateral à toracotomia, em direção ao pulmão contralateral durante a inspiração, bem como seu retorno na expiração. Essa ventilação paradoxal compromete a oxigenação e a retirada do $CO_2$ (FIGS. 22.17 e 22.18).

Com o advento das cirurgias torácicas videoassistidas, voltou-se a realizar procedimentos por orifícios torácicos pequenos e com isso ressurgiu o pensamento de realizá-los sem intubação traqueal e sem ventilação com pressão positiva.[24] Esse ainda é um assunto polêmico, e a seleção dos pacientes e dos procedimentos tem grande importância para o sucesso. Até o momento, faltam estudos demonstrando o impacto favorável inequívoco dessa conduta nos desfechos.

Para ilustrar a relevância prática desse conhecimento, cita-se uma situação do transoperatório de cirurgia pulmonar: na fase final do procedimento, o paciente não deve ser mantido em ventilação espontânea com a toracotomia ainda aberta. Essa é uma conduta incorreta e que pode se traduzir nas consequências hemodinâmicas e gasométricas antes relatadas.

## Fisiologia do decúbito lateral e da ventilação monopulmonar

### Distribuição da ventilação e da perfusão

Conforme já visto, na posição supina, em função da existência de pressões pleurais mais elevadas à medida que se aproximam das bases pulmonares, os alvéolos dessa região se encontram mais "comprimidos" (submetidos a maior pressão externa) do que os alvéolos das regiões pulmonares mais altas. Essa compressão faz esses alvéolos estarem mais vazios

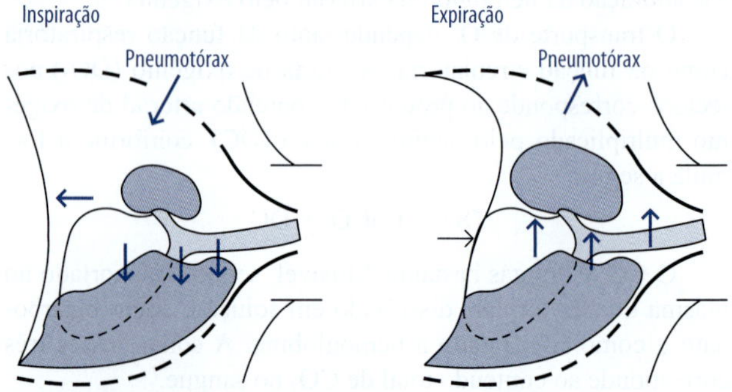


**FIGURA 22.17** Balanço do mediastino.
*Fonte: Adaptada de Benumof.*[23]

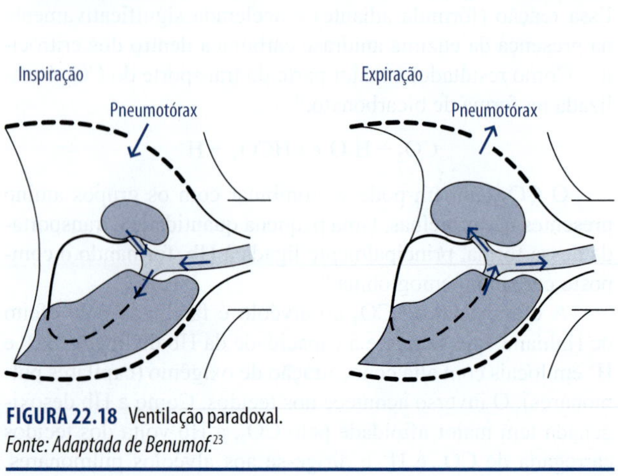


**FIGURA 22.18** Ventilação paradoxal.
*Fonte: Adaptada de Benumof.*[23]

entre a inspiração e a expiração (CRF). Como estão mais vazios, eles se encontram em uma região da curva de complacência mais favorável ao enchimento. Portanto, os alvéolos da base recebem maior ventilação (maior volume de gás para a mesma diferença de pressão a que é submetido) do que o ápice pulmonar **(FIG. 22.19)**. A perfusão, por sua vez, em função da gravidade, é maior nas bases do que nos ápices, pois ali há o somatório da pressão de perfusão acrescida da pressão de "coluna d'água".

É importante observar que ambos os fenômenos que ocorrem sobre a ventilação e a perfusão são progressivos/regressivos, e ainda lineares, à medida que se aproximam dos ápices ou das bases, e não uma simples diferença entre duas regiões pulmonares compartimentadas.

Quando se compara a ventilação com a perfusão pulmonar, é possível observar que nas bases há ainda maior perfusão do que ventilação e nos ápices há ainda menor perfusão do que ventilação, resultando em uma relação ventilação/perfusão (V/Q) inconstante nos territórios pulmonares. Assim sendo, nos ápices, essa relação é maior do que 1 e, nas bases, menor do que 1, sendo a média global de 0,8. Isso se traduz na concentração de gases intra-alveolares, havendo maior concentração de oxigênio e menor de dióxido de carbono nos ápices do que nas outras regiões pulmonares **(FIGS. 22.20 e 22.21)**.

Da mesma forma, quando o paciente se encontra em decúbito lateral, o pulmão inferior recebe mais ventilação e mais perfusão do que o pulmão superior. De fato, o pulmão inferior faz as vezes das regiões basais e o superior das regiões mais apicais.

Quando o paciente é anestesiado e o tórax é aberto, diversas forças incidem sobre o pulmão inferior, comprimindo-o ainda mais. Com isso, os alvéolos desse pulmão passam a uma posição desfavorável da curva de complacência, recebendo menor ventilação do que o superior **(FIG. 22.22)**.

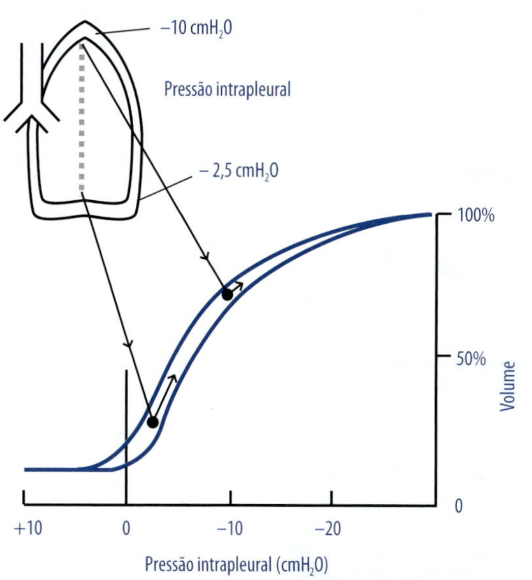


**FIGURA 22.19** Diferenças nas pressões pleurais condicionadas pela força da gravidade. Os alvéolos da base pulmonar recebem mais volume do que os do ápice quando submetidos a um mesmo gradiente de pressão de enchimento.
*Fonte: Adaptada de Benumof.*[23]

## Ventilação monopulmonar

Quando se converte para a ventilação monopulmonar (VMP), o pulmão superior (não dependente) colaba, e a perfusão nesse pulmão, devido à VCH e à diminuição do diâmetro dos vasos pelo colabamento, diminui de forma importante, atenuando o aumento do *shunt* (Qs/Qt) e a queda da $SaO_2$.

A **FIGURA 22.23** demonstra sequencialmente as alterações da perfusão quando se institui a VMP. Pode-se observar que a fração *shunt* durante a ventilação bipulmonar é de cerca de 10%. Se a VCH não existisse, no momento em que fosse feita a transição para monopulmonar, o Qs/Qt passaria para algo em torno dos 40%, impossibilitando a manutenção da $SHbO_2$ em níveis

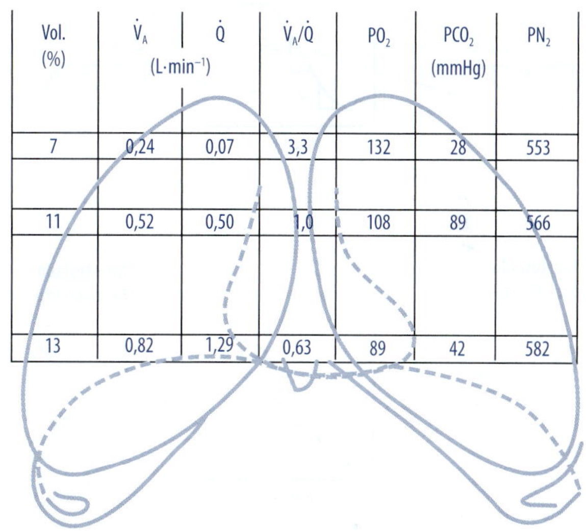

| Vol. (%) | $\dot{V}_A$ (L·min$^{-1}$) | $\dot{Q}$ (L·min$^{-1}$) | $\dot{V}_A/\dot{Q}$ | $PO_2$ | $PCO_2$ (mmHg) | $PN_2$ |
|---|---|---|---|---|---|---|
| 7 | 0,24 | 0,07 | 3,3 | 132 | 28 | 553 |
| 11 | 0,52 | 0,50 | 1,0 | 108 | 89 | 566 |
| 13 | 0,82 | 1,29 | 0,63 | 89 | 42 | 582 |

**FIGURA 22.20** Distribuição da ventilação, distribuição da perfusão, relação ventilação/perfusão e concentração dos gases alveolares, em cortes de três regiões pulmonares. Números absolutos (L·min$^{-1}$) e relativos (vol%).
*Fonte: Adaptada de Benumof.*[23]

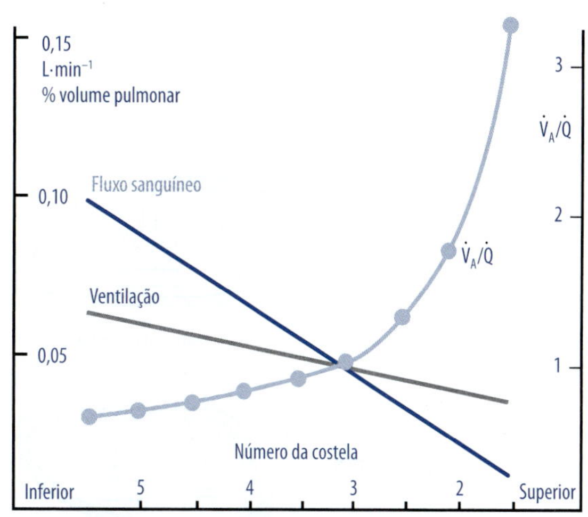


**FIGURA 22.21** Relação ventilação/perfusão pulmonar conforme o nível do arco costal. Aproximadamente na altura do terceiro arco costal, as duas curvas se cruzam e, portanto, a relação V/Q nesse local é igual a 1.
*Fonte: Adaptada de Benumof.*[23]

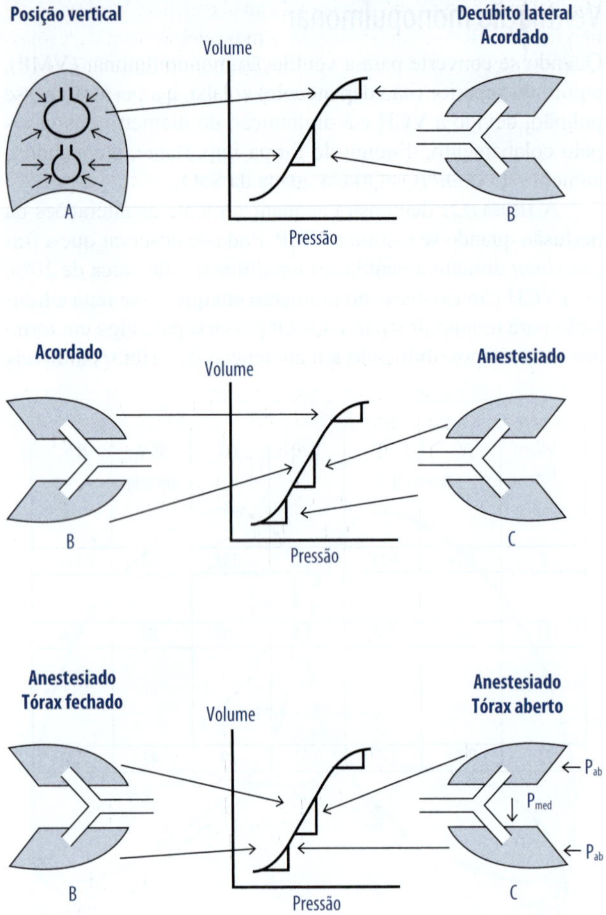


**FIGURA 22.22** Distribuição da ventilação pulmonar: modificações sequenciais da complacência pulmonar e as consequentes alterações na distribuição da ventilação.

$P_{ab}$, pressão abdominal; $P_{med}$, pressão mediastinal.

*Fonte: Adaptada de Benumof.*[23]

aceitáveis. Com o mecanismo atuante, o *shunt* aumenta somente para 20%. Esse nível é ainda alto, mas costuma permitir uma $SHbO_2$ adequada. De qualquer forma, é importante se ter em mente que a fração *shunt* aumenta bastante durante a VMP em comparação com o *shunt* durante a ventilação bipulmonar, mesmo com a VCH totalmente funcionante. Embora esse aumento em geral seja compatível com uma boa saturação de oxigênio da hemoglobina, a $PaO_2$ cai bastante quando comparada com os níveis da ventilação bipulmonar. Para exemplificar, caso se esteja usando uma fração inspirada de oxigênio ($F_IO_2$) de 100%, a $PaO_2$ poderá cair de valores em torno de 400 mmHg para algo em torno dos 150 mmHg (**VER FIG. 22.23**).

Vários são os fatores que podem alterar o estado de equilíbrio promovido principalmente, mas não unicamente, pela vasoconstrição hipóxica. Entre eles estão altas concentrações de anestésicos inalatórios; alguns agentes vasodilatadores (nitroglicerina, nitroprussiato, hidralazina); alterações da V/Q no pulmão inferior (dependente); extremos da $PaCO_2$; volume corrente ou pressão positiva ao final da expiração (PEEP, do inglês *positive end-expiratory pressure*) demasiados no pulmão dependente; alterações da saturação de oxigênio do sangue venoso misto; e fármacos vasoconstritores. Os mecanismos para as alterações são diversos, incluindo a inibição da VCH, a compressão mecânica dos capilares com desvios do fluxo, a passagem de um sangue venoso muito dessaturado pelo *shunt* que agora é alto, entre outros. As **FIGURAS 22.24 e 22.25** ilustram alguns desses fatores. O conhecimento dessa dinâmica fisiológica tem grande importância prática para o anestesiologista torácico.

É de especial interesse para o anestesiologista o conhecimento do impacto das medicações anestésicas na vasoconstrição hipóxica. O isoflurano foi inicialmente estudado. Observou-se que 1 CAM (concentração alveolar mínima) desse anestésico aumenta a fração *shunt* em 4%[25] (**FIG. 22.26**). Esse aumento normalmente é incapaz de se traduzir em significado clínico. Achados semelhantes são referidos ao sevoflurano. A análise da fração *shunt* durante a anestesia venosa total com propofol não mostrou diferença estatisticamente significativa quando comparada à anestesia inalatória.[26] Os barbitúricos, os opioides, os benzodiazepínicos e a cetamina não demonstraram

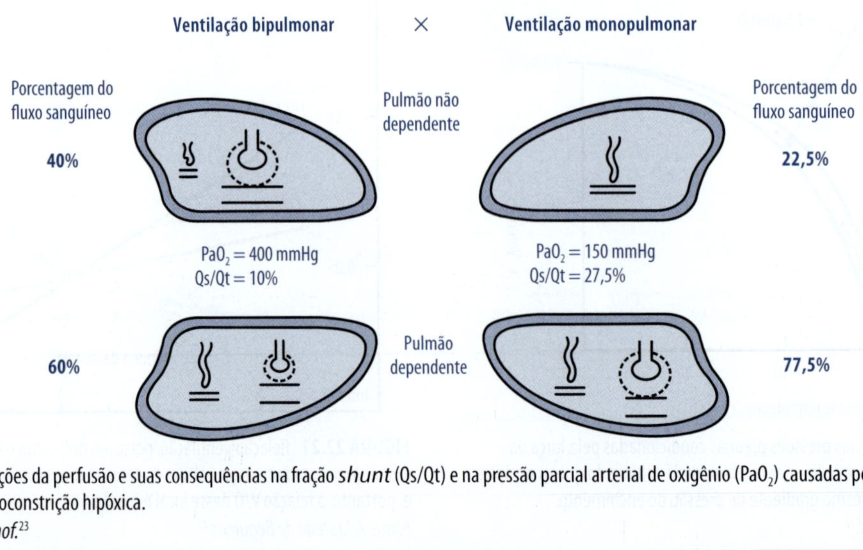


**FIGURA 22.23** Modificações da perfusão e suas consequências na fração *shunt* (Qs/Qt) e na pressão parcial arterial de oxigênio ($PaO_2$) causadas pela ventilação monopulmonar e pela vasoconstrição hipóxica.

*Fonte: Adaptada de Benumof.*[23]

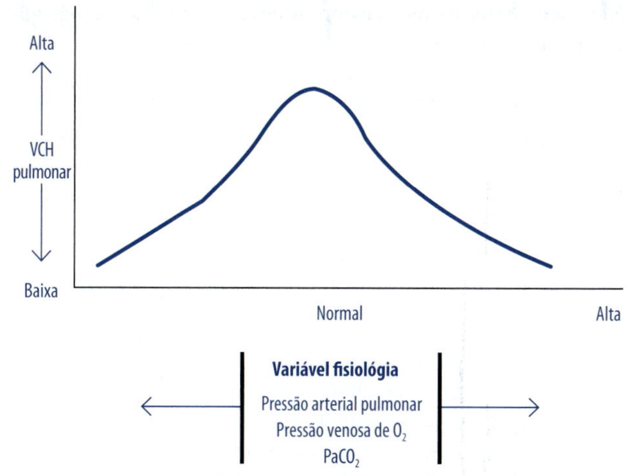


**FIGURA 22.24** Influência das variações da pressão arterial pulmonar e das pressões parciais dos gases sanguíneos na vasoconstrição hipóxica (VCH) pulmonar.
*Fonte: Adaptada de Benumof.*[23]

efeitos na fração *shunt*. O efeito da anestesia peridural na VCH não foi completamente analisado. Em modelos animais, a anestesia peridural não demonstrou impacto significativo na fração *shunt*, exceto quando esse efeito foi secundário a alterações hemodinâmicas.[1]

Por último, dois fatores que influenciam de forma importante a fração *shunt* durante a VMP são o posicionamento do paciente e as patologias pulmonares que impedem o colabamento pulmonar. Os pacientes que estão em decúbito lateral tendem a ter menor fração *shunt* do que os que estão em decúbito dorsal durante a VMP. Isso porque a gravidade naturalmente força o fluxo de sangue para o pulmão que está sendo ventilado, o que não acontece no decúbito dorsal. O segundo aspecto se refere ao tipo de algumas patologias pulmonares. O colabamento do pulmão diminui o diâmetro dos vasos e naturalmente diminui o fluxo de sangue deste pulmão não ventilado. Na eventualidade de não ser possível o colabamento, como em uma grande pneumonia que preenche os espaços alveolares, a fração *shunt* acaba sendo maior do que o esperado e a dessaturação pode ocorrer **(FIGS. 22.27 e 22.28)**.

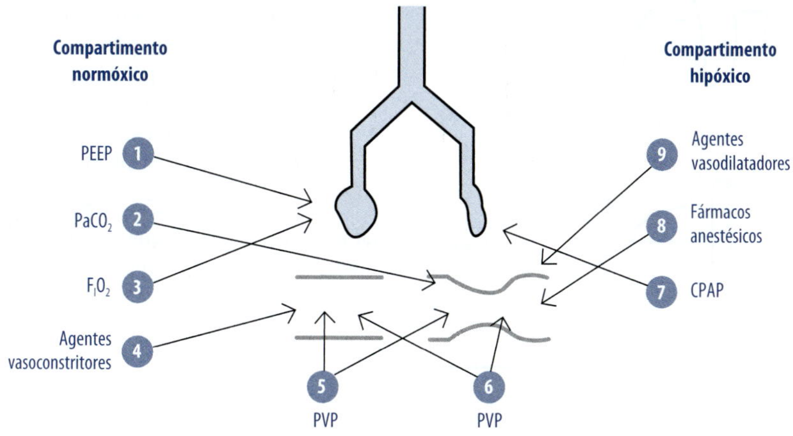


**FIGURA 22.25** Influência anestésica na vasoconstrição hipóxica pulmonar.
CPAP, pressão positiva contínua nas vias aéreas (do inglês *continuous positive airway perssure*)
*Fonte: Adaptada de Benumof.*[23]

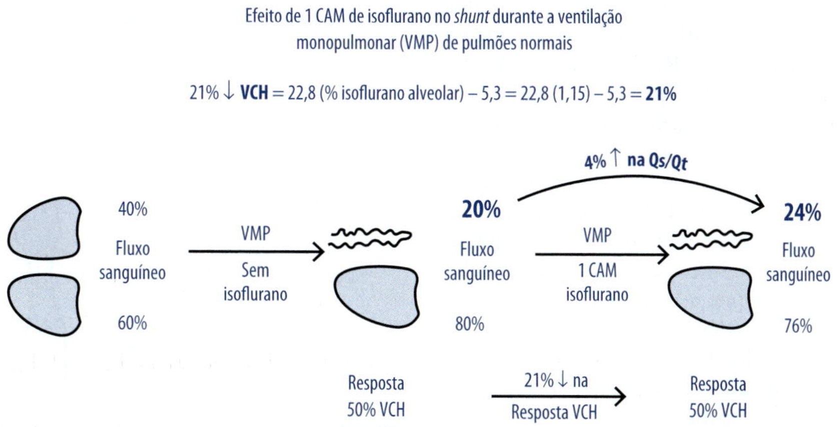


**FIGURA 22.26** Efeito de 1 CAM de isoflurano na vasoconstrição hipóxica pulmonar.
*Fonte: Adaptada de Benumof.*[23]

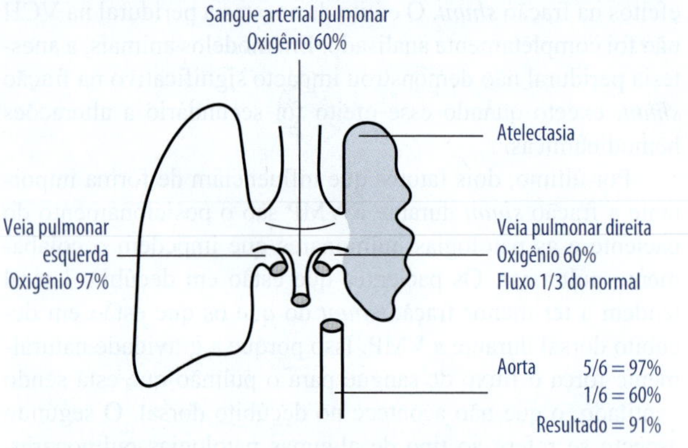


**FIGURA 22.27** Ventilação monopulmonar: o pulmão não dependente colaba; fração *shunt* aceitável.

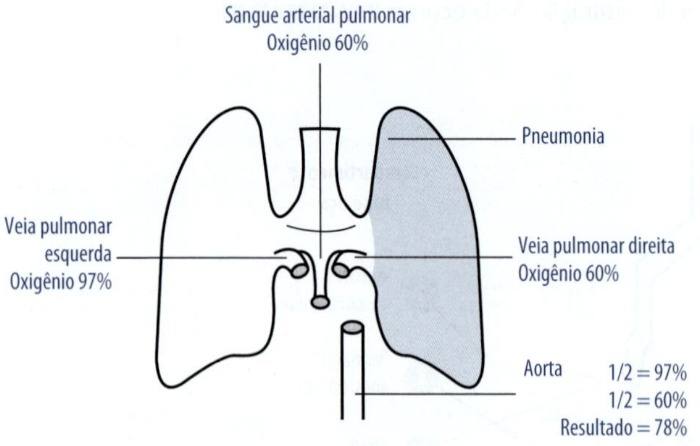


**FIGURA 22.28** Ventilação monopulmonar: o pulmão não dependente não colaba; fração *shunt* inaceitável.

## Manejo da ventilação monopulmonar

As complicações pulmonares no período pós-operatório das cirurgias torácicas podem se concretizar por dois grandes mecanismos, aqui individualizados unicamente para fins de entendimento teórico. A primeira grande via inicia-se com a baixa V/Q, resultado da diminuição da CRF que acompanha toda a anestesia geral. Esta diminuição na CRF, a ocorrência de atelectasias e a baixa capacidade vital no pós-operatório imediato condicionam a hipoxemia, a retenção de secreções, a possibilidade de suporte ventilatório, a ocorrência de infecções respiratórias e todas as demais consequências desse processo. A segunda grande via inicia-se com a inflamação alveolocapilar (IAC). Diversos fatores foram identificados como possíveis causadores de IAC sozinhos ou em conjunto. Alguns deles são o volutrauma, o atelectrauma, a lesão pulmonar associada à transfusão (TRALI, do inglês *transfusion-related acute lung injury*), a sobrecarga hídrica e a síndrome inflamatória sistêmica. Antes chamada de edema pós-pneumonectomia, a lesão pulmonar aguda no pós-operatório da cirurgia torácica tem uma incidência de 2,5% em todas as ressecções pulmonares e 7,9% em todas as pneumonectomias, com uma mortalidade global de 40% apesar de uma ótima terapia de suporte.[27-29]

Nesse contexto, todos os esforços devem ser feitos no sentido da profilaxia dessas duas vias de complicação pulmonar.

Assim, o conceito da ventilação protetora foi incorporado na rotina da VMP à medida que surgiram estudos demonstrando inicialmente impacto positivo do seu uso em desfechos primários inflamatórios e a seguir em desfechos secundários importantes, como a necessidade de suporte ventilatório no pós-operatório, a permanência em unidade de tratamento intensivo, as complicações pulmonares e a mortalidade.[30,31]

Por isso, hoje os parâmetros básicos para o manejo da ventilação monopulmonar são:

- Manter a ventilação bipulmonar o maior tempo possível.
- Usar uma $F_IO_2$ para garantir uma $SpO_2$ acima de 90%.
- Utilizar volume corrente de 4 a 8 $mL \cdot kg^{-1}$ de peso.
- Limitar a pressão de platô em 30 $cmH_2O$.
- Se necessário, permitir hipercapnia moderada.
- Monitorizar oxigenação e ventilação.

No caso da ocorrência de hipoxemia, as recomendações a serem seguidas são:

- Certificar-se do correto posicionamento do tubo.
- Avaliar o estado hemodinâmico.
- Utilizar pressão positiva contínua nas vias aéreas (CPAP) no pulmão não dependente.
- Elevar a PEEP no pulmão dependente.
- Utilizar ventilação bipulmonar intermitente.
- Realizar clampeamento da artéria pulmonar (na pneumonectomia ou no transplante).

A PEEP no pulmão dependente tem função de recrutamento de alvéolos que, como já descrito, estão "comprimidos". Ela só será benéfica se houver áreas de baixa V/Q no pulmão inferior. Níveis muito elevados podem desviar o fluxo de sangue para o pulmão não ventilado, aumentando o *shunt* (**FIG. 22.29**).

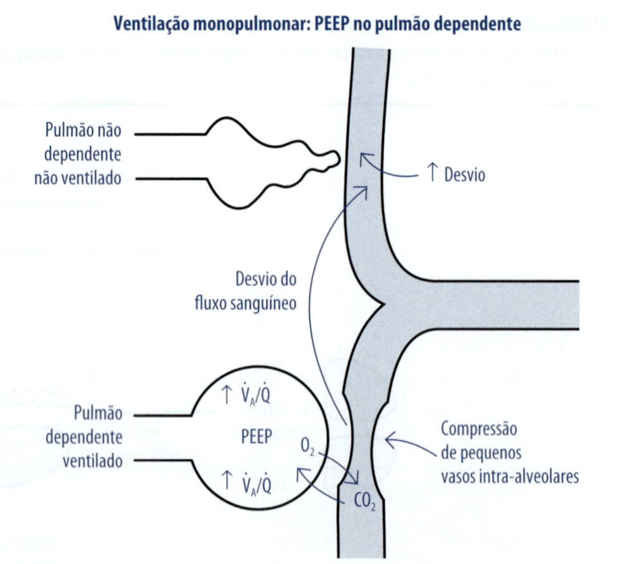


**FIGURA 22.29** PEEP no pulmão dependente. Mecanismos de funcionamento e possíveis efeitos indesejados do seu uso.
*Fonte: Adaptada de Benumof.*[23]

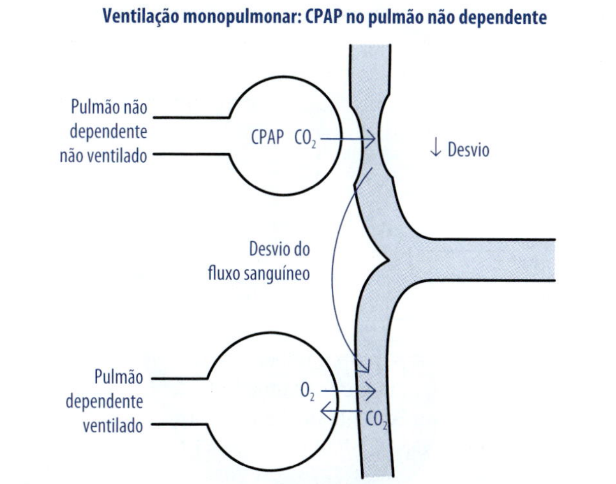


**FIGURA 22.30** CPAP aplicada ao pulmão não dependente. Mecanismos de funcionamento.
*Fonte: Adaptada de Benumof.*[23]

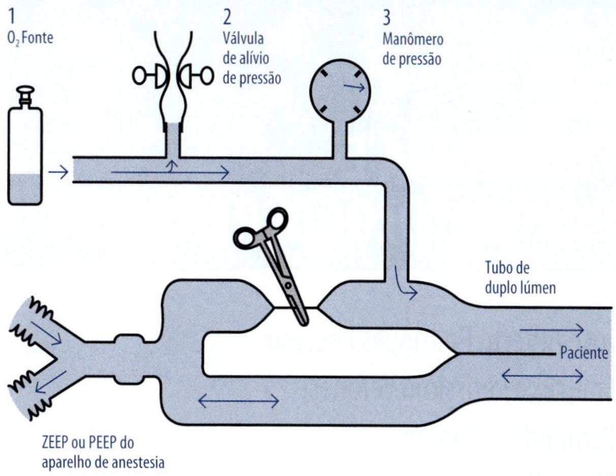


**FIGURA 22.31** Representação esquemática do sistema para a aplicação de CPAP. ZEEP, pressão expiratória final zero (do inglês *zero end-expiratory pressure*).
*Fonte: Adaptada de Benumof.*[23]

A CPAP no pulmão não dependente com níveis de pressão entre 5 e 10 $cmH_2O$ em geral não compromete o campo operatório. Sua função é tanto comprimir vasos pulmonares desviando o fluxo para o pulmão ventilado, como promover oxigenação do fluxo de sangue do pulmão não ventilado (**FIGS. 22.30 e 22.31**).

# Referências


1. Jaeger JM, Blank RS. Essential anatomy and physiology of the respiratory system and the pulmonary circulation. In: Slinger P, editor. Principles and practice of anesthesia for thoracic surgery New York: Springer; 2011. p. 51-71.
2. Patwa A, Shah A. Anatomy and physiology of respiratory system relevant to anaesthesia. Indian J Anaesth. 2015;59(9):533–41.
3. Ugalde P, Camargo JJ, Deslauriers J. Lobes, fissures, and bronchopulmonary segments. Thorac Surg Clin. 2007;17(4):587–99.
4. Martini FH, Timmons MJ, Tallitsch RB. Anatomia humana. 6. ed. Porto Alegre: Artmed, 2009.
5. Richardson JB, Ferguson CC. Neuromuscular structure and function in the airways. Fed Proc. 1979;38(2):202–8.
6. West JB. Respiratory physiology: the essentials. 9th ed. Philadelphia: Lippincott, Williams and Wilkins; 2012.
7. Raff H, Levitzky MG. Medical physiology: a systems approach. New York: McGraw-Hill; 2011.
8. Barrett K, Barman S, Boitano S, Brooks H. Ganong's review of medical physiology. 25th ed. New York: McGraw-Hill; 2016.
9. Guyton AC, Hall JE. Textbook of medical physiology. 7th ed. Philadelphia: WB Saunders; 1986.
10. Minnich DJ, Mathisen DJ. Anatomy of the trachea, carina, and bronchi. Thorac Surg Clin. 2007;17(4):571-85.
11. Kavanach B, Hedenstierna G. Respiratory physiology and pathophysiology. In: Miller RD, editor. Miller's anesthesia. 8th ed. Philadelphia: Elsevier; 2015. p. 444-72.
12. Slinger P. Gas exchange. In: Flood P, Rathmell JP, Shaffer S, editors. Stoelting's pharmacology and physiology in anesthetic practice. 5th ed. Philadelphia: Lippincott, Williams and Wilkins; 2015.
13. Stock MC, Ault ML Respiratory function. In: Barash PG, Cullen BF, Stoelting RK, Cahalan MK, Stock MC, editors. Clinical anesthesia. 6th ed. Philadelphia: Lippincott, Williams and Wilkins; 2009. p. 233–55.
14. McKenzie DK. Skeletal muscle properties: diaphragm and chest wall. In: Crystal RG, West JB, Weibel ER BP, editors. The lung: scientific foundations. Philadelphia: Lippincott-Raven; 1997. p. 981-91.
15. Butterworth JF, Mackey DC, Wasnick JD. Respiratory physiology and anesthesia. In: Butterworth JF, Mackey DC, Wasnick JD. Morgan and Mikhail's Clinical Anesthesiology. 5th ed. New York: McGraw-Hill Lange; 2013. p. 487-526.
16. Hedenstierna G. Pulmonary perfusion during anesthesia and mechanical ventilation. Minerva Anestesiol. 2005;71(6):319-24.
17. Ranu H, Wilde M, Madden B. Pulmonary function tests. Ulster Med J. 2011;80(2):84-90.
18. Hedenstierna G, Edmark L. Mechanisms of atelectasis in the perioperative period. Best Pract Res Clin Anaesthesiol. 2010;24(2):157-69.
19. Hedenstierna G, Edmark L. Effects of anesthesia on the respiratory system. Best Pract Res Clin Anaesthesiol. 2015;29(3):273-84.
20. Malbouisson LMS, Humberto F, Rodrigues RR, Carmona MJC, Auler JOCJ. Atelectasis during anesthesia: pathophysiology and treatment. Rev Bras Anestesiol. 58(1):73-83.
21. Hillman DR, Platt PR, Eastwood PR. Anesthesia, sleep, and upper airway collapsibility. Anesthesiol Clin. 2010;28(3):443-55.
22. Guyenet PG, Stornetta RL, Bayliss DA. Central respiratory chemoreception. J Comp Neurol. 2010;518(19):3883-906.
23. Benumof JL. Anesthesia for thoracic surgery. 2nd ed. Philadelphia: Saunders; 1995.
24. Pompeo E. Awake thoracic surgery: is it worth the trouble? Semin Thorac Cardiovasc Surg. 2012;24(2):106-14.
25. Benumof JL. Isoflurane anesthesia and arterial oxygenation during one-lung ventilation. Anesthesiology. 1986;64(4):419–22.
26. Beck DH, Doepfmer UR, Sinemus C, Bloch A, Schenk MR, Kox WJ. Effects of sevoflurane and propofol on pulmonary shunt fraction during one-lung ventilation for thoracic surgery. Br J Anaesth.2001;86(1):38-43.
27. Della Rocca G, Coccia C. Acute lung injury in thoracic surgery. Curr Opin Anaesthesiol. 2013;26(1):40-6.
28. Licker M, Fauconnet P. Acute lung injury and outcomes after thoracic surgery. Curr Opin Anaesthesiol. 2009;22(1):61-7.
29. Eichenbaum KD, Neustein SM. Acute lung injury after thoracic surgery. J Cardiothorac Vasc Anesth. 2010;24(4):681-90.
30. Licker M, Tschopp J-M, Robert J, Frey J-G, Diaper J, Ellenberger C. Aerosolized salbutamol accelerates the resolution of pulmonary edema after lung resection. Chest. 2008;133(4):845-52.
31. Licker M, de Perrot M, Spiliopoulos A, Robert J, Diaper J, Chevalley C, et al. Risk factors for acute lung injury after thoracic surgery for lung cancer. Anesth Analg. 2003;97(6):1558-65.


# Questão de Prova do TSA

**22.1 (TSA/2016)** Mulher de 23 anos, 55 kg e 1,60 m é submetida à apendicectomia de urgência. Durante a cirurgia ocorre uma mudança na alça fluxo-volume (alça da esquerda para a alça da direita na figura 1) e a curva fluxo-tempo passa a se mostrar como na figura 2. Neste momento, observa-se aumento progressivo da pressão de pico de vias aéreas e queda da $SpO_2$ para 92%. Para melhorar a ventilação nessa paciente você deve:

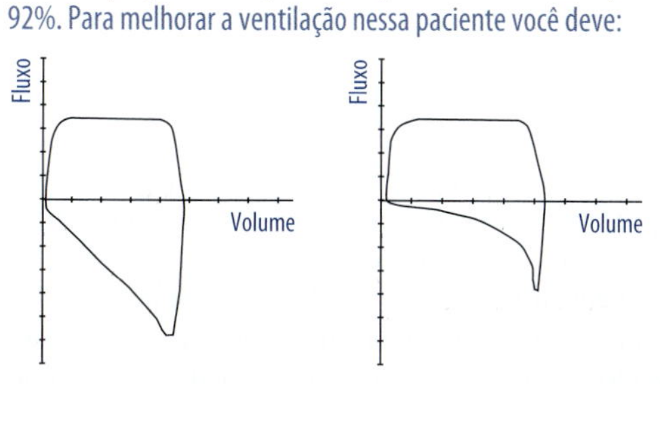


Figura 1

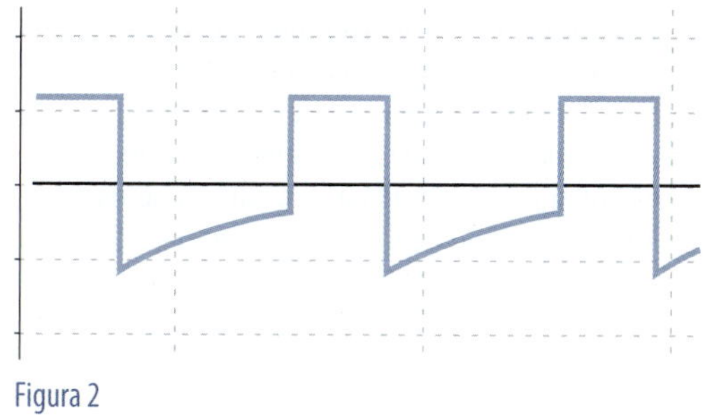

Figura 2

**A.** Reduzir o fluxo inspiratório.
**B.** Aumentar o tempo expiratório.
**C.** Aumentar a frequência respiratória.
**D.** Aumentar a pressão positiva expiratória final.

# 23. FISIOLOGIA E FISIOPATOLOGIA RENAL

José Alberto Rodrigues Pedroso
Francisco Veríssimo Veronese
Fernando S. Thomé
Elvino Barros

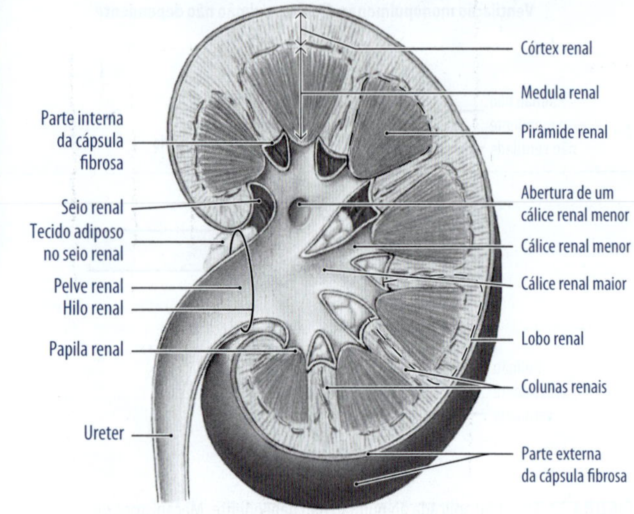


**FIGURA 23.1** Vista anterior da estrutura do rim em secção frontal.
*Fonte: Martini e colaboradores.*[3]

## Anatomia e fisiologia renais

Os rins são constituídos de uma complexa estrutura com diferentes tipos celulares que desempenham múltiplas funções. São responsáveis pela manutenção do volume corporal, excreção de produtos do metabolismo, como ureia, creatinina e ácido úrico.[1] Os rins também são órgãos endócrinos responsáveis pela produção de eritropoetina, renina, 1,25-di-hidroxicolecalciferol (vitamina D), prostaglandinas e cininas. Funcionam como efetores de diversos hormônios produzidos por diferentes glândulas, como a arginina-vasopressina (AVP, ou hormônio antidiurético, [HAD ou ADH no acrônimo inglês]) pela hipófise, a aldosterona pela suprarrenal e o paratormônio (PTH) pela paratireoide.[2]

Os rins são órgãos retroperitoneais situados na região lombar, entre a 12ª vértebra torácica e a 3ª vértebra lombar. O rim direito está situado um pouco mais abaixo do que o esquerdo, em virtude da presença do fígado. O rim esquerdo tende a ser um pouco maior do que o direito. Cada rim pesa em torno de 125 a 170 g e tem dimensões aproximadas de 11 a 12 cm de comprimento, 5 a 7 cm de largura e 2,5 a 3 cm de espessura. Na região medial no hilo, há a presença de artéria e veia, vasos linfáticos e plexo nervoso. A pelve renal é uma expansão do ureter proximal que termina na formação dos cálices renais, onde desemboca a papila renal (FIG. 23.1). O rim é recoberto por uma fina cápsula, lisa e fibrosa, que recebe inervação simpática; portanto, quando estirada, determina dor na região lombar.[4]

O corte longitudinal do rim mostra uma região mais clara e superficial (córtex), com aproximadamente 1,5 a 2 cm de espessura, e uma região interna, mais escura (medula). Na região cortical, estão os glomérulos, túbulos contorcidos proximais e distais e túbulos coletores. Na medula, encontram-se os túbulos proximais, distais e túbulos coletores. A medula é formada por 7 a 10 pirâmides renais. A base de cada pirâmide está localizada na junção corticomedular. Normalmente, essa junção corticomedular está bem diferenciada na ultrassonografia dos rins.[4]

## Vascularização renal

Os rins são órgãos muito vascularizados, recebendo aproximadamente 20 a 25% do débito cardíaco. A artéria renal se divide inicialmente em um ramo anterior e outro posterior, que se dividem em cinco artérias segmentares. A artéria segmentar entra no seio renal e se subdivide em artérias interlobares. Na região corticomedular, a artéria interlobar dá origem às artérias arqueadas, e estas, subsequentemente, ramificam-se em artérias interlobulares que ascendem para o córtex renal.[1] Das artérias interlobulares emergem os ramos das arteríolas aferentes que suprirão os glomérulos, dando origem aos capilares glomerulares (tufo glomerular). Os capilares glomerulares coalescem na saída do glomérulo, formando a arteríola eferente. Podemos dizer que o glomérulo é composto de ramos capilares interpostos entre duas arteríolas, o que vem a constituir um sistema porta-arterial.[5]

A partir do polo vascular, a arteríola aferente sofre uma divisão em 4 a 8 capilares (lóbulos), com subdivisões posteriores, seguindo em direção ao polo urinário, mas curvando-se de volta para o polo vascular e retornando ao ponto de origem, voltando a se reunir para formar a arteríola eferente, que, então, sai do glomérulo. A arteríola aferente apresenta diâmetro maior que a eferente, e estas diferem de tamanho entre glomérulos corticais e justamedulares (maiores nestes últimos).[5] Na sequência, após a saída da arteríola eferente do glomérulo, ela própria se divide novamente, ao redor dos túbulos, formando a microcirculação peritubular. As arteríolas dos glomérulos justamedulares darão origem aos vasos retos que penetram na medula renal e são responsáveis pelo mecanismo de concentração urinária (FIG. 23.2).

## O néfron

A unidade funcional do rim é o néfron, formado pelo glomérulo (corpúsculo renal), túbulo contorcido proximal, alça de Henle, túbulo contorcido distal e túbulos coletores e ducto coletor. A FIGURA 23.3 apresenta um néfron com seus diversos segmentos representados e os tipos celulares específicos.

Cada rim é constituído por 1 a 1,2 milhão de néfrons. Os néfrons de localização justamedular (próximos da medula) são maiores, com glomérulos de diâmetro até 50% maiores do que

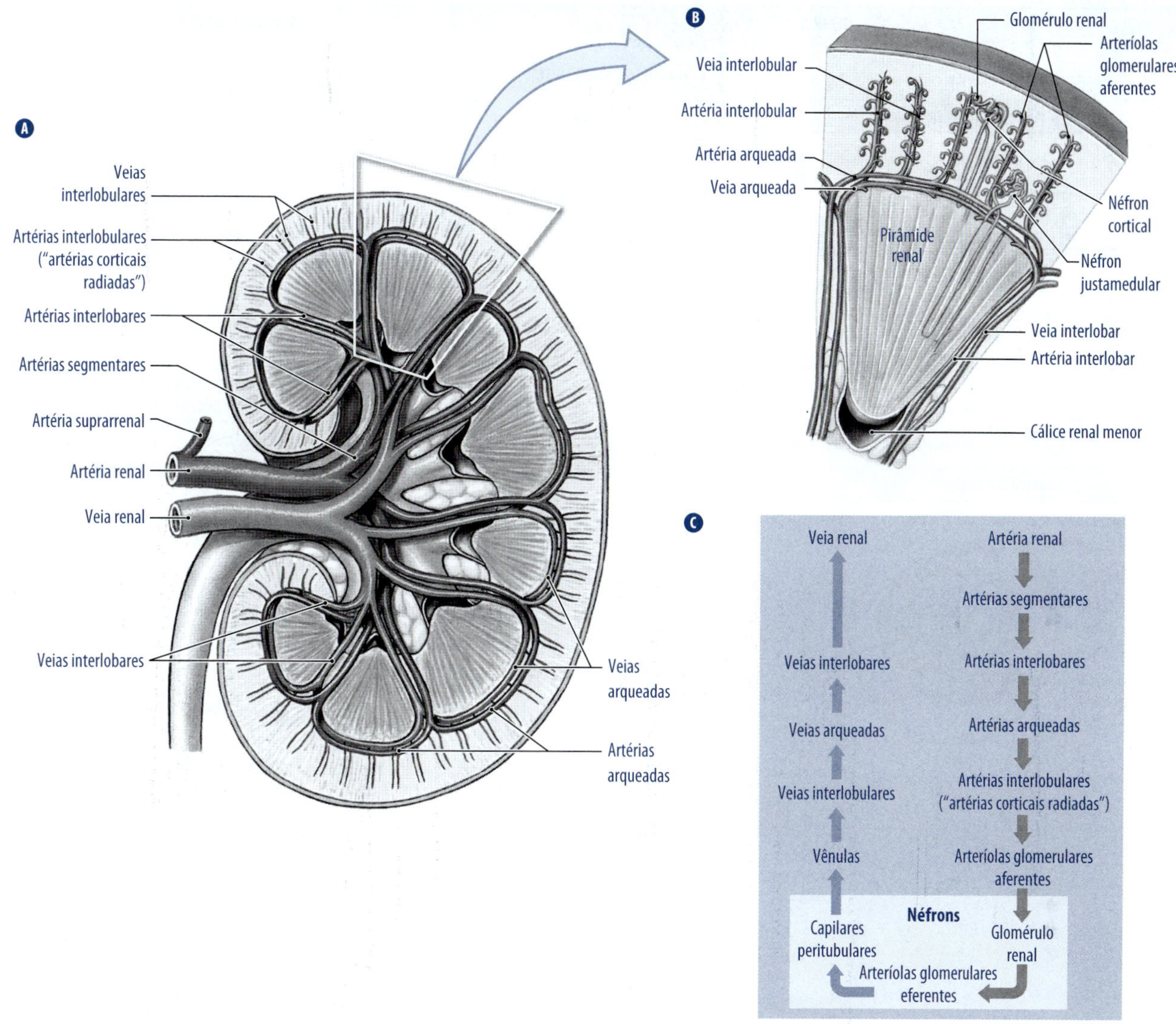


**FIGURA 23.2** Suprimento sanguíneo do rim. **A** Secção frontal do rim. **B** Circulação no côrtex renal. **C** Fluxograma da função renal.
*Fonte: Martini e colaboradores.*[3]

os corticais;[5] 10 a 15% desses néfrons têm alças de Henle mais longas, importantes no processo de concentração urinária.[1,4]

Durante a embriogênese, um tufo de capilares glomerulares (polo vascular) constituído de células endoteliais fenestradas (com grandes poros) é invaginado dentro de uma alça cega expandida do túbulo proximal (cápsula de Bowman);[6] esse polo oposto do glomérulo é denominado polo urinário. As células parietais epiteliais da cápsula de Bowman, ao se refletirem por sobre os capilares glomerulares e sua membrana basal, deixam de apresentar aspecto pavimentoso e passam a ser células podocitárias (de origem epitelial, ectodérmica) cuja modificação de forma e função diz respeito ao seu importante papel no controle da filtração glomerular (prolongamentos citoplasmáticos chamados processos primários dão origem a novas ramificações denominadas pedicelos, que se interdigitam e fixam-se à membrana basal).[5] Os pedicelos dos podócitos são unidos entre si por uma junção intercelular especializada denominada diafragma da fenda ou *slit* (proteínas como nefrina, podocinas, caderinas e cateninas, entre outras, estão associadas aos processos podocitários e ao diafragma da fenda, e alteração em algumas dessas proteínas é a gênese de algumas doenças proteinúricas). A projeção da membrana basal do túbulo proximal tem continuidade com a membrana basal dos capilares glomerulares e os reveste. A membrana basal encontra-se entre o endotélio e os podócidos, sendo sintetizada por ambos, e é constituída de colágeno IV, proteoglicana heparan-sulfato e outras substâncias não colágenas, como laminina e fibronectina.

A barreira de filtração obriga o ultrafiltrado a cruzar o endotélio fenestrado e a membrana basal (e o diafragma da fenda). Essa ultraestrutura funciona como um filtro, uma barreira, seletiva por dimensão e por carga elétrica, impedindo que proteínas (como a albumina, de elevado peso molecular e eletronegativa) sejam filtradas pelo glomérulo. Alteração em qualquer dos três componentes dessa ultraestrutura (p. ex., processos imunológicos) modificará a seletividade de tamanho ou de carga elétrica

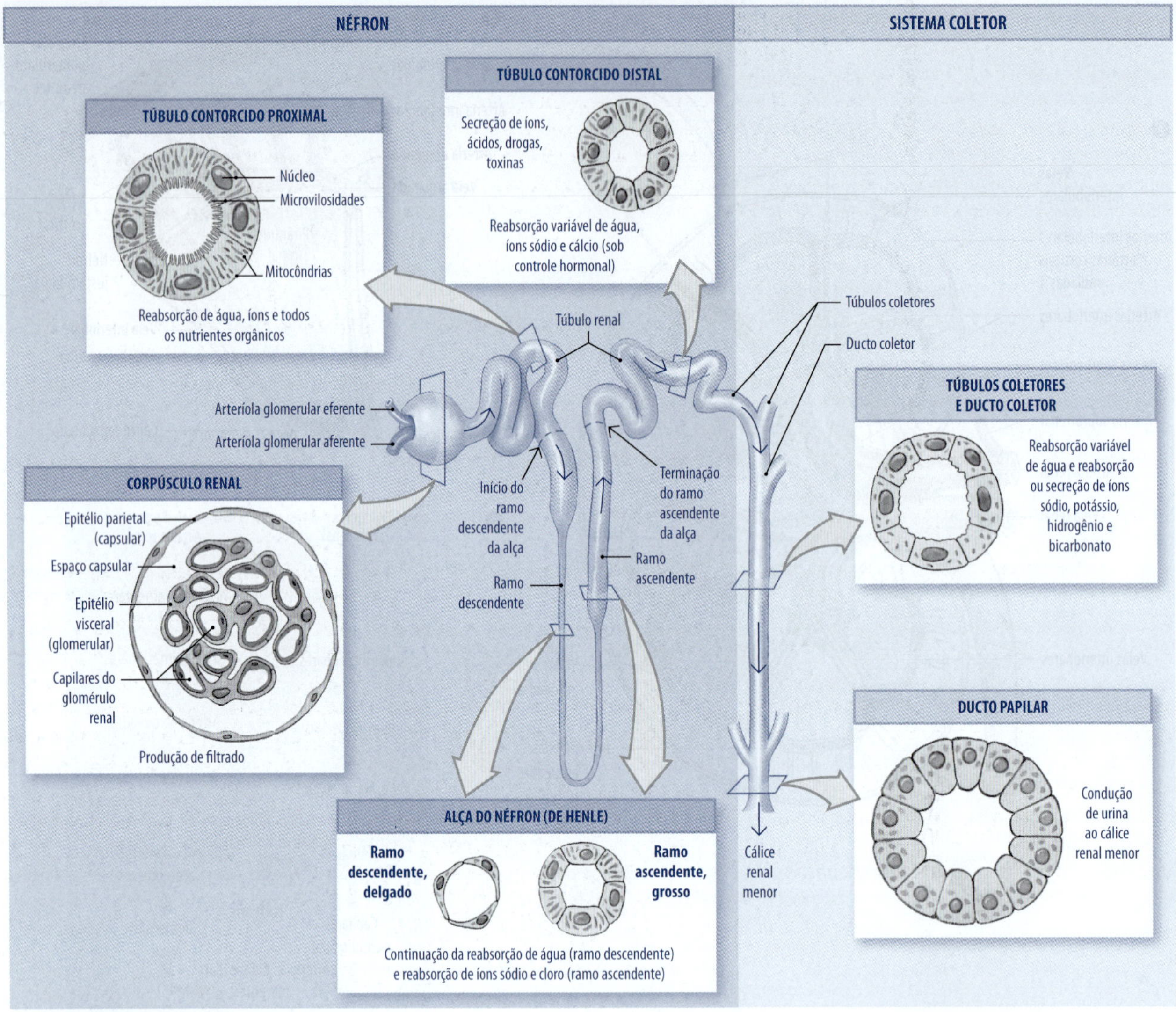


**FIGURA 23.3** Estrutura do néfron.
*Fonte: Martini e colaboradores.*[3]

da barreira e permitirá a perda de substâncias nobres (albumina, outras proteínas plasmáticas como vitaminas, hormônios, imunoglobulinas, substâncias antitrombóticas) pelos rins, o que é a base da maioria das manifestações fisiopatológicas das glomerulonefrites. Outro elemento celular no néfron são as células mesangiais que têm contato íntimo com os capilares glomerulares e que, entre outras funções, desempenham o papel de formação de uma matriz de colágeno entre os capilares, dando-lhes sustentação dentro do espaço de Bowman, mas também apresentam alguns elementos contráteis que poderiam conferir-lhes participação na hemodinâmica vascular e na formação e resposta a hormônios vasoativos.[5]

O ultrafiltrado (água e eletrólitos, glicose, algumas proteínas de baixo peso molecular) percorrerá a sequência túbulo contorcido distal – alça de Henle – túbulo contorcido distal e ducto coletor. Em termos de capacidade de reabsorção, o túbulo proximal é o principal responsável pela reabsorção de praticamente 100% da glicose filtrada e a maior parte de água e eletrólitos (65-70%), bicarbonato e proteínas de baixo peso molecular. A alça de Henle tem um ramo descendente, impermeável a solutos, mas permeável à água (passivamente, por osmose), aspecto importante no processo de concentração urinária – isso é especialmente significativo nos néfrons próximos da medula (10-15%) que têm alças de Henle mais longas. No ramo ascendente (espesso) de Henle, ocorre o oposto: reabsorção ativa de íons cloreto (e passiva de sódio), mas uma impermeabilidade à água, diluindo, assim, a concentração previamente elevada intratubular de solutos. Esse segmento também tem baixa permeabilidade à ureia. Os capilares peritubulares são aranjados em forma de U, em paralelo às alças de Henle (*vasa recta*), formando um sistema de contracorrente, com influxo capilar em paralelo e em direção oposta ao fluxo capilar, mantendo, dessa forma, a hipertonicidade medular.[7] A porção final do túbulo contorcido distal, através da mácula densa (sensível às concentrações de sódio do ultrafiltrado), fornece um *feedback* para as células justaglomerulares nas arteríolas aferentes e induz a formação de renina, necessária para conversão de angiotensinogênio em angiotensina I e indutora de aumento de pressão arterial. A mácula densa e as células justaglomerulares constituem o aparelho justaglomerular. A regulação fina da quantidade de sódio e potássio, ureia e volume urinário é dada nos segmentos finais do túbulo contorcido distal e ductos coletores, sob influência da aldosterona e do hormônio antidiurético (HAD ou vasopressina).

## Filtração glomerular

O glomérulo é a unidade funcional responsável pelo processo de filtração glomerular. Os rins produzem aproximadamente 180 L de filtrado glomerular por dia. Esse é o passo inicial para a formação de urina. O processo depende de uma pressão de ultrafiltração gerada pela bomba cardíaca. A pressão intravascular na circulação renal, a partir das artérias interlobulares, sofre progressiva redução a cada ramificação, de tal maneira que o sangue na artéria interlobular que apresente uma pressão de 100 mmHg, passa progressivamente a 60 mmHg (arteríola aferente), 18 mmHg (arteríola eferente) e até, finalmente, 8 mmHg nos capilares periglomerulares. A pressão no sistema coletor também se reduz ao longo do trajeto do ultrafiltrado, a partir do espaço de Bowman. No túbulo coletor, fica semelhante à da arteríola eferente (em torno de 18 mmHg), reduzindo-se para 10 mmHg na entrada do ducto coletor e chegando a praticamente zero próximo das papilas renais, uma vez que não há resistência natural ao gotejamento em direção ao sistema coletor (cálices renais).[7,8]

Todos os capilares têm capacidade de filtração. A taxa de filtração capilar (TFC) é resultado do produto das características do vaso (permeabilidade capilar e área de superfície) e da pressão de filtração (diferença de pressão entre a luz capilar e seu meio externo, cápsula de Bowman). A permeabilidade do vaso depende da composição da sua membrana basal e estruturas adjacentes; a membrana glomerular é uma barreira complexa composta por capilares fenestrados, membrana basal e diafragma da fenda que une pedicelos adjacentes (*slit*) **(FIG. 23.4)**.

O líquido filtrado pelos capilares glomerulares é denominado ultrafiltrado. Os componentes de permeabilidade capilar e área de superfície são difíceis de calcular individualmente, pelo que se utiliza, frequentemente, o coeficiente de filtração do vaso, ou $K_f$ (produto da permeabilidade capilar × área de superfície do vaso). As pressões que atuam em cada lado do capilar são resultados das forças de Starling, e a pressão de ultrafiltração ($P_{UF}$) é a diferença entre a pressão hidráulica ($P$), que permite o extravasamento do ultrafiltrado e a pressão oncótica ou $\pi$ (pressão oncótica gerada pelas proteínas plasmáticas), que tende a reter líquido e impedir a filtração para a cápsula de Bowman. Normalmente, o cálculo da $P_{UF}$ consiste na soma algébrica das forças de Starling que atuam de cada lado do capilar glomerular **(FIG. 23.5)**.[9]

Para o capilar glomerular, $P_{UF} = (P_{CG} - \pi_{CG}) - (P_{EB} - \pi_{EB})$, onde CG = capilar glomerular e EB = espaço de Bowmann. No glomérulo normal, não deve haver passagem de proteínas para o EB, portanto a pressão oncótica $\pi_{EB}$ = Zero, e a fórmula resumida da taxa de filtração glomerular (TFG) passa a ser $K_f \times (P_{CG} - \pi_{CG} - P_{EB})$. Isso dá um valor aproximado de PUF de 55 – 30 – 15 = 10 mmHg. Essa é uma $P_{UF}$ muito maior que em qualquer outro leito vascular do organismo e, associada às características do *Kf* do capilar glomerular, estabelece a filtração diária glomerular em torno de 180 L/dia, enquanto a de todo o leito capilar normal não ultrapassa 3 L·dia$^{-1}$.[11]

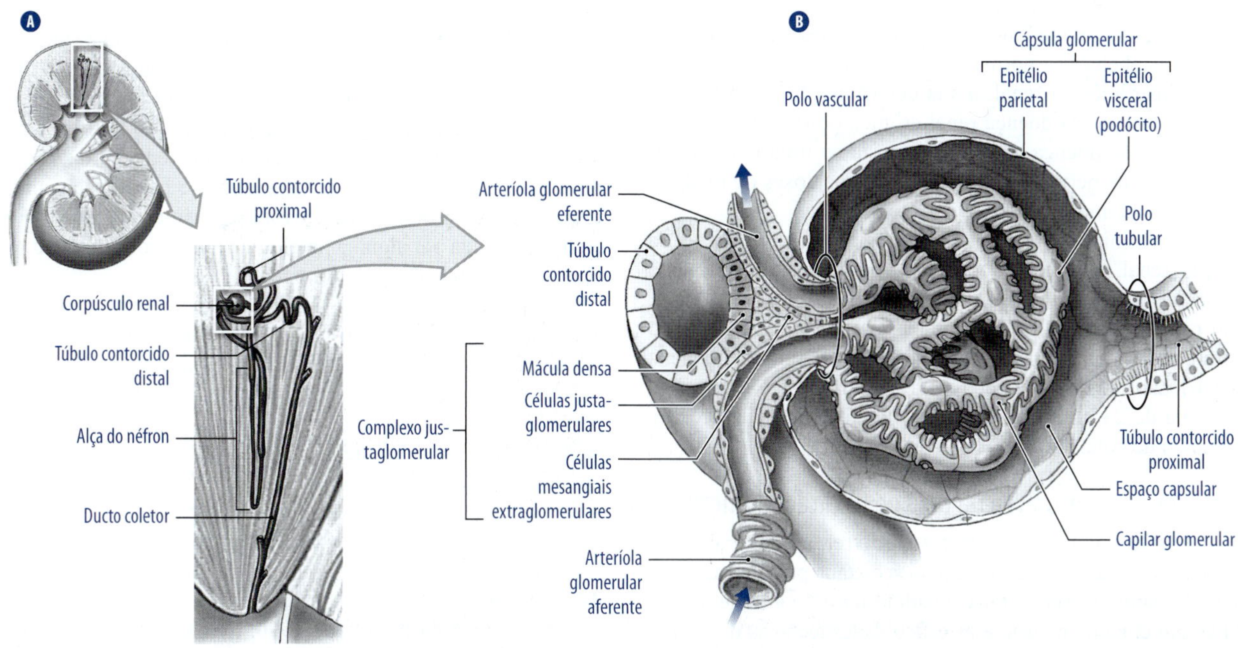


**FIGURA 23.4** Estrutura anatômica do corpúsculo renal. **A** Néfron justamedular. **B** Corpúsculo renal.
*Fonte: Martini e colaboradores.*[3]

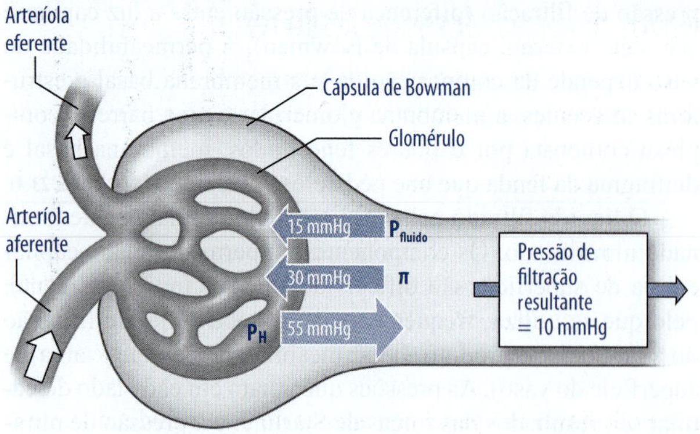


**PH – π – $P_{fluido}$ = Pressão de filtração resultante**

**55 – 30 – 15 = 10 mmHg**

**FIGURA 23.5** Mecanismo e cálculo de filtração glomerular.
$P_H$, pressão hidrostática (pressão sanguínea); π, gradiente de pressão coloidosmótica pela presença de proteínas no plasma, mas não na cápsula de Bowman; $P_{fluido}$, pressão hidrostática criada pelo fluido na cápsula de Bowman.
*Fonte: Silverthorn.*[10]

## Avaliação clínica da filtração

A filtração glomerular (FG) é definida como o ultrafiltrado do plasma que cruza a barreira glomerular para dentro do espaço urinário, expressa em $mL \cdot min^{-1}$. A TFG corresponde à soma da filtração glomerular de todos os néfrons e reflete a função renal global. A TFG é amplamente aceita como a melhor forma de medida da função renal. Em condições normais, a TFG é constante no tempo, mas observa-se sua redução com a idade, atribuída à senescência dos rins.[12]

A determinação da TFG permite que a função renal de um indivíduo seja medida ou estimada. É o teste mais acurado para se estabelecer a normalidade da função renal e, quando ocorre insuficiência renal, a sua determinação permite classificar o estágio da doença renal crônica (DRC), monitorar a progressão da doença renal e a resposta ao tratamento instituído, além de permitir o ajuste correto das doses de medicamentos, reduzindo o risco de nefrotoxicidade.[12]

A creatinina sérica isolada, um marcador endógeno da função renal, apresenta imprecisão, pois depende da massa muscular do indivíduo que é afetada pelo sexo, idade e etnia, não refletindo a TFG com acurácia. A medida da depuração da creatinina, denominada depuração da creatinina endógena (DCE), não estima a TFG de forma acurada e exige uma coleta de urina de 24 horas, o que, frequentemente, enseja erros no processo de coleta (a menos ou a mais).[13,14]

## Métodos de mensuração da taxa de filtração glomerular

A inulina, um polímero da frutose, é livremente filtrada pelo glomérulo e não é reabsorvida nem secretada pelos túbulos renais. Portanto, é considerada o padrão-ouro para a medida da TFG. No entanto, o custo e as dificuldades técnicas do exame invibializam seu uso na prática clínica. Existem diversos métodos radioisotópicos que conferem uma medida acurada e precisa da TFG. No entanto, apresentam custo elevado e não são facilmente disponíveis para uso na prática clínica. Desses, os testes mais comumente utilizados são o $^{51Cr}$EDTA, o io-hexol, o $^{99mTc}$DTPA e o $^{125I}$iotalamato.[14]

Os métodos radioisotópicos se baseiam na administração plasmática de marcadores radioisotópicos que são depurados pela FG. De forma sumarizada, esses métodos são realizados por uma injeção endovenosa de um radioisótopo seguida de coletas de sangue em intervalos regulares. Após a injeção, a atividade isotópica plasmática cai rapidamente, quando o radioisótopo se distribui através do fluido extracelular. O declínio exponencial mais lento, que corresponde a eliminação renal, permite a medida da TFG. A média de TFG determinada mediante a mensuração por $^{51Cr}$EDTA em uma coorte de voluntários brasileiros (n = 285, idade 19-70 anos) foi de 108 ± 18 $mL \cdot min^{-1} \cdot 1{,}73m^{-2}$ em homens e 104±18 $mL \cdot min^{-1} \cdot 1{,}73m^{-2}$ em mulheres; considerando uma estratificação por faixa etária, os valores de referência (média ± 2 desvios-padrão) de TFG entre os indivíduos mais jovens (19-44 anos) foi superior ao grupo de 45 a 70 anos (76-148 vs. 68-128 $mL \cdot min^{-1} \cdot 1{,}73m^{-2}$).[15,16]

## Equações que estimam a taxa de filtração glomerular

A TFG tem sido estimada por equações matemáticas desenvolvidas em diferentes contextos e populações. Essas equações são práticas para o uso clínico e apresentam uma razoável correlação com a TFG medida pela inulina ou por métodos radioisotópicos. Entretanto, nenhuma equação mostrou uma concordância perfeita com a TFG medida, apresentando limitações de subestimativa ou de superestimativa, o que reduz a sua acurácia e precisão em relação ao método padrão-ouro, como relatado em revisões recentes.[15]

## Equações baseadas na creatinina sérica

A creatinina sérica é o marcador indireto mais usado para estimar a TFG por ser de baixo custo e facilmente disponível. É produzida mediante o metabolismo da creatina no músculo esquelético, liberada no sangue de forma constante e secretada pelo túbulo proximal (em torno de 10%). A creatinina superestima a TFG, pois a sua medida na urina excede aquela verdadeiramente filtrada, e na presença de insuficiência renal por ter excreção extrarrenal (secreção e degradação no trato gastrintestinal). Adicionalmente, indivíduos com redução da massa muscular: mulheres, crianças, amputados e hepatopatas apresentam menor produção de creatinina; assim, quando a TFG estiver reduzida por alguma patologia renal, a concentração sérica de creatinina não refletirá a real TFG.[14]

Pequenas variações na medida da creatinina por método automatizado refletirão em variações substanciais na TFG estimada de até 20%, sendo esse erro mais importante em indivíduos com creatinina sérica normal. Assim, um fator crítico para a medida acurada da creatinina é a sua calibração nos ensaios de dosagem para método rastreável, como o ID-MS (do inglês *isotope dilution mass spectrometry*).[17] A calibração reduz a variabilidade dos resultados de forma significativa e, obrigatoriamente, deve ser incorporada na rotina de todos os laboratórios de análises clínicas para permitir uma medida acurada da creatinina.

Até o final da década de 1990, a equação mais utilizada foi a de Cockroft e Gault (CG),[18] que, entretanto, foi desenvolvida para cálculo da depuração da creatinina, e não para estimar a FG. Por causa da inclusão do peso na fórmula, a CG superestima a depuração da Cr em pacientes obesos. A secreção extrarrenal de creatinina também contribui para a superestimativa da TFG.

Em 1999, foi desenvolvida a equação MDRD a partir de um grande estudo multicêntrico americano, o Modification of Diet in Renal Disease (MDRD).[19] Essa equação permite o ajuste de acordo com a área de superfície corporal e sua versão simplificada inclui apenas dados de idade, sexo, raça e creatinina sérica. A maior limitação da MDRD é subestimar a TFG em indivíduos com função renal normal ou próxima do normal,[20] em parte por essa fórmula ter sido desenvolvida a partir de pacientes com DRC.

Uma nova equação foi desenvolvida, em 2009, utilizando os mesmos parâmetros de idade, sexo, raça e creatinina sérica, denominada CKD-EPI (do inglês Chronic Kidney Disease Epidemiology).[21] Foi estabelecida a partir de dados de vários estudos incluindo indivíduos com todo o espectro da TFG. Estudos têm demonstrado que a equação CKD-EPI apresenta melhor desempenho comparada com a equação MDRD, especialmente na FG normal ou próxima do normal (TFG 60 $mL \cdot min^{-1} \cdot 1{,}73m^{-2}$) com menor viés e maior acurácia.[22,23] Entretanto, ambas as equações mostram limitações na estimativa da TFG em pacientes diabéticos e em indivíduos jovens.

Essas fórmulas estão disponíveis em calculadores eletrônicos, em *websites* como o da Sociedade Brasileira de Nefrologia* e da National Kidney Foundation americana.**

Em 2008, foi também desenvolvida a equação do CKD-EPI baseada na dosagem sérica da cistatina C[24] e, em 2011, a dosagem da cistatina C foi padronizada a partir de calibradores referenciados a um padrão internacional. A equação da CKD-EPI cistatina C isolada é tão acurada quando a CKD-EPI baseada na creatinina, com vantagens de não necessitar especificação de raça e de ser mais acurada em indivíduos com redução da massa muscular.[25] A equação do CKD-EPI que combina os dois marcadores de filtração, creatinina-cistatina C, parece ser mais acurada do que as demais fórmulas anteriormente descritas, podendo ser considerada um teste confirmatório em indivíduos com redução da TFG estimada pelas demais equações.[24,26]

## Recomendações para estimativa da taxa de filtração glomerular

Atualmente, as diretrizes do Kidney Disease Improving Global Outcomes (KDIGO) recomendam utilizar, preferencialmente, na prática clínica, a equação da CKD-EPI com base na creatinina sérica para estimar a função renal. A equação da CKD-EPI com base na creatinina+cistatina C é recomendada como teste confirmatório, pois determina com maior acurácia a função renal em qualquer faixa da filtração glomerular. Com base nessa estimativa da TFG, deve-se ajustar doses e intervalos de doses de fármacos que tenham excreção renal, e também planejar de forma mais segura a exposição a contrastes em exames de imagem, conferindo nefroproteção. A estratégia de evitar lesão renal aguda (LRA) e dano crônico adicional em pacientes suscetíveis, como aqueles portadores de DRC, é primordial na prática médica. O **QUADRO 23.1** mostra as fórmulas utilizadas para estimativa da TFG.

*Disponível em: www.sbn.org.br.

**Disponível em: https://www.kidney.org/professionals/kdoqi/gfr_calculator.

## Novos biomarcadores de lesão renal

Diferentes métodos e novos biomarcadores vêm sendo estudados para avaliação de função renal, além da mensuração do débito urinário e da creatininemia.

Na literatura, vem recebendo maior destaque a molécula de lesão renal-1 (KIM-1, do inglês *kidney injury molecule-1*),[27] que vem sendo empregada em situações de LRA nefrotóxica, isquêmica, séptica ou em transplante renal. Sua expressão ocorre no nível do túbulo proximal, e estima-se que possa predizer desfechos adversos como morte ou necessidade de terapia renal dialítica.[28] Estudos em rins transplantados indicam que pode haver um papel não apenas no dano agudo, mas a expressão de seu RNA mensageiro (RNAm) pode ser um potencial marcador de lesão crônica (no desenvolvimento de fibrose intersticial e atrofia tubular, causa de perda tardia de enxertos renais).[29]

A NGAL (lipocalina associada à gelatinase de neutrófilos) sérica e urinária apresenta valores elevados em condições de LRA (aumento de mais de 10 vezes nos níveis séricos e mais de 100 vezes nos níveis urinários). Ela, que vem sendo estudada na detecção precoce de LRA em diversos cenários, consegue predizer de maneira muito precoce a instalação de um quadro de LRA estágio 2 (aumento de creatinina sérica em 50%) em dosagem urinária coletada 2 horas após *bypass* cardiopulmonar (predição de LRA com 2-3 dias de antecedência), 2 a 4 horas após uso de contraste (predição de nefropatia com 1 a 3 dias de antecedência), em quadro de sepse em ambiente de UTI (predição com 48 horas de antecedência da instalação da LRA) e 2 a 4 horas após transplante renal (predição de disfunção aguda do enxerto com 2-3 dias de antecedência).[30]

Outros biomarcadores envolvidos na investigação da fisiopatologia das alterações renais são apresentados na **FIGURA 23.6** com destaque para a localização de sua expressão no néfron, mas detalhes sobre o emprego deles fogem do escopo deste capítulo.[28,31]

## Homeostasia volêmica

O volume extracelular é o líquido presente no plasma e no interstício intercelular. No indivíduo adulto normal do sexo masculino, um terço da água corporal, 20% do peso, distribui-se no espaço extracelular. Aproximadamente 14 L estão presentes no interstício e no plasma de um homem com 70 kg. Nesse líquido, o sódio é o principal cátion, por isso a regulação do volume extracelular depende diretamente dos mecanismos de conservação do sódio e da água pelo organismo. A regulação da volemia é feita pelos barorreceptores e sensores de pressão presentes na croça da aorta, na artéria carótida e nas câmaras cardíacas, vias que captam a informação sobre a volemia por meio da medida da tensão arterial. A esse sistema se integram o sistema nervoso autônomo, o sistema-renina-angiotensina-aldosterona (SRAA) e os agonistas, como o HAD e o peptídeo atrial natriurético. Uma vez integrados, esses sistemas e agonistas agem na função renal para a realização da resposta efetora quanto à retenção ou eliminação da água e do sódio do organismo.[32]

O sistema nervoso autônomo, além da importante participação na regulação da função cardíaca, também participa modulando o balanço de água e $Na^+$. Os rins são órgãos inervados que respondem às catecolaminas com vasoconstrição e

**QUADRO 23.1** Fórmulas empregadas para a determinação da estimativa de função renal[6]

| Uso | Cockroft-Gault[18] | Bratter[33] | MDRD simplificada[19,34] | MDRD simplificada[35] | CKD-EPI[21] | | | CKD-EPI Creatinina – Cistatina C[26] | | | |
|---|---|---|---|---|---|---|---|---|---|---|---|
| | Função renal estável<br>Adultos | Função renal instável | Função renal estável<br>Adultos | Função renal estável<br>Adultos | Função renal estável<br>Adultos | | | Função renal estável<br>Adultos | | | |
| Fórmula | (140 – idade) × Peso / (72 × creatinina) | [(293 – 2,03 × idade) × (1,035 – 0,01685 × (creatina1 + creatina2)] + 49 × (creatinina1 – creatinina2) / dias) / (creatinina1 + creatinina2) | 186 × creatinina$^{-1,154}$ × idade$^{-0,203}$ | 175 × creatinina$^{-1,154}$ × idade$^{-0,203}$ | Sexo masculino | | | Sexo masculino | | | |
| | | | | | Cor | Creatinina | Fórmula | Cor | Creatinina | Cistatina C | Fórmula |
| | | | | | N | ≤ 0,9 | 163 c (Cr/0,9)$^{-0,411}$ × 0,993$^{idade}$ | N | ≤ 0,9 | ≤ 0,8 | 135 × (Cr/0,9)$^{-0,207}$ × (Cis/0,8)$^{-0,375}$ × 0,995$^{idade}$ × 1,08 |
| | | | | | N | > 0,9 | 163 × (Cr/0,9)$^{-1,209}$ × 0,993$^{idade}$ | N | ≤ 0,9 | > 0,8 | 135 × (Cr/0,9)$^{-0,207}$ × (Cis/0,8)$^{-0,711}$ × 0,995$^{idade}$ * 1,08 |
| | | | | | B | ≤ 0,9 | 141 × (Cr/0,9)$^{-0,411}$ × 0,993$^{idade}$ | N | > 0,9 | ≤ 0,8 | 135 × (Cr/0,9)$^{-0,601}$ × (Cis/0,8)$^{-0,375}$ × 0,995$^{idade}$ × 1,08 |
| | | | | | B | > 0,9 | 141 × (Cr/0,9)$^{-1,209}$ × 0,993$^{idade}$ | N | > 0,9 | > 0,8 | 135 × (Cr/0,9)$^{-0,601}$ × (Cis/0,8)$^{-0,711}$ × 0,995$^{idade}$ × 1,08 |
| | | | | | | | | B | ≤ 0,9 | ≤ 0,8 | 135 × (Cr/0,9)$^{-0,207}$ × (Cis/0,8)$^{-0,375}$ × 0.995$^{idade}$ |
| | | | | | | | | B | ≤ 0,9 | > 0,8 | 135 × (Cr/0,9)$^{-0,207}$ × (Cis/0,8)$^{-0,711}$ × 0,995$^{idade}$ |
| | | | | | | | | B | > 0,9 | ≤ 0,8 | 135 × (Cr/0,9)$^{-0,601}$ × (Cis/0,8)$^{-0,375}$ × 0,995$^{idade}$ |
| | | | | | | | | B | > 0,9 | > 0,8 | 135 × (Cr/0,9)$^{-0,601}$ × (Cis/0,8)$^{-0,711}$ × 0,995$^{idade}$ |

*(Continua)*

**QUADRO 23.1** Fórmulas empregadas para a determinação da estimativa de função renal (*Continuação*)

| Uso | Cockroft-Gault[18] | Bratter[33] | MDRD simplificada[19,34] | MDRD simplificada[35] | CKD-EPI[21] | | | CKD-EPI Creatinina – Cistatina C[26] | | | |
|---|---|---|---|---|---|---|---|---|---|---|---|
| | Função renal estável Adultos | Função renal instável | Função renal estável Adultos | Função renal estável Adultos | Função renal estável Adultos | | | Função renal estável Adultos | | | |
| Sexo | Sexo feminino × 0,85 | Sexo feminino = × 0,86 | Sexo feminino = × 0,742 | Sexo feminino = × 0,742 | Sexo feminino | | | Sexo feminino | | | |
| | | | | | Cor | Creatinina | Fórmula | Cor | Creatinina | Cistatina C | Fórmula |
| | | | | | N | ≤ 0,7 | $166 \times (Cr/0,7)^{-0,329} \times 0,993^{idade}$ | N | ≤ 0,7 | ≤ 0,8 | $130 \times (Cr/0,7)^{-0,248} \times (Cis/0,8)^{-0,375} \times 0,995^{idade} \times 1,08$ |
| | | | | | N | > 0,7 | $166 \times (Cr/0,7)^{-1,209} \times 0,993^{idade}$ | N | ≤ 0,7 | > 0,8 | $130 \times (Cr/0,7)^{-0,248} \times (Cis/0,8)^{-0,711} \times 0,995^{idade} \times 1,08$ |
| | | | | | B | ≤ 0,7 | $144 \times (Cr/0,7)^{-0,329} \times 0,993^{idade}$ | N | > 0,7 | ≤ 0,8 | $130 \times (Cr/0,7)^{-0,601} \times (Cis/0,8)^{-0,375} \times 0,995^{idade} \times 1,08$ |
| | | | | | B | > 0,7 | $144 \times (Cr/0,7)^{-1,209} \times 0,993^{idade}$ | N | > 0,7 | > 0,8 | $130 \times (Cr/0,7)^{-0,601} \times (Cis/0,8)^{-0,711} \times 0,995^{idade} \times 1,08$ |
| | | | | | | | | B | ≤ 0,7 | ≤ 0,8 | $130 \times (Cr/0,7)^{-0,248} \times (Cis/0,8)^{-0,375} \times 0,995^{idade}$ |
| | | | | | | | | B | ≤ 0,7 | > 0,8 | $130 \times (Cr/0,7)^{-0,248} \times (Cis/0,8)^{-0,711} \times 0,995^{idade}$ |
| | | | | | | | | B | > 0,7 | ≤ 0,8 | $130 \times (Cr/0,7)^{-0,601} \times (Cis/0,8)^{-0,375} \times 0,995^{idade}$ |
| | | | | | | | | B | > 0,7 | > 0,8 | $130 \times (Cr/0,7)^{-0,601} \times (Cis/0,8)^{-0,711} \times 0,995^{idade}$ |
| Idade | Anos | Anos | Anos | Anos | Anos | | | Anos | | | |
| Peso | Kg | – | – | – | – | | | – | | | |
| Creatinina plasmática | mg/dL | mg/dL | mg/dL, por determinação convencional | mg/dL, padronizada (IDMS) | mg/dL | | | mg/dL | | | |
| Cistatina-C | – | – | – | – | – | | | Sim | | | |
| Cor | – | – | Negros = × 1,21 | Negros = × 1,21 | Vide acima | | | Vide acima | | | |
| Tempo | – | Dias | – | – | – | | | – | | | |

N, negros; B, brancos.

*Fonte: Adaptado de Pereira.*[36]

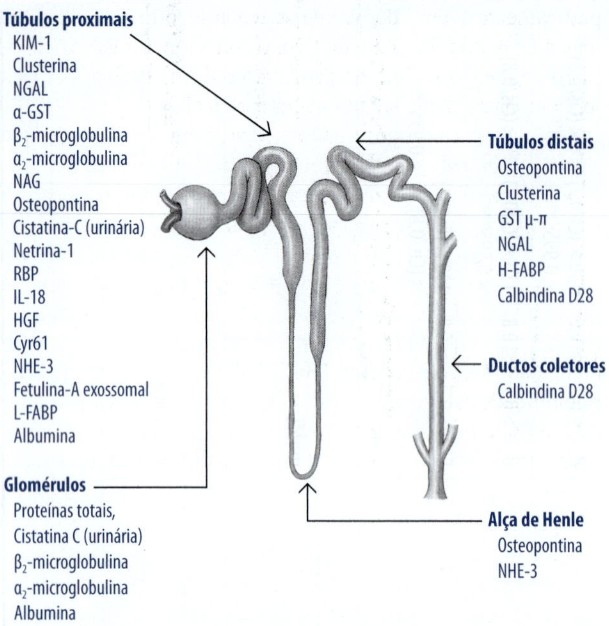


**FIGURA 23.6** Biomarcadores renais de acordo com seus sítios de expressão mais comuns.
*Fonte: Adaptada de Bonventre e colaboradores.*[28]

retenção de NaCl. Assim, nas situações de hipovolemia, o sistema adrenérgico atua no nível renal na conservação da água e do sódio corpóreo. Nas situações em que ocorre aumento da volemia, os barorreceptores e os sensores de tensão inibem os impulsos do simpático, desaparecendo o estímulo antinatriurético das catecolaminas.

O SRAA é um dos principais sistemas reguladores da excreção de $Na^+$ pelo organismo (FIG. 23.7). Nas situações de hipovolemia, os sensores de tensão, também presentes nas arteríolas aferentes, captam a informação que se traduz na liberação da renina do aparelho justaglomerular. A ação da renina sobre o substrato circulante, angiotensinogênio, libera a angiotensina I, que, por sua vez, ao passar pelos capilares pulmonares, sofre a ação de uma enzima conversora da angiotensina (ECA) formando a angiotensina II, vasoconstritor potente, que aumenta a reabsorção de $Na^+$ tubular e induz a secreção de aldosterona pela suprarrenal. A aldosterona é o principal mediador da reabsorção do sódio no ducto coletor. Apesar de o ducto coletor ser responsável pela reabsorção de no máximo 3% da carga filtrada de $Na^+$, é nesse segmento que o ajuste "fino" do balanço de sódio é feito.[32]

O HAD também tem ação relevante na conservação e na eliminação da água do organismo, além de agir na célula muscular lisa, induzindo vasoconstrição arteriolar. Essas duas ações são realizadas por receptores distintos, sendo o receptor de vassopressina 1 ($V_1$) o responsável pela ação motora e o receptor de vassopressina 2 ($V_2$) pela conservação da água. Outro agonista que regula o volume extracelular é o peptídeo natriurético atrial, sintetizado pelo átrio em resposta à distensão de sua parede, tem ação vasodilatadora periférica e renal, além de induzir a natriurese por aumentar a filtração glomerular e por inibir especificamente a reabsorção de sódio no ducto coletor. Essas ações determinam redução da volemia.

Quanto a questões relativas ao equilíbrio hidreletrolítico e acidobásico, os Capítulos 31 (Equilíbrio e reposição hidreletrolíticos) e 32 (Equilíbrio acidobásico) as aprofundam.

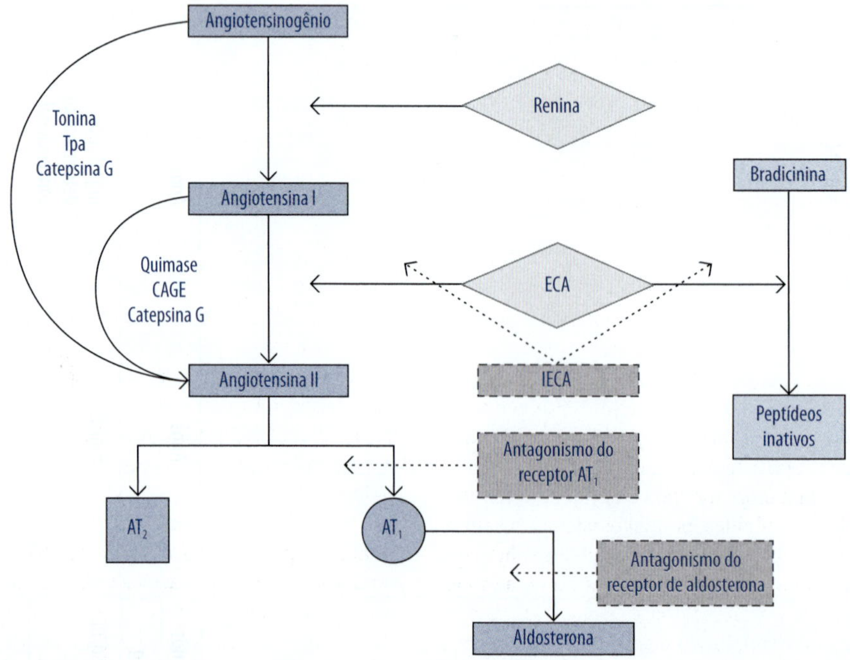


**FIGURA 23.7** Principais substratos e enzimas envolvidos no controle do sistema renina-angiotensina-aldosterona (SRAA). $AT_1$ e $AT_2$ são receptores da angiotensina II. O pontilhado indica o sítio de ação de medicações antagonistas do SRAA.
ECA, enzima conversora da angiotensina; IECA, inibidor da enzinma conversor da angiotensina.
*Fonte: Adaptada de Reilley Jr e Perazella.*[37]

## Fisiopatologia do dano renal perioperatório

### Lesão renal aguda

#### Conceito

A LRA é uma síndrome caracterizada pela perda rápida da função excretora renal (aumento de creatinina sérica e redução do débito urinário como critério diagnóstico) resultante de diversas condições que afetam o rim de modo agudo. A LRA leva ao acúmulo de substâncias nitrogenadas (azotemia) com surgimento de manifestações clínicas associadas a uremia (náuseas, vômitos, gosto metálico, dor abdominal), além de alteração na homeostasia hídrica (congestão), eletrolítica (hipercalemia) e acidobásica (acidose). A sua instalação durante internação hospitalar ou em unidade de tratamento intensivo (UTI), mesmo em grau leve, está associada a um risco aumentado de morbidade e mortalidade, motivo pelo qual é importante o estudo de seus fatores desencadeantes, com vistas à sua prevenção. A mortalidade da LRA pode superar 50% em ambiente de UTI, o que a torna mais letal que a lesão pulmonar aguda ou infarto agudo do miocárdio (IAM).[38]

O termo insuficiência renal aguda (IRA) é uma denominação antiga. As origens do conceito de LRA remontam à Primeira e Segunda Guerras Mundiais, nas quais se identificou que lesões por esmagamento (rabdomiólise) produziam uma tríade clássica – com dor, fraqueza muscular, urina castanha (mioglobinúria) –, associada a febre, mal-estar geral, taquicardia, náuseas e vômitos, culminando, nos casos mais graves, em morte com sintomas urêmicos.[39]

O dano ou LRA, nos últimos anos, passou por uma redefinição em sua nomenclatura, cuja finalidade foi uniformizar as informações científicas produzidas em publicações médicas e permitir uma adequada avaliação prognóstica. O que tradicionalmente era denominado insuficiência renal aguda passou a receber o nome de LRA, mantendo-se em português a sigla (LRA), mas modificando sua definição. Em inglês, a ARF (*acute renal failure*) foi substituída por AKI (*acute kidney injury*), ou seja, do conceito de insuficiência ou falência para aquele de dano ou lesão. Isso se deve à observação de que o dano renal ocorre mesmo com discretas elevações nos níveis séricos de creatinina e que mesmo essas mínimas alterações podem apresentar um impacto prognóstico significativo em morbimortalidade hospitalar.[40]

A creatininemia, por sua ampla disponibilidade e fácil determinação em todo o mundo, continua sendo o biomarcador sérico mais utilizado na avaliação e acompanhamento de pacientes com LRA, porém seu aumento, geralmente, é tardio em relação ao início dos eventos que desencadeiam uma alteração transitória ou persistente na filtração glomerular. Como exemplo, pacientes com função renal prévia normal, admitidos em emergência por choque hipovolêmico agudo com hipotensão persistente e sem resposta a uma imediata e apropriada ressuscitação com cristaloides ou coloides, podem persistir em anúria nas primeiras 6 horas e praticamente não apresentar nenhum ou apenas um mínimo aumento nos níveis séricos de creatinina. Após 24 horas, o paciente anúrico passa a apresentar valores mais consistentemente aumentados de creatinina (geralmente duplica seu valor basal ou aumenta 1 $mg{\cdot}dL^{-1}$ a cada 24 horas). Mesmo utilizando fórmulas para calcular a depuração estimada de creatinina, que demonstraria uma gradual redução da TFG à medida que ocorre o aumento da creatinina sérica, tal cálculo não corresponde à realidade da depuração, que sempre foi praticamente "zero" desde que se tenha identificado a persistência de anúria. Por esse motivo, o conceito de LRA extrapolou o de mero aumento do nível sérico de creatinina, por esta ter demonstrado não ser um marcador ideal.

Não há tratamento específico que atenue a LRA ou que acelere a sua recuperação, portanto o tratamento é de suporte. Se a LRA estiver associada a graves alterações bioquímicas ou de volume, ou houver risco relacionado à uremia/toxemia, a terapia renal substitutiva (hemodiálise ou diálise peritoneal) está indicada. Se o paciente sobrevive à doença e não possui doença renal prévia, há recuperação da função renal sem necessidade de diálise. Ainda assim, pacientes com LRA apresentam risco aumentado de subsequente DRC. Independentemente de disponibilidade de diálise, a mortalidade geral da LRA varia entre 10 e 50%; a maior ou menor letalidade depende das comorbidades associadas e do conceito empregado na sua definição.

#### Classificação

Em 2004, os critérios propostos pela Acute Dialysis Quality Initiative (ADQI) foram resumidos no acrônimo RIFLE (do inglês R [*risk*, risco], I [*injury*, dano], F [*failure*, insuficiência], L [*loss*, perda] e E [*end stage*, estágio final]). Os primeiros três são definidos por critérios laboratoriais ou urinários e apresentam elevada sensibilidade; os dois últimos referem-se a critérios temporais, definindo progressão de um dano agudo a uma insuficiência crônica, possuindo elevada especificidade.[41]

A partir dessa primeira tentativa de unificação conceitual, em 2007 o grupo do Acute Kidney Injury Network (AKIN) acrescentou aos critérios RIFLE o aumento de 0,3 $mg{\cdot}dL^{-1}$ na creatinina basal num intervalo de 48 horas após estabilização hemodinâmica, sendo suficiente para o diagnóstico de risco ("R") de LRA, e em 2012, o KDIGO (Kidney Disease Improving Global Outcomes) propôs a fusão dos critérios de RIFLE com os achados do AKIN, construindo o estagiamento descrito a seguir que se limita aos dados referentes a alterações agudas de função renal, sem os descritores de DRC.

A **TABELA 23.1** apresenta uma comparação entre as definições de LRA segundo os critérios de RIFLE, AKIN e KDIGO.[42]

#### Epidemiologia

A incidência de LRA varia entre 5 e 7% dos pacientes hospitalizados que recebem cuidados de enfermaria, podendo atingir mais de 20% em ambiente de cuidados intensivos.[39] A LRA é um preditor independente de mortalidade que, no mínimo, duplica o risco de mortalidade hospitalar, podendo chegar a 60% naqueles casos que requeiram diálise. Fatores que aumentam a mortalidade são a disfunção múltipla de órgãos e sistemas, insuficiência respiratória e disfunção cardiovascular. A duração da internação hospitalar e custos são significativamente maiores.

Em unidade de tratamento intensivo (UTI), a insuficiência renal (estágio F da classificação de RIFLE) é causa de 6% das admissões. Se considerarmos todas as admissões em UTI, dois terços dos pacientes apresentam algum grau de LRA, e praticamente 100% dos pacientes em UTI estão sob risco de LRA (estágio R de RIFLE). Esse fato resulta das condições comórbidas desses pacientes (sepse, choque, idade avançada, emprego de nefrotoxinas – geralmente mais de uma).

Entre os casos novos de LRA intra-hospitalar, pelo menos 40% estão relacionados a procedimentos cirúrgicos, em

**TABELA 23.1** Comparação entre as classificações e estágios de lesão renal aguda

| Classificação | RIFLE | | AKIN | | KDIGO | |
|---|---|---|---|---|---|---|
| **Critérios** | **Estágio** | **Classificação** | **Estágio** | **Classificação** | **Estágio** | **Classificação** |
| Creatinina sérica | Risco (***Risk***) | ↑ 1,5× | 1 | ↑ 1,5× ou ≥ 0,3 mg·dL$^{-1}$ * | 1 | ↑ 1,5 a 1,9x ou ≥ 0,3 mg·dL$^{-1}$ * |
| Filtração glomerular | | ↓ 25% | | – | | – |
| Débito urinário | | < 0,5 mL·kg$^{-1}$·h$^{-1}$ e mg·dL$^{-1}$ por 6 h | | < 0,5 mL·kg$^{-1}$·h$^{-1}$ por 6 h | | < 0,5 mL·kg$^{-1}$·h$^{-1}$ por 6 a 12 h |
| Creatinina sérica | Lesão (*Injury*) | ↑ 2× | 2 | ↑ 2× | 2 | ↑ 2 a 2,9 × |
| Filtração glomerular | | ↓ 50% | | – | | – |
| Débito urinário | | < 0,5 mL·kg$^{-1}$·h$^{-1}$ e mg·dL$^{-1}$ por 12 h | | < 0,5 mL·kg$^{-1}$·h$^{-1}$ por 12 h | | < 0,5 mL·kg$^{-1}$·h$^{-1}$ por 12 h |
| Creatinina sérica | Insuficiência (***Faiture***) | ↑ 3 × ou valor ≥ 4 mg·dL$^{-1}$ ou ↑ agudo ≥ 0,5 mg·dL$^{-1}$ * | 3 | ↑ 3× ou valor ≥ 4 mg·dL$^{-1}$ ou ↑ agudo ≥ 0,5 mg·dL$^{-1}$ * | 3 | ↑ 3 × ou valor ≥ 4 mg·dL$^{-1}$ ou início de TRS |
| Filtração glomerular | | ↓ 75% | | ↓ 50% | | < 35 mL·min$^{-1}$·1,73m$^{-2}$ SC se < 18 anos |
| Débito urinário | | < 0,3 mL·kg$^{-1}$·h$^{-1}$ por 24 h ou anúria por 12 h | | < 0,3 mL·kg$^{-1}$·h$^{-1}$ por 24 h ou anúria por 12 h | | < 0,3 mL·kg$^{-1}$·h$^{-1}$ por 24 h ou anúria por 12 h |
| Duração | Perda (***Loss***) | LRA > 4 semanas | – | – | – | – |
| Duração | Estágio final (***End*** *stage*) – DRC | Doença renal em estágio final | – | – | – | – |

*Valores de aumento considerados em relação ao valor basal de creatinina sérica.
LRA, lesão renal aguda; TRS, terapia renal substitutiva (diálise).

*Fonte: Adaptado de Park.*[42]

sua maioria associados a cirurgias cardíacas (incidência nessa especialidade entre 7,7 e 40%, dependendo da série). Com os avanços técnicos dos procedimentos cirúrgicos e dos cuidados pós-operatórios, mais pacientes com comorbidades graves e com idade avançada passaram a ser submetidos a cirurgia. A instalação de LRA pode aumentar mais de 15 vezes a mortalidade no primeiro mês de pós-operatório, comparada àquela em pacientes que mantiveram função renal inalterada. Mesmo nos casos em que houve recuperação de função renal durante a internação, o risco de mortalidade permanece elevado.[42] O **QUADRO 23.2** apresenta os fatores associados à incidência de LRA no pós-operatório.

O **QUADRO 23.3** compila algumas das complicações de LRA associadas a aumento da mortalidade. As complicações clássicas (tradicionais) da uremia tornaram-se mais raras com o manejo precoce da LRA com terapia renal substitutiva (TRS) e alertam para as novas evidências envolvendo fatores não tradicionais associados à mortalidade por LRA. As complicações tradicionais podem ser facilmente corrigidas mediante a instalação de terapia substitutiva renal e diminuem com o manejo precoce da LRA com TRS. As complicações não tradicionais podem surgir em razão de a LRA gerar citocinas inflamatórias, modular a função imune e induzir vias de morte celular (apoptose), demonstrando as crescentes evidências de *cross-talk* entre órgãos.

## Fisiopatologia

Uma classificação tradicional de LRA, utilizada mais para fins diagnósticos que prognósticos, é apresentada na **FIGURA 23.8**.

As causas pré-renais (em torno de 40% dos casos) estão associadas à perda da filtração glomerular por redução de perfusão renal. Geralmente, produzem uma LRA reversível, sem dano histopatológico associado (LRA funcional). Causas comuns de LRA pré-renal são vômitos, diarreia, pobre ingesta por via oral, edema, insuficiência cardíaca congestiva (ICC), uso de diuréticos, anti-inflamatórios não esteroides (AINEs), uso de inibidores da enzima conversora da angiotensina (IECAs), entre outros **(QUADRO 23.4)**.

A LRA pré-renal geralmente cursa com aumento agudo de ureia, creatinina ou ambas, em virtude de uma hipoperfusão renal que induz reabsorção de sódio e água e reduz a eliminação das excretas nitrogenadas. As alterações de sedimento urinário são discretas; a excreção fracional de sódio é inferior a 1%. Normalmente, há retorno da função renal em 24 a 72 horas após a correção do estado de hipoperfusão (ver adiante, em "Dano isquêmico",[43] os fatores que interferem na reversibilidade).

As causas renais intrínsecas (cerca de 50% dos casos) estão associadas a um dano direto histopatológico (o dano

**QUADRO 23.2** Fatores associados à lesão renal aguda perioperatória. Os fatores são apresentados em ordem alfabética, não necessariamente por ordem de intensidade de risco

| Pré-operatória | Intraoperatória | Pós-operatória |
|---|---|---|
| Anemia (M) | Anemia (M) | Fármacos vasoativos (M) |
| Ascite | *Bypass* cardiopulmonar (duração) | Inflamação/dano tecidual (M) |
| Diabetes | Cirurgia de emergência | Redução da função cardíaca |
| Doença renal crônica prévia* | Cirurgia intraperitoneal | *Status* de instabilidade hemodinâmica (M) |
| Doença renovascular | Eventos embólicos (M) | Substâncias nefrotóxicas (M) |
| Hipertensão | Hemodiluição | Transfusão de concentrado de hemácias |
| Idade | Transfusões (M) | Trombocitopenia** |
| Inflamação | Uso de aprotinina | |
| Insuficiência cardíaca congestiva | Ventilação mecânica (M) | |
| Redução do volume efetivo (M) | | |
| Sexo masculino | | |
| Substâncias nefrotóxicas (M) | | |
| Trombocitopenia | | |

*Kheterpal e colaboradores[44] consideraram presença de valores de creatinina sérica pré-operatória superiores a 2 $mg \cdot dL^{-1}$.
**Trombocitopenia no estudo de Kertai e colaboradores.[45] Foi definida como contagem de plaquetas $\leq 74 \cdot 10^{-9} \cdot L^{-1}$ no pós-operatório de *bypass* cardiopulmonar.
(M), indica fatores potencialmente modificáveis.

*Fonte: Adaptado de Stoelting e colaboradores,[7] Park,[42] Kheterpal e colaboradores[44] e Kertai e colaboradores.[45]*

**QUADRO 23.3** Complicações da lesão renal aguda associadas a um aumento da mortalidade

| Complicações tradicionais | | Complicações não tradicionais | |
|---|---|---|---|
| Hipervolemia | Congestão vascular<br>Edema pulmonar<br>Edema intestinal<br>Aumento da PIA | Sepse | Citocinas pró-inflamatórias (SIRS)<br>Compensação anti-inflamatória (CARS) |
| Uremia | Pericardite<br>Sangramento gastrintestinal*<br>Encefalopatia | Inflamação | Lesão pulmonar aguda (*ALI*)<br>Síndrome cardiorrenal tipo 3**<br>DMOS |
| Anormalidades eletrolíticas | Hipercalemia<br>Acidose<br>Hiperfosfatemia<br>Hipocalcemia | Edema pulmonar | Cardiogênico (aumento da pressão hidrostática capilar)<br>Não cardiogênico (dano endotelial inflamatório) |

*Associado à disfunção plaquetária.
**Complicações cardíacas decorrentes de LRA.
ALI, do inglês *acute lung injury;* CARS, síndrome da resposta compensatória anti-inflamatória (do inglês *compensatory anti-inflamatory response syndrome*); DMOS, disfunção múltipla de órgãos e sistemas; LRA, lesão renal aguda; PIA: pressão intra-abdominal; SIRS, síndrome da resposta inflamatória sistêmica (do inglês *systemic inflammatory response syndrome*).

*Fonte: Faubel e Shah.[38]*

mais comum é a necrose tubular aguda [NTA], mas qualquer componente histológico do rim pode estar envolvido), sendo uma LRA estrutural, podendo ou não ser reversível. São causas renais de LRA intrínseca patologias como diabetes melito, lúpus eritematoso sistêmico, hipertensão arterial essencial, substâncias nefrotóxicas, infecções (estreptococcia, sepse prolongada), rabdomiólise, etc. (**QUADRO 23.5**). Alguns índices urinários podem auxiliar no diagnóstico diferencial entre lesão renal pré-renal e renal propriamente dita, sendo apresentados na **TABELA 23.2**.

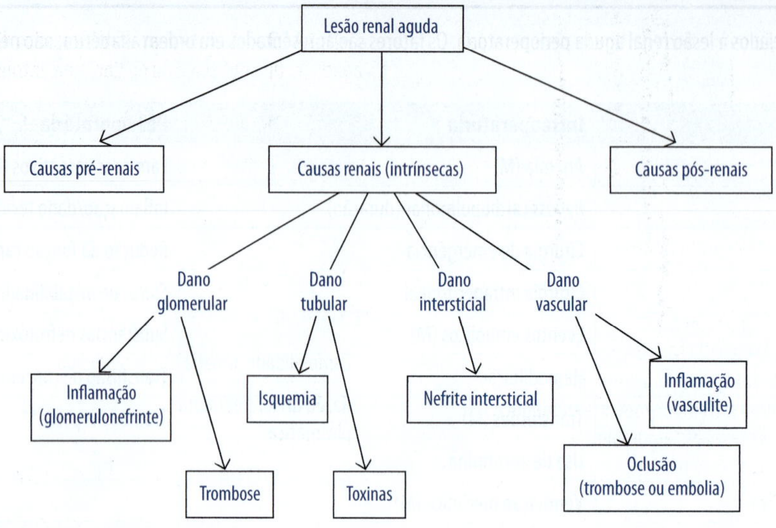


**FIGURA 23.8** Fisiopatologia da lesão renal aguda.
*Fonte: Adaptada de Hilton.*[46]

**QUADRO 23.4** Causas de lesão renal aguda pré-renal

| | |
|---|---|
| Redução do volume intravascular | Hemorragias<br>Perdas líquidas renais<br>Perdas gastrintestinais (vômitos, diarreia)<br>Perdas cutâneas (sudorese)<br>Perdas para terceiro espaço |
| Redução do débito cardíaco | Insuficiência cardíaca congestiva<br>Choque cardiogênico<br>Derrame pericárdico com tamponamento<br>Embolia pulmonar maciça |
| Aumento da resistência vascular renal | Anestesia<br>Síndrome hepatorrenal<br>Inibidores de prostaglandinas<br>Ácido acetilsalissílico<br>Anti-inflamatórios não esteroides |
| Medicamentos vasoconstritores | Ciclosporina<br>Tacrolimus<br>Contraste radiológico |
| Redução da pressão intraglomerular | Inibidores da enzima conversora da angiotensina<br>Bloqueadores do receptor na angiotensina II |

*Fonte: Dursun e Edelstein.*[43]

As causas pós-renais são as menos frequentes (aproximadamente 10%), sendo também denominadas obstrutivas; exemplos são a hiperplasia prostática benigna, a retenção urinária pós-anestésica, disfunção vesical (esvaziamento incompleto) associada a doenças locais (prostatite, infecções urinárias de repetição) ou sistêmicas (diabetes, trauma raquimedular, meningomielocele), calculose renal em qualquer ponto do sistema coletor **(QUADRO 23.6)**.

Quanto ao débito urinário, costuma-se classificar a LRA em oligúrica ou não oligúrica. O conceito de oligúria leva em consideração o mínimo volume de urina necessário para que um indivíduo adulto seja capaz de excretar os produtos azotados produzidos em 1 dia, evocando a máxima capacidade de concentração urinária, sem que haja acúmulo dos mesmos produtos no organismo. Nessas condições, o volume mínimo de diurese é de 400 mL/24 horas, volume urinário abaixo do qual o paciente é considerado oligúrico; exemplo dessa condição é a redução do volume urinário no paciente desidratado ou com choque hemorrágico. Se o volume for inferior a 100 mL, o paciente é dito anúrico. A anúria completa é condição incomum, sugerindo obstrução completa bilateral (ou unilateral se rim único) ou um evento vascular maior (infarto ou trombose renal bilateral, necrose cortical, NTA isquêmica de alto grau). Na LRA não oligúrica, devem ser consideradas causas intrarrenais.

## Diagnóstico diferencial e manejo

A **FIGURA 23.9** apresenta uma estratégia de abordagem geral das LRA que facilita a identificação etiológica e seu diagnóstico diferencial. As informações resumidas sobre o manejo de paciente com LRA estão descritas no **QUADRO 23.7**. Entre as estratégias de manejo, está a instituição de TRS (diálise), nas suas modalidades de hemodiálise, hemofiltração, hemodiafiltração ou diálise peritoneal (cuja discussão não será apresentada em detalhes por fugir ao escopo deste capítulo).

## Dano isquêmico

De maneira muito resumida, podemos afirmar que condições clínicas de hipovolemia absoluta (hemorragia, desidratação, perdas gastrintestinais por vômitos ou diarreia) ou relativa (perda de líquido para terceiro espaço por hipoalbuminemia, insuficiência cardíaca, choque séptico ou anafilático) impõem

**QUADRO 23.5** Causas de lesão renal aguda do tipo intrínseca (renal propriamente dita)

| **Vasculares** | |
|---|---|
| Artéria renal bilateral | Estenose<br>Trombose<br>Embolia<br>Clampeamento cruzado arterial operatório |
| Veia renal bilateral | Trombose |
| Pequenos vasos | Doença ateroembólica<br>Microangiopatia trombótica<br>• Síndrome hemolítico-urêmica<br>• Púrpura trombocitopênica trombótica<br>• Crise renal esclerodérmica<br>• Hipertensão maligna<br>• Síndrome HELLP (hemólise, enzimas hepáticas elevadas e plaquetopenia)<br>• Lesão renal aguda pós-parto |
| **Glomerulares (segundo achados de biópsia renal)*** | |
| Depósitos lineares de imunocomplexos | Síndrome de Goodpasture |
| Depósitos granulares de imunocomplexos | Pós-infecciosa<br>Endocardite infecciosa<br>Nefrite lúpica<br>Nefropatia IgA<br>Púrpura de Henoch-Schönlein<br>Membranoproliferativa |
| Sem depósito de imunocomplexos | Granulomatose de Wegener<br>Poliarterite nodosa<br>Churg-Strauss<br>Crescêntica idiopática |
| **Intersticiais** | |
| Infecção | Pielonefrite bacteriana |
| Nefrite intersticial aguda induzida por medicação | Antibióticos<br>Tuberculostáticos<br>Diuréticos<br>Anti-inflamatórios não esteroides<br>Anticonvulsivantes<br>Alopurinol<br>Outras substâncias |
| **Tubulares** | |
| Isquemia renal | Sepse<br>Choque<br>Hemorragia<br>Trauma<br>Pancreatite |
| Toxinas exógenas e substâncias nefrotóxicas | Aminoglicosídeos<br>Cisplatina<br>Contraste radiológico<br>Etilenoglicol |
| Toxinas endógenas | Mioglobina (rabdomiólise)<br>Hemoglobina (incompatibilidade transfusional, malária aguda)<br>Ácido úrico (nefropatia aguda) |

*Glomerulonefrite rapidamente progressiva (crescêntica).

*Fonte: Dursun e Edelstein.*[43]

**TABELA 23.2** Estratégias para diagnóstico diferencial entre lesão renal aguda do tipo pré-renal ou do tipo renal intrínseca

| Índice diagnóstico | Pré-renal | Renal intrínseca |
|---|---|---|
| Excreção fracionada de sódio (FENa)* | $< 1$ | $> 1$ |
| NaU ($mmol \cdot L^{-1}$) | $< 10$ | $> 20$ |
| Razão entre CrU e CrP | $> 40$ | $< 20$ |
| Densidade urinária | > 1.020 | Cerca de 1.010 |
| Osmolalidade urinária** | $> 500$ | Cerca de 300 |
| Razão ureia/creatinina plasmática | $> 40$ | < 20 a 30 |
| Índice de Insuficiência Renal (IIR) *** | $< 1$ | $> 1$ |
| Sedimento urinário | Cilindros hialinos | Cilindros granulosos acastanhados |

*Índice mais sensível. O cálculo da FENa é obtido pela fórmula: $\frac{NaU \times CrP \times 100}{NaP \times CrU}$
**Em mOsm/kg $H_2O$.
***O cálculo do IIR é obtido pela fórmula: NaU/ (CrU/CrP).
CrP, creatinina plasmática; CrU, creatinina urinária; NaP, sódio plasmático; NaU, sódio urinário.

*Fonte: Adaptada de Nunes e colaboradores.*[47]

**QUADRO 23.6** Causas de lesão renal aguda – fase pós-renal

| **Obstrução ureteral bilateral ou unilateral em rim solitário** | |
|---|---|
| Intraureteral | Cálculos<br>Coágulos<br>Necrose papilar |
| Extraureteral | Bexiga<br>Câncer de próstata<br>Câncer de cérvice uterina<br>Fibrose retroperitoneal |
| Obstrução de colo vesical | Hipertrofia benigna prostática<br>Câncer de próstata<br>Câncer de bexiga<br>Neuropatia autonômica<br>Agentes de bloqueio ganglionar |
| Obstrução uretral | Válvulas<br>Estenoses |

ao rim uma redução do fluxo sanguíneo renal.[48] O débito urinário no transoperatório tem uma correlação melhor com uma adequada perfusão renal do que a manutenção de uma pressão arterial sistêmica normal. Essa última é condição necessária, mas não suficiente, para garantir um fluxo renal adequado; isquemia renal pode ocorrer mesmo na ausência de hipotensão.[7] A manutenção de uma perfusão adequada envolve, endogenamente, mecanismos centrais (secreção de vasopressina), cardiovasculares (modificações autonômicas no débito cardíaco

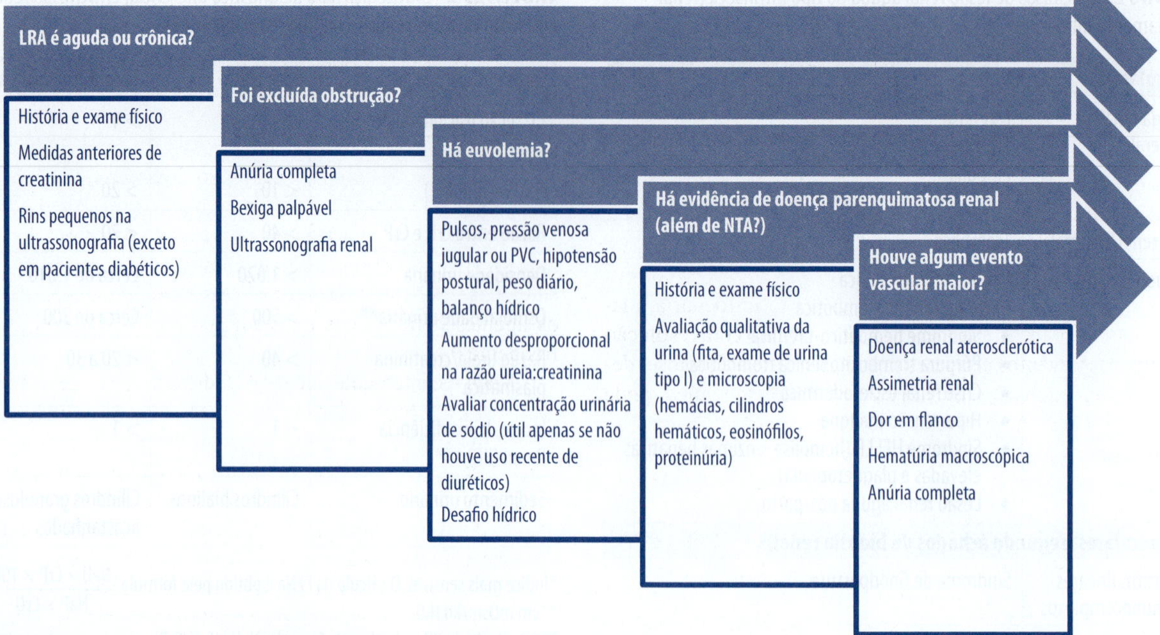


**FIGURA 23.9** Percurso sugerido para estabelecer o diagnóstico diferencial de lesão renal aguda. NTA, necrose tubular aguda; PVC, pressão venosa central.
*Fonte: Hilton.*[46]

**QUADRO 23.7** Princípios do manejo na lesão renal aguda

- Identificar e corrigir fatores pré-renais e pós-renais
- Otimizar o débito cardíaco e o fluxo sanguíneo renal
- Revisar medicações: suspender agentes nefrotóxicos, ajustar doses e monitorizar concentrações quando apropriado
- Monitorizar acuradamente o balanço hídrico e o peso corporal diário
- Identificar e tratar complicações agudas (hipercalemia, acidose, edema pulmonar)
- Otimizar o suporte nutricional: aporte calórico adequado, miimizar a produção de excretas nitrogenadas, restrição de potássio
- Identificar e tratar agressivamente infecção: minimizar linhas vasculares, remover cateter vesical se paciente anúrico
- Identificar e tratar a tendência ao sangramento: profilaxia com inibidores da bomba de prótons ou antagonistas $H_2$, transfundir se necessário, evitar ácido acetilsalicílico
- Iniciar diálise antes que as complicações urêmicas apareçam

*Fonte: Hilton.*[46]

e no tônus vascular) e renais para restabelecimento da pressão arterial (retenção de sódio e água para restabelecimento da volemia mediante ativação do SRAA). A redução da perfusão renal (fatores pré-renais) com choque significativo e persistente, sem uma adequada correção ou com falha de resposta apropriada, pode permitir a progressão a um dano ou lesão renal propriamente dita. Esse quadro pode manifestar-se como NTA, produzindo achados histológicos de dano renal propriamente dito.[49]

No entanto, achados de necropsia em pacientes com anúria de rápida evolução que vieram a falecer precocemente após sua instalação demonstraram que nem sempre estão presentes inequívocos achados histológicos característicos de NTA. Novos achados passaram a serem associados à LRA (apoptose tubular, infiltrado inflamatório intersticial e congestão venosa) considerados fatores interferentes na perda aguda de função renal.

A oxigenação do parênquima renal apresenta uma elevada tensão de $O_2$ na região cortical, com um gradiente de progressiva redução da oxigenação da região medular externa para a medular interna. A redução da tensão de $O_2$ é consequente à orientação de contracorrente dos *vasa recta* arteriais e venosos na medula. Cada região apresenta seu metabolismo adaptado para funcionar maximamente; mesmo sob tensões baixas de $O_2$, a porção interna da medular é capaz de realizar glicólise anaeróbica.[50]

A porção cortical encontra-se relativamente protegida de eventos isquêmicos por apresentar elevada reserva de $O_2$. Um dano isquêmico renal produz necrose tubular por acometer primeiramente a região medular renal, onde o fluxo sanguíneo terminal com baixa pressão de perfusão a torna mais suscetível aos eventos isquêmicos que a cortical. No entanto, se a isquemia for de longa duração pela hipotensão sustentada ou refratária (p. ex., um choque hipovolêmico grave, em virtude de sangramento transoperatório sem resposta à reposição de cristaloides ou de hemocomponentes, ou um retardo no uso de vasopressores) pode produzir um acometimento não apenas medular, mas também cortical. Diferentemente da necrose tubular, que, por acometer epitélio, é normalmente reversível, a necrose cortical é irreversível e evolui para esclerose dos glomérulos e inviabilidade funcional destes, produzindo, geralmente, DRC terminal com necessidade de TRS.

#### Lesão de isquemia-reperfusão

Mecanismos sequenciais que envolvem a interrupção da circulação sanguínea, a desoxigenação e o restabelecimento circulatório (reperfusão) podem desencadear uma lesão denominada isquemia-reperfusão no rim. O dano se inicia com redução do trifosfato de adenosina (ATP), edema celular por alteração do funcionamento ativo do transporte de eletrólitos e indução de respostas de estresse hipóxico-oxidativo. No subsequente restabelecimento da circulação sanguínea, persistem numerosos eventos inflamatórios que ampliam o dano (vasoconstrição, congestão vascular e inflamação): endotélio e interstício produzem citocinas e quimiocinas com ativação linfócitária, diapedese e ulterior infiltração leucocitária. Mesmo com resolução da hipóxia, os eventos celulares prosseguem até a apoptose; dependendo da extensão e localização do dano isquêmico, pode haver finalmente reparo tecidual mediante proliferação celular, com recuperação da função parcial ou total.[50]

A presença de choque hipovolêmico, de clampeamento aórtico suprarrenal ou de transplante renal, por exemplo, pode produzir um dano isquêmico inicial, associado aos danos decorrentes da isquemia-reperfusão que incluem uma rápida perda na TFG (resultante de lesão aguda do epitélio tubular e dano endotelial vascular), que desencadeia eventos celulares do tipo necrose e apoptose.[49] Uma disfunção renal global pode ocorrer pela combinação dos processos de lesão vascular e tubular.[50] Nesta fase, geralmente ocorrem redução de débito urinário, acúmulo de excretas nitrogenadas (ureia e creatinina) e alterações no sedimento urinário (presença de cilindros celulares; macroscopicamente, a urina pode assumir cor acastanhada), perda de sódio elevada (excreção fracionada ou FENa superior a 1) e perda da capacidade de concentração urinária (densidade urinária baixa ou osmolalidade baixa). Oligúria ou anúria podem ocorrer com duração variável. A reepitelização tubular, que dura alguns dias, coincide com um gradual aumento de débito urinário. Na recuperação de função renal, pode haver poliúria, geralmente associada à urina pouco concentrada em virtude da imaturidade funcional tubular da capacidade de reabsorção e concentração tubulares.

#### Isquemia renal cirúrgica

A isquemia quente renal pode ser induzida por diversos procedimentos cirúrgicos, abertos e laparoscópicos (p. ex., procedimentos urológicos como nefrectomia parcial para remoção cirúrgica de carcinoma de células renais). O impacto na função renal pós-operatória corresponde à magnitude da duração da isquemia quente; admite-se que um período de até 30 minutos de isquemia quente seja considerado seguro em pacientes com função pré-operatória normal. Não há um algoritmo que permita predizer o risco de LRA ou DRC nos pacientes submetidos à isquemia quente renal cirúrgica transitória.[50]

### Dano nefrotóxico

Corresponde a um dano tubular tóxico que produz alterações na oxigenação das células tubulares. O risco de dano associado a nefrotoxinas aumenta com a associação simultânea ou cumulativa de mais de uma condição predisponente. A combinação de duas ou mais substâncias nefrotóxicas, por exemplo, uso de diuréticos com IECA, ou bloqueadores dos receptores de angiotensina II (BRAs) com AINE, poderia aumentar o risco de LRA em pacientes hipertensos.[42] Um estudo recente demonstrou que dupla terapia com AINE em associação com diuréticos ou IECA ou BRA, em geral, não aumenta o risco de LRA, porém terapia tripla em combinação AINE + diurético + IECA ou BRA está associada ao risco de LRA, particularmente nos primeiros 30 dias de uso.[51]

Outras substâncias nefrotóxicas utilizadas no período perioperatório podem produzir um dano renal. Cabe destacar, pela frequência de dano renal, o uso dos aminoglicosídeos e dos AINEs.[49] O **QUADRO 23.8** apresenta os mecanismos fisiopatológicos envolvidos na maioria dos casos de nefrotoxicidade, bem como os agentes mais comumente envolvidos em tais mecanismos.[47] A **FIGURA 23.10** apresenta os locais do néfron em que os agentes nefrotóxicos exercem seu dano de maneira mais frequente.[28]

Mais recentemente, além do tradicional risco de obstrução por cálculos, a hiperuricemia parece ser fator de risco independente em pacientes que requerem uso de contraste radiológico. Uma metanálise recente envolvendo 13.084 pacientes identificou um aumento de risco de ocorrência de LRA associada ao uso de meio de contraste e de risco de necessidade de terapia dialítica e mortalidade hospitalar entre pacientes com hiperuricemia submetidos à angiografia coronariana ou angioplastia percutânea, sendo o aumento de ácido úrico um fator de risco independente; não existem, por ora, evidências de que terapias direcionadas ao controle dessa condição (como a rasburicase, empregada em profilaxia e tratamento de síndrome da lise tumoral) possam reverter esse risco.[52]

**QUADRO 23.8** Substâncias exógenas associadas à lesão renal aguda

| Mecanismo | Substância |
|---|---|
| Redução da perfusão renal com alteração da hemodinâmica intrarrenal | AINE, IECA, ciclosporina, tacrolimus, agentes de radiocontraste, afotericina B |
| Toxidade tubular direta | Aminoglicosídeos, agentes de radioconstraste, cisplatina, ciclosporina, tacrolimus, anfotericina B, metotrexato, foscanete, pentamidina, solventes orgânicos, metais pesados, imunoglubulina intravenosa |
| Toxicidade tubular induziada por hemepigmento (rabdomiólise) | Cocaína, etanol, lovastina |
| Obstrução intratubular por precipitação de agentes ou metabólitos | Aciclovir, sulfonamidas, etilenoglicol, metotrexato |
| Nefrinte intersticial alérgica | Penicilinas, cefalosporinas, sulfonamidas, rifampicina, ciprofloxacina, AINEs, diuréticos tiazídicos, furosemida, cimetidina, alopurinol |
| Síndrome hemotílico-urêmica | Ciclosporina, tacrolimus, quinidina, estrogênios conjugados |

AINE, anti-inflamatório não esteroide; IECA, inibidor da enzima conversora de angiotensina.

*Fonte: Nunes e colaboradores.*[47]

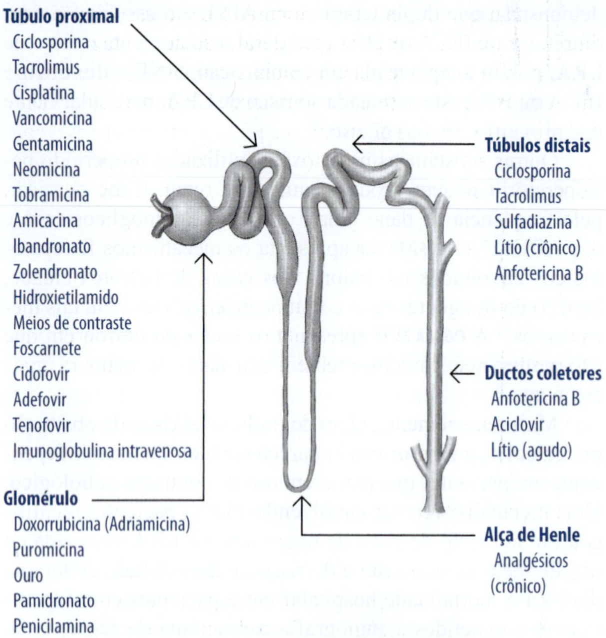


**FIGURA 23.10** Agente nefrotóxicos comuns e sítios de ação no néfron.
*Fonte: Adaptada de Bonventre e colaboradores.*[28]

As pigmentúrias são depósitos tubulares de proteínas que produzem alteração da coloração urinária à macroscopia e podem causar obstrução intratubular. As mais comuns são mioglobinúria (presente na rabdomiólise, como em síndromes de esmagamento, politraumas, síndromes compartimentais, leptospirose), a hemoglobina (na hemólise por quaisquer causas), a bilirrubina (nos quadros ictéricos obstrutivos, na insuficiência hepática aguda ou crônica, por cirrose ou hepatite de qualquer etiologia). Os acidentes por animais peçonhentos também podem produzir dano tóxico renal com LRA (por hemólise e proteólise com destruição tecidual nos acidentes graves por *Loxosceles* [aranha marrom], *Bothrops* [jararaca, cruzeira] e ação miotóxica [*Crotalus* ou cascavel]). Os venenos neurotóxicos podem produzir dano muscular pela imobilidade (acidente elapídico com coral verdadeira). Em quaisquer casos, é necessário o manejo específico (uso de soroterapia antiveneno), a vigilância de LRA e seu manejo profilático quando indicado (p. ex., hidratação parcimoniosa e alcalinização urinária em rabdomiólise), a resolução da doença de base e o uso de TRS, quando indicado, até a recuperação de função renal.[53] Ver o subitem "Intoxicações agudas" adiante, neste capítulo.

#### Nefropatia do contraste

Há evidências de aumento da produção de radicais livres no rim, sendo o estresse oxidativo um participante na etiopatologia da LRA após uso de meio de contraste radiológico, de LRA pós-isquêmica ou após cirurgia cardíaca.[54] Nesse sentido, o uso de *N*-acetilcisteína (NAC) poderia auxiliar na remoção de espécies reativas de oxigênio, sendo amplamente proposto na profilaxia do dano renal, estudos radiológicos ou endovasculares, contrastados, particularmente na vigência de comorbidades (como diabetes). Os resultados iniciais mostram que a NAC seria responsável por uma profilaxia da nefropatia do contraste inequivocamente superior, quando comparada a placebo.[55] Quanto às evidências, porém, considera-se sua recomendação como fraca. Indicação de uso rotineiro de NAC com a intenção de aumento de sobrevida não é atualmente recomendada.[56] Evidências mais robustas obtidas por estudo randomizado não demonstraram benefício do uso de NAC em procedimentos como cirurgias cardíacas,[54] coronariografias ou angiografias vasculares periféricas.[49,57]

No caso de emprego de meio de contraste radiológico, o risco é inferior se o paciente é previamente hígido, mas aumenta quando associado a desidratação, uso prévio de AINE ou diabetes melito.[49] A profilaxia da nefropatia do contraste é discutida a seguir, neste capítulo, no subitem "Medidas de proteção renal".

### Dano obstrutivo

Qualquer grau de obstrução é potencialmente capaz de causar dano renal e prejuízo (pelo menos local) à filtração glomerular. Se a obstrução for no nível da junção pieloureteral, o aumento de pressão pielocalicinal poderá ser transmitido a todas as papilas renais e, por conseguinte, o fluxo retrógrado de urina (refluxo) poderá gerar um aumento direto da pressão intratubular e redução de consumo de oxigênio. Uma obstrução produz apoptose tubular e sua persistência induz reação inflamatória intersticial com fibrose reativa e dano renal associado. Qualquer grau de obstrução é capaz de induzir dano renal. A reversibilidade de quadros de hidronefrose dependerá da duração da própria (agudo ou crônico), de sua intensidade (parcial ou vs. completa), de sua lateralidade (quadros bilaterais ou em rim único com anúria associada podem precipitar insuficiência renal aguda com necessidade dialítica em menos de 24-48 horas da obstrução) e das comorbidades associadas (pionefrose, neoplasia). Pode ocorrer fluxo retrógrado de urina para vasos linfáticos (podendo ser um dos motivos de persistência de viabilidade parcial mesmo após obstrução de longa duração). A avaliação da obstrução requer exames de imagem (ultrassonografia, tomografia computadorizada, ressonância magnética), quase sempre exigindo a pronta desobstrução temporária do sistema mediante colocação de sonda vesical (p. ex., bexigoma por hiperplasia prostática), duplo J (p. ex., nefrolitíase em junção pieloureteral) ou nefrostomia (p. ex., suspeita de estenose de ureter ou invasão neoplásica ureteral).[58]

O tratamento de uma LRA obstrutiva é direcionado à resolução da obstrução. Esta passa pela colocação de sonda vesical de alívio ou de demora, implante de cateteres do tipo duplo J ou nefrostomia, procedimentos como cistostomia, urostomia ou outras derivações cirúrgicas, etc.

### Eventos perioperatórios associados à lesão renal aguda

#### Ventilação mecânica

Há crescentes evidências experimentais de que exista uma conversa cruzada (*cross-talk*) entre órgãos a distância, mediada especialmente por citocinas ou quimiocinas.[40,59] A LRA em ambiente de UTI é um preditor da necessidade de ventilação mecânica, de maior duração da necessidade de seu emprego e de maior dificuldade na retirada. A presença de edema pulmonar não está associada somente à sobrecarga volêmica, com aumento de pressão hidrostática capilar, mas também ao aumento da permeabilidade endotelial não cardiogênica mediada por inflamação; ambas as circunstâncias estão exacerbadas na LRA.[38]

De outra parte, também a ventilação inapropriada experimental demonstrou capacidade de induzir atividade inflamatória com apoptose celular e disfunção renal, corroborando a presença de um *cross-talk* pulmão-rim. A necessidade de emprego de suporte ventilatório invasivo com pressão positiva ao final da expiração (PEEP, do inglês *positive end-expiratory pressure*) produz alterações hemodinâmicas sistêmicas. A transmissão da pressão positiva das vias aéreas e do espaço pleural para o espaço intravascular interpõe uma resistência ao retorno venoso que interfere no enchimento cardíaco e, consequentemente, reduz o débito cadíaco. Ocorre também aumento da pós-carga do ventrículo direito, com desvio septal interventricular para a esquerda, reduzindo o enchimento do ventrículo esquerdo e com efeitos na pressão venosa na cava inferior e veias renais. Essa pressão venosa se transmite retrogradamente aos capilares peritubulares, induzindo aumento da reabsorção tubular de sódio. Os mecanismos barorreceptores aórticos e carótideos detectam uma redução do débito cardíaco e pressão arterial sistêmica, evocando mecanismos simpáticos de retenção de sal e água por meio do SRAA e vasopressina (hormônio antidiurético). Consequentemente, o uso de ventilação mecânica com PEEP alta pode reduzir a TFG e do débito urinário com retenção hídrica. Na hipercapnia ou hipoxemia permissivas, pode ocorrer vasoconstrição renal.[49] No caso de síndrome da angústia respiratória agudo com necessidade de PEEP alta, a elevação da congestão venosa e piora da função renal é defendida como uma entidade independente (lesão renal induzida pela ventilação, ou VIKI, no acrônimo em inglês).[40]

A ventilação mecânica pode induzir lesão pulmonar (VILI, do inglês *ventilator-associated lung injury*), particularmente em procedimentos que requeiram transfusões, *bypass* cardiopulmonar e lesão pulmonar de isquemia-reperfusão. Ocorre um biotrauma alveolar semelhante ao descrito para o rim, com liberação de citocinas inflamatórias e do fator nuclear κ de células B ativadas (NF-κB) na hiperinsuflação, com um efeito pró-inflamatório de importância local e sistêmica. Os pacientes com VILI podem apresentar efeito de dano remoto de outros órgãos, como rins, intestino delgado, fígado, pelo efeito de moléculas de adesão após distensão alveolar e recrutamento de granulócitos evocados por quimiocinas expressas no pulmão, que podem resultar em disfunção desses órgãos-alvo.[59] Algumas evidências mais recentes de *cross-talk* em vigência de uremia envolvem a expressão reduzida de aquaporinas alveolares com redução da depuração de fluidos nos alvéolos e congestão pulmonar.[40] O glicocálice endotelial parece estar envolvido no aumento da pressão oncótica na porção interna do endotélio e redução de adesão leucocitária e plaquetária ao endotélio. Aparentemente, deterioração do glicocálice por citocinas e mediadores inflamatórios poderia explicar a perda de seu efeito molecular de "peneira", aumentando a permeabilidade vascular de modo não explicado somente pela ação das forças oncóticas de Starling. Nesse sentido, o uso de anestésicos voláteis poderia ter um efeito protetor no glicocálice e na VILI por ventilação.[59]

Os mecanismos barorreceptores aórticos e carotídeos detectam uma redução do débito cardíaco e pressão arterial sistêmica, evocando mecanismos simpáticos de retenção de sal e água pelo SRAA e HAD. Consequentemente, o uso de ventilação mecânica com PEEP alta pode reduzir a TFG e do débito urinário com retenção hídrica. Na hipercapnia ou hipoxemia permissivas, pode ocorrer vasoconstrição renal.[49]

Os fatores ambientais perioperatórios, como sítio de cirurgia, de tipo de anestesia (peridural torácica reduzindo atelectasia, pneumonia e insuficiência respiratória) e o uso de anestésicos voláteis (efeitos imunomoduladores do precondicionamento com isoflurano ou pós-condicionamento com sevoflurano) e de ventilação pulmonar ultraprotetora (ventiladores de membrana para troca simples por difusão de $CO_2$ por $O_2$) podem ser potencialmente benéficos para evitar dano pulmonar.[59]

### Hipotensão induzida

Produz redução de filtração glomerular e débito urinário, mas não costuma ocorrer dano renal permanente quando sua duração é inferior a 2 horas. O nitroprussiato pode reduzir a TFG, mas costuma produzir hipertensão de rebote por ativação do SRAA após sua suspensão. A nitroglicerina também é utilizada com similar finalidade, porém com redução na TFG inferior à do nitroprussiato.[49]

### Clampeamento cruzado da aorta

O clampeamento cruzado da aorta pode ser suprarrenal ou infrarrenal; em ambos ocorre redução do fluxo sanguíneo renal, por impedimento físico ou espasmo reflexo das artérias renais. A TFG e a função tubular apresentam-se reduzidas por mais de 24 horas. O clampeamento infrarrenal produz redução do retorno venoso e do débito cardíaco. A liberação do clampeamento suprarrenal pode gerar hiperemia reflexa que aumenta o fluxo sanguíneo renal. Qualquer dos clampeamentos pode produzir ateroembolia renal por ruptura de placas na aorta ou por manipulação direta dos vasos renais. O uso de manitol pré-clampeamento parece reduzir a oligúria pós-operatória, mas não necessariamente impede a piora da TFG. Dopamina também tem sido utilizada com essa finalidade, isoladamente ou em associação com o manitol, sem evidências.[49] O emprego de fenoldopan é discutido mais adiante neste capítulo.

A cirurgia aberta de aneurisma de aorta toracoabdominal, tradicionalmente, comporta elevada morbimortalidade perioperatória, sobretudo por isquemia aórtica distal. A disfunção renal ocorre em quase 30% dos casos, com necessidade de diálise próxima a um terço desses casos.[60] A manutenção de perfusão aórtica distal pode ser feita por diversas técnicas. Comparando perfusão aórtica distal com sangue por circuito de *bypass* cardíaco esquerdo isotérmico ou perfusão intermitente com solução cristalóide fria, essa última parece oferecer maior proteção contra disfunção renal.[60] Durante o reparo do aneurisma, sua falsa luz pode avançar até a emergência de importantes vasos viscerais (artérias renais, tronco celíaco, mesentérica superior); o uso de *stents* nesses vasos poderia ser protetor de sua perviedade. O emprego, durante o reparo desses aneurismas, de técnicas de endarterectomia renal ou de *stents* expansíveis por balão em pacientes com doença arterial oclusiva renal concomitante parece ser estratégia útil em pacientes com disfunção renal preexistente.[60]

### Cirurgia cardíaca

Considerando as novas definições, LRA pode ocorrer em até um terço dos pacientes submetidos à cirurgia cardíaca. Comorbidades como hipertensão (especialmente sistólica), diabetes e insuficiência renal prévia são fatores de risco à sua ocorrência. Uso diagnóstico de meio de contraste e anemia aguda ou transfusão recente também estão associados à LRA.

Nas situações de emprego de *bypass* cardiopulmonar, o fluxo extracorpóreo não pulsátil produz hipotensão e induz inflamação e aumento de noradrenalina, ativando o SRAA. O tromboxano plaquetário e a endotelina vascular induzem a vasoconstrição renal. A microalbuminúria (dano glomerular) e hemoglobinúria devido à hemólise pode ocorrer após esse tipo de procedimento.[49] O impacto real desses achados na produção de LRA é incerto. A disfunção miocárdica no pós-operatório parece ter mais influência na disfunção renal aguda que uma reduzida pressão de perfusão ou pressão arterial média (PAM).[49] O emprego de perfusão pulsátil poderia melhorar a circulação sanguínea cortical e evitar a maioria dos efeitos inflamatórios descritos, exceto a microalbuminúria.[49] O uso de balão intra-aórtico parece reduzir o impacto na filtração glomerular, mas não é capaz de evitar LRA. O emprego de cirurgia de *bypass* coronariano *off-pump* (com coração batendo) não demonstrou inequívoco benefício em evitar LRA.[49]

### Outras condições

A hipertensão abdominal está associada à redução de perfusão renal e pode resultar em dano renal agudo (também denominada síndrome compartimental abdominal). O seu pronto reconhecimento com mensuração da pressão intra-abdominal (PIA) mediante sondagem vesical, sendo que o tratamento cirúrgico é a medida que, geralmente, oferece maior potencial de recuperação.[54]

## Medidas de proteção renal

A validade prática de medidas para redução de mortalidade associada a LRA vem sendo avaliada por novas metodologias interativas, como metanálises, conferências em encontro de especialistas e opinião de especialistas e questionários *on-line*. A mais forte recomendação consensual foi a de que a otimização hemodinâmica perioperatória é a pedra fundamental de todo o manejo em terapia intensiva e em anestesia, de maneira significativa, para melhorar a sobrevida dos pacientes. No entanto, houve grande heterogeneidade quanto à natureza, aos objetivos e às tecnologias que deveriam ser empregadas para essa finalidade.[56]

### Fármacos vasoativos

Entre as medicações vasodilatadoras renais, durante muitos anos foi apregoado o uso de doses baixas de dopamina (*dopa renal*) como profilaxia de LRA. Não há mais justificativa para seu uso rotineiro na prevenção de LRA ou em LRA incipiente.[54] Em metanálise, demonstrou-se que ocorre apenas aumento de volume de diurese, sem nefroproteção ou redução de risco de TRS (pelo contrário, uma piora de perfusão e de função renal na vigência de LRA).[40,61]

O uso de dopamina comparado a placebo não mostrou evidência de benefício em termos de mortalidade ou redução de necessidade de diálise em condições de LRA. Apresenta paraefeitos associados como taquicardia, risco de necrose por extravasamento e gangrena periférica.[46] A dopamina comparada à noradrenalina no choque apresenta maior incidência de arritmias e superior mortalidade em pacientes com choque cardiogênico.[40] Embora possa promover algum efeito diurético, não há evidências para recomendar uso profilático de dopamina como nefroproteção nos casos de *bypass* cardiopulmonar.[49]

As medicações vasopressoras somente devem ser utilizadas no tratamento da hipotensão arterial após adequada restauração de volume intravascular.[54] A noradrenalina e terlipressina poderiam melhorar a depuração de creatinina em pacientes sépticos. A vasopressina em pacientes com choque refratário à noradrenalina poderia aumentar a pressão e a diurese, sem um impacto comprovado na mortalidade ou necessidade de TRS. Não parece haver superioridade de nenhum vasopressor na prevenção de LRA. Seu emprego pode aumentar a perfusão renal em paciente com choque séptico já ressuscitado com volume.[40]

O fenoldopan é um agonista de receptor da dopamina capaz de induzir hipotensão, reduzir a pós-carga e aumentar o fluxo sanguíneo renal, aparentemente sem redução significativa da TFG.[49] O emprego venoso profilático transoperatório de fenoldopan em baixas doses parece induzir um aumento na circulação cortical renal com efeitos benéficos nos valores de creatinina, filtração glomerular e TFG e menor necessidade de diálise no período pós-operatório.[49] No clampeamento cruzado de aorta com essa finalidade, o fenoldopan é superior ao placebo em evitar o aumento da creatinina e redução da TFG, em associação dose-dependente.[49] No entanto, são fracas as evidências de um real aumento de sobrevida, o que limita a recomendação de seu uso rotineiro em LRA com essa intenção.[56,62] Não há evidências inequívocas de benefícios de seu uso como profilaxia na nefropatia do contraste.[49]

### *N*-acetilcisteína

Como já referido, o estresse oxidativo apresenta participação na etiopatologia do LRA após uso de meio de contraste radiológico ou de cirurgia cardíaca. Nesse sentido, o uso de NAC poderia auxiliar na remoção de espécies reativas de oxigênio, sendo amplamente proposto na profilaxia do dano renal, estudos radiológicos ou endovasculares, contrastados, particularmente na vigência de comorbidades (como diabetes).

### Alcalinização urinária

Tem sido utilizada como profilaxia de LRA para algumas condições, como rabdomiólise. Ao modificar o pH urinário, evita-se a precipitação do pigmento mioglobina. Efeito semelhante é descrito na ocorrência de hemólise durante *bypass* cardiopulmonar, sendo capaz de induzir necrose tubular renal.[49] A alcalinização urinária pode proteger o rim do dano induzido por substâncias oxidantes, radicais livres mediados por ferro, ativação de complemento e formação de cilindros tubulares de hemoglobina. Um ensaio clínico duplo-cego, randomizado, mostrou evidências de que o uso de infusão contínua de bicarbonato de sódio (bólus de 0,5 $mmol \cdot kg^{-1}$ diluído em 250 mL de soro glicosado 5% antes da primeira incisão, seguido de 0,15 $mmol \cdot kg^{-1} \cdot h^{-1}$ por 24 horas, equivalente a 4 $mmol \cdot kg^{-1}$ em 1.000 mL de glicose 5% em 24 horas) poderia atenuar a incidência de disfunção renal aguda no pós-operatório de *bypass* cardiopulmonar.[63] A concentração de bicarbonato de sódio variou de acordo com o peso, mas não o volume total infundido (fixado em 1.250 $mL \cdot 24\ h^{-1}$).

### Hidratação com solução salina

Com as atuais evidências escassas a respeito do efetivo benefício do uso de *N*-acetilcisteína ou fenoldopan, outras substâncias, como estatinas, bloqueadores dos canais de cálcio, vitamina C, vitamina E ou mesmo o precondicionamento isquêmico remoto, foram propostos como profilaxia da nefropatia do contraste.[64] No entanto, a hidratação com solução de cloreto de sódio 0,9% permanece como a medida consensual mais indicada como profilaxia da nefropatia do contraste. O volume sugerido dessa solução nos estudos com essa finalidade é de 1 $L \cdot kg^{-1} \cdot h^{-1}$, iniciado 4 horas antes da administração do contraste radiológico, seguida por 12 horas após seu término.[49]

Mesmo a ortodoxia desse procedimento foi recentemente desafiada por um estudo randomizado (AMACING *study*) envolvendo 660 pacientes que avaliou, por meio da dosagem de creatinina pré e após procedimento radiológico, que a ausência de não hidratação venosa não foi inferior à hidratação padrão para prevenir a nefropatia do contraste.[65] Foram admitidos pacientes com TFG estimada entre 45 e 59 $mL \cdot min^{-1}$, mais um fator de risco adicional, ou pacientes com TFG entre 30 e 45 $mL \cdot min^{-1}$. A incidência de aumento da creatinina basal com uma nova mensuração 2 a 6 dias após uso de contraste foi semelhante entre os grupos (2,6% e 2,7% entre hidratados e não hidratados respectivamente). Houve maior incidência de congestão (insuficiência cardíaca sintomática) no grupo dos pacientes hidratados. Não foi informado o volume de líquido ingerido via oral nesse período. Os motivos apontados para tais resultados incluíram a não utilização de pacientes com depuração abaixo de 30 $mL \cdot min^{-1}$ (exclusão) e uma coorte com um percentual significativo de mensuração tardia da creatinina. Além disso, as coortes envolvendo pacientes em emergência ou com IAM com supradesnivelamento de ST, o maior volume de contraste ou o tipo de meio de contraste apresentam, geralmente, incidência muito superior de nefropatia de contraste.[64] Há a perspectiva de novos estudos envolvendo a comparação com hidratação oral e controlando de maneira mais individualizada quais pacientes apresentariam necessidade de uma hidratação mais vigorosa segundo medidas de pressão intracardíaca.[66]

### Peptídeos natriuréticos

Os peptídeos natriuréticos, comparados a placebo, não apresentaram evidência de benefício de sobrevida livre de diálise e podem causar hipotensão.[46] O uso de análogo do peptídeo natriurético atrial (ANP, do inglês *atrial natriuretic peptide*), anaritida, é capaz de aumentar experimentalmente a filtração glomerular e o débito urinário. Seu uso em pacientes, na tentativa de reversão da NTA isquêmica ou nefrotóxica, produz hipotensão, não demonstrou redução sobrevida livre de diálise nos pacientes oligúricos e poderia aumentar a mortalidade em pacientes não oligúricos.[67] O peptídeo natriurético cerebral (BNP) é produzido pela distensão das câmaras ventriculares; tem propriedades vasodilatadoras, reduzindo a pré e pós-carga, a pressão capilar pulmonar, com aumento consequente no débito cardíaco, sem efeitos inotrópicos.[49,68] A nesiritida, análoga do BNP, vem sendo utilizada desde 2001 na insuficiência cardíaca (IC) e poderia ter um papel na prevenção de LRA associada à IC e em cirurgia cardíaca.[54] Uma metanálise brasileira não demonstrou benefício no manejo urgente da descompensação dessa condição.[68] Outra metanálise mostrou efeitos positivos do uso de ANP ou BNP após cirurgias cardiovasculares em desfechos substitutos como débito urinário, função renal, necessidade de diálise e duração de internação hospitalar e em UTI, no entanto sem confirmação por estudos randomizados.[49]

### Uso de glicocorticosteroides

O emprego de glicocorticosteroides em baixas doses no tratamento do choque séptico tem sido clinicamente recomendado, mas os mecanismos precisos de indução de nefroproteção não são claros. Os mecanismos propostos são a redução do dano mitocondrial e da subsequente apoptose, além de supressão de proteínas proapoptóticas e de redução da liberação de citocinas. Modelos experimentais de sepse abdominal sugerem que a dexametasona não impede a disfunção renal, mas atenua a necrose tubular aguda e a inflamação.[69]

### Balanço hídrico positivo

Muitas vezes, o desafio hídrico é instituído com a finalidade de observar potencial reversibilidade de um quadro pré-renal, com transformação de uma LRA oligúrica em não oligúrica. No entanto, a adoção de uma hidratação vigorosa com um balanço positivo em pacientes com LRA é um dos tratamentos que devem ser evitados para aumento da sobrevida de pacientes com LRA. Tal condição é comum e pode contribuir para edema periférico e congestão e disfunção orgânica, motivo por que evitar um balanço positivo pode ser protetor. Embora fracas, existem evidências de que um balanço positivo pode estar associado, de forma independente, à mortalidade em pacientes críticos com LRA ou com sepse severa (muitos destes com LRA).[56] As evidências são insuficientes para recomendar início precoce de TRS dialítica com o propósito exclusivo de manejo de volume, mas é sugerido como uma consideração razoável que se evite a sobrecarga volêmica no manejo desses pacientes.[38] Há uma preocupação recorrente quanto à reposição volêmica exagerada como fator predisponente para síndrome da angústia respiratória do adulto (SARA) intraoperatória; mas, em alguns estudos, não houve associação entre SARA e necessidade de ressuscitação volêmica superior a 20 $mL \cdot kg^{-1} \cdot h^{-1}$ ou necessidade de transfusões; nesse estudo, a maioria dos pacientes era ventilada com volume corrente de 8 a 10 $mL \cdot kg^{-1}$ de peso corporal ideal.[59] No entanto, deve-se observar que as necessidades de fluidos variam de maneira significativa entre pacientes e procedimentos; exemplo válido são as cirurgias de esôfago, em que, no cálculo do déficit pré-operatório, deve ser considerada a provavelmente significativa hipovolemia por redução de ingesta calórica e hídrica no prolongado período de jejum pré-operatório por incapacidade de deglutição. Adotando uma conduta extremamente conservadora na hidratação, a hipotensão pós-operatória traz riscos não apenas para instalação de LRA, como também de isquemia das anastomoses do trato digestivo.[59]

### Solução de amido hidroxietílico

Essa solução coloide de alto peso molecular tem uso intravascular como expansor de volume na prevenção e tratamento da hipovolemia e choque). Consiste em um polímero de glicose a 6% (amilopectina de batata) modificado sinteticamente com uma hidroxietilação em dois dos seis carbonos da molécula de glicose, diluído em cloreto de sódio 0,9%. Apresenta uma cinética variável, sendo hidrolisado por uma α-amilase plasmática, formando gradualmente moléculas de menor peso molecular, mas ainda oncoticamente ativas, que são eliminadas pelos rins após diversas clivagens. O próprio fabricante indica como contraindicação seu uso em pacientes nefropatas ou com lesão renal anúrica ou oligurica.[70] Alguns estudos multicêntricos demonstraram um aumento de mortalidade em pacientes criticamente doentes, muitos dos quais apresentavam LRA, o que produziu, em conferências de consenso, a recomendação de se evitar a solução de hidroxietilamido (HES, do inglês *hidroxyetil starch*) na ressuscitação hídrica com a intenção de aumentar sobrevida em LRA grave.[56]

### Diuréticos

O raciocínio fisiopatológico que advoga a favor do uso de diuréticos de alça como benéfico na LRA está embasado na evidência de poderiam reduzir o consumo renal de oxigênio em segmentos mais sensíveis à isquemia tubular. No entanto, diuréticos de alça comparados a placebo não apresentaram evidência de benefício (sem diferença em sobrevida ou recuperação de função renal),[40,46] embora possam promover a diurese, com redução de balanço positivo em altas doses pode ser ototóxico.[46]

No caso do uso de diuréticos em pacientes com LRA, infusão contínua parece ser mais efetiva em obter controle de sobrecarga de volume, sem maiores oscilações no volume efetivo intravascular. Haveria fraca recomendação a favor de infusão contínua, comparada com bólus.[56] Seu uso profilático venoso parece ser deletério em *bypass* cardiopulmonar.[49] Em uma conferência de consenso, houve sugestão de não utilizar furosemida rotineiramente, em infusão contínua, com a intenção de aumentar a sobrevida em pacientes com LRA, embora nenhum ensaio randomizado tenha confirmado um efeito danoso.[56]

O manitol é um diurético osmótico (livremente filtrado pelos glomérulos e pouco reabsorvido pelos túbulos), induzindo diurese osmótica; não há evidências de que seja eficaz na profilaxia ou tratamento da LRA.[6] Provavelmente, tenha efeito protetor no transplante renal, em infusão de volume fixo (250 mL de manitol 20% imediatamente antes da abertura dos clampes vasculares), poderia reduzir a incidência de LRA e a necessidade de diálise pós-transplante. Deve haver cuidado no seu uso pelo potencial de induzir elevadas perdas urinárias, depleção de volume e hipernatremia, hiperosmolaridade e hipercalemia.[54]

### Outras medidas

A hipotermia com finalidade exclusiva de redução de LRA não apresenta resultados definitivos. A eritropoetina poderia ter algum benefício em mecanismos não hemodinâmicos da LRA, como anti-inflamatório e antiapoptótico. O manejo do choque séptico, na verdade, é uma compilação de outras medidas previamente referidas no capítulo. Além da óbvia necessidade de antibioticoterapia apropriada, torna-se necessária uma ressuscitação volêmica precoce baseada em metas hemodinâmicas (saturação de oxigênio [$SatO_2$], PAM, pressão venosa central [PVC], débito urinário),[40] com preferência a cristaloides balanceados (p. ex., Ringer lactato ou Plasmalite®, por disporem de tampão e concentração de cloreto e de sódio inferior à solução de cloreto de sódio 0,9%)[71] e evitando coloides à base de amidos. Deve-se evitar balanço hídrico muito positivo (que possa também produzir um aumento de PIA) e o excesso de sedação. O controle da hiperglicemia secundária ao estresse no paciente crítico é necessário, estando recomendado o uso de insulina para controle da hiperglicemia severa, porém com a manutenção de valores entre 110 e 149 $mg \cdot dL^{-1}$ com o intuito de reduzir a incidência de LRA.[40]

### Aumento da depuração renal nas intoxicações exógenas

As intoxicações exógenas podem exigir um procedimento cirúrgico. Mesmo sem evidência de LRA, a intoxicação (exposição à dose tóxica conhecida de um agente ou suspeitada pela sintomatologia) pode exigir o uso de um método de remoção (lavagem gástrica, catárticos, irrigação intestinal). Muitas evidências já reverteram o antigo paradigma de indicação de êmese e lavagem gástrica indiscriminadas para a maior parte das condições de intoxicação aguda, especialmente devido ao risco associado de comorbidades como pneumonite química (por aspiração de conteúdo gástrico, em pacientes particularmente vulneráveis pelo rebaixamento do sensório e via aérea não protegida, especialmente após 1 hora da ingesta) ou novas lesões no caso de refluxo de substâncias cáusticas pelo sítio previamente lesionado. Cabe sempre a discussão com um centro regional de toxicologia.

As intoxicações agudas raramente requerem o uso de algum método de estímulo da eliminação renal (alcalinização urinária ou uso de hemodiálise ou hemoperfusão, no caso de fármacos ou toxinas potencialmente dialisáveis), provavelmente empregado em menos de 1% das intoxicações em geral, em séries americanas e brasileiras. O emprego de medidas para aumentar a depuração renal de substâncias pode acelerar a remoção da toxina, mas poucos estudos investigaram o quanto realmente elas encurtam a duração clínica da intoxicação ou melhoram os desfechos clínicos.

O objetivo da alcalinização urinária é alcançar um pH urinário de 7,5 ou superior, geralmente associado a um volume urinário superior a 3 $mL \cdot kg^{-1} \cdot h^{-1}$ (em adultos). Os fármacos de caráter ácido fraco, após sofrerem filtração glomerular, são mais facilmente eliminados com o aumento do pH na luz tubular, por ocorrer um aumento da proporção de fármaco sob a forma dissociada (em seus íons constituintes), o que, por alterar suas características de lipossolubilidade tubular, dificulta a reabsorção e aumenta a excreção. A eficácia clínica de métodos dialíticos e hemoperfusão em intoxicações agudas não pode ser facilmente estimada em virtude de concomitante absorção intestinal, metabolismo hepático e excreção urinária. Técnicas extracorpóreas podem ser úteis em intoxicações por salicilatos, metanol, etilenoglicol, lítio e superdosagens de teofilina, porém de uso limitado em substâncias sedativo-hipnóticas e intoxicações com produtos industriais e sanitários.[72]

No caso de emprego de TRS no manejo toxicológico, não é obrigatório que haja evidências de LRA para sua instituição, mas deve haver a avaliação de um especialista em nefrologia ou toxicologia, (p. ex., por contato a um Centro de Informação Toxicológica) para considerar a relação risco-benefício na indicação e execução do procedimento indicado.

A hemodiálise (HD) poder ser empregada para remoção de toxinas de baixo peso molecular, pequeno volume de distribuição, baixo grau de ligação proteica e alta hidrossolubilidade. Nos casos de depuração endógena baixa e alta depuração dialítica em comparação à depuração corporal total, o uso de HD deve ser considerado se a condição do paciente se deteriora progressivamente ou quando as concentrações medidas dos fármacos são preditivas de prognóstico pior quando não instituída a HD. De certa maneira, a HD é indicada para um número limitado de intoxicações. Taxas de depuração são maiores com hemoperfusão (HP) do que com a hemodiálise se o adsorvente (carvão ativado ou resina de poliestireno) for capaz de se ligar à toxina. As razões de extração para HP aproximam-se de 1 para algumas substâncias. Em determinadas situações, a toxicocinética é algo diferente da farmacocinética em níveis terapêuticos (**QUADRO 23.9**).

**QUADRO 23.9** Principais métodos de aumento de eliminação urinária – indicações de alcalinização urinária (AU), hemodiálise (HD), hemoperfusão (HP) e hemofiltração (HF)

| Agente tóxico | AU | HD | HP | HF |
|---|---|---|---|---|
| Alcoóis | – | Sim | – | – |
| Acetona | – | Sim | – | – |
| Ácido 2, 4 D-clorfenoxacético (herbicida) | Sim | – | – | – |
| Ácido valproico | – | Sim | Sim | – |
| Aminoglicosídeos | – | Sim | – | Sim |
| Amitriptilina, nortriptilina** | Sim | – | – | – |
| Atenolol | – | Sim | Sim | – |
| Barbitúricos | Sim | Sim | Sim | – |
| Brometos | – | Sim | – | – |
| Cafeína | – | – | Sim | – |
| Carbamazepina | – | Sim | Sim | – |
| Cloranfenicol | – | – | Sim | – |
| Clorporopamida | Sim | – | – | – |
| Dapsona | – | – | Sim | – |
| Diflunisal | Sim | – | – | – |
| Digitoxina 3 | – | Sim | – | – |
| Digoxina | – | – | Sim | – |
| Di-isopiramida | – | – | Sim | – |
| Etanol | – | Sim | – | – |
| Eticlorvinol[C]* | – | – | Sim | – |
| Etilenoglicol | – | Sim | – | – |
| Fenilbutazona | – | – | Sim | – |
| Fenitoína | – | – | Sim | – |
| Fenobarbital[C] | Sim | Sim | Sim | – |
| Fluoretos | Sim | Sim | – | – |
| Glutetimida* | – | – | Sim | – |
| Isopropanol (álcool isopropílico) | – | Sim | – | – |
| Lítio | – | Sim# | – | – |
| Meprobamato* | – | – | Sim | – |
| Metais pesados (possível) | – | Sim | – | – |
| Metanol (e metabólito ácido fórmico) | – | Sim# | – | – |
| Metaqualona* | – | – | Sim | – |
| Metformina*** | – | Sim | – | Sim |
| Metotrexato | Sim | – | Sim | Sim |
| Musgos amanita (amanitina e faloidina)[A] | – | – | Sim | – |
| Nadodol | – | Sim | – | – |
| Paracetamol[E] | – | Sim | Sim | – |
| Paraquat[B]#* | – | – | Sim | – |

(Continua)

**QUADRO 23.9** Principais métodos de aumento de eliminação urinária. Indicações de alcalinização urinária (AU), hemodiálise (HD), hemoperfusão (HP) e hemofiltração (HF) *(Continuação)*

| Agente tóxico | AU | HD | HP | HF |
|---|---|---|---|---|
| Primidona | Sim | – | Sim | – |
| Pentobarbital | Sim | Sim | Sim | – |
| Procainamioda | – | Sim | Sim | – |
| Salicilatos | Sim | Sim# | Sim | – |
| Sedativos-hipnóticos | – | – | Sim | – |
| Sotalol | – | Sim | – | – |
| Sulfonamidas | Sim | – | – | – |
| Teofilina# | – | Sim | Sim | – |
| Tetracloreto de carbono | – | – | Sim | – |
| Tiocinato | – | Sim## | – | – |
| Tricloroetanol (hidrato de cloral)[D] | – | Sim | Sim | – |

[A]Possível efeito nas primeiras 24 horas.
[B]Elevada ligação tecidual reduz a eficácia, a menos que instalado precocemente.
[C]Indicado se medidas de suporte não forem suficientes ou se expectativa de coma for prolongada.
[D]Metabólito do hidrato de cloral.
[E]Indicado somente se ingestões maciças com níveis séricos muito elevados (> 1.000 $mg \cdot L^{-1}$) complicados por coma e/ou hipotensão.
*Hemodiálise possível, porém depuração igual ou inferior à depuração corporal usual, o que inviabiliza seu uso como método de aumento de depuração.
**Hemoperfusão possível, porém depuração igual ou inferior à depuração corporal usual, o que inviabiliza seu uso como método de aumento de depuração.
***Dialisável, com depuração por HD inferior ao corporal usual, mas útil no manejo resultante da correção de acidose láctica associada e pela intoxicação ser mais comum em pacientes com infusiciência renal.
#Indicado imediatamente se intoxicação significativa.
##Indicado em pacientes com insuficiência renal que desenvolvem elevados níveis de tiocianato durante terapia estendida com nitroprussiato. Não exerce papel na intoxicação por cianetos.
Sublinhado: indica método preferencial ou depuração relatada superior.

*Fonte: Pedroso e Silva.*[72]

## Doença renal crônica

Caracteriza-se por perda progressiva de função renal, a DRC pode ser definida como a presença de uma TFG inferior a 60 $mL \cdot min^{-1} \cdot 1{,}73m^{-2}$, por um período superior a 3 meses. A fisiopatologia da progressão da DRC caracteriza-se, de maneira resumida, por uma redução progressiva da massa renal, com hipertrofia dos néfrons remanescentes; os néfrons, assim sobrecarregados, esclerosam e perdem função progressivamente.

Os túbulos proximais apresentam múltiplas funções, além da reabsorção e secreção de inúmeros solutos, sua atividade metabólica se caracteriza pela produção de hormônios, por exemplo a 25-hidroxivitamina D é convertida, por hidroxilação do carbono 1, em 1,25-di-hidroxivitamina D, um hormônio que aumenta os níveis séricos de cálcio. Além disso, os túbulos proximais têm um importante papel na gliconeogênese, atividade paralela ao que ocorre no fígado. A atividade endócrina do rim deve ser salientada pela sua importância na produção de hemácias por meio da secreção da eritropoetina, evitando anemia. Os rins ainda produzem renina e vários hormônios com atividade parácrina/autócrina, como dopamina, endotelina, prostaglandinas, angiotensina II, cininas, entre outras, para manter adequado o controle homeostático do organismo. Os rins são responsáveis pelo bom funcionamento de todos os sitemas do organismo, controlando, de forma eficaz, a homeostasia do equilíbrio acidobásico; a regulação dos fluidos e eletrólitos, a excreção de metabólitos produzidos pelas células como: creatinina, ácido úrico, ureia, ente outros. Além disso, os rins têm um controle extraordinário na excreção de substâncias exógenas, tais como os inúmeros medicamentos ingeridos no dia a dia dos pacientes.

Assim, pacientes com DRC apresentam, em graus variados, anemia, hiperparatireoidismo, acidose metabólica, hipercalemia, hipertensão, anorexia e desnutrição.

Os sinais e sintomas associados à DRC são, geralmente, inespecíficos ou de tardia manifestação, quase sempre somente se apresentam em estágios mais avançados, o que torna seu diagnóstico dependente de elevada suspeição clínica ou de exames de rastreamento. Sintomas que podem estar relacionados com DRC são cansaço, anorexia, náuseas e vômitos, prurido, noctúria, urgência, oligúria, hematúria, urina "espumosa", dor em flanco, entre outros. Sinais como aumento da pressão arterial, edema periférico, edema pulmonar, derrame pleural, palidez e leuconiquia podem sugerir a necessidade de investigação complementar. Na vigência de comorbidades pré-operatórias associadas, à DRC, como hipertensão arterial, diabetes e senilidade, estaria indicada a realização de exames mínimos como hemograma e exame de urina.[73]

Estudos epidemiológicos demonstram incremento significativo na incidência e prevalência mundial dessa condição nas últimas décadas, sobretudo consequente ao aumento da expectativa de vida da população e do diagnóstico de diabetes. A hipertensão arterial sistêmica e o diabetes estão entre as principais causas de DRC no Brasil.[74]

A presença de DRC produz aumento linear e importante do risco de eventos adversos ambulatoriais e hospitalares. Complicações sistêmicas associadas à DRC são a própria incidência de doenças cardiovasculares, hipertensão, distúrbio mineral e ósseo e anemia. Todos esses fatores contribuem para progressão a DRC em estágio final e para maior mortalidade desses pacientes. O controle rigoroso da proteinúria, da glicemia em pacientes diabéticos e da pressão arterial nos hipertensos e nos diabéticos pode retardar ou impedir a progressão da DRC. A nefropatias primárias (como as glomerulonefrites e doenças policísticas) e as nefropatias obstrutivas (como a nefrolitíase e outras condições urológicas) são também importantes causas de DRC.

Considera-se como DRC, portanto, não apenas a alteração de TFG, mas também a presença de lesão renal (alterações estruturais renais, macroscópicas ou demonstráveis por anatomia patológica ou por biomarcadores, mesmo em pacientes com função renal considerada normal ou levemente diminuída).

## Classificação

A necessidade de uma padronização conceitual e o entendimento de que o tratamento precoce de condições predisponentes pode modificar o desfecho desfavorável da progressão a estágios mais avançados de DRC produziram a atual classificação (K/DOQI, do inglês Kidney Disease Outcomes Quality Initiative).[41]

A **TABELA 23.3** apresenta os estágios de DRC e as ações esperadas em cada fase da evolução da doença.

O novo consenso do KDIGO[12] reforçou o conceito de que a causa da DRC interfere no seu manejo. Por exemplo, uma DRC primária renal (glomerulonefrite) *versus* doença secundária à condição sistêmica (hipertensão ou diabetes) pode requerer estratégias completamente diferentes. A presença de proteinúria é um fator de risco associado à fisiopatologia do dano renal, potencialmente modificável, sobretudo quando precocemente descoberta. Além da proteinúria persistente, a presença de hematúria persistente ou de alterações em exames de imagem podem demonstrar presença de DRC.

## Diagnóstico

Uma detecção de DRC geralmente ocorre em exames de rotina (creatinina sérica); quando precoce, permite advertir sobre complicações antes que ocorram sintomas, retardar a perda de função renal ao longo do tempo e adequar a prescrição de fármacos e cuidados específicos (hidratação). Mais recentemente, ficou evidente que também a albuminúria é preditor independente de progressão de doença renal, passando esta a fazer parte da definição prognóstica da DRC (gravidade).

**TABELA 23.3** Sistema de estagiamento e plano de ação para a doença renal crônica

| Estágio | Descrição | TFG (mL·min$^{-1}$·1,73$^{-2}$) | Ação* |
|---|---|---|---|
| 0 | Em risco aumentado para DRC | ≥ 90 com fatores de risco** | Triagem<br>Redução dos riscos para DRC |
| 1 | Dano renal com<br>TFG normal ou aumentada*** | ≥ 90 | Diagnóstico e tramento<br>Retardar a progressão da DRC<br>Tratar as comorbidades<br>Redução do risco de doença cardiovascular |
| 2 | Diminuição leve da TFG | 60 a 89 | Estimar a progressão |
| 3A | Diminuição leve a moderada da TFG | 45 a 59 | Avaliar e tratar as complicações |
| 3B | Diminuição moderada a grave da TFG | 30 a 44 | Tratar as complicações<br>Iniciar discussões sobre as opções para possíveis futuras necessidades de TRS |
| 4 | Diminuição grave da TFG | 15 a 29 | Tratar complicações<br>Preparar para TRS |
| 5 | Insuficiência renal | < 15 ou diálise | Substituição renal se urêmico ou outras indicações presentes |

*Inclui as ações dos estágios precedentes.

**Fatores de risco: hipertensão, dislipidemia, diabetes melito, anemia, lúps eritematoso sistêmico e ingestão crônica de analgésicos.

***Dano renal manifestado por anormalidades observadas em exames de sangue, urina, de imagens ou de patologia renal.

DRC, doença renal crônica; TFG, taxa de filtração glomerular; TRS, terapia renal substitutiva.

*Fonte: Adaptada do National Kidney Foundation (NKF)/ Kidney Disease Outcome Quality Initiative (K/DOQI) Advisory Board.*[75]

Por definição, atualmente admite-se DRC como a presença de anormalidades na função renal ou albuminúria que persistem por pelo menos 3 meses. A função renal alterada consiste na presença de depuração (TFG) menor que 60 $mL \cdot min^{-1}$, ou de albuminúria ou índice urinário albumina/creatinina maior que 30 $mg \cdot g^{-1}$. A albuminúria é complementar à baixa TFG porque ambas influenciam independentemente no prognóstico da DRC.

A realização de estudos urinários para avaliar albuminúria ou proteinúria é fundamental em pacientes com DRC. Enquanto a avaliação semiquantitativa de proteinúria em amostra de urina (por fita reagente ou em laboratório, indicando intensidade, de 0 a ++++) permite avaliar a presença de possível alteração renal, a sua apropriada quantificação por meio da albuminúria ou proteinúria de 24 horas permite confirmar a presença e gravidade de um dano renal glomerular em curso. A quantificação da albuminúria é crucial na avaliação de prognóstico. Alternativamente à determinação em urina de 24 horas, a determinação em amostra urinária da relação albumina/creatinina (A/C) ou proteína/creatinina, também chamada índice proteína/creatinina ou IPC, é preditiva de DRC. O índice A/C é marcador mais sensível e específico de DRC porque a proteinúria tem mais variabilidade. Os pacientes com qualquer alteração de A/C ou IPC devem ser encaminhados ao nefrologista, especialmente quando não houver causa aparente de doença renal (p. ex., paciente sem diabetes ou hipertensão arterial). A **TABELA 23.4** apresenta os intervalos de equivalência para perda de proteínas.

O manejo de pacientes baseia-se não apenas na presença de alterações da creatinina, mas igualmente no estágio de albuminúria. Pacientes no estágio A1 (albuminúria normal a levemente alterada) devem ter sua causa investigada e tratadas as condições comórbidas, sendo avaliados para fatores de risco para DRC e devendo iniciar medidas para reduzir o risco ou a progressão de DRC. Pacientes no estágio A2 (albuminúria moderadamente aumentada) requerem tratamento com bloqueadores do SRAA (IECA/BRA) e redução de pressão arterial ao alvo para idade e comorbidades, quando hipertensão estiver presente. Nos pacientes A3 (aumento significativo de albuminúria) em que haja síndrome nefrótica, esta deve ser tratada.[76]

Outros testes para detecção (*screening*) de DRC além da creatininemia e do IPC, geralmente, não são requeridos, sobretudo se diabéticos ou hipertensos. A realização de ultrassonografia renal e de vias urinárias está indicada se houver história de cálculos urinários ou de obstrução, infecções urinárias de repetição, em caso de história familiar de rins policísticos. Outras sorologias podem vir a ser solicitadas na presença de doença sistêmica ou glomerular suspeita (mieloma, amiloidose) ou no diagnóstico diferencial de causas primárias ou secundárias. A biópsia renal é procedimento de especialista, e sua indicação e avaliação fogem do escopo deste livro.

## Manejo

Os objetivos do tratamento da DRC diagnosticada é retardar a progressão da perda de função renal e evitar ou manejar as complicações. Algumas intervenções importantes são a necessidade de um manejo ótimo da hipertensão, com emprego de um inibidor do SRAA (IECA ou BRA) para hipertensão e albuminúria. Além disso um adequado controle do diabetes e uma correção apropriada da acidose metabólica estão indicados.

O manejo da hipertensão arterial é condição essencial para evitar a progressão da DRC. Diferentes pontos de corte utilizados para definir o alvo de pressão arterial (PA) entre pacientes com DRC são encontrados na literatura e modificaram-se ao longo do tempo, de acordo com evidências mais recentes. O VII Joint National Comitee on Hypertension (JNC 7), em 2003, preconizava PA 130/80 mmHg, ou menos, em pacientes com DRC. Já na sua oitava edição (JNC 8, 2014), o alvo para DRC é de PA inferior a 140/80 mmHg (mesmas recomendações para população geral < 60 anos, pela falta de dados robustos para justificar uma PA inferior). O KDIGO, em 2012,[12] considerou que o alvo para PA em DRC seria abaixo de 130/80 mmHg somente se a DRC estivesse presente em um contexto de albuminúria severa; ainda assim, a recomendação é feita à custa de nível de evidência muito fraco.

O consumo de sódio é uma causa de resistência aos anti-hipertensivos em DRC. O consumo médio dos americanos é de 3.500 mg; são recomendados, para DRC, valores em torno de 2.000 mg (evidência fraca). O uso de IECA ou BRA está

**TABELA 23.4** Intervalo de equivalência para perdas proteicas urinárias segundo métodos semiquantitativos e quantitativos e sua correspondência nos estágios de albuminúria

| Estágio de proteinúria | Estágio de albuminúria | Fita urinária (*"dipstick"*) | Razão albumina/creatinina (A/C) ($mg \cdot g^{-1}$) | Taxa de excreção de albumina ($mg \cdot 24\ h^{-1}$) | Índice proteína/creatinina ($mg \cdot mg^{-1}$) – IPC | Proteína urinária ($mg \cdot 24\ h^{-1}$) |
|---|---|---|---|---|---|---|
| Normal | A1 | 0 | < 30 | 10 a 30 | < 0,15 | < 150 |
| Microalbuminúria | A2 | 0 | 30 a 300 | 30 a 300 | < 0,15 | < 150 |
| Traços de proteinúria | A3 | Traços | > 300 | > 300 | 0,15 a 0,29 | 150 a 299 |
| Proteinúria | | +, ++ | N/A | N/A | 0,30 a 3,50 | 300 a 3.500 |
| Proteinúria nefrótica | | +++ | N/A | N/A | > 3,50 | > 3.500 |

O que se chama habitualmente de microalbuminúria é a albuminúria mensurada em pequenas quantidades, abaixo da detecção habitual da proteinúria por fita urinária. Acima de 300 $mg \cdot 24h^{-1}$ de albumina, convém referir-se a proteinúria porque as perdas secundárias ao dano renal deixam de ser seletivas apenas para a albumina.
N/A, não se aplica.

*Fonte: Adaptada de Goldshmith e colaboradores.*[73]

indicado no manejo da hipertensão; o JNC 8 o recomenda para todo paciente com DRC e HAS, já o consenso KDIGO[12] o recomenda apenas em pacientes com albuminúria A2 e A3, com ou sem diabetes (nível de evidência de nível baixo e alto respectivamente). Alguns paraefeitos indesejáveis do uso de IECA ou BRA são a hipercalemia e a redução da TFG, o que requer uma dosagem sérica de controle de potássio e creatinina algumas semanas após início ou ajuste de dose. O manejo da hipercalemia diagnosticada após início de IECA/BRA pode ser feito com dieta pobre em potássio, com tratamento de acidose metabólica concomitante, com o uso de diurético tiazídico ou de alça, ou com tratamento com resina de troca ligadora de potássio. A descontinuação dos IECAs/BRAs (na ausência de alterações graves de calemia e na ausência de alterações eletrocardiográficas) deve ser considerada somente se houver falha dessas medidas. Os IECAs e BRAs sabidamente alteram a hemodinâmica arteriolar glomerular, de maneira a reduzir a TFG. Uma piora de taxa de filtração maior que 25% nos primeiros 3 meses de início de IECA/BRA requer obrigatoriamente investigação de diurese excessiva ou presença de estenose de artéria renal. No caso de estenose bilateral (ou unilateral em rim único), a presença de hipertensão paradoxal associada ao uso de IECA/BRA exigirá sua imediata descontinuação.

O duplo bloqueio do SRAA (associação de IECA+BRA) não deve ser utilizado em pacientes com DRC e hipertensão, independentemente se tenha ou não diabetes. Isso se deve ao fato de que estudos mais recentes demonstraram que o risco de complicações (LRA, hipercalemia severa) é maior, sem benefícios evidentes com relação à mortalidade ou cardiovasculares que justificassem seu uso.

O uso de diuréticos está entre as medidas mais comuns de manejo do paciente com DRC, seja como anti-hipertensivo, isolado ou em associação, seja para o controle de sobrecarga hídrica ou no manejo de distúrbios eletrolíticos. Os diuréticos são geralmente necessários para manejo de expansão de volume extracelular e controle de PA em DRC. Os diuréticos tiazídicos (p. ex., hidroclorotiazida, clortalidona) são mais comuns nos estágios 1 a 3b (TFG > 30 mL $\cdot$min$^{-1}$). Em virtude de menor exposição tubular luminal aos tiazídicos na presença de TFGs mais baixas, no caso de estágio 4 de DRC, o emprego de diurético de alça (furosemida, duas vezes ao dia) é mais eficaz para produzir uma diurese efetiva.

Em relação ao controle glicêmico, entre os benefícios encontramos a redução de risco cardiovascular, da progressão da albuminúria e da perda de função renal. A hemoglobina glicosilada (HbA1c) recomendada é de 7%. Dados recentes associam um risco associado ao controle glicêmico excessivamente intenso. Alvos de HbA1c podem ser mais altos se o paciente tiver expectativa de vida limitada ou elevado risco de hipoglicemia. A anemia está associada à redução de produção de eritropoietina com redução de TFG. A mensuração de Hb, pelo menos anual, está recomendada a partir do estágio 3a (TFG 45-59 mL$\cdot$min$^{-1}$). O manejo da doença mineral óssea é, geralmente, da área do especialista; inicia-se no estágio 3b (TFG 30-44 mL$\cdot$min$^{-1}$); o hiperparatireoidismo secundário está geralmente associado a hipocalcemia, hiperfosfatemia, redução de vitamina D e calcificações vasculares. O uso de álcalis orais (bicarbonato de sódio) para obtenção de $HCO_3$ normal diminui a progressão de DRC. No caso de pacientes com $HCO_3$ sérico menor que 22 mmol$\cdot$L$^{-1}$, pode ser utilizado bicarbonato de sódio oral ou citrato de sódio oral (em quantidades equivalentes a 25 ou 30 mEq de $HCO_3$ oral por dia); se não for atingido o objetivo de correção da acidose, o paciente deve ser encaminhado ao nefrologista.[77]

Os pacientes com quadro de obstrução crônica podem requerer a resolução do fator obstrutivo, embora alguma recuperação de função renal em rins com obstrução de longa data seja menos provável quanto maior o tempo de permanência da hidronefrose. Exames de imagem podem auxiliar na determinação da cronicidade do dano, mas nem sempre fornecem uma certeza definitiva da viabilidade do parênquima renal. Em pacientes com quadros de obstrução urinária crônica, o uso de cintilografia com 99TcDTPA ou 99TcMAG-3 pode ser auxiliar na avaliação de viabilidade do parênquima e definição de plano terapêutico definitivo (renograma com filtração glomerular relativa estimada ou fluxo plasmático renal efetivo < 10% do normal). Em quadros crônicos, uma desobstrução temporária também pode ser tentada (p. ex., implante de nefrostomia) com observação por pelo menos 8 a 12 semanas para avaliar potencial de recuperação que justifique intervenções cirúrgicas maiores.[58]

## Segurança do paciente com DRC

Algumas medicações de uso comum ou seus metabólicos são excretados pelos rins. O ajuste de dose baseado na TFG pode evitar ou reduzir complicações. Medicações que causam LRA podem precipitar ou acelerar dano renal crônico. É prudente descontinuar ou evitar medicações que podem causar LRA em situação de depleção de volume (p. ex., bloqueadores do SRAA, AINEs, diuréticos). Os AINEs serão discutidos mais adiante em "Riscos de alteração da função renal em procedimentos comuns ao anestesiologista".

A metformina, pelo risco de acidose láctica (embora rara), não deve ser começada se TFG < 50 mL$\cdot$min$^{-1}$, ou creatinina sérica em indivíduo masculino > 1,5 mg$\cdot$dL$^{-1}$ ou feminino > 1,4 mg$\cdot$dL$^{-1}$) e deve ser reduzida ou descontinuada em TFG inferiores a 30 mL$\cdot$min$^{-1}$. Se já vinha sendo utilizada, seu uso deve ser cauteloso se 30 a 45 mL$\cdot$min$^{-1}$, sendo justificada sua redução ou mesmo suspensão e conversão para insulinoterapia.

Todos pacientes com DRC devem ser considerados em risco aumentado de doença cardiovascular (DCV). Alguns fatores de risco adicionais aos de Framingham são a TFG baixa e albuminúria elevada (são independentemente preditivos de DCV e mortalidade). Outros fatores em DRC – anemia, doença mineral óssea, calcificação vascular – têm papel na progressão de DCV. Quanto ao manejo de lipídeos, o KDIGO 2015[78] não recomenda mais a redução de LDL entre 70 e 100 mg$\cdot$dL$^{-1}$ porque não se mostrou benéfica em *trials* clínicos. A terapia com dose fixa de estatina reduz o risco de eventos ateroscleróticos primários e secundários, mas não tem benefício em mortalidade geral ou progressão de DRC. A terapia de dislipidemia em DRC em pacientes acima de 50 anos deve ser feita após identificação do risco cardiovascular e não somente por um nível de LDL-c alterado. Dos 18 aos 49 anos, está indicada terapia com estatina se houver doença coronariana conhecida (IAM ou CRM), diabetes, acidente vascular encefálico isquêmico prévio, risco de morte CV estimado em 10 anos superior a 10%. Devem ser excluídas causas remediáveis de dislipidemia (síndrome nefrótica, hipotireoidismo, fármacos), e identificar fatores de risco que indiquem terapia. Não estaria indicado remensurar LDL frequentemente, a menos que resultados modifiquem manejo (controverso). Já um controle dos valores de LDL 6 a 12 semanas após início de estatinas é interessante para verificar se houve redução maior que 30% no LDL e se está havendo adequada aderência ou resposta inadequada.

O uso de antiplaquetários, como o ácido acetilsalicílico em baixa dose (100 mg), não está associado a LRA e, quando estiver indicado para prevenção secundária de DCV, pode ser feito, a menos que o risco de sangramento supere o benefício.

Quando a TFG é inferior a 15 mL·min·1,73m$^{-2}$, a DRC é denominada terminal porque requererá alguma modalidade de substituição (TRS). As modalidades de TRS são a diálise (hemodiálise ou diálise peritoneal) ou o transplante renal. A prescrição de diálise é privativa do nefrologista, mas cabe ao intensivista, ao anestesiologista ou mesmo ao internista conhecer as eventuais indicações de diálise, até mesmo para que seja providenciada avaliação urgente de especialista.

São indicações de diálise a hipervolemia não tratável com diuréticos, a hipercalemia (refratária a tratamento conservador), a acidose metabólica (refratária ao manejo conservador), a encefalopatia urêmica e a serosite urêmica ou sangramento urêmico. Intoxicação por fármaco ou toxina removível por diálise também é uma indicação.

A uremia se desenvolve mais comumente com DRC, especialmente nas fases tardias. Também pode ocorrer com LRA se a perda da função renal for rápida. Nenhuma toxina urêmica foi identificada como responsável exclusivamente por todas as manifestações clínicas da uremia. O acúmulo de ureia e creatinina é denominado azotemia. A uremia representa a síndrome clínica, não apenas os achados numéricos de ureia e creatinina. Isso porque podem contribuir para a síndrome clínica da uremia as alterações de susbtâncias outras que não apenas ureia e creatinina, como a concentração do hormônio da paratiroide (PTH), da $\beta_2$-microglobulina, de poliaminas, de produtos finais de glicosilação avançada (AGE) e outras moléculas médias.

As complicações da uremia avançada não tratada são convulsões, coma, parada cardíaca e morte. A parada cardíaca pode ocorrer por alterações eletrolíticas subjacentes graves, como hipercalemia, acidose metabólica, ou hipocalcemia. A pericardite urêmica geralmente cursa com achado ao exame físico de atrito pericárdico tipo "roçar de couro", sistodiastólico, mas que pode estar ausente ou produzir hipofonese de bulhas. Se o derrame pericárdico for volumoso poderá evoluir para tamponamento; deve ser evitado o uso de heparina. A hemorragia espontânea pode ocorrer com uremia grave (sangramento gastrintestinal, hematoma subdural espontâneo, sangramento associado a trauma ou piora de sangramento de outras causas). A diátese hemorrágica pode ocorrer com alteração do tempo de sangria de Ivy e da funcionalidade plaquetária, sem necessariamente haver alteração do tempo de protrombina ou de tromboplastina ativada, ou mesmo da contagem plaquetária. A redução da depuração de medicamentos pode conduzir a efeitos adversos indesejáveis, por aumento da sensibilidade aos fármacos (intoxicação digitálica) ou hipoglicemia grave em pacientes com diabetes (se os medicamentos hiperglicêmicos não são ajustados para a depuração da creatinina, como descrito). Pode haver doença óssea associada à falência renal (osteodistrofia renal), com risco aumentado de osteoporose ou fraturas ósseas com trauma.

O **QUADRO 23.10** inclui situações em que um paciente portador de DRC deve ser encaminhado ao especialista indicado.

**QUADRO 23.10** Recomendações para encaminhamento a especialista para avaliação e manejo conjunto de doença renal crônica

| Característica | Especialista |
|---|---|
| TFG < 30 mL·min$^{-1}$·1,73m$^{-2}$ | Nefrologista |
| Albuminuria estágio A3* | Nefrologista |
| Hematúria de causa não urológica | Nefrologista |
| Incapacidade de identificar uma causa presumível de DRC | Nefrologista |
| Aumento de risco de progressão de DRC | Nefrologista |
| Redução de TFG > 40% sem explicação | Nefrologista |
| Dificuldade no manejo de complicações de DRC (anemia, doença mineral óssea) | Nefrologista |
| Hipercalemia ($K^+$ > 5,5 mEq·L$^{-1}$) | Nefrologista |
| Hipertensão resistente ao tratamento* | Nefrologista ou cardiologista |
| Dificuldade de manejo de complicações de tratamento medicamentoso | Nefrologista ou cardiologista |
| Apresentação aguda de doença cardiovascular | Cardiologista |
| Doença cardiovascular crônica complexa ou grave | Cardiologista |
| Idade inferior a 18 anos | Nefrologista pediátrico |

*Albuminúria > 300 mg/dia, ou índice albumina/creatinina > 300 mg·g$^{-1}$, ou proteinúria > 150 mg·24h$^{-1}$.
**Pressão arterial > 130/80 mmHg, mesmo com uso apropriado de um regime de três anti-hipertensivos, incluindo um diurético.
TFG, taxa de filtração glomerular.

*Fonte: Inker e Levey.*[76]

## Riscos de alteração da função renal em procedimentos comuns ao anestesiologista

### Fluxo sanguíneo renal durante a anestesia

No período perioperatório, o organismo encontra-se mais sujeito a alterações de volume circulante e de pressão arterial, variações na mecânica circulatória e ventilatória, exposição a fármacos e agentes potencialmente nefrotóxicos e a lesões potenciais induzidas pelo próprio procedimento cirúrgico (dano tecidual, hemorragia, etc.). O tempo operatório impõe ao organismo a necessidade de manutenção de um volume circulante normal e retorno à homeostasia normal hidreletrolítica e acidobásica. Nem sempre o organismo encontra condições de restabelecimento rápido e autônomo de sua homeostasia, sendo fundamental o papel do anestesiologista no manejo perioperatório. Independentemente do mecanismo, sempre que houver uma redução no fluxo sanguíneo renal, haverá uma redução pelo menos transitória da TFG. A redução de débito cardíaco de qualquer origem leva à liberação de HAD, aumento de atividade simpática e do SRAA. As alterações sustentadas de pressão arterial sistêmica (mais de 10 minutos) reduzem a capacidade de autorregulação do fluxo sanguíneo renal, embora a TFG se mantenha (por autorregulação glomerular) por um tempo mais prolongado.[7]

## Anestesia inalatória

A anestesia moderna passou a utilizar compostos halogenados de fluoreto orgânico, menos inflamáveis, sendo seu protótipo o halotano. A partir deste, centenas de outros compostos mais estáveis e menos tóxicos foram sintetizados (de menor toxicidade hepática e efeitos cardiovasculares). Assim foram sintetizados, por exemplo, metoxiflurano, enflurano, isoflurano, sevoflurano e desflurano, que variam entre si na sua afinidade tecidual (solubilidade).[79-82]

Os anestésicos voláteis são agentes administrados, absorvidos e eliminados quase totalmente por via pulmonar. Essa característica farmacocinética é de grande utilidade na manutenção ou interrupção do efeito anestésico, por permitir atingir, de maneira rápida, altas ou baixas concentrações plasmáticas do agente, de acordo com a dose ofertada. A captação do alvéolo para o capilar pulmonar e sua eliminação na direção oposta pode sofrer interferências do fluxo sanguíneo pulmonar (débito cardíaco), da ventilação pulmonar e da transferência para o alvéolo (fluxo e volume inalados e coeficiente de solubilidade). A solubilidade difere entre tecidos (sangue, cérebro, músculos e gordura). O coeficiente de partição tecido/gás corresponde à capacidade de concentração ou retenção do anestésico volátil em um determinado tecido. A fração expirada do gás (pressão parcial no ar alveolar) reflete sua concentração no cérebro.[79,80,82,83]

Entre sua captação (absorção) e sua eliminação pulmonar, ocorre metabolismo hepático com biotransformação em compostos voláteis e não voláteis; esses últimos são predominantemente eliminados pelos rins. A farmacocinética do agente volátil torna os efeitos do anestésico no sistema nervoso central (SNC) dependentes da excreção pulmonar, sem que haja alteração da resposta anestésica mesmo em pacientes com função renal diminuída. Já os compostos não voláteis derivados do seu metabolismo podem produzir alteração transitória e reversível da função renal.[79-83]

Os anestésicos halogenados podem reduzir o fluxo sanguíneo, a TFG e o débito urinário, geralmente como consequência de alterações cardiovasculares (pressão arterial e débito cardíaco). Os anestésicos voláteis que contêm compostos fluorados são os que podem ser diretamente nefrotóxicos. O flúor é um halogênio, o mais eletronegativo e reativo de todos os elementos. Interfere no metabolismo do cálcio e em mecanismos enzimáticos de formação do ATP. Quando ingerido na forma de fluoretos (como micronutriente natural ou intencionalmente adicionado na fluoretação da água de abastecimento), em concentrações baixas, gera efeito benéfico, favorecendo a remineralização do esmalte e inibindo a glicólise bacteriana no biofilme dental.[84] Em concentrações elevadas, porém, pode ocorrer fluorose (espessamento do periósteo) óssea ou dentária. O flúor inorgânico é um gás que pode ser tóxico quando inalado acima dos limites de exposição, sendo altamente reativo com o cálcio e produzindo precipitado insolúvel, reduzindo a concentração plasmática desse último. Estudos *post mortem* por inalação aguda demonstraram ocorrência de vasodilatação, degeneração hepática, necrose tubular, dano glomerular, edema cerebral e pulmonar. A exposição crônica causa fluorose, espessamento periosteal, calcificação ligamentar e redução do canal medular ósseo. Os fluoretos inorgânicos provenientes de metabolismo hepático seriam menos nefrotóxicos que aqueles oriundos de metabolismo renal.[79-83]

O dano renal é classicamente descrito como resultante de intoxicação por metoxiflurano. A anestesia com esse composto fluorado pode produzir efeitos renais com correlação direta ao tempo de exposição. O metoxiflurano é transformado em compostos inorgânicos capazes de induzir toxicidade se a concentração de fluoreto for acima de 50 $\mu mol \cdot L^{-1}$.[85] Em animais e humanos, pode induzir um tipo de diabetes insípido nefrogênico adquirido, caracterizado por uma insuficiência renal aguda do tipo poliúrica consequente à indução de falha de resposta ao HAD. Outros distúrbios metabólicos associados incluem hiperosmolaridade plasmática, hipernatremia, aumento de excretas nitrogenadas (ureia e creatinina).[6,79]

O halotano pode apresentar um impacto indireto, geralmente transitório e reversível, sobre a função renal, secundário à vasodilatação central, redução de fluxo sanguíneo renal e ativação do SRAA, potencializado por catecolaminas.[79,80,83] Até 20% do halotano é metabolizado no fígado. Hepatotoxicidade direta é incomum (e rara a hepatite fulminante colestática),[85] mas seu risco aumenta de modo significativo se o paciente for novamente anestesiado com halotano em menos de 6 meses, ou se a substância for utilizada em situação de trauma, hepatite viral, em grandes cirurgias hepáticas ou com fármacos indutores de enzimas hepáticas, como isoniazida ou fenobarbital. Uso de compostos fluorados em pacientes sob tratamento com tuberculostáticos obrigada à monitorização da função renal, uma vez que a associação halotano e isoniazida está relacionada à disfunção renal. Outras reações adversas que o halotano pode desencadear – como tremores, *delirium*, náuseas, vômitos e hipertermia maligna –, dependendo de sua intensidade, teoricamente poderiam ter repercussão renal.[79,80,83]

O sevoflurano tem perfil favorável quanto à pouca solubilidade, com rápida indução e emergência anestésicas, menores sonolência e incidência de náuseas no pós-operatório em sala de recuperação, menor resistência da via aérea e mínimos efeitos cardiovasculares. Sofre importante metabolismo hepático, com aumento dos níveis séricos de fluoreto e, em contato com a cal sodada, sofre transformação ao éter vinílico composto A. No rim, o composto A sofre conjugação ao glutation e, a seguir, à cisteína por ação da enzima β-liase de conjugação da cisteína. Os conjugados de cisteína são nefrotóxicos. A concentração dessa enzima em ratos é, muitas vezes, superior à concentração em tecido renal humano, o que gera alguma controvérsia relativamente à produção de um dano renal efetivo no homem. No entanto, há descrição de que exposição a sevoflurano em elevadas concentrações ou tempo anestésico prolongado (mais de 2 horas) poderia produzir lesão glomerular e tubular pelo composto A.[79,80,83]

Entre os anestésicos inalalatórios mais modernos, o isoflurano e o desflurano poderiam ser considerados parcialmente inócuos e mais adequados para pacientes com doença renal. Há evidências de que anestésicos voláteis (isoflurano, sevoflurano ou desflurano) possam estar associados à nefroproteção em eventos de isquemia e reperfusão, quando administrados antes e após a isquemia renal, promovendo redução de NTA quando comparados a anestésicos venosos (pentobarbital e quetamina).[79,80,83]

## Anestesia venosa

Os hipnóticos e opioides são anestésicos venosos que vêm sendo empregados de maneira crescente. Têm farmacocinética favorável por apresentar completa biodisponibilidade venosa, atingindo predominantemente os órgãos mais vascularizados (dos quais o pulmão comporta-se como reservatório importante) e, após, redistribuindo-se aos tecidos menos vascularizados, como muscular e lipídico. Em relação à eliminação renal de compostos hidrossolúveis polares, somente a fração não ligada a proteínas pode sofrer filtração glomerular. A secreção tubular por transporte ativo depende do fluxo sanguíneo renal. A reabsorção tubular age semelhantemente à secreção, e a reabsorção passiva depende de lipossolubilidade e do grau de ionização.

O tiopental apresenta, normalmente, redistribuição no tecido gorduroso e, por sua elevada ligação proteica (80%), a fração livre pode dobrar em pacientes com hipoalbuminemia (pacientes urêmicos crônicos), o que requer redução da dose nesse tipo de pacientes.[79,80,83] Há relatos de choque circulatório e anemia hemolítica quando utilizadas doses altas que poderiam produzir LRA.

O uso de cetamina, propofol e etomidato não está associado a dano renal secundário.[79,80,83]

Os opioides são inativados no fígado em metabólitos ativos e inativos, de eliminação renal. A morfina é metabolizada em diversos metabólitos ativos no fígado, e a morfina-6-glucuronídeo (M6G) tem considerável efeito μ-agonista, podendo acumular-se nos pacientes com depuração renal reduzida, o que gera efeitos colaterais do uso continuado de morfina nesses pacientes.[52,64,83,86] Portanto, seu uso a longo prazo está contraindicado e, se necessário, deve-se diminuir as doses e aumentar os intervalos de acordo com o grau de insuficiência renal[87,88] **(TAB. 23.5)**.

A meperidina é metabolizada em nor-meperidina que, em acúmulo, pode produzir excitação do SNC e convulsões, não sendo recomendada em caso de insuficiência renal. O fentanil tem metabolismo hepático e pequena excreção urinária, ligação moderada a proteínas plasmáticas e amplo volume de distribuição, sendo adequado para pré-medicação de pacientes com insuficiência renal, assim como em anestesia. O alfentanil e o sufentanil mantêm os perfiis farmacocinético e farmacodinâmico inalterados na presença de função renal alterada. O remifentanil não acumula em infusões prolongadas, não depende do metabolismo hepático pois é metabolizado rapidamente por esterases plasmáticas, podendo ser utilizado em insuficiência renal.[79,80,83]

## Anestésicos locais

Têm como característica um grupo hidrofóbico lipofílico (anel aromático), um resíduo amínico (hidrofílico) e uma cadeia intermediária (éster ou amida). A amina terciária concede às moléculas um comportamento de base fraca, pouco solúvel em água e solúvel em lipídeos. Sua preparação como cloridrato melhora a solubilidade e estabilidade em meio aquoso; essa característica ácida adquirida sofre tamponamento após sua infiltração, com a fração catiônica compondo uma base livre capaz de se difundir através de membranas lipídicas e chegando aos axônios dos nervos, com efeito anestésico.[79,80,82,89]

**TABELA 23.5** Ajuste da dose de morfina para pacientes com depuração renal reduzida

| Morfina | % da dose normal | Dose (mg) | Intervalo da dose (h) |
|---|---|---|---|
| Insuficiência renal leve | 75 | 2,5 a 5 | 6 |
| Insuficiência renal moderada | 50 | 2,5 a 5 | 6 a 8 |
| Insuficiência renal grave | Usar pequenas doses | 1,25 a 2,5 | 8 a 12 |

Sua distribuição é maior em órgãos mais perfundidos, sendo influenciada também por lipossolubilidade e ligação proteica. A meia-vida dos ésteres geralmente é curta em virtude da hidrólise plasmática por pseudocolinesterases, enquanto as amidas (de maior distribuição tecidual) dependem de metabolismo hepático, devendo seu uso ser evitado no caso de lesão hepática grave. O rim é o principal órgão de excreção de seus metabólitos menos tóxicos ou inativos. Apenas pequena proporção do fármaco ativo é eliminada inalterada e a acidificação da urina favorece sua eliminação em razão de seu caráter básico. Os ésteres variam em percentual de excreção; alguns metabólitos são eliminados em mais de 90% pelo rim. Já as amidas são excretadas apenas em pequena quantidade pelo rim. Pode haver acúmulo do metabólito da lidocaína (glicinexilidida) em insuficiência renal, mas, por ser menos ativo, dele não resultam efeitos clínicos. A exposição prolongada a anestésicos do grupo éster (tetracaína) ou amida (lidocaína, bupivacaína) poderia produzir apoptose das células do túbulo proximal.[79,80,82,89]

## Bloqueadores neuromusculares

A succinilcolina pode produzir hipercalemia (0,5-1 $mEq{\cdot}L^{-1}$) transitória com início em 3 a 5 minutos e duração de 10 a 15 minutos, entretanto os níveis de potássio sérico podem atingir valores bem superiores em pacientes politraumatizados, queimados ou não com alterações neurológicas (paraplegia, quadriplegia), nos quais os níveis séricos podem se elevar a 5 a 7 $mEq{\cdot}L^{-1}$. As grandes doses devem ser evitadas em pacientes com insuficiência renal e recomenda-se não utilizar em pacientes que não tenham sido dialisados há menos de 24 horas.[79,80,83]

Entre os agentes adespolarizantes, o pancurônio apresenta a maior eliminação renal, acima de 50%. O vencurônio alcança duração intermediária, mas que se torna prolongada em pacientes com alterada função renal. Nenhum deles seria adequado para uso na presença de disfunção renal. O rocurônio tem ação intermediária, não produz metabólitos ativos, tem eliminação renal em 30% e meia-vida prolongada na presença de disfunção renal. O mivacúrio é de curta duração, convertido a metabólitos inativos pela butirilcolinesterase; sua depuração diminui na insuficiência hepática e renal. O cisatracúrio e atracúrio poderiam ser utilizados como alternativa para pacientes com insuficiência hepática ou renal, uma vez que sua eliminação independe do fígado ou do rim (via de degradação de Hofmann). O atracúrio está relacionado, porém, à liberação de histamina em pacientes transplantados renais.[79,80,83]

## Benzodiazepínicos

O midazolam tem 0,02% de excreção urinária, portanto seu efeito praticamente não se altera em pacientes com insuficiência renal. Os benzodiazepínicos apresentam grande afinidade à albumina, sendo ativa somente a sua fração livre; tal característica justifica por que os hepatopatas apresentam maior risco de depressão do SNC. Nos pacientes com DRC, a maior fração livre (não ligada à albumina) aumenta a depuração do diazepam e flunitrazepam. A maior parte dos demais benzodiazepínicos é de eliminação renal.[79,80,83]

## Anti-inflamatórios não esteroides

Os AINEs podem produzir insuficiência renal aguda e crônica, geralmente associada à exposição contínua e por tempo prolongado. Os inibidores da cicloxigenase 2 (COX2) podem produzir LRA quando associados à acidose láctica secundária ao uso de metformina.

Os AINEs produzem LRA por inibição de prostaglandinas vasodilatadoras. O dano é pior no contexto de desidratação e ICC. O seu uso crônico aumenta a taxa de progressão de DRC. Também podem produzir nefrite intersticial alérgica (com ou sem doença de alterações mínimas), associada a hipercalemia, hipertensão e edema. Recomenda-se evitar AINEs se TFG $< 30$ mL·min$^{-1}$ e limitar se TGF $< 60$ mL·min$^{-1}$. Seu uso, não podendo ser evitado, deve ser feito com extrema cautela se concomitante a IECAs/BRAs e diuréticos.[79,80,83]

## Referências


1. Skorecki K, Chertow GM, Marsden PA, Brenner BM, Rector FC. Brenner and Rector's the kidney. 10th ed. Philadelphia: Elsevier; 2016.
2. Helou CMB, Andrade L. Fisiologia renal. In: Barros E, Manfro RC, Thomé FS, Gonçalves LFS. Nefrologia: rotinas, diagnóstico e tratamento. 3. ed. Porto Alegre: Artmed; 2006. p. 17-31.
3. Martini FH, Timmons MJ, Tallitsch RB. Anatomia humana. 6. ed. Porto Alegre: Artmed; 2009.
4. Barros E, Thomé FS, Karohl C. Fisiologia renal aplicada. In: Barros E, Manfro RC, Thomé FS, Gonçalves LFS. Nefrologia: rotinas, diagnóstico e tratamento. 2. ed. Porto Alegre: Artmed; 1999. p. 25-46.
5. Barros RT, Alves MAR, Dantas M. Glomerulopatias: patogenia, clínica e tratamento. 2. ed. São Paulo: Sarvier; 2006.
6. Barash PG, Cullen BF, Stoelting RK, Cahalan MK, Stock C, Ortega R. Manual de anestesiologia clínica. 7. ed. Porto Alegre: Artmed; 2015.
7. Stoelting RK, Flood P, Rathmell JP, Shafer S. Manual de farmacologia e fisiologia na prática anestésica. 3. ed. Porto Alegre: Artmed; 2016.
8. Hall JE. Guyton e Hall tratado de fisiologia médica. 13. ed. Rio de Janeiro: Elsevier; 2017.
9. Zatz R, editor. Bases fisiológicas da nefrologia. São Paulo: Atheneu; 2012.
10. Silverthorn DU. Fisiologia humana: uma abordagem integrada. 7. ed. Porto Alegre: Artmed; 2017.
11. Eaton DC, Pooler JP. Fisiologia renal de Vander. 8. ed. Porto Alegre: AMGH; 2016.
12. KDIGO 2012 clinical practice guideline for the evaluation and management of chronic kidney disease. Kidney Int. 2013;3(1):1-150.
13. Rolin HA 3rd, Hall PM, Wei R. Inaccuracy of estimated creatinine clearance for prediction of iothalamate glomerular filtration rate. Am J Kidney Dis. 1984;4(1):48-54.
14. Stevens LA, Levey AS. Measured GFR as a confirmatory test for estimated GFR. J Am Soc Nephrol. 2009;20(11):2305-13.
15. Soares AA, Eyff TF, Campani RB, Ritter L, Camargo JL, Silveiro SP. Glomerular filtration rate measurement and prediction equations. Clin Chem Lab Med. 2009;47(9):1023-32.
16. Soares AA, Prates AB, Weinert LS, Veronese FV, de Azevedo MJ, Silveiro SP. Reference values for glomerular filtration rate in healthy Brazilian adults. BMC Nephrol. 2013;14:54.
17. Levey AS, Coresh J, Greene T, Stevens LA, Zhang YL, Hendriksen S, et al. Using standardized serum creatinine values in the modification of diet in renal disease study equation for estimating glomerular filtration rate. Ann Intern Med. 2006;145(4):247-54.
18. Cockcroft DW, Gault MH. Prediction of creatinine clearance from serum creatinine. Nephron. 1976;16(1):31-41.
19. Levey AS, Bosch JP, Lewis JB, Greene T, Rogers N, Roth D. A more accurate method to estimate glomerular filtration rate from serum creatinine: a new prediction equation. Modification of Diet in Renal Disease Study Group. Ann Intern Med. 1999;130(6):461-70.
20. Poggio ED, Wang X, Greene T, Van Lente F, Hall PM. Performance of the modification of diet in renal disease and Cockcroft-Gault equations in the estimation of GFR in health and in chronic kidney disease. J Am Soc Nephrol. 2005;16(2):459-66.
21. Levey AS, Stevens LA, Schmid CH, Zhang YL, Castro AF 3rd, Feldman HI, et al. A new equation to estimate glomerular filtration rate. Ann Intern Med. 2009;150(9):604-12.
22. Matsushita K, Selvin E, Bash LD, Astor BC, Coresh J. Risk implications of the new CKD Epidemiology Collaboration (CKD-EPI) equation compared with the MDRD Study equation for estimated GFR: the Atherosclerosis Risk in Communities (ARIC) Study. Am J Kidney Dis. 2010;55(4):648-59.
23. Veronese FV, Gomes EC, Chanan J, Carraro MA, Camargo EG, Soares AA, et al. Performance of CKD-EPI equation to estimate glomerular filtration rate as compared to MDRD equation in South Brazilian individuals in each stage of renal function. Clin Chem Lab Med. 2014;52(12):1747-54.
24. Stevens LA, Coresh J, Schmid CH, Feldman HI, Froissart M, Kusek J, et al. Estimating GFR using serum cystatin C alone and in combination with serum creatinine: a pooled analysis of 3,418 individuals with CKD. Am J Kidney Dis. 2008;51(3):395-406.
25. Weinert LS, Camargo EG, Soares AA, Silveiro SP. Glomerular filtration rate estimation: performance of serum cystatin C-based prediction equations. Clin Chem Lab Med. 2011;49(11):1761-71.
26. Inker LA, Schmid CH, Tighiouart H, Eckfeldt JH, Feldman HI, Greene T, et al. Estimating glomerular filtration rate from serum creatinine and cystatin C. N Engl J Med. 2012;367(1):20-9.
27. Bonventre JV. Kidney injury molecule-1 (KIM-1): a urinary biomarker and much more. Nephrol Dial Transplant. 2009;24(11):3265-8.
28. Bonventre JV, Vaidya VS, Schmouder R, Feig P, Dieterle F. Next-generation biomarkers for detecting kidney toxicity. Nat Biotechnol. 2010;28(5):436-40.
29. Nogare AL, Veronese FV, Carpio VN, Montenegro RM, Pedroso JA, Pegas KL, et al. Kidney injury molecule-1 expression in human kidney transplants with interstitial fibrosis and tubular atrophy. BMC Nephrol. 2015;16:19.
30. Devarajan P. Neutrophil gelatinase-associated lipocalin (NGAL): a new marker of kidney disease. Scand J Clin Lab Invest Suppl. 2008;241:89-94.
31. Ricci Z, Ronco C. New insights in acute kidney failure in the critically ill. Swiss Med Wkly. 2012;142:w13662.
32. Seguro AC, Magaldi AJB, Helou CMB, Malnic G, Zatz R. Processamento de água e eletrólitos pelos túbulos renais. In: Zatz R. Fisiopatologia renal. São Paulo: Atheneu; 2000. Cap. 5, p. 71-96.
33. Bratter DC. Creatinine clearance from changing serum creatinine, page 2. In: Bratter DC. Pocket manual of drug use in clinical medicine. 3rd ed. Toronto: B.C. Decker; 1987.
34. Levey AS, Greene T, Kusek JW, Beck GL, MDRD Study Group. A simplified equation to predict glomerular filtration rate from serum creatinine. J Am Soc Nephrol 2000;11:155A.
35. Levey AS, Coresh J, Greene T, Marsh J, Stevens LA, Kusek JW, et al. Expressing the modification of diet in renal disease study equation for estimating glomerular filtration rate with standardized serum creatinine values. Clin Chem. 2007;53(4):766-72.
36. Pereira EB. Ritmo de filtração glomerular estimado por fórmulas [Internet]. São Paulo: Sociedade Brasileira de Nefrologia; [s.d., capturado em 1 jul. 2017]. Disponível em: http://arquivos.sbn.org.br/equacoes/link/RFG.htm.
37. Reilley Jr RF, Perazella MA. Nefrologia em 30 dias. 2. ed. Porto Alegre: AMGH; 2015.
38. Faubel S, Shah PB. Immediate consequences of acute kidney injury: the impact of traditional and nontraditional complications on mortality in acute kidney injury. Adv Chronic Kidney Dis. 2016;23(3):179-85.
39. Smith HW. Acute renal failure related to traumatic injuries. In: Smith HW. The kidney: structure and function in health and disease. Oxford: Oxford University Press; 1951.
40. Romano TG, editor. Nefrologia. São Paulo: Atheneu; 2016. Série Medicina de Urgência e Terapia Intensiva do Hospital Sírio-Libanês.
41. Bellomo R, Ronco C, Kellum JA, Metha RL, Palevsky P, ADQI workgroup. Acute renal failure – definition, outcome measures, animal models, fluid therapy and information technology needs: the Second International Consensus Conference of the Acute Dialysis Quality Initiative (ADQI) group. Crit Care. 2004;8(4):R204–R12.
42. Park JT. Postoperative acute kidney injury. Korean J Anesthesiol. 2017;70(3):258-66.
43. Dursun B, Edelstein CL. Core curriculum in nephrology: acute renal failure. Am J Kidney Dis. 2005;45(3):614-8.
44. Kheterpal S, Tremper KK, Heung M, Rosenberg AL, Englesbe M, Shanks AM, et al. Development and validation of an acute kidney injury risk index for patients undergoing general surgery: results from a national data set. Anesthesiology. 2009;110(3):505-15.
45. Kertai MD, Zhou S, Karhausen JA, Cooter M, Jooste E, Li YJ, et al. Platelet counts, acute kidney injury, and mortality after coronary artery bypass grafting surgery. Anesthesiology. 2016;124(2):339-52.
46. Hilton R. Acute renal failure. BMJ. 2006;333(7572):786-90.
47. Nunes TF, Brunetta DM, Leal CM, Pisi PCB, Roriz-Filho JS. Insuficiência renal aguda. Medicina (Ribeirão Preto). 2010;43(3):272-82.
48. Schrier RW, editor. Manual of nephrology. 8th ed. Philadelphia: Wolters Kluwer Health; c2015.
49. McIlroy D, Sladen RN. Renal physiology, pathophysiology and pharmacology. In: Miller RD, editor. Miller's anesthesia. 8th ed. Philadelphia: Elsevier; c2015. p. 545-87.
50. Simmons MN, Schreiber MJ, Gill IS. Surgical renal ischemia: a contemporary overview. J Urol. 2008;180(1):19-30.
51. Lapi F, Azoulay L, Yin H, Nessim SJ, Suissa S. Concurrent use of diuretics, angiotensin converting enzyme inhibitors, and angiotensin receptor blockers with non-steroidal anti-inflammatory drugs and risk of acute kidney injury: nested case-control study. BMJ. 2013;346:e8525.
52. Zuo T, Jiang L, Mao S, Liu X, Yin X, Guo L. Hyperuricemia and contrast-induced acute kidney injury: a systematic review and meta-analysis. Int J Cardiol. 2016;224:286-294.
53. Duncan BB, Schmidt MI, Giugliani ERJ, Duncan MS, Giugliani C. Medicina ambulatorial: condutas em atenção primária baseadas em evidências. 4. ed. Porto Alegre: Artmed; 2013.
54. Lameire N, van Biesen W, Hoste E, Vanholder R. The prevention of acute kidney injury an in-depth narrative review: Part 2: Drugs in the prevention of acute kidney injury. NDT Plus. 2009;2(1):1-10.
55. Tepel M, van der Giet M, Schwarzfeld C, Laufer U, Liermann D, Zidek W. Prevention of radiographic-contrast-agent-induced reductions in renal function by acetylcysteine. N Engl J Med. 2000;343(3):180-4.
56. Landoni G, Bove T, Székely A, Comis M, Rodseth RN, Pasero D, et al. Reducing mortality in acute kidney injury patients: systematic review and international web-based survey. J Cardiothorac Vasc Anesth. 2013;27(6):1384-98.
57. ACT Investigators. Acetylcysteine for prevention of renal outcomes in patients undergoing coronary and peripheral vascular angiography: main results from the randomized Acetylcysteine for Contrast-induced nephropathy Trial (ACT). Circulation. 2011;124(11):1250-9.
58. Shokeir AA, Provoost AP, Nijman RJ. Recoverability of renal function after relief of chronic partial upper urinary tract obstruction. BJU Int. 1999;83(1):11-7.
59. Chau EH, Slinger P. Perioperative fluid management for pulmonary resection surgery and esophagectomy. Semin Cardiothorac Vasc Anesth. 2014;18(1):36-44.
60. Aftab M, Coselli JS. Reprint of: Renal and visceral protection in thoracoabdominal aortic surgery. J Thorac Cardiovasc Surg. 2015;149(2 Suppl):S130-3.
61. Friedrich JO, Adhikari N, Herridge MS, Beyene J. Meta-analysis: low-dose dopamine increases urine output but does not prevent renal dysfunction or death. Ann Intern Med. 2005;142(7):510-24.
62. Landoni G, Biondi-Zoccai GG, Tumlin JA, Bove T, De Luca M, Calabrò MG, et al. Beneficial impact of fenoldopam in critically ill patients with or at risk for acute renal failure: a meta-analysis of randomized clinical trials. Am J Kidney Dis. 2007;49(1):56-68.
63. Haase M, Bellomo R, Matalanis G, Calzavacca P, Dragun D, Haase-Fielitz A. A comparison of the RIFLE and Acute Kidney Injury Network classifications for cardiac surgery-associated acute kidney injury: a prospective cohort study. J Thorac Cardiovasc Surg. 2009;138(6):1370-6.
64. Zimmet J. Study challenges orthodoxy of iv hydration for prevention of contrast nephropathy. AHC Media. 1 maio 2017.
65. Nijssen EC, Rennenberg RJ, Nelemans PJ, Essers BA, Janssen MM, Vermeeren MA, et al. Prophylactic hydration to protect renal function from intravascular iodinated contrast material in patients at high risk of contrast-induced nephropathy (AMACING): a prospective, randomised, phase 3, controlled, open-label, non-inferiority trial. Lancet. 2017;389(10076):1312-1322.
66. Wood S. No iv hydration for contrast nephropathy? AMACING trial challenges a cornerstone of prophylaxis. TCTMD. 6 mar 2017.
67. Allgren RL, Marbury TC, Rahman SN, Weisberg LS, Fenves AZ, Lafayette RA, et al. Anaritide in acute tubular necrosis. Auriculin Anaritide Acute Renal Failure Study Group. N Engl J Med. 1997;336(12):828-34.
68. Bernardo WM, Moreira FT. [Does nesiritide reduce dyspnea in decompensated heart failure?] Rev Assoc Med Bras (1992). 2012;58(1):11-3.
69. Choi HM, Jo SK, Kim SH, Lee JW, Cho E, Hyun YY, et al. Glucocorticoids attenuate septic acute kidney injury. Biochem Biophys Res Commun. 2013;435(4):678-84.
70. Laboratórios B. Braun. Venofundin®: modelo de bula – RDC nº 47/2009 [Internet]. São Gonçalo: B. Braun Medical; [s.d., capturado em 26 jun. 2017]. Disponível em: http://www.anvisa.gov.br/datavisa/fila_bula/frmVisualizarBula.asp?pNuTransacao=7459792013&pIdAnexo=1776427.
71. Gamermann PW, Stefani LC, Felix EA, organizadores. Rotinas em anestesiologia e medicina perioperatória. Porto Alegre: Artmed; 2017.
72. Pedroso JAR, Silva CAM. O nefrologista como consultor ante a intoxicação aguda: epidemiologia das intoxicações graves no Rio Grande do Sul e métodos de aumento da depuração renal. J Bras Nefrol. 2010;32(4):342-351.
73. Goldshmith D, Jayawardene S, Ackland P. ABC of kidney disease. Oxford: Blackwell; 2007.
74. Fochesato Filho L, Barros E, organizadores. Medicina interna na prática clínica. Porto Alegre: Artmed; 2013.
75. National Kidney Foundation (NKF), Kidney Disease Outcome Quality Initiative (K/DOQI) Advisory Board. K/DOQI clinical practice guidelines for chronic kidney disease: evaluation, classification, and stratification. Part 4. Definition and classification of stages of chronic kidney disease. Am J Kidney Dis. 2002;39(Suppl 2):S46–S75.
76. Inker LA, Levey AS. Assessment of glomerular filtration rate in acute and chronic settings. In: Gilbert SJ, Weiner DE, editors. National Kidney Foundation's primer on kidney diseases. 6th ed. Philadelphia: Elsevier; 2015.
77. Vassalotti JA, Centor R, Turner BJ, Greer RC, Choi M, Sequist TD, et al. Practical approach to detection and management of chronic kidney disease for the primary care clinician. Am J Med. 2016;129(2):153-162.e7.
78. Kidney Disease Improving Global Outcomes. KDIGO clinical practice guideline on the evaluation and follow-up care of living kidney donors [Internet]. [S. l.]: KDIGO; 2015 [capturado em 27 ago. 2017]. Disponível em: http://www.kdigo.org/clinical_practice_guidelines/LivingDonor/KDIGO%20Living%20Donor%20GL%20Public%20Review%20Draft%20November%202015.pdf.
79. León-Ponce MAD, León-Ponce GD, Moreno-Santillán AA, González-Diaz J, Briones-Garduño JC. El riesgo del procedimiento anestésico en la función renal. Rev Mex Anestesiol. 2005;28(4):233-8.
80. Sherwood ER, Williams CG, Prough DS. Anesthesiology principles, pain management and conscious sedation. In: Townsend C. Sabiston textbook of surgery. 18th ed. London: Elsevier, 2009.
81. Munechika M. Aparelho de anestesia. In: Amaral JLG, Geretto P, Tardelli MA, Machado FR, Yamashita AM. Guia de anestesiologia e terapia intensiva. Barueri: Manole; 2011.
82. Hall JE, editor. Guyton and Hall textbook of medical physiology. 13th ed. Philadelphia: Elsevier; 2016.
83. Souza CM, Tardelli MA. Anestesia inalatória. In: Amaral JLG, Geretto P, Tardelli MA, Machado FR, Yamashita AM. Guia de anestesiologia e terapia intensiva. Barueri: Manole; 2011. p. 47-74.
84. Frazão P, Peres MA, Cury JA. Qualidade da água para consumo humano e concentração de fluoreto. Rev Saude Publica. 2011;45(5):964-73.
85. Hemmings HC, Hopkins PM. Foundations of anesthesia: basic sciences for clinical practice. 2nd ed. Philadelphia: Mosby Elsevier; 2006.
86. Souza SP, Barros E. Nefrologia. In: Stefani SD, Barros E. Clínica médica: consulta rápida. 4. ed. Porto Alegre: Artmed; 2013. p. 521-80.
87. Murtagh FE, Chai MO, Donohoe P, Edmonds PM, Higginson IJ. The use of opioid analgesia in end-stage renal disease patients managed without dialysis: recommendations for practice. J Pain Palliat Care Pharmacother. 2007;21(2):5-16.
88. National Kidney Foundation. K/DOQI Clinical Practice Guidelines for Chronic Kidney Disease: Executive Summary. New York: National Kidney Foundation; 2002.
89. Falcão LFR, Yamashita AM. Anestésicos locais. In: Amaral JLG, Geretto P, Tardelli MA, Machado FR, Yamashita AM. Guia de anestesiologia e terapia intensiva. Barueri: Manole; 2011.


## Leituras sugeridas


A standard nomenclature for structures of the kidney. The Renal Commission of the International Union of Physiological Sciences (IUPS). Am J Physiol. 1988;254(1 Pt 2):F1-8.

Barros E, Thomé FS, Guimarães JF, Balbinotto A. Insuficiência renal aguda. In: Fochesatto Filho L, Barros E. Medicina interna na prática clínica. Porto Alegre: Artmed; 2013. p. 622-33.

Magaldi AJB. Mecanismo de concentração e diluição urinária. In: Zatz R. Fisiopatologia renal. São Paulo: Atheneu; 2000. Cap. 4, p. 57-69.

## Questões de Provas do TSA

**23.1 (TSA/2012)** Mulher de 85 anos e 45 kg apresenta dosagem de creatinina plasmática pré-operatória de 1,3 mg·dL$^{-1}$. A combinação de opioides que possui o melhor perfil farmacocinético para uso na anestesia e na analgesia pós-operatória, respectivamente, é:

| | Anestesia | Analgesia pós-operatória |
|---|---|---|
| **A.** | Remifentanil | Codeína |
| **B.** | Alfentanil | Meperidina |
| **C.** | Fentanil | Morfina |
| **D.** | Sufentanil | Metadona |

**23.2 (TSA/2013)** Mulher portadora de insuficiência renal crônica, dialisada há 12 horas, é submetida a laparotomia por obstrução intestinal. Vecurônio é administrado para o bloqueio neuromuscular e revertido no final da cirurgia com neostigmina. O mecanismo que explica a baixa probabilidade de recurarização nessa paciente é a:

**A.** Diálise recente.

**B.** Maior depuração do vecurônio.

**C.** Maior fração livre dos fármacos.

**D.** Menor depuração da neostigmina.

**23.3 (TSA/2013)** Qual das substâncias abaixo inibe o aumento do fluxo sanguíneo renal produzido pela furosemida?

**A.** Vancomicina.

**B.** Contrastes radiológicos.

**C.** Anti-inflamatórios não hormonais.

**D.** Inibidores da enzima de conversão da angiotensina.

**23.4 (TSA/2013)** A redução da ligação de agentes venosos às proteínas plasmáticas no paciente portador de insuficiência renal decorre de:

**A.** Anemia.

**B.** Disfunção hepática.

**C.** Acidose metabólica.

**D.** Alterações estruturais das proteínas.

**23.5 (TSA/2013)** Mulher de 87 anos, 64 kg, hipertensa e diabética será submetida a hepatectomia direita. Na avaliação pré-operatória, apresentava dosagem plasmática de creatinina de 1,2 mg.dL$^{-1}$. No segundo dia pós-operatório, mantém débito urinário médio de 40 mL·h$^{-1}$ e a dosagem de creatinina plasmática é de 1,5 mg·dL$^{-1}$. Sua função renal está:

**A.** Normal.

**B.** Insuficiente leve.

**C.** Insuficiente grave.

**D.** Insuficiente dialítica.

**23.6 (TSA/2014)** A administração venosa de furosemida promove:

**A.** Vasoconstrição renal.

**B.** Aumento da produção renal de prostaglandinas.

**C.** Interação sinérgica com anti-inflamatórios não esteroides.

**D.** Aumento da excreção de bloqueadores neuromusculares adespolarizantes.

**23.7 (TSA/2014)** Homem de 36 anos e 62 kg com nefropatia diabética e insuficiência renal terminal é submetido a transplante renal de doador cadáver. Exames pré-operatórios após hemodiálise na manhã da cirurgia: $K^+$ 5,6 mEq·L$^{-1}$ e gasometria arterial pH 7,32; $HCO_3^{-1}$ 17 mEq·L$^{-1}$; $PaCO_2$ 32 mmHg. A anestesia é realizada com fentanil 300 µg, propofol 100 mg, cisatracúrio 10 mg e sevoflurano. A ventilação pulmonar é mantida controlada a volume com $PaCO_2$ de 40 mmHg. No final da cirurgia, o paciente é extubado, mas o enxerto não apresenta diurese. A complicação com maior risco de ocorrer na sala de recuperação é:

**A.** Taquicardia ventricular.

**B.** Edema agudo de pulmão.

**C.** Coma hiperosmolar não cetótico.

**D.** Depressão respiratória por efeito opioide.

**23.8 (TSA/2014)** Homem de 85 anos com hérnia inguinal estrangulada apresenta dor abdominal intensa, agitação, irritabilidade, vômitos e confusão mental. Apresenta PA de 95x60 mmHg, FC de 110 bpm, FR de 25 irpm, $SpO_2$ de 92% em ar ambiente e diurese de 200 mL em 24 horas. Exames laboratoriais: Ht 47%, Hb 14 g·dL$^{-1}$, creatinina 1,8 mg·dL$^{-1}$, $K^+$ 3,5 mEq·L$^{-1}$ e $Na^+$ 152 mEq·L$^{-1}$. A conduta mais adequada nesse momento é administrar:

**A.** Oxigênio 1,5 L·min$^{-1}$.

**B.** Morfina 0,1 mg·kg$^{-1}$.

**C.** Ringer lactato 10 mL·kg$^{-1}$.

**D.** Dopamina 5 µg·kg$^{-1}$·min$^{-1}$.

**23.9 (TSA/2015)** Mulher de 57 anos, 46 kg e 1,60 m, portadora de carcinoma pulmonar de pequenas células, será submetida a colocação de cateter venoso totalmente implantável para quimioterapia. Apresenta-se letárgica com queixa de cefaleia, náuseas e vômitos nos últimos dias. Exames pré-operatórios evidenciam sódio sérico de 118 mEq·L$^{-1}$, sódio urinário de 42 mEq·L$^{-1}$, osmolalidade plasmática de 255 mOsm·kg$^{-1}$ e osmolalidade urinária de 320 mOsm·kg$^{-1}$ sem melhora após expansão volêmica com solução fisiológica. Com base no diagnóstico etiológico provável neste caso, qual porção do néfron determina as alterações laboratoriais encontradas?

**A.** Alça de Henle.

**B.** Túbulo coletor.

**C.** Túbulo contornado distal.

**D.** Túbulo contornado proximal.

**23.10 (TSA/2016)** Mulher de 58 anos, 48 kg e 1,65 m com insuficiência renal crônica dialítica está na sala de recuperação pós-anestésica devido à osteossíntese de maléolo lateral esquerdo. Apresenta hipofosfatemia e durante a correção do eletrólito evolui com convulsão tônico-clônica generalizada. A provável explicação para esse quadro é a ocorrência de:

**A.** Hipocalemia.

**B.** Hiponatremia.

**C.** Hipocalcemia.

**D.** Hipomagnesemia.

# 24. FISIOLOGIA E FISIOPATOLOGIA HEPÁTICA

José Carlos Rodrigues Nascimento
Nely Marjollie Guanabara Teixeira Reis

O fígado tem várias funções, como o metabolismo de hidratos de carbono, proteínas, gorduras, hormônios e outras substâncias. Além disso, ele armazena vitaminas, ferro e glicogênio; filtra e armazena sangue; e produz fatores de coagulação e bile.

## Anatomia

O fígado tem peso médio de 1,8 kg em homens e 1,4 kg em mulheres, representando cerca de 2 a 3% do peso corporal médio em adultos e 5% em neonatos. Está localizado no quadrante superior direito da cavidade abdominal, abaixo do hemidiafragma direito, sendo protegido por parte das costelas inferiores, e é coberto por peritônio (cápsula de Glisson), exceto no leito da vesícula biliar, na porta hepática e na face posterior em cada lado da veia cava inferior. A cápsula de Glisson recebe fibras aferentes sensitivas. O peritônio capsular reflete no diafragma e continua como peritônio parietal formando anexos ligamentares, como os ligamentos coronário, falciforme, e ligamentos triangulares direito e esquerdo, que ligam firmemente o fígado ao diafragma e à parede abdominal anterior.[1,2]

O fígado compreende dois lobos, divididos pelo ligamento falciforme em direito e esquerdo, de tamanhos desiguais, sendo o direito cerca de seis vezes maior que o esquerdo. Esses lobos ainda podem ser subdivididos anatomicamente em quatro lobos (direito, esquerdo, quadrado e caudado) e funcionalmente em oito segmentos de Couinaud, cada um suprido por uma única tríade portal (pedículo), composta por uma veia porta, uma artéria hepática e um ducto biliar, que podem ser ressecados cirurgicamente para extirpação de lesões patológicas ou doação dirigida para transplante, conforme mostra a **FIGURA 24.1**. O segmento I é o lobo caudado, os segmentos II a IV são aqueles que formam o lobo esquerdo, (a parte anterior do segmento IV forma o lobo esquerdo) e os segmentos V a VIII pertencem ao lobo direito. Fibras nervosas simpáticas, de $T_7$ a $T_{10}$, fundem-se no plexo celíaco, inervando o fígado em associação com fibras provenientes dos nervos vagos e do nervo frênico direito. O feixe nervoso acompanha a artéria hepática e segue ramificando-se pelo parênquima hepático.[1-3]

## Histologia

A estrutura histológica do fígado tem como conceito clássico o lóbulo hepático, com uma vênula central com cordões de hepatócitos e sinusoides distribuídos radialmente e circundados perifericamente por espaços porta, contendo canalículo biliar, vênula porta, arteríola hepática, linfáticos e terminações nervosas que lhe conferem o aspecto hexagonal.

Os hepatócitos são as células mais importantes do fígado, constituindo cerca de 80% da sua massa. Entre os cordões de hepatócitos, estão os sinusoides vasculares revestidos por células endoteliais fenestradas (que variam de 50-200 nm) e descontínuas que demarcam o espaço de Disse, para onde ocorre a protrusão de abundantes microvilosidades dos hepatócitos. O sangue atravessa os sinusoides e passa para as veias hepáticas terminais por numerosos orifícios na parede da veia, sendo que eles diferem dos sinusoides capilares normais por causa da mistura de sangue arterial e venoso portal. A membrana apical dos hepatócitos, com diferentes canais e transportadores em relação à membrana basolateral, tem função na formação dos canalículos biliares por meio da criação de sulcos entre hepatócitos adjacentes. Esses canais drenam para os canais de Hering e, depois, para os ductos biliares na região periportal, os quais permitem a excreção de bile.

Além dos hepatócitos, das células endoteliais fenestradas e dos componentes biliares, existem outros tipos de células no espaço de Disse: as células de Kupffer (macrófagos do sistema reticuloendotelial que eliminam as bactérias provenientes do trato gastrintestinal, removem endotoxinas, desnaturam proteínas exógenas e acumulam hemossiderina e ferritina) e as células de Ito ou estreladas (com importância na reserva de substâncias lipídicas e papel na fibrose hepática patológica), além de várias ultraestruturas de suporte como retículo endoplasmático liso, complexo de Golgi e mitocôndrias.[1,4,5]

Do ponto de vista fisiológico e funcional, o fígado está organizado em ácinos, sendo o espaço porta a estrutura central. Divide-se uma linha imaginária que faz a ligação entre o espaço porta e a veia centrolobular em três segmentos iguais. Os hepatócitos adjacentes ao espaço porta correspondem à zona 1 dos ácinos, sendo esse segmento o mais irrigado e oxigenado, o que o torna mais resistente às lesões hipóxicas (necrose) e às toxinas provenientes da circulação mesentérica, apresentando maior capacidade de regeneração e contendo maior número de enzimas para realização do metabolismo oxidativo. Os hepatócitos intermediários constituem a zona 2 dos ácinos e expressam uma característica enzimática mista entre os hepatócitos da zona 1 e da zona 3. Os hepatócitos adjacentes às veias centrais (pericentrais) constituem a zona 3, sendo menos irrigados e mais suscetíveis às lesões, apresentando menor capacidade regenerativa.[1,4,5]

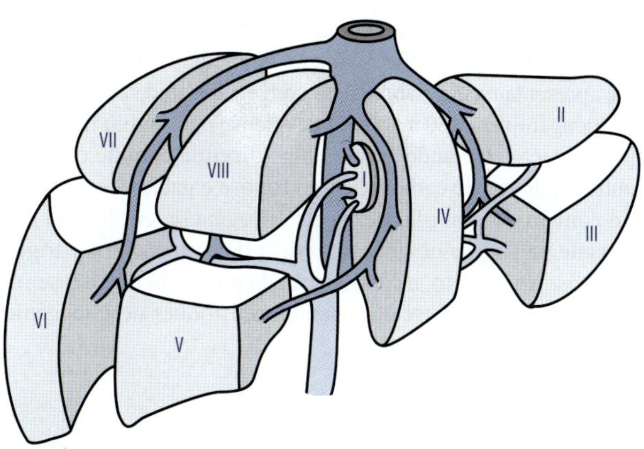


**FIGURA 24.1** Relação dos pedículos e dos segmentos hepáticos.
*Fonte: Adaptada de Triviño e colaboradores.*[6]

## Fisiologia

O fluxo sanguíneo hepático (FSH) é normalmente de 100 mL·100 $g^{-1}$ de tecido por minuto, ou 25 a 30% do débito cardíaco em repouso. As funções metabólicas ocorrem pela interposição do fígado entre os sistemas venosos esplâncnico e sistêmico. Cerca de 60 a 70% do fornecimento de sangue para o fígado provêm da veia porta. Esse sangue é parcialmente desoxigenado como resultado da extração de oxigênio pelos órgãos esplâncnicos. Após percorrer leitos capilares do estômago, pâncreas, baço e intestinos, o sangue venoso portal contém concentrações elevadas de nutrientes, assim como substâncias exógenas ingeridas e secretadas. O sangue portal é responsável por 35 a 50% do oxigênio fornecido ao fígado. Já o sangue bem oxigenado da artéria hepática supre os restantes 50 a 65% de oxigênio, apesar de fornecer um suprimento sanguíneo para o fígado de 30 a 40%.[1,4]

O fluxo sanguíneo venoso portal e o hepático são diminuídos na hipocapnia por vasoconstrição e aumentados na hipercapnia por vasodilatação em pacientes acordados. No entanto, em anestesias profundas, a supressão significativa do sistema nervoso simpático eleva os níveis da pressão parcial arterial de dióxido de carbono ($PaCO_2$), que resulta no aumento do FSH decorrente da vasodilatação do sistema venoso portal e hepático. A redução do FSH pode acontecer com ventilação com pressão positiva, pressão positiva ao final da expiração (PEEP, do inglês *positive end-expiratory pressure*), bloqueadores β-adrenérgicos, agentes anestésicos inalatórios e anestesia regional com um nível sensorial acima de $T_5$.[7,8]

## Metabolismo

O fígado está diretamente envolvido na produção e no armazenamento de energia a partir de nutrientes absorvidos do intestino.

### Carboidratos

A regulação homeostática da concentração plasmática de glicose depende da função hepática normal. Após uma refeição contendo carboidratos, a hiperglicemia é evitada pela extração hepática da circulação portal conduzida pela insulina. O excesso de glicose é convertido em glicogênio no fígado, o qual armazena em torno de 75 g de glicogênio, que podem fornecer glicose por 24 horas quando houver necessidade de energia nutricional. O glucagon tem a função de mediar a glicogenólise, que apresenta ação catabólica na conversão rápida das reservas de glicogênio em 250 a 500 mg de glicose para serem liberados na circulação, evitando assim a hipoglicemia durante o jejum. Outros hidratos de carbono, como frutose e galactose, também são convertidos em glicose. A gliconeogênese tem função importante na síntese de glicose a partir de aminoácidos e triglicerídeos. No entanto, a continuação da produção de glicose requer catabolismo muscular quando os estoques de glicogênio no fígado estão esgotados.[1,9,10]

### Lipídeos

O fígado metaboliza a gordura e converte os ácidos graxos derivados dos lipídeos em acetilcoenzima A (acetil-CoA), que produz trifosfato de adenosina (ATP) após oxidação pelo ciclo do ácido cítrico, sendo uma fonte de energia importante. Como o consumo da acetil-CoA é menor do que a sua produção, o seu excesso é armazenado na forma de acetoacetato, o qual, quando liberado dos hepatócitos, serve de energia para o resto do corpo por meio do ciclo do ácido cítrico. A insulina inibe a oxidação dos ácidos graxos, enquanto o glucagon a aumenta. O fígado também sintetiza colesterol, gordura, lipoproteínas e fosfolipídeos. Grande parte do colesterol sintetizado no fígado é convertida em sais biliares e posteriormente secretada na bile; o restante, junto com os fosfolipídeos, é distribuído para o organismo, onde é utilizado para formar membranas celulares.[1,10]

### Proteínas

Com exceção das γ-globulinas, que são formadas nas células plasmáticas, o fígado é capaz de sintetizar as demais proteínas plasmáticas e fornecer cerca de 15 a 50 g de proteína diariamente, sendo suficiente para suprir o organismo por várias semanas. Na degradação das proteínas, ocorre liberação de aminoácidos, que são rapidamente utilizados ou desaminados em carboidratos e lipídeos. A amônia é um subproduto da conversão dos aminoácidos em seus cetoácidos. Todavia, como a amônia formada da deaminação e a partir das bactérias colônicas é bastante tóxica e não sofre metabolização pela maior parte dos tecidos, a sua degradação no fígado ocorre pelo ciclo da ureia em ureia, que, por sua vez, deixa o hepatócito em direção ao plasma, sendo depois excretada nos rins. As principais proteínas sintetizadas pelo fígado são a albumina e os fatores de coagulação. A albumina tem função importante na manutenção da pressão oncótica no plasma e também na ligação e no transporte de um número maior de substâncias e hormônios.[1,10,11]

### Fatores de coagulação

O fígado sintetiza a maioria dos fatores de coagulação e anticoagulação, exceto o fator III (fator tecidual), o fator IV (cálcio), o fator VIII (fator de von Willebrand), o ativador do plasminogênio tecidual (t-PA) e o inibidor de plasminogênio, desempenhando uma atividade importante no sistema hemostático. A vitamina K é um cofator necessário para a síntese de protrombina (fator II) e os fatores VII, IX e X.[1,10,11]

## Bile

Aproximadamente 250 mg·$dia^{-1}$ de bilirrubina são formados a partir do heme que vem da hemoglobina de hemácias senescentes processadas pelo sistema reticuloendotelial. A primeira substância produzida é a biliverdina pela heme oxigenase, que depois é reduzida à bilirrubina não conjugada pela biliverdina redutase. Essa bilirrubina não conjugada, insolúvel em água, que em quantidades elevadas é neurotóxica, é liberada dos macrófagos para o plasma, sendo então ligada à albumina e carreada para o hepatócito, onde cerca de 80% dela serão conjugados ao ácido glicurônico, formando glicuronídeo de bilirrubina. Em torno de 10% se juntarão ao sulfato para formar sulfato de bilirrubina, e os outros 10% se unirão a outras substâncias. Após secreção em canalículos biliares, a bilirrubina é incorporada à bile e permanece inalterada ao longo da vesícula biliar e da maior parte do intestino delgado.

No intestino, a bilirrubina é convertida por enzimas bacterianas em urobilinogênio, que é muito solúvel, sendo depois a maior parte reabsorvida pela mucosa intestinal para o sangue e 5% excretados na urina.[1,11]

## Desintoxicação e transformação

O fígado é o principal local onde substâncias endógenas (bilirrubina, sais biliares, hormônios, etc.) e produtos químicos exógenos (toxinas, drogas, etc.) são submetidos à biotransformação, apesar de alguns compostos serem digeridos nos lisossomos dos hepatócitos. As vias responsáveis são definidas em três fases, sendo que uma molécula pode passar por uma ou por todas estas fases:[1,10]

- **Fase 1 (metabolismo):** as moléculas são modificadas por meio de reações que as deixam mais polares e que envolvem o sistema enzimático citocromo P450, como oxidação, redução e hidrólise.
- **Fase 2 (conjugação):** o processamento dessas substâncias ocorre mediante alteração química intracelular e transporte por enzimas e cofatores. Esse processo é importante, pois as substâncias lipofílicas tornam-se mais hidrossolúveis, facilitando a sua eliminação por via renal ou pela bile.
- **Fase 3 (excreção):** as substâncias são excretadas com gasto de energia.

## Fisiopatologia

### Hepática

Na hipertensão portal, ocorre aumento da resistência vascular intra-hepática com redução do fluxo sanguíneo venoso portal. O aumento da resistência vascular hepática pode ser decorrente de fatores como acúmulo de colágeno no espaço de Disse, fibrose do fígado, nódulos regenerativos, disfunção endotelial, alterações entre vasoconstritores endógenos (tromboxano A, noradrenalina, endotelina I, leucotrienos e angiotensina II) e vasodilatadores como óxido nítrico, que causam vasodilatação esplâncnica. O gradiente normal de pressão entre a veia porta e a veia hepática, que normalmente é menor que 5 mmHg, está aumentado e há formação tanto de varizes hemorroidárias como esofágicas para descomprimir o sistema portal.[12]

Há três mecanismos responsáveis pela vasodilatação na hipertensão portal: 1) produção aumentada de vasodilatadores locais a partir do endotélio; 2) aumento da quantidade de vasodilatadores circulatórios; e 3) redução da ação dos vasoconstritores endógenos na responsividade vascular.[12]

### Cardiovascular

O indivíduo cirrótico apresenta disfunção cardiovascular, mas os mecanismos ainda não estão bem compreendidos. Existe evidência da redução da contratilidade miocárdica associada ao efeito inotrópico. Os pacientes com cirrose hepática e hipertensão portal têm alterações hemodinâmicas com circulação sistêmica hiperdinâmica, diminuição da resistência vascular sistêmica e redução da pré-carga e da pressão arterial média, levando ao aumento cardíaco em resposta à vasodilatação arterial esplâncnica e à retenção de sódio e água, que favorecem o desenvolvimento de ascite e hiponatremia – associados com aumento da morbidade e mortalidade. Ocorre, também, desregulação neuro-humoral e distribuição anormal do volume do sangue. Vários vasodilatadores, como peptídeo relacionado com o gene da calcitonina, óxido nítrico, glucagon, peptídeo intestinal vasoativo, substância P, fator ativador de plaquetas, prostaglandinas e prostaciclinas, estão entre os responsáveis pela patogênese da vasodilatação. Com o desenvolvimento da miocardiopatia, ocorrem alterações como disfunção diastólica e cronotrópica, levando a uma competência ventricular abaixo do ideal.[11,13-16]

### Respiratória

A dispneia é responsável por queixas em até 70% dos pacientes com doença hepática em estágio final. A radiografia de tórax é importante para excluir derrame pleural, cardiomegalia e edema pulmonar nesses pacientes. A capacidade residual funcional e o tempo para dessaturação de oxigênio podem estar diminuídos nas situações de atelectasia compressiva por ascite e derrames pleurais, sendo a realização da drenagem do líquido pleural e o recrutamento pulmonar alternativas para tentar compensar a mecânica pulmonar. A ventilação mecânica com pressão positiva e a PEEP podem proporcionar a elevação da pressão intratorácica média, o que causa redução do retorno venoso da veia cava inferior e das veias hepáticas, podendo provocar congestão hepática. Alguns estudos têm mostrado que PEEP de até 10 $cmH_2O$ não apresenta quaisquer efeitos adversos sobre a artéria e o fluxo venoso hepático.[17-19]

No pré-operatório, a insuficiência respiratória e a hipoxemia em pacientes cirróticos são provavelmente decorrentes dos efeitos de compressão de ascite, síndrome hepatopulmonar (SHP), atelectasia, hidrotórax hepático, hipertensão portopulmonar (POPH, do inglês *portopulmonar hypertension*) e doença pulmonar aguda e crônica.[17-19]

A SHP é definida como uma tríade clínica caracterizada por doença hepática, alteração da troca gasosa pulmonar determinada por elevação do gradiente alvéolo-arterial de oxigênio ($AaO_2$) com ou sem hipoxemia e dilatações vasculares intrapulmonares. O transplante hepático reverte a SHP em cerca de 80% dos pacientes.[19-21]

A POPH é definida como hipertensão arterial pulmonar associada com hipertensão portal, na presença ou não de cirrose hepática, e ocorre em cerca de 2 a 10% dos pacientes com cirrose hepática avançada. O diagnóstico definitivo é feito pelo cateterismo cardíaco direito, por meio de medidas da pressão arterial pulmonar média (PAPm) $\geq$ 25 mmHg, pressão de oclusão da artéria pulmonar (PAOP) $\leq$ 15 mmHg e resistência vascular pulmonar > 240 dinas·s·$cm^{-5}$. A POPH é classificada em leve (PAPm de 25-34 mmHg), moderada (PAPm de 35-44 mmHg) e grave (PAPm > 45 mmHg). O prognóstico sem tratamento é reservado, com média de sobrevida de 14% em 5 anos; já quando é realizada a terapia com vasodilatador, a média de sobrevida aumenta para 45% em 5 anos. Nos casos de comprometimento hemodinâmico moderado a grave, sem tratamento, a realização de transplante hepático apresenta contraindicação devido ao aumento da morbidade e mortalidade perioperatória decorrentes da insuficiência do coração direito. No entanto, com a alternativa de medicamentos vasodilatadores pulmonares, mais pacientes estão sendo submetidos ao transplante hepático após melhora do padrão hemodinâmico pulmonar.[22-24]

A distinção entre síndrome hepatopulmonar e hipertensão portopulmonar encontra-se descrita no **QUADRO 24.1**.

**QUADRO 24.1** Distinção entre síndrome hepatopulmonar (SHP) e hipertensão portopulmonar (POPH)

| | SHP | POPH |
|---|---|---|
| Sintomatologia | Dispneia progressiva | Dispneia progressiva, dor torácica, síncope |
| Exame clínico | Cianose, baqueteamento digital, aranhas vasculares | Ausência de cianose, $B_2$ hiperfonética |
| Resultados da eletrocardiografia | Nenhum | Bloqueio de ramo direito, eixo desviado para direita, hipertrofia ventricular direita |
| Níveis de gasometria arterial | Hipoxemia moderada a grave | Hipoxemia leve ou ausente |
| Radiografia de tórax | Normal | Cardiomegalia, alargamento hilar |
| Ecocardiografia | PAP sistólica < 50 mmHg | PAP sistólica > 50 mmHg |
| Hemodinâmica pulmonar | RVP normal/baixa | RVS > 240 dinas·s·$cm^{-5}$<br>Doença leve: PAPm 25 a 34 mmHg<br>Doença moderada: PAPm 35 a 44 mmHg<br>Doença grave: PAPm > 45 mmHg |
| Critérios diagnósticos | $PaO_2$ < 80 mmHg, gradiente A-a > 15 mmHg em ar ambiente, hipertensão portal com ou sem cianose | PAP média em repouso > 25 mmHg, RVP > 240 dinas·s·$cm^{-1}$, pressão capilar pulmonar ≤ 15 mmHg |
| Transplante de fígado | Indicado apenas em estágio avançado | Indicado apenas em estágios leves a moderados |

$B_2$, segunda bulha cardíaca; $PaO_2$, pressão parcial arterial de oxigênio; PAP, pressão de artéria pulmonar; RVS, resistência vascular sistêmica.

*Fonte: Adaptado de Rodriguez-Roisin e colaboradores.*[21]

## Renal

A cirrose hepática em estágio avançado resulta em uma síndrome circulatória hiperdinâmica, caracterizada por vasodilatação periférica, elevada sobrecarga cardíaca e hipotensão. A hipotensão arterial e vasodilatação esplâncnica favorecem a disfunção renal, por vasoconstrição circulatória renal e hipoperfusão. Os pacientes com lesão renal aguda e cirrose têm mais complicações e maior risco de mortalidade após o transplante de fígado do que aqueles sem insuficiência renal.[18,25]

O reflexo induzido pela atividade simpatossuprarrenal aumentada, a ativação do sistema renina-angiotensina-aldosterona e a elevada circulação de vasopressina e endotelina-1 estão implicados na contrarregulação hemodinâmica na cirrose com redução da função do órgão e aumento da retenção de água e sódio.[11,13,18]

A síndrome hepatorrenal (SHR) é definida como o desenvolvimento de insuficiência renal em pacientes com doença hepática crônica sem evidência clínica, laboratorial ou anatômica que pudesse justificar o seu diagnóstico. É considerada uma doença funcional, tendo em vista que a histologia renal permanece normal, sem alterações morfológicas, sendo caracterizada por oligúria, azotemia progressiva, aumento da creatinina sérica, hiponatremia e baixos níveis de sódio urinário. A retenção de sódio costuma ser a primeira alteração, aparecendo juntamente com a retenção de água e a subsequente formação de ascite.[18,26-28] As causas mais comuns de insuficiência renal em pacientes com doença hepática são hipovolemia, substâncias nefrotóxicas, sepse e glomerulonefrite. Contudo, essas causas devem ser excluídas para o diagnóstico preciso da SHR,[26] conforme descrito no **QUADRO 24.2**.

**QUADRO 24.2** Critérios diagnósticos para síndrome hepatorrenal

1. Doença hepática crônica ou aguda com insuficiência hepática avançada e hipertensão portal.
2. Creatinina do soro > 1,5 mg·$dL^{-1}$.
3. Nenhuma melhoria sustentada da creatinina sérica após pelo menos dois dias da retirada de diurético e expansão de volume com albumina ou solução salina isotônica.
4. Ausência de choque.
5. Nenhum tratamento atual ou recente com fármacos nefrotóxicos.
6. Ausência de doença do parênquima como indicado pela proteinúria maior que 500 mg·$dia^{-1}$, micro-hematúria (> 50 células vermelhas do sangue por campo de alta potência) e/ou ultrassonografia renal anormal.

*Fonte: Adaptado de Nusrat e colaboradores.*[28]

## Hemostasia e coagulação sanguínea

A cirrose hepática provoca a disfunção de diversos componentes da hemostasia, como redução da síntese de fatores da coagulação, produção ou fatores da coagulação com qualidade anormal, hiperfibrinólise, influência de células vermelhas e hemólise, alargamento do espaço extravascular com perfusão hepática reduzida, presença de *shunt*, redução de fatores hemostáticos na hipertensão portal e sequestro de plaquetas pelo baço com sua disfunção e trombocitopenia.[29-32]

A plaquetopenia que ocorre na cirrose é decorrente do sequestro esplâncnico, causado por hipertensão portal, deficiência de trombopoetina (TPO), destruição imunológica, infecção, fibrinólise aumentada e translocação bacteriana. Está presente em 30 a 64% dos pacientes cirróticos, porém raramente a contagem de plaquetas fica abaixo de 30.000 a 40.000 por $mm^3$ e não é comum sangramento espontâneo. Até 90% das plaquetas podem estar presentes no baço, mesmo com a massa plaquetária normal. Os níveis séricos de TPO estão diminuídos em pacientes cirróticos com trombocitopenia, pois a TPO é uma citocina sintetizada pelo fígado, que é responsável pela maturação de megacariócitos e formação de plaquetas.[31-33]

A diminuição da síntese de fatores de coagulação desencadeia alargamento do tempo de ativação da protrombina (TAP) devido à redução na síntese do fator VII e do tempo de tromboplastina parcial ativada (TTPa) pela redução na produção dos fatores XI e XII. Um estado hipercoagulável pode ser evidenciado, pois os fatores inibidores da coagulação também são sintetizados pelo fígado como antitrombina III, heparina cofator II, proteína C, proteína S e sistema inibidor da via do fator tecidual (1-2).[31,34]

A disfibrinogenemia acontece em até 60 a 70% dos pacientes com cirrose hepática. Devido a alterações estruturais no fibrinogênio, é evidenciada uma polimerização deficiente da trombina do paciente, elevando o tempo de trombina (TT), mesmo com as dosagens de fibrinogênio, TAP e TTPa normais. A hiperfibrinólise é comum na cirrose hepática, podendo ser diagnosticada pelo aumento dos níveis séricos do D-dímero, dos produtos de degradação da fibrina e pela tromboelastometria. Ocorre aumento do ativador de plasminogênio tecidual (t-PA), decorrente da redução da depuração hepática, e os níveis do inibidor do ativador de plasminogênio 1 (PAI-1, do inglês *plasminogen activator inhibitor 1*) estão normais ou um pouco elevados, sendo insuficientes para inibir o t-PA. A hiperfibrinólise é comum em hepatopatas com doença crônica avançada, mas não na doença aguda. Geralmente, está presente em 93% dos pacientes com ascite e em 31% daqueles com cirrose hepática compensada.[31,35,36]

Apesar de as alterações dos fatores de coagulação desencandearem o sangramento, tanto as complicações hemorrágicas como os eventos trombóticos podem acontecer em pacientes com doença hepática avançada. Isso pode ser explicado pelo fato de que, mesmo existindo um estado de equilíbrio, tanto as proteínas pró-coagulantes como as anticoagulantes estão diminuídas. Assim sendo, a hemostasia é mais deficiente e suscetível de descompensação no sentido de hipo ou hipercoagulabilidade em situações como infecção, hipotermia, cirurgia, perda de sangue, transfusão, etc. Além disso, a tendência para sangramentos em pacientes com doença hepática crônica é muito menos previsível do que em doentes com um defeito congênito em seu sistema de coagulação.[31,37]

## Encefalopatia hepática

A encefalopatia hepática (EH) é uma complicação neuropsiquiátrica da doença hepática aguda e crônica descompensada ou do *shunt* portossistêmico, com alterações que vão desde mínima confusão mental a edema cerebral e morte, associados à hipertensão intracraniana (**QUADRO 24.3**). A fisiopatologia da EH não está completamente esclarecida, porém a maioria das teorias reforça que ela é decorrente de elevados níveis de amônia, uma neurotoxina que tem origem no intestino.

A cirrose descompensada causa tanto hiperamonemia quanto inflamação sistêmica. Em nível celular, o fator de necrose tumoral alfa (TNF-α) e a interleucina 6 (IL-6) influenciam a permeabilidade da barreira hematencefálica, aumentando a captação de amoníaco pelas células endoteliais vasculares cerebrais quando expostas ao TNF-α *in vitro*. No entanto, a amônia pode agir associada com a inflamação de forma sinérgica a patologia da EH. A hiperamonemia causa o aumento do lactato no cérebro e, juntamente com a inflamação sistêmica, ativa a micróglia, aumentando a síntese de TNF-α e das interleucinas IL-1β e IL-6. A amônia atravessa a barreira hematencefálica, sendo metabolizada no cérebro pela glutamino sintetase, que transforma a amônia e o glutamato em glutaminas. Um aumento da glutamina intracelular causa edema dos astrócitos, acarretando prejuízo à regulação da neurotransmissão. Outros fatores como hemorragia gastrintestinal, hiponatremia e infecção podem predispor ao desenvolvimento de EH.[37-40]

**QUADRO 24.3** Encefalopatia hepática: estágios e quadro clínico

| | Sintomas | Asterixe | Eletrencefalografia anormal |
|---|---|---|---|
| Grau 1 | Confusão leve, distúrbios do sono, fala arrastada, tempo de atenção encurtado, euforia ou depressão | Sim/não | Não |
| Grau 2 | Letargia, comportamento inadequado, confusão moderada | Sim | Sim |
| Grau 3 | Confusão grave, incoerente, sonolento, mas despertável | Sim | Sim |
| Grau 4 | Coma, insensível à dor | Não | Sim |

*Fonte: Adaptado de Nusrat e colaboradores.*[28]

A incidência de EH é reduzida em pacientes cirróticos com sangramento gastrintestinal mediante administração de lactulose.[41] A presença e a gravidade da EH estão associadas à variabilidade do eletrencefalograma (EEG). Tal descoberta pode propiciar novas perspectivas para a fisiopatologia, fornecendo opções na monitorização dos pacientes.[33]

## Referências


1. Dhillon A, Steadman RH. Liver Diseases. In: Fleisher LA, editor. Anesthesia and uncommon diseases. 6th ed. Pennsylvania: Saunders Elsevier, 2012.p. 162-214.
2. Abdel-Misih SRZ, Bloomston M. Liver anatomy. Surg Clin North Am. 2010;90(4):643-53.
3. Sutherland F, Harris J. Claude Couinaud: a passion for the liver. Arch Surg. 2002;137(11):1305-10.
4. Crawford JM, Liu C. Fígado e trato biliar. In: Abbas AK, Fausto N, Kumar V. Robbins e Cotran patologia: bases patológicas das doenças. 8. ed. Rio de Janeiro: Saunders Elsevier; 2010. p. 841-98.
5. Beer Jr A, Rocha JPS. Anestesia no hepatopata. In: Manica J, organizador. Anestesiologia: princípios e técnicas. 3. ed. Porto Alegre: Artmed, 2004. p. 1055-62.
6. Triviño T, Abib SCV. Anatomia cirúrgica do fígado. Acta Cir Bras. 2003;18(5):407-14.
7. Dubbink DA. Physiologic effects of hypercarbia and hypocarbia. In: Murray MJ, Rose SH, Wedel DJ, Wass T, Harrison BA, Mueller JT. Faust's Anesthesiology Review. 4th ed. Philadelphia: Saunders Elsevier, 2015.p.55-6.
8. Crowl FD. Hepatic physiology and preoperative evaluation. In: In: Murray MJ, Rose SH, Wedel DJ, Wass T, Harrison BA, Mueller JT. Faust's Anesthesiology Review. 4th ed. Philadelphia: Saunders Elsevier, 2015. p. 111-3.
9. Kaufman BS, Roccaforte JD: Anesthesia and the liver. In: Barash PG, Cullen BF, Stoelting RK. Clinical anesthesia. 5th ed. Philadelphia: Lippincott Williams and Wilkins; 2006. p. 1073-114.
10. Steadman RH, Braunfeld M, Park H. Liver and gastrointestinal physiology. In: Hemmings HC, Egan TD, editors. Pharmacology and physiology for anesthesia: foundations and clinical application. Philadelphia: Saunders Elsevier; 2013. p. 475-86.
11. Møller S, Bendtsen F, Henriksen JH. Vasoactive substances in the circulatory dysfunction of cirrhosis. Scand J Clin Lab Invest. 2001;61(6):421-9.
12. Groszmann RJ, Abraldes JG. Portal hypertension: from bedside to bench. J Clin Gastroenterol. 2005;39(4 Suppl 2):S125-30.
13. Mitchell O, Feldman DM, Diakow M, Sigal SH. The pathophysiology of thrombocytopenia in chronic liver disease. Hepat Med. 2016;8:39-50.
14. Lopez-Delgado JC, Ballus J, Esteve F, Betancur-Zambrano NL, Corral-Velez V, Mañez R, et al. Cirrhosis influence in non-hepatic abdominal surgery. World J Gastroenterol. 2016; 22(9): 2657-67.

15. John S, Thuluvath PJ. Hyponatremia in cirrhosis: pathophysiology and management. World J Gastroenterol. 2015;21(11):3197-205.
16. Ginés P, Fernández-Esparrach G, Arroyo V, Rodés J. Pathogenesis of ascites in cirrhosis. Semin Liver Dis. 1997;17(3):175-89.
17. Hemprich U, Papadakos PJ, Lachmann B. Respiratory failure and hypoxemia in the cirrhotic patient including hepatopulmonary syndrome. Curr Opin Anaesthesiol. 2010;23(2):133-8.
18. Kiamanesh D, Rumley J, Moitra VK. Monitoring and managing hepatic disease in anaesthesia. Br J Anaesth. 2013;111 Suppl 1:i50-61.
19. Fallon MB, Abrams GA. Pulmonary dysfunction in chronic liver disease. Hepatology. 2000;32(4 Pt 1):859-65.
20. Hoeper MM, Krowka MJ, Strassburg CP. Portopulmonary hypertension and hepatopulmonary syndrome. Lancet. 2004;363(9419):1461-8.
21. Rodríguez-Roisin R, Krowka MJ, Hervé P, Fallon MB; ERS Task Force Pulmonary-Hepatic Vascular Disorders (PHD) Scientific Committee. Pulmonar-hepatic vascular disorders (PHD). Eur Respir J. 2004;24(5):861-80.
22. Salgia RJ, Goodrich NP, Simpson H, Merion RM, Sharma P. Outcomes of liver transplantation for portopulmonary hypertension in model for end-stage liver disease era. Dig Dis Sci. 2014;59(8):1976-82.
23. Bandara M, Gordon FD, Sarwar A, Knauft ME, Pomfret EA, Freeman RB, et al. Successful outcomes following living donor liver transplantation for portopulmonary hypertension. Liver Transpl. 2010;16(8):983-9.
24. Swanson KL, Wiesner RH, Nyberg SL, Rosen CB, Krowka MJ. Survival in portopulmonary hypertension: Mayo Clinic experience categorized by treatment subgroups. Am J Transplant. 2008;8(11):2445-53.
25. Pawarode A, Fine DM, Thuluvath TJ. Independent risk factors and natural history of renal dysfunction in liver transplant recipients. Liver Transpl. 2003;9(7):741-7.
26. Gattoni A, Marotta F, Vangieri B, Pisani G, Cristiano F. A síndrome hepatorrenal. Ter Clin. 2004;155 (9):375-89.
27. Arroyo V, Ginès P, Gerbes AL, Dudley FJ, Gentilini P, Laffi G, et al. Definition and diagnostic criteria of refractory ascites and hepatorenal syndrome in cirrhosis. International Ascites Club. Hepatology. 1996;23(1):164-76.
28. Nusrat S Khan MS, Fazili J, Madhoun MF. Cirrhosis and its complications: Evidence based treatment. World J Gastroenterol. 2014;20(18):5442-60.
29. De Boer MT, Molenaar IQ, Hendriks HG, Slooff MJ, Porte RJ. Minimizing blood loss in liver transplantation: progress through research and evolution of techniques. Dig Surg. 2005;22(4):265-75.
30. Peck-Radosavljevic M. Review article: coagulation disorders in chronic. liver disease. Aliment Pharmacol Ther. 2007;26 Suppl 1:21-8.
31. Amitrano L, Guardascione MA, Brancaccio V, Balzano A.Coagulation disorders in liver disease. Semin Liver Dis. 2002;22(1):83-96.
32. Kawasaki T, Takeshita A, Souda K, Kobayashi Y, Kikuyama M, Suzuki F, et al. Serum thrombopoietin levels in patients with chronic hepatitis and liver cirrhosis. Am J Gastroenterol. 1999;94(7):1918-22.
33. Olesen SS, Gram M, Jackson CD, Halliday E, Sandberg TH, Drewes AM, et al. Electroencephalogram variability in patients with cirrhosis associates with the presence and severity of hepatic encephalopathy. J Hepatol. 2016;65(3):517-23.
34. Dumontier I, Alhenc-Gelas M, Chatellier G, Brenet P, Aiach M, Petite JP. Modifications des taux des inhibiteurs plasmatiques de la coagulation au cours de la cirrhose. Gastroenterol Clin Biol. 1992;16(2):120-5.
35. Agarwal S, Senzolo M, Melikian C, Burroughs A, Mallett SV. The prevalence of a heparin-like effect shown on the thromboelastograph in patients undergoing liver transplantation. Liver Transpl. 2008;14(6):855-60.
36. Hu KQ, Yu AS, Tiyyagura L, Redeker AG, Reynolds TB. Hyperfibrinolytic activity in hospitalized cirrhotic patients in a referral liver unit. Am J Gastroenterol. 2001;96(5):1581-6.
37. Lisman T, Porte RJ. Rebalanced hemostasis in patients with liver disease: evidence and clinical consequences. Blood. 2010;116(6):878-85.
38. Garcovich M. Prevention and treatment of hepatic encephalopathy: focusing on gut microbiota. World J Gastroenterol. 2012;18(46):6693-700.
39. Duchini A, Govindarajan S, Santucci M, Zampi G, Hofman FM. Effects of tumor necrosis factor-alpha and interleukin-6 on fluid-phase permeability and ammonia diffusion in CNS-derived endothelial cells. J Investig Med. 1996;44(8):474-82.
40. Andersson AK, Rönnbäck L, Hansson E. Lactate induces tumour necrosis factor-alpha, interleukin-6 and interleukin-1beta release in microglial and astroglial enriched primary cultures. J Neurochem. 2005;93(5):1327-33.
41. Aires FT, Ramos PT, Bernardo WM. Efficacy of lactulose in the prophylaxis of hepatic encephalopathy in cirrhotic patients presenting gastrointestinal bleeding. Rev Assoc Med Bras. 2016;62(3):243-7.

## Leitura sugerida

Luo M, Guo JY, Cao WK. Inflammation: a novel target of current therapies for hepatic encephalopathy in liver cirrhosis. World J Gastroenterol. 2015;21(41):11815-24.

# 25. FISIOLOGIA DA TRANSMISSÃO NEUROMUSCULAR

Maria Cristina Simões de Almeida

O entendimento da fisiologia da transmissão neuromuscular, bem como da fisiopatologia de doenças neuromusculares e neurológicas, ganhou avanços expressivos na última década, graças ao aprimoramento de técnicas eletrônicas cristalográficas usando animais de experimentação, como peixes da espécie *Torpedo californica*, caramujos da espécie *Lymnaea stagnalis* e alguns roedores, entre outros. Nesses estudos, merecem especial destaque os avanços relativos ao conhecimento da estrutura molecular dos receptores nicotínicos – abrindo um universo no que tange à fisiologia de receptores acionados por ligantes – e à possibilidade de desenvolvimento de fármacos para uso clínico, atuando via controle alostérico.

Dessa forma, vislumbrou-se a possibilidade de tratamento de doenças consideradas problemas de saúde pública, como o mal de Alzheimer e o tabagismo, além de outras doenças neurológicas de significado clínico.[1-11] Para uma melhor compreensão deste capítulo, os mecanismos da transmissão neuromuscular são divididos didaticamente em pré e pós-sinápticos, embora eles sejam dependentes entre si.

## Mecanismos pré-sinápticos da transmissão neuromuscular

### A propagação do impulso nervoso

Os músculos esqueléticos são inervados por motoneurônios eferentes longos e mielinizados do tipo α, cujos corpos celulares estão localizados no corno anterior da substância cinzenta da medula ou, no caso dos músculos da face, nos núcleos dos pares cranianos. O centro metabólico é o corpo neuronal, que recebe potenciais de ação dos dendritos, integra a informação e transmite o impulso ao longo da estrutura do axônio. Ao se aproximar da fibra muscular, o axônio perde a sua capa de mielina e permanece envolto somente pelas células de Schwann, constituintes da teloglia.[12,13] Assim, o neurônio motor estabelece uma conexão direta entre o sistema nervoso central (SNC) e os músculos, de modo que, após divisão do axônio em vários ramos, cada fibra muscular recebe inervação de uma terminação desse neurônio. A inervação acontece, na maioria dos casos, próximo à parte central da fibra muscular. Dependendo da importância da atividade e da delicadeza do movimento, pode acontecer que mais de um ramo axonal inerve uma fibra muscular. Exemplos são os músculos extraoculares, alguns da face, da laringe, do terço superior do esôfago e do ouvido médio.

O impulso nervoso se transmite de forma muito rápida e saltatória, de um nódulo de Ranvier para outro, até a porção terminal do axônio. Não há canais de potássio nos nódulos de Ranvier, de maneira que a propagação do potencial de ação é resultado da dissipação do sódio após inativação dos seus canais.[14] Assim, substâncias que bloqueiam os canais de potássio, por exemplo, a 4-aminopiridina, não têm efeito sobre a propagação elétrica axonal. Há canais de potássio somente nas imediações dos nódulos de Ranvier, junto à camada de mielina.

Os canais de sódio estão localizados nos nódulos de Ranvier e deixam de existir na porção terminal do axônio, onde finda a capa de mielina. A estimulação dos últimos canais dos nódulos de Ranvier próximos à porção terminal do axônio causa influxo celular de sódio, que é responsável pela propagação do impulso elétrico. Nesse local, a propagação do impulso elétrico ocorre com velocidade sensivelmente diminuída. A passagem do estímulo elétrico pelo axolema provoca abertura dos canais de cálcio voltagem-dependentes do tipo L e P, e a consequência é o influxo intra-axonal maciço, porém controlado, desse íon.

A concentração intracelular de cálcio modula, por sua vez, a ativação dos canais de potássio, ditos "canais longos", justapostos aos canais de cálcio no axolema. O efluxo de potássio modula ou até inibe a entrada de cálcio. Uma vez que há moléculas de cálcio no interior do axônio, inicia-se uma cascata de eventos que culmina com a ruptura do axolema e a liberação da acetilcolina e outras substâncias na fenda sináptica (FIG. 25.1).

### A placa motora

O axolema, na porção terminal do nervo, é conhecido como membrana pré-sináptica. O sarcolema imediatamente próximo a ela é denominado membrana pós-sináptica. Entre o axolema e o sarcolema, existe uma fenda, com cerca de 60 nm, onde está localizada a membrana basal, composta de mucopolissacarídeos, acetilcolinesterase e uma substância semelhante ao colágeno. Esse conjunto – membrana pré-sináptica, fenda sináptica, membrana basal e membrana pós-sináptica – é denominado placa motora[13] (VER FIG. 25.1).

### O ciclo de síntese, estocagem e liberação de acetilcolina

O impulso elétrico gerado no SNC deve chegar aos músculos. No entanto, a distância que separa a membrana pré-sináptica da pós-sináptica não permite que os elétrons saltem a fenda, sendo então necessária uma transmissão química mediada por um neurotransmissor, que, nesse caso, é a acetilcolina (ACh).

A ACh é sintetizada no terminal axônico a partir da colina e da acetilcoenzima A (acetil-CoA), sob a interferência da colina acetiltransferase, enzima sintetizada nas mitocôndrias do axoplasma. A colina é oriunda da dieta, e metade provém da reciclagem da própria ACh na fenda sináptica, como resultado da sua clivagem pela acetilcolinesterase. A colina necessita de transporte ativo para atravessar a membrana do axônio, processo que depende de bomba de sódio/potássio. O bloqueio desse carreamento ativo, obtido, por exemplo, com hemicolínio, causa, em última análise, uma diminuição da entrada e, consequentemente, da liberação de ACh, e o resultado clínico é a fraqueza muscular semelhante à observada na síndrome miastênica.

As vesículas sinápticas são sintetizadas no corpo axonal pela ruptura de segmentos do aparelho de Golgi e chegam ao terminal do axônio pelos microtúbulos da célula nervosa. Outros autores admitem que elas sejam originárias da própria membrana axonal, refeita após a liberação da ACh na fenda.[12,13]

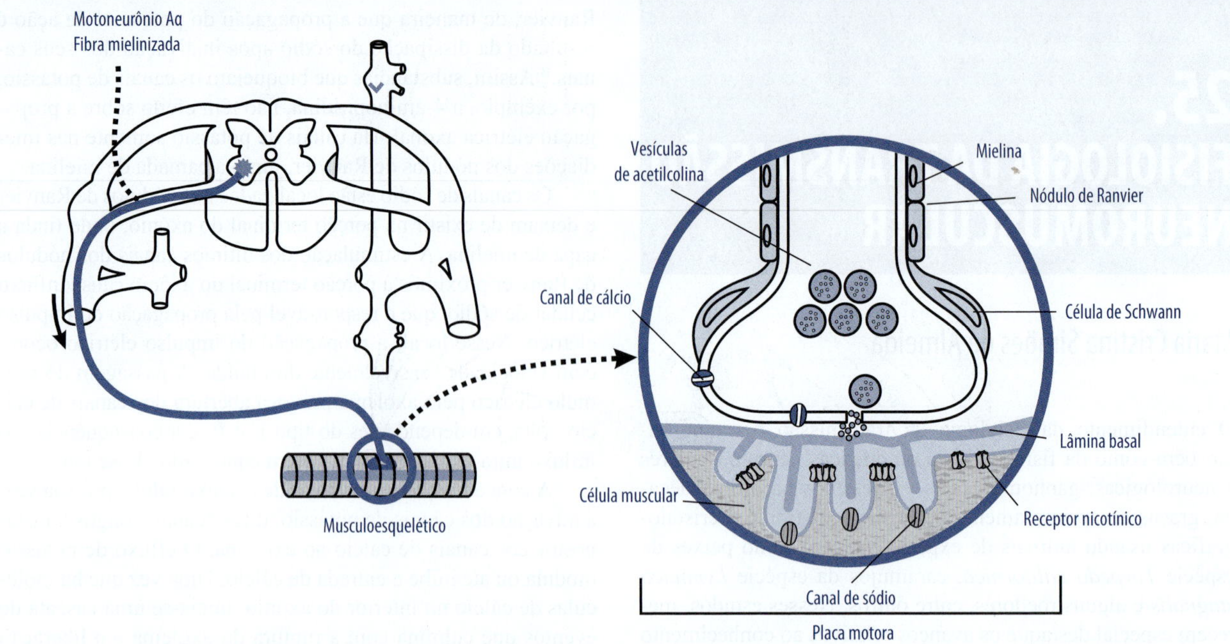


**FIGURA 25.1** Junção neuromuscular do adulto. O impulso nervoso oriundo do sistema nervoso central atinge o músculo a partir de um motoneurônio Aα. A placa motora é composta por membrana pré-sináptica, fenda sináptica, membrana basal e membrana pós-sináptica.

Aproximadamente metade da ACh está dissolvida no axoplasma, ao passo que a outra metade está estocada em vesículas. Esse armazenamento em vesículas ocorre contra um gradiente de concentração, processo este dependente de trifosfato de adenosina, em que há troca de prótons intravesiculares pela ACh do axoplasma por meio das bombas de prótons localizadas na parede da vesícula.[15,16]

As vesículas de ACh são verdadeiras organelas secretoras, participantes dos mecanismos de transmissão entre nervos e músculos. Elas estão dispostas basicamente em dois locais: ou linearmente próximas ao terminal axonal, sendo chamadas de vesículas sinápticas ou vesículas prontamente disponíveis para fusão, ou mais distantes da fenda sináptica, no axoplasma, sendo chamadas de vesículas de reserva. As primeiras são constituintes da zona ativa, e as outras, morfologicamente indistinguíveis das primeiras, fazem parte das vesículas de estoque.

Quando o estímulo é intenso, havendo necessidade de contração muscular mantida, as vesículas de estoque são mobilizadas: estima-se que para cada vesícula prontamente disponível existam cerca de 100 a 200 vesículas de reserva. Funcionalmente, é possível dividir as proteínas que fazem parte da parede dessas vesículas em dois grandes grupos: as responsáveis pelo transporte das moléculas de ACh para o seu interior (ou proteínas de transporte) e as relacionadas com os mecanismos de ligação delas com o citoesqueleto celular e fusão à parede do axolema, para posterior extrusão do seu conteúdo na fenda.[17,18] Entre as que fazem parte do último grupo, figuram a *Rab3A*, a sinaptotagmina, a sinaptofisina e a sinaptobrevina (**FIG. 25.2**).

A sinaptobrevina merece destaque, pois é o sítio de ação da toxina botulínica. Quando tal toxina é injetada, ela bloqueia a clivagem dessa proteína, impedindo a liberação e a fusão das vesículas de ACh, o que levará, em última análise, a uma diminuição da liberação da ACh, resultando em bloqueio da contração muscular. Ela tem sido usada para o tratamento de afecções que cursam com espasticidade, como a observada após acidente vascular encefálico, entre outras.[18-20] Além da toxina botulínica, outras substâncias tóxicas interferem nos mecanismos de exocitose, entre eles o veneno da aranha negra e toxinas do *Clostridium tetani*. Igualmente implicados nesses mecanismos, figuram ligações de anticorpos, como os da síndrome miastênica de Eaton-Lambert.[18]

As vesículas estão ancoradas ao citoesqueleto, constituído por filamentos de actina, sinapsina, espectrina e microfilamentos, estando, por vezes, ligadas entre elas mesmas. As moléculas de ACh recém-sintetizadas tendem a se localizar nas vesículas disponíveis para fusão. Cerca de 6.000 a 10.000 moléculas de ACh são liberadas em um estímulo nervoso simples. Esse número é chamado de conteúdo quantal do potencial de placa.

Todavia, mesmo sem estímulo nervoso, há liberação contínua de ACh para a fenda sináptica, mecanismo que é independente de cálcio e insuficiente para causar contração muscular propriamente dita. Esse pequeno potencial, cerca de 1/100 da amplitude daquele necessário para a despolarização muscular, é chamado de potencial miniatura de placa (ou pequeno potencial de placa ou minipotencial de placa). A sua função exata não está determinada, mas parece estar relacionada à manutenção do trofismo muscular.[16,18]

Os íons cálcio, uma vez no axoplasma, causam duas ações distintas: a primeira se dá sobre a liberação das vesículas de reserva, e a segunda, sobre o processo de fusão delas ao axolema. A primeira ação diz respeito à fosforilação da sinapsina I pela proteinocinase dependente de monofostato de adenosina (AMP), e por estimulação das calmodulina I e II.[21] Esses mecanismos, em última análise, liberam vesículas do citoesqueleto celular, as quais, uma vez soltas, tendem a se deslocar para a zona ativa.[22,23]

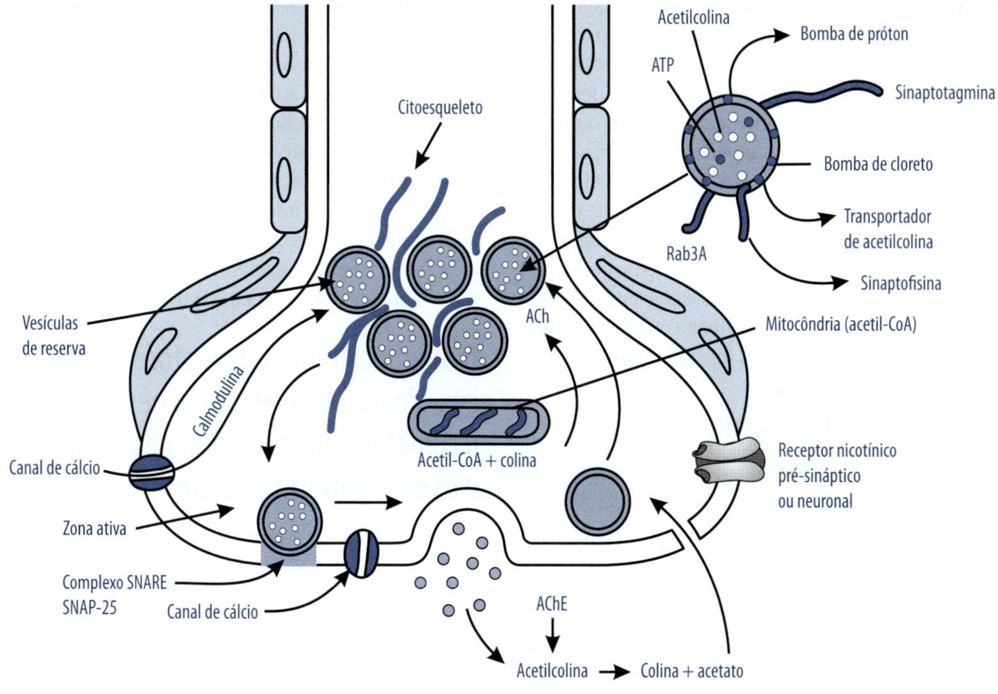


**FIGURA 25.2** O ciclo da acetilcolina: a chegada do impulso elétrico na terminação nervosa provoca sua despolarização, com influxo de íons cálcio. O cálcio libera as vesículas de depósito do citoesqueleto celular, promove sua migração para a periferia do axônio, sua fusão com o axolema e posterior liberação de acetilcolina na fenda sináptica.
A acetilcolina ativa receptores nicotínicos pós-sinápticos que promovem a entrada de íons sódio para o interior do sarcolema. A onda de despolarização ativa os canais de sódio voltagem-dependentes, que proporcionam entrada adicional de sódio. A despolarização do sarcolema atinge então o sistema de Golgi, ocorrendo um aumento da concentração de cálcio intracelular. Inicia-se a ativação do sarcômero, que resultará na contração da fibra muscular.
Acetil-CoA, acetilcoenzima A; ATP, trifosfato de adenosina; CAT, colina acetiltransferase; SNARE, do inglês *soluble NSF attachment receptor*.
*Fonte: Adaptada de Naguib e colaboradores.*[18]

Estudos clínicos mostram que o movimento iônico de cálcio não é afetado pelo uso de doses terapêuticas dos bloqueadores de canais de cálcio, como, por exemplo, o verapamil, o diltiazem e a nifedipina, embora alguns autores sugiram que exista essa interação.[24] No entanto, há interações com alguns antibióticos, notadamente a estreptomicina e a neomicina, que competem com o cálcio nos seus canais próprios e inibem a liberação de ACh.[25] A concentração de cálcio intracelular não se dissipa com tanta rapidez, e o fenômeno é demonstrado pela chamada potencialização pós-tetânica, bem observado quando do uso de bloqueadores neuromusculares adespolarizantes. Nessa situação, a concentração de cálcio é maior após a aplicação de um estímulo tetânico, estímulo de alta intensidade, sendo que um estímulo simples aplicado imediatamente a ele causará uma contração muscular aumentada em intensidade.[13]

A sinaptotagmina I parece ser a proteína de destaque no mecanismo de fusão das vesículas de ACh à membrana pré-sináptica. Entretanto, o mecanismo depende, na verdade, da somatória de um verdadeiro maquinário que inclui proteínas específicas, como sintaxina I, SNARE, SNAP-25 (do inglês *synaptosomal-associated protein 25*), Bassoon e a família de proteínas CAST/ELKS/Erc, entre outras, ocorrendo em zonas pré-sinápticas determinadas.[13,26] Além dos canais de cálcio, fundamentais para a fusão, estudos proteômicos mostram que no mínimo 26 genes codificam as proteínas pré-sinápticas e que cerca da metade delas já foi identificada na gênese de doenças que cursam clinicamente com fraqueza muscular.[13,27,28]

Quando há um estímulo nervoso, cerca de 100 vesículas liberam seu conteúdo na fenda sináptica, e as moléculas de ACh são, na sua maioria, hidrolisadas pela acetilcolinesterase, uma carboxilesterase do tipo B cuja síntese é regulada nos músculos em proporção direta da atividade muscular. Essa enzima é codificada por um único gene, localizado no cromossomo 7q22 em humanos, e sua deficiência ocasiona a síndrome miastênica congênita.[29,30]

Doenças implicadas em alterações da colinesterase são foco de muitos cientistas pela frequência de seu aparecimento. Elas incluem as intoxicações por gases usados como armas químicas, como o gás Sarin, Soman, Tabun e VX, utilizados frequentemente em guerras e ataques terroristas. Essas doenças cursam com inibição da acetilcolinesterase e exigem imediata intervenção farmacológica com bloqueadores muscarínicos e nicotínicos, porque podem induzir a morte em 5 a 10 minutos.[31] A síndrome da Guerra do Golfo, ou a intoxicação por gás laranja, aliada a problemas psicológicos, induz tanto inibição crônica da acetilcolinesterase quanto dessensibilização dos receptores nicotínicos, resultando, entre outros sintomas, em fadiga crônica por bloqueio despolarizante na presença de estímulos elétricos fisiológicos.[18,32]

As moléculas de ACh que não são hidrolisadas ocuparão os receptores nicotínicos musculares (ou pós-sinápticos), resultando, em última análise, em contração muscular, bem como os receptores neuronais (ou pré-sinápticos), causando uma retroalimentação (*feedback*) positiva para liberação de ACh na fenda.[18,33]

Os nervos possuem receptores em toda a sua extensão, merecendo consideração aqueles localizados na terminação axonal. A existência de receptores nesse último nível já é conhecida desde a década de 1950, quando experiências em animais demonstraram que a adrenalina e a noradrenalina aumentavam o potencial da placa, caracterizando um efeito **anticurare**. Hoje se sabe que existem outros receptores, como os muscarínicos, nicotínicos, de dopamina, do ácido γ-aminobutírico (GABA), de adenosina, serotonina, glutamato, prostaglandinas, benzodiazepínicos e angiotensina. Neste capítulo, são abordados aqueles envolvidos diretamente com a transmissão neuromuscular em si, denominados receptores nicotínicos pré-sinápticos (ou neuronais) e receptores nicotínicos pós-sinápticos (ou musculares).

## Os receptores pré-sinápticos

Os receptores nicotínicos pré-sinápticos (ou neuronais) pertencem à família dos receptores *Cys-loop* e são considerados os protótipos dos canais acionados por ligantes.[1,9] A natureza deles já está quase totalmente definida: são heteropentaméricos, isto é, possuem em sua estrutura cinco subunidades do tipo α e β em combinação, ou são homopentaméricos, com subunidades somente do tipo α. Além do terminal nervoso, localizam-se em tecidos extraneuronais, como nos ceratinócitos, linfócitos, macrófagos, corpos carotídeos e nas células neurossecretoras.[34]

Os receptores pré-sinápticos possuem em sua estrutura ligações com moléculas de colesterol, elemento fundamental que propicia estabilidade tanto à estrutura molecular quanto aos sítios de ligação do agonista e do poro central.[35] Quando são ocupados por ACh, proporcionam um aumento da liberação do neurotransmissor, caracterizando uma retroalimentação positiva.[36] Se forem ocupados, por exemplo, por bloqueadores neuromusculares adespolarizantes, haverá uma diminuição da mobilização de acetilcolina, conhecida como retroalimentação negativa, traduzida clinicamente pela presença de fadiga.[37,38]

Um estudo com clones de subunidades de DNA humano mostrou que o tipo $\alpha_3\beta_2$ é o implicado no mecanismo de fadiga, caracterizando a baixa margem de segurança observada nos receptores nicotínicos neuronais.[37] É importante observar que a fadiga não é mensurável por meios clínicos, havendo, então, a necessidade de recursos instrumentais, como a sequência de quatro estímulos (TOF, do inglês *train-of-tour*) para o seu diagnóstico.[39]

## Os cotransmissores

Além da ACh, outras moléculas são armazenadas nas vesículas, como o trifosfato de adenosina (ATP). Estas, quando na fenda sináptica, são transformadas em difosfato de adenosina (ADP), que atua em receptores específicos de adenosina do subtipo A1 e A2, produzindo uma retroalimentação inibitória e excitatória, respectivamente, na liberação de ACh.[40,41] Em animais de experimentação, há indícios do envolvimento de receptores A1 nos mecanismos de fadiga após uso de relaxantes musculares.[40]

# Mecanismos pós-sinápticos da transmissão neuromuscular

## A membrana muscular ou sarcolema

Próximos aos terminais neuronais, as superfícies dos músculos apresentam-se corrugadas, com muitas cristas e invaginações ou fendas, proporcionando, com isso, uma grande superfície de contato no músculo. Observam-se receptores nicotínicos musculares basicamente nas cristas, em número próximo a 5 milhões por junção, em contraste com a maior densidade de canais de sódio nas fendas.[13] Esses últimos são muito importantes para a amplificação da corrente de despolarização, no sentido de haver contração muscular efetiva; em algumas doenças congênitas, como na síndrome de Eaton-Lambert, que cursa com mutações nos canais de sódio e cálcio, observa-se expressiva fraqueza muscular, uma prova da importância desses canais iônicos na eficácia da contração muscular.[42]

## A diferenciação dos receptores nicotínicos pós-sinápticos: o estímulo nervoso, o complexo agrina, laminina e neurregulina e os elementos musculares

A integridade do complexo nervo-músculo é, sem dúvida, fator determinante para a manutenção do trofismo da placa motora. Pesquisas com músculos bioartificiais em modelos tridimensionais revelam a importância do complexo agrina, laminina e neurregulina (NRβ-1, NRβ-2), peças-chave na maturação de miotúbulos para músculos.[43] Esses elementos integram a estrutura neuronal, mas suas ações se fazem sentir em nível pós-sináptico.

Com o impulso nervoso, são liberadas na fenda moléculas de agrina, a qual, por meio de uma cinase proteica específica para músculos denominada MuSK, promove o agrupamento de receptores nicotínicos musculares nas cristas da membrana pós-sináptica. Outro elemento que merece destaque é a rapsina, uma proteína citoplasmática com 43 quilodáltons (kDa) que também participa do processo de agrupamento dos receptores mediante interação com uma de suas subunidades pentaméricas, notadamente a subunidade β.

Outros complexos proteicos participam do processo de síntese e agrupamento de receptores maduros, entre eles a distrofina-glicoproteína, a laminina, a neurregulina e as ErbB (receptores tirosinocinases). Pouco se sabe acerca da relevância dos elementos musculares na maturação de receptores em sua superfície, mas parecem ser importantes o fator 2 de crescimento dos fibroblastos e as neurotrofinas. A ausência de corrente elétrica neuronal promove em nível pós-sináptico uma diminuição da síntese de receptores nicotínicos maduros ou sinápticos e um aumento da síntese dos denominados receptores extrajuncionais ou imaturos a partir de núcleos subsinápticos (*up-regulation*).[18]

## Os receptores nicotínicos pós-sinápticos

Os receptores do adulto são glicoproteínas grandes de 290 kDa, dispostas em cinco subunidades ou cadeias de polipeptídeos como se fossem gomos de uma laranja, designadas por letras gregas: α (duas), β, δ e ε. Por ação de elementos neuronais, agrupam-se na porção oposta ao terminal nervoso, diferentemente dos ditos receptores imaturos, fetais ou ainda extrajuncionais, que se encontram dispostos em toda a superfície do músculo.

A diferença anatomofuncional mais importante entre os receptores do adulto e os denominados fetais é a substituição da subunidade ε pela γ, determinada pelos cromossomos 17 e 2 respectivamente.[8,44,45] A presença dessa última subunidade no receptor gera nele respostas diferentes, basicamente relacionadas à vida média (17-20 horas dos receptores fetais *versus*

7-14 dias aos receptores dos adultos), à maior sensibilidade do receptor ao agonista como a ACh e a succinilcolina, à resistência aos antagonistas como bloqueadores neuromusculares adespolarizantes e ao maior tempo de abertura do canal central com extrusão de potássio, entre outros efeitos.[18]

Para fins didáticos, pode-se dividir a estrutura molecular do receptor nicotínico em três partes distintas: uma parte projetada para a porção extracelular da célula muscular, também denominada "área de ligação" (LBD, do inglês *ligant-binding domain*), que contém um terminal N; uma porção localizada no interior da membrana muscular entre as duas camadas de colesterol, onde está o poro do receptor propriamente dito; e ainda uma pequena porção projetada para o sarcoplasma.

Cada uma das cinco subunidades é composta por cerca de 400 a 500 aminoácidos, dispostos de maneira diferente na estrutura, dependendo do tipo de ligação entre eles. Assim, quando a ligação entre os aminoácidos se faz de forma linear, é possível identificar fitas do tipo β (10 fitas) que estão localizadas na LBD; quando a ligação entre os aminoácidos se faz de forma helicoidal, identificam-se formações do tipo α, a saber: uma hélice denominada *MIR* (do inglês *main imunological region*), situada na parte mais externa do receptor e compreendendo resíduos $\alpha_1$67-$\alpha_1$76 e onde se ligam os anticorpos, quatro hélices do tipo $\alpha_1$ M1, M2, M3 e M4 na porção transmembrânica, e uma α-hélice M3-M4 inserida no sarcoplasma, findando a estrutura molecular com um terminal C (**FIG. 25.3**).[46,47]

Estudos de estruturas em cristal de uma proteína que se liga à ACh das espécies *Marmorata* e *Torpedo californica* trouxeram à luz os conhecimentos forma que acerca da molécula de ACh se liga ao receptor nicotínico. Os sítios de ligação das duas moléculas necessárias para a ativação do receptor localizam-se na porção extracelular, LBD, entre as subunidades α-δ e α-ε e distam do poro central em cerca 50 angstrons (Å).[2,7,46,48-51] Os principais elementos do receptor responsáveis por essa ligação são as alças C, A e B das fitas do tipo β, e constituem a denominada "subunidade principal"; outros aminoácidos de regiões adjacentes de outras subunidades também participam do processo, nas chamadas "subunidades complementares".

Uma vez que as duas moléculas de ACh se fixam nos sítios específicos, iniciam-se reações químicas não covalentes entre os aminoácidos, do tipo forças de van der Waals ou pontes de hidrogênio, que se propagam em sentidos diversos por todas as cadeias polipeptídicas das subunidades envolvidas, como se fossem pedras de dominó justapostas verticalmente e em movimento de queda. Essa onda de reações se dá até o chamado "portão", controle do "poro", situado na porção terminal da LBD. Nessa região, participam principalmente resíduos de cisteína, a alça 2, a pré-região M1 e as alças M2-M3.

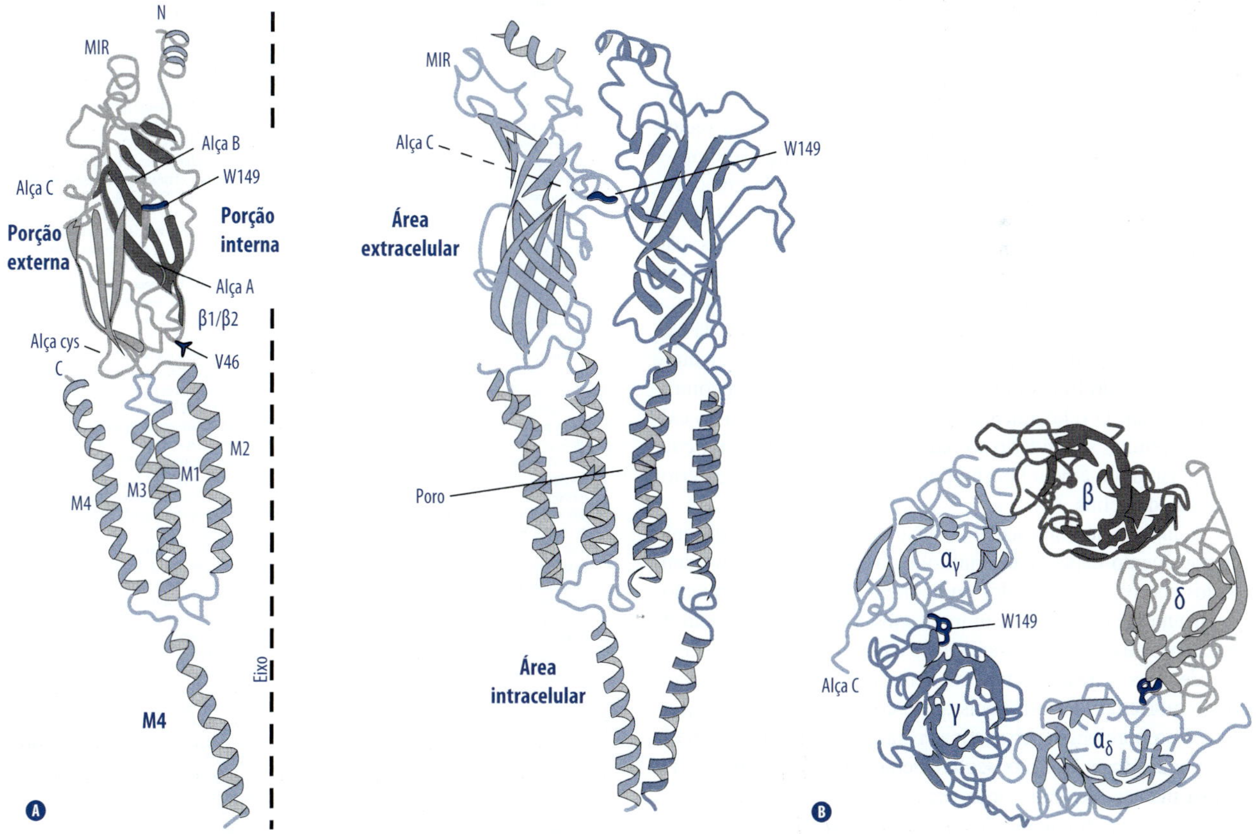


**FIGURA 25.3** Arquitetura e estruturas do receptor de acetilcolina (forma fechada do canal [*2BG9*]), ilustrada com diagramas em fitas. **A** A subunidade αγ vista de lado, com o eixo central do receptor à direita; as superfícies externa e interna que compõem o núcleo da fita β estão representadas em cinza-claro e cinza-escuro respectivamente. As alças A, B e C ancoram os resíduos de ligação da acetilcolina. **B** Visão do conjunto, como visto da fenda sináptica, com subunidades individuais identificadas; a alça C da αδ (linha tracejada) não está representada na figura, e o terminal intracelular do poro parece desempenhar um papel particularmente importante. Ao contrário dos canais específicos para íons, como o canal de potássio,[47] o poro por si só não desempenha o papel principal na discriminação do íon, mas restringe o tamanho do íon que pode atravessá-lo.
N, terminal N extracelular; MIR, região imunogênica principal (do inglês *main immunogenic region*).
*Fonte: Unwin.*[48]

Como consequência dessas reações, observa-se nas subunidades a um movimento rotacional de cerca de 15°, o que leva, em última análise, a uma separação das α-hélices M2, como se fosse o desenrolar de uma corda de grosso calibre sobre o seu próprio eixo. Esse movimento resulta em um aumento do diâmetro do poro transmembrânico, na forma chamada de "conformação aberta do portão".[6,46,52] Pelo "poro" transitam então íons sódio e, em menor número, íons potássio e possivelmente cálcio. O tempo de abertura do canal é específico para cada agonista e para cada músculo e não depende do intervalo de tempo durante o qual o agonista ocupa a subunidade. Esse tempo de abertura do poro é de 1 ms para a Ach, embora o neurotransmissor ali permaneça por tempo maior.[2,7,49-51,53-56]

A abertura simultânea de um número suficiente de receptores nicotínicos permite a entrada de cargas positivas (sódio) para dentro da célula, gerando uma corrente mais positiva que o potencial de repouso do músculo.[17,51] Quando a membrana é despolarizada para −40 mV, há ativação dos canais de sódio. A ativação dessas estruturas voltagem-dependentes é fundamental para a efetividade da contração muscular. O processo termina com a inativação dos canais de sódio, quando o potencial de membrana cai abaixo de certos limites, situação em que ocorre então a ativação dos canais de potássio, que restauram o potencial de repouso celular.

Os músculos esqueléticos apresentam uma variada gama de atividades funcionais, como produção de força, resistência à fadiga, atividade aeróbica e anaeróbica, geração de calor e plasticidade na sua citoarquitetura, entre outras. O cálcio é o íon-chave para a contração muscular, seja na deflagração dos fenômenos de exocitose de ACh, seja na ativação da unidade contrátil: o sarcômero. A onda de despolarização ativa receptores voltagem-dependentes de diidropiridina que facilitam a liberação de cálcio do retículo sarcoplasmático. Há então ativação da calmodulina, que, em última análise, atuará na fosforilação do receptor de rianodina do tipo 1 (RyR1), e liberação de íons cálcio para o sarcolema.[57] Inicia-se, então, o acionamento do complexo troponina, tropomiosina, actina e miosina. O cálcio citosólico atua sobre a troponina, que, liberada da tropomiosina, deixa livre a cabeça da actina para o acoplamento e encurtamento do filamento de miosina, configurando a contração muscular. O relaxamento ocorre com a diminuição do cálcio intracelular, secundário ao sequestro desse íon pelo retículo sarcoplasmático e pela ligação dele às proteínas com posterior expulsão da célula.[57]

A junção neuromuscular é uma estrutura complexa, cujo funcionamento depende de múltiplos fatores, sejam provenientes dos nervos, dos músculos ou do meio exterior, determinados geneticamente ou não. Nos últimos anos, ela tem sido objeto de muitas pesquisas, sobremaneira após o desenvolvimento de imagens de raios X de alta definição, abrindo espaço para o entendimento molecular das estruturas que a compõem. Esses conhecimentos proporcionam perspectivas para o uso correto e adequado dos bloqueadores neuromusculares empregados em anestesia e terapia intensiva e para o tratamento de intoxicações exógenas. Igualmente importante é a identificação de mutações de doenças genéticas, possibilitando o desenvolvimento de medicações que atuam mediante controle alostérico, as quais contribuem para o alívio dos sintomas e a qualidade de vida dos pacientes.

## Referências


1. Collingridge GL, Olsen RW, Peters J, Spedding M.A nomenclature for ligand-gated ion channels. Neuropharmacology. 2009;56(1):2-5.
2. Changeux JP. Allostery and the Monod-Wyman-Changeux model after 50 years. Annu Rev Biophys. 2012;41:103-33.
3. Mate SE, Brown KJ, Hoffman EP. Integrated genomics and proteomics of the Torpedo californica electric organ: concordance with the mammalian neuromuscular junction. Skelet Muscle. 2011;1(1):20.
4. Sixma TK, Smit AB. Acetylcholine binding protein (AChBP): a secreted glial protein that provides a high-resolution model for the extracellular domain of pentameric ligand-gated ion channels. Annu Rev Biophys Biomol Struct. 2003;32:311-34.
5. Jones AK, Buckingham D, Sattelle DB. Proteins interacting with nicotinic acetylcholine receptors: expanding functional and therapeutic horizons. Trends Pharmacol Sci. 2010;31(10):455-62.
6. Taly A, Corringer PJ, Guedin D, Lestage P, Changeux JP. Nicotinic receptors: allosteric transitions and therapeutic targets in the nervous system. Nat Rev Drug Discov. 2009;8(9):733-50.
7. Changeux JP. Allosteric receptors: from electric organ to cognitioin. Annu Rev Pharmacol Toxicol 2010;50:1-38.
8. LiuY, Sugiura Y, Padgett D, Lin W. Postsynaptic development of the neuromuscular junction in mice lacking the gamma-subunit of muscle nicotinic acetylcholine receptor. J Mol Neurosci. 2010;40(1-2):21-6.
9. Drago J, McColl CD, Horne MK, Finkelstein DI, Ross SA.Neuronal nicotinic receptors: insights gained from gene knockout and knockin mutante mice. Cell Mol Life Sci. 2003;60(7):1267-80.
10. Smit AB, Brejc K, Syed N, Sixma TK.. Structure and function of AChBP, homologue of the ligand-binding domain of the nicotinic acetylcholine receptor. Ann N Y Acad Sci. 2003;998:81-92.
11. Steinlein OK, Bertrand D. Neuronal nicotinic acetylcholine receptors: from the genetic analysis to neurologic diseases. Biochem Pharmacol. 2008;76(10):1175-83.
12. Hughes BW, Kusner LL, Kaminski HJ.Molecular Architecture of the neuromuscular junction. Muscle Nerve. 2006;33(4):445-61.
13. Martyn JAJ, Jonsson Fagerlund M, Eriksson LI. Basic principles of neuromuscular transmission. Anaesthesia. 2009;64(Suppl 1):1-9.
14. Buttermore ED, Thaxton CL, Bhat MA. Organization and maintenance of molecular domais in myelinated axons. J Neurosci Res. 2013;91(5):603-22.
15. Martyn M, Flood P, McArdle JJ, Brenner HR. Advances in neurobiology of the neuromuscular junction: implications for the anesthesiologist. Anesthesiology. 2002;96(1):202-31.
16. Shear TD, Martyn J. Physiology and biology of neuromuscular transmission in health and disease. J Crit Care. 2009;24(1):5-10.
17. Kalamida D, Poulas K, Avramopoulou V, Fostieri E, Lagoumintzis G, Lazaridis K. Muscle and neuronal nicotinic acetylcholine receptors. Structure, function and pathogenicity. FEBS J. 2007;274(15):3799-845.
18. Naguib M, Flood P, McArdle JJ, Brenner HR. Advances in neurobiology of the neuromuscular junction: implications for the anesthesiologist. Anesthesiology. 2002;96(1):202-31.
19. Frick CG, Fink H, Blobner M, Martyn J. A single injection of botulinum toxin decreases the margin of safety of neurotransmission at local and distant sites. Anesth Analg. 2012;114(1):102-9.
20. Wissel J, Ganapathy V, Ward AB, Borg J, Ertzgaard P, Herrmann C, et al.. OnabotulinumtoxinA improves pain in patients with post-stroke spasticity : findings from a randomized, double-blind, placebo-controlled trial. J Pain Symptom Manage. 2016;52(1):17-26.
21. Schulman H, Greengard P. Stimulation of brain membrane protein phosphorylation by calcium and an endogenous heat-stable protein. Nature. 1978;271:478-9.
22. Ueda T, Greengard P. Adenosine 3':5'-monophosphate-regulated phosphoprotein system of neuronal membranes: solubilization, purification, and some properties of an endogenous phosphoprotein. J Biol Chem. 1977;252(14):5155-63.
23. Ueda T, Maeno H, Greengard P. Regulation of endogenous phosphorylation of specific proteins in synaptic membrane fractions from rat brain by adenosine 3':5'-monophosphate. J Biol Chem. 1973;248(23):8295–305.
24. Lehmann HD, Kretzschmar R. Neuromuscular transmission and verapamil. Anesth Analg. 1983;62(11):1048-51.
25. Harnett MT, Chen W, SmithMS. Calcium-sensing receptor: a high-affinity presynaptic target for aminoglycoside-induced weakness. Neuropharmacology.2009;57(5-6):502-5.
26. Nishimure H. Molecular mechanism of active zone organization at vertebrate neuromuscular junctions. Mol Neurobiol. 2012;45(1):1-16.
27. Sieburth D, Ch'ng Q, Dybbs M, Tavazoie M, Kennedy S, Wang D, et al. Systematic analysis of genes required for synapse structure and function. Nature. 2005;436(7050):510-7.
28. Vincent A. Immunology of disorders of neuromuscular transmission. Acta Neurol Scand Suppl. 2006;183:1-7.
29. Ehrlich G, Viegas-Pequignot E, Ginzberg D, Sindel L, Soreq H, Zakut H.Mapping the human acetylcholinesterase gene to chromossome 7q22 by fluorescent in situ hybridization coupled with selective PCR amplification from a somatic hybrid cell panel and chromossome-sorted DNA libraries. Genomics. 1992;13(4):1192-7.
30. Engel AG, Lambert EH, Gomez MR. A new myasthenic syndrome with end-plate acetylcholinesterase deficiency, small nerve terminals, and reduced acetylcholine release. Ann Neurol. 1977;1(4):315-30.
31. Hamele M, Poss WB1, Sweney J. Disaster preparedness, pediatric considetarions in primary blast injury, chemical, and biological terrorism. World J Crit Care Med. 2014;3(1):15-23.
32. Brower V. Gulf War syndrome revisited. EMBO Rep. 2003;4(6):551-3.
33. Parsons SM, Prior C, Marshall IG. Acetylcholine transport, storage, and release. Int Rev Neurobiol. 1993;35:279-390.
34. Gotti C, Clementi F. Neuronal nicotinic receptors: from structure to pathology. Prog Neurobiol. 2004;74(6):363-96.
35. Brannigan G, Hénin J, Law R, Eckenhoff R, Klein ML. Embebed cholesterol in the nicotinic acetylcholine receptor. Proc Natl Acad Sci U S A. 2008;105(38):14418-23.
36. Cheng X, Lu B, Grant B, Law RJ, McCammon JA. Channel opening motion of alpha7 nicotinic acetylcholine receptor as suggested by normal mode analysis. J Mol Biol. 2006;355(2):310-24.
37. Jonsson M, Gurley D, Dabrowski M, Larsson O, Johnson EC, Eriksson LI.Distinct pharmacologic properties of neuromuscular blocking agents on human neuronal nicotinic acetylcholine receptors. Anesthesiology. 2006;105(3):521-33.
38. Wuon N, Joensen H,Yamamoto Y, Lindahl SG, Eriksson LI. Carotid body chemoreceptor function is impaired by vecuronium during hypoxia. Anesthesiology. 1998;89(6):1471-9.
39. Plaud B, Debaene B, Donati F, Marty J. Residual Paralysis after Emergence from Anesthesia. Anesthesiology. 2010;112(4):1013-22.
40. de Paula Ramos E, Antônio MB, Ambiel CR, Correia-de-Sá P, Alves-Do-Prado W. Paradoxical neostigmine-induced TOF fade: on the role of presynaptic cholinergic and adenosine receptores. Eur J Pharmacol 2014;15;723:389-96.
41. Pereira M, Bornia E, Correia-de-Sá P, Alves-Do-Prado W. Presynaptic muscarinic and adenosine receptores are involved in 2 Hz-induced train-of-four fade caused by antinicotinic neuromuscular relaxants in the rat. Clin Exp Pharmacol Physiol. 2011;38(11):764-70.
42. Cannon SC. Channelopathies of skeletal muscle exitability. Compr Physiol. 2015;5(2):761-90.
43. Cohen-Cory S, The developing synapse: construction and modulation of synaptic structures and circuits. Science. 2002;298(5594):770-6.
44. Le Novère N, Corringer PF, Changeux JP. The diversity of subunit composition in nAChRs: evolutionary origins, physiologic and pharmacologic consequences. J Neurobiol. 2002;53(4):447-56.
45. Lobos EA. Five subunit genes of the human muscle nicotinic acetylcholine receptor are mapped to two linkage groups on chromossomes 2 and 17. Genomics. 1993;17(3):642-50.
46. Unwin N. Nicotinic acetylcholine receptor and the structural basis of neuromuscular transmission: insights from torpedo postsynaptic membranes. Q Rev Biophys. 2013;46(4):283-311.
47. Doyle DA, Morais Cabral J, Pfuetzner RA, Kuo A, Gulbis JM, Cohen SL, et al. The structure of the potassium channel: molecular basis of K+ conduction and selectivity. Science. 1998;280(5360):69-77.
48. Unwin N. Structure and action of the nicotinic acetylcholine receptor explored by electron microscopy. FEBS Lett. 2003;555(1):91-5.
49. Brejc K, van Dijk WJ, Klaassen RV, Schuurmans M, van Der Oost J, Smit AB, et al. Crystal structure of na ACh-binding protein reveals the ligand-binding domain of nicotinic receptors. Nature. 2001;411(6835):269-76.
50. Changeux JP. The nicotinic acetylcholine receptor: the founding father of the pentameric ligand-gated ion channel superfamily. J Biol Chem. 2012;287(48):40207-15.
51. Changeux JP, Taly A. Nicotinic receptors, allosteric proteins and medicine. Trends Mol Med. 2008;14(3):93-102.
52. Unwin N. Refined structure of the nicotinic acetylcholine receptor at 4 a resolution. J Mol Biol. 2005;346(4):967-89.
53. Cederholm JM, Schofield PR, Lewis TM.Gating mechanism in Cys-loop receptors. Eur Biophys J. 2009;39(1):37-49.
54. Auerbach A. The gating isomerization of the neuromuscular acetylcholine receptors. J Physiol. 2010;588(Pt 4):573-86.
55. Sine SM, Engel A. Recent advances in cys-loop receptor structure and function. Nature. 2006;440(7083):448-55.
56. Sine SM. End-plate acetylcholine receptor: structure, mechanism, pharmacology, and disease. Physiol Rev. 2012;92(3):1189-234.
57. Gehlert S, Bloch W, Suhr F. Ca2+- dependent regulations and signaling in skeletal muscle: from electro-mechanical coupling to adaptation. Int J Mol Sci. 2015;16(1):1066-95.

# Parte IV

# Avaliação do paciente e preparo para a anestesia

COORDENADOR: JAMES MANICA

# 26. AVALIAÇÃO PRÉ-ANESTÉSICA

Manuela Bezerril Fernandes
Kérsia Gomes Ribeiro

A avaliação pré-anestésica é definida como o processo de abordagem clínica do paciente que precede a administração de anestesia para procedimentos cirúrgicos ou diagnósticos.[1] É de responsabilidade do anestesiologista e pode ser realizada por um membro da equipe que eventualmente pode não ser o mesmo a executar a anestesia para o procedimento. Para tanto, é importante que exista consenso entre as condutas e que protocolos sejam seguidos.

O objetivo final da avaliação é descobrir se o paciente está na melhor condição possível para se submeter à anestesia e, caso não esteja, otimizar o preparo. Almejam-se ainda a redução da morbimortalidade, a diminuição das taxas de suspensão de cirurgias, a readequação de medicamentos, a solicitação de interconsultas, a escolha da melhor técnica anestésica, o planejamento da analgesia pós-operatória e a assinatura do termo de consentimento informado.[2]

O momento ideal para aplicar a avaliação foi discutido pela força-tarefa da American Society of Anesthesiologists (ASA)[1] que definiu o seguinte: para procedimentos com alta invasividade cirúrgica, a consulta deve ser realizada com antecedência; para procedimentos com baixa invasividade cirúrgica, ela pode ser feita ou com antecedência ou no dia da cirurgia. As vantagens de se realizar a avaliação com antecedência são a possibilidade de otimizar medicações, solicitar exames direcionados, orientar mudanças de hábitos (p. ex., cessação do tabagismo e do uso de drogas) e planejar o manejo de via aérea difícil.

No Brasil, de acordo com a Resolução 1802 de 2006 do Conselho Federal de Medicina (CFM),[2] antes da realização de qualquer anestesia, exceto nas situações de urgência, é indispensável conhecer, com a devida antecedência, as condições clínicas do paciente, cabendo ao médico anestesiologista decidir a respeito da conveniência ou não da prática do ato anestésico de modo soberano e intransferível. A resolução recomenda ainda que, nos procedimentos eletivos, a avaliação pré-anestésica seja realizada em consulta médica antes da admissão na unidade hospitalar, sendo que, na ocasião da avaliação pré-anestésica, com base na condição clínica do paciente e no procedimento proposto, o anestesiologista solicitará ou não exames complementares e/ou avaliação por outros especialistas.[2]

Todos os dados colhidos na consulta de avaliação pré-anestésica devem ser anotados organizadamente em ficha padronizada e entregues ao paciente para que este os leve ao hospital solicitando sua inclusão no prontuário. O anestesiologista deve revisar a ficha na data da cirurgia. O ideal é que, em sala de cirurgia, a ficha seja grampeada ao boletim cirúrgico. Pode-se ainda disponibilizar a ficha no prontuário *on-line* do hospital, se for o caso.

Conhecer os riscos anestésicos associados à condição médica prévia do paciente, tratamentos alternativos e histórico de cirurgias anteriores é um componente essencial para a boa prática anestesiológica. Os benefícios incluem – mas não se limitam a – segurança do cuidado perioperatório, otimização no uso de recursos, bem como melhora nos resultados e na satisfação do paciente.[1]

As etapas da avaliação pré-anestésica envolvem:

- Anamnese.
- Exame físico.
- Determinação e solicitação dos exames necessários.
- Planejamento da anestesia e da analgesia pós-operatória com explicação ao paciente.
- Aplicação e assinatura do termo de consentimento informado.

Conforme o resultado dos exames solicitados, podem ser necessárias interconsultas para otimização do estado clínico do paciente antes da cirurgia (p. ex., controle de doença pulmonar obstrutiva crônica [DPOC] ou asma, controle de hipertensão arterial sistêmica ou diabetes melito).

## Etapas da avaliação pré-anestésica

### Anamnese

A anamnese deve incluir dados relativos à identificação do paciente, idade, religião, motivo da cirurgia ou exame a ser realizado, bem como histórico médico de comorbidades, cirurgias anteriores, gestações prévias, alergias e história de convulsões. Conhecer as medicações que o paciente está usando e sua posologia é imprescindível.

É essencial investigar experiências anteriores de anestesia, incluindo condições do despertar, histórico de consciência intra-operatória, ocorrência de dor, náuseas e vômitos, dados estes que precisam ser registrados para o planejamento ao final da consulta. Interrogar a respeito da religião é importante para identificar previamente os pacientes Testemunhas de Jeová e conversar sobre possíveis transfusões ou alternativas e riscos.

O interrogatório deve ser realizado tendo como base órgãos e sistemas, com anotação de cada detalhe, pois doenças crônicas alteram o manejo intraoperatório, dependendo do caso. Roncos devem ser pesquisados para avaliar apneia do sono. Tabagismo, etilismo e uso de drogas também precisam ser investigados. Em pacientes usuários de cocaína, deve-se solicitar sempre radiografia de tórax e ecocardiografia para avaliar área e função cardíaca.

É pertinente questionar sobre anestesias em familiares para descobrir a ocorrência de hipertermia maligna. Em caso positivo, deve-se discutir com o paciente minuciosamente a técnica anestésica a ser utilizada e garantir que não será usada nenhuma das substâncias que possam desencadear a doença.

### Exame físico

O exame físico deve incluir avaliação de vias aéreas com classificação de Mallampati,[3] distância tireomentoniana, abertura bucal, uso de prótese dentária ou estado de conservação dos dentes, protrusão mandibular, capacidade de extensão e flexão cervical. A presença de barba volumosa pode indicar dificuldade de ventilação sob máscara. É necessário analisar acessos periféricos e alinhamento da coluna vertebral. Também é importante aferir peso, altura, pressão arterial, frequência cardíaca e respiratória e realizar ausculta cardiopulmonar.

## Solicitação de exames

Os exames pré-operatórios não devem ser solicitados de forma aleatória e, sim, seletivamente com o propósito de guiar e otimizar o período perioperatório.

As indicações devem ser baseadas nas informações obtidas na anamnese e no histórico médico do doente. Uma eletrocardiografia (ECG) pode estar indicada para pacientes com fatores de risco cardiovascular conhecidos ou para pacientes cujos fatores de risco tenham sido identificados na consulta pré-anestésica. A idade isoladamente não pode ser critério para solicitação de uma ECG. A avaliação cardíaca pré-operatória pode incluir consulta com especialistas e pedido de exames que vão desde testes não invasivos passivos ou testes de rastreamento provocativos (p. ex., teste de estresse) até avaliação não invasiva e invasiva da estrutura cardíaca, função e vascularização (p. ex., ecocardiografia, cintilografia de perfusão miocárdica, cateterismo cardíaco). O anestesiologista deve ponderar a relação risco-benefício desses testes, sendo necessário considerar os fatores clínicos e o tipo de cirurgia.

A radiografia de tórax pré-operatória pode ser solicitada em portadores de DPOC, tabagistas, cardiopatas e pacientes que apresentaram quadro de infecção respiratória recente. Testes adicionais, como espirometria, testes de função pulmonar, gasometria arterial e interconsultas com pneumologista devem ser solicitados apenas se necessário (p. ex., DPOC sintomática, asma sintomática ou recorrente, escoliose com restrição da expansão torácica).[1]

Exames laboratoriais como hematócrito e hemoglobina não estão indicados de rotina. Devem ser solicitados considerando-se o tipo e a invasividade do procedimento, em pacientes com doença hepática, em extremos de idade e com histórico de anemia, sangramento ou outros distúrbios hematológicos.

Exames da coagulação são solicitados conforme certas características clínicas, que incluem distúrbios no sangramento, doença renal, uso de anticoagulantes, disfunção hepática e tipo e invasividade do procedimento.

Já exames de bioquímica pré-anestésica (sódio, potássio, glicose, testes de função renal e hepática) devem ser solicitados com base em distúrbios endócrinos, risco de disfunção renal e/ou hepática, uso de algumas medicações ou terapias alternativas.

O exame de urina não está indicado, a menos que seja em procedimentos específicos, como procedimentos urológicos e implantes de próteses.

O teste de gravidez é válido para cirurgias eletivas em pacientes em idade fértil.

## Planejamento da anestesia e da analgesia pós-operatória

Cada vez mais, o anestesiologista deve ser responsável pelo cuidado pré, intra e pós-operatório do doente; portanto, nessa etapa, após saber do porte da cirurgia e do estado clínico do paciente, o profissional irá explicar que tipo de anestesia indica e que tipo de analgesia pós-operatória será utilizada. Deve-se orientar a suspensão ou troca de anticoagulantes se necessário, assim como a continuidade ou não do uso das medicações de uso crônico no dia da cirurgia. No caso de paciente diabético a ser submetido a cirurgia de grande porte, deve-se interná-lo com antecedência suficiente para controle glicêmico rígido. O jejum também deve ser orientado.

As decisões devem ser tomadas em conjunto com o paciente, que deve entender e aceitar ou não a realização de bloqueios analgésicos e/ou aposição de cateter para analgesia pós-operatória, se indicado. Caso haja risco de transfusão sanguínea intraoperatória, isso também deve ser exposto ao paciente nesse momento. Havendo necessidade de pós-operatório em unidade de tratamento intensivo, o fato deve ser exposto ao doente.

## Termo de consentimento informado

Após a escolha da proposta anestésica, discutidos os riscos e realizadas as interconsultas necessárias, estando o paciente na sua melhor condição clínica para submeter-se ao procedimento, chega o momento da assinatura do termo de consentimento informado. Este deve ser lido e explicado pelo médico ao paciente, que deve entendê-lo e assiná-lo ao final da consulta.

## Orientações sobre o jejum

Quando se trata de jejum pré-operatório, vários aspectos devem ser considerados. A Sociedade Europeia de Anestesiologia possui recomendações detalhadas visando orientar condutas.[4] As orientações são baseadas na qualidade das evidências e foram obtidas a partir de uma revisão sistemática em bancos de dados eletrônicos para identificar os estudos publicados entre 1950 e 2009 relacionados a jejum perioperatório, reintrodução precoce da ingesta oral e efeitos da administração oral de misturas de carboidratos no esvaziamento gástrico e na recuperação pós-operatória.

As recomendações-chave são de que adultos e crianças devem ser encorajados a beber líquidos claros até 2 horas antes das cirurgias eletivas, inclusive cesarianas. Além disso, bebidas como chá ou café com apenas um quinto do volume total adicionado de leite podem ser consideradas líquidos claros. Alimentos sólidos devem ser proibidos por 6 horas antes das cirurgias eletivas em adultos e crianças, embora os pacientes não tenham suas cirurgias canceladas ou atrasadas por estarem mascando chiclete, chupando bala ou fumando imediatamente antes da indução anestésica. Tais recomendações também se aplicam a pacientes obesos, portadores de refluxo gastresofágico, diabéticos e gestantes que não estejam em trabalho de parto.

As evidências não são suficientes para recomendar o uso rotineiro de antiácidos, metoclopramida ou antagonistas de receptores $H_2$ antes de cirurgias eletivas de pacientes não obstétricas.

A ingesta de alimentos sólidos deve ser desencorajada em pacientes em trabalho de parto ativo.[4] Devem-se administrar antagonistas de receptores $H_2$ antes de cesariana eletiva. Se a cesariana for de urgência, administra-se o antagonista de receptores $H_2$ via intravenosa, suplementado com 30 mL de citrato de sódio de 0,3 mmol·L$^{-1}$ caso o plano na urgência seja anestesia geral.

As crianças devem ser alimentadas antes de cirurgias eletivas assim como os adultos saudáveis. O leite materno é seguro se administrado até 4 horas antes da anestesia, e as fórmulas infantis, em até 6 horas. Além disso, líquidos claros devem ser oferecidos no mesmo esquema que o de adultos.

A recomendação também considera a segurança, inclusive em diabéticos, e os possíveis benefícios da administração oral de fórmulas de carboidratos, objetivando-se diminuir o tempo de jejum pré-operatório. Beber soluções ricas em carboidratos antes de cirurgias eletivas melhora a sensação de bem-estar, reduz a fome e a sede, bem como diminui a resistência pós-operatória à insulina.

No pós-operatório de pacientes que precisam de tratamento intensivo, estudos mostraram que, quando a glicose é controlada por terapia insulínica intensiva, a morbimortalidade pode ser reduzida.[5]

A reintrodução da ingesta oral de fluidos deve ser permitida nas três primeiras horas de pós-operatório na maioria dos pacientes pediátricos, pois as evidências sugerem que isso reduz a incidência de vômitos.[6,7]

# Recomendações de investigação e manejo cardiovascular para cirurgias não cardíacas

Com o objetivo de melhorar a qualidade do cuidado e alinhar-se aos melhores interesses do paciente, a ASA publicou recomendações sobre avaliação cardiovascular perioperatória e manejo de pacientes submetidos a cirurgia não cardíaca.[8] A terapia médica direcionada por recomendações é definida principalmente por medidas classe I: em geral uma combinação de modificação no estilo de vida e terapias baseadas em fármacos e equipamentos.

As recomendações dividem os procedimentos em dois grupos de risco distintos: baixo e alto risco. Um procedimento de baixo risco é aquele no qual, combinadas as características do paciente e da cirurgia proposta, prediz-se um risco de evento adverso cardíaco maior (morte ou infarto agudo do miocárdio [IAM]) inferior a 1%. Já os procedimentos com risco cardíaco superior a 1% são considerados de alto risco. Tendo em vista que as recomendações de manejo de pacientes de risco intermediário e alto são similares, a classificação em duas categorias simplifica as recomendações sem perda de fidelidade.

Os fatores de risco clínicos são doença coronariana, insuficiência cardíaca, miocardiopatia, doença valvar cardíaca, arritmias e distúrbios da condução, doença vascular pulmonar e doença cardíaca congênita no adulto.

## Doença coronariana

A morbimortalidade perioperatória por doença coronariana é uma complicação desfavorável e inesperada das cirurgias não cardíacas. A incidência pós-cirúrgica de morbidade cardíaca depende da definição e vai desde elevação de biomarcadores apenas até uma definição mais clássica com outros sinais de isquemia.[9]

O evento cardíaco adverso maior após cirurgia não cardíaca está geralmente associado a eventos anteriores de doença coronariana. A estabilidade e o tempo de um IAM recente têm impacto na incidência de morbimortalidade perioperatória. Os dados sugerem que se deve esperar no mínimo 60 dias entre um IAM e uma cirurgia não cardíaca, isso se não tiver sido feita nenhuma intervenção coronariana.[10,11] Um IAM há menos de seis meses também é fator independente de risco para acidente vascular encefálico (AVE) perioperatório e foi associado a um aumento de oito vezes na taxa de mortalidade perioperatória.[12] Um histórico de doença cerebrovascular também pode predizer evento cardíaco maior perioperatório.[13]

## Insuficiência cardíaca

Os pacientes com insuficiência cardíaca (IC) clínica (sintomas ativos de IC ou achados no exame físico de edema periférico, distensão venosa jugular, estertores, sons de terceira bulha ou radiografia pulmonar com redistribuição vascular ou edema pulmonar) apresentam risco elevado de complicações perioperatórias.

Índices bastante usados para avaliar o risco cardíaco incluem a IC como variável de prognóstico independente.[14-16] Pacientes com IC que se submetem a procedimentos cirúrgicos maiores têm risco substancialmente maior de morte intraoperatória e readmissão hospitalar do que outros pacientes.[17,18] Tais achados sugerem que, embora os modelos preditivos de avaliação de risco perioperatório deem mais ênfase à doença coronariana, pacientes com IC possuem um risco significativamente maior de morte pós-operatória do que pacientes coronariopatas. Ainda que sinais e/ou sintomas de IC descompensada confiram o maior risco, a diminuição importante da fração de ejeção ventricular (< 30%) por si contribui independentemente no desfecho perioperatório e como fator de risco de morte a longo prazo em pacientes com IC submetidos à cirurgia não cardíaca de alto risco. A sobrevida pós-cirúrgica daqueles com fração de ejeção do ventrículo esquerdo (FEVE) menor ou igual a 29% é significativamente pior que daqueles com FEVE maior que 29%.[19,20] Medir biomarcadores, em especial peptídeos natriuréticos, pode ser útil no manejo de pacientes com IC e no diagnóstico pós-operatório de IC em pacientes de alto risco. Os níveis pré-operatórios de peptídeos natriuréticos são fatores preditivos independentes para eventos cardiovasculares nos primeiros 30 dias após cirurgia vascular.[21,22]

## Miocardiopatia

Existe pouca informação sobre a avaliação pré-operatória de pacientes com miocardiopatias específicas não isquêmicas antes de cirurgias não cardíacas. As recomendações pré-operatórias devem basear-se no entendimento da fisiopatologia da miocardiopatia e no manejo do processo subjacente. Para um melhor entendimento, as miocardiopatias são divididas em miocardiopatias restritivas, miocardiopatia hipertrófica obstrutiva, miocardiopatias arritmogênicas de ventrículo direito (VD) e/ou displasia, miocardiopatia periparto e doença valvar cardíaca.

### Miocardiopatias restritivas

As miocardiopatias restritivas são aquelas associadas a amiloidose, hemocromatose e sarcoidose. O débito cardíaco nesse tipo de miocardiopatia depende tanto da pré-carga como da frequência cardíaca. Não são toleradas reduções significativas de volume sanguíneo, bradicardia, taquicardia nem arritmias atriais (fibrilação atrial, *flutter*). Tais pacientes requerem abordagem multidisciplinar, com otimização da patologia subjacente, do volume sanguíneo e da IC, podendo incluir ajuste de medicação. É importante solicitar interconsulta com cardiologista antes da cirurgia.

### Miocardiopatia hipertrófica obstrutiva

A diminuição da resistência vascular sistêmica (vasodilatadores arteriais), a perda de volume, a redução na pré-carga ou no enchimento do ventrículo esquerdo (VE) podem aumentar o grau de obstrução dinâmica e posteriormente diminuir o enchimento diastólico e o débito cardíaco, com resultados desfavoráveis. Deve-se evitar o excesso de diurese e o uso de inotrópicos.

### Miocardiopatias arritmogênicas de ventrículo direito e/ou displasia

Em um estudo de autópsias envolvendo 200 casos de morte súbita associados com miocardiopatias arritmogênicas de VD e/ou displasia, a morte ocorreu no perioperatório em 95% dos casos.[23] A maioria desses pacientes demanda o envolvimento de eletrofisiologistas, sendo necessário considerar o implante de cardioversor desfibrilador implantável para manejo perioperatório.

### Miocardiopatia periparto

A miocardiopatia periparto ocorre aproximadamente em 1 de cada 1.000 gestantes. Manifesta-se nos últimos meses da gestação ou nos primeiros seis meses do pós-parto. O prognóstico depende da recuperação da contratilidade ventricular e da resolução dos sintomas nos primeiros seis meses após o início da doença. Os cuidados envolvem otimizar a administração de fluidos e evitar depressão miocárdica enquanto se mantém a estabilidade hemodinâmica intraoperatória.[24]

## Doença valvar cardíaca

### Recomendações gerais de classe I

É recomendado que pacientes com suspeita clínica moderada ou elevada de estenose valvar ou regurgitação submetam-se a ecocardiografia pré-operatório se não houver ecocardiograma prévio dos últimos 12 meses ou caso haja alteração significativa no estado clínico ou exame físico desde a última avaliação.[25]

Para adultos que preencham as indicações de intervenção valvar (troca ou reparo) com base nos sintomas e na gravidade da estenose ou regurgitação, a intervenção valvar antes da cirurgia eletiva não cardíaca é efetiva em reduzir o risco perioperatório.[26]

### Recomendações específicas

Considera-se razoável realizar cirurgia eletiva não cardíaca de alto risco em pacientes com estenose aórtica grave assintomática, contanto que se utilize monitorização hemodinâmica apropriada nos períodos intra e pós-operatório.[15,27-29] Deve-se evitar taquicardia e hipotensão arterial.

Com relação à estenose mitral, considera-se razoável realizar cirurgia não cardíaca de alto risco com monitorização hemodinâmica adequada no intra e pós-operatório em pacientes assintomáticos portadores de estenose mitral desde que a morfologia valvar não seja favorável à comissurotomia mitral percutânea por balonamento. Deve-se monitorizar o volume intravascular e evitar taquicardia e hipotensão arterial.

Quanto à regurgitação aórtica ou mitral, considera-se razoável realizar cirurgias não cardíacas de alto risco com monitorização hemodinâmica apropriada no intra e pós-operatório em pacientes adultos com regurgitação mitral grave assintomática e em pacientes com regurgitação aórtica grave e FEVE normal. A regurgitação aórtica ou mitral estão associadas com sobrecarga de volume do VE. Para otimização cirúrgica, deve-se manter a pré-carga e evitar o aumento excessivo da pós-carga.

## Arritmias e distúrbios da condução

Embora as arritmias supraventriculares e ventriculares tenham sido identificadas no passado como fatores de risco independentes para eventos cardíacos perioperatórios,[15] estudos subsequentes indicaram um nível menor de risco.[14,30,31] A presença de arritmia pré-operatória deve orientar pronta investigação em doença cardiopulmonar, toxicidade por drogas, distúrbios metabólicos, isquemia em curso ou IAM. A fibrilação atrial (FA) é a taquiarritmia mais comum. Pacientes com história pré-operatória de FA que estejam clinicamente estáveis em geral não requerem modificação no manejo médico ou evolução pré-operatória especial, exigindo no máximo ajuste de anticoagulantes.

As arritmias ventriculares, sejam elas contrações ventriculares prematuras ou taquicardia ventricular não sustentada, não costumam requerer terapia, a não ser que resultem em comprometimento hemodinâmico ou estejam associadas à doença cardíaca estrutural significativa ou distúrbios elétricos hereditários.

Anormalidades da condução cardíaca de alto grau, como bloqueio atrioventricular (BAV) completo, podem aumentar o risco operatório e necessitam de marca-passo temporário ou definitivo.[32] Pacientes com atraso na condução intraventricular, mesmo na presença de bloqueio de ramo esquerdo ou direito, sem histórico ou sintomas de bloqueio cardíaco avançado, raramente progridem para BAV completo no perioperatório.[33] A preexistência de algumas condições de distúrbios da condução, como disfunção no nó atrial e BAV, requer precaução caso terapia com β-bloqueadores esteja sendo considerada.

Quanto ao uso de cardioversores eletrônicos implantáveis, a recomendação orienta que, antes de cirurgia eletiva em paciente portador de marca-passo/cardioversor, a equipe cirúrgica e a clínica que acompanha o dispositivo devem se comunicar com antecedência suficiente para planejar o seu manejo perioperatório. O manejo deve ser individualizado, e uma recomendação única para todos os pacientes não é apropriada. A comunicação entre as equipes deve esclarecer o tipo de procedimento cirúrgico a ser realizado, assim como todo tipo de energia que será utilizada (bisturi mono ou bipolar, bisturi ultrassônico). Em algumas circunstâncias, os pacientes irão demandar avaliação adicional, o que pode envolver reprogramação do dispositivo para alterar o ritmo ou colocá-lo no modo assíncrono. Pode inclusive ser necessária a presença do programador na sala de cirurgia, inativando o desfibrilador imediatamente antes do início da cirurgia e reativando-o ao seu término.

## Doença vascular pulmonar

A recomendação sugere que a terapia-alvo para doença vascular pulmonar crônica (como inibidores da fosfodiesterase tipo 5, estimuladores da guanilato ciclase, antagonistas dos receptores de endotelina) seja continuada a menos que contraindicada ou não tolerada em pacientes com hipertensão pulmonar que serão submetidos a cirurgia não cardíaca. A não ser que os riscos do atraso superem os potenciais benefícios, a avaliação pré-operatória por um especialista em hipertensão pulmonar antes de cirurgia não cardíaca pode ser benéfica para pacientes com hipertensão pulmonar, particularmente para aqueles com características de aumento do risco perioperatório. Além da urgência da cirurgia e da categoria do risco cirúrgico, fatores de risco para eventos adversos em pacientes com hipertensão pulmonar incluem a gravidade dos sintomas de hipertensão pulmonar, o grau de disfunção do VD e a realização da cirurgia em um centro sem experiência em hipertensão pulmonar.[34-39]

### Doença cardíaca congênita no adulto

Realizar anestesia neste grupo de pacientes acarreta risco muito maior do que na população normal, motivo pelo qual tais pacientes devem ser operados em centros especializados em cardiopatias congênitas.[40]

O **QUADRO 26.1** apresenta uma comparação de critérios utilizados para calcular o risco cirúrgico dos pacientes em avaliação pré-anestésica.

## Testes perioperatórios de acordo com a recomendação da American Society of Anesthesiologists

### Capacidade funcional

O estado funcional é um preditor confiável de eventos cardíacos perioperatórios e a longo prazo. Pacientes com capacidade funcional reduzida no pré-operatório apresentam risco aumentado de complicações. Se o paciente não realizou teste de esforço recente antes de uma cirurgia não cardíaca, o estado funcional pode ser estimado por atividades do dia a dia.

A capacidade funcional pode ser expressa em termos de equivalentes metabólicos (METs), onde 1 MET é o consumo de oxigênio basal de um homem de 40 anos e 70 kg. Na literatura perioperatória, a capacidade funcional é classificada como excelente (> 10 METs), boa (7-10 METs), moderada (4-6 METs), pobre (< 4 METs) ou desconhecida. O risco cardíaco perioperatório está aumentado nos pacientes com capacidade funcional menor que 4 METs nas suas atividades diárias. Exemplos de atividades associadas a capacidade funcional maior que 4 METs são subir um lance de escada e realizar tarefas domésticas pesadas. O estado funcional também pode ser classificado mais formalmente utilizando-se tabelas como Duke Activity Status Index[41] e escala específica de atividade.[42]

A **FIGURA 26.1** em conjunto com o **QUADRO 26.2** apresentam um algoritmo para abordagem pré-operatória de pacientes com doença cardíaca.

### Eletrocardiograma

O ECG deve ser solicitado em pacientes com doença coronariana conhecida, arritmias significativas, doença arterial periférica, doença cerebrovascular ou outras doenças cardíacas estruturais significativas, com exceção daqueles que apesar de doentes serão submetidos a cirurgias de baixo risco. Também, não é útil em pacientes assintomáticos submetidos a cirurgias de baixo risco.

### Ecocardiografia

A ecocardiografia deve ser solicitada em pacientes com dispneia de origem desconhecida para avaliação pré-operatória da função do VE, bem como em pacientes clinicamente estáveis com disfunção de VE previamente documentada que não tenham nenhum exame nos últimos 12 meses. Em pacientes candidatos a transplante de orgão sólido, existe recomendação para avaliar a função ventricular esquerda.[43] Não é recomendada a solicitação de ecocardiografia de rotina em todos os pacientes.

### Testes de estresse por exercício para isquemia miocárdica e capacidade funcional

Para pacientes com risco elevado e capacidade funcional menor que 10 METs, é razoável se abster de realizar o teste de estresse por exercício e proceder à cirurgia. Para pacientes com risco elevado e capacidade funcional desconhecida, pode ser razoável submetê-los ao teste para avaliar a capacidade funcional se isso for alterar o seu manejo. Para pacientes de risco elevado e com capacidade funcional de 4 a 10 METs, pode-se considerar não realizar o teste e proceder à cirurgia. Já para pacientes com risco elevado e capacidade funcional menor que 4 METs ou desconhecida, é razoável submetê-los ao teste para avaliar a capacidade funcional se isso for alterar o seu manejo. O rastreamento de rotina com testes de estresse não invasivos não é útil para pacientes de baixo risco para cirurgia não cardíaca.

### Teste de estresse farmacológico

É razoável submeter pacientes com risco elevado para cirurgia não cardíaca e capacidade funcional < 4 METs a teste de estresse não invasivo (ecocardiografia com estresse farmacológico ou cintilografia de percussão miocárdica) caso isso vá modificar o seu manejo. Não é útil realizar rastreamento rotineiro com teste de estresse não invasivo em pacientes submetidos a cirurgias não cardíacas de baixo risco.

### Angiografia coronariana pré-operatória

Os dados são insuficientes para recomendar o uso de angiografia coronariana em todos os pacientes como teste de rotina, inclusive para aqueles que serão submetidos a cirurgias de alto risco. Em geral, as indicações de angiografia pré-operatória são semelhantes àquelas identificadas fora do contexto perioperatório.

### Revascularização miocárdica antes de cirurgia não cardíaca

A revascularização miocárdica antes de cirurgia não cardíaca somente é aconselhada em circunstâncias nas quais a revascularização já é indicada pelas recomendações clínicas existentes. Não se indica a revascularização miocárdica pré-operatória de rotina apenas com o objetivo de reduzir eventos cardíacos perioperatórios.

**QUADRO 26.1** Comparação de índices utilizados para cálculo de risco cirúrgico

| Critérios | RCRI | NSQIP MICA | NSQIP |
|---|---|---|---|
| | – | Idade avançada | Idade |
| | Creatinina > 2 mg·dL$^{-1}$ | Creatinina ≥ 1,5 mg·dL$^{-1}$ | Falência renal aguda |
| | Insuficiência cardíaca | – | Insuficiência cardíaca |
| | – | Estado funcional parcial ou completamente dependente | Estado funcional |
| | Diabetes melito insulinodependente | – | Diabetes melito |
| | Cirurgia intratorácica, intra-abdominal e vascular suprainguinal | Tipo de cirurgia: anorretal, aórtica, bariátrica, cerebral, de mama, cardíaca, otorrinolaringológica, pancreato-hepatobiliar, de vesícula biliar/suprarrenal/apêndice/baço, intestinal, de pescoço, ginecológica/obstétrica, ortopédica, outras cirurgias abdominais, vascular periférica, de pele, torácica, venosa, urológica | Tipo de procedimento |
| | História de AVE ou ataque isquêmico transitório | – | – |
| | – | – | Estado físico na classificação da ASA |
| | – | – | Classificação da ferida |
| | – | – | Ascite |
| | – | – | Sepse |
| | – | – | Dependente de ventilacão mecânica |
| | – | – | Câncer disseminado |
| | – | – | Uso de esteroides |
| | – | – | Hipertensão |
| | Doença isquêmica cardíaca | – | Evento cardíaco prévio |
| | – | – | Sexo |
| | – | – | Dispneia |
| | – | – | Tabagismo |
| | – | – | DPOC |
| | – | – | Diálise |
| | – | – | Lesão renal aguda |
| | – | – | Índice de massa corporal |
| | – | – | Caso de emergência |
| Utilização de coorte externa original | Sim | Não | Não |
| Uni ou multi-institucional | Na maioria são estudos *single-site*,* mas os achados são consistentes em estudos multicêntricos | Multicêntrico | Multicêntrico |
| Averiguação de desfecho e fator de risco | No original, uma equipe de pesquisadores, depois múltiplos estudos subsequentes usando várias estratégias coletoras de dados | Enfermeiros treinados, sem averiguação prospectiva de desfecho cardíaco | Enfermeiros treinados, sem averiguação prospectiva de desfecho cardíaco |
| Método de cálculo | Ponto único por fator de risco | Planilha aberta para cálculo na *web*: (http://www.surgicalriskcalculator.com/miocardiacarrest) | Calculadora na *web*: (www.riskcalculator.facs.org) |

*Estudos realizados em uma única instituição.

MICA, infarto do miocárdio e parada cardíaca (do inglês *myocardial infarction and cardiac arrest*); NSQIP, Programa Nacional de Melhoria da Qualidade Cirúrgica do Colégio Americano de Cirurgiões (do inglês American College of Surgeons National Surgical Quality Improvement Program); RCRI, índice de risco cardíaco revisado (do inglês *Revised Cardiac Risk Index*).

*Fonte: Fleisher e colaboradores.*[8]

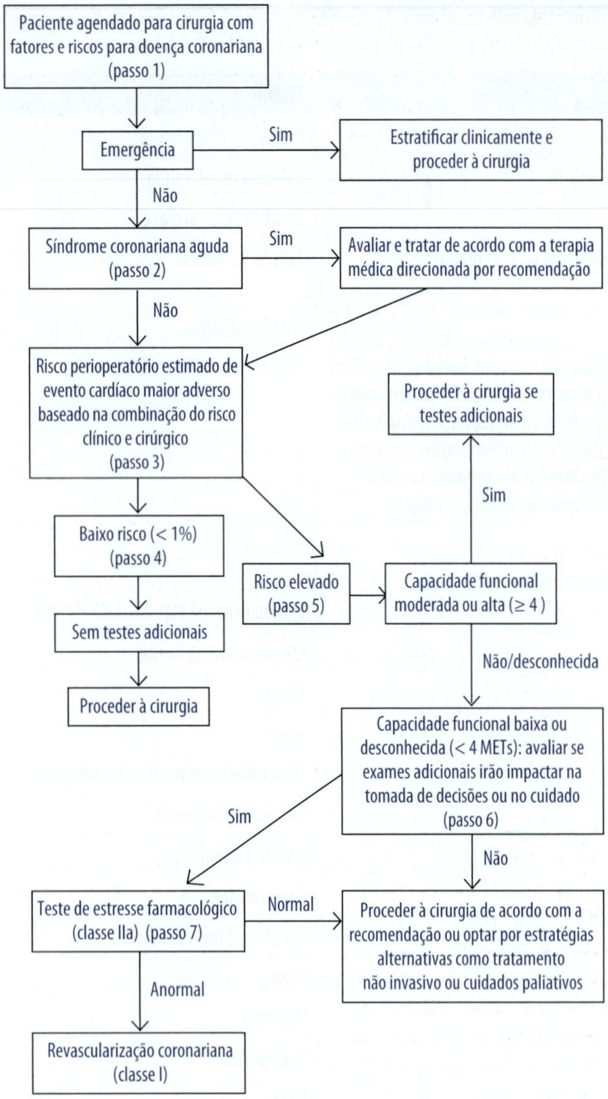


**FIGURA 26.1** Abordagem pré-operatória passo a passo de pacientes com doença cardíaca.
*Fonte: Fleisher e colaboradores.*[8]

**QUADRO 26.2** Passos da abordagem pré-operatória de pacientes com doença cardíaca

**Passo 1**
Em pacientes com cirurgia marcada que apresentam fatores de risco conhecidos para doença coronariana, determinar a urgência da cirurgia. Em caso de emergência, determinar os fatores clínicos de risco que podem influenciar o manejo perioperatório e proceder à cirurgia com monitorização apropriada e estratégias de manejo baseadas no quadro clínico.

**Passo 2**
Se a cirurgia for de urgência ou eletiva, determinar se o paciente apresenta síndrome coronariana aguda. Se sim, encaminhá-lo para avaliação com cardiologista e manejo.

**Passo 3**
Se o paciente apresentar fatores de risco para doença coronariana estável, estimar o risco perioperatório de evento cardíaco adverso maior baseando-se na combinação do risco clínico-cirúrgico. Por exemplo, um paciente submetido a uma cirurgia de risco muito baixo (p. ex., cirurgia oftalmológica), mesmo com múltiplos fatores de risco, terá risco baixo de evento cardíaco adverso maior. Entretanto, um paciente submetido a uma cirurgia vascular de grande porte tem risco mais elevado de evento cardíaco adverso maior.

**Passo 4**
Se o paciente apresentar baixo risco de evento cardíaco maior (< 1%), nenhum exame adicional é necessário, e o paciente pode ser submetido à cirurgia.

**Passo 5**
Se o paciente apresentar risco elevado de evento cardíaco maior, determinar a capacidade funcional utilizando escala objetiva. Se o paciente tiver capacidade funcional ≥ 4 METs, proceder à cirurgia.

**Passo 6**
Se o paciente tiver capacidade funcional menor que 4 METs ou desconhecida, discutir com a equipe cirúrgica até que ponto exames adicionais terão impacto na tomada de decisão (como manter a cirurgia original ou realizar angioplastia percutânea ou revascularização miocárdica antes, conforme os resultados dos testes). Se a resposta for sim, encaminhar o paciente para realização de teste de estresse farmacológico. Nos pacientes com capacidade funcional desconhecida, realizar teste de estresse com exercício. Se o teste for anormal, considerar angiografia coronariana e revascularização dependendo da extensão da anormalidade. O paciente então pode ser submetido à cirurgia de acordo com as terapias médicas direcionadas pelas recomendações (classe I), ou é necessário considerar estratégias alternativas, como tratamento não invasivo para a indicação cirúrgica (p. ex., radioterapia para tratamento de câncer) ou paliativo. Se o teste for normal, o paciente pode ser submetido à cirurgia de acordo com as terapias médicas direcionadas pelas recomendações.

**Passo 7**
Se o teste não tiver impacto na tomada de decisão ou nos cuidados, o paciente pode ser submetido à cirurgia, ou então devem ser consideradas estratégias alternativas.

## Intervalo de espera para cirurgia não cardíaca em pacientes com angioplastia percutânea prévia

Cirurgias eletivas não cardíacas devem ser adiadas por 14 dias após realização de angioplastia percutânea com balão, 30 dias depois de implante de *stent* metálico e 365 dias após implante de *stent* farmacológico. Quando a cirurgia é necessária antes desse período, os cardiologistas e a equipe cirúrgica devem decidir entre os riscos relativos da descontinuação da terapia antiplaquetária e os benefícios da cirurgia.

## Terapia antiplaquetária

O manejo perioperatório da terapia antiplaquetária permanece um desafio na prática clínica e deve ser determinado por um consenso entre cirurgião, anestesiologista, cardiologista e paciente, pesando-se o risco relativo de sangramento e trombose.[8]

## Ácido acetilsalicílico

O ácido acetilsalicílico (AAS) promove o bloqueio irreversível da função plaquetária por inibição da produção de tromboxano $A_2$. Embora esse efeito perdure 7 a 10 dias[44] após a descontinuação do AAS, em 2 a 4 dias o retorno da função plaquetária já é suficiente para produzir eventos tromboembólicos.[45]

Atualmente é comum o uso de AAS como prevenção primária para infarto do miocárdio, câncer, AVE ou morte, porém essas indicações permanecem controversas; dessa forma, quando indicado para prevenção primária, o AAS pode ser descontinuado no perioperatório com segurança nos sete dias que precedem o procedimento eletivo.[46]

Pacientes portadores de *stents* devido a coronariopatia ou doença arterial carotídea que fazem uso de AAS, de forma geral, devem continuá-lo no período perioperatório. Os casos em que a terapia antiagregante está indicada para prevenção secundária (i.e., pacientes com história de isquemia miocárdica prévia) devem ser analisados individualmente, de acordo com os riscos da cirurgia e os fatores de risco do paciente, mas, em geral, o risco de evento supera o de sangramento, motivo pelo qual a terapia deve ser continuada,[8] já que a cessação do uso aumenta em três vezes o risco de evento cardiovascular maior.[46]

Em situações especiais, como na neurocirurgia e na cirurgia oftalmológica, recomenda-se a suspensão do AAS, visto que a ocorrência de sangramento no sítio cirúrgico tem potencial catastrófico. Entretanto, para a cirurgia oftalmológica, existem pequenos estudos demonstrando que o AAS pode ser continuado, pois, apesar do aumento no sangramento, ele não interferiu nos desfechos, devendo ser analisada a relação risco-benefício caso a caso.

Nas cirurgias cardíaca, vascular, ortopédica e urológica, a terapia de prevenção secundária não deve ser descontinuada.[46]

## Terapia antiplaquetária dupla (AAS + tienopiridínico)

Os tienopiridínicos (ticlopidina, clopidogrel e prasugrel) antagonizam o receptor plaquetário de difosfato de adenosina (ADP, do inglês *adenosine diphosphate*) – receptor P2Y12 –, interferindo na ativação e agregação plaquetárias, com efeito irreversível e que não pode ser antagonizado.[47,48] Para diminuir o risco de sangramento e transfusão em pacientes portadores de *stent* coronariano em uso de terapia antiplaquetária dupla, recomenda-se adiar a cirurgia eletiva até o final do curso dessa terapia e então realizá-la sem descontinuar o AAS, se possível.[49]

A cirurgia não cardíaca deve ser adiada por pelo menos quatro semanas até três meses após colocação de *stent* não farmacológico e por 12 meses após stent farmacológico.[49] Para as novas gerações (segunda e terceira gerações) de *stents* farmacológicos, esse período de dupla terapia antiagregante se reduz para seis meses.

Nos casos em que não é possível adiar a cirurgia por todo esse período, é aceitável um mês para os *stents* não farmacológicos e três meses para os *stents* revestidos de nova geração, mas o procedimento deve ser realizado em hospital com serviço de hemodinâmica 24 horas e na vigência de AAS.

Nos pacientes que necessitam de cirurgia em poucos dias, a Sociedade Europeia de Anestesiologia recomenda suspender clopidogrel e ticagrelor por 5 dias e prasugrel por 7 dias e retornar à terapia antiagregante o mais cedo possível após a cirurgia, se factível dentro de 48 horas. Nos casos em que há risco muito elevado de trombose, a terapia de ponte com inibidores reversíveis da glicoproteína IIb/IIIa deve ser considerada.

Os inibidores da glicoproteína IIb/IIIa abciximabe, eptifibatide e tirofiban estão disponíveis para uso intravenoso e bloqueiam a via final comum da agregação plaquetária.[48] São, na atualidade, os fármacos disponíveis mais efetivos para inibição da agregação plaquetária, porém seus efeitos são reversíveis e desaparecem com 8, 24 e 48 horas após a cessação do eptifibatide, tirofiban e abciximabe respectivamente.

Para pacientes em terapia antiagregante com sangramento excessivo ou potencialmente fatal, a transfusão de plaquetas é recomendada.

# Terapia anticoagulante

## Heparinas

### Heparina não fracionada

A heparina não fracionada (HNF) inativa os fatores IIa (trombina), Xa, IXa e ainda XIa e XIIa.[50] Seu efeito anticoagulante é imediato quando administrada por via venosa, podendo ser monitorizado pelo tempo de tromboplastina parcial ativada (TTPa) ou pelo tempo de coagulação ativada (TCA) quando administrada em altas doses durante circulação extracorpórea. A administração de pequenas doses subcutâneas para prevenção de trombose venosa profunda não altera o TTPa.

Em pacientes em anticoagulação com HNF, é possível reverter esse efeito com sulfato de protamina, mas se recomenda aguardar 4 horas após a última dose de heparina para realização de bloqueio de neuroeixo ou manipulação de cateter peridural. Se a HNF for usada em doses terapêuticas, recomenda-se ainda nova dosagem de TTPa ou TCA antes da punção do neuroeixo.[44] A próxima dose de HNF deverá ser administrada no mínimo 1 hora após a anestesia neuroaxial ou retirada do cateter peridural.[44]

A coagulação deve receber igual atenção no momento da retirada do cateter peridural, uma vez que metade dos casos de sangramento (hematoma) ocorre durante a sua remoção, que é tão crítica quanto a sua inserção.[51]

### Heparina de baixo peso molecular

As principais diferenças da heparina de baixo peso molecular (HBPM) em relação à HNF são a maior atividade inibitória contra o fator Xa, a dificuldade de monitorização da coagulação, a ausência de reversão completa pela protamina e a meia-vida de eliminação prolongada.[52] Dessa forma, para pacientes em uso de HBPM para tromboprofilaxia, é necessário um intervalo de 10 a 12 horas entre a última dose e o bloqueio de neuroeixo. Nos casos em que é administrada dose terapêutica, esse intervalo aumenta para 24 horas.

No pós-operatório, a primeira dose de HBPM deve ser administrada 6 a 8 horas após a cirurgia. Já na posologia de duas doses diárias, é maior o risco de sangramento, sendo que a primeira dose de HBPM deve ser administrada após 24 horas do final da cirurgia. Nesses casos, nos pacientes com analgesia contínua, deve-se remover o cateter peridural antes da primeira dose de HBPM pós-operatória e administrar a heparina somente duas horas após a retirada do cateter.[53]

A maioria dos fármacos utilizados para tromboprofilaxia tem rota de eliminação renal, razão pela qual as recomendações de intervalo entre a administração do fármaco e o procedimento anestésico-cirúrgico não se aplicam a pacientes com insuficiência renal, devendo-se aumentar esse intervalo.[54]

## Antagonistas da vitamina K

Os cumarínicos inibem a síntese dos fatores dependentes da vitamina K – fator II, VII, IX, X, proteína C e S. O tempo de protrombina (TP) e o índice normalizado internacional (INR) são os testes utilizados para monitorizar esses fármacos e refletem a atividade plasmática de três dos quatro fatores (II, VII e X).

Os pacientes em uso de antagonistas da vitamina K apresentam risco aumentado de sangramento nos períodos intra e pós-operatório (o procedimento é seguro se INR ≤ 1,5); entretanto, em pacientes anticoagulados com alto risco de tromboembolia,* o risco de descontinuar os anticoagulantes orais exige terapia de ponte com HNF ou HBPM.[55,56]

Em pacientes com alto risco de tromboembolia, são recomendadas doses terapêuticas de HBPM, duas vezes ao dia. A dose profilática está indicada para pacientes de baixo risco,[56] sendo a última dose administrada até 12 horas antes da cirurgia.

Recomenda-se suspender o anticoagulante oral 3 a 5 dias antes, acompanhar com INR diariamente e iniciar heparina um dia após a descontinuação do anticoagulante oral, ou depois, quando o INR alcançar valores menores que 2.[49]

Em pacientes com prótese valvar, há mais evidências para o uso de HNF, que deve ser descontinuada 4 horas antes da cirurgia e, após o procedimento, utilizada até o valor do INR alcançar níveis terapêuticos.[55]

O anticoagulante oral deve ser reiniciado 1 a 2 dias após o procedimento, com dose adicional de 50% além da dose de manutenção pré-cirúrgica por dois dias.

### Anticoagulantes orais não antagonistas da vitamina K

Para pacientes em uso de anticoagulantes não antagonistas da vitamina K como dabigatrana (inibidor direto da trombina) ou rivaroxabana, apixabana, edoxabana (inibidores diretos do fator Xa), a terapia de ponte não é necessária para a maioria das cirurgias, pois eles possuem meia-vida de ação curta.[57] Em geral, é necessário intervalo de tempo de 2 a 3 meias-vidas, mas, se houver risco de sangramento excessivo, suspende-se pelo tempo de 4 a 5 meias-vidas antes da cirurgia. O retorno deve ser instituído somente em 1 a 2 dias após a cirurgia, pois eles têm rápido início de ação.

## Reversão da terapia anticoagulante

### Antagonistas da vitamina K

Os antagonistas da vitamina K são administrados em dose de 2,5 a 5 mg de vitamina K intravenosa ou oral, porém o efeito se dá em 6 a 12 horas. Se for necessária reversão imediata, o tratamento deve ser feito com plasma fresco ou complexo protrombínico e uma dose de vitamina K.

### Heparinas

Em pacientes recebendo HNF, em geral não é necessária reversão, pois após 4 horas de cessação a coagulação retorna ao normal; contudo, se for necessária intervenção imediata, a reversão pode ser feita com sulfato de protamina 1 UI para cada 1 UI de heparina (dada nas últimas 2 horas).

Em pacientes recebendo HBPM, o efeito anticoagulante é revertido dentro de 8 horas da última dose, porém, se for necessária reversão imediata, pode-se utilizar sulfato de protamina, embora este reverta no máximo 50% da atividade do fator anti-Xa.

### Anticoagulantes orais não antagonistas da vitamina K

Não há antídotos específicos para esses anticoagulantes. Quando ocorre sangramento excessivo, deve-se iniciar tratamento sintomático. Dados preliminares têm demonstrado benefício na utilização de complexo protrombínico para os casos em que o paciente faz uso de rivaroxaban[58] e dabigatran.[59]

## Protocolo ERAS

O protocolo ERAS[60] é um consenso interdisciplinar, baseado em revisões bibliográficas, que propõe considerações clínicas e recomendações para a prática de anestesia em pacientes que serão submetidos a cirurgia gastrintestinal com um programa de recuperação rápida após a cirurgia.

Com base nas evidências disponíveis para cada elemento do cuidado perioperatório, a sociedade Enhanced Recovery After Surgery (ERAS®) apresenta um consenso de revisões abrangentes, considerações clínicas e recomendações para o cuidado anestésico em pacientes que serão submetidos a cirurgia gastrintestinal. O protocolo ERAS reduz o tempo de recuperação após uma cirurgia abdominal maior por meio da atenuação do estresse cirúrgico e da manutenção das funções fisiológicas pós-operatórias. Consiste em abordagem pré, intra e pós-operatória, mas são abordadas aqui apenas as considerações pré-operatórias.

### Estratificação de risco pré-admissional

Sistemas de estratificação de risco por escores têm sido usados para definir quais pacientes estariam sob o maior risco de morrer ou apresentar complicações em uma cirurgia de grande porte. Mais de 80% das mortes pós-operatórias vem do grupo de alto risco. Em um estudo maior retrospectivo nos Estados Unidos, Khuri e colaboradores[61] analisaram dados em 105.951 pacientes submetidos a uma variedade de diferentes procedimentos cirúrgicos de grande porte de diversas especialidades. Quando os pacientes apresentavam maiores complicações dentro de 30 dias da cirurgia, sua sobrevida média em 8 anos reduzia-se em 69%.

### Sistemas de escores pré-cirúrgicos

#### Sistema Possum

O sistema Possum é um escore de gravidade fisiológica e operatória para enumeração de mortalidade e morbidade; trata-se de um sistema de escores em duas partes baseado nas condições fisiológicas (12 variáveis) e na gravidade operatória (6 variáveis). Cada variável vai de 1 a 4 pontos, dependendo da gravidade. O sistema prediz o risco de morbidade e mortalidade em 30 dias.[62]

*Nota do autor: pacientes com alto risco de tromboembolia; pacientes com fibrilação atrial + insuficiência cardíaca, hipertensão, idade > 75 anos, diabetes, AVE prévio, doença vascular, sexo feminino; pacientes com valva cardíaca mecânica; pacientes com valva cardíaca biológica nova; pacientes submetidos a reparo em valva mitral nos últimos três meses; pacientes com história de tromboembolia recente nos últimos três meses; pacientes com trombofilia.

### Índice de Lee

O índice de Lee[63] é uma modificação do risco cardíaco de Goldman original. Compreende seis determinantes clínicos independentes de eventos cardíacos perioperatórios maiores: 1) história de doença coronariana isquêmica; 2) história de doença cerebrovascular; 3) insuficiência cardíaca; 4) diabetes insulinodependente; 5) creatinina sérica > 177 $\mu mol \cdot L^{-1}$; e 6) cirurgia de alto risco. Todos os fatores contribuem com 1 ponto para o índice, e para todos os pacientes com um índice de 0, 1, 2 e 3 pontos, a incidência de complicações cardíacas maiores é estimada em 0,4%, 0,9%, 7% e 11% respectivamente.

### Calculador de risco cardiovascular

Uma ferramenta semelhante para determinar a probabilidade pós-operatória de infarto do miocárdio ou parada cardíaca foi validada por Gupta e colaboradores[64] em 211.410 pacientes cirúrgicos. Ele contém cinco diferentes preditores: 1) tipo de cirurgia; 2) estado funcional dependente (incapacidade de realizar suas atividades cotidianas nos últimos 30 dias da cirurgia, parcialmente dependente ou totalmente dependente); 3) creatinina sérica anormal; 4) classificação da ASA;[65] e 5) idade avançada.

### Índice de risco de lesão renal aguda em cirurgia geral (índice AKI)

Cerca de 1% dos pacientes submetidos a cirurgia não cardíaca desenvolve lesão renal aguda, e isso está associado a aumento de morbimortalidade. Onze fatores de risco pré-operatórios foram identificados como fatores preditivos independentes de lesão renal aguda em pacientes submetidos a cirurgias não cardíacas. São eles: idade maior ou igual a 56 anos, sexo masculino, cirurgia de urgência, cirurgia intraperitoneal, diabetes melito em uso de terapia oral, diabetes melito insulinodependente, insuficiência cardíaca congestiva, ascite, hipertensão arterial, insuficiência renal pré-operatória leve e insuficiência renal pré-operatória moderada. O risco de desenvolver lesão renal aguda pós-operatória pode ser estratificado em cinco classes de acordo com a presença desses fatores de risco.[66]

O **QUADRO 26.3** apresenta um resumo e algumas características dos sistemas de escores pré-cirúrgicos.

## Otimização das condições de saúde preexistentes

### Alcoolismo

Os usuários que abusam de álcool (definidos pela Organização Mundial da Saúde como aqueles que ingerem mais de 36 g de etanol ou o equivalente a três *drinks* por dia) apresentam risco aumentado de sangramento perioperatório e infecção da ferida. Além disso, o álcool piora a resposta metabólica ao estresse, a função cardíaca e a resposta imune. O risco aumenta proporcionalmente com a quantidade de álcool ingerida. Quando a ingestão excede cinco doses por dia ou 60 g de álcool, o risco aumenta de 200 a 400%.

É preciso no mínimo quatro semanas de abstinência para reduzir tais riscos, mas são necessárias de 8 a 12 semanas para que o paciente volte ao risco normal (se não tiver lesão em órgão-alvo).

### Tabagismo

Os tabagistas costumam ter comorbidades devido ao cigarro, como DPOC, enfisema, doença vascular periférica, doença cardíaca isquêmica e doença cerebrovascular que podem aumentar o risco de complicações perioperatórias independentemente. Os fumantes sem tais comorbidades ainda apresentam risco aumentado perioperatório, sobretudo devido à má cicatrização da ferida e ao desenvolvimento de infecções respiratórias. Parar de fumar quatro semanas antes da cirurgia melhora a cicatrização da ferida.[67-69]

**QUADRO 26.3** Sumário e recomendações dos sistemas de escores pré-cirúrgicos

| Teste | Prediz | Escore | Nível de evidência | Recomendação |
|---|---|---|---|---|
| P-POSSUM | Morbimortalidade | 12 variáveis fisiológicas e 6 variáveis cirúrgicas | Alto | Forte |
| Índice de Lee | Complicações cardíacas perioperatórias | 6 fatores clínicos pré-operatórios | Moderado | Forte |
| Calculador de risco cardiovascular | Infarto do miocárdio ou parada cardíaca | 4 fatores clínicos perioperatórios e 1 variável cirúrgica | Moderado | Forte |
| *Shuttle walk test* | Complicações perioperatórias | Aeróbico | Moderado | Moderada |
| | Ferramenta para proceder com teste de exercício cardiopulmonar, ecocardiografia | Aeróbico | Moderado | Forte |
| Teste de exercício cardiopulmonar | Complicações perioperatórias | Exercício aeróbico (consumo máximo de oxigênio – $VO_2$) | Moderado | Forte |
| Teste de exercício cardiopulmonar | Pacientes cirúrgicos selecionados | Exercício aeróbico (consumo máximo de oxigênio – $VO_2$) | Moderado | Moderada |
| Índice AKI | Lesão renal aguda | 11 fatores clínicos pré-operatórios | Moderado | Moderada |

*Fonte: Feldheiser e colaboradores.*[60]

## Anemia perioperatória

A anemia perioperatória é um fator preditivo independente de mortalidade e complicações pós-operatórias.[70,71] Se possível, os níveis de hemoglobina devem ser corrigidos no pré-operatório. A correção da anemia pré-operatória deve levar em consideração sua etiologia. Pode-se usar suplementação com ferro, folato, vitamina $B_{12}$ e/ou eritropoietina quando apropriado. O manejo da anemia pré-operatória requer tempo e deve ser planejado com pelo menos 3 a 4 semanas de antecedência. A implementação de protocolos de manejo sanguíneo pode reduzir o risco de transfusões halogênicas.

## Redução do risco cardiovascular

A redução do risco cardiovascular já foi abordada anteriormente nas recomendações da American Heart Association (AHA).

## Asma, DPOC e diabetes

Condições crônicas como asma, DPOC, diabetes e desnutrição devem ser otimizadas antes da cirurgia.[60]

O **QUADRO 26.4** apresenta o grau de recomendação das medidas para otimização das condições de saúde do paciente que vai se submeter a anestesia.

**QUADRO 26.4** Grau de recomendação das medidas para otimização das condições de saúde do paciente

| Medida | Grau de recomendação |
|---|---|
| Suspensão do tabagismo | Alto |
| Terapia de reposição com nicotina e aconselhamento | Alto |
| Suspensão da ingesta alcoólica | Baixo |
| Otimização médica | Alto |

## Medicação pré-anestésica

Os pacientes costumam ficar ansiosos antes de procedimentos cirúrgicos. Entretanto, educação, aconselhamento e medicação ansiolítica pré-operatória podem ser utilizados para reduzir a ansiedade. Os ansiolíticos e analgésicos de curta duração podem ser usados para facilitar a realização de bloqueios e a inserção de cateteres intravasculares. As doses devem ser baseadas no efeito desejado e nas comorbidades do paciente. Os benzodiazepínicos, mesmo os de curta ação, devem ser evitados em pacientes com idade igual ou maior a 60 anos.[72] Os benzodiazepínicos de ação prolongada devem ser evitados, pois podem impedir ou retardar a mobilização pós-operatória e a participação direta do paciente, retardando a sua alta hospitalar.[73] O grau de recomendação é forte.[60]

## Jejum perioperatório e oferta de carboidratos segundo o protocolo ERAS

Sabe-se que o jejum prolongado, em geral desde a meia-noite da véspera da cirurgia, aumenta a resistência à insulina, eleva o desconforto do paciente e diminui potencialmente o volume intravascular, sobretudo em pacientes submetidos à preparação mecânica do cólon. Deve-se permitir a ingesta de líquidos claros até 2 horas antes da indução anestésica e sólidos com até 6 horas de antecedência. Aderir às recomendações de jejum possui grau de recomendação forte, assim como administrar carboidratos de rápida absorção oral, com exceção dos pacientes diabéticos e obesos, para os quais o grau de recomendação é fraco.[60]

## Referências


1. Apfelbaum JL,Connis RT,Nickinovich DG,. Pasternak LR, Arens JF, Caplan RA, et al. Practice advisory for preanesthesia evaluation: an updated report by the American Society of Anesthesiologists Task Force on Preanesthesia Evaluation. Anesthesiology. 2012;116(3):522-38.
2. Conselho Federal de Medicina (BR). Resolução CFM nº 1.802/2006. Dispõe sobre a prática do ato anestésico. Revoga a Resolução CFM nº 1363/1993 [Internet]. Brasília: CFM; 2006 [capturado em 22 fev. 2017]. Disponível em: http://www.portalmedico.org.br/resolucoes/cfm/2006/1802_2006.htm.
3. Mallampati RS, Gatt SP, Gugino LD, Desai SP, Waraksa B, Freiberger D, et al. A clinical sign to predict difficult tracheal intubation: a prospective study. Can Anaesth Soc J. 1985;32(4):429-34.
4. Smith I, Kranke P, Murat I, Smith A, O'Sullivan G, Soreide E, et al. Preoperative fasting in adults and children:guidelines from the European Society of Anaesthesiology. Eur J Anaesthesiol. 2011;28(8):556-69.
5. Van den Berghe GH. Role of intravenous insuline therapy in critically ill patients. Endocr Pract. 2004;10 Suppl 2:17-20.
6. Kearney R, Mack C, Entwistle L. Withholding oral fluids from children undergoing day surgery reduces vomiting. Paediatr Anaesth. 1998;8(4):331-6.
7. Schreiner MS, Nicolson SC.Pediatric ambulatory anesthesia: NPO-before or after surgery? J Clin Anesth. 1995;7(7):589-96.
8. Fleisher LA, Fleischmann KE, Auerbach AD, Barnason SA, Beckman JA, Bozkurt B, e2014 ACC/AHA Guideline on perioperative cardiovascular evaluation and management of patients undergoing noncardiac surgery. Circulation. 2014;130(24):e278-333.
9. Rajagopalan S, Croal BL, Bachoo P, Hillis GS, Cuthbertson BH, Brittenden J. N terminal pro B-type natriuretic peptide is an independent predictor of postoperative myocardial injury in patients undergoing major vascular surgery. J Vasc Surg. 2008;48(4):912-7.
10. Livhits M, Ko CY, Leonardi MJ, Zingmond DS, Gibbons MM, de Virgilio C. Risk of surgery following recent myocardial infarction. Ann Surg. 2011;253(5):857-64.
11. Livhits M, Gibbons MM, de Virgilio C, O'Connell JB, Leonardi MJ, Ko CY, et al. Coronary revascularization after myocardial infarction can reduce risks of non cardiac surgery. J Am Coll Surg. 2011;212(6):1018-26.
12. Mashour GA,Shanks AM, Kheterpal S. Perioperative Stroke and associated mortality after non cardiac, nonneurologic surgery. Anesthesiology. 2011;114(6):1289-96.
13. Lackland DT, Elkind MS, D'Agostino R Sr, Dhamoon MS, Goff DC Jr, et al. Inclusion of stroke in cardiovascular risk prediction instruments: a statement for healthcare professionals from the American Heart Association/American Stroke Association. Stroke. 2012;43(7):1998-2027.
14. Lee TH, Marcantonio ER, Mangione CM, Thomas EJ, Polanczyk CA, Cook EF, et al. Derivation and prospective validation of a simple index for prediction of cardiac risk of major non cardiac surgery. Circulation. 1999;100(10):1043-9.
15. Goldman L, Caldera DL, Nussbaum SR, Southwick FS, Krogstad D, Murray B, et al. Multifactorial index of cardiac risk in noncardiac surgical procedures. N Engl J Med. 1977;297(16):845-50.
16. Detsky AS, Abrams HB, McLaughlin JR, Drucker DJ, Sasson Z, Johnston N, et al. Predicting cardiac complications in patients undergoing non-cardiac surgery. J Gen Intern Med. 1986;1(4):211-9.
17. Hammil BG, Curtis LH, Bennett-Guerrero E, O'Connor CM, Jollis JG, Schulman KA, et al. Impact of heart failure on patients undergoing major non cardiac surgery. Anesthesiology. 2008;108(4):559-67.
18. Hernandez AF, Whellan DJ, Stroud S, Sun JL, O'Connor CM, Jollis JG. Outcomes in heart failure patients after major non cardiac surgery. J Am Coll Cardiol. 2004;44(7):1446-53.
19. Healy KO, Waksmonski CA, Altman RK, Stetson PD, Reyentovich A, Maurer MS. Perioperative outcome and long-term , mortality for heart failure patients undergoing intermediate-and-high-risk non-cardiac surgery:impact of left ventricular ejection fraction. Congest Heart Fail. 2010;16(2):45-9.
20. Kazmers A,Cerqueira MD,Zierler RE. Perioperative and late outcome in patients with left ventricular ejection fraction of 35% or less who require major vascular surgery. J Vasc Res. 2011;48(4):307-15.
21. Rodseth RN, Lurati Buse GA, Bolliger D, Burkhart CS, Cuthbertson BH, Gibson SC, et al.The predictive ability of preoperative B-type natriuretic peptide in vascular patients for major adverse cardiac events: an individual patient data meta-analysis. J Am Coll Cardiol. 2011;58(5):522-9.
22. Rodseth RN, Le Manach Y, Sessler DI, Lurati Buse GA, Thabane L, et al.The prognostic value of preoperative and post-operative B-type natriuretic peptides in patients undergoing noncardiac surgery:B-type natriuretic peptide and N-terminal fragment of pro-B-type natriuretic peptide:a systematic review and individual patient data meta-analysis. J Am Coll Cardiol. 2014;63(2):170-80.
23. Tabib A, Loire R, Chalabreysse L, Meyronnet D, Miras A, Malicier D, et al. Circunstances of death and gross and microscopic observations in a series of 200 cases of sudden death associated with arrhythmogenic right ventricular cardiomyopathy and/or dysplasia. Circulation. 2003;108(24):3000-5.
24. Tiwari AK, Agrawal J, Tayal S, Chadha M, Singla A, Valson G, et al. Anaesthetic management of peripartum cardiomyophathy using "epidural volume extension" technique: a case series. Ann Card Anaesth. 2012;15(1):44-6.
25. Douglas PS, Garcia MJ, Haines DE, Lai WW, Manning WJ, Patel AR, et al. ACCF/ASE/AHA/ASNC/HFSA/HRS/SCAI/SCCM/SCCT/SCMR 2011 Appropriate Use Criteria for Echocardiography. A Report of the American College of Cardiology Foundation Appropriate Use Criteria Task Force, American Society of Echocardiography, American Heart Association, American Society of Nuclear Cardiology, Heart Failure Society of America, Heart Rhythm Society, Society for Cardiovascular Angiography and Interventions, Society of Critical Care Medicine, Society of Cardiovascular Computed Tomography, and Society for Cardiovascular Magnetic Resonance Endorsed by the American College of Chest Physicians. J Am Coll Cardiol. 2011;57(9):1126-66.
26. Nishimura RA, Otto CM, Bonow RO, Carabello BA, Erwin JP 3rd, Guyton RA, et al. 2014 AHA/ACC guideline for the management of patients with valvular heart disease: a report of the American College of Cardiology/American Heart Association Task Force on Practice Guidelines. Circulation. 2014;129(23):e521-643.
27. Agarwal S, Rajamanickam A, Bajaj NS, Griffin BP, Catacutan T, Svensson LG, et al. Impact of aortic stenosis on postoperative outcomes after noncardiac surgeries. Circ Cardiovasc Qual Outcomes. 2013;6(2):193-200.
28. Ben-Dor I, Pichard AD, Satler LF, Goldstein SA, Syed AI, Gaglia MA Jr, et al. Complications and outcome of balloon aortic valvuloplasty in high-risk or inoperable patients. JACC Cardiovasc Interv. 2010;3(11):1150-6
29. Ben-Dor I, Maluenda G, Dvir D, et al. Balloon aortic valvuloplasty for severe aortic stenosis as a bridge to transcatheter/surgical aortic valve replacement. Catheter Cardiovasc Interv. 2013;82(4):632-7.
30. Hollenberg M, Mangano DT, Browner WS, London MJ, Tubau JF, Tateo IM. Predictors of postoperative myocardial ischemia in patients undergoing noncardiac surgery. The Study of Perioperative Ischemia Research Group. JAMA. 1992;268(2):205-9.
31. Dorman T, Breslow MJ, Pronovost PJ, Rock P, Rosenfeld BA. Bundle-branch block as a risk factor in noncardiac surgery. Arch Intern Med. 2000;160(8):1149-52.
32. Gregoratos G, Abrams J, Epstein AE, Freedman RA, Hayes DL, Hlatky MA, et al. ACC/AHA/NASPE 2002 guideline update for implantation of cardiac pacemakers and antiarrhythmia devices: summary article: a report of the American College of Cardiology/American Heart Association Task Force on Practice Guidelines (ACC/AHA/NASPE Committee to Update the 1998 Pacemaker Guidelines).Circulation. 2002;106(16):2145-61.
33. Pastore JO, Yurchak PM, Janis KM, Murphy JD, Zir LM. The risk of advanced heartblock in surgical patients with right bundle branch block and left axis deviation. Circulation. 1978;57(4):677-8 .
34. Ramakrishna G, Sprung J, Ravi BS, Chandrasekaran K, McGoon MD. Impact of pulmonary hypertension on the outcomes of noncardiac surgery: predictors of perioperative morbidity and mortality. J Am Coll Cardiol. 2005;45(10):1691-9.

35. Minai OA, Venkateshiah SB, Arroliga AC. Surgical intervention in patients with moderate to severe pulmonary arterial hypertension. Conn Med. 2006;70(4):239-43.
36. Lai HC, Wang KY, Lee WL, Ting CT, Liu TJ. Severe pulmonary hypertension complicates postoperative outcome of non-cardiac surgery. Br J Anaesth. 2007;99(2):184-90.
37. Kaw R, Pasupuleti V, Deshpande A, Hamieh T, Walker E, Minai OA. Pulmonary hypertension: an important predictor of outcomes in patients undergoing non-cardiac surgery. Respir Med. 2011;105(4):619-24.
38. Price LC, Montani D, Jaïs X, Dick JR, Simonneau G, Sitbon O, et al. Noncardiothoracic nonobstetric surgery in mild-to-moderate pulmonary hypertension. Eur Respir J. 2010;35(6):1294-302.
39. Meyer S, McLaughlin VV, Seyfarth HJ, Bull TM, Vizza CD, Gomberg-Maitland M, et al. Outcomes of noncardiac, nonobstetric surgery in patients with PAH: an international prospective survey. Eur Respir J. 2013;41(6):1302-7.
40. Warnes CA, Williams RG, Bashore TM, Child JS, Connolly HM, Dearani JA, et al. ACC/AHA 2008 Guidelines for the Management of Adults with Congenital Heart Disease: a report of the American College of Cardiology/American Heart Association Task Force on Practice Guidelines (writing committee to develop guidelines on the management of adults with congenital heart disease). Circulation. 2008;118(23):e714-833.
41. Hlatky MA, Boineau RE, Higginbotham MB, Lee KL, Mark DB, Califf RM, et al. A brief self-administered questionnaire to determine functional capacity (the Duke Activity Status Index). Am J Cardiol. 1989;64(10):651-4.
42. Goldman L, Hashimoto B, Cook EF, Loscalzo A. Comparative reproducibility and validity of systems for assessing cardiovascular functional class: advantages of a new specific activity scale. Circulation. 1981;64(6):1227-34.
43. Lentine KL, Costa SP, Weir MR, Robb JF, Fleisher LA, Kasiske BL, et al. Cardiac disease evaluation and management among kidney and liver transplantation candidates: a scientific statement from the American Heart Association and the American College of Cardiology Foundation. Circulation. 2012;126(5):617-63.
44. Gogarten W, Vandermeulen E, Van Aken H, Kozek S, Llau JV, Samama CM. Regional anaesthesia and antithrombotic agentes: recommendations of the European Society of Anaesthesiology. Eur J Anaesthesiol. 2010;27(12):999-1015.
45. Harder S, Klinkhardt U, Alvarez JM. Avoidance of bleeding during surgery in patients receiving anticoagulant and/or antiplatelet therapy: pharmacokinetic and pharmacodynamic considerations. Clin Pharmacokinet. 2004;43(14):963-81.
46. Kiberd MB, Hall RI. Aspirin in the perioperative period: a review of the recent literature. Curr Opin Anaesthesiol. 2015;28(3):349-55.
47. Horlocker TT. Regional anaesthesia in the paciente receiving antithrombotic and antiplatelet therapy. Br J Anaesth. 2011;107 Suppl 1:i96-106.
48. Vandermeulen E. Regional anaesthesia and anticoagulation. Best Pract Res Clin Anaesthesiol. 2010;24(1):121-31.
49. Kristensen SD, Knuuti J, Saraste A, Anker S, Bøtker HE, Hert SD, et al. 2014 ESC/ESA Guidelines on non-cardiac surgery: cardiovascular assessment and management. The Joint Task Force on non-cardiac surgery: cardiovascular assessment and management of the European Society of Cardiology (ESC) and the European Society of Anaesthesiology (ESA). Eur Heart J. 2014;35(35):2383-431.
50. Green L, Machin SJ. Managing anticoagulated patients during neuraxial anaesthesia. Br J Haematol. 2010;149(2):195-208.
51. Vandermeulen EP, Van Aken H, Vermylen J. Anticoagulants and spinalepidural anesthesia. Anesth Analg. 1994;79(6):1165-77.
52. Hirsh J, Bauer KA, Donati MB, Gould M, Samama MM, Weitz JI. Parenteral anticoagulants: American College of Chest Physicians Evidence-Based Clinical Practice Guidelines (8th Edition). Chest. 2008;133(6 Suppl):141S-159S.
53. American Society of Anesthesiologists Task Force on infectious complications associated with neuraxial techniques. Practice advisory for the prevention, diagnosis, and management of infectious complications associated with neuraxial techniques: a report by the American Society of Anesthesiologists Task Force on infectious complications associated with neuraxial techniques. Anesthesiology. 2010;112(3):530-45.
54. Gogarten W, Vandermeulen E, Van Aken H, Kozek S, Llau JV, Samama CM. Regional anaesthesia and antithrombotic agents: recommendations of the European Society of Anaesthesiology. Eur J Anaesthesiol. 2010;27(12):999-1015.
55. Vahanian A, Alfieri O, Andreotti F, Antunes MJ, Barón-Esquivias G, Baumgartner H, et al. Guidelines on the management of valvular heart disease (version 2012). Eur Heart J. 2012;33(19):2451-96.
56. Pengo V, Cucchini U, Denas G, Erba N, Guazzaloca G, La Rosa L, et al. Standardized low-molecular-weight heparin bridging regimen in outpatients on oral anticoagulants undergoing invasive procedure or surgery: an inception cohort management study. Circulation. 2009;119(22):2920-7.
57. Huber K, Connolly SJ, Kher A, Christory F, Dan GA, Hatala R, et al. Practical use of dabigatran etexilate for stroke prevention in atrial fibrillation. Int J Clin Pract. 2013;67(6):516-26.
58. Eerenberg ES, Kamphuisen PW, Sijpkens MK, Meijers JC, Buller HR, Levi M. Reversal of rivaroxaban and dabigatran by prothrombin complex concentrate: a randomized, placebo-controlled, crossover study in healthy subjects. Circulation. 2011;124(14):1573-9.
59. Díaz MQ, Borobia AM, Núñez MA, Virto AM, Fabra S, Casado MS, García-Erce JA, et al. Use of prothrombin complex concentrates for urgent reversal of dabigatran in the Emergency Department. Haematologica. 2013;98(11):e143-4.
60. Feldheiser A, Aziz O, Baldini G, Cox BPBW, Fearon KCH, Feldman LS, et al.. Enhanced Recovery After Surgery (ERAS) for gastrintestinal surgery,part 2:consensus statement for anaesthesia practice. Acta Anaesthesiol Scand. 2016;60(3):289-334.
61. Khuri SF, Henderson WG, DePalma RG, Mosca C, Healey NA, Kumbhani DJ. Determinants of long-term survival after major surgery and the adverse effect of postoperative complications. Ann Surg. 2005;242(3):326-41.
62. Copeland GP, Jones D, Walters M. POSSUM: a scoring system for surgical audit. Br J Surg. 1991;78(3):355-60.
63. Lee TH, Marcantonio ER, Mangione CM, Thomas EJ, Polanczyk CA, Cook EF, et al. Derivation and prospective validation of a simple index for prediction of cardiac risk of major noncardiac surgery. Circulation. 1999;100(10):1043-9.
64. Gupta PK, Gupta H, Sundaram A, Kaushik M, Fang X, Miller WJ, et al. Development and validation of a risk calculator for prediction of cardiac risk after surgery. Circulation. 2011;124(4):381-7.
65. American Society of Anesthesiologists: New classification of physical status. Anesthesiology. 1963;24:111.
66. Kheterpal S, Tremper KK, Heung M, Rosenberg AL, Englesbe M, Shanks AM, et al. Development and validation of an acute kidney injury risk index for patients undergoing general surgery: results from a national data set. Anesthesiology. 2009;110(3):505-15.
67. Sorensen LT, Karlsmark T, Gottrup F. Abstinence from smoking reduces incisional wound infection: a randomized controlled trial. Ann Surg. 2003;238(1):1-5.
68. Thomsen T, Tonnesen H, Moller AM. Effect of preoperative smoking cessation interventions on postoperative complications and smoking cessation. Br J Surg. 2009;96(5):451-61.
69. Thomsen T, Villebro N, Moller AM. Interventions for preoperative smoking cessation. Cochrane Database Syst Rev. 2014;(3):CD002294.
70. Leichtle SW, Mouawad NJ, Lampman R, Singal B, Cleary RK. Does preoperative anemia adversely affect colon and rectal surgery outcomes? J Am Coll Surg. 2011;212(2): 187-94.
71. Musallam KM, Tamim HM, Richards T, Spahn DR, Rosendaal FR, Habbal A, et al. Preoperative anaemia and postoperative outcomes in noncardiac surgery: a retrospective cohort study. Lancet. 2011;378(9800):1396-407.
72. Lepousé C, Lautner CA, Liu L, Gomis P, Leon A. Emergence delirium in adults in the postanaesthesia care unit. Br J Anaesth. 2006;96(6):747-53.
73. Walker KJ, Smith AF. Premedication for anxiety in adult day surgery. Cochrane Database Syst Rev. 2009;(4):CD002192.

# Questões de Provas do TSA

**26.1 (TSA/2015)** Mulher de 56 anos, 70 kg e 1,73 m, está no ambulatório de anestesia e será submetida a ritidoplastia. Fez uso de terapia de reposição hormonal pós-menopausa até 30 dias atrás. O exame físico encontra-se normal, embora a paciente relate sentir-se mais cansada do que o habitual durante caminhadas nos últimos 15 dias. A opção que melhor justifica essa queixa é:

**A.** Diminuição do inotropismo.

**B.** Hiper-reatividade brônquica.

**C.** Comprometimento da função diastólica.

**D.** Aumento da resistência vascular pulmonar.

**26.2 (TSA/2015)** É fator de risco para complicações respiratórias no pós-operatório:

**A.** $PaO_2 < 70$ mmHg .

**B.** $PaCO_2 > 50$ mmHg.

**C.** $VEF_1 < 50\%$ do previsto.

**D.** Albumina sérica $< 3{,}5\ g \cdot dL^{-1}$.

**26.3 (TSA/2015)** Homem de 49 anos, 175 kg e 1,60 m, com história de trombose venosa profunda há 2 anos, será submetido à cirurgia bariátrica. A profilaxia pré-operatória contra eventos tromboembólicos deverá ser feita com:

**A.** Heparina fracionada 40 $mg \cdot dia^{-1}$ via subcutânea.

**B.** Inserção profilática de filtro na veia cava inferior.

**C.** Heparina não fracionada 5.000 UI via subcutânea a cada 8 h.

**D.** Varfarina via oral a cada 8 h com ajuste do INR entre 2,0 e 3,0.

**26.4 (TSA/2016)** Homem de 70 anos, 1,68 m e 70 kg será submetido à prostatectomia radical. Apresenta depressão, hipertensão arterial sistêmica, *diabetes mellitus* tipo 1 e miocardiopatia isquêmica com implante de *stent* farmacológico há 2 anos. Em uso de atenolol, atorvastatina, ácido acetilsalicílico, selegilina e insulina NPH. Qual orientação você daria para esse paciente quanto ao uso das medicações habituais antes do procedimento proposto?

**A.** Suspender o AAS 7 dias antes.

**B.** Suspender o atenolol no dia anterior.

**C.** Suspender a selegilina no dia anterior.

**D.** Reduzir a insulina NPH a 1/3 da dose no dia da cirurgia.

**26.5 (TSA/2016)** Homem de 36 anos, 52 kg e 1,70 m vítima de acidente doméstico dá entrada no pronto-socorro com fratura exposta da tíbia esquerda. Há relato do uso recente de droga conhecida como "ICE" (metanfetamina). Paciente foi submetido à anestesia geral balanceada com sevoflurano e remifentanil em infusão alvo-controlada. No intraoperatório o mesmo cursou com hipertensão de difícil controle a despeito do BIS de 45, aumento da dose de remifentanil e administração adicional de sufentanil. Diante desse quadro, a melhor conduta para o controle da pressão arterial é a admistração venosa de:

**A.** Esmolol.

**B.** Labetalol.

**C.** Verapamil.

**D.** Enalaprilato.

# 27. IMPLICAÇÕES ANESTÉSICAS DE DOENÇAS ASSOCIADAS

Florentino Fernandes Mendes

O paciente submetido à cirurgia, no contexto da medicina perioperatória, necessita de cuidados médicos e não médicos de múltiplas especialidades e profissões. A avaliação pré-operatória também representa uma oportunidade para a instituição de medidas educativas, como cessar o tabaco e o alcoolismo, melhorar a atividade física e a nutrição.[1,2]

É essencial conhecer em detalhes a história e o exame físico de cada paciente, a fim de predizer com acurácia o seu risco e adotar as medidas para minimizá-lo, bem como prever a necessidade de monitorização e suporte pós-operatório.

A interação efetiva com outros especialistas exige do médico anestesiologista habilidades adicionais de comunicação, e um centro especificamente destinado à avaliação pré-anestésica deveria estar disponível. De fato, estudos têm demonstrado que a avaliação pré-operatória, quando realizada em clínicas especializadas em avaliação pré-operatória ambulatorial, promove a redução do tempo médio de permanência e do tempo de internação pré-operatório.[3-5]

Essa redução resulta do aumento do número de admissões no mesmo dia da cirurgia, do crescimento do número de pacientes que são submetidos a cirurgias em regime ambulatorial[3] e do aconselhamento e orientação para a adoção de medidas que reduzem complicações pós-operatórias.[6] Ocorre, também, diminuição do número de cirurgias suspensas[7] e redução do atraso do início das cirurgias.[8]

Fischer,[9] em Stanford, obteve redução de 87,9% na taxa de suspensão de cirurgias, com maior satisfação dos anestesiologistas quando os pacientes foram avaliados pela clínica de avaliação pré-operatória. van Kley e colaboradores,[10] em estudo comparando resultados antes e depois da introdução da clínica de avaliação pré-operatória ambulatorial, encontraram decréscimo de 30% nas suspensões de cirurgias devido a razões médicas, diminuição de 8% na média de permanência dos pacientes internados e aumento da taxa de internação no mesmo dia da cirurgia.

Não está estabelecido o intervalo de tempo ideal entre a realização da avaliação e a execução da cirurgia.[3] Em estudo prospectivo,[11] a taxa de suspensão de cirurgias de pacientes que receberam avaliação pré-operatória ambulatorial entre 24 horas e 30 dias antes da cirurgia foi comparável à taxa de suspensão de pacientes ambulatoriais que receberam a avaliação nas 24 horas antes da cirurgia. Como os grupos foram similares, conclui-se que os pacientes podem ser vistos no tempo mais conveniente, sem que isso afete adversamente a taxa de cancelamentos de cirurgias.

## Doenças do sistema endócrino

### Diabetes melito

O diabetes melito (DM) é um grupo heterogêneo de distúrbios que têm em comum a falta – relativa ou absoluta – de insulina. A doença é caracterizada por múltiplas anormalidades metabólicas hormônio-induzidas, lesões microvasculares difusas e complicações em órgãos-alvo. Nos pacientes cirúrgicos, a presença de DM, ou hiperglicemia, associa-se a aumento da morbimortalidade, com taxa de mortalidade perioperatória até 50% maior do que na população não diabética.[12]

O DM é uma doença caracterizada por metabolismo anormal dos carboidratos cursando com hiperglicemia. Permanecendo sem tratamento, é doença debilitante, que leva à insuficiência e disfunção orgânica crônica.

O diabetes melito tipo 1 (DM1) é o resultado da destruição das células β pancreáticas produtoras de insulina mediada por mecanismo autoimune, ocasionando deficiência completa da secreção de insulina. No DM1, os pacientes são insulinodeficientes e suscetíveis à cetoacidose caso a dose de insulina não seja administrada. Esses pacientes tendem a ser mais jovens e não obesos. Os níveis plasmáticos de insulina são baixos e não mensuráveis, exigindo terapia de reposição com insulina. Os pacientes com diabetes insulinodependente experimentam um aumento de suas necessidades após a meia-noite, o que pode resultar em hiperglicemia (fenômeno do amanhecer).

Já o diabetes melito tipo 2 (DM2), forma mais comum, é consequência da resistência periférica à ação da insulina, sendo frequentemente associado a falha progressiva na secreção desse hormônio que ocorre com o passar dos anos, resultado da disfunção das células β pancreáticas devido à glicotoxicidade, lipotoxicidade e formação amiloide.[13]

A dieta, o estilo de vida, a atividade física, o tratamento e o tempo de duração do diabetes são importantes determinantes da lesão de órgãos-alvo. Os critérios diagnósticos do DM são descritos no **QUADRO 27.1**.

Com o maior rastreamento da glicemia, outro grupo de pacientes – conhecidos como pré-diabéticos – vem sendo identificado. Eles podem ser divididos em duas classes principais: glicemia de jejum alterada e intolerância à glicose. O rastreamento positivo desses pacientes inclui glicemia de jejum entre 100 e 125 mg·dL$^{-1}$; glicemia em 2 horas após teste de tolerância

**QUADRO 27.1** Critérios diagnósticos do diabetes melito segundo a American Diabetes Association

1. Hemoglobina glicosilada (HbA1c) ≥ 6,5%,* ou
2. Glicemia de jejum ≥ 126 mg·dL$^{-1}$* (ausência de ingestão calórica por pelo menos 8 h), ou
3. Glicemia em 2 h após TTG oral ≥ 200 mg·dL$^{-1}$,* ou
4. Pacientes com sintomas clássicos de hiperglicemia ou crise hiperglicêmica, com glicemia ao acaso ≥ 200 mg·dL$^{-1}$

*Na ausência de hiperglicemia inequívoca, os resultados devem ser confirmados pela repetição do teste.
TTG, teste de tolerância à glicose.

*Fonte: Adaptado de American Diabetes Association.*[14]

à glicose (TTG) oral entre 140 e 199 mg·dL$^{-1}$; ou hemoglobina glicosilada (HbA1c) entre 5,7 e 6,4%.[15]

No paciente com DM, a história clínica deve esclarecer o tipo (DM1, DM2, DM gestacional ou outros), o controle glicêmico, o tempo de diagnóstico (preditor de complicações crônicas), a terapia medicamentosa (antidiabéticos orais, injetáveis não insulínicos ou insulina), a dose das medicações e os horários em que são administradas.

Durante a avaliação pré-operatória, a ocorrência e a frequência de hipoglicemia devem ser questionadas, pois interferem na conduta pré-operatória das medicações, além da frequência de internação hospitalar relacionada ao controle glicêmico (descompensações agudas). A capacidade dos pacientes para medir sua glicemia e entender os princípios da terapia do diabetes deve ser avaliada, já que influencia no seu manejo perioperatório.[16]

Ao contrário do que muitos pensam, a idade do paciente não permite que se faça a distinção entre o tipo 1 e o tipo 2 de diabetes. O DM1 pode desenvolver-se em pessoas mais idosas, e o DM2 pode ser visto em crianças obesas. Em 15% dos casos, o DM1 é associado a outros tipos de doença autoimune, incluindo doença de Graves, tireoidite de Hashimoto, doença de Addison e miastenia grave.

Estima-se que, durante a próxima década, a prevalência do diabetes aumente em 50%. Esse crescimento será de DM2 e estará associado ao excessivo ganho de peso da população adulta. Grandes ensaios clínicos demonstram que o controle estrito dos níveis de glicose e da pressão arterial, associado a atividade física regular, resulta em retardo das complicações microvasculares e talvez possa afastar, em definitivo, o DM2.[17,18]

Estudos têm demonstrado que altos níveis de glicemia e HbA1c no perioperatório estão associados a piores desfechos cirúrgicos. Tais resultados foram encontrados tanto em cirurgias eletivas quanto de emergência, incluindo cirurgias na coluna,[19] vasculares,[20] colorretais,[21] cardíacas,[22,23] de trauma,[24] torácicas,[25] ortopédicas,[26] abdominais[27] e hepatobiliares.[28]

O exame físico inclui avaliação da pressão arterial com ênfase na pesquisa de hipotensão ortostática, um sinal potencial de neuropatia autonômica. O exame de fundo de olho pode fornecer uma ideia sobre o risco de perda visual pós-operatória, especialmente após cirurgia prolongada de coluna na posição prona e cirurgia cardíaca com circulação extracorpórea. Devido à homologia entre as microcirculações cerebral e da retina, mudanças na vasculatura da retina podem refletir modificações semelhantes na vasculatura cerebral. A presença de retinopatia diabética pode, portanto, indicar também prejuízo da microcirculação cerebral. Alguns estudos mostraram que a retinopatia diabética foi um preditor de disfunção cognitiva pós-operatória devido ao prejuízo coexistente na circulação cerebral.[29]

## Manejo dos antidiabéticos orais e injetáveis não insulínicos

Em pacientes diabéticos, o controle glicêmico consiste no balanço entre a ingestão de carboidratos e sua utilização (p. ex., exercício físico). Também depende de quais medicações são utilizadas e de como elas funcionam. Durante períodos de jejum, alguns agentes (sulfonilureias e glinidas) agem reduzindo a concentração de glicose, e as doses precisam ser modificadas ou os agentes suspensos. Outros, por sua vez, funcionam impedindo o aumento dos níveis de glicose (metformina, análogos do peptídeo glicano-*like* [GLP-1] e inibidores da enzima dipeptidilpeptidase IV [DPP-IV]) e podem ser continuados sem o risco de desencadear hipoglicemia.[30]

A metformina age como um sensibilizador à insulina e inibe a gliconeogênese. Algumas recomendações orientam suspender a metformina 24 a 48 horas antes do início da cirurgia, por causa do risco de acidose láctica e insuficiência renal perioperatória pelo acúmulo do fármaco.[31] Como a evidência para tal conduta é fraca e existem evidências de que a continuação perioperatória da metformina é segura, uma conduta racional é manter a metformina em todos os pacientes com período curto de jejum, função renal normal e quando não houver uso de contraste.[32]

Por outro lado, a metformina deveria ser suspensa quando houvesse lesão renal preexistente (taxa de filtração glomerular estimada [TFGe] < 60 mL·min$^{-1}$ ou creatinina elevada),[30] uso de contraste ou risco significativo do paciente desenvolver lesão renal aguda (LRA). Nesses casos, a suspensão deveria ocorrer no dia da cirurgia e durante as 48 horas seguintes.[30]

Durante o jejum, as sulfonilureias estimulam a secreção de insulina e podem levar a hipoglicemia. Por terem meia-vida mais longa (2 a 10 horas),[33] recomenda-se omitir a dose do dia da cirurgia – independentemente do horário do procedimento.[30]

As glinidas apresentam mecanismo de ação semelhante ao das sulfonilureias e, pelo fato de terem meia-vida curta (1 hora) e pico de ação precoce, são utilizadas para o controle da glicemia pós-prandial, sendo a hipoglicemia com esse tipo de agente menos comum.[16] A omissão da dose no dia da cirurgia deve ocorrer nos procedimentos feitos pela manhã. Caso a cirurgia seja no período vespertino e o paciente faça uma refeição pela manhã, a dose pré-refeição pode ser utilizada.[30]

Similares à metformina, as glitazonas ou tiazolinedionas agem por meio da sensibilização periférica à insulina. Não estão associadas à acidose láctica, embora possam estar associadas à retenção hídrica e possível piora do edema e da insuficiência cardíaca no período pós-operatório.[34] Os consensos não sugerem a suspensão desse fármaco no perioperatório,[35,36] devendo ser utilizado no dia da cirurgia, atentando-se para a possibilidade de piora do edema e descompensação cardíaca em pacientes de risco.[30]

Os inibidores da α-glicosidase inibem as enzimas oligossacaridases e dissacaridases, reduzindo a absorção de glicose após as refeições. No dia da cirurgia, deve-se omitir a dose desses agentes nos procedimentos feitos pela manhã. Porém, caso a cirurgia seja no período vespertino e o paciente faça uma refeição pela manhã, a dose pré-refeição pode ser utilizada,[30] considerando que tais substâncias não cursam com hipoglicemia e têm meia-vida curta.[16,34]

Os novos fármacos incretínicos, representados pelos análogos do GLP-1 e os inibidores da enzima DPP-IV, agem aumentando a secreção de insulina após a ingestão de glicose e reduzem a secreção de glucagon.[33,35] Embora não causem hipoglicemia, podem provocar retardo no esvaziamento gástrico pelo aumento do GLP-1.[34] Por essa razão, alguns autores sugerem sua suspensão no dia do procedimento.[34]

Por outro lado, uma recomendação recente orienta seu uso inclusive no dia da cirurgia – independentemente do horário do procedimento.[30] Os inibidores da proteína cotransportadora de glicose/sódio tipo 2 (SGLT-2), presente no túbulo contorcido proximal do néfron, por levarem à glicosúria, podem gerar diurese osmótica com desidratação e hipotensão arterial, sendo esses efeitos mais comuns com o uso concomitante de diuréticos.[37] Pela falta de experiência com essas medicações, recomenda-se omitir a dose no dia da cirurgia independentemente do horário do procedimento.[30]

O manejo dos antidiabéticos orais nos pacientes que serão submetidos a curto período de jejum, ou seja, limitado a uma refeição perdida, está resumido no **QUADRO 27.2**, sendo que todos devem ficar suspensos até que a ingesta por via oral seja restabelecida.[30] Já o manejo da terapia insulínica nos pacientes que serão submetidos a curto período de jejum está listado no **QUADRO 27.3**, salientando que todas as medicações devem ficar suspensas até o restabelecimento da ingesta por via oral.

**QUADRO 27.2** Recomendações para uso perioperatório dos antidiabéticos orais e injetáveis não insulínicos

| Classe (nome comercial) | Dia anterior | Dia da cirurgia – Cirurgia pela manhã | Dia da cirurgia – Cirurgia à tarde |
|---|---|---|---|
| **Biguanidas** | Uso habitual, exceto se houver contraindicações* | | |
| Metformina | | | |
| **Sulfonilureias** | Uso habitual | Omitir a dose independentemente do horário | |
| Gliclazida | | | |
| Glibenclamida | | | |
| Glimepirida | | | |
| Glipizida | | | |
| **Glinidas** | Uso habitual | Omitir a dose da manhã | Tomar a dose da manhã (pré-refeição), caso o paciente faça o desjejum |
| Nateglinida | | | |
| Repaglinida | | | |
| **Inibidores da α-glicosidase** | | | |
| Acarbose | | | |
| **Glitazonas** | Uso habitual | Uso habitual (atenção nos pacientes com risco de congestão cardíaca) | |
| Rosiglitazona | | | |
| Pioglitazona | | | |
| **Inibidores da DPP-IV** | Uso habitual | Uso habitual ou omitir a dose no dia do procedimento (potencial retardo do esvaziamento gástrico) | |
| Sitagliptina | | | |
| Vildagliptina | | | |
| Saxagliptina | | | |
| Alogliptina | | | |
| Linagliptina | | | |
| **Análogos do GLP-1** | | | |
| Exenatide | | | |
| Liraglutide | | | |
| **Inibidores da SGLT-2** | Uso habitual | Omitir a dose no dia da cirurgia (atenção para o uso concomitante de diuréticos) | |
| Dapaglifozina | | | |
| Canaglifozina | | | |
| Empaglifozina | | | |

*Uso de contraste radiológico, TFGe < 60 mL·min$^{-1}$, creatinina elevada ou risco significativo de LRA.

*Fonte: Adaptado de Joshi e colaboradores,[16] Barker e colaboradores.[30]*

A absorção de insulina é altamente variável e depende do tipo e espécie de insulina, do sítio de administração e do fluxo sanguíneo subcutâneo. Assim, parece lógico continuar, a longo prazo, as combinações de preparações utilizadas pelo paciente no pré-operatório e realizar exames de sangue diários para monitorizar e manter a glicemia em níveis adequados. Os principais fatores de risco para o paciente diabético submetido à cirurgia são as alterações nos órgãos-alvo associadas ao diabetes: disfunção cardiovascular, insuficiência renal, deposição de colágeno nas articulações (limitando a extensão da região cervical),[39] cicatrização deficiente da ferida operatória, produção inadequada de granulócitos e neuropatia.[40-43]

Logo, o maior objetivo do anestesiologista durante a avaliação e o preparo pré-operatório é o tratamento dessas doenças para garantir condições ótimas de controle durante a cirurgia. O mau controle pré-operatório da glicose, medida pelos níveis de HbA1c, é fator independente para piora de resultados.[44]

No **QUADRO 27.4** são listadas as principais alterações em órgãos-alvo do DM.

## Glicotoxicidade, hiperglicemia e resistência à insulina

A insulina regula a homeostasia da glicose pelo fato de promover a disponibilidade de glicose ao músculo esquelético, ao tecido adiposo e inibir a gliconeogênese no fígado. Ela tem importantes funções fisiológicas no cérebro, nas células β pancreáticas, no coração e no endotélio vascular e ajuda a coordenar e acoplar o metabolismo e a hemostasia cardiovascular sob condições saudáveis. Por exemplo, a ação vasodilatadora da insulina, ao estimular a produção de óxido nítrico (NO) no endotélio, leva ao aumento do fluxo sanguíneo e incremento na captação de glicose pela musculatura esquelética.[47,48]

Além de modular o tônus vascular, o óxido nítrico atenua a produção de citocinas inflamatórias, diminui a expressão de proteínas de adesão celular vasculares (p. ex., VCAM [do inglês *vascular cell adhesion molecule*-1]), limita o recrutamento de leucócitos, inibe a proliferação das células da musculatura lisa vascular, opõe-se à apoptose, atenua a agregação plaquetária e reduz a adesão de monócitos na parede vascular.[48,49]

Van den Berghe e colaboradores[50] publicaram estudo com 1.548 pacientes cirúrgicos recebendo ventilação mecânica na unidade de tratamento intensivo (UTI). O estudo comparou o grupo de pacientes submetido a tratamento intensivo com insulina e glicose, glicemia mantida entre 80 e 110 mg·dL$^{-1}$, com o grupo submetido ao tratamento-padrão, que recebia infusão de insulina e glicose quando suas glicemias excediam 215 mg·dL$^{-1}$, com o objetivo de mantê-las entre 180 e 200 mg·dL$^{-1}$.

Houve redução de 34% na mortalidade intra-hospitalar no grupo submetido ao tratamento intensivo. A principal causa da diminuição da mortalidade nesses pacientes foi atribuída à redução da frequência de falência de múltiplos órgãos por septicemia. Além disso, houve diminuição da morbidade que foi relacionada à redução dos episódios de septicemia, de lesão renal aguda, do número de transfusões de sangue, do tempo de ventilação mecânica, da duração da internação e da prevalência de polineuropatia. O grupo que recebeu tratamento intensivo apresentou mais episódios de hipoglicemia – definida como

**QUADRO 27.3** Manejo da terapia insulínica para pacientes com período curto de jejum (até uma refeição perdida)

| Tipo de insulina | Dia anterior | Dia da cirurgia – Cirurgia pela manhã | Dia da cirurgia – Cirurgia à tarde |
|---|---|---|---|
| Infusão contínua subcutânea de insulina (bomba) | Manter infusão basal ou reduzir 20 a 30% da dose basal se houver história de hipoglicemia frequente | | |
| Insulina de longa duração ou basal (glargina, determir) | Aplicação matinal: manter a dose<br>Aplicação noturna: manter a dose ou reduzir 20 a 30%** | Aplicação matinal*<br>Manter a dose ou reduzir 20 a 30% se houver história de hipoglicemia frequente<br>Checar glicemia na admissão | |
| Insulina de duração intermediária (NPH) | Aplicação matinal: manter a dose<br>Aplicação noturna: manter a dose ou reduzir 20 a 30%** | Reduzir em 50% a dose matinal*<br>Checar glicemia na admissão<br>Manter inalterada a dose noturna após cirurgia (se o paciente já estiver se alimentando) | |
| Insulina pré-misturada | Manter a dose | Reduzir 50% da dose matinal da insulina intermediária*<br>Omitir a dose da insulina rápida/curta<br>Checar glicemia na admissão<br>Manter inalterada a dose noturna após cirurgia (se o paciente já estiver se alimentando) | |
| Análogos de rápida ação ou insulina de curta ação | Manter a dose | Não aplicar a dose | Não aplicar a dose |

*No dia da cirurgia, a insulina a ser aplicada pela manhã deve ser administrada na chegada ao estabelecimento de saúde.
**História de hipoglicemia durante madrugada/manhã.

*Fonte: Adaptado de Joshi e colaboradores,[16] Barker e colaboradores,[30] Dhatariya e colaboradores,[34] Vann.[38]*

**QUADRO 27.4** Principais alterações do diabetes melito e suas implicações em anestesia

| Órgão-alvo/nosolgia | Considerações | Mecanismo – desfecho |
|---|---|---|
| Coração | • Isquemia miocárdica<br>• Considerar isquemia silente (disfunção autonômica) | Duas vezes mais IAM perioperatório<br>15 a 60% dos pacientes assintomáticos têm ECG anormal ao exercício e alterações cintilográficas compatíveis com isquemia<br>Disfunção sistólica e diastólica |
| Hipertensão arterial | • 29 a 54% | Angiotensina II<br>Prejuízo da glicosilação das proteínas do colágeno<br>Glomerulosclerose e nefropatia diabética |
| Miocardiopatia | • Pode ocorrer independentemente da HAS ou cardiopatia isquêmica | Modificação da síntese de proteínas pelos miócitos<br>Depósito de glicoproteínas e colágeno |
| Neuropatia autonômica (cardiovascular) | • 20 a 40% dos pacientes com hipertensão<br>• Independe da idade, duração da doença ou gravidade da complicação microvascular<br>• Instabilidade hemodinâmica<br>• Taquicardia em repouso, hipotensão ortostática, perda dos reflexos cardiovasculares | Degeneração das fibras aferentes simpáticas e parassimpáticas do coração e da vasculatura periférica<br>IAM e isquemia sem dor<br>Instabilidade hemodinâmica e embotamento do reflexo barorreceptor |
| Neuropatia periférica | • Após 25 anos de evolução, sintomas clínicos estão presentes em 50% dos pacientes, e a mortalidade aumenta entre 10 e 27% a cada 10 anos quando existe neuropatia periférica | Cuidar compressão de nervos, evitar bloqueios de plexo |
| Neuropatia autonômica (GI) | • Gastroparesia diabética (esvaziamento lento) | Aumenta o risco de regurgitação e vômitos |
| Rim | • Disfunção autonômica da bexiga<br>• Microalbuminúria<br>• Hipertensão | Urossepse, infecção urinária, insuficiência renal, nefropatia progressiva |
| Articulações | • Dificuldade de intubação (10 vezes)<br>• 33,2% dos casos | Depósito anormal de colágeno na pele, pequenos vasos, articulações e pulmões<br>*Stiff joint syndrome* (fixação da articulação atlantoccipital) |
| Resposta imune | • Diminuição da resposta imune | Maior suscetibilidade a infecções |

ECG, eletrocardiografia; GI, gastrintestinal; HAS, hipertensão arterial sistêmica; IAM, infarto agudo do miocárdio.

*Fonte: Adaptado de Scherpereel e Tavernier,[45] Coursin e colaboradores.[46]*

glicemia abaixo de 40 $mg{\cdot}dL^{-1}$ (5,1% vs. 0,8%), que não foram acompanhados por eventos adversos graves, uma vez que o algoritmo para alteração da dose de insulina de acordo com o teste glicêmico garantia rápida detecção e tratamento. Uma subanálise pré-planejada desse estudo, realizada quatro anos após a internação na UTI, demonstrou que a mortalidade após a alta hospitalar foi similar nos dois grupos, o que reflete a manutenção do benefício agudo.[51]

Atualmente, contudo, existe considerável controvérsia sobre a eficácia e a segurança do controle glicêmico rígido. Um segundo estudo de Van den Berghe e colaboradores[52] comparou pacientes submetidos a tratamento intensivo com insulina e glicose, glicemia mantida entre 80 e 110 $mg{\cdot}dL^{-1}$, com o grupo submetido ao tratamento-padrão, que recebia infusão de insulina e glicose quando suas glicemias excediam 215 $mg{\cdot}dL^{-1}$, com o objetivo de mantê-las entre 180 e 200 $mg{\cdot}dL^{-1}$. Quando analisados pela intenção de tratar, houve redução do tempo de internação na UTI e no hospital, no tempo de ventilação mecânica e nas taxas de insuficiência renal, mas não houve diminuição na mortalidade. A hipoglicemia – glicemia abaixo de 40 $mg{\cdot}dL^{-1}$ – ocorreu em 18,7% dos pacientes do grupo intensivamente tratado com insulina em comparação com 3,1% dos pacientes do grupo convencional e foi um preditor independente de mortalidade.[52]

A glicemia também prejudica a autorregulação do fluxo sanguíneo. A vasodilatação induzida pela glicose impede a proteção de órgãos-alvo contra aumentos na pressão arterial sistêmica. O limiar para toxicidade glicêmica difere para distintos leitos vasculares. Por exemplo, o limiar para a retinopatia é um valor de HbA1c de 8,5 a 9,0% (12,5 $mmol{\cdot}L^{-1}$ ou 225 $mg{\cdot}dL^{-1}$), e para a doença cardiovascular é uma média de glicose no sangue de 5,4 $mmol{\cdot}L^{-1}$ (96 $mg{\cdot}dL^{-1}$). Assim, diferentes graus de hiperglicemia podem ser necessários antes de distintos leitos vasculares serem lesados, ou certos graus de glicemia estão associados a outros fatores de risco para doença vascular **(TAB. 27.1)**.

Outro ponto de vista é que a hiperglicemia e a microalbuminúria grave talvez sejam simplesmente efeitos concomitantes de uma causa subjacente comum. Por exemplo, pacientes diabéticos que desenvolvem microalbuminúria são mais resistentes à insulina. A resistência à insulina está associada a microalbuminúria em parentes de primeiro grau de pacientes com DM2, e pessoas que são normoglicêmicas, mas posteriormente têm diabetes clínico, estão em risco de aterogênese antes do aparecimento da doença.[53]

O insuficiente controle glicêmico perioperatório tem impacto significativo no risco de infecção perioperatória em uma variedade de especialidades cirúrgicas.[53]

**TABELA 27.1** Recomendações de glicemias-alvo para pacientes

| Sociedades (diretrizes) | Pacientes | Valores de glicemia para iniciar infusão de insulina ($mg{\cdot}dL^{-1}$) | Alvo ($mg{\cdot}dL^{-1}$) | Racional |
|---|---|---|---|---|
| Society of Critical Care[54] | Recomendação geral | Acima de 150 | 100 a 150 | |
| | Cirurgia cardíaca | Acima de 150 | 150 | Diminui o risco de infecção da esternotomia e morte |
| | Lesão traumática do cérebro<br>Acidente vascular isquêmico<br>Hemorragia intraparenquimatosa<br>Hemorragia subaracnóidea | Acima de 150 | | |
| American Diabetes Association[55] | Recomendação geral | Acima de 180 | Abaixo de 180 | |
| American Association of Clinical Endocrinologists[56] | Recomendação geral | | 140 a 180 | |
| | Pacientes cirúrgicos | | Faixa inferior | Somente em unidades que demonstrem baixas taxas de hipoglicemia |
| Surviving Sepsis Campaign[57] | Recomendação geral | | 180 | Com base no estudo NICE-SUGAR |
| American College of Physicians[58] | Recomendação geral | | 140 a 200 | Não recomenda terapia intensiva com insulina |
| Spanish Society of Intensive Care Medicine and Coronary Unit[59] | Recomendação geral | | 150 | |
| French Society of Anaesthesia and Intensive Care[60] | Recomendação geral | | 180 | |
| | Pacientes cirúrgicos | | 110 | |
| | Pacientes cardiopatas | | 110 | |
| Society of Thoracic Surgery[61] | Cirurgia cardíaca | | 180<br>150 (para pacientes com dispositivo implantado) | |

No ensaio clínico Normoglycemia in Intensive Care Evaluation and Surgical Using Glucose Algorithm Regulation (NICE-SUGAR),[62] os investigadores examinaram a associação entre hipoglicemia moderada (41-70 mg·dL$^{-1}$) e grave (menor ou igual a 40 mg·dL$^{-1}$) e morte em 6.026 pacientes. O controle intensivo da glicose levou à hipoglicemia moderada e grave, ambas associadas com aumento do risco de morrer. A associação exibe uma relação dose-resposta e é mais forte para a morte por choque distributivo.[62]

O diabetes é associado a microangiopatia (nos vasos renais e da retina), neuropatia periférica, disfunção autonômica e infecção. Pacientes diabéticos frequentemente são tratados com inibidores da enzima conversora de angiotensina (IECAs), mesmo na ausência de hipertensão, em um esforço para prevenir os efeitos da autorregulação desordenada, incluindo insuficiência renal.[17]

A presença de neuropatia autonômica provavelmente torna o período operatório de maior risco. Um paciente diabético que exibe sinais de neuropatia autonômica, como saciedade precoce, falta de sudorese, ausência de alteração na frequência de pulso com a inspiração ou manobras ortostáticas e impotência, tem incidência de isquemia miocárdica indolor elevada. A medida da variabilidade batimento a batimento propicia um teste simples e acurado de neuropatia autonômica. Durante inspiração profunda, a diferença entre a frequência cardíaca máxima e a mínima costuma ser de 15 batimentos por minuto (bpm), mas é de 5 bpm, ou menos, em todos os pacientes que posteriormente desenvolvem parada cardiorrespiratória.[63]

Outra característica dos pacientes com neuropatia autonômica inclui hipotensão postural com decréscimo da pressão arterial em mais de 30 mmHg, taquicardia de repouso, diarreia noturna e neuropatia periférica. Os diabéticos com neuropatia autonômica significativa podem ter resposta respiratória à hipóxia prejudicada e são particularmente sensíveis a fármacos que tenham efeito depressor.

## Insulinoma

Em uma pessoa não tratada para diabetes, a hipoglicemia é rara. A hipoglicemia no paciente não diabético pode ser causada por adenoma ou carcinoma das células das ilhotas de Langerhans pancreáticas, grande hepatoma, ingestão de álcool, uso de bloqueador β-adrenérgico, terapia com haloperidol, grande sarcoma, insuficiência suprarrenal, após *bypass* gástrico, ingestão de fármacos antidiabéticos ou hipoglicemia autoimune.[64]

Os sintomas de hipoglicemia recaem em um de dois grupos: estimulação adrenérgica (taquicardia, palpitações, tremores ou sudorese) ou neuroglicopenia (dor de cabeça, confusão, lentidão mental, convulsões ou coma).

Uma vez que a manipulação de um insulinoma pode resultar na liberação maciça de insulina, tal tumor somente deveria ser operado em centros com experiência e equipados para realizar esse tipo de cirurgia. O uso perioperatório de octreotida, o análogo da somatostatina que suprime a liberação de insulina a partir de tais tumores, torna o período perioperatório uma experiência mais segura.[64]

## Disfunção adrenocortical

Três classes de hormônios são secretadas pelo córtex suprarrenal: androgênios, glicocorticoides e mineralocorticoides. Para cada classe, a deficiência ou o excesso produz uma síndrome clínica característica.[65]

## Hormônios do córtex suprarrenal

### Androgênios

A androstenediona e a desidroepiandrosterona, androgênios fracos produzidos no córtex suprarrenal, constituem as principais fontes de androgênio nas mulheres. O excesso de secreção de androgênio provoca masculinização, pseudopuberdade ou pseudo-hermafroditismo feminino. Alguns tumores promovem a conversão do androgênio em uma substância estrogênica, resultando em feminilização. Nenhuma avaliação anestésica especial é necessária para tais doentes. Certos defeitos congênitos de enzimas que causam anormalidades androgênicas também podem resultar em anormalidades de glicocorticoides e mineralocorticoides que devem ser avaliadas no pré-operatório. Alguns desses pacientes são tratados com glicocorticoides exógenos e mineralocorticoides e, como consequência, necessitam de suplementação de tais hormônios no período perioperatório (ver adiante).

### Glicocorticoides

O cortisol é o regulador essencial do metabolismo de carboidratos, proteínas, lipídeos e ácidos nucleicos. A maior parte do cortisol está ligada à transcortina, globulina de ligação da corticosterona (CBG, do inglês *corticosteroid binding globulin*). Quantidades relativamente pequenas de cortisol não ligadas entram nas células para induzir ações ou para serem metabolizadas. As condições que induzem alterações na quantidade de CBG incluem doença hepática e síndrome nefrótica, ambas resultando em níveis circulantes diminuídos da CBG, e administração de estrogênio e gravidez, o que resulta em aumento da produção de CBG. O nível total de cortisol plasmático pode aumentar ou diminuir nas condições que alteram a quantidade de cortisol ligado e livre. A medida mais acurada da atividade do cortisol é o seu nível urinário. A meia-vida do cortisol é de 80 a 110 minutos.

Após uma dose única de glicocorticoides, os níveis séricos de glicose são elevados por 12 a 24 horas; a melhora da função pulmonar em pacientes com asma brônquica pode ainda ser medida 24 horas depois da administração de glicocorticoides. Os esquemas de tratamento para substituição de glicocorticoide não são, por conseguinte, baseados na meia-vida plasmática, mas, sim, mediante efeito bem documentado no órgão-alvo. Pacientes hospitalizados que necessitam de terapia de reposição com glicocorticoide a longo prazo em geral são tratados duas vezes por dia, com uma dose ligeiramente maior administrada pela manhã em relação à dose administrada à noite, para simular a variação diurna habitual nos níveis de cortisol. Para os pacientes que necessitam de "cobertura esteroide" parenteral durante e após a cirurgia, a administração de glicocorticoides a cada 12 horas é adequada. O cortisol é inativado primariamente no fígado e é excretado como 17-hidroxicorticosteroide. O cortisol é, também, filtrado e excretado inalterado na urina.[66]

Os glicocorticoides sintéticos variam em sua especificidade de ligação de maneira dose-relacionada. Quando fornecidos em doses suprafisiológicas (> 30 mg·dia$^{-1}$), cortisol e cortisona se ligam aos sítios do receptor mineralocorticoide e causam retenção de sal e água e perda de íons potássio e hidrogênio.

A secreção de glicocorticoides é regulada pelo hormônio adrenocorticotrófico (ACTH). A secreção de ACTH tem um ritmo diurno que costuma ser maior durante as primeiras horas da manhã no homem e um pouco mais tarde nas mulheres.[67]

### Mineralocorticoides

A aldosterona, o mais importante mineralocorticoide em humanos, é secretada pela zona glomerulosa do córtex suprarrenal e causa reabsorção de sódio e secreção de íons potássio e hidrogênio, contribuindo, portanto, para a homeostasia de eletrólitos e volume. Essa ação é mais proeminente no túbulo renal distal, porém também ocorre nas glândulas salivares e sudoríparas. O maior regulador da secreção de aldosterona é o sistema renina-angiotensina. As células justaglomerulares na bainha das arteríolas renais são sensíveis ao decréscimo da pressão de perfusão ou de volume renal e, consequentemente, secretam renina. A renina transforma o precursor de angiotensinogênio em angiotensina I (no fígado), que é convertida pela enzima conversora, primariamente no pulmão, para angiotensina II. A angiotensina II se liga a receptores específicos para aumentar a secreção de mineralocorticoides, que é também estimulada por uma elevação na concentração de potássio e, em menor grau, pelo ACTH.[67]

## Excesso de glicocorticoides (síndrome de Cushing)

A síndrome de Cushing (**QUADRO 27.5**) resulta do excesso de secreção endógena ou tratamento a longo prazo com glicocorticoides em doses mais altas do que as fisiológicas (causa mais comum). Ocasiona a face “em lua cheia”, distribuição centrípeta da gordura, pele fina e quebradiça e estrias. A perda de massa muscular é comum, mas o coração e o diafragma costumam ser poupados. Um teste utilizado para essa síndrome é pedir ao paciente que se levante de uma cadeira sem usar as mãos: a incapacidade de fazê-lo indica fraqueza muscular proximal consistente com síndrome de Cushing. Esses pacientes frequentemente têm osteopenia e comprometimento da absorção de cálcio, assim como hipertensão arterial e retenção de fluidos (por causa do aumento do substrato para renina e reatividade vascular causada pelo glicocorticoide).[68]

As considerações pré-operatórias para os pacientes com síndrome de Cushing incluem o controle do diabetes e da hipertensão e a garantia de que as concentrações intravasculares de eletrólitos e de volume estejam normais. O tratamento com espironolactona (antagonista da aldosterona) diminui a perda de potássio e ajuda a mobilizar o excesso de líquidos. Devido à alta incidência de osteopenia grave e ao risco de fraturas, atenção meticulosa deve ser dada ao posicionamento do paciente. Além disso, os glicocorticoides são linfolíticos e imunossupressivos, o que aumenta a suscetibilidade desses pacientes à infecção.[69] A **TABELA 27.2** apresenta a potência relativa e as doses equivalentes dos glicocorticoides.

## Deficiência de glicocorticoides

A retirada de esteroides ou a supressão da síntese por terapia esteroide são as principais causas de subprodução de glicocorticoides. A doença de Addison (insuficiência suprarrenal primária) é associada à destruição do córtex suprarrenal e resulta em deficiência de glicocorticoides e mineralocorticoides. Nos Estados Unidos, as doenças autoimunes são as causas mais comuns de deficiência bilateral de ACTH. No restante do mundo, a tuberculose é a causa mais frequente. Uma causa habitual de insuficiência suprarrenal, associada à glândula suprarrenal, é a trombocitopenia induzida pela heparina, que deveria ser considerada em todo paciente que recebeu heparina e está hipotenso.

**QUADRO 27.5** Achados clínicos do hiper e do hipoadrenalismo

| Síndrome de Cushing (hiperadrenalismo) | Hipoadrenalismo |
|---|---|
| Obesidade central | Perda de peso |
| Fraqueza muscular proximal | Fraqueza, fadiga, letargia |
| Hipertensão | Hipotensão postural |
| Cefaleia | Cefaleia |
| Transtornos psiquiátricos | Anorexia, náusea, dor abdominal, constipação, diarreia |
| Estrias violáceas, equimose espontânea | – |
| Hiperpigmentação, hirsutismo, acne | Hiperpigmentação |
| Hipocalemia, alcalose | Hipercalemia, hiponatremia |
| Intolerância à glicose | Hipoglicemia ocasional |
| Cálculos renais, aumento da contagem de leucócitos | Hipercalcemia |
| Poliúria, distúrbios menstruais | Azotemia pré-renal |

*Fonte: Adaptado de Fleisher e colaboradores.*[67]

**TABELA 27.2** Glicocorticoides: potência relativa e doses equivalentes

| Esteroide | Potência relativa | Dose equivalente (mg) |
|---|---|---|
| **Curta duração de ação** | | |
| Hidrocortisona (cortisol) | 1 | 20 |
| Cortisona | 0,8 | 25 |
| Prednisona | 4 | 5 |
| Prednisolona | 4 | 5 |
| Metilprednisolona | 5 | 4 |
| **Ação intermediária** | | |
| Triancinolona | 5 | 4 |
| **Longa duração de ação** | | |
| Betametasona | 25 | 0,6 |
| Dexametasona | 30 | 0,75 |

*Fonte: Adaptada de Fleisher e Mythen.*[67]

A insuficiência suprarrenal secundária ocorre quando a secreção de ACTH é deficiente, frequentemente por tumor na pituitária ou no hipotálamo. O tratamento do tumor pituitário por cirurgia ou irradiação pode resultar em hipopituitarismo e falência suprarrenal. O paciente com deficiência de glicocorticoides e não estressado em geral não apresenta problemas. Contudo, crises suprarrenais agudas e crises addisonianas podem ocorrer quando um estresse menor está presente (p. ex., infecção respiratória). A preparação do paciente para a cirurgia e para a anestesia deveria incluir o tratamento da hipovolemia, da hiponatremia e da hipercalemia. Tendo em vista que esses pacientes não podem responder de maneira adequada a situações estressantes, é recomendado que recebam uma dose de glicocorticoides (hidrocortisona, 200 mg por dia, para um paciente de 70 kg).[67]

## Excesso de mineralocorticoides

O excesso de atividade mineralocorticoide (comum com o uso em excesso de glicocorticoides porque estes têm alguma atividade mineralocorticoide) causa depleção de potássio, retenção de sódio, fraqueza muscular, hipertensão, tétano, poliúria, incapacidade para concentrar a urina e alcalose hipocalcêmica. Esses sintomas constituem o hiperaldosteronismo, ou síndrome de Conn.

O volume intravascular, a concentração de eletrólitos e a função renal deveriam ser restaurados no pré-operatório por meio da administração de espironolactona, um antagonista da aldosterona. Os efeitos da espironolactona são lentos e têm início em 1 a 2 semanas. Um paciente que apresenta níveis de potássio de 2,9 $mEq \cdot L^{-1}$ pode ter um déficit de 40 mEq por litro, ou mais de 400 mEq. Frequentemente um período de mais de 24 horas é necessário para restaurar o déficit de potássio.[67]

## Deficiência de mineralocorticoides

O hipoaldosteronismo é uma condição menos comum, podendo ser congênito ou ocorrer após adrenalectomia unilateral ou administração prolongada de heparina. Além disso, também pode ser consequência de diabetes de longa duração e insuficiência renal. A atividade da renina plasmática é menor do que a normal e falha em aumentar apropriadamente em resposta à restrição de sódio ou a agentes diuréticos. A maioria dos sintomas é causada por acidose hipercalêmica, e alguns pacientes são hipertensos. Esses pacientes podem ter hipercalemia grave, hiponatremia e defeitos na condução miocárdica. O tratamento é a administração de mineralocorticoides.[67]

## Pacientes em uso de esteroides por outras razões

O estresse perioperatório relaciona-se com a intensidade do trauma e com a profundidade da anestesia, e alguns pacientes com supressão da função suprarrenal poderão apresentar problemas cardiovasculares perioperatórios, caso não recebam suplementação de esteroides.

Quando um paciente que usa esteroides a longo prazo fica hipotenso durante o perioperatório, a deficiência de mineralocorticoides ou glicocorticoides raras vezes é a causa. Embora a insuficiência suprarrenal aguda raramente aconteça, ela pode ser ameaçadora à vida, e ministrar a esses pacientes proteção equivalente a 100 mg de hidrocortisona apresenta poucos riscos, pois a administração de doses suprafisiológicas de esteroides, por um curto período de tempo, não causa complicações identificáveis.

Yong e colaboradores[70] revisaram ensaios clínicos randomizados (ECRs) de pacientes com insuficiência suprarrenal submetidos à cirurgia. Somente dois ECRs, envolvendo 37 pacientes, preencheram os critérios de inclusão. Nenhum dos estudos incluídos relatou qualquer efeito adverso ou complicação nos grupos intervenção ou controle. Os autores concluíram que eles eram incapazes de apoiar ou refutar o uso perioperatório suplementar de esteroides para pacientes com insuficiência suprarrenal durante a cirurgia.

Tendo em vista que o risco é baixo, a suplementação deveria ser considerada para qualquer paciente que tenha recebido esteroides no último ano.[71] Durante o perioperatório, a glândula suprarrenal secreta 116 a 185 mg de cortisol por dia. Sob estresse máximo, pode secretar de 200 a 500 mg por dia. Existe evidente correlação entre a gravidade e a duração da cirurgia e a resposta da glândula suprarrenal. Em um estudo realizado em pacientes submetidos à cirurgia de grande porte, com 20 pacientes incluídos, a concentração máxima de cortisol no plasma foi de 47 $\mu g \cdot dL^{-1}$ (variando de 22-47 $\mu g \cdot dL^{-1}$).

# Feocromocitoma

Menos de 1% dos casos de hipertensão arterial são causados por feocromocitomas, ou tumores produtores de catecolaminas derivados de células cromafins.[72] De 25 a 50% das mortes hospitalares por feocromocitoma ocorrem durante a indução da anestesia.[73]

Os sinais e sintomas que podem ser encontrados antes da cirurgia sugestivos de feocromocitoma são sudorese excessiva; cefaleia; hipertensão arterial; hipotensão ortostática; resposta prévia de hipertensão arterial, ou arritmia, na indução de anestesia anterior ou ao exame abdominal; ataque paroxístico de sudorese, cefaleia, taquicardia e hipertensão arterial; intolerância à glicose; policitemia; perda de peso; e anormalidades psicológicas.

O uso pré-operatório de bloqueadores adrenérgicos reduz as complicações da crise hipertensiva e previne flutuações amplas da pressão arterial durante a manipulação do tumor (especialmente até a drenagem venosa ser obliterada) e a disfunção miocárdica que ocorre no período perioperatório. Quando o bloqueio adrenérgico foi introduzido na terapia pré-operatória da ressecção de feocromocitoma, a mortalidade diminuiu (de 40-60% para os atuais 0-6%).[74-76]

O uso dos antagonistas $\alpha$-adrenérgicos, prazosina ou fenoxibenzamina, restaura o volume plasmático intravascular mediante neutralização dos efeitos vasoconstritores dos níveis elevados de catecolaminas. Essa reexpansão do volume de fluido intravascular costuma ser seguida por uma diminuição do hematócrito.

Uma vez que alguns pacientes podem ser muito sensíveis aos efeitos da fenoxibenzamina, este fármaco deve, inicialmente, ser administrado em doses de 20 a 30 mg/70 kg, por via oral, uma ou duas vezes ao dia. A maioria dos pacientes requer 60 a 250 mg por dia. A eficácia terapêutica deve ser julgada pela redução dos sintomas (sobretudo sudorese) e pela estabilização da pressão arterial sanguínea. Nos pacientes que têm intolerância a carboidratos, devido à inibição da liberação de insulina mediada pela estimulação de receptores $\alpha$-adrenérgicos, o bloqueio dos receptores $\alpha$-adrenérgicos pode diminuir os níveis séricos de glicose em jejum. Nos pacientes que exibem alterações do segmento ST-T no eletrocardiograma (ECG), o bloqueio dos receptores $\alpha$-adrenérgicos a longo prazo (1-6 meses) pré-operatório produziu a resolução clínica e eletrocardiográfica da miocardite induzida por catecolaminas.[75,76]

O bloqueio $\beta$-adrenérgico não deve ser realizado sem o concomitante bloqueio $\alpha$-adrenérgico, para que os efeitos vasoconstritores do último não fiquem sem oposição e, portanto, não aumentem o risco de hipertensão maligna.[77,78]

Outras fármacos que podem ser utilizados para o tratamento desses pacientes incluem prazosina, bloqueadores dos canais de cálcio, clonidina, dexmedetomidina e magnésio.[79]

## Disautonomias

As disautonomias são distúrbios do sistema nervoso simpático, e incluem a síndrome de Shy-Drager,[80] a síndrome de Riley-Day,[81] a síndrome de Lesch-Nyhan,[82] a disautonomia do diabético e a disautonomia da transecção da medula espinhal.

Durante a mudança de posição do corpo, a função primária do sistema nervoso simpático é a regulação da hipertensão arterial sistêmica e do volume de fluido intravascular. Assim, características comuns de todas as síndromes de hipofunção do sistema nervoso simpático são a hipotensão ortostática e a diminuição da variabilidade batimento a batimento da frequência cardíaca. Essas condições podem levar à depleção do volume intravascular, deficiência da função barorreceptora e depleção dos estoques neuronais de noradrenalina. Tais pacientes podem ter um aumento no número de receptores adrenérgicos (resposta compensatória) e resposta exagerada a agentes simpatomiméticos.

Nesses doentes, considerando que o funcionamento do sistema nervoso simpático não é previsível, sugerem-se a indução suave da anestesia e o tratamento do excesso ou deficiência simpática por meio da infusão de fármacos que induzem à contração diretamente (fenilefrina) ou dilatam (nitroprussiato) os vasos sanguíneos, ou os que estimulam (isoproterenol) ou deprimem (esmolol) o coração.

Depois de analisar 300 pacientes com lesões na medula espinhal, Kendrick e colaboradores[83] concluíram que a síndrome autonômica de hiper-reflexia não se desenvolve se a lesão ocorrer abaixo do dermátomo espinhal $T_7$. Se a lesão for acima desse nível, 60 a 70% dos pacientes experimentam instabilidade vascular extrema. O gatilho para essa instabilidade, um reflexo de massa envolvendo hipertônus noradrenérgico e motor, pode ser um estímulo cutâneo, proprioceptivo ou visceral (a bexiga cheia é um iniciador comum).

Dependendo do tempo de transecção da medula espinhal, podem ocorrer outras anomalias. A curto prazo (ou seja, menos que 3 semanas a partir do momento da lesão medular), a retenção de urina e fezes é comum e pode, por elevação do diafragma, prejudicar a respiração. A desimpactação do intestino alivia esse problema respiratório. A hiperestesia está presente acima da lesão; reflexos e paralisia flácida ocorrem abaixo do nível da lesão. O período intermediário (3 dias a 6 meses) é marcado por uma resposta hipercalêmica ao bloqueador neuromuscular despolarizante. A fase crônica é caracterizada pelo retorno do tônus muscular, sinal de Babinski e, muitas vezes, ocorrência de síndromes de hiper-reflexia.[84]

## Disfunção da tireoide

Os principais hormônios da tireoide são tiroxina (T4), um pró-hormônio produzido pela glândula tireoide, e o mais potente 3,5,3-tri-iodotironina (T3), um produto da deiodinação enzimática extratireoidiana de T4. Sob circunstâncias normais, cerca de 85% de T3 é produzido fora da glândula tireoide. A produção de secreções por parte da tireoide é mantida por meio da secreção de hormônio estimulante da tireoide (TSH) pela pituitária, que, por sua vez, é regulada pela secreção de hormônio regulador da tireotrofina (TRH) no hipotálamo. A secreção de TSH e TRH parece ser regulada negativamente por T4 e T3. Muitos investigadores acreditam que todos os efeitos dos hormônios da tireoide são mediados por T3 e que a função de T4 é somente de pró-hormônio.

O hipertireoidismo pode ser diagnosticado por medida dos níveis de TSH após a administração de TRH. Embora a administração de TRH em geral aumente os níveis de TSH, uma pequena elevação no nível de T4 ou T3 no sangue suprime tal resposta. Assim, um TSH subnormal ou ausência de resposta à administração de TRH é um indicador muito sensível de hipertireoidismo. Em um grupo de distúrbios que levam ao hipertireoidismo, os níveis séricos de TSH são aumentados na presença de níveis elevados de hormônios da tireoide livres.

Certas substâncias como propranolol, glicocorticoides e amiodarona bloqueiam a conversão de T4 em T3, elevando, portanto, os níveis de T4. Doenças graves também retardam essa conversão. Níveis de TSH são frequentemente elevados nas situações que retardam a taxa de conversão. No hipertireoidismo, a função cardíaca e a resposta ao estresse são anormais. A normalização da função cardíaca é paralela ao retorno do TSH a níveis normais.

### Hipertireoidismo

As principais manifestações de hipertireoidismo são perda de peso, diarreia, pele quente e úmida, fraqueza nos grandes grupos musculares, alterações menstruais, osteopenia, nervosismo, intolerância ao calor, taquicardia, arritmias cardíacas, prolapso da valva mitral e insuficiência cardíaca.[85]

Quando a tireoide está funcionando de forma anormal, a sistema mais ameaçado é o cardiovascular. Quando a diarreia é grave, a desidratação deve ser corrigida no pré-operatório. Anemia leve, trombocitopenia, aumento da fosfatase alcalina no plasma, hipercalcemia, perda de massa muscular e perda óssea frequentemente ocorrem no hipertireoidismo. A perda muscular costuma envolver o grupo de músculos proximais, e não há relatos de paralisia de músculos respiratórios na forma de paralisia letárgica do hipertireoidismo (mais comumente vista em pessoas > 60 anos). Sinais e sintomas incluem perda de peso, anorexia e efeitos cardíacos, como taquicardia, ritmo cardíaco irregular, fibrilação atrial (em 10%), insuficiência cardíaca e, ocasionalmente, disfunção do músculo papilar.

Embora o bloqueio do receptor β-adrenérgico possa controlar a frequência cardíaca, o seu uso em um paciente com insuficiência cardíaca é perigoso, mesmo que o controle adequado da frequência possa melhorar a função de bombeamento do coração. Assim, em pacientes com hipertireoidismo que têm frequências ventriculares rápidas, insuficiência cardíaca e que necessitam de cirurgia de emergência, utilizam-se β-bloqueadores de curta duração de ação guiados por mudanças na pressão de oclusão da artéria pulmonar e na condição clínica. Se uma pequena dose de esmolol ($50\ \mu g \cdot kg^{-1}$) diminuir a frequência cardíaca e não agravar a insuficiência cardíaca, o clínico deveria administrar mais esmolol.

Medicamentos antitireoidianos incluem propiltiouracil e metimazole, que diminuem a síntese de T4 e podem prolongar a remissão, pelo fato de reduzirem os níveis de anticorpos contra o receptor TSH (o mecanismo primário da doença de Graves). O propiltiouracil também reduz a conversão de T4 para T3 (mais potente). Os fármacos antitireoidianos deveriam ser administrados durante um longo prazo e na manhã do procedimento cirúrgico. Se a cirurgia for de emergência e necessária antes que o estado eutireóideo seja alcançado, caso o hipertireoidismo subclínico progrida sem tratamento adequado ou se o hipertireoidismo estiver fora de controle, a administração intravenosa de esmolol 50 a 500 $\mu g \cdot kg^{-1}$ durante o intraoperatório pode ser titulada para restaurar uma frequência cardíaca normal (assumindo ausência de insuficiência cardíaca congestiva). Além disso, o volume de fluido intravascular e o equilíbrio de eletrólitos devem ser restaurados. No entanto, a administração do propranolol ou esmolol não previne sempre a "tempestade tireoidiana". Os agentes anticolinérgicos (em especial atropina) não devem ser utilizados porque interferem no mecanismo de transpiração e causam taquicardia. A extubação pós-operatória deve ser realizada sob condições ótimas para reintubação.[67]

A disfunção tireoidiana – hipertireoidismo ou hipotireoidismo – desenvolve-se em mais de 10% dos doentes tratados com o agente antiarrítmico amiodarona.[86,87] Cerca de 35% do peso do fármaco é iodo, e um comprimido de 200 mg libera aproximadamente 20 vezes a dose diária ideal de iodo. Esse iodo pode levar à redução ou ao aumento da síntese de T4. Além disso, a amiodarona inibe a conversão de T4 para T3. Os pacientes que estão usando amiodarona devem receber cuidado especial no pré e no intraoperatório, não apenas por causa da arritmia que levou à utilização de tal terapia, mas também para assegurar que não ocorra disfunção insuspeitada da tireoide (hiperfunção ou hipofunção). Muitos pacientes com tireotoxicose induzida por amiodarona recebem esteroides por um período, e esse é outro cuidado pré-operatório necessário com pacientes que usam amiodarona.[87]

#### Tempestade tireotóxica

Tempestade tireotóxica é o nome para o diagnóstico clínico de uma doença fatal em um paciente cujo hipertireoidismo foi gravemente exacerbado pela doença ou pela cirurgia. A tempestade tireotóxica é caracterizada por hipertermia, taquicardia e alterações marcantes na consciência. O quadro clínico se manifesta de forma semelhante ao da hipertermia maligna, do feocromocitoma e da síndrome neuroléptica maligna. Não existem testes laboratoriais diagnósticos de tempestade tireotóxica, e a causa da precipitação (não tireoidiana) é o principal determinante de sobrevivência.

A terapia pode incluir bloqueio da síntese de hormônios da tireoide por meio da administração de antitireoidianos e a liberação de hormônios pré-formados com iodo. Os bloqueadores do sistema nervoso simpático, como a reserpina, antagonistas de receptores $\alpha$ e $\beta$, ou $\alpha_2$-agonistas, podem ser muito perigosos e exigem habilidade e monitorização constante dos pacientes criticamente doentes.[88]

### Hipotireoidismo

O hipotireoidismo é uma doença comum detectada em 3 a 6% da população. Um estudo retrospectivo encontrou, em pacientes com hipotireoidismo, mais distúrbios eletrolíticos, sangramento e intubação prolongada no pós-operatório.[89] Outro estudo constatou desenvolvimento de alta porcentagem de hipotireoidismo tardio em pacientes com história de hipotireoidismo subclínico.[90,91]

O hipotireoidismo pode causar funcionamento mental lento, movimentos lentos, pele seca, artralgias, síndrome do túnel do carpo, edema periorbital, intolerância ao frio, depressão das respostas ventilatórias à hipóxia e à hipercapnia, prejuízo na depuração da água livre, com ou sem hiponatremia, esvaziamento gástrico mais lento, apneia do sono e bradicardia.[92] Em casos extremos, pode haver cardiomegalia, insuficiência cardíaca e derrames pericárdicos e pleurais manifestados por fadiga, dispneia e ortopneia.

O hipotireoidismo é frequentemente associado a amiloidose, o que pode produzir uma língua alargada, anormalidades do sistema de condução cardíaco e doença renal. O hipotireoidismo diminui a necessidade de anestésicos. A língua pode estar aumentada em um paciente com hipotireoidismo mesmo na ausência de amiloidose, o que pode dificultar a intubação traqueal.[92]

O manejo pré-operatório ideal do hipotireoidismo consiste em restaurar a função normal da tireoide. A dose de hormônio (levotiroxina) deve ser administrada na manhã do procedimento cirúrgico, mesmo que esse agente tenha uma meia-vida longa (1,4-10 dias). Pode ocorrer redução da absorção de levotiroxina com a coadministração de colestiramina ou hidróxido de alumínio. No hipotireoidismo, os mecanismos de controle respiratório não funcionam normalmente. A resposta à hipóxia e à hipercapnia e a depuração de água livre tornam-se normais com a terapia de reposição tireoidiana. A doença de Addison é mais comum no hipotireoidismo, e alguns endocrinologistas rotineiramente tratam pacientes com hipotireoidismo não iatrogênico com doses de esteroides para o estresse. A possibilidade de existir deficiência esteroide deveria ser considerada em pacientes que ficam hipotensos no transoperatório. Os mecanismos para manter o calor são inadequados nos pacientes com hipotireoidismo, motivo pelo qual a temperatura deveria ser monitorizada e mantida, em especial nos pacientes submetidos à cirurgia de emergência.[85]

## Doenças cardiovasculares

### Avaliação do risco cardíaco

Para predizer o risco cardiovascular, vários índices de risco foram desenvolvidos. Em um estudo de coorte prospectivo, Lee e colaboradores[93] estudaram 4.315 doentes com 50 anos ou mais que foram submetidos de forma eletiva aos principais procedimentos não cardíacos em um hospital de ensino terciário. Os seis preditores independentes de complicações cardíacas, incluídos no índice de risco cardíaco revisado (RCRI, do inglês *Revised Cardiac Risk Index*), foram cirurgia de alto risco, história de doença isquêmica do coração, história de insuficiência cardíaca congestiva, história de doença cerebrovascular, tratamento pré-operatório com insulina e creatinina sérica pré-operatória maior do que 2 $mg{\cdot}dL^{-1}$.[93]

O RCRI tornou-se a ferramenta-padrão na literatura para a avaliação perioperatória de risco cardíaco em um dado indivíduo e tem sido utilizado para guiar a decisão de realizar testes cardiovasculares e implementar protocolos de manejo perioperatório. Isso foi validado para desfechos cardiovasculares tanto a curto quanto a longo prazo.[94] Também foi demonstrado que esse índice prevê qualidade de vida a longo prazo. Portanto, o RCRI pode ser usado para ajudar a definir riscos de doença cardiovascular no paciente cirúrgico.[93]

O objetivo no preparo dos pacientes com doença isquêmica do coração é obter a melhor condição pré-operatória dos fatores que se correlacionam com o risco perioperatório.

A estratificação do risco cardíaco pré-operatório deve ser adaptada ao paciente individualmente conforme as diretrizes recomendadas pelo American College of Cardiology (ACC), pela American Heart Association (AHA)[95] e a recomendada pela European Society of Cardiology/European Society of Anaesthesiology (ESC/ESA).[96] Os procedimentos cirúrgicos foram classificados segundo o risco para a incidência combinada perioperatória de morte e infarto agudo do miocárdio (IAM) não fatal. As recomendações revisadas enfatizam a importância da estratificação do risco cardíaco pré-operatório na redução das complicações cardíacas pós-operatórias e orientam o uso, além do tradicional índice de risco cardíaco de Lee e colaboradores,[93] do modelo Myocardial Infarction Cardiac Arrest (MICA) do American College of Surgeons, baseado no conjunto de dados de 2007 da base de dados National Surgical Quality Improvement Program (NSQIP) com recomendação de classe I, nível de evidência B.[97]

No modelo MICA, os preditores independentes de infarto do miocárdio perioperatório ou parada cardíaca foram tipo de cirurgia, *status* funcional, concentração de creatinina, classificação do estado físico da American Society of Anesthesiologists (ASA) e idade. A informação prognóstica fornecida pelos dois modelos é complementar. No entanto, a capacidade preditiva do modelo NSQIP-MICA foi superior à do índice de risco cardíaco revisado por Lee, e o risco pode ser facilmente calculado à beira do leito.[97]*

Segundo a ESC/ESA,[96] o risco é estratificado de acordo com o tipo de cirurgia (QUADRO 27.6), de acordo com os fatores de Lee (QUADRO 27.7) e conforme a capacidade funcional expressa em equivalentes metabólicos (METs) (QUADRO 27.8).

De posse desses dados, é possível definir o risco e a indicação de testes complementares para avaliar o risco cardíaco (TAB. 27.3).

A revascularização coronariana antes de cirurgia vascular eletiva poderia reduzir o risco duas a quatro vezes.[99,100] No Coronary Artery Surgery Study (CASS),[101] a mortalidade nos pacientes que realizaram previamente a revascularização foi de 0,9%, e a dos pacientes sem revascularização prévia foi de 2,4%. Contudo, houve mortalidade de 1,4% associada à cirurgia de revascularização.

Em seguimento de mais de dez anos dos pacientes do estudo CASS, 3.368 pacientes foram submetidos à cirurgia não cardíaca após a atribuição do tratamento. Cirurgias de risco intermediário como as abdominais, torácicas e endarterectomia de carótida apresentaram taxas de morbimortalidade entre 1 e 5%. Houve discreta, mas significativa, redução nos desfechos dos pacientes que foram previamente submetidos à revascularização, quando comparados com o grupo do tratamento medicamentoso.

O benefício das intervenções percutâneas antes de cirurgia não cardíaca foi analisado por diversos estudos de coorte.[102-104] Godet e colaboradores[104] estudaram uma coorte de 1.152 pacientes após cirurgia da aorta abdominal, dos quais 78 pacientes foram submetidos a interveções percutâneas. Nesse grupo, as porcentagens observadas dos pacientes com um evento coronariano grave no pós-operatório (9%, com IC 95% 4-17,4%) ou morte (5,1%, com IC 95% 2,0-12,5%) não foram significativamente diferentes das porcentagens esperadas (8,2% e 6,9% respectivamente), o que foi confirmado por análise de propensão. A intervenção percutânea não parece limitar significativamente o risco cardíaco ou morte após a cirurgia aórtica.

Vários estudos randomizados têm abordado o valor da revascularização miocárdica ou da intervenção percutânea,

*Disponível em: http: //www.surgicalriskcalculator.com/miorcardiacarrest.

**QUADRO 27.6** Estratificação do risco cardiovascular* para cirurgias não cardíacas

| Elevado (Risco > 5%) | Intermediário (Risco < 5%) | Baixo** (Risco < 1%) |
|---|---|---|
| Hepatectomia, cirurgia de ducto biliar, perfuração intestinal | Endarterectomia de carótida, cirurgia de cabeça e pescoço | Procedimento endoscópico, dentário |
| Cirurgia de aorta e revascularização | Cirurgia intraperitoneal, cirurgia intratorácica, hérnia hiatal, esplenectomia | Procedimentos superficiais |
| Esofagectomias, duodenopancreatectomias | Cirurgias ortopédicas, cirurgias neurológicas, de carótida sintomática, arterial periférica e angioplastia | Cirurgia oftalmológica (p. ex., catarata) |
| Cistectomia total, transplante hepático, transplante pulmonar, pneumonectomias, ressecção suprarrenal | Cirurgia urológica, ginecológica (maior), de cabeça e pescoço, endovascular (aneurisma), transplante renal, intratorácica | Cirurgia de mama, ressecção transuretral, de tireoide, ginecológicas e ortopédicas menores, de carótida assintomática |

*Incidência combinada de morte e infarto agudo do miocárdio não fatal.
**Geralmente não necessitam de exames cardiovasculares específicos.

*Fonte: Adaptado de Guarracino e colaboradores.*[96]

**QUADRO 27.7** Fatores de risco cardíaco (de Lee)

- História de angina do peito
- História de infarto do miocárdio
- História de insuficiência cardíaca
- História de acidente vascular encefálico ou ataque isquêmico transitório
- Diabetes melito requerendo tratamento com insulina
- Disfunção renal (creatinina sérica > 170 $\mu$mol·L$^{-1}$ ou 2 mg·dL$^{-1}$, ou depuração de creatinina < 60 mL$^{-1}$·min$^{-1}$·1,73 m$^{-2}$)

*Fonte: Adaptado de Guarracino e colaboradores.*[96]

**QUADRO 27.8** Capacidade funcional e atividade física (equivalente metabólico)

| Equivalente metabólico (MET) | Tipo de atividade |
|---|---|
| Excelente (> 7 METs) | Futebol, natação, tênis, corrida de curtas distâncias |
| Moderada (4 a 7 METs) | Caminhada com velocidade de 6,4 km·h$^{-1}$ |
| Ruim (< 4 METs) | Pouca atividade, caminhadas curtas (duas quadras) com velocidade de no máximo 4,8 km·h$^{-1}$ |

MET – O consumo de oxigênio ($VO_2$) de um homem de 40 anos, com 70 kg e em repouso é de 3,5 mL·kg$^{-1}$, ou o correspondente a 1 MET.

*Fonte: Adaptado de Eagle e colaboradores.*[98]

**TABELA 27.3** Avaliação do risco cardíaco segundo o tipo de cirurgia, os fatores de Lee e a capacidade funcional e indicação de testes adicionais

| Tipo de cirurgia | Capacidade funcional | Número de fatores de risco | ECG em repouso | Ecocardiografia em repouso | Testes de estresse | BNP, TnT |
|---|---|---|---|---|---|---|
| Baixo risco (< 1%) | | Nenhum | Não | Não | Não | Não |
| | | ≥ 1 | Pode ser considerado | Não | Não | Não |
| Risco intermediário (1-5%) ou alto risco (> 5%) | Excelente ou boa | | Pode ser considerado se idade > 65 | Considerar somente em alto risco | Considerar somente em alto risco | Considerar somente em alto risco |
| Risco intermediário (1-5%) | Ruim | Nenhum | Pode ser considerado | Não | Podem ser considerados | Não |
| | | ≥ 1 | Sim | Não | Podem ser considerados | |
| Alto risco (> 5%) | Ruim | 1 a 2 | Sim | Pode ser considerada | Podem ser considerados | Podem ser considerados |
| | | ≥ 3 | Sim | Pode ser considerada | Sim | Podem ser considerados |

BNP, peptídeo natriurético tipo B; TnT, troponina T.

*Fonte: Adaptada de Guarracino e colaboradores.*[96]

ou ambas, em um subconjunto de pacientes. McFalls e colaboradores[103] relataram os resultados de um ensaio multicêntrico, randomizado no Veteran Health Administration (Estados Unidos), em que os pacientes com doença arterial coronariana (DAC) documentada na angiografia coronariana, excluindo aqueles com DAC no tronco principal da coronária esquerda ou com fração de ejeção gravemente deprimida (< 20%), foram distribuídos de maneira aleatória para revascularização do miocárdio (59%) ou angioplastia coronariana transluminal percutânea (41%) *versus* tratamento médico de rotina. Em seguimento de 2,7 anos após a randomização, a mortalidade no grupo da revascularização não foi significativamente diferente (22%) da encontrada no grupo não revascularizado (23%). Dentro de 30 dias após a operação vascular, houve infarto do miocárdio pós-operatório, definido por níveis elevados de troponina, em 12% no grupo com revascularização e em 14% no grupo sem revascularização (P = 0,37). Os autores sugeriram que a revascularização coronariana não é indicada em pacientes com DAC estável, e seus resultados sustentam a falta de eficácia da intervenção percutânea ou da revascularização na DAC de um único vaso ou em dois vasos em pacientes submetidos à cirurgia não cardíaca.

Um estudo realizado no Canadá,[105] usando bases de dados administrativas de saúde, demonstrou que o tempo ideal para a realização de cirurgia eletiva é 46 a 180 dias após o implante de *stent* metálico ou mais de 180 dias após implantação de *stent* farmacológico.

Fatores intraoperatórios significativos que se correlacionam com risco perioperatório e que podem ser evitados ou alterados são o uso desnecessário de vasopressores,[106] a hipotensão não intencional,[106,107] a hipotermia,[108] o hematócrito demasiado baixo ou muito alto[109,110] e cirurgias de longa duração.[111]

Uma revisão sistemática avaliou o uso perioperatório de β-bloqueadores para prevenir eventos cardíacos. Em cirurgia não cardíaca, os β-bloqueadores diminuíram as taxas de IAM não fatais, mas se associaram a aumento das taxas de acidente vascular encefálico (AVE), hipotensão e bradicardia.[112] Embora possa haver diferenças entre os ensaios DECREASE (Dutch Echocardiographic Cardiac Risk Evaluation Applying Stress Echocardiography) e outros, elas dizem respeito apenas à magnitude do benefício, considerando que os ensaios DECREASE encontraram maiores reduções do risco relativo de evento cardíaco (variando de 60-95%).[113,114]

Os dados disponíveis também mostram riscos aumentados consistentes de AVE, hipotensão e bradicardia com bloqueio β-adrenérgico perioperatório. Esses achados são dignos de nota, porque o risco de tais complicações no estudo *Perioperative Ischemic Evaluation* (POISE-1) foi atribuído ao uso de doses elevadas de metoprolol, um β-bloqueador de ação prolongada.[115]

ECRs menores precedentes (embora estatisticamente não significativos) já demonstravam sinais do crescimento do risco de AVE, hipotensão e bradicardia. Assim, os riscos acrescidos dessas complicações parecem ser uma preocupação mais geral com o bloqueio β-adrenérgico perioperatório do que uma associação apenas com o regime e dosagem de um fármaco específico.[112]

O **QUADRO 27.9** mostra algumas recomendações quanto ao uso de β-bloqueadores.

Além dos já citados, existem outros escores para avaliar o risco cardíaco, como o proposto pelo American College of Physicians (ACP)[116] **(TAB. 27.4)**.

O escore do ACP[116] foi desenvolvido em 1997 e divide os pacientes em diferentes categorias de risco. Para tanto, as características clínicas dos pacientes são inicialmente avaliadas pelas

**QUADRO 27.9** Recomendações para o uso de β-bloqueadores

- O medicamento deve ser mantido nos pacientes que usam β-bloqueador por outros motivos (p. ex., hipertensão, angina, insuficiência cardíaca congestiva)
- Sua utilização deve seguir sempre as indicações clínicas
- O uso deve ser titulado, em baixas doses e iniciado no pré-operatório (de 2-45 dias)
- Os medicamentos estão indicados em pacientes de alto risco para doença cardíaca isquêmica, com dois ou mais fatores de Lee e submetidos a cirurgias de risco intermediário ou alto
- Seu emprego está indicado em cirurgia vascular com dois ou mais fatores de Lee, em cirurgia vascular com alto risco para doença cardíaca, ou testes positivos para isquemia

*Fonte: Adaptado de Wijeysundera e colabradores.*[112]

**QUADRO 27.10** Variáveis de Eagle e Vanzetto

- Diabetes melito
- Idade > 70 anos
- História de angina
- Ondas Q no eletrocardiograma
- História de insuficiência cardíaca congestiva
- História de infarto
- Alterações isquêmicas do ST
- Hipertensão arterial sistêmica com HVE importante

Se no máximo uma variável ⟶ baixo risco: < 3%.
Se ≥ 2 variáveis: risco intermediário ⟶ entre 3 e 15% de possibilidade de desenvolver complicações cardíacas.
HVE, hipertrofia ventricular esquerda.

*Fonte: Adaptado de American College of Physicians.*[116]

**TABELA 27.4** Avaliação do risco cardíaco pelo escore do American College of Physicians (ACP)

| Condição clínica | Pontos |
|---|---|
| IAM < 6 meses | 10 |
| IAM > 6 meses | 5 |
| Angina classe III | 10 |
| Angina classe IV | 20 |
| EAP na última semana | 10 |
| EAP alguma vez na vida | 5 |
| Suspeita de estenose aórtica crítica | 20 |
| Ritmo não sinusal ou ritmo sinusal com ESSV no ECG | 5 |
| > 5 ESSV no ECG | 5 |
| $PO_2 < 60$, $PaCO_2 > 50$, K < 3, ureia > 50, Cr > 3,0 ou restrito ao leito | 5 |
| Idade > 70 anos | 5 |
| Cirurgia de emergência | 10 |

Se ≥ 20 pontos ⟶ alto risco, superior a 15% de possibilidade de desenvolver complicações cardíacas.
Se a soma ficar entre 0 e 15 pontos, é necessário avaliar o número de variáveis de Eagle e Vanzetto para discriminar os riscos baixo e intermediário (**QUADRO 27.10**).
EAP, edema agudo de pulmão; ECG, eletrocardiografia; ESSV, extrassístoles supraventriculares; IAM, infarto agudo do miocárdio.

*Fonte: Adaptada de American College of Physicians.*[116]

variáveis modificadas de Detsky. Com um escore maior que 15 pontos, o paciente é considerado de alto risco (classe II até 30 pontos e classe III a partir de 30 pontos). Já os pacientes com 15 pontos ou menos (classe I) são novamente avaliados, dessa vez usando como base os critérios de Eagle e Vanzetto (**VER QUADRO 27.10**). Quando nenhum ou apenas um fator de risco está presente, o risco é considerado baixo, e quando dois ou mais fatores de risco estão presentes, considera-se risco intermediário. Essa avaliação do ACP valoriza muito a presença de sintomas clínicos e alterações eletrocardiográficas. Assim, a avaliação de pacientes com capacidade funcional reduzida (em quem os sintomas clínicos podem estar subestimados) e de portadores de marca-passo definitivo (nos quais não é possível a avaliação de isquemia por ECG) pode estar limitada.

O Estudo Multicêntrico de Avaliação Perioperatório (EMAPO) é um método desenvolvido em 2007, no Brasil, pela Sociedade de Cardiologia do Estado de São Paulo. Ele propõe uma nova classificação bem completa, que contempla 27 diferentes variáveis (**TAB. 27.5**). Cada uma dessas variáveis possui uma pontuação específica, cuja soma estratificará o risco perioperatório do paciente em cinco níveis (muito baixo, baixo, moderado, elevado e muito elevado), de acordo com as taxas de complicações esperadas (< 1%, 1-3%, 3-7%, 7-13% e > 13%, respectivamente).[117]

O West of Scotland Coronary Prevention Study produziu evidências convincentes de que as estatinas previnem a morbidade e mortalidade arterial relacionadas com o envelhecimento e doenças vasculares, assim como as suas consequências, como DAC, AVE e insuficiência vascular periférica.[118]

A American Heart Association (AHA) lançou uma nova orientação clínica prática para o tratamento de colesterol no sangue em pessoas com alto risco de doença cardiovascular, a qual preconiza a terapia com estatina nas seguintes situações:[119]

- Pacientes que têm doença cardiovascular.
- Pacientes com nível de 190 $mg{\cdot}dL^{-1}$ ou mais de lipoproteínas de baixa densidade (LDL), ou "mau" colesterol.
- Pacientes com DM2 que têm entre 40 e 75 anos.
- Pacientes com risco estimado de doença cardiovascular de 7,5% em 10 anos ou superior, que estão entre 40 e 75 anos de idade (o relatório fornece fórmulas para o cálculo do risco em 10 anos).

Com base em evidência disponível, a estatina deveria ser continuada em pacientes que estão usando esse fármaco.[120]

**TABELA 27.5** Avaliação do risco cardíaco pelo escore EMAPO

| | **Pontos** |
|---|---|
| Paciente acamado | 4 |
| Hipertensão arterial sistêmica + hipertrofia ventricular + alteração de ST | 4 |
| Acidente vascular encefálico isquêmico < 3 meses | 4 |
| Diabetes melito com nefropatia/cardiopatia ou uso de insulina | 4 |
| Doença arterial coronariana com teste ergométrico negativo (menos de 3 meses) | 4 |
| Cirurgia intraperitoneal, da aorta e de seus ramos, intratorácica ou ortopédica | 4 |
| Presença de aneurisma aórtico assintomático, cirurgia não sugerida | 4 |
| Paciente > 70 anos | 5 |
| Infarto agudo do miocárdio (mais de 6 meses) | 5 |
| Edema agudo pulmonar secundário à insuficiência cardíaca congestiva (mais do que uma semana) | 5 |
| Fibrilação atrial crônica, taquiarritmias atriais paroxísticas e taquicardias ventriculares não sustentadas documentadas | 5 |
| K < 3,0 $mEq \cdot L^{-1}$ ou $HCO_3$ < 20 $mEq \cdot L^{-1}$, $PO_2$ < 60 ou $PCO_2$ > 50 torr, ureia > 50 $mg \cdot dL^{-1}$ ou creatinina > 2,3 $mg \cdot dL^{-1}$, aspartato aminotransferase elevada ou doença hepática ativa | 5 |
| Infarto agudo do miocárdio (menos de 6 meses) e não na fase aguda | 10 |
| Angina de peito atualmente estável | 10 |
| Angina instável (menos de 3 meses), atualmente ausente | 10 |
| Edema agudo pulmonar secundário à insuficiência cardíaca congestiva (menos de uma semana) | 10 |
| Taquiarritmias supraventriculares sustentadas com resposta ventricular elevada | 10 |
| História de arritmia ventricular sustentada repetitiva/de fibrilação ventricular/episódio de morte súbita abortada (mais de 3 meses)/ portador de desfibrilador implantável automático | 10 |
| Classificação da Canadian Cardiovascular Society Angina – classe III | 10 |
| Cirurgia de emergência | 10 |
| Cirurgia de transplante (receptores de órgãos vitais: fígado e rins) | 10 |
| Estenose mitral grave | 10 |
| Classificação da Canadian Cardiovascular Society Angina – classe IV | 20 |
| Estenose aórtica crítica | 20 |
| Insuficiência cardíaca congestiva classe IV | 20 |
| Infarto agudo do miocárdio – fase aguda | 20 |
| Fibrilação ventricular recente ou morte súbita abortada com cardioversor desfibrilador implantável | 20 |
| Cirurgia de transplante (destinatário de órgão vital: pulmão) | 20 |

| **Classificação de risco (%) para óbito* ou eventos cardíacos**** | |
|---|---|
| Muito baixo | 0 pontos (< 1,0%) |
| Baixo | 1 a 5 pontos (< 3,0%) |
| Moderado | 6 a 10 pontos (< 7,0%) |
| Elevado | 11 a 15 pontos (7,0-13%) |
| Muito elevado | > 15 pontos (> 13%) |

*Óbito ocorrido no período antecedente à alta hospitalar pós-operatória.
**Eventos cardíacos incluem eventos isquêmicos (angina instável e infarto do miocárdio), eventos embólicos e arritmias cardíacas.
EMAPO, Estudo Multicêntrico de Avaliação Perioperatório; $HCO_3$, bicarbonato; $PO_2$, pressão de oxigênio; $PCO_2$, pressão de $CO_2$.

*Fonte: Adaptada de Pinho e colaboradores.*[117]

# Doenças renais

## Avaliação da função renal

A creatinina sérica não é um indicador acurado da função renal, pois – especialmente no paciente idoso – a taxa de filtração glomerular (TFG) pode ser reduzida em 50% sem que ocorra aumento do seu nível. Assim, para avaliar a TFG, utiliza-se a fórmula de Cockcroft-Gault apresentada a seguir. [121]

Depuração Creat (mL/min) = [140 – Idade (anos) [ ] ] × Peso (kg) [ ] / Creat Plasm (mg/dL) [ ] × 72

Depuração Creat (mL/min) = homens: valor multiplicado por 1,00 = resultado
mulheres: valor multiplicado por 0,85 = resultado

**Para homens:**

Depuração de creatinina (mL·min⁻¹) =

$$\left(\frac{[140-\text{idade (anos)}]\times[\text{Peso (kg)}]}{[\text{Creatinina plasmática (mg}\cdot\text{dL}^{-1})]\times 72}\right)\times 1$$

**Para mulheres:**

Depuração de creatinina (mL·min⁻¹) =

$$\left(\frac{[140-\text{idade (anos)}]\times[\text{Peso (kg)}]}{[\text{Creatinina plasmática (mg}\cdot\text{dL}^{-1})]\times 72}\right)\times 0{,}85$$

## Lesão renal aguda

A lesão renal aguda (LRA) é definida aqui como a redução aguda da função renal em horas ou dias. Refere-se principalmente à diminuição da TFG ou do volume urinário, mas também ocorrem distúrbios no controle do equilíbrio hidreletrolítico e acidobásico. Existem na literatura mais de 30 definições de LRA, e a utilização dessas diferentes definições dificulta a comparação de estudos, a análise da evolução dos pacientes, bem como a comparação de estratégias terapêuticas e tratamentos dialíticos diversos. Recentemente, uma rede internacional de especialistas propôs nova definição e classificação de LRA, a fim de uniformizar o conceito para efeitos de estudos clínicos e, sobretudo, prevenir e facilitar o diagnóstico dessa síndrome, na tentativa de diminuir a alta morbimortalidade encontrada nos dias atuais (TABS. 27.6 E 27.7).

A LRA é muitas vezes negligenciada em pacientes hospitalizados, embora até formas leves estejam fortemente associadas a resultados clínicos ruins, como elevação da taxa de morbimortalidade, insuficiência cardíaca e infecções. A investigação apoiada pela Acute Dialysis Quality Initiative levou à publicação de uma definição de consenso para a LRA: os critérios RIFLE (*Risk, Injury, Failure, Loss of function, End-stage renal disease*), concebidos para padronizar e classificar a disfunção renal. Esses critérios, junto com versões revisadas desenvolvidas pela Acute Kidney Injury Network (AKIN),[122] podem detectar a LRA com alta sensibilidade e alta especificidade e descrever diferentes níveis de gravidade que visam predizer o prognóstico dos pacientes afetados.

Os critérios RIFLE e AKIN são fáceis de usar em uma variedade de configurações clínicas e de pesquisa, mas têm diversas limitações: ambos utilizam um aumento no nível de creatinina sérica a partir de um valor hipotético de linha de base e uma diminuição na produção de urina, mas esses marcadores substitutos de insuficiência renal manifestam-se relativamente tarde após a ocorrência da lesão e não consideram a natureza ou o local da lesão renal (QUADRO 27.11).

**TABELA 27.6** Definição e classificação da lesão renal aguda – AKIN

| Estágios | Creatinina sérica | Diurese |
|---|---|---|
| Estágio 1 | Aumento de 0,3 mg·dL⁻¹ ou aumento de 150 a 200% do valor basal (1,5-2 vezes) | < 0,5 mL·kg⁻¹·h⁻¹ por 6 h |
| Estágio 2 | Aumento > 200 a 300% do valor basal (> 2-3 vezes) | < 0,5 mL·kg⁻¹·h⁻¹ por > 12 h |
| Estágio 3 | Aumento > 300% do valor basal (> 3 vezes ou Cr sérica ≥ 4,0 mg·dL⁻¹ com aumento agudo de pelo menos 0,5 mg·dL⁻¹) | < 0,3 mL·kg⁻¹·h⁻¹ por 24 h ou anúria por 12 h |

Somente um dos critérios (creatinina ou diurese) pode ser utilizado para inclusão no estágio. Pacientes que necessitam de diálise são considerados estágio 3, independentemente do estágio em que se encontravam no início da terapia dialítica.
AKIN, Acute Kidney Injury Network.

*Fonte: Adaptada de Ricci e colaboradores,[122] Lopes e Jorge.[123]*

**TABELA 27.7** Critérios RIFLE para lesão renal aguda

| Estágios | Creatinina sérica |
|---|---|
| Risco | Aumento da creatinina em 1,5 vez ou redução de 25% na TFG |
| Insuficiência | Aumento da creatinina em 2,0 vezes ou redução de 50% na TFG |
| Falência | Aumento da creatinina em 3,0 vezes ou redução acima de 75% na TFG ou creatinina > 4 mg·dL⁻¹ |

Somente um dos critérios (creatinina ou diurese) pode ser utilizado para inclusão no estágio. Pacientes que necessitam de diálise são considerados estágio 3, independentemente do estágio em que se encontravam no início da terapia dialítica.

RIFLE, Risk, Injury, Failure, Loss of function, End-stage renal disease; TFG, taxa de filtração glomerular.

*Fonte: Adaptada de Ricci e colaboradores,[122] Lopes e Jorge.[123]*

## Doença renal crônica

A doença renal crônica (DRC) é um fator de risco importante para complicações cardiovasculares perioperatórias e ocorre quando a TFG estiver abaixo de < 60 mL·min⁻¹·1,73 m⁻² durante um período de três meses, ou quando houver proteinúria significativa. As principais alterações na DRC são mostradas no QUADRO 27.12.

### Manejo do paciente em diálise

Em pacientes com DRC, as complicações são principalmente atribuíveis à infecção, ao sangramento, à hipotensão pós-operatória e a anormalidades eletrolíticas. A DRC constitui fator

**QUADRO 27.11** Classificação da lesão renal aguda

| | Pré-renal | Renal | Pós-renal |
|---|---|---|---|
| Causas | Este quadro ocorre devido à redução do fluxo plasmático renal e da taxa de filtração glomerular<br>Principais causas: hipotensão arterial, hipovolemia (hemorragias, diarreias, queimaduras) | A principal causa é a NTA (isquêmica e/ou tóxica)<br>Outras causas: nefrites tubulointersticiais (fármacos, infecções), pielonefrites, glomerulonefrites e necrose cortical (hemorragias ginecológicas, peçonhas) | Secundárias à obstrução intra ou extrarrenal por cálculos, traumas, coágulos, tumores e fibrose retroperitoneal |
| Observações complementares | Oligúria não é obrigatória<br>Idosos podem ter a recuperação após 36 h da correção do evento (aguardar 48 h)<br>NTA por sepse, mioglobinúria e contraste podem ser não oligúricas e, nos casos de oligúria, podem apresentar FENa < 1% e/ou FEU ≤ 35%<br>Diuréticos podem aumentar a FENa na LRA pré-renal – usar FEU ≤ 35% | NTA séptica (associada a duas ou mais das seguintes condições de SIRS):<br>• Temperatura > 38 °C ou < 36 °C<br>• Frequência cardíaca > 90 bpm<br>• Frequência respiratória > 20 ipm<br>• $PaCO_2$ < 32 mmHg<br>• Leucócitos > 12.000 ou < 4.000 $mm^3$<br>• Mais de 10% de bastões ou metamielócitos<br>• Foco infeccioso documentado ou hemocultura positiva | Obstrução urinária<br>Dilatação pielocalicial ao exame ultrassonográfico<br>Diâmetro anteroposterior da pelve renal maior que 30 mm ou<br>Diâmetro anteroposterior da pelve maior que diâmetro do rim<br>Evidência clínica de iatrogenia intraoperatória<br>Anúria total |

FENa, fração de excreção de sódio; FEU, fração de excreção de ureia; NTA, necrose tubular aguda; SIRS, síndrome da resposta inflamatória sistêmica.

*Fonte: Adaptado de Sociedade Brasileira de Nefrologia.*[124]

**QUADRO 27.12** Principais alterações na doença renal crônica

- Hipertensão
- Anemia
- Disfunção plaquetária
- Acidose metabólica
- Dislipidemia, hipoalbuminemia, edema
- Níveis elevados de troponina e creatinocinase
- Distúrbios hidreletrolíticos (hiperpotassemia)

*Fonte: Adaptado de Campbell e Cousins.*[125]

de risco independente para o desenvolvimento de complicações cardiovasculares perioperatórias.[96]

Os pacientes com disfunção renal devem manter a euvolemia, e as doses de medicamentos precisam ser ajustadas de acordo com os níveis de depuração da creatinina. Em pacientes que requerem terapia de reposição renal, a disfunção plaquetária induzida pela uremia pode precipitar sangramento excessivo. Por isso, esses pacientes podem se beneficiar se forem submetidos à diálise 24 horas antes do procedimento cirúrgico. A administração de acetato de desmopressina, ou crioprecipitado, para melhorar a função plaquetária também pode ser útil em pacientes com disfunção renal significativa. O **QUADRO 27.13** mostra detalhes do manejo dos pacientes com DRC em diálise.

**QUADRO 27.13** Manejo dos pacientes com doença renal crônica em diálise

- Dialisar no dia anterior ao da cirurgia (no dia da cirurgia, a diálise deve ser feita sem heparina)
- Caso seja realizada diálise com heparina, deve-se observar um intervalo de pelo menos 4 horas para normalizar a coagulação (se a espera não for possível, usar protamina)
- Realizar avaliação laboratorial geral (eletrólitos, glicemia, ureia, creatinina, cálcio, fósforo, magnésio, albumina, hemograma completo e coagulação, entre outros)
- Descontinuar inibidores da ECA e diuréticos (reiniciar no pós-operatório imediato sempre que possível)
- Pesar o paciente (a referência é obter o peso seco do paciente antes da cirurgia)
- Avaliar a anemia (eritropoetina)
- Vigiar sangramentos pós-operatórios (disfunção plaquetária)
- Em cirurgias de grande porte, evitar diálise com heparina por 24 a 48 h (risco de sangramento)
- Avaliar a taxa de catabolismo proteico e a concentração de albumina

ECA, enzima conversora de angiotensina.

*Fonte: Adaptado de Pinson e colaboradores,*[126] *Deutsch e colaboradores,*[127] *Okada e colaboradores,*[128] *Ahmed e Weisberg.*[129]

A maior taxa de morbimortalidade cirúrgica em pacientes submetidos à diálise pode ser atribuída a uma série de fatores, como alta incidência de DAC e disfunção miocárdica; dificuldade de ajuste de fluidos e eletrólitos no período perioperatório em pacientes que são anéfricos; hipercalemia (complicação mais comum)[126] com necessidade de diálise no pós-operatório imediato; falência na excreção dos agentes anestésicos e analgésicos e/ou dos seus metabólitos, desencadeando efeitos tóxicos desses agentes; crescimento de complicações hemorrágicas; difícil controle hemodinâmico; hipertensão e hipotensão. Pacientes em diálise também exigem aumento significativo de suporte médico, aumento da necessidade de vasopressores e agentes anti-hipertensivos, ventilação mecânica e incremento do número de dias em terapia intensiva e internação hospitalar.[127]

A capacidade para recuperação após a cirurgia pode ser maximizada assegurando-se que o paciente em diálise seja bem nutrido. Além de avaliar o estado nutricional dos pacientes, outras medidas incluem a eliminação de fármacos que prejudicam o apetite, a instituição de terapias para minimizar a gastroparesia e o uso de suplementos nutricionais.[128]

### Frequência da diálise

Antes de cirurgia cardíaca, é recomendada diálise diária durante alguns dias[128] e hemodiálise durante o intraoperatório.[130]

### Preservação da função renal residual

Muitos pacientes em diálise contam com a função renal residual para o equilíbrio da depuração de fluidos e solutos. Isso é especialmente importante para os pacientes em diálise peritoneal. Considerando a importância da preservação da função renal residual, deve-se avaliar a necessidade de uso de contraste venoso, anti-inflamatórios não esteroides e outras substâncias nefrotóxicas, como expansores plasmáticos, que podem produzir LRA e, portanto, devem ser evitados nessa população.[131,132]

No manejo de fluidos e eletrólitos, deve-se assegurar que a hipercalcemia e a hipocalemia não serão induzidas durante a diálise (ajustando as concentrações do dialisado) e que haverá remoção de volume adequado do fluido corporal total. Busca-se alcançar um estado volumétrico ótimo antes da cirurgia baseado na quantidade de fluido a ser administrada e perdida durante a cirurgia. Caso a euvolemia ou "peso seco" (que é uma suposição estimada) seja alcançada e, durante a cirurgia, o paciente receba reposição de grandes quantidades de volume, hipervolemia e edema pulmonar podem ocorrer no pós-operatório imediato, exigindo diálise. Por outro lado, se for removida quantidade excessiva de líquidos, existe o risco de hipotensão durante a vasodilatação sistêmica induzida pelos agentes anestésicos, o que pode causar complicações significativas, incluindo trombose do acesso arteriovenoso.[126-129]

É necessário estabelecer entre a equipe assistencial metas desejáveis em relação ao estado do volume perioperatório e ao tipo de fluido a ser administrado no intraoperatório. Em pacientes sem disfunção renal, os fluidos intraoperatórios utilizados são soluções polieletrolíticas que contêm potássio, mas em pacientes em diálise a preferida é a solução salina isotônica. No entanto, com base nas alterações acidobásicas e eletrolíticas, diferentes tipos de fluidos podem ser necessários, incluindo soluções especialmente adaptadas.

Nas cirurgias eletivas, os níveis de fluidos e eletrólitos devem ser otimizados com diálise pré-operatória. Em relação ao potássio, a hemodiálise pode remover 25 a 50 mEq de potássio por hora, com base na concentração inicial de potássio no soro, no dialisador, na taxa de fluxo do sangue e na taxa de concentração de potássio do banho.[129] Em geral, 2 horas de hemodiálise serão suficientes para preparar um paciente para cirurgia de emergência.

### Hipercalemia e cirurgia de urgência

Se a cirurgia for de emergência ou estiver relacionada ao acesso, pode não ser possível a realização da diálise no pré-operatório imediato. Neste cenário, a hipercalemia é a anormalidade eletrolítica mais importante e comum que precisa ser abordada. A avaliação pré-operatória de pacientes com potássio elevado consiste no ECG de 12 derivações, que avalia o efeito fisiológico da hipercalemia. Pacientes em diálise crônica muitas vezes têm maior tolerância à hipercalemia, e alterações eletrocardiográficas com frequência não são vistas até que o valor de potássio seja superior a 6 a 6,5 $mEq{\cdot}L^{-1}$.[129]

O momento ideal para realizar a cirurgia se baseia nas seguintes considerações: potenciais danos aos tecidos e liberação de potássio durante a operação, urgência da cirurgia e possibilidade de se atrasar a cirurgia com segurança por 3 a 4 horas, enquanto o paciente é dialisado.

Caso não haja alterações eletrocardiográficas e o paciente esteja estável, um indivíduo com um potássio sérico de 6 a 6,2 $mEq{\cdot}L^{-1}$ deve ser capaz de passar por uma cirurgia de emergência com segurança. Se os sinais eletrocardiográficos característicos de hipercalemia estiverem presentes e a diálise não puder ser realizada antes da cirurgia, o tratamento médico deve ser iniciado.[133]

O paciente submetido à terapia dialítica desenvolve um processo inflamatório crônico que o torna suscetível a adquirir infecções com facilidade, e o sistema gastrintestinal recebe pouca atenção como elemento que contribui para essa condição. É sabido que pacientes urêmicos apresentam aumento da microbiota intestinal aeróbica ($10^6$ $bactérias{\cdot}mL^{-1}$) e anaeróbica ($10^7$ $bactérias{\cdot}mL^{-1}$) no duodeno e no jejuno, segmentos onde existe pouca ou nenhuma flora intestinal em indivíduos saudáveis, e a síntese de toxinas pela microbiota poderia ser uma causa de mortalidade durante a terapia dialítica.[134]

### Controle da pressão arterial

Sendo a hipertensão comum na população em diálise, pode ser necessário o tratamento imediato. Nos pacientes em diálise, a terapia inicial da hipertensão deve objetivar o estado euvolêmico mediante remoção de fluido, considerando que a sobrecarga de volume pode ser a causa provável da hipertensão. A terapia anti-hipertensiva pode ser necessária se a pressão arterial permanecer alta, apesar da diálise efetiva, ou se a diálise não puder ser realizada no período pré-operatório imediato. Uma vez que a ingestão oral seja tolerada, o esquema anti-hipertensivo normal pode ser instituído.

A hipotensão também pode ocorrer em pacientes sob diálise, e suas causas são remoção excessiva de líquido; disfunção ventricular; interferência da função simpática devido à neuropatia autonômica diabética; disautonomia adquirida ou a administração de agentes simpatolíticos; tamponamento cardíaco; vasodilatação por uso de analgésicos opioides ou outros medicamentos para aliviar a dor ou a ansiedade; insuficiência suprarrenal devido ao uso crônico de esteroides; e necessidade de doses aumentadas no pós-operatório.

# Doenças hepáticas

## Avaliação do risco hepático

Os efeitos da anestesia e da cirurgia no fígado dependem do tipo de anestesia utilizada, dos procedimentos cirúrgicos e da gravidade da doença. Além disso, eventos perioperatórios, como hipotensão, sepse ou a administração de fármacos hepatotóxicos, podem agravar os danos ao fígado durante o procedimento. Em pacientes com doença hepática, a avaliação do risco cirúrgico inclui a consideração da gravidade da doença, a urgência da cirurgia (bem como alternativas para ela) e doenças coexistentes. A maioria dos estudos sobre risco cirúrgico em pacientes com doença hepática se refere a indivíduos com cirrose. Com base nisso, foram identificados alguns fatores de risco (**QUADRO 27.14**).[135-140]

Pacientes com hepatite fulminante são gravemente doentes e em geral não resistem à cirurgia que não seja de transplante de fígado. O risco cirúrgico em pacientes com hepatite crônica se correlaciona com a gravidade clínica, bioquímica e com a histologia da doença. Pacientes com hepatite crônica sintomática e histologicamente grave têm maior risco cirúrgico, em particular aqueles com função hepática sintética ou excretora comprometida, com hipertensão portal ou necrose multilobular na biópsia hepática.[141] As contraindicações para cirurgia eletiva em pacientes com doença hepática são citadas no **QUADRO 27.15**.

Os pacientes assintomáticos com hepatite crônica geralmente podem ser submetidos a cirurgia após a correção das coagulopatias.[142]

O risco cirúrgico em pacientes com cirrose depende da gravidade da doença, da situação clínica e do tipo de procedimento cirúrgico. Há mais de 30 anos, o principal preditor de risco operatório em pacientes com cirrose é a classificação de Child-Turcotte-Pugh, porém mais recentemente estudos sugerem que o escore do modelo para doença hepática terminal (MELD, do inglês *model for end-stage liver disease*) possa ser superior.[136,143]

A **classificação de Child-Turcotte-Pugh** (**TABS. 27.8 E 27.9**) é empregada para avaliar o prognóstico da doença hepática crônica, sobretudo da cirrose. Embora tenha sido usada originalmente para predizer a mortalidade durante a cirurgia, a escala é utilizada na atualidade para determinar o prognóstico, assim como a necessidade de transplante hepático. A pontuação emprega cinco critérios clínicos para doença hepática. Cada critério é pontuado entre 1 e 3, com 3 indicando a condição mais grave.

**QUADRO 27.14** Fatores de risco para morbidade e mortalidade em pacientes com cirrose submetidos à cirurgia

**Tipo de cirurgia**

- Abdominal (em especial colecistectomias, ressecção gástrica ou colectomias)
- Cardíaca
- Emergência
- Ressecção hepática

**Características dos pacientes**

- Anemia
- Ascite
- Classe de Child (C > B)
- Encefalopatia
- Hipoalbuminemia
- Hipoxemia
- Infecção
- Icterícia
- Subnutrição
- Hipertensão portal
- Tempo de protrombina prolongado (> 2,5 segundos acima de controle, que não corrige com administração de vitamina K)

*Fonte: Adaptado de Friedman.*[140]

**QUADRO 27.15** Contraindicações para cirurgia eletiva em pacientes com doença hepática

- Hepatite alcoólica aguda
- Hepatite viral aguda
- Cirrose classe C de Child
- Insuficiência hepática fulminante
- Hepatite crônica grave
- Coagulopatia grave (prolongamento do tempo de protrombina > 3 segundos, independentemente da administração de vitamina K; contagem de plaquetas < 50.000/mm$^3$)
- Complicações extra-hepáticas graves:
  - Insuficiência renal aguda
  - Miocardiopatia, insuficiência cardíaca
  - Hipoxemia

*Fonte: Adaptado de Friedman,*[140] *O'Leary e colaboradores.*[142]

**TABELA 27.8** Classificação de Child-Turcotte-Pugh de gravidade da cirrose

| | Pontos atribuídos | | |
|---|---|---|---|
| **Parâmetros** | **1** | **2** | **3** |
| Ascite | Ausente | Leve | Moderada |
| Bilirrubina total (mg·dL$^{-1}$) | < 2 | 2 a 3 | > 3 |
| Albumina sérica (g·dL$^{-1}$) | > 3,5 | 2,8 a 3,5 | < 2,8 |
| TP (s)/INR | 1 a 3/< 1,7 | 4 a 10/1,71 a 2,20 | > 10/> 2,20 |
| Encefalopatia | Nenhum grau | Grau 1 a 2 | Grau 3 a 4 |

A classificação de Child-Pugh-Turcotte modificada avalia a gravidade da doença do fígado de acordo com o grau de ascite, as concentrações séricas de bilirrubina e albumina, o tempo de protrombina e o grau de encefalopatia. A pontuação total Child-Turcotte-Pugh de 5 a 6 é considerada classe A (doença bem compensada); 7 a 9 é considerada classe B (comprometimento funcional significativo); e 10 a 15 é considerada classe C (doença descompensada).[144]
INR, índice normalizado internacional; TP, tempo de protrombina.

**TABELA 27.9** Classificação de Child-Turcotte-Pugh e o prognóstico de sobrevida do paciente com doença hepática em dois anos

| Pontos | Classe | Sobrevida em 1 ano | Sobrevida em 2 anos |
|---|---|---|---|
| 5 a 6 | A | 100% | 85% |
| 7 a 9 | B | 81% | 57% |
| 10 a 15 | C | 45% | 35% |

*Fonte: Adaptada de Hanje e Patel.*[145]

Os pacientes com doença hepática clinicamente significativa apresentam taxas maiores de morbimortalidade perioperatória, fato imputado ao risco aumentado de sangramento, infecção, encefalopatia e insuficiência renal.[145]

A dosagem de enzimas hepáticas deve ser solicitada durante o pré-operatório em todos os pacientes com suspeita de doença hepática aguda ou crônica. Se esses testes resultarem anormais, deve ser realizada uma avaliação para determinar sua etiologia. Quando o paciente apresenta doença hepática crônica comprovada, em caso de cirurgia emergencial, é necessário avaliar a função hepática. Para tanto, a função da coagulação é analisada por meio do tempo de protrombina (TP) e do tempo de tromboplastina parcial ativada (TTPa), além da determinação dos níveis de albumina, bilirrubina e contagem de plaquetas.[145]

Embora não existam ferramentas de avaliação de risco pré-operatório formais que possam ser utilizadas na verificação de pacientes com doença hepática, é provável que o escore MELD forneça as informações mais prognósticas. O escore MELD é calculado utilizando-se a creatinina, a bilirrubina e o índice normalizado internacional (INR) do paciente. Estudos pequenos demonstraram que o escore MELD apresenta correlação com o risco perioperatório.[146]

O escore MELD avalia o risco de mortalidade em três meses. Para calculá-lo, existe uma calculadora disponibilizada *on-line** que permite estimar a mortalidade em 7, 30 e 90 dias e 1 e 5 anos após a cirurgia com base na idade do paciente, classe da ASA, INR, bilirrubina e creatinina.[146]

- Se MELD = 40 ou mais, risco de 100% de mortalidade.
- Se MELD = 30 a 39, risco de 83% de mortalidade.
- Se MELD = 20 a 29, risco de 76% de mortalidade.
- Se MELD = 10 a 19, risco de 27% de mortalidade.
- Se MELD = < 10, risco de 4% de mortalidade.

Foi sugerido que os pacientes com uma pontuação MELD inferior a 10 podem ser submetidos à cirurgia eletiva, aqueles com MELD entre 10 e 15 devem ser submetidos à cirurgia eletiva com cautela e aqueles com escore MELD > 15 não devem ser submetidos à cirurgia eletiva.

## Icterícia obstrutiva

Os pacientes com icterícia obstrutiva têm risco aumentado para várias complicações perioperatórias, incluindo infecções, úlceras de estresse, coagulação intravascular disseminada, deiscência de anastomose e insuficiência renal.[147,148]

Foram identificados como preditores de mortalidade pós-operatória o valor inicial de hematócrito < 30%, bilirrubina inicial > 11 $mg \cdot dL^{-1}$ e obstrução por causa maligna (carcinoma do pâncreas ou colangiocarcinoma). Outros fatores de risco para morbidade e mortalidade em pacientes com icterícia obstrutiva submetidos à cirurgia são azotemia, colangite e hipoalbuminemia.[148]

## Cirurgia cardíaca e cirrose

Existe aumento de mortalidade em pacientes com cirrose submetidos à cirurgia cardíaca em comparação com outros procedimentos. Alguns fatores de risco para descompensação hepática após cirurgia cardíaca foram identificados, incluindo o tempo total de circulação extracorpórea (CEC), o uso de CEC não pulsátil e a necessidade de utilização de balão intra-aórtico (BIA). A CEC pode exacerbar coagulopatia subjacente por induzir disfunção plaquetária, fibrinólise e hipocalcemia. Portanto, as opções menos invasivas, como a angioplastia e a plastia valvar, ou técnicas de revascularização minimamente invasivas, devem ser consideradas em pacientes com cirrose avançada que necessitam de intervenção invasiva para doença cardíaca.

## Ressecção hepática

Os pacientes com cirrose submetidos à ressecção de carcinoma hepatocelular, ou outros tumores hepáticos, estão em maior risco de descompensação hepática em comparação com aqueles submetidos a outros tipos de cirurgias. Uma melhora nos resultados pode ser obtida com melhor seleção de pacientes (incluindo detecção precoce de tumores), preparo pré-operatório meticuloso, monitorização intensiva intra e pós-operatória e maior desenvolvimento das técnicas operatórias.

## Trauma

Pacientes cirróticos com trauma que serão submetidos à laparotomia apresentam maior morbimortalidade, devendo ser admitidos na UTI e receber acompanhamento rigoroso e manejo diligente, independentemente da gravidade dos ferimentos.

## Otimização da terapia

Além de serem avaliados quanto ao risco cirúrgico, todos os pacientes com doença hepática conhecida devem ser avaliados para a presença de icterícia, coagulopatia, ascite, distúrbios eletrolíticos, disfunção renal e encefalopatia, que podem exigir tratamento específico antes da cirurgia. O **QUADRO 27.16** mostra aspectos da anestesia no paciente com cirrose.

# Doenças pulmonares

As complicações pulmonares após procedimentos com anestesia são tão comuns quanto as complicações cardiovasculares. A prevalência de complicações pulmonares pós-operatórias varia de 5 a 70%. Essa ampla faixa de variação pode ser atribuída à ausência de consenso capaz de distinguir entre a alteração fisiopatológica esperada e a complicação pulmonar. A asma e, principalmente, a doença pulmonar obstrutiva crônica (DPOC) constituem dois dos mais importantes fatores de risco.

*Disponível em: https://optn.transplant.hrsa.gov/resources/allocation-calculators/meld-calculator.

**QUADRO 27.16** Anestesia no paciente cirrótico

- Em pacientes com um tempo de protrombina elevado, o objetivo razoável é a correção com vitamina K e plasma fresco congelado para atingir um tempo de protrombina até três segundos acima do normal antes da cirurgia.
- O tempo de sangramento prolongado pode ser tratado com desmopressina (DDAVP).
- A otimização da técnica cirúrgica e a manutenção de baixa pressão venosa central podem reduzir a perda de sangue.
- A ascite deve ser tratada rigorosamente para reduzir a chance de deiscência da ferida e herniação da parede abdominal.
- As alterações eletrolíticas, em particular hipocalemia e alcalose metabólica, devem ser corrigidas, para reduzir a possibilidade de arritmias cardíacas e encefalopatia hepática.
- Os pacientes com cirrose são, muitas, vezes desnutridos. O suporte nutricional perioperatório pode reduzir as complicações pós-operatórias e a mortalidade a curto prazo.
- A suplementação de vitaminas lipossolúveis A, D, E e K pode ser necessária.

*Fonte: Modificado de O'Leary e colaboradores.*[149]

Na avaliação clínica, deve ser verificado se há infecção ativa ou exacerbação de doença pulmonar preexistente. Nesses casos, o tratamento é instituído, e a cirurgia, adiada por pelo menos duas semanas. Nos casos negativos, e tratando-se de cirurgia de pequeno porte, encaminha-se o paciente para o procedimento cirúrgico.

Os fatores de risco pulmonar são classificados de acordo com fatores relacionados ao paciente e ao tipo de cirurgia, como mostra o **QUADRO 27.17**. As estratégias para reduzir os riscos são apresentadas no **QUADRO 27.18**.

# Exames complementares para avaliação pulmonar

## Radiografia de tórax

Anormalidades na radiografia de tórax são raras no indivíduo assintomático.[150,151] É provável que os riscos associados ao exame – e as investigações daí decorrentes – excedam o seu benefício pelo menos até a idade de 70 anos. Portanto, não é necessário que se realize tal exame em pacientes assintomáticos até tal idade.[152] As indicações do exame são apresentadas no **QUADRO 27.19**.

## Espirometria

A espirometria, embora sirva para o diagnóstico da doença pulmonar obstrutiva, não é efetiva na predição do risco para pacientes isolados. Estudos que têm comparado a espirometria com dados clínicos não demonstram, de forma consistente, superioridade em relação à história e ao exame clínico. O valor da espirometria em cirurgias extratorácicas permanece não provado, inexistindo limiar proibitivo abaixo do qual os riscos da cirurgia são inaceitáveis. Deve ser realizada rotineiramente em cirurgias de ressecção pulmonar.[153]

É razoável obter-se espirometria pré-operatória para dispneia inexplicada ou intolerância ao exercício, da mesma forma como é recomendado em situações não cirúrgicas.[154]

**QUADRO 27.17** Fatores de risco para complicações pulmonares pós-operatórias

**Fatores de risco relacionados ao paciente**

- Idade avançada (acima 60 anos)
- Doença pulmonar obstrutiva crônica
- Estado físico (classificação da ASA)
- Hábito de fumar
- Morbidade cardíaca (insuficiência cardíaca congestiva)
- Hipoalbuminemia < 3,5 $g \cdot dL^{-1}$
- Dependência funcional
- Hipercapnia: $PaCO_2$ > 45 mmHg

**Fatores relacionados à cirurgia**

- Local da cirurgia: especialmente abdominal, torácica, neurocirúrgica, de cabeça e pescoço, vascular e de emergência
- Técnica anestésica (anestesia geral – uso de relaxante muscular de longa duração)
- Duração da cirurgia (acima de 3-4 h)
- Reversão incompleta do bloqueio neuromuscular
- Cirurgia de urgência

*Fonte: Adaptado de Smetana e colaboradores,*[155] *Lawrence e colaboradores,*[156] *Qaseem e colaboradores.*[157]

**QUADRO 27.18** Estratégias para redução do risco pulmonar

- Parar de fumar por pelo menos 8 semanas antes da cirurgia[156]
- Reduzir o peso (índice de massa corporal – IMC > 27 $kg \cdot m^{-2}$)[156]
- Limitar o tempo cirúrgico para menos de 3 h[156]
- Controlar diligentemente a dor no pós-operatório
- Utilizar analgesia peridural sempre que possível[156]
- Iniciar mobilização precoce[156]
- Realizar recrutamento das vias aéreas
- Realizar fisioterapia, inspiração profunda, respiração com pressão positiva intermitente, pressão positiva contínua nas via aéreas[155-157]
- Sempre que possível empregar anestesia neuroaxial[158]
- Prevenir tromboembolia pulmonar[159]
- Usar relaxantes musculares de curta duração; ao final, reverter completamente o bloqueio neuromuscular[157]
- Evitar sonda nasogástrica[160]
- Na cirurgia pulmonar, usar anestesia inalatória em vez de venosa[158]
- Na cirurgia bariátrica, preferir técnica laparoscópica em vez de aberta[158]

**QUADRO 27.19** Indicações da radiografia de tórax

- Pacientes tabagistas, portadores de DPOC, cardiopatas, candidatos a cirurgia torácica[161]
- Portadores de doença pulmonar com piora dos sintomas, ou agudização nos últimos 6 meses[162]
- Suspeita de infecção pulmonar ativa
- Infecção recente em resolução[163]
- Extremos de idade[163]
- Pacientes com doença cardíaca instável[163]

A espirometria pode ser considerada, também, em pacientes com DPOC ou asma em que há dúvida quanto ao tratamento suficiente da obstrução brônquica. Nesse caso, pode haver benefício com tratamento mais rigoroso. A espirometria pré-operatória pode melhorar o manejo pós-operatório dos pacientes com doença pulmonar obstrutiva ao quantificar a obstrução ao fluxo aéreo.

Caso haja obstrução brônquica grave, o paciente deverá ser submetido a tratamento e reabilitação. Persistindo a limitação, deverá ser reavaliada a relação risco-benefício de realizar o procedimento e considerada a possibilidade de alternativas terapêuticas. Se a opção pelo tratamento cirúrgico for mantida, medidas capazes de reduzir o risco cirúrgico devem ser implementadas.[163]

### Gasometria arterial

Em pacientes com DPOC grave, valores de pressão parcial arterial de dióxido de carbono ($PaCO_2$) maiores do que 45 mmHg são comuns e indicam alto risco cirúrgico. A hipoxemia não é considerada como fator preditivo importante de complicações pulmonares no pós-operatório.

A gasometria está indicada em cirurgia de revascularização miocárdica, cirurgia abdominal alta com história de tabagismo ou dispneia, ou em cirurgia de ressecção pulmonar.[67]

## Risco respiratório na cirurgia laparoscópica

Há evidências de que os pneumopatas, com risco elevado de complicações respiratórias durante cirurgias abdominais, são beneficiados com a utilização da técnica laparoscópica.[164-166]

Em cirurgias ginecológicas para tratamento de doenças benignas, uma metanálise demonstrou que, embora haja diminuição de 40% nas complicações consideradas menores, não há diferença no que se refere às complicações maiores.[166]

## Obesidade e cirurgia

Contrariamente à crença generalizada, a obesidade não é fator de risco independente para evolução pós-operatória desfavorável.[167]

Apesar de haver resultados conflitantes em relação às complicações respiratórias, uma revisão demonstrou incidência semelhante de complicações pós-operatórias (21%) entre obesos e não obesos. Sugere-se, entretanto, que, em pacientes com índice de massa corporal (IMC) > 27 $kg{\cdot}m^{-2}$, possa haver benefício com a redução do peso.[168]

## Tabagismo e cirurgia

O tabagismo correlaciona-se com maior incidência de complicações, mesmo na ausência de DPOC.[169] Há evidências de que a cessação do tabagismo por pelo menos oito semanas reduz esse risco. Os benefícios do aconselhamento pré-operatório, associado à reposição nicotínica, foram demonstrados pela menor incidência de complicações pós-operatórias em um ECR com 120 pacientes incluídos (18% vs. 52%).[170]

Em pacientes com DPOC, os benefícios pré-operatórios da antibioticoprofilaxia, da fisioterapia respiratória, da terapia com agentes broncodilatadores e da analgesia pós-operatória de rotina (morfina) foram examinados prospectivamente. Nesses pacientes, somente o uso pré-operatório de antibióticos apresentou efeito benéfico.[171]

Em um centro único, um ECR avaliou os efeitos do treinamento intensivo da musculatura inspiratória no pré-operatório. Houve diminuição da incidência de complicações pulmonares e da duração da hospitalização nos pacientes com alto risco de desenvolver complicações pós-operatórias.[172]

Warner e colaboradores[168] coletaram dados retrospectivos sobre história de tabagismo e prospectivos relativos a complicações pulmonares em 200 pacientes submetidos à cirurgia de revascularização do miocárdio. Eles documentaram que oito ou mais semanas de cessação do tabagismo foram associadas a redução de 66% nas complicações pulmonares pós-operatórias. Tabagistas que pararam menos do que oito semanas tiveram um aumento na taxa de uma ou mais dessas complicações estudadas: catarro purulento com febre, necessidade de fisioterapia respiratória, broncospasmo exigindo terapia, derrame pleural e pneumotórax (ou ambos) necessitando drenagem, colapso pulmonar segmentar confirmado pela radiografia ou pneumonia demandando antibioticoterapia.[168]

O tabagismo foi associado a crescimento de seis vezes no risco de complicações pulmonares. A redução do tabagismo dentro de um mês antes da cirurgia não diminui o risco dessas complicações.

Em cirurgia pulmonar, taxas mais elevadas de complicações pulmonares foram encontradas em pacientes que pararam de fumar dentro de quatro semanas da cirurgia quando comparados com os que cessaram o tabagismo por mais do que quatro semanas.[173]

Por outro lado, uma revisão sistemática com 21 estudos incluídos mostrou que a cessação do tabagismo por quatro semanas reduz complicações respiratórias, e que a abstinência entre 3 e 4 semanas diminui complicações na ferida operatória.[174]

Um ECR demonstrou redução nas complicações pulmonares pós-operatórias com o uso de espirometria de incentivo, quando comparado com o grupo que recebeu o cuidado médico padrão, mas não a espirometria de incentivo.[175]

A estratégia ventilatória utilizada durante a anestesia também é importante. Em ECR, realizado em pacientes submetidos à cirurgia abdominal aberta, comparou-se a estratégia de ventilação pulmonar protetora (volume corrente de 7 $mL{\cdot}kg^{-1}$ e pressão positiva ao final da expiração [PEEP, do inglês *positive end-expiratory pressure*] de 10 $cmH_2O$) com ventilação tradicional (volume corrente de 9 $mL{\cdot}kg^{-1}$ sem PEEP). No grupo com ventilação pulmonar protetora, houve decréscimo nas taxas de infecção, de atelectasias e melhora da oxigenação pós-operatória.[176]

Os benefícios da ventilação protetora foram confirmados em revisão sistemática com metanálise.[177] Outra revisão sistemática, realizada com pacientes submetidos a cirurgias abdominais de grande porte, concluiu que a fisioterapia pré-operatória (espirometria de incentivo e exercícios respiratórios profundos) foi efetiva para reduzir complicações pulmonares pós-operatórias.[180]

Um protocolo de abordagem multiespecialidades para prevenção de complicações pulmonares de pacientes submetidos a cirurgias vasculares, que incluía espirometria de incentivo, exercícios de tosse e de respiração profunda, ambulação e manutenção da cabeceira elevada, diminuiu a incidência de pneumonia (2,6% para 1,6%) e de reintubação (2% para 1,2%).[181]

# Doença hipertensiva

## Avaliação do paciente hipertenso

O controle da pressão arterial para diminuir o risco cardiovascular perioperatório foi proposto, em 1970, por Prys-Roberts e colaboradores,[180,181] que demonstraram maior incidência de instabilidade hemodinâmica e IAM nos pacientes hipertensos.

Goldman e colaboradores[182,183] não identificaram a hipertensão como fator de risco maior para o surgimento de complicações (em especial com pressões diastólicas abaixo de 110 mmHg).

Uma metanálise, que incluiu 30 estudos observacionais, demonstrou que pacientes hipertensos têm 1,31 vez (IC 95% 1,13-1,51) mais chance de desenvolver eventos cardíacos adversos perioperatórios, quando comparados com pacientes normotensos.[184] Esses e outros estudos foram utilizados pelo ACC e pela AHA para recomendar a suspensão de cirurgia eletiva em pacientes hipertensos com pressão sistólica acima de 180 mmHg e diastólica acima de 110 mmHg.[185,186]

Há poucas evidências apoiando esses estudos. Outra metanálise de estudos randomizados concluiu que a hipertensão *per se* tem limitada significância em predizer risco cardiovascular perioperatório, especialmente quando a sua gravidade é leve a moderada.[184]

Embora existam evidências limitadas, pacientes com lesão em órgão-alvo, suspeitada ou confirmada, com possibilidade de melhora da condição clínica, deveriam ter sua cirurgia postergada para melhor avaliação e compensação, bem como para diminuir o risco perioperatório.[186]

A análise do tratamento perioperatório da hipertensão é importante devido à prevalência da condição (30% da população americana). Estudos têm avaliado o impacto da hipertensão como um dos fatores de risco para morbidade cardíaca. Weksler e colaboradores[187] estudaram 989 pacientes hipertensos que foram tratados a longo prazo e submetidos à cirurgia não cardíaca com pressão arterial diastólica entre 110 e 130 mmHg, sem história anterior de infarto do miocárdio, angina instável, insuficiência renal, hipertensão induzida pela gravidez, hipertrofia ventricular esquerda, revascularização coronariana prévia, estenose aórtica, arritmias no pré-operatório, defeitos de condução, ou AVE. Os pacientes do grupo-controle tiveram seus procedimentos cirúrgicos adiados e permaneceram internados para controle da pressão sanguínea. Os pacientes do grupo de estudo receberam 10 mg de nifedipina por via nasal. Não houve diferenças estatisticamente significativas nas complicações pós-operatórias observadas, sugerindo que o subconjunto de pacientes sem comorbidade cardiovascular significativa pode prosseguir com a cirurgia, apesar da pressão sanguínea elevada no dia da operação.[187]

Vários estudos têm avaliado a relação entre doença cardiovascular e hipertensão pré-operatória. Em estudo multicêntrico realizado em pacientes submetidos à cirurgia de revascularização do miocárdio, a presença de hipertensão sistólica isolada foi associada ao aumento de 30% na incidência de complicações cardiovasculares perioperatórias, em comparação com indivíduos normotensos.[188]

Usando o sistema do Programa Nacional de Melhoria da Qualidade Cirúrgica (NSQIP, do inglês National Surgical Quality Improvement Program) do American College of Surgeons, Kheterpal e colaboradores[189] verificaram que a hipertensão foi fator independente para eventos cardíacos.

Wax e colaboradores,[190] usando bancos de dados de anestesia para identificar preditores independentes de elevação de troponina ou morte, encontraram o aumento da pressão sistólica basal, a pressão diastólica intraoperatória abaixo de 85 mmHg, o aumento da frequência cardíaca intraoperatória e a transfusão sanguínea.

Embora a hipertensão arterial sistêmica (sistólica e diastólica) seja um preditor significativo de morbidade perioperatória, não existe dado definitivo estabelecendo que o tratamento adequado da hipertensão reduza o risco.

Por outro lado, pacientes que desenvolvem eventos adversos apresentaram, durante a realização da cirurgia, mais provavelmente um episódio de pressão arterial média abaixo de 50 mmHg, decréscimo de 40% na pressão arterial média e um episódio de frequência cardíaca acima de 100 bpm.[189]

Os dados de Pasternack e colaboradores[191] demonstram que a rápida correção da pressão arterial, ou prevenção de aumentos da frequência cardíaca, pode ser tudo o que é necessário fazer.

Em pacientes com fatores de risco para eventos cerebrovasculares, a hipotensão deveria ser evitada. Conforme o estudo POISE,[192] a administração de um β-bloqueador antes da cirurgia aumenta a incidência de AVE e morte, que foram associadas à hipotensão e à elevação da frequência cardíaca.

A continuação de todos os medicamentos anti-hipertensivos no pré-operatório deve ser considerada, exceto os inibidores da ECA ou antagonistas do receptor da angiotensina II, para os quais não existe um consenso claro.

Coriat e colaboradores[193] descobriram que os inibidores da ECA foram associados à hipotensão em 100% dos pacientes durante a indução anestésica *versus* aproximadamente 20% naqueles em que os inibidores da ECA foram descontinuados na manhã da cirurgia. Um estudo randomizado e prospectivo demonstrou que mais episódios de hipotensão grave, com necessidade de tratamento com vasoconstritor, ocorreram após a indução da anestesia geral em doentes tratados a longo prazo com um antagonista da angiotensina II na manhã antes da cirurgia, quando comparados com aqueles em que o uso dos antagonistas da angiotensina II foi interrompido no dia anterior à realização da cirurgia.[194]

Em outro estudo,[195] com 12.381 casos de cirurgia não cardíaca incluídos, os pacientes usando IECA a longo prazo ou bloqueador do receptor da angiotensina e terapia com diurético mostraram mais períodos com uma hipertensão arterial sistêmica média inferior a 70 mmHg, mais períodos com uma redução de 40% na pressão arterial sistólica, mais períodos com uma diminuição de 50% na pressão arterial sistólica e maior utilização de bólus de agentes vasopressores do que os pacientes que somente utilizavam o diurético. Se esses fármacos são continuados, a vasopressina é o agente de escolha para o tratamento de hipotensão refratária.

Pesquisadores da Cleveland Clinic[196] avaliaram 79.228 pacientes submetidos à cirurgia não cardíaca entre 2005 e 2009, sendo 9.905 usuários de IECA (13%) e 66.620 (87%) não usuários de IECAs. Não houve associação entre o uso de IECAs, no intra ou pós-operatório, e complicações durante a internação ou aumento na mortalidade em 30 dias.

## Fatores intraoperatórios

Fatores intraoperatórios significativos que se correlacionam com aumento de risco perioperatório e que podem ser evitados ou alterados são o uso desnecessário de vasopressores,[105,197] a hipotensão não intencional[106,107] (esse ponto é controverso, porque alguns investigadores descobriram que a hipotensão não intencional não se correlaciona com a morbidade perioperatória),[105] a hipotermia,[108] o hematócrito demasiado baixo ou muito alto[109,110] e a duração longa da cirurgia.[156]

## Doenças valvares

O prognóstico e, presumivelmente, o risco perioperatório para pacientes com doença cardíaca valvar dependem do estágio da doença. Apesar de as lesões estenóticas progredirem mais rápido do que as lesões regurgitantes, lesões regurgitantes secundárias à endocardite infecciosa, ruptura de cordoalha tendinosa ou doença cardíaca isquêmica podem ser rapidamente fatais. A disfunção ventricular esquerda é comum no estágio final da doença cardíaca valvar.

A manutenção pré-operatória do tratamento medicamentoso pode ser crucial; por exemplo, a condição de um paciente com estenose aórtica pode deteriorar-se rapidamente com o aparecimento de fibrilação ou *flutter* atrial, pois a contribuição da contração atrial para o enchimento ventricular esquerdo é fundamental para a manutenção do débito cardíaco.

Uma das mais sérias complicações da cirurgia cardíaca valvar e da doença valvar pré-operatória no coração é a arritmia cardíaca. Os pacientes que têm alguma forma de doença cardíaca valvar, bem como aqueles com *shunt* intracardíaco (defeitos do septo ventricular ou atrial) ou intravascular, devem ser protegidos contra endocardite no momento de um evento bacteriêmico conhecido.

## Terapia anticoagulante em próteses de valvas cardíacas

### Terapia e profilaxia para trombose venosa profunda

Em pacientes com próteses valvares que recebem terapia antitrombótica, o risco de aumento do sangramento durante o procedimento deve ser pesado contra a elevação do risco de tromboembolia causado pela interrupção da terapia. Prática comum em pacientes submetidos à cirurgia não cardíaca com uma prótese mecânica no lugar é a interrupção da terapia anticoagulante por três dias no pré-operatório.

Esse período de tempo permite que o INR caia para menos do que 1,5 vez o normal. Os anticoagulantes orais podem ser retomados no primeiro dia pós-operatório. Usando um protocolo semelhante, Katholi e colaboradores[198] não encontraram, em 25 pacientes, nenhum episódio perioperatório de tromboembolia ou hemorragia.

Uma abordagem alternativa em doentes de alto risco para tromboembolia é a conversão à heparina durante o período perioperatório. A heparina pode ser então descontinuada 4 a 6 horas antes da cirurgia e retomada pouco depois. Próteses valvares atuais podem ter uma menor incidência dessa complicação, e o risco associado com heparina pode superar o seu benefício no período perioperatório. De acordo com as recomendações atuais da AHA/ACC, a heparina pode ser reservada para pacientes que tiveram um trombo ou êmbolo recente (arbitrariamente dentro de 1 ano), aqueles com problemas trombóticos anteriormente demonstrados quando a terapia foi previamente interrompida, aqueles com uma válvula de Björk-Shiley, e aqueles com mais de três fatores de risco (fibrilação atrial, história de tromboembolia prévia, condição de hipercoagulabilidade e prótese mecânica).[199]

Um menor limiar para recomendar o uso de heparina deveria ser considerado em um paciente com valva mecânica mitral, no qual um único fator de risco seria evidência suficiente de alto risco. A heparina de baixo peso molecular administrada por via subcutânea oferece uma abordagem ambulatorial alternativa.[199]

É conveniente que o cirurgião e o cardiologista discutam o manejo perioperatório ideal para tal paciente, incluindo revisão das recomendações mais recentes.[200]

As técnicas anestésicas regionais deveriam ser evitadas.[201,202] Muitos anestesiologistas não hesitam em realizar anestesia regional em pacientes que estão recebendo profilaxia para trombose venosa profunda.[203,204] O hematoma peridural tem sido associado com terapia anticoagulante em muitos relatos. Grandes revisões retrospectivas de desfechos após anestesia peridural durante um curto período antes da iniciação da terapia anticoagulante com heparina não têm relatado disfunção neurológica relacionada à formação de hematoma em qualquer paciente.[205,206] Essa falta de evidência epidemiológica de dano não reduz a necessidade de avaliação frequente da função neurológica e pesquisa para dor lombar no período perioperatório, após anestesia espinhal, em pacientes recebendo qualquer inibidor da função de coagulação, incluindo ácido acetilsalicílico (AAS).[202]

O risco da anestesia regional concorrente com profilaxia para trombose venosa profunda é maior com heparina de baixo peso molecular.

A American Society of Regional Anesthesia and Pain Management emitiu um consenso para o uso de anestesia regional no paciente anticoagulado e sugere que a decisão para realizar anestesia ou analgesia espinhal e o tempo de remoção do cateter em um paciente recebendo terapia antitrombótica deveria ser tomada com bases individuais, com um pequeno, mas definitivo, risco de hematoma espinhal pesado contra os benefícios da anestesia regional para um paciente específico.[207]

A trombose venosa profunda é muito comum no pós-operatório dos pacientes e quase 1% deles morre de embolia pulmonar.[208] Devido ao alto risco de mortalidade, a profilaxia contra trombose venosa profunda alcançou uma aceitação generalizada. A profilaxia frequentemente inicia-se com 5.000 UI de heparina administradas por via subcutânea 2 horas antes do começo da cirurgia.

## Doenças neurológicas

### Coma

Pouco se sabe sobre a anestesia ou as escolhas perioperatórias que alteram desfechos no paciente comatoso. Para todas as condições, a causa do coma deveria ser conhecida, a fim de se evitar o uso de substâncias que possam piorar o quadro clínico ou que não podem ser metabolizadas em decorrência do problema clínico apresentado. Primeiro o paciente deveria ser observado: bocejar, deglutir ou lamber os lábios indica coma leve com a função principal do tronco encefálico intacta. Se a consciência é deprimida, mas a respiração, a reação pupilar à luz e os movimentos oculares são normais e não há sinais motores focais, a depressão metabólica é provável. Resposta pupilar anormal pode indicar hipóxia, hipotermia, doença ocular ou intoxicação por drogas como alcaloides da beladona, narcóticos, benzodiazepínicos, entre outras.

Outras causas metabólicas de coma incluem uremia, hipoglicemia, hepatopatias, ingestão de álcool, hipofosfatemia, mixedema e coma hiperosmolar não cetótico. Exceto em emergências extremas, como sangramento não controlado, antes do procedimento cirúrgico, devem-se tomar medidas para tornar o doente tão metabolicamente normal quanto possível. Essa prática, e a documentação dos achados no prontuário, contribuem para diminuir a confusão quanto à causa de problemas intra e pós-operatórios. Por outro lado, uma correção muito rápida da uremia, ou do coma hiperosmolar não cetótico, pode causar edema cerebral, resultante do efeito osmótico reverso.

Para o prognóstico, o exame físico pode ser extremamente útil. Braços flexionados no cotovelo (postura decorticada) implicam disfunção hemisférica bilateral, porém tronco encefálico intacto. A extensão das pernas e dos braços (postura descerebrada bilateral) implica danos bilaterais nas estruturas do tronco encefálico ou nível hemisférico profundo. As convulsões costumam ser vistas em pacientes com uremia e outras encefalopatias metabólicas.

Hiper-reflexia e dedos apontando para cima sugerem uma lesão estrutural do sistema nervoso central (SNC) ou uremia, hipoglicemia ou coma hepático, ao passo que hiporreflexia e dedos para baixo sem hemiplegia em geral indicam a ausência de lesão estrutural do SNC.[67]

## Convulsões epilépticas

As crises epilépticas resultam de descargas paroxísticas neuronais de neurônios anormalmente excitáveis. De 6 a 10% dos indivíduos com menos de 70 anos de idade vão experimentar uma convulsão em algum momento durante a sua vida. Em torno de 50 a 70% dos pacientes com uma convulsão nunca terão outra. No entanto, 70% das pessoas com duas convulsões terão um foco epiléptico, serão candidatas a anticonvulsivantes e estarão sujeitas a convulsões de abstinência após a anestesia se tais medicamentos não forem continuados.[209]

Convulsão é o termo para o evento clínico definido como uma alteração paroxística na função neurológica causada por uma despolarização rítmica e síncrona dos neurônios corticais do cérebro. A epilepsia é a condição manifestada por convulsões recorrentes e não provocadas. Às vezes, episódios sincopais podem ser confundidos com convulsões, especialmente quando as entrevistas são realizadas no curto espaço de tempo de uma visita pré-operatória. Vinte e cinco por cento dos pacientes com convulsão têm um eletrencefalograma (EEG) normal durante os intervalos interictais. Assim, um resultado negativo no EEG não indica que alguém com uma convulsão não terá uma crise de abstinência ao final da anestesia.

As convulsões podem ser generalizadas (decorrentes de estruturas profundas da linha média no tronco encefálico ou tálamo, em geral sem aura ou características focais durante a convulsão), motoras parciais focais ou sensoriais (a descarga inicial vem de uma área focal unilateral do cérebro, muitas vezes precedida por uma aura). Tal como acontece com os AVEs e o coma, conhecer a origem pode ser crucial para a compreensão dos processos fisiopatológicos da doença e para o manejo intra e pós-operatório do paciente.

Convulsões epilépticas podem surgir da interrupção de medicamentos hipnótico-sedativos ou álcool, uso de narcóticos, uremia, lesão traumática, neoplasias, infecções, malformações congênitas, lesão ao nascimento, uso de drogas (anfetaminas, cocaína), hiper ou hipocalcemia, sangue no ventrículo, hipóxia, doença e acidente vascular. Trinta por cento das convulsões epilépticas têm causa desconhecida. A maioria das convulsões parciais é causada por anormalidades estruturais do cérebro secundárias a tumor, trauma, infarto e infecção.

Um paciente epiléptico não necessita de tratamento anestésico especial além do tratamento da doença subjacente. Muitas autoridades acreditam que os medicamentos anticonvulsivantes devem ser administrados na faixa terapêutica[209,210] e continuados até a manhã do procedimento cirúrgico, mesmo em mulheres grávidas. Eles também devem ser administrados no pós-operatório, inclusive nas mães que planejam amamentar, de acordo com as recomendações publicadas pela Academia Americana de Neurologia. Muitos dos fármacos epilépticos, incluindo fenitoína, carbamazepina e fenobarbiturato, alteram o metabolismo hepático de diversas substâncias e induzem a atividade da enzima citocromo P450.

As interações medicamentosas são muito menos problemáticas com os novos fármacos anticonvulsivantes, como a gabapentina e o topiramato.[211,212]

Em um estudo controlado, o fenobarbital foi mais rapidamente eficaz no controle do *status epilepticus* do que o diazepam seguido pela fenitoína. A frequência de efeitos adversos e a necessidade de intubação traqueal foram similares para ambos os regimes.[211]

## Alcoolismo

O alcoolismo, ou o consumo excessivo de álcool, está associado a hepatite alcoólica aguda, cuja atividade diminui à medida que o álcool é retirado; miopatia e miocardiopatia, que podem ser graves; e síndrome de abstinência. Dentro de 6 a 8 horas da retirada, o paciente pode tornar-se trêmulo, um estado que costuma retroceder dentro de dias ou semanas. Alucinações e convulsões de abstinência em geral ocorrem entre 24 e 36 horas. Essas convulsões são generalizadas do tipo grande mal. Quando ocorrem crises focais, outras causas devem ser buscadas. O *delirium tremens* geralmente aparece dentro de 72 horas de abstinência e costuma ser precedido por tremores, alucinações ou convulsões. Esses três sintomas, combinados com distorções perceptuais, insônia, distúrbios psicomotores, hiperatividade autonômica e, em grande parte dos casos, outra doença potencialmente fatal (p. ex., infarto intestinal ou hematoma subdural), são componentes do *delirium tremens*. Essa síndrome é agora tratada com benzodiazepínicos.

Os distúrbios nutricionais do alcoolismo incluem hipoglicemia alcoólica e hipotermia, polineuropatia alcoólica, síndrome de Wernicke-Korsakoff e degeneração cerebelar. Em pacientes com alcoolismo (ou seja, aqueles que bebem pelo menos dois pacotes de seis cervejas ou 1 litro de uísque/dia ou equivalente), a cirurgia de emergência e a anestesia (apesar da hepatite alcoólica) não estão associadas à piora das anormalidades nas enzimas hepáticas. Além disso, cerca de 20% dos pacientes com alcoolismo também têm DPOC. Para um doente com história de abuso de álcool, portanto, está justificado um exame cuidadoso de muitos sistemas com vistas à quantificação do estado físico pré-operatório.

A alta prevalência de disfunção hepática entre bebedores excessivos e os conhecidos efeitos da anestesia e da cirurgia na função hepática pós-operatória justificam alguns cuidados especiais na avaliação pré-operatória desses pacientes. Muito embora a elevação das transaminases séricas no período pós-operatório seja um achado relativamente comum em cirurgias de grande porte – na maioria das vezes, transitória e não associada à disfunção hepática –, é importante considerar que alguns agentes anestésicos, tanto os utilizados em anestesia geral como regional, podem causar deterioração da função hepática por lesão isquêmica decorrente da redução no fluxo sanguíneo hepático durante o procedimento cirúrgico. Hipotensão, hemorragia e hipoxemia no período operatório podem contribuir para a ocorrência da lesão hepática.[213,214]

## Distúrbios neuromusculares

Os distúrbios neuromusculares consistem em condições que afetam qualquer componente principal da unidade motora: motoneurônio, nervo periférico, junção neuromuscular e músculo.

Neuropatias podem envolver todos os componentes do nervo, produzindo assim disfunção sensorial, motora e autonômica, ou apenas um componente. As miopatias podem envolver os músculos proximais, distais ou ambos.

A miastenia grave é um distúrbio do sistema muscular causado pelo bloqueio parcial ou destruição dos receptores nicotínicos da acetilcolina por anticorpos IgG. A gravidade da doença correlaciona-se com a capacidade dos anticorpos de diminuir o número de receptores disponíveis para a acetilcolina. O tratamento da miastenia é geralmente iniciado com fármacos anticolinesterásicos, mas, na doença moderada e grave, o tratamento progride para o uso de esteroides e timectomia. Imunossupressores e plasmaférese são iniciados se as medidas mais conservadoras falharem, e a administração venosa de imunoglobulina, uma terapia rápida, é reservada para exacerbações agudas e crises miastênicas.[215,216]

O maior problema para o anestesiologista envolve os relaxantes musculares e sua reversão. Uma vez que grande parte dos cuidados com o paciente com miastenia grave envolve a adaptação da quantidade de medicação anticolinesterásica à força muscular máxima do paciente, o desarranjo do curso do paciente durante o procedimento cirúrgico pode exigir reavaliação da dosagem do fármaco. Por essa razão, todos os medicamentos anticolinérgicos podem ser retidos durante 6 horas no pré-operatório, e a medicação deveria ser reinstituída no pós-operatório com extrema cautela, porque a sensibilidade desses pacientes a tais medicamentos pode ter mudado. Pequenas doses de succinilcolina podem ser utilizadas para facilitar a intubação endotraqueal; doses extremamente baixas de bloqueadores neuromusculares podem ser usadas para o relaxamento intraoperatório não obtido por anestesia regional ou anestésicos voláteis.

De importância primordial é a monitorização do bloqueio neuromuscular como guia para a administração do relaxante muscular e sua reversão. Embora a ventilação controlada fosse frequentemente necessária por pelo menos 24 a 48 horas pós-operatórias, a extubação imediata tornou-se mais comum.[217,218]

A ventilação pós-operatória é de especial importância em pacientes com miastenia grave com mais de seis anos de duração, com DPOC, com uma necessidade diária de 750 mg de piridostigmina em associação com fraqueza bulbar significativa e capacidade vital de menos de 40 $mL \cdot kg^{-1}$.[217]

Um estudo realizado em pacientes com miastenia grave encontrou recuperação rápida da função neuromuscular naqueles que receberam rocurônio e sugamadex para reversão do bloqueio. Os autores sugerem que a combinação é uma alternativa racional para indivíduos miastênicos para os quais, durante os procedimentos cirúrgicos, o bloqueio neuromuscular é obrigatório.[219]

A síndrome de Lambert-Eaton (síndrome miastênica) é caracterizada por fraqueza proximal dos músculos dos membros e está associada a anticorpos dirigidos contra os canais de cálcio voltagem-dependentes nos terminais nervosos pré-sinápticos. Força ou reflexos podem aumentar com o esforço repetitivo. Os pacientes afetados exibem diminuição da liberação de acetilcolina na junção neuromuscular. A terapia com guanidina aumenta a liberação de acetilcolina dos terminais nervosos e melhora a força. Os homens com essa síndrome geralmente têm carcinoma de pequenas células do pulmão ou outra doença maligna, enquanto as mulheres muitas vezes têm doença maligna, sarcoidose, tireoidite ou uma doença vascular relacionada ao colágeno. A síndrome de Lambert-Eaton também está associada a defeito do sistema nervoso autônomo manifestado por gastroparesia, hipotensão ortostática e retenção urinária.[220,221]

A dermatomiosite e a polimiosite caracterizam-se por fraqueza proximal dos músculos dos membros com disfagia. Essas condições estão associadas à doença maligna ou doença vascular relacionada com colágeno e costumam envolver músculos respiratórios e cardíacos.[222]

A paralisia periódica é outra doença em que a sensibilidade aos relaxantes musculares aumenta. A fraqueza periódica começa na infância ou adolescência e é precipitada pelo repouso após exercício, sono, frio, cirurgia ou gravidez. As formas hipocalêmica e hipercalêmica existem e estão associadas a arritmias cardíacas. Como a paralisia periódica tireotóxica, essas formas hipocalêmicas e hipercalêmicas geralmente poupam os músculos respiratórios. O manejo anestésico consiste em minimizar o estresse e manter o estado normal de fluidos e eletrólitos e a temperatura corporal.[223-225]

Os pacientes com distrofia muscular agora sobrevivem até os 20 ou 30 anos. Como a doença envolve os próprios músculos e não a sua inervação, a anestesia condutiva não produz relaxamento adequado dos músculos tônicos. A dilatação gástrica também é um problema, assim como a possibilidade de hipertermia maligna. Como acontece com as outras formas de distrofia muscular, a maioria dos problemas da distrofia miotônica decorre de arritmias cardíacas e inadequação dos músculos respiratórios. Para todas as formas de distrofia muscular, como para todas as neuropatias (antes discutidas), os problemas têm sido relacionados à exagerada liberação de potássio sérico após a administração de relaxantes musculares despolarizantes.[226,227]

## Referências


1. Melnyk M, Casey RG, Black P, Koupparis AJ. Enhanced recovery after surgery (ERAS) protocols: Time to change practice? Can Urol Assoc J. 2011;5(5):342-8.
2. Gustafsson UO, Scott MJ, Schwenk W, Demartines N, Roulin D, Francis N, et al. Guidelines for perioperative care in elective colonic surgery: Enhanced Recovery After Surgery (ERAS) Society recommendations. Clin Nutr. 2012;31(6):783-800.
3. Pollard JB. Economic aspects of an anesthesia preoperative evaluation clinic. Curr Opin Anaesthesiol. 2002;15(2):257-61.
4. Mendes FM, Mathias LAST, Duval Neto GF, Birck A. Impacto da implantação de clínica de avaliação pré-operatória em indicadores de desempenho. Rev Bras Anestesiol. 2005;55(2):175-87.
5. Akwe J. Preoperative Clinics. Hosp Med Clin. 2012;2(2):e548–e57.
6. Scott MJ, Baldini G, Fearon KCH, Feldheiser A, Feldman LS, Gan TJ, et al. Recovery After Surgery (ERAS) for gastrintestinal surgery, part 1: pathophysiological considerations. Acta Anaesthesiol Scand. 2015;59(10):1212-31.
7. Gibby GL. How preoperative assessment programs can be justified financially to hospital administrators. Int Anesthesiol Clin. 2002;40(2):17-30.
8. Parker BM, Tetzlaff JE, Litaker DL, Maurer WG. Redefining the preoperative evaluation process and the role of the anesthesiologist. J Clin Anesth. 2000;12(5):350-6.
9. Fischer SP. Development and effectiveness of an anesthesia preoperative evaluation clinic in a teaching hospital. Anesthesiology. 1996;85(1):196-206.
10. van Klei WA, Moons KG, Rutten CL, Schuurhuis A, Knape JT, Kalkman CJ, et al. The effect of outpatient preoperative evaluation of hospital inpatients on

cancellation of surgery and length of hospital stay. Anesth Analg. 2002;94(3):644-9.
11. Pollard JB, Olson L. Early outpatient preoperative anesthesia assessment: Does it help to reduce operating room cancellations? Anesth Analg. 1999;89(2):502-5.
12. Frisch A, Chandra P, Smiley D, Peng L, Rizzo M, Gatcliffe C, et al. Prevalence and clinical outcome of hyperglycemia in the perioperative period in noncardiac surgery. Diabetes Care. 2010;33(8):1783-8.
13. Stumvall M, Goldstein BJ, van Haeften TW. Type 2 diabetes: principles of pathogenesis and therapy. Lancet. 2005;365(9467):1333-46.
14. American Diabetes Association. Classification and diagnosis of diabetes. Diabetes Care. 2015;38(Suppl 1):S8–S16.
15. Sebranek JJ, Lugli AK, Coursin DB. Glycaemic control in the perioperative period. Br J Anaesth. 2013;111(Supl 1):18-34.
16. Joshi GP, Chung F, Vann MA, Ahmad S, Gan TJ, Goulson DT, et al. Society for Ambulatory Anaesthesia consensus statement on perioperative blood glucose management in diabetic patients undergoing ambulatory surgery. Anesth Analg. 2010;111(6):1378-87.
17. Diabetes Control and Complications Trial/Epidemiology of Diabetes Interventions and Complications Research Group. Retinopathy and nephropathy in patients with type 1 diabetes four years after a trial of intensive therapy. N Engl J Med. 2000;342(6):381-9.
18. Jacobson AM, Musen G, Ryan CM, Silvers N, Cleary P, Waberski B, et al. Long-term effect of diabetes and its treatment on cognitive function. N Engl J Med. 2007;356(18):1842-52.
19. Walid MS, Newman BF, Yelverton JC, Nutter JP, Ajjan M, Robinson JS Jr. Prevalence of previously unknown elevation of glycosylated hemoglobin in spine surgery patients and impact on length of stay and total cost. J Hosp Med. 2010;5(1):E10-4.
20. O'Sullivan CJ, Hynes N, Mahendran B, Andrews EJ, Avalos G, Tawfik S, et al. Haemoglobin A1c (HbA1C) in non-diabetic and diabetic vascular patients. Is HbA1C an independent risk factor and predictor of adverse outcome? Eur J Vasc Endovasc Surg. 2006;32(2):188-97.
21. Gustafsson UO, Thorell A, Soop M, Ljungqvist O, Nygren J. Haemoglobin A1c as a predictor of postoperative hyperglycaemia and complications after major colorectal surgery. Br J Surg. 2009;96(11):1358-64.
22. Halkos ME, Lattouf OM, Puskas JD, Kilgo P, Cooper WA, Morris CD, et al. Elevated preoperative hemoglobin A1c level is associated with reduced long-term survival after coronary artery bypass surgery. Ann Thorac Surg. 2008;86(5):1431-7.
23. Alserius T, Anderson RE, Hammar N, Nordqvist T, Ivert T. Elevated glycosylated haemoglobin (HbA1c) is a risk marker in coronary artery bypass surgery. Scand Cardiovasc J. 2008;42(6):392-8.
24. Kreutziger J, Schlaepfer J, Wenzel V, Constantinescu MA. The role of admission blood glucose in outcome prediction of surviving patients with multiple injuries. J Trauma. 2009;67(4):704-8.
25. Vilar-Compte D, Alvarez de Iturbe I, Martín-Onraet A, Pérez-Amador M, Sánchez-Hernández C, Volkow P. Hyperglycemia as a risk factor for surgical site infections in patients undergoing mastectomy. Am J Infect Control. 2008;36(3):192-8.
26. Shibuya N, Humphers JM, Fluhman BL, Jupiter DC. Factors associated with nonunion, delayed union, and malunion in foot and ankle surgery in diabetic patients. J Foot Ankle Surg. 2013;52(2):207-11.
27. Chuang SC, Lee KT, Chang WT. Risk factors for wound infection after cholecystectomy. J Formos Med Assoc. 2004;103(8):607-12.
28. Ambiru S, Kato A, Kimura F, Shimizu H, Yoshidome H, Otsuka M, et al. Poor postoperative blood glucose control increases surgical site infections after surgery for hepato-biliary-pancreatic cancer: a prospective study in a high-volume institute in Japan. J Hosp Infect. 2008;68(3):230-3.
29. Kadoi Y. Anaesthetic considerations in diabetic patients. Part I: preoperative considerations of patients with diabetes melito. J Anesth. 2010;24(5):739-47.
30. Barker P, Creasey PE, Dhatariya K, Levy N, Lipp A, Nathanson MH, et al. Peri-operative management of the surgical patient with diabetes 2015: Association of Anaesthetists of Great Britain and Ireland. Anaesthesia. 2015;70(12):1427-40.
31. Duncan AI, Koch CG, Xu M, Manlapaz M, Batdorf B, Pitas G, et al. Recent metformin ingestion does not increase in-hospital morbidity or mortality after cardiac surgery. Anesth Analg. 2007;104(1):42-50.
32. Aldam P, Levy N, Hall GM. Perioperative management of diabetic patients: new controversies. Br J Anaesth. 2014 Dec;113(6):906-9.
33. American Diabetes Association. Approach to Glycemic Control. Diabetes Care. 2015;38(Suppl 1):S41–S48.
34. Dhatariya K, Levy N, Kilvert A, Watson B, Cousins D, Flanagan D, et al. NHS diabetes guideline for the perioperative management of the adult patient with diabetes. Diabet Med. 2012;29(4):420-33.
35. Sudhakaran S, Surani SR. Guidelines for perioperative management of the diabetic patient. Surg Res Pract. 2015; 2015:284063.
36. Australian Diabetes Society. Peri-operative diabetes management guidelines [Internet]. Sydney: ADS; 2012 [capturado em 26 maio 2017]. Disponível em: https://diabetessociety.com.au/documents/PerioperativeDiabetesManagementGuidelinesFINAL-CleanJuly2012.pdf.
37. Ferreira VA. Avanços farmacológicos no tratamento do Diabetes tipo 2. Braz J Surg Clin Res. 2014;8(3):72-8.
38. Vann MA. Management of diabetes medications for patients undergoing ambulatory surgery. Anesthesiol Clin. 2014;32(2):329-39.
39. Othman M, Falcon BJ, Kadir R. Global hemostasis in pregnancy: are we using thromboelastography to its full potential? Semin Thromb Hemost. 2010;36(7):738-46.
40. Iwasaki R, Ohkuchi A, Furuta I, Ojima T, Matsubara S, Sato I, et al. Relationship between blood pressure level in early pregnancy and subsequent changes in blood pressure during pregnancy. Acta Obstet Gynecol Scand. 2002;81(10):918-25.
41. Munnur U, de Boisblanc B, Suresh MS. Airway problems in pregnancy, Crit Care Med 2005;33(10 Suppl):S259-S268.
42. Wong CA, McCarthy RJ, Fitzgerald PC, Raikoff K, Avram MJ. Gastric emptying of water in obese pregnant women at term. Anesth Analg. 2007;105(3):751-5.
43. Karlsson O, Sporrong T, Hillarp A, Jeppsson A, Hellgren M. Prospective longitudinal study of thromboelastography and standard hemostatic laboratory tests in healthy women during normal pregnancy. Anesth Analg. 2012;115(4):890-8.
44. Paranjothy S, Griffiths JD, Broughton HK, Gyte GM, Brown HC, Thomas J. Interventions at caesarean section for reducing the risk of aspiration pneumonitis. Cochrane Database Syst Rev. 2010;(1):CD004943.
45. Scherpereel PA, Tavernier B. Perioperative care or diabetic patientes. Eur J Anaesthesiol. 2001;18(5):277-94.
46. Coursin DB, Connery LE, Ketzler JT. Perioperative diabetic and hyperglycemic management issues. Crit Care Med. 2004;32(4 Suppl):S116-25.
47. Vincent MA, Clerk LH, Lindner JR, Klibanov AL, Clark MG, Rattigan S, et al. Microvascular recruitment is an early insulin effect that regulates skeletal muscle glucose uptake in vivo. Diabetes. 2004;53(6):1418-23.
48. Yu Q, Gao F, Ma XL. Insulin says NO to cardiovascular disease. Cardiovasc Res. 2011;89(3):516-24.
49. Herman AG, Moncada S. Therapeutic potential of nitric oxide donors in the prevention and treatment of atherosclerosis. Eur Heart J. 2005;26(19):1945-55.
50. Van den Berghe G, Wouters P, Weekers F, Verwaest C, Bruyninckx F, Schetz M, et al. Intensive insulin therapy incritically ill patients. N Engl J Med. 2001;345(19):1359-67.
51. Ingels C, Debaveye Y, Milants I, Buelens E, Peeraer A, Devriendt Y, et al. Strict blood glucose control with insulin during intensive care after cardiac surgery: Impact on 4-years survival, dependency on medical care, and quality-of-life. Eur Heart J. 2006;27(22):2716-24.
52. Van den Berghe G, Wilmer A, Hermans G, Meersseman W, Wouters PJ, Milants I, et al. Intensive insulin therapy in the medical ICU. N Engl J Med. 2006; 354:449–461.
53. Gandhi GY, Nuttall GA, Abel MA, et al. Intensive intraoperative insulin therapy *versus* conventional glucose management during cardiac surgery: a randomized trial. N Engl J Med. 2006;354(5):449-61.
54. Jacobi J, Bircher N, Krinsley J, Agus M, Braithwaite SS, Deutschman C, et al. Guidelines for the use of an insulin infusion for the management of hyperglycemia in critically ill patients. Crit Care Med. 2012;40(12):3251-76.
55. American Diabetes Association. Standards of medical care in diabetes: 2013. Diabetes Care. 2013;36(Suppl 1):S11-S66.
56. Handelsman Y, Mechanick JI, Blonde L, Grunberger G, Bloomgarden ZT, Bray GA, et al. American Association of Clinical Endocrinologists medical guidelines for clinical practice for developing a melitodiabetes melito comprehensive care plan. Endocr Pract. 2011;17 Suppl 2:1-53.
57. Dellinger RP, Levy MM, Rhodes A, Annane D, Gerlach H, Opal SM, et al. Surviving Sepsis Campaign: international guidelines for management of severe sepsis and septic shock, 2012. Intensive Care Med. 2013;39(2):165-228.
58. Qaseem A, Humphrey LL, Chou R, Snow V, Shekelle P. Use of intensive insulin therapy for the management of glycemic control in hospitalized patients: a clinical practice guideline from the American College of Physicians. Ann Intern Med. 2011;154(4):260-7.
59. Vaquerizo Alonso C, Grau Carmona T, Juan Diaz M. Guidelines for specialized nutritional and metabolic support in the critically-ill patient: update. Consensus SEMICYUC-SENPE: hyperglycemia and diabetes mellitus. Nutr Hosp. 2011;26 Suppl 2:46-9.
60. Société française d'anesthésie et de réanimation (Sfar); Société de réanimation de langue française (SRLF). Formal recommendations by the experts. Glycemic control in intensive care unit and during anaesthesia. Ann Fr Anesth Reanim. 2009;28(4):410-5.
61. Lazar HL, McDonnell M, Chipkin SR, Furnary AP, Engelman RM, Sadhu AR, et al. The Society of Thoracic Surgeons practice guideline series: blood glucose management during adult cardiac surgery. Ann Thorac Surg. 2009;87(2):663-9.
62. NICE-SUGAR Study Investigators, Finfer S, Liu B, Chittock DR, Norton R, Myburgh JA, et al. Hypoglycemia and risk of death in critically ill patients. N Engl J Med. 2012;367(12):1108-18.
63. Charlson ME, MacKenzie CR, Gold JP. Preoperative autonomic function abnormalities in patients with melitodiabetes melito and patients with hypertension. J Am Coll Surg. 1994;179(1):1-10.
64. Pasternak JJ, McGregor DG, Schroeder DR, Lanier WL, Shi Q, Hindman BJ, et al. Hypoglycemia in patients undergoing cerebral aneurysm surgery: its association with long-term gross neurologic and neuropsychological function. Mayo Clin Proc. 2008;83(4):406-17.
65. Fede G, Spadaro L, Tomaselli T, Privitera G, Germani G, Tsochatzis E, et al. Adrenocortical dysfunction in liver disease: a systematic review. Hepatology. 2012;55(4):1282-91.
66. Udelsman R, Ramp J, Gallucci WT, Gordon A, Lipford E, Norton JA, et al. Adaptation during surgical stress: a reevaluation of the role of glucocorticoids. J Clin Invest. 1986;77(4):1377-81.
67. Fleisher LA, Mythen M. anesthetic implications of concurrent diseases. In: Miller RD, editor, Mille's anesthesia. 8 th ed. Philadelphia; 2015. p. 1156-225.
68. Torpy DJ, Mullen N, Ilias I, Nieman LK. Association of hypertension and hypokalemia with Cushing's syndrome caused by ectopic ACTH secretion: a series of 58 cases. Ann N Y Acad Sci. 2002;970:134-44.
69. Sharma A, Subramaniam R, Misra M, Joshiraj B, Krishnan G, Varma P, et al. Anesthetic management of emergent laparoscopic bilateral adrenalectomy in a patient with a life-threatening cortisol crisis. A A Case Rep. 2015;4(2):15-8.
70. Yong SL, Marik P, Esposito M, Coulthard P. Supplemental perioperative steroids for surgical patients with suprarrenal insufficiency. Cochrane Database Syst Rev. 2009;(4):CD005367.
71. Symreng T, Karlberg BE, Kågedal B, Schildt B. Physiological cortisol substitution of long-term steroid-treated patients undergoing major surgery. Br J Anaesth. 1981;53(9):949-54.
72. Bravo EL. Evolving concepts in the pathophysiology, diagnosis and treatment of pheochromocytoma. Endocr Rev. 1994;15(3):356-68.
73. St John Sutton MG, Sheps SG, Lie JT. Prevalence of clinically unsuspected pheochromocytoma: review of a 50-year autopsy series. Mayo Clin Proc. 1981;56(6):354-60.
74. Lucon AM, Pereira MA, Mendonça BB, Halpern A, Wajchenbeg BL, Arap S. Pheochromocytoma: study of 50 cases. J Urol. 1997;157(4):1208-12.
75. Prys-Roberts C. Phaeochromocytoma: recent progress in its management. Br J Anaesth. 2000;85(1):44-57.
76. Witteles RM, Kaplan EL, Roizen MF. Safe and cost-effective preoperative preparation of patients with pheochromocytoma. Anesth Analg. 2000;91(2):302-4.
77. Allen GC, Rosenberg H. Pheochromocytoma presenting as acute malignant hyperthermia: a diagnostic challenge. Can J Anaesth. 1990;37(5):593-5.
78. Zakowski M, Kaufman B, Berguson P, Tissot M, Yarmush L, Turndorf H. Esmolol use during resection of pheochromocytoma: report of three cases. Anesthesiology. 1989;70(5):875-7.
79. Lord MS, Augoustides JG. Perioperative management of pheochromocytoma: focus on magnesium, clevidipine, and vasopressin. J Cardiothorac Vasc Anesth. 2012;26(3):526-31.
80. van Vliet P, Hilt AD, Thijs RD, van Dijk JG. Effect of orthostatic hypotension on sustained attention in patients with autonomic failure. J Neurol Neurosurg Psychiatry. 2016;87(2):144-8.
81. Milne A, Mon WY, Down J, Obichere A, Ackland GL. Contemporary perioperative management of adult familial dysautonomia (Riley Day syndrome). A A Case Rep. 2015;4(9):111-3.
82. Bell S, Kolobova I, Crapper L, Ernst C. Lesch-Nyhan Syndrome: models, theories, and therapies. Mol Syndromol. 2016;7(6):302-311.
83. Kendrick WW, Scott JW, Jousse AT, Botterell EH. Reflex sweating and hypertension in traumatic transverse myelitis. Treat Serv Bull. 1953;8(8):437-48.
84. Huggins RM, Kennedy WK, Melroy MJ, Tollerton DG. Cardiac arrest from succinylcholine induced hyperkalemia. Am J Health Syst Pharm. 2003;60(7):694-7.
85. Bajwa SJS, Sehgal V. Anesthesia and thyroid surgery: The never ending challenges. Indian J Endocrinol Metab. 2013;17(2):228-34.
86. Loh KC. Amiodarone-induced thyroid disorders: a clinical review. Postgrad Med J. 2000;76(893):133-40.
87. Williams M, Lo Gerfo P. Thyroidectomy using local anesthesia in critically ill patients with amiodarone-induced thyrotoxicosis: a review and description of the technique. Thyroid. 2002;12(6):523-5.
88. Bahn RS, Burch HB, Cooper DS, Garber JR, Greenlee MC, Klein I, et al. Hyperthyroidism and other causes of thyrotoxicosis: management guidelines of the American Thyroid Association and American Association of Clinical Endocrinologists. Endocr Pract. 2011;17(3):456-520.
89. Weinberg AD, Brennan MD, Gorman CA, et al. Outcome of anesthesia and surgery in hypothyroid patients. Arch Intern Med. 1983;143(5):893-7.
90. Vanderpump MPJ, Brennan MD, Gorman CA, Marsh HM, O'Fallon WM. The incidence of thyroid disorders in the community: a twenty-year follow-up of the Whickham Survey. Clin Endocrinol (Oxf). 1995;43(1):55-68.
91. Surks MI, Ortiz E, Daniels GH, Sawin CT, Col NF, Cobin RH, et al. Subclinical thyroid disease: scientific review and guidelines for diagnosis and management. JAMA. 2004;291(2):228-38.
92. Hattori H, Hattori C, Yonekura A, Nishimura T. Two cases of sleep apnea syndrome caused by primary hypothyroidism. Acta Otolaryngol Suppl. 2003;(550):59-64.
93. Lee TH, Marcantonio ER, Mangione CM, Thomas EJ, Polanczyk CA, Cook EF, et al. Derivation and prospective validation of a simple index for prediction of cardiac risk of major noncardiac surgery. Circulation. 1999;100(10):1043-9.
94. Hoeks SE, op Reimer WJ, van Gestel YR, Smolderen KG, Verhagen H, van Domburg RT, et al. Preoperative cardiac risk index predicts long-term mortality and health status. Am J Med. 2009;122(6):559-65.
95. Fleisher LA, Fleischmann KE, Auerbach AD, Barnason SA, Beckman JA, Bozkurt B, et al. 2014 ACC/AHA guideline on perioperative cardiovascular evaluation and management of patients undergoing noncardiac surgery: executive summary: a report of the American College of Cardiology/American Heart Association Task Force on Practice Guidelines. Circulation. 2014;130(24):2215-45.
96. Guarracino F, Baldassarri R, Priebe HJ. Revised ESC/ESA Guidelines on non-cardiac surgery: cardiovascular assessment and management. Implications for preoperative clinical evaluation. Minerva Anestesiol. 2015;81(2):226-33.
97. Gupta PK, Gupta H, Sundaram A, Kaushik M, Fang X, Miller WJ, et al. Development and validation of a risk calculator for prediction of cardiac risk after surgery. Circulation. 2011;124(4):381-7.
98. Eagle KA, Berger PB, Calkins H, Chaitman BR, Ewy GA, Fleischmann KE, et al. ACC/AHA guideline update on perioperative cardiovascular evaluation for noncardiac surgery a report of the American College of Cardiology / American Heart Association Task Force on practice guidelines. Anesth Analg. 2002;94(5):1052-64.
99. Hertzer NR, Young JR, Beven EG, O'Hara PJ, Graor RA, Ruschhaupt WF, et al. Late results of coronary bypass in patients with peripheral vascular disease. I. Five-year survival according to age and clinical cardiac status. Cleve Clin Q. 1986;53(2):133-43.
100. Hertzer NR, Young JR, Beven EG, O'Hara PJ, Graor RA, Ruschhaupt WF, et al. Late results of coronary bypass in patients with peripheral vascular disease. II. Five-year survival according to sex, hypertension, and diabetes. Cleve Clin J Med. 1987;54(1):15-23.
101. Eagle KA, Rihal CS, Mickel MC, Holmes DR, Foster ED, Gersh BJ. Cardiac risk of noncardiac surgery: influence of coronary disease and type of surgery in operations. CASS Investigators and University of Michigan Heart Care Program. Coronary Artery Surgery Study. Circulation. 1997;96(6):1882-7.
102. Posner KL, Van Norman GA, Chan V. Adverse cardiac outcomes after noncardiac surgery in patients with prior percutaneous transluminal coronary angioplasty. Anesth Analg. 1999;89(3):553-60.
103. McFalls EO, Ward HB, Moritz TE, Goldman S, Krupski WC, Littooy F, et al. Coronary-artery revascularization before elective major vascular surgery. N Engl J Med. 2004;351(27):2795-804.
104. Godet G, Riou B, Bertrand M, Fléron MH, Goarin JP, Montalescot G, et al. Does preoperative coronary angioplasty improve perioperative cardiac outcome? Anesthesiology. 2005;102(4):739-46.
105. Riles TS, Kopelman I, Imparato AM. Myocardial infarction following carotid endarterectomy: a review of 683 operations. Surgery. 1979;85(3):249-52.
106. Materson BJ, Reda DJ, Cushman WC, Massie BM, Freis ED, Kochar MS, et al. Single-drug therapy for hypertension in men: a comparison of six antihypertensive agents with placebo. N Engl J Med. 1993;328(13):914-21.
107. Charlson ME, MacKenzie CR, Gold JP, Ales KL, Topkins M, Shires GT. Preoperative characteristics predicting intraoperative hypotension and hypertension among

hypertensives and diabetics undergoing noncardiac surgery. Ann Surg. 1990;212(1):66-81.
108. Frank SM, Fleisher LA, Breslow MJ, Higgins MS, Olson KF, Kelly S, et al. Perioperative maintenance of normothermia reduces the incidence of morbid cardiac events: a randomized clinical trial. JAMA. 1997;277(14):1127-34.
109. Erikssen G, Thaulow E, Sandvik L, Stormorken H, Erikssen J. Haematocrit: a predictor of cardiovascular mortality? J Intern Med. 1993;234(5):493-9.
110. Nelson AH, Fleisher LA, Rosenbaum SH. Relationship between postoperative anemia and cardiac morbidity in high-risk vascular patients in the intensive care unit. Crit Care Med. 1993;21(6):860-6.
111. Goldman L, Caldera DL, Southwick FS, Nussbaum SR, Murray B, O'Malley TA, et al. Cardiac risk factors and complications in noncardiac surgery. Medicine (Baltimore). 1978;57(4):357-70.
112. Wijeysundera DN, Duncan D, Nkonde-Price C, Virani SS, Washam JB, Fleischmann KE, et al. Perioperative beta blockade in noncardiac surgery: a systematic review for the 2014 ACC/AHA guideline on perioperative cardiovascular evaluation and management of patients undergoing noncardiac surgery: a report of the American College of Cardiology/American Heart Association Task Force on practice guidelines. J Am Coll Cardiol. 2014;64(22):2406-25.
113. Poldermans D, Boersma E, Bax JJ, Thomson IR, van de Ven LL, Blankensteijn JD, et al. The effect of bisoprolol on perioperative mortality and myocardial infarction in high-risk patients undergoing vascular surgery. Dutch Echocardiographic Cardiac Risk Evaluation Applying Stress Echocardiography Study Group. N Engl J Med. 1999;341(24):1789-94.
114. Dunkelgrun M, Boersma E, Schouten O, Koopman-van Gemert AW, van Poorten F, et al. Bisoprolol and fluvastatin for the reduction of perioperative cardiac mortality and myocardial infarction in intermediate-risk patients undergoing noncardiovascular surgery: a randomized controlled trial (DECREASE-IV). Ann Surg. 2009;249(6):921-6.
115. Devereaux PJ, Yang H, Yusuf S, Guyatt G, Leslie K, Villar JC, et al. Effects of extended-release metoprolol succinate in patients undergoing non-cardiac surgery (POISE trial): a randomized controlled trial. Lancet. 2008;371(9627):1839-47.
116. Guidelines for assessing and managing the perioperative risk from coronary artery disease associates with major noncardiac surgery. Ann Intern Med. 1997;127(4):309-12.
117. Pinho C, Grandini PC, Gualandro DM, Calderaro D, Monachini M, Caramelli B. Multicenterric study of perioperative evaluation for noncardiac surgeries in Brazil (EMAPO). Clinics (Sao Paulo). 2007;62(1):17-22.
118. Downs JR, Clearfield M, Weis S, Whitney E, Shapiro DR, Beere PA, et al. Primary prevention of acute coronary events with lovastatin in men and women with average cholesterol levels: results of AFCAPS/TexCAPS. JAMA. 1998;279(20):1615-22.
119. Stone NJ, Robinson JG, Lichtenstein AH, Bairey Merz CN, Blum CB, Eckel RH, et al. 2013 ACC/AHA guideline on the treatment of blood cholesterol to reduce atherosclerotic cardiovascular risk in adults: a report of the American College of Cardiology/American Heart Association Task Force on Practice Guidelines. Circulation. 2014;129(25 Suppl 2):S1-45.
120. Fleisher LA, Beckman JA, Brown KA, Calkins H, Chaikof EL, Fleischmann KE, et al. 2009 ACCF/AHA focused update on perioperative beta blockade incorporated into the ACC/AHA 2007 guidelines on perioperative cardiovascular evaluation and care for noncardiac surgery: a report of the American College of Cardiology Foundation/American Heart Association Task Force on Practice Guidelines. Circulation. 2009;120(21):e169-276.
121. Cockcroft DW, Gault MH. Prediction of creatinine clearance from serum creatinine. Nephron. 1976;16(1):31-41.
122. Ricci Z, Cruz DN, Ronco C. Classification and staging of acute kidney injury: beyond the RIFLE and AKIN criteria. Nat Rev Nephrol. 2011;7(4):201-8.
123. Lopes JA, Jorge S. The RIFLE and AKIN classifications for acute kidney injury: a critical and comprehensive review. Clin Kidney J. 2013;6(1):8-14.
124. Sociedade Brasileira de Nefrologia. Diretrizes de Insuficiência Renal Aguda [Internet]. São Paulo: SBM; 2007 [capturado em 28 maio 2017]. Disponível em: http://sbn.org.br/app/uploads/Diretrizes_Insuficiencia_Renal_Aguda.pdf.
125. Campbell JP, Cousins JM. Anesthesia for the patient on dialysis [Internet]. Waltham: UpToDate; 2016 [capturado em 28 maio 2017]. Disponível em: http://www.uptodate.com/contents/anesthesia-for-the-patient-on-dialysis.
126. Pinson CW, Schuman ES, Gross GF, Schuman TA, Hayes JF. Surgery in long term dialysis patients. Experience with more than 300 cases. Am J Surg. 1986;151(5):567-71.
127. Deutsch E, Bernstein RC, Addonizio P, Kussmaul WG 3rd. Coronary artery bypass surgery in patients on chronic hemodialysis. A case-control study. Ann Intern Med. 1989;110(5):369-72.
128. Okada H, Sugahara S, Nakamoto H, Omoto R, Suzuki H. Intensive perioperative dialysis can improve the hospital mortality of haemodialysis patients undergoing cardiac surgery. Nephrol Dial Transplant. 1998;13(10):2713-4.
129. Ahmed J, Weisberg LS. Hyperkalemia in dialysis patients. Semin Dial. 2001;14:348-56.
130. Hanna MH, D›Costa F, Peat SJ, Fung C, Venkat N, Zilkha TR, et al. Morphine-6-glucuronide disposition in renal impairment. Br J Anaesth. 1993;70(5):511-4.
131. Bayer O, Schwarzkopf D, Doenst T, Cook D, Kabisch B, Schelenz C, et al. Perioperative fluid therapy with tetrastarch and gelatin in cardiac surgery prospective sequential analysis. Crit Care Med. 2013;41(11):2532-42.
132. Serpa Neto A, Veelo DP, Peireira VG, de Assunção MS, Manetta JA, Espósito DC, et al. Fluid resuscitation with hydroxyethyl starches in patients with sepsis is associated with an increased incidence of acute kidney injury and use of renal replacement therapy: a systematic review and meta-analysis of the literature. J Crit Care. 2014;29(1):185.e1-7.
133. Weisberg LS. The risk of preoperative hyperkalemia. Semin Dial. 2003;16(1):78-9.
134. Kotanko P, Carter M, Levin NW. Intestinal bacterial microflora: a potential source of chronic inflammation in patients with chronic kidney disease. Nephrol Dial Transplant. 2006;21(8):2057-60.
135. Lehnert T, Herfarth C. Peptic ulcer surgery in patients with liver cirrhosis. Ann Surg. 1993;217(4):338-46.
136. Befeler AS, Palmer DE, Hoffman M, Longo W, Solomon H, Di Bisceglie AM. The safety of intra-abdominal surgery in patients with cirrhosis: model for end-stage liver disease score is superior to Child-Turcotte-Pugh classification in predicting outcome. Arch Surg. 2005;140(7):650-4
137. Sleeman D, Namias N, Levi D, Ward FC, Vozenilek J, Silva R, et al. Laparoscopic cholecystectomy in cirrhotic patients. J J Am Coll Surg. 1998;187(4):400-3.
138. Brolin RE, Bradley LJ, Taliwal RV. Unsuspected cirrhosis discovered during elective obesity operations. Arch Surg. 1998;133(1):84-8.
139. Ziser A, Plevak DJ, Wiesner RH, Rakela J, Offord KP, Brown DL. Morbidity and mortality in cirrhotic patients undergoing anesthesia and surgery. Anesthesiology. 1999;90(1):42-53.
140. Friedman LS. The risk of surgery in patients with liver disease. Hepatology. 1999;29(6):1617-23.
141. Higashi H, Matsumata T, Adachi E, Taketomi A, Kashiwagi S, Sugimachi K. Influence of viral hepatitis status on operative morbidity and mortality in patients with primary hepatocellular carcinoma. Br J Surg. 1994;81(9):1342-5.
142. O'Leary JG, Friedman LS. Predicting surgical risk in patients with cirrhosis: from art to science. Gastroenterology. 2007;132(4):1609-11.
143. Zhou C, Hou C, Cheng D, Tang W, Lv W. Predictive accuracy comparison of MELD and Child-Turcotte-Pugh scores for survival in patients underwent TIPS placement: a systematic meta-analytic review. Int J Clin Exp Med. 2015;8(8):13464-72.
144. Muilenburg D, Singh A. Surgery in the patient with liver disease. Anesthesiol Clin. 2009;27(4):721-37.
145. Hanje AJ, Patel T. Preoperative evaluation of patients with liver disease. Nat Clin Pract Gastroenterol Hepatol. 2007;4(5):266-76.
146. Cucchetti A, Ercolani G, Vivarelli M, Cescon M, Ravaioli M, La Barba G, et al. Impact of model for end-stage liver disease (MELD) score on prognosis after hepatectomy for hepatocellular carcinoma on cirrhosis. Liver Transpl. 2006;12(6):966-71.
147. Assimakopoulos SF, Scopa CD, Vagianos CE. Pathophysiology of increased intestinal permeability in obstructive jaundice. World J Gastroenterol. 2007;13(48):6458-64.
148. Wang L, Yu WF. Obstructive jaundice and perioperative management. Acta Anaesthesiol Taiwan. 2014;52(1):22-9.
149. O'Leary JG, Yachimski PS, Friedman LS. Surgery in the patient with liver disease. Clin Liver Dis. 2009;13(2):211-31.
150. Rucker L, Frye EB, Staten MA. Usefulness of screening chest roentgenograms in preoperative patients. JAMA. 1983;250(23):3209-11.
151. Boghosian SG, Mooradian AD. Usefulness of routine preoperative chest roentgenograms in elderly patients. J Am Geriatr Soc. 1987;35(2):142-6.
152. Joo HS, Wong J, Naik VN, Savoldelli GL. The value of screening preoperative chest x-rays: a systematic review. Can J Anaesth. 2005;52(6):568-74.
153. Arozullah AM, Conde MV, Lawrence VA. Preoperative evaluation for postoperative pulmonary complications. Med Clin North Am. 2003;87(1):153-73.
154. Beliveau MM. Perioperative care for the elderly patient. Med Clin North Am. 2003;87(1):273-89.
155. Smetana GW, Lawrence VA, Cornell JE. Preoperative pulmonary risk stratification for no cardiothoracic surgery: systematic review for the American College of Physicians. Ann Intern Med. 2006;144(8):581-95.
156. Lawrence VA, Cornell JE, Smetana GW. Strategies to reduce postoperative pulmonary complications after no cardiothoracic surgery: systematic review for the American College of Physicians. Ann Intern Med. 2006;144(8):596-608.
157. Qaseem A, Snow V, Fitterman N, Hornbake ER, Lawrence VA, Smetana GW, et al. Risk assessment for and strategies to reduce perioperative pulmonary complications for patients undergoing no cardiothoracic surgery: a Guideline from the American College of Physicians. Ann Intern Med. 2006;144(8):575-80.
158. Güldner A, Pelosi P, de Abreu MG. Nonventilatory strategies to prevent postoperative pulmonary complications. Curr Opin Anaesthesiol. 2013;26(2):141-51.
159. Rodgers A, Walker N, Schug S, McKee A, Kehlet H, van Zundert A, et al. Reduction of postoperative mortality and morbidity with epidural spinal anesthesia: results from overview of randomized trials. BMJ. 2000;321(7275):1493.
160. Güldner A, Spieth PM, Gama de Abreu M. Non-ventilatory approaches to prevent postoperative pulmonary complications. Best Pract Res Clin Anaesthesiol. 2015;29(3):397-410.
161. American Society of Anesthesiologists Task Force on Preanesthesia Evaluation. Practice advisory for preanesthesia evaluation: a report by the American Society of Anesthesiologists Task Force on Preanesthesia Evaluation. Anesthesiology. 2002;96(2):485-96.
162. Pasternak LR. Preoperative laboratory testing: general issues and considerations. Anesthesiology Clinics of North America. Anesthesiol Clin North America. 2004;22(1):13-25.
163. Practice advisory for preanesthesia evaluation: an updated report by the American Society of Anesthesiologists Task Force on Preanesthesia Evaluation. Anesthesiology. 2012;116(3):1-17.
164. American College of Physicians. Preoperative pulmonary function testing. Ann Intern Med. 1990;112(10):793-4.
165. Donohue JH. Laparoscopic surgical procedures. Mayo Clin Proc. 1994;69(8):758-62.
166. Couture JG, Chartrand D, Gagner M, Bellemare F. Diaphragmatic and abdominal muscle activity after endoscopic cholecystectomy. Anesth Analg. 1994;78(4):733-9.
167. Putensen-Himmer G, Putensen C, Lammer H, Lingnau W, Aigner F, Benzer H. Comparison of postoperative respiratory function after laparoscopy or open laparotomy for cholecystectomy. Anesthesiology. 1992;77(4):675-80.
168. Warner MA, Offord KP, Warner ME, Lennon RL, Conover MA, Jansson-Schumacher U. Role of preoperative cessation of smoking and the other factors in postoperative pulmonary complications: a blinded prospective study of coronary artery bypass patients. Mayo Clin Proc. 1989;64(6):609-16.
169. Whigtman JA. A prospective study of the incidence of postoperative pulmonary complications. Br J Surg. 1968;55(2):85-91.
170. Moller AM, Villebro N, Pedersen T, Tonnensen H. Effect of preoperative smoking intervention on postoperative complications: a randomised controlled trial. Lancet. 2002;359(9301):114-7.
171. Collins CD, Darke CS, Knowelden J. Chest complications after upper abdominal surgery: their anticipation and prevention. Br Med J. 1968;1(5589):401-6.
172. Hulzebos EH, Helders PJ, Favié NJ, De Bie RA, Brutel de la Riviere A, Van Meeteren NL. Preoperative intensive inspiratory muscle training to prevent postoperative pulmonary complications in high-risk patients undergoing CABG surgery: a randomized clinical trial. JAMA. 2006;296(15):1851-7.
173. Nakagawa M, Tanaka H, Tsukuma H, Kishi Y. Relationship between the duration of the preoperative smoke-free period and the incidence of postoperative pulmonary complications after pulmonary surgery. Chest. 2001;120(3):705-10.
174. Wong J, Lam DP, Abrishami A, Chan MT, Chung F. Short-term preoperative smoking cessation and postoperative complications: a systematic review and meta-analysis. Short-term preoperative smoking cessation and postoperative complications: a systematic review and meta-analysis. Can J Anaesth. 2012;59(3):268-79.
175. Bartlett RH, Brennan ML, Gazzaniga AB, Hanson EL. Studies on the pathogenesis and prevention of postoperative pulmonary complications. Surg Gynecol Obstet. 1973;137(6):925-33.
176. Severguini P, Selmo G, Lanza C, Chiesa A, Frigerio A, Bacuzzi A, et al. Protective mechanical ventilation during general anesthesia for open abdominal surgery improves postoperative pulmonar function. Anesthesiology. 2013;118(6):1307-21.
177. Serpa Neto A, Hemmes SN, Barbas CS, Beiderlinden M, Biehl M, Binnekade JM, et al. Protective *versus* conventional ventilation for surgery. A systematic review and individual patient data meta-analysis. Anesthesiology. 2015;123(1):66-78.
178. Pouwels S, Stokmans RA, Willigendael EM, Nienhuijs SW, Rosman C, van Ramshorst B, et al. Preoperative exercise therapy for elective major abdominal surgery: a systematic review. Int J Surg. 2014;12(2):134-40.
179. Cassidy MR, Rosenkranz P, McCabe K, Rosen JE, McAneny D. I COUGH: reducing postoperative pulmonar complications with a multidisciplinary patient care program. JAMA Surg. 2013;148(8):740-5.
180. Prys-Roberts C, Meloche R, Foex P. Studies of anaesthesia in relation to hypertension I: responses on treated and untreated patients. Br J Anaesth. 1971;43(2):122-37.
181. Prys-Roberts C, Groere LT, Meloche R, Foex P. Studies of anaesthesia in relation to hypertension II: haemodynamic consequences of induction and endotracheal intubation. Br J Anaesth. 1971;43(6):531-47.
182. Goldman L, Caldera DL, Nussbaum SR, Southwick FS, Krogstad D, Murray B, et al. Multifactorial index of cardiac risk in noncardiac surgical procedures. N Engl J Med. 1977;297(16):845-50.
183. Goldman L, Caldera DL, Southwick FS, Nussbaum SR, Murray B, O'Malley TA, et al. Cardiac risk factors and complications in noncardiac surgery. Medicine (Baltimore). 1978;57(4):357-70.
184. Howell SJ, Sear JW, Foex P. Hypertension, hypertensive heart disease and perioperative cardiac risk. Br J Anaesth. 2004;92(4):570-83.
185. Spahn DR, Priebe HJ. Editorial II. Preoperative hypertension: remain wary? 'Yes'—cancel surgery? 'No'. Br J Anaesth. 2004;92(4):461-4.
186. Hanada S, Kawakami H, Goto T, Morita S. Hypertension anesthesia. Curr Opin Anaesthesiol. 2006;19(3):315-9.
187. Wekslet N, Klein M, Szendro G, Rozentsveig V, Schily M, Brill S, et al. The dilemma of immediate preoperative hypertension: to treat and operate, or to postpone surgery? J Clin Anesth. 2003;15(3):179-83.
188. Aronson S, Boisvert D, Lapp W. Isolated systolic hypertension is associated with adverse outcomes from coronary artery bypass grafting surgery. Anesth Analg. 2002;94(5):1079-84.
189. Kheterpal S, O'Reilly M, Englesbe MJ, Rosenberg AL, Shanks AM, Zhang L, et al. Preoperative and intraoperative predictors of cardiac adverse events after general, vascular, and urological surgery. Anesthesiology. 2009;110(1):58-66.
190. Wax DB, Porter SB, Lin HM, Hossain S, Reich DL. Association of preanesthesia hypertension with adverse outcomes. J Cardiothorac Vasc Anesth. 2010;24(6):927-30.
191. Pasternack PF, Grossi EA, Baumann FG, Riles TS, Lamparello PJ, Giangola G, et al. Beta blockade to decrease silent myocardial ischemia during peripheral vascular surgery. Am J Surg. 1989;158(2):113-6.
192. Devereaux PJ, Yang H, Yusuf S, Guyatt G, Leslie K, Villar JC, et al. Effects of extended-release metoprolol succinate in patients undergoing non-cardiac surgery (POISE trial): a randomised controlled trial. Lancet. 2008;371(9627):1839-47.
193. Coriat P, Richer C, Douraki T, Gomez C, Hendricks K, Giudicelli JF, et al. Influence of chronic angiotensin-converting enzyme inhibition in anesthetic induction. Anesthesiology. 1994;81(2):299-307.
194. Bertrand M, Godet G, Meersschaert K, Brun L, Salcedo E, Coriat P. Should the angiotensinII antagonists be discontinued before surgery? Anesth Analg. 2001;92(1):26-30.
195. Kheterpal S, Khodaparast O, Shanks A, O'Reilly M, Tremper KK. Chronic angiotensin converting enzyme inhibitor or angiotensin receptor blocker therapy combined with diuretic therapy is associated with increased episodes of hypotension in noncardiac surgery. J Cardiothorac Vasc Anesth. 2008;22(2):180-6.
196. Turan A, You J, Shiba A, Kurz A, Saager L, Sessler DI. Angiotensin converting enzyme inhibitors are not associated with respiratory complications or mortality after noncardiac surgery. Anesth Analg. 2012;114(3):552-60.
197. Smith JS, Roizen MF, Cahalan MK, Benefiel DJ, Beaupre PN, Sohn YJ, et al. Does anesthetic technique make a difference? Augmentation of systolic blood pressure during carotid endarterectomy: effects of phenylephrine light anesthesia and of isoflurane *versus* halothane on the of myocardial ischemia. Anesthesiology. 1988;69(6):846-53.
198. Katholi RE, Nolan SP, McGuire LB. Living with prosthetic heart valves: subsequent noncardiac operations and the risk of thromboembolism or hemorrhage. Am Heart J. 1976;92(2):162-7.
199. Bonow RO, Carabello B, de Leon AC Jr, Edmunds LH Jr, Fedderly BJ, Freed MD, et al. Guidelines for the

management of patients with valvar heart disease: executive summary. A report of the American College of Cardiology/American Heart Association Task Force on Practice Guidelines (Committee on Management of Patients with Valvar Heart Disease). Circulation. 1998;98(18):1949-84.

200. Bonow RO, Carabello BA, Kanu C, de Leon AC Jr, Faxon DP, Freed MD, et al. ACC/AHA 2006 guidelines for the management of patients with valvar heart disease: a report of the American College of Cardiology/ American Heart Association Task Force on Practice Guidelines (Writing Committee to Revise the 1998 Guidelines for the Management of Patients with Valvar Heart Disease): developed in collaboration with the Society of Cardiovascular Anesthesiologists: endorsed by the Society for Cardiovascular Angiography and Interventions and the Society of Thoracic Surgeons. Circulation. 2006;114(5):e84-231.
201. Vandermeulen EP, Van Aken H, Vermylen J. Anticoagulants and spinal-epidural anesthesia. Anesth Analg. 1994;79(6):1165-77.
202. Nishimura RA, Otto CM, Bonow RO, Carabello BA, Erwin JP, Guyton RA, et al. 2014 AHA/ACC Guideline for the management of patients with valvular heart disease: executive summary. A report of the American College of Cardiology/American Heart Association Task Force on Practice Guidelines. Circulation. 2014;129(23):2440-9.
203. Rao TLK, El-Etr AA. Anticoagulation following placement of epidural and subarachnoid catheters: an evaluation of neurologic sequelae. Anesthesiology. 1981;55(6):618-20.
204. Frame JN, Mulvey KP, Phares JC, Anderson MJ. Correction of severe heparin-associated thrombocytopenia with intravenous immunoglobulin. Ann Intern Med. 1989;111(11):946-7.
205. Bargon HC, LaRaja RD, Rossi G, Atkinson D. Continuous epidural analgesia in the heparinized vascular surgical patient: a retrospective review of 912 patients. J Vasc Surg. 1987;6(2):144-6.
206. Onishchuk JL, Carlsson C. Epidural hematoma associated with epidural anesthesia: complications of anticoagulant therapy. Anesthesiology. 1992;77(6):1221-3.
207. Horlocker TT, Wedel DJ, Benzon H, Brown DL, Enneking FK, Heit JA, et al. Regional anesthesia in the anticoagulated patient: defining the risks (the second ASRA Consensus Conference on Neuraxial Anesthesia and Anticoagulation). Reg Anesth Pain Med. 2003;28(3):172-97.
208. Prevention of fatal postoperative pulmonary embolism by low doses of heparin. An international multicentre trial. Lancet. 1975;2(7924):45-51.
209. Drugs for epilepsy. Med Lett Drugs Ther. 2000;42(1082):57-64.
210. Roberts R. Differential diagnosis of sleep disorders, non-epileptic attacks and epileptic attacks. Curr Opin Neurol. 1998;11(2):135-9.
211. Shaner DM, McCurdy SA, Herring MO, Gabor AJ. Treatment of status epilepticus: a prospective comparison of diazepam and phenytoin *versus* phenobarbital and optional phenytoin. Neurology. 1988;38(2):202-7.
212. Glauser T, Shinnar S, Gloss D, Alldredge B, Arya R, Bainbridge J, et al. Evidence-based guideline: treatment of convulsive status epilepticus in children and adults: report of the Guideline Committee of the American Epilepsy Society. Epilepsy Curr. 2016;16(1):48-61.
213. Associação Brasileira de Psiquiatria, Sociedade Brasileira de Medicina da Família e Comunidade. Abuso e dependência do álcool. São Paulo: AMB; 2012.
214. Adler JS, Goldman L. Preoperative evaluation. In: Tierney LM, McPhee SJ, editores. Current medical diagnosis and treatment. 42nd. ed. new York: Lange; 2003. p. 31-42.
215. d'Empaire G, Hoaglin DC, Perlo VP, Pontoppidan H. Effect of prethymectomy plasma exchange on postoperative respiratory function in myasthenia gravis. J Thorac Cardiovasc Surg. 1985;89(4):592-6.
216. Massey JM. Treatment of acquired myasthenia gravis. Neurol Clin. 1997;15(3):577-95.
217. Eisenkraft JB, Papatestas AE, Kahn CH, Mora CT, Fagerstrom R, Genkins G. Predicting the need for postoperative mechanical ventilation in myasthenia gravis. Anesthesiology. 1986;65(1):79-82.
218. Baraka A. Anesthesia and critical care of thymectomy for myasthenia gravis. Chest Surg Clin N Am. 2001;11(2):337-61.
219. Sungur Ulke Z, Yavru A, Camci E, Ozkan B, Toker A, Senturk M. Rocuronium and sugamadex in patients with myasthenia gravis undergoing thymectomy. Acta Anaesthesiol Scand. 2013;57(6):745-8.
220. Ali HH, Lennon VA, Brown RH Jr, Carr DB, de Armendi A. Anesthesia for unsuspected Lambert-Eaton myasthenic syndrome with autoantibodies and occult small cell lung carcinoma. Anesthesiology. 1992;76(1):142-5.
221. Titulaer MJ, Lang B, Verschuuren JJ. Lambert-Eaton myasthenic syndrome: from clinical characteristics to therapeutic strategies. Lancet Neurol. 2011;10(12):1098-107.
222. Shrestha GS, Aryal D. Anaesthetic management of a patient with dermatomyositis and valvar heart disease. Kathmandu Univ Med J (KUMJ). 2012;10(38):100-2.
223. Lema G, Urzua J, Moran S, Canessa R. Successful anesthetic management of a patient with hypokalemic familial periodic paralysis undergoing cardiac surgery. Anesthesiology. 1991;74(2):373-5.
224. Ashwood EM, Russell WJ, Burrow DD. Hyperkalaemic periodic paralysis. Anaesthesia. 1992;47(7):579-84.
225. Gutmann DH, Fischbeck KH. Molecular biology of Duchenne and Becker's muscular dystrophy: clinical applications. Ann Neurol. 1989;26(2):189-94.
226. Smith CL, Bush GH. Anesthesia and progressive muscular dystrophy. Ann Neurol. 1989;26(2): 189-94.
227. Rajdev A, Groh WJ. Arrhythmias in the muscular dystrophies. Card Electrophysiol Clin. 2015;7(2): 303-8.

## Questões de Provas do TSA

**27.1 (TSA/2014)** Homem de 45 anos e 82 kg apresenta feocromocitoma e será submetido a adrenalectomia videolaparoscópica. Durante o preparo pré-operatório com o uso de fenoxibenzamina apresentou episódio de hipoglicemia. Qual é o mecanismo que explica esse efeito do fármaco?

**A.** Inibição da gliconeogênese.

**B.** Redução da resistência insulínica.

**C.** Redução na liberação de glucagon.

**D.** Bloqueio da ação inibidora da adrenalina na secreção de insulina.

**27.2 (TSA/2015)** Mulher de 58 anos, 72 kg e 1,62 m, será submetida à videolaparoscopia diagnóstica devido à ascite progressiva há 2 meses sem tratamento medicamentoso. Os exames laboratoriais revelam $K^+$ de 2,2 $mEq{\cdot}L^{-1}$ e $Na^+$ de 148 $mEq{\cdot}L^{-1}$. Esses achados laboratoriais podem ser explicados pelo aumento da atividade de:

**A.** Cortisol.

**B.** Aldosterona.

**C.** Hormônio antidiurético.

**D.** Peptídeo natriurético tipo B.

**27.3 (TSA/2016)** Quais achados são esperados na espirometria de um paciente com enfisema pulmonar grave?

$VEF_1$ = volume expiratório forçado em um segundo; CVF = capacidade vital forçada; CRF = capacidade residual funcional.

**A.** $VEF_1$ normal; relação $VEF_1$/CVF elevada; CRF elevada.

**B.** $VEF_1$ reduzida; relação $VEF_1$/CVF elevada; CRF normal.

**C.** VEFV normal; relação $VEF_1$/CVF reduzida; CRF reduzida.

**D.** $VEF_1$ reduzida; relação $VEF_1$/CVF reduzida; CRF elevada.

**27.4 (TSA/2016)** Mulher de 24 anos, 78 kg e 1,65 m, G1 P0 A0, com história de insuficiência cardíaca congestiva, fraqueza muscular proximal e lesão pulmonar restritiva à espirometria. Encaminhada para cesariana com 36 semanas de gestação. Realizada indução em sequência rápida com fentanil, propofol e succinilcolina. Logo após a confirmação da intubação traqueal, o paciente evoluiu com dificuldade de ventilação por rigidez muscular e parada cardiorrespiratória. A causa implícita mais provável desse evento é a:

**A.** *Miastenia gravis.*

**B.** Distrofia miotônica.

**C.** Síndrome de Lambert-Eaton.

**D.** Distrofia muscular de Duchenne.

**27.5 (TSA/2016)** Mulher de 32 anos, 68 kg e 1,60 m com feocromocitoma será submetida à adrenalectomia videolaparoscópica. Vem em uso regular de prazosin com relato de hipotensão postural. Após a indução anestésica, a paciente cursa com hipotensão significativa e exantema em torso. O anestesiologista administra vasopressina venosa. A escolha dessa medicação em oposição à adrenalina nessa situação visa limitar o risco de:

**A.** Edema agudo de pulmão.

**B.** Exacerbação da hipotensão.

**C.** Reações de hipersensibilidade tardia.

**D.** Ativação mastocitária não imunológica.

**27.6 (TSA/2016)** No paciente portador de hipertensão arterial sistêmica:

**A.** Flutuações hemodinâmicas no perioperatório não têm relação com a taxa de complicações pós-operatórias.

**B.** A normalização imediata pré-operatória da pressão arterial reduz a taxa de complicações pós-operatórias.

**C.** Flutuações hemodinâmicas perioperatórias ocorrem menos frequentemente entre os bem controlados que entre os não tratados.

**D.** Postergar a cirurgia nos indivíduos com pressão sistólica > 180 mmHg e diastólica > 110 mmHg é baseada em evidências sólidas de literatura.

# 28. RISCO E PROGNÓSTICO EM ANESTESIOLOGIA

Cezar Lorenzini
Eugenio Pagnussatt Neto
Lucas Faé Gheller

A anestesiologia, acompanhando a evolução da medicina, vem agregando inúmeros avanços, e os anestesiologistas têm hoje à sua disposição medicamentos melhores e mais seguros. Além disso, a tecnologia e a informática estão definitivamente incorporadas tanto nos monitores multiparamétricos quanto nos aparelhos de anestesia, tornando-os cada vez mais acessíveis e confiáveis.

No entanto, mesmo com todos esses avanços técnicos e a evolução da especialidade, enfrentam-se dificuldades na estratificação de risco da anestesia e no estabelecimento do prognóstico relacionado ao período perioperatório. Sabe-se que, desde o início da anestesiologia moderna, a sua administração se reveste de certo risco tanto para o paciente quanto para o anestesiologista.[1]

Neste capítulo, são abordados os esforços que vêm sendo feitos para estabelecer o risco dos procedimentos anestésico-cirúrgicos, para que se possa embasar de maneira científica o seu prognóstico. Um dos empecilhos para alcançar de forma definitiva esses objetivos é a limitação das evidências científicas. A grande maioria dos estudos nessa área é retrospectiva, o que, como se sabe, pode induzir a diversos vieses interpretativos, sendo que seus resultados nem sempre são reprodutíveis.

Por outro lado, os pacientes desejam saber cada vez mais detalhes sobre sua anestesia e os riscos aos quais serão submetidos. Em grupos diferentes de pacientes, é possível estabelecer seu risco e prognóstico com algum grau de acurácia: por exemplo, indivíduos jovens e com boa saúde que serão submetidos a cirurgias de menor porte apresentam risco menor e bom prognóstico. Já no outro extremo da vida, para os pacientes idosos ou com diversas comorbidades e que serão submetidos a cirurgias de grande porte, o risco é alto, e o prognóstico, reservado ou ruim.

As informações prestadas ao paciente e a seus familiares continuam tendo como base as intuições do anestesiologista, a sua experiência e os conhecimentos adquiridos na literatura, tudo isso permeado com o conhecimento de alguns índices de risco que em geral podem não espelhar a gravidade do caso. A pergunta "Tem risco, doutor?" permanece inquietante, e talvez a sua resposta seja uma das tarefas mais difíceis no relacionamento médico-paciente. As consequências dessa "imprecisão matemática" inevitavelmente repercutem nos aspectos médico-legais.

Os anestesiologistas têm se preocupado com a morbidade e a mortalidade no ato anestésico e durante o período perioperatório. Neste capítulo e em capítulos posteriores, observa-se que, em diversos centros, foram iniciados estudos que avaliam a morbimortalidade perioperatória, sendo que os trabalhos dão maior ou menor ênfase ao ato anestésico propriamente dito. Muitas dessas estatísticas baseiam-se no relato voluntário e não obrigatório dos médicos anestesiologistas acerca das complicações que tiveram durante a anestesia ou período perioperatório, e que resultaram ou não na morte do paciente. Com isso, talvez se esteja vendo somente uma parte do problema, pois nem sempre os relatos das complicações vêm acompanhados do número de anestesias realizadas na instituição ou no período a que se referem (denominador da equação). Assim sendo, os dados devem ser analisados de forma crítica, uma vez que a dimensão dos achados pode ser subestimada.

Manhães,[2] autor deste capítulo nas primeiras edições do presente livro, fez uma observação que ainda persiste: "Como equilibrar, de modo preciso, risco e benefício, o que ainda hoje é um problema e um desafio, assim como o foi durante o desenvolvimento da prática anestésica. Muitos esforços foram e têm sido feitos para entender e estabelecer as responsabilidades pela segurança do paciente, e esse parece ser o desafio principal na prática moderna da anestesiologia".

Outro aspecto relevante é o fato de que os termos "risco", "prognóstico", "morbidade" e "mortalidade" causam certa confusão. Assim, é necessário definir adequadamente o que significa cada termo, sobretudo no contexto médico. A definição de tais termos, nesse contexto, é vista a seguir.

## Risco e prognóstico

### Risco

Segundo o Dicionário Aurélio:[3]

> **Risco** ***s.m.*** **1** Perigo ou possibilidade de perigo; probabilidade de perigo. **Risco cirúrgico:** Med. Avaliação mediante exame físico, dados laboratoriais e outros, da capacidade de um paciente para suportar uma determinada intervenção cirúrgica.

Ou segundo o Houaiss:[4]

> **Risco** ***s.m.*** **1** probabilidade de perigo, ger. com ameaça física para o homem e/ou para o meio ambiente (r. de vida) (r. de infecção) (r. de contaminação) **2** *p.ext.* probabilidade de insucesso, de malogro de determinada coisa, em função de acontecimento eventual, incerto, cuja ocorrência não depende exclusivamente da vontade dos interessados (*o projeto está em r. de perder seu patrocínio*)... **4** JUR responsabilidade ou encargo acerca da perda ou do dano por situação de risco ... **r. profissional** JUR possibilidade de prejuízos a que se sujeita aquele que exerce uma atividade profissional por sua conta.

Os fatores de risco desencadeantes de eventos perioperatórios podem ser resumidos em três pilares básicos. Dois deles são fatores oriundos do próprio paciente ou do tipo de cirurgia a ser realizada e são mencionados de forma repetida nos diversos índices de risco apresentados neste capítulo. O terceiro pilar resume fatores resultantes das ações da equipe anestésico-cirúrgica. Todos os fatores têm seu peso, e o que conta aqui é o conjunto dos três, que pode influenciar no desfecho do procedimento. Assim, o risco de desfechos adversos perioperatórios, por sua alta complexidade, é uma inferência muito difícil de ser mensurada.

O paciente pode apresentar-se com várias comorbidades que exercerão alterações fisiológicas nos diversos órgãos-alvo. Cada uma dessas comorbidades contribui com um percentual no estabelecimento do risco como um todo. Exemplos de comorbidades podem ser hipertensão arterial, doenças cardíacas, tabagismo e insuficiência renal.

Além disso, diferentes tipos de cirurgias estão associados a diferentes riscos inerentes ao procedimento, permitindo que esse risco seja estratificado. Enquanto uma cirurgia para tratamento de doença arterial periférica é estratificada entre as que apresentam maiores riscos perioperatórios,[5] outras, como cirurgia plástica ou cirurgia ocular, são associadas a um baixo risco para eventos cardíacos maiores,[6] e, sem dúvida, as cirurgias realizadas em uma situação de emergência apresentam um risco maior.

Por último, o desempenho da equipe anestésico-cirúrgica tem influência direta sobre os desfechos do período perioperatório. Esse fator é o mais complexo dos três, justamente pela dificuldade de se produzir evidências científicas em torno desses fatores. No entanto, alguns estudos mostram dados interessantes, como o do risco de parada cardiorrespiratória (PCR) em pacientes pediátricos e a sua relação com o número de anestesias pediátricas realizadas no ano pelo mesmo anestesiologista, bem com o número de dias durante o ano em que tal anestesiologista se envolveu ou realizou essas anestesias pediátricas.[7]

Gerenciar o risco é um aspecto importante na prática diária. Mesmo que muitas vezes o anestesiologista não se atenha a calcular esse risco, ele tem todo um arcabouço de conhecimentos obtidos de diversas fontes que lhe permite tomar as decisões para cada um dos seus pacientes. A fim de que se possa graduar esse risco, é necessária uma análise integral das informações disponíveis. Espera-se que resultados de trabalhos científicos bem delineados e bem conduzidos possam fornecer dados, para que efetivamente as decisões sejam baseadas em evidências.

Isso, porém, nem sempre é fácil. Existem inúmeras dificuldades para que seja possível considerar os resultados calculados para os riscos. As condições financeiras, o acesso a equipamentos modernos e o treinamento adequado do pessoal médico e de enfermagem são fatores que alteram o risco perioperatório. Obviamente, a competência e a habilidade das pessoas envolvidas nos cuidados desses pacientes são fatores-chave para o sucesso.[8]

Em consonância com tal abordagem (ou conceituação) do risco cirúrgico, em 2014, a American Heart Association (AHA) e o American College of Cardiology (ACC) reuniram-se para atualizar suas recomendações de avaliação e manejo de pacientes submetidos a cirurgias não cardíacas. Por se tratar de um consenso avalizado por duas instituições conceituadas, é um dos índices mundialmente mais utilizados. Essa nova versão traz definições pertinentes no que se refere à relação emergência e risco. As cirurgias foram categorizadas de quatro formas: emergência, urgência, tempo-sensível e eletiva.

O consenso reitera definições anteriores de que os procedimentos de **emergência** são aqueles no qual a vida, a perda de um membro ou a perda de um órgão poderá ocorrer se a intervenção cirúrgica não for realizada em até 6 horas. Na **urgência**, os danos descritos podem ocorrer se não houver tratamento cirúrgico em até 24 horas. O procedimento **tempo-sensível** é aquele que permite uma avaliação e um manejo clínico adequados durante um prazo de 1 a 6 semanas, não afetando negativamente o paciente em relação ao desfecho. O procedimento **eletivo** pode ser realizado em até um ano.

Da mesma forma, nesse consenso, estabeleceu-se que os procedimentos de **baixo risco** são aqueles que apresentam uma predição de risco inferior a 1% para eventos cardíacos maiores, e que os procedimentos de **alto risco** são aqueles cuja predição de risco de eventos cardíacos maiores é superior a 1%.

Sob a ótica da utilização de índices multivariados para a estimativa do risco cirúrgico, as recomendações, com níveis de evidência significativos, são de que se considere o uso de ferramentas preditoras de risco metodologicamente validadas, sobretudo nos pacientes submetidos a cirurgias não cardíacas com baixo risco, conforme a classificação recém-apresentada.[9]

## Prognóstico

Prognóstico é uma inferência que se faz do que poderá acontecer com o paciente. Para isso, levam-se em conta o estado do paciente, o procedimento a que ele será submetido e as condições (de pessoal e equipamento) que se apresentam para a realização da anestesia para o procedimento proposto. Assim:

> **Prognóstico** *adj.* **1** relativo a prognose **2** que traça o provável desenvolvimento futuro ou o resultado de um processo **3** que pode indicar acontecimentos futuros (diz-se de sinal, sintoma, indício, etc.) ... *s.m.* **5** ato ou efeito de prognosticar **6** suposição, baseada em dados da realidade, sobre o que deve acontecer, previsão **7** sinal, indício de acontecimento futuro **8** MED predição do curso ou resultado provável de uma doença: prognose (*o estado dele é grave, e os médicos não podem fazer nenhum prognóstico*) ... ETIM lat. *prognostĭcus,a,um,* "relativo à prognose ou a prognóstico", do gr. prognōstikós, *ḗ, on* 'que concerne ao conhecimento do que deve acontecer'; ver *-gno-*;[3]

Dessa maneira, embora as duas indagações andem juntas, deve-se separar claramente o que é risco do que é prognóstico.

Sabe-se que a anestesia tem o potencial de induzir alterações fisiológicas que podem resultar em morbidade e mortalidade, o que leva os centros de ensino e treinamento em anestesiologia a enfatizar esse perigo, direcionando o treinamento à prevenção dessas alterações.[10]

Cirurgia e anestesia são associadas com ativação do sistema nervoso simpático, inflamação, hipercoagulabilidade, comprometimento hemodinâmico, sangramento e hipotermia, todos podendo desencadear complicações cardíacas. Isso levou, nas últimas décadas, a um desenvolvimento de técnicas cirúrgicas menos invasivas, além de melhores alternativas anestésicas e de monitorização perioperatória. Essas ações reduziram as respostas ao estresse cardíaco, de modo que o número de mortes relacionadas à anestesia teve uma redução para menos de 1 para cada 100 mil procedimentos cirúrgicos não cardiológicos (0,1:10.000). Apesar disso, as mortes pós-operatórias, no geral, continuam apresentando alta incidência: 1,5% (150:10.000) dos adultos submetidos a cirurgias não cardíacas morre nos primeiros dias de pós-operatório.[11]

## Mortalidade e morbidade

Para o estudo da morbimortalidade da anestesia, é necessário que seja bem definido o conceito de acidente anestésico. Em 1984, o objetivo do Simpósio Internacional de Boston sobre

"Prevenção da Mortalidade e Morbidade Anestésica" (QUADRO 28.1) era determinar com precisão os marcos da epidemiologia aplicada à anestesia, definir os seus componentes e estabelecer uma definição para "acidente anestésico" e suas consequências.[12]

## Mortalidade

Nesse simpósio, a morte em anestesia foi definida como aquela que "ocorreu antes da recuperação dos efeitos de um ou mais fármacos anestésicos ou adjuvantes, utilizados para facilitar o procedimento cirúrgico ou aliviar a dor pós-operatória, podendo também ser originária de um incidente que ocorreu enquanto os fármacos ainda estavam atuando".[12] Essa definição é abrangente e pode agrupar 80% das mortes em um hospital, e nela não estão incluídos os termos "anestesia", "anestésico" ou "anestesiologista". Do mesmo modo, o simpósio reconheceu, de forma implícita, que as medicações envolvidas nos procedimentos descritos podem ter sido administradas por outros médicos que não anestesiologistas.[12]

A classificação de mortalidade proposta no simpósio de Boston tem sofrido modificações. A mais elementar introduziu uma graduação ao termo "atribuível à anestesia". Assim, foram criadas classificações como "totalmente atribuíveis à anestesia" e "parcialmente atribuíveis à anestesia".[12]

Em outro estudo, realizado por um comitê liderado por Holland,[13] o The New South Wales Committee na Austrália propôs em 1987 uma nova classificação das mortes ocorridas durante a anestesia e utilizou uma classificação mais elaborada, considerando oito graus para definir a responsabilidade da anestesia na morbimortalidade (QUADRO 28.2).

Assim, as categorias I, II e III seriam mortes atribuíveis à anestesia; as categorias III e IV seriam atribuíveis à cirurgia, sendo que a IV somente à cirurgia. A categoria V indica morte inevitável; a categoria VI, morte fortuita, e as categorias VII e VIII seriam mortes de difícil avaliação quanto às suas causas.

**QUADRO 28.1** Classificação das mortes atribuídas à anestesia e suas causas, definida no Simpósio Internacional de Boston, com modificações feitas por Tiret

| Mortes | Causas das mortes atribuíveis à anestesia |
|---|---|
| **Atribuíveis à anestesia:**<br>• Totalmente atribuíveis<br>• Parcialmente atribuíveis<br><br>**Não atribuíveis à anestesia:**<br>• Cirúrgicas<br>• Outras:<br>– Doença desconhecida do paciente | • Erro de organização<br>• Falha no equipamento<br>• Efeito de agentes anestésicos<br>• Erro do anestesiologista por:<br>– Falta de conhecimento<br>– Erro na aplicação dos conhecimentos<br>– Falta de cuidados<br>– Falta de experiência<br>– Outros tipos, como fadiga ou alteração das capacidades cognitivas |

*Fonte: Tiret e colaboradores.*[12]

**QUADRO 28.2** Classificação utilizada pelo simpósio do The New South Wales Committee (Austrália), em 1987, para as mortes em anestesia

| Grau | Definição |
|---|---|
| I | Certeza razoável de que a causa é anestésica |
| II | Certeza razoável de que a causa é anestésica, porém com dúvidas quanto a ser o único fator causador da morte |
| III | Morte por causas anestésico-cirúrgicas |
| IV | Morte inteiramente atribuível à técnica cirúrgica |
| V | Morte inevitável (p. ex., no caso de uma peritonite, em que a anestesia e a cirurgia tenham sido razoavelmente bem feitas) |
| VI | Morte fortuita (p. ex., embolia pulmonar) |
| VII | Morte de causa não identificada apesar de ter sido coletada grande quantidade de informações |
| VIII | Morte de causa não identificada por falta de dados |

*Fonte: Holland.*[13]

## Morbidade

No mesmo estudo, realizado pelo The New South Wales Committee, foram determinados os marcos da epidemiologia aplicada à anestesia e definidos os conceitos de morbidade e mortalidade anestésicas usados até hoje. Morbidade foi definida como "consequência não planejada, não desejada e inconveniente da anestesia", tendo sido agrupada em três classes:[13]

- **Maior:** quando ocorre incapacidade permanente.
- **Intermediária:** quando ocorre sofrimento grave ou prolongamento da internação hospitalar, mas sem sequelas permanentes.
- **Menor:** quando causa sofrimento moderado, sem prolongar a internação hospitalar e sem apresentar sequelas permanentes.

Entretanto, mesmo depois de tal simpósio, poucos artigos que tratam da mortalidade ou da morbidade na anestesia utilizaram essa classificação ou suas recomendações.

# Epidemiologia da parada cardíaca e eventos adversos relacionados à anestesia

Desde a descrição do primeiro acidente mortal atribuído à anestesia (ocorrido em 28 de janeiro de 1848, em uma jovem de 18 anos), vários estudos epidemiológicos têm tentado calcular a frequência das mortes ocasionadas pela anestesia e avaliar suas causas para propor medidas de prevenção.[14]

O primeiro relato sobre um conjunto de mortes relacionadas com a anestesia foi feito por Snow[15] em 1858. Já nesse primeiro relato, onde foram analisadas 50 mortes durante a anestesia, não foi possível precisar se a causa tinha sido a anestesia ou o método pouco ortodoxo de reanimação utilizado: forçar os pacientes a ingerir conhaque.[15]

Em muitos artigos, é difícil distinguir claramente a morbidade anestésica daquela relacionada com a intervenção cirúrgica em si. Os acidentes ou incidentes estão mal definidos ou não há uniformização dos dados, pois as práticas são diferentes de um centro para outro e, finalmente, os materiais e medicamentos usados não são os mesmos.

Em 1987, conforme já mencionado, um comitê multidisciplinar fez uma revisão das mortes perioperatórias ocorridas em The New South Wales até 1980. Para isso, foi usada a classificação recém-criada no simpósio de Boston, considerando as mortes ocorridas nas 24 horas que sucederam a cirurgia. Foi verificado que a incidência de mortes pós-operatórias atribuíveis à anestesia, que era de 1:5.500 em 1960, baixou para 1:10.250 em 1970, e para 1:26.000 anestesias em 1984. Assim, em 24 anos, houve uma redução de aproximadamente cinco vezes no número de mortes ocorridas nesse período.[13]

As inovações da medicina perioperatória contribuíram ainda mais para a redução da mortalidade relacionada à anestesia. Pesquisas recentes mostram que a taxa geral de mortalidade no período perioperatório é de 0,4 a 0,7 para cada 100 mil procedimentos eletivos em pacientes saudáveis (0,004-0,007%).[16]

Em um dos poucos estudos brasileiros, Braz e colaboradores.[17] revisou 53.718 anestesias realizadas em nove anos (1996-2004) e verificou que ocorreram 186 paradas cardíacas (34,6:10.000) que resultaram em 118 mortes (21,9:10.000). A alta mortalidade comparada a outros relatos ocorreu pelo fato de não haver distinção entre os pacientes com maior ou menor número de fatores de risco. Assim, estão incluídos neonatos, pacientes com estado físico da American Society of Anesthesiologists (ASA) III e aqueles submetidos a cirurgias de emergência. Ocorreram 18 paradas cardíacas associadas à anestesia (3,35:10.000), sendo que, dessas, 10 foram totalmente atribuíveis à anestesia (1,86:10.000) e 8 parcialmente relacionadas à anestesia (1,49:10.000). Dos pacientes que sofreram PCR, seis óbitos ocorreram diretamente relacionados à anestesia (1,12:10.000), sendo que três totalmente e três parcialmente relacionados à anestesia (0,56:10.000 em ambos os casos). Segundo o autor, das paradas cardíacas relacionadas à anestesia, 55,5% dos eventos estavam relacionados a complicações respiratórias e hipóxia, e 44,5% se correlacionavam com a medicação utilizada no decorrer da anestesia.[17]

A qualidade e a segurança nas anestesias são monitoradas pela análise contínua de morbidade e mortalidade perioperatória, sendo os estudos longitudinais de incidência um marco para a diminuição de desfechos desfavoráveis. Porém, a realização desses estudos envolve grandes dificuldades. A variabilidade metodológica entre os estudos dificulta a comparação e a análise conjunta dos resultados. Além disso, a exclusão de populações de alto risco para ocorrência de parada cardíaca e de óbito, como os pacientes com estado físico ASA V ou que foram submetidos à cirurgia cardíaca, provoca um viés de seleção que repercute em menores incidências desses eventos. Os aspectos metodológicos utilizados nos diversos artigos devem ser bem analisados, pois, como foi mencionado, ainda persistem muitas dúvidas de como pode ser definido o risco anestésico e qual a maneira de medi-lo. Além disso, muitos discordam sobre o período que se deve considerar para atribuir os efeitos adversos ou a morbimortalidade relacionada à anestesia.

A Classificação Internacional de Doenças (CID),[18] em sua 10ª edição, traz códigos específicos para complicações da anestesia em diversas circunstâncias, entre elas durante a gravidez, o trabalho de parto e o puerpério, as complicações pulmonares, as cardíacas, a via aérea difícil, a superdosagem de anestésicos, os efeitos adversos dos anestésicos em uso terapêutico e outras complicações da anestesia. O uso de tais códigos, por seguirem um padrão internacional, pode facilitar a realização de trabalhos científicos sobre morbimortalidade na anestesia.[18]

Um trabalho epidemiológico sobre as mortes relacionadas à anestesia nos Estados Unidos, realizado entre 1999 e 2005,[19] empregou esses códigos, sendo que para cada uma das intercorrências que levam ou não à morte do paciente há códigos específicos que devem ser os usados nos relatórios oficiais e relatados nos dispositivos legais.

Com base nos dados coletados pelo National Vital Statistics System (NVSS), mantido pelo Nacional Center for Health Statistics (NCHS) e usando os códigos da CID-10, foram compiladas as mortes relacionadas à anestesia entre 1999 e 2005 nos Estados Unidos (exceto as mortes que ocorreram em conflitos fora do país). Durante esse período de sete anos, os autores encontraram 2.211 mortes relacionadas à anestesia; a anestesia por si só foi a causa de 241 mortes (10,9%) e contribuiu para outras 1.970 (89,1%). No geral, 46,6% das mortes relacionadas à anestesia ocorreram pela superdosagem do anestésico utilizado. A morte relacionada à anestesia ocorreu na proporção de 1,1 para 1 milhão de pessoas por ano, com taxas duas vezes maiores em homens do que em mulheres (1,45 vs. 0,77). Em ambos os sexos, a taxa mais baixa foi encontrada em crianças com idade entre 5 e 14 anos. A taxa mais alta foi encontrada em pacientes com 85 anos ou mais. O risco de mortalidade devido a complicações na anestesia foi de 8,2 mortes para cada milhão de altas hospitalares. Os autores pedem cautela na interpretação desses dados, pois as CIDs usadas podem mascarar os resultados. A sua conclusão, porém, é a de que os Estados Unidos tiveram uma diminuição de 97% das mortes causadas pela anestesia desde o final dos anos de 1940, e o risco de mortalidade causado por complicações ou eventos adversos na anestesia está em torno de 1:100.000 pacientes (0,1:10.000).[19]

Há cerca de 30 anos, é realizado no Reino Unido um inquérito confidencial das mortes perioperatórias (NCEPOD, do inglês National Confidential Enquiry into Perioperative Deaths), cujo objetivo é estabelecer as circunstâncias anestésico-cirúrgicas, os fatores inerentes ao paciente e as condições de cuidado que envolvem a morte dos pacientes submetidos a um procedimento operatório. Em sua última edição, publicada em 2011, foram avaliados todos os pacientes acima de 16 anos submetidos a qualquer procedimento cirúrgico (foram excluídos os procedimentos obstétricos, cardíacos, neurocirúrgicos ou transplantes), em centros vinculados ao National Health Service (NHS). O estudo contou com a colaboração voluntária dos anestesiologistas e dos cirurgiões, além de designar representantes locais do NCEPOD para colaboração com o NHS. Todas as informações enviadas ao NCEPOD foram anônimas, e todos os pacientes, clínicas ou hospitais com identificação foram removidos. A coleta de dados ocorreu, primeiramente, mediante análise prospectiva das informações sobre os procedimentos que ainda seriam realizados e, na sequência, por análise retrospectiva de informações coletadas em entrevista no período de 30 dias após a cirurgia.[20]

É importante frisar que o conceito de risco não foi padronizado, de modo que a classificação dos pacientes em alto risco se deu a partir da experiência clínica pessoal das equipes que prestaram assistência, envolvendo definições como idade, comorbidades, urgência da cirurgia e porte cirúrgico. Além disso, esse estudo englobava ao redor de 50% de todas as mortes perioperatórias, em detrimento do conjunto total de óbitos ocorridos nos hospitais credenciados.[20]

A análise dos dados mostrou que, de todos os hospitais ou centros envolvidos, 72,5% dedicavam-se ao atendimento de emergência durante a semana e 67% possuíam salas de recuperação pós-anestésicas em tempo integral (embora 23% delas não apresentassem condições de suporte ventilatório adequado e 34% não possuíssem equipe de atendimento em unidade de tratamento intensivo). O estudo mostrou, também, que somente 16% das instituições não realizavam avaliações pré-anestésicas de rotina. Os cuidados gerais foram considerados bons em somente 48% dos casos classificados como de alto risco. No grupo de pacientes submetidos a manejo volêmico inadequado (segundo opinião dos auditores do estudo), a taxa de mortalidade, em 30 dias, ficou ao redor de 20,5%, em comparação com a taxa de 4,7% dos pacientes submetidos a uma reposição volêmica adequada, reforçando as evidências de que a otimização hemodinâmica antes da cirurgia e o manejo transoperatório adequado trazem benefícios. Nos pacientes com comorbidades pré-operatórias, a mortalidade foi de 13,2% em 30 dias, enquanto, nos pacientes hígidos, essa taxa foi de 5,7%. Aquém dos dados estatísticos, constatou-se que existem deficiências na gestão da avaliação pré-operatória, principalmente em cirurgias não eletivas. Os cuidados pós-operatórios em unidade de tratamento intensivo (UTI) puderam ser oferecidos somente para um em cada cinco pacientes de alto risco.[20]

Apesar dessas limitações, algumas inferências podem ser feitas. A cada ano, são realizados 2,8 milhões de cirurgias no Reino Unido. O maior número de cirurgias é encontrado nas seguintes especialidades: 26% na cirurgia geral, incluindo cirurgias vasculares, 19% nas cirurgias ortopédicas e 18% nas cirurgias ginecológicas. As cirurgias cardíacas compreendem apenas 1,7% do total de cirurgias realizadas, e as neurocirurgias, 1,3%. Contudo, a distribuição das mortes mostra um quadro diferente. As cirurgias gerais (incluindo cirurgia vascular) foram responsáveis por 51% das mortes; as cirurgias ortopédicas, por 24%; as cirurgias cardiotorácicas, por 7%; e as neurocirurgias, por 5%.[20]

Várias situações potencialmente controláveis contribuíram para a morte dos pacientes: indisponibilidade de sala para cirurgias de emergência; cirurgias de emergência realizadas por médicos em treinamento e durante a noite; cuidados pós-operatórios feitos por não especialistas; hospitais não equipados com salas de cuidados especiais; cirurgias realizadas nos extremos da vida (neonatos e pacientes extremamente idosos) feitas por médicos não treinados nessa situação; e, por último, mas não menos importante, cirurgias realizadas mesmo sabendo-se que os resultados não seriam os melhores.[20]

Dois fatores determinam a relevância desse estudo do risco perioperatório. Em primeiro lugar, houve uma alteração interessante no método de estudo habitual, e, em segundo lugar, o estudo revelou que há muitos fatores remediáveis na via de cuidados perioperatórios de pacientes cirúrgicos de alto risco.

Os conselheiros que analisaram o NCEPOD mostraram-se bastante críticos quanto aos casos em que as cirurgias foram feitas quando o risco foi classificado como "muito elevado", tendo em vista a mínima perspectiva de sucesso. Assim, "é uma habilidade cirúrgica reconhecer quando a cirurgia será uma aventura, uma imprudência ou simplesmente desnecessária, dadas as condições do paciente".[20]

Em 2011, o NCEPOD publicou o consenso Conhecendo o Risco (*Knowing the Risk*),[20] que emitiu recomendações-chave para os cuidados perioperatórios, entre as quais a elaboração de um sistema nacional para identificar pacientes de alto risco de morbimortalidade pós-operatória. Um dos objetivos dessa estratificação é tornar o risco pré-operatório uma informação compartilhada entre pacientes e familiares, sendo parte integrante do termo de consentimento informado. Por meio desse sistema, foi desenvolvido um escore de classificação de risco, discutido adiante.[20]

Em uma análise geral, é importante enfatizar que, nos diversos estudos sobre mortalidade, as causas das mortes relacionadas com a anestesia são praticamente as mesmas: superdosagem anestésica (absoluta ou relativa); hipoxemia (em especial por obstrução das vias aéreas); aspiração do conteúdo gástrico; monitorização inadequada; deficiência nos cuidados pós-operatórios; e troca na administração de medicamentos.

Com os avanços ocorridos na anestesia e na cirurgia, a morbidade e a mortalidade perioperatórias diminuíram nos últimos 50 anos e, de forma mais importante, a partir da década de 1990. No entanto, apesar desse grande progresso, a morbidade e a mortalidade relacionadas à anestesia permanecem ainda como fatores de preocupação para pacientes e anestesiologistas. Dessa maneira, dados epidemiológicos de parada cardíaca e de óbito relacionados à anestesia são fundamentais para a verificação de tendências históricas e detecção de populações suscetíveis, além do conhecimento dos fatores de risco, o que pode ajudar na busca de soluções para esse problema.[11,21,22]

A Organização Mundial da Saúde (OMS) publicou, em 2009, o Consenso sobre Segurança Cirúrgica (*WHO guidelines for safe surgery – Safe surgery save life)*[23] e nele afirma: as complicações da anestesia também continuam a ser uma causa importante de morte durante a cirurgia, a nível mundial, apesar dos padrões de segurança e monitorização, que têm reduzido o número de mortes evitáveis e de incapacidade nos países industrializados. Há três décadas, um indivíduo saudável que ia ser submetido à anestesia geral tinha uma probabilidade estimada de 1/5.000 de morrer devido a complicações da anestesia.[24] Com a melhoria do conhecimento e a aplicação de normas básicas de segurança nos cuidados, o risco diminuiu para 1/200.000 nos países industrializados, uma melhoria de 40 vezes. Infelizmente, a taxa de mortes evitáveis associadas à anestesia nos países em desenvolvimento é 100 a 1.000 vezes superior a essa taxa. Há séries publicadas que apontam para taxas de mortalidade evitável por anestesia de 1:3.000 no Zimbábue, 1/1.900 na Zâmbia, 1/500 no Maláui e 1/150 no Togo, o que demonstra uma falta grave e sustentada de segurança anestésica".[25]

Como foi enfatizado, apesar de ser uma importante complicação perioperatória, não há definição objetiva da parada cardíaca causada pela anestesia, portanto sua incidência é variável e depende do período considerado (**TAB. 28.1**). Alguns estudos consideram apenas os eventos ocorridos na sala de operação, enquanto outros incluem também os eventos da sala de recuperação pós-anestésica. Há ainda a utilização de períodos específicos após a anestesia, variando desde as primeiras 12 horas até as primeiras 24 horas do pós-operatório ou ainda dos primeiros dois dias até mesmo aos primeiros sete dias do pós-operatório. Existe um maior número de estudos de incidência de óbito durante a anestesia em relação ao de incidência de parada cardíaca, tanto na literatura nacional quanto na internacional.

Dados nacionais estimam incidência de 19 óbitos por 10 mil anestesias em hospital universitário de atendimento

**TABELA 28.1** Incidência de parada cardíaca em publicações de 1986 a 2012

| Autor e ano da publicação | Período e local do estudo | Número de anestesias, objeto do estudo local | Incidência de parada cardíaca (por 10.000 anestesias) | |
|---|---|---|---|---|
| | | | **Todos os fatores** | **Fator anestésico** |
| Ruiz Neto e Amaral[26] (1986) | 1982-1984 São Paulo, Brasil | 51.422 anestesias em hospital de ensino – PC na SO | 39,00 | 14,40 |
| Tiret e colab.[13] (1986) | 1978-1982 França | 198.103 anestesias em conjunto de 460 hospitais – PC até 24 h | 23,09 | 7,72 |
| Olsson e Hallén[27] (1988) | 1967-1984 Suécia | 250.543 anestesias em hospital de ensino – PC na SO | 6,79 | 4,59 |
| Chopra e colab.[28] (1990) | 1978-1987 Leiden, Holanda | 113.074 anestesias em hospital de ensino – PC na SO<br>Exclusão de cirurgias cardíacas | 2,56 | 1,15 |
| Keenan e Boyan[29] (1991) | 1969-1988 Richmond, EUA | 241.934 anestesias em hospital de ensino – PC na SO | n/d<br>n/d | 2,10 (1969-1978)<br>1,0 (1979-1988) |
| Kubota e colab.[30] (1994) | 1962-1992 Osaka, Japão | 85.708 anestesias em hospital de ensino – PC na SO<br>Exclusão de cirurgias cardíacas | n/d | 0,50 |
| Wu e colab.[31] (1997) | 1993-1996 Taipei, China | 104.600 anestesias em hospital geral – PC até 7 dias | 4,59 | 0,97 |
| Braz e colab.[32] (1999) | 1988-1995 Botucatu, Brasil | 58.553 anestesias em hospital de ensino – PC na SO ou SRPA | 31,40 | 3,60 |
| Biboulet e colab.[33] (2001) | 1989-1995 Montpellier, França | 101.769 anestesias em hospital de ensino – PC até 12 h<br>Exclusão de pacientes com estado físico ASA V | 2,36 | 1,10 |
| Aroonpruksakul e colab.[34] (2002) | 1999-2001 Bangkok, Tailândia | Hospital de ensino – PC até 48 h | 8,20 | 0,70 |
| Kawashima e colab.[35] (2002) | 1999 Japão | 793.847 anestesias em conjunto de hospitais – PC na SO | 6,53 | 0,78 |
| Newland e colab.[36] (2002) | 1989-1999 Nebraska, EUA | 72.959 anestesias em hospital de ensino – PC até 34 h | 19,70 | 2,06 |
| Kawashima e colab.[37] (2003) | 1994-1998 Japão | 2.363.038 anestesias em conjunto de hospitais – PC na SO | 7,12 | 1,00 |
| Sprung e colab.[38] (2003) | 1991-2000 Minnesota, EUA | 518.249 anestesias em hospital de ensino – SO ou SRPA<br>Exclusão de cirurgias cardíacas | 4,30 | 0,50 |
| Braz e colab.[17] (2006) | 1996-2004 Botucatu, Brasil | 53.718 anestesias em hospital de ensino – PC na SO ou SRPA | 34,60 | 3,35 |
| An e colab.[39] (2011) | 1989-2001 Pittsburgh, EUA | 218.274 anestesias em hospital de ensino – PC na SO<br>Exclusão de cirurgias cardíacas e pacientes < 20 anos | 1,05 | 0,045 |
| Goswami e colab.[40] (2012) | 2005-2007 Nova Iorque, EUA | 362.767 anestesias em conjunto de hospitais – PC na SO<br>Exclusão de cirurgias cardíacas, transplantes, trauma e pacientes < 16 anos | 7,22 | n/d |
| Sebbag e colab.[41] (2013) | 2007 São Paulo, Brasil | 40.379 anestesias em hospital de ensino – PC na SO<br>Exclusão de cirurgias cardíacas | 12,88 | 5,20 |
| Ellis e colab.[42] (2014) | 1999-2009 Nebraska, EUA | 217.365 anestesias em hospital de ensino – PC até 24 h | 7,36 | 1,70 |

ASA, American Society of Anesthesiologists; n/d, não determinado; PC, parada cardíaca; SO, sala de operação; SRPA, sala de recuperação pós-anestésica.

*Fonte: Pignaton.*[43,44]

terciário. Se forem computados os óbitos pelo fator anestésico, há uma incidência de 2,28:10.000 anestesias. Dois estudos brasileiros recentes obtiveram incidências de óbito semelhantes: em um deles, 49,78:10.000 anestesias, sendo 0,77:10.000 pelo fator anestésico; e no outro, 51:10.000 anestesias, dos quais 0,12:10.000 pelo fator anestésico. Além disso, estima-se que houve 7,9 óbitos por 10 mil anestesias em 24 horas de pós-operatório. Em estudos internacionais, a incidência de óbitos variou de 0,64 a 18,28:10.000 anestesias, e a incidência de óbitos pelo fator anestésico variou de 0 a 3,45:10.000 anestesias.[44]

Nos trabalhos pesquisados, fica demonstrado que as causas dessas paradas cardíacas são semelhantes entre as diversas pesquisas efetuadas. Já a incidência apresenta grande variação, refletindo as diferenças de técnicas, as condições de equipamentos, monitorização, a infraestrutura e os hábitos entre um grupo de anestesiologistas e outro.

O pequeno número de artigos publicados nessa área correlaciona-se com a complexidade de geração e manutenção de bancos de dados devido às dificuldades de rastrear e armazenar as informações, bem como ao elevado custo financeiro e de recursos humanos.[45]

## O risco anestésico ao longo das décadas

Em todo o mundo, mais de 20 milhões de adultos são submetidos a cirurgias não cardíacas a cada ano, número que tende a crescer. Nesse mesmo período, mais de 10 milhões de adultos no mundo inteiro apresentam complicações cardíacas nos primeiros 30 dias após cirurgias não cardíacas. Se pudessem ser categorizadas, as causas pós-operatórias em geral seriam a terceira causa de morte nos Estados Unidos.[11] De acordo com outro autor, porém, os últimos dados publicados estimam que aproximadamente 8 milhões de procedimentos cirúrgicos são feitos no Reino Unido por ano e 230 milhões ao redor do mundo.[45]

O risco vem diminuindo ao longo das décadas devido a uma série de fatores, entre os quais cabe salientar o esforço da indústria farmacêutica direcionado ao desenvolvimento de medicamentos anestésicos e adjuvantes mais seguros e com um índice terapêutico mais alto; a evolução tecnológica dos aparelhos de anestesia e monitores; a vigilância na formação dos novos especialistas; e a educação médica continuada. Já é clássica a afirmação de que a introdução da oximetria de pulso em 1981 causou uma queda significativa de acidentes no período perioperatório. Do mesmo modo, a introdução da capnografia e a sua inclusão como monitorização de rotina pela ASA provocou uma queda de 30% das mortes relacionadas com a anestesia.[46]

## Fatores e índices de risco

Em primeiro lugar, convém definir os termos "fator" e "**índice**" de risco.

**Fator de risco** *Epidem* **1**. Um aspecto do comportamento pessoal ou do estilo de vida, exposição ao meio ambiente, ou a uma característica própria ou herdada do indivíduo que se sabe, tendo por base a evidência epidemiológica, estarem associados com condições importantes de se prevenir para proteger a saúde. O fator de risco representa uma probabilidade maior de ser atingido por determinada afecção ou dano. P. ex.: fumar constitui fator de risco para o desenvolvimento de câncer de pulmão. **2**. Fala-se de alto risco quando a intensidade de um fator ou a soma de vários fatores elevam consideravelmente o risco, como o de pessoas que fumam muito e têm também hipertensão ou colesterolemia alta, formando um grupo de risco para o infarto do miocárdio. A pobreza reúne por si só um grande número de fatores de risco, principalmente para doenças transmissíveis e morbimortalidade infantil.[47]

Os fatores de risco são características que estão associadas a maior probabilidade de adoecer. Alguns fatores de risco são herdados; outros são encontrados no ambiente físico (p. ex., agentes infecciosos, drogas, toxinas). Outros ainda são parte do ambiente social (p. ex., densidade de pessoas no domicílio, convívio em ambiente de alto estresse). Alguns dos fatores de risco de maior peso são comportamentais, como o tabagismo e o consumo em excesso de bebidas alcoólicas.[48] Os fatores de risco são usados, portanto, para tentar predizer a ocorrência da doença ou da alteração na homeostase. Quando os fatores estão bem estabelecidos e sabe-se da sua relação casual, pode-se inferir a ocorrência de um evento futuro. Dessa maneira, a melhor informação disponível para prever algum evento em um indivíduo é a experiência prévia com um grande número de pessoas que estiveram sob um fator de risco igual ou semelhante. Assim, pode-se definir que risco, na anestesiologia, é a possibilidade de o paciente sofrer uma lesão ou um dano, grave ou não.

A **exposição** a um fator de risco significa que uma pessoa, antes de ficar doente, esteve em contato com, ou manifestou, o fator em questão.

Os **indicadores** ou **índices** são termos muitas vezes empregados de forma equivocada como sinônimos, porém o indicador é aquele que indica, ou seja, reflete uma característica particular e normalmente inclui apenas um aspecto, como, por exemplo, a mortalidade. Os **índices**, por outro lado, expressam situações multifatoriais, pois incorporam em uma única medida diferentes aspectos, fatores de risco ou indicadores.[49]

**Índice** *s.m. Epidem. e estat.:* **1**. Número relativo que exprime o valor de certa quantidade em relação à outra da mesma natureza (ou da mesma quantidade em outra época), à qual se atribui a base 100 ou qualquer outra potência de 10 – no caso da anestesiologia é utilizada a base de 10.000. ... **5.** Medida compósita que reagrupa dados parciais de diversos indicadores; p. ex.: o índice geral de gravidade dos acidentes de trabalho.

Há muita divergência sobre o conceito de índice. Segundo alguns autores, o índice seria uma relação em que o numerador não é um subconjunto do denominador, p.ex., índice de masculinidade = número de homens/número de mulheres; índice esplênico; leitos/habitantes, etc. Coeficiente ou taxa e razão ou proporção seriam uma relação em que o numerador é sempre um subconjunto do denominador e se diferenciam porque o coeficiente expressa a probabilidade ou risco, enquanto a razão, não.[47]

**Índice terapêutico:** *Farmacol.* Relação entre a dose mínima curativa (C) e a dose máxima tolerada (T) de um medicamento, isto é, C/T. Alguns autores preferem utilizar a relação inversa T/C. Segundo a fórmula adotada, admite-se que o valor de um medicamento é tanto maior quanto menor o quociente (C/T) ou quanto maior (T/C). Deve-se considerar, entretanto, que esse critério não leva em conta as variações individuais de sensibilidade, tanto no que diz respeito à atividade terapêutica quanto à toxicidade do medicamento. Uma e outra apresentam curvas de diversão estatística dos dados individuais, em torno dos valores médios C e T, que devem ser comparadas para uma apreciação mais segura do valor do fármaco.[47]

**Risco** *s.m.* **1.** Probabilidade de que um evento vai ocorrer. **2.** Perigo ou possibilidade de perigo, estando a ele associada a ideia de acaso. **3.** Possibilidade de perda, injúrias, doença ou morte; p.ex.: risco cirúrgico, risco terapêutico. **4.** *Toxicol.* Possibilidade de sofrer efeitos nocivos resultantes da exposição a determinado fator, geralmente um agente físico, químico ou biológico. O risco é expresso, em geral, como a probabilidade de ocorrência de um efeito adverso, isto é, a razão esperada entre o número de indivíduos que sentiram o efeito adverso, em determinado período, e o número total de indivíduos expostos a esse fator.[47]

**Cálculo do risco:** *Toxicol.* Quantificação das relações dose/efeito e dose/resposta para uma determinada substância, mostrando a probabilidade e a natureza de um efeito fisiológico por exposição a essa substância.[47]

Assim, dessas definições, depreende-se que os índices de risco normalmente são o agrupamento de fatores de risco mensuráveis.

Ao se desenvolver um índice de risco, é importante compará-lo (e testá-lo) com outros índices já bem conhecidos e testados. Um editorial de Fleisher[49] questiona se o índice proposto avaliará a mortalidade, a morbidade ou ambas, propondo a seguinte pergunta: "Índice de Risco – Qual o seu valor para o médico e o paciente?" (*Risk Indices – What Is Their Value to the Clinician and Patient*). Isso leva à questão de como, exatamente, os índices de risco são usados na clínica diária.

Um dos pontos centrais para o desenvolvimento de um índice de risco é a identificação de quais os fatores de risco que, ao serem otimizados, podem modificar o resultado final. Se a intervenção (para essa otimização) é bem-sucedida, o fator de risco diminui de importância, porém ignorar o fator pode transformá-lo em uma causa importante de mortalidade.

De maneira geral, os anestesiologistas estão bem treinados para avaliar os riscos usando apenas a classificação do estado físico da ASA (TAB. 27.2). Um estudo mostrou haver concordância entre as avaliações feitas com base na classificação do estado físico da ASA e os índices objetivos de quantificação do risco para prognosticar a mortalidade após cirurgia não cardíaca. Isso sugere que uma graduação subjetiva pode ser tão boa quanto uma graduação objetiva do risco a que o paciente está submetido.[55]

**TABELA 28.2** Classificação do estado físico (EF) segundo a American Society of Anesthesiologists (ASA) e a mortalidade de cada categoria

| EF ASA | Definição | Vacanti 1970 | Braz 1996-2005 | Loureiro 1965-1969 | Pignaton 2005-2012 |
|---|---|---|---|---|---|
| I | Indivíduo saudável. Nenhum distúrbio orgânico, psicológico, bioquímico ou psiquiátrico. O processo da doença, para o qual a cirurgia foi indicada, é localizado e não origina nenhum distúrbio sistêmico. | 8 a 27 para 10.000 | 1,5 para 10.000 | 6 a 8 para 10.000 | Zero |
| II | Paciente com doença sistêmica leve e controlada. Distúrbio sistêmico de moderado a médio, causado tanto pela condição a ser tratada pela cirurgia quanto por um processo fisiopatológico. Aqui também são incluídos os extremos etários (neonato e octogenário), mesmo sem doença sistêmica detectável. Estão igualmente incluídos os pacientes morbidamente obesos. | 8 a 27 para 10.000 | 5,99 para 10.000 | 27 a 45 para 10.000 | 0,8 para 10.000 |
| III | Paciente com doença sistêmica grave, com limitação da sua capacidade, mas não incapacitante. Distúrbio sistêmico grave ou doença de qualquer etiologia que limita a atividade, mas não incapacita. | 180 para 10.000 | 53,85 para 10.000 | 18 a 44 para 10.000 | 32,8 para 10.000 |
| IV | Paciente com doença sistêmica grave, incapacitante e que apresenta perigo de vida. Distúrbio grave, com risco de vida, nem sempre corrigível pela cirurgia. | 780 a 940 para 10.000 | 394,80 para 10.0000 | 7,8 a 23,5 para 10.000 | 188,9 para 10.000 |
| V | Paciente moribundo com pouca ou nenhuma chance de sobrevivência. Será submetido à cirurgia como último recurso. | Sem dados | 2.272,72 para 10.000 | 9,4 a 51 para 10.000 | 1.614,9 para 10.000 |
| VI | Paciente com morte cerebral e doador de órgãos. | NSA | NSA | NSA | NSA |
| E | Acrescentar a letra E a qualquer classe de cirurgia de emergência | Sem dados específicos | Sem dados específicos | Sem dados específicos | Sem dados específicos |

Nota: a maioria dos estudos apresenta a morbimortalidade ocorrida para cada 10 mil anestesias realizadas no período.
NSA, nenhuma ocorrência.

*Fonte: Adaptada de Braz e colaboradores,[17] Pignaton e colaboradores,[44] Vacanti e colaboradores,[50] Loureiro e Feitosa-Filho,[51] Saklad,[52] Marx e colaboradores[53] com mortalidade dentro das 48 horas pós-operatórias, e Lagasse.[54] Nas tabelas originais, alguns dados eram apresentados em percentuais. Na presente tabela, todos os dados são apresentados como eventos por 10 mil procedimentos.*

Os indicadores de saúde são utilizados, na prática, quando se mostram relevantes e quando retratam com fidedignidade e praticidade os aspectos de saúde individual ou coletiva para os quais foram propostos.[48]

O julgamento clínico não é um fator confiável de desfechos adversos. Uma estratificação adequada de risco pode identificar pacientes que se beneficiariam de intervenções específicas, como unidade de tratamento intensivo, reposição de líquidos, suporte respiratório pós-operatório e cuidados na UTI. Existem evidências de que essas intervenções podem reduzir a mortalidade, a morbidade e o tempo de internação hospitalar.[45]

## Classificação do estado físico da American Society of Anesthesiologists

A classificação proposta pela ASA é a maneira habitual usada pelos anestesiologistas para estimar, pelo menos de forma parcial, os riscos da anestesia. Esse sistema de classificação do estado físico foi introduzido por Saklad[52] em 1941 e modificado em 1963.

O objetivo é classificar o paciente conforme seu estado clínico geral a partir da presença ou ausência de doença sistêmica em seis possíveis estados físicos, sendo crescente o percentual de mortalidade entre as classes.[51] O autor enfatizava, já na época, que, na classificação, a expressão "risco operatório" deveria ser substituída por "estado físico", pois era isso o que se propunha a fazer; porém, como se percebe na prática diária, muitas vezes a classificação do estado físico é utilizada como um dos fatores de risco a ser enfrentado no período perioperatório.[51]

Na **TABELA 28.2** estão as definições de cada um dos "estados físicos" e sua associação com a morbimortalidade apresentada por cinco autores.

Verificou-se, mais uma vez, que há concordância entre as avaliações feitas usando a classificação do estado físico da ASA e os índices objetivos de quantificação do risco para prognosticar a mortalidade após cirurgia não cardíaca.[55]

## Escala de risco cirúrgico

O desenvolvimento dos índices de risco permite a comparação das taxas de morbidade e mortalidade entre as instituições, as equipes e os próprios cirurgiões. Em um estudo publicado em 2002 por três cirurgiões britânicos, foi proposto um novo modelo de avaliação de risco perioperatório com base nos dados coletados de seus próprios pacientes. Assim, entre maio de 1997 e outubro de 1999, foram analisados os dados de 2.957 pacientes que tinham indicação de procedimento cirúrgico.[56] A escala de risco cirúrgico (SRS, do inglês *surgical risk scale*) incorporou dados do inquérito confidencial sobre mortes no perioperatório (CEPOD, do inglês Confidential Enquiry into Perioperative Deaths),[46] dados da ASA e também da British United Provident Association (BUPA). No **QUADRO 28.3** são mostrados os fatores e as suas pontuações que, somadas, estimam o risco de mortalidade perioperatória.

**QUADRO 28.3** Escala de risco cirúrgico

| Tipo de cirurgia | Descrição | Pontos |
|---|---|---|
| **CEPOD** | | |
| Eletiva | Casos não urgentes (p. ex., cirurgia de varizes) | 1 |
| Agendada | Casos que necessitam de admissão hospitalar para sua realização (p. ex., neoplasia de colón) | 2 |
| Urgência | Casos que exigem cirurgia em até 24 a 48 horas (p. ex., oclusão intestinal) | 3 |
| Emergência | Casos que demandam tratamento imediato (p. ex., aneurisma de aorta) | 4 |
| **BUPA** | | |
| Menor | Remoção de cisto sebáceo, lesões de pele, endoscopia, etc. | 1 |
| Intermediária | Cirurgia de varizes unilateral, herniorrafia unilateral, colonoscopia, etc. | 2 |
| Maior | Apendicectomia, colecistectomia aberta, etc. | 3 |
| Maior *plus* | Gastrectomia, colectomia, colecistectomia laparoscópica, etc. | 4 |
| Maior complexa | Endarterectomia de carótida, reparo de aneurisma, esofagogastrectomia | 5 |
| **Estado físico da ASA** | | |
| I | Ausência de doença sistêmica | 1 |
| II | Doença sistêmica controlada | 2 |
| III | Doença sistêmica que afeta a atividade | 3 |
| IV | Paciente muito grave, mas não moribundo | 4 |
| V | Moribundo, sem expectativa de sobrevivência | 5 |

ASA, American Society of Anesthesiologists; BUPA, British United Provident Association; CEPOD, Confidential Enquiry into Perioperative Deaths.

*Fonte: Sutton e colaboradores.*[56]

Quanto maior a soma de pontos do **QUADRO 28.3**, pior o caso e maior o risco do paciente. Porém, o estudo não apresenta uma tabela com intervalos de pontos que permita interpretar entre o maior e o menor risco. São 12 escores possíveis derivados da soma de pontos que cada paciente obtém.

O CEPOD, como já visto, é uma proposta desenvolvida no Reino Unido há cerca de 30 anos, cujo objetivo é estudar as taxas de morte pós-operatória no período de 30 dias e identificar os fatores anestésico-cirúrgicos que desencadearam esse desfecho. Periodicamente, novas edições vêm sendo publicadas pelas sociedades médicas britânicas que fazem parte do projeto. A BUPA é uma organização privada que comercializa seguros de saúde no Reino Unido. Propicia também informações, serviços de apoio e aconselhamento ao público leigo e aos profissionais da área da saúde. Essa entidade desenvolveu uma escala de porte cirúrgico utilizada no SRS.[57]

A partir da análise de regressão de risco multivariado, o estudo evidenciou um bom valor preditivo, tanto dos componentes do escore como dos resultados conjuntos. Além disso, apresentou baixa sensibilidade, mas alta especificidade para o escore SRS, evidenciando maior acurácia desse último sobre o estado físico da ASA, mas não sobre seus componentes individuais. A **FIGURA 28.1** mostra, por meio da curva ROC, os valores estatisticamente relevantes desse modelo.

Apesar de inovador, de fácil utilização e interpretação, o escore SRS apresenta importantes limitações, já que foi validado em um pequeno e seleto grupo de pacientes, prejudicando sua aplicação em populações internacionais. Ainda não consta na literatura uma relação das pontuações com as taxas de mortalidade, o que limita sua interpretação. Embora seu uso não tenha sido amplamente difundido, vários estudos vêm comparando o SRS com os novos escores propostos na atualidade, de modo que os pesquisadores reconhecem sua relevância.[56]

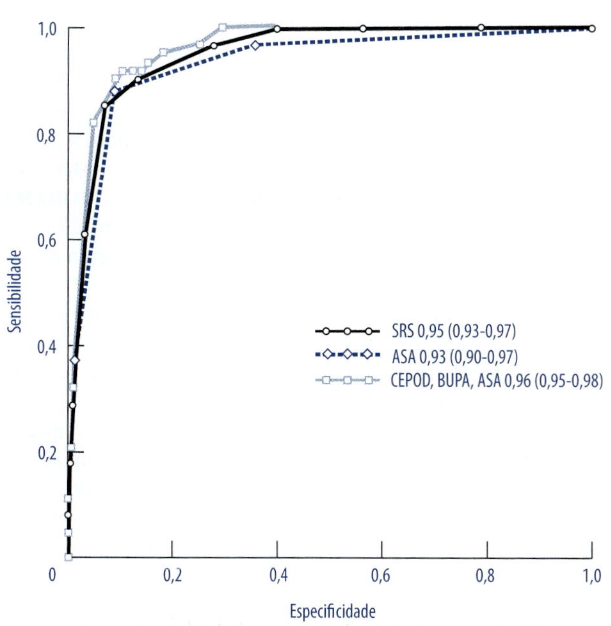


**FIGURA 28.1** Curva característica da mortalidade na validação de dados que compõem o escore SRS em análise univariada, o ASA, e a análise multivariada da associação das escalas CEPOD, BUPA e estado físico da ASA. Os valores estatísticos encontram-se no gráfico.
*Fonte: Sutton e colaboradores.*[56]

## Programa nacional de aprimoramento da qualidade cirúrgica do American College of Surgeons

Na atualidade, não existe um modelo de estimativa de risco metodologicamente capaz de englobar todas as modalidades cirúrgicas e suas subespecialidades. As propostas para estimativas de risco operatório utilizadas hoje têm sérias limitações, como a avaliação de um único procedimento, indicação ou complicação; o cálculo do risco usando variáveis de um pequeno número de pacientes de instituições habitualmente especializadas; os dados analisados oriundos de bancos administrativos e sem as características clínicas necessárias ao enfoque científico; e, por fim, os modelos estatísticos de análise pouco precisos.[58]

Os métodos de avaliação de risco estimam a probabilidade de desfechos não favoráveis, complicações ou morte após cirurgias específicas. As probabilidades são calculadas usando modelos de risco derivados da análise de dados de um grande número de pacientes em situação clínica similar. Estudos indicam que, provavelmente, o mais elaborado cálculo de risco cirúrgico seja feito por um programa nacional de aprimoramento da qualidade cirúrgica do American College of Surgeons (ACS): o National Surgical Quality Improvement Program (NSQIP).[59]

O ACS, por meio de seu programa recém-citado (NSQIP), coletou e estratificou dados clínicos, fatores de risco pré-operatórios e complicações pós-operatórias em 393 hospitais dos Estados Unidos, com o objetivo de analisar e comparar os desfechos em 30 dias e desenvolver estimativas de predição de risco. Os dados envolveram 1.414.006 pacientes submetidos a procedimentos cirúrgicos de praticamente todas as especialidades (exceto transplantes e trauma) no período de janeiro de 2009 até junho de 2012. A partir da elaboração de uma base de dados envolvendo 21 fatores de risco pré-operatórios e 8 desfechos baseados nesses fatores, foi criado um modelo de cálculo de risco cirúrgico universal **(FIG. 28.2)** que pode ser acessado e utilizado pela plataforma do ACS na internet.[60]

Os autores do calculador de risco cirúrgico do ACS afirmam que:

> O calculador *online* estima a probabilidade de um resultado desfavorável (como uma complicação ou óbito) após a cirurgia. O risco é estimado com base na informação do paciente ao médico sobre seu histórico de saúde. As estimativas são calculadas usando dados de um grande número de pacientes que tiveram um procedimento cirúrgico semelhante ao do paciente. Por favor, note que as porcentagens de risco fornecidas a você pelo calculador de risco cirúrgico são apenas estimativas. A estimativa de risco leva em conta somente algumas informações. Pode haver outros fatores que não estão incluídos no cálculo e que são capazes de aumentar ou diminuir o risco de complicações ou morte. Essas estimativas não são uma garantia de resultados. Uma complicação após a cirurgia pode acontecer mesmo que o risco seja baixo. Essa informação não se destina a substituir o conselho de um médico sobre o diagnóstico, tratamento ou resultados potenciais. O ACS não é responsável pelas decisões médicas que podem ser feitas com base nas estimativas calculador de risco, uma vez que tais estimativas são fornecidas para fins informativos. Os pacientes devem sempre consultar seu médico ou outro profissional de saúde antes de decidir sobre um plano de tratamento.[60]

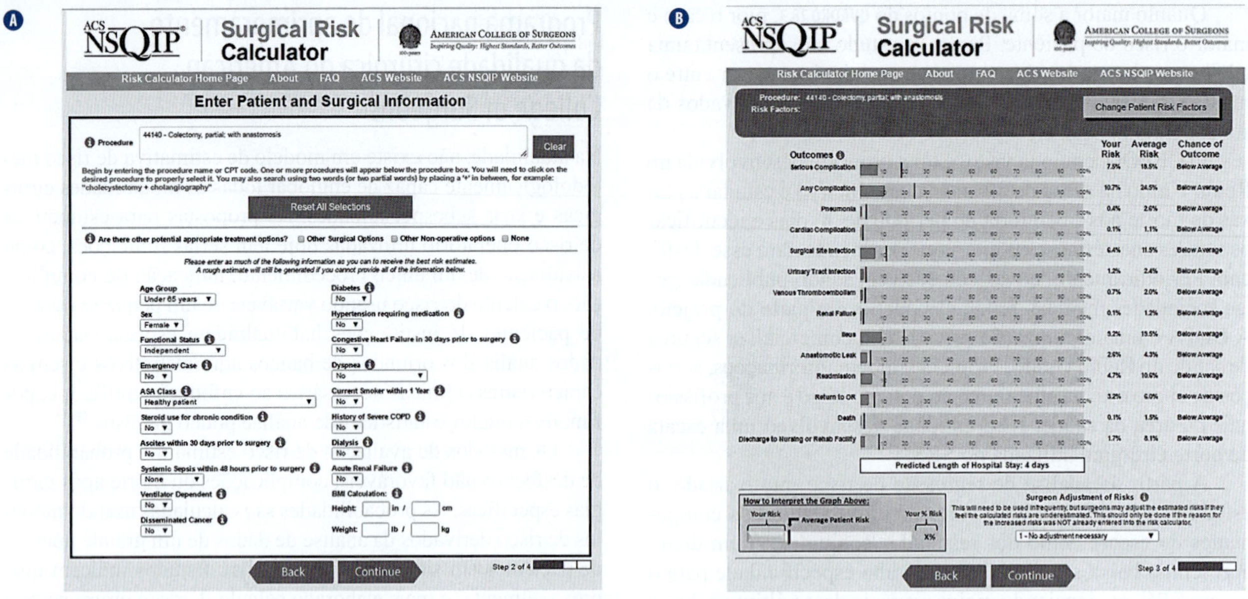


**FIGURA 28.2** Imagem de tela do calculador de risco cirúrgico do ACS NSQIP. **A** Fatores de risco. **B** Resultados.
*Fonte: American College of Surgeons, National Surgical Quality Improvement Program.*[60]

Em um segundo segmento da pesquisa, o ACS avaliou especificamente uma parcela de 88.334 pacientes que foram submetidos a cirurgias do cólon. O subgrupo analisado, contudo, não apresentou resultados estatisticamente relevantes em relação ao total de pacientes estudados, de maneira que a criação de vários modelos de risco específicos para determinados procedimentos não vem sendo incentivada.[58]

O desenvolvimento desse escore se deu a partir da análise de dados clínicos multi-institucionais com objetivo de estimar o risco pré-operatório. Apesar de sua aplicação ser orientada aos pacientes de risco, um estudo mostrou baixa sensibilidade e especificidade quando analisados os subtipos cirúrgicos (nas subespecialidades), ou quando uma ou mais complicações ocorrem.[61]

Evidências recentes validaram esse escore como preditor de desfechos adversos após a alta hospitalar. O estudo envolveu uma coorte de 88.068 pacientes e encontrou alta sensibilidade na predição de eventos adversos pós-operatórios tardios em cirurgia geral, vascular, ginecológica, urológica, ortopédica e torácica.[62]

Um modelo de risco bastante considerado hoje é o índice de risco cardíaco revisado (RCRI, do inglês *revised cardiac risk index*). Simples e prático de aplicar, não requer dispositivo calculador específico, embora não contemple procedimentos cirúrgicos de emergência e os resultados tenham subestimado a ocorrência do desfecho em 50%, conforme comparação com outros estudos. Entretanto, um estudo comparou-o com o NSQIP e o índice de risco para infarto do miocárdio e parada cardíaca (NSQIP MICA, do inglês National surgical quality improvement program risk index for myocardial infarction and cardiac arrest), e este mostrou melhor valor preditivo, mas com tendências a superestimar o valor do risco em 30 dias e subestimar o risco imediato.[11]

## Ferramenta de risco do prognóstico cirúrgico

Como já mencionado, o risco de morte ou complicação maior no pós-operatório da população cirúrgica em geral é pequeno: menos de 1% de todos os pacientes submetidos à cirurgia morrem durante a internação hospitalar. Mesmo assim, estima-se que ocorram por volta de 20 mil a 25 mil mortes por ano após procedimentos cirúrgicos em todo o Reino Unido, embora se saiba que, dessas, 80% ocorrem em um pequeno grupo de pacientes.[45]

A partir de dados coletados pelo estudo NCEPOD, com sua última edição publicada em 2011, foi desenvolvido um modelo de estratificação de risco cirúrgico que estima, em percentual, a probabilidade de óbito em 30 dias de pós-operatório, chamado de ferramenta – de mensuração – de risco do resultado cirúrgico (SORT, do inglês *surgical outcome risk tool*). Esse novo modelo preditor de complicações foi validado em um estudo de coorte que envolveu 326 centros de atendimento no Reino Unido, totalizando 16.788 pacientes submetidos a quaisquer procedimentos cirúrgicos exceto cirurgias obstétricas, neurocirurgias, cirurgias cardíacas ou transplantes. A **TABELA 28.3** organiza a análise sequencial de dados baseada em testes de significância de um modelo de seis variáveis, que foram preditores independentes de mortalidade em 30 dias.[45]

Os coeficientes encontrados foram usados para desenvolver a fórmula de escore de risco, e o valor resultante dessa fórmula foi transformado em percentual. Observa-se que as variáveis que se relacionaram ao pior prognóstico foram os escores de estado físico da ASA IV e V; as cirurgias de urgência; as que impreterivelmente deveriam acontecer no momento; e a idade maior de 80 anos. Essas situações apresentaram significância estatística.[45]

As evidências publicadas nesse mesmo estudo apontam maior acurácia desse novo escore em comparação com aqueles historicamente utilizados e consagrados na prática médica, como o estado físico da ASA e o escore SRS mencionados antes. A **FIGURA 28.3** demonstra os resultados de um estudo de coorte envolvendo 5.569 pacientes submetidos a cirurgia não cardíaca, avaliados por três mecanismos de estimativa do risco cirúrgico: SORT, estado físico da ASA e SRS. Os resultados estatísticos relacionados às áreas sobre a curva representam 0,91 (IC 95% 0,88-0,94), 0,87 (IC 95% 0,84-0,91) e 0,88 (IC

**TABELA 28.3** Análise das variáveis estudadas pelo Surgical Outcome Risk Tool (SORT)

| | Coeficiente | Erro-padrão | IC 95% | z | P |
|---|---|---|---|---|---|
| **Escore estado físico da ASA** | | | | | |
| III | 1,411 | 0,248 | 0,925 a 1,900 | 5,69 | < 0,001 |
| IV | 2,388 | 0,290 | 1,821 a 2,956 | 8,25 | < 0,001 |
| V | 1,081 | 0,596 | 2,911 a 5,251 | 6,84 | < 0,001 |
| **Cirurgias de urgência** | | | | | |
| Emergência | 1,236 | 0,296 | 0,657 a 1,812 | 4,18 | < 0,001 |
| Urgência | 1,657 | 0,259 | 1,149 a 2,164 | 6,40 | < 0,001 |
| Imediata | 2,452 | 0,410 | 1,649 a 3,256 | 5,98 | < 0,001 |
| **Especialidade** | | | | | |
| Especialidade de alto risco: gastrintestinal, torácica, vascular | 0,712 | 0,188 | 0,344 a 1,081 | 3,79 | < 0,001 |
| **Porte cirúrgico** | | | | | |
| Muito elevado/complexo | 0,381 | 0,815 | 0,019 a 0,744 | 2,06 | 0,039 |
| **Câncer** | 0,667 | 0,211 | 0,253 a 1,081 | 3,16 | 0,002 |
| **Idade** | | | | | |
| 65-79 | 0,777 | 0,258 | 0,272 a 1,281 | 3,02 | 0,003 |
| ≥ 80 | 1,591 | 0,260 | 2,082 a 2,010 | 6,12 | < 0,001 |

*Fonte: Protopata e colaboradores.*[45]

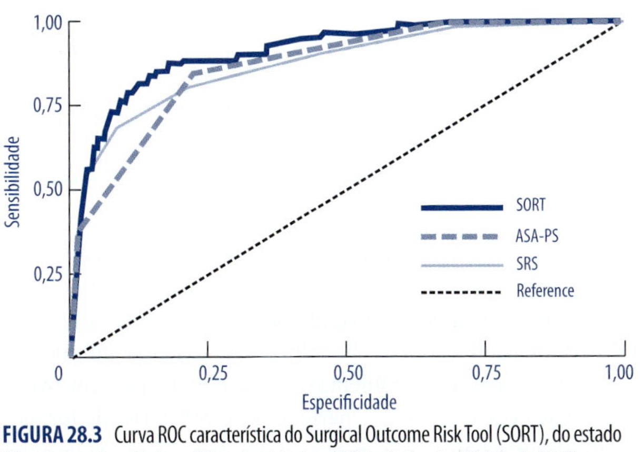


**FIGURA 28.3** Curva ROC característica do Surgical Outcome Risk Tool (SORT), do estado físico da American Society of Anesthesiologists (ASA) e do Surgical Risk Scale (SRS).
*Fonte: Protopata e colaboradores.*[45]

95% 0,84-0,92), respectivamente, como se pode observar na referida figura.

Todas as variáveis do SORT foram preditores conhecidos de desfechos adversos pós-cirúrgicos, contribuindo para a alta mortalidade pós-operatória. Entretanto, alguns fatores tradicionalmente conhecidos por apresentarem pior prognóstico – elevado índice de massa corporal (IMC), anemia ou elevação sérica da creatinina – foram omitidos da análise por problemas na coleta de dados. Curiosamente, a ocorrência de insuficiência cardíaca congestiva não foi, na análise multivariada, fator significativo de mortalidade em 30 dias.

O desenvolvimento de aplicativos e calculadores *on-line* de fácil manejo torna o SORT um modelo utilizado nas rotinas clínicas, uma vez que pode ser acessado *on-line** (ou encontrado nas lojas de aplicativos). Está disponível para esse cálculo uma ferramenta que pode ser encontrada nas lojas de aplicativos digitando *The Surgical Outcome Risk Tool*. A sua aplicabilidade e a determinação de sua validade interna devem incentivar seu uso. Apesar de sua significância, os autores concordam que o estudo, pelo fato de se restringir a uma população específica, pode ter sofrido um viés de seleção, comprometendo a sua validade externa. Nesse sentido, mais estudos de avaliação sobre o impacto da estratificação de risco na melhoria dos desfechos devem ser realizados.[45]

## Índices de risco cardiovascular

O risco cardiovascular a que o paciente está submetido durante o período da anestesia/cirurgia é um dos que está mais bem quantificado na literatura. A avaliação e graduação do risco cardiovascular baseia-se fundamentalmente nos chamados “marcadores clínicos”. Com base nesses marcadores, pode-se definir diversos níveis de risco.[63] Os marcadores clínicos para o aumento do risco cardiovascular para infarto do miocárdio, insuficiência cardíaca congestiva e morte, também denominados preditores, podem ser organizados em três categorias: preditores fortes, intermediários e fracos (**QUADRO 28.4**).[13]

Várias sociedades de especialidades vêm publicando consensos e recomendações com o objetivo de nortear e uniformizar as condutas relacionadas a estimativas de risco. A Sociedade Americana de Cardiologia apresenta novos fatores de risco clínicos (**QUADRO 28.5**).[64]

*Disponível em: http://www.sortsurgery.com.

**QUADRO 28.4** Preditores clínicos e sua graduação no aumento do risco cardiovascular perioperatório

| Graduação | Preditores |
|---|---|
| Fortes | • Angina instável<br>• Insuficiência cardíaca congestiva descompensada<br>• Quantidade significativa de arritmias<br>• Doença valvar grave |
| Intermediários | • *Angina pectoris* moderada<br>• Infarto do miocárdio prévio (menos de 30 dias)<br>• Insuficiência cardíaca congestiva prévia ou descompensada<br>• Diabetes |
| Fracos | • Idade avançada<br>• Eletrocardiograma anormal<br>• Outro ritmo cardíaco que não o sinusal<br>• Capacidade funcional diminuída<br>• História de acidente vascular encefálico<br>• Hipertensão arterial sistêmica não controlada |

*Fonte: Holland.*[13]

**QUADRO 28.5** Fatores de risco clínicos

- Doença arterial coronariana – síndromes coronarianas agudas
- Insuficiência cardíaca – baixa fração de ejeção
- Miocardiopatias
- Valvopatias graves
- Arritmias (fibrilação atrial)
- Marca-passo e cardioversor desfibrilador implantável
- Doença vascular pulmonar
- Idade avançada
- História de acidentes vasculares encefálicos
- Diabetes melito tipo 1
- Insuficiência renal

*Fonte: Fleisher e colaboradores.*[64]

## Índice de Goldman

Em 1977, Goldman e colaboradores[65] criaram um índice de risco cardíaco que ainda vem sendo utilizado, principalmente pelos cardiologistas, para quantificar o risco cirúrgico de pacientes cardíacos submetidos a cirurgias não cardíacas. Para compor o índice, os autores elaboraram uma pontuação para nove variáveis (**TAB. 28.4**) e, a partir dessas variáveis, criaram classes preditivas de complicações (**TAB. 28.5**).

Goldman,[66] em um artigo de revisão de 1983, seis anos após introduzir o índice que leva seu nome, sugeriu que, quando se é solicitado a fazer uma avaliação pré-operatória, devem-se levar em conta alguns dados do paciente como história e exame físico. Após a determinação do risco cardiológico, deve-se fazer uma distinção entre os riscos inerentes à cirurgia e os riscos não cirúrgicos. Por fim, deve-se tentar inferir qual é a complicação (ou problema) em particular que tem maior chance de ocorrer durante o período pós-operatório, de forma a permitir que sinais precoces dessa complicação sejam detectados e uma intervenção efetiva seja realizada.[66]

Outro estudo prospectivo, com um número menor de pacientes submetidos à cirurgia na aorta abdominal, mostrou uma incidência significativamente maior de eventos cardíacos graves nos pacientes classificados como classe I de Goldman. Nas classes II e III, as diferenças entre os dois grupos não foram significativas.[67]

Pode-se dizer que Goldman foi o pioneiro na tentativa de relacionar e quantificar fatores clínicos de risco com desfechos cardiológicos adversos. Esse índice vinha ao encontro das necessidades de cardiologistas, anestesiologistas e cirurgiões. Lamentavelmente, seus dados não puderam ser reproduzidos em outras instituições hospitalares e nem mesmo, anos mais tarde, na própria instituição onde o índice foi elaborado.[66] Por outro lado, essa frustração abriu caminhos a seguir, para que fossem desenvolvidos outros índices de risco específicos que poderão

**TABELA 28.4** Índice de Goldman: pontuação das variáveis

| Variável | Pontos |
|---|---|
| Distensão venosa jugular | 11 |
| Infarto do miocárdio recente (< 6 meses) | 10 |
| Qualquer ritmo que não o sinusal ou extrassístoles atriais precoces no eletrocardiograma | 7 |
| Mais de 5 extrassístoles ventriculares por minuto | 7 |
| Idade maior que 70 anos | 5 |
| Operação de emergência | 5 |
| Estado físico ASA III ou IV | 3 |
| Cirurgia intratorácica, intra-abdominal ou aórtica | 3 |
| Estenose grave da valva aórtica | 3 |

*Fonte: Goldman e colaboradores.*[65]

**TABELA 28.5** Índice de risco cardíaco de Goldman

| Classe | Total de pontos | Sem complicações ou complicações menores | Complicações com perigo de vida | Mortes cardíacas |
|---|---|---|---|---|
| I | 0 a 5 | 99% | 0,7% | 0,2% |
| II | 6 a 12 | 93% | 5% | 2% |
| III | 13 a 25 | 86% | 11% | 2% |
| IV | ≥ 26 | 22% | 22% | 56% |

*Fontes: Goldman e colaboradores.*[65]

auxiliar a equipe médica envolvida nos cuidados com o paciente a tomar a decisão mais correta possível.

Em 1986, Detsky e colaboradores[68] criou seu próprio índice. Acrescentou ao modelo original de Goldman a avaliação da presença de angina, história prévia de infarto do miocárdio e edema agudo de pulmão, reclassificando o paciente a partir da soma de pontos em três classes. Já o modelo proposto por Larsen e colaboradores[69] modificou a avaliação de Goldman substituindo a avaliação eletrocardiográfica pela presença de diabetes. Três anos depois, Eagle e colaboradores[70] determinaram cinco fatores de risco clínicos para predizer eventos isquêmicos após cirurgia vascular, que são presença de onda Q no eletrocardiograma, história de atividade ventricular ectópica, diabetes, idade maior que 70 anos e angina. Em 1996, Vanzetto e colaboradores.[71] incluiu mais quatro fatores de risco pré-operatórios: história de insuficiência cardíaca, história de infarto do miocárdio, alteração isquêmica de segmento ST no eletrocardiograma e hipertensão com hipertrofia do ventrículo esquerdo.

Loureiro e Feitosa-Filho,[72] em recente artigo de revisão sobre os escores de risco operatório, reuniram a grande maioria dos índices derivados daquele proposto por Goldman e tentaram fazer comparações entre eles. Na revisão, os autores concluíram que existem diversas escalas que avaliam o risco cardiovascular perioperatório para procedimentos cirúrgicos não cardíacos, com intuito de possibilitar a adoção de medidas a partir das informações obtidas: ASA, índice de Goldman, índice de Detsky, índice de Larsen, Estudo Multicêntrico de Avaliação Perioperatória (EMAPO), índice do American College of Physicians (ACP), índice do ACC/AHA e índice cardíaco revisado de Lee (RCRI). No entanto, ainda são muito escassas as validações desses escores em diferentes tipos de populações e, além disso, existem poucas comparações entre eles de modo a validar qual o mais preciso. A II Diretriz Brasileira de Avaliação Perioperatória sugere o uso de qualquer uma das três seguintes: EMAPO, RCRI ou ACP, sem, no entanto, poder afirmar qual seria a de maior acurácia em discriminar riscos.

## Índice de risco cardíaco revisado (índice de Lee)

O índice de risco cardíaco revisado, mais conhecido como índice de Lee e colaboradores,[73] avaliado e validado em 1999, é uma das ferramentas mais utilizadas para a estratificação de risco.

Principal derivação do índice de Goldman, emprega seis preditores de risco, dos quais apenas um diz respeito a exame laboratorial (creatinina), outro faz menção ao tipo de cirurgia a ser realizada, enquanto os demais são fatores facilmente coletáveis em anamnese (coronariopatia, história de insuficiência cardíaca congestiva, história de doença cerebrovascular e insulinoterapia por diabetes).

No índice de Lee, são consideradas cirurgias de alto risco as seguintes: cirurgia vascular suprainguinal, intraperitoneal ou intratorácica. Quanto às comorbidades associadas, doença cerebrovascular foi definida como acidente vascular encefálico (AVE) ou acidente isquêmico transitório (AIT). Insuficiência cardíaca congestiva foi definida pela presença de qualquer um dos seguintes comemorativos: história de insuficiência cardíaca congestiva, edema pulmonar, dispneia paroxística noturna, presença de terceira bulha, estertores pulmonares bilaterais ou raio X com redistribuição da vascularização pulmonar (QUADRO 28.6). Para a definição de coronariopatia, foram considerados história de infarto agudo do miocárdio (IAM), teste de esforço positivo, precordialgia considerada secundária à doença cardíaca, uso de nitratos ou ondas patológicas do tipo Q em eletrocardiograma. Os pacientes submetidos a procedimentos de revascularização miocárdica (angioplastia ou tratamento cirúrgico) são considerados coronariopatas apenas se apresentarem um dos outros critérios recém-descritos.[73]

**QUADRO 28.6** Índice de risco cardíaco revisado (Lee)

**Fatores de risco**

1. Cirurgia de alto risco
2. Doença cardíaca isquêmica
3. História de insuficiência cardíaca congestiva
4. História de doença cerebrovascular
5. Insulinoterapia para diabetes melito
6. Creatinina sérica > 2 mg·dL$^{-1}$

| Classe | Eventos adversos (IC 95%) |
|---|---|
| I (nenhum fator de risco) | 0,4 (0,05-1,5) |
| II (1 fator de risco) | 0,9 (0,3-2,1) |
| III (2 fatores de risco) | 6,6 (3,9-10,3) |
| IV (3 ou mais fatores de risco) | 11,0 (5,8-18,4) |

*Fonte: Lee e colaboradores.*[73]

Ainda que o índice de Lee seja considerado por muitos autores como uma ferramenta fidedigna para ser utilizada na predição do risco cardíaco perioperatório, foi validado apenas em pacientes com os seguintes desfechos: IAM, edema pulmonar, fibrilação ventricular, PCR e bloqueio atrioventricular total,[64] bem como em pacientes acima de 50 anos a serem submetidos a cirurgia eletiva. Além disso, apresenta acurácia mais baixa em pacientes com risco perioperatório muito baixo ou submetidos a cirurgias de emergência.[74,75]

Sua principal característica é a simplicidade e a facilidade de aplicação, até mesmo à beira do leito, sem a necessidade de ferramentas tecnológicas para estimar o resultado.

## Capacidade funcional

A "qualidade" biológica do paciente pode ser mensurada ao avaliar as atividades realizadas no seu cotidiano e sua autossuficiência nos afazeres diários. É evidente que sua capacidade funcional é melhor quanto mais independente ele for, melhor for sua saúde e capacidade para realizar as tarefas do dia a dia. Assim, quanto melhor a capacidade funcional, menor será o risco ao ser submetido a um procedimento cirúrgico.

A determinação da capacidade funcional, ou estado funcional, é um fator imprescindível na avaliação de risco pré-operatório, uma vez que se correlaciona diretamente com a função cardíaca (razão pela qual também é utilizada para a estratificação do grau de insuficiência cardíaca) e é um preditor confiável do risco de ocorrência de eventos cardiovasculares no período perioperatório. Sua importância é revelada em recomendações de avaliação e manejo cardiovascular em cirurgias não cardíacas, nas quais assume papel de destaque, orientando na tomada de decisões clínicas no que tange à estratificação de risco e a necessidade de solicitação de exames complementares.[64,75,76]

A capacidade funcional do paciente é comumente medida em equivalentes metabólicos (METs, do inglês *metabolic equivalents*), em que 1 MET corresponde ao consumo de oxigênio basal de um homem de 40 anos com 70 kg, em repouso (3,5 mL·kg$^{-1}$·min$^{-1}$). A capacidade funcional pode ser considerada excelente (> 10 METs), boa (7-10 METs), moderada (4-6 METs) ou ruim (< 4 METs).

A maneira ideal de medir a capacidade funcional é por meio de teste de esforço, como a ergometria. Entretanto, a capacidade funcional pode ser estimada com maior facilidade a partir das atividades realizadas no dia a dia, com a utilização de escalas validadas, como o índice de estado funcional de Duke (DASi, do inglês *Duke activity status index*).

O índice de Duke foi desenvolvido com o objetivo de corrigir as deficiências apresentadas por outros instrumentos, como a escala da New York Heart Association (NYHA) e da Canadian Cardiovascular Society (CCS). É um questionário de 12 itens que avalia atividades diárias como higiene pessoal, locomoção, tarefas domésticas, função sexual e recreação com os respectivos custos metabólicos. Cada item tem um peso específico com base nos METs. Os participantes foram convidados a identificar cada uma das atividades que eles eram capazes de realizar. A pontuação final varia entre 0 e 58,2 pontos. Quanto maior a pontuação, melhor a capacidade funcional. Em 2014, foi realizada uma tradução para a língua portuguesa, devidamente validada, que contempla as perguntas que devem ser utilizadas, apresentada na **TABELA 28.6**.[76]

De maneira mais simplificada, 1 MET representa a demanda metabólica no repouso; subir dois lances de escada demanda 4 METs; e atividades extenuantes como jogar futebol, 10 METs. Na **TABELA 28.7** estão apresentadas múltiplas atividades e a demanda metabólica aproximada de cada uma, facilitando a estimativa da capacidade funcional dos pacientes individualmente.

No artigo de Ramos e colaboradores[63] é feita uma correlação entre as graduações das classes funcionais utilizadas pela NYHA e pela CCS e a avaliação do risco cirúrgico em coronariopatas **(TAB. 28.8)**.

## Índice de avaliação do risco cardíaco em anestesia

Recentemente, foi proposto por Dupuis e colaboradores[77] um novo índice para a avaliação do risco em pacientes cardiopatas submetidos à cirurgia cardíaca: o Cardiac Anesthesia Risk Evaluation (CARE) **(QUADRO 28.7)**. Esse índice foi comparado com o índice de Parsonnet e colaboradores[78] com o índice de Tuman e colaboradores[79] e com o índice Tu e colaboradores.[80] Todos os modelos foram adequados e tiveram uma calibração aceitável para prever morbimortalidade, com exceção do índice de Parsonet, onde não ocorreu uma calibração adequada para a morbidade ($P$ = 0,026).[77] Esse índice foi criado para ser utilizado com facilidade pelos anestesiologistas. Fleisher e colaboradores[64] em um editorial, faz a crítica do trabalho apresentado e sugere que ele se assemelha à classificação do estado físico proposto pela ASA.

**TABELA 28.6** Versão brasileira do *Duke activity status index*

| Você consegue? | Peso em METs |
|---|---|
| **1.** Cuidar de si mesmo, isto é, vestir-se, tomar banho ou ir ao banheiro? | 2,75 |
| **2.** Andar em ambientes fechados, como em sua casa? | 1,75 |
| **3.** Andar um quarteirão ou dois em terreno plano? | 2,75 |
| **4.** Subir um lance de escadas ou subir um morro? | 5,50 |
| **5.** Correr uma distância curta? | 8,00 |
| **6.** Fazer tarefas domésticas leves como tirar o pó ou lavar a louça? | 2,70 |
| **7.** Fazer tarefas domésticas moderadas como passar o aspirador de pó, varrer o chão ou carregar as compras de supermercado? | 3,50 |
| **8.** Fazer tarefas domésticas pesadas como esfregar o chão com as mãos usando uma escova ou deslocar móveis pesados do lugar? | 8,00 |
| **9.** Fazer trabalhos de jardinagem como recolher folhas, capinar ou usar um cortador elétrico de grama? | 4,50 |
| **10.** Ter relações sexuais? | 5,25 |
| **11.** Participar de atividades recreativas moderadas como vôlei, boliche, dança, tênis em dupla, andar de bicicleta ou fazer hidroginástica? | 6,00 |
| **12.** Participar de esportes extenuantes como natação, tênis individual, futebol, basquetebol ou corrida? | 7,50 |

*Fonte: Coutinho-Myrrha e colaboradores.*[76]

**TABELA 28.7** Energia estimada para a realização de várias atividades habituais

| Número de METs | Atividade |
|---|---|
| 1 MET | O Sr(a). pode: |
| ↓ | Cuidar de si próprio? |
| | Alimentar-se, vestir-se ou ir ao banheiro? |
| | Caminhar dentro de casa? |
| | Caminhar por uma ou duas quadras em terreno plano? |
| 4 METs | Fazer trabalhos domésticos leves, como limpar a casa ou lavar os pratos? |
| ↓ | Subir alguns degraus rapidamente ou subir caminhando uma ladeira? |
| | Caminhar em terreno plano a uma velocidade de 6,4 km·h$^{-1}$? |
| | Correr uma distância curta? |
| | Fazer trabalhos domésticos pesados, como esfregar o chão ou mover móveis pesados? |
| | Participar de atividades recreativas de esforço moderado, como golfe, boliche, dança, tênis em dupla ou arremesso no beisebol ou futebol americano? |
| > 10 METs | Participar de esportes desgastantes, como natação, tênis, futebol, basquete ou esqui? |

*Fonte: Hlatky e colaboradores.*[81]

**TABELA 28.8** Correlação entre as classes funcionais da New York Heart Association e da Canadian Cardiovascular Society e a capacidade funcional dada em METs

| Classe | New York Heart Association | Canadian Cardiovascular Society | Capacidade funcional | Risco cirúrgico |
|---|---|---|---|---|
| I | Paciente com doença cardíaca sem limitação da atividade física. A atividade física habitual não causa fadiga importante, palpitações, dor anginosa ou dispneia. | Atividade física habitual, como caminhar e subir escadas, não causa angina. Exercício intenso ou prolongado, no trabalho ou lazer, causa dor anginosa. | = 7 METs | Risco cirúrgico intermediário |
| II | Paciente com doença cardíaca resultando em limitação leve da atividade física. O paciente apresenta-se confortável quando em repouso, e a atividade física habitual resulta em fadiga, palpitações, dispneia ou dor anginosa. | Limitação leve da atividade física habitual. Caminhar ou subir escadas rapidamente, subir ladeiras, caminhar ou subir escada após refeições, no frio, no vento ou quando sob estresse emocional, ou somente durante algumas poucas horas após acordar. Caminhar mais que dois quarteirões no plano e subir mais que um lance de escadas a passo normal e em condições normais. | 4 a 7 METs | Risco cirúrgico intermediário |
| III | Paciente com doença cardíaca resultando em marcada limitação da atividade física. Uma atividade física menor que a habitual causa fadiga, palpitações, dispneia ou dor anginosa. | Marcada limitação da atividade física habitual. Não consegue caminhar mais de uma a duas quadras ou subir mais do que um lance de escada em condição normal. | < 4 METs | Risco cirúrgico alto |
| IV | Paciente com doença cardíaca resultando em inabilidade para suportar qualquer atividade física sem desconforto. Sintomas de insuficiência cardíaca ou síndrome anginosa podem estar presentes em repouso. Se alguma atividade física for realizada, o desconforto aumenta. | Incapacidade de suportar qualquer atividade física sem desconforto. Síndrome anginosa presente em repouso. | = 2 METs | Risco cirúrgico alto |

*Fonte: Ramos e colaboradores.*[63]

**QUADRO 28.7** Índice do risco cardíaco em anestesia (CARE, do inglês Cardiac Anesthesia Risk Evaluation)

1. Paciente com doença cardíaca estável e sem outro problema médico. A cirurgia a ser realizada não é complexa.
2. Paciente com doença cardíaca estável e um ou mais problemas médicos controlados. A cirurgia a ser realizada não é complexa.*
3. Paciente com qualquer problema médico controlado e que será submetido a uma cirurgia complexa.**
4. Paciente com qualquer problema médico não controlado e que será submetido a uma cirurgia complexa.***
5. Paciente com doença crônica ou doença em fase avançada que será submetido à cirurgia cardíaca como última medida para salvar ou melhorar a sua vida.

**E.** Emergência: a cirurgia deve ser realizada tão logo o diagnóstico tenha sido feito e haja uma sala de cirurgia disponível. Por definição, a emergência não ocorre nas classificações 1 e 2.

**Exemplos:**

*Hipertensão arterial sistêmica controlada, diabetes melito, doença vascular periférica, doença pulmonar obstrutiva crônica, doenças sistêmicas controladas, outras de acordo com o julgamento clínico.

**Angina instável tratada com heparina ou nitroglicerina intravenosa, uso de balão intra-aórtico pré-operatório, insuficiência cardíaca com edema pulmonar ou periférico, hipertensão arterial sistêmica não controlada, insuficiência renal (creatinina > 140 $\mu mol \cdot L^{-1}$), doença sistêmica debilitante, outras doenças de acordo com o julgamento clínico.

***Reoperação, cirurgia combinada de revascularização do miocárdio com cirurgia sobre uma das valvas cardíacas, cirurgia valvar múltipla, aneurismectomia de ventrículo esquerdo, septoplastia ventricular após infarto do miocárdio, revascularização do miocárdio em coronárias com doença difusa ou muito calcificadas, outras de acordo com o julgamento clínico.

*Fonte: Dupuis e colaboradores.*[77]

É interessante notar que o infarto do miocárdio ocorrido nos últimos seis meses prévios à cirurgia tinha peso importante em outros índices de risco. Como durante esse período, porém, o paciente pode ter sido submetido a intervenções medicamentosas e sobre as próprias coronárias (angioplastia, colocação de *stent*), o que importa é a doença coronariana ativa, presente no momento da intervenção cirúrgica.

Para testar o índice CARE, foram compiladas as probabilidades de mortalidade, morbidade ou aumento no período de internação hospitalar. O resultado está ilustrado na **TABELA 28.9**.

## Estudo multicêntrico de avaliação perioperatória

No Brasil, um estudo realizado em três centros de atendimento no Estado de São Paulo, chamado de Estudo Multicêntrico de Avaliação Perioperatória (EMAPO), envolveu 700 pacientes submetidos a procedimentos cirúrgicos entre fevereiro de 2001 e maio de 2002. Com auxílio de um questionário, foram pontuados os fatores mais relevantes na estimativa do índice de risco cardiovascular **(TAB. 28.10)** e, assim, os pacientes foram estratificados em cinco níveis de risco **(TAB. 28.11)**.

**TABELA 28.9** Probabilidade de mortalidade, morbidade e aumento do período de internação hospitalar

| Índice CARE | Mortalidade (%) | Morbidade (%) | Aumento no tempo de internação hospitalar |
|---|---|---|---|
| 1 | 0,5 (0,3-0,9) | 5,4 (4,3-6,8) | 2,9 (2,2-3,9) |
| 2 | 1,1 (0,7-1,7) | 10,3 (8,9-12,1) | 5,1 (4,2-6,3) |
| 3 | 2,2 (1,6-3,1) | 19,0 (17,2-20,9) | 8,8 (7,6-10,2) |
| 3E | 4,5 (3,5-5,7) | 32,1 (29,3-35,0) | 14,7 (12,8-16,8) |
| 4 | 8,8 (6,9-11,3) | 48,8 (44,1-53,6) | 23,5 (20,1-27,3) |
| 4E | 16,7 (12,4-22,1) | 65,8 (59,5-71,6) | 35,5 (29,3-42,0) |
| 5 | 29,3 (20,8-39,6) | 79,6 (73,2-84,7) | 49,4 (40,4-58,5) |
| 5E | 46,2 (32,4-60,5) | 88,7 (83,5-92,5) | 63,6 (52,5-73,4) |

Valores obtidos pela análise da regressão logística realizada na população de referência (n = 2.000). Os números entre parênteses são os intervalos de confiança de 95%.

*Fonte: Dupuis e colaboradores.*[77]

**TABELA 28.10** Fatores de risco usados no EMAPO

| Fatores de risco – Variáveis | | Pontos |
|---|---|---|
| **Menor** | Paciente inativo ou acamado | 4 |
| | Hipertensão arterial sistêmica com hipertrofia do ventrículo esquerdo e alteração do segmento ST no eletrocardiograma | 4 |
| | Acidente vascular isquêmico prévio (menos de três meses) | 4 |
| | Diabetes melito associado com nefropatia ou cardiopatia ou uso de insulina | 4 |
| | Doença crônica coronariana com teste de esteira negativo (menos de três meses) | 4 |
| | Cirurgia intraperitoneal, intratorácica, aórtica e de seus ramos, ou cirurgia ortopédica de grande porte | 4 |
| | Aneurisma de aorta assintomático, cirurgia não indicada | 4 |
| | Idade menor que 70 anos | 5 |
| | Infarto agudo do miocárdio (menos de seis meses) | 5 |
| | Edema agudo de pulmão secundário a doença cardíaca congestiva (mais de uma semana) | 5 |
| | Fibrilação atrial crônica, taquiarritmias atriais paroxísticas e taquicardia ventricular não sustentada | 5 |
| | Estado clínico geral ruim:<br>– $K < 3{,}0\ mEq \cdot L^{-1}$ ou $HCO_3 < mEq \cdot L^{-1}$<br>– $pO_2 < 60$ torr ou $pCO_2 > 50$ torr<br>– Ureia $> 50\ mg \cdot dL^{-1}$ ou creatinina $> 2{,}3\ mg \cdot dL^{-1}$<br>– Aumento da AST ou ativação de doença hepática | 5 |
| **Moderada** | Infarto agudo do miocárdio (menos de seis meses) não na fase aguda | 10 |
| | Angina estável no momento | 10 |
| | Episódio de angina instável (menos de três meses), sem sintomas no momento | 10 |
| | Edema agudo de pulmão secundário a doença cardíaca congestiva (menos de uma semana) | 10 |
| | Taquiarritmias supraventriculares sustentadas com resposta ventricular / arritmia ventricular sustentada documentada / história de fibrilação ventricular / episódio de morte súbita abortada (menos de três meses) / cardioversor desfibrilador implantável | |
| | Classe III pela classificação da Canadian Cardiovascular Society | 10 |
| | Cirurgia de emergência | 10 |
| | Transplantes: rim e fígado | 10 |
| | Estenose mitral grave | 10 |
| **Maior** | Angina classe IV pela Canadian Cardiovascular Society | 20 |
| | Estenose aórtica grave | 20 |
| | Insuficiência cardíaca congestiva classe IV | 20 |
| | Infarto agudo do miocárdio (fase aguda) | 20 |
| | Episódio recente de fibrilação ventricular ou morte súbita abortada por cardioversor desfibrilador implantável | 20 |
| | Transplante de pulmão | 20 |

AST, aspartato aminotransferase.

*Fonte: Pinho e colaboradores.*[82]

**TABELA 28.11** Índice de risco de complicação

| Grau | Pontuação total | Risco |
|---|---|---|
| Muito baixo | 0 | < 1% |
| Baixo | < 5 pontos | < 3% |
| Moderado | 6 a 10 pontos | < 7% |
| Elevado | 11 a 15 pontos | 7 a 13% |
| Muito elevado | > 15 pontos | < 13% |

*Fonte: Pinho e colaboradores.*[82]

Os desfechos estudados foram complicações cardíacas e morte. A maioria dos pacientes foi classificada no grupo de baixo risco, embora a incidência de complicações cardiovasculares tenha sido importante (5,3%) e, na comparação com o escore do ACP, eles estariam no grupo de risco intermediário. Apesar de estatisticamente similar, o estudo brasileiro envolveu uma população bem menos homogênea do que os estudos que embasaram outros índices de risco. Além disso, a sua aplicabilidade é difícil na prática diária devido ao grande número de itens necessários à sua realização.[82]

## Risco em pediatria

A anestesia pediátrica é desafiadora por múltiplos fatores, sejam eles emocionais, dificuldade na relação médico-paciente-pais, particularidades anatômicas e fisiológicas das crianças, entre outros. Desde os primeiros estudos relacionados ao risco perioperatório na população pediátrica, realizados nas décadas de 1950 e 1960, os números são emblemáticos, mostrando incidências maiores de eventos adversos em crianças causados sobretudo por fatores respiratórios ou secundários a medicações.[83,84] Historicamente, os dados mostram uma correlação inversa entre o número de eventos adversos e a idade do paciente, de modo que os recém-nascidos e lactentes são os que têm o risco mais elevado.

Uma estimativa recente (2011) mostra que a taxa de mortalidade global noperíodo perioperatório foi de 13,4 mortes em 10 mil procedimentos, quando considerado o período de 24 horas após a cirurgia, e de 34,5 mortes em 10 mil procedimentos, quando se considera o período de 30 dias após a cirurgia.[85] Já a incidência relacionada à anestesia nesses casos foi muito menor: 0,98 mortes em 10 mil procedimentos.

Os estudos realizados com enfoque na morbimortalidade perioperatória em crianças são escassos e sofreram uma grande mudança na forma de medir os desfechos negativos, uma vez que hoje se usa, preferencialmente, a PCR como desfecho principal, em vez do número de mortes.

O registro de parada cardíaca perioperatória pediátrica (POCA, do inglês *perioperative cardiac arrest registry*),[86] que compila os casos de PCR ocorridos em crianças de 80 hospitais americanos desde 1994, mostra que, entre 1994 e 1998, o principal fator causador de PCR em crianças estava relacionado às medicações, principalmente devido à importante cardiodepressão provocada pelo halotano, chegando a 37% de todas as PCRs, seguido das causas cardiovasculares (32%) e respiratórias (20%).[87]

Na última revisão do POCA, com dados de 1998 a 2004, foram analisadas 397 PCRs. Do total dessas PCRs, 193 (49%) estavam relacionadas com a anestesia. Comparados com o período de 1994 a 1998, os dados mostraram uma redução nos casos relacionados com a medicação usada (representaram 18%), possivelmente graças à introdução do sevoflurano como agente inalatório de escolha (FIG. 28.4). Cabe lembrar que, apesar de o resultado ser expressivo, o sevoflurano também pode causar depressão cardíaca. Com a diminuição das PCRs provocadas pela medicação, as causas cardiovasculares tornaram-se as mais comuns (41%), sobretudo a hipovolemia decorrente de sangramento. Subestimar a perda sanguínea foi o principal fator encontrado durante a anestesia, e os procedimentos cirúrgicos mais envolvidos foram artrodese de coluna vertebral e craniotomia. Entre as causas respiratórias (27%), a obstrução da via aérea por laringospasmo foi a causa mais comum. Com relação ao estado físico, observou-se uma redução na taxa de PCRs em pacientes ASA I (7%) em relação ao estudo prévio (15%), enquanto pacientes ASA III a V tiveram as maiores taxas de complicações, sendo responsáveis por 75% dos casos de PCR.

Diversos estudos corroboram a importância dos eventos cardiovasculares como o principal fator desencadeante de PCR intraoperatória em crianças, como foi demonstrado na revisão de casos de processos judiciais (FIG. 28.5) contra anestesiologistas

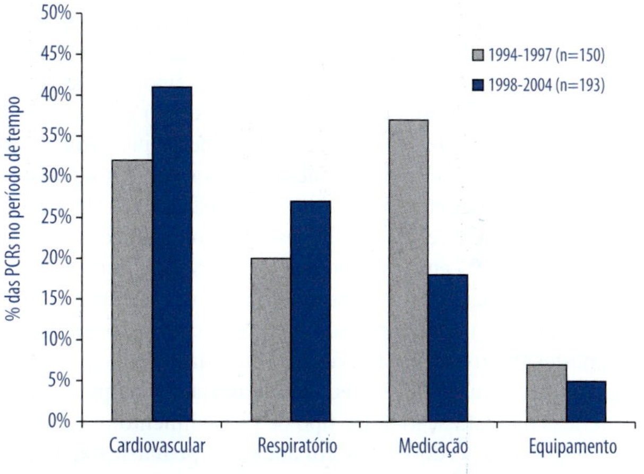


**FIGURA 28.4** Relação entre as paradas cardíacas em pediatria e suas causas.
*Fonte: Bhananker e colaboradores.*[86]

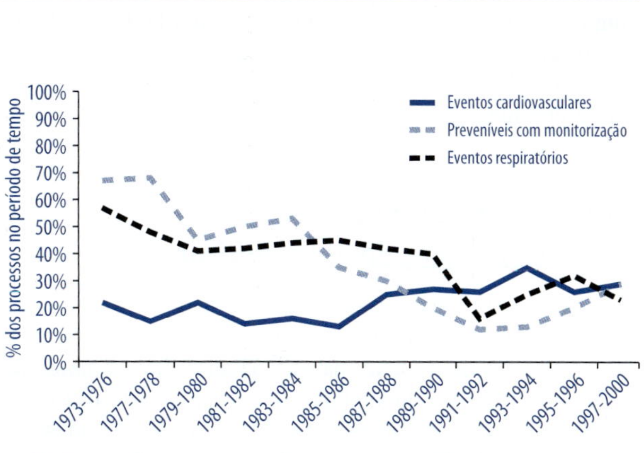


**FIGURA 28.5** Relação entre processos judiciais e suas causas.
*Fonte: Jimenez e colaboradores.*[88]

decorrentes de anestesia pediátrica nos Estados Unidos entre 1973 e 2000.[88] Ficou demonstrado, nessa série de casos, que as mortes ou as sequelas neurológicas estavam, em 26% deles, relacionadas a eventos cardiovasculares e, em outros 23%, foram decorrentes de fatores respiratórios, com uma tendência gradativa do aumento das causas cardiovasculares em detrimento das causas respiratórias.

No estudo realizado por Zgleszewski e colaboradores[7] em 2016, desenhado especificamente para tentar elucidar os fatores anestésicos relacionados ao risco de PCR em crianças, foram arroladas 276.209 anestesias no período entre 2000 e 2011. Observou-se um total de 142 PCRs (5,1:10.000), sendo 72 PCRs (2,6:10.000) relacionadas à anestesia (parada cardiorrespiratória na anestesia [PCRA]). Foram feitas duas observações: uma associação gradual entre PCRA e o estado físico da ASA e a influência da idade no desfecho, uma vez que a maior frequência de PCRA ocorreu em lactentes menores de 1 ano de idade, com as taxas mais elevadas encontradas nos lactentes com menos de 6 meses de idade (dados que já haviam sido observados em estudos prévios). Depois do devido controle estatístico, identificou-se que a quantidade de dias no ano fazendo anestesias pediátricas foi o único fator anestésico significativo independente e remediável. O risco de PCRA é duas vezes maior quando o anestesiologista gasta menos de 30% dos dias no ano fazendo anestesia pediátrica.

Essa informação é corroborada por outros dois estudos europeus, que identificaram a experiência profissional e o volume de anestesias pediátricas como fatores associados a uma diminuição no risco de complicações nesse tipo de anestesia. Tais achados levaram a duas recomendações: 1) os anestesiologistas devem realizar no mínimo 200 anestesias pediátricas anuais[89] ou um mínimo de 12 anestesias por ano em pacientes menores de 6 meses de idade, de forma escalonada durante o ano[90] (não é possível extrapolar essas recomendações para a prática anestésica atual de maneira definitiva, até mesmo porque precisam ser confirmadas em estudos multicêntricos, porém deve-se estar atento para o fato de que o preparo adequado do anestesiologista é necessário para a realização de anestesias seguras em pediatria); e 2) equipes especializadas podem ser benéficas na realização desse tipo de procedimento.

A diminuição dos riscos em anestesia pediátrica acompanha a evolução das técnicas anestésicas em geral. Há um aumento na segurança com o uso de medicamentos mais seguros, monitorização ampla e específica para cada faixa etária, bem como de equipamentos que permitem o controle da ventilação mesmo em pacientes menores. Assim, conforme visto ao longo deste capítulo, os avanços na anestesiologia têm contribuído para a diminuição da incidência de eventos adversos e para o aumento da segurança anestésica.

## A anestesia e as alterações multissistêmicas do envelhecimento

Nos países ocidentais, a idade média da população está aumentando. De acordo com o último censo dos Estados Unidos, o número de indivíduos com mais de 65 anos deverá passar de 47,8 milhões (14,8% do total da população) para 98,1 milhões (23,6%), enquanto o número de indivíduos com 85 anos aumentará mais de três vezes: de 6,3 milhões (2,0%) para 19,7 milhões (4,7%). Além disso, a quantidade de cirurgias realizadas em pacientes mais idosos também vem crescendo em uma taxa ainda maior do que o envelhecimento da população. No contexto da anestesia e dos cuidados perioperatórios, a população idosa tem sido foco de intenso debate durante a última década, envolvendo tanto os resultados clínicos quanto a utilização de recursos para cuidados de saúde nessa faixa etária.[91]

Não há uma definição científica precisa, no que concerne aos aspectos práticos, sobre o que é um paciente idoso ou de idade avançada, pois o envelhecimento não é um evento abrupto, que ocorre de um momento para outro, mas, sim, um processo contínuo. Além disso, a população de idosos não é uma população homogênea, pois a heterogeneidade tanto fisiológica quanto nosológica aumenta no período que é denominado "idade avançada".[92]

Os conceitos de avaliação de risco pré-operatório para pacientes cirúrgicos idosos mudaram significativamente ao longo do tempo. No final da década de 1970, as avaliações em geral se concentravam em conceitos gerais de risco e ficavam inerentes ao julgamento dos médicos sobre o prognóstico. Após a publicação do escore de Goldman, a avaliação de risco pré-operatório assumiu um foco mais quantitativo e específico de cada sistema orgânico, com a consequente proliferação de escores de pontuação de risco para o sistema cardiovascular, respiratório, renal e neurológico.

A crescente integração de conceitos retirados da geriatria e gerontologia na prática cirúrgica e anestésica levou a um reconhecimento do papel da síndrome geriátrica sistêmica progressiva, definida como uma síndrome de declínio multissistêmico ocasionando a diminuição da reserva fisiológica e pouca capacidade para responder aos mecanismos estressores. Em populações não cirúrgicas, a fragilidade é preditiva de desfechos negativos em saúde e envolve a ocorrência de quedas, mobilidade reduzida, hospitalizações e doentes institucionalizados. Mais recentemente, os pesquisadores começaram a definir o conceito de fragilidade envolvendo o período perioperatório, entendendo que as alternativas disponíveis para mensurar fragilidade podem prever uma série de resultados adversos após a cirurgia, complicações médicas pós-operatórias, maior tempo de permanência hospitalar, e a curto e longo prazo, aumento da mortalidade.[91]

Sabe-se que três fatores contribuem para o aumento do risco perioperatório relacionado à idade avançada. Em primeiro lugar, o envelhecimento fisiológico vem acompanhado de um declínio progressivo na função dos órgãos, mesmo em repouso. Assim, a capacidade de reserva para compensar uma eventual insuficiência orgânica ou a metabolização dos medicamentos está prejudicada. Dessa forma, as disfunções fisiológicas ocorrem mais rapidamente e demoram mais para serem revertidas. Em segundo lugar, o envelhecimento está associado a uma manifestação progressiva das doenças crônicas que alteram os limites basais e aceleram a perda da reserva funcional dos órgãos. Por fim, o envelhecimento relaciona-se a um aumento na quantidade de medicamentos utilizados com uma alteração da farmacocinética e farmacodinâmica, com uma incidência maior de reações inesperadas às medicações, anestésicos e com um número mais alto de intervenções clínicas e cirúrgicas.

A American Geriatric Society (AGS) e o National Institute of Aging (NIA) realizaram uma conferência em 2015. Uma das sugestões desse encontro foi a de orientar os médicos anestesiologistas para que incluíssem a avaliação da síndrome de fragilidade nas avaliações pré-operatórias. Além disso, o ACS sugere que, na avaliação pré-operatória otimizada do paciente cirúrgico geriátrico, especifique-se o diagnóstico de fragilidade como um componente crítico de cuidados perioperatórios para adultos mais velhos.

A já citada síndrome da fragilidade no idoso (SFI), ou síndrome de fragilidade sistêmica (SFS), é entendida como uma síndrome clínica caracterizada pelo declínio funcional dos sistemas fisiológicos resultando na diminuição de energia e resistência do organismo. É determinada por fatores de risco sociais, biológicos, ambientais e psicológicos. Apesar da reconhecida importância, a definição da SFS ainda não está bem clara. O modelo fenótipo, desenvolvido por Fried e colaboradores[93] e preconizado pelo ACS no seu NSQIP, é o mais aceito. Abrange os seguintes itens: perda de peso de 4,5 kg no ano anterior, diminuição da força de preensão, exaustão autorrelatada, baixa atividade física e andar lento. O ACS recomenda, na avaliação de pacientes geriátricos, que os seguintes aspectos sejam incluídos: independência em sair da cama ou de uma cadeira, tomar banho e vestir-se, preparar refeições e ir às compras.

Uma definição alternativa é o modelo de acumulação de déficit feito pelo Canadian Study of Health and Aging (CSHA), o qual incorpora 70 variáveis envolvendo comorbidades, atividade diária, atitude de saúde e nutrição, cada uma representando déficits potenciais. Segundo os autores, tendo em vista a carência de informações científicas sobre como mensurar a fragilidade no pré-operatório, novas pesquisas devem ser feitas para determinar o valor real da avaliação funcional pré-operatória nos pacientes mais idosos e quais os meios para a otimização das condutas no período perioperatório.[74] Tanto o modelo fenótipo quanto o modelo de déficits acumulados vêm sendo modificados e estudados em populações cirúrgicas e são preditivos de maus resultados.

As potenciais alterações neuropsicodegenerativas no idoso submetido a um procedimento anestésico-cirúrgico já estão bem estabelecidas na literatura. Algumas delas são a ocorrência de *delirium* pós-operatório, AVEs e, tardiamente, a associação com doenças demenciais como Alzheimer e Parkinson. O **QUADRO 28.8** apresenta os principais fatores de risco para ocorrência de *delirium* no perioperatório.

Disfunção cognitiva pós-operatória, confusão e *delirium* são situações comuns após anestesia geral em idosos, e os sintomas podem persistir por meses ou anos. Estudos apontam que a anestesia pode ser um fator de risco importante para o desenvolvimento de distúrbios neurodegenerativos. A anestesia geral foi o fator de risco de maior impacto para a ocorrência de doença de Alzheimer, tanto *in vitro* como *in vivo,* sendo que, em pacientes com mais de 85 anos, a chance de apresentar síndromes demenciais aumenta seis vezes. A exposição aos procedimentos anestésicos é considerada um fator externo, induzindo, provavelmente, ao acúmulo de substância β-amiloide e a fosforilação da proteína aberrante *tau*. Entretanto, poucos estudos clínicos avaliaram os biomarcadores para doença diretamente no liquor, pois a relação entre a exposição anestésica e o risco é inconsistente e, muitas vezes, contraditória.[94]

Na idade avançada, a incidência de acidentes cerebrovasculares perioperatórios pode variar de 0,08 até 2,9% em pacientes da cirurgia geral, alcançando valores de 4,8% em pacientes submetidos a cirurgias de cabeça e pescoço. A taxa de mortalidade, nesses casos, é de aproximadamente 46%. A maioria dos eventos ocorre entre o segundo e o sétimo dia, e os fatores de risco incluem idade avançada, doença cerebrovascular prévia, hipertensão, doença vascular periférica, doença obstrutiva crônica das vias aéreas, fibrilação atrial, estenose das artérias carotídeas e apneia obstrutiva do sono. Pacientes

**QUADRO 28.8** Fatores de risco para *delirium* no perioperatório

| Fatores de risco pré-operatórios | Fatores de risco intra e pós-operatórios |
|---|---|
| • Idade superior a 65 anos | • Infecção |
| • Déficit visual ou auditivo | • Estresse cirúrgico |
| • Comprometimento cognitivo preexistente | • Complicações cardiopulmonares |
| • Doença grave (p. ex., admissão na UTI) | • Complicações dos procedimentos |
| • Infecção | • Controle inadequado da dor |
| • Depressão | • Privação de sono |
| • Abuso de álcool | • Condições adquiridas durante a internação |
| • Fratura de quadril atual | • Toxicidade medicamentosa |
| • Insuficiência renal | • Novas úlceras por pressão |
| • Anemia | • Subnutrição |
| • Nutrição deficiente | • Uso de medicamentos controlados |
| • Capacidade funcional ruim | • Uso regular de mais de três medicamentos |
| • Mobilidade limitada | • Tratamentos inapropriados |
| • Lesão não intencional (p. ex., queda) | • Uso de sonda vesical |
| • Polifarmácia | |
| • Procedimentos da aorta | |
| • Fragilidade | |

UTI, unidade de tratamento intensivo.

*Fonte: Mohanty e colaboradores.*[95]

com AVE prévio têm incidência mais alta de novos eventos, e, nesses casos, a mortalidade se eleva para cerca de 60%.[96]

Apesar de serem um forte fator de risco em pacientes idosos, as complicações neurológicas podem estar presentes na população cirúrgica em geral. Um estudo tipo caso-controle retrospectivo mostrou que a combinação de anestesia e cirurgia é um fator de risco independente para a ocorrência de AVE nos 30 dias após a cirurgia.[96] Essa associação persiste como fator de risco após serem desconsiderados os pacientes que foram submetidos a procedimentos cirúrgicos com um grande risco de AVE (cirurgia cardíaca, neurológica e vascular). Esse estudo demonstrou que o risco de ocorrência de um AVE isquêmico é maior nos 30 dias após a cirurgia. Mostrou também a sua relação com a anestesia e a cirurgia (TAB. 28.12).

Embora o conhecimento da fisiologia do envelhecimento possa ajudar na redução das complicações relacionadas à idade, é difícil fazer a prevenção de eventos adversos, pois há uma heterogeneidade nas alterações relacionadas ao envelhecimento, desde as interações fisiológicas e farmacológicas imprevisíveis até as dificuldades nos diagnósticos das anomalias clínicas que possam ocorrer. Nesse aspecto, o ACS, em parceria com as diversas sociedades médicas americanas envolvidas no cuidado do doente geriátrico, publicou um manual de orientações para o manejo do paciente idoso. Esse manual aborda aspectos práticos em relação aos principais fatores de risco potencialmente associados ao aumento da mortalidade, como a ocorrência de quedas que podem produzir fraturas, os fenômenos tromboembólicos e os riscos cardiovasculares, entre outros.[95]

Assim, com base em uma série de estudos e observações clínicas, conclui-se que a idade por si só é um fator de risco independente para eventos adversos, em especial os cardíacos, cerebrais e vasculares no perioperatório.

## Risco e prognóstico nos procedimentos oncológicos

O estresse cirúrgico associado à resposta inflamatória, neuroendócrina e metabólica resulta em supressão significativa da imunidade celular, tornando o período perioperatório particularmente suscetível à ocorrência de metástases. Estudos recentes relacionados à anestesiologia oncológica e ao manejo perioperatório do paciente com câncer vêm analisando como as diferenças entre as técnicas anestésicas podem influenciar os resultados das cirurgias. Os resultados apontam que os processos bioquímicos decorrentes da manipulação dos receptores de lesão tissular, a alteração química de mediadores neuroendócrinos após exposição a alguns fármacos anestésicos e, por fim, a otimização do manejo da dor pós-operatória podem diminuir o risco de recorrência da doença oncológica.[97]

A doença neoplásica que resulta em metástase clínica depende de diversos fatores, incluindo a imunidade celular antitumoral e os fatores de crescimento angiogênicos, a resposta neuroendócrina ao estresse cirúrgico, os anestésicos voláteis e opioides, sendo que esses últimos poderiam contribuir para o surgimento de metástases pela sua atividade supressora das células *natural killers*.[98]

Houve recente proliferação de estudos retrospectivos, procurando evidenciar se e como a anestesia regional, intervenções anti-inflamatórias e controle da atividade simpática em pacientes submetidos à cirurgia oncológica poderiam aumentar a sobrevida livre da doença. Ainda não há recomendação para o uso de uma técnica específica, embora se possa concluir que anestesia regional apresenta um perfil imunomodulador favorável ao controle da doença. Embora não haja comprovação científica definitiva, a maioria dos estudos indica que a anestesia regional – em especial a peridural – melhora o desfecho clínico e a sobrevida livre da doença oncológica, sendo esses efeitos benéficos dependentes do tipo específico do tumor.

## Risco anestésico-cirúrgico em obstetrícia

As gestantes representam um grande desafio para o anestesiologista. O sucesso do ato anestésico depende de uma avaliação criteriosa da condição clínica dessas pacientes, de seu planejamento adequado e do conhecimento da interação entre medicamentos e técnicas anestésicas com o organismo materno em situações clínicas específicas.[99]

Um grupo multidisciplinar de especialistas em medicina perinatal publicou em 2013 uma análise de 660 mortes maternas ocorridas na França entre 1998 e 2007. Foi constatado nesse inquérito que as taxas de mortalidade materna permaneceram por volta de 8 para cada 100 mil nascimentos, apesar de se observar uma elevação na incidência de fatores de risco, como idade materna avançada, obesidade e cesarianas mal indicadas. Durante o período, cerca de dois terços das mulheres que evoluíram para óbito morreram de causas obstétricas diretas (relacionadas diretamente à gestação). O percentual de casos de hemorragias, distúrbios hipertensivos e tromboembolia

**TABELA 28.12** Risco relativo para acidente vascular encefálico isquêmico nos 30 dias após a cirurgia

| Fator de risco | Razão de chance | Intervalo de confiança de 95% | Valor do *p* |
|---|---|---|---|
| Qualquer cirurgia | 3,9 | 2,1 a 7,4 | < 0,001 |
| Qualquer cirurgia que não seja de alto risco para AVE | 2,9 | 1,5 a 5,7 | 0,002 |
| Qualquer cirurgia que não seja de alto risco para AVE, por tipo de cirurgia | | | |
| Cirurgia geral | 2,5 | 1,1 a 5,6 | 0,021 |
| Cirurgia ortopédica | 4,0 | 1,1 a 15,2 | 0,041 |

AVE, acidente vascular encefálico.

*Fonte: Wong e colaboradores.*[100]

diminuiu ligeiramente ao longo do tempo, ao passo que a proporção de mortes atribuíveis à embolia do líquido amniótico, doenças cardiovasculares e acidentes cerebrovasculares tendeu a aumentar, embora essas alterações não tenham apresentado diferença estatística significativa. No período de 10 anos estudados, as hemorragias permaneceram como a principal causa de mortalidade materna (18% das mortes), sendo responsáveis por 1,5 óbitos maternos por 100 mil nascidos vivos, seguidas por tromboembolia do líquido amniótico (12%), tromboembolia (11%) e distúrbios hipertensivos (10%). A taxa de mortalidade materna por causas indiretas envolveu principalmente as doenças cardiovasculares e os acidentes cerebrovasculares.[101]

Nos Estados Unidos e no Reino Unido, as causas diretas de mortalidade materna são similares e incluem hemorragias (18%), distúrbios hipertensivos da gravidez (10%), embolia de líquido amniótico e tromboembolia (10% e 12% respectivamente), morte gestacional precoce (5,1%) e sepse (3%). As mortes relacionadas à anestesia foram classificadas como causas diretas, perfazendo 1,8% das mortes maternas no mesmo período do inquérito francês recém-relatado. As doenças cardiovasculares são a causa mais importante de morte materna, e estima-se que metade desses óbitos poderia ter sido evitada, já que estiveram diretamente relacionados com cuidado obstétrico e anestésico inadequado.[102]

Considerando-se que a assistência perioperatória vem sendo um importante fator de alteração do desfecho e do prognóstico, é indispensável o conhecimento de técnicas de avaliação do risco cirúrgico, em especial na população obstétrica.

Com os avanços na eficiência e no tratamento de novas doenças, o índice de comorbidade de Charlson,[103] desenvolvido em 1984, vem sofrendo constantes modificações. Ele era originalmente composto por 20 condições clínicas selecionadas empiricamente com base no efeito sobre o prognóstico de pacientes internados em um serviço de medicina geral dos Estados Unidos. Para construir esse índice, que discriminasse o prognóstico do paciente em termos da mortalidade no período de até um ano, os autores avaliaram 30 condições clínicas presentes em uma coorte de 604 casos revistos no New York Hospital (Estados Unidos). Com base no risco relativo, 20 condições clínicas foram selecionadas para compor esse índice.* Apesar de ser observado em muitas evidências relacionadas à prática obstétrica, esse índice não atende especificamente às necessidades de avaliação de risco características dessa população.[103,104]

Hoje, as equipes envolvidas nos cuidados perinatais vêm estimulando pesquisas que avaliem os determinantes de morbidade materna e mortalidade. Nesse sentido, pesquisadores norte-americanos desenvolveram, recentemente, um índice de avaliação de comorbidades das pacientes obstétricas, mediante análise de dados coletados por sete anos, totalizando uma coorte de 854.823 pacientes. O objetivo era determinar a ocorrência dos fatores envolvidos nos seguintes desfechos: dano orgânico ou falência múltipla (insuficiência cardíaca, doença renal ou hepática aguda, infarto do miocárdio, síndrome do estresse respiratório agudo, coagulação intravascular disseminada ou coagulopatias, coma, *delirium*, distúrbios cerebrovasculares puerperais, edema pulmonar, tromboembolia, sepse, choque, *status* asmático ou epiléptico) – desfechos primários, ou morte no período de internação até 30 dias pós-parto – desfecho secundário.

*Disponível em: http://touchcalc.com/calculators/cci_js.

Com base nessa revisão, foi formulada uma lista de comorbidades maternas com potencial de aumentar as taxas de morbimortalidade, envolvendo 20 condições clínicas e a idade da mãe. A **TABELA 28.13** mostra que, para cada fator de risco identificado, é designada uma pontuação, e a sua soma resultará no índice de comorbidade materna. As **FIGURAS 28.6 E 28.7** evidenciam que o aumento do valor do índice está diretamente relacionado com a maior incidência de lesão orgânica e internações em UTI. Por exemplo, com relação às taxas de mortalidade, o risco aumentará de 0,68% em pacientes com escore zero para 10,9% naquelas com escore maior que 10 (pontuação máxima de 45). Para o desfecho secundário, ou seja, lesões multissistêmicas, o risco aumenta de 0,18% no escore zero para 2,7% em escore maior que 8. Esse mesmo estudo evidenciou maior acurácia na predição de morbimortalidade materna no índice de comorbidade materna quando comparado ao índice de comorbidade de Charlson,[104] antes descrito.

Assim, os autores concluem que esse índice pode contribuir significativamente para uma melhor prática clínica, visto que auxilia na identificação das pacientes que se beneficiariam de acompanhamento com a medicina fetal, por exemplo, bem como das pacientes que precisariam ser transferidas para centros de referência. Entretanto, os próprios autores reconhecem que os dados utilizados podem subestimar esse risco, tendo em

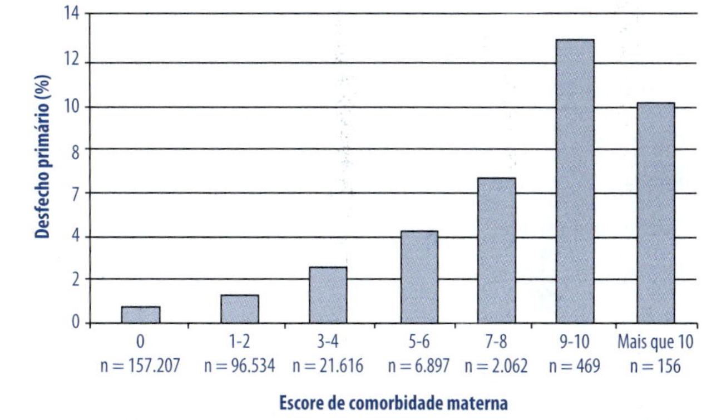


**FIGURA 28.6** Incidência de desfecho primário na coorte de validação do índice de comorbidade materna.
*Fonte: Bateman e colaboradores.*[105]

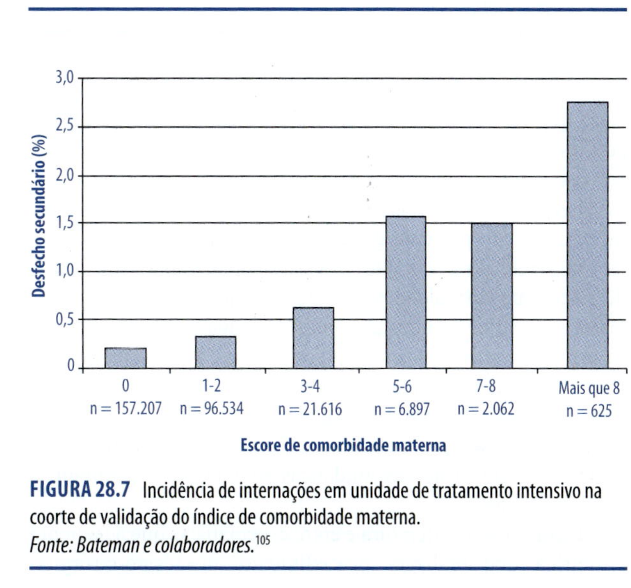


**FIGURA 28.7** Incidência de internações em unidade de tratamento intensivo na coorte de validação do índice de comorbidade materna.
*Fonte: Bateman e colaboradores.*[105]

**TABELA 28.13** Avaliação dos fatores componentes do índice de risco e óbito materno

| Fatores | Razão de chance (IC 95%) | | Peso |
|---|---|---|---|
| Pré-eclâmpsia grave/eclâmpsia | 5,10 (4,63-5,60) | | 5 |
| Insuficiência cardíaca congestiva crônica | 3,93 (1,35-11,47) | | 5 |
| Doença cardíaca congênita | 3,81 (3,37-4,32) | | 4 |
| Hipertensão pulmonar | 3,24 (2,31-4,56) | | 4 |
| Doença cardíaca isquêmica crônica | 2,72 (2,13-3,46) | | 3 |
| Anemia falciforme | 2,14 (1,63-2,81) | | 3 |
| Gestação gemelar | 2,09 (1,86-2,35) | | 2 |
| Doença cardíaca valvar | 1,95 (1,67-2,27) | | 2 |
| Lúpus eritematoso sistêmico | 1,77 (1,24-2,52) | | 2 |
| Vírus da imunodeficiência humana | 1,76 (1.,37-2,27) | | 2 |
| Pré-eclâmpsia leve* | 1,65 (1,49-1,83) | | 2 |
| Abuso de fármacos | 1,63 (1,48-1,79) | | 2 |
| Placenta prévia | 1,61 (1,45-1,80) | | 2 |
| Doença renal crônica | 1,54 (1,32-1,80) | | 1 |
| Hipertensão preexistente | 1,48 (1,36-1,61) | | 1 |
| Cesariana prévia | 1,45 (1,37-1,54) | | 1 |
| Hipertensão gestacional** | 1,32 (1,14-1,54) | | 1 |
| Abuso de álcool | 1,31 (1,11-1,56) | | 1 |
| Asma | 1,28 (1,19-1,39) | | 1 |
| Diabetes preexistente | 1,21 (1,1-1,33) | | 1 |
| Idade materna em anos | 35 a 39 | 2,25 (1,28-3,95) | 3 |
| | 40 a 44 | 1,72 (1,47-2,02) | 2 |
| | > 44 | 1,52 (1,39-1,66) | 1 |

*Pré-eclâmpsia leve ou inespecífica e se refere somente aos casos não classificados como graves ou eclâmpsia.
**As pacientes foram classificadas como tendo hipertensão gestacional apenas quando já não eram portadoras de hipertensão ou pré-eclâmpsia/eclâmpsia.
IC, intervalo de confiança.

*Fonte: Bateman e colaboradores.*[105]

vista que os pacientes estudados já vinham sendo assistidos pelo estabelecimento de saúde e, por conseguinte, teriam menor risco de desenvolver determinadas comorbidades.[105]

Um dos fatores mais impactantes no aumento da morbimortalidade da paciente gestante relaciona-se à manipulação da via aérea, uma vez que elas são, sabidamente, um grupo de risco para dificuldades em seu manejo. As pacientes gestantes submetidas à anestesia geral têm duas vezes mais risco de aspiração pulmonar quando comparadas à população cirúrgica total. Além disso, apresentam maior risco de dificuldades ventilatórias (2-8% dos casos) e aumento na taxa de insucesso ou falha na intubação traqueal (1:250 a 1:300 pacientes), provavelmente em razão das mudanças anatômicas e fisiológicas das vias aéreas.[96]

É consenso na literatura e entre especialistas que a paciente obstétrica que realizará procedimento anestésico-cirúrgico submeter-se-á a maior risco e demandará maiores cuidados do que pacientes no geral. Em obstetrícia, é importante que se identifiquem os preditores de via aérea difícil a fim de que se otimizem as condutas e os recursos para a segurança do procedimento anestésico.[106]

## Risco anestésico-cirúrgico e as alterações ventilatórias

As complicações respiratórias pós-cirúrgicas permanecem como a maior causa de morbimortalidade perioperatória tendo em vista a grande probabilidade de ocorrência de eventos adversos, como broncoaspiração, pneumonia, hipóxia e dificuldade no manejo das vias aéreas. A incidência de aspiração pulmonar de conteúdo gástrico varia na literatura. Um estudo americano aponta para a incidência de 1 caso a cada 3.216

anestesias, com taxas de mortalidade de cerca de um caso para cada 71.829 anestesias. É mais frequentemente associada aos estados físicos ASA III e IV e aos casos de procedimentos de emergência.[96]

Em uma série de 75 milhões de anestesias realizadas em 20 anos por anestesiologistas americanos, a análise dos casos de eventos adversos relacionados a complicações respiratórias mostrou que 33% morreram ou sofreram lesão cerebral grave. A metade desses casos resultou em pagamento de indenizações médias de 217 mil dólares. Muitos desses desfechos negativos ocorreram tanto pelo mau uso de opioides (foram relatadas superdoses em 16% dos casos), quanto pelo alto risco de apneia obstrutiva do sono.[107]

Em um editorial recentemente publicado no periódico Anesthesiology, o autor afirma que o uso rotineiro de opioides é a maior causa de eventos adversos respiratórios pós-operatórios, com uma contribuição provavelmente maior que a da apneia do sono. Afirma, ainda, que 97% desses casos poderiam ser prevenidos pela monitorização adequada, tendo em vista que a avaliação clínica isolada tem pouca acurácia no diagnóstico precoce. Dados da Cleveland Clinic de 2014 afirmam que casos de hipoxemia persistente não foram diagnosticados pela equipe de enfermagem em 88% dos casos. Portanto, os eventos adversos respiratórios pós-operatórios (que são catastróficos) podem ser prevenidos pela correta monitorização e vigilância. Pesquisas de maior amplitude metodológica são necessárias para determinar os meios adequados para tal prática.[107]

A morbidade pulmonar se relaciona diretamente com a hospitalização prolongada, as internações inesperadas em UTI e o aumento da mortalidade. Eventos respiratórios críticos na sala de recuperação pós-anestésica ocorrem com frequência (até 6,9%) e incluem hipoxemia devido ao colapso das vias aéreas ou obstrução levando a necessidade de reintubação, aspiração pulmonar do conteúdo gástrico, bem como apneia, atelectasia, edema pulmonar por pressão negativa e consequente internação na UTI. Os fatores de risco para eventos críticos respiratórios foram idade maior que 60 anos, sexo masculino, diabetes, obesidade, cirurgia de emergência, operações com duração de mais de quatro horas, combinação da administração de fentanil e morfina durante a cirurgia e dose de atracúrio maior do que 0,25 $mg{\cdot}kg^{-1}{\cdot}h^{-1}$. Alguns desses eventos respiratórios críticos podem ser atribuídos à persistência do bloqueio neuromuscular, ainda que sinais e sintomas possam não ser clinicamente evidentes.[108]

Os pacientes com doença pulmonar crônica têm o risco anestésico-cirúrgico aumentado quando submetidos à anestesia geral com o uso de bloqueadores neuromusculares, pois eles interferem na mecânica e na fisiologia da função pulmonar. A anestesia geral pode levar a uma diminuição do volume residual com o colapso das vias aéreas de menor calibre e o aumento no volume de fechamento que produz *shunt* e uma tendência à atelectasia.

Nos pacientes que necessitam intubação traqueal, é peremptória uma avaliação das vias aéreas. À medida que o número de preditores de dificuldade aumenta, cresce a probabilidade de realmente se encontrar problemas (**QUADRO 28.9**). Outras questões contextuais também são relevantes, incluindo a cooperação do paciente, a habilidade e a experiência do médico, a disponibilidade de ajuda especializada adicional e se há acesso ao equipamento desejado.[109]

A incidência de intubação difícil em pacientes submetidos à anestesia geral é estimada em cerca de 1 a 18%, ao passo que a incidência de falha de intubação é 0,05 a 0,35%. Vários métodos têm sido utilizados para a tentativa de prever uma situação de laringoscopia difícil. Um estudo comparou a medida da abertura bucal, o teste de Mallampati e a distância tireomentoniana individualmente e em diversas combinações para verificar quais desses testes de previsão estariam significativamente associados com a dificuldade de exposição da glote. Foram avaliados 402 pacientes adultos submetidos a procedimentos cirúrgicos eletivos com indicação de intubação endotraqueal. Esses três testes foram realizados em todos os pacientes no pré-operatório, e a exposição da glote foi registrada de acordo com a classificação de Cormack-Lehane durante a intubação. Sensibilidade, especificidade, valor preditivo positivo e valor preditivo negativo foram utilizados para comparação. A incidência de laringoscopia difícil foi de 11,4%, e insuficiência de intubação de 0,49%. Como pode ser observado no **QUADRO 28.9**, nenhum dos três testes tem valor preditivo adequado quando usado sozinho, mas a combinação deles encontrou melhor desempenho estatístico na predição da dificuldade de intubação traqueal.[110]

**QUADRO 28.9** Preditores e fatores de dificuldade ventilatória

| | |
|---|---|
| Preditores de dificuldade de laringoscopia direta | • Abertura labial limitada<br>• Protrusão mandibular limitada<br>• Arcada dentária estreita<br>• Distância tireomentoniana diminuída<br>• Classe de Mallampati 3 ou 4<br>• Complacência submandibular diminuída<br>• Distância esternomentoniana diminuída<br>• Extensão da cabeça e pescoço limitada<br>• Aumento da circunferência do pescoço |
| Preditores de dificuldade de ventilação por máscara facial | • Alto índice de massa corporal ou obesidade<br>• Idade avançada<br>• Sexo masculino<br>• Protrusão mandibular limitada<br>• Distância tireomentoniana diminuída<br>• Classe de Mallampati 3 e 4<br>• Presença de barba<br>• Falta de dentes<br>• História de roncos ou apneia obstrutiva do sono<br>• História de irradiação na região cervical |
| Preditores de dificuldade no uso de dispositivos supraglóticos | • Abertura bucal reduzida<br>• Patologia supra ou extraglótica (hipertrofia de tonsila lingual, radiação prévia no pescoço)<br>• Patologias glóticas ou subglóticas<br>• Deformidade que impeça a flexão cervical<br>• Aplicação de pressão cricoide<br>• Sexo masculino<br>• Aumento do índice de massa corporal<br>• Mau estado de conservação dos dentes<br>• Movimento da mesa cirúrgica |

*Fonte: Law e colaboradores.*[108]

Uma metanálise, com o objetivo de determinar os preditores de maior acurácia para prever uma intercorrência no manejo das vias respiratórias, avaliou 24 estudos publicados entre janeiro de 2004 e março de 2014, envolvendo 20.582 pacientes. Os testes mais utilizados foram o escore de Mallampati, a medida da distância tireomentoniana, a abertura bucal, a distância entre os dentes incisivos superior e inferior e a distância esternomentoniana. A análise dos fatores de forma individual mostrou suas importantes limitações na capacidade de discriminar uma situação adversa, com sensibilidade, especificidade ou valor preditivo positivo baixos. A combinação de preditores conhecidos, apesar de heterogênea entre os estudos, aumentou a sensibilidade, porém manteve baixa a especificidade no que tange à capacidade de predizer uma intercorrência no manejo da via aérea difícil. Portanto, conclui-se que, apesar das evidências mais atuais mostrarem inconsistências e limitações na capacidade destes preditores, avaliar as vias aéreas no pré-operatório é fundamental, e a suspeita de provável dificuldade poderá antecipar condutas criteriosas do anestesiologista, modificando o desfecho e o prognóstico.[111]

Apesar dos conhecimentos relacionados ao gerenciamento do risco de dificuldade no manejo das vias aéreas, a capacidade de predição e detecção de eventos adversos na população pediátrica continua sendo um desafio. Até o momento, não existem critérios ou orientações absolutas para o prognóstico de dificuldades na obtenção de vias aéreas em crianças. Um estudo realizado com 100 crianças classificadas como estado físico I ou II da ASA, de 1 a 5 anos, submetidas à anestesia geral, avaliou a acurácia dos preditores de via aérea difícil em detectá-la precocemente. Com a análise dos dados, observou-se que a distância interincisivos, a circunferência do pescoço e a distância esternomentoniana podem ser utilizadas como parte da avaliação das vias aéreas. Uma correlação estatisticamente significativa foi encontrada entre situações de laringoscopia difícil e intubação difícil. Os preditores de maior significância para laringoscopia e intubação difícil foram a idade (já que idades menores foram relacionadas à maior incidência de laringoscopia difícil e classificação de Cormack-Lehane 2 e 3), a visualização orofaríngea e a distância tireomentoniana **(TAB. 28.14)**. Constatou-se também que as técnicas de ventilação com máscara tornam-se mais fáceis após a administração de bloqueador neuromuscular e se o paciente tiver idade superior a 3 anos.[112]

O manejo das vias aéreas é mais seguro quando os potenciais problemas são identificados previamente à cirurgia, permitindo a adoção de estratégias e planos que visam reduzir o risco de complicações. A avaliação pré-operatória das vias aéreas deve ser realizada rotineiramente, a fim de identificar os fatores que podem levar a dificuldades, complicações e ao óbito do paciente. A Sociedade Mundial de Via Aérea disponibiliza em seu acervo uma série de recomendações referentes ao manejo das vias aéreas, com intuito de divulgar as melhores evidências relacionadas ao tema.[113]

## Perspectivas e futuro

Percebe-se, no decorrer deste capítulo, que, felizmente, vem havendo uma queda significativa nas mortes relacionadas à anestesia, *per se*.

Por outro lado, não se chegou ao objetivo de encontrar um índice que pudesse, além de mensurar o risco, oferecer um prognóstico sobre os pacientes a serem submetidos a procedimentos médicos com anestesia.

Percebe-se, contudo, que, desde o início da era moderna da anestesia, as causas de eventos adversos relacionados à anestesia não tiveram uma variação muito grande. Como é do senso comum, nessa área, as principais causas de morbimortalidade são oxigênio de menos ou fármacos demais. A hipóxia ou a superdosagem de medicamentos (ou os dois juntos) são os grandes causadores das paradas cardíacas em anestesia. Na sequência, contribuem para os eventos adversos as comorbidades cardiovasculares, pulmonares, renais e cerebrais.

Assim, os melhores índices de medida de risco ou do prognóstico de nada servem se o anestesiologista não estiver vigilante e não souber como agir em situações adversas e proteger o seu paciente.

O estudo e o aprimoramento da anestesiologia em si vêm contribuindo para a diminuição das mortes associadas à anestesia em consequência do progresso da própria especialidade que, após a Segunda Guerra Mundial, firmou-se como uma especialidade médica e, desde então, vem se desenvolvendo. As sociedades de anestesiologia de diversos países têm incentivado e

**TABELA 28.14** Valor preditivo do teste de abertura bucal (AB), classificação de Mallampati (CM) e distância tireomentoniana (DTM), e suas combinações para prever a ocorrência de laringoscopia sob classificação de Cormack-Lehane 3 ou 4

| Testes | Previsão de intubação fácil | Previsão de intubação difícil | Sensibilidade | Especificidade | Valor preditivo positivo | Valor preditivo negativo |
|---|---|---|---|---|---|---|
| AB | 97,8 | 2,2 | 98,6 | 8,7 | 89,3 | 44,4 |
| CM | 81,1 | 11,9 | 90,4 | 30,4 | 91 | 29,2 |
| DTM | 87,3 | 12,7 | 90,2 | 34,8 | 91,5 | 31,4 |
| AB + CM | 85,8 | 14,2 | 88,8 | 37 | 91,6 | 29,8 |
| AB + DTM | 85,8 | 14,2 | 89 | 39,1 | 91,9 | 31,6 |
| CM + DTM | 77,1 | 22,9 | 80,9 | 52,2 | 92,9 | 26,1 |
| AB + CM + DTM | 76,1 | 23,9 | 80,3 | 56,5 | 93,5 | 27,1 |

*Fonte: Wajekar e colaboradores.*[110]

fiscalizado a formação dos novos anestesiologistas, pois profissionais com treinamento homogêneo estão mais aptos e bem preparados para exercer a anestesiologia. Os programas das residências médicas em anestesiologia e o seu consequente monitoramento pelas sociedades da especialidade têm contribuído para a melhor formação do médico anestesiologista. Dessa maneira, a sua conscientização e qualificação são dois fatores que se traduzem em uma anestesia mais segura.

Existe também um dito na medicina: "se houver muitos tratamentos para uma determinada doença, é porque nenhum deles é efetivo". Da mesma forma, a proliferação de índices de risco mostra que nenhum deles é eficaz o suficiente para estabelecer com certeza qual a morbimortalidade a que o paciente submetido à anestesia está sujeito.

Essa é uma área de muitas incertezas e, como consequência, de muitas pesquisas no futuro.

## Referências


1. Snow SJ. Blessed days of anesthesia: how anaesthetics changed the world. Oxford: Oxford University Press; 2008.
2. Manhães WL. O risco e o prognóstico da anestesia. In: Manica JT. Anestesiologia: princípios e técnicas. 2. ed. Porto Alegre: Artmed; 1997.
3. Ferreira ABH. Dicionário Aurélio da língua portuguesa. 5. ed. Curitiba: Positivo; 2010.
4. Houaiss A. Dicionário Houaiss da língua portuguesa. Rio de Janeiro: Objetiva; 2001.
5. McFalls EO, Ward HB, Moritz TE, Goldman S, Krupski WC, Littooy F, et al. Coronary-artery revascularization before elective major vascular surgery. N Engl J Med. 2004;351(27):2795-804.
6. Schein OD, Katz J, Bass EB, Tielsch JM, Lubomski LH, Feldman MA, et al. The value of routine preoperative medical testing before cataract surgery. Study of Medical Testing for Cataract Surgery. N Engl J Med. 2000;342(3):168-75.
7. Zgleszewski SE, Graham DA, Hickey PR, Brustowicz RM, Odegard KC, Koka R, et al. Anesthesiologist- and system-related risk factors for risk-adjusted pediatric anesthesia-related cardiac arrest. Anesth Analg. 2016;122(2):482-9.
8. Frei FJ. Anaesthetists and perioperative risk. Paediatr Anaesth. 2000;10(4):349-51.
9. Fleisher LA, Fleischmann KE, Auerbach AD, Barnason SA, Beckman JA, Bozkurt B, et al. 2014 ACC/AHA guideline on perioperative cardiovascular evaluation and management of patients undergoing noncardiac surgery: a report of the American College of Cardiology/American Heart Association Task Force on Practice Guidelines. Circulation. 2014;130(24):e278-333.
10. Gibbs N, editor. Safey of anesthesia. A review of anesthesia-related mortality reporting in Australia and New Zealand 2003-2005. Melbourne: Australian and New Zealand College of Anaesthetists; 2009.
11. Devereaux PJ, Sessler DI. Cardiac complications in patients undergoing major noncardiac surgery. N Engl J Med. 2015;373(23):2258-69.
12. Tiret L, Desmonts JM, Hatton F, Vourc'h G. Complications associated with anaesthesia--a prospective survey in France. Can Anaesth Soc J. 1986;33(3 Pt 1):336-44.
13. Holland R. Anaesthetic mortality in New South Wales. Br J Anaesth. 1987;59(7):834-41.
14. du Cailar J, Biboulet P, d'Athis F. Epidemiología de la mortalidad y la morbilidad en anestesia. EM Consulte Anestesia-Reanimación. 1999.
15. Snow J. On chloroform and other anaesthetics; their action and administration. London: J. Churchill; 1858.
16. Cabrini L, Levati A. Risk management in anesthesia. Minerva Anestesiol. 2009;75(11):638-43.
17. Braz LG, Módolo NS, do Nascimento P Jr, Bruschi BA, Castiglia YM, Ganem EM, et al. Perioperative cardiac arrest: a study of 53,718 anaesthetics over 9 yr from a Brazilian teaching hospital. Br J Anaesth. 2006;96(5):569-75.
18. World Health Organization. International statistical classification of diseases and health related problems. 10th revision. Geneva: WHO; 1992.
19. Li G, Warner M, Lang BH, Huang L, Sun LS. Epidemiology of anesthesia-related mortality in the United States, 1999-2005. Anesthesiology. 2009;110(4):759-65.
20. Findlay GP, Goodwin APL, Protopapa K, Smith NCE, Mason M. Knowing the risk: A review of the peri-operative care of surgical patients [Internet]. London: National Confidential Enquiry into Patient Outcome and Death; 2011 [capturado em 20 maio 2017]. Disponível em: http://www.ncepod.org.uk/2011report2/downloads/POC_fullreport.pdf.
21. Yu PC. Registro nacional de operações não cardíacas: aspectos clínicos, cirúrgicos, epidemiológicos e econômicos [tese]. São Paulo: USP; 2010.
22. Klück MM. Metodologia para ajuste de indicadores de desfechos hospitalares por risco prévio do paciente [tese]. Porto Alegre: UFRGS; 2004.
23. World Health Organization. WHO guidelines for safe surgery: safe surgery saves lives. Geneva: WHO; 2009.
24. Sexton JB, Makary MA, Tersigni AR, Pryor D, Hendrich A, Thomas EJ, et al. Teamwork in the operating room: frontline perspectives among hospitals and operating room personnel. Anesthesiology. 2006;105(5):877-84.
25. Dellinger EP, Hausmann SM, Bratzler DW, Johnson RM, Daniel DM, Bunt KM, et al. Hospitals collaborate to decrease surgical site infections. Am J Surg. 2005;190(1):9-15.
26. Ruiz Neto PP, Amaral RVG. Parada cardíaca durante a anestesia em um complexo hospitalar: estudo descritivo. Rev Bras Anestesiol. 1986;36(2):149-58.
27. Olsson GL, Hallén B. Cardiac arrest during anaesthesia. A computer-aided study in 250,543 anaesthetics. Acta Anaesthesiol Scand. 1988;32(8):653-64.
28. Chopra V, Bovill JG, Spierdijk J. Accidents, near accidents and complications during anaesthesia. A retrospective analysis of a 10-year period in a teaching hospital. Anaesthesia. 1990;45(1):3-6.
29. Keenan RL, Boyan CP. Decreasing frequency of anesthetic cardiac arrests. J Clin Anesth. 1991;3(5):354-7.
30. Kubota Y, Toyoda Y, Kubota H, Ueda Y, Asada A, Okamoto T, et al. Frequency of anesthetic cardiac arrest and death in the operating room at a single general hospital over a 30-year period. J Clin Anesth. 1994;6(3):227-38.
31. Wu KH, Rau RH, Lin CF, Chan YL. Cardiac arrest during anesthesia in a teaching hospital. A 4 years survey. Int Surg. 1997;82(3):254-6.
32. Braz JRC, Silva ACM, Carlos E, Nascimento Júnior P, Vianna PTG, Castiglia YMM, et al. Parada cardíaca durante anestesia em hospital universitário de atendimento terciário (1988 a 1996). Rev Bras Anestesiol. 1999;49(4):257-62.
33. Biboulet P, Aubas P, Dubourdieu J, Rubenovitch J, Capdevila X, d'Athis F. Fatal and non fatal cardiac arrests related to anesthesia. Can J Anesth. 2001;48(4):326-32.
34. Aroonpruksakul N, Raksakiatisak M, Thapenthai Y, Wangtawesaup K, Chaiwat O, Vacharaksa K, et al. Perioperative cardiac arrest at Siriraj Hospital between 1999-2001. J Med Assoc Thai. 2002;85 Suppl 3:S993-9.
35. Kawashima Y, Seo N, Morita K, Irita K, Iwao Y, Tsuzaki K, et al. Anesthesia-related mortality and morbidity in Japan (1999). J Anesth. 2002;16(4):319-31.
36. Newland MC, Ellis SJ, Lydiatt CA, Peters KR, Tinker JH, Romberger DJ, et al. Anesthetic-related cardiac arrest and its mortality: a report covering 72,959 anesthetics over 10 years from a US teaching hospital. Anesthesiology. 2002;97(1):108-15.
37. Kawashima Y, Takahashi S, Suzuki M, Morita K, Irita K, Iwao Y, et al. Anesthesia-related mortality and morbidity over a 5-year period in 2,363,038 patients in Japan. Acta Anaesthesiol Scand. 2003;47(7):809-17.
38. Sprung J, Warner ME, Contreras MG, Schroeder DR, Beighley CM, Wilson GA, et al. Predictors of survival following cardiac arrest in patients undergoing noncardiac surgery: a study of 518,294 patients at a tertiary referral center. Anesthesiology. 2003;99(2):259-69.
39. An JX, Zhang LM, Sullivan EA, Guo QL, Williams JP. Intraoperative cardiac arrest during anesthesia: a retrospective study of 218,274 anesthetics undergoing non-cardiac surgery. Chin Med J (Engl). 2011;124(2):227-32.
40. Goswami S, Brady JE, Jordan DA, Li G. Intraoperative cardiac arrests in adults undergoing noncardiac surgery: incidence, risk factors, and survival outcome. Anesthesiology. 2012;117(5):1018-26.
41. Sebbag I, Carmona MJ, Gonzalez MM, Alcântara HM, Lelis RG, Toledo Fde O, et al. Frequency of intraoperative cardiac arrest and medium-term survival. Sao Paulo Med J. 2013;131(5):309-14.
42. Ellis SJ, Newland MC, Simonson JA, Peters KR, Romberger DJ, Mercer DW, et al. Anesthesia-related cardiac arrest. Anesthesiology. 2014;120(4):829-38.
43. Pignaton W. Incidência de parada cardíaca e mortalidade durante anestesia em hospital universitário de atendimento terciário no período de 2005 a 2012 [tese]. Botucatu: UNESP; 2014.
44. Pignaton W, Braz JRC, Kusano PS, Módolo MP, Carvalho LR, Braz MG et al. Perioperative and anesthesia-related mortality: an 8-year observational survey from a tertiary teaching hospital. Medicine (Baltimore). 2016;95(2):e2208.
45. Protopapa KL, Simpson JC, Smith NC, Moonesinghe SR. Development and validation of the Surgical Outcome Risk Tool (SORT). Br J Surg. 2014;101(13):1774-83.
46. Gray A. United Kingdom national confidential enquiry into perioperative deaths. Minerva Anestesiol. 2000;66(5):288-92.
47. Rey L. Dicionário de termos técnicos de medicina e saúde. Rio de Janeiro: Guanabara Koogan; 1999. p. 316.
48. Fletcher RH, Fletcher SW, Fletcher GS. Epidemiologia clínica: elementos essenciais. 5. ed. Porto Alegre: Artmed; 2014.
49. Fleisher LA. Risk indices: what is their value to the clinician and patient? Anesthesiology. 2001;94(2):191-3.
50. Vacanti CJ, VanHouten RJ, Hill RC. A statistical analysis of the relationship of physical status to postoperative mortality in 68,388 cases. Anesth Analg. 1970;49(4):564-6.
51. Loureiro BMC, Feitosa-Filho GS. Escores de risco perioperatório para cirurgias não-cardíacas: descrições e comparações. Rev Soc Bras Clin Med. 2014;12(4):314-20.
52. Saklad M. Grading of patients for surgical procedures. Anesteslol. 1941;2:281-4.
53. Marx GF, Mateo CV, Orkin LR. Computer analysis of postanesthetic deaths. Anesthesiology. 1973;39(1):54-8.
54. Lagasse RS. Anesthesia safety: model or myth? a review of the published literature and analysis of current original data. Anesthesiology. 2002;97(6):1609-17.
55. Gilbert K, Larocque BJ, Patrick LT. Prospective evaluation of cardiac risk indices for patients undergoing noncardiac surgery. Ann Intern Med. 2000;133(5):356-9.
56. Sutton R, Bann S, Brooks M, Sarin S. The Surgical Risk Scale as an improved tool for risk-adjusted analysis in comparative surgical audit. Br J Surg. 2002;89(6):763-8.
57. bupa.co.uk [Internet]. British United Provident Association. London: Bupa; c2017 [capturado em 16 jul. 2016]. Disponível em: http://www.bupa.co.uk/.
58. Bilimoria KY, Liu Y, Paruch JL, Zhou L, Kmiecik TE, Ko CY, et al. Development and evaluation of the universal ACS NSQIP surgical risk calculator: a decision aid and informed consent tool for patients and surgeons. J Am Coll Surg. 2013;217(5):833-42.e1-3.
59. Mansmann U, Rieger A, Strahwald B, Crispin A. Risk calculators-methods, development, implementation, and validation. Int J Colorectal Dis. 2016;31(6):1111-6.
60. American College of Surgeons, National Surgical Quality Improvement Program. Surgical risk calculator [Internet]. Chicago: ACS; 2007-2017 [capturado em 16 jul. 2016]. Disponível em: http://riskcalculator.facs.org.
61. Cologne KG, Keller DS, Liwanag L, Devaraj B, Senagore AJ. Use of the American College of Surgeons NSQIP Surgical Risk Calculator for Laparoscopic Colectomy: how good is it and how can we improve it? J Am Coll Surg. 2015;220(3):281-6.
62. Hyder JA, Wakeam E, Habermann EB, Hess EP, Cima RR, Nguyen LL. Derivation and validation of a simple calculator to predict home discharge after surgery. J Am Coll Surg. 2014;218(2):226-36.
63. Ramos G, Ramos Filho J, Pereira E. Avaliação e preparo pré-operatório do portador de doença das artérias coronárias. Rev Bras Anestesiol. 2001;51(6):548-57.
64. Fleisher LA, Fleischmann KE, Auerbach AD, Barnason SA, Beckman JA, Bozkurt B, et al. 2014 ACC/AHA guideline on perioperative cardiovascular evaluation and management of patients undergoing noncardiac surgery: a report of the American College of Cardiology/American Heart Association Task Force on practice guidelines. J Am Coll Cardiol. 2014;64(22):e77-137.
65. Goldman L, Caldera DL, Nussbaum SR, Southwick FS, Krogstad D, Murray B, et al. Multifactorial index of cardiac risk in noncardiac surgical procedures. N Engl J Med. 1977;297(16):845-50.
66. Goldman L. Cardiac risks and complications of noncardiac surgery. Ann Intern Med. 1983;98(4):504-13.
67. Jeffrey CC, Kunsman J, Cullen DJ, Brewster DC. A prospective evaluation of cardiac risk index. Anesthesiol. 1983;58:462-3.
68. Detsky AS, Abrams HB, McLaughlin JR, Drucker DJ, Sasson Z, Johnston N, et al. Predicting cardiac complications in patients undergoing non-cardiac surgery. J Gen Intern Med. 1986;1(4):211-9.
69. Larsen SF, Olesen KH, Jacobsen E, Nielsen H, Nielsen AL, Pietersen A, et al. Prediction of cardiac risk in non-cardiac surgery. Eur Heart J. 1987;8(2):179-85.
70. Eagle KA, Coley CM, Newell JB, Brewster DC, Darling RC, Strauss HW, et al. Combining clinical and thallium data optimizes preoperative assessment of cardiac risk before major vascular surgery. Ann Intern Med. 1989;110(11):859-66.
71. Vanzetto G, Machecourt J, Blendea D, Fagret D, Borrel E, Magne JL, et al. Additive value of thallium single-photon emission computed tomography myocardial imaging for prediction of perioperative events in clinically selected high cardiac risk patients having abdominal aortic surgery. Am J Cardiol. 1996;77(2):143-8.
72. Loureiro BMC, Feitosa-Filho GS. Escores de risco perioperatório para cirurgias não-cardíacas: descrições e comparações. Rev Soc Bras Clin Med. 2014;12(4):314-20. =35
73 Lee TH, Marcantonio ER, Mangione CM, Thomas EJ, Polanczyk CA, Cook EF, et al. Derivation and prospective validation of a simple index for prediction of cardiac risk of major noncardiac surgery. Circulation. 1999;100(10):1043-9.
74. Boersma E, Poldermans D, Bax JJ, Steyerberg EW, Thomson IR, Banga JD, et al. Predictors of cardiac events after major vascular surgery: role of clinical characteristics, dobutamine echocardiography, and beta-blocker therapy. JAMA. 2001;285(14):1865-73.
75. Kristensen SD, Knuuti J, Saraste A, Anker S, Bøtker HE, Hert SD, et al. 2014 ESC/ESA Guidelines on non-cardiac surgery: cardiovascular assessment and management: The Joint Task Force on non-cardiac surgery: cardiovascular assessment and management of the European Society of Cardiology (ESC) and the European Society of Anaesthesiology (ESA). Eur Heart J. 2014;35(35):2383-431.
76. Coutinho-Myrrha MA, Dias RC, Fernandes AA, Araújo CG, Hlatky MA, Pereira DG, et al. Duke Activity status index em doenças cardiovasculares: validação de tradução em português. Arq Bras Cardiol. 2014;102(4):383-90.
77. Dupuis JY, Wang F, Nathan H, Lam M, Grimes S, Bourke M. The cardiac anesthesia risk evaluation score: a clinically useful predictor of mortality and morbidity after cardiac surgery. Anesthesiology. 2001;94(2):194-204.
78. Parsonnet V, Dean D, Bernstein AD. A method of uniform stratification of risk for evaluating the results of surgery in acquired adult heart disease. Circulation. 1989;79(6 Pt 2):I3-12.
79. Tuman KJ, McCarthy RJ, March RJ, Najafi H, Ivankovich AD. Morbidity and duration of ICU stay after cardiac surgery. A model for preoperative risk assessment. Chest. 1992;102(1):36-44.
80. Tu JV, Naylor CD, Kumar D, DeBUono BA, McNeil BJ, Hannan EL. Coronary artery bypass surgery in Ontário and New Yorrk State: which rate is right? Steering Committee of the Cardiac Care Network of Ontario. Ann Inter Med. 1997;126:13-9.
81. Hlatky MA, Boineau RE, Higginbotham MB, Lee KL, Mark DB, Califf RM, et al. A brief self-administered questionnaire to determine functional capacity (the Duke Activity Status Index). Am J Cardiol. 1989;64(10):651-4.
82. Pinho C, Grandini PC, Gualandro DM, Calderaro D, Monachini M, Caramelli B. Multicenter study of perioperative evaluation for noncardiac surgeries in Brazil (EMAPO). Clinics (Sao Paulo). 2007;62(1):17-22.
83. Beecher HK, Todd DP. A study of the deaths associated with anesthesia and surgery: based on a study of 599, 548 anesthesias in ten institutions 1948-1952, inclusive. Ann Surg. 1954;140(1):2-35.
84. Graff TD, Phillips OC, Benson DW, Kelley E. Baltimore Anesthesia Study Committee: factors in pediatric anesthesia mortality. Anesth Analg. 1964;43:407-14.
85. van der Griend BF, Lister NA, McKenzie IM, Martin N, Ragg PG, Sheppard SJ, et al. Postoperative mortality in children after 101,885 anesthetics at a tertiary pediatric hospital. Anesth Analg. 2011;112(6):1440-7.
86. Bhananker SM, Ramamoorthy C, Geiduschek JM, Posner KL, Domino KB, Haberkern CM, et al. Anesthesia-related cardiac arrest in children: update from the Pediatric Perioperative Cardiac Arrest Registry. Anesth Analg. 2007;105(2):344-50.
87. Morray JP, Geiduschek JM, Ramamoorthy C, Haberkern CM, Hackel A, Caplan RA, et al. Anesthesia-related

cardiac arrest in children: initial findings of the Pediatric Perioperative Cardiac Arrest (POCA) Registry. Anesthesiology. 2000;93(1):6-14.

88. Jimenez N, Posner KL, Cheney FW, Caplan RA, Lee LA, Domino KB. An update on pediatric anesthesia liability: a closed claims analysis. Anesth Analg. 2007;104(1):147-53.
89. Lunn JN. Implications of the national confidential enquiry into perioperative deaths for paediatric anaesthesia. Pediatrc Anaesth. 1992;2(1):69-72.
90. Auroy Y, Ecoffey C, Messiah A, Rouvier B. Relationship between complications of pediatric anesthesia and volume of pediatric anesthetics. Anesth Analg. 1997;84(1):234-5.
91. Murthy S, Hepner DL, Cooper Z, Bader AM, Neuman MD. Controversies in anaesthesia for noncardiac surgery in older adults. Br J Anaesth. 2015;115 Suppl 2:ii15-25.
92. Oskvig RM. Special problems in the elderly. Chest. 1999;115(5 Suppl):158S-164S.
93. Fried LP, Tangen CM, Walston J, Newman AB, Hirsch C, Gottdiener J, et al. Frailty in older adults: evidence for a phenotype. J Gerontol A Biol Sci Med Sci. 2001;56(3):M146-56.
94. Papon M-A, Whittington RA, El-Khoury NB, Planel E. Alzheimer´s disease and anesthesia. Front Neurosci. 2010;4:272.
95. Mohanty S, Rosenthal RA, Russel MM, Neuman MD, Ko CY, Esnaola NF. Optimal Perioperative Management of the Geriatric Patient: ACS NSQIP Best Practices Guideline [Internet]. New York: American Geriatrics Society; 2012 [capturado em 16 jul. 2016]. Disponível em: https://www.facs.org/quality-programs/acs-nsqip/geriatric-periop-guideline.
96. Jenkins K, Baker AB. Consent and anaesthetic risk. Anaesthesia. 2003;58(10):962-84.
97. Mao L, Lin S, Lin J. The effects of anesthetics on tumor progression. Int J Physiol Pathophysiol Pharmacol. 2013;5(1):1-10.
98. Gottschalk A, Ford JG, Regelin CC, You J, Mascha EJ, Sessler DI, et al. Association between epidural analgesia and cancer recurrence after colorectal cancer surgery. Anesthesiology. 2010;113(1):27-34.
99. Siaulys MM. Condutas em anestesia obstétrica. Rio de Janeiro: Elsevier; 2012.
100. Wong GY, Warner DO, Schroeder DR, Offord KP, Warner MA, Maxson PM, et al. Risk of surgery and anesthesia for ischemic stroke. Anesthesiology. 2000;92(2):425-32.
101. Saucedo M, Deneux-Tharaux C, Bouvier-Colle MH, French National Experts Committee on Maternal Mortality. Ten years of confidential inquiries into maternal deaths in France, 1998-2007. Obstet Gynecol. 2013;122(4):752-60.
102. Leffert L. What's New in Obstetric Anesthesia: The 2014 Gerard W. Ostheimer Lecture. Anesth Analg. 2015;120(5):1065-73.
103. Quan H, Li B, Couris CM, Fushimi K, Graham P, Hider P, et al. Updating and validating the Charlson comorbidity index and score for risk adjustment in hospital discharge abstracts using data from 6 countries. Am J Epidemiol. 2011;173(6):676-82.
104. Martins M, Blais R, Miranda NN. Avaliação do índice de comorbidade de Charlson em internações da região de Ribeirão Preto, São Paulo, Brasil. Cad Saúde Pública. 2008;24(3):643-52.
105. Bateman BT, Mhyre JM, Hernandez-Diaz S, Huybrechts KF, Fischer MA, Creanga AA, et al. Development of a comorbidity index for use in obstetric patients. Obstet Gynecol. 2013;122(5):957-65.
106. Practice Guidelines for Obstetric Anesthesia: An Updated Report by the American Society of Anesthesiologists Task Force on Obstetric Anesthesia and the Society for Obstetric Anesthesia and Perinatology. Anesthesiology. 2016;124(2): 270-300.
107. Sessler DI. Preventing respiratory depression. Anesthesiology. 2015;122(3):484-5.
108. Ezri T, Evron S, Petrov I, Schechter P, Berlovich Y, Shimonov M. Residual curarization and postoperative respiratory complications following laparoscopic sleeve gastrectomy. The effect of reversal agents: sugammadex vc. neostigmine. J Crit Care Med. 2015;1(2):61-7.
109. Law JA, Broemling N, Cooper RM, Drolet P, Duggan LV, Griesdale DE, et.al The difficult airway with recommendations for management--part 2--the anticipated difficult airway. Can J Anaesth. 2013;60(11):1119-38.
110. Wajekar AS, Chellam S, Toal PV. Prediction of ease of laryngoscopy and intubation-role of upper lip bite test, modified mallampati classification, and thyromental distance in various combination. J Family Med Prim Care. 2015;4(1):101-5.
111. Vannucci A, Cavallone LF. Bedside predictors of difficult intubation: a systematic review. Minerva Anestesiol. 2016;82(1):69-83.
112. Aggarwal A, Sharma KR, Verma UC. Evaluation of "difficult airway predictors in pediatric population" as a clinical investigation. J Anesth Clin Res. 2012;3(11):1-5.
113. Frerk C, Mitchell VS, McNarry AF, Mendonca C, Bhagrath R, Patel A, et al. Difficult Airway Society 2015 guidelines for management of unanticipated difficult intubation in adults. Br J Anaesth. 2015;115(6):827-48.

## Questão de Prova do TSA

**28.1 (TSA/2013)** De acordo com as diretrizes da American Heart Association e do American College of Cardiology para avaliação cardiovascular perioperatória do paciente submetido a cirurgias não cardíacas, é considerada cirurgia de risco cardíaco elevado:

**A.** Duodenopancreatectomia.

**B.** Enxerto ilíaco-femoral esquerdo.

**C.** Lobectomia pulmonar superior direita.

**D.** Artroplastia total do quadril esquerdo.

# 29. APARELHO DE ANESTESIA

Antonio Roberto Carraretto
Carlos Eduardo David de Almeida

Desde o seu princípio há 160 anos, a técnica de administração dos agentes anestésicos é predominantemente inalatória. No princípio, era feita com esponjas embebidas em líquidos voláteis que liberavam vapores, os quais, ao serem inalados, produziam essa alteração "mágica" da fisiologia, possibilitando a realização de cirurgias e outros procedimentos.

Com a ampliação do conhecimento e a descoberta de novos vapores e gases anestésicos, foi necessário o desenvolvimento de equipamentos que proporcionassem maior precisão e segurança em sua administração. Nessa etapa, surgiram os primeiros aparelhos de anestesia, em que os fluxômetros misturavam os gases em proporções conhecidas. Os vaporizadores foram necessários para a vaporização dos anestésicos líquidos voláteis. Com o incremento da potência dos anestésicos, sobreveio a consequente depressão ventilatória e a necessidade de ventilação manual, com o balão reservatório e válvulas formando os sistemas respiratórios e, posteriormente, com os ventiladores mecânicos.

A introdução dos bloqueadores neuromusculares forçou o aumento do uso do ventilador e a sua incorporação ao aparelho de anestesia. O gás expirado ainda contém vapores anestésicos que podem ser reinalados (i.e., reaproveitados), o que levou ao desenvolvimento dos sistemas de absorção do dióxido de carbono ($CO_2$), também incorporados ao aparelho de anestesia.

A mistura de gases potentes, capazes de deprimir a fisiologia, ocasionou o surgimento de eventos adversos com lesões e mortes e levou à necessidade do desenvolvimento de normatizações e sistemas de segurança, principalmente contra a administração de misturas hipóxicas.

Entender o funcionamento do aparelho de anestesia é de fundamental importância para o anestesiologista, já que ele é o seu principal equipamento de trabalho.

## Definição e normas técnicas

O aparelho de anestesia (AA) é o equipamento destinado à administração de gases (oxigênio, ar comprimido medicinal e óxido nitroso) e vapores de anestésicos voláteis ao paciente, em proporções conhecidas e ajustadas (concentrações), denominadas mistura gasosa.

No Brasil, a Norma Técnica da Associação Brasileira de Normas Técnicas ABNT NBR 13730 (Aparelho de anestesia – Seção de fluxo contínuo – Requisitos de desempenho e segurança)[1] estabelece os requisitos mínimos relativos ao desempenho e à segurança da seção de fluxo contínuo do AA e seus componentes. Como Norma Técnica ABNT, esse documento foi elaborado por um comitê técnico de representantes da indústria, da comissão de normas técnicas da Sociedade Brasileira de Anestesiologia (SBA) e de consulta nacional pública. Essa norma não aborda a maioria dos modernos AAs e das estações de trabalho de anestesia (*workstations*) que possuem uma grande parte de seus componentes eletrônicos.

As normatizações para dispositivos médicos e *workstations* de anestesia fornecem regras para o desempenho mínimo, características de *design* e requisitos de segurança. Nos Estados Unidos, a American Society for Testing Materials (ASTM) e a ASTM International desenvolveram um consenso voluntário para a padronização. Outras normas relacionadas ao tema são: 1) sistema respiratório para anestesia; 2) sistema de exaustão de gases anestésicos; e 3) sinais de alarme. Por serem equipamentos elétricos e utilizarem gases, existem ainda outras normas sobre segurança elétrica de equipamentos, sistemas de fornecimento e distribuição de gases comprimidos.[2]

A ASTM[2] define uma *workstation* de anestesia como "um sistema para a administração de anestesia para os pacientes" constituído de "um dispositivo de suprimento de gases de anestesia, ventilador de anestesia, dispositivos de monitorização e dispositivos de proteção".

Uma *workstation* integra a maioria dos componentes necessários para a realização de uma anestesia em uma única unidade. Consiste em um AAs com vaporizadores, sistema respiratório e ventilador com a adição de monitores (para o equipamento e para o paciente) e sistema de exaustão de gases, podendo ser integrados ainda um sistema de infusão (para anestesia venosa) e um sistema de informação de dados (da monitorização durante a anestesia com o registro eletrônico e sistema de faturamento da conta hospitalar).

Os fabricantes de AAs e *workstations* possuem diversos modelos com um grau crescente de dispositivos oferecidos, integração entre esses dispositivos e com o sistema de informação do estabelecimento de saúde, custo de aquisição e manutenção. Cabe ao anestesiologista definir quais as reais necessidades de um equipamento para o local e situações em que será utilizado. A linha divisória que determina se o equipamento de anestesia é um AA ou uma *workstation* não é clara. Inicialmente são apresentadas as principais características de um AA moderno e então as principais características das *workstations*.

Como documentos importantes para a prática da anestesia e utilização do AA ou *workstation*, podem ser citados ainda:

- O *checklist* do AA.
- Os itens de monitorização do paciente da Resolução do Conselho Federal de Medicina (CFM) nº 1.802, de 4 de outubro de 2006.[3]
- O American Society of Anesthesiologists (ASA). Guidelines for Determining Anesthesia Machine Obsolescence, que fornece informações importantes para anestesiologistas, administradores e entidades reguladoras com o objetivo de determinar a obsolescência de um AA, principalmente nos requisitos que colocam em risco a segurança do paciente e pessoal assistente.[4]

Os antigos AAs eram formados por partes distintas (seção de fluxo contínuo com um vaporizador, sistema respiratório com ou sem um sistema de absorção de $CO_2$ e ventilador) que se acoplavam, configurados pelo fabricante/usuário. O acoplamento entre essas partes, por meio de tubos e conexões, ocasiona um maior percentual de desconexões inadvertidas e erros de montagem. São máquinas quase completamente formadas por componentes mecânicos com princípios de funcionamento pneumático, com poucos ou nenhum mecanismo de segurança ou alarmes eletrônicos. Felizmente, esses equipamentos estão sendo substituídos por "aparelhos modernos", com maior ênfase na precisão e na segurança do paciente, apresentando um maior número de componentes eletrônicos.

Os modernos AAs, apesar de ainda terem um conteúdo pneumático para a mistura e liberação dos gases, possuem um maior número de componentes e controles eletrônicos para melhorar a precisão e a segurança, são produzidos e configurados pelos fabricantes e constituem-se de vários subsistemas.

As **FIGURAS 29.1** mostram a integração dos principais componentes de um moderno AA de modelo básico da Datex-Ohmeda® (GE Healthcare®).[5] A **FIGURA 29.2A** mostra um AA de modelo básico, e a **FIGURA 29.2B** uma *workstation* com configuração básica da Dräger.

Neste capítulo, a descrição do AA é feita na sequência de sua operação e funcionamento (**FIG. 29.3**).

## Fontes de gases

Em condições normais, o AA opera com os gases fornecidos pela rede de distribuição de gases do estabelecimento de saúde, mas deve existir, pelo menos, uma entrada para um cilindro reserva de oxigênio ($O_2$), que deverá entrar em operação no caso de falha na distribuição desse gás. Tal cilindro fica acoplado ao AA e é conectado a este por meio de uma válvula plana com pinos indexadores, para evitar a conexão errônea de gases.

## Conexão para a rede de gases dos estabelecimentos de saúde

O aparelho deve possuir conexões roscadas ou do tipo engate rápido para a rede de gases dos estabelecimentos de saúde (oxigênio, óxido nitroso). Podem existir conexões para outros gases (p. ex., ar comprimido medicinal) e para vácuo.

A ABNT NBR 12188[6] determina sobre "Sistemas centralizados de suprimento de gases medicinais, de gases para dispositivos médicos e de vácuo para uso em serviços de saúde". A ABNT NBR 11906[7] (Conexões roscadas para postos de utilização sob baixa pressão, para gases medicinais, gases para dispositivos médicos e vácuo clínico, para uso em estabelecimentos de saúde) instrui sobre os conectores (**FIG. 29.4**), de modo a não permitir a troca de gases (i.e., o gás errado no conector errado), com consequente mistura hipóxica, que pode levar a eventos adversos graves, inclusive fatais. Os tubos usados para conduzir os gases até o AA são normatizados pela ABNT NBR 13164.[8]

A

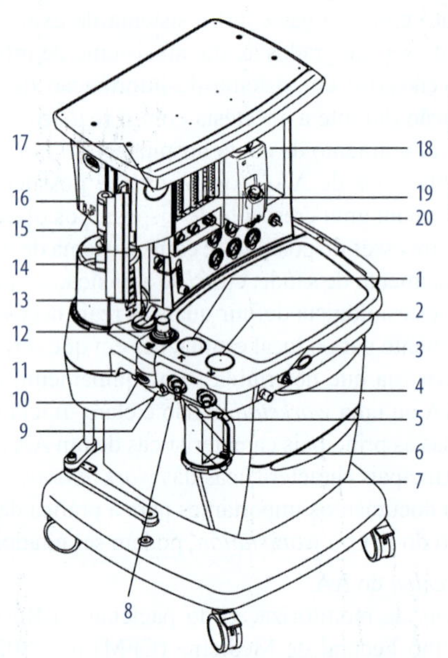


1. Válvula expiratória
2. Válvula inspiratória
3. Chave de saída comum de gases auxiliar/$SACO_2$
4. Saída comum auxiliar comum de gases (ACGO)
5. Sensor de fluxo inspiratório
6. Sensor de fluxo expiratório
7. Depósito (canister) absorvedor de $CO_2$
8. Chave de liberação do depósito do absorvedor
9. Plugue do teste de vazamento
10. Trava de liberação sistema respiratório
11. Saída para balão reservatório
12. Válvula de ajuste de limite de pressão (APL)
13. Chave-balão reservatório/ventilador
14. Conjunto de fole do ventilador
15. Entrada do retorno dos gases monitorizados
16. indicador de fluxo do sistema de exaustão (opcional)
17. Manômero de pressão das vias aéreas
18. Vaporizador calibrado
19. Bloco de fluxômetros
20. Manômeros de pressão dos gases

B

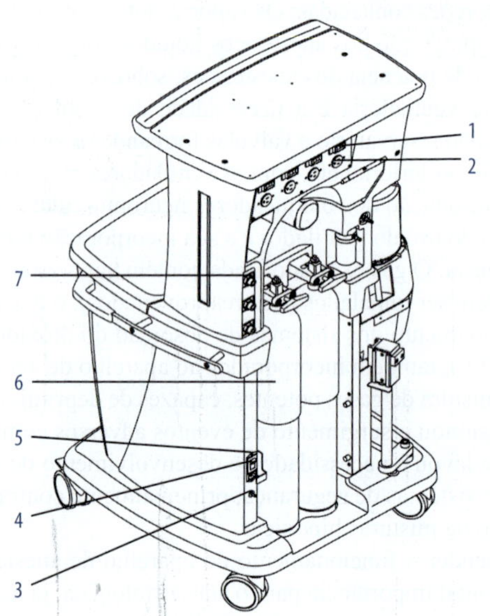


1. Interruptores e fusíveis das tomadas elétricas
2. Tomadas elétricas (opcional)
3. Aterramento
4. Interruptor elétrico principal
5. Fusível do sistema
6. Cilindros de gases (opcional)
7. Conectores para a rede de gases (DISS)

**FIGURA 29.1** **A** Vista anterolateral do aparelho de anestesia Datex-Ohmeda Aespire 7900 (GE Healthcare®). Aparelho de anestesia integrado com sistema de administração de gases, vaporizador, ventilador e sistema de absorção de $CO_2$. Pode ser usado para sistemas respiratórios sem absorção de $CO_2$. A inclusão de um fluxômetro de oxigênio auxiliar e um sistema de exaustão de gases é opcional. **B** Vista posterolateral do aparelho de anestesia Datex-Ohmeda Aespire 7900, destacando a entrada do suprimento elétrico com o interruptor geral e o fusível (4), com as respectivas tomadas de saída (opcionais) para monitores e equipamentos de anestesia (2). Suprimento dos gases em cilindros de válvulas planas (6) e da rede de fornecimento do estabelecimento de saúde (7).
*Fonte: Adaptada de Datex-Ohmeda.*[5]

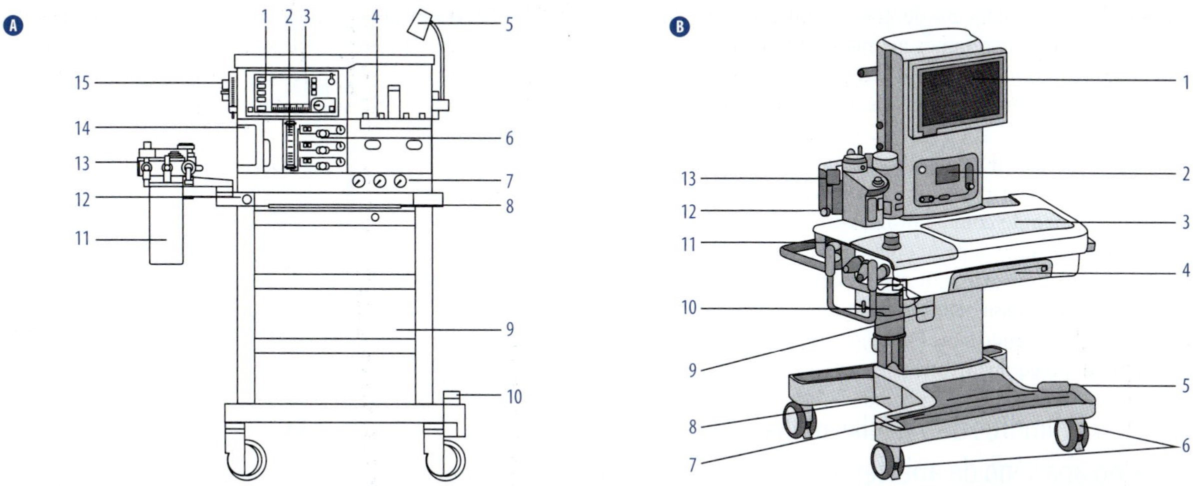

**A**

1. Painel de controle do ventilador (definições dos parâmetros de ventilação e de monitorização das vias respiratórias)
2. Medidor de fluxo de gás fresco total
3. Tela de apresentação
4. Suporte do vaporizador interlock
5. Lâmpada
6. Controle de gás fresco
7. Manômetros de clilindros de $O_2$, ar e $N_2O$ indexados por pinos
8. Mesa de registros
9. Gavetas de armazenamento
10. Freio central
11. Absorvedor
12. Descarga do oxigênio
13. Sistema de respiração compacto (COSY)
14. Ventilador
15. Medidor de fluxo de oxigênio auxiliar

**B**

1. Tela com iluminação integrada com o local de trabalho
2. Unidade de mistura de gás (exibição do misturador de gás controlado eletronicamente)
3. Superfície de trabalho
4. Bandeja extensível com compartimento para instruções de uso (opcional)
5. Freio central
6. Rodízios com freio central
7. Descanso para os pés
8. Carro de transporte
9. Sistema de recepção de gás anestésico com indicador de fluxo
10. Absorvedor de $CO_2$
11. Válvula APL
12. Saída externa de gás fresco (opcional)
13. Conexão de encaixe com opção de Vapor View para até 3 vaporizadores

**FIGURA 29.2** **A** Aparelho de anestesia Fabius GS® com fluxômetro eletromecânico (controle do fluxo mecânico e medição eletrônica), sistema de absorção do $CO_2$ integrado – mas não incorporado ao corpo do aparelho – e capacidade de autoteste parcial. **B** *Workstation* Perseus® com *display* digital para controle e informações, fluxômetros eletrônicos, ventilador com propulsão por turbina, sistema de absorção do $CO_2$ integrado e possibilidades de configurações com as necessidades do usuário.
*Fonte: Cortesia Dräger do Brasil.*

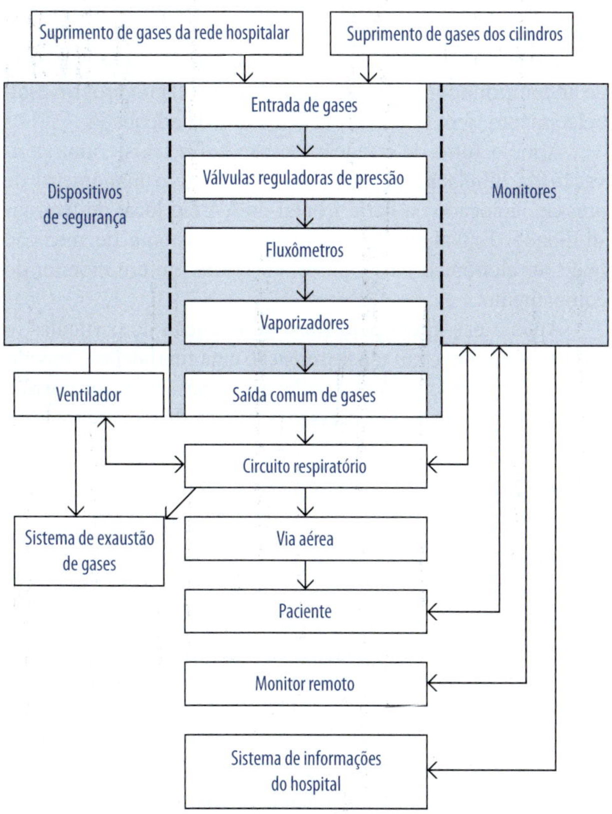


**FIGURA 29.3** Esquema funcional do aparelho de anestesia.
*Fonte: Adaptada de Butterworth e colaboradores.*[9]

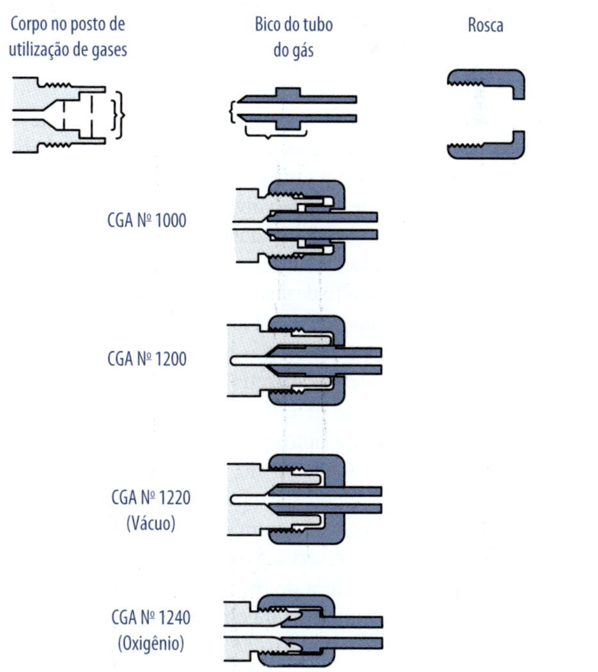


**FIGURA 29.4** O sistema Diameter Index Safety System (DISS) – por meio de desenho e especificações diferentes para cada gás – normatiza as conexões roscadas para postos de utilização sob baixa pressão, para gases medicinais, gases para dispositivos médicos e vácuo clínico, para uso em estabelecimentos de saúde, que impedem a conexão errônea entre o aparelho de anestesia e o posto de utilização. CGA, Compressed Gas Association.
*Fonte: Adaptada de Dräger Medical.*[10]

Nos postos de fornecimento de gases, a pressão deve ser regulada para os valores constantes no manual do AA (de aproximadamente 50 psi, *pounds per square inch* = libras por polegada quadrada). Essa pressão equivale a cerca de 344,74 kPa ou 3,51 kgf·cm$^{-2}$.

Todas as conexões do aparelho devem ser claramente identificadas por uma cor e pelo símbolo químico ou nome do gás que admite, de acordo com a norma ABNT NBR 11906.[7]

O aparelho pode ser equipado com uma conexão para fornecer ar comprimido ou oxigênio a equipamentos acessórios (aspirador, ventilador). Essa conexão deve estar de acordo com a ABNT NBR 11906,[7] sendo suas limitações de fluxo e pressão citadas no manual do equipamento.

## Conexões para cilindros de válvulas planas montados no aparelho de anestesia

O AA deve possuir conexão para cilindro de válvula plana de reserva para oxigênio, podendo ter esse tipo de conexão para outros gases. Tais conexões devem obedecer à ABNT NBR 12510[11] (Válvulas planas de cilindros para gases medicinais – Sistema de pinos de indicadores de segurança – Padronização). Cada conexão para cilindro deve ser identificada, clara e permanentemente, com a cor e o símbolo químico ou nome do gás que admite.

Essas conexões possuem pinos indexadores que obedecem à regulamentação do sistema Pin Index Safety System (PISS) e evitam a conexão errônea dos cilindros dos diferentes gases. Esses conectores são conhecidos pelo nome de *yoke* ou grampos e possuem dois pinos, arranjados de uma forma específica para cada gás, somente permitindo a conexão do cilindro correto no local apropriado (**FIG. 29.5**). A conexão errônea dos gases pode trazer consequências letais para os pacientes, sobretudo devido à administração inadvertida de mistura hipóxica.

Além de conferir a indexação por pinos, o usuário deve identificar se o cilindro está conectado ao local correto, verificando o nome, o símbolo e a cor do gás. A válvula que controla a saída do cilindro de gás de válvula plana, para abertura e fechamento dele, deve ser aberta durante os testes do AA e fechada após sua realização. Esta será aberta, caso necessário, após o alarme de baixa pressão de gás do fornecimento principal.

Se o AA for alimentado exclusivamente por cilindros de válvula plana para o $O_2$ em anestesias em locais que não possuam o fornecimento deste gás na rede do estabelecimento de saúde, é recomendado o uso de dois cilindros (um para o fornecimento como principal e outro como cilindro de reserva). Com as informações do tamanho do cilindro (volume) e a pressão (no manômetro), pode ser calculada a quantidade de gás existente para a realização segura do procedimento, considerando-se o cilindro de reserva para o uso em situação de emergência. A válvula redutora de pressão do cilindro de válvula plana (com pressão interna de cerca de 2.000 psi) situa-se na parte interna do AA; trata-se de uma pressão 40 vezes superior à pressão do posto de utilização da rede do estabelecimento de saúde.

Em caso de danos nos pinos (deformação ou falta) ou presença de orifício com dano na válvula do cilindro, este não deverá ser utilizado.

Existem diversos modelos e diferentes configurações de AA. Os esquemas pneumáticos das duas principais configurações encontradas no Brasil são mostrados nas **FIGURAS 29.6 E 29.7**.

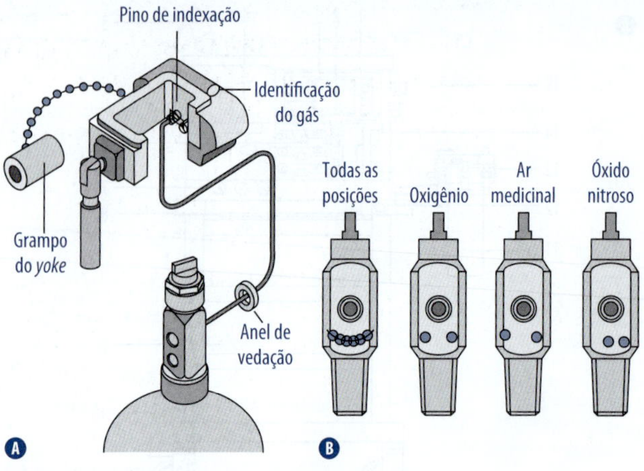


**FIGURA 29.5** Grampo (*yoke*) para montagem do cilindro tipo E. **A** O grampo montado no aparelho de anestesia possui dois pinos em posição definida para o cilindro do gás. **B** Na válvula do cilindro (válvula plana), existem dois pequenos orifícios na mesma posição dos pinos do grampo. Se o cilindro for o correto, os pinos ficam alinhados e são encaixados nos orifícios, e a conexão é realizada. Se o cilindro não estiver no suporte adequado, o desalinhamento dos pinos do grampo com os orifícios da válvula plana não permite a conexão e o fornecimento do gás. Para cada gás, existe apenas uma configuração correta de pinos com os respectivos orifícios.
*Fonte: Dräger Medical.*[10]

O AA possui um filtro de retenção de partículas na entrada de cada gás para impedir a contaminação da tubulação, das válvulas no interior do equipamento e dos fluxômetros. Dependendo das condições da rede de fornecimento, é necessária a troca desse filtro durante um programa de manutenção periódica e/ou reparos. A obstrução mais observada ocorre na rede de ar comprimido, principalmente a produzida no próprio estabelecimento, sem um controle de qualidade adequado.

Após o filtro de retenção de partículas, existe uma derivação da tubulação do gás para o respectivo manômetro de pressão, colocado na parte frontal do AA em local de fácil visibilidade. Em alguns equipamentos, o sistema de medição pode ser eletrônico e os valores mostrados em um monitor do equipamento.

Após a passagem pelo filtro de retenção de partículas, o gás passa por uma válvula de retenção cuja finalidade é impedir o fluxo retrógrado do gás, que levaria o gás de maior pressão a contaminar o de menor pressão (com um fluxo retrógrado).

## Chave geral

O AA possui uma chave geral, geralmente eletropneumática, que libera os gases para os fluxômetros e a corrente elétrica para os equipamentos elétricos do AA. A chave geral não interrompe o uso do $O_2$ direto ou do fluxômetro auxiliar de $O_2$, disponibilizando-o nas situações de emergência.

Cada entrada de cada gás no AA deverá possuir um manômetro para a medida da pressão de fornecimento. O manômetro da conexão para a rede de gases dos estabelecimentos de saúde fornece a pressão desse gás na entrada de gases do AA e não possibilita o cálculo da quantidade de gás existente, pelo fato de não se saber qual a pressão e o volume desse gás em seu reservatório. O manômetro da conexão do cilindro de válvula plana fornece a pressão do cilindro ligado ao respectivo *yoke* e

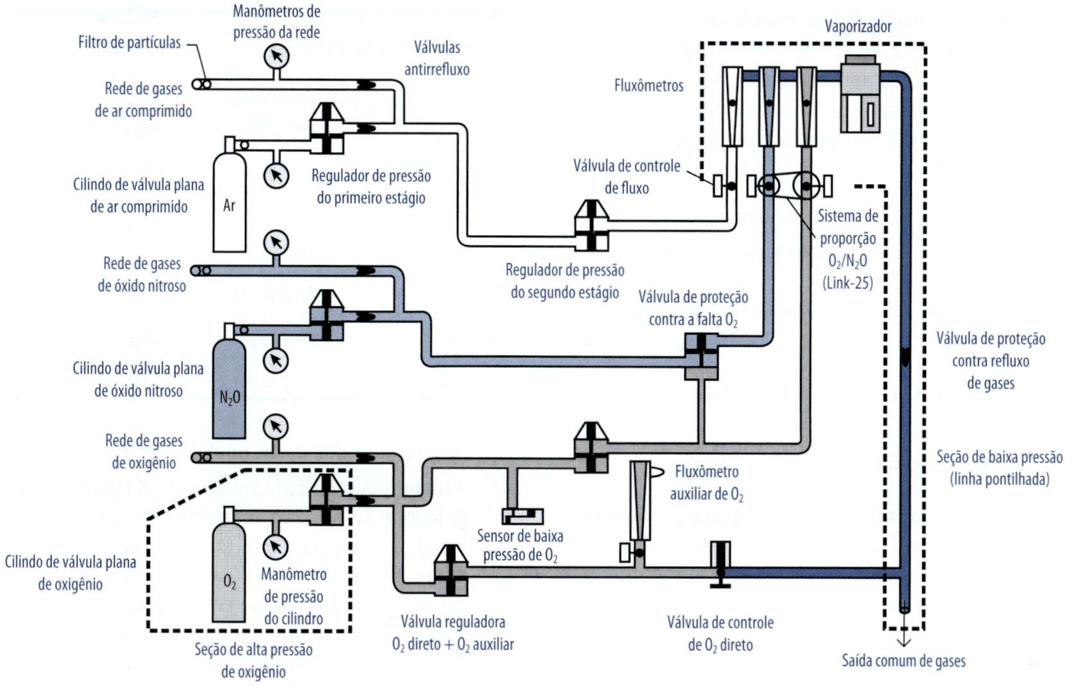


**FIGURA 29.6** Esquema do circuito de gás da *workstation* Aespire (GE Healthcare®). O sistema de alta pressão (separado pelas linhas pontilhadas à esquerda) vai da entrada dos cilindros de válvulas planas até o respectivo regulador de pressão do gás. O circuito de pressão intermediária vai dos reguladores de alta pressão até a válvula de controle de fluxo (fluxômetro) de cada gás. É importante observar um segundo estágio de regulador de pressão, para melhor estabilidade nos fluxômetros. Antes dos fluxômetros de $O_2$ e $N_2O$, existe uma válvula que corta o fornecimento de $N_2O$ caso haja falta de $O_2$ (baixa pressão de $O_2$) – proteção contra mistura hipóxica. O circuito de baixa pressão vai do fluxômetro, de cada gás, até a saída comum de gases para o sistema respiratório. No circuito existe, ainda, válvula de controle de $O_2$ direto e pode haver um fluxômetro auxiliar de $O_2$ (opcional).
*Fonte: Adaptada de Datex-Ohmeda.*[5]

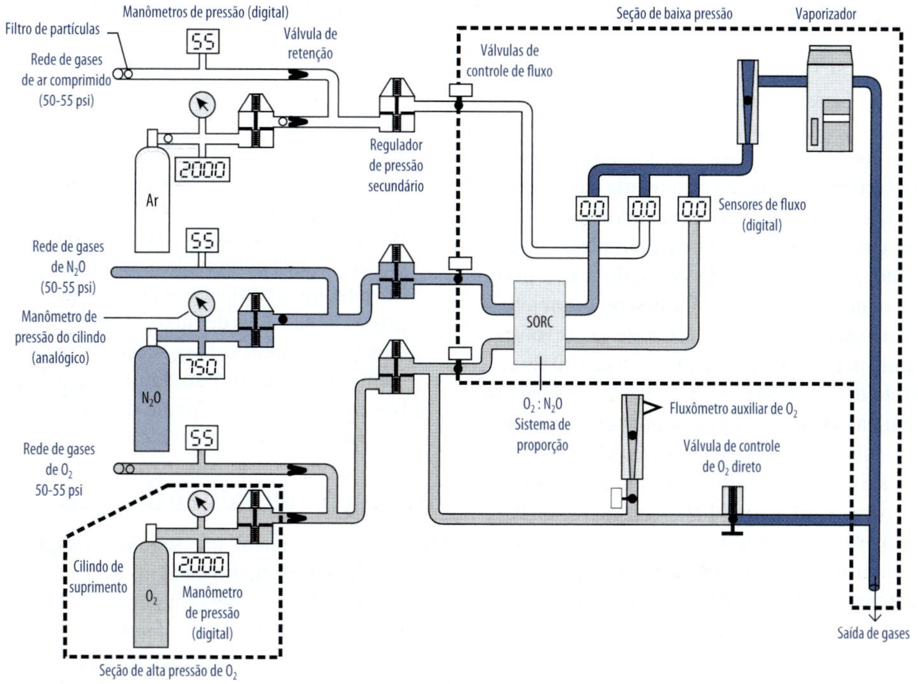


**FIGURA 29.7** Esquema do circuito de gás da *workstation* Apollo (Dräeger Medical®). O sistema de alta pressão (separado pelas linhas pontilhadas à esquerda) vai da entrada dos cilindros de válvulas planas até o respectivo regulador de pressão do gás. O circuito de pressão intermediária vai dos reguladores de alta pressão até a válvula de controle de fluxo (fluxômetro) de cada gás. Deve-se observar um segundo estágio de regulador de pressão, para os três gases, para melhor estabilidade nos fluxômetros. O SORC é um sistema que controla a proporção entre $O_2$ e $N_2O$ – proteção contra mistura hipóxica. Os valores dos fluxos dos gases são mostrados de forma digital, após a medida por sensores de fluxo eletrônicos. O circuito de baixa pressão vai do fluxômetro, de cada gás, até a saída comum de gases para o sistema respiratório. No circuito existe, ainda, um fluxômetro auxiliar de $O_2$ e a válvula de controle de $O_2$ direto.
*Fonte: Adaptada de Dräger Medical.*[12]

permite o cálculo aproximado da quantidade de oxigênio existente no cilindro, desde que se conheça o volume do cilindro e sua pressão. Para o cálculo aproximado do tempo de uso de um cilindro de válvula plana, tipo "E", que contém 630 L de $O_2$ a uma pressão de 2.000 psi, pode-se empregar a fórmula descrita a seguir:

$$\text{Tempo de uso do } O_2(\text{horas}) = \frac{\text{Pressão no cilindro (psi)}}{200 \times \text{fluxo } (L \cdot min^{-1})}$$

Por exemplo, em um cilindro cheio (2.000 psi), com fluxo de 2 $L \cdot min^{-1}$, ter-se-ia:

$$\text{Tempo de uso do } O_2(\text{horas}) = \frac{2.000}{200 \times 2\ L \cdot min^{-1}}$$

$$\text{Tempo de uso do } O_2 \text{ (horas)} = 5 \text{ horas}$$

Deve-se levar em consideração o fluxo médio durante a anestesia (o fluxo é variável) e verificar se o sistema de propulsão do ventilador não consome esse gás. O consumo do ventilador é bem superior – geralmente a ventilação-minuto (cerca de 5 $L \cdot min^{-1}$) – ao consumo da anestesia.

Para se calcular a quantidade de óxido nitroso, um gás liquefeito, é necessário o conhecimento do peso de líquido contido no cilindro. Nesse caso, durante uma boa parte do tempo, enquanto houver $N_2O$ liquefeito no cilindro, o valor mostrado no manômetro permanece há fixo e não expressa a quantidade de gás.

## Válvula de fluxo direto de oxigênio

O aparelho deve possuir uma válvula de fluxo independente, operada manualmente, para a administração de $O_2$ diretamente à saída comum de gases (SCG), por vezes denominada "saída de gases frescos" (SGF) – pelo fato de ainda não ter entrado em contato com os gases dos pacientes. Não se deve usar válvula semelhante para outros gases. Essa válvula deve ter uma posição fixa quando fechada, e, quando desativada, seu mecanismo de fechamento deve ser automático. A válvula de fluxo direto de $O_2$ deve ser operada com movimento simples, rápido e com autofechamento, sendo desenhada de modo a não permitir a sua operação acidental por toque de pessoa ou objeto. O botão de controle da válvula de fluxo direto de $O_2$ deve ser claramente identificado pela cor e pelo símbolo do gás. O fluxo da válvula de $O_2$ direto deve ser fornecido diretamente à saída comum de gases, sem passar por qualquer vaporizador, e pode variar entre 35 e 75 $L \cdot min^{-1}$, medidos à pressão atmosférica.

Em alguns AAs, a SCG pode ser direcionada, por meio de uma chave seletora, para: 1) SCG auxiliar – um conector externo que possibilita o uso de sistemas respiratórios sem absorvedor de $CO_2$ ou administração de $O_2$ por cateter; ou 2) SCG para o sistema de absorção de $CO_2$ ($SACO_2$) integrado ao AA. Dependendo da posição dessa chave seletora, o $O_2$ direto liberado fluirá para a saída determinada.

## Pressões dos gases

A pressão dos gases é regulada por válvula reguladora de pressão que tem a função de manter estável (i.e., regulada) a pressão do gás em sua saída, desde que a pressão na entrada seja superior à pressão a ser regulada **(TAB. 29.1)**.

**TABELA 29.1** Valores das pressões dos gases nos aparelhos de anestesia

| | Pressão de entrada | Pressão regulada | Segundo estágio |
|---|---|---|---|
| $O_2$ válvula plana | 2.000 psi | 35 a 45 psi | |
| Ar válvula plana | 2.000 psi | 35 a 45 psi | |
| $N_2O$ válvula plana | 750 psi | 35 a 45 psi | |
| $O_2$ rede | 50 a 55 psi | 35 a 45 psi | 14 psi |
| Ar rede | 50 a 55 psi | 35 a 45 psi | |
| $N_2O$ rede | 50 a 55 psi | 35 a 45 psi | 26 psi |

As pressões dos gases no AA podem ser classificadas em:

- Alta pressão: do cilindro de válvula plana até a válvula reguladora de pressão do respectivo cilindro (aproximadamente 750 psi para o $N_2O$, 2.000 psi para o $O_2$ e 2.000 psi para o ar comprimido). Após essa válvula, a pressão passará a ser intermediária, com valores entre 35 e 45 psi. Deverá haver uma válvula reguladora para cada gás de cilindro de válvula plana.
- Pressão intermediária: com valores entre 50 e 55 psi, da rede de gases do estabelecimento de saúde e/ou após a válvula reguladora de pressão do cilindro de válvula plana até a válvula de controle de fluxo (fluxômetro) de cada gás. O objetivo de se ter uma pressão regulada, entre 35 e 45 psi para a válvula reguladora dos cilindros de válvula plana, menor que a pressão da rede do estabelecimento de saúde (50-55 psi) é manter a rede do estabelecimento de saúde como principal fornecedora de gás – por apresentar maior pressão – e os cilindros ligados aos *yokes* como suprimentos secundários. O aparelho deve possuir um regulador de pressão para cada gás da rede do estabelecimento de saúde. Quando o aparelho tiver como fonte de gases cilindros de válvula plana, deve existir um regulador de pressão para cada conexão ou para um conjunto paralelo de conexões destinadas ao mesmo gás.
- Baixa pressão: após a válvula de controle de fluxo de cada gás até a saída comum de gases. Essa seção é composta pelas válvulas controladoras de fluxo de cada gás, os fluxômetros ou os sensores de fluxo, o suporte para os vaporizadores e os vaporizadores. Essa seção é a mais vulnerável a vazamentos do sistema. Isso significa uma baixa pressão nos tubos dos fluxômetros, o que diminui os vazamentos e evita os acidentes que podem ser causados com pressões maiores.

## Reguladores de pressão de segundo estágio

Muitos AAs possuem um segundo estágio de regulagem de pressão, após o primeiro estágio, para um nível mais baixo de pressão entre 14 e 35 psi (em geral, 26 psi para o $N_2O$ e 14 psi para o $O_2$), a fim de possibilitar uma menor flutuação de pressão sobre os fluxômetros e os sistemas de proporção contra mistura hipóxica, caso ocorram maiores flutuações da pressão na rede do estabelecimento de saúde. O fornecimento de $O_2$ direto e do fluxômetro auxiliar de $O_2$ não deriva do regulador de segundo estágio. A proteção contra a flutuação do fluxo de gases, liberados pelos fluxômetros, também impede a flutuação na concentração de vapores liberados pelos vaporizadores mecânicos, que não deve ser superior a 20%.

## Fluxômetros

Os fluxômetros (i.e., medidores de fluxo) são dispositivos que fornecem o valor do fluxo de gás que passa através deles, para o controle preciso da liberação e mistura dos gases.

Os AAs possuem fluxômetros para dois ($O_2 + N_2O$) ou três gases ($O_2 + N_2O$ + ar comprimido). Existem AAs com configurações de dois gases ($O_2$ + ar comprimido) que não são muito comuns, mas podem ser encomendados aos fabricantes, sendo que o principal motivo da escolha costuma ser o custo do equipamento e/ou o não uso do $N_2O$.

A válvula de controle de fluxo acoplada ao fluxômetro é o ponto de divisão entre o segundo estágio de controle de pressão (pressão intermediária) e a saída comum de gases (baixa pressão). Externamente, a válvula de controle de fluxo é operada por meio de um botão que deve ter a cor de identificação e o nome ou o símbolo químico do respectivo gás. O botão da válvula de controle de fluxo do $O_2$ possui um diâmetro maior e o desenho diferente dos demais, de forma canelada, para ser identificável também pelo tato (FIG. 29.8).

Para maior precisão na administração de baixos fluxos de gases, os fluxômetros podem ser configurados com duas colunas de medição em série, sendo a primeira coluna para a medida de fluxos menores do que 1 $L{\cdot}min^{-1}$, e a segunda para a medida de fluxos de 1 a 15 $L{\cdot}min^{-1}$ para o $O_2$ e o ar comprimido medicinal, e 1 a 10 $L{\cdot}min^{-1}$ para o $N_2O$. Como a primeira coluna tem a mesma altura da segunda, a escala de zero a 1 $L{\cdot}min^{-1}$ apresenta maior precisão, com facilidade de ajustes, em geral a cada 50 $mL{\cdot}min^{-1}$.

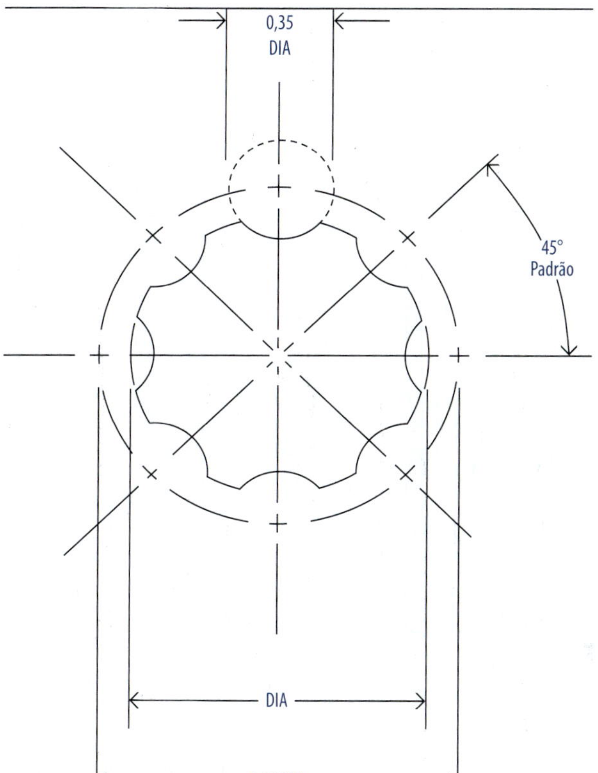


**FIGURA 29.8** Perfil do botão de controle de fluxo do $O_2$. A forma chanfrada o diferencia dos demais botões de controle de fluxo, para que seja percebido pelo tato do operador.
*Fonte: Adaptada de Associação Brasileira de Normas Técnicas.*[1]

Por norma, cada gás só pode ter um botão de válvula de controle de fluxo, independentemente do número de colunas que o gás possua. A abertura da válvula ocorre com a rotação do respectivo botão de controle no sentido anti-horário e o seu fechamento no sentido horário.[1]

A válvula de controle de fluxo é constituída de um pino cônico rosqueável (tipo agulha) que se encaixa sobre uma sede cônica (FIG. 29.9). Em sua posição de repouso (fechada), o pino cônico obstrui totalmente o orifício da sede e não ocorre a passagem de gás. Ao ser rotacionado no sentido anti-horário, o pino se afasta da sede, abrindo espaço para o fluxo de gás (posição aberta). Na direção oposta (sentido horário), o pino aproxima-se da sede e obstrui o fluxo de gás (posição fechada). Durante o giro, esse controle tem um batente – mecanismo que trava o seu giro – na posição toda fechada ou mínima e na posição de fluxo máximo. Alguns AAs possuem um fluxo mínimo de $O_2$ ao se ligar a chave geral (p. ex., 150 $mL{\cdot}min^{-1}$).

O gás é dirigido a um tubo de medição que contém em seu interior um elemento flutuador, que será impulsionado para cima, pelo fluxo do gás, possibilitando a leitura da sua altura

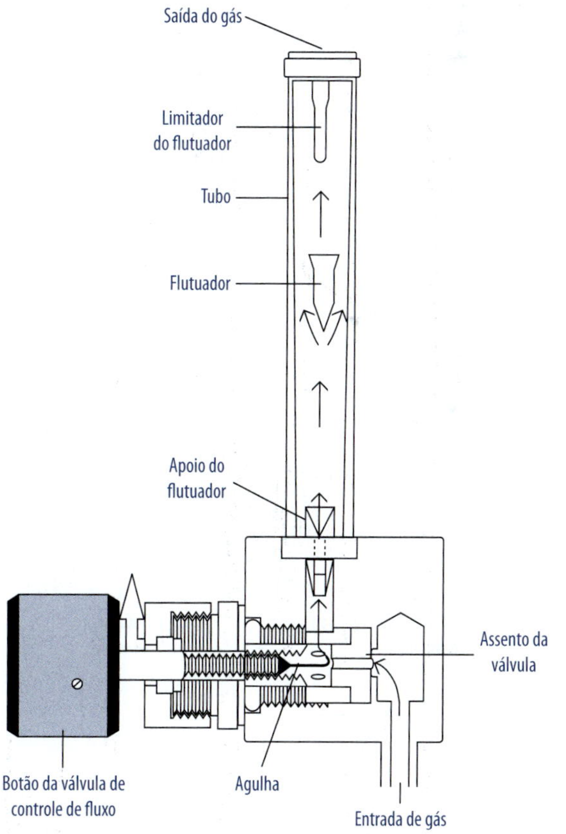


**FIGURA 29.9** Fluxômetro com a válvula de controle de fluxo. O gás ingressa pela entrada de gases. Com o giro no sentido anti-horário do botão da válvula de controle de fluxo, por um mecanismo de rosca e agulha, a válvula afasta-se da sede e abre caminho para a passagem do gás, que é dirigido para a base do tubo do fluxômetro e impulsiona o flutuador para cima. O tubo do fluxômetro é cônico, com um aumento do diâmetro em direção à parte superior. Quanto maior o fluxo do gás, maior será a força deste exercida sob o flutuador e maior será a área anelar (anel) que se forma entre o flutuador e a parede do tubo cônico. Na posição superior máxima (máximo fluxo mensurável), o limitador do flutuador interrompe o seu curso para que não ocorra a obstrução na saída (extremidade superior do tubo).
*Fonte: Adaptada de Bowie e Huffman.*[13]

em uma escala previamente calibrada (L·min$^{-1}$ ou mL·min$^{-1}$) em direção à saída do bloco de fluxômetros. O elemento flutuador poderá ter a forma de um pistão (em geral chamado de "bailarina", por ficar girando durante a passagem do gás, indicando o movimento de medida e não a estagnação nas paredes do tubo) ou uma esfera. O fabricante determina em qual ponto do flutuador deverá ser feita a leitura da medida em relação à escala gravada no tubo. Geralmente a leitura é feita no topo (parte superior) do flutuador do tipo pistão e no meio do flutuador do tipo esfera. Para se evitar o erro de leitura (erro de paralaxe), o olho do observador, a escala marcada no tubo e o ponto de referência do flutuador devem estar alinhados (FIG. 29.10).

O tubo de medição é cônico, com menor diâmetro na base e aumento progressivo em direção ao topo. Em condições normais de uso, durante a passagem do fluxo, o flutuador não tem contato com as paredes do tubo e existe um anel virtual, entre o flutuador e a parede do tubo, por onde passa o gás. O aumento do fluxo do gás, ao deslocar o flutuador para cima, eleva a área desse anel virtual (para a passagem de maior quantidade do gás), enquanto a queda de pressão através do tubo mantém-se constante em todas as posições (fluxos), de onde deriva o nome "fluxômetros de pressão constante".

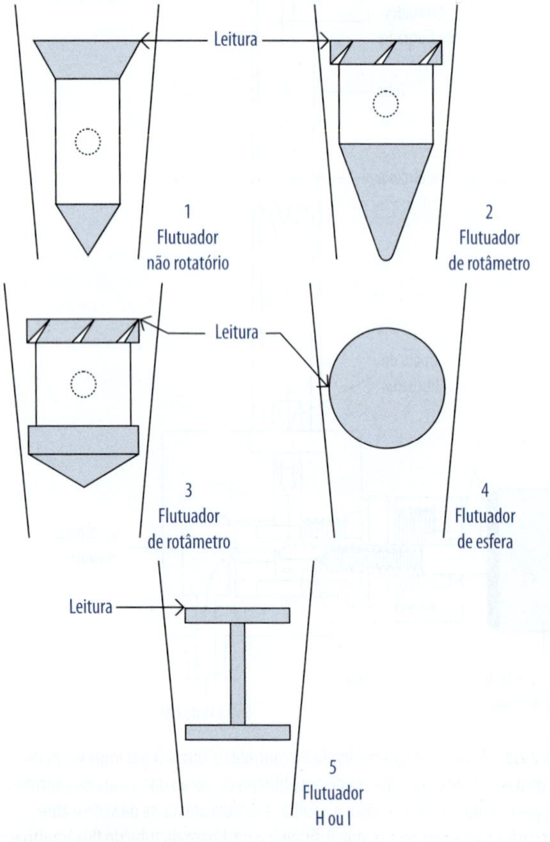


**FIGURA 29.10** Diferentes formas de flutuadores. Deve-se estar atento ao ponto de referência para a leitura e ao posicionamento do olho do observador. 1. Flutuador não rotatório. 2 e 3. Flutuador do tipo rotâmetro (gira com a passagem do fluxo de gás). 4. Flutuador do tipo esfera, podendo apresentar movimento rotatório com a passagem do fluxo do gás, com a leitura sendo realizada no meio da esfera. 5. Flutuador tipo H ou I, com a leitura realizada no topo do flutuador.
*Fonte: Adaptada de Binning e Hodge.*[14]

Na parte de cima do fluxômetro, existe um limitador do flutuador para evitar que este obstrua o orifício de saída do gás, que fica na extremidade superior do tubo. Os valores dos fluxos não são mensurados corretamente quando o flutuador se apoia nesse limitador.

Cada fluxômetro, de cada gás, deve ser calibrado de forma independente para o gás e sob controle de temperatura e pressão. A mudança nas propriedades físicas de um gás ocasiona erros na medição. Um fluxômetro calibrado para um determinado gás não deve substituir um fluxômetro de outro gás.

Para melhorar a precisão do ajuste do fluxo do gás, o fluxômetro pode possuir dois tubos, em série, sendo o primeiro para uma escala mais baixa (0-1.000 mL·min$^{-1}$) e um segundo com escala de maior fluxo (de 1-10 L·min$^{-1}$) (FIG. 29.11).

## Fluxômetros eletrônicos

Diversos modelos de AAs mais modernos estão sendo equipados com fluxômetros eletrônicos com dois tipos principais de controles:

- Uma válvula de controle de fluxo mecânica, semelhante ao fluxômetro mecânico antes descrito, que libera o fluxo do gás que será medido por meios eletrônicos.
- Uma válvula eletromecânica, com comando eletrônico no painel do AA, por controle eletrônico, que libera o fluxo do gás (mecanicamente) que será medido por meios eletrônicos. Os valores medidos aparecem no painel digital do AA, sob a forma de números ou também sob a forma de uma barra colorida (na cor representativa do gás, imitando um fluxômetro analógico).

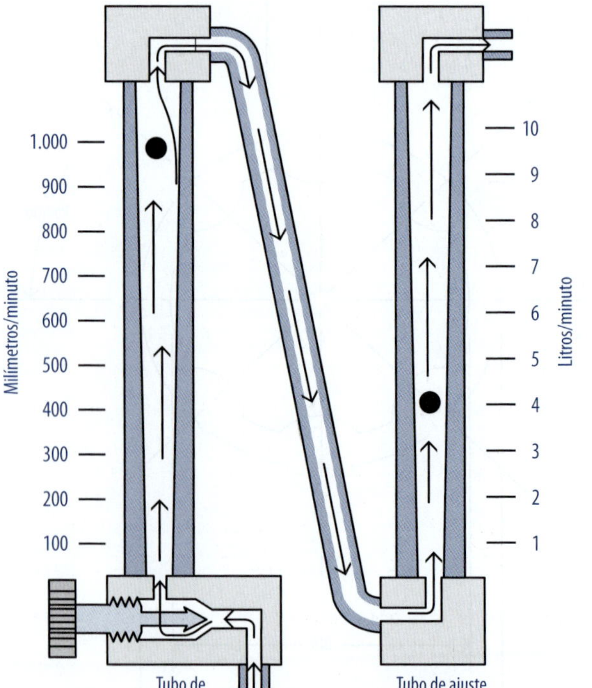


**FIGURA 29.11** Fluxômetros de dois tubos em série com escala de maior precisão no primeiro tubo e apenas uma válvula de controle de fluxo. À medida que o fluxo é aumentado, o gás, ao passar pelo primeiro tubo, levanta o flutuador do segundo tubo.
*Fonte: Adaptada de Butterworth e colaboradores.*[15]

Os fluxômetros de controle eletrônico total (sem válvula de controle de fluxo mecânica manejada diretamente pelo operador) possuem apenas um único botão de controle eletrônico, que controla todos os gases, bem como outros ajustes e menu do *display* digital do AA. O gás a ser controlado é selecionado no *display*, e o valor é ajustado girando-se o botão (sentido horário = aumentar o fluxo; sentido anti-horário = reduzir o fluxo), sendo que a confirmação costuma ser realizada pressionando-se o próprio botão **(FIG. 29.12)**. É importante observar que tal inversão de sentidos (em relação ao controle mecânico) deve-se ao fato de que todos os valores a serem regulados por esse botão de controle eletrônico obedecem a essa convenção da eletrônica – aumento no sentido horário e diminuição no sentido anti-horário. É importante observar que, no controle fluídico mecânico, o sentido é o inverso – lembre-se das torneiras de água e do gás do fogão.

O controle eletrônico também possibilita a mistura de uma concentração conhecida de dois gases, $O_2$ + $N_2O$ ou $O_2$ + ar, e a determinação do fluxo total dos gases. Caso haja aumento ou diminuição do fluxo de $O_2$, o equipamento ajusta o fluxo dos outros gases, para manter a concentração predeterminada.

Os principais métodos utilizados nas medidas dos fluxômetros eletrônicos são o uso de um transdutor diferencial de pressão; o uso de um anemômetro de fio aquecido; ou o uso de fluxômetro com sensor de massa.

Como os fluxômetros eletrônicos dependem de energia elétrica para o seu funcionamento, mesmo em um AA que tem um sistema de *backup* elétrico, existe um fluxômetro mecânico para uma situação de falha total do sistema elétrico.

As vantagens e desvantagens de cada gás ou da mistura entre eles estão sumarizadas no **QUADRO 29.1**.[16]

Existem sistemas que mantêm um fluxo mínimo de $O_2$ (de 25-75 $mL{\cdot}min^{-1}$ para fluxômetros de dois tubos e de 175-225 $mL{\cdot}min^{-1}$ para fluxômetros de um tubo). Para maior economia de gases, deve-se desligar a chave geral desses sistemas quando não estiverem em uso.

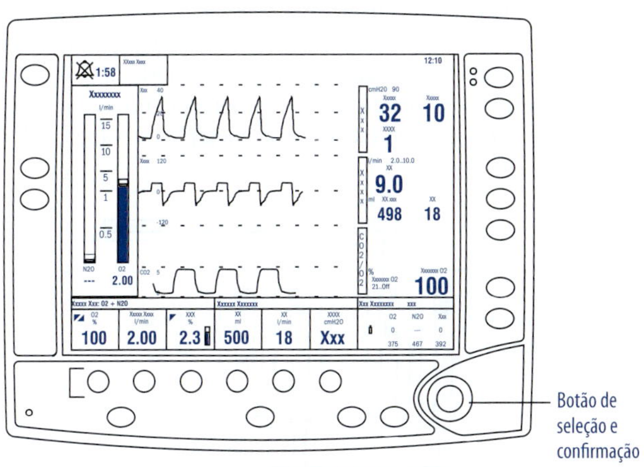


**FIGURA 29.12** Botões de controle no painel eletrônico selecionam e controlam funções e ajustes das informações (acima ou ao lado) de acordo com as telas selecionadas no *display*. Os valores mostrados no *display* podem ser selecionados apertando-se os botões próximo ao valor e ajustados girando-se o botão de seleção e confirmação no sentido horário (para o aumento do valor) ou no sentido anti-horário (para a diminuição do valor) e pressionando para a confirmação do ajuste. Acima dos valores da concentração de $O_2$ (100%) do fluxo de gases (2 $L{\cdot}min^{-1}$), uma barra – imitando um fluxômetro – mostra o fluxo de $N_2O$ e $O_2$.
*Fonte: Adaptada de Datex-Ohmeda.*[17]

**QUADRO 29.1** Gases usados durante a anestesia

| Gás | Vantagens | Desvantagens |
|---|---|---|
| $O_2$ | • Reduz o risco de hipoxemia<br>– Indução e despertar<br>– Ventilação monopulmonar<br>– SARA<br>– Diminui o risco de infecção da ferida operatória? | • Atelectasia de absorção<br>• Aumenta o risco de fogo, especialmente em cirurgias das vias aéreas superiores<br>• Toxicidade ao $O_2$, sobretudo em neonatos |
| $N_2O$ | • Aumenta a CAM em altas concentrações<br>• Eleva a captação de vapores anestésicos durante a indução pelo efeito do segundo gás | • Amplia o volume de cavidades corporais<br>• Eleva o risco de náuseas e vômitos<br>• Aumenta o risco de fogo em cirurgias das vias aéreas |
| Ar | • Contém 21% de $O_2$ e pode ser usado como gás único em fisiologia pulmonar normal<br>• É fisiológico | • Reduz a concentração inspirada de $O_2$ se esta for necessária<br>• Ar contaminado, principalmente se não for de uso medicinal |

CAM, concentração alveolar mínima; SARA, síndrome da angústia respiratória aguda.

*Fonte: Adaptada de Feldman.*[16]

## Sistemas de proteção contra a administração de mistura hipóxica

Mistura hipóxica é considerada uma mistura de gases que contenha uma concentração de $O_2$ menor do que 19%.[2] Uma mistura de ar comprimido medicinal (cerca de 21% de $O_2$ + aproximadamente 79% de $N_2$) com qualquer quantidade de $O_2$ não será uma mistura hipóxica. Em anestesiologia, historicamente, o grande formador de mistura hipóxica é o $N_2O$, quando adicionado em proporções excessivas (> 80%), de modo acidental ou por falha no equipamento, ao circuito respiratório. A mistura de $N_2O$ com ar comprimido medicinal em proporções erradas também pode gerar uma mistura hipóxica pela baixa concentração de $O_2$ neste (apenas 21%).

Para evitar a administração de mistura hipóxica, o AA possui um alarme auditivo (que pode ser complementado por um alarme visual) e dois principais sistemas que atuam sobre o fornecimento de gases **(FIGS. 29.13 E 29.14)**:

- O alarme auditivo (e visual) situa-se na seção de alta pressão e emite um som (e um aviso luminoso) quando a pressão de fornecimento de $O_2$ (na rede do estabelecimento de saúde ou no cilindro de válvula plana) alcança um determinado valor mínimo.
- Um mecanismo que, na falta de pressão de $O_2$ na rede de fornecimento de gases, interrompe a distribuição de $N_2O$ e impede o seu fornecimento **(VER FIG. 29.13)**.

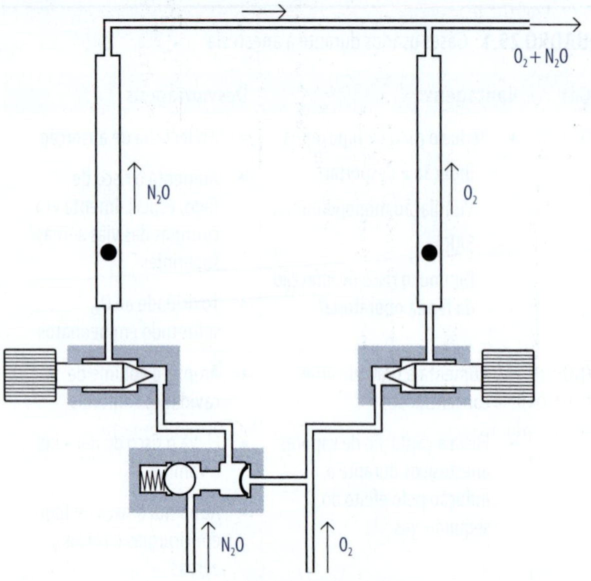


**FIGURA 29.13** Sistema de segurança contra a administração de mistura hipóxica. Uma queda na pressão na rede de $O_2$ faz a válvula, que permite a liberação de $N_2O$, ser fechada e impedir a liberação desse gás para não formar mistura hipóxica.
*Fonte: Adaptada de Schreiber e Schreiber.*[18]

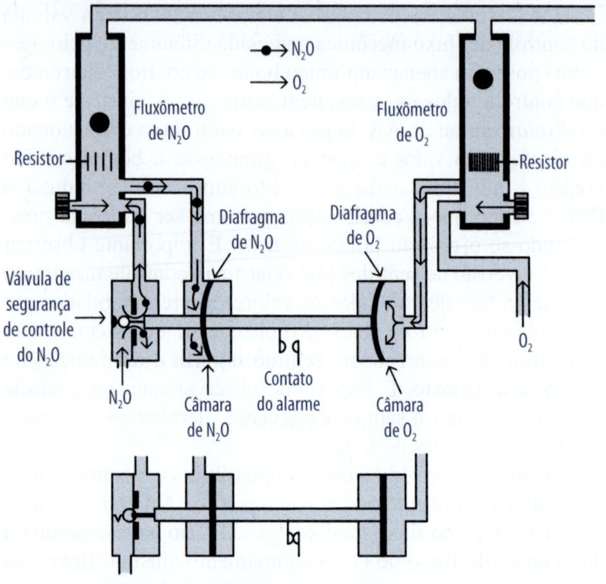


**FIGURA 29.14** Sistema de controle da proporção entre $O_2$ e $N_2O$. A pressurização de câmaras de controle de $O_2$ e $N_2O$ mantém regulada a proporção entre esses gases, impedindo o fornecimento de concentração de $N_2O$ maior que 75%.
*Fonte: Adaptada de Schreiber e Schreiber.*[18]

- Um mecanismo que controla a proporção entre os gases e não permite a administração de $N_2O$ em concentrações superiores às preestabelecidas caso haja aumento excessivo do fluxo de $N_2O$ ou diminuição excessiva do fluxo de $O_2$, mantendo, no mínimo, uma concentração de $O_2$ próxima a 25%.

Os dois principais sistemas que atuam sobre a concentração dos gases (proporção), protegendo contra a administração de mistura hipóxica, são:

- Um sistema proporcional regulado pelas pressões dos dois gases (adotado pela Dräeger – **VER FIG. 29.14**).
- Um sistema proporcional que atua sobre as válvulas de controle de fluxo, dos fluxômetros, constituído por engrenagens de tamanhos e número de dentes diferentes ligadas por uma corrente, que abre e fecha os fluxômetros proporcionalmente (usado pela GE Healthcare® – **FIG. 29.15**).

Um terceiro item de proteção é a monitorização da concentração de $O_2$ e a emissão de alarme (auditivo e visual) quando o limite estabelecido é violado. Em caso da substituição errônea do oxigênio ou da contaminação por outro gás na rede de distribuição do estabelecimento de saúde, a medida da concentração do $O_2$ é o único método eficaz para a detecção da mistura hipóxica, sendo, portanto, obrigatório pelas normas internacionais. Os mecanismos que atuam sobre proporções de pressões e fluxos não identificam os gases e, sim, uma pressão ou um fluxo de um gás.

Desde os primórdios, o AA foi um equipamento responsável por eventos adversos e mortes causados por falhas no equipamento, erros em seu manejo principalmente devido à falta de teste antes do seu uso ou em razão do desconhecimento sobre como utilizá-lo. A cada geração, os fabricantes foram adicionando sistemas de proteção contra os eventos ocasionados por essas falhas, e os equipamentos foram se tornando mais seguros. A incorporação da tecnologia eletrônica, assim como a facilidade da introdução de mecanismos sensores e alarmes, tornam os AAs ainda mais seguros. A integração entre o AA, os mecanismos de sensoreamento e segurança, a monitorização das concentrações dos gases (inspirados e expirados), das pressões, dos volumes e dos fluxos tornaram as *workstations* equipamentos seguros para a administração da anestesia. O **QUADRO 29.2** mostra alguns dos principais mecanismos de segurança dos AAs e das *workstations*.

Atualmente, devido ao uso dos monitores multiparamétricos, dos sinais vitais dos pacientes, com analisadores de gases, é possível medir as concentrações inspiradas e expiradas dos gases, o que aumenta a segurança do ato anestésico.

Os anestésicos voláteis de menor potência podem ser utilizados em altas concentrações; por exemplo, o vaporizador

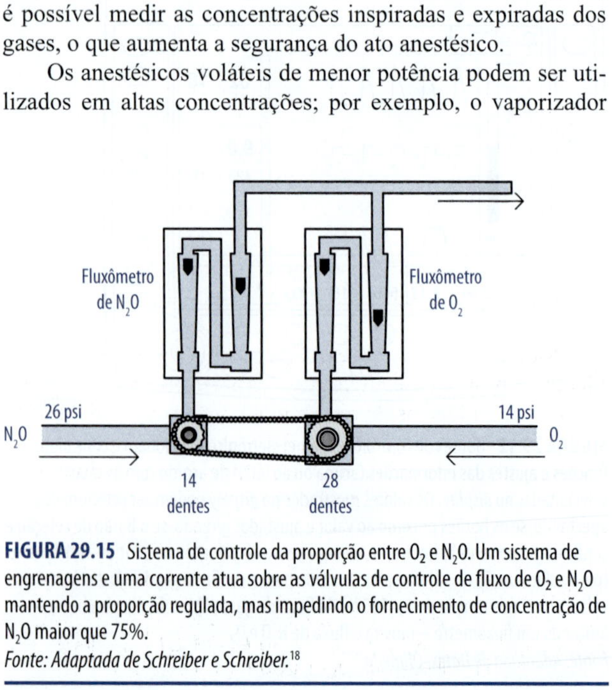


**FIGURA 29.15** Sistema de controle da proporção entre $O_2$ e $N_2O$. Um sistema de engrenagens e uma corrente atua sobre as válvulas de controle de fluxo de $O_2$ e $N_2O$ mantendo a proporção regulada, mas impedindo o fornecimento de concentração de $N_2O$ maior que 75%.
*Fonte: Adaptada de Schreiber e Schreiber.*[18]

**QUADRO 29.2** Mecanismos de segurança do aparelho de anestesia

- Alarme de baixa pressão no suprimento de $O_2$ na rede do estabelecimento de saúde e no suprimento de reserva
- Sistema de corte de gases na falta de $O_2$ na rede do estabelecimento de saúde e no suprimento de reserva
- Sistema de proporção de gases com a redução do fluxo de $O_2$ ou aumento do $N_2O$
- Posicionamento dos fluxômetros que coloca o fluxômetro de $O_2$ como o último da sequência
- Válvula de segurança do sistema contra a hiperpressão (cerca de 70 $cmH_2O$) no sistema respiratório
- Fluxômetro auxiliar de $O_2$ (não obrigatório)
- Complacência do balão reservatório

do desflurano pode liberar concentrações de até 18% e, nesse caso, essas concentrações passam a ter um impacto importante na concentração do oxigênio – se esta estiver próximo a 21%. De menor impacto será a concentração do isoflurano, cujo vaporizador só libera 5% do agente. Nessas situações, os sistemas de proporções não atuam e o monitor das concentrações de gases fornece a informação correta, ou seja, a diminuição da concentração do $O_2$ pela presença da concentração alta do desflurano na mistura.

# Vaporizadores

Os anestésicos inalatórios atuais, exceto o óxido nitroso, estão presentes em condições ambientais de temperatura e pressão na forma líquida. Os vaporizadores são dispositivos que têm como objetivo facilitar a mudança de estado físico do anestésico de líquido para gasoso.

Faz-se necessário que esses dispositivos possuam mecanismos de regulagem da concentração de anestésico ofertada bem como das compensações provocadas pela alteração da temperatura e de fluxos de gases.

## Princípios físicos

### Lei de Dalton das pressões parciais

Quando um gás está contido em um recipiente fechado, as moléculas se chocam com a parede do recipiente, gerando uma pressão proporcional ao número de moléculas de gás presentes. Em geral, utilizam-se milímetros de mercúrio (mmHg) ou quilopascal (kPa) como unidade de medida de pressão dos gases.

Na **FIGURA 29.16**, o oxigênio preenche totalmente um recipiente com pressão equivalente à atmosférica (760 mmHg). Apenas as moléculas de oxigênio geram a totalidade da tensão sobre a parede do frasco. Se o mesmo recipiente fosse preenchido com ar ambiente, o resultado seria uma divisão da pressão exercida na parede do frasco proporcional à concentração de cada gás contido na mistura. Caso se retire seletivamente apenas um dos gases, como nitrogênio, a pressão no interior do frasco será subatmosférica (cerca de 167,2 mmHg).

Quando existe uma mistura de gases, cada gás gera sua própria pressão, sendo a mesma que ocuparia se estivesse isolado no recipiente (Lei de Dalton).

Assim, tem-se que a pressão total é a somatória das pressões parciais:

$$\text{Pressão total} = P1 + P2 + P3...$$

# Evaporação e pressão de vapor

Os agentes anestésicos inalatórios, assim como os outros líquidos voláteis, possuem alta propensão para vaporização. Quando o líquido volátil é exposto ao ar ou a outros gases, as moléculas da superfície do líquido que possuem energia suficiente escapam da fase líquida e entram na fase gasosa (vapor). Esse processo é conhecido como evaporação. Se esse processo acontece dentro de uma câmara fechada, ocorre uma fase de equilíbrio entre o número de moléculas que saem do líquido e entram na fase gasosa e o inverso (número de moléculas que retornam a seu estado líquido). Nesse momento, a quantidade de moléculas na fase gasosa é constante, gerando uma pressão contra a parede do recipiente, denominada pressão de vapor. Assim, substâncias com maior propensão à evaporação geram maiores pressões de vapor. A pressão de vapor é uma propriedade física de cada agente dependente da temperatura e não afetada pela pressão atmosférica.[19]

Como exemplo, o isoflurano possui pressão de vapor de 238 mmHg a 20 °C. Em um recipiente com pressão atmosférica (760 mmHg), em uma situação de equilíbrio, ter-se-ia uma pressão exercida pelo isoflurano de 238 mmHg e pelo oxigênio de 522 mmHg (760 – 238 mmHg), correspondendo a 31% de isoflurano no compartimento gasoso **(FIG. 29.17)**.

Se ocorrer uma diminuição da temperatura, o processo de evaporação se reduzirá, diminuindo a quantidade de moléculas na fase gasosa e consequentemente a sua pressão de vapor. A redução da temperatura do isoflurano para 10 °C diminui sua pressão de vapor para 150 mmHg, gerando uma concentração de 20% caso se utilize o exemplo anterior.

Como a pressão de vapor é uma característica intrínseca de cada agente anestésico **(FIG. 29.18)**, cada vaporizador é construído

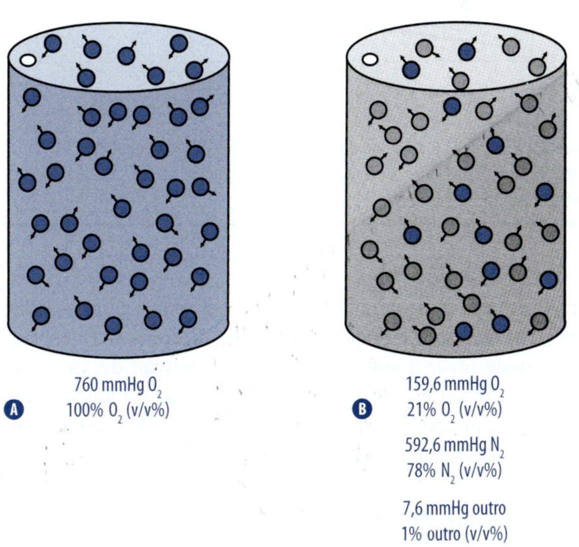


**FIGURA 29.16** Pressões parciais. **A** O oxigênio a 100% é responsável pela totalidade da tensão na parede do recipiente (760 mmHg). **B** No caso de preenchimento com ar ambiente, a parede do recipiente está exposta à somatória das pressões parciais do nitrogênio, oxigênio e outros gases.

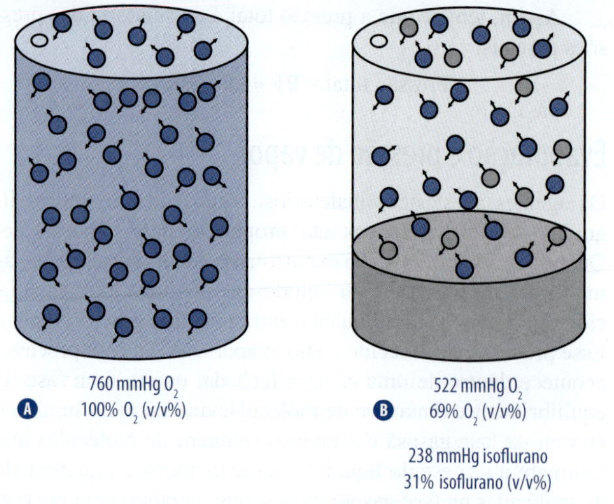


**FIGURA 29.17** **A** O oxigênio a 100% corresponde à totalidade da tensão imposta na parede do frasco pelo gás ($P_{total} = P_{oxigênio} = 760$ mmHg). **B** Adição de isoflurano no recipiente. Com o processo de evaporação, as moléculas de isoflurano começam a se desprender para a fase gasosa. Quando a quantidade de moléculas que se desprendem do líquido é a mesma que retorna ao estado líquido, tem-se uma condição de vapor saturado. A pressão parcial de isoflurano nesse momento é chamada de pressão de vapor saturado, onde, a 20 °C, é 238 mmHg ($P_{total} = P_{oxigênio} + P_{isoflurano}$).
*Fonte: Adaptada de Miller.*[20]

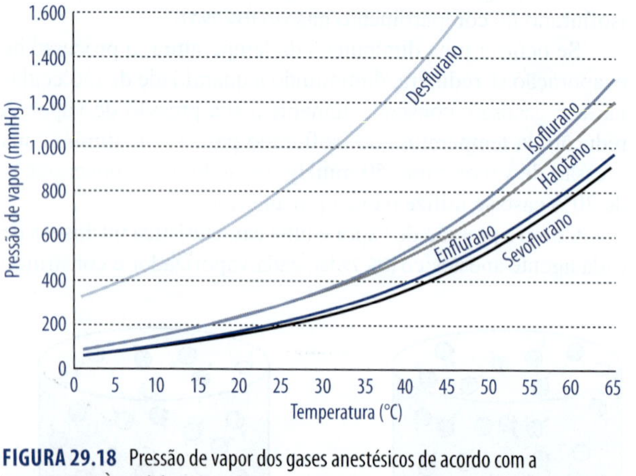


**FIGURA 29.18** Pressão de vapor dos gases anestésicos de acordo com a temperatura. À medida que se eleva a temperatura, aumenta a pressão de vapor dos agentes anestésicos, facilitando a sua vaporização.

para funcionar com um anestésico específico. A utilização de vaporizadores com agentes anestésicos diferentes do especificado pode levar à superdosagem (i.e., pressão de vapor do líquido utilizado maior do que o indicado para o agente para o qual o vaporizador foi calibrado) ou à administração de concentrações inadequadas do fármaco.

## Concentração dos gases

Quando se fala da pressão de um agente gasoso em uma mistura de gases, refere-se à pressão parcial desse gás, em geral expressa em milímetros de mercúrio (mmHg). No entanto, é possível utilizar a unidade de volume por cento (%) ou volume/volume por cento, onde se teria:

$$\text{Volume \%} = \frac{\text{Volume do gás}}{\text{Volume total dos gases}}$$

O volume que o gás ocupa, a uma temperatura e pressão, está relacionado com seu número de moléculas, e não com o tipo ou tamanho das moléculas (hipótese de Avogadro). Assim, como a pressão parcial é diretamente proporcional ao número de moléculas do gás, pode-se utilizar a pressão parcial para efetuar o cálculo do volume % de qualquer agente:

$$\text{Volume \%} = \frac{\text{Pressão do gás}}{\text{Volume total dos gases}}$$

Portanto, ao nível do mar (760 mmHg), ter-se-ia uma composição do ar ambiente (21% de oxigênio, 78% de nitrogênio e 1% de outros gases) expressa em pressões parciais em 160 mmHg para o oxigênio, 592 mmHg para o nitrogênio e 8 mmHg para os outros gases.

Na prática clínica, a concentração dos agentes anestésicos inalatórios é expressa em volume %. A conversão de volume % para pressão parcial (mmHg) pode ser realizada com conhecimento da pressão barométrica (atmosférica) local. Como exemplo, uma pressão de 7,6 mmHg de isoflurano equivaleria a 1% do anestésico (7,6 mmHg/760 mmHg) ao nível do mar.

## Calor latente de vaporização

O calor latente de vaporização ou evaporação é a energia consumida por um líquido específico quando este é convertido em vapor. É expresso em número de calorias para transformar 1 g de líquido em vapor, sem mudança de temperatura. A energia para vaporização deve vir do próprio líquido, e, na ausência de uma fonte externa de calor, o processo de vaporização cursa com uma redução da temperatura.

Essa perda de energia pode levar à diminuição significativa da temperatura do líquido restante, reduzindo sua pressão de vapor. Se o vaporizador não possuir mecanismos de compensação dessa queda de temperatura, a oferta dos gases anestésicos (concentração) será diminuída.

Em muitos vaporizadores, para aumentar a superfície de vaporização, a câmara de vaporização é forrada com um tecido (mecha), que absorve e libera o anestésico para manter o seu funcionamento nas demandas de altos fluxos de gases, altas concentrações e queda de temperatura.

## Ponto de ebulição

Ponto de ebulição é a temperatura na qual a pressão de vapor do líquido é igual à pressão atmosférica, iniciando a evaporação. A evaporação é um fenômeno de superfície, ao passo que a ebulição ocorre em todo o líquido. Diferente da pressão de vapor, o ponto de ebulição é diretamente proporcional à pressão atmosférica. Quanto menor o ponto de ebulição, mais facilmente o líquido evapora.

A maioria dos anestésicos inalatórios atuais apresenta ponto de ebulição acima da temperatura ambiente (48,5 °C para isoflurano, 50,2 °C para halotano e 58,6 °C para sevoflurano). No entanto, o desflurano apresenta ponto de ebulição de 22,8 °C. Essa sua característica, associada à alta pressão de vapor, exige um vaporizador especialmente planejado para o agente.

## Calor específico

Calor específico é o numero de calorias necessárias para aumentar a temperatura de 1 g de uma substância em 1 °C. Esse conceito é importante na fabricação dos vaporizadores, pois a presença de materiais com alto calor específico na composição desses equipamentos resiste a mudanças de temperatura associadas à vaporização. Além disso, o calor específico de cada agente anestésico indica quanto de calor deve ser fornecido para o líquido manter-se em temperatura constante quando o calor está sendo perdido durante a evaporação.

## Condutividade térmica

Condutividade térmica é uma medida da velocidade com que o calor flui através de uma substância. Quanto maior a condutividade térmica, melhor o material transmitirá o calor. Assim, a construção de vaporizadores com materiais de alta condutividade térmica permite que a temperatura interna durante a evaporação permaneça mais uniforme pela fácil absorção do calor ambiente.

## Classificação dos vaporizadores

Na atualidade, os vaporizadores são localizados fora do sistema respiratório do paciente (*out-of-circuit*). Os vaporizadores podem ser classificados em:

- Vaporizador universal controlado por fluxômetro (Copper Kettle).
- Vaporizador de *bypass* variável.
- Vaporizador de duplo circuito (p. ex., desflurano).
- Vaporizador de cassete (Aladin, Datex-Ohmeda®).
- Vaporizador de injeção (Maquet®).[21]

No Brasil, ainda se encontram em uso alguns vaporizadores universais sem fluxômetros, que não estão mais descritos na ABNT NBR 13730.[1]

### Vaporizadores universais com fluxômetro (Copper Kettle)

Um vaporizador com eficiência máxima contendo halotano (243 mmHg a 20 °C) forneceria uma concentração de 32% do agente anestésico (243/760 mmHg), fazendo-se necessária a diluição desse anestésico para ser administrado nos níveis terapêuticos. O vapor de anestésico é produzido pela passagem de um fluxo de gás através do líquido anestésico por meio de pequenos orifícios. O processo gera pequenas bolhas (i.e., fluxo de borbulhamento) e cada microbolha é uma quantidade de gás saturada do vapor do anestésico que se forma na base da câmara de borbulhamento e dirige-se para a superfície do líquido.

Ao chegar à superfície, a microbolha é rompida e libera o vapor contido em seu interior. Quanto menor o diâmetro das bolhas, proporcionalmente maior será a superfície e, portanto, a concentração do anestésico. Assim, o controle do fluxo de gases que carreará o anestésico (fluxo de borbulhamento) e do fluxo diluente (volume total ou diluente) resultará na concentração desejada do anestésico.

Esses vaporizadores são ditos universais pois podem ser usados com qualquer agente anestésico volátil. O anestésico inalatório é colocado em um recipiente onde uma quantidade específica do fluxo de gases frescos, controlada por um fluxômetro específico, passará através do líquido promovendo o borbulhamento. O fluxo gerado pela vaporização do agente é carreado pelo fluxo de borbulhamento, gerando o fluxo de vapor.

Alterações no fluxo total de gases (oxigênio, ar ou óxido nitroso) modificarão a concentração final do anestésico por meio de sua diluição ou concentração, sendo o fluxo total inversamente proporcional à concentração do agente. Assim, para cada alteração de fluxo total, faz-se necessário o ajuste do fluxômetro do vaporizador para que se mantenha a concentração desejada do anestésico. No início, o cobre costumava ser usado na confecção desses aparelhos devido ao seu alto calor específico e condutividade térmica.

A definição da concentração atingida com determinado fluxo de borbulhamento e fluxo diluente pode ser conhecida por meio de cálculos matemáticos. Com a vaporização, ocorre uma diminuição da temperatura que deve ser levada em consideração nos cálculos:

$$FB = \frac{C \times FT\,(Patm - PVA)}{PVA \times 100}$$

onde FB é o fluxo de borbulhamento, FT é o fluxo total, Patm é a pressão atmosférica e PVA é a pressão de vapor do anestésico na temperatura.

É comum a utilização de disco ou régua de cálculo para determinação da concentração do vapor. Alguns AAs nacionais trazem incorporado ao vaporizador um sistema microprocessado onde são detectados o fluxo diluente e a temperatura e, de acordo com a concentração desejada, é informado qual deve ser o fluxo de borbulhamento a ser ajustado manualmente (FIG. 29.19).

### Vaporizadores modernos (*bypass* variável)

Os vaporizadores de *bypass* variável são conhecidos como calibrados, pois são calibrados na fábrica ou após a manutenção para o agente específico, compensado por temperatura, pressão e fluxo de gases frescos.

Os vaporizadores calibrados são capazes de fornecer uma concentração constante do anestésico – independentemente da temperatura ou do fluxo que passe pelo vaporizador (FIG. 29.20). Com a rotação de um dial em sentido anti-horário, desvia-se uma fração apropriada do fluxo total de gases para uma câmara de vaporização. Essa modalidade de vaporizador utiliza o método de arrastamento, ou seja, uma fração do fluxo total de gases passa sobre a superfície do líquido volátil e carreia o vapor anestésico da câmara de vaporização. São considerados como vaporizadores de *bypass* variável pois uma parte do fluxo de gases não entra em contato com o agente anestésico devido a um desvio (*bypass*) variável, proporcional à concentração obtida.

A compensação da temperatura é obtida por uma lâmina composta de dois metais (lâmina bimetálica), com diferentes coeficientes de dilatação, que sofrem deformação (expansão ou contração) com a variação da temperatura. Tal deformação permite o desvio de um fluxo maior (com a queda da temperatura) ou menor (com o aumento da temperatura) para a câmara de vaporização, compensando a variação da temperatura para manter a concentração final do vapor do anestésico. Durante

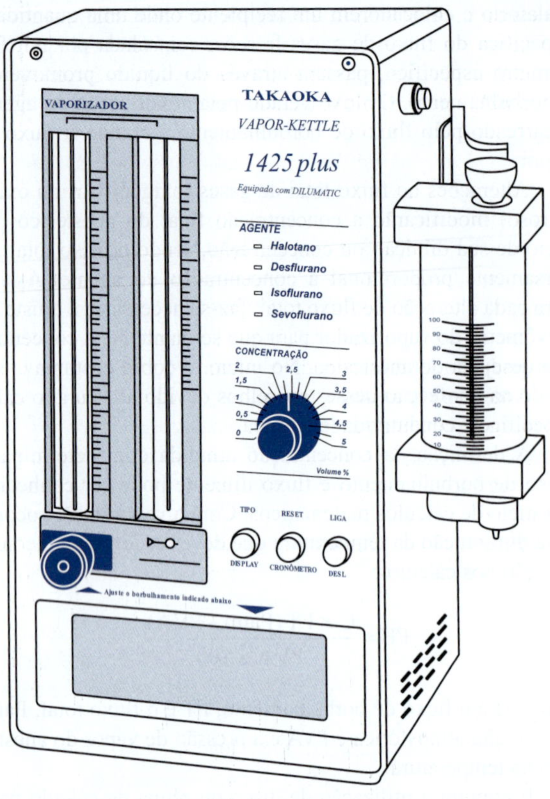


**FIGURA 29.19** Vaporizador universal controlado por fluxômetro, com microprocessador. O operador escolhe o agente anestésico, a concentração desejada e o fluxo total de gases, e um sistema microprocessado calcula o fluxo de borbulhamento para ser regulado no fluxômetro do vaporizador.
*Fonte: Félix.*[22]

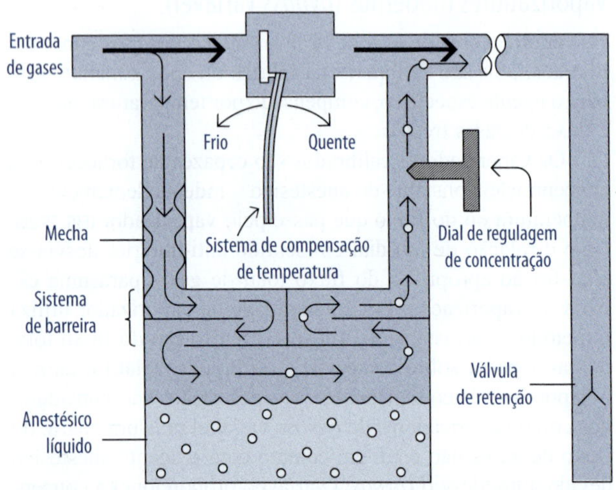


**FIGURA 29.20** Representação esquemática de vaporizadores de *bypass* variável. A abertura do dial de controle da concentração desvia parte do fluxo de gases para uma câmara, que contém o agente anestésico líquido e arrasta o vapor do agente para a mistura com o fluxo de gases. Uma válvula de controle de fluxo, sensível a temperatura (lâmina bimetálica), faz a compensação do fluxo com a variação da temperatura, aumentando o fluxo desviado com a diminuição da temperatura (provocada pela vaporização) e reduzindo o fluxo com a elevação da temperatura.
*Fonte: Adaptada de Brockwell e Andrews.*[23]

o uso, com a vaporização do anestésico, a temperatura do vaporizador diminui, e tal mecanismo faz a compensação dessa variação.

A alteração do fluxo total de gases não modifica significativamente a concentração do anestésico, pois a mesma proporção de gás será desviada para a câmara de vaporização e exposta ao líquido. No entanto, a utilização de fluxos altos (> 15 L·min$^{-1}$) ou baixos (< 250 mL·min$^{-1}$) pode alterar a concentração de saída do anestésico de acordo com cada fabricante.

Esses vaporizadores são construídos para utilização com um agente anestésico específico, de acordo com suas características físicas. Como já mencionado, o preenchimento de um vaporizador com um agente incorreto pode ocasionar superdosagem ou oferta insuficiente de anestésico. Por exemplo, o halotano (243 mmHg a 20 °C) em um vaporizador concebido para o sevoflurano (157 mmHg a 20 °C) provoca uma superdosagem de cerca de 40% do ajustado no vaporizador.

Alguns vaporizadores, quando inclinados, podem preencher a área de *bypass* com líquido anestésico, provocando a liberação de altas concentrações anestésicas. O mesmo pode acontecer no caso de enchimento do vaporizador acima do limite determinado pelo fabricante. O anestésico contido no vaporizador deve ser drenado antes do transporte ou, no mínimo, este deve ser mantido em posição vertical.

## Vaporizadores de duplo circuito (para o desflurano)

A pressão de vapor do desflurano é muito próxima à pressão atmosférica ao nível do mar. Trata-se de um composto altamente volátil e com uma potência de cerca de um quinto dos outros agentes anestésicos.

O processo de vaporização do desflurano produz um efeito de resfriamento muito grande que suplanta a capacidade dos vaporizadores normais de manter a temperatura constante. Além disso, devido à sua alta volatilidade, seria necessário um alto fluxo diluente para o seu uso na faixa terapêutica. Tais características fizeram com que se construísse um vaporizador especial para esse anestésico.

Um reservatório contendo desflurano é aquecido a 39 °C criando uma pressão de vapor de 1.300 mmHg (quase duas atmosferas – atm). Após o aquecimento, uma válvula de controle libera o fluxo de desflurano e uma válvula reguladora de pressão reduz a pressão para 1,1 atm. O dial de controle da concentração libera o vapor de desflurano. Um transdutor diferencial de pressão informa as pressões nos dois circuitos (fluxo diluente e vapor de desflurano), e um circuito microprocessado controla a liberação pela válvula reguladora de pressão.

Ao contrário dos vaporizadores de fluxo variável, o fluxo de gás fresco (FGF) não passa por dentro da câmara de vaporização; em vez disso, uma parcela do vapor de desflurano, controlada por meio do dial de concentração (resistor), junta-se à mistura de gás fresco antes de sair do vaporizador, ou seja, há dois circuitos em paralelo: um para o fluxo de gases e outro para o desflurano, que se misturam formando o FGF. A quantidade de desflurano liberada depende do ajuste realizado no botão do dial de concentração e da taxa de FGF. Assim, o vaporizador de desflurano pode ser mais bem entendido considerando-o como um "misturador de gases" (*blender*) **(FIG. 29.21)**.

Apesar de o vaporizador manter constante a concentração do anestésico para uma ampla faixa de FGF, ele não compensa automaticamente alterações de altitude. Embora ele mantenha constante a concentração de saída do vapor de gás, a pressão

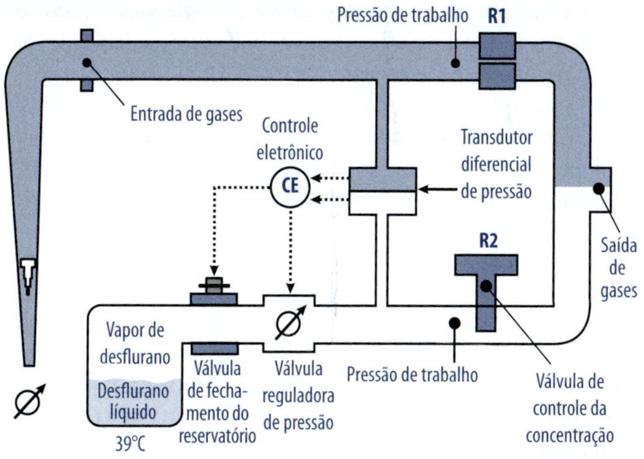


**FIGURA 29.21** Esquema simplificado do vaporizador eletrônico Tec 6 Datex-Ohmeda® para desflurano. O desflurano líquido é mantido em uma câmara com temperatura controlada de 39 °C, a qual possui uma válvula de fechamento de controle eletrônico. Ao ser colocado em operação, o dial de controle da concentração (R2) permite a liberação do vapor de desflurano. Um mecanismo de medida de pressão diferencial verifica as pressões de trabalho no circuito do desflurano e no circuito de gases provenientes dos fluxômetros. A unidade de controle eletrônico atua sobre a válvula reguladora de pressão e mantém a concentração desejada de desflurano para o fluxo de gases liberado pelos fluxômetros do aparelho de anestesia.
*Fonte: Adaptada de Brockwell e Andrews.*[23]

parcial do desflurano é alterada pela pressão atmosférica. Assim, em altas atitudes, a pressão parcial do desflurano decrescerá na proporção da redução da pressão atmosférica. Pode-se realizar o ajuste por meio da seguinte equação:

$$\text{Concentração real} = \frac{\text{Valor ajustado no vaporizador (\%)} \times 760 \text{ mmHg}}{\text{Pressão atmosférica (mmHg)}}$$

Por exemplo, a uma altitude de 2.000 m (608 mmHg), o operador deve avançar o dial de 10 para 12,5%, a fim de manter a pressão parcial do desflurano (10% × 760 mmHg/608 mmHg = 12,5%).

A utilização de alta concentração de óxido nitroso como agente carreador do anestésico pode resultar na redução da concentração do anestésico na saída do vaporizador (em até 20%). Isso ocorre porque o vaporizador é calibrado com oxigênio a 100%. Assim, a contrapressão gerada pela resistência (R1) é menor quando o óxido nitroso é o gás de transporte do anestésico, pois este apresenta menor viscosidade quando comparado ao oxigênio (**VER FIG. 29.21**).

O uso do desflurano em vaporizadores convencionais pode ocasionar superdose de anestésico e a possibilidade de mistura hipóxica – tendo em vista a alta pressão de vapor do desflurano. O preenchimento do vaporizador de desflurano é feito por meio de um sistema fechado com o acoplamento do frasco – contendo o líquido e um anel de vedação – ao vaporizador, impedindo o derramamento, a evaporação e a utilização em vaporizadores convencionais.

## Vaporizadores de cassete (Datex-Ohmeda® Aladin)

O vaporizador de cassete é um vaporizador eletrônico projetado para uso no aparelho Datex-Ohmeda® S/5 ADU da GE®, hoje em uso na *workstation* Aisys Carestation. O fluxo de gases pode ser fracionado eletronicamente entre um *bypass* (desvio) e a câmara que contém o líquido anestésico. Esse vaporizador é dividido em duas partes: 1) um sistema de controle eletrônico que fica na central de controle da *workstation*; e 2) um cassete (Aladin2®) onde se coloca o agente anestésico (**FIG. 29.22**).

A vaporização é realizada dentro de um cassete (Cassete Aladin2) agente-específico, com identificação feita por meio de cores: amarelo para o sevoflurano, roxo para o isoflurano e azul para o desflurano. O reconhecimento do cassete, pelo aparelho, é feito por sensores magnéticos, sendo possível o acoplamento de apenas um cassete por vez. O cassete não contém quaisquer canais de desvio de fluxo. Portanto, ao contrário dos vaporizadores convencionais, o anestésico líquido não migra durante o manuseio, podendo ser transportado em qualquer posição.

Após sair do cassete, o fluxo proveniente da câmara de líquido, agora contendo anestésico saturado, se reúne com o fluxo proveniente do *bypass*. Uma válvula de derivação permite regular a quantidade de gás fresco que entra no cassete. O ajuste do fluxo de desvio e o fluxo para dentro da câmara contendo o líquido anestésico alteram a concentração de anestésico desejada.

Na prática, muda-se a concentração girando um botão que controla um potenciômetro digital (mecanismo eletrônico). Sensores presentes no cassete aferem a pressão e a temperatura, e um *software* define o fluxo correto de gás, que passará através da câmara de vaporização, determinando a concentração desejada do vapor.

A grande integração de tecnologia eletrônica permite o cálculo do anestésico consumido para fins de incorporação a um sistema de registro eletrônico.

## Vaporizadores de injeção direta

São vaporizadores agente-específicos, eletronicamente controlados, usados nas *workstations* da Maquet® 950 e Drager DIVA®. Um reservatório contendo líquido anestésico é pressurizado,

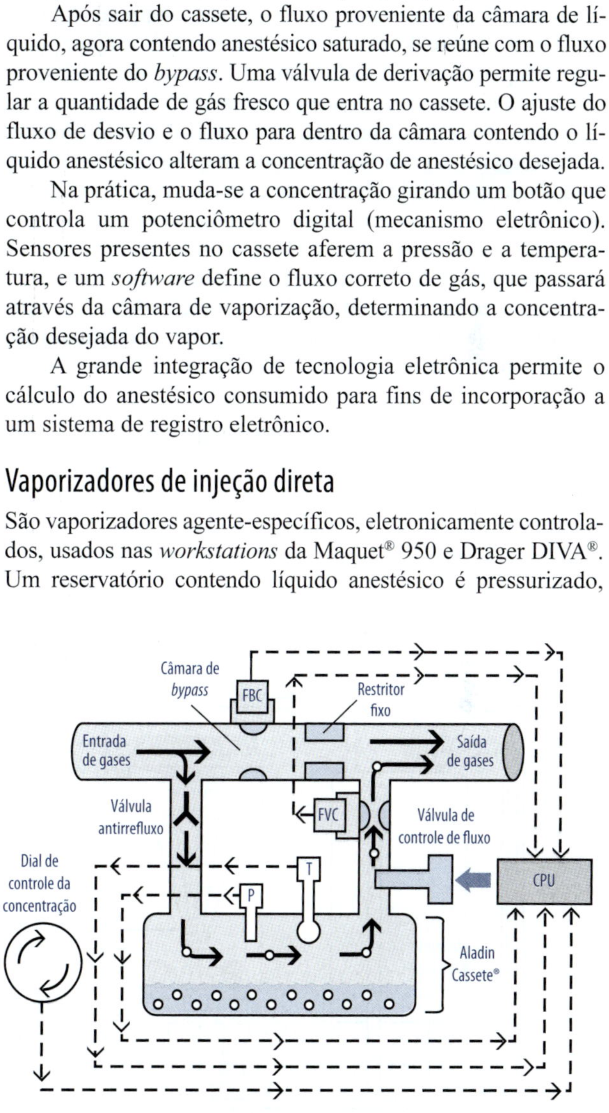


**FIGURA 29.22** Esquema simplificado do vaporizador Aladin Cassete®. As *setas azuis* representam o fluxo dos fluxômetros, e os *círculos brancos*, o vapor anestésico. O centro do vaporizador é controlado eletronicamente por uma válvula de controle de fluxo localizada na saída da câmara de vaporização. Todas as informações são processadas pela CPU que regula a concentração ajustada no dial de concentração.
CPU, unidade central de processamento; FBC, unidade de medida de fluxo que passa pela câmara de *bypass* (fora da câmara de vaporização); FVC, unidade de medida de fluxo que passa pela câmara de vaporização; P, sensor de pressão; T, sensor de temperatura.
*Fonte: Adaptada de Andrews.*[24]

proporcionando força para conduzir o agente anestésico através do injetor de vaporização, minimizando a evaporação do agente dentro da câmara (FIG. 29.23).

O agente anestésico líquido é injetado dentro da câmara de vaporização aquecida, sob controle de um microprocessador, de modo pulsátil e intermitente, evaporando-se rapidamente. O líquido anestésico é injetado em pequenas quantidades até se atingir o volume desejado (concentração).

A quantidade de anestésico injetada baseia-se na concentração do anestésico pretendida e no fluxo de gás através do vaporizador. Uma linha de análise de gás monitoriza a concentração do anestésico na saída do vaporizador. Um sensor óptico monitoriza as injeções de anestésico na câmara de evaporação. O aquecimento da câmara de evaporação é regulado, com precisão, para compensar o efeito do resfriamento decorrente da evaporação.

O vaporizador é testado automaticamente em relação ao seu funcionamento e vazamentos. Uma válvula de segurança impede o fluxo de líquido em caso de mau funcionamento. Como o agente líquido não consegue atingir a câmara de evaporação por gravidade (apenas por injeção ativa), a inclinação do vaporizador não compromete seu funcionamento por não encharcar a câmara de *bypass*. O vaporizador pode ser preenchido com líquido durante a operação, porém não ocorrerá injeção de anestésico na câmara de evaporação durante o processo. Quando o nível do vaporizador é crítico, é disparado um alarme sonoro (abaixo de 10% e 5%).

## Cuidados com o uso dos vaporizadores

### Uso de agente incorreto

A utilização de agentes anestésicos diferentes do agente para o qual o vaporizador foi projetado pode ocasionar superdosagem

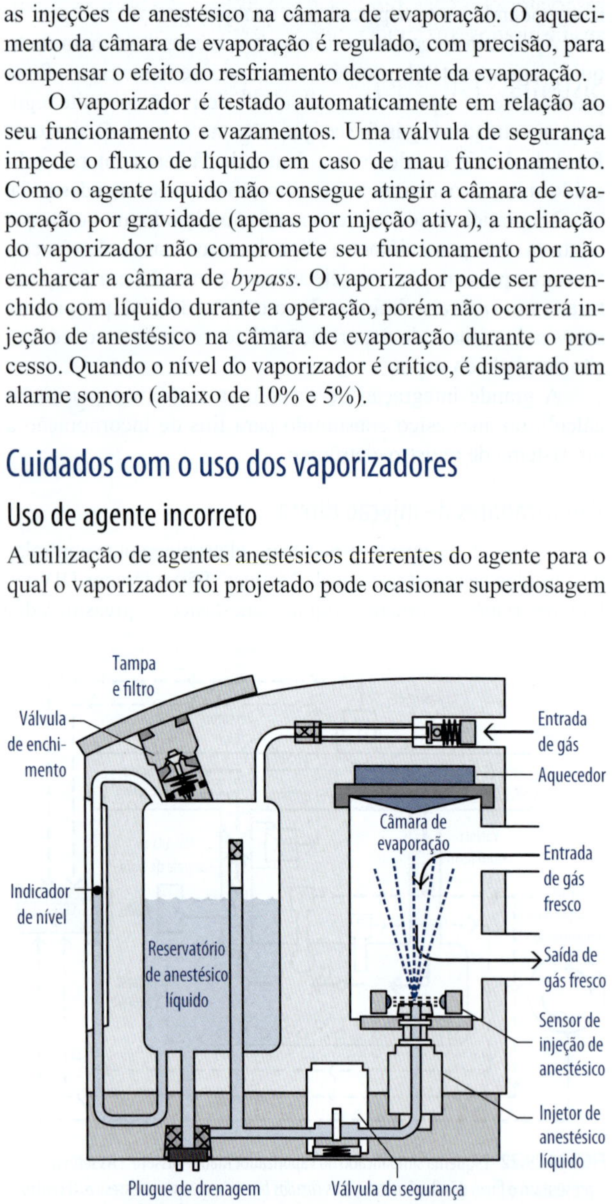


**FIGURA 29.23** Vaporizador de injeção direta. Representação esquemática do vaporizador Maquet®: uma câmara contendo líquido anestésico é pressurizada. Por meio do controle de um microprocessador, o agente anestésico líquido é injetado em uma câmara de evaporação aquecida. O fluxo de gases frescos através da câmara carreia o anestésico. No caso de mau funcionamento, uma válvula de segurança interrompe a injeção de anestésico.

*Fonte: Adaptada de Maquet Getinge Group.*[25]

ou subdosagem do anestésico dependendo da sua pressão de vapor. Os fabricantes têm desenvolvido um sistema de enchimento que impede o enchimento do vaporizador com o líquido incorreto, como o Key Fill System ou o Easy Fill da GE®, o Saf-T-Fill nos frascos de desflurano (Baxter®) ou ainda o Quick-Fill da Abbott® nos frascos de sevoflurano.[26]

A movimentação do vaporizador com sua inclinação maior do que 45° pode ocasionar o extravasamento do líquido anestésico da câmara de vaporização para o sistema de *bypass*. Isso pode resultar em ofertas de concentrações anestésicas extremamente elevadas. Deve-se realizar a lavagem do vaporizador com altos fluxos de gases frescos antes de sua utilização, maximizando o desvio de fluxo da câmara de vaporização.[27,28] Alguns vaporizadores (p. ex., Drager® Vapor 2000 e D-Vapor) possuem uma posição do dial denominada T (transporte) que minimiza os problemas ocasionados pela inclinação do aparelho.[29]

### Administração simultânea de mais de um agente inalatório

Nos AAs modernos, existe um mecanismo, em geral uma trava mecânica, que impede a abertura de mais de um vaporizador simultaneamente, evitando a contaminação de uma câmara de vaporização por outro anestésico quando ligados em série.

### Problemas relacionados ao nível de líquido no vaporizador

O enchimento acima do nível determinado pelo fabricante pode provocar inundação da câmara de vaporização, podendo ocasionar superdosagem de anestésico. Alguns vaporizadores com enchimento lateral possuem um sistema de drenagem para quando o nível de líquido ultrapassa o limite seguro. Níveis baixos de líquido anestésico também podem comprometer o funcionamento do vaporizador, fazendo-o ofertar concentração abaixo da desejada, em especial quando utilizados altos fluxos de gases frescos.

Alguns vaporizadores podem permitir o escape de gases anestésicos mesmo quando o dial está ajustado para "off". A quantidade dessa fuga de anestésico depende da temperatura ambiente e de configurações internas do vaporizador. Normalmente, esse escape é incapaz de gerar qualquer efeito clínico, porém atenção especial deve ser dada aos pacientes suscetíveis a hipertermia maligna.

### Vazamentos

A fonte mais comum de vazamentos é o fechamento incorreto da tampa de enchimento do vaporizador. Com menor frequência, pode ocorrer vazamento no acoplamento do vaporizador ao AA no *rack* (suporte) de vaporizadores. Também podem ocorrer vazamentos de desflurano durante o enchimento por mau funcionamento do sistema de vedação (anel de borracha).

Falhas eletrônicas podem levar a mau funcionamento dos vaporizadores.

Embora raros, existem relatos de contaminação da câmara de vaporização pela utilização de frascos de isoflurano contendo agentes não anestésicos.[28]

Em aparelhos antigos, flutuações de pressões geradas pela pressão positiva da ventilação podem causar um fluxo reverso transitório através do vaporizador, comprometendo a concentração do anestésico na sua saída. Esse efeito de bombeamento (*pumping effect*) é mais pronunciado com a utilização de baixos fluxos. Nos vaporizadores modernos, deve existir um mecanismo de segurança (válvula unidirecional) para evitar contrapressão para dentro da câmara de vaporização.

### Fluxo reverso

Nos aparelhos modernos, as padronizações das conexões de entrada e saída do vaporizador ou o *rack* (suporte) de vaporizadores impedem o fluxo inverso por dentro do vaporizador. No entanto, vaporizadores antigos podem ser ligados de forma equivocada.[30,31]

Após o uso anterior do vaporizador ou manutenção, o dial pode ter sido deixado ligado. Assim, a checagem do vaporizador deve ser realizada no *checklist* inicial do AA.[32]

## Saída comum de gases

Os gases misturados ao agente volátil devem fluir para a saída comum de gases (SCG) para a administração ao paciente. A SCG pode ser:

- Interna, nos equipamentos que possuem o $SACO_2$ integrado.
- Externa, para uso em sistemas sem absorvedor de $CO_2$, cateter ou máscara.

Uma chave seletora dirige o fluxo dos gases para o $SACO_2$ ou para uma SCG externa.

Muitos AAs possuem no circuito de baixa pressão, entre os vaporizadores e a saída comum de gases, uma válvula unidirecional de proteção contra o refluxo de gases causado pela pressão aplicada no circuito do sistema respiratório, pelo ventilador ou pela ventilação controlada manual. Essa pressão retrógrada influencia no funcionamento dos fluxômetros e do vaporizador, provocando oscilações na vaporização. O uso da válvula de controle de $O_2$ direto também proporciona tal efeito. Essa válvula de retenção diminui esse efeito, mas não o anula totalmente, o que pode ser observado por pequenas oscilações nos fluxômetros durante a aplicação de pressão positiva no sistema respiratório. Quando o AA possui tal válvula, o teste de vazamento do aparelho, com aumento da pressão no sistema respiratório, não verifica o vazamento anterior a essa válvula (bloco de fluxômetros e vaporizadores) pelo fato de esta fechar-se com a pressão retrógrada. Para se testar esses vazamentos da região de baixa pressão, o manual do AA determina rotinas específicas, que devem ser de conhecimento do operador.[5]

Alguns AAs possuem uma válvula de alívio de pressão, localizada próximo à SCG, que é aberta para o exterior com uma pressão superior à determinada (70-90 $cmH_2O$) para evitar danos ao equipamento e lesões ao paciente (barotrauma). A presença dessa válvula dificulta o uso da "ventilação com jatos".

## Fluxômetro auxiliar de $O_2$

Opcionalmente, pode existir um fluxômetro auxiliar de $O_2$ ($O_2$ a 100%), com circuito independente da seção de fluxo contínuo (sem gases anestésicos) para a administração de $O_2$ suplementar ou em casos de emergência. Esse fluxômetro funciona independentemente da posição da chave liga-desliga, do mesmo modo que a válvula de $O_2$ direto.

Em geral, o emprego da SCG para sistemas sem absorção de $CO_2$ ou o uso da saída auxiliar de $O_2$ anula a possibilidade de: 1) utilização do ventilador; 2) uso do manômetro da pressão nas vias aéreas, da válvula de alívio de pressão e do balão reservatório do $SACO_2$; e 3) monitorização da espirometria pelo sistema do ventilador.[5]

# Sistemas respiratórios

Os sistemas respiratórios têm a função de fornecer o $O_2$ e a mistura de gases para o paciente e eliminar o dióxido de carbono proveniente deste. Com base nesse aspecto funcional, pode-se dividi-los em dois grupos: sem absorvedor de $CO_2$ e com absorvedor de $CO_2$.

Eles devem ser constituídos de um sistema de tubos e reservatório(s) que ofereçam baixa resistência ao fluxo de gases inspirados e expirados pelo paciente.

## Sistemas sem absorvedor de $CO_2$

Apesar de existirem diferentes configurações de sistemas que não possuem um mecanismo para absorver o $CO_2$ expirado pelo paciente, de modo didático é usada universalmente a classificação de Mapleson,[33] que agrupou os conjuntos existentes em cinco categorias e atribuiu-lhes as letras de A a E, seguido pelo sistema F, que é semelhante ao E com um balão reservatório e sem válvula de escape com pressão controlada por uma mola, mostrados na **FIGURA 29.24**.

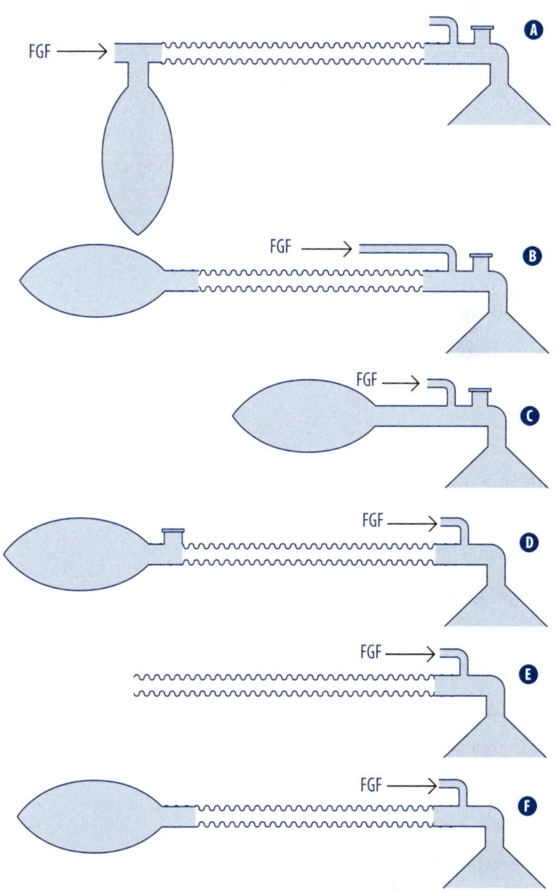


**FIGURA 29.24** Sistemas sem absorvedor de $CO_2$ classificados de A a F, segundo Mapleson, e seus componentes: balão reservatório, tubo corrugado, entrada para o fluxo de gases frescos (FGF), conector do paciente e válvula expiratória do tipo *pop-off* (exceto no F).
*Fonte: Adaptada de Mapleson[33] e Willis e colaboradores.[34]*

Estes sistemas possuem em comum:

- Um conector de 90° onde se liga a máscara facial ou o tubo traqueal.
- Um ramo constituído de um tubo reservatório.
- Um ponto de entrada para o FGF.
- Uma válvula expiratória do tipo alívio de pressão, com mola (*pop-off*) nos sistemas ABCD.
- Um balão reservatório, exceto no sistema E.

O mecanismo de funcionamento dos diversos sistemas da classificação de Mapleson pode ser complexo, e a reinalação ou não do $CO_2$ depende de diversos fatores, como os listados no **QUADRO 29.3**.

Uma análise da eficiência econômica relacionada ao FGF e ao consumo de anestésico, necessário para que não ocorra a reinalação do $CO_2$, nos diversos sistemas com o paciente em ventilação espontânea mostra que A > DFE > CB.(35,37) Em ventilação controlada, a eficiência está na ordem DFE > BC > A. O sistema de Mapleson mais econômico é o A (em ventilação espontânea), também conhecido como sistema de Magill, que requer um FGF de aproximadamente 1 vez o volume-minuto do paciente.

Uma análise funcional dos fluxos dos gases inspiratórios e expiratórios, em ventilação espontânea ou controlada, dos sistemas de Mapleson A e D está representada nas **FIGURAS 29.25 E 29.26**.[35]

No Brasil, o sistema mais usado, sobremaneira em anestesia pediátrica, é um sistema com um duplo T, também conhecido pelo nome de sistema de Baraka, que apresenta funcionamento semelhante aos sistemas A e D da classificação de Mapleson, dependendo do local de entrada do FGF (T distal ao paciente ou T proximal ao paciente, respectivamente) (**FIG. 29.27**).[36,37]

As vantagens e desvantagens dos sistemas de Mapleson estão descritas no **QUADRO 29.4**.

## Circuito de Bain

Em 1972, Bain e Spoerel[38] publicaram a descrição de um circuito com características funcionais semelhantes ao sistema de

**QUADRO 29.3** Fatores que influenciam a reinalação do $CO_2$

- Fluxo de gases frescos (FGF)
- Ventilação-minuto
- Modo de ventilação: espontânea ou controlada
- Volume corrente
- Frequência respiratória
- Relação inspiração:expiração (I:E)
- Duração da pausa expiratória
- Pico do fluxo inspiratório
- Volume do tubo reservatório
- Volume do balão reservatório
- Ventilação sob máscara
- Ventilação com tubo traqueal
- Local de coleta da amostra do $CO_2$ expirado

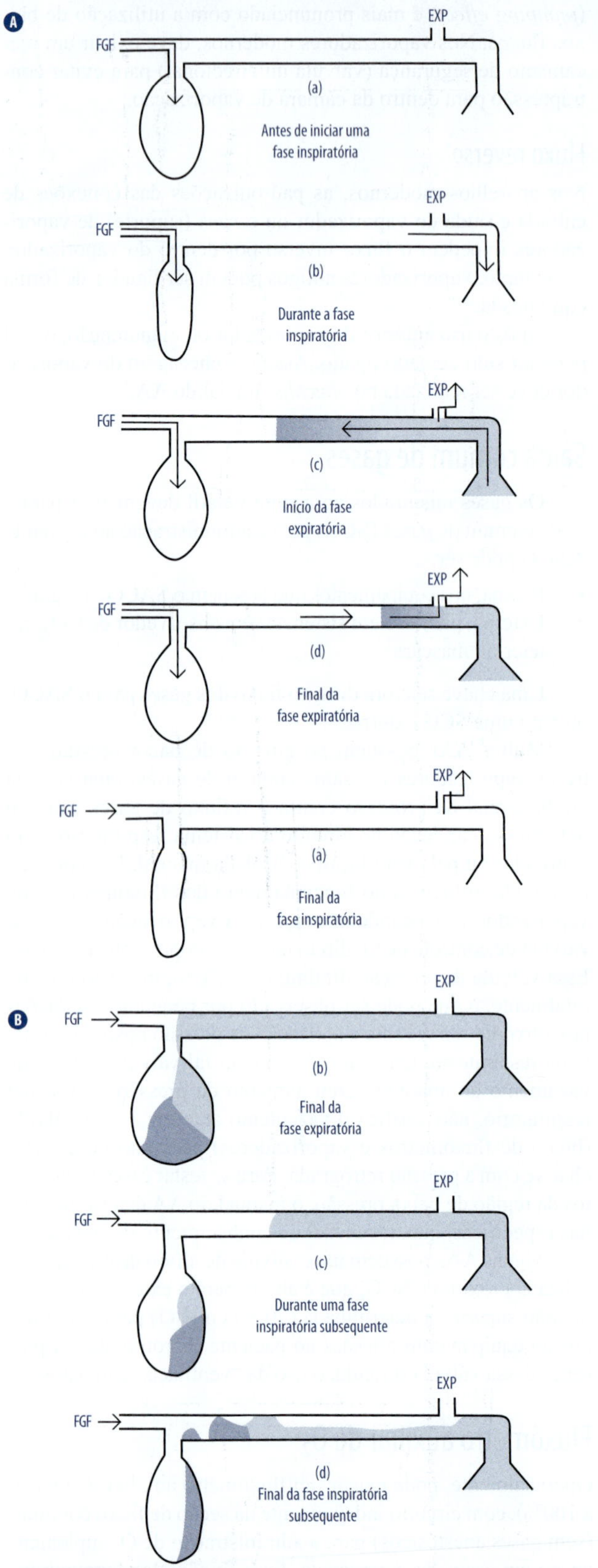


**FIGURA 29.25** Análise funcional do sistema de Mapleson A (configuração de Magill). **A** Durante fases da ventilação espontânea e **B** durante fases da ventilação controlada. Quanto mais intenso o tom de azul, maior a quantidade de $CO_2$ no gás. EXP, expiração de gases; FGF, fluxo de gases frescos.
*Fonte: Adaptada de Froese e Rose.*[35]

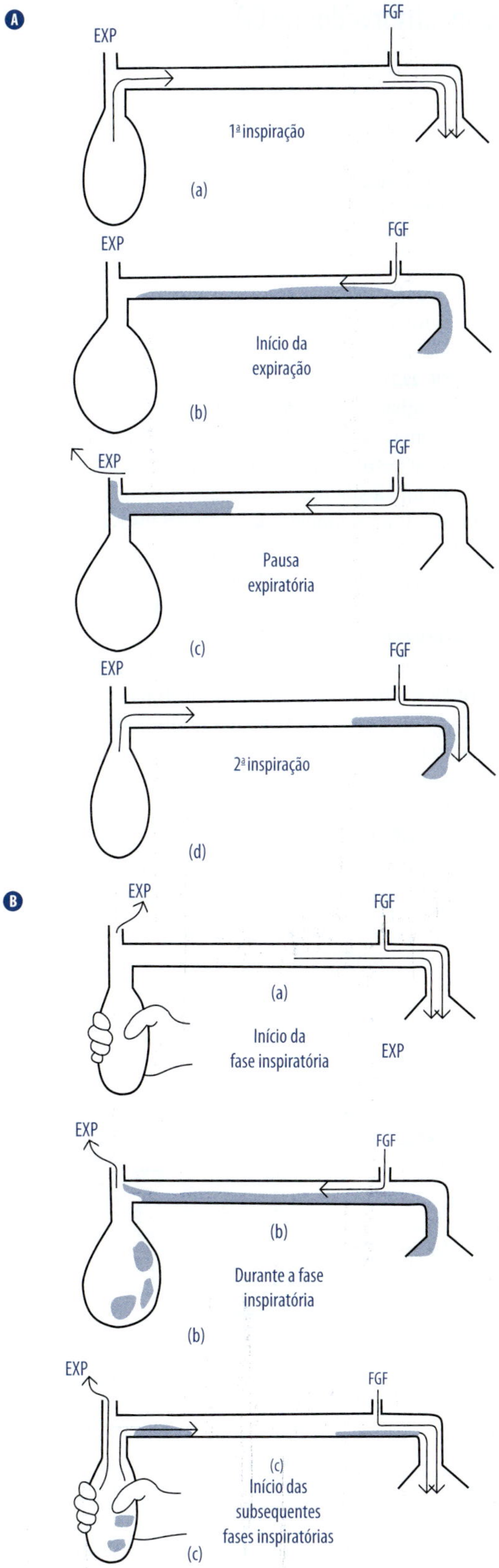


**FIGURA 29.26** Análise funcional do sistema de Mapleson D. **A** Durante fases da ventilação espontânea e **B** durante fases da ventilação controlada. Quanto mais intenso o tom de azul, maior a quantidade de $CO_2$ no gás.
EXP, expiração de gases; FGF, fluxo de gases frescos.
*Fonte: Adaptada de Froese e Rose.*[35]

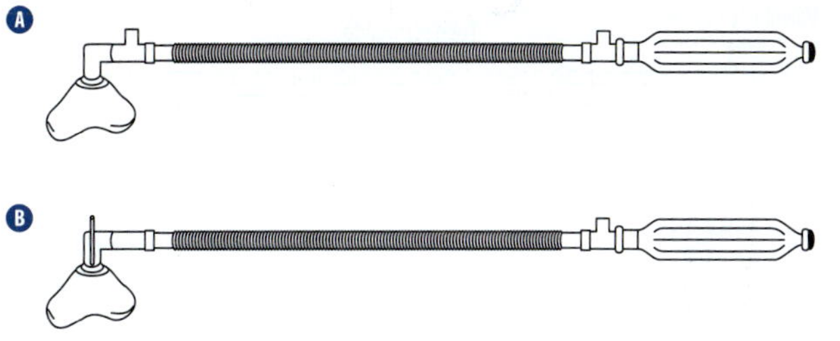


**FIGURA 29.27** Sistema de duplo T. **A** Sistema de Baraka tradicional. **B** Sistema de duplo T com conexão (joelho) de Norman. Ambos permitem, de um modo fácil, a conexão do fluxo de gases frescos proximal (Mapleson D) ou distal (Mapleson A) ao paciente. A diferença dos sistemas de Mapleson originais é a ausência de uma válvula de escape com pressão controlada por uma mola.
*Fonte: Félix.*[22]

Mapleson D, formado por um tubo coaxial (um tubo dentro de outro, com cerca de 150 a 180 cm, com um volume interno de aproximadamente 500 mL), em cujo tubo interno entra o FGF, tendo sua inserção na porção distal do sistema e conduzindo o gás para uma porção proximal ao conector do paciente (máscara facial ou tubo traqueal). O gás expirado retorna, do paciente para a exaustão, por um espaço existente entre o tubo interno e o externo. Na parte distal, há uma válvula de alívio de controle da exaustão (do tipo *pop-off*), o balão reservatório e a entrada do FGF – que segue até o paciente pela parte interna do tubo coaxial (**FIG. 29.28**).

Estes sistemas não possuem um absorvedor de $CO_2$ e, portanto, dependem do FGF (i.e., gases que não tiveram contato com o paciente) para a eliminação do $CO_2$. As principais vantagens do sistema de Bain são mostradas no **QUADRO 29.5**.

Como desvantagem principal, o circuito de Bain apresenta a necessidade de alto FGF (cerca de 2,5 vezes a ventilação-minuto do paciente). A capnografia tornou o uso desses sistemas mais econômico, já que não é preciso, por segurança, administrar altos FGF, mas, sim, ajustá-los para valores suficientes a fim de que não ocorra a reinalação; a capnografia vai mostrar o dióxido de carbono ao final da expiração ($E_TCO_2$, do inglês *end-tidal* $CO_2$) e se ocorre a reinalação ($E_TCO_2 > 0$ mmHg).

A montagem correta do sistema de Bain é fundamental para o seu funcionamento adequado, principalmente para se

**QUADRO 29.4** Sistemas de Mapleson: vantagens e desvantagens

| Vantagens | Desvantagens |
|---|---|
| Simplicidade | Alto fluxo de gases frescos |
| Baixo custo | Antieconômicos |
| Baixa resistência inspiratória e expiratória | Poluição ambiental |
| Equipamentos leves | Não preservação do calor dos gases |
| Facilidade de uso | Gases secos (sem umidade) |
| Alteração rápida da composição do fluxo de gases frescos | Maior dificuldade para a exaustão dos gases |
| Sem degradação do anestésico halogenado | |

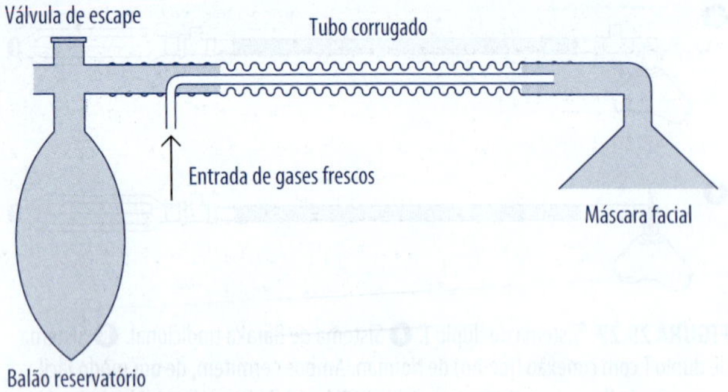


**FIGURA 29.28** Sistema de Bain: funcionamento equivalente ao sistema de Mapleson D com a modificação do tubo de gases frescos colocado internamente (coaxial) ao ramo expiratório.
*Fonte: Adaptada de Bain e Spoerel.*[38]

**QUADRO 29.5** Vantagens do sistema de Bain

- Leve, com um único tubo para o paciente
- Fácil de usar
- Fácil de desmontar para limpeza e esterilização
- Baixo custo
- Sem necessidade de uso do absorvedor de $CO_2$
- Com apenas uma válvula (a de escape do tipo *pop-off*)
- Boa acomodação perto da cabeça do paciente
- Permite ventilação espontânea e controlada
- Pode ser usado em todas as faixas etárias
- Pode ser utilizado em todos os tipos de cirurgias, especialmente nas de cabeça e pescoço
- Comprimento variável, permitindo que o anestesiologista posicione-se afastado da cabeça do paciente
- O gás expirado (aquecido), que percorre a área entre o tubo externo e o tubo interno, aquece o gás que vai para o paciente pelo tubo interno, auxiliando na manutenção da temperatura dos gases

evitar a reinalação dos gases expirados e a consequente hipercapnia, que é o evento adverso mais comum com o emprego desse sistema. É recomendado que o tubo externo do sistema seja transparente para proporcionar a inspeção visual das conexões corretas do tubo interno na entrada (distal ao paciente) e na saída (proximal ao paciente).

As recomendações para o teste desse sistema consistem em:

- Obstruir a saída do sistema com o dedo polegar.
- Encher o balão reservatório com o uso do sistema de $O_2$ direto.
- Soltar a oclusão.
- Verificar se, com a continuidade do fluxo de $O_2$, o balão reservatório é esvaziado, pelo efeito Venturi criado pelo alto fluxo de $O_2$ na saída do paciente. Se houver vazamento no tubo interno, existe a tendência de enchimento do balão reservatório. Após a inspeção visual, este teste é recomendado para a verificação do sistema.

## Sistema com absorvedor de $CO_2$

A anestesia oferece para o paciente e para o anestesiologista métodos diferentes de ventilação dos encontrados em outros ambientes do hospital, como no pronto-socorro e na unidade de tratamento intensivo (UTI). Os gases inalados durante a anestesia contêm agente anestésico inalatório, sendo econômica e ambientalmente interessante a recuperação dessa mistura expirada, eliminando o único gás que não deve ser reinalado – o $CO_2$.

O $SACO_2$ é também chamado de sistema circular, pois seu desenho e construção fazem os gases fluírem por um trajeto circular, unidirecional, no qual está inserido um mecanismo de absorção do $CO_2$, por uma reação química, discutido adiante neste capítulo (FIG. 29.29).[39]

O anestesiologista deve conhecer os princípios de funcionamento dos sistemas respiratórios para proceder sua verificação antes do uso e resolver algumas intercorrências que possam aparecer durante a sua utilização.

O $SACO_2$ é um componente do AA responsável pelo fornecimento de $O_2$ e outros gases e eliminação do $CO_2$, que pode ser montado em separado ou acoplado ao AA e ligado à SCG e ao ventilador. Suas principais vantagens e desvantagens são descritas no QUADRO 29.6.

Os $SACO_2$ modulares e não integrantes dos AA apresentam configurações semelhantes, com os mesmos componentes que, por vezes, podem ser conectados em diferentes posições dentro do sistema. O QUADRO 29.7 descreve os principais componentes desses sistemas.

### Entrada do fluxo de gases frescos

Os gases, misturados na seção de fluxo contínuo do AA, deslocam-se pela saída comum de gases e são conduzidos para a entrada do fluxo de gases frescos do $SACO_2$, para serem misturados com os gases contidos no sistema.

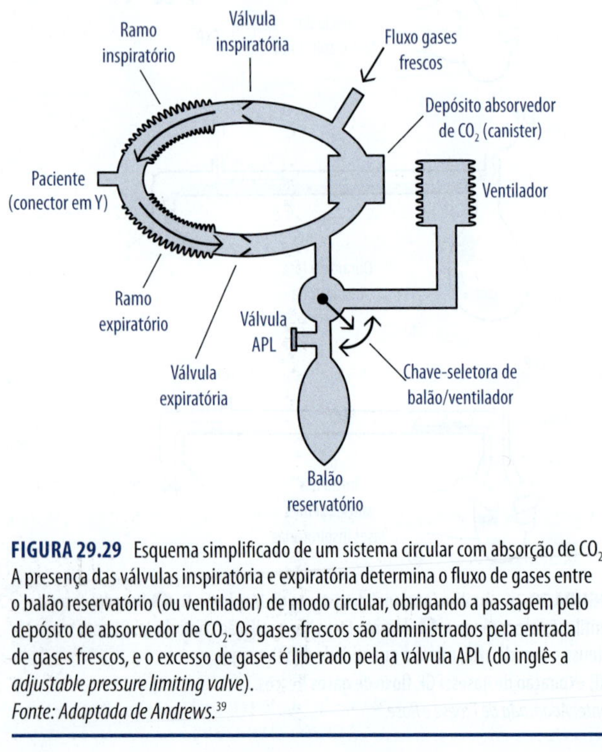


**FIGURA 29.29** Esquema simplificado de um sistema circular com absorção de $CO_2$. A presença das válvulas inspiratória e expiratória determina o fluxo de gases entre o balão reservatório (ou ventilador) de modo circular, obrigando a passagem pelo depósito de absorvedor de $CO_2$. Os gases frescos são administrados pela entrada de gases frescos, e o excesso de gases é liberado pela a válvula APL (do inglês a *adjustable pressure limiting valve*).
*Fonte: Adaptada de Andrews.*[39]

**QUADRO 29.6** Vantagens e desvantagens do uso do sistema de absorção de dióxido de carbono

**Vantagens**

- Absorção do $CO_2$
- Menor fluxo de gases frescos (gerando economia)
- Maior economia de anestésicos halogenados, $N_2O$ e $O_2$
- Menor poluição do ambiente
- Manutenção de concentrações mais estáveis da mistura de gases
- Conservação da umidade e da temperatura dos gases inspirados
- Possibilidade de exaustão dos resíduos para fora do ambiente
- Possibilidade do aumento de tamanho dos tubos corrugados (melhor posicionamento)
- Controle do $CO_2$ dependente da ventilação e não do fluxo de gases frescos

**Desvantagens**

- Sistemas com muitos componentes (levando a erros de montagem)
- Falta de portabilidade (sistemas grandes e pesados)
- Resistência e complacência alteradas na sensibilidade das mãos do anestesiologista
- Difícil de limpar (ocasionando risco de transmissão de infecção)
- Efeito diluidor (requer alto fluxo de gás para mudar rapidamente a concentração do anestésico)

**QUADRO 29.7** Principais componentes dos módulos dos sistemas absorvedores de dióxido de carbono

- Entrada do fluxo de gases frescos
- Válvulas unidirecionais: inspiratória e expiratória
- Válvula de ajuste de pressão do sistema e de alívio (*pop-off*)
- Chave (ou válvula) seletora de ventilação manual/controlada
- Balão reservatório
- Depósito do absorvedor do $CO_2$
- Tubos corrugados dos ramos inspiratório e expiratório
- Conector em Y para conexão ao paciente
- Absorvente do $CO_2$

**Dispositivos de segurança que podem ser adicionados**

- Manômetro de pressão do sistema
- Sensor de fluxo inspiratório e expiratório
- Sensor para a medida da concentração de $O_2$
- Válvula para controle da pressão positiva ao final da expiração (PEEP, do inglês *postive end-expiratory pressure*)

## Válvulas unidirecionais: inspiratória e expiratória

São responsáveis pelo direcionamento dos gases durante as fases inspiratória e expiratória, assegurando a passagem dos gases expirados pelo absorvedor de $CO_2$. Apresentam uma construção específica, por meio de discos de cerâmica ou mica (melhor aplainamento = melhor vedação), apoiados sobre uma sede anular (i.e., com forma de anel), para que o seu próprio peso e o fluxo retrógrado acionem o seu fechamento e mantenham a direção correta do fluxo dos gases (**FIG. 29.30**).

São componentes móveis que podem apresentar defeitos, principalmente travamentos, impedindo ou facilitando o fluxo de gases em direção oposta. A presença de umidade no sistema torna a válvula expiratória mais propensa ao mau funcionamento (i.e., travamento). Essas válvulas são colocadas em local visível e com a possibilidade de desmontagem para a inspeção, limpeza e verificação do funcionamento. Durante a anestesia, a verificação do seu funcionamento pode ser detectada pela capnografia e/ou pela presença de fluxo retrógrado no monitor do ventilador e/ou na espirometria.

O uso de um balão reservatório no conector em Y, simulando um pulmão, e a simulação da ventilação no balão reservatório do AA, com compressões alternadas entre os dois balões, permitem verificar o seu funcionamento (abertura e fechamento dessas válvulas). Esse mesmo teste pode ser realizado com o ventilador e serve, inclusive, para verificar vazamentos no sistema.

## Válvula de alívio de pressão

A válvula de ajuste de limite de pressão (APL, do inglês *adjustable pressure limiting*) costuma estar localizada no ramo expiratório, sendo ajustada pelo anestesiologista, para a regulagem de pressão no sistema e escape de gases excedentes, durante a ventilação espontânea ou controlada manual. Geralmente possui um dial com marcação dos valores aproximados da pressão (a ser limitada), ligado a uma mola que pressiona um disco e limita a pressão dentro do sistema. O excesso de gás liberado por essa válvula, após atingida a pressão regulada, é encaminhado para o sistema de exaustão de gases.

Podem existir modelos diferentes: 1) a escala de pressão do sistema varia de 0 $cmH_2O$ (totalmente aberta) até cerca de 70 $cmH_2O$ (pressão máxima permitida no sistema); ou 2) posição espontânea (para ventilação espontânea) com o sistema totalmente aberto (0 $cmH_2O$) e com o aumento progressivo da pressão no sistema (até em torno de 70 $cmH_2O$). Na posição de ventilação espontânea, a pressão da mola deixa de atuar e

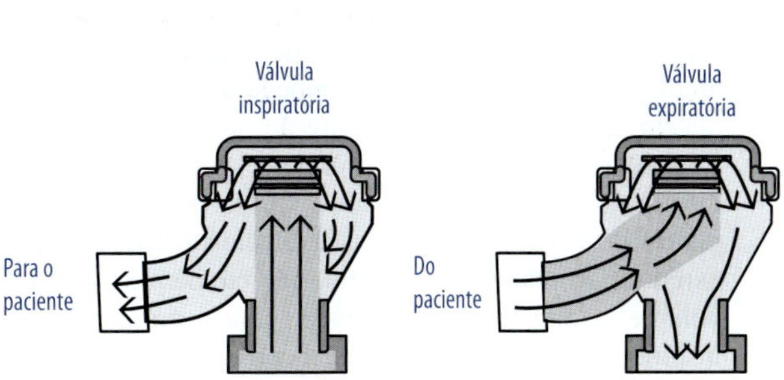


**FIGURA 29.30** Válvulas unidirecionais do $SACO_2$. Observe que elas podem ter uma mesma aparência externa, mas a direção dos fluxos inspiratório e expiratório são opostas.
*Fonte: Adaptada de Yoder.*[40]

o sistema é colocado em equilíbrio com a pressão ambiente. Quando a chave seletora balão reservatório/ventilador é acionada para a ventilação controlada mecânica, essa válvula fica fora do circuito e o escape de gases será realizado por uma válvula própria do ventilador.

## Chave (ou válvula) seletora de ventilação manual/controlada

A chave ou válvula que seleciona se o ciclo ventilatório será manual ou assistido/controlado pelo ventilador pode ser mecânica – com o acionamento de um sistema mecânico – ou, em equipamentos mais modernos, acionada por meios eletrônicos no painel do AA/ventilador. Nos equipamentos mais antigos, a troca da ventilação manual para o ventilador pode ser realizada substituindo-se o balão reservatório pelo tubo corrugado que está ligado ao ventilador. Esse sistema gera mais conexões propensas a desconexões.

## Balão reservatório

O balão reservatório do $SACO_2$ possui diferentes funções, como:

- Servir de reservatório para o excesso do FGF e o gás exalado pelo paciente.
- Ser o dispositivo para realizar a ventilação controlada manual (ou assistida) ou reservar o gás para a ventilação espontânea.
- Ser o dispositivo visual de monitorização dos volumes e esforços respiratórios durante a ventilação espontânea.
- Atuar como dispositivo de segurança em caso de esquecimento da válvula de alívio fechada ou travamento dela. Todo o $SACO_2$ é relativamente rígido para evitar o efeito de distensibilidade durante a pressão positiva, com sequestro de volume a ser destinado ao paciente. As normas dos requisitos de construção e ensaio do balão reservatório determinam que haja uma curva de pressão-volume onde ocorre a sua distensão até uma pressão máxima e, após essa pressão, sua distensão continua cursando com um platô de pressão que proporcione um grande aumento do volume com pequena elevação de pressão (grande complacência). O balão reservatório deve ser capaz de comprimir os gases a 30 $cmH_2O$, e com 60 $cmH_2O$ o seu volume deve ser de quatro vezes a sua capacidade original. Em razão de sua distensibilidade, o balão reservatório é um mecanismo de proteção contra acidentes mais graves de hiperpressão no sistema respiratório e consequente barotrauma.
- Em alguns sistemas, servir de monitor visual para verificar a adequação do FGF. Com o uso de uma terceira válvula unidirecional no sistema, que impede que o fluxo inspiratório do ventilador vá em direção ao balão reservatório e seja direcionado para o paciente, o FGF (durante a inspiração) é direcionado para o balão reservatório. Durante a fase expiratória, o fluxo é direcionado para o ramo expiratório e balão reservatório, que também alimenta o volume inspiratório do ventilador para o próximo ciclo inspiratório. Nestas condições, ocorrem enchimentos e esvaziamentos do balão reservatório, os quais podem ser observados pelo anestesiologista. Se o FGF for superior ao necessário para manter o equilíbrio do sistema, o balão reservatório ficará cheio, indicando que o FGF pode ser diminuído; por outro lado, se o balão reservatório ficar colabado (i.e., vazio, com tendência a pressão negativa), indicará que o FGF está abaixo do mínimo necessário para manter o equilíbrio do sistema e o FGF deve ser aumentado. Essa monitorização é útil para se administrar o FGF adequado, sem desperdícios. Em caso de vazamento no sistema, será necessária a elevação, acima do esperado, do FGF, para manter o balão reservatório com um volume adequado – geralmente metade da sua capacidade. Nessa ocorrência, é importante procurar identificar os possíveis locais de vazamento.

## Depósito do absorvedor de $CO_2$ (canister)

O depósito do absorvedor do $CO_2$ é um dispositivo transparente para a visualização do conteúdo e da coloração do absorvedor, podendo ser único ou em dois módulos colocados em série. Existe uma tendência para que o seu volume seja reduzido, possibilitando um menor volume do $SACO_2$ para diminuir o volume compressível do sistema e possibilitar alterações mais rápidas nas concentrações de gases, sobretudo dos anestésicos inalatórios. Mecanismos mais modernos que facilitem a troca rápida do depósito, o uso de depósitos descartáveis (já preenchidos pelo fabricante), com melhores sistemas de encaixe e vedação que previnam vazamentos e desacoplamento automático do ventilador durante a troca (*bypass*) estão em constante desenvolvimento.

É importante a verificação do estado do absorvedor antes do início da anestesia, para se evitar a troca durante o ato anestésico, o que pode ocasionar problemas técnicos e impedir a continuidade da utilização do aparelho, que deverá ser substituído no decorrer da anestesia, gerando um grande transtorno.

## Tubos corrugados dos ramos inspiratório e expiratório

O $SACO_2$ possui dois tubos corrugados, um no ramo inspiratório e outro no expiratório, que conectam o sistema ao conector em Y proximal ao paciente. Esses tubos têm um diâmetro interno mínimo de 22 mm, que é o diâmetro de encaixe de suas extremidades ao $SACO_2$ e ao conector em Y. São corrugados para permitir uma melhor maleabilidade e resistir a dobras e obstrução de sua luz. Devem apresentar algum grau de transparência para serem inspecionados antes do uso, já que em seu interior podem estar acumulados elementos usados em sua limpeza como, por exemplo, pedaços de gaze ou tecido.

Os mais adequados são aqueles que apresentam a parede interna lisa, isenta de dobras ou rugosidades que dificultem a sua limpeza. Constituem elementos com grande volume de gás compressível durante a ventilação com pressão positiva.

Existem em vários comprimentos, e o adequado deve ser selecionado de acordo com o posicionamento do paciente e do AA. Nos AAs que realizam teste de complacência do sistema, antes do uso, para o cálculo da compensação da complacência durante a ventilação controlada mecânica, é importante colocar o sistema que será utilizado no procedimento para o cálculo correto da complacência e a sua compensação.

Para os pacientes pediátricos, existem opções de tubos de diâmetros menores, que diminuem o efeito complacência e possibilitam a melhor resposta dos sensores de fluxo, evitando os efeitos de grandes volumes e fluxos baixos no sistema.

Em alguns estabelecimentos, o uso dos tubos corrugados descartáveis já constitui uma rotina. Existem diversos fabricantes de *kits* que contêm boa parte do material do $SACO_2$

descartável com comprimentos, diâmetros e modelos adequados. Os sistemas coaxiais (tipo Mera-F) com um tubo corrugado externo e um tubo interno são práticos e mais ergonômicos do que os tradicionais tubos com dois ramos.

Em alguns sistemas que ainda não possuem a integração total do $SACO_2$ com o AA, pode ser necessário utilizar um terceiro tubo para conectar o ventilador ao $SACO_2$.

## Conector em Y para conexão ao paciente

Conecta os ramos inspiratório e expiratório do $SACO_2$ ao paciente. Geralmente apresenta um conector angulado de 90° (joelho) para a adaptação da máscara facial. Seu diâmetro externo é de 22 mm, para ser conectado a uma máscara facial, e o interno (que é mais proximal ao paciente) é de 15 mm, para ser conectado ao tubo traqueal, filtros respiratórios e outros dispositivos de ventilação das vias aéreas.

Os mais modernos apresentam uma saída para coleta de amostra dos gases inspirados e expirados para a monitorização. Os conectores angulados (Y+ angulado de 90°) podem ser articulados, e o uso pode propiciar folga e vazamento na articulação.

Esse conector é o ponto delimitador do espaço morto, sendo o seu sentido distal considerado espaço morto.

## Manômetro de pressão do $SACO_2$

Na parte frontal do AA, no corpo do $SACO_2$ ou no *display* (eletrônico), deve existir um manômetro que informe a pressão interna do sistema (pressão que está sendo aplicada nas vias aéreas do paciente). Sua escala costuma variar de -20 $cmH_2O$ até 100 $cmH_2O$ (aproximadamente de −20 até 100 kPa multiplicado por 100). Esse manômetro informa a variação da pressão durante a inspiração e expiração e a presença de uma pressão positiva ao final da expiração (PEEP, do inglês *postive end-expiratory pressure*). A representação gráfica dessas pressões também pode ser mostrada no *display* dos aparelhos eletrônicos.

## Absorvente do $CO_2$

Os compostos absorventes de $CO_2$ são aplicados em atividades como mergulho, viagem espacial, resgate em minas subterrâneas e, na medicina, somente na anestesia.

A reinalação do gás alveolar conserva o calor e a umidade e pode conter uma quantidade expressiva de anestésico volátil que pode ser reutilizada após a remoção do $CO_2$.

Um dos principais elementos do $SACO_2$ é, sem dúvidas, um composto químico que tem a propriedade de reagir e absorver o $CO_2$ (absorvente) expirado pelo paciente. As características ideais desse composto estão listadas no **QUADRO 29.8**.

O nome "cal sodada", por vezes genérico, é decorrente de sais e bases de cálcio e sódio em sua composição química. De modo semelhante, o nome "cal baritada" aplica-se pela presença do elemento bário.

Existem diversos tipos de compostos destinados à absorção do $CO_2$ (**TAB. 29.2**). Um dos clássicos e muito utilizado, a cal sodada, realiza as seguintes reações, mostradas a seguir:

$$\textbf{1)}\ CO_2 + H_2O \rightleftharpoons H_2CO_3$$

$$\textbf{2)}\ H_2CO_3 + 2NaOH\ (KOH) \rightleftharpoons Na_2CO_3\ (K_2CO_3) + 2H_2O + \text{Calor}$$

$$\textbf{3)}\ Na_2CO_3\ (K_2CO_3) + Ca(OH)_2 \rightleftharpoons CaCO_3 + 2NaOH\ (KOH) + \text{Calor}$$

**QUADRO 29.8** Características ideais do composto absorvedor de $CO_2$

- Ausência de toxicidade e formação de compostos tóxicos
- Não reatividade aos anestésicos inalatórios
- Alta eficiência na remoção do $CO_2$
- Baixa resistência ao fluxo de gases
- Mínima produção de "poeira"
- Fácil de ser encontrado e manuseado
- Baixo custo

No início, o $CO_2$ reage com a água contida nos grânulos e no sistema, produzindo o $H_2CO_3$. Como o $H_2CO_3$ não reage rápido com o $Ca(OH)_2$, é necessária a adição de bases fortes (NaOH e KOH) para a formação do $Na_2CO_3$ e $K_2CO_3$, e estes reagem rapidamente com o $Ca(OH)_2$, que é o principal absorvente, para formar o $CaCO_3$ + NaOH + KOH. A segunda e a terceira fases das reações produzem parte do calor observado no reservatório do absorvedor de $CO_2$ durante a anestesia.

Embora o absorvente de $CO_2$ que contém lítio, seja novo na prática da anestesia, ele já está em uso em áreas como indústria espacial, militar, mergulho recreacional, submarinos e minas subterrâneas há mais tempo.

Existem dois novos produtos, à base de lítio (Li), para a absorção do $CO_2$. O composto de LiOH (Litholyme®) apresenta como principal vantagem o fato de não estar associado à degradação dos anestésicos voláteis, por não conter NaOH e KOH. Ele pode ser encontrado na forma anidra (equação 1) ou monoidratada (equação 2).

$$\textbf{1)}\ 2LiOH + 2H_2O \rightleftharpoons 2LiOH \times H_2O + \text{Calor}$$

$$\textbf{2)}\ LiOH \times H_2O + CO_2 \rightleftharpoons Li2CO_2 + 3H_2O - \text{Calor}$$

Como principais vantagens, o fabricante informa que:

- Não produz o composto A, mesmo em sua forma dessecada.
- A sua mudança de cor, com o desgaste, é irreversível mesmo em repouso.
- Gera menos calor que a cal sodada.
- Tem preço compatível com o da cal sodada.

O outro absorvente de $CO_2$, também à base de lítio (100% lítio), Spiralith®, não desseca e é formado de um pó encapsulado em uma matriz de polímero que forma uma folha de absorvente, sem produzir poeira e resíduos.

Um indicador de pH, em geral a violeta de etila, muda a cor de branco para violeta, pela elevação da concentração de íons $H^+$, indicando a neutralização do absorvente e a necessidade de sua substituição.[36]

A adição de sílica ao composto absorvente aumenta a sua dureza e evita a formação de pó (poeira), principalmente a composta pelas bases fortes, que é irritante para a pele e mucosas do paciente e dos profissionais que manuseiam os produtos.[41] As principais características e composição dos absorventes estão relacionadas na **TABELA 29.2**.

As principais diferenças entre os dois grupos de absorvedores (cal sodada e compostos de lítio) estão mostradas no **QUADRO 29.9**.[42]

**TABELA 29.2** Principais absorventes de $CO_2$ usados em anestesia

| Componente | Soda Lime | Medisorb | Dragersorb 800+ | Amsorb | Litholyme | Spiralith |
|---|---|---|---|---|---|---|
| $Ca(OH)_2$ % | 94 | 70 a 80 | 80 | 83 | > 75 | – |
| NaOH % (ativador) | 2 a 4 | 1 a 2 | 2 | – | – | – |
| KOH (ativador) | 1 a 3 | 0,003 | 2 | – | – | |
| % Água | 14 a 19 | 16 a 20 | ~14 | 14,5 | 12 a 19 | * |
| LiOH % | – | – | – | – | – | 95 |
| LiCl % (catalisador) | – | – | – | – | < 3 | – |
| $Li_2CO_3$ % | – | – | – | – | – | 3 |
| Tamanho (mesh) | 4 a 8 | 4 a 8 | 4 a 8 | 4 a 8 | 4 a 8 | – |
| Indicador | Sim | Sim | Sim | Sim | Sim | Não |

*A água na Spiralith é quimicamente ligada para evitar a perda da umidade. O pó do absorvente é encapsulado em uma matriz de polímero e não possui indicador.

**QUADRO 29.9** Principais diferenças entre dois grupos de absorventes de $CO_2$

| Spiralith (R) | Cal sodada |
|---|---|
| Não desseca (grande capacidade de absorção) | Desseca e perde a capacidade absortiva |
| Apresenta duração longa e consistente | Form canais e tem duração variável |
| É seguro (todos os fluxos de gases sem toxicidade) | Pode degradar o anestésico volátil e produzir composto A e CO |
| É econômico (não absorve o anestésico volátil) | Absorve de 5 a 29% do anestésico volátil |
| Não forma poeira | A poeira irrita a via aérea e contamina o equipamento |
| Não cria gases tóxicos (*eco-friendly*) | Requer mais anestésicos com efeitos deletérios |
| É reciclado pelo fabricante | É de expurgo difícil e prejudica o ambiente |

O tamanho dos grânulos influencia na eficiência e capacidade de absorção e na resistência ao fluxo de gases através do reservatório (canister). Eles costumam ter dimensões entre 4 e 8 mesh. Os grânulos ocupam cerca de 50% do volume do reservatório, e o restante (50%) é espaço para os gases.

A capacidade do reservatório é calculada para que o volume gasoso dentro do reservatório seja de aproximadamente (no mínimo) o volume corrente do paciente, para que ocorra maior tempo de contato entre o gás alveolar e o absorvente.[41]

Os diferentes compostos apresentam desempenhos variados em relação à capacidade de absorção de $CO_2$. Em geral, observa-se um rendimento entre 14 e 23 litros de $CO_2$ absorvido para cada 100 g do absorvente. Este deve ser trocado quando ocorre a alteração de cor em 50 a 70% do conteúdo do reservatório, principalmente nos sistemas com um reservatório. Nos sistemas com dois reservatórios, pode ser realizada a substituição do absorvente exaurido por um novo, bem como a colocação do segundo reservatório no local do primeiro. Mesmo que ocorra o retorno à cor original (de violeta para branco), após um tempo de repouso, a eficiência na absorção não é recuperada.[41]

Quanto menor o FGF e maior a produção de $CO_2$ pelo paciente (hipertermia, elevação do metabolismo, uso de $CO_2$ para pneumoperitônio), maior a produção de calor e aquecimento do reservatório. À medida que ocorre a exaustão do absorvedor, são necessários maiores FGF para evitar a reinalação do $CO_2$ produzido, e menor será a temperatura do reservatório. A falta de adequação do FGF para a capacidade de absorção do absorvente leva ao aumento da concentração do $CO_2$ no sistema e consequente detecção na capnografia, com elevação progressiva da linha de base (acima de zero).

O absorvente tem a propriedade de absorver e posteriormente eliminar os anestésicos voláteis absorvidos, podendo levar a demora na indução e, sobretudo, na recuperação da anestesia.[41]

## Formação de produtos de degradação com os anestésicos voláteis

As bases fortes (NaOH e KOH) adicionadas ao absorvente são os principais responsáveis pela degradação dos anestésicos voláteis com a formação principalmente de CO (monóxido de carbono) e do composto A. A partir dessas descobertas, os fabricantes diminuíram as concentrações de tais bases no composto absorvente e foi desenvolvido o composto com a base de LiOH (Spiralith®).

O composto A, uma olefina conhecida como fluorometil-2, 2-difluoro-1-(trifluorometil) vinil éter, é um subproduto da degradação do sevoflurano pelo absorvedor que produz nefrotoxicidade em animais. Como principais fatores que promovem essa degradação, tem-se:

- Anestesia com baixo fluxo de gases ou sistema fechado.
- Altas concentrações de sevoflurano.
- Altas temperaturas do absorvedor.
- Exposição prolongada.
- Desidratação do composto absorvedor.

Os absorvedores que contêm NaOH e KOH podem reagir com os anestésicos voláteis e formar o monóxido de carbono (CO), em concentrações clinicamente significantes, sobretudo com o desflurano e o sevoflurano, em altas temperaturas. O Amsorb® composto de $Ca(OH)_2$ e $CaCl_2$ (com $CaSO_4$ e polivinilpirrolidona – para o endurecimento do grão) possui menor reatividade para produzir menor degradação do sevoflurano em composto A e do desflurano em CO.

Aparentemente, a degradação dos produtos liberados em condições clínicas não resulta em efeitos adversos em humanos, mesmo durante a anestesia com baixos fluxos,[43] mas novos estudos são necessários.[44-46]

O absorvente composto de hidróxido de bário (Baralyme®) deixou de ser produzido pelo risco aumentado de incêndio no sistema respiratório.[41]

Quanto menor a umidade dos grânulos do absorvente, maior a possibilidade de formação dos compostos tóxicos.

O principal absorvente é o $Ca(OH)_2$ – hidróxido de cálcio. Para que a reação entre o $CO_2$ e o $Ca(OH)_2$ ocorra mais rapidamente, é necessária a adição de água e bases fortes (NaOH e KOH).

Nos AAs de gerações anteriores, era possível escolher o $SACO_2$ e alterar as posições dos componentes dentro do sistema.

Nos modernos AAs e *workstations*, o sistema de absorção do $CO_2$ é parte integrante do aparelho, não podendo ser destacado dele ou ter as posições dos componentes alteradas em condições normais de uso. As principais vantagens de integração do $SACO_2$ com o AA/*workstation* (**QUADRO 29.10**) são um menor número de conexões externas que possibilitam a desconexão, vazamentos, dobras e eventos adversos. Nos AAs em que o ventilador e o $SACO_2$ são módulos separados do aparelho, o número de conexões entre tubos corrugados, FGF, ventilador, $SACO_2$ e paciente pode chegar a 12 pontos. Com um grau médio de integração, esse número fica reduzido para 8 e, com o grau de integração de uma *workstation*, ele pode chegar a 6 pontos.

## Considerações sobre o $SACO_2$

### Fluxo de gases frescos

Uma das principais finalidades do uso dos $SACO_2$ em anestesia é o emprego do baixo fluxo de gases (< 1 $L{\cdot}min^{-1}$) para propiciar maior economia do anestésico volátil, conservar o calor e a umidade dos gases expirados. À medida que o FGF aumenta, as vantagens da utilização do $SACO_2$ diminuem. Com FGF de 5 $L{\cdot}min^{-1}$, praticamente não existe vantagem com o uso desse sistema.

**QUADRO 29.10** Vantagens da integração do sistema de absorção do $CO_2$ com o aparelho de anestesia

- Menor número de conexões externas
- Menor possibilidade de desconexão
- Menor possibilidade de erros de montagem
- Diminuição do tamanho do aparelho de anestesia
- Melhor projeto de integração do sistema de absorção de $CO_2$ com o aparelho de anestesia
- Melhor integração com o ventilador
- Melhor integração com a monitorização do paciente e do próprio sistema
- Melhor integração com sistemas de alarme contra ocorrências não desejáveis

### Espaço morto

Com o funcionamento correto das válvulas inspiratória e expiratória, o espaço morto do sistema inicia-se no conector em Y. Volumes adicionados além desse conector adicionam espaço morto que deve ser compensado na regulagem do ventilador. A escolha de componentes de tamanho adequado aos pacientes pediátricos é de fundamental importância para o melhor desempenho do circuito.

### Resistência

As válvulas unidirecionais, o circuito dos gases e o absorvente adicionam resistência ao sistema. Nos pacientes pediátricos, essa resistência é de grande importância e deve ser compensada pelo auxílio na ventilação, usando modos assistidos ou controlados.

### Conservação do calor e umidade

São dois importantes atributos que propiciam a vantagem dos sistemas circulares em relação aos sistemas de Mapleson. Os filtros trocadores de calor e umidade auxiliam a eficiência desses sistemas.

### Contaminação bacteriana

Os $SACO_2$ podem ser fontes de armazenamento e transmissão de vírus e bactérias para o paciente. O uso de descartáveis como 1) filtros bacterianos e virais, integrados com dispositivos trocadores de calor e umidade, 2) tubos corrugados, 3) balão reservatório e 4) conector em Y ou em conjuntos (*kits*) previne a transmissão cruzada e apresenta recomendações na literatura.[47,48]

As principais intercorrências com os $SACO_2$ que podem provocar eventos adversos estão mostradas no **QUADRO 29.11**.

## Sistemas de exaustão de gases

Em muitas ocasiões, a quantidade de anestésico utilizada para realizar uma anestesia excede a quantidade mínima necessária. Esta diferença (excesso) deve ser descartada para fora do ambiente de trabalho. O sistema de exaustão de gases (SEG) tem

**QUADRO 29.11** Principais intercorrências com o $SACO_2$

- Montagem incorreta dos componentes
- Ausência de uma ou mais válvulas
- Mau funcionamento das válvulas (travamento)
- Desconexão ou dobras dos tubos corrugados ou outros componentes
- Estado do absorvente de $CO_2$
- Vazamento em juntas de vedação ou rachadura no depósito
- Corpo estranho (gaze, panos ou outros corpos) nos tubos corrugados e válvulas
- Desconexão do tubo do fluxo de admissão de gases

a função de coletar e descartar os gases para fora do ambiente de trabalho. O sistema de exaustão também é conhecido pelo nome de "sistema antipoluição". As **principais causas de poluição do ambiente por agentes anestésicos** são apresentadas no QUADRO 29.12.

O National Institute for Occupational Safety and Health (NIOSH)[49] elaborou, em 1977, um documento intitulado Criteria for a Recommended Standard: Occupational Exposure to Waste Anesthetic Gases and Vapors. As concentrações mínimas dos gases não foram determinadas, mas foram elaboradas recomendações (TAB. 29.3).

Os sistemas de exaustão de gases em geral são constituídos por cinco componentes mostrados na FIGURA 29.29.

- **Sistema coletor de gases:** coleta os gases a serem eliminados do AA. Ele pode conter dois ramos – um para os gases do sistema respiratório e outro para os gases do ventilador – ou apenas um ramo – quando o fabricante já fez essa conexão internamente no AA e destinou apenas uma saída para a exaustão de gases.
- **Tubos de transferência da válvula de alívio e do ventilador:** obedecendo aos detalhes antes citados, poderão ser dois tubos ou um tubo. Esses tubos possuem diâmetros de 19 ou 30 mm (por norma) e devem ter rigidez suficiente para não dobrarem e sofrerem o risco de oclusão. Uma oclusão neste nível levará a um aumento da pressão no sistema anterior (saída da válvula de alívio e/ou na exaustão do ventilador).
- **Interface de exaustão:** é o componente mais importante do sistema, pois irá prevenir uma pressão elevada na saída da válvula de alívio (que poderá ser transferida para o $SACO_2$) e/ou na saída de exaustão do ventilador (que poderá comprometer o movimento do fole ou todo o sistema). As pressões dentro desse sistema são limitadas entre 0,5 e 10 $cmH_2O$ durante o funcionamento.[50] A interface de exaustão deve possuir um recipiente de volume adequado para acomodar todo o gás proveniente do sistema e liberá-lo por meio do processo escolhido – ativo ou passivo.
- **Tubo de exaustão de gases:** é o tubo responsável pela transferência dos gases da interface de exaustão do AA para o dispositivo de exaustão.
- **Dispositivo de exaustão:** esse dispositivo poderá ser ativo, por meio de uma rede de vácuo utilizada para aspirar os gases do sistema e descartá-los em local apropriado, fora da edificação (FIGS. 29.31 E 29.32), ou passivo, em que o próprio fluxo dos gases liberados movimenta-os até a saída. Deve ser observado para que a saída do descarte não esteja próxima à entrada dos sistemas de ventilação, o que faria esses gases retornarem ao ambiente, ao centro cirúrgico ou a outro ambiente (frequentado por pessoas).

**QUADRO 29.12** Principais causas de poluição do ambiente por agentes anestésicos

- Não fechamento das válvulas controladoras de fluxo ao fim da anestesia
- Máscara facial mal-adaptada (uso de $O_2$ direto na presença de halogenado e/ou $N_2O$)
- Enchimento e esvaziamento dos vaporizadores
- Tubo endotraqueal e dispositivo supraglótico com vazamento
- Circuitos de anestesia sem absorvedores de $CO_2$
- Vazamentos e falhas nos equipamentos (falta de pré-teste)
- Falta de uso ou ajuste do sistema de exaustão

**TABELA 29.3** Recomendações do NIOSH para concentrações ambientais de "traços" de gases

| Gás anestésico | Concentração máxima – TWA (ppm) |
|---|---|
| Anestésico halogenado (isoladamente) | 2 |
| Óxido nitroso | 25 |
| Combinação anestésico halogenado + óxido nitroso | |
| Anestésico halogenados | 0,5 |
| Óxido nitroso | 25 |
| Consultório dentário (óxido nitroso – isolado) | 50 |

TWA, *time-weight average*. *Time-weight average sampling*, também conhecido como *time integrated sampling*, é um método de coleta que avalia a concentração média de gás anestésico por um período prolongado de tempo, como 1 a 8 horas.

*Fonte: US Department of Health, Education and Welfare.*[49]

O sistema mostrado na FIGURA 29.31 apresenta reservatório rígido, e o controle de vácuo demanda mais atenção do operador. No sistema da FIGURA 29.32, o controle do vácuo é realizado observando-se o volume do balão reservatório: balão colabado indica excesso de vácuo; balão túrgido (com excesso) indica pouco vácuo. Os dois sistemas possuem proteção contra a presença de pressão negativa menor que –0,5 $cmH_2O$ e pressão positiva maior que 10 $cmH_2O$ para que não interfiram no $SACO_2$ e na pressão das vias aéreas do paciente.

Em alguns AAs, o gás utilizado na propulsão do ventilador, na maioria $O_2$ a 100%, é descartado no sistema de exaustão, sendo necessário o aumento do fluxo de exaustão do sistema de vácuo. Esse fluxo de gás, de aproximadamente uma ventilação-minuto utilizada para o paciente, é bem maior que o fluxo gerado pelos agentes anestésicos do AA em condições normais de uso. O fluxo de propulsão do ventilador não contém agentes anestésicos ou poluentes (por ser da parte externa do fole) e não tem contato com os gases do paciente e o $SACO_2$.

## Perigos do sistema de exaustão de gases

O SEG estende a saída da válvula de alívio de pressão (*pop-off*) para além do AA, em geral por tubos colocados sobre o piso, para um ambiente fora da sala de cirurgia. Se for passivo, esse tubo terá uma saída externa fora de nosso campo de observação, por vezes em área de circulação de pessoas sem o devido conhecimento técnico. Se for ativo, dependerá de um sistema de aspiração, por uma central de vácuo, em que o controle nem sempre está nas mãos do operador.

Obstruções no sistema, quer por dobras, achatamento externo (rodas de carrinhos), corpo estranho na luz dos tubos ou

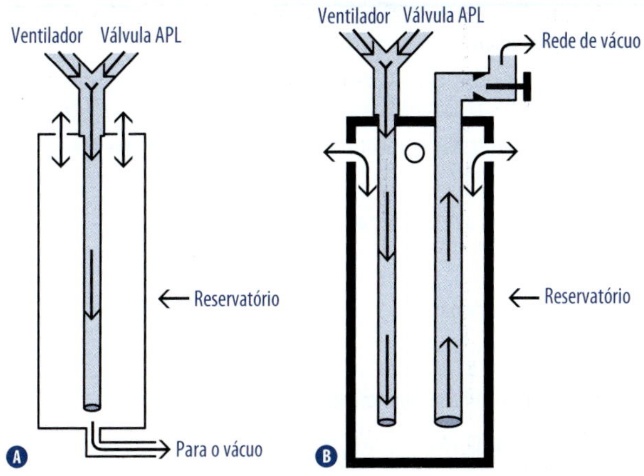


**FIGURA 29.31** Duas interfaces ativas de exaustão de gases (A e B) que necessitam de vácuo. O sistema de vácuo aspira o reservatório onde os gases provenientes do ventilador e do $SACO_2$ (pela válvula APL) são depositados.
*Fonte: Adaptada de Dorsch e Dorsch.*[51]

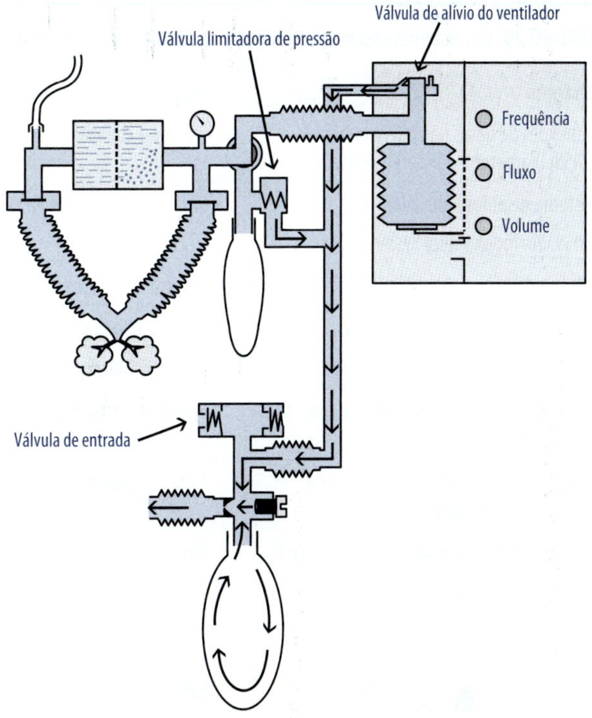


**FIGURA 29.32** Sistema ativo de exaustão de gases: tubos provenientes do sistema de exaustão do aparelho de anestesia, do $SACO_2$ e do ventilador conduzem os gases eliminados para um sistema de aspiração de vácuo (ativo). Um balão reservatório serve para acumular os gases durante as variações do fluxo dos gases eliminados e o fluxo contínuo da aspiração pela rede de vácuo. Uma válvula de segurança permite a aspiração de ar externo em caso de vácuo excessivo, e uma válvula de escape permite a liberação do excesso em caso de aumento da pressão no sistema.
*Fonte: Adaptada de Dorsch e Dorsch.*[51]

até pequenos animais, podem impedir o seu funcionamento adequado, gerar aumento de pressão no sistema e até barotrauma. Nos sistemas ativos, baixas pressões negativas podem ser transferidas para o $SACO_2$. Nos casos em que os gases, por vezes enriquecidos com oxigênio proveniente do paciente ou da exaustão da força propulsora de ventiladores, encontram ambientes propícios, como máquinas, calor, eletricidade, graxas e óleos, podem precipitar incêndios.[52]

A melhor alternativa é a construção de uma rede de exaustão de gases exclusiva para os gases anestésicos, projetada para a circulação de altas concentrações de $O_2$ e anestésicos voláteis, com a eficiência e a segurança contra barotrauma, sucção excessiva e possibilidade de incêndios.

A utilização do sistema de exaustão de gases é assunto de saúde ocupacional, a ser resolvido entre os profissionais e as empresas (i.e., contratantes, empregadores, hospitais). Mesmo os perigos envolvidos em seu uso não ultrapassam os benefícios para a saúde ocupacional de todas as pessoas presentes no ambiente anestésico-cirúrgico, e não apenas aos anestesiologistas, já que os gases são inalados por todos e sofrem acúmulos pela falta de ventilação adequada.

## Ventiladores

O ventilador é parte integrante do AA, e sua descrição, bem como as suas aplicações, estão descritas no Capítulo 31, Ventiladores de pulmão em anestesia.

## Sistemas de segurança dos aparelhos de anestesia

Com a evolução, os modernos AAs foram incorporando alterações que propiciam maior segurança para o seu uso **(QUADRO. 29.13)**.

## Tendências dos modernos aparelhos de anestesia e *workstations*

- Maior número de sensoreamento e alarmes de funcionamento do próprio equipamento.
- Realização de autoteste dos principais componentes e integrações do equipamento: verificação das pressões dos gases, detecção de vazamentos, medida da complacência do sistema e sua compensação. Liberação de relatório com os valores dos testes e liberação (ou não) para uso.
- Aumento dos dispositivos eletrônicos para controle de pressões e fluxos dos gases, com alarmes de valores mínimos e máximos ajustáveis. Monitorização do funcionamento do equipamento e emissão de alertas (alarmes) nas falhas.
- Maior integração entre os sistemas: seção de fluxo contínuo de gases, vaporizadores, ventilador, sistema respiratório, sistema de exaustão de gases, sistema de monitorização do funcionamento do equipamento e monitorização do paciente, sistema de alarmes do equipamento e do paciente, sistema de informação e registro de dados, um sistema de controle de infusão de fármacos para anestesia venosa com alvo controlado.
- Sistema de administração de gases, com fluxômetros eletrônicos, com ajuste dos fluxos dos gases ou da proporção (concentração). Alteração rápida, programada, dos fluxos de gases para melhorar a eficiência na variação da concentração dos gases. Análise do fluxo de gases com a avaliação do fluxo ideal para maior economia dos gases e agentes voláteis com monitorização e alarmes das concentrações. Possibilidade da administração de baixos fluxos de gases com monitorização e ajuste contra a formação de mistura hipóxica.

**QUADRO 29.13** Sistemas essenciais de segurança dos modernos aparelhos de anestesia e *workstations*

| Sistema | Propósito |
|---|---|
| Conexões de gases não intercambiáveis (DISS, Diameter Index Safety System) | Previne a conexão errônea dos gases entre a rede do estabelecimento de saúde e o aparelho de anestesia |
| Sistema de pinos indexados (PISS, Pin Index Safety System) | Evita a conexão errônea dos cilindros de gases ligados diretamente ao aparelho de anestesia |
| Alarme de baixa pressão de $O_2$ | Detecta a baixa pressão de $O_2$ na rede de suprimento de gases |
| Controlador da proporção $N_2O/O_2$ | Impede a liberação de mistura com concentração de $O_2 < 21\%$ |
| Sistema de falha no suprimento de $O_2$ | Corta o fornecimento de $N_2O$ e outros gases em caso falha no suprimento de $O_2$ |
| Localização do fluxômetro de $O_2$ depois dos outros gases | Previne a mistura hipóxica em caso de vazamento no fluxômetro de $O_2$ (parcial) |
| Identificação visual e tátil do botão da válvula controle de $O_2$ | Evita o fechamento da válvula de controle de $O_2$ pela sensação visual e/ou tátil do botão de controle |
| Monitor com alarme da concentração de $O_2$ | Impede a administração de mistura hipóxica em caso de vazamentos ou na falta de regulagem precisa no sistema de administração de $O_2$ |
| Funcionamento automático dos monitores e alarmes essenciais | Previne o uso do equipamento sem os monitores e alarmes essenciais |
| Sistema de trava dos vaporizadores | Evita a administração simultânea de mais de um agente anestésico |
| Válvula de $O_2$ direto | Permite encher rapidamente o sistema com $O_2$, sem passar pelos vaporizadores e o seu desligamento ao se soltar o botão de controle |
| Alarme de pressão no sistema respiratório | Previne a ocorrência de barotrauma e detecta a pressão positiva sustentada, pressão alta e pressão negativa nas vias aéreas |
| Manômetro de pressão do $SACO_2$ | Mostra a variação da pressão no sistema, inclusive a PEEP. Pode ser analógico e também pode conter monitorização digital |
| Capnografia/análise dos gases inspirados e expirados | Orienta no controle da ventilação e monitoriza o funcionamento do sistema respiratório |
| Monitor de volume (espirometria) | Monitoriza o volume inspirado, expirado, pressão e fluxo no sistema respiratório |
| Ventilador mecânico | Controla a ventilação mecânica com maior precisão |
| Bateria de *backup* | Fornece energia durante um período de aproximadamente 30 minutos para o aparelho de anestesia e monitores em caso de falha da rede elétrica do estabelecimento de saúde |
| Oximetria de pulso, eletrocardiografia, medida da pressão arterial e temperatura | Fazem parte da monitorização-padrão de rotina |
| Sistema de exaustão de gases | Previne a contaminação da sala de cirurgia com a exaustão de gases anestésicos poluentes |
| Sistema de ventilação manual (*backup*) | Balão autoinflável (balão + válvula + máscara) para ventilar o paciente em caso de pane no aparelho de anestesia/*workstation* |

- Vaporizador eletrônico para anestésicos voláteis com funcionamento controlado pela análise da concentração dos vapores no sistema. Alvo controlado na administração de anestésico inalatório com características semelhantes ao alvo controlado na anestesia venosa.
- Ventilador incorporado, com abrangência de faixa etária (do neonato ao adulto) e peso, com maior número de modos ventilatórios, com desempenho dos ventiladores de UTI, e a possibilidade de adição de novos modos por meio de alteração do *software*.
- Sistema de correção do fluxo de acoplamento de gases durante a ventilação controlada mecânica com controle de volume e correção de pequenos vazamentos.
- Sistema de absorção do $CO_2$ ($SACO_2$) integrado ao equipamento, de menor volume, projetado para maior economia e resposta mais rápida na variação das concentrações dos gases, troca rápida do absorvedor de $CO_2$, sistema de aquecimento para diminuir a formação de vapor condensado. Menor número de conexões externas entre os componentes. Partes desmontáveis e resistentes à limpeza e esterilização. Ausência de látex em seus componentes.
- Conjuntos (*kits*) de conector em Y, tubos, balão reservatório, filtro e acessórios com desenhos e especificações diferentes de uso único.
- Sistema de administração de fármacos alvo-controlados, incluindo *software* para a análise da interação entre fármacos.

- Integração e análise de dados da monitorização do paciente (entropia + bloqueio neuromuscular + hemodinâmica) com informações sobre a "adequação da anestesia".
- Várias possibilidades de monitorização do paciente desde a básica até as mais avançadas, com a inclusão de módulos eletrônicos.
- Registro eletrônico do boletim (ficha) de anestesia com captura automática dos dados da monitorização e ajustes do AA e integração ao sistema de informações do estabelecimento de saúde (prontuário eletrônico).
- Sistema de informações para o faturamento dos gastos com gases, agentes voláteis e fármacos, integrado ao sistema do estabelecimento de saúde.
- *Software* do AA com possibilidade de *upgrade* e customização para as necessidades do usuário.
- Incorporação de equipamento de ultrassonografia.

Pela maior complexidade de funcionamento e operação, com maior número de possibilidades de uso, é necessário um treinamento adicional e a leitura do manual do usuário para a correta operação de uma *workstation*, o que está além dos objetivos deste capítulo.

O QUADRO 29.14 mostra algumas diferenças entre os AAs e as modernas *workstations*.

## Aquisição do aparelho de anestesia/*workstation*

Vários fatores devem ser considerados para a aquisição do AA:

- Conformidade com as normas técnicas e aprovação de agências reguladoras.
- Necessidade e tipo (modelo) do aparelho:
  - Tamanho (relacionar com o ambiente onde será usado).
  - Tipos de anestesia que serão realizadas.
  - Necessidades dos pacientes a serem atendidos.
  - Tipo de ventilador e modos ventilatórios necessários.
  - Faixa etária e estado físico dos pacientes.
- Custo de aquisição: *leasing*, aquisição total.
- Custo de manutenção.
- Disponibilidade de assistência técnica imediata (geralmente um AA não funcionando significa uma sala de cirurgia não funcionando); quanto tempo (em média) leva o atendimento com a solução de problemas?

**QUADRO 29.14** Principais diferenças entre *workstation* e aparelho de anestesia

| Componentes | *Workstation* | Aparelho de anestesia |
|---|---|---|
| Teste de funcionamento | Eletrônico (autoteste) | Manual ou parcialmente eletrônico |
| Manômetros de pressão dos gases | Pneumáticos/eletrônicos | Pneumáticos |
| Chave liga-desliga | Eletropneumática | Opcional |
| Fluxômetros | Eletrônico + 1 fluídico (fluxo total) | Fluídicos (mecanoeletrônico) |
| Vaporizador | Eletrônico – pneumático com tendência a controle eletrônico<br>Injeção de anestésico | Pneumático |
| Monitorização da concentração de $O_2$ | Sempre presente com o uso de diversas técnicas | Recomendável, mas nem sempre presente (no Brasil) |
| Monitorização da concentração de gases inspirados/expirados | Completa (todos os gases + anestésicos voláteis) | Realizada por monitores separados |
| Monitorização da ventilação | Integrada | Opcional ou por outro monitor |
| Alarmes | Eletrônicos: concentrações de todos os gases, anestésicos voláteis, pressões, volumes, apneia. Centralização dos diversos alarmes | Baixa pressão de $O_2$<br>Baixa concentração de $O_2$<br>Alarmes do ventilador |
| Chave: ventilação manual/controlada (ventilador) | Eletrônica | Geralmente manual |
| Ventilador | Eletrônico – pneumático, elétrico por pistão, elétrico por turbina, refletor de volume | Pneumático com controle eletrônico, elétrico por pistão |
| Controle de PEEP | Eletrônico | Pneumático, eletrônico ou ausente |
| Sistema de infusão venosa | Pode ser integrado | Ausente |
| Sistema de informações | Integração ao sistema de informações hospitalar<br>Registro eletrônico da ficha de anestesia | Ausente |
| Monitorização do funcionamento do equipamento | Nível: alto | Nível: baixo/intermediário |
| Sistema de exaustão de gases | Presente | Opcional |
| Energia (*backup*) | Obrigatório | Opcional |

- Tipo de assistência técnica: pelo fabricante/representante, pelo hospital, por empresa de manutenção.
- Parque instalado (número de aparelhos instalados): no município, na região, no estado, no país.
- Tempo de presença ativa e reputação do fabricante/representante do equipamento na região.
- Opinião com análise crítica de outros usuários qualificados, inclusive com verificação do investimento e dos custos informados.
- Informações na literatura (artigos publicados em revistas da especialidade) sobre qualidades e defeitos: verificar em *sites* especializados na internet.
- Padronização dos equipamentos no estabelecimento de saúde: preferir equipamentos de um mesmo fabricante para facilitar treinamento para o uso, peças de reposição, solução de problemas, maior atenção do fornecedor, menor número de erros de operação.
- Planejar antecipadamente o ciclo de vida do equipamento: precisa de um sistema para conectar-se ao sistema de informações do estabelecimento? Agora e no futuro?
- Preferir a substituição de diversos equipamentos ao mesmo tempo, em vez da substituição gradativa: melhor negociação com melhor preço, uniformidade de tecnologia dos equipamentos *versus* equipamentos com diferenças tecnológicas pelo tempo.

## Programa de manutenção do aparelho de anestesia/*workstation*

Os AAs e as *workstations* são máquinas com componentes mecânicos e eletroeletrônicos que sofrem fadiga, desgaste e podem ter a sua operação prejudicada, ocasionando desde o funcionamento inadequado até eventos adversos e parada de funcionamento.

Na documentação destas máquinas, os fabricantes determinam um plano de manutenção para prevenção de intercorrências. Alguns fabricantes recomendam a manutenção a cada 6 meses e determinam planos de manutenção diferentes para os 12 e 24 meses. É de responsabilidade do estabelecimento de saúde a realização do plano de manutenção, por pessoal técnico qualificado, com o registro em documentação própria com valor legal.

A tendência nos modernos AAs é a realização de um pré-teste antes do uso, com emissão de um relatório ao seu final, indicando a sua condição, que deverá ser analisado pelo anestesiologista. Esse pré-teste é importante para o uso, mas não substitui as manutenções programadas pelo fabricante.

Os AAs possuem diversos componentes móveis, sistemas de controle de pressão e de fluxo, sistema de liberação de anestésicos voláteis, sensores de medição para o funcionamento de alarmes, sistema elétrico e bateria, tubulações com circulação de gases de fornecimento, tubulações com circulação de gases inspirados e expirados pelo paciente, formação de condensados e acúmulo de secreções. Esse conjunto exige periodicamente verificação do seu funcionamento, bem como do estado das peças, limpeza, remontagem, calibração e teste geral. Para tanto, são necessários equipamentos específicos e pessoal técnico com especialização adequada.

Os principais métodos de manutenção são:

- Contratação do próprio fabricante ou empresa credenciada por este.
- Revisão realizada pelo próprio serviço de manutenção do estabelecimento – em geral após treinamento e certificação pelo fabricante.
- Parte da manutenção feita pelo estabelecimento e parte pelo serviço autorizado pelo fabricante.

## Problemas com o aparelho de anestesia

As falhas no AA são causas raras de lesão ou morte do paciente. Mais comumente, o AA tem o seu uso incorreto ou o operador não percebe uma falha durante a sua utilização.

Em um trabalho pioneiro de Cooper e colaboradores[53,54] em que foram coletados relatos de 1.089 incidentes críticos em anestesia, 70 deles (6,4%) estavam relacionados com "erros ou falhas que contribuíram para um desfecho negativo" (morte, parada cardíaca, cancelamento do procedimento, aumento do período de permanência na sala de recuperação, UTI ou hospital). Trinta por cento de todos os incidentes estavam relacionados com falhas em equipamentos, como desconexões no sistema respiratório, conexões errôneas, mau funcionamento do ventilador e erro no controle de fluxo dos gases. Apenas três em 70 incidentes (4,3%) envolveram "falhas no equipamento", sugerindo que o erro humano foi o dominante.[53,54]

Um estudo realizado em 1993, pela Australian Anesthesia Patient Safety Foundation,[55] com dados de 2.000 incidentes críticos, mostrou 177 falhas (9%) em equipamentos, sendo que, dessas, 107 (60% das falhas) estavam relacionadas com o AA. As principais falhas encontradas foram em válvulas unidirecionais, suprimento de gás ou energia, mau funcionamento do ventilador, integridade do sistema respiratório, vaporizadores, $SACO_2$ e válvulas reguladoras de pressão.[55]

Em 1997, em uma análise do American Society of Anesthesiologists Close Claim Project,[56] com 3.791 relatos ocorridos entre 1961 e 1994, foram encontrados 72 (2%) casos relacionados ao AA, sendo 39% nos sistemas respiratórios, 21% nos vaporizadores, 17% nos ventiladores, 11% nos cilindros e suprimentos de gases e apenas 7% no próprio AA.

Ocorreu uma diminuição significativa dos relatos e queixas sobre os AAs de 3% nos anos de 1970-80, 2% nos anos de 1980-90 e 1% no período de 1990-2000, com apenas 19 relatos (4 envolvendo o suprimento de $O_2$, 7 relativos ao AA, 3 relacionados aos vaporizadores, 1 ligado ao ventilador e 4 ao sistema respiratório).[56]

Essa redução no número e nos tipos de falhas dos AA foi devida a uma atenção constante na fabricação de equipamentos mais seguros que tivessem mecanismos de proteção no seu funcionamento e, principalmente, contra as falhas humanas. Os projetos e a fabricação dos AAs, além da evolução para as *workstations*, trazem cada vez mais segurança para o ato anestésico.

No passado, a principal fonte de problemas com a utilização dos AAs era a troca de gases. Ainda sem o sistema DISS (para conexão dos gases na rede do estabelecimento) e o PISS (para a conexão dos gases nos cilindros de válvula plana) ou por adulteração deles, era possível conectar o fornecimento de $N_2O$ na entrada de $O_2$ e vice-versa. Quando se abria a válvula de controle de fluxo de $O_2$, o que estava sendo administrado era $N_2O$ e, na maioria das vezes, em mistura hipóxica. Sem um analisador da concentração do $O_2$ no sistema respiratório, e sem o emprego do oxímetro de pulso (não existia ou não era obrigatório), o diagnóstico poderia ser demorado. As adulterações nos sistemas DISS e PISS, para adequar a antiga (e fora de norma) rede de suprimento, também colaboraram para a ocorrência de muitos incidentes críticos.

Vazamentos nos tubos dos fluxômetros (ou nos blocos de fluxômetros) contribuíram para a formação de mistura hipóxica. Se o vazamento ocorre no tubo do fluxômetro de $O_2$, a quantidade deste torna-se insuficiente, e a mistura produzida será hipóxica. O desnivelamento acentuado do AA, ou do bloco de fluxômetros, ou a presença de resíduos entre o flutuador e a parede do tubo, pode ocasionar o travamento do flutuador na parede do tubo e informar um valor errado do fluxo (FIG. 29.33).

A obrigatoriedade de um analisador da concentração de $O_2$ com alarme de concentração mínima de $O_2$ na mistura administrada ao paciente foi a solução contra a administração de mistura hipóxica. Mesmo com a evolução, os equipamentos podem apresentar mau funcionamento, e tais fatos reforçam a necessidade dos testes de rotina antes do uso e da sua monitorização durante o uso.[57-60]

Os vaporizadores que permitiam a inversão dos conectores de entrada e saída gerando altas concentrações de vapor ou até mesmo despejando anestésico líquido no sistema respiratório foram substituídos por sistemas que não permitem tal inversão e que bloqueiam a utilização de mais de um vaporizador ao mesmo tempo.

Os conectores, sem travas ou mal conectados, da SCG para o sistema respiratório soltavam-se, e a mistura de gases não era administrada ao paciente. A padronização desses conectores, com diâmetro de 22 mm na parte externa e 15 mm na parte interna, e a adoção de um sistema de trava diminuíram tal ocorrência.

Os botões iguais nas válvulas de controle de fluxo dos diversos gases permitiam que (p. ex., por distração) fosse fechado o fluxo de $O_2$ e mantido o de $N_2O$, com consequente mistura hipóxica. A diferenciação da cor, do símbolo e da forma (canelada) do botão do $O_2$ melhorou o seu reconhecimento. O mecanismo de proporção, da proteção contra a administração da mistura hipóxica, elimina tal possibilidade corrigindo o fluxo do $O_2$ (ou do $N_2O$) de maneira adequada.

A válvula de controle do $O_2$ direto já equipou os AAs sem um mecanismo de fechamento automático e, quando aberta, provocava diluição ou hiperpressão no sistema respiratório. O atual desenho da válvula que só libera $O_2$ quando pressionada e interrompe a liberação após o alívio da pressão sobre ela, identificada e em local protegido, eliminou tal intercorrência. Ao mesmo tempo, a liberação de $O_2$ direto é permitida mesmo com a chave geral do aparelho desligada.

Os vaporizadores calibrados para cada agente volátil com o funil de enchimento e esvaziamento específico para cada agente dificultavam a troca desses agentes. Um sistema de trava entre os vaporizadores não permitia a administração simultânea de dois ou mais agentes. No Brasil, infelizmente, ainda é permitido o uso de vaporizadores universais (que servem para qualquer agente volátil) controlados por fluxômetro. O emprego dos analisadores de gases, com análise dos agentes voláteis, permite maior segurança quando se utilizam esses anestésicos, inclusive com o ajuste dos valores máximos e mínimos da concentração inspirada e expirada.

Embora o número de conexões com os tubos corrugados, com o ventilador e com o $SACO_2$ tenha diminuído, muitas ainda devem ser realizadas pelo anestesiologista. Apesar do menor número, o AA ainda possui vários pontos de desconexão, vazamentos, válvulas, juntas do sistema de absorção do $CO_2$ e presença de umidade. A sua interligação com o sistema de exaustão de gases deve ser entendida e monitorizada. Grânulos e resíduos do absorvente de $CO_2$ nas juntas do $SACO_2$ são causas frequentes de vazamentos. Travamentos e erros de montagem (ou ausência) das válvulas podem ocorrer.

Um exemplo clássico do potencial de erros que podiam ocorrer durante a troca da ventilação do balão reservatório para o ventilador, pelo número de etapas a serem executadas nos antigos equipamentos, envolvia esta sequência:

- Remover o balão do sistema respiratório.
- Conectar o tubo do ventilador.
- Ajustar a pressão da válvula de alívio de pressão.
- Ligar o ventilador.
- Ligar o alarme de baixa pressão do circuito.

Com a integração do sistema respiratório e ventilador nos AAs modernos, por meio de uma chave seletora (balão/ventilador), evitam-se as desconexões e reconexões que são oportunidades para erros.

Mesmo assim, é preciso estar atento em alguns equipamentos à posição da válvula de alívio, que, em certas situações de muitas alternâncias entre balão-ventilador-balão (p. ex., cirurgia torácica), pode ser esquecida em uma posição de alta pressão e provocar barotrauma durante a seleção do balão sem a observação do anestesiologista. Nesses casos, como rotina, é recomendável posicionar a válvula de alívio de pressão na posição aberta (0 $cmH_2O$) logo que se vira a chave para a posição ventilador, pois assim, no retorno, ocorre uma proteção contra o barotrauma.

Em alguns equipamentos, a proximidade da SCG com os conectores do $SACO_2$ e o mesmo diâmetro externo de ambos (22 mm) podem levar à conexão inadvertida do tubo corrugado destinado ao $SACO_2$ no conector da SCG. Nesta situação, o equipamento não será aprovado no teste pré-uso, o que confirma a importância da realização do teste.

Grande parte dos incidentes ocorre no $SACO_2$, e o uso correto dos monitores e alarmes dos modernos AAs alerta e previne tais ocorrências. As principais recomendações para a prevenção dos incidentes críticos incluem:

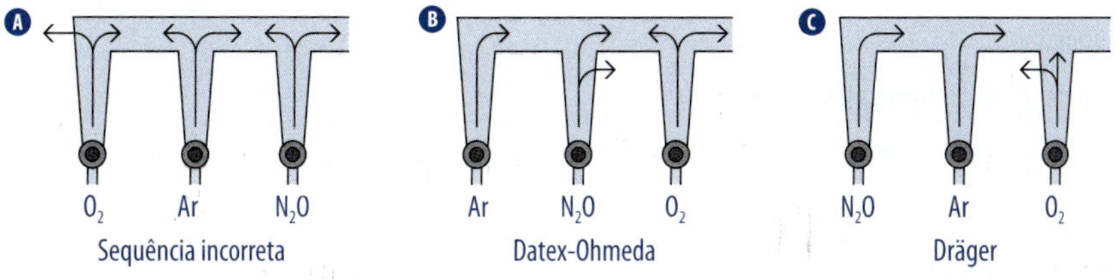


**FIGURA 29.33** Vazamentos no bloco dos fluxômetros. **A** Sequência incorreta: o fluxômetro de $O_2$ é o primeiro do bloco – um vazamento neste permite uma concentração maior de $N_2O$ gerando uma mistura hipóxica. **B** Sequência de fluxômetros da Datex-Ohmeda. **C** Sequência de fluxômetros usada pela Dräger. Observe que mesmo com o arranjo do fluxômetro de $O_2$ como último do bloco (arranjo correto), se houver vazamento neste, ocorrerá a formação de mistura hipóxica.
*Fonte: Adaptada de Butterworth e colaboradores.*[9]

- Treinar o usuário para que conheça a montagem e o funcionamento do equipamento.
- Ter sempre um equipamento de ventilação de *backup* (balão-válvula-máscara) e fonte de $O_2$ para as situações de emergência.
- Realizar a verificação de rotina antes da primeira anestesia e nas subsequentes, no mesmo equipamento pelo mesmo usuário.
- Realizar as manutenções preventivas recomendadas e os reparos necessários.
- Não usar improvisações ou modificações que não as testadas e aprovadas pelo fabricante.
- Verificar a obsolescência do equipamento.

## Verificação do aparelho de anestesia

A falta de verificação adequada do AA, antes do uso, pode provocar lesão no paciente e risco de grave morbidade e mortalidade.

Desde 1986, o Food and Drug Administration (FDA) e a American Society of Anesthesiologists (ASA)[61,62] desenvolveram e estimularam o teste do AA antes do seu uso como forma de prevenir incidentes críticos decorrentes de seu mau funcionamento.

Posteriormente, a Comissão de Normas Técnicas da Sociedade Brasileira de Anestesiologia (CNT-SBA) produziu as suas próprias recomendações adequadas aos AAs fabricados no Brasil e estimulou os fabricantes, que responderam à iniciativa, a reproduzirem o *checklist* do AA no manual do usuário e em uma etiqueta impressa no próprio AA, para a sua verificação de rotina. Nos Centros de Ensino e Treinamento, nos congressos e jornadas patrocinados pela SBA e em suas regionais, o tema foi colocado em evidência, por sua importância, e este mecanismo de educação continuada parece ter apresentado resultados. Hoje é mais comum ver os anestesiologistas testando os seus equipamentos antes do uso.

Mesmo com poucos equipamentos disponíveis no mercado, já naquela época era difícil escrever uma rotina de testes para todos os aparelhos sem que fosse muito extensa e com tendência ao abandono.

Com a grande diversificação dos AAs e o aparecimento das *workstations*, esse grau de dificuldade aumentou e, em 2008, a ASA publicou uma nova rotina (Guidelines for Preanesthesia Checkout Procedures), mais genérica e resumida, que pode ser acessada no *site*.[63]

Essa rotina permite que o usuário realize os testes recomendados pelo fabricante (constantes no manual de instruções ou no *software* presente no equipamento) ou ainda que a instituição de saúde tenha as suas próprias rotinas de teste.

Várias rotinas de teste de diversas instituições americanas estão publicadas no endereço eletrônico da ASA.*

A rotina apresentada neste capítulo é da ASA, e a marcação Parte Responsável refere-se ao fato de que nos Estados Unidos existe a presença do técnico em anestesia como parte do departamento ou estabelecimento de saúde. Os testes são classificados em dois grupos:

- Teste diário: deve ser realizado antes do primeiro uso do equipamento, antes de sua jornada de trabalho (todos os testes da **QUADRO. 29.15**).
- Teste antes de cada procedimento: deve ser realizado antes de cada anestesia (testes marcados em azul no **QUADRO 29.15**).

*Disponível em: https://www.asahq.org/resources.

**QUADRO 29.15** Testes a serem realizados nos aparelhos de anestesia

| | A | e/ou | T |
|---|---|---|---|
| 1. Verifique se o cilindro de oxigênio e o balão autoinflável estão presentes e funcionando | x | e | x |
| 2. Verifique se o sistema de aspiração está adequado para aspirar a via aérea | x | e | x |
| 3. Ligue a chave geral e verifique se há energia para o funcionamento | x | ou | x |
| 4. Verifique a disponibilidade dos monitores necessários e os alarmes | x | ou | x |
| 5. Verifique se a pressão do oxigênio do cilindro de reserva está adequada | x | e | x |
| 6. Verifique se a pressão dos gases da rede de fornecimento é ≥ 50 psi | x | e | x |
| 7. Verifique se os vaporizadores estão com o nível adequado e se suas tampas estão fechadas adequadamente | x | ou | x |
| 8. Verifique se existe vazamento na linha de suprimento de gases entre os fluxômetros e a saída comum de gases | x | ou | x |
| 9. Teste o sistema de exaustão de gases | x | ou | x |
| 10. Calibre ou verifique a calibração | x | ou | x |
| 11. Verifique se o absorvedor de $CO_2$ não está exaurido | x | ou | x |
| 12. Faça o teste de pressão do sistema respiratório | x | e | x |
| 13. Verifique os fluxos de gases apropriados durante a inspiração e expiração | x | e | x |
| 14. Documente a realização do teste completo | x | e | x |
| 15. Confirme a regulagem do ventilador e a disponibilidade para realizar a anestesia | x | – | – |

Nota: os testes marcados com fundo azul também devem ser feitos antes de cada anestesia.
A, testes a serem realizados pelo anestesiologista; T, testes a serem realizados pelo técnico.

Nas *workstations*, o *software* realiza, de modo automático, a maioria dos testes adequados ao seu funcionamento ou solicita a ajuda do operador para a execução de alguns testes e tem a capacidade de emitir um relatório ao final do procedimento.

O item mais importante e ainda frequentemente esquecido durante o procedimento de testes do AA é a verificação da disponibilidade de um meio para ventilar o paciente em caso de falha do equipamento, ou seja, um ressuscitador com balão reservatório (autoinflável), válvula, máscara (ou outro dispositivo) e uma fonte de $O_2$.[64]

## Recomendações da American Society of Anesthesiologists para determinação da obsolescência do aparelho de anestesia

Com o rápido desenvolvimento dos AAs, em 2004, a ASA[65] publicou um documento com alguns quesitos para se determinar a obsolescência dos equipamentos (**QUADRO 29.16**) e fornecer subsídios para os anestesiologistas substituí-los por equipamentos mais seguros, retirando de utilização aparelhos que trazem riscos para a segurança do paciente.

## Normas técnicas

Os documentos relacionados no **QUADRO 29.17** são indispensáveis à aplicação das normas técnicas. Uma lista completa encontra-se disponível no *site* da ABNT.[66]

**QUADRO 29.16** Condições inaceitáveis/indesejáveis no aparelho de anestesia

**Inaceitáveis**

- Vaporizador controlado por fluxômetro (tipo Kettle, ainda em uso no Brasil)
- Mais de uma válvula controladora de fluxo para cada gás
- Vaporizador com dial (botão de controle) de concentração que aumenta a concentração com o giro no sentido horário
- Conexão do sistema de exaustão com o mesmo diâmetro do sistema respiratório

**Indesejáveis**

- Válvula de alívio de pressão (*pop-off*) sem isolamento do circuito durante a ventilação controlada mecânica
- Botão da válvula de controle de $O_2$ não diferenciado dos demais, visualmente e ao toque
- Válvula de controle de $O_2$ direto sem proteção contra acionamento acidental
- Falta de um interruptor – *On-Off* – para acionamento integral dos monitores e alarmes
- Falta de dispositivo de antidesconexão na saída comum de gases
- Falta de alarmes de pressão de vias aéreas

**QUADRO 29.17** Documentos indispensáveis à aplicação das normas técnicas relativas ao uso de aparelhos de anestesia

| ABNT NBR 13475:1995 | Conectores e intermediários dos sistemas respiratórios | 1995-09-30 |
|---|---|---|
| ABNT NBR 13476:1995 | Conector roscado para uso em sistemas respiratórios – Dimensões | 1995-09-30 |
| ABNT NBR 13730:2010 | Aparelho de anestesia – Seção de fluxo contínuo – Requisitos de desempenho e segurança | 2010-08-31 |
| ABNT NBR 11906 | Conexões roscadas e de engate rápido para postos de utilização dos sistemas centralizados de gases de uso medicinal sob baixa pressão-Especificação | |
| ABNT NBR 12176 | Identificação de gases em cilindros – Procedimento | |
| ABNT NBR 12188:2016 | Sistemas centralizados de oxigênio, ar, óxido nitroso e vácuo para uso medicinal em estabelecimentos assistenciais de saúde | |
| ABNT NBR IEC 60601-2-13:2004 | Equipamento eletromédico 0150 Prescrições particulares para segurança e desempenho essencial de sistemas de anestesia | 2004-05-31 |
| ABNT NBR ISO 11195:2000 | Misturador de gases para uso medicinal – Misturador de gases independentes | 2000-02-28 |
| ABNT NBR ISO 23328-1:2016 | Filtros para sistemas respiratórios utilizados em anestesia e cuidados respiratórios | 2016-05-30 |
| ABNT NBR 12510 | Válvulas planas de cilindros para gases medicinais – Sistema de pinos indicadores de segurança – Padronização | |
| ABNT NBR 13164:1994 | Tubos flexíveis para condução de gases medicinais sob baixa pressão | |
| ABNT NBR ISO 23328-2:2016 | Filtros para sistemas respiratórios utilizados em anestesia e cuidados respiratórios | 2016-05-30 |
| ABNT NBR ISO 26782:2015 | Equipamento respiratório e de anestesia – Espirômetros destinados à medição do volume expiratório forçado no tempo em humanos | 2015-05-29 |
| ABNT NBR ISO 26825:2015 | Equipamentos de anestesia e de respiração – Rótulos aplicados pelo usuário para seringas que contenham fármacos usados durante anestesia – Cores, *design* e atuação | 2015-05-22 |
| ABNT NBR ISO 4135:2009 | Equipamento respiratório e de anestesia – Vocabulário | 2009-06-09 |
| ABNT NBR ISO 5362:2012 | Balão reservatório para anestesia | 2012-07-17 |
| ABNT NBR ISO 5366-1:2016 | Equipamentos anestésicos e respiratórios – Tubos de traqueostomia | 2016-07-06 |
| ABNT NBR ISO 8835-2:2010 | Sistemas de anestesia por inalação Parte 2: Sistemas respiratórios de anestesia | 2010-07-19 |

# Referências


1. Associação Brasileira de Normas Técnicas. ABNT NBR 13730. Aparelho de anestesia – Seção de fluxo contínuo – Requisitos de desempenho e segurança. Rio de Janeiro: ABNT; 2010.
2. American Society for Testing and Materials. ASTM F1850-00(2005). Standard specification for particular requirements for anesthesia workstations and their components (Withdrawn 2014). West Conshohocken: ASTM International; 2005.
3. Conselho Federal de Medicina (BR). Resolução nº 1.802, de 4 de outubro de 2006. Dispõe sobre a prática do ato anestésico. Diário Oficial da União. 1 nov 2006;210 Seção 1:102.
4. American Society of Anesthesiologists. Guidelines for determining anesthesia machine obsolescence. Schaumburg: ASA; 2004.
5. Datex-Ohmeda. Aespire 7900 anesthesia machine: technical reference manual. Madison: Datex-Ohmeda; 2005.
6. Associação Brasileira de Normas Técnicas. ABNT NBR 12188. Sistemas centralizados de suprimento de gases medicinais, de gases para dispositivos médicos e de vácuo para uso em serviços de saúde. Rio de Janeiro: ABNT; 2016.
7. Associação Brasileira de Normas Técnicas. ABNT NBR 11906. Conexões roscadas para postos de utilização sob baixa pressão, para gases medicinais, gases para dispositivos médicos e vácuo clínico, para uso em estabelecimentos de saúde. Rio de Janeiro: ABNT; 2011.
8. Associação Brasileira de Normas Técnicas. ABNT NBR 13164. Tubos flexíveis para condução de gases medicinais sob baixa pressão. Rio de Janeiro: ABNT; 1994.
9. Butterworth JF, David C. Mackey DC, Wasnick JD. The anesthesia machine. In: Butterworth JF, David C. Mackey DC, Wasnick JD, Morgan GE, Mikhail MS. Morgan e Mikhail's clinical anesthesiology. 5th ed. New York: McGraw-Hill; 2013.
10. Dräger Medical. Gas supply systems. In: Dräger Medical. Understanding modern anesthesia systems. Telford: Dräger Medical; 2009.
11. Associação Brasileira de Normas Técnicas. ABNT NBR 12510. Válvulas planas de cilindros para gases medicinais – Sistema de pinos de indicadores de segurança. Rio de Janeiro: ABNT; 1992.
12. Dräger Medical. Instructions for use: Apollo. Telford: Dräger Medical; 2012.
13. Bowie E, Huffman LM. The anesthesia machine: essentials for understanding. Madison: Ohmeda; c1985.
14. Binning R, Hodge EA. Flowmeters. Can they be improved? Anaesthesia. 1967;22(4):643-6.
15. Butterworth JF, David C, Mackey DC, Wasnick JD. Breathing systems. In: Butterworth JF, David C. Mackey DC, Wasnick JD, Morgan GE, Mikhail MS. Morgan e Mikhail's clinical anesthesiology. 5th ed. New York: McGraw-Hill; 2013.
16. Feldman JM. Anesthesia machine: a practical overview. In: Sandberg W, Urman RD, Ehrenfeld JM. The MGM textbook of anesthetic equipment. Philadelphia: Churchill Livingstone; c2011.
17. Datex-Ohmeda. Aisys: users reference manual – part 1 of 2 [Internet]. Madison: Datex-Ohmeda; 2005 [capturado em 12 ago. 2017]. Disponível em: http://etherweb.bwh.harvard.edu/education/PHILIP/Aisys%20User%20Manual%20part%201%20Ver%203.0.pdf.
18. Schreiber P, Schreiber J. Safety guidelines for anesthesia system risk analysis and risk reduction. [Telford]: North American Dräger; c1987.
19. Boumphrey S, Marshall N. Understanding vaporizers. Cont Educ Anaesth Crit Care Pain. 2011;11(6):199-203.
20. Miller RD, editor. Miller's Anesthesia. 6th ed. Philadelphia: Elsevier; 2015. v. 2.
21. Dhulkhed V, Shetti A, Naik S, Dhulkhed P. Vapourisers: physical principles and classification. Indian J Anaesth. 2013;57(5):455-63.
22. Félix EA. O aparelho de anestesia. In: Manica J. Anestesiologia: princípios e técnicas. 3. ed. Porto Alegre: Artmed; 2004. p. 358-93.
23. Brockwell RC, Andrews JJ. Understanding your anesthesia machine. In: Schwartz AJ, editor. ASA refresher. Philadelphia: ASA; 2002. V. 30, cap 4, p. 39-59.
24. Andrews JJ. Operating principles of the datex-ohmeda aladin cassette vaporizer: a collection of color illustrations. Washington: Library of Congress; 2000.
25. Maquet Getinge Group. Flow-i: anesthesia delivery system [Internet]. Solna: Maquet Critical Care AB; c2015 [capturado em 15 set. 2009]. Disponível em: http://www.maquet.com/globalassets/downloads/products/shared-flow-i-c20-c30-c40/mx-0671_flow-i_brochu_rev07_en_nonus_lowres.pdf.
26. Pingle AA, Galande MV. Vaporizers. In: Baheti DK, Laheri VV, editors. Understanding anesthetic equipment & procedures: a practical approach. New Delhi: Jaypee Brothers Medical Pub; c2015. p 88-112.
27. Ritchie PA, Cheshire MA, Pearce NH. Decontamination of halothane from anaesthetic machines achieved by continuous flushing with oxygen. Br J Anaesth. 1988;60(7):859-63.
28. Lippmann M, Foran W, Ginsburg R, Lewis J. Contamination of anesthetic vaporizer contents. Anesthesiology. 1993;78(6):1175-7.
29. Dräger. Dräger vapor 2000 and D-vapor: vaporisers for anaesthetic agents [Internet]. Lübeck: Dräger; 2015 [capturado em 10 set. 2016]. Disponível em: http://www.draeger.com/sites/assets/PublishingImages/Products/ane_Vapor_D_Vapor/UK/9066655_Vapor-2000_PI_EN.pdf.
30. Cheng CJC, Bailey AR. Flow reversal through the anaesthetic machine back bar: an unusual assembly fault. Anaesthesia. 2002;57(1):82-101.
31. Walters C. Flow reversal through the anaesthetic machine back bar: an unusual assembly fault. A reply. Anaesthesia. 2002;57(1):82-101.
32. Coleshill GG. Safe vaporizers. Can J Anaesth 1988;35:667-8.
33. Mapleson WW. The elimination of rebreathing in various semi-closed anaesthetic systems. 1954. Br J Anaesth. 1998;80(2):263-9.
34. Willis BA, Pender JW, Mapleson WW. Rebreathing in a T-piece: volunteer and Theoretical Studies of the Jackson-Rees Modification of Ayre's T-piece during spontaneous respiration. Br J Anaesth. 1975;47(12):1239-46.
35. Froese AB, Rose DK. A detailed analysis of T-piece systems. In: Steward DJ, editor. Some aspects of paediatric anaesthesia. Amsterdam: Elsevier North-Holland Biomedical Press; 1982. p. 101.
36. Baraka A, Brandstater B, Muallem M, Seraphim C. Rebreathing in a double T-piece system. Br J Anaesth. 1969;41(1):47-53.
37. Jreige MM, Sobreira DP, Saraiva RA. Avaliação do fluxo de admissão de gases no sistema Rees-Baraka. Rev Bras Anestesiol. 1996;46(2):95-102.
38. Bain JA, Spoerel WE. A streamlined anaesthetic system. Can Anaesth Soc J. 1972;19(4):426-35.
39. Andrews JJ. Inhaled anesthetic delivery systems. In: Miller RD. Anesthesia. 5th ed. Edinburgh: Churchill Livingstone; 1999. p. 174-208.
40. Yoder M. Absorbers and breathing systems. In: Dräger Medical. Understanding modern anesthesia systems. Telford: Dräger Medical; 2009. p. 83-126.
41. Butterworth JF, Mackey DC, Wasnick JD. Breathing systems. In: Butterworth JF, Mackey DC, Wasnick JD. Morgan & Mikhail's clinical anesthesiology. 5th ed. New York: McGraw-Hill; 2013. Cap. 3.
42. Micropore. Spiralith CO absorvent [Internet]. Elkton: Micropore; [2016, capturado em 15 ago. 2016]. Disponível em: http://spiralith.com/spiralith-vs-soda-lime/.
43. Frink EJ Jr, Malan TP, Morgan SE, Brown EA, Malcomson M, Brown BR Jr. Quantification of the degradation products of sevoflurane in two CO2 absorbants during low-flow anesthesia in surgical patients. Anesthesiology. 1992;77(6):1064-9.
44. Eger EI 2nd, Koblin DD, Bowland T, Ionescu P, Laster MJ, Fang Z, et al: Nephrotoxicity of sevoflurane versus desflurane anesthesia in volunteers. Anesth Analg. 1997;84(1):160-8.
45. Kharasch ED, Frink EJ Jr, Zager R, Bowdle TA, Artru A, Nogami WM. Assessment of low-flow sevoflurane and isoflurane effects on renal function using sensitive markers of tubular toxicity. Anesthesiology. 1997;86(6):1238-53.
46. Bito H, Ikeuchi Y, Ikeda K. Effects of low-flow sevoflurane anesthesia on renal function: Comparison with high-flow sevoflurane anesthesia and low-flow isoflurane anesthesia. Anesthesiology. 1997;86(6):1231-7.
47. GMS Krankenhaushygiene Interdisziplinär. 2011;6(1).
48. Egger Halbeis CB, Macario A, Brock-Utne JG. The reuse of anesthesia breathing systems: another difference of opinion and practice between the United States and Europe. J Clin Anesth. 2008;20(2):81-3.
49. US Department of Health, Education, and Welfare, The National Institute for Occupational Safety and Health (NIOSH). Criteria for a recommended standard: occupational exposure to waste anesthetic gases and vapors. Washington: US Department of Health, Education, and Welfare; 1977.
50. American Society for Testing and Materials. ASTM F1343-91(1991). Standard specification for anesthetic equipment-scavenging systems for anesthetic gases (withdrawn 2000). West Conshohocken: ASTM; 1991.
51. Dorsch JA, Dorsch SE. Controlling trace gas levels. In: Dorsch JA, Dorsch SE. Understanding anesthesia equipment: construction, care and complications. 4th ed. Baltimore: Williams & Wilkins; 1999. p. 355.
52. Allen M, Lees DE. Fires in medical vacuum pumps: do you need to be concerned? ASA Newsletter. 2004;68(10):22.
53. Cooper JB, Newbower RS, Kitz RJ. An analysis of major errors and equipment failures in anesthesia management: considerations for prevention and detection. Anesthesiology. 1984;60(1):34-42.
54. Cooper JB, Newbower RS, Long CD, McPeek B. Preventable anesthesia mishaps: a study of human factors. Anesthesiology. 1978;49(6):399-406.
55. Webb RK, Currie M, Morgan CA, Williamson JA, Mackay P, Russell WJ, et al. The Australian Incident Monitoring Study: an analysis of 2000 incident reports. Anaesth Intensive Care. 1993;21(5):520-8.
56. Caplan RA, Vistica MF, Posner KL, Cheney FW. Adverse anesthetic outcomes arising from gas delivery equipment: A closed claims analysis. Anesthesiology. 1997;87(4):741-8.
57. Gordon PC, James MF, Lapham H, Carboni M. Failure of the proportioning system to prevent hypoxic mixture on a Modulus II Plus anesthesia machine. Anesthesiology. 1995;82(2):598-9.
58. Cheng CJ, Garewal DS. A failure of the chain-link mechanism on the Ohmeda Excel 210 anesthetic machine. Anesth Analg. 2001;92(4):913-4.
59. Ishikawa S, Nakazawa K, Makita K. Hypoxic gas flow caused by malfunction of the proportioning system of anesthesia machines. Anesth Analg. 2002;94(6):1672.
60. Richards C. Failure of a nitrous oxide-oxygen proportioning device. Anesthesiology. 1989;71(6):997-8.
61. Food and Drug Administration. Anesthesia apparatus checkout recommendations. 8th ed. Rockville: FDA; 1986.
62. Food and Drug Administration. Anesthesia apparatus checkout recommendations. Rockville: FDA; 1993.
63. American Society of Anesthesiologists, Sub-Committee of ASA Committee on Equipment and Facilities. Recommendations for pre-anesthesia checkout procedures [Internet]. Schaumburg: ASA; 2008 [capturado em 12 ago. 2017]. Disponível em: https://www.asahq.org/resources/clinical-information/2008-asa-recommendations-for-pre-anesthesia-checkout.
64. Demaria S Jr, Blasius K, Neustein SM. Missed steps in the preanesthetic set-up. Anesth Analg. 2011;113(1):84-8.
65. American Society of Anesthesiologists, ASA Committee on Equipment and Facilities. Guidelines for determining anesthesia machine obsolescence. Schaumburg: ASA; 2004.
66. Abnt.org.br [Internet]. Associação Brasileira de Normas Técnicas. Rio de Janeiro: ABNT; c2014 [capturado em 10 set. 2016]. Disponível em: http://www.abnt.org.br/.


# Questões de Provas do TSA

**29.1 (TSA/2013)** Durante a ventilação controlada, o que pode causar hipercapnia?

**A.** Redução do espaço morto do aparelho.

**B.** Baixo fluxo de gases frescos em sistema circular.

**C.** Ausência de válvula unidirecional em sistema circular.

**D.** Tubos do sistema de Bain com mais de 3 metros de comprimento.

**29.2 (TSA/2016)** Qual é a maior desvantagem do sistema representado na figura abaixo?

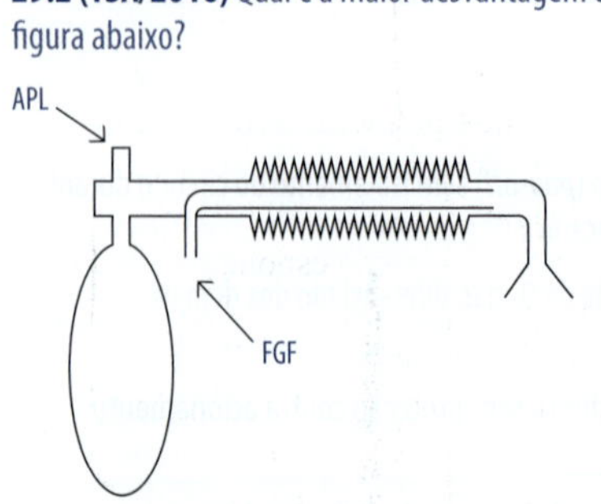


**A.** Acotovelamento do tubo interno.

**B.** Incapacidade de eliminar gases residuais.

**C.** Incapacidade de usar a ventilação espontânea.

**D.** Válvula de descarga mais afastada do paciente.

# 30. VENTILAÇÃO MECÂNICA EM ANESTESIA

Cíntia Lourenço Santos
Patricia Rieken Macedo Rocco
Marcelo Gama de Abreu

Durante o período perioperatório, os pacientes estão expostos a diversos tipos de complicações pulmonares, incluindo atelectasia, pneumotórax, pneumonia e síndrome do desconforto respiratório agudo (SDRA). O manejo anestésico tem o potencial de causar, exacerbar ou amenizar essas complicações.

A incidência de complicações pulmonares em cirurgias não cardíacas é comparável à de cirurgias cardíacas (2,5% e 2,7% respectivamente),[1] e tais complicações estão associadas a altas taxas de mortalidade e morbidade, aumentando o tempo de permanência intra-hospitalar, bem como os custos financeiros. Em torno de 4% dos pacientes que desenvolvem complicações pós-operatórias morrem, e aqueles que sobrevivem frequentemente apresentam *status* funcional reduzido.[2,3] Dessa forma, os pulmões normais precisam ser protegidos de múltiplos e potenciais eventos agressores, como *bypass* cardiopulmonar, sepse, trauma, isquemia e reperfusão pulmonar, além de transfusão de hemoderivados.

O objetivo deste capítulo é discutir os aspectos fundamentais da ventilação mecânica durante a anestesia geral, bem como as variáveis ventilatórias a serem utilizadas, seus benefícios, indicações e limitações.

## Efeitos da anestesia no sistema respiratório

Tanto a anestesia geral quanto as manipulações e os procedimentos cirúrgicos podem influenciar a relação ventilação-perfusão, causando uma deterioração da capacidade de troca gasosa pulmonar. As intervenções com efeitos mais relevantes são o posicionamento intraoperatório e a manipulação de órgãos intra-abdominais, que podem levar à compressão das áreas gravitacionalmente dependentes dos pulmões, com formação de atelectasia e possível aumento do *shunt* intrapulmonar.

A anestesia ocasiona prejuízos respiratórios durante a ventilação mecânica ou mesmo na respiração espontânea. A maioria dos agentes anestésicos reduz o tônus muscular e, por consequência, a capacidade residual funcional (CRF), que fica reduzida em 20% ou até mais, especialmente em pacientes obesos ou com doenças pulmonares.[1] Além disso, altas concentrações de oxigênio (em geral utilizadas no período pré-operatório imediato) e o uso de bloqueadores neuromusculares (associado à posição supina) também contribuem para a redução da CRF,[2] que pode persistir por horas após o efeito anestésico.[1]

Na maioria dos pacientes adultos sob anestesia geral, a perda do tônus muscular causa a elevação da hemicúpula dorsal do diafragma,[3] que se desloca no sentido cranial,[4] e também a diminuição do diâmetro interno da caixa torácica, resultando em uma redução de volume de gás pulmonar superior a 200 mL.[4,5]

A redução da CRF resulta em fechamento de vias aéreas e absorção do conteúdo gasoso em regiões de baixa relação ventilação-perfusão, levando a atelectasias sobretudo no período de indução, quando concentrações relativamente elevadas de oxigênio no ar inspirado são usadas.[6]

Outro mecanismo proposto para explicar a atelectasia pulmonar é a inativação e/ou distúrbio do surfactante pulmonar, pois este pode ter a sua função prejudicada por agentes anestésicos e concentrações inspiratórias elevadas de oxigênio.[7]

A anestesia geral pode ocasionar um desacoplamento entre a ventilação alveolar ($\dot{V}_A$) e a perfusão capilar pulmonar ($\dot{Q}$), com consequente deterioração da capacidade pulmonar de troca gasosa. Diferentes medicações usadas para a indução da anestesia, incluindo hipnóticos e bloqueadores neuromusculares, podem também levar à liberação de histamina,[8-10] que, por sua vez, pode induzir broncoconstrição e colapso de pequenas vias aéreas. Como consequência desse fenômeno, há o desenvolvimento de áreas de *shunt* intrapulmonar, ainda que a vasoconstrição pulmonar hipóxica seja capaz de atenuar esse efeito, redirecionando a perfusão capilar para as áreas de melhor ventilação alveolar.

Anestésicos voláteis, como o isoflurano, o sevoflurano e o desflurano, alterações do pH do sangue capilar pulmonar e redução da temperatura corporal, que são comuns durante a anestesia, podem comprometer o efeito de vasoconstrição pulmonar hipóxica e, por conseguinte, também a relação ($\dot{V}_A/\dot{Q}$).

Além do efeito dos fármacos anestésicos, o posicionamento do paciente e o procedimento cirúrgico por si só podem afetar a distribuição de ventilação e perfusão. Durante a anestesia na posição supina, é comumente observado deslocamento cranial do diafragma com redução da CRF e da ventilação nas zonas justadiafragmáticas.[11] Além disso, procedimentos cirúrgicos que demandam tanto posição de Trendelenburg quanto pneumoperitônio, que têm efeitos mais significativos sobre a função respiratória do que a posição supina e a cirurgia abdominal aberta,[12] podem levar ao deslocamento do diafragma como um todo. É interessante, entretanto, que a maior pressão situada na base do pulmão durante a combinação da posição de Trendelenburg e laparoscopia também desloca a perfusão para as zonas apicais, resultando na preservação do acoplamento ventilação-perfusão, apesar da deterioração da mecânica respiratória.[13] Os efeitos da anestesia sobre o sistema respiratório estão sumarizados no **QUADRO 30.1**.

## Lesão pulmonar induzida pela ventilação mecânica

A ventilação mecânica pode acarretar lesão pulmonar funcional e histologicamente indistinguível daquela observada na SDRA,[14] a qual é conhecida como lesão pulmonar induzida pela ventilação mecânica (VILI, do inglês *ventilator induced lung injury*).

A VILI é classicamente atribuída aos fenômenos conhecidos por volutrauma (excesso de distensão de unidades alveolares e/ou pequenas vias aéreas), bem como atelectrauma (fechamento e abertura repetidos de unidades alveolares ou pequenas vias aéreas), barotrauma (pressão excessiva nas

**QUADRO 30.1** Efeitos da anestesia no sistema respiratório

| Alterações | Mecanismo |
|---|---|
| Redução da capacidade residual funcional (CRF) | • Redução do tônus muscular por agentes anestésicos e bloqueadores neuromusculares<br>• Posição supina<br>• Posição em Trendelenburg<br>• Pneumoperitônio<br>• Uso de altas concentrações de oxigênio |
| Atelectasia pulmonar | • Fechamento de vias aéreas pela redução da CRF<br>• Reabsorção gasosa nas regiões de baixa relação $\dot{V}/\dot{Q}$<br>• Uso de altas concentrações de oxigênio<br>• Inativação e/ou distúrbio da função do surfactante |
| Inativação ou distúrbio dos surfactantes pulmonares | • Agentes anestésicos voláteis<br>• Altas concentrações de oxigênio |
| Broncoconstrição | • Liberação de histamina por alguns hipnóticos como barbitúricos e bloqueadores neuromusculares |
| Distúrbios entre a ventilação alveolar ($\dot{V}_A$) e a perfusão capilar pulmonar ($\dot{Q}$) | • Broncoconstrição induzida por fármacos<br>• Comprometimento do mecanismo de vasoconstrição hipóxica devido à alteração do pH do capilar pulmonar e da redução da temperatura corporal por agentes inalatórios como isoflurano, sevoflurano e desflurano |

unidades alveolares, podendo até levar a rupturas) e biotrauma, que representa a conversão de estresse mecânico em uma resposta inflamatória. O volutrauma e o barotrauma estão associados sobretudo à distorção não fisiológica do tecido pulmonar, ou seja, *strain* (que é a razão entre o $V_T$ [volume corrente] e a CRF) e estresse (pressão transpulmonar), que agem tanto em nível global quanto local.

Recentemente, alguns autores advogaram que um fator isoladamente não seria o principal determinante de VILI, mas, sim, uma combinação de fatores. Uma nova hipótese mais abrangente é que a VILI tem origem na energia aplicada ao sistema respiratório, que – expressa por minuto – é a força mecânica que age diretamente na matriz extracelular pulmonar deformando o epitélio e o endotélio pulmonar a ela ancorados. Dependendo da magnitude dessa força mecânica, o parênquima fica exposto a rupturas mecânicas[15,16] e a reações inflamatórias decorrentes da ativação de macrófagos, neutrófilos[17] e das células epiteliais e endoteliais.[18]

Dessa forma, a força mecânica é definida matematicamente em função da pressão transpulmonar, do $V_T$ e do ritmo respiratório. Estudos experimentais mostraram que ventilações sabidamente lesivas geram valores de força mecânica alta.[19] No entanto, esses estudos se encontram apenas em âmbito experimental. Ainda não se sabe quais seriam valores seguros e quais poderiam ser indicados como alvo na prática. Além disso, estudos clínicos precisam ser realizados para a validação do modelo em humanos.

# Variáveis e estratégias ventilatórias

## Volume corrente

A história da anestesia registra que os anestesiologista ventilavam seus pacientes no perioperatório com volumes correntes relativamente altos, em torno de 15 mL·kg$^{-1}$ do peso predito, com o intuito de prevenir atelectasia pulmonar.[20] Essa prática se mostrou vantajosa para reduzir o desequilíbrio ventilação-perfusão, exigindo, assim, menores frações inspiradas de oxigênio[20] e, portanto, era vista como benéfica. Hoje a literatura médica evidencia que volumes correntes elevados são prejudiciais, sobretudo em pacientes criticamente enfermos, podendo também levar a VILI em pulmões saudáveis.[21]

O uso de $V_T$ alto durante a ventilação mecânica no intraoperatório foi considerado seguro por muitos anos, em especial devido à duração relativamente curta (horas) da ventilação mecânica no centro cirúrgico.[20] No entanto, um considerável número de estudos confirmou que a ventilação intraoperatória com $V_T$ alto aumenta a ocorrência de complicações pulmonares pós-operatórias.[22-24] Além disso, estudos posteriores mostraram que, durante a ventilação mecânica perioperatória, a redução do $V_T$ melhora a mecânica pulmonar e a oxigenação,[23,25,26] reduz a produção de mediadores inflamatórios locais,[27] assim como a duração da ventilação mecânica pós-operatória[27] e também a incidência de complicações pulmonares pós-operatórias.[22,27]

Dessa maneira, existem evidências que apoiam a utilização de $V_T$ baixo, isto é, entre 6 e 8 mL·kg$^{-1}$, para a ventilação mecânica durante o período perioperatório. O cálculo do $V_T$ a ser usado deve ser sempre referido ao peso ideal do paciente, e não ao peso real.

## Pressão positiva ao final da expiração

Diversos fatores intraoperatórios predispõem à formação de atelectasia pulmonar, como o posicionamento do paciente, a manipulação de órgãos intra-abdominais com compressão das áreas gravitacionalmente dependentes dos pulmões e o uso de alta fração inspirada de oxigênio ($F_IO_2$).[28] A atelectasia pode persistir por diversos dias no período pós-operatório, o que tem sido associado a maiores riscos de infecção e a complicações pulmonares.[29]

Além disso, o uso de baixo $V_T$ pode levar à instabilidade alveolar com a abertura e o fechamento cíclicos das unidades alveolares, predispondo à VILI.

O uso de pressão positiva ao final da expiração (PEEP, do inglês *positive end-expiratory pressure*) durante a ventilação mecânica tem o potencial de estabilizar as unidades alveolares, reduzindo as áreas colapsadas pulmonares[30-33] e melhorando a troca gasosa.[28,32,34]

Em 2013, um estudo multicêntrico[22] com 400 pacientes apresentando risco intermediário a alto de desenvolver complicações pulmonares mostrou melhores resultados com estratégia ventilatória protetora com $V_T$ baixo e PEEP moderada (entre 6 e 8 $cmH_2O$) em associação a recrutamentos pulmonares durante cirurgia abdominal, em comparação com uma estratégia não protetora consistindo em $V_T$ alto e PEEP baixa.

Outro importante estudo multicêntrico internacional[35] com 900 pacientes sob risco de complicações pulmonares, que utilizava $V_T$ baixo de 8 $mL \cdot kg^{-1}$ do peso predito, com PEEP $\leq 2$ $cmH_2O$ e sem manobras de recrutamento ou com PEEP (12 $cmH_2O$) associada a manobras de recrutamento foi publicado em 2014. O nível de 12 $cmH_2O$ da PEEP foi escolhido com base em estudos prévios mostrando que uma PEEP de 10 a 12 $cmH_2O$ é necessária para aumentar o volume ao final da expiração,[36] reduzir a formação de atelectasias durante a cirurgia[33] e melhorar a complacência e oxigenação pós-cirúrgica. Os resultados indicaram que não houve benefícios com o uso da estratégia com PEEP mais alta no que tange à redução de complicações pulmonares no período pós-operatório. Além disso, o uso de altos níveis de PEEP foi associado à maior hipotensão no período intraoperatório, com maior necessidade de fármacos vasoativos e expansão intravascular.[35] Por fim, uma recente metanálise que incluiu diversos estudos observacionais e randomizados de ventilação protetora durante anestesia geral sugeriu que altos níveis de PEEP não previnem as complicações pulmonares quando é usado $V_T$ baixo.[37]

Dessa forma, ainda não está completamente estabelecido o nível ideal da PEEP que deve ser utilizado durante o perioperatório. Em pacientes não obesos e sem lesão pulmonar que são submetidos à cirurgia abdominal aberta, uma PEEP mínima de 2 $cmH_2O$ pode ser usada, e acréscimos individualizados podem ser feitos de acordo com a doença de base, oxigenação e mecânica ventilatória de cada paciente no perioperatório.[38] Em outros tipos de pacientes e cirurgias, não há evidência clínica que permita uma recomendação no momento.

## Manobras de recrutamento pulmonar

A estratégia ventilatória protetora com $V_T$ baixo pode facilitar o desrecrutamento alveolar e promover a abertura e o fechamento cíclicos das unidades alveolares, que é tido como um dos mecanismos de promoção e exacerbação da lesão pulmonar. Nesse contexto, as manobras de recrutamento pulmonar têm por objetivo abrir unidades alveolares colapsadas, enquanto a manutenção de uma PEEP adequada minimiza o desrecrutamento durante a ventilação com $V_T$ baixo.

As manobras de recrutamento podem ser realizadas de diversas formas durante a ventilação mecânica perioperatória. Uma prática comum entre os anestesiologista é o recrutamento pulmonar mediante compressão do balão de anestesia **(FIG. 30.1A)**. Para tal, o ventilador deve ser ajustado para o modo manual e o limite da válvula ajustado para 30 ou 40 $cmH_2O$, enquanto é realizada a compressão do balão. No entanto, apesar de simples, essa técnica traz consigo riscos. Em primeiro lugar, é difícil manter pressões constantes por meio da compressão manual do balão. Ademais, como não há controle rigoroso da pressão das vias aéreas, níveis pressóricos perigosamente altos podem ser aplicados ao parênquima pulmonar, levando a barotrauma. Além disso, quando o modo ventilatório é novamente alterado da ventilação manual para controlada, pode haver perda não intencional de pressão no circuito de anestesia, e a válvula de PEEP pode levar alguns ciclos para atingir o nível desejado. Portanto, essa manobra pode levar a um desrecrutamento parcial ou a um recrutamento pulmonar insatisfatório.

Alguns ventiladores de anestesia requerem diversos ciclos respiratórios antes de atingir o nível desejado de PEEP. Uma possível alternativa para minimizar esses riscos e também promover o recrutamento pulmonar é a utilização da pressão positiva contínua nas vias aéreas (CPAP) antes do aumento da PEEP **(FIG. 30.1B)**. Contudo, tanto a CPAP quanto a compressão do balão de anestesia são caracterizadas por uma elevação abrupta da pressão das vias aéreas, requerendo altos fluxos inspiratórios, que podem ser deletérios, principalmente quando aplicados a um parênquima pulmonar não homogêneo, como no caso de algumas patologias pulmonares.

Uma forma alternativa é o uso de manobras cíclicas sem interrupção da ventilação mecânica. Uma das possíveis manobras consiste em incremento da PEEP em degraus de até 5 $cmH_2O$ durante a ventilação em modo volume-controlado com $V_T$ constante e pausa inspiratória de até 50% do ciclo, até que se atinja uma pressão de platô entre 30 e 40 $cmH_2O$. Em seguida, a PEEP é reduzida em degraus de 2 $cmH_2O$, sendo então calculada a complacência do sistema respiratório ($C_{SR}$) em cada PEEP (titulação decrescente da PEEP). Ao final, os pulmões são recrutados novamente e a PEEP é ajustada no nível da maior $C_{SR}$ antes calculada.

A manobra de recrutamento também pode ser realizada por meio do incremento do $V_T$. Para tanto, a PEEP deve ser elevada a níveis superiores a 10 $cmH_2O$ e mantida constante **(FIG. 30.1C)**. O $V_T$ é aumentado em níveis de até 4 $mL \cdot kg^{-1}$ do peso predito até que a pressão de platô inspiratória atinja um valor entre 30 e 40 $cmH_2O$. Se esse valor não for atingido apesar de o $V_T$ ser o máximo possível gerado pelo ventilador, a PEEP é elevada em degraus de até 5 $cmH_2O$. Finalmente, o $V_T$ é ajustado para 6 a 8 $mL \cdot kg^{-1}$, e a PEEP, para o valor desejado.[35]

Por fim, a manobra de recrutamento pode ser efetuada mantendo-se a diferença entre a pressão inspiratória de platô e a PEEP, ou seja, a pressão motriz (*driving pressure*), constante em torno de 15 a 20 $cmH_2O$ durante ventilação por pressão controlada, enquanto incrementos da PEEP são realizados **(FIG. 30.1D)**. A PEEP é elevada em 5 a 10 $cmH_2O$ e mantida por 5 a 10 ciclos em cada nível. Nessa manobra, o objetivo é alcançar uma pressão de platô inspiratória capaz de exceder as pressões de abertura, isto é, entre 30 e 50 $cmH_2O$, por 5 a 10 ciclos. Após esse período, deve-se realizar manobra de titulação da PEEP no modo de ventilação volume-controlada. A pressão-alvo, a PEEP máxima e a frequência respiratória das respectivas manobras de recrutamento podem diferir de acordo com as características do paciente e do ventilador mecânico disponível.

É importante salientar que, até o momento, o impacto da manobra de recrutamento isoladamente no prognóstico clínico pós-cirúrgico não está bem estabelecido. Seu uso em associação com PEEP mais elevada durante laparotomia é desencorajado pelo fato de não prevenir complicações pulmonares e aumentar a incidência de hipotensão e a necessidade do uso de agentes vasopressores.[35] Além disso, as manobras de recrutamento devem ser aplicadas com cautela ou mesmo evitadas em pacientes com instabilidade hemodinâmica, na presença de pneumotórax, pneumomediastino e enfisema subcutâneo.

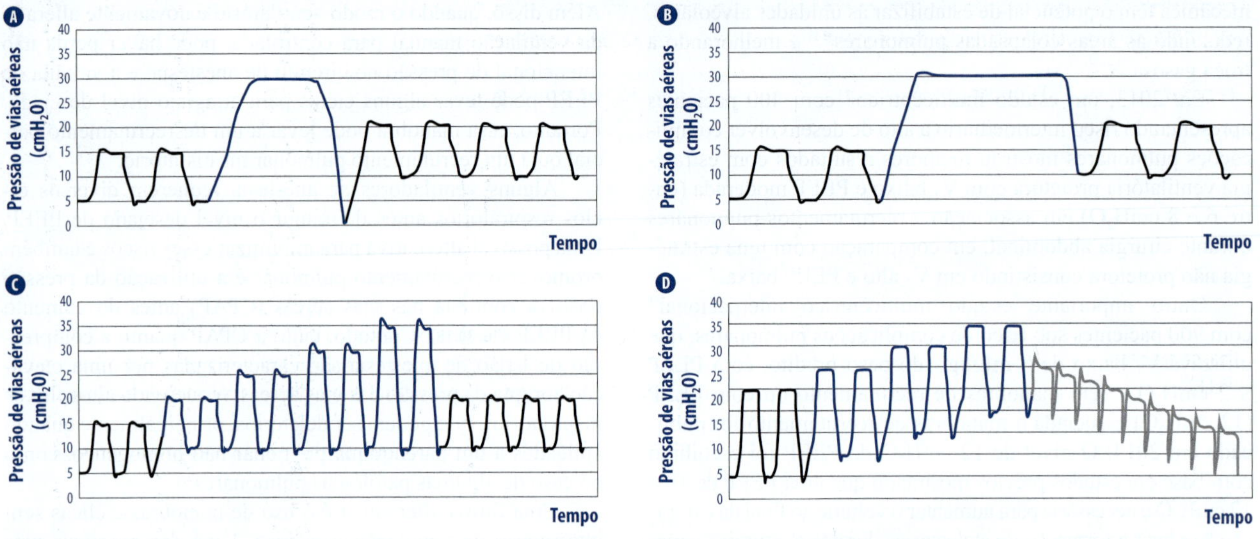


**FIGURA 30.1** Curvas idealizadas de pressão *versus* tempo durante as principais manobras de recrutamento utilizadas em anestesia geral. O aumento transitório de pressão de vias aéreas durante o recrutamento é representado na cor azul, enquanto as curvas na cor preta representam a ventilação convencional. **A** Compressão do balão anestésico (*bag squeezing*), seguida por perda não intencional de pressão ao se retomar a ventilação volume-controlada, com possível desrecrutamento parcial. **B** Pressão positiva contínua nas vias aéreas (CPAP) antes do aumento da pressão positiva ao final da expiração (PEEP) durante ventilação volume-controlada. **C** Aumento progressivo do volume corrente após elevação da PEEP. **D** Elevação progressiva da PEEP com manutenção da pressão motriz constante durante ventilação pressão-controlada, seguida de manobra de titulação da PEEP durante ventilação volume-controlada (curva em cinza). Observação: A pressão-alvo, a PEEP máxima e a frequência respiratória das respectivas manobras de recrutamento podem diferir de acordo com as características do paciente e do ventilador mecânico disponível.

## Fração inspirada de oxigênio

De maneira geral, frações inspiradas de oxigênio mais elevadas são empregadas para melhorar a oxigenação, em parte para compensar o não uso comum da PEEP ou mesmo de baixo $V_T$.[39]

Essa prática foi reforçada por diversos estudos. Em 2013, uma metanálise[40] que incluiu 26 estudos controlados, totalizando 7.001 pacientes, mostrou menor incidência de náuseas e vômitos nos pacientes que foram ventilados com $F_IO_2$ em torno de 80% comparados aos ventilados com $F_IO_2$ de cerca de 30%. Além disso, o uso de maior $F_IO_2$ foi relacionado a um menor risco de infecções do sítio cirúrgico nos pacientes que receberam profilaxia antibiótica,[40] benefício mais evidente em cirurgias intestinais.[40,41]

No que concerne aos efeitos pulmonares da utilização de alta $F_IO_2$ no perioperatório, a metanálise concluiu que não houve aumento do risco de atelectasia.[40] No entanto, apenas uma parcela relativamente pequena dos estudos nessa metanálise relataram os resultados respiratórios, e estes não tiveram os parâmetros de função pulmonar sistematicamente avaliados.

Até o momento, não existem estudos controlados e randomizados que tenham investigado os efeitos de $F_IO_2$ elevadas na ocorrência de complicações pulmonares. É importante salientar que $F_IO_2$ elevadas podem induzir lesão pulmonar, em parte explicada pela formação de radicais livres de oxigênio, gerando o aumento da permeabilidade e influxo de células inflamatórias e lesão das células endoteliais pulmonares.[42]

Ademais, estudos experimentais demonstraram que a toxicidade do oxigênio se torna ainda maior quando coexiste inflamação pulmonar prévia[43] De fato, existem evidências de que tanto a ventilação com $F_IO_2$ alta quanto a hiperóxia estão associadas com maiores taxas de mortalidade em pacientes críticos.[44-47] As variáveis e estratégias intraoperatórias para prevenir complicações pulmonares estão sumarizadas no **QUADRO 30.2**.

## Pressão motriz

A pressão motriz ($\Delta P$) – ou *driving pressure* – é uma medida de mecânica respiratória calculada como a diferença entre a pressão inspiratória de platô e o nível da PEEP, representando assim o $V_T$ normalizado pela complacência respiratória. Embora não seja uma variável ajustável diretamente no ventilador mecânico, ela parece um parâmetro importante a ser controlado para prevenir VILI. Estudos em pacientes com SDRA mostram uma associação entre altos valores de $\Delta P$ e pior prognóstico.[48-50]

Recentemente, uma metanálise[51] de estudos que comparavam a ventilação protetora com a convencional durante a ventilação intraoperatória mostrou que a $\Delta P$ foi a única variável ventilatória independentemente associada a complicações pulmonares no período pós-operatório.

Uma porcentagem relativamente elevada dos pacientes sob anestesia geral para cirurgia desenvolvem atelectasia pulmonar,[52] que pode acometer até 25% dos pulmões,[52] diminuindo a área de tecido aerado, bem como a $C_{SR}$.

O uso de $V_T$ de até 15 $mL \cdot kg^{-1}$ do peso predito já foi utilizado para prevenir atelectasia pulmonar e hipoxemia. Porém, a combinação de alto $V_T$ com baixa $C_{SR}$ devido à atelectasia pulmonar pode resultar em alta $\Delta P$, o que, de acordo com os estudos atuais, está associado a maior risco de complicações pulmonares pós-operatórias.[51] Apesar dos diversos estudos controlados mostrando claramente os benefícios da utilização de um $V_T$ protetor durante a ventilação mecânica perioperatória, ainda são empregados volumes correntes superiores a 10 $mL \cdot kg^{-1}$ em mais de 10% dos pacientes sob anestesia geral.[53]

Os efeitos da PEEP sobre a $\Delta P$ são variados, podendo resultar em sua redução, manutenção ou até mesmo no seu aumento. Teoricamente, o recrutamento pulmonar por PEEP mais elevada aumenta a área pulmonar aerada, levando a um decréscimo da $\Delta P$ quando o $V_T$ não sofre variações. Já se a $\Delta P$ não sofre modificações ou

**QUADRO 30.2** Variáveis e estratégias intraoperatórias para prevenir complicações pulmonares

| Variável | Racional | Observações e recomendações |
|---|---|---|
| Volume corrente ($V_T$) baixo | • Melhora a mecânica pulmonar<br>• Melhora a oxigenação<br>• Reduz a produção de mediadores inflamatórios<br>• Reduz a incidência de complicações pulmonares pós-operatórias | • Deve ser calculado entre 6 e 8 $mL \cdot kg^{-1}$<br>• Deve-se considerar o peso ideal do paciente |
| Pressão positiva ao final da expiração (PEEP) | • Estabiliza unidades alveolares<br>• Reduz áreas de colapso pulmonar | • O nível ideal da PEEP durante o perioperatório não está estabelecido<br>• Em cirurgia de laparotomia em pacientes não obesos, deve-se ajustar PEEP mínima de 2 $cmH_2O$, com acréscimos individualizados de acordo com a patologia de base, mecânica respiratória e oxigenação<br>• Níveis elevados de PEEP não previnem complicações pulmonares após laparotomias |
| Manobras de recrutamento (MR) | • Promovem maior homogeneidade pulmonar pela abertura de unidades alveolares colapsadas | • Devem ser realizadas com cautela principalmente em pacientes com instabilidade hemodinâmica<br>• A associação de MR com PEEP elevada não previne complicações pulmonares pós-operatórias<br>• Devem ser evitadas na presença de pneumotórax, pneumomediastino e enfisema subcutâneo |
| Fração inspirada de oxigênio ($F_IO_2$) | • Valores elevados são utilizados para melhorar a oxigenação, em parte para compensar o não uso da PEEP ou baixo $V_T$ | • $F_IO_2$ elevada (em torno de 80%) está relacionada a menor infecção do sítio cirúrgico, sobretudo em cirurgias intestinais<br>• $F_IO_2$ elevada está relacionada a menor incidência de náuseas e vômitos no pós-operatório<br>• $F_IO_2$ alta está relacionada a maiores taxas de mortalidade em pacientes críticos |

quando se eleva, isso pode significar que o aumento da PEEP não está resultando no recrutamento do tecido pulmonar e que, na realidade, possivelmente estará ocorrendo hiperdistensão pulmonar.[51]

Dessa forma, a $\Delta P$ pode vir a se tornar uma ferramenta útil para se ajustar tanto o $V_T$ como a PEEP durante a ventilação mecânica no perioperatório. Todavia, o valor dessa variável ainda não se encontra definitivamente estabelecido.

# Modos ventilatórios na anestesia geral

## Modos ventilatórios básicos

### Ventilação por volume controlado

A ventilação por volume controlado (VCV, do inglês *volume-controlled ventilation*) é em geral a primeira escolha dos anestesiologistas para a anestesia geral em razão da vantagem de possibilitar a garantia de um volume minuto, assegurando uma troca gasosa adequada, em especial a eliminação de $CO_2$, independentemente das mudanças da $C_{SR}$ que podem ocorrer devido ao posicionamento do paciente, das variações na profundidade do bloqueio neuromuscular, da natureza do procedimento cirúrgico, entre outros.

Por outro lado, durante a VCV, as pressões de vias aéreas não são controladas e, se houver uma redução súbita na $C_{SR}$ ao se atingir o $V_T$ ajustado, altas pressões de vias aéreas poderão ser atingidas.

Portanto, deve-se ajustar no ventilador um intervalo seguro de pressões de vias aéreas específico para cada paciente, de forma que, se os limites forem excedidos, o fato seja logo identificado, possibilitando o ajuste dos parâmetros ventilatórios.

É importante salientar que, durante a VCV, uma elevação na pressão de pico inspiratória pode ser devida tanto a uma redução na $C_{SR}$ ou a um aumento da resistência ao fluxo. Sendo assim, torna-se necessária a realização de pausa inspiratória para possibilitar a discriminação dessas condições (QUADRO 30.3).

### Ventilação por pressão controlada

Durante a ventilação por pressão controlada (PCV, do inglês *pressure controlled ventilation*), o $V_T$ é resultado da interação entre a pressão inspiratória, a resistência de vias aéreas e a $C_{SR}$. Embora esse modo garanta um controle das pressões inspiratórias, o mesmo não se aplica ao volume-minuto.

O período perioperatório é potencialmente caracterizado por mudanças na $C_{SR}$. Por exemplo, rápidas modificações na distensão diafragmática causadas pelo pneumoperitônio durante cirurgias laparoscópicas podem levar a variações no $V_T$ suficientemente importantes para hipoventilar, ou mesmo distender os pulmões, com um potencial lesivo para estes.[54] Portanto, o anestesiologista deve ajustar os alarmes para o $V_T$ a fim de garantir ventilação apropriada e não lesiva aos pulmões.

A PCV pode também ser benéfica quando uma via aérea supraglótica ou traqueotubos sem manguito são utilizados, pois propicia menor vazamento de gás e diminui também o risco de insuflação gástrica[55] (VER QUADRO 30.3).

### Ventilação por pressão controlada com volume garantido

Atualmente, alguns aparelhos novos de anestesia possuem disponível um modo ventilatório que permite associar as vantagens da PCV e da VCV, também chamado de modo ventilatório de controle duplo. A nomenclatura desse modo varia de acordo com o fabricante do aparelho, mas seu funcionamento é estruturalmente semelhante, liberando um volume corrente predeterminado a partir da menor pressão inspiratória possível. Para atingir esse objetivo, o ventilador utiliza um fluxo inspiratório decrescente, similar ao da PCV, calcula a complacência do sistema respiratório ciclo a ciclo e readapta a pressão inspiratória para obter o $V_T$ alvo (VER QUADRO 30.3).

Esse modo ventilatório pode ser especialmente vantajoso em ventilação de pulmão único, que exige controle minucioso

**QUADRO 30.3** Modos ventilatórios: vantagens, desvantagens e cuidados

| Modo ventilatório | Vantagens | Desvantagens | Cuidados |
|---|---|---|---|
| Ventilação por volume controlado (VCV) | • Possibilita garantia do $V_T$ mesmo quando ocorrem mudanças na complacência do sistema respiratório | • As pressões de vias aéreas não são controladas<br>• Caso haja redução da complacência, altas pressões de vias aéreas podem ser atingidas | • Deve ser ajustado um alarme para pressões de vias aéreas em intervalo seguro |
| Ventilação por pressão controlada (PCV) | • Possibilita o controle das pressões inspiratórias<br>• O menor risco de vazamento de gás possibilita ventilação com dispositivos supraglóticos ou com tubos traqueais sem manguito | • Não há garantia do $V_T$ | • Devem ser ajustados os alarmes para o $V_T$ a fim de garantir ventilação apropriada e não lesiva aos pulmões |
| Ventilação por pressão controlada com volume garantido | • Permite controlar o $V_T$ a partir de menores pressões de vias aéreas | • Modo disponível apenas em aparelhos mais modernos | • A redução da pressão também pode diminuir a pressão média de vias aéreas, reduzindo a oxigenação |
| Ventilação mecânica assistida | • Possibilita ventilação sem anestesia profunda ou com anestesia locorregional<br>• Recuperação anestésica mais rápida | • Menor controle dos parâmetros ventilatórios | • Dependente do modo ventilatório e do tipo de procedimento cirúrgico |
| Ventilação de alta frequência a jato | • Permite limitação da expansão pulmonar<br>• Permite a preservação do espaço laríngeo para cirurgias de pescoço<br>• Possibilita oxigenação transtraqueal em situações de emergência | • Não possibilita o uso de anestésicos voláteis<br>• Pode haver hiperinsuflação pulmonar na presença de obstrução do fluxo expiratório | • Contraindicada em pacientes em risco de aspiração e com obstrução das vias aéreas superiores |
| Ventilação de alta frequência oscilatória | • Possibilita combinar o menor $V_T$ possível com aumento relativo da pressão de via aérea | • Não possibilita o uso de anestésicos voláteis<br>• Necessita de período longo para estabilizar o recrutamento pulmonar e a troca gasosa | • Contraindicada em pacientes em risco de aspiração e com obstrução das vias aéreas superiores |

tanto da pressão quanto do volume.[56] No entanto, como esse modo ventilatório é relativamente recente nos aparelhos de anestesia, poucos estudos investigaram e validaram suas vantagens potenciais, e seu impacto nas complicações pulmonares e na sobrevida ainda não foi determinado. Ademais, a redução da pressão também pode diminuir a pressão média de vias aéreas, reduzindo a oxigenação.

## Ventilação mecânica assistida

A anestesia geral por si só não implica necessariamente ventilação mecânica controlada. Muitos pacientes submetidos a procedimentos cirúrgicos pequenos podem ser mantidos em ventilação espontânea ou em diferentes graus de ventilação assistida. Os equipamentos anestésicos mais recentes oferecem diversos modos ventilatórios assistidos ou assisto-controlados. A ventilação mandatória intermitente sincronizada (SIMV, do inglês *synchronized intermittent mandatory ventilation*) é um modo ventilatório híbrido que pode ser controlado tanto por volume como por pressão, e que, durante o período operatório, propicia a garantia do volume-minuto e troca gasosa enquanto o paciente dispara os ciclos respiratórios assistidos. Caso a frequência respiratória do paciente esteja abaixo do alvo, o ventilador dispara ciclos respiratórios compensatórios, sendo seguro para pacientes cujo *drive* possa reduzir no decorrer do procedimento cirúrgico.

A pressão de suporte ventilatório (PSV) também é um modo disponível em muitos equipamentos de anestesia. Pode ser usada, por exemplo, para ventilação em pequenas cirurgias, bem como em pacientes sob sedação profunda após anestesia locorregional. A ventilação de *backup* traz a segurança caso haja perda do *drive* respiratório, como observado após a administração de bólus de opioides e no aprofundamento da sedação (VER QUADRO 30.3).

## Modos ventilatórios não convencionais

Alguns procedimentos cirúrgicos e diagnósticos demandam estratégias ventilatórias diferenciadas que limitem a expansão pulmonar e/ou preservem o espaço na laringe para o posicionamento de ferramentas cirúrgicas e de diagnóstico. Nesse sentido, os modos de alta frequência (HFV, do inglês *high frequency ventilation*), sobretudo o de alta frequência em jatos (HFJV, do inglês *high frequency jet ventilation*) e alta frequência oscilatória (HFOV, do inglês *high oscilatory ventilation*), são particularmente interessantes para anestesiologistas, já que permitem alcançar a adequada troca gasosa, enquanto limitam a expansão torácica. Além disso, a HFJV pode ser interessante em situações de emergência nas quais a obstrução supraglótica está presente e há necessidade de se manter ventilação transtraqueal percutânea usando um cateter de orifício reduzido. Como os dispositivos utilizados para HFV não suportam anestésicos voláteis, a anestesia é realizada de forma intravenosa total (VER QUADRO 30.3).

### Ventilação de alta frequência a jato

A HFJV pode ser útil em procedimentos cirúrgicos e de diagnóstico da laringe e traqueia, como endoscopia, posicionamento de *stents* traqueais, cirurgia a *laser*, bem como para oxigenação transtraqueal em situação de emergência, ou mesmo para melhora da oxigenação durante a anestesia de um pulmão. Entretanto, esse modo ventilatório é contraindicado para pacientes em risco de aspiração e com obstrução das vias aéreas superiores.

A HFJV pode ser realizada tanto por um tubo ou cânula posicionada acima ou abaixo da glote. No procedimento acima da glote, o ventilador a jato pode ser conectado a um endoscópio, ao passo que, no procedimento subglótico, tanto a via transtraqueal quanto a transglótica podem ser utilizadas. Na via transtraqueal, uma cânula (habitualmente venosa) – de 13 ou 14 Gauge para adultos e 18 Gauge para crianças < 3 anos – é introduzida através da membrana cricotireoide na traqueia usando a técnica de Seldinger ou sob controle endoscópico. A ponta do cateter é posicionada de 2-4 cm acima da carina.[57] Na via transglótica, um cateter com diâmetro interno de 1,5 a 3 mm e com até 30 cm de comprimento é introduzido pelo nariz ou boca e sua ponta com múltiplos orifícios é posicionada na traqueia sob visualização direta por laringoscópio.

Os ventiladores a jato aplicam pressões na faixa de 1,5 a 2,5 bar com frequência respiratória de 100 a 150 ciclos·min$^{-1}$ e tempo inspiratório de 50% (30-70%) no cateter a jato.[58] Esses ajustes resultam em uma pressão de via aérea menor do que aquelas observadas na ventilação mecânica convencional, desde que não haja estenose ou obstrução de vias aéreas superiores. Além disso, tais ajustes resultam em volumes correntes na faixa de 1 a 3 mL·kg$^{-1}$ do peso predito, que podem ser elevados mediante aumento da pressão, redução da frequência respiratória e elevação do tempo inspiratório. Desse modo, se o volume corrente precisa ser reduzido, por exemplo, durante o despertar da anestesia com o objetivo de estimular a respiração espontânea, a frequência respiratória é aumentada para 300 ciclos·min$^{-1}$. As frações inspiratórias de oxigênio durante a HFJV se situam na faixa de 50 a 100%, porém a fração de oxigênio efetiva na traqueia é geralmente menor devido à entrada do ar,[59] isto é, ocorre mistura de oxigênio proveniente do ventilador com o ar circundante devido ao efeito Venturi.

As complicações da HFJV são raras.[57] Pneumotórax e pneumomediastino têm sido evidenciados em menos de 1% dos casos,[57,60] ao passo que enfisema subcutâneo tem sido observado em 8% dos pacientes.[57] Tais complicações resultam de hiperinsuflação pulmonar na presença de obstrução ao fluxo aéreo expiratório e podem ocorrer mesmo em dispositivos que controlam a pressão traqueal. Novos ventiladores a jato oferecem o dispositivo de expiração ativa que poderia minimizar tais eventos. Dispositivos supraglóticos podem teoricamente promover o transporte de partículas e líquidos em direção à traqueia, assim como insuflação gástrica e rupturas.[61] Além disso, quando o gás do ventilador não é umidificado, pode ocorrer ressecamento da mucosa traqueal e traqueobronquite[62] (VER QUADRO 30.3).

### Ventilação de alta frequência oscilatória

Durante a HFOV, um diafragma ou pistão gera oscilações de frequências na faixa de 5 a 15 Hz na pressão de via aérea. A possibilidade de se combinar o menor volume corrente possível com relativa elevação da pressão média de via aérea (mPaw), reduzindo o risco de volutrauma e atelectrauma, torna a HFOV particularmente atrativa para a ventilação pulmonar protetora. A HFOV converteu-se em uma estratégia ventilatória mecânica popular na disfunção pulmonar aguda em crianças, mesmo na ausência de evidências de sua superioridade sobre a ventilação convencional.[63,64] Na sala operatória, a HFOV pode ser uma alternativa valiosa para limitar o estiramento pulmonar cíclico, permitindo sua expansão e compensando aumentos da pressão abdominal que poderiam levar a uma redução do volume pulmonar (VER QUADRO 30.3).

No entanto, em adultos, o tempo necessário para estabilizar o recrutamento pulmonar e a troca gasosa após o início da HFOV é longo. Assim, seu uso durante a anestesia costuma ser restrito a casos em que a HFOV foi iniciada na unidade de tratamento intensivo.

## Considerações finais

O reconhecimento das complicações pulmonares pós-operatórias e seus mecanismos, bem como os avanços tecnológicos, têm tornado a ventilação mecânica durante a anestesia mais complexa e ao mesmo tempo mais segura.

A monitorização ventilatória é mandatória. Os equipamentos de anestesia devem permitir a obtenção de curvas de pressão e volume e também a realização de pausas inspiratórias e expiratórias, bem como o cálculo de complacência para o melhor ajuste dos parâmetros ventilatórios em tempo real.

De modo geral, a estratégia de ventilação protetora com baixo $V_T$ deve ser empregada. O nível de PEEP e o uso de manobras de recrutamento devem ser avaliados individualmente, visto que seus benefícios podem ser contrapostos pelo prejuízo hemodinâmico.

## Referências


1. Smetana GW. Postoperative pulmonary complications: an update on risk assessment and reduction. Cleveland Clinic journal of medicine. 2009;76 Suppl 4:S60-5.
2. Canet J, Gallart L, Gomar C, Paluzie G, Valles J, Castillo J, et al. Prediction of postoperative pulmonary complications in a population-based surgical cohort. Anesthesiology. 2010;113(6):1338-50.
3. Mazo V, Sabate S, Canet J, Gallart L, de Abreu MG, Belda J, et al. Prospective external validation of a predictive score for postoperative pulmonary complications. Anesthesiology. 2014;121(2):219-31.
4. Hedenstierna G, Strandberg A, Brismar B, Lundquist H, Svensson L, Tokics L. Functional residual capacity, thoracoabdominal dimensions, and central blood volume during general anesthesia with muscle paralysis and mechanical ventilation. Anesthesiology. 1985;62(3):247-54.
5. Gunnarsson L, Tokics L, Gustavsson H, Hedenstierna G. Influence of age on atelectasis formation and gas exchange impairment during general anaesthesia. Br J Anaesth. 1991;66(4):423-32.
6. Rothen HU, Sporre B, Engberg G, Wegenius G, Hogman M, Hedenstierna G. Influence of gas composition on recurrence of atelectasis after a reexpansion maneuver during general anesthesia. Anesthesiology. 1995;82(4):832-42.
7. Stanley TH, Zikria BA, Sullivan SF. The surface tension of tracheobronchial secretions during general anesthesia. Anesthesiology. 1972;37(4):445-9.
8. Hirshman CA, Edelstein RA, Ebertz JM, Hanifin JM. Thiobarbiturate-induced histamine release in human skin mast cells. Anesthesiology. 1985;63(4):353-6.
9. Doenicke A, Moss J, Lorenz W, Hoernecke R. Intravenous morphine and nalbuphine increase histamine and catecholamine release without accompanying hemodynamic changes. Clin Pharmacol Ther. 1995;58(1):81-9.
10. North FC, Kettelkamp N, Hirshman CA. Comparison of cutaneous and in vitro histamine release by muscle relaxants. Anesthesiology. 1987;66(4):543-6.
11. Reber A, Nylund U, Hedenstierna G. Position and shape of the diaphragm: implications for atelectasis formation. Anaesthesia. 1998;53(11):1054-61.
12. Pelosi P, Croci M, Calappi E, Mulazzi D, Cerisara M, Vercesi P, et al. Prone positioning improves pulmonary function in obese patients during general anesthesia. Anesth Analg. 1996;83(3):578-83.
13. Lestar M, Gunnarsson L, Lagerstrand L, Wiklund P, Odeberg-Wernerman S. Hemodynamic Perturbations During Robot-Assisted Laparoscopic Radical Prostatectomy in 45{degrees} Trendelenburg Position. Anesth Analg. 2011.
14. Parker JC, Hernandez LA, Peevy KJ. Mechanisms of ventilator-induced lung injury. Critical care medicine. 1993;21(1):131-43.
15. Hotchkiss JR, Simonson DA, Marek DJ, Marini JJ, Dries DJ. Pulmonary microvascular fracture in a patient with acute respiratory distress syndrome. Critical care medicine. 2002;30(10):2368-70.

16. Gammon RB, Shin MS, Buchalter SE. Pulmonary barotrauma in mechanical ventilation. Patterns and risk factors. Chest. 1992;102(2):568-72.
17. Frank JA, Wray CM, McAuley DF, Schwendener R, Matthay MA. Alveolar macrophages contribute to alveolar barrier dysfunction in ventilator-induced lung injury. American journal of physiology Lung cellular and molecular physiology. 2006;291(6):L1191-8.
18. Vlahakis NE, Hubmayr RD. Response of alveolar cells to mechanical stress. Current opinion in critical care. 2003;9(1):2-8.
19. Cressoni M, Gotti M, Chiurazzi C, Massari D, Algieri I, Amini M, et al. Mechanical Power and Development of Ventilator-induced Lung Injury. Anesthesiology. 2016;124(5):1100-8.
20. Bendixen HH, Hedley-Whyte J, Laver MB. Impaired Oxygenation in Surgical Patients during General Anesthesia with Controlled Ventilation. A Concept of Atelectasis. The New England journal of medicine. 1963;269:991-6.
21. Hegeman MA, Hemmes SN, Kuipers MT, Bos LD, Jongsma G, Roelofs JJ, et al. The extent of ventilator-induced lung injury in mice partly depends on duration of mechanical ventilation. Critical care research and practice. 2013;2013: 435236.
22. Futier E, Constantin JM, Paugam-Burtz C, Pascal J, Eurin M, Neuschwander A, et al. A trial of intraoperative low-tidal-volume ventilation in abdominal surgery. The New England journal of medicine. 2013;369(5):428-37.
23. Severgnini P, Selmo G, Lanza C, Chiesa A, Frigerio A, Bacuzzi A, et al. Protective mechanical ventilation during general anesthesia for open abdominal surgery improves postoperative pulmonary function. Anesthesiology. 2013;118(6):1307-21.
24. Ge Y, Yuan L, Jiang X, Wang X, Xu R, Ma W. [Effect of lung protection mechanical ventilation on respiratory function in the elderly undergoing spinal fusion]. Zhong nan da xue xue bao Yi xue ban = Journal of Central South University Medical sciences. 2013;38(1):81-5.
25. Chaney MA, Nikolov MP, Blakeman BP, Bakhos M. Protective ventilation attenuates postoperative pulmonary dysfunction in patients undergoing cardiopulmonary bypass. Journal of cardiothoracic and vascular anesthesia. 2000;14(5):514-8.
26. Michelet P, D'Journo XB, Roch A, Doddoli C, Marin V, Papazian L, et al. Protective ventilation influences systemic inflammation after esophagectomy: a randomized controlled study. Anesthesiology. 2006;105(5):911-9.
27. Zupancich E, Paparella D, Turani F, Munch C, Rossi A, Massaccesi S, et al. Mechanical ventilation affects inflammatory mediators in patients undergoing cardiopulmonary bypass for cardiac surgery: a randomized clinical trial. The Journal of thoracic and cardiovascular surgery. 2005;130(2):378-83.
28. Dreyfuss D, Saumon G. Ventilator-induced lung injury: lessons from experimental studies. American journal of respiratory and critical care medicine. 1998;157(1):294-323.
29. Hedenstierna G, Edmark L. Mechanisms of atelectasis in the perioperative period. Best practice & research Clinical anaesthesiology. 2010;24(2):157-69.
30. Reinius H, Jonsson L, Gustafsson S, Sundbom M, Duvernoy O, Pelosi P, et al. Prevention of atelectasis in morbidly obese patients during general anesthesia and paralysis: a computerized tomography study. Anesthesiology. 2009;111(5):979-87.
31. Whalen FX, Gajic O, Thompson GB, Kendrick ML, Que FL, Williams BA, et al. The effects of the alveolar recruitment maneuver and positive end-expiratory pressure on arterial oxygenation during laparoscopic bariatric surgery. Anesth Analg. 2006;102(1):298-305.
32. Talab HF, Zabani IA, Abdelrahman HS, Bukhari WL, Mamoun I, Ashour MA, et al. Intraoperative ventilatory strategies for prevention of pulmonary atelectasis in obese patients undergoing laparoscopic bariatric surgery. Anesthesia and analgesia. 2009;109(5):1511-6.
33. Neumann P, Rothen HU, Berglund JE, Valtysson J, Magnusson A, Hedenstierna G. Positive end-expiratory pressure prevents atelectasis during general anaesthesia even in the presence of a high inspired oxygen concentration. Acta anaesthesiologica Scandinavica. 1999;43(3):295-301.
34. Tusman G, Bohm SH, Vazquez de Anda GF, do Campo JL, Lachmann B. 'Alveolar recruitment strategy' improves arterial oxygenation during general anaesthesia. British journal of anaesthesia. 1999;82(1):8-13.
35. Anaesthesiology PNIftCTNotESo, Hemmes SN, Gama de Abreu M, Pelosi P, Schultz MJ. High *versus* low positive end-expiratory pressure during general anaesthesia for open abdominal surgery (PROVHILO trial): a multicentre randomised controlled trial. Lancet. 2014;384(9942):495-503.
36. Futier E, Constantin JM, Petit A, Jung B, Kwiatkowski F, Duclos M, et al. Positive end-expiratory pressure improves end-expiratory lung volume but not oxygenation after induction of anaesthesia. European journal of anaesthesiology. 2010;27(6):508-13.
37. Serpa Neto A, Hemmes SN, Barbas CS, Beiderlinden M, Biehl M, Binnekade JM, et al. Protective *versus* Conventional Ventilation for Surgery: A Systematic Review and Individual Patient Data Meta-analysis. Anesthesiology. 2015;123(1):66-78.
38. Guldner A, Gama de Abreu M. [Intraoperative protective ventilation reduces postoperative pulmonary complications – PRO]. Anasthesiologie, Intensivmedizin, Notfallmedizin, Schmerztherapie : AINS. 2015;50(9):524-8.
39. de Graaff AE, Dongelmans DA, Binnekade JM, de Jonge E. Clinicians' response to hyperoxia in ventilated patients in a Dutch ICU depends on the level of $F_IO_2$. Intensive care medicine. 2011;37(1):46-51.
40. Hovaguimian F, Lysakowski C, Elia N, Tramer MR. Effect of intraoperative high inspired oxygen fraction on surgical site infection, postoperative nausea and vomiting, and pulmonary function: systematic review and meta-analysis of randomized controlled trials. Anesthesiology. 2013;119(2):303-16.
41. Togioka B, Galvagno S, Sumida S, Murphy J, Ouanes JP, Wu C. The role of perioperative high inspired oxygen therapy in reducing surgical site infection: a meta-analysis. Anesthesia and analgesia. 2012;114(2):334-42.
42. Bhandari V, Elias JA. Cytokines in tolerance to hyperoxia-induced injury in the developing and adult lung. Free radical biology & medicine. 2006;41(1):4-18.
43. Aggarwal NR, Brower RG. Targeting normoxemia in acute respiratory distress syndrome may cause worse short-term outcomes because of oxygen toxicity. Annals of the American Thoracic Society. 2014;11(9):1449-53.
44. de Jonge E, Peelen L, Keijzers PJ, Joore H, de Lange D, van der Voort PH, et al. Association between administered oxygen, arterial partial oxygen pressure and mortality in mechanically ventilated intensive care unit patients. Critical care. 2008;12(6):R156.
45. Altemeier WA, Sinclair SE. Hyperoxia in the intensive care unit: why more is not always better. Current opinion in critical care. 2007;13(1):73-8.
46. Damiani E, Adrario E, Girardis M, Romano R, Pelaia P, Singer M, et al. Arterial hyperoxia and mortality in critically ill patients: a systematic review and meta-analysis. Critical care. 2014;18(6):711.
47. Helmerhorst HJ, Roos-Blom MJ, van Westerloo DJ, de Jonge E. Association Between Arterial Hyperoxia and Outcome in Subsets of Critical Illness: A Systematic Review, Meta-Analysis, and Meta-Regression of Cohort Studies. Critical care medicine. 2015;43(7):1508-19.
48. Amato MB, Barbas CS, Medeiros DM, Magaldi RB, Schettino GP, Lorenzi-Filho G, et al. Effect of a protective-ventilation strategy on mortality in the acute respiratory distress syndrome. The New England journal of medicine. 1998;338(6):347-54.
49. Estenssoro E, Dubin A, Laffaire E, Canales H, Saenz G, Moseinco M, et al. Incidence, clinical course, and outcome in 217 patients with acute respiratory distress syndrome. Critical care medicine. 2002;30(11):2450-6.
50. Boissier F, Katsahian S, Razazi K, Thille AW, Roche-Campo F, Leon R, et al. Prevalence and prognosis of cor pulmonale during protective ventilation for acute respiratory distress syndrome. Intensive care medicine. 2013;39(10):1725-33.
51. Neto AS, Hemmes SN, Barbas CS, Beiderlinden M, Fernandez-Bustamante A, Futier E, et al. Association between driving pressure and development of postoperative pulmonary complications in patients undergoing mechanical ventilation for general anaesthesia: a meta-analysis of individual patient data. The Lancet Respiratory medicine. 2016;4(4):272-80.
52. Lundquist H, Hedenstierna G, Strandberg A, Tokics L, Brismar B. CT-assessment of dependent lung densities in man during general anaesthesia. Acta radiologica. 1995;36(6):626-32.
53. Patel JM, Baker R, Yeung J, Small C, West Midlands-Trainee R, Audit N. intraoperative adherence to lung-protective ventilation: a prospective observational study. Perioperative medicine. 2016;5:8.
54. Slutsky AS, Ranieri VM. Ventilator-induced lung injury. The New England journal of medicine. 2013;369(22):2126-36.
55. Bordes M, Semjen F, Degryse C, Bourgain JL, Cros AM. Pressurecontrolled ventilation is superior to volume-controlled ventilation with a laryngeal mask airway in children. Acta anaesthesiologica Scandinavica. 2007;51(1):82-5.
56. Song SY, Jung JY, Cho MS, Kim JH, Ryu TH, Kim BI. Volume-controlled *versus* pressurecontrolled ventilation-volume guaranteed mode during one-lung ventilation. Korean journal of anesthesiology. 2014;67(4):258-63.
57. Bourgain JL, Desruennes E, Fischler M, Ravussin P. Transtracheal high frequency jet ventilation for endoscopic airway surgery: a multicentre study. Br J Anaesth. 2001;87(6):870-5.
58. Fritzsche K, Osmers A. [Anesthetic management in laryngotracheal surgery. High-frequency jet ventilation as strategy for ventilation during general anesthesia]. Der Anaesthesist. 2010;59(11):1051-61; quiz 62-3.
59. Buczkowski PW, Fombon FN, Lin ES, Russell WC, Thompson JP. Air entrainment during high-frequency jet ventilation in a model of upper tracheal stenosis. Br J Anaesth. 2007;99(6):891-7.
60. Rontal E, Rontal M, Wenokur ME. Jet insufflation anesthesia for endolaryngeal laser surgery: a review of 318 consecutive cases. Laryngoscope. 1985;95(8):990-2.
61. Gilbert TB. Gastric rupture after inadvertent esophageal intubation with a jet ventilation catheter. Anesthesiology. 1998;88(2):537-8.
62. MacIntyre NR. High-frequency jet ventilation. Respir Care Clin N Am. 2001;7(4):599-610.
63. Henderson-Smart DJ, De Paoli AG, Clark RH, Bhuta T. High frequency oscillatory ventilation *versus* conventional ventilation for infants with severe pulmonary dysfunction born at or near term. Cochrane Database Syst Rev. 2009(3):CD002974.
64. Cools F, Henderson-Smart DJ, Offringa M, Askie LM. Elective high frequency oscillatory ventilation *versus* conventional ventilation for acute pulmonary dysfunction in preterm infants. Cochrane Database Syst Rev. 2009(3):CD000104.


## Questões de Provas do TSA

**30.1 (TSA/2014)** Homem de 60 anos com história de infarto do miocárdio há 8 meses com fração de ejeção de VE de 40% está internado na UTI devido a DPOC agudizada por quadro de infecção respiratória. É ventilado com pressão de suporte (PS) de 15 $cmH_2O$, volume corrente (VC) de 350 mL, PEEP de 5 $cmH_2O$ e FR de 25 irpm. Após 1 hora da redução da PS para 8 $cmH_2O$ com manutenção da PEEP em 5 $cmH_2O$, a FR aumenta para 32 irpm, o VC reduz para 200 mL e o paciente fica extremamente desconfortável. O diagnóstico mais provável para essa situação é:

**A.** Broncoespasmo.

**B.** Colapso de vias aéreas.

**C.** Tromboembolismo pulmonar.

**D.** Insuficiência cardíaca esquerda.

**30.2 (TSA/2014)** Paciente internado na UTI apresenta síndrome do desconforto respiratório do adulto (SDRA) e evolui com pneumotórax, sendo necessária a inserção de um dreno torácico. Foi instituída ventilação oscilatória de alta frequência (HFOV) com melhora significativa da $PaO_2$. Qual é a explicação para essa melhora?

**A.** Redução da PVC.

**B.** Recrutamento alveolar.

**C.** Maiores volumes correntes.

**D.** Aumento no débito cardíaco.

**30.3 (TSA/2015)** Paciente com pancreatite necro-hemorrágica e síndrome do desconforto respiratório do adulto será submetido a laparotomia exploradora. Está em ventilação mecânica controlada a pressão com os seguintes parâmetros: pressão inspiratória de 36 $cmH_2O$, PEEP de 12 $cmH_2O$, FR de 15 irpm, tempo inspiratório de 1,4 segundo e tempo de rampa de zero. O aumento do tempo inspiratório para 2 segundos implicará em:

**A.** Aumento da $PaCO_2$.

**B.** Aumento da pressão de platô.

**C.** Diminuição do retorno venoso.

**D.** Diminuição da constante de tempo alveolar.

# 31. VENTILADORES DE PULMÃO PARA ANESTESIA

Antonio Roberto Carraretto

Os modernos aparelhos de anestesia[1] e estações de trabalho de anestesia[2] (*workstation*) possuem ventiladores de alto desempenho capazes de fornecer volumes e controlar pressões com eficiência e precisão, nos modos ventilatórios controlado e assistido. O anestesiologista deve conhecer o seu funcionamento para melhor indicar e operar a ventilação mecânica no perioperatório.[3]

No atendimento aos pacientes críticos, principalmente aos que já estão em uso de ventilação mecânica na unidade de tratamento intensivo (UTI), o conhecimento sobre a correta utilização dos modernos ventiladores e a sua regulagem pode interferir no curso e resultado do tratamento.

A ventilação pulmonar é um processo fisiológico que consiste em ciclos ventilatórios compostos de duas fases (inspiratória e expiratória), as quais permitem a entrada de gás para os pulmões e a saída do gás dos pulmões. Durante a anestesia, devido ao emprego de fármacos e à necessidade de relaxamento muscular, faz-se necessário o controle da ventilação.

O ventilador para anestesia é um equipamento destinado a realizar ciclos de propulsão intermitente de um volume de gás, na fase inspiratória, e a liberação do gás na fase expiratória, propiciando a ventilação dos pulmões responsável pelo fornecimento de oxigênio ($O_2$) (e outros gases) e a retirada do dióxido de carbono ($CO_2$). O ventilador deve manter os volumes e as características elásticas dos pulmões para impedir a deterioração da mecânica pulmonar.[4]

Outras funções, a serem descritas neste capítulo, poderão ser incorporadas ao ventilador.

## Evolução dos ventiladores

Os ventiladores mecânicos foram introduzidos na prática da anestesia para auxiliar o trabalho do anestesiologista, que, de outra forma, deveria ficar comprimindo intermitentemente a bolsa-reservatório (ventilação manual) no paciente com depressão respiratória causada pelos anestésicos ou paralisia muscular provocada pelos bloqueadores neuromusculares. Além de liberar o anestesiologista para outras tarefas, o ventilador mecânico pode proporcionar a ventilação pulmonar com maior regularidade e melhor controle sobre o volume, a pressão, a frequência, os tempos da inspiração e da expiração e oferecer melhor proteção contra lesões pulmonares.

A história da ventilação em anestesia possui diversas fases:[5]

- Sistemas *draw-over*, em que apenas é permitida a ventilação espontânea e onde o ar inspirado passa por um sistema que libera o anestésico volátil a ser inalado. Foi adicionado um "balão-reservatório" ao sistema *draw-over* para possibilitar a ventilação manual (FIG. 31.1).
- Ventiladores mecânicos para o controle mecânico da ventilação, com o advento do uso de opioides e bloqueadores neuromusculares.
- Modernos ventiladores de anestesia, de controle predominantemente eletrônico, controlados por *softwares* sofisticados, com vários modos ventilatórios e adição de configurações técnicas que melhoram e protegem a ventilação controlada mecânica.

## Ventiladores eletrônicos

No início do uso da ventilação mecânica em anestesia, os ventiladores eram equipamentos separados do sistema de administração dos gases do aparelho de anestesia e em geral acoplados aos circuitos de anestesia, quer nos sistemas sem absorção de $CO_2$ ou nos sistemas respiratórios circulares com absorção de $CO_2$ (SRCA$CO_2$). Assim, era possível usar diversos tipos de ventiladores combinados com o sistema de administração de gases. Com a evolução dos ventiladores para as UTIs, houve um período em que um ventilador de UTI era usado para o acoplamento ao aparelho de anestesia. Na época, o acoplamento do ventilador era realizado substituindo o balão-reservatório, que era, então, retirado do sistema.

De forma gradativa, as indústrias de equipamentos para anestesia passaram a desenvolver ventiladores para anestesia fixados externamente ao aparelho de anestesia, possibilitando a separação e a substituição do ventilador de um aparelho de anestesia. Era possível escolher um aparelho de anestesia (seção de fluxo contínuo) com diferentes opções de ventiladores.

Os ventiladores eram equipamentos de construção basicamente mecânica, sendo que suas principais funções de alternância entre as fases inspiratória e expiratória (ciclagem), o controle do volume e a limitação da pressão dependiam de mecanismos fluídicos (gases comprimidos), sistemas magnéticos (ímãs) e balão de borracha (balão-reservatório) no interior de uma campânula, mais tarde substituído pelo fole de borracha.

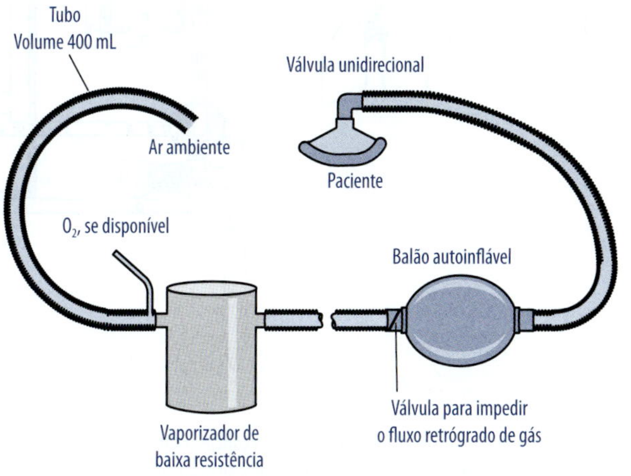


**FIGURA 31.1** Sistema *draw-over* com abertura para o exterior (ar ambiente) ou possibilidade da adição de oxigênio com vaporizador, balão autoinflável, tubos corrugados e máscara facial.
*Fonte: Imagem gentilmente produzida e cedida por Luíza Carraretto.*

Os foles com campânulas são usados como dispositivos separadores entre os gases que são utilizados para comprimir e propulsionar o volume ao paciente e os que são administrados ao paciente. Na parte externa (entre o fole e a campânula) está o gás propulsor do fole, que é liberado pelo sistema de controle do ventilador, e, na parte interna do fole, estão os gases do SRCACO$_2$, que são administrados ao paciente. O gás propulsor, por questões financeiras, geralmente é ar comprimido, mas também é possível usar o oxigênio da rede do estabelecimento de saúde.

Os primeiros equipamentos eram limitados em recursos e apresentavam apenas a ventilação com volume controlado ou com pressão limitada, com relação fixa entre os tempos inspiratório e expiratório (I:E). Outros controles, como a possibilidade de alteração da relação I:E, inclusão de uma pressão positiva ao final da expiração (PEEP, do inglês *positive end-expiratory pressure*), alarmes de desconexão, ventilação com pressão controlada (PCV, do inglês *pressure-controlled ventilation*) e modos assistidos de ventilação, foram sendo adicionados progressivamente. Os fabricantes passaram a incorporar os modos e controles ventilatórios existentes nos ventiladores de UTI aos de anestesia.[5]

A continuidade da evolução incorporou física e funcionalmente o ventilador ao aparelho de anestesia, produzindo os "modernos aparelhos de anestesia", onde o ventilador não pode ser separado da seção de fluxo contínuo e do SRCACO$_2$ do aparelho de anestesia (FIG. 31.2). Essa configuração seguiu-se nas atuais estações de trabalho de anestesia (*anesthesia workstation*). Neste capítulo, tratamos dos principais aparelhos (ISO-ABNT) e estações de trabalho de anestesia.[2]

Os ventiladores passaram de máquinas totalmente mecânicas para equipamentos eletromecânicos controlados por *software* que podem ser modificados e implementados. Tal evolução foi possível como consequência da descoberta e do desenvolvimento dos microprocessadores, dos controles eletrônicos nos sistemas de liberação de fluxo (válvula de controle de fluxo) e controle da pressão (válvula de controle de pressão) (FIGS. 31.3 E 31.4)[6] e medição de fluxo e pressão de gases.

Existem sensores de pressão (pressostatos), posicionados nos ramos inspiratório e expiratório, que medem as pressões do sistema, e por diferencial de pressão são capazes de medir o fluxo de gases. Esses sensores fornecem informações para o controle do ventilador e para a monitorização da ventilação, como nos equipamentos da GE Healthcare® (FIG. 31.5A E B). A monitorização da ventilação também pode ser realizada por meio de um conector, situado próximo à via aérea do paciente, que transmite diferença de pressão, por meio de dois tubos finos, para um sensor no interior do monitor da ventilação (espirometria) (FIG. 31.5C). É importante manter esses tubos originais e limpos. A obstrução por umidade, água ou secreção pode invalidar ou levar a erros nas medidas.

O fluxo dos gases também pode ser medido por anemometria térmica, que usa a variação da temperatura e resistência de um fio aquecido (equipamentos da Dräger®) (FIG. 31.6)

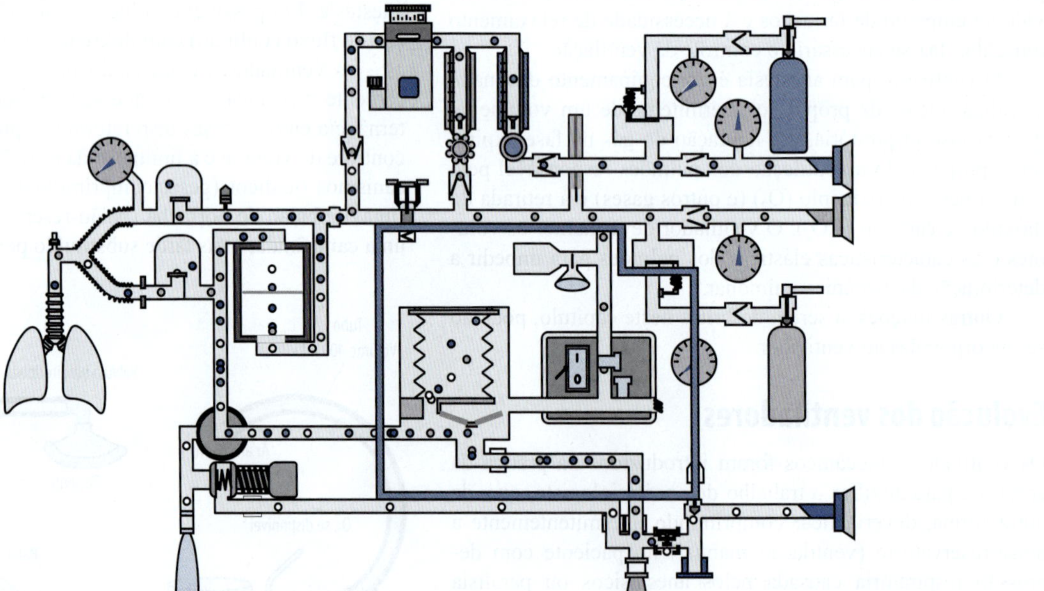

**FIGURA 31.2** Diagrama do aparelho de anestesia com as fontes de gases (O$_2$, N$_2$O, ar), seção de fluxo contínuo com vaporizador, ventilador (delimitado em azul), sistema respiratório circular com absorvedor de CO$_2$ e sistema de exaustão de gases. O ventilador (com fole e propulsionado pelo oxigênio da rede) está integrado ao sistema e passa a funcionar pelo acionamento de uma chave (balão/ventilador).
*Fonte: Adaptada de Center for safety, simulation and advanced learning technologies.*[7]

Esta imagem pode ser visualizada em cores no Anexo 2, página 1561.

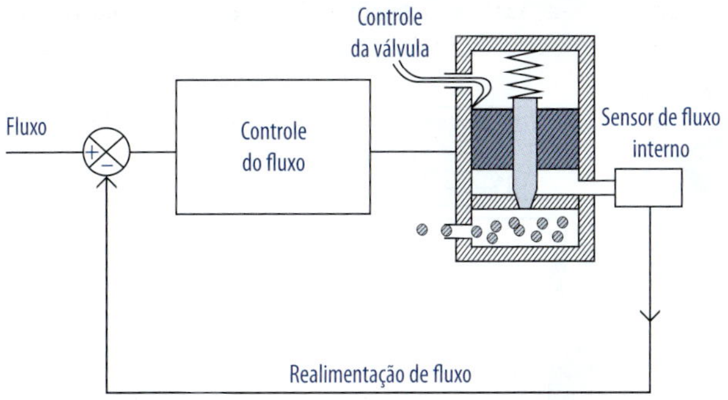


**FIGURA 31.3** Válvula de controle de fluxo: um sistema eletrônico controla a abertura e o fechamento de uma válvula por onde passa o gás do sistema de propulsão do fole.
*Fonte: Gentilmente cedida por Dr. Kentaro Takaoka.*

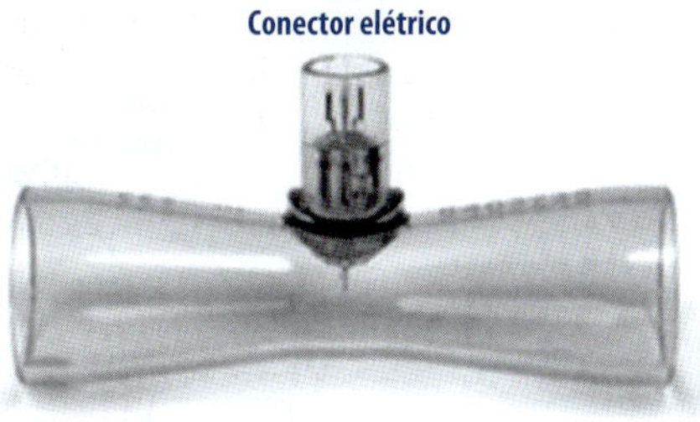


**FIGURA 31.6** Sensor de anemometria térmica colocado nos ramos inspiratório e expiratório do sistema respiratório circular com absorvedor de $CO_2$ para a medida dos fluxos e volumes inspiratório e expiratório. A passagem de um fluxo de gás altera as características térmicas e elétricas do sensor, e o sistema converte o valor para um fluxo de gás. As medidas de pressões nestes sistemas são realizadas por outros sensores (de pressão). Sistemas utilizados nos equipamentos da Dräger®.
*Fonte: Divulgação Dräger.*

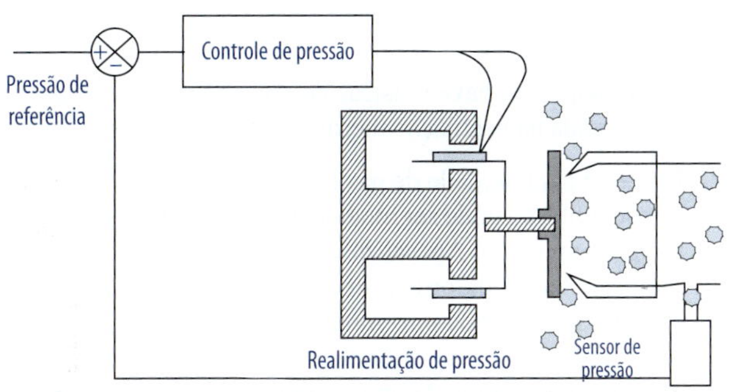


**FIGURA 31.4** Válvula de controle de pressão: um sistema eletrônico recebe informações de sensores de pressão no circuito e controla a pressão no seu interior, controlando a abertura (ou fechamento) do vazamento de gases.
*Fonte: Gentilmente cedida por Dr. Kentaro Takaoka.*

O ventilador gera um fluxo de gás criando um gradiente de pressão entre a via aérea proximal (boca, nariz, traqueia) e o alvéolo (distal), ocasionando, ao fim de um tempo, o volume corrente e modificando a pressão no sistema respiratório.[8] O fluxo de gás é direcionado através de um circuito de tubos, por uma diferença de pressão entre pontos, do ponto de maior pressão para o de menor pressão. Assim, na fase inspiratória, o fluxo é direcionado do ventilador (maior pressão) para os pulmões (menor pressão), e, na fase expiratória, no sentido inverso. Nos ventiladores para anestesia, esse circuito é duplo, constituído de um ramo inspiratório e um ramo expiratório, intercalados por um SRCA$CO_2$,[2] com a principal finalidade de absorção do $CO_2$ e reaproveitamento da mistura de gases expirados, entre outras (**FIG. 31.7**).

Para realizar essa alternância de fases (inspiratória e expiratória), existem diversos modos de operação que propiciam diferentes classificações para os ventiladores (**QUADRO 31.1**).

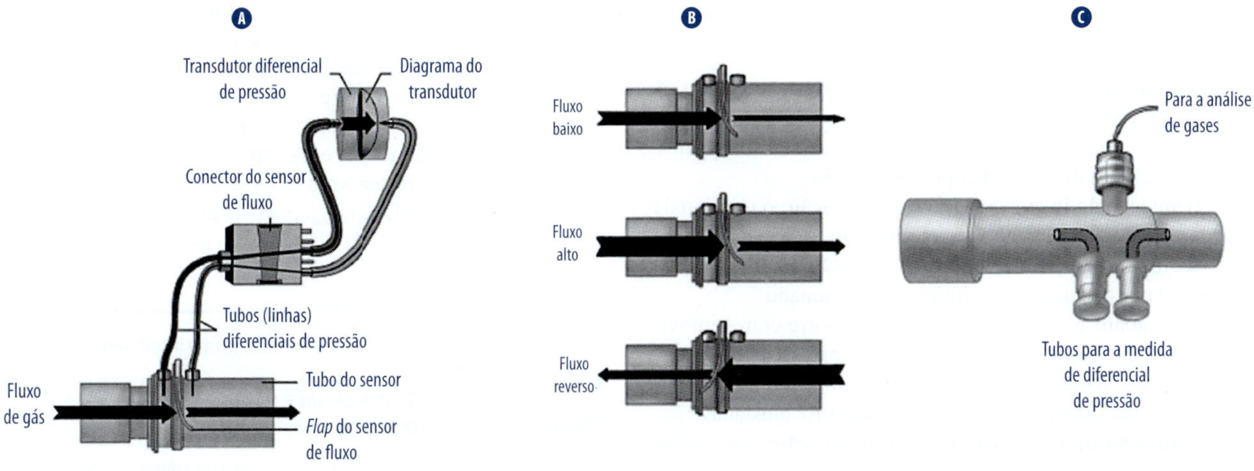


**FIGURA 31.5** Sensores de pressão (pressostatos) realizam a medição da pressão e do fluxo nos ramos inspiratório e expiratório. **A** A membrana no interior do conector se ajusta de acordo com o fluxo (baixo ou alto). **B** O conector ligado ao transdutor de pressão mede o diferencial entre dois pontos e transforma o valor em fluxo. **C** O conector é usado com o mesmo princípio de medição, para ser colocado próximo à via aérea do paciente. A pressão é transmitida para o sensor de diferencial de pressão, situado no interior de um monitor de espirometria. Estes sistemas são usados nos equipamentos da GE. Este tipo de sensor mede o diferencial da pressão entre dois pontos, possibilitando, também, a medida e a direção do fluxo (inspiratório e expiratório). Possui um orifício variável, por meio de um *flap* (membrana), que permite a medida de fluxos mais baixos e mais altos.

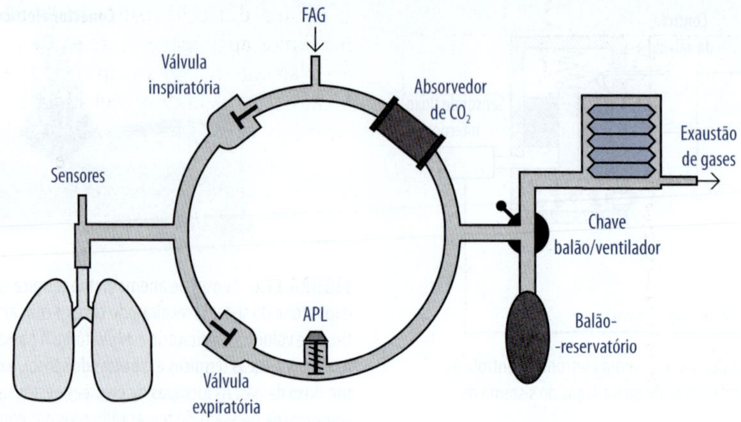


**FIGURA 31.7** Ventilador integrado a um sistema respiratório circular com absorção de $CO_2$ (SRCACO$_2$). A adição de um sistema capaz de absorver parte dos gases expirados, melhorar (manter) a temperatura dos gases a serem inspirados, gerando economia, e provocar menos poluição faz do SRCACO$_2$ um sistema único e com características diferentes dos ventiladores usados em unidades de tratamento intensivo.
APL, válvula de alívio de pressão; FAG, fluxo de admissão de gases.
*Fonte: Adaptada de Gravenstein e colaboradores.*[9]

**QUADRO 31.1** Classificações dos ventiladores

| Elemento de classificação | Principais denominações |
|---|---|
| Fases do ciclo | Inspiratório, transição inspiratório para expiratório, expiratório, transição expiratório para inspiratório |
| Força motriz | Pneumático de alta pressão, pneumático com Venturi, elétrico (pistão ou turbina) |
| Circuito | Simples e duplo, pistão rotatório, pistão linear |
| Controle | Pneumático, eletrônico, microprocessado |

Utilizando a classificação baseada nas fases do ciclo, os ventiladores são capazes de executar as quatro fases do ciclo ventilatório:

- **Fase inspiratória:** o ventilador propulsiona um fluxo de gás através do circuito, durante um tempo, para gerar o volume corrente. Pode ocorrer uma pausa no fluxo (pausa inspiratória) durante o tempo inspiratório.
- **Transição da inspiração para a expiração:** o término da fase inspiratória pode ser determinado a) por um tempo (tempo fixo), b) por alcançar uma pressão predeterminada ou c) por alcançar um volume predeterminado.
- **Expiração:** a expiração é passiva e ocorre com o movimento dos gases dos pulmões (maior pressão) para o circuito ventilatório (menor pressão), limitada à pressão atmosférica (PEEP = 0) ou ao valor da PEEP ajustada.
- **Transição da expiração para a inspiração:** nos modos controlados da ventilação (controle de pressão e controle de volume), essa transição é regulada pelo tempo (tempo expiratório da relação I:E para a frequência ajustada). Nos modos assistidos, em que o paciente pode disparar um novo ciclo inspiratório, essa transição pode ser feita pela alteração da pressão (*trigger* por pressão) ou do fluxo de gases (*trigger* por fluxo) no circuito ventilatório.

As principais variáveis físicas do ciclo ventilatório e a terminologia usada na ventilação mecânica estão descritas a seguir:

- **Fluxo:** é a quantidade de gás liberada pelo sistema em um tempo. O fluxo pode ser medido durante a inspiração e durante a expiração. Apesar de os tempos inspiratório e expiratório serem da ordem de segundos, o fluxo em geral é expresso em litros por minuto ($L{\cdot}min^{-1}$). Um ventilador pode gerar fluxos de diferentes padrões, classificados de acordo com a forma da onda gerada (**QUADRO 31.2 E FIG. 31.8**).
- **Volume:** é a quantidade de gás que entra (volume inspirado) e que sai do sistema respiratório (volume expirado) em cada ciclo, denominado volume corrente. O volume corrente é expresso em mililitros (mL). O volume corrente é quem possibilita a realização das trocas gasosas em cada ciclo. O volume-minuto é o produto do volume corrente pela frequência respiratória e pela sua magnitude, sendo expresso em litros por minuto ($L{\cdot}min^{-1}$).
- **Pressão:** o sistema respiratório é um sistema elástico complacente que apresenta resistência ao fluxo de gases. Durante a inspiração, ocorre um aumento da pressão nas vias aéreas, e o inverso durante a expiração. A pressão sobre as vias aéreas é medida em centímetros de água ($cmH_2O$). Existem diversas denominações de pressão: 1) $P_{pico}$: valor máximo alcançado; 2) $P_{plat}$: platô de pressão; 3) $P_{máx}$: limite da pressão máxima; 4) $P_{méd}$: pressão média; e 5) PEEP.

**QUADRO 31.2** Padrão do fluxo e da pressão na fase inspiratória

| Fluxo constante | O fluxo de gás é constante durante toda a fase inspiratória |
|---|---|
| Pressão constante | A pressão aplicada é constante durante a fase inspiratória |
| Fluxo não constante (variável) | O fluxo de gás é variável durante a fase inspiratória, mas mantém o padrão durante os diversos ciclos |
| Pressão não constante (variável) | A pressão aplicada é variável durante a fase inspiratória |

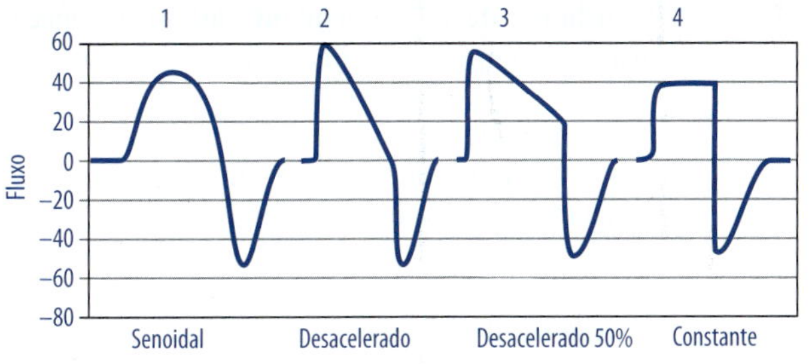


**FIGURA 31.8** Principais tipos de fluxos usados nos ventiladores de anestesia. 1) Fluxo senoidal: é variável, crescente até a metade e, a partir daí, decrescente (não é muito usado nos aparelhos de anestesia). 2) Fluxo desacelerado: atinge um valor máximo (geralmente regulado ao alcançar uma pressão pré-ajustada, como na ventilação por pressão controlada [PCV]) e sofre uma desaceleração enquanto essa pressão é mantida. 3) Desacelerado 50%: o valor do término do fluxo, neste caso 50% do fluxo inicial, pode ser regulado pelo operador (é usado na ventilação com pressão de suporte [PSV]). 4) Fluxo constante: começa com um valor e permanece constante durante todo o tempo do fluxo (é usado na ventilação por volume controlado [VCV]).

Os gráficos gerados por essas diferentes variáveis são mostrados na **FIGURA 31.9**, com a representação das curvas de pressão, fluxo e volume, nos controles ventilatórios de volume (sem e com pausa inspiratória) e de pressão.[3]

## Acoplamento ao sistema respiratório circular com absorvedor de dióxido de carbono

Nos ventiladores usados na UTI, na sala de emergência e durante o transporte do paciente, o gás expirado é descartado para o ambiente, principalmente pelo fato de não conter agentes anestésicos poluidores.

Uma das principais características dos ventiladores dos modernos aparelhos e estações de trabalho de anestesia é o seu acoplamento fixo ao equipamento com um $SRCACO_2$, não podendo ser separado ou substituído, como ocorria nos antigos aparelhos de anestesia. O $SRCACO_2$ permite a reinalação parcial ou total da mistura de gases expirados, em geral composta de agentes anestésicos inalatórios.

O sistema fluídico, ao proporcionar um fluxo de gases, pode ser comparado a um modelo elétrico, representado na **FIGURA 31.10**.

Os diversos modelos de aparelhos de anestesia apresentam desenhos diferentes dos acoplamentos entre o ventilador e o $SRCACO_2$. Integrado ao $SRCACO_2$, existe o balão-reservatório de anestesia, para permitir a ventilação manual pelo anestesiologista.

O circuito respiratório do aparelho de anestesia permite a ventilação espontânea do paciente e/ou a ventilação controlada manual pelo anestesiologista, sem o uso do ventilador. Nessa condição, uma válvula de limite ajustável de pressão (APL, do inglês *adjustable pressure limiting valve*) faz parte do circuito para permitir o controle da pressão máxima dentro do sistema e a exaustão de gases. A opção para a ventilação espontânea (manual ou controlada) ou controlada/assistida pelo ventilador é feita por uma chave seletora (balão/ventilador) mecânica ou por seleção eletrônica em botão de controle no painel do ventilador **(FIG. 31.11)**.

O uso da eletrônica permite a construção de ventiladores com modalidades ventilatórias e outras funções controladas por *software* que podem ser adicionadas (*upgrade*), propiciando funções diferentes a equipamentos fisicamente semelhantes. Assim, um ventilador básico pode ter as suas funções modificadas (melhoradas) pela adição de um novo *software* que comanda os mesmos controles mecânicos existentes em um mesmo conjunto eletromecânico. Muitos dos

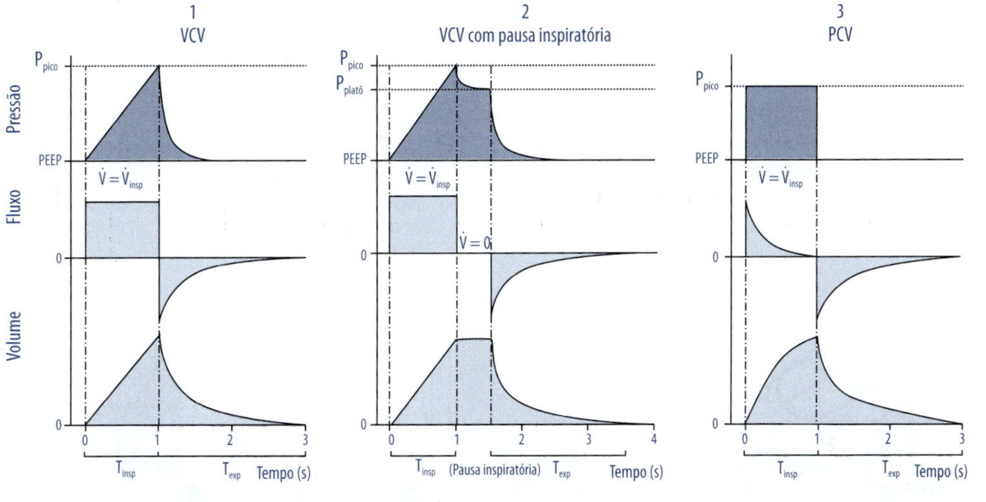


**FIGURA 31.9** Curvas de pressão, fluxo e volume geradas na ventilação mecânica: 1) Na ventilação com volume controlado (VCV), um fluxo constante é liberado pelo ventilador, e a pressão e o volume aumentam progressivamente à medida que o gás entra no sistema respiratório – o fluxo de gás é constante durante toda a fase inspiratória. 2) Na VCV com pausa inspiratória, um fluxo constante é liberado pelo ventilador – durante parte da fase inspiratória –, e a pressão e o volume aumentam progressivamente. Ainda na fase inspiratória do ciclo, ocorre uma parada do fluxo inspiratório e o volume estabiliza, mas a pressão sofre uma queda pela distribuição do gás no sistema. Após o período de pausa inspiratória, o gás é liberado do sistema e os valores da pressão e do volume retornam aos valores anteriores. 3) Na ventilação por pressão controlada (PCV), um fluxo máximo é liberado pelo ventilador até que seja atingida uma pressão predeterminada (regulada) pelo operador, quando o fluxo passa a ser regulado para manter esta pressão durante toda a fase inspiratória com consequente desaceleração (fluxo desacelerado). Após o término do tempo inspiratório, o fluxo é liberado dos pulmões, e os valores da pressão, do volume e do fluxo retornam aos valores anteriores.

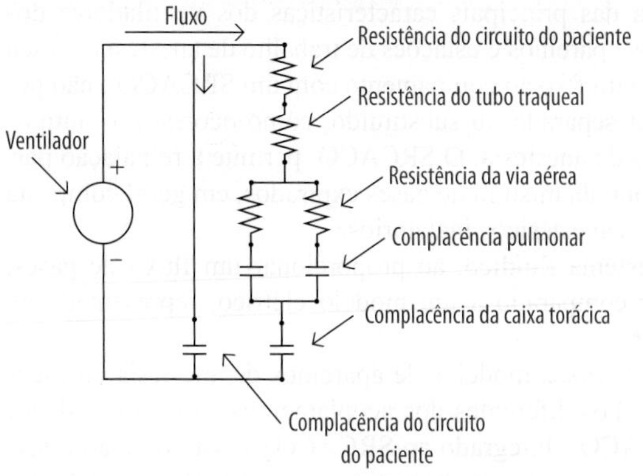


**FIGURA 31.10** Modelo elétrico de um ventilador acoplado a um sistema respiratório circular com absorção de $CO_2$ e ao paciente. O ventilador funciona como uma fonte de energia. Os tubos do circuito, o tubo traqueal e a via aérea do paciente apresentam uma resistência ao fluxo de gás (resistores do modelo). O circuito (distensível), os pulmões e a caixa torácica apresentam uma complacência (capacitores do modelo).

atuais modos ventilatórios dos equipamentos de anestesia são modos existentes nos ventiladores de UTI.[5]

Para melhorar sua precisão, os controles dos ventiladores de anestesia são eletrônicos, e os mecanismos de propulsão podem variar entre fabricantes e modelos. Os ventiladores podem ser classificados quanto ao mecanismo de propulsão que gera o volume corrente e quanto à interface de separação entre o mecanismo propulsor e o circuito dos gases do paciente:[10]

- **Ventilador de fole:** um fole elástico situado dentro de uma campânula de material plástico transparente e rígido é propulsionado externamente por um fluxo de gás (gás propulsor) para administrar o volume corrente contido em seu interior. O fole funciona como uma interface de separação entre o gás propulsor, aplicado à parte externa do fole, e o gás respirado pelo paciente (gases do $SRCACO_2$). Quanto ao movimento do fole durante a expiração, pode ser classificado em:
  - **Ventilador de fole ascendente:** durante a fase expiratória, o fole ascende para armazenar o gás para a próxima inspiração (FIG. 31.12). A ascendência do fole pode ser realizada por dois mecanismos:
    - **Ventilador de fole ascendente ativo:** um mecanismo de propulsão aspira o fole até a sua posição para o início da próxima inspiração. Como o mecanismo é ativo, o fole será posicionado na parte superior mesmo que haja vazamento no circuito; portanto apresenta desvantagem no quesito da segurança. Atualmente este sistema não se encontra em produção.
    - **Ventilador de fole ascendente passivo:** o volume expirado pelo paciente enche o fole em um movimento ascendente. Se ocorrer uma desconexão, um vazamento ou um fluxo de admissão de gases (FAG) insuficiente, o fole não alcançará a altura com o volume necessário para a próxima inspiração. Dos mecanismos de propulsão por fole, este é o mais seguro, principalmente porque o fole é um indicador visual de problemas relacionados aos vazamentos e FAG insuficiente, ao contrário do mecanismo descrito antes. A observação da altura do fole, em relação à campânula, pode ainda informar se o FAG está sendo suficiente para manter a ventilação. Este princípio é utilizado nos aparelhos de anestesia da GE®. O fluxo dos gases no sistema durante as fases inspiratória e expiratória é mostrado nas FIGURAS 31.13 E 31.14.
  - **Ventilador de fole descendente:** o fole possui um peso que, durante a expiração, provoca um movimento descendente para enchê-lo de gás para a próxima inspiração. Esse movimento é independente do gás expirado pelo paciente (FIG. 31.15). Sua principal desvantagem é a continuidade do funcionamento caso ocorra uma desconexão no sistema respiratório do aparelho de anestesia. Atualmente, tal sistema não se encontra em produção.[11]
- **Ventilador a pistão:** um pistão, que funciona como um êmbolo, é propulsionado por um motor elétrico, que realiza movimentos dentro de um cilindro e propulsiona o gás para o $SRCACO_2$ (FIG. 31.16). Nesse sistema, a fonte propulsora do volume corrente é um motor elétrico comandado pelo sistema de controle do ventilador. Na fase inspiratória, o gás contido no cilindro é propulsionado pelo êmbolo (ligado ao motor elétrico) e comprime o sistema respiratório em direção aos pulmões. Na fase expiratória, o motor

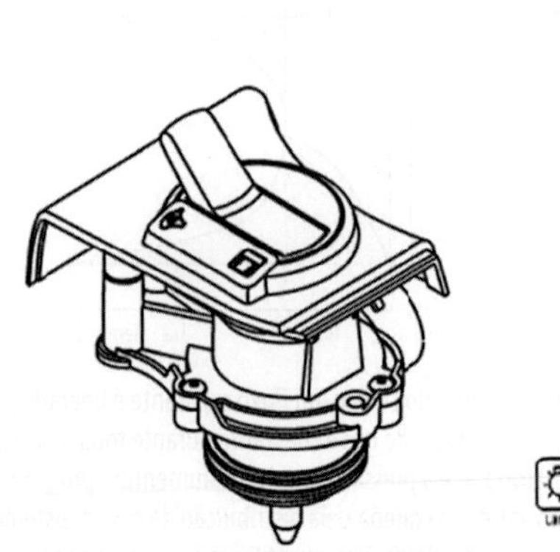
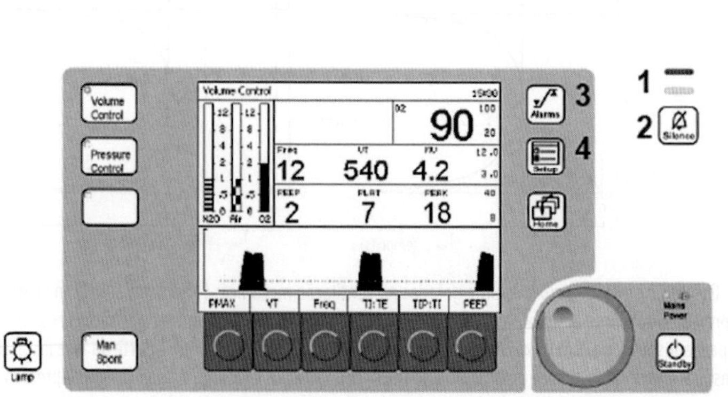


**FIGURA 31.11** Uma chave seletora mecânica balão/ventilador (à esquerda) ou um comando eletrônico no painel do ventilador (à direita) realizam a seleção entre ventilação espontânea ou controlada manual e o uso do ventilador.
*Fonte: GE Healthcare*[12] *e Dräger Company.*[13]

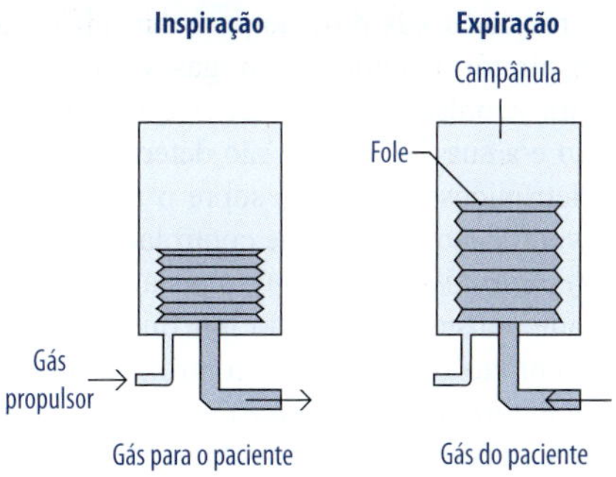


**FIGURA 31.12** Fole ascendente passivo: construído de um material leve, permite que a expiração do paciente realize a sua ascendência. Em caso de desconexão no sistema, não ocorre a ascendência e falta volume (no interior) para o próximo ciclo inspiratório, gerando uma condição de alarme para ser notada pelo anestesiologista.

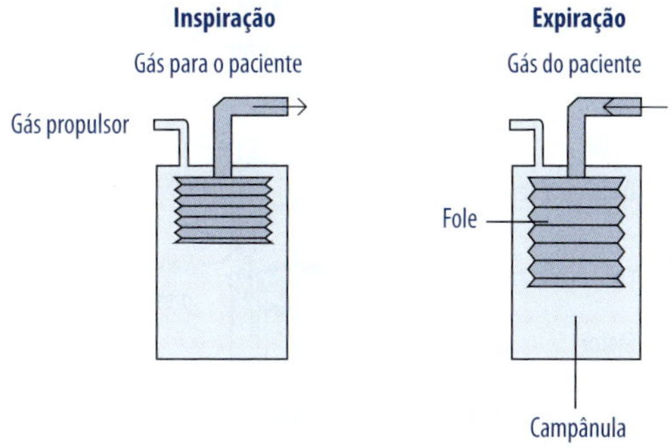


**FIGURA 31.15** Fole descendente: um peso na parte inferior do fole o faz descer durante a expiração.

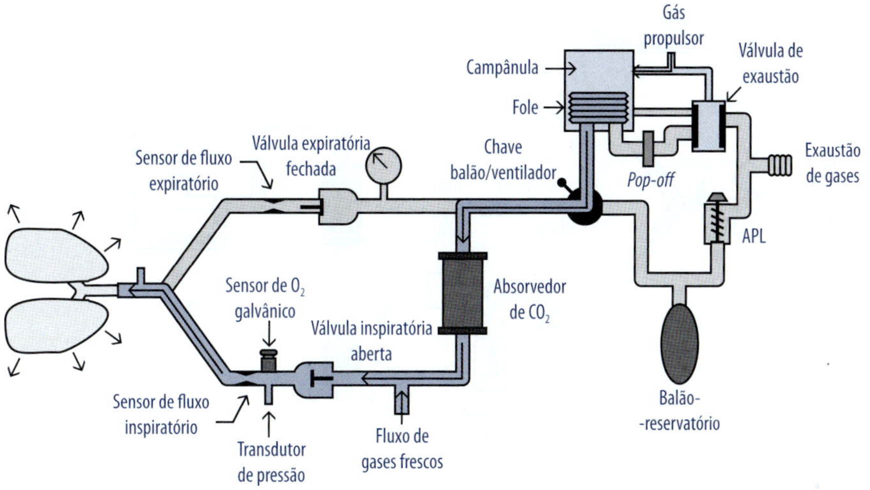


**FIGURA 31.13** Fole ascendente passivo acoplado ao SRCACO$_2$, na fase inspiratória, mostrando o fluxo de gás inspiratório (em azul) através do absorvedor de CO$_2$ e ramo inspiratório. Este modelo é semelhante a alguns aparelhos da GE®.
APL, válvula de alívio de pressão.
*Fonte: Imagem gentilmente produzida e cedida por Luiza Carraretto.*

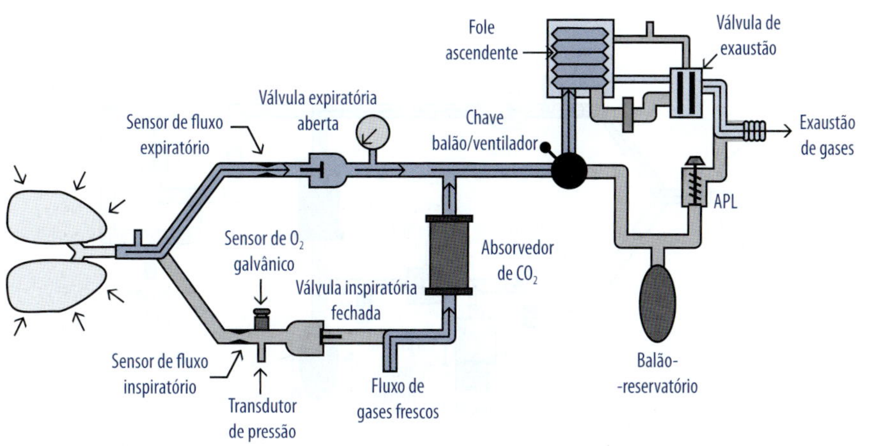


**FIGURA 31.14** Fole ascendente passivo acoplado ao SRCACO$_2$, na fase expiratória, mostrando o fluxo de gás expiratório (em azul) em direção ao fole, para o seu enchimento, somando-se ao fluxo de admissão de gases. Depois que o fole atinge a posição superior máxima, o excesso de gases no sistema é liberado pelo sistema de exaustão de gases. Este modelo é semelhante a alguns aparelhos da GE®.
APL, válvula de alívio de pressão.
*Fonte: Imagem gentilmente produzida e cedida por Luiza Carraretto.*

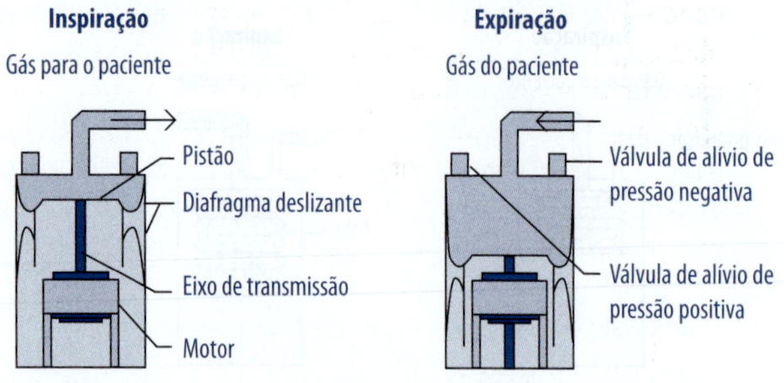


**FIGURA 31.16** Pistão com propulsão por um motor elétrico servo-controlado. Um sistema eletrônico controla a velocidade (fluxo) e o curso (volume) do motor, auxiliado por sensores existentes no sistema. Este modelo é semelhante a alguns aparelhos da Dräeger®

elétrico retorna à sua posição para dar início ao próximo ciclo inspiratório, enquanto o gás expirado é direcionado para a bolsa-reservatório. A distância de incursão do pistão e a sua velocidade são determinadas pelos controles eletrônicos que atuam sobre o motor elétrico. Durante a ventilação por volume controlado (VCV, do inglês *volume-controlled ventilation*), o pistão se movimenta em velocidade constante, gerando um fluxo constante, e durante a ventilação por pressão controlada (PCV, do inglês *pressure-controlled ventilation*), o pistão se movimenta com velocidade variável, gerando um fluxo desacelerado. Este tipo de ventilador é utilizado em vários modelos dos aparelhos de anestesia da Dräeger® (**FIGURAS 31.17 E 31.18**).[13]

- **Ventilador à turbina:** nos ventiladores com propulsão por turbina, o controle do fluxo do gás no sistema obedece aos mesmos objetivos dos demais controles, para se

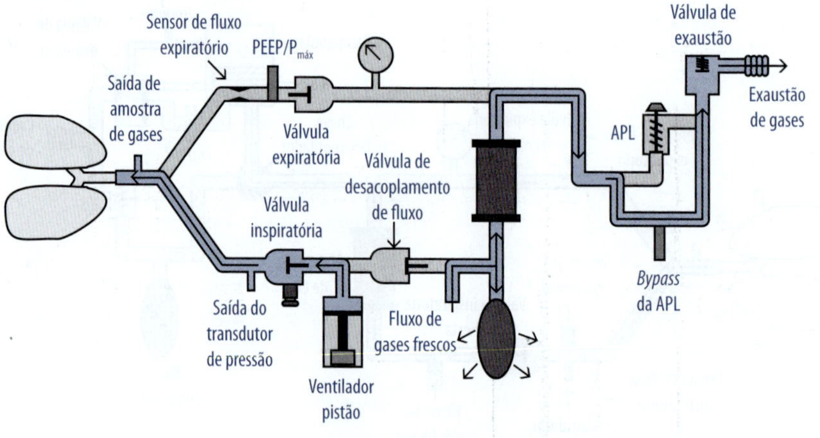


**FIGURA 31.17** Pistão acionado por motor elétrico acoplado ao sistema respiratório circular com absorção de $CO_2$, na fase inspiratória, mostrando o fluxo de gás inspiratório (em azul) através do absorvedor de $CO_2$ e ramo inspiratório (em azul). Durante a inspiração, o fluxo de admissão de gases é direcionado ao balão-reservatório. Este modelo é semelhante a alguns aparelhos da Dräeger®.
APL, válvula de alívio de pressão.
*Fonte: Imagem gentilmente produzida e cedida por Luiza Carraretto.*

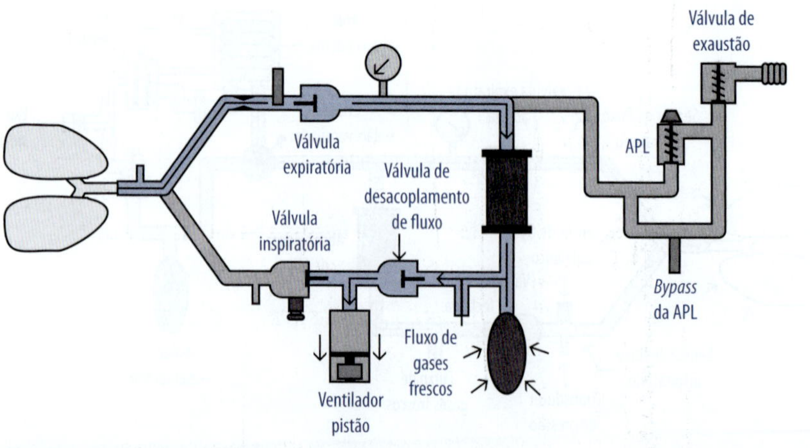


**FIGURA 31.18** Pistão acionado por motor elétrico acoplado ao sistema respiratório circular com absorção de $CO_2$, na fase expiratória, mostrando o fluxo de gás expirado (em azul) através do ramo expiratório e absorvedor de $CO_2$, em direção ao balão reservatório e pistão do ventilador. O excesso de gás do sistema é eliminado pela válvula de exaustão. Este modelo é semelhante a alguns aparelhos da Dräeger®.
APL, válvula de alívio de pressão.
*Fonte: Imagem gentilmente produzida e cedida por Luiza Carraretto.*

obter o modo ventilatório escolhido, exceto pelo fato de que a força propulsora é uma turbina de alta eficiência, situada no ramo inspiratório, propulsionada por um motor elétrico, que tem a sua velocidade (capacidade de produzir fluxo) controlada por um sistema que recebe informações de sensores de pressão e fluxo, posicionados no circuito ventilatório (FIG. 31.19). A rotação, aceleração e desaceleração da turbina promove a variação do fluxo de gás no sistema, que, atuando junto à válvula de controle de pressão, executa os modos ventilatórios programados e escolhidos pelo anestesiologista. Este sistema é utilizado nas estações de trabalho de anestesia Perseus® e Zeus®, da Dräeger®.[14]

- **Ventilador com refletor de volume:** neste sistema, o volume corrente expirado pelo paciente é direcionado para uma caixa (**cassete**), composta internamente por uma divisão com a aparência de um labirinto (FIG. 31.20). Na fase inspiratória, um fluxo de gás, liberado por um módulo eletrônico de controle de fluxo, é aplicado a uma das extremidades do **cassete** e propulsiona o gás expirado através do SRCACO$_2$, absorvendo o $CO_2$ da mistura, e direcionando-o ao paciente. Utiliza um princípio de armazenamento, sem fole com campânula ou pistão. Pelo fato de não existir uma interface de separação entre o gás do módulo propulsor e o gás expirado pelo paciente, ocorre uma pequena contaminação entre os dois gases, sem relevância clínica.[15-17] Este sistema é usado na estação de trabalho de anestesia da Maquet® (Flow-i®).[18]

# Funcionamento do ventilador de anestesia

## Controles do ventilador

Para ajustar os parâmetros da ventilação mecânica, o anestesiologista necessita de controles do ventilador. Os principais controles estão relacionados no QUADRO 31.3.

Os principais modos ventilatórios dos aparelhos de anestesia são descritos no Capítulo 30, Ventilação mecânica em anestesiologia.

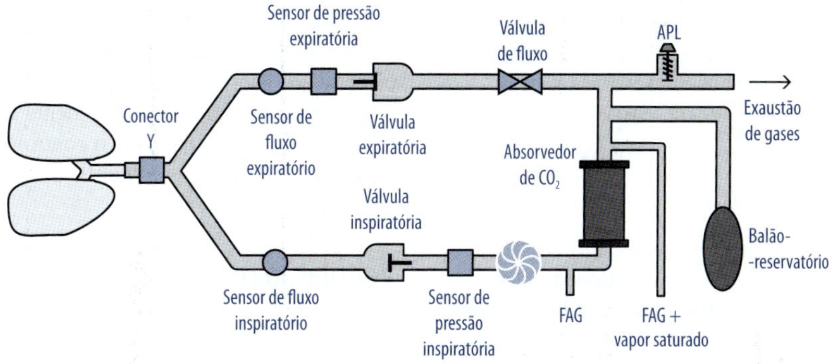


**FIGURA 31.19** A propulsão do gás inspirado é realizada por uma turbina, no ramo inspiratório. O controle da rotação da turbina é feito pelo módulo eletrônico do ventilador, que utiliza informações dos sensores de fluxo e de pressão, situados no circuito. Este sistema é usado nas estações de trabalho Perseus® e Zeus® da Dräeger®.
APL, válvula de alívio de pressão; FAG, fluxo de admissão de gases.
*Fonte: Imagem gentilmente produzida e cedida por Luiza Carraretto.*

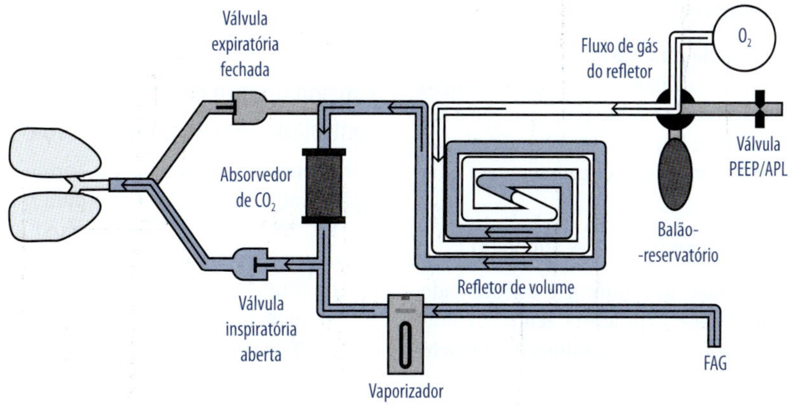


**FIGURA 31.20** Um módulo de propulsão libera um fluxo de $O_2$ em um "sistema de cassete" (compartimento de armazenamento), o qual dirige o gás através do sistema respiratório circular com absorção de $CO_2$, que armazena o gás expirado. O diferencial desse sistema é a ausência de barreira física entre o gás expirado e o gás propulsor (p. ex., como em um fole ou pistão). Na fase expiratória, o gás expirado retorna ao *cassete* para ser propulsionado no próximo ciclo inspiratório. Este sistema é usado nas estações de trabalho Flow-i® da Maquet®.
APL, válvula de alívio de pressão; FAG, fluxo de admissão de gases; PEEP, pressão positiva ao final da expiração.
*Fonte: Imagem gentilmente produzida e cedida por Luiza Carraretto.*

**QUADRO 31.3** Principais controles dos ventiladores mecânicos

| Controle | Onde atua |
|---|---|
| Modo ventilatório | VCV, PCV, PSV, SIMV-P, SIMV-V, PCV-VG, CPAP. |
| Frequência respiratória | Número de ciclos·min. |
| Tempo inspiratório | Tempo da fase inspiratória do ciclo (s). |
| Tempo expiratório | Tempo da fase expiratória do ciclo (s). |
| Relação I:E | Relação entre o tempo inspiratório e o tempo expiratório. A sua presença pode dispensar o ajuste dos tempos inspiratório e/ou expiratório. |
| Pausa (inspiratória) | Tempo de pausa durante a fase inspiratória. Pode ser ajustado em segundos ou em percentual (%) do tempo da fase. |
| Volume corrente | Ajuste do volume corrente a ser liberado em cada ciclo ventilatório (mL). |
| Pressão | Ajuste da pressão controlada a ser aplicada durante o ciclo inspiratório ($cmH_2O$). |
| Pressão limite (máxima) | Ajuste da pressão máxima permitida no ciclo. Quando seu valor é atingido, o ventilador corta o fluxo inspiratório ou libera o volume adicional através de uma válvula de segurança. |
| PEEP | Ajuste da pressão positiva ao final da expiração ($cmH_2O$). |
| Fluxo inspiratório | Ajuste do fluxo durante a fase inspiratória ($L \cdot min^{-1}$). |

CPAP, pressão positiva contínua nas vias aéreas; PCV, ventilação por pressão controlada; PCV-VG, ventilação por pressão controlada com volume garantido; PEEP, pressão positiva ao final da expiração; PSV, ventilação com pressão de suporte; SIMV-P, ventilação mandatória intermitente sincronizada controlada por pressão; SIMV-V, ventilação mandatória intermitente sincronizada controlada por volume; VCV, ventilação por volume controlado.

## Como o ventilador realiza os modos ventilatórios controlados?

A ventilação mecânica controlada ou assistida durante a anestesia consiste em propulsionar um fluxo de gás por um tempo para os pulmões, gerando o volume corrente (ver equação a seguir), durante a fase inspiratória, e liberar esse volume corrente dos pulmões durante a fase expiratória, ciclicamente, em uma frequência determinada.

$$\text{Volume corrente (mL)} = \text{Fluxo (mL}\cdot\text{s}^{-1}) \times \text{tempo (s)}$$

O tempo de duração da fase inspiratória é denominado tempo inspiratório ($T_{ins}$), e o da fase expiratória, tempo expiratório ($T_{exp}$). A soma do $T_{ins}$ e do $T_{exp}$ resulta na duração do ciclo ventilatório descrito pela esquação a seguir:

$$\text{Duração do ciclo (s)} = T_{ins}\text{ (s)} + T_{exp}\text{ (s)}$$

A frequência ventilatória, a quantidade de ciclos realizados em 1 minuto, é a calculada pela seguinte equação:

$$\text{Frequência ventilatória (ciclos·min.)} = \frac{60}{(T_{Tins} + T_{exp})}$$

A relação entre a duração das fases inspiratória e expiratória é chamada de relação I:E (inspiração:expiração).

$$\frac{T_{ins}}{T_{exp}} = \frac{I}{E}$$

Para facilitar o entendimento dos controles do ventilador, é necessário entender a equação do movimento descrita a seguir, que relaciona as variáveis envolvidas na ventilação controlada mecânica:

$$P_{musc} + P_{vent} = \text{(volume/complacência)} + \text{(resistência} \times \text{fluxo)} + \text{PEEP}$$

em que $P_{musc}$, pressão (muscular) produzida pelo paciente, geralmente negativa, de valor = 0 na ventilação controlada; $P_{vent}$, pressão produzida pelo ventilador; volume, volume corrente; complacência, complacência de todo o sistema (equipamentos + paciente); resistência, resistência total do sistema (equipamentos + paciente); fluxo, fluxo de gases no sistema; PEEP, pressão positiva ao final da expiração.

Das variáveis apresentadas, são reguláveis pelo anestesiologista: 1) a pressão ou o volume desejado; 2) a frequência respiratória; 3) a relação I:E ou o tempo inspiratório; 4) a PEEP; e 5) o fluxo de gás (se houver disponibilidade de regulagem). Os valores da complacência e da resistência são relativos ao paciente e ao sistema. Assim sendo: 1) se o controle regulado for o volume, a pressão será dependente da resistência e da complacência do sistema; e 2) se o controle regulado for a pressão, o volume resultante será, também, determinado pela complacência e pela resistência.

## Ventilação com volume controlado

Na VCV, o parâmetro "alvo" a ser ajustado é o volume corrente ($V_T$, do inglês *tidal volume*), portanto esse volume deve ser administrado durante a fase inspiratória.

Na VCV, o fluxo de gases na fase inspiratória é constante, o volume corrente é determinado pelo anestesiologista e a pressão nas vias aéreas é resultante da resistência e complacência do sistema.

As fases inspiratória e expiratória são determinadas por tempos, e o mecanismo de ciclagem do ventilador – ciclagem a tempo – (mudança entre as fases) obedece a esse tempo.

### Funcionamento na ventilação com volume controlado com ventilador de fole

Por exemplo, se a frequência for de 10 incursões por minuto (ipm), cada ciclo respiratório dura 6 segundos, e se a relação I:E for de 1 para 2 (1:2), o tempo inspiratório será de 2 segundos, e o expiratório, de 4 segundos. Se o volume corrente a ser administrado for de 600 mL, o fluxo de gás será de 300 $mL \cdot s^{-1}$, que equivale a 18 $L \cdot min^{-1}$ (300 mL·60 s = 18.000 mL = 18 $L \cdot min^{-1}$), se não houver pausa durante a fase inspiratória (pausa inspiratória).

$$600 \text{ mL em } 2 \text{ s} = 300 \text{ mL}\cdot\text{s}^{-1} = 18.000 \text{ mL}\cdot\text{min}^{-1} = 18 \text{ L}\cdot\text{min}^{-1}$$

Eventos simultâneos ou sequenciais são comandados pelo *software* para atuar sobre o controle do fluxo e o controle da pressão realizando as fases inspiratória e expiratória, conforme programado pelo *software* e ajustado pelo anestesiologista:

1. Fechamento da válvula de controle da pressão, no ramo expiratório.
2. Abertura da válvula de controle de fluxo no ramo inspiratório.
3. Liberação do fluxo do gás calculado, na fase inspiratória, para obter o $V_T$ a ser direcionado para o paciente após 2 segundos.
4. Fechamento da válvula de controle do fluxo.
5. Abertura da válvula de controle da pressão para a pressão atmosférica (PEEP = 0) ou para o valor regulado da PEEP.
6. Início de um novo ciclo após 4 segundos (término do tempo expiratório).

A expiração é passiva, pois a pressão no sistema respiratório do paciente é maior que a pressão no SRCA$CO_2$. No fim da expiração, a pressão no sistema será a pressão atmosférica (PEEP = 0) ou o valor regulado da PEEP.

A pausa inspiratória é um período, dentro da fase inspiratória, em que não ocorre fluxo de gás a partir do ventilador, sendo ajustada em um percentual (%) do tempo inspiratório ou um tempo (s) ou fração de tempo.

$$T_{ins} = 2\text{ s, pausa inspiratória} = 25\%\text{ ou }0{,}5\text{ s}$$

$$\text{Tempo de fluxo} = 2\text{ s} - 0{,}5\text{ s} = 1{,}5\text{ s}$$

$$V_T = 600\text{ mL a ser administrado em }1{,}5\text{ s, portanto }400\text{ mL}\cdot\text{s}^{-1} = 24\text{ L}\cdot\text{min}^{-1}$$

Neste exemplo, o fluxo sofreu um aumento de 18 $L\cdot min^{-1}$ para 24 $L\cdot min^{-1}$, para proporcionar o mesmo $V_T$ em 1,5 s, e durante 0,5 s não ocorreu fluxo no sistema. A sequência de eventos segue o padrão mostrado na **FIGURA 31.21**.

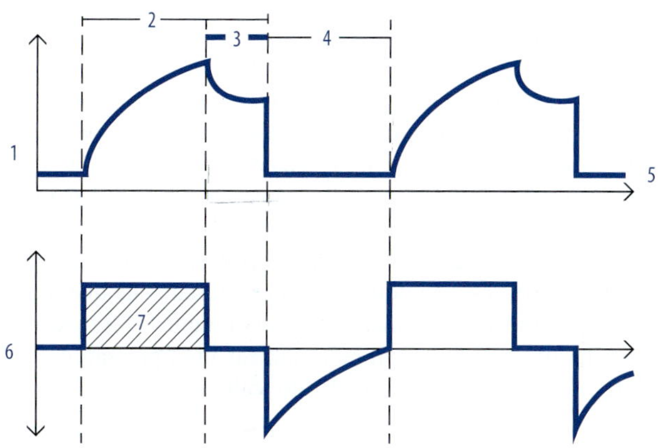


1. Fechamento da válvula de controle da pressão no ramo expiratório.
2. Abertura da válvula de controle do fluxo no ramo inspiratório.
3. Liberação do fluxo do gás calculado, na fase inspiratória, para obter o $V_T$ a ser direcionado para o paciente: fluxo de 24 $L\cdot min^{-1}$.
4. Fechamento da válvula de controle de fluxo após 1,5 segundo.
5. Abertura da válvula de controle da pressão, somente após 2 segundos (pausa inspiratória de 0,5 s) para a pressão atmosférica (PEEP = 0) ou para o valor regulado da PEEP. Do mesmo modo que no exemplo anterior, a fase expiratória é passiva.
6. Início de um novo ciclo após 4 segundos (término do tempo expiratório).

**FIGURA 31.21** Curvas de pressão e fluxo na ventilação com volume controlado: 1) pressão; 2) tempo inspiratório; 3) pausa inspiratória; 4) tempo expiratório; 5) PEEP; 6) fluxo constante; 7) volume (área do $V_T$).
*Fonte: Adaptada de GE Healthcare.*[12]

Nos controles da VCV, existe um ajuste de **Pressão máxima** que regula qual será a maior pressão permitida sobre as vias aéreas. Ao atingir essa pressão máxima, abre-se uma válvula de segurança e/ou o ventilador corta o fluxo, que libera o volume para o exterior, evitando o trauma por excesso de pressão. Nessa situação, o volume administrado ao paciente não será o volume regulado, e sim um volume menor, já que o limite de pressão foi atingido. Na maioria dos equipamentos, por padrão, essa pressão vem ajustada para 40 $cmH_2O$, mas pode ser ajustada pelo anestesiologista.

### Funcionamento na ventilação com volume controlado com ventilador a pistão

Ao se utilizar os parâmetros do exemplo anterior para um ventilador a pistão, propulsionado por motor elétrico, o raciocínio continua o mesmo, e o que muda é a força propulsora, substituindo o gás propulsor por um motor elétrico que movimenta um pistão. O volume a ser propulsionado depende do curso que o pistão deve percorrer (já que o diâmetro do pistão é fixo), e o fluxo para o paciente depende da velocidade do motor (número de rotações por minuto). Sem a pausa inspiratória, o sistema de controle regula a velocidade do motor para percorrer a distância em 2 segundos e administrar os 600 mL. Com a pausa inspiratória, o mesmo volume (600 mL) deve ser administrado em 1,5 segundo, portanto a velocidade do motor deverá ser aumentada. Em ambos os casos, a rotação do motor será constante (fluxo constante).

## Ventilação por pressão controlada

Na PCV, o alvo do controle é a pressão. O anestesiologista determina qual a pressão deverá ser atingida, e o *software* do sistema atua sobre as válvulas de controle de fluxo e de pressão considerando as informações dos sensores. O objetivo é atingir rapidamente uma pressão no sistema e mantê-la durante a fase inspiratória **(FIG. 31.22)**. Na PCV, não existe o tempo de pausa inspiratória; a pressão é mantida no sistema durante todo o tempo inspiratório.

Na ocorrência de pequenos vazamentos, a presença de fluxo para manter a pressão compensa o vazamento. O volume administrado é proporcional à complacência do paciente. Se a complacência diminuir, o volume corrente também diminui, e o contrário também se aplica. A pressão limite será a própria pressão-controlada.

Uma das maiores vantagens da PCV é proteger o sistema respiratório do paciente contra uma pressão acima da regulada para o controle e compensar pequenos vazamentos. Uma das principais desvantagens é não garantir o volume corrente em caso de alterações das características do sistema.

### Funcionamento na pressão com ventilação controlada com ventilador de fole

Ao se utilizar os mesmos parâmetros do exemplo anterior, tem-se:

1. Fechamento da válvula de controle da pressão no ramo expiratório.
2. Abertura da válvula de controle do fluxo no ramo inspiratório.

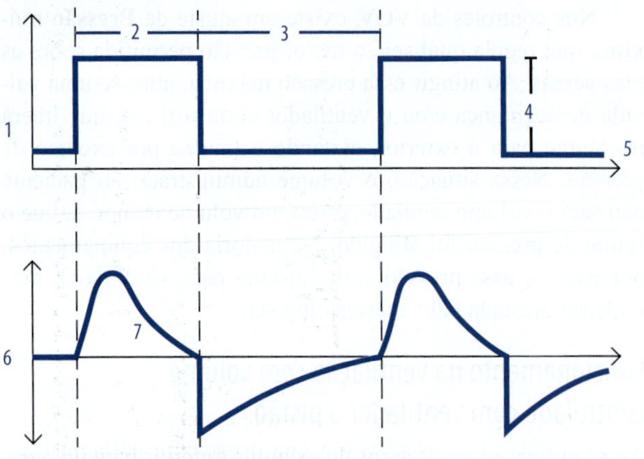


**FIGURA 31.22** Curvas de pressão e fluxo na ventilação com pressão controlada: 1) pressão; 2) tempo inspiratório; 3) tempo expiratório; 4) pressão inspiratória; 5) PEEP; 6) fluxo desacelerado.
*Fonte: Adaptada de GE Healthcare.*[12]

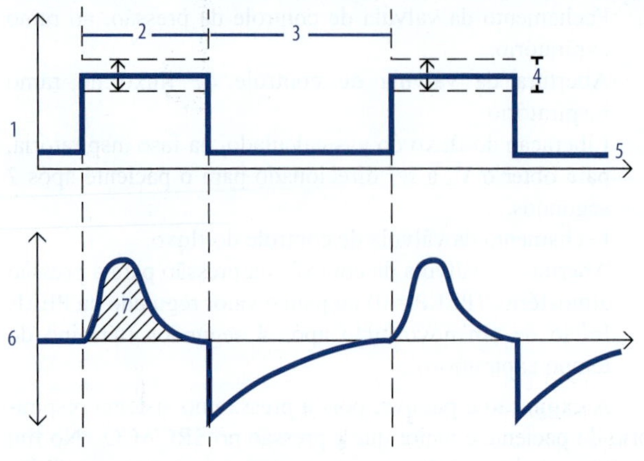


**FIGURA 31.23** Curvas de pressão e fluxo na ventilação com pressão controlada com volume garantido: 1) pressão; 2) tempo inspiratório; 3) tempo expiratório; 4) pressão variável para fornecer o volume corrente regulado; 5) PEEP; 6) fluxo desacelerado; 7) volume (área do $V_T$).
*Fonte: Adaptada GE Healthcare.*[12]

3. Liberação de um fluxo máximo (> 60 $L{\cdot}min^{-1}$) do gás, na fase inspiratória, para obter a pressão sobre a via aérea.
4. Fechamento gradativo da válvula de controle do fluxo (fluxo desacelerado) com a manutenção da pressão no circuito, durante a fase inspiratória (2 segundos).
5. Abertura da válvula de controle de pressão, após 2 segundos, para a pressão atmosférica (PEEP = 0) ou para o valor regulado da PEEP. A fase expiratória é passiva pelo fato de a pressão no sistema ser superior à pressão atmosférica ou à PEEP.
6. Início de um novo ciclo após 4 segundos.

O volume corrente obtido é proporcional e diretamente relacionado com a complacência do sistema.

### Funcionamento na ventilação por pressão controlada com ventilador a pistão

Nos ventiladores com propulsão por pistão, o mecanismo de controle determina a velocidade do motor do pistão durante a fase inspiratória, desacelerando-o assim que a pressão é atingida e mantendo sua velocidade para manter o controle sobre a pressão.

## Ventilação por pressão controlada e volume garantido

Para compensar as desvantagens dos modos PCV e VCV e agregar as vantagens dos dois, foi desenvolvido um modo com "duplo controle", com a denominação genérica de ventilação com pressão controlada e volume garantido (PCV-VG, do inglês *pressure-controlled ventilation – volume guaranteed*) (**FIG. 31.23**). Nesse modo, o objetivo é garantir o volume corrente usando o fluxo desacelerado e o controle de pressão da PCV.

O *software* do ventilador calcula a complacência do sistema respiratório "ciclo a ciclo" e determina qual a melhor pressão inspiratória para obter o volume corrente regulado (característica da VCV), e o uso de um fluxo desacelerado e controle da pressão (característica da PCV). Os valores obtidos de volume e pressão são dependentes da complacência do sistema, mas o *software* calcula a melhor execução.[19]

Existem diversos modelos de controle lógico desse sistema, semelhantes ao mostrado na **FIGURA 31.24**.

Por ser uma modalidade recente, ainda não está disponível em todos os aparelhos de anestesia.

# Como o ventilador realiza os modos ventilatórios assistidos?

## Ventilação mandatória intermitente sincronizada

A ventilação mandatória intermitente sincronizada (SIMV, do inglês *synchronized intermittent mandatory ventilation*) é um modo ventilatório híbrido que pode ser controlado por volume (SIMV-V) (**FIG. 31.25**) ou por pressão (SIMV-P) (**FIG. 31.26**), para garantir a ventilação-minuto do paciente. O mecanismo de funcionamento do ventilador é semelhante aos seus modos VCV ou PCV.

O ventilador realiza ciclos intermitentes, a uma frequência regulada pelo anestesiologista, com a diferença de que o paciente pode respirar espontaneamente durante a fase expiratória de um ciclo e o ventilador aplicar uma pressão de suporte, que auxilia na formação do volume corrente. Existe

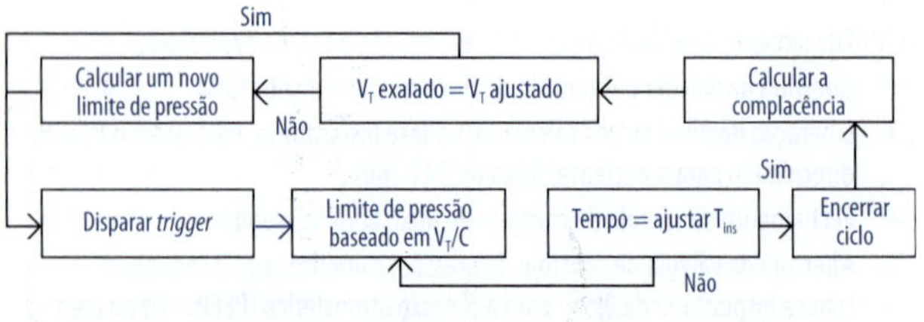


**FIGURA 31.24** Controle lógico de pressão regulada-volume controlado: o ventilador ajusta a pressão inspiratória necessária para atingir o volume corrente ($V_T$) determinado, com um fluxo desacelerado. Se houver necessidade, o ventilador ajusta a pressão inspiratória, em cerca de 3 $cmH_2O$, a cada ciclo, após o cálculo do volume exalado. Esta modalidade garante o volume corrente (como na ventilação com volume controlado) com fluxo desacelerado (como na ventilação com pressão controlada). O cálculo constante da complacência garante o volume da próxima inspiração, e a pressão final vai depender da complacência do paciente.

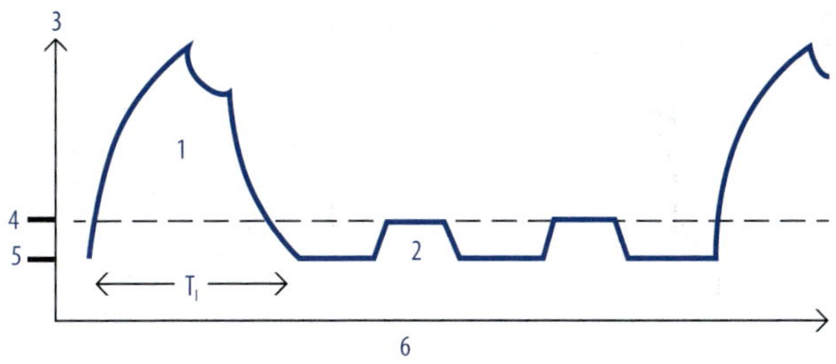


**FIGURA 31.25** Curvas de pressão da ventilação mandatória intermitente sincronizada controlada por volume (SIMV-V): 1) pressão em uma respiração SIMV mandatória; 2) respiração espontânea suportada por pressão; 3) pressão na via aérea; 4) pressão de suporte; 5) PEEP; 6) tempo.
$T_I$, tempo inspiratório.
*Fonte: Adaptada de GE Healthcare.*[12]

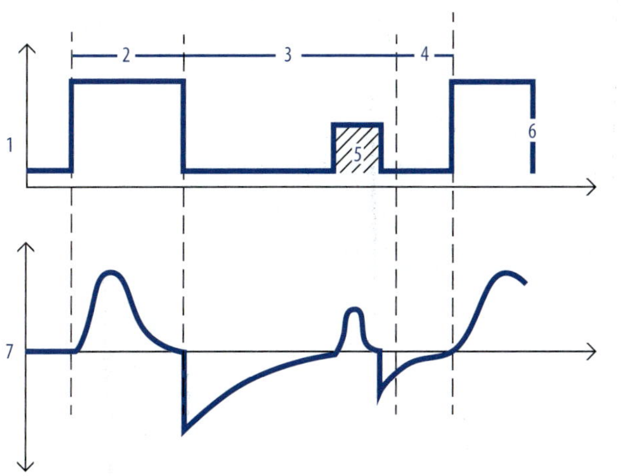


**FIGURA 31.26** Curvas de pressão da ventilação mandatória intermitente sincronizada controlada por pressão (SIMV-P): 1) pressão; 2) tempo inspiratório em uma respiração SIMV mandatória; 3) período de respiração espontânea; 4) janela de disparo; 5) respiração espontânea suportada por pressão; 6) pressão inspiratória; 7) onda de fluxo.
*Fonte: Adaptada de GE Healthcare.*[12]

uma "janela de disparo", próximo ao fim da fase expiratória, em que o paciente pode disparar ciclos respiratórios que serão assistidos pelo ventilador. Se o paciente não disparar o ciclo, o ventilador executa o ciclo sobre o seu controle, para manter a frequência ventilatória programada e garantir a ventilação-minuto.

O disparo do ciclo (*trigger*) é realizado por variação da pressão (*trigger* de pressão) ou por variação do fluxo (*trigger* de fluxo) no circuito do SRCACO$_2$, conforme determinado pelo anestesiologista. É necessária a regulagem do tipo de disparo (pressão ou fluxo) e da "sensibilidade" do disparo. Quanto menor o valor ajustado na sensibilidade do disparo, menor será o esforço do paciente para iniciar o ciclo assistido (mais "sensível"). Assim, pacientes no estágio inicial da recuperação espontânea necessitam de menores valores de *trigger*. Se o paciente perder os esforços espontâneos, ou não conseguir disparar, o ventilador é capaz de manter uma ventilação mandatória intermitente (IMV, do inglês *intermittent mandatory ventilation*), com os parâmetros regulados pelo anestesiologista.

O sensoriamento do fluxo e da pressão no SRCACO$_2$ informa ao ventilador os esforços inspiratórios do paciente e a integração com o momento da fase expiratória (fora ou dentro da janela) e dispara o modo de suporte pressórico ou o modo ventilatório escolhido (SIMV-V ou SIMV-P).

Essa modalidade é útil para pacientes que necessitam de assistência ventilatória e apresentam esforços espontâneos (*drive* ventilatório), sendo muito utilizada na fase do despertar da anestesia.

## Ventilação com pressão de suporte

Na ventilação com pressão de suporte (PSV, do inglês *pressure support ventilation*), o alvo do controle é a pressão. Esse é um modo ventilatório assistido em que o paciente deflagra (dispara) a fase inspiratória e o ventilador aplica uma pressão (de suporte) no sistema, durante um tempo determinado ($T_{ins}$) pelo anestesiologista **(FIG. 31.27)**. O modo possui as características semelhantes às da PCV, com um diferencial de que o fluxo inspiratório é encerrado quando atinge um valor de 25% do fluxo inicial (percentual que pode ser ajustado) do ciclo, para proporcionar maior conforto ao paciente. A frequência respiratória é determinada pelo paciente que possui esforços espontâneos. Como existe o risco de o paciente fazer apneia, esta modalidade apresenta uma ventilação de retaguarda (ventilação de *backup*) que geralmente é a PCV. Se o paciente não iniciar a ventilação, com uma frequência igual ou superior à ajustada, o ventilador entra no modo PCV. O mecanismo de funcionamento é semelhante ao da PCV, adicionada a possibilidade de o paciente dar início à fase inspiratória, sendo classificada como um modo assistido.[20]

A PSV pode ser usada em várias ocasiões: pré-oxigenação na fase da indução, suporte ventilatório para sedação profunda ou anestesias com bloqueio locorregional e despertar da anestesia.

A PSV pode ser utilizada com a máscara laríngea, apresentando a vantagem de compensar pequenos vazamentos existentes e reduzir o tempo de despertar.[21]

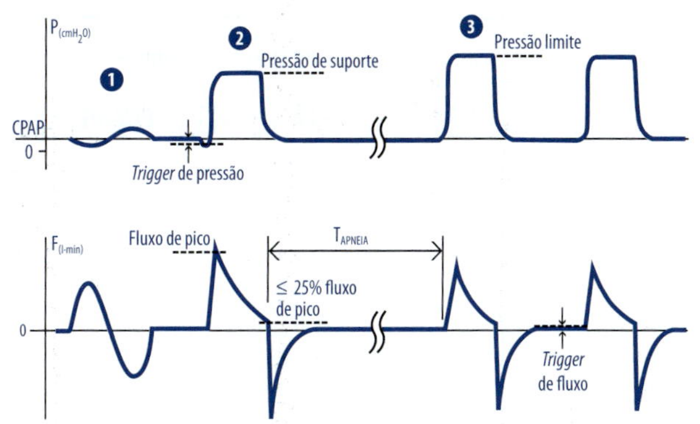


**FIGURA 31.27** Curvas de pressão de suporte: 1) oscilações da pressão em ventilação espontânea; 2) pressão de suporte regulada; 3) pressão limite regulada em PCV (caso o paciente não atinja a frequência mínima regulada) – ventilação de *backup*.
CPAP, pressão positiva contínua nas vias aéreas (do inglês *continuous positive airway pressure*); $T_{APNEIA}$, tempo de apneia; *trigger* de pressão, pressão gatilho; *trigger* de fluxo, fluxo gatilho.
*Fonte: Takaoka.*[6]

## Pressão positiva contínua nas vias aéreas

A pressão positiva contínua nas vias aéreas (CPAP, do inglês *continuous positive airway pressure*) teve o seu maior uso em neonatos, sendo utilizada na ventilação espontânea dos pacientes na indução e no despertar da anestesia.[22]

É uma modalidade ventilatória espontânea em que o paciente expira contra uma pressão positiva contínua nas vias aéreas, mantendo esta pressão ao fim da expiração, com o principal objetivo de aumentar a capacidade residual funcional (CRF), o volume pulmonar no fim da expiração (EELV) e diminuir o esforço inspiratório em pacientes intubados.

Tem as suas principais aplicações em pacientes pediátricos, obesos e com apneia obstrutiva do sono.[23,24]

Uma metanálise recente não encontrou diferença significativa nos eventos adversos pós-operatórios entre pacientes que usaram e os que não usaram a CPAP, porém os pacientes com CPAP apresentaram menor índice de apneia-hipopneia e menor tempo de permanência hospitalar.[25]

# Parâmetros reguláveis da ventilação mecânica

De acordo com o modo e o controle escolhido, os ventiladores eletrônicos podem apresentar os seguintes parâmetros a serem regulados. A denominação do modo e do controle pode variar entre fabricantes, bem como os parâmetros a serem ajustados, mostrados de maneira genérica no **QUADRO 31.4**.

# Recursos adicionais dos ventiladores eletrônicos microprocessados

## Compensação de vazamentos

Um sistema com diversas conexões e pontos de vazamentos como no tubo traqueal ou dispositivo supraglótico é propenso à perda de volume corrente. A medida do volume ajustado e do volume corrente expirado permite a adição de volume para compensar a perda e manter o volume corrente adequado.

## Compensação de complacência e vazamentos do sistema

O $SRCACO_2$ possui um volume considerável, geralmente maior que 2,5 L, e partes distensíveis quando pressurizado. Esse volume e a sua compressibilidade significam a complacência do sistema e, quanto maior, menor o volume a ser entregue ao paciente. Na ventilação com volume controlado, sem compensação da complacência, em um sistema com complacência igual a $5\ mL \cdot cmH_2O^{-1}$, quando a pressão atingir $20\ cmH_2O^{-1}$, o volume de gás comprimido será de 100 mL ($5\ mL \cdot cmH_2O^{-1} \times 20\ cmH_2O^{-1}$). Esse sequestro de volume (que não chega ao paciente) irá diminuir o volume corrente.

Durante o pré-teste, o ventilador calcula a complacência do sistema e adiciona o volume necessário para manter o volume corrente regulado pelo anestesiologista (**FIG. 31.28**). É importante a realização do pré-teste para a determinação do fator de complacência com o equipamento montado, com os componentes que serão usados (tubos corrugados e conectores). Esse fator de complacência será utilizado até que um novo

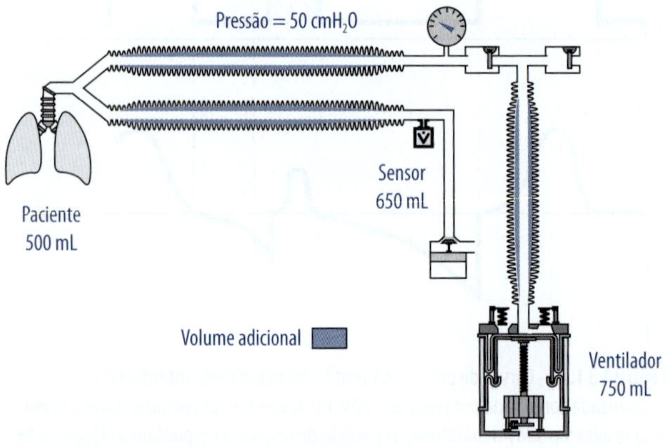


**FIGURA 31.28** A distensibilidade do circuito faz o volume regulado no ventilador não ser administrado ao paciente. O sistema de compensação de complacência corrige esse volume, para administrar o volume regulado.

**QUADRO 31.4** Principais controles dos ventiladores eletrônicos

| | VCV | PCV | PCV-VG | PSV | SIMV-V | SIMV-P | CPAP |
|---|---|---|---|---|---|---|---|
| $V_T$ | ✓ | – | ✓ | – | ✓ | – | – |
| FR | ✓ | ✓ | ✓ | ✓ | ✓ | ✓ | – |
| $P_{aw}$ | – | ✓ | ✓ | ✓ | – | ✓ | ✓ |
| $P_{máx}$ | ✓ | – | ✓ | | ✓ | – | – |
| I:E | ✓ | ✓ | ✓ | ✓ | ✓ | ✓ | – |
| $T_I$ | ✓ | ✓ | ✓ | ✓ | ✓ | ✓ | – |
| $T_E$ | ✓ | – | – | – | – | – | – |
| $T_{pausa}$ | ✓ | – | – | – | ✓ | – | – |
| PEEP | ✓ | ✓ | ✓ | ✓ | ✓ | ✓ | – |

FR, frequência respiratória; I:E, relação inspiração:expiração; $P_{aw}$, pressão nas vias aéreas; PEEP, pressão positiva ao final da expiração; $P_{máx}$, pressão máxima nas vias aéreas; $T_E$, tempo expiratório; $T_I$, tempo inspiratório; $T_{pausa}$, pausa inspiratória; $V_T$, volume corrente.

teste seja feito. Esse sistema também pode compensar pequenos vazamentos.

Principalmente nos pacientes pediátricos, nos quais a maior precisão na ventilação faz grande diferença, um dos maiores obstáculos para o ventilador fornecer o volume corrente regulado é a complacência do sistema e a influência do FAG durante a inspiração (fluxo de acoplamento).[26] Nesses pacientes, após a montagem do circuito a ser utilizado, deve ser realizado um pré-teste do equipamento para a determinação do fator de complacência.

## Fluxo de acoplamento

Nos ventiladores antigos, o fluxo de gases proveniente das válvulas de controle de fluxo (fluxômetros), na VCV, soma-se ao volume liberado pelo ventilador. Dependendo da magnitude do fluxo e da complacência do sistema, pode haver uma compensação ou um excesso de volume. Nos modernos aparelhos e estações de trabalho de anestesia, esse fluxo é isolado pela adição de mais uma válvula no sistema, que direciona o fluxo para o balão reservatório, garantindo maior precisão do volume corrente (FIG. 31.29).

## Pressão expiratória final positiva

As válvulas expiratórias dos ventiladores eletrônicos (válvulas de controle de pressão) possuem grande precisão e permitem o controle eletrônico da PEEP com maior acurácia do que as antigas válvulas mecânicas existentes nos ventiladores mecânicos. A monitorização constante da pressão no sistema permite um ajuste, com precisão, dos valores regulados pelo anestesiologista.

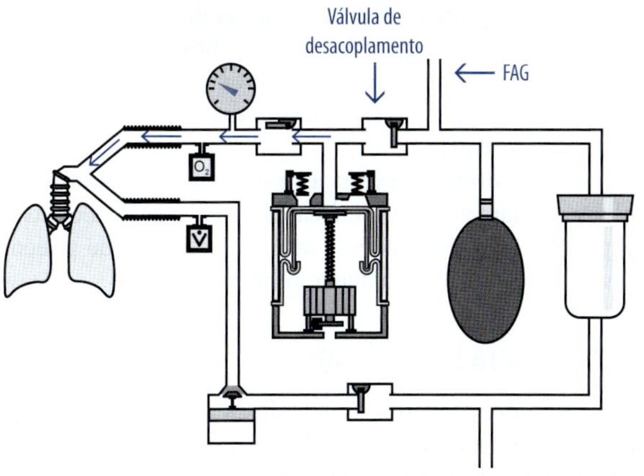


**FIGURA 31.29** Além das válvulas inspiratória e expiratória, uma terceira válvula é adicionada para que o fluxo de admissão de gases (FAG) não seja somado ao volume corrente, durante a ventilação com volume controlado. Na fase inspiratória, o FAG é direcionado para o balão-reservatório, sem adição ao volume corrente regulado no ventilador, proporcionando maior precisão do volume administrado.

## Manobras de recrutamento

Alguns modelos dos novos aparelhos e estações de trabalho de anestesia já incorporam *softwares* capazes de realizar manobras de recrutamento alveolar (MRA).

Tais manobras têm como objetivo a reexpansão (recrutamento) de alvéolos colabados, por meio da aplicação de um volume ou uma pressão, até que o volume seja próximo ou atinja a capacidade pulmonar total (FIG. 31.30). Para a manutenção do recrutamento, uma PEEP deve ser aplicada após a manobra.[27]

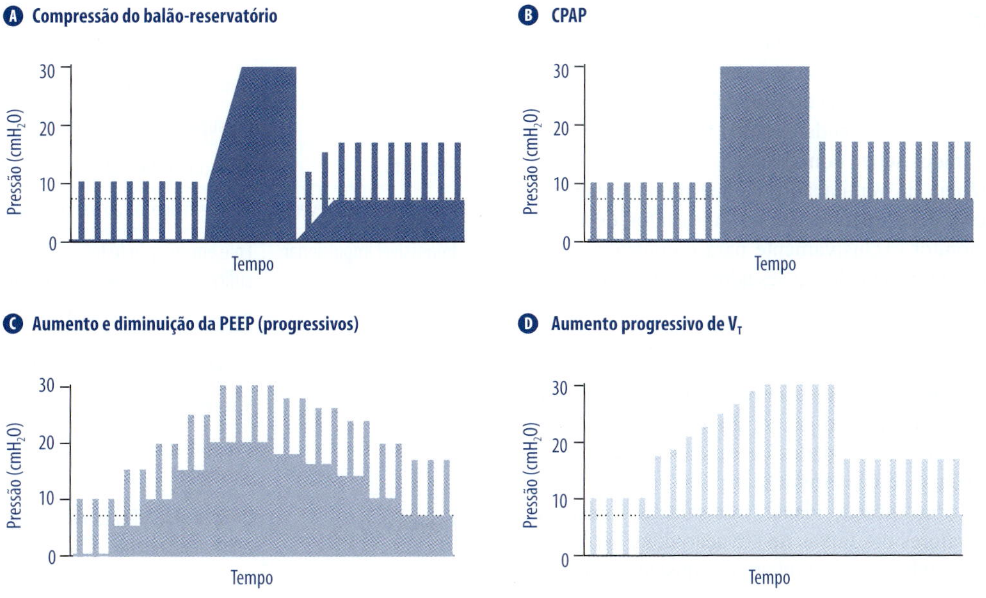


**FIGURA 31.30** Diferentes modos de execução de manobras para o recrutamento de alvéolos. **A** Compressão do balão-reservatório a uma pressão de 30 $cmH_2O$, por aproximadamente 20 a 30 segundos, seguida de instalação de PEEP. **B** Compressão do balão-reservatório a uma pressão de 30 $cmH_2O$, por cerca de 20 a 30 segundos, seguida de instalação de CPAP. **C** Aumento progressivo da PEEP, a cada 2 ou 3 ciclos, até atingir a pressão máxima de 30 $cmH_2O$ – durante 5 a 10 ciclos, seguida de diminuição progressiva dos valores da PEEP até o valor desejado. **D** Aumento progressivo do volume corrente, mantendo a mesma PEEP, até atingir uma pressão máxima de 30 $cmH_2O$, por 5 a 10 ciclos, retorno ao volume corrente normal com manutenção da PEEP. Observe que as manobras de recrutamento podem provocar alterações hemodinâmicas importantes, dependendo do paciente.
*Fonte: Adaptada de Ball e colaboradores.*[28]

Apesar de existirem diversas técnicas de MRA,[27] os dois principais modos de executá-las são a aplicação de volumes crescentes até atingir uma pressão de 40 $cmH_2O$ e o aumento progressivo da PEEP até que a pressão máxima sobre as vias aéreas seja de 40 $cmH_2O$.

O sistema permite a execução automática de padrões de manobras previamente armazenadas no *software* ou a criação de sequências programadas pelo anestesiologista, que podem ser salvas e executadas a qualquer momento.

## Adaptados para baixo fluxo

Na integração dos modernos ventiladores aos aparelhos e estações de trabalho de anestesia, foram desenvolvidos projetos para a adequação da anestesia com baixos fluxos de gases, priorizando a economia dos agentes anestésicos, a velocidade do crescimento e a manutenção das concentrações dos gases no sistema e da temperatura.

# Monitorização da ventilação

A monitorização da ventilação mecânica auxilia no ajuste do ventilador às necessidades do paciente e permite o acompanhamento de possíveis alterações da mecânica pulmonar.

A tendência dos modernos aparelhos e das estações de trabalho de anestesia é possuir um completo sistema de monitorização da ventilação, com curvas de fluxo, volume e pressão e alças de volume-pressão e fluxo-volume, cálculo das complacências (estática e dinâmica), da resistência do sistema, do volume corrente e do volume-minuto. Esses monitores apresentam a possibilidade de gravação (registro) dos parâmetros monitorizados para que sejam acompanhados e comparados.

Também estão disponíveis monitores externos, ou módulos, para realizar a monitorização da ventilação mecânica.

Os sensores utilizados para a monitorização geralmente situam-se em partes acessíveis do $SRCACO_2$ e devem ser calibrados, conforme as recomendações dos fabricantes, para que os valores mostrados sejam confiáveis.

A importância da ventilação e da sua monitorização durante a anestesia é tão grande que os fabricantes destinaram uma tela de monitor exclusivamente para o controle e a monitorização da ventilação e dos gases administrados **(FIG. 31.31)**.[12]

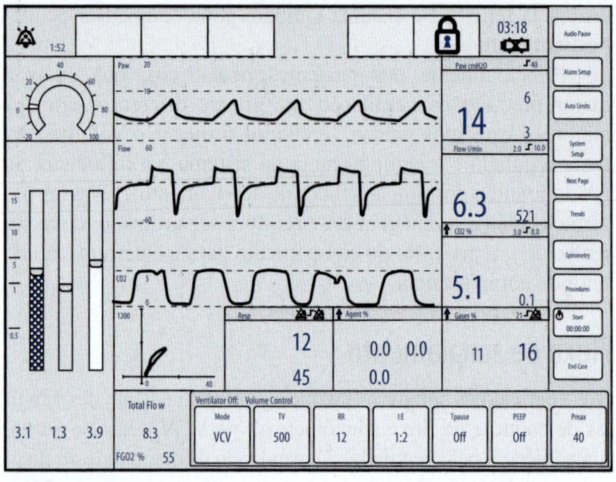


**FIGURA 31.31** *Display* (tela) de controle e monitorização de um moderno ventilador para anestesia. Observe uma grande área dedicada ao controle eletrônico (regulagem) do ventilador e à monitorização gráfica (pressão nas vias aéreas, fluxo inspiratório e expiratório, $E_TCO_2$, alça de pressão-volume) e numérica (pressão de vias aéreas, fluxo, volume corrente, $E_TCO_2$, frequência respiratória). Outros valores referem-se ao fluxo e à concentração dos gases.
$E_TCO_2$, dióxido de carbono ao final da expiração.
*Fonte: GE Healthcare.*[12]

# Alarmes

Com o desenvolvimento da eletrônica incorporada aos ventiladores, foi possível a adição de um grande número de alarmes que notificam anormalidades de funcionamento e situações de risco para as lesões provocadas pelos ventiladores. Os alarmes possuem notificação visual (intermitente – piscando) e auditiva. Os valores das faixas de ativação dos alarmes possuem padrões do fabricante e podem ser ajustados para cada situação, pelo operador, para cada caso.

A possibilidade de visualização de um "histórico dos alarmes" mostra o horário e qual alarme foi acionado, para o rastreamento de uma intercorrência. É recomendado que, após o acionamento de um alarme, seja feita a verificação do motivo e a desativação para o evento, sem o seu desligamento.

As condições de alarmes podem variar com o modelo do equipamento, e as mais frequentes são mostradas no **QUADRO 31.5**.

**QUADRO 31.5** Principais alarmes dos ventiladores de anestesia

| | |
|---|---|
| Apneia | Tempo de apneia, sem respiração, em intervalo a ser regulado (geralmente acionado aos 20 s) |
| Apneia 120 s | Tempo de apneia superior a 120 s |
| $V_T$ baixo/alto | Volume corrente abaixo/acima do ajustado |
| VM baixa/alta | Ventilação-minuto abaixo/acima do ajustado |
| FR alta/baixa | Frequência respiratória acima/abaixo do ajustado |
| $P_{pico}$ alta | $P_{aw}$ superior a $P_{máx}$ ajustada |
| PEEP alta | PEEP com valor superior ao ajustado |
| Fluxo expiratório reverso | Fluxo em direção ao paciente no ramo expiratório |
| Impossível impulsionar fole | Fole em colapso (o fole não possui volume suficiente para o novo ciclo ventilatório) |
| $F_IO_2$ baixa | Baixa concentração de $O_2$ no sistema |
| Falha do sensor de $O_2$ | Sensor de $O_2$ não operante ou descalibrado |
| $E_TCO_2$ baixa/alta | Valores do $CO_2$ abaixo/acima dos ajustados |
| $F_ICO_2$ alta | Concentração de $CO_2$ inspirado acima dos ajustados |
| $P_{sustentada\ aw}$ | Pressão mantida nas vias aéreas superior a aproximadamente 20% da $P_{máx}$ + PEEP |
| $P_{subatmosférica}$ | Pressão no sistema (geralmente menor que $-10\ cmH_2O$) |
| Ventilar manualmente | Use um balão autoinflável ou outro equipamento de ventilação; desligue o sistema e entre em contato com o suporte técnico |

$E_TCO_2$, dióxido de carbono ao final da expiração;
$F_IO_2$, fração inspirada de oxigênio; $F_IO_2$, fração inspirada de dióxido de carbono.

**É importante ressaltar que os alarmes não devem ser desligados, e sim ajustados.** Ao desligar uma ou mais condições de alarmes, o anestesiologista estará possibilitando a falta de notificação por ocasião de um evento adverso.

## Vantagens e tendências dos novos ventiladores

Os novos ventiladores realizam autoteste para a verificação de complacência, resistência e vazamentos no sistema. Também dispõem de controle eletrônico dos tempos (inspiratório e expiratório) e válvulas de controle de fluxo e de controle de pressão com respostas rápidas, para variação do fluxo administrado e das pressões dentro do sistema.

Eles oferecem a possibilidade de modos assistidos para os pacientes que apresentam algum esforço inspiratório, permitindo a assistência ventilatória complementar no perioperatório, a diminuição das doses dos bloqueadores neuromusculares (BNMs), o despertar mais suave do paciente e menor efeito sobre a hemodinâmica. Permitem a inclusão da PSV, com apoio da PCV, ou modos sincronizados com segurança. Também é possível incluir CPAP para pacientes que respiram espontaneamente, além de PEEP eletrônica, que possibilita melhor controle da pressão nas vias aéreas ao fim da expiração.

Incluem ainda controle de pressão durante a PCV, proteção na limitação da pressão durante a VCV, garantia da ventilação-minuto com a proteção da PCV no modo PCV-VG.

São capazes de ventilar pacientes de todas as faixas etárias, com ampla faixa de regulagem de frequência respiratória, volume corrente e relação I:E.

Apresentam fácil desmontagem do sistema para limpeza e esterilização, e são resistentes à temperatura.

Possuem circuito com pequeno volume para melhor otimização do fluxo de gases, bem como para rápida alteração nas concentrações dos gases e vapores anestésicos.

As principais tendências dos novos ventiladores para anestesia estão relacionadas no **QUADRO 31.6**.

**QUADRO 31.6** Tendências dos novos ventiladores para anestesia

- Autoteste
- Maior precisão (microprocessados) e controle do que os antigos ventiladores
- Desmontagem fácil para limpeza e esterilização
- Ausência de látex nos componentes
- Circuito com volume pequeno e menor número de conexões externas
- Incorporação ao aparelho de anestesia ou estação de trabalho em anestesia
- Limite de pressão e PEEP eletrônica
- *Backup* para as modalidades espontâneas
- Compensação de complacência e vazamentos
- Eliminação do fluxo de acoplamento
- Integração com a monitorização da estação de trabalho de anestesia
- Maior número de modalidades ventilatórias (controladas e assistidas)
- Melhor interação com os pacientes (modalidades assistidas)
- Ventilação em pacientes críticos, neonatos e obesos
- Maior proteção e segurança
- Adaptados para manobras de "ventilação protetora"
- Cálculo do peso predito do paciente para uso em ventilação protetora
- Alarmes dos principais parâmetros
- Visual de segurança no balão-reservatório ou no fole ascendente
- Desenvolvidos para anestesia com baixos fluxos de gases
- Possibilidade de atualização e reconfiguração (*upgrade*) do *software*

## Uso e manutenção

Assim como para os aparelhos e as estações de trabalho de anestesia, o teste do ventilador antes do uso é recomendado. Nos equipamentos que fazem autoteste, a verificação do ventilador é parte do procedimento. Um modo simples de realizar esse teste é utilizando um "pulmão-teste" (*SelfTestLung*, Dräger®) ou um balão-reservatório colocado no conector Y do circuito (ramo do paciente): o ventilador é posto em operação, podendo-se, então, observar o enchimento e esvaziamento do "pulmão-teste".

Para maior agilidade e segurança, é recomendada a regulagem do ventilador com os parâmetros previstos e calculados antes da indução da anestesia. Após a indução ou a qualquer momento, faz-se o ajuste necessário.

É recomendada a existência de um ventilador manual de emergência, tipo balão autoinflável, para realizar a ventilação manual caso ocorra algum problema com o equipamento de anestesia ou com o ventilador. Nunca se deve tentar resolver um defeito ou problema de um equipamento de anestesia/ventilador enquanto ele estiver conectado ao paciente. Não se deve usar o equipamento com defeito.

Os ventiladores são equipamentos eletropneumáticos que podem provocar lesões e danos ao paciente. Sua utilização, regulagem e monitorização ao longo do tratamento deve ser realizada por profissional qualificado. Seu funcionamento, aplicações e potencial risco do uso devem ser conhecidos e considerados. As principais lesões pulmonares induzidas pela ventilação mecânica (VILIs, do inglês *ventilator-induced lung injury*) são volutrauma, barotrauma, atelectrauma, biotrauma e deformação por cisalhamento.[29,30] A pneumonia associada à ventilação mecânica também é uma complicação frequente.

Por serem construídos com diversos materiais (plásticos, metais, componentes eletrônicos, sensores, baterias) e apresentarem peças móveis expostas a ambientes corrosivos, tais equipamentos possuem um calendário de manutenção preventiva, fornecido pelo fabricante e constante no manual do usuário.[12] A falta de manutenção pode expor os pacientes ao risco de mau funcionamento e lesão.

Os equipamentos para anestesia são projetados e testados em conformidade com as regulamentações aplicáveis relacionadas à compatibilidade eletromagnética (EMC, do inglês *electromagnetic compatibility*). O uso de telefones portáteis ou outros equipamentos de emissão de radiofrequência (RF) (que ultrapassam os níveis de interferência eletromagnética especificados em IEC 60601-1-2) próximos ao sistema podem provocar a operação inesperada ou adversa. Deve-se monitorizar a operação quando os emissores de RF estiverem próximos. O emprego de outros equipamentos elétricos nas proximidades ou sobre esse sistema pode provocar interferência. É essencial verificar a operação normal do equipamento no sistema, antes de usá-lo nos pacientes.[12]

Os ventiladores de anestesia, incorporados aos aparelhos e estações de trabalho de anestesia, possuem os seus manuais integrados a estes. Os fabricantes geralmente fornecem todas as instruções em diversos manuais, como Guia de Referência Rápida, Manual de Referência do Usuário, Manual de Limpeza e Esterilização com instruções para a desmontagem e limpeza e Rotinas de Verificação (*checklist*). Esses documentos técnicos devem ficar disponíveis, em local acessível, para consultas pelos anestesiologistas.

## Referências


1. Associação Brasileira de Normas Técnicas. ABNT NBR 13730:2010: aparelho de anestesia: seção de fluxo contínuo; requisitos de desempenho e segurança. Rio de Janeiro; 2010.
2. Associação Brasileira de Normas Técnicas. ABNT NBR ISO 80601-2-13:2017 parte 2-13: requisitos particulares para a segurança básica e o desempenho essencial de estação de trabalho de anestesia. Rio de Janeiro; 2017.
3. Ball L, Costantino F, Orefice G, Chandrapatham K, Pelosi P. Intraoperative mechanical ventilation: state of the art. Minerva Anestesiol. No prelo 2017.
4. Munechika M, Felix EA. No Title. In: Manica J, editor. Anestesiologia: princípios e técnicas. 3. ed. Porto Alegre: Artmed; 2004. p. 394-419.
5. Venticinque SG, Andrews JJ. Inhaled anesthetics: delivery systems. In: Miller R, editor. Miller's anesthesia. 8th ed. Philadelphia: Elsevier;2015. p. 752-820.
6. Takaoka K. Regulagem de respiradores automáticos [tese]. São Paulo: FMUSP; 1991.
7. Center for safety, simulation and advanced learning technologies. Simulation portfolio: VAM – Virtual Anesthesia Machine [Internet]. Florida; University of Florida; 2017 [capturado em 15 ago. 2017]. Disponível em: http://vam.anest.ufl.edu/members/instructor/vam.php.
8. Butterworth JF, Mackey DC, Wasnick JD. The anesthesia machine. In: Butterworth JF, Mackey DC, Wasnick JD. Morgan and Mikhail's anesthesiology. 5th ed. McGraw-Hill; 2015. p. 43–86.
9. Gravenstein JS, Jaffe MB, Gravenstein N, Paulus DA, editors. Capnography. Cambridge: Cambridge University; 2011.
10. Sulemanj D, Kacmarek RM, Jiang Y. Manual and mechanical ventilators. In: Sandberg WS, Urman RD, Ehrenfeld JM, editors. The MGM textbook of anesthetic equipment. Philadelphia: Elsevier; 2011. p. 49–71.
11. Anesthesia ventilators with descending bellows: the need for appropriate monitoring. Health Devices. 1996;25(10):391-3.
12. GE Healthcare. Carestation 620/650/650c [Internet]. Little Chalfont: GE healthcare; 2014 [capturado em 15 ago.2017]. Disponível em: http://www3.gehealthcare.es/~/media/documents/us-global/products/anesthesia%20delivery/carestation%20600%20series%20emea/carestation%20620%20brochure_new_es.pdf.
13. Dräger Company. Manual de instruções Fabius GS premium [Internet]. Brasília: Anvisa; 2016 [capturado em 15 ago.2017]. Disponível em: http://www4.anvisa.gov.br/base/visadoc/REL/REL%5b34843-1-2%5d.PDF.
14. Dräger Medical. Technical documentation: Zeus anesthetic workstation[Internet]. Lübeck: Dräger Medical; 2003 [capturado em 15 ago.2017]. Disponível em: http://www.yeec.com/uploadimages1/forum/201005%E5%A4%87%E4%BB%BD/Zeus%20SM.pdf.
15. Carette R, De Wolf AM, Hendrickx JFA. Automated gas control with the Maquet FLOW-i. J Clin Monit Comput. 2016;30(3):341–6.
16. Bruchelt W, Baumann G. Patient case report: premature infant weighing 393 g , anesthetized and ventilated with FLOW-i . Clin Care News;2014:24–7.
17. Lucangelo U, Ajčević M, Accardo A, Borelli M, Peratoner A, Comuzzi L, et al. FLOW-i ventilator performance in the presence of a circle system leak. J Clin Monit Comput. 2017;31(2):273–80.
18. Care MC. FLOW-i in clinical use for the first time : first Impressions given by five clinicians Crit Care News. 2010;21:28-31
19. Song SY, Jung JY, Cho M-S, Kim JH, Ryu TH, Kim B II. Volume-controlled versus pressurecontrolled ventilation-volume guaranteed mode during one-lung ventilation. Korean J Anesthesiol. 2014;67(4):258–63.
20. Jaber S, Tassaux D, Sebbane M, Pouzeratte Y, Battisti A, Capdevila X, et al. Performance characteristics of five new anesthesia ventilators and four intensive care ventilators in pressure-support mode. Anesthesiology. 2006;105(5):944–52.
21. Capdevila X, Jung B, Bernard N, Dadure C, Biboulet P, Jaber S. Effects of pressure support ventilation mode on emergence time and intraoperative ventilatory function: a randomized controlled trial. PLoS One. 2014;9(12):e115139.
22. Kim YD, Ko S, Kim D, Lim H, Lee JH, Kim MH. The effects of incremental continuous positive airway pressure on arterial oxygenation and pulmonary shunt during one-lung ventilation. Korean J Anesthesiol. 2012;62(3):256–9.
23. Singh PM, Borle A, Shah D, Sinha A, Makkar JK, Trikha A, et al. Optimizing prophylactic cpap in patients without obstructive sleep apnoea for high-risk abdominal surgeries: a meta-regression analysis. Lung. 2016;194(2):201–17.
24. Bachiller PR, McDonough JM, Feldman JM. Do new anesthesia ventilators deliver small tidal volumes accurately during volume-controlled ventilation? Anesth Analg. 2008;106(5): 1392–400.
25. Nagappa M, Mokhlesi B, Wong J, Wong DT, Kaw R, Chung F. The Effects of continuous positive airway pressure on postoperative outcomes in obstructive sleep apnea patients undergoing surgery. Anesth Analg. 2015;120(5):1013–23.
26. Feldman JM. Optimal ventilation of the anesthetized pediatric patient. Anesth Analg. 2015;120(1): 165–75.
27. Perasso O, Capurro J, Sanz R, Gómez L. Maniobras de reclutamiento alveolar. Rev Arg Anest. 2006;64(5):201–15.
28. Ball L, Dameri M, Pelosi P. Modes of mechanical ventilation for the operating room. Best Pract Res Clin Anaesthesiol. 2015;29(3):285–99.
29. Beitler JR, Malhotra A, Thompson BT. Ventilator-induced lung injury. Clin Chest Med. 2016;37(4):633–46.
30. Barotrauma from anesthesia ventilators. Health Devices. 1988;17(11):354-5.


**Nota:** as imagens indicadas com a referência 12 foram gentilmente cedidas pela GE Healthcare® com a observação de que: "As informações contidas nas instruções de uso dos equipamentos de anestesia da GE Healthcare são referentes aos registros no órgão regulador da data vigente, podendo sofrer alterações futuras".

## Questões de Provas do TSA

**31.1 (TSA/2014)** Com o intuito de evitar a reinalação de $CO_2$, como deve ser a montagem do sistema circular no aparelho de anestesia?

**A.** Entrada de gases frescos entre o paciente e a válvula expiratória.

**B.** Fluxo de gases bidirecional entre o paciente e a bolsa reservatório.

**C.** Fluxo de gases unidirecional entre o paciente e a válvula inspiratória.

**D.** Válvula de ajuste do limite de pressão entre o paciente e a válvula inspiratória.

**31.2 (TSA/2015)** Homem de 61 anos, 72 kg e 1,69 m, será submetido a nefrectomia por abscesso renal. Chega ao centro cirúrgico em ventilação mecânica e em uso de noradrenalina e dobutamina por quadro de choque séptico. Durante o intraoperatório, o anestesiologista optou por ventilação controlada a pressão e elevação da PEEP de 8 para 15 $cmH_2O$ porque o paciente mantinha $SpO_2$ de 85% a despeito de $F_IO_2 = 100\%$. Com isso, a $SpO_2$ se elevou para 87% com aumento importante da $PaCO_2$. Pode-se concluir que a elevação da PEEP resultou em:

**A.** Pneumotórax.

**B.** Recrutamento alveolar.

**C.** Hiperdistensão alveolar.

**D.** Redução do espaço morto.

**31.3 (TSA/2015)** Homem de 19 anos, 85 kg e 1,80 m, vítima de TCE grave, encontra-se sedado com propofol ($3\ mg{\cdot}kg^{-1}{\cdot}h^{-1}$), sem *drive* ventilatório e em ventilação mecânica mandatória intermitente sincronizada à pressão (SMIV/P). Após discussão com equipe da UTI, decidiu-se modificar o modo ventilatório para ventilação controlada a volume (VCV). A explicação para a mudança de conduta nesse paciente é:

**A.** Assegurar o volume-minuto.

**B.** Evitar a hiperdistensão alveolar.

**C.** Reduzir a pressão de pico na via aérea.

**D.** Preservar a massa muscular respiratória.

# 32. MONITORIZAÇÃO

Rogean Rodrigues Nunes

De maneira simplificada, "monitorização" (ou "monitoração") durante a anestesia, significa a aferição contínua, ou quase contínua, de variáveis do paciente ao longo do tempo, a fim de guiar o diagnóstico e o tratamento. Essa palavra tem origem na palavra latina *monere*, que significa advertir, avisar.

A vigilância é inerente à prática da anestesiologia. Embora o melhor monitor em uma sala de cirurgia seja o próprio anestesiologista, esse profissional também enfrenta a necessidade de realizar múltiplas tarefas simultâneas e sequenciais. Além dessa demanda de trabalho, já está bem estabelecido que as habilidades clínicas humanas podem ser insuficientes ou imprecisas em detectar, em tempo hábil, certas complicações decorrentes do processo anestésico-cirúrgico. Contornando esses problemas, os monitores trazem consigo a capacidade de aferir rapidamente parâmetros inacessíveis ao mero exame clínico e a vantagem de não sucumbirem ao estresse, fadiga e distrações. Nesse sentido, a interação entre anestesiologista e monitores pode ampliar e refinar a vigilância na assistência aos pacientes.

Este capítulo discute alguns dos métodos e dispositivos de monitorização comumente usados em anestesiologia. Além das indicações e das contraindicações, os princípios de funcionamento são expostos de maneira a permitir ao anestesiologista entender como o monitor adquire os dados clínicos e como esse processo pode ser comprometido, resultando em valores errôneos.

## Monitorização cardiovascular

### Monitorização da atividade elétrica cardíaca

Tanto os anestésicos quanto a cirurgia podem impor alterações agudas na atividade cardíaca. Nesse sentido, a monitorização por eletrocardiografia (ECG) ao longo do perioperatório fornece informações fundamentais para o manejo do paciente, e seu uso tem sido preconizado em diretrizes padronizadoras de monitorização em vários países.

Embora tenha os mesmos princípios de funcionamento da ECG-padrão de 12 derivações empregado em cardiologia, a cardioscopia contínua usada em anestesiologia apresenta certas peculiaridades. Em anestesia, raramente se usa o sistema de 12 derivações, sendo os sistemas de três ou de cinco canais (cabos) os mais utilizados. Esses canais são designados por acrônimos e cores, conforme ilustrado no **QUADRO 32.1**.

Antes da aplicação dos eletrodos, a pele deve estar limpa e seca. Os músculos conduzem bem os sinais de ECG, mas sua contração pode gerar interferências. Já os ossos são maus condutores, porém impõem menos interferências. Por esse motivo, recomenda-se que os eletrodos sejam posicionados, dentro do possível, em áreas planas, pouco musculosas e longe de proeminências ósseas ou de pregas de pele. O gel dos eletrodos não pode estar ressecado, e eles devem ficar bem aderidos à pele.

Em contraste com a ECG-padrão de 12 derivações, na monitorização contínua perioperatória da ECG, o posicionamento das derivações dos membros é feito no tronco do paciente, a fim de reduzir artefatos por eventual movimentação dos membros e de facilitar a instalação e o manejo dos cabos. Nessa configuração, em comparação com a ECG-padrão de 12 derivações, há uma tendência a desvios do eixo cardíaco para a direita, aumento na voltagem das derivações inferiores e, eventualmente, perda de ondas Q inferiores.[1]

O sistema de três canais possui apenas os cabos de RA, LA e LL. Ao avaliar as diferenças de potencial entre um par de eletrodos e utilizar o terceiro eletrodo como terra, esse sistema consegue monitorizar uma derivação bipolar por vez (DI, DII ou DIII). Já nas derivações unipolares (aVL, aVR e aVF), um eletrodo é identificado como derivação exploradora e os outros dois são conectados a um potencial de zero.

Esse sistema de três derivações é adequado para seguimento da frequência cardíaca e detecção de arritmias mais simples (que não necessitem da avaliação de derivações precordiais). Por outro lado, ele é inadequado para monitorização do segmento ST e detecção de isquemia, que são mais bem avaliadas pelas derivações precordiais laterais. A fim de atenuar tal limitação, foi proposto o uso de algumas derivações bipolares modificadas ($CS_5$, $CB_5$, $CM_5$ e $CC_5$). Para isso, são usados os mesmos três canais, mas com os eletrodos colocados em posições corporais diferentes, no sentido de maximizar o tamanho das ondas P para monitorização de arritmias e a fim de aumentar a sensibilidade para detecção de anormalidades no segmento ST.[2] Embora alguns

**QUADRO 32.1** Identificação de eletrodos em sistemas de cinco canais de acordo com os padrões americanos e europeus

| Eletrodos | Identificador | | Cor | |
|---|---|---|---|---|
| | Padrão americano | Padrão europeu | Padrão americano | Padrão europeu |
| Braço direito | R | RA | Vermelho | Branco |
| Braço esquerdo | L | LA | Amarelo | Preto |
| Perna esquerda | F | LL | Verde | Vermelho |
| Perna direita | N/RF | RL | Preto | Verde |
| Precordial | C | V | Branco | Marrom |

estudos clínicos tenham demonstrado que essas derivações modificadas podem ser tão sensíveis para detecção de isquemia intraoperatória quanto a derivação V5 padrão, a melhor opção em pacientes de risco é o uso de sistemas com cinco ou mais canais para monitorização da ECG.[3]

Com a adição de dois cabos ao sistema de três canais, tem-se um sistema de cinco canais, que é capaz de monitorizar, simultaneamente, sete derivações (DI, DII, DIII, aVR, aVL, aVF e uma derivação precordial, em geral posicionada em V5). Isso confere a esse sistema uma capacidade de vigilância muito mais ampla nas diversas áreas do miocárdio. Vários estudos clínicos têm demonstrado que as derivações mais sensíveis para a detecção de alterações isquêmicas do segmento ST seriam V4 e V5, sobremaneira quando monitorizadas simultaneamente. Entretanto, a monitorização simultânea de múltiplas derivações precordiais não é recomendada pela maioria das diretrizes, pois aumentaria a incidência de falso-positivos e iria requerer modificações na maior parte dos equipamentos disponíveis.[4] Diante disso, costuma-se sugerir o seguimento concomitante da derivação DII e de uma derivação precordial: V4 ou V5 (quando se desejar detectar isquemia) ou V1 (quando se desejar detectar arritmias) (**FIG. 32.1**).[4,5] A monitorização automatizada de desnivelamentos do segmento ST nessas derivações é oferecida por alguns monitores e faz crescer a sensibilidade para detecção de isquemia.

Todos os monitores de ECG utilizam filtros para limitar as faixas de frequência captadas. No intervalo inferior dessas faixas, estão os sinais elétricos oriundos de movimentos ou da respiração (< 0,5 Hz). Acima de 40 Hz estão artefatos oriundos de corrente elétrica, eletrocautério, fasciculações e tremores. Quanto mais ampla for a faixa de frequências captada pela ECG, maior a precisão diagnóstica, porém maior será a suscetibilidade a artefatos. Por outro lado, quanto menor for essa faixa, menores serão a suscetibilidade a artefatos e a capacidade diagnóstica. A fim de encontrar um equilíbrio entre capacidade diagnóstica e depuração de artefatos, alguns monitores têm disponibilizado diferentes faixas de filtros de frequência, dependendo do propósito desejado pelo usuário (monitorização: 0,5-40 Hz; diagnóstico: 0,05-130 Hz).

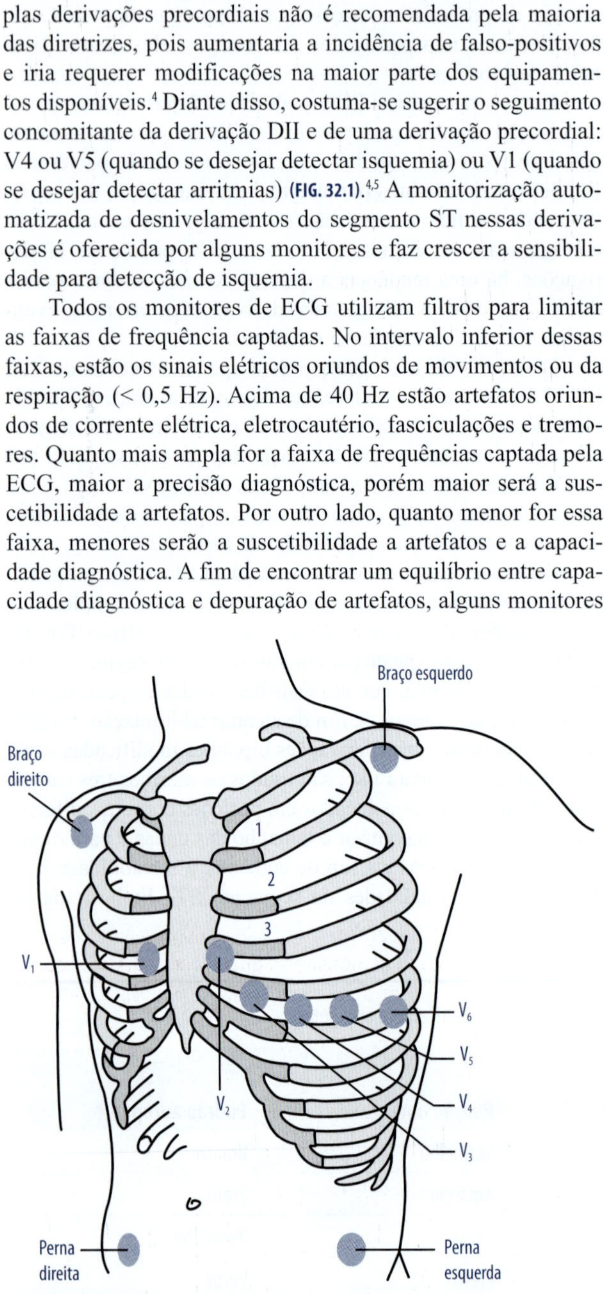


**FIGURA 32.1** Posicionamento adequado dos eletrodos no intraoperatório.

Considerando que deflexões do segmento ST da ECG ao longo do tempo podem ser indicativos de isquemia miocárdica, alguns monitores permitem a monitorização automatizada desse segmento. Tecnicamente, o algoritmo utilizado mede a voltagem do segmento ST, 80 milissegundos após o ponto J (marca o fim do complexo QRS e o início do segmento ST), e a compara com o intervalo PR (considerado como referência isoelétrica da ECG).[5] Isso pode ser feito em quaisquer das derivações que estão sendo monitorizadas. A tendência das medições pode ser exibida ao longo do tempo, e alarmes podem ser ajustados para alertar deflexões superiores a determinados valores (geralmente maiores que 1 mm ou 0,1 mV). É importante adequar os alarmes do segmento ST ao nivelamento basal do segmento ST apresentado pelo paciente no início da monitorização, pois algumas alterações não isquêmicas podem fazer o paciente já chegar à sala de cirurgia com supra ou infradesnivelamento do segmento ST. A fim de evitar interferência de artefatos, esses monitores aplicam diversos filtros para excluir batimentos anômalos, e as medidas de deflexão são baseadas nas deflexões médias em um determinado intervalo de tempo.

Por fim, é importante destacar que a atividade elétrica cardíaca nem sempre resulta em sístole adequada. Ou seja, a frequência cardíaca medida na ECG nem sempre é igual à frequência de pulso, sendo que esta é a que tem maior relevância clínica. Daí a necessidade de monitorizar a frequência de pulso além de avaliar a frequência cardíaca, o que pode ser feito pelo oxímetro de pulso ou pela monitorização invasiva da pressão arterial.

## Monitorização hemodinâmica básica

### Medição não invasiva da pressão arterial

A maioria dos monitores utilizados por anestesiologistas dispõe de aferição automatizada intermitente e programável da pressão arterial. Esses aparelhos usam a técnica de oscilometria para a determinação da pressão arterial. O manguito deve ser posicionado 2 a 3 cm acima da fossa antecubital e com o centro da bolsa inflável centralizado sobre a artéria radial, já que é no centro que ocorre a compressão máxima. A bolsa de borracha deve ser capaz de envolver 40 a 50% da circunferência do braço.[6]

Na oscilometria, inicialmente, o manguito é insuflado até um valor bem acima da pressão arterial sistólica (PAS) presumida pelo monitor e, em seguida, ele vai-se esvaziando em decréscimos de 4 a 10 mmHg intercalados com pausas que permitem a detecção e mensuração de várias pequenas oscilações na pressão dentro do manguito (para evitar artefatos). Essas oscilações são causadas pela pulsação arterial durante o esvaziamento do manguito e usadas para estimar a pressão arterial média (geralmente, no ponto em que há as maiores flutuações na pressão dentro do manguito). Os valores de PAS e de pressão arterial diastólica (PAD) são calculados com base em algoritmos próprios de cada empresa e, portanto, são menos confiáveis do que os valores de pressão arterial média (PAM). Em geral, PAS e PAD correspondem aos pontos onde há rápidos aumentos e rápidas diminuições nas oscilações de pressão dentro do manguito respectivamente.

Em valores não extremos, as medidas de PAM obtidas com o método oscilométrico guardam boa precisão com os métodos de referência, mas não devem ser usadas para titular o uso de fármacos vasoativos no tratamento de alterações da pressão arterial. Pode haver medidas falsamente baixas com o emprego de manguitos grandes e medidas falsamente altas decorrentes de manguitos pequenos ou posicionados de maneira frouxa no braço (de preferência, deve ser possível inserir apenas uma polpa digital entre o braço e o manguito). De modo geral, em manguitos posicionados distantes em relação ao coração (p. ex., no tornozelo), a PAS tende a ser superestimada e a PAD tende a ser subestimada. Artefatos de movimento, compressão externa do manguito e posicionamento da extremidade de medição em um nível muito diferente do coração falseiam as medidas obtidas.[6]

A frequência das medições deve ser reduzida ao mínimo necessário para garantir segurança do paciente ou de acordo com o preconizado em diretrizes (no Brasil, no mínimo, a cada 5 minutos). Entre as complicações associadas a medidas repetidas da pressão arterial estão dor, edema do membro, petéquias, estase venosa, tromboflebite, neuropatia periférica e síndrome compartimental. Alguns aparelhos oferecem o modo de medição STAT, no qual, em vez de se avaliarem diversas oscilações a cada pausa do esvaziamento, avalia-se apenas uma oscilação por pausa. Isso permite medições mais rápidas e sem intervalos entre uma medição e outra, embora torne o método mais sujeito a artefatos e imprecisões. Seu uso é recomendado em situações de instabilidade hemodinâmica, mas, devido ao potencial de complicações associadas a tantas medições em curto espaço de tempo, esse modo em geral só permanece ativado por 5 minutos antes de se inativar automaticamente.

## Medição invasiva da pressão arterial

A medição direta da pressão arterial a partir da cateterização de uma artéria é indicada em casos nos quais se esperam grandes variações da pressão arterial, grandes sangramentos ou desvios hídricos ou nos casos em que as comorbidades do paciente requerem um manejo mais minucioso da pressão arterial. A cateterização arterial também é recomendada quando a aferição não invasiva é difícil ou não confiável (obesidade, arritmia, queimaduras), e ainda em pacientes que necessitam de coletas repetidas de sangue arterial para análise laboratorial.

São utilizados equipos acoplados a transdutores de pressão, que convertem o sinal mecânico da onda de pulso em sinais elétricos. Os sinais elétricos são então enviados ao monitor, expondo o valor medido. Para qualquer desses sistemas, é necessário informar ao monitor um nível zero de referência, em geral estabelecido na borda superior do coração ou, em um paciente deitado, no ponto aproximadamente 5 cm abaixo da borda esternal e no quarto espaço intercostal.

A configuração eletromecânica desses sistemas deve buscar a reprodução de uma onda de pulso acurada no monitor. Entretanto, vários fatores, como a própria tubulação dos equipos, a presença de torneiras de três vias e características inerentes dos transdutores, favorecem distorções do formato da onda, podendo resultar em erros na determinação da pressão arterial. A distorção mais comum no formato da onda de pulso são os subamortecimentos ou superamortecimentos.[7]

Ondas subamortecidas tendem a superestimar a PAS e subestimar a PAD, com pouco efeito sobre a PAM. Em contraste, ondas superamortecidas apresentam contornos atenuados e valores falsamente reduzidos na pressão de pulso (redução na PAS e elevação na PAD), também com pouca influência nos valores da PAM. Clinicamente, tais desvios do amortecimento da onda de pulso podem ser avaliados por um rápido teste de *flush* de 300 mmHg no equipo. O amortecimento é considerado adequado quando a abertura e o fechamento da válvula de *flush* (pressurizada a 300 mmHg) resultam em uma oscilação grande e uma oscilação pequena, retornando em seguida à linha de base. Quando ocorrem três ou mais oscilações antes do retorno à linha de base, considera-se que há subamortecimento e, quando há uma ou nenhuma oscilação, o sistema está superamortecido (**FIG. 32.2**).

Causas comuns de superamortecimento são a presença de bolhas de ar ou coágulos no sistema, acotovelamento do cateter arterial e uso de equipos/extensões inadequados (excessivamente complacentes). A resolução desses problemas corrige o amortecimento excessivo das ondas de pulso.

Por outro lado, a maioria dos equipos de medição da pressão arterial tende a ser intrinsecamente subamortecida. A única solução para corrigir essa característica seria incorporar ao equipo arterial certos dispositivos próprios para aumentar o amortecimento da onda sem interferir com as medidas de pressão arterial (Accudynamics®).[7] Tal conduta, no entanto, é pouco usada e, quando se detecta um sistema subamortecido, a única providência habitualmente tomada é a de interpretar as medidas de PAS e PAD como passíveis de certo falseamento (há pouca influência do subamortecimento nos valores da PAM).

As artérias mais usadas são a radial, a femoral e a pediosa. Os contornos e valores das ondas de pulso se alteram à medida que o sangue se afasta da aorta. Assim, os valores de PAS e PAD vão-se tornando mais divergentes e amplificando a pressão de pulso. Também, em estados de choque, pode haver gradientes de pressão clinicamente relevantes entre a aorta e as artérias periféricas, como a pediosa.

As complicações são raras (menos de 0,1%), mas pode haver dor local, embolia aérea, trombose, hematoma, isquemia e infecção. Estudos têm demonstrado que o teste de Allen, que se propõe a avaliar a integridade da circulação colateral ulnar antes

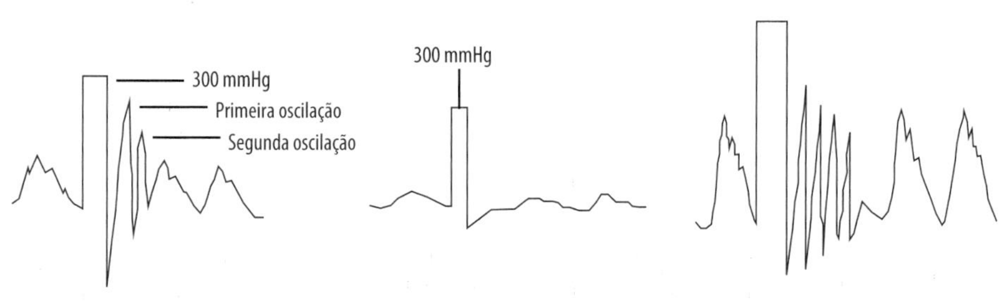


**FIGURA 32.2** Teste de *flush* com 300 mmHg.

da cateterização radial, não é considerado um preditor confiável de complicações isquêmicas associadas ao procedimento.[8]

## Medição da pressão venosa central

Em pessoas normais, a pressão venosa central (PVC) reflete o equilíbrio entre o volume sanguíneo na circulação central, a capacitância venosa dessa região e a função cardíaca direita. Ela requer a colocação de um cateter cuja ponta esteja em uma veia da circulação central, sendo mais implantado nas veias subclávia, jugular interna ou femoral.

Os valores normais de PVC estão em torno de 4 a 8 mmHg, e seu traçado tem um formato peculiar com três ondas ascendentes (a, c, v) e duas descendentes (x, y) (FIG. 32.3). O valor da PVC deve ser medido na base da onda c, e o transdutor deve ser nivelado na intersecção do quarto espaço intercostal e da linha axilar média.

A onda mais proeminente é a **onda a**, decorrente da contração atrial e que ocorre logo após a onda P na ECG. À medida que o átrio relaxa, ocorre uma redução na pressão atrial, que logo é seguida pela discreta **onda c** (decorrente da contração isovolumétrica do ventrículo direito, que gera um abaulamento da valva tricúspide para dentro do átrio direito, logo após a onda R na ECG). O relaxamento atrial se completa durante a sístole ventricular, produzindo os mais baixos valores de pressão atrial, representados pela **curva x**. Em seguida, há um aumento do retorno venoso para os átrios enquanto a valva tricúspide continua fechada, gerando a **onda v**. Por fim, ocorre a abertura da valva tricúspide, reduzindo a pressão atrial e dando origem à **onda y**.

Historicamente, os valores de PVC têm sido usados como pistas acerca do estado volêmico do paciente, da sua fluido-responsividade e de seu desempenho cardíaco. Estudos experimentais e clínicos, entretanto, têm demonstrado de maneira recorrente a fraca correlação entre a PVC e esses parâmetros.[9] Tal fato decorre de a PVC ser o resultado da interação complexa de muitas variáveis fisiológicas peculiares a cada paciente (tônus vascular, contratilidade do ventrículo direito, volume sanguíneo), limitando seu uso como parâmetro estático de fluido-responsividade ou de contratilidade, sobretudo em um contexto dinâmico como o do perioperatório.[10]

A despeito dessas limitações e devido à sua ampla disponibilidade e ao baixo custo em comparação com outros monitores, a monitorização da PVC continua sendo muito utilizada na prática clínica. Ela está incorporada a várias recomendações de manejo em pacientes críticos,[11] e em ressecções hepáticas, está bem consolidada a sua associação com reduções no volume de sangramento e demanda por transfusões.[12] Os autores que defendem seu uso sugerem que seja empregada em conjunto com outros parâmetros de adequação hemodinâmica (frequência cardíaca, pressão arterial, débito urinário, saturação venosa central, dosagem de lactato, etc.). Além disso, não são recomendados alvos fixos e predeterminados de PVC para todos os tipos de pacientes.

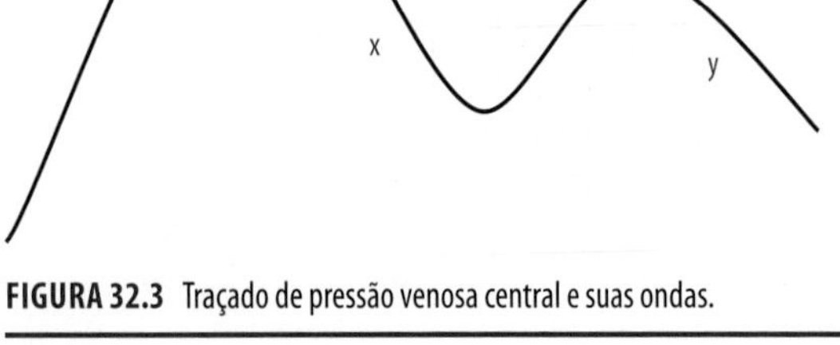


**FIGURA 32.3** Traçado de pressão venosa central e suas ondas.

É necessário entender que o valor da PVC está inserido em um contexto de determinantes que interagem de maneira própria em cada paciente, e os alvos, portanto, devem ser individualizados. Valores extremos (como < 4 mmHg ou > 14 mmHg), apesar de raros, parecem guardar certa relação com a fluido-responsividade, embora com baixos valores preditivos.[13]

Assim, o comportamento dinâmico ou variação da PVC em resposta a desafios hídricos pode orientar melhor o manejo do que suas medições isoladas. Nesse sentido, aumentos pronunciados e mantidos na PVC após expansão volêmica (> 3 mmHg) podem indicar necessidade de interrupção da infusão de fluidos.[14] Nessa situação, a monitorização do débito cardíaco e de parâmetros dinâmicos de fluido-responsividade tem-se mostrado mais fidedigna. Todavia, diante da ampla disponibilidade, relativo baixo custo e baixa invasividade, a PVC continua bastante utilizada, mesmo com suas muitas limitações e erros. De maneira geral, em pacientes que já têm outras indicações de acesso venoso central e quando os valores possam ser contextualizados clínica e laboratorialmente, acredita-se que as variações da PVC possam fornecer informações relevantes ao manejo clínico.[15]

# Monitorização hemodinâmica avançada

A monitorização hemodinâmica avançada (MHA) compreende as técnicas capazes de mensurar a força motriz da hemodinâmica – o débito cardíaco (DC) e seus componentes (frequência cardíaca e volume sistólico [VS]). Os monitores básicos permitem a avaliação da frequência cardíaca e da frequência de pulso. Os monitores hemodinâmicos avançados, por sua vez, avançam no sentido de quantificar parâmetros de avaliação dos determinantes do VS: pré-carga, contratilidade e pós-carga.

Com a monitorização hemodinâmica básica, é possível estabelecer o diagnóstico de choque, mas há certa dificuldade e imprecisão em categorizá-lo nos seus subtipos (hipovolêmico, cardiogênico, distributivo e obstrutivo), dando margem a tratamentos inadequados e desfechos ruins. Por outro lado, os parâmetros avaliados pela MHA permitem maior precisão na identificação do subtipo de choque, facilitando, portanto, a melhor escolha do tratamento. Por fim, a ecocardiografia transesofágica (que é um monitor hemodinâmico avançado), além de determinar o subtipo de choque, eventualmente permite a identificação do seu diagnóstico etiológico (p. ex., choque obstrutivo por tromboembolia pulmonar) e a indicação precisa do tratamento específico.

A escolha entre monitorização hemodinâmica básica ou avançada envolve, em alguns casos, subjetividade e controvérsias. Contudo, de maneira geral, quanto maior a necessidade de diagnóstico diferencial do choque, mais indicado está o uso de monitores hemodinâmicos avançados. Recentemente, esses monitores começaram a ser usados não apenas para diagnóstico e tratamento, mas também para otimização hemodinâmica preemptiva e guiada por metas, a fim de melhorar resultados em pacientes de alto risco.

Em virtude do número crescente de monitores hemodinâmicos avançados, somente alguns deles são apresentados aqui.

## Cateter de artéria pulmonar

O cateter de artéria pulmonar (CAP) foi o primeiro monitor hemodinâmico avançado com amplo uso clínico, tendo sido desenvolvido por Henry Swan e William Ganz. Trata-se de um cateter especial com cerca de 110 cm, dotado de dois lúmens (um proximal e outro na extremidade distal) e equipado com um pequeno balão e um sensor de temperatura em sua ponta.

Utilizando os traçados de pressão exibidos ao longo de sua inserção, ele percorre a circulação venosa central, átrio direito e ventrículo direito, até alcançar a artéria pulmonar. Prosseguindo com a inserção do cateter, ele entra em sub-ramos cada vez menores da artéria pulmonar, até que o balão encunhe nas paredes de um desses sub-ramos. Quando o cateter está bem posicionado, o lúmen proximal fica localizado na circulação venosa central. O cabo do sensor de temperatura é conectado a um monitor à beira do leito.

A medição do DC, propriamente dita, é feita pela técnica da termodiluição. Para executá-la, informa-se ao monitor que se vai realizar uma injeção de solução salina em determinado volume e temperatura (em geral resfriada). Em seguida, faz-se a injeção pelo ramo do lúmen proximal. O sensor de temperatura na ponta do cateter, por sua vez, capta as variações de temperatura sanguínea decorrentes da salina resfriada injetada. Essas variações de temperatura são analisadas dentro de um algoritmo, que gera o valor de DC. Alguns cateteres mais modernos possuem um filamento térmico que se aquece frequentemente, provocando variações de temperatura sanguínea análogas às provocadas pela injeção manual, permitindo, dessa maneira, uma medição quase contínua do DC.

Como já mencionado, o DC é produto da interação complexa entre frequência cardíaca, pré-carga, contratilidade e pós-carga. As medidas de contratilidade, por sua vez, devem – de preferência – ser independentes da pré e pós-carga ventriculares. Devido a dificuldades na obtenção dessas medidas (mesmo com o uso de monitores avançados), os algoritmos de manejo clínico vinculados ao CAP consideram o DC como um parâmetro da contratilidade, desde que a frequência cardíaca e os parâmetros de pré e pós-carga ventriculares estejam adequados.[16]

Com o uso de equipos de pressão invasiva acoplados aos ramos dos lúmens proximal e distal, também é possível medir, respectivamente, PVC e pressão de artéria pulmonar (além da pressão de artéria pulmonar ocluída [PAPO], medida com o balão distal insuflado). A PAPO, por medir a pressão em território mais próximo à circulação esquerda, tende a correlacionar-se com a pré-carga do ventrículo esquerdo (VE) de maneira mais precisa do que a PVC. Além disso, de posse das medidas do DC e da PVC, o monitor consegue calcular a resistência vascular sistêmica (RVS), utilizada como parâmetro de pós-carga.

O CAP também fornece dados acerca da circulação pulmonar, como a resistência vascular pulmonar, os quais podem ser úteis no manejo de pacientes com hipertensão pulmonar.

As principais críticas ao CAP são relativas às complicações decorrentes de sua invasividade e à baixa correlação da PAPO com o estado volêmico e a fluido-responsividade. Também existem críticas quanto à não melhora de resultados em pacientes monitorizados com CAP. A respeito disso, é importante frisar que somente se alcança melhora de resultados com quaisquer técnicas de monitorização quando estão vinculadas à interpretação adequada e a protocolos de tratamento bem estruturados.[17]

Apesar disso, esse monitor continua sendo considerado o padrão-ouro para monitorização do DC (medida de referência contra a qual são comparadas as novas tecnologias de medição) e ferramenta preciosa em pacientes com falência do coração direito.

## Análise do contorno da onda de pulso arterial

Essa técnica se baseia no fato de que é possível derivar o VS a partir do contorno da onda de pulso arterial. Analisando essa mesma onda de pulso arterial, também é possível medir a frequência cardíaca do paciente. Assim, obtêm-se os valores de frequência cardíaca e VS, resultando em medição contínua e minimamente invasiva do DC (é necessária a canulação de uma artéria). Nesses monitores, também, o DC é usado como um parâmetro da contratilidade, considerando que estejam adequados a frequência cardíaca e os parâmetros de pré e pós-carga ventriculares.

Para fazer essa medição, alguns monitores (p. ex., PICCO plus® e LiDCO plus®) requerem que lhes seja fornecida uma medida de referência do DC para ser cruzada com o contorno da onda de pulso arterial vigente. Alterações subsequentes no contorno da onda produzirão valores diferentes de DC. Dessa forma, tais monitores trazem consigo o benefício da exibição contínua do DC, mas, como necessitam de calibração a partir de termodiluição (ou diluição de indicadores, como o lítio), as vantagens de simplicidade e pouca invasividade são limitadas.[18]

Outros monitores (Flotrac®, LiDCO rapid®) exigem apenas alguns dados do paciente, como gênero, idade, peso e altura. Eles possuem um algoritmo que analisa o contorno da onda de pulso dentro do contexto dos dados fornecidos e gera o valor do DC. Nesse caso, além da medição contínua do DC, eles trazem a vantagem da pouca invasividade, pelo fato de não requererem a calibração por dispositivos invasivos.

Fazendo a análise da onda de pulso arterial em intervalos de tempo de alguns segundos, é possível acompanhar e medir a variação do volume sistólico (VVS). Essas variações são cíclicas e decorrem da interação coração-pulmão que caracteriza a ventilação mecânica com pressão positiva. Ao empurrar gases para os pulmões, o ventilador mecânico causa uma elevação da pressão intratorácica, que dificulta o retorno venoso e reduz tanto a pré-carga quanto o VS. Na expiração, a saída de ar reduz a pressão intratorácica, aumentando o retorno venoso e, consequentemente, o VS.

Esse impacto da ventilação sobre o retorno venoso é tanto mais intenso quanto mais hipovolêmico estiver o paciente, ou seja: quanto mais hipovolêmico, maior a VVS. O valor crítico para desencadear reposição volêmica é acima de 13%, embora uma gradação em zonas de fluido-responsividade tenha sido proposta. Desse modo, a VVS é o parâmetro dinâmico da pré-carga fornecido por esses monitores. De maneira geral, os estudos clínicos têm demonstrado que a VVS e outros parâmetros dinâmicos são mais acurados para predizer a fluido-responsividade do que parâmetros estáticos, como a PVC e a PAPO.[19]

Embora tecnologias de análise do contorno da onda de pulso arterial não meçam *per se* nenhum parâmetro de pós-carga, é muito comum que os pacientes que demandam esse tipo de monitorização estejam com alguma veia central canulada (p. ex., para infusão de fluidos e fármacos). Nessa situação, caso se esteja medindo a PVC, é possível alimentar intermitentemente o monitor, que, de posse dessa medida e do valor do DC, fornecerá o valor da RVS (parâmetro de pós-carga). Versões mais modernas desses monitores têm permitido a alimentação contínua dos valores de PVC, gerando medição contínua da RVS.

Independentemente de necessitar ou não de calibração, todos os monitores que empregam a análise do contorno da onda de pulso arterial podem apresentar valores imprecisos em certos contextos, sendo os principais deles ventilação não controlada ou com baixos volumes correntes (< 8 mL·kg$^{-1}$), cenários de tórax aberto, alterações graves da complacência respiratória, arritmias sustentadas, amortecimentos da onda de pulso e uso de balão intra-aórtico ou de dispositivos de assistência ventricular. Todos esses contextos citados têm o potencial de afetar as medições do VS e, assim, falsear a medição do DC e da VVS.

## Ecocardiografia transesofágica

A ecocardiografia transesofágica (ETE) é um método pouco invasivo que começou a ser utilizado, no período perioperatório, na década de 1980. Desde então, tem ocupado um espaço crescente, tanto em cirurgias cardíacas como em não cardíacas, além da terapia intensiva.

Algumas aplicações clínicas são próprias do contexto da cirurgia cardíaca, como avaliação de cirurgia valvar, avaliação de cirurgia de cardiopatia congênita, detecção de placas ateromatosas na aorta (permite seleção do local mais adequado para pinçamento e canulação da aorta), diagnóstico de dissecções aórticas e detecção de ar intracardíaco residual (avalia se ele foi satisfatoriamente removido antes de terminar a circulação extracorpórea).[20] Outras aplicações são comuns a quaisquer tipos de cirurgias, como a orientação de reposição volêmica em resposta a sangramentos maciços, a detecção de isquemia miocárdica ou de embolia pulmonar intraoperatórias, a monitorização hemodinâmica avançada e o seguimento de pacientes com doença cardiovascular (ou com alto risco para cardiopatias).

Vários estudos já demonstraram a capacidade da ETE intraoperatória de permitir novos diagnósticos e aprofundar avaliações pré-operatórias, modificando os manejos cirúrgico e anestésico inicialmente pretendidos e potencialmente melhorando os desfechos dos pacientes. Outro uso crescente em cenários de cirurgia não cardíaca e em terapia intensiva é a avaliação etiológica de colapsos cardiovasculares de origem desconhecida. A ETE é notadamente precisa em avaliar o enchimento e a contratilidade de cada ventrículo, além de permitir a detecção de problemas extraventriculares, como vasoplegia, tamponamento cardíaco, embolia pulmonar e obstrução da via de saída do ventrículo esquerdo.

Uma vez indicada a ETE, deve-se ter cuidado na inserção e manipulação do transdutor, pois ele pode produzir irritação faríngea, lesão dentária, trauma esofágico e arritmias. Comumente, após a inserção, recomenda-se que o avaliador faça uma análise ampla do coração e dos grandes vasos, em uma sequência de cortes básica ou avançada já padronizada em diretrizes (**FIG. 32.4**).[21,22]

Quando destinadas ao simples seguimento hemodinâmico, as avaliações da ETE costumam ter um caráter mais qualitativo, ou seja, analisa-se o aspecto geral dos grandes vasos e do enchimento e contratilidade cardíacos, sem se preocupar com medidas precisas e valores críticos. Isso pode ser especialmente útil no diagnóstico diferencial de colapsos cardiovasculares de origem desconhecida. Por outro lado, é possível também obter com a ETE medidas objetivas e dinâmicas de pré-carga (índice de colapsabilidade da veia cava superior), contratilidade (fração de ejeção do VE) e pós-carga (índice de estresse da parede ventricular esquerda).[16] Com tais avaliações ecocardiográficas (objetivas ou subjetivas), é possível orientar o uso de fluidos, vasopressores ou inotrópicos, além do tratamento específico e precoce de outros problemas, como a isquemia miocárdica, o tromboembolia pulmonar, o tamponamento cardíaco e outros.

Entretanto, por demandarem certo tempo e trabalho para sua obtenção (sobretudo quando há necessidade de reavaliações frequentes), tais medidas, até o momento, têm sido pouco

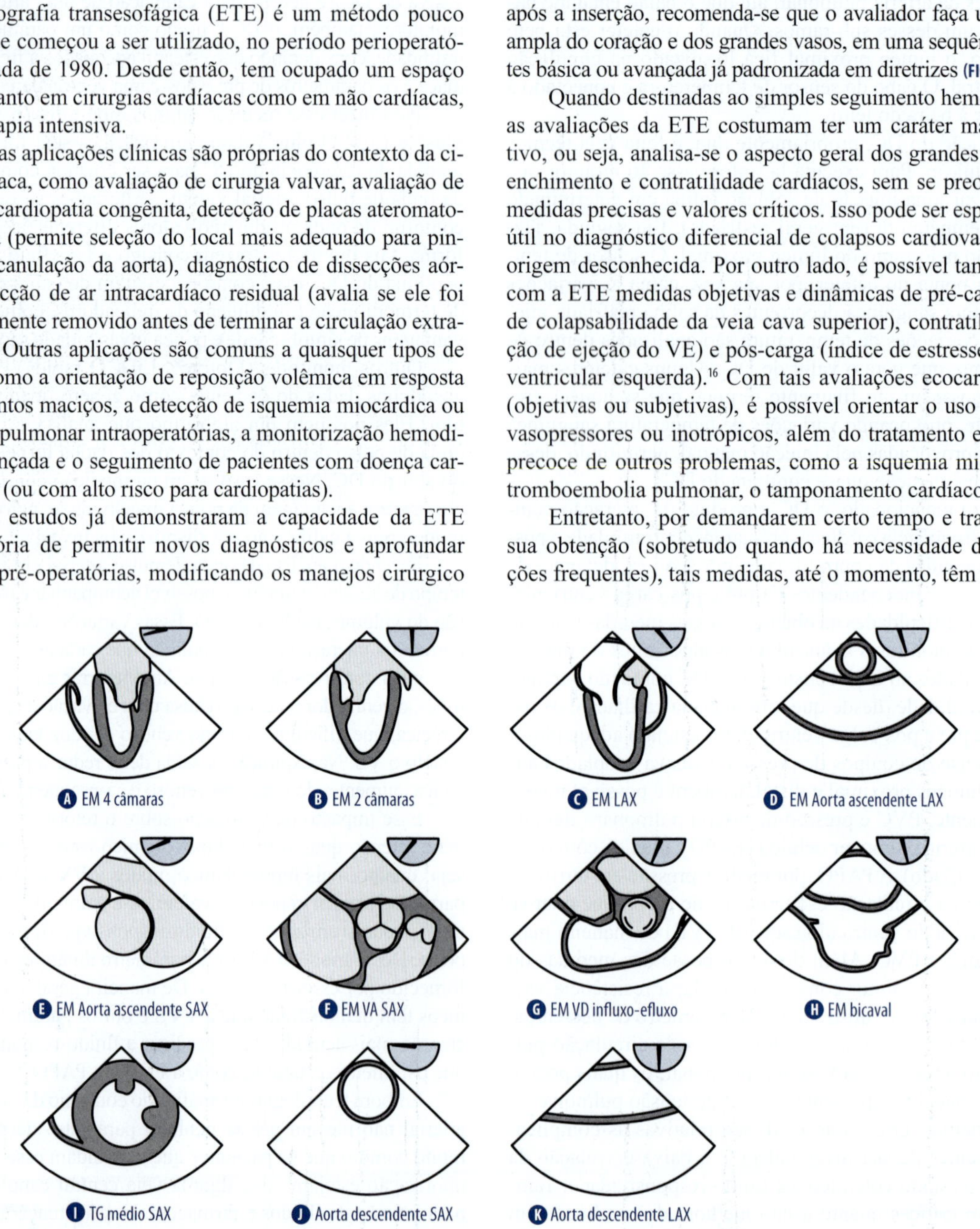


**FIGURA 32.4** Cortes seccionais das 11 visualizações da Sociedade Americana de Ecocardiografia e Sociedade de Anestesiologia Cardiovascular para avaliação básica da ecocardiografia transesofágica perioperatória.
EM, esôgafo médio; LAX, eixo longo; SAX, eixo curto; TG, transgástrico; VA, valva aórtica; VD, ventrículo direito.
*Fonte: Reeves e colaboradores.*[21]

incorporadas a protocolos de otimização hemodinâmica guiados por metas objetivas, em comparação, por exemplo, com medidas derivadas da análise do contorno da onda de pulso.

As principais contraindicações são esofagectomia ou outra cirurgia esofágica prévia, obstrução esofágica grave, perfuração esofágica e hemorragia esofágica em andamento.

A execução do exame pelo próprio anestesiologista responsável pelo caso consome tempo e atenção que deveriam estar sendo dedicados a outras atribuições no intraoperatório. Além dessa desvantagem, esse aparelho tem um custo elevado e requer pessoal treinado para seu manejo e interpretação. O futuro, no entanto, parece apontar no sentido de disponibilidade e aplicação mais amplas desse método.

Mais recentemente, a ecocardiografia transtorácica vem ganhando espaço no perioperatório. Em razão de sua não invasividade e rápida execução, pode ser de especial utilidade em pacientes não intubados, submetidos a cirurgias de emergência em que não houve tempo para uma avaliação cardiovascular adequada e apresentando colapsos cardiovasculares inesperados. Além disso, a sonda transtorácica tem menor custo e está disponível na maioria dos hospitais para a realização de exames pré-operatórios. Os cortes avaliados envolvem três janelas (subcostal, apical e paraesternal) e também já foram padronizados em diretrizes (FIG. 32.5). A visualização das cavidades pleurais também faz parte da sequência-padrão de avaliações, podendo agregar informações úteis no exame de pacientes com dispneia ou hipoxemia inexplicadas. Estima-se que esta será uma tecnologia inevitável e indispensável ao anestesiologista em alguns anos.[23]

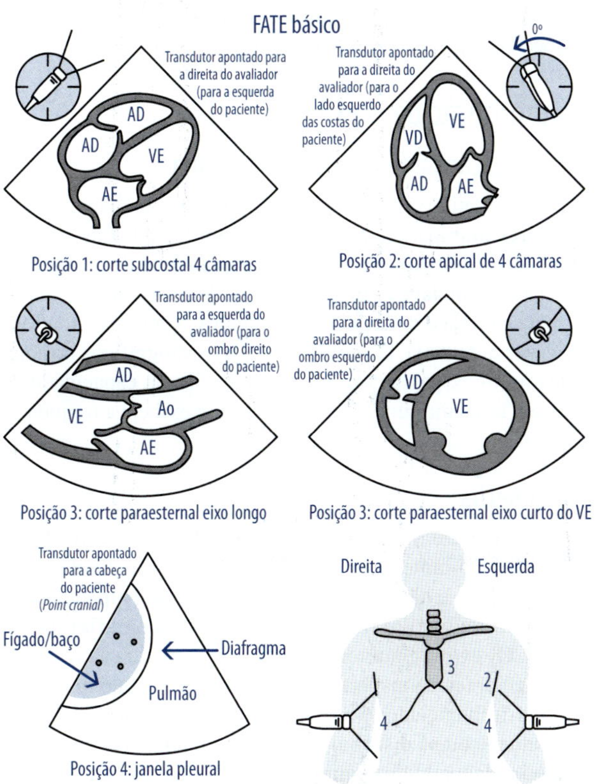


**FIGURA 32.5** Janelas utilizadas na ecocardiografia transtorácica. Ecocardiografia transtorácica avaliada por focos (FATE, do inglês *focus assessed transthoracic echo*). Obtenha imagens nas posições 1-4 na sequência que for mais favorável.
*Fonte: Fate-Protocol.*[24]

# Monitorização respiratória

## Monitorização da oxigenação arterial

### Oximetria de pulso

Além da frequência de pulso, os oxímetros medem a fração da oxiemoglobina ($HbO_2$) em relação à hemoglobina reduzida (Hb), de maneira não invasiva e contínua. Sua medida é determinada por espectrofotometria de absorção, que se baseia na Lei de Beer-Lambert. Utiliza-se emissão de dois comprimentos de onda para distinguir entre Hb e $HbO_2$. A maioria dos equipamentos atuais emite um feixe de luz com comprimento de onda de 660 nm (vermelho) e outro com 940 nm (infravermelho), e as frações desses feixes que não foram absorvidas pelos tecidos são captadas por um sensor. Em cada um desses comprimentos de onda, a quantidade de luz absorvida por cada tipo de hemoglobina é diferente (FIG. 32.6).[25] Após captação e processamento no monitor, ele fornece o valor da saturação da hemoglobina periférica pelo oxigênio ($SpO_2$).

O valor da $SpO_2$ calculado no oxímetro não é exatamente o mesmo medido em cooxímetros laboratoriais, que quantificam a saturação da hemoglobina arterial pelo oxigênio ($SaO_2$). Esses aparelhos usam múltiplos comprimentos de onda para distinguir a contribuição de outros tipos de hemoglobina, como a carboxiemoglobina (COHb) e a metemoglobina (MetHb). Como COHb e MetHb estão presentes em baixas concentrações na maioria dos pacientes (1-3% e menos de 1% respectivamente), os valores de $SpO_2$ e $SaO_2$ são próximos.

A saturação da hemoglobina arterial pelo oxigênio guarda uma relação com a pressão parcial arterial de oxigênio ($PaO_2$), que é ilustrada pela curva de dissociação da oxiemoglobina (FIG. 32.7).[24] Analisando essa curva, observa-se que, para valores de $PaO_2$ até 75 mmHg, há correlação aproximadamente linear entre $SpO_2$ e $PaO_2$. Acima desse valor, elevações adicionais na $PaO_2$ causam aumentos gradualmente mais modestos na $SpO_2$. Também, considerando-se que hipóxia costuma ser definida como $PaO_2$ menor que 60 mmHg, vê-se, na imagem, que os valores inferiores da normalidade da $SpO_2$ estão próximos a 90 a 92%.[26]

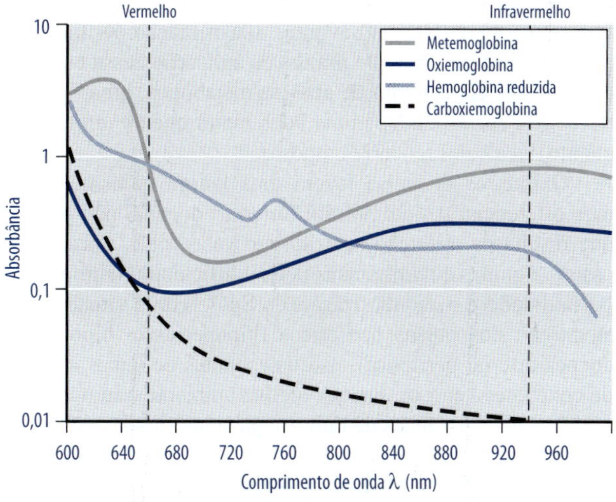


**FIGURA 32.6** Absorbância em quatro espécies de hemoglobina para diferentes comprimentos de onda.

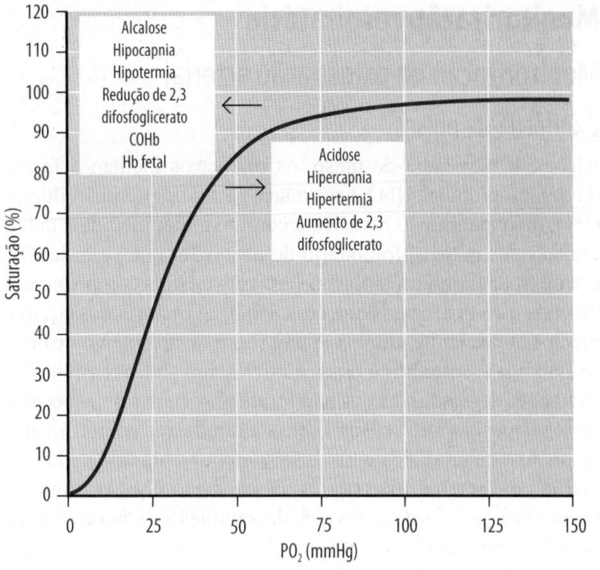


**FIGURA 32.7** Curva de dissociação da hemoglobina.

Ainda na **FIGURA 32.7**, observa-se que desvios em certos parâmetros fisiológicos (como hipertermia, acidose e hipercapnia) reduzem a afinidade da hemoglobina pelo oxigênio, facilitando a liberação deste aos tecidos periféricos e deslocando a curva de dissociação da oxiemoglobina para a direita (efeito Bohr). Além disso, certos fosfatos orgânicos presentes na hemácia (sendo o 2,3 difosfoglicerato [2,3-DPG] o mais relevante deles) induzem alterações conformacionais na molécula hemoglobina, tornando-a mais propensa a liberar oxigênio.

Estados crônicos de anemia ou de hipoxemia costumam cursar com elevações do 2,3-DPG. Por outro lado, durante a estocagem de concentrados de hemácias, 48 horas após a doação, já há redução de cerca de 50% dos níveis de 2,3-DPG.[27] Entretanto, o impacto clínico da transfusão dessas hemácias sobre a dissociação da $HbO_2$ costuma ser pouco relevante, já que essas células restauram os níveis normais de 2,3-DPG em 24 horas. Além disso, os cenários que demandam grande quantidade de concentrados de hemácias também costumam cursar com acidose (que tende a deslocar a curva no sentido oposto) e com aumento do DC que favorece a distribuição periférica de oxigênio. Em um exemplo prático de aplicação dessa curva de dissociação, em cenários de acidose metabólica, uma $SpO_2$ de 85% pode corresponder a uma $PaO_2$ maior que 60 mmHg, enquanto, na alcalose, ocorre o oposto.

Oxímetros de pulso fazem uma leitura pletismográfica para diferenciar o sinal pulsátil (arterial) do sinal não pulsátil que resulta da absorção ocorrida em veias, pele, músculos e ossos. Algumas circunstâncias podem dificultar a leitura dessa pulsatilidade e a monitorização da $SpO_2$, como situações de atenuação dos pulsos periféricos (hipoperfusão, hipotermia, doença arterial periférica), uso de esmaltes de unhas, infusão de contrastes venosos, excesso de luz ambiente e movimentação do paciente. Ondas de radiofrequência oriundas do bisturi elétrico também podem interferir com a leitura da $SpO_2$.

Outro problema relacionado à leitura da $SpO_2$ é a presença de disemoglobinas (COHb e MetHb), já que, quando estão em grandes concentrações, elas comprometem o transporte de oxigênio.

A MetHb absorve luz quase que igualmente nos comprimentos de onda de 660 nm e de 940 nm (razão de absorção 1:1). À medida que a concentração de MetHb se eleva, ela vai contaminando progressivamente a leitura da absorção de luz feita pelo oxímetro em direção a essa razão de absorção. Por sua vez, em situações onde não haja MetHb e as concentrações de Hb e de $HbO_2$ estejam em uma razão de absorção 1:1, o oxímetro de pulso lê uma $SpO_2$ de 85%. Dessa forma, elevações crescentes na concentração de MetHb causam desvios progressivos na leitura da $SpO_2$, desde o valor fidedigno em direção ao valor falso de 85%.

A COHb, por sua vez, quase não absorve luz em 940 nm, mas, em 660 nm, tem uma absorção semelhante à $HbO_2$. O oxímetro de pulso, portanto, lê essa absorção da COHb como se ela fosse feita pela $HbO_2$. Esse padrão de absorção resulta em uma contaminação da leitura da $SpO_2$, deixando-a falsamente elevada acima de 90%, a despeito de uma piora da oxigenação devida aos níveis crescentes de COHb.[25,28] Em cenários de disemoglobinemias, o recomendável é utilizar oxímetros de pulso com múltiplos comprimentos de onda ou monitorizar a oxigenação do sangue arterial com a cooximetria laboratorial.

A oximetria de pulso está indicada em todo tipo de cuidado anestésico e se destina à prevenção e detecção precoce e objetiva de hipóxia, visto que a avaliação clínica isolada não é suficientemente adequada para esse fim. Na faixa de valores de $SpO_2$ entre 70 e 100%, a acurácia dos valores fornecidos encontra-se ± 2 a 3% em relação à $SaO_2$. É válido ressaltar que valores normais de $SpO_2$ não garantem a adequação da oferta e da utilização de oxigênio nos tecidos periféricos. Avaliações das gasometrias arterial e venosa central podem fornecer informações mais precisas a esse respeito.

## Monitorização da ventilação

### Monitorização da frequência respiratória

Além da monitorização clínica da expansão torácica, alguns monitores multiparamétricos incorporam tecnologias capazes de detectar essa expansão. A mais amplamente disponível é a detecção de mudanças na impedância elétrica torácica, causadas pela entrada e saída de ar nos pulmões. Após essa monitorização ser habilitada, os eletrodos eletrocardiográficos posicionados no tórax passam a avaliar oscilações na capacidade do tórax em transmitir uma corrente elétrica e exibem a frequência respiratória.

### Capnometria

A capnometria é a medição do dióxido de carbono ($CO_2$) no gás exalado durante o ciclo ventilatório, em geral feita de maneira contínua e não invasiva e podendo ser acompanhada do respectivo registro gráfico dos valores (capnografia). O valor de $CO_2$ exibido numericamente representa a sua medição feita logo antes da inspiração. Os valores da capnometria podem ser influenciados por alterações na ventilação alveolar, na produção ou na distribuição de $CO_2$ ou ainda por funcionamento inadequado dos equipamentos. Na atualidade, há duas técnicas para amostragem do $CO_2$: o sistema *mainstream* ou não aspirativo (a amostra é analisada diretamente no percurso paciente-ventilador) e o sistema *sidestream* ou aspirativo (a amostra é aspirada a partir do circuito de ventilação e analisada a distância).[29]

Com relação à técnica de mensuração do $CO_2$, a maioria dos aparelhos utiliza a espectrometria por luz infravermelha. Essa técnica se baseia no fato de que moléculas assimétricas e poliatômicas, como $CO_2$, óxido nitroso ($N_2O$) e anestésicos inalatórios, absorvem luz infravermelha em comprimentos de onda específicos, apresentando, cada um deles, um espectro único de transmissão e de absorção dessa luz (análogo a uma impressão digital). Do ponto de vista prático, um feixe de luz infravermelha é direcionado através do fluxo do gás da respiração no adaptador de vias aéreas (no sistema *mainstream*). A quantidade de luz absorvida é medida por um espectrômetro miniaturizado, que converte o feixe de luz em um sinal elétrico. O sinal elétrico é convertido em um sinal digital, que é interpretado por um microprocessador para calcular a concentração de $CO_2$ no circuito de ventilação.[25,28]

Ao serem ativados, os capnógrafos (tanto do sistema *mainstream* quanto do *sidestream*) precisam ser aquecidos a uma temperatura em torno de 40 °C. Isso tem o propósito de evitar a condensação de vapor d'água oriundo do paciente dentro da célula de medição (a água absorve luz infravermelha como o $CO_2$ e pode produzir leituras falsamente elevadas). Também, durante ou após esse aquecimento, alguns aparelhos com sistema *mainstream* solicitam ao usuário que faça a calibração do leitor de $CO_2$ contra células de calibração localizadas no próprio cabo do monitor. Nesses casos, o sensor é conectado inicialmente a uma "célula zero" (sem $CO_2$ em seu interior) e, em seguida, a uma "célula de referência" (com concentrações de $CO_2$ compatíveis com as da expiração, e que devem resultar em leituras de 36 a 40 mmHg no monitor). Sensores *mainstream* mais modernos já são fabricados com a capacidade de autocalibração, mantendo suas leituras estáveis ao longo do tempo.[25,28]

A capnografia tem múltiplos usos clínicos potenciais. Ela permite verificar o posicionamento do tubo traqueal na via aérea, avaliar a integridade do circuito de ventilação, estimar a adequação do débito cardíaco e ajustar parâmetros de ventilação mecânica.

Em geral, a capnografia é exposta graficamente como os valores medidos ao longo do tempo. A fase expiratória é dividida em três componentes distintos. A fase 1 corresponde à exalação de gás oriundo do espaço morto nas vias aéreas superiores e tubo traqueal, que não costuma ter $CO_2$ detectável. Durante a fase 2, ocorre um aumento súbito nos níveis de $CO_2$ até atingir um platô, representando o gás oriundo do território pulmonar entre as vias aéreas superiores e os alvéolos. A fase 3 engloba o platô do capnograma, que corresponde ao $CO_2$ do compartimento alveolar. Em doenças respiratórias obstrutivas, como asma ou doença pulmonar obstrutiva crônica (DPOC), o platô pode ser substituído por uma elevação das concentrações na fase 3. Após a fase 3, ocorre uma queda súbita na concentração de $CO_2$, correspondendo à inspiração de gases frescos; esse último intervalo pode ser chamado de fase 4 ou fase zero.

Podem-se observar, também, dois ângulos na capnografia: o ângulo alfa ($\alpha$), entre as fases 1 e 2, e o ângulo beta ($\beta$), entre o final da fase 2 e o início da inspiração. O ângulo $\alpha$ tem cerca de 110 graus e aumenta com a ampliação do declive da fase 3. A inclinação da fase 3 é dependente da relação ventilação/perfusão. O ângulo $\beta$ pode ser utilizado para avaliar a reabsorção de $CO_2$. Uma elevação nesse ângulo a partir de 90 graus (normal) ocorre quando a inclinação descendente se torna menos vertical (aumento do $CO_2$ inspirado) **(FIG. 32.8)**.[29]

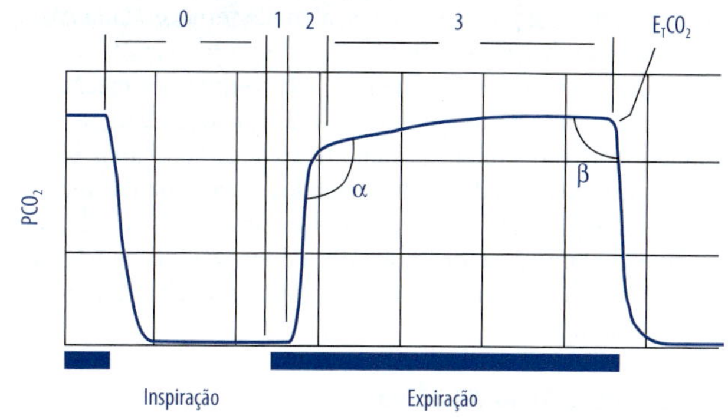


**FIGURA 32.8** Capnografia, fases e ângulos.
$PCO_2$, pressão parcial de $CO_2$ no gás expirado; $E_TCO_2$, dióxido de carbono ao final da expiração (do inglês *end-tidal* $CO_2$).

Essa monitorização permite inferir a pressão parcial arterial de $CO_2$ ($PaCO_2$). Em indivíduos sadios, a diferença entre a capnometria e a $PaCO_2$ costuma ser menor que 5 mmHg. Algumas situações, todavia, podem alterar essa diferença, como embolia pulmonar, hipoperfusão pulmonar, parada cardíaca e ventilação mecânica com altas frequências e baixos volumes correntes.

A **FIGURA 32.9** mostra algumas situações clínicas e suas correlações com a capnografia.[30]

## Monitorização da mecânica respiratória

A mecânica respiratória é a expressão da função respiratória por meio de medidas de fluxo e de pressão. Os aparelhos de anestesia atuais dispõem de sensores de fluxo e de pressão que são acoplados ao longo do circuito da ventilação e fornecem esses dados ao ventilador mecânico. A partir dessas medidas, é possível derivar índices como volumes, complacência e resistência. Todos esses parâmetros podem ser analisados em conjunto, gerando gráficos em tempo real que ilustram a interação do sistema respiratório com o ventilador mecânico ao longo do ciclo respiratório. Essas informações permitem adequar os parâmetros ventilatórios de maneira a minimizar possíveis efeitos

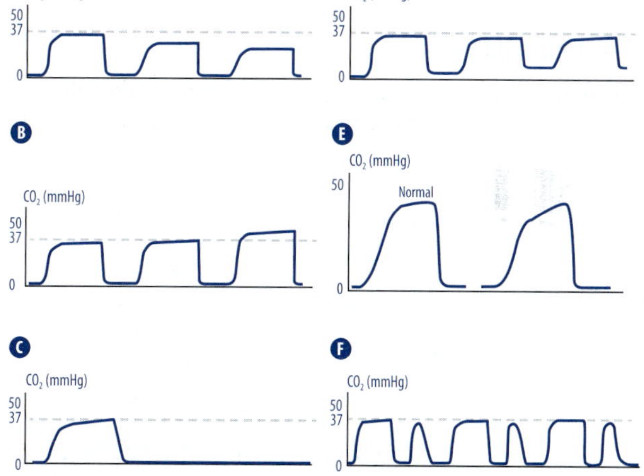


**FIGURA 32.9** Capnografia. **A** Hiperventilação. **B** Hipoventilação. **C** Desconexão. **D** Reabsorção de $CO_2$. **E** Asma. **F** Respiração espontânea.

deletérios da ventilação mecânica, além de fornecer dados para o diagnóstico de certos problemas.

Normalmente, em pacientes sob ventilação mecânica, após uma fase inspiratória onde o ar é deslocado para as vias aéreas, ocorre uma interrupção no fluxo de ar ao final da inspiração que dura cerca de 0,5 a 2 segundos e, em seguida, abre-se a válvula expiratória dando início à expiração. Essa sucessão de fases dinâmica-estática-dinâmica ao longo do ciclo respiratório permite a aferição de parâmetros que caracterizam a mecânica respiratória.[31]

## Pressão de pico da via aérea

É a pressão máxima na via aérea antes da interrupção do fluxo inspiratório. A pressão de pico na via aérea aumenta quanto maiores forem o volume corrente, a resistência da via aérea, o fluxo inspiratório e a pressão positiva ao final da expiração (PEEP/auto-PEEP), e quanto menor for a complacência do sistema respiratório.

Clinicamente, os principais cenários com elevações na pressão de pico são aqueles em que há aumento da resistência do sistema respiratório relacionado a alterações no calibre da via aérea (broncospasmo e laringospasmo) e problemas no tubo traqueal e no circuito de anestesia (calibre fino, obstrução por secreções ou por água, acotovelamento), aqueles em que há diminuição da complacência do sistema respiratório (exemplificados a seguir) ou, ainda, em situações de auto-PEEP.[25,28]

## Pressão de platô

Entre a interrupção do fluxo inspiratório e a abertura da válvula expiratória, costuma haver uma pausa de 0,5 a 2 segundos que permite que o volume de ar enviado aos pulmões se distribua homogeneamente, resultando em uma queda na pressão da via aérea em relação à pressão de pico. A pressão medida logo antes da abertura da válvula expiratória é a pressão de platô e, em condições de equilíbrio, procura refletir a pressão alveolar ao final da inspiração (FIG. 32.10).[31]

Os valores da pressão de platô refletem a pressão de retração elástica do sistema respiratório e são influenciados por situações em que há diminuição da complacência do sistema respiratório ou auto-PEEP. Pressões de platô acima de 30 $cmH_2O$ estão associadas a desenvolvimento de barotrauma e lesão pulmonar relacionada à ventilação mecânica.

## Resistência da via aérea

É o conjunto de forças que se opõe à deformação do pulmão e da caixa torácica durante a insuflação. Ela é oriunda da fricção dos gases contra as paredes das vias aéreas e da resistência à deformação inerente ao sistema respiratório.

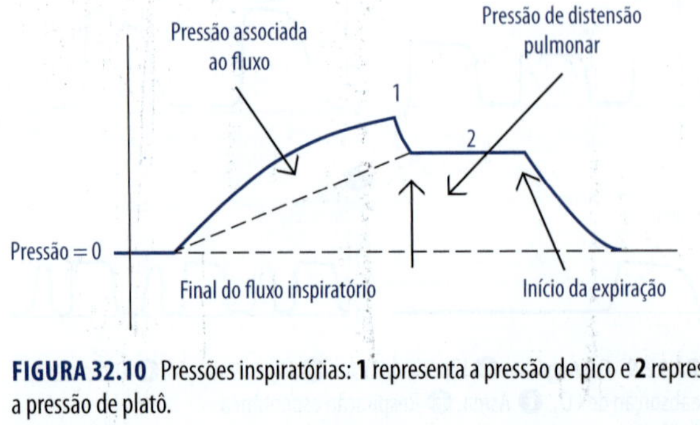


**FIGURA 32.10** Pressões inspiratórias: **1** representa a pressão de pico e **2** representa a pressão de platô.

## Complacência

Uma vez aberta a válvula expiratória, os tecidos que formam o sistema respiratório exercem uma força de maneira a restaurar suas configurações originais. Tal propriedade inerente a esses tecidos é chamada de elastância, mas, em cenários clínicos, ela costuma ser expressa como o seu inverso, a complacência. Assim, complacência é a variação de volume do sistema respiratório em relação à variação de pressão decorrente (FIG. 32.11).[32,33]

Fatores que reduzem a complacência pulmonar incluem consolidações, edema pulmonar, pneumotórax, atelectasias, doença intersticial, pneumonectomia, intubação de brônquio fonte e sobredistensão pulmonar. Por outro lado, a complacência geralmente aumenta no enfisema pulmonar.

Certas situações podem causar redução da complacência da parede torácica, como distensão abdominal, edema ou cicatriz de parede torácica, deformidade torácica e tônus muscular.

## Pressão positiva ao final da expiração

Após a abertura da válvula expiratória, a pressão da via aérea tenderia a cair a valores próximos a zero com o colapso alveolar. No entanto, o entendimento atual preconiza a manutenção de uma pressão expiratória final sempre que se usa ventilação mecânica, a fim de evitar o colapso e reabertura alveolares repetidos. Com isso, a pressão ao final da expiração não chega a zero e decresce apenas até o valor de PEEP ajustado no ventilador. Caso os valores de pressão ao final da expiração sejam superiores aos valores programados para a PEEP, está ocorrendo auto-PEEP (ou PEEP intrínseca).

A auto-PEEP ocorre quando há expiração incompleta dos gases antes do ciclo respiratório seguinte, causando retenção de ar progressiva e elevação na pressão alveolar ao final da expiração. Como consequência do aumento da pressão intratorácica, além de barotrauma e lesão pulmonar, pode haver queda do retorno venoso e do DC, especialmente em pacientes hipovolêmicos. Os principais cenários onde costuma acontecer auto-PEEP são alto volume-minuto (volume corrente elevado ou alta frequência respiratória), limitação ao fluxo expiratório nas vias aéreas (pacientes com asma ou outras doenças pulmonares crônicas) e limitação ao fluxo expiratório fora das vias aéreas (tubo traqueal fino, acotovelado ou com secreções e assincronia entre paciente e ventilador).[25,28] A monitorização do gráfico de fluxo-tempo permite detectar a presença de auto-PEEP ao demonstrar que, durante a exalação, o fluxo expiratório não consegue chegar a zero antes do início da próxima inspiração (FIG. 32.12).

# Monitorização neurológica

Considerando-se a gravidade dos danos neurológicos, sua correlação com os resultados pós-operatórios e o potencial de reabilitação, todas as técnicas de monitorização que possam prevenir, reduzir e reverter a lesão neurológica são importantes.

No ambiente anestésico-cirúrgico, há uma gama de técnicas e procedimentos para a monitorização do estado neurológico. As formas de avaliação recaem sobre a condição funcional do sistema nervoso ou sobre o metabolismo, incluindo o fluxo sanguíneo e a oxigenação.[34]

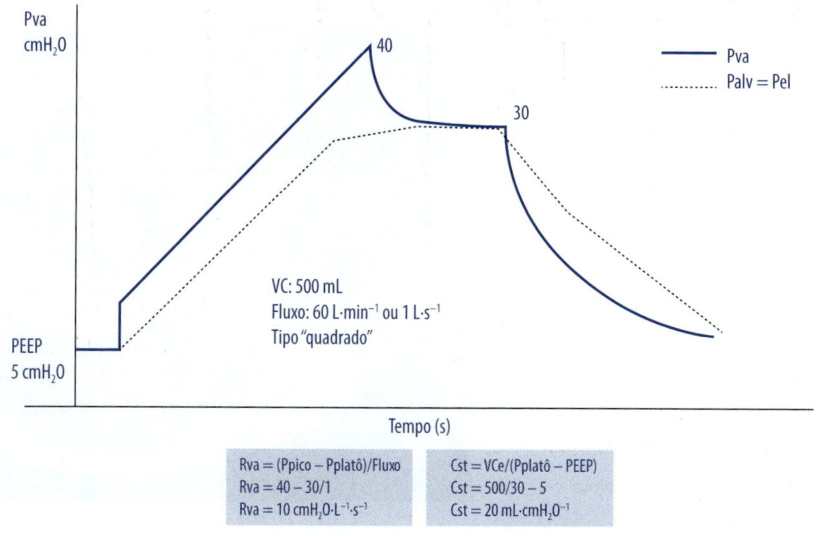


**FIGURA 32.11** Forma de cálculo da resistência da via aérea (Rva) e da complacência estática do sistema respiratório (Cst) sob ventilação com volume controlado (VVC), modo controlado, fluxo tipo " quadrado".
Palv, pressão alveolar; Pel, pressão do tecido elástico; Pva, pressão de via aérea.

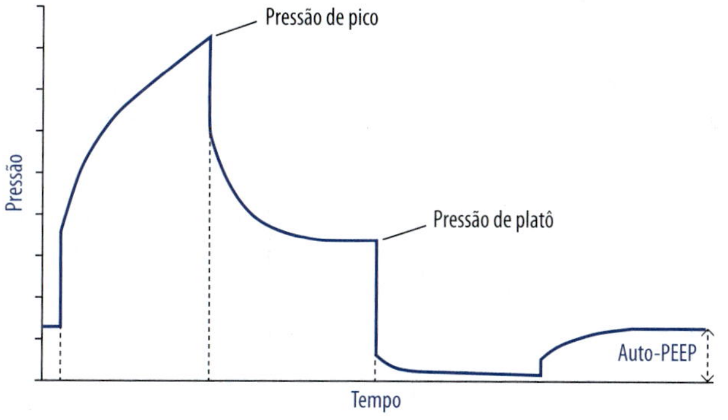


**FIGURA 32.12** Demonstração de auto-PEEP em gráfico de pressão *versus* tempo.

# Monitores do fluxo sanguíneo e oxigenação cerebral

A adequação do fluxo sanguíneo cerebral pode ser avaliada por dois métodos, aferindo-se o fluxo propriamente dito ou a oferta de oxigênio. Em cérebros normais, considera-se adequado um fluxo de 50 mL·100 g$^{-1}$·min$^{-1}$ para que ocorra uma boa oxigenação tecidual. Valores inferiores a 20 ou 25 mL·100 g·$^{-1}$·min$^{-1}$ podem associar-se a falhas nas funções e lesão estrutural cerebral. É importante salientar que tanto estrutura quanto função sofrem modificações durante o procedimento operatório e por ação dos fármacos anestésicos.

## Técnicas não invasivas

### Marcadores intravasculares

Os marcadores intravasculares verificam diretamente o fluxo sanguíneo cerebral mediante administração de um isótopo radioativo, o xenônio-133 ($^{133}$Xe), e medida do *wash-out* radioativo, usando detectores γ (gama) posicionados sobre regiões específicas do cérebro. Essa técnica tem sido utilizada em alguns centros como monitorização intraoperatória em endarterectomia de carótida e apresenta diversas limitações, entre elas a impossibilidade de oferecer uma monitorização contínua, mas apenas instantânea, durante os procedimentos.[34,35]

### Ultrassonografia transcraniana com Doppler

A ultrassonografia transcraniana com Doppler é uma técnica sensível de monitorização em tempo real da velocidade do fluxo sanguíneo nas artérias de maior condutância do cérebro, mediante uso de um transdutor geralmente posicionado no osso temporal. Tem sido utilizado em cirurgias cardíacas abertas, cirurgias vasculares e correções de aneurismas intracranianos e doenças cardíacas congênitas.[34,36,37]

No intraoperatório, a técnica mais empregada em pacientes de todas as idades é a monitorização da artéria cerebral média através da janela temporal, a qual costuma ser encontrada logo acima do zigoma e anteriormente ao trago da orelha. Com essa técnica, podem ser identificadas alterações no fluxo ou a presença de êmbolos. Como estudo diagnóstico, outros vasos além da artéria cerebral média, como artéria cerebral anterior, comunicante anterior, cerebral posterior e comunicante posterior, podem ser avaliados através da janela óssea temporal. As artérias basilar, oftálmica e carótida interna também podem ter seus fluxos mensurados pelo Doppler através do forame magno.

Uma importante limitação da técnica ultrassonográfica com Doppler está no fato de a monitorização ser realizada através do osso temporal, que pode, em 10 a 20% dos pacientes, ser espesso o suficiente para comprometer a avaliação (**FIG. 32.13**).[34]

A técnica de monitorização com Doppler é a única técnica contínua a evidenciar precocemente a hipoperfusão cerebral e a presença de êmbolos.[38]

### Saturação venosa de oxigênio no bulbo jugular

No cérebro, a saturação venosa de oxigênio no bulbo jugular (SjvO$_2$) mede o grau de extração de oxigênio pelo cérebro e traduz o equilíbrio entre o suprimento de oxigênio e a demanda cerebral.[27] Um cateter venoso central pediátrico com fibra

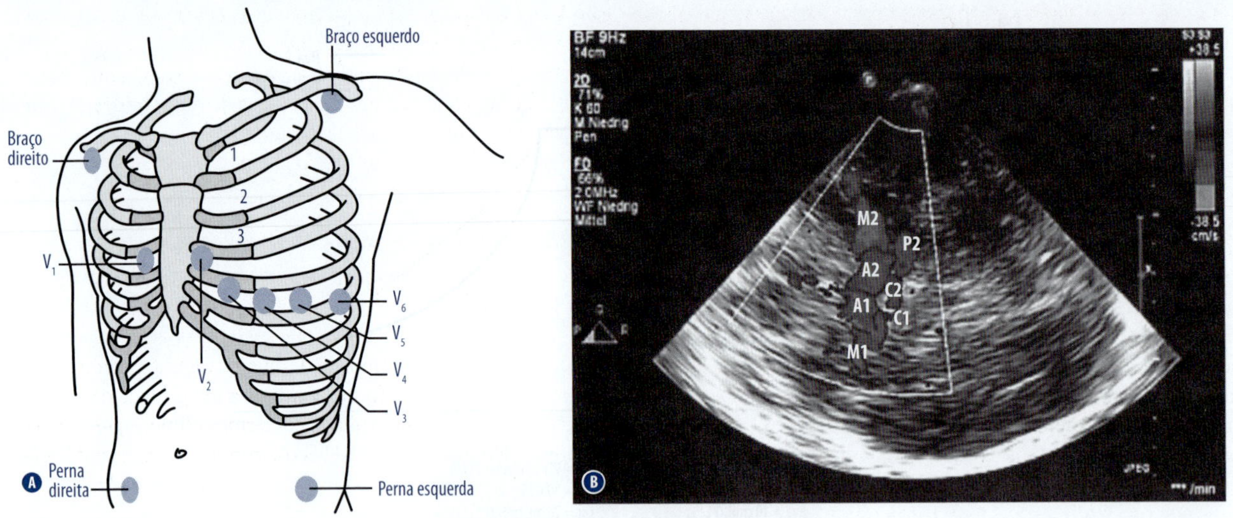


**FIGURA 32.13** Ⓐ Colocação do equipamento. Ⓑ Sonografia com Doppler transcraniano antes da perfusão cerebral seletiva, mostrando a artéria cerebral média direita (M1), a artéria cerebral média esquerda (M2) e as artérias cerebrais anteriores direita e esquerda (A1 e A2, respectivamente).

Esta imagem pode ser visualizada em cores no Anexo 2, página 1562

óptica é inserido na veia jugular dominante, retrogradamente, de modo que a ponta do cateter fique ao nível do primeiro ou segundo corpo vertebral para evitar contaminação com sangue venoso proveniente da veia jugular externa. O cateter requer calibração a cada 8 a 12 horas para garantir a acurácia do método. Além da $SjvO_2$, a amostra de sangue do bulbo jugular pode fornecer o valor da pressão venosa de oxigênio ($PvO_2$),[39] e com a concentração de hemoglobina, é possível obter-se outras informações:

$$CvO_2 = (1{,}34 \times \text{Concentração de Hb} \times SjvO_2) + (0{,}003 \times PvO_2)$$

O metabolismo cerebral pode ser estimado da seguinte forma:

$$CMRO_2 = FSC \times (CaO_2 - CvO_2)$$

em que $\mathbf{CvO_2}$ é o conteúdo venoso de oxigênio, $\mathbf{CaO_2}$ é o conteúdo arterial de oxigênio, $\mathbf{CMRO_2}$ é a taxa metabólica cerebral de oxigênio e **FSC** é o fluxo sanguíneo cerebral.

A $SjvO_2$ varia entre 60 e 80%, e valores inferiores indicam baixo fluxo sanguíneo cerebral, isquemia ou alta taxa metabólica, como ocorre na febre ou nas convulsões. Um valor de $SjvO_2$ superior a 80% pode significar hiperemia, alto fluxo cerebral, baixo metabolismo, baixa descarga de oxigênio ou inabilidade para utilização do oxigênio ofertado (lesão mitocondrial ou infarto extenso). A $SjvO_2$ mostra as alterações no uso do oxigênio de uma forma global, sendo que as alterações regionais podem passar despercebidas. Assim, falsas interpretações podem advir de alterações importantes da saturação da hemoglobina arterial pelo oxigênio ou, ainda, resultar de extensas áreas de infarto encefálico.[40,41]

## Oximetria cerebral

A oximetria cerebral é uma técnica não invasiva de avaliação da oxigenação cerebral da hemoglobina em tempo real. A leitura usa normalmente dois a cinco comprimentos de onda de luz infravermelha, de 700 a 1.000 nm. Admite-se que 75% do volume de sangue cerebral é venoso. A maioria dos equipamentos disponíveis no mercado utiliza um sensor que deve ser posicionado na região frontal, abaixo da linha do cabelo. Considerando-se que a demanda de oxigênio pelo cérebro sob anestesia mantém-se relativamente estável, alterações na saturação significam reduções no suprimento de oxigênio cerebral em geral devidas a reduções na pressão arterial, na pressão parcial de $CO_2$, no DC, na concentração de hemoglobina ou no conteúdo arterial de oxigênio **(FIG. 32.14)**.[34,42]

A facilidade na utilização da oximetria cerebral permitiu que esses monitores fossem adotados em cirurgias que potencialmente causam redução do fluxo cerebral. Todavia, ainda há várias considerações acerca do uso clínico da tecnologia, e uma delas é a contaminação do sinal da oximetria pelo sangue extracraniano, reduzindo a acurácia da leitura.[43] O emprego de dois diodos e ajustes no algoritmo dos equipamentos podem contornar essa limitação. Existe ainda uma variabilidade interpessoal e intrapessoal dos valores de saturação regional, considerando-se o intervalo de normalidade entre 60 e 75%, com coeficiente de variação para os valores basais de cerca de 10%. Portanto, o

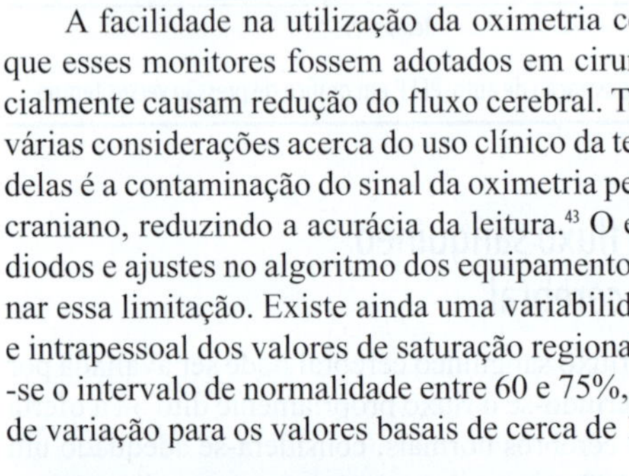


**FIGURA 32.14** Oximetria cerebral bilateral evidenciando redução da saturação da hemoglobina cerebral à direita.

monitor de oximetria cerebral é mais bem usado como um monitor de tendências. Como os equipamentos utilizam sensores na região frontal, alterações em regiões distantes podem não ser detectadas pela monitorização.[44]

Nas endarterectomias carotídeas, cirurgias que têm um risco maior que 2% de acidente vascular encefálico (AVE), por conta de êmbolos ou pela isquemia durante o clampeamento do vaso, vários métodos podem ser adotados para aferir a oxigenação cerebral. Quando o procedimento ocorre sob anestesia regional, a avaliação clínica da consciência é o melhor parâmetro para verificar isquemia e necessidade de *shunt*. Sob anestesia geral, a oximetria cerebral parece uma opção atrativa pela simplicidade de seu uso, mas, na literatura, há evidências de que sua acurácia em identificar isquemia cerebral crítica é equivalente à de outros métodos, como eletrencefalografia, Doppler transcraniano e potenciais evocados somatossensitivos.[45]

Em cirurgias cardíacas, a ocorrência de AVE pode ser observada em 2 a 3%, e a disfunção cognitiva pós-operatória ocorre em mais de 50% dos pacientes. Os mecanismos de lesão são semelhantes (embolia e hipoperfusão cerebrais). A oximetria cerebral mostrou-se, de início, uma promessa muito boa para titulação e manutenção de níveis adequados de perfusão cerebral. Apesar de estudos prospectivos com alvos de saturação cerebral, guiados pela oximetria cerebral, não terem obtido bons resultados na prevenção de declínio cognitivo pós-operatório, o método tem sido utilizado como ferramenta na neuroproteção, pela possibilidade de otimizar o controle da pressão arterial e guiar os limites da autorregulação cerebral durante *bypass* cardiopulmonar.[46,47]

Em relação ao distúrbio cognitivo e a desfechos neurológicos, parece haver uma relação mais forte desses eventos com a condição clínica subjacente do paciente (p. ex., doença cerebrovascular e doença arterial sistêmica) submetido à cirurgia de revascularização do miocárdio do que propriamente ser uma repercussão das variáveis do ato operatório.[38]

## Técnicas invasivas

Os métodos invasivos de monitorização da perfusão cerebral têm como premissa o implante de sondas mediante técnica cirúrgica, as quais são posicionadas no tecido cerebral ou no sistema ventricular. As técnicas associam-se a riscos de 1 a 2% de infecção, sangramento ou isquemia. Para uso clínico, tem-se a monitorização do fluxo sanguíneo cerebral (FSC) por difusão térmica com um cateter fino com dois termistores que devem ser posicionados na substância branca subcortical e que avaliam a dissipação do calor como reflexo do FSC. Dispõe-se, também, de monitor da pressão parcial de oxigênio, o qual utiliza um eletrodo sensível a oxigênio, posicionado na substância branca subcortical. São registrados os níveis de oxigênio no tecido cerebral ($P_cO_2$), que apresentam boa correlação com o FSC.[34]

### Monitores de função neurológica

Os monitores que avaliam as funções do sistema nervoso mais utilizados são os potenciais evocados (PEs), as respostas sensitivas e motoras, a eletromiografia (EMG) e a eletrencefalografia (EEG).

#### *Potenciais evocados*

São atividades elétricas geradas em resposta a um estímulo sensitivo ou motor externo. Os potenciais evocados em geral são menores do que outras atividades elétricas geradas em tecidos adjacentes (músculo e cérebro) e podem ficar obscurecidos diante de tais sinais, havendo a necessidade de amostras repetidas (somação elétrica e uso de técnicas de média) para extrair o sinal desejado dos outros sinais biológicos, no caso dos potenciais sensitivos. Já para os potenciais motores, que têm maiores potências, essas estratégias não são necessárias.[48]

#### *Potenciais evocados sensitivos*

A utilidade dos potenciais evocados sensitivos (PES) está na possibilidade de avaliar função sensitiva anormal, revelar lesões insuspeitadas clinicamente, em particular no diagnóstico de esclerose múltipla, bem como em definir a extensão anatômica das lesões e monitorizar de forma contínua a integridade da via neural, a qual não pode ser avaliada em termos clínicos por conta da anestesia. No ambiente anestésico-cirúrgico, os potenciais evocados sensitivos são os mais comumente monitorizados.

Existem três tipos distintos de PES: potenciais evocados somatossensitivos (PESS), potenciais evocados auditivos do tronco encefálico (PEATEs) e potenciais evocados visuais (PEVs). Em todas essas técnicas, os eletrodos de registro para sinais corticais são colocados no couro cabeludo, usando o mesmo sistema 10-20 padrão utilizado no registro de EEG, ao passo que os eletrodos de registro para sinais subcorticais e periféricos são colocados em várias localizações anatômicas padronizadas.[44] As alterações possíveis de ser encontradas nos potenciais evocados sensitivos são variações nas amplitudes das ondas, aumento da latência e perda da onda, podendo traduzir isquemia, invasão tumoral, efeito de fármacos anestésicos e alterações de temperatura ou de perfusão.[48]

##### Potenciais evocados somatossensitivos

Os PESSs são pesquisados a partir de um estímulo elétrico de um nervo periférico ou craniano e avaliam a função do nervo periférico, as faces posterior e lateral da medula espinhal, uma parte do tronco encefálico, o núcleo posterolateral ventral do tálamo com sua comunicação com o córtex e uma porção do córtex sensitivo.

O sistema somatossensorial consiste na via lemniscal da coluna dorsal, ou via da coluna posterior, e na via espinotalâmica, embora outras vias possam contribuir, incluindo o trato espinocerebelar dorsal, a coluna anterolateral e o nervo vago. O estímulo elétrico percorre a extensão do nervo periférico e, chegando ao gânglio sensitivo dorsal, entra na coluna posterior da medula, ascendendo para o núcleo da coluna dorsal. Um segundo neurônio conduz o estímulo ao tálamo via lemnisco medial e um terceiro neurônio leva o estímulo do tálamo ao córtex sensitivo.[49]

Os PESS registrados a partir do estímulo do nervo mediano ou ulnar no punho são utilizados no intraoperatório de endarterectomia de carótida e cirurgias cranianas para lesões vasculares na circulação cerebral anterior, enquanto os registros a partir do estímulo do nervo tibial posterior, no tornozelo, ou do nervo fibular comum, na fossa poplítea, são usados durante cirurgias envolvendo lesões na circulação cerebral posterior. A monitorização nervosa simultânea em membros superiores e inferiores é útil em cirurgias de escoliose, tumores medulares e ainda em cirurgias na aorta descendente.[50,51] As alterações de resposta dos PESSs são consideradas quando ocorre redução em 50% ou mais dos potenciais cortical ou espinhal e aumento da latência em 10% do basal.

Os anestésicos podem influenciar os PESSs e, dependendo do mecanismo de ação dos fármacos, alguns deprimem o sinal, enquanto outros o intensificam, apesar de compartilharem o mesmo mecanismo depressor da função sináptica e da condução axonal. Os potenciais corticais são mais sensíveis aos efeitos anestésicos do que as vias subcorticais, espinhais e nervosas periféricas. Os fármacos inalatórios têm ação sobre os PESSs no tálamo e no córtex, aumentando a latência da resposta e reduzindo a amplitude das ondas, com pouca ação sobre as vias subcorticais e periféricas.[52]

Os anestésicos venosos, em doses clínicas, com exceção da cetamina e do etomidato, influenciam pouco os PESSs. O etomidato produz um importante aumento da amplitude de PESS cortical e uma discreta elevação da latência. A cetamina age incrementando as amplitudes corticais, mas não altera a latência ou os potenciais subcorticais. Os opioides em geral reduzem discretamente as amplitudes corticais e aumentam a latência, com mínimos efeitos nas vias subcorticais e periféricas. No neuroeixo, estes exercem mínimo efeito sobre os PESSs.[34]

#### Potenciais evocados auditivos do tronco encefálico

Nos PEATEs, a estimulação consiste em uma série de sons (cliques) rápidos, emitidos próximo ao canal auditivo. O estímulo sonoro tem intensidade superior ao limiar auditivo do paciente (60-70 dB a mais), apesar de, na prática, muitos laboratórios utilizarem a monitorização durante a anestesia e começarem com 90 dB nan (nível auditivo normal). Os eletrodos são posicionados no couro cabeludo, embora os registros também possam ser feitos a partir de estruturas internas e nervos auditivos. Os PEATEs avaliam o aparato auditivo, o VIII par craniano, o núcleo coclear, pequena parte do tronco encefálico rostral, o colículo inferior e o córtex auditivo.[34]

O sistema auditivo pode ser danificado durante os procedimentos operatórios que acessam e manipulam a fossa craniana posterior. A monitorização com PEATE proporciona condições de avaliar estruturas anatômicas críticas e oferecer cuidado precoce, evitando danos neurológicos permanentes.

A via do estímulo inicia-se com a chegada da energia acústica do som que é conduzida até a cóclea, localizada no ouvido interno, onde é convertida em um sinal eletroquímico codificado. Este é transmitido ao longo da via auditiva, através do VIII nervo craniano, ao tronco encefálico (mesencéfalo) e depois ao córtex auditivo primário. A cóclea converte a onda sonora em potenciais de ação, que podem ser registrados e avaliados (eletrococleografia). Picos no registro de PEATEs podem ser graduados de I a VII, e, como nos PESSs, latência, amplitudes das ondas e latências interpicos podem ser quesitos para avaliação da integridade do sistema auditivo. Os PEATEs podem sofrer alterações durante cirurgia de fossa posterior devido à clipagem ou compressão de artérias que suprem a via auditiva ou o tronco encefálico. Pacientes que experimentam tais alterações persistentes até o fim da cirurgia quase sempre apresentarão déficits neurológicos pós-operatórios.

Esses potenciais são muito resistentes aos efeitos anestésicos, então em geral não há necessidade de mudança na abordagem anestésica com tal monitorização.[53]

#### Potenciais evocados visuais

Os potenciais evocados visuais (PEVs) são pesquisados mediante estimulação da retina com *flashes* de luz, posicionando-se eletrodos na região parietal, occipital e central do escalpo (lobo occipital). São utilizados para avaliar lesões em pacientes com suspeita de esclerose múltipla e em procedimentos cirúrgicos que envolvam o aparelho visual (retina, nervo óptico, quiasma óptico, trato óptico, núcleo geniculado lateral no tálamo e córtex occipital).[48,54] Os PEVs são a técnica de PEs menos usada no intraoperatório.[34]

### *Potenciais evocados motores*

O aumento de procedimentos cirúrgicos envolvendo o sistema nervoso, assim como a sua complexidade, impuseram a necessidade de avaliação da integridade motora em separado. Os potenciais evocados motores (PEMs) avaliam a integridade da via motora descendente ao longo da cápsula interna, tronco encefálico, medula espinhal, nervo periférico e, finalmente, músculo. Para a avaliação das respostas, os eletrodos de estimulação também são colocados de acordo com o sistema 10-20, como na EEG, porém no córtex motor.[27] Uma sequência de estímulos elétricos transcranianos é aplicada, e as respostas são registradas por eletrodos que podem ser colocados sobre a coluna vertebral, nervo periférico e, mais comumente, músculo inervado. A estimulação elétrica transcraniana normalmente consiste em 3 a 7 estímulos elétricos de 100 a 400 V, que duram de 0,2 a 0,5 milissegundo. O tempo gasto para se obter um PEM é inferior a 10 segundos.[55]

Uma monitorização multimodal durante cirurgias de coluna é uma conduta adequada, e os PEMs são considerados essenciais sempre que o parênquima medular estiver em risco, ou seja, durante procedimentos que possam comprometer a perfusão medular, com dano direto aos tratos motores e raízes nervosas. Há evidências suficientes para recomendar o uso dos PEMs nos seguintes procedimentos: deformidades de coluna com escoliose com mais de 45 graus de rotação, anormalidades congênitas de coluna e ressecções de tumores intra e extramedulares.[55]

A paraplegia é a mais temida complicação da cirurgia de aneurisma toracoabdominal, e, apesar de ainda não haver evidências apoiando a recomendação para PEM em todos os procedimentos, a monitorização mostra-se útil em predizer essa complicação em pacientes que perdem sua resposta ao PEM e não a recobram até o final da cirurgia.[56]

Para as cirurgias de escoliose, o consenso é que o uso de PESS associado a PEM seja a monitorização mínima padrão.[57] Para outros tipos de cirurgias de coluna, os níveis de evidência são variados. Para os procedimentos lombares não complicados, como descompressão e discectomia, a indicação da monitorização é controversa.[58]

### *Eletromiografia*

Reconhece-se hoje que a utilização da EMG como técnica de monitorização intraoperatória é importante por melhorar desfechos operatórios sob vários aspectos, ressaltando-se a possibilidade de identificação de estruturas neurais e a redução de lesões causadas pelo próprio procedimento.

A EMG intraoperatória pode ser realizada tanto em nervos cranianos como em nervos periféricos, para avaliar a integridade e localizar os nervos a partir dos músculos que eles suprem. São utilizados eletrodos de superfície ou eletrodos de agulha posicionados diretamente no músculo inervado de interesse, sendo a sensibilidade do exame melhor com os últimos.

A monitorização por EMG pode ser ativa ou passiva. Na modalidade ativa, faz-se uma estimulação elétrica do nervo craniano ou periférico e registra-se a resposta de EMG do músculo. A monitorização passiva avalia a integridade funcional de um nervo durante procedimentos cirúrgicos, mediante registro contínuo das respostas geradas pelos grupos musculares inervados. A partir de certo limiar de voltagem da EMG, a equipe é informada do risco de lesão da estrutura por um alerta sonoro emitido pelo equipamento.

Considerações devem ser feitas em relação ao uso de bloqueadores neuromusculares, uma vez que tais agentes podem comprometer as respostas musculares.[34]

A monitorização motora do nervo trigêmeo (eletrodos posicionados no músculo temporal ou masseter) tem sido usada durante a secção do nervo para neuralgia do trigêmeo, para preservação do ramo motor do nervo e juntamente com a monitorização do nervo facial durante a ressecção de grandes lesões na fossa posterior.

A EMG espontânea em músculos inervados pelo VII par craniano também é rotineiramente usada durante cirurgias para ressecção de tumores no ângulo pontocerebelar, como o schwannoma vestibular, com o objetivo de prevenir ou minimizar os prejuízos ao nervo facial, já que a paresia persistente do nervo é uma complicação comum desse procedimento.[59,60] Apesar de oferecer menor risco de tal complicação, a cirurgia para descompressão microvascular para a neuralgia do trigêmeo também merece monitorização da função do nervo facial com EMG.[61] Embora não haja consenso sobre a previsão funcional satisfatória de diferentes critérios eletrofisiológicos, incluindo a EMG, a falta de padronização na montagem dos eletrodos e nos parâmetros de estimulação ainda é um problema para uma conclusão definitiva sobre a utilização dos métodos.[62]

Uma das complicações de maior impacto nas cirurgias de tireoide é a lesão do nervo laríngeo recorrente e, por isso, a neuromonitorização com EMG tem recebido atenção e sido encorajada pela literatura. Entretanto, os estudos ainda mostram-se inconsistentes em comprovar a superioridade do método sobre aqueles de identificação anatômica tradicionais usados nesse tipo de cirurgia. Enquanto critérios maiores não forem estabelecidos, a indicação da neuromonitorização fica reservada aos casos de "risco" para lesão nervosa, que incluem os pacientes submetidos a reoperação, com bócio massivo ou subesternal, doença de Graves e câncer avançado.[63]

A lesão do nervo acessório é um desfecho desfavorável durante cirurgias na região cervical, principalmente em grandes ressecções oncológicas. A prevalência de disfunção do ombro seguindo o esvaziamento cervical com lesão do nervo acessório é de até 67%. A EMG intraoperatória parece ser uma ferramenta útil no sentido de otimizar esses desfechos. Todavia, estudos com métodos mais robustos ainda são necessários para sedimentar a recomendação. Em uma revisão sistemática, McGarvey e colaboradores[64] mostraram que evidências relacionadas à utilização da monitorização intraoperatória para redução da prevalência de lesão do nervo acessório ainda são inconsistentes.

Embora a EMG dos músculos oculares e da língua seja viável para monitorização do III, IV, VI e XII nervos, raramente é adotada.

A monitorização de nervos motores periféricos tem sido realizada posicionando-se eletrodos de agulha nos músculos inervados por nervos sob risco de lesão que atravessam a área operatória.[34]

## Eletrencefalografia

Considera-se anestesia geral um estado fármaco-induzido, reversível, no qual se deve obter inconsciência, amnésia, analgesia, imobilidade (irresponsividade), além de estabilidade hemodinâmica, autonômica, respiratória e térmica.[65] Para um adequado manejo dessa complexa condição, faz-se necessária a utilização de ferramentas de monitorização. Apesar de muitos avanços em técnicas anestésicas e cuidados perioperatórios, a indução e a manutenção da anestesia geral são costumeiramente guiadas pelas alterações em frequência cardíaca, pressão arterial e pelos movimentos. Como a maioria dos fármacos usados tem como alvo o sistema nervoso central (SNC) e sabendo que outros fatores como estado clínico do paciente (p. ex., choque hemorrágico, hipertensão arterial, alterações metabólicas) ou uso de fármacos que atuem no sistema cardiovascular podem também interferir nos parâmetros clínicos, existe uma fragilidade nessa avaliação.

A EEG reflete em tempo real a condição funcional e metabólica do cérebro, sendo capaz de traduzir o nível de consciência do paciente. O sinal elétrico é produzido por potenciais pós-sinápticos excitatórios e inibitórios gerados a partir do córtex cerebral, e ele representa também a interação do córtex com estruturas subcorticais, como tálamo, hipotálamo, núcleos da base e tronco encefálico.[65,66]

As ondas são captadas por eletrodos posicionados no escalpo, conforme a distribuição anatômica do córtex subjacente, obedecendo, normalmente, à convenção do sistema 10-20. Este se baseia nas estruturas referenciais násion (junção nariz e região frontal) e ínion (protuberância occipital) e nas porcentagens das distâncias entre os pontos. Os eletrodos são dispostos nas regiões parietais (P), temporais (T), occipitais (O), frontais (F) e centrais (C). Por outra convenção, os pontos localizados ao longo da linha média são nomeados por "z". Os que estão à direita da linha média são representados por números pares e, à esquerda desta, por números ímpares. À medida que o eletrodo se distancia da linha média, sua numeração cresce. As montagens seguem uma disposição referencial ou bipolar, e a leitura da atividade é representada em canais, cada um deles sendo uma comparação do potencial elétrico entre duas regiões anatômicas estudadas.[67,68] Um traçado eletrencefalográfico padrão para diagnóstico tem pelo menos 16 canais, mas os traçados usados no intraoperatório têm de 1 a 32 canais.[34]

A atividade elétrica gera uma onda sinusoidal, com basicamente três características: amplitude, frequência e tempo. As frequências são descritas em ciclos por segundo (Hertz, Hz), e as suas faixas são nomeadas com letras gregas por extenso:

- Delta: 1 a 4 Hz.
- Teta: 4 a < 8 Hz.
- Alfa: 8 a 13 Hz.
- Beta:13 a 30 Hz.
- Gama: > 30 Hz.

Em algumas situações, como na anestesia geral em plano profundo, surgem ondas com frequências bastante lentas, inferiores a 1 Hz (0,1-1 Hz), ocorrendo assincronicamente ao longo do córtex e interrompendo a conectividade funcional entre as áreas corticais, as quais são chamadas de *slow oscilations*.[69] É importante compreender que, quanto mais acordado estiver o indivíduo e quanto mais ativa a função cerebral, maior será a frequência da EEG e menor será sua amplitude. Quando se adormece espontaneamente ou por ação de anestésicos, a atividade cerebral é reduzida, assim como o metabolismo, e a frequência do sinal é reduzida.

A atividade de EEG captada através do escalpo dificilmente ultrapassa 40 Hz, e, para eletrodos implantados no córtex, a atividade em geral não excede 50 Hz. Os equipamentos fazem uma filtragem da atividade captada (filtros passa-baixa e filtros passa-alta), e isso torna difícil o surgimento de frequências mais elevadas no registro.[68]

Uma habilidade importante para análise da EEG é a decomposição das ondas, segundo a qual uma onda complexa repetitiva pode ser decomposta em ondas fundamentais mais simples. Isso significa que as ondas visualizadas são uma soma e sobreposição de ondas senoidais simples. Tal decomposição e estratificação das ondas nas diversas faixas de frequência é realizada pelos equipamentos por meio da transformada rápida de Fourier.[70]

A voltagem de uma onda é sua amplitude ou altura na página. Costuma variar de ± 1 a ± 50 µV, mas podem ocorrer voltagens de até ± 250 µV.[67] Cada análise é realizada em determinados intervalos de tempo na EEG bruta (*epocs*).[70]

No intraoperatório, os registros são feitos a partir de eletrodos posicionados no escalpo, mas, em alguns procedimentos neurocirúrgicos, eles podem ser realizados a partir de eletrodos na superfície do cérebro (eletrocorticograma).[34]

Sabe-se que os padrões eletrencefalográficos alteram-se com a administração de anestésicos, de acordo com o mecanismo de ação e as doses utilizadas desses fármacos. Tanto a EEG bruta, não processada, como várias formas de EEG processada foram adotadas como ferramentas para avaliação do nível de consciência de pacientes sob anestesia geral. O primeiro monitor de EEG processado liberado para uso clínico pelo Food and Drug Administration (FDA) foi o índice biespectral (BIS), em 1996, e o primeiro monitor chegou ao Brasil em 1997. A partir de então, uma série de sistemas de índices baseados na EEG tem sido adotada na prática anestésica. Esses sistemas processam matematicamente a EEG e liberam, quase em tempo real, um índice que guarda uma boa correlação com o nível de consciência e com a profundidade da anestesia.[71]

De acordo com o consenso brasileiro sobre monitorização da profundidade anestésica editado no final de 2015, a oferta inadequada (reduzida) de agentes anestésicos pode levar à consciência intraoperatória acidental (CIOA), devido a planos superficiais, ao passo que a anestesia profunda pode trazer repercussões cardiovasculares, respiratórias e cognitivas. Esse consenso avaliou o impacto da monitorização cerebral sobre alguns desfechos e evidenciou que o uso da ferramenta está associado à redução do consumo de anestésicos. Em relação ao despertar intraoperatório, a monitorização é sugerida para pacientes de alto risco para tal evento sob anestesia geral balanceada, e, para pacientes sob anestesia venosa total, a monitorização é altamente recomendada. É possível que a associação entre BIS baixo e mortalidade tenha se mostrado fraca porque os estudos analisam o índice isoladamente, havendo necessidade de estudos adicionais com avaliações mais amplas da monitorização nesse desfecho. O BIS mostrou-se satisfatório quando se avaliou a proteção do SNC contra exposições exageradas a anestésicos, levando a uma menor incidência de distúrbios cognitivos pós-operatórios e, sobretudo, *delirium*.[72]

## Índice biespectral

O BIS é um índice derivado da EEG que depende da medida de coerência dos seus componentes quantitativos. O sinal é adquirido por um sensor em fita com quatro eletrodos (unilateral) ou seis eletrodos (bilateral). A montagem usada é a referencial, e o sensor é posicionado na região frontal em pontos validados pela neurologia: o eletrodo explorador na posição FT9 ou FT10 (região frontotemporal) e o eletrodo de referência na posição FPz (frontopolar). O eletrodo na posição FT7 ou FT8 é empregado no algoritmo do BIS para aumentar seu cálculo na presença de atividade eletromiográfica, e o eletrodo FP1 (terra virtual) tem como objetivo aumentar a rejeição de modo comum.[70]

O algoritmo do BIS processa o sinal da EEG e oferece um valor de índice que varia de 0 a 100, sendo que o valor superior corresponde ao paciente completamente acordado e zero corresponde a um profundo estado de inconsciência ou coma, com o traçado eletrencefalográfico planificado, isoelétrico[71,72] (FIG. 32.15).

O número BIS é obtido a partir da análise ponderada de quatro subparâmetros: taxa de supressão de surtos, supressão QUAZI, potência relativa β e sincronização rápido/lenta, onde se aplica um modelo estatístico multivariado utilizando uma função não linear.[70]

A atividade elétrica cerebral está sobreposta à EMG, que apresenta amplitudes semelhantes, porém com maior representatividade em valores mais altos de frequência (70-110 Hz). Os equipamentos desenvolvidos para avaliar profundidade anestésica mostram, isoladamente, índices relacionados à EMG de grande importância, pois sua presença está configurada à aferência de estímulos ao núcleo do nervo facial (tronco encefálico), região anatômica onde também estão localizados alguns núcleos relacionados ao despertar.[66,70,72]

No BIS é possível monitorizar ainda a taxa de supressão de surtos, que é definida como intervalos maiores de 0,5 segundo nos quais a voltagem da EEG encontra-se abaixo ± 5 µV nos últimos 60 segundos. Assim, o normal é uma taxa de supressão igual a zero. Não se encontrou supressão na atividade elétrica cerebral normal, nem mesmo durante o sono profundo. Ela está associada a eventos patológicos, anestesia profunda, hipoperfusão cerebral ou hipotermia profunda.

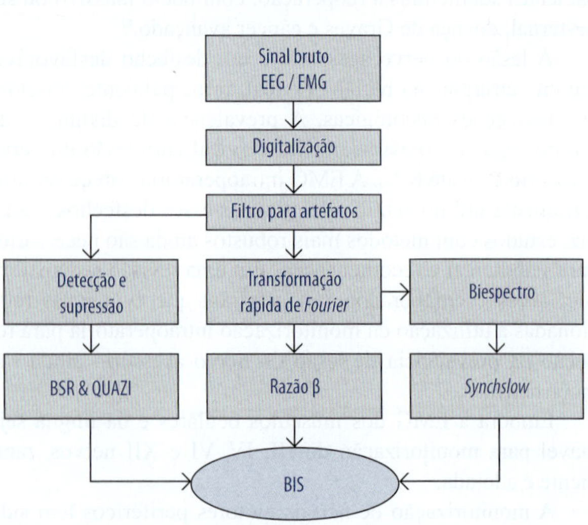


**FIGURA 32.15** Algoritmo do índice biespectral (BIS) e seus subparâmetros. BSR, taxa de supressão de surtos; QUAZI, índice de supressão QUAZI.

A assimetria representa variações de potências entre os hemisférios cerebrais e é apresentada no monitor como uma faixa branca sinalizada para o lado de maiores potências. Considera-se normal que um adulto apresente até 20% de assimetria.[72]

Apesar de o BIS ser conveniente para a avaliação da atividade eletrofisiológica do SNC, ele revela apenas alguns aspectos da EEG bruta e pode ser insuficiente, isoladamente, para a adequação do plano anestésico.[73] Para a maioria dos fármacos, valores de índice entre 40 e 60 são considerados apropriados durante a anestesia. Porém, para outros anestésicos, como a cetamina, o óxido nitroso e a dexmedetomidina, essa mesma lógica para o valor do índice não se aplica. Doses-padrão de cetamina e óxido nitroso levam a oscilações rápidas na EEG e aumento do BIS, sem que o paciente esteja consciente. Por outro lado, a dexmedetomidina eleva potências em baixas frequências, reduzindo o BIS, e o paciente pode ser prontamente desperto.[71]

Alguns estudos mostraram que diferentes fármacos anestésicos atuam em diferentes alvos moleculares e circuitos neurais, produzindo estados neurológicos distintos, que são plenamente visualizados na EEG.[74,75] Dessa forma, com a análise do espectrograma, que mostra a decomposição da EEG nas potências contidas nas faixas de frequência em função do tempo, é possível identificar as características das ações de diferentes anestésicos, bem como alterações eletrofisiológicas dos extremos de idade.[76,77] Segundo alguns pesquisadores, cada fármaco tem uma assinatura, que consiste nas manifestações elétricas individualizadas da ação dos anestésicos no SNC.[78,79]

### Entropia

A entropia avalia o grau de desordem ou ausência de sincronia ou consistência em um sistema.[71] Assim como no BIS, uma escala de 0 a 100 também é utilizada. Além disso, ela separa a monitorização em dois tipos de respostas: a entropia de estado (SE), que inclui sinais com frequências de até 32 Hz (quantifica a atividade cortical cerebral com menos atividade eletromiográfica – hipnose) e a entropia de resposta (RE), que inclui sinais com frequências de até 47 Hz (inclui mais atividade eletromiográfica de superfície – componente subcortical).[80]

À medida que a inconsciência é atingida durante a indução da anestesia geral, o padrão de entropia se torna mais regular e ordenado. As alterações relativas entre a SE e a RE permitem distinguir as alterações corticais reais daquelas geradas pela atividade eletromiográfica. Portanto, quando o paciente adormece, a RE reduz-se mais rapidamente do que a SE. Os valores da entropia, assim como os do BIS, podem ser mal interpretados com o uso da cetamina, do óxido nitroso e da dexmedetomidina.[71]

### Índice de estado do paciente

O índice de estado do paciente (PSI, do inglês *patient state index* – SedLine®) é, como o BIS, um índice baseado na EEG que avalia o nível de consciência dos pacientes sob anestesia geral ou sedação, e também tem uma escala de 0 a 100, mas os valores adequados para garantir a inconsciência durante a anestesia devem ficar entre 25 e 50. Atualmente, usa um sensor com eletrodos que também deve ser posicionado na região frontal. O monitor dispõe de outras informações, como EEG não processada, espectrograma bilateral, EMG e taxa de supressão. Sua leitura correlaciona-se bastante com a avaliação que o BIS oferece.[71]

A **TABELA 32.1** mostra os indicadores disponibilizados por diversos equipamentos de monitorização da profundidade anestésica.[72]

## Monitorização da temperatura

A temperatura corporal humana é mantida em uma estreita faixa de valores para permitir que ocorram reações bioquímicas enzimáticas necessárias à homeostasia do organismo.[81] O sistema termorregulador mantém a temperatura corporal central estável, com uma variação sinusoidal que vai de 36,5 a 37,5 °C em uma periodicidade de 24 horas, tendo um pico máximo às 15 horas.[82] As maiores defesas termorregulatórias em humanos são sudorese, vasoconstrição com *shunt* arteriovenoso e tremor.[83]

A inibição da termorregulação que ocorre durante a anestesia, somada à exposição ao ambiente frio das salas de cirurgia, resultam em hipotermia (temperatura central inferior a 36 °C), que é a alteração térmica mais frequente no perioperatório.[84] A anestesia geral reduz os limiares de vasoconstrição e tremor. A anestesia no neuroeixo, além de alterar o controle central, impede a vasoconstrição e o tremor nas regiões bloqueadas.[83] A hipotermia leve (1-2 °C de redução na temperatura central) está associada a complicações e pode:

- Triplicar a incidência de infecção de ferida operatória.[85]
- Aumentar a perda sanguínea e a necessidade de hemotransfusão.[86,87]
- Triplicar a incidência de eventos cardíacos mórbidos.[88]
- Retardar a recuperação anestésica[89] e prolongar a permanência hospitalar.

Por outro lado, a anestesia pode associar-se a eventos muito graves, como a hipertermia maligna (HM), condição de hipermetabolismo que resulta em taquicardia, hipertermia e elevação do dióxido de carbono ao final da expiração ($E_TCO_2$, do inglês *end-tidal* $CO_2$) não proporcional à ventilação-minuto.[90] O aumento da temperatura é um sinal precoce em uma porcentagem

**TABELA 32.1** Parâmetros principais de cada equipamento de monitorização eletrofisiológica derivados da eletrencefalografia

| Equipamento | Limites anestesia | *TS*/limites | EMG/limites | Assimetria | *SEF* 95% | Espectrograma | *Delay time* |
|---|---|---|---|---|---|---|---|
| BIS vista bilateral | 40 a 60 | ± 5 µv | 70v110 Hz | Sim | Sim | Sim | 7,5 s |
| SEDLine-PSI bilateral | 25 a 50 | ND | ND | Não | Sim | Sim | 6,4 s |
| Entropia (resposta) | 40 a 60 | ND | ND | Não | Nao | Não | Variável |
| CSM | 40 a 60 | ± 3,5 µv | 75 a 85 Hz | Não | Não | Não | 15 s |

ND, não disponível.

importante dos casos de HM.[91] Um estudo de Larash e colaboradores,[92] que avaliaram registros de HM nos Estados Unidos de 2007 a 2012, mostrou que quase 10% dos casos notificados resultaram em morte e que houve uma associação forte desse desfecho com ausência de monitorização da temperatura central durante a anestesia. Mais comuns que a HM são as hipertermias de outras etiologias, incluindo aquecimento excessivo, febre de origem infecciosa, sangue no quarto ventrículo cerebral e reação transfusional, que requerem cuidadosa atenção.[90]

## Termorregulação

Calor é a medida de energia transferida entre corpos de maior temperatura para aqueles de menor temperatura.[73] O calor pode ser transferido do paciente para o ambiente por quatro mecanismos: radiação, condução, convecção e evaporação. No período perioperatório, as perdas ocorrem mais devido à radiação e convecção.[84]

O organismo faz termorregulação a partir da aferência dos estímulos que levam a um processamento central e desencadeiam respostas comportamentais e autonômicas.[83]

As informações de temperatura são captadas por células com sensibilidade térmica distribuídas por todo o corpo. Células com sensibilidade para calor são anatômica e fisiologicamente distintas de células com sensibilidade para frio. Informações de frio são transmitidas por fibras nervosas Aδ, enquanto sinais de calor percorrem fibras C não mielinizadas, apesar de ser possível uma sobreposição das vias. Os estímulos são recebidos a partir da superfície da pele e de tecidos abdominais e torácicos profundos, sendo integrados e processados em vários centros, sobretudo na medula espinhal e no tronco encefálico e, de maneira mais importante, no hipotálamo.[84]

A resposta autonômica é desencadeada principalmente por aferência térmica em estruturas centrais, e a resposta comportamental ocorre mais por estímulos da pele.[84,90] As respostas comportamentais que envolvem todas as medidas voluntárias diante do desconforto térmico são as mais poderosas e ficam suprimidas nos indivíduos anestesiados. As defesas autonômicas incluem vasodilatação pré-capilar com sudorese, vasoconstrição com *shunt* arteriovenoso e tremor. As crianças pequenas fazem termogênese sem tremor, com o metabolismo da gordura marrom. Cada resposta termorregulatória tem um limiar (gatilho), um ganho (aumento da intensidade da resposta com o desvio da temperatura central para além do limiar de desencadeamento) e uma intensidade de resposta máxima.[83] Existe um intervalo entre os limiares, onde nenhuma resposta de defesa é desencadeada. Tal intervalo é geralmente de 0,2 a 0,4 °C em humanos (FIG. 32.16).[83]

## Influência da anestesia sobre a termorregulação

Os anestésicos tanto inalatórios quanto venosos comprometem a resposta termorregulatória nos adultos. O limiar de resposta ao calor sofre uma discreta elevação, enquanto o limiar de resposta ao frio se reduz de modo importante, de maneira que o intervalo entre os limiares aumenta 10 a 20 vezes para cerca de 2 a 4 °C. As crianças fazem adequada regulação térmica e são afetadas pela anestesia na mesma proporção que os adultos, porém elas são mais suscetíveis à hipotermia por conta de uma maior relação entre a superfície de área corpórea e a massa, o que amplia o desequilíbrio entre a perda e a produção de calor.[89] Os idosos, por sua vez, têm uma resposta termorregulatória menos eficaz, sendo o limiar de vasoconstrição de aproximadamente 1 °C abaixo em pacientes de 60 a 80 anos do que naqueles entre 30 e 50 anos.[84]

Pode-se dizer que o corpo humano é dividido em compartimentos: o compartimento central é formado por tecidos bem perfundidos, onde a temperatura permanece uniforme (tronco e cabeça), e o compartimento periférico é constituído por braços e pernas, onde a temperatura é 2 a 4 °C inferior à temperatura do compartimento central. Esse gradiente térmico é mantido pelo tônus vasomotor.

As perdas térmicas durante a anestesia geral ocorrem de maneira mais intensa na primeira hora, quando há redução de

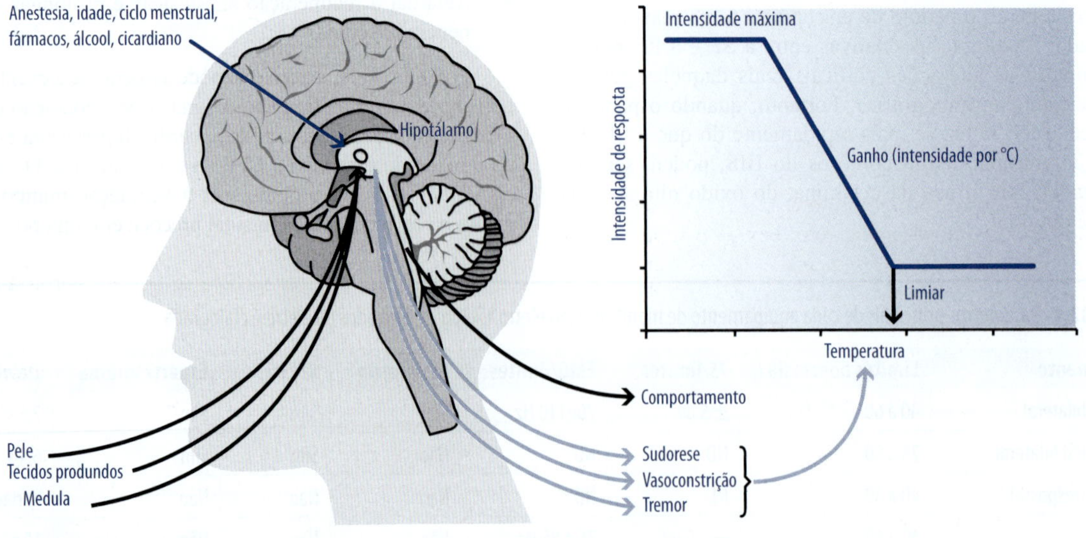


**FIGURA 32.16** Regulação da temperatura.
*Fonte: Adaptada de Sessler.*[83]

0,5 a 1,5 °C na temperatura central e esta sofre uma queda linear e lenta nas 2 a 4 horas seguintes, até atingir um platô, quando permanece estável. Essa queda mais intensa na primeira hora ocorre pela distribuição de calor. A vasodilatação promovida pela anestesia permite um fluxo do calor para a periferia, aquecendo braços e pernas, à custa de hipotermia central. A intensidade dessa redistribuição irá depender do gradiente central-periférico. A redução subsequente ocorre porque a perda de calor excede a produção, uma vez que a anestesia reduz o metabolismo em 20 a 30%.[84]

Nas anestesias no neuroeixo, ocorre redução nos limiares de vasoconstrição e de tremor. A anestesia regional bloqueia a aferência das informações térmicas periféricas, o que parece levar o cérebro a interpretar a redução das informações de frio como um relativo aquecimento das pernas. Além disso, as anestesias regionais normalmente são suplementadas por sedações, que contribuem para a hipotermia. A hipotermia central pode, nos pacientes sob anestesia regional, não se acompanhar de sensação de frio, isso porque tal percepção está relacionada à temperatura da pele, mas, ao mesmo tempo, a regulação autonômica fica mantida, pois é desencadeada pela temperatura central. Em síntese, nos pacientes sob anestesia regional, as defesas contra o frio são suscitadas por menores temperaturas e, uma vez iniciadas, são menos efetivas e o paciente não reconhece que está hipotérmico.[83]

## Monitorização

Considerando a prevalência da hipotermia como manifestação clínica nos pacientes anestesiados, pela potencial gravidade das hipertermias, notadamente da HM, considera-se padrão-ouro de conduta a monitorização da temperatura em procedimentos sob anestesia que excedam 30 minutos e, sobretudo, em cirurgias maiores sob bloqueio de neuroeixo. A acurácia e a precisão da monitorização da temperatura dependem do sítio de aferição e do sistema utilizado.[83]

O calor do corpo não é distribuído de maneira uniforme. A temperatura central (do sistema nervoso central, abdominal e torácica profunda) é superior à dos braços e pernas, e a pele sobrejacente pode ser ainda mais fria, dependendo da exposição ao ambiente. A medição da temperatura central (timpânica, nasofaríngea, esofágica e de artéria pulmonar) é o melhor indicador do *status* térmico humano. Às vezes, os locais de verificação da temperatura central não estão facilmente disponíveis ou a abordagem vai trazer desconforto ao paciente, dependendo da técnica anestésica utilizada. Nessas ocasiões, alguns locais próximos ao centro podem ser usados clinicamente, como boca, axila, reto, bexiga e superfície da pele. Apesar de poderem se adequar em alguns cenários clínicos, cada um possui limitações individuais que devem ser consideradas.[90,93,94]

## Locais de monitorização da temperatura central

### Artéria pulmonar

Para temperatura central, a monitorização na artéria pulmonar realizada com cateter de Swan-Ganz é a técnica padrão-ouro. Contudo, é limitada pela sua invasividade e complexidade na inserção do cateter e, mesmo em ambiente de terapia intensiva e procedimentos cirúrgicos de grande porte, sua utilização ainda é motivo de debate.[95,96] Funciona como referencial para todas as outras técnicas de monitorização.[97]

### Esôfago inferior

A temperatura esofágica mostra uma boa correlação com a da artéria pulmonar. Um sensor termistor ou termopar incorporado a um estetoscópio esofágico deve ser posicionado no ponto de máxima ausculta cardíaca ou até 10 cm distalmente. O termômetro ficará cerca de 45 cm das narinas em adultos. Posicionamentos mais proximais podem registrar, falsamente, temperaturas mais baixas, pela proximidade com a traqueia e pelo fluxo de ar frio. Mesmo em eventos com maiores perturbações térmicas, como no *bypass* cardiopulmonar, as informações desse sítio mostram-se confiáveis.[97-99]

### Nasofaringe

A monitorização térmica realizada com sonda nasofaríngea estima a temperatura cerebral e é uma técnica de fácil execução, mostrando uma boa acurácia se o sensor for bem posicionado, de forma que fique o mais próximo possível da artéria carótida interna, correspondendo à porção média ou superior da mucosa nasofaríngea, aproximadamente a 10 cm de distância das narinas.[100,101]

### Tímpano

Pela proximidade da membrana timpânica com a artéria carótida interna e com o hipotálamo, a temperatura timpânica traduz bem a temperatura central e, entre as técnicas de aferição da temperatura central, é a menos invasiva, podendo ser usada rotineiramente em pacientes sob anestesia geral. Para que a medida seja fidedigna, faz-se necessário posicionar o transdutor (termopar ou termistor de contato) em contato com a membrana, com remoção da cera e utilização de um otoscópio, para evitar perfuração do tímpano. As lesões (hemorragias e perfurações) são menos frequentes com os sensores mais modernos (mais flexíveis e delicados). A monitorização da temperatura timpânica com o uso de termômetros infravermelhos não mostra boa acurácia e não é adequada ao uso clínico.[97,102]

## Outros locais de monitorização da temperatura

Há outros sítios de medida da temperatura para utilização clínica em pacientes selecionados.

A temperatura sublingual oferece uma razoável estimativa da temperatura central.[82] Outras medidas possíveis são axilar, vesical, retal e cutânea, mas estas podem ficar comprometidas nos procedimentos em que há perturbações térmicas rápidas, como no *bypass* cardiopulmonar.[103]

A temperatura da superfície da pele é inferior à central e não é um método muito confiável para confirmação de HM.[84]

A monitorização térmica vesical é uma boa alternativa e reflete bem a temperatura central se o débito urinário estiver adequado. Para a medida, utiliza-se um termistor acoplado a uma sonda de Foley.[104]

A temperatura retal não mostra bom equilíbrio com a central e tem um retardo em registrar alterações térmicas rápidas. Também não é um bom método de confirmação de HM.[83] No estudo de Eyelade e colaboradores,[105] evidenciou-se uma fraca correlação da temperatura da pele com outros sítios, possivelmente pelo fato de aquela ser muito afetada pela temperatura do ambiente. No entanto, o estudo evidenciou forte correlação entre as temperaturas esofágica, timpânica e retal.

A monitorização da temperatura axilar, próximo à artéria axilar, com o braço aduzido, pode ser utilizada e apresenta melhor correlação com a temperatura central em crianças pequenas.[104]

## Termômetros

Os termômetros de vidro contendo mercúrio ou álcool, utilizados no passado para aferir temperatura oral ou retal, caíram em desuso pelo risco de quebra do material e exposição tóxica ao mercúrio, sendo que novas tecnologias têm emergido para verificação da temperatura de forma fácil, rápida e segura.[81]

Os mais recentes desenvolvimentos em tecnologia são os termômetros infravermelhos, que usam diodos para emissão de luz e um *software* para medir a temperatura na pele exposta (a região frontal é mais usada). Mas alguns fatores relacionados à ausência de contato com a pele limitam sua acurácia, como a presença de transpiração e a necessidade de adoção de uma distância ótima para garantir a precisão da medida (3 a 15 cm, de acordo com o fabricante), gerando a possibilidade de consideráveis variações na técnica e comprometendo o resultado; além disso, , a leitura depende do *software*, que converte a luz emitida em valor de temperatura. Mais estudos para definir a acurácia dos dispositivos infravermelhos são necessários.[106]

Os termômetros eletrônicos mais comuns são os termistores e os termopares, ambos com boa precisão e indicados para utilização clínica. No termopar, um condutor submetido a um gradiente de temperatura entre as suas extremidades vai gerar uma voltagem que pode ser medida. Completando-se o circuito com um metal diferente, é possível medir a diferença de temperatura. Se a temperatura de uma extremidade (a referência) é conhecida ou controlada, pode ser determinada a temperatura de medição final.

O termistor usa um semicondutor que varia de resistência com base na sua temperatura. Essa resistência pode ser medida e, a partir daí, a temperatura pode ser calculada. Esses transdutores são estáveis, não são caros, além de poderem ser fabricados em tamanhos pequenos o suficiente para se encaixar dentro de uma agulha 25 G para medição de temperatura muscular.

Outros termômetros utilizam cristais líquidos termotrópicos integrados em fitas de plástico descartáveis. Embora não sejam precisos como os termômetros eletrônicos, podem ser uma alternativa na impossibilidade dos outros métodos.[81]

## Recomendações

A monitorização da temperatura tem como objetivo identificar distúrbios térmicos no perioperatório, para que condutas sejam definidas no sentido de manter uma temperatura corporal dentro de valores normais e otimizar desfechos. Dessa forma, as seguintes recomendações são válidas:

- A temperatura central deve ser monitorizada em pacientes sob anestesia geral com duração superior a 30 minutos.
- A monitorização da temperatura deve ser realizada também em pacientes sob anestesia regional, nos quais alterações térmicas sejam intencionadas, antecipadas ou suspeitas.
- Exceto nos casos em que a hipotermia é especificamente indicada, como para proteção contra isquemia, a temperatura central deve ser mantida, no intraoperatório, com valores superiores a 36 °C.[84]

# Referências


1. Kligfield P, Gettes LS, Bailey JJ, Childers R, Deal BJ, Hancock EW, et al. Recommendations for the standardization and interpretation of the electrocardiogram: part I: the electrocardiogram and its technology a scientific statement from the American Heart Association Electrocardiography and Arrhythmias Committee, Council on Clinical Cardiology; the American College of Cardiology Foundation; and the Heart Rhythm Society endorsed by the International Society for Computerized Electrocardiology. J Am Coll Cardiol. 2007;49(10):1109-27.
2. Dash PK. Electrocardiogram monitoring. Indian J Anaesth, 2002;46(4):251-60.
3. Narang J, Thys DM. Electrocardiographic monitoring. In: Ehrenwerth J, Eisenkraft JB, Berry JM. Anesthesia equipment: principles and applications. 2nd ed. St. Louis: Mosby; 2013. p. 283-94.
4. London MJ. Multilead precordial ST-segment monitoring: "the next generation?" Anesthesiology. 2002;96(2):259-61.
5. Landesberg G, Hillel Z. Electrocardiography, perioperative Ischemia, and myocardial Infarction. In: Miller RD, editor. Miller's anesthesia. 8th ed. Philadelphia: Elsevier; 2015. p. 1429-59.
6. Dorsch JA, Dorsch SE. Noninvasive blood pressure monitors. In: Dorsch JA, Dorsch SE. Understanding anesthesia equipment. 2nd ed. Philadelphia: Lippincott Williams & Wilkins; 2008. p. 837-43.
7. Alexander B, Canneson M, Quill TJ. Blood pressure monitoring. In: Ehrenwerth J, Eisenkraft JB, Berry JM. Anesthesia equipment: principles and applications. 2nded. St. Louis: Mosby; 2013. p. 273-82.
8. Schroeder B, Barbeito A, Bar-Yosef S et al. Cardiovascular monitoring. In: Miller RD, editor. Miller's anesthesia. 8th ed. Philadelphia: Elsevier; 2015. p. 1345-95.
9. Marik PE, Baram M, Vahid B. Does central venous pressure predict fluid responsiveness? A systematic review of the literature and the tale of seven mares. Chest. 2008;134(1):172-8.
10. Carmona MJC, Ferreira FS, Malbouisson LMS. Monitoração da função cardiovascular. In: Cangiani LM, Posso IP, Potério GMB, Nogueira CS, editores. Tratado de anestesiologia SAESP. 6. ed. São Paulo: Atheneu; 2006. p. 589-99.
11. Dellinger RP, Levy MM, Rhodes A, Annane D, Gerlach H, Opal SM, Sevransky JE, Sprung CL, Douglas IS, Jaeschke R, Osborn TM, Nunnally ME, et al. Surviving sepsis campaign: international guidelines for management of severe sepsis and septic shock: 2012. Crit Care Med. 2013;41(2):580-637.
12. Cheng ES, Hallet J, Hanna SS, Law CH, Coburn NG, Tarshis J, et al. Is central venous pressure still relevant in the contemporary era of liver resection? J Surg Res. 2016;200(1):139-46.
13. Eskesen TG, Wetterslev M, Perner A. Systematic review including reanalyses of 1148 individual data sets of central venous pressure as a predictor of fluid responsiveness. Intensive Care Med. 2016;42(3):324-32.
14. Pinsky MR, Kellum JA, Bellomo R. Central venous pressure is a stopping rule, not a target of fluid resuscitation. Crit Care Resusc. 2014;16(4):245-6.
15. Smith T, Grounds RM, Rhodes A. Central venous pressure: uses and limitations. In: Pinsky M, Payen D, Vincent JL, editors. Update in intensive care medicine: functional hemodynamic monitoring. Berlin: Springer; 2005. p. 99-110.
16. Ochagavía A, Zapata L, Carrillo A, Rodríguez A, Guerrero M, Ayuela JM. Evaluacion de la contractilidad y la poscarga en la unidad de cuidados intensivos. Med Intensiva. 2012;36(5):365-74.
17. Takala J. The pulmonary artery catheter: the tool *versus* treatments based on the tool. Crit Care. 2006;10(4):162.
18. Alhashemi JA, Cecconi M, Hofer CK. Cardiac output monitoring: an integrative perspective. Crit Care. 2011;15(2):214.
19. Biais M, Nouette-Gaulain K, Cottenceau V, Revel P, Sztark F. Uncalibrated pulse contour-derived stroke volume variation predicts fluid responsiveness in mechanically ventilated patients undergoing liver transplantation. Br J Anaesth. 2008;101(6):761-8.
20. Galhardo Jr C, Botelho ESL, Diego LAS. Monitoração intraoperatória com ecocardiografia transesofágica em cirurgia cardíaca. Rev Bras Anestesiol. 2011;61(4):503-12.
21. Reeves ST, Finley AC, Skubas NJ, Swaminathan M, Whitley WS, Glas KE, et al. Basic perioperative transesophageal echocardiography examination: a consensus statement of the American Society of Echocardiography and the Society of Cardiovascular Anesthesiologists. J Am Soc Echocardiogr. 2013;26(5):443-56.
22. Hahn RT, Abraham T, Adams MS, Bruce CJ, Glas KE, Lang RM, et al. Guidelines for performing a comprehensive transesophageal echocardiographic examination: recommendations from the American Society of Echocardiography and the Society of Cardiovascular Anesthesiologists. J Am Soc Echocardiogr. 2013;26(9):921-64.
23. Jørgensen MR1, Juhl-Olsen P, Frederiksen CA, Sloth E. Transthoracic echocardiography in the perioperative setting. Curr Opin Anaesthesiol. 2016;29(1):46-54.
24. Fate-Protocol. Focus Assessed Transthoracic Echo (FATE) [Internet]. c2017 [capturado em 18 jul. 2017]. Disponível em: http://www.fate-protocol.com/130067GE_Fate_Card.pdf
25. Chitilian HV, Kaczka DW, Vidal Melo MF. Respiratory monitoring. In: Miller RD, editor. Miller's anesthesia. 8th ed. Philadelphia: Elsevier; 2015. p. 1541-79.
26. Malbouisson LMS, Machado LB, Carmona MJ. Monitoração da função respiratória, In: Cangiani LM, Posso IP, Potério GMB, Nogueira CS, editores. Tratado de anestesiologia SAESP. 6. ed. São Paulo: Atheneu; 2006. p. 749-59.
27. Brewer GJ. 2,3-DPG and erythrocyte oxygen affinity. Annu Rev Med. 1974;25:29-38.
28. Connor CW. Commonly used monitoring techniques. In: Bahash PG. Clinical anesthesia. 7th ed. Philadelphia: Lippincott Williams & Wilkins; 2013. p. 699-722.
29. Bhavani-Shankar K, Kumar AY, Moseley HS, Ahyee-Hallsworth R. Terminology and the current limitations of time capnography:a brief review. J Clin Monit. 1995;11(3):175-82.
30. Gravenstein JS, Jaffe MB, Gravenstein N, Paulus DA, editors. Capnography. 2nd ed. New York: Cambridge University; 2011.
31. Tallo FS, Guimarães HP, Lopes RD. Guia de ventilação mecânica para medicina. São Paulo: Atheneu; 2011.
32. Hess DR, Kacmarek RM. Monitoring respiratory function. In: Longnecker DE, Brown DL, Newman MF, Zapol WM, editors. Anesthesiology. 2nd ed. New York: McGraw-Hill; 2012. p. 458-74.
33. Barbas CS, Ísola AM, Farias AMC Cavalcanti AB, Gama AMC, Duarte ACM, et al .Recomendações brasileiras de ventilação mecânica 2013. Parte I. Rev Bras Ter Intensiva. 2014;26(2):89-121.
34. Seubert CN, Mahla ME. Neurologic monitoring, In: Miller RD, editor. Miller's anesthesia. 8th ed. Philadelphia: Elsevier; 2015. p: 1487-523.
35. Zampella E, Morawetz RB, McDowell HA, Zeiger HE, Varner PD, McKay RD, et al. The importance of cerebral ischemia during carotid endarterectomy. Neurosurgery. 1991;29(5):727-30.
36. Andropoulos DB. Transcranial doppler, In: Reich DL. Monitoring in anesthesia and perioperative care. New York: Cambridge University; 2011. p. 226-36.
37. Ghazy T, Darwisch A, Schmidt T, Fajfrova Z, Zickmüller C, Masshour A, et al. Transcranial doppler sonography for optimization of cerebral perfusion in aortic arch operation. Ann Thorac Surg. 2016;101(1):e15-6.
38. Selnes OA, Gottesman RF, Grega MA, Baumgartner WA, Zeger SL, McKhann GM. Cognitive and neurologic outcomes after coronary-artery bypass surgery. N Engl J Med. 2012;366(3):250-7.
39. Gopinath SP, Valadka AB, Uzura M, Robertson CS. Comparison of jugular venous oxygen saturation and brain tissue PO2 as monitors of cerebral ischemia after head injury. Crit Care Med. 1999;27(11):2337-45.
40. Samra SK, Rajajee V. Monitoring of jugular venous oxygen saturation. In: Koht A, Sloan TB, Toleikis JR. Monitoring the nervous system for anesthesiologists and other health care professionals. New York: Springer; 2012. p. 255-77.
41. Hu Z, Xu L, Zhu Z, Seal R, McQuillan PM. Effects of hypothermic cardiopulmonary bypass on internal jugular bulb venous oxygen saturation, cerebral oxygen saturation, and bispectral index in pediatric patients undergoing cardiac surgery: a prospective study. Medicine (Baltimore). 2016;95(2):e2483.
42. Andropoulos DB. Near-infrared spectroscopy. In: Reich DL. Monitoring in anesthesia and perioperative care. New York: Cambridge University; 2011. p. 262-73.
43. Davie SN, Grocott HP. Impact of extracranial contamination on regional cerebral oxygen saturation: a

comparison of three cerebral oximetry technologies. Anesthesiology. 2012;116(4):834-40.
44. Ghosh A, Elwell C, Smith M. Review article: cerebral near-infrared spectroscopy in adults: a work in progress. Anesth Analg. 2012;115(6):1373-83.
45. Moritz S, Kasprzak P, Arlt M, Taeger K, Metz C. Accuracy of cerebral monitoring in detecting cerebral ischemia during carotid endarterectomy: a comparison of transcranial Doppler sonography, near-infrared spectroscopy, stump pressure, and somatosensory evoked potentials. Anesthesiology. 2007;107(4):563-9.
46. Puga FJ, McGoon DC, Julsrud PR, Danielson GK, Mair DD. Cerebral oxygen desaturation predicts cognitive decline and longer hospital stay after cardiac surgery. Ann Thorac Surg. 1983;35(1):36-44.
47. Joshi B, Ono M, Brown C, Brady K, Easley RB, Yenokyan G, et al. Predicting the limits of cerebral autoregulation during cardiopulmonary bypass. Anesth Analg. 2012;114(3):503-10.
48. McGarvey M, Cheung AT. Neurologic intraoperative electrophysiologic monitoring. In: Reich DL. Monitoring in anesthesia and perioperative care. New York: Cambridge University; 2011. p. 199-217.
49. Becker A, Rusy DA. Somatosensory evoked potentials. In: Koht A, Sloan TB, Toleikis JR. Monitoring the nervous system for anesthesiologists and other health care professionals. New York: Springer; 2012. p. 3-26
50. Lopez JR, Chang SD, Steinberg GK. The use of electrophysiological monitoring in the intraoperative management of intracranial aneurysms. J Neurol Neurosurg Psychiatry. 1999;66(2):189-96.
51. Guo L, Cui W, Wolf F, Lawton M, Gelb A. Are persistent changes in SEPs and MEPs sensitive for predicting postoperative limb motor deficit during cerebral aneurysm surgery? Clin Neurophysiol. 2014;125(5):e20.
52. Sloan TB. General anesthesia for monitoring. In: Koht A, Sloan TB, Toleikis JR. Monitoring the nervous system for anesthesiologists and other health care professionals. New York: Springer; 2012. p. 319-35.
53. Seubert CN, Herman M. Auditory evoked potentials. In: Koht A, Sloan TB, Toleikis JR. Monitoring the nervous system for anesthesiologists and other health care professionals. New York: Springer; 2012. p. 47-68
54. Toleikis SC, Toleikis JR. VEP. In: Koht A, Sloan TB, Toleikis JR. Monitoring the nervous system for anesthesiologists and other health care professionals. New York: Springer; 2012. p. 69-93.
55. Jameson LC. Transcranial motor evoked potentials. In: Koht A, Sloan TB, Toleikis JR. Monitoring the nervous system for anesthesiologists and other health care professionals. New York: Springer, 2012. p. 27-45.
56. Fok M, Jafarzadeh F, Sancho E, Abello D, Rimmer L, Howard C, et al. Is there any benefit of neuromonitoring during descending and thoracoabdominal aortic aneurysm repair? Innovations (Phila). 2015;10(5):342-8.
57. Lall RR, Lall RR, Hauptman JS, Munoz C, Cybulski GR, Koski T, et al. Intraoperative neurophysiological monitoring in spine surgery: indications, efficacy, and role of the preoperative checklist. Neurosurg Focus. 2012;33(5):E10.
58. Li F, Gorji R, Allott G, Modes K, Lunn R, Yang ZJ. The usefulness of intraoperative neurophysiological monitoring in cervical spine surgery: a retrospective analysis of 200 consecutive patients. J Neurosurg Anesthesiol. 2012;24(3):185-90.
59. Anderson DE, Leonetti J, Wind JJ, Cribari D, Fahey K. Resection of large vestibular schwannomas: facial nerve preservation in the context of surgical approach and patient-assessed outcome. J Neurosurg. 2005;102(4):643-9.
60. Prell J, Rampp S, Rachinger J, Scheller C, Naraghi R, Strauss C. Spontaneous electromyographic activity during microvascular decompression in trigeminal neuralgia. J Clin Neurophysiol. 2008;25(4):225-32.
61. Prell J, Strauss C, Rachinger J, Alfieri A, Scheller C, Herfurth K, et al. Facial nerve palsy after vestibular schwannoma surgery: dynamic risk-stratification based on continuous EMG-monitoring. Clin Neurophysiol. 2014;125(2):415-21.
62. Acioly MA, Liebsch M, de Aguiar PH, Tatagiba M. Facial nerve monitoring during cerebellopontine angle and skull base tumor surgery: a systematic review from description to current success on function prediction. World Neurosurg. 2013;80(6):e271-300.
63. Sanabria A, Silver CE, Suárez C, Shaha A, Khafif A, Owen RP, et al. Neuromonitoring of the laryngeal nerves in thyroid surgery: a critical appraisal of the literature. Eur Arch Otorhinolaryngol. 2013;270(9):2383-95.
64. McGarvey AC, Hoffman GR, Osmotherly PG, Chiarelli PE. intraoperative monitoring of the spinal accessory nerve: a systematic review. J Laryngol Otol. 2014;128(9):746-51.
65. Brown EN, Lydic R, Schiff ND. General anesthesia, sleep, and coma. N Engl J Med. 2010;363(27):2638-50.
66. Mashour GA, Pryor KO. Consciousness, memory, and anesthesia. In: Miller RD, editor. Miller's anesthesia. 8th ed. Philadelphia: Elsevier; 2015. p. 282-30.
67. Libenson MH. Eletrencefalografia: abordagem prática. Rio de Janeiro: Di Livros; 2011.
68. Yamada T, Meng E. Guia prático de neurofisiologia clínica: eletrencefalografia. Rio de Janeiro: Di Livros; 2011.
69. Lewis LD, Weiner VS, Mukamel EA, Donoghue JA, Eskandar EN, Madsen JR, et al. Rapid fragmentation of neuronal networks at the onset of propofol-induced unconsciousness. Proc Natl Acad Sci U S A. 2012;109(49):E3377-86.
70. Nunes RR, Chaves IMM, Alencar JCG, Franco SB, Oliveira YBR, Menezes DGA. Índice bispectral e outros parâmetros processados do eletrencefalograma: uma atualização. Rev Bras Anestesiol. 2012;62(1):111-7.
71. Brown EN, Solt K, Purdon PL, Johnson-Akeju O. Monitoring brain state during general anesthesia and sedation. In: Miller RD, editor. Miller's anesthesia. 8th ed. Philadelphia: Elsevier; 2015. p. 1524-40.
72. Nunes RR, Fonseca NM, Simões CM, Rosa DM, Silva ED, Cavalcante SL, et al. Consenso brasileiro sobre monitoração da profundidade anestésica. Rev Bras Anestesiol. 2015; 65(6):427-36.
73. Hagihira S. Changes in the electroencephalogram during anaesthesia and their physiological basis. Br J Anaesth. 2015;115 Suppl 1:i27-i31.
74. Brown EN, Purdon PL, Van Dort CJ. General anesthesia and altered states of arousal: a systems neuroscience analysis. Annu Rev Neurosci, 2011;34:601-28.
75. Purdon PL, Sampson A, Pavone KJ, Brown EN. Clinical electroencephalography for anesthesiologists: part I: Background and basic signatures. Anesthesiology. 2015;123(4):937-60.
76. Purdon PL, Pavone KJ, Akeju O, Smith AC, Sampson AL, Lee J, et al. The ageing brain: age-dependent changes in the electroencephalogram during propofol and sevoflurane general anaesthesia. Br J Anaesth, 2015;115 Suppl 1:i46-i57
77. Akeju O, Pavone KJ, Thum JÁ, Firth PG, Westover MB, Puglia M, et al. Age-dependency of sevoflurane-induced electroencephalogram dynamics in children. Br J Anaesth, 2015;115 Suppl 1: i66-i76.
78. Purdon PL, Pierce ET, Mukamel EA, Prerau MJ, Walsh JL, Wong KF, et al. Electroencephalogram signatures of loss and recovery of consciousness from propofol. Proc Natl Acad Sci U S A. 2013;110(12):E1142-51.
79. Ching SN, Brown EN. Modeling the dynamical effects of anesthesia on brain circuits. Curr Opin Neurobiol, 2014;25:116-22.
80. Nunes RR, Almeida MP, Sleigh JW. Entropia espectral: um novo método para adequação anestésica. Rev Bras Anestesiol. 2004;54(3):404-22.
81. Wax D, Lipper J. Temperature monitoring. In: Reich DL. Monitoring in anesthesia and perioperative care. New York: Cambridge University; 2011. p. 331-6.
82. Langham GE, Maheshwari A, Contrera K, You J, Mascha E, Sessler DI. Noninvasive temperature monitoring in postanesthesia care units. Anesthesiology. 2009;111(1):90-6.
83. Sessler DI. Perioperative thermoregulation and heat balance. Lancet. 2016;387(10038):2655-64.
84. Sessler DI. Temperature regulation and monitoring. In: Miller RD, editor. Miller's Anesthesia. 8th ed. Philadelphia: Elsevier; 2015. p. 1622-46.
85. Kurz A, Sessler DI, Lenhardt RA. Perioperative normothermia to reduce the incidence of surgical-wound infection and shorten hospitalization. Study of wound infections and temperature group. N Engl J Med. 1996;334(19):1209-15.
86. Sun Z, Honar H, Sessler DI, Dalton JE, Yang D, Panjasawatwong K, et al. Intraoperative core temperature patterns, transfusion requirement, and hospital duration in patients warmed with forced air. Anesthesiology. 2015;122(2):276-85.
87. Rajagopalan S, Mascha E, Na J, Sessler DI. The effects of mild perioperative hypothermia on blood loss and transfusion requirement. Anesthesiology. 2008;108(1):71-7.
88. Frank SM, Fleisher LA, Breslow MJ, Higgins MS, Olson KF, Kelly S, et al. Perioperative maintenance of normothermia reduces the incidence of morbid cardiac events. A randomized clinical trial. JAMA. 1997;277(14):1127-34.
89. Leslie K, Sessler DI, Bjorksten AR, Moayeri A. Mild hypothermia alters propofol pharmacokinetics and increases the duration of action of atracurium. Anesth Analg. 1995;80(5):1007-14.
90. Sessler DI. Temperature monitoring and perioperative thermoregulation. Anesthesiology. 2008;109(2):318-38.
91. Larach MG, Gronert GA, Allen GC, Brandom BW, Lehman EB. Clinical presentation, treatment, and complications of malignant hyperthermia in North America from 1987 to 2006. Anesth Analg. 2010;110(2):498-507.
92. Larach MG, Brandom BW, Allen GC, Gronert GA, Lehman EB. Malignant hyperthermia deaths related to inadequate temperature monitoring, 2007–2012: a report from the North American malignant hyperthermia registry of the Malignant Hyperthermia Association of the United States. Anesth Analg. 2014;119(6):1359-66.
93. Patel N, Smith CE, Pinchak AC, Hagen JF. Comparison of esophageal, tympanic, and forehead skin temperatures in adult patients. J Clin Anesth. 1996;8(6):462-8.
94. Craig JV, Lancaster GA, Williamson PR et al. Temperature measured at the axilla compared with rectum in children and young people: systematic review. BMJ. 2000;320(7243):1174-8.
95. De Witte J, Sessler DI. Perioperative shivering: physiology and pharmacology. Anesthesiology. 2002;96(2):467-84.
96. Krizanac D, Stratil P, Hoerburger D, Testori C, Wallmueller C, Schober A, et al. Femoro-iliacal artery *versus* pulmonary artery core temperature measurement during therapeutic hypothermia: an observational study. Resuscitation. 2013;84(6):805-9.
97. Insler SR, Sessler DI. Perioperative thermoregulation and temperature monitoring. Anesthesiol Clin. 2006;24(4):823-37.
98. Matsukawa T, Sessler DI, Ozaki M, Hanagata K, Iwashita H, Kumazawa T. Comparison of distal oesophageal temperature with "deep" and tracheal temperatures. Can J Anaesth. 1997;44(4):433-8.
99. Freund PR, Brengelmann GL. Placement of esophageal stethoscope by acoustic criteria does not consistently yield an optimal location for the monitoring of core temperature. J Clin Monit. 1990;6(4):266-70.
100. Lee J, Lim H, Son KG, Ko S. Optimal nasopharyngeal temperature probe placement. Anesth Analg. 2014;119(4):875-9.
101. Snoek AP, Saffer E. Agreement between lower esophageal and nasopharyngeal temperatures in children ventilated with an endotracheal tube with leak. Paediatr Anaesth. 2016;26(2):213-20.
102. Imamura M, Matsukawa T, Ozaki M, Sessler DI, Nishiyama T, Kumazawa T. The accuracy and precision of four infrared aural canal thermometers during cardiac surgery. Acta Anaesthesiol Scand. 1998;42(10): 1222-6.
103. Horrow JC, Rosenberg H. Does urinary catheter temperature reflect core temperature during cardiac surgery? Anesthesiology. 1988;69(6):986-9.
104. Parikh BR, Rosenberg H. Temperature M. In: Ehrenwerth J, Eisenkraft JB, Berry JM. Anesthesia equipment: principles and applications. 2nd ed. Philadelphia: Elsevier; 2013. p. 295-306.
105. Eyelade OR, Orimadegun AE, Akinyemi OA, Tongo OO, Akinyinka OO. Esophageal, tympanic, rectal, and skin temperatures in children undergoing surgery with general anesthesia. J Perianesth Nurs. 2011;26(3):151-9.
106. Niven DJ, Gaudet JE, Laupland KB, Mrklas KJ, Roberts DJ, Stelfox HT. Accuracy of peripheral thermometers for estimating temperature: a systematic review and meta-analysis. Ann Intern Med. 2015;163(10):768-77.

# Questões de Provas do TSA

**32.1 (TSA/2012)** Calcule o valor da variação de pressão de pulso com base no traçado de pressão arterial abaixo:

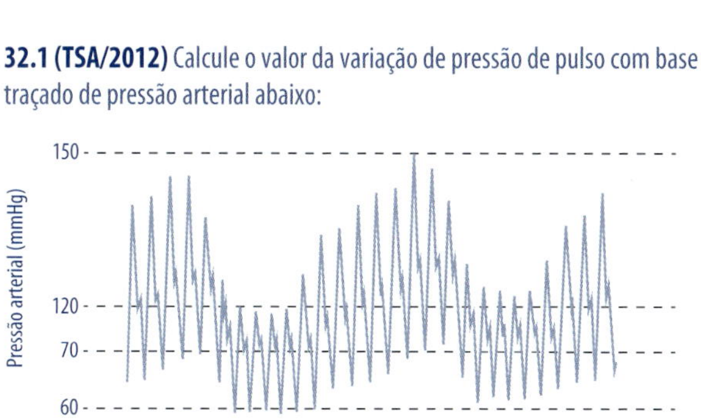


**A.** 14,2%.

**B.** 16,5%.

**C.** 22,4%.

**D.** 28,5%.

**32.2 (TSA/2013)** Paciente é submetido a anestesia geral com propofol e remifentanil com monitorização da entropia para avaliação do estado de consciência perioperatória. Em um determinado momento durante a cirurgia, o monitor mostrou valor de entropia de estado (SE) de 50 e entropia de resposta (RE) de 65. Como você interpreta esses dados?

**A.** Despertar intraoperatório.

**B.** Aumento do estímulo álgico.

**C.** Aumento da temperatura corporal.

**D.** Necessidade de administrar bloqueador neuromuscular.

**32.3 (TSA/2013)** Homem hipertenso, diabético e portador de DPOC apresenta ecocardiografia com fração de ejeção de 35% e pressão de artéria pulmonar estimada em 35 mmHg. Será submetido a ressecção de tumor retroperitoneal. Dosagem de hemoglobina pré-operatória é de 10,2 g·dL$^{-1}$.

A monitorização hemodinâmica mais adequada para o diagnóstico e tratamento da hipovolemia intraoperatória nesse paciente deve incluir:

**A.** Variação do volume sistólico e débito cardíaco.

**B.** Pressão venosa central e variação do volume sistólico.

**C.** Pressão de oclusão da artéria pulmonar e débito cardíaco.

**D.** Pressão de oclusão da artéria pulmonar e saturação venosa central de oxigênio.

**32.4 (TSA/2014)** Que condição pode se associar a leitura falsamente diminuída na oximetria de pulso mesmo na ausência de hipoxemia?

**A.** Anemia.

**B.** Icterícia.

**C.** Uso de azul de metileno.

**D.** Carboxiemoglobinemia.

**32.5 (TSA/2014)** Homem de 68 anos é submetido a duodenopancreatectomia. Durante a cirurgia, o índice cardíaco (IC) é de 1,2 $L \cdot min^{-1} \cdot m^{-2}$, a variação do volume sistólico (VVS) é de 18% e a pressão venosa central (PVC) é de 10 mmHg. Após a administração de 250 mL de hidroxietilamido, os valores de IC, VVS e PVC são, respectivamente, 2,2 $L \cdot min^{-1} \cdot m^{-2}$, 11% e 12 mmHg. A interpretação para essa mudança na monitorização hemodinâmica é:

**A.** O aumento do IC levou à redução da VVS.

**B.** O aumento da PVC produziu aumento do IC.

**C.** A redução da VVS indica sobrecarga de volume.

**D.** O paciente é responsivo ao aumento da pré-carga.

**32.6 (TSA/2014)** No paciente sem bloqueio neuromuscular, o valor do índice bispectral significa:

| Valor do BIS | Significado |
|---|---|
| **A.** Perfusão cerebral inadequada | 20 |
| **B.** Ausência de resposta motora à incisão cirúrgica | 40 |
| **C.** Possível resposta ao comando verbal | 60 |
| **D.** 80% de probabilidade de memória explícita | 80 |

**32.7 (TSA/2015)** A necessidade de anestésicos inalatórios para manter o BIS entre 40 e 60 é menor em anestesias gerais combinadas com bloqueio do neuroeixo do que em anestesias gerais não combinadas. Esse fato decorre da:

**A.** Diminuição da perfusão cerebral.

**B.** Diminuição da captação alveolar do anestésico.

**C.** Ação direta do anestésico local no córtex cerebral.

**D.** Diminuição da atividade do sistema de ativação reticular ascendente.

**32.8 (TSA/2015)** O prolongamento do intervalo QT é sinal eletrocardiográfico típico da:

**A.** Hipocalcemia.

**B.** Hiponatremia.

**C.** Hiperpotassemia .

**D.** Hipermagnesemia.

**32.9 (TSA/2015)** Na hipercalcemia, a alteração eletrocardiográfica encontrada é:

**A.** Inversão da onda T.

**B.** Estreitamento do QRS.

**C.** Prolongamento do intervalo PR.

**D.** Prolongamento do intervalo QT corrigido.

**32.10 (TSA/2016)** Um valor de 60 no índice bispectral (BIS) significa que haverá:

**A.** Imobilidade à incisão cirúrgica.

**B.** Probabilidade de 60% de estar acordado.

**C.** Probabilidade de responder ao comando verbal de 40%.

**D.** Menos de 1% de probabilidade de ter lembranças de eventos intraoperatórios.

**32.11 (TSA/2016)** Homem de 48 anos, 85 kg e 1,70 m é submetido à ressecção de malformação arteriovenosa cerebral (MAV) em lobo temporal direito. Após a exclusão da MAV, a monitorização neurofisiológica mostra redução da amplitude e aumento da latência do potencial evocado motor no dimídio esquerdo. A fisiopatologia que melhor justifica esse achado é o(a):

**A.** Isquemia da cápsula interna.

**B.** Isquemia dos núcleos da base.

**C.** Edema citotóxico do córtex motor cerebral.

**D.** Edema hiperêmico dos tratos motores descendentes.

# Parte V

# Homeostasia do meio interno

COORDENADOR: JAMES MANICA

# 33. EQUILÍBRIO HIDRELETROLÍTICO

Antonio Carlos Aguiar Brandão
Roberto H. Benedetti
Viviane França Martins
Breno José Santiago Bezerra de Lima

A água é o principal constituinte do organismo, representando 60% da massa corporal total (MCT), quantidade esta que varia de maneira inversa à quantidade de tecido gorduroso, de modo que se encontra em menor porcentagem em pacientes do sexo feminino, obesos e idosos.

A água corporal total (ACT) encontra-se distribuída em dois grandes compartimentos, denominados líquido intracelular (LIC) e líquido extracelular (LEC). O volume de água no LIC corresponde a 40% da MCT, e o volume de água no LEC, a 20%. O LEC é constituído pela água presente no líquido plasmático (LP) e intersticial (LI), com respectivamente, 5% e 15% da MCT (FIG. 33.1).[1]

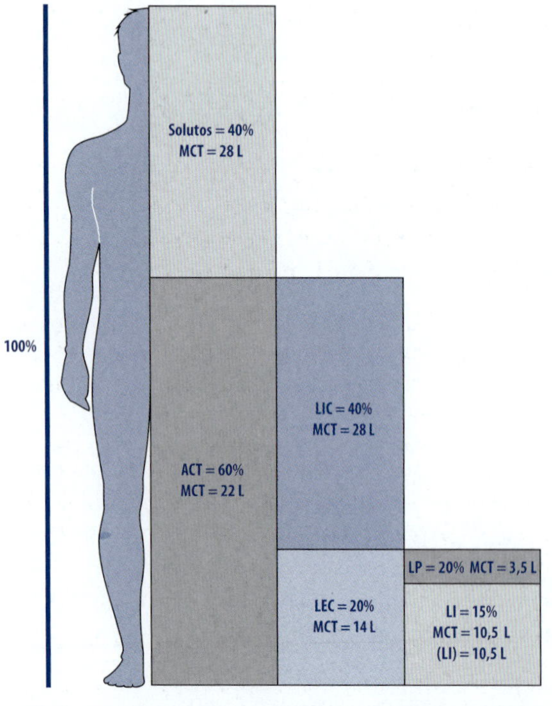


**FIGURA 33.1** Distribuição da água corporal total em valores, considerando um paciente de 70 kg e densidade de $H_2O = 1\ kg \cdot L^{-1}$.
ACT, água corporal total; LEC, líquido extracelular; LI, líquido intersticial; LIC, líquido intracelular; LP, líquido plasmático; MCT, massa corporal total.

O LP encontra-se separado do LI pela membrana endotelial permeável à água e aos íons, porém impermeável às proteínas. A membrana celular separa o LI do LIC, e é permeável à água e impermeável aos íons e às proteínas. O cátion encontrado em maior concentração no LEC é o íon sódio ($Na^+$), e no LIC, o íon potássio ($K^+$).

Esse gradiente iônico é mantido pela ação da bomba $Na^+$-$K^+$ ATPase, que trabalha consumindo energia na forma de trifosfato de adenosina (ATP), bombeando três $Na^+$ para o LEC e dois $K^+$ para o LIC. Portanto, a bomba $Na^+$-$K^+$ ATPase acaba gerando um excesso de ânions intracelulares e, dessa maneira, atua como uma bomba eletrogênica. A água acompanha o movimento do $Na^+$ pelas membranas celulares por meio de um processo denominado osmose. O funcionamento inadequado dessa bomba pode levar a um acúmulo de $Na^+$ no LIC com consequente movimento de água e edema celular. Em relação aos ânions, existe um predomínio de íons cloreto ($Cl^-$) e bicarbonato ($HCO_3^-$) no LEC e de ânions fosfato no LIC.

A osmolaridade tem um papel importante no movimento da água, e seu valor é semelhante no LIC e no LEC.[1-4] A osmolaridade é determinada pelo número de partículas osmoticamente ativas por litros (L) de solução. A osmolaridade tem valores normais no LIC e no LEC, entre 280 e 300 $mOsm \cdot L^{-1}$. A osmolaridade plasmática pode ser determinada conhecendo-se as concentrações plasmáticas do $Na^+$ (em $mOsm \cdot L^{-1}$) e da glicose e ureia (em $mg \cdot dL^{-1}$) por meio da seguinte equação:[5]

$$\text{Osmolaridade plasmática} = 2\,[Na^+] + [\text{glicose}/18] + [\text{ureia}]/2{,}8$$

Ao se considerar a osmolaridade efetiva, despreza-se a concentração de ureia devido à sua alta lipossolubilidade, à capacidade de atravessar as membranas celulares e, por conseguinte, ao seu baixo potencial osmótico.

$$\text{Osmolaridade plasmática efetiva} = 2\,[Na^+] + [\text{glicose}/18]$$

Portanto, um aumento da natremia ou da glicemia pode ter impacto importante no valor da osmolaridade plasmática. O manitol é um açúcar impermeável às membranas celulares que, quando administrado no compartimento plasmático, exerce um efeito osmótico criando um movimento de água do LIC e do interstício para dentro do compartimento plasmático. Essa propriedade permite que o manitol seja indicado em procedimentos médicos, como a redução de edema cerebral.[3-4]

A pressão hidrostática resultante da força exercida pela coluna líquida tende a promover um movimento de água para fora de seu compartimento, enquanto a pressão oncótica determinada pela concentração de moléculas coloidais, como as proteínas, exerce uma força contrária, segurando a água dentro do seu compartimento. Essas duas variáveis representam as principais forças de Starling e têm papel importante no movimento de líquidos através do endotélio e das membranas celulares.[6-9]

Nos indivíduos saudáveis, há um fluxo contínuo entre os vários espaços hídricos e importantes mecanismos fisiológicos que asseguram a constante relação entre eles, o que é normalmente chamado de balanço hídrico interno. O balanço hidreletrolítico externo é definido pela relação entre a ingestão (captação) de líquidos e eletrólitos e a excreção destes pelos rins e pelo trato gastrintestinal (TGI), acrescida das perdas insensíveis através da pele e dos pulmões.[7,10]

Em circunstâncias normais, a obtenção de água é feita pela ingestão oral. A ingestão de líquidos (e alimentos) é um processo consciente que varia segundo padrões sociais e culturais e é governada pela sensação de sede (e fome), sendo que a quantidade de líquido ingerida fica em torno de 2 L·dia$^{-1}$. A sede é desencadeada sempre que o balanço hídrico estiver negativo, seja por ingestão insuficiente ou por aumento das perdas. Esse comportamento também pode ser desencadeado por alta ingestão de sódio, que promoverá maior ingestão e retenção de água para manutenção da concentração de sódio e da osmolaridade plasmática (280-300 mOsm·L$^{-1}$).

As perdas insensíveis, por evaporação de água através da pele e dos pulmões, variam com a temperatura ambiental e corporal. Em climas temperados, essas perdas chegam a 500 mL·dia$^{-1}$, mas, em climas muito quentes e durante estados febris, podem-se perder outros 500 mL·dia$^{-1}$ de suor contendo sódio (até 50 mmol·L$^{-1}$). O TGI recebe grandes volumes de líquidos oriundos da secreção dos sucos digestivos (7 L·dia$^{-1}$), como salivar, gástrico, pancreático, biliar e do intestino delgado. Entretanto, as perdas pelo TGI são pequenas devido ao fato de os intestinos absorverem de maneira eficiente grandes quantidades de líquidos de modo que apenas cerca de 100 a 150 mL·dia$^{-1}$ de água são eliminados em circunstâncias normais pelas fezes. Na presença de distúrbios ou doenças do TGI, essas perdas podem aumentar acentuadamente.[7,10]

## Mecanismos de regulação do balanço hidreletrolítico

O controle do balanço hidreletrolítico é realizado por um sistema integrado complexo, que inclui ação hormonal, sobretudo dos hormônios antidiurético (HAD), renina-angiotensina-aldosterona e peptídeos natriuréticos atrial (ANP) e cerebral (BNP). No entanto, outros hormônios, como a insulina, e outros mecanismos fisiológicos podem estar envolvidos secundariamente nessa ação.[7,10,11]

O HAD é produzido no hipotálamo e armazenado na hipófise posterior, de onde é liberado mediante elevação da osmolaridade plasmática. Variações de apenas 2% da osmolaridade plasmática ativam os osmorreceptores (células nos núcleos supraóptico e paraventriculares do hipotálamo). O HAD age em órgãos-alvo, conforme mostra o **QUADRO 33.1**.

A regulação da liberação do HAD é um processo complexo que envolve estimulação osmótica e não osmótica. Os principais e mais potentes estímulos de liberação do HAD são o aumento da osmolaridade plasmática (regulação osmótica) e a hipovolemia e hipotensão (regulação não osmótica). Além desses estímulos, dor, náusea, hipóxia, estímulo faríngeo, acidose, hormônios e substâncias endógenas e exógenas também aumentam a liberação do HAD na circulação.

**QUADRO 33.1** Órgãos-alvo do hormônio antidiurético (HAD) e suas ações

| Órgãos-alvo | Ação |
|---|---|
| Rins | O HAD atua nos túbulos coletores, tornando suas membranas mais permeáveis à água, aumentando sua absorção |
| Glândulas sudoríparas | O HAD diminui a produção de suor e, portanto, a perda de água |
| Arteríolas | O HAD promove sua constrição |
| Fígado | O HAD provoca gliconeogênese nos hepatócitos |

As substâncias que estimulam a secreção do HAD incluem acetilcolina, morfina, adrenalina, histamina, prostaglandinas, vincristina e insulina. Alguns fármacos agem sobre o HAD inibindo sua secreção, como a noradrenalina, o haloperidol, a prometazina e glicocorticoides. Podem ainda estimular a secreção do HAD o estresse causado por fatores como emoção e exercício físico, a hipoglicemia e o sistema renina-angiotensina. Embora os núcleos hipotalâmicos sejam osmossensitivos, eles podem integrar esse estímulo com sinais endócrinos gerados por hormônios circulantes como angiotensina II, relaxina e ANP. Enquanto a angiotensina II estimula a liberação do HAD, o ANP a inibe.[7,10,12,13]

A renina é uma enzima sintetizada pelas células justaglomerulares do córtex renal, e sua liberação é controlada pela pressão sanguínea renal e concentração de sódio no fluido tubular percebida pela mácula densa. A renina age no substrato angiotensinogênio e produz angiotensina I (aI), que é rapidamente convertida em angiotensina II (aII) pela enzima conversora da angiotensina (ECA), ou em angiotensina III (aIII) pela ação da angiotensinase. A aII e a aIII estimulam a secreção de aldosterona e são potentes vasoconstritores.[7,10,13]

A aldosterona é produzida nas células do córtex suprarrenal (zona glomerulosa). Ela atua na manutenção dos níveis plasmáticos de $Na^+$ e $K^+$, promovendo a reabsorção de $Na^+$ e água da urina simultaneamente à excreção de $K^+$.[7,13]

Os peptídeos natriuréticos são produzidos nas células do átrio direito e ventrículos cerebrais e são liberados quando há estiramento do átrio direito e ventrículos, em geral por aumento do volume sanguíneo e do volume de líquido cefalorraquidiano, respectivamente. A sua ação é a oposta à da angiotensina II. Ambos os peptídeos promovem a perda de sódio e água na urina e inibem a liberação de renina, aldosterona e HAD. Induzem à dilatação de vasos sanguíneos, que, associada à perda de água, reduz tanto o volume sanguíneo quanto a pressão arterial.[7,13]

## Distúrbios do equilíbrio hidreletrolítico

### Distúrbios da água

Quando a perda de água ultrapassa o seu ganho, há um balanço hídrico negativo. As causas mais comuns de desidratação são hemorragia, queimadura grave, vômitos ou diarreia prolongados e sudorese profusa. As principais manifestações clínicas incluem sede, boca seca, diminuição do turgor da pele e oligúria. Na desidratação, a capacidade renal de concentrar a urina pode aumentar até 100 vezes, de maneira que a amônia resultante do metabolismo corporal possa ser eliminada mesmo em pequena quantidade de urina.[7,10,12,14]

O excesso de água corporal, por sua vez, é mais raro e pode ocorrer em algumas condições patológicas e iatrogênicas (p. ex., falência renal, cirrose hepática e intoxicação hídrica).

### Distúrbios dos eletrólitos

#### Sódio

O sódio é o íon predominante no LEC e fundamental para a conservação do volume e osmolaridade desse compartimento hídrico. Há uma relação muito estreita entre a água corporal e o sódio, de maneira que o distúrbio de um deles não poderá ser analisado adequadamente sem a avaliação do outro. O nível plasmático normal de sódio é de 135 a 145 mmol·L$^{-1}$.

### Hiponatremia

A hiponatremia é definida como a concentração plasmática de sódio menor que 135 mmol·L$^{-1}$. Pode ocorrer com tonicidade (osmolaridade efetiva) baixa, normal ou elevada, sendo a hiponatremia por diluição a ocorrência mais comum, devido à retenção hídrica. Na maioria das vezes, é assintomática, e as manifestações clínicas costumam ocorrer apenas com concentração plasmática abaixo de 125 mmol·L$^{-1}$.

Os sintomas são inespecíficos, principalmente neurológicos e relacionados com a rapidez da alteração da concentração plasmática do sódio. Na hiponatremia leve ($Na^+$ ~ 125 mmol·L$^{-1}$), podem ocorrer anorexia, náuseas e mal-estar. Valores de sódio plasmático abaixo de 120 mmol·L$^{-1}$ cursam com obnubilação e cefaleia. As formas graves de hiponatremia (< 115 mmol·L$^{-1}$) costumam induzir convulsões e coma.

Com relação à **pseudo-hiponatremia**, a causa é a elevada concentração de grandes moléculas de lipídeos (triglicerídeos e colesterol) ou paraproteinemias (mieloma múltiplo), que, ao deslocarem parte da água extracelular, reduzem de modo significativo a fração plasmática de sódio.

A **hiponatremia hipertônica** é devida à presença, no soro, de solutos osmoticamente ativos, como manitol e glicose. O tratamento dessa condição é o mesmo da causa básica.

Já na **hiponatremia hipotônica**, é importante a avaliação do volume extracelular, pois, estando aumentado, normal ou diminuído, poderá indicar hiponatremia com sódio corporal total alto, normal ou baixo respectivamente.

A expansão do volume extracelular resulta na diminuição da excreção renal de água, com consequente expansão da ACT maior do que o sódio corporal total, e na diminuição do sódio sérico. Esses pacientes em geral são edematosos, o que ocorre nas seguintes situações clínicas: insuficiência cardíaca, cirrose hepática, síndrome nefrótica e insuficiência renal.

O tratamento da hiponatremia consiste na correção do distúrbio subjacente e na restrição hídrica, geralmente em associação com diuréticos.

A hiponatremia associada à euvolemia inclui as situações clínicas descritas no QUADRO 33.2.

**QUADRO 33.2** Situações clínicas de hiponatremia associada à euvolemia

- Hipotireoidismo: a ocorrência de hiponatremia em hipotireoidismo geralmente sugere doença grave, incluindo mixedema.
- Deficiência de corticosteroide: as deficiências de glicocorticoide ou mineralocorticoide podem levar à hiponatremia em razão das suas ações no metabolismo do sódio e da água.
- Estresse emocional, dor e fármacos (dor aguda ou estresse emocional grave, psicose): há fármacos que estimulam a liberação do hormônio antidiurético (HAD) ou aumentam sua ação, provocando hiponatremia, como inibidores das prostaglandinas, nicotina, clorpropamida, tolbutamida, clofibrato, ciclofosfamida, morfina, barbitúricos, vincristina, carbamazepina (tegretol), paracetamol, fluoxetina e sertralina.
- Síndrome da secreção inapropriada do HAD (SIADH): a hipouricemia (concentração plasmática de ácido úrico < 4 mg·dL$^{-1}$) é um achado frequente. As causas são carcinomas (de pulmão, duodeno e pâncreas), alterações pulmonares, distúrbios do sistema nervoso central (encefalite, meningite, psicose aguda, acidente vascular encefálico, tumor, hematoma ou hemorragia subdural ou subaracnóidea, síndrome de Guillain-Barré, traumatismo) e outras, como pós-operatório, dor, náusea intensa e síndrome da imunodeficiência adquirida (Aids).
- Ingestão diminuída de solutos: abuso de ingestão de cerveja ou de dietas com baixo teor de proteínas e excesso de ingestão de água, levando à diminuição do metabolismo proteico e à baixa produção de ureia. A baixa excreção de solutos reduz a excreção máxima de água, embora a capacidade de diluição do rim possa estar preservada.

O tratamento da síndrome da secreção inapropriada do HAD (SIADH) consiste na restrição hídrica e no uso eventual de diuréticos de alça, com reposição do sódio e do potássio perdidos na urina. Nos casos que não respondem à restrição hídrica, podem-se usar fármacos que induzam diabetes insípido nefrogênico, como a demeclociclina (600-1.200 mg·dia$^{-1}$) e o carbonato de lítio. Recentemente, ficou evidenciado que antagonistas de receptores do HAD (conivaptano), que promovem diurese seletiva sem afetar a excreção de sódio e potássio, podem ser utilizados.[13-16]

A contração do volume extracelular pode ocorrer em inúmeras condições clínicas de hiponatremia, podendo haver perda de sódio através da pele, do TGI ou dos rins. A concentração de sódio urinário pode estar baixa (< 20 mmol·L$^{-1}$) em função da ávida reabsorção tubular de sódio pelo rim nas perdas extrarrenais. Porém, quando a concentração urinária estiver mais alta (> 20 mmol·L$^{-1}$), deve-se considerar que o rim não está respondendo de forma apropriada ou que essas perdas, provavelmente, são as causas da hiponatremia. As causas mais frequentes são as relatadas a seguir.

- **Perdas gastrintestinais ou para outro espaço** (nos pacientes com hipovolemia, hiponatremia e sódio urinário menor que 10 mmol·L$^{-1}$): são mais facilmente diagnosticadas em pacientes com história de vômitos ou diarreia, peritonite e pancreatite (em que há perdas para a cavidade abdominal); íleo ou colite pseudomembranosa (em que há perdas para a luz intestinal); queimaduras (em que há perdas pela pele); e traumatismos musculares (em que há perdas para o músculo). O uso abusivo de catárticos deve ser investigado, mesmo sem história de perdas gastrintestinais.
- **Perdas renais:** sódio urinário maior que 20 mmol·L$^{-1}$.
  - **Uso de diuréticos:** a depleção de volume pode não ser evidente ao exame clínico, e um dado importante é que os pacientes hiponatrêmicos, em uso de diuréticos tiazídicos ou de alça, apresentam alcalose metabólica ou hipocalêmica, o que não ocorre quando são utilizados diuréticos poupadores de potássio.
  - **Nefrite espoliadora de sal:** o tratamento consiste na hidratação com solução salina isotônica.
  - **Doença de Addison:** pacientes com tal patologia apresentam menores níveis de aldosterona e, consequentemente, reabsorvem menos sódio e excretam mais potássio pelos rins. As concentrações urinárias de sódio são maiores do que 20 mmol·L$^{-1}$, e as de potássio, menores do que 20 mmol·L$^{-1}$. A terapêutica consiste em reposição hormonal e hidratação com solução salina isotônica.
  - **Diurese osmótica e excreção de amônia:** na presença de concentração de sódio urinário maior do que 20 mmol·L$^{-1}$, deve-se considerar também a diurese osmótica, levando à depleção de água e eletrólitos. Algumas situações em que isso ocorre são descritas no QUADRO 33.3.

O excesso de água pode ocorrer em algumas situações em que existe hiponatremia com supressão da secreção de HAD, como insuficiência renal avançada e polidipsia

**QUADRO 33.3** Situações de hiponatremia em que há diurese osmótica e excreção de amônia

- Infusão crônica de manitol, sem reposição eletrolítica.
- Desobstrução do trato urinário, com diurese osmótica pela ureia.
- Diabetes não controlado, com glicosúria importante, causando diurese osmótica e consequente espoliação hidreletrolítica.
- Cetonúria, em que a excreção de cetoácidos pode levar à perda renal de água e eletrólitos, como na cetoacidose diabética e alcoólica ou na inanição.
- Bicarbonatúria, em que a perda renal do bicarbonato leva à perda de água e cátions, para manter a eletroneutralidade. É mais comum na alcalose metabólica com bicarbonatúria, comum nos pós-operatórios com sondagem gástrica ou vômitos. A acidose tubular renal proximal pode, também, levar a bicarbonatúria, com consequente hiponatremia.

*Fonte: Vieira Neto e Moysés Neto,[13] Valler,[14] Gusmão e Abdulkader[15] e Miller e colaboradores.[16]*

primária. A osmolaridade* urinária pode se elevar para 200 a 250 mOsm·L$^{-1}$ devido ao aumento da excreção de solutos. As causas incluem lesões hipotalâmicas, como sarcoidose, ou, em pacientes com transtornos psiquiátricos, ingestão acidental de água durante aula de natação, excesso de enemas ou soluções de irrigação, utilizadas em cirurgias transuretrais de próstata (p. ex., ressecção transuretral [RTU]). O tratamento pode variar desde restrição hídrica até reposição de solução salina isotônica ou hipertônica.

No entanto, em casos de hiponatremia sintomática, o que em geral pode ocorrer com sódio entre 120 e 125 mmol·L$^{-1}$, deve-se fazer a reposição salina, independentemente da causa, sobretudo se a hiponatremia ocorreu de maneira muito rápida. Embora rara, a desmielinização osmótica é grave e pode ocorrer de um a vários dias após o tratamento mais enérgico de hiponatremia por qualquer método, mesmo em resposta à restrição hídrica como tratamento único. A contração das células cerebrais desencadeia a desmielinização dos neurônios da ponte e extrapontinos e causa disfunção neurológica, incluindo quadriplegia, paralisia pseudobulbar, convulsões, coma e até óbito. Desnutrição, hepatopatias e déficit de potássio aumentam o risco dessa complicação.[7,10,13,14]

O incremento da concentração de sódio não deve exceder 10 mmol·L$^{-1}$ nas 24 horas até atingir os níveis entre 125 e 130 mmol·L$^{-1}$. Se a concentração inicial estiver abaixo de 100 mmol·L$^{-1}$, por exemplo, a velocidade da correção poderá ser aumentada para 1 a 2 mmol·L$^{-1}$ por hora até que se atinjam níveis satisfatórios ou a melhora da sintomatologia. Para pacientes apresentando sintomas gerais de hiponatremia, é possível administrar 100 mL de solução fisiológica em bólus, que aumenta de 1,5 a 2 mmol·L$^{-1}$ os níveis plasmáticos de sódio, podendo ser repetida mais duas vezes se necessário em intervalos de 10 minutos. A correção pode ser feita pela seguinte fórmula:

$$\text{Variação [Na]} = \frac{\text{([Na] solução} - \text{[Na] sérico)}}{H_2O \text{ corporal} + 1}$$

[Na] solução = Concentração plasmática de sódio na solução

[Na] sérico = Dosagem plasmática do sódio do paciente

$H_2O$ corporal = 0,6 × peso (adulto jovem) e 0,5 × peso (idoso)

### Hipernatremia

A hipernatremia ocorre quando o sódio plasmático ultrapassa 145 mmol·L$^{-1}$. É menos frequente do que a hiponatremia e mais comum em pacientes muito jovens, muito velhos e doentes, que não têm condição de ingerir líquido em resposta à sede devido à sua incapacidade física. Invariavelmente, a hipernatremia evolui com hiperosmolaridade hipertônica e sempre provoca desidratação celular. No quadro clínico, predominam sinais e sintomas de disfunção do sistema nervoso central, consequentes à desidratação celular, com contração das células cerebrais, o que pode levar à laceração, hemorragia subaracnóidea e subcortical, bem como à trombose dos seios venosos.

As manifestações iniciais da hipernatremia são agitação, letargia e irritação. Esses sintomas podem ser seguidos de espasmos musculares, hiper-reflexia, tremores e ataxia. A forma aguda é mais grave do que a crônica. A gravidade dos sintomas depende da idade, sendo maior em pacientes muito jovens ou muito velhos. Pode ocorrer por três causas, descritas no **QUADRO 33.4**.

O tratamento se inicia com o diagnóstico da causa básica e a correção da hipertonicidade. O tratamento das causas inclui, por exemplo, o controle da perda de líquidos gastrintestinais, o controle do aumento de temperatura, da hiperglicemia, etc. Nos pacientes com hipernatremia que se desenvolve após algumas horas, a correção rápida melhora o prognóstico, sem risco de edema cerebral. Nesses pacientes, a redução de 1 mmol·L$^{-1}$·h$^{-1}$ é adequada. Uma correção mais prudente torna-se necessária nos pacientes com hipernatremia de longa duração ou de duração desconhecida, visto que a dissipação do acúmulo dos solutos cerebrais pode levar vários dias. Nesses casos, deve-se reduzir a velocidade com que se diminui o sódio sérico pela metade (0,5 mmol·L$^{-1}$·h$^{-1}$), o que evita o aparecimento de edema e convulsões.

Recomenda-se que a queda do sódio plasmático não exceda a 10 mmol·L$^{-1}$ ao longo de 24 horas. O objetivo do tratamento

**QUADRO 33.4** Causas de hipernatremia

**Perda de água**
- Perdas insensíveis: pela pele e pela respiração
- Diabetes insípido
- Diabetes insípido nefrogênico

**Perda de líquidos hipotônicos**
- Causas renais: diuréticos de alça, diurese osmótica (glicose, ureia, manitol)
- Causas gastrintestinais: vômitos, drenagem nasogástrica, fístulas enterocutâneas, diarreia, uso de agentes catárticos (p. ex., lactulose)
- Causas cutâneas: queimaduras, sudorese excessiva

**Ganho de sódio hipertônico**
- Infusão de bicarbonato de sódio, ingestão de cloreto de sódio, ingestão de água do mar, enemas de solução salina hipertônica, infusão de soluções hipertônicas de sódio, hiperaldosteronismo primário e síndrome de Cushing (reabsorção intensa de sódio pelos túbulos), diálise hipertônica

*Nota do organizador: a osmolaridade e a osmolaridade indicam a quantidade de solutos com capacidade osmótica dissolvidos em uma solução e refletem sua capacidade de atrair água quando esta solução está separada de outra por uma membrana semipermeável. Distinguem-se osmolaridade e osmolalidade porque a primeira considera apenas a água como solvente enquanto a osmolalidade leva em conta as proteínas plasmáticas. A osmolaridade é representada em mOsm·L$^{-1}$ e a osmolalidade em mOsm·kg$^{-1}$. Para obter-se os valores de osmolaridade em mOsm·L$^{-1}$, multiplica-se o valor da osmolalidade (mOsm·kg$^{-1}$) por 0,93. Isso porque 1 L de plama contém 930 g de água mais 70 g de proteínas plasmáticas.

é levar o nível do sódio sérico a 145 mmol·L$^{-1}$, usando-se a mesma fórmula citada na correção da hiponatremia:

$$\text{Variação [Na]} = \frac{\text{([Na] solução} - \text{[Na] sérico)}}{H_2O \text{ corporal} + 1}$$

[Na] solução = Concentração plasmática de sódio na solução

[Na] sérico = Dosagem plasmática do sódio do paciente

$H_2O$ livre = 0,6 × [(Na sérico/140) – 1]

A via preferencial para correção, quando factível, é a oral ou por sondas nasogástricas ou enterais. Se não for possível, utiliza-se a via intravenosa (IV) para a administração de soluções hipotônicas, como glicose a 5%, salina a 0,2% (diluir o sódio em soro glicosado a 5%) e salina a 0,45%. Quanto mais hipotônico o líquido de infusão, mais lenta deve ser a sua administração.[7,10,13-15]

## Potássio

Entre os distúrbios encontrados na prática clínica, os relacionados ao potássio são bastante frequentes e, muitas vezes, constituem uma emergência clínica. O potássio é um íon predominantemente intracelular. Seu conteúdo corporal é de cerca de 50 mmol·kg$^{-1}$, ou seja, em torno de 3.500 mmol para um adulto de aproximadamente 70 kg. A concentração intracelular de potássio varia de 140 a 150 mmol·L$^{-1}$, sendo o tecido muscular o maior depósito de potássio. Apenas 2% do potássio corporal total encontra-se no espaço extracelular, variando sua concentração de 3,5 a 5,0 mmol·L$^{-1}$.

Devido à grande diferença entre as concentrações intra e extracelular de potássio, os fatores que controlam sua distribuição transcelular são críticos para a manutenção de níveis séricos normais. Os principais fatores são descritos no **QUADRO 33.5**.

As alterações da reserva corporal total do potássio, seja por depleção (aumento das perdas ou redução da ingesta) ou retenção de potássio (sobrecarga de potássio ou diminuição das perdas renais) têm papel relevante nos distúrbios desse íon.[14]

### Hipocalemia

A hipocalemia, também denominada hipopotassemia) surge quando a concentração de potássio no plasma é inferior a 3,5 mmol·L$^{-1}$, sendo difícil distinguir o déficit total de potássio no organismo das suas alterações de distribuição. Contudo, a hipocalemia avaliada em conjunto com dados clínicos e laboratoriais oferece orientação quanto à etiologia, ao prognóstico e à terapêutica. Perdas de 200 a 400 mmol são necessárias para promover a queda do $K^+$ sérico de 4 para 3 mmol·L$^{-1}$, e perdas subsequentes de 200 a 400 mmol são necessárias para levar a calemia a níveis abaixo de 2 mmol·L$^{-1}$.

Essa condição ocorre em consequência de fatores que influenciam a distribuição transcelular do potássio, depleção do potássio corporal total ou uma combinação desses fenômenos. A causa mais comum da distribuição transcelular é a alcalose, seja ela respiratória ou metabólica, embora ocorra, também, com a administração exógena de glicose, insulina ou β-agonistas.[13,14]

Os verdadeiros déficits de potássio resultam de perdas gastrintestinais ou renais, e raramente de perdas pelo suor. As causas renais mais comuns incluem terapêutica com diuréticos ou estados de secreção excessiva de mineralocorticoide.

Pelo fato de o potássio ser o cátion mais abundante no LIC, sua falta produz distúrbios em múltiplos órgãos e sistemas. Os principais sintomas decorrem de aberrações na polarização das membranas que afetam a função dos tecidos neural e muscular. Os sinais e sintomas (**QUADRO 33.6**) geralmente não aparecem até que a deficiência seja significativa.

**QUADRO 33.5** Fatores que regulam a distribuição transcelular do potássio

**pH**
A acidose provoca a saída de potássio do intra para o extracelular, aumentando sua concentração sérica. O fenômeno oposto ocorre na alcalose. Alterações do bicarbonato sérico, mesmo sem alterações do pH, levam a alterações da distribuição transcelular. De forma prática, para cada 0,1 U de alteração do pH sanguíneo, haverá uma alteração concomitante do potássio sérico de 0,6 mmol·L$^{-1}$.

**Insulina**
Exerce um papel importante na manutenção da distribuição sérica normal do potássio. A insulina exerce seu efeito protetor na hipercalemia mediante incremento da captação de potássio pelas células hepáticas e musculares. Seu efeito ocorre por meio da estimulação do trocador $Na^+$-$H^+$, com entrada de $Na^+$ e saída de $H^+$. Dessa maneira, ocorre um aumento da extrusão de Na intracelular através da bomba $Na^+$-$K^+$ ATPase, com consequente entrada de $K^+$ para dentro das células.

**Aldosterona**
O seu principal efeito é a modificação da excreção renal do potássio. Sua ação ocorre no ducto coletor, abrindo canais de $Na^+$, o que aumenta a reabsorção desse cátion, com consequente secreção de $K^+$. É provável que a aldosterona também atue promovendo a captação celular de potássio.

**Agentes $\beta_2$-adrenérgicos**
Atuam diretamente na bomba $Na^+$-$K^+$ ATPase estimulando-a, com consequente entrada de $K^+$ e saída de $Na^+$. Esse efeito é mediado pelos receptores $\beta_2$-adrenérgicos e é mais evidente com o uso de adrenalina.

O tratamento é voltado para a correção do déficit de potássio e da doença de base. Se a concentração sérica cair abaixo de 3 mmol·L$^{-1}$ ou se aparecerem os sintomas, a terapêutica é recomendada. Aos pacientes em uso de glicosídeos cardíacos ou aos pacientes idosos, sem cardiopatia manifesta, recomenda-se manter a normocalemia. Em pacientes que utilizam diuréticos para o tratamento de edema (p. ex., insuficiência cardíaca congestiva, síndrome nefrótica e hepatopatias), é aconselhável a suplementação oral ou o uso de diuréticos poupadores de potássio (espironolactona, amilorida ou triantereno).

As preparações orais de cloreto de potássio podem causar irritação gástrica, e os comprimidos entéricos podem produzir ulcerações no intestino delgado. A via de administração pode ser tanto oral quanto parenteral. Quando houver comprometimento da função gastrintestinal, nível sérico de $K^+$ abaixo de 3 mmol·L$^{-1}$, ou sinais e sintomas, a terapia parenteral deve ser preferida.

A preparação mais usada é KCl a 19,1%, na qual cada mL possui 2,5 mmol. A administração IV deve ser preparada em solução fisiológica a 0,9%, com concentração final de 40 a 60 mmol·L$^{-1}$ e infundida em 6 horas, se for usada veia periférica, pois concentrações maiores causam irritação e esclerose da veia. Soluções mais concentradas devem ser infundidas em veia central, e a velocidade de infusão não deve exceder 20 mmol·h$^{-1}$, com dose diária máxima de 200 mmol. Em casos extremos, com hipocalemia grave e risco iminente de parada cardíaca, podem ser infundidos até 100 mmol·h$^{-1}$, com monitorização eletrocardiográfica.[14]

**QUADRO 33.6** Sinais e sintomas de hipocalemia

**Cardíacos**

As alterações da condução cardíaca são as anormalidades mais importantes. Quando há função cardiovascular normal, os sintomas de depleção de potássio não costumam ser evidentes até que o déficit ultrapasse 5% das reservas corporais totais (200 mmol), com níveis séricos de potássio inferiores a 3 mmol·L$^{-1}$. As alterações eletrocardiográficas mais comuns são o achatamento das ondas T e o desenvolvimento de ondas U proeminentes, que podem dar a impressão de um intervalo QT prolongado. Predispõem a batimentos ectópicos atriais e ventriculares, e o aspecto mais crítico é o aumento da sensibilidade aos digitálicos, levando a arritmias potencialmente fatais.

**Neuromusculares**

As disfunções do trato gastrintestinal com hipocalemia manifestam-se sob a forma de constipação ou íleo paralítico (músculo liso). Nos músculos estriados, ocorre desde leve fraqueza até paralisia franca, com paralisia respiratória quando concentrações séricas de potássio são inferiores a 2 mmol·L$^{-1}$. Ocorre, também, predisposição à rabdomiólise e à mioglobinúria, as quais podem levar à necrose tubular aguda.

**Renais**

A hipocalemia grave pode resultar em declínio funcional do fluxo sanguíneo renal e da taxa de filtração glomerular, que costuma ser reversível com a reposição do potássio. O defeito mais comum é a incapacidade de concentrar a urina, ocorrendo poliúria. Ocorre também uma produção aumentada de amônia.

**Endócrinos**

Na hipocalemia grave, a liberação da insulina pelo pâncreas é inibida, o que provoca uma intolerância aos carboidratos nos pacientes hipocalêmicos, complicando, assim, o tratamento dos pacientes diabéticos, podendo-se estabelecer, em certas situações, um falso diagnóstico de diabetes melito.

### Hipercalemia

A hipercalemia, também denominada hiperpotassemia) é a concentração plasmática do íon potássio acima de 5 mmol·L$^{-1}$. Deve-se excluir a pseudo-hipercalemia, que ocorre nas seguintes situações: leucocitose (acima de 100.000/mm$^3$), plaquetose (acima de 1.000.000/mm$^3$) e hemólise. No **QUADRO 33.7**, são descritas as possíveis causas de hipercalemia.

Do ponto de vista clínico, a hipercalemia pode manifestar-se desde a ausência de qualquer sintoma até a parada cardíaca. As células excitáveis são as mais sensíveis aos altos valores de potássio, entre elas as células miocárdicas e as neuromusculares, o que se traduz em fraqueza, arreflexia, paralisia muscular (inclusive respiratória), parestesias e alterações eletrocardiológicas, conforme delineado na **FIGURA 33.2**.

**QUADRO 33.7** Causas de hipercalemia

- Insuficiência renal aguda
- Doença renal crônica
- Doença de Addison
- Rabdomiólise por alcoolismo ou uso de outras substâncias
- Inibidores da enzima conversora da angiotensina (IECAs)
- Bloqueadores dos receptores da angiotensina II (BRAs)
- Destruição de hemácias devido à lesão grave ou a queimaduras
- Uso excessivo de suplemento
- Diabetes melito tipo 1

Do ponto de vista prático, cabe ainda ressaltar que a hipercalemia vista na insuficiência renal crônica é mais tolerada do que a da insuficiência renal aguda, o que se deve à adaptação dos mecanismos de defesa extrarrenais.

Há quatro maneiras de se abordar a hipercalemia em relação ao tratamento, descritas a seguir:

1. **Antagonismo direto sobre os efeitos do potássio na membrana celular (estabilização da membrana miocárdica):** efeito observado durante a infusão IV em bólus de gliconato de cálcio (cloreto de cálcio também pode ser usado). O cálcio é o fármaco de escolha quando existem alterações eletrocardiográficas ou na parada cardíaca por hipercalemia. A dose utilizada é de 10 mL IV de gluconato de cálcio a 10% em infusão lenta em 2 a 3 minutos, que pode ser repetida após 5 minutos se as alterações eletrocardiográficas persistirem. A ação é imediata (1-3 minutos), e a duração do efeito é de até 1 hora. Nos pacientes que fazem uso de digitálicos, deve-se infundir o cálcio com extremo cuidado, e a dose deve ser diluída em 100 mL de soro glicosado a 5% e infundida em 20 a 30 minutos, levando-se em conta que o cálcio pode induzir toxicidade digitálica. Deve-se ressaltar que o cálcio não diminui a concentração sérica de potássio; ele apenas antagoniza sua ação "tóxica" sobre o miocárdio.
2. **Redistribuição do potássio do LEC para o LIC:** há três maneiras para se atingir tal objetivo – bicarbonato de sódio, solução polarizante (insulina + glicose) e agentes $\beta_2$-adrenérgicos.
   - **Bicarbonato de sódio:** quando há acidose, é necessário calcular o déficit de bicarbonato a partir de seu volume de distribuição (fórmula de Ash: peso × EB × 0,3). É indicada a correção de metade do déficit, e a infusão deve ser feita via IV em 15 a 20 minutos. São contraindicações ao uso do bicarbonato edema pulmonar, devido à expansão de volume, e hipocalcemia, devido ao incremento da ligação do cálcio à albumina, quando ocorre aumento de pH, o que pode precipitar convulsões e tetania. O início da ação ocorre em 5 a 10 minutos, e a duração do efeito é de cerca de 2 horas.
   - **Solução polarizante:** a infusão de insulina aumenta a captação do potássio pelas células musculares por meio do mecanismo descrito anteriormente. Para evitar

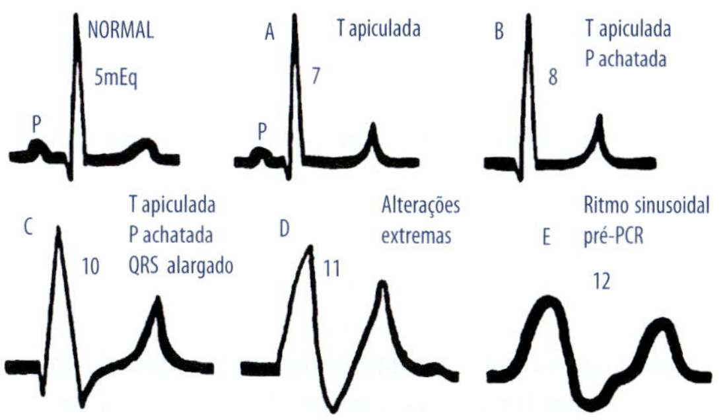


**FIGURA 33.2** Alterações eletrocardiográficas da hipercalemia.
PCR, parada cardiorrespiratória.

hipoglicemia, deve-se usar 1 UI de insulina regular para 4 a 5 g de glicose. Geralmente, prepara-se solução com 100 mL de glicose a 50% + 10 UI de insulina regular, que deve ser administrada em infusão IV em 5 a 10 minutos. Diabéticos podem ser medicados apenas com insulina. O início da ação ocorre em 30 minutos, com o pico em 60 minutos, e o efeito se prolonga por 4 a 6 horas.

- **Agentes $\beta_2$-adrenérgicos:** seu uso aumenta a captação celular de $K^+$ por meio do mecanismo anteriormente descrito. Podem ser usados por via inalatória (10-20 mg de albuterol diluídos em 5 mL de solução fisiológica a 0,9%) ou por infusão IV (0,5 mg de albuterol diluído em 100 mL de soro glicosado a 5%). O pico de ação ocorre em 30 minutos, em infusão IV, e em 90 minutos por via inalatória. Esses fármacos devem ser evitados no tratamento da hipercalemia devido ao seu potencial arritmogênico.

3. **Aumento da excreção de potássio:** há quatro maneiras para se atingir tal objetivo – resinas de troca iônica, diuréticos de alça, mineralocorticoides e procedimentos dialíticos.
   - **Resinas de troca iônica:** adsorvem $K^+$ no tubo digestivo, trocando-o por $Ca^{2+}$ ou $Na^+$. Em nosso meio, a resina mais usada é o poliestirenossulfonato de cálcio (Sorcal®), que troca $K^+$ por $Ca^{++}$, sendo o primeiro eliminado nas fezes. Seu efeito se inicia após 1 a 2 horas, com duração de até 6 horas. Pacientes que não possam usar a medicação por via oral podem ser tratados por enema de retenção. O efeito colateral mais frequente é a constipação intestinal, que deve ser tratada com catárticos (manitol ou sorbitol).
   - **Diuréticos de alça:** o uso de diuréticos de alça (furosemida na dose de 40-80 mg IV ou bumetanida na dose de 1-2 mg IV) aumenta a excreção renal de potássio. Pacientes com insuficiência renal moderada a grave (depuração de creatinina entre 10-50 mL·min$^{-1}$) podem ser medicados com esses fármacos, porém a resposta não é tão boa quanto em pacientes com função renal normal. Pacientes com insuficiência renal terminal não apresentam resposta satisfatória.
   - **Mineralocorticoides:** provocam aumento da secreção tubular de $K^+$ e da reabsorção de $Na^+$, o que limita seu uso.
   - **Diálise:** é muito efetiva em retirar o potássio, principalmente a hemodiálise, e pode normalizar os níveis de $K^+$ em 15 a 30 minutos. Está indicada na insuficiência renal aguda ou crônica. A principal desvantagem do tratamento dialítico é o tempo necessário para se preparar o material e para se conseguir o acesso. Antes de preparar a diálise, devem-se utilizar as medidas terapêuticas anteriormente apresentadas.[7,10,14]
4. **Remoção do potássio corporal:** por meio da hemodiálise.

## Cálcio

O cálcio, assim como outros "elementos inorgânicos" nos sistemas biológicos, recebeu muita atenção dos cientistas e do público em geral nas últimas décadas. A presença e o papel central do cálcio nos ossos foram reconhecidos logo após sua descoberta como elemento por Davy, em 1808. Hoje, o íon cálcio é vastamente estudado por seu papel de destaque em diversos processos biológicos, como contração muscular, coagulação, condução cardíaca, glicólise, gliconeogênese, transporte iônico, divisão celular, entre outros.[17]

A concentração sérica de cálcio é normalmente mantida em uma faixa muito estreita de valor que requer um funcionamento ótimo de vários processos intracelulares e extracelulares de regulação do cálcio. Os fatores mais importantes que influenciam a concentração do cálcio sérico são o hormônio da paratireoide (PTH, do inglês *parathyroid hormone*), a vitamina D, o próprio íon cálcio e o fosfato.[18] O cálcio no sangue é transportado em parte ligado a proteínas plasmáticas (45%), principalmente à albumina, em parte ligado a ânions, como fosfato e citrato (15%), e em parte livre ou em estado ionizado (40%). Embora apenas o cálcio ionizado seja metabolicamente ativo, a maioria dos laboratórios dá como resultado a concentração de cálcio sérica total com valores normais entre 8,5 e 10,5 mg·dL$^{-1}$ (2,12-2,62 mmol·L$^{-1}$). Os valores normais do cálcio ionizado variam entre 4,65 e 5,25 mg·dL$^{-1}$ (1,16-1,31 mmol·L$^{-1}$).[19]

Quando a concentração das proteínas (em especial a albumina) flutua substancialmente, o nível do cálcio total pode variar, mas o do cálcio ionizado não muda, visto que é regulado por hormônios, ficando relativamente estável. A concentração do cálcio total sérico diminui cerca de 0,8 mg·dL$^{-1}$ para cada 1 g·dL$^{-1}$ de redução da concentração de albumina sérica. Mesmo com a concentração de albumina sérica normal, mudanças no pH sanguíneo alteram o equilíbrio do complexo cálcio-albumina, com a acidose reduzindo a ligação, e a alcalose, aumentando-a.[20]

Os principais hormônios que regulam o cálcio sérico são o PTH e a vitamina D via efeitos nos ossos, rins e trato gastrintestinal. O próprio íon cálcio regula seus níveis sanguíneos agindo em receptor sensível ao cálcio nas glândulas paratireoides para inibir a secreção do PTH e também agindo em receptor sensível ao cálcio na alça de Henle para estimular a sua excreção renal.[18]

### Hipocalcemia

A hipocalcemia pode ocorrer tanto com PTH baixo quanto com PTH alto.

A hipocalcemia com PTH baixo ocorre quando há secreção reduzida ou ausente do PTH devido à remoção cirúrgica das glândulas paratireoides, doenças autoimunes, desenvolvimento anormal da glândula paratireoide ou regulação anormal da produção e secreção do PTH. A causa mais comum de hipoparatireoidismo é a remoção cirúrgica, sobretudo nos procedimentos oncológicos.[5]

A hipocalcemia com PTH elevado, por sua vez, ocorre quando há baixa concentração de cálcio sérica e acontece uma tentativa de mobilização do cálcio dos rins e ossos, além de estímulo ao aumento de produção de 1,25-di-hidroxivitamina D. A causa mais comum de uma diminuição adquirida na produção de 1,25-di-hidroxivitamina D é a doença renal crônica.[21]

Algumas condições clínicas e medicamentos estão associados com hipocalcemia, como hiperfosfatemia, hipomagnesemia, metástases osteoblásticas, pancreatite aguda, pacientes cirúrgicos, sepse, bisfosfonatos e quimioterápicos. Pacientes com câncer de mama ou próstata podem apresentar hipocalcemia pelo depósito de cálcio no novo tecido ao redor do tumor.[22] A incidência de hipocalcemia em pacientes em estado crítico chega até os 80 a 90%.[23] Os pacientes cirúrgicos que recebem transfusão sanguínea podem desenvolver hipocalcemia, porque o citrato usado como anticoagulante quela o cálcio, lembrando que, nesses casos, o cálcio total está normal, e o cálcio ionizado, reduzido.[24]

A hipocalcemia pode ser associada a um grande espectro de manifestações clínicas – desde nenhum a poucos sintomas até condições graves, como convulsões sérias, insuficiência cardíaca refratária, papiledema, tetania e laringospasmo. Na eletrocardiografia, pode haver presença de prolongamento do intervalo QT, bloqueios e fibrilação ventricular.[24] A velocidade de desenvolvimento da hipocalcemia e a cronicidade ajudam a determinar as manifestações clínicas.[25]

Em pacientes com hipocalcemia sintomática aguda, o gluconato de cálcio IV (1-2 g de gluconato de cálcio em 50 mL de soro glicosado a 5% infundido em 10-20 minutos) é a terapia de escolha, enquanto, nos pacientes com hipocalcemia crônica, o tratamento é com cálcio por via oral e suplementos de vitamina D.[26]

### Hipercalcemia

A hipercalcemia é um problema clínico relativamente comum que ocorre quando a entrada de cálcio na circulação excede a excreção do cálcio pela urina ou sua deposição no osso. Reabsorção óssea acelerada, absorção gastrintestinal excessiva e excreção renal diminuída são mecanismos que levam à hipercalcemia. Exemplos são a hipervitaminose D aumentando a absorção intestinal de cálcio e a reabsorção óssea, e o hiperparatireoidismo primário elevando a reabsorção óssea, a reabsorção de cálcio tubular, a síntese renal de calcitriol e a absorção intestinal de cálcio.

De todas as causas de hipercalcemia, o hiperparatireoidismo primário e as neoplasias malignas são as mais comuns, sendo responsáveis por mais de 90% dos casos.[27,28]

Pacientes com hipercalcemia moderada ($< 12$ mg·dL$^{-1}$) podem ser assintomáticos ou ter sintomas não específicos, como constipação intestinal, fadiga e depressão. Um cálcio sérico total entre 12 e 14 mg·dL$^{-1}$ pode ser bem tolerado cronicamente, mas, quando a elevação é aguda, podem ocorrer sintomas importantes, como poliúria, polidipsia, desidratação, anorexia, náusea, fraqueza muscular e alterações no sensório. Em pacientes com hipercalcemia grave ($> 14$ mg·dL$^{-1}$), em geral acontecem os sintomas recém-descritos com progressivo agravamento deles.[29]

Os objetivos do tratamento da hipercalcemia incluem baixar a concentração sérica de cálcio e, se possível, tratar a condição clínica de base. Pacientes assintomáticos ou com quadros moderados e crônicos podem não precisar de tratamento imediato. Pacientes que têm uma elevação aguda do cálcio e quadro grave podem necessitar de hidratação salina e bisfosfonatos. A utilização da calcitonina pode ser outra opção para o tratamento da hipercalcemia, assim como a diálise para quadros refratários.[30]

## Magnésio

O magnésio é um dos cátions intracelulares mais importantes, sendo um componente essencial de diversos sistemas enzimáticos e cofator dos ácidos nucleicos, que são indispensáveis para o funcionamento celular normal, replicação e metabolismo energético. Já concentrações extracelulares normais tanto do cálcio como do magnésio são importantes para uma atividade neuromuscular normal. Assim como o cálcio, o magnésio se liga à albumina, e seu nível sérico deve ser sempre interpretado em relação à concentração dessa proteína.[13,25] Os valores séricos normais do magnésio estão na faixa de 1,7 a 2,4 mg·dL$^{-1}$ (0,7-1 mmol·L$^{-1}$; 1,5-2 mEq·L$^{-1}$). Valores abaixo de 1 e acima de 4,9 mg·dL$^{-1}$ são considerados críticos.[31]

### Hipomagnesemia

A hipomagnesemia é uma entidade clínica relativamente comum, ocorrendo em 12% dos pacientes hospitalizados. A incidência chega a 60% nos pacientes em unidade de tratamento intensivo (UTI). Os dois principais mecanismos que levam à hipomagnesemia são as perdas gastrintestinais e as perdas renais. Situações em que se costuma encontrar hipomagnesemia são diarreia aguda ou crônica, esteatorreia, uso de omeprazol, emprego de diuréticos de alça e tiazídicos, bem como uso frequente de álcool.[32]

As principais manifestações clínicas da hipomagnesemia são hiperexcitabilidade neuromuscular (tremor, tetania, convulsões), alterações cardiovasculares (alargamento do QRS e onda T apiculada na eletrocardiografia na depleção moderada e alargamento do intervalo PR, diminuição das ondas T, arritmias atriais e ventriculares na depleção grave), alterações no metabolismo do cálcio e hipocalemia.[33,34]

O tratamento da hipomagnesemia deve ser feito sempre com vistas à correção da doença de base, se possível. A rota de reposição do magnésio depende basicamente da gravidade do quadro clínico. Pacientes com quadro clínico sério de hipomagnesemia devem receber magnésio IV com monitorização cardíaca. Já pacientes assintomáticos e ambulatoriais podem fazer reposição por VO, de preferência com uma preparação de liberação controlada, pois a VO tem uma absorção mais irregular e deve ser acompanhada com exames.[3]

### Hipermagnesemia

São duas as situações mais comuns que levam à hipermagnesemia: quando uma carga excessiva de magnésio é dada, seja por VO, IV ou enema, ou quando a função renal não tem eficiência para eliminar o magnésio.[35,36]

A toxicidade neuromuscular é a complicação mais comum da hipermagnesemia. Os sintomas variam desde reflexos tendíneos profundos diminuídos (4,8-7,2 mg·dL$^{-1}$) até sonolência, perda de reflexos e paralisia muscular. Sintomas cardiovasculares, como hipotensão e bradicardia (4,8-6 mg·dL$^{-1}$) podem ocorrer associados a alterações na eletrocardiografia, como prolongamento nos intervalos PR e QT e alargamento do QRS, porém quadros mais graves, como colapso cardíaco e bloqueio cardíaco total, não estão descartados em concentrações de magnésio sérico muito altas (18 mg·dL$^{-1}$).[37,38]

Muitos casos de hipermagnesemia podem ser evitados por antecipação, bastando cuidado na administração de medicamentos que contenham magnésio em pacientes com função renal deficiente. Em pacientes com doença renal crônica, além da interrupção das medicações contendo magnésio, faz-se necessária terapia com fluidos intravenosos isotônicos e diuréticos de alça. Nos casos mais graves de hipermagnesemia, a diálise é necessária, mas como a sua preparação pode demorar, utiliza-se cálcio IV em emergências para reverter os efeitos cardíacos e neuromusculares da elevada concentração de magnésio sérico.[35]

## Fosfato

O fosfato inorgânico é importante para a função celular e para a mineralização do esqueleto. O nível sérico do fosfato é mantido em uma faixa estreita por uma complexa interação entre absorção intestinal, trocas com o intracelular e reservatório ósseo, e reabsorção tubular renal. O fosfato é abundante na dieta, e sua absorção intestinal é eficiente e minimamente regulada. O rim é o maior regulador da homeostasia do fosfato e pode aumentar ou diminuir a sua capacidade de reabsorção, dependendo da necessidade.[39]

### Hipofosfatemia

Cerca de 5% dos pacientes hospitalizados têm baixa concentração de fosfato sérico (< 2,5 mg·dL$^{-1}$); a prevalência chega a ser acima de 30% entre os pacientes etilistas e com sepse grave ou trauma. Os quatro principais mecanismos que levam à hipofosfatemia são redistribuição do fosfato do extracelular para o intracelular, absorção intestinal reduzida, excreção urinária aumentada e terapias de substituição renal. Cirurgias como parotidectomias e tireoidectomias podem, em pacientes com osteopenia preexistente, levar a deposição de cálcio e fosfato nos ossos no período pós-operatório imediato.[40]

Os sintomas da hipofosfatemia têm relação com a depleção de ATP. Níveis reduzidos de ATP intracelular podem causar encefalopatia metabólica, contratilidade miocárdica reduzida, falência respiratória, miopatia proximal, hemólise e disfagia.[41,42]

O tratamento da hipofosfatemia leve pode ser feito por VO, porém os quadros mais sintomáticos e graves (< 1,0 mg·dL$^{-1}$) necessitam de reposição IV. A reposição IV pode ser potencialmente perigosa em razão do potencial de induzir hipocalcemia, possibilitando o aparecimento de arritmias fatais.[43]

### Hiperfosfatemia

A hiperfosfatemia é gerada quando a quantidade de fosfato que entra no LEC supera a quantidade excretada pelos rins. O aumento da ingesta de fosfato, assim como sua mobilização para o extracelular, podem ser causas, além das doenças renais agudas e crônicas.[43]

Na maioria dos casos, a hiperfosfatemia é assintomática, com exceção dos pacientes renais graves. O fosfato pode combinar-se com o cálcio, levando à hipocalcemia.

A excreção de fosfato, nos pacientes com hiperfosfatemia e hipocalcemia, pode ser aumentada com infusão de solução salina se a função renal estiver intacta. A hemodiálise é indicada nos pacientes com hipocalcemia associada e função renal deteriorada. Nos casos de hiperfosfatemia crônica, o tratamento consiste em diminuir a absorção de fosfato por dieta restritiva e uso de quelante de fósforo.[44,45]

## Cloreto

O cloreto é o principal ânion do LEC na concentração de 95 a 105 mmol·L$^{-1}$, sendo que anormalidades na sua dosagem, como a hipercloremia, não são detectadas facilmente, visto que o teste não está incluso na rotina laboratorial. Nesses casos, a acidose metabólica pelo excesso de cloro tem sido confundida com outras causas, sendo tratada de maneira inadequada. Sugere-se que o cloro plasmático seja sempre medido na presença de acidose metabólica ou quando grande volume de solução salina tenha sido administrado. A concentração de cloreto é 50% maior na solução salina do que no plasma, tendo a solução salina um pH de 5,5. A principal causa de alcalose hipoclorêmica é a perda de suco gástrico, tendo indicação de administração de solução salina.[25]

# Cristaloides e coloides

Os fluidos usados para otimizar o volume são basicamente classificados como cristaloides e coloides. **Cristaloides** são soluções de eletrólitos e água estéril (solução salina, Ringer lactato) que podem ser isotônicas, hipotônicas ou hipertônicas em relação ao plasma. **Coloides**, por sua vez, são derivados do plasma humano (albumina humana, plasma fresco congelado) ou semissintéticos (dextranas, gelatinas, hidroxietilamidos).[46] Os coloides podem ser dissolvidos em solução salina isotônica ou em uma solução eletrolítica balanceada (concentração eletrolítica similar à do plasma).[47]

As soluções cristaloides e coloides têm diferentes efeitos de expansão volêmica. Enquanto cerca de 20% do volume infundido de uma solução cristaloide permanece no compartimento intravascular, 80% entra no muito mais amplo compartimento intersticial após 25 a 30 minutos, fazendo a expansão máxima de volume plasmático ser relativamente rápida.[48] Em contraste, os coloides são retidos no compartimento intravascular, resultando em significativa expansão plasmática de 2 a 36 horas.[49,50]

# Soluções cristaloides

As soluções eletrolíticas balanceadas, como o Ringer lactato, têm uma composição eletrolítica similar à do plasma e a adição de um tampão (o lactato); elas são grandemente preferidas, em relação às soluções salinas convencionais, na sala cirúrgica.

Grandes volumes de solução fisiológica a 0,9% podem levar à acidose hiperclorêmica.[51,52] Em uma metanálise de 2012 com estudos randomizados de fluidos tamponados e não tamponados para ressuscitação volêmica perioperatória, a administração de fluidos tamponados resultou em menos eventos metabólicos, particularmente hipercloremia e acidose metabólica moderada.[53] Houve um aumento da demanda por transfusão plaquetária nos pacientes que receberam fluidos não tamponados. O pH pós-operatório foi menor em média 0,06 naqueles que receberam fluidos não tamponados, mas essa diferença se igualava entre os dois grupos após 24 horas.[53] Não houve diferença estatisticamente significativa na mortalidade ou na função renal, mas os eventos ocorreram muito pouco, de modo que conclusões significativas não podem ser retiradas dos resultados desses estudos randomizados.

Um estudo observacional com mais de 30 mil pacientes encontrou uma associação entre o uso de soluções tamponadas e uma menor incidência de complicações pós-operatórias.[51]

## Solução fisiológica a 0,9%

Na solução fisiológica a 0,9%, há um excesso de cloreto em relação ao plasma, o que pode levar a um quadro de acidose hiperclorêmica. A hipercloremia aparenta causar distúrbios no fluxo sanguíneo renal e esplâncnico, além de interferir na função das células T e no sistema de coagulação. É importante lembrar que administrar apenas solução fisiológica a 0,9% pode levar à hipocalemia.[54]

## Solução de Ringer lactato

Na solução de Ringer lactato, o sódio, o potássio e a osmolaridade são semelhantes aos encontrados nos níveis plasmáticos, sendo que apenas o cloreto encontra-se em nível um pouco superior. O fígado humano converte o lactato de sódio em bicarbonato e água, sendo a solução de Ringer lactato ideal para pacientes com acidose metabólica. Um estado de acidose metabólica coincide muitas vezes com hipercalemia, de maneira que a administração de Ringer lactato, além de auxiliar a corrigir a acidose metabólica, também ajuda na correção da hipercalemia associada.[54]

### Solução glicosada a 5%

O soro glicosado a 5% é um fluido hipotônico, sendo a glicose a única molécula além da água nesse cristaloide. Uma vez administrada, a glicose vai para o intracelular pela ação da insulina, deixando a água para trás. Então, a administração de 1 litro de glicose a 5% equivale à administração de 1 litro de água, sem risco de hemólise. É um fluido que vai hidratar as células, mas pode causar hiponatremia se utilizado em excesso. Nunca se deve administrar soro de glicose a 5% em pacientes hiponatrêmicos. Não está indicado na ressuscitação, porque somente uma pequena parcela da quantidade administrada fica no espaço intravascular.[54]

### Fluidos hipertônicos

Os fluidos hipertônicos possuem uma tonicidade maior que a do plasma e das células. A administração de fluidos hipertônicos irá levar a um grande gradiente de água fora da célula, provocando um encolhimento no volume celular. Como podem causar importante alteração no volume celular, devem ser utilizados com vigilância e cuidado pela equipe médica. Soluções salinas a 3, 5 e 7,5% são exemplos de fluidos hipertônicos. Estão ocasionalmente indicados em pacientes que sofreram lesão cerebral traumática com edema associado ou em pacientes hiponatrêmicos graves com convulsão ou em parada cardíaca. Aconselha-se o uso de fluidos hipertônicos apenas em UTIs ou com especialistas em trauma e unidades neurocirúrgicas.[54]

## Soluções coloides

Os coloides são expansores do volume intravascular, pois devem agir como se fossem proteínas endógenas e, como consequência, aumentar a pressão oncótica intravascular. Há um grande debate sobre o uso de coloides *versus* cristaloides para a ressuscitação de pacientes instáveis. As soluções coloides são mais caras e ocasionalmente podem acarretar efeitos colaterais como exacerbação de lesão renal aguda, coagulopatias e anafilaxia.[47,54]

### Hidroxietilamidos

Os amidos são produzidos a partir de extratos vegetais chamados de amilopectinas, que estão ligados a um grupo hidroxietil. Esses coloides podem permanecer na circulação por mais de 24 horas depois de sua administração por causa do seu grande tamanho molecular. Os hidroxietilamidos (HESs) têm alto custo de produção. Os efeitos colaterais, mais comuns são prurido persistente, coagulopatia, anafilaxia e exacerbação de lesão renal aguda.[54,55]

Os HESs são identificados por três números correspondentes a concentração, peso molecular e substituição molar; por exemplo, HES a 6% (600/0,75). A concentração influencia no efeito inicial do volume (o HES a 6% é iso-oncótico, substituindo um volume igual de perda sanguínea; o HES a 10% é hiperoncótico, com efeito de volume de 145%). Já o peso molecular é uma média do grande espectro do tamanho das moléculas, que são quebradas e depois excretadas por via renal. A substituição molar (número de grupos hidroxietil por moléculas de glicose), por sua vez, é o número mais significativo clinicamente porque se relaciona com a degradação enzimática do polímero de amido.[55]

Há várias opções de HES: teoricamente, os mais novos são menos tóxicos porque têm menor substituição molar. Já os HESs com maior substituição molar se degradam de forma mais lenta, acumulando-se no plasma, o que aumenta a toxicidade sem melhorar a eficácia da expansão plasmática.[55]

A toxicidade renal depende do nível de substituição molar do produto específico, sendo baixa nos pacientes que receberam HES com baixa substituição. Em uma metanálise de 2013 envolvendo estudos randomizados em pacientes cirúrgicos, não se encontrou diferença entre os pacientes que receberam HES com baixa substituição e os que receberam outras formas de fluidoterapia em relação à disfunção renal.[56,57] Em um estudo randomizado de pacientes admitidos em uma UTI, a incidência de hemodiálise foi maior nos pacientes ressuscitados com HES a 6% do que naqueles que tiveram apenas solução salina administrada.[58,59]

O HES diminui a concentração plasmática circulante do fator de coagulação VIII e do fator de von Willebrand, além de diminuir a atividade plaquetária, mas as soluções de HES com baixa substituição têm mínima influência clínica na hemostasia comparadas aos HES com alta substituição.[60]

### Plasma e derivados plasmáticos

Componentes plasmáticos (plasma fresco congelado, crioprecipitado) são produtos biológicos preparados por centrifugação do sangue total ou do plasma. Os derivados plasmáticos são preparados por um processo de fracionamento do plasma (albumina, concentrado de fatores de coagulação). A albumina humana é cara e pode não ser mais segura e eficaz do que os coloides sintéticos (HES).[61]

A albumina é isotônica em concentrações mais baixas (de até 5%). É comumente utilizada como expansor de escolha na drenagem ascítica para se evitar grandes mudanças de fluidos, mas não é uma unanimidade devido às reações de hipersensibilidade que podem ocorrer.[62]

### Gelatinas

As gelatinas são coloides semissintéticos feitos de tecido conjuntivo animal. As moléculas proteicas têm 30 mil dáltons, não podendo cruzar a membrana capilar e ficando retidas no plasma.

Apresentam um efeito de expansão volêmica de 70 a 80% e são de baixo custo, além de ter mínimo efeito na coagulação ou na função renal. No entanto, são rapidamente excretadas pela urina e possuem baixa duração de ação (2-3 horas). As gelatinas têm potencial para causar anafilaxia. Em três estudos relacionados com incidência de lesão renal aguda, não houve aumento relacionado à administração de gelatinas.[5,62]

### Dextranas

As dextranas são produzidas a partir de polímeros de glicose. Aumentam a pressão oncótica, mas também diminuem a viscosidade plasmática. Elas podem causar hiperglicemia e hiperosmolaridade, pois também contêm cloreto de sódio, sendo um fluido intravascular hiperosmolar.[54]

A **TABELA 33.1** apresenta as soluções cristaloides e coloides usadas para expansão plasmática em adultos.

**TABELA 33.1** Cristaloides e coloides para expansão plasmática em adultos

| SOLUÇÃO (nome) | Sódio (mEq·L⁻¹) | Potássio (mEq·L⁻¹) | Cloreto (mEq·L⁻¹) | Glicose (g) | Osmolaridade (mOsm·L⁻¹) |
|---|---|---|---|---|---|
| Cloreto de sódio a 0,9% | 154 | – | 154 | – | 308 |
| Ringer lactato | 131 | 5 | 111 | – | 279 |
| Soro glicosado a 5% | – | – | – | 50 | 278 |
| Albumina humana a 5% | 150 | < 2,1 | 150 | – | 300 |
| Gelatina a 4% | 145 | 4 | 145 | – | 284 |
| Hidroxietilamido a 6% (600/0,75) | 154 | 0 | 154 | – | 308 |

*Fonte: Joshi[47] e Milovanovic e Adeleye.[54]*

# Referências


1. Verbalis JG. Disorders of water metabolism. In: Taal MW, Chertow GM, Marsden PA, Skorecki K, Yu ASL, Brenner BM. Brenner and Rector's the kidney. 9th ed. Philadelphia: Elsevier; c2012. Cap. 15.
2. Guyton AC. Tratado de fisiología médica. 11. ed. Madrid: Elsevier; 2006.
3. Rose BD, Post TW. Chapter 9A: water balance and regulation of plasma osmolality [Internet]. Waltham: UpToDate; 2000 [capturado em 4 ago. 2017]. Disponível em: http://cursoenarm.net/UPTODATE/contents/mobipreview.htm?36/31/37372#H2.
4. Lukaszewicz AC, Soyer B, Payen D. Water, water, everywhere: sodium and water balance and the injured brain. Curr Opin Anaesthesiol. 2011;24(2):138-43.
5. Koshimizu TA, Nasa Y, Tanoue A, Oikawa R, Kawahara Y, Kiyono Y, et al. V1a vasopressin receptors maintain normal blood pressure by regulating circulating blood volume and baroreflex sensitivity. Proc Natl Acad Sci U S A. 2006;103(20):7807-12.
6. Lasmar MF, Almeida CES, Lopes RD, et al. Introdução do equilíbrio ácido-base. In: Lopes RD. Equilíbrio ácido-base e hidroeletrolítico. 3. ed. São Paulo: Atheneu; 2009.
7. Lobo DN, Lewington AJP, Allison SP. Basic concepts of fluid and eletrolyte balance. Melsungen: Bibliomed; 2013.
8. Langer T, Santini A, Scotti E, Van Regenmortel N, Malbrain ML, Caironi P. Intravenous balanced solutions: from physiology to clinical evidence. Anaesthesiol Intensive Ther. 2015;47 Spec No:s78-88.
9. Chappell D, Jacob M, Hofmann-Kiefer K, Conzen P, Rehm M. A rational approach to perioperative fluid management. Anesthesiology. 2008;109(4):723-40.
10. Fluid balance [Internet]. In: Wikipedia; 2017 [capturado em 8 ago. 2017]. Disponível em: https://en.wikipedia.org/wiki/Fluid_balance
11. B Braun Melsungen AG. Fluid and electrolyte balance [Internet]. [B Baun Melsungen AG; c2017; capturado em 4 ago. 2017]. Disponível em: https://www.bbraun.com/en.html
12. Santos AP. Controle endócrino do equilíbrio hidroeletrolítico. In: Seminário no Programa de Pós Graduação em Ciências Veterinárias da UFRGS na disciplina de Bioquímica do tecido animal. Porto Alegre: UFRGS; 2004.
13. Vieira Neto OM, Moysés Neto M. Distúrbios do equilíbrio hidroeletrolítico. Medicina (Ribeirão Preto). 2003;36:325-37.
14. Valler L. Síndrome da secreção inapropriada do hormônio antidiurético [Internet]. Porto Alegre: MedicinaNet; 2014 [capturado em 4 ago. 2017]. Disponível em: http://www.medicinanet.com.br/conteudos/revisoes/5627/sindrome_da_secrecao_inapropriada_do_hormonio_antidiuretico.htm.
15. Gusmão F, Abdulkader R. Hipernatremia [Internet]. Porto Alegre: MedicinaNet; 2008 [capturado em 4 ago. 2017]. Disponível em: http://www.medicinanet.com.br/conteudos/revisoes/1344/hipernatremia.htm.
16. Miller TE, Roche AM, Mythen M. Fluid management and goal-directed therapy as an adjunct to Enhanced Recovery After Surgery (ERAS). Can J Anaesth. 2015;62(2):158-68.
17. Forsén S, Kördel J. Calcium in biological systems [Internet]. Pasadena: Caltech; [s.d.; capturado em 4 ago. 2017]. Disponível em: http://authors.library.caltech.edu/25052/4/BioinCh_chapter3.pdf.
18. Riccardi D, Brown EM. Physiology and pathophysiology of the calcium-sensing receptor in the kidney. Am J Physiol Renal Physiol. 2010;298(3):F485-99.
19. Goltzman D. Etiology of hypocalcemia in adults [Internet]. Waltham: UpToDate; 2016 [capturado em 4 ago. 2017]. Disponível em: https://www.uptodate.com/contents/etiology-of-hypocalcemia-in-adults.
20. Dickerson RN, Alexander KH, Minard G, Croce MA, Brown RO. Accuracy of methods to estimate ionized and "corrected" serum calcium concentrations in critically ill multiple trauma patients receiving specialized nutrition support. JPEN J Parenter Enteral Nutr. 2004;28(3):133-41.
21. Hannan FM, Thakker R V. Investigating hypocalcaemia. BMJ. 2013;346:f2213.
22. Murray RM, Grill V, Crinis N, Ho PW, Davison J, Pitt P. Hypocalcemic and Normocalcemic Hyperparathyroidism in Patients with Advanced Prostatic Cancer. J Clin Endocrinol Metab. 2001;86(9):4133-8.
23. Zivin JR, Gooley T, Zager RA, Ryan MJ. Hypocalcemia: a pervasive metabolic abnormality in the critically ill. Am J Kidney Dis. 2001;37(4):689-98.
24. Lepage R, Légaré G, Racicot C, Brossard JH, Lapointe R, Dagenais M, et al. Hypocalcemia induced during major and minor abdominal surgery in humans. J Clin Endocrinol Metab. 1999;84(8):2654-8.
25. Brandão ACA, Brandão TA, Martins VF. Bases do ensino da anestesiologia. In: Bagatini A, Cangiani LM, Carneiro AF, Nunes RR, editores. Bases do ensino da anestesiologia. Rio de Janeiro: SBA; 2016. p. 563-89.
26. Goltzman D. Treatment of hypocalcemia [Internet]. Waltham: UpToDate; 2017 [capturado em 4 ago. 2017]. Disponível em: http://www.uptodate.com/contents/treatment-of-hypocalcemia.
27. Shane E. Etiology of hypercalcemia [Internet]. Waltham: UpToDate; 2017 [capturado em 4 ago. 2017]. Disponível em: https://www.uptodate.com/contents/etiology-of-hypercalcemia.
28. Sternlicht H, Glezerman IG. Hypercalcemia of malignancy and new treatment options. Ther Clin Risk Manag. 2015;11:1779-88.
29. Shane E. Clinical manifestations of hypercalcemia [Internet]. Waltham: UpToDate; 2017 [capturado em 4 ago. 2017]. Disponível em: http://www.uptodate.com/contents/clinical-manifestations-of-hypercalcemia?s=&selectedTitle=4~150.
30. Shane E, Berenson JR. Treatment of hypercalcemia [Internet]. Waltham: UpToDate; 2017 [capturado em 4 ago. 2017]. Disponível em: http://www.uptodate.com/contents/treatment-of-hypercalcemia.
31. Devkota BP. Magnesium [Internet]. [S.l.]: Medscape; 2014 [capturado em 4 ago. 2017]. Disponível em: http://emedicine.medscape.com/article/2088140-overview.
32. Yu ASL. Causes of hypomagnesemia [Internet]. Waltham: UpToDate; 2016 [capturado em 4 ago. 2017]. Disponível em: https://www.uptodate.com/contents/causes-of-hypomagnesemia.
33. Yu ASL, Yarlagadda SG. Clinical manifestations of magnesium depletion [Internet]. Waltham: UpToDate; 2016 [capturado em 4 ago. 2017]. Disponível em: https://www.uptodate.com/contents/clinical-manifestations-of-magnesium-depletion.
34. Yu ASL. Evaluation and treatment of hypomagnesemia [Internet]. Waltham: UpToDate; 2017 [capturado em 4 ago. 2017]. Disponível em: https://www.uptodate.com/contents/evaluation-and-treatment-of-hypomagnesemia.
35. Yu ASL, Gupta A. Causes and treatment of hypermagnesemia [Internet]. Waltham: UpToDate; 2017 [capturado em 4 ago. 2017]. Disponível em: https://www.uptodate.com/contents/causes-and-treatment-of-hypermagnesemia.
36. Fulop T. Hypermagnesemia [Internet]. [S.l.]: Medscape; 2015 [capturado em 4 ago. 2017]. Disponível em: http://emedicine.medscape.com/article/246489-overview.
37. Yu ASL, Gupta A. Symptoms of hypermagnesemia [Internet]. Waltham: UpToDate; 2017 [capturado em 4 ago. 2017]. Disponível em: https://www.uptodate.com/contents/symptoms-of-hypermagnesemia.
38. de Baaij JH, Hoenderop JG, Bindels RJ. Magnesium in man: implications for health and disease. Physiol Rev. 2015;95(1):1-46.
39. Takeda E, Taketani Y, Sawada N, Sato T, Yamamoto H. The regulation and function of phosphate in the human body. Biofactors. 2004;21(1-4):345-55.
40. Yu ASL, Stubbs JR. Causes of hypophosphatemia [Internet]. Waltham: UpToDate; 2016 [capturado em 4 ago. 2017]. Disponível em: https://www.uptodate.com/contents/causes-of-hypophosphatemia.
41. Yu ASL, Stubbs JR. Signs and symptoms of hypophosphatemia [Internet]. Waltham: UpToDate; 2016 [capturado em 4 ago. 2017]. Disponível em: https://www.uptodate.com/contents/signs-and-symptoms-of-hypophosphatemia.
42. Assadi F. Hypophosphatemia: an evidence-based problem-solving approach to clinical cases. Iran J Kidney Dis. 2010;4(3):195-201.
43. Yu ASL, Stubbs JR. Evaluation and treatment of hypophosphatemia [Internet]. Waltham: UpToDate; 2017 [capturado em 4 ago. 2017]. Disponível em: https://www.uptodate.com/contents/evaluation-and-treatment-of-hypophosphatemia.
44. Stubbs JR, Yu ASL. Overview of the causes and treatment of hyperphosphatemia [Internet]. Waltham: UpToDate; 2016 [capturado em 4 ago. 2017]. Disponível em: http://www.uptodate.com/contents/overview-of-the-causes-and-treatment-of-hyperphosphatemia.
45. Askar AM. Hyperphosphatemia. The hidden killer in chronic kidney disease. Saudi Med J. 2015;36(1):13-9.
46. Ertmer C, Rehberg S, Van Aken H, Westphal M. Relevance of non-albumin colloids in intensive care medicine. Best Pract Res Clin Anaesthesiol. 2009;23(2):193-212.
47. Joshi GP. Intraoperative fluid management [Internet]. Waltham: UpToDate; 2016 [capturado em 4 ago. 2017]. Disponível em: http://www.uptodate.com/contents/intraoperative-fluid-management.
48. Hahn RG. Volume kinetics for infusion fluids. Anesthesiology. 2010;113(2):470-81.
49. Hiltebrand LB, Kimberger O, Arnberger M, Brandt S, Kurz A, Sigurdsson GH. Crystalloids versus colloids for goal-directed fluid therapy in major surgery. Crit Care. 2009;13(2):R40.
50. McIlroy DR, Kharasch ED. Acute intravascular volume expansion with rapidly administered crystalloid or colloid in the setting of moderate hypovolemia. Anesth Analg. 2003;96(6):1572-7, table of contents.
51. Shaw AD, Bagshaw SM, Goldstein SL, Scherer LA, Duan M, Schermer CR, et al. Major complications, mortality, and resource utilization after open abdominal surgery: 0.9% saline compared to Plasma-Lyte. Ann Surg. 2012;255(5):821-9.
52. Gheorghe C, Dadu R, Blot C, Barrantes F, Vazquez R, Berianu F, et al. Hyperchloremic metabolic acidosis following resuscitation of shock. Chest. 2010;138(6):1521-2.
53. Burdett E, Dushianthan A, Bennett-Guerrero E, Cro S, Gan TJ, Grocott MP, et al. Perioperative buffered versus non-buffered fluid administration for surgery in adults. Cochrane Database Syst Rev. 2012;12:CD004089.
54. Milovanovic Z, Adeleye A. Keeping the balance: physiology, electrolytes and intravenous fluids. In: Milovanovic Z, Adeleye A. Making sense of fluids and electrolytes: a hands-on guide. Boca Raton: CRC; 2017.
55. Westphal M, James MF, Kozek-Langenecker S, Stocker R, Guidet B, Van Aken H. Hydroxyethyl starches: different products--different effects. Anesthesiology. 2009;111(1):187-202.
56. Van Der Linden P, James M, Mythen M, Weiskopf RB. Safety of modern starches used during surgery. Anesth Analg. 2013;116(1):35-48.
57. Gillies MA, Habicher M, Jhanji S, Sander M, Mythen M, Hamilton M, et al. Incidence of postoperative death and acute kidney injury associated with i.v. 6% hydroxyethyl starch use: systematic review and meta-analysis. Br J Anaesth. 2014;112(1):25-34.
58. Dart AB, Mutter TC, Ruth CA, Taback SP. Hydroxyethyl starch (HES) versus other fluid therapies: effects on kidney function. Cochrane Database Syst Rev. 2010;(1):CD007594.
59. Myburgh JA, Finfer S, Bellomo R, Billot L, Cass A, Gattas D, et al. Hydroxyethyl starch or saline for fluid resuscitation in intensive care. N Engl J Med. 2012;367(20):1901-11.
60. Kozek-Langenecker SA. Effects of hydroxyethyl starch solutions on hemostasis. Anesthesiology. 2005;103:654-60.
61. Opperer M, Poeran J, Rasul R, Mazumdar M, Memtsoudis SG. Use of perioperative hydroxyethyl starch 6% and albumin 5% in elective joint arthroplasty and association with adverse outcomes: a retrospective population based analysis. BMJ. 2015; 350:h1567.
62. Thomas-Rueddel DO, Vlasakov V, Reinhart K, Jaeschke R, Rueddel H, Hutagalung R, et al. Safety of gelatin for volume resuscitation--a systematic review and meta-analysis. Intensive Care Med. 2012;38(7):1134-42.


## Leituras sugeridas


Goltzman D. Clinical manifestations of hypocalcemia [Internet]. Waltham: UpToDate; 2017 [capturado em 4 ago. 2017]. Disponível em: http://www.uptodate.com/contents/clinical-manifestations-of-hypocalcemia.

Jahnen-Dechent W, Ketteler M. Magnesium basics. Clin Kidney J. 2012;5(Suppl 1):i3-i14.

Kishen R, Honoré PM, Jacobs R, Joannes-Boyau O, De Waele E, De Regt J, et al. Facing acid-base disorders in the third millennium: the Stewart approach revisited. Int J Nephrol Renovasc Dis. 2014;7:209-17.

Rosen CJ, American Society for Bone and Mineral Research. Primer on the metabolic bone diseases and disorders of mineral metabolism. 7th ed. Washington: American Society for Bone and Mineral Research; c2009.

## Questões de Provas do TSA

**33.1 (TSA/2012)** Paciente de 60 anos submetido à ressecção de astrocitoma grau II apresenta concentração plasmática de sódio de 127 $mEq \cdot L^{-1}$, dosagem de sódio urinário de 30 $mEq \cdot L^{-1}$ e osmolalidade plasmática de 260 $mOsm \cdot L^{-1}$. O diagnóstico provável desse quadro é:

**A.** *Diabetes insipidus.*

**B.** Hipoaldosteronismo.

**C.** Síndrome perdedora de sal.

**D.** Síndrome de secreção inapropriada de hormônio antidiurético.

**33.2 (TSA/2012)** Paciente de 72 anos e 70 kg foi submetido à ressecção transuretral de próstata sob raquianestesia. Após admissão na sala de recuperação pós-anestésica, apresentava-se inquieto e confuso. A dosagem de sódio plasmático revelou valor de 113 $mEq \cdot L^{-1}$. O volume aproximado máximo, em mL, em 24 horas, de solução salina a 3%, administrado por via venosa, é:

**A.** 300

**B.** 600

**C.** 1.000

**D.** 2.000

**33.3 (TSA/2012)** Paciente de 72 anos, hipertenso, em uso crônico de amlodipina e hidroclorotiazida dá entrada no pronto-socorro com quadro de obstrução intestinal e vômitos frequentes. Ao exame, apresenta-se prostrado, desidratado e com palpitação precordial. O ECG mostra ritmo sinusal, extrassístoles ventriculares frequentes, depressão do segmento ST, achatamento da onda T e presença de onda U. Foi medicado com antiemético e hidratação venosa com salina 0,9%. Evoluiu com parestesias, câimbras, fraqueza muscular, confusão mental e um episódio de taquicardia ventricular não sustentada. A melhor conduta, nesse momento, é:

**A.** Cloreto de potássio em infusão venosa 10 $mEq \cdot h^{-1}$ em solução salina em concentração inferior a 20 $mEq \cdot L^{-1}$.

**B.** Cloreto de potássio em infusão venosa 10 $mEq \cdot h^{-1}$ em solução salina seguido de cardioversão elétrica com 110 J.

**C.** Cloreto de potássio em infusão venosa 40 $mEq \cdot h^{-1}$ em solução salina e monitorização do potássio e magnésio séricos.

**D.** Cloreto de potássio em infusão venosa 2 $mEq \cdot kg^{-1} \cdot h^{-1}$ em solução salina seguido de amiodarona venosa 300 mg em *bolus*.

**33.4 (TSA/2013)** Paciente de 63 anos é submetido a colectomia total por abdome agudo obstrutivo sob anestesia geral. A cirurgia transcorre sem intercorrências e o paciente mantém estabilidade hemodinâmica e débito urinário adequado. A cirurgia tem duração de 6 horas. A reposição volêmica é feita com soro fisiológico 4 L, solução de hidroxietilamido 2 L e 2 unidades de concentrado de hemácias. No período pós-operatório imediato, evolui com acidose metabólica (pH 7,17; $PaO_2$ 135 mmHg; $PaCO_2$ 44 mmHg; $HCO3^{-1}$ 12 $mEq \cdot L^{-1}$; BE −11; $SaO_2$ 97%), náuseas e vômitos ($Na^+$ 145 $mEq \cdot L^{-1}$; $K^+$ 5,6 $mEq \cdot L^{-1}$), distúrbio da coagulação e sangramento, oligúria e elevação da dosagem de creatinina plasmática. A explicação provável para a complicação é:

**A.** Sepse.

**B.** Hipovolemia.

**C.** Hipercloremia.

**D.** Falência cardíaca.

**33.5 (TSA/2014)** Homem de 56 anos e 73 kg está internado na UTI após colectomia total. Está intubado e sob ventilação mecânica com $F_iO_2$ de 40%. Sinais vitais: temperatura axilar de 37,5 ºC, FC de 110 bpm, PA de 90x52 mmHg e $SpO_2$ de 100%. A variação da pressão de pulso é de 22%. Exames laboratoriais: $Na^+$ sérico 130 $mEq \cdot L^{-1}$, $Na^+$ urinário 10 $mEq \cdot L^{-1}$, osmolaridade do plasma 290 $mOsm \cdot kg^{-1}$ e osmolaridade urinária 50 $mOsm \cdot kg^{-1}$. A conduta é administrar:

**A.** Furosemida.

**B.** Acetilcisteína.

**C.** Desmopressina.

**D.** Soluções cristaloides.

**33.6 (TSA/2014)** Homem de 40 anos e 80 kg é submetido a colectomia total. Durante a cirurgia, que teve duração aproximada de 5 horas, foram infundidos 2.000 mL de solução fisiológica 0,9% e 500 mL de gelatina fluida modificada. No pós-operatório, essa conduta poderá se associar a:

**A.** Vômitos.

**B.** Íleo paralítico.

**C.** Hipercoagulabilidade.

**D.** Hipoperfusão tecidual.

**33.7 (TSA/2015)** Homem de 45 anos, 72 kg e 1,65 m, foi submetido à colectomia parcial esquerda videolaparoscópica devido a neoplasia. Durante o transoperatório, recebeu 6.000 mL de solução salina 0,9% nas 4 horas de cirurgia. O sangramento estimado foi de 300 mL. No pós-operatório, o paciente evoluiu hipotenso, taquicárdico e com edema generalizado. O mecanismo que explica esse quadro clínico é:

**A.** Lesão do glicocálix endotelial.

**B.** Inibição da liberação de aldosterona.

**C.** Inibição da secreção do peptídeo natriurético.

**D.** Secreção inapropriada do hormônio antidiurético.

**33.8 (TSA/2015)** Homem de 68 anos, 62 kg e 1,72 m, é submetido a gastroduodenopancreatectomia. No pós-operatório imediato, os exames laboratoriais mostram: hemoglobina 9,4 $g \cdot dL^{-1}$, hematócrito 28%, $Na^+$ 135 $mEq \cdot L^{-1}$, $K^+$ 2,7 $mEq \cdot L^{-1}$, $Cl^{-1}$ 116 $mEq \cdot L^{-1}$, $Ca^{+2}$ ionizado 2,36 $mEq \cdot L^{-1}$, pH 7,18, $PaO_2$ 80 mmHg, $PaCO_2$ 37 mmHg, $HCO_3^{-1}$ 12,2 $mEq \cdot L^{-1}$, BE de −14,6 $mEq \cdot L^{-1}$ e lactato 2 $mmol \cdot dL^{-1}$. A terapêutica inicial deverá ser:

**A.** Reposição de potássio.

**B.** Administração de bicarbonato de sódio.

**C.** Transfusão de concentrado de hemácias.

**D.** Expansão volêmica com solução fisiológica.

**33.9 (TSA/2015)** Homem de 48 anos, 56 kg e 1,78 m, está no centro cirúrgico para ser submetido a laparotomia exploradora devido a obstrução intestinal alta. Está sem acesso venoso e a sonda gástrica drena grande quantidade de secreção. A PA é de 95x60 mmHg, a FC é de 110 bpm e a $SpO_2$ é de 93% em ar ambiente. Após obtenção de acesso venoso, a solução a ser inicialmente infundida deve ser:

**A.** Albumina.

**B.** Salina 0,9%.

**C.** Ringer lactato.

**D.** Gelatina fluida modificada.

# 34. EQUILÍBRIO ACIDOBÁSICO

Antonio Carlos Aguiar Brandão
Thaína Brandão

Alterações acidobásicas e eletrolíticas são eventos rotineiros na prática perioperatória de pacientes críticos e submetidos a cirurgias mais complexas. Todo o funcionamento da maquinaria celular envolve uma sequência de reações enzimáticas e bioquímicas que, para um bom funcionamento, dependem de um pH ótimo nos diversos líquidos orgânicos. Todos os dias são produzidas grandes quantidades de íons hidrogênio ($H^+$) em nosso organismo, porém o valor da concentração de $H^+$ ($[H^+]$) é infinitamente pequeno – da ordem de 40 $nmol{\cdot}L^{-1}$ ($40 \times 10^{-9}$ molar), valor que corresponde a um pH de 7,4.

Mínimas flutuações dessa $[H^+]$ podem comprometer todo o funcionamento fisiológico e bioquímico celular, levando à alteração da curva de dissociação da hemoglobina (Hb), do transporte de oxigênio ($O_2$), da eletrofisiologia cardíaca, da resposta a fármacos e hormônios, entre outras. O conhecimento fisiológico dessas alterações é necessário para o melhor tratamento dos pacientes. É comum encontrar alterações acidobásicas em pacientes críticos internados em unidade de tratamento intensivo (UTI) e no pós-operatório de cirurgias complexas. Para manter a $[H^+]$ dentro desses valores estreitos no organismo, é necessário um equilíbrio entre a produção ou ganho e a eliminação ou tamponamento de $H^+$. Esse equilíbrio é estabelecido por três mecanismos: sistemas-tampão intracelular e extracelular, sistema respiratório e sistema renal.[1-3]

Duas teorias se aplicam para o conhecimento do equilíbrio acidobásico: a tradicional, conhecida como teoria de Henderson-Hasselbalch, e outra mais atual, de Stewart, baseada em conceitos físico-químicos sustentáveis.

## Conceitos de ácidos e bases

A definição mais utilizada para definir ácidos e bases em bioquímica é a teoria de Bronsted e Lowry, em que **ácido** é toda substância química que pode doar ou transferir próton ($H^+$) e **base** toda substância química que pode receber próton ($H^+$).[4] A seguir, são dados exemplos de ácidos e bases pelas teorias de Bronsted e Lowry:

| Ácido | | Base |
|---|---|---|
| $H_2CO_3$ | ⇔ | $H^+ + HCO_3^-$ |
| $H_2PO_4^-$ | ⇔ | $H^+ + HPO_4^{2-}$ |

Como mencionado, o valor da $[H^+]$ é muito pequeno (40 $nmol{\cdot}L^{-1}$) e de difícil interpretação; Sorensen, para contornar esse viés, utilizou a aplicação do conceito de logaritmo negativo na base 10, definido como pH, tornando a interpretação mais fácil.[5]

Por conceito, o valor do pH é inversamente proporcional à $[H^+]$ em $mol{\cdot}L^{-1}$; assim, quanto maior a $[H^+]$, menor será o pH, e vice-versa. As soluções ácidas caracterizam-se por $[H^+]$ alta e baixo valor de pH, sendo que o contrário ocorre com as soluções básicas.[6,7]

$$pH = -\log [H^+] = \frac{1}{[H^+]}$$

Portanto, ao aplicar-se esse conceito ao sangue arterial, tem-se:

$$pH = -\log [40 \times 10^{-9}] = 7{,}4$$

É função do organismo manter a $[H^+]$ no sangue arterial próximo de 40 $nmol{\cdot}L^{-1}$ ou um pH de 7,4. Com base no valor do pH e na $[H^+]$ do sangue arterial, pode-se definir:

- **Acidemia:** diminuição do pH < 7,35 ou $[H^+] > 40$ $nmol{\cdot}L^{-1}$.
- **Alcalemia:** aumento do pH > 7,45 ou $[H^+] < 40$ $nmol{\cdot}L^{-1}$.
- **Alcalose:** distúrbio que produz alcalemia.
- **Acidose:** distúrbio que produz acidemia.

Os valores de pH compatíveis com a vida encontram-se na faixa entre 6,8 e 7,8; isso equivale a uma variação da $[H^+]$ de 160 a 16 $nmol{\cdot}L^{-1}$.

## Mecanismos fisiológicos do controle acidobásico

Em condições normais, a $[H^+]$ do sangue arterial é extremamente baixa, e pequenas alterações em seus valores podem ser vitais. Todo $H^+$ é produzido diariamente em nosso organismo sob duas formas de ácidos:

- Ácido volátil ($H_2CO_3$): produzido em média de 15.000 $mmol{\cdot}dia^{-1}$ de $H^+$ por meio do metabolismo celular pela fosforilação oxidativa de nutrientes carboidratos, proteínas e lipídeos, corresponde a 98% de toda a carga ácida produzida, sendo eliminado na forma de dióxido de carbono ($CO_2$) pela ventilação pulmonar.
- Ácidos fixos ($H_2SO_4$, HCl, $H_3PO_4$): cerca de 50 a 100 $mmol{\cdot}dia^{-1}$ de $H^+$ (1 $mmol{\cdot}kg^{-1}{\cdot}dia^{-1}$), correspondem a 2% da carga ácida total, produzidos principalmente a partir do metabolismo de aminoácidos (proteínas) sulfurados como metionina e cisteína e aminoácidos catiônicos como lisina e arginina. Essa pequena carga ácida é tamponada no líquido intracelular (LIC) e extracelular (LEC) ou excretada pela urina.

A **FIGURA 34.1** mostra a ordem cronológica da atuação desses mecanismos no controle do equilíbrio acidobásico. Em síntese, pode-se dizer que o metabolismo hepático das proteínas produz íons $H^+$, o sistema respiratório elimina ácido na forma de $CO_2$ e o sistema renal gera um novo bicarbonato.[8]

### Sistemas-tampão

Os sistemas-tampão imediatos (segundos a minutos) representam a primeira linha de defesa e são pares de substâncias químicas constituídos de ácidos fracos (ou bases fracas) e seus sais derivados que impedem grandes variações no pH quando, nesse meio, é adicionado um ácido ou uma base forte. Os tampões agem retirando ou adicionando $H^+$ à solução. O organismo possui sistemas-tampão no LIC e no LEC. São exemplos, no LIC, os fosfatos ($H_2PO_4^-/HPO_4^{2-}$) e as proteínas (principalmente a Hb); no LEC, o bicarbonato ($H_2CO_3/HCO_3^-$).

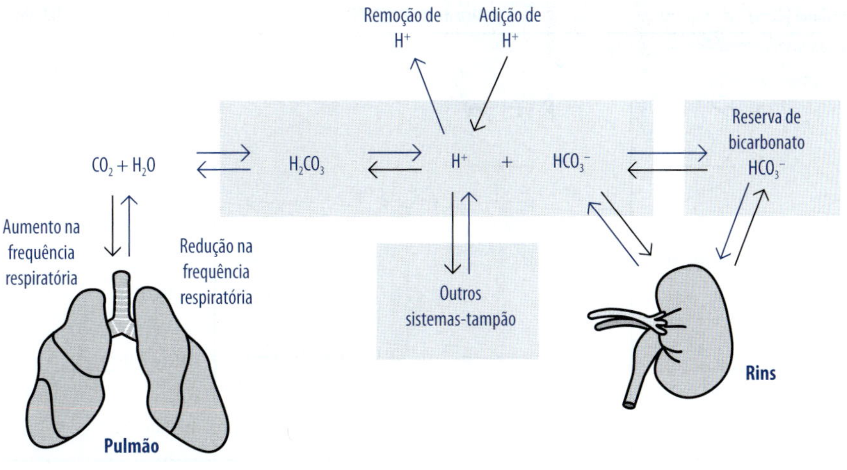


**FIGURA 34.1** Mecanismos de controle do equilíbrio acidobásico.

Tomando como referência o plasma (LEC), onde o tampão $H_2CO_3/HCO_3^-$ representa 75% de todo o sistema de tamponamento do sangue, a adição de $H^+$ será tamponada pelo $HCO_3^-$ produzindo $H_2CO_3$ que se dissocia em $CO_2$ e $H_2O$, reações catalisadas pela anidrase carbônica. O $CO_2$ produzido será exalado dos pulmões pela ventilação alveolar. Portanto, o aumento na $[H^+]$ plasmática desloca-se para a direita com maior formação de $CO_2$ e consequente eliminação pela ventilação pulmonar.[5]

$$H^+ + HCO_3^- \Leftrightarrow H_2CO_3 \Leftrightarrow H_2O + CO_2$$

Ao se considerar o LIC, o aumento da concentração de $CO_2$ no capilar periférico produzido pelo metabolismo entra na hemácia, reage com $H_2O$ e produz $H_2CO_3$, que se dissocia em $H^+$ e $HCO_3^-$. O $H^+$ será tamponado pelo fosfato e pelas proteínas, sobretudo pela Hb. Esse tamponamento nas hemácias libera $O_2$ das hemoglobinas, disponibilizando-o para os tecidos, fenômeno conhecido como efeito Bohr.[5]

$$CO_2 + H_2O \Leftrightarrow H_2CO_3 \Leftrightarrow H^+ + HCO_3^-$$
$$H^+ + HbO_2 \Leftrightarrow HbH^+ + O_2$$

## Sistema pulmonar

O controle da ventilação pulmonar (minutos a horas) regula indiretamente a $[H^+]$ mediante manutenção dos valores normais da pressão parcial arterial de dióxido de carbono ($PaCO_2$). Esse controle é exercido pelo centro da respiração, localizado no bulbo, que controla a frequência respiratória e o volume corrente. Esse centro é estimulado por aferentes de quimiorreceptores periféricos e, diretamente, pelos quimiorreceptores centrais. As alterações da $[H^+]$, da $PaCO_2$ e da $PaO_2$ são detectadas pelos quimiorreceptores periféricos, localizados no seio carotídeo e no arco aórtico que, através do nervo vago e glossofaríngeo, enviam estímulos para os centros bulbares da respiração. Os quimiorreceptores centrais se localizam no assoalho do quarto ventrículo, no bulbo, e são sensíveis às variações do pH do líquido cefalorraquidiano (LCR). Em situações de aumento do $CO_2$ plasmático (hipercapnia), este atravessa a barreira hematencefálica e acidifica o LCR. As alterações das concentrações de $[H^+]$, $PaCO_2$ e $PaO_2$ plasmáticas, detectadas pelos quimiorreceptores periféricos e pelos quimiorreceptores centrais, são responsáveis pelas alterações da ventilação pulmonar e do controle do pH plasmático.[2]

A hipoxemia ($PaO_2 < 60$ mmHg) detectada pelos quimiorreceptores periféricos e a queda do valor do pH do LCR, induzida pela hipercapnia e consequente acidificação do LCR e ativação de quimiorreceptores centrais, são os principais estímulos que promovem a hiperventilação pulmonar.

## Sistema renal

Os rins (horas a dias) contribuem para o controle do equilíbrio acidobásico por meio da excreção urinária de $H^+$ e $HCO_3^-$ na urina. Normalmente, os rins não excretam $HCO_3^-$ na urina, e todo $HCO_3^-$ filtrado é reabsorvido **(FIGS. 34.2 E 34.3)**, mantendo-se, dessa maneira, a $[HCO_3^-]$ plasmática constante. Na situação de acidose, a excreção urinária de $H^+$ e a reabsorção de $HCO_3^-$ irão aumentar, de modo que, para cada $H^+$ excretado, um $HCO_3^-$ é reabsorvido, sendo que diante de uma alcalose ocorre o contrário. Com base nesse fato, o pH urinário pode variar entre 4,5 e 8,2.[1]

Diariamente, os rins excretam uma carga de 1 $mmol \cdot kg^{-1}$ de $H^+$ (cerca de 50 a 100 $mmol \cdot dia^{-1}$). Para cada $H^+$ secretado, um $HCO_3^-$ é reabsorvido. A acidificação da urina ocorre em dois segmentos do néfron: porção proximal (túbulo proximal e alça espessa ascendente de Henle) e porção final do néfron (túbulos distais e coletores).

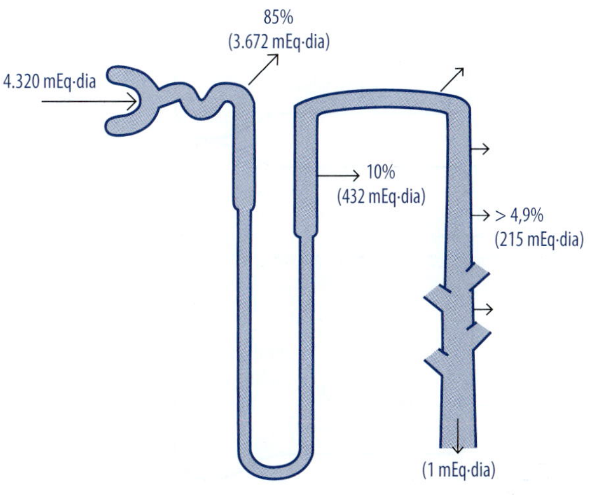


**FIGURA 34.2** Reabsorção renal de bicarbonato (diagrama dos túbulos)

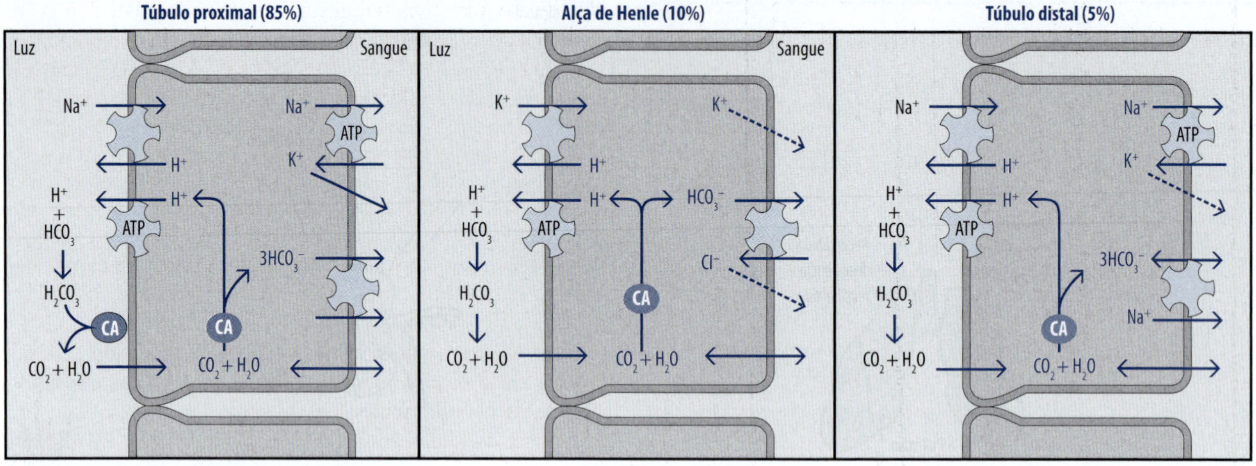


**FIGURA 34.3** Reabsorção renal de bicarbonato (nível celular).

Na porção proximal, a reabsorção de $HCO_3^-$ é dependente de um transporte ativo secundário, denominado antiporte $Na^+$-$H^+$. Esse transporte está acoplado à atividade da anidrase carbônica e pode sofrer inibição pela acetazolamida.

Na porção final do néfron, a secreção de $H^+$ é realizada por dois tipos diferentes de células: as principais, responsáveis pelo transporte de $Na^+$ e $K^+$, e as intercaladas, especializadas no transporte de $HCO_3^-$ e $H^+$. Aqui, diferentemente da porção proximal, o transporte envolvido é realizado por transporte ativo primário: a bomba $H^+$-ATPase e $K^+$-$H^+$-ATPase. Essas bombas podem gerar um gradiente de $H^+$ 400 vezes maior em relação ao interstício: 40% do $H^+$ secretado (10-40 $mmol \cdot L^{-1}$) ligam-se ao tampão urinário também denominado ácido titulável (FIG. 34.4), representado pelo $H_2PO_4^{-2}$; a outra parte (60%) vai reagir com $NH_3$, produzindo o cátion $NH_4^+$ (FIG. 34.5).

A excreção urinária de $H^+$ ($EUH^+$) depende de três processos:

$$EUH^+ = E_{\text{ácido titulável}} + E_{NH_4^+} - E_{HCO_3^-}$$

- $E_{\text{ácido titulável}}$: produção e excreção de ácido titulável ($H_2PO_4^{-2}$), representando 60% da excreção de $H^+$.
- $E_{NH_4^+}$: produção e excreção de íons amônio, representando 60% da excreção de $H^+$.
- $E_{HCO_3^-}$: reabsorção de bicarbonato ($HCO_3^-$).

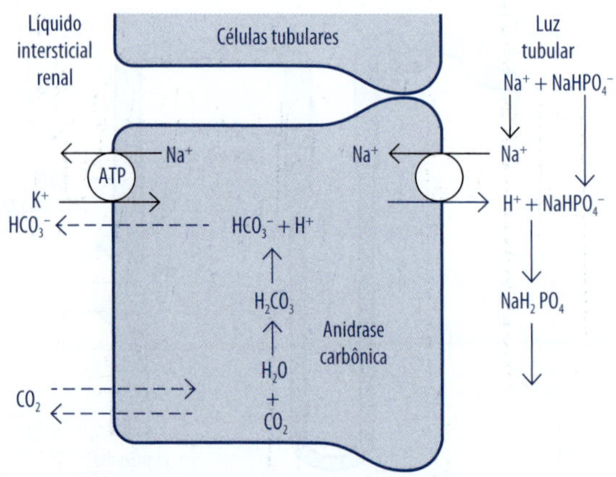


**FIGURA 34.4** Excreção de $H^+$ na forma de ácido titulável.

## Valores normais da gasometria

A TABELA 34.1 mostra os valores considerados normais no equilíbrio acidobásico.

## Equação de Henderson-Hasselbalch

A equação de Henderson-Hasselbalch permite calcular o pH de qualquer solução-tampão se aplicada essa equação para o sangue arterial. O pKa representa o valor do pH no qual a concentração do ácido ionizado é igual ao da base dissociada. Considerando o tampão $H_2CO_3/HCO_3^-$, principal tampão do LEC, em que o pKa na temperatura corporal normal é 6,1 e sabendo que a constante de dissolução do $CO_2$ é 0,03, pode-se determinar a $[H_2CO_3]$ multiplicando-se 0,03 pelo valor da $PaCO_2$, substituindo a equação pelos valores normais.

$$pH = pKa + [\log (\text{base})/(\text{ácido})]$$

$$pH = pKa + [\log (HCO_3)/(H_2CO_3)]$$

$$pH = 6{,}1 + (\log 24/0{,}03 \times 40)$$

$$pH = 6{,}1 + \log 20$$

$$pH = 6{,}1 + 1{,}3$$

$$pH = 7{,}4$$

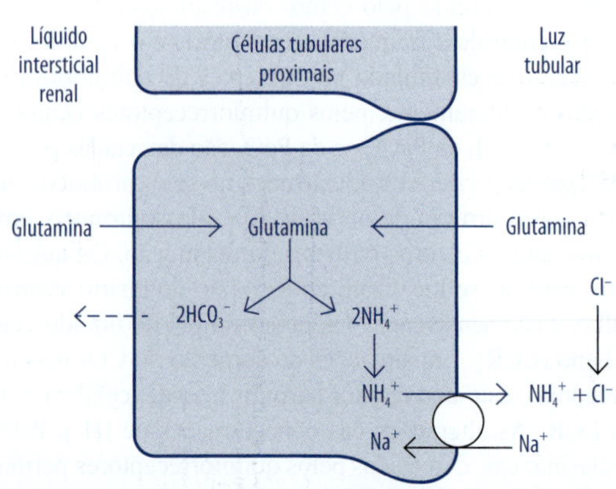


**FIGURA 34.5** Excreção renal de $H^+$ na forma de $NH_4^+$.

**TABELA 34.1** Valores normais do equilíbrio acidobásico

| | |
|---|---|
| pH | 7,40 ± 0,05 |
| $PaO_2$ | 96 – 0,4·idade (mmHg) |
| $PaCO_2$ | 40 ± 5 (mmHg) |
| $[HCO_3^-]$ | 24 ± 2 (mmol·L$^{-1}$) |
| BE (excesso de base) | 0 ± 2,5 |
| $[Cl^-]$ cloreto plasmático | 95 a 105 (mmol·L$^{-1}$) |
| Ânion *gap* (AG) | 10 ± 2 (mEq·L$^{-1}$) |
| Osmolaridade | 290 ± 5 (mOsmol·L$^{-1}$) |
| *Gap* osmolar (GO) | até 15 (mOsmol·L$^{-1}$) |
| $\Delta AG/\Delta HCO_3^-$ | 1 a 1,6 |

Gap osmolar, osmolaridade plasmática medida – calculada; ΔAG, AG calculado – 12; $\Delta HCO_3^-$, 24 – $HCO_3^-$ medido.

Pode-se afirmar que, com base na equação anterior, para o organismo manter o pH arterial de 7,4, a seguinte relação deve ser constante:

$$\frac{HCO_3^-}{0,03 \times PaCO_2} = 20$$

Essa teoria define que os valores de pH são variáveis dependendo diretamente da $PaCO_2$ e da concentração plasmática de $HCO_3^-$. As alterações na $[HCO_3^-]$ correspondem a distúrbios metabólicos, e as alterações na $PaCO_2$ correspondem a distúrbios respiratórios.[3,6,9,10] Assim, se ocorrer aumento do componente metabólico, a compensação será um aumento proporcional no componente respiratório e vice-versa. Se, por outro lado, ocorrer diminuição do componente metabólico, a compensação será uma diminuição proporcional no componente respiratório e vice-versa.

$\frac{HCO_3^-}{0,03 \times PaCO_2} < 20$: (pH < 7,4): acidemia — ↓ $HCO_3$: acidose metabólica; ↑ $PCO_2$: acidose respiratória

$\frac{HCO_3^-}{0,03 \times PaCO_2} > 20$: (pH > 7,4): alcalemia — ↑ $HCO_3$: alcalose metabólica; ↓ $PCO_2$: alcalose respiratória

Existe uma relação importante a partir das equações anteriores entre $PaCO_2$ e $[HCO_3^-]$ que permite confirmar os valores do pH:

$[H^+]$ (nmol·L$^{-1}$) = 24 $PaCO_2$ (mmHg) / $[HCO_3^-]$ (mmol·L$^{-1}$); em condições normais, isso seria (24 × 40) / 24 = 40, que corresponde a um pH de 7,4, conforme indicado a seguir.

| **pH:** | 6,7 | 6,8 | 6,9 | 7,0 | 7,1 | 7,2 | 7,3 | 7,4 | 7,5 | 7,6 | 7,7 | 7,8 |
|---|---|---|---|---|---|---|---|---|---|---|---|---|
| **$[H^+]$:** | 200 | 160 | 125 | 100 | 80 | 63 | 50 | 40 | 32 | 26 | 20 | 16 |

## Conceito de excesso de base

O excesso de base (BE, do inglês *base excess*) determina o componente metabólico de um distúrbio acidobásico e, assim, identifica e quantifica um distúrbio metabólico. Por definição, corresponde à quantidade de base necessária para equilibrar o sangue em um pH de 7,40, a uma $PaCO_2$ de 40 mmHg à temperatura de 37 °C. Seu valor normal varia de – 2,5 a + 2,5 mmol·L$^{-1}$; valores abaixo de – 5 são sugestivos de acidose metabólica.[8,9]

## Conceito de ânion *gap*

Para manter o princípio da eletroneutralidade no organismo, a soma de cargas positivas deve ser igual à soma de cargas negativas; caso isso não ocorra, aparece um hiato ou um *gap* de ânions (AG) ou de cátions (CG). O valor normal do AG está entre 8 e 12 mmol·L$^{-1}$. Seu cálculo é determinado pela diferença entre os cátions e ânions medidos no plasma, sendo importante para diferenciar causas de acidose metabólica que podem ser divididas em acidose metabólica com AG normal ou aumentado.[10-14]

$$AG = [Na^+] - ([HCO_3^-] + [Cl^-])$$

O AG representa as concentrações de ânions não mensuráveis no plasma, determinados pelas proteínas plasmáticas de carga negativa, principalmente a albumina. Outros ânions, não mensuráveis, incluem fosfato, sulfato, lactato e os cetoânions (acetoacetato e hidroxibutirato).

O cálculo do seu valor deve ser corrigido sempre que houver hipoalbuminemia. Para cada redução de 1 g·L$^{-1}$ na albumina plasmática, o AG apresenta uma redução de 2,5 mmol·L$^{-1}$.[15]

$$AG_{corrigido} = AG + 2,5(4 - albumina)$$

# Distúrbios acidobásicos primários

Os distúrbios acidobásicos primários são diagnosticados por gasometria arterial, seguindo o fluxograma da **FIGURA 34.6**.

## Respostas compensatórias esperadas

Os distúrbios primários são acompanhados por alterações compensatórias com intenção de atenuar as variações do pH. O distúrbio metabólico na $[HCO_3^-]$ será compensado por alteração respiratória ($PaCO_2$) e vice-versa. Em outras palavras, os distúrbios metabólicos produzem compensações respiratórias, e os distúrbios respiratórios produzem compensações metabólicas. É possível determinar a resposta compensatória esperada nos desequilíbrios acidobásicos conforme as **TABELAS 34.2 e 34.3**.

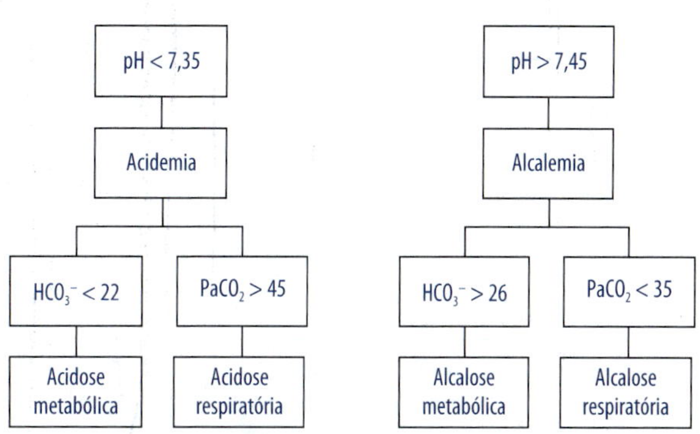


**FIGURA 34.6** Fluxograma para o diagnóstico dos distúrbios acidobásicos.

## Distúrbios mistos

Os distúrbios mistos ocorrem quando há dois ou mais distúrbios primários. Podem existir distúrbios duplos ou triplos. Para diferenciar os distúrbios mistos dos distúrbios compensatórios, basta calcular a resposta esperada ou prevista. Se a resposta está dentro do valor esperado, existe apenas resposta compensatória. Caso contrário, se maior ou menor, existem distúrbios mistos (**FIGS. 34.7 E 34.8**).

Outro cálculo importante nos distúrbios mistos é o $\Delta AG/\Delta HCO_3^-$ ($\Delta/\Delta$), por meio do quociente entre a variação do AG ($\Delta AG = AG_{encontrado} - 12$) e a variação do $HCO_3^-$ ($\Delta HCO_3^- = 24 - HCO_3^-{}_{encontrado}$). O $\Delta AG/\Delta HCO_3^-$ somente é calculado na presença de acidose metabólica com AG aumentado e permite

**TABELA 34.2** Cálculo das respostas compensatórias nos desequilíbrios acidobásicos

| Distúrbio acidobásico | Compensação |
|---|---|
| Acidose metabólica | $PaCO_{2\ esperada} = 1{,}5\ [HCO_3^-] + 8 \pm 2$ |
| Alcalose metabólica | $PaCO_{2\ esperada} = 0{,}7\ [HCO_3^-] + 21 \pm 2$ |
| Acidose respiratória | Aguda: $\Delta[HCO_3^-] = 0{,}1\ \Delta\ PaCO_2$<br>Crônica: $\Delta[HCO_3^-] = 0{,}4\ \Delta\ PaCO_2$ |
| Alcalose respiratória | Aguda: $\Delta[HCO_3^-] = 0{,}2\ \Delta\ PaCO_2$<br>Crônica: $\Delta[HCO_3^-] = 0{,}5\ \Delta\ PaCO_2$ |

**TABELA 34.3** Cálculo das respostas compensatórias nos desequilíbrios acidobásicos

| Distúrbio primário | Distúrbio secundário | Resposta esperada |
|---|---|---|
| Acidose metabólica | Alcalose respiratória | ↓1 $mmol \cdot L^{-1}$ de $HCO_3^-$ =<br>↓0,25 a 1 mmHg de $PaCO_2$ |
| Alcalose metabólica | Acidose respiratória | ↑1 $mmol \cdot L^{-1}$ de $HCO_3^-$ =<br>↑1 a 1,5 mmHg de $PaCO_2$ |
| Acidose respiratória aguda | Alcalose metabólica | ↑10 mmHg de $PaCO_2$ =<br>↑1 $mmol \cdot L^{-1}$ de $HCO_3^-$ |
| Acidose respiratória crônica | Alcalose metabólica | ↑10 mmHg de $PaCO_2$ =<br>↑4 $mmol \cdot L^{-1}$ de $HCO_3^-$ |
| Alcalose respiratória aguda | Acidose metabólica | ↓10 mmHg de $PaCO_2$ =<br>↓2 $mmol \cdot L^{-1}$ $HCO_3^-$ |
| Alcalose respiratória crônica | Acidose respiratória | ↓10 mmHg de $PaCO_2$ =<br>↓5 $mmol \cdot L^{-1}$ $HCO_3^-$ |

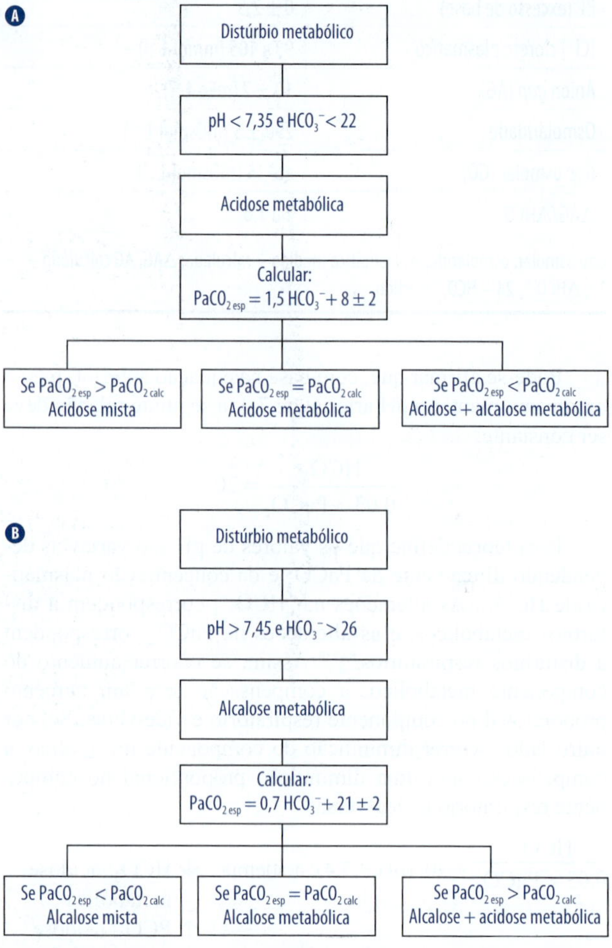


**FIGURA 34.7** Algoritmo para avaliação dos distúrbios metabólicos. **A** Avaliação de pacientes com acidose metabólica. **B** Avaliação de pacientes com alcalose metabólica.

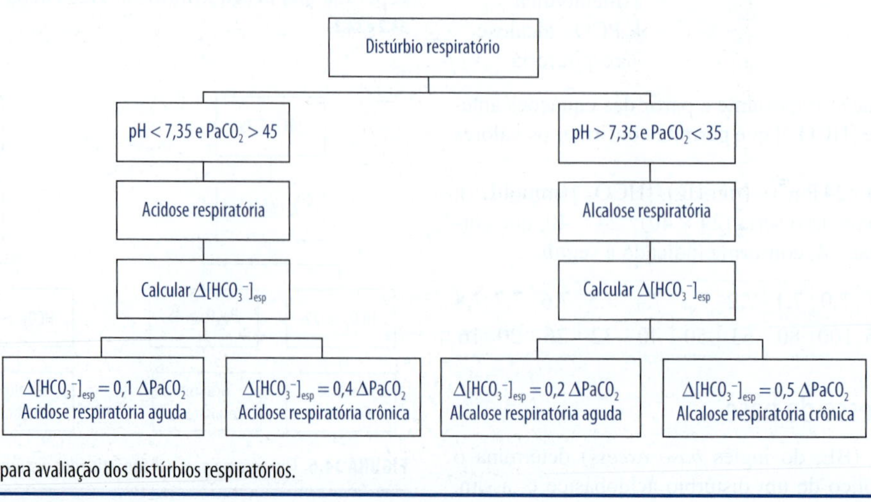


**FIGURA 34.8** Algoritmo para avaliação dos distúrbios respiratórios.

avaliar se existe um distúrbio triplo. O valor normal dessa relação situa-se entre 1 e 1,6:

$$\frac{\Delta AG}{\Delta HCO_3^-} < 1\text{: acidose metabólica hiperclorêmica}$$

$$\frac{\Delta AG}{\Delta HCO_3^-} > 1{,}6\text{: alcalose metabólica}$$

Se a resposta não for a esperada (entre 1 e 1,6), é sinal de que existe distúrbio triplo.

A abordagem diante de uma acidose metabólica é descrita no **QUADRO 34.1**.

# Distúrbios acidobásicos específicos

## Acidose metabólica

A acidose metabólica é um dos distúrbios mais comuns no paciente grave, identificável na gasometria pela diminuição dos níveis plasmáticos de $HCO_3^-$ (< 22 mmol·L$^{-1}$), associada a um valor diminuído do pH. Para determinar as causas de acidose metabólica, é necessário calcular o AG e reavaliar conforme o **QUADRO 34.2**.

### Acidose metabólica com ânion *gap* aumentado

É um distúrbio muito comum, cuja principal causa é a acidose láctica, decorrente de estados de hipoperfusão tecidual, frequente em pacientes na UTI com diagnóstico de choque. Outra causa é a insuficiência renal (IR), caracterizada pela redução de excreção renal de $H^+$ e ânions, como sulfato e fosfato. Pacientes com IR em geral apresentam hipercalemia associada e, portanto, beneficiam-se da administração de bicarbonato.

A cetoacidose é um distúrbio comum em pacientes com diabetes melito descompensado, decorrente da deficiência de insulina e consequente produção de ácido acetoacético e β-hidroxibutírico.

Já a rabdomiólise é uma causa relativamente comum em UTI, que se associa com álcool, isquemia de membros, síndromes compartimentais, convulsões, infecções e uso de estatinas, podendo levar ao acúmulo de ácidos liberados das células musculares lesadas.

A intoxicação por metanol leva à produção de ácido fórmico e acidose metabólica com AG aumentado, além de sintomas como perda da visão. Nessa situação, recomenda-se a determinação do *gap* osmolar (osmolaridade medida – osmolaridade calculada). Se for maior que 10, sugere intoxicação por metanol. Salicilatos também podem levar a quadros de AG aumentado em razão do acúmulo de ácido acetilsalicílico.[16,17]

### Acidose metabólica com ânion *gap* normal

São denominadas acidoses hiperclorêmicas decorrentes da perda digestiva ou renal de bicarbonato, déficit de excreção renal de $H^+$ ou administração de ácidos. Perdas digestivas de bicarbonato ocorrem em diarreias, fístula pancreática e biliar. O organismo, na tentativa de preservar a volemia, estimula a reabsorção renal de NaCl, produzindo acidose hiperclorêmica.

A perda renal associa-se à acidose tubular renal (ATR). Na ATR tipo II, existe uma dificuldade de excreção de $H^+$ na porção proximal dos néfrons. Normalmente, esse tipo de ATR associa-se a fosfatúria, glicosúria e aminoacidúria e, neste caso, é denominado síndrome de Fanconi. Na ATR tipo I, há um comprometimento de excreção de $H^+$ na porção final dos néfrons, local responsável pela acidificação da urina. Nessa região ocorre também a excreção de $K^+$, que não fica comprometida e pode levar à hipocalemia. Na ATR tipo IV, existe hipoaldosteronismo que compromete a excreção de $K^+$ na porção distal dos néfrons e cursa com hipocalemia, fazendo diagnóstico diferencial da ATR tipo I.[16,17]

### Manifestações clínicas da acidose metabólica

Valores de pH inferiores a 7,1 associam-se à condições que podem ameaçar a vida do paciente (**QUADRO 34.3**). Os sistemas respiratório, cardiovascular e nervoso são os mais acometidos durante uma acidose metabólica.[16,17]

**QUADRO 34.1** Abordagem diante de uma acidose metabólica

1. Confirmar a acidose metabólica: pH < 7,35 e $HCO_3^-$ < 22 mmol·L$^{-1}$.
2. Calcular o AG = ($Na^+$) – ($HCO_3^-$ + $Cl^-$) para determinar a causa do distúrbio.
3. Determinar se existe compensação ou distúrbio misto pelo cálculo da $PaCO_{2_{esp}} = 1{,}5\ HCO_3^- + 8 \pm 2$. Se a resposta é esperada, o distúrbio é simples. Caso contrário, será misto:
    - Se $PaCO_2$ calculada < esperada: acidose metabólica + alcalose respiratória.
    - Se $PaCO_2$ calculada > esperada: acidose metabólica e respiratória (mista).
4. Se o AG estiver aumentado, calcular $\Delta AG/\Delta HCO_3^-$ para determinar se existe outro distúrbio associado. Se valor entre 1 e 2, não existe outro distúrbio; caso contrário, há outro distúrbio presente:
    - Se $\Delta AG/\Delta HCO_3^- < 1$: acidose com AG aumentado + acidose metabólica com AG normal (hiperclorêmica).
    - Se $\Delta AG/\Delta HCO_3^- > 1{,}6$: acidose com AG aumentado + alcalose metabólica.

**QUADRO 34.2** Causas de acidose metabólica

| Ânion *gap* aumentado | Ânion *gap* normal (acidose hiperclorêmica) |
|---|---|
| **Redução da excreção de $H^+$**<br>• Insuficiência renal aguda e crônica<br>**Produção aumentada de $H^+$**<br>• Cetoacidose diabética, de jejum e alcoólica<br>• Acidose láctica<br>• Intoxicações: metanol e salicilatos<br>• Rabdomiólise | **Perda de $HCO_3^-$ digestivo**<br>• Diarreia<br>• Fístula entérica, biliar e pancreática<br>• Ureterossigmoidostomia<br>**Perda de $HCO_3^-$ renal**<br>• Acidose tubular renal<br>• Inibidores da anidrase carbônica<br>• Hiperaldosteronismo primário<br>• Diuréticos poupadores de potássio ($K^+$)<br>**Retenção primária de $H^+$**<br>• Nutrição parenteral total<br>• Fase inicial da doença renal crônica |

**QUADRO 34.3** Manifestações clínicas da acidose metabólica

- Aumento da ventilação (respiração de Kussmaul).
- Diminuição da contratilidade do diafragma: fadiga e dispneia.
- Deslocamento da curva de dissociação da hemoglobina para a direita.
- Estimulação simpática com aumento da taquicardia e aumento do débito no início; com a diminuição dos níveis do pH < 7,10, depressão da contratilidade miocárdica com vasodilatação arterial periférica, diminuição do débito cardíaco e hipoperfusão tecidual.
- Venoconstrição e aumento da resistência vascular pulmonar, podendo favorecer edema pulmonar.
- Diminuição do limiar para fibrilação ventricular e predisposição a arritmias cardíacas.
- Atenuação das respostas cardiovasculares às catecolaminas, com pouca ou nenhuma resposta aos fármacos vasoativos.
- Possível ocorrência de letargia, estupor e até coma.
- Predisposição a alterações metabólicas devido à acidose: resistência à insulina, redução da síntese de trifosfato de adenosina (ATP) e hipercalemia.

## Tratamento da acidose metabólica

Inicialmente, deve-se diferenciar entre acidose metabólica com AG normal e aumentado. Nas acidoses com AG aumentado, devido à cetoacidose diabética e à acidose láctica, evita-se o emprego do bicarbonato, procurando corrigir a causa básica: hidratação, uso de insulina e melhora da perfusão tecidual. O bicarbonato de sódio é recomendado se houver acidemia e/ou hipercalemia grave. De maneira geral, se pH < 7,1 ou $HCO_3^- < 8$ mmol·L$^{-1}$, indica-se reposição de $NaHCO_3$. Porém, recomenda-se reposição lenta e sempre acompanhada de gasometria, procurando elevar o pH acima de 7,1 e o $HCO_3^-$ acima de 8 mmol·L$^{-1}$. A utilização de $NaHCO_3$, nessa situação, baseia-se no fato de que a acidose extrema possa levar à depressão miocárdica, vasodilatação e refratariedade aos fármacos vasoativos, embora não haja níveis de evidência para seu emprego.

Nas outras etiologias, como intoxicação por salicilatos, metanol e na IR, o bicarbonato normalmente é utilizado. Na lesão renal aguda (LRA), deve-se repor $NaHCO_3$ se $HCO_3^-$ < 15 mmol·L$^{-1}$. Já na doença renal crônica (DRC), deve-se procurar manter o $HCO_3^-$ próximo de 20 a 24 mmol·L$^{-1}$.

Por outro lado, na acidose com AG normal (hiperclorêmica), está bem estabelecido o uso de bicarbonato de sódio, exceto na acidose tubular tipo IV e no hipercalemia, em que se deve corrigir a hiperpotassemia, suspendendo-se os diuréticos.[16,17]

Antigamente, utilizava-se a seguinte fórmula para repor $NaHCO_3$:

$$\text{Déficit de } HCO_3^- \text{ em mmol·L}^{-1} = 0,3 \times \text{peso} \times BE/3$$

Hoje, emprega-se outra fórmula que considera o valor do bicarbonato desejável:

$$\text{Déficit de } HCO_3^- \text{ em mmol·L}^{-1} = (HCO_3^- \text{ desejado} - HCO_3^- \text{ atual}) \times \text{peso} \times 0,6$$

Uma regra prática é repor 1 mmol·kg$^{-1}$, que corresponde a 1 mL·kg$^{-1}$ de bicarbonato a 8,4%, e avaliar periodicamente a gasometria do paciente. O uso de bicarbonato como mencionado deve ser muito criterioso, pois se associa a vários efeitos colaterais importantes e seu emprego não tem sido relacionado com melhora da sobrevida.

**QUADRO 34.4** Efeitos adversos do bicarbonato de sódio

- Deslocamento da curva de dissociação da hemoglobina para a esquerda
- Hipervolemia e hipernatremia
- Acidose paradoxal do liquído cefalorraquidiano
- Hipocalcemia e hipocalemia
- Alcalose rebote

### Efeitos adversos do bicarbonato de sódio

A administração de bicarbonato de sódio associa-se a aumento do pH (alcalose), produzindo um desvio da curva de dissociação da Hb para a esquerda, dificultando a liberação de $O_2$ tecidual e favorecendo a hipóxia tecidual, o que é deletério, sobretudo em pacientes com choque, acidose láctica e cetoacidose diabética (**QUADRO 34.4**).

A solução de bicarbonato de sódio é extremamente hiperosmótica e hipernatrêmica, podendo, portanto, ocasionar hiperosmolaridade e hipernatremia plasmática, com risco de edema pulmonar, principalmente em pacientes com insuficiência cardíaca ou IR oligúrica.

A adição de bicarbonato de sódio resulta na formação de $CO_2$, que tende a penetrar no sistema nervoso central através da barreira hematencefálica, produzindo acidificação do LCR e diminuição do nível de consciência.

A alcalinização do plasma aumenta a ligação da albumina ao cálcio ($Ca^{2+}$) ionizado, o que produz hipocalcemia, com risco de tetania, espasmos musculares, arritmias e diminuição da contratilidade cardíaca. A alcalose também desloca o $K^+$ para o LIC e troca por $H^+$, resultando em hipocalemia.

## Alcalose metabólica

A alcalose metabólica é um distúrbio relativamente comum em pacientes graves, sendo diagnosticada pela gasometria, onde se tem um $HCO_3^- > 26$ mmol·L$^{-1}$, associado a um aumento do pH. Ela normalmente decorre da perda renal/digestiva de $H^+$ ou da retenção de $HCO_3^-$. Os principais estímulos para retenção de $HCO_3^-$ são hipovolemia com hipocloremia, hipocalemia e aumento da atividade mineralocorticoide (**QUADRO 34.5**).

Na alcalose de contração, há uma perda de LEC pobre em $HCO_3^-$, como acontece com o uso de diuréticos tipo tiazídicos, de alça e também em estados edematosos. Assim, ocorre um aumento na concentração de $HCO_3^-$ no LEC pela contração de volume.

Os diuréticos de alça e tiazídicos levam a uma troca maior nos túbulos coletores de $Na^+$ por $H^+$ e $K^+$, favorecendo a perda de $H^+$ urinário. O hiperaldosteronismo também estimula maior reabsorção de $Na^+$ e secreção de $K^+$ e $H^+$ nos túbulos coletores.

O suco gástrico é rico em $H^+$ e $K^+$. Assim, vômitos, estenose hipertrófica do piloro e aspiração gástrica por sonda nasogástrica associam-se a perdas de $H^+$ e alcalose metabólica. O adenoma viloso do cólon secreta um líquido pobre em

**QUADRO 34.5** Causas de alcalose metabólica

**Contração de volume**

- Vômitos
- Diuréticos tiazídicos e de alça

**Perdas renais de $H^+$**

- Hiperaldosteronismo
- Diuréticos
- Corticoides

**Perdas digestivas de $H^+$**

- Vômitos
- Drenagem gástrica
- Adenoma viloso

**Alcalose pós-hipercapnia crônica**

**Administração excessiva de bicarbonato**

**Hipocalemia e hipomagnesemia**

bicarbonato e rico em potássio, podendo cursar com alcalose pela troca de $K^+$ e $H^+$.

Nos pacientes portadores de doença pulmonar obstrutiva crônica, normalmente se encontra uma $PaCO_2$ aumentada e compensada pelo aumento do bicarbonato. Quando submetidos à ventilação mecânica, a correção rápida da $PaCO_2$ pode produzir uma alcalose em decorrência do $HCO_3^-$ plasmático que se encontra aumentado e a compensação renal ser demorada.

A hipocalemia promove a troca de $K^+$ e $H^+$ entre o LEC e LIC, com saída de $K^+$ da célula e entrada de $H^+$, favorecendo a alcalose metabólica. A hipocalemia também aumenta a secreção de $K^+$ nos túbulos distais do néfron. A hipomagnesemia tem uma ação, via renina, de aumentar a liberação de aldosterona e, portanto, a excreção de $H^+$ e $K^+$.

## Manifestações clínicas da alcalose metabólica

A alcalose metabólica pode ser assintomática. Os sintomas ou sinais não são característicos e costumam decorrer da hipovolemia ou de distúrbios hidreletrolíticos associados. As manifestações mais comuns são relativas ao sistema nervoso central, como letargia, confusão mental e sonolência. Podem ocorrer parestesias, cãibras e arritmias cardíacas, normalmente resistentes ao tratamento. Outra alteração é o desvio da curva de dissociação da Hb para a esquerda, aumentando a afinidade da Hb pelo oxigênio.[18]

## Classificação das causas de alcalose metabólica

As causas de alcalose metabólica podem ser classificadas em cloreto-responsivas e cloreto-resistentes (**QUADRO 34.6**), mediante dosagem do cloreto urinário, o que facilita a conduta terapêutica.

## Tratamento da alcalose metabólica

Sempre se deve procurar fazer o diagnóstico do fator causal para que se possa realizar um tratamento mais direcionado em caso de pH > 7,6 ou alcaloses sintomáticas que necessitem de

**QUADRO 34.6** Classificação da alcalose metabólica

| Cloreto-responsiva | Cloreto-resistente |
|---|---|
| **Cloreto urinário < mmol·L$^{-1}$** | **Cloreto urinário > 40 mmol·L$^{-1}$** |
| • Perda de suco gástrico<br>• Diuréticos<br>• Depleção de volume<br>• Pós-hipercapnia | • Excesso de mineralocorticoides<br>• Depleção de potássio |

tratamento com urgência. Em geral, a medida inicial consiste em reposição de cloreto, suspensão de diuréticos, uso de antieméticos e bloqueadores dos receptores $H_2$.

Nas alcaloses cloreto-sensíveis, devem ser corrigidas a volemia, a hipocloremia e a hipocalemia, normalmente com solução salina a 0,9%, por meio destas fórmulas:

$$\text{Déficit de cloreto (mmol)} = 0{,}3 \times \text{peso} \times (100 - Cl^-_{\text{plasmático}})$$
$$\text{Volume de NaCl a 0,9\% (L)} = \text{déficit de cloreto}/154$$

Pode-se também tentar acidificar o meio com acetazolamida, corrigir o $K^+$ com KCl usado em pacientes com hipocalemia e, em situações emergenciais (arritmias cardíacas refratárias), utilizar HCl 0,1N, infundido em veia central na taxa de 20 a 50 mmol·h$^{-1}$.

Nas alcaloses cloreto-resistentes, pode-se utilizar, dependendo da causa, KCl, inibidores da enzima conversora de angiotensina ou antagonista da aldosterona (espironolactona).

# Acidose respiratória

A acidose respiratória é um distúrbio acidobásico em cuja gasometria se encontra uma $PaCO_2$ > 45 mmHg, decorrente de hipoventilação pulmonar. O acúmulo de $CO_2$ reage com a água, resultando na formação de $H^+$. A acidose respiratória pode ser classificada em aguda e crônica. Nos casos agudos, há um aumento de 1 mmol·L$^{-1}$ de $HCO_3^-$ para cada aumento de 10 mmHg na $PaCO_2$, ao passo que, nos casos crônicos, esse aumento é de 4 mmol·L$^{-1}$.[18] O **QUADRO 34.7** mostra as causas da acidose respiratória.

## Manifestações clínicas da acidose respiratória

As manifestações clínicas variam com a etiologia do distúrbio, com a gravidade e a duração da acidose e com o grau de hipoxemia presente. No sistema cardiovascular, ela promove depressão miocárdica e aumento da resistência vascular pulmonar. Normalmente, o aumento da $PaCO_2$ produz alterações do sistema nervoso central: ansiedade, confusão, dispneia, psicose, alucinações e crises convulsivas. É importante lembrar que a elevação da $PaCO_2$ é um fator importante de aumento da hipertensão intracraniana (HIC), devendo ser evitada nos pacientes com trauma cranioencefálico (TCE) ou em situações de HIC. Do ponto de vista eletrolítico, ela aumenta o cálcio ionizado decorrente da baixa ligação com a albumina.

## Tratamento da acidose respiratória

O tratamento consiste na reversão das causas que levaram à hipoventilação, além de manobras que permitam restaurar a ventilação alveolar e a oxigenação do paciente. Muitas vezes,

**QUADRO 34.7** Causas de acidose respiratória

**Depressão do centro respiratório**

- Anestésicos, opioides e sedativos, álcool e drogas
- Acidente vascular encefálico e trauma craniencefálico
- Apneia do sono

**Obstrução de vias aéreas**

- Broncospasmo
- Corpo estranho

**Doenças do parênquima pulmonar**

- Doença pulmonar obstrutiva crônica: enfisema ou bronquite crônica
- Pneumonia
- Síndrome do desconforto respiratório agudo

**Disfunção neuromuscular**

- Bloqueador neuromuscular residual
- Cifoescoliose
- Miastenia grave
- Síndrome de Guillain-Barré
- Esclerose lateral amiotrófica

**Outras**

- Acometimento pleural: pneumotórax e hemotórax
- Obesidade (hipoventilação)

é necessário o uso de ventilação mecânica não invasiva (VNI) ou invasiva (VMI) por intubação traqueal (IT), principalmente quando associada a alterações do nível de consciência, fadiga ventilatória e acidose grave (pH < 7,25), que são sinais de descompensação.

## Alcalose respiratória

A alcalose respiratória caracteriza-se por uma situação em que existe aumento da ventilação (hiperventilação) e que resulta da diminuição da $PaCO_2$ para valores inferiores a 35 mmHg. A alcalose respiratória também pode ser classificada em aguda e crônica. Nos quadros agudos, observa-se uma queda do $HCO_3^-$ plasmático de 2 $mmol{\cdot}L^{-1}$ para uma diminuição de 10 mmHg na $PaCO_2$; já na situação crônica, a queda é em torno de 5 $mmol{\cdot}L^{-1}$. As causas da alcalose respiratória estão mostradas no **QUADRO 34.8**.

### Manifestações clínicas da alcalose respiratória

A queda da $PaCO_2$ associa-se à diminuição do fluxo sanguíneo cerebral, tonturas, confusão mental e convulsões, podendo promover diminuição do potássio plasmático e do cálcio ionizado, estando relacionada com possibilidade de arritmias cardíacas. A diminuição do $Ca^{2+}$ ionizado pode associar-se com redução do inotropismo cardíaco e sinais neurológicos, como parestesia, tetania, bem como espasmo dos masseteres e metacarpos (síndrome de Chvostek-Trousseau). A seção sobre alcalose metabólica cita outras alterações.

**QUADRO 34.8** Causas de alcalose respiratória

**Estímulo do sistema nervoso central**

- Dor, ansiedade, histeria, febre, infecção, trauma e tumores

**Hipóxia**

- Altas altitudes, anemia grave e edema agudo de pulmão

**Estímulo de receptores torácicos**

- Hemotórax, derrame pleural, tromboembolia pulmonar e insuficiência cardíaca

**Fármacos**

- Salicilatos

**Gravidez**

- Progesterona, dor e ansiedade

**Insuficiência hepática**

### Tratamento da alcalose respiratória

O manejo dessa condição consiste basicamente em tratar a causa do distúrbio. Pacientes ansiosos se beneficiam de sedativos, por exemplo.

## Teoria acidobásica de Stewart: um novo modelo

Os distúrbios acidobásicos são comuns em pacientes críticos, estando associados a maior morbimortalidade. A avaliação tradicional da teoria de Henderson-Hasselbalch tem se mostrado incapaz de explicar totalmente os mecanismos desses distúrbios e de orientar uma terapêutica efetiva. Existe a necessidade de aplicar métodos que expliquem a natureza desses distúrbios e, como consequência, permitam atuar na sua prevenção ou na sua terapêutica.[2,18]

Em 1981, o fisiologista canadense Peter Stewart propôs um novo modelo para a abordagem dos distúrbios acidobásicos.[19,20] Embora esse modelo ainda não seja amplamente aceito, tem se mostrado mais efetivo do que o modelo tradicional em pacientes de UTI e de emergência.

Basicamente, o modelo de Stewart utiliza as leis de conservação e ação das massas e da conservação das cargas (eletroneutralidade) para criar um complexo modelo matemático de fórmulas, que descreve o equilíbrio acidobásico.

- **Lei da eletroneutralidade:** a soma de todas as partículas carregadas positivamente (cátions) deve ser igual à soma das partículas com carga negativa (ânions).
- **Lei da conservação das massas:** as partículas de uma substância dissolvida se mantêm constantes a menos que a matéria seja adicionada, destruída, removida ou gerada.
- **Lei da ação das massas:** o equilíbrio dissociativo de uma substância pode conservar-se em todo momento.

Segundo esse modelo, as $[H^+]$ têm origem na dissociação da água, e os fatores que influenciam essa dissociação e consequentemente alteram o pH são três variáveis denominadas independentes:[20-23]

- Diferença de íons fortes (SID, do inglês *strong ion difference*).
- Concentração total de ácidos fracos não voláteis ($A_{ToT}$), que inclui sobretudo albumina e fosfato.
- Pressão parcial de $CO_2$ ($PaCO_2$).

Assim, o pH depende dessas três variáveis na seguinte relação:

$$pH = \frac{SID}{PaCO_2 \cdot A_{TOT}}$$

## Diferença de íons fortes

Os íons são classificados em cátions e ânions e em fracos ou fortes, de acordo com sua carga e poder de dissociação respectivamente.

- **Diferença de íons fortes aparente (SIDa):** representa a diferença entre os cátions fortes ($Na^+$, $K^+$, $Ca^{2+}$, $Mg^{2+}$) e os ânions fortes ($Cl^-$, lactato). Esse conceito não considera os ácidos fracos, como albumina e fosfato. Seu valor normal é 40 a 42 $mmol \cdot L^{-1}$.[24]

  $$SIDa = (Na^+ + K^+ + Ca^{2+} + Mg^{2+}) - (Cl^- + \text{lactato})$$

  O aumento da SIDa (cátions > ânions) associa-se à aumento do pH e consequente alcalose metabólica.

  A diminuição da SIDa (ânions > cátions) associa-se à diminuição do pH e acidose metabólica, que pode ocorrer nas seguintes situações: aumento do cloreto por infusão de grandes volumes de solução salina a 0,9% e aumento de lactato na acidose láctica que ocorre por sepse.
- **Diferença de íons fortes efetiva (SIDe):** consiste na equação anterior acrescida dos ácidos fracos (albumina e fosfato) e das cargas negativas provenientes da $PaCO_2$. Seu valor normal é de 40 a 42 $mmol \cdot L^{-1}$. A SIDe pode ser determinada pela seguinte equação:

  $$SIDe = [(2{,}46 \times 10^{-8} \times PaCO_2)/10^{-pH}] + [alb \times (0{,}123 \times pH - 0{,}631)] + [fosf \times (0{,}39 \times pH - 0{,}469)]$$

- **Gap de íons fortes (SIG, do inglês *strong ion gap*):** é a diferença entre SIDa e SIDe. O conceito do SIG é semelhante ao conceito do AG, porém com a vantagem de quantificar a importância de outros ânions não medidos. Seu cálculo indica a presença de outros ânions não medidos, como cetoácidos, sulfatos, uratos, citratos, piruvatos, acetatos e gluconatos. O valor normal do SIG é menor que 2 $mmol \cdot L^{-1}$. Um SIG > 2 indica acidose metabólica com presença de ânions não mensurados diferentes do lactato; já um SIG normal, mas com SID diminuída, sinaliza acidose metabólica hiperclorêmica decorrente de acidose tubular renal, perdas de bicarbonato por vias digestivas (diarreia, fístulas pancreáticas) e excesso de infusão venosa de solução salina a 0,9%. Alguns estudos têm mostrado que um SIG > 2 associa-se à maior mortalidade em pacientes críticos com acidose metabólica, sendo melhor do que os outros preditores convencionais (BE, lactato e AG). Quando o SIG = 0, o pH do plasma é exatamente de 7,4 a uma $PaCO_2$ de 40 mmHg. Aqui, observa-se a similaridade do SIG com o excesso de base.[14,24-28]

  $$SIG = SIDa - SIDe$$

O SIG corrige o AG para influência dos ácidos fracos e deve ser empregado naquelas situações que influenciam o equilíbrio acidobásico, como queimaduras, politraumatismo, sepse, cirrose hepática, insuficiência cardíaca ou choque.

A **FIGURA 34.9** mostra no esquema de Gamble a fração de ácidos fracos que está em jogo no equilíbrio acidobásico.

## Concentração total de ácidos fracos não voláteis

A concentração total de ácidos fracos não voláteis ($A_{TOT}$) refere-se às proteínas (principalmente a albumina) e aos fosfatos inorgânicos que têm efeito acidificante sobre a solução. Quando em excesso (hiperfosfatemia), irão gerar acidose e, quando diluídos (hipoalbuminemia), alcalose. O fígado regula a albumina, enquanto o fosfato depende da regulação renal e intestinal. O valor normal da $A_{TOT}$ é de 12 a 14 $mmol \cdot L^{-1}$; seu cálculo pode ser feito pelas seguintes equações:

- $A_{TOT} = K \times$ proteínas totais (K = 2,43).
- $A_{TOT} = Kt \times$ albumina (Kt = 4,76 a 6,47).
- Diminuição da $A_{TOT}$: associada à alcalose metabólica.
- Aumento da $A_{TOT}$: associado à acidose metabólica.

## Pressão parcial arterial de dióxido de carbono

A $PaCO_2$ é responsável pelo componente respiratório. Assim como no modelo tradicional, seu aumento representa acidose respiratória; sua diminuição, alcalose respiratória.

## Aplicações clínicas da teoria de Stewart

Esse modelo permite reconhecer os benefícios e malefícios dos diversos fluidos utilizados para reposição volêmica. Sabe-se que a administração de grandes volumes de solução salina associa-se à acidose metabólica. Segundo Stewart, isso se deve ao fato de a solução salina a 0,9% ser uma solução com SID = 0. Por um lado, dilui a $A_{TOT}$, pois produz um aumento no cloreto proporcionalmente maior que o sódio e, assim, diminui a SID, produzido, dessa forma, acidose metabólica. Para contrabalançar a alcalose da diluição da $A_{TOT}$, a solução administrada deveria ter uma SID próxima de 24 $mmol \cdot L^{-1}$. A solução de Ringer lactato apresenta valor bem próximo (SID = 27 $mmol \cdot L^{-1}$), assim como a solução de Plasmalyte®.[25-29]

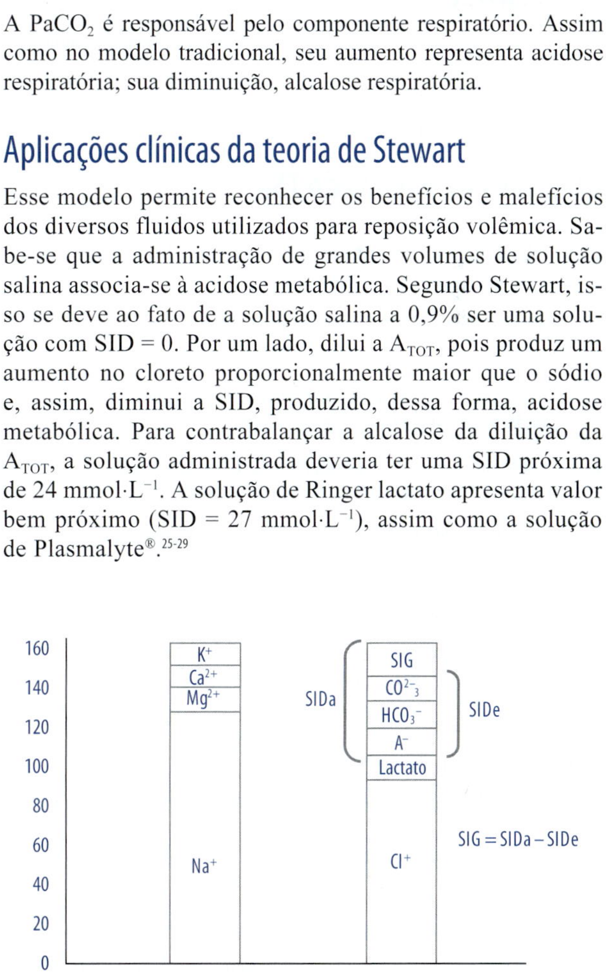


**FIGURA 34.9** Esquema de Gamble.

## Avaliação do componente metabólico pela teoria de Stewart

Analisando a equação a seguir, é possível concluir:

$$pH = \frac{SID}{PaCO_2 \times A_{TOT}}$$

### Alcalose metabólica (pH > 7,4)

- Diminuição da $A_{TOT}$: hipoalbuminemia (cirrose hepática e síndrome nefrótica) e hipofosfatemia.
- Aumento da SID (cátions > ânions): hipernatremia ou hipocloremia (vômitos, aspiração gástrica, diuréticos e doença de Cushing).

### Acidose metabólica (pH < 7)

- Aumento da $A_{TOT}$: hiperfosfatemia (rabdomiólise e lise tumoral [linfoma]).
- Diminuição da SID (ânions > cátions):
  - SIG elevado: aumento de ânions não medidos (cetoacidose, acidose láctica, salicilatos).
  - SIG normal: retenção de $Cl^-$ (acidose tubular renal, solução salina, diarreia, nutrição parenteral).

## Referências


1. DuBose TD: Acid-base disorders. In: Brenner B, Rector FC Jr, editor. Brenner & Rector's the kidney. 7th ed. Philadelphia: Saunders; 2004.
2. Sirker AA, Rhodes A, Grounds RM, Bennett ED. Acid-basephysiology: the "traditional" and the "modern" approaches. Anaesthesia. 2002;57(4):348-56.
3. Stanton BA, Koeppen. Papel dos rins na regulação do equilíbrio ácido-básico. In: Berne RM, Levy MN. Fisiologia. 4. ed. Rio de Janeiro: Guanabara Koogan: 2000; p. 714-29.
4. Miller TA, Duke JH. Fluid and electrolyte management. In: Dudrick SJ, Baue AE, Eiseman B, editors. Manual of preoperative and postoperative Care. 3rd ed. Philadelphia: WB Saunders; 1983.
5. Sirker AA, Rhodes A, Grounds RM: Acid-base physiology: the traditional and the modern approaches. Anaesthesia. 2002;57(4):348-56.
6. Lapworth A. An examination of the conception of hydrogen ions in catalysis, salt forma-tion, and electrolyte conduction. J Chem Soc. 1909;93:2187-203
7. Constable PD: Total weak acid concentration and effective dissociation constant of nonvol-atile buffers in human plasma. J Appl Physiol (1985). 2001;91(3):1364-71.
8. Lasmar MF, Almeida CES, Lopes RD, Guimarães HP. Introdução.3. ed. São Paulo, Atheneu; 2009. p. 3-17.
9. Davenport HW. What happens in blood? In: Davenport HW. The ABCs of acide-base chemistry. 6th ed. Chicago: University of Chicago; 1974.
10. Schlichitig R, Grogono AW, Severinghaus JW- Human $PaCO_2$ and standard base excess compensation for acid-base imbalance. Crit Care Med. 1998;26(7):1173-9.
11. Kitching AJ, Edge CJ. Acid-base balance: a review of normal physiology. BJA-CEPD Rev. 2002;2(1):3-6.
12. Corey HE. Stewart and beyond: new models of acid-base balance. Kidney Int. 2003;64(3): 777-87.
13. Cusack RJ, Rhodes A, Lochhead P, Jordan B, Perry S, Ball JA, et al. The strong íon gap does not have prognostic value in critically ill patients in a mixed medical/surgical adult ICU. Intensive Care Med. 2002;28(7):864-9.
14. Balasubramanyan N, Havens P, Hoffman G. Unmeasured anions identified by the Fencl-Stewart method predict mortality better than base excess, anion gap, and lactate in patients in the pediatric intensive care unit. Crit Care Med. 1999;27(8):1577-81.
15. Figge J, Jabor A, Kazda A, Fencl V. Anion gap and hypoalbuminemia. Crit Care Med. 1998;26(11): 1807-10.
16. Levraut J, Grimaud D. Treatment of metabolic acidosis. Curr Opin Crit Care. 2003;9(4):260-5.
17. Nogueira PCK. Acidose metabólica. In: Matsumoto T, Carvalho WB, Hirschheimer MR. Terapia intensiva pediátrica. São Paulo: Atheneu; 1997. p. 578-82.
18. Gunnerson KJ, Kellum JA. Acid-base and electrolyte analysis in critically ill patients: are we ready forthe new millennium? Curr Opin Crit Care. 2003;9(6): 468-73.
19. Stewart PA, editor. How to understand acid base balance: a quantitative acid-base primer for biology and medicine. New York: Elsevier; 1981.
20. Stewart PA. Modern quantitative acid-base chemistry. Can J Physiol Pharmacol. 1983;61(12):1444-61.
21. Figge J, Rossing TH, Fencl V. The role of serum proteins in acid-base equilibria. J Lab Clin Med. 1991;117(6):453-67.
22. Figge J, Mydosh T, Fencl V. Serum proteins and acid-base equilibria: a follow-up. J Lab Clin Med. 1992;120(5):713-9.
23. Kaplan LJ, Frangos S. Clinical review: acid-base abnormalities in the intensive care unit- part II. Crit Care. 2005;9(2):198-203.
24. Kellum JA. Clinical review: reunification of acid-base physiology. Crit Care. 2005;9(5):500-7.
25. Constable PD. Clinical assessment of acid-base status. Strong ion difference theory. Vet Clin North Am Food Anim Pract. 1999;15(3):447-71.
26. Balasubramanyan N, Havens P, Hoffman G. Unmeasured anions identified by the Fencl-Stewart method predict mortality better than base excess, anion gap, and lactate in patients in the pediatric intensive care unit. Crit Care Med. 1999;27(8): 1577-81.
27. Kaplan LJ, Kellum JA. Initial pH, base deficit, lactate, anion gap, strong ion difference, and strong ion gap predict outcome from major vascular injury. Crit Care Med. 2004;32(5):1120-4.
28. Wooten EW. Science review: quantitative acid-base physiology using the Stewart model. Crit Care. 2004;8(6):448-52.
29. Corey HE. Stewart and beyond: New models of acidbasebalance. Kidney Int. 2003;64(3): 777-87.


## Questões de Provas do TSA

**34.1 (TSA/2012)** As variáveis que determinam a concentração plasmática de íons hidrogênio, segundo a teoria de Stewart-Figge, são:

**A.** Concentração plasmática de bicarbonato, diferença de íons fortes e pressão parcial de gás carbônico.

**B.** Concentração total de ácidos não voláteis, diferença de íons fortes e pressão parcial de gás carbônico.

**C.** Concentração plasmática de bicarbonato, diferença de íons fortes e concentração total de ácidos não voláteis.

**D.** Concentração plasmática de bicarbonato, concentração total de ácidos não voláteis e pressão parcial de gás carbônico.

**34.2 (TSA/2013)** Mulher de 51 anos é atendida torporosa no setor de Emergência e a gasometria arterial mostra pH 7,3; $PaCO_2$ 60 mmHg; $HCO_3^-$ 30 $mEq{\cdot}L^{-1}$. Esses dados são compatíveis com o diagnóstico de:

**A.** Alcalose metabólica.

**B.** Acidose respiratória compensada.

**C.** Acidose respiratória não compensada.

**D.** Acidose respiratória parcialmente compensada.

**34.3 (TSA/2015)** Homem de 61 anos, 74 kg e 1,68 m, está internado na UTI há 33 dias devido a complicações após hemicolectomia direita. Está em uso de nutrição parenteral e será submetido a laparotomia exploradora. Os exames laboratoriais evidenciam: hemoglobina de 8,9 $g{\cdot}dL^{-1}$, albumina de 2,3 $g{\cdot}dL^{-1}$, desidrogenase lática de 250 $U{\cdot}L^{-1}$, ureia de 78 $mg{\cdot}dL^{-1}$, creatinina de 1,6 $mg{\cdot}dL^{-1}$, $Na^+$ de 130 $mEq{\cdot}L^{-1}$, $K^+$ de 4 $mEq{\cdot}L^{-1}$, $Cl^-$ de 100 $mEq{\cdot}L^{-1}$, pH de 7,25, $PaCO_2$ de 38 mmHg, $PaO_2$ de 100 mmHg, $HCO_3^-$ de 16 $mEq{\cdot}L^{-1}$, BE de −9 $mEq{\cdot}L^{-1}$. Qual alteração laboratorial indica que o paciente apresenta retenção de ácidos não voláteis a despeito de *anion gap* aparentemente normal?

**A.** Ureia de 78 $mg{\cdot}dL^{-1}$.

**B.** Albumina de 2,3 $g{\cdot}dL^{-1}$.

**C.** Hemoglobina de 8,9 $g{\cdot}dL^{-1}$.

**D.** Desidrogenase lática de 250 $U{\cdot}L^{-1}$.

**34.4 (TSA/2016)** Homem de 23 anos, 82 kg e previamente hígido, vítima de politrauma por acidente automobilístico e teste de alcoolemia positivo para embriaguez será submetido à laparotomia exploradora e fixação de fraturas de membros inferiores. Vem ao centro cirúrgico entubado em uso de noradrenalina 0,5 $\mu g{\cdot}kg^{-1}{\cdot}min^{-1}$ após medidas iniciais de atendimento no setor de emergência. A gasometria inicial revela: pH de 7,15; $PaO_2$ de 98 mmHg; $PaCO_2$ de 30mmHg; $HCO_3^-$ de 8 $mEq{\cdot}L^{-1}$; BE de −18; $Na^+$ de 140 $mEq{\cdot}L^{-1}$; $K^+$ de 5 $mEq{\cdot}L^{-1}$; $Cl^-$ de 107 $mEq{\cdot}L^{-1}$ e *anion gap* de 30. Com base na relação observada entre o aumento do *anion gap* e a queda do bicarbonato sérico (Δ *anion gap* / Δ $HCO_3^-$ = 0,875), o paciente provavelmente apresenta uma acidose metabólica por:

**A.** Rabdomiólise e hipoperfusão.

**B.** Hipoperfusão e cetoacidose alcoólica.

**C.** Hipoperfusão e expansão volêmica com solução rica em cloreto.

**D.** Cetoacidose alcoólica e expansão volêmica com solução rica em cloreto.

# 35. CHOQUE

Luiz Fernando dos Reis Falcão

Em 1827, o cirurgião inglês George Guthrie usou pela primeira vez a palavra "choque" (do inglês *shock*) em associação com a resposta fisiológica ao trauma.[1] Em 1936, Alfred Blalock definiu choque como "o suprimento inadequado de sangue aos tecidos que pode ter como causa diversos fatores".[2] O estado de choque pode ser entendido como a insuficiência para suprir as necessidades metabólicas do corpo devido a uma inadequada oferta de oxigênio ($\dot{D}O2$) ou à sua inadequada utilização pelo tecido.[3]

O choque é definido como uma síndrome clínica, caracterizada por desequilíbrio entre a oferta tecidual e celular de oxigênio/nutrientes e seu consumo, não ocorrendo obrigatoriamente hipotensão. O estado de choque pode ocorrer em razão de inúmeros insultos, como hipovolemia, hemorragia, alterações cardiogênicas, sepse e alterações neurogênicas.

Existem algumas classificações fisiopatológicas do choque, como a classificação de acordo com o estágio evolutivo (choque compensado, descompensado e irreversível), com o tipo de hipóxia (estagnante, anêmica, hipóxica e citopática), com o padrão de fluxo (baixo e alto fluxo) e com o padrão hemodinâmico. Esse último padrão é o mais usado, pois se baseia na etiologia e na fisiologia cardiovascular. Os quatro tipos gerais de choque são hipovolêmico, cardiogênico, obstrutivo e distributivo, podendo haver sobreposição entre eles.

A rápida identificação do estado de choque é fundamental para o sucesso da terapêutica e o melhor prognóstico do doente. O protocolo de suporte avançado de vida no trauma (ATLS, do inglês *Advanced Trauma Life Support*) classifica o choque em quatro estágios baseados nos parâmetros fisiopatológicos, incluindo frequência cardíaca, pressão arterial, estado mental e débito urinário. Entretanto, a sua utilidade na avaliação inicial do choque tem sido questionada.[4] Dessa forma, a hipotensão arterial associada a exames como a concentração plasmática de lactato permite o rápido diagnóstico, a monitorização e a conduta terapêutica **(FIG. 35.1)**.

O lactato permanece como um dos testes bioquímicos mais úteis no cenário de choque. O valor normal do lactato arterial é de aproximadamente 1 $mEq{\cdot}L^{-1}$ (ou $mmol{\cdot}L^{-1}$), mas esse valor está elevado (> 1,5 $mEq{\cdot}L^{-1}$) nos casos de falência circulatória aguda. A mortalidade é maior nos pacientes que apresentam um aumento, mesmo que pequeno, na concentração plasmática do lactato para valores entre 1,5 e 2 $mEq{\cdot}L^{-1}$.[5] Embora associado ao metabolismo anaeróbico, o aumento da concentração de lactato também pode ocorrer como resultado da excessiva glicólise aeróbica (p. ex., durante tremores, convulsões e hiperventilação) ou redução da utilização (p. ex., na insuficiência hepática ou na inibição mitocondrial). Mesmo assim, no contexto da alteração da perfusão tecidual, a gravidade da hiperlactatemia está diretamente relacionada com o desfecho.[6,7]

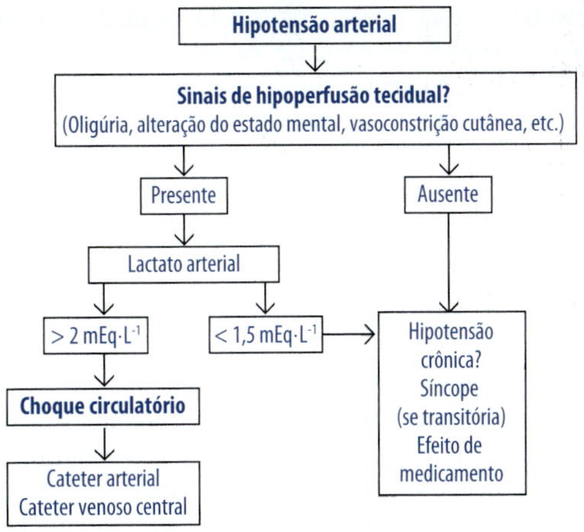


**FIGURA 35.1** A importância do lactato arterial na identificação da presença de choque.
*Fonte: Vincent e colaboradores.*[9]

Além disso, mudanças na concentração do lactato ao longo do tempo podem ter valor preditivo adicional para disfunção orgânica e mortalidade.[8] A **FIGURA 35.2** demonstra o triângulo basal do choque.[9]

## FISIOPATOLOGIA DO CHOQUE

Shubin e Weil[10] definiram os mecanismos fisiopatológicos do choque como resultando de quatro mecanismos: (1) hipovolemia, (2) fatores cardiogênicos (p. ex., infarto agudo do miocárdio, miocardiopatia em estágio terminal, doença valvar avançada, miocardite ou arritmias), (3) obstrução (p. ex., embolia pulmonar, tamponamento cardíaco ou pneumotórax hipertensivo) e/ou (4) fatores distributivos com perda do tônus vascular que resultam na má distribuição do fluxo sanguíneo (p. ex., sepse ou anafilaxia com liberação de mediadores inflamatórios).

Devido à desregulação do sistema vascular após o choque, também ocorre obstrução microvascular em razão da ativação de leucócitos e plaquetas, ocasionando prejuízo na distribuição do fluxo sanguíneo na periferia. Dessa forma, mecanismos autorreguladores não são mais efetivos no acoplamento da oferta ($\dot{D}O_2$) e do consumo ($\dot{V}O_2$) de oxigênio, havendo um aumento

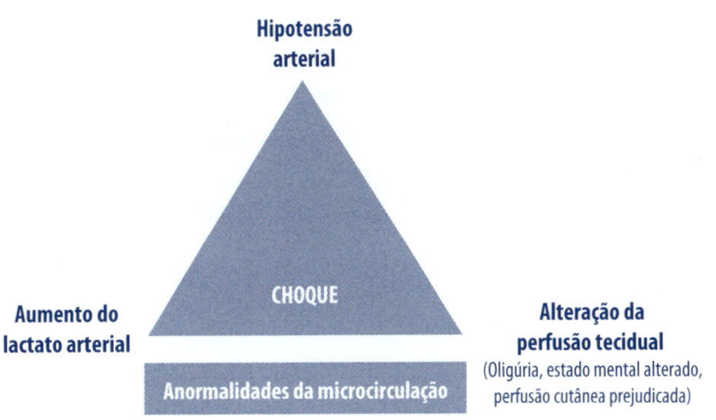


**FIGURA 35.2** O triângulo basal do choque circulatório. O quadro clínico completo inclui as três características: hipotensão, alteração da perfusão tecidual e aumento do lactato arterial.
*Fonte: Vincent e colaboradores.*[9]

do *shunt* na microcirculação (FIG. 35.3). O resultado é o aumento da heterogeneidade da perfusão na microcirculação, criando áreas sem fluxo próximas a áreas com fluxo sanguíneo.

Considerando que o balanço entre $\dot{D}O_2$ e $\dot{V}O_2$ é crucial para a adequada perfusão tecidual, segundo a equação de Fick, qualquer alteração no índice cardíaco (IC), na hemoglobina (Hb) e na saturação arterial de oxigênio ($SaO_2$) pode levar ao quadro de choque:

$$\dot{D}O_2 = IC \times 1{,}34 \times Hb \times SaO_2$$

Nos **choques hipovolêmicos**, qualquer distúrbio que leve à redução do volume circulante cursa com diminuição da pré-carga ventricular, a qual, por conseguinte, diminui o volume sistólico e o débito cardíaco. A perda volêmica determina uma menor distensão dos mecanoceptores do átrio direito, além de menor estimulação dos baroceptores carotídeos e aórticos. Esses receptores desencadeiam uma resposta com liberação de grandes quantidades de catecolaminas, angiotensina, aldosterona, hormônio antidiurético e cortisol, os quais, em última análise, aumentam o cronotropismo e o inotropismo cardíacos, redistribuem o débito cardíaco para os órgãos nobres e retêm mais sódio e água para aumentar a volemia. Conforme esse mecanismo de compensação é superado, os tecidos começam a aumentar a taxa de extração de oxigênio ($TEO_2$), de modo que tem início um aumento na diferença entre o conteúdo arterial e venoso de oxigênio e queda da saturação venosa mista de oxigênio ($SvO_2$).

Nos **choques cardiogênicos**, a causa mais comum é o infarto agudo do miocárdio. Entre as outras causas, estão as miocardiopatias, as valvopatias aórtica e mitral crônicas, as arritmias e a ruptura do septo e da parede ventricular. Ao se instalar a disfunção cardíaca, ocorrem alterações de contratilidade e complacência. A disfunção sistólica acontece com redução do débito cardíaco, liberação de catecolaminas e ativação do sistema renina-angiotensina-aldosterona, levando a uma vasoconstrição periférica e retenção hidrossalina. A disfunção diastólica ocorre com aumento da pressão diastólica no ventrículo esquerdo e, por conseguinte, aumento na pressão da artéria pulmonar, que pode levar à congestão pulmonar. Ambas as disfunções (sistólica e diastólica) diminuem a perfusão periférica e causam hipotensão.

O **choque obstrutivo** é caracterizado pela obstrução mecânica do fluxo sanguíneo e, consequentemente, do débito cardíaco, causando hipoperfusão tecidual. Essa obstrução mecânica pode ocorrer por obstrução nos vasos pulmonares (tromboembolia pulmonar), que pode ter manifestações hemodinâmicas variáveis, na dependência da extensão da embolia e da reserva cardiopulmonar do paciente. Em uma obstrução submaciça, observa-se hipoxemia, a qual estimula o tônus simpático a aumentar o retorno venoso e, assim, aumentar o débito cardíaco. Já em uma obstrução maciça, evidencia-se um aumento ainda maior da hipoxemia e da estimulação simpática, cursando, dessa maneira, com a elevação da pressão de enchimento do ventrículo direito, podendo ocorrer em última instância um abaulamento do septo ventricular para dentro do ventrículo esquerdo e, por conseguinte, piora do débito cardíaco. O choque obstrutivo também pode ocorrer em situações clínicas em que há dificuldade de enchimento do ventrículo direito, como o tamponamento cardíaco e o pneumotórax hipertensivo.

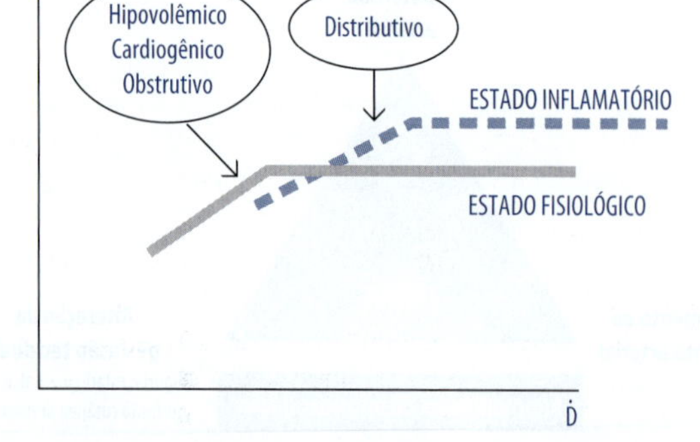


**FIGURA 35.3** Os quatro tipos de choque representados pelo diagrama de $\dot{V}O_2/\dot{D}O_2$. O choque é caracterizado pelo estado de dependência de $\dot{V}O_2/\dot{D}O_2$.
*Fonte: Vincent e De Backer.*[11]

O **choque distributivo** é dividido em cinco grupos de acordo com a fisiopatologia: choque anafilático, choque por doenças endócrinas (hipocortisolismo, hipotireoidismo), choque por hiperviscosidade, choque neurogênico e choque séptico. O choque anafilático caracteriza-se pela insuficiência respiratória quase sempre associada à hipotensão arterial, que pode ou não estar ligada à urticária e/ou ao angioedema. O choque neurogênico consiste na perda do tônus simpático devido à denervação decorrente, por exemplo, de trauma raquimedular. Dessa forma, o paciente apresenta débito cardíaco reduzido em função da diminuição das pressões de enchimento por aumento do compartimento venoso e do não aumento da frequência cardíaca.

Portanto, a fisiopatologia do choque é a alteração do volume (hipovolemia), da bomba (cardiogênico), dos vasos maiores (alta pós-carga ou obstrução) ou dos pequenos vasos (distributivo/*shunt*). É importante compreender que pacientes com falência circulatória aguda em geral se apresentam com uma combinação desses fatores. Por exemplo, um paciente com choque distributivo por uma pancreatite grave, anafilaxia ou sepse também pode apresentar hipovolemia e choque cardiogênico devido à depressão miocárdica.

## DISFUNÇÕES MICROVASCULARES

A pressão de perfusão sistêmica é o elemento-chave para a macrocirculação, porém é fortemente influenciada pelo tônus vascular dentro da microcirculação.[12] Os órgãos, individualmente, ajustam a perfusão da sua microcirculação com o objetivo de regular o suprimento local de oxigênio para suprir sua demanda metabólica. Em condições patológicas, a microcirculação desenvolve um papel crucial na evolução do paciente crítico.

As alterações microvasculares são comuns em todos os estados de choque, sendo esperadas nos choques distributivos, mas podendo também ser observadas no choque cardiogênico. Essas alterações causadas pela fisiopatologia do choque e mudanças hemodinâmicas estão envolvidas nos efeitos que o choque ocasiona sobre a função orgânica, como o comprometimento do transporte de oxigênio para as células devido à limitação do fluxo e ao aumento da distância entre as células e as hemácias dos capilares. As alterações celulares da microcirculação incluem disfunção endotelial, mudanças das propriedades reológicas das hemácias, ativação leucocitária, coagulopatia e alteração da musculatura lisa vascular, causando disfunção da autorregulação. A perda do glicocálice endotelial contribui para o comprometimento da barreira do endotélio vascular, resultando em edema tecidual. Nesta perspectiva, a microcirculação deve ser vista como alvo terapêutico no choque. Áreas na microcirculação com obstrução e *shunt* resultam em áreas hipóxicas e heterogenias. Adicionalmente, ocorrem mudanças celulares envolvendo depressão mitocondrial.

Importantes estudos têm demonstrado que as alterações persistentes da microcirculação sublingual estão associadas a desfechos desfavoráveis nos pacientes com choque séptico,[13] e que as terapias de ressuscitação, que são efetivas na recuperação precoce da microcirculação, podem melhorar a função orgânica e o desfecho nos pacientes com choque séptico.[14,15] Portanto, a monitorização e a terapia precoce guiada por metas (EGDT, do inglês *early goal directed therapy*) são efetivas nos pacientes com choque e que necessitam do recrutamento da microcirculação.

## DIAGNÓSTICO

O diagnóstico da falência circulatória é baseado na combinação de sinais clínicos, hemodinâmicos e bioquímicos. Os sinais clínicos típicos de choque incluem a hipotensão arterial (embora não esteja sempre presente), associada a sinais de alteração da perfusão tecidual, visualizados pelas três "janelas" do corpo:[9] a periferia (pele fria, pegajosa, azul, pálida e descolorida); os rins (redução do débito urinário para menos de 0,5 $mL \cdot kg^{-1} \cdot h^{-1}$) e o estado neurológico (desorientação, obnubilação e confusão). A presença de hipotensão não é um pré-requisito para a definição de choque, uma vez que mecanismos compensatórios podem preservar a pressão arterial por meio da vasoconstrição, enquanto a perfusão tecidual e a oxigenação já estão reduzidas de forma significativa.

O choque costuma estar associado à evidência, ao exame clínico, de perfusão tecidual inadequada, sendo rapidamente reveladas alterações na pele, no débito urinário e no estado mental. Desse modo, recomenda-se que o exame clínico compreenda a mensuração da frequência cardíaca, da pressão arterial, da temperatura corporal, do débito urinário e do estado mental. No entanto, a presença de hipotensão (conceituada em adultos como uma pressão arterial sistólica < 90 mmHg, pressão arterial média < 50 mmHg ou diminuição de 40 mmHg na pressão arterial sistólica de base) não deve ser um pré-requisito para o diagnóstico de choque.

A hiperlactatemia costuma estar presente nos casos de falência circulatória, indicando alteração no metabolismo. O valor de corte habitual é de 2 $mEq \cdot L^{-1}$ (ou $mmol \cdot L^{-1}$), mas valores de lactato acima de 1,5 $mmol \cdot L^{-1}$ em pacientes com choque séptico estão associados a maior mortalidade.[16] Embora o aumento dos níveis de lactato geralmente esteja associado à anormalidade da fosforilação oxidativa e à utilização inadequada do oxigênio, outros mecanismos também podem estar envolvidos na sua elevação na presença de oxigenação tecidual inadequada. A hiperlactatemia está associada a pior prognóstico em todos os tipos de choque, mas a correta interpretação também depende do tipo de choque. A partir das perspectivas metabólicas, a elevação da concentração do lactato sanguíneo pode ser devida ao aumento da produção, à redução da depuração ou à combinação dos dois. O valor inicial do lactato está associado à mortalidade independentemente dos sinais clínicos de disfunção orgânica em pacientes com choque séptico e choque cardiogênico. A redução precoce dos valores de lactato pode indicar a resolução da hipoxemia tecidual global e está associada à redução da mortalidade.[17]

No contexto da hiperlactatemia, a $SvO_2$ pode fornecer importantes informações sobre o balanço entre o transporte e o consumo de oxigênio. Por exemplo, no contexto do choque séptico, a baixa $SvO_2$ indica um transporte inadequado de oxigênio, especialmente no caso da hiperlactatemia. Em paciente com baixa $SvO_2$ (< 70%), Rivers e colaboradores demonstraram que a EGDT com objetivo de aumentar a $SvO_2$ para mais que 70% esteve associada a melhor desfecho.[18]

A diferença venoarterial de $CO_2$ (*gap* $pCO_2$), que mede a diferença da pressão parcial de $CO_2$ entre o sangue venoso e arterial, é um marcador que pode ser utilizado para identificar pacientes que estão sendo ressuscitados. Valores maiores que 6 mmHg sugerem uma insuficiência do fluxo sanguíneo tecidual mesmo que a $SvO_2$ esteja acima de 70%.

Desse modo, para o diagnóstico de choque, recomenda-se que seja mensurado o lactato sanguíneo em todos os casos suspeitos. Valores de lactato maiores que 2 $mEq \cdot L^{-1}$ ($mmol \cdot L^{-1}$) são indicativos de choque. Esta dosagem de lactato deve ser periódica com o objetivo de guiar o tratamento, monitorizar e avaliar as medidas que estão sendo tomadas.

## MONITORIZAÇÃO HEMODINÂMICA E RESPONSIVIDADE VOLÊMICA

A terapia volêmica realizada de maneira adequada é um dos pilares do manejo hemodinâmico no choque. Tanto a hipovolemia quanto a hipervolemia são prejudiciais, sendo necessária a realização cuidadosa do manejo volêmico. Dessa forma, duas perguntas devem ser feitas: (1) se o problema clínico pode ser tratado (mesmo que parcialmente) com o aumento do débito cardíaco e (2) se a ressuscitação volêmica será eficaz para atingir este objetivo.

A pré-carga, a pós-carga e a contratilidade miocárdica são determinantes no débito cardíaco. A pré-carga é definida como a distensão do miocárdio ocasionada pelo enchimento ventricular ao final da diástole. A ressuscitação volêmica não pode ser postergada, mas até o seu início todos os esforços devem ser realizados para saber se o paciente a ser tratado é responsivo a volume. Idealmente, nos casos de choque, o médico deve ser capaz de mensurar a pré-carga para determinar se o paciente necessita de volume adicional para aumentar o débito cardíaco. A pressão venosa central (PVC) e a pressão de oclusão da artéria pulmonar (POAP) são as medidas mais utilizadas para estimar a pré-carga do ventrículo direito e esquerdo, respectivamente.

Com o objetivo de melhorar o manejo volêmico dos pacientes, têm sido propostas medidas dinâmicas, avaliando-se a fluido-responsividade com a elevação do volume sistólico. O princípio das medidas dinâmicas se dá pela inter-relação coração-pulmão. O raciocínio para tal inter-relação deve levar em consideração o paciente em ventilação mecânica com pressão positiva, além do fato de o lado esquerdo e o direito do coração funcionarem de formas distintas.

Na fase inspiratória da ventilação com pressão positiva, há aumento da pressão intratorácica. Esta ocasiona, no lado direito do coração, a redução da pré-carga com diminuição de 20 a 70% do enchimento do ventrículo direito. Ao mesmo tempo, há aumento da pós-carga do ventrículo direito devido ao colabamento dos capilares pulmonares resultante da insuflação alveolar. A queda da pré-carga com o aumento da pós-carga do lado direito do coração irá resultar na redução do débito cardíaco do ventrículo direito.

Nessa mesma fase inspiratória, irá ocorrer o oposto no lado esquerdo do coração. O colabamento dos capilares alveolares irá empurrar o sangue para o átrio e ventrículo esquerdo, com aumento da pré-carga do coração esquerdo. A elevação da caixa torácica e dos pulmões irá alterar a impedância da aorta torácica com consequente redução da pós-carga. A resultante desse aumento da pré-carga e redução da pós-carga irá provocar a elevação do débito cardíaco do lado esquerdo do coração.

Uma vez que a monitorização hemodinâmica invasiva ocorre na artéria (ou seja, no lado esquerdo do coração), na fase inspiratória será observado um aumento da pressão de pulso. Após 3 a 5 batimentos cardíacos, o pouco sangue que saiu do lado direito do coração finalmente chegará ao lado esquerdo, resultando na queda do débito cardíaco do lado esquerdo, momento este que coincide com a fase expiratória. Sendo assim, na monitorização hemodinâmica haverá aumento da pressão de pulso na fase inspiratória e redução da pressão de pulso na fase expiratória. Essa inter-relação coração-pulmão será agravada com a hipovolemia. Este achado indica que as medidas dinâmicas podem discriminar as situações hemodinâmicas dependentes e não dependentes da volemia, identificando qual a posição do paciente na curva de Frank-Starling.

Diferentes métodos dinâmicos estão disponíveis como rotina para serem utilizados à beira do leito, empregando sistemas de monitorização hemodinâmica minimamente invasiva. Estes incluem a variação da pressão de pulso (ΔPP, **FIG. 35.4**), a variação do volume sistólico (VVS) e o índice de variação plestimográfica (PVI).

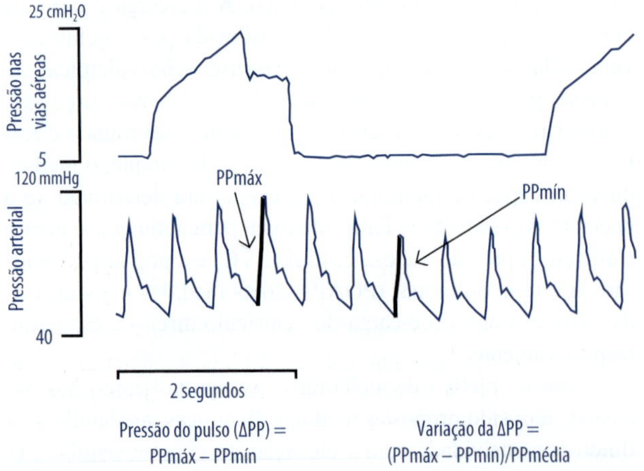


**FIGURA 35.4** Pressão nas vias aéreas (superior) e pressão arterial (inferior) durante a ventilação mecânica. Note a variação da pressão do pulso (ΔPP) durante os ciclos respiratórios.
*Fonte: Sues e Pinsky.*[19]

Qualquer um dos métodos usados para medir a pré-carga, principalmente se realizado uma única vez, não deve ser extrapolado como a condição clínica do paciente. Por exemplo, um indivíduo normal com volume intravascular normal e com baixa PVC não necessita de infusão volêmica, ao passo que um paciente com medidas elevadas da pressão de pré-carga pode se beneficiar da infusão de volume. Assim, as variações dos valores ao longo do tempo e de cada intervenção são muito mais úteis do que a medida isolada.

Infelizmente, diversos estudos têm mostrado uma correlação ruim das medidas únicas de pré-carga como preditores de responsividade volêmica. Em pacientes ventilados mecanicamente, os parâmetros dinâmicos são melhores preditores de fluido-responsividade do que os parâmetros estáticos. ΔPP e VVS, por exemplo, têm mostrado ser bons preditores de responsividade a volume em pacientes sedados e em ventilação mecânica, sem respiração espontânea ou alteração de ritmo cardíaco. Contudo, as medidas dinâmicas têm várias limitações. Os pacientes precisam estar em ventilação mecânica controlada, sem esforço respiratório.

## MONITORIZAÇÃO DA FUNÇÃO CARDÍACA E DO DÉBITO CARDÍACO

Diversos meios podem ser utilizados para monitorização da função cardíaca e do débito cardíaco, entre eles ecocardiografia, cateter de artéria pulmonar, dispositivos de termodiluição transpulmonar, monitor de diluição de lítio, monitores de análise de contorno de pulso arterial, Doppler esofágico e biorreactância.

### Ecocardiografia

A ecocardiografia não pode proporcionar monitorização hemodinâmica contínua. Entretanto, é o melhor método à beira do leito para avaliação da função cardíaca. A ecocardiografia pode ajudar de três maneiras: (1) caracterizar de forma mais detalhada a alteração hemodinâmica, (2) selecionar a melhor estratégia terapêutica (volume intravenoso, inotrópicos ou ultrafiltrado) e (3) avaliar a resposta hemodinâmica após uma intervenção.

A ecocardiografia Doppler pode estimar o volume sistólico e, consequentemente, o débito cardíaco utilizando a integral velocidade-tempo (VTI) do fluxo sanguíneo próximo à vala aórtica e à área da via de saída do coração. Como a área da via de saída não muda, o cálculo da VTI é suficiente para o acompanhamento do volume sistólico. A fração de ejeção do ventrículo esquerdo (FEVE) depende sobretudo da contratilidade e da pós-carga do ventrículo esquerdo. Assim, a FEVE não é um marcador específico da contratilidade do ventrículo esquerdo, mas sim o reflexo da capacidade do coração de se adaptar às condições de pós-carga utilizando a sua capacidade intrínseca de contratilidade. Isso tem particular importância nos pacientes com choque, uma vez que a pós-carga do ventrículo esquerdo pode se modificar de forma significativa em um período curto de tempo. Portanto, a FEVE deve ser interpretada corretamente levando-se em consideração a pressão arterial sistólica.

A ecocardiografia também fornece os parâmetros dinâmicos de responsividade à pré-carga por meio da análise da VTI ou do diâmetro da veia cava superior ou inferior com a variação da respiração. Por fim, também é possível estimar a função do ventrículo direito pela comparação da área diastólica final do ventrículo direito (ADFVD) com a área diastólica final do ventrículo esquerdo (ADFVE). A relação ADFVD/ADFVE entre 0,6 e 1 sugere a presença de dilatação moderada do ventrículo direito, e a relação > 1 sugere a presença de dilatação significativa do ventrículo direito. A presença de *cor pulmonale* pode ser diagnosticada pela combinação da relação ADFVD/ADFVE > 0,6 e pela presença de movimento paradoxal do septo.[20-22]

## Cateter de artéria pulmonar

O cateter de artéria pulmonar (CAP) fornece importantes informações acerca das variáveis hemodinâmicas (p. ex., pressão do átrio direito, pressão da artéria pulmonar [PAP], POAP e débito cardíaco) e variáveis de perfusão tecidual (p. ex., $SvO_2$, consumo e oferta de oxigênio, extração de oxigênio e pressão venosa central de $CO_2$ [$PvCO_2$]). Todas essas variáveis podem ser úteis no manejo do paciente com choque.

A pressão do átrio direito e a PAP são particularmente importantes no manejo do paciente com choque associado à disfunção do ventrículo direito e/ou síndrome da angústia respiratória aguda. A POAP reflete a pressão do ventrículo esquerdo ao final da diástole. A medida realizada de modo correto e a interpretação da POAP representam desafios, em especial nos pacientes em ventilação mecânica com pressão positiva ao final da expiração (PEEP, do inglês *positivo-end-expiratory pressure*)[23,24] ou nos pacientes com PEEP intrínseca[24] nos quais a POAP é superestimada.

O débito cardíaco pode ser medido de maneira intermitente pelo princípio da termodiluição após a injeção de soro gelado. Outra maneira de medir o débito cardíaco é pelo método de termodiluição semicontínuo baseado no aquecimento automático do sangue por um filamento proximal e um termistor na porção distal do cateter. Essa técnica apresenta a vantagem de mostrar o valor do débito cardíaco de forma contínua, evitando a manipulação repetida do cateter e a injeção de bólus gelado.

A grande limitação do CAP é ser um método muito invasivo. Alguns estudos têm demonstrado aumento da mortalidade nos pacientes que fizeram uso de CAP.[25,26] Todavia, também existem evidências que demonstram o impacto na redução da mortalidade nos pacientes que fizeram uso de CAP.[27-30] O CAP ainda é útil no manejo dos pacientes com choque refratário ao tratamento inicial, especialmente naqueles com disfunção ventricular direita ou com condição cardiovascular complexa nos quais o conhecimento da PAP, da POAP e dos parâmetros de oxigenação é importante para identificar os distúrbios subjacentes.

## Dispositivo de termodiluição transpulmonar

Os dispositivos de termodiluição transpulmonar são considerados menos invasivos que o CAP, mas ainda necessitam da inserção de acesso venoso central e cateter de artéria femoral. A termodiluição transpulmonar fornece a medida intermitente do débito cardíaco após a injeção em bólus de solução gelada pelo acesso central e a detecção da mudança da temperatura sanguínea pela artéria femoral. Esta técnica tem sido utilizada de forma satisfatória nos pacientes críticos, incluindo aqueles com choque.[31] A termodiluição transpulmonar também fornece medidas intermitentes de (1) volume diastólico final global, um marcador do volume da pré-carga; (2) índice da função cardíaca, um marcador da função sistólica; e (3) água pulmonar extravascular, um marcador quantitativo do edema pulmonar.

## Monitor de análise de contorno de pulso arterial

Diversos dispositivos fornecem o débito cardíaco em tempo real por meio da análise do contorno da onda de pulso arterial a partir de um cateter da artéria radial ou femoral. Esses dispositivos usam algoritmos próprios que analisam as características das ondas e que se correlacionam com dados demográficos específicos do paciente de modo a determinar o débito cardíaco e a VVS. Apesar da vantagem de serem minimamente invasivos e não exigirem calibração, esses dispositivos apresentam desvantagens pelo fato de não fornecerem o volume diastólico final global e a quantidade de água extravascular pulmonar. Recentemente, foi desenvolvido um dispositivo com o mesmo princípio, porém analisando a curva de pulso periférico por um balonete insuflado ao redor do dedo. Este é um dispositivo não invasivo muito útil no período perioperatório, porém seu uso ainda é questionável no paciente com choque ou que está recebendo agentes vasoativos.

# TRATAMENTO

## Ressuscitação volêmica

O objetivo da reposição volêmica durante a ressuscitação hemodinâmica é aumentar o fluxo sanguíneo global e, como consequência, aumentar a perfusão tecidual e a oferta de oxigênio.[32] As causas mais comuns de choque apresentam algum grau de hipovolemia; dessa forma, a expansão volêmica com fluidos é reconhecida como o primeiro passo da ressuscitação. Entretanto, o manejo da reposição volêmica para otimização da volemia intravascular é extremamente complexo, sendo que tanto a hipovolemia quanto a hipervolemia devem ser evitadas, uma vez que ambas são situações danosas que podem piorar o desfecho do paciente. Sendo assim, a avaliação cuidadosa da reposição volêmica é condição *sine qua non* para o bom desfecho, objetivando correção da perfusão tecidual.

Independentemente do gatilho (*trigger*), quando há suspeita de hipoperfusão tecidual, é necessário optar pelo início da reposição volêmica. À beira do leito, quando se opta pela administração de fluido para melhora da perfusão, tal decisão é tomada considerando-se a melhora do desempenho cardíaco a partir dos princípios de Frank-Starling.[33] Considerando-se que há uma correlação positiva entre a pré-carga e o volume sistólico, e que essa correlação segue uma curva não linear, o aumento do volume sistólico será observado quando for administrado fluido ao paciente que estiver na porção ascendente da curva, definida como "zona de pré-carga dependente". Em oposição, quando administrado fluido ao paciente que se encontra na porção plana da curva de Frank-Starling ("zona de pré-carga independente"), não haverá aumento do débito cardíaco[34] (**FIG. 35.5**).

Na prática clínica, é necessário levar em consideração diversos parâmetros hemodinâmicos que podem indicar que o paciente está na zona de pré-carga dependente ou independente. Quando o diagnóstico de responsividade volêmica for duvidoso, pode-se realizar a prova volêmica ou a manobra de

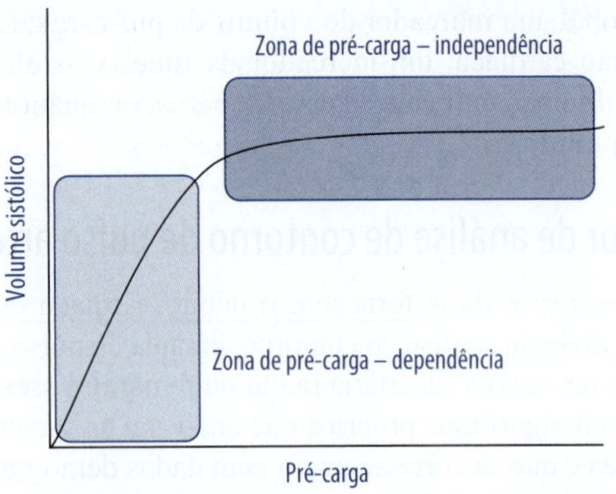


**FIGURA 35.5** Curva de Frank-Starling. O objetivo da ressuscitação volêmica é a administração de volume enquanto o coração é responsivo ao aumento do volume sistólico.

elevação dos membros inferiores, sendo avaliado o efeito sobre o débito cardíaco. O paciente será considerado responsivo a volume quando o débito cardíaco aumentar mais de 15% em resposta à prova volêmica. Os pacientes considerados não responsivos à prova volêmica não deverão receber fluidos, sendo necessária outra estratégia para ressuscitação.[33]

Como o objetivo final da ressuscitação volêmica é restaurar a perfusão tecidual, deve-se utilizar alguma estratégia para avaliação da microcirculação (p. ex., lactato, $SvO_2$, *sidestream dark-field* [SDF], etc.). A ressuscitação volêmica guiada apenas pela macrocirculação tem por hipótese que a expansão volêmica melhoraria o débito cardíaco e que, em paralelo, aumentaria o transporte global de oxigênio com melhora da perfusão tecidual. Entretanto, a literatura tem mostrado que os efeitos na microcirculação a partir da expansão volêmica são independentes dos efeitos na macrocirculação. Portanto, a administração de fluido nos pacientes que já apresentam restauração da perfusão na microcirculação não trará benefícios adicionais. Contudo, quando a microcirculação está alterada, o efeito da expansão volêmica na perfusão tecidual pode não acompanhar os efeitos na macrocirculação. Por conseguinte, a resposta à reposição volêmica é complexa e os efeitos na microcirculação não são sempre preditos a partir da abordagem da macrocirculação.

Durante o processo de ressuscitação volêmica, a quantidade correta de fluido infundido é um dos principais determinantes do desfecho no paciente crítico.[35] Para isso, é necessária a correta escolha do momento de iniciar a ressuscitação volêmica (que dependerá do grau de hipoperfusão tecidual) e a definição da meta a ser alcançada. Estudos mostraram que o início tardio da ressuscitação volêmica resultou em pior desfecho,[36,37] uma vez que a lesão tecidual já estava presente.

No cenário da anestesia e do paciente crítico, a escolha do tipo de fluido a ser administrado é controversa e de difícil decisão. A solução salina a 0,9% deve ser evitada, uma vez que a acidose hiperclorêmica tem sido associada à redução do fluxo sanguíneo gástrico, diminuição do pH intramucoso gástrico, redução do fluxo sanguíneo renal e redução da perfusão cortical renal.[38-42] Apesar de os princípios fisiológicos sustentarem a utilização do coloide de baixo peso molecular (p. ex., hidroxietilamidos) por ser mais eficaz no processo de expansão volêmica quando comparado ao cristaloide, uma série de estudos tem apontado efeitos deletérios relacionados à dose, como coagulopatia, inflamação, indução de estresse oxidativo e lesão renal aguda,[43,44] sendo contraindicado nos quadros de ressuscitação volêmica. Assim, soluções cristaloides balanceadas são recomendadas,[45] mas também apresentam seus próprios efeitos adversos, como hiperlactatemia, alcalose metabólica, inflamação, estresse oxidativo, hipotonicidade e cardiotoxicidade.[46]

## Fármacos vasoativos

Os fármacos vasoativos são usados nos estados de choque para restaurar a pressão de perfusão tecidual em pacientes hemodinamicamente instáveis, após adequada reposição de fluidos. Eles podem ser vasoconstritores e inotrópicos.

As catecolaminas, também denominadas aminas simpatomiméticas, atuam em receptores específicos ocasionando respostas distintas, conforme detalhado a seguir:

- **$DA_1$:** produzem vasodilatação nos leitos vasculares renal, mesentérico, cerebral e coronariano.
- **$DA_2$:** inibem a liberação de noradrenalina.
- **$\alpha_1$:** produzem vasoconstrição.
- **$\alpha_2$:** causam inibição pré-sináptica da liberação da noradrenalina.
- **$\beta_1$:** produzem aumento da velocidade de condução do impulso elétrico, da contratilidade miocárdica e da frequência cardíaca.
- **$\beta_2$:** produzem vasodilatação e broncodilatação.

Se ocorrer hipotensão grave ou persistente, mesmo após administração de fluidos, devem-se utilizar vasopressores. É aceitável administrar vasopressores temporariamente enquanto se realiza a ressuscitação volêmica, devendo-se descontinuá-los, se possível, caso a hipotensão tenha sido corrigida com a expansão volêmica. Agonistas adrenérgicos são vasopressores de primeira linha devido a seu rápido início de ação, alta potência e meia-vida curta, o que permite o fácil ajuste da dose (**FIG. 35.6**).

A noradrenalina é um potente agente vasopressor exógeno, α-adrenérgico com fraco efeito β-adrenérgico que produz diversas alterações no leito vascular, esplâncnico e renal,

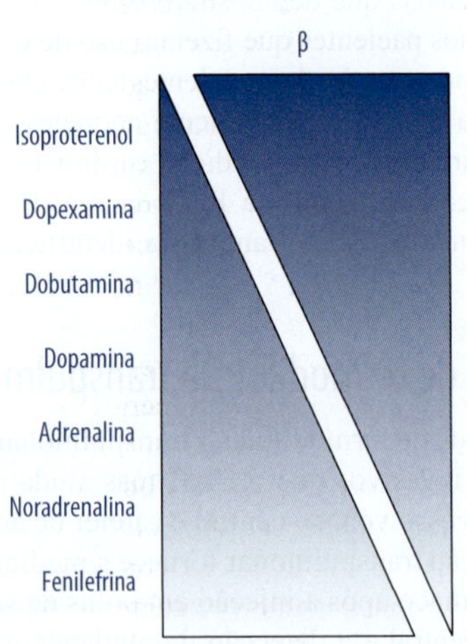


**FIGURA 35.6** Fármacos vasoativos com efeitos α-adrenérgicos e β-adrenérgicos. *Fonte: Hollenberg.*[47]

porém com grande capacidade de elevar a pressão arterial por seu efeito vasoconstritor. Em doses baixas, seu efeito β-adrenérgico promove aumento da contratilidade cardíaca, da velocidade de condução e da frequência cardíaca, interferindo pouco na resistência periférica. Em doses altas, tanto o efeito α quanto o β-adrenérgico ocorrem e incluem a vasoconstrição periférica com aumento importante da resistência arterial sistêmica, aumento da contratilidade cardíaca, do trabalho cardíaco e do volume sistólico. A noradrenalina pode provocar vasoconstrição esplâncnica, causando isquemia em órgãos-alvo como rins, intestino e pulmões.

A vasopressina é um hormônio com importantes funções, incluindo efeitos antidiuréticos e vasoconstritores. Em baixas concentrações, promove vasodilatação coronariana, cerebral e da circulação pulmonar. Baixas doses de vasopressina estão associadas à redução da dose de outros fármacos vasoativos e em geral são suficientes para aumentar a resistência vascular sistêmica e a pressão arterial, sem alterar o débito cardíaco. Uma ação potencialmente benéfica da vasopressina é a constrição seletiva das arteríolas glomerulares eferentes, mantendo a filtração glomerular, mesmo quando há redução global no fluxo sanguíneo renal, enquanto a maioria das aminas vasoativas contrai tanto as arteríolas aferentes quanto as eferentes, com consequente redução da filtração glomerular.

A dopamina é a precursora imediata da noradrenalina e adrenalina. Atua induzindo os efeitos hemodinâmicos, por estimular receptores α, β e dopa. Promove significativa liberação endógena de noradrenalina, responsável por 50% de sua ação. Em comparação com a dobutamina, o efeito da dopamina é menos pronunciado após as reservas endógenas de noradrenalina terem se esgotado.

A dobutamina é uma catecolamina sintética que tem efeito inotrópico predominantemente β-adrenérgico, apresentando um efeito cronotrópico relativamente baixo e, ao contrário da dopamina, ela não causa liberação de noradrenalina endógena. É o agente inotrópico de escolha para aumentar o débito cardíaco. Seu início de ação ocorre em 1 a 2 minutos. O tempo de meia-vida plasmática é de 2 minutos, sendo excretada pela urina. A dobutamina tende a perder seus efeitos hemodinâmicos após a administração prolongada, provavelmente pelo efeito de *down-regulation* dos receptores. Seus efeitos hemodinâmicos, assim como os da dopamina, são dose-dependentes. Na dose de 15 $mg{\cdot}kg^{-1}{\cdot}min^{-1}$, desencadeia aumento da contratilidade miocárdica sem elevação significativa da frequência cardíaca. Nas doses superiores a 30 $mg{\cdot}kg^{-1}{\cdot}min^{-1}$, favorece o aparecimento de arritmias ventriculares, além de efeitos indesejáveis como elevação da pressão arterial. Na prática clínica, a infusão inicia-se com 2 a 5 $mg{\cdot}kg^{-1}{\cdot}min^{-1}$ e é titulada até que se alcancem os efeitos desejados.

Os inibidores da fosfodiesterase, amrinona e milrinona, são fármacos vasoativos não adrenérgicos que aumentam a contratilidade miocárdica e reduzem o tônus vascular. Agem mediante inibição seletiva da fosfodiesterase tipo III, aumentando as concentrações intracelulares de monofosfato de adenosina (AMPc) e de cálcio, com resultante efeito inotrópico positivo, vasodilatação sistêmica e pulmonar. O débito cardíaco aumenta devido à estimulação da contratilidade miocárdica e à redução da pós-carga ventricular. Como consequência desses mecanismos, observam-se aumento da contratilidade, vasodilatação periférica, aumento da distensibilidade ventricular esquerda e, portanto, elevação do débito cardíaco, queda da resistência vascular periférica e diminuição da pressão arterial média, acompanhada, por vezes, de aumento na frequência cardíaca. Também se observa vasodilatação coronariana. Como essas ações são independentes da ativação de receptores β-adrenérgicos, tais benefícios hemodinâmicos podem ser obtidos mesmo em pacientes em uso de β-bloqueadores ou naqueles que apresentam depressão dos receptores β-adrenérgicos e consequente "resistência" à ação das catecolaminas e limites para se atingir os efeitos hemodinâmicos desejados.

# METAS NA RESSUSCITAÇÃO

Para guiar o tratamento do paciente com choque, é importante o estabelecimento de metas claras a serem atingidas. Nortear o tratamento por metas macro-hemodinâmicas pode não ser suficiente. Pacientes com choque compensado apresentam pressão arterial normal, porém a hipóxia tecidual ainda pode estar presente, levando a um quadro de acidose persistente e piorando o quadro de choque. Sendo assim, objetivos bem definidos na ressuscitação são essenciais para o melhor desfecho do paciente crítico. As metas podem ser divididas em dois grandes grupos: hemodinâmicas e metabólicas.

## Metas hemodinâmicas

As metas hemodinâmicas durante a ressuscitação são baseadas nos princípios da oferta ($\dot{D}O_2$) e do consumo ($\dot{V}O_2$) de oxigênio, os quais são responsáveis pela oxigenação tecidual. A lei de Fick define tais parâmetros em função da concentração de hemoglobina (Hb), função cardíaca, concentração de oxigênio arterial ($SaO_2$) e venoso ($SvO_2$):

$$\dot{D}O_2 = IC \times 1{,}34 \times Hb \times SaO_2$$
$$\dot{V}O_2 = IC \times 1{,}34 \times Hb \times (SaO_2 - SvO_2)$$

A meta principal da ressuscitação é a restauração da $\dot{D}O_2$. O manejo da hemoglobina e da saturação é relativamente fácil de entender, mas o manejo do débito cardíaco exige maior atenção. Apesar de a pressão arterial média (PAM), definida como [PAM = pressão diastólica + 1/3 (pressão sistólica – diastólica)], ser em geral utilizada durante o processo de ressuscitação, não há um valor de PAM uniforme a ser usado como meta na ressuscitação.

A $SvO_2$ ou a saturação venosa central de oxigênio ($SvcO_2$) de oxigênio expressa a extração de oxigênio pelo tecido. A $SvO_2$ é proveniente do acesso venoso central, representando a saturação na parte superior do corpo, enquanto a $SvcO_2$ é proveniente do CAP, representando a saturação da parte superior e inferior do corpo. Embora os valores absolutos da $SvO_2$ e da $SvcO_2$ sejam diferentes, a tendência entre as duas medidas geralmente se correlaciona.[48] A rápida normalização da saturação venosa está associada à sobrevida, mostrando ser uma importante meta a ser alcançada na ressuscitação.

## Metas metabólicas

O metabolismo anaeróbico provocado pela hipoxemia tecidual regional resulta em menor produção de trifosfato de adenosina (ATP) e maior produção de piruvato. Este último é convertido em ácido láctico, ocasionando piora da acidose láctica e do estado de choque, prolongando o agravamento da hipoperfusão tecidual.[49] Com base nesse princípio, as metas metabólicas podem ser realizadas a partir da hipoxemia tecidual.

A presença de lactato aumentado na fase inicial do choque está bem correlacionada com o desfecho clínico do paciente crítico.[7] O tempo prolongado para redução do lactato sérico (definido como lactato $< 2$ $mmol \cdot L^{-1}$) foi associado ao aumento da mortalidade, variando de 42,5 a 86%, caso não ocorra redução do lactato em até 48 horas.[50] Os valores isolados de lactato podem fornecer algum valor prognóstico, mas a importância principal se dá para a tendência dos valores do lactato ao longo do tempo.

Outro marcador metabólico de importância clínica é o excesso de bases (*base excess*). Ele é definido de acordo com a gravidade, podendo apresentar alteração leve (–2 a –5 $mmol \cdot L^{-1}$), moderada (–6 a –14 $mmol \cdot L^{-1}$) ou grave (> –15 $mmol \cdot L^{-1}$). A piora do excesso de bases está relacionada à reposição volêmica com cristaloides e transfusão sanguínea. Sendo assim, o excesso de bases pode ser obtido de forma rápida pela gasometria arterial e deve ser rapidamente corrigido. Seu valor prognóstico como meta da ressuscitação é superior ao pH, porém não pode ser utilizado um valor único, e sim sua tendência.

No processo de ressuscitação, podem ser empregados marcadores regionais com o objetivo de melhorar a perfusão tecidual. A espectroscopia com luz quase infravermelha (NIRS, do inglês *near-infrared spectroscopy*) é uma tecnologia utilizada para determinar a saturação de oxigênio tecidual a partir de frações da oxiemoglobina e desoxiemoglobina (**FIG. 35.7**). A análise das alterações da saturação de oxigênio tecidual durante curto episódio de isquemia foi usada para quantificar a disfunção microvascular,[51] e tais alterações foram associadas a pior prognóstico.[52] Várias intervenções terapêuticas têm demonstrado efeitos sobre a microcirculação, mas a terapia guiada pela monitorização visual da microcirculação ou a meta a ser atingida avaliada por essas tecnologias de modo a melhorar o desfecho clínico ainda exigem maior número de estudos e não podem ser recomendadas formalmente até o presente momento.

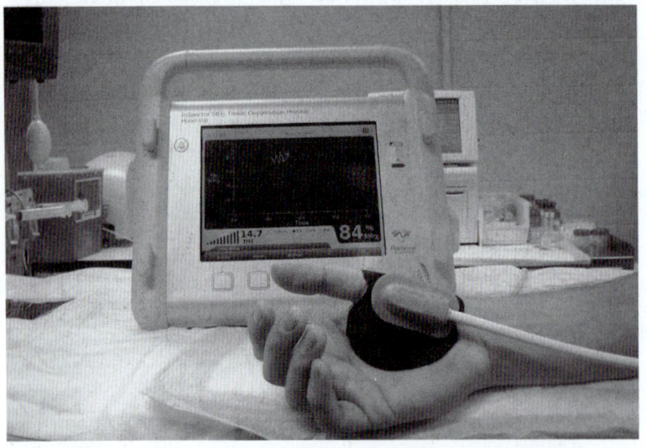

**FIGURA 35.7** Espectroscopia com luz quase infravermelha (NIRS). Uso de NIRS na região tenar da mão para medir a saturação tecidual de oxigênio. (Monitor de oxigenação tecidual InSpectra $StO_2$, modelo 650, Hutchinson Technology, Inc., Hutchinson, Minnesota, USA.)
*Fonte: Connelly e Schreiber.*[3]

## CONSIDERAÇÕES FINAIS

Choque pode definido como uma condição ameaçadora à vida por falência circulatória aguda associada à utilização inadequada do oxigênio pelas células. Como consequência, há hipóxia citopática associada ao aumento do lactato sérico. O choque pode ser relacionado com quatro padrões, sendo que três deles estão associados à diminuição do fluxo sanguíneo (hipovolêmico, cardiogênico e obstrutivo) e um deles está associado ao estado hipercinético da circulação (distributivo), podendo o estado de choque apresentar uma combinação de todos esses padrões. O diagnóstico deve ser precoce, e a monitorização, contínua. O tratamento é baseado na reposição volêmica e no uso de agentes vasoativos com o objetivo de adequar a oferta tecidual de oxigênio. Essa reposição volêmica deve ser guiada por metas e monitorizada continuamente. Todo paciente com choque deve ter metas bem estabelecidas para serem alcançadas, entre elas a normalização da $SvO_2$, do lactato e do excesso de bases.

## REFERÊNCIAS


1. Guthrie GJ. Treatise on gun-shot wounds, on inflammation, erysipelas, and mortification, on injuries of nerves, and on wounds of the extremities requiring the different operations of amputation: in which the various methods of performing these operations are shown, together with their after treatment; and containing an account of the author's successful case of amputation at the hip joint being a record of the opinions and practice of the Surgical Department of the British Army, at the termination of the wars in Spain, Portugal, France, and the Netherlands, in 1814 and 1815. 3rd. ed. London: Burgess and Hill;1827.
2. Blalock A. Shock and Hemorrhage. Bull N Y Acad Med.1936;12(11):610-22.
3. Connelly CR, Schreiber MA. Endpoints in resuscitation. Curr Opin Crit Care.2015;21(6):512-9.
4. Mutschler M, Paffrath T, Wölfl C, Probst C, Nienaber U, Schipper IB, et al.The ATLS classification of hypovolaemic shock: a well established teaching tool on the edge? Injury.2014;45(Suppl 3):S35-8.
5. Nichol AD, Egi M, Pettila V, Bellomo R, French C, Hartet G, et al. Relative hyperlactatemia and hospital mortality in critically ill patients: a retrospective multi-centre study. Critical Care. 2010;14(1):R25.
6. Bakker J, Coffernils M, Leon M, Gris P, Vincent JL. Blood lactate levels are superior to oxygen-derived variables in predicting outcome in human septic shock. Chest.1991; 99(4):956-62.
7. Vincent, JL, Dufaye P, Berré J, Leeman M, Degaute JP, Kahn RJ.Serial lactate determinations during circulatory shock. Crit Care Med. 1983;11(6):449-51.
8. Bakker J, Bakker J, Gris P, Coffernils M, Kahn RJ, Vincent JL.Serial blood lactate levels can predict the development of multiple organ failure following septic shock. Am J Surg.1996;171(2):221-6.
9. Vincent JL, Ince C, Bakker J. Clinical review: Circulatory shock-an update: a tribute to Professor Max Harry Weil. Crit Care.2012;16(6): 239.
10. Weil MH, Shubin H. Proposed reclassification of shock states with special reference to distributive defects. Adv Exp Med Biol.1971;23(0):13-23.
11. Vincent JL, De Backer D. My paper 20 years later: effects of dobutamine on the VO2/DO2 relationship. Int Care Med. 2014;40(11):1643-8.
12. Moore JP, Dyson A, Singer M, Fraser J.Microcirculatory dysfunction and resuscitation: why, when, and how. Br J Anaesth. 2015;115(3):366-75.
13. De Backer D, Creteur J, Preiser JC, Dubois MJ, Vincent JL. Microvascular blood flow is altered in patients with sepsis. Am J Respir Crit Care Med, 2002;166(1):98-104.
14. Sakr Y, Dubois MJ, De Backer D, Creteur J, Vincent JL. Persistent microcirculatory alterations are associated with organ failure and death in patients with septic shock. Crit Care Med. 2004;32(9):1825-31.
15. Trzeciak S, McCoy JV, Phillip Dellinger R, Arnold RC, Rizzuto M, Abate NL et al. Early increases in microcirculatory perfusion during protocol-directed resuscitation are associated with reduced multi-organ failure at 24 h in patients with sepsis. Intensive Care Med, 2008;34(12):2210-7.
16. Wacharasint P, Nakada TA, Boyd JH, Russell JA, Walley KR. Normal-range blood lactate concentration in septic shock is prognostic and predictive. Shock.2012;38(1):4-10.
17. Nguyen HB, Rivers EP, Knoblich BP, Jacobsen G, Muzzin A, Ressler JA, et al. Early lactate clearance is associated with improved outcome in severe sepsis and septic shock. Crit Care Med.2004; 32(8):1637-42.
18. Rivers E, Nguyen B, Havstad S, Ressler J, Muzzin A, Knoblich B et al. Early goal-directed therapy in the treatment of severe sepsis and septic shock. N Engl J Med. 2001;345(19):1368-77.
19. Suess EM, Pinsky MR. Hemodynamic Monitoring for the evaluation and treatment of shock: what is the current state of the art? Semin Respir Crit Care Med.2015;36(6):890-8.
20. Boissier F, Katsahian S, Razazi K, Thille AW, Roche-Campo F, Leon R, et al. Prevalence and prognosis of cor pulmonale during protective ventilation for acute respiratory distress syndrome. Intensive Care Med.2013;39(10):1725-33.
21. Lhéritier G, Legras A, Caille A, Lherm T, Mathonnet A, Frat JP, et al. Prevalence and prognostic value of acute cor pulmonale and patent forame ovale in ventilated patients with early acute respiratory distress syndrome: a multicenter study. Intensive Care Med. 2013;39(10):1734-42.
22. Vieillard-Baron A, Schmitt JM, Augarde R, Fellahi JL, Prin S, Page B et al. Acute cor pulmonale in acute respiratory distress syndrome submitted to protective ventilation: incidence, clinical implications, and prognosis. Crit Care Med. 2001;29(8):1551-5.
23. Pinsky M, Vincent JL, De Smet JM. Estimating left ventricular filling pressure during positive end-expiratory pressure in humans. Am Rev Respir Dis.1991;143(1):25-31.
24. Teboul JL, Pinsky MR, Mercat A, Anguel N, Bernardin G, Achard JM, et al. Estimating cardiac filling pressure in mechanically ventilated patients with hyperinflation. Crit Care Med. 2000;28(11):3631-6.
25. Connors AF Jr, Speroff T, Dawson NV, Thomas C, Harrell FE Jr, Wagner D, et al. The effectiveness of right heart catheterization in the initial care of critically ill patients. SUPPORT Investigators. JAMA.1996;276(11):889-97.
26. Polanczyk CA, Rohde LE, Goldman L, Cook EF, Thomas EJ, Marcantonio ER, et al. Right heart catheterization and cardiac complications in patients undergoing noncardiac surgery: an observational study. JAMA. 2001;286(3):309-14.
27. Harvey S, Harrison DA, Singer M, Ashcroft J, Jones CM, Elbourne D, et al. Assessment of the clinical effectiveness of pulmonary artery catheters in management of patients in intensive care (PAC-Man): a randomised controlled trial. Lancet. 2005;366(9484):472-7.
28. National Heart, Lung, and Blood Institute Acute Respiratory Distress Syndrome (ARDS) Clinical Trials Network, Wheeler AP, Bernard GR, Thompson BT, Schoenfeld D, Wiedemann HP, et al. Pulmonary-artery versus central venous catheter to guide treatment of acute lung injury. N Engl J Med. 2006;354(21):2213-24.

29. Rhodes A, Cusack RJ, Newman PJ, Grounds RM, Bennett ED. A randomised, controlled trial of the pulmonary artery catheter in critically ill patients. Intensive Care Med. 2002;28(3):256-64
30. Richard C, Warszawski J, Anguel N, Deye N, Combes A, Barnoud D, et al. Early use of the pulmonary artery catheter and outcomes in patients with shock and acute respiratory distress syndrome: a randomized controlled trial. JAMA. 2003;290(20):2713-20.
31. Sakka SG, Reinhart K, Meier-Hellmann A. Comparison of pulmonary artery and arterial thermodilution cardiac output in critically ill patients. Intensive Care Med.1999; 25(8):843-6.
32. Antonelli M, Levy M, Andrews PJ, Chastre J, Hudson LD, Manthous C,et al. Hemodynamic monitoring in shock and implications for management. International Consensus Conference, Paris, France, 27-28 April 2006. Intensive Care Med. 2007;33(4):575-90.
33. Cecconi M, De Backer D, Antonelli M, Beale R, Bakker J, Hofer C, et al. Consensus on circulatory shock and hemodynamic monitoring. Task force of the European Society of Intensive Care Medicine. Intensive Care Med, 2014;40(12):1795-815.
34. Ince C. The rationale for microcirculatory guided fluid therapy. Curr Opin Crit Care. 2014;20(3):301-8.
35. Boyd JH, Forbes J, Nakada TA, Walley KR, Russell JA. Fluid resuscitation in septic shock: a positive fluid balance and elevated central venous pressure are associated with increased mortality. Crit Care Med. 2011;39(2):259-65.
36. Gattinoni L, Brazzi L, Pelosi P, Latini R, Tognoni G, Pesenti A, et al. A trial of goal-oriented hemodynamic therapy in critically ill patients. Sv02 Collaborative Group. N Engl J Med.1995;333(16):1025-32.
37. Kern JW, Shoemaker WC. Meta-analysis of hemodynamic optimization in high-risk patients. Crit Care Med. 2002;30(8):1686-92.
38. Base EM, Standl T, Lassnigg A, Skhirtladze K, Jungheinrich C, Gayko D, et al. Efficacy and safety of hydroxyethyl starch 6% 130/0.4 in a balanced electrolyte solution (Volulyte) during cardiac surgery. J Cardiothorac Vasc Anesth. 2011;25(3):407-14.
39. Scheingraber S, Rehm M, Sehmisch C, Finsterer U. Rapid saline infusion produces hyperchloremic acidosis in patients undergoing gynecologic surgery. Anesthesiology.1999;90(5):1265-70.
40. Vogt NH, Bothner U, Lerch G, Lindner KH, Georgieff M.Large-dose administration of 6% hydroxyethyl starch 200/0.5 total hip arthroplasty: plasma homeostasis, hemostasis, and renal function compared to use of 5% human albumin. Anesth Analg.1996; 83(2):262-8.
41. Waters JH, Gottlieb A, Schoenwald P, Popovich MJ, Sprung J, Nelson DR. Normal saline versus lactated Ringer's solution for intraoperative fluid management in patients undergoing abdominal aortic aneurysm repair: an outcome study. Anesth Analg. 2001;93(4):817-22.
42. Yates DR, Davies SJ, Milner HE, Wilson RJ.Crystalloid or colloid for goal-directed fluid therapy in colorectal surgery. Br J Anaesth.2014;112(2): 281-9.
43. Mutter TC, Ruth CA, Dart AB.Hydroxyethyl starch (HES) versus other fluid therapies: effects on kidney function. Cochrane Database Syst Rev. 2013;(7):CD007594.
44. Haase N, Perner A, Guttormsen AB, Hennings LI, Siegemund M, Lauridsen B, et al. Hydroxyethyl starch 130/0.38-0.45 versus crystalloid or albumin in patients with sepsis: systematic review with meta-analysis and trial sequential analysis. BMJ. 2013;346:f839.
45. Soni, N. British Consensus Guidelines on Intravenous Fluid Therapy for Adult Surgical Patients (GIFTASUP): Cassandra's view. Anaesthesia. 2009;64(3):235-8.
46. Myburgh JA, Mythen MG. Resuscitation fluids. N Engl J Med. 2013; 369(13):1243-51.
47. Hollenberg SM. Vasoactive drugs in circulatory shock. Am J Respir Crit Care Med. 2011;183(7):847-55.
48. Reinhart K, Kuhn HJ, Hartog C, Bredle DL. Continuous central venous and pulmonary artery oxygen saturation monitoring in the critically ill. Intensive Care Med.2004;30(8):1572-8.
49. Englehart MS, Schreiber MA. Measurement of acid-base resuscitation endpoints: lactate, base deficit, bicarbonate or what? Curr Opin Crit Care. 2006;12(6):569-74.
50. Husain FA, Martin MJ, Mullenix PS, Steele SR, Elliott DC. Serum lactate and base deficit as predictors of mortality and morbidity. Am J Surg. 2003;185(5):485-91.
51. Gómez H, Torres A, Polanco P, Kim HK, Zenker S, Puyana JC, et al. Use of non-invasive NIRS during a vascular occlusion test to assess dynamic tissue O(2) saturation response. Intensive Care Med. 2008;34(9):1600-7.
52. Creteur J, Carollo T, Soldati G, Buchele G, De Backer D, Vincent JL. The prognostic value of muscle St02 in septic patients. Intensive Care Med. 2007;33(9):1549-56.


# Questões de Provas do TSA

**35.1 (TSA/2014)** Homem de 70 anos está no 3º dia pós-operatório de retossigmoidectomia e evoluiu febril e com insuficiência respiratória aguda. Foi intubado, sedado e iniciada ventilação mecânica. PA de 95x50 mmHg, FC de 121 bpm e $SpO_2$ de 87% com $F_IO_2$ de 60%. A gasometria do sangue venoso central mostrou $SvcO_2$ de 62%. O índice cardíaco (IC) é de 1,4 $L{\cdot}min^{-1}{\cdot}m^{-2}$; o índice de resistência vascular sistêmica (IRVS) de 2.600 $dyn{\cdot}s^{-1}{\cdot}cm^{-5}{\cdot}m^{-2}$ e o delta PP de 26%. Após a administração de 250 mL de coloide e o início de infusão contínua de noradrenalina, o delta PP é de 20%, enquanto o IC e a PA melhoram apenas temporariamente. Em seguida, IC e PA voltam a reduzir, enquanto o delta PP se eleva. Qual é a principal hipótese diagnóstica?

**A.** Choque obstrutivo.

**B.** Choque distributivo.

**C.** Choque cardiogênico.

**D.** Choque hipovolêmico.

**35.2 (TSA/2014)** Mulher de 68 anos e 50 kg, coronariopata, no 3º dia de pós-operatório de colectomia direita será submetida a limpeza de cavidade abdominal. Apresenta Hb de 10 $g{\cdot}dL^{-1}$, potássio de 4,5 $mEq{\cdot}L^{-1}$ e creatinina de 1,6 $mg{\cdot}dL^{-1}$. A avaliação hemodinâmica mostra: índice cardíaco de 5,5 $L{\cdot}min^{-1}{\cdot}m^{-2}$, índice de resistência vascular sistêmica de 1.000 $dyn{\cdot}seg^{-1}{\cdot}cm^{-5}{\cdot}m^{-2}$, variação de volume sistólico de 6% e $SvO_2$ de 80%. O intensivista sugeriu a administração de 1.000 mL de hidroxietilamido. Por que essa conduta está contraindicada nessa paciente?

**A.** Normovolemia.

**B.** Idade da paciente.

**C.** Choque cardiogênico.

**D.** Baixa depuração de creatinina.

**35.3 (TSA/2014)** Em pacientes com choque hemorrágico, a ventilação mecânica deve ser estabelecida precocemente porque:

**A.** Reduz o *shunt* intrapulmonar.

**B.** Atua como bomba intratorácica.

**C.** Elimina o espaço morto funcional.

**D.** Evita a fadiga muscular respiratória.

**35.4 (TSA/2014)** No choque hemorrágico são liberadas as seguintes substâncias na corrente sanguínea:

**A.** Cortisol, adrenalina, insulina.

**B.** Vasopressina, dopamina, tromboxano.

**C.** Renina, hormônio do crescimento, glucagon.

**D.** Prostaglandinas, endotelina, peptídeo natriurético atrial.

**35.5 (TSA/2015)** Homem de 68 anos, 70 kg e 1,65 m, é levado ao centro cirúrgico para drenagem de abscesso abdominal.

Apresenta temperatura axilar de 38 °C, FC de 112 bpm, PA de 90x60 mmHg e contagem de leucócitos de 15.000$\cdot mm^{-3}$ com desvio para esquerda. Durante a cirurgia, apresenta índice cardíaco (IC) de 2,5 $L{\cdot}min^{-1}{\cdot}m^{-2}$, índice de resistência vascular sistêmica (IRVS) de 1.950 $dyn{\cdot}s^{-1}{\cdot}cm^{-5}{\cdot}m^{-2}$, PVC de 9 mmHg e variação do volume sistólico (VVS) de 27%. A administração de solução cristaloide balanceada resultou em IC de 2,7 $L{\cdot}min^{-1}{\cdot}m^{-2}$, VVS de 12% e IRVS de 1.750 $dyn{\cdot}s^{-1}{\cdot}cm^{-5}{\cdot}m^{-2}$. A saturação venosa central de oxigênio ($SvcO_2$), nesse momento, é de 68%. Em seguida, é iniciada infusão de dobutamina que deverá resultar em:

**A.** Aumento da PVC.

**B.** Aumento da VVS.

**C.** Aumento da IRVS.

**D.** Redução da $SvcO_2$.

**35.6 (TSA/2015)** Homem de 61 anos, 65 kg e 1,67 m, é submetido a laparotomia por doença diverticular perfurada. Evolui no primeiro dia pós-operatório com choque séptico. Apesar de reposição volêmica adequada e uso de noradrenalina em altas doses, permanece hipotenso. O ecocardiograma realizado à beira do leito mostrou ventrículo esquerdo normal e hiperdinâmico. O índice cardíaco é de 4,8 $L{\cdot}min^{-1}{\cdot}m^{-2}$. Qual fármaco deverá ser combinado à noradrenalina?

**A.** Milrinona.

**B.** Fenilefrina.

**C.** Dobutamina.

**D.** Vasopressina.

**35.7 (TSA/2015)** Homem de 61 anos, 82 kg e 1,75 m, é submetido a laparotomia exploradora por isquemia mesentérica. Após a enterectomia e ressuscitação volêmica, apresenta PAM de 75 mmHg, índice cardíaco de 5,1 $L \cdot min^{-1} \cdot m^{-2}$, índice de resistência vascular sistêmica de 850 $dyn \cdot s^{-1} \cdot cm^{-5} \cdot m^{-2}$, índice de aporte de oxigênio de 580 $mL \cdot min^{-1} \cdot m^{-2}$ e saturação venosa mista de oxigênio de 78%. A despeito da manutenção desses parâmetros no pós-operatório, o paciente evolui com elevação do lactato arterial e piora do déficit de base. A explicação para essa alteração laboratorial é o desenvolvimento de:

**A.** Hipóxia citopática.

**B.** Hipóxia hipoxêmia.

**C.** Insuficiência renal aguda.

**D.** Falência ventricular esquerda.

**35.8 (TSA/2015)** O aumento do peso molecular do hidroxietilamido está associado ao aumento da frequência de:

**A.** Anafilaxia.

**B.** Coagulopatia.

**C.** Disfunção hepática.

**D.** Disfunção pulmonar.

**35.9 (TSA/2016)** Homem de 56 anos, 88 kg e 1,75 m é submetido à nefrectomia e adrenalectomia à direita além de hepatectomia segmentar por neoplasia renal avançada. Além do básico obrigatório, o paciente foi monitorizado com pressão arterial invasiva e cateter de artéria pulmonar. Cerca de 3 horas após o início da cirurgia, a perda de sangue estimada é de 1,5 litro. O paciente apresenta PAM de 70 mmHg, IC de 3,5 $L \cdot min^{-1} \cdot m^{-2}$, $SaO_2$ de 98%, $SvO_2$ de 58% e Hb de 7,0 $g \cdot dL^{-1}$. Você opta pela transfusão de concentrado de hemácias e observa queda do IC para 3,0 $L \cdot min^{-1} \cdot m^{-2}$ e elevação da $SvO_2$ para 65%. Que mecanismo pode explicar a redução do IC?

**A.** Aumento da pós-carga.

**B.** Disfunção miocárdica associada à hipotermia.

**C.** Adequação do IC à nova condição hemodinâmica.

**D.** Depressão miocárdica por mediadores inflamatórios.

# 36. SANGUE E DERIVADOS

David Silveira Marinho
José Carlos Rodrigues Nascimento
Anderson Emanuel Caliope Castelo Branco Mourão

O primeiro relato de transfusão de sangue entre humanos é atribuído ao obstetra inglês James Blundell em 1828. Em sua narrativa, ele descreve o aparato utilizado no tratamento de uma paciente com hemorragia pós-parto, usando, para tal, o sangue de seu marido. O emprego pioneiro de sangue no tratamento de hemorragia foi justificado com a explicação de que o sangue seria um "fluido vital" e que o "comprometimento clínico" resultante de grandes sangramentos poderia ser evitado pela transfusão.[1]

Em quase dois séculos de progresso científico, muito se evoluiu no preparo desses produtos, em suas indicações, riscos e benefícios. Mais recentemente, novos produtos farmacêuticos, como os concentrados de fibrinogênio, fator XIII, complexo protrombínico e fator VII recombinante ativado (rFVIIa), foram introduzidos na prática clínica. Nesse ínterim, também foram desenvolvidas e implementadas alternativas não farmacológicas à transfusão de sangue alogênico, incluindo a transfusão de sangue autólogo doado no pré-operatório, a hemodiluição normovolêmica e a recuperação intraoperatória de hemácias (*cell saver*). Nesse sentido, a transfusão de sangue passou a ocupar papel de destaque na prática médica, conforme exposto adiante.[2,3]

## Hemocomponentes e hemoderivados

Assim como em outras áreas da ciência, as guerras impuseram demandas que resultaram em notáveis progressos no que diz respeito à transfusão de sangue. Por esse ângulo, a Primeira Guerra Mundial fomentou o desenvolvimento de bancos de sangue, e a Segunda Guerra Mundial impulsionou o fracionamento do sangue. Embora o objetivo inicial fosse apenas o de obter albumina para tratar soldados vítimas de queimaduras e de choque circulatório, a albumina, a globulina e o fibrinogênio se tornaram disponíveis para uso clínico.

Entre 1950 e 1970, diversos avanços foram desenvolvidos para fracionar o sangue, de maneira semelhante ao que se faz atualmente. Hemocomponentes são produtos obtidos nos serviços de hemoterapia, a partir do sangue total, por meio de processos físicos (centrifugação, congelamento). Já os hemoderivados são obtidos em escala industrial, a partir do fracionamento do plasma por processos físico-químicos **(FIG. 36.1)**.[4]

A prática do fracionamento somou-se à percepção da potencial insuficiência dos bancos de sangue em suprir demandas crescentes e também ao entendimento de que a maioria dos

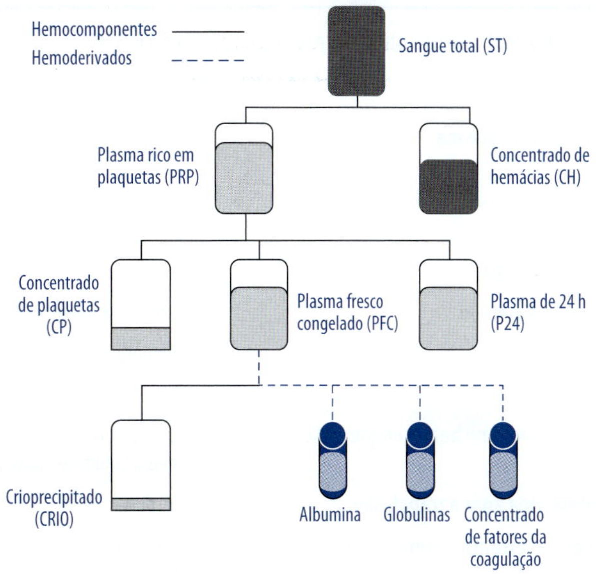


**FIGURA 36.1** Produtos originados a partir do sangue total.
*Fonte: Adaptada de Ministério da Saúde.*[4]

pacientes precisa de apenas certas frações do sangue total. Por esses motivos, nos últimos 40 anos, a prática clínica migrou progressivamente do uso de sangue total para a terapia com hemocomponentes e hemoderivados, de maneira que hoje não há disponibilização de sangue total pelos bancos de sangue.[5]

## Concentrado de hemácias

### Preparo e composição

Na doação, o sangue total é direcionado para uma bolsa contendo soluções anticoagulantes preservadoras. O sangue total coletado em solução CPDA-1 (ácido cítrico, citrato de sódio, fosfato de sódio, dextrose e adenina) tem validade de 35 dias a partir da coleta e de 21 dias quando coletado em ACD (ácido cítrico, citrato de sódio, dextrose), CPD (ácido cítrico, citrato de sódio, fosfato de sódio, dextrose) e CP2D (citrato, fosfato e dextrose-dextrose).[4]

O concentrado de hemácias (CH) é obtido por meio da centrifugação de uma bolsa de sangue total e da remoção da maior parte do plasma. Em seguida, soluções aditivas (como o SAG-M) podem ser utilizadas para aumentar a sobrevida e a possibilidade de armazenamento das hemácias por até 42 dias. Detalhes acerca desse hemocomponente estão listados no **QUADRO 36.1**.

### Indicações

O oxigênio ($O_2$) ofertado para os tecidos circula, em sua maior parte, conectado à hemoglobina (Hb) das hemácias. Por esse motivo, a anemia tem o potencial de reduzir a oferta de oxigênio ($DO_2$, do inglês *delivery of oxygen*), definida pela fórmula:

$$DO_2 = [\text{Débito cardíaco}] \times [(\text{Hb} \times 1{,}39 \times SaO_2) + (PaO_2 \times 0{,}003)]$$

Entretanto, à medida que sangra, a maioria dos pacientes consegue manter essa oferta ativando diversos mecanismos de compensação da anemia, como aumento no débito cardíaco,

**QUADRO 36.1** Características do concentrado de hemácias (CH)

| | | |
|---|---|---|
| **Doadores** | 1 U = 1 doador | |
| **Volume de plasma** | 250 mL (total):<br>– 175 mL (hemácias)<br>– 55 mL (solução de preservação com nutrientes e anticoagulante)<br>– ~ 20 mL (plasma residual) | |
| **Dose habitual** | Variável | |
| **Efeito esperado** | Cada CH aumenta a dosagem de hemoglobina em 1 $g{\cdot}dL^{-1}$<br>Hematócrito: 60%<br>Leucócitos: $1{,}8{\cdot}10^{-9}$ | |
| **Composição no hemocomponente** | O CH contém plasma residual (com os mesmos fatores da coagulação contidos no PFC), mas o volume é muito pesqueno para ser clinicamente relevante | |
| **Meia-vida após a transfusão** | 30 dias | |
| **Perfil eletrolítico metabólico** | pH 7,0 a 6,6<br>$k^+$: 4 a 40 $mEq{\cdot}L^{-1}$<br>Lactato: 4 a 28 $mmol{\cdot}L^{-1}$ | $Na^+$: 137 a 116 $mEq{\cdot}L^{-1}$<br>$Ca^{2+}$: 0,3 a 0,4 $mEq{\cdot}L^{-1}$<br>Glicose: 550 a 250 $mg{\cdot}dL^{-1}$ |
| | *Alterações progressivas ao longo do 1º ao 35º dia | |
| **Compatibilidade em urgências** | Obrigatoriamente ABO e Rh-compatível | |
| **Disponibilidade** | Descongelamento: não<br>Provas cruzadas: sim<br>Tempo médio para dispensação: 10 a 20 min | |
| **Conservação na SO** | Se mantido entre 1 e 10 °C, tem validade de 20 a 40 dias | |
| **Devolvível ao banco de sangue?** | Sim, desde que tenha sido continuamente conservado na SO entre 1 e 10 °C | |

PFC, plasma fresco congelado; SO, sala de operações; U, unidade.

*Fonte: Adaptado de Ministério da Saúde[4] e Carson e colaboradores.[6]*

redistribuição do fluxo sanguíneo para órgãos nobres e elevação na extração de oxigênio, entre outros. Em algumas situações, porém, esses mecanismos podem se mostrar insuficientes, e a transfusão de hemácias está indicada para restaurar a capacidade de transporte do oxigênio.

O desenvolvimento de diretrizes para a transfusão de CH é dificultado pela limitada disponibilidade de estudos de boa qualidade para lhes dar suporte. De maneira geral, nas últimas décadas, a maior parte dos estudos tem sinalizado que práticas transfusionais restritivas não resultam em piores desfechos em comparação com práticas liberais, ainda trazendo consigo as vantagens de poupar os estoques de sangue e reduzir custos e eventos adversos. Nesse sentido, a transfusão de CH não é indicada para valores de hemoglobina acima de 10 $g{\cdot}dL^{-1}$, mas o limite inferior de tolerância varia entre 6 e 8 $g{\cdot}dL^{-1}$, conforme sugerido na **TABELA 36.1**.[6]

A fim de refinar as indicações transfusionais, recomenda-se que, além da dosagem sérica de hemoglobina, empreguem-se indicadores fisiológicos da oxigenação tecidual (estado hemodinâmico, lactato, déficit de bases, saturação venosa central, saturação venosa mista, diferença venoarterial de $O_2$, deflexões no segmento ST) como marcadores da capacidade individual de tolerar e compensar a anemia aguda. A decisão de transfundir CH, portanto, deve ser individualizada e multifatorial.[7]

## Momento de transfundir

O melhor momento para transfundir um paciente anêmico no perioperatório (pré, intra ou pós-operatório) ainda não está bem definido devido à escassez de estudos.

Em um estudo recente, pacientes anêmicos que receberam 2 unidades de CH pelo menos 1 dia antes da cirurgia cardíaca apresentaram menor tendência ao desenvolvimento de insuficiência renal pós-operatória, em comparação a pacientes que foram transfundidos durante ou após a cirurgia. Esse resultado foi explicado pela lesão que os eritrócitos sofrem durante seu armazenamento. Após uma transfusão de CH, entre outras anormalidades, os eritrócitos que estavam armazenados provocam a liberação de moléculas pró-inflamatórias, hemoglobina e ferro. Como resultado, pelo menos durante algumas horas após a transfusão, as hemácias armazenadas podem paradoxalmente piorar a oxigenação tecidual, estimular a cascata inflamatória e exacerbar o estresse oxidativo tecidual, culminando com lesão renal e de outros órgãos. Com base nisso, impede-se, nos pacientes que são transfundidos antes da cirurgia, que esse efeito adverso da transfusão se some aos diversos insultos de disóxia e inflamação intrínsecos ao intraoperatório.

Em uma metanálise avaliando outro desfecho (recorrência de câncer colorretal), contudo, não houve diferença entre pacientes transfundidos antes, durante ou depois das cirurgias.[8,9]

**TABELA 36.1** Níveis de hemoglobina e indicação de transfusão de concentrado de hemácias (CH)

| Hemoglobina | Recomendação |
|---|---|
| $< 6\ g \cdot dL^{-1}$ | Transfusão de CH indicada, exceto em circunstâncias excepcionais |
| $6\ a\ 7\ g \cdot dL^{-1}$ | É provável que a transfusão de CH seja indicada |
| $7\ a\ 8\ g \cdot dL^{-1}$ | A transfusão de CH pode ser apropriada em pacientes submetendo-se a cirurgia ortopédica ou cardíaca e naqueles com doença cardiovascular estável, após avaliação do seu estado clínico |
| $8\ a\ 10\ g \cdot dL^{-1}$ | A transfusão de CH em geral não está indicada, mas deve ser considerada em certas populações (pacientes com anemia sintomática, sangramento continuado, síndrome coronariana aguda com isquemia) |
| $> 10\ g \cdot dL^{-1}$ | A transfusão de CH não está indicada, exceto em circunstâncias excepcionais |

*Fonte: Adaptada de Carson e colaboradores.*[6]

## Compatibilidade

Uma vez indicada a transfusão de CH, é necessário atentar para os antígenos contidos na superfície das hemácias. As hemácias humanas podem expor mais de 400 tipos diferentes de antígenos de superfície, e a investigação de todos eles no doador e no receptor seria inviável. Felizmente, apenas dois sistemas de antígenos (ABO e Rh) costumam produzir reações transfusionais clinicamente significativas frente a uma incompatibilidade doador-receptor. Por esse motivo, selecionam-se concentrados de hemácias de sistemas ABO e Rh idênticos aos do receptor (também chamadas de hemácias "tipo-específicas"), conforme exposto na **TABELA 36.2**.

O procedimento de tipagem ABO-Rh é feito em até 5 minutos no banco de sangue. A realização de provas cruzadas (*crossmatching*) aprofunda a verificação de compatibilidade sorológica entre doador e receptor. Nesse procedimento laboratorial, que dura de 45 a 60 minutos, um pouco de soro do receptor é misturado com uma pequena quantidade de hemácias do doador. Essa "transfusão-teste" procura detectar anticorpos irregulares no receptor, eventuais erros na tipagem ABO-Rh ou na identificação do paciente. Caso haja incompatibilidade nas provas cruzadas, as hemácias do doador serão aglutinadas ou hemolisadas pelos anticorpos do soro do receptor.[10]

Sempre que se dispuser de tempo (60-90 minutos), deve-se transfundir hemácias tipo-específicas (idênticas) às do grupo do receptor e que tenham demonstrado compatibilidade nas provas cruzadas. Em casos com menor disponibilidade de tempo (10-20 minutos), é aceitável transfundir hemácias idênticas às do grupo do receptor, mas sem a realização das provas cruzadas. Se houver necessidade imediata ou quando não se dispõe de hemácias idênticas às do grupo do receptor, a escolha recai sobre as hemácias do grupo O e com Rh negativo. A depender da política do banco de sangue, é possível usar hemácias O positivo em pacientes do sexo masculino, reservando as unidades O negativo para mulheres em idade fértil e crianças.[4,11]

**TABELA 36.2** Ordem de escolha dos grupos sanguíneos de concentrados de hemácias em relação ao grupo sanguíneo do receptor

| Grupo sanguíneo do receptor | Concentrado de hemácias | | | |
|---|---|---|---|---|
| | 1ª escolha | 2ª escolha | 3ª escolha | 4ª escolha |
| 0 | 0 | Nenhum | Nenhum | Nenhum |
| A | A | 0 | Nenhum | Nenhum |
| B | B | 0 | Nenhum | Nenhum |
| AB | AB | A | B | 0 |

Nos dois cenários de escassez de tempo recém-descritos, uma vez que se disponha dos resultados de ABO-Rh e *crossmatching*, o banco de sangue começará a dispensar as hemácias recomendadas.

## Recebimento e conservação no centro cirúrgico

A quantidade de CH a ser solicitada ao banco de sangue deve levar em conta o nível de hemoglobina atual e perdas sanguíneas que ainda estão por vir. Ao receber as bolsas, o anestesiologista tem por obrigação conferir os dados de identificação da bolsa e do receptor. Caso as bolsas não sejam imediatamente utilizadas, elas devem ser conservadas em reservatórios de temperatura controlada (1-10 °C) ou em geladeiras apropriadas.

A exposição do CH a temperaturas não controladas por mais de 30 minutos resulta no comprometimento da qualidade do CH e no aumento do risco de crescimento bacteriano, de maneira que tais unidades costumam ser descartadas caso sejam retornadas para as agências transfusionais. Por esses mesmos receios, recomenda-se que nenhuma transfusão exceda o período de infusão de 4 horas. Caso esse tempo seja ultrapassado, a transfusão deve ser interrompida, e a unidade, descartada.[4,12]

## Instalação

O CH e os demais produtos hemoterápicos devem ser transfundidos através de equipo com filtro de 170 a 260 μm (capaz de reter coágulos e agregados). Sempre que possível, as hemácias e os demais hemocomponentes devem ser transfundidos em acesso venoso exclusivo, ou, se compartilhado, que o seja apenas com solução salina a 0,9%.

Os riscos da administração concomitante de fármacos e tais produtos hemoterápicos seriam de desnaturação de proteínas plasmáticas como albumina e fatores da coagulação, quando expostos a soluções com pH muito diferente, e de cremação ou hemólise das hemácias, quando expostas a soluções com tonicidade muito discrepante (como solução de manitol ou de glicose a 5%). Todavia, a esse respeito, o cenário intraoperatório pode impor desafios relevantes ao anestesiologista. Nesse sentido, em situações nas quais seja imperiosa a administração contínua de fármacos e de sangue e em que não haja outros acessos venosos, assumem-se os eventuais efeitos adversos.[4]

Ainda no âmbito de infusões concomitantes à do CH, há histórica controvérsia sobre a infusão, na mesma linha venosa, de sangue e cristaloides contendo cálcio, como a solução de Ringer lactato (RL). A estocagem de sangue para transfusão requer a adição de soluções anticoagulantes-preservadoras contendo citrato de sódio. Esse composto impede a coagulação ao quelar os íons cálcio e, consequentemente, interferir nas reações da coagulação. Entretanto, cada bolsa de 500 mL de RL contém 150 mg de cloreto de cálcio, e a infusão dessa solução, junto com o CH, poderia superar a capacidade de quelação do citrato, resultando em formação de coágulos. Estes, por sua vez, poderiam ficar retidos na linha venosa (lentificando a infusão) ou entrar na circulação e comprometer capilares pulmonares.[4]

Alguns estudos alertaram sobre o potencial de formação de coágulos com a combinação de RL e CH e apontaram os seguintes fatores de risco:[13-15]

- Proporção de RL/CH: quanto maior a proporção de RL em relação ao CH, maior a proporção cálcio:citrato (i.e., maior probabilidade de se superar a capacidade de quelação do citrato). Já foi demonstrado que os níveis de citrato nos CH são bem superiores aos necessários para prover anticoagulação. Nesse sentido, parece haver razoável consenso de que não há formação de coágulos quando a proporção dessa diluição é menor que 1:2, ou seja, quando a velocidade de infusão do CH é pelo menos o dobro da do RL.[13,16-20]
- Tempo de contato entre RL e CH: quanto maior o tempo de contato, maior a probabilidade de formação de coágulo. Não houve formação de coágulo quando esse contato foi menor que 2 minutos, porém estudos mais recentes estendem esse tempo de segurança para 10 a 60 minutos. O tempo de contato seria o tempo levado pelo RL e pelo CH para percorrer o equipo venoso desde o ponto onde eles se encontram até a entrada da circulação.[13,19,21]
- Temperatura*:* quanto maior a temperatura do CH e do RL, mais rápido acontece a formação de coágulo. Isso se deve ao caráter enzimático das reações da coagulação, que ocorrem mais rapidamente a 37 °C do que na temperatura ambiente.[13-15]

No entanto, os trabalhos que deram origem à recomendação de contraindicar a combinação de RL e CH apresentam limitações importantes. A maioria dos experimentos envolveu sangue total (e não CH), que contém plaquetas e maior quantidade de fatores da coagulação. Além disso, muitos deles avaliaram tempos de contato entre CH e RL extremamente longos e que não refletem a prática clínica. Por fim, eles consistem em estudos *in vitro* que não avaliaram se uma eventual formação de coágulos teria algum impacto clínico.[13-15]

Estudos mais recentes empregaram métodos mais apropriados para refletir cenários de transfusão rápida, como os que se impõem em emergências e em salas de cirurgia. Considerando as vantagens do RL sobre a solução salina a 0,9% na reanimação de um paciente gravemente hipovolêmico, os autores concluem ser risco-benéfica a coadministração de RL e CH nesse contexto. Entretanto, como as consequências clínicas da transfusão de pequenos coágulos ou microagregados são desconhecidas, tal combinação não é recomendada em transfusões lentas até que estudos animais ou humanos investiguem melhor essa prática.[18,19,21,22]

Quando a combinação entre RL e CH for inevitável, como em cenários de acesso venoso limitado, as junções (conexões de três vias) que unem os equipos desses fluidos devem ser instaladas próximas ao cateter venoso, a fim de minimizar o tempo em que RL e CH ficarão efetivamente em contato. Outro cuidado é manter a velocidade de infusão do CH superior à do RL, o que pode ser providenciado posicionando-se o CH em uma altura acima da do cristaloide.

## Velocidade de infusão

Diretrizes transfusionais recomendam que, quando o estado clínico do paciente permitir, o tempo de infusão de cada CH seja de 60 a 120 minutos em adultos ou 5 $mL \cdot kg^{-1} \cdot h^{-1}$ (no máximo, 20-30 $mL \cdot kg^{-1} \cdot h^{-1}$) em pacientes pediátricos. Como os sintomas de uma reação transfusional costumam acontecer já nos 50 mL iniciais de uma transfusão, recomenda-se maior vigilância do paciente nos primeiros 15 minutos da infusão. Contudo, sangramentos importantes durante cirurgias podem impor a necessidade de velocidades de infusão superiores a estas. O posicionamento do CH na maior altura possível em relação ao paciente, a conexão do equipo do CH o mais próximo possível à veia do paciente e a administração através de acessos venosos calibrosos ($\geq$ 20 G) e curtos podem ser suficientes em alguns casos.[4,23]

Em situações ainda mais graves, pode ser necessário o uso de bombas de infusão ou a aplicação de pressão à bolsa de CH por meio de dispositivos pneumáticos. Tradicionalmente, tais estratégias têm sido associadas a receios de hemólise, hipercalemia e hipotermia.

As bombas de infusão trazem consigo a capacidade de controlar a velocidade de infusão e a disponibilidade de alarmes quando ocorrem problemas. Podem ser especialmente úteis quando se desejam infusões rápidas ou em crianças e neonatos, devido ao fino calibre dos acessos venosos. Entretanto, esses dispositivos costumam causar hemólise, sobretudo quando a bomba emprega mecanismo peristáltico linear ou rotatório. Por esse motivo, só devem ser usadas bombas de infusão cujo fabricante ateste especificamente a segurança de seu emprego na infusão de hemocomponentes. Além disso, é crucial que os equipos utilizados também possuam filtros de 170 a 260 μm e que as pressões máximas aplicadas sejam limitadas a 300 mmHg.[23,24]

Alguns estudos experimentais com diferentes metodologias demonstraram a ocorrência de hemólise associada ao uso de dispositivos pneumáticos, mas consideraram-na sem repercussão clínica. Nesse sentido, ficou demonstrado que a aplicação de 300 mmHg aos CH resultou em hemólise de, no máximo, 4,1% da amostra quando ela foi infundida através de cateteres 22 G, de 1,7% quando através de cateteres 16 G e de níveis ainda menores com cateteres mais calibrosos. Esse nível de pressão é capaz de infundir hemácias a velocidades de cerca de 150 $mL \cdot min^{-1}$ através de cateteres 16 G, mas pressões superiores a esta devem ser evitadas pelo risco de vazamento ou ruptura da bolsa de CH, visto que estas só são testadas para resistir até o limite de 375 mmHg.

Diante desses resultados, algumas diretrizes já aceitam o uso de tais dispositivos pneumáticos quando houver necessidade de infusões rápidas, mas ressaltam que a pressão aplicada deve ser monitorizada e limitada a 300 mmHg, bem como distribuída homogeneamente ao redor da bolsa de CH. Embora seguras no que diz respeito à hemólise, infusões rápidas podem aumentar o risco de hipercalemia e hipotermia, e o seu uso deve ser reservado para situações emergenciais. A infusão manual rápida de sangue com o uso de seringa pode gerar pressões acima de 300 mmHg e não costuma ser recomendada.[25-33]

Tradicionalmente, sugere-se a troca do equipo ao fim da infusão de cada hemocomponente, para evitar que microagregados retidos nos filtros dos equipos causem hemólise ou retardem a infusão dos componentes subsequentes. Essa prática, entretanto, pode tomar alguns segundos preciosos em cenários de sangramento maciço; levando tal fato em consideração, demonstrou-se que até 17 unidades de CH podem ser infundidas por um mesmo equipo sem que isso resulte em hemólise clinicamente significativa.[4,34]

Os CH devem ser conservados em 1 a 10 °C e, caso instalados no paciente a essas temperaturas, podem demorar a gotejar (pela maior viscosidade) e induzir hipotermia. Em transfusões rotineiras, o gotejamento é lento e o calor do sangue aquece as hemácias infundidas, de modo que não há comprometimento da temperatura central nem necessidade de aquecimento pré-infusão dos hemocomponentes. Por outro lado, em situações que demandem infusões rápidas, o organismo não consegue suprir calor suficiente para aquecer os CH transfundidos, e pode ocorrer hipotermia.

O risco de hipotermia clinicamente significativa aumenta quando o CH é transfundido através de acesso central diretamente no átrio direito. A hipotermia causa vários problemas, incluindo arritmias cardíacas, redução no metabolismo de fármacos e na depuração de citrato e de lactato, disfunção plaquetária, disfunção dos fatores da coagulação, aumento na afinidade da hemoglobina pelo oxigênio e elevação na liberação de potássio pelas hemácias.[35]

Para evitar esse efeito adverso e reduzir a viscosidade do CH, em casos de transfusões maciças ou necessidade prevista de transfusões rápidas (maiores que 50 $mL{\cdot}min^{-1}$ por 30 minutos em adultos ou que 15 $mL{\cdot}kg^{-1}{\cdot}h^{-1}$ em crianças), recomenda-se o uso de aquecedores compatíveis com hemocomponentes. Várias tecnologias estão disponíveis, mas seus detalhes de funcionamento estão além do escopo deste texto, podendo ser encontrados em outras referências. O dispositivo utilizado deve possuir um controle automatizado da temperatura e um alarme que alerte para temperaturas acima de 42 °C, já que tais níveis podem causar hemólise.[36] Uma desvantagem desses aparelhos é que seus equipos consistentemente reduzem as velocidades de infusão em comparação com equipos convencionais.

São determinantes da temperatura do sangue que chega ao paciente o mecanismo de aquecimento, a temperatura do CH, o tempo de contato entre as hemácias e o aparelho, bem como a extensão da linha venosa entre o aquecedor e o paciente. O uso combinado de dispositivos pneumáticos e aquecedores de fluidos acelera a passagem das hemácias pelo aquecedor (dificultando o aquecimento). Assim, cabe ao anestesiologista administrar esses resultados antagônicos contextualizando-os ao cenário clínico vigente. Não se recomenda o aquecimento de hemocomponentes em quaisquer dispositivos que não tenham sido desenvolvidos especificamente para esse fim, sob risco de aquecimento da bolsa de maneira heterogênea ou excessiva, culminando com hemólise e desnaturação de proteínas. Unidades que foram aquecidas e que não chegaram a ser infundidas não podem ser retornadas ao banco de sangue.[4,23,25,36-42]

# Plasma fresco congelado

## Preparo e composição

O plasma fresco congelado (PFC) consiste na porção acelular (água, albumina, globulinas, fatores de coagulação, carboidratos e lipídeos) obtida a partir de centrifugação da unidade de sangue total obtida de um único doador (FIG. 36.2). Esse componente é assim chamado por ser submetido a congelamento precocemente, ainda fresco, dentro de 8 horas após a coleta. Ele é mantido a temperaturas entre 18 e 25 °C negativos e possui validade de 12 a 24 meses nessas condições. O congelamento permite a preservação dos fatores da coagulação e da fibrinólise, além de albumina, imunoglobulinas, outras proteínas e sais minerais.

O PFC é o agente hemostático mais prescrito na atualidade. A conservação do PFC em congeladores permite que a manutenção de um estoque satisfatório seja menos problemática do que a de componentes não congelados (como plaquetas e hemácias). Detalhes acerca desse hemocomponente estão listados no QUADRO 36.2.[4,43]

## Coagulopatia e níveis críticos

Embora o fibrinogênio seja um dos fatores da coagulação (fator I), o seu papel tem recebido destaque na última década. Além disso, a reposição do fibrinogênio pode ser feita não apenas com PFC, mas também com concentrado de fibrinogênio ou crioprecipitado. Por conta dessas peculiaridades, o estudo da hemostasia costuma, didaticamente, destinar um papel diferente para o fibrinogênio em comparação com os demais fatores da coagulação (FCs). A estes caberia interagirem entre si para produzir trombina, e, àquele, o papel de ser convertido pela trombina em malha de fibrina.[44]

Para compreender o significado clínico de uma deficiência de fatores da coagulação, é necessário entender o funcionamento básico do processo de coagulação. De maneira simplificada e didática: uma vez ocorrendo lesão endotelial e havendo as condições adequadas (pH, cálcio e temperatura), haverá formação de coágulo sempre que fatores da coagulação, fibrinogênio e plaquetas estiverem acima de seus níveis críticos.

Nível crítico ou nível hemostático é o nível abaixo do qual um determinado integrante da hemostasia se torna insuficiente para a formação de coágulo. Assim, quando um único integrante da hemostasia está abaixo de seu nível crítico, a coagulação se torna deficiente ou inexistente, mesmo que todos os demais integrantes estejam normais. Como exemplo, na hemofilia A grave, todos os integrantes da hemostasia estão acima de seus níveis críticos, com exceção do fator VIII, e a formação de coágulo se torna prejudicada.[45]

Os níveis críticos são estimados individualmente para cada integrante da hemostasia. Tais estimativas costumam ser definidas com base na ocorrência de sangramentos espontâneos em pacientes com deficiência congênita de um único integrante. Para os fatores da coagulação, esse nível crítico está em torno de 30% de atividade (VER FIG. 36.2).[45,46]

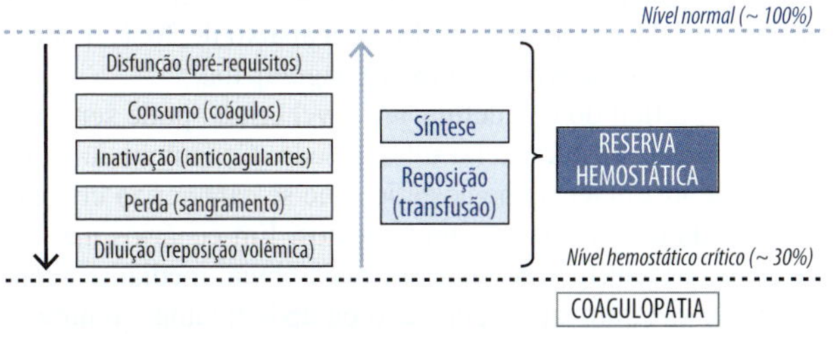


**FIGURA 36.2** Nível crítico dos fatores da coagulação.
*Fonte: Adaptada de Mannucci e colaboradores[45] e Tinmouth.[46]*

**QUADRO 36.2** Características do plasma fresco congelado (PFC)

| | |
|---|---|
| **Doadores** | 1 U = 1 doador |
| **Volume de plasma** | 200 mL |
| **Dose habitual** | 20 a 25 mL·kg$^{-1}$ |
| **Efeito esperado** | Dose de 1 mL·kg$^{-1}$ aumenta a atividade dos fatores da coagulação (e o TP%) em aproximadamente 1,0 a 1,5% |
| **Composição no hemocomponente (% em relação ao plasma)** | Fibrinogênio: 400 mg·U$^{-1}$ (2 mg·kg$^{-1}$)<br>Vários fatores da coagulação: 80 a 100% em relação à concentração no plasma |
| **Meia-vida após a transfusão** | Fator V: 12 a 24 h<br>Fator VII: 3 a 6 h<br>Fator VIII: 12 h<br>Fator IX: 24 h<br>Demais fatores: > 24 h (vários dias) |
| **Perfil eletrolítico metabólico** | pH: 7,2 a 7,4; $Na^+$: 170 mEq·L$^{-1}$, $K^+$: 4 mEq·L$^{-1}$; glicose: 400 a 600 mg·dL$^{-1}$; $Ca^{2+}$: 0,4 mEq·L$^{-1}$ (quase todo $Ca^{2+}$ é quelado pelo citrato), $HCO_3^-$: 15 mEq·L$^{-1}$; citrato: 20 mmol·L$^{-1}$ (550 mg·dL$^{-1}$); lactato: 3 mmol·L$^{-1}$; albumina: 3,3 g·dL$^{-1}$<br>Mesmo perfil para todos os derivados do plasma |
| **Compatibilidade em urgências** | Preferencialmente ABO compatível |
| **Disponibilidade** | Descongelamento: sim (30 min)<br>Provas cruzadas: não<br>Tempo médio para dispensação: 30 a 40 min |
| **Conservação** | 1 a 6 °C: válido por 24 h<br>20 a 24 °C: válido por 4 a 6 h |
| **Devolvível ao banco de sangue?** | Sim, mas precisa ter sido conservado continuamente entre 1 e 6 °C e terá que ser infundido em até 24 h |

SO, sala de operações; TP, tempo de protrombina; U, unidade.

*Fonte: Adaptado de Ministério da Saúde*[4] *e Puetz.*[43]

Em indivíduos hígidos, presume-se que haja 100% de atividade dos FCs. Uma série de agentes e condições pode somar-se no comprometimento da atividade dos FCs, como insuficiência nos pré-requisitos da hemostasia (pH, cálcio e temperatura), gerando disfunção dos FCs; consumo de FCs na produção de coágulos; inativação ou antagonismo dos FCs por anticoagulantes; perda de FCs em sangramentos; e diluição de FCs na reposição volêmica. A isso se contrapõem a síntese *de novo* de FCs (que tem papel desprezível em sangramentos graves) e a reposição de fatores com transfusões. Há ampla reserva hemostática, de maneira que somente se atinge um nível crítico quando a atividade dos FCs cai abaixo de 30%, o que é ilustrado pelo desenvolvimento de coagulopatia.[47]

Mais difícil do que definir um nível crítico pode ser o reconhecimento de que ele foi ultrapassado. Coagulopatia é um estado de insuficiência hemostática que se caracteriza clinicamente pela ocorrência de sangramentos. Em cenários não cirúrgicos, a identificação pode ser mais óbvia, mediante ocorrência de sangramento espontâneo ou após traumas mínimos. Já no contexto cirúrgico, devido ao trauma tecidual inerente à cirurgia (e ao sangramento dele decorrente), pode haver concomitância entre sangramento "cirúrgico" e "por coagulopatia", e a mera inspeção visual pode enfrentar problemas na tentativa de distingui-los. Alguns aspectos clínicos, porém, ajudam nessa distinção: sangramento difuso oriundo de microvasos nas superfícies cruentas, nas bordas da ferida operatória, nas membranas mucosas ou nos sítios de punção vascular.[48] Mesmo avaliando essas características, são inerentes ao diagnóstico clínico de coagulopatia uma razoável parcela de subjetividade, ampla variabilidade interavaliadores e dependência da acessibilidade visual do avaliador ao campo cirúrgico.[49]

Além da dificuldade em distinguir entre sangramento "cirúrgico" e "por coagulopatia", a simples observação do campo cirúrgico não permite distinguir qual(is) é(são) o(s) defeito(s) causador(es) da coagulopatia (deficiência de FCs, plaquetas, fibrinogênio ou ocorrência de hiperfibrinólise). Para tal mapeamento, é necessário recorrer a exames laboratoriais a fim de checar se os integrantes da coagulação estão acima ou abaixo de seus níveis críticos.[49]

Diferentemente da inspeção clínica, o uso de exames da coagulação permite definir gatilhos objetivos e racionais para caracterizar uma deficiência de fatores abaixo de seus níveis críticos e indicar a transfusão de PFC. O gatilho do tempo de protrombina (TP) e do tempo de tromboplastina parcial ativada

(TTPa) comumente empregado é por volta de 1,5 vez o valor de controle, mas as evidências científicas que embasaram essa definição provêm de estudos com pacientes previamente hígidos e que receberam transfusão maciça de concentrados de hemácias durante cirurgia ou após trauma.

Apesar da escassez de evidências clínicas, já se demonstrou laboratorialmente que, em amostras com deficiência de um único fator da coagulação, o gatilho de 1,5 vez o valor normal de TP e TTPa é atingido quando a atividade do fator cai a 25 a 40% do normal (FIG. 36.3); entretanto, nas deficiências multifatoriais, que são as mais encontradas na prática clínica, tal gatilho é produzido por níveis de fatores da coagulação bem acima do nível hemostático crítico de 30%. Apenas recentemente a American Society of Anesthesiologists (ASA) extrapolou esse gatilho para 2 vezes o valor de controle, embora a maioria das demais diretrizes continue com o valor tradicional de 1,5 vez. Com a maior acessibilidade ao índice normalizado internacional (INR), seu propósito de monitorização dos cumarínicos foi distorcido, e a mesma alteração de 50% acima do valor de controle (ou seja, um INR > 1,5) passou a ser usada como gatilho transfusional do PFC.[50-54]

Valores laboratoriais de 1,5 vez o normal podem corresponder a níveis de FC que ainda proveem hemostasia normal, sobretudo nas deficiências multifatoriais. A indicação de PFC exclusivamente com base em valores laboratoriais pode, portanto, resultar em transfusões desnecessárias. Assim, a indicação de PFC deve reunir a ocorrência de coagulopatia e a demonstração laboratorial do déficit de FC.[50]

## Indicações

A indicação-chave do uso de PFC é um déficit de FC (conforme apontado em exame laboratorial) capaz de gerar insuficiência na capacidade hemostática do organismo e sangramento associado (coagulopatia). O déficit de FC pode ser quantitativo (p. ex., perda, consumo, diluição, redução da síntese) ou qualitativo (p. ex., uso de fármacos, desenvolvimento de autoanticorpos ou de inibidores).

Nas últimas décadas, de maneira geral, os concentrados de fatores da coagulação têm demonstrado segurança, agilidade e eficácia superiores ao PFC. Por esse motivo, o PFC tem sido recomendado com base em duas premissas: (I) há coagulopatia causada por deficiência de fatores da coagulação e (II) não se dispõe de concentrados disponíveis para repor os fatores deficientes (QUADRO 36.3).[55]

A despeito das diretrizes com recomendações precisas e claras publicadas nos últimos 30 anos, o PFC segue sendo o hemocomponente mais inapropriadamente solicitado. Cerca de um terço dessas solicitações errôneas se destina a corrigir um INR prolongado antes de procedimentos invasivos. Isso ocorre porque muitos médicos não confiam nas diretrizes publicadas e embasam sua prática em três premissas: (I) o prolongamento de exames da coagulação prediz sangramento associado a procedimentos invasivos; (II) a administração de PFC antes do procedimento corrigirá as alterações laboratoriais; e (III) a transfusão profilática resulta em menos eventos hemorrágicos. De modo geral, a primeira, a segunda e a terceira premissas têm-se demonstrado falsas, desprovidas de evidências científicas ou potencialmente arriscadas.[57-63]

## Doses

Uma vez mapeado que há deficiência de FCs e indicação de PFC, a transfusão desse componente tem o propósito de restaurar os níveis de FC para acima de seus valores críticos. Assim, quanto maior o déficit inicial, maiores serão as doses de PFC necessárias.

Conforme já mencionado, o nível crítico dos FCs está em torno de 30% de atividade. Uma dose de 1 mL·kg$^{-1}$ de PFC fornece cerca de 1,0 a 1,5% de atividade dos diversos FCs. Dessa forma, considerando que um indivíduo tenha em torno de 20% de atividade dos FCs, seria necessária uma dose de cerca de 10 mL·kg$^{-1}$ de PFC para que os FCs fiquem acima de seus níveis críticos. Na prática clínica, todavia, dificilmente a transfusão de PFC é baseada em dosagens de FCs devido ao tempo demandado para seus resultados. Além disso, os resultados dos exames convencionais da coagulação não guardam relação

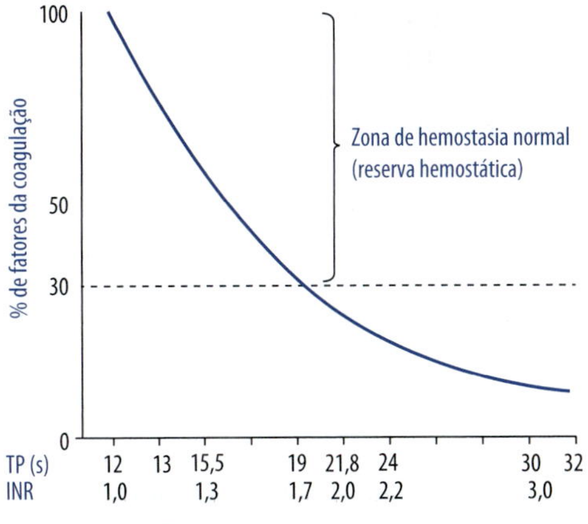


**FIGURA 36.3** Imprecisão entre o nível crítico dos fatores da coagulação e valores de tempo de protrombina (TP) e índice normalizado internacional (INR).
*Fonte: Adaptada de Burns e colaboradores.*[50]

**QUADRO 36.3** Critérios para transfusão perioperatória de plasma fresco congelado

- Para correção de sangramento microvascular (coagulopatia) por deficiência de fatores da coagulação demonstrada por INR > 1,5 a 2,0.
- Para correção de sangramento microvascular (coagulopatia) nos pacientes em que não é possível obter resultados de exames da coagulação em tempo hábil, mas se presume haver deficiência de fatores da coagulação com base na vigência de hemorragia e transfusão maciças.
- Para reversão urgente de cumarínicos (em vigência de sangramento ou antes de procedimento invasivo), quando não se dispuser de concentrado de complexo protrombínico.
- Para correção pré-operatória de deficiências de fatores da coagulação previamente conhecidas (p. ex., deficiências congênitas) e para as quais não se dispõe de concentrados específicos.

INR, índice normalizado internacional.

*Fonte: Adaptado de American Society of Anesthesiologists Task Force on Perioperative Blood Management*[53] *e Tinmouth.*[56]

direta com os níveis de FCs, já que são influenciados pelo número de fatores deficientes, como foi citado.[45,50,55,64]

Por esses motivos, quando se detecta coagulopatia por deficiência de FCs, há dificuldade em identificar quais os fatores deficientes e em que nível – entre 0 e 30% – eles se encontram. Por conta disso, as diretrizes recomendam uma dose genérica e "cega" de PFC, que vai de 10 a 20 mL·kg$^{-1}$. Embora, em deficiências menos graves, tal faixa de doses possa ser suficiente para superar o nível crítico de 30%, apenas doses de 30 mL·kg$^{-1}$ de PFC foram capazes de restaurar a hemostasia nas deficiências mais graves. Também, na prática, ao calcular as doses de PFC, é necessário superestimar um pouco o volume a ser administrado a fim de cobrir as perdas de FC que continuarão a ocorrer até que se conclua a infusão do PFC e se restaure a hemostasia.[57,60,64]

Mais um ponto importante é a quantidade de plasma contida em outros componentes: 4 a 5 concentrados de plaquetas randômicas (ver adiante) ou 1 unidade de plaqueta por aférese contêm aproximadamente o mesmo volume e a mesma quantidade de fatores da coagulação que 1 unidade de PFC. Dessa maneira, quando da reposição de plaquetas e PFC em um mesmo doente, deve-se abater das unidades de PFC solicitadas o volume de plasma contido nas unidades de plaquetas. CH e crioprecipitado contêm apenas quantidades residuais de plasma e fatores da coagulação.[53]

## Compatibilidade

Como o plasma pode conter isoemaglutininas anti-A e anti-B (anticorpos contra antígenos de superfície das hemácias), é preciso que o PFC seja ABO-compatível (TAB. 36.3). Por outro lado, o PFC contém apenas pequenas quantidades de estroma de hemácias (que é menos imunogênico que hemácias intactas), e não precisa ser Rh-compatível, já que dificilmente causa aloimunização; também devido à escassez de hemácias, não é necessária a realização de *crossmatching* no PFC.

## Cuidados na administração

Após ser solicitado, o PFC é descongelado ao longo de 30 minutos em banho-maria entre 34 e 40 °C, pois o uso de temperaturas maiores pode resultar em queda na atividade dos FCs. Ao receber as bolsas, o anestesiologista tem por obrigação conferir os dados de identificação da bolsa e do receptor. Caso as bolsas não sejam imediatamente utilizadas, elas devem ser conservadas em reservatórios de temperatura controlada (VER QUADRO 36.2), a fim de manter quantidades adequadas de fatores da coagulação. Nenhuma transfusão deve exceder o período de infusão de 4 horas. Caso esse tempo seja ultrapassado, a transfusão deve ser interrompida, e a unidade, descartada.[4]

Assim como no CH, as unidades de PFC devem ser transfundidas através de equipo com filtro de 170 a 260 µm, preferencialmente em acesso venoso exclusivo. Em caso de necessidade de infusões concomitantes de PFC e soluções cristaloides contendo cálcio, devem-se respeitar os mesmos cuidados descritos para o CH.

O PFC, por ser o componente com menor viscosidade, é facilmente administrado com rapidez. No entanto, se for necessário, esse componente pode ser aquecido em aquecedores apropriados e infundido rapidamente através de bombas de infusão ou com uso de dispositivos pneumáticos, obedecendo-se aos cuidados descritos para o CH.

**TABELA 36.3** Ordem de escolha dos grupos sanguíneos de plasma fresco congelado (PFC) em relação ao grupo sanguíneo do receptor*

| | PFC, crioprecipitado e plaquetas | | | |
|---|---|---|---|---|
| **Grupo sanguíneo do receptor** | **1ª escolha** | **2ª escolha** | **3ª escolha** | **4ª escolha** |
| 0 | 0 | A | B | AB |
| A | A | AB | (B) | (0) |
| B | B | AB | (A) | (0) |
| AB | AB | (A) | (B) | (0) |

Os grupos sanguíneos entre parênteses representam escolhas com plasma incompatível, listadas na ordem de "menor incompatibilidade".

*Diferente da compatibilidade relativa aos concentrados de hemácias, demonstrada na **TABELA 36.2.**

# Crioprecipitado

## Preparo e composição

O crioprecipitado (CRIO) é preparado descongelando-se uma unidade de PFC até a temperatura de 1 a 6 °C. Com isso, obtém-se um plasma sobrenadante – que é removido – e deixa-se na bolsa um precipitado proteico e cerca de 15 a 20 mL de plasma residual. Esse material é então recongelado no período de 1 hora e tem validade de 1 ano. O CRIO é, portanto, uma fonte de algumas proteínas plasmáticas que são insolúveis à temperatura de 1 a 6 °C (QUADRO 36.4). Cada unidade de CRIO provém de uma unidade de PFC e, logo, de um único doador. Todos os fatores da coagulação e demais proteínas contidas no CRIO também estão presentes no PFC, porém de forma menos concentrada.

## Indicações

O crioprecipitado pode ser usado na reposição de deficiências dos fatores nele contidos. Entretanto, com a disponibilidade de concentrados de fibrinogênio, fator VIII, fator de von Willebrand e fator XIII, este hemocomponente chegou a ter sua fabricação interrompida na maior parte da Europa. No Brasil, ele continua a ser indicado nas deficiências de fibrinogênio, fator VIII, fator de von Willebrand e fator XIII, embora seja recomendável dar preferência aos concentrados industriais desses fatores em razão do seu melhor perfil de segurança.[4,65]

## Coagulopatia e níveis críticos de fibrinogênio

Clinicamente, a coagulopatia associada à deficiência de fibrinogênio em nada difere daquela decorrente da deficiência de outros fatores, plaquetas ou hiperfibrinólise – manifesta-se simplesmente pela ocorrência de sangramento microvascular. Dessa maneira, a única forma de identificar o fibrinogênio como causador da coagulopatia é mediante dosagem plasmática de fibrinogênio ou por meio de testes viscoelásticos.

Na atualidade está bem consolidado que, em uma coagulopatia provocada por mecanismo relacionado à diluição, o fibrinogênio é o primeiro dos integrantes da coagulação a atingir seu nível crítico. Tal fato já foi subsequentemente comprovado

**QUADRO 36.4** Características do crioprecipitado (CRIO)

| | | | |
|---|---|---|---|
| **Doadores** | 1 U = 1 doador | | |
| **Volume de plasma** | 20 mL | | |
| **Dose habitual** | Dose estimada: 1,0 a 2,5 $U \cdot 10\ kg^{-1}$<br>Pelo método ROTEM* (mm):<br>$\text{Dose em bolsas} = \frac{(MCF_{FIBTRM}alvo - MCF_{FIBTRM}alvo) \times peso}{35}$<br>Pelo método de Clauss* ($mg \cdot dL^{-1}$):<br>$\text{Dose em bolsas} = \frac{(\text{fibrinogênio alvo} - \text{fibrinogênio atual}) \times peso}{700}$ | | |
| **Efeito esperado** | Cada unidade aumenta o fibrinogênio em 5 a 10 $mg \cdot dL^{-1}$ em um adulto médio (sem contar sangramento ou consumo concomitantes) | | |
| **Composição no hemocomponente** | **Fator** | **Conteúdo removido do PFC para o CRIO** | **Quantas vezes mais concentrado que no PFC** |
| | Fibrinogênio | 60 a 70% (250 $mg \cdot U^{-1}$) | 5 × |
| | FVIII/FvW | 40 a 70% | 5 × |
| | FXIII | 20 a 30% | 2 a 3 × |
| | Fibronectina | 80 a 90% | 5 a 110 × |
| **Meia-vida após a transfusão** | Fibrinogênio: 5 a 7 dias<br>Fator VIII: 12 h<br>Fator de von Willebrand: 24 h<br>Fator XIII: 7 a 10 dias<br>Fibronectina: 15 a 22 h | | |
| **Perfil eletrolítico metabólico** | Semelhante ao descrito plara o PFC | | |
| **Compatibilidade em urgências** | Preferencialmente ABO compatível | | |
| **Disponibilidade** | Descongelamento: sim (15 min)<br>Provas cruzadas: não<br>Tempo médio para dispensação: 30 a 40 min | | |
| **Conservação na SO** | Não refrigerar<br>Se conservado entre 20 e 24 °C, pode ser infundido em até 4 a 6 h | | |
| **Devolvível ao banco de sangue?** | Não | | |

*O ROTEM é um método viscoelástico da coagulação, enquanto a dosagem pelo método de Clauss seria a medição "convencional". O valor "alvo" a ser buscado é de, pelo menos, o valor do gatilho (150-200 $mg \cdot dL^{-1}$), mas valores acima deste nível devem ser utilizados para compensar perdas decorrentes de sangramentos vigentes.

$MCF_{FIBTEM}$, firmeza máxima do coágulo no ensaio FIBTEM do método ROTEM; PFC, plasma fresco congelado; SO, sala de operações; U, unidade.

*Fonte: Adaptado de Ministério da Saúde[4] e Sørensen e Bevan.[65]*

em modelos matemáticos, em pacientes e em animais. Como o mecanismo relacionado à diluição é a causa mais comum de coagulopatia no perioperatório de cirurgias não cardíacas, o fibrinogênio vem desde então ocupando papel de destaque na hemostasia.[66,67]

Assim como com os demais fatores da coagulação, o nível crítico de fibrinogênio foi estipulado com base na ocorrência de sangramento espontâneo em pacientes com deficiências congênitas. Tradicionalmente, este gatilho crítico é de 100 $mg \cdot dL^{-1}$. No entanto, com o reconhecimento da relevância do fibrinogênio para a hemostasia, várias sociedades têm revisado suas recomendações, ajustando-as para 150 a 200 $mg \cdot dL^{-1}$.[44,53,68]

## Doses

Tradicionalmente, tem-se recomendado uma dose de 1 a 2,5 bolsas para cada 10 kg de peso corporal do paciente. Entretanto, para a reposição de fibrinogênio, é possível fazer um cálculo mais preciso da quantidade de CRIO a ser transfundida. Os cálculos demonstrados no **QUADRO 36.4** partem de algumas pressuposições: (I) cada bolsa de crioprecipitado contém 250 mg de fibrinogênio; (II) 100% do fibrinogênio administrado são recuperados no espaço intravascular; e (III) não há perda, consumo e diluição de fibrinogênio em andamento. Quando há sangramento vigente, essas doses precisam ser superestimadas.[4]

## Compatibilidade

Pelos mesmos motivos citados para o PFC, o CRIO deve ser ABO-compatível, mas não precisa ser Rh-compatível, nem é necessária a realização de *crossmatching*. Todavia, quando não houver disponibilidade de bolsa ABO-compatível, todos os grupos ABO serão aceitos para transfusão, exceto em crianças. Raramente, a infusão de grandes volumes de crioprecipitado ABO-incompatível pode causar hemólise.[4]

## Cuidados na administração

A transfusão de CRIO deve seguir cuidados essencialmente semelhantes aos já descritos para o PFC.

# Concentrado de plaquetas

## Preparo e composição

O concentrado de plaquetas (CP) pode ser obtido a partir de unidade individual de sangue total ou por aférese, coletadas de doador único.

As plaquetas podem ser obtidas a partir de sangue total por dois métodos. O primeiro consiste na centrifugação do sangue em duas etapas. Na primeira etapa, é feita uma centrifugação leve, em que se obtém o plasma rico em plaquetas (PRP); esse plasma é novamente centrifugado, desta vez em alta rotação, para a obtenção do CP. O segundo método baseia-se na centrifugação de sangue total, com o intuito de dividi-lo em *buffy coat* (ou camada leucoplaquetária), plasma sobrenadante e concentrado de hemácias. Uma vez obtida essa segregação, o plasma sobrenadante e o CH são transferidos para bolsas-satélites, e o *buffy coat* permanece na bolsa original; em seguida, o *buffy coat* é submetido a nova centrifugação para que se obtenha o então CP.[4]

Unidades de CP obtidas de uma unidade de sangue total, tenham sido elas obtidas a partir de PRP ou de *buffy coat*, são chamadas de unidades (ou concentrados) de plaquetas randômicas; estes CPs contêm aproximadamente $5{,}5 \cdot 10^{-10}$ plaquetas em 50 a 60 mL de plasma. Já as unidades por aférese contêm pelo menos $3 \cdot 10^{-11}$ plaquetas em 200 a 300 mL de plasma.

A fim de facilitar a administração de CPs randômicos em pacientes adultos, é comum que 5 a 6 bolsas destes CPs sejam agrupadas em uma bolsa única (*pool* de plaquetas randômicas), que contém contagem plaquetária equivalente a um CP obtido por aférese. Entretanto, é válido destacar que o *pool* é oriundo de múltiplos doadores, e a aférese provém de uma única pessoa.

Atualmente, a única forma de preservar a estrutura e a função plaquetárias é armazenando-as à temperatura ambiente sob agitação contínua. Essa peculiaridade reduz a vida útil dos CPs após a sua obtenção (validade de 5 dias), devido ao risco aumentado de contaminação bacteriana após esse prazo. A manutenção dos estoques de plaquetas é um grande desafio para os bancos de sangue.[69] Outras informações a respeito dos CPs estão descritas no **QUADRO 36.5**.

## Indicações e níveis críticos

A indicação da transfusão de CP é para reverter um déficit plaquetário, seja este quantitativo ou qualitativo.

Para profilaxia de sangramento espontâneo, o gatilho para uso de CP é de contagens menores em torno de $10.000 \cdot \mu L^{-1}$; entretanto, a coexistência de fatores que favorecem sangramento (inflamação, infecção e febre) pode motivar transfusão de CP com contagens entre 10.000 e $50.000 \cdot \mu L^{-1}$.[70]

Para profilaxia antes de cirurgias e alguns procedimentos invasivos, os valores são variáveis conforme demonstrado na **TABELA 36.4**.[4,53,70]

O uso terapêutico de CP está indicado em pacientes com sangramento ativo e contagem plaquetária menor que $50.000 \cdot \mu L^{-1}$, ou menor que $100.000 \cdot \mu L^{-1}$ em pacientes com sangramento no sistema nervoso central ou coagulação intravascular disseminada. A transfusão de CP também está indicada para tratar pacientes com sangramento e contagem plaquetária adequada, mas que apresentem uma disfunção plaquetária previamente conhecida ou em potencial (p. ex., uso de antiplaquetários, circulação extracorpórea, disfunções plaquetárias congênitas).[4,53,70]

## Doses

A dose tradicional é de 1 unidade randômica para cada 10 kg de peso, ou 1 *pool* de plaquetas randômicas ou 1 unidade de plaquetas por aférese. Qualquer dessas três opções fornece ao paciente cerca de 3 a $4 \cdot 10^{-11}$ plaquetas. A dose pediátrica é de 5 a 10 $mL \cdot kg^{-1}$.

Essas doses descritas resultam em um incremento plaquetário aproximado de $30.000 \cdot \mu L^{-1}$, com pico em 10 minutos e um declínio ao longo de 72 horas. Em transfusões profiláticas, antes de realizar o procedimento, é prudente checar se a contagem plaquetária desejada foi atingida, o que pode ser feito logo após 10 minutos do término da transfusão. Nas transfusões para tratar sangramentos, o controle da hemorragia é um desfecho mais relevante do que a contagem plaquetária atingida após a transfusão.[70]

**TABELA 36.4** Procedimentos invasivos programados e valores pré-operatórios limítrofes de plaquetas, abaixo dos quais está indicada a transfusão de concentrado de plaquetas

| Transfusão de concentrado de plaquetas antes de procedimentos invasivos | |
|---|---|
| **Procedimento** | **Contagem plaquetária limite** |
| Neurocirurgia ou cirurgia ocular | $100.000 \cdot \mu L^{-1}$ |
| Anestesia subaracnóidea ou peridural | $80.000 \cdot \mu L^{-1}$ [71,72] |
| Outras cirurgias de grande porte | $50.000 \cdot \mu L^{-1}$ |
| Procedimentos endoscópicos terapêuticos | $50.000 \cdot \mu L^{-1}$ |
| Punção lombar | $40.000 \cdot \mu L^{-1}$ [71,72] |
| Instalação de acesso venoso central | $20.000 \cdot \mu L^{-1}$ [73] |
| Procedimentos endoscópicos diagnósticos | $20.000 \cdot \mu L^{-1}$ |
| Biópsia/aspirado da medula óssea | $20.000 \cdot \mu L^{-1}$ |

*Fonte: Adaptada de Ministério da Saúde,[4] American Society of Anesthesiologists Task Force on Perioperative Blood Management[53] e Yuan e Goldfinger.[70]*

**QUADRO 36.5** Características dos diferentes tipos de concentrados de plaquetas

| | Concentrado de plaquetas randômico (obtido a partir de PRP) | Concentrado de plaquetas randôico (obtido pela extração do *buffy coat*) | Concentrado de plaquetas obtido por aférese |
|---|---|---|---|
| **Doadores** | 1 U = 1 doador<br>Bolsas de diferentes doadores podem ser reunidas em uma bolsa única chamada de "*pool* de plaquetas randômicas". | | 1 U = 1 doador |
| **Volume de plasma** | 50 mL | | 300 mL |
| **Dose habitual** | 1 U·7-10 kg | | 1 U = 6 U convencionais |
| **Efeito esperado** | Cada unidade de CP aumenta a contangem plaquetária em 5 a 10 mil·$\mu L^{-1}$ | | Cada aférese de plaquetas aumenta a contangem plaquetária em 30 a 50 mil·$\mu L^{-1}$ |
| **Composição no hemocomponente** | Plaquetas: $5 \cdot 10^{-10}$ | Plaquetas: $5 \cdot 10^{-10}$ | Plaquetas: $30 \cdot 10^{-10}$ |
| | Leucócitos: $< 200 \cdot 10^{-6}$ | Leucócitos: $< 1 \cdot 10^{-6}$ | Leucócitos: $< 5 \cdot 10^{-6}$ |
| **Meia-vida após a transfusão** | 3 a 5 dias | | |
| **Perfil eletrolítico metabólico** | Semelhante ao descrito plara o PFC | | |
| **Compatibilidade em urgências** | Preferencialmente ABO e Rh-compatível | | |
| **Disponibilidade** | Descongelamento: não<br>Provas cruzadas: não<br>Tempo médio para dispensação: 10 a 20 min | | |
| **Conservação na SO** | Não refrigerar<br>Se conservado entre 20 e 24 °C, é válido por 5 dias com agitação contínua (ou 24 h sem agitação) | | |
| **Devolvível ao banco de sangue?** | Sim, desde que tenha sido conservado entre 20 e 24 °C e < 6 h sem agitação, os 5 dias de validade continuam valendo | | |

CP, concentrado de plaquetas; PFC, plasma fresco congelado; PRP, plasma rico em plaquetas; SO, sala de operações; U, unidade.

*Fonte: Adaptado de Ministério da Saúde*[4] *e Bolliger e colaboradores.*[68]

## Compatibilidade

As plaquetas expressam antígenos ABO na sua superfície, mas o significado clínico da transfusão de CP ABO-incompatível parece pouco relevante. Por esse motivo, a maioria dos bancos de sangue dá preferência à dispensação de plaquetas tipo-específicas, mas, na indisponibilidade destas, fornece CP não idênticos quanto ao ABO sem maiores receios sobre a incompatibilidade. Embora não haja antígenos Rh na superfície plaquetária, há um pequeno receio de aloimunização Rh pela exposição a hemácias residuais contidas no CP. Ainda assim, considera-se aceitável a transfusão de CP Rh positivos para pacientes Rh-negativos, com a exceção de mulheres em idade fértil.[74]

## Cuidados na administração

Como já mencionado, o incremento plaquetário e os efeitos hemostáticos são semelhantes para as diferentes apresentações de plaquetas. As aféreses plaquetárias são mais caras, mas oferecem a vantagem de exposição a um único doador, o que pode potencialmente reduzir a possibilidade de infecção e aloimunização.

Após ser solicitado, o CP é imediatamente dispensado, já que é conservado à temperatura ambiente. Caso as bolsas não sejam utilizadas logo, devem ser conservadas em temperatura ambiente e podem permanecer até 6 horas sem agitação, sem que isso comprometa sua qualidade (VER QUADRO 36.5). A dose de plaquetas deve ser completamente infundida dentro de 30 minutos do recebimento. Caso seja necessário, o CP pode ser aquecido em aquecedores apropriados e infundido rapidamente através de bombas de infusão ou com uso de dispositivos pneumáticos, obedecendo-se aos cuidados descritos para o CH. Outros cuidados gerais mencionados para a administração dos demais hemocomponentes também se aplicam às plaquetas.[4,70,75]

# Concentrado de complexo protrombínico

O concentrado de fatores de coagulação derivado do plasma humano, como o concentrado de complexo protrombínico (CCP), que contém os fatores derivados da vitamina K (II, VII, IX, X), porém manufaturado e liofilizado pela indústria farmacêutica, é imediatamente disponível, podendo ser administrado sem promover sobrecarga volêmica, sendo seguro em relação à transmissão de infecções viróticas ou indução de lesão pulmonar aguda associada à transfusão (TRALI, do inglês *transfusion related acute lung injury*). O CCP também contém proteína C, proteína S, antitrombina III e/ou heparina para reduzir a trombogenicidade.[3,76-78]

Para pacientes em uso de antagonistas da vitamina K ou não com sangramento ativo, necessitando de imediata reversão da anticoagulação ou nos casos de coagulopatias em cirurgias de urgência ou emergência, a administração de CCP é uma alternativa para diminuir o sangramento e a necessidade de transfusão. A dose recomendada é de 25 a 50 UI·kg$^{-1}$ para a correção do INR em torno de 10 a 30 minutos.[3,76-78]

## Concentrado de fibrinogênio

Níveis de fibrinogênio variando de 1,5 a 4,5 g·L$^{-1}$ são fundamentais para manter uma hemostasia eficaz. O fibrinogênio favorece a agregação plaquetária e, quando ativado por ação da trombina, dá origem à fibrina, que é a base da formação do coágulo. Há diminuição do fibrinogênio e de outros fatores da coagulação em hemorragias graves. A coagulopatia por diluição, decorrente de expansores plasmáticos como cristaloides e coloides, caracteriza-se por deficiência de fibrinogênio e polimerização disfuncional de fibrina. O uso da circulação extracorpórea e o trauma também são determinantes na redução dos níveis de fibrinogênio. Experiências laboratoriais e estudos experimentais envolvendo animais evidenciaram o fibrinogênio como um potente agente na hemostasia.[3,76-79]

Há três formas de repor fibrinogênio: por meio de PFC, crioprecipitado e concentrado de fibrinogênio. O PFC contém em torno de 2 g·L$^{-1}$ de fibrinogênio, sendo necessários altos volumes desse hemocomponente (2 L) para elevar os níveis de fibrinogênio em 1 g·L$^{-1}$. A dose de administração do fibrinogênio varia de 2 a 6 g ou 30 a 60 mg·kg$^{-1}$.[3,76-79]

## Concentrado de fator VII recombinante ativado

O fator VII recombinante ativado (rFVIIa) liga-se diretamente ao fator tecidual liberado do subendotélio em locais de ruptura vascular, resultando na ativação de fator IX (FIXa) e na produção de uma quantidade pequena de trombina (mediante conversão de protrombina em trombina), que irá ativar os fatores V (FVa) e VIII (FVIIIa), assim como plaquetas acumuladas na superfície da lesão, causando a ativação do fator X (FXa). O FXa na superfície das plaquetas interage com o FVa, cálcio e fosfolipídeos, levando à produção de elevada quantidade de trombina, o que termina na conversão de fibrinogênio em fibrina (para a formação de coágulo de fibrina estável) e na formação de inibidores de fibrinólise ativados por fibrina (TAFI).

Além de converter fibrinogênio em fibrina, a trombina ativa o fator XIII (FXIIIa), que, de forma covalente, faz pontes entre fibrinas, o que é importante para a estabilização do coágulo. A administração de rFVIIa (90-120 mg·kg$^{-1}$) é recomendada como terapia de última alternativa nos casos de hemorragia persistente descontrolada, devendo ser considerada após a correção dos níveis de fibrinogênio, acidose, hipocalcemia, hipotermia, trombocitopenia e hiperfibrinólise.[3,76-81]

Levy e colaboradores,[81] em estudo realizado com pacientes com coagulopatia por anticoagulante, cirrose ou lesão traumática grave, mostraram que não houve associação entre a exposição de rFVIIa e a incidência de eventos trombóticos.

## Concentrado de fator XIII

Na deficiência de fator XIII (FXIII), a dose de administração nos casos de sangramento contínuo ou difuso e mesmo com a concentração adequada de fibrinogênio é de 30 UI·kg$^{-1}$, ou 1.250 UI. A deficiência do FXIII favorece a instabilidade do coágulo não relacionado à hiperfibrinólise. No entanto, a formação do coágulo de fibrina depende do FXIII, que promove a reticulação de monômeros de fibrina, aumentando a resistência do coágulo contra a fibrinólise, sendo importante no equilíbrio hemostático.[3,77-79]

## Transfusão maciça

A transfusão maciça em geral é definida como a transfusão de 10 unidades de CH ou mais em um período de 24 horas, decorrente de traumas que resultam em hemorragias maciças com perda sanguínea de 100% da volemia em 24 horas, ou 50% da volemia no período de 3 horas, ou sangramento a uma velocidade de 150 mL·min$^{-1}$ em pacientes adultos. Hemorragias agudas graves que podem provocar choque hipovolêmico necessitam de substituição imediata de vários volumes de sangue, muitas vezes sem que os resultados dos exames laboratoriais estejam disponíveis.

O tratamento efetivo se baseia na rápida restauração do volume sanguíneo circulante, na manutenção da oferta tissular de oxigênio e da pressão coloidosmótica, na correção e manutenção da hemostasia e na correção das alterações bioquímicas e acidobásicas. Além disso, é importante diagnosticar e tratar a causa do sangramento. Alguns protocolos transfusionais foram desenvolvidos, nos quais doses fixas de PFC e CP são ministradas após a administração de uma quantidade específica de CH, geralmente em uma proporção 1:1:1.[3,4,11,82]

Os pacientes com hemorragia maciça por trauma costumam receber mais CH do que PFC na proporção de 3:1 ou mais. Apesar de controversos, dados de pacientes com sangramento grave por traumatismos no cenário militar mostraram que houve redução da mortalidade naqueles indivíduos que receberam quantidades semelhantes de CH, PFC e CP na proporção 1:1:1, evidenciando a importância de fornecer quantidades acentuadas de fatores de coagulação logo no início do sangramento. É importante a administração de concentrado de fibrinogênio nos casos de hemorragia significativa, na dose de 25 a 50 mg·kg$^{-1}$, como medida para melhorar a estabilidade do coágulo, diminuindo, assim, a transfusão dos outros hemocomponentes.[3,4,11,82]

Após o restabelecimento da volemia com cristaloides, coloides, produtos sanguíneos (1:1:1) e agentes vasoativos, mantendo uma pressão arterial sistólica de 80 a 90 mmHg, devem-se solicitar exames laboratoriais como hemoglobina, hematócrito, contagem de plaquetas, TP, TTPa, fibrinogênio e/ou testes viscoelásticos (ROTEM/TEG) para direcionar a terapia hemostática. Ou seja, frequentemente o tratamento da hemorragia grave está relacionado com maior risco de coagulopatia, levando à redução de plaquetas, do fibrinogênio e de outros fatores da coagulação.

É preciso também manter pressão parcial arterial de oxigênio ($PaO_2$) > 60 mmHg; saturação da hemoglobina arterial pelo oxigênio ($SaO_2$) > 90%; temperatura > 35 °C; saturação venosa de oxigênio ($SvO_2$) > 65 mmHg; pH > 7,2; excesso de bases (EB) < – 6; lactato < 4 mmol·L$^{-1}$; cálcio ionizado > 1,1 mmol·L$^{-1}$;

número de plaquetas > 50.000·mL$^{-1}$; e fibrinogênio > 1,5 g·L$^{-1}$, pois pacientes com coagulopatia, acidose e hipotermia tendem a ter um pior prognóstico.[3,4,11,82]

## Alternativas não farmacológicas para transfusão de sangue alogênico

As alternativas não farmacológicas para transfusão de sangue alogênico incluem sangue autólogo de doação no pré-operatório, hemodiluição normovolêmica aguda, recuperação de hemácias no perioperatório e manutenção da hemostasia por meio da tromboelastografia ou tromboelastometria.[2,3]

### Estratégia de recuperação sanguínea intraoperatória

O uso do *cell saver* no intraoperatório para recuperação de sangue tem sido uma alternativa para diminuir a necessidade de transfusão sanguínea alogênica, evitando-se, assim, as complicações associadas. A redução da necessidade de transfusão heteróloga mediante implementação dessa estratégia pode prevenir ou reduzir a exposição a doenças infecciosas transmissíveis. Tal medida também tem se tornado importante no intraoperatório de pacientes Testemunhas de Jeová, que recusam sangue alogênico ou transfusão sanguínea por motivos religiosos.[2,83,84]

Após o armazenamento, o sangue é centrifugado e as hemácias são lavadas e filtradas através de uma membrana semipermeável, que remove plasma, hemoglobina livre, células sanguíneas da série branca, plaquetas e heparina. O hematócrito remanescente varia entre 50 e 80%. Apesar de alguns estudos terem demonstrado eficácia na redução de transfusão de glóbulos brancos alogênicos e segurança, outros relataram maior perda sanguínea, principalmente pela fibrinólise, e elevação dos custos.[2,83,84]

### Doação pré-operatória de sangue autólogo

A transfusão de sangue autólogo tem importância na redução das necessidades de transfusão alogênica. Os resultados de uma metanálise da Cochrane mostraram que a doação pré-operatória de sangue autólogo diminuiu a necessidade de transfusão de sangue alogênico em 68%. No entanto, para aqueles pacientes que doaram sangue autólogo, o risco de receber qualquer transfusão (alogênico e/ou autólogo) aumentou em 24%.[85,86]

Embora o sangue autólogo apresente alguns dos mesmos riscos das transfusões de sangue alogênico, como sobrecarga de erros de administração, há redução significativa no risco de efeitos adversos importantes, como transmissão de doenças virais. A transfusão de sangue autólogo não está relacionada com aumento das taxas de mortalidade ou morbidade ou do tempo de internação hospitalar, mas é importante considerar os riscos de exposição a qualquer tipo de transfusão.[86,87]

### Hemodiluição normovolêmica aguda

A hemodiluição normovolêmica aguda consiste na retirada e anticoagulação de um volume de sangue previsto do paciente e sua troca simultânea por cristaloide ou coloide para manter a normovolemia. A hemodiluição normovolêmica aguda não é apenas eficaz e segura em diminuir a necessidade total de transfusão de sangue homólogo, mas também é capaz de reduzir a viscosidade sanguínea e melhorar a microcirculação.[87,88]

Naqash e colaboradores[89] mostraram que a hemodiluição normovolêmica aguda com autotransfusão é uma técnica viável e segura para reduzir a perda sanguínea no transoperatório e a necessidade de transfusão de sangue homólogo em pacientes submetidos à excisão de meningioma intracraniano.

## Reações transfusionais

As reações transfusionais são toda e qualquer intercorrência que ocorra como consequência de transfusão sanguínea, durante ou após a sua administração. Podem ser classificadas em imediatas (até 24 horas da transfusão) ou tardias (após 24 horas da transfusão), imunes ou não imunes, conforme descrito no **QUADRO 36.6**.

As reações transfusionais também podem ser classificadas conforme sua gravidade **(TAB. 36.5)**.

**QUADRO 36.6** Principais reações transfusionais

| | Imune | Não imune |
|---|---|---|
| **Imediata** | Reação febril não hemolítica<br>Reação hemolítica aguda<br>Reação alérgica (leve, moderada, grave)<br>Lesão pulmonar aguda associada à transfusão (TRALI) | Sobrecarga volêmica<br>Contaminação bacteriana<br>Hipotensão por inibidor da ECA<br>Hemólise não imune<br>Hipocalcemia<br>Embolia aérea<br>Hipotermia |
| **Tardia** | Aloimunização eritrocitária<br>Aloimunização HLA<br>Reação enxerto *versus* hospedeiro<br>Púrpura pós-transfusional<br>Imunomodulação | Hemossiderose<br>Doenças infecciosas |

ECA, enzima conversora da angiotensina; HLA, antígeno leucocitário humano.

*Fonte: Adaptado de Agência Nacional de Vigilância Sanitária.*[90]

**TABELA 36.5** Gravidade das reações transfusionais

| Grau | Classificação |
|---|---|
| I | Ausência de risco à vida: baixa gravidade, sem ameaça à vida |
| II | Morbidade a longo prazo: gravidade moderada, com ou sem ameaça à vida |
| III | Risco à vida: alta gravidade; ameaça imediata à vida, sem óbito |
| IV | Óbito: morte decorrente de reação transfusional |

*Fonte: Adaptada de Agência Nacional de Vigilância Sanitária.*[90]

## Sinais e sintomas mais frequentes

Qualquer sintoma durante a administração de um componente sanguíneo deve ser considerado como reação transfusional até que se prove o contrário. Sinais e sintomas frequentes incluem:

- Febre com ou sem calafrios, definida como elevação de 1 °C na temperatura corpórea associada à transfusão.
- Calafrios com ou sem febre.
- Dor, no local da infusão, torácica ou abdominal.
- Alterações agudas na pressão arterial, tanto hipertensão como hipotensão.
- Alterações respiratórias: dispneia, taquipneia, hipóxia.
- Alterações cutâneas: prurido, urticária, edema localizado ou generalizado.
- Náuseas, com ou sem vômitos.
- Icterícia ou hemoglobinúria.

A ocorrência de choque associado à febre, tremores, hipotensão ou insuficiência cardíaca de alto débito sugere contaminação bacteriana ou hemólise aguda. A falência circulatória sem febre ou calafrios pode ser o dado mais importante de anafilaxia, e a alteração na coloração da urina ou oligúria podem ser os primeiros sinais de hemólise no paciente anestesiado.[4,90,91]

## Conduta clínica

A conduta clínica na ocorrência de uma reação transfusional consiste em interromper imediatamente a transfusão; manter o acesso venoso com solução salina a 0,9%; verificar os sinais vitais e checar o estado cardiorrespiratório do paciente; verificar todos os registros, formulários e identificação do receptor; avaliar se ocorreu a reação e classificá-la, com objetivo de instituir conduta específica; manter o equipo e a bolsa intactos; e encaminhar esse material ao serviço de hemoterapia.

É importante avaliar a possibilidade de reação hemolítica, TRALI, anafilaxia e sepse relacionada à transfusão, situações em que são necessárias condutas de urgência. Nesses casos, deve-se coletar e enviar uma amostra pós-transfusional junto com a bolsa e os equipos ao serviço de hemoterapia, além de amostras de sangue e urina para o laboratório clínico. As amostras devem ser colhidas preferencialmente de outro acesso que não aquele utilizado para a transfusão.[4,90,91]

## Reação hemolítica transfusional aguda

Na reação hemolítica imediata secundária à ação de anticorpos contra antígenos eritrocitários, o quadro clínico caracteriza-se por febre, tremores, náuseas, vômitos, dor, dispneia, hipotensão e taquicardia, podendo em alguns casos evoluir para disfunção renal, coagulação intravascular disseminada (CIVD) e até óbito.

A conduta é a hidratação venosa com solução fisiológica a 0,9% para manter a diurese (1 $mL{\cdot}kg^{-1}{\cdot}h^{-1}$ em adultos por 24 horas); furosemida 40 a 80 mg em adultos e 1 a 2 $mg{\cdot}kg^{-1}$ em crianças; e dopamina em baixa dose (< 5 $\mu g{\cdot}kg^{-1}{\cdot}min^{-1}$). Além disso, devem-se coletar amostras para o banco de sangue, junto com bolsa e equipo. A CIVD pode ser a manifestação inicial em pacientes anestesiados, sendo em alguns casos necessária a reposição de hemocomponentes na vigência de sangramento exacerbado (PFC, plaquetas, crioprecipitado).[4,90,91]

## Reação febril não hemolítica

A reação febril não hemolítica caracteriza-se por elevação da temperatura > 1 °C associada à transfusão, sem outra explicação, normalmente em até 4 horas após o término do procedimento. No quadro clínico há febre, tremores e calafrios.

A conduta é a administração de paracetamol na dose de 750 mg por via oral para adultos ou 1 $gota{\cdot}kg^{-1}{\cdot}dose^{-1}$ para crianças, ou dipirona 1 a 2 $g{\cdot}dose^{-1}$ via intravenosa (IV) ou intramuscular (IM) em adultos ou 0,05 $mg{\cdot}kg^{-1}$ IV ou IM em crianças. A meperidina é útil em tremores e calafrios intensos na dose de 25 a 50 mg para adultos. É importante providenciar a coleta de hemocultura do componente e do paciente, além de amostra pós-transfusional junto com a bolsa e o equipo. Na prevenção, podem-se administrar antipiréticos como pré-medicação e produtos desleucocitados.[4,90,91]

## Reações anafiláticas/anafilactoides

Reações anafiláticas/anafilactoides são reações de hipersensibilidade imediata desencadeada pelo sistema imune que ocorrem pela exposição de substâncias solúveis no plasma do doador ao qual o receptor está sensibilizado, sendo classificadas em dois tipos: deficiência de IgA do receptor e sensibilidade a outras substâncias do plasma. No quadro clínico há prurido, urticária, angioedema, dispneia, estridor, obstrução de vias aéreas e choque.

A conduta é a administração de adrenalina 1:1.000 na dose de 0,1 a 0,5 mg, via subcutânea (SC) ou IM ou, em casos graves, 0,1 a 0,5 mg diluídos em 1:10.000 por via IV, com infusão em 10 a 15 minutos, até três doses no total. Também estão indicados anti-histamínicos (difenidramina) na dose de 25 a 50 mg IV; corticosteroides (hidrocortisona) na dose de 300 a 500 mg IV; e hidratação com cristaloides (1-2 L). Deve-se coletar amostra pós-transfusional, junto com bolsa e equipo. A prevenção envolve a verificação da presença de anti-IgA, a transfusão de componentes celulares deficientes em IgA ou acelulares deficientes em IgA e a pré-medicação com anti-histamínico (difenidramina) na dose de 25 a 50 mg IV, 30 minutos antes da transfusão.[4,90,91]

## Hemólise não imune

A hemólise não imune está associada a hiperaquecimento, transporte, armazenamento e administração inadequados dos hemocomponentes, bem como a hemólise osmótica pela adição de fármacos ou soluções hipotônicas como água destilada e soro glicosado a 5%. Na vigência de hemólise pós-transfusional, descartadas causas imunes e não imunes, deve-se suspeitar de deficiência de glicose-6-fosfato desidrogenase (G6PD) no doador ou receptor. No quadro clínico há icterícia e hemoglobinúria.

A conduta é o suporte intensivo para evitar choque circulatório, a hidratação com cristaloides (1-2 L) e agentes vasoativos.[4,90,91]

## Sepse associada à transfusão

A hipótese de contaminação bacteriana deve ser considerada sempre que o paciente apresentar tremores intensos, calafrios e febre alta, podendo evoluir para choque séptico.

A conduta é instituir manejo de terapia intensiva, iniciar antibiótico de amplo espectro, descartar hemólise e colher culturas do paciente e dos hemocomponentes.[4,90,91]

## Lesão pulmonar aguda associada à transfusão

A lesão pulmonar aguda associada à transfusão (TRALI) ou ainda, edema pulmonar não cardiogênico, ocorre por diversos mecanismos, como transfusão de anticorpos do doador que agem contra o sistema antígeno leucocitário humano (HLA) do receptor ou antígenos neutrofílicos que reagem com leucócitos e plaquetas do receptor. Com isso, desencadeia-se uma sequência de eventos, que culmina no aumento da permeabilidade da microcirculação pulmonar, ocasionando o edema pulmonar.

A incidência está em torno de 1:5.000 transfusões. Deve-se suspeitar de TRALI em qualquer disfunção pulmonar que surja em até 6 horas após a transfusão. É importante confirmar a lesão pulmonar aguda (LPA) com presença de hipoxemia e relação $PaO_2/F_IO_2 < 300$, bem como descartar LPA prévia à transfusão, além de outros fatores de risco para essa condição.

A conduta é manter o suporte ventilatório, se necessário, e os corticoides (embora tal procedimento seja questionado). Na prevenção, é importante evitar o uso de PFC caso o anticorpo do doador seja o causador da LPA; entretanto, se o anticorpo for do receptor, este deverá receber componentes leucodepletados.[4,90,91]

## Sobrecarga circulatória associada à transfusão

A infusão rápida de volume não é bem tolerada em pacientes com comprometimento cardíaco e pulmonar. A sobrecarga circulatória associada à transfusão (TACO, do inglês *transfusion associated circulatory overload*) foi definida recentemente como complicação transfusional, ocorrendo com maior frequência em crianças e indivíduos com mais de 60 anos. No quadro clínico há dispneia, cianose, taquicardia, hipertensão arterial, edema pulmonar e distensão jugular.

A conduta consiste em suspender a infusão, colocar o paciente sentado, administrar oxigenoterapia e furosemida 1 $mg{\cdot}kg^{-1}$ IV. Como prevenção, devem-se transfundir os produtos sanguíneos lentamente (1 $mL{\cdot}kg^{-1}{\cdot}h^{-1}$) em até 4 horas.[4,90,91]

## Reações metabólicas

A toxicidade pelo citrato, a hipotermia, a hiper e a hipocalemia são consideradas as principais complicações metabólicas associadas à transfusão.

A toxicidade pelo citrato pode ocorrer na infusão de grandes volumes de hemocomponentes (em velocidade superior a 100 $mL{\cdot}h^{-1}$ ou em velocidade mais baixa em hepatopatas). A elevação do citrato plasmático pode levar à hipocalcemia sintomática: hiperventilação, parestesia perioral, tremores, miofasciculações e espasmos musculares.

A conduta é diminuir a velocidade de infusão e repor cálcio quando o cálcio iônico cair abaixo de 50% do valor basal e os sintomas de hipocalcemia se tornarem evidentes.

A hipotermia ocorre pela infusão rápida de grande volume de sangue. Quando se usa cateter central próximo ao sistema de condução, pode haver hipotermia e arritmias ventriculares devido a alterações locais da concentração de potássio. Os estados hipotérmicos também causam depressão dos mecanismos da hemostasia e da imunidade, predispondo a hemorragias e infecções. A conduta é reduzir a velocidade de infusão ou utilizar aquecedores.

Quando as hemácias são armazenadas a 1 a 6 °C, o nível de potássio no plasma sobrenadante aumenta, o que pode raramente provocar hipercalemia no receptor. Já a hipocalemia ocorre pela metabolização do citrato, podendo causar alcalose. Caso o paciente se mantenha normovolêmico e normotérmico, nenhuma conduta estratégica é necessária. Para transfusões de grande volume em crianças, muitos autores preferem hemácias de até 7 a 10 dias de estocagem.[4,90,91]

## Referências


1. Blundell J. Observations on transfusion of blood. Lancet. 1829;12(302):321-4.
2. Feltracco P, Brezzi M, Barbieri S, Galligioni H, Milevoj M, Carollo C, et al. Blood loss, predictors of bleeding, transfusion practice and strategies of blood cell salvaging during liver transplantation. World J Hepatol. 2013;5(1):1-15.
3. Leal-Noval SR, Muñoz M, Asuero M, Contreras E, García-Erce JA, Llau JV, et al. Spanish Consensus Statement on alternatives to allogeneic blood transfusion: the 2013 update of the "Seville Document". Blood Transfus. 2013;11(4):585-610.
4. Ministério da Saúde (BR). Secretaria de Atenção à Saúde. Departamento de Atenção Especializada. Guia para o uso de hemocomponentes. Brasília: Ministério da Saúde; 2010.
5. Moren AM, Underwood SJ, Schreiber MA. Massive transfusion protocols. In: Gonzalez E, Moore HB, Moore EE, editors. Trauma induced coagulopathy. Switzerland : Springer; 2016. p. 377-92.
6. Carson JL, Guyatt G, Heddle NM, Grossman BJ, Cohn CS, Fung MK, et al. Clinical Practice Guidelines From the AABB: Red Blood Cell Transfusion Thresholds and Storage. JAMA. 2016;316(19):2025-35.
7. Futier E, Robin E, Jabaudon M, Guerin R, Petit A, Bazin JE, et al. Central venous $O_2$ saturation and venous-to-arterial $CO_2$ difference as complementary tools for goal-directed therapy during high-risk surgery. Critical Care. 2010;14(5):R193.
8. Karkouti K, Wijeysundera DN, Yau TM, McCluskey SA, Chan CT, Wong PY, et al. Advance targeted transfusion in anemic cardiac surgical patients for kidney protection: an unblinded randomized pilot clinical trial. Anesthesiology. 2012;116(3):613-21.
9. Amato A, Pescatori M. Perioperative blood transfusions for the recurrence of colorectal cancer. Cochrane Database Syst Rev. 2006;(1):CD005033.
10. Irita K. Risk and crisis management in intraoperative hemorrhage: Human factors in hemorrhagic critical events. Korean J Anesthesiol. 2011;60(3):151-60.
11. Association of Anaesthetists of Great Britain and Ireland, Thomas D, Wee M, Clyburn P, Walker I, Brohi K, et al. Blood transfusion and the anaesthetist: management of massive haemorrhage. Anaesthesia. 2010;65(11):1153-61.
12. Pick P, Fabijanic J. Temperature changes in donor blood under different storage conditions. Transfusion. 1971;11(4):213-5.
13. Ryden SE, Oberman HA. Compatibility of common intravenous solutions with CPD blood. Transfusion. 1975;15(3):250-5.
14. Dickson DN, Gregory MA. Compatibility of blood with solutions containing calcium. S Afr Med J. 1980;57(19):785-7.
15. Edwards MP, Clark DJ, Mark JS, Wyld PJ. Compound sodium lactate (Hartmann's) solution. Caution: risk of clotting. Anaesthesia. 1986;41(10):1053-4.
16. Rock G, Tittley P, Fuller V. Effect of citrate anticoagulants on factor VIII levels in plasma. Transfusion. 1988;28(3):248-52.
17. Cull DL, Lally KP, Murphy KD. Compatibility of packed erythrocytes and Ringer's lactate solution. Surg Gynecol Obstet. 1991;173(1):9-12.
18. Albert K, van Vlymen J, James P, Parlow J. Ringer's lactate is compatible with the rapid infusion of AS-3 preserved packed red blood cells. Can J Anaesth. 2009;56(5):352-6.
19. Gopinath A, Nelson C, Gupta A, Bonney I, Schumann R. Blood Products, Crystalloids, and Rapid Infusion: An Experimental Study. Anesth Analg. 2016;122(4):928-34.
20. King WH, Patten ED, Bee DE. An in vitro evaluation of ionized calcium levels and clotting in red blood cells diluted with lactated Ringer's solution. Anesthesiology. 1988;68(1):115-21.
21. Levac B, Parlow JL, van Vlymen J, James P, Tuttle A, Shepherd L. Ringer's lactate is compatible with saline-adenine-glucose-mannitol preserved packed red blood cells for rapid transfusion. Can J Anaesth. 2010;57(12):1071-7.
22. Saidenberg E, Tinmouth A. Ringer's lactate and red blood cells: is there sufficient evidence to recommend for routine use? Can J Anaesth. 2009;56(5):343-7.
23. Sink BLS. Administration of blood components. In: Roback JD, Grossman BJ, Harris T, Hillyer CD, editors. Technical manual. 17th ed. Bethesda: AABB; 2011. p. 617-30.
24. Wilson AM, Peterlini MA, Pedreira Mda L. Infusion pumps and red blood cell damage in transfusion therapy: an integrative revision of the academic literature. Rev Lat Am Enfermagem. 2016;24:e2763.
25. Poder TG, Pruneau D, Dorval J, Thibault L, Fisette JF, Bédard SK, et al. Pressure infusion cuff and blood warmer during massive transfusion: an experimental study about hemolysis and hypothermia. PLoS One. 2016;11(10):e0163429.
26. Frelich R, Ellis MH. The effect of external pressure, catheter gauge, and storage time on hemolysis in RBC transfusion. Transfusion. 2001;41(6):799-802.
27. Mateer JR, Perry BW, Thompson BM, Tucker JF, Aprahamian C. Effects of rapid infusion with high pressure and large-bore i.v. tubing on red blood cell lysis and warming. Ann Emerg Med. 1985;14(10):966-9.
28. Hansen TG, Sprogøe-Jakobsen U, Pedersen CM, Olsen KS, Kristensen SR. Haemolysis following rapid experimental red blood cell transfusion--an evaluation of two infusion pumps. Acta Anaesthesiol Scand. 1998;42(1):57-62.
29. Nightingale MJ, Norfolk DR, Pinchon DJ. Current uses of transfusion administration sets: a cause for concern? Transfus Med. 2010;20(5):291-302.
30. British Committee for Standards in Haematology (BCSH). Guideline on the administration of blood components. British Society for Haematology; 2009.
31. De Biasio L, Rymer T. Blood administration. In: Clinical Guide to Transfusion [Internet]. Canadian Blood Services; 2017 [capturado em 05 jul. 2017]. Disponível em: https://professionaleducation.blood.ca/en/transfusion/clinical-guide/blood-administration?_ga=2.263462159.2053216080.1499275835-442347797.1499275835
32. Vraets A, Lin Y, Callum JL. Transfusion-associated hyperkalemia. Transfus Med Rev. 2011;25(3):184-96.
33. Macdonald WB, Berg RB. Hemolysis of transfused cells during use of the injection (push) technique for blood transfusion. Pediatrics. 1959;23(1 Pt 1):8-11.
34. Kim P, Chin-Yee I, Eckert K, Malthaner RA, Gray DK. Hemolysis with rapid transfusion systems in the trauma setting. Can J Surg. 2004;47(4):295-7.
35. Heddle N, Webert KE. Febrile, allergic, and other noninfectious transfusion reactions. In: Hillyer CD, Silberstein LE, Ness PM, Anderson KC, Roback JD, editors. Blood banking and transfusion medicine: basic principles and practice. 2nd ed. Philadelphia: Churchill Livingstone Elsevier; 2007. p. 677-90.
36. Hirsch J, Menzebach A, Welters ID, Dietrich GV, Katz N, Hempelmann G. Indicators of erythrocyte damage after microwave warming of packed red blood cells. Clin Chem. 2003;49(5):792-9.
37. Boyan CP. Cold or warmed blood for massive transfusions. Ann Surg. 1964;160(2):282-6.
38. Smith CE. Principles of fluid warming in trauma. Seminars in Anesthesia, Perioperative Medicine and Pain. 2001;20(1):51-9.
39. Turner M, Hodzovic I, Mapleson WW. Simulated clinical evaluation of four fluid warming devices. Anaesthesia. 2006;61(6):571-5.
40. Streiff A, Cotton BA. Hemorrhage and transfusions in the surgical patient. In: Moore JL, Turner LK, Todd SR, editors. Common problems in acute care surgery. New York: Springer; c2013. p. 155-67.
41. Faries G, Johnston C, Pruitt KM, Plouff RT. Temperature relationship to distance and flow rate of warmed i.v. fluids. Ann Emerg Med. 1991;20(11):1198-200.
42. Patel N, Knapke DM, Smith CE, Napora TE, Pinchak AC, Hagen JF. Simulated clinical evaluation of conventional and newer fluid-warming devices. Anesth Analg. 1996;82(3):517-24.
43. Puetz J. Fresh frozen plasma: the most commonly prescribed hemostatic agent. J Thromb Haemost. 2013;11(10):1794-9.
44. Levy JH, Welsby I, Goodnough LT. Fibrinogen as a therapeutic target for bleeding: a review of critical levels and replacement therapy. Transfusion. 2014;54(5):1389-405; quiz 1388.
45. Mannucci PM, Duga S, Peyvandi F. Recessively inherited coagulation disorders. Blood. 2004;104(5):1243-52.
46. Tinmouth A. Evidence for a rationale use of frozen plasma for the treatment and prevention of bleeding. Transfusion and Apheresis Science. 2012;46(3):293-8.
47. Blauhut B. Indications for prothrombin complex concentrates in massive transfusions. Thromb Res. 1999;95(4 Suppl 1):S63-9.

48. Hewitt PE, Machin SJ. ABC of transfusion. Massive blood transfusion. BMJ. 1990;300(6717):107-9.
49. Marinho DS. Exames convencionais da coagulação como variáveis preditoras da indicação de transfusão de plasma fresco congelado durante o transplante de fígado [tese]. São Paulo: USP; 2015.
50. Burns ER, Goldberg SN, Wenz B. Paradoxic effect of multiple mild coagulation factor deficiencies on the prothrombin time and activated partial thromboplastin time. Am J Clin Pathol. 1993;100(2):94-8.
51. Ciavarella D, Reed RL, Counts RB, Baron L, Pavlin E, Heimbach DM, et al. Clotting factor levels and the risk of diffuse microvascular bleeding in the massively transfused patient. Br J Haematol. 1987;67(3):365-8.
52. Murray DJ, Olson J, Strauss R, Tinker JH. Coagulation changes during packed red cell replacement of major blood loss. Anesthesiology. 1988;69(6):839-45.
53. American Society of Anesthesiologists Task Force on Perioperative Blood Management. Practice guidelines for perioperative blood management: an updated report by the American Society of Anesthesiologists Task Force on Perioperative Blood Management. Anesthesiology. 2015;122(2):241-75.
54. Ng VL. Liver disease, coagulation testing, and hemostasis. Clin Lab Med. 2009;29(2):265-82.
55. Makris M, Greaves M, Phillips WS, Kitchen S, Rosendaal FR, Preston EF. Emergency oral anticoagulant reversal: the relative efficacy of infusions of fresh frozen plasma and clotting factor concentrate on correction of the coagulopathy. Thromb Haemost. 1997;77(3):477-80.
56. Tinmouth A. Assessing the rationale and effectiveness of frozen plasma transfusions: an evidence-based review. Hematol Oncol Clin North Am. 2016;30(3):561-72.
57. Holland LL, Brooks JP. Toward rational fresh frozen plasma transfusion: The effect of plasma transfusion on coagulation test results. Am J Clin Pathol. 2006;126(1):133-9.
58. Segal JB, Dzik WH; Transfusion Medicine/Hemostasis Clinical Trials Network. Paucity of studies to support that abnormal coagulation test results predict bleeding in the setting of invasive procedures: an evidence-based review. Transfusion. 2005;45(9):1413-25.
59. Haas T, Fries D, Tanaka KA, Asmis L, Curry NS, Schöchl H. Usefulness of standard plasma coagulation tests in the management of perioperative coagulopathic bleeding: is there any evidence? Br J Anaesth. 2015;114(2):217-24.
60. Abdel-Wahab OI, Healy B, Dzik WH. Effect of fresh-frozen plasma transfusion on prothrombin time and bleeding in patients with mild coagulation abnormalities. Transfusion. 2006;46(8):1279-85.
61. Yang L, Stanworth S, Hopewell S, Doree C, Murphy M. Is fresh-frozen plasma clinically effective? An update of a systematic review of randomized controlled trials. Transfusion. 2012;52(8):1673-86; quiz 1673.
62. Karam O, Tucci M, Combescure C, Lacroix J, Rimensberger PC. Plasma transfusion strategies for critically ill patients. Cochrane Database Syst Rev. 2013;(12):CD010654.
63. Levy JH, Grottke O, Fries D, Kozek-Langenecker S. Therapeutic plasma transfusion in bleeding patients: a systematic review. Anesth Analg. 2017;124(4):1268-76.
64. Chowdary P, Saayman AG, Paulus U, Findlay GP, Collins PW. Efficacy of standard dose and 30 ml/kg fresh frozen plasma in correcting laboratory parameters of haemostasis in critically ill patients. Br J Haematol. 2004;125(1):69-73.
65. Sørensen B, Bevan D. A critical evaluation of cryoprecipitate for replacement of fibrinogen. Br J Haematol. 2010;149(6):834-43.
66. Hiippala ST, Myllylä GJ, Vahtera EM. Hemostatic factors and replacement of major blood loss with plasma-poor red cell concentrates. Anesth Analg. 1995;81(2):360-5.
67. Fries D, Krismer A, Klingler A, Streif W, Klima G, Wenzel V, et al. Effect of fibrinogen on reversal of dilutional coagulopathy: a porcine model. Br J Anaesth. 2005;95(2):172-7.
68. Bolliger D, Görlinger K, Tanaka KA. Pathophysiology and treatment of coagulopathy in massive hemorrhage and hemodilution. Anesthesiology. 2010;113(5):1205-19.
69. de Kort W, Janssen M, Kortbeek N, Jansen N, van der Wal J, van Dijk N. Platelet pool inventory management: theory meets practice. Transfusion. 2011;51(11):2295-303.
70. Yuan S, Goldfinger D. Clinical and laboratory aspects of platelet transfusion therapy. Waltham: UpToDate; 2017.
71. van Veen JJ, Nokes TJ, Makris M. The risk of spinal haematoma following neuraxial anaesthesia or lumbar puncture in thrombocytopenic individuals. Br J Haematol. 2010;148(1):15-25.
72. Fonseca NM, Alves RR, Pontes JP, Sociedade Brasileira de Anestesiologia. SBA recommendations for regional anesthesia safety in patients taking anticoagulants. Braz J Anesthesiol. 2014;64(1):1-15.
73. Zeidler K, Arn K, Senn O, Schanz U, Stussi G. Optimal preprocedural platelet transfusion threshold for central venous catheter insertions in patients with thrombocytopenia. Transfusion. 2011;51(11):2269-76.
74. Valsami S, Dimitroulis D, Gialeraki A, Chimonidou M, Politou M. Current trends in platelet transfusions practice: the role of ABO-RhD and human leukocyte antigen incompatibility. Asian J Transfus Sci. 2015;9(2):117-23.
75. Naghadeh HT, Badlou BA, Ferizhandy AS, Mohammadreza TS, Shahram V. Six hours of resting platelet concentrates stored at 22-24 ºC for 48 hours in permeable bags preserved pH, swirling and lactate dehydrogenase better and caused less platelet activation. Blood Transfus. 2013;11(3):400-4.
76. González Guerrero C, Montoro Ronsano JB. Physiopathology and treatment of critical bleeding: a literature review. Farm Hosp. 2015;39(6):382-90.
77. Sniecinski RM, Levy JH. Bleeding and management of coagulopathy. J Thorac Cardiovasc Surg. 2011;142(3):662-7.
78. Carvalho M, Rodrigues A, Gomes M, Carrilho A, Nunes AR, Orfão R, et al. Interventional algorithms for the control of coagulopathic bleeding in surgical, trauma, and postpartum settings: recommendations from the Share Network Group. Clin Appl Thromb Hemost. 2016;22(2):121-37.
79. Sørensen B, Larsen OH, Rea CJ, Tang M, Foley JH, Fenger-Eriksen C. Fibrinogen as a hemostatic agent. Semin Thromb Hemost. 2012;38(3):268-73.
80. Roberts HR, Monroe DM, White GC. The use of recombinant factor VIIa in the treatment of bleeding disorders. Blood. 2004;104(13):3858-64.
81. Levy JH, Fingerhut A, Brott T, Langbakke IH, Erhardtsen E, Porte RJ. Recombinant factor VIIa in patients with coagulopathy secondary to anticoagulant therapy, cirrhosis, or severe traumatic injury: review of safety profile. Transfusion. 2006;46(6):919-33.
82. Acker JP, Marks DC, Sheffield WP. Quality assessment of established and emerging blood components for transfusion. J Blood Transfus. 2016;2016:4860284.
83. Allam J, Cox M, Yentis SM. Cell salvage in obstetrics. Int J Obstet Anesth. 2008;17(1):37-45.
84. Esper SA, Waters JH. Intra-operative cell salvage: a fresh look at the indications and contraindications. Blood Transfus. 2011;9(2):139-47.
85. Henry DA, Carless PA, Moxey AJ, O'Connell D, Forgie MA, Wells PS, et al. Pre-operative autologous donation for minimising perioperative allogeneic blood transfusion. Cochrane Database Syst Rev. 2002;(2):CD003602.
86. Bou Monsef J, Buckup J, Mayman D, Marx R, Ranawat A, Boettner F. Targeted preoperative autologous blood donation in total knee arthroplasty reduces the need for postoperative transfusion. HSS J. 2013;9(3):214-7.
87. Muñoz M, García-Erce JA, Villar I, Thomas D. Blood conservation strategies in major orthopaedic surgery: efficacy, safety and European regulations. Vox Sang. 2009;96(1):1-13.
88. Goel P, Bhola N, Borle RM, Datarkar A, Verma D. The clinical application of acute normovolaemic haemodilution in oral and maxillofacial surgeries. J Maxillofac Oral Surg. 2010;9(4):396-402.
89. Naqash IA, Draboo MA, Lone AQ, Nengroo SH, Kirmani A, Bhat AR. Evaluation of acute normovolemic hemodilution and autotransfusion in neurosurgical patients undergoing excision of intracranial meningioma. J Anaesthesiol Clin Pharmacol. 2011;27(1):54-8.
90. Agência Nacional de Vigilância Sanitária (BR). Hemovigilância: manual técnico de hemovigilância: investigação das reações transfusionais imediatas e tardias não infecciosas. Brasília: ANVISA; 2007.
91. Agência Nacional de Vigilância Sanitária (BR). Marco conceitual e operacional de hemovigilância: guia para a hemovigilância no Brasil. Brasília: ANVISA; 2015.


## Questões de Provas do TSA

**36.1 (TSA/2012)** O critério utilizado para determinar o tempo máximo de armazenamento do concentrado de hemácias é a viabilidade das células na circulação. O percentual mínimo aceitável de eritrócitos transfundidos que permanece na circulação, após 24 horas, deve ser:

**A.** 40%.

**B.** 55%.

**C.** 70%.

**D.** 85%.

**36.2 (TSA/2013)** Homem de 23 anos e 70 kg, vítima de acidente automobilístico, apresenta frequência cardíaca de 140 bpm, pressão arterial de 100x60 mmHg e frequência respiratória de 28 irpm. É levado à sala de cirurgia e, após a abertura cirúrgica do abdome, a pressão arterial diminui para 80x40 mmHg. A perda de sangue estimada é de cerca de 3.000 mL. Após administrar 2.500 mL de hidroxietilamido, o paciente apresenta sangramento difuso na ferida operatória. Qual é o mecanismo provável para essa complicação?

**A.** Plaquetopenia.

**B.** Deficiência de proteína C.

**C.** Diluição de fatores da coagulação.

**D.** Coagulação intravascular disseminada.

**36.3 (TSA/2014)** Homem de 60 kg politraumatizado com sangramento maciço ativo chega ao setor de Emergência. Após 30 minutos, foram infundidos 5 L de solução cristaloide balanceada, 4 L de gelatina fluida modificada e 15 concentrados de hemácias. A dosagem de hemoglobina é de 6 g·dL$^{-1}$ e o sangramento permanece e é difuso. A etiopatogenia que explica a coagulopatia é:

**A.** Diluição das plaquetas.

**B.** Efeito anticoagulante do coloide.

**C.** Consumo de fatores de coagulação.

**D.** Redução do fluxo sanguíneo hepático.

**36.4 (TSA/2016)** Na doação e utilização perioperatória de sangue autólogo:

**A.** O risco de complicações infecciosas bacterianas é menor.

**B.** O uso pré-operatório de eritropoietina aumenta a efetividade da técnica.

**C.** As unidades coletadas podem ser utilizadas em outro paciente compatível.

**D.** Devem-se utilizar critérios transfusionais mais liberais que na doação heteróloga.

**36.5 (TSA/2016)** Mulher 62 anos, 75 kg e 1,58 m em avaliação pré-operatória para realizar hepatectomia. Refere ser hipertensa controlada e apresenta artrite reumatoide em uso de metotrexate e prednisona. Exames laboratoriais: Hb de 9,5 g·dL$^{-1}$, Ht de 29%, creatinina de 1,2 mg·dL$^{-1}$ e proteína C-reativa de 80 mg·dL$^{-1}$. A sua conduta pré-operatória quanto à anemia será:

**A.** Expectante.

**B.** Administrar eritropoietina.

**C.** Transfundir concentrado de hemácias.

**D.** Coleta pré-operatória para autotransfusão.

# 37. COAGULAÇÃO DO SANGUE E COAGULOPATIAS

José Carlos Rodrigues Nascimento
Nely Marjollie Guanabara Teixeira Reis

A hemostasia é um processo fisiológico que tem como principal objetivo a manutenção da integridade vascular e da fluidez do sangue após uma lesão vascular, permitindo o equilíbrio do sistema circulatório. Esse processo compreende interações complexas entre vasos sanguíneos, plaquetas, proteínas da coagulação e sistema fibrinolítico, que levam à formação do coágulo sanguíneo e à sua posterior dissolução após o reparo da lesão vascular.[1,2]

No ambiente cirúrgico, é mais frequente que a coagulopatia seja decorrente de hemodiluição, consumo e esgotamento dos fatores da coagulação e plaquetas, que podem induzir graves complicações hemorrágicas e trombóticas. Ao lado dos produtos sanguíneos conhecidos (concentrado de hemácias, plasma fresco congelado, crioprecipitado e plaquetas), novos produtos farmacêuticos pró e anticoagulantes, incluindo concentrado de fibrinogênio, fator XIII, complexo protrombínico, fator VIIa recombinante, antifibrinolíticos e agentes para tratar hipercoagulabilidade, têm sido introduzidos na prática clínica.[3-5]

## Fisiologia da coagulação

O fígado tem importância fundamental na atividade da coagulação do sangue, pois é o local de síntese dos fatores da coagulação e de seus inibidores em sua grande maioria. A hemostasia é o processo que age na formação do coágulo, em resposta à excessiva perda de sangue, quando ocorre a lesão de um vaso.

### Hemostasia primária

Quando há lesão vascular, inicialmente ocorre vasoconstrição, seguida por adesão e ativação de plaquetas no subendotélio exposto, em decorrência da ação de proteínas adesivas e variados tipos de colágenos, como descrito na **FIGURA 37.1**. A adesão de plaquetas acontece quando elas aderem ao endotélio vascular, o que tem início a partir da ligação mediada pelo fator de von Willebrand (FvW) entre o complexo glicoproteína (GP) Ib/V/IX na superfície das plaquetas, e o colágeno exposto na lesão endotelial por intermédio da GPVI. A estabilização da adesão plaquetária ao FvW ocorre por ativação da integrina $\alpha IIb\beta_3$ (GPIIb/IIIa, receptor de fibrinogênio), que também favorece a ligação às plaquetas de substâncias plasmáticas, como a fibronectina e o fibrinogênio. A integrina $\alpha_2\beta_1$ (receptor de colágeno), assim como outras, por exemplo a $\alpha IIb\beta_3$, interagem com seus substratos, estabilizando e mantendo firme a adesão das plaquetas ao colágeno.[5-9]

As plaquetas ativadas mudam de forma e liberam conteúdos dos seus grânulos citoplasmáticos, como os produtos de oxidação do ácido araquidônico pela via cicloxigenase (prostaglandinas $H_2$ e tromboxano $A_2$), serotonina e difosfato de adenosina (ADP), que atuam atraindo mais plaquetas para o aumento do tampão plaquetário. Nessa fase, as plaquetas liberam uma lipoproteína denominada fator de ativação de plaquetas

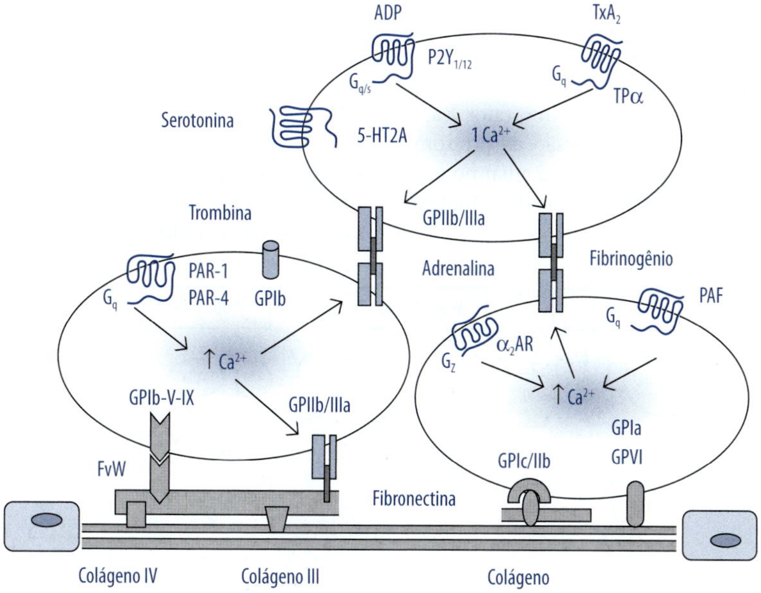


**FIGURA 37.1** Mecanismos envolvidos na ativação e na adesão plaquetária à camada subendotelial. O diagrama mostra a ação do fator de von Willebrand (FvW), do colágeno e de outras proteínas na adesão plaquetária por ligação à exposição de receptores de glicoproteína (GP) de membrana, incluindo complexo GPIb/V/IX, GPIIb/IIIa e GPVI, o que garante uma ancoragem estável com a matriz subendotelial pela interação com o colágeno. A ativação e a agregação de plaquetas são desencadeadas por trombina, mediadores endógenos liberados a partir de grânulos de armazenamento, síntese de fator de ativação de plaquetas (PAF) e tromboxano $A_2$ (TXA).
$\alpha_2$ AR, receptor $\alpha_2$-adrenérgico; ADP, difosfato de adenosina; 5-HT2A, serotonina (5-hidroxitriptamina)-2A; PAR-1, receptor ativado por protease do tipo 1; PAR-4, receptor ativado por protease do tipo 4; P2Y1/12, receptores P2Y purinérgicos; TPα, receptor de tromboxano α.
*Fonte: Adaptada de Anfossi e colaboradores.*[5]

(PAF, do inglês *platelet-activating factor*), que tem ação na superfície fosfolipídica, atuando em inúmeras reações da cascata de coagulação.[5-10]

## Hemostasia secundária (coagulação)

Os fatores de coagulação são proteínas sintetizadas em sua grande maioria em nível hepático e que permanecem sob a forma inativa na circulação. A partir da presença do fator tecidual na circulação e da ativação do fator VII, ocorre uma cadeia de reações coordenadas, inter-relacionadas e cálcio-dependentes, em que há conversão dos zimogênios em proteínas séricas, até chegarem à via final, onde ocorre a formação de trombina.[11,12]

Um novo modelo da ativação da cascata da coagulação baseado em superfície celular mudou o conceito clássico, em que a ativação se dava a partir da via extrínseca, intrínseca e comum, como descrito na **FIGURA 37.2**. O modelo clássico da coagulação, descrito em 1964, não justifica a hemostasia de maneira adequada. Assim, o entendimento do processo hemostático atual consiste na inter-relação dos processos bioquímicos, físicos e celulares que ocorrem nas fases de iniciação, amplificação, propagação e finalização. Esse novo modelo, como descrito na **FIGURA 37.3**, baseado em células, proporcionou um entendimento mais evidente do processo da coagulação *in vivo* e apresenta consistência mais favorável com as observações clínicas de diversos distúrbios da coagulação do que o modelo clássico.[11-13]

### Fases da teoria da coagulação baseada em superfície celular

**Iniciação:** Ocorre por meio da exposição do fator tecidual (FT) na circulação, decorrente de lesão ou ativação das células endoteliais, micropartículas provenientes de diversos tipos de células e monócitos, formando um complexo entre FT e fator VIIa. Após a formação desse complexo, inicia-se o processo da coagulação com ativação dos fatores X e IX; em seguida, o fator Xa ativa o fator V, que forma, junto com o fator Xa, o complexo protrombinase FXa/FVa. A conversão da protrombina em trombina, em quantidades menores para atuar no processo de formação de fibrina, é realizada por ação do complexo protrombinase.[11-13]

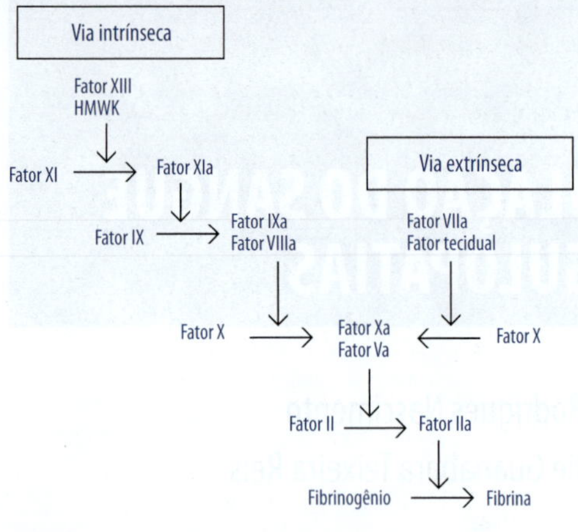


**FIGURA 37.2** Modelo clássico da cascata da coagulação. HMWK, cininogênio de alto peso molecular.
*Fonte: Adaptada de Hoffman e Monroe.*[11]

**Amplificação:** as plaquetas aderem ao colágeno subendotelial pelo receptor glicoproteína IIb/IIIa, que é um receptor de colágeno específico das plaquetas e do fator de von Willebrand. A pouca quantidade de trombina produzida na fase de iniciação, juntamente com o cálcio, ativa plaquetas, cofatores V e VIII, fatores IX e XI na superfície das plaquetas, favorecendo a extensa e rápida amplificação.[11-13]

**Propagação:** a amplificação mediada por trombina, plaquetas e fatores ativados da coagulação termina na produção do complexo protrombinase, que atua convertendo a protrombina em trombina. A trombina, por sua vez, atua na conversão do fibrinogênio em fibrina. No final, ocorre elevada síntese de trombina, formação de tampão estável no sítio da lesão e interrupção do sangramento.[11-13]

**Finalização:** o processo da coagulação é interrompido para evitar oclusão trombótica em torno das áreas íntegras dos vasos.[11-13]

As características dos fatores da coagulação humana, como síntese e função, estão descritas no **QUADRO 37.1**, e os mecanismos hemostáticos *in vivo* e intervenções específicas para cada fase da coagulação estão descritos na **FIGURA 37.4**.

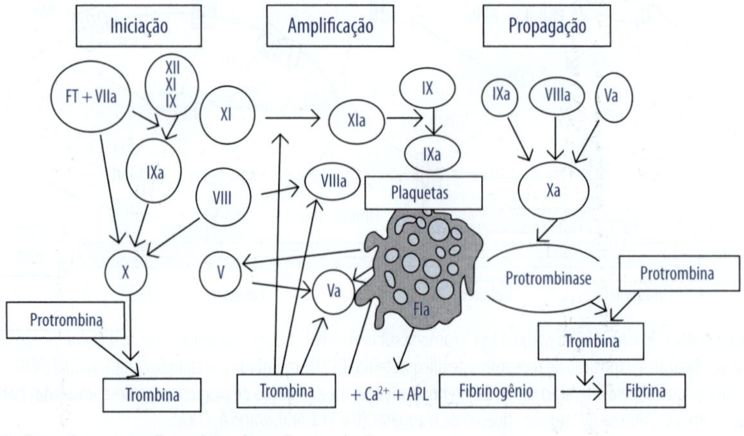


**FIGURA 37.3** Modelo da coagulação baseado em superfície celular: fases de coagulação. a, ativado; APL, ácidos fosfolipídicos; $Ca^{2+}$, cálcio; FT, fator tecidual.
*Fonte: Adaptada de Pérez-Gómez e Bover.*[12]

**QUADRO 37.1** Características dos fatores da coagulação humana

| Fatores pró-coagulantes | Síntese | Função |
|---|---|---|
| Fator I (fibrinogênio) | Fígado, sítios extra-hepáticos | Precursor de fibrina |
| Fator II (protrombina) | Fígado | Precursor de trombina |
| Fator III (fator tecidual) | Endotélio, monócitos | Cofator |
| Fator IV (cálcio) | Fonte exógena | Cofator |
| Fator V (pró-acelerina) | Fígado, endotélio, plaquetas | Pró-cofator |
| Fator VII (pró-convertina) | Fígado | Zimogênio |
| Fator VIII (fator anti-hemofílico) | Fígado, sítios extra-hepáticos | Pró-cofator |
| Fator IX (fator de Christmas) | Fígado | Zimogênio |
| Fator X (fator Stuart-Prower) | Fígado | Zimogênio |
| Fator XI (antecedente de tromboplastina) Plasmática | Fígado | Zimogênio |
| Fator XII (fator de Hageman) | Fígado | Zimogênio |
| Fator XIII (fator estabilizador de fibrina) | Fígado, sítios extra-hepáticos | Zimogênio |
| Pré-calicreína (fator de Fletcher) | Fígado | Zimogênio |
| Cininogênio de alto peso molecular | Fígado | Zimogênio |

*Fonte: Adaptado de Amitrano e colaboradores.*[10]

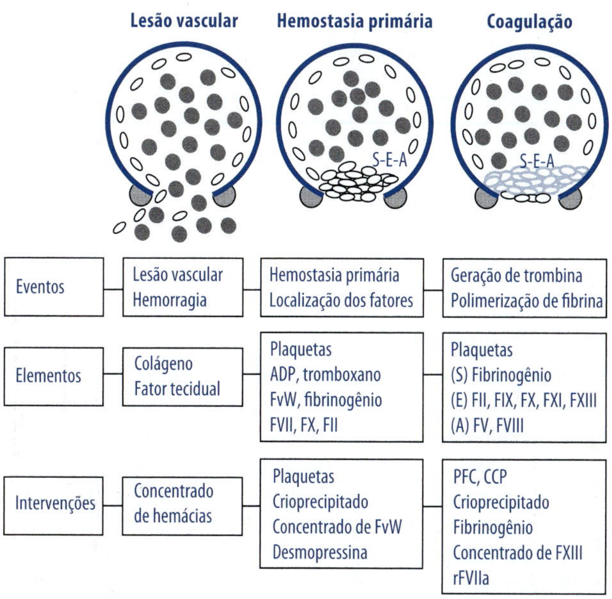


**FIGURA 37.4** Hemostasia e intervenções específicas para cada fase da coagulação. ADP, difosfato de adenosina; CCP, concentrado de complexo protrombínico; FvW, fator de von Willebrand; PFC, plasma fresco congelado; rFVIIa, fator recombinante VIIa. *Fonte: Adaptada de Tanaka e colaboradores.*[13]

## Sistema fibrinolítico

Nas condições fisiológicas após a sua formação, o trombo precisa ser desfeito na luz vascular para que o fluxo sanguíneo se restabeleça. Nessas condições, a fibrinólise tem a função de remover os coágulos de fibrina. Então, quando ocorre, a integridade da parede do vaso e o sistema reticuloendotelial hepático atuam na depuração de fatores da hemostasia e produtos de sua regulação, o que é feito por metaloproteinases, proteínas ativadoras serinas proteases e proteínas inibidoras como a superfamília de serpinas.[15,16]

O controle e a regulação do sistema fibrinolítico são realizados por interações moleculares específicas entre seus principais componentes e mediante a liberação dos ativadores/inibidores do plasminogênio pelas células endoteliais, conforme ilustrado na **FIGURA 37.5**. A conversão do plasminogênio em plasmina é ativada pelo ativador do plasminogênio tecidual (t-PA) e pelo ativador de plasminogênio tipo uroquinase (u-PA). Posteriormente, há degradação da rede de fibrina e geração dos produtos da degradação da fibrina (PDF). Esse processo pode ser modulado pelos inibidores dos ativadores do plasminogênio 1 e 2 (PAI-1 e PAI-2), neutralizadores de plasmina $\alpha_2$-antiplasmina, $\alpha_2$-macroglobulina e inibidor de fibrinólise ativável pela trombina (TAFI).[14,17]

## Anticoagulantes intrínsecos

À medida que a hemostasia tem início, os inibidores como antitrombina III, proteína C, proteína S, sintetizados pelo fígado, os inibidores da via do fator tecidual 1 e 2 (TFPI-1 e TFPI-2), heparina cofator II e os inibidores de plaquetas (óxido nítrico e prostaglandina I2) são ativados para interromper a formação do coágulo na região lesada. O sistema fibrinolítico também tem função na anticoagulação intrínseca para manter a desobstrução do vaso sanguíneo.[10]

## Hipercoagulação

A hipercoagulação pode ser decorrente da ativação ou lesão das células endoteliais, por variados estímulos como, endotoxinas, citocinas, deposição de imunocomplexos, proteases, trauma

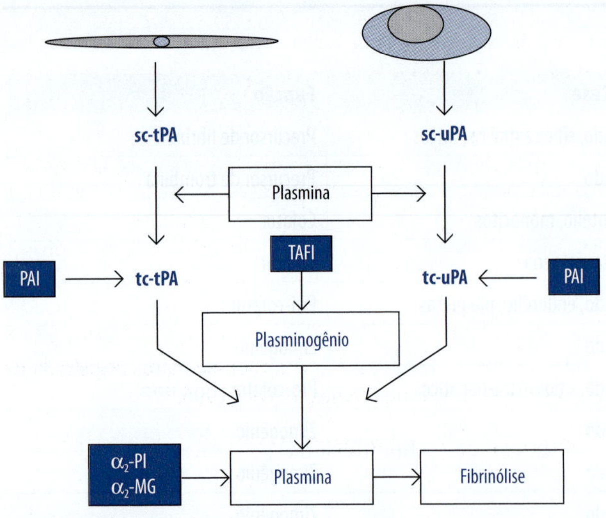


**FIGURA 37.5** Visão geral do sistema fibrinolítico. Os inibidores estão destacados em azul.
$\alpha_2$-macroglobulina; $\alpha_2$-MG, $\alpha_2$-PI, inibidor de $\alpha_2$-plasmina; PAI, inibidor do ativador do plasminogênio-1; sc-tPA e sc-uPA, ativador de plasminogênio e uroquinase de cadeia simples; TAFI, inibidor de fibrinólise ativável pela trombina; tc-tPA, ativador de plasminogênio tecidual de cadeia dupla; tc-uPA, ativador de uroquinase de cadeia dupla.
*Fonte: Adaptada de Cesarman-Maus e Hajjar.*[15]

mecânico, mediadores inflamatórios, hipóxia e radicais de oxigênio, desencadeando alteração do estado antitrombótico para um estado pró-trombótico por aumento excessivo da coagulação sanguínea. As alterações que acontecem entre os fatores pró-coagulantes e anticoagulantes podem decorrer de fatores hereditários ou adquiridos, como descrito no **QUADRO 37.2**.[10,18]

**QUADRO 37.2** Fatores hereditários e adquiridos de hipercoagulação

| **Hereditários** |
|---|
| Resistência à proteína C ativada / fator V de Leiden |
| Mutação G20210A no gene da protrombina |
| Deficiência de proteína C |
| Deficiência de proteína S |
| Hiper-homocisteinemia |
| Níveis altos de fator VIII |
| **Adquiridos** |
| Síndrome antifosfolipídica |
| Anemia falciforme |
| Condição de hipercoagulação associada a estímulos fisiológicos ou trombogênicos |
| Gestação |
| Idade avançada |
| Anticoncepcionais orais |
| Traumatismo |
| Cirurgia |
| Malignidade – síndrome de Trousseau |
| Síndrome nefrótica |
| Hiperviscosidade (policitemia vera, mieloma múltiplo, macroglobulinemia de Waldenström) |
| Distúrbios mieloproliferativos (trombocitemia essencial, policitemia vera) |

*Fonte: Adaptado de Leung.*[18]

# Monitorização da coagulação

A monitorização perioperatória da coagulação é importante para diagnosticar causas potenciais de hemorragia, guiar terapias hemostáticas e predizer o risco de sangramento durante o curso dos procedimentos cirúrgicos.

## Testes de coagulação convencionais

São utilizados para avaliação da coagulação, devendo ser interpretados em conjunto, associados aos eventos clínicos observados e, desse modo, poderão ajudar a determinar a causa básica do sangramento anormal. Entretanto, nem sempre estão disponíveis com a rapidez necessária nas situações críticas, que ocorrem nas salas de operação e nas unidades de tratamento intensivo.[6,14,19-21]

### Contagem de plaquetas

O valor normal varia de 150.000 a 400.000 $mm^3$ e, após cinco dias, as plaquetas sofrem destruição ao nível do baço. No entanto, dificilmente ocorre sangramento até que haja redução do número de plaquetas de 50.000/$mm^3$ a 70.000/$mm^3$. O número de plaquetas não representa a qualidade da função plaquetária.[22]

### Tempo de tromboplastina parcial ativada

O valor normal do tempo de tromboplastina parcial ativada (TTPa) varia de 26 a 33 segundos. É usado para diagnosticar a diminuição dos fatores de coagulação da via intrínseca, como VIII, IX, XI e XII, e os fatores de coagulação da via comum, como II, V e X. Tem ação importante na monitorização do uso de heparina.[22-24]

### Tempo de protrombina

O tempo de protrombina (TP) tem valor normal entre 10 e 14 segundos, sendo mais bem avaliado pela porcentagem do tempo obtido pelo controle (atividade de protrombina). Avalia a atividade dos fatores dependentes da vitamina K (II, V, VII e X) da via extrínseca, tem importância na análise da função de síntese hepática e monitoriza a administração de cumarínicos e produtos sanguíneos. O índice normalizado internacional (INR) permite a normalização dos resultados do TP em diferentes laboratórios. O valor normal varia de 1 a 2, mas não é capaz de avaliar a estabilidade global e a resistência do coágulo, pois é analisado no início da polimerização da fibrina quando menos de 5% do total de trombina foi produzida.[22-24]

### Tempo de coagulação ativada

O tempo de coagulação ativada (TCA) apresenta valores normais entre 90 e 120 segundos. Tem importância na monitorização da anticoagulação por heparina e acompanha a sua neutralização pela protamina, principalmente em cirurgias cardíacas. O teste é realizado com a formação de monômero de fibrina visível, dentro de um tubo de vidro a partir de uma amostra sanguínea.[24,25]

## Tempo de trombina

O valor normal do tempo de trombina (TT) está entre 9 e 12 segundos. O tempo de formação do coágulo é cronometrado após a trombina ser acrescentada à amostra de sangue. Esse teste analisa a velocidade de conversão de fibrinogênio em fibrina, diagnosticando disfibrinogenemia ou hipofibrinogenemia.[19,25]

## Dosagem do fibrinogênio

Apresenta valor normal entre 200 e 450 mg·L$^{-1}$. Uma quantidade em excesso de trombina é adicionada ao plasma diluído, tornando o tempo de coagulação dependente somente da concentração de fibrinogênio. A coagulação intravascular disseminada (CIVD) é a principal condição clínica em que ocorre queda aguda e acentuada dos níveis plasmáticos do fibrinogênio, e o sangramento volumoso pode acontecer com fibrinogênio menor que 50 mg·dL$^{-1}$.[22]

# Dispositivos de coagulação viscoelásticos

Foram desenvolvidos dispositivos de monitorização da coagulação e hemostasia que avaliam as propriedades viscoelásticas de sangue total, como o Sonoclot®, a tromboelastografia (TEG®) e o ROTEM®. Esses dispositivos têm a capacidade de superar algumas limitações dos testes de coagulação convencionais. O sangue é analisado à beira do leito e não em laboratório, proporcionando rapidez nos resultados.[26,27]

## Sonoclot®

Foi introduzido na prática clínica em 1975 por Von Kaulla e colaboradores.[28] A utilização do Sonoclot® ocorre mediante análise de mudanças viscoelásticas de uma amostra de sangue total ou plasma. Uma sonda de plástico côncava é montada na cabeça do transdutor para fazer as medições. A amostra é colocada na cubeta contendo variados ativadores e inibidores da coagulação. Após a mistura automatizada, a sonda é introduzida na amostra, onde oscila verticalmente. As alterações na impedância ao movimento imposto pelo coágulo em formação são mensuradas (FIG. 37.6C).[26]

## Tromboelastografia

A TEG® teve evidência como instrumento de pesquisa em 1948 por Hartert, sendo introduzida na prática clínica por Kang e colaboradores[29] na monitorização da coagulação em pacientes submetidos a transplante hepático. Tem importância na avaliação da função hemostática de uma única amostra de sangue total, mostrando o processo de iniciação do coágulo, formação e estabilidade. São registradas as alterações viscoelásticas que acontecem durante a coagulação, proporcionando a polimerização de fibrina representada por um gráfico. Portanto, a TEG®, utilizando um copo cilíndrico estacionário contendo amostra de sangue, mede as propriedades físicas do coágulo, oscilando em um ângulo de 4°45'. A duração de cada ciclo de rotação é de 10 segundos. A monitorização por movimento ocorre quando um pino é suspenso no sangue por um fio de torção (FIG. 37.6A). O movimento de rotação do pino é transformado por um transdutor eletromecânico em um sinal elétrico, sendo representado como a TEG® típica. Contudo, a TEG® tornou-se marca registrada da Hemoscope Corporation (Niles, IL) em 1996.[26,27,30]

## Tromboelastometria rotacional

A tromboelastometria rotacional (ROTEM®), comercializada pela Pentapharm GmbH (Munique, Alemanha), assim como a TEG®, são dispositivos de diagnóstico *in vitro* de distúrbios da hemostasia em *point of care* (POC) que têm importância na análise das propriedades viscoelásticas das amostras de sangue, permitindo a avaliação em um gráfico contínuo da firmeza de um coágulo sanguíneo durante seu processo de formação, como descrito na FIGURA 37.7.

Uma amostra de 300 µL de sangue total citratado, junto com uma solução de ensaio de 40 µL, são introduzidas em uma cubeta. Ocorre a fixação de um pino em uma haste rotacional do aparelho, que é mergulhado em outra cubeta. À medida que o coágulo vai se formando, as fibras de fibrina vão se ligando às paredes da cubeta e ao pino (FIG. 37.6B). Dessa maneira, a impedância de rotação do pino é detectada e um gráfico é gerado, ativando o sistema de coagulação de um modo reprodutível, sendo analisados os parâmetros, como descrito no QUADRO 37.2, e as características, conforme a FIGURA 37.8, diminuindo o tempo para obtenção dos resultados.[20,26,27,30-33]

O ROTEM® tem quatro canais independentes que podem ser usados simultaneamente, sendo que os ensaios mais analisados são:[21,34,35]

- EXTEM: ativação da coagulação extrínseca. Analisa a via extrínseca, proporcionando a mensuração da fibrinólise, e a formação do coágulo.
- APTEM: ativação da coagulação extrínseca com ação do inibidor da fibrinólise (aprotinina). Analisa a presença de fibrinólise e a deficiência do fator XIII.

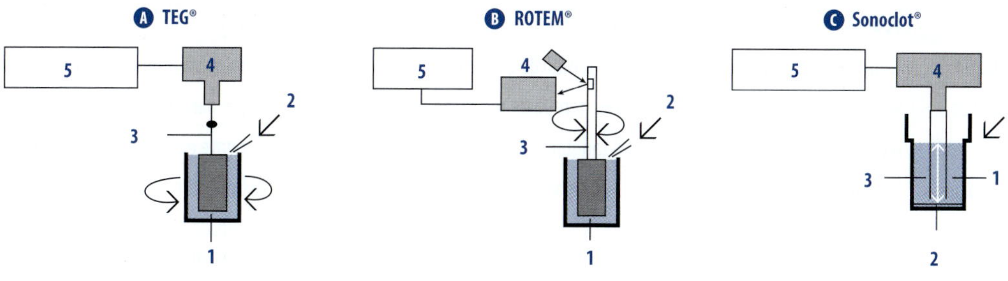


FIGURA 37.6 Princípios de funcionamento dos dispositivos de coagulação viscoelásticos. A TEG®: copo rotativo com amostra de sangue (1), ativador de coagulação (2), pino e torção do fio (3), transdutor eletromecânico (4) e processamento de dados (5). B ROTEM®: cubeta de sangue (1), ativador adicionado por pipetagem (2), pino de rotação do eixo (3), detecção de sinal eletromecânico por fonte de luz e espelho montado no eixo (4) e processamento de dados (5). C Sonoclot®: amostra de sangue na cubeta (1), contendo ativador (2), sonda descartável de plástico (3), amostra de sangue oscilante montado na cabeça do transdutor eletromecânico (4) e processamento de dados (5).
*Fonte: Ganter e Hofer.*[26]

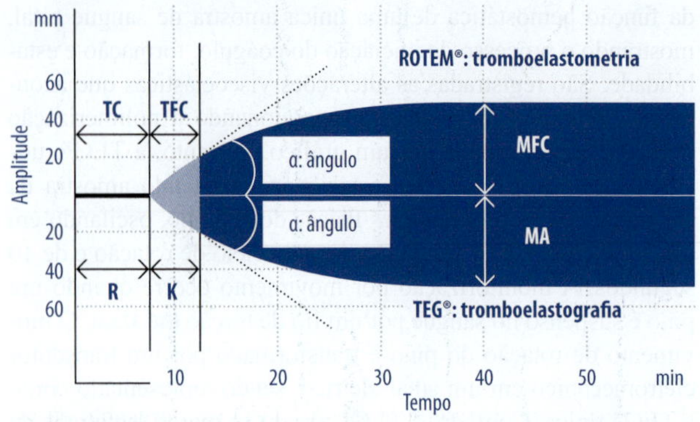


**FIGURA 37.7** Traçados de dispositivos de coagulação *point of care* viscoelásticos. A tromboelastometria mostra o tempo de coagulação (TC), o tempo de formação do coágulo (TFC), um ângulo (α) e a máxima firmeza do coágulo (MFC). A tromboelastografia, por sua vez, mostra o tempo de reação (R), a formação do coágulo (K), um ângulo (α) e a máxima amplitude (MA).
*Fonte: Adaptada de McMichael e Smith.*[34]

- INTEM: avalia a via intrínseca com medidas da polimerização da fibrina e a formação do coágulo.
- HEPTEM: ativação da coagulação intrínseca com ação da enzima que degrada heparina (heparinase I).
- FIBTEM: ativação da coagulação extrínseca com inibição das plaquetas pela citocalasina D. Representa a fibrina no coágulo e analisa uma avaliação qualitativa dos níveis de fibrinogênio.

# Distúrbios da hemostasia

## Defeitos congênitos

### Hemofilia

A hemofilia é uma doença hemorrágica, hereditária e recessiva ligada ao cromossomo X que tem como causa a deficiência do fator de coagulação VIII (hemofilia A) ou do fator IX (hemofilia B), decorrente de mutações nos respectivos genes do fator de coagulação. É mais prevalente em homens, pelo fato de apresentarem somente um cromossomo X. A frequência estimada fica em torno de 10 mil nascimentos, sendo que a hemofilia A é mais comum (em torno de 80-85%) em relação à

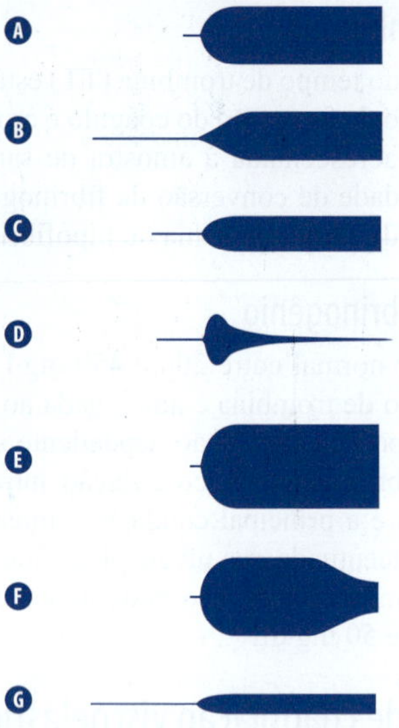


**FIGURA 37.8.** Características da tromboelastografia. A Normal. B Prolongado, heparina e ou deficiência de fator. C Redução da amplitude máxima, trombocitopenia e/ou hipofibrinogenemia. D Fibrinólise. E Hipercoagulabilidade. F Coagulação intravascular disseminada. G Fase tardia CID (hipocoagulabilidade).
*Fonte: Adaptada de Sanabria e colaboradores.*[36]

hemofilia B. A quantidade da atividade do fator no sangue é responsável pela classificação da gravidade da hemofilia em **leve** (5-40 UI·dL$^{-1}$ [0,05-0,40 UI·mL$^{-1}$], ou 5-40% do normal), **moderada** (1-5 UI·dL$^{-1}$ [0,01-0,05 UI·mL$^{-1}$], ou 1-5% do normal) e **grave** (1 UI·dL$^{-1}$ [0,01 UI·mL$^{-1}$], ou 1% do normal).

A hemofilia leve em geral causa sangramento apenas em casos de cirurgia ou lesões maiores; já a hemofilia moderada provoca sangramento com menor frequência, sendo raro o sangramento espontâneo; a hemofilia grave, por sua vez, é causa frequente de sangramento das articulações e dos músculos de forma espontânea na maioria dos casos. Os pacientes podem sangrar por longo tempo após lesão grave ou cirurgia.

O diagnóstico é feito pelos exames laboratoriais como coagulograma e dosagem de fatores específicos associados às manifestações clínicas, como sangramento espontâneo em articulações, músculos e tecidos moles, história de hematomas na infância e sangramento excessivo após cirurgia ou trauma.

**QUADRO 37.3** Parâmetros da TEG® e ROTEM®

| Parâmetros | TEG® | ROTEM® | Critérios |
|---|---|---|---|
| Início da coagulação | Tempo R (tempo de reação) | TC (tempo de coagulação) | Tempo para atingir uma amplitude de 2 mm |
| Formação de coágulos | K | TFC (tempo de formação do coágulo) | Tempo para aumento da amplitude de 2 a 20 mm |
| | A (ângulo α) | A (ângulo α) | Tangente entre 2 e 20 mm de amplitude |
| Qualidade e firmeza do coágulo | MA (máxima amplitude) | MFC (máxima firmeza do coágulo) | Máxima amplitude atingida |
| | | A5, A10, A15, A20, A30 | Amplitude do coágulo de 5, 10, 15, 20 e 30 minutos após o TC |
| Lise do coágulo | | ML (máxima lise) | Máxima lise em 60 min |
| | CL30 (lise do coágulo) | LI30 (índice de lise) | % MA/MFC nos restantes 30 min após MA/MFC ter sido alcançado |

*Fonte: Adaptado de Solomon e colaboradores.*[37]

A hemofilia é incurável, e o tratamento de escolha é à base de fator de coagulação. Entretanto, os pacientes podem desenvolver inibidores específicos para os fatores administrados, sendo necessário o uso de biotecnologia para a utilização de medicamentos novos e de terapia gênica para o tratamento.[38-40]

### Doença de von Willebrand

A doença é causada por alterações qualitativas e/ou quantitativas do fator de von Willebrand (FvW), sendo geralmente uma doença genética, transmitida como caráter autossômico, congênita, resultante de mutações no gene que codifica o FvW. Pode ser também adquirida, embora isso seja raro. Tem ação tanto na hemostasia primária, como mediadora na adesividade plaquetária (FVIII:FvW), quanto na hemostasia secundária, regulando a síntese ou liberação do fator VIII coagulante (F VIII:C), que tem atividade na via intrínseca. É classificada em quantitativa (tipos 1 e 3) ou qualitativa (tipos 2A, 2B, 2M e 2N): o tipo 1 é a forma mais frequente do quantitativo e apresenta deficiência parcial de FvW; o tipo 2A é o defeito qualitativo mais comum, sendo herdado com um traço dominante e apresentando deficiência de FvW; o tipo 2B tem elevada afinidade pelas glicoproteínas Ib (GPIb) das plaquetas; o tipo 2M, não apresenta a mesma capacidade de ligação às plaquetas; no tipo 2N, o FvW não se liga ao fator VIII; e o tipo 3 é o mais grave, apresentando deficiência total do FvW.

O diagnóstico é feito pela dosagem do antígeno de von Willebrand (FvW:Ag). A administração de crioprecipitado ou plasma fresco congelado causa rápido aumento do fator VIII:vW, que tem a função de corrigir o tempo de sangramento durante 2 a 6 horas, enquanto o pico para o fator VIII:C acontece após 48 horas. O concentrado de FVIII/FvW é o tratamento de escolha nos pacientes com tipo 3 e tipo 2B, em que a desmopressina não tem ação. A desmopressina (DDAVP) é um análogo V2 da vasopressina, que estimula o FvW, que, por sua vez, medeia a aderência plaquetária às células subendoteliais e é o tratamento de escolha para pacientes com doença de von Willebrand tipo 1.[14,39-41]

## Defeitos adquiridos

### Hemodiluição

A administração de cristaloides, coloides ou concentrado de hemácias pode alterar os níveis dos elementos hemostáticos, desencadeando um quadro de coagulopatia por diluição. A plaquetopenia por diluição é uma das principais alterações responsáveis pelo distúrbio de coagulação. Também há diminuição tanto dos níveis de fatores pró-coagulantes como dos anticoagulantes, e ocorrem alterações da atividade fibrinolítica e antifibrinolítica.[42]

### Doença do fígado

O fígado tem a função de síntese de quase todos os fatores da coagulação e da anticoagulação, excetuando-se o fator VIII, o t-PA e o inibidor de plasminogênio (PAI), desempenhando atividade fundamental no sistema hemostático. A doença hepática tende a causar disfunção de vários componentes normais da hemostasia, como síntese reduzida de fatores da coagulação, hiperfibrinólise, presença anormal da qualidade dos fatores da coagulação, influência de hemácias e hemólise, redução de fatores hemostáticos na hipertensão portal, alargado espaço extravascular com perfusão hepática reduzida, presença de *shunt*, sequestro de plaquetas pelo baço com sua disfunção e trombocitopenia.[6,10,43,44]

### Disfibrinogenemia

A disfibrinogenemia ocorre em até 60 a 70% dos pacientes com insuficiência hepática. Devido a alterações estruturais no fibrinogênio, é observada uma polimerização deficiente da trombina do paciente, aumentando o TT, mesmo estando normais as dosagens de fibrinogênio, tempo de ativação da protrombina (TAP) e TTPa.[10,29]

### Coagulação intravascular disseminada

CIVD é uma síndrome clínica caracterizada por excessiva ativação da cascata da coagulação sanguínea, seguida de aumento da fibrinólise ou bloqueio desta. A CIVD está presente na vigência de patologia capaz de promover a produção descontrolada de trombina, que leva à deposição de fibrina intravascular, em resposta a diversas condições patológicas que promovem a inflamação sistêmica com liberação de citocinas. Estas aumentam os níveis do fator tecidual no endotélio e nos monócitos, que atuam na ativação do fator VII e na formação de trombina. O acúmulo de fibrina em vasos sanguíneos de pequeno e médio calibre provoca trombose venosa ou arterial e falência de múltiplos órgãos.

Os níveis dos anticoagulantes naturais estão diminuídos, ou seja, a deficiência da proteína C é decorrente da redução endotelial da trombomodulina e do receptor da proteína C. Além disso, devido ao aumento da proteína ligadora plasmática C4b que se liga à proteína S, diminuindo a sua fração livre, também ocorre aumento do consumo de antitrombina por causa da formação de coágulos e redução da sua produção hepática. O aumento ou a diminuição da fibrinólise é decorrente do aumento do t-PA ou da diminuição do PAI-1 respectivamente.

O diagnóstico de CIVD em pacientes cirróticos é difícil, sendo importante analisar alterações clínicas, a piora progressiva dos resultados dos testes de coagulação, contagem de plaquetas, redução do fator V e VIII.[10,29,45]

## Fármacos que interferem na coagulação

### Heparina não fracionada

Os pacientes que são submetidos à anticoagulação terapêutica com doses regulares de heparina não fracionada apresentam elevado risco de hemorragia no perioperatório de procedimentos cirúrgicos. A administração de dose baixa ou mínima para tromboprofilaxia, como 5.000 UI em 12 horas, parece mostrar baixo risco de eventos hemorrágicos durante procedimento anestésico e cirúrgico. Portanto, há risco hemorrágico em pacientes submetidos à neurocirurgia ou anestesia neuroaxial, sendo necessário evitá-lar por um período estimado de 6 horas após a última dose de heparina administrada. No geral, a heparina não fracionada deve ser suspensa por 6 horas antes da cirurgia e reiniciada em torno de 12 horas no pós-operatório. O sulfato de protamina é recomendado para a reversão imediata da anticoagulação.[12,46,47]

### Heparina de baixo peso molecular

A concentração plasmática máxima é atingida em torno de 4 horas após uma dose terapêutica inicial de heparina de baixo peso molecular (HBPM), sendo importante a sua suspensão de 10 a 12 horas antes de procedimentos como bloqueio no

**QUADRO 37.4** Antiagregantes plaquetários e bloqueios do neuroeixo

| Grupo farmacológico | Antiagregantes plaquetários | Mecanismo de ação | Tempo de suspensão AP ⟶ BNE | Tempo para reinício do AP BNE ⟶ AP |
|---|---|---|---|---|
| Inibidores da cicloxigenase (COX-1) | Acido acetilsalicílico | Inibidor irreversível da COX-1 | Não suspender | |
| | Triflusal | | | |
| | Anti-inflamatórios não esteroides | Inibidor reversível da COX-1 | | |
| Derivado pirimidopirimidínico | Dipiridamol | Aumenta o metabolismo da adenosina | | |
| Antagonistas de receptor de difosfato de adenosina (ADP) Derivados tienopiridínicos | Clopidogrel | Inibidor irreversível do receptor P2Y12 de ADP na superfície das plaquetas | 5 dias | Iniciar em 6 a 24 horas |
| | Ticlopidina | | 10 dias | |
| | Prasugrel | | 7 dias | |
| Antagonistas de receptor de adenosina difosfato (ADP) Triazolopirimidinas | Ticagrelor | Inibidor reversível do receptor P2Y12 de ADP na superfície das plaquetas | 5 dias | |
| Inibidores da glicoproteína (GP) IIb/IIIa | Abciximabe | Inibição da GP IIb/IIIa | 48 horas | |
| | Eptifibatide | | 8 horas | |
| | Tirofibana | | 8 horas | |

AP, antiagregantes plaquetários; BNE, bloqueio do neuroeixo.

*Fonte: Adaptado de Fonseca e colaboradores.*[48]

neuroeixo e retirada do cateter peridural. O TTPa não é sensível para monitorizar a HBPM, sendo o antifator Xa o exame de escolha, pois tal heparina tem ação quase exclusivamente na inibição do fator Xa. A protamina reverte o efeito da HBPM de modo parcial.[12,46,47]

## Fondaparinux

É um pentassacarídeo sintético que inibe indiretamente o fator Xa por meio de ligação seletiva à antitrombina, bloqueando a geração de trombina, sendo, portanto, um análogo da heparina. Na dose de até 2,5 mg·dia$^{-1}$, é recomendada a suspensão do fondaparinux por 36 horas e o seu reinício após 12 horas nos casos de bloqueio regional e na retirada do cateter peridural.[12,46,47]

## Anticoagulantes orais

A varfarina é um anticoagulante oral que inibe a coagulação de forma indireta, mediante inibição dos fatores da coagulação dependentes da vitamina K, como os fatores II, VII, IX, X e proteínas C e S. Esse medicamento tem meia-vida plasmática relativamente longa, estreita janela terapêutica, várias interações com fármacos e alimentos, apresentando necessidade de monitorização laboratorial periódica. A suspensão da varfarina por 4 a 5 dias pode reverter o seu efeito anticoagulante e normalizar o TP e o INR, e o seu efeito pode ser revertido, também, pela administração de doses baixas de vitamina K oral ou parenteral em torno de 1 a 2 mg. A imediata reversão pode ser feita com fator recombinante VIIa, plasma fresco congelado ou concentrado de complexo protrombínico.[12,47,49]

Os anticoagulantes orais de ação direta são a dabigatrana, inibidor direto da trombina, e os inibidores do fator Xa, como apixabana, edoxabana e rivaroxabana. Eles diferem da varfarina por terem meia-vida menos prolongada, farmacocinética previsível, farmacodinâmica dose-dependente e não necessitarem de monitorização de rotina. O antifator Xa é o teste preferido para monitorizar os inibidores do fator Xa; já o tempo de trombina diluído e o tempo de coagulação de ecarina são preferíveis para monitorizar a dabigatrana. É recomendado suspender a dabigatrana por 36 horas, a apixabana e a rivaroxabana por 24 horas e reiniciá-los, todos, após 6 horas nos casos de bloqueio regional e na retirada do cateter peridural.[12,47,49-51]

Muitos pacientes com patologia cerebrovascular, como acidente vascular encefálico, doença arterial periférica, síndrome coronariana aguda e aqueles submetidos a intervenções coronarianas percutâneas ou cirurgia cardíaca, fazem uso rotineiro de antiagregantes plaquetários, sendo importante o conhecimento desses medicamentos, como descrito na **QUADRO 37.4**, principalmente durante o perioperatório de procedimentos anestésico-cirúrgicos.[47,48]

## Referências


1. Tran R, Myers DR, Ciciliano J, Trybus Hardy EL, Sakurai Y, Ahn B, et al. Biomechanics of haemostasis and thrombosis in health and disease: from the macro- to molecular scale. J Cell Mol Med. 2013;17(5):579-96.
2. Morelli VM. Estrutura e função das plaquetas e das células endoteliais. In: Zago MA, Pasquini R, Falcão RP. Hematologia: fundamentos e prática. São Paulo: Atheneu; 2001. p. 731-7.
3. De Sancho MT, Rand JH. Bleeding and thrombotic complications in critically ill patients with cancer. Crit Care Clin. 2001;17(3):599-622.
4. Donohue CI, Mallett SV. Reducing transfusion requirements in liver transplantation. World J Transplant. 2015;5(4):165-82.
5. Anfossi G, Russo I, Doronzo G, Pomero A, Trovati M. Adipocytokines in atherothrombosis: focus on platelets and vascular smooth muscle cells. Mediators of Inflammation. 2010;174341.
6. Aslan JE, McCarty OJ. Rho GTPases in platelet function. J Thromb Haemost. 2013;11(1):35-46.
7. Gawaz M, Langer H, May AE. Platelets in inflammation and atherogenesis. J Clin Invest. 2005;115(12):3378-84.
8. Cosemans JM, Angelillo-Scherrer A, Mattheij NJ, Heemskerk JW. The effects of arterial flow on platelet activation, thrombus growth, and stabilization. Cardiovasc Res. 2013;99(2):342-52.
9. Lindemann S, Krämer B, Seizer P, Gawaz M. Platelets, inflammation and atherosclerosis. J Thromb Haemost. 2007;5 Suppl 1:203-11.
10. Amitrano L, Guardascione MA, Brancaccio V, Balzano A. Coagulation disorders in liver disease. Semin Liver Dis. 2002;22(1):83-96.
11. Roberts HR, Monroe DM, Escobar MA. Current

concepts of hemostasis: implications for therapy. Anesthesiology. 2004;100(3):722-30.
12. Pérez-Gómez F, Bover R. [The new coagulation cascade and its possible influence on the delicate balance between thrombosis and hemorrhage]. Rev Esp Cardiol. 2007;60(12):1217-9.
13. Tanaka KA, Bolliger D, Vadlamudi R, Nimmo A. Rotational thromboelastometry (ROTEM)-based coagulation management in cardiac surgery and major trauma. J Cardiothorac Vasc Anesth. 2012;26(6):1083-93.
14. Hoffman M, Monroe DM 3rd. A cell-based model of hemostasis. Thromb Haemost. 2001;85(6):958-65.
15. Cesarman-Maus G, Hajjar KA. Molecular mechanisms of fibrinolysis. Br J Haematol. 2005;129(3):307-21.
16. Bolliger D, Görlinger K, Tanaka KA. Pathophysiology and treatment of coagulopathy in massive hemorrhage and hemodilution. Anesthesiology. 2010;113(5):1205-19.
17. Hu KQ, Yu AS, Tiyyagura L, Redeker AG, Reynolds TB. Hyperfibrinolytic activity in hospitalized cirrhotic patients in a referral liver unit. Am J Gastroenterol. 2001;96(5):1581-6.
18. Leung LLK. Thrombotic disorders. ACP Medicine. 2010;1-21.
19. Mallett SV, Chowdary P, Burroughs AK. Clinical utility of viscoelastic tests of coagulation in patients with liver disease. Liver Int. 2013;33(7):961-74.
20. Mallett SV, Armstrong M. Point-of-care monitoring of haemostasis. Anaesthesia. 2015;70 Suppl 1:73-7, e25-6.
21. Straub A, Schiebold D, Wendel HP, Hamilton C, Wagner T, Schmid E, et al. Using reagent-supported thromboelastometry (ROTEM) to monitor haemostatic changes in congenital heart surgery employing deep hypothermic circulatory arrest. Eur J Cardiothorac Surg. 2008;34(3):641-7.
22. Kozek-Langenecker S. Management of massive operative blood loss. Minerva Anestesiol. 2007; 73(7-8):401-15.
23. Ågren A, Wikman AT, Holmström M, Östlund A, Edgren G. Thromboelastography (TEG®) compared to conventional coagulation tests in surgical patients--a laboratory evaluation. Scand J Clin Lab Invest. 2013;73(3):214-20.
24. Selimović Čeke L, Imamović S, Ljuca F, Jerkić Z, Imamović G, Hadžimešić M, et al. Changes in activated partial thromboplastin time and international normalised ratio after on-pump and off-pump surgical revascularization of the heart. Bosn J Basic Med Sci. 2014;14(2):70-4.
25. Perry DJ, Fitzmaurice DA, Kitchen S, Mackie IJ, Mallett S. Point-of-care testing in haemostasis. Br J Haematol. 2010;150(5):501-14.
26. Ganter MT, Hofer CK. Coagulation monitoring: current techniques and clinical use of viscoelastic point-of-care coagulation devices. Anesth Analg. 2008;106(5):1366-75.
27. Kuiper GJ, Kleinegris MC, van Oerle R, Spronk HM, Lancé MD, Ten Cate H, et al. Validation of a modified thromboelastometry approach to detect changes in fibrinolytic activity. Thromb J. 2016;14:1.
28. von Kaulla KN, Ostendorf P, von Kaulla E. The impedance machine: a new bedside coagulation recording device. J Med. 1975;6(1):73-88.
29. Kang Y, Lewis JH, Navalgund A, Russell MW, Bontempo FA, Niren LS, et al. Epsilon-aminocaproic acid for treatment of fibrinolysis during liver transplantation. Anesthesiology. 1987;66(6): 766-73.
30. Luddington RJ. Thrombelastography/thromboelastometry. Clin Lab Haematol. 2005;27(2):81-90.
31. Enriquez LJ, Shore-Lesserson L. Point-of-care coagulation testing and transfusion algorithms. Br J Anaesth. 2009;103 Suppl 1:i14-22.
32. Görlinger K, Dirkmann D, Solomon C, Hanke AA. Fast interpretation of thromboelastometry in non-cardiac surgery: reliability in patients with hypo-, normo-, and hypercoagulability. Br J Anaesth. 2013;110(2):222-30.
33. Stensballe J, Ostrowski SR, Johansson PI. Viscoelastic guidance of resuscitation. Curr Opin Anaesthesiol. 2014;27(2):212-8.
34. McMichael MA, Smith SA. Viscoelastic coagulation testing: technology, applications, and limitations. Vet Clin Pathol. 2011;40(2):140-53.
35. Anderson L, Quasim I, Soutar R, Steven M, Macfie A, Korte W. An audit of red cell and blood product use after the institution of thromboelastometry in a cardiac intensive care unit. Transfus Med. 2006;16(1):31-9.
36. Sanabria FR, Ramírez FJ, Cuervo JA, Marín LFS. Tromboelastografia. Rev Colomb Anestesiol. 2005;33(3):181-6.
37. Solomon C, Collis RE, Collins PW. Haemostatic monitoring during postpartum haemorrhage and implications for management. Br J Anaesth. 2012;109(6):851-63.
38. Goto M, Takedani H, Yokota K, Haga N. Strategies to encourage physical activity in patients with hemophilia to improve quality of life. J Blood Med. 2016;7:85-98.
39. Srivastava A, Brewer AK, Mauser-Bunschoten EP, Key NS, Kitchen S, Llinas A, et al. Guidelines for the management of hemophilia. Haemophilia. 2013;19(1):e1-47.
40. Castaman G, Linari S. Human von Willebrand factor/factor VIII concentrates in the management of pediatric patients with von Willebrand disease/hemophilia A. Ther Clin Risk Manag. 2016;12:1029-37.
41. Castaman G, Goodeve A, Eikenboom J, European Group on von Willebrand Disease. Principles of care for diagnosis and treatment of von Willebrand disease. Haematologica. 2013;98(5):667-74.
42. Casari C, Berrou E, Lebret M, Adam F, Kauskot A, Bobe R, et al. von Willebrand factor mutation promotes thrombocytopathy by inhibiting integrin αIIbβ3. J Clin Invest. 2013;123(12):5071-81.
43. Gouvêa G, Diaz R, Auler L, Toledo R, Soluri A, Haack AG, et al. Perioperative coagulation profile in living liver donors as assessed by rotational thromboelastometry. Liver Transpl. 2010;16(3):387-92.
44. Peck-Radosavljevic M. Review article: coagulation disorders in chronic liver disease. Aliment Pharmacol Ther. 2007;26 Suppl 1:21-8.
45. Kander T, Larsson A, Taune V, Schött U, Tynngård N. Assessment of haemostasis in disseminated intravascular coagulation by use of point-of-care assays and routine coagulation tests, in critically ill patients; a prospective observational study. PLoS One. 2016;11(3):e0151202.
46. Lorga Filho AM, Azmus AD, Soeiro AM, Quadros AS, Avezum Junior A, Marques AC, et al. Diretrizes brasileiras de antiagregantes plaquetários e anticoagulantes em cardiologia. Arq Bras Cardiol. 2013;101(3):1-93.
47. Horlocker TT, Wedel DJ, Rowlingson JC, Enneking FK, Kopp SL, Benzon HT, et al. Regional anesthesia in the patient receiving antithrombotic or thrombolytic therapy: American Society of Regional Anesthesia and Pain Medicine Evidence-Based Guidelines (Third Edition). Reg Anesth Pain Med. 2010;35(1): 64-101.
48. Fonseca C, Alves J, Araújo F. Manuseio peri-operatório dos doentes medicados com anticoagulantes e antiagregantes plaquetários: resultado da 3ª reunião de consenso da Sociedade Portuguesa de Anestesiologia. Rev Soc Port Anestesiol. 2014;23(3):76-93.
49. Miesbach W, Seifried E. New direct oral anticoagulants--current therapeutic options and treatment recommendations for bleeding complications. Thromb Haemost. 2012;108(4):625-32.
50. Summers RL, Sterling SA. Emergent bleeding in patients receiving direct oral anticoagulants. Air Med J. 2016;35(3):148-55.
51. Tsantes AE, Kyriakou E, Ikonomidis I, Katogiannis K, Papadakis I, Douramani P, et al. Comparative assessment of the anticoagulant activity of rivaroxaban and dabigatran in patients with nonvalvular atrial fibrillation: a noninterventional study. Medicine (Baltimore). 2016;95(14):e3037.

# Questões de Provas do TSA

**37.1 (TSA/2015)** Homem de 72 anos, 60 kg e 1,68 m, está na UTI no 3º dia de pós-operatório de laparotomia exploradora por abdome agudo obstrutivo. Evoluiu com instabilidade hemodinâmica com necessidade de uso de doses crescentes de drogas vasoativas e queda dos níveis de hemoglobina associada a sangramento difuso. Os exames laboratoriais revelam hemoglobina de 7,2 $g \cdot dL^{-1}$, creatinina de 3,0 $mg \cdot dL^{-1}$, tempo de protrombina de 40 segundos, tempo de tromboplastina parcial ativada de 50 segundos, fibrinogênio de 95 $mg \cdot dL^{-1}$, plaquetas de 78.000$\cdot mm^{-3}$, pH de 7,21; $PaCO_2$ de 35 mmHg; $PaO_2$ de 170 mmHg; $HCO_3^{-1}$ de 18 $mEq \cdot L^{-1}$; BE de −8,5 $mEq \cdot L^{-1}$. Qual é a causa mais provável da coagulopatia?

**A.** Uremia.

**B.** Falência hepática.

**C.** Trombocitopenia dilucional.

**D.** Coagulação intravascular disseminada.

**37.2 (TSA/2016)** Criança de 5 anos, 17 kg, será submetido à laparotomia exploradora por abdome agudo inflamatório. Durante o procedimento apresenta sangramento aumentado de áreas cruentas que preocupa toda a equipe e você decide realizar exame de tromboelastograma. Diante do traçado obtido, qual é o diagnóstico mais provável?

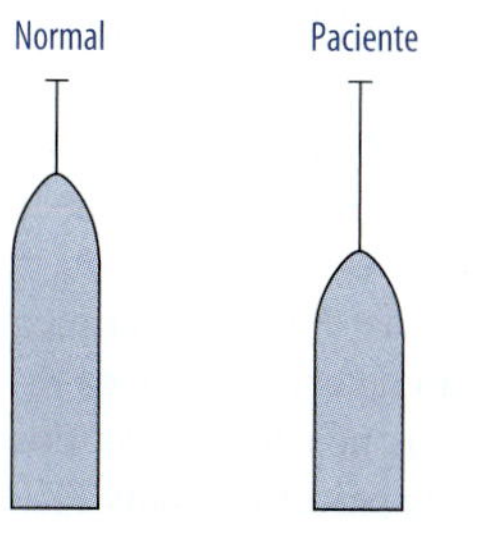


**A.** Fibrinólise.

**B.** Trombocitopenia.

**C.** Deficiência de fatores da coagulação.

**D.** Coagulação intravascular disseminada.

**37.3 (TSA/2016)** Homem de 52 anos, 78 kg e 1,70 m está agendado para ressecção de tumor cerebral. É hipertenso e diabético com histórico de angioplastia com colocação de *stent* farmacológico em artéria descendente anterior há 9 meses. Vem em uso regular de aspirina e clopidogrel. O neurocirurgião solicita que o clopidogrel seja suspenso 7 dias antes da cirurgia, mas o cardiologista assistente alerta para o risco de evento isquêmico no perioperatório. Com base nos mecanismos da hemostasia, a principal justificativa fisiopatológica que explica a preocupação do cardiologista nessa situação é:

**A.** O aumento atividade trombogênica endotelial.

**B.** A redução da atividade antifibrinolítica plaquetária.

**C.** A ocorrência de hiperagregação plaquetária rebote.

**D.** A exposição de componentes da matriz extracelular subendotelial.

**37.4 (TSA/2016)** Qual característica da heparina não fracionada justifica a fisiopatologia da trombocitopenia induzida pela heparina tipo II? Polaridade.

**A.** Peso molecular.

**B.** Efeito imunogênico.

**C.** Efeito farmacodinâmico.

**D.** Efeito farmacocinético

# 38. TEMPERATURA CORPORAL E ANESTESIA

Cristiane Gurgel Lopes
Rogean Rodrigues Nunes

A termorregulação mantém a energia térmica corporal central relativamente constante. Os humanos precisam conservar sua temperatura corporal em torno de 37 °C, o que é essencial para viabilizar as reações bioquímicas enzimáticas indispensáveis à sobrevivência.[1,2]

A inibição da termorregulação que ocorre pela ação dos fármacos anestésicos, somada à exposição ao ambiente frio das salas de cirurgia, leva os pacientes à hipotermia (temperatura central inferior a 36 °C), que é a alteração térmica mais frequente no período perioperatório.[3]

A hipotermia ocorre em 26 a 90% dos pacientes cirúrgicos.[4] Seu risco é particularmente elevado em pacientes com mais de 60 anos, com estado físico da American Society of Anesthesiologists (ASA) 3 e 4, cirurgias com prolongado tempo de exposição de cavidades, cirurgias extensas, perdas sanguíneas volumosas e hemotransfusões, temperatura da sala inferior a 23 °C,[5] naqueles com estado nutricional ruim e em portadores de doenças preexistentes que possam comprometer a termorregulação, como a neuropatia do diabetes.[6] Mesmo pequenas reduções na temperatura corporal central (1-2 °C) podem cursar com impacto negativo na segurança dos pacientes e nos desfechos dos procedimentos **(QUADRO 38.1)**.

## Termorregulação

Calor é a medida de energia transferida entre corpos de maior temperatura para aqueles de menor temperatura.[2] A transferência dessa energia ocorre sempre a partir de um gradiente térmico, por meio dos processos de radiação, condução, convecção e evaporação.

A **radiação** é a transferência de energia pelos raios infravermelhos, a partir de um corpo mais quente para outro mais frio, sendo o montante dessa transferência diretamente proporcional à quarta potência da diferença de temperatura. No homem, a radiação é o principal meio de dissipar o calor em repouso, sobretudo se a pele estiver exposta ao ambiente, além de ser responsável por 60% da dissipação de calor. O calor também pode ser adquirido, por meio desse mecanismo, a partir da radiação solar ou de outras fontes de aquecimento.[1]

**QUADRO 38.1** Consequências da hipotermia perioperatória

- Aumento de três vezes na incidência de desfechos mórbidos cardíacos[7]
- Elevação da incidência de infecção de ferida operatória[8]
- Aumento do sangramento operatório e da necessidade de hemotransfusão em 20%[9,10]
- Retardo da recuperação anestésica[11] e prolongamento da permanência hospitalar[9]

A **condução** é a transferência de calor entre moléculas que estão em contato direto. Um exemplo desse processo é a perda de calor do corpo do paciente para a superfície da mesa cirúrgica fria, com a qual está em contato direto. Da mesma forma, proteger os pacientes com cobertores de tecido aquecidos a 42 °C pode resultar em ganho de calor via condução.[1,12]

A **convecção** é a transferência de calor que ocorre pela movimentação do ar ou dos líquidos que estão envolvendo a superfície corporal, removendo a camada de ar aquecido que estava em contato direto com a pele. É minimizado pelas vestimentas, que mantêm o ar aquecido aprisionado próximo à pele. Exposições a ambientes com vento frio ou salas de cirurgia com fluxo periódico para renovação de ar podem aumentar a perda de calor.[1]

Para ocorrer **evaporação**, é necessário energia (calor) para converter a água de líquido para vapor. Com a elevação da temperatura central e periférica até determinado limiar, o hipotálamo aumenta o fluxo simpático para as glândulas sudoríparas, que excretam ativamente suor. A partir desse limiar, a quantidade de sudorese será proporcional à temperatura do hipotálamo.[1,13]

Pequenas flutuações térmicas fisiológicas costumam ocorrer. O ciclo circadiano leva a variações de temperatura em torno de 0,4 °C em indivíduos mantidos acordados e de 0,8 °C se houver períodos de sono.[14] Há variações conforme a idade (idosos apresentam menores temperaturas) e o sexo (homens apresentam menores temperaturas). As mulheres também apresentam alterações de acordo com o ciclo menstrual.[1]

O conteúdo de energia térmica não é uniformemente distribuído pelo corpo. A quantidade de calor no compartimento central (tecidos profundos e órgãos com elevados metabolismos basais e muito perfundidos, como cérebro, coração e fígado) é maior do que na periferia, o que resulta no chamado gradiente periférico-central. A temperatura periférica é influenciada pelo fluxo sanguíneo cutâneo e chega a ser 2 a 4 °C inferior à temperatura central.[1,9]

A termorregulação ocorre a partir de múltiplas sinalizações de diversos tecidos, e esse processo acontece em três fases: aferência térmica, regulação central e eferência térmica.

## Aferência térmica

Informações térmicas são obtidas a partir de receptores celulares sensíveis a alterações de temperatura. Células sensíveis ao frio são anatômica e fisiologicamente distintas das sensíveis ao calor. As fibras nervosas Aδ conduzem sobretudo as informações de frio, e as fibras C não mielinizadas conduzem principalmente as de calor, apesar da possibilidade de sobreposição dessas conduções. A maioria dessas informações trafega via trato espinotalâmico, na região anterior da medula, e são moduladas por mediadores pró-inflamatórios, neuropeptídeos e citocinas.

Um grande avanço na compreensão da aferência térmica ocorreu com a clonagem e caracterização de canais iônicos receptores de potencial transitório (TRPs), nos neurônios dos gânglios das raízes dorsais e em células da pele. Os canais TRP são uma família de proteínas expressas em membranas celulares, predominantemente em receptores de fibras C e Aδ e transmitem, além de informações térmicas, estímulos nociceptivos, químicos e mecânicos.[15] Os receptores TRP também são intensamente estimulados por agentes pró-inflamatórios e fatores tróficos, como histamina, serotonina, glutamato, fator de crescimento neuronal, trifosfato de adenosina (ATP), bradicinina, monofosfato de adenosina cíclico (AMPc), proteinocinase C (PKC), entre outros.[16]

Alguns canais TRP já foram identificados e apresentam intervalos relativamente estreitos de ativação térmica. Os TRPs vaniloides (TRPV1 e TRPV2) foram os primeiros reconhecidos e são canais ativados por temperaturas acima de 42 °C e 52 °C, respectivamente, mediando sensibilidade nóxica ao calor. Os canais vaniloides TRPV4 e TRPV3 são ativados por temperaturas acima de 25 °C e 31 °C.[17-19] Os TRPs melastatina 8 (TRPM8) e TRP *ankyrin* 1 (TRPA1) são ativados pelo frio, sendo que os TRPM8 incrementam sua atividade quando as temperaturas ficam abaixo de 27 °C. Eles também podem ser quimicamente ativados (mentol) ou ainda estimulados por mediadores inflamatórios (bradicinina e prostaglandina). Os TRPA1 são ativados em temperaturas abaixo de 17 °C, gerando sensação nóxica de frio. São descritos ainda outros canais melastatina (TRPM1, TRPM2, TRPM4 e TRPM5) e os mais recentes canais canônicos (TRPC1, TRPC5 e TRPC6).[15,20]

Sobre a estimulação química específica desses receptores, alguns estudos trazem aplicabilidade da modulação dos canais iônicos, como na indução de hipotermia para neuroproteção com menos desconforto para os pacientes[21] e na modulação da sinalização da dor.[15,22,23] Nesse aspecto, são conhecidas algumas manifestações decorrentes da ativação de receptores térmicos, como a sensação de frio desencadeada pelo mentol, que é agonista do canal TRPM8, e a sensação de calor e queimação com ingestão de alimentos apimentados, pois a capsaicina da pimenta é uma agonista TRPV1.[1,16]

## Regulação central

A temperatura é regulada por estruturas do sistema nervoso central, principalmente o hipotálamo, que comparam *inputs* térmicos da pele, neuroeixo e tecidos profundos com os limiares de temperatura para cada resposta reguladora.[1,12]

As alterações na temperatura ambiental e em tecidos profundos do organismo são percebidas e comparadas entre si, e essa informação é integrada e transmitida para uma população neuronal específica, a fim de que sejam iniciadas as respostas comportamental e fisiológica. Essa rede neuronal também responde a fatores não térmicos que alteram a temperatura corporal e a conectam com outros sistemas homeostáticos.

Sabe-se que regiões no hipotálamo rostral e próximas a ele executam um papel importante no controle da temperatura. Quando a temperatura do hipotálamo rostral é alterada, uma série de respostas reguladoras é evocada. Especificamente as áreas do núcleo anterior pré-óptico e do septo contêm neurônios com características necessárias à termorregulação. Estudos eletrofisiológicos mostram que esses neurônios não somente sentem a temperatura, como também recebem *inputs* de termorreceptores da pele e da medula.[24]

Há inúmeras células termossensíveis em outras regiões além do núcleo pré-óptico hipotalâmico, como no hipotálamo ventromedial, mesencéfalo e bulbo. Apesar de historicamente o trato espinotalâmico lateral ser considerado a via termoaferente, projetando informações para o hipotálamo, sabe-se hoje que a maior parte das vias de condução termina na formação reticular ascendente, no tronco encefálico. Os núcleos da rafe e o subcerúleo parecem ser estações de controle importantes para a transmissão da informação térmica entre a periferia e o hipotálamo.[25]

A região pré-óptica é considerada o centro de controle autonômico da temperatura corporal, e há uma relação estreita desse centro com a atividade do núcleo supraquiasmático, o que explicaria algumas alterações da temperatura relacionadas com o sono e com o ciclo circadiano.[26]

Os estímulos provenientes da superfície da pele e outros tecidos periféricos, dos tecidos abdominais e torácicos profundos e da medula espinhal contribuem igualmente para o controle autonômico.[25,27] No entanto, a temperatura da pele, em especial da região superior do tórax e da face, contribui sozinha com cerca de 50% da sensação térmica, sobretudo a sensação de calor.[28]

## Eferência térmica

Para manter a temperatura corporal dentro dos limiares de segurança, o corpo usa mecanismos de proteção, que visam aumentar a produção metabólica de calor ou reduzir as perdas para o ambiente: são as medidas comportamentais e as respostas autonômicas.

As defesas comportamentais são quantitativamente mais importantes, como adoção de posições protetoras, uso de vestimentas adequadas ou ferramentas que alterem a temperatura do local. Tais estratégias permitem a adaptação do corpo a diferentes temperaturas ambientais. Já os principais mecanismos autonômicos protetores incluem vasodilatação pré-capilar e sudorese,[29] vasoconstrição com *shunt* arteriovenoso,[30] termogênese sem tremor[31] e tremor[25] (FIG. 38.1).

Cada resposta de proteção tem seu próprio limiar, ganho e intensidade máxima, e elas seguem uma ordem progressiva de desenvolvimento, proporcional à necessidade.[12] O declínio da intensidade da resposta em função da temperatura central define o ganho de uma resposta termorreguladora. A taxa de elevação da intensidade da resposta termorreguladora é proporcional ao desvio da temperatura de seu limiar. Em geral, respostas energeticamente eficientes, como a vasoconstrição, são desencadeadas e maximizadas antes de respostas com gastos metabólicos, como o tremor.[32] Quando o limiar para uma determinada resposta é alcançado, aquela resposta é iniciada. Caracteristicamente, o limiar para sudorese e vasodilatação é em torno de 37 °C, ao passo que o limiar para vasoconstrição é de cerca de 36,7 °C. Para termogênese sem tremor, o limiar é 36 °C e, para tremor, 35,5 °C (FIG. 38.2). O intervalo entre os limiares de sudorese e de vasoconstrição corresponde a décimos de grau. Nesse intervalo não são desencadeados mecanismos compensatórios.[1,32]

A **vasodilatação** e a **sudorese** são manifestações geralmente sincrônicas, pois seus limiares térmicos são semelhantes. Em resposta a alterações de temperatura ambiental ou interna, o fluxo sanguíneo da pele sofre modificações pela vasodilatação ou vasoconstrição, com papel essencial do sistema nervoso autônomo no controle desse fluxo.[33]

Diante de elevações de temperatura, o aumento do fluxo sanguíneo próximo à superfície corporal permite que o calor seja dissipado pela vasodilatação cutânea. A ativação dos TRPs

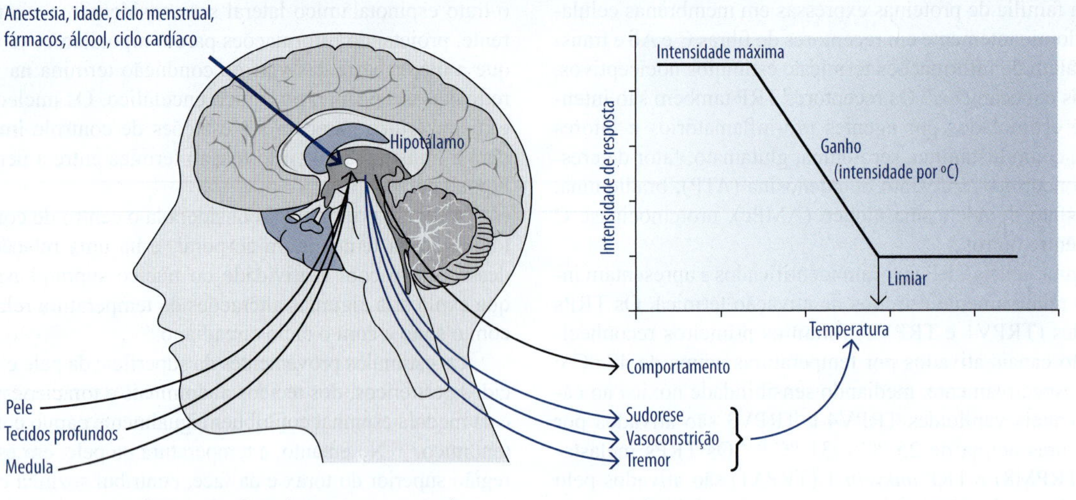


**FIGURA 38.1** Fatores que interferem na regulação da temperatura corporal.

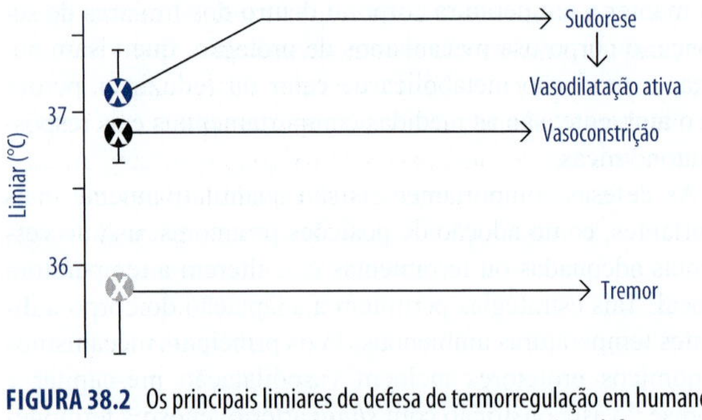


**FIGURA 38.2** Os principais limiares de defesa de termorregulação em humanos. As temperaturas entre os limiares de transpiração e vasoconstrição definem a faixa interlimiar, em geral alguns décimos de um grau, que não ativa defesas de termorregulação e, assim, define a temperatura central normal (entre os círculos azul e preto). A sudorese ativa a vasodilatação pré-capilar, o que move o calor para a superfície da pele para a dissipação ao ambiente. O limiar de tremores é 1 °C abaixo do limiar de vasoconstrição. Assim, no momento em que os humanos começam a tremer, eles já estão bastante hipotérmicos.
*Fonte: Adaptada de Sessler.*[34]

e de alguns mediadores, como acetilcolina, peptídeo intestinal vasoativo, substância P, histamina, prostaglandina e óxido nítrico, está envolvida na fisiologia da vasodilatação. A exposição a ambientes quentes e o exercício físico também promovem o aumento da sudorese como forma de perda de calor. A sudorese acontece mediante ativação de fibras colinérgicas, e esse mecanismo de regulação pode ser limitado pela quantidade de água corporal disponível para a produção de suor. Em situações de extremo estresse térmico, a produção de suor pode atingir 2 a 3 $L \cdot h^{-1}$.[1]

A **vasoconstrição** ocorre em resposta ao frio, levando a um desvio do sangue da pele para os vasos profundos. É limitada a *shunts* arteriovenosos nas extremidades, especialmente pés e dedos. Apesar dessa restrição anatômica, a regulação do fluxo sanguíneo é efetiva para desvio do calor para o compartimento central, provocando um alargamento do gradiente de temperatura entre o centro e a periferia.[1] Tal mecanismo ocorre no início pela ativação de receptores α-adrenérgicos e posteriormente pela liberação de cotransmissores como ATP e neuropeptídeo Y.[35]

O **tremor** é uma contração da musculatura esquelética oscilatória, rápida e involuntária. Quando expostos ao frio, os humanos tentam conservar calor, inicialmente pela vasoconstrição e piloereção, que são recursos sem gastos energéticos, passando a atitudes de proteção. Se não houver êxito com tais ajustes, o tremor é desencadeado. Quando o tremor é iniciado, uma máxima vasoconstrição já ocorreu.[1] Um tremor vigoroso tem a capacidade de elevar em torno de 600% a taxa metabólica basal, com elevação do consumo de oxigênio e da produção de dióxido de carbono, podendo predispor a complicações pacientes com *shunts* intrapulmonares, reserva respiratória limitada ou débito cardíaco fixo.[25] No período pós-anestésico, o tremor é marcadamente desconfortável e os pacientes relatam que o frio agrava a dor, possivelmente pelo estiramento da ferida operatória. Além disso, prejudica a monitorização adequada, pode elevar as pressões intraocular e intracraniana e atrapalhar o trabalho de parto.[32,36]

O tecido adiposo marrom é especializado no processo de **termogênese sem tremores**, no qual o metabolismo oxidativo é desacoplado da produção de ATP e, nesse processo, a energia térmica é produzida. A coloração marrom se deve à grande quantidade de mitocôndrias nos adipócitos. A termogênese é mediada pela liberação de noradrenalina que se liga aos adrenoceptores $\beta_3$ nos adipócitos, o que ativa a adenilatociclase, eleva o AMPc no citosol, induz lipólise e libera ácidos graxos. A noradrenalina também eleva a termogenina, proteína de transporte na membrana mitocondrial. A oxidação lipídica gera energia metabólica que é dissipada como calor.[37] Até pouco tempo, acreditava-se que o metabolismo da gordura marrom era importante apenas para as crianças pequenas, porém estudos recentes mostraram que, em adultos, há uma ativação desses tecidos em resposta ao frio, com importante papel no equilíbrio térmico.[1]

Na **piloereção** em resposta ao frio, ocorre contração da musculatura piloeretora, fazendo os finos pelos da pele assumirem posição verticalizada e gerarem um aprisionamento de ar próximo à pele, criando uma camada isolante térmica em torno do corpo, minimizando assim as perdas de calor. A piloereção é uma atividade autonômica simpática, via receptores $\alpha_1$, também desencadeada por emoções fortes.[32]

## Anestesia geral e termorregulação

Os pacientes anestesiados não podem lançar mão das medidas comportamentais para ajuste de temperatura, ficando portanto dependentes da regulação autonômica e das medidas térmicas externas.[32]

A temperatura central cai rapidamente na primeira hora de anestesia devido a uma distribuição do calor do compartimento central para a periferia, decorrente principalmente da vasodilatação causada pelos anestésicos. Ocorre um aquecimento de braços e pernas, à custa do calor central distribuído. Esse mecanismo contribui com 80% da hipotermia. Segue-se uma redução mais linear e gradativa nos valores de temperatura por 2 a 4 horas, uma consequência do balanço negativo do calor (perda de calor excedendo a sua produção metabólica). Durante a anestesia, o metabolismo cai em torno de 30%.[38,39] A seguir, a temperatura sofre uma estabilização e mantém-se constante nas horas subsequentes da anestesia.[12]

Quase todos os fármacos empregados para anestesia geral comprometem a termorregulação, elevando discretamente o limiar para sudorese e reduzindo marcadamente os limiares de vasoconstrição e tremor. Tais alterações alargam o intervalo entre os limiares de sudorese e vasoconstrição de cerca de 0,3 °C para 2 a 4 °C.

As variações de limiares dependem das concentrações dos anestésicos, e o declínio das temperaturas varia conforme o fármaco utilizado. Para os anestésicos venosos, os limiares são alterados de forma linear de acordo com a concentração, enquanto para os anestésicos inalatórios, em concentrações mais elevadas, a variação não obedece a essa linearidade.[40]

A **FIGURA 38.3** mostra as mudanças dos limiares e o alargamento dos intervalos entre os limiares de acordo com a concentração anestésica. Os mecanismos pelos quais os fármacos anestésicos comprometem a termorregulação ainda não estão muito bem esclarecidos. Os opioides e os anti-inflamatórios não esteroides têm a capacidade de diminuir os níveis de AMPc, dessa maneira reduzindo a sensibilização dos TRPs. Sabe-se que os anestésicos voláteis, em especial aqueles com características pungentes, em concentrações clinicamente relevantes, podem ativar e sensibilizar o TRPV1 e o TRPA1, sugerindo que esses fármacos também podem exacerbar a sinalização nociceptiva no contexto cirúrgico.[16] Tal efeito é certamente contrabalanceado pela ação dos inalatórios em diversos outros receptores do sistema nervoso central, levando à redução da excitabilidade. Então, parece haver uma série de mecanismos pelos quais a anestesia interfere na termorregulação, havendo muito ainda por ser elucidado.

As defesas ao calor são relativamente bem preservadas durante a anestesia. O propofol, a dexmedetomidina, a clonidina, o alfentanil, o isoflurano e o desflurano elevam apenas discretamente os limiares de sudorese e vasodilatação. Então, aquecimentos excessivos, com mantas térmicas, durante os procedimentos anestésicos, podem ser contornados pelo sistema termorregulador.[32]

O propofol, o alfentanil, a clonidina e a dexmedetomidina produzem importante redução linear, dose-dependente, dos limiares para vasoconstrição e tremor.[38,41,42] Já os anestésicos inalatórios, principalmente o isoflurano e o desflurano, provocam uma queda não linear do limiar de resposta ao frio.[40,43] O enflurano, o halotano e a combinação de óxido nitroso com fentanil também levam a uma marcada alteração de limiares de vasoconstrição e tremor, com quedas desproporcionais às elevações das concentrações. O óxido nitroso isoladamente causa menores alterações nos limiares do que concentrações equipotentes dos anestésicos voláteis. E o estímulo doloroso costuma deslocar os limiares de tremor e vasoconstrição para valores superiores.[32]

Estudos experimentais mostraram que os receptores δ, μ e κ são responsáveis pelos efeitos termorreguladores dos opioides.

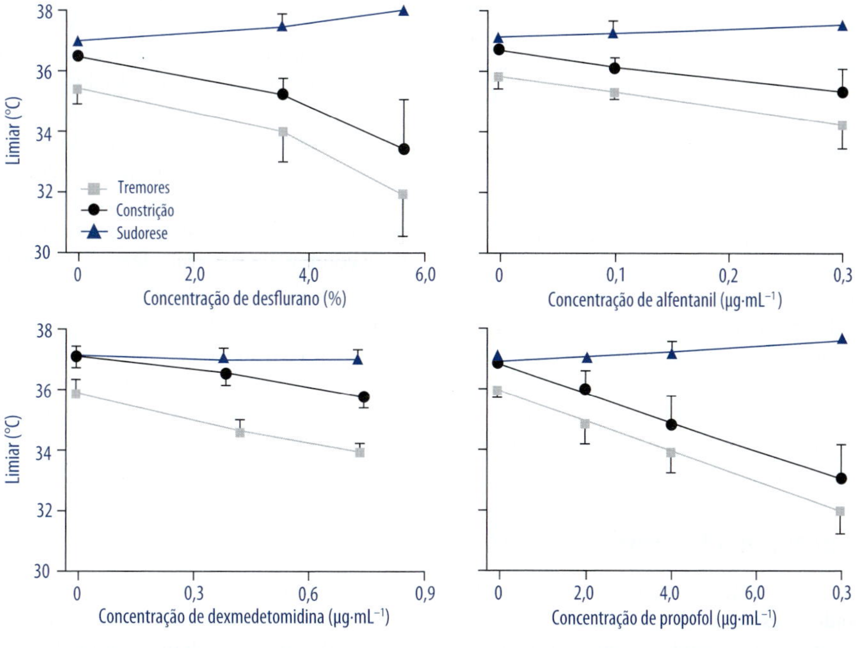


**FIGURA 38.3** Os principais limiares de resposta autonômica termorreguladora em voluntários sob efeito de desflurano, alfentanil, dexmedetomidina e propofol. Cada fármaco aumenta o limiar de sudorese discretamente enquanto reduz marcadamente os limiares de vasoconstrição e tremor.
*Fonte: Adaptada de Sessler.*[34]

O controle do tremor por alguns opioides, como meperidina, morfina e tramadol, tem correlação com a intensidade de agonismo de receptores κ para a meperidina e receptores μ para morfina e tramadol.[44] O sulfato de magnésio, em associação com a cetamina, levou à hipotermia sinérgica em estudo animal.[45]

A diferença de aproximadamente 1 °C entre os limiares de vasoconstrição e tremor costuma ser mantida com a maioria dos anestésicos. Já a meperidina e o nefopam reduzem de forma muito mais intensa o limiar de tremor, em relação ao limiar de vasoconstrição.[46,47]

O midazolam, em doses clínicas, altera minimamente os limiares de proteção ao frio, mesmo com sua administração associada a opioides. Isso sugere que pacientes não sofrerão alterações térmicas importantes após administração de midazolam como fármaco pré-anestésico.[48]

## Alterações térmicas em crianças e idosos

As crianças fazem adequada regulação térmica e são afetadas pela anestesia na mesma proporção que os adultos, mas elas são mais suscetíveis à hipotermia por conta de uma maior relação entre a superfície de área corpórea e a massa, o que aumenta o desequilíbrio entre a perda e a produção de calor.[32] No primeiro ano de vida, elas são mais vulneráveis às consequências adversas da hipotermia. Em neonatos, o frio pode desencadear exacerbação da atividade simpática, com aumento da liberação de noradrenalina e aumento do consumo de oxigênio. Essas alterações podem precipitar elevação na pressão de artéria pulmonar, arritmias, redução da perfusão periférica, hipoglicemia, hipóxia, taquipneia, acidose metabólica e morte.[49]

Na ausência de efeitos anestésicos, as crianças dependem da vasoconstrição e da termogênese sem tremor para manter seu equilíbrio térmico. Durante a anestesia, a intensidade da vasoconstrição na população pediátrica parece exercer um papel especial, pois nessas condições há redução da taxa metabólica em 20% e não ocorre termogênese sem tremor, especialmente quando propofol e fentanil são utilizados.[37,49]

Os idosos regulam sua temperatura central de forma menos eficiente do que os adultos jovens, por diversas razões, incluindo redução de metabolismo basal, diminuição na massa muscular e na intensidade de tremor, menor sensibilidade ao frio e redução na resposta vasoconstritora.[50] Na faixa etária de 60 a 80 anos, o limiar para vasoconstrição encontra-se reduzido em torno de 1 °C, em comparação com os adultos entre 30 e 50 anos.[32] Estudos mostram evidências clínicas e bioquímicas relacionando a hipotermia como fator de risco para a gênese e o agravamento das demências, em especial da doença de Alzheimer.[51,52] A hipotermia causa hiperfosforilação da proteína tau. Considerando o envolvimento da fosforilação da proteína tau na doença de Alzheimer e a frequência de hipotermia no período perioperatório, a correlação entre doença de Alzheimer e hipotermia perioperatória parece justificada.[53]

## Anestesia no neuroeixo e termorregulação

As anestesias no neuroeixo, tanto o bloqueio peridural como a anestesia subaracnóidea, resultam, na maioria das vezes, em hipotermia. Tal fenômeno é semelhante ao que acontece durante a anestesia geral, mas em menor magnitude. Somam-se vários fatores para esse resultado, como o comprometimento do controle central, causando redução nos limiares de vasoconstrição e tremor, redução do ganho e da intensidade máxima do tremor,[54] falta de percepção dos pacientes da sua própria hipotermia e, finalmente, falta de hábito dos anestesiologistas de monitorizarem a temperatura central durante anestesias condutivas.[34]

## Limiares de resposta e balanço do calor

A anestesia regional causa uma redução nos limiares de vasoconstrição e tremor de cerca de 0,6 °C em regiões acima do bloqueio.[32] Parece que essa alteração não é resultado da absorção sistêmica dos anestésicos locais, uma vez que as repercussões térmicas da anestesia peridural são equivalentes às da anestesia subaracnóidea, considerando que elas utilizam doses diferentes de anestésicos. Foi visto que o bloqueio neuroaxial usando-se a 2-cloroprocaína, um anestésico local com meia-vida plasmática de apenas alguns segundos, compromete o controle termorreguladortório.[34]

A redução da temperatura central ocorre por uma importante distribuição do calor central para a periferia, especialmente na primeira hora.[55] A anestesia neuroaxial gera uma perda do controle autonômico abaixo do nível do bloqueio, ocasionando uma vasodilatação de membros inferiores e, por fim, a redistribuição do calor. Nas horas subsequentes, a redução da temperatura continua a ocorrer; sabe-se que a redução de temperatura na primeira hora é de 0,8 °C ± 0,3 °C e nas 2 horas subsequentes de 0,4 °C ± 0,3 °C, não havendo, portanto, o platô térmico que ocorre durante a anestesia geral.[55,56]

A intensidade da hipotermia é proporcional ao número de segmentos espinhais anestesiados.[32]

A hipotermia central durante a anestesia de neuroeixo acompanha-se de elevação da temperatura cutânea. A percepção da temperatura tem maior contribuição da temperatura da pele do que da temperatura central. Esse fato, associado ao bloqueio do *input* da informação térmica ao centro termorregulador, leva à ausência da percepção de frio pelo paciente, mesmo que mecanismos compensatórios da hipotermia, como o tremor, já tenham sido desencadeados.[57,58]

Os bloqueios de nervos periféricos não têm o mesmo impacto térmico dos bloqueios de neuroeixo.[32]

Cuidados adicionais devem ser adotados nos procedimentos em que são associadas as técnicas de anestesia geral e de neuroeixo. A vasoconstrição termorreguladora durante a anestesia combinada é desencadeada com valor de temperatura central cerca de 1 °C inferior à temperatura que promove vasoconstrição com anestesia geral isolada. E, uma vez suscitada durante a técnica associada, a vasoconstrição não é capaz de manter um platô térmico, como ocorre durante a anestesia geral, sugerindo que o paciente continua a perder calor durante toda a cirurgia.[59]

## Tremor durante anestesia de neuroeixo

Apesar do mecanismo de desenvolvimento parecer o mesmo, existem algumas particularidades do tremor decorrente da anestesia regional; por exemplo, ele começa pouco tempo depois da instalação do bloqueio e tem um impacto diferente na liberação de catecolaminas e na produção metabólica de calor. Apesar de ser um mecanismo protetor, o tremor pode trazer alguns prejuízos, como duplicar o consumo de oxigênio, gerar estresse cardíaco, com o aumento do débito, associado a maior liberação de catecolaminas e, ainda, gerar extremo desconforto aos pacientes.[58]

## Hipertermia e febre

A elevação da temperatura central pode ser decorrente de aumento da produção de calor, aquecimento excessivo, perda insuficiente de calor ou, ainda, elevação central dos alvos de ajuste térmico.[34]

No cenário anestésico, a hipertermia pode associar-se a um evento muito grave, a hipertermia maligna (HM), condição de hipermetabolismo que se apresenta com taquicardia, hipertermia e elevação do dióxido de carbono ao final da expiração ($E_TCO_2$, do inglês *end-tidal* $CO_2$), não proporcional à ventilação-minuto.[32] A elevação da temperatura é um sinal precoce em uma parcela importante dos casos de HM.[60]

Mais comuns que a HM são as hipertermias de outras etiologias, incluindo elevação de temperatura com mantas e sistema de aquecimento convectivo (classificada como hipertermia passiva) e, ainda, febre de origem infecciosa, sangue no quarto ventrículo cerebral e reação transfusional.[32]

A febre é um tipo de hipertermia mediada por citocinas pirogênicas circulantes, incluindo interleucina 1 (IL-1), fator de necrose tumoral, α-interferon e endotelina-1 liberadas por células inflamatórias. A ação dos pirógenos no núcleo pré-óptico do hipotálamo desloca o limiar de temperatura (*setpoint*) para cima. As causas de febre incluem as infecções, as alergias e as reações transfusionais. Diferente da hipertermia passiva, a febre tem, muitas vezes, um manejo mais difícil.[34]

A hipertermia intraoperatória ainda pode ser decorrente da perfusão peritoneal com soluções quimioterápicas aquecidas. A quimioterapia hipertérmica é uma abordagem terapêutica que acompanha cirurgias citorredutoras, indicada para algumas neoplasias disseminadas na cavidade abdominal. O procedimento associa-se a elevada morbidade, exigindo muita habilidade do anestesiologista para contornar as alterações metabólicas decorrentes do calor, além do sangramento, coagulopatia, diluição e alterações hemodinâmicas.[61,62]

## Consequências da hipotermia

A hipotermia é um evento comum mesmo em indivíduos ativamente aquecidos no intraoperatório, sobremaneira na primeira hora de anestesia. Mesmo pequenas reduções de 1 a 2 °C na temperatura central são suficientes para a ocorrência de complicações.[9]

A **coagulopatia** é a complicação mais bem estudada. Ocorrem comprometimento da função plaquetária, pela alteração na liberação de tromboxano $A_3$, e prejuízo da função de enzimas da cascata da coagulação. Essas alterações são evidenciadas quando os exames são realizados na vigência de hipotermia.[63] Uma metanálise compilou 14 estudos que avaliaram perdas sanguíneas e 10 estudos analisando também a necessidade de hemotransfusão, tendo concluído que a hipotermia aumentou as perdas sanguíneas em 16% e elevou em aproximadamente 22% a necessidade de hemotransfusão.[10]

A **infecção da ferida operatória** é uma das mais temidas complicações operatórias, sendo que alguns fatores suscitados pela hipotermia somam-se favorecendo tal evento. Primeiro, a vasoconstrição, resposta inicial ao frio, reduz a perfusão da ferida operatória, comprometendo a pressão parcial de oxigênio nos tecidos lesionados.[34] Esse evento é agravado pelo aumento da afinidade da hemoglobina pelo oxigênio, reduzindo a disponibilidade de oxigênio para os tecidos em situações hipotérmicas.[49] Vários componentes do sistema imune sofrem alterações em exposição ao frio: observam-se supressão da ativação mitogênica de linfócitos, diminuição da motilidade de macrófagos, redução de liberação da IL-2 (alterando a resposta de defesa) e diminuição dos níveis de IL-1β, interleucina que favorece a velocidade de cicatrização.[64] Um estudo de cirurgia colorretal mostrou que a hipotermia causou uma elevação em três vezes do índice de infecção de ferida e, ainda, retardou a cicatrização e prolongou o tempo de hospitalização dos pacientes em 20%, mesmo na ausência de infecção.[8]

O **retardo da recuperação anestésica** devido à alteração da função enzimática é outra complicação; alguns fármacos têm seu metabolismo modificado frente à hipotermia. Com relação aos bloqueadores neuromusculares, o tempo de ação do vecurônio dobra com reduções de 2 °C na temperatura central, e com o atracúrio ocorre aumento em 60% do seu tempo de ação, com reduções de 3 °C na temperatura.

Ocorre também redução da força muscular na vigência de hipotermia; mesmo na ausência da ação de fármacos anestésicos, tal alteração é esperada em temperaturas inferiores a 36 °C. A hipotermia não compromete a eficácia da neostigmina, apesar de retardar um pouco seu início de ação. Dessa forma, a utilização da monitorização do bloqueio neuromuscular é altamente recomendada em pacientes hipotérmicos.[65]

Uma hipotermia central de 3 °C também acarreta um aumento das concentrações plasmáticas de propofol, com concentrações médias, a 34 °C, 28% maiores comparadas às concentrações a 37 °C.[11] Parece também haver alterações na necessidade de anestésicos inalatórios durante hipotermia. Um estudo experimental mostrou redução em 50% da concentração alveolar mínima (CAM) do halotano e do isoflurano quando houve redução da temperatura em 10 °C a partir da normotermia.[66]

Como resultado, observa-se uma prolongada recuperação anestésica em pacientes hipotérmicos, e a alta da sala de recuperação anestésica é retardada mesmo quando a normotermia não é um critério para liberação.[67]

Com relação às **complicações cardíacas**, o estresse da hipotermia eleva a concentração plasmática de noradrenalina, aumenta a pressão arterial e a frequência cardíaca, além de deslocar a curva de dissociação da hemoglobina para a esquerda. Esses eventos parecem estar associados ao aumento dos desfechos mórbidos cardíacos (angina instável, isquemia, infarto miocárdico e parada cardíaca) nas primeiras 24 horas de pós-operatório.[3,68] A combinação da elevação da demanda miocárdica (hipertensão e taquicardia) com redução do suprimento de oxigênio (diminuição do tempo de enchimento diastólico e redução da oferta de oxigênio pela hemoglobina) são as causas da isquemia miocárdica.[49] Então, em certa proporção, a manutenção da normotermia pode prevenir complicações cardíacas em pacientes de risco.

O **tremor** é uma atividade repetitiva e involuntária da musculatura esquelética, que eleva o metabolismo e aumenta o consumo de oxigênio em 200 a 500%.[69] Apesar disso, não há uma correlação direta entre consumo de oxigênio elevado pelo tremor e desfechos cardíacos isquêmicos.[3] O tremor pode ainda elevar a pressão ocular e a pressão intracraniana, além de contribuir com a dor, devido ao estiramento da ferida operatória.[69]

Trata-se de uma manifestação comum durante anestesias de neuroeixo (55% dos pacientes), porém, nas anestesias gerais, ocorre somente após o despertar, possivelmente devido à redução do limiar térmico de disparo de tremor durante a anestesia, à eficácia da vasoconstrição e também ao uso de bloqueadores neuromusculares.[34] Apresenta, predominantemente, caráter termorregulador.[70]

Diversas intervenções farmacológicas têm sido propostas para a prevenção e o controle do tremor.[42,71-73] A meperidina tem especial efeito na redução do tremor em razão de sua ação por meio de receptores κ (kappa), rebaixando de forma importante seu limiar de desencadeamento.[70] Esse efeito final é compartilhado por vários fármacos utilizados no tremor.[34] O nefopam é um fármaco bastante adotado para prevenção do tremor no perioperatório e apresenta mínimos efeitos sedativos.[72]

Uma metanálise avaliou estudos com os fármacos mais administrados para o tremor, e identificou a clonidina, a meperidina, o tramadol, o nefopam e a cetamina como os mais eficazes **(TAB. 38.1)**.[74]

**TABELA 38.1** Principais fármacos utilizados para o tremor

| Fármacos | Doses |
|---|---|
| Clonidina | 1 a 5 µg·kg⁻¹ (IV) ou 30 a 150 µg (IV)<br>5 µg·kg⁻¹ (VO) ou 150 a 200 µg (VO) ou 150 µg (IM) |
| Meperidina | 0,12 a 0,85 mg·kg⁻¹ (IV) ou 20 a 50 mg (IV)<br>0,5 mg·kg⁻¹ (IM) |
| Tramadol | 0,5 a 3 mg·kg⁻¹ (IV) |
| Cetamina | 0,25 a 0,75 mg·kg⁻¹ (IV)<br>1 mg·kg⁻¹ (IM) |
| Nefopam | 0,12 a 0,15 mg·kg⁻¹ (IV) ou 10 a 20 mg (IV) |
| Sulfato de magnésio | 4 g (IV) |
| Fentanil | 1,7 µg·kg⁻¹ (IV)<br>20 a 25 µg (PE) |
| Ondansetrona | 8 mg (IV) |
| Dexmedetomidina | 1 µg·kg⁻¹ (IV) |

IM, intramuscular; IV, intravenoso; PE, peridural; VO, via oral.

## Monitorização da temperatura

Em razão da prevalência da hipotermia como manifestação clínica nos pacientes anestesiados e devido à potencial gravidade das hipertermias, notadamente da hipertermia maligna, orienta-se a monitorização da temperatura em procedimentos sob anestesia geral que excedam 30 minutos, bem como em grandes cirurgias sob bloqueio no neuroeixo. A acurácia e a precisão da monitorização da temperatura dependem do sítio de aferição e do sistema utilizado.[34]

Como vimos antes, a distribuição do calor entre os compartimentos central e periférico do corpo humano não é uniforme. E como há uma influência importante das condições térmicas ambientais na temperatura periférica, além de a periferia ser alvo da vasoconstrição termorreguladora, o padrão-ouro de avaliação do *status* térmico do paciente é a aferição da temperatura central. São consideradas adequadas as medidas de temperatura central em artéria pulmonar, esôfago distal, nasofaringe com sensor posicionado a 10 a 20 cm da entrada da narina, e em membrana timpânica com sensor em contato direto com a membrana. A monitorização da temperatura timpânica com termômetros infravermelhos não mostra boa acurácia e não é adequada ao uso clínico.[12,75-80]

No entanto, a abordagem dos sítios de monitorização central pode se mostrar invasiva ou trazer certo desconforto ao paciente, na ausência de anestesia geral. Nesse contexto, outros locais podem ser utilizados, como boca, região sublingual, axila, reto, bexiga e superfície da pele. Embora esses locais possam se adequar em alguns cenários clínicos, eles possuem limitações individuais,[81-84] principalmente durante procedimentos em que há alterações térmicas rápidas, como no *bypass* cardiopulmonar.[85]

Os termômetros de vidro contendo mercúrio ou álcool, empregados no passado para aferir temperatura oral ou retal, caíram em desuso pelo risco de quebra do material e exposição tóxica. Eles vêm sendo substituídos por novas tecnologias, como os termômetros infravermelhos, os eletrônicos e os de cristal líquido.[2]

Os termômetros infravermelhos são mais utilizados na região frontal. Entretanto, alguns fatores relacionados à ausência de contato com a pele limitam sua acurácia, como a presença de transpiração e a necessidade de adoção de uma distância ótima, para garantir a precisão da medida (3-15 cm, de acordo com o fabricante), podendo comprometer o resultado. A leitura depende do *software*, que converte a luz emitida em valor de temperatura. Mais estudos para definir a acurácia dos dispositivos infravermelhos são necessários.[86]

Os termômetros eletrônicos mais comuns são os termístores e os termopares, ambos precisos, estáveis, de baixo custo e com boa indicação clínica.

Os termômetros de cristal líquido, embora não sejam precisos como os termômetros eletrônicos, podem ser uma alternativa na impossibilidade dos outros métodos.[2]

## Medidas para manter a normotermia

Como visto, a hipotermia é muito comum no ambiente cirúrgico, principalmente durante a primeira hora de anestesia, devido à redução em 30% da produção metabólica de calor, à redistribuição de calor do centro para a periferia e às perdas térmicas para o ambiente, mesmo em pacientes aquecidos.[9] O isolamento passivo e os sistemas de aquecimento ativo têm sido recomendados para manter os pacientes normotérmicos.

Uma única camada de isolamento passivo reduz a perda de calor cutânea em 30%, e o tipo de cobertor usado não altera o resultado, pois a manutenção da temperatura ocorre pelo aprisionamento de uma camada de ar abaixo do isolador. Adicionar mais camadas de isolante não traz grandes diferenças para a temperatura final. A utilização exclusiva de isolantes passivos não é suficiente para prevenir ou tratar hipotermia, sendo necessário o investimento em aquecimentos ativos.[34]

As técnicas de aquecimento ativo mais utilizadas são mantas térmicas ou sistemas de aquecimento com ar forçado (AAF), colchões térmicos de água circulante (CACs), cobertores resistivos de aquecimento (CRAs), vestimentas com fluxo de água (VFAs), sistemas de aquecimento radiante (SARs) e pré-aquecimento das infusões intravenosas ou soluções de lavagem de cavidades.[87]

Em 2008, o National Institute for Health and Care Excellence (NICE)[88] publicou recomendações de prevenção e manejo da hipotermia acidental perioperatória. O sistema de ar forçado e os aquecedores para fluidos intravenosos foram os dispositivos recomendados.[88]

Uma recente metanálise evidenciou que o aquecimento com sistema AAF (manta térmica) de fato é superior ao isolamento passivo, mas não houve diferença estatisticamente significativa entre AAF, VFA, CRA e SAR. No entanto, a manta térmica oferece maior flexibilidade na seleção de locais mais apropriados para aquecimento, fornece maior conforto térmico do que os outros dispositivos[89] e ainda oferece a segurança de não associar calor às regiões dependentes submetidas à pressão.[34]

Outras técnicas devem ser adotadas para manutenção da normotermia, como conduzir os pacientes aquecidos para salas de cirurgia e somente induzir anestesia se suas temperaturas estiverem iguais ou maiores que 36 °C, limitar a exposição das áreas de superfície corporal, manter a temperatura da sala acima de 21 °C para pacientes adultos e acima de 26 °C para neonatos, além de administrar fluidos aquecidos.[49,87,88]

A hipotermia decorrente dos fluidos ocorre quando grandes volumes de soluções cristaloides ou hemoderivados são administrados. Uma unidade de sangue ou 1 litro de cristaloide infundidos à temperatura da sala reduzem a temperatura central em 0,25 °C.[34] Em uma revisão da Cochrane, onde 24 estudos foram avaliados, observou-se que o aquecimento de fluidos de administração venosa (37-41 °C) elevou a temperatura central dos pacientes em cerca de 0,5 °C, mas ainda não houve evidência de benefício clínico dessa conduta isoladamente.[90] Hoje, o aquecimento de fluidos é recomendado em situações que exijam reposições volêmicas acima de 1 $L \cdot h^{-1}$.[34]

Menos de 10% da produção metabólica de calor é perdida por meio da respiração. O aquecimento cutâneo mostra-se muito mais efetivo do que as medidas de aquecimento das vias aéreas e umidificação do ar, motivo pelo qual são raramente indicadas.[34]

Uma importante estratégia de prevenção da hipotermia é o aquecimento dos pacientes por 30 a 60 minutos antes da anestesia. Embora essa abordagem não eleve a temperatura central, há uma oferta de calor para as extremidades, o que reduz o gradiente centro-periferia, protegendo o paciente da hipotermia de redistribuição.[88,91,92]

Como pequenas reduções na temperatura central podem acarretar numerosas complicações e comprometer os desfechos, os estudos recomendam a monitorização da temperatura tanto em anestesias gerais como em bloqueios de neuroeixo com duração a partir de 30 minutos, bem como o aquecimento ativo dos pacientes cirúrgicos, desde o pré-operatório.

## Referências


1. Tansey EA, Johnson CD. Recent advances in thermoregulation. Adv Physiol Educ. 2015;39(3):139-48.
2. Wax D, Lipper J. Temperature monitoring. In: Reich DL. Monitoring in anesthesia and perioperative care. New York: Cambridge University Press; 2011. p. 331-6.
3. Horosz B, Malec-Milewska M. Methods to prevent intraoperative hypothermia. Anaesthesiol Intensive Ther. 2014;46(2):96-100.
4. Torossian A, Van Gerven E, Geertsen K, Horn B, Van de Velde M, Raeder J. Active perioperative patient warming using a self-warming blanket (BARRIER EasyWarm) is superior to passive thermal insulation: a multinational, multicenter, randomized trial. J Clin Anesth. 2016;34:547-54.
5. Torossian A, The TEMMP (Thermoregulation in Europe Monitoring and Managing Patient Temperature) Study Group. Survey on intraoperative temperature management in Europe. Eur J Anaesthesiol. 2007;24(8):668-75.
6. Torossian A, Bräuer A, Höcker J, Bein B, Wulf H, Horn E-P. Preventing inadvertent perioperative hypothermia. Dtsch Arztebl Int. 2015;112(10):166-72.
7. Frank SM, Fleisher LA, Breslow MJ, Higgins MS, Olson KF, Kelly S, et al. Perioperative maintenance of normothermia reduces the incidence of morbid cardiac events. A randomized clinical trial. JAMA. 1997;277(14):1127-34.
8. Kurz A, Sessler DI, Lenhardt R. Perioperative normothermia to reduce the incidence of surgical-wound infection and shorten hospitalization. Study of Wound Infection and Temperature Group. N Engl J Med. 1996;334(19):1209-15.
9. Sun Z, Honar H, Sessler DI, Dalton JE, Yang D, Panjasawatwong K, et al. Intraoperative core temperature patterns, transfusion requirement, and hospital duration in patients warmed with forced air. Anesthesiology. 2015;122(2):276-85.
10. Rajagopalan S, Mascha E, Na J, Sessler DI. The effects of mild perioperative hypothermia on blood loss and transfusion requirement. Anesthesiology. 2008;108(1):71-7.
11. Leslie K, Sessler DI, Bjorksten AR, Moayeri A. Mild hypothermia alters propofol pharmacokinetics and increases the duration of action of atracurium. Anesth Analg. 1995;80(5):1007-14.
12. Insler SR, Sessler DI. Perioperative thermoregulation and temperature monitoring. Anesthesiol Clin. 2006;24(4):823-37.
13. Campbell I. Body temperature and its regulation. Anaesth Int Care Med. 2011;12(6):240-4.
14. Tayefeh F, Plattner O, Sessler DI, Ikeda T, Marder D. Circadian changes in the sweating-to-vasoconstriction interthreshold range. Pflugers Arch. 1998;435(3):402-6.
15. Premkumar LS, Abooj M. TRP channels and analgesia. Life Sci. 2013;92(8-9):415-24.
16. Cornett PM, Matta JA, Ahern GP. General Anesthetics Sensitize the Capsaicin Receptor Transient Receptor Potential V1. Mol Pharmacol. 2008;74(5):1261-8.
17. Smith GD, Gunthorpe MJ, Kelsell RE, Hayes PD, Reilly P, Facer P, et al. TRPV3 is a temperature-sensitive vanilloid receptor-like protein. Nature. 2002;418(6894):186-90.
18. Watanabe H, Vriens J, Suh SH, Benham CD, Droogmans G, Nilius B. Heat-evoked activation of TRPV4 channels in a HEK293 cell expression system and in native mouse aorta endothelial cells. J Biol Chem. 2002;277(49):47044-51.
19. Caterina MJ. Transient receptor potential íon channels as participants in thermosensation and thermoregulation. Am J Physiol Regul Integr Comp Physiol. 2007;292(1):R64-76.
20. Latorre R, Brauchi S, Madrid R, Orio P. A cool channel in cold transduction. Physiology (Bethesda). 2011;26(4):273-85.
21. Feketa VV, Zhang Y, Cao Z, Balasubramanian A, Flores CM, Player MR, et al. Transient receptor potential melastatin 8 channel inhibition potentiates the hypothermic response to transient receptor potential vanilloid 1 activation in the conscious mouse. Crit Care Med. 2014;42(5):e355-63.
22. Alessandri-Haber N, Dina OA, Chen X, Levine JD. TRPC1 and TRPC6 channels cooperate with TRPV4 to mediate mechanical hyperalgesia and nociceptor sensitization. J Neurosci. 2009;29(19):6217-28.
23. Winchester WJ, Gore K, Glatt S, Petit W, Gardiner JC, Conlon K, et al. Inhibition of TRPM8 channels reduces pain in the cold pressor test in humans. J Pharmacol Exp Ther. 2014;351(2):259-69.
24. Boulant JA. Hypothalamic neurons regulating body temperature. Comprehensive Physiology. 2011 Suppl 14:105-26.
25. De Witte J, Sessler DI. Perioperative shivering: physiology and pharmacology. Anesthesiology. 2002;96(2):467-84.
26. Ruoff P, Rensing L. Temperature effects on circadian clocks. Journal of Thermal Biology. 2004;29:445-56.
27. Cheng C, Matsukawa T, Sessler DI, Ozaki M, Kurz A, Merrifield B, et al. Increasing mean skin temperature linearly reduces the core-temperature thresholds for vasoconstriction and shivering in humans. Anesthesiology. 1995;82(5):1160-8.
28. Zhang H, Huizenga C, Arens E, Wang D. Thermal sensation and comfort in transient non-uniform thermal environments. Eur J Appl Physiol. 2004;92(6):728-33.
29. Sugenoya J, Iwase S, Mano T, Ogawa T. Identification of sudomotor activity in cutaneous sympathetic nerves using sweat expulsion as the effector response. Eur J Appl Physiol Occup Physiol. 1990;61(3-4):302-8.
30. Sessler DI, Moayeri A, Støen R, Glosten B, Hynson J, McGuire J. Thermoregulatory vasoconstriction decreases cutaneous heat loss. Anesthesiology. 1990;73(4):656-60.
31. Nedergaard J, Cannon B. The uncoupling protein thermogenin and mitochondrial thermogenesis. New Comprehensive Biochemistry. 1992;23:385-420.
32. Sessler DI. Temperature monitoring and perioperative thermoregulation. Anesthesiology. 2008;109(2):318-38.
33. Charkoudian N. Skin blood flow in adult human thermoregulation: how it works, when it does not, and why. Mayo Clin Proc. 2003;78(5):603-12.
34. Sessler DI. Perioperative thermoregulation and heat balance. Lancet. 2016;387(10038):2655-64.
35. Burnstock G. Cotransmission in the autonomic nervous system. Handb Clin Neurol. 2013;117:23-35.
36. Crowley LJ, Buggy DJ. Shivering and neuraxial anesthesia. Reg Anesth Pain Med. 2008;33(3):241-52.
37. Plattner O, Semsroth M, Sessler DI, Papousek A, Klasen C, Wagner O. Lack of nonshivering thermogenesis in infants anesthetized with fentanyl and propofol. Anesthesiology. 1997;86(4):772-7.
38. Matsukawa T, Kurz A, Sessler DI, Bjorksten AR, Merrifield B, Cheng C. Propofol linearly reduces the vasoconstriction and shivering thresholds. Anesthesiology. 1995;82(5):1169-80.
39. Nicholson A, Lewis SR, Alderson P, Smith AF. Alpha-2 adrenergic agonists for the prevention of shivering following general anaesthesia (protocol). The Cochrane Library. 2014;(5):CD011107.
40. Annadata R, Sessler DI, Tayefeh F, Kurz A, Dechert M. Desflurane slightly increases the sweating threshold but produces marked, nonlinear decreases in the vasoconstriction and shivering thresholds. Anesthesiology. 1995;83(6):1205-11.
41. Lenhardt R, Orhan-Sungur M, Komatsu R, Govinda R, Kasuya Y, Sessler DI, et al. Suppression of shivering during hypothermia using a novel drug combination in healthy volunteers. Anesthesiology. 2009;111(1):110-5.
42. Talke P, Tayefeh F, Sessler DI, Jeffrey R, Noursalehi M, Richardson C. Dexmedetomidine does not alter the sweating threshold, but comparably and linearly decreases the vasoconstriction and shivering thresholds. Anesthesiology. 1997;87(4):835-41.
43. Xiong J, Kurz A, Sessler DI, Plattner O, Christensen R, Dechert M, et al. Isoflurane produces marked and nonlinear decreases in the vasoconstriction and shivering thresholds. Anesthesiology. 1996;85(2):240-5.
44. Ryan KF, Price JW, Warriner CB, Choi PT. Persistent hypothermia after intrathecal morphine: case report and literature review. Can J Anaesth. 2012;59(4):384-8.
45. Vučković SM, Savić Vujović KR, Srebro DP, Medić BM, Vučetić CS, Prostran MŠ, et al. Synergistic interaction between ketamine and magnesium in lowering body temperature in rats. Physiol Behav. 2014;127:45-53.
46. Kurz A, Ikeda T, Sessler DI, Larson MD, Bjorksten AR, Dechert M, Meperidine decreases the shivering threshold twice as much as the vasoconstriction threshold. Anesthesiology. 1997;86(5):1046-54.
47. Alfonsi P, Adam F, Passard A, Guignard B, Sessler DI, Chauvin M. Nefopam, a non-sedative benzoxazocine analgesic, selectively reduces the shivering threshold. Anesthesiology 2004;100(1):37-43.
48. Kurz A, Sessler DI, Annadata R, Dechert M, Christensen R, Bjorksten AR. Midazolam minimally impairs thermoregulatory control. Anesth Analg. 1995;81(2):393-8.
49. Hart SR, Bordes B, Hart J, Corsino D, Harmon D. Unintended perioperative hypothermia. Ochsner J. 2011;11(3):259-70.
50. Carrettiero DC, Santiago FE, Motzko-Soares AC, Almeida MC. Temperature and toxic Tau in Alzheimer's disease: new insights. Temperature (Austin). 2015;2(4):491-8.
51. Whittington RA, Papon MA, Chouinard F, Planel E. Hypothermia and Alzheimer's disease neuropathogenic pathways. Curr Alzheimer Res. 2010;7(8):717-25.
52. Planel E, Richter KE, Nolan CE, Finley JE, Liu L, Wen Y, et al. Anesthesia leads to Tau hyperphosphorylation through inhibition of phosphatase activity by hypothermia. J Neurosci. 2007;27(12):3090-7.
53. Baranov D, Bickler PE, Crosby GJ, Culley DJ, Eckenhoff MF, Eckenhoff RG, et al. Consensus statement: First International Workshop on Anesthetics and Alzheimer's disease. Anesth Analg. 2009;108(5):1627-30.
54. Kim JS, Ikeda T, Sessler DI, Turakhia M, Jeffrey R. Epidural anesthesia reduces the gain and maximum intensity of shivering. Anesthesiology. 1998;88(4):851-7.
55. Matsukawa T, Sessler DI, Christensen R, Ozaki M, Schroeder M. Heat flow and distribution during epidural anesthesia. Anesthesiology. 1995;83(5):961-7.
56. Modig J, Malmberg P, Karlström G. Effect of Epidural *versus* General Anaesthesia on Calf Blood Flow. Acta Anaesthesiol Scand. 1980;24(4):305-9.
57. Doufas AG, Morioka N, Maghoub AN, Mascha E, Sessler DI. Lower-body warming mimics the normal epidural-induced reduction in the shivering threshold. Anesth Analg. 2008;106(1):252-6, table of contents.
58. Sessler DI, Ponte J. Shivering during epidural anesthesia. Anesthesiology. 1990;72(5):816-21.
59. Joris J, Ozaki M, Sessler DI, Hardy AF, Lamy M, McGuire J, et al. Epidural anesthesia impairs both central and peripheral thermoregulatory control during general anesthesia. Anesthesiology. 1994;80(2):268-77.
60. Larach MG, Gronert GA, Allen GC, Brandom BW, Lehman EB. Clinical presentation, treatment, and complications of malignant hyperthermia in North America from 1987 to 2006. Anesth Analg. 2010;110(2):498-507.

61. Kajdi ME, Beck-Schimmer B, Held U, Kofmehl R, Lehmann K, Ganter MT. Anaesthesia in patients undergoing cytoreductive surgery with hyperthermic intraperitoneal chemotherapy: retrospective analysis of a single centre three-year experience. World J Surg Oncol. 2014;12:136.
62. Webb CA, Weyker PD, Moitra VK, Raker RK. An overview of cytoreductive surgery and hyperthermic intraperitoneal chemoperfusion for the anesthesiologist. Anesth Analg. 2013;116(4):924-31.
63. Staab DB, Sorensen VJ, Fath JJ, Raman SB, Horst HM, Obeid FN. Coagulation defects resulting from ambient temperature-induced hypothermia. J Trauma. 1994;36(5):634-8.
64. Beilin B, Shavit Y, Razumovsky J, Wolloch Y, Zeidel A, Bessler H. Effects of mild perioperative hypothermia on cellular immune responses. Anesthesiology. 1998;89(5):1133-40.
65. Heier T, Caldwell JE. Impact of hypothermia on the response to neuromuscular blocking drugs. Anesthesiology. 2006;104(5):1070-80.
66. Eger EI 2nd, Johnson BH. MAC of I-653 in rats, including a test of the effect of body temperature and anesthetic duration. Anesth Analg. 1987;66(10):974-6.
67. Lenhardt R, Marker E, Goll V, Tschernich H, Kurz A, Sessler DI, et al. Mild intraoperative hypothermia prolongs postanesthetic recovery. Anesthesiology. 1997;87(6):1318-23.
68. Frank SM, Higgins MS, Breslow MJ, Fleisher LA, Gorman RB, Sitzmann JV, et al. The catecholamine, cortisol, and hemodynamic responses to mild perioperative hypothermia. A randomized clinical trial. Anesthesiology. 1995;82(1):83-93.
69. Kranke P, Eberhart LH, Roewer N, Tramèr MR. Pharmacological Treatment of Postoperative Shivering: A Quantitative Systematic Review of Randomized Controlled Trials. Anesth Analg. 2002;94(2):453-60, table of contents.
70. Horn EP, Standl T, Sessler DI, von Knobelsdorff G, Büchs C, Schulte am Esch J. Physostigmine prevents postanesthetic shivering as does meperidine or clonidine. Anesthesiology. 1998;88(1):108-13.
71. Dal D, Kose A, Honca M, Akinci SB, Basgul E, Aypar U. Efficacy of prophylactic ketamine in preventing postoperative shivering. Br J Anaesth. 2005;95(2):189-92.
72. Lv M, Wang X, Qu W, Liu M, Wang Y. Nefopam for the prevention of perioperative shivering: a meta-analysis of randomized controlled trials.BMC Anesthesiol. 2015;15:87.
73. Tie HT, Su GZ, He K, Liang SR, Yuan HW, Mou JH. Efficacy and safety of ondansetron in preventing postanesthesia shivering: a meta-analysis of randomized controlled trials. BMC Anesthesiol. 2014;14:12.
74. Park SM, Mangat HS, Berger K, Rosengart AJ. Efficacy spectrum of antishivering medications: meta-analysis of randomized controlled trials. Crit Care Med. 2012;40(11):3070-82.
75. Krizanac D, Stratil P, Hoerburger D, Testori C, Wallmueller C, Schober A, et al. Femoro-iliacal artery *versus* pulmonary artery core temperature measurement during therapeutic hypothermia: an observational study. Resuscitation. 2013;84(6):805-9.
76. Matsukawa T, Sessler DI, Ozaki M, Hanagata K, Iwashita H, Kumazawa T. Comparison of distal oesophageal temperature with "deep" and tracheal temperatures. Can J Anaesth. 1997;44(4):433-8.
77. Freund PR, Brengelmann GL. Placement of esophageal stethoscope by acoustic criteria does not consistently yield an optimal location for the monitoring of core temperature. J Clin Monit. 1990;6(4):266-70.
78. Lee J, Lim H, Son KG, Ko S. Optimal nasopharyngeal temperature probe placement. Anesth Analg. 2014;119(4):875-9.
79. Snoek AP, Saffer E. Agreement between lower esophageal and nasopharyngeal temperatures in children ventilated with an endotracheal tube with leak. Paediatr Anaesth. 2016;26(2):213-20.
80. Imamura M, Matsukawa T, Ozaki M, Sessler DI, Nishiyama T, Kumazawa T. The accuracy and precision of four infrared aural canal thermometers during cardiac surgery. Acta Anaesthesiol Scand. 1998;42(10):1222-6.
81. Patel N, Smith CE, Pinchak AC, Hagen JF. Comparison of esophageal, tympanic, and forehead skin temperatures in adult patients. J Clin Anesth. 1996;8(6):462-8.
82. Craig JV, Lancaster GA, Williamson PR, Smyth RL. Temperature measured at the axilla compared with rectum in children and young people: systematic review. BMJ. 2000;320(7243):1174-8.
83. Parikh BR, Rosenberg H. Temperature monitoring. In: Ehrenwerth J, Eisenkraft J, Berry B. Anesthesia equipment: principles and applications. 2nd ed. Philadelphia: Elsevier; 2013. p. 295-306.
84. Eyelade OR, Orimadegun AE, Akinyemi OA, Tongo OO, Akinyinka OO. Esophageal, tympanic, rectal, and skin temperatures in children undergoing surgery with general anesthesia. J Perianesth Nurs. 2011;26(3):151-9.
85. Horrow JC, Rosenberg H. Does urinary catheter temperature reflect core temperature during cardiac surgery? Anesthesiology. 1988;69(6):986-9.
86. Niven DJ, Gaudet JE, Laupland KB, Mrklas KJ, Roberts DJ, Stelfox HT. Accuracy of peripheral thermometers for estimating temperature: a systematic review and meta-analysis. Ann Intern Med. 2015;163(10):768-77.
87. John M, Ford J, Harper M. Peri-operative warming devices: performance and clinical application. Anaesthesia. 2014;69(6):623-38.
88. National Institute for Health and Care Excellence. Hypothermia: prevention and management in adults having surgery: clinical guideline. London: NICE; 2008 [capturado em 12 set 2016]. Disponível em: https://www.nice.org.uk/guidance/cg65/resources/hypothermia-prevention-and-management-in-adults-having-surgery-975569636293.
89. Nieh HC, Su SF. Meta-analysis: effectiveness of forced-air warming for prevention of perioperative hypothermia in surgical patients. J Adv Nurs. 2016;72(10):2294-314.
90. Campbell G, Alderson P, Smith AF, Warttig S. Warming of intravenous and irrigation fluids for preventing inadvertent perioperative hypothermia. Cochrane Database Syst Rev. 2015;(4):CD009891.
91. Sessler DI, Schroeder M, Merrifield B, Matsukawa T, Cheng C. Optimal duration and temperature of prewarming. Anesthesiology. 1995;82(3):674-81.
92. Andrzejowski J, Hoyle J, Eapen G, Turnbull D. Effect of prewarming on post-induction core temperature and the incidence of inadvertent perioperative hypothermia in patients undergoing general anaesthesia. Br J Anaesth. 2008;101(5):627-31.


## Questão de Prova do TSA

**38.1 (TSA/2014)** Homem de 47 anos e 73 kg é submetido a colectomia total aberta sob anestesia geral. Todos os fluidos infundidos durante a cirurgia foram aquecidos a 40 °C. Apesar disso, após 2 horas de cirurgia, a temperatura corporal central é de 35 °C. A medida mais eficaz a ser tomada para a restauração da normotermia é o(a):

**A.** Aquecimento ativo da superfície cutânea.

**B.** Elevação da temperatura ambiente para 23 °C.

**C.** Aquecimento e umidificação dos gases inspirados.

**D.** Aumento da temperatura de aquecimento dos fluidos.

# Parte VI

# Anestesia geral

COORDENADOR: JAMES MANICA

# 39. BASES NEUROFISIOLÓGICAS DA ANESTESIA GERAL

Sara Lucia Ferreira Cavalcante
Rogean Rodrigues Nunes

"A consciência é uma experiência subjetiva. Todas as noites a abandonamos, caímos no sono sem sonhos e retornamos na manhã seguinte, quando acordamos ou sonhamos."[1]

Durante o sono e a anestesia, a consciência é comum, evidenciada pelo sonho. Uma característica definidora de sonho é que, embora conscientes, não experienciamos nosso ambiente; nós estamos desconectados. Além de prover a ausência de resposta, um objetivo-chave da anestesia geral é impedir a experiência da cirurgia (a consciência conectada), por induzir tanto a inconsciência quanto a desconexão da consciência do ambiente.[2]

O estado de anestesia geral é, então, definido como a condição reversível induzida por substâncias, que se traduz por vários comportamentos que incluem amnésia, hipnose (ausência de percepção e da consciência do estímulo nóxico), analgesia, acinesia e atenuação dos reflexos autonômicos.[3]

Essa definição tem relevância tanto para o paciente como para o anestesiologista, pois ambos esperam que o estado de anestesia com consciência desconectada, ou mesmo sem sonhos, esteja presente durante todo o ato operatório.[4]

Muitos anestésicos agem em distintos receptores-alvo e produzem adaptações neurofisiológicas nos circuitos neurológicos, culminando em comportamentos que são reconhecidos como anestesia geral.[4]

O mecanismo molecular dos fármacos anestésicos gerais – uma classe de agentes quimicamente diferentes – continua sob investigação e hoje pode explicar vários aspectos neurofisiológicos relacionados à consciência, inconsciência, analgesia e imobilidade durante a anestesia geral.[4]

O objetivo deste capítulo é discutir a neurofisiofarmacologia dos mecanismos envolvidos na anestesia geral.

## Consciência, memória e amnésia

Consciência e memória estão entre os assuntos mais complexos da ciência e, notoriamente, de difícil estudo e compreensão.[4]

Thomas Huxley[5] perguntou-se: "Como é que qualquer coisa assim notável, como o estado de consciência, surge como resultado de um estímulo específico do tecido nervoso, tão inexplicável como o fenômeno de massagear a lâmpada maravilhosa de Aladin e concretizar um desejo?".

A anestesiologia está em posição única na medicina para lançar luz sobre os problemas de consciência e memória, porque os fármacos anestésicos promovem inconsciência de forma reversível.[6] A amnésia surge com menores doses anestésicas. A consciência com memória explícita, durante a anestesia geral, tem relevância clínica e representa uma complicação conhecida como consciência intraoperatória.[7] Essa complicação pode ocorrer em aproximadamente 1 a 2 casos por 1.000 anestesias gerais, estando associada à síndrome do estresse pós-traumático no pós-operatório.[7]

Assim, os efeitos dos anestésicos sobre a consciência e a cognição são relevantes para compreender o mecanismo da anestesia geral. O conceito e o estudo da consciência são complicados pelo uso dos termos em abordagens filosóficas, em neurociência e em situações usuais.[4] Todavia, algumas definições relacionadas à consciência são bastante esclarecedoras para o estudo da neurofisiologia (FIG. 39.1).

## Consciência

Neurocientistas e filósofos usam o termo consciência para exprimir somente uma experiência subjetiva, que traduz a relação entre o indivíduo e o meio, suas respostas aos estímulos externos e sua autopercepção. A consciência tem dois componentes: o nível e o conteúdo de consciência:[4]

- **Nível de consciência:** refere-se a estar adormecido ou vígil, e pode ser manifestado pelo ciclo sono/vigília. É também possível ocorrer em condições patológicas de inconsciência, como estado vegetativo (coma).[4,8]
- **Conteúdo de consciência:** o fenômeno consciência é uma experiência subjetiva por si própria, enquanto o conteúdo da consciência é aquele que está disponível para outros processos cognitivos, como memória de trabalho e relatos verbais.[4,9]

O nível de consciência pode não se relacionar ao conteúdo de consciência. Um paciente comatoso tem nível e conteúdo de consciência reduzidos. O paciente em estado vegetativo possui o ciclo sono/vigília intacto, mas o conteúdo de consciência é comprometido e ele não é capaz de interagir voluntariamente, reconhecer pessoas ou processar informações.[4,10] Outros estados referentes ao nível de consciência envolvem os estados de estupor (irresponsivo, que pode ser desperto com estímulos

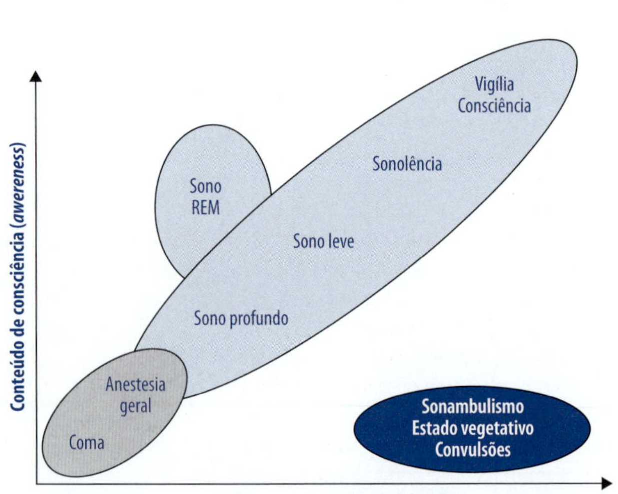


**FIGURA 39.1** Componentes da consciência: nível e conteúdo de consciência.
*Fonte: Nunes e colaboradores.*[10]

vigorosos) e letárgico (lentificação psicomotora intermediária entre o estupor e o estado de alerta).[11]

**Consciência global** envolve a consciência perceptual externa e a consciência introspectiva, interna ou reflexiva.[12]

**Consciência perceptual externa** é a experiência imediata do mundo ao redor dos nossos corpos e envolve os órgãos dos sentidos.[4,9]

**Consciência interna** é a consciência dos nossos próprios estados mentais. Surgiu pela necessidade dos organismos possuidores de mentes mais complexas monitorarem os seus processos mentais de primeira ordem, a partir de processos mentais de ordem superior.[4,9]

## Memória

Memória é a aquisição, formação, conservação e evocação de informações. É classificada quanto à duração, à função e ao conteúdo.[4,12]

**Memória declarativa ou explícita** refere-se a informações resgatadas de maneira voluntária ou espontaneamente.[4,12]

**Memória implícita ou não declarativa** refere-se a informações que não são resgatadas de forma voluntária ou espontânea, capazes de gerar alterações comportamentais.[4]

## Amnésia

Amnésia é o déficit na formação ou resgate de memórias. Os anestésicos podem afetar tanto a memória explícita como a memória implícita, mas a memória explícita parece ser mais suscetível à amnésia induzida por fármacos anestésicos.[4]

# Sono

Os seres humanos passam um terço da sua vida dormindo. Há uma similaridade fenotípica entre sono e anestesia, de forma que a metáfora de "ir dormir" é também usada para descrever o sono induzido por agentes anestésicos.[13,14]

O ciclo do sono se passa entre dois estados: o sono com movimento rápido dos olhos (sono REM, do inglês *rapid eye movement*) e o sono sem o movimento rápido dos olhos (não REM ou nREM). Cada ciclo tem duração de 90 minutos, e uma pessoa dorme em média de 4 a 5 desses ciclos. O sono REM é acompanhado de sonhos, irregularidade da respiração, frequência cardíaca, ereção do pênis e clitóris, hipotonia muscular esquelética e da via aérea. No sono nREM, observa-se diminuição da temperatura, do tônus muscular e da frequência cardíaca.[3,14]

O sono e a anestesia são estados diferentes, mas compartilham entre si estruturas neurofisiológicas.[3] Os circuitos neurais envolvidos no sono fornecem intuições sobre o prosencéfalo basal, tronco encefálico e mecanismos hipotalâmicos da inconsciência. O cerúleo (do latim *locus coeruleum*) noradrenérgico na ponte e o núcleo tuberomamilar (NTM) histaminérgico no hipotálamo posterior são ativos durante o despertar, enquanto o núcleo ventrolateral pré-óptico (NVP) no hipotálamo anterior é inibido. O NVP (gabaérgico e liberador de galanina) é um mediador do sono.[4,14] Ele é inibido pelo cerúleo noradrenérgico. A adenosina – produto do metabolismo do trifosfato de adenosina – acumula-se no cérebro durante intervalos prolongados de vigília e atua no NVP, induzindo o sono nREM. Os núcleos tegumento laterodorsal (TLD) e o tegumento pedunculopontino (TPP) do hipotálamo posterior são fontes de acetilcolina, a qual é importante no despertar e no sono REM, em que o córtex está ativado.[3,13,14]

# Consciência e inconsciência: abordagem baseada em sistemas

Vários estudos demonstram que o mecanismo molecular subjacente à anestesia geral pode explicar o processo da consciência e da inconsciência.[15]

Hipóteses discutidas há décadas sustentam que os anestésicos suprimem a consciência por interação com um número de centros no núcleo subcortical que envolvem o controle do ciclo sono/vigília.[13] Os avanços na neurociência habilitam discutir os efeitos dos anestésicos gerais, abordando os sistemas neuroanatômico, químico e fisiológico relacionados com o ciclo sono/vigília.[4,15]

Por outro lado, inúmeras considerações científicas também têm sido apresentadas para explicar a correlação dos efeitos dos anestésicos com as seguintes estruturas anatômicas:[4] tronco encefálico e núcleo hipotalâmico como bases dos estados de excitação ou despertar; tálamo (o seu papel na consciência) e anestesia; sistema corticossubcortical, responsável pela conectividade, dando ênfase ao sistema talamocortical; sistema de comunicação corticocortical; e organização das redes neurais.

## Tronco encefálico – cerúleo

A noradrenalina sintetizada no cerúleo se projeta amplamente no córtex.[4,16] A maior atividade do cerúleo, assim como a de outras populações neuronais monoaminérgicas, ocorre durante o estado de consciência acordado, diminui durante o sono nREM e tem sua menor atividade durante o sono REM.[17] Dessa forma, o cerúleo é associado com a excitação cortical somente durante o despertar, e não com a atividade cortical durante o sono REM.[18] O papel da noradrenalina na anestesia é provavelmente importante, porque o tempo de anestesia com barbituratos aumenta na presença dos antagonistas da noradrenalina e se reduz na presença dos agonistas da noradrenalina.[19] Por outro lado, microinjeções de dexmedetomidina, agonista $\alpha_2$-adrenérgico no cerúleo, reduzem o nível de consciência, o que pode ser evitado pela coadministração de antagonistas $\alpha_2$-adrenérgicos.[19] A transmissão de noradrenalina no córtex frontal pode ser de particular relevância na profundidade anestésica.[4]

## Tronco encefálico – tegumento laterodorsal e tegumento pedunculopontino

Juntamente com o córtex frontal, o núcleo TLD e o TPP na ponte são fontes cerebrais de acetilcolina, importante mediador no despertar e acordar, que se projeta por todo o córtex.[20] Há também projeções diretas para o tálamo, que tem um papel definido na geração de oscilações lentas e fusos do sono, os quais, em conjunto, representam um sinal neurofisiológico, havendo transferência da informação entre córtex e tálamo.[21]

A maior atividade colinérgica dos núcleos TLD/TPP ocorre durante o estado de consciência conectada e diminui durante o sono nREM.[16] O sistema colinérgico é também ativo durante o sono REM, no qual o córtex está ativado e desperto. Assim, ambos os estados de ativação cortical mediante o ciclo sono/vigília são associados com alto tônus colinérgico.[22] Os anestésicos gerais modulam a projeção colinérgica do TLD/TPP. Fusos do sono durante a anestesia com halotano são associados à diminuição da transmissão colinérgica para a formação reticular pontina (FRP) medial, estrutura envolvida no ciclo sono/vigília, cuja principal função é ativar o córtex cerebral.[4] Receptores sinápticos e extrassinápticos do ácido γ-aminobutírico (GABA) desempenham um papel na modulação dos neurônios TLD, que pode fornecer uma ligação direta com mecanismos moleculares de numerosos anestésicos.[4]

## Tronco encefálico – formação reticular pontina

A FRP é parte do sistema ativador reticular e tem um papel importante na excitação cortical.[23] Está envolvida em ações como o ciclo sono/vigília e a filtragem de estímulos sensoriais; além disso, distingue os estímulos relevantes dos estímulos irrelevantes. Embora o GABA seja um neurotransmissor inibidor primário no cérebro, as ações do GABA na FRP são associadas com a excitação cortical.[24]

Os efeitos dos anestésicos costumam ser relacionados à sua atividade GABAérgica, de forma que, possivelmente, os meios neuroquímico e neuroanatômico poderiam assumir papel único nos mecanismos da consciência e da inconsciência na anestesia geral. Na anestesia com isoflurano, os níveis diminuídos de GABA na FRP correlacionaram-se com inconsciência, hipotonia muscular e diminuição da frequência respiratória.[25] A microinjeção de pentobarbital na área mesopontina da formação reticular induz a um estado reversível de anestesia.[4]

## Área tegmental ventral

Os neurônios dopaminérgicos da área tegmental ventral (ATV) no mesencéfalo não têm sido, classicamente, considerados como mediadores do estado sono/vigília, porque possuem pouca evidência quando comparados aos do tronco encefálico.[26] No entanto, parecem desempenhar papel importante na reversão da anestesia geral.[4] Evidências sugerem que a ATV é fonte de neurônios dopaminérgicos responsáveis pelo despertar da anestesia geral. A estimulação elétrica dessa área pode reverter o estado de anestesia geral.[4]

## Hipotálamo

O NVP no hipotálamo anterior é importante na regulação sono/vigília, transmite GABA e galanina – neuropeptídeo que age em diversas funções biológicas.[27] Os neurônios no NVP têm atividade máxima durante os sonos nREM e REM e estão correlacionados com a inibição de outros centros de excitação no tronco encefálico e do próprio hipotálamo. Dado o papel central do NVP como um potencial mediador do sono, ele é também um candidato expressivo à responsabilidade pela inconsciência induzida pelos anestésicos.[28]

O NTM no hipotálamo caudal (posterior) é uma fonte de histamina, neurotransmissor que promove despertar e excitação. A maior atividade do NTM – e dos níveis de histamina – ocorre durante o despertar, sendo a menor atividade durante o sono. O NTM tem uma relação de inibição recíproca com os neurônios GABAérgicos do NVP que promovem o sono.[4,29] A liberação de histamina no hipotálamo anterior é reprimida durante o sono e também durante a anestesia com halotano. O propofol, o tiopental e os agonistas GABA diminuem o c-fos (marcador da atividade neuronal) no NTM.

Os neurônios orexinérgicos (NOs) no hipotálamo lateral liberam orexinas ou hipocretinas para centros de excitação do córtex, tronco encefálico e mesencéfalo. A atividade máxima dos NOs ocorre durante o estado de despertar, ao passo que a mínima acontece durante o sono nREM.[4,30] As orexinas atenuam o efeito do isoflurano, propofol, cetamina e barbituratos. A infusão local de orexinas no mesencéfalo basal é associada a sinais de despertar no eletrencefalograma (EEG), bem como a diminuição no tempo de despertar em animais anestesiados com sevoflurano e isoflurano.[4]

## Tálamo

O tálamo é um centro de organização cerebral e transmissão dos impulsos nervosos para o córtex. Ele assume pelo menos três possíveis funções na supressão da consciência pelos anestésicos gerais:[4]

- **Função de interruptor:** ligar/desligar, na regulação da consciência durante a anestesia geral. Essa teoria foi baseada na depressão do metabolismo dos neurônios pelos anestésicos inalatórios e venosos (com exceção da cetamina). A hiperpolarização do tálamo impede que estímulos sensoriais aferentes possam excitar o córtex.[4,31] A ativação do tálamo, juntamente com outras estruturas, está relacionada com o despertar da anestesia.[4]
- **Função de leitor cortical:** a tomografia computadorizada com emissão de pósitron (PET, do inglês *positron emission tomography*) e a ressonância magnética funcional (RMF) identificaram depressão do tálamo durante inconsciência induzida por anestésicos. Os núcleos inespecíficos talâmicos funcionam provavelmente como uma tela de computador que emite sinais ao córtex, e, quando os sinais são suprimidos, uma depressão no córtex é esperada.[32]

Na indução da anestesia com propofol e sevoflurano, foram observadas mais mudanças corticais que subcorticais, sugerindo que a depressão do tálamo, identificada por estudos de neuroimagens, reflete ser mais um efeito do que a causa da inconsciência induzida pelos anestésicos.[4,33]

- **Função de participante**: até então, o tálamo tem sido observado como um jogador passivo na anestesia geral; contudo recentes teorias sugerem que ele desempenha um papel ativo. Um estudo usando dados do EEG e modelos computacionais sugere que a ação do propofol sobre receptores GABA no núcleo reticular do tálamo gera um ritmo de hipersincronismo α (8-13 Hz), que bloqueia a comunicação corticocortical requerida para a consciência normal. O papel das interações talamocorticais na inconsciência induzida na anestesia estimula novas considerações sobre o tálamo e sua conectividade (redes neurais) com o córtex.[4,34]

## Conectividade corticossubcortical

A função integrada do tálamo e do córtex sugere que os dois podem ser tratados como um componente: o sistema talamocortical (STC). O STC sofre mudanças por meio do ciclo sono/

vigília e parece ser importante para explicar o fenômeno da consciência. Ele abrange as atividades de módulos cognitivos funcionalmente diversos – uma propriedade importante para a informação integrada.[1,4] Um estudo usando PET para avaliar a depressão metabólica do tálamo por halotano e isoflurano mostrou a interrupção da conectividade talamocortical durante a anestesia geral.[4,35] No entanto, a interrupção da conectividade talamocortical em associação com inconsciência induzida por anestésicos não é um achado comum a todos os anestésicos.

A utilização do propofol induz a perda da conectividade entre o tálamo e a rede frontoparietal lateral, conectividade que parece ser importante para a consciência externa. Em anestesia com propofol, observou-se também uma profunda desconexão entre o córtex e o núcleo putame, estrutura subcortical do telencéfalo, responsável por aprendizagem e movimentos grosseiros. Com o uso do propofol, observa-se que a conectividade talâmica é relativamente preservada. A desconexão funcional entre córtex e estruturas subcorticais foi mostrada por RMF, em um estudo de inconsciência induzida por propofol.[4,36]

## Conectividade corticocortical

Estudos recentes com PET e anestésicos mostram uma depressão regional em áreas do córtex, incluindo redes neurais parietofrontomedial e lateral. Essas redes são responsáveis pela consciência externa, consciência interna e estados de sonhos.[37]

A RMF comprova que, durante a anestesia geral, há perda da conectividade no córtex.[38] Outras técnicas neurofisiológicas com boa resolução têm permitido coletar dados sobre a inconsciência induzida por anestésicos.

O EEG pode ser usado para medir a conectividade funcional (a correlação temporal entre diferentes regiões do cérebro) e a conectividade efetiva (a medida da influência causal entre regiões distintas do cérebro).[4,39] A análise do EEG quantitativo em 176 pacientes cirúrgicos em uso de anestésicos voláteis, propofol e óxido nitroso registrou um desacoplamento da atividade elétrica entre o hemisfério cerebral direito e esquerdo, e as regiões do cérebro anterior (frontal) e posterior (parietal).[40] O desacoplamento tanto na direção anteroposterior quanto na posteroanterior é visto somente durante a anestesia cirúrgica. Em pacientes voluntários, injeções em bólus de propofol inibiram seletivamente a conectividade frontoparietal.[4,40]

A avaliação com EEG e *entropy transfer symbolic* (que mede diretamente a conectividade funcional) identificou a inibição preferencial da conectividade frontoparietal em associação com a inconsciência induzida pelos anestésicos.[4]

## Organização das nedes neurais

Seria razoável supor que os efeitos dos anestésicos gerais sobre a conectividade corticossubcortical e corticocortical poderiam levar a uma completa desorganização das redes neurais funcionais do cérebro.[4] Todavia, a organização funcional do ponto de vista sensorial, motor e cognitivo está presente em primatas não humanos anestesiados.[41] O cérebro pode reconfigurar sua estrutura de redes neurais como um método de adaptação às condições da anestesia para manter a organização funcional global.[42] Essa linha de investigação é importante por permitir sondar os mecanismos de consciência, bem como a organização funcional do cérebro humano frente ao estado de anestesia e de doenças degenerativas cerebrais.[43]

A reconfiguração adaptativa das redes neurais, para manter a organização global durante a anestesia, pode ser importante no sentido de manter a reversibilidade dos anestésicos gerais. Os princípios de organização e eficiência das redes neurais funcionais permanecem de forma dinâmica no estado de consciência e persistem durante a inconsciência da anestesia geral.[4,42]

## Mecanismo cerebral da anestesia geral: inconsciência

Todos os anestésicos têm mecanismos moleculares semelhantes no que se refere a diminuir o acionamento (disparo) neuronal, seja porque aumentam as correntes inibitórias das redes neurais ou porque reduzem as correntes excitatórias no cérebro.[44]

Os principais alvos dos anestésicos no córtex, tálamo, tronco encefálico e estriado são os receptores GABA tipo A (GABA-A), que geram correntes inibitórias, e os receptores N-metil-D-aspartato (NMDA), que reduzem as correntes excitatórias. A ativação dos receptores GABA-A é realizada pelos neurotransmissores GABA e glicina, e a dos receptores NMDA, por glutamato e acetilcolina.

Barbituratos, propofol, etomidato e benzodiazepínicos têm como alvo os receptores GABA-A presentes em um terço de todas as sinapses.[45]

A redução da ação dos receptores excitatórios pelos anestésicos contribui para a sua inativação em grandes regiões do cérebro, responsáveis pelo efeito depressor e pela inconsciência durante a anestesia geral.[46]

O glutamato, principal neurotransmissor excitatório, ativa duas subclasses de receptores, os NMDA e os não NMDA, estes subdivididos em receptores propiônicos e cainatos. A ativação dos receptores NMDA necessita de ligação com o glutamato, por meio da glicina ou da serina. Anestésicos voláteis, xenônio e óxido nitroso inibem a atividade do receptor NMDA.[47] A cetamina se liga preferencialmente aos receptores NMDA nos interneurônios inibitórios no córtex, amígdala e hipocampo, promovendo um aumento descoordenado na atividade neural, um padrão de EEG ativo e de inconsciência.[47]

As diversas regiões do cérebro têm redes neurais altamente organizadas, intrinsecamente conectadas e em constante comunicação, tudo isso para manter, de forma funcional, os eventos neurofisiológicos. É essa conectividade que sustenta o estado de consciência. As redes neurais padrão (RNPs) são algumas das redes neurais exploradas em estudos do córtex pré-frontal, a última área a ser mielinizada durante o processo de desenvolvimento embriológico e a primeira a sofrer desmielinização com a senescência.[44]

As RNPs estão ativas no estado de repouso, mas, quando uma tarefa está sendo executada, há uma diminuição da sua atividade. Quanto mais desafiante a tarefa, maior a desativação das RNPs. O decréscimo na atividade dessas redes ajuda a focar na execução da tarefa.[44]

No idoso, há um decréscimo da atividade no estado de repouso e uma diminuição da desativação durante a realização da tarefa, comprometendo as funções executivas. A idade também é responsável por uma menor atividade das RNPs na região anterior do córtex pré-frontal, se comparada com a posterior.[44]

Há correlação entre a idade cronológica e a atividade na parte anterior e cognição.

A sensibilidade dos anestésicos nos idosos ocorre devido à perda do tecido neuronal ou em razão de mudanças nas funções dos receptores, porém alterações progressivas na conectividade funcional e efeitos diversos dos anestésicos também podem explicar a sensibilidade no idoso. A disfunção cognitiva pós-operatória mais prevalente nessa faixa etária pode ser explicada pela neurotoxicidade dos anestésicos.[44]

Os anestésicos modificam a conectividade funcional dentro e entre as redes neurais de repouso corticais. Embora os anestésicos clinicamente causem inconsciência generalizada, os efeitos dos agentes anestésicos diferem em regiões específicas do cérebro e redes neurais. Por exemplo, o agente venoso propofol suprime, preferencialmente, a atividade no córtex frontopariental, assim como o sevoflurano, agente inalatório.[48]

O tálamo é o segundo sítio de ação para muitos anestésicos, sendo apontado como a região primária que induz a perda da consciência durante a anestesia, embora estudos recentes argumentem que a inconsciência durante a anestesia é consequência da falta de conexão corticocortical.[44] Sob anestesia, a diminuição da conectividade corticocortical tem sido relatada em várias redes neurais de alta ordem, incluindo as RNPs, e em outras redes responsáveis pelas funções executivas. Assim, o córtex é o sítio primário das ações dos anestésicos, enquanto as estruturas subcorticais são suprimidas secundariamente pela diminuição do *feedback* corticotalâmico excitatório.[44] Os anestésicos aprofundam a sedação de maneira dose-dependente e, assim, o processamento das informações sensoriais no córtex é sequencialmente suprimido das redes neurais mais complexas (de alta ordem) para as menos complexas.[44] Em contraste, a recuperação da consciência após a anestesia é acompanhada pela restauração do acoplamento funcional em áreas de redes neurais de baixa ordem, incluindo a região subcortical, o sistema límbico e o córtex parietal inferior e frontal.[47]

As condições de amnésia e imobilidade estão subjacentes aos efeitos dos anestésicos inalatórios. A amnésia envolve a ação no hipocampo, amígdala, lobo mediotemporal e outras estruturas corticais. A imobilidade ocorre por ação anestésica na medula espinhal, embora a ação supraespinhal seja provavelmente importante para alguns anestésicos.[44] A ação medular dos anestésicos atenua os impulsos ascendentes de estímulos nociceptivos e pode contribuir indiretamente para a anestesia (inconsciência).[48]

A sedação definida como uma diminuição na atividade – alerta, despertar ou vigília – é alcançada com doses menores de anestésicos, e não há separação clínica entre sedação e hipnose.[4,44]

## Padrões do EEG na inconsciência (anestesia geral)

A anestesia geral produz padrões distintos no EEG, o mais comum sendo um aumento progressivo nas frequências baixas com aumento das amplitudes das ondas cerebrais[2,3] (FIG. 39.2).

### Indução

Antes da indução, o paciente tem um padrão no EEG normal, com atividade α proeminente (10 Hz) quando de olhos fechados (VER FIG. 39.2). A administração de pequenas doses de hipnóticos, como propofol, barbituratos ou etomidato, ligados à ação dos receptores GABA-A, induz a um estado de sedação no qual o paciente fica calmo e facilmente despertável, com olhos fechados. Doses um pouco maiores induzem a um estado de excitação paradoxal com movimentos de defesa sem coordenação, fala incoerente, euforia ou disforia e aumento na atividade β no EEG (13 para 25 Hz).[2,3]

### Manutenção

Quatro padrões de EEG definem a fase de manutenção (VER FIG. 39.2). A fase 1 consiste em um estado de anestesia geral leve caracterizado por um decréscimo na atividade β (13 para 30 Hz) e um aumento na atividade α (8 para 12 Hz) e na atividade δ (0 para 4 Hz).[2,3]

Durante a fase 2, estado intermediário, a atividade β diminui e as atividades α e δ aumentam. O aumento dessas atividades ocorre da região anterior para a posterior, fenômeno

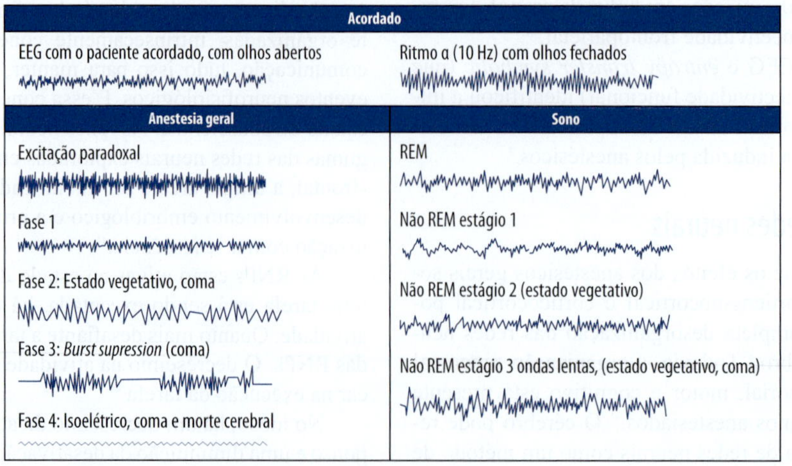


**FIGURA 39.2** Padrões do EEG durante o estado de alerta (acordado), durante anestesia geral e no sono.
*Fonte: Brown e colaboradores.*[3]

chamado de anteriorização. O EEG na fase 2 lembra o estágio 3 do sono nREM.

A fase 3 é o estado de anestesia profunda, no qual o EEG se caracteriza por atividades $\alpha$ e $\beta$. A cirurgia costuma ser realizada durante as fases 2 e 3.

Na fase 4, o EEG é isoelétrico. Com o aumento da profundidade anestésica, observa-se atividade elétrica de elevada amplitude em frequência baixa, que pode apresentar padrão de surtossupressão ou ausência de atividade (isoelétrico), com doses elevadas de anestésicos.[2,3]

## Despertar

O EEG retorna ao padrão normal anterior à indução anestésica[2,3] **(VER FIG. 39.2)**.

# Padrão do EEG no sono

O estado do sono e vigília pode ser caracterizado fisiologicamente pelo registro do EEG e pela eletromiografia (EMG).[2,3]

A vigília é identificada no EEG por um ritmo de alta frequência e baixa amplitude (EEG dessincronizado – ondas rápidas, irregulares), junto com a presença de atividade motora máxima no EMG.[2,3]

No sono nREM, o EEG exibe ondas de grande amplitude e baixa frequência. Além disso, ondas $\Delta$ (0,5-4 Hz) dominam o espectro de potência. O tônus motor é menor durante o nREM, se comparado à vigília.[3]

No sono REM, o EEG exibe ondas de baixa amplitude e alta frequência, sendo que ondas $\theta$ (4-8 Hz) dominam o espectro de potência. A atividade motora é mínima[3] **(VER FIG. 39.2)**.

# Referências


1. Tononi G. An information integration theory of consciousness. BMC Neurosci. 2004;5:42.
2. Sanders RD, Tononi G, Laureys S, Sleigh JW. Unresponsiveness ≠ unconsciousness. Anesthesiology. 2012;116(4):946-59.
3. Brown EN, Lydic R, Schiff ND. General anesthesia, sleep, and coma. N Engl J Med. 2010;363(27):2638-50.
4. Mashour GA, Pryor KO. Consciousness, memory and anesthesia. In: Miller RD, editor. Miller's anesthesia. 8th ed. Philadelphia: Elsevier; 2015. Cap 13, p. 282-302.
5. Huxley TH. Lessons in elementary physiology. London: MacMillan; [1890]. p. 193.
6. Mashour GA. Integrating the Science of consciousness and anesthesia. Anesth Analg. 2006;103(4):975-82.
7. Leslie K, Chan MT, Myles PS, Forbes A, McCulloch TJ. Posttraumatic stress disorder in aware patients from the B-aware trial. Anesth Analg. 2010;110(3):823-8.
8. Laureys S. The neural correlate of (un)awareness: lessons from the vegetative state. Trends Cogn Sci. 2005;9(12):556-9.
9. Block N. Two neural correlates of consciousness. Trends Cogn Sci. 2005;9(2):46-52.
10. Nunes RR, Fonseca NM, Simões CM, Rosa DM, Silva ED, Cavalcante SL, et al. Brazilian consensus on anesthetic depth monitoring. Braz J Anesthesiol. 2015;65(6):427-36.
11. Berger JR. Clinical approach to stupor and coma. In Bradley WG, Daroff RB, Fenichel GM, Jankovic J, editors. Neurology in clinical practice: principles of diagnosis and management. 4th ed. Philadelphia: Butterworth-Heinemann; 2004. V. 1, p. 43-64.
12. Armstrong D M. What is consciousness? In: The nature of mind, and other essays. Ithaca: Cornell University Press; 1981. p. 55-67.
13. Lydic R, Biebuyck JF. Sleep neurobiology: relevance for mechanistic studies of anaesthesia. Br J Anaesth. 1994;72(5):506-8.
14. Franks NP. General anaesthesia: from molecular targets to neuronal pathways of sleep and arousal. Nat Rev Neurosci. 2008;9(5):370-86.
15. Brown EN, Purdon PL, Van Dort CJ. General anesthesia and altered states of arousal: a systems neuroscience analysis. Annu Rev Neurosci. 2011;34:601-28.
16. Jones BE. Neurobiology of waking and sleeping. Handb Clin Neurol. 2011;98:131-49.
17. Aston-Jones G, Bloom FE. Activity of norepinephrine-containing locus coeruleus neurons in behaving rats anticipates fluctuations in the sleep-waking cycle. J Neurosci. 1981;1(8):876-86.
18. Takahashi K, Kayama Y, Lin JS, Sakai K. Locus coeruleus neuronal activity during the sleep-waking cycle in mice. Neuroscience. 2010;169(3):1115-26.
19. Pillay S, Vizuete JA, McCallum JB, Hudetz AG. Norepinephrine infusion into nucleus basalis elicits microarousal in desflurane-anesthetized rats. Anesthesiology. 2011;115(4):733-42.
20. Woolf NJ, Butcher LL. Cholinergic systems mediate action from movement to higher consciousness. Behav Brain Res. 2011;221(2):488-98.
21. Sleigh JW, Scheib CM, Sanders RD. General anaesthesia and electroencephalographic spindles. Trend Anaesth Crit Care. 2011;1(5-6):263-9.
22. Keifer JC, Baghdoyan HA, Becker L, Lydic R. Halothane decreases pontine acetylcholine release and increases EEG spindles. Neuroreport. 1994;5(5):577-80.
23. Vanini G, Wathen BL, Lydic R, Baghdoyan HA. Endogenous GABA levels in the pontine reticular formation are greater during wakefulness than during rapid eye movement sleep. J Neurosci. 2011;31(7):2649-56.
24. Flint RR, Chang T, Lydic R, Baghdoyan HA. GABA(A) receptors in the pontine reticular formation of C57BL/6J mouse modulate neurochemical, electrographic, and behavioral phenotypes of wakefulness. J Neurosci. 2010;30(37):12301-9.
25. Vanini G, Watson CJ, Lydic R, Baghdoyan HA. Gamma-aminobutyric acid-mediated neurotransmission in the pontine reticular formation modulates hypnosis, immobility, and breathing during isoflurane anesthesia. Anesthesiology. 2008;109(6):978-88.
26. Dahan L, Astier B, Vautrelle N, Urbain N, Kocsis B, Chouvet G. Prominent burst firing of dopaminergic neurons in the ventral tegmental area during paradoxical sleep. Neuropsychopharmacology. 2007;32(6):1232-41.
27. Gaus SE, Strecker RE, Tate BA, Parker RA, Saper CB. Ventrolateral preoptic nucleus contains sleep-active, galaninergic neurons in multiple mammalian species. Neuroscience. 2002;115(1):285-94.
28. Sherin JE, Shiromani PJ, McCarley RW, Saper CB. Activation of ventrolateral preoptic neurons during sleep. Science. 1996;271(5246):216-9.
29. Chu M, Huang ZL, Qu WM, Eguchi N, Yao MH, Urade Y. Extracellular histamine level in the frontal córtex is positively correlated with the amount of wakefulness in rats. Neurosci Res. 2004;49(4):417-20.
30. Mileykovskiy BY, Kiyashchenko LI, Siegel JM. Behavioral correlates of activity in identified hypocretin/orexin neurons. Neuron. 2005;46(5):787-98.
31. Alkire MT, Haier RJ, Fallon JH. Toward a unified theory of narcosis: brain imaging evidence for a thalamocortical switch as the neurophysiologic basis of anesthetic-induced unconsciousness. Conscious Cogn. 2000;9(3):370-86.
32. Ward LM. The thalamic dynamic core theory of conscious experience. Conscious Cogn. 2011;20(2):464-86.
33. Velly LJ, Rey MF, Bruder NJ, Gouvitsos FA, Witjas T, Regis JM, et al. Differential dynamic of action on cortical and subcortical structures of anesthetic agents during induction of anesthesia. Anesthesiology. 2007;107(2):202-12.
34. Ching S, Cimenser A, Purdon PL, Brown EN, Kopell NJ. Thalamocortical model for a propofol-induced alpha-rhythm associated with loss of consciousness. Proc Natl Acad Sci U S A. 2010;107(52):22665-70.
35. White NS, Alkire MT. Impaired thalamocortical connectivity in humans during general-anesthetic-induced unconsciousness. Neuroimage. 2003;19(2 Pt 1):402-11.
36. Mhuircheartaigh RN, Rosenorn-Lanng D, Wise R, Jbabdi S, Rogers R, Tracey I. Cortical and subcortical connectivity changes during decreasing levels of consciousness in humans: a functional magnetic resonance imaging study using propofol. J Neurosci. 2010;30(27):9095-102.
37. Kaisti KK, Metsähonkala L, Teräs M, Oikonen V, Aalto S, Jääskeläinen S, et al. Effects of surgical levels of propofol and sevoflurane anesthesia on cerebral blood flow in healthy subjects studied with pósitron emission tomography. Anesthesiology. 2002;96(6):1358-70.
38. Boveroux P, Vanhaudenhuyse A, Bruno MA, Noirhomme Q, Lauwick S, Luxen A, et al. Breakdown of within- and between-network resting state functional magnetic resonance imaging connectivity during propofol-induced loss of consciousness. Anesthesiology. 2010;113(5):1038-53.
39. Friston KJ. Functional and effective connectivity: a review. Brain Connect. 2011;1(1):13-36.
40. John ER, Prichep LS, Kox W, Valdés-Sosa P, Bosch-Bayard J, Aubert E, et al. Invariant reversible QEEG effects of anesthetics. Conscious Cogn. 2001;10(2):165-83.
41. Vincent JL, Patel GH, Fox MD, Snyder AZ, Baker JT, Van Essen DC, et al. Intrinsic functional architecture in the anaesthetized monkey brain. Nature. 2007;447(7140):83-6.
42. Lee U, Oh G, Kim S, Noh G, Choi B, Mashour GA. Brain networks maintain a scale-free organization across consciousness, anesthesia, and recovery: evidence for adaptive reconfiguration. Anesthesiology. 2010;113(5):1081-91.
43. Lee U, Müller M, Noh GJ, Choi B, Mashour GA. Dissociable network properties of anesthetic state transitions. Anesthesiology. 2011;114(4):872-81.
44. Akhtar S, Ramani R. Geriatric pharmacology. Anesthesiol Clin. 2015;33(3):457-69.
45. MacDonald AA, Naci L, MacDonald PA, Owen AM. Anesthesia and neuroimaging: investigating the neural correlates of unconsciousness. Trends Cogn Sci. 2015;19(2):100-7.
46. Campagna JA, Miller KW, Forman SA. Mechanisms of actions of inhaled anesthetics. N Engl J Med. 2003;348(21):2110-24.
47. Cull-Candy S, Brickley S, Farrant M. NMDA receptor subunits: diversity, development and disease. Curr Opin Neurobiol. 2001;11(3):327-35.
48. Uhrig L, Dehaene S, Jarraya B. Cerebral mechanisms of general anesthesia. Ann Fr Anesth Reanim. 2014;33(2):72-82.


## Leitura sugerida


Mashour GA, Orser BA, Avidan MS. Intraoperative awareness: from neurobiology to clinical practice. Anesthesiology. 2011;114(5):1218-33.

# 40. NEUROTOXICIDADE ANESTÉSICA

James Manica

Centenas de milhões de pessoas são submetidas a procedimentos anestésicos a cada ano no mundo inteiro, e em torno de 6 milhões de crianças por ano apenas nos Estados Unidos da América.[1] Atualmente, os procedimentos são bastante seguros, calculando-se que possam ocorrer complicações sérias ou morte em menos de 1:100.000 pacientes saudáveis como resultado ou com a contribuição da anestesia.[2]

Entretanto, desde o início deste século, estudos pré-clínicos em roedores, suínos e primatas têm mostrado que a anestesia é tóxica ao cérebro em desenvolvimento após exposição no período fetal e neonatal.[3-12] Essa neurotoxicidade se manifesta como um aumento patológico na apoptose neuronal (morte celular programada), embora outros mecanismos, como distúrbios da neurogênese e neuroinflamação, também possam contribuir para o efeito.

Apesar de ser uma constatação recente,[3] a relação causal entre anestesia e neurotoxicidade no cérebro em desenvolvimento está bem estabelecida, havendo, na atualidade, uma legítima preocupação diante da necessidade de administrar anestesia em crianças pequenas e mulheres grávidas. Em alguns estudos animais, a lesão cerebral anestésica se mostra associada a prejuízo cognitivo que persiste na maturidade.[3,6,7,9,10,13] Há problemas éticos evidentes em replicar tais investigações em humanos, de forma que os estudos clínicos correntes limitam-se a estudos de coortes observacionais.[14-23] Esses estudos, retrospectivos em sua maioria, com um nível B de evidência científica,[24] não excluíram um efeito importante da anestesia neonatal e pediátrica sobre a cognição ao longo da vida e, ao contrário, já fornecem suficientes elementos preliminares para causar preocupação em médicos e familiares.

## Desenvolvimento cerebral, sinaptogênese e neuroapoptose

O desenvolvimento do cérebro humano é caracterizado pela proliferação, migração e diferenciação celular, em que as células se tornam especializadas e distintas umas das outras. Sabe-se que esse processo de maturação e desenvolvimento ocorre de forma rápida e "explosiva" (*brain growth spurt*), iniciando-se com a migração por volta da sexta semana intraútero, uma grande proliferação a partir do sétimo mês intraútero e prolongando-se com a mielinização e a sinaptogênese até os 2 a 3 anos de vida[25] **(FIG. 40.1)**. Ao final do terceiro mês de gestação, o cérebro fetal consiste em aproximadamente 125 mil células, e, ao nascimento, o número de neurônios sobe para 1 bilhão; ou seja, a cada minuto, cerca de 250 mil neurônios são desenvolvidos por divisão celular.[26]

Para o desenvolvimento, migração, diferenciação e sinaptogênese, vários fatores são importantes: a participação de neurotransmissores e os fatores de crescimento, fator de crescimento nervoso e fator neurotrófico derivado do cérebro (BDNF, do inglês *brain-derived neurotrophic factor*), que regulam principalmente a diferenciação das células progenitoras, a axogênese e a dendritogênese, bem como a sobrevivência neuronal.[27,28] Assim, exposições ambientais ou agressões que interfiram nesses processos podem ter consequências duradouras no neurodesenvolvimento. Como a maturação dos diversos tipos celulares não se faz de forma sincrônica, diferentes efeitos são esperados dependendo do momento de maturação neurológica em que é infligida a agressão.[29,30]

O sistema nervoso tem início com excesso de neurônios, sendo que os excedentes, mediante apoptose, seletivamente vão sendo excluídos. A apoptose neuronal é um processo que faz parte do desenvolvimento normal e da diferenciação do sistema nervoso. Trata-se do processo de morte celular programada, que é diferente da necrose, que é a morte celular resultante de trauma ou lesão celular. A apoptose ocorre por meio de dois diferentes mecanismos: a via intrínseca (mitocondrial) e a via extrínseca (pelo "receptor da morte").

A via intrínseca é desencadeada pela disfunção mitocondrial com liberação para o citoplasma de citocromo *c* e subsequente ativação de caspase-9 no citoplasma. A via extrínseca envolve a estimulação do "receptor da morte" (receptor FAS [FasR]), a internalização no citoplasma do complexo sinalizador indutor de morte (DISC, do inglês *death-inducing*

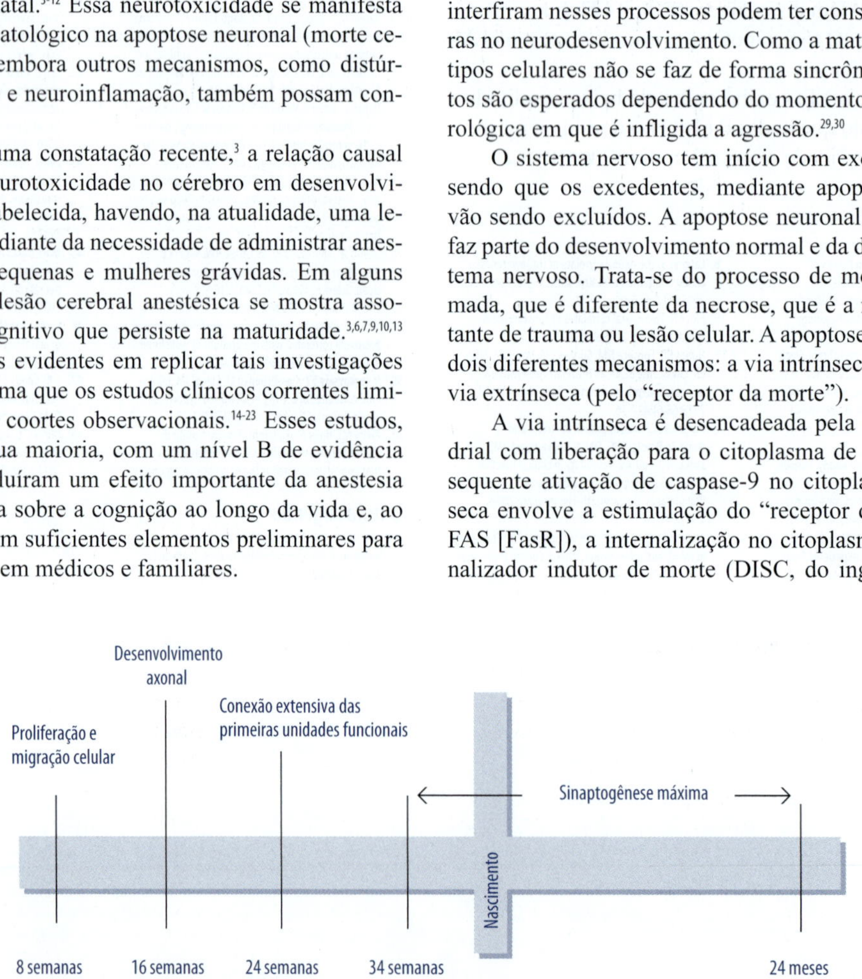


**FIGURA 40.1** Proliferação e migração celular. Eventos no tempo do desenvolvimento cerebral.
*Fonte: Adaptada de Sinner e colaboradores.*[28]

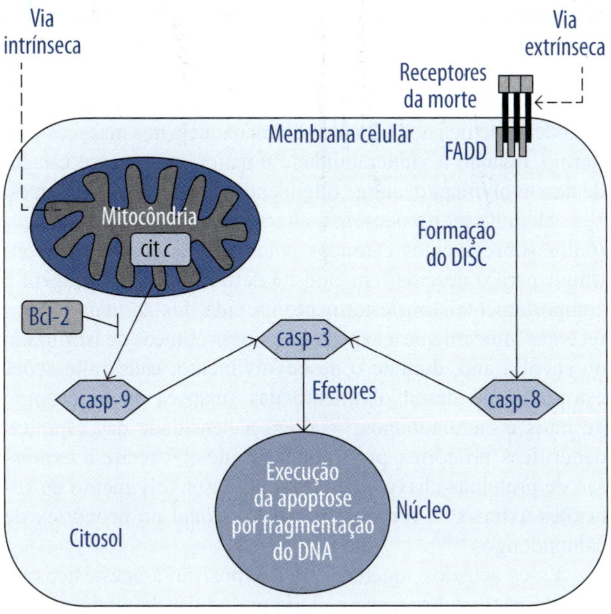


**FIGURA 40.2** As duas maiores vias de apoptose. A via intrínseca ou mitocondrial (lado esquerdo) envolve a disfunção mitocondrial, a liberação de citocromo *c* (cit *c*) e a ativação subsequente da caspase-9 (casp-9). A proteína antiapoptótica Bcl-2 (BAX) inibe a liberação de citocromo *c* da mitocôndria. A via extrínseca (à direita) é iniciada pela ligação de um ligante (FasL, TnF) no "receptor da morte" com o acoplamento no interior da proteína adaptadora FADD e formação do complexo sinalizador indutor de morte (DISC) e posterior liberação de caspase-8 (casp-8) ativada. Ambas as vias irão ativar a caspase-3 (casp-3), que será a responsável pela clivagem de diversas proteínas celulares e, por último, pela fragmentação do DNA no núcleo celular.
*Fonte: Adaptada de Braun e colaboradores.*[31]

*signaling complex*) e o acoplamento da proteína adaptadora DD (FADD) ao DISC mediante seus domínios de morte (*death domain*). A partir desse acoplamento, ocorre a estimulação e a liberação da caspase-8, que irá iniciar o processo de apoptose propriamente dito com a estimulação da caspase-3.

Ambas as vias resultam em uma via comum: a ativação da caspase-3 e subsequente apoptose celular[31] (**FIG. 40.2**).

## Evidências pré-clínicas de neurodegeneração induzida por anestésicos

Após os trabalhos iniciais de Ikonomidou e colaboradores[12,32] e Jevtovic-Todorovic e colaboradores,[3] numerosos estudos têm demonstrado que a exposição de animais jovens a anestésicos induz apoptose no cérebro em desenvolvimento (**FIG. 40.3**).[33] A vulnerabilidade do sistema nervoso central (SNC) estaria relacionada ao período de rápida mielinização e sinaptogênese conhecido por *brain growth spurt*, que ocorre nos indivíduos jovens. O pico do período de sinaptogênese difere entre as diversas regiões cerebrais e os vários tipos de células neuronais. Além disso, diferentes tipos de células neuronais podem possuir suscetibilidades variadas aos anestésicos. Os neurônios glutamatérgicos e GABAérgicos são possivelmente mais vulneráveis que os colinérgicos.

Os estudos em animais têm abrangido roedores, suínos e primatas pré-humanos. Em roedores, é mais fácil demonstrar a lesão quando a exposição é feita nas primeiras duas semanas de vida, caracteristicamente quando ocorre o pico da

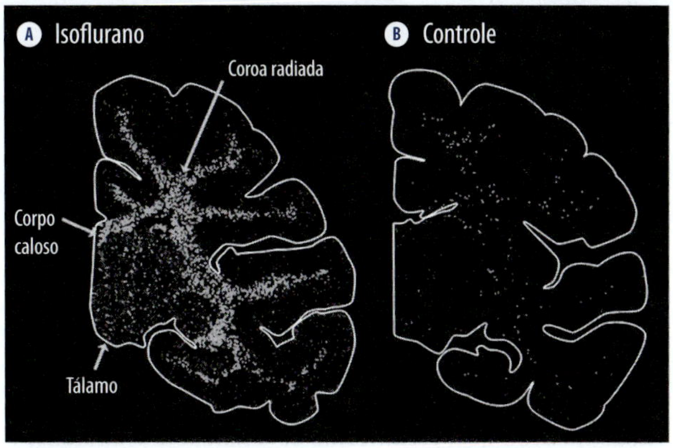


**FIGURA 40.3** Padrão de apoptose neuronal e glial após isoflurano em macacos muito jovens ao nível do tálamo. Resultados comparativos gerados por computador mostram neurônios apoptóticos (AC3-positivos) em vermelho e a glia em verde em animais após 5 h de anestesia co isoflurano **A** ou nenhuma anestesia (controle; **B**). O isoflurano em comparação ao controle produz elevados níveis de apoptose neuronal no tálamo e córtex enquanto a apoptose de oligoadendrócitos está concentrada na substância branca, incluindo o corpo caloso e a coroa radiada. AC3, anticorpos anti-adenilciclase tipo 3.

Esta imagem pode ser visualizada em cores no Anexo 2, página 1562.

sinaptogênese.[24] Entretanto, em outro período da vida, não se observa tal fenômeno. Um estudo em ratos de 16 dias expostos a isoflurano a 1,5%, sevoflurano a 2,5% e desflurano a 7%, durante 30, 60 ou 120 minutos, mostrou não haver aumento da apoptose ou necrose neuronal, e os anestésicos promoveram o incremento da densidade dendrítica neuronal.[34]

Não é simples extrapolar essas informações para o âmbito clínico, uma vez que a sinaptogênese em humanos se estende nos primeiros anos de vida, sugerindo que a vulnerabilidade possa ser mais prolongada.[25] Em muitos estudos, os tempos de exposição aos agentes utilizados são mais prolongados do que em geral se emprega na clínica, porém há estudos em condições de tempo e doses semelhantes aos clinicamente usados. O isoflurano em concentrações menores que uma concentração alveolar mínima (CAM) durante 1 hora induz apoptose.[35] O sevoflurano a 1,7% por 2 horas também induz apoptose.[36]

Os animais no período fetal também são suscetíveis. A exposição a sevoflurano a 2,5% por 2 horas no 14º dia gestacional de ratas provoca o aumento imediato da apoptose no tecido cerebral dos fetos, podendo induzir ao subsequente prejuízo de aprendizagem e memória nos ratos recém-nascidos.[37]

Até o momento, todas as substâncias anestésicas inalatórias e venosas testadas foram capazes de induzir lesões ao sistema nervoso em desenvolvimento. Inicialmente, os antagonistas do receptor N-metil-D-aspartato (NMDA), como cetamina e outros, foram implicados.[12] Os anestésicos inalatórios desflurano, sevoflurano e isoflurano foram estudados, e é possível que os efeitos produzidos sejam diferentes mesmo em doses equipotentes.[38] Propofol,[39] tiopental e benzodiazepínicos[40] também produzem apoptose, assim como combinações de anestésicos, midazolam-óxido nitroso-isoflurano,[3,41] óxido nitroso-isoflurano[13] e cetamina-tiopental ou propofol.[39]

A administração intraperitoneal de propofol a ratos de 7 dias provoca significativa morte neuronal no córtex e no hipocampo.[42,43] A administração repetida de 75 $mg \cdot kg^{-1}$, uma vez ao dia, por 7 dias consecutivos, resultou em neuroapoptose mais marcada e redução na densidade neuronal do que a dose única. O estudo mostrou que a dose única de propofol não teve repercussão na aprendizagem e memória de longo prazo, ao contrário das doses repetidas. O prejuízo na aprendizagem e memória de longo prazo associou-se a um nível mais baixo de neurotransmissor, glutamato, no córtex e no hipocampo de ratos adultos.[43]

O xenônio é reconhecidamente neuroprotetor cerebral em roedores.[44] Todavia, isso acontece em concentrações subanestésicas à pressão atmosférica. É difícil realizar pesquisas em animais utilizando câmaras hiperbáricas para produzir condições anestésicas com xenônio. Independentemente, pelo menos um estudo mostrou que, assim como sevoflurano e isoflurano, o xenônio causou neurotoxicidade em cultura de fatias de hipocampo de ratos de 7 dias de idade, quando estudado às concentrações de 1 CAM e superiores, e o aumento da morte celular não foi resultado da pressão atmosférica elevada.[45] Embora esses achados sejam difíceis de extrapolar para a situação clínica, em que não se usa a administração hiperbárica de xenônio, o estudo sugere que todos os agentes anestésicos têm o potencial de resultar em neurotoxicidade.

Com o uso do anestésico, a apoptose ocorre de forma difusa no SNC com proeminência no córtex, tálamo, gânglios basais e hipocampo. A lesão também se apresenta na medula espinhal.[3,5,6,46] Os efeitos sobre a neurogênese são igualmente identificados, com a supressão da proliferação de células progenitoras neurais em 5 dias após a exposição ao isoflurano de filhotes de ratos de 7 dias.[47] O isoflurano também inibe o crescimento neuronal em cultura *in vitro*[48] (mas não o propofol),[49] sugerindo um efeito direto sobre essas células progenitoras. A neurogênese é importante para a função cognitiva e em particular para o reparo cerebral, portanto os efeitos inibidores do isoflurano sobre a neurogênese provavelmente têm um papel importante no prejuízo do desenvolvimento da cognição em roedores.

Diversos estudos em primatas não humanos jovens utilizando cetamina, ou isoflurano, ou isoflurano-óxido nitroso mostram o mesmo padrão de apoptose difusa que os estudos em roedores apresentam, e esse efeito depende da idade em que os animais foram expostos, assim como do tempo de exposição.[7,50-53] A exposição de macacos Rhesus com idade de 5 dias a infusões de cetamina por 5, 9 ou 24 horas produziu intensa apoptose no córtex frontal, o que não aconteceu com a exposição de 3 horas.[7,52] A exposição não produziu efeito em animais com 35 dias de idade.[7]

Em um estudo,[9] a cetamina usada por 24 horas foi associada a prejuízo cognitivo de longa duração (aos 7 meses e persistente aos 3,5 anos), usando como instrumento de avaliação a Operant Test Battery (bateria de testes de condicionamento operante). A cetamina prejudicou o desempenho em aprendizagem, tarefas de discriminação de cores e posições, produziu velocidade de resposta mais lenta, e verificou-se um estado motivacional mais baixo. Os prejuízos cognitivos induzidos nos macacos Rhesus são relativamente de "alto nível" no sistema nervoso, consistentes com a intensa apoptose no córtex frontal.

O isoflurano também induziu apoptose em macacos Rhesus neonatos em concentrações de 0,7 a 1,5% (concentrações semelhantes às usadas em humanos). As áreas particularmente afetadas incluíram as lâminas I, V e VI dos córtices frontal, somatossensorial (áreas visuais primárias) e temporal, mostrando que vários tipos neuronais, em diversas regiões cerebrais, são vulneráveis.[54] Em outro estudo,[50] além de neurônios, o isoflurano também provocou a degeneração de oligodendrócitos, células responsáveis pela mielinização axonal. A degeneração oligodendrocítica nos neonatos difere daquela nos macacos pré-termo, quando a vulnerabilidade é maior, pois, nesse estágio de desenvolvimento, atinge oligodendrócitos pré-mielinizantes.

Além da morte neuronal, alterações das funções dos neurônios sobreviventes causadas pelos anestésicos podem contribuir para o desenvolvimento de déficits de aprendizagem e comportamentais posteriormente na vida dos animais. Dados recentes indicam que a exposição a doses clínicas de isoflurano ou sevoflurano, durante o desenvolvimento, causa alterações estruturais no desenvolvimento das sinapses no hipocampo de ratos e camundongos,[55-57] altera a densidade das espinhas dendríticas no córtex pré-frontal de ratos,[34,58] reduz a expressão de proteínas-chave envolvidas no desenvolvimento de conexões axonais[59] e rompe a projeção axonal no neocórtex de camundongos.[60,61]

Esses achados sugerem que a exposição a anestésicos no período pós-natal precoce poderia prejudicar de modo permanente a montagem do circuito neuronal no desenvolvimento cerebral. Essas alterações poderiam estar relacionadas à difusa apoptose dos oligodendrócitos descrita em macacos Rhesus. Os pesquisadores também mostraram que os oligodendrócitos que estão começando a adquirir competência para mielinização estão especialmente em risco da ação apoptogênica dos anestésicos.[50,62]

As informações sobre a gama de lesões produzida pelos anestésicos nos sistemas nervosos de animais jovens têm-se acumulado, porém permanecem questões a serem esclarecidas sobre como transpô-las para os humanos. Essas questões incluem, por exemplo, as doses diferentes entre espécies necessárias para produzir anestesia, os períodos de desenvolvimento diversos, a interpretação de evoluções neurocomportamentais entre animais e humanos, bem como o grau de controle dos parâmetros fisiológicos durante a anestesia.[24]

## Mecanismos presumidos de apoptose induzida por anestésicos

O glutamato e o ácido $\gamma$-aminobutírico (GABA) são os maiores neurotransmissores excitatórios e inibitórios respectivamente. O glutamato tem ação sobre os receptores NMDA, exerce funções tróficas no cérebro em desenvolvimento, promove o desenvolvimento celular e a migração dos neurônios. Durante o *brain growth spurt*, os neurônios são altamente dependentes da atuação do glutamato, como demonstra a presença intensa de receptores NMDA nesse período. Em humanos, há um pico na expressão desses receptores nas 20ª a 22ª semanas gestacionais. A exposição de fetos de animais ou animais neonatos ao antagonista NMDA é capaz de causar apoptose difusa em diversas regiões cerebrais. A ausência de estímulo do receptor NMDA poderia iniciar o processo de apoptose pelas vias intrínseca e extrínseca.[13,46]

O GABA em geral é um neurotransmissor inibitório, porém, no sistema nervoso imaturo, paradoxalmente, tem funções excitatórias.[63,64] O GABA influencia de maneira significativa o desenvolvimento, a diferenciação, o ritmo do crescimento cerebral e a formação de sinapses. A ativação do receptor GABA em condições normais nos indivíduos jovens irá ativar os potenciais de ação e o influxo de cálcio para o interior da célula. A potencialização do receptor poderá torná-lo superativado e promover um superinfluxo de cálcio que iria desencadear a apoptose.[65-67]

O álcool é um exemplo – conhecido há décadas – dos efeitos da inibição do receptor GABA em animais jovens induzindo apoptose e neurodegeneração em uma forma dose e tempo-dependente.[32,41,68] A exposição fetal de humanos ao álcool tem sido associada a distúrbios psiquiátricos e comportamentais que persistem na vida adulta, incluindo hiperatividade, transtorno de hiperatividade com déficit de atenção, dificuldades de aprendizagem, retardo mental, psicose e transtorno depressivo maior.[68] Múltiplas áreas de vulnerabilidade suspeitas no cérebro têm sido identificadas e relacionadas ao prejuízo cognitivo e aos transtornos comportamentais.[3,41,54-56,69,70] Outros depressores do SNC, como benzodiazepínicos e anticonvusivantes, são também reconhecidamente neurotóxicos quando usados durante a gravidez.[71,72]

Além da inibição da atividade glutamatérgica e da estimulação da atividade gabaérgica, outros mecanismos potenciais pelos quais os anestésicos podem induzir a apoptose em cérebros de animais imaturos foram identificados: a diminuição de fatores neurotróficos induzida pelos anestésicos[73] e a ativação dos receptores de 1,4,5-trifosfato de inositol. Além desses, outro foco de pesquisa se dá ao nível mitocondrial.[74] A mitocôndria poderia ser um alvo subcelular dos anestésicos gerais, mediante aumento do cálcio intracelular promovido pelos anestésicos. A mitocôndria lesada poderia liberar proteínas pró-apoptóticas como a BAX (*bcl-2-like protein 4* ou *bcl-2-associated X protein*) e o citocromo *c* no citosol. Recentemente, foi observado que a exposição a anestésicos durante o período pós-natal causa lesão da mitocôndria com aumento da morfologia, desorganização de sua integridade estrutural e diminuição da sua presença nos neurônios pré-sinápticos.[55,75]

Concomitantemente às alterações morfológicas, os anestésicos gerais podem causar comprometimento da capacidade regenerativa e da função mitocondrial em neurônios imaturos. A disfunção mitocondrial parece estar relacionada à presença aumentada de espécies reativas de oxigênio e a um distúrbio nos mecanismos de depuração neuronal.[76]

Há evidências relacionando o processo inflamatório e o estresse provocados pelos procedimentos cirúrgicos ao *delirium* e à disfunção cognitiva pós-operatória no idoso, e é razoável supor que fatores humorais relacionados à lesão periférica e inflamação tenham alguma participação na fisiopatologia de parte das alterações produzidas no cérebro imaturo. Uma visão geral dos possíveis mecanismos indutores de neurotoxicidade no cérebro imaturo está ilustrada na **FIGURA 40.4**.

## Evidências epidemiológicas dos efeitos tóxicos da anestesia e cirurgia no neurodesenvolvimento humano

Diversos estudos observacionais têm avaliado a relação entre anestesia em crianças de tenra idade e desempenho cognitivo e neurocomportamental anos após. A maioria desses estudos mostrou associação entre a exposição anestésico-cirúrgica e os efeitos pesquisados. Como anestesia e cirurgia foram ministradas simultaneamente nesses estudos, não é possível saber se os efeitos sobre a cognição ou comportamento são devidos à anestesia ou à cirurgia.[14,16-22]

Uma metanálise bayesiana de 2012[15] identificou 12 estudos epidemiológicos retrospectivos dirigidos à neurotoxicidade anestésica nas crianças e incluiu na sua análise sete desses estudos. A razão de chances (RC) **não ajustada** encontrada para os dados sintetizados foi de 1,9 (intervalo de confiança [IC] 95%, 1,2-3,0), embora, para o modelo preditivo, a RC tenha sido de 2,2 (IC 95%, 0,6-6,1). A RC **ajustada** para os dados sintetizados foi de 1,4 (IC 95%, 0,9-2,2) e, para o modelo preditivo, foi de 1,5 (IC 95%, 0,5-4,0). Usando essa técnica, os autores concluíram que há um risco moderadamente elevado de desfechos adversos comportamentais e desenvolvimentais

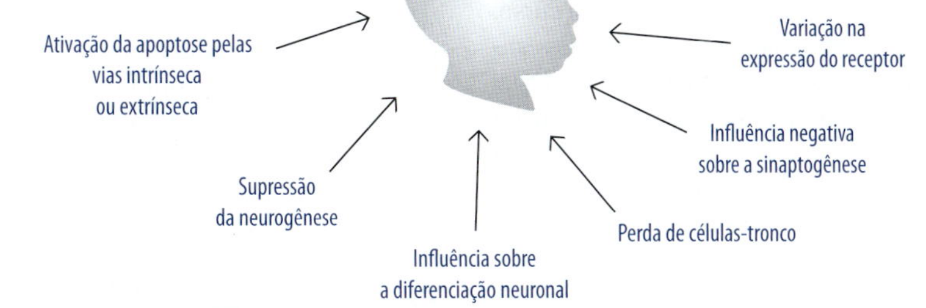


**FIGURA 40.4** Mecanismos possíveis de neurotoxicidade induzida por anestésicos no cérebro imaturo.
BDNF, fator neurotrófico derivado do cérebro.
*Fonte: Adaptada de Sinner e colaboradores.*[28]

em crianças que foram expostas à anestesia/cirurgia durante a infância precoce.

Uma recente revisão[24] incluiu nove estudos de coorte, alguns já identificados na análise anterior. A despeito da heterogeneidade nas abordagens, graus de confusão e desfechos analisados, os dados cumulativos sugerem que há um pequeno aumento no risco de um desfecho neurodesenvolvimental adverso após exposição à anestesia e cirurgia. E todos os estudos dessa análise mostraram alguma evidência de que a exposição à anestesia/cirurgia poderia estar associada a prejuízo na cognição e comportamento futuros. Parece haver inclusive relação entre o número de exposições e os efeitos deletérios.[16,17,19-21]

As limitações inerentes aos estudos epidemiológicos observacionais retrospectivos exigem que se utilizem abordagens prospectivas para estudar os efeitos da anestesia e cirurgia no neurodesenvolvimento.[10,77]

## Estudos clínicos prospectivos

Em 2007, teve início um estudo prospectivo, controlado, randomizado, multicêntrico, internacional, chamado GAS Trial (do inglês General Anaesthesia compared to Spinal anaesthesia), que se propõe a comparar cognitivamente crianças aos 5 anos de idade que, até a idade de 60 semanas depois da última menstruação da mãe, receberam anestesia com sevoflurano somente, ou anestesia subaracnóidea sem sedação. Os dados foram coletados até 31 de janeiro de 2013 (723 crianças), e os resultados definitivos serão coletados e processados apenas em 2018. Entretanto, uma informação preliminar em 2016[78] relatando[79] a avaliação parcial das crianças aos 2 anos pós-cirurgia, com as limitações próprias à precocidade da avaliação (como a testagem menos sensível), concluiu que não houve efeitos deletérios sobre o desenvolvimento das crianças com o uso de isoflurano comparado à anestesia regional. Esse estudo é visto com reservas porque analisa um objetivo secundário, além de o tempo de exposição ser de apenas 1 hora em média, o que pode ser pouco para produzir efeitos neurotóxicos discerníveis.[80]

Outro estudo de coorte está sendo conduzido prospectivamente, o PANDA (do inglês Pediatric Anesthesia and NeuroDevelopmental Assesment). Esse estudo irá envolver 500 pares de gêmeos que foram submetidos à correção de hérnia sob anestesia geral antes dos 36 meses de idade. As crianças serão submetidas a testes neuropsicológicos entre os 8 e 15 anos de idade.[81]

Um estudo-piloto do PANDA, avaliando 28 pares de crianças expostas-não expostas entre 6 e 11 anos, sugere que o estudo ao final terá o poder adequado para detectar diferenças estatisticamente significativas no quociente de inteligência (QI).[82]

Um terceiro estudo prospectivo em humanos está em curso, comparando crianças que recebem uma ou mais anestesias antes dos 3 anos de idade e crianças que não receberam anestesia, usando uma extensa bateria de testes neurocognitivos que inclui a já citada Operant Test Battery (bateria de testes de condicionamento operante). Chama-se MASK (MAyo Safety in Kids) e envolve pesquisadores da Mayo Clinic (Rochester, EUA) e do National Center for Toxicological Research (EUA).

Portanto, é possível que, em um futuro próximo, estejam disponíveis informações mais consistentes sobre as consequências, se existirem, dos procedimentos anestésico-cirúrgicos realizados em tenra idade sobre o neurodesenvolvimento da criança e suas capacidades intelectuais.

## Potenciais agentes protetores do sistema nervoso central com ação antineurotoxicidade anestésica

Algumas substâncias têm sido avaliadas quanto à possibilidade de protegerem o SNC do insulto anestésico. Os anestésicos gerais não agem apenas em receptores gabaérgicos e glutamatérgicos, mas também diretamente sobre uma variedade de outros receptores, como os receptores metabotrópicos de glutamato (mGluRs), inibindo-os. A administração de um agonista alostérico do mGluR7, o N,N'-dibenzidriletano-1,2-diaminodihidrocloreto (AMN082), mostrou ser capaz de atenuar a neuroapoptose induzida por sevoflurano em cérebros de ratos em desenvolvimento, tanto *in vivo* como *in vitro*. O AMN082 também demonstrou diminuir de maneira significativa os prejuízos na aprendizagem e na memória nos ratos.[83]

O N-esteroil-L-tirosina (NsTyr), um análogo do endocanabinoide N-aracdoniletanolamina (AEA), também mostrou ser capaz de mitigar os efeitos da neurotoxicidade do sevoflurano em ratos neonatos.[84] Tanto o AMN082 quanto o NsTyr realizam sua função protetora por ação na cascata do sinal extracelular regulado por cinases 1 e 2.

O R+ pramipexole (PPX) é um reconhecido restaurador da integridade da membrana mitocondrial, e o EUK-134 é um limpador sintético de espécies ativas de oxigênio. Ambos foram capazes de reduzir significativamente, em ratos de 7 dias, a produção de espécies ativas de oxigênio, evitar a lesão morfológica mitocondrial e impedir a perda neuronal. Além disso, de modo mais importante, preveniram o déficit de memória e de aprendizagem induzidos pela anestesia nos ratos adultos.[85,86]

O gás hidrogênio molecular é um efetivo depurador de espécies ativas de oxigênio[87] e foi capaz de – ao ser utilizado em concentrações inferiores a 1,3% junto com sevoflurano a 3% durante 6 horas – suprimir significativamente a lesão neuronal causada pela administração anestésica em ratos de 6 dias de idade. Simultaneamente, a inalação de hidrogênio reduziu de modo significativo o estresse oxidativo, atenuou o prejuízo na memória de longo prazo e os déficits de comportamento na vida adulta induzidos pelo sevoflurano.[88]

Em humanos, a prevenção da acumulação de espécies ativas de oxigênio também pode diminuir a apoptose. O trolox, um análogo hidrossolúvel da vitamina E e depurador dos radicais livres, foi capaz de diminuir significativamente a produção de espécies ativas de oxigênio e a neuroapoptose induzidas pela cetamina em cultura de neurônios de 14 dias derivados de células-tronco embrionárias humanas *in vivo*.[89,90]

Além dessas abordagens protetoras dirigidas à sinalização neuronal a nível do receptor NMDA e à produção ou varredura de radicais livres de oxigênio, outras substâncias foram testadas com resultados favoráveis e poderão vir a mostrar-se de utilidade na clínica, como lítio,[91] melatonina,[4] 7-nitroindazol,[92] L-carnitina,[93] dexmedetomidina[94] e xenônio,[46,95] embora não se saiba ainda como atuam. Mais recentemente, o anti-inflamatório cetorolaco foi capaz de atenuar de forma significativa o prejuízo cognitivo causado pelo sevoflurano em camundongos.[96]

## Considerações para a prática clínica

A exposição de jovens animais, inclusive primatas não humanos, a quaisquer anestésicos e a muitos agentes sedativos usados na prática clínica corrente produz lesão neuronal.

Inicialmente, os trabalhos mostraram uma intensa apoptose, e as investigações têm sugerido vários mecanismos potenciais da lesão, além de outros tipos de injúria. As lesões estão associadas a posterior prejuízo na aprendizagem e memória. Se tais achados são também relevantes para as crianças, poderão ter profundas consequências para o cuidado anestésico.

Algumas instituições governamentais e não governamentais têm se mobilizado em direção a um maior esclarecimento da questão da segurança em anestesia pediátrica. Em 2007, o Comitê de Aconselhamento para Agentes Anestésicos e de Suporte de Vida da agência americana Food and Drug Administration (FDA) formulou o consenso de postergar as cirurgias eletivas em crianças menores de 3 anos, embora concordem quanto ao fato de que não haja evidências para modificar a atual prática corrente da anestesia pediátrica. Mais recentemente, o FDA iniciou uma parceria com a International Anesthesia Research Society (IARS), que se chama SmartTots (Strategies for Mitigating Anesthesia-Related Neuro-Toxicity in TOTS). A partir da sessão da SmartTots no Congresso da IARS em 2011, foram estabelecidos dois objetivos: melhorar a compreensão da neurotoxicidade induzida por anestésicos em nível celular e melhorar a compreensão das sequelas neurocomportamentais relacionadas à anestesia em espécies de mamíferos expostos à anestesia durante estágios do desenvolvimento cerebral.[97,98]

No âmbito europeu, a Sociedade Europeia de Anestesiologia lançou uma plataforma, a EUROpean Safe Tots Anaesthesia Research (EUROSTAR), dedicada ao estudo deste tópico, anestesia e neurotoxicidade nos jovens. Seu objetivo é identificar e coordenar iniciativas de pesquisa no campo da ciência pré-clínica e clínica no sentido de promover pesquisa de ponta entre colaboradores europeus.

## Óxido nitroso e neurotoxicidade

A propriedade do óxido nitroso de causar apoptose neuronal está demonstrada, tanto em associação com outros anestésicos ou isoladamente *in vivo*[99] quanto em cultura de neurônios.[100] Essa característica é compartilhada com os outros agentes anestésicos gerais. Contudo, o óxido nitroso tem como característica exclusiva entre os anestésicos a capacidade de oxidar as formas ativas (reduzidas) da cobalamina (vitamina $B_{12}$) inativando-as, e, desse modo, interferir na atividade da metionina sintase impedindo a síntese da metionina e do tetra-hidrofolato.[101,102]

A metionina sintase age sobre a homocisteína e o 5-metiltetra-hidrofolato para gerar a metionina e o tetra-hidrofolato, respectivamente, porém requer a contribuição das formas reduzidas da vitamina $B_{12}$ (metilcobalamina no citosol e adenosilcobalamina na mitocôndria). A metionina com a participação da cobalamina em suas formas reduzidas irá gerar a *S*-adenosilmetionina, que é o doador universal de radicais metil, participando na metilação do DNA, na produção de fosfolipídeos de membranas, esfingomielina, colina, acetilcolina, purinas e outros. A metionina é o aminoácido do códon AUG do DNA, um dos que inicia a síntese das proteínas.

Além da metionina sintase, a metilmalonil-CoA mutase utiliza a forma super-reduzida da vitamina $B_{12}$ no ciclo do ácido propiônico, convertendo a propionil-CoA em succinil-CoA. A succinil-CoA é necessária para produzir o heme da hemoglobina e é usada no ciclo do ácido cítrico para produzir trifosfato de adenosina[103] **(FIG. 40.5)**. Uma das consequências da falta ou da inativação da vitamina $B_{12}$ é a anemia megaloblástica. As alterações no DNA provocadas pelo óxido nitroso em trabalhadores da saúde em salas de cirurgia têm sido demonstradas.[104]

As consequências neurológicas do uso crônico, no caso de abuso[99,105] ou exposição profissional prolongada em ambiente contaminado,[106] são a mielopatia e a polineuropatia manifestadas por perda da sensibilidade tátil, fraqueza muscular generalizada, arreflexia e perturbações da marcha. À ressonância nuclear magnética, verifica-se um aumento do sinal das colunas anterior e posterior da medula espinhal bilateralmente; já ao exame eletromiográfico e testes de velocidade de condução nervosa, identifica-se a polineuropatia.[105,107]

O emprego do óxido nitroso na prática anestesiológica tem decaído gradativamente e é possível que, em um futuro não muito distante, esteja relegado ao papel de elemento de referência entre os primeiros anestésicos gerais utilizados, com a qualidade de ter sido o de uso mais prolongado, permanecendo no armamentário anestesiológico por mais de 150 anos.

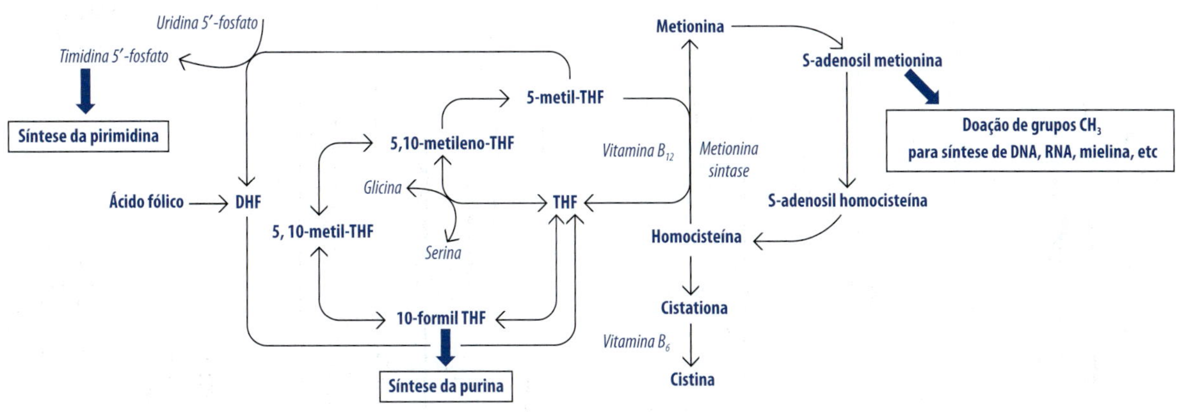


**FIGURA 40.5** A metionina sintase é uma enzima citosólica onipresente que tem papel crucial na geração de s-adenosilmetionina e no ciclo do ácido fólico. O óxido nitroso inibe a cobalamina (vitamina $B_{12}$) de agir como uma coenzima para a metionina sintase e assim inibe o ciclo.

Esta via é crítica para a função celular e a diminuição da atividade da metionina sintase pode resultar em ambas alterações genéticas e proteicas. Certos grupos de pacientes podem ser particularmente suscetíveis à atividade reduzida da metionina sintase, incluindo aqueles com deficiência de cobalamina, como os pacientes com anemia perniciosa ou doença ileal, alcóolicos, idosos e malnutridos.

5-metil-THF, 5-metiltetrahidrofolato; 5,10-metileno-THF, 5,10-metilenotetrahidrofolato; THF, tetrahidrofolato; DHF, dihidrofolato.

*Fonte: Sanders e colaboradores.*[108]

# Referências


1. Chiao S, Zuo Z. A double-edged sword: volatile anesthetic effects on the neonatal brain. Brain Sci. 2014;4(2):273-94.
2. Schiff JH, Welker A, Fohr B, Henn-Beilharz A, Bothner U, Van Aken H, et al. Major incidents and complications in otherwise healthy patients undergoing elective procedures: results based on 1.37 million anaesthetic procedures. Br J Anaesth. 2014;113(1):109-21.
3. Jevtovic-Todorovic V, Hartman RE, Izumi Y, Benshoff ND, Dikranian K, Zorumski CF, et al. Early exposure to common anesthetic agents causes widespread neurodegeneration in the developing rat brain and persistent learning deficits. J Neurosci. 2003;23(3):876-82.
4. Yon JH, Carter LB, Reiter RJ, Jevtovic-Todorovic V. Melatonin reduces the severity of anesthesia-induced apoptotic neurodegeneration in the developing rat brain. Neurobiol Dis. 2006;21(3):522-30.
5. Sanders RD, Xu J, Shu Y, Fidalgo A, Ma D, Maze M. General anesthetics induce apoptotic neurodegeneration in the neonatal rat spinal cord. Anesth Analg. 2008;106(6):1708-11.
6. Sanders RD, Xu J, Shu Y, Januszewski A, Halder S, Fidalgo A, et al. Dexmedetomidine attenuates isoflurane-induced neurocognitive impairment in neonatal rats. Anesthesiology. 2009;110(5):1077-85.
7. Slikker W Jr, Zou X, Hotchkiss CE, Divine RL, Sadovova N, Twaddle NC, et al. Ketamine-induced neuronal cell death in the perinatal rhesus monkey. Toxicol Sci. 2007;98(1):145-58.
8. Wang C, Sadovova N, Hotchkiss C, Fu X, Scallet AC, Patterson TA, et al. Blockade of N-methyl-D-aspartate receptors by ketamine produces loss of postnatal day 3 monkey frontal cortical neurons in culture. Toxicol Sci. 2006;91(1):192-201.
9. Paule MG, Li M, Allen RR, Liu F, Zou X, Hotchkiss C, et al. Ketamine anesthesia during the first week of life can cause long-lasting cognitive deficits in rhesus monkeys. Neurotoxicol Teratol. 2011;33(2):220-30.
10. Sanders RD, Davidson A. Anesthetic-induced neurotoxicity of the neonate: time for clinical guidelines? Paediatr Anesth. 2009;19(12):1141–6.
11. Rizzi S, Ori C, Jevtovic-Todorovic V. Timing versus duration: determinants of anesthesia-induced developmental apoptosis in the young mammalian brain. Ann N Y Acad Sci. 2010;1199:43-51.
12. Ikonomidou C, Bosch F, Miksa M, Bittigau P, Vöckler J, Dikranian K, et al. Blockade of NMDA receptors and apoptotic neurodegeneration in the developing brain. Science. 1999;283(5398):70-4.
13. Yon JH, Daniel-Johnson J, Carter LB, Jevtovic-Todorovic V. Anesthesia induces neuronal cell death in the developing rat brain via the intrinsic and extrinsic apoptotic pathways. Neuroscience. 2005;135(3):815-27.
14. Hansen TG, Pedersen JK, Henneberg SW, Pedersen DA, Murray JC, Morton NS, et al. Academic performance in adolescence after inguinal hernia repair in infancy: a nationwide cohort study. Anesthesiology. 2011;114(5):1076-85.
15. DiMaggio C, Sun LS, Ing C, Li G. Pediatric anesthesia and neurodevelopmental impairments: a Bayesian meta-analysis. J Neurosurg Anesthesiol. 2012;24(4):376-81.
16. DiMaggio C, Sun LS, Kakavouli A, Byrne MW, Li G. A retrospective cohort study of the association of anesthesia and hernia repair surgery with behavioral and developmental disorders in young children. J Neurosurg Anesthesiol. 2009;21(4):286-91.
17. DiMaggio C, Sun LS, Li G. Early childhood exposure to anesthesia and risk of developmental and behavioral disorders in a sibling birth cohort. Anesth Analg. 2011;113(5):1143-51.
18. Ing C, DiMaggio C, Whitehouse A, Hegarty MK, Brady J, von Ungern-Sternberg BS, et al. Long-term differences in language and cognitive function after childhood exposure to anesthesia. Pediatrics. 2012;130(3):e476-85.
19. Flick RP, Katusic SK, Colligan RC, Wilder RT, Voigt RG, Olson MD, et al. Cognitive and behavioral outcomes after early exposure to anesthesia and surgery. Pediatrics. 2011;128(5):e1053-e61.
20. Sprung J, Flick RP, Katusic SK, Colligan RC, Barbaresi WJ, Bojanić K, et al. Attention-deficit/hyperactivity disorder after early exposure to procedures requiring general anesthesia. Mayo Clin Proc. 2012;87(2):120-9.
21. Wilder RT, Flick RP, Sprung J, Katusic SK, Barbaresi WJ, Mickelson C, et al. Early exposure to anesthesia and learning disabilities in a population-based birth cohort. Anesthesiology. 2009;110(4):796-804.
22. Block RI, Thomas JJ, Bayman EO, Choi JY, Kimble KK, Todd MM. Are anesthesia and surgery during infancy associated with altered academic performance during childhood? Anesthesiology. 2012;117(3):494-503.
23. Bartels M, Althoff RR, Boomsma DI. Anesthesia and cognitive performance in children: no evidence for a causal relationship. Twin Res Hum Genet. 2009;12(3):246-53.
24. Sanders RD, Hassell J, Davidson AJ, Robertson NJ, Ma D. Impact of anaesthetics and surgery on neurodevelopment: an update. Br J Anaesth. 2013;110 Suppl 1:i53-72.
25. Dobbing J, Sands J. Comparative aspects of the brain growth spurt. Early Hum Dev. 1979;3(1):79-83.
26. Cowan WM. The development of the brain. Sci Am. 1979;241(3):113-33.
27. Herlenius E, Lagercrantz H. Development of neurotransmitter systems during critical periods. Exp Neurol. 2004;190 Suppl 1:S8-21.
28. Sinner B, Becke K, Engelhard K. General anaesthetics and the developing brain: an overview. Anaesthesia. 2014;69(9):1009-22.
29. Rodier PM. Behavioral effects of antimitotic agents administered during neurogenesis. In: Riley EP, Vorhees CV, editors. Handbook of behavioral teratology. New York: Plenum Press; c1986. p. 185-209.
30. Rodier PM, Webster WS, Langman J. Morphological and behavioral consequences of chemically-induced lesions of the CNS. In: Ellis N, editor. Aberrant development in human infancy: human and animal studies. Hillsdale: Lawrence Erlbaum; 1975. p. 169-76.
31. Braun S, Gaza N, Werdehausen R, Hermanns H, Bauer I, Durieux ME, e al. Ketamine induces apoptosis via the mitochondrial pathway in human lymphocytes and neuronal cells. Br J Anaesth. 2010;105(3):347-54.
32. Ikonomidou C, Bittigau P, Ishimaru MJ, Wozniak DF, Koch C, Genz K, et al. Ethanol-induced apoptotic neurodegeneration and fetal alcohol syndrome. Science. 2000;287(5455):1056-60.
33. Zhou X, Song FH, He W, Yang XY, Zhou ZB, Feng X, et al. Neonatal exposure to sevoflurane causes apoptosis and reduces nNOS protein expression in rat hippocampus. Mol Med Rep. 2012;6(3):543-6.
34. Briner A, De Roo M, Dayer A, Muller D, Habre W, Vutskits L. Volatile anesthetics rapidly increase dendritic spine density in the rat medial prefrontal cortex during synaptogenesis. Anesthesiology. 2010;112(3):546-56.
35. Johnson SA, Young C, Olney JW. Isoflurane-induced neuroapoptosis in the developing brain of nonhypoglycemic mice. J Neurosurg Anesthesiol. 2008;20(1):21-8.
36. Zhang X, Xue Z, Sun A. Subclinical concentration of sevoflurane potentiates neuronal apoptosis in the developing C57BL/6 mouse brain. Neurosci Lett. 2008;447(2-3):109-14.
37. Zheng H, Dong Y, Xu Z, Crosby G, Culley DJ, Zhang Y, et al. Sevoflurane anesthesia in pregnant mice induces neurotoxicity in fetal and offspring mice. Anesthesiology. 2013;118(3):516-26.
38. Kodama M, Satoh Y, Otsubo Y, Araki Y, Yonamine R, Masui K, et al. Neonatal desflurane exposure induces more robust neuroapoptosis than do isoflurane and sevoflurane and impairs working memory. Anesthesiology. 2011;115(5):979-91.
39. Cattano D, Young C, Straiko MM, Olney JW. Subanesthetic doses of propofol induce neuroapoptosis in the infant mouse brain. Anesth Analg. 2008;106(6):1712-4.
40. Young C, Jevtovic-Todorovic V, Qin YQ, Tenkova T, Wang H, Labruyere J, et al. Potential of ketamine and midazolam, individually or in combination, to induce apoptotic neurodegeneration in the infant mouse brain. Br J Pharmacol. 2005;146(2):189-97.
41. Fredriksson A, Pontén E, Gordh T, Eriksson P. Neonatal exposure to a combination of N-methyl-d-aspartate and gamma-aminobutyric acid type A receptor anesthetic agents potentiates apoptotic neurodegeneration and persistent behavioral deficits. Anesthesiology. 2007;107(3):427-36.
42. Milanovic D, Popic J, Pesic V, Loncarevic-Vasiljkovic N, Kanazir S, Jevtovic-Todorovic V, et al. Regional and temporal profiles of calpain and caspase-3 activities in postnatal rat brain following repeated propofol administration. Dev Neurosci. 2010;32(4):288-301.
43. Yu D, Jiang Y, Gao J, Liu B, Chen P. Repeated exposure to propofol potentiates neuroapoptosis and long-term behavioral deficits in neonatal rats. Neurosci Lett. 2013;534:41-6.
44. Ward CG, Loepke AW. Anesthetics and sedatives: Toxic or protective for the developing brain? Pharmacol Res. 2012;65(3):271-4.
45. Brosnan H, Bickler PE. Xenon neurotoxicity in rat hippocampal slice cultures is similar to isoflurane and sevoflurane. Anesthesiology. 2013;119(2):335-44.
46. Ma D, Williamson P, Januszewski A, Nogaro MC, Hossain M, Ong LP, et al. Xenon mitigates isoflurane-induced neuronal apoptosis in the developing rodent brain. Anesthesiology. 2007;106(4):746-53.
47. Yahalom B, Athiraman U, Soriano SG, Zurakowski D, Carpino EA, Corfas G, et al. Spinal anesthesia in infant rats: development of a model and assessment of neurologic outcomes. Anesthesiology. 2011;114(6):1325-35.
48. Sall JW, Stratmann G, Leong J, McKleroy W, Mason D, Shenoy S, et al. Isoflurane inhibits growth but does not cause cell death in hippocampal neural precursor cells grown in culture. Anesthesiology. 2009;110(4):826-33.
49. all JW, Stratmann G, Leong J, Woodward E, Bickler PE. Propofol at clinically relevant concentrations increases neuronal differentiation but is not toxic to hippocampal neural precursor cells in vitro. Anesthesiology. 2012;117(5):1080-90.
50. Brambrink AM, Back SA, Riddle A, Gong X, Moravec MD, Dissen GA, et al. Isoflurane-induced apoptosis of oligodendrocytes in the neonatal primate brain. Ann Neurol. 2012;72(4):525-35.
51. Creeley CE, Dikranian KT, Dissen GA, Back SA, Olney JW, Brambrink AM. Isoflurane-induced apoptosis of neurons and oligodendrocytes in the fetal rhesus macaque brain. Anesthesiology. 2014;120(3):626-38.
52. Zou X, Patterson TA, Divine RL, Sadovova N, Zhang X, Hanig JP, et al. Prolonged exposure to ketamine increases neurodegeneration in the developing monkey brain. Int J Dev Neurosci. 2009;27(7):727-31.
53. Zou X, Liu F, Zhang X, Patterson TA, Callicott R, Liu S, et al. Inhalation anesthetic-induced neuronal damage in the developing rhesus monkey. Neurotoxicol Teratol. 2011;33(5):592-7.
54. Brambrink AM, Evers AS, Avidan MS, Farber NB, Smith DJ, Zhang X, et al. Isoflurane-induced neuroapoptosis in the neonatal rhesus macaque brain. Anesthesiology. 2010;112(4):834-41.
55. Lunardi N, Ori C, Erisir A, Jevtovic-Todorovic V. General anesthesia causes long-lasting disturbances in the ultrastructural properties of developing synapses in young rats. Neurotox Res. 2010;17(2):179-88.
56. Wang SQ, Fang F, Xue ZG, Cang J, Zhang XG. Neonatal sevoflurane anesthesia induces long-term memory impairment and decreases hippocampal PSD-95 expression without neuronal loss. Eur Rev Med Pharmacol Sci. 2013;17(7):941-50.
57. Ramage TM, Chang FL, Shih J, Alvi RS, Quitoriano GR, Rau V, et al. Distinct long-term neurocognitive outcomes after equipotent sevoflurane or isoflurane anaesthesia in immature rats. Br J Anaesth. 2013;110 Suppl 1:i39-46.
58. Briner A, Nikonenko I, De Roo M, Dayer A, Muller D, Vutskits L. Developmental stage-dependent persistent impact of propofol anesthesia on dendritic spines in the rat medial prefrontal cortex. Anesthesiology. 2011;115(2):282-93.
59. Wang Y, Cheng Y, Liu G, Tian X, Tu X, Wang J. Chronic exposure of gestation rat to sevoflurane impairs offspring brain development. Neurol Sci. 2012;33(3):535-44.
60. Mintz CD, Barrett KM, Smith SC, Benson DL, Harrison NL. Anesthetics interfere with axon guidance in developing mouse neocortical neurons in vitro via a γ-aminobutyric acid type A receptor mechanism. Anesthesiology. 2013;118(4):825-33.
61. Mintz CD, Smith SC, Barrett KM, Benson DL. Anesthetics interfere with the polarization of developing cortical neurons. J Neurosurg Anesthesiol. 2012;24(4):368-75.
62. Creeley C, Dikranian K, Dissen G, Martin L, Olney J, Brambrink A. Propofol-induced apoptosis of neurones and oligodendrocytes in fetal and neonatal rhesus macaque brain. Br J Anaesth. 2013;110 Suppl 1:i29-38.
63. Ben-Ari Y, Gaiarsa JL, Tyzio R, Khazipov R. GABA: A pioneer transmitter that excites immature neurons and generates primitive oscillations. Physiol Rev. 2007;87(4):1215-84.
64. Owens DF, Kriegstein AR. Is there more to GABA than synaptic inhibition? Nat Rev Neurosci. 2002;3(9):715-27.
65. Gao XB, Chen G, van den Pol AN. GABA-dependent firing of glutamate-evoked action potentials at AMPA/kainate receptors in developing hypothalamic neurons. J Neurophysiol. 1998;79(2):716-26.
66. Bano D, Nicotera P. Ca2+ signals and neuronal death in brain ischemia. Stroke. 2007;38(2 Suppl):674-6.
67. Lipton SA, Nicotera P. Calcium, free radicals and excitotoxins in neuronal apoptosis. Cell Calcium. 1998;23(2-3):165-71.
68. Famy C, Streissguth AP, Unis AS. Mental illness in adults with fetal alcohol syndrome or fetal alcohol effects. Am J Psychiatry. 1998;155(4):552-4.
69. Zhu C, Gao J, Karlsson N, Li Q, Zhang Y, Huang Z, et al. Isoflurane anesthesia induced persistent, progressive memory impairment, caused a loss of neural stem cells, and reduced neurogenesis in young, but not adult, rodents. J Cereb Blood Flow Metab. 2010;30(5):1017-30.
70. Murphy KR, Barkley RA, Bush T. Executive functioning and olfactory identification in young adults with attention deficit-hyperactivity disorder. Neuropsychology. 2001;15(2):211-20.
71. Laegreid L, Hagberg G, Lundberg A. Neurodevelopment in late infancy after prenatal exposure to benzodiazepines--a prospective study. Neuropediatrics. 1992;23(2):60-7.
72. Ikonomidou C, Turski L. Antiepileptic drugs and brain development. Epilepsy Res. 2010;88(1):11-22.
73. Lu LX, Yon JH, Carter LB, Jevtovic-Todorovic V. General anesthesia activates BDNF-dependent neuroapoptosis in the developing rat brain. Apoptosis. 2006;11(9):1603-15.
74. Wei H, Liang G, Yang H, Wang Q, Hawkins B, Madesh M, et al. The common inhalational anesthetic isoflurane induces apoptosis via activation of inositol 1,4,5-trisphosphate receptors. Anesthesiology. 2008;108(2):251-60.
75. Sanchez V, Feinstein SD, Lunardi N, Joksovic PM, Boscolo A, Todorovic SM, et al. General anesthesia causes long-term impairment of mitochondrial morphogenesis and synaptic transmission in developing rat brain. Anesthesiology. 2011;115(5):992-1002.
76. Boscolo A, Milanovic D, Starr JA, Sanchez V, Oklopcic A, Moy L, et al. Early exposure to general anesthesia disturbs mitochondrial fission and fusion in the developing rat brain. Anesthesiology. 2013;118(5):1086-97.
77. McCann ME, Bellinger DC, Davidson AJ, Soriano SG. Clinical research approaches to studying pediatric anesthetic neurotoxicity. Neurotoxicology. 2009;30(5):766-71.
78. Davidson AJ, McCann ME, Morton NS, Myles PS. Anesthesia and outcome after neonatal surgery: the role for randomized trials. Anesthesiology. 2008;109(6):941-4.
79. Davison AJ, Disma N, de Graaff JC, Withington DE, Dorris L, Bell G, et al. Neurodevelopmental outcome at 2 years of age after general anaesthesia and awake-regional anaesthesia in infancy (GAS): an international multicentre, randomised controlled trial. Lancet. 2016;387(10015):239-50.
80. Warner DO, Flick RP. Anaesthetics, infants, and neurodevelopment: case closed? Lancet. 2016;387(10015):202-4.
81. Sun L. Early childhood general anaesthesia exposure and neurocognitive development. Br J Anaesth. 2010;105 Suppl 1:i61-8.
82. Sun LS, Li G, DiMaggio CJ, Byrne MW, Ing C, Miller TL, et al. Feasibility and pilot study of the Pediatric Anesthesia NeuroDevelopment Assessment (PANDA) project. J Neurosurg Anesthesiol. 2012;24(4):382-8.
83. Wang WY, Wang H, Luo Y, Jia LJ, Zhao JN, Zhang HH, et al. The effects of metabotropic glutamate receptor 7 allosteric agonist N,N′-dibenzhydrylethane-1,2-diamine dihydrochloride on developmental sevoflurane neurotoxicity: role of extracellular signal-regulated kinase 1 and 2 mitogen-activated protein kinase signaling pathway. Neuroscience. 2012;205:167-77.
84. Wang WY, Yang R, Hu SF, Wang H, Ma ZW, Lu Y. N-stearoyl-L-tyrosine ameliorates sevoflurane induced neuroapoptosis via MEK/ERK1/2 MAPK signaling pathway in the developing brain. Neurosci Lett. 2013;541:167-72.
85. Boscolo A, Starr JA, Sanchez V, Lunardi N, DiGruccio MR, Ori C, et al. The abolishment of anesthesia-induced cognitive impairment by timely protection of mitochondria in the developing rat brain: The importance of free oxygen radicals and mitochondrial integrity. Neurobiol Dis. 2012;45(3):1031-41.
86. Boscolo A, Ori C, Bennett J, Wiltgen B, Jevtovic-Todorovic V. Mitochondrial protectant pramipexole prevents sex-specific long-term cognitive impairment from early anaesthesia exposure in rats. Br J Anaesth. 2013;110 Suppl 1:i47-52.
87. Ohsawa I, Ishikawa M, Takahashi K, Watanabe M, Nishimaki K, Yamagata K, et al. Hydrogen acts as a therapeutic antioxidant by selectively reducing cytotoxic oxygen radicals. Nat Med. 2007;13(6):688-94.
88. Yonamine R, Satoh Y, Kodama M, Araki Y, Kazama T. Coadministration of hydrogen gas as part of the carrier gas mixture suppresses neuronal apoptosis and subsequent behavioral deficits caused by neonatal exposure to sevoflurane in mice. Anesthesiology. 2013;118(1):105-13.
89. Bosnjak ZJ, Yan Y, Canfield S, Muravyeva MY, Kikuchi C, Wells CW, et al. Ketamine induces toxicity in human neurons differentiated from embryonic stem cells via mitochondrial apoptosis pathway. Curr Drug Saf. 2012;7(2):106-19.
90. Bai X, Yan Y, Canfield S, Muravyeva MY, Kikuchi C, Zaja I, et al. Ketamine enhances human neural stem cell proliferation and induces neuronal apoptosis via reactive oxygen species-mediated mitochondrial pathway. Anesth Analg. 2013;116(4):869-80.
91. Straiko MM, Young C, Cattano D, Creeley CE, Wang H, Smith DJ, et al. Lithium protects against anesthesia-induced developmental neuroapoptosis. Anesthesiology. 2009;110(4):862-8.
92. Wang C, Sadovova N, Patterson TA, Zou X, Fu X, Hanig JP, et al. Protective effects of 7-nitroindazole on ketamine-induced neurotoxicity in rat forebrain culture. Neurotoxicology. 2008;29(4):613-20.

93. Zou X, Sadovova N, Patterson TA, Divine RL, Hotchkiss CE, Ali SF, et al. The effects of L-carnitine on the combination of, inhalation anesthetic-induced developmental, neuronal apoptosis in the rat frontal cortex. Neuroscience. 2008;151(4):1053-65.
94. Sanders RD, Sun P, Patel S, Li M, Maze M, Ma D. Dexmedetomidine provides cortical neuroprotection: Impact on anaesthetic-induced neuroapoptosis in the rat developing brain. Acta Anaesthesiol Scand. 2010;54(6):710-6.
95. Shu Y, Patel SM, Pac-Soo C, Fidalgo AR, Wan Y, Maze M, et al. Xenon pretreatment attenuates anesthetic-induced apoptosis in the developing brain in comparison with nitrous oxide and hypoxia. Anesthesiology. 2010;113(2):360-8.
96. Shen X, Dong Y, Xu Z, Wang H, Miao C, Soriano SG, et al. Selective anesthesia-induced neuroinflammation in developing mouse brain and cognitive impairment. Anesthesiology. 2013;118(3):502-15.
97. SmartTots.org. Research articles [Internet]. San Francisco: Smart Tots; [2017; capturado em 8 jun 2017]. Disponível em: http://smarttots.org/research-articles/.
98. Jevtovic-Todorovic V. Pediatric anesthesia neurotoxicity: An overview of the 2011 SmartTots panel. Anesth Analg. 2011;113(5):965-8.
99. Garakani A, Jaffe RJ, Savla D, Welch AK, Protin CA, Bryson EO, et al. Neurologic, psychiatric, and other medical manifestations of nitrous oxide abuse: a systematic review of the case literature. Am J Addict. 2016;25(5):358-69.
100. Zhen Y, Dong Y, Wu X, Xu Z, Lu Y, Zhang Y, et al. Nitrous oxide plus isoflurane induces apoptosis and increases beta-amyloid protein levels. Anesthesiology. 2009;111(4):741-52.
101. Senthilkumaran S, Balamurugan N, Menezes RG, Thirumalaikolundusubramanian P. Nitrous oxide toxicity: technical and therapeutic aspects. Am J Emerg Med. 2013;31(2):406.
102. Maze M, Fujinaga M. Recent advances in understanding the actions and toxicity of nitrous oxide. Anaesthesia. 2000;55(4):311-4.
103. Chanarin I. The effects of nitrous oxide on cobalamins, folates, and on related events. Crit Rev Toxicol. 1982;10(3):179-213.
104. Wrońska-Nofer T, Palus J, Krajewski W, Jajte J, Kucharska M, Stetkiewicz J, qt al. DNA damage induced by nitrous oxide: study in medical personnel of operating rooms. Mutat Res. 2009;666(1-2):39-43.
105. Hsu CK, Chen YQ, Lung VZ, His SC, Lo HC, Shyu HY. Myelopathy and polyneuropathy caused by nitrous oxide toxicity: a case report. Am J Emerg Med. 2012;30(6):1016.e3-6.
106. Singh SK, Misra UK, Kalita J, Bora HK, Murthy RC. Nitrous oxide related behavioral and histopathological changes may be related to oxidative stress. Neurotoxicology. 2015;48:44-9.
107. Rheinboldt M, Harper D, Parrish D, Francis K, Blase J. Nitrous oxide induced myeloneuropathy: a case report. Emerg Radiol. 2014;21(1):85-8.
108. Sanders RD, Weimann J, Maze M. Biologic effects of nitrous oxide: a mechanistic and toxicologic review. Anesthesiology. 2008;109(4):707-22.

## Leituras sugeridas

Hansen TG, Pedersen JK, Henneberg SW, Morton NS, Christensen K. Educational outcome in adolescence following pyloric stenosis repair before 3 months of age: A nationwide cohort study. Paediatr Anaesth. 2013;23(10):883-90.

Hudson AE, Hemmings HC Jr. Are anaesthetics toxic to the brain? Br J Anaesth. 2011;107(1):30-7.

Kalkman CJ, Peelen L, Moons KG, Veenhuizen M, Bruens M, Sinnema G, et al. Behavior and development in children and age at the time of first anesthetic exposure. Anesthesiology. 2009;110(4):805-12.

Stratmann G, Sall JW, May LD, Bell JS, Magnusson KR, Rau V, et al. Isoflurane differentially affects neurogenesis and long-term neurocognitive function in 60-day-old and 7-day-old rats. Anesthesiology. 2009;110(4):834-48.

# 41. MANEJO DAS VIAS AÉREAS

Paulo Alipio Germano Filho
Márcio de Pinho Martins
Ismar Lima Cavalcanti

O controle da via aérea (CVA) representa um desafio em várias especialidades médicas, com destaque para anestesiologia, terapia intensiva, medicina de emergência e cirurgia de cabeça e pescoço. Em anestesiologia, as intervenções costumam acarretar comprometimento da permeabilidade da via aérea superior (VAS) e da ventilação espontânea.

Para o efetivo CVA, a conduta deverá incluir as seguintes ações: realizar uma avaliação clínica pormenorizada que permita identificar antecipadamente adversidades para ventilação sob máscara facial (VMF) ou intubação traqueal (IT), definir o risco de aspiração do conteúdo gástrico e planejar estratégias de resgate em caso de falha da abordagem inicial. A oxigenação do paciente é prioridade.

## Anatomia funcional da via aérea

Para a manutenção da permeabilidade da via aérea (VA), faz-se necessário não apenas reconhecer os componentes anatômicos, mas também a inter-relação entre as estruturas, pois várias vezes a visualização direta não é possível.

Além disso, o conhecimento da anatomia permitirá o planejamento da melhor técnica a ser utilizada a partir de preditores clínicos de via aérea difícil (VAD) e o posicionamento do paciente. As estruturas anatômicas e as principais implicações para o anestesiologista estão expostas no **QUADRO 41.1**.[1-3]

Cabe a aplicação e interpretação funcional das características anatômicas, como as distâncias para a instalação adequada do tubo traqueal (TT) **(FIG. 41.1)**. Como resultado, evita-se a intubação endobrônquica inadvertida e a extubação acidental.

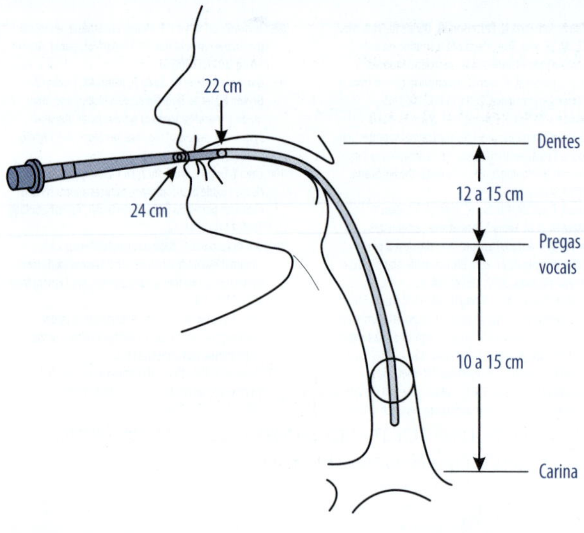


**FIGURA 41.1** Distâncias importantes para o posicionamento adequado do tubo traqueal.
*Fonte: Adaptada de Ramachandran e Kumar[5] e Stone e Bogdonoff.[6]*

### Relações anatômicas relacionadas à permeabilidade da via aérea

A faringe constitui a via comum entre os tratos digestivo e respiratório. Sua permeabilidade é comprometida em pacientes sedados ou com alterações do nível de consciência, acarretando obstrução. A justificativa tradicional consiste no deslocamento da língua em direção à parede posterior da faringe, em decorrência da redução da atividade do músculo genioglosso. Contudo, o foco de interesse na atualidade é o segmento velofaríngeo.[4] Ele está localizado adjacentemente ao palato mole e apresenta predisposição ao colapso. A resultante limitação do fluxo aéreo torna-se mais significativa em pacientes com desarranjos da fonação, apneia obstrutiva do sono e sob anestesia **(FIGS. 41.2 E 41.3)**.[7-10]

### Laringospasmo e lesões à inervação da via aérea

A laringe é dedicada ao mecanismo de constrição e relaxamento da VA. Está em continuidade com a traqueia e apresenta função de proteção. A constrição da laringe resulta em rápido fechamento para prevenir a entrada de líquidos e sólidos para a VA inferior. Também possui capacidade vibratória durante a passagem do ar expirado com produção de som **(FIG. 41.4)**.[11]

O estímulo do nervo laríngeo superior na topografia supraglótica pode induzir fechamento reflexo da glote. Outros nervos cranianos como trigêmeo e glossofaríngeo, em menor grau, também acarretam esse reflexo involuntário. Quando

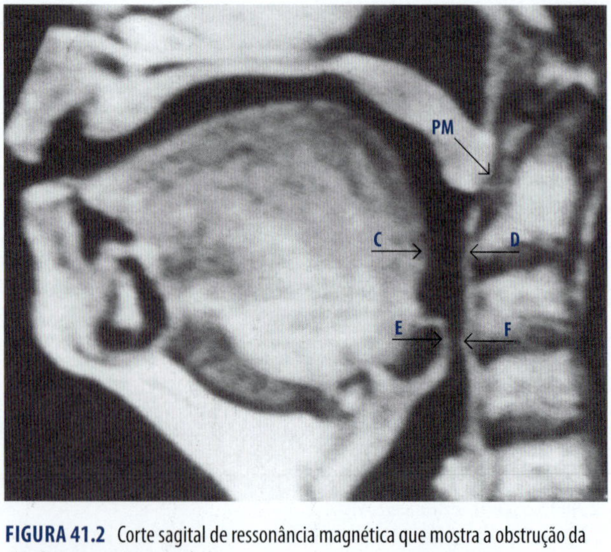


**FIGURA 41.2** Corte sagital de ressonância magnética que mostra a obstrução da via aérea em pacientes sedados.
CD, mínimo diâmetro anteroposterior ao nível glossal; EF, mínimo diâmetro anteroposterior ao nível epiglótico; PM, palato mole na região da velofaringe.
*Fonte: Adaptada de Shorten e colaboradores.[9]*

**QUADRO 41.1** Estruturas anatômicas da via aérea e principais implicações para o anestesiologista

| Principais estruturas anatômicas | Implicações para o controle da via aérea |
|---|---|
| **Cavidades nasais** | |
| Duas cavidades ou fossas divididas pelo septo nasal (parede mediana). O septo nasal é composto pela cartilagem septal (anteriormente) e pelos ossos etmoide (superiormente) e vômer (inferiormente).<br>Na parede lateral da cavidade nasal estão presentes três turbinas (conchas) que dividem a cavidade em três meatos.<br>O teto da cavidade nasal é formado pela região cribriforme, parte do osso etmoidal.<br>A mucosa da cavidade nasal é ricamente vascularizada.<br>A sensibilidade não olfatória da mucosa nasal depende do nervo etmoidal anterior e maxilar, que são divisões do nervo trigêmeo. | Devido a desvios de septo, deve-se determinar qual é o lado mais permeável para a passagem de dispositivos.<br>O meato inferior (entre a concha inferior e a base da cavidade nasal) é a principal passagem para os dispositivos. O uso inapropriado pode causar avulsão da turbina.<br>O teto da cavidade nasal é muito frágil e, caso fraturado, resulta na comunicação entre as cavidades nasal e intracraniana, levando a perda de líquido cefalorraquidiano.<br>O uso de vasoconstritores tópicos antes da instrumentação pode prevenir epistaxe. |
| **Boca** | |
| A cavidade oral conduz à orofaringe. O limite inferior é a língua, enquanto o palato duro e o mole formam o limite superior. | Deve-se observar presença de macroglossia e tumores na manipulação da cavidade oral.<br>É importante avaliar abertura de boca, micrognatia e macroglossia, que podem interferir na manipulação da via aérea. |
| **Faringe** | |
| Estende-se da base do crânio até a cartilagem cricoide (anteriormente) e a borda inferior da sexta vértebra cervical (posteriormente). É mais larga na região do osso hioide e mais estreita no esôfago.<br>Divide-se em nasofaringe, orofaringe e laringofaringe. | É o local mais comum de obstrução após a aspiração de corpo estranho.<br>A nasofaringe tem função primariamente respiratória, e a orofaringe, função digestiva.<br>A faringe é a via comum para alimentação e gases respiratórios. A permeabilidade da faringe é vital para a desobstrução das vias aéreas.<br>A redução do tamanho da faringe é também um fator envolvido no desenvolvimento da obstrução respiratória em pacientes com apneia obstrutiva do sono. |
| **Laringe** | |
| No adulto, a laringe se situa entre a terceira e a sexta vértebras cervicais.<br>Nove cartilagens compõem a laringe. As não pareadas são a tireoide, a cricoide e a epiglote, e as emparelhadas são as aritenóideas, as corniculadas e as cuneiformes. Elas estão ligadas e sustentadas por membranas, articulações sinoviais e ligamentos.<br>Há, ainda, os músculos intrínsecos (esfeno-hióideo, esternotireóideo, tireo-hióideo, estilofaríngeo e constritor faríngeo inferior) e os extrínsecos (cricoaritenóideo posterior, cricoaritenóideo lateral, aritenóideo transversal, aritenóideo oblíquo, ariepiglótico, vocais, tireoaritenóideo, cricotireóideo).<br>A laringe tem inervação formada pelo nervo laríngeo inferior (recorrente) e pelo nervo laríngeo superior, ambos ramos do nervo vago (X). O nervo recorrente é responsável pela inervação motora de todos os músculos da laringe, com exceção do músculo cricotireóideo, que é inervado pelo ramo externo do nervo laríngeo superior. A inervação sensitiva de toda a laringe é formada pelo ramo interno do nervo laríngeo superior. Fornece inervação sensitiva desde a base posterior da língua até as pregas vocais.<br>A inervação sensitiva da epiglote é densa, sobretudo as pregas vocais, que são mais fortemente inervadas posteriormente do que anteriormente. | Sua função principal é proteger o trato respiratório, permitindo a passagem apenas de ar e secreções, impedindo que alimentos ou corpos estranhos entrem na traqueia.<br>O bloqueio anestésico do nervo laríngeo superior pode ser utilizado para manipulação da laringe.<br>A paralisia do nervo recorrente pode resultar em paralisia da prega vocal e obstrução ventilatória. |
| **Traqueia** | |
| Inicia-se na cartilagem cricoide (região de $C_6$) e continua por 10 a 20 cm até a carina.<br>É formada por 16 a 20 anéis compostos de cartilagens em sua porção anterior e tecido fibroelástico posteriormente. No sexto anel, a traqueia se torna intratorácica.<br>Na carina, a traqueia se bifurca em dois brônquios: o direito, mais curto (2 cm) e retilíneo do que o esquerdo (5 cm). | O brônquio-fonte direito é o local mais provável para impactação de corpo estranho que ultrapasse a barreira glótica e também é o local mais provável no caso de intubação seletiva. |

*Fonte: Adaptado de Strohl e colaboradores,[1] Patwa e Shah[2] e Isaacs e Sykes.[3]*

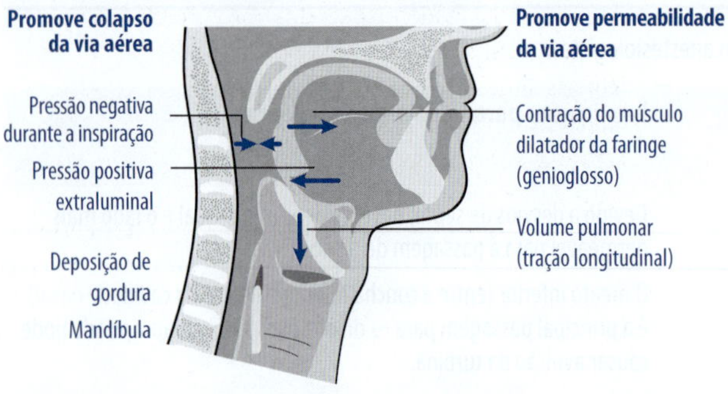


**FIGURA 41.3** Esquema de demonstração das pressões e características estruturais que promovem colapso e permeabilidade da via aérea. A pressão negativa na faringe durante a inspiração pode promover o colapso faríngeo, enquanto a contração dos músculos dilatadores faríngeos e a tração caudal no fim da expiração podem promover a permeabilidade da faringe.
*Fonte: Adaptada de Strohl e colaboradores.*[1]

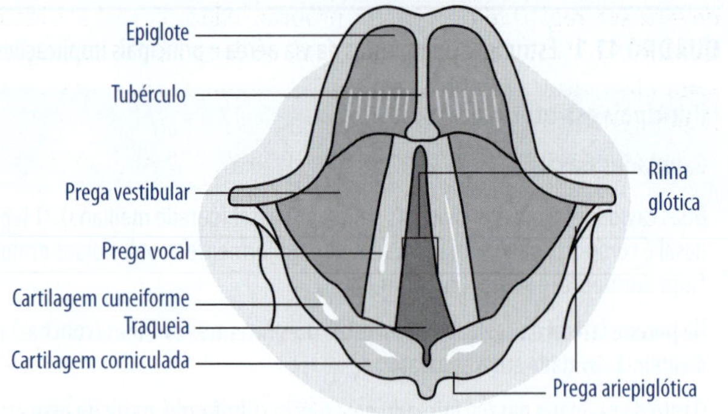


**FIGURA 41.4** Ilustração da visão superior da laringe com as estruturas anatômicas observadas durante a laringoscopia direta.

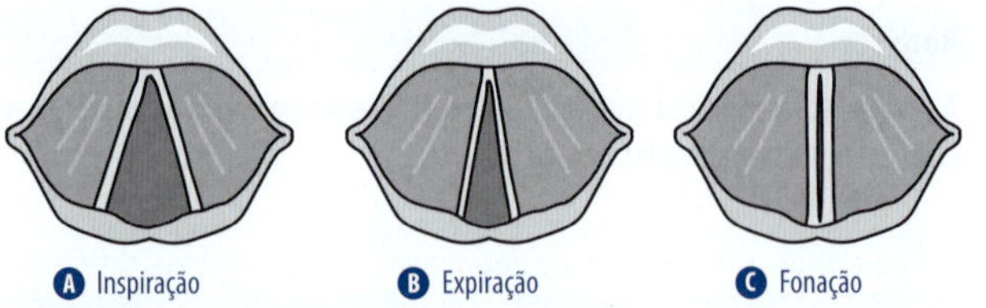


**FIGURA 41.5** Função vocal normal durante inspiração **A**, expiração **B** e fonação **C**.
*Fonte: Adaptada de Truong e Truong.*[11]

– após a cessação de estímulos – a glote permanecer fechada, está caracterizado o fenômeno de laringospasmo. Esse estado inicia-se com o estímulo repetitivo do nervo laríngeo superior e progride com a contração sustentada dos músculos adutores inervados pelo nervo laríngeo recorrente.

Em razão de dano do tronco do nervo laríngeo superior ou do seu ramo externo, ocorre paralisia do músculo cricotireóideo que funciona como um diapasão da laringe. Isso resulta em rouquidão que cessa pela atuação compensatória da musculatura oposta. Além disso, há distúrbio do volume de voz e agudização do timbre. A imagem da laringoscopia inclui o encurtamento da dobra ariepiglótica no lado afetado e alongamento no lado normal, criando um aspecto ondulado.[11]

O nervo laríngeo recorrente pode sofrer lesão resultante de procedimentos cirúrgicos, tumores, rotação cervical forçada, compressão pelo TT ou dispositivo supraglótico (DSG). Devido ao trajeto pela cavidade torácica, o nervo do lado esquerdo é duas vezes mais acometido. A ocorrência de trauma leve a moderado provoca lesão das fibras abdutoras pela maior vulnerabilidade. Como resultado, observa-se a paralisia abdutora isolada. Nos casos de trauma grave, ambos os tipos de fibras nervosas são comprometidos, com incapacidade da adução e abdução.

Por conseguinte, as variações da lesão do nervo laríngeo recorrente devem ser entendidas a partir dos movimentos normais de adução e abdução das pregas vocais durante a inspiração, expiração e fonação (**FIG. 41.5**). Nos casos de paralisias unilaterais ou bilaterais completas e unilateral parcial, a interação entre prega vocal acometida e íntegra permite a passagem de ar durante a inspiração. Logo, a lesão bilateral incompleta dos nervos laríngeos recorrentes gera grave obstrução respiratória em razão do dano das fibras nervosas abdutoras, com permanência da função de adução das pregas vocais em cada lado (**FIG. 41.6**).[11]

## Avaliação da via aérea

A avaliação da VA compreende a análise conjunta da história clínica e do exame físico, visando antever a presença de VAD. A realização da avaliação pré-anestésica, incluindo a VA, segue a determinação da Resolução do Conselho Federal de Medicina (CFM) nº 1.802, de 4 de outubro de 2006[12] e

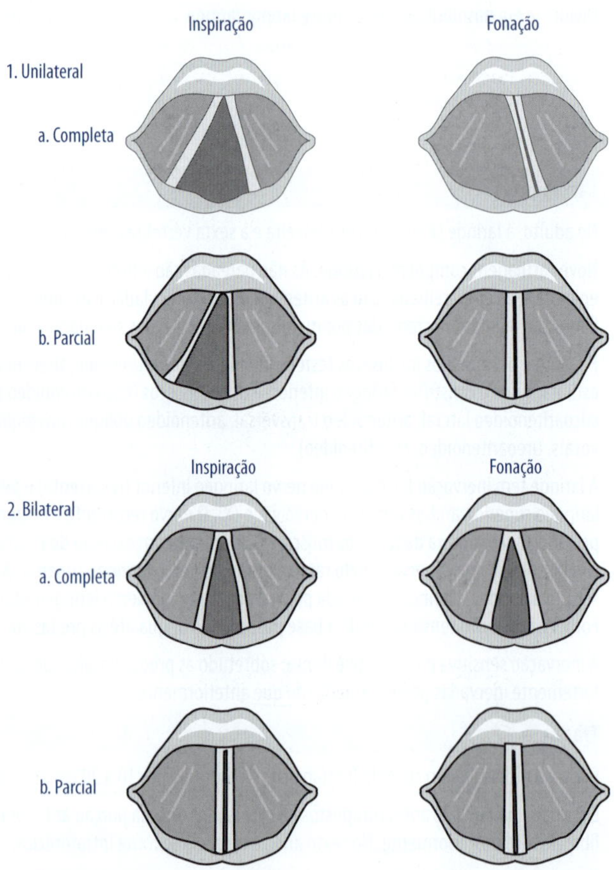


**FIGURA 41.6** Imagem de laringoscopia na lesão do nervo laríngeo recorrente em diferentes tipos de paralisia de prega vocal.
*Fonte: Adaptada de Truong e Truong.*[11]

deverá ser registrada em ficha própria. Além disso, a identificação da VAD deve ser sinalizada na lista de checagem de segurança cirúrgica preconizada pela Organização Mundial da Saúde (OMS).[13,14]

As comorbidades que implicam modificações da anatomia da VA, como trauma cervical ou de face, diabetes, acromegalia, tumores, sequelas de queimaduras, trismo, abscessos e alterações congênitas, provocam marcante suspeita da presença de VAD.

Considera-se que a facilidade de controle prévio da VA não é garantia de sucesso no futuro. A história de VAD representa o preditor mais confiável de adversidades. A acurácia diagnóstica em predizer uma VAD depende diretamente do hábito de avaliação da VA. Em uma coorte de quase 190 mil pacientes da base de dados da Dinamarca, houve 3.391 casos de intubação difícil (ID), com 93% não antecipados. O mesmo se repetiu com a ventilação sob máscara facial difícil (VMFD), com 94%. Em contrapartida, quando a ID foi prevista, 25% de fato ocorreram, com uma razão de riscos de 17,04 se antecipada.[15]

## Conceitos de via aérea difícil

Um dos obstáculos para se estabelecer preditores confiáveis de VAD é a padronização da definição sobre o que é a VAD. Em razão disso, a comparação entre estudos de fatores de risco e complicações torna-se complexa. Logo, procedem as seguintes definições em alinhamento com a presente tecnologia:

- Via aérea difícil: definida quando um profissional experiente antecipa ou encontra dificuldade em alguma ou em todas as ações de VMF, laringoscopia direta (LD) ou indireta, como a videolaringoscopia (VLC), IT, instalação de DSG ou acesso cirúrgico.[16]
- Ventilação sob máscara facial difícil: após manobras de facilitação (posicionamento da cabeça e pescoço, cânulas nasais ou orais, elevação da mandíbula, aplicação da VMF com duas mãos e auxílio de outro profissional), ocorrem um ou mais problemas, como vedamento facial inapropriado, escape ou resistência ao fluxo de oxigênio ($O_2$). Os sinais de ventilação inadequada incluem:
  - Ausência ou inadequação dos movimentos do tórax, ou da ausculta ventilatória.
  - Ruídos sugestivos de obstrução grave.
  - Cianose.
  - Entrada de ar e dilatação do estômago.
  - Queda da saturação de oxigênio.
  - Ausência ou inadequação do dióxido de carbono ($CO_2$) expirado e das medidas espirométricas do fluxo expiratório.
  - Hipertensão, taquicardia ou disritmias ligadas à hipóxia ou hipercapnia.[16,17]
- Laringoscopia difícil: consiste na exposição da laringe grau 3 ou 4, quantificada pela classificação de Cormack-Lehane modificada (FIG. 41.7), sendo aplicável à LD ou VLC. Deve ser acrescida do número de tentativas e uso de manobras auxiliares.[16]
- Intubação traqueal difícil: o julgamento quanto à IT deve ser independente do grau de visualização da laringe. É definida pela presença de um ou todos estes critérios:
  - Múltiplas tentativas ou necessidade de mais de um profissional.
  - Uso de dispositivo introdutor para facilitar a IT (p. ex., *bougie*).
  - Falha do plano inicial para IT, com consequente mudança de dispositivo.[16]
- Emprego de dispositivo supraglótico difícil: dificuldade ou falha na oxigenação e ventilação resultante da complexidade no acesso à boca ou à hipofaringe, vedamento ou expansão pulmonar.[16]
- Via aérea cirúrgica transtraqueal difícil: a adversidade consiste em múltiplas tentativas ou tempo excessivo para estabelecer a VA cirúrgica aberta ou percutânea guiada por agulha.[16]
- Falência da via aérea: consiste em notícia de alerta máximo para solicitação de auxílio e mudança de conduta, como resultado de:
  - Falha da IT com insucesso de três tentativas com qualquer técnica.

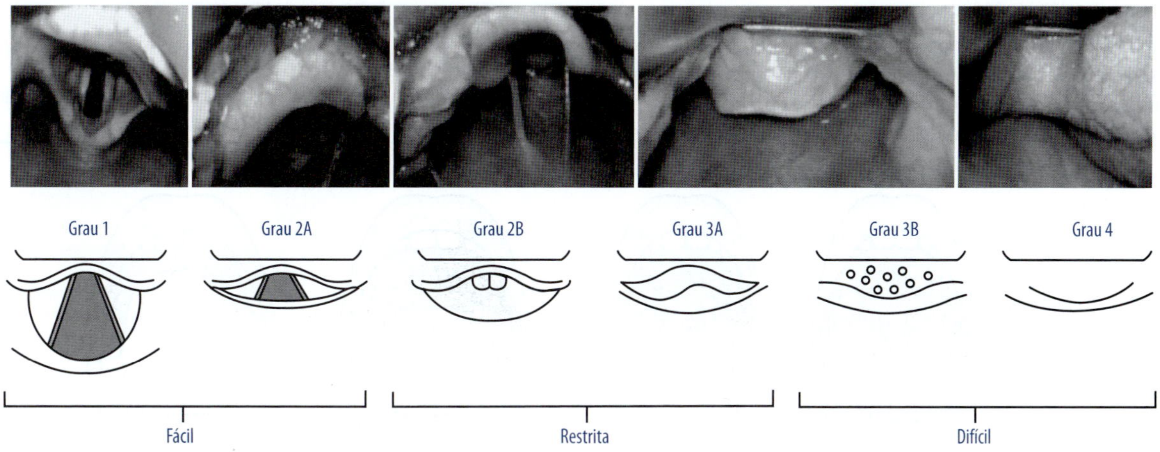


**FIGURA 41.7** Classificação de Cormack-Lehane, modificada por Cook, para laringoscopia direta.
*Fonte: Adaptada de Cook.*[18]

Esta imagem pode ser visualizada em cores no Anexo 2, página 1562.

– Falha da oxigenação – não intubo, não oxigeno (NINO): ocorre quando, em vista da falha de IT, não é possível oxigenar o paciente com VMF ou DSG.

- Extubação difícil: a retirada do TT é malsucedida sempre que houver necessidade de reintubação não antecipada.[16]

Como resultado, a incidência de dificuldade no CVA varia de acordo com a competência avaliada, experiência do profissional, população e local do atendimento. Embora haja diferentes fatores de confundimento, observa-se a tendência de maior incidência de VAD fora do centro cirúrgico.[16,19] Com isso, no cenário perioperatório é possível verificar a seguinte prevalência de VAD:

- A VMFD ocorre a uma taxa de 1 a 2%.
- A VMF impossível ocorre a uma taxa de 1 a 2 por 1.000 anestesias (0,1-0,2%).
- A taxa de insucesso para a máscara laríngea (ML) clássica e/ou flexível é de 2%.
- A LD difícil ocorre a uma taxa de 1 a 18% (com sucesso na IT na maioria dos casos).
- A taxa de falha para IT e ML Proseal® é de 1%.
- A IT e a LD malsucedidas ocorrem a uma taxa de 5 a 35 casos por 10 mil anestesias.
- Em pacientes com VA normal, a taxa de falha para IT assistida por VLC varia entre 0,4 e 2,9%.
- Nos pacientes com VAD antecipada, a taxa de falha para IT com VLC é de 1,5 a 4,2%.
- O cenário NINO ocorre a uma taxa de 0,01 a 2 por 10 mil anestesias.
- A VMFD aumenta significativamente o risco de IT difícil por um fator de 4 e IT impossível por um fator de 12.[20-26]

## Exame físico da via aérea

O exame físico da VA deve ser efetuado visando identificar se os dois principais objetivos no CVA podem ser atingidos: oxigenação e IT. Somente a combinação de múltiplos itens permite elevar o valor preditivo positivo de uma VAD antecipada (QUADRO 41.2).[17,27] Logo, a avaliação de apenas um parâmetro, devido à baixa acurácia, não garante a visualização adequada da glote ou a segurança da VMF.[28]

Os testes à beira do leito não foram originalmente detalhados quanto ao modo de execução.[28] A partir de então, buscou-se estabelecer as condições ótimas dos testes, em particular o de Mallampati (FIG. 41.8). Com isso, Lewis e colaboradores realizaram estudo com 24 combinações de exames clínicos sob diferentes modos de aplicação.[29,30] As recomendações para execução dos exames compreendem sua realização em posição sentada, com a cabeça completamente estendida, protrusão lingual com fonação e mensuração da distância tireomentoniana a partir da face interna do mento. Essa posição acarreta redução da classe do teste de Mallampati, com sensibilidade inalterada e aumento da especificidade e valor preditivo positivo.[31] Outras recomendações compreendem o exame em posição supina associada à fonação.[32,33]

As informações do exame físico devem servir como fundamento para entender as adversidades daquele paciente, e

**QUADRO 41.2** Exame físico da via aérea e achados não desejáveis

| Parâmetros | Achados não desejáveis |
|---|---|
| Comprimento dos dentes incisivos superiores | Relativamente longos |
| Relação entre incisivos maxilares e mandibulares durante o fechamento normal da mandíbula | Arcada superior protrusa (incisivos maxilares anteriores aos mandibulares) |
| Relação entre incisivos maxilares e mandibulares durante protrusão voluntária da mandíbula | Paciente não consegue trazer os incisivos mandibulares adiante (ou em frente) dos incisivos maxilares |
| Distância interincisivos | Menor que 3 cm |
| Visibilidade da úvula | Não visível quando a língua é protraída com o paciente em posição sentada (p. ex., classe Mallampati maior que II) |
| Conformação do palato | Altamente arqueado ou muito estreito |
| Complacência do espaço mandibular | Firme, endurecido, ocupado por massa, ou não elástico |
| Distância tireomentoniana | Menor que a largura de três dedos médios |
| Comprimento do pescoço | Curto |
| Largura do pescoço | Grosso |
| Extensão do movimento de cabeça e pescoço | Paciente não consegue tocar a ponta do queixo no tórax, ou não consegue estender o pescoço |

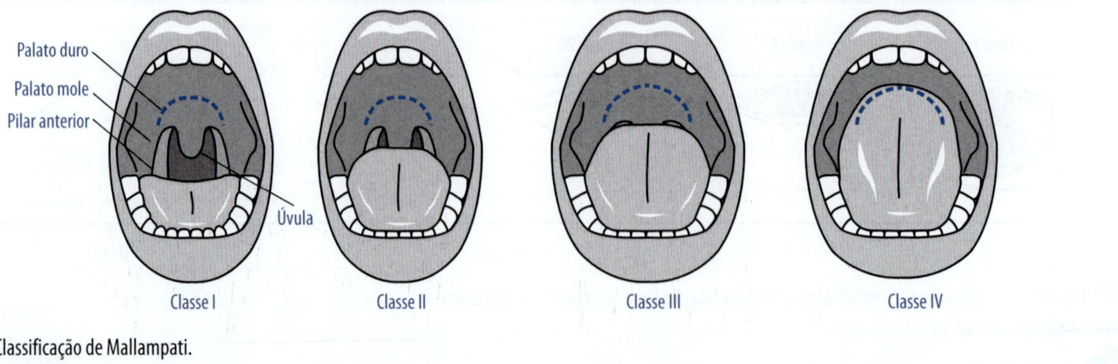


**FIGURA 41.8** Classificação de Mallampati.
*Fonte: Adaptada de Baker.*[28]

principalmente como critério de seleção do dispositivo mais adequado para o caso. Tal fato impõe um encadeamento cognitivo, que resulta em redução de surpresas para o CVA.

A criação de escores visa integralizar os elementos da avaliação da VA, dispostos nos **QUADROS 41.3 E 41.4**.

Outros autores consideram o risco de VMF impossível na presença de dois ou mais destes preditores independentes em ordem decrescente de importância: alterações cervicais por irradiação, gênero masculino, história de apneia obstrutiva do sono, teste de Mallampati classe III ou IV e presença de barba.[34]

A avaliação por exames complementares, como tomografia computadorizada (TC) e métodos óticos, apresenta relevância para o detalhamento das alterações anatômicas da VA. A endoscopia virtual por TC tem sido empregada para avaliação de condições que modifiquem a anatomia da nasofaringe, laringe e árvore traqueobrônquica. Não necessita de nenhum preparo prévio do paciente. As imagens de TC com reconstrução em terceira dimensão das estruturas anatômicas apresentam correlação próxima com as da endoscopia convencional (**FIG. 41.9**).[35]

A endoscopia virtual depende de alto contraste entre o ar e as paredes da VA. Como resultado, a avaliação da laringe é prejudicada devido à baixa aeração, o que acarreta assimetria na imagem. Consequentemente, há baixa especificidade no exame de lesões de mucosa da valécula, seio piriforme e laringe. Em casos de estenose significativa, a sua extensão pode ser superestimada.[35] Ademais, há a variação das dimensões da VAS ao longo do ciclo respiratório.[8] Em vista disso, trata-se de método útil no planejamento pré-operatório do CVA de modo não invasivo, sobretudo das grandes alterações.

## Via aérea básica *versus* avançada

Os escores disponíveis não consideram influências externas, as quais podem comprometer a segurança da VA do paciente, como equipamento disponível, local de atendimento, experiência limitada, obrigação de rapidez e fatores humanos.[36] Esses chamados "fatores de complexidade" são apresentados no **QUADRO 41.5**.

Uma VA avaliada como fácil pode se transformar em uma VAD frente a profissionais inexperientes em situações inóspitas, como o atendimento pré-hospitalar. Em contrapartida, a restrição da abertura bucal associada à irradiação cervical pode representar a rotina de um anestesiologista habituado à IT com paciente sob sedação consciente. Em outras palavras, para cada um desses profissionais há uma definição prática e pessoal de

**QUADRO 41.3** Preditores de laringoscopia direta difícil

- Abertura de boca limitada
- Protrusão mandibular limitada
- Palato arqueado
- Distância tireomentoniana reduzida
- Teste de Mallampati classe III ou IV
- Complacência submandibular diminuída
- Distância esternomentoniana reduzida
- Extensão cervical limitada
- Circunferência cervical aumentada

*Fonte: Adaptado de Baker.*[28]

**QUADRO 41.4** Escore de preditores de risco independentes para ventilação difícil sob máscara facial (a presença de dois ou mais fatores implica dificuldade)

- Presença de barba
- Índice de massa corporal > 26 $kg \cdot m^{-2}$
- Ausência de dentes
- Idade > 55 anos
- História de ronco

*Fonte: Adaptado de Langeron e colaboradores.*[37]

**QUADRO 41.5** Fatores de complexidade que podem comprometer a segurança para o controle da via aérea, dispostos conforme a lista mnemônica HELP-ET

| Fator | Exemplo |
|---|---|
| **H**umano | Fadiga, estresse, comunicação |
| **E**xperiência | Capacitação insuficiente |
| **L**ocal | Pré-hospitalar, locais remotos |
| **P**aciente | Radioterapia cervical, obstrução de via aérea |
| **E**quipamento | Problemas técnicos |
| **T**empo escasso | Rápida dessaturação, instabilidade clínica |

*Fonte: Adaptado de Huitink e Bouwman.*[36]

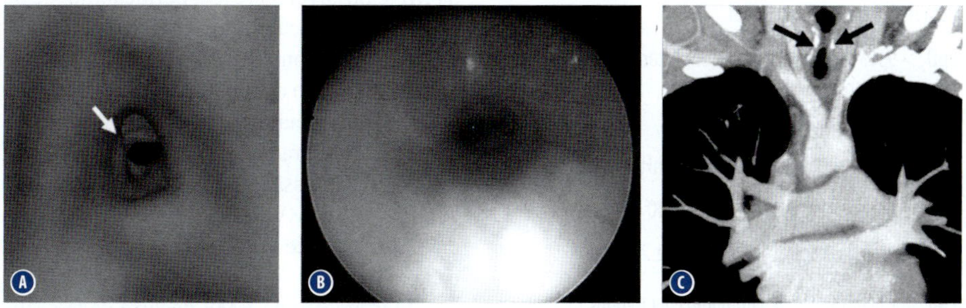


**FIGURA 41.9** Paciente com estenose traqueal. Em **A**, imagem de endoscopia virtual por tomografia computadorizada acima da estenose traqueal (*seta*). Em **B**, correlação com endoscopia convencional. Em **C**, tomografia convencional em corte coronal com contraste apresentando estenose e calcificações em submucosa (*setas*).
*Fonte: Adaptada de Thomas e colaboradores.*[35]

Esta imagem pode ser visualizada em cores no Anexo 2, página 1563.

VAD, de modo que a predição segura de problemas no CVA é impossível com os métodos disponíveis atualmente.[36]

A conclusão recém-citada pode criar a falsa impressão de que a avaliação rotineira da VA não se justifica. De fato, o maior significado clínico de risco resulta da associação de preditores do exame físico (PHASE *checklist*) seguida por "fatores de complexidade" (HELP *checklist*).[36] A partir de então, é possível a distinção entre VA básica e VA avançada **(QUADRO 41.6)**.[36]

# Oxigênio suplementar

## Pré-oxigenação e oxigenação apneica

A dessaturação é definida como o intervalo de tempo entre o início da apneia até que a saturação periférica de $O_2$ atinja valores iguais ou menores que 90%.[38] Em adultos saudáveis respirando ar ambiente, o tempo para dessaturação está entre 1 e 2 minutos. Esse intervalo pode chegar a 8 minutos quando precedido por pré-oxigenação (pré-$O_2$).[39,40]

**QUADRO 41.6** Definição de via áerea básica de acordo com o PHASE *checklist*

| | |
|---|---|
| **P**aciente | ASA 1 a 2, idade > 12 anos, cooperativo, IMC < 25 kg·m$^{-2}$, altura entre 130 e 200 cm, peso entre 30 e 100 kg, abordagem à VA em ambiente hospitalar |
| **H**istória | Ausência de:<br>• História prévia de problemas para o CVA<br>• Cirurgia reconstrutora ou radioterapia na VAS ou cervical<br>• Enfermidades associadas a problemas para o controle da VA |
| Via **a**érea | Mallampati 1 a 2 com abertura de boca > 3 cm<br>Não ser edentado<br>Boa extensão e flexão cervical (> 5 cm de movimentação do mento em direção ao esterno)<br>Não apresentar:<br>• Barba volumosa<br>• Pescoço curto (distância tireomentoniana > 4 cm)<br>• Tumores ou protuberâncias na VA ou cervicais<br>• Estridor inspiratório |
| Cirurgia (***s**urgical*) | Fora da VA ou região cervical |
| Avaliação dos sinais vitais (***e**valuation*) | Sp$O_2$ > 95% sem oxigênio suplementar antes do procedimento<br>Sinais vitais estáveis:<br>• Pressão arterial sistólica > 95 mmHg<br>• Frequência cardíaca entre 40 e 140 bpm<br>• Frequência respiratória entre 14 e 20 irpm |

ASA, American Society of Anesthesiologists; bpm, batimentos por minuto; CVA, controle da via aérea; IMC, índice de massa corporal; irpm, incursões respiratórias por minuto; Sp$O_2$, saturação da hemoglobina periférica pelo oxigênio; VA, via aérea; VAS, via aérea superior.

*Fonte: Adaptado de Huitink e Bouwman.*[36]

O processo de pré-$O_2$ é utilizado para substituir o ar ambiente rico em nitrogênio nos alvéolos com oxigênio, para absorção durante períodos de apneia induzida. Em pacientes saudáveis, isso pode ser conseguido por 3 a 5 minutos de respiração espontânea ou oito respirações de capacidade vital de uma máscara ajustada sem reinalação e oferta de $O_2$ a 100%.[41]

A desnitrogenação também pode ser atingida com fluxo de $O_2$ a 100% pelo sistema ventilatório, com completo vedamento da máscara facial (MF), até atingir a fração expirada de $O_2$ ($E_TO_2$) entre 0,87 e 0,9.[39] Diferentes técnicas têm sido descritas para pré-$O_2$.[41] Isso acarreta elevação da reserva de $O_2$, retardo da dessaturação e permite maior tempo para a LD, IT e, sobretudo, resgate na falha do CVA.[42]

Em adultos saudáveis, a utilização de MF sem reinalação é menos efetiva para atingir $E_TO_2$ do que o uso de dispositivos bolsa-válvula-máscara e circuito ventilatório do aparelho de anestesia.[43] Em pacientes gravemente doentes, a eficácia e a estratégia da pré-$O_2$ não estão definidas de modo claro.[44-46]

A adição de $O_2$ suplementar através de uma cânula nasal na presença de vazamentos da MF pode ser útil para melhorar a $E_TO_2$. Tal conduta está recomendada em pacientes com risco de VAD.[47]

O tempo sem dessaturação também pode ser prolongado pela oxigenação passiva ou apneica. Realiza-se com a oferta de $O_2$ acima de 15 L·min$^{-1}$ através de cânula nasal.[48] Outra opção consiste em fluxo acima de 70 L·min$^{-1}$ de $O_2$ umidificado via dispositivo nasal específico, como THRIVE, Optiflow ou STRIVE Hi.[23,49,50] Ademais, nos obesos, a pré-$O_2$ com cefaloaclive de 20 a 25° e a pressão positiva contínua na VA são capazes de retardar o início da hipoxemia.[51-53]

## Sistemas de entrega de oxigênio

Os sistemas de entrega de oxigênio podem ser divididos em baixo ou alto fluxo **(TAB. 41.1)**.[51-53] Os sistemas de fluxo não devem ser confundidos com a fração inspirada de oxigênio ($F_IO_2$). Por exemplo, dispositivos de alto fluxo como máscaras de Venturi podem fornecer $F_IO_2$ de apenas 0,24.

# Controle das vias aéreas sem intubação da traqueia

## Ventilação sob máscara facial

A VMF constitui habilidade crítica na anestesiologia. Por meio da MF é possível a pré-$O_2$, permeabilidade da VA, indução inalatória e ventilação de resgate. Representa a ponte que liga as ventilações espontânea, assistida e controlada.

O adequado ajuste da máscara contra a face compreende a vedação completa, sem escape do fluxo administrado. O apoio da mão do operador em regiões ósseas evita a obstrução da VA por compressão submandibular. Essa técnica denomina-se "C+E" **(FIG. 41.10)**. Verifica-se a efetiva VMF pela elevação torácica, detecção de volume expirado, oximetria de pulso (Sp$O_2$) e capnografia.

O insucesso na VMF decorre de três situações: má adaptação da MF, obstrução da VAS ou baixa complacência pulmonar.[23]

Nos pacientes obesos, edentados e com barba, a adaptação pode não ser efetiva. A posição supina associada à perda de tônus por efeito dos fármacos predispõe ao deslocamento posterior de diferentes tecidos. A queda principalmente da

**TABELA 41.1** Sistemas de entrega de oxigênio

| Dispositivo | $F_IO_2$ | Fluxo de $O_2$ ($L \cdot min^{-1}$) | Observações |
|---|---|---|---|
| Cânula nasal | 0,24 a 0,44 | 1 a 6 | Para cada aumento de 1 $L \cdot min^{-1}$ no fluxo, a $F_IO_2$ aumenta aproximadamente em 4% |
| Máscara facial simples (Hudson) | 0,4 a 0,6 | 5 a 8 | Maior $F_IO_2$ devido ao aumento do tamanho do reservatório de $O_2$ (100-200 mL)<br>Fluxo mínimo de 5 $L \cdot min^{-1}$ para evitar acúmulo de $CO_2$ e reinalação |
| Máscara com reinalação parcial e bolsa reservatório (600-1.000 mL) | 0,6 a 0,8 | 6 a 10 | Fluxo mínimo de 8 $L \cdot min^{-1}$ para manter o reservatório 1/3 a 1/2 inflado durante todo o ciclo respiratório |
| Máscaras sem reinalação | 0,8 a 0,9 | 10 a 15 | Três válvulas unidirecionais impedem a reinalação de $CO_2$ e ar ambiente por arrastamento<br>Fluxo de 15 $L \cdot min^{-1}$ atinge potencialmente $F_IO_2$ de 1 |
| Máscara de Venturi | 0,24 a 0,5 | 3 a 15 | Princípio de Bernoulli<br>Alterações no orifício de $O_2$ ou no tamanho da entrada de arrasto de ar ambiente alteram a $F_IO_2$<br>Dois modelos de $F_IO_2$ fixas (codificados por cores) e um modelo de $F_IO_2$ variável com um ajuste graduado<br>A $F_IO_2$ entregue não depende da demanda inspiratória do paciente |
| Cânula nasal de alto fluxo | 0,72 a 1,0 | Acima de 50 | Ajustes independentes de $F_IO_2$ e fluxo de gás<br>Gera um nível moderado de pressão positiva contínua nas vias aéreas |

*Fonte: Adaptada de Jaber e colaboradores,[51] Grant e colaboradores[52] e Wang e colaboradores.[53]*

velofaringe, seguida da língua e epiglote, é responsável pela obstrução da VAS.[54,55]

Para viabilizar a VMF, podem ser empregadas as seguintes medidas: deslocamento anterior da mandíbula, elevação do mento, inserção de cânulas orofaríngeas ou nasofaríngeas, VMF com duas pessoas e VMF com três pessoas **(VER FIG. 41.10)**.

Na presença de dificuldade da VMF, a primeira conduta consiste no ajuste do posicionamento da cabeça. Para isso, são previstas as manobras de elevação do mento, hiperextensão cefálica e deslocamento anterior da mandíbula. A posição olfativa causa aumento do espaço faríngeo e melhora as condições da VMF.[54-56] Em caso de suspeita de lesão cervical, somente se admite o deslocamento anterior da mandíbula acompanhado de estabilização lateral da cabeça em posição neutra.

Podem ser usadas cânulas para facilitar a permeabilidade da VAS. A cânula orofaríngea (Guedel) apresenta baixa tolerância no paciente desperto, fato que predispõe a tosse, vômito ou laringospasmo. A escolha do tamanho se faz pela medida a partir da comissura labial até o ângulo da mandíbula ou lobo da orelha. A escolha equivocada acarreta a piora da obstrução do fluxo ventilatório. A colocação é realizada pela inserção da cânula orofaríngea com a convexidade para o palato seguida da rotação em 180° na orofaringe. Complicações compreendem a lesão dentária e do nervo lingual.[57] A cânula nasofaríngea provoca menor estímulo no doente acordado. O risco de epistaxe pode ser prevenido com lubrificação e introdução delicada.

Quando a VMF com uma das mãos for malsucedida, o passo seguinte é a chamada VMF a quatro mãos. Nela, a presença do auxiliar visa otimizar o vedamento da MF contra o rosto ou comprimir a bolsa ventilatória. Outra possibilidade consiste na vedação da MF pelo único anestesiologista, concomitante à ventilação mecânica no modo controlado a pressão.

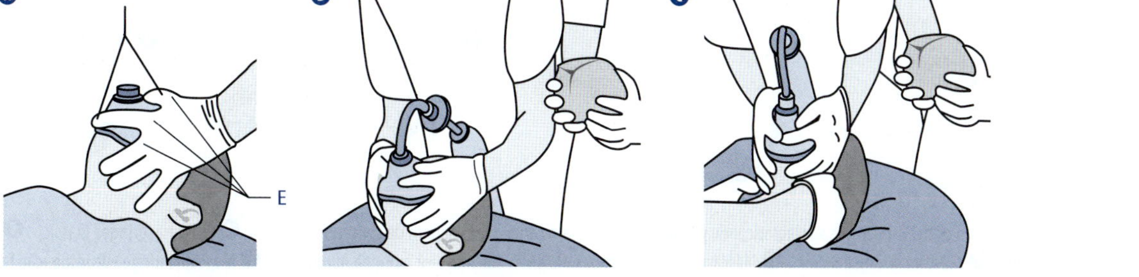


**FIGURA 41.10** Ventilação sob máscara fácial. **A** Modalidade com um operador (técnica "C+E"), dois **B** e três operadores **C**.

O fluxo lento e a limitação do pico inspiratório, desde que acompanhada de abertura da VA, evitam a insuflação gástrica.[47,58,59]

A contraindicação relativa da VMF é o risco aumentado de regurgitação do conteúdo gástrico e aspiração pulmonar. Tais situações compreendem tempo de jejum inadequado, obstrução intestinal alta, abdômen agudo, doença do refluxo gastresofágico, hérnia hiatal, doenças neurológicas do primeiro neurônio, diabetes com início acima de 10 anos e gastroparesia diabética. Para prevenir insuflação gástrica, a ventilação com pressão positiva não deverá ultrapassar 20 cm$H_2O$.[57] A compressão cricoide (CC) pode representar outra medida auxiliar, como discutido adiante.

## Dispositivos supraglóticos

O emprego dos DSGs acarretou uma mudança de paradigma no CVA, com ênfase na ventilação e oxigenação do paciente. Esses dispositivos são utilizados com sucesso tanto como abordagem primária, quanto no resgate no intra ou extra-hospitalar. Sob o aspecto prático, são equivalentes as denominações supraglótico ou extraglótico.

Recomenda-se o emprego precoce de um DSG caso a VMF e as tentativas de IT não sejam bem-sucedidas. Ademais, alguns modelos de DSG podem ser usados como conduto para o TT guiados cegamente ou por fibroscopia (FB) flexível. Embora o DSG não garanta proteção contra broncoaspiração, a regurgitação é menos comum do que com a VMF. Quando comparada ao TT, a ML clássica oferece ventilação equivalente na maioria das situações clínicas. É possível introduzir o DSG mesmo em situações nas quais a LD seria difícil ou impossível, como trauma de face, instabilidade cervical, acesso limitado ao paciente ou impossibilidade de posicionamento para a IT. O uso de uma ML clássica predispôs a melhor estabilidade hemodinâmica e respiratória, menor restrição à atividade mucociliar, menor requerimento de anestésicos, além de dispensar o emprego de bloqueador neuromuscular (BNM).[60]

Existem diversas formas de classificar os DSGs, de acordo com a técnica de inserção, a presença ou não do balonete, ou segundo a sua posição final. A alternativa mais simples de classificação leva em conta a cronologia histórica, a função primária e a presença do canal de drenagem gástrica (FIGS. 41.11 e 41.12). Dessa maneira, os DSGs podem ser classificados como:

- Dispositivos supraglóticos de primeira geração (DSG1).
- Dispositivos supraglóticos para intubação traqueal (DSGITs).
- Dispositivos supraglóticos de segunda geração (DSG2).

A ML clássica foi o modelo para todos os dispositivos classificados como de primeira geração, lançado em 1988. A técnica de inserção da ML clássica pode ser empregada para a maioria dos DSG1. Se utilizada para ventilação controlada, a pressão máxima na VA deve ser limitada a menos de 20 cm$H_2O$ para prevenir o escape de volume corrente e/ou a insuflação gástrica. Os DSG1 não protegem contra a aspiração de modo tão eficaz quanto o TT. Portanto, os DSG1 podem não ser apropriados ou até contraindicados para pacientes com risco de broncoaspiração, redução da complacência pulmonar ou elevação da resistência das VA. A resistência durante a ventilação aumenta dramaticamente se o DSG está malposicionado na laringe ou se houver laringospasmo devido a uma inadequação da profundidade anestésica.[61]

Em 1995, foi lançada a LMA Fastrach®, um DSG projetado para ventilação e IT. O tubo ventilatório foi substituído por uma peça metálica, com angulação acentuada, e as barras fixas foram substituídas pela barra elevadora epiglótica, capaz de afastar a epiglote para permitir a entrada do TT (tubo de Brain), também modificado. Com isso, foi possível obter taxas de sucesso de 97 a 99,8% para ventilação e de 70 a 98% para intubação às cegas. A excelente capacidade ventilatória foi devida à alta pressão de selo. Esse DSG consiste em boa opção para ventilação de resgate em emergências ventilatórias ou intubação da VAD. Outros fabricantes apresentam a mesma função de DSGIT, como a Air-Q® e a AuraGain® (VER FIGS. 41.11 E 41.12).

Em 2000, foi lançada uma ML aperfeiçoada, a Proseal LMA® reesterilizável, com novas características, como duplo balão, com aumento da capacidade de selo da via aérea, tubo ventilatório reforçado e protetor de mordedura; porém a característica mais marcante desse DSG2 foi a presença do canal de drenagem gástrica, que permitiu a introdução de sonda para aspirar líquido e ar do estômago e o melhor isolamento dos tratos respiratório e digestivo. É importante ressaltar que os modelos

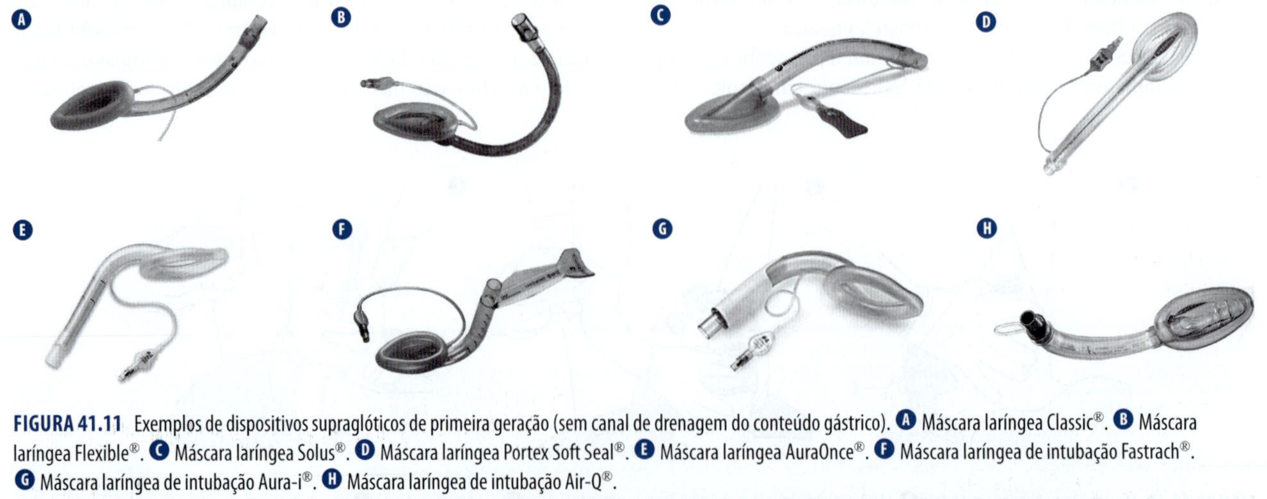


**FIGURA 41.11** Exemplos de dispositivos supraglóticos de primeira geração (sem canal de drenagem do conteúdo gástrico). (A) Máscara laríngea Classic®. (B) Máscara laríngea Flexible®. (C) Máscara laríngea Solus®. (D) Máscara laríngea Portex Soft Seal®. (E) Máscara laríngea AuraOnce®. (F) Máscara laríngea de intubação Fastrach®. (G) Máscara laríngea de intubação Aura-i®. (H) Máscara laríngea de intubação Air-Q®.
*Fontes: A) Teleflex Medical Europe.[62] B) Teleflex Medical Europe.[63] C) Bramédica.[64] D) MedTree.[65] E) Ambu.[66] F) Teleflex Medical Europe.[67] G) Ambu.[68] H) Cookgas.[69]*

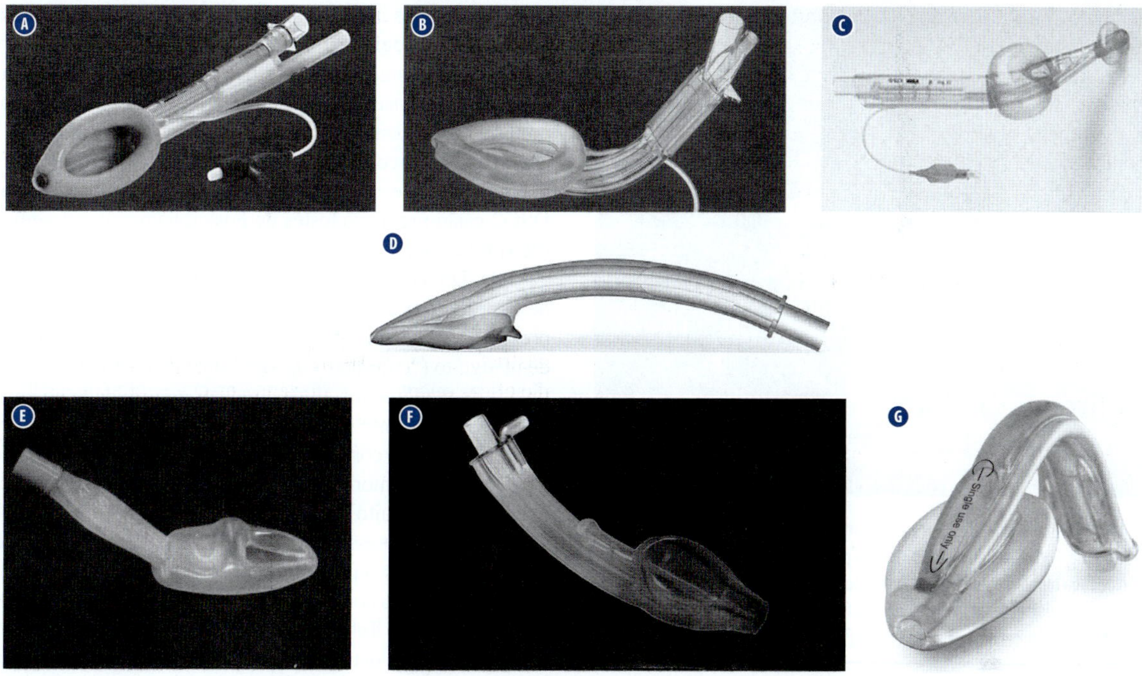

**FIGURA 41.12** Exemplos de dispositivos supraglóticos de segunda geração (com canal de drenagem do conteúdo gástrico). (A) Máscara laríngea ProSeal®. (B) Máscara laríngea Supreme®. (C) Tubo laríngeo-D®. (D) i-gel®. (E) SLIPA®. (F) Baska mask®. (G) Máscara laríngea AuraGain®.
*Fontes: A) Teleflex Medical Europe.[70] B) Teleflex Medical Europe.[71] C) VBM.[72] D) Intersurgical.[73] E) Researchgate.net.[74] F) Baskamask.[75] G) Ambu.[76]*

possuem diferenças quanto ao calibre e ao trajeto do canal de drenagem gástrica, fato que pode alterar a capacidade de drenagem, assim como a taxa de sucesso para inserção da sonda gástrica (FIG. 41.13).[77]

A redução do risco de aspiração e o aumento da pressão de fuga orofaríngea (PFO) orientaram o desenvolvimento dos DSG2. A característica comum desses dispositivos é o selo aperfeiçoado que permite a ventilação com pressão positiva com valores mais elevados. Deve-se notar que a PFO mais alta não necessariamente se traduz em maior segurança. Para pressões de VA acima de 20 cm$H_2O$, a pressão contra o esfincter esofágico superior pode ser aumentada e, associada ao posicionamento incorreto não detectado, resultar em insuflação gástrica de ar. O selo do DSG sobre o esôfago, portanto, torna-se crítico. Esse selo é referido como a pressão de vedação hipofaríngea (PVH) ou "segundo selo" (FIG. 41.14).[78,79] O selo formado com o esfincter esofágico superior deve ser eficaz em ambas as direções, ou seja, proteger contra a insuflação gástrica com ventilação com pressão positiva, ao mesmo tempo em que evita o movimento do conteúdo gástrico para o trato respiratório em caso de regurgitação. Embora a PVH apresente importância, em particular quando se utilizam DSGs em indicações expandidas ou avançadas, não há nenhum teste clínico disponível na atualidade para determinar o nível dessa pressão em pacientes individualmente. Os únicos valores existentes para os vários DSGs em nível individual foram determinados por meio de cadáveres.[78,79]

Foi observado que a ML Proseal® e a ML Clássica® apresentaram pressão de vedação orofaríngea (PVO) significativamente mais elevada do que a i-gel®. Acredita-se que a causa seja a ponta achatada do i-gel® que possivelmente não está inserida o suficiente na região pós-cricoide.[79,80] Logo, a PVO depende tanto do projeto particular do DSG como do seu posicionamento correto.

Se a IT não estiver formalmente indicada, mas existir baixo risco de regurgitação, os DSG2 consistem em uma escolha mais prudente que os DSG1. Portanto, para pacientes com baixo risco de broncoaspiração, porém com outros fatores que colocam o DSG1 no limite da segurança (p. ex., posição, acesso limitado à VA ou tamanho do paciente), deve-se considerar o uso dos DSG2. Recomenda-se que todos os hospitais disponibilizem DSG2 para uso nos casos eletivos e para o resgate emergencial da VA.[47]

Projetado para uso em ambiente pré-hospitalar, o Combitube® não exige técnica complexa para inserção. Após a colocação, esse DSG1 pode estar localizado no esôfago (muito

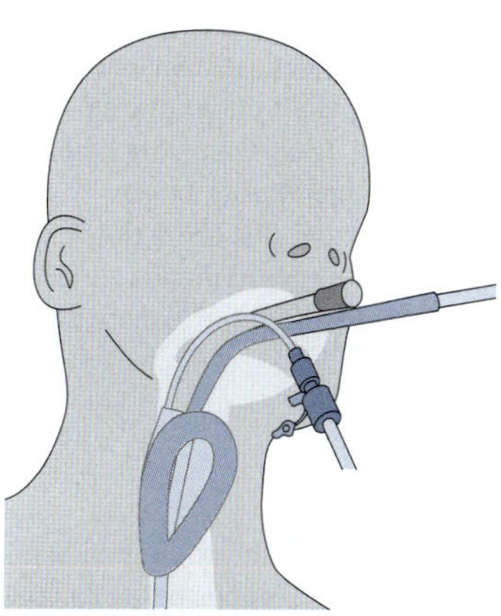

**FIGURA 41.13** Adequado posicionamento e drenagem gástrica em dispositivo supraglótico de segunda geração.
*Fonte: Adaptada de Wang e colaboradores.[57]*

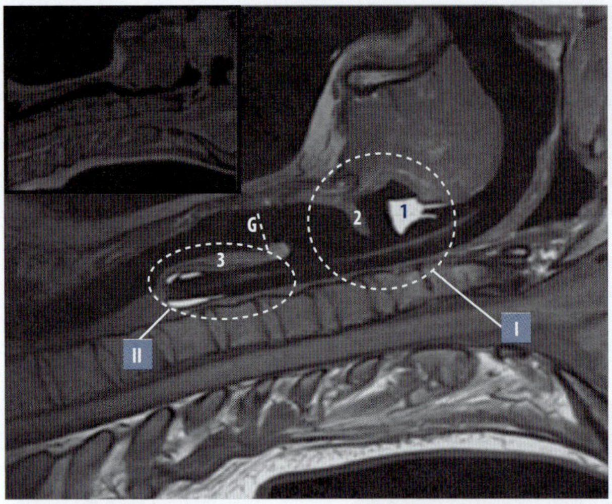


**FIGURA 41.14** Ressonância magnética demonstrando a correta colocação da máscara laríngea Supreme. Pontos de referência: I, área da pressão de fuga orofaríngea; II, área da pressão de fuga hipofaríngea (segunda vedação); 1, manguito proximal; 2, epiglote; 3, placa dorsal da cartilagem cricoide; G, nível glótico.
*Fonte: Adaptada de Timmermann e colaboradores[77] e Russo e Wulf.[81]*

comum – 85-90%) ou na traqueia (10-15%). Também é empregado para substituir a IT durante a parada cardíaca. Complicações relacionadas a esse dispositivo incluem trauma do esôfago, com lacerações e enfisema subcutâneo. Está indicado para pacientes acima de 130 cm de altura. Por ser mais traumático e não ser adequado para uso durante procedimentos eletivos em anestesia, ficou restrito ao atendimento pré-hospitalar, resgate emergencial da VA e na reanimação cardiorrespiratória. O Easytube Rusch®, lançado em 2006, também é um tubo de duplo-lúmen, porém mais delicado que o Combitube®, com a vantagem de permitir o emprego de FB, a passagem de um cateter de sucção ou trocador de tubo.

Embora seja semelhante ao Combitube®, o desenho do tubo laríngeo (TL) foi modificado várias vezes. O manuseio do TL foi simplificado a partir da insuflação dos dois balonetes através de um balão piloto único em vez de dois, como no Combitube® e no Easytube®. Esse procedimento assegura a insuflação do balão orofaríngeo primeiro, e depois do esofágico. É menor, mais compacto, menos traumático e com inserção mais simples e rápida do que a do Combitube®. Há disponibilidade de tamanhos para a população pediátrica. O selo da VA é mais eficaz que aquele da ML. A incidência de complicações é semelhante para ambos os dispositivos, embora o uso do TL requeira mais ajustes.

Lançada em 2014, a ML Protector® dispõe de dois canais de acesso gástrico, duplo vedamento, possibilidade de passagem do TT e balão-piloto modelo Cuff Pilot®, que estima a pressão de insuflação do manguito.[79,80]

## Técnica de inserção e testes de posicionamento e desempenho

A inserção desses dispositivos em geral não exige grande manipulação da VA, sendo inseridos às cegas após perda da consciência. Ademais, não há necessidade do uso de BNM como na LD. O treinamento para seu posicionamento é mais simples do que o necessário para realizar uma IT. O DSG mais estudado e com maior experiência mundial em anestesia é a ML clássica. A sua técnica de inserção segue as curvaturas anatômicas e simula o ato da deglutição (FIG. 41.15).[79,80]

O mau posicionamento do DSG implica ventilação inadequada e/ou insuflação gástrica.[24] Particularmente quando a ponta do DSG está acima da posição posterior alinhada com a cartilagem cricoide, é possível a ventilação, porém também acompanhada de insuflação gástrica. Em contrapartida, para os DSG2 estão previstos testes de posicionamento e desempenho (FIG. 41.16 E QUADRO 41.7).[77]

Os DSGs que possuem manguito devem ser insuflados de acordo com a recomendação do fabricante. Como regra, a pressão deve ser monitorizada com um manômetro de pressão de manguito ("cufômetro"), com limite de 60 $cmH_2O$. O uso rotineiro de manômetros ajuda a reduzir a morbidade no emprego dos DSG em 70%.[82,83] Em procedimentos laparoscópicos para pacientes com peso corporal normal e ventilação adequada com a ML Supreme®, a morbidade respiratória diminui ainda mais com pressão do manguito limitada em 25 $cmH_2O$.[84] Com o intuito de evitar excessiva pressão contra a mucosa da VAS, foram desenvolvidas soluções sem manguito (i-Gel®, Slipa® e Baska®), bem como balão-piloto com indicador e limite de pressão (Cuff Pilot® – DSG da família Teleflex®) (FIG. 41.17).[84]

A auditoria denominada Fourth National Audit Project (NAP4), realizada no Reino Unido pelo Royal College of Anaesthetists e pela Difficult Airway Society (DAS) e publicada em 2011, apresentou uma análise a partir das complicações ligadas

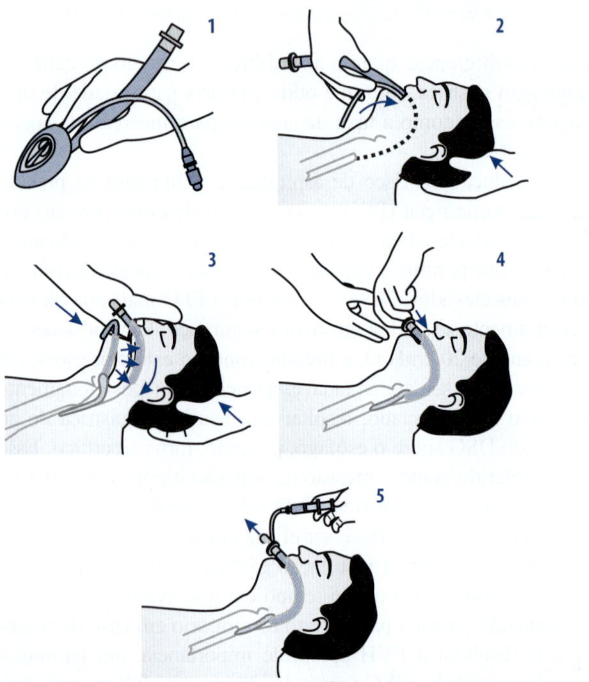


**FIGURA 41.15** Técnica de inserção da máscara laríngea (ML) clássica. Etapa 1: desinsuflar o dispositivo visando deixar lisa a face posterior; segurar a ML entre o polegar e o dedo indicador tal como uma caneta. Etapa 2: estender a cabeça do paciente com a mão não dominante, enquanto a ML é inserida em direção ao palato duro. Etapa 3: avançar a ML para a hipofaringe aplicando pressão com o dedo indicador ao longo do palato; avançar até sentir suave resistência. Etapa 4: retirar a mão dominante da boca do paciente, enquanto estabiliza o eixo da ML com a mão não dominante. Etapa 5: inflar o manguito da ML. É frequente o recuo da ML concomitante à insuflação. A pressão de enchimento não deverá ultrapassar 60 $cmH_2O$.
*Fonte: Adaptada de Russo e colaboradores[79] e Liew e colaboradores.[80]*

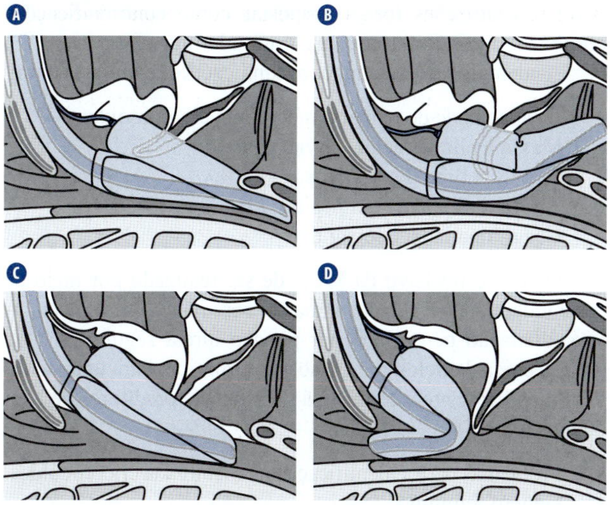


**FIGURA 41.16** Posicionamentos dos dispositivos supraglóticos (DSGs). **A** Colocação correta: a ponta do DSG é avançada em direção à região pós-cricoide. **B** Deslocamento: a ponta do DSG é avançada dentro da área glótica. **C** Colocação errada: a ponta do DSG permanece acima da região pós-cricoide. **D** Colocação errada: dobra da ponta do DSG.
*Fonte: Adaptada de Timmermann e colaboradores.*[77]

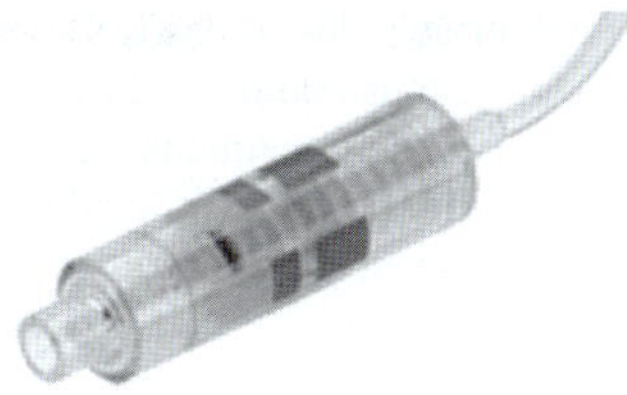

**FIGURA 41.17** Válvula-piloto de manguito com estimativa de pressão – Cuff Pilot®.
*Fonte: Teleflex Medical Europe.*[85]

Esta imagem pode ser visualizada em cores no Anexo 2, página 1563.

ao CVA. Segundo o estudo NAP4, os eventos que levaram a desfechos adversos graves incluíram regurgitação e aspiração, vazamentos durante a ventilação, trauma e deslocamento do DSG. Em parte, a motivação para esses eventos ocorreu devido ao uso dos DSG1 em pacientes de risco mais elevado de regurgitação, VAD prevista, obesos e procedimentos em caráter de urgência. Embora o uso avançado de DSGs tenha sido descrito para pacientes parturientes, com obesidade mórbida, em posição prona ou litotomia, e laparoscopia, o clínico deve reconhecer que esses usos frequentemente vão além das recomendações dos fabricantes e podem colocar os doentes em perigo.[86] Portanto, a baixa complacência pulmonar ou o elevado risco de aspiração representam contraindicações aos DSGs. Cabe salientar que, durante o resgate emergencial da hipoxemia, a possibilidade de regurgitação mostra-se como aspecto secundário.

Assim sendo, os presentes dados ratificam a relevância da identificação de preditores de dificuldade de inserção ou ventilação via DSG (**QUADRO 41.8**).[87] Além disso, os fatores de risco independentes para falha no emprego da ML Unique® (versão descartável da ML clássica) são listados no **QUADRO 41.9**.[25,88]

Há relatos de casos descrevendo lesões dos nervos lingual, hipoglosso e laríngeo recorrente com o emprego de DSG. Dois

**QUADRO 41.7** Testes de posicionamento e desempenho para procedimentos avançados com dispositivos supraglóticos de segunda geração

| Teste | Questão | Procedimento | Resultado esperado |
|---|---|---|---|
| | | **Posicionamento** | |
| **Teste das bolhas** | A ponta do DSG está suficientemente profunda na região pós-cricoide? | O tubo de drenagem gástrica é selado com 0,5 a 1 cm de gel seguido por VPP | Não há borbulhamento pelo tubo gástrico |
| **Compressão supraesternal** | A ponta do DSG está suficientemente profunda na região pós-cricoide?<br>Há dobra do DSG? | O tubo de drenagem é selado com 0,5 a 1 cm de gel seguido por uma ligeira pressão aplicada no entalhe supraesternal | A coluna de gel move-se de forma síncrona com a pressão aplicada |
| **Inserção de sonda gástrica** | Há dobra do DSG? | Inserção de sonda no estômago através do canal de drenagem | Inserção sem resistência |
| | | **Desempenho** | |
| **Pressão de vazamento orofaríngeo** | Qual o provável limite de pressão de pico durante a ventilação positiva? | Válvula de alívio ajustada em 30 $cmH_2O$ e fluxo de gases ≥ 3 L até escape audível | ≥ 25 $cmH_2O$ ou 8 $cmH_2O$ acima da pressão de pico durante normoventilação |
| **Máxima ventilação por minuto** | Qual é a máxima ventilação por minuto? | Em 15 s, efetuar 4 ventilações máximas (limite de pico em 30 $cmH_2O$)<br>Calcular a ventilação-minuto | ≥ 12 L em adultos ou ≥ 2 vezes a ventilação-minuto basal |

DSG, dispositivo supraglótico; VPP, ventilação com pressão positiva.

*Fonte: Adaptado de Timmermann e colaboradores.*[77]

fatores predisponentes comuns em quase todos os casos foram o tamanho do DSG (muito pequeno) e o uso de óxido nitroso. No entanto, uma vez que a incidência é muito pequena, não se pode pressupor que a influência do tipo de DSG utilizado, a pressão do manguito ou a técnica de inserção sejam determinantes absolutos nas lesões de nervo craniano.[77]

## Acesso invasivo à via aérea

O acesso invasivo à VA difundido desde o século XIX foi a traqueostomia. A carência de treinamento dos anestesiologistas e até mesmo a falta de destreza cirúrgica tornam esse procedimento uma técnica em desuso no cenário emergencial. Nesse contexto, a cricotireoidostomia (CTT) é a primeira opção em razão de praticidade, agilidade e menor risco de complicações. A abordagem invasiva não deve ser postergada ou evitada e pode representar a última tentativa contra a hipoxemia. Em contrapartida, também é aceita como uma opção primária eletiva para o CVA.[89-91]

A principal indicação para a CTT é a incapacidade de manter o CVA com uso de técnicas menos invasivas como VMF, IT ou DSG. Constituem outras indicações para CTT:

- Hemorragia abundante da VAS.
- Regurgitação vultuosa.
- Trauma maxilofacial grave.
- Anormalidades anatômicas graves da VAS.
- Obstrução da VAS (edema, corpo estranho, estenose, hematoma ou abscesso).

**QUADRO 41.8** Preditores de dificuldade de inserção ou ventilação com dispositivo supraglótico

- Abertura limitada da boca
- Significativa enfermidade supraglótica, extraglótica, glótica ou subglótica
- Impossibilidade de flexão da coluna cervical por deformidade ou fixação
- Aplicação da pressão cricoide
- Acesso limitado ao paciente durante o procedimento cirúrgico

*Fonte: Adaptado de Cooper.*[87]

**QUADRO 41.9** Fatores de risco independentes para falha no emprego da máscara laríngea Unique®

- Idade avançada (> 56 anos)
- Índice de massa corporal > 29,3 kg·m$^{-2}$
- Gênero masculino
- Redução da distância tireomentoniana (< 6 cm)
- Pescoço largo (qualitativamente analisado pelo clínico)
- Dentição ruim (falha ou ausência)
- Tabagismo atual
- Modificação intraoperatória da mesa cirúrgica

*Fonte: Adaptado de Ramachandran e colaboradores.*[25]

Duas situações foram propostas como contraindicações absolutas: transecção traqueal e fratura laríngea.[92]

As demais representam contraindicações relativas, como:

- Incapacidade de palpar a membrana cricotireóidea.
- Massa na linha média cervical.
- Glândula tireoide volumosa.
- Artéria inominada em posição alta.
- Coagulopatia não corrigida.[91,93-96]

O acesso invasivo da VA pode ser realizado por meio de três modalidades técnicas: dilatação percutânea por punção direta; dilatação percutânea por punção direta seguida por fio guia (técnica de Seldinger); e acesso cirúrgico. Para tanto, convém identificar precocemente a presença de preditores de dificuldade para a CTT:

- Problemas para a identificação da membrana cricotireóidea.
- Gênero feminino.
- Idade inferior a 8 anos.
- Pescoço largo ou obesidade cervical.
- VA deslocada da posição anatômica.
- Doença sobrejacente, como tumores ou cicatrizes de radioterapia.
- Dificuldade de acesso à traqueia pela via cervical anterior.
- Fixação cervical ou deformidade em flexão.[28]

### Dilatação percutânea

Embora a CTT com cânulas de pequeno calibre seja eficaz em casos eletivos, diversas limitações foram descritas em cenários emergenciais.[97-99] Para tal técnica, torna-se obrigatório o dispositivo de ventilação a jato transtraqueal (VJTT) que forneça $O_2$ em alta pressão para insuflação.

As falhas sucederam-se devido a dobras, mau posicionamento ou deslocamento da cânula, mesmo com dispositivos projetados especificamente, como o Ravussin. Logo, estão desaconselhados os cateteres intravenosos improvisados, pois não garantem a permeabilidade do lúmen. Além disso, deverá haver atenção quanto à abertura da VAS para expiração, já que um dos riscos potenciais é de barotrauma seguido por pneumotórax hipertensivo. Tal fato decorre da incapacidade para VMF ou IT, que muitas vezes está associada à obstrução parcial ou completa da VAS. Mesmo quando um anestesiologista possui experiência com a VJTT eletiva, essa habilidade não pode ser estendida para emergência NINO.[16,47,86,100]

A técnica de dilatação percutânea guiada por fio metálico flexível com ponta atraumática (Seldinger) permite a CTT com cânulas de grande diâmetro. Essa abordagem é menos invasiva do que a CTT cirúrgica. Além disso, evita-se a necessidade de equipamento especializado para VJTT. Embora a técnica de Seldinger seja familiar para inserção de linha venosa central, esta exige controle motor fino, tornando-a menos adequada em situações estressantes. Como resultado, representa alternativa razoável somente para anestesiologistas experientes com esse método. Em contrapartida, a CTT cirúrgica consiste em um meio mais rápido e confiável.[101]

### Cricotireoidostomia cirúrgica

A CTT cirúrgica representa o método mais rápido e confiável de assegurar a VA em um cenário emergencial. A inserção de um TT de grande diâmetro proporciona algum grau de proteção contra aspiração, além da VA desobstruída para expiração e a possibilidade de monitorização da capnografia.[102]

A auditoria NAP4 apresentou comentários sobre uma série de tentativas de CTT de emergência e concluiu que a técnica de dilatação percutânea executada por anestesiologistas obteve uma taxa de sucesso particularmente baixa.[86,103] O insucesso advém de falhas de conhecimento (como funciona o equipamento), falhas do sistema (disponibilidade de equipamentos e pessoal), falhas técnicas (incapacidade de inserir uma cânula na VA) e falhas do dispositivo (durante ou após a instalação). Tais fatos motivaram a revisão das orientações da DAS.[47,102,104-107]

A inabilidade de reconhecer os pontos de referência anatômica e a falta de experiência são fatores implicados como causa de falhas.[86] Portanto, a palpação rotineira da anatomia de superfície cervical anterior predispõe ao sucesso no cenário real de crise NINO (**FIG. 41.18**). A abordagem cirúrgica da VA merece maior importância na formação médica, com treinamentos periódicos em manequins, sobremaneira para os médicos que lidam com o CVA diariamente.[101] As demais técnicas de CTT podem continuar a ser realizadas em instituições nas quais equipamentos adicionais e programas de treinamento abrangentes estão disponíveis.

As orientações de 2015 do Conselho Europeu de Ressuscitação sugerem que a CTT por agulha só deve ser considerada como uma medida temporária, em contraste com a CTT cirúrgica, que fornece uma VA definitiva.[108] Devido à maior dificuldade de identificação das estruturas laríngeas e das características anatômicas, esse procedimento não é recomendado em crianças com menos de 12 anos, exceto quando feito por especialistas.

A técnica de CTT cirúrgica preconizada pela DAS para VAD não antecipada está descrita no **QUADRO 41.10** e na **FIGURA 41.19**. As tentativas de resgate da oxigenação através da VAS devem continuar. A alternativa técnica prevista em caso de não palpação da membrana cricotireóidea consiste na incisão vertical de 8 a 10 cm na linha média e/ou no auxílio da ultrassongofrafia (US) (**FIGS. 41.20 E 41.21**).[47,109-111] Entretanto, a US apenas poderá ser empregada caso esteja prontamente disponível e com profissional devidamente treinado.[47]

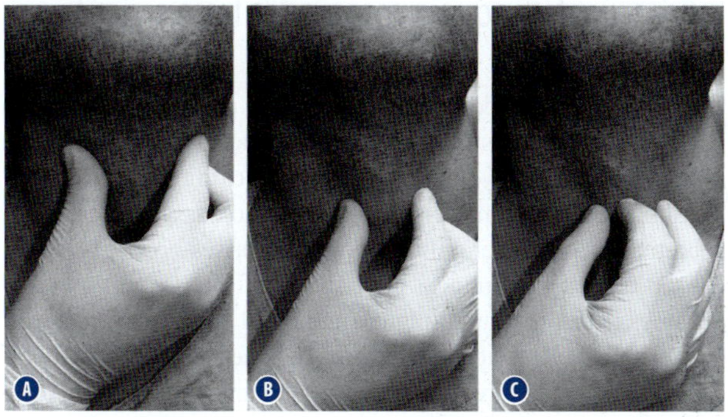

**FIGURA 41.18** Palpação sistemática da laringe. **A** Identificação da parte superior da laringe (corno maior do osso hioide) e deslocamento laterolateral. **B** Deslocamento para as laterais da cartilagem tireoide. **C** Identificação da cartilagem cricoide, com o dedo indicador palpando a membrana cricotireóidea.
*Fonte: Adaptado de Frerk e colaboradores.*[47]

## Controle da via aérea com intubação da traqueia

### Tubos traqueais

Os TT foram projetados para a inserção oral e nasal. Os diferentes modelos apresentam em comum a conexão proximal de 15 mm, balonetes de alto volume e baixa pressão, extremidade em forma de bisel e orifício lateral direito chamado de "olho" de Murphy, voltado para evitar atelectasia do lobo superior direito.

O tamanho do tubo corresponde ao diâmetro interno em milímetros, enquanto o diâmetro externo varia de acordo com o modelo e fabricante. Vários critérios, como gênero, procedimento cirúrgico e alterações da VA, irão influenciar a escolha do tamanho do TT. Traumas na laringe, na mucosa traqueal e dor após anestesia geral estão associados a TT de grande diâmetro. Em contraste, os TTs de pequeno calibre predispõem ao fluxo aéreo turbilhonar, aumentam o trabalho respiratório durante ventilação espontânea ou assistida e dificultam a passagem do fibroscópio (FB). De modo geral, TTs de 7 a 7,5 mm são empregados em mulheres, e os de 7,5 a 8 mm, em homens, por via oral, para fins de anestesia geral.

**QUADRO 41.10** Sequência técnica para cricotireoidostomia cirúrgica na via aérea difícil não antecipada

**Medidas iniciais**

- Continuar a oferecer oxigênio através da via aérea superior
- Garantir bloqueio neuromuscular
- Posicionar o paciente em extensão cervical

**Equipamento**

- Bisturi com lâmina nº 10
- Guia tipo *bougie*
- Tubo traqueal tamanho 6,0 mm com balonete

**Identificação da membrana cricotireóidea pela palpação sistemática da laringe (A)**

***Membrana cricotireóidea palpável***

- Incisão transversal através da membrana cricotireóidea (B)
- Rotação da lâmina do bisturi em 90° na direção caudal para passagem do *bougie* (C)
- Inserção da ponta angulada do *bougie* na traqueia (D)
- Introdução do tubo traqueal guiado pelo *bougie* (E)
- Ventilação, insuflação do balonete e confirmação por meio de capnografia
- Fixação do tubo traqueal

***Membrana cricotireóidea impalpável***

- Incisão mediana vertical de 8 a 10 cm no sentido caudal-cefálico
- Dissecção manual às cegas
- Identificação e estabilização da laringe
- Realização de técnica idêntica àquela recém-descrita para membrana cricotireóidea palpável

*Fonte: Adaptado de Frerk e colaboradores.*[47]

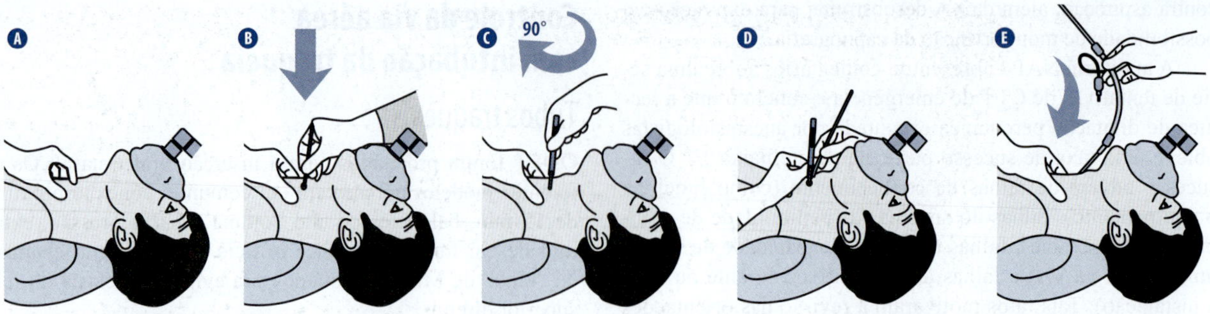


**FIGURA 41.19** Técnica de cricotireoidostomia cirúrgica com auxílio de guia *bougie* e membrana cricotireóidea palpável. **A** Identificação da membrana cricotireóidea pela palpação sistemática da laringe. **B** Incisão transversal através da membrana cricotireóidea. **C** Rotação caudal em 90° do bisturi. **D** Introdução em direção caudal do guia tipo *bougie*. **E** Introdução do tubo na traqueia via guia tipo *bougie*.
*Fonte: Adaptada de Frerk e colaboradores.*[47]

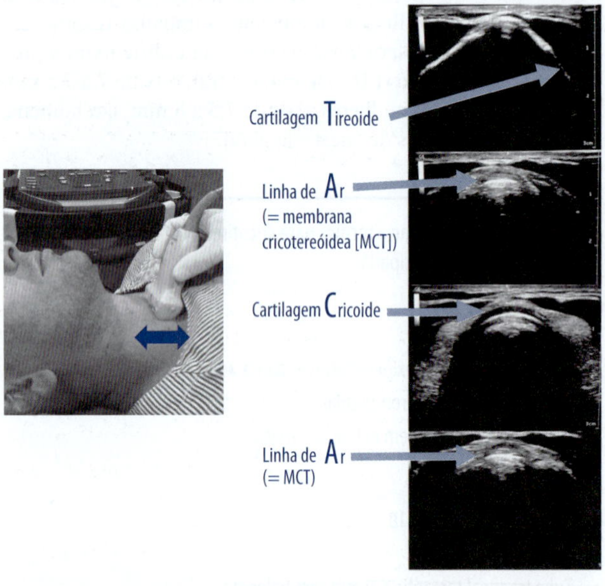


**FIGURA 41.20** Método transversal de identificação da membrana cricotireóidea por ultrassonografia com transdutor linear – técnica TACA (cartilagem Tireoide – Ar; cartilagem Cricoide – Ar). Etapa 1: o transdutor é colocado transversalmente sobre a cartilagem tireóidea (imagem "T"). Etapa 2: o transdutor é movido caudalmente até que uma "linha de ar" seja identificada (imagem "A") de aspecto hiperecoico (branco), semelhante a artefatos de reverberação, o que corresponde à borda tecido-ar sobre a superfície luminal da membrana cricotireóidea. Etapa 3: o transdutor é movido caudalmente até que a cartilagem cricoide seja observada como uma "linha preta" (imagem "C"), com limite posterior branco (a linha branca corresponde à borda tecido-ar sobre o lado luminal da parte anterior da cartilagem cricoide). Etapa 4: o transdutor é movido poucos milímetros em direção cefálica para aproximar-se do centro da "linha de ar" (imagem "A" – membrana cricotireóidea).
*Fonte: Adaptada de Kristensen e colaboradores.*[110]

O balonete deve ser inflado com o menor volume, de modo que impeça o escape de ar durante a ventilação, e pressão inferior a 25 $cmH_2O$.[112-114] Como consequência, recomenda-se a mensuração da pressão do balonete por meio de manômetros específicos. Valores de pressão elevados podem acarretar lesão da mucosa traqueal, lesão do nervo laríngeo recorrente com disfunção das pregais vocais e odinofagia. Em casos de uso de óxido nitroso, a pressão pode elevar-se progressivamente devido à sua capacidade de difusibilidade.

Diferentes TTs são destinados para cenários clínicos específicos. O mais empregado deles é o TT aramado, que permite flexibilidade sem obstrução ao fluxo (p. ex., em cirurgias na face ou em decúbito ventral).

Os TTs pré-moldados, como o Ring-Adair-Elwin (RAE), podem ser inseridos via nasal ou oral, e seu pequeno ângulo de curvatura favorece o acesso ao campo operatório.

Caracterizam os tubos microlaríngeos o maior comprimento e pequeno diâmetro, projetados para não interferir em cirurgias na laringe.

De outro modo, o tubo de Brain apresenta ponta flexível, saída proximal do balão-piloto, reforço aramado e conector destacável criados para uso com o MLIT Fastrack®. O TT com extremidade articulável possui mecanismo de flexão da ponta, a fim de adequar sua conformação às necessidades do paciente, prescindindo de guias e/ou outros dispositivos. Está especialmente indicado nos doentes que apresentam a laringe anteriorizada e naqueles classificados como Cormack-Lehane 3a ou 3b. Pode também facilitar a IT às cegas, caso indicado.

Outros exemplos de tubos específicos englobam os tubos de Robert-Shaw e Carlens com duplo-lúmen, o TT resistente ao *laser* e o destinado a identificar a proximidade do nervo laríngeo recorrente em cirurgias cervicais.

## Intubação da traqueia com paciente consciente

A IT com o paciente consciente/acordado (IA) deve ser considerada na presença de preditores de VAD e/ou risco de aspiração do conteúdo gástrico.[17] Outras indicações contemplam os traumas de face, grave comprometimento cardiocirculatório e a instabilidade da coluna cervical. O domínio dessa técnica reduz sobremaneira a vulnerabilidade quanto a crises no CVA. A percepção da sua importância pode ser verificada como uma das questões decisivas para o planejamento do CVA de acordo com o algoritmo da American Society of Anesthesiologists,[17] ou ainda como opção após o resgate da VAD não antecipada, segundo a Difficult Airway Society.[47]

A consagrada expressão paciente "acordado" deve ser interpretada com cautela. A meta é a chamada sedação consciente em que há ansiólise e, por conseguinte, o doente colaborativo obedece aos comandos. Ademais, a redução ou abolição dos reflexos da VA pode ser atingida pela anestesia tópica ou locorregional associadas ou não a fármacos.

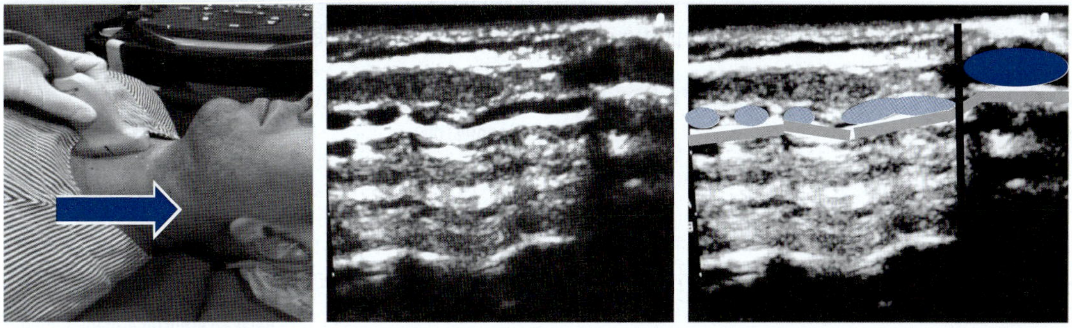

**FIGURA 41.21** Método vertical de identificação da membrana cricotireóidea por ultrassonografia com transdutor linear – técnica "colar de pérolas". Etapa 1: o paciente está deitado na posição supina, e o operador, à sua direita, com palpação do entalhe supraesternal. Posicionamento do transdutor linear transversalmente sobre o pescoço e imediatamente cranial ao entalhe supraesternal. A traqueia é vista na linha média. As fotografias do meio e da direita mostram as estruturas relevantes destacadas (azul-claro = parte anterior de um anel traqueal; cinza = limite entre tecido-ar dentro da traqueia; abaixo do limite tecido-ar é artefato). Etapa 2: o transdutor desliza lateralmente para o lado direito do paciente, até que a linha média da traqueia esteja à direita do limite do transdutor (fotografia da direita: azul-claro = parte anterior de um anel traqueal; cinza = limite de tecido-ar dentro da traqueia). Etapa 3: mantendo a linha média com a borda direita do transdutor, a margem esquerda é girada para o plano sagital para obter uma imagem longitudinal da traqueia. As partes anteriores dos anéis traqueais aparecem como estruturas redondas hipoecoicas (preto(a) "pérolas") sobre uma destacada linha branca hiperecoica, que é o limite de tecido-ar ("cordão"), (azul-claro = partes anteriores dos anéis traqueais; cinza = fronteira tecido-ar dentro da traqueia). Etapa 4: o transdutor é deslizado cranialmente e a parte anterior da cartilagem cricoide (azul-claro) é vista como uma estrutura alongada e significativamente maior que os anéis traqueais, em azul-claro (cinza = limite tecido-ar dentro da traqueia). Imediatamente cefálica à cartilagem cricoide está a membrana cricotireóidea. A parte distal da cartilagem tireoide é vista em azul-escuro. Etapa 5: a membrana cricotireóidea pode ser apontada deslizando uma agulha (usada apenas como marcador) abaixo do transdutor até projetar uma sombra (linha preto(a)) entre a cartilagem cricoide (azul-claro) e a cartilagem tireoide (azul-escuro). O ponto verde representa o reflexo da agulha. Etapa 6: a seguir, o transdutor é removido e a agulha indica o nível médio da membrana cricotireóidea e grifada com caneta para que permaneça identificada.
*Fonte: Adaptada de Kristensen e colaboradores.*[110]

Admite-se o sucesso da IA por meio de diferentes técnicas – desde a LD até FB, incluindo as técnicas com estilete óptico, estilete luminoso, DSGIT, IT retrógrada e VLC.[115-120] Mesmo com a total disponibilidade de VLC em algumas instituições, não houve modificação na taxa de emprego da IA, ratificando a sua relevância independentemente do acesso aos dispositivos.[115,121,122]

A amplitude de técnicas aplicáveis correlaciona-se com a multiplicidade de cenários clínicos. Os benefícios principais incluem:

- Permeabilidade da VA decorrente da preservação do tônus muscular.
- Manutenção da ventilação espontânea.
- Acompanhamento do nível de consciência.
- Monitorização pelo paciente dos seus sintomas neurológicos decorrentes de lesão da medula cervical.
- Proteção da VA pela conservação dos reflexos protetores da VA.
- Defesa da VA pela resposta do paciente à solicitação do anestesiologista.[120]

A recusa do doente e a alergia comprovada a todos os anestésicos locais são contraindicações absolutas da IA. As contraindicações relativas, por sua vez, abrangem a presença de malformações arteriovenosas, tumores, grandes deformidades e a incapacidade de cooperação plena, como nos casos de agitação, intoxicação, transtorno psiquiátrico grave e crianças.[120]

Durante a entrevista, deve ser enfatizado que, embora não seja a técnica mais confortável, trata-se da mais segura. Logo, a confiança e a cooperação dependem diretamente da relação médico-paciente.[123] Como em qualquer ato médico, sempre que possível, cabe a obtenção do termo de consentimento livre e esclarecido.

A etapa inicial da técnica de IA compreende a disponibilidade de todos os equipamentos e insumos acompanhada sobretudo da pré-$O_2$ e administração de $O_2$ pelo maior tempo possível durante o procedimento. A fim de atingir o sucesso da IA, os seguintes passos devem ser observados:

- Explicação: entendimento do paciente.
- Dessecação: efeito antissialagogo para maximizar a absorção de anestésico local (AL).
- Dilatação: retração dos cornetos para IT nasal primária ou alternativa.
- Anestesia tópica e/ou bloqueios de nervos: anestesia da VA.
- Sedação: colaboração do paciente e ação coadjuvante na anestesia da VA.
- Procrastinação: a IA não deve ser realizada às pressas.[124]

## Pré-medicação

Decidida a indicação de IA, a pré-medicação deve ser considerada. Ela inclui fármacos coadjuvantes como pró-cinéticos, inibidores da bomba de próton, bloqueadores $H_2$, antiácidos não particulados, antissialagogos e vasoconstritores tópicos nasais. Todos dependem de tempo para atingir seu efeito, entre 15 e 30 minutos, fato que obriga à administração precoce.

A presença de saliva prejudica a absorção do AL e dificulta a visualização da anatomia, sobretudo com métodos ópticos. Todavia, o fármaco antissialagogo não terá efeito sobre o conteúdo previamente depositado na VA. Ou seja, a remoção depende da ação voluntária do paciente e/ou aspiração pelo anestesiologista. A síntese das características dos antissialagogos está descrita adiante, no **QUADRO 41.11**.

A profilaxia da aspiração do conteúdo gástrico está indicada na presença de fatores de risco para estômago cheio. A metoclopramida é um pró-cinético, usado na dose de 10 mg

**QUADRO 41.11** Fármacos adjuntos comumente usados no preparo para intubação traqueal com paciente sob sedação consciente

| Fármaco | Efeitos principais | Dose, via e momento | Observações |
|---|---|---|---|
| **Escopolamina** | Antissialagogo (+++/3) | 0,4 mg IV, (5-10 min antes) ou IM (30-60 min antes) | Sedação (+++/3)<br>Taquicardia (+/3)<br>Risco de síndrome anticolinérgica principalmente em idosos |
| **Atropina** | Antissialagogo (++/3) | 0,5 a 1 mg, IV (1 min antes) ou IM (15-20 min antes) | Sedação (+/3)<br>Taquicardia (+++/3)<br>Relaxa o esfíncter esofágico inferior |
| **Glicopirrolato** | Antissialagogo (+++/3) | 0,2 a 0,4 mg, IV ou IM, 15 a 30 min antes | Sedação (0/3+)<br>Taquicardia (++/3) |
| **Clonidina** | Sedação<br>Antissialagogo<br>Amenização dos reflexos da VA | 0,5 a 2 mg·kg$^{-1}$, 20 a 30 min antes | Reduzir a dose em idosos<br>Risco de bradicardia |
| **Dexmedetomidina** | Sedação<br>Antissialagogo<br>Amenização dos reflexos da VA | Dose de carga de 1 µg·kg$^{-1}$, durante 10 a 20 min, seguida por infusão de 0,2 a 0,7 µg·kg$^{-1}$·h$^{-1}$ | Reduzir a dose em idosos<br>Risco de bradicardia |
| **Midazolam** | Sedação<br>Amenização dos reflexos da VA | 0,5 a 4 mg, IV; titular pelo efeito | Frequentemente associado a opioides |
| **Fentanil** | Amenização dos reflexos da VA<br>Sedação | 25 a 100 µg, IV, 5 min antes | Todos os opioides podem predispor à rigidez torácica e aumentam o limiar de apneia ao $CO_2$ |
| **Alfentanil** | Amenização dos reflexos da VA<br>Sedação | 10 a 30 µg·kg$^{-1}$, 2,5 min antes | Início e duração mais rápidos que o fentanil |
| **Remifentanil** | Amenização dos reflexos da VA<br>Sedação | Bólus de 0,75 mg·kg$^{-1}$, seguido por infusão de 0,075 µg·kg$^{-1}$·min$^{-1}$ ou 2 a 5 ng·mL$^{-1}$ alvo-controlado, 1,5 a 2 min antes | Elevação progressiva entre 0,025 e 0,05 µg·kg$^{-1}$·min$^{-1}$ a cada 5 min, até o máximo de 0,15 µg·kg$^{-1}$·min$^{-1}$ |
| **Propofol** | Sedação | 0,25 mg·kg$^{-1}$ IV em bólus intermitentes ou 25 a 75 µg·kg$^{-1}$·min$^{-1}$; titular pelo efeito; 1 a 2 µg·mL$^{-1}$ alvo-controlado | Se usado com opioides, reduzir a dose de ambos os agentes<br>Risco de depressão respiratória |
| **Dextrocetamina** | Sedação | 0,2 a 0,8 mg·kg$^{-1}$ | Pré-medicar com antissialagogos<br>Considerar midazolam para reduzir efeitos psicológicos |

IM, intramuscular; IV, intravenosa; VA, via aérea.

*Fonte: Adaptado de Johnston e Rai,[117] Doyle[129] e Chatrath e colaboradores.[132]*

por via intravenosa (IV), que acelera o esvaziamento gástrico com aumento do tônus do esfíncter esofágico inferior. Não apresenta efeito sobre o pH do conteúdo gástrico e pode precipitar síndrome extrapiramidal, sendo, portanto, contraindicada em pacientes com doença de Parkinson. Os bloqueadores do receptor de histamina tipo 2 reduzem o volume e elevam o pH gástrico.[125] Ademais, os inibidores de bomba de próton apresentam os mesmos efeitos, porém em magnitude menor quando empregados em dose única antes do procedimento.[126,127] Com intuito de tamponar a acidez do conteúdo gástrico, há opção da administração de antiácidos não particulados como o citrato de sódio. Esse medicamento causa elevação do pH e do volume gástricos, mas, em caso de aspiração, o potencial lesivo ao parênquima pulmonar será menor. Paradoxalmente, provoca vômitos devido ao sabor desagradável.[128]

A mucosa nasal e a da nasofaringe são ricamente vascularizadas. A passagem nasal do FB deve ser precedida de preparo rigoroso, com lubrificante e vasoconstritor, visando à retração dos cornetos, sob a pena de hemorragia e inviabilização da técnica. A narina escolhida não deve ser afetada por desvios de septo ou pólipos e precisa apresentar maior fluxo de ar ao exame físico. Estão disponíveis agentes como fenilefrina a 0,5%, oximetazolina a 0,05% e soluções de lidocaína a 1 e 2% com adrenalina 1:50.000 a 1:200.000. A administração pode ser feita por meio de atomização, instilação ou cotonoide tópico, no mínimo 15 minutos antes da manipulação nasal.[129,130]

## Sedação consciente

A sedação consciente é empregada com o intuito de propiciar amnésia, obter a colaboração e promover o conforto do doente, além de facilitar a anestesia da VA e reduzir os reflexos. De modo global, o grau de dificuldade para o CVA deverá ser inversamente proporcional às doses dos fármacos administrados.

Cada agente isolado exibe comportamento farmacocinético e farmacodinâmico influenciados pelas comorbidades daquele determinado paciente. Além disso, as variações farmacodinâmicas tornam-se ainda mais marcantes e imprevisíveis com dois medicamentos concomitantes, como resultado dos efeitos de adição ou sinergismo. Logo, as doses dependem do perfil do doente e da experiência do anestesiologista. Como resultado, a prudência compele a titulação progressiva e parcimoniosa de agentes como opioides, agonistas $\alpha_2$-adrenérgicos, benzodiazepínicos ou propofol, em associação ou isoladamente. O resumo das características dos fármacos utilizados na IA estão dispostos no **QUADRO 41.11**.[117,129]

Em paralelo, são obrigatórios a vigilância e o $O_2$ suplementar contínuos, a fim de minimizar o impacto de uma potencial depressão respiratória. Considera-se bem-sucedida a sedação consciente toda vez que o doente permanecer tranquilo, colaborativo e respirar espontaneamente com oxigenação adequada.[118,119,131]

Não há consenso na literatura quanto à melhor estratégia farmacológica devido à ampla variedade de delineamentos nos ensaios clínicos e à combinação de fármacos e doses, em conjunto com a complexidade da análise multivariada. Contudo, entre as evidências disponíveis, particularmente na IT por FB, é sugerida a preferência pela dexmedetomidina ou pelo remifentanil, isolados ou em associação com midazolam.[117] O **QUADRO 41.12** expõe a comparação entre dexmedetomidina, remifentanil e propofol quanto às propriedades e aos efeitos adversos relevantes para IA.[117]

A insensibilidade da VA propicia benefícios ao paciente submetido à IA. Predispõe às melhores condições para a visualização anatômica e para o controle da variação hemodinâmica, dos reflexos de vômito, laringospasmo e tosse. A anestesia da VA pode ser atingida por uso tópico de AL ou bloqueio de nervos, isoladamente ou combinados.

A opção entre IT via nasal ou oral define os territórios que precisam ser anestesiados. O bloqueio de apenas um nervo de forma isolada não provê anestesia adequada para IA. Em síntese, ramos originados das três vias nervosas maiores (nervos trigêmeo, glossofaríngeo e vago) são responsáveis pela inervação sensitiva da VA. Os bloqueios de nervos descritos a seguir são aplicados para a anestesia da cavidade nasal e nasofaringe, orofaringe, laringe, pregas vocais e traqueia.

## Anestesia da via aérea

### Anestesia tópica

Recomenda-se que a anestesia tópica seja a escolha inicial e várias vezes suficiente.[120] É considerada o método mais seguro e simples, sobretudo em casos de distorções da anatomia, como em retrações por radioterapia, procedimentos cirúrgicos prévios, tumores, doenças de pele e abscessos. As formas de anestesia tópica descritas são atomização, instilação, nebulização ou gargarejo. Também existe a variedade de instilação chamada de *spray-as-you-go* ou SAYGO, efetuada através do canal de aspiração do FB progressivamente.[133]

Para fins de anestesia para IA, a lidocaína é o fármaco mais empregado no Brasil. Suas vantagens decorrem do início rápido, alto índice terapêutico e disponibilidade em diferentes concentrações e apresentações (solução injetável a 1 e 2%,

**QUADRO 41.12** Propriedades e efeitos adversos do remifentanil, da dexmedetomidina e do propofol quando usados para sedação consciente para intubação traqueal via fibroscopia flexível

| | Remifentanil | Dexmedetomidina | Propofol |
|---|---|---|---|
| Satisfação do paciente | Alta | Alta | Alta |
| Lembrança | Alta | Variável | Baixa |
| Risco de sedação excessiva | Baixo | Baixo | Alto |
| Obstrução de via aérea | Não | Não | Sim |
| Bradicardia | Não | Sim | Não |
| Hipotensão | Não | Sim | Não |
| Depressão respiratória | Sim | Não | Sim |
| Tosse | Não | Variável | Sim |

*Fonte: Adaptado de Johnston e Rai.*[117]

solução de aspersão a 10% e geleia a 2%). A densidade da anestesia é variável, o que leva à necessidade de suplementação.

Todavia, o uso tópico não é isento de complicações, como a toxicidade por AL e a obstrução dinâmica da VA ligada à perda de tônus.[134,135] Além disso, pode desencadear crises de broncospasmo em pacientes asmáticos independentemente da liberação de histamina.[134] A velocidade de absorção varia de acordo com o sítio em ordem decrescente: alvéolos, árvore traqueobrônquica e faringe.[136,137] Entretanto, a rápida absorção através das mucosas ou a injeção vascular inadvertida acarretam picos plasmáticos acima de 5 $\mu g \cdot mL^{-1}$, que causam neurotoxicidade e, em concentrações ao redor de 20 $\mu g \cdot mL^{-1}$, colapso cardiovascular e parada cardíaca. Sinais, como zumbido, gosto metálico, euforia e confusão, indicam níveis plasmáticos elevados, porém abaixo do limiar convulsivante.[136,137] Concentrações inferiores a 5 $\mu g \cdot mL^{-1}$ são alcançadas respeitando-se a dose máxima para a nebulização da VA com lidocaína de 6 $mg \cdot kg^{-1}$.[138-140]

Nos casos em que a anestesia tópica for malsucedida ou não desejada, os bloqueios de nervos constituem uma opção (**FIG. 41.22**). Os bloqueios por agulha são relativamente contraindicados nos pacientes portadores de coagulopatias ou em uso de anticoagulantes. Complicações potenciais incluem lesão nervosa, hemorragias e toxicidade por injeção intravascular.[129,130,141] A US mostra-se como ferramenta auxiliar em algumas técnicas de bloqueio regional da VA.[142]

#### Bloqueio do nervo glossofaríngeo

O bloqueio desse nervo facilita a IT, pois suprime o reflexo de vômito associado à LD e à passagem do tubo nasotraqueal pela faringe posterior. Proporciona inervação sensorial do terço posterior da língua, superfície anterior da epiglote, valécula, paredes da faringe e tonsilas.[141] Pode ser bloqueado utilizando-se as abordagens intraoral ou extraoral (periestiloide).

Para a técnica intraoral, uma agulha de raquianestesia calibre 22 gauge (G) é usada para infiltrar na submucosa 3 a 5 mL de lidocaína a 2% na face caudal do pilar tonsilar posterior ou dobra

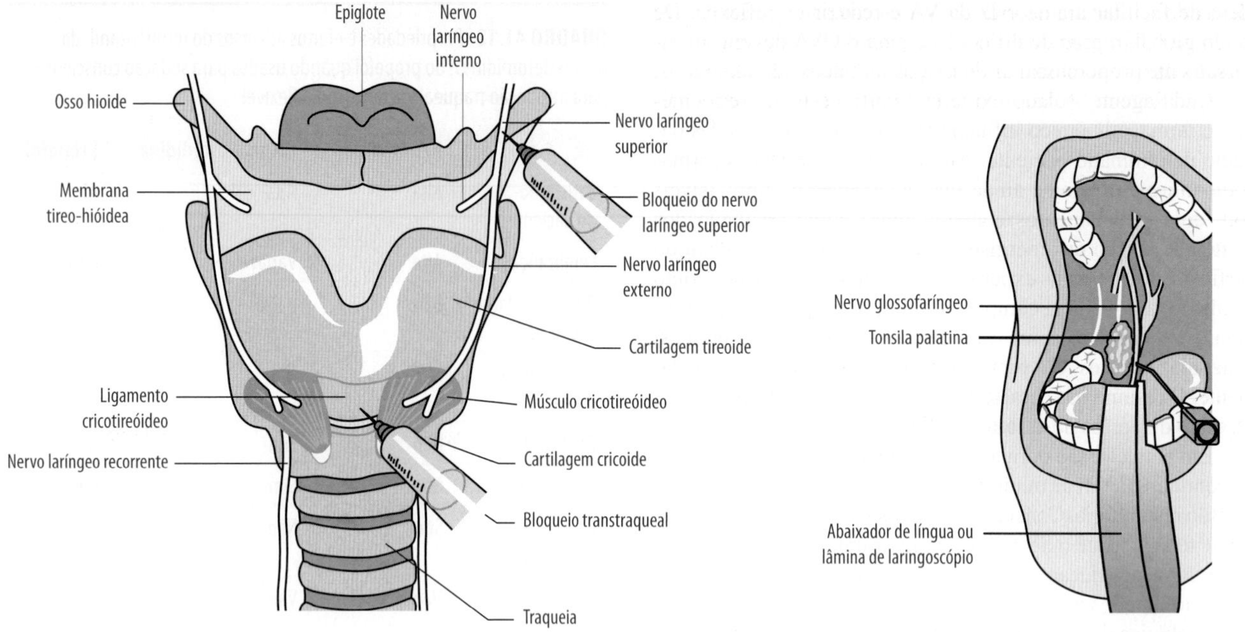


**FIGURA 41.22** Bloqueios regionais da inervação sensitiva da via aérea superior. À esquerda, bloqueios dos nervos laríngeo superior e laríngeo recorrente. À direita, bloqueio do nervo glossofaríngeo.

palatofaríngea.[141] Na abordagem periestiloide, o paciente é posicionado em decúbito dorsal, e uma linha é traçada entre o ângulo da mandíbula e o processo da mastoide. Com pressão profunda, o processo estiloide é palpado posteriormente ao ângulo da mandíbula ao longo dessa linha, e uma agulha curta de pequeno calibre é introduzida até atingir o processo estiloide. A agulha é então retirada ligeiramente e dirigida posteriormente para longe do processo estiloide. Assim que o contato ósseo é perdido, 5 a 7 mL de lidocaína a 2% são injetados após aspiração.[129,130,141]

Devido à alta vascularização do arco palatoglossal, a injeção vascular acidental é um risco sempre presente, pois ambas as abordagens estão próximas da artéria carótida. De maneira alternativa, o bloqueio pode ser conseguido com aplicação tópica na região antes mencionada. Embora esse bloqueio facilite a IT, não é adequado como técnica única.[129,130,141]

### Bloqueio do nervo laríngeo superior

O ramo interno do nervo laríngeo superior (ramo do nervo vago) fornece inervação sensorial à base da língua, à superfície posterior da epiglote, à dobra ariepiglótica e às aritenoides. O bloqueio pode ser atingido com sucesso por anestesia tópica dos recessos piriformes localizados caudalmente a cada lado da base da língua. Contudo, em alguns pacientes essa abordagem pode não ser suficiente para a IT com conforto, o que configura indicação de bloqueio regional direto do nervo laríngeo superior. O ramo interno é originário do nervo laríngeo superior lateral ao corno maior do osso hioide. Na maioria dos casos, o nervo deve passar cerca de 2 a 4 mm, inferiormente ao corno maior do osso hioide. A partir desse ponto, perfura a membrana tireóidea e percorre a mucosa no recesso piriforme.[129,130,141]

Depois da anestesia tópica, a técnica mais utilizada para o bloqueio do nervo laríngeo superior envolve injeções bilaterais na região do corno maior do osso hioide. Em decúbito dorsal, com a cabeça estendida, essa estrutura é identificável abaixo do ângulo da mandíbula pela palpação da borda superior da cartilagem da tireoide acima da margem posterolateral. A mão não dominante desloca o osso hioide com a pressão contralateral, que aproxima o corno ipsolateral e o ramo interno do nervo laríngeo superior. A agulha é introduzida, desviando-se do osso inferiormente, e avança 2 a 3 mm. Após um teste de aspiração negativa, injetam-se 2 a 3 mL de lidocaína a 2%, com 1 a 2 mL adicionais durante a retirada da agulha.[129,130,141]

A terceira abordagem consiste no bloqueio através do espaço pré-epiglótico. Esse espaço pode ser acessado 2 cm lateralmente ao entalhe da tireoide. A introdução da agulha por 1 a 1,5 cm em direção superior e posterior perfura a membrana tireo-hióidea e o AL pode ser injetado.[129,130,141]

Embora controverso, recomenda-se evitar o bloqueio do nervo laríngeo superior em pacientes com risco de regurgitação e aspiração.[143] Somente esse bloqueio não promove total insensibilidade para a realização da IA.

### Bloqueio do nervo laríngeo recorrente

O presente nervo proporciona inervação sensorial das pregas vocais e traqueia. Com esse bloqueio, o reflexo de tosse é abolido durante a passagem do TT pela glote e o contato com a mucosa traqueal. A anestesia tópica, sozinha, pode não ser suficiente para assegurar a insensibilidade e o consequente conforto. Como alternativa, há o bloqueio via translaríngea. Nessa abordagem, a membrana cricotireóidea está localizada na linha média do pescoço, como uma faixa entre as cartilagens tireoide e cricoide. Pode ser localizada pela palpação da proeminência tireóidea e deslocamento em direção caudal.

Logo depois da infiltração da pele, um cateter sobre agulha de calibre 22 ou 20 G, conectado a uma seringa com 3 a 5 mL de lidocaína a 2%, perfura a membrana em ângulo perpendicular ou a 60° em direção caudal. A aspiração contínua até a entrada de ar permite a localização da luz traqueal. A injeção rápida do AL deverá ocorrer após a retirada da agulha através do cateter. Uma vez que é esperada tosse, previne-se a transfixação da parede posterior da traqueia. A dispersão do AL secundária à tosse bloqueia as terminações nervosas sensoriais do nervo laríngeo recorrente. O componente motor permanece mantido.[129,130,141] O bloqueio direto do nervo laríngeo recorrente é contraindicado, porque pode resultar em obstrução da VAS.[141] Exceto pelo músculo cricotireoide, o nervo laríngeo recorrente fornece inervação motora para todos os músculos da laringe. Por outro lado, é prevista somente rouquidão transitória em caso de bloqueio unilateral.

Em pacientes com risco de aspiração, esse bloqueio não é recomendado, em razão da abolição da proteção da VA. A tosse vigorosa provocada na execução desse bloqueio acarreta aumento da frequência cardíaca, pressão arterial, intraocular e intracraniana. Constitui contraindicação a sua realização em pacientes cardiopatas graves, com lesão aberta do globo ocular ou hipertensão intracraniana. A presença de instabilidade cervical resulta somente em contraindicação relativa.[144]

### Bloqueio dos nervos palatinos

O bloqueio dos nervos palatinos proporciona bloqueio sensorial para as vias nasais, o que facilita a IT por via nasal. Os cornetos nasais e os dois terços posteriores do septo nasal são inervados pelos nervos palatinos maiores e menores. Caso a aplicação tópica do AL seja insuficiente, o bloqueio regional dos nervos palatinos pode ser atingido pelo bloqueio do gânglio pterigopalatino de onde emergem ambos os nervos. De modo não invasivo, um aplicador com ponta de algodão embebido em AL deverá ter contato ao longo da borda superior do corneto médio para a parede posterior da nasofaringe, por 5 a 10 minutos.[144] O gânglio pterigopalatino pode ser abordado via oral, com a passagem da agulha através do forame palatino maior para a fossa pterigopalatina. Existe ainda a abordagem percutânea através do entalhe mandibular guiada por fluoroscopia. Ambas as técnicas são pouco utilizadas devido ao risco de lesão vascular e à dificuldade técnica.[129,130,144]

### Bloqueio do nervo etmoide anterior

O nervo etmoidal anterior inerva o restante da passagem nasal. O aplicador de algodão embebido em anestésico é passado ao longo da superfície dorsal do nariz até que a placa cribriforme anterior seja atingida, para conseguir bloqueio seletivo após 5 a 10 minutos.[129,141]

## Laringoscopia direta otimizada

A composição básica dos laringoscópios modernos consiste em cabo, que contém a fonte de luz portátil, e lâminas removíveis. Os principais tipos de lâminas para LD são as retas (Miller), curvas (Macintosh), anguladas estilo Macintosh com rebordo reduzido ou sem rebordo (Bizzari-Giuffrida e Choi respectivamente), ou com pontas articuladas (Heine Flextip® e McCoy) (FIG. 41.23 E QUADRO 41.13). A construção da lâmina curva proposta por Macintosh em 1943 tornou esse equipamento o mais popular do mundo para realizar a LD e a IT.

A primeira tentativa de IT sempre deve ser a melhor. Em razão disso, a LD requer treinamento, posição olfativa ótima, ausência de hipertonia muscular, compressão laríngea externa e lâminas de laringoscópio de tamanho e tipo adequados. Adicionalmente, é bem-vinda a presença de um auxiliar

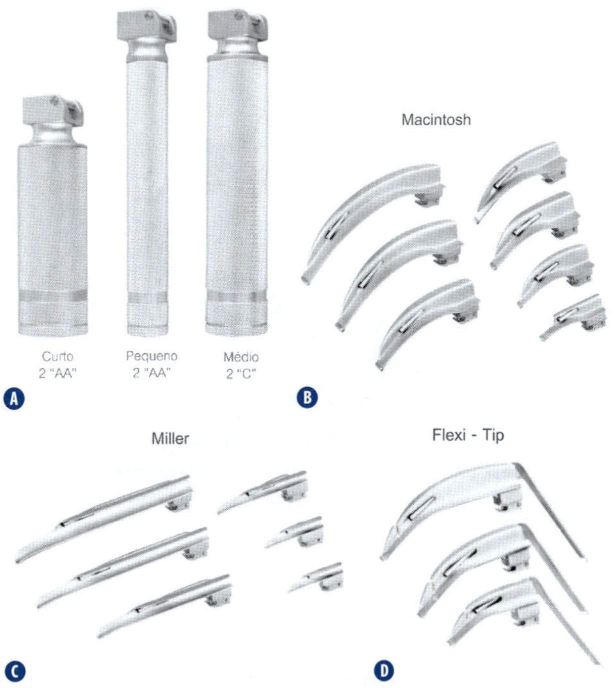


**FIGURA 41.23** Laringoscópios. Da esquerda para a direita: cabos de laringoscópios, lâmina curva de Macintosh, lâmina reta de Miller, lâmina articulada Flextip e lâmina sem rebordo de Bizzari-Giuffrida.
*Fonte: Marca Médica.*[145]

capacitado. Os principais problemas com a LD estão relacionados com a criação do ângulo de visão, seja por uma dificuldade para abrir a boca do paciente, para afastar a língua ou por uma glote em posição anteriorizada decorrente de posicionamento inadequado.

### Posicionamento

Proposta por Magill[147] em 1930, a posição olfativa melhora o alinhamento dos eixos oral, faríngeo e laríngeo, o que facilita a

**QUADRO 41.13** Exemplos de lâminas de laringoscópio

| Lâmina | Características | Usos e vantagens |
|---|---|---|
| Macintosh | Lâmina curva | Muito usada; via aérea normal |
| Miller | Lâmina reta com ponta angulada | Via aérea normal; epiglote grande e pendente |
| McCoy | Formato Macintosh | Extremidade articulada; melhora a elevação da epiglote |
| Wisconsin, Guedel | Lâminas retas | Amplo rebordo; facilidade de passagem do tubo |
| Belscope | Lâmina com duplo ângulo e prisma associado | Via aérea normal; melhora a visão glótica; minimiza o contato dentário |
| Siker | Lâmina angulada | Superfície espelhada para refletir as estruturas glóticas anteriores |

*Fonte: Adaptado de Collins.*[146]

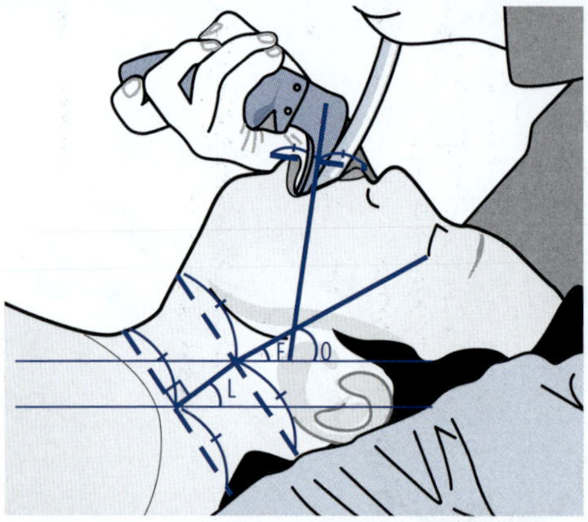


**FIGURA 41.24** Os eixos das vias aéreas. O eixo da laringe (L) é uma linha média imaginária do pescoço, paralelo ao eixo longo do pescoço do paciente. O eixo faríngeo (F) é uma linha imaginária desde a extremidade do eixo laríngeo até a borda do ângulo do olho. O eixo oral (O) é uma linha média imaginária perpendicular à linha entre os lábios superior e inferior.
*Fonte: Adaptado de Hong e colaboradores.*[149]

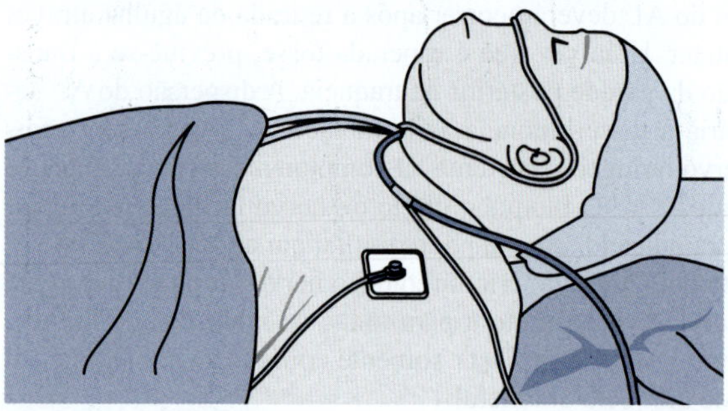

**FIGURA 41.26** Posicionamento de paciente obeso com coxim sob o dorso. Deve-se fazer o ajuste de modo que o meato acústico fique em alinhamento horizontal com o nó supraesternal.

visualização das pregas vocais. Tal posição promove aumento na abertura de boca, desloca a epiglote para fora do campo visual e diminui a resistência à passagem do ar, facilitando também a VMF. Consiste na flexão cervical com hiperextensão da cabeça sobre o pescoço (FIGS. 41.24 A 41.26).[147] Utiliza-se um coxim para estabilizar a posição. A altura desse coxim deve variar de acordo com o tamanho e as características anatômicas dos pacientes.[147-149] A teoria dos três eixos foi questionada pela sugestão de que somente o alinhamento entre os eixos oral e faríngeo seria necessário para a LD.[150-153]

Em particular nos pacientes obesos, a posição em rampa, com 25° de inclinação, melhora a oxigenação passiva durante apneia, a mecânica ventilatória, a permeabilidade da VA e a visão durante a LD. É obtida por meio do alinhamento horizontal entre o meato auditivo externo e o nó supraesternal (FIG. 41.26).[154-157]

### Intubação orotraqueal e nasotraqueal por laringoscopia direta

O acesso oral representa a forma mais difundida de intubação por LD. Por meio de um laringoscópio convencional, visualizam-se diretamente as pregas vocais para passagem do TT. Consiste basicamente na obtenção de uma linha de visão direta desde a cavidade oral até a laringe. O deslocamento da língua e da epiglote é indispensável para o sucesso da LD (VER FIGS 41.24 E 41.25). A possibilidade de sucesso declina de maneira progressiva a cada tentativa de IT.[158]

A técnica de IT por LD com a lâmina curva (Macintosh) está descrita a seguir:

- Abertura da boca pela "manobra dos incisivos" ou "técnica sem contato" (FIG. 41.27).
- Inserção da lâmina do laringoscópio no lado direito da boca do paciente, afastando o lábio inferior dos incisivos.
- Desvio da língua para a esquerda até a visualização da epiglote.
- Posicionamento da ponta da lâmina na valécula. A pressão sobre a valécula causa tensão no ligamento hioepiglótico, o que eleva a epiglote e expõe as pregas vocais.
- Tração do laringoscópio para cima e para frente (45°). A força deve ser empregada no cabo, em direção ao teto ou caudal, com o punho fixo e com movimento do ombro e braço esquerdos. O movimento em alavanca não melhora a visualização da glote e pode causar danos ao lábio e aos dentes.
- Após a visualização das pregas vocais, introdução do TT, pelo lado direito da boca, a fim de não prejudicar a visão da glote.
- Nos casos de TT com balonete, insuflação até pressão máxima entre 25 e 30 $cmH_2O$.
- Confirmação da IT por capnografia/capnometria, inspeção e ausculta pulmonar.

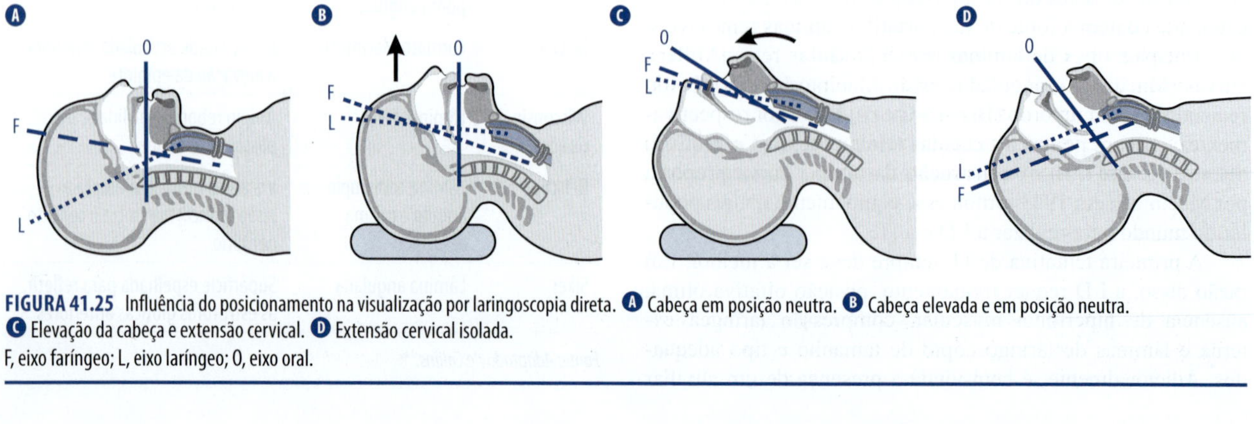


**FIGURA 41.25** Influência do posicionamento na visualização por laringoscopia direta. **A** Cabeça em posição neutra. **B** Cabeça elevada e em posição neutra. **C** Elevação da cabeça e extensão cervical. **D** Extensão cervical isolada.
F, eixo faríngeo; L, eixo laríngeo; O, eixo oral.

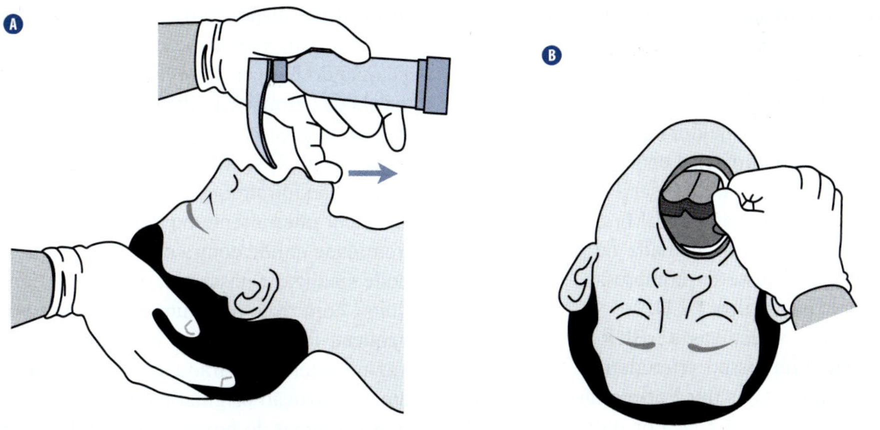


**FIGURA 41.27** Modos de abertura bucal para laringoscopia direta. **A** "Manobra dos incisivos". **B** "Técnica sem contato".

- Avaliação da possibilidade de intubação seletiva endobrônquica.
- Fixação do TT.

No caso de uso de lâmina reta (Miller), a técnica é idêntica, exceto pela posição da ponta da lâmina, que deve ultrapassar a epiglote e elevá-la diretamente. Uma variação é a inserção paraglossal ou retroglossal, na qual não há contato entre a lâmina e os dentes incisivos maxilares.[159]

De modo global, a via orotraqueal permite a passagem de TT de maior diâmetro, com menor trauma e mais opções de dispositivos. A intubação nasotraqueal está indicada sempre que o acesso à cavidade oral não for viável ou houver incompatibilidade com o campo operatório (p. ex., grandes tumores de cavidade oral, restrição significativa da abertura de boca, radioterapia, ressecção de mandíbula e procedimentos ortognáticos). A via nasal favorece algumas técnicas como a IT sob sedação consciente com menor reflexo de vômito, a FB e às cegas. Deve ser respeitada a técnica descrita a seguir:

- Sempre que possível, instilar AL e vasoconstritor a fim de aumentar o diâmetro da cavidade nasal e diminuir o risco de sangramento.
- Verificar a presença de desvio de septo ou pólipos.
- Escolher a cavidade nasal mais patente; em caso de semelhança, dar preferência à narina direita.
- Esvaziar totalmente o balonete do TT com diâmetro de 6,5 a 7,5 mm.
- Opcionalmente, realizar aquecimento comedido do TT, que pode torná-lo mais flexível, ou usar TT aramado.
- Lubrificar a narina escolhida com gel hidrossolúvel ou lidocaína.
- Introduzir o TT na narina em ângulo de 90° em direção posterior e caudal, com bisel voltado para a linha média, até que a sua ponta atinja a orofaringe.
- Em caso de resistência, pode-se realizar rotação delicada do TT a fim de evitar lesão de mucosa e de concha nasal.
- A seguir, efetuar "ventilações" a fim de retirar muco e secreções.
- Executar as mesmas manobras de LD citadas para IT oral.
- Pinçar a extremidade inferior do TT fora do balonete por meio da pinça de Magill, que serve como guia para ultrapassar as pregas vocais, com um assistente empurrando delicadamente o TT pela extremidade externa.
- Encher o balonete, avaliar intubação seletiva e fixação do TT com os mesmos cuidados citados na técnica de IT via oral. A inserção do TT 3 cm além do previsto para a IT oral é recomendada.

Outras técnicas previstas para IT via nasal incluem intubação às cegas, VLC e FB. São consideradas contraindicações da IT via nasal: coagulopatia grave, fratura de base de crânio, cirurgia nasal recente, epistaxe e alteração anatômica da cavidade nasal.[146,159,160] As complicações mais frequentes são sangramento, lesão da concha nasal inferior, otite média, abscesso da cavidade nasal, necrose superficial da asa do nariz, bacteriemia, tunelização da submucosa da nasofaringe e trauma dentário.

### Manipulação laríngea externa

A qualidade da visualização da glote via LD pode ser modificada por algumas manobras, como BURP, OELM e Sellick. A manobra de BURP (***b**ackward **u**pward **r**ightward **p**ressure*)

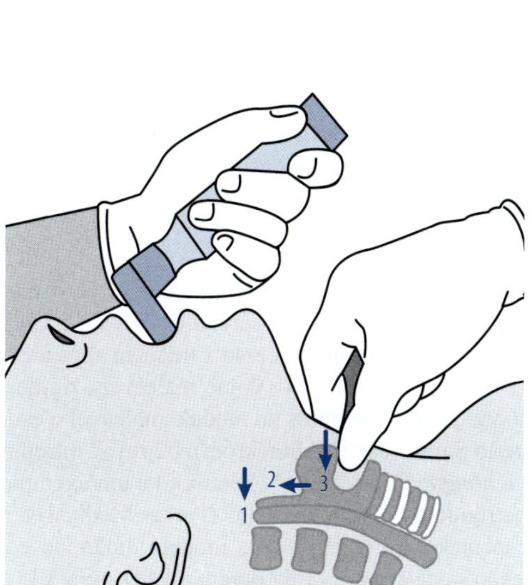


**FIGURA 41.28** Manobra de BURP composta por três movimentos coordenados: 1) posterior; 2) cefálico e 3) para a direita.
*Fonte: Adaptada de Frerk e colaboradores.*[47]

consiste no deslocamento manual da laringe em três direções: posteriormente, contra as vértebras cervicais; superiormente, tanto quanto possível; e lateralmente, para a direita e, por fim, a compressão da cartilagem cricoide ou tireoide em direção posterior (FIG. 41.28).[47] A visão pela LD melhora com redução de 1 ou 2 graus da classificação de Cormack-Lehane modificada por Cook (VER FIG. 41.7).[161] Além disso, pode-se usar a manipulação laríngea externa otimizada denominada OELM (*optimal external laryngeal manipulation*), também chamada de laringoscopia bimanual, que consiste no ajuste da compressão do auxiliar pela mão direita daquele que realiza a LD.

Cabe aqui distinguir as técnicas de BURP e OELM da manobra de Sellick ou compressão cricoide (CC), primeiramente em razão do propósito das duas primeiras, de ampliar a visualização da glote durante a LD. Por outro lado, a CC é proposta para reduzir o risco de regurgitação do conteúdo gástrico. Foi proposta originalmente para prevenir a distensão gástrica durante a VMF.[162,163] A manobra de Sellick consiste na compressão da cartilagem cricoide que desloca o anel cartilaginoso cricotireóideo posteriormente contra o esôfago, com sua oclusão, e este na direção da vértebra subjacente. Deve ser comprimida com força de 10 N para atingir boa proteção da VA no paciente acordado e ser elevada para 30 N após a perda da consciência.[47]

Embora a CC estabeleça um obstáculo físico para a passagem de conteúdo gástrico, também se verificou a redução do tônus do esfincter esofágico inferior, predispondo à regurgitação.[164-166] Contra a sua eficácia também foi apontado o desvio lateral do esôfago.[167] Caso aplicada de modo incorreto, poderá dificultar a VMF, a LD, a IT e a instalação de DSG.[47,168] A contra-argumentação baseia-se no fato de a eficácia da CC decorrer da obstrução da hipofaringe, independentemente do posicionamento do esôfago.[169,170] Se a tentativa inicial de LD for difícil, a CC deverá ser liberada.[47] Então, sob visão direta e acesso imediato à aspiração, a CC deverá ser reaplicada.[47]

A técnica denominada indução em sequência rápida modificada e IT não apresenta definição consolidada. Sua particularidade reside na associação da manobra de Sellick acompanhada de VMF, respeitando a pressão inspiratória inferior ao limiar de abertura do esfincter esofágico de 20 $cmH_2O$. Como resultado, é possível prolongar o tempo para dessaturação particularmente em pacientes com baixa reserva respiratória ou alta taxa metabólica com necessidade de ventilação precoce.[171-173]

### Guias e estiletes

Constituem um conjunto de acessórios que, conforme o modelo, servem para facilitar a IT, a inserção de DSG2, a CTT cirúrgica, bem como para garantir acesso à traqueia após a extubação.[174,175] Podem ser classificados como maleáveis, rígidos, dinâmicos e ópticos. São exemplos do modelo maleável o estilete de intubação Satin-Slip® (Mallinckrodt), o Frova® introdutor (Cook) e o *bougie*. O GlideRite® (Verathon) é um exemplo de um estilete rígido. O Parker Flex-tip® (Parker Medical) e o Truflex® (Truphatek) são exemplos de modelo dinâmico em que a anteflexão pode ser realizada durante a LD ou a VLC. O VideoStylet Ainca® e o FB podem ser considerados exemplos de estiletes ópticos.[176]

O guia para IT tipo *bougie* consiste em um introdutor semirrígido que possui um formato arredondado, com 45 a 70 cm e uma angulação entre 35 e 40° na sua extremidade distal. Esse dispositivo é maleável e pode ser introduzido na traqueia com visualização através da LD ou VLC. Facilita a IT quando houver uma visão restrita da laringe (2B ou 3A da escala de Cormack-Lehane modificada por Cook) na LD. Contudo, a inserção às cegas está associada a trauma nos graus de visão 3B ou 4, sendo, portanto, contraindicada. A confirmação da posição intratraqueal do *bougie* pode ser percebida pela resistência intermitente ou "cliques" que ocorrem quando a extremidade colide contra cada anel traqueal. A resistência distal pode sinalizar a passagem do *bougie* além dos pequenos brônquios, com risco de trauma e pneumotórax.[177,178] A aplicação de pequena força como 0,8 N pode provocar dano à VA.[178] Uma vez no interior da traqueia, o laringoscópio deve permanecer em sua posição original para aumentar o sucesso da IT. Algumas variações do *bougie* possuem lúmen para permitir a oferta concomitante de $O_2$ durante a LD. No entanto, a presença da luz pode diminuir a rigidez do *bougie* e dificultar a condução do TT até a fenda glótica.

O cateter para troca de tubo traqueal (CTTT) difere do *bougie*. São tubos semirrígidos mais longos, com extremidade atraumática e marcas graduadas em centímetros para orientar seu posicionamento adequado, possuindo diâmetro menor que o do TT e conexão tipo *luer-lock* que permite a insuflação de $O_2$ empregando fluxo convencional ou mesmo ventilação a jato. É necessário monitorizar movimentação respiratória, ausência de obstrução ventilatória e oximetria de pulso.

O estilete luminoso (EL) é um dispositivo que possibilita a IT às cegas, por meio da transiluminação da região cervical anterior, sem a necessidade de LD. Antes de sua introdução na boca do paciente, o conjunto EL+TT deve estar lubrificado com gel hidrossolúvel e pré-moldado em um ângulo de 90° ("taco de hóquei") na extremidade distal. O conjunto EL+TT é cuidadosamente avançado até que seja possível observar uma área iluminada nítida na região cervical anterior abaixo da proeminência laríngea. Em movimento simultâneo, o EL é recuado e o TT é introduzido no sentido caudal, com a mão em direção à traqueia, até que a luminosidade seja visível na fúrcula esternal, indicando o correto posicionamento.

## Videolaringoscopia

A visualização restrita ou difícil durante a LD pode ocorrer principalmente por falha do alinhamento dos eixos ópticos oral, faríngeo e laríngeo. Com isso, a visão da glote torna-se mais anterior, fato que corresponde a graus mais elevados na classificação de Cormack-Lehane modificada por Cook.[179]

Diversos dispositivos para IT buscam superar tal adversidade por meio de angulações variadas que se adaptam às limitações do paciente e, portanto, constituem alternativas à LD, como o EL e a lâmina de ponta articulada. Em paralelo, outra solução encontrada foi o aperfeiçoamento da visualização com a laringoscopia indireta (QUADRO 41.14).[180-182]

A videolaringoscopia (VLC) representa uma mudança de paradigma na abordagem da IT difícil, pois a visão do anestesiologista está na extremidade distal do dispositivo. Em revisão sistemática publicada em 2016, que compara a VLC e a LD, as conclusões foram as seguintes: não há redução no número de tentativas de IT na VA normal, nem na incidência de hipóxia; e a IT na VA normal por VLC demanda mais tempo.[183] Em comparação com a LD, os benefícios da VLC em casos de VAD incluem:

**QUADRO 41.14** Visão comparada entre a laringoscopia direta com lâmina de Macintosh, a videolaringoscopia com a lâmina de Macintosh e a videolaringoscopia com a lâmina de Macintosh de grande curvatura

| | Dispositivo | Campo de visão | Modo de visão |
|---|---|---|---|
| 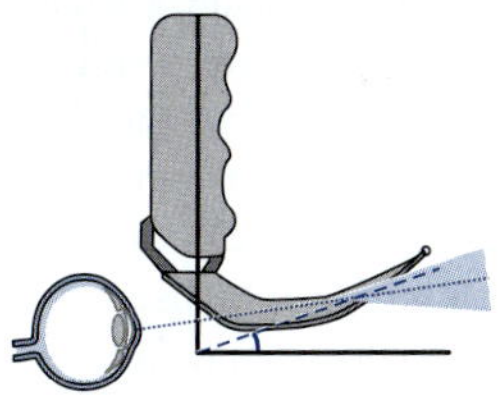 | Lâmina de Macintosh | Restrito | Laringoscopia direta obrigatória |
| 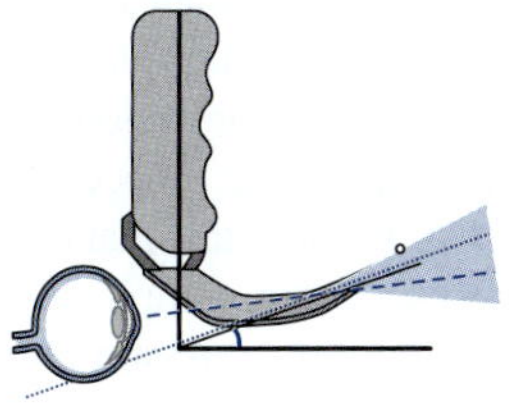 | Laringoscópio óptico com lâmina de Macintosh (p. ex., C-MAC®) | Intermediário | Opção entre laringoscopia direta e indireta (videolaringoscopia) |
| 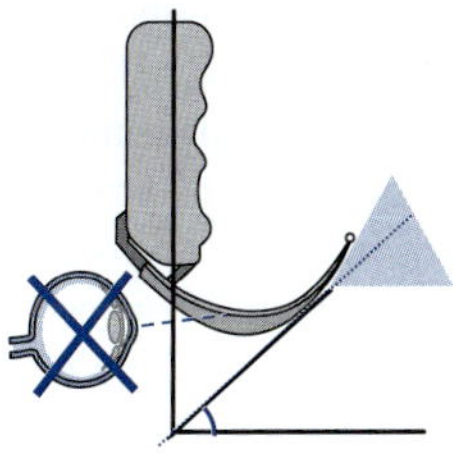 | Dispositivo óptico indireto com lâmina angulada (p. ex., C-MAC® com D-blade®) | Amplo | Laringoscopia indireta obrigatória (videolaringoscopia) |

*Fonte: Adaptado de Kılıçaslan e colaboradores,[180] Cavus e colaboradores[181] e Paolini.[182]*

**QUADRO 41.15** Classificação dos videolaringoscópios e técnica de intubação traqueal correspondente

| Tipo/exemplos | Técnica | Facilidade de visão da laringe | Facilidade de intubação da traqueia |
|---|---|---|---|
| **Canalizados** | | | |
| Airtraq<br>Pentax AWS<br>King Vision | Canalizada preferencial<br>Direcionada apenas para tubos traqueais aramados ou resgate | Menor<br>A visão ótima facilita a intubação traqueal<br>Curva de aprendizado potencialmente menor | Maior<br>O alinhamento com a fenda glótica depende de adequado posicionamento<br>Tempo igual ou menor que a laringoscopia direta<br>Menor trauma potencial à via aérea |
| **Não canalizados estilo Macintosh** | | | |
| AP Advance<br>C-MAC<br>GlideScope Mac<br>McGrath Mac | Direcionada ou em alguns casos semelhante à laringoscopia direta<br>Facilitação com posição olfativa | Variável<br>Visão direta da laringe conforme modelo, curvatura da lâmina e posição do paciente<br>Curva de aprendizado variável | Variável<br>Podem apresentar as mesmas dificuldades da laringoscopia direta |
| **Não canalizados com lâminas anguladas** | | | |
| C-MAC D blade<br>GlideScope GVL<br>King Vision com lâmina-padrão<br>McGrath com lâmina angulada<br>Truview PCD | Direcionada exclusive | Maior<br>Sem visão direta da laringe<br>Retardam intubações traqueais fáceis<br>Úteis para intubações traqueais difíceis<br>Curva de aprendizado potencialmente maior | Menor<br>Maior ajuste de alinhamento com a fenda glótica<br>Tempo maior que a laringoscopia direta<br>Maior trauma potencial à via aérea |

*Fonte: Adaptado de Cooper[87] e Baker e colaboradores.[191]*

- Melhor campo de visão que a LD, com redução de um ou dois graus na classificação de Cormack-Lehane.[47,184-186]
- Possível redução do número de tentativas de IT nos casos de VAD.[183]
- Menor trauma dentário e de tecidos moles com menor força de manipulação.[183,187]
- Facilidade de treinamento.[188]

Em razão disso, resultam as mais importantes indicações da VLC: VAD prevista ou não antecipada, imobilização cervical, limitação espacial, ensino e documentação anatômica.[182,189]

Em 2016, estavam disponíveis 18 modelos de videolaringoscópios no mercado norte-americano, com perspectiva de sucessivos lançamentos.[190] De modo global, esses equipamentos estão classificados segundo a presença ou ausência de canal-guia para o TT (**QUADRO 41.15**).[87] Aqueles videolaringoscópios sem canal guia, por sua vez, subdividem-se naqueles com lâmina estilo Macintosh e naqueles com lâmina angulada.[87] Em decorrência disso, estão previstas as técnicas canalizada ou direcionada sempre que houver necessidade do auxílio de estiletes pré-moldados ou *bougies* para atingir a fenda glótica (**VER QUADRO 41.15**).[26]

As principais particularidades técnicas da VLC são:

- Posição neutra ou discreta extensão cervical.
- Introdução da lâmina do videolaringoscópio pela linha média.
- Busca de visão panorâmica da glote.
- Compressão laríngea externa ajustada pela visão do auxiliar.[191]
- Possibilidade de auxílio com estilete rígido pré-moldado ou guia *bougie*.
- Liberação lateral do TTs nos dispositivos com canal.

Cabe enfatizar que, na VLC, a boa visualização da glote não obrigatoriamente é convertida em IT.[190,193] Visando minimizar o risco de trauma, foram sugeridos quatro passos, planejados originalmente para uso com GlideScope®:

- Boca: olhar a cavidade oral para introduzir o videolaringoscópio.
- Monitor: olhar a tela para obter a melhor visão da glote.
- Boca: olhar a cavidade oral para introduzir o TT evitando as partes moles.
- Monitor: olhar a tela para introdução do TT através da fenda glótica.[194]

O sucesso da IT está diretamente relacionado à capacidade da visão panorâmica da glote. A visão ideal resulta no posicionamento das cartilagens aritenoides abaixo da "linha do equador" da imagem.[192] Como resultado, isso minimiza a possibilidade de deslocamento posterior e intubação esofágica acidental (**FIG. 41.29**). Tal meta pode ser atingida pelo discreto recuo e deslocamento em 90° com o plano horizontal da laringe com videolaringoscópios canalizados (**FIG. 41.30**).

Durante a técnica direcionada, a curva do estilete deve ser moldada para sobrepor a curvatura da lâmina do videolaringoscópio. Dificuldades podem surgir caso o anestesiologista queira inserir a lâmina mais profundamente que o necessário ou aplicar força de elevação excessiva. Embora tais manobras possam proporcionar uma melhor VLC, criam complexidade na passagem do TT através da abertura glótica. Assim como com a LD, caso o esôfago ou a cartilagem cricoide posterior sejam observados, a lâmina foi inserida muito profundamente. Constatando-se dificuldade de introduzir o TT, a redução da força de elevação e a ligeira retirada da lâmina para mudar o ângulo do cabo do videolaringoscópio para uma posição mais horizontal desloca a laringe mais posteriormente e aproxima os eixos traqueal e do TT (**FIG. 41.31**).[26] A colocação do TT no estilete com inversão da sua curvatura natural também facilita a IT.[26] O guia *bougie* pode não facilitar a IT por VLC se não tiver "memória" da sua plasticidade original.[191]

Constituem preditores de dificuldade na VLC com GlideScope: LD com grau 3 ou 4 na classificação de Cormack-Lehane, anatomia cervical anormal (irradiação, cicatrizes, enfermidades e pescoço largo), protrusão mandibular limitada e reduzida distância tireoesternal.[88] Espera-se para o conjunto dos videolaringoscópios adversidades na presença de abertura bucal restrita e presença significativa de sangue ou secreções.[28]

A VLC implica um ponto cego durante a passagem do TT pela orofaringe até a sua visualização na tela do dispositivo.[191]

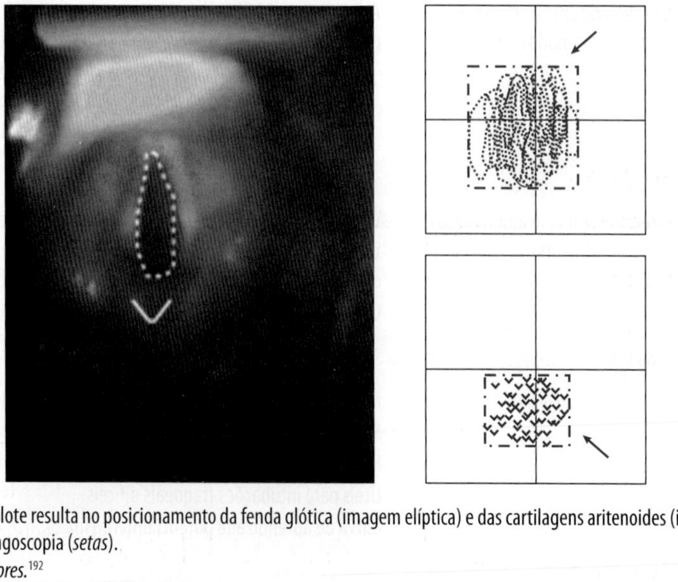

**FIGURA 41.29** A visão panorâmica da glote resulta no posicionamento da fenda glótica (imagem elíptica) e das cartilagens aritenoides (imagens em V) abaixo da "linha do equador" do campo de visão na videolaringoscopia (*setas*).
*Fonte: Adaptado de Dhonneur e colaboradores.*[192]

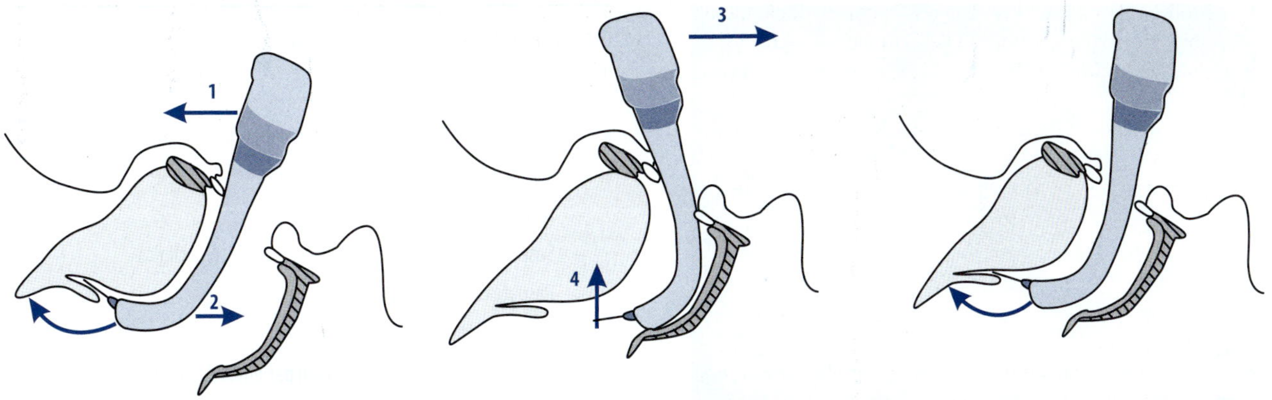


**FIGURA 41.30** Ilustração esquemática de manobra tripla para introdução da lâmina videolaringoscópio Airtraq. 1) para baixo (para sobrepassar a língua; 2) para trás (em direção ao palato); 3 e 4) para trás e para a frente.
*Fonte: Adaptado de Dhonneur e colaboradores.*[192]

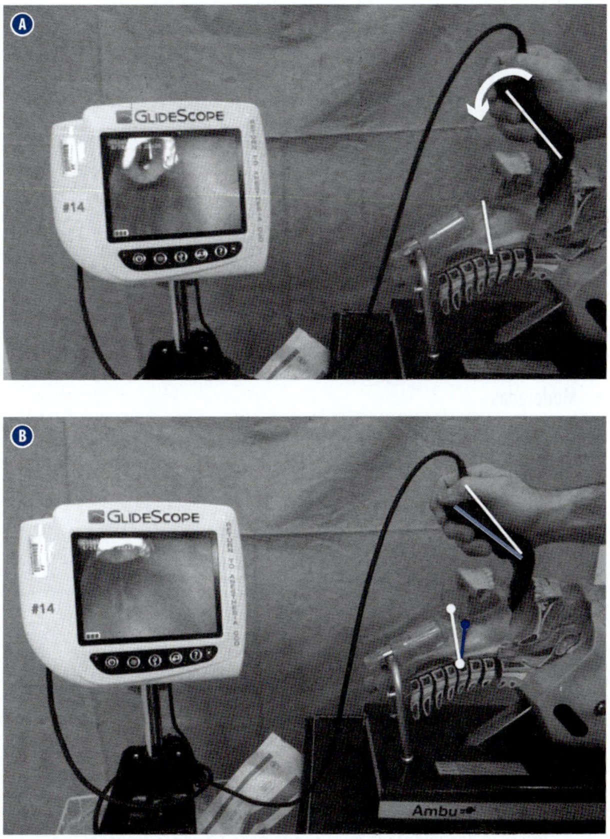


**FIGURA 41.31** Ⓐ Videolaringoscopia com força de elevação excessiva. O ângulo do cabo e a distância entre um ponto de referência na faringe posterior do manequim e a valécula são mostrados com linhas brancas. Observe que a abertura laríngea é bem visualizada. Ⓑ Videolaringoscopia usando menos força de elevação e um ângulo de alça mais horizontal. As linhas brancas mostram o ângulo do videolaringoscópio e a posição relativa à valécula. As linhas azuis mostram as mudanças quando a alça é ligeiramente inclinada em direção aos pés do paciente e menos força de elevação é aplicada. A laringe não é visualizada tão completamente, mas se moveu para uma posição mais posterior, o que torna a intubação da traqueia mais fácil com a técnica direcionada com guia auxiliar.
*Fonte: Adaptada de Anderson e Klock.*[26]

Como resultado, ocorre a predisposição a lesões de nervo lingual, palato mole, arco palatal e tonsilas, particularmente no emprego de guias (FIG. 41.32).[195-197]

Segundo as recomendações da DAS, todos os anestesiologistas devem estar capacitados e ter acesso a um videolaringoscópio.[47,186] No entanto, até o primeiro trimestre de 2017, cabem as seguintes considerações a respeito da VLC:

- Curva de aprendizado mais rápida que a LD.
- Maior taxa de sucesso com dispositivos com canal.
- Desempenho da VLC idêntico ao da LD em visualizações fáceis (Cormack-Lehane grau 1 ou 2); ou seja, melhor custo-efetividade da LD.
- Tempo para IT superior por VLC na ausência de VAD.
- Previsão como abordagem primária ou de resgate para IT.
- Permanência da FB como o método padrão-ouro para IT na VAD.
- Não modificação das taxas de IA com FB com a disponibilidade plena dos VLC.[122]

## Intubação retrógrada e intubação às cegas

Constituem métodos reservados para situações eletivas de VAD antecipada com paciente sob sedação consciente, pois demandam longo tempo para execução. Portanto, não são recomendados para resgate em um caso de VAD não antecipada. As recomendações da DAS de 2015 desaconselham quaisquer métodos às cegas, pois não há visão do alvo anatômico, com risco de lesões.[47]

## Fibroscopia flexível

A FB permanece como o método padrão-ouro para a IT.[122] Ela permite oferecer $O_2$ e administrar AL pelo canal de trabalho, além de confirmar o posicionamento do TT. Esse dispositivo pode ser empregado em cenários anatômicos adversos, que representam contraindicações relativas à VLC, como abertura bucal restrita e tumores na VA. Seu melhor resultado e indicação compreendem a VAD antecipada com o paciente sob sedação consciente e ventilação espontânea.

As técnicas variam quanto ao acesso via nasal ou oral e dependem de o paciente estar acordado ou sob anestesia geral.

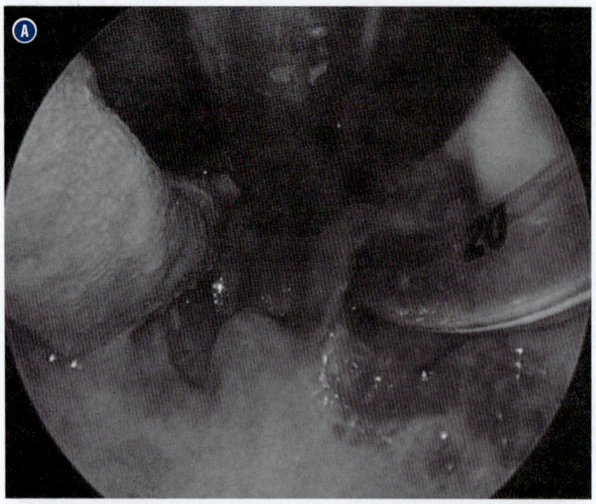


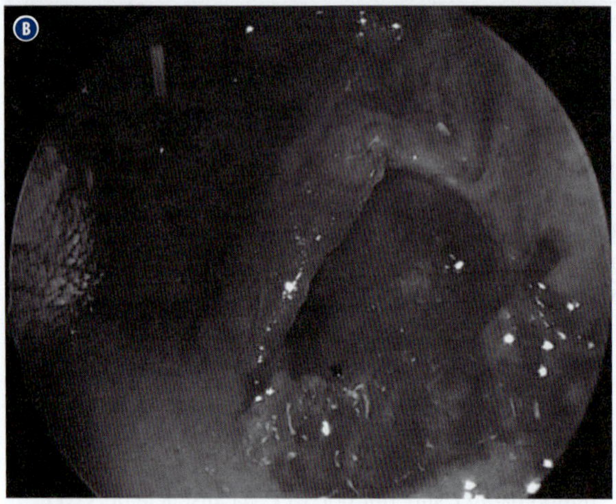


**FIGURA 41.32** Perfuração de palato mole durante técnica direcionada em videolaringoscopia com GlideScope. **A** Presença do tubo traqueal. **B** Orifício resultante.

*Fonte: Adaptada de Amundson e Weingarten.*[197]

Esta imagem pode ser visualizada em cores no Anexo 2, página 1563.

A IT por FB oral pode ser utilizada quando a LD é inesperadamente difícil no paciente já anestesiado, desde que a VMF e, portanto, a oxigenação seja satisfatória até que a IT por FB possa ser realizada. A IT por FB nasal está indicada para pacientes nos quais a IT oral é ou se espera que seja difícil (p. ex., em um paciente com uma abertura de boca limitada ou um grande tumor lingual). As contraindicações da IT por FB são divididas em absolutas, moderadas e relativas e encontram-se descritas nos **QUADROS 41.16 E 41.17**.[198]

As complicações potenciais da FB incluem epistaxe, falso trajeto com lesão do parênquima cerebral no caso de trauma facial grave e FB nasal, eritema e hematoma das pregas vocais ou parede faríngea, rouquidão e lesão de cartilagens aritenoides.[199]

A fragilidade e o alto custo do equipamento o tornam limitado. Destaca-se como uma dificuldade o uso da FB exclusivamente em situações de VAD. Tal como quaisquer dispositivos para o CVA, a curva de aprendizado em FB deve compreender pacientes sem VAD, sob a supervisão de um anestesiologista experiente.

**QUADRO 41.16** Principais indicações do emprego da fibroscopia flexível

- Intubação traqueal de rotina para treinamento
- Intubação difícil
  - História prévia
  - Suspeita de VAD pelo exame físico e/ou história clínica
  - Resgate de falha de IT
  - IT em pacientes com DSG
- Prevenção de mobilidade cervical em pacientes de alto risco
- Trauma em cabeça, pescoço ou VAS

DSG, dispositivo supraglótico; IT, intubação traqueal; VAD, via aérea difícil; VAS, via aérea superior.

*Fonte: Adaptado de Branson e colaboradores.*[198]

**QUADRO 41.17** Principais contraindicações do emprego da fibroscopia flexível

- Absolutas
  - Paciente completamente não cooperativo
  - Falta de capacitação, assistência ou equipamento
  - Obstrução quase total da VAS
  - Hipoxemia não corrigida
- Moderadas
  - Paciente relativamente não cooperativo
  - Obstrução ou visão prejudicada pela anatomia, sangue, fluidos ou corpo estranho
  - Entrada do FB muito restrita
  - Alto risco de aspiração pulmonar
  - Trauma facial grave (FB nasal)
- Relativas
  - Possibilidade de lesão das pregas vocais por passagem do TT às cegas
  - Implante tumoral decorrente da passagem do FB
  - Infecção documentada ou suspeita por patógenos resistentes a múltiplos antimicrobianos na ausência de FB descartável

FB, fibroscópio flexível; VAS, via aérea superior; TT, tubo traqueal.

*Fonte: Adaptado de Branson e colaboradores.*[198]

De modo distinto da LD, a posição olfativa dificulta a FB, com predisposição ao deslocamento da epiglote, projetando-a contra a parede posterior da laringe. Para evitar essa limitação da visualização, a hiperextensão da cabeça isolada é suficiente, salvo casos como suspeita de fratura de vértebras cervicais.

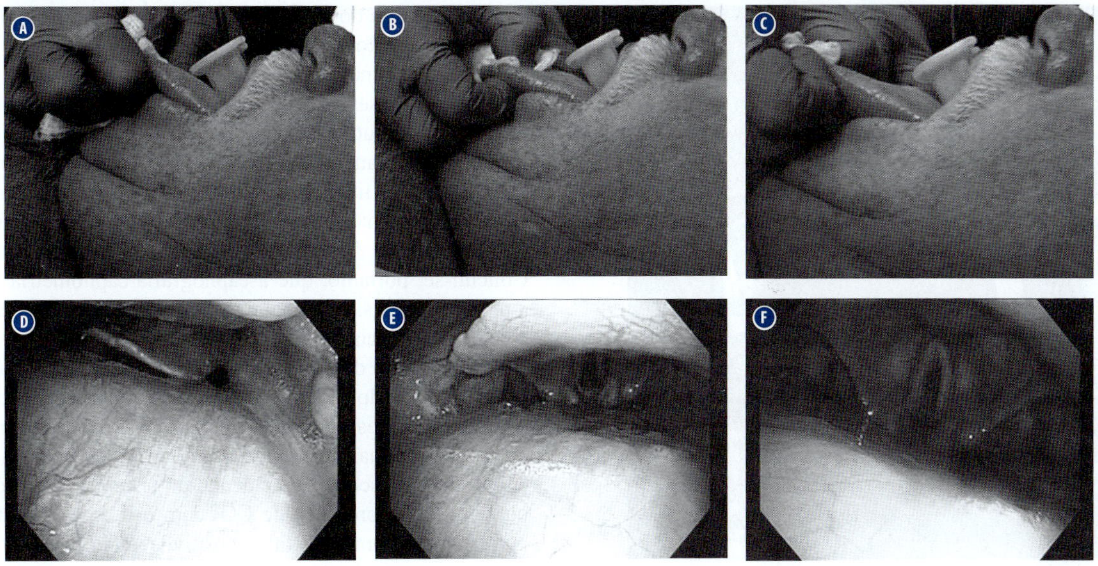

**FIGURA 41.33** Uso da manobra de tração da língua e visualização via fibroscopia flexível. A, B e C Progressiva tração da língua. D, E e F Visualização correspondente por meio da fibroscopia flexível.
*Fonte: Adaptada de Mangar e colaboradores.*[202]

Esta imagem pode ser visualizada em cores no Anexo 2, página 1564.

A manobra de elevação da mandíbula e tração da língua facilitam a visualização da glote e o avanço do TT sobre o FB **(FIG. 41.33)**.[200-202]

Diversas cânulas orais e DSGs de IT facilitam a passagem do FB e a consequente visualização da glote **(FIG. 41.34)**.[203] As recomendações da DAS para VAD não antecipada orientam a inserção das DSGIT para manter a oxigenação e facilitar a IT com FB **(FIG. 41.35)**.[47,204]

Durante a IT por fibra óptica, a introdução do FB na traqueia mostra-se fácil, mas a passagem do TT pode ser difícil ou mesmo impossível. Trata-se de uma etapa do procedimento às cegas e, portanto, com possibilidade de traumatismos. Justifica-se principalmente pelo espaço entre o FB e a parede interna do TT. A solução mais frequente é a rotação anti-horária do TT para que o bisel seja direcionado para a fenda glótica.[205]

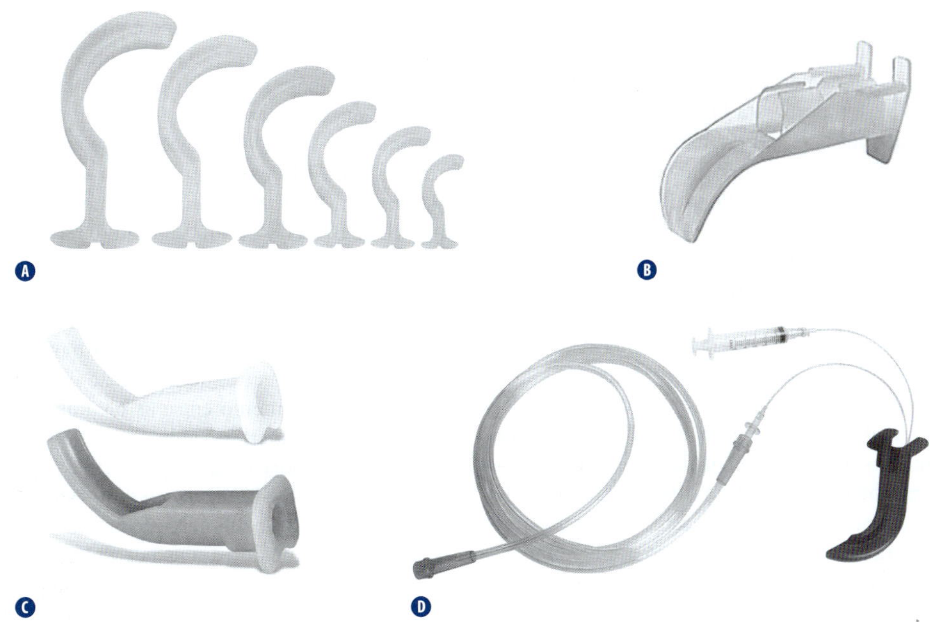

**FIGURA 41.34** Cânulas orofaríngeas para facilitação da visualização por fibroscopia flexível. A Berman. B Ovassapian. C Williams. D MADgic Airway™. A cânula MADgic Airway possibilita a atomização de anestésico local e a oferta de oxigênio simultânea.
*Fontes: A) First Aid Only.*[209] *B) Teleflex Medical Europe.*[210] *C) Sharn Anesthesia.*[211] *D) Teleflex Medical Europe.*[212]

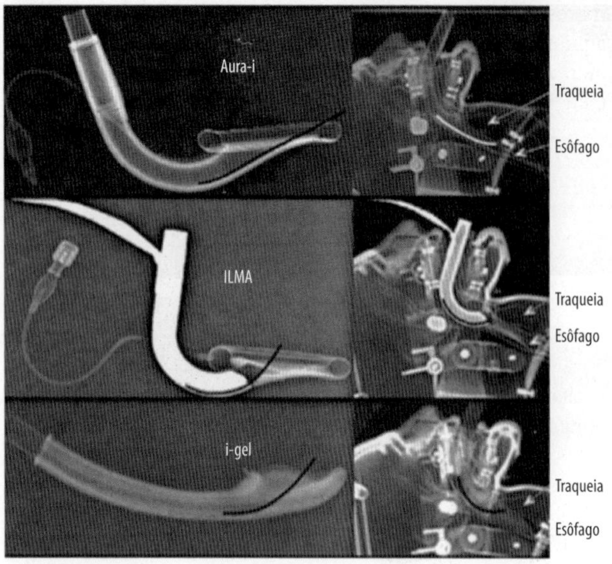


**FIGURA 41.35** Imagens radiográficas dos três dispositivos respiratórios supraglóticos (Aura-i®, Fastrack® – ILMA e i-gel®) com linhas sobrepostas demonstrando a trajetória de saída a partir do lúmen do dispositivo. As imagens do lado direito mostram os dispositivos *in situ* no manequim e sua relação com a traqueia e o esôfago.
*Fonte: Adaptada de Lloyd e colaboradores.*[204]

Contudo, representam alternativas a posição do TT com bisel voltado para baixo, bem como o uso de TT de menor calibre ou modelos distintos como o TT de Brain ou Parker Flex-Tip®, que dispõe de pontas que reduzem o espaço entre o FB e o seu interior.[206,207]

Voltado para a ampliação do acesso à FB, foi lançado o dispositivo Ambu aScope 3 Slim® de uso único. No entanto, para que seja útil ao manejo da VAD, são necessárias melhorias na rigidez para facilitar e confirmar a correta IT.[208] Além disso, os anestesiologistas devem se acostumar com suas características e controle. Quando comparado com o FB convencional, exigiu mais tempo para a IT.[208] O reconhecimento da anatomia traqueal com o assoalho membranoso e teto semicircular, marcado pelos anéis cartilaginosos, seguido pela carina traqueal confirmam o sucesso do procedimento na técnica de FB.

## Confirmação da intubação da traqueia

Uma vez que a IT tenha sido pretensamente atingida, o adequado posicionamento do TT deve ser confirmado. Durante tal verificação, podem ser encontrados sinais de confiabilidade menor, maior e absoluta da presença do TT no interior da traqueia. Entre os sinais menos confiáveis, estão a presença de sons respiratórios na região axilar da parede torácica, a elevação do tórax na inspiração, a saída de ar ou vapor pelo TT quando o tórax é comprimido, a apropriada complacência da bolsa de ventilação e a ausência de distensão e ruídos gástricos.

A queda progressiva da saturação de $O_2$ ou a cianose podem indicar falha na IT, mas representam sinais tardios de intubação esofágica, em particular com $O_2$ a 100%. Também podem apontar broncospasmo, intubação endobrônquica, aspiração, dobra do TT, defeito do sistema ventilatório ou problemas na monitorização da saturação de $O_2$.

Entre os sinais mais confiáveis de posição traqueal do tubo, está a presença de $CO_2$ com capnograma normal em 3 a 5 curvas consecutivas. É importante reconhecer que o $CO_2$ expirado pode alcançar o estômago durante a VMF. Além disso, o $CO_2$ pode ser liberado a partir do estômago em quantidades variáveis provenientes de bebidas carbonatadas e antiácidos.[213] Nesses casos, o formato de onda não será como o habitual. Conclui-se, portanto, que a capnografia/capnometria não são à prova de falhas, principalmente em casos emergenciais, com 10% de inacurácia.[214]

A ausência de $CO_2$ exalado com tubo endotraqueal significa um achado falso-negativo e ocorre em situações como parada cardiorrespiratória, débito cardíaco muito diminuído, embolia pulmonar ou broncospasmo graves, dobra ou obstrução do TT e desconexão acidental do sistema ventilatório. De outra forma, a presença de $CO_2$ com o tubo fora da traqueia corresponde a um sinal falso-positivo, sendo possível quando somente a ponta do tubo está na laringe ou na presença de fluidos carbonatados no estômago.

A confirmação definitiva da posição do tubo no interior da traqueia depende da visualização. Deve ser observada a passagem do TT através das pregas vocais por LD ou VLC, ou os anéis cartilaginosos da traqueia e a carina traqueal à FB. Todavia, mesmo confiáveis, não são métodos aceitos para determinação rotineira da posição do TT.

Caso o anestesiologista não encontre capnograma, sons e movimentos respiratórios, a conduta mais segura é retirar o TT e efetuar VMF com $O_2$. Na próxima tentativa de IT, ajustes na posição de cabeça e pescoço, tamanho menor ou curvatura do TT e outros dispositivos devem ser considerados a fim de minimizar o trauma na VA.[215]

A seguir, também se deve evitar o posicionamento endobrônquico do tubo. Clinicamente, observa-se a expansão torácica e a presença de sons respiratórios bilaterais, sob ventilação manual. Achados como complacência pulmonar baixa e alta pressão de pico sugerem localização endobrônquica do tubo. Os diagnósticos diferenciais possíveis são broncospasmo e pneumotórax. Em caso de dúvida, pode ser realizada a retirada de 1 cm do TT e espera-se ausculta bilateral. A extremidade do TT deve estar 2 a 4 cm acima da carina traqueal. Estima-se a localização no terço médio da traqueia sempre que o TT estiver inserido em adultos a 20 a 21 cm nas mulheres e 22 a 23 cm nos homens, contados a partir dos dentes com a cabeça em posição neutra. A flexão ou extensão da cabeça poderão causar intubação endobrônquica ou extubação acidental respectivamente.[216,217] A US mostrou-se uma técnica confiável para detecção de intubação endobrônquica pela ausência de deslizamento entre as pleuras visceral e parietal.[218] Esse método é superior à ausculta pulmonar na determinação da localização do TT.[218]

A fixação do TT evita o seu deslocamento e a consequente extubação acidental ou intubação endobrônquica. Para tanto, o método mais difundido é o uso de fita adesiva. Para realizá-lo, recomenda-se a fixação em região maxilar, devido à incapacidade de movimento, precedida pela limpeza da pele. Em caso de impossibilidade do uso de fita adesiva por lesões faciais, campo operatório ou alergias, pode-se fixar o TT com fio cirúrgico multifilamentar no vestíbulo nasal, nos dentes ou realizar o ancoramento com saída submentoniana.

## Algoritmos para o controle das vias aéreas

A dificuldade de VMF combinada com LD constitui um fenômeno infrequente, porém não raro, com 0,4% de incidência.[219] Embora a situação NINO seja um evento raro, o anestesiologista deve estar capacitado para enfrentá-la, bem como as demais situações adversas, por meio do planejamento prévio.

Além disso, podem ocorrer mudanças súbitas, como o sangramento decorrente da manipulação de um tumor de hipofaringe que impeça a visualização por meio da VLC. Como resultado, a insistência em uma má escolha técnica acarreta aumento substancial de complicações graves. Se a abordagem inicial falhar, o risco de fracasso ou dificuldade com outra técnica será mais elevado. Esse processo é denominado "falha composta".[36] Portanto, há plena necessidade de planos alternativos para adversidades previstas ou não antecipadas.[36]

A criação de algoritmos visa estabelecer um fluxo racional de condutas. Todavia, há espaço para a definição de recomendações institucionais.[220] O melhor algoritmo integra o grau de capacitação do anestesiologista com a disponibilidade de recursos, antes que este se depare com um cenário emergencial. Como não existe método infalível, torna-se decisivo o estabelecimento de planos secundários e independentes para ventilação/oxigenação e IT. Essa ferramenta somente será útil se inserida em uma "cadeia de CVA". A antecipação, a humildade, o planejamento e a capacitação compõem seus elos.[221]

A manutenção da ventilação e oxigenação é a prioridade, e, para isso, é imperiosa a oferta de $O_2$, em concentração de 100%, pelo maior tempo possível. O planejamento deve suceder a avaliação clínica e buscar a identificação de adversidades como não colaboração, risco de aspiração de conteúdo gástrico, VMF, LD, IT ou CTT difícil.[17]

A estratégia engloba as seguintes decisões críticas conforme as recomendações da American Society of Anesthesiologists (ASA):

- Tentativas de IT sob sedação consciente ("paciente acordado") ou após indução de anestesia geral.
- Preservação ou abolição da ventilação espontânea.
- VLC como abordagem inicial.
- Técnicas não invasivas ou invasivas para a abordagem inicial.[17]

Em distintos algoritmos, a IT com paciente sob sedação consciente ou acordado representa pilar para segurança no CVA. Tal fato decorre da manutenção da ventilação espontânea e colaboração do paciente. Aqueles não cooperativos representam um desafio. Nesses casos, as opções restringem-se à indução da anestesia geral em sequência rápida ou ao uso isolado de anestésico inalatório com propósito da perda da consciência, porém com manutenção da ventilação espontânea.

Os atributos para escolha de um dispositivo consistem no entendimento das suas indicações para aquela determinada anatomia, as limitações de uso e habilidade prévia. Métodos alternativos, como a VLC, o acesso invasivo e a FB, podem ser abordagens iniciais. Em razão disso, para se obter eficácia no CVA, convém reunir os dispositivos em uma unidade portátil de VAD.[17]

Apesar de a LD representar um método consagrado, não é obrigatório, como técnica inicial. A classificação de Cormack-Lehane modificada categoriza o grau de visão da anatomia durante LD em fácil, restrita e difícil (VER FIG. 41.7). Consequentemente, possibilita o estabelecimento do nível de dificuldade à LD associado à sugestão do método de IT (QUADRO 41.18).[18]

Direcionadas para a abordagem da IT difícil não antecipada em adultos, foram publicadas as recomendações da DAS de 2015 (FIG. 41.36). São apresentadas estratégias de conduta na falha durante IT de rotina e após indução em sequência rápida. As estratégias estão baseadas no entendimento do manejo de crises, como se mostra pelo valor dado ao reconhecimento e declaração da dificuldade para o CVA, seguido pelo pedido de ajuda. Nesses cenários, ocorre uma sobrecarga de informações de difícil processamento, levando à fixação em uma função específica como a IT. Por essa razão, a DAS indica que a equipe "pare e pense" para minimizar o risco do erro de fixação.[47,222]

A determinação do risco de aspiração do conteúdo gástrico foi considerada componente-chave para o planejamento do CVA.[47] Assim, antes da cirurgia, o tempo de jejum e medidas farmacológicas se prestam para reduzir o volume e aumentar o pH do conteúdo gástrico. A drenagem com sonda gástrica está reservada aos pacientes com grave retardo do esvaziamento ou obstrução intestinal, seguida da sua retirada.[223]

A DAS enfatiza a importância de minimizar o trauma à VA, além dos pilares de avaliação, preparo, posicionamento, pré-$O_2$ e manutenção da oxigenação. Para atingir esses objetivos, as tentativas de intubação devem ser limitadas. São permitidas três tentativas de IT, seguidas por uma quarta com anestesiologista mais experiente. Em caso de falha, deverá ser reconhecida e declarada a falha de IT, dando-se início ao plano B. Também passaram a ser desencorajadas, porém não proibidas, técnicas às cegas, como *bougie,* estilete luminoso, MLIT ou passagem do TT através de DSG. Segundo a DAS, essas

**QUADRO 41.18** Técnica de intubação traqueal sugerida a partir da classificação de Cormack-Lehane, modificada por Cook, para laringoscopia direta

| Visão à laringoscopia direta | Classe | Método de intubação da traqueia | Nível de dificuldade |
|---|---|---|---|
| Maior parte das pregas vocais | 1 | Direto | Fácil |
| Parte posterior das pregas vocais visíveis | 2A | Direto | Fácil |
| Somente cartilagens aritenoides visíveis | 2B | Indireto com guia *bougie* | Moderado |
| Epiglote visível e passível de elevação | 3A | Indireto com guia *bougie* | Moderado |
| Epiglote aderida à faringe | 3B | Avançado | Difícil |
| Nenhuma estrutura visível | 4 | Avançado com fibroscopia flexível ou videolaringoscopia | Difícil |

*Fonte: Adaptado de Cook.*[18]

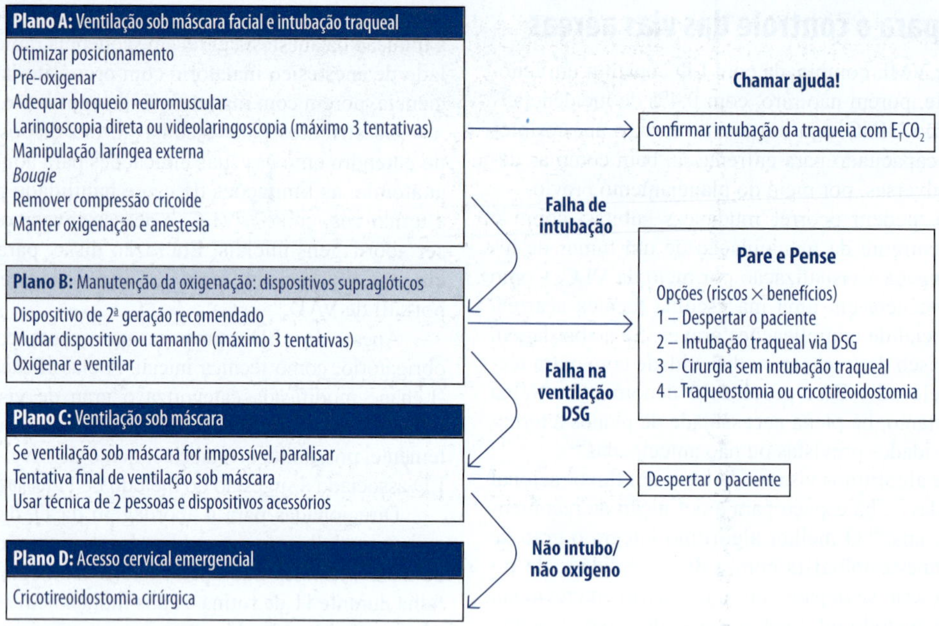


**FIGURA 41.36** Abordagem da intubação difícil não antecipada da Difficult Airway Society 2015.
$E_TCO_2$, dióxido de carbono ao final da expiração; DSG, dispositivos supraglóticos.
*Fonte: Adaptada de Frerk e colaboradores.*[47]

abordagens foram superadas por métodos de visão indireta como a VLC e a FB.[47]

Primordialmente para garantir a ventilação, orienta-se a preferência pelos DSGs de segunda geração. Despertar o paciente representa a opção-padrão quando há falha da IT e da ventilação com DSG. Nessa etapa, se a VMF for impossível, a CTT deve ser realizada imediatamente. A técnica de resgate indicada é a CTT cirúrgica guiada com auxílio de *bougie*.

Para o CVA emergencial, foi desenvolvido o algoritmo Vortex.[224] Ele contém recursos reconhecidos de uma ferramenta cognitiva ideal e pode ser eficaz na redução de erros de implementação no gerenciamento de emergência no CVA. Ao contrário dos principais algoritmos, que são específicos do contexto, o Vortex é flexível o suficiente para que a mesma ferramenta seja aplicada a qualquer circunstância em que a gestão da VA ocorra, independentemente do cenário, do tipo de paciente ou do dispositivo de VA pretendido. Isso torna a mesma lógica adequada para uso por parte de médicos de emergência, intensivistas e anestesiologistas (**FIG. 41.37**).[224]

## Eficácia dos dispositivos e algoritmos de controle da via aérea

A ampla diversidade de equipamentos mostra-se sedutora, mas deve ser encarada com cautela. Com isso, alguns pontos devem ser considerados:

- Apesar da popularidade, os DSGs ainda não superaram a IT quanto à preferência e como método padrão-ouro de CVA.[225]

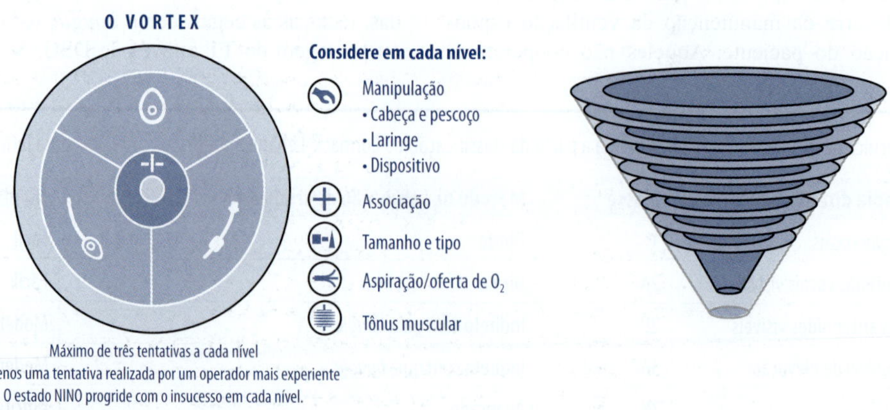


**FIGURA 41.37** O algoritmo Vortex. À direita, visão com níveis "em funil".
NINO, não intubo, não oxigeno; $E_TCO_2$, dióxido de carbono ao final da expiração.
*Fonte: Adaptada de Chrimes.*[224]

- A VLC não é a solução de todos os problemas e também está sujeita a falhas.[225]
- O guia rígido dentro do TT deve ser reservado para os casos mais complexos devido ao risco de trauma.[225]
- O número de tentativas com uma única técnica ou posição deve ser limitado a três. A maior manipulação da VA implica trauma, edema e sangramento.[47,225]
- Cada tentativa de IT deve ser diferente quanto à posição e técnica antecedente.[47,225]
- A extubação da traqueia (ET) deve ser planejada do mesmo modo como a IT.
- O acesso cirúrgico nem sempre salva vidas.[225]

Não é necessária a proficiência em todos os dispositivos disponíveis, mas a capacitação naqueles de uso frequente. Logo, a familiaridade com o equipamento é a chave para o sucesso.[225] Portanto, acima de tudo, o CVA depende de julgamento e comunicação mais do que dos dispositivos.

## Bloqueadores neuromusculares e controle da via aérea

Segundo as recomendações do algoritmo da DAS, caso a IT seja difícil, nenhuma tentativa a seguir deverá ocorrer sem completo bloqueio neuromuscular (BNM).[47] Contudo, cabe ratificar que o escopo dessa diretriz é a VAD não antecipada. Os benefícios englobam o aumento da complacência torácica, a facilitação da VMF e a abolição do componente motor dos reflexos laríngeos.[226,227] BNM ou hipnose inadequados tornam a VMF mais difícil.[228,229] A técnica de indução da anestesia geral em sequência rápida foi proposta para minimizar o risco de aspiração do conteúdo gástrico e efetuar a IT no tempo mais breve possível. Isso é possível com o uso de BNMs como rocurônio ou succinilcolina, acompanhados de CC e sem VMF.

A despolarização decorrente da succinilcolina provoca fasciculações com consequente elevação do consumo de oxigênio, mais relevante em caso de obstrução da VA.[228,229]

Por outro lado, o fim do efeito do rocurônio é possível com o antagonista específico sugamadex, fato que pode significar uma vantagem. Embora o componente de BNM possa ser antagonizado em torno de 3 minutos, permanecem os efeitos dos fármacos hipnóticos e opioides. Como resultado, não há garantia da permeabilidade da VA, nem do retorno da ventilação espontânea.[228,229] Portanto, o sugamadex deverá ser administrado no cenário "não intubo, mas oxigeno", na dose para reversão imediata do BNM induzido pelo rocurônio (16 $mg{\cdot}kg^{-1}$) prontamente disponível.[228,229]

## Extubação traqueal

Os cuidados com a ET têm recebido menor atenção que a IT, pois, em geral, são considerados apenas nos pacientes com VAD previamente reconhecida. Continua a existir evidência científica insuficiente para avaliar os benefícios de uma estratégia de ET específica no tratamento de uma VAD. Há um consenso de que uma estratégia de ET pré-formulada deve ser considerada.[230] Ao final da anestesia, a ET pode ser responsável por eventos críticos com potencial desfecho desfavorável, como VMF difícil, laringospasmo, sangramento da VA e dificuldade de reintubação. A dificuldade para o CVA após a ET constitui um risco para uma sequência desastrosa, que se inicia com hipóxia e pode progredir com parada cardiorrespiratória, dano neurológico ou óbito.

É importante que o médico anestesiologista tenha uma compreensão detalhada das possíveis causas de falha de ET e as suas complicações potenciais. Um plano de ET preestabelecido considerando a necessidade de reintubação é recomendável.[230] Em unidade de tratamento intensivo (UTI), a falha na ET é um problema grave e ocorre em cerca de 10 a 20% dos pacientes, estando associado a altas taxas de mortalidade (25-50%).[231,232] Há alguma evidência de que a falha da ET pode piorar diretamente os resultados do paciente independentemente da gravidade da situação clínica que indicou a internação.

A obstrução da VA é a principal causa de falha na ET e necessidade de reintubação traqueal após a anestesia. Eventos adversos graves são devidos a uma combinação de fatores relacionados ao paciente (obesidade, apneia obstrutiva do sono e doença pulmonar), à cirurgia (procedimentos em cabeça e pescoço ou manipulação da VA) e provavelmente a ações do próprio médico (planejamento/julgamento insuficiente ou inapropriado).[231]

O estudo dos casos encerrados (processos jurídicos contra médicos anestesiologistas nos Estados Unidos) verificou uma redução das queixas relacionadas com a indução da anestesia e a IT no período entre 1993 e 1999 comparado ao de 1985 a 1992. Não houve redução das queixas relacionadas a outras fases da anestesia, sugerindo oportunidade para melhorias nessas fases (inclusive no período após a ET). Foi comprovado que tentativas persistentes de IT aumentam a mortalidade e o dano cerebral.[233]

Problemas relacionados ao CVA em gestantes ainda são fonte significativa de mortalidade materna.[234] Antes da indução anestésica, a fase mais vulnerável pode ser após a ET. De acordo com a série de Michigan, entre 1985 e 2003, a hipoventilação e a obstrução da VAS representaram a principal etiologia das mortes relacionadas à anestesia em gestantes. Esses problemas não aconteceram na indução, mas na fase de recuperação anestésica.[235] Dos oito casos de morte relacionada à anestesia, houve cinco casos de hipoventilação ou obstrução da VA durante a emergência, ET e recuperação.

A associação entre obesidade e risco anestésico também é preocupante; nessa série, seis pacientes que faleceram eram obesas (índice de massa corporal > 30 $kg{\cdot}m^{-2}$). A prevalência de obesidade e edema da VA em mulheres grávidas sugere a necessidade de uma estratégia adequada para prevenir complicações nesse grupo em qualquer estágio da anestesia.[231]

O conceito de que uma estratégia preestabelecida para a extubação deve fazer parte de todo plano para IT não é novo e foi sugerido por diversos algoritmos para controle da VAD.[17,47] Em todas essas publicações, o foco das atenções é a IT, empregando principalmente a LD, técnicas alternativas de IT ou, como útimo recurso, o controle invasivo da via aérea (traqueostomia ou CTT). Nenhuma dessas diretrizes ou recomendações era dirigida de forma específica à ET.

Em 2012, a DAS publicou algoritmos específicos para ET.[236] Essas recomendações sugerem dispositivos e técnicas para abordar os problemas encontrados durante a fase inicial da recuperação anestésica e após a ET. A orientação sugere realizar a ET após um adequado planejamento dividido em quatro etapas de acordo com a **FIGURA 41.38**.

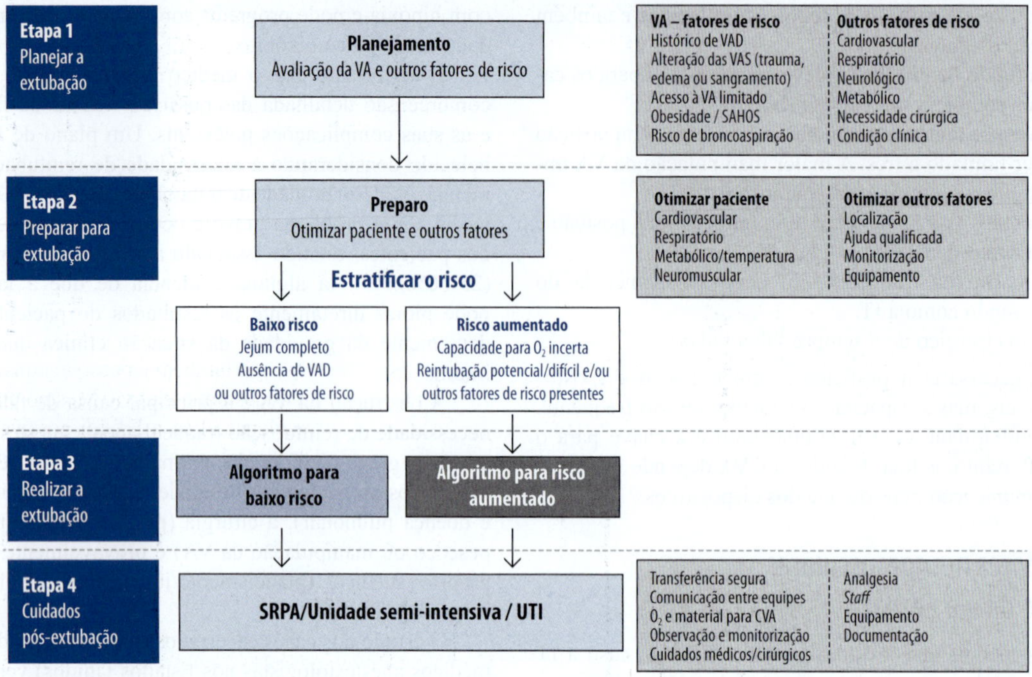


**FIGURA 41.38** Algoritmo básico para extubação traqueal.
CVA, controle da via aérea; SAHOS, síndrome da apneia/hipopnéia obstrutiva do sono; SRPA, sala de recuperação pós-anestésica; VA, via aérea; VAD, via aérea difícil; VAS, via aérea superior.
*Fonte: Adaptada de Difficult Airway Society Extubation Guidelines Group e colaboradores.*[236]

Próximo ao término do procedimento cirúrgico, a VA deve ser reavaliada antes de se proceder à ET. Esta revisão será usada para determinar o risco do paciente e qual plano de resgate deverá ser empregado caso a ET não seja bem-sucedida. A ET de baixo risco acontece na maioria dos pacientes **(QUADRO 41.19)**. A ET com risco aumentado é aquela em que existem fatores que podem causar complicações ou insucesso do procedimento. O uso da monitorização da transmissão neuromuscular é importante para assegurar que houve reversão completa do BNM ao término do procedimento.[236] O objetivo a ser atingido consiste em uma relação de T4/T1 na sequência de quatro estímulos superior a 90% do valor normal do paciente.[236] Somente com esse valor, além da capacidade ventilatória normal, ocorrerá recuperação da permeabilidade da VA por meio da atividade do músculo genio-hióideo.

No momento da ET, a monitorização, a assistência e os equipamentos para indução anestésica deverão estar disponíveis. O cateter para troca de tubo traqueal é particularmente útil na ET, pois pode ser mantido após a retirada do TT, facilitando a reintubação, se necessário. A relação dos tamanhos disponíveis é descrita na **TABELA 41.2**. Outros equipamentos e dispositivos próprios para TT podem ser empregados (p. ex., ML, FB e cateter de Aintree®).

Em qualquer estratégia que venha a ser empregada, a interrupção da oferta de $O_2$ deverá ocorrer pelo menor tempo possível. Algumas intervenções podem ser realizadas antes da ET em todos os pacientes:

- Aumento das reservas de $O_2$ (mediante pré-$O_2$ com $F_IO_2$ entre 80 e 100%).
- Manobras de recrutamento alveolar para melhorar as trocas gasosas no intraoperatório (embora não tenham sido demonstrados benefícios duradouros no pós-operatório).
- Alteração da posição do paciente de acordo com a necessidade de melhora das trocas gasosas, sendo o cefaloaclive a melhor opção.
- Aspiração da VAS sob visualização direta (por LD) ou indireta (em plano anestésico profundo) para evitar danos de partes moles da orofaringe, particularmente se houver maior acúmulo de secreção, sangue ou detritos cirúrgicos.
- Abolição de reflexos durante a ET para o sucesso de alguns procedimentos como ritidoplastia, neurocirurgia e cirurgia oftalmológica (a taquicardia e a hipertensão podem ser deletérias em pacientes com coronariopatia grave).

A ET com o paciente consciente é considerada mais segura, pois o retorno do tônus, dos reflexos protetores da VA e da ventilação espontânea permite que o paciente não apresente obstrução da VA. Por sua vez, a ET sob anestesia "profunda" permite a retirada do TT sem ativar os reflexos de tosse ou hiperatividade adrenérgica. Essas vantagens devem ser ponderadas em relação ao possível aumento na incidência de hipoxemia e obstrução da VA. A escolha da técnica de ET (acordado ou sob anestesia profunda) não afetou o tempo de uso da sala de operações ou a incidência de complicações respiratórias, sugerindo que ambas as técnicas em crianças apresentam perfis de segurança semelhantes.[237,238] Uma dose única de dexmedetomidina intravenosa como pré-medicação em combinação com sevoflurano em baixa concentração no final da cirurgia proporcionou condição de ET sob anestesia segura e suave.[239]

Na ET com risco aumentado, as seguintes opções devem ser consideradas: ET com o paciente acordado ou por meio de técnicas avançadas de ET que consistem na manobra de Bailey, na ET com remifentanil ou na ET com CTTT.

**QUADRO 41.19** Sequência para extubação de baixo risco em paciente sob anestesia

- Assegurar ausência de estímulo cirúrgico
- Balancear analgesia adequada e inibição do centro respiratório
- Fornecer oxigênio a 100% pelo sistema respiratório
- Assegurar profundidade adequada de anestesia inalatória ou venosa
- Posicionar o paciente apropriadamente
- Aspirar secreções orofaríngeas sob visão direta (ideal)
- Esvaziar balonete do tubo traqueal; tosse ou outros reflexos de vias aéreas indicam necessidade de aprofundar a anestesia
- Aplicar ventilação com pressão positiva e retirar o tubo traqueal no final da inspiração (próximo da capacidade vital)
- Fornecer oxigênio a 100% sob máscara facial, confirmar abertura da via aérea e boa ventilação
- Manter abertura da via aérea ou cânulas oro/nasofaríngeas até o despertar completo
- Continuar administração de oxigênio sob máscara até a recuperação completa
- Supervisionar até o despertar completo em ventilação espontânea sem necessidade de dispositivos para desobstruir via aérea

*Fonte: Adaptado de Difficult Airway Society Extubation Guidelines Group e colaboradores.*[236]

**TABELA 41.2** Relação de cateteres para troca de tubo traqueal da Cook Medical Inc. Bloomington

| Tamanho do cateter (French) | Comprimento do cateter (cm) | Cateter (DI – mm) | Tamanho TT (DI – mm) |
|---|---|---|---|
| 8 | 45 | 1,6 | ≥ 3 |
| 11 | 83 | 2,3 | ≥ 4 |
| 14 | 83 | 3 | ≥ 5 |
| 19 | 83 | 3,4 | ≥ 7 |

DI, diâmetro interno.

Diversos fármacos podem ser usados para suprimir os reflexos de tosse. Atualmente, o opioide de ação ultracurta remifentanil pode ser a opção de escolha para essa finalidade. Trata-se de uma técnica avançada de ET, devendo ser realizada por anestesiologista com experiência no seu uso e sob cuidadosa observação devido ao risco de sedação excessiva e depressão respiratória (**QUADRO 41.20**).

A manobra de Bailey consiste na colocação de um DSG enquanto o tubo está na traqueia com o paciente sob profundidade de anestesia suficiente para prevenir o laringospasmo. Como resultado, ajuda a evitar que a VA seja perdida após a ET. Além dos casos de VAD, tal técnica pode ser útil na doença pulmonar obstrutiva crônica, asma grave ou quando a tosse ou aumento do tônus simpático são indesejáveis, mas a ET em anestesia profunda não é o ideal. A descrição dessa manobra está no **QUADRO 41.21**.[236] O uso da ML permite a retirada do TT sob anestesia geral, diminui complicações e a resposta ao estresse hemodinâmico em comparação com a ET tradicional sem aumentar o risco de obstrução e outras complicações respiratórias.[26,240,241]

Em emergências ventilatórias, com hipóxia grave, o uso da ML pode servir de ponte até a IT, fornecendo ventilação adequada e corrigindo a hipoxemia. Nos pacientes em que a reintubação pode ser difícil, a presença de um CTTT estabelece um acesso contínuo à VA, no caso de necessidade. O CTTT permite a reintubação com taxa de sucesso superior a 90%, sendo método seguro para a reintubação caso a ET não obtenha sucesso.[242,243]

No grupo de alto risco também é possível considerar adiar a ET ou realizar a traqueostomia eletiva. Mesmo em pacientes com traumatismo craniencefálico a ET foi possível, independentemente do estado neurológico, desde que o funcionamento da VA estivesse adequado de acordo com os critérios de elegibilidade para ET.[244]

A ET é sempre um procedimento eletivo. Em determinados casos, a ET não será feita na sala de operações e será adiada por algumas horas ou dias após a intervenção cirúrgica. Esse tempo permite a redução ou resolução do edema na VA e aumenta a possibilidade de sucesso da ET. Pode ser uma escolha sensata caso o paciente necessite de uma reintervenção cirúrgica dentro de 24 horas. Caso o paciente seja transferido para a UTI, uma das sugestões do estudo NAP4 é descrever um plano para a reintubação no prontuário médico, caso esta seja necessária.[223]

Recomendações práticas são úteis para situações infrequentes ou graves, e as evidências indicam melhores resultados com seu uso. A ET representa um procedimento eletivo, com tempo adequado para uma abordagem estruturada. As recomendações práticas da DAS promovem uma estratégia para ET, envolvendo uma abordagem em etapas, com planejamento, preparo e estratificação de risco com objetivo claro de identificação e gestão dos pacientes com risco aumentado de complicações respiratórias após a ET. As evidências ainda são bastante limitadas, portanto algumas recomendações são baseadas na opinião de especialistas. A ET com o paciente acordado é a técnica preferida para a maioria dos casos. Entretanto, a ET sob anestesia profunda, a troca do TT pela ML, a infusão de remifentanil e o uso de CTTT podem ser vantajosos em diversas situações clínicas. Quando a ET não for segura, é recomendável postergá-la ou realizar uma traqueostomia eletiva.

## Gestão de crises do controle das vias aéreas

A auditoria NAP4 identificou fortes preditores independentes para complicações no CVA:

- Paciente: índice de massa corporal, alterações de cabeça e pescoço.
- Equipamentos: ausência de capnografia.
- Humanos: falhas de comunicação.
- Localização: fora do centro cirúrgico.
- Experiência, tempo, pressão: escolha equivocada de técnicas invasivas.[223]

A partir dos dados compilados, mudanças nas recomendações foram baseadas nas lições aprendidas com o estudo NAP4 (**QUADRO 41.22**).[223]

De acordo com o NAP4, fatores humanos contribuíram para 40% dos desfechos adversos. Como base, foram identificados

**QUADRO 41.20** Sequência para extubação traqueal em pacientes sob risco com emprego de infusão de remifentanil

- Fornecer analgesia pós-operatória, antes do final da cirurgia, se apropriado
- Iniciar infusão de remifentanil na taxa desejada (< 0,15 μg·kg$^{-1}$·min$^{-1}$) antes do final da cirurgia
- Antagonizar o bloqueio neuromuscular
- Descontinuar agente anestésico (inalatório ou propofol)
- Usar alto fluxo da mistura de gases para acelerar a eliminação do agente inalatório e monitorizar a concentração expirada de gases
- Continuar ventilação controlada ou assisto-controlada
- Aspirar secreções orofaríngeas sob visão direta com laringoscopia direta (se apropriado)
- Sentar o paciente
- Sem pressa, não estimular o paciente e aguardar a abertura ocular ao comando verbal
- Interromper ventilação controlada ou assisto-controlada
- Se a respiração espontânea estiver adequada, remover o tubo traqueal e interromper a infusão do remifentanil
- Se a respiração espontânea estiver inadequada, estimular inspirações profundas e reduzir a infusão do remifentanil
- Quando a respiração espontânea estiver adequada, remover o tubo traqueal, interromper a infusão do remifentanil e retirar resíduo da linha venosa
- Depois da extubação traqueal, existe risco de depressão respiratória, sendo essencial a supervisão cuidadosa até a recuperação completa

Lembre-se: 1) O remifentanil é desprovido de ação analgésica de longa duração; 2) O remifentanil pode ser antagonizado pela naloxona.

**QUADRO 41.21** Sequência de execução da manobra de Bailey – troca do tubo traqueal por máscara laríngea em casos de extubação traqueal de alto risco

- Administrar oxigênio a 100%
- Evitar reflexos da via aérea mediante anestesia profunda (1 CAM) ou bloqueio neuromuscular
- Realizar laringoscopia e aspiração sob visão direta
- Inserir o DSG desinsuflado atrás do tubo traqueal
- Confirmar a colocação do DSG com a ponta em posição correta
- Insuflar o manguito do DSG
- Esvaziar o balonete do tubo traqueal e remover o tubo enquanto mantém a pressão positiva
- Continuar a oferta de oxigênio via DSG
- Inserir um protetor de mordida
- Sentar o paciente na posição vertical
- De modo suave, permitir emergência da anestesia sem estímulos até a rejeição do DSG

CAM, concentração alveolar mínima; DSG, dispositivo supraglótico.

*Fonte: Adaptado de Anderson e Klock[26] e Difficult Airway Society Extubation Guidelines Group e colaboradores.[236]*

fatores latentes como comunicação ruim na atuação em equipe, treinamento insuficiente, deficiência em equipamentos e processos inadequados. Assim, há predisposição à perda da consciência da situação, levando a decisões ruins e, por sua vez, a erros de conduta.[245] Por outro lado, frequentemente durante a crise chegam mais informações do que a capacidade de processamento.[246,247] Essa sobrecarga cognitiva prejudica o poder de decisão e a percepção de sinais evidentes. Como consequência, ocorre fixação em um aspecto específico como a IT. Por essa razão, a DAS indica que o anestesiologista "pare e pense" a fim de minimizar o risco de fixação.[47] Qualquer plano de ação em emergências deve ser conhecido por todos os membros da equipe e seguido por ensaios.[47] Treinamentos por simulação são particularmente úteis em eventos raros como NINO. Servem também para desenvolver capacidades não técnicas como comunicação, compartilhamento de papéis, atuação coordenada e sobretudo a liderança.[248]

**QUADRO 41.22** Lições aprendidas com o estudo NAP4 (Fourth National Audit Project of the Royal College of Anaesthetists and Difficult Airway Society)

- A avaliação deficiente da VA e o mau planejamento contribuíram para a piora dos resultados
- Os erros para planejar a conduta em caso de falha do CVA levaram a uma resposta não estruturada diante de uma situação imprevista de VAD
- Foram identificadas várias situações em que a IA com FB estava indicada, mas não foi utilizada
- Os problemas surgiram quando os pacientes foram submetidos a múltiplas tentativas de IT e evoluíram para a situação NINO. A mudança de abordagem é necessária em vez do uso repetido de uma técnica que já falhou
- O uso inadequado de DSG foi relatado. Os casos mais comuns foram pacientes com fatores de risco para aspiração de conteúdo gástrico, obesos mórbidos e suspeita de VAD sem um plano de resgate
- As complicações relacionadas à anestesia para cirurgia de cabeça e pescoço foram desproporcionalmente representativas na base de dados, o que implica necessidade de excelente trabalho em equipe e comunicação
- Os obesos apresentaram mais complicações do que o esperado com base na proporção de casos cirúrgicos (maiores taxas de aspiração, complicações associadas ao uso de DSG, dificuldade de IT e obstrução da via aérea durante o despertar ou recuperação). As técnicas de resgate não atingiram o sucesso esperado nos pacientes obesos e não obesos
- Cateteres percutâneos de pequeno diâmetro para cricotireotomia falharam em 60% das vezes
- O acesso cirúrgico de emergência obteve sucesso quase total
- A aspiração do conteúdo gástrico foi a causa mais comum de morte em eventos de anestesia. Foram associados a avaliação deficiente (não reconhecimento de fatores de risco para aspiração) ou julgamento equivocado (p. ex., uso de um DSG quando a indução de sequência rápida e a IT foram indicadas)
- Um terço dos eventos adversos ocorreu durante a emergência ou a recuperação, e a obstrução da VA foi a causa mais comum de dano

CVA, controle da via aérea; DSG, dispositivo supraglótico; FB, fibroscopia flexível; IA, intubação com paciente acordado; IT, intubação traqueal; NINO, não intubo, não oxigeno; VA, via aérea; VAD, via aérea difícil.

*Fonte: Adaptado de Cook e colaboradores.[223]*

A comunicação efetiva mostra-se como habilidade não técnica que contribui para minimizar erros durante a crise. Declarar a falência da VA e a situação NINO são atitudes obrigatórias e decisivas para resgatar ou evitar a hipóxia.[47] A linguagem utilizada deve auxiliar em vez de impedir a comunicação.[249] Para tal, são almejadas as seguintes propriedades: simplicidade, concisão, precisão, intuitividade, não intimidação e estabelecimento prévio.[249]

## Considerações finais

Como nas demais habilidades, o treinamento e o uso regular dos dispositivos aumentam o índice de sucesso e reduzem o número de complicações. A capacitação deve iniciar-se de preferência em ambiente simulado, seguida pelo emprego em cenários eletivos, sob controle e supervisão de profissional experiente.

Não será o último equipamento lançado comercialmente ou técnica recém-descrita a solução de todos os problemas relacionados ao CVA. Ao mesmo tempo, não se pode deixar de destacar a importância da experiência pessoal com técnicas de uso frequente e baseadas em evidências.

Com o intuito de atingir a gestão plena do ato anestésico, é imprescindível garantir e priorizar a oxigenação e ventilação. Para tal fim, o fluxo de atitudes deve implicar em antecipação, humildade, planejamento e treinamento.

## Referências


1. Strohl KP, Butler JP, Malhotra A. Mechanical properties of the upper airway. Compr Physiol. 2012;2(3):1853-72.
2. Patwa A, Shah A. Anatomy and physiology of respiratory system relevant to anaesthesia. Indian J Anaesth. 2015;59(9):533-41.
3. Isaacs RS, Sykes JM. Anatomy and physiology of the upper airway. Anesthesiol Clin North America. 2002;20(4):733-45, v.
4. Zhao D, Li Y, Xian J, Qu Y, Cao X, Ye J. The combination of anatomy and genioglossus activity in predicting the outcomes of velopharyngeal surgery. Otolaryngol Head Neck Surg. 2017;156(3):567-574.
5. Ramachandran SK, Kumar AM. Supraglottic airway devices. Respir Care. 2014;59(6):920-31; discussion 931-2.
6. Stone DJ, Bogdonoff DL. Airway considerations in the management of patients requiring long-term endotracheal intubation. Anesth Analg. 1992;74(2):276-87.
7. Ayuse T, Hoshino Y, Kurata S, Ayuse T, Schneider H, Kirkness JP, et al. The effect of gender on compensatory neuromuscular response to upper airway obstruction in normal subjects under midazolam general anesthesia. Anesth Analg. 2009;109(4):1209-18.
8. Fleck RJ, Ishman SL, Shott SR, Gutmark EJ, McConnell KB, Mahmoud M, et al. Dynamic volume computed tomography imaging of the upper airway in obstructive sleep apnea. J Clin Sleep Med. 2017;13(2):189-196.
9. Shorten GD, Opie NJ, Graziotti P, Morris I, Khangure M. Assessment of upper airway anatomy in awake, sedated and anaesthetised patients using magnetic resonance imaging. Anaesth Intensive Care. 1994;22(2):165-9.
10. Bruwier A, Poirrier AL, Limme M, Poirrier R. [Upper airway's 3D analysis of patients with obstructive sleep apnea using tomographic cone beam]. Rev Med Liege. 2014;69(12):663-7.
11. Truong A, Truong D-T. Vocal cord dysfunction: an updated review. Otolaryngology. 2011;2(1):2.
12. Conselho Federal de Medicina. Resolução nº 1.802, de 4 de outubro de 2006. Dispõe sobre a prática do ato anestésico. Diário Oficial da União. 1 nov 2006;210 Seção 1:102.
13. Subbe CP, Kellett J, Barach P, Chaloner C, Cleaver H, Cooksley T, et al. Crisis checklists for in-hospital emergencies: expert consensus, simulation testing and recommendations for a template determined by a multi-institutional and multi-disciplinary learning collaborative. BMC Health Serv Res. 2017;17(1):334.
14. Haynes AB, Weiser TG, Berry WR, Lipsitz SR, Breizat AH, Dellinger EP, et al. A surgical safety checklist to reduce morbidity and mortality in a global population. N Engl J Med. 2009;360(5):491-9.
15. Nørskov AK, Rosenstock CV, Wetterslev J, Astrup G, Afshari A, Lundstrøm LH. Diagnostic accuracy of anaesthesiologists' prediction of difficult airway management in daily clinical practice: a cohort study of 188 064 patients registered in the Danish Anaesthesia Database. Anaesthesia. 2015;70(3):272-81.
16. Law JA, Broemling N, Cooper RM, Drolet P, Duggan LV, Griesdale DE, et al. The difficult airway with recommendations for management--part 1--difficult tracheal intubation encountered in an unconscious/induced patient. Can J Anaesth. 2013;60(11):1089-118.
17. Apfelbaum JL, Hagberg CA, Caplan RA, Blitt CD, Connis RT, Nickinovich DG, et al. Practice guidelines for management of the difficult airway: an updated report by the American Society of Anesthesiologists Task Force on Management of the Difficult Airway. Anesthesiology. 2013;118(2):251-70.
18. Cook TM. A new practical classification of laryngeal view. Anaesthesia. 2000;55(3):274-9.
19. Cook TM, MacDougall-Davis SR. Complications and failure of airway management. Br J Anaesth. 2012;109 Suppl 1:i68-i85.
20. Griesdale DE, Liu D, McKinney J, Choi PT. Glidescope® video-laryngoscopy versus direct laryngoscopy for endotracheal intubation: a systematic review and meta-analysis. Can J Anaesth. 2012;59(1):41-52.
21. Aziz MF, Bayman EO, Van Tienderen MM, Todd MM; StAGE Investigator Group, Brambrink AM. Predictors of difficult videolaryngoscopy with GlideScope® or C-MAC® with D-blade: secondary analysis from a large comparative videolaryngoscopy trial. Br J Anaesth. 2016;117(1):118-23.
22. Aziz MF, Healy D, Kheterpal S, Fu RF, Dillman D, Brambrink AM. Routine clinical practice effectiveness of the Glidescope in difficult airway management: an analysis of 2,004 Glidescope intubations, complications, and failures from two institutions. Anesthesiology. 2011;114(1):34-41.
23. American Society of Anesthesiologists Task Force on Management of the Difficult Airway. Practice guidelines for management of the difficult airway: an updated report by the American Society of Anesthesiologists Task Force on Management of the Difficult Airway. Anesthesiology. 2003;98(5):1269-77.
24. Hernandez MR, Klock PA Jr, Ovassapian A. Evolution of the extraglottic airway: a review of its history, applications, and practical tips for success. Anesth Analg. 2012;114(2):349-68.
25. Ramachandran SK, Mathis MR, Tremper KK, Shanks AM, Kheterpal S. Predictors and clinical outcomes from failed Laryngeal Mask Airway UniqueTM: a study of 15,795 patients. Anesthesiology. 2012;116(6):1217-26.
26. Anderson J, Klock PA Jr. Airway management. Anesthesiol Clin. 2014;32(2):445-61.
27. Lundstrøm LH, Vester-Andersen M, Møller AM, Charuluxananan S, L'hermite J, Wetterslev J, et al. Poor prognostic value of the modified Mallampati score: a meta-analysis involving 177 088 patients. Br J Anaesth. 2011;107(5):659-67.
28. Baker P. Assessment before airway management. Anesthesiol Clin. 2015;33(2):257-78.
29. Lewis M, Keramati S, Benumof JL, Berry CC. What is the best way to determine oropharyngeal classification and mandibular space length to predict difficult laryngoscopy? Anesthesiology. 1994;81(1):69-75.
30. Tantri AR, Firdaus R, Salomo ST. Predictors of difficult intubation among malay patients in Indonesia. Anesthesiol Pain Med. 2016;6(2):e34848.
31. Mashour GA, Stallmer ML, Kheterpal S, Shanks A. Predictors of difficult intubation in patients with cervical spine limitations. J Neurosurg Anesthesiol. 2008;20(2):110-5.
32. Bindra A, Prabhakar H, Singh GP, Ali Z, Singhal V. Is the modified Mallampati test performed in supine position a reliable predictor of difficult tracheal intubation? J Anesth. 2010;24(3):482-5.
33. Khan ZH, Eskandari S, Yekaninejad MS. A comparison of the Mallampati test in supine and upright positions with and without phonation in predicting difficult laryngoscopy and intubation: A prospective study. J Anaesthesiol Clin Pharmacol. 2015;31(2):207-11.
34. Kheterpal S, Martin L, Shanks AM, Tremper KK. Prediction and outcomes of impossible mask ventilation: a review of 50,000 anesthetics. Anesthesiology. 2009;110(4):891-7.
35. Thomas BP, Strother MK, Donnelly EF, Worrell JA. CT virtual endoscopy in the evaluation of large airway disease: review. AJR. 2009;192(3 Suppl.):S20-S30.
36. Huitink JM, Bouwman RA. The myth of the difficult airway: airway management revisited. Anaesthesia. 2015;70(3):244-9.
37. Langeron O, Masso E, Huraux C, Guggiari M, Bianchi A, Coriat P, et al. Prediction of difficult mask ventilation. Anesthesiology. 2000;92(5):1229-36.
38. Bouroche G, Bourgain JL. Preoxygenation and general anesthesia: a review. Minerva Anestesiol. 2015;81(8):910-20.
39. Tanoubi I, Drolet P, Donati F. Optimizing preoxygenation in adults. Can J Anaesth. 2009;56(6):449-66.
40. Sunde GA, Heltne JK, Lockey D, Burns B, Sandberg M, Fredriksen K, et al. Airway management by physician-staffed Helicopter Emergency Medical Services – a prospective, multicentre, observational study of 2,327 patients. Scand J Trauma Resusc Emerg Med. 2015;23(1):57.
41. Hanouz JL, Lammens S, Tasle M, Lesage A, Gérard JL, Plaud B. Preoxygenation by spontaneous breathing or noninvasive positive pressure ventilation with and without positive end-expiratory pressure: a randomised controlled trial. Eur J Anaesthesiol. 2015;32(12):881-7.
42. Davis DP, Lemieux J, Serra J, Koenig W, Aguilar SA. Preoxygenation reduces desaturation events and improves intubation success. Air Med J. 2015;34(2):82-5.
43. Hagiwara Y, Watase H, Okamoto H, Goto T, Hasegawa K, Japanese Emergency Medicine Network Investigators. Prospective validation of the modified LEMON criteria to predict difficult intubation in the ED. Am J Emerg Med. 2015;33(10):1492-6.
44. Natt BS, Malo J, Hypes CD, Sakles JC, Mosier JM. Strategies to improve first attempt success at intubation in critically ill patients. Br J Anaesth. 2016;117 Suppl 1:i60-i68.
45. Groombridge C, Chin CW, Hanrahan B, Holdgate A. Assessment of common preoxygenation strategies outside of the operating room environment. Acad Emerg Med. 2016;23(3):342-6.
46. Hayes-Bradley C, Lewis A, Burns B, Miller M. Efficacy of nasal cannula oxygen as a preoxygenation adjunct in emergency airway management. Ann Emerg Med. 2016;68(2):174-80.
47. Frerk C, Mitchell VS, McNarry AF, Mendonca C, Bhagrath R, Patel A, et al. Difficult Airway Society 2015 guidelines for management of unanticipated difficult intubation in adults. Br J Anaesth. 2015;115(6):827-48.
48. Semler MW, Janz DR, Lentz RJ, Matthews DT, Norman BC, Assad TR, et al. Randomized trial of apneic oxygenation during endotracheal intubation of the critically ill. Am J Respir Crit Care Med. 2016;193(3):273-80.
49. Patel A, Nouraei SA. Transnasal Humidified Rapid-Insufflation Ventilatory Exchange (THRIVE): a physiological method of increasing apnoea time in patients with difficult airways. Anaesthesia. 2015;70(3):323-9.
50. Hernández G, Roca O, Colinas L. High-flow nasal cannula support therapy: new insights and improving performance. Crit Care. 2017;21(1):62.
51. Jaber S, Molinari N, De Jong A. New method of preoxygenation for orotracheal intubation in patients with hypoxaemic acute respiratory failure in the intensive care unit, non-invasive ventilation combined with apnoeic oxygenation by high flow nasal oxygen: the randomised OPTINIV study protocol. BMJ Open. 2016;6(8):e011298.
52. Grant S, Khan F, Keijzers G, Shirran M, Marneros L. Ventilator-assisted preoxygenation: Protocol for combining non-invasive ventilation and apnoeic oxygenation using a portable ventilator. Emerg Med Australas. 2016;28(1):67-72.
53. Wang H, Sun JL, Bai ZH, Wang XB, Zhang ZL, Pei HH. Preoxygenation using invasive ventilator in volume control mode in patients with emergency intubation can shorten the time of preoxygenation and improve the quality of preoxygenation: a retrospective study. Medicine (Baltimore). 2016;95(40):e4977.
54. Zhang X, Kassem MAM, Zhou Y, Shabsigh M, Wang Q, Xu X. A brief review of non-invasive monitoring of respiratory condition for extubated patients with or at risk for obstructive sleep apnea after surgery. Front Med (Lausanne). 2017;4:26.
55. Hillman DR, Platt PR, Eastwood PR. The upper airway during anaesthesia. Br J Anaesth. 2003;91(1):31-9.
56. Wood FE, Morley CJ. Face mask ventilation--the dos and don'ts. Semin Fetal Neonatal Med. 2013;18(6):344-51.
57. Wang KC, Chan WS, Tsai CT, Wu GJ, Chang Y, Tseng HC. Lingual nerve injury following the use of an oropharyngeal airway under endotracheal general anesthesia. Acta Anaesthesiol Taiwan. 2006;44(2):119-22.
58. von Goedecke A, Voelckel WG, Wenzel V, Hörmann C, Wagner-Berger HG, Dörges V, et al. Mechanical versus manual ventilation via a face mask during the induction of anesthesia: a prospective, randomized, crossover study. Anesth Analg. 2004;98(1):260-3, table of contents.
59. Joffe AM, Hetzel S, Liew EC. A two-handed jaw-thrust technique is superior to the one-handed "EC-clamp" technique for mask ventilation in the apneic unconscious person. Anesthesiology. 2010;113(4):873-9.
60. Timmermann A. [Modern airway management--current concepts for more patient safety]. Anasthesiol Intensivmed Notfallmed Schmerzther. 2009;44(4):246-55; quiz 256.
61. Michalek P, Donaldson W, Vobrubova E, Hakl M. Complications associated with the use of supraglottic airway devices in perioperative medicine. Biomed Res Int. 2015;2015:746560.
62. Teleflex Medical Europe. LMA® Classic™ Airway: the classic laryngeal mask [Internet]. Athlone: Teleflex; [s.d., capturado em 12 ago. 2017]. Disponível em: http://www.lmaco.com/products/lma%C2%AE-classic%E2%84%A2-airway.
63. Teleflex Medical Europe. LMA® Flexible™ Airway: LMA Flexible™: truly flexible [Internet]. Athlone: Teleflex; [s.d., capturado em 12 ago. 2017]. Disponível em: http://www.lmaco.com/products/lma%C2%AE-flexible%E2%84%A2-airway.
64. Bramédica. Mascara laringea solus N5 [Internet]. [S. l.]: Bramédica; c2015-2017 [capturado em 12 ago. 2017]. Disponível em: http://www.bramedica.pt/pt/product/mascara-laringea-solus-n5.
65. MedTree. Portex soft seal laryngeal mask [Internet]. Telford: MedTree; c2017 [capturado em 12 ago. 2017]. Disponível em: http://medtree.co.uk/portex-soft-seal-laryngeal-mask.
66. Ambu. Ambu® AuraOnce™ disposable laryngeal mask [Internet]. Ballerup: Ambu; 2014 [capturado em 12 ago. 2017]. Disponível em: http://www.ambu.com/corp/products/anaesthesia/product/auraonce%E2%84%A2_disposable_laryngeal_mask-prod833.aspx.
67. Teleflex Medical Europe. LMA® Fastrach™ airway: the most dependable intubating laryngeal mask for difficult situations [Internet]. Athlone: Teleflex; [s.d., capturado em 12 ago. 2017]. Disponível em: http://www.lmaco.com/products/lma%C2%AE-fastrach%E2%84%A2-airway.
68. Ambu. Ambu® Aura-i™: disposable laryngeal mask [Internet]. Ballerup: Ambu; 2014 [capturado em 12 ago. 2017]. Disponível em: http://www.ambu.com/corp/products/anaesthesia/product/aura-i%E2%84%A2_disposable_laryngeal_mask-prod14350.aspx.
69. Cookgas. Air-Qsp: introducing. . . the latest innovation [Internet]. Saint Louis: Cookgas; [s.d., capturado em 12 ago. 2017]. Disponível em: http://cookgas.com/index.php/air-qsp/.
70. Teleflex Medical Europe. LMA® ProSeal™ airway: LMA ProSeal™: the most versatile re-usable airway [Internet]. Athlone: Teleflex; [s.d., capturado em 12 ago. 2017]. Disponível em: http://www.lmaco.com/products/lma%C2%AE-proseal%E2%84%A2-airway.

71. Teleflex Medical Europe. LMA® Supreme™ airway: LMA Supreme™: a second generation SAD with an innovative Second Seal™ [Internet]. Athlone: Teleflex; [s.d., capturado em 12 ago. 2017]. Disponível em: http://www.lmaco.com/products/lma%C2%AE-supreme%E2%84%A2-airway.
72. VBM. iLTS-D: intubating laryngeal tube with drain tube [internet]. Sulz: VBM; [s.d., capturado em 12 ago. 2017]. Disponível em: https://www.vbm-medical.com/products/airway-management/intubating-laryngeal-tube-ilts-d/.
73. Intersurgical. i-gel® supraglottic airway [Internet]. Wokingham: Intersurgical; c2017 [capturado em 12 ago. 2017]. Disponível em: http://www.intersurgical.com/products/airway-management/i-gel-supraglottic-airway.
74. Researchgate.net. SLIPA™: (stream lined liner of pharyngeal airway™, SLIPA Medical Ltd., London, UK). Berlim: Researchgate; c2008-2017 [capturado em 12 ago. 2017]. Disponível em: https://www.researchgate.net/figure/260761737_fig1_SLIPA-stream-lined-liner-of-pharyngeal-airway-SLIPA-Medical-Ltd-London-UK.
75. Baskamask. The only third generation supraglottic airway with high volume suction clearance [Internet]. Strathfield: Baska Mask; [s.d., capturado em 12 ago. 2017]. Disponível em: http://www.baskamask.com.au/.
76. Ambu. Ambu® AuraGain™ disposable laryngeal mask [Internet]. Ballerup: Ambu; 2015 [capturado em 12 ago. 2017]. Disponível em: http://www.ambu.com/corp/products/anaesthesia/product/auragain%E2%84%A2_disposable_laryngeal_mask-prod18315.aspx.
77. Timmermann A, Bergner UA, Russo SG. Laryngeal mask airway indications: new frontiers for second-generation supraglottic airways. Curr Opin Anaesthesiol. 2015;28(6):717-26.
78. Sorbello M, Petrini F. Supraglottic airway devices: the search for the best insertion technique or the time to change our point of view? Turk J Anaesthesiol Reanim. 2017;45(2):76-82.
79. Russo SG, Cremer S, Eich C, Jipp M, Cohnen J, Strack M, et al. Magnetic resonance imaging study of the in vivo position of the extraglottic airway devices i-gelTM and LMA-SupremeTM in anaesthetized human volunteers. Br J Anaesth. 2012;109(6):996-1004.
80. Liew GH, Yu ED, Shah SS, Kothandan H. Comparison of the clinical performance of i-gel, LMA Supreme and LMA ProSeal in elective surgery. Singapore Med J. 2016;57(8):432-7.
81. Russo SG, Wulf H. [Advanced indications of the laryngeal mask – Limitations of use]. Anasthesiol Intensivmed Notfallmed Schmerzther. 2014;49(3):152-61.
82. Kriege M, Alflen C, Eisel J, Ott T, Piepho T, Noppens RR. Evaluation of the optimal cuff volume and cuff pressure of the revised laryngeal tube "LTS-D" in surgical patients. BMC Anesthesiol. 2017;17(1):19.
83. Seet E, Yousaf F, Gupta S, Subramanyam R, Wong DT, Chung F. Use of manometry for laryngeal mask airway reduces postoperative pharyngolaryngeal adverse events: a prospective, randomized trial. Anesthesiology. 2010;112(3):652-7.
84. Kang JE, Oh CS, Choi JW, Son IS, Kim SH. Postoperative pharyngolaryngeal adverse events with laryngeal mask airway (LMA Supreme) in laparoscopic surgical procedures with cuff pressure limiting 25 $cmH_2O$: prospective, blind, and randomised study. ScientificWorldJournal. 2014;2014:709801.
85. Teleflex Medical Europe. Teleflex SureSeal 100% silicone [Internet]. Athlone: Teleflex; [s.d., capturado em 12 ago. 2017]. Disponível em: http://www.lmaco.com/products/teleflex-sureseal-100-silicone-0.
86. Cook TM, Woodall N, Frerk C; Fourth National Audit Project. Major complications of airway management in the UK: results of the Fourth National Audit Project of the Royal College of Anaesthetists and the Difficult Airway Society. Part 1: anaesthesia. Br J Anaesth. 2011;106(5):617-31.
87. Cooper RM. Strengths and limitations of airway techniques. Anesthesiol Clin. 2015;33(2):241-55.
88. Law JA, Broemling N, Cooper RM, Drolet P, Duggan LV, Griesdale DE, et al. The difficult airway with recommendations for management--part 2--the anticipated difficult airway. Can J Anaesth. 2013;60(11):1119-38.
89. Mehta C, Mehta Y. Percutaneous tracheostomy. Ann Card Anaesth. 2017;20(Supplement):S19-S25.
90. Lu K, Cui J, Zhang C, Ning J, Yang C. An easy-to-use and ready-made "cricothyrotomy kit". J Clin Anesth. 2015;27(1):83.
91. Akulian JA, Yarmus L, Feller-Kopman D. The role of cricothyrotomy, tracheostomy, and percutaneous tracheostomy in airway management. Anesthesiol Clin. 2015;33(2):357-67.
92. Little CM, Parker MG, Tarnopolsky R. The incidence of vasculature at risk during cricothyroidostomy. Ann Emerg Med. 1986;15(7):805-7.
93. Erlandson MJ, Clinton JE, Ruiz E, Cohen J. Cricothyrotomy in the emergency department revisited. J Emerg Med. 1989;7(2):115-8.
94. Collopy KT, Kivlehan SM, Snyder SR. Surgical cricothyrotomies in prehospital care. Surgical airway placement is indicated when you cannot intubate or ventilate. EMS World. 2015;44(1):42-9.
95. Warner MA, Smith HM, Zielinski MD. Impaired ventilation and oxygenation after emergency cricothyrotomy: recommendations for the management of suboptimal invasive airway access. A A Case Rep. 2016;7(10):212-214.
96. Oliveira KF, Arzola C, Ye XY, Clivatti J, Siddiqui N, You-Ten KE. Determining the amount of training needed for competency of anesthesia trainees in ultrasonographic identification of the cricothyroid membrane. BMC Anesthesiol. 2017;17(1):74.
97. Wong P, Wong J, Mok MUS. Anaesthetic management of acute airway obstruction. Singapore Med J. 2016;57(3):110-7.
98. Marshall SD. Evidence is important: safety considerations for emergency catheter cricothyroidotomy. Acad Emerg Med. 2016;23(9):1074-6.
99. Ross-Anderson DJ, Ferguson C, Patel A. Transtracheal jet ventilation in 50 patients with severe airway compromise and stridor. Br J Anaesth. 2011;106(1):140-4.
100. Duggan LV, Ballantyne Scott B, Law JA, Morris IR, Murphy MF, Griesdale DE. Transtracheal jet ventilation in the 'can't intubate can't oxygenate' emergency: a systematic review. Br J Anaesth. 2016;117 Suppl 1:i28-i38.
101. Crewdson K, Lockey DJ. Needle, knife, or device--which choice in an airway crisis? Scand J Trauma Resusc Emerg Med. 2013;21(1):49.
102. Baker PA, O'Sullivan EP, Kristensen MS, Lockey D. The great airway debate: is the scalpel mightier than the cannula? Br J Anaesth. 2016;117 Suppl 1:i17-i19.
103. Cook TM, Woodall N, Frerk C. A national survey of the impact of NAP4 on airway management practice in United Kingdom hospitals: closing the safety gap in anaesthesia, intensive care and the emergency department. Br J Anaesth. 2016;117(2):182-90.
104. Karlik J, Aziz M. Recent trends in airway management. F1000Res. 2017;6:159.
105. Trimmel H, Beywinkler C, Hornung S, Kreutziger J, Voelckel WG. In-hospital airway management training for non-anesthesiologist EMS physicians: a descriptive quality control study. Scand J Trauma Resusc Emerg Med. 2017;25(1):45.
106. Oliveira KF, Arzola C, Ye XY, Clivatti J, Siddiqui N, You-Ten KE. Determining the amount of training needed for competency of anesthesia trainees in ultrasonographic identification of the cricothyroid membrane. BMC Anesthesiol. 2017;17(1):74.
107. Lockey D, Crewdson K, Weaver A, Davies G. Observational study of the success rates of intubation and failed intubation airway rescue techniques in 7256 attempted intubations of trauma patients by prehospital physicians. Br J Anaesth. 2014;113(2):220-5.
108. Soar J, Callaway CW, Aibiki M, Böttiger BW, Brooks SC, Deakin CD, et al. Part 4: Advanced life support: 2015 International Consensus on Cardiopulmonary Resuscitation and Emergency Cardiovascular Care Science with Treatment Recommendations. Resuscitation. 2015;95:e71-120.
109. Siddiqui N, Arzola C, Friedman Z, Guerina L, You-Ten KE. Ultrasound improves cricothyrotomy success in cadavers with poorly defined neck anatomy: a randomized control trial. Anesthesiology. 2015;123(5):1033-41.
110. Kristensen MS, Teoh WH, Rudolph SS. Ultrasonographic identification of the cricothyroid membrane: best evidence, techniques, and clinical impact. Br J Anaesth. 2016;117 Suppl 1:i39-i48.
111. Kristensen MS, Teoh WH, Rudolph SS, Tvede MF, Hesselfeldt R, Børglum J, et al. Structured approach to ultrasound-guided identification of the cricothyroid membrane: a randomized comparison with the palpation method in the morbidly obese. Br J Anaesth. 2015;114(6):1003-4.
112. Sultan P, Carvalho B, Rose BO, Cregg R. Endotracheal tube cuff pressure monitoring: a review of the evidence. J Perioper Pract. 2011;21(11):379-86.
113. Tennyson J, Ford-Webb T, Weisberg S, LeBlanc D. Endotracheal tube cuff pressures in patients intubated prior to helicopter EMS transport. West J Emerg Med. 2016;17(6):721-725.
114. Khan MU, Khokar R, Qureshi S, Al Zahrani T, Aqil M, Shiraz M. Measurement of endotracheal tube cuff pressure: Instrumental versus conventional method. Saudi J Anaesth. 2016;10(4):428-431.
115. Law JA, Morris IR, Brousseau PA, de la Ronde S, Milne AD. The incidence, success rate, and complications of awake tracheal intubation in 1,554 patients over 12 years: an historical cohort study. Can J Anaesth. 2015;62(7):736-44.
116. Lohse J, Noppens R. [Awake video laryngoscopy – an alternative to awake fiberoptic intubation?]. Anasthesiol Intensivmed Notfallmed Schmerzther. 2016;51(11-12):656-663.
117. Johnston KD, Rai MR. Conscious sedation for awake fibreoptic intubation: a review of the literature. Can J Anaesth. 2013;60(6):584-99.
118. Eftekharian HR, Zarei K, Arabion HR, Heydari ST. Remifentanil, ketamine, and propofol in awake nasotracheal fiberoptic intubation in temporomandibular joint ankylosis surgery. J Craniofac Surg. 2015;26(1):206-9.
119. Sankar D, Krishnan R, Veerabahu M, Vikraman BP, Nathan JA. Retrospective evaluation of airway management with blind awake intubation in temporomandibular joint ankylosis patients: A review of 48 cases. Ann Maxillofac Surg. 2016;6(1):54-7.
120. Benumof JL. Management of the difficult adult airway. With special emphasis on awake tracheal intubation. Anesthesiology. 1991;75(6):1087-110.
121. Law JA, Milne AD, Morris IR. In reply: no reduction in fibreoptic intubation rates with universal video laryngoscopy. Can J Anaesth. 2016;63(1):114.
122. Thomas G, Kelly F, Cook T. No reduction in fibreoptic intubation rates with universal video laryngoscopy. Can J Anesth. 2016;63(1):113.
123. Knudsen K, Nilsson U, Högman M, Pöder U. Awake intubation creates feelings of being in a vulnerable situation but cared for in safe hands: a qualitative study. BMC Anesthesiol. 2015;16(1):71.
124. Rosenblatt WH. Awake intubation made easy! [Internet]. Schaumburg: ASA; 2012 [capturado em 12 ago. 2017]. Disponível em: http://www.icaa.ir/Portals/0/FA_411_Rosenblat_W.pdf.
125. Bhattacharyya T, Sarbapalli D, Pal R, Sarkar U, Kar S, Kundu KK, et al. Evaluating ranitidine, pantoprazole and placebo on gastric pH in elective surgery. Saudi J Anaesth. 2011;5(1):67-72.
126. Puig I, Calzado S, Suárez D, Sánchez-Delgado J, López S, Calvet X. Meta-analysis: comparative efficacy of H2-receptor antagonists and proton pump inhibitors for reducing aspiration risk during anaesthesia depending on the administration route and schedule. Pharmacol Res. 2012;65(4):480-90.
127. Nason KS. Acute Intraoperative Pulmonary Aspiration. Thorac Surg Clin. 2015;25(3):301-7.
128. Paranjothy S, Griffiths JD, Broughton HK, Gyte GM, Brown HC, Thomas J. Interventions at caesarean section for reducing the risk of aspiration pneumonitis. Cochrane Database Syst Rev. 2014;(2):CD004943.
129. Doyle DJ. Airway anesthesia: theory and practice. Anesthesiol Clin. 2015;33(2):291-304.
130. Pintaric TS. Upper airway blocks for awake difficult airway management. Acta Clin Croat. 2016;55 Suppl 1:85-9.
131. Young VN, Smith LJ, Rosen CA. Comparison of tolerance and cost-effectiveness of two nasal anesthesia techniques for transnasal flexible laryngoscopy. Otolaryngol Head Neck Surg. 2014;150(4):582-6.
132. Chatrath V, Sharan R, Jain P, Bala A, Ranjana, Sudha. The efficacy of combined regional nerve blocks in awake orotracheal fiberoptic intubation. Anesth Essays Res. 2016;10(2):255-61.
133. Dhasmana S, Singh V, Pal US. Nebulisation versus spray-as-you-go airway topical anaesthesia in patients with temporomandibular joint ankylosis using 2% lignocaine. J Maxillofac Oral Surg. 2015;14(2):398-402.
134. Ho AM, Chung DC, To EW, Karmakar MK. Total airway obstruction during local anesthesia in a non-sedated patient with a compromised airway. Can J Anaesth. 2004;51(8):838-41.
135. Law JA, Morris IR, Milne AD. The complications of awake tracheal intubation. Can J Anesth. 2015;62(9):1023.
136. Perry LB. Topical anesthesia for bronchoscopy. Chest. 1978;73(5 Suppl):691-3.
137. Fuehner T, Fuge J, Jungen M, Buck A, Suhling H, Welte T, et al. Topical nasal anesthesia in flexible bronchoscopy – a cross-over comparison between two devices. PLoS One. 2016;11(3):e0150905.
138. Gupta B, Kohli S, Farooque K, Jalwal G, Gupta D, Sinha S, et al. Topical airway anesthesia for awake fiberoptic intubation: Comparison between airway nerve blocks and nebulized lignocaine by ultrasonic nebulizer. Saudi J Anaesth. 2014;8(Suppl 1):S15-9.
139. Loukides S, Katsoulis K, Tsarpalis K, Panagou P, Kalogeropoulos N. Serum concentrations of lignocaine before, during and after fiberoptic bronchoscopy. Respiration. 2000;67(1):13-7.
140. Parkes SB, Butler CS, Muller R. Plasma lignocaine concentration following nebulization for awake intubation. Anaesth Intensive Care. 1997;25(4):369-71.
141. The New York School of Regional Anesthesia. Regional topical anesthesia for endotracheal intubation: head and neck blocks [Internet]. New York: NYSORA; c2017 [capturado em 12 ago. 2017]. Disponível em: http://www.nysora.com/regional-topical-anesthesia-for-endotracheal-intubation.
142. Krause M, Khatibi B, Sztain JF, Rahman P, Shapiro AB, Sandhu NS. Ultrasound-guided airway blocks using a curvilinear probe. J Clin Anesth. 2016;33:408-12.
143. Walts LF, Kassity KJ. Spread of local anesthesia after upper airway block. Arch Otolaryngol. 1965;81:77-9.
144. Reasoner DK, Warner DS, Todd MM, Hunt SW, Kirchner J. A comparison of anesthetic techniques for awake intubation in neurosurgical patients. J Neurosurg Anesthesiol. 1995;7(2):94-9.
145. Marca Médica. Kit laringoscópio fibra óptica – md [Internet]. Uberlândia: Marca Médica; c2016 [capturado em 12 ago. 2017]. Disponível em: https://www.marcamedica.com.br/kit-laringoscopio-fibra-optica-md.
146. Collins SR. Direct and indirect laryngoscopy: equipment and techniques. Respir Care. 2014;59(6):850-62; discussion 862-4.
147. Magill IW. Technique in endotracheal anaesthesia. Br Med J. 1930;2(3645):817-9.
148. Yun MJ, Hwang JW, Kim SH, Hong HJ, Jeon YT, Park HP. Head elevation by 3 vs. 6 cm in ProSeal laryngeal mask airway insertion: a randomized controlled trial. BMC Anesthesiol. 2016;16(1):57.
149. Hong HJ, Yun M, Kim SH, Hwang JW, Lee HC. A pillow of 8 cm height did not improve laryngeal view and alignment of airway axes but increased anesthesiologist discomfort compared to a pillow of 4 cm height during tracheal intubation in adult patients. Korean J Anesthesiol. 2016;69(2):138-42.
150. Greenland KB, Edwards MJ, Hutton NJ, Challis VJ, Irwin MG, Sleigh JW. Changes in airway configuration with different head and neck positions using magnetic resonance imaging of normal airways: a new concept with possible clinical applications. Br J Anaesth. 2010;105(5):683-90.
151. Chou HC, Wu TL. A reconsideration of three axes alignment theory and sniffing position. Anesthesiology. 2002;97(3):753-4; author reply 754.
152. Adnet F, Borron SW, Lapostolle F, Lapandry C. The three axis alignment theory and the "sniffing position": perpetuation of an anatomic myth? Anesthesiology. 1999;91(6):1964-5.
153. Chou HC, Wu TL. Rethinking the three axes alignment theory for direct laryngoscopy. Acta Anaesthesiol Scand. 2001;45(2):261-2.
154. Greenland KB, Edwards MJ, Hutton NJ. External auditory meatus-sternal notch relationship in adults in the sniffing position: a magnetic resonance imaging study. Br J Anaesth. 2010;104(2):268-9.
155. Ranieri D, Filho SM, Batista S, do Nascimento Jr P. Comparison of Macintosh and AirtraqTM laryngoscopes in obese patients placed in the ramped position. Anaesthesia. 2012;67(9):980-5.
156. Murphy C, Wong DT. Airway management and oxygenation in obese patients. Can J Anaesth. 2013;60(9):929-45.
157. Reddy RM, Adke M, Patil P, Kosheleva I, Ridley S, Anaesthetic Department at Glan Clwyd Hospital. Comparison of glottic views and intubation times in the supine and 25 degree back-up positions. BMC Anesthesiol. 2016;16(1):113.
158. Sakles JC, Chiu S, Mosier J, Walker C, Stolz U. The importance of first pass success when performing orotracheal intubation in the emergency department. Acad Emerg Med. 2013;20(1):71-8.
159. Henderson JJ. Solutions to the problem of difficult tracheal tube passage associated with the paraglossal straight laryngoscopy technique. Anaesthesia. 1999;54(6):601-2.
160. Greenland KB. A proposed model for direct laryngoscopy and tracheal intubation. Anaesthesia. 2008;63(2):156-61.
161. Murphy MF, Hung OR, Law JA. Tracheal intubation: tricks of the trade. Emerg Med Clin North Am. 2008;26(4):1001-14, x.
162. Tobias JD. Rapid sequence intubation: what does it mean? Does it really matter? Saudi J Anaesth. 2014;8(2):153-4.
163. Salem MR, Sellick BA, Elam JO. The historical background of cricoid pressure in anesthesia and resuscitation. Anesth Analg. 1974;53(2):230-2.
164. El-Orbany M, Connolly LA. Rapid sequence induction and intubation: current controversy. Anesth Analg. 2010;110(5):1318-25.
165. Ahlstrand R, Savilampi J, Thörn SE, Wattwil M. Effects of cricoid pressure and remifentanil on the esophageal sphincters using high-resolution solid-state manometry. Acta Anaesthesiol Scand. 2011;55(2):209-15.
166. Salem MR, Bruninga KW, Dodlapatii J, Joseph NJ. Metoclopramide does not attenuate cricoid pressure-induced relaxation of the lower esophageal sphincter in awake volunteers. Anesthesiology. 2008;109(5):806-10.
167. Thorn K, Thorn SE, Wattwil M. The effects of cricoid pressure, remifentanil, and propofol on esophageal motility and the lower esophageal sphincter. Anesth Analg. 2005;100(4):1200-3.
168. Hocking G, Roberts FL, Thew ME. Airway obstruction with cricoid pressure and lateral tilt. Anaesthesia. 2001;56(9):825-8.

169. Bhatia N, Bhagat H, Sen I. Cricoid pressure: Where do we stand? J Anaesthesiol Clin Pharmacol. 2014;30(1):3-6.
170. Rice MJ, Mancuso AA, Gibbs C, Morey TE, Gravenstein N, Deitte LA. Cricoid pressure results in compression of the postcricoid hypopharynx: the esophageal position is irrelevant. Anesth Analg. 2009;109(5):1546-52.
171. Hartsilver EL, Vanner RG. Airway obstruction with cricoid pressure. Anaesthesia. 2000;55(3):208-11.
172. Vanner RG. Cricoid pressure. Anaesthesia. 2004;59(1):91; author reply 91-2.
173. Vanner RG, Asai T. Safe use of cricoid pressure. Anaesthesia. 1999;54(1):1-3.
174. Batuwitage B, McDonald A, Nishikawa K, Lythgoe D, Mercer S, Charters P. Comparison between bougies and stylets for simulated tracheal intubation with the C-MAC D-blade videolaryngoscope. Eur J Anaesthesiol. 2015;32(6):400-5.
175. Grape S, Schoettker P. The role of tracheal tube introducers and stylets in current airway management. J Clin Monit Comput. 2017;31(3):531-7.
176. Doyle DJ. GlideScope-assisted fiberoptic intubation: a new airway teaching method. Anesthesiology. 2004;101(5):1252.
177. Kumar KR, Batra RK, Dhir R, Sharma SC. Inadvertent pneumothorax caused by intubating bougie. J Anaesthesiol Clin Pharmacol. 2015;31(2):271-2.
178. Marson BA, Anderson E, Wilkes AR, Hodzovic I. Bougie-related airway trauma: dangers of the hold-up sign. Anaesthesia. 2014;69(3):219-23.
179. Levitan RM, Heitz JW, Sweeney M, Cooper RM. The complexities of tracheal intubation with direct laryngoscopy and alternative intubation devices. Ann Emerg Med. 2011;57(3):240-7.
180. Kılıçaslan A, Topal A, Erol A, Uzun ST. Comparison of the C-MAC D-Blade, conventional C-MAC, and Macintosh laryngoscopes in simulated easy and difficult airways. Turk J Anaesthesiol Reanim. 2014;42(4):182-9.
181. Cavus E, Neumann T, Doerges V, Moeller T, Scharf E, Wagner K, et al. First clinical evaluation of the C-MAC D-Blade videolaryngoscope during routine and difficult intubation. Anesth Analg. 2011;112(2):382-5.
182. Paolini JB, Donati F, Drolet P. Review article: video-laryngoscopy: another tool for difficult intubation or a new paradigm in airway management? Can J Anaesth. 2013;60(2):184-91.
183. Lewis SR, Butler AR, Parker J, Cook TM, Smith AF. Videolaryngoscopy versus direct laryngoscopy for adult patients requiring tracheal intubation. Cochrane Database Syst Rev. 2016;11:CD011136.
184. Priyanka AS, Nag K, Hemanth Kumar VR, Singh DR, Kumar S, Sivashanmugam T. Comparison of king vision and truview laryngoscope for postextubation visualization of vocal cord mobility in patients undergoing thyroid and major neck surgeries: a randomized clinical trial. Anesth Essays Res. 2017;11(1):238-242.
185. Vargas M, Pastore A, Aloj F, Laffey JG, Servillo G. A comparison of videolaryngoscopes for tracheal intubation in predicted difficult airway: a feasibility study. BMC Anesthesiol. 2017;17(1):25.
186. Zaouter C, Calderon J, Hemmerling TM. Videolaryngoscopy as a new standard of care. Br J Anaesth. 2015;114(2):181-3.
187. Pieters B, Maassen R, Van Eig E, Maathuis B, Van Den Dobbelsteen J, Van Zundert A. Indirect videolaryngoscopy using Macintosh blades in patients with non-anticipated difficult airways results in significantly lower forces exerted on teeth relative to classic direct laryngoscopy: a randomized crossover trial. Minerva Anestesiol. 2015;81(8):846-54.
188. Aseri S, Ahmad H, Vallance H. Video laryngoscopy improves endotracheal intubation training for novices. Br J Anaesth. 2015;115(1):133.
189. Martini RP, Larson DM. Clinical evaluation and airway management for adults with cervical spine instability. Anesthesiol Clin. 2015;33(2):315-27.
190. Hagberg CA. Current concepts in the management of the difficult airway: volume 13, number 1 [Internet]. Anesthesiology News. 17 maio 2016 [capturado em 18 ago. 2017]. Disponível em: http://www.anesthesiologynews.com/Review-Articles/Article/05-16/Current-Concepts-In-the-Management-of-The-Difficult-Airway/36318/ses=ogst.
191. Baker PA, Feinleib J, O'Sullivan EP. Is it time for airway management education to be mandatory? Br J Anaesth. 2016;117 (suppl 1):i13-i16.
192. Dhonneur G, Abdi W, Amathieu R, Ndoko S, Tual L. Optimising tracheal intubation success rate using the Airtraq laryngoscope. Anaesthesia. 2009;64(3):315-9.
193. Lafferty BD, Ball DR, Williams D. Videolaryngoscopy as a new standard of care. Br J Anaesth. 2015;115(1):136-7.
194. Verathon Medical. A clinician's guide to video laryngoscopy: tips and techniques [Internet]. New York: McMahon; 2009 [capturado em 19 jun. 2017]. Disponível em: http://www.anesthesiologynews.com/download/PG093_finalwebWM.pdf.
195. Alfahel WS, Aouad MT, Siddik-Sayyid SM. Penetrating injury of the soft palate by a microlaryngeal tracheal tube during GlideScope® intubation. Acta Otorhinolaryngol Ital. 2016;36(3):231-2.
196. Pham Q, Lentner M, Hu A. Soft palate injuries during orotracheal intubation with the videolaryngoscope. Ann Otol Rhinol Laryngol. 2017;126(2):132-137.
197. Amundson AW, Weingarten TN. Traumatic GlideScope(®) video laryngoscopy resulting in perforation of the soft palate. Can J Anaesth. 2013;60(2):210-1.
198. Branson RD, Gomaa D, Rodriquez D Jr. Management of the artificial airway. Respir Care. 2014;59(6):974-89; discussion 989-90.
199. Heidegger T, Starzyk L, Villiger CR, Schumacher S, Studer R, Peter B, et al. Fiberoptic intubation and laryngeal morbidity: a randomized controlled trial. Anesthesiology. 2007;107(4):585-90.
200. Ching YH, Karlnoski RA, Chen H, Camporesi EM, Shah VV, Padhya TA, et al. Lingual traction to facilitate fiber-optic intubation of difficult airways: a single-anesthesiologist randomized trial. J Anesth. 2015;29(2):263-8.
201. Han SH, Oh AY, Jung CW, Park SJ, Kim JH, Nahm FS. The effect of the jaw-thrust manoeuvre on the ability to advance a tracheal tube over a bronchoscope during oral fibreoptic intubation. Anaesthesia. 2013;68(5):472-7.
202. Mangar D, Ching Y-H, Shah VV, Camporesi EM. Lingual traction to facilitate fibreoptic intubation in patients with difficult airways under general anesthesia. Can J Anaesth. 2014;61(9):889-90.
203. Landsdalen HE, Berge M, Kristensen F, Guttormsen AB, Søfteland E. Continuous ventilation during intubation through a supraglottic airway device guided by fiberoptic bronchoscopy: a observational assessment. Acta Anaesthesiol Scand. 2017;61(1):23-30.
204. de Lloyd LJ, Subash F, Wilkes AR, Hodzovic I. A comparison of fibreoptic-guided tracheal intubation through the Ambu ® Aura-i TM, the intubating laryngeal mask airway and the i-gel TM: a manikin study. Anaesthesia. 2015;70(5):591-7.
205. Asai T, Shingu K. Difficulty in advancing a tracheal tube over a fibreoptic bronchoscope: incidence, causes and solutions. Br J Anaesth. 2004;92(6):870-81.
206. Wheeler M, Dsida RM. Fiberoptic intubation: troubles with the "Tube"? Anesthesiology. 2003;99(5):1236-7; author reply 1237.
207. Kristensen MS. The Parker Flex-Tip tube versus a standard tube for fiberoptic orotracheal intubation: a randomized double-blind study. Anesthesiology. 2003;98(2):354-8.
208. Fukada T, Tsuchiya Y, Iwakiri H, Ozaki M. Is the Ambu aScope 3 Slim single-use fiberscope equally efficient compared with a conventional bronchoscope for management of the difficult airway? J Clin Anesth. 2016;30:68-73.
209. First Aid Only. Berman airways set,6: piece polyethylene set. Fairfield: First Aid Only [s.d., capturado em 12 ago. 2017]. Disponível em: http://www.firstaidonly.com/berman-airways-set-6-piece-polyethylene-set.html.
210. Teleflex Medical Europe. Oral and nasal airways [Internet]. Athlone: Teleflex; [s.d., capturado em 12 ago. 2017]. Disponível em: http://www.teleflex.com/usa/product-areas/anesthesia/airway-management/oral-and-nasal-airways/oral-airways/index#specialty.
211. Sharn Anesthesia. Williams oral airway intubator [Internet]. Tampa: Sharn; [s.d., capturado em 12 ago 2017]. Disponível em: http://www.sharn.com/guedel/p/WilliamsOralAirwayIntubator/.
212. Teleflex Medical Europe. MADgic Airway™ intubating airway* [Internet]. Athlone: Teleflex; [s.d., capturado em 12 ago. 2017]. Disponível em: http://www.teleflex.com/usa/product-areas/anesthesia/atomization/madgic-airway-device/.
213. Sum Ping ST, Mehta MP, Symreng T. Reliability of capnography in identifying esophageal intubation with carbonated beverage or antacid in the stomach. Anesth Analg. 1991;73(3):333-7.
214. Li J. Capnography alone is imperfect for endotracheal tube placement confirmation during emergency intubation. J Emerg Med. 2001;20(3):223-9.
215. Olympio MA, Whelan R, Ford RP, Saunders IC. Failure of simulation training to change residents' management of oesophageal intubation. Br J Anaesth. 2003;91(3):312-8.
216. Oh S, Bang S, Kwon W, Shim J. Patient-specific depth of endotracheal intubation-from anthropometry to the Touch and Read Method. Pak J Med Sci. 2016;32(5):1234-1239.
217. Sitzwohl C, Langheinrich A, Schober A, Krafft P, Sessler DI, Herkner H, et al. Endobronchial intubation detected by insertion depth of endotracheal tube, bilateral auscultation, or observation of chest movements: randomised trial. BMJ. 2010;341:c5943.
218. Ramsingh D, Frank E, Haughton R, Schilling J, Gimenez KM, Banh E, et al. Auscultation versus point-of-care ultrasound to determine endotracheal versus bronchial intubation: a diagnostic accuracy study. Anesthesiology. 2016;124(5):1012-20.
219. Kheterpal S, Healy D, Aziz MF, Shanks AM, Freundlich RE, Linton F, et al. Incidence, predictors, and outcome of difficult mask ventilation combined with difficult laryngoscopy: a report from the multicenter perioperative outcomes group. Anesthesiology. 2013;119(6):1360-9.
220. Knudsen K, Pöder U, Högman M, Larsson A, Nilsson U. A nationwide postal questionnaire survey: the presence of airway guidelines in anaesthesia department in Sweden. BMC Anesthesiol. 2014;14(1):25.
221. Frova G, Sorbello M. Algorithms for difficult airway management: a review. Minerva Anestesiol. 2009;75(4):201-9.
222. Marshall SD, Chrimes N. Time for a breath of fresh air: Rethinking training in airway management. Anaesthesia. 2016;71(11):1259-1264.
223. Cook TM, Woodall N, Harper J, Benger J, Fourth National Audit Project. Major complications of airway management in the UK: results of the Fourth National Audit Project of the Royal College of Anaesthetists and the Difficult Airway Society. Part 2: intensive care and emergency departments. Br J Anaesth. 2011;106(5):632-42.
224. Chrimes N. The Vortex: a universal 'high-acuity implementation tool' for emergency airway management. Br J Anaesth. 2016;117 Suppl 1:i20-i27.
225. Donati F. Airway management: judgment and communication more than gadgets. Can J Anaesth. 2013;60(11):1035-40.
226. Broomhead RH, Marks RJ, Ayton P. Confirmation of the ability to ventilate by facemask before administration of neuromuscular blocker: a non-instrumental piece of information? Br J Anaesth. 2010;104(3):313-7.
227. Calder I, Yentis SM. Could 'safe practice' be compromising safe practice? Should anaesthetists have to demonstrate that face mask ventilation is possible before giving a neuromuscular blocker? Anaesthesia. 2008;63(2):113-5.
228. Ramachandran SK, Kheterpal S. Difficult mask ventilation: does it matter? Anaesthesia. 2011;66 Suppl 2:40-4.
229. El-Orbany M, Woehlck HJ. Difficult mask ventilation. Anesth Analg. 2009;109(6):1870-80.
230. Hsih J. Extubation of the difficult airway: it's time to focus on research! ASA Monitor. 2013;77:14-6.
231. Cavallone LF, Vannucci A. Review article: extubation of the difficult airway and extubation failure. Anesth Analg. 2013;116(2):368-83.
232. Thille AW, Richard JC, Brochard L. The decision to extubate in the intensive care unit. Am J Respir Crit Care Med. 2013;187(12):1294-302.
233. Peterson GN, Domino KB, Caplan RA, Posner KL, Lee LA, Cheney FW. Management of the difficult airway: a closed claims analysis. Anesthesiology. 2005;103(1):33-9.
234. Cantwell R, Clutton-Brock T, Cooper G, Dawson A, Drife J, Garrod D, et al. Saving mothers' lives: reviewing maternal deaths to make motherhood safer: 2006-2008. The eighth report of the confidential enquiries into maternal deaths in the United Kingdom. BJOG. 2011;118 Suppl 1:1-203.
235. Mhyre JM, Riesner MN, Polley LS, Naughton NN. A series of anesthesia-related maternal deaths in Michigan, 1985-2003. Anesthesiology. 2007;106(6):1096-104.
236. Difficult Airway Society Extubation Guidelines Group, Popat M, Mitchell V, Dravid R, Patel A, Swampillai C, et al. Difficult Airway Society Guidelines for the management of tracheal extubation. Anaesthesia. 2012;67(3):318-40.
237. Baijal RG, Bidani SA, Minard CG, Watcha MF. Perioperative respiratory complications following awake and deep extubation in children undergoing adenotonsillectomy. Paediatr Anaesth. 2015;25(4):392-9.
238. Menda SK, Gregory GA, Feiner JR, Zwass MS, Ferschl MB. The effect of deep and awake tracheal extubation on turnover times and postoperative respiratory complications post adenoid-tonsillectomy. Can J Anaesth. 2012;59(12):1158-9.
239. Di M, Han Y, Yang Z, Liu H, Ye X, Lai H, et al. Tracheal extubation in deeply anesthetized pediatric patients after tonsillectomy: a comparison of high-concentration sevoflurane alone and low-concentration sevoflurane in combination with dexmedetomidine pre-medication. BMC Anesthesiol. 2017;17(1):28.
240. Suppiah RK, Rajan S, Paul J, Kumar L. Respiratory and hemodynamic outcomes following exchange extubation with laryngeal mask airway as compared to traditional awake extubation. Anesth Essays Res. 2016;10(2):212-7.
241. Jain S, Nazir N, Khan RM, Ahmed SM. prospective randomized control study comparing classic laryngeal mask airway with Guedel's airway for tracheal tube exchange and smooth extubation. Anesth Essays Res. 2016;10(3):552-556.
242. Rastogi A, Tewari P, Haldar R, Pahade A. A novel bougie for exchange of double lúmen tube. Indian J Anaesth. 2016;60(5):367-9.
243. Benumof JL. Airway exchange catheters for safe extubation: the clinical and scientific details that make the concept work. Chest. 1997;111(6):1483-6.
244. Godet T, Chabanne R, Marin J, Kauffmann S, Futier E, Pereira B, et al. Extubation failure in brain-injured patients: risk factors and development of a prediction score in a preliminary prospective cohort study. Anesthesiology. 2017;126(1):104-114.
245. Flin R, Fioratou E, Frerk C, Trotter C, Cook TM. Human factors in the development of complications of airway management: preliminary evaluation of an interview tool. Anaesthesia. 2013;68(8):817-25.
246. Prakash S, Bihari S, Need P, Sprick C, Schuwirth L. Immersive high fidelity simulation of critically ill patients to study cognitive errors: a pilot study. BMC Med Educ. 2017;17(1):36.
247. Stiegler MP, Neelankavil JP, Canales C, Dhillon A. Cognitive errors detected in anaesthesiology: a literature review and pilot study. Br J Anaesth. 2012;108(2):229-35.
248. Bhanji F, Finn JC, Lockey A, Monsieurs K, Frengley R, Iwami T, et al. Part 8: education, implementation, and teams: 2015 International Consensus on Cardiopulmonary Resuscitation and Emergency Cardiovascular Care Science With Treatment Recommendations. Circulation. 2015;132(16 Suppl 1):S242-68.
249. Ehrenfeld JM, Fleischut PM. Engaging in risky business: is it time to rethink risk tolerance in anaesthesia? Br J Anaesth. 2017;118(5):654-655.

## Questões de Provas do TSA

**41.1 (TSA/2012)** A melhor indicação do uso de guias introdutores maleáveis (*bougies*) para intubação traqueal sob laringoscopia direta é a visão de:

**A.** Apenas as aritenoides.

**B.** Nenhuma estrutura laríngea.

**C.** Apenas a porção posterior da fenda glótica.

**D.** Apenas a epiglote, não sendo passível de elevação.

**41.2 (TSA/2012)** Paciente politraumatizado apresenta escore 7 na Escala de Coma de Glasgow e equimose mastóidea. Realizou a última refeição há 4 horas. É contraindicação absoluta:

**A.** Intubação orotraqueal.

**B.** Inserção do combitube.

**C.** Intubação nasotraqueal.

**D.** Inserção de máscara laríngea.

**41.3 (TSA/2013)** Homem de 69 anos será submetido a correção cirúrgica de hérnia de disco lombar sob anestesia geral. Informa ter realizado tratamento de neoplasia tireoidiana com radioterapia há 3 anos. Não apresenta sinais preditores de via aérea difícil. Após indução anestésica com propofol, fentanil e vecurônio, a ventilação sob máscara facial foi realizada satisfatoriamente, mas a laringoscopia direta evidenciou classificação IV para Cormack-Lehane. Nesse momento, a melhor conduta no manejo da via aérea para a realização da cirurgia é:

**A.** Cricotireoidostomia.

**B.** Inserção de máscara laríngea.

**C.** Repetir a laringoscopia direta.

**D.** Acordar o paciente para abordagem consciente.

**41.4 (TSA/2013)** Homem de 35 anos e 70 kg é submetido a artroscopia de ombro sob anestesia geral com máscara laríngea clássica número 4. Apresentou dor na garganta e rouquidão no pós-operatório. A estratégia para evitar essa complicação é:

**A.** Retirar a máscara laríngea desinsuflada.

**B.** Lubrificar a máscara com gel de lidocaína.

**C.** Limitar a pressão do balonete até 60 $cmH_2O$.

**D.** Limitar a pressão de pico inspiratório até 20 $cmH_2O$.

**41.5 (TSA/2014)** Identifique o preditor de intubação traqueal difícil sob laringoscopia direta:

**A.** Paciente edêntulo.

**B.** Presença de barba espessa.

**C.** Protrusão dos incisivos maxilares.

**D.** Síndrome da apneia obstrutiva do sono.

**41.6 (TSA/2014)** Homem de 45 anos e 100 kg será submetido a microlaringoscopia. Após a indução da anestesia geral, o anestesiologista não consegue intubar o paciente. Qual é a conduta imediata a ser tomada nessa situação?

**A.** Chamar por ajuda.

**B.** Acordar o paciente.

**C.** Utilizar dispositivos supraglóticos.

**D.** Retornar à ventilação espontânea.

**41.7 (TSA/2014)** Mulher de 46 anos, 104 kg, 1,64 m, será submetida a colecistectomia videolaparoscópica devido a abscesso e sinais de choque séptico. É realizada indução de anestesia geral em sequência rápida com fentanil, etomidato e rocurônio (1,2 $mg{\cdot}kg^{-1}$). Após 2 tentativas de intubação sem sucesso devido à visão laringoscópica Cormack-Lehane 3, foi ventilada sob máscara facial e mantém $SpO_2$ de 99%. Os dispositivos para acesso à via aérea disponíveis no hospital eram: estilete tipo *bougie*, tubo laríngeo, máscara laríngea de intubação e material de cricotireoidostomia por punção. Não houve sucesso na intubação. Qual é a conduta mais apropriada?

**A.** Proceder à cirurgia com o tubo laríngeo.

**B.** Proceder à cirurgia com cricotireoidostomia.

**C.** Proceder à cirurgia com a máscara laríngea.

**D.** Solicitar ao cirurgião para realizar traqueostomia.

**41.8 (TSA/2015)** Homem de 42 anos, 98 kg e 1,70 m, vítima de atropelamento, será submetido a fixação de fraturas em rádio e tíbia. Ao exame físico, apresenta distância tireomentoniana de 5 cm, colar cervical, Mallampati III e distância interincisivos de 3 cm. Qual é a melhor conduta inicial para assegurar a via aérea desse paciente?

**A.** Intubação traqueal após indução em sequência rápida.

**B.** Anestesia tópica e intubação traqueal com o paciente acordado.

**C.** Indução seguida de inserção de máscara laríngea para intubação traqueal.

**D.** Indução seguida de inserção de máscara laríngea com canal de aspiração gástrica.

**41.9 (TSA/2015)** Homem de 38 anos, 112 kg e 1,77 m, será submetido a cardioplastia para correção de refluxo gastroesofágico. Refere precisar dormir com a cabeceira elevada para aliviar os sintomas. Após indução da anestesia em sequência rápida, não há sucesso na intubação traqueal. É tentada ventilação sob máscara facial que se mostra inadequada e a saturação de oxigênio atinge 80%. Decide-se, então, pela inserção de máscara laríngea. Essa tomada de decisão tem como prioridade a:

**A.** Proteção da via aérea.

**B.** Redução da pressão parcial de $CO_2$.

**C.** Elevação da pressão parcial de oxigênio.

**D.** Facilitação da intubação com fibroscopia.

**41.10 (TSA/2016)** Homem de 54 anos, 60 kg e 1,75 m será submetido a tratamento cirúrgico de hérnia de hiato. Refere uso de 80 mg de omeprazol por dia. Relata que em cirurgia prévia de apendicectomia, foi informado pelo anestesiologista no pós-operatório que tinha sido "difícil de intubar". Você optou por intubação oral com paciente acordado e uso de fibroscopia flexível. Qual é o bloqueio melhor indicado nessa situação, associado à anestesia tópica, para anestesia da via aérea?

**A.** Transtraqueal.

**B.** Esfenopalatino.

**C.** Glossofaríngeo.

**D.** Laringeo superior.

**41.11 (TSA/2016)** Homem de 83 anos, 80 kg e 1,75 m será submetido à drenagem de hematoma subdural. Ao exame apresenta-se em ventilação mecânica, PA de 80x40 mmHg, FC de 125 bpm e anisocoria à direita. A tomografia de crânio mostra hematoma subdural à direita com desvio da linha média e apagamento do ventrículo lateral homolateral. A conduta que necessita ser tomada neste momento para promover a proteção cerebral é a administração de:

**A.** Manitol.

**B.** Noradrenalina.

**C.** Hiperventilação.

**D.** Solução de NaCl a 7,5%.

**41.12 (TSA/2016)** Homem de 58 anos, 85 kg e 1,80 m, com doença renal crônica, fez sua última diálise há 3 dias. Será submetido à laparotomia exploradora por obstrução do cólon direito. Indução em sequência rápida foi realizada com subdose de rocurônio 2 minutos antes da administração do hipnótico. Neste momento, o paciente apresentou agitação, tosse e queda da saturação. A melhor explicação para a correlação entre a administração do rocurônio e o ocorrido é o(a):

**A.** Degranulação mastocitária.

**B.** Efeito direto na vasculatura pulmonar.

**C.** Efeito nos receptores pré-juncionais da placa motor.

**D.** Ocupação de receptores nicotínicos musculares antes da hipnose.

# 42. POSICIONAMENTO DO PACIENTE E POTENCIAIS COMPLICAÇÕES

Neuber M. Fonseca
Mirian Rizza C. Reis
Rodrigo Rodrigues Alves

Posicionar o paciente para um procedimento cirúrgico é, frequentemente, um compromisso entre o que o paciente anestesiado pode tolerar e o que a equipe cirúrgica necessita para acessar seu alvo anatômico. No entanto, os pacientes sedados ou anestesiados precisam ser colocados em posições que lhes sejam confortáveis, semelhantes às que estão quando acordados. Para tanto, é necessário, em alguns casos, que a postura cirúrgica desejada sofra modificações que possibilitem o conforto fisiológico do paciente.

Este capítulo apresenta o significado das várias posições nas quais o paciente pode ser colocado durante uma operação, descrevendo, de maneira breve, as técnicas para o correto posicionamento e expondo as possíveis complicações de cada postura. Também apresenta dados recentes que sugerem a concomitância de respostas inflamatórias perioperatórias relacionadas com neuropatias periféricas e, potencialmente, centrais.[1]

É de grande importância que os profissionais da saúde conheçam as consequências fisiológicas e patológicas do posicionamento do paciente. Estudos de amostras em populações cirúrgicas têm mostrado a incidência e a história natural dos eventos perioperatórios relacionados ao posicionamento cirúrgico, como neuropatias e perda de visão. Esses dados, porém, têm sido insuficientes para justificar os potenciais mecanismos das lesões neuropáticas. Os mecanismos etiológicos de muitas complicações relacionadas ao posicionamento permanecem desconhecidos, e futuras investigações precisam ser realizadas para maiores esclarecimentos.

A falta de informação científica, muitas vezes, leva a embaraços médico-legais. Anotações em salas de cirurgia ou registros de anestesia podem estar ausentes ou não conter as informações necessárias. Relatórios cuidadosos e descritivos sobre as posições usadas durante a anestesia e a cirurgia, além de comentários sobre as medidas protetoras adotadas – como cuidado com os olhos e acolchoamento dos pontos de pressão –, são úteis e justificam sua inclusão no registro de anestesia. Em situações de alto risco de complicações, recomenda-se o registro, nos documentos do paciente, da descrição dos cuidados oferecidos para prevenir possíveis lesões. Essa conduta será muito importante no caso de futuros esclarecimentos periciais.

Espera-se que, com as futuras pesquisas sobre os mecanismos das complicações relacionadas ao posicionamento, as questões e os cuidados com os pacientes sejam melhorados.

## Fisiologia da postura

### Alterações cardiocirculatórias

Os mecanismos compensatórios da homeostasia circulatória relacionada à postura incluem fatores cardiocirculatórios, reflexos e ajustes mecânicos. Dos fatores cardiocirculatórios, os que facilitam o retorno venoso têm suma importância na conservação do débito cardíaco (DC) e da pressão arterial normal.

Os principais são o tônus muscular, que atua como suporte das paredes venosas (ordenha); os movimentos respiratórios, que exercem ação de sucção no sistema vascular; a contratilidade cardíaca, que é a força propulsora principal; a atividade vasopressora, pelo tônus capilar, por meio do sistema nervoso autônomo; e os reflexos químicos e mecânicos mediados por quimiorreceptores e pressorreceptores.

#### Decúbito dorsal

No decúbito dorsal, a influência da gravidade é mínima, quase inexistindo gradiente de perfusão entre o coração e os vasos das extremidades. O gradiente venoso também é mínimo, sendo mantido pelas alterações de pressão do círculo intratorácico (FIG. 42.1A).

A pressão arterial média se altera cerca de 2 mmHg para cada 2,5 cm de alteração vertical acima ou abaixo da posição de referência. Quando os membros inferiores ficam abaixo do nível do coração, o acúmulo de sangue nos vasos de capacitância diminui o volume circulatório efetivo, o DC e a perfusão sistêmica.

A resposta cardiovascular ao cefaloaclive pronunciado (75° por 3 minutos) pode ser um indicador preciso da magnitude de uma perda sanguínea aguda. Havendo aumento da frequência cardíaca de mais de 25 batimentos por minuto (bpm) sem hipotensão/síncope, o déficit é de 9 a 14 $mL{\cdot}kg^{-1}$. Se ocorrer síncope, a perda é de 20 $mL{\cdot}kg^{-1}$ ou mais. A hipotensão sem elevação de decúbito indica perda acima de 20 $mL{\cdot}kg^{-1}$.

No cefaloaclive, se a pressão arterial sistêmica se mantiver normal, a pressão de perfusão cerebral decrescerá conforme o grau de elevação da cabeça (FIG. 42.1B).

No cefalodeclive, por sua vez, a pressão das veias cerebrais aumenta conforme o gradiente abaixo do coração. Nessa posição, os pacientes acordados queixar-se-ão de cefaleia rápida e intensa. Se houver doença intracraniana subjacente, poderá intensificar-se o edema cerebral, o que contribui para o aumento da pressão intracraniana. O consumo de oxigênio miocárdico aumenta em pacientes acordados em cefalodeclive. Em cardiopatas, a carga aguda de volume sanguíneo sobre o coração pode gerar dor anginosa, e o eletrocardiograma pode mostrar isquemia miocárdica. Essa posição provoca diminuição do DC e aumento da diferença arteriovenosa de oxigênio.

O uso de cefalodeclive como medida terapêutica da hipotensão pode ser contraproducente. O aumento do retorno venoso obtido irá elevar o DC transitoriamente; contudo, esse aumento de volume ativa os barorreceptores (arco aórtico/seio carotídeo), podendo provocar rápida vasodilatação periférica, deixando inalterado ou até reduzindo o DC, o que pode gerar hipoperfusão orgânica. Em um estudo de pacientes em terapia intensiva, observou-se que, em indivíduos hipotensos, o cefalodeclive provocou diminuição adicional da pressão arterial média (FIG. 42.1B).

Ao alterar-se o decúbito dorsal horizontal para o cefalodeclive, o volume sanguíneo das extremidades inferiores pode variar até 600 mL. Na microcirculação, uma variação imediata do diâmetro dos vasos e do fluxo sanguíneo ocorre para adequar-se às novas pressões hidrostáticas. Em um homem acordado, deitado e imóvel, tal compensação vai se reduzindo até desaparecer em 1 hora, deixando o indivíduo muito desconfortável. A normalização do fluxo resultará da inquietude e do reinício dos movimentos. Também ocorre diminuição similar da perfusão tecidual após a indução da anestesia, mesmo com o efeito vasodilatador dos agentes inalatórios. Os movimentos do despertar, ao final da anestesia, regularizarão a perfusão.

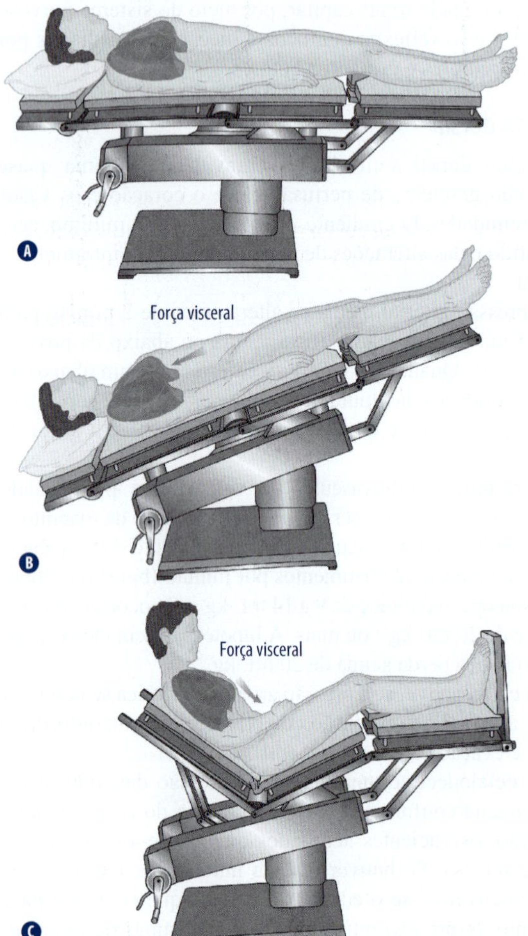


**FIGURA 42.1** Ⓐ Paciente adulto em posição supina com gradientes mínimos no eixo horizontal vascular. O volume de sangue pulmonar é maior dorsalmente. As vísceras deslocam o diafragma cefalicamente. A circulação cerebral fica um pouco acima do nível do coração quando a cabeça está sobre um pequeno travesseiro. Ⓑ A cabeça inclinada para baixo ajuda o sangue a retornar das extremidades inferiores, mas desencadeia vasodilatação reflexa, congestiona vasos localizados nos ápices do pulmão menos ventilado e aumenta o volume sanguíneo intracraniano. Ⓒ A elevação da cabeça desloca vísceras abdominais para longe do diafragma e melhora a ventilação das bases do pulmão. De acordo com o gradiente acima do coração, a pressão nas artérias da cabeça e do pescoço diminui, e a pressão nas veias acompanhantes pode se tornar subatmosférica.

Em nível de circulação pulmonar, West e colaboradores[1] identificaram três zonas clássicas de perfusão baseadas na relação entre as pressões arteriolar, alveolar e venular; uma quarta zona tem sido relatada em estudos mais recentes.

#### Zona 1

A pressão alveolar excede a arteriolar e venular, não ocorrendo perfusão. Embora rara no pulmão normal, pode ser produzida por hipotensão pulmonar, excessiva pressão positiva ao final da expiração (PEEP, do inglês *positive end-expiratory pressure*) ou hiperdistensão alveolar (aumento do volume corrente durante ventilação com pressão positiva intermitente).

#### Zona 2

A pressão arterial excede a alveolar, e esta, a venular; é encontrada nas áreas não dependentes do pulmão. A perfusão depende do gradiente pressórico alveoloarterial.

#### Zona 3

A pressão venosa excede a alveolar. As forças hidrostáticas nas porções dependentes dos pulmões produzem congestão venosa. A perfusão dependerá da diferença entre arteríola e vênula. No decúbito dorsal, a circulação pulmonar é mais congesta no dorso do que subesternalmente.

Quando o paciente está em cefaloaclive, a zona 3 move-se em direção às bases pulmorares, otimizando a relação ventilação/perfusão. Já no cefalodeclive, a zona 3 fica mais cefálica, nos ápices menos ventilados, intensificando a anormalidade daquela relação.

### Decúbito lateral

O paciente é colocado sobre um lado do tronco e estabilizado nessa posição. Se as pernas estão alinhadas com o tronco, quase não existe gradiente pressórico entre os grandes vasos, cabeça e pés. No entanto, com a flexão das pernas e eventual nivelamento abaixo do coração, o fluxo sanguíneo represado nas extremidades inferiores irá diminuir o retorno venoso. No circuito pulmonar (de baixa pressão), ocorre gradiente hidrostático entre os dois hemitórax, não obstante o grau de deslocamento do coração (pela ação da gravidade). Aceita-se que mais da metade do pulmão inferior situe-se abaixo do nível do átrio direito e que a metade superior fique acima deste. Por isso, as medidas hemodinâmicas nessa posição ficarão comprometidas.

A congestão vascular na porção inferior do pulmão dependente assemelha-se à zona 3 de West (pressão venosa > alveolar), enquanto a relativa hipoperfusão da zona 2 ocorre nas porções superiores. Foi relatado que a transição entre as zonas 3 e 2 ocorre cerca de 18 cm acima da porção pulmonar mais dependente.

Por outro lado, o alinhamento cervical incorreto, com angulação lateral excessiva do pescoço, provocará obstrução parcial do fluxo jugular e distúrbios da dinâmica vascular intracraniana.

### Decúbito ventral

Nesta posição, há evidente piora na dinâmica circulatória, variando conforme a modificação postural adicional (p. ex., paciente ajoelhado ou em cefaloaclive). Com o paciente deitado sobre a parede abdominal, a pressão de compressão das vísceras é transmitida para a superfície dorsal da cavidade, comprimindo vasos mesentéricos e paravertebrais, ingurgitando as veias espinhais.

Se houver cefalodeclive associado, ocorrerá congestão facial e no pescoço. Rodando a cabeça, altera-se a perfusão arterial e a drenagem venosa intra e extracraniana. O edema conjuntival é frequente por acúmulo de fluido extravascular. Com a cabeça acima do coração, a pressão vascular média diminui, e o edema conjuntival é leve ou ausente; poderá haver embolia aérea venosa.

Experiências em pacientes com cateter de Swan-Ganz antes e depois da posição prona evidenciaram diminuição no volume sistólico e no DC, embora apresentassem aumento de resistência na circulação sistêmica e na pulmonar. Assim, não se detectaram alterações na pressão arterial média, atrial direita ou capilar pulmonar.

### Cefaloaclive

O gradiente de pressão entre a cabeça e o coração aumenta linearmente em relação ao grau de elevação. A pressão de enchimento atrial diminui (D > E), o tônus simpático aumenta e o parassimpático diminui. O sistema renina-angiotensina-aldosterona é ativado, e os rins retêm fluidos e eletrólitos. O volume sanguíneo intratorácico diminui cerca de 500 mL, e a resistência vascular pulmonar pode duplicar. A árvore arterial contraída aumenta a resistência vascular sistêmica para manter níveis pressóricos, mas a capacitância venosa não se altera essencialmente.

O consumo de oxigênio tecidual não se eleva, pois a redução da oferta (DC) é compensada pelo aumento da extração.

Há relatos de alterações semelhantes nos parâmetros cardiovasculares quando o posicionamento é feito depois de o paciente ter sido anestesiado. Embora o aclive até 60° não cause modificações de grande monta no paciente acordado, após ser anestesiado elas serão mais significativas, perdurando mesmo após o retorno ao decúbito dorsal, às vezes até por uma hora.

Pode-se inferir que a presença de doença intracraniana seja capaz de aumentar mais essas reduções do fluxo no cefaloaclive.

A precisão dos dados, no caso, requer medida da pressão arterial média ao nível do polígono de Willis, mais fidedigna como indicadora do fluxo sanguíneo cerebral, e pressão de perfusão no paciente anestesiado e sentado. A monitorização da profundidade anestésica, utilizando equipamentos que avaliem a condução elétrica cerebral, permite controle fidedigno da perfusão cerebral nessas condições. O índice da taxa de supressão é a principal referência. A supressão de surtos é definida como intervalos maiores de 0,5 segundo nos quais a voltagem do eletrencefalograma encontra-se abaixo de ± 5 μV nos últimos 60 segundos. Assim, o normal é uma taxa de supressão igual a zero. Valores acima disso podem indicar sofrimento do tecido cerebral por hipofluxo sanguíneo.[2-4]

## Alterações respiratórias

### Decúbito dorsal

Na posição supina, as vísceras abdominais móveis comprimem a porção dorsal do corpo (por gravidade), movendo a porção dorsal do diafragma cefalicamente, distendendo as fibras musculares e melhorando a efetividade da contração durante a ventilação espontânea. O benefício está em aumentar a ventilação nas bases pulmonares congestas, compactas e menos complacentes no cefaloaclive, somando-se a outros fatores, como gordura abdominal, tumores, fluidos, compressas e afastadores cirúrgicos.

No indivíduo acordado, o decúbito dorsal diminui 300 mL da capacidade pulmonar total e 200 mL da capacidade vital. A porção da capacidade pulmonar total afetada é o volume de reserva expiratório, devido à elevação do diafragma pelas vísceras abdominais, congestão venosa pulmonar e flexão dos ombros, com diminuição da eficácia dos músculos acessórios da respiração.

No cefalodeclive, a árvore vascular pulmonar recebe volume extra de cerca de 600 mL, forçando a porção dorsal do pulmão a funcionar como zona 3, diminuindo a capacidade vital (há uma relação inversa entre volume sanguíneo pulmonar e capacidade vital). A complacência dessa área diminui, e a ventilação passiva redistribui o gás para as áreas subesternais, onde o volume sanguíneo é menor. Para evitar distúrbios maiores na relação ventilação/perfusão em ventilação controlada, deve-se usar um volume corrente maior do que na ventilação espontânea.

Também existe modificação no espaço morto e na capacidade residual funcional com a mudança de posição. O decúbito dorsal diminui o espaço morto em cerca de um terço do normal (ereto = 147 mL; supino = 101 mL), reduzindo-se também a capacidade residual funcional. A complacência pulmonar também sofre redução de cerca de 10%.

### Decúbito lateral

O decúbito lateral causa interessantes alterações na respiração. No paciente ereto, a distribuição da ventilação entre os pulmões é diferente, sendo de 54% para o pulmão direito e 46% para o esquerdo. No decúbito lateral, observa-se um aumento de 8 a 10% no volume minuto do pulmão inferior, dependente, havendo simultaneamente aumento da captação de oxigênio. Em um tórax complacente, o decúbito lateral causa compressão e diminuição gravitacional de volume do pulmão inferior por desvio das estruturas mediastinais, pelo peso do arcabouço costal e pelo peso visceral do abdômen, diminuindo a excursão do diafragma. As mudanças fisiológicas observadas incluem aumento do volume-minuto, aumento da ventilação alveolar, diminuição da capacidade residual funcional e aumento da absorção de oxigênio.

A redução da capacidade residual funcional chega a 10% e favorece o desenvolvimento de atelectasia, por um mecanismo de instabilidade da estrutura alveolar, que quase chega ao colapso.

Embora seja possível, na ventilação espontânea, compensar parcialmente o maior estiramento diafragmático no hemitórax inferior pela melhora da eficiência contrátil, a ventilação com pressão positiva intermitente interfere na distribuição do gás.

O pulmão superior, menos comprimido, repousa ao nível do átrio e, assim, terá menos congestão vascular. Como resultado, a ventilação é preferencial para esse lado, embora seja também o menos perfundido. O desequilíbrio ventilação/perfusão fica assim evidente: pulmão inferior hipoventilado e congesto, pulmão superior mal perfundido e hiperventilado.

### Decúbito ventral

Em indivíduos com tórax complacente e flexível, no decúbito ventral há diminuição do diâmetro anteroposterior da parede torácica. Havendo pressão das vísceras abdominais, o pulmão também será diminuído ao longo de seu maior eixo. A redução de ambas as dimensões, aliada à relativa congestão vascular da zona 3 de West, irá diminuir a complacência do pulmão compactado. No paciente anestesiado, isso gera aumento de trabalho em ventilação espontânea ou elevadas pressões inspiratórias na ventilação controlada, com risco de barotrauma e suas sequelas (pneumotórax, pneumomediastino, enfisema subcutâneo, edema intersticial pulmonar). Se o paciente ficar com o abdômen livre, a perda da capacidade residual funcional diminui em cerca de 10%.

### Cefaloaclive

Com o paciente mais verticalizado, o volume inspiratório do diafragma fica menos restrito pelo peso abdominal. A mobilidade espontânea do tórax requer menos esforço e exige menor pressão inspiratória em ventilação mecânica. A capacidade residual funcional aumenta e o efeito *shunt* é menor. Aparentemente, a capacidade de difusão do oxigênio diminui, resultante da hipoperfusão dos ápices pulmonares menos ventilados pela ação da gravidade.

## Princípios gerais

A prevenção de complicações relacionadas ao posicionamento dos pacientes durante a administração da anestesia é um processo que envolve a consciência contínua de todo o pessoal médico em cuidar do paciente na sala de cirurgia. A natureza multifatorial das lesões durante o período perioperatório, sobretudo de nervos periféricos (a complicação pós-operatória mais vista), é muito variada, mas elas apresentam um traço comum: a vulnerabilidade de todos os pacientes durante a cirurgia.

As causas das lesões de nervo incluem secção (corte do axônio com uma lâmina ou por via percutânea com uma agulha), compressão (por forças mecânicas, como torniquetes ou edema), tração (alongamento de um nervo por estiramento) ou lesão isquêmica (fluxo sanguíneo inadequado). A maioria das lesões são multifatoriais em sua natureza, e alguns pacientes são mais predispostos do que outros em razão de certas doenças crônicas. Portanto, uma avaliação pré-anestésica bem conduzida é imperativa.

O diagnóstico e o tratamento envolvem uma abordagem multidisciplinar. A maioria das lesões tem resolução espontânea, e os pacientes se recuperam logo após o início dos sintomas. Todavia, em algumas das lesões e naqueles pacientes com danos mais graves, podem estar justificados tratamento clínico, fisioterapia ou até mesmo cirurgia.

As lesões perioperatórias de nervos periféricos são uma complicação comum e potencialmente catastrófica de anestesia e cirurgia. A base de dados ASA Closed Claims, que foi iniciada em 1985, é uma importante fonte de informações sobre lesões perioperatórias de nervos. Análises de reivindicações judiciais concluídas mostram que as lesões de nervos periféricos são uma causa comum de litígio nas reclamações contra anestesiologista, compreendendo 16% das ações.[5]

A incidência exata é difícil de determinar, sendo provável que haja subnotificação das complicações associadas a lesões nervosas. Estudos retrospectivos mostram que a incidência de dano permanente nos nervos após um procedimento cirúrgico é de 0,03 a 1,4%.[6] Alguns desses estudos retrospectivos incluíram pacientes que receberam bloqueio neuroaxial ou técnicas anestésicas regionais, enquanto outros os excluíram. Técnicas anestésicas regionais e neuroaxiais podem aumentar ligeiramente a incidência de dano permanente do nervo, porém isso não tem sido bem demonstrado.[7]

Os nervos mais comumente lesionados são o nervo ulnar (28%), os do plexo braquial (20%), da raiz lombossacral (16%) e da medula espinhal (13%). A gravidade da lesão é menos comum para os nervos ciático (também conhecido como isquiático), mediano, radial e femoral. Muitos dos casos de danos nos nervos não têm nenhum mecanismo de lesão identificado, como, por exemplo, em 91% das lesões do nervo ulnar.[8]

Embora os fatores causais das lesões de nervos periféricos possam ser multifatoriais, o posicionamento ideal dos pacientes cirúrgicos é útil para reduzir o risco de danos. Este capítulo demonstra o prejuízo do posicionamento perioperatório para os nervos periféricos e discute métodos para reduzir o risco de lesões.[6-8]

Certamente a compressão direta do tecido neural e das estruturas moles pode resultar em isquemia e lesão dos tecidos. Muitos esforços e propostas têm sido dirigidos para reduzir o trauma direto dos tecidos por compressão. O treinamento atual dos profissionais da anestesiologia é direcionado a utilizar várias manobras, coxins e dispositivos de posicionamento para reduzir o ponto de pressão em tecidos neurais e tecidos moles. Apesar desses esforços, neuropatias e lesões dos tecidos moles ainda ocorrem.[9] O **QUADRO 42.1** apresenta alguns fatores predisponentes para lesão de nervo periférico.

Conforme conclusão de Staff e colaboradores,[5] não se conhecem todos os mecanismos etiológicos das questões relacionadas ao posicionamento. Os autores relatam em seu estudo graves casos de neuropatias periféricas inflamatórias no pós-operatório, com maior incidência no nervo ulnar e em seus componentes motores. Surpreendentemente, a maioria desses casos tinha neuropatias "microvasculíticas" generalizadas e muitos deles respondiam à modulação imunológica com altas doses de corticosteroides.[3] A resposta inflamatória pode ser alterada de forma drástica no período pós-operatório, e a neuropatia "microvasculítica» parece ser uma causa previamente não reconhecida de neuropatia periférica. É possível que outros estudos epidemiológicos determinem o real papel que essa etiologia pode desempenhar nas neuropatias perioperatórias. Ao mesmo tempo, esse relatório indica uma evidência de que as neuropatias perioperatórias podem, de fato, não ter relação com o posicionamento intraoperatório, exigindo novas investigações.[9]

Outras etiologias, como viroses, têm sido associadas com neuropatias centrais e periféricas que se desenvolvem no período perioperatório. A imunossupressão ocorre de forma significativa nos pacientes submetidos a procedimentos cirúrgicos de médio e, principalmente, de grande porte. Outros fatores, como anestésicos, produtos derivados do sangue e medicamentos, incluindo alguns antibióticos, estão relacionados à imunossupressão pós-cirurgia.[10] Essa imunossupressão pode favorecer a ativação de vírus atenuados presentes no organismo. Por exemplo, o surgimento de herpes pode ser mais frequente em populações cirúrgicas em comparação com a população geral. O **QUADRO 42.2** mostra alguns possíveis mecanismos de lesão de nervo periférico no perioperatório.[11]

**QUADRO 42.1** Fatores predisponentes para lesão de nervo periférico

**Relacionados ao paciente**

- Indivíduo magro ou obeso
- Sexo masculino
- Idade avançada
- História de doença vascular, diabetes, tabagismo
- Hipotensão, hipovolemia, desidratação
- Coagulopatia ou presença de hematoma próximo do nervo
- Infecção/presença de abscesso próximo do nervo
- Neuropatia generalizada preexistente
- Predisposição hereditária
- Anomalia estrutural/anomalia congênita (p. ex., constrição na saída torácica ou sulco condilar, ou estreitamento do espaço articular)
- Hipotermia

**Relacionados à cirurgia**

- Uso de agulhas, suturas, afastadores, bisturis e diatermia
- Neurocirurgia, cirurgia cardíaca, cirurgia geral e cirurgia ortopédica
- Uso de torniquete e moldes de gesso apertados
- Uso de afastador de costela (pode esticar o plexo braquial)
- Pneumonectomia (a dissecção axilar pode levar ao estiramento do nervo torácico longo)
- Hospitalizações prolongadas (acima de 14 dias)

**Relacionados à anestesia**

- Lesão direta durante anestesia regional
- Proteção inadequada da posição
- Posicionamento não preconizado

*Fonte: Webster.*[8]

O posicionamento incorreto do paciente na mesa cirúrgica pode danificar o tecido. O estiramento do tecido neural pode ser um fator importante no desenvolvimento de neuropatias periféricas e centrais. O estiramento de até 5% acima do comprimento normal de repouso pode resultar em isquemia devido à redução do fluxo sanguíneo das arteríolas e vênulas. A formação de dobras das arteríolas e vênulas associadas com o estiramento neuronal também pode levar à isquemia. Se a isquemia for prolongada, pode resultar em lesão neural permanente. O impacto do estiramento sobre os tecidos moles é menos documentado e depende do tipo de tecido e da intensidade do estiramento.

O ponto de pressão em qualquer tecido mole pode reduzir o fluxo sanguíneo local e causar isquemia. Existem diferentes formas de reduzir o ponto de pressão, mas a mais usada envolve o acolchoamento. Embora possa haver diferenças nas propriedades mecânicas de vários materiais de acolchoamento (i.e., gel, espuma, tecidos, entre outros), nenhum tem demonstrado ser significativamente melhor do que o outro em reduzir a frequência ou a gravidade do dano perioperatório neural ou aos tecidos moles. O princípio básico é usar qualquer um desses materiais para proteger os nervos e os tecidos moles dos possíveis pontos de pressão. O **QUADRO 42.3** mostra algumas medidas preventivas relacionadas à posição cujo objetivo é evitar lesões de nervos periféricos durante a cirurgia.

**QUADRO 42.2** Mecanismos de lesão perioperatória de nervo periférico

| Mecanismo | Causa |
|---|---|
| Trauma direto | Cirurgia (agulhas, suturas, instrumentos), trauma de agulha com técnicas de anestesia regional, lesão térmica de diatermia |
| Compressão ou estiramento | Mau posicionamento dos membros, acolchoamento inadequado, torniquetes, equipamento cirúrgico (afastadores/suportes de mesa cirúrgica e acessórios), hematoma/abscesso |
| Isquemia | Múltiplas causas; mais comum durante um longo período com uso de torniquete (em especial com pressões elevadas), se um hematoma comprime um nervo, e possivelmente uso de anestésicos locais vasoconstritores |
| Injeção de solução tóxica | Anestésicos locais podem produzir lesão do nervo, sobretudo com altas concentrações, injeção intrafascicular ou exposição prolongada a anestésicos locais |
| Fatores preexistentes | Nervos que já estão compactados ou feridos pela coexistência de lesões, como na artrite reumatoide e no diabetes, são mais propensos a ser lesados por fatores perioperatórios |

*Fonte: Webster.*[8]

Questionamentos têm sido feitos sobre o efetivo treinamento dos profissionais e acerca da correta aplicação dos conhecimentos no posicionamento apropriado do paciente na mesa cirúrgica, uma vez que estes podem estar relacionados com a incidência de lesões perioperatórias dele decorrentes. Ou talvez existam mecanismos etiológicos ainda desconhecidos?

# Posição supina

## Variações da posição supina

### Horizontal

Na posição supina tradicional, o paciente encontra-se deitado de costas com um pequeno travesseiro sob a cabeça (**VER FIG. 42.1A**). Os braços são confortavelmente acolchoados e colocados ao lado do tronco ou presos em braçadeiras bem almofadadas. Qualquer um dos braços (ou os dois) pode ser estendido ventralmente e o antebraço flexionado, de tal forma que a perfusão da mão não seja comprometida – deve-se evitar o contato com o metal para não causar queimaduras elétricas se um bisturi elétrico for usado, e para que o feixe vasculonervoso braquial não seja nem estirado nem comprimido ao nível da axila. A coluna lombar pode necessitar de apoio acolchoado para evitar dores nas costas no pós-operatório (ver adiante na seção sobre complicações da posição supina). Pontos de contato ósseo no occipício, nos cotovelos e nos calcanhares devem ser acolchoados. Algumas mesas cirúrgicas mais modernas possuem colchões almofadados que são suficientemente flutuantes e espessos para permitir a dispersão do ponto de pressão.

Embora a postura horizontal supina tenha uma longa história e seu uso seja generalizado, ela não coloca as articulações do quadril e do joelho na posição neutra e, assim, é mal tolerada durante períodos prolongados por um paciente imobilizado e acordado.

**QUADRO 42.3** Complicações relacionadas à posição e medidas preventivas

| Mecanismo de paralisia de nervo periférico | Posição | Prevenção |
|---|---|---|
| Plexo braquial | Qualquer tipo | Evitar alongamento ou compressão direta no pescoço ou na axila e cintas ou anteparos de ombro para apoiar a posição de Trendelenburg. Minimizar abdução do ombro (para menos de 90°) e evitar rotação externa.<br>Evitar rotação e flexão do pescoço para o lado oposto.<br>Manter a cabeça em uma posição neutra. |
| Fibular comum | Litotomia ou decúbito lateral | Utilizar acolchoamento na região lateral da fíbula superior.<br>Evitar posição extrema de litotomia.<br>Evitar procedimentos prolongados (> 2 horas) na posição de litotomia. |
| Radial | Qualquer tipo | Evitar compressão do úmero. |
| Ulnar | Qualquer tipo | Utilizar preenchimento do cotovelo e manter a supinação do antebraço.<br>Evitar extensão do cotovelo e flexão extrema. |

*Fonte: Webster.*[8]

## Curvada

A posição supina curvada **(FIG. 42.2)** foi designada como a posição da "cadeira de gramado". É estabelecida pelo arranjo da superfície da mesa cirúrgica para que a dobradiça tronco-coxa esteja angulada cerca de 15° e a dobradiça coxa-joelho esteja angulada de forma similar mas na direção oposta. De modo alternativo, uma toalha enrolada, travesseiro ou cobertor pode ser colocado sob os joelhos do paciente para mantê-los flexionados. O paciente de altura mediana, então, estará deitado confortavelmente com os quadris e os joelhos flexionados suavemente.

## Deslocamento lateral

Com o paciente em posição supina, uma massa abdominal móvel, como um tumor muito grande ou um útero gravídico, pode descansar sobre os grandes vasos do abdômen e comprometer a circulação. Isso é conhecido como a síndrome aortocava ou a síndrome de hipotensão supina. Um grau significativo de perfusão pode ser restaurado se a massa compressiva for deslocada em direção ao hemiabdômen esquerdo por meio de uma inclinação da mesa para a esquerda, ou por meio da introdução de um coxim por baixo do quadril direito.

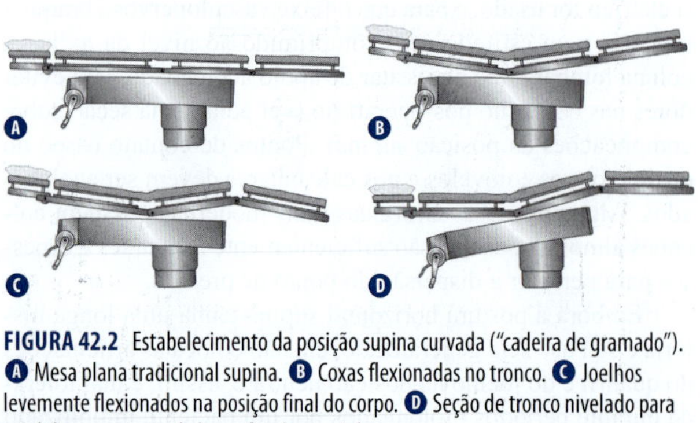


**FIGURA 42.2** Estabelecimento da posição supina curvada ("cadeira de gramado"). **A** Mesa plana tradicional supina. **B** Coxas flexionadas no tronco. **C** Joelhos levemente flexionados na posição final do corpo. **D** Seção de tronco nivelado para estabilizar o suporte de braço fixado no pé da mesa.

## Litotomia

### Padrão

Na posição de litotomia-padrão **(FIG. 42.3)**, o paciente deita em decúbito dorsal, em geral com um ou ambos os braços estendidos lateralmente em um ângulo inferior a 90° nos suportes de braço. Cada extremidade inferior é flexionada no quadril e joelho, e ambos os membros são simultaneamente elevados e separados para que o períneo se torne acessível ao cirurgião. Para muitos procedimentos ginecológicos e urológicos, as coxas do paciente são flexionadas cerca de 90° sobre o tronco, e os joelhos são dobrados o suficiente para manter a parte inferior das pernas quase paralelas ao chão. Uma flexão mais aguda dos joelhos ou quadris pode ameaçar essa flexão ideal e comprimir os vasos principais em qualquer articulação. Além disso, a flexão do quadril acima de 90° no tronco demonstrou aumentar o estiramento dos ligamentos inguinais.[12] Ramos do nervo cutâneo femoral lateral muitas vezes passam diretamente por esses ligamentos e podem ser comprimidos e se tornar isquêmicos dentro do ligamento estirado.

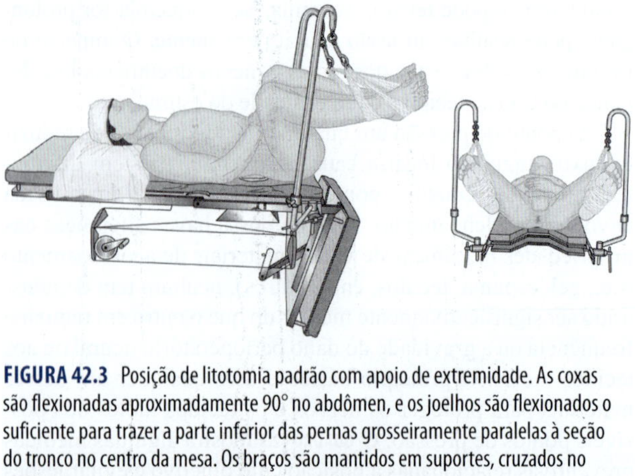

**FIGURA 42.3** Posição de litotomia padrão com apoio de extremidade. As coxas são flexionadas aproximadamente 90° no abdômen, e os joelhos são flexionados o suficiente para trazer a parte inferior das pernas grosseiramente paralelas à seção do tronco no centro da mesa. Os braços são mantidos em suportes, cruzados no abdômen ou dispostos nas laterais do corpo do paciente.

Vários dispositivos estão disponíveis para segurar as pernas que são elevadas durante as operações perineais ou obstétricas. Cada dispositivo deve ser montado individualmente conforme a estatura do paciente. Deve-se ter cuidado para garantir que as angulações ou as bordas dos acolchoamentos não comprimam o espaço poplíteo ou a coxa dorsal superior. Síndromes de compartimento de uma ou ambas as extremidades inferiores resultam do uso prolongado da posição de litotomia.

Quando as pernas estão prestes a ser abaixadas para a posição supina original no final do procedimento, elas devem primeiro ser reunidas com os joelhos e tornozelos no plano sagital e depois abaixadas lentamente e ao mesmo tempo para a mesa. Isso minimiza o estresse de torção na coluna lombar, o que ocorreria se cada perna fosse abaixada de forma independente. Isso também permite a gradual acomodação na capacitância circulatória aos membros inferiores, evitando, assim, hipotensão súbita.

### Baixa

Para a maioria dos procedimentos urológicos e para os procedimentos que necessitam de acesso simultâneo ao abdômen e ao períneo, o grau de elevação da coxa em posição de litotomia é limitado a aproximadamente 30 a 45° (FIG. 42.4). Isso reduz os gradientes de perfusão das extremidades inferiores e melhora o acesso dos membros da equipe de cirurgia ao campo perineal, os quais se posicionarão na lateral de qualquer uma das pernas.

## Alta

Alguns cirurgiões preferem otimizar o acesso ao períneo por meio da suspensão dos pés dos pacientes a polos altos. O efeito é ter as pernas dos pacientes quase estendidas nas coxas (FIG. 42.5) e as coxas flexionadas 90° ou mais no tronco. Tal postura produz um gradiente de elevação significativo para a perfusão arterial dos pés, exigindo cuidado no sentido de evitar hipotensão sistêmica. Há considerável redução na pressão de perfusão das extremidades inferiores.[13,14] A anestesia é obrigatória, pois os pacientes não suportam essa posição por causa da angulação e compressão dos conteúdos do canal femoral pelo ligamento inguinal, ou pelo estiramento do nervo ciático, ou ambos.

### Exagerada

O acesso transperineal à área retropúbica exige que a pelve do paciente seja flexionada ventralmente na coluna vertebral, com as coxas quase forçosamente flexionadas sobre o tronco e a parte inferior das pernas apontando em direção ao céu para que estejam fora do caminho (FIG. 42.6). Tal resultado coloca o eixo longo da sínfise púbica quase paralelo ao chão. Essa posição exagerada de litotomia provoca tensão na coluna lombar, produzindo um gradiente de elevação significativo para a perfusão dos pés, e pode restringir a ventilação por causa da compressão abdominal pelas coxas volumosas. Tal resultado pode ser tolerado sob anestesia, mas raras vezes pode ser suportado por um paciente

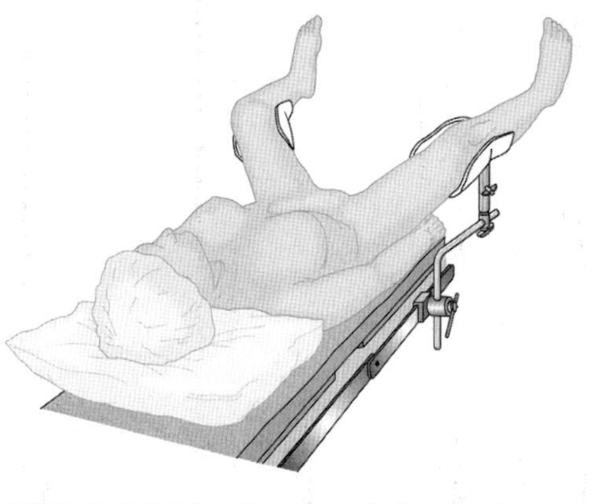

FIGURA 42.4 Posição de litotomia com flexão moderada das coxas e pernas para acesso perineal, instrumentação transuretral ou procedimento combinado abdominoperineal.

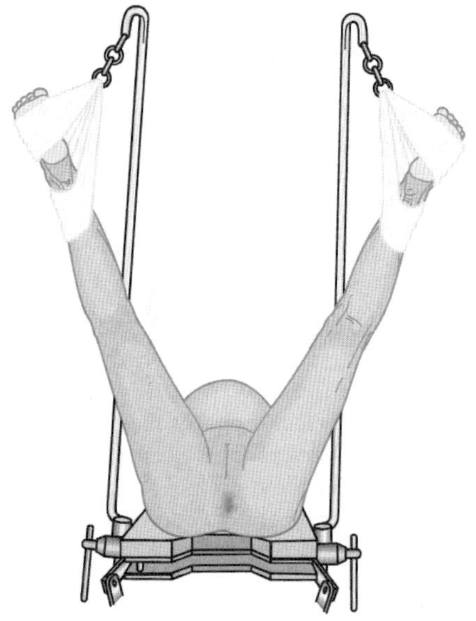

FIGURA 42.5 Posição de litotomia alta. Observe que a angulação excessiva pode levar à compressão/obstrução dos conteúdos do canal femoral ou ao estiramento do nervo ciático.

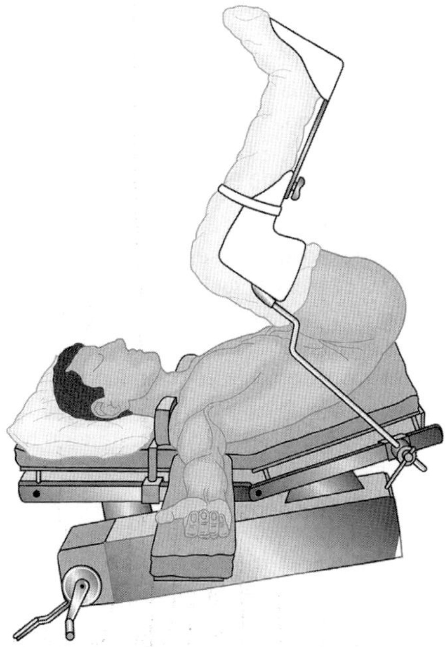

FIGURA 42.6 Posição de litotomia exagerada com cefalodeclive acentuado. O emprego de suporte de ombro pode ser necessário para estabilizar o tronco. Se usado, ele deve ser colocado sobre a área acromioclavicular para minimizar a compressão do plexo braquial e dos vasos sanguíneos adjacentes. A mecânica ventilatória e a dinâmica vascular são muito prejudicadas.

acordado. O controle da ventilação costuma ser necessário. Se houver doença dolorosa da coluna lombar preexistente, uma posição cirúrgica alternativa poderá ser escolhida previamente para evitar o agravamento do desconforto lombar após a cirurgia. Essa posição tem sido associada com uma alta frequência de síndrome de compartimento de extremidade inferior.[15] A manutenção adequada da pressão de perfusão nas pernas é importante.

## Complicações da posição supina

### Alopecia de compressão

A compressão prolongada dos folículos pilosos pode provocar perda de cabelo. Abel e Lewis[16] descreveram pacientes que tiveram dor, edema e exsudação onde o occipício permaneceu suportando o peso da cabeça por longos períodos em uma posição de cefalodeclive. A alopecia ocorreu entre o 3º e o 28º dia pós-operatório; o recrescimento foi concluído dentro do prazo de três meses. O uso de cintas apertadas na cabeça para manter as máscaras anestésicas, bem como prolongada hipotensão e hipotermia, também têm sido associados com alopecia de compressão.[17] Recomenda-se virar com frequência a cabeça do paciente durante cirurgias longas e usar suportes de cabeça acolchoados e macios para reduzir os riscos de complicações.[18]

### Pontos de pressão

Proeminências ósseas de suporte de peso podem produzir necrose isquêmica do tecido sobrejacente, a menos que seja usado acolchoamento adequado para proteção. Hipotermia e hipotensão vasoconstritora podem piorar o processo. O calcanhar, os cotovelos e o sacro são particularmente vulneráveis. O emprego de uma variedade de coxins (p. ex., espuma ou gel) para proteção pode dispersar o ponto de pressão. Contudo, embora minimizem a possibilidade de isquemia e compressão da pele e dos tecidos moles, há poucas evidências científicas apontando que sua utilização seja benéfica na redução de neuropatias periféricas no período perioperatório.

### Neuropatias do plexo braquial e da extremidade superior

#### Lesões de raiz

Suportes de ombro colocados contra a base do pescoço podem comprimir e lesar as raízes do plexo braquial quando utilizados para manter posições íngremes de cabeça para baixo. Os suportes, se necessários, são considerados menos prejudiciais quando dispostos lateralmente sobre a articulação acromioclavicular. Em geral, o uso de suportes de ombro deve ser desencorajado.

Posições supinas não costumam ameaçar estruturas no pescoço do paciente, a menos que ocorra considerável deslocamento lateral da cabeça ou se um cefalodeclive acima de 10° for utilizado. Quando um deslocamento lateral da cabeça ocorre, as raízes do plexo braquial no lado do ângulo obtuso da cabeça-ombro podem ser estiradas e danificadas. Se a extremidade superior é fixada no punho (i.e., por meio de uma faixa de pulso ou um lençol ou toalha usado para cobrir o braço), a lesão de estiramento do plexo pode ser acentuada à medida que a cabeça se move lateralmente, afastando-se do ponto de ancoragem do punho. Da mesma forma, a rotação exagerada da cabeça para longe de um braço estendido pode estar associada a uma lesão no plexo braquial.

#### Retração esternal

Frequentemente, o paciente em procedimento cirúrgico de esternotomia mediana tem ambos os braços acolchoados e presos ao lado do tronco. Uma alternativa é que os membros superiores sejam abduzidos.[19] Vander Salm e colaboradores descreveram fraturas da primeira costela e lesões de plexo braquial com esternotomias medianas.[20,21] Eles relacionaram a extensão da lesão com a intensidade de deslocamento do afastador da costela, com lesão mais grave correspondente ao deslocamento suficiente para produzir uma fratura na primeira costela.

Roy e colaboradores[22] avaliaram 200 indivíduos submetidos a cirurgia cardíaca por esternotomia mediana. Nessa amostra, um grupo de pacientes teve o braço esquerdo abduzido e acolchoado em suporte de braço com a palma da mão supinada, e o outro grupo teve o braço esquerdo posicionado preso ao longo do tronco por lençóis; o braço direito estava sempre posicionado ao longo do tronco nos dois grupos. Foi relatada incidência de lesão do nervo da extremidade superior em 10% da casuística, sem relação com o acesso à artéria mamária interna, cauterização da veia jugular interna ou posição do braço esquerdo. A manipulação cirúrgica contribuiu mais do que o posicionamento da extremidade para produzir trauma do plexo braquial.

Jellish e colaboradores[19] relataram menor abrandamento do potencial evocado somatossensitivo (PESS) do nervo ulnar durante esternotomia quando ambos os braços estavam abduzidos, em vez de dobrados para os lados. No entanto, não mostraram diferença nos sintomas perioperatórios entre os grupos de pacientes com os braços abduzidos e com os braços ao lado do corpo.

#### Disfunção do nervo torácico longo

Ações judiciais têm se concentrado na disfunção pós-operatória do músculo serrátil anterior e da asa da escápula (FIG. 42.7), que é considerada o resultado de ferimentos decorrentes da

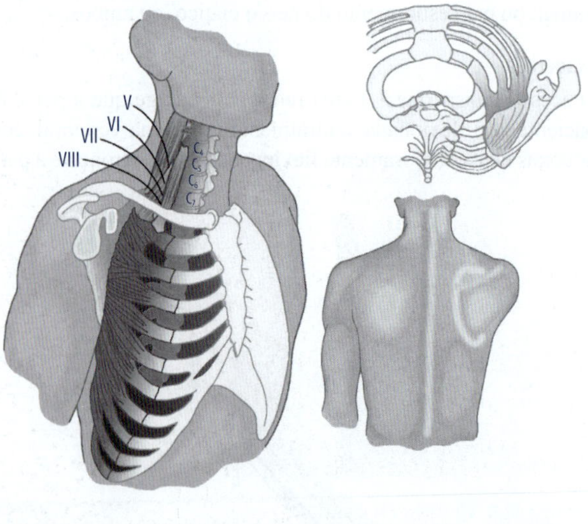


**FIGURA 42.7** Asa da escápula. O músculo serrátil anterior (superior direito) é suprido exclusivamente pelo nervo torácico longo que se ramifica imediatamente de $C_5$, $C_6$, $C_7$ e, às vezes, $C_8$ (figura à esquerda). Emergindo nas costelas laterais e inserindo-se na superfície profunda da escápula, o músculo mantém a cintura escapular próxima do arcabouço costal dorsal. A paralisia do nervo torácico longo permite protrusão dorsal da escápula (inferior direito).

posição inadequada durante o procedimento cirúrgico com comprometimento do nervo torácico longo (originário das raízes de $C_5$, $C_6$ e $C_7$). Como as fibras de $C_5$ e $C_6$ do nervo passam ao longo do músculo escaleno e emergem da sua borda lateral para se juntar às fibras de $C_7$, tem sido proposto que a neuropatia do nervo torácico longo seja de origem traumática.[23] Todavia, a neuropatia pós-operatória do nervo torácico longo relacionada ao posicionamento do paciente não pode ser efetivamente comprovada porque o nervo não costuma ser envolvido em lesão de estiramento do plexo braquial e porque o plexo não é rotineiramente comprometido quando ocorre uma disfunção do nervo torácico longo. Baseando-se na evidência de Foo e Swann[24] e em evidências de dados de vários litígios, Martin[25] concluiu que, na ausência de trauma demonstrável, disfunções pós-operatórias do nervo torácico longo eram muito provavelmente o resultado de uma neuropatia coincidente, possivelmente de origem viral.

### Trauma axilar

A abdução do braço em uma placa acima de 90° pode impulsionar a cabeça do úmero para dentro do feixe neurovascular axilar. Esse feixe encontra-se normalmente no lado da flexão da articulação do ombro. Entretanto, quando o braço é abduzido acima de 90°, o feixe posiciona-se ao lado da extensão da articulação. Nessa situação, o feixe é comprimido e estirado, e suas estruturas neurais podem ser danificadas. De forma semelhante, vasos podem ser comprimidos ou ocluídos e a perfusão da extremidade pode ser prejudicada (FIG. 42.8).

### Compressão do nervo radial

As neuropatias do nervo radial acontecem mais frequentemente do que as do nervo mediano. Este parece ser lesado por mecanismo de compressão direta. O nervo radial, proveniente das raízes $C_6$ à $C_8$ e $T_1$, passa dorsolateralmente ao redor das porções médias e inferiores do úmero no sulco musculospiral. Em um ponto na face lateral do braço, cerca de três dedos proximais ao epicôndilo lateral do úmero, o nervo pode ser comprimido contra o osso subjacente e lesado.

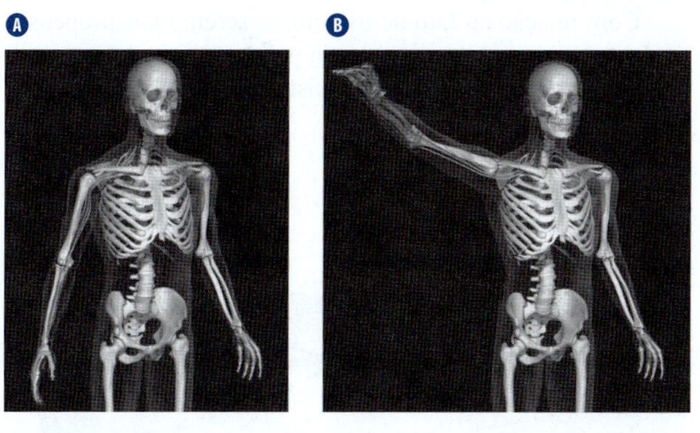


**FIGURA 42.8** (A) O feixe neurovascular na extremidade superior do membro passa do lado da flexão da articulação do ombro quando o braço está na parte lateral do corpo ou posicionado a menos que 90°. (B) A abdução do braço acima de 90° afeta as transições do feixe neurovascular conforme a extensão da articulação do ombro. O aumento da abdução do membro acima de 90° pode estirar os nervos na articulação do ombro.
*Fonte: Warner.*[26]

Algumas situações são apontadas como causadoras de danos ao nervo radial, como pressão da barra vertical de um monitor de anestesia ou de um dispositivo semelhante contra a face lateral do braço, ciclagem excessivamente curta de um monitor automático de aferição de pressão arterial, ou compressão na parte medial do úmero por lençóis ou toalhas restritivas usados para cobrir os braços, além de afastadores cirúrgicos. Outros dispositivos de apoio, incluindo placas de braço e garrotes utilizados quando os pacientes são posicionados lateralmente, podem comprimir diretamente o nervo radial ao se prender fortemente em torno do sulco musculospiral (FIG. 42.9).

As neuropatias radiais tendem a ter melhores possibilidades de recuperação do que as neuropatias ulnar ou mediana. Aproximadamente metade delas melhoram em 6 meses, e 70%, em dois anos.[26]

### Disfunção no nervo mediano

Lesões perioperatórias isoladas do nervo mediano são incomuns, e seu mecanismo costuma ser obscuro.[27,28] Uma fonte potencial de lesão é o trauma iatrogênico do nervo durante

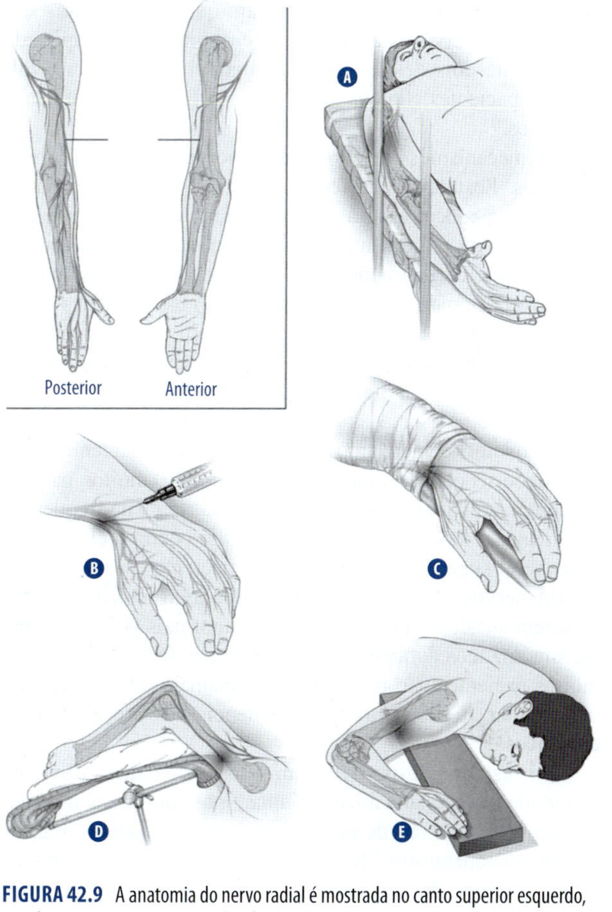


**FIGURA 42.9** A anatomia do nervo radial é mostrada no canto superior esquerdo, que ilustra como o nervo passa à volta da região média do úmero. Os mecanismos relatados de lesão perioperatória incluem (A) compressão pelo afastador cirúrgico de barra; (B) trauma direto por punção de agulha no pulso; (C) efeito de torniquete com compressão no nível do pulso; (D) compressão direta por apoio de braço; e (E) nível de compressão na região média do úmero quando o braço suporta a maior parte do peso da extremidade superior.
*Fonte: Warner.*[26]

o acesso aos vasos na fossa antecubital, que pode acontecer durante a punção venosa. Curiosamente, tal problema parece ocorrer sobretudo em homens de 20 a 40 anos de idade e que não podem estender completamente os cotovelos. A extensão forçada dos cotovelos após a administração de relaxantes musculares, durante o posicionamento dos braços, pode resultar no estiramento do nervo mediano maior que 5% do seu comprimento no repouso. Esse efeito compromete a pressão de perfusão de arteríolas e vênulas correspondentes e tem sido sugerido como um dos potenciais mecanismos para o problema. Em torno de 80% dos pacientes com neuropatias do nervo mediano permanecem com disfunção motora por até dois anos.[26]

### Neuropatia ulnar

Cuidados anestésicos impróprios, como posicionamento inadequado do paciente, têm sido implicados como um dos fatores causadores do desenvolvimento de neuropatias ulnares desde os relatórios publicados por Büdinger[29] e Garriques na década de 1890.[30] Tal fator provavelmente desempenha um papel etiológico importante para esse problema em alguns pacientes cirúrgicos. Outros fatores, no entanto, também podem contribuir para o desenvolvimento de neuropatia ulnar pós-operatória. De 12 pacientes avaliados com neuropatia aguda do nervo ulnar, Wadsworth e Williams[31] determinaram que a compressão externa de um nervo ulnar durante a cirurgia estava implicada em somente dois deles. As neuropatias ulnares se desenvolvem em pacientes clínicos de forma semelhante aos pacientes cirúrgicos.[32]

Os mecanismos da neuropatia do nervo ulnar não são bem definidos. Postula-se que lesões do nervo ulnar relacionadas a anestesias podem estar associadas com a compressão externa do nervo ou estiramento causado pelo mau posicionamento durante o período intraoperatório. Embora tal implicação possa ser verdade para alguns pacientes, três possibilidades sugerem que outros fatores também contribuem para o problema. Primeiro, características do paciente (i.e., sexo masculino, índice de massa corporal elevado e repouso pós-operatório prolongado) estão associadas a essas neuropatias ulnares,[33] visto que há relatórios indicando que 70 a 90% dos pacientes com tal intercorrência são homens.[27,28,31-33] Segundo, muitos pacientes com neuropatias ulnares perioperatórias têm alta frequência de disfunção de condução do nervo ulnar contralateral.[34] Essa descoberta sugere que muitos desses pacientes provavelmente têm nervos ulnares assintomáticos porém anormais antes de serem anestesiados, e esses nervos anormais podem tornar-se sintomáticos durante o período perioperatório. Finalmente, muitos pacientes não percebem ou reclamam de sintomas do nervo ulnar até 48 horas ou mais depois dos procedimentos cirúrgicos.[33,34]

Em estudo prospectivo com 1.502 pacientes cirúrgicos avaliando a neuropatia do nervo ulnar, mostrou-se que nenhum apresentava sintomas de neuropatia durante os dois primeiros dias de pós-operatório.[35] Não está claro se o início dos sintomas indica o tempo decorrido desde a lesão ao nervo. Prielipp e colaboradores constataram que 8 de 15 voluntários acordados que possuíam alterações notáveis nos sinais PESS no seu nervo ulnar, provenientes de uma compressão direta, não percebiam parestesia, nem mesmo quando as formas de onda PESS diminuíram por volta de 72%.[36]

A flexão do cotovelo pode causar lesão do nervo ulnar por vários mecanismos. Em alguns pacientes, o nervo ulnar é

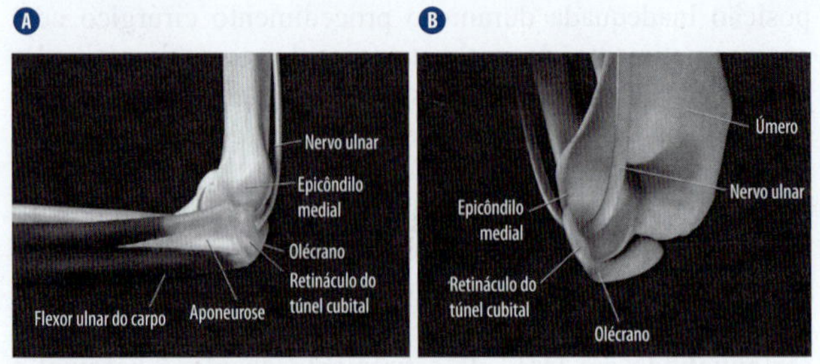


**FIGURA 42.10** Vista médio-lateral do cotovelo. O retináculo do túnel cubital é relaxado em extensão **A** à medida que se estende do epicôndilo medial ou olécrano. O retináculo exerce uma pressão em flexão **B** e pode comprimir o nervo ulnar.
*Fonte: Warner.*[26]

comprimido pela aponeurose do músculo ulnar flexor do carpo e pelo retináculo do túnel cubital quando o cotovelo é flexionado acima de 110°[37,38] (FIG. 42.10). Em outros pacientes, essa cobertura fibrotendinosa do túnel cubital é malformada e pode levar à subluxação anterior ou ao deslocamento do nervo ulnar sobre o epicôndilo medial do úmero durante a flexão do cotovelo. Esse deslocamento tem sido observado em cerca de 16% dos cadáveres nos quais a aponeurose do músculo flexor e tecidos de suporte não foram dissecados.[37,38] Ashenhurst[39] conjeturou que o nervo ulnar pode ser lesionado cronicamente pelo trauma mecânico recorrente, uma vez que o nervo está em subluxação sobre o epicôndilo medial.

A compressão externa na ausência de flexão do cotovelo também pode danificar o nervo ulnar.[40,41] Apesar de a compressão dentro do sulco epicondilar medial ser possível se o sulco for mais raso do que o normal, o sulco ósseo costuma ser profundo, protegendo o nervo da compressão externa.[42] A compressão externa pode ocorrer distalmente ao epicôndilo medial, onde o nervo e a artéria associados são relativamente superficiais (FIG. 42.11). Em estudo anatômico desenvolvido por Contreras e colaboradores,[43] observou-se que o nervo ulnar e a artéria ulnar posterior recorrente passam posteromedialmente para o tubérculo do processo coronoide, onde são cobertos por pele, gordura subcutânea e uma fina faixa distal da aponeurose do flexor ulnar do carpo.

Com relação ao fato de os homens serem mais propensos ao desenvolvimento de neuropatia perioperatória do nervo ulnar, é preciso levar em conta a existência de várias diferenças

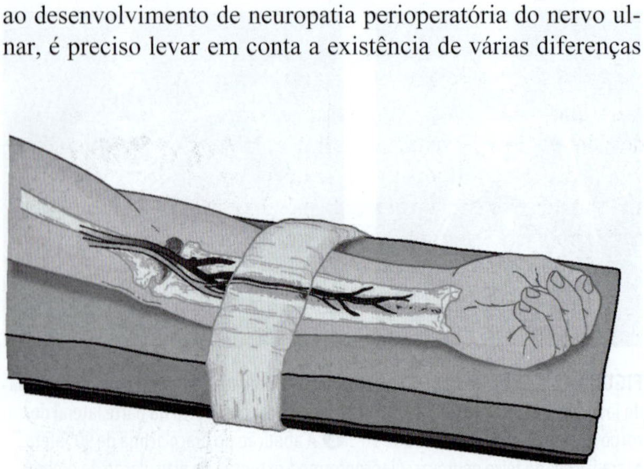

**FIGURA 42.11** O apoio de braço, se excessivamente apertado, pode comprimir o nervo interósseo anterior e os vasos contra a membrana interóssea no antebraço volar, causando uma neuropatia isquêmica.

anatômicas entre homens e mulheres que podem aumentar a probabilidade de sua ocorrência no sexo masculino. Primeiro, duas diferenças anatômicas podem aumentar a chance de compressão do nervo ulnar na região do cotovelo: o tubérculo do processo coronoide é aproximadamente 1,5 vez maior nos homens do que nas mulheres;[43] além disso, há menos tecido adiposo sobre o aspecto medial do cotovelo de homens em comparação com o de mulheres com composição de gordura corporal semelhante.[43-45] Em segundo lugar, os homens podem ser mais propensos a ter um retináculo do túnel cubital bem mais desenvolvido do que as mulheres, e o retináculo, se presente, é mais espesso. Um retináculo do túnel cubital mais espesso pode aumentar o risco de compressão do nervo ulnar no túnel cubital quando o cotovelo é flexionado.

Manifestações clínicas de disfunção do nervo ulnar variam de acordo com a localização e a extensão da lesão.[46] Quase todos os pacientes têm dormência, formigamento ou dor na distribuição sensorial do nervo ulnar uma vez que eles se tornam sintomáticos. Entretanto, pode haver disfunção considerável do nervo ulnar antes que os sintomas apareçam. Prielipp e colaboradores[36] mostraram que 8 de 15 voluntários masculinos com lentidão significativa de condução no nervo ulnar notaram alguns sintomas. Mais estudos são necessários para melhor compreender o mecanismo e a história natural da neuropatia do nervo ulnar.

A neuropatia do nervo ulnar é a neuropatia perioperatória mais comum.[27,28,35] Do mesmo modo, uma proporção significativa dos pacientes apresenta sintomas de disfunção bilateral do nervo ulnar antes e depois da cirurgia.[30] Portanto, alguns têm especulado que poderia ser útil, durante a entrevista pré-anestésica, investigar sobre uma história de neuropatia ulnar ou cirurgia prévia no cotovelo. Caso exista histórico positivo, é importante registrar a conclusão e informar o paciente ou a família acerca da possibilidade de uma recorrência pós-operatória; apesar das precauções especiais de acolchoamento e posicionamento.

O tempo de reconhecimento da anestesia digital associada à disfunção do nervo ulnar pode ser bastante importante no estabelecimento da origem da síndrome pós-operatória: se a hipoestesia ou anestesia ulnar é notada imediatamente após o término da anestesia, como o paciente ainda está nas instalações de recuperação, é provável que a condição seja associada a eventos que ocorreram durante a anestesia ou a cirurgia. Por sua vez, se o reconhecimento for atrasado por muitas horas, a probabilidade da causa se desloca do período intra-anestésico para eventos do pós-operatório. Em revisão de declarações fechadas, Kroll e colaboradores[27] mostraram que a disfunção ulnar pós-operatória pode ocorrer como resultado de eventos no período pós-anestésico, e a lesão do nervo pode se desenvolver em certos pacientes sensíveis, apesar de aceitos métodos convencionais de posicionamento e acolchoamento.

Os opioides podem mascarar disestesias e dor pós-operatória, mas mesmo analgésicos fortes não se mostram potentes o suficiente para mascarar uma perda de sensibilidade como resultado de uma disfunção do nervo. Pode ser útil avaliar a função do nervo ulnar e registrar tais observações antes de o paciente ter alta da sala de recuperação.

Das neuropatias ulnares sensitivas, apenas 40% melhoram espontaneamente em cinco dias; 80% se resolvem em até seis meses. Algumas neuropatias ulnares combinadas, sensitivas e motoras melhoram em cinco dias; 20% em até seis meses e grande parte evolui com disfunção motora e dor permanentes.[26]

## Outros problemas da posição supina

### Complicações nos braços

Os apoios de braços devem ser fixados firmemente à mesa de cirurgia para impedir sua liberação acidental. Um braço que não estiver bem fixado pode deslizar sobre a borda da mesa ou placa de braço, resultando em lesões da cápsula da articulação do ombro devido à excessiva extensão dorsal do úmero, fratura do colo de um úmero osteoporótico ou lesão do nervo ulnar no cotovelo. Contrariamente, no caso improvável de que o cinto de retenção ou outro dispositivo de abotoadura ou pano esteja excessivamente apertado em volta do antebraço supinado (VER FIG. 42.11), pode haver compreessão do nervo interósseo anterior, ramo do nervo mediano na parte superior do antebraço, que flui com sua artéria ao longo da superfície volar da membrana interóssea dura. O resultado é uma lesão isquêmica na distribuição do nervo e artéria que se assemelha a uma síndrome compartimental na extremidade inferior e que pode exigir rápida descompressão cirúrgica.[47-49]

### Dor nas costas e paraplegia

A dor lombar pode ser agravada pelo relaxamento ligamentar que ocorre com a anestesia peridural, subaracnóidea ou geral. A incidência de dor lombar após cirurgias está relacionada ao tempo cirúrgico, variando de 18% em cirurgias de até 1 hora a 50% em procedimentos de 5 horas. Quanto ao tipo de anestesia, acontece em 21% em punção subaracnóidea, 30% em peridural e 19% em anestesia geral.[50] A perda da curvatura lombar normal na posição supina é aparentemente a principal causa. O acolchoamento sob a coluna lombar antes da indução da anestesia pode ajudar a manter a lordose, contribuindo para que um paciente com desconforto lombar já conhecido se sinta mais confortável. Entretanto, a hiperlordose deve ser evitada. A hiperextensão da coluna lombar, sobretudo para uma angulação acima de 10° ao nível de $L_2$ a $L_3$, pode resultar em isquemia dos nervos espinhais.[51] Há relatos de pacientes submetidos a procedimentos pélvicos que desenvolveram paraplegia. Nesses pacientes, a hiperlordose foi induzida por meio da retroflexão máxima das mesas da sala de cirurgia, elevando o rim e adicionando o acolchoamento (i.e., toalhas, rolos, almofadas e até sacos de litros de cristaloide) sob a coluna lombar para maximizar a hiperlordose.

### Lesão por esmagamento perineal

O paciente colocado em posição supina sobre uma mesa ortopédica para reparação de um fêmur fraturado geralmente tem a pelve mantida no lugar por um polo vertical no períneo (FIG. 42.12), com o pé da extremidade lesada fixo em uma placa de descanso móvel. Uma engrenagem do eixo helicoidal na placa de descanso aumenta a distância entre o pé e a pelve para que os fragmentos ósseos possam ser estirados e realinhados. A menos que o polo seja bem acolchoado, pressão exagerada pode ser exercida sobre a pelve, causando danos para a genitália e os nervos pudendos. Perda completa da sensação peniana tem sido relatada após o uso da mesa ortopédica.[52,53] A posição correta para o polo é contra a pelve, entre a genitália e o membro ileso.[52]

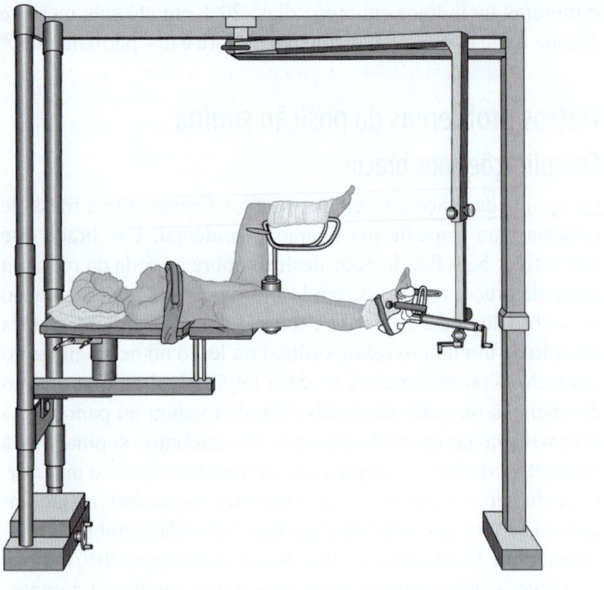

**FIGURA 42.12** Mesa de tração com o dispositivo perineal estabilizando o paciente, enquanto sua perna é alongada com objetivo de reposicionar o osso. A perna elevada aumenta o risco de hipoperfusão; o dispositivo pélvico ameaça a genitália e o períneo.

## Síndrome compartimental

Se, por qualquer motivo, a perfusão de uma extremidade é inadequada, uma síndrome compartimental pode se desenvolver. Caracterizada por isquemia, edema, hipóxia, pressão elevada em tecidos dentro de compartimentos da fáscia da perna e rabdomiólise extensa, a síndrome produz dano extenso e potencialmente duradouro aos músculos e nervos no compartimento.

As causas de uma síndrome compartimental podem estar associadas ao posicionamento enquanto um paciente está em qualquer das posições de decúbito dorsal incluindo (1) hipotensão sistêmica e perda de pressão dirigida à extremidade (pela elevação da extremidade); (2) obstrução vascular dos vasos principais da perna por afastadores intrapélvicos, pela excessiva flexão dos joelhos ou quadris, ou por pressão poplítea indevida de um suporte de joelho; e (3) compressão externa da extremidade elevada por correias ou envolvimentos de perna que estão muito apertados, pela pressão inadvertida do braço por um assistente cirúrgico, ou pelo peso da extremidade contra um apoio de perna de baixa capacidade de suporte. Uma cinta apertada em um braço, bem como um passante apertado para manter os braços para os lados do paciente, podem comprimir o feixe neurovascular interósseo anterior e estar associados a uma neuropatia interóssea anterior ou a uma síndrome compartimental do antebraço ou da mão.[43,44]

Diversas características clínicas parecem estar associadas com a síndrome compartimental perioperatória. A postura de litotomia prolongada por mais de 5 horas tem sido um fator comum às síndromes compartimentais pós-litotomia. Para procedimentos prolongados na posição de litotomia, suportes bem acolchoados que imobilizem o membro, apoiando-o sem comprimir a panturrilha ou a fossa poplítea, parecem ser a escolha menos ameaçadora. Há considerável variabilidade da pressão de perfusão da extremidade inferior em pernas elevadas. Halliwill e colaboradores[13] e Pfeffer[14] e colaboradores encontraram variação significativa na pressão sanguínea no tornozelo de voluntários colocados em diversas posições de litotomia. Muitos voluntários tinham pressões médias abaixo de 20 mmHg quando posicionados na posição de litotomia alta. Essa pressão é menor que pressões intracompartimentais, comumente medidas na maioria das posições de litotomia.

Warner e colaboradores[54] mostraram que as síndromes compartimentais perioperatórias ocorrem em pacientes em diferentes posições de litotomia. A frequência desse problema costuma aparecer em pacientes anestesiados (cerca de 1 em 9 mil pacientes estudados retrospectivamente) que são posicionados lateralmente, bem como em pacientes similares que são posicionados em litotomia. A diferença entre síndromes compartimentais nesses dois grupos é que os pacientes em uma posição de decúbito lateral tendem a ter síndromes compartimentais em qualquer um dos braços, enquanto aqueles em posição de litotomia têm síndromes compartimentais nas extremidades inferiores.

## Lesões nos dedos

A amputação de dedos tem sido relatada quando eles são aprisionados entre as pernas ou as coxas nas suas respectivas seções da mesa de operação no momento em que as pernas são retornadas para a posição horizontal na finalização de uma cirurgia realizada em litotomia.[55] O uso de uma toalha para criar um envoltório como uma luva de boxe nas mãos de pacientes litotomizados ou a remoção cuidadosa das mãos do paciente da posição de risco antes de levantar o pé da mesa podem impedir um desfecho tão trágico.

# Posições laterais

Há vários conceitos gerais a serem considerados quando um paciente é colocado em uma posição de decúbito lateral. Envolver as pernas e coxas em meias de compressão tem sido bastante usado para combater o acúmulo venoso. A flexão acentuada das extremidades inferiores sobre os quadris pode obstruir de forma parcial ou completa o retorno venoso para a veia cava inferior pelo fato de comprometer a angulação dos vasos no espaço poplíteo e no ligamento inguinal por compressão ou pela compressão da coxa contra um abdômen obeso.

A compressão sobre o feixe neurovascular axilar pode ser aliviada por um pequeno suporte colocado caudalmente na região da axila, com o objetivo de levantar o tórax o suficiente para diminuir a pressão sobre ele e, assim, prevenir a baixa perfusão arterial para o braço e a mão. No entanto, esse coxim axilar não é completamente eficiente em eliminar a ocorrência de isquemia, possíveis lesões nervosas ou síndrome compartimental, embora possa diminuir o desconforto do ombro no pós-operatório. Qualquer preenchimento por um coxim axilar deve desviar apenas a parede torácica e precisa ser periodicamente conferido para garantir que não esteja comprimindo as estruturas neurovasculares da axila.

# Variações das posições laterais

## Posição lateral padrão

Na posição lateral padrão **(FIG. 42.13)**, o paciente é colocado de lado sobre a superfície da mesa cirúrgica e estabilizado nesta postura com a flexão da coxa inferior. O joelho da mesma

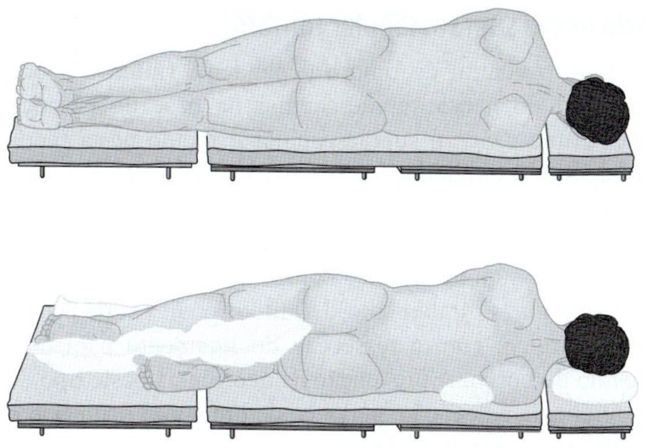

FIGURA 42.13 Posição padrão de decúbito lateral. É possível observar apoio apropriado da cabeça mantendo alinhamento do pescoço, coxim colocado sob a axila e travesseiro entre os membros inferiores. A perna de baixo é flexionada em direção ao quadril e o joelho dobrado para ajudar a estabilizar a posição.

perna é dobrado para melhorar a estabilização do tronco. O nervo fibular comum deve ser protegido por acolchoamento para minimizar os possíveis danos da compressão causada pelo peso das pernas. A coxa e a perna superiores são estendidas confortavelmente, e travesseiros são colocados entre as extremidades inferiores. A cabeça deve ser apoiada por travesseiros ou um suporte de cabeça para que a coluna cervical e torácica fique devidamente alinhada. Uma pequena almofada, grossa apenas o suficiente, deve ser colocada para levantar a parede torácica e evitar a compressão excessiva do ombro ou o aprisionamento/compressão das estruturas neurovasculares da axila. Esse coxim axilar permite facilitar a adequada movimentação do membro superior dependente, minimizando a circundução do ombro dependente, o que poderia comprometer o nervo supraescapular por mecanismo de estiramento.

Os braços devem ser estendidos ventralmente e mantidos em um único plano com acolchoamento adequado entre eles, ou podem ser individualmente dispostos em um apoio de braço de dois níveis acolchoados, com o benefício de ajudar a estabilizar o tórax. Um método alternativo é flexionar cada cotovelo e colocar os braços no acolchoamento disposto sobre a mesa e na frente do rosto do paciente.

O paciente é estabilizado na posição lateral com uma ou mais fitas ou cintas de retenção apoiadas no quadril e fixadas na parte lateral da mesa cirúrgica. Cuidados devem ser tomados para garantir que as fitas ou cintas estejam entre a crista ilíaca e a cabeça do fêmur, e não sobre a cabeça do fêmur. Caso haja necessidade, uma fita de fixação adicional pode ser usada em todo o tórax. Quaisquer dispositivos devem ser utilizados assegurando mínima pressão em qualquer ponto de proeminência óssea.

### Semissupina e semiprona

A posição semilateral tem como objetivo permitir o acesso dos cirurgiões a estruturas anterolaterais (posição semissupina) e estruturas posteriores do tronco (posição semiprona). Na posição semissupina, o braço superior deve ser cuidadosamente fixado de modo que não seja excessivamente estendido, nem seja submetido a qualquer tipo de tração ou compressão sobre os feixes neurovasculares da região axilar. A barra de apoio deve ser bem isolada para evitar o contato de aterramento elétrico. O acolchoamento não compressível deve ser colocado sob o tronco e quadril para evitar que o paciente se desloque da posição supina e promova estiramento da extremidade ancorada. O pulso do braço contido deve ser continuamente verificado para garantir a adequada circulação do membro.

### Posições laterais flexionadas

#### Canivete (*jackknife*) lateral

A posição lateral tipo "canivete" caracteriza-se pela colocação da crista ilíaca inferior sobre a dobradiça da mesa cirúrgica, entre as seções da região lombar e a coxa (FIG. 42.14). A mesa é angulada de forma a fletir as coxas no tronco lateralmente. Após o paciente ter sido posicionado de maneira adequada, o chassi da mesa é inclinado de modo a manter o flanco e o tórax horizontalmente. Como resultado, os pés estão abaixo do nível do coração, e quantidades significativas de sangue podem ficar nos vasos de capacitância das pernas.

A posição de canivete lateral é normalmente destinada a esticar o flanco da região superior e ampliar espaços intercostais para facilitar uma toracotomia. No entanto, essa posição apresenta importante comprometimento fisiológico, em termos do estresse lombar, da restrição de movimento do flanco tensionado e do represamento sanguíneo nas extremidades inferiores. Na verdade, a sua utilidade para o cirurgião deve ser breve, e seu uso deve ser limitado. Uma vez que o retrator torácico seja colocado na incisão, a posição deve ser minimizada ao menor nível possível de angulação e mantida pelo maior tempo possível da cirurgia.[56]

#### Renal

A posição renal (FIG. 42.15) se assemelha à de canivete, mas com o acréscimo de um apoio elevado sob a crista ilíaca inferior para aumentar a flexão lateral e melhorar o acesso ao rim sob o rebordo costal saliente. As repercussões fisiológicas associadas à postura precisam ser controladas pela vigilância contínua da anestesia e pela busca de otimização do tempo cirúrgico em tal posição. A estabilização do paciente deve ser rigorosa para evitar seu deslocamento caudal sobre a mesa, de tal forma que o apoio se desloque e se torne um grave impedimento à ventilação do pulmão dependente.

## Complicações das posições laterais

### Lesão de olhos e ouvidos

A probabilidade de lesões no olho dependente é baixa se a cabeça for propriamente sustentada durante e após a mudança do decúbito dorsal para a posição lateral. Se a face do paciente estiver direcionada para o colchão, mas as pálpebras permanecerem abertas ou os olhos desprotegidos de outra forma, poderão ocorrer abrasões na superfície ocular, com probabilidade de evolução para úlcera de córnea.

A pressão direta sobre o globo ocular pode deslocar a lente do cristalino, aumentar a pressão intraocular ou provocar isquemia, se houver concomitância com hipotensão sistêmica.

Na posição lateral, o peso da cabeça pode pressionar a orelha contra uma superfície de apoio áspera ou enrugada, podendo comprometê-la. Um apoio cuidadoso com um travesseiro ou uma esponja de espuma normalmente fornece proteção suficiente contra uma possível contusão da orelha.

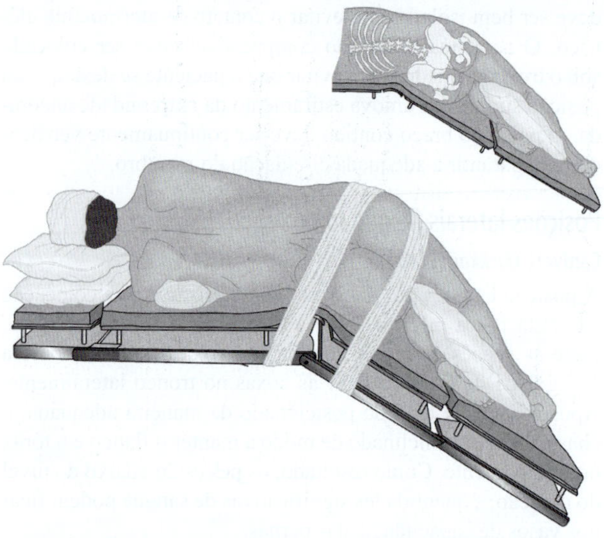

**FIGURA42.14** Posição de decúbito lateral em canivete. Seu objetivo é abrir os espaços intercostais. Utiliza-se apoio apropriado para a cabeça mantendo o alinhamento do pescoço, com coxim colocado sob a axila e travesseiro entre os membros inferiores. A perna de baixo é flexionada em direção ao quadril, e o joelho é dobrado para auxiliar a estabilizar a posição. Fitas são colocadas na região da crista ilíaca e fixadas na parte lateral da mesa cirúrgica para manter o corpo nesta posição.

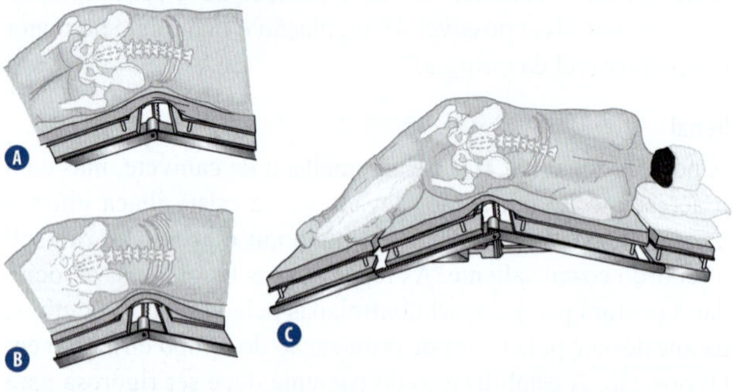

**FIGURA 42.15** Posição renal de decúbito lateral flexionada. Observa-se posicionamento incorreto do corpo no ponto de flexão da mesa cirúrgica, disposto no flanco **A** ou na margem inferior costal **B**, limitando a ventilação do pulmão dependente. O correto posicionamento do ponto de flexão da mesa é feito na crista ilíaca **C**. Utiliza-se apoio da cabeça para manter alinhamento do pescoço, coxim sob a axila e travesseiro entre os membros inferiores. As fitas colocadas na região da crista ilíaca e fixadas na parte lateral da mesa cirúrgica foram retiradas do desenho para melhor visualização da posição.

O conduto auditivo externo também deve ser palpado para garantir que não foi dobrado no processo de colocação de suporte por baixo da cabeça.

### Lesão cervical

Pode ocorrer lesão cervical quando a cabeça do paciente não está adequadamente apoiada na posição lateral. Há maior risco de dor pós-operatória se existir artrite ou artrose desse segmento. Pacientes com sinais de radiculopatia por protrusão de disco intervertebral merecem atenção especial, preferencialmente evitando qualquer tipo de movimento do pescoço, seja extensão, flexão ou rotação.

### Lesão do nervo supraescapular (ombro)

A circundução ventral do ombro dependente (inferior) pode girar o canal do nervo supraescapular na base do pescoço (FIG. 42.16). Como o nervo supraescapular é fixado nesta fenda supraescapular, a circundução do ombro pode promover estiramento do nervo e produzir importante dor no ombro no pós-operatório. O diagnóstico costuma ser feito por bloqueio do nervo na fenda supraescapular, confirmado pelo alívio imediato do sintoma. O tratamento definitivo pode exigir procedimento cirúrgico, com a ressecção do ligamento para descompressão do nervo. A prevenção da ocorrência deste tipo de lesão é feita pela colocação, na axila, de um apoio firme sob o tórax, suficiente para elevá-lo.

### Atelectasia

O pulmão dependente é comprometido na posição lateral, com aprisionamento alveolar e consequentemente má ventilação pulmonar. Ocorre mais nas posições de canivete e renal, quando o flanco ou rebordo costal do paciente é colocado na dobra da mesa cirúrgica (VER FIG. 42.15).

### Necrose do fêmur

A fixação inadequada do paciente para mantê-lo na posição lateral pode comprimir a cabeça do fêmur no acetábulo, evoluindo eventualmente para necrose asséptica. Para prevenir tal situação, os dispositivos utilizados para estabilizar a posição lateral devem ser apoiados no quadril superior, no tecido frouxo entre a cabeça do fêmur e a crista ilíaca (VER FIG. 42.14).

### Lesão do nervo fibular

Na posição lateral, o peso do joelho superior contra o colchão pouco acolchoado pode comprimir o nervo fibular comum. Esse nervo passa lateralmente ao côndilo da fíbula. Seu comprometimento pode ocasionar perda da sensibilidade no dorso do pé e incapacidade de flexioná-lo. O uso de um apoio suave entre as pernas, na área do côndilo, em geral evita lesão do nervo fibular (VER FIG. 42.13).

## Posição prona

As alterações no estado hemodinâmico de um paciente colocado em posição ventral demandam tamanho cuidado e meticulosidade que vêm sendo estudadas desde 1930.[57] Assim, o anestesiologista assume papel central na condução dessa situação, já que é sua a responsabilidade de garantir a segurança do paciente durante todo o procedimento, ao mesmo tempo em que deve oferecer ao cirurgião a melhor condição possível de exposição cirúrgica, minimizando, no entanto, todas as mudanças respiratórias, cardiocirculatórias e lesões compressivas inerentes da posição. Além disso, deve estar habituado com o instrumental e os dispositivos necessários à manutenção da posição prona (FIG. 42.17).

### Fisiologia respiratória na posição prona

A fisiologia respiratória já detém em si certa complexidade com o indivíduo acordado, seja ereto ou na posição supina; por isso, a análise da posição ventral merece atenção especial pela complexidade dos fatores que a governam.

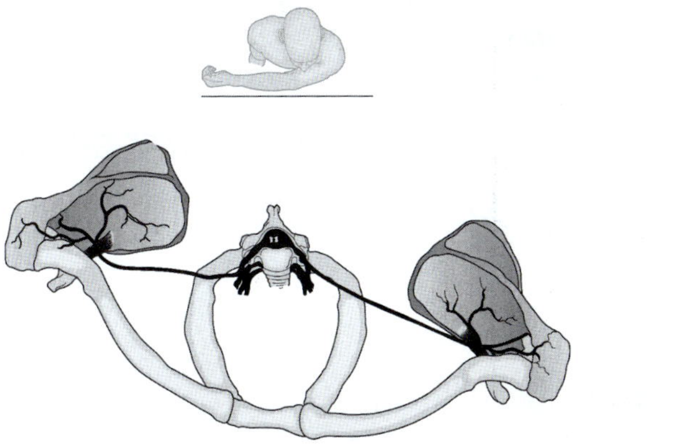

**FIGURA 42.16** Circundução do braço deslocando a escápula e alongando o nervo supraescapular entre os seus pontos de fixação na coluna cervical e no entalhe supraescapular.

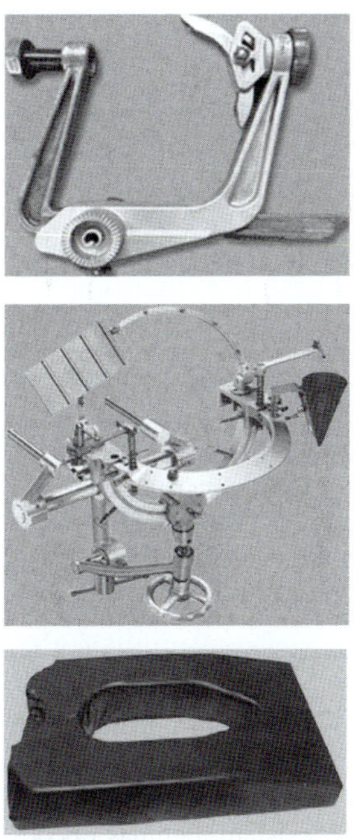

**A** **Suporte de Mayfield**
Permite a fixação da cabeça por 3 pontos; necessário para cirurgia de fossa posterior; não exerce compressão sobre face e olhos. Deve-se ter atenção com a ocorrência de hipertensão e sangramento durante fixação dos pinos e flexão excessiva do pescoço, levando a macroglossia e dificuldade de inserção do transdutor de ecocardiografia.

**B** **Suporte de Sugita**
Permite a fixação da cabeça por 4 pontos; não comprime face e olhos e permite a regulação da cabeça durante o procedimento. Apresenta as mesmas restrições do suporte de Mayfield.

**C** **Suporte de Wilson**
Feito com material plástico, podendo ser alcochoado ou preenchido com gel. Aceitável para pacientes não obesos, mas associado a lesões por compressão em pacientes obesos.

**FIGURA 42.17** Instrumentais utilizados para fixação e proteção da cabeça na posição prona.

Independentemente da posição em que os pacientes estejam, apenas dois fatores determinam a dinâmica da ventilação/perfusão no âmbito pulmonar: a arquitetura broncoalveolar, primordialmente, e os efeitos da gravidade, em menor escala.[57] Antes do entendimento da fisiologia respiratória na posição prona, é preciso entender como se dá o acoplamento ventilação/perfusão na posição supina.

A perfusão pulmonar é influenciada sobremaneira pela postura (gravidade), justamente pelo fato de o território pulmonar ser uma área de alta complacência e baixa resistência (pressão média pulmonar em torno de 15 mmHg; pressão sistêmica de 80-100 mmHg). Assim, na posição supina, a perfusão dá-se preferencialmente para a região dorsal posterior, devido à menor resistência vascular pulmonar nesse território, enquanto a ventilação, que depende de fatores estruturais, não sofre qualquer alteração em decorrência da gravidade e mantém, com área ótima de equilíbrio, a região médio-dorsal.[58]

Quando os pacientes são colocados em posição prona, a gravidade passa a agir de maneira mais contundente, direcionando uma parte da perfusão para a região ventral, promovendo, então, uma distribuição mais uniforme no fluxo sanguíneo pulmonar, levando o paciente para uma zona ótima de oxigenação. Como já referido, a ventilação permanece com distribuição preferencial médio-dorsal, pois não sofre qualquer interferência da gravidade. Nessa situação, atenção especial deve ser dada à implementação de PEEP não fisiológica, ou seja, maior que 10 $cmH_2O$. Ocorre que altos valores de PEEP podem causar distensão alveolar e desvio do fluxo de dorsal para ventral, levando esse indivíduo para uma área subótima do acoplamento ventilação/perfusão. Deve-se salientar, portanto, que valores de PEEP maiores que 10 $cmH_2O$ são desnecessários e não indicados para pacientes na posição prona.[57]

Contudo, exceção deve ser feita a pacientes com diagnóstico de síndrome da angústia respiratória aguda (SARA). Nessa patologia, ocorre uma redução da complacência pulmonar, e a gravidade, como já exposto, uniformizaria a perfusão. Entretanto, como a resistência vascular pulmonar pode estar aumentada, somente a força gravitacional não seria suficiente para levar esse indivíduo para uma área ótima da relação ventilação/perfusão, necessitando, para isso, adoção de PEEP em valores terapêuticos (acima de 10 $cmH_2O$), promovendo, assim, maior desvio de sangue para a área ventral de alta resistência, com melhora importante da oxigenação[59,60] e, inclusive, da sobrevida.[61] Somado a todos esses fatores, ressalta-se que a redução da capacidade residual funcional é bem menor na posição prona quando comparada com a posição supina (12% vs. 44%).[57]

## Fisiologia cardiocirculatória na posição prona

Desde a década de 1990, coincidindo com o interesse exponencial sobre o avanço nos parâmetros de monitorização hemodinâmica, a fisiologia cardiocirculatória do paciente em posição ventral vem sendo estudada. Inúmeros trabalhos, tanto com uso de cateter de artéria pulmonar quanto com ecocardiografia transesofágica, têm concluído que, em termos gerais, a posição prona contribui com uma redução de 10 a 20% no índice cardíaco.[62] Tal decréscimo parece dever-se à redução da pré-carga, ocasionada pelo aumento de pressão abdominal, à consequente compressão da veia cava inferior e, simultaneamente, à redução da complacência do ventrículo esquerdo, em função do aumento da pressão intratorácica. Com isso, a área diastólica final do ventrículo esquerdo diminui e, consequentemente, imprimem-se baixas pressões de enchimento ventricular da câmara esquerda. Em indivíduos hígidos, essa redução é compensada por aumentos nas forças de contratilidade. A resistência vascular sistêmica permanece inalterada. Cabe ressaltar que essas consequências fisiológicas são mais exacerbadas quando o posicionamento do paciente foi realizado de forma precária e descuidada.

Os pacientes que apresentam algum tipo de comprometimento da função cardíaca, antes de serem colocados em posição ventral, são candidatos a receberem suporte inotrópico durante o posicionamento. O número de pacientes com função cardíaca deteriorada que são submetidos a procedimentos de abordagem posterior – e por isso necessitam da posição prona

– vem aumentando substancialmente.[60] Sendo assim, a correta identificação prévia desses indivíduos pode mudar o desfecho do procedimento.

## Avaliação pré-anestésica

A avaliação pré-anestésica de pacientes submetidos a procedimentos em posição prona deve seguir o mesmo rigor de outras condições cirúrgicas guiadas pelo porte delas. Contudo, algumas peculiaridades devem ser observadas no exame físico desses pacientes.

Inicialmente, a identificação de fatores de risco associados a possíveis dificuldades no manuseio do paciente em posição prona faz-se essencial. Entre eles, destacam-se mobilidade cervical reduzida, obstrução fixa do débito cardíaco, hipertensão pulmonar e obesidade mórbida. O exame físico também fornece dados diretos sobre eventos adversos relacionados ao posicionamento; por exemplo, pacientes que se apresentam com diagnóstico estabelecido de estenose do canal cervical e queixam-se de sintomas específicos, como parestesia, sudorese em mãos, ou, ainda, pacientes com alterações inespecíficas em território de plexo braquial, associado à dor, como na "síndrome do desfiladeiro torácico". Na maior parte desses casos, é extremamente prudente, sempre que possível, durante a avaliação pré-anestésica, colocar o paciente acordado na posição prona e observá-lo quanto ao aparecimento de sintomas neurológicos, bem como determinar qual a posição mais confortável nesse momento, como, por exemplo, na posição de "rendição".

Atenção especial deve ser dada à presença de órteses, próteses ou qualquer outro dispositivo implantável no paciente que possa ser comprimido durante o posicionamento.

O estabelecimento de um fluxograma a ser seguido antes de o paciente entrar na sala cirúrgica pode facilitar a identificação de fatores a serem corrigidos e suas possíveis implicações fisiológicas para cada caso. A avaliação pré-operatória minuciosa com o objetivo de estratificar aqueles indivíduos candidatos a desenvolver algum evento adverso durante o posicionamento seria o primeiro passo. Subsequentemente, viria a verificação de dispositivos de manejo de via aérea, seguida pelo *checklist* de todo instrumental e aparelhagem usados para manter o paciente em decúbito ventral por longos períodos. Para tanto, é necessário que o profissional esteja familiarizado, antecipadamente, com o arsenal que fica à disposição do cirurgião para fixar o paciente em posição prona. Por último, o anestesiologista deve ter a percepção de antecipar os eventos adversos fisiológicos quando o paciente estiver sendo posicionado. O **QUADRO 42.4** apresenta esse fluxograma em forma de mnemônico. A **FIGURA 42.18**, por sua vez, ilustra a posição ventral clássica.

**QUADRO 42.4** Fluxograma de verificação e inspeção para realização de anestesia segura

| | Critérios |
|---|---|
| A | Avaliação pré-operatória |
| V | Verificação de via aérea |
| C | *Checklist* de dispositivos |
| I | Implicações fisiológicas |

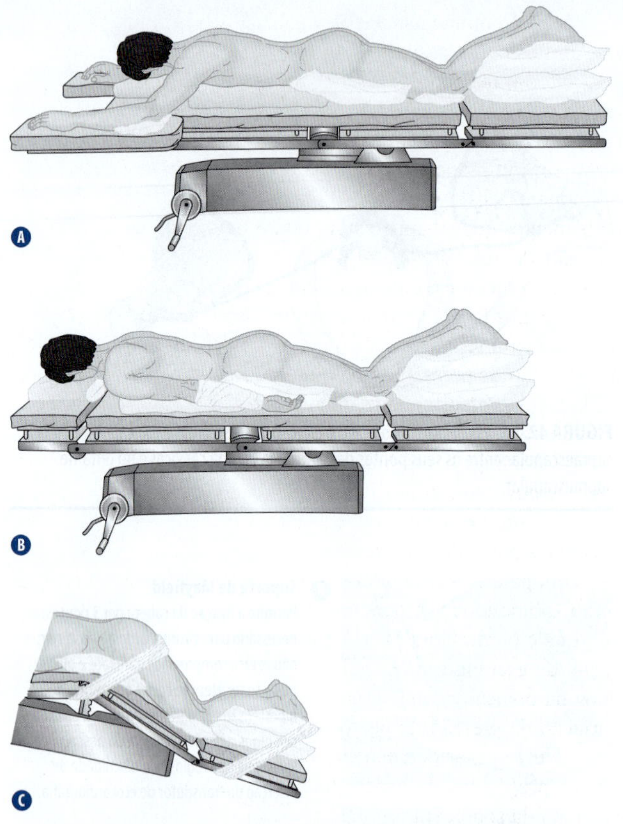

**FIGURA 42.18** Posição ventral clássica. **A** Apoios de braços estendidos acima da cabeça. Rolos de acolchoamento dispostos lateralmente no tórax, da clavícula até a região inguinal. Travesseiro disposto na região pélvica. Cotovelos e joelhos protegidos com acolchoamento apropriado, e pernas inclinadas e apoiadas em travesseiros. Cabeça ligeiramente rodada e protegida em suporte tipo C acolchoado (gel ou esponja) deixando olhos e orelhas protegidos de compressão. **B** Mesma posição com braços dispostos ao longo do corpo. **C** Perneira da mesa flexionada para reduzir a lordose lombar. Fitas de fixação colocadas na coxa para evitar o deslizamento do corpo para a região caudal.

## Período intraoperatório

A indução anestésica é a primeira etapa para se garantir o sucesso do procedimento. Nessa fase, existem algumas opções, dependendo de cada caso, para o estabelecimento da via aérea. A opção pela intubação orotraqueal na posição supina ou pelo uso de dispositivos supraglóticos com o paciente na posição prona não mostrou qualquer diferença clinicamente significativa, a não ser no tempo de início do procedimento, sendo mais rápido com a primeira opção (25 minutos vs. 30 min).[63] Entretanto, fatores que restringiriam a escolha do estabelecimento da via aérea com o paciente na posição prona seriam a presença variada de dispositivos supraglóticos indicados para manutenção nas cirurgias prolongadas, associada às adversidades hemodinâmicas da posição, bem como a limitação de movimentação da região de cabeça e pescoço.[64]

Naqueles pacientes que se apresentam com lesão medular conhecida, a escolha recai sobre a intubação do paciente consciente em posição supina, seguida de colocação do paciente em posição prona, novo teste neurológico e indução da anestesia.[65,66] A ampla variedade de agentes com perfil farmacocinético favorável torna possível a realização dos testes neurológicos após o posicionamento.

Atenção minuciosa deve ser dada às áreas passíveis de sofrer efeitos compressivos, interferindo, com isso, na estratégia ventilatória, devendo-se evitar todas as situações que levem à redução da complacência da parede torácica e ao aumento de resistência das vias aéreas, o que pode ser observado na espirometria intraoperatória. A existência anterior de condições pulmonares desfavoráveis sinaliza um pior prognóstico para os pacientes que se apresentem com doença pulmonar prévia, redução da tolerância ao exercício ou obesidade mórbida.[67] Quanto ao melhor modo ventilatório, quando se compara ventilação controlada a pressão com ventilação controlada a volume, a única diferença estatisticamente significativa é uma menor geração de pressão de pico no modo controlado a pressão. Todavia, não há diferenças quanto à geração de danos agudos, como barotrauma ou lesão pulmonar aguda.[68]

No manejo hemodinâmico, a chave é a antecipação de eventos adversos, como já citado, e a escolha, nos pacientes corretamente estratificados, da melhor estratégia de monitorização. Os pacientes que receberão monitorização invasiva são os cardiopatas, os indivíduos morbidamente obesos ou os que serão submetidos a procedimentos prolongados com previsão de grande perda sanguínea. Dentro desse espectro, a monitorização de escolha e que, inclusive, tem validação para indivíduos na posição prona seria aferição não invasiva do DC, da variação da pressão de pulso ou da variação do volume sistólico.[69] Nesse cenário, a ecocardiografia transesofágica enfrenta alguns problemas de ordem técnica, seja pela dificuldade de inserção da sonda em um paciente que já se encontra em posição fixa, seja pelo acréscimo de mais um fator de compressão prolongada no trato orofaríngeo.

## Extubação

Tão desafiante quanto conduzir o início e o manejo cirúrgico desses pacientes, é estabelecer um plano correto de extubação. Dificuldades relacionadas a essa fase do procedimento, nos pacientes que se encontram em decúbito ventral, vêm sendo motivo de estudos dirigidos. As principais causas do insucesso, seja durante a extubação, seja na reintervenção para restabelecer a permeabilidade da via aérea por uma adversidade, são macroglossia, edema laríngeo, trauma e edema de ductos salivares.[70,71]

A fisiopatologia dessas condições é facilmente vislumbrada, pois o trauma cirúrgico direto dos tecidos paratraqueais (p. ex., em abordagens cervicais posteriores), a compressão local de estruturas venosas e linfáticas com déficit subsequente na drenagem – seja pelo incorreto posicionamento ou pelo efeito gravitacional da posição – e, associado a isso, a hipoperfusão tecidual por hipotensão persistente ou síndrome anêmica aguda são todos condições que, isoladamente ou em associação, contribuem para o insucesso do planejamento de extubação ou restabelecimento da permeabilidade das vias aéreas, visto que, ao mesmo tempo em que os tecidos adjacentes ficam edemaciados, tornam-se, também, friáveis e sangrantes.

Somadas às condições anatômicas desfavoráveis, têm-se, ainda, as consequências de um manejo hemodinâmico desatento, já que grandes infusões de cristaloides, na tentativa de recuperar o *status* volêmico, podem contribuir, sobremaneira, para a intensificação desse cenário desfavorável.

Dessa maneira, a criação de um plano estratégico para o momento da extubação passa pelo correto posicionamento do paciente antes do início da cirurgia, com ênfase na identificação de áreas facilmente compressíveis, no estabelecimento o quanto antes do Trendelenburg reverso[57] e na classificação dos casos que deverão ter um atraso no processo de extubação, lembrando que o edema de via aérea pode desenvolver-se até 12 horas após. Nesse sentido, algumas recomendações vêm sendo feitas para nortear o momento exato de retirar o paciente da ventilação mecânica em condições de permeabilidade de via aérea.[71,72] Os principais fatores a serem considerados são o estado físico pregresso do paciente (classificação da American Society of Anesthesiologists – ASA),[73] cirurgias de longa duração, procedimentos com grande perda sanguínea e grandes volumes de reposição de cristaloide. Todos esses fatores deverão guiar o anestesiologista, de maneira individualizada, para o correto momento de extubação. O **QUADRO 42.5** descreve de maneira sucinta esses critérios.

## Complicações da posição prona

### Parada cardiorrespiratória

Talvez esta seja uma das situações mais trágicas que podem ocorrer no período perioperatório, tanto pelo fato de não existirem protocolos bem definidos para a condução de ressuscitação de um paciente em posição prona, quanto pela dificuldade de realizar tais manobras com um sítio cirúrgico cruento e apresentando, por vezes, grande quantidade de sangramento. No entanto, é opinião inconteste que as manobras de reanimação cardiopulmonar devem iniciar-se o quanto antes, mesmo com indivíduo em decúbito ventral. O norteamento geral do suporte avançado de vida é o mesmo da posição supina, com as compressões torácicas iniciando-se, o quanto antes, na região torácica superior, entre as escápulas. Alguns pequenos estudos vêm mostrando que manobras efetivas na posição prona têm apresentado leve superioridade em alvos de pressão sistólica e diastólica, quando comparados com a posição supina, sem, no entanto, constituírem evidência forte para tal recomendação.[74,75]

**QUADRO 42.5** Descrição dos quesitos que orientam a correta extubação na posição prona

**Fatores ligados ao paciente**

- Há importantes comorbidades a serem consideradas (p. ex., cardiopatia, obesidade)?

**Fatores cirúrgicos**

- Houve cirurgia prolongada (>12 horas)?
- Houve grande perda sanguínea (> 4 UI de concentrado de hemácias)?
- Há fratura espinhal ou chance de hematoma paravertebral?

**Fatores anestésicos**

- Houve dificuldade de intubação?
- Há edema de face, língua ou via aérea?
- Há instabilidade hemodinâmica?
- Há dispositivos supraglóticos disponíveis para restabelecer a via aérea?
- Há trocador de tubo disponível?

*Fonte: Popat e colaboradores.*[78]

Modificações técnicas específicas têm o objetivo de assegurar a efetividade das manobras, como, por exemplo, a aplicação, durante as compressões na região torácica dorsal, de contrapressão, com o punho fechado, na região subesternal, para promover melhor estabilidade e, com isso, melhor desempenho das manobras (FIG. 42.19).

Outro ponto importante é a tomada de decisão sobre quando retornar o paciente para a posição supina. Nesse sentido, a análise e o senso clínico criteriosos do anestesiologista devem se fazer presentes, pois existem muitas variáveis a serem levadas em conta, como a consideração do tempo sem manobras necessário para retornar o paciente à posição dorsal, atrelado à interpretação do desempenho das manobras na posição prona, bem como a necessidade do estabelecimento de procedimentos inerentes às manobras de ressuscitação (drenos, acessos venosos calibrosos, troca de tubo orotraqueal) e presença ou não de instrumental no sítio cirúrgico, além do tempo para retirá-lo.

## Acidentes com tubo orotraqueal

A obstrução do tubo orotraqueal na posição prona é uma ocorrência bem comum e multifatorial, podendo dever-se tanto ao mau posicionamento do dispositivo, com predisposição a áreas de dobras, quanto a secreções ou deslocamento após a colocação do paciente em decúbito ventral. Além disso, a prevenção de obstrução ativa por mordida do paciente deve sempre ser lembrada, com colocação da cânula de Guedel de maneira delicada, pois, ao mesmo tempo em que impede a ocorrência da mordida e anteriorização da língua, leva à sua obstrução, impedindo a drenagem venosa e linfática, com formação de edema. Alguns serviços utilizam gazes entre os dentes para impedir a mordida e eliminar a predisposição à formação de edema de língua decorrente do uso grosseiro da cânula de Guedel.

A extubação acidental de um paciente na posição prona torna-se catastrófica pelo pouco limite de tempo disponível para o restabelecimento da via aérea e pela escassa experiência dos profissionais envolvidos nessa situação. Inúmeros trabalhos vêm sendo publicados no sentido de padronizar condutas de restabelecimento da permeabilidade de via aérea nesse cenário.[76] De maneira geral, fica bem estabelecido que o alvo é retornar o paciente à posição supina, mas, até se atingir o objetivo, é preciso usar dispositivos que permitam atrasar o desenvolvimento da hipoxemia, como os dispositivos supraglóticos. Sendo assim, o que limita tal artifício é a falta de experiência profissional em inseri-los na posição prona, por vezes com a cabeça fixada. Embora a dificuldade técnica seja determinante nessa situação, na maioria das vezes a inserção desses dispositivos costuma ter sucesso em taxas superiores a 80%,[64,76] sendo que, no caso das máscaras laríngeas, não há diferenças entre seus subtipos.[77]

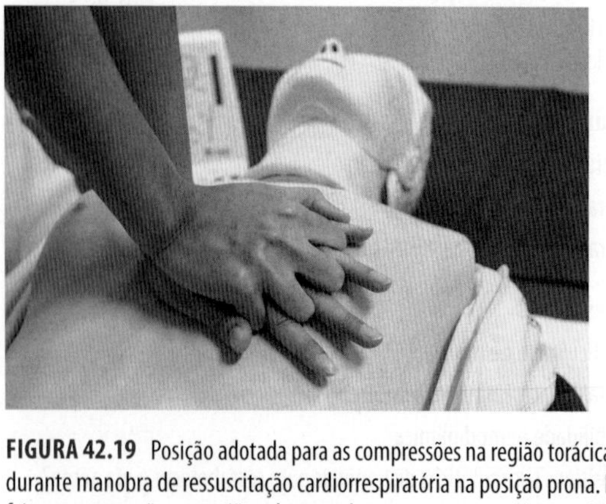

**FIGURA 42.19** Posição adotada para as compressões na região torácica dorsal durante manobra de ressuscitação cardiorrespiratória na posição prona. Deve ser feita contrapressão, na região subesternal, para promover melhor estabilidade e, com isso, melhor desempenho das manobras.
*Fonte: Racha Phuangpoo/Shutterstock*

## Complicações relacionadas à pressão

A incidência exata de lesões compressivas relacionadas à posição prona é desconhecida. Contudo, o espectro pode variar de lesões abrasivas de pele, compressão de nervos periféricos até lesões viscerais, como relatos de pancreatite aguda e lesão hepática aguda.[75]

Tradicionalmente, a complicação mais conhecida relacionada à pressão é a neuropatia periférica pós-operatória. No entanto, a imputação única à posição prona é superficial, pois atualmente outros fatores vêm sendo implicados na ocorrência da neuropatia periférica pós-operatória, como fatores cirúrgicos (cirurgia prolongada) e resposta inflamatória sistêmica.[79]

O uso do potencial evocado sensitivo (PES) vem recebendo importante atenção, porém sem apresentar evidências suficientemente fortes que justifiquem seu emprego.[80]

O que dificulta, na maioria das vezes, é o atraso no diagnóstico, sobretudo no caso de sintomas específicos de lesões periféricas, que podem ser detectados após três semanas do procedimento cirúrgico, comprometendo o tratamento. Logo, um exame neurológico completo e detalhado no pós-operatório imediato levaria à identificação dessa condição subjacente, o que contribuiria, além da instituição de tratamento precoce, para a correção do vício estatístico gerado pela subnotificação desses casos.

## Posição prona "em canivete"

A posição prona "em canivete" é usada para procedimentos em região sacral, perineal e trato gastrintestinal baixo (FIG. 42.20). A caracterização dessa situação se dá, sobretudo, por uma flexão exagerada das coxas sobre o tronco, na região de dobradiça da mesa. Dessa maneira, coexistem dois subtipos da posição "em canivete": posição prona "em canivete" baixa, na qual a área de dobradiça coxa-tronco é a única responsável pela angulação do paciente na mesa; e a posição prova "em canivete" total, na qual a dobradiça perna-coxa adiciona maior grau de inclinação à flexão da coxa sobre o tronco. Em ambas as situações, agrega-se maior grau de comprometimento sobre o retorno venoso, seja pela compressão abdominal, seja pela estase venosa ou linfática de membros inferiores. Sendo assim, especial atenção deve ser dada ao uso de dispositivos que minimizem essas lesões, como a colocação de suportes (p. ex., travesseiros) sob as cristas ilíacas e a utilização de bandagens e dispositivos de compressão intermitente em membros inferiores.

## Posição prona ajoelhada

A posição prona ajoelhada foi muito usada no passado, sendo pouco prevalente nos dias atuais (FIG. 42.21). As indicações são inteiramente cirúrgicas e justificam-se pelo melhor acesso às áreas lombares e cervicoccipitais. O pilar dessa posição está no ajuste dos suportes e molduras que mantêm o paciente com a menor chance de lesões. Para tanto, o estado físico do indivíduo é o que vai guiar a possibilidade de se usar ou não a

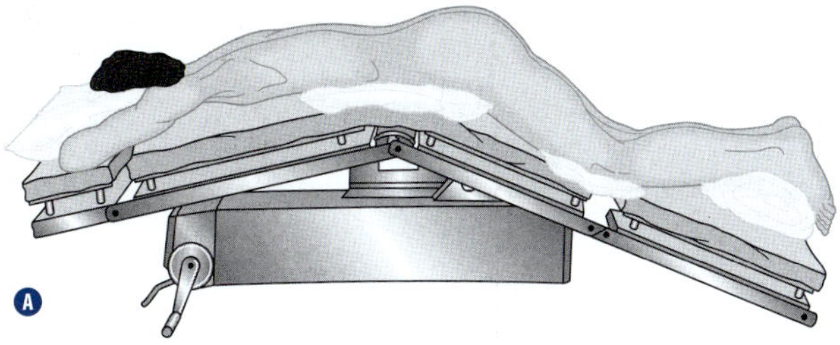

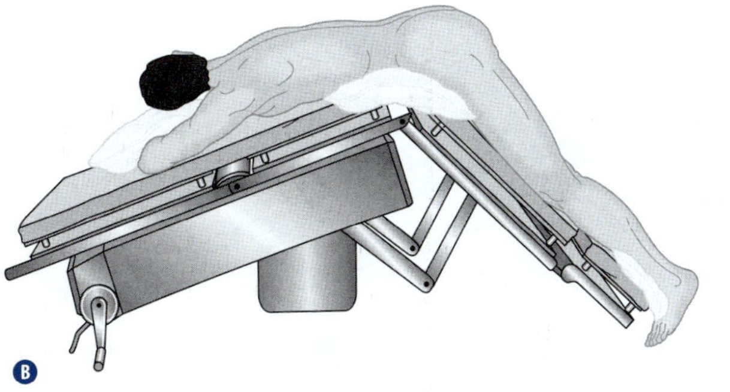

**FIGURA 42.20** Posições prona "em canivete". **A** Posição de semicanivete com a dobradiça da mesa entre o tronco e as coxas, e travesseiro sob a pelve para aumentar a posição de flexão. **B** Posição plena de canivete com a dobradiça da mesa na coxa-perna como o ponto de flexão para alcançar angulação mais aguda da região lombar.

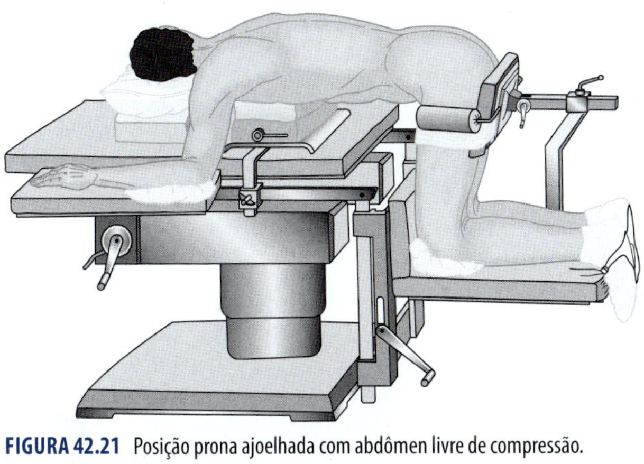

**FIGURA 42.21** Posição prona ajoelhada com abdômen livre de compressão.

posição prona ajoelhada. Por exemplo, em situações de instabilidade da coluna vertebral (como nas fraturas complexas de corpo vertebral), os suportes para a posição ajoelhada podem intensificar as forças de cisalhamento no ponto de fratura, assim como, adicionalmente, procedimentos prolongados podem predispor os pacientes à síndrome compartimental. Por outro lado, pacientes morbidamente obesos, submetidos a procedimentos de curta duração, beneficiam-se de menor comprometimento abdominal quando comparados à utilização de suportes longitudinais. Sendo assim, ressalta-se, mais uma vez, que o emprego dessa posição dependerá, sobretudo, da correta avaliação prévia do paciente.

### Perda visual pós-operatória

A perda visual pós-operatória é uma das piores complicações que podem ocorrer na posição prona. A preocupação é tão grande que a incidência foi registrada amplamente nos grandes centros.[81-83] A principal causa relatada é a neuropatia opticoisquêmica durante cirurgias espinhais, mas outros fatores, em menor escala, também aparecem para contribuir, como oclusão da artéria central da retina, descolamento de retina, glaucoma agudo e cegueira cortical.

Fatores associados à cirurgia também estão envolvidos na origem dessa complicação, sendo de interferência e controle direto da equipe cirúrgica. Entre eles, destacam-se perda sanguínea maior que 1.000 mL e duração da anestesia maior que 6 horas.[84] Do ponto de vista intervencionista, o uso de coloides é considerado fator protetor para a neuropatia opticoisquêmica.[85,86] Sempre que houver suspeita de perda visual pós-operatória, uma avaliação específica deve ser solicitada.

A adoção de medidas estratégicas para prevenção dessa complicação deve ser considerada em todas as situações, destacando-se a necessidade de manter o hematócrito sempre acima de 30%, repor as perdas agudas com coloides, considerar a realização de cirurgia em etapas (para aquelas com duração superior a 12 horas), evitar hipotensão e hipovolemia, manter a cabeça em posição neutra e realizar checagem dos olhos a cada 30 minutos.

## Considerações

A posição prona exige esforço constante por parte da equipe na tentativa de evitar possíveis danos ao paciente e impedir a progressão de alguma lesão preexistente. Sendo assim, o conhecimento amplo de todas as alterações fisiológicas e anatômicas inerentes à posição, bem como a familiaridade com todo instrumental necessário à posição e, ainda, fluxogramas a serem adotados em situações de adversidade são, em conjunto com a equipe cirúrgica, os alicerces que garantirão o sucesso do procedimento.

# Posições de cabeça elevada

## Variações das posições de cabeça elevada

### Sentado

A posição sentada clássica para cirurgia coloca o paciente em uma postura semirreclinada na mesa cirúrgica, com as pernas elevadas próximas ao nível do coração e a cabeça flexionada ventralmente no pescoço (**FIG. 42.22**). A flexão da cabeça não deve ser suficiente para forçar o queixo para dentro da fúrcula supraesternal (ver seção sobre tetraplegia médio-cervical, adiante). Meias elásticas ou envoltórios de compressão ao redor das pernas reduzem o acúmulo de sangue nas extremidades inferiores. A cabeça muitas vezes é mantida no lugar por algum tipo de descanso facial ou por um fixador de crânio de três pinos.

### Supina com cabeça inclinada para cima

Uma posição supina reclinada com a cabeça do paciente elevada é usada para muitas cirurgias envolvendo as porções ventrais e laterais da cabeça (**FIG. 42.23**) e do pescoço, e ocasionalmente com o pescoço flexionado, para acesso transcraniano à parte superior do cérebro. Seu objetivo é melhorar o acesso ao alvo cirúrgico para a equipe de cirurgia, bem como drenar o sangue e manter as soluções de irrigação longe da ferida.

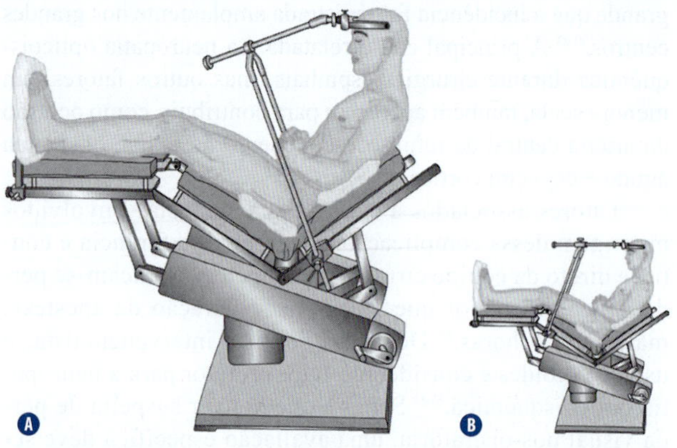


**FIGURA 42.22** A Posição neurocirúrgica sentada convencional. As pernas estão próximas ao nível do coração e as coxas levemente flexionadas; os pés estão apoiados em ângulo reto em relação às pernas; o acolchoamento subgluteal protege o nervo ciático. A estrutura do suporte de cabeça está presa corretamente nos trilhos laterais traseiros, caso ocorra uma embolia aérea hemodinamicamente significativa. B Fixação inadequada do suporte da cabeça às grades laterais da mesa ao nível da coxa. Nessa posição, a cabeça do paciente não poderia ser rapidamente abaixada, pois seria necessário desprender a estrutura presa ao crânio.

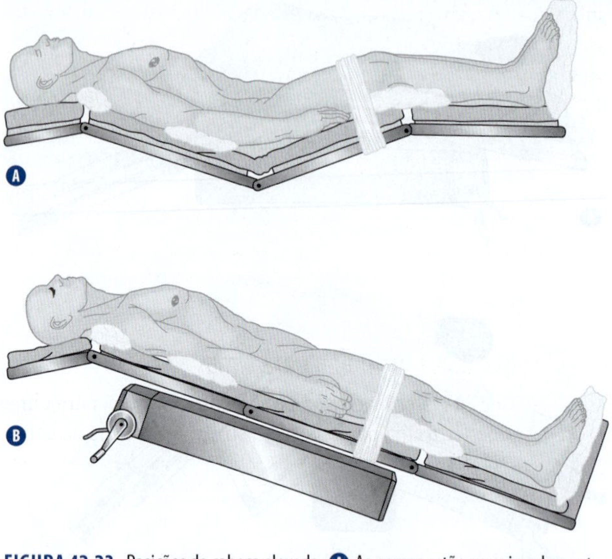


**FIGURA 42.23** Posições de cabeça elevada. A As pernas estão aproximadamente ao nível do coração, e o gradiente dentro da cabeça é perceptível, mas pequeno. B A mesa plana e o descanso do pé são úteis quando é planejada uma tireoidectomia sob anestesia regional.

A parte traseira da mesa cirúrgica pode ser elevada conforme necessário para propiciar uma posição de assento rebaixada (FIG. 42.23A), ou a mesa inteira pode ser girada com a cabeça elevada e as pernas do paciente estendidas apoiadas por um descanso de pé (FIG. 42.23B). Embora, normalmente, o grau de inclinação não seja grande, gradientes de pressão pequenos são criados ao longo do eixo vascular, podendo acumular sangue nas extremidades inferiores ou entrar ar nos vasos que são abertos na incisão acima do nível do coração.

Para operações ao redor da articulação do ombro, o paciente pode ser colocado em uma posição semissupina com a cabeça elevada (FIG. 42.24A). O tronco superior costuma ser deslocado lateralmente até o ombro cirúrgico levantado se estende além da borda da mesa cirúrgica. O tronco é apoiado para que os quadris fiquem sobre a mesa, o ombro cirúrgico está fora e acima da borda da mesa e a cabeça repousada sobre o descanso de cabeça da mesa ou sobre um travesseiro (FIG. 42.24B). Desse modo, o acesso é fornecido tanto para a região dorsal quanto para a região central da cintura escapular. O braço cirúrgico permanece na frente do tronco e é preparado e envolvido para que seja móvel no campo cirúrgico.

Um estudo realizado por Kawano e Matsumoto[4] mostrou que as complicações vasculares cerebrais após a cirurgia de ombro executada na posição de cadeira de praia sob anestesia geral sugerem isquemia cerebral secundária. A monitorização adequada da oxigenação cerebral é, portanto, um dos principais objetivos dos cuidados de anestesia durante esses procedimentos. O uso do índice biespectral (BIS) e da espectroscopia com luz quase infravermelha (NIRS) está indicado para monitorizar a oxigenação cerebral. Durante o posicionamento, pode ocorrer aumento da razão de supressão, com BIS e saturação de oxigênio cerebral regional ($rSO_2$) em níveis adequados, porém indicando baixa perfusão sanguínea cerebral. Em vista da diferença de pressão entre o sangue do coração e da base do cérebro, a pressão arterial deve ser mantida a níveis adequados para assegurar a perfusão cerebral.[4]

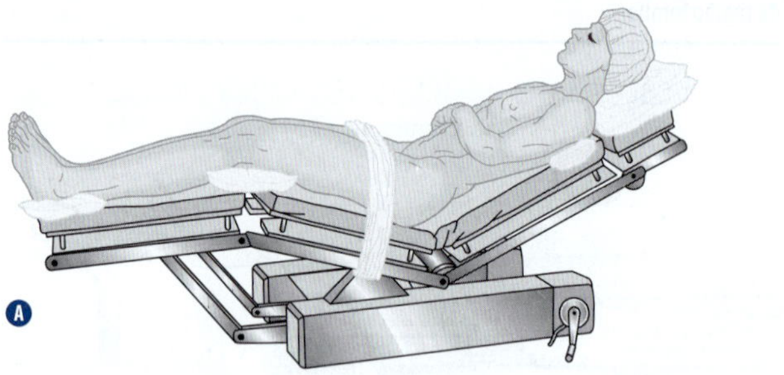


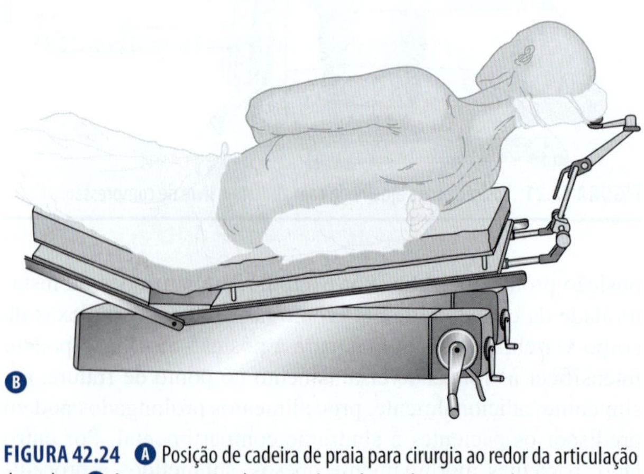


**FIGURA 42.24** A Posição de cadeira de praia para cirurgia ao redor da articulação do ombro. B A parte superior do tronco é girada em direção ao ombro não cirúrgico e apoiada com um rolo ou coxim firmes.

## Lateral com cabeça inclinada para cima

A posição lateral com a cabeça um pouco elevada, um meio de acesso para lesões occipitocervicais, também tem sido referida como a posição do banco de parque. Todos os requisitos de estabilização necessários para a habitual posição lateral são aplicados. A cabeça deve estar fixada firmemente em um suporte de fixação do crânio de três pinos, que pode ser reajustado conforme necessário durante a cirurgia, ou apoiado por travesseiros ou coxins. Embora o grau de elevação da cabeça usado em geral seja menor que 15°, a posição não elimina completamente a ameaça de embolia venosa aérea. O anestesiologista dispõe de bons acessos para o rosto e o tórax do paciente para fins de monitorização, manipulação e ressuscitação. Atenção considerável deve ser dirigida para evitar compressão das veias do pescoço, o que pode levar a um aumento da pressão intracraniana e edema da língua.

### Prona com cabeça inclinada para cima

A postura inclinada com a mesa girada com a cabeça para cima (FIG. 42.25) pode ser usada para acessar estruturas dorsais da cabeça e do pescoço. Geralmente, a vantagem percebida nessa posição em comparação com a posição sentada é evitar a embolização de ar. Embora os gradientes de pressão para a entrada de ar nas veias abertas sejam menores do que na posição sentada convencional, o perigo não é eliminado. Como resultado do ciclo de insuflação de pressão positiva da ventilação passiva, um incômodo causado pelo fluxo recorrente de líquido cefalorraquidiano para dentro e para fora da ferida exposta pode ser encontrado. A postura também restringe o acesso do tórax para ressuscitação.

## Complicações das posições de cabeça elevada

### Hipotensão postural

No paciente anestesiado, o estabelecimento de qualquer uma das posições de cabeça elevada é frequentemente acompanhado por algum nível de redução na pressão sanguínea sistêmica. Os reflexos de proteção normais são inibidos pelos agentes usados durante a anestesia.

Em uma revisão de pacientes que desenvolveram infarto cerebral e espinhal permanentes e graves após anestesia com hipotensão deliberada em posição de cadeira de praia, Cullen considera que a pressão sanguínea deva ser mantida nos níveis basais ou próximo deles. Ele dá as seguintes recomendações para evitar hipotensão na posição sentada: 1) titular os anestésicos para evitar anestesia excessivamente profunda; 2) minimizar mudanças súbitas da posição; 3) administrar fluidos intravenosos para contrabalançar os efeitos do jejum e da posição sentada sobre o retorno venoso; 4) usar vasopressores para manter a pressão sanguínea, quando necessário; e 5) corrigir a pressão sanguínea pela diferença da altura entre o local da medida e o cérebro (1 cm de altura = 0,77 mmHg ou 1 mmHg = 1,25 cm altura).[87]

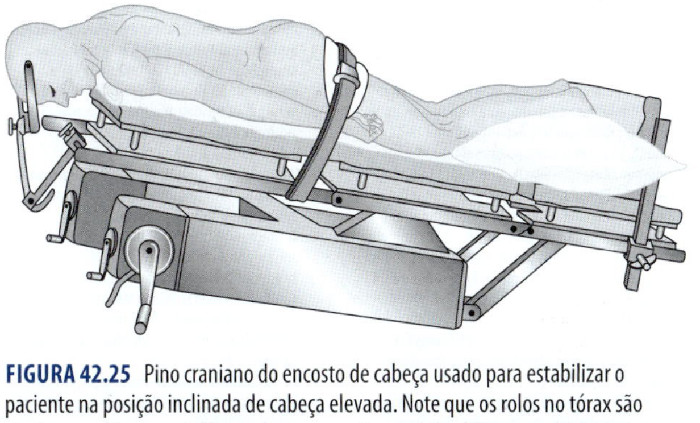

**FIGURA 42.25** Pino craniano do encosto de cabeça usado para estabilizar o paciente na posição inclinada de cabeça elevada. Note que os rolos no tórax são usados para liberar o abdômen de compressão e a cinta glútea para minimizar o deslizamento caudal após a inclinação da cabeça para cima.

Medir a pressão arterial média ao nível do polígono de Willis é recomendado por muitos autores para avaliar as pressões de perfusão cerebral com mais precisão. Essa recomendação, no entanto, é controversa.[88-92]

### Embolia aérea

A embolia aérea venosa é potencialmente letal. Na corrente sanguínea, o ar migra para o coração, onde ele cria uma espuma compressível que destrói a eficiência propulsiva de contração ventricular e irrita o sistema de condução. O ar também pode se mover para dentro da vasculatura pulmonar, onde bolhas obstruem pequenos vasos e comprometem a troca de gases, ou ele pode atravessar um forame oval desobstruído para o lado esquerdo do coração e a circulação sistêmica.

O potencial de embolização venosa de ar aumenta com o grau de elevação local da operação acima do coração. Embora a ocorrência de embolias aéreas seja um fenômeno relativamente frequente em posições de cabeça elevada, a maioria dessas embolias são pequenas em volume, clinicamente silenciosas e reconhecíveis apenas por sofisticadas técnicas de detecção com Doppler ou ecocardiográficas (i.e., ecocardiografia transesofágica). Contudo, a contínua entrada de ar na circulação requer diagnóstico e tratamento imediatos.

### Edema da face, língua e pescoço

A macroglossia pós-operatória grave, aparentemente devida a obstrução linfática e venosa, pode ser causada por prolongada e acentuada flexão do pescoço. A necessidade de uma traqueostomia tem sido relatada no pós-operatório. Deve-se evitar colocar o queixo do paciente firmemente contra o peito e usar uma via aérea oral para proteger o tubo endotraqueal. Flexões extremas do pescoço, com ou sem rotação de cabeça, têm sido amplamente usadas para obter acesso a estruturas na fossa posterior e na coluna cervical, mas seu potencial para dano deve ser compreendido e a excessiva flexão/rotação evitada, se possível. Moore e colaboradores sugeriram que o mecanismo primário pode ser neurologicamente determinado em vez de ser o resultado de obstrução vascular ou trauma local.[93] Esse problema também tem sido descrito com a utilização de sondas de ecocardiografia transesofágica.

### Tetraplegia médio-cervical

Esta lesão devastadora ocorre após a hiperflexão do pescoço, com ou sem a rotação da cabeça, e é atribuída ao estiramento da medula espinhal resultando no comprometimento de sua vascularização na área médio-cervical. Um elemento de espondilose ou uma barra espondilótica pode estar envolvido.[94,95] O resultado é a paralisia geral do nível abaixo da quinta vértebra cervical. Embora a maioria dos relatos descrevam essa condição como tendo ocorrido após o uso da posição sentada, a tetraplegia médio-cervical também ocorreu após prolongada flexão não forçada da cabeça para cirurgia intracraniana na posição supina.[95]

## Neuropatias da extremidade inferior

### Nervo ciático

As lesões de estiramento do nervo ciático podem ocorrer em alguns pacientes sentados se os quadris forem criticamente flexionados sem dobrar os joelhos. A compressão prolongada do nervo ciático ao mesmo tempo em que ele emerge da pelve é possível em um paciente magro, sentado, se as nádegas não forem devidamente acolchoadas. O sinal clínico de pé caído pode ser o resultado de lesões tanto no nervo ciático ou no nervo fibular comum, podendo ser bilateral.

### Nervo obturatório e cutâneo femoral lateral

Neuropatias perioperatórias das extremidades inferiores envolvendo o nervo obturatório ou nervo cutâneo femoral lateral são frequentes.[25]

O impacto da abdução do quadril sobre o nervo obturatório com abdução do quadril maior que 30° resulta em pressão significativa sobre o nervo obturatório. O nervo passa através da pelve e fora do forame obturatório. Com abdução do quadril, a borda superior e lateral do forame serve como um fulcro, comprimindo as estruturas nesse ponto. Assim, sempre que possível, a excessiva abdução do quadril deve ser evitada. Felizmente, e normalmente, a neuropatia do nervo obturatório não é dolorosa, mas pode ser incapacitante. Cerca de 50% dos doentes que têm disfunção motora perioperatória continuarão a tê-la nos próximos dois anos.

O impacto da flexão do quadril sobre o nervo cutâneo femoral lateral ocorre com a flexão prolongada do quadril acima de 90°. Isso aumenta a isquemia em fibras do nervo cutâneo femoral lateral. Um terço das fibras nervosas desse nervo passa através do ligamento inguinal à medida que se direciona para a coxa **(FIG. 42.26)**. A flexão do quadril acima de 90° resulta em deslocamento da espinha ilíaca anterossuperior e estiramento do ligamento inguinal. O nervo, ao penetrar pelas fibras do ligamento, é comprimido nesse trecho e, com o tempo, torna-se isquêmico e disfuncional. Como o nervo cutâneo femoral lateral tem função somente sensorial, não há nenhuma deficiência motora quando é comprometido. Entretanto, os pacientes com esta neuropatia perioperatória podem ter dor incapacitante e disestesias da região lateral da coxa, que, em 40% dos pacientes, persistem por mais de um ano.

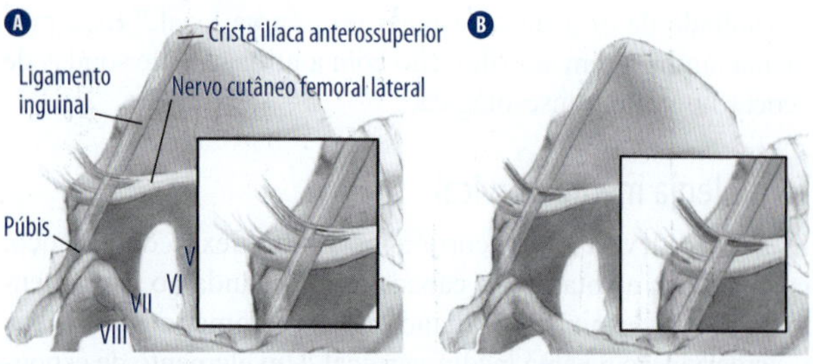


**FIGURA 42.26** Ⓐ Cerca de um terço das fibras nervosas do nervo cutâneo femoral lateral penetram no ligamento inguinal assim que ele passa para fora da pelve e distalmente para a região lateral da coxa. Ⓑ A flexão do quadril, sobretudo quando feita acima de 90°, pode estirar o ligamento inguinal a medida que o ílio é deslocado lateralmente. Esse movimento faz o ligamento aumentar a pressão e comprimir as fibras nervosas que passam através dele.
*Fonte: Warner.*[26]

## Referências

1. West JB, Dollery CT, Naimark A. Distribution of blood flow in isolated lung; relation to vascular and alveolar pressures. J Appl Physiol. 1964;19:713-24.
2. Lee SW, Choi SE, Han JH, Park SW, Kang WJ, Choi YK. Effect of beach chair position on bispectral index values during arthroscopic shoulder surgery. Korean J Anesthesiol. 2014;67(4):235-9.
3. Nunes RR, Fonseca NM, Simões CM, Rosa DM, Silva ED, Cavalcante SL, et al. Consenso brasileiro sobre monitoração da profundidade anestésica. Rev Bras Anestesiol. 2015;65(6):427-36.
4. Kawano H, Matsumoto T. Anesthesia for arthroscopic shoulder surgery in the beach chair position: monitoring of cerebral oxygenation using combined bispectral index and near-infrared spectroscopy. Middle East J Anaesthesiol. 2014;22(6):613-7.
5. Staff NP, Engelstad J, Klein CJ, Amrami KK, Spinner RJ, Dyck PJ, et al. Post-surgical inflammatory neuropathy. Brain. 2010;133(10):2866-80.
6. Lalkhen AG, Bhatia K. Perioperative peripheral nerve injuries. Contin Educ Anaesth Crit Care Pain. 2012;12(1):38-42
7. Nitti J, Nitti G. Anesthetic complications. In: Morgan G, Mikhail M, Murray M, editors. Clinical anesthesiology. 4th ed. New York: McGraw-Hill; 2006. p. 959-77.
8. Webster K. Peripheral nerve injuries and positioning for general anaesthesia. In: Anaesthesia tutorial of the week 258, 7th may 2012 [Internet]. London: Anaesthesia UK; 2012 [capturado em 27 mar. 2017]. Disponível em: http://www.frca.co.uk/Documents/258%20Peripheral%20Nerve%20Injuries%20and%20Positioning%20for%20Anaesthesia.pdf.
9. Lanier WL, Warner MA. Correspondence. Anesthesiology. 2011;115(5):1135-7.
10. Warner MA. Cracking open the door on perioperative visual loss. Anesthesiology. 2012;116(1):1-2.
11. Gilden DH, Katz RI. Surgical induction of zoster in a contralateral homologous dermatomal distribution. Arch Neurol. 2003;60(4):616-7.
12. Martin JT. Compartment syndromes: Concepts and perspectives for the anesthesiologist. Anesth Analg. 1992;75(2):275-83.
13. Halliwill JR, Hewitt SA, Joyner MJ, Warner MA. Effects of various lithotomy positions on lower extremity blood pressures. Anesthesiology. 1998;89(6):1373-6.
14. Pfeffer SD, Halliwill JR, Warner MA. Effects of lithotomy position and external compression on lower leg muscle compartment pressure. Anesthesiology. 2001;95(3):632-6.
15. Angermeier KW, Jordan GH. Complications of the exaggerated lithotomy position: a review of 177 cases. J Urol. 1994;151(4):866-8.
16. Abel RR, Lewis GM. Postoperative alopecia. Arch Dermatol. 1960;81:34-42.
17. Gormley T, Sokoll MD. Permanent alopecia from pressure of a headstrap. JAMA. 1967;199(10):747-8.
18. Lawson NW, Mills NL, Ochsner JL. Occipital alopecia following cardiopulmonary bypass. J Thorac Cardiovasc Surg. 1976;71(3):342-7.
19. Jellish WS, Blakeman B, Warf P, Slogoff S. Hands-up positioning during asymmetric sternal retraction for internal mammary artery harvest: a possible method to reduce brachial plexus injury. Anesth Analg. 1997;84(2):260-5.
20. Vander Salm TJ, Cereda JM, Cutler BS. Brachial plexus injury following median sternotomy. J Thorac Cardiovasc Surg. 1980;80(3):447-52.
21. Vander Salm TJ, Cutler BS, Okike ON. Brachial plexus injury following median sternotomy: Part II. J Thorac Cardiovasc Surg. 1982;83(6):914-7.
22. Roy RC, Stafford MA, Charlton JE. Nerve injury and musculoskeletal complaints after cardiac surgery: influence of internal mammary artery dissection and left arm position. Anesth Analg. 1988;67(3):277-9.
23. Gregg JR, Labosky D, Harty M, Lotke P, Ecker M, DiStefano V, et al. Serratus anterior paralysis in the young athlete. J Bone Joint Surg Am. 1979;61(6A):825-32.
24. Foo CL, Swann M. Isolated paralysis of the serratus anterior. J Bone Joint Surg Br. 1983;65(5):552-6.
25. Martin JT. Postoperative isolated dysfunction of the long thoracic nerve: a rare entity of uncertain etiology. Anesth Analg. 1989;69(5):614-9.
26. Warner MA. Positioning problems you hope to never encounter. In: American Society of Anesthesiologists (ASA) 2011 annual meeting; 2011 Oct 15- 9; Chicago, Illinois; 2011.
27. Kroll DA, Caplan RA, Posner K, Ward RJ, Cheney FW. Nerve injury associated with anesthesia. Anesthesiology. 1990;73(2):202-7.
28. Cheney FW, Domino KB, Caplan RA, Posner KL. Nerve injury associated with anesthesia. Anesthesiology. 1999;90(4):1062-9.
29. Büdinger K. Ueber Lähmungen nach Chloroform-Narkosen. Archiv für Klinische Chiruque. 1894;47:121.
30. Garriques HJ. Anaesthesia-paralysis. Am J Med Sci. 1897;113:81-9.
31. Wadsworth TG, Williams JR. Cubital tunnel external compression syndrome. Br Med J. 1973;1(5854):662-6.
32. Warner MA, Warner DO, Harper CM, Schroeder DR, Maxson PM. Ulnar neuropathy in medical patients. Anesthesiology. 2000;92(2):613-5.
33. Warner MA, Warner ME, Martin JT. Ulnar neuropathy. Incidence, outcome, and risk factors in sedated or anesthetized patients. Anesthesiology. 1994;81(6):1332-40.
34. Alvine FG, Schurrer ME. Postoperative ulnar-nerve palsy. Are there predisposing factors? J Bone Joint Surg Am. 1987;69(2):255-9.
35. Warner MA, Warner DO, Matsumoto JY, Harper CM, Schroeder DR, Maxson PM. Ulnar neuropathy in surgical patients. Anesthesiology. 1999;90(1):54-9.
36. Prielipp RC, Morell RC, Walker FO, Santos CC, Bennett J, Butterworth J. Ulnar nerve pressure: influence of arm position and relationship to somatosensory evoked potentials. Anesthesiology. 1999;91(2): 345-54.
37. Campbell WW, Pridgeon RM, Riaz G, Astruc J, Sahni KS. Variations in anatomy of the ulnar nerve at the cubital tunnel: pitfalls in the diagnosis of ulnar neuropathy at the elbow. Muscle Nerve. 1991;14(8):733-8.
38. O'Driscoll SW, Horii E, Carmichael SW, Morrey BF. The cubital tunnel and ulnar neuropathy. J Bone Joint Surg Br. 1991;73(4):613-7.
39. Ashenhurst EM. Anatomical factors in the etiology of ulnar neuropathy. Can Med Assoc J. 1962;87:159-63.
40. Macnicol MF. Extraneural pressures affecting the ulnar nerve at the elbow. Hand. 1982;14(1):5-11.
41. Morell RC, Prielipp RC, Harwood TN, James RL, Butterworth JF. Men are more susceptible than women to direct pressure on unmyelinated ulnar nerve fibers. Anesth Analg. 2003;97(4):1183-8.
42. Pechan J, Julis I. The pressure measurement in the ulnar nerve. A contribution to the pathophysiology of the cubital tunnel syndrome. J Biomech. 1975;8(1):75-9.
43. Contreras MG, Warner MA, Charboneau WJ, Cahill DR. The anatomy of the ulnar nerve at the elbow: potential relationship of acute ulnar neuropathy to gender differences. Clin Anat. 1998;11(6):372-8.
44. Shimokata H, Tobin JD, Muller DC, Elahi D, Coon PJ, Andres R. Studies in the distribution of body fat: I. Effects of age, sex, and obesity. J Gerontol. 1989;44(2):M66-73.
45. Hattori K, Numata N, Ikoma M, Matsuzaka A, Danielson RR. Sex differences in the distribution of subcutaneous and internal fat. Hum Biol. 1991;63(1):53-63.
46. de Groot J, Chusid JG. Correlative neuroanatomy and functional neurology. Los Altos: Appleton & Lange; 1986. p. 149.
47. Hill NA, Howard FM, Huffer BR. The incomplete anterior interosseous nerve syndrome. J Hand Surg Am. 1985;10(1):4-16.
48. Kies SJ, Danielson DR, Dennison DG, Warner ME, Warner MA. Perioperative compartment syndrome of the hand. Anesthesiology. 2004;101(5):1232-4.
49. Contreras MG, Warner MA, Carmichael SW, Spinner RJ. Perioperative anterior interosseous neuropathy. Anesthesiology. 2002;96(1):243-5.
50. Brown EM, Elman DS. Postoperative backache. Anesth Analg. 1961; 40:683-5.
51. Amoiridis G, Wöhrle JC, Langkafel M, Maiwurm D, Przuntek H. Spinal cord infarction after surgery in a patient in the hyperlordotic position. Anesthesiology. 1996; 84(1):228-30.
52. Hofmann A, Jones RE, Schoenvogel R. Pudendal nerve neuropraxia as a result of traction on the fracture table. J Bone Joint Surg Am. 1982;64(1):136-8.
53. Lindenbaum SD, Fleming LL, Smith DW. Pudendal nerve palsies associated with closed intramedullary femoral fixation. J Bone Joint Surg Am. 1982;64(6):934-8.
54. Warner ME, LaMaster LM, Thoeming AK, Marienau ME, Warner MA. Compartment syndrome in surgical patients. Anesthesiology. 2001;94(4):705-8.
55. Courington FW, Little DM Jr. The role of posture in anesthesia. Clin Anesth. 1968;3:24–54
56. Lawson NW, Meyer DJ Jr. The lateral decubitus position. In: Martin JT, Warner MA, editors. Anesthesiologic considerations, positioning in anesthesia and surgery. 3rd ed. Philadelphia: WB Saunders; 1997. p. 127.
57. Chui J, Craen RA. An update on the prone position: Continuing Professional development. Can J Anaesth. 2016;63(6):737-67.
58. Nyren SR, Radell P, Lindahl SG, Mure M, Petersson J, Larsson SA, et al. Lung ventilation and perfusion in prone and supine postures with reference to

anesthetized and mechanically ventilated healthy volunteers. Anesthesiology. 2010;112(3):682-7.
59. Guerin C, Baboi L, Richard JC. Mechanisms of the effects of prone positioning in acute respiratory distress syndrome. Intensive Care Med. 2014;40(11):1634-42.
60. Ideno S, Yamada T, Takeda J. Anesthetic management of a patient with severe aortic stenosis undergoing spine surgery. Masui. 2013;62(6):721-3.
61. Guerin C, Reignier J, Richard JC, Beuret P, Gacouin A, Boulain T, et al. Prone positioning in severe acute respiratory distress syndrome. N Engl J Med. 2013;368(23):2159-68.
62. Toyota S, Amaki Y. Hemodynamic evaluation of the prone position by transesophageal echocardiography. J Clin Anesth. 1998;10(1):32-5.
63. Chacon MM, Hattrup EA, Shillcutt SK. Perioperative management of two patients with left ventricular assist devices presenting for noncardiac surgery in the prone position. A A Case Rep. 2014;2(6):70-3.
64. Olsen KS, Petersen JT, Pedersen NA, Rovsing L. Self-positioning followed by induction of anaesthesia and insertion of a laryngeal mask airway versus endotracheal intubation and subsequent positioning for spinal surgery in the prone position: a randomised clinical trial. Eur J Anaesthesiol. 2014;31(5):259-65.
65. Ellard L, Wong DT. Should we general anesthesia in the prone position? Curr Opin Anaesthesiol. 2014;27(6):635-42.
66. Malcharek MJ, Rogos B, Watzlawek S, Sorge O, Sablotzki A, Gille J, et al. Awake fiberoptic intubation and self-positioning in patients at risk of secondary cervical injury: a pilot study. J Neurosurg Anesthesiol. 2012;24(3):217-21.
67. Douglass J, Fraser J, Andrzejowski J. Awake intubation and awake prone positioning of a morbidly obese patient for lumbar spine surgery. Anaesthesia. 2014;69(2):166-9.
68. Tsaousi G, Karakoulas K, Nouris C, Mitos G, Vasilakos D. Effect of prone positioning with thoraco-pelvic supports on respiratory mechanics during spine surgery: 5AP43. Eur J Anaesthesiol. 2012;29:89.
69. Jo YY, Kim JY, Kwak YL, Kim YB, Kwak HJ. The effect of pressure-controlled ventilation on pulmonary mechanics in the prone position during posterior lumbar spine surgery: a comparison with volume-controlled ventilation. J Neurosurg Anesthesiol. 2012;24(1):14-8.
70. Biais M, Bernard O, Ha JC, Degryse C, Sztark F. Abilities of pulse pressure variations and stroke volume variations to predict fluid responsiveness in prone position during scoliosis surgery. Br J Anaesth. 2010;104(4):407-13.
71. Wattenmaker I, Conception M, Hibberd P, Lipson S. Upper- airway obstruction and perioperative management of the airway in patients managed with posterior operations on the cervical spine for rheumatoid arthritis. J Bone Joint Surg Am. 1994;76(3):360-5.
72. Cavallone LF, Vannucci A. Review article: extubation of the difficult airway and extubation failure. Anesth Analg. 2013;116(2):368-83.
73. American Society of Anesthesiologists. ASA physical status classification system [Internet]. Washington: ASA; 2014 [capturado em 10 abr. 2017]. Disponível em: https://www.asahq.org/resources/clinical-information/asa-physical-status-classification-system.
74. Cata JP, Saager L, Kurz A, Avitsian R. Successful extubation in the operating room after infratentorial craniotomy: the Cleveland Clinic experience. J Neurosurg Anesthesiol. 2011;23(1):25-9.
75. Lopez AM, Valero R, Hurtado P, Gambs P, Pons M, Anglada T. Comparison of the LMA Supreme™ with the LMA Proseal™ for airway management in patients anaesthetized in prone position. Br J Anaesth. 2011;107(2):265-71.
76. Mazer SP, Weisfeldt M, Bai D, Cardinale C, Arora R, Ma C, et al. Reverse CPR: a pilot study of CPR in the prone position. Resuscitation. 2003;57(3):279-85.
77. Abrishami A, Zilberman P, Chung F. Brief review: Airway rescue with insertion of laryngeal mask airway devices with patients in the prone position. Can J Anaesth. 2010;57(11):1014-20.
78. Popat M, Mitchell V, Dravid R, Patel A, Swampillai C, Higgs A. Difficult Airway Society Guidelines for the management of tracheal extubation. Anaesthesia. 2012;67(3):318-40.
79. Tobias JD, Mencio GA, Atwood R, Gurwitz GS. Intraoperative cardiopulmonary resuscitation in the prone position. J Pediatr Surg. 1994;29(12):1537-8.
80. Winfree CJ, Kline DG. Intraoperative positioning nerve injuries. Surg Neurol. 2005;63(1):5-18
81. Kamel IR, Drum ET, Koch SA, Whitten JA, Gaughan JP, Barnette RE, et al. The use of somatosensory evoked potentials to determine the relationship between patient positioning and impending upper extremity nerve injury during spine surgery: a retrospective analysis. Anesth Analg. 2006;102(5):1538-42.
82. Shen Y, Drum M, Roth S. The prevalence of perioperative visual loss in the United States: a 10-year study from 1996 to 2005 of spinal, orthopedic, cardiac, and general surgery. Anesth Analg. 2009;109(5):1534-45.
83. Newman NJ. Perioperative visual loss after nonocular surgeries. Am J Ophthalmol. 2008;145(4):604-610.
84. Stevens WR, Glazer PA, Kelley SD, Lietman TM, Bradford DS. Ophthalmic complications after spinal surgery. Spine (Phila Pa 1976). 1997;22(12):1319-24.
85. Lee LA, Newman NJ, Wagner TA, Dettori JR, Dettori NJ. Postoperative ischemic optic neuropathy. Spine (Phila Pa 1976). 2010;35(9 Suppl):S105-16.
86. Postoperative Visual Loss Study Group. Risk factors associated with ischemic optic neuropathy after spinal fusion surgery. Anesthesiology. 2012;116(1):15-24.
87. Lee L, Caplan R. Cerebral perfusion experts share views on management of head-up cases. APFS Newsletter. 2009;24(4):45-68.
88. Cullen DJ, Kirby RR. Beach chair position may decrease cerebral perfusion. APSF Newsletter. 2007;22(2):25.
89. Cucchiara RF. Hazards of beach chair position explored. APSF Newsletter. 2008;22(4):81.
90. Munis J. The problems of posture, pressure, and perfusion. APSF Newsletter. 2008;22(4):82-3.
91. Drummond JC, Hargens AP, Patel PM. Hydrostatic gradient is important: blood pressure should be corrected. APSF Newsletter. 2009;2491):6.
92. Lanier WL. Cerebral perfusion: err on the side of caution. APSF Newsletter. 2009;24(1):1.
93. Moore JK, Chaudhri S, Moore AP, Easton J. Macroglossia and posterior fossa disease. Anaesthesia. 1988;43(5):382-5.
94. Hitselberger WE, House WF. A warning regarding the sitting position for acoustic tumor surgery. Arch Otolaryngol. 1980;106(2):69.
95. Wilder BL. Hypothesis: the etiology of midcervical quadriplegia after operation with the patient in the sitting position. Neurosurgery. 1982;11(4):530-1.

## Questões de Provas do TSA

**42.1 (TSA/2012)** Mulher de 45 anos, estado físico ASA 1 e com história prévia de salpingotripsia é submetida à histeroscopia cirúrgica para ablação endometrial sob anestesia geral com intubação orotraqueal e ventilação controlada (volume corrente de 10 mL·kg$^{-1}$ e $F_IO_2$ de 80%). Dez minutos após o início da ablação cirúrgica, observa-se $E_TCO_2$ de 25 mmHg, $SpO_2$ de 90%, pressão arterial de 90x60 mmHg e pressão de pico de vias aéreas de 12 cm$H_2O$. O diagnóstico mais provável é:

**A.** Pneumotórax.

**B.** Embolia gasosa.

**C.** Intubação seletiva.

**D.** Edema agudo de pulmão.

**42.2 (TSA/2015)** A posição de Trendelemburg está associada a:

**A.** Aumento do débito urinário.

**B.** Edema das vias aéreas superiores.

**C.** Aumento da pressão de perfusão cerebral.

**D.** Diminuição da capacidade de fechamento pulmonar.

**42.3 (TSA/2016)** O posicionamento do paciente em decúbito lateral direito com tórax fechado promove:

**A.** Diminuição da pré-carga.

**B.** Efeito *shunt* no pulmão não dependente.

**C.** Aumento da resistência vascular periférica.

**D.** Diminuição da perfusão no pulmão dependente.

# 43. FARMACOCINÉTICA DOS ANESTÉSICOS INALATÓRIOS

Maria Angela Tardelli

Os anestésicos inalatórios são utilizados por sua fácil administração e por seus efeitos previsíveis, os quais podem ser monitorizados não apenas pelos sinais clínicos, mas também por meio da concentração expirada, que reflete a concentração do anestésico nos tecidos.

A via de administração pulmonar é característica dos anestésicos inalatórios, com exceção dos broncodilatadores ou dos fármacos administrados por via endotraqueal na ressuscitação cardiopulmonar. Essas exceções, contudo, são vias de mão única, porque a via de administração é diferente daquela da eliminação. Os anestésicos inalatórios têm no pulmão uma via de mão dupla, isto é, eles são administrados e na sua quase totalidade eliminados por essa via. Essa é a principal característica do benefício da anestesia inalatória – a capacidade de diminuir a concentração plasmática tão fácil e rapidamente quanto ela é aumentada.

Essas alterações dependem não apenas da fisiologia do paciente, mas também da quantidade de anestésico liberada pelo vaporizador, do fluxo de gases e do tipo de circuito anestésico utilizado. Assim, entre o vaporizador e o sistema nervoso central, local do efeito desejado dos anestésicos inalatórios, há vários compartimentos que devem ser preenchidos com a pressão parcial do anestésico. Esses compartimentos têm diferentes composições: gás no circuito, um espaço aéreo no pulmão, líquido no sangue e uma mistura de líquido e sólido nos órgãos. A variação das pressões parciais do anestésico nesses diferentes compartimentos constitui a farmacocinética, e seu entendimento é fundamental porque é ela que determina os efeitos farmacodinâmicos.

## Farmacocinética

A farmacocinética de uma substância inclui sua absorção, distribuição, metabolismo e excreção. Na anestesia inalatória, com exceção da distribuição, os outros termos têm denominações diferentes: a absorção é denominada captação; o metabolismo é a biotransformação; e a fase de excreção é a eliminação.

Diferente da anestesia venosa, que não tem a fase de absorção porque o anestésico é injetado diretamente na circulação sistêmica, a anestesia inalatória tem a fase de absorção que corresponde à captação do anestésico do alvéolo para o capilar pulmonar. Dessa forma, além do débito cardíaco (fluxo sanguíneo pulmonar), a captação do anestésico inalatório sofre interferência dos fatores relacionados à ventilação pulmonar e dos relacionados à transferência do anestésico do circuito de anestesia para o alvéolo (**FIG. 43.1**).

A anestesia inalatória também difere da venosa na fase de eliminação. Na anestesia venosa, a eliminação depende do metabolismo e da excreção, enquanto, na inalatória, a eliminação depende fundamentalmente da ventilação. O objetivo na administração do anestésico inalatório é produzir um estado anestésico a partir de uma concentração específica de moléculas desse agente no sistema nervoso central. Isso é conseguido estabelecendo-se uma pressão parcial específica do anestésico no pulmão, a qual vai se propagar até se equilibrar com o cérebro e a medula espinhal. Assim, o controle da profundidade da anestesia inalatória, além da utilização dos sinais clínicos, também pode ser realizado pela pressão parcial do anestésico no ar alveolar (fração expirada).

Quando se emprega o analisador de gases, considera-se que a fração expirada do anestésico reflete a pressão parcial do anestésico no cérebro, mas deve ser lembrado que a fração

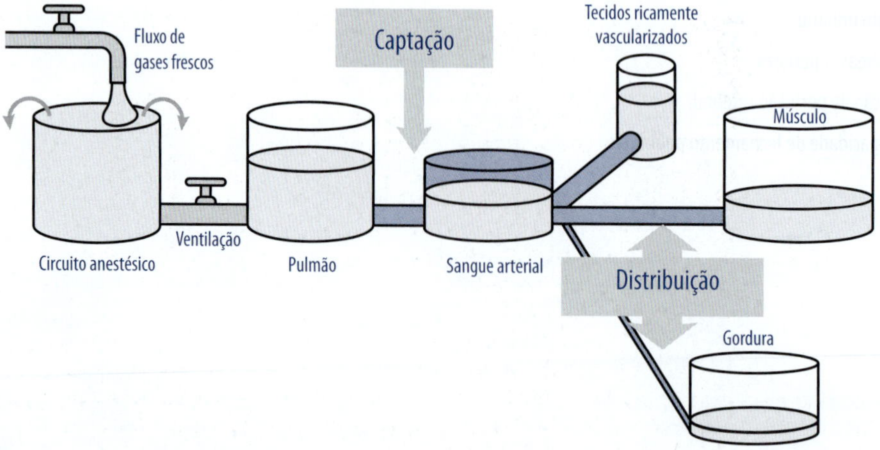


**FIGURA 43.1** Modelo hidráulico da farmacocinética dos anestésicos inalatórios. O tamanho dos cilindros representa aproximadamente a proporção da massa corporal entre os três grupos de tecidos, e o diâmetro dos vasos retrata a proporção dos fluxos sanguíneos para esses tecidos.
*Fonte: Adaptada de Saraiva.*[1]

expirada do anestésico inalatório corresponde à pressão parcial do anestésico no sangue arterial e que é igual à pressão parcial no cérebro apenas na situação de equilíbrio das pressões parciais do anestésico nestes três compartimentos: alvéolo, sangue arterial e cérebro. Os anestésicos inalatórios se equilibram de acordo com sua pressão parcial em cada tecido. O resultado desse gradiente de pressões parciais nos diferentes compartimentos sequenciais ocorre pelo movimento do anestésico inalatório do local de maior pressão para o de menor pressão **(FIG. 43.2)**. Desse modo, a pressão parcial do anestésico inalatório no sistema nervoso central se iguala à pressão parcial do sangue, a qual se equipara à pressão parcial alveolar apenas quando é atingida a situação de equilíbrio (não há diferença de pressão parcial do anestésico) entre esses compartimentos. Durante a indução da anestesia ou quando se aumenta a concentração inspirada do anestésico, a concentração alveolar é maior que a cerebral, e durante a recuperação da anestesia ou quando se reduz a concentração inspirada do anestésico, ocorre o inverso.

A farmacocinética da anestesia inalatória reflete a velocidade de equilíbrio das pressões parciais do anestésico entre os compartimentos. Os fatores que influenciam essa velocidade de equilíbrio incluem a dose, a solubilidade do anestésico, o volume dos compartimentos e o fluxo que os atravessa. A proporção entre o volume e o fluxo de cada compartimento determina sua constante de tempo.

## Dose

A dosagem para os anestésicos inalatórios refere-se à pressão parcial que é diretamente proporcional à fração de sua concentração na mistura de gases. Há várias definições de doses para os anestésicos inalatórios. A dose administrada refere-se à concentração liberada pelo vaporizador. A concentração ou fração inspirada é a quantidade de anestésico no circuito disponível para ser ofertada ao alvéolo. Concentração ou fração expirada é a pressão parcial do anestésico no gás alveolar.

## Pressão parcial

A pressão parcial é um conceito fundamental para o entendimento de como os gases se distribuem entre os diferentes compartimentos. A pressão parcial é aquela exercida por um componente de uma mistura gasosa onde a soma de todas as pressões parciais é igual à pressão total. Ao nível do mar, a concentração fracional de um gás é praticamente a mesma da sua pressão parcial (em atmosfera), e os dois termos podem ser utilizados como sinônimos.

Por exemplo, o ar contém 21% de oxigênio, e no nível do mar a pressão parcial arterial de oxigênio ($PaO_2$) é de 160 mmHg (0,21 atm). Entretanto, a concentração e a pressão serão diferentes em uma localidade de maior altitude, como em uma cidade a 1.600 metros do nível do mar, onde a pressão atmosférica é de 630 mmHg: a $PaO_2$ será 132 mmHg [0,21(concentração) × 630 mmHg], o que corresponde a uma pressão parcial de 0,17 atm.[2]

A pressão parcial é a força motriz que difunde os gases através de barreiras permeáveis para outros gases, líquidos e tecidos. Atingir a situação de equilíbrio significa que a pressão parcial de qualquer gás é igual nos diferentes compartimentos por onde foi difundido, dentro de um sistema fechado. A pressão parcial de um anestésico inalatório é diretamente proporcional à sua concentração nos líquidos ou tecidos. Os diferentes líquidos ou tecidos podem ter a mesma pressão parcial (situação de equilíbrio) com concentrações completamente diferentes do anestésico. Esse efeito ocorre na dependência da solubilidade do anestésico em cada líquido ou tecido. A relação das concentrações de dois compartimentos diferentes, em equilíbrio de pressões parciais, define o coeficiente de partição.

## Solubilidade e coeficiente de partição

A solubilidade do anestésico nos tecidos é uma medida da afinidade de cada tecido (incluindo o sangue) pelo anestésico. Alta solubilidade significa alta afinidade; isto é, alta capacidade

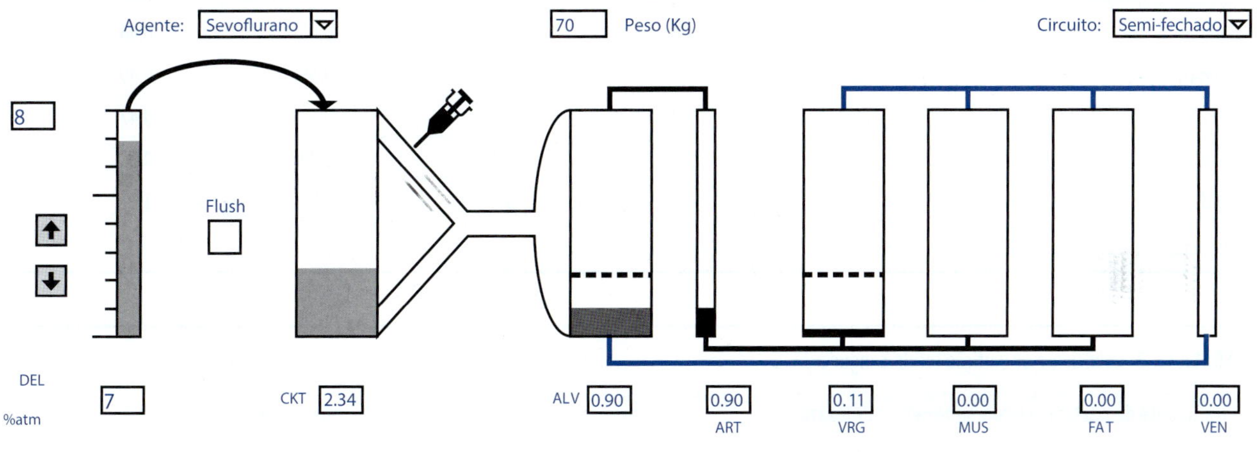


**FIGURA 43.2** Farmacocinética dos anestésicos inalatórios com o simulador de anestesia Gas Man®. A largura das *setas* indica o valor da pressão parcial do gás no compartimento. A transferência do gás se faz do compartimento de maior para o de menor pressão.

ALV, gás alveolar; ART, sangue arterial; CKT, pressão parcial no circuito; DEL, concentração liberada pelo vaporizador; FAT, gordura; MUS, músculos; VEN, sangue venoso; VRG, tecidos ricamente vascularizados.

Esta imagem pode ser visualizada em cores no Anexo 2, página 1564.

do tecido em reter o anestésico. O coeficiente de partição é a proporção da concentração do anestésico entre dois compartimentos (gás, sangue ou outros tecidos) intercomunicantes na situação de equilíbrio, ou seja, quando as pressões parciais estão iguais nos dois compartimentos. Assim, o coeficiente de partição é um número sem unidade.

O coeficiente de partição tecido/gás retrata a solubilidade dos anestésicos inalatórios nos tecidos, isto é, a capacidade do tecido em reter o anestésico. Esse conceito é ilustrado na **FIGURA 43.3**, onde se observa o mesmo número de moléculas de dois gases com diferentes solubilidades em situação de equilíbrio com o sangue. Equilíbrio significa que, para cada molécula que entra no sangue, outra sai. A figura mostra que a pressão parcial, na fase gás, do anestésico A é maior que a do anestésico B porque tem maior número de moléculas. Tal efeito ocorre porque o sangue tem menor afinidade pelo anestésico A do que pelo B. O anestésico A é menos solúvel no sangue do que o anestésico B.

O produto do volume de um tecido pelo seu coeficiente de partição tecido/gás é a capacidade do tecido em reter anestésico em relação ao pulmão cuja capacidade de referência é definida pela capacidade residual funcional.

Pode-se avaliar a importância desse conceito quando se compara a solubilidade músculo/gás do desflurano e do isoflurano. A capacidade do músculo de reter isoflurano é 4,6 (3,6/0,78) vezes do que a de reter desflurano. Isso significa que o volume de músculo para ser saturado com isoflurano é 4,6 vezes maior do que o volume que deve ser considerado quando for saturado com desflurano **(TAB. 43.1)**.[3]

O coeficiente de partição tecido/sangue permite uma estimativa da velocidade de aumento ou decréscimo da pressão parcial do anestésico em um determinado tecido. Ele é calculado pela divisão do coeficiente de partição tecido/gás de um

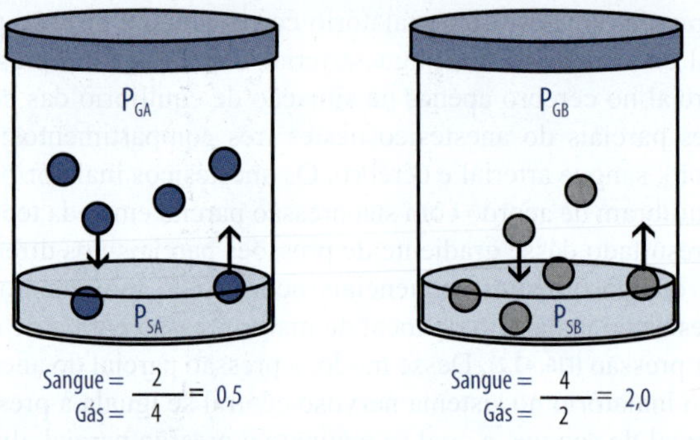


**FIGURA 43.3** Coeficiente de partição sangue/gás de dois anestésicos com diferentes solubilidades no sangue. A pressão parcial do anestésico na fase gasosa ($P_G$) é igual à pressão parcial do anestésico no sangue ($P_S$) na situação de equilíbrio. A $P_G$ do anestésico A é maior do que a $P_G$ do anestésico B. O cálculo do coeficiente de partição sangue/gás é a relação da concentração do anestésico (número de moléculas) no sangue e no gás dos dois compartimentos.

anestésico pelo seu coeficiente de partição sangue/gás **(TAB. 43.2)**.[3] Esse coeficiente define a proporção entre alterar a concentração do anestésico no tecido e no sangue. A alta solubilidade do tecido em relação ao sangue significa grande transferência de anestésico do sangue para o tecido, portanto maior tempo para completar a capacidade do tecido até que as pressões parciais no tecido e no sangue sejam iguais. O tempo que os compartimentos demoram para equilibrar a pressão parcial do anestésico depende dos volumes dos compartimentos e do fluxo carreador do anestésico. Esse equilíbrio é descrito quantitativamente por uma equação exponencial caracterizada por uma constante de tempo.

**TABELA 43.1** Coeficiente de partição tecido/gás a 37 °C

| Coeficiente de partição tecido/gás | Halotano | Isoflurano | Sevoflurano | Desflurano | $N_2O$ |
|---|---|---|---|---|---|
| Sangue | 2,4 | 1,4 | 0,65 | 0,45 | 0,46 |
| Cérebro | 4,5 | 2,2 | 1,1 | 0,55 | 0,49 |
| Coração | 4,1 | 2,2 | 1,1 | 0,55 | 0,47 |
| Músculo | 7 | 3,6 | 1,7 | 0,78 | 0,53 |
| Gordura | 137 | 70 | 37 | 13 | 1,1 |

*Fonte: Adaptada de Eger e Saidman.*[3]

**TABELA 43.2** Coeficiente de partição tecido/sangue a 37 °C

| Coeficiente de partição tecido/sangue | Halotano | Isoflurano | Sevoflurano | Desflurano | $N_2O$ |
|---|---|---|---|---|---|
| Cérebro | 1,88 | 1,57 | 1,69 | 1,22 | 1,07 |
| Coração | 1,70 | 1,57 | 1,69 | 1,22 | 1,02 |
| Músculo | 2,92 | 2,57 | 2,62 | 1,73 | 1,15 |
| Gordura | 57 | 50 | 52 | 29 | 2,39 |

*Fonte: Adaptada de Eger e Saidman.*[3]

## Constante de tempo

Uma constante de tempo é o tempo para se alcançar 63% de equilíbrio. Esse tempo é obtido dividindo-se o volume que deve entrar em equilíbrio pelo fluxo que o atravessa e que carrega a substância que entrará em equilíbrio. Caso se considere apenas o circuito anestésico, desconectado do paciente, com volume de 6 litros e o fluxo de gases frescos de 2 $L \cdot min^{-1}$, a constante de tempo será de 3 minutos (6/2), ou seja, esse é o tempo para substituir 63% do volume do circuito. Em outras palavras, nesse circuito e com esse fluxo, se a concentração do anestésico no vaporizador foi ajustada para 1%, ao final de 3 minutos (1 constante de tempo), a concentração no circuito (fração inspirada) será de 0,63%. Após 12 minutos (4 constantes de tempo), 98% do volume será substituído, ou seja, a concentração no circuito será praticamente idêntica (0,98%) à do vaporizador. Se o fluxo for triplicado, a constante de tempo fica reduzida em um terço, o que resulta em 63% e 98% do equilíbrio em 1 e 4 minutos respectivamente.

O conceito de farmacocinética engloba todos os fatores que influenciam a relação temporal entre a administração de um fármaco e sua concentração no sítio efetor de ação (biofase). Portanto, as características do circuito da anestesia e o fluxo de gases frescos devem ser discutidos como parâmetros da farmacocinética porque têm importantes implicações clínicas na velocidade de oferta do anestésico para o pulmão. Esse conceito pode ser observado na prática quando há necessidade de aprofundar o plano de uma anestesia administrada com circuito circular semifechado e fluxos de gases frescos mais baixos; o efeito desejado será obtido mais rapidamente se, além do aumento da concentração inspirada do anestésico, também for aumentado o fluxo de gases frescos. O aumento do fluxo de gases frescos diminui a constante de tempo do circuito. O mesmo raciocínio é aplicado durante a recuperação quando é aumentado o fluxo para diminuir a reinalação do anestésico e acelerar a recuperação.

Para calcular a constante de tempo do pulmão, considera-se como volume, que será substituído pela nova atmosfera de anestésico, a capacidade residual funcional (CRF), e a ventilação alveolar é o fluxo que promove a substituição. Considerando que a CRF de um adulto é de 2 litros, se a ventilação alveolar for de 4 $L \cdot min^{-1}$, a constante de tempo no pulmão seria de 0,5 minuto. Assim, o tempo para equilibrar a composição do ar na CRF com a do ar inspirado seria de 2 minutos se não estivesse ocorrendo captação do anestésico no capilar pulmonar.

Com esses conceitos, a análise da **TABELA 43.1** de solubilidade dos anestésicos inalatórios nos diferentes tecidos mostra que, entre os halogenados, o desflurano tem a menor solubilidade em todos os tecidos, portanto o menor volume a ser saturado em todos os tecidos, o que resultará no equilíbrio mais rápido entre as pressões parciais nos diferentes grupos de tecidos.

Em conclusão, a constante de tempo do circuito anestésico (volume do circuito/fluxo de gases frescos) e a da ventilação (capacidade residual funcional/ventilação alveolar) interferem na velocidade de oferta do anestésico ao alvéolo. A constante de tempo do sangue, cérebro, coração, músculo e gordura (volume desses tecidos/fluxo sanguíneo desses tecidos) interfere na velocidade de equilíbrio das pressões parciais do anestésico entre o sangue e esses tecidos.

Os tecidos são organizados em três grupos: ricamente vascularizado, músculo e gordura. Esses grupos de tecidos diferem na porcentagem da massa corporal que representam (volume) e do débito cardíaco (fluxo) que recebem **(TAB. 43.3)**. O grupo ricamente vascularizado inclui cérebro, coração, rins, fígado, trato digestivo e glândulas. Nesse grupo, o sistema nervoso central é o tecido do efeito desejado do anestésico, e os outros em geral correspondem ao efeito indesejado. Os outros dois grupos, músculo e gordura, são considerados tecidos de acúmulo que afetam a velocidade de recuperação da anestesia.

**TABELA 43.3** Características fisiológicas dos diferentes compartimentos teciduais

| Grupo | Massa corporal (%) | Débito cardíaco (%) | Perfusão ($mL \cdot min^{-1} \cdot 100\ g^{-1}$) |
|---|---|---|---|
| Tecido ricamente vascularizado | 10 | 75 | 75 |
| Músculo | 50 | 19 | 3 |
| Gordura | 20 | 6 | 3 |

*Fonte: Ebert.*[4]

As pressões parciais de um anestésico nos diferentes tecidos são determinadas pela pressão parcial desse anestésico no alvéolo. O alvéolo é o compartimento central da anestesia inalatória, portanto a pressão parcial alveolar do anestésico é que rege as pressões parciais nos diferentes tecidos. As pressões parciais do anestésico em todos os tecidos se alteram para se igualar à pressão alveolar. O estabelecimento da anestesia inclui a captação do anestésico do alvéolo e sua distribuição para o sistema nervoso central. Vários fatores influenciam a captação e a distribuição **(QUADRO 43.1)**.

## Captação

A captação refere-se à passagem do anestésico do alvéolo para o capilar pulmonar. Depende dos fatores relacionados à oferta e à remoção de anestésico do alvéolo. A captação do anestésico do alvéolo para o capilar pulmonar é determinada pelo produto de três fatores: solubilidade do anestésico no sangue ($\lambda$), débito cardíaco (Q) e diferença alveolovenosa da pressão parcial do anestésico ($P_A - P_v$) segundo a equação:

$$\text{Captação} = \lambda \times Q \times \left[\frac{P_A - P_V}{\text{pressão barométrica}}\right]$$

Uma forma simples de se avaliar a captação do anestésico é analisar a relação entre a concentração alveolar ($F_A$) e a concentração inspirada ($F_i$) do anestésico ($F_A/F_i$) ao longo do tempo **(FIG. 43.4)**. Considerando que a captação é um produto de três fatores, se qualquer um deles se aproximar de zero, a captação se aproximará de zero e a ventilação produzirá rapidamente uma relação $F_A/F_i = 1$. Por exemplo, se a solubilidade é muito baixa (como a do oxigênio), ou se o débito cardíaco aproxima-se de zero (como na depressão miocárdica grave), ou se a diferença alveolovenosa da pressão parcial do anestésico é quase nula (como a que ocorre depois de uma anestesia muito prolongada), a captação será mínima e a $F_A/F_i$ rapidamente será 1.

### Solubilidade sangue/gás

Considerando que a solubilidade sangue/gás traduz a capacidade do sangue (volume de sangue) em reter o anestésico, quanto maior a solubilidade do anestésico no sangue, maior será a

**QUADRO 43.1** Determinantes dos gradientes de pressão parciais necessários para o estabelecimento da anestesia

**Farmacocinética da anestesia inalatória: do vaporizador ao sistema nervoso central**

**Transferência do anestésico do aparelho de anestesia para o alvéolo**
- Pressão parcial inspirada ($F_i$)
- Características do circuito de anestesia
- Ventilação alveolar
- Capacidade residual funcional

→ Oferta de anestésico para o alvéolo

**Transferência do anestésico do alvéolo para o sangue arterial**
- Coeficiente de partição sangue/gás do anestésico
- Débito cardíaco
- Diferença alveolovenosa de pressão parcial do anestésico

→ Remoção de anestésico do alvéolo ⟶ CAPTAÇÃO

**Transferência do anestésico do sangue arterial para o cérebro**
- Coeficiente de partição cérebro-sangue
- Fluxo sanguíneo cerebral
- Diferença arteriovenosa de pressão parcial do anestésico

→ Remoção de anestésico do sangue ⟶ DISTRIBUIÇÃO

(Oferta, captação e distribuição) → $F_A/F_i$

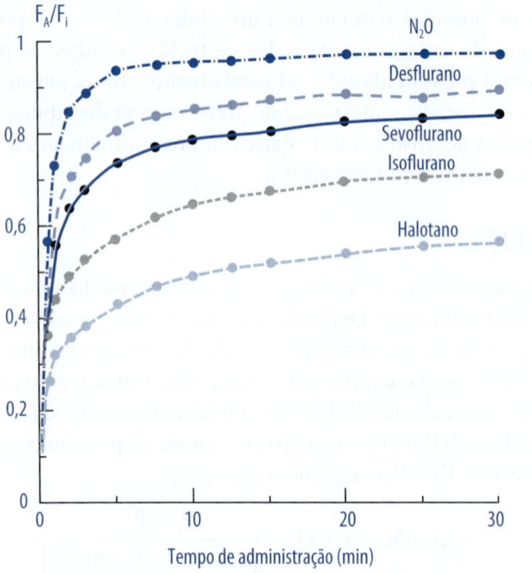


**FIGURA 43.4** A elevação da concentração alveolar ($F_A$) do anestésico em relação à concentração inspirada ($F_i$) é mais rápida para os anestésicos menos solúveis.

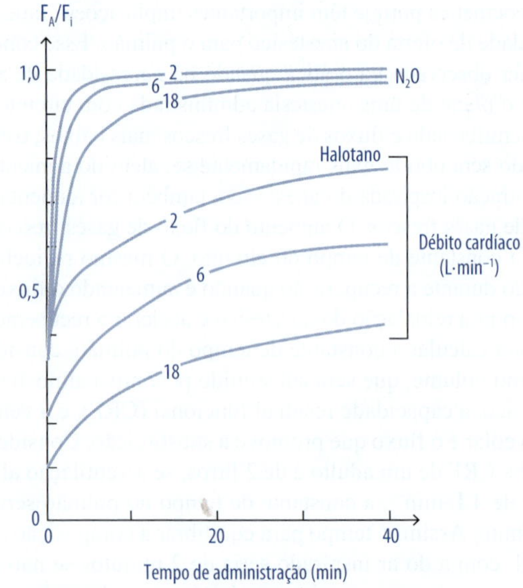


**FIGURA 43.5** A elevação da concentração alveolar ($F_A$) do anestésico em relação à concentração inspirada ($F_i$) sofre pouca influência das variações do débito cardíaco com os anestésicos menos solúveis.

quantidade de anestésico captado no sangue até que se atinja a situação de equilíbrio entre as pressões parciais do alvéolo e do sangue; portanto maior será o tempo para $F_A/F_i = 1$. Alguns fatores interferem na solubilidade do anestésico no sangue: A hipotermia e o aumento de gorduras no sangue aumentam a solubilidade, ao passo que a hemodiluição a diminui.

## Débito cardíaco

Quanto maior o fluxo pulmonar, maior a remoção do anestésico do alvéolo e, consequentemente, maior o tempo para a $F_A$ aproximar-se do valor de $F_i$, ou seja, menor proporção $F_A/F_i$. O aumento do débito cardíaco facilita a captação e retarda o equilíbrio entre a $F_A$ e a $F_i$. O impacto das variações do débito cardíaco sobre a captação dos anestésicos inalatórios é tanto maior quanto maior a solubilidade do agente considerado. A captação dos agentes pouco solúveis como o óxido nitroso é pouco influenciada pelas variações no débito cardíaco como ocorre com o halotano, que é mais solúvel **(FIG. 43.5)**.

O aumento do débito cardíaco tem um efeito análogo ao aumento da solubilidade. Quando a solubilidade sanguínea dobra, duplica a capacidade do mesmo volume de sangue reter anestésico. Quando o débito cardíaco dobra, duplica a capacidade do sangue reter anestésico por dobrar o volume de sangue exposto ao anestésico alveolar.

Por outro lado, é importante lembrar que o efeito cardiodepressor de alguns anestésicos voláteis pode limitar a captação por determinar redução do débito cardíaco.

### Diferença alveolovenosa ($P_A$-$P_v$)

É influenciada pela captação do anestésico nos diferentes tecidos (distribuição). Quando não há captação tecidual como na anestesia muito prolongada, o sangue venoso que retorna contém a mesma quantidade de anestésico que o sangue arterial que saiu dos pulmões, então a captação é praticamente nula.

## Distribuição (captação tecidual)

Os fatores que determinam a fração de anestésico removida do sangue que irriga um determinado tecido são semelhantes aos da captação do anestésico do pulmão, ou seja, a solubilidade do anestésico no tecido (coeficiente de partição tecido/sangue – $\lambda_t$), o fluxo sanguíneo tecidual ($Q_t$) e a diferença artéria-tecido de pressão parcial do anestésico ($P_a - P_t$), segundo a equação:

$$\text{Captação tecidual} = \lambda_t \times Q_t \times \left[\frac{P_a - P_t}{\text{pressão barométrica}}\right]$$

O tecido cerebral se equilibra rapidamente com a pressão parcial do anestésico do sangue arterial porque é um tecido do grupo ricamente vascularizado. Esse grupo tem 10% da massa corporal e recebe 75% do débito cardíaco. O tecido muscular representa 50% da massa corporal e recebe ao redor de 19% do débito cardíaco, ou seja, tem 1/20 da perfusão cerebral, portanto levará 20 vezes mais tempo para equilibrar sua pressão parcial com a do sangue, em comparação com o cérebro. Portanto, a captação do anestésico pelo músculo continua por muito tempo após ter cessado a captação no cérebro. A gordura funciona como um depósito efetivo para a captação do anestésico. A grande capacidade (volume) do tecido gorduroso em reter anestésico, aliada à sua baixa perfusão, prolonga o tempo necessário para diminuir a diferença de pressão parcial do anestésico entre o sangue arterial e a gordura.

Após 8 minutos de anestesia, a captação pelos tecidos ricamente vascularizados é muito pequena para influenciar de forma significativa a concentração alveolar. O grupo muscular aproxima-se do equilíbrio entre 2 e 4 horas.

## Fatores que alteram a $F_A/F_i$

As alterações nos fatores que governam a velocidade de oferta e de remoção de anestésico dos pulmões (VER QUADRO 43.1) modificam a concentração alveolar do anestésico. Consequentemente, ventilação, solubilidade e distribuição do fluxo sanguíneo apresentam uma combinação de efeitos no impacto sobre a relação $F_A/F_i$.

### Concentração administrada

O efeito da concentração administrada supera o efeito da solubilidade do anestésico. A concentração administrada de 50 a 70% de óxido nitroso é muito maior que a dos anestésicos potentes com baixa solubilidade como, por exemplo, o desflurano, cuja solubilidade no sangue é um pouco menor que a do óxido nitroso, mas a concentração máxima liberada pelo vaporizador é de 18%. É por esse motivo que a curva $F_A/F_i$ (VER FIG. 43.4) apresenta elevação mais rápida para o óxido nitroso quando comparada ao desflurano, que tem o mais baixo coeficiente de solubilidade sangue/gás entre os anestésicos inalatórios.

### Circuito de anestesia

Quando é usado um sistema de ventilação com reinalação, a $F_i$ é menor que a concentração administrada no vaporizador, porque o gás inspirado contém dois gases: aquele liberado pelo circuito de anestesia e aquele antes exalado pelo paciente e subsequentemente reinalado. O aumento na captação (anestésico muito solúvel) ou na reinalação (baixo fluxo) resulta em diminuição na $F_i$ dos anestésicos muito solúveis mais do que naqueles que são pouco solúveis. Um fluxo de gases igual ou maior que a ventilação-minuto elimina a reinalação, porém aumenta o consumo do anestésico inalatório e a poluição ambiental.

### Ventilação

Quanto maior a solubilidade do anestésico, maior é sua captação, de modo que a velocidade de oferta de anestésico para o pulmão (ventilação) é um fator limitante. Quando da utilização de anestésicos pouco solúveis, o aumento na ventilação terá pouco impacto no aumento da relação $F_A/F_i$ porque o equilíbrio é mais rápido.

Os anestésicos podem alterar a ventilação, ou seja, alterar sua própria captação. Os anestésicos voláteis deprimem a respiração de maneira dose-dependente. Dessa forma, durante anestesia com respiração espontânea, ao aprofundar o plano da anestesia e consequentemente deprimir a ventilação, esses anestésicos exercem um efeito de retroalimentação negativa na sua concentração alveolar por diminuir a oferta de anestésico ao pulmão. Tal efeito aumenta a segurança durante a ventilação espontânea por limitar a elevação da pressão parcial do anestésico no alvéolo. O oposto ocorre quando o plano da anestesia fica superficial; há aumento da ventilação alveolar, o que eleva a $F_A$ e por conseguinte aumenta a captação.

### Débito cardíaco

Semelhante à ventilação, quanto maior a solubilidade do anestésico, maior será o impacto das alterações do débito cardíaco sobre a relação $F_A/F_i$ (VER FIG. 43.5). Entretanto, considerando que o débito cardíaco é um fator de remoção do anestésico do alvéolo, condições que promovem diminuição do débito cardíaco podem aumentar de maneira substancial a concentração alveolar dos anestésicos altamente solúveis, por diminuírem sua captação. Em contraste com a retroalimentação negativa que resulta da depressão respiratória, a depressão circulatória resulta em retroalimentação positiva, o que aumentará a concentração alveolar por diminuir a captação.

### Alterações na relação ventilação-perfusão

Nas condições fisiológicas normais, considera-se que a pressão parcial do anestésico no alvéolo é igual à pressão na artéria; dessa forma, as curvas $F_A$ (pressão parcial alveolar)/$F_i$ e $F_a$ (pressão parcial arterial)/$F_i$ estão sobrepostas. Nas situações em que ocorre *shunt* intrapulmonar, como na intubação seletiva, pneumonia, atelectasia, enfisema e defeito cardíaco congênito, a relação ventilação-perfusão está alterada e o resultado é aumento da pressão parcial do anestésico no alvéolo (fração expirada) e diminuição da pressão parcial do anestésico na artéria. Ou seja, aparece uma diferença entre as pressões parciais do anestésico entre o gás alveolar e o sangue arterial, com a pressão parcial alveolar maior que a arterial. Tal efeito é mais evidente para os anestésicos com baixa solubilidade. Considerando que a pressão do anestésico no sistema nervoso central se equilibra com a pressão parcial da artéria, a velocidade de indução da anestesia estará mais lenta com os anestésicos de baixa solubilidade, comparativamente aos de alta solubilidade, nessas situações.

## Eliminação

Embora a perda do anestésico inalatório pela pele seja pequena, ela ocorre e é maior com o óxido nitroso. Outra forma de eliminação é a difusão do anestésico dos tecidos para a gordura subjacente, considerada como um quinto compartimento em alguns estudos farmacocinéticos. Essa transferência pode englobar um terço do anestésico captado durante a sua administração.

O baixo metabolismo do isoflurano (0,2%) e do desflurano (0,02%) não afeta de modo significativo a recuperação da anestesia. Todavia, o alto metabolismo do halotano (20%) é o responsável pela diminuição de sua concentração alveolar que se equipara à do isoflurano durante a emergência da anestesia.

A eliminação dos anestésicos inalatórios na fase de recuperação da anestesia é controlada praticamente pelos mesmos fatores que interferem na elevação da concentração alveolar na fase de indução da anestesia. A solubilidade é o determinante fundamental na velocidade de queda da $F_A$. Há duas diferenças farmacocinéticas principais entre a recuperação e a indução. Primeiro, enquanto o aumento da concentração acelera a indução, não há como estabelecer uma concentração alveolar abaixo de zero para acelerar a recuperação. Segundo, enquanto todos os tecidos começam a indução com pressão parcial zero de anestésico, na recuperação cada tecido tem uma concentração diferente. Depois de descontinuada a anestesia, músculo e gordura podem continuar a absorver anestésico por horas, em decorrência da redistribuição que se mantém até que a pressão parcial sangue/alvéolo do anestésico caia abaixo da pressão parcial do tecido. Em conclusão, o papel do metabolismo dos anestésicos inalatórios na velocidade de decréscimo da pressão parcial do halogenado no alvéolo só tem significância para o halotano e o metoxiflurano. Para os outros halogenados, o metabolismo não interfere na farmacocinética.

## Referências


1. Saraiva RA. Anestésicos inalatórios. Rev Bras Anestesiol. 1994;44(1):43-52.
2. Forman SA, Mashour GA. Pharmacology of inhalational anesthetics. In: Longnecker DE, Brow DL, Newman MF, Zapol WM, editors. Anesthesiology. New York: McGraw-Hill; 2008.
3. Eger EI 2nd, Saidman LJ. Illustrations of inhaled anesthetic uptake, including intertissue diffusion to and from fat. Anesth Analg. 2005;100(4):1020-33.
4. Ebert TJ. Inhalation anesthesia. In: Barash PG, Cullen BF, Stoelting RK, editors. Clinical anesthesia. 5th ed. Philadelphia: Lippincott Williams and Wilkins; 2006. p. 385-417.


## Questões de Provas do TSA

**43.1 (TSA/2013)** Homem de 65 anos, portador de insuficiência cardíaca classe funcional III, apresenta quadro de apendicite aguda. É realizada anestesia geral com sevoflurano e remifentanil, e, durante o procedimento, apresenta hipotensão (PA 80x50 mmHg) com frequência cardíaca de 55 bpm. A explicação para essa situação hemodinâmica é uma interação farmacocinética entre os anestésicos do tipo:

**A.** Absorção.

**B.** Distribuição.

**C.** Metabolismo.

**D.** Biotransformação.

**43.2 (TSA/2014)** É causa de redução da velocidade de indução da anestesia inalatória:

**A.** *Shunt* pulmonar.

**B.** *Shunt* esquerda-direita.

**C.** Redução do débito cardíaco.

**D.** Baixo coeficiente de partição sangue/gás.

**43.3 (TSA/2014)75)** Em comparação com o nível do mar, a vaporização do isoflurano em altitudes elevadas será:

**A.** Maior devido à redução do ponto de ebulição.

**B.** Menor devido à redução da pressão de vapor.

**C.** Menor devido à redução da temperatura ambiente.

**D.** Maior devido ao aumento do calor latente de vaporização.

**43.4 (TSA/2015)** Criança de 5 anos e 17 kg será submetida a adenoamigdalectomia. A indução da anestesia foi realizada por via inalatória com halotano a 1,2% em $N_2O$ a 50%. Após 35 minutos, em ventilação espontânea, apresentou bradicardia e hipotensão importantes. Tais efeitos hemodinâmicos indesejados são secundários ao:

**A.** Efeito do segundo gás do óxido nitroso.

**B.** Alto coeficiente de partição sangue: gás do halotano.

**C.** Alto coeficiente de partição sangue: gordura do halotano.

**D.** Baixo coeficiente de partição sangue: gás do óxido nitroso.

**43.5 (TSA/2015)** Durante a administração de anestésicos inalatórios, o equilíbrio entre a pressão parcial inspirada e a pressão parcial alveolar ocorre mais rapidamente na presença de:

**A.** Hipovolemia.

**B.** Sistemas circulares.

**C.** *Shunt* esquerda-direita.

**D.** Elevado coeficiente de partição sangue-gás do anestésico.

**43.6 (TSA/2016)** Mulher, 23 anos, 82 kg e 1,65 m, será submetida à mamoplastia redutora. Recebeu anestesia geral balanceada com desflurano 6%, oxigênio 0,3 $L \cdot min^{-1}$ e óxido nitroso 0,5 $L \cdot min^{-1}$. O anestesiologista observou um aumento inicial da concentração expirada de oxigênio seguido por uma queda gradual no analisador de gases. Qual é a possível explicação para esse fato?

**A.** Efeito segundo gás do óxido nitroso.

**B.** Saturação do circuito pelo desflurano.

**C.** Menor absorção sistêmica do óxido nitroso inicial.

**D.** Inibição da vasoconstrição pulmonar hipóxica pelo desflurano.

# 44. FARMACODINÂMICA DOS ANESTÉSICOS INALATÓRIOS

José Roberto Nociti

A primeira anestesia para controle da dor cirúrgica reconhecida como tal ocorreu em 16 de outubro de 1846 no Massachusetts General Hospital em Boston. O éter foi ministrado ao paciente por William T. G. Morton, e o cirurgião John Collins Warren procedeu à extirpação de tumor de glândula submandibular.[1] A história da anestesia inalatória confunde-se, portanto, com a própria história da anestesiologia.

Ao longo desses mais de 170 anos, os anestésicos inalatórios apareceram e desapareceram (ou não) da prática clínica em função do balanço entre suas propriedades farmacológicas desejáveis e indesejáveis. Assim, restaram em uso clínico na atualidade o halotano, o enflurano (ambos em declínio acentuado), o isoflurano, o sevoflurano, o desflurano, o óxido nitroso e o xenônio. As principais propriedades farmacodinâmicas desses agentes são examinadas a seguir.

## Circulação

Todos os agentes halogenados produzem depressão dose-dependente da contratilidade miocárdica, sendo o halotano e o enflurano os mais depressores. Isoflurano, desflurano e sevoflurano possuem menor efeito inotrópico negativo em relação aos dois primeiros. Os halogenados promovem diminuição da pressão arterial sistêmica de maneira dose-dependente, porém o mecanismo difere entre eles. A pressão arterial diminui com desflurano, isoflurano e sevoflurano primariamente devido à redução da resistência vascular sistêmica, ao passo que, com enflurano e sobretudo halotano, ela diminui em função da queda do débito cardíaco associada à depressão miocárdica, mantendo-se a resistência vascular sistêmica inalterada.[2-5]

A frequência cardíaca diminui com o halotano, em parte por depressão simpática central e em parte por efeito direto sobre o nódulo sinoatrial. O isoflurano e principalmente o desflurano elevam a frequência cardíaca, e isso pode dever-se a maior depressão vagal; já o sevoflurano não altera de maneira significativa a frequência cardíaca em concentrações próximas de 1 concentração alveolar mínima (CAM), porém pode elevá-la em altas concentrações, próximas de 2 CAM.[2-6]

Em concentrações utilizadas na prática clínica (50-70%), o óxido nitroso é desprovido de efeito depressor sobre o miocárdio, não altera ou diminui ligeiramente a frequência cardíaca e eleva a resistência vascular sistêmica; a pressão arterial não sofre alteração.[6]

O xenônio é praticamente isento de efeitos sobre o sistema cardiovascular, mantendo-se inalteradas a pressão arterial média e a fração de ejeção do ventrículo esquerdo, o que faz desse anestésico boa indicação no paciente com doença isquêmica coronariana e insuficiência cardíaca.[7,8] Ele é desprovido de ação sobre cadeias iônicas cardíacas, não alterando significativamente frequência cardíaca, condução atrioventricular, fluxo coronariano, extração ou consumo de oxigênio e resposta de fluxo à bradicinina.[9] Possui efeito cardioprotetor via mecanismo de pré-condicionamento, semelhante ao que ocorre com outros inalatórios, como o isoflurano e o sevoflurano.[10-12]

Em termos de arritmogenicidade, com exceção do halotano, nenhum dos anestésicos inalatórios em uso clínico predispõe ao aparecimento de extrassístoles ventriculares prematuras. Há uma importante interação entre halotano e catecolaminas (endógenas e exógenas), originando arritmias ventriculares.[6,13-15] Em crianças submetidas à cirurgia de estrabismo, a ocorrência de bradicardia ou parada sinoatrial concomitante à tração dos músculos oculares é significativamente mais frequente com o halotano do que com o sevoflurano.[16] A origem das arritmias parece ser o bloqueio dos canais de sódio (mais intenso com halotano do que com sevoflurano e isoflurano).[17] Por outro lado, os anestésicos inalatórios podem apresentar efeito antiarrítmico – o isoflurano e o sevoflurano podem suprimir complexos QRS anômalos causados pela bupivacaína.[18]

O isoflurano possui efeito vasodilatador coronariano em pacientes com coronariopatia.[19] Ele também diminui a resistência vascular sistêmica, e quando isso resulta em queda da pressão arterial, pode ocorrer redução do fluxo sanguíneo coronariano. Assim, o efeito global do anestésico sobre a circulação coronariana depende do balanço entre esses dois fatores. Na presença de doença vascular coronariana, a vasodilatação pode levar a uma redistribuição do fluxo sanguíneo coronariano, com diminuição do fluxo distal à área da estenose. Tal fenômeno foi denominado "roubo de fluxo coronariano", para definir uma situação em que o fluxo sanguíneo é desviado de áreas isquêmicas para áreas com vasculatura não comprometida. Embora o "roubo de fluxo coronariano" tenha sido demonstrado em estudos experimentais,[20] do ponto de vista clínico a diminuição do fluxo coronariano regional ocorre somente como resultado de hipotensão arterial significativa. Diversos estudos em pacientes de risco não evidenciaram isquemia miocárdica ou fenômeno de "roubo de fluxo coronariano" causados pelo isoflurano.[21-23]

Já o sevoflurano e o desflurano são vasodilatadores coronarianos bem menos potentes do que o isoflurano e não ocasionam o fenômeno de "roubo de fluxo coronariano", nem mesmo em modelos experimentais.[24,25]

## Respiração

Todos os agentes inalatórios halogenados deprimem a ventilação de maneira dose-dependente, elevam a pressão parcial arterial de dióxido de carbono ($PaCO_2$) e diminuem a resposta ventilatória à elevação da $PaCO_2$ ou à redução da pressão parcial arterial de oxigênio ($PaO_2$).[26-30] A depressão ventilatória é diminuída pela associação com o óxido nitroso, substituindo por esse agente uma fração da CAM do agente inalatório mais potente. A maior depressão ocorre com o enflurano e a menor com o sevoflurano e o halotano, ocupando o isoflurano e o desflurano uma posição intermediária.

Todos os inalatórios halogenados possuem efeito broncodilatador, de grande utilidade na anestesia do paciente com asma brônquica.[31-33] Não obstante, o isoflurano e em especial o desflurano são irritantes para as vias aéreas, particularmente durante a indução. Por outro lado, o halotano é arritmogênico, do que decorre ser o sevoflurano a melhor indicação nessa categoria de pacientes. A presença de outros depressores respiratórios, como os opioides, e o aumento da umidificação no circuito, diminuem as propriedades irritantes das vias aéreas do desflurano e do isoflurano.[34,35]

Os inalatórios diminuem a resposta vasoconstritora da circulação pulmonar à hipóxia, não havendo, nesse caso, diferença significativa entre eles.[36] Tal diminuição tem pouco ou nenhum efeito sobre a oxigenação durante ventilação monopulmonar.[37]

## Sistema nervoso central

Os inalatórios deprimem a atividade eletrencefalográfica de maneira dose-dependente, e as alterações no eletrencefalograma (EEG) podem ser utilizadas para monitorizar a profundidade da anestesia por meio dos potenciais evocados auditivos e do índice biespectral (BIS), embora ambos os métodos tenham suas limitações.[38,39]

O isoflurano e o desflurano não induzem atividade epiléptica em nenhum nível de anestesia, enquanto o enflurano e o sevoflurano podem predispor o cérebro à atividade convulsivante, especialmente em níveis profundos de anestesia (5% com o sevoflurano em estudos experimentais) ou em pacientes com patologia convulsivante preexistente.[40-42] Tal propriedade é mais acentuada com o enflurano, e a hipocapnia pode potencializar a atividade convulsivante.[42,43]

Na prática clínica, as convulsões são passíveis de ocorrência durante a indução com altas concentrações de sevoflurano (até 8%) na técnica *single breath*, que usa a inspiração mantida de um volume igual ao da capacidade vital do paciente; podem ocorrer também durante a recuperação da anestesia em adultos e em crianças epilépticas.[44,45]

Os agentes inalatórios deprimem o mecanismo de autorregulação do fluxo sanguíneo cerebral ao mesmo tempo em que reduzem o consumo de oxigênio pelo cérebro.

O halotano é potente redutor da resistência vascular cerebral, causando vasodilatação e aumento dose-dependente do fluxo sanguíneo cerebral.[46,47] Esses efeitos levam ao aumento da pressão intracraniana (PIC), que pode ser contrabalançado por hiperventilação e diminuição da $PaCO_2$ antes da instalação do anestésico. O enflurano possui efeitos similares aos do halotano sobre a circulação cerebral. Além disso, ocasiona um padrão eletrencefalográfico de atividade convulsivante, especialmente na vigência de hipocapnia, do que decorre sua contraindicação no paciente com hipertensão intracraniana ou epilepsia.

O isoflurano eleva o fluxo sanguíneo cerebral em uma proporção significativamente menor em relação ao halotano e ao enflurano, ao mesmo tempo em que diminui o metabolismo e o consumo cerebral de oxigênio. Não obstante, pode ocasionar aumento da pressão intracraniana na presença de lesões expansivas cerebrais.[48]

O sevoflurano diminui a resistência vascular cerebral, porém em uma proporção menor em comparação com o isoflurano; o mecanismo de autorregulação do fluxo sanguíneo cerebral é preservado, o consumo de oxigênio cerebral é reduzido em 50% e o fluxo sanguíneo cerebral global não se altera, mesmo na vigência de hipocapnia.[49]

Efeitos semelhantes aos do sevoflurano e do isoflurano sobre o fluxo sanguíneo cerebral ocorrem com o desflurano.[50] Na concentração de 1 CAM e com normocapnia, o desflurano diminui o fluxo sanguíneo cerebral e, em menor extensão, o consumo metabólico de oxigênio cerebral; o fluxo permanece respondendo a variações da $PaCO_2$ dentro de amplo espectro de concentrações do anestésico de 0,5 a 1,5 CAM.[51,52]

O óxido nitroso provoca elevação do consumo de oxigênio cerebral e do fluxo sanguíneo cerebral. Embora concentrações de sevoflurano entre 1,0 e 1,5 CAM quase não alterem o mecanismo de autorregulação cerebral, a adição de óxido nitroso a 1,0 CAM de sevoflurano deprime significativamente esse mecanismo e aumenta o fluxo sanguíneo cerebral.[53,54] A pressão intracraniana tende a aumentar em paralelo com o aumento do fluxo sanguíneo em pacientes com tumores cerebrais.[55]

Há evidências em estudos experimentais de que o xenônio na concentração de 75% não provoca elevação ulterior da PIC em animais com hipertensão intracraniana, sendo esta parcialmente revertida por hiperventilação, sugerindo ausência de contraindicação desse anestésico em pacientes com patologia intracraniana.[56]

## Transmissão neuromuscular

Os agentes inalatórios halogenados deprimem a transmissão neuromuscular e potencializam a ação dos bloqueadores neuromusculares adespolarizantes de maneira dose-dependente.[57] O relaxamento produzido por altas concentrações de inalatórios permite intubação traqueal, o que é particularmente importante em pacientes pediátricos.[58,59]

A potencialização do efeito dos bloqueadores neuromusculares pelos inalatórios pode resultar de efeitos pré e pós-sinápticos ou de efeitos sobre os neurônios motores na medula espinhal.[60]

Um estudo realizado com o rocurônio mostrou que o desflurano, o sevoflurano e o isoflurano potencializam a ação do bloqueador reduzindo sua $DE_{50}$ para produzir diminuição de 50% na resposta ao estímulo elétrico (*twitch*), em relação ao controle representado pela anestesia venosa total; tal efeito é mais pronunciado com o desflurano.[61]

A adição de óxido nitroso não aumenta o grau de potencialização do efeito, uma vez que ele possui mínima ou nula capacidade para produzir relaxamento muscular.[62]

A potencialização do efeito do bloqueador neuromuscular pode explicar também o tempo mais prolongado para recuperação deste efeito ao final da cirurgia quando a anestesia inclui um agente inalatório, em comparação com a anestesia venosa total.[63] Tal potencialização pode, por sua vez, proporcionar o uso de doses menores e menos frequentes do bloqueador, reduzindo custos e possivelmente efeitos residuais no pós-operatório.

## Biotransformação, fígado e rim

Os possíveis efeitos dos inalatórios sobre as funções hepática e renal são causados menos pelas suas moléculas do que pelos produtos de sua biodegradação, que ocorre primordialmente no fígado. O próprio clorofórmio, reconhecido como o primeiro halogenado hepatotóxico, devia tal ação ao seu metabólito fosgênio.[64]

Os modernos agentes halogenados possuem maior segurança, em parte pela sua resistência à biodegradação. Assim, avaliando-se a intensidade da biodegradação por meio do percentual da quantidade captada do anestésico que é recuperado sob a forma de metabólitos, têm-se as taxas aproximadas de biotransformação apresentadas na **TABELA 44.1**.[6]

**TABELA 44.1** Taxas aproximadas de biotransformação dos anestésicos inalatórios

| Anestésico | Porcentagem |
|---|---|
| Halotano | 20 |
| Enflurano | 5 |
| Sevoflurano | 3 a 5 |
| Isoflurano | 0,2 |
| Desflurano | 0,02 |

A biotransformação do halotano pela via oxidativa produz um composto, o ácido trifluoracético, capaz de formar ligações covalentes com proteínas da membrana do hepatócito, reconhecidas pelo sistema imunológico como proteínas estranhas. Assim, formam-se anticorpos que atacam as proteínas, resultando em necrose hepática maciça.[65] Essa forma de hepatite é fulminante e, quando ocorre, evolui para morte em 50 a 75% dos casos.[66]

São fatores de risco exposição prévia ao halotano, sexo feminino, tabagismo e obesidade.[66]

Existe outra via para a biotransformação do halotano que ocorre na presença de baixas pressões parciais de oxigênio (via redutiva), a qual origina os metabólitos clorodifluoretileno e clorotrifluoretano, que resultam em uma forma leve de hepatite raramente fatal.[67]

O isoflurano e o desflurano também originam ácido trifluoracético na sua biotransformação; o enflurano origina ácido difluoracético, que pode formar também ligações covalentes, apresentando reações cruzadas com o halotano. Não obstante, são raros os casos de hepatite relatados com esses agentes. As baixas taxas de biotransformação de isoflurano e desflurano, bem como a rápida eliminação do organismo no caso do desflurano, explicam esta hepatotoxicidade mínima ou ausente.[68-70]

O sevoflurano não origina ácido trifluoracético como produto de biotransformação, não sendo, portanto, suscetível de ocasionar hepatite do tipo pós-halotano. Pode ser degradado pela cal sodada originando um éter vinílico chamado de composto A, capaz de provocar lesão por uma reação direta com proteínas hepáticas em animais de experimentação, resultado que, entretanto, não se evidencia na prática clínica.[71,72] O mesmo composto A, em altas concentrações, pode originar um haleto nefrotóxico em reação catalisada por uma enzima renal, a β-liase. Esse processo, embora possua alguma evidência experimental em ratos, não se reproduz na prática clínica, talvez até porque a atividade da β-liase no homem é muito menor (8-10 vezes) do que a encontrada naqueles animais.[73]

A biotransformação do sevoflurano produz também íon fluoreto inorgânico que pode ocasionar lesão renal quando em concentrações superiores a 50 a 100 $\mu mol \cdot L^{-1}$, fato bem evidente com o metoxiflurano.[74] Entretanto, investigações clínicas não encontraram esse efeito nefrotóxico para o sevoflurano,[75] sendo possíveis duas explicações para tal diferença com o metoxiflurano.[76] A primeira reside no fato de não ser o pico de concentração do íon fluoreto a determinante da lesão renal, mas sim a duração de uma concentração elevada (área resultante no gráfico da concentração vs. tempo). Sendo o sevoflurano muito menos solúvel do que o metoxiflurano, ele é eliminado do organismo muito mais rapidamente, proporcionando menor período de tempo para a produção do íon fluoreto. A segunda explicação decorre do fato de que o metoxiflurano é metabolizado no fígado e no rim, ao passo que o sevoflurano apenas no fígado, de modo que a capacidade para provocar lesão renal pelo íon fluoreto é muito maior para o metoxiflurano, que produz concentrações renais do íon muito maiores do que o sevoflurano.

O xenônio e o óxido nitroso não sofrem biotransformação e são desprovidos de hepato e nefrotoxicidade.

## Referências


1. Bigelow HJ. Insensibility during surgical operations produced by inhalation. Boston Med Surg J. 1846;35(16):309-17.
2. Weiskopf RB, Cahalan MK, Eger EI 2nd, Yasuda N, Rampil IJ, Ionescu P, et al. Cardiovascular actions of desflurane in normocarbic volunteers. Anesth Analg. 1991;73(2):143-56.
3. Stevens WC, Cromwell TH, Halsey MJ, Eger EI 2nd, Shakespeare TF, Bahlman SH. The cardiovascular effects of a new inhalation anesthetic, Forane, in human volunteers at constant arterial carbon dioxide tension. Anesthesiology. 1971;35(1):8-16.
4. Malan TP Jr, DiNardo JA, Isner RJ, Frink EJ Jr, Goldberg M, Fenster PE, et al. Cardiovascular effects of sevoflurane compared with those of isoflurane in volunteers. Anesthesiology. 1995;83(5):918-28.
5. Eger EI 2nd, Smith NT, Stoelting RK, Cullen DJ, Kadis LB, Whitcher CE. Cardiovascular effects of halothane in man. Anesthesiology. 1970;32(5):396-409.
6. Jones RM, van Hamel C. Inhaled anaesthetics: uptake, distribution and comparative pharmacology. In: Prys-Roberts C, Brown BR, editors. International practice of anaesthesia. Oxford: Butterworth-Heinemann; 1996. V. 1, cap. 11, p. 1-25.
7. Baumert JH, Falter F, Eletr D, Hecker KE, Reyle-Hahn M, Rossaint R. Xenon anaesthesia may preserve cardiovascular function in patients with heart failure. Acta Anaesthesiol Scand. 2005;49(6):743-9.
8. Morita S, Goto T, Niimi y. Xenon produces minimal cardiac depression in patients under fentanyl-midazolam anesthesia. Anesthesiology 1996;85:A 362.
9. Stowe DF, Rehmert GC, Kwok WM, Weigt HU, Georgieff M, Bosnjak ZJ. Xenon does not alter cardiac function or major cation currents in isolated guinea pig hearts or myocytes. Anesthesiology. 2000;92(2):516-22.
10. Preckel B, Müllenheim J, Moloschavij A, Thämer V, Schlack W. Xenon administration during early reperfusion reduces infarct size after regional ischemia in the rabbit heart in vivo. Anesth Analg. 2000;91(6):1327-32.
11. Müllenheim J, Ebel D, Frässdorf J, Preckel B, Thämer V, Schlack W. Isoflurane preconditions myocardium against infarction via release of free radicals. Anesthesiology. 2002;96(4):934-40.
12. Müllenheim J, Ebel D, Bauer M, Otto F, Heinen A, Frässdorf J, et al. Sevoflurane confers additional cardioprotection after ischemic late preconditioning in rabbits. Anesthesiology. 2003;99(3):624-31.
13. Forrest JB, Cahalan MK, Rehder K, Goldsmith CH, Levy WJ, Strunin L, et al. Multicenter study of general anesthesia. II. Results. Anesthesiology. 1990;72(2):262-8.
14. Kazama T, Ikeda K. The comparative cardiovascular effects of sevoflurane with halothane and isoflurane. J Anesth. 1988;2(1):63-8.
15. Cahalan MK, Weiskopf RB, Eger EI 2nd, Yasuda N, Ionescu P, Rampil IJ, et al. Hemodynamic effects of desflurane/nitrous oxide anesthesia in volunteers. Anesth Analg. 1991;73(2):157-64.
16. Allison CE, De Lange JJ, Koole FD, Zuurmond WWA, Ros HH, van Schagen NT. A comparison of the incidence of the oculocardiac and oculorespiratory reflexes during sevoflurane or halothane anesthesia for strabismus surgery in children. Anesth Analg. 2000;90(2):306-10.
17. Weigt HU, Kwok WM, Rehmert GC, Turner LA, Bosnjak ZJ. Voltage-dependent effects of volatile anesthetics on cardiac sodium current. Anesth Analg. 1997;84(2):285-93.
18. Fukuda H, Hirabayashi Y, Shimizu R, Saitoh K, Mitsuhata H. Sevoflurane is equivalent to isoflurane for attenuating bupivacaine-induced arrhythmias and seizures in rats. Anesth Analg. 1996;83(3):570-3.
19. Reiz S, Bålfors E, Sørensen MB, Ariola S Jr, Friedman A, Truedsson H. Isoflurane--a powerful coronary vasodilator in patients with coronary artery disease. Anesthesiology. 1983;59(2):91-7.
20. Priebe HJ. Isoflurane causes more severe regional myocardial dysfunction than halothane in dogs with a critical coronary artery stenosis. Anesthesiology. 1988;69(1):72-83.
21. Novalija E, Hogan QH, Kulier AH, Turner LH, Bosnjak ZJ. Effects of desflurane, sevoflurane and halothane on postinfarction spontaneous dysrhythmias in dogs. Acta Anaesthesiol Scand. 1998;42(3):353-7.
22. Hess W, Arnold B, Schulte-Sasse U, Tarnow J. Comparison of isoflurane and halothane when used to control intraoperative hypertension in patients undergoing coronary artery bypass surgery. Anesth Analg. 1983;62(1):15-20.
23. Moffitt EA, Barker RA, Glenn JJ, Imrie DD, DelCampo C, Landymore RW, et al. Myocardial metabolism and hemodynamic responses with isoflurane anesthesia for coronary arterial surgery. Anesth Analg. 1986;65(1):53-61.
24. Hartman JC, Pagel PS, Proctor LT, Kampine JP, Schmeling WT, Warltier DC. Influence of desflurane, isoflurane and halothane on regional tissue perfusion in dogs. Can J Anaesth. 1992;39(8):877-87.
25. Hirano M, Fujigaki T, Shibata O, Sumikawa K. A comparison of coronary hemodynamics during isoflurane and sevoflurane anesthesia in dogs. Anesth Analg. 1995;80(4):651-6.
26. Munson ES, Larson CP Jr, Babad AA, Regan MJ, Buechel DR, Eger EI 2nd. The effects of halothane, fluroxene and cyclopropane on ventilation: a comparative study in man. Anesthesiology. 1966;27(6):716-28.
27. Fourcade HE, Stevens WC, Larson CP Jr, Cromwell TH, Bahlman SH, Hickey RF, et al. The ventilatory effects of Forane, a new inhaled anesthetic. Anesthesiology. 1971;35(1):26-31.
28. Calverley RK, Smith NT, Jones CW, Prys-Roberts C, Eger EI 2nd. Ventilatory and cardiovascular effects of enflurane anesthesia during spontaneous ventilation in man. Anesth Analg. 1978;57(6):610-8.
29. Doi M, Ikeda K. Respiratory effects of sevoflurane. Anesth Analg. 1987;66(3):241-4.
30. Lockhart SH, Rampil IJ, Yasuda N, Eger EI 2nd, Weiskopf RB. Depression of ventilation by desflurane in humans. Anesthesiology. 1991;74(3):484-8.
31. Mazzeo AJ, Cheng EY, Bosnjak ZJ, Coon RL, Kampine JP. Differential effects of desflurane and halothane on peripheral airway smooth muscle. Br J Anaesth. 1996;76(6):841-6.
32. Wiklund CU, Lim S, Lindsten U, Lindahl SG. Relaxation by sevoflurane, desflurane and halothane in the isolated guinea-pig trachea via inhibition of cholinergic neurotransmission. Br J Anaesth. 1999;83(3):422-9.
33. Chen X, Yamakage M, Tsujiguchi N, Kamada Y, Namiki A. Interaction between volatile anesthetics and hypoxia in porcine tracheal smooth muscle. Anesth Analg. 2000;91(4):996-1002.
34. Kong CF, Chew ST, Ip-Yam PC. Intravenous opioids reduce airway irritation during induction of anaesthesia with desflurane in adults. Br J Anaesth. 2000;85(3):364-7.
35. Wilkes AR, Hall JE, Wright E, Grundler S. The effect of humidification and smoking habit on the incidence of adverse airway events during deepening of anaesthesia with desflurane. Anaesthesia. 2000;55(7):685-9.
36. Loer SA, Scheeren TW, Tarnow J. Desflurane inhibits hypoxic pulmonary vasoconstriction in isolated rabbit lungs. Anesthesiology. 1995;83(3):552-6.
37. Pagel PS, Fu JL, Damask MC, Davis RF, Samuelson PN, Howie MB, et al. Desflurane and isoflurane produce similar alterations in systemic and pulmonary hemodynamics and arterial oxygenation in patients undergoing one-lung ventilation during thoracotomy. Anesth Analg. 1998;87(4):800-7.
38. Goto T, Nakata Y, Saito H, Ishiguro Y, Niimi Y, Morita S. The midlatency auditory evoked potentials predict responsiveness to verbal commands in patients emerging from anesthesia with xenon, isoflurane, and

sevoflurane but not with nitrous oxide. Anesthesiology. 2001;94(5):782-9.
39. Katoh T, Suzuki A, Ikeda K. Electroencephalographic derivatives as a tool for predicting the depth of sedation and anesthesia induced by sevoflurane. Anesthesiology. 1998;88(3):642-50.
40. Neigh JL, Garman JK, Harp JR. The electroencephalographic pattern during anesthesia with ethrane: effects of depth of anesthesia, PaCo2, and nitrous oxide. Anesthesiology. 1971;35(5):482-7.
41. Adachi M, Ikemoto Y, Kubo K, Takuma C. Seizurelike movements during induction of anaesthesia with sevoflurane. Br J Anaesth. 1992;68(2):214-5.
42. Osawa M, Shingu K, Murakawa M, Adachi T, Kurata J, Seo N, et al. Effects of sevoflurane on central nervous system electrical activity in cats. Anesth Analg. 1994;79(1):52-7.
43. Scheller MS, Nakakimura K, Fleischer JE, Zornow MH. Cerebral effects of sevoflurane in the dog: Comparison with isoflurane and enflurane. Br J Anaesth. 1990;65(3):388-92.
44. Hilty CA, Drummond JC. Seizure-like activity on emergence from sevoflurane anesthesia. Anesthesiology. 2000;93(5):1357-9.
45. Komatsu H, Taie S, Endo S, Fukuda K, Ueki M, Nogaya J, et al. Electrical seizures during sevoflurane anesthesia in two pediatric patients with epilepsy. Anesthesiology. 1994;81(6):1535-7.
46. Rice SA, Sbordone L, Mazze RI. Metabolism by rat hepatic microsomes of fluorinated ether anesthetics following isoniazid administration. Anesthesiology. 1980;53(6):489-93.
47. Scheller MS, Todd MM, Drummond JC. Isoflurane, halothane, and regional cerebral blood flow at various levels of PaCO2 in rabbits. Anesthesiology. 1986;64(5):598-604.
48. Grosslight K, Foster R, Colohan AR, Bedford RF. Isoflurane for neuroanesthesia: risk factors for increases in intracranial pressure. Anesthesiology. 1985;63(5):533-6.
49. Summors AC, Gupta AK, Matta BF. Dynamic cerebral autoregulation during sevoflurane anesthesia: A comparison with isoflurane. Anesth Analg. 1999;88(2):341-5.
50. Ornstein E, Young WL, Fleischer LH, Ostapkovich N. Desflurane and isoflurane have similar effects on cerebral blood flow in patients with intracranial mass lesions. Anesthesiology. 1993;79(3):498-502.
51. Mielck F, Stephan H, Buhre W, Weyland A, Sonntag H. Effects of 1 MAC desflurane on cerebral metabolism, blood flow and carbon dioxide reactivity in humans. Br J Anaesth. 1998;81(2):155-60.
52. Lutz LJ, Milde JH, Milde LN. The response of the canine cerebral circulation to hyperventilation during anesthesia with desflurane. Anesthesiology. 1991;74(3):504-7.
53. Bedforth NM, Girling KJ, Harrison JM, Mahajan RP. The effects of sevoflurane and nitrous oxide on middle cerebral artery blood flow velocity and transient hyperemic response. Anesth Analg. 1999;89(1):170-4.
54. Cho S, Fujigaki T, Uchiyama Y, Fukusaki M, Shibata O, Sumikawa K. Effects of sevoflurane with and without nitrous oxide on human cerebral circulation. Transcranial Doppler study. Anesthesiology. 1996;85(4):755-60.
55. Muñoz HR, Núñez GE, de la Fuente JE, Campos MG. The effect of nitrous oxide on jugular bulb oxygen saturation during remifentanil plus target-controlled infusion propofol or sevoflurane in patients with brain tumors. Anesth Analg. 2002;94(2):389-92, table of contents.
56. Schmidt M, Marx T, Armbruster S, Reinelt H, Schirmer U. Effect of Xenon on elevated intracranial pressure as compared with nitrous oxide and total intravenous anesthesia in pigs. Acta Anaesthesiol Scand. 2005;49(4):494-501.
57. Kelly RE, Lien CA, Savarese JJ, Belmont MR, Hartman GS, Russo JR, et al. Depression of neuromuscular function in a patient during desflurane anesthesia. Anesth Analg. 1993;76(4):868-71.
58. Inomata S, Watanabe S, Taguchi M, Okada M. End-tidal sevoflurane concentration for tracheal intubation and minimum alveolar concentration in pediatric patients. Anesthesiology. 1994;80(1):93-6.
59. Inomata S, Yamashita S, Toyooka H, Yaguchi Y, Taguchi M, Sato S. Anaesthetic induction time for tracheal intubation using sevoflurane or halothane in children. Anaesthesia. 1998;53(5):440-5.
60. Rampil IJ, King BS. Volatile anesthetics depress spinal motor neurons. Anesthesiology. 1996;85(1):129-34.
61. Taivainen T, Meretoja OA. The neuromuscular blocking effects of vecuronium during sevoflurane, halothane and balanced anaesthesia in children. Anaesthesia. 1995;50(12):1046-9.
62. Hornbein TF, Eger EI 2nd, Winter PM, Smith G, Wetstone D, Smith KH. The minimum alveolar concentration of nitrous oxide in man. Anesth Analg. 1982;61(7):553-6.
63. Suzuki T, Munakata K, Watanabe N, Katsumata N, Saeki S, Ogawa S. Augmentation of vecuronium-induced neuromuscular block during sevoflurane anaesthesia: comparison with balanced anaesthesia using propofol or midazolam. Br J Anaesth. 1999;83(3):485-7.
64. Di Consiglio E, De Angelis G, Testai E, Vittozzi L. Correlation of a specific mitochondrial phospholipid-phosgene adduct with chloroform acute toxicity. Toxicology. 2001;159(1-2):43-53.
65. Kenna JG, Satoh H, Christ DD, Pohl LR. Metabolic basis for a drug hypersensitivity: antibodies in sera from patients with halothane hepatitis recognize liver neoantigens that contain the trifluoroacetyl group derived from halothane. J Pharmacol Exp Ther. 1988;245(3):1103-9.
66. Halothane hepatitis. N Engl J Med. 980;303(19):1123-4.
67. Harper MH, Collins P, Johnson B, Eger EI 2nd, Biava C. Hepatic Injury following halothane, enflurane, and isoflurane anesthesia in rats. Anesthesiology. 1982;56(1):14-7.
68. Christ DD Satoh H, Kenna JG. Potential metabolic basis for enflurane hepatitis: apparent cross-sensitization between enflurane and halothane. Drug Metab Disp. 1988;16:135,40.
69. Njoku D, Laster MJ, Gong DH, Eger EI 2nd, Reed GF, Martin JL. Biotransformation of halothane, enflurane, isoflurane, and desflurane to trifluoroacetylated liver proteins: Association between protein acylation and hepatic injury. Anesth Analg. 1997;84(1):173-8.
70. Martin JL, Plevak DJ, Flannery KD, Charlton M, Poterucha JJ, Humphreys CE, et al. Hepatotoxicity after desflurane anesthesia. Anesthesiology. 1995;83(5):1125-9.
71. Sato N, Fujii K, Yuge O. In vivo and in vitro sevoflurane-induced lipid peroxidation in guinea-pig liver microsomes. Pharmacol Toxicol. 1994;75(6):366-70.
72. Ray DC, Bomont R, Mizushima A, Kugimiya T, Forbes Howie A, Beckett GJ. Effect of sevoflurane anaesthesia on plasma concentrations of glutathione S-transferase. Br J Anaesth. 1996;77(3):404-7.
73. Iyer RA, Anders MW. Cysteine conjugate beta-lyase-dependent biotransformation of the cysteine S-conjugates of the sevoflurane degradation product compound A in human, nonhuman primate, and rat kidney cytosol and mitochondria. Anesthesiology. 1996;85(6):1454-61.
74. Mazze RI, Trudell JR, Cousins MJ. Methoxyflurane metabolism and renal dysfunction: clinical correlation in man. Anesthesiology. 1971;35(3):247-52.
75. Higuchi H, Sumikura H, Sumita S, Arimura S, Takamatsu F, Kanno M, et al. Renal function in patients with high serum fluoride concentrations after prolonged sevoflurane anesthesia. Anesthesiology. 1995;83(3):449-58.
76. Kharasch ED, Hankins DC, Thummel KE. Human kidney methoxyflurane and sevoflurane metabolism. Intrarenal fluoride production as a possible mechanism of methoxyflurane nephrotoxicity. Anesthesiology. 1995;82(3):689-99.

## Leituras sugeridas

Rampil IJ, Lockhart SH, Eger EI 2nd, Yasuda N, Weiskopf RB, Cahalan MK. The electroencephalographic effects of desflurane in humans. Anesthesiology. 1991;74(3):434-9.

TerRiet MF, DeSouza GJ, Jacobs JS, Young D, Lewis MC, Herrington C, et al. Which is most pungent: isoflurane, sevoflurane or desflurane? Br J Anaesth. 2000;85(2):305-7.

# Questões de Provas do TSA

**44.1 (TSA/2012)** A promoção de inconsciência, amnésia, sedação e imobilidade, pelo uso clínico de anestésicos inalatórios, são efeitos:

**A.** Clínica e laboratorialmente inseparáveis, que ocorrem em sítios inespecíficos.

**B.** Decorrentes de ações sobre diferentes receptores de membrana nas estruturas filogeneticamente mais recentes.

**C.** Decorrentes de ações sobre o mesmo tipo de receptor de membrana em diferentes estruturas do sistema nervoso central.

**D.** Distintos, que invalidam o conceito de concentração alveolar mínima como parâmetro posológico para obtenção do estado anestésico.

**44.2 (TSA/2012)** O mecanismo de ação peculiar aos anestésicos inalatórios halogenados, quando comparados ao óxido nitroso e xenônio, é:

**A.** Ativação de canais $K_{2P}$.

**B.** Bloqueio de receptores NMDA.

**C.** Ativação de canais pré-sinápticos de sódio.

**D.** Modulação facilitatória de receptores GABA-A.

**44.3 (TSA/2014)** Os anestésicos inalatórios diminuem o débito urinário devido a:

**A.** Redução do débito cardíaco.

**B.** Aumento da secreção de vasopressina.

**C.** Aumento do fluxo sanguíneo medular renal.

**D.** Inibição da secreção do peptídeo natriurético atrial.

**44.4 (TSA/2016)** Recém-nascido de 18 dias e 3,1 kg, está sendo operado de hérnia inguinal bilateral volumosa. Durante a manutenção da anestesia, a fração expirada de isoflurano é de 0,8% com $O_2$ a 35%. Que característica fisiológica do recém-nascido melhor explica a adequação do plano anestésico com essa dose de isoflurano?

**A.** Função hepática imatura.

**B.** Altos níveis de progesterona.

**C.** Baixas concentrações de beta endorfina.

**D.** Aumento da permeabilidade da barreira sangue-cérebro ao anestésico.

# 45. ANESTÉSICOS VENOSOS

Gastão F. Duval Neto

O objetivo clássico da anestesiologia é a obtenção de inconsciência, analgesia e relaxamento muscular. Antigamente, isso era obtido pela administração de uma única substância inalatória, como o éter.

Na atualidade, após o desenvolvimento de novos anestésicos venosos, a anestesia tem se caracterizado pela administração de medicamentos com finalidades bem específicas, as quais são atingidas de maneira isolada. Sendo assim, o que sempre pareceu óbvio, mas nem sempre executável, tornou-se realidade com a utilização dos anestésicos venosos. Hoje, para obtenção de analgesia, administram-se analgésicos; para obtenção de hipnose, utilizam-se hipnóticos; e para obtenção de relaxamento muscular, empregam-se bloqueadores neuromusculares.

Os agentes mais usados em anestesia venosa incluem sedativos/hipnóticos, como propofol, midazolam, etomidato, metoexital e tiopental, e fármacos com atividade dissociativa, como a cetamina. A dexmedetomidina, um fármaco com atividade $\alpha_2$-agonista e intensa especificidade por esse receptor, bem maior que a da clonidina, surgiu recentemente como contribuição da pesquisa farmacológica com evidente utilidade clínica na atualidade.

O futuro reserva a possibilidade de uso de substâncias cada vez mais específicas ao seu sítio de ação, potentes, com meias-vidas curtas, rápido início de ação, poucos efeitos adversos e, sobretudo, com um perfil farmacocinético que viabilize a sua utilização por infusão contínua.

Os opioides devem ser incluídos como componentes da técnica de anestesia venosa, merecendo destaque os de uso corrente, como fentanil, sufentanil, alfentanil e o remifentanil.

Por outro lado, dois autores ligados à Universidade de Harvard, Kamen V. Vlassakov e Igor Kissin, publicaram no Trends in Pharmacological Science um trabalho intitulado Decline in the Development of New Anesthetics,[1] no qual concluem que o número de novos anestésicos aprovados para uso clínico pelo Food and Drug Administration (FDA) nos últimos 30 anos é muito menor do que o número dos aprovados nos 30 anos anteriores, e que os anestésicos investigados desde 1990 representam modificações nas estruturas químicas de medicações introduzidas em clínica anestésica há mais de 40 anos, sendo que nenhum deles apresentou real alteração no seu mecanismo de ação.

Segundo esses autores, os prováveis fatores responsáveis pelos fenômenos citados incluem:

- O mecanismo de ação dos anestésicos gerais (inalatórios e venosos), que ainda é desconhecido.
- A fraca motivação para as indústrias farmacêuticas sintetizarem novos fármacos nessa área.
- O notável progresso na segurança da administração dos anestésicos por especialistas em anestesiologia, com modernas técnicas de monitorização.[1,2]

## Farmacologia básica

O organismo humano, em termos de estudo farmacocinético dos fármacos venosos, deve ser considerado como constituído de vários pequenos compartimentos cheios de líquidos, os quais, em geral, são estudados em número de três. Assim, foram idealizados os **modelos matemáticos farmacocinéticos multicompartimentais**. Esses compartimentos são individualizados apenas para efeito de estudo, sendo hipoteticamente inter-relacionados entre si, funcionando como um sistema de vasos comunicantes.

O compartimento central (plasmático) é composto pelos órgãos que recebem maior fração do débito cardíaco – coração, rins, fígado, glândulas endócrinas, cérebro, baço e pulmões. Nesse compartimento, estão os locais de ação dos anestésicos venosos, denominados sítios efetores. O compartimento 2 é compreendido pelos músculos, e o compartimento 3, pelo tecido adiposo, sendo este menos vascularizado, mas representando o setor com a maior massa de tecido corporal, ou seja, o maior compartimento do organismo.

Esses compartimentos compartilham as substâncias que são administradas no compartimento central, em geral por meio da diferença de gradientes de concentração entre cada um deles, de tal forma que, quando a concentração de um compartimento aumenta, o fármaco é distribuído aos demais. Embora o trânsito seja livre de um para o outro, existem constantes de velocidade e de tempo de distribuição entre eles. As referidas constantes são denominadas k e $k_{e0}$, com suas constantes de tempo $t_{½}k$ e $t_{½}k_{e0}$, como discutido adiante.[3]

Quando se administra um fármaco venoso, isso é feito dentro do compartimento central. Uma vez em circulação plasmática, o fármaco é diluído pelo conteúdo desse compartimento, gerando uma concentração da substância. Quanto maior o volume do compartimento, menor a concentração obtida, já que a diluição será mais intensa e vice-versa (FIG. 45.1).[4]

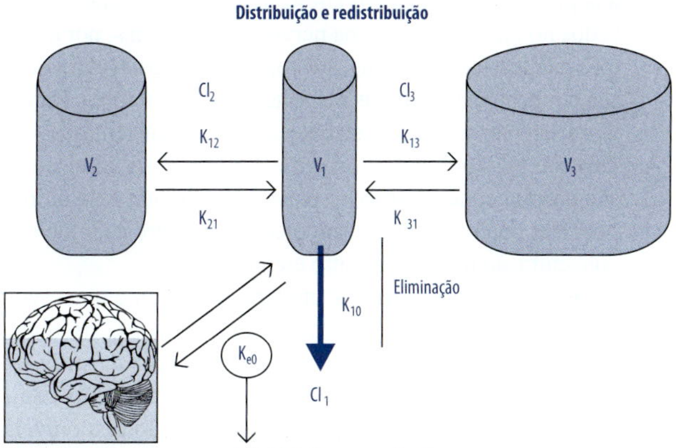


**FIGURA 45.1** Modelo farmacocinético tricompartimental: processo de distribuição, redistribuição e eliminação dos anestésicos venosos.

A farmacocinética engloba todos os fatores envolvidos na relação temporal entre a administração do fármaco e sua concentração no sítio de sua ação (biofase). Essa disciplina concentra o estudo de todas aquelas constantes de transferência das substâncias de um compartimento do organismo para outro. Por exemplo, a determinação do valor de $k_{12}$ determina com que velocidade o fármaco venoso passa do compartimento 1 para o 2 e assim por diante. Mais detalhes são discutidos a seguir. Esses valores estão disponíveis no Capítulo 46, Anestesia venosa.

De acordo com a definição dada, a farmacocinética estuda ainda o metabolismo dos fármacos, estabelecendo suas taxas de depuração (Cl, do inglês *clearance*) e volumes de distribuição (Vd). O volume de distribuição de uma substância está correlacionado com o conteúdo dela no compartimento considerado.

A farmacodinâmica quantifica a relação entre a concentração do fármaco no sítio de ação (biofase – sítio efetor) e o seu efeito específico. Portanto, é ela quem determina e quantifica a atividade farmacológica resultante da administração de uma substância, como, por exemplo, a intensidade da depressão sensorial após a administração de um hipnótico, a repercussão hemodinâmica após a administração de um opioide, etc.

É fundamental ressaltar que os dois parâmetros, farmacocinéticos e farmacodinâmicos, estabelecem relações temporais de ação, ou seja, são ambos dependentes do tempo. O entendimento dessa relação mostra-se relevante em várias situações clínicas, como no momento de compreensão da importância da administração lenta de todos os anestésicos venosos para obtenção de efeitos mais fisiológicos, principalmente no paciente idoso. Outro exemplo clínico da importância desse tipo de relação é a tentativa de abortar superficializações anestésicas não previstas, com todas as suas consequências hemodinâmicas, mediante administração de fármacos com curto tempo de acesso ao sistema nervoso central (sítio efetor) ($t_{½}k_{e0}$).

Embora os conceitos tradicionais de cinética e dinâmica sejam filosoficamente atraentes, representam uma situação ideal, que não pode ser aplicada no estudo farmacológico dos fármacos venosos quando administrados à espécie humana. Isso se deve a dois fatores:

1) O sítio primário ou os sítios de ação hipnótica/sedativa, analgésica e amnésica dos anestésicos venosos estão localizados no interior do sistema nervoso central, mas, por questões técnicas e conceituais, até hoje não foi possível medir a sua concentração em seus respectivos sítios efetores. Entretanto, está amplamente estabelecido que a concentração do fármaco no sítio efetor está em equilíbrio constante com a sua própria concentração no plasma, sendo que essa última pode ser quantificada, servindo como uma projeção de sua concentração no referido sítio efetor.

   Os farmacocineticistas modernos fundamentam seus estudos em modelos analógicos matemáticos, os quais são introduzidos em programas de simulação de infusão. Vários desses modelos matemáticos de simulação computadorizada para fármacos específicos estão disponíveis atualmente.

   Podem-se citar, para o propofol, os modelos Tackley (peso proporcional), Marsh (Diprifusor®), Dick & Shafer (peso e idade ajustados) e Gepts (dose peso-ajustada); para o midazolam, os modelos Greenblatt (dose peso-ajustada) e Buher (não peso-ajustada); para o fentanil, Hug (não peso-ajustada) e Scott (não peso-ajustada); e para o alfentanil, podem-se mencionar os modelos Scott (não peso-ajustada), Maitre (peso-ajustada), Hudson (peso-ajustada), Goresky (< 1 ano), Goresky (1-18 anos) e Shafer (superfície corporal ajustada). Por fim, para o sufentanil, podem-se citar os modelos Hudson (peso-ajustada) e Bovill (peso-ajustada).

   Com esses modelos, a digitação de dados como peso, idade, sexo, estado físico conforme a American Society of Anesthesiologists (ASA), etc. resulta em simulações, em tempo real, das concentrações plasmáticas e dentro do sítio efetor (receptor ou biofase) de forma bastante fidedigna.

   Um exemplo desse modelo é a bomba de infusão alvo-controlada para o propofol (Diprifusor®), que incorpora o modelo farmacocinético descrito por Marsh, o qual, por meio da integração de todas as variáveis farmacocinéticas recém-citadas, infere a concentração no sítio efetor que está sendo obtida, além da sua concentração plasmática (ver detalhes no Cap. 46, Anestesia venosa).

2) Está estabelecido cientificamente que apenas as moléculas dos fármacos não ligadas às proteínas plasmáticas ou a outros sítios de ligação não específicos podem atingir os sítios efetores. Por outro lado, a concentração de fármaco livre somente é dosada em situações experimentais, dentro do estudo da farmacocinética básica dos anestésicos venosos. Até o momento, as informações não são suficientemente conclusivas para que se forme um julgamento sobre o possível significado da medida da concentração de fármaco livre nos estudos de quantificação cinética ou dinâmica dos anestésicos venosos utilizados em clínica anestesiológica. Como consequência, a maior parte do conhecimento atual sobre a farmacocinética desse grupo de fármacos tem sido derivada da caracterização da relação temporal entre administração venosa do fármaco e sua concentração plasmática total (ligada e livre).[4-7]

Atualmente, os estudos de farmacodinâmica clínica podem ser analisados pela relação entre a concentração plasmática dosada do fármaco e a avaliação de um de seus efeitos farmacodinâmicos específicos, como a avaliação eletrencefalográfica por meio do estudo das suas derivadas, como faz o índice biespectral (BIS), o potencial evocado somatossensitivo ou a eletromiografia (EMG). É importante salientar que, no caso dos anestésicos venosos, as conceituações recém-descritas têm-se mostrado adequadas para a orientação de sua administração em anestesia clínica.

Embora a proposta deste capítulo seja discutir a farmacologia dos anestésicos venosos de maneira individualizada, é importante introduzir alguns conceitos farmacológicos que facilitem o entendimento do anestesiologista clínico no que se refere à sua infusão contínua.[5]

O primeiro conceito é o de **tempo de equilíbrio** ($k_{e0}$), que é o tempo decorrido entre a administração do fármaco por via venosa e seu efeito máximo terapêutico no sítio efetor. Esse parâmetro é uma determinante da dose necessária para indução anestésica. Idealmente, o $k_{e0}$ deve ser o mais rápido possível, fazendo os efeitos da dose inicial aparecerem logo após a administração do fármaco, evitando a possibilidade da administração de doses subsequentes por interpretação errada de que a primeira dose foi insuficiente, o que pode resultar em superdose, com os seus indesejáveis efeitos adversos.

Alguns anestésicos venosos, com exceção do fentanil, sufentanil, etomidato, midazolam e da cetamina, possuem um rápido $k_{e0}$, que gira em torno de 1 minuto. Esse tempo pode ser influenciado pela velocidade de injeção, fato que se torna importante na comparação entre os trabalhos científicos clínicos que avaliam o início de ação dos fármacos.

A **TABELA 45.1** e as **FIGURAS 45.2, 45.3 E 45.4** caracterizam a velocidade de acesso dos anestésicos venosos ao seu sítio efetor no sistema nervoso central, dentro do compartimento 1 ($V_1$). Essas ilustrações evidenciam o tempo em que um anestésico venoso atinge a sua concentração efetiva máxima no sítio efetor (efeito máximo) após a sua administração venosa. Sendo assim, elas informam clinicamente o momento exato da injeção em bólus do fármaco para a obtenção de seu efeito máximo no período desejado. Por exemplo, o remifentanil, o alfentanil e o propofol são fármacos que estão indicados para procedimentos de curta duração (intubação traqueal, endoscopias, reduções de fraturas), com recuperação rápida, bem como para abortar com

**TABELA 45.1** $t_{1/2}k_{e0}$ e tempo do pico máximo de efeito*

| Fármaco | Pico máximo de efeito (min) | $t_{½}k_{e0}$ (min) |
|---|---|---|
| Fentanil | 3,6 | 4,7 |
| Alfentanil | 1,4 | 0,9 |
| Sufentanil | 5,6 | 3 |
| Remifentanil | 1,5 | 1 |
| Propofol | 2,2 | 2,4 |
| Tiopental | 1,7 | 1,5 |
| Midazolam | 2,8 | 4 |
| Etomidato | 2 | 1,5 |

*Após dose em bólus.

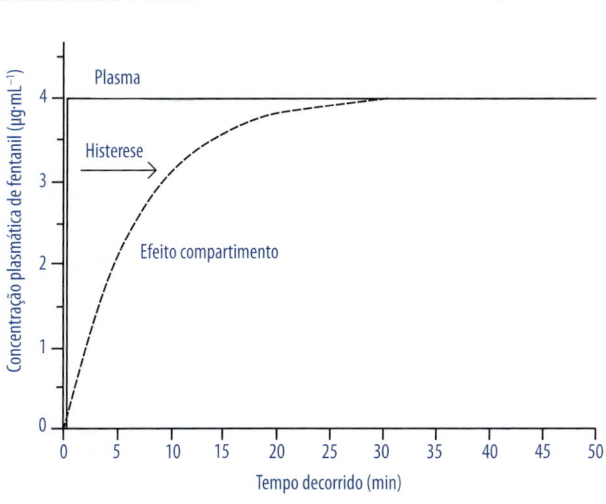


**FIGURA 45.2** Simulação da elevação da concentração de fentanil no sítio efetor durante uma infusão alvo-controlada, mantendo a concentração plasmática constante.
*Fonte: Adaptada de Fragen.*[8]

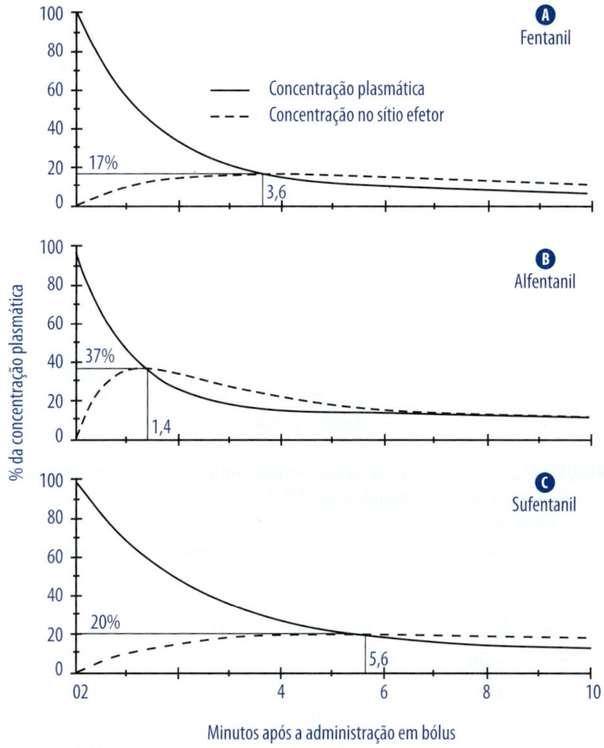


**FIGURA 45.3** Relação entre a concentração plasmática e a concentração no sítio efetor de opioides após a injeção em bólus.
*Fonte: Adaptada de Shafer e Varvel.*[5]

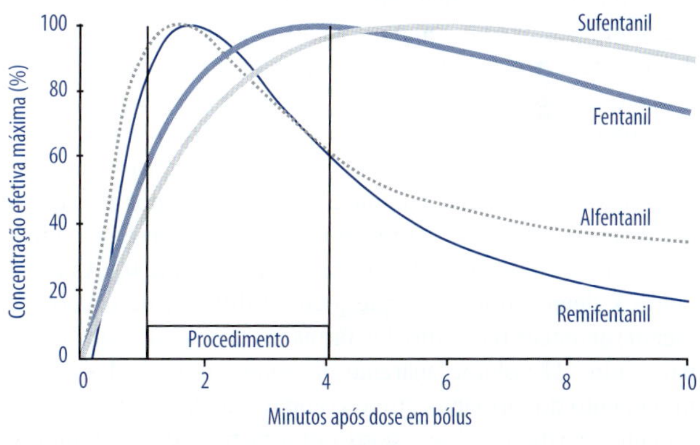


**FIGURA 45.4** Simulação em modelo farmacocinético. Concentração do opioide no sítio efetor após a administração de dose em bólus.

rapidez os distúrbios hemodinâmicos secundários à superficialização inesperada da anestesia ou por elevação da intensidade dos estímulos cirúrgicos nociceptivos ou reflexógenos.[4-7,9,10]

O equilíbrio entre a concentração sanguínea arterial da substância e no seu sítio efetor (biofase) é caracterizado pelo parâmetro farmacocinético/farmacodinâmico $t_{½}k_{e0}$, como visto antes, sendo essa relação aferida por meio do estudo concomitante da concentração plasmática e da repercussão eletrencefalográfica **(FIG. 45.5)**.

O segundo conceito é o de **meia-vida contexto-sensível** (*context-sensitive half-time*). O conceito de meia-vida de eliminação ($t_{½}\beta$) de um fármaco é caracterizado como uma

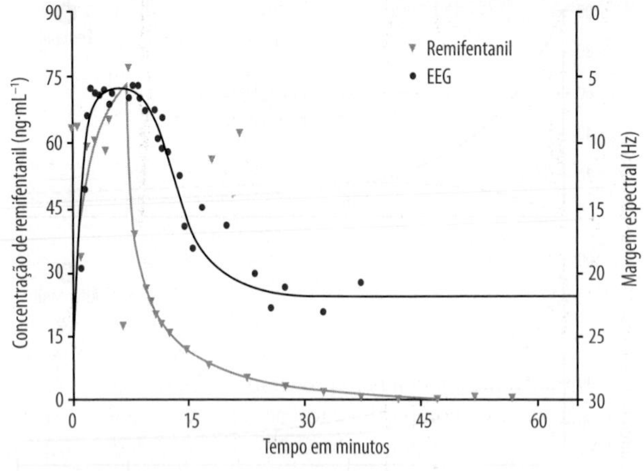


**FIGURA 45.5** Representação da relação temporal entre concentração plasmática do opioide e o seu efeito farmacodinâmico (EEG).
*Fonte: Adaptada de Egane colaboradores.*[11]

propriedade intrínseca dos modelos farmacocinéticos monocompartimentais. A meia-vida é muito útil para prever a concentração plasmática de um fármaco quando sua farmacocinética pode ser descrita em um modelo monocompartimental.

No entanto, infelizmente o conceito de **meia-vida de eliminação** não se enquadra, de maneira matemática, quando é necessário computar as meias-vidas de eliminação de múltiplos compartimentos, como ocorre na realidade clínica. O organismo dos pacientes que recebem os anestésicos venosos é considerado um sistema multicompartimental (VER FIG. 45.1).

No modelo tricompartimental, as moléculas dos fármacos são administradas no compartimento 1, podendo mover-se de maneira reversível (bidirecional) entre os compartimentos 1 e 2, sob o controle das constantes (velocidade) $k_{12}$ e $k_{21}$, e entre 1 e 3, sob o controle das constantes $k_{13}$ e $k_{31}$, até que elas sejam removidas de forma irreversível do compartimento 1, em uma velocidade determinada por outra constante, $k_{10}$ (por uma questão de convenção, todo fármaco metabolizado ou excretado é considerado como presente em um compartimento 0). As constantes k demonstram com que grau de dificuldade (maior ou menor) acontece o trânsito dos fármacos de um compartimento para outro. O volume aparente do compartimento 1 é $V_1$. O movimento do fármaco entre o compartimento 1 e os compartimentos periféricos 2 e 3 constitui a distribuição; a remoção do fármaco do compartimento 1 pela via $k_{10}$ é a eliminação (VER FIG. 45.1). A concentração do fármaco em cada um dos compartimentos é considerada homogênea.

É importante salientar que os modelos farmacocinéticos são estruturas idealizadas para descrever e prever a concentração plasmática de um fármaco, mas não oferecem nenhum outro conhecimento dentro da realidade anatômica ou fisiológica do organismo humano. A observação do processo representado pelo modelo tricompartimental promove a base para o entendimento dos princípios farmacocinéticos utilizados durante a infusão contínua de anestésicos venosos.

Deve-se partir da premissa de que uma situação de equilíbrio na concentração do fármaco em cada compartimento do organismo será atingida ao final de uma infusão infinitamente longa, sendo esta a interpretação válida para os modelos farmacocinéticos multicompartimentais. Com esse entendimento, os valores para os volumes aparentes dos compartimentos periféricos, $V_2$ e $V_3$, podem ser fixados, e o volume total, VT, pode ser definido como $VT = V_1 + V_2 + V_3$. Os volumes dos compartimentos são chamados de aparentes, pois não representam espaços físicos (orgânicos); eles meramente fornecem uma constante de proporcionalidade para explicar a relação entre a medida da concentração plasmática do fármaco e a concentração de fármaco administrada.

Atribuindo valores de volume para cada um dos compartimentos, a concentração do fármaco em cada um deles pode ser definida como a sua quantidade no compartimento dividida pelo seu volume. O movimento do fármaco, nesse tipo de modelo farmacocinético, pode ser considerado como um fluxo dependente do gradiente de concentração, em que a velocidade de transferência, de um compartimento para outro, é dependente das constantes k. De maneira similar, a velocidade com a qual o fármaco é removido do compartimento central, na unidade de tempo, é diretamente proporcional à quantidade desse fármaco nesse compartimento em cada unidade de tempo, em que $k_{10}$ é a constante de proporcionalidade.

A depuração do compartimento central, $Cl_1$, é $V_1 \cdot K_{10}$.

A determinação seriada das concentrações plasmáticas de um anestésico venoso após sua administração em bólus resulta na plotagem de uma curva com queda da concentração de forma exponencial em relação ao tempo (VER FIG. 45.4). Como foi comentado, o volume de distribuição (Vd) e as constantes de tempo (k) definem a velocidade de transferência da substância nos vários compartimentos do organismo, inclusive a velocidade de sua eliminação definitiva.

A interrupção da infusão contínua de anestésicos venosos resulta em um lento declínio da sua concentração plasmática (comparado com a curva de declínio de sua administração em bólus), devido principalmente à sua distribuição e redistribuição, sendo sua eliminação metabólica primária um processo de menor importância. O referido declínio está diretamente relacionado ao tempo de infusão. As FIGURAS 45.6 E 45.7 evidenciam que a meia-vida contexto-sensível de um fármaco não é um número constante, ficando este na dependência do tempo de infusão. A duração da infusão é o contexto.

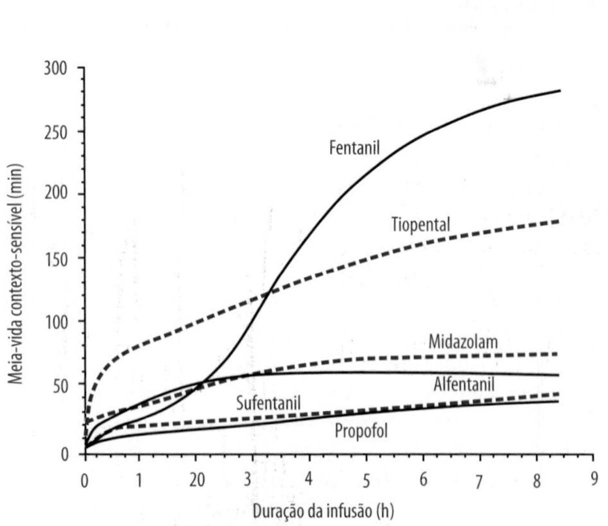


**FIGURA 45.6** Meia-vida contexto-sensível em função do tempo de infusão de seis anestésicos venosos.
*Fonte: Adaptada de Hughes e colaboradores.*[4]

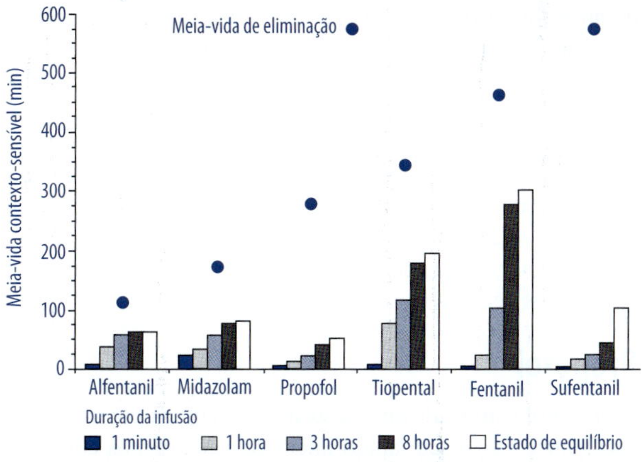


**FIGURA 45.7** Modelo farmacocinético: comparação entre a meia-vida contexto-sensível e a meia-vida de eliminação dos anestésicos venosos durante diversos períodos de tempo de infusão.
*Fonte: Adaptada de Hughes e colaboradores.*[4]

As estratégias propostas para regulação das dosagens de substâncias utilizadas em infusão contínua durante anestesia venosa têm como objetivo principal o de titular sua infusão para obtenção de seus efeitos clínicos desejáveis e, de maneira simultânea, evitar ou minimizar os seus efeitos colaterais, isto é, evitar os "picos e vales" da concentração plasmática dos anestésicos venosos.

Alguns dos anestésicos venosos (hipnóticos ou opioides), como propofol, alfentanil e remifentanil, são caracterizados por uma estreita relação entre a sua concentração plasmática e o seu efeito expresso por uma curta meia-vida de equilíbrio ($t_{½} = k_{e0}$), sendo o $k_{e0}$ uma constante de velocidade que determina o momento de equilíbrio. Assim, a administração dessas substâncias pode ser bastante fidedigna quando a sua dosagem é baseada na concentração plasmática. Entretanto, para a manutenção de uma concentração plasmática constante, torna-se essencial considerar a distribuição constante e contínua da substância pelos compartimentos 2 e 3, além do processo de eliminação. Usando os parâmetros farmacocinéticos expostos (ver Apêndice no Cap. 46, Anestesia venosa), os quais descrevem especificamente o comportamento de cada uma das substâncias utilizadas em anestesia venosa, é possível calcular a dose e a velocidade de infusão necessárias para a obtenção e manutenção das suas concentrações plasmáticas específicas ($C_{SE}$).

Para que se obtenha uma condição de equilíbrio, a depuração (Cl, do inglês *clearance*) da substância tem de ser considerada, o que resulta em uma velocidade de infusão para atingir o equilíbrio ($VI_{SE}$) = $Cl{\cdot}C_{SE}$. Por outro lado, para que se atinja essa concentração, um conhecimento adicional também deve ser considerado, o volume do compartimento central $V_1$, para realizar o cálculo da dose inicial em bólus a ser administrada ($V_1{\cdot}C_{SE}$). A simples combinação entre uma dose em bólus inicial e uma infusão contínua para manutenção não garante, de maneira segura, uma concentração plasmática estável da substância durante todo o tempo de sua administração.

Considerando que, para a maioria dos agentes venosos, os processos de distribuição e eliminação não são lineares, o comportamento da sua concentração plasmática em função do tempo ($C_t$) é mais bem explicado por um modelo farmacocinético multicompartimental ($C_t = Ae^{-\alpha t} + Be^{\beta t} + Ce^{-\alpha t}$), onde os diferentes componentes das funções exponenciais são valorizados em cada fase da cinética (rápida, intermediária e lenta). É óbvio que o cálculo da velocidade de infusão para manter uma determinada concentração-alvo inserida nesse contexto parece mais complexo.

Como já descrito, para a previsão da concentração plasmática do fármaco e o cálculo da velocidade de sua infusão, é necessário o exercício em um modelo matemático farmacocinético multicompartimental. Nesse tipo de modelo, o anestésico venoso é diluído no volume central de distribuição ($V_C$ ou $V_1$). Além disso, a manutenção da infusão deverá ser suficiente para compensar a perda pela depuração e a perda transitória de concentração plasmática pelo processo de distribuição e redistribuição para os compartimentos periféricos, a qual é governada pelo tempo ou pelas constantes de velocidade, $k_{12}$, $k_{21}$, $k_{13}$ e $k_{31}$. É importante salientar que o processo de distribuição contribui mais intensamente para a perda de concentração da substância do sítio efetor (superficialização da anestesia) do que o processo de eliminação, sobremaneira na fase de indução anestésica.

Essas considerações farmacocinéticas devem ser valorizadas como bases científicas no desenvolvimento de esquemas de infusão alvo-controlada para anestésicos venosos.

Embora a meia-vida de eliminação ($t_{½}\beta$) seja uma variável farmacocinética específica para um determinado fármaco, a qual teoricamente representa o tempo necessário para que a sua concentração no organismo reduza-se à metade (50%), ela não permite uma avaliação clínica das características de queda da concentração plasmática desse fármaco, quando a sua infusão é contínua, pois a $t_{½}\beta$ é uma variável que descreve somente o decréscimo da sua concentração no compartimento central durante a fase de eliminação (modelos monocompartimentais).

O grupo de Hughes e colaboradores[4] corrigiu esse problema introduzindo o conceito de meia-vida contexto-sensível (*context-sensitive half-time*), que é o tempo necessário para a concentração do fármaco, no compartimento central, diminuir em 50% (*half-time*) após o término de um regime específico de infusão (p. ex., BET [bólus, eliminação, transferência]), programado para manter uma concentração plasmática desejada constante por um período de tempo (*context*).[5]

Simulações computadorizadas baseadas em modelos farmacocinéticos de distribuição e eliminação de substâncias bem estabelecidos (tricompartimentais) evidenciaram a inadequação dos conceitos tradicionais de meia-vida de eliminação ($t_{½}\beta$). Por meio dessas simulações, foi possível quantificar a relação entre a duração da infusão de um anestésico venoso e o tempo necessário para a queda da sua concentração no seu sítio efetor (biofase) após a interrupção da infusão ou após a administração em bólus, e consequentemente o tempo necessário para a recuperação da atividade farmacológica. Esse tipo de informação não é fornecido pela $t_{½}\beta$, o que resulta em pouca utilidade clínica deste parâmetro farmacocinético convencional.

A **FIGURA 45.8** evidencia a pobre correlação entre os dois parâmetros em pauta, isto é, a simulação do comportamento farmacocinético de seis anestésicos venosos mostra que o tempo necessário para diminuir em 50% a sua concentração plasmática após a infusão contínua por um período de tempo conhecido é totalmente diferente das suas respectivas meias-vidas de eliminação. Esses resultados simulados mostram a pouca utilidade clínica dos valores da meia-vida de eliminação durante anestesia venosa com infusão contínua de fármacos.[8,12-14]

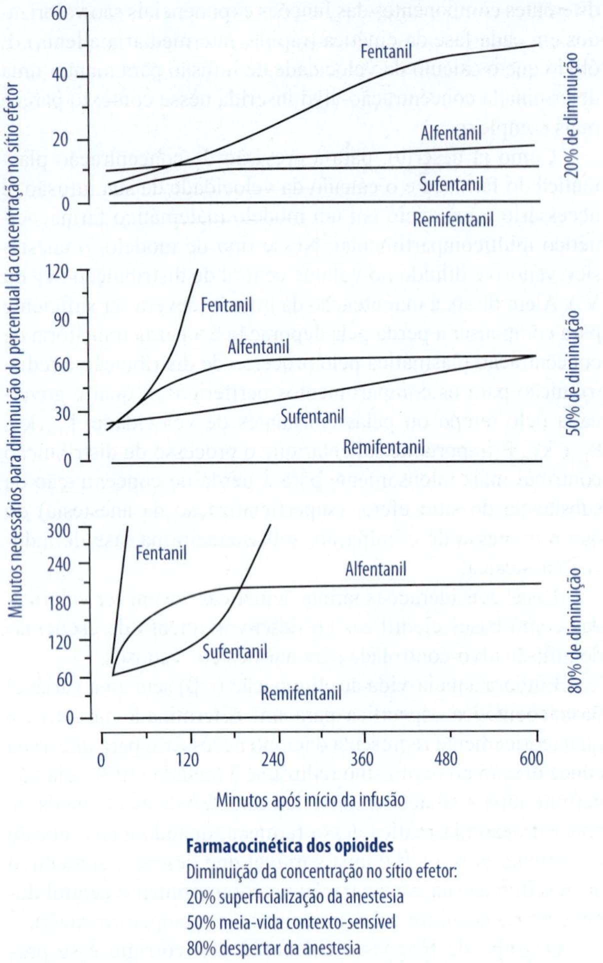


**FIGURA 45.8** Espaço de tempo contexto-sensível necessário para a diminuição da concentração de anestésicos venosos no sítio efetor, em 80, 50 e 20%, durante diferentes períodos de infusão contínua.
*Fonte: Shafer.*[15]

Estudos recentes que compararam a meia-vida contexto-sensível, calculada por um modelo farmacocinético multicompartimental simulado em situação de equilíbrio de todos os compartimentos, com a meia-vida de eliminação da maioria dos anestésicos venosos utilizados em clínica identificaram a ausência de correlação entre essas duas variáveis farmacocinéticas. Eles enfatizaram a falta de utilidade da meia-vida de eliminação em relação à sua aplicabilidade clínica durante infusão contínua de fármacos, pois a situação real é mais bem representada pela cinética policompartimental (ver Cap. 46, Anestesia venosa).

Muitos estudos têm sido publicados evidenciando a importância clínica da meia-vida contexto-sensível. Vários grupos de estudiosos da farmacocinética dos anestésicos venosos (hipnóticos e opioides) tentam mostrar a forma de curva que representa a elevação, a estabilização e a queda na sua concentração plasmática e no seu sítio efetor, durante a sua administração em bólus ou por infusão contínua.

Um exemplo da importância clínica do conhecimento da meia-vida contexto-sensível é o propofol, que pode ser administrado por infusão contínua pelo período de 1 hora – uma dose de indução de 2 $mg{\cdot}kg^{-1}$ seguida de uma infusão contínua clássica de propofol de 10, 8 e 6 $mg{\cdot}kg^{-1}{\cdot}h^{-1}$ – e que resultará em uma concentração plasmática em torno de 3,5 $\mu g{\cdot}mL^{-1}$. O despertar do paciente acontece com concentrações plasmáticas de propofol ao redor de 1,8 $\mu g{\cdot}mL^{-1}$, isto é, 50% de diminuição da concentração mantida durante o procedimento cirúrgico. A meia-vida contexto-sensível para o propofol após 1 hora de infusão é de 10 a 15 minutos, muito diferente de sua meia-vida de eliminação, que é de 250 a 300 minutos **(VER FIG. 45.8)**.[5,6,8,9,12,16-20]

A seguir, é apresentada a farmacologia específica dos anestésicos venosos.

# Propofol

O propofol é utilizado em anestesiologia clínica por muitas razões, entre elas o seu rápido início de ação, efeitos colaterais mínimos, estabilidade hemodinâmica e, em algumas situações, potencial atividade antiemética. O propofol é o anestésico venoso que tem o perfil farmacológico mais adaptado à administração por infusão contínua.[6-9,12,13]

## Características físico-químicas

O propofol (2,3-di-isopropilfenol) é um alcalifenol com propriedades hipnóticas. Esse grupo farmacológico é composto de substâncias insolúveis em solução aquosa, porém altamente lipossolúveis em temperatura ambiente. O propofol é preparado em solução a 1% em emulsão leitosa branca, que é constituída de 10% de óleo de soja, 2,25% de glicerol e 1,2% de fosfato purificado de ovos.

Essa solução tem pH de 7, sendo discretamente viscosa, estável à luz solar e à temperatura ambiente, podendo ser diluída em solução glicosada a 5% ou salina a 0,9%. Os pacientes alérgicos a ovos não são necessariamente alérgicos ao propofol, porque esse tipo de reação costuma estar relacionado com a fração albumina do ovo.

O propofol não contém substâncias bactericidas nem bacteriostáticas em sua composição, devendo ser usado apenas individualmente. Hoje, algumas preparações comerciais estão disponibilizando o propofol com o conservante edetato dissódico.

É de grande importância a atenção no manuseio da aspiração do fármaco da ampola, manobra que deve ser realizada com o máximo de cuidado no que se refere à antissepsia do procedimento. A manipulação imprópria do propofol na seringa ou a sua utilização em múltiplos pacientes podem ser a causa de infecções e bacteriemias graves. O local de enchimento nas seringas das bombas de infusão pode ser uma fonte de contaminação (*stopcock*).

Hoje estão disponíveis apresentações de 50 mL em seringas que contêm um sinalizador que pode ser identificado por uma bomba de infusão específica para realização de infusões cujo alvo é a concentração plasmática desejada, e não uma dose de infusão calculada em $mg{\cdot}kg^{-1}{\cdot}h^{-1}$. Essas bombas de infusão identificam a substância que está dentro da seringa (propofol), bem como a sua concentração em $mg{\cdot}mL^{-1}$ (10 $mg{\cdot}mL^{-1}$). Essa preparação tem sido fornecida com conservante.

## Mecanismo de ação

O exato mecanismo de ação dos anestésicos em geral e dos anestésicos venosos em particular permanece não totalmente compreendido. Entretanto, muito tem sido estudado e pesquisado para elucidar o sítio de ação no nível molecular. Vários trabalhos têm sugerido que uma inibição da neurotransmissão de atividade excitatória e uma ativação da neurotransmissão inibitória são possíveis mecanismos de ação desse grupo de anestésicos.

Estudos realizados em modelos experimentais com fragmentos de tecido cerebrocortical de ratos mostram que o tiopental e o propofol produzem inibição da liberação de glutamato, dependente de potássio mediante ativação de receptores do ácido γ-aminobutírico (GABA). Esse dado sugere que o estado de anestesia resulta de uma interação entre a transmissão glutamatérgica e a liberação de GABA.

Alguns estudos mais detalhados sobre o mecanismo de ação dos anestésicos venosos demonstram que a ativação do receptor gabaérgico ocorre em duas etapas distintas. Primeiramente, o agonista se liga ao receptor; mais tarde, em uma segunda etapa, o transforma na conformação aberta, que é conseguida quando o complexo agonista-receptor sofre o processo de isomerização.

Utilizando a técnica *patch-clamp* em células sanguíneas, a literatura tem mostrado que, no caso do propofol, há um efeito predominantemente facilitador do portão do canal. Por outro lado, o midazolam tem evidenciado uma atividade que eleva a intensidade da ligação do agonista pelo receptor.

Outro tipo de mecanismo tem sido proposto para o fenômeno da geração de inconsciência produzida pelos anestésicos venosos, ou seja, por alteração da transmissão colinérgica no sistema nervoso central. Esse fato tem sido evidenciado pelo conhecido poder sedativo da escopolamina, a qual, se administrada em doses elevadas, pode gerar inconsciência, semelhante à situação de uma síndrome anticolinérgica.

Outros grupos de pesquisadores sugerem que o propofol também atue pela inibição da atividade dos receptores colinérgicos. Experiências clínicas nas quais esse fármaco foi administrado em infusão contínua até a obtenção de um estado de inconsciência, cuja monitorização foi realizada com potenciais evocados auditivos e com BIS, evidenciaram que a administração em bólus de fisostigmina resulta em retorno ao nível de consciência total dos pacientes submetidos a esse tipo de situação.

As experiências com escopolamina administrada em associação com propofol mostraram que os pacientes permaneceram inconscientes após a administração da fisostigmina. Esse fato sugere que o mecanismo de ação do primeiro fármaco não está totalmente explicado pela depressão da via colinérgica.[21]

Outras experiências clínicas realizadas em pacientes sedados com infusão contínua de midazolam, visando à observação das alterações eletrencefalográficas (ondas α) produzidas pela administração de fisostigmina, em comparação com a administração de flumazenil e placebo, mostraram que a fisostigmina causou elevação estatisticamente significativa na intensidade de onda eletrencefalográfica α e diminuiu o tempo necessário para o despertar quando comparada com placebo.[14,16]

## Farmacocinética

O propofol pode ser comparado ao tiopental no que se refere aos aspectos farmacocinéticos, como mostra a **TABELA 45.2**.

### Tempo de equilíbrio entre a concentração no plasma e no sítio efetor

A $t_{½}k_{e0}$ do propofol é de 2,6 minutos, o que faz o seu equilíbrio entre a concentração plasmática e no sítio efetor ocorrer de forma relativamente lenta. Conforme definição farmacológica, uma substância alcança o seu equilíbrio entre esses dois compartimentos quando completa 4,32 vezes a sua $t_{½}k_{e0}$. Assim, no caso do propofol, esse tempo está situado entre 8 e 10 minutos sempre que o método de infusão tiver como alvo uma dada concentração plasmática. Quando altas doses são administradas rapidamente, a exemplo de quando se injetam doses de 2 a 2,5 mg·kg$^{-1}$ em bólus, esse tempo é diminuído para menos da metade, pois as concentrações plasmáticas obtidas com doses como as citadas resultam em concentrações plasmáticas entre 10 e 12 µg·mL$^{-1}$ (3-4 vezes maiores do que o necessário para a perda da consciência em 50% dos pacientes).

**TABELA 45.2** Comparação entre os parâmetros farmacocinéticos

| Variável | Propofol | Tiopental |
|---|---|---|
| Meia-vida de eliminação (h) | 6,3 | 12,7 |
| Volume de distribuição (L) | 530 | 190 |
| Depuração metabólica (L·min$^{-1}$) | 1,7 | 0,2 |
| Depuração compartimental (L·min$^{-1}$) | | |
| Compartimento rápido | 1,7 | 2,6 |
| Compartimento lento | 2,1 | 0,6 |
| Depuração total (L·min$^{-1}$) (metabólico + compartimental) | 5,5 | 3,4 |

Quando o propofol é comparado ao tiopental, nota-se que esse último apresenta uma $t_{½}k_{e0}$ de 1,17 minuto, sendo, portanto, mais rápido que o propofol para igualar as suas concentrações no plasma e no sítio efetor.

Sendo a $t_{½}k_{e0}$ uma variável de tempo, ela tem a sua correlação com uma constante de velocidade chamada $k_{e0}$, a qual determina a rapidez com que o fármaco sai do compartimento central e penetra no sítio efetor. Portanto, por meio da alteração dessa velocidade, é possível determinar o tempo de pico de ação de uma substância. Alguns modelos farmacocinéticos do propofol alteram o $k_{e0}$ para obter tempos de pico de ação mais rápidos – um exemplo é o modelo de Schnider, cuja $t_{½}k_{e0}$ descrita é de 1,8 minuto, ou seja, mais rápido que o modelo de Marsh, descrito adiante.

É importante ressaltar que o equilíbrio entre as concentrações no plasma e no sítio efetor, para ambos os modelos, ocorrerá em tempos diferentes. Para o modelo de Schnider, sendo a $t_{½}k_{e0}$ de 1,8 minuto, esse tempo fica em torno de 7 a 8 minutos. Para o modelo de Marsh, sendo a $t_{½}k_{e0}$ de 2,6 minutos, esse tempo fica ao redor de 12 a 14 minutos.

### Depuração

Comparando a farmacocinética do propofol com a do tiopental, evidencia-se uma depuração metabólica com um índice de metabolismo hepático do propofol extremamente rápido em relação ao tiopental. Sua elevada depuração metabólica sugere sítios de metabolismo e eliminação extra-hepáticos. A depuração metabólica (sistêmica) do propofol é 10 vezes maior que a do tiopental, sendo uma das mais importantes diferenças farmacológicas e clínicas entre esse fármaco e os outros anestésicos venosos.

A depuração de distribuição dos anestésicos venosos é a medida de seu movimento entre o compartimento central (que inclui os tecidos de equilíbrio rápido – sangue e tecidos bem perfundidos) e os tecidos mal perfundidos. A depuração compartimental do propofol e do tiopental gira em torno de 3 a 4 $L \cdot min^{-1} \cdot 70\ kg^{-1}$, um valor aproximado de 60 a 80% do débito cardíaco, o que sugere que a distribuição do propofol e do tiopental no organismo seja governada pelo débito cardíaco e pela perfusão tissular. O propofol tem um volume de distribuição maior que o do tiopental. A elevada lipossolubilidade dos dois fármacos implica grande deposição deles nos músculos e gordura por um mecanismo de redistribuição rápida.

## Meia-vida de eliminação ($t_{½}\beta$) e meia-vida contexto-sensível

A meia-vida de eliminação de um anestésico venoso é diretamente proporcional ao seu volume de distribuição e inversamente proporcional à sua depuração. Ambos, propofol e tiopental, têm meias-vidas de eliminação longas, devido aos seus grandes volumes de distribuição pelos tecidos.

A diferença mais marcante entre o propofol e os outros anestésicos venosos diz respeito à sua meia-vida contexto-sensível, diferença esta que se torna mais evidente durante infusões contínuas por tempo muito longo (períodos superiores a 8 horas) (ver Cap. 46, Anestesia venosa).

Os modelos farmacocinéticos tricompartimentais evidenciam uma meia-vida rápida ($\pi$) e lenta ($\alpha$) de distribuição para o propofol de 1 a 8 minutos e 30 a 70 minutos, respectivamente, e uma meia-vida de eliminação ($\beta$) de 4 a 24 horas. Esse longo tempo de eliminação é indicativo da presença de um compartimento profundo com perfusão limitada, fato que resulta em retorno lento do propofol para o compartimento central. Devido à rápida depuração desse fármaco do compartimento central, seu lento retorno a partir de compartimentos profundos não interfere de maneira significativa na queda inicial rápida da concentração sérica de propofol. Uma evidência disso é a meia-vida contexto-sensível do propofol menor do que 40 minutos após uma infusão contínua do fármaco por um período de 8 horas. Como a queda na concentração sérica de propofol necessária para o despertar dos pacientes é geralmente menor do que 50%, essa recuperação permanece rápida, mesmo após longos períodos de infusão contínua.

Quando esta variável é estudada por modelos farmacocinéticos que são incorporados na maioria das bombas de infusão disponíveis para uso clínico – neste caso, o modelo descrito por Marsh –, a meia-vida contexto-sensível para uma infusão que manteve uma concentração plasmática de propofol de 3,5 $\mu g \cdot mL^{-1}$ durante 60 minutos será de 11 minutos. Ou seja, a partir do momento em que essa infusão for interrompida, é necessário esperar 11 minutos para que a concentração plasmática de propofol caia para a metade (1,75 $\mu g \cdot mL^{-1}$). Com o midazolam, em infusão contínua, durante o mesmo período, para manter uma concentração plasmática de 350 $ng \cdot mL^{-1}$, o tempo de declínio para a metade (175 $ng \cdot mL^{-1}$) será de 33,4 minutos usando o modelo farmacocinético de Shafer (simulações farmacocinéticas computadorizadas realizadas no programa TIVA trainer® – versão 5.1).

## Volumes de distribuição

As características farmacocinéticas do propofol são extraordinariamente diferentes, quanto aos aspectos de distribuição, em relação aos outros hipnóticos.

Comparando os Vd periférica do propofol com os de outros agentes venosos, fica claro que seu grande volume de distribuição ocorre principalmente em $V_3$ (202 litros). Também se evidencia, com o propofol, uma intensa depuração, tanto intercompartimental em $V_3$ quanto de eliminação, sendo essa última mais elevada do que o fluxo sanguíneo hepático. Essas diferenças farmacocinéticas resultam em um perfil da curva de relação concentração sérica-tempo diferente dos outros anestésicos venosos em uso clínico.

O grande volume de distribuição do propofol resulta em queda significativamente maior da concentração sérica desse fármaco durante a fase de distribuição rápida, comparada com outros anestésicos venosos, como o tiopental. A queda rápida na concentração sérica do propofol prevê uma concentração cinco vezes menor do que a inicial no momento em que é atingida a fase final da distribuição lenta. A relação entre os volumes de distribuição do propofol e do tiopental, após a administração em bólus, é aproximadamente a mesma que há entre suas depurações de eliminação. Assim, a forma da curva de eliminação dos dois fármacos é semelhante.

## Metabolismo

O propofol é metabolizado primariamente por meio de conjugação com glicuronídeos e sulfatos – reações hepáticas de fase II –, resultando em metabólitos inativos, os quais são eliminados rapidamente pela urina. Menos de 1% é eliminado de forma *in natura* pela urina, sendo 2% eliminados pelas fezes. O propofol, diferentemente das substâncias que causam indução enzimática por meio das reações hepáticas de fase I, altera muito pouco as enzimas do complexo citocromo P450 quando comparado, por exemplo, a substâncias que dependem muito desse sistema enzimático de metabolismo, como é o caso do midazolam.

Sua depuração de eliminação é maior que o fluxo sanguíneo hepático (1.500 $mL \cdot min^{-1}$). Estudos com cateterização da veia hepática, com o objetivo de avaliar a depuração hepática do propofol, mostram que somente a metade da depuração total foi realizada por essa via, sendo que a outra metade é realizada de maneira extra-hepática.

Infusões prolongadas de propofol em pacientes internados em unidades de tratamento intensivo (UTIs) ou submetidos a níveis séricos elevados, durante longos períodos de anestesia, aumentam acentuadamente o volume de distribuição, as meias-vidas de distribuição (rápida e lenta) e o tempo de eliminação desse fármaco, mas esses eventos não têm representatividade clínica no que se refere ao tempo de recuperação da anestesia.

A importância da distribuição tecidual na farmacocinética do propofol é evidente na observação da meia-vida contexto-sensível e em relação à avaliação dos sinais clínicos de recuperação anestésica. Nesse caso, pode-se observar que, mesmo após 10 horas de infusão contínua do fármaco, o decréscimo em 25% na sua concentração sérica pode ser observado em apenas três minutos, o que equivale ao aparecimento rápido de sinais clínicos de superficialização anestésica.[5,6,9]

## Situações que alteram a farmococinética do propofol

A farmacocinética do propofol pode ser alterada por vários fatores, entre os quais estão idade avançada, obesidade, doenças preexistentes, utilização de medicação concomitante, etc.

Os idosos, comparados com os adultos jovens, apresentam diminuição na depuração do propofol, porém um menor volume no compartimento central. Já as crianças têm maior volume no compartimento central (50%) e depuração mais elevada (25%) do que os adultos. As mulheres têm volume de distribuição e depuração mais elevados do que os homens, porém meia-vida de eliminação semelhante.

As doenças hepáticas parecem implicar tempo maior para atingir uma situação de equilíbrio na concentração do fármaco no compartimento central por causa do maior volume desse compartimento nos hepatopatas. Nessa situação clínica, a depuração do propofol não é alterada e a meia-vida de eliminação é discretamente elevada. As doenças renais não alteram a farmacocinética do propofol.

A associação de propofol com fentanil pode alterar a farmacocinética do primeiro. O fentanil pode reduzir tanto a depuração intercompartimental quanto a depuração total, bem como os volumes de distribuição do propofol. Alguns estudos farmacocinéticos não confirmam as alterações farmacocinéticas resultantes da associação propofol-fentanil quando usados em dose única.[17,18]

## Farmacodinâmica

### Sistema nervoso central

Uma dose de 1 mg·kg$^{-1}$, seguida de uma infusão contínua em dose menor do que 100 μg·kg$^{-1}$·min$^{-1}$ (dose sedativa) de propofol, altera o traçado de EEG de um paciente hígido, com ritmo α, para um ritmo predominantemente β. Quando essa infusão de concentrações sedativas é interrompida, o traçado do EEG se converte ao ritmo do controle em 30 minutos.

Uma dose de 0,5 mg·kg$^{-1}$ de propofol, seguida de uma infusão de 75 μg·kg$^{-1}$·min$^{-1}$, gera ondas β em derivações anteriores na eletrencefalografia (EEG), as quais estão relacionadas com o fenômeno de amnésia. O ritmo β é obtido com concentrações séricas de 0,86 μg·mL$^{-1}$ (± 0,14).

Doses elevadas de propofol podem ser administradas para induzir e manter a inconsciência, deprimindo a atividade elétrica da EEG de maneira dose-dependente, podendo chegar até a abolição da atividade elétrica cerebral. Essa elevação das doses diminui a amplitude e aumenta a latência dos potenciais evocados somatossensitivos. Entretanto, as infusões de propofol associadas a opioides podem ser utilizadas em pacientes neurocirúrgicos, nos quais estão sendo monitorizados potenciais evocados. Durante anestesia venosa total, com a associação de propofol e opioides, os sinais de potenciais evocados somatossensitivos são de melhor qualidade do que durante a anestesia inalatória. Quando há necessidade de monitorização por eletrocorticografia para realização de ressecções regionais corticais, deve ser evitada a administração de fármacos inalatórios em função das alterações que causam na EEG.

Vários autores têm estudado a correlação existente entre a eletrencefalografia biespectral (BIS) e os efeitos clínicos por meio da relação entre as escalas de sedação ou perda de consciência e as concentrações plasmáticas de propofol.

Um estudo recente analisou quatro grupos de pacientes diferentes, utilizando o propofol em bomba de infusão alvo-controlada. O grupo 1 recebeu propofol para alcançar concentrações plasmáticas de 1 μg·mL$^{-1}$, o grupo 2 recebeu para concentrações de 2 μg·mL$^{-1}$, o grupo 3, de 3 μg·mL$^{-1}$ e o grupo 4, de 4 μg·mL$^{-1}$. As concentrações plasmáticas de propofol obtidas foram avaliadas por cromatografia líquida de alto desempenho. O grupo cujo alvo foi 1 μg·mL$^{-1}$ alcançou concentrações plasmáticas que variaram entre 1,19 e 1,03 μg·mL$^{-1}$, e todos os pacientes ficaram sedados, porém acordados e conscientes.

No período de indução anestésica com propofol, podem aparecer algumas alterações do tipo contrações tônico-clônicas, que parecem estar relacionadas com o antagonismo à glicina e com a consequente ativação do sistema extrapiramidal em nível subcortical.

O propofol diminui o fluxo sanguíneo cerebral e o consumo cerebral de oxigênio de forma paralela e de maneira dose-dependente.

A reatividade vascular cerebral ao dióxido de carbono ($CO_2$) é preservada. *In vitro*, esse fármaco inibe o influxo do cálcio iônico do espaço extracelular para o intracelular por meio dos canais de cálcio do tipo voltagem-dependente. Assim, de modo semelhante aos barbitúricos, o decréscimo do fluxo sanguíneo cerebral após a utilização de propofol tem direção contrária à estabelecida pela pesquisa *in vitro*, isto é, *in vivo* essa diminuição de fluxo sanguíneo parece estar relacionada com um efeito dependente da depressão metabólica cerebral.

O propofol diminui a pressão do líquido cefalorraquidiano (LCR) e eleva a resistência vascular cerebral em pacientes submetidos à craniotomia, com ou sem hipertensão intracraniana prévia. O tiopental, por causar menor diminuição na pressão arterial sistêmica do que o propofol, mantendo mais estável a pressão de perfusão cerebral, é preferido por muitos neuroanestesiologistas para procedimentos cirúrgicos intracranianos.

A pressão de perfusão cerebral é calculada pela diferença entre a pressão intracraniana e a pressão arterial média, sendo seu limite de segurança de aproximadamente 50 mmHg, com o cérebro em normotermia.

O propofol tem uma característica importante para procedimentos neurocirúrgicos e neurorradiológicos, que é a recuperação rápida após a administração de uma dose em bólus ou por infusão contínua de doses hipnóticas.

Com relação aos anestésicos inalatórios, o propofol apresenta vantagens por não causar vasodilatação cerebral. O óxido nitroso associado ao propofol não altera suas características vasoconstritoras cerebrais, nem suprime a reatividade vascular ao $CO_2$.

Concluindo, o propofol parece ter uma atividade hemodinâmica e metabólica cerebral muito semelhante à dos barbitúricos. É um fármaco que pode ser usado em pacientes com doença intracraniana, tendo-se o cuidado de evitar hipotensão arterial.

Vários estudos na literatura tentam avaliar a capacidade de proteção do sistema nervoso central pelos anestésicos venosos. É importante salientar, contudo, que a neuroproteção central não depende exclusivamente da capacidade do fármaco de deprimir a atividade metabólica celular, ou seja, depressão do consumo cerebral de oxigênio e glicose. Outros mecanismos estão envolvidos nesse tipo de proteção, entre eles a inibição de geração de radicais tóxicos, a inibição da elevação da frequência de despolarizações de tecidos isquêmicos, etc.

Existe um crescente interesse pela capacidade neuroprotetora de anestésicos não barbitúricos. O propofol atenua os efeitos metabólicos pós-hipóxia cerebral de maneira similar aos barbitúricos, promovendo neuroproteção semelhante. Esse efeito neuroprotetor do propofol é significativamente maior do que o dispensado pelo isoflurano durante isquemia focal temporária devido à sua atividade antioxidante.

Outro grupo de autores pesquisa a atividade protetora da neurotoxicidade central pelo propofol por meio de sua ação de bloqueio não competitivo de receptores N-metil-D-aspartato (NMDA). Outros trabalhos, todavia, contestam esse tipo de propriedade do propofol.[12,16,19,20]

## Pressão intraocular

O propofol reduz a pressão intraocular e previne sua elevação pela administração de uma segunda dose imediatamente antes da realização das manobras de intubação traqueal e da administração de succinilcolina. O tiopental não fornece esse tipo de proteção.

## Sistema respiratório

O propofol é um depressor respiratório de ação central que deprime a frequência e a profundidade da respiração. Com frequência ocorrem períodos de apneia após a administração de doses de indução de propofol, sendo mais comuns em pacientes ventilados com oxigênio a 100% ou hiperventilados. Doses de 6 $mg \cdot kg^{-1} \cdot h^{-1}$ em infusão contínua durante ventilação espontânea resultam em depressão de 30% no volume corrente, com consequente elevação da frequência respiratória no mesmo percentual.

Os fármacos depressores respiratórios (opioides) associados ao propofol aumentam o poder depressor respiratório. Em doses sedativas, o propofol causa depressão do volume corrente e do volume-minuto respiratório, bem como depressão da curva de resposta ventilatória à hipoxemia.

Esse fármaco não causa alteração do tônus da musculatura lisa brônquica, embora cause depressão da reatividade das vias aéreas à instrumentação (laringoscopia e intubação traqueal) de maneira mais intensa do que o tiopental. Esses fatos favorecem a instrumentação das vias aéreas e a colocação de prótese respiratória ou máscara laríngea, embora, por outro lado, colaborem para a síndrome de aspiração pulmonar no caso de associação de estômago cheio com esse tipo de manobra. É de grande importância a utilização de manobra de Sellick nesse tipo de situação clínica.

O reflexo vasoconstritor pulmonar hipóxico é preservado durante a infusão de propofol em cirurgia com ventilação monopulmonar, aspecto em que difere dos anestésicos inalatórios, que causam inibição importante do reflexo de vasoconstrição pulmonar hipóxica quando usados em concentrações inspiradas acima de 1 concentração alveolar mínima (CAM).

## Sistema cardiovascular

O propofol é o mais potente depressor cardiovascular de todos os anestésicos venosos aqui estudados, sendo esta a principal desvantagem para utilização clínica. Ele diminui o débito cardíaco, a resistência vascular sistêmica, a pressão arterial sistêmica (sistólica e diastólica) e o volume sistólico de ejeção. Concomitantemente, deprime a contratilidade miocárdica de maneira dose-dependente.

O propofol diminui a pré e a pós-carga cardíacas por ação direta na musculatura lisa vascular (arterial e venosa) e por diminuição do tônus simpático. Essa diminuição da resistência vascular sistêmica depende da dose e da velocidade de injeção, podendo chegar até a 50% de queda – o que costuma ocorrer por volta do quinto minuto, com uma leve melhora espontânea nos momentos subsequentes, após uma dose em bólus. Isso ressalta a relevância da observação de duas precauções: a injeção lenta e a administração de líquidos por via venosa antes da injeção do propofol, a exemplo do que é feito antes da realização de bloqueios neuroaxiais. É de grande importância evitar a administração de propofol em pacientes hipovolêmicos. Alguns autores recomendam a administração de 300 a 500 mL de líquidos por via venosa antes da indução anestésica com propofol em pacientes em jejum por mais de 6 horas.

Esse fármaco provoca hipotensão arterial por causa da depressão miocárdica, da vasodilatação periférica (arterial e venular), da inibição simpática e da discreta depressão do reflexo barorreceptor. Alguns trabalhos sugerem que o propofol deprime mais intensamente o reflexo barorreceptor do que os barbitúricos, ocasionando dessa forma bradicardias mais graves.

A hipotensão arterial é mais intensa do que a provocada pelo barbitúrico em doses equipotentes de indução anestésica. Também é mais intensa no idoso do que no jovem. O propofol eleva a vagotonicidade, podendo ser a causa de intensa bradicardia, sobremaneira quando combinado com fármacos vagotônicos, como os opioides e a succinilcolina. O melhor anticolinérgico para evitar a bradicardia, nesse caso, é o glicopirrolato, que, no entanto, não faz a profilaxia da hipotensão arterial. O propofol não tem atividade arritmogênica.

A associação do isoflurano à infusão contínua de propofol resulta em diminuição da pressão arterial média devido à redução da pré-carga, sem alterar o débito cardíaco e o volume sistólico de ejeção. Quando o propofol é administrado por infusão contínua, as concentrações séricas são menores, o que resulta em uma menor incidência de hipotensão arterial do que quando são empregadas doses de indução anestésica em bólus. Para ilustrar o que foi dito, considere-se que a concentração plasmática gerada após uma dose em bólus de 2 $mg \cdot kg^{-1}$ de propofol varia entre 12 e 14 $\mu g \cdot mL^{-1}$, ao passo que uma infusão contínua alvo-controlada (Diprifusor®) não passa do alvo estabelecido na sua bomba de infusão, normalmente entre 3 e 4 $\mu g \cdot mL^{-1}$, podendo ser reduzida após a indução na razão direta da dose e do tipo de opioide que está sendo associado. O estímulo cirúrgico em geral corrige o estado de hipotensão arterial.

O propofol diminui a demanda de oxigênio pelo miocárdio, o fluxo sanguíneo miocárdico e a resistência vascular miocárdica, resultando na manutenção da estabilidade na relação oferta-demanda de oxigênio ao miocárdio. A frequência cardíaca tende a diminuir com a utilização desse fármaco (efeito vagotônico).

O propofol deve ser usado com cuidado em cirurgia cardiovascular em pacientes com curva de função ventricular comprometida.

A hipotensão arterial é dose-dependente; uma dose de 1,5 a 2,5 $mg \cdot kg^{-1}$ causa hipotensão arterial mais intensa e mais duradoura do que 4 a 6,5 $mg \cdot kg^{-1}$ de tiopental. A recuperação da hipotensão arterial e da atividade inotrópica negativa ocorre com a queda da concentração plasmática do fármaco. Apesar do efeito inotrópico negativo, o desempenho ventricular esquerdo é mais bem preservado do que quando se utiliza o metoexital em dose de indução anestésica. A venodilatação, observada por estudos pletismográficos, foi mais intensa com o uso de 200 $\mu g \cdot kg^{-1} \cdot min^{-1}$ do que com doses mais baixas, como 100 $\mu g \cdot kg^{-1} \cdot min^{-1}$.

Estudos experimentais evidenciam que os miocárdios dependentes de circulação colateral toleram melhor os efeitos hemodinâmicos secundários à administração de propofol do que os isquêmicos com disfunção ventricular. Não existem vantagens evidentes na utilização de propofol em pacientes portadores de disfunção ventricular esquerda ou em pacientes com hipotensão arterial, ou ainda na presença de diminuição da resistência vascular periférica, pois essas alterações podem ser potencializadas.

Uma dose de indução de 2 a 2,5 $mg \cdot kg^{-1}$ produz uma redução de 25 a 40% na pressão arterial sistólica, independentemente da presença de doença cardíaca. Reduções em níveis similares acontecem na pressão arterial média e diastólica. As referidas reduções são acompanhadas de decréscimo na relação débito cardíaco-índice cardíaco (15%), no volume sistólico de ejeção (20%) e na resistência vascular sistêmica (15-20%). O trabalho ventricular esquerdo diminui em 30%.

A análise específica da função ventricular direita mostra que o propofol produz uma marcada redução na forma da curva de relação entre pressão e volume diastólico final.

Em pacientes portadores de doença valvar, a pressão em artéria pulmonar e a pressão capilar pulmonar são reduzidas, fato que resulta de um decréscimo na pressão arterial secundário à diminuição da pré e pós-carga.

O decréscimo na pressão arterial sistêmica após a administração de doses de indução anestésicas de propofol parece ser secundário à vasodilatação e depressão miocárdica. Essas duas atividades parecem ser dependentes da dose e da concentração plasmática.

O efeito vasodilatador do propofol parece ser secundário a uma redução no tônus simpático e a um efeito intracelular direto que influencia no processo de mobilização de cálcio.

A frequência cardíaca não se altera de maneira significativa após doses de indução de propofol, o que sugere que esse fármaco deprime os barorreceptores, fato que diminui a taquicardia em resposta à hipotensão arterial.

Durante a infusão contínua de propofol, a pressão sistólica permanece 20 a 30% abaixo dos níveis pré-indução. Em pacientes respirando ar ambiente, a manutenção de uma infusão de 100 $\mu g \cdot kg^{-1} \cdot min^{-1}$ resulta em uma significativa diminuição da resistência vascular sistêmica (30%), mas em débito cardíaco e volume sistólico de ejeção ventricular esquerdo inalterados.

Ao contrário, nos pacientes recebendo pré-medicação com opioides e inalação de óxido nitroso associado à infusão de propofol durante a cirurgia, a resistência vascular sistêmica não é significativamente alterada em relação à basal, mas o débito cardíaco e o volume sistólico de ejeção são diminuídos. Isso pode ser explicado pela queda do tônus simpático e pela atenuação dos reflexos compensatórios às alterações hemodinâmicas. Na presença de hipercapnia, os reflexos simpáticos são mais bem mantidos.

Uma elevação na concentração de infusão de propofol de 54 para 108 $\mu g \cdot kg^{-1} \cdot min^{-1}$ ($\cong$ concentração plasmática de 2,1-4,2 $\mu g \cdot mL^{-1}$) produz apenas uma discreta diminuição da pressão arterial sistêmica (10%).

O pico de concentração plasmática obtido após a administração de uma dose em bólus é substancialmente mais elevado do que o resultante de um esquema de infusão contínua. Como os efeitos vasodilatadores e inotrópicos negativos são dependentes da concentração, o decréscimo dos parâmetros hemodinâmicos é mais evidente nas doses de indução do propofol.

A comparação do propofol com o midazolam, quando utilizados para sedação após cirurgia de revascularização do miocárdio, mostrou que o primeiro causou menor incidência de taquicardia (17% menos), hipertensão arterial (28% menos) e hipotensão arterial (17% menos) no período estudado. Essas diferenças de atividade nos parâmetros hemodinâmicos não alteraram a incidência nem a intensidade de eventos isquêmicos entre os dois grupos estudados.

Quando a anestesia é mantida pela infusão contínua de propofol, a frequência cardíaca é variável. Uma infusão de propofol resulta em significativa redução no fluxo sanguíneo coronariano e consumo miocárdico de oxigênio, achados estes que sugerem que a relação global entre suprimento-demanda de oxigênio miocárdico é preservada durante anestesia com infusão contínua de propofol.

As doses anestésicas de propofol produzem efeitos sobre a pressão arterial sistêmica semelhantes aos do isoflurano, por venodilatação e redução da resistência arterial sistêmica.

Vários trabalhos recentes estudam a capacidade do propofol na proteção de miocárdios isquêmicos e pós-isquêmicos. A estrutura química do propofol é semelhante à dos fármacos do tipo fenol, depuradores de radicais livres, como a vitamina E. Ele possui uma propriedade antioxidante porque o grupamento hidroxila tem o poder de liberar hidrogênio, o qual, pela ressonância do núcleo aromático, pode ser convertido em radicais menos reativos. A liberação de radicais livres de oxigênio está envolvida em lesões miocárdicas induzidas por processos de isquemia-reperfusão. A atividade antioxidante do propofol pode atenuar as disfunções ventriculares secundárias a lesões isquêmicas do miocárdio.

Estudos muito recentes demonstram que o propofol atenua as lesões mecânicas e metabólicas miocárdicas por causa da hidrogênio-peroxidase gerada pela inibição da peroxidação de lipídeos. Embora as concentrações usadas nesses estudos tenham sido consideradas muito elevadas em relação às utilizadas clinicamente, eles sugerem que o propofol pode proteger o miocárdio durante alterações dos processos oxidativos. Por outro lado, em células miocárdicas isoladas de porco, o propofol inibe o inotropismo e a responsividade β-adrenérgica, podendo dessa forma apresentar um efeito de proteção celular miocárdica.

O propofol diminui a capacidade contrátil do miocárdio após a parada cardíaca por administração de solução cardioplégica hipotérmica hipercalêmica. Quando administrado durante o período de reperfusão após curto espaço de isquemia, o **intralipid**, um solvente do propofol, melhora de maneira significativa a recuperação mecânica do miocárdio regionalmente disfuncional por aumentar o fluxo energético pós-isquêmico dos tecidos ainda recuperáveis (tecidos periféricos aos isquêmicos).

Em função do que foi discutido, alguns autores mostram que o propofol pode ser uma opção segura como anestésico venoso (pela possível proteção) em casos de miocárdios isquêmicos e durante o processo de reperfusão desse tecido.

## Efeito antiemético

A incidência de naúseas e vômitos é mais baixa após a utilização de propofol do que após o emprego de qualquer outro anestésico venoso. Essa caraterística favorece seu uso em procedimentos que por si só aumentam a incidência desses sintomas no pós-operatório, como cirurgia de estrabismo em crianças ou cirurgia ambulatorial – sobretudo cirurgias laparoscópicas ginecológicas em mulheres jovens. A incidência de naúseas e vômitos em cirurgia ambulatorial foi significativamente menor quando usados propofol e óxido nitroso em vez de óxido nitroso e agentes inalatórios como isoflurano, enflurano ou sevoflurano. Além disso, a sua administração isolada evidenciou uma incidência menor desses sintomas do que quando associado ao óxido nitroso ou ao óxido nitroso com enflurano.

A atividade antiemética já pode ser notada com doses sub-hipnóticas de propofol (10 mg em bólus intravenoso o [IV]), que têm sido bem-sucedidas no tratamento desses sintomas. Em situações de naúseas e vômitos pós-quimioterapia, pode ser usado em infusão contínua de 1 $\mu g \cdot kg^{-1} \cdot min^{-1}$. Essas doses também têm sido empregadas com êxito no tratamento do prurido pós-colestase e do prurido pós-administração de opioides na raquianestesia.

Estudos recentes avaliando a potencial atividade antiemética do propofol indicam que a concentração plasmática mínima efetiva para esse tipo de ação é de 350 $ng \cdot mL^{-1}$. Dessa forma, tal atividade é perdida quando ele é usado apenas como agente indutor anestésico em procedimentos de média e longa duração. Para tornar mais efetiva a atividade antiemética do propofol, alguns autores propõem a sua utilização em "técnica sanduíche"; isto é, uma dose de indução e uma dose complementar administrada imediatamente antes da fase de recuperação anestésica.

Na atualidade, os efeitos antieméticos intrínsecos de doses sub-hipnóticas de propofol têm sido estudados intensamente, mas apresentado resultados muito controvertidos.

Um estudo randomizado e duplamente encoberto comparou a potencialidade do proprofol na prevenção de vômitos em uma infusão controlada pelo paciente de 20 mg, de 40 mg e de placebo durante a primeira hora pós-operatória de cirurgia ambulatorial. O resultado evidenciou que ambas as dosagens de propofol utilizadas apresentaram um escore de naúseas, uma incidência de vômitos e a necessidade de antieméticos estatisticamente menores ($P < 0{,}001$) do que com o placebo. Os escores de sedação foram similares quando comparados todos os grupos, e o tempo de permanência na sala de recuperação foi menor no caso da utilização de propofol quando comparado com placebo. Dois pacientes, do grupo de propofol 40 mg, apresentaram um escore de sedação excessivo, motivo pelo qual os autores recomendam o uso de doses não superiores a 20 mg, visando à atividade antiemética sem alterações sensoriais.

### Fase de recuperação

O emprego de propofol para indução anestésica em procedimentos cirúrgicos curtos resulta em recuperação rápida e retorno precoce às funções psicomotoras normais, quando comparado ao tiopental e ao metoexital, não importando o anestésico empregado na manutenção da anestesia.

O propofol, devido às suas características farmacocinéticas, promove uma recuperação rápida, superior à recuperação pós-anestesia barbitúrica, embora semelhante ao tempo de recuperação após a utilização isolada de enflurano e isoflurano. A recuperação após a administração de desflurano e sevoflurano é mais rápida do que a conferida pelo propofol.

### Outros efeitos

O propofol não potencializa o efeito dos bloqueadores neuromusculares adespolarizantes ou despolarizantes, embora forneça condições excelentes para intubação traqueal em algumas situações.

Também não desencadeia a síndrome de hipertermia maligna, sendo uma das opções de anestésico em pacientes propensos.

Após uma dose única ou infusões prolongadas, o propofol não afeta a secreção de hormônio adrenocorticotrófico e corticoides no organismo.

Esse anestésico venoso não altera as funções hepática, hematológica e fibrinolítica; entretanto a solução lipídica pode reduzir, *in vitro*, a adesividade plaquetária.

Casos de reações anafilactoides têm sido relatados com o uso clínico de propofol, porém, em todos eles, os pacientes já haviam tido reações alérgicas prévias.

## Contraindicações e efeitos colaterais

A indução de anestesia geral com propofol pode ser acompanhada de uma série de efeitos colaterais, entre os quais dor durante a injeção, contrações tônico-clônicas, apneia, hipotensão arterial e, muito raramente, tromboflebites na veia usada para sua administração.

A dor durante a injeção é menos intensa do que a provocada pelo etomidato, porém é mais intensa do que a causada pelo tiopental e semelhante à produzida pelo metoexital.

A dor causada por sua administração pode ser reduzida pela utilização de veias de grosso calibre e pela associação de lidocaína à solução. Veias do dorso da mão costumam estar mais associadas à dor durante a injeção do que veias mais proximais.

Trabalhos recentes na literatura estudam as formas efetivas de prevenção da dor por infusão de propofol. Muitos métodos com esse objetivo têm sido propostos, com índice de sucesso muito variável. Estudos realizados com grandes populações de pacientes sugerem que o método mais efetivo na profilaxia dessa dor seja a administração de lidocaína na dose de 0,2 $mg \cdot kg^{-1}$ durante o uso de torniquete no membro e antes da administração de propofol.[8,12,20]

Um grupo de autores não encontrou correlação entre o diâmetro do cateter venoso utilizado e a velocidade de infusão da substância com a incidência de dor.

A comparação entre o Diprivan® e o genérico do propofol (com bissulfito) em relação às suas características farmacodinâmicas durante sua administração mostrou igualdade de eficácia em termos de estabilidade hemodinâmica, tempo de indução e recuperação anestésica, porém menor incidência de dor à infusão ($P < 0{,}05$) na formulação contendo bissulfito. Assim, a menor incidência de dor e o menor custo da substância genérica indicam a possibilidade de a relação custo-benefício ser mais vantajosa no caso da composição com bissulfito. Por outro lado, a possibilidade de reações alérgicas ao sulfito deve ser muito bem avaliada.

Algumas pesquisas compararam a solução em forma de emulsão de Diprivan® e a solução genérica contendo o bissulfito. Esses estudos mostraram que a formulação genérica sofre um processo de descoloração no momento da abertura do frasco, bem como um significativo grau de degradação até a forma dímero do propofol. Esse processo de descoloração não acontece na preparação Diprivan®, sendo, nesse caso, mínima a quantidade de degradação do propofol. A repercussão clínica desses fenômenos ainda não está bem estabelecida.

As contrações tônico-clônicas musculares são mais comuns com propofol do que com tiopental, porém menos frequentes e menos intensas do que as que acontecem após a administração de etomidato ou metoexital.

A apneia após a utilização de propofol em dose de indução anestésica é um acontecimento relativamente frequente e em geral apresenta duração superior a 30 segundos. A associação desse fármaco com opioides aumenta a incidência e a gravidade da apneia.

A hipotensão arterial é o paraefeito mais frequentemente associado à administração venosa de propofol, podendo também ser intensificada pela associação com opioides. É provável que a administração lenta e a diminuição das doses do fármaco, em pacientes pré-hidratados, atenuem a incidência e a intensidade desse tipo de paraefeito. Por outro lado, as respostas hemodinâmicas secundárias à laringoscopia e à intubação traqueal são reduzidas mais intensamente após o emprego de propofol do que com tiopental.

## Uso clínico

O propofol pode ser usado tanto em indução e manutenção da anestesia, como em sedação durante cirurgia e na UTI. Seus usos e doses podem ser observados na **TABELA 45.3**.

As doses de indução anestésica variam de 1 a 2,5 mg·kg$^{-1}$, sendo que a adição de opioides ou benzodiazepínicos tende a reduzir de maneira significativa.

Doses de 1 mg·kg$^{-1}$ (com pré-medicação) até 1,75 mg·kg$^{-1}$ (sem pré-medicação) são indicadas para indução anestésica de pacientes com mais de 70 anos.

A dose efetiva ($DE_{95}$) é de 2,25 a 2,5 mg·kg$^{-1}$ em pacientes adultos normais, enquanto em crianças é elevada para 3 mg kg$^{-1}$ devido às peculiaridades farmacocinéticas das faixas etárias mais jovens.

Muitos esquemas de infusão (ver Capítulo 46, Anestesia venosa) para a utilização clínica de propofol são propostos com o objetivo de manter uma concentração plasmática estável do fármaco. Após uma dose de indução convencional, costuma-se empregar uma infusão de 100 a 200 μg·kg$^{-1}$·min$^{-1}$. Essa dose de infusão deve ser titulada conforme a variabilidade de resposta interpacientes e a intensidade do estímulo cirúrgico. A manutenção da infusão de propofol pode ser associada com alfentanil (1 mg de alfentanil [2 mL] + 400 mg de propofol [40 mL]). Quando essa associação é empregada, a infusão indicada é de 166 μg·kg$^{-1}$·min$^{-1}$ de propofol por 10 minutos, seguida de 133 μg·kg$^{-1}$·min$^{-1}$ por 10 minutos, sendo infundida, após, uma dose de 100 μg·kg$^{-1}$·min$^{-1}$ de maneira contínua. Esse modelo de infusão contínua resulta em uma recuperação anestésica com características semelhantes àquela na qual foram utilizados os mesmos fármacos, porém de maneira independente.

**TABELA 45.3** Usos e doses do propofol

| | |
|---|---|
| Indução de anestesia geral | 1 a 2,5 mg·kg$^{-1}$ IV, com redução da dose a partir dos 50 anos de idade |
| Manutenção de anestesia | 80 a 150 μg·kg$^{-1}$·min$^{-1}$ IV com óxido nitroso ou opioides |
| Sedação | 10 a 50 μg·kg$^{-1}$ min$^{-1}$ IV |

IV, intravenoso.

Quando uma bomba de infusão alvo-controlada é usada, o alvo de concentração plasmática normalmente empregado para sedação varia entre 1 e 2,5 μg·mL$^{-1}$ dependendo da idade, do estado físico e da associação de opioides. As concentrações em anestesia geral variam entre 3 e 4 μg·mL$^{-1}$, mais uma vez variando de acordo com os fatores recém-citados. Quando não se dispõe de bombas de infusão alvo-controladas, ainda assim é possível realizar uma infusão alvo-controlada. Para tanto, basta utilizar programas farmacocinéticos, muitos deles disponíveis na internet. Portanto, com bombas de infusão comuns, é possível determinar as velocidades de infusão de acordo com a concentração plasmática que se deseja obter. Por exemplo, infusões contínuas de propofol em torno de 6,2 mg·kg$^{-1}$·h$^{-1}$ costumam gerar concentrações plasmáticas próximas de 3 μg·mL$^{-1}$.

Em procedimentos cirúrgicos curtos (< 1 h) e realizados na superfície corporal, a vantagem de uma rápida e total recuperação pós-anestésica com baixa incidência de náuseas e vômitos, obtida com a anestesia com propofol, torna-se evidente. Por outro lado, em procedimentos longos e maiores, essas vantagens são iguais às da anestesia com tiopental e isoflurano.

O propofol tem sido usado na sedação de pacientes durante anestesia regional ou em pacientes em terapia intensiva durante ventilação mecânica prolongada. Esse fármaco apresenta como vantagens durante sua infusão contínua a fácil titulação e o retorno à consciência muito rápido, mesmo durante infusão contínua prolongada.

Estudos evidenciaram que pacientes sedados em UTIs durante quatro dias com propofol recuperaram a consciência após quatro minutos do encerramento da infusão contínua do fármaco. Além disso, as concentrações plasmáticas requeridas para manutenção da sedação não se elevaram em 96 horas de infusão contínua, caracterizando, dessa maneira, o não desenvolvimento do fenômeno de tolerância.

As concentrações necessárias desse fármaco para promover a sedação de pacientes hígidos, durante anestesia regional, são a metade ou menos quando comparadas às doses utilizadas clinicamente para manter uma anestesia geral (30-60 μg·kg$^{-1}$·min$^{-1}$). Nos pacientes idosos (> 65 anos) e muito debilitados, essa dose deve ser bastante reduzida.

A partir de 1992, apareceram na literatura casos de infecções graves, sepse e mortes durante a sedação com infusão contínua de propofol, principalmente em crianças. Até o momento não existe nada definitivo que correlacione sepse grave e emprego de propofol por infusão contínua, embora os cuidados de assepsia devam ser muito rigorosos, como já alertado.

As infusões de propofol acima de 30 μg·kg$^{-1}$·min$^{-1}$ induzem um efeito amnésico. Na comparação com a infusão contínua de midazolam para a sedação de pacientes no perioperatório, a vantagem do uso de propofol é a recuperação sensorial significativamente mais rápida.[13,15,18-20,22-25]

# Midazolam

## Características físico-químicas

O midazolam é o primeiro benzodiazepínico hidrossolúvel, sendo preparado em apresentações de 5 mg·mL$^{-1}$, bem como 1 mg·mL$^{-1}$, em solução aquosa sob a forma de sal (cloridrato), tamponado em pH de 3,5. É estável nessa solução, podendo ser misturado com solução salina ou Ringer lactato. Estruturalmente, o midazolam difere do diazepam pela incorporação de um íon fluoreto no anel benzênico e um grupamento imidazólico no lugar da molécula de oxigênio ligada ao carbono 2 do anel benzodiazepínico.

A principal característica que distingue o midazolam dos outros benzodiazepínicos é sua hidrossolubilidade dependente do pH a que está submetido, isto é, em pH menor que 4, é um fármaco hidrossolúvel que dispensa a utilização de propilenoglicol para sua solubilização. Esse fato diminui a incidência de irritação venosa (tromboflebites), como no caso do diazepam. Em pH fisiológico, o midazolam torna-se extremamente lipossolúvel, desse modo transpondo barreiras lipídicas com grande facilidade, o que lhe confere rápido início de ação e grande volume de distribuição.[4,13,19,20,22]

## Farmacocinética

Os três benzodiazepínicos usados em anestesia podem ser classificados, de acordo com o seu metabolismo e depuração, em fármacos de duração de efeito curta (midazolam), intermediária (lorazepam) e longa (diazepam).

A ligação proteica e o volume de distribuição dos três benzodiazepínicos em estudo não diferem de maneira significativa, embora as suas depurações sejam bastante distintas. Devido às diferenças de depuração, esses fármacos apresentam diferentes curvas de queda da concentração plasmática após a administração em bólus ou por infusão contínua.[26] O midazolam e o diazepam possuem diferentes meias-vidas contexto-sensíveis, como pode ser observado no Capítulo 46, Anestesia venosa. As variáveis farmacocinéticas dos benzodiazepínicos podem ser conferidas na **TABELA 45.4**.

## Meia-vida de eliminação ($t_{1/2}\beta$) e meia-vida contexto-sensível

O midazolam possui meia-vida de distribuição curta, depuração plasmática elevada, meia-vida de eliminação curta e, por conseguinte, curta duração de efeito após uma dose única administrada por via venosa (ver características farmacocinéticas na **TAB. 45.4**).

Quando o midazolam é utilizado em infusão contínua para sedação em pacientes adultos, as doses recomendadas geram concentrações plasmáticas entre 70 e 110 ng·mL$^{-1}$. Para que essas concentrações declinem para a metade do valor em que vinham sendo mantidas a partir do momento em que suas administrações são interrompidas, ou seja, para 35 e 55 ng·mL$^{-1}$, respectivamente, são necessários 35 e 40 minutos: essas são as meias-vidas contexto-sensíveis para infusões de 60 minutos com tais doses (modelo farmacocinético de Shafer).[13,15,20,23,24,26-28]

**TABELA 45.4** Variáveis farmacocinéticas dos benzodiazepínicos

| Fármacos | $t_{1/2}\beta$ (h) | Depuração (L·min$^{-1}$) | Volume de distribuição (L·kg$^{-1}$) | Ligação proteica (%) |
|---|---|---|---|---|
| Diazepam | 20 a 50 | 0,2 a 0,5 | 0,7 a 1,7 | 97 |
| Lorazepam | 11 a 22 | 0,8 a 1,8 | 0,8 a 1,3 | 88 a 92 |
| Midazolam | 1,7 a 2,6 | 6,4 a 11 | 1,1 a 1,7 | 95 |
| Flumazenil | 0,7 a 1,3 | 8 a 16 | 0,6 a 1,6 | 54 a 64 |

## Metabolismo

O midazolam é eliminado do plasma quase exclusivamente pelo metabolismo; menos de 1% apenas é eliminado na forma *in natura* pela urina.

Os metabólitos hidroxilados são conjugados e, depois, eliminados pela urina. O metabólito L-hidroximidazolam é detectado no plasma em concentrações de 40 a 80% em relação à concentração do fármaco-mãe, sendo farmacologicamente ativo no nível do receptor benzodiazepínico. O L-hidroximidazolam acima de 60 ng·mL$^{-1}$ em circulação pode ter uma atividade muito significativa no complexo receptor-canal iônico GABA-benzodiazepínico.

O término de ação dos benzodiazepínicos é primariamente o resultado de sua redistribuição entre o sistema nervoso central e os outros tecidos menos perfundidos. Por isso, durante a administração de doses repetidas ou infusões contínuas prolongadas, no caso específico do midazolam, devido à sua elevada depuração sistêmica, os níveis plasmáticos diminuirão de maneira mais rápida do que os dos outros benzodiazepínicos estudados.

## Situações clínicas que alteram a farmacocinética do midazolam

**Concentração de proteínas plasmáticas.** O midazolam, assim como o diazepam, é um fármaco muito ligado às proteínas plasmáticas, em especial à albumina. A hipótese do mecanismo de ação de fármaco livre prevê que o efeito do fármaco esteja relacionado com sua concentração plasmática livre, porque a fração do agente não ligado às proteínas é capaz de transpor a barreira hematencefálica e atingir o sistema nervoso central, enquanto a porção ligada às proteínas fica restrita ao espaço intravascular.

Estudos demonstram que a utilização do midazolam como agente anestésico de indução apresenta uma correlação positiva e estatisticamente significativa entre as concentrações séricas de albumina e o tempo necessário para a perda de reflexo palpebral após uma dose em bólus de midazolam.

**Gestação.** O volume de distribuição do midazolam costuma ser maior nas mulheres e fica aumentado durante a gestação.

**Obesidade.** A meia-vida de eliminação ($t_{1/2}\beta$) desse fármaco está elevada na obesidade (2,7 para 8,4 horas) devido a um decréscimo na depuração e a um aumento no volume de distribuição.

**Insuficiência renal.** A insuficiência renal aguda aumenta o volume de distribuição do midazolam. Sua ligação às proteínas séricas alcança um percentual de 95%. A fração não ionizada desse fármaco eleva-se no paciente renal crônico, sem aumento da depuração do midazolam sérico livre.

**Insuficiência hepática.** Nos casos de cirrose, a depuração hepática do midazolam está diminuída. A depuração hepática do midazolam é aproximadamente 50% do fluxo sanguíneo hepático. Por isso, todos os fatores que alteram esse fluxo sanguíneo alteram a depuração. Essa elevada depuração hepática está associada a um importante metabolismo de primeira passagem antes de o fármaco entrar em circulação sistêmica. Por essa razão, após sua administração oral, somente 35 a 40% da dose são liberados em circulação sistêmica para exercer sua atividade farmacodinâmica.

**Uso de cimetidina.** A cimetidina reduz a depuração do midazolam pela inibição enzimática causada por esse fármaco.

**Tabagismo.** O tabagismo aumenta a depuração do midazolam por indução enzimática.

**Uso em pacientes cirúrgicos.** O procedimento cirúrgico em si tem pouca atividade sobre a distribuição, embora possa levar a um aumento na meia-vida de eliminação. Existem referências na literatura de que um pequeno percentual de pacientes cirúrgicos (5-8%) pode apresentar uma $t_{½}\beta$ maior do que 8 horas, caracterizando esses pacientes como um grupo de metabolizadores lentos desse tipo de fármaco.[15,20,26-28]

# Farmacodinâmica

## Mecanismo de ação

Os benzodiazepínicos têm propriedades hipnótico-sedativas, ansiolíticas, amnésicas, anticonvulsivantes e relaxantes musculares por ação central. Essas atividades farmacodinâmicas são estabelecidas pela ligação com receptores específicos relacionados espacial e funcionalmente ao receptor GABA-A. Farmacologicamente, os agonistas promovem a abertura do canal de cloro, hiperpolarizando a membrana; os agonistas inversos, ao contrário, inativam os canais de cloro, aumentando a excitabilidade neuronal; e os antagonistas, como o flumazenil, bloqueiam as ações tanto dos agonistas como dos agonistas inversos. Foram identificados até o momento dois subtipos de receptores benzodiazepínicos, tipo I e tipo II (também chamados $BZ_1$ e $BZ_2$), de acordo com sua sensibilidade de ligação com diferentes substâncias.

Os receptores benzodiazepínicos estão localizados em grande densidade no bulbo olfatório, no córtex cerebral, no cerebelo, no hipocampo, na substância negra e no colículo inferior e, em menor densidade, no núcleo estriado, na região subcortical e na medula. O receptor GABA-A é composto de cinco subunidades dispostas de forma pentamérica, sendo que as várias combinações de diferentes polipeptídeos $\alpha$, $\beta$, $\gamma$, $\delta$ e $\rho$, em suas isoformas ($\alpha_1$, $\alpha_2$, $\alpha_3$, $\alpha_4$, $\alpha_5$, $\alpha_6$, $\beta_1$, $\beta_2$, $\beta_3$, $\gamma_1$, $\gamma_2$, $\gamma_3$, $\delta$ e $\rho$) irão definir suas características fisiológicas e farmacológicas.

Existem dois sítios de ligação para o GABA na subunidade $\beta$ e um sítio de ligação para os benzodiazepínicos na subunidade $\gamma_2$. Após a ativação do receptor GABA-A, o portão do canal do íon cloro é ativado, permitindo maior entrada de cloro para o interior da célula. Desse modo, a célula se torna hiperpolarizada e resistente à excitação neuronal, o que resulta em sua atividade ansiolítica, sedativa e anticonvulsivante. Alguns autores sustentam que os efeitos hipnóticos dos benzodiazepínicos são mediados por alterações do fluxo de cálcio, de forma voltagem-dependente, na membrana neuronal.

## Início de ação

Estudos farmacodinâmicos avaliando o efeito dos fármacos por meio de EEG evidenciam que o diazepam apresenta um tempo de início de ação três vezes mais rápido do que o midazolam, embora os dois agentes venosos apresentem um pico máximo de efeito dentro dos primeiros minutos após sua administração venosa. A causa das diferenças de início de ação entre os dois ainda não está bem definida. O anel diazepina do midazolam abre em soluções ácidas com pH menor que 4, elevando muito sua hidrossolubilidade. Em pH fisiológico de 7,4 e a uma temperatura de 37 °C, o anel diazepina se fecha, resultando em elevada lipossolubilidade da estrutura molecular do midazolam (ν-octanol: pH 7,5, coeficiente de partição tamponado = 475), que facilita sua rápida difusão através da barreira hematencefálica. Entretanto, o fechamento do anel diazepina é lento, ficando em torno de 10 minutos, o que talvez possa explicar a diferença de tempo de início de ação entre o midazolam e o diazepam.

## Duração de ação

Conforme mencionado, o diazepam tem tempo de ação longo, o lorazepam, intermediário, e o midazolam, curto. A duração do efeito do midazolam e do diazepam, após a administração em bólus, na dose de indução anestésica, é determinada primariamente pelo fenômeno de distribuição do fármaco para o organismo de maneira semelhante ao tiopental.

A distribuição do diazepam é considerada lenta em relação à do midazolam, o que contribui para seu tempo de ação relativamente longo. O diazepam tem uma fase de distribuição rápida ($t_{½}\pi$), com meia-vida de 10 a 15 minutos, mas seguida de uma fase de distribuição lenta ($t_{½}\alpha$) com meia-vida de 1 a 2 horas. Embora o diazepam apresente meia-vida de eliminação ($t_{½}\beta$) de 20 horas, isso não é clinicamente significativo em comparação com o midazolam durante a utilização de uma dose em bólus e única dos dois fármacos em estudo.

O midazolam tem meia-vida de eliminação ($t_{½}\beta$) mais curta do que o diazepam, sendo a queda de sua concentração sérica, comparada com este, mais rápida, sobretudo após a infusão contínua dos dois agentes em questão, devido à elevada depuração do primeiro. Dessa forma, o despertar do paciente em que foi usado midazolam em infusão contínua é mais rápido do que o do paciente em que foi utilizado diazepam nas mesmas condições.

O tempo para a perda de consciência após uma dose de 0,3 $mg{\cdot}kg^{-1}$ apresenta correlação negativa com a idade.

## Sistema nervoso central

**Sedação-hipnose.** A injeção rápida de 10 mg de midazolam em voluntários hígidos induz inconsciência em 30 a 97 segundos, a qual tem duração de 3 a 6 minutos. Embora os pacientes estejam clinicamente despertos e aparentemente alertas, testes psicométricos muito sensíveis demonstraram alterações nas respostas motoras finas até 5 horas após a administração de 15 mg de midazolam por via venosa. Essa sensibilidade ao efeito do midazolam aumenta com a elevação da faixa etária, sendo muito intensa nas faixas etárias mais altas.

O uso de alfentanil em doses clínicas variáveis, em associação com midazolam, pode diminuir a $DE_{95}$ para a perda de consciência de 270 $\mu g{\cdot}kg^{-1}$ para 68 $\mu g\ kg^{-1}$.

A dose de indução anestésica de midazolam, 0,2 $mg{\cdot}kg^{-1}$, não produz inconsciência em todos os pacientes. Nesse caso, mais importante do que elevar a dose de midazolam é associar outro hipnótico potente em doses baixas, como 30 a 40 mg de propofol ou 50 a 100 mg de tiopental, que completam a indução anestésica. Esses dois hipnóticos atuam sinergicamente com o midazolam.

O midazolam administrado na dose de 2 mg por via venosa antes da infusão de doses sedativas de propofol eleva a ansiólise, a sonolência e a amnésia, comparado com a utilização de uma infusão de propofol isolado. Há alguma controvérsia com relação aos tempos de recuperação do propofol quando este é associado ao midazolam, mas diversos autores têm relatado tempos de recuperação aumentados, mesmo com associações de doses pequenas de midazolam (em torno de 2 ou 3 mg).

**Amnésia.** Os benzodiazepínicos podem não produzir amnésia retrógrada, mas produzem amnésia anterógrada. Comparado com outros benzodiazepínicos, o lorazepam produz a mais intensa e duradoura amnésia (acima de 6 horas após a administração de 4 mg por via intramuscular). A amnésia conferida pelo diazepam é de curta duração e não significativa, a não ser em doses elevadas (a partir de 20 mg por via venosa). O midazolam pode produzir amnésia anterógrada com doses sub-hipnóticas, de 0,15 $\mu g \cdot kg^{-1}$, por um período de cerca de 40 minutos.

A $DE_{95}$ para a produção de amnésia com o midazolam é de 50 $\mu g \cdot kg^{-1}$, mas a curva de dose-resposta amnésica é plana, indicando variabilidade individual.

A amnésia ocorre com concentrações plasmáticas de midazolam em torno de 100 $ng \cdot mL^{-1}$ quando na EEG a relação $\beta/\alpha$ é igual a 1 (aumento de 20% na potência $\beta$ na EEG). Uma concentração efetiva ($CE_{50}$) do midazolam para a amnésia tem sido identificada como de 64 a 81 $ng \cdot mL^{-1}$. Essas concentrações podem ser alcançadas com doses de infusão contínuas entre 1 e 1,5 $\mu g \cdot kg^{-1} \cdot min^{-1}$. A adição de 6 $\mu g \cdot kg^{-1}$ de alfentanil ao midazolam eleva o efeito amnésico em 50%.

É importante salientar que os benzodiazepínicos são fármacos desprovidos de atividade analgésica. O fato de um paciente não ter memória explícita de um evento doloroso não significa que ele não tenha memória implícita. Isso significa que, para estímulos nociceptivos, obrigatoriamente deve-se associar analgesia adequada e eficiente a fim de evitar que o paciente, embora não tenha lembrança do fato, desenvolva neuroses, crises depressivas, terrores noturnos e tantos outros transtornos psiquiátricos que têm sido descritos na literatura após eventos anestésico-cirúrgicos. A memória implícita tem sido tema de debates cada vez mais comuns, e a possibilidade de que ela ocorra é muito frequente quando fármacos com atividade amnésica são utilizados para esse fim, sem analgesia adequada. Seu diagnóstico é extremamente difícil, pois é inconsciente e não se apresenta com relato explícito do fato, mas sim por transtornos psiquiátricos dos mais diversos.

**Efeito ansiolítico.** Todos os benzodiazepínicos têm efeito ansiolítico. A dose para obtenção desse tipo de efeito situa-se entre a que propicia amnésia e a que induz sedação. Desse modo, deduz-se que o efeito ansiolítico é mediado por um nível baixo de ocupação dos receptores pelos agonistas benzodiazepínicos.

**Efeito anticonvulsivante.** Os benzodiazepínicos são efetivos como anticonvulsivantes, sobretudo em intercorrências agudas. Embora existam algumas evidências de que o midazolam seja o fármaco mais indicado para o tratamento de convulsões quando já falharam o diazepam e o lorazepam, a escolha para o tratamento de situações clínicas convulsivas a longo prazo é baseada nas características farmacocinéticas dos fármacos, isto é, o lorazepam é o escolhido em caso de tratamento a longo prazo, enquanto o diazepam e o midazolam, nesse tipo de situação, devem ser utilizados em infusão contínua.

Em cobaias, doses de 1 $mg \cdot kg^{-1}$ por via intramuscular de diazepam, midazolam e lorazepam diminuíram a incidência de fenômenos convulsivos induzidos por lidocaína, bupivacaína e etidocaína de 95% no grupo-controle para 5 a 50% no grupo de cobaias tratadas, reduzindo a mortalidade em torno de dois terços ou mais. Esse efeito protetor do sistema nervoso central não é reproduzível no sistema cardiovascular, pois as doses sedativas de benzodiazepínicos não aliviam os efeitos de injeções subsequentes de doses cardiotóxicas de bupivacaína por via venosa. Pelo contrário, comparados ao grupo-controle, ratos tratados com diazepam tiveram uma incidência de arritmias graves mais do que duplicada. Os efeitos cardiotóxicos dos anestésicos locais parecem ser mediados pelo sistema nervoso central, porque a injeção intraventricular cerebral de bupivacaína induz hipertensão arterial e arritmias em cobaias. É muito interessante notar que esses efeitos podem ser eliminados pela administração intraventricular cerebral de midazolam, o que contraria os achados antes citados. Assim, de maneira teórica, pode-se suspeitar que os benzodiazepínicos sejam de utilidade no bloqueio das reações cardiovasculares da superdosagem aos anestésicos locais.

**Efeito sobre o metabolismo cerebral.** Os benzodiazepínicos exercem um potente efeito sobre o metabolismo cerebral. Enquanto os barbitúricos diminuem o fluxo sanguíneo cerebral e o metabolismo cerebral de maneira proporcional, os benzodiazepínicos em doses clínicas geralmente apresentam maior efeito sobre o fluxo sanguíneo cerebral do que sobre o consumo cerebral de oxigênio metabólico.

Em experimentos com cobaias, doses anestésicas de diazepam (acima de 0,3 $mg \cdot kg^{-1}$) e midazolam (0,2 $mg \cdot kg^{-1}$) diminuem o fluxo sanguíneo cerebral em cerca de 30 a 60%, sem alterar o consumo cerebral de oxigênio. Dados de pesquisa em humanos são limitados, mas a administração de midazolam por via venosa na dose de 0,15 $mg \cdot kg^{-1}$ diminui o fluxo sanguíneo cerebral em mais de 30%, não havendo informações sobre o seu efeito no metabolismo cerebral.

Trabalhos atuais evidenciam uma diminuição em ambos, fluxo sanguíneo cerebral (abaixo de 30% do controle) e consumo cerebral de oxigênio (abaixo de 55%), após a administração de doses elevadas de diazepam (3-7,5 $mg \cdot kg^{-1}$) ou de midazolam (0,57-10 $mg \cdot kg^{-1}$). A magnitude desse efeito do midazolam é mais intensa com a elevação da faixa etária. Mesmo com a utilização dessas macrodoses citadas, a diminuição do fluxo sanguíneo cerebral ainda fica 50% acima da diminuição obtida com a administração dos barbitúricos. Os benzodiazepínicos, portanto, não substituem os barbitúricos no que se refere à proteção cerebral.

Os benzodiazepínicos interagem com outros anestésicos para alterar o metabolismo cerebral. Doses de etanol, que sozinhas não alteram o consumo cerebral de oxigênio, quando associadas ao midazolam em doses de 0,57 $mg \cdot kg^{-1}$ por via venosa, dobram o decréscimo do fluxo sanguíneo cerebral e do metabolismo cerebral em experimentos com ratos.

**Atividade elétrica cerebral.** As doses sedativas de midazolam são associadas com uma mudança no traçado da EEG para uma intensa atividade $\beta$ em 15 e 20 Hz, com desaparecimento do ritmo $\alpha$. Um aumento na relação de potência $\beta_1/\alpha$ do EEG é correlacionado com o grau de amnésia induzido pela infusão contínua do midazolam (como já descrito). O midazolam aumenta a latência, mas não tem efeito sobre a amplitude dos potenciais evocados somatossensitivos.

## Sistema cardiovascular

As alterações cardiovasculares causadas pelos benzodiazepínicos são mediadas predominantemente pelos centros de controle cardiovascular do sistema nervoso central, mais do que pela ação direta sobre os sítios periféricos. Essa atividade tem características depressoras. Em cobaias, a administração venosa de midazolam em dose de 2 mg·kg$^{-1}$ suprime a elevação da pressão arterial sistólica induzida pela estimulação elétrica de centros hipotalâmicos e da formação reticular, mas não altera o aumento do fluxo sanguíneo infrarrenal aórtico, o qual é controlado perifericamente. Esses dados são consistentes com uma ação seletiva do midazolam no nível de sítios localizados no sistema nervoso central, com mínima ação nas vias reflexas cardiovasculares periféricas.

Comparando doses de indução anestésica de tiopental com midazolam (0,25 mg·kg$^{-1}$) administradas em pacientes hígidos, verifica-se que a queda da pressão arterial é maior durante a utilização de tiopental. Doses similares de indução anestésica de diazepam (0,5 mg·kg$^{-1}$) e de midazolam (0,2 mg·kg$^{-1}$) administradas em pacientes com coronariopatia isquêmica produzem mínimas alterações hemodinâmicas. O diazepam não altera de maneira significativa a frequência cardíaca e produz um decréscimo de 10% na pressão arterial média, sendo essas alterações associadas a uma diminuição na resistência vascular sistêmica, um moderado decréscimo na pressão média de artéria pulmonar, no volume sistólico de ejeção e no índice de trabalho-ejeção do ventrículo direito.

Por outro lado, o midazolam produz mínimo aumento na frequência cardíaca (10%) e maior decréscimo na pressão arterial média (15-25%), com diminuição não significativa na resistência vascular sistêmica, na pressão em artéria pulmonar, na pressão capilar pulmonar, no volume sistólico de ejeção e no débito cardíaco direito e esquerdo. As funções ventricular miocárdica regional e global, avaliadas por angiografia com radioisótopos, não são afetadas pela administração de doses de indução anestésica de diazepam ou midazolam (0,2 mg·kg$^{-1}$) em pacientes coronariopatas.

Como foi visto, a administração pura de benzodiazepínicos está associada a mínimas alterações hemodinâmicas, mas sua administração combinada com opioides produz significativa depressão cardiovascular. A administração de midazolam com fentanil ou sufentanil pode resultar em decréscimo importante na pressão arterial sistêmica, mais intenso do que quando o midazolam é usado de forma isolada. O mecanismo de tal sinergismo de ação está relacionado com a queda da atividade adrenérgica (tônus simpático) que acompanha esse tipo de associação de fármacos. Existem evidências de que a administração de midazolam seja acompanhada de diminuição do nível de catecolaminas circulantes.

As ações cardiovasculares do midazolam se resumem a uma discreta diminuição da pressão arterial média sistêmica, com consequente e discreta variação na frequência cardíaca. Entretanto, essa característica depressiva pode ser exacerbada pela presença de hipovolemia, utilização de β-bloqueadores ou disfunção miocárdica prévia. O midazolam não apresenta atividade arritmogênica.

O efeito dos benzodiazepínicos sobre a circulação coronariana e sua regulação depende do fármaco empregado. O diazepam é um potente coronariodilatador. Em doses sedativas de 0,1 mg·kg$^{-1}$ por via venosa, eleva o fluxo sanguíneo coronariano em 22,5% quando administrado em pacientes sem coronariopatias e em 73% em pacientes portadores de coronariopatia isquêmica, diminuindo o consumo de oxigênio pelo miocárdio em aproximadamente 15%. Esses dados caracterizam uma moderada interrupção no sistema de autorregulação do fluxo sanguíneo coronariano. Em contraste, o midazolam administrado por via venosa na dose de indução anestésica de 0,2 mg·kg$^{-1}$ diminui o fluxo sanguíneo coronariano e o consumo de oxigênio pelo miocárdio em um quarto do normal, não alterando a produção miocárdica de lactato nem a resistência vascular coronariana. Isso indica que tal anestésico não apresenta atividade sobre o sistema de autorregulação do fluxo sanguíneo coronariano, nem sobre o metabolismo do miocárdio. Os dados apresentados sugerem que o midazolam é o benzodiazepínico com menor possibilidade de causar a síndrome do roubo no fluxo sanguíneo coronariano ao manter os mecanismos de autorregulação do fluxo sanguíneo coronariano e melhor estabilidade da perfusão nas áreas isquêmicas.

Os benzodiazepínicos podem interferir com os reflexos autonômicos periféricos em grau muito limitado. As doses de indução de diazepam e midazolam diminuem a resposta de barorreceptores em cerca de 40%, que é um grau de depressão menor do que o causado pelos anestésicos inalatórios.

Doses elevadas de midazolam deprimem diretamente a contratilidade do miocárdio em cobaias. O midazolam em doses de 1 a 10 mg·kg$^{-1}$ e o diazepam em doses de 1 a 2,5 mg·kg$^{-1}$ diminuem a relação $dp/dt_{máx}$ do ventrículo esquerdo em cerca de 15%, enquanto as doses convencionais de indução desses dois fármacos (diazepam, 0,5 mg·kg$^{-1}$, e midazolam, 0,25 mg·kg$^{-1}$) não alteram esses parâmetros cardiovasculares. Visto que tais fármacos produzem sedação com concentrações plasmáticas aferidas em nanogramas por mililitro e que a $CE_{50}$ do midazolam para o desencadeamento de efeitos cardiovasculares em humanos é de 50 a 60 ng·mL$^{-1}$, é pouco provável que a depressão cardiovascular direta após a administração das doses clínicas de indução anestésica com midazolam tenha importância clínica.

Em pacientes portadores de insuficiência cardíaca, com elevação da pressão diastólica intraventricular, a administração de midazolam e diazepam pode produzir um efeito nitroglicerina, ao diminuir as pressões de enchimento ventricular e melhorar o débito cardíaco.

## Sistema respiratório

Após a administração de midazolam nas doses de 50 a 150 µg·kg$^{-1}$·min$^{-1}$, o volume corrente diminui e a frequência respiratória se eleva na mesma proporção, o que resulta em um aumento de apenas 10% na pressão parcial expirada de $CO_2$. A associação do midazolam com opioides bloqueia esse tipo de compensação, não acontecendo a elevação da frequência respiratória secundária.

Doses de indução de midazolam (0,15-0,2 mg·kg$^{-1}$) ou diazepam (0,3-0,4 mg·kg$^{-1}$) deprimem a curva de resposta à inalação de $CO_2$ em 50 a 65% após utilização de diazepam e em 25 a 65% após midazolam.

A intensidade da depressão respiratória não varia com a velocidade de injeção. A depressão respiratória causada pela administração de midazolam é muito intensificada pela presença de doença pulmonar obstrutiva crônica, o que resulta em uma significativa depressão na curva de resposta à inalação de $CO_2$. É importante salientar que o pico máximo da depressão acontece 15 minutos após a administração do fármaco, sendo a depressão também mais prolongada do que nos pacientes com pulmões hígidos.

Embora as doses sedativas de midazolam e diazepam causem mínimas alterações ventilatórias, a depressão respiratória depois da administração desses fármacos é o maior perigo durante o seu emprego clínico em sedação consciente. Um grande número de mortes ocorreu em pacientes nos quais se utilizou midazolam para obter um estado de sedação consciente. Até o momento, as causas dessas mortes não foram totalmente esclarecidas. A hipótese mais provável é de que tenham acontecido situações de superdosagem relativa ou absoluta do fármaco ou inadequada monitorização da função respiratória durante esse período. Muitos desses pacientes estavam usando midazolam associado a opioides, que são potentes depressores respiratórios por si sós.

A associação de midazolam (0,05 mg·kg$^{-1}$) com fentanil (2 µg·kg$^{-1}$) eleva a incidência de fenômenos hipóxicos de 50%, na utilização de midazolam puro, para 90%, quando os fármacos são usados de maneira combinada. Em função disso, esse tipo de combinação de anestésicos venosos deve ser indicado somente mediante adequada monitorização da função respiratória, na vigência de oxigenoterapia e na presença de pessoal treinado em diagnóstico e tratamento de depressão respiratória.

A associação de diazepam e fentanil deve ser vista com restrições devido à depressão respiratória tardia, uma vez que são fármacos com meias-vidas longas e lipossolubilidades elevadas, o que torna a afinidade pelos receptores maior e mais duradoura.

### Tônus muscular

Os benzodiazepínicos têm a propriedade de provocar relaxamento muscular de origem central, a qual tem sido postulada como uma atividade no nível de receptores de glicina no sistema nervoso central e na medula. Esses fármacos não alteram diretamente a fisiologia da junção mioneural. O mizadolam não tem nenhuma interação com os bloqueadores neuromusculares, despolarizantes nem adespolarizantes.

## Associação com outros fármacos

### Ingestão aguda de álcool

Voluntários hígidos que consumiram 0,7 mg·kg$^{-1}$ de etanol (equivalente a 1 litro de vinho) 4 horas após uma dose sedativa de midazolam (0,1 mg·kg$^{-1}$) por via venosa não apresentaram diferenças estatisticamente significativas na avaliação neuropsicofisiológica em relação ao grupo-controle, que não ingeriu etanol. Isso sugere que o paciente sedado com midazolam para procedimentos ambulatoriais pode ingerir álcool depois de liberado do hospital.

### Ingestão crônica de álcool

O álcool ingerido em quantidade suficiente para produzir tolerância cruzada com benzodiazepínicos pode abolir os efeitos sedativo-hipnóticos do diazepam em ratos. O fato sugere que em pacientes alcoólatras é necessário utilizar doses mais elevadas de benzodiazepínicos para atingir o mesmo nível de sedação obtido em pacientes normais.

### Associação com opioides

A interação sedativo-hipnótica entre benzodiazepínicos e opioides depende da sensibilidade do método que está sendo empregado na avaliação. A interação é altamente sinérgica em relação à hipnose, quando é avaliada pela perda da resposta ao estímulo verbal. Doses subanalgésicas de alfentanil (3 µg·kg$^{-1}$) reduzem pela metade a concentração efetiva ($CE_{50}$) com a qual o midazolam induz a inconsciência em pacientes adultos. Os efeitos aditivos desses fármacos são limitados no que se refere à sedação avaliada pela inibição locomotora em animais ou por escalas análogas visuais em humanos. Por outro lado, a interação entre benzodiazepínicos e opioides é ainda menos aditiva se a avaliação dessa interação for realizada por estímulos nociceptivos. Isso pode ser explicado pela possível atividade antianalgésica dos benzodiazepínicos.

## Uso clínico

### Indução anestésica

O midazolam induz a anestesia geral sem fenômenos excitatórios; sua maior vantagem em relação ao diazepam é a ausência de irritação venosa.

A indução anestésica com midazolam é mais lenta do que com tiopental, com um pico máximo plasmático obtido em três minutos após a administração venosa. A incidência de apneia nesse período é menor do que com a utilização de barbitúricos, embora a recuperação após uma dose de indução de midazolam seja mais prolongada do que com uma dose equipotente de tiopental.

Um dos principais problemas na indução anestésica com midazolam é a ampla variação na sensibilidade dos pacientes, ou seja, a grande variabilidade nas respostas à dose de indução administrada, podendo ser superiores a 0,5 mg·kg$^{-1}$ em pacientes não pré-medicados. Acima de 25% dos pacientes saudáveis com menos de 50 anos permanecem conscientes após a administração de uma dose de 0,3 mg·kg$^{-1}$. Têm sido descritas situações em que é impossível obter inconsciência com doses de midazolam de 0,4 e 0,5 mg·kg$^{-1}$.

Doses em bólus de 0,5 mg·kg$^{-1}$ geram concentrações plasmáticas de 1.111 ng·mL$^{-1}$, cujo equilíbrio com a concentração no sítio efetor ocorre após 13 minutos, no momento em que a concentração no local efetor e no plasma estão em torno de 634 ng·mL$^{-1}$. Concentrações no sítio efetor acima de 500 ng·mL$^{-1}$ costumam causar hipnose em mais de 95% dos pacientes. Doses como estas, em bólus, frequentemente resultam em concentrações plasmáticas abaixo de 200 ng·mL$^{-1}$ 60 minutos após sua administração.

O midazolam é menos seguro na indução venosa em anestesia pediátrica. O tempo de abolição do reflexo ciliar após uma dose de indução elevada de midazolam (0,6 mg·kg$^{-1}$) pode chegar a quatro vezes o tempo necessário para eliminação do referido reflexo após a administração de tiopental em dose de 6 mg·kg$^{-1}$, sendo que um terço das crianças não perde a consciência. Em comparação, os pacientes com mais de 50 anos de idade tendem a responder à dose de indução anestésica com midazolam de maneira mais estável, geralmente em torno de 0,3 mg·kg$^{-1}$. Essa dose deve ser reduzida para 0,15 mg·kg$^{-1}$ em pacientes com mais de 70 anos.

Doses de 0,3 mg·kg$^{-1}$ de midazolam associadas à cetamina na dose de 0,75 mg·kg$^{-1}$ têm sido recomendadas como técnica eficaz e segura de indução anestésica de sequência rápida em casos de cirurgia de emergência em pacientes com estômago cheio.

O midazolam tornou-se indicação frequente na indução anestésica de pacientes cardiopatas, mesmo que, quando administrado como único agente venoso nessa fase, não bloqueie as respostas hemodinâmicas às manobras de laringoscopia e intubação traqueal e que, em algumas situações, possa causar hipotensão arterial.

## Manutenção da anestesia

Os benzodiazepínicos costumam fazer parte da técnica anestésica na fase de manutenção, fato justificado pela sua capacidade de produzir hipnose-sedação e amnésia. Além disso, são fármacos que permitem diminuir as doses dos anestésicos inalatórios, podendo figurar nas técnicas de anestesia balanceada, por meio de sua atividade hipnótica. Os benzodiazepínicos, como midazolam (0,2 $mg{\cdot}kg^{-1}$) ou diazepam (0,45 $mg{\cdot}kg^{-1}$), comparados com outros hipnóticos, como tiopental (3 $mg{\cdot}kg^{-1}$), exigem menor concentração de anestésicos inalatórios ou opioides, quando combinados com óxido nitroso durante anestesias de curta duração. Entretanto, o tempo de recuperação após cirurgia ambulatorial pode ser discretamente mais demorado com a utilização de midazolam em comparação com o tiopental.

Os benzodiazepínicos são muitas vezes associados a altas doses de opioides (fentanil 35-75 $\mu g{\cdot}kg^{-1}$) para incrementar a amnésia e a hipnose nessa técnica de anestesia venosa. É importante salientar que a indução anestésica que inclua midazolam (0,075-0,15 $mg{\cdot}kg^{-1}$) resulta em maior incidência de hipotensão arterial, diminuição de resistência arterial, das pressões cardíacas intracavitárias e do índice cardíaco do que quando a indução é realizada somente com opioides.

## Fármaco associado em anestesia

Os benzodiazepínicos podem ser combinados com a cetamina para reduzir seus efeitos adversos, incluindo a estimulação simpática. Um exemplo disso é a combinação de midazolam (0,15 $mg{\cdot}kg^{-1}$) com cetamina (0,75 $mg{\cdot}kg^{-1}$) para promover uma técnica de indução sequencial rápida de anestesia em pacientes submetidos a cirurgia de emergência, resultando em pequeno aumento da frequência cardíaca, sem alteração da pressão arterial sistêmica. Essa estabilidade hemodinâmica não acontece com a técnica convencional, ou seja, com o uso de tiopental e succinilcolina. O midazolam não protege o paciente que usou cetamina da elevação da pressão intracraniana, não sendo uma boa opção de técnica anestésica em pacientes com diminuição de complacência intracraniana.

O midazolam pode ser utilizado como adjuvante na anestesia regional, podendo ser associado para sedar pacientes submetidos a bloqueios regionais neuroaxiais, sem alterar os reflexos compensatórios hemodinâmicos ou da via aérea superior. Contudo, o midazolam administrado em doses que produzem sedação profunda (irresponsividade ao estímulo verbal e mecânico) tem sido arrolado como a causa de parada cardíaca inesperada durante anestesia subaracnóidea. Em função disso, é uma recomendação formal a intensa vigilância durante essa associação de midazolam com níveis elevados de raquianestesia (intenso bloqueio simpático).

O midazolam e o diazepam têm sido empregados em associação com a cetamina para diminuir os fenômenos excitatórios que acontecem durante a emergência da anestesia dissociativa, principalmente no caso de pacientes adultos jovens.

O midazolam tem sido associado ao fentanil e ao alfentanil para promover sedação controlada pelo paciente durante anestesia regional.

## Promoção de sedação consciente durante procedimentos invasivos

A sedação consciente é definida como a administração de um fármaco sedativo-hipnótico em doses que não suprimem a consciência nem os reflexos de proteção das vias aéreas. O midazolam continua sendo a substância mais utilizada para esse fim, apesar de diversos estudos mostrarem que o propofol tem um perfil farmacocinético mais adequado. De modo geral, a grande maioria dos estudos aponta perfis de manutenção e de recuperação melhores com o propofol, quando comparado ao midazolam. Um estudo duplamente encoberto que comparou o midazolam com o diazepam em sedação consciente para a realização de procedimentos endoscópicos evidenciou que o midazolam induziu um estado de sedação mais rapidamente e amnésia mais intensa, embora com tempos de recuperação semelhantes. Mais uma vez é importante salientar que a presença de amnésia perioperatória não significa ausência de memória implícita. Se o paciente experimentar dor durante o procedimento, a incidência de agitação aumenta muito.

## Sedação pós-operatória

O midazolam tem sido usado clinicamente na sedação de pacientes em terapia intensiva durante ventilação mecânica. Alguns esquemas de infusão contínua de midazolam têm sido propostos com esse objetivo: uma dose em bólus de midazolam de 0,3 $mg{\cdot}kg^{-1}$ seguida de uma infusão de 0,06 $mg{\cdot}kg^{-1}{\cdot}min^{-1}$ com duração de até 180 horas promove uma sedação satisfatória com um rápido retorno (30 minutos) ao estado de alerta e consciência em pacientes submetidos a ventilação mecânica.

Em pacientes submetidos a cirurgia de revascularização de miocárdio com técnicas anestésicas utilizando doses elevadas de opioides, a infusão de midazolam na dose de 2 $mg{\cdot}h^{-1}$ no pós-operatório diminui, de maneira significativa, as doses de morfina e vasodilatadores usadas durante esse período. Embora a infusão de midazolam retarde a recuperação dos movimentos espontâneos, a abertura dos olhos e o início da ventilação espontânea, ela não retarda o processo de extubação traqueal nem aumenta a permanência na UTI.

A infusão contínua da combinação de midazolam com opioides tem sido utilizada em pacientes pediátricos durante ventilação mecânica. Uma dose em bólus de 0,2 $mg{\cdot}kg^{-1}$, seguida de infusão de 0,4 a 0,6 $\mu g{\cdot}kg^{-1}{\cdot}min^{-1}$, promove sedação efetiva tanto em crianças como em neonatos. No caso da associação com morfina em infusão contínua na dose de 0,33 $\mu g{\cdot}kg^{-1}{\cdot}min^{-1}$ e discreto aumento na dose de midazolam para 3 $\mu g{\cdot}kg^{-1}{\cdot}min^{-1}$, promove excelente estado de sedação em pacientes com idade entre 6 meses e 8 anos no pós-operatório de cirurgia cardíaca, permitindo condições clínicas de extubação traqueal duas horas após a interrupção da infusão descrita. O tempo de recuperação pode ser prolongado no caso de insuficiência hepática ou renal. Outra associação de fármacos proposta para a sedação pediátrica em UTI consiste em uma dose de midazolam de 0,4 a 1 $\mu g{\cdot}kg^{-1}{\cdot}min^{-1}$ e cetamina na dose de 10 a 70 $\mu g{\cdot}kg^{-1}{\cdot}min^{-1}$.[29-32]

## Complicações

A depressão respiratória e a hipotensão arterial já foram comentadas.

O diazepam dissolvido em propilenoglicol provoca irritação venosa e uma incidência de tromboflebites de 15 a 39%, que é rara após a utilização de midazolam (0-10%).

Pode ocorrer soluço com elevadas doses de indução de midazolam em pacientes não pré-medicados, mas isso não se caracteriza como um pródromo de vômitos ou de aspiração pulmonar. Reações distônicas caracterizadas por um comportamento agressivo são muito raras.

Não ocorre teratogênese com o emprego dos benzodiazepínicos.

## Flumazenil

A liberação para uso clínico do antagonista específico e competitivo dos receptores GABA-A, o flumazenil, possibilitou a reversão de todos os efeitos resultantes da administração de midazolam e diazepam em infusão contínua ou em bólus. Existe a possibilidade da reversão dos seguintes efeitos: sedação-hipnose, amnésia, ansiólise e depressão respiratória. Todavia, a sua curta meia-vida de eliminação, de 1 hora, comparada com a meia-vida de eliminação acima de 3 horas dos benzodiazepínicos, pode causar problemas na reversão dos efeitos depressivos destes a longo prazo.

Com base nos dados comentados, a recomendação para a reversão da atividade benzodiazepínica residual é a titulação da dose de flumazenil pela administração de doses intermitentes de 0,2 mg até uma dose total de 1 mg. Com essa conduta, pode haver recorrência de sonolência e amnésia, mesmo após o paciente estar desperto. O grau em que isso ocorre depende da dose total de midazolam ou diazepam utilizada, da dose de flumazenil empregada na reversão dos efeitos depressores e do intervalo de tempo entre a administração do benzodiazepínico e do flumazenil.

Em pacientes ambulatoriais, a administração de 1 mg de flumazenil após uma infusão de midazolam propicia recuperação semelhante à encontrada após infusão de propofol pelo período de 1 hora, embora a reversão com flumazenil apresente um grau de sedação residual mais elevado. Esse é o perfil característico da reversão da atividade benzodiazepínica após a administração de flumazenil. Por esse motivo, tal prática em pacientes ambulatoriais tem sido condenada, já que existe a possibilidade de sedação residual em um paciente que se encontra fora do ambiente hospitalar.

A titulação da dose de flumazenil, como foi descrita, não produz isoladamente efeitos adversos. Contudo, se esse fármaco antagonista for administrado muito rápido, pode precipitar fenômenos excitatórios.

Os pacientes que fazem uso crônico de benzodiazepínicos podem apresentar um quadro de agitação psicomotora como resposta à administração de flumazenil.[5,6,8,12,33]

# Remimazolam

O remimazolam (CNS 7056) é um dos poucos fármacos venosos inovadores em anestesiologia na atualidade. Ele foi desenvolvido a partir de uma associação do remifentanil com o midazolam. Estudos preliminares de fase II caracterizam um mínimo efeito residual desse agente no organismo, mesmo após infusões de longa duração, apresentando-se, dessa forma, como um potencial agente para utilização prolongada em terapia intensiva e como um novo anestésico sedativo em anestesia clínica. Diferentemente dos sedativo-hipnóticos atuais, apresenta menor propensão à apneia, sendo a depressão respiratória secundária ao seu uso sensível a antagonista específico, o flumazenil.

## Farmacologia

O remimazolam, de maneira semelhante ao remifentanil e ao mivacúrio, sofre metabolismo por esterases tissulares não específicas ainda em circulação sanguínea.

De maneira idêntica a outros benzodiazepínicos, o remimazolam atua no receptor GABA-A. As ações dos benzodiazepínicos nos receptores GABA-A são dose-dependentes; assim sendo, doses pequenas resultam em ações ansiolíticas, e doses mais elevadas produzem ações sedativo-hipnóticas.

## Farmacocinética e metabolismo

O remimazolam é submetido a hidrólise por esterases de maneira dose-independente. Em doses clínicas, as enzimas não são saturadas pelo fármaco, resultando em um não acúmulo do agente no organismo. Ou seja, a velocidade dessas reações é mantida após a primeira passagem (*first pass*), fato que o diferencia dos fármacos mais usuais, quando utilizado em doses recomendadas. Como resultado, o aumento da dose ou infusões contínuas prolongadas dificilmente influenciam os efeitos residuais pós-operatórios. Devido ao fato de a eliminação do remimazolam ser independente de órgãos excretores, pode ser usado de maneira segura em casos de insuficiência hepática e renal. Além disso, a deterioração da função excretória hepatorrenal, secundária à elevação da idade, apresenta pouco impacto no perfil farmacológico do remimazolam.[34]

Em um estudo, o remimazolam apresentou uma depuração média de 70,3 + 13,9 $L{\cdot}h^{-1}$ e um volume médio de distribuição estável de 34,8 L. Esse fármaco apresenta meia-vida contexto-sensível de 7 a 8 minutos após 2 horas de infusão contínua. Tais variáveis são significativamente menores do que os valores médios apresentados pelo midazolam, porém a duração de ação do remifentanil é menor quando comparada com a do remimazolam. O propofol, quando usado em infusão contínua por períodos semelhantes de tempo, também apresenta uma meia-vida contexto-sensível similar. O que ainda precisa ser demonstrado é se o tempo de queda das concentrações do remimazolam no organismo permanece o mesmo durante os incrementos nas doses de sua infusão contínua.[35]

## Dosagem e uso clínico

Os possíveis usos clínicos do remimazolam estão situados em quatro áreas principais:

- Dose única em medicação pré-operatória.
- Dose em bólus e doses suplementares durante sedação.
- Em anestesia venosa associado a outros opioides, como parte da anestesia venosa total.
- Sedação em UTI[34,36].

# Etomidato

## Características físico-químicas

O etomidato é um derivado imidazólico carboxilado, que existe como dois isômeros, sendo que somente o isômero + é ativo como hipnótico. O seu peso molecular é de 342,31.

Ele é hidrossolúvel e instável em soluções neutras. Por isso, tem sido veiculado a muitos tipos de solventes. Atualmente, é fornecido em solução, na concentração de 2 $mg \cdot mL^{-1}$ com propilenoglicol (35% por volume), com pH de 6,9 e osmolaridade de 4.640 $mOsm \cdot L^{-1}$. Tem sido proposta sua diluição em um novo solvente, o 2-hidroxipropil-β-ciclodextrina, que resulta em menor intensidade de dor à infusão e menor incidência de tromboflebites, sem causar hemólise, quando comparado com o propilenoglicol.

## Farmacocinética

### Volume de distribuição e depuração

O etomidato possui volume de distribuição discretamente maior e depuração de eliminação mais elevada quando comparado com os barbitúricos (TAB. 45.5). A depuração do etomidato pelo fígado é muito elevada: 17 a 25 $mL \cdot kg^{-1} \cdot min^{-1}$.

### Metabolismo

O metabolismo do etomidato é hepático, por hidrólise do éster. O índice de extração hepática é próximo de 1, sugerindo a contribuição de sítios extra-hepáticos de metabolismo (esterases plasmáticas) para a depuração plasmática.

O elevado índice de extração hepática tem correlação direta com o fluxo sanguíneo hepático e com a sua depuração de eliminação. Em situações clínicas de redução do fluxo sanguíneo hepático, como durante a anestesia com enflurano, a depuração de eliminação de 1.400 $mL \cdot min^{-1}$ baixa para níveis de 820 $mL \cdot min^{-1}$.

O padrão das curvas de sinais de recuperação em relação às doses infundidas de etomidato favorece a sua utilização em infusão contínua. Os metabólitos do etomidato são inativos.[37,38]

### Meia-vida

Em modelos tricompartimentais, a $t_{½}\pi$ (distribuição rápida) é de 2,7 minutos, a $t_{½}\alpha$ (distribuição ou redistribuição) é de 29 minutos e a $t_{½}\beta$ (eliminação) varia de 2,9 a 5,3 horas.

A $t_{½}\beta$ relativamente curta e a depuração rápida fazem do etomidato um fármaco com perfil farmacocinético favorável para administração por infusão contínua (VER TAB. 45.5).

A meia-vida contexto-sensível não é muito valorizada em função de sua indicação bastante restrita nos casos de infusão contínua.

### Situações clínicas que alteram a farmacocinética do etomidato

Os fármacos que afetam o fluxo sanguíneo hepático também alteram seu metabolismo e sua $t_{½}\beta$. No entanto, a insuficiência hepática não altera muito a recuperação do efeito hipnótico do etomidato, pois a redistribuição do fármaco é um dos mecanismos pelos quais o efeito pós-administração é dissipado.

O etomidato está ligado às proteínas plasmáticas em 75%. Por isso, as doenças que alteram os níveis proteicos (insuficiência hepática e renal) podem variar a concentração do fármaco livre circulante no plasma, podendo a administração de uma dose clínica de etomidato resultar em efeito farmacodinâmico mais intenso do que o previsto.

Os pacientes cirróticos que possuem um volume de distribuição duplicado e uma depuração normal para o etomidato apresentam uma $t_{½}\beta$ o dobro da normal, sendo provável que a $t_{½}\pi$ e o efeito clínico não se alterem.

A idade avançada está associada à diminuição do volume de distribuição e a um decréscimo da depuração do etomidato, o que eleva a sensibilidade dos idosos a esse tipo de fármaco, tornando necessária a correção das doses a serem administradas.[5-7,37,39]

## Farmacodinâmica

### Mecanismo de ação

A ação primária do etomidato em nível central é a hipnose. O etomidato potencializa o efeito inibitório do GABA sobre o receptor GABA-A, hiperpolarizando as membranas pós-sinápticas pelo aumento de condutância ao cloro. Ele age em receptores diferentes dos benzodiazepínicos, os quais são específicos.

### Início de ação

O etomidato tem sido utilizado em dose única ou em infusão contínua para indução e manutenção da anestesia. O início de ação após uma dose convencional de indução de etomidato (0,3 $mg \cdot kg^{-1}$) é muito rápido, isto é, um tempo de circulação braço-cérebro equivalente ao do tiopental.

### Duração de ação

A duração da anestesia após dose única de etomidato está linearmente correlacionada com a dose empregada, isto é, cada

**TABELA 45.5** Dados farmacocinéticos dos anestésicos venosos

| | Volume de distribuição ($L \cdot kg^{-1}$) | Depuração ($mL \cdot kg^{-1} \cdot min^{-1}$) | $t_{½}\beta$ (h) | Ligação proteica (%) | Concentração efetiva ($\mu g \cdot mL^{-1}$) |
|---|---|---|---|---|---|
| Propofol | 2,8 | 59 | 0,9 | 97 | 1,1 |
| Midazolam | 1,1 | 7,5 | 2,7 | 94 | 0,16 |
| Etomidato | 2,5 | 17 | 2,9 | 77 | 0,31 |
| Cetamina | 3,1 | 19 | 3,1 | 12 | 0,64 |
| Tiopental | 2,3 | 3,4 | 12 | 83 | 19,2 |

0,1 mg·kg$^{-1}$ administrado promove 100 segundos de sono. Doses repetidas de etomidato, tanto em bólus como por infusão, prolongam o período de hipnose. De qualquer forma, a recuperação é muito rápida.

A adição de pequenas doses de fentanil ao etomidato, em procedimentos cirúrgicos de curta duração, reduz as necessidades deste último, permitindo um despertar rápido.

Em pediatria, a indução anestésica pode ser obtida com a administração retal de etomidato, na dose de 6 mg·kg$^{-1}$. Nessa situação, a hipnose é obtida em 4 minutos, não ocasionando alterações hemodinâmicas e mantendo um tempo de recuperação rápido.

Embora seja rápida, a recuperação do etomidato é mais lenta do que a obtida após a administração por infusão de propofol.

A farmacodinâmica e a farmacocinética foram estudadas durante infusões prolongadas (48 horas) de etomidato, em terapia intensiva, em pacientes hígidos submetidos a cirurgia bucomaxilofacial. Nessa situação, a $t_{½}β$ foi de 5,5 horas. Esses pacientes recuperaram-se da sedação com etomidato em 40 minutos após a interrupção da infusão, o que é um tempo quatro vezes maior do que em infusões com duração de 1 hora.[4,5,8,19]

## Sistema nervoso central

O etomidato em doses de 0,3 mg·kg$^{-1}$ induz a hipnose por ação central, e não possui atividade analgésica.

Com a utilização de doses de 0,2 a 0,3 mg·kg$^{-1}$ de etomidato, acontece uma redução percentual do fluxo sanguíneo cerebral de 35% e do consumo cerebral de oxigênio de 45%, sem alteração da pressão arterial média. Assim, a pressão de perfusão cerebral é mantida, podendo resultar em efeito benéfico de elevação na relação oferta-demanda de oxigênio cerebral.

O etomidato administrado em doses clínicas suficientes para a depressão da atividade eletrencefalográfica diminui em 50% a pressão intracraniana de pacientes com hipertensão prévia, chegando, muitas vezes, a níveis pressóricos intracranianos normais. Essa normalização é mantida durante as manobras de intubação traqueal. Para a manutenção dessa situação de estabilidade da pressão intracraniana, é necessária a infusão contínua de etomidato em doses elevadas, como 60 μg·kg$^{-1}$·min$^{-1}$.

A reatividade vascular cerebral ao $CO_2$ é mantida durante a anestesia com etomidato. Portanto, de maneira teórica, a hiperventilação pode potencializar a queda da pressão intracraniana causada por esse agente venoso.

Existem citações na literatura que alertam para a possibilidade de o etomidato apresentar propriedades neuroprotetoras iguais às fornecidas pelo tiopental e superiores às do isoflurano. O etomidato produz alterações na EEG semelhantes às produzidas pelo tiopental. Inicialmente, apresenta um aumento na amplitude α com fortes descargas β, seguidas por um misto de ondas α e θ, com predomínio de ondas δ antes do início da supressão das descargas. A ausência de ondas β, na fase de indução, constitui a diferença eletrencefalográfica entre a ação central do etomidato e do tiopental.

O etomidato tem sido responsabilizado por atividade convulsiva do tipo grande mal. Na EEG, aumenta a atividade de focos epileptogênicos, tornando-se útil na cirurgia em que eles são extirpados. As contrações tônico-clônicas que aparecem com uso clínico do etomidato não estão relacionadas com alterações na EEG. Essas contrações parecem ser o resultado de um efeito liberador proveniente do nível medular.

O etomidato aumenta a amplitude das respostas de potenciais evocados na EEG, sendo útil em neurocirurgia quando essas respostas são de baixa amplitude.

## Sistema cardiovascular

A principal vantagem do etomidato é a mínima atividade hemodinâmica quando utilizado em doses clínicas convencionais. O etomidato em dose de 0,3 mg·kg$^{-1}$ causa alterações insignificantes na elevação do débito cardíaco e uma discreta diminuição na frequência cardíaca, na resistência vascular sistêmica e na pressão arterial sistêmica. Essas alterações após a injeção duram no máximo 3 minutos, retornando ao normal em 5 minutos. Essa dose de etomidato resulta em um efeito nitroglicerina na circulação coronariana, isto é, o fluxo coronariano é elevado sem que haja aumento do consumo de oxigênio pelo miocárdio. A resistência vascular coronariana diminui sem alterar a pressão de perfusão coronariana. O etomidato causa discretas alterações hemodinâmicas nos pacientes portadores de doença valvar cardíaca e, comparado ao tiopental, ainda causa menor grau de hipotensão quando administrado aos pacientes com hipovolemia moderada.

O etomidato não sensibiliza o miocárdio às catecolaminas. Ele pode causar bradicardias graves quando associado a um opioide ou à succinilcolina, pois os três fármacos causam diminuição da frequência cardíaca. Essa bradicardia também pode acontecer na associação de etomidato com propofol e succinilcolina.

## Sistema respiratório

Em doses equivalentes, utilizadas durante a indução anestésica, o etomidato causa menor depressão respiratória do que o propofol e o tiopental. Sua intensidade depende da dose, da velocidade de injeção e da pré-medicação empregadas. Os opioides usados na pré-medicação causam maior depressão respiratória em relação aos outros fármacos.

Os efeitos desse fármaco sobre os reflexos de vias aéreas, tônus da musculatura brônquica, frequência e profundidade da ventilação, resposta ao $CO_2$ inspirado e resposta à hipoxemia podem ser importantes.

O etomidato pode causar breves períodos de soluço ou tosse, embora não cause liberação de histamina ou aumento da resistência em vias aéreas, podendo ser administrado com segurança em pacientes asmáticos.

Ocasionalmente, a indução anestésica com etomidato pode ser acompanhada de um breve período de hiperventilação seguido de apneia. Essa apneia é mais prolongada do que a causada pelo propofol.

As alterações respiratórias secundárias à administração de etomidato podem resultar em discreta elevação da pressão parcial arterial de dióxido de carbono ($PaCO_2$) (± 15%) sem queda da pressão parcial arterial de oxigênio ($PaO_2$).

## Sistema endocrinológico

O etomidato foi arrolado, em estudos realizados entre 1981 e 1982, como o agente etiológico de morte em pacientes sedados com esse fármaco por longos períodos de tempo (em torno de 5 dias) em UTIs. Esse fenômeno foi atribuído à insuficiência suprarrenal pós-infusão prolongada. Outros estudos realizados em UTI não evidenciaram elevação na mortalidade após a infusão prolongada desse agente. A diferença em relação ao grupo anterior é a de que esses pacientes haviam recebido suporte farmacológico com altas doses de corticoides em função do protocolo de tratamento do politrauma adotado nessas unidades. Tal fato confirma a hipótese da etiologia de supressão suprarrenal descrita para os casos em que houve elevação da mortalidade após uso de etomidato em infusão contínua por grandes períodos de tempo.

A atividade endócrina específica do etomidato que resulta em insuficiência suprarrenal é uma inibição, dose-dependente e reversível, da enzima 11β-hidroxilase, a qual converte o 11-deoxicortisol em cortisol e, em menor intensidade, uma atividade inibitória sobre a 17α-hidroxilase. Essa atividade causa elevação dos precursores do cortisol, como 11-deoxicortisol e 17-hidroxiprogesterona, bem como elevação de hormônio adrenocorticotrófico. A inibição enzimática causada pelo etomidato parece estar relacionada com radicais livres originários da estrutura molecular desse agente, os quais se ligam ao citocromo P450. Essa inibição resulta na diminuição da ressíntese de ácido ascórbico, o qual é necessário para a síntese de esteroides humanos.

É importante salientar que não existem dados na literatura que demonstrem um efeito negativo em relação à supressão suprarrenal temporária associada às doses de indução anestésica de etomidato, que tem sido utilizado como agente indutor em situações clínicas de elevado grau de estresse anestésico-cirúrgico (sepse, trauma, alterações hemodinâmicas, etc.), sem diferença significativa no índice de morbimortalidade comparado com os outros anestésicos venosos.[40]

## Contraindicações e efeitos adversos

O etomidato está associado a uma elevada incidência de náuseas e vômitos (30-40%) se comparado com a incidência desses sintomas causada pelo metoexital (10%). Essa incidência é elevada pela associação com opioides (fentanil). Tais sintomas são um importante motivo para caracterizar uma anestesia com etomidato como insatisfatória. Parece uma atitude prudente evitar a utilização clínica desse agente em pacientes propensos a náuseas e vômitos ou em procedimentos que elevem a sua incidência (correção de estrabismo ou cirurgia ambulatorial).

Podem ocorrer flebites e tromboflebites superficiais na veia usada para a administração de etomidato, as quais em geral se evidenciam clinicamente dentro de 48 a 72 horas após a anestesia. Essa incidência pode ser mais elevada quando o etomidato é administrado através de veias de pequeno calibre.

A incidência (0-50%) de dor com a injeção desse fármaco é semelhante à que acompanha a injeção de propofol, podendo ser eliminada pela administração prévia de lidocaína em dose de 20 a 40 mg ou pela utilização de veias de grosso calibre.

Contrações musculares tônico-clônicas e soluço são sintomas que podem acompanhar a administração clínica de etomidato em uma incidência variável de 0 a 70%.

## Uso clínico

O uso clínico do etomidato é muito apropriado em casos de pacientes com doença cardiovascular, hiper-reatividade brônquica e hipertensão intracraniana. A estabilidade hemodinâmica conferida pela administração desse agente é a melhor em relação aos outros anestésicos venosos. A dose de indução do etomidato, quando utilizado em associação com o fentanil, é de 0,3 $mg \cdot kg^{-1}$.

Esse anestésico venoso possui características farmacocinéticas que favorecem sua infusão contínua, embora a supressão suprarrenal transitória, já discutida, seja uma realidade clínica.

Um esquema de infusão contínua de etomidato é a administração de uma dose de 100 $\mu g \cdot kg^{-1} \cdot min^{-1}$ durante três minutos, seguida de 20 $\mu g \cdot kg^{-1} \cdot min^{-1}$ por 27 minutos e então uma infusão de 10 $\mu g \cdot kg^{-1} \cdot min^{-1}$ pelo resto do tempo necessário. Esse esquema de infusão permite um despertar em 10 minutos após sua administração. Outro esquema de infusão mais simples é a administração de 100 $\mu g \cdot kg^{-1} \cdot min^{-1}$ por 10 minutos, seguidos de 10 $\mu g \cdot kg^{-1} \cdot min^{-1}$ durante todo o período restante, o que mantém as mesmas características de recuperação.

Estudos farmacológicos evidenciam que a anestesia com etomidato associada a óxido nitroso ou opioides requer uma concentração plasmática do fármaco em torno de 400 a 500 $ng \cdot mL^{-1}$, sendo que essa concentração pode ser obtida com os esquemas recém-descritos. O despertar dos pacientes ocorre com concentrações plasmáticas de 300 $ng \cdot mL^{-1}$.[25,37-39,40,41]

# Cetamina

## Características físico-químicas

A cetamina tem peso molecular de 238, sendo parcialmente hidrossolúvel e apresentada sob a forma de solução límpida cristalina, com pKa de 7,5. Sua lipossolubilidade é 5 a 10 vezes maior do que a do tiopental.

A cetamina é preparada em uma solução discretamente ácida (pH 3,5-5,5), em concentrações de 10, 50 e 100 $mg \cdot mL^{-1}$ de solução de cloridrato de sódio, contendo um conservante, o cloridrato de benzotônio. Sua estrutura molecular tem dois isômeros óticos ou enantiômeros.

## Farmacocinética

A administração venosa de cetamina apresenta uma curva típica de relação concentração plasmática *versus* tempo. A queda da concentração desse fármaco no plasma tem características bifásicas, com uma fase de distribuição inicial e rápida, com duração acima de 45 minutos, seguida de uma fase de eliminação longa, com duração de horas.

A concentração plasmática de cetamina necessária para a obtenção de um estado de anestesia fica em torno de 1 a 3 $\mu g \cdot mL^{-1}$.

As características farmacocinéticas da cetamina não variam de maneira significativa quando analisadas por modelos farmacocinéticos tricompartimentais, com doses variadas, administradas por via venosa. Doses entre 0,125 e 3,7 $mg \cdot kg^{-1}$ apresentam $t_{1/2}\pi$ = 0,5 min (± 0,2); $t_{1/2}\alpha$ = 9 min (± 4); $t_{1/2}\beta$ = 158 min (± 36); Cl = 20,8 $mL \cdot kg^{-1} \cdot min^{-1}$ (± 8,8); e Vd = 2,3 $L \cdot kg^{-1}$ (± 1,1).

### Ligação com proteínas e depuração

A cetamina não se liga intensamente às proteínas plasmáticas; sua ligação com elas oscila entre 27 e 47%. As proteínas de ligação com a cetamina são a albumina e a $\alpha_1$-ácido glicoproteína. Essa ligação é dependente do pH, o que faz a queda do pH diminuir principalmente a ligação com a albumina.

O elevado índice de extração do plasma e a intensa depuração intrínseca hepática desse fármaco, associados à sua relativamente alta fração plasmática livre, fazem as alterações nas proteínas plasmáticas não modificarem de maneira significativa a depuração da cetamina.

### Metabolismo

A cetamina é metabolizada no nível de um sistema enzimático microssomial hepático. A via metabólica mais importante é a que envolve a *N*-desmetilação, a qual forma a norcetamina (metabólito I), posteriormente hidroxilada para originar a hidroxinorcetamina. Esses produtos são conjugados aos glicuronídeos hidrossolúveis e excretados na urina. O metabólito I pode ter uma atividade de 20 a 30% da cetamina.[4-7,19,20,38,42]

## Farmacodinâmica

### Mecanismo de ação

A cetamina produz inconsciência e analgesia de maneira dose-dependente. A anestesia gerada por sua administração é denominada anestesia dissociativa.

Atualmente, o papel dos aminoácidos excitatórios na geração de nocicepção está bem definido. O glutamato e o aspartato participam na transmissão neuronal em vários níveis das vias nociceptivas (corno dorsal da medula) como agonistas dos receptores NMDA.

O principal sítio molecular de ação da cetamina é o receptor NMDA, no qual atua como um antagonista não competitivo. Além desse tipo de atividade, também reduz a liberação pré-sináptica de glutamato. O antagonismo de receptores colinérgicos nicotínicos e muscarínicos pode ser outro mecanismo de ação da cetamina, com relevância clínica. Tem sido sugerido que a ação sobre os receptores nicotínicos pode ser a responsável pelos efeitos comportamentais secundários à utilização dessa substância.

A potencialização da ação do GABA é uma atividade da cetamina em doses elevadas, embora seja contestada por muitos autores.

Uma fraca afinidade pelos receptores opioides tem sido atribuída à cetamina. Recentemente, um estudo mostrou que os efeitos analgésicos da cetamina não foram influenciados pela administração de naloxona (antagonista dos opioides).

A cetamina é uma mistura racêmica de isômeros R(–) cetamina e S(+) cetamina. O último possui 3 a 4 vezes mais potência analgésica, depuração 35% mais elevada e volumes de distribuição semelhantes quando comparado com a R(–) cetamina.

De maneira interessante, ambos os isômeros possuem a mesma potência na interação com os receptores colinérgicos, fato que pode explicar a alta incidência de efeitos psicomiméticos (alucinógenos) com a R(–) cetamina, quando empregada em doses equianalgésicas à da S(+) cetamina. O principal metabólito é a norcetamina, a qual tem potência analgésica muito próxima à da R(–) cetamina, podendo ser muito importante para a analgesia quando a cetamina é administrada por via oral e submetida a elevado grau de metabolismo de primeira passagem.

O sítio anatômico primário de ação da cetamina parece ser o sistema de projeção talamoneocortical. Esse fármaco deprime seletivamente a atividade neuronal em algumas regiões do córtex (sobremaneira as áreas de associação/cognitivas) e do tálamo, enquanto, simultaneamente, estimula partes do sistema límbico, incluindo o hipocampo. Esse tipo de atividade cria uma situação denominada desorganização funcional de vias não específicas em áreas mesencefálicas e talâmicas.

Existem evidências de que a cetamina deprime a transmissão de impulsos na porção bulbar medial da formação reticular, região que é importante na transmissão do componente afetivo-motivacional da nocicepção da medula para os centros cerebrais altos.

O bloqueio de canais de sódio, no nível do sistema nervoso central, não tem se mostrado como uma possibilidade de mecanismo de ação da cetamina. A ocupação dos receptores opioides pela cetamina no cérebro e na medula pode ser a causa de sua potente atividade analgésica. O enantiômero S(+) tem evidenciado, experimentalmente, alguma atividade no receptor opioide $\mu$, colaborando, dessa forma, para a geração de analgesia por esse anestésico venoso.

Como foi visto, estudos experimentais e clínicos evidenciam que a cetamina é um antagonista não competitivo do NMDA. O antagonismo exercido pela cetamina nesse tipo de receptor não apenas potencializa a analgesia, mas também pode evitar a situação clínica caracterizada como um estado de hiperatividade e hiper-responsividade da via nociceptiva, gerada após a sua estimulação intensa, como no caso da dor no perioperatório.[43] Além dos mecanismos citados, estudos alertam para uma atividade analgésica mais prolongada e independente da atividade da cetamina no receptor NMDA, uma atividade ligada à alteração da transmissão sináptica de longo prazo.[44]

### Início de ação

A cetamina possui peso molecular baixo, pKa próximo do pH fisiológico e lipossolubilidade relativamente alta. Com essas características físico-químicas, ela atravessa a barreira hematencefálica rapidamente, apresentando, assim, tempo de início de ação curto, em torno de 30 segundos. O seu efeito máximo ocorre em 1 minuto.

### Duração de ação

A duração do efeito anestésico da cetamina depende da dose administrada: as doses elevadas prolongam a duração do tempo de anestesia. Existe uma boa correlação entre a concentração plasmática do fármaco e seu efeito farmacodinâmico no nível do sistema nervoso central. A redistribuição rápida da cetamina e da norcetamina do cérebro para os tecidos periféricos confere à primeira um curto período de atividade anestésica. Na dose de 0,5 $mg{\cdot}kg^{-1}$, a duração da hipnose é de 2 minutos; na de 1 $mg{\cdot}kg^{-1}$, a duração é de 6 minutos; na de 1,5 $mg{\cdot}kg^{-1}$, é de 8 minutos; e na dose de 2 $mg{\cdot}kg^{-1}$, a duração da anestesia por cetamina é de 10 minutos.

O término do período de hipnose acontece com níveis plasmáticos elevados de cetamina, em torno de 1 $\mu g{\cdot}mL^{-1}$ durante a fase de redistribuição do fármaco do sistema nervoso central para os tecidos periféricos menos perfundidos (depuração intercompartimental). Também existe a participação do metabolismo para o término da atividade anestésica após a administração de uma dose em bólus de cetamina.

A concomitante administração de benzodiazepínicos (diazepam e midazolam) com cetamina prolonga o tempo de atividade anestésica.

O término da ação analgésica da cetamina, após a administração de uma dose em bólus, ocorre com concentrações plasmáticas muito mais baixas do que as necessárias para a manutenção da anestesia. O fim desse efeito da cetamina é dependente de seu metabolismo hepático na fase de eliminação (concentrações plasmáticas sub-hipnóticas – 0,1 $\mu g \cdot mL^{-1}$), e não na fase de redistribuição. A analgesia conferida pela cetamina pode ser conseguida com doses menores do que as necessárias para a obtenção de anestesia.

## Sistema nervoso central

A cetamina produz inconsciência e analgesia de maneira dose-dependente. O estado de anestesia conferido pela administração desse fármaco é denominado anestesia dissociativa, assemelhando-se a um estado de catalepsia, diferente dos outros tipos de anestesia venosa, que simulam uma situação de sono normal. A cetamina produz uma situação clínica de intensa analgesia, porém muitas vezes mantendo os pacientes com os olhos abertos e alguns reflexos. Os reflexos corneano, de tosse e de deglutição podem estar presentes, mas não devem ser considerados como tendo valor de proteção das vias aéreas.

Um efeito positivo da administração da cetamina durante estímulos nociceptivos foi observado na indução anestésica com 5 $mg \cdot kg^{-1}$ comparada com propofol na dose de 2,5 $mg \cdot kg^{-1}$ após 1 minuto de relaxamento muscular obtido com rocurônio na dose de 0,6 $mg \cdot kg^{-1}$. Embora o relaxamento muscular tenha sido semelhante nos dois grupos, o relaxamento das pregas vocais e a resposta de contração diafragmática (tônico-clônica) foram mais leves com a administração de cetamina. Esse pode ser um efeito analgésico intenso da cetamina, contribuindo para a melhor condição de intubação traqueal.

Embora a cetamina possa elevar a pressão intracraniana, estudos recentes consideram-na como uma boa opção para anestesia de pacientes com lesão cerebral ou para cirurgia intracraniana. Durante anestesia com propofol e normocapnia, foi demonstrado que a adição de cetamina não altera o fluxo sanguíneo em artéria cerebral média, nem a responsividade vascular cerebral ao $CO_2$.

Estudos mostram uma elevação na pressão arterial média e na pressão de perfusão cerebral com a administração de S(+) cetamina em cobaias pós-assistolia, sem a geração de edema cerebral quando comparada com a administração de salina durante anestesia barbitúrica e opioide.

Outros trabalhos na literatura evidenciam que a cetamina reduz a resposta vasodilatadora cerebral ao $CO_2$ arterial. Essa resposta retorna aos valores normais após a administração de nitroglicerina, sugerindo que a cetamina inibe a formação de óxido nítrico, que é o principal responsável pela vasodilatação secundária à hipercapnia. Entretanto, durante a anestesia com cetamina, a autorregulação cerebrovascular parece ser preservada, enquanto os anestésicos inalatórios a alteram, além de tornarem esse tipo de reflexo muito lento.

Experimentos realizados em ratos para analisar o metabolismo cerebral da glicose mostram que a S(+) cetamina reduz ou mantém esse metabolismo em várias regiões do cérebro, ao passo que a administração de R(–) cetamina resulta em elevação desse metabolismo em um terço das regiões e em diminuição no restante das porções cerebrais.

### Eletrencefalografia

A cetamina causa atividade excitatória no sistema nervoso central, detectada no traçado da EEG pelo desenvolvimento de ondas com atividade θ, bem como pelo traçado semelhante à atividade convulsiva, no hipocampo (*petit mal*), o que eleva o consumo cerebral de oxigênio. A presença de sinais eletrencefalográficos de ondas tipo θ indica atividade analgésica.

A elevação do fluxo sanguíneo cerebral, consequente ao aumento do metabolismo cerebral, e a elevação do tônus adrenérgico sistêmico são as causas do aumento da pressão intracraniana, que acompanha a administração da cetamina. Esse tipo de atividade pode ser diminuído pela administração concomitante de tiopental ou benzodiazepínicos.

A responsividade cerebrovascular ao $CO_2$ é mantida com a anestesia dissociativa. Dessa forma, a redução da $PaCO_2$ poderá atenuar os efeitos hipertensivos da cetamina sobre a pressão intracraniana.

Diferentes doses de cetamina administradas em associação com a infusão de propofol (3 $mg \cdot kg^{-1} \cdot h^{-1}$) com o objetivo de observar a ação sobre o sono, a reação ao estímulo nociceptivo e as alterações na eletrencefalografia biespectral (BIS) mostraram que a interação entre propofol e cetamina é aditiva, com exceção da resposta no BIS, e que a cetamina reverte a depressão causada pelo propofol. A cetamina também reverte a depressão do BIS causada pelo midazolam, de uma frequência de 60 para 90. Por outro lado, a cetamina bloqueia a elevação da frequência do BIS que é observada durante o estímulo nociceptivo exercido ao longo da sedação com propofol.

### Reações psicológicas

A cetamina pode causar reações psicológicas indesejáveis, as quais ocorrem durante a fase de recuperação anestésica. Essas reações são denominadas reações de emergência e se caracterizam principalmente por sonhos vívidos, sensações extracorpóreas (sensação de flutuar fora do corpo) e alucinações (interpretação errada do que é real). Essas sensações costumam resultar em agitação psicomotora, confusão mental, euforia ou medo. As manifestações ocorrem na maioria das vezes dentro da primeira hora pós-anestésica, durando pouco tempo.

Uma das causas postuladas para esse tipo de reação é a de que a cetamina, deprimindo núcleos centrais relacionados com a audição e visão, favorece uma interpretação errada de estímulos auditivos e visuais.

A incidência desse tipo de ocorrência oscila entre 3 e 100%, tendendo aos percentuais mais elevados quando a cetamina é utilizada como anestésico único.

O isômero S(+) da cetamina promove uma incidência de alterações psicomiméticas significativamente menor quando comparado a doses equipotentes do seu isômero R(–) isolado ou da sua mistura racêmica.

### Fatores que influenciam as reações de emergência

Há vários fatores que exercem influência sobre a incidência de reações de emergência: um deles é a idade (pacientes pediátricos apresentam menor incidência de reações de emergência). Outro é a dose administrada (sua elevação aumenta a incidência). Outro fator diz respeito aos antecedentes psiquiátricos (pacientes neuróticos e psicóticos apresentam aumento de incidência). Por fim, o uso concomitante de fármacos também pode ser citado, pois o midazolam e o diazepam diminuem tal incidência.

## Sistema cardiovascular

A cetamina é o único anestésico venoso que apresenta características farmacodinâmicas de estimulação cardiovascular. Quando administrada a cobaias em experimentação, com o sistema nervoso autônomo intacto, resulta em intenso aumento da frequência cardíaca, do débito cardíaco e da pressão sistólica ventricular. Esses efeitos podem ser eliminados pelo tratamento prévio com propranolol, indicando que a cardioestimulação secundária à administração de cetamina é mediada pelo aumento do tônus adrenérgico.

A administração de cetamina diretamente na circulação cerebral evoca uma resposta imediata de elevação na pressão arterial sistêmica, no débito cardíaco e na frequência cardíaca. Esses efeitos são abolidos pelo pentobarbital. A conclusão é que os efeitos adrenérgicos periféricos da cetamina são mediados pela ativação do sistema nervoso central.

A elevação desses parâmetros hemodinâmicos está associada ao aumento do trabalho e do consumo de oxigênio pelo miocárdio. O coração normal é capaz de aumentar o suprimento de oxigênio secundário ao aumento do débito cardíaco, diminuindo a resistência vascular coronariana e mantendo a oferta de oxigênio ao miocárdio proporcional ao seu aumento do consumo. As alterações hemodinâmicas não são relacionadas com as doses administradas, isto é, não existe diferença nas respostas cardiovasculares entre a administração de uma dose de 0,5 ou 1,5 $mg \cdot kg^{-1}$ por via venosa. É também interessante notar que a administração da segunda dose desse fármaco apresenta menores efeitos cardiovasculares que a primeira. Em pacientes com hipertensão pulmonar, a administração de cetamina tende a aumentar mais a pressão e a resistência em artéria pulmonar do que a pressão arterial e a resistência vascular sistêmica.

O mecanismo por meio do qual a cetamina atua no sistema vascular é complexo. Não parece ser periférico, como por inibição de barorreceptores, mas possivelmente tenha a participação de estruturas do sistema nervoso central. Existem algumas evidências de que a cetamina atenue a função dos barorreceptores, via alteração da função de receptores NMDA no nível dos núcleos do trato solitário. A injeção direta de cetamina no sistema nervoso central produz imediata resposta adrenérgica com repercussão hemodinâmica. Esse fármaco também propicia a liberação de noradrenalina dos feixes adrenérgicos, elevando sua concentração no sangue venoso. Tal atividade pode ser bloqueada pela administração de tiopental, benzodiazepínicos e droperidol.

*In vitro,* a cetamina evidencia um efeito inotrópico negativo, que parece ser mediado por sua atuação na corrente iônica através das membranas das células musculares e neuronais cardíacas.

A resposta adrenérgica secundária à administração de cetamina supera seus efeitos depressores cardiovasculares diretos. Existem ações desse fármaco sobre o sistema nervoso periférico cuja real importância ainda não está bem definida. A cetamina inibe a recaptação intraneural de catecolaminas de forma semelhante ao efeito da cocaína; além disso, inibe a captação extraneuronal de noradrenalina.

Estudos sobre a atividade adrenérgica da cetamina, usando nervos fibulares de voluntários hígidos, durante anestesia com cetamina, evidenciaram uma queda do débito adrenérgico quando a pressão arterial sistêmica se eleva. O fluxo autonômico se regulariza quando a pressão é normalizada com a utilização de nitroglicerina, o que indica que o controle barorreceptor continua funcionante. Entretanto, a concentração plasmática de adrenalina e de noradrenaliina se eleva, o que permite que se conclua que a cetamina possui atividade predominante de diminuição da recaptação de catecolaminas, resultando em aumento do tônus adrenérgico local tissular. Esse fenômeno é mais intenso com a S(+) cetamina, sendo ausente com a administração de R(–) cetamina. Esses efeitos são bloqueados pelos bloqueadores β-adrenérgicos, como o esmolol, e são exacerbados pela administração de dopamina.

O fluxo sanguíneo renal de ratos é mais bem mantido com a anestesia com cetamina quando comparado à anestesia venosa total com propofol.

A estimulação do sistema cardiovascular após a administração de cetamina nem sempre é clinicamente desejada. Há uma série de métodos farmacológicos preconizados para bloquear a indução de taquicardia e hipertensão arterial causada por esse agente. Tais métodos incluem a administração de antagonistas adrenérgicos (α e β), bem como de uma série de vasodilatadores e clonidina, embora a administração prévia de benzodiazepínicos (diazepam ou midazolam) seja o método farmacológico mais efetivo nesse tipo de situação.

## Sistema respiratório

A cetamina utilizada em doses clínicas produz mínima depressão respiratória. No entanto, em pacientes respirando espontaneamente ar ambiente, a cetamina na dose de 2 $mg \cdot kg^{-1}$ por via venosa, administrada de maneira rápida em bólus, resulta em diminuição significativa na $PaO_2$, que dura de 5 a 10 minutos. Em contraste, os pacientes pré-medicados com diazepam (10-15 mg via intramuscular [IM]), que receberam cetamina na dose de 2 $mg \cdot kg^{-1}$ infundida durante 60 segundos em respiração espontânea, não apresentaram alterações importantes na $PaO_2$, nem na diferença arteriovenosa de oxigênio ($DavO_2$).

A administração de cetamina na dose de 1 $mg \cdot kg^{-1}$ durante partos vaginais não alterou significativamente os gases arteriais maternos, nem os fetais.

A resposta à inalação de $CO_2$ é mantida durante a anestesia com cetamina. A anestesia dissociativa com cetamina produz depressão respiratória somente quando administrada em altas doses ou muito rapidamente. Por outro lado, alguns estudos identificam discreta atividade estimulante respiratória quando o fármaco é usado em doses baixas.

Durante cirurgias realizadas com intubação seletiva, ventilando apenas um pulmão, a utilização de cetamina em infusão contínua reduz a fração *shunt* e eleva a $PaO_2$, comparada com a anestesia realizada com halotano.

A anestesia com cetamina mantém a capacidade residual funcional, o volume-minuto e o volume corrente estáveis e produz aumento na contribuição dos músculos intercostais para geração de volume corrente, em relação à contribuição gerada pelo diafragma.

A administração de cetamina em pacientes com broncospasmo aumenta a complacência pulmonar e diminui a resistência das vias aéreas.

Estudos evidenciam que a cetamina produz relaxamento da musculatura brônquica por antagonizar o efeito espasmogênico da histamina e potencializar o efeito broncodilatador da adrenalina. Embora bloqueie os efeitos da adrenalina sobre o relaxamento muscular brônquico, o propranolol não altera o efeito da cetamina nas vias aéreas. Esse dado sugere que a atividade da cetamina mediando broncodilatação não utiliza somente os receptores β-adrenérgicos.

A cetamina tem-se mostrado mais efetiva do que o halotano e o enflurano na prevenção do broncospasmo experimentalmente induzido. A capacidade da cetamina de antagonizar o broncospasmo induzido por antígenos pode estar relacionada com sua atividade vagolítica ou com sua atividade direta na musculatura lisa brônquica.

As secreções salivares e brônquicas mucosas são aumentadas com a administração de cetamina, tornando necessário o uso profilático de atropina ou congênere.

Embora seja propalada a manutenção de reflexos protetores de vias aéreas durante a anestesia com cetamina, tem sido documentada síndrome de aspiração de conteúdo gástrico com o emprego desse tipo de técnica.

### Analgesia preventiva

Nenhum estudo tem demonstrado atividade analgésica preventiva após utilização clínica de cetamina. Um dos grandes problemas da pesquisa nessa área é que o efeito de uma única substância pode ser mascarado pelo efeito de outra administrada concomitantemente (p. ex., anestésicos locais, opioides, etc.). Entretanto, o emprego de cetamina com atividade em receptores NMDA, em baixa dosagem, combinado com a abordagem multimodal, venosa e peridural, é uma técnica de analgesia pós-operatória promissora, com possíveis características relacionadas à prevenção.

### Efeitos na imunossupressão

Durante sepse e lesão de reperfusão pós-isquêmica cerebral e miocárdica, a ativação de neutrófilos e a subsequente elevação da adesividade endotelial, assim como o aumento na produção de citocininas e de proteínas reativas, elevam a morbimortalidade dos pacientes. Estudos muito recentes demonstram que a cetamina reduz significativamente a ativação de leucócitos durante processos sépticos e isquêmicos, além de suprimir a produção de citocininas pró-inflamatórias em sangue humano *in vitro*.

Estudos realizados com o objetivo de observar as diferentes ações dos dois isômeros em corações de cobaias mostraram que a S(+) cetamina foi efetiva na diminuição da adesividade neutrocitária, enquanto a R(–) cetamina apresentou um efeito negativo, isto é, piorou a perda de líquidos intravasculares coronarianos.

Uma redução na adesividade celular de leucócitos e plaquetas tem sido evidenciada com a utilização de cetamina.

### Outros efeitos

A cetamina produz elevação de tônus, com ocasionais espasmos musculares, embora possa ser usada com segurança em casos de suspeita de hipertermia maligna e miopatias. Essas alterações de tônus muscular parecem ser produzidas pela ação direta da cetamina na junção neuromuscular pós-sináptica, por interferir com o fluxo e a fixação do cálcio nesse nível.

A cetamina produz discreta elevação na glicemia, em torno de 12%, comparada com a produzida pelo halotano, que é de 55%, ou a ocasionada pelo tiopental, ao redor de 72%.

Esse fármaco não altera os níveis de renina, como se supunha no passado. Ele tem efeito semelhante ao do tiopental e ao do etomidato no que se refere à pressão intraocular, ou seja, durante a indução anestésica ele diminui a pressão, que retorna ao nível basal com as manobras de intubação traqueal.

## Uso clínico

Até recentemente, o uso clínico da cetamina era restrito à indução anestésica de pacientes hipovolêmicos ou com comprometimento cardiovascular grave e pacientes pediátricos, ou a situações em que há precariedade de material para suporte de anestesia.

### Situações de tolerância a opioides

Recentemente, as pesquisas têm sugerido outras opções de emprego clínico para a cetamina. A descoberta do papel dos receptores NMDA na analgesia, no fenômeno *wind-up* e na possível atividade durante o desenvolvimento de tolerância aos opioides são áreas novas de indicação para emprego dessa substância.

### Imunossupressão

As propriedades imunossupressoras da cetamina têm sido alvo de constante pesquisa, sobretudo em síndromes sépticas ou isquêmicas cerebrais ou miocárdicas.

A síntese da forma S(+) cetamina como uma substância com melhores características farmacodinâmicas em relação à forma R(–) cetamina, com maior potência, depuração mais rápida, menores efeitos alucinógenos e atividade protetora cerebral e miocárdica, tornou-se uma boa opção dentro da anestesia venosa, especialmente em neurocirurgia e cirurgia geral em cardiopatas.

### Analgesia pós-operatória

Recentes revisões da literatura têm indicado a cetamina para sedação, anestesia geral e controle da dor pós-operatória. A utilização de cetamina associada com opioides ou propofol representa uma opção ótima e segura para indução e manutenção de técnicas de anestesia venosa total.

### Cirurgia cardiotorácica

Muitos anestesiologistas consideram a cetamina como o fármaco de escolha para indução e manutenção de anestesia em pacientes com tamponamento cardíaco ou pericardite constritiva porque ela mantém a estabilidade hemodinâmica em função de um tônus adrenérgico elevado.

O uso de cetamina em pacientes pediátricos submetidos a cateterismo cardíaco promove um estado de hipnose e sedação com menor incidência de arritmias cardíacas, em comparação com os anestésicos inalatórios.

Comparada com o propofol, ela mantém melhor a pressão arterial em vários tipos de doença cardíaca, embora o tempo de recuperação seja mais longo. A associação entre midazolam e baixas doses de cetamina tem sido usada para procedimentos de cardioversão.

### Pacientes criticamente doentes

A cetamina eleva a pressão sistólica e diastólica em situações de choque hipovolêmico e séptico. Comparada com tiopental ou benzodiazepínicos, mantém melhor a perfusão dos órgãos vitais. É importante salientar que a cetamina pode elevar o déficit de base e a produção de lactato em pacientes hemodinamicamente instáveis.

Alguns pacientes criticamente doentes reagem à administração de cetamina com súbita queda do débito cardíaco e hipotensão arterial grave. A explicação para esse fenômeno é a depleção de catecolaminas e a exaustão do sistema nervoso adrenérgico, predominando assim o efeito depressor do fármaco.

### Pacientes com doença pulmonar

A cetamina produz efeitos salutares sobre a resistência em vias aéreas, sendo dessa maneira uma boa indicação para a indução anestésica com sequência rápida de fármacos em pacientes com hiper-reatividade de vias aéreas.

A cetamina causa menores repercussões durante a anestesia com ventilação de um só pulmão.

### Anestesia e analgesia obstétrica

Baixas doses de cetamina (0,2-0,5 $mg{\cdot}kg^{-1}$), utilizadas como analgesia de parto, resultam em elevados índices de Apgar e grande aceitação por parte da gestante.

A cetamina associada ao óxido nitroso durante cesariana produz rápida indução e excelente amnésia com analgesia, com baixa incidência de fenômenos de emergência na mãe e elevados índices de Apgar nos recém-nascidos.

A cetamina é o fármaco de eleição para indução de anestesia geral em pacientes obstétricas durante síndromes hemorrágicas.

### Anestesia para pacientes queimados

A cetamina tem sido muito empregada em procedimentos de limpeza e curativos seriados nas lesões de pacientes queimados. As vantagens de sua utilização nessa situação clínica devem-se à ausência de toxicidade em administrações repetidas, à estabilidade hemodinâmica em pacientes geralmente hipovolêmicos, à sua efetividade por via intramuscular, sobremaneira em pediatria, e à intensa analgesia conferida aos pacientes.

### Cirurgia pediátrica

Em razão de sua efetividade por via oral, intramuscular e retal para obtenção de indução anestésica, seu uso é recomendado em cirurgia pediátrica.

### Indução anestésica

Usam-se doses de 0,5 a 1,5 $mg{\cdot}kg^{-1}$ IV ou 4 a 6 $mg{\cdot}kg^{-1}$ IM. A dose deve ser diminuída se utilizada em associação com tiopental (1-2 $mg{\cdot}kg^{-1}$), midazolam (0,075-0,15 $mg{\cdot}kg^{-1}$) ou propofol (0,75-1,5 $mg{\cdot}kg^{-1}$) ou em pacientes criticamente doentes ou idosos.

### Manutenção de anestesia

Empregam-se doses de 15 a 45 $\mu g{\cdot}kg^{-1}{\cdot}min^{-1}$ ($\cong$ 1 a 3 $mg{\cdot}min^{-1}$), em infusão contínua IV com suplementação de óxido nitroso a 50 a 70% em oxigênio. Se a cetamina for infundida em combinação com óxido nitroso após a indução com tiopental ou propofol, a dose de manutenção deverá ser elevada para 30 a 90 $\mu g{\cdot}kg^{-1}{\cdot}min^{-1}$.

### Analgesia ou sedação

Usam-se doses de 0,2 a 0,8 $mg{\cdot}kg^{-1}$ IV durante 3 a 4 minutos ou 2 a 4 $mg{\cdot}kg^{-1}$ IM, seguida de infusão de 5 a 20 $\mu g{\cdot}kg^{-1}{\cdot}min^{-1}$ com suplementação de oxigênio inspirado.

## Contraindicações

A utilização clínica da cetamina é contraindicada em pacientes portadores de hipertensão intracraniana ou lesões expansivas intracranianas, doença isquêmica coronariana grave, aneurismas cerebrais ou doenças psiquiátricas compensadas ou descompensadas.[37,38,42-48]

# Opioides – fentanil, sufentanil, alfentanil e remifentanil

O termo opioide se refere a toda substância exógena, natural ou sintética, que se liga especificamente com qualquer uma das subpopulações de receptores opioides, produzindo, por meio dessa ligação, algum tipo de efeito agonista.

A classificação de opioides que interessa ao anestesiologista pode ser simplificada da seguinte forma:

- **Opioides naturais:** alcaloides derivados do ópio.
- **Derivados fenantrênicos:** morfina e codeína.
- **Opioides semissintéticos:** resultado de modificações simples na estrutura molecular da morfina, como metilmorfina e diacetilmorfina (heroína).
- **Opioides sintéticos:** opioides que contêm o núcleo fenantrênico da morfina, porém manufaturados por processos de síntese química. Incluem derivados da morfina (levorfanol), derivados da metadona, derivados do benzomorfan (pentazocina) e derivados da fenilpiridina (meperidina, fentanil e seus congêneres). Os quatro opioides mais usados em clínica anestesiológica são o fentanil, o alfentanil, o sufentanil e o remifentanil.[44,49]

## Receptores opioides

Existem muitos tipos de receptores opioides, cada um deles mediando uma série de efeitos farmacológicos em resposta à sua ativação por um opioide com atividade agonista.

O opioide agonista ideal é aquele que tem alta especificidade pelo receptor e que, quando ativado, produz efeitos desejáveis (analgesia, sedação, etc.), apresentando especificidade pequena ou nula para receptores associados com a geração de efeitos adversos (depressão respiratória, naúseas, dependência física, etc.).

Os receptores $\mu$ ou receptores morfinomiméticos são os principais responsáveis pela analgesia gerada em nível supramedular. Assim, a ativação de uma subpopulação denominada receptores $\mu_1$ resulta em analgesia. Por outro lado, a ativação de receptores $\mu_2$ gera depressão respiratória, bradicardia, sedação, dependência física e euforia. A $\beta$-endorfina é o ligante agonista endógeno dos receptores $\mu$ (mu), enquanto seus ligantes agonistas exógenos são a morfina, a meperidina, o fentanil, o alfentanil, o sufentanil e o remifentanil. A naloxona é um antagonista; liga-se ao receptor sem ativá-lo.

A função dos receptores $\delta$ (delta) é a de modular a atividade dos receptores opioides. A leucil-encefalina é o principal agonista endógeno desse tipo de receptor.

A analgesia e a sedação, sem depressão respiratória significativa, estão relacionadas com a ativação de receptores $\kappa$ (capa). Os opioides agonistas/antagonistas atuam principalmente por meio desse tipo de receptor. Os receptores $\kappa$ estão localizados basicamente no córtex cerebral, enquanto os receptores $\mu$ estão essencialmente distribuídos pelo neuroeixo.

A ativação de receptores opioides $\theta$ (teta) ou $\nu$ (nü) resulta em sintomas excitatórios do sistema nervoso, como disforia, hipertonia, alucinações, taquicardia, hipertensão arterial e taquipneia.

Os receptores μ estão localizados predominantemente nas lâminas I e IV do córtex cerebral, corpo estriado, tálamo (porção dorsomedial e ventral), hipotálamo, substância cinzenta periaquedutal e periventricular, núcleo da rafe mediano, núcleo caudado e núcleo do putame. Os receptores δ estão localizados sobretudo nas lâminas II, III e V do córtex cerebral, do corpo estriado, da amígdala, do tubérculo olfatório e do núcleo pontino. Os receptores μ e δ estão localizados em conjunto na lâmina IV do córtex cerebral, do núcleo do trato solitário, nas fibras vagais, no núcleo ambíguo, na substância gelatinosa do corno dorsal da medula (lâminas II e III) e no núcleo do trigêmeo.

## Farmacocinética do fentanil, sufentanil e alfentanil

A análise da farmacocinética de um fármaco confere ao anestesiologista o entendimento de como manejar sua administração clínica. Os dados farmacocinéticos e físico-químicos dos opioides estão resumidos na **TABELA 45.6**. Inicialmente são analisados os opioides com uso atual em anestesia venosa – fentanil, sufentanil e alfentanil – e, a seguir, o remifentanil, de introdução mais recente, que apresenta características farmacocinéticas bastante peculiares.[5,49]

### Fentanil

Frequentemente um modelo tricompartimental é usado para estudar a queda de concentração plasmática do fentanil depois da injeção única desse fármaco. Após a utilização, por via venosa, em humanos, a concentração sérica do fentanil cai rapidamente. Mais de 98% da dose injetada são eliminados do plasma em 1 hora. A meia-vida de distribuição rápida ($t_{½}\pi$) é de 1 a 2 minutos, e a segunda queda, devida à distribuição lenta do fármaco ($t_{½}\alpha$), se dá em 10 a 30 minutos. As variações nas concentrações cerebrais de fentanil ocorrem paralelamente com suas concentrações plasmáticas.

A capacidade que um opioide tem de penetrar no sistema nervoso central, atingindo a biofase, depende primariamente de sua fração não ionizada livre, isto é, não ligada à proteína, e de seu coeficiente de partição óleo-sangue, em um pH de 7,4 **(VER TAB. 45.6)**. De acordo com esses dados, o fentanil e o sufentanil penetram no sistema nervoso central 150 vezes mais rápido do que a morfina, enquanto o alfentanil o faz 10 vezes mais rápido do que o fentanil.

O volume de distribuição (3,6 $L{\cdot}kg^{-1}$) e a depuração (10-20 $mL{\cdot}kg^{-1}{\cdot}min^{-1}$) do fentanil são elevados em relação aos da morfina.

A lipossolubilidade do fentanil é elevada (coeficiente óleo/água = 813), o que justifica seu grande volume de distribuição, o qual é o resultado de uma elevada captação do fármaco pelos tecidos, fato que limita seu acesso hepático, dificultando sua depuração. Em função disso, há necessidade de retorno do fentanil à circulação sistêmica, para que seja metabolizado e eliminado do organismo. Essa é a causa de uma meia-vida de eliminação ($t_{½}\beta$) elevada, em torno de 3 a 6 horas. Alguns autores sugerem que o grande volume de distribuição do fentanil resulta em ampla variabilidade nas suas concentrações plasmáticas durante a fase de eliminação. Essa variabilidade é dependente, em grande parte, do fluxo sanguíneo muscular e pode contribuir para o aparecimento do segundo pico de concentração sérica do fentanil. Esse segundo pico pode ser a causa de depressões respiratórias tardias após a utilização de altas doses de fentanil. A elevada depuração hepática, que é igual ao fluxo sanguíneo hepático, e o elevado índice de extração hepática, que é próximo de 1, minimizam a contribuição da circulação hepatoentérica na geração de um segundo pico sérico desse agente.

Dos 80% de fentanil que estão ligados às proteínas, 40% estão ligados à hemoglobina. O pKa desse fármaco é alto (8,4) em pH fisiológico, motivo pelo qual cerca de 80% da dose injetada pode estar sob a forma ionizada **(VER TAB. 45.6)**.[50,51]

### Sufentanil

O sufentanil é um opioide altamente lipossolúvel, o que lhe confere grande afinidade pelos receptores opioides, quando comparado com o fentanil e a morfina.

O pKa do sufentanil (8) em pH fisiológico é idêntico ao da morfina, liberando somente 20% da concentração de fármaco injetado sob a forma não ionizada.

Esse opioide é duas vezes mais lipossolúvel que o fentanil e se liga intensamente às proteínas plasmáticas (93%), incluindo a $\alpha_1$-ácido glicoproteína.

A curva de concentração sérica decresce conforme um modelo tricompartimental, apresentando $t_{½}\pi$ de 1,4 minutos e $t_{½}\alpha$ de 17 minutos. A $t_{½}\beta$ é de 164 minutos, sendo o seu volume de distribuição de 2,86 $mL{\cdot}kg^{-1}$, enquanto sua depuração hepática fica em torno de 13 $mL{\cdot}kg^{-1}{\cdot}min^{-1}$. O índice de extração hepática é elevado, 0,8, fazendo as alterações no fluxo sanguíneo hepático modificarem de maneira significativa a sua eliminação.

O alto grau de ligação proteica e o baixo volume de distribuição são as explicações prováveis para a $t_{½}\beta$ de curta duração, comparada com a do fentanil. A utilização de doses altas desse fármaco aumenta significativamente sua meia-vida de eliminação e, como consequência, a duração de seu efeito clínico. É importante salientar que a variabilidade dos parâmetros farmacocinéticos é maior com o sufentanil do que com o fentanil.[50-52]

**TABELA 45.6** Dados farmacocinéticos dos opioides

| | $t_{½}\pi$ (min) | $t_{½}\alpha$ (min) | $t_{½}\beta$ (h) | Volume de distribuição ($L{\cdot}kg^{-1}$) | Depuração ($mL{\cdot}kg^{-1}{\cdot}min^{-1}$) | Ligação proteica | pKa |
|---|---|---|---|---|---|---|---|
| Morfina | 1,2 a 2,3 | 9 a 13 | 1,7 a 2,2 | 3,2 a 3,4 | 15 a 23 | 26 a 36 | 7,93 |
| Fentanil | 1,4 a 1,7 | 13 a 28 | 3,1 a 4,4 | 3,2 a 5,9 | 11 a 21 | 79 a 87 | 8,43 |
| Sufentanil | 1,4 | 17,7 | 2,7 | 2,86 | 13 | 92,5 | 8,01 |
| Alfentanil | 1 a 3,5 | 8,2 a 16,8 | 1,2 a 1,7 | 0,5 a 1 | 5 a 7 | 89 a 92 | 6,5 |
| Remifentanil | | 0,9 a 1,96 | 0,05 a 0,14 | 0,25 a 0,39 | | 70 | |

### Alfentanil

Os parâmetros farmacocinéticos do alfentanil também são descritos na **TABELA 45.6**. As suas $t_{1/2}\pi$ e $t_{1/2}\alpha$ são rápidas. Sua depuração é menor do que a do fentanil. É relevante ressaltar que, apesar de sua depuração não ser elevada, seu pequeno volume de distribuição limita a possibilidade de acúmulo do fármaco nos tecidos, o que resulta em uma $t_{1/2}\beta$ curta, isto é, de 1 a 2 horas.

O alfentanil é menos lipossolúvel do que o fentanil e o sufentanil. Isso resulta em uma pequena estocagem desse fármaco nos sítios ativos (biofase) do tecido cerebral e medular. Esse fato explica o rápido declínio da atividade do alfentanil sobre o sistema nervoso central após a interrupção de sua administração.

Ele possui pKa de 6,5, fato que contribui para a liberação de uma elevada porção de sua forma não ionizada em pH fisiológico, isto é, em torno de 90%, o que favorece sua penetração no sistema nervoso central e, por conseguinte, no compartimento efetor (biofase) com maior rapidez do que o fentanil e o sufentanil.

Seu metabolismo é hepático, com índice de extração hepática de 0,3 a 0,5. Devido a essas características farmacocinéticas (pequeno volume de distribuição), o alfentanil pode ser usado durante a indução e a manutenção de anestesia geral venosa sob a forma de infusão contínua, sem produzir sedação intensa ou depressão respiratória prolongadas no pós-operatório.

### Fatores que alteram a farmacocinética dos opioides

#### Dose

As alterações nas doses de opioides não modificam de maneira muito significativa sua farmacocinética. Já efeitos farmacodinâmicos, como hipotensão arterial, com diminição do fluxo sanguíneo hepático, podem contribuir para a alteração das características farmacocinéticas dos opioides.

#### Equilíbrio acidobásico

A acidose respiratória durante a administração de fentanil eleva o grau de sua ionização (aumento da atividade sobre os receptores opioides), aumenta o fluxo sanguíneo cerebral e diminui sua ligação com as proteínas, o que resulta em maior liberação de fármaco ativo no compartimento efetor (biofase). Isso pode dificultar o metabolismo desse opioide, facilitando o seu acúmulo no organismo e intensificando sua atividade depressora no sistema nervoso central. O alfentanil, por ter pKa de 6,5, não é tão afetado pelas alterações de pH.

A hiperventilação transoperatória pode aumentar o tempo da depressão respiratória pós-anestésica depois da utilização de fentanil. A alcalose favorece o aumento da porção não ionizada do fármaco, aumentando sua penetração no sistema nervoso central, mesmo diminuindo o fluxo sanguíneo cerebral e aumentando sua ligação com as proteínas plasmáticas. A hipocapnia sequestra os opioides no interior do tecido cerebral, dificultando sua mobilização e prolongando o tempo de depressão respiratória (fração ionizada). Desse modo, tanto a acidose como a alcalose respiratória prolongam ou exacerbam a depressão respiratória causada por opioides, principalmente no pós-operatório imediato.

#### Ligação com proteínas plasmáticas

Os três opioides, fentanil, sufentanil e alfentanil, ligam-se às proteínas plasmáticas e, entre elas, à $\alpha_1$-ácido glicoproteína. Doenças inflamatórias, estresse cirúrgico, artrite reumatoide, câncer e pneumonias levam a um aumento na ligação com os opioides por causa da elevação das concentrações de $\alpha_1$-ácido glicoproteína. A gravidez e os anovulatórios diminuem as concentrações séricas desse tipo de proteína.

O aumento de $\alpha_1$-ácido glicoproteína em pacientes com câncer eleva sua ligação com o alfentanil, limitando o seu volume de distribuição (24%) e a sua depuração. Como esses dois fatores farmacocinéticos têm efeitos contrários à eliminação do fármaco, o resultado é que a sua $t_{1/2}\beta$ não se altera de forma significativa.

A ligação proteica dos opioides é alterada por variações de pH.

#### Idade

A idade altera de maneira significativa a farmacocinética dos opioides. Várias explicações são dadas para esse fenômeno, incluindo a sensibilidade do sistema nervoso central à morfina, ao fentanil e ao alfentanil nos extremos de idade. Outra explicação é o aumento da porcentagem de gorduras, a diminuição de ligação proteica, a diminuição do fluxo sanguíneo hepático e a alteração da função enzimática com a elevação da faixa etária.

#### Hepatopatias

O sítio primário do metabolismo dos opioides é o fígado. As situações que determinam diminuição de fluxo sanguíneo hepático (menor oferta de fármaco ao fígado) ou as modificações de função hepatocelular (lesão celular com alterações enzimáticas) prolongam os efeitos dos opioides.

#### Nefropatias

A insuficiência renal não altera a farmacocinética do fentanil. Os metabólitos do fármaco acumulam-se no organismo, mas não são ativos nem tóxicos.

Os estudos sobre a administração de alfentanil em pacientes com insuficiência renal evidenciam aumento em sua atividade clínica devido a um acréscimo no seu volume de distribuição e a um aumento na sua fração livre.

O sufentanil não altera sua farmacocinética em pacientes com insuficiência renal.

#### Circulação extracorpórea

Pode alterar significativamente a farmacocinética dos opioides de várias formas: hipotermia, hemodiluição, alteração da função das proteínas, hipotensão arterial, etc.

## Farmacodinâmica

### Sistema nervoso central

Os opioides produzem um espectro amplo e similar de ações sobre esse sistema. O resultado dessas ações é uma depressão dose-dependente exercida sobre ele, que resulta em analgesia, sedação e, em doses mais elevadas, na perda da consciência.

A potência do fentanil é de 80 a 100 vezes maior do que a da morfina; o sufentanil, por sua vez, é 500 a 1.000 vezes mais potente do que esta, enquanto o alfentanil possui um quinto a um décimo da potência do fentanil.

A análise da EEG mostra que os opioides, mesmo em doses elevadas, atuam de maneira localizada no sistema nervoso central, isto é, por meio de receptores, o que diferencia sua atividade farmacodinâmica daquela exercida por outros anestésicos gerais, os quais deprimem o sistema nervoso central e outras áreas do organismo de forma mais intensa e menos específica.

Doses baixas de fentanil (3 $\mu g \cdot kg^{-1}$) produzem alterações mínimas no EEG, enquanto doses mais elevadas (30-70 $\mu g \cdot kg^{-1}$) resultam na geração de ondas lentas e de alta voltagem (ondas δ), as quais sugerem um estado de anestesia (inconsciência, analgesia e amnésia).

O sufentanil (0,1 $\mu g \cdot kg^{-1}$) produz alterações no EEG similares às produzidas pelo fentanil em doses equipotentes. Essas alterações são mais evidentes durante a administração desses fármacos em pacientes idosos.

Os efeitos produzidos pelo alfentanil sobre o sistema nervoso central são diferentes dos anteriores. Esse fármaco, em concentrações de 125 $\mu g \cdot kg^{-1}$, produz alterações eletroencefalográficas com características de menor sincronismo no traçado, com menos atividade δ, sugerindo menor profundidade anestésica em relação ao fentanil e ao sufentanil.

Dados de EEG também sugerem que o alfentanil atinge o compartimento efetor (biofase) no interior do sistema nervoso central mais rápido que o fentanil e o sufentanil. A análise espectral da EEG mostra que existe um lapso de tempo de 1 minuto entre a elevação da concentração plasmática de alfentanil e o aparecimento de alterações que causa na EEG, ao passo que, com a utilização de fentanil e sufentanil, esse espaço de tempo ultrapassa os 6 minutos (dissociação cinético-dinâmica dos opioides).

Os potenciais evocados somatossensitivos não são alterados significativamente por esse tipo de fármacos.

O fentanil, em doses clínicas elevadas, causa reduções no fluxo sanguíneo cerebral e no consumo cerebral de oxigênio em torno de 50% e de 35% respectivamente. O sufentanil ocasiona alterações semelhantes às causadas pelo fentanil. O fentanil e o sufentanil não alteram a absorção de LCR, mas diminuem sua produção. Por esses motivos, podem ser recomendados para cirurgia de portadores de doenças que elevam a pressão intracraniana. Entretanto, o sufentanil e o alfentanil podem elevar a pressão do LCR em pacientes portadores de tumores cerebrais, ao passo que o fentanil, não. O mecanismo responsável por essa diferença sobre a pressão intracraniana não está explicado.

## Rigidez muscular

Os opioides podem causar aumento do tônus muscular, chegando a situações de intensa rigidez. Esse fenômeno é caracterizado por aumento do tônus muscular de intensidade variável, que atinge principalmente os músculos torácicos e abdominais. A rigidez em geral acontece logo após a perda de consciência, podendo prejudicar tanto a ventilação espontânea como a mecânica, se o paciente não estiver sob a ação de bloqueadores neuromusculares. A infusão rápida ou o emprego de doses muito altas aumentam a incidência, que é mais elevada com uso de alfentanil do que com fentanil e sufentanil.

O mecanismo que provoca esse fenômeno ainda não está bem definido, embora trabalhos científicos recentes apontem para a possibilidade de que seja um resultado da ativação de receptores μ localizados em interneurônios gabaérgicos, os quais se encontram no núcleo estriado, no núcleo mediano da rafe e no núcleo caudado. O tiopental, o diazepam e o midazolam e a pré-curarização de bloqueadores neuromusculares podem prevenir, atenuar ou tratar essas situações de elevação do tônus muscular após utilização de opioides. O relaxamento muscular com succinilcolina suprime esse tipo de efeito adverso.

## Sistema cardiovascular

Em contraste com a morfina e a meperidina, o fentanil e seus derivados (alfentanil e sufentanil), por não induzirem a liberação de histamina, conferem estabilidade cardiocirculatória muito grande, tanto no período de indução anestésica como na manutenção da anestesia geral. Pela mesma razão, não produzem vasodilatação venular e arteriolar secundária à atividade da histamina.

Os opioides produzem bradicardia de maneira dose-dependente, provavelmente por estímulo de núcleos vagais medulares altos. Sendo o resultado de mecanismos vagais, a bradicardia pode ser atenuada pela administração de atropina.

As concentrações séricas de opioides necessárias para a produção de inotropismo negativo, por ação direta sobre o miocárdio, são muito mais elevadas do que as clinicamente usadas em anestesiologia.

O fentanil, quando utilizado como anestésico único, tem mostrado algumas alterações na estabilidade cardiovascular. Há relatos de ocorrência de hipertensão arterial e taquicardias transoperatórias (em esternotomias), as quais acontecem sobremaneira em pacientes que apresentam boa função ventricular e submetidos a cirurgias cardíacas com circulação extracorpórea. A causa dessas alterações hemodinâmicas tem sido atribuída à superficialização da anestesia. A associação de fentanil com óxido nitroso, benzodiazepínicos, etomidato ou propofol diminui a possibilidade de o paciente recobrar a consciência durante a anestesia, mas aumenta o poder de depressão do opioide sobre o sistema cardiovascular. É importante salientar que o fentanil, em doses de 50 $\mu g \cdot kg^{-1}$, associado ao óxido nitroso a 50%, não produz alterações hemodinâmicas significativas quando essa técnica é empregada em pacientes com função ventricular normal, mas modifica discretamente a situação hemodinâmica em pacientes com função ventricular alterada.

Situações de hipotensão arterial têm sido descritas após a administração de fentanil associado com tiopental, etomidato, midazolam e propofol, o que não acontece na associação com cetamina.

Estudos comparando o emprego de fentanil e sufentanil durante cirurgia cardíaca com circulação extracorpórea mostram que as situações de hipertensão arterial ocorrem mais no grupo de pacientes que utilizou o fentanil do que no grupo que usou sufentanil. Além disso, esse quadro é mais facilmente revertido com doses suplementares de sufentanil do que de fentanil (TAB. 45.7).

Estudos randomizados e duplamente encobertos, realizados durante cirurgia geral, comparando fentanil, morfina e sufentanil, mostraram que o sufentanil foi o único dos anestésicos venosos que manteve a anestesia em plano cirúrgico e sem alterações hemodinâmicas significativas.

A comparação entre o tiopental, o etomidato, o midazolam e o propofol e os opioides (fentanil, sufentanil e alfentanil) mostrou que estes, sobretudo o alfentanil, foram capazes de prevenir ou inibir as respostas adrenérgicas secundárias às manobras de intubação traqueal (VER TAB. 45.7).

**TABELA 45.7** Comparação farmacodinâmica clínica entre os opioides

| | Morfina | Fentanil | Sufentanil | Alfentanil |
|---|---|---|---|---|
| Estabilidade hemodinâmica na indução | 0 | 4+ | 4+ | 2+ |
| Hipertensão intraoperatória | | | | |
| Prevenção | 0 | 2+ | 3+ | 4+ |
| Controle dos episódios agudos | 0 | 1+ | 2+ | 3+ |
| Rapidez da recuperação | 1+ | 1+ | 2+ | 3+ |

O fentanil promove uma excelente estabilidade cardiovascular durante a indução e manutenção da anestesia geral, tanto em cirurgia geral como cardíaca. A administração muito rápida desse tipo de fármaco pode causar hipotensão arterial.

A utilização clínica do alfentanil apresenta duas vantagens em relação aos outros opioides no sistema cardiovascular: 1) Durante as situações de hipertensão arterial transoperatória, o retorno aos números normais ocorre mais rapidamente com a administração de uma dose em bólus de alfentanil, em comparação com grandes doses sem bólus de fentanil e morfina. 2) Devido às suas características farmacocinéticas, o alfentanil, mesmo usado em doses suplementares elevadas, não retarda a recuperação pós-operatória (VER TAB. 45.7).

## Sistema respiratório

A estimulação de receptores μ pelos opioides causa depressão respiratória, dose-dependente, que acontece no nível dos centros respiratórios, no tronco encefálico.

A curva de ventilação em resposta à inalação de $CO_2$ é desviada para a direita após a administração desse tipo de fármaco.

O fentanil, em doses de 10 $\mu g \cdot kg^{-1}$, administrado durante a indução anestésica, em geral não é causa de depressão respiratória no pós-operatório. As doses repetidas de fentanil, mesmo que pequenas, podem dificultar a queda de sua concentração plasmática, por dificultarem o processo de distribuição rápida e lenta. Concentrações plasmáticas de 1,5 a 3 $ng \cdot mL^{-1}$ de fentanil estão associadas a alterações significativas da curva de ventilação em resposta à inalação de $CO_2$.

Os efeitos farmacodinâmicos do alfentanil e do sufentanil sobre a ventilação são semelhantes aos causados pela administração de fentanil, com exceção dos casos de administração repetida de pequenas doses de opioides, que, no caso do alfentanil, não alteram significativamente o tempo de depressão respiratória.

Casos de depressão respiratória tardia ou recorrente têm sido relacionados com a utilização de doses elevadas de morfina, fentanil, sufentanil e alfentanil. O mecanismo envolvido não está esclarecido. Alguns investigadores citam como causa desse fenômeno um segundo pico de concentração sérica de opioides durante sua meia-vida de eliminação. A secreção de fentanil pela mucosa gástrica (20%) e o seu sequestro em meio ácido, com posterior passagem para o duodeno e reabsorção em meio alcalino, podem ser um mecanismo que explica esse tipo de depressão respiratória tardia. O mecanismo sugerido, contudo, parece pouco provável devido ao elevado índice de extração hepática de todos os opioides. Outra explicação para o segundo pico sérico do fármaco é que haveria um sequestro de opioides no pulmão (primeira passagem), com posterior liberação do fármaco na circulação sistêmica.

# Uso clínico

## Dose única ou doses intermitentes

**Fentanil.** A utilização de baixas doses de fentanil (2-10 $\mu g \cdot kg^{-1}$) associadas a óxido nitroso, benzodiazepínicos, propofol, etomidato, tiopental ou a agentes inalatórios é uma conduta muito comum durante a anestesia geral. Elas podem ser seguidas de doses repetidas de 25 a 100 μg administradas em intervalos de 45 a 60 minutos.

Doses elevadas de fentanil (25-100 $\mu g \cdot kg^{-1}$) têm sido usadas em indução de anestesia geral, principalmente em cirurgias de grande porte (cardíacas ou neurológicas). Essas doses elevadas de opioides produzem perda de consciência e um efetivo bloqueio das respostas hemodinâmicas durante as manobras de laringoscopia e intubação traqueal, sem depressão significativa da função ventricular.

**Sufentanil.** O sufentanil pode ser utilizado com técnicas de anestesia balanceada. Doses de 0,25 a 1 $\mu g \cdot kg^{-1}$ de sufentanil associadas a tiopental em doses de 3 a 4 $mg \cdot kg^{-1}$ produzem perda de consciência e indução anestésica suave. A manutenção dessa anestesia pode ser obtida com a administração de doses intermitentes de 0,1 a 0,25 $\mu g \cdot kg^{-1}$ associadas a inalação de óxido nitroso ou fármacos inalatórios.

**Alfentanil.** O alfentanil tem sido usado de várias formas em anestesia balanceada. Pequenas doses de 2 a 2,5 $\mu g \cdot kg^{-1}$, administradas em associação com tiopental em dose de 3 a 4 $mg \cdot kg^{-1}$, induzem anestesia geral com atenuação dos reflexos hemodinâmicos secundários às manobras de laringoscopia e intubação traqueal.

Doses elevadas, de 50 a 150 $\mu g \cdot kg^{-1}$, podem ser administradas para obtenção de indução anestésica, sem fármacos associados. A perda de resposta verbal em 50% dos pacientes adultos, não pré-medicados, ocorre com doses em torno de 100 $\mu g \cdot kg^{-1}$. Doses intermitentes de 5 a 10 $\mu g \cdot kg^{-1}$ podem ser utilizadas no período transoperatório para manter uma concentração sérica estável (analgesia). É importante salientar que existe grande variabilidade de resposta ao alfentanil durante os estímulos cirúrgicos (concentração plasmática na qual o fármaco exerce a sua função em 50% dos casos [CP50]). Em razão disso, a frequência e a magnitude das doses em bólus devem ser cuidadosamente tituladas com base nas respostas clínicas a esses estímulos.

## Infusão contínua

Uma prática comum durante a anestesia clínica é a administração venosa intermitente de opioides, o que resulta em variações rápidas e frequentes das concentrações plasmáticas e no sistema nervoso central desses fármacos. Por isso, a profundidade da anestesia (analgesia) oscila entre os níveis plasmáticos terapêuticos desejados. Com o uso do método de infusão contínua de fármacos, esse problema é resolvido e, além disso, possibilita uma diminuição na concentração total do fármaco administrado, resultando em um tempo mais curto de recuperação pós-anestésica.

Os dados farmacocinéticos permitem o cálculo da dose inicial (DI) e da dose de infusão para manutenção da anestesia

(DIM) nesse tipo de técnica de administração de opioides. As seguintes equações podem ser usadas para o cálculo das referidas doses:

- DI ($\mu g \cdot kg^{-1}$) = Cp ($ng \cdot mL^{-1}$) × Vd ($mL \cdot kg^{-1}$).
- DIM ($\mu g \cdot kg^{-1} \cdot min^{-1}$) = Cp ($ng \cdot mL^{-1}$) × Cl ($mL \cdot kg^{-1} \cdot min^{-1}$).

em que **Cp** é a concentração plasmática terapêutica do fármaco utilizado, **Vd** é o volume de distribuição do fármaco utilizado e **Cl** é a depuração do fármaco utilizado.

Para atingir uma concentração plasmática estável do fármaco em curto espaço de tempo, é necessária a administração de uma dose inicial, em bólus ou infusão rápida (*priming dose*).

No cálculo da dose inicial, é muito importante o conhecimento do volume de distribuição do fármaco a ser utilizado. No momento em que esse volume é saturado com a dose inicial, a distribuição começa a ter um valor menor para o cálculo da infusão. Nesse ponto, a manutenção da concentração plasmática terapêutica do fármaco fica dependente de sua depuração (ver equação anterior).

Estudos recentes indicam que a melhora da estabilidade hemodinâmica durante a anestesia clínica pode ser obtida com a infusão contínua de fármacos, como o fentanil e o alfentanil.

**Fentanil.** Concentrações plasmáticas de 1 a 2 $ng \cdot mL^{-1}$ conferem analgesia, mas níveis de 20 a 30 $ng \cdot mL^{-1}$ costumam ser necessários para a obtenção de analgesia cirúrgica. Se essa administração estiver associada ao óxido nitroso, concentrações séricas de 18 a 20 $ng \cdot mL^{-1}$ de fentanil são necessárias para a manutenção de estabilidade hemodinâmica durante as cirurgias cardíacas.

Uma dose inicial de 50 a 70 $\mu g \cdot kg^{-1}$, administrada em bólus, seguida de uma infusão de 0,5 a 3 $\mu g \cdot kg^{-1} \cdot min^{-1}$, resulta em uma concentração sérica de fentanil estável em torno de 20 $ng \cdot mL^{-1}$.

Durante cirurgias intra-abdominais, é necessária uma dose inicial de 10 $\mu g \cdot kg^{-1}$, seguida de dose de infusão para manutenção da anestesia de 2 $\mu g \cdot kg^{-1} \cdot min^{-1}$, associada ao óxido nitroso, o que resulta em concentrações plasmáticas em torno de 5 $ng \cdot mL^{-1}$ do fármaco.

**Alfentanil.** Durante cirurgia cardiovascular, o alfentanil pode ser usado com uma dose inicial de 50 a 125 $\mu g \cdot kg^{-1}$, seguida de dose de infusão para manutenção da anestesia de 0,6 a 3 $\mu g \cdot kg^{-1} \cdot min^{-1}$.

Durante cirurgias superficiais, são necessários níveis plasmáticos de 100 a 200 $ng \cdot mL^{-1}$ de alfentanil, obtidos mediante administração de uma dose inicial de 50 a 70 $\mu g \cdot kg^{-1}$, seguida de dose de infusão para manutenção da anestesia de 0,3 a 0,6 $\mu g \cdot kg^{-1} \cdot min^{-1}$.

Para procedimentos cirúrgicos intra-abdominais, são necessários níveis plasmáticos de 200 a 500 $ng \cdot mL^{-1}$, obtidos com uma dose inicial de 70 a 150 $\mu g \cdot kg^{-1}$, seguida de dose de infusão para manutenção da anestesia de 0,7 a 1,5 $\mu g \cdot kg^{-1} \cdot min^{-1}$.

## Remifentanil

O remifentanil é o mais recente opioide da família do fentanil em uso clínico desde 1996. Farmacologicamente, o remifentanil é semelhante ao fentanil e seus congêneres, produzindo analgesia, depressão respiratória e outros efeitos característicos desse grupo de substâncias, sendo a diferença farmacológica mais evidente entre eles a sua atividade de duração ultracurta.

O remifentanil costuma apresentar um rápido início de ação, bem como um rápido e previsível término de atividade farmacológica.

Em virtude do seu rápido início e término de ação, mostra-se particularmente interessante para utilização em infusão contínua, permitindo que o anestesiologista antecipe e trate rapidamente as superficializações inesperadas da anestesia durante o procedimento cirúrgico (aumento inesperado do estímulo nociceptivo ou geração de reflexos intensos).

Além disso, o remifentanil não se acumula no organismo, mesmo após a sua infusão contínua por longos períodos de tempo. Essa característica o diferencia dos opioides tradicionais (fentanil, sufentanil e inclusive alfentanil), os quais têm o seu uso por infusão contínua muitas vezes restrito, devido à possibilidade de acúmulo e consequente desenvolvimento de toxicidade em função da concentração, do volume e do tempo de infusão.

Os agonistas de receptores μ, como fentanil, sufentanil e alfentanil, distribuem-se amplamente pelo organismo, sobretudo nos compartimentos 2 (músculos) e 3 (gorduras), os quais são pouco perfundidos. Dessa maneira, após a interrupção da sua infusão contínua, sua redistribuição para o compartimento central pode resultar em efeitos adversos no período pós-operatório (depressão respiratória prolongada ou recorrente).

Contrariamente ao metabolismo dos congêneres do fentanil, cujo metabolismo e excreção dependem de processos hepáticos e renais, o remifentanil, por não depender dessas funções para o término de sua atividade opioide, não necessita, em teoria, de correção em sua titulação nos casos de insuficiência renal ou hepática, como visto adiante.

### Distribuição

A distribuição do remifentanil pode ser descrita em modelos farmacocinéticos bi ou tricompartimentais. O modelo tricompartimental descreve um compartimento central (1) constituído de sangue e tecidos bem perfundidos, inclusive o sítio efetor, por meio do qual o remifentanil se distribui rapidamente. Além desse, são descritos os compartimentos periféricos (2 e 3), que são menos perfundidos.

A lipossolubilidade do remifentanil é menor do que a do sufentanil e do fentanil, porém semelhante à do alfentanil. Embora a distribuição do remifentanil no compartimento 2 seja muito rápida, a sua distribuição no 3 é muito limitada, sendo responsável por apenas 5% da distribuição total da substância no organismo. Essa característica contrasta com a cinética dos opioides convencionais, em particular no caso de infusões contínuas por tempo muito prolongado, quando pode ocorrer intensa deposição e acúmulo deles no compartimento 3 (gorduras).

O volume de distribuição, que reflete a lipossolubilidade dos opioides individualmente, é significativamente menor para o remifentanil quando comparado aos opioides tradicionais. O volume de distribuição em estado de equilíbrio (VdEE) do remifentanil é de 0,39 $L \cdot kg^{-1}$ (± 0,25) em comparação com 0,52 $L \cdot kg^{-1}$ (± 0,2) do alfentanil.

O tempo de equilíbrio entre a concentração no plasma e no sítio efetor ($t_{½}k_{e0}$) é muito rápido para o remifentanil, bastante semelhante ao do alfentanil e, por outro lado, significativamente menor do que o do sufentanil e o fentanil (**VER FIGS. 45.3 E 45.4**).

Cerca de 70% da dose administrada de remifentanil se une às proteínas plasmáticas, sendo dois terços à $\alpha_1$-ácido glicoproteína. Esse modesto grau de ligação proteica contrasta com os 90% de ligação proteica dos opioides convencionais. Desse fato resulta que a administração de remifentanil em associação com fármacos que têm um elevado índice de ligação proteica não aumenta de modo significativo a fração livre circulante (fração ativa).

## Metabolismo

O remifentanil é rapidamente metabolizado mediante hidrólise por esterases inespecíficas plasmáticas e tissulares.

Ele é um potente agonista de receptores opioides μ que contém um grupo metiléster, que o deixa suscetível à hidrólise por esterases inespecíficas. Essa característica torna o tempo de ação do remifentanil curto e previsível.

A hidrólise dessa substância, em seu grupo metiléster propiônico, produz um metabólito de ácido carboxílico (GR 90291). A $t_{½}\beta$ desse metabólito é mais longa que a do remifentanil, variando entre 88 e 137 minutos. Por outro lado, esse metabólito é cerca de 4.600 vezes menos potente do que a molécula-mãe, quando avaliado pelas alterações eletrencefalográficas induzidas por opioides com atividade μ, não contribuindo, dessa forma, para o prolongamento da atividade farmacológica do remifentanil.

Estudos prévios com testes *in vitro* indicam que o remifentanil não é um bom substrato para atuação enzimática das pseudocolinesterases, não havendo, supostamente, necessidade de redução de suas doses nos casos de deficiência de qualquer um dos tipos dessa enzima. Tais estudos são corroborados pelo relato de um caso de pseudocolinesterase atípica tratado com succinilcolina associada a remifentanil, o que resultou em bloqueio neuromuscular prolongado, com resposta ao remifentanil normal.

## Eliminação

O processo de eliminação do remifentanil pode ser estudado pelas taxas de declínio da concentração plasmática de forma bi ou triexponencial, conforme o cálculo realizado com modelo bi ou tricompartimental.

Os resultados desses estudos identificam o seguinte:

- $t_{½}\alpha$ = 0,94 a 1,96 minutos.
- $t_{½}\beta$ = 5,3 a 14 minutos.

Quando é calculado um terceiro componente, a $t_{½}\gamma$ = 25 a 137 minutos.

A contribuição do compartimento 3 para as características farmacocinéticas globais do remifentanil é muito pequena, isto é, não mais do que 5%. Assim, o tempo necessário para que a concentração plasmática do remifentanil se reduza em 50% após um período de infusão contínua (meia-vida contexto-sensível) é de 3 a 5 minutos, sendo significativamente menor do que a sua meia-vida de eliminação ($t_{½}\beta$).

## Meia-vida contexto-sensível

Como discutido no início deste capítulo, a meia-vida de eliminação ($t_{½}\beta$), no seu conceito teórico, não reflete adequadamente a curva de queda da concentração plasmática global em modelos tricompartimentais, ou seja, a situação de infusão contínua clínica real.

As variáveis farmacológicas de duração de ação clínica e da meia-vida contexto-sensível dos anestésicos venosos são calculadas levando-se em consideração a dependência do período de tempo de infusão em consequência do seu acúmulo nos compartimentos 2 e 3. Por conseguinte, as decisões quanto à dose a ser administrada e à duração de ação esperada não devem ser baseadas na $t_{½}\beta$, mas, sim, na meia-vida contexto-sensível.

A meia-vida contexto-sensível é definida como o tempo necessário para que a concentração de um fármaco no plasma ou no sítio efetor sofra uma redução em 50% após um período de tempo de infusão variável e conhecido. Esse parâmetro farmacodinâmico, no caso do remifentanil, pode ser analisado em um sistema tricompartimental, sendo, nesse caso, geralmente muito curto, pois o fármaco é removido do compartimento central (compartimento 1) em consequência de sua distribuição e metabolismo após uma dose em bólus. Nessa situação, isto é, após a administração de uma dose em bólus, existe pouca diferença entre os opioides tradicionais (fentanil, sufentanil e alfentanil) e o remifentanil.

Quando a infusão contínua dos opioides se mantém por longo tempo, a meia-vida contexto-sensível dos opioides tradicionais aumenta, o que não ocorre com o remifentanil (VER FIG. 45.8). O tempo necessário para que ocorra a redução na concentração de remifentanil, no plasma e no sítio efetor permanece uniformemente curto, independente do tempo da infusão. Tal fato evidencia a ausência de acúmulo desse tipo de opioide no organismo, o que contrasta com os opioides tradicionais, os quais se acumulam de maneira significativa no compartimento 3 e, a seguir, sofrem redistribuição (após o término da infusão), podendo produzir um retardo importante na fase de recuperação, incluindo até mesmo o alfentanil (VER FIG. 45.8).

Estudos foram realizados com simulações farmacocinéticas computadorizadas avaliando a meia-vida contexto-sensível do remifentanil, sufentanil, alfentanil e fentanil após infusão contínua durante 240 minutos. As meias-vidas contexto-sensíveis calculadas foram 3,7; 33,9; 58,5; e 262 minutos, respectivamente. Esses trabalhos evidenciam a ausência de acúmulo do remifentanil mesmo após infusão contínua prolongada. Deve-se salientar que durante a infusão contínua de sufentanil e de alfentanil, até 240 minutos, a meia-vida contexto-sensível do sufentanil foi menor do que a do alfentanil.

Outros estudos foram realizados com o objetivo de comparar a meia-vida contexto-sensível do remifentanil em relação à do alfentanil após 180 minutos de infusão contínua. Os resultados mostraram uma meia-vida contexto-sensível de 3,2 a 5,4 minutos para o remifentanil e de 47 a 54 para o alfentanil, corroborando os resultados dos estudos anteriores.

## Sistema cardiovascular

É um fato comum, como em todos os outros agonistas de receptores opioides μ, que o remifentanil produza efeitos hemodinâmicos moderados, dos quais os mais frequentes são hipotensão arterial e bradicardia.

Durante a manutenção da anestesia, esse opioide produz uma queda da pressão arterial em torno de 15% do seu nível basal, acompanhada de bradicardia moderada. Esses efeitos podem ser benéficos para diminuir a demanda de oxigênio pelo miocárdio em coronariopatas, bem como para reduzir as perdas sanguíneas.

A utilização associada de remifentanil com anestésicos venosos, como propofol, tiopental ou midazolam, resulta em sinergismo do efeito depressor hemodinâmico, como bradicardias e hipotensões arteriais mais graves.

A resposta rápida e previsível no caso da mudança nas concentrações de infusão do remifentanil pode ser usada durante o procedimento cirúrgico para atenuar as respostas hemodinâmicas aos estímulos nociceptivos, como intubação traqueal, incisão de pele e superficialização inadvertida da anestesia, mantendo, dessa forma, a estabilidade hemodinâmica.

Estudos evidenciam que o aumento na taxa de infusão do remifentanil antes de eventos de estresse, como intubação traqueal, incisão de pele ou inserção de cateter para cirurgia videolaparoscópica, não provoca alterações adicionais na pressão arterial. Por exemplo, a mudança na concentração infundida de 0,5 $\mu g \cdot kg^{-1} \cdot min^{-1}$ (alteração de 27% em relação à pressão arterial basal) para 1 $\mu g \cdot kg^{-1} \cdot min^{-1}$ (alteração de 30% em relação à pressão arterial basal) implica alteração de apenas 3% na pressão arterial.

São observadas reduções na frequência cardíaca de 7 e 26% após a indução da anestesia quando esse opioide é associado ao tiopental ou ao propofol respectivamente. Essas reduções são semelhantes às encontradas nas combinações das substâncias hipnóticas citadas com o alfentanil, ou seja, de 6 e 26% respectivamente.

A liberação de histamina está relacionada com distúrbios hemodinâmicos secundários à administração de certos anestésicos e bloqueadores neuromusculares. Após a administração de doses em bólus de remifentanil de 2,5 e 15 $\mu g \cdot kg^{-1}$, as concentrações de histamina plasmática permanecem inalteradas.

Estudos realizados durante prostatectomias, analisando a relação entre as concentrações plasmáticas desse opioide e a concentração de noradrenalina, evidenciam que o remifentanil é cerca de 15 vezes mais potente do que o alfentanil na atenuação das respostas das catecolaminas secundárias aos estímulos cirúrgicos.

## Sistema nervoso central

O remifentanil tem grande número de indicações em neurocirurgia devido à rápida e total recuperação anestésica por ele conferida, a qual é importante na maioria dos procedimentos cirúrgicos e diagnósticos, sem a necessidade da utilização de naloxona.

Os efeitos do remifentanil sobre a neurofisiologia central não diferem dos outros opioides, embora ele tenha meia-vida contexto-sensível menor do que a dos opioides tradicionais, incluindo até o alfentanil.

Durante a manutenção de normocarbia, o remifentanil não causa elevação da pressão intracraniana em procedimento de craniotomia. Estudos recentes confirmam que esse opioide promove excelente condição de estabilidade hemodinâmica durante estímulos nociceptivos em craniotomias, mantendo rápida recuperação da anestesia venosa total, quando associado ao propofol.

Trabalhos de investigação laboratorial em modelos experimentais *in vivo* demonstraram que o remifentanil não altera a velocidade de produção e de reabsorção de LCR, podendo ser indicado em casos de hipertensão intracraniana, quando o suporte ventilatório é mantido (normocarbia).

O remifentanil pode ser uma indicação, quando associado ao propofol, nas craniotomias com paciente consciente. Outra indicação é a sua utilização na sedação de pacientes submetidos a ventilação mecânica em terapia intensiva, principalmente para manter a estabilidade hemodinâmica durante os procedimentos de aspiração traqueal, revertendo a sedação com rapidez e permitindo a avaliação neurológica imediata.

Com base no que foi exposto, pode-se dizer que o remifentanil atende às exigências da neurocirurgia e não altera a pressão intracraniana, nem o tônus vascular cerebral, não tendo influência, portanto, nas situações clínicas em que existe diminuição da complacência intracraniana.

O remifentanil na dose em bólus de 1 $\mu g \cdot kg^{-1}$ não apresenta nenhum efeito direto sobre a pressão intracraniana e mantém uma variação na pressão arterial média dentro de 20% em comparação com os valores basais, mantendo, assim, a pressão de perfusão cerebral. Além disso, mantém intacta a reatividade vascular cerebral, isto é, conserva a resposta vasoconstritora secundária à hipocapnia.

## Sistema respiratório

O remifentanil, como todos os opioides usados em clínica anestesiológica com atividade $\mu$, produz depressão respiratória dose-dependente. É importante ressaltar que essa depressão é rapidamente revertida de forma espontânea após a dose em bólus ou pela interrupção da infusão contínua.

Na comparação de doses equipotentes de alfentanil e remifentanil, o primeiro causou depressão respiratória com menor frequência e menos intensa que o segundo. Durante a administração de doses em bólus equipotentes, o remifentanil causou depressão na curva de resposta à $PaCO_2$ e à $PaO_2$ 20 vezes mais intensa do que a causada pelo alfentanil. Essa é mais uma evidência clínica da necessidade de suporte ventilatório durante a administração de remifentanil.

A administração de uma infusão contínua de 4 horas com concentração de 0,025 $\mu g \cdot kg^{-1} \cdot min^{-1}$ de remifentanil ou de 0,5 $\mu g \cdot kg^{-1} \cdot min^{-1}$ de alfentanil resultou em uma recuperação da depressão respiratória mais rápida quando a substância utilizada foi o remifentanil (média $\leq$ 8,3 min vs. 61 min), sendo a possibilidade de depressão respiratória tardia com remifentanil praticamente impossível (recirculação).

A administração de uma dose em bólus de remifentanil de 2 $\mu g \cdot kg^{-1}$ durante 1 minuto em geral provoca significativa depressão respiratória ($SaO_2 < 85\%$) em pacientes hígidos, o que não acontece em doses inferiores à citada. Por esse motivo, sua administração em bólus não é recomendável caso não se disponibilize ao paciente uma efetiva assistência ventilatória.

## Efeito analgésico

O remifentanil é um analgésico potente, com início rápido de ação. O efeito analgésico guarda íntima correlação com a dose empregada, sendo que seu efeito máximo em doses clínicas ocorre após 1 a 3 minutos de sua administração.

A potência analgésica do remifentanil após sua administração em bólus é 21,5 vezes maior que a conferida pelo alfentanil. Esse efeito analgésico desaparece muito rapidamente após a interrupção da sua infusão, exigindo o início imediato de medicação para analgesia pós-operatória no final do procedimento cirúrgico (morfina, anti-inflamatórios não esteroides, bloqueios regionais, o próprio remifentanil, etc.).

A eficácia analgésica do remifentanil também foi demonstrada no período pós-operatório. A administração pode ser continuada após o encerramento do procedimento cirúrgico em uma concentração de infusão reduzida (0,04-0,1 $\mu g \cdot kg^{-1} \cdot min^{-1}$). Essa concentração de infusão no pós-operatório exige monitorização muito efetiva da função ventilatória.

## Rigidez muscular esquelética

A rigidez muscular é um efeito farmacológico reconhecido de todos os agonistas de receptores opioides do tipo μ, possivelmente relacionada com hiperatividade de estruturas no tronco encefálico ou em núcleos da base cerebral.

Estudos na literatura evidenciam que o remifentanil, quando administrado na dose de 0,5 a 2 $\mu g \cdot kg^{-1} \cdot min^{-1}$ e em associação com infusão de propofol, provoca rigidez muscular esquelética (de intensidade leve a moderada) em apenas 1% dos pacientes, não interferindo com a função ventilatória. Essa rigidez pode ser atenuada pela administração prévia de um bloqueador neuromuscular em dose mínimas, como o cisatracúrio.[50-52]

## Remifentanil em situações especiais

### Insuficiência renal e hepática

O remifentanil se diferencia dos opioides tradicionais por manter um perfil farmacocinético relativamente constante em uma série de doenças.

A diferença nas vias metabólicas do remifentanil em relação aos outros opioides permite sua utilização em pacientes nefropatas ou hepatopatas, sem grandes correções nas suas doses.

O acúmulo do principal metabólito do remifentanil, GR 90291, é 200 vezes maior do que o do fármaco principal em pacientes com insuficiência renal quando comparado com pacientes normais, nos quais o acúmulo é de somente sete vezes em relação ao remifentanil. Entretanto, como o GR 90291 é 4.600 vezes menos potente do que o remifentanil, há pouca probabilidade de que ocorra acúmulo de concentrações clinicamente significativas desse metabólito mesmo após infusões de 2 $\mu g \cdot kg^{-1} \cdot min^{-1}$ por períodos de até 12 horas.

A recuperação da função ventilatória após anestesia com remifentanil mostra-se rápida tanto em pacientes hígidos como naqueles com insuficiência renal. Da mesma forma que os pacientes com insuficiência renal, os portadores de insuficiência hepática não alteram a farmacocinética nem a farmacodinâmica clínica do remifentanil. Isso se deve ao fato de o remifentanil ser metabolizado por esterases inespecíficas plasmáticas ou tissulares, e não pelo fígado.

Estudos realizados mostram que a farmacocinética desse opioide e de seu metabólito (GR 90291) permanece inalterada em pacientes com grave comprometimento hepático que aguardam transplante quando comparados a pacientes com função hepática normal. Nesses estudos, os pacientes hepatopatas e normais receberam uma infusão contínua de remifentanil em doses baixas (0,0125 $\mu g \cdot kg^{-1} \cdot min^{-1}$) durante 1 hora, seguida de manutenção com 0,025 $\mu g \cdot kg^{-1} \cdot min^{-1}$ durante 3 horas. Os resultados evidenciaram que as concentrações sanguíneas de remifentanil foram semelhantes tanto no grupo de pacientes com hepatopatias como nos normais. A depuração do remifentanil foi de 30 a 40 $mL \cdot min^{-1} \cdot kg^{-1}$ nos dois grupos estudados. A $t_{½}\beta$ do remifentanil situou-se na faixa de 4,3 a 5,6 minutos em ambos os grupos.

Existe a recomendação da utilização do remifentanil durante a anestesia de pacientes hepatopatas, inclusive durante transplantes hepáticos, sem necessidade de ajustes da dose.

### Paciente idoso

A farmacologia do remifentanil está ligeiramente alterada no idoso. Esse fato se exacerba a partir dos 65 anos de idade. Como consequência, é recomendável que a dose de remifentanil seja reduzida em 50%, com titulação subsequente de acordo com as necessidades específicas do paciente. A **TABELA 45.8** apresenta a repercussão da idade sobre os parâmetros farmacocinéticos do remifentanil.

Apesar de o remifentanil ser bem tolerado pelo paciente idoso, a incidência de efeitos adversos cardiovasculares (hipotensão arterial e bradicardia) se exacerba nessa faixa etária (> 65 anos).

Estudos farmacocinéticos sobre o remifentanil evidenciam aumento da taxa de equilíbrio entre a concentração no plasma e no sítio efetor ($t_{½}k_{e0}$) nos pacientes idosos quando comparados com os jovens. Isso sugere que o remifentanil tem um acesso mais lento ao sistema nervoso central no idoso em relação ao jovem, o que explica o fato de um efeito máximo do opioide ser mais demorado em faixa etária mais elevada.

### Paciente pediátrico

O perfil farmacocinético desse opioide não parece diferir muito em relação ao do adulto, quando realizadas correções ponderais.

Um estudo sobre a farmacocinética do remifentanil foi realizado em pacientes pediátricos com idades de 2 a 12 anos, submetidos a anestesia geral, excluindo cirurgias com circulação extracorpórea. Após a indução anestésica, iniciou-se infusão contínua de remifentanil de 5 $\mu g \cdot kg^{-1}$ durante 1 minuto; a seguir foram analisadas amostras de sangue colhidas em veia periférica nos seguintes momentos: 1, 2, 3, 5, 10, 20, 30, 45, 60, 90, 120, 180 e 240 minutos, utilizando cromatografia gasosa-espectrométrica de massa. Na maioria dos pacientes (11/13), a farmacocinética do remifentanil caracterizou-se por depuração elevada (Cl 45,3 $mL \cdot kg^{-1} \cdot min^{-1}$), taxa semelhante à apresentada por pacientes adultos após a correção por peso.

Na utilização de remifentanil em anestesia pediátrica (2-12 anos de idade), empregam-se doses semelhantes às usadas nos adultos. Essa recomendação está baseada na experiência clínica de 129 crianças submetidas a cirurgia de estrabismo, das quais 68 receberam esse opioide. Quando utilizado nesse contexto, e associado ao óxido nitroso, o remifentanil administrado em dose em bólus de 1 $\mu g \cdot kg^{-1}$, seguida de infusão de 1 $\mu g \cdot kg^{-1} \cdot min^{-1}$, foi tão eficaz quanto o alfentanil, o isoflurano ou o propofol para produção de anestesia satisfatória com estabilidade hemodinâmica e recuperação rápida.

**TABELA 45.8** Efeito da idade sobre os parâmetros farmacocinéticos do remifentanil

| | 30 anos | 50 anos | 75 anos |
|---|---|---|---|
| Cl ($mL \cdot kg^{-1} \cdot min^{-1}$) | 39 | 35 | 29 |
| Vd ($mL \cdot kg^{-1}$) | 312 | 245 | 162 |
| Vc ($V_1$) ($mL \cdot kg^{-1}$) | 96 | 80 | 59 |
| $CE_{50}$ ($ng \cdot mL^{-1}$) | 17,3 | 13,5 | 8,7 |
| $K_{e0}$ (min) | 1 | 0,71 | 0,29 |

### Paciente obstétrica

O remifentanil está contraindicado em analgesia obstétrica peridural devido à presença de glicina em sua formulação.

Estudos realizados em pacientes obstétricas submetidas a cesariana evidenciaram que o remifentanil venoso associado a lidocaína e adrenalina peridural produz analgesia tão eficaz quanto a associação de fentanil com lidocaína e adrenalina peridural. O índice de capacidade adaptativa e neurológica neonatal de Amiel-Tison e o índice de Apgar foram semelhantes nos dois grupos estudados. Duas pacientes do grupo remifentanil apresentaram diminuição da frequência respiratória para menos de 10 movimentos por minuto e sedação considerada excessiva.

Um estudo clínico randomizado realizado em pacientes submetidas a cesariana evidenciou que a administração de remifentanil antes da incisão peritoneal reduziu parcialmente a resposta de estresse hormonal materna. Esse resultado clínico deve ser ponderado em relação a uma transitória, mas significativa, depressão neonatal. Os autores consideraram, no caso de utilização de remifentanil venoso em cesarianas, mandatória a presença de material e pessoal para reanimação neonatal no ambiente cirúrgico.[53]

Nos mesmos estudos, a análise do remifentanil revelou maior depuração média nas pacientes grávidas, o que pode ser explicado pelo aumento da volemia no final da gestação.

A relação da concentração média de remifentanil entre a artéria e a veia umbilical é de 0,3, indicando metabolismo eficiente desse fármaco por esterases tissulares neonatais, não havendo acúmulo de GR 90291.

Concluindo, verificou-se que as concentrações sanguíneas do remifentanil são significativamente mais baixas no cordão umbilical (50%) do que na circulação materna. Essa diferença pode ser devida ao extenso metabolismo do remifentanil no nível placentário ou por sua difusão limitada através da placenta.

### Paciente obeso

A obesidade (mórbida) pode ser um problema no cálculo de doses apropriadas para uso de anestésicos venosos. Além disso, a restrição ventilatória secundária à obesidade potencializa os efeitos depressores respiratórios dos anestésicos venosos. Por outro lado, a volemia desse grupo de pacientes está geralmente aumentada, com o tecido adiposo pouco perfundido.

A administração repetida ou prolongada de opioides lipossolúveis pode resultar em acúmulo de fármaco no tecido adiposo, possibilitando a geração de toxicidade, consequente à redistribuição do agente para o compartimento central após a interrupção de sua infusão, causando elevação importante na sua concentração plasmática e depressão respiratória tardia. Sendo assim, deve-se considerar a possibilidade de diferenças farmacocinéticas e farmacodinâmicas dos agentes venosos em pacientes obesos.

A comparação entre os dados de concentração *versus* tempo, em pacientes cirúrgicos obesos e não obesos, indicou alteração pronunciada na farmacocinética do remifentanil nos primeiros. A farmacocinética desse opioide em pacientes obesos é mais bem correlacionada com cálculos realizados com base no peso corporal ideal do que com base no peso corporal aferido.

Estudos realizados com remifentanil em pacientes obesos comparados aos não obesos em relação às diferenças de dados farmacocinéticos evidenciaram que a depuração, o volume de distribuição e $V_1$ correlaciom-se melhor, nas situações de obesidade, com o peso corporal ideal do que com o real.

A hipotensão arterial sistêmica e a bradicardia, que são parâmetros hemodinâmicos adversos, são mais frequentes em pacientes considerados obesos, e o seu aparecimento está correlacionado com concentrações plasmáticas mais elevadas nesse grupo especial de pacientes.

Por conseguinte, com base nos achados descritos, recomenda-se que as doses de remifentanil para pacientes obesos ou morbidamente obesos sejam baseadas em seu peso ideal, e não no seu peso corporal aferido.

### Paciente em circulação extracorpórea

É possível esperar uma redução do metabolismo do remifentanil durante cirurgia com circulação extracorpórea e hipotermia devido à diminuição da atividade enzimática, tanto no plasma como nos tecidos.

Estudos utilizando doses em bólus de remifentanil analisaram pacientes submetidos à revascularização do miocárdio com circulação extracorpórea e hipotermia em relação à farmacologia desse agente venoso. Um grupo desses pacientes recebeu 2 $\mu g \cdot kg^{-1}$ e o outro grupo, 5 $\mu g \cdot kg^{-1}$. Cada paciente recebeu três doses em bólus, sendo a primeira antes do início da circulação extracorpórea com normotermia, a segunda durante circulação extracorpórea com hipotermia, e a terceira, durante circulação extracorpórea com normotermia. Esse estudo de farmacocinética foi realizado com base em um modelo bicompartimental, analisando sobretudo o volume de distribuição em equilíbrio e a depuração. Quanto ao volume de distribuição, não foi identificada nenhuma diferença estatisticamente significativa entre os dois grupos, ao passo que, quanto à depuração, o grupo de 5 $\mu g \cdot kg^{-1}$ exibiu redução de 20% durante o período de hipotermia, quando comparado com o período de normotermia. Ambas as doses de remifentanil provocaram redução na pressão arterial nos dois grupos de pacientes quando estavam normotérmicos (14-25%) antes da circulação extracorpórea; entretanto, houve pouca alteração da pressão arterial durante o período de hipotermia, mesmo sem a compensação pela bomba de perfusão.

Essa diminuição da depuração durante circulação extracorpórea com hipotermia foi demonstrada em outros estudos. Na dose de 1 $\mu g \cdot kg^{-1} \cdot min^{-1}$ em infusão contínua do remifentanil, houve uma elevação na sua concentração plasmática de 30% durante a circulação extracorpórea com hipotermia, em comparação com o período de normotermia. Essa resposta pode ser justificada pela influência depressora da hipotermia sobre as esterases plasmáticas e tissulares.

A utilização de doses elevadas de opioides tradicionais (fentanil, sufentanil e alfentanil) para produção de analgesia durante a cirurgia cardíaca resulta, inevitavelmente, em depressão respiratória ou, por vezes, depressão respiratória recorrente, exigindo ventilação mecânica prolongada e monitorização pós-operatória por longos períodos. Todavia, estudos usando o remifentanil nesse tipo de cirurgia mostram que mais de 70% dos pacientes foram elegíveis para extubação precoce (*fast tracking*).

Quanto às conclusões e recomendações para a utilização de remifentanil em cirurgia cardíaca com circulação extracorpórea e hipotermia moderada (> 28 °C), uma análise retrospectiva de dados obtidos de uma série de estudos mostrou que os pacientes anestesiados com remifentanil tiveram alta da UTI em um período de tempo significativamente mais curto do que os tratados com doses elevadas de opioides tradicionais. Assim, em síntese, embora ocorra redução moderada na depuração desse opioide ao longo do período de hipotermia induzida durante a circulação extracorpórea, ele pode ser administrado com segurança nesses pacientes, sem a necessidade de ajustes de doses.

#### Paciente com deficiência de colinesterases plasmáticas

O remifentanil é metabolizado por esterases inespecíficas plasmáticas e tissulares, mas não pela colinesterase plasmática. Isso foi confirmado pela demonstração de taxas semelhantes de hidrólise do remifentanil no sangue total, plasma e eritrócitos reconstituídos de pacientes com deficiência genética homozigótica de colinesterases e de indivíduos hígidos. Portanto, não há necessidade de ajuste posológico em pacientes com esse tipo de deficiência.[51,52]

### Anestesia venosa total com remifentanil e propofol

A anestesia venosa total com a combinação de remifentanil e propofol proporciona atenuação eficaz das respostas aos estímulos cirúrgicos intraoperatórios durante a manutenção da anestesia.

Os vários estudos clínicos fornecem algumas informações técnico-científicas:

- Durante a manutenção da anestesia, o remifentanil em uma taxa de infusão inicial de 0,25 $\mu g \cdot kg^{-1} \cdot min^{-1}$ propicia atenuação das respostas aos estímulos cirúrgicos mais efetiva que o alfentanil nas doses clinicamente recomendadas.
- Os valores de dose efetiva em 50% dos casos ($DE_{50}$) e concentração efetiva em 50% dos casos ($CE_{50}$) do remifentanil para inibir as respostas à incisão de pele e inserção abdominal de trocater com concentrações plasmáticas alvo-controladas de propofol de 2 $\mu g \cdot mL^{-1}$ (obtidas por uma dose em bólus de 2 $mg \cdot kg^{-1}$, seguidas de infusão de 100 $\mu g \cdot kg^{-1} \cdot min^{-1}$) são de 0,105 $\mu g \cdot kg^{-1} \cdot min^{-1}$ e de 4,22 $ng \cdot mL^{-1}$, respectivamente.
- A utilização de doses sub-hipnóticas de propofol (< 100 $\mu g \cdot kg^{-1} \cdot min^{-1}$ em pacientes com menos de 55 anos de idade) em combinação com remifentanil aumenta a probabilidade de gerar um estado de consciência com analgesia.
- O remifentanil na dose de 0,25 $\mu g \cdot kg^{-1} \cdot min^{-1}$, associado ao propofol na dose de 75 $\mu g \cdot kg^{-1} \cdot min^{-1}$, proporciona controle superior das respostas aos estímulos cirúrgicos quando comparado ao alfentanil associado ao propofol nas doses de 1 $\mu g \cdot kg^{-1} \cdot min^{-1}$ e de 75 $\mu g \cdot kg^{-1} \cdot min^{-1}$, respectivamente.[11,52,54-58]

## Agonistas $\alpha_2$-adrenérgicos – clonidina, dexmedetomidina, mivazerol

Na década de 1960, os agonistas $\alpha_2$-adrenérgicos foram sintetizados com a intenção de promover a sua atividade descongestionante, mediante sua ação vasoconstritora local, promovendo diminuição do edema na mucosa nasal e, consequentemente, desobstrução. Nessa ocasião, com alguma surpresa, detectou-se elevada incidência de sedação e hipotensão arterial durante a utilização dessas substâncias. A partir daí, a clonidina foi fabricada e indicada no tratamento da hipertensão arterial sistêmica.

O desenvolvimento da pesquisa de agonistas $\alpha_2$-adrenérgicos com alta especificidade resultou na síntese de fármacos com atividade seletiva para o sistema nervoso central (sedação e analgesia) e para o controle de distúrbios hemodinâmicos, com interesse na área de anestesiologia e terapia intensiva.

### Farmacologia

A clonidina, agente imidazólico, é o protótipo desse grupo de substâncias, apresentando início de ação lento (30 minutos) e uma $t_{½}\beta$ (eliminação) de 9 a 12 horas.

Uma segunda geração de agonistas $\alpha_2$-adrenérgicos foi introduzida em clínica médica, farmacologicamente caracterizados por curta duração de efeito e intensa atividade $\alpha_2$-agonista e elevada seletividade $\alpha_2$ em relação à $\alpha_1$-adrenérgica.

Como exemplo dessa geração de agonistas $\alpha_2$-adrenérgicos, podem-se citar o mivazerol e a dexmedetomidina, os quais apresentam uma $t_{½}\beta$ de cerca de 4 e 2,3 horas, respectivamente. O volume de distribuição e a depuração da dexmedetomidina são similares aos do fentanil, sendo a sua seletividade da relação $\alpha_2/\alpha_1$ adrenérgica 7 a 8 vezes maior do que a da clonidina (1.620 vs. 220 respectivamente).

A elevada especificidade $\alpha_2$-adrenérgica da dexmedetomidina confere sedação aos pacientes, com manutenção da capacidade cooperativa e de despertar quando estimulados verbalmente pelo médico assistente ou pessoal de enfermagem.

O uso desse fármaco em terapia intensiva não tem evidenciado depressão respiratória quando em doses clínicas, e suas alterações hemodinâmicas são mínimas, controláveis e previsíveis.

Diferentemente dos outros anestésicos utilizados em clínica, os agonistas $\alpha_2$-adrenérgicos possuem potente atividade hipnótica/sedativa mediante um único tipo de receptor. Eles atuam em receptores adrenérgicos pré e pós-sinápticos. Os receptores $\alpha_2$-adrenérgicos são classificados em vários subgrupos, $\alpha_{2A}$, $\alpha_{2B}$, $\alpha_{2C}$ e $\alpha_{2D}$, dependendo de sua ligação com substâncias radioativas, durante estudos de perfil farmacológico.

### Mecanismo de ação

A maioria dos receptores $\alpha_2$-adrenérgicos tem sua atividade mediada por inibição da ligação guanina-proteína $G_i$, o que resulta em diminuição da formação de monofosfato de adenosina cíclico (AMPc), com consequente alteração de várias funções de subsistemas intracelulares.

É importante salientar que nem toda atividade desses receptores se estabelece pela queda dos níveis de AMPc, mas pela ação direta da proteína G sobre os canais iônicos da membrana celular, especificamente em canais de potássio. Existem evidências de que alguns subtipos de receptores $\alpha_2$-adrenérgicos têm a sua ação farmacológica mediada pela atividade em diferentes espécies de segundo mensageiro.

O subgrupo dos receptores $\alpha_2$-adrenérgicos responsável pela mediação da atividade sedativa e analgésica é o receptor $\alpha_{2A}$-adrenérgico; já os efeitos cardiovasculares são mediados pelo $\alpha_{2B}$.

A principal ação farmacológica dos agonistas $\alpha_2$-adrenérgicos é a inibição da liberação de noradrenalina, fato que resulta na diminuição da excitabilidade do sistema nervoso central, especialmente no cerúleo. Estudos mostram que a liberação de noradrenalina no cerúleo é regulada pelo receptor $\alpha_{2A}$, sem a influência dos receptores $\alpha_{2B/C}$. Em contraste com o que foi citado, o óxido nitroso exerce a sua atividade analgésica via receptores dos subgrupos $\alpha_{2B/C}$.

As substâncias agonistas $\alpha_2$-adrenérgicas extrapolam o interesse específico clínico, pois abrem uma janela para o entendimento dos mecanismos de ação dos anestésicos gerais. Tem sido demonstrado experimentalmente que o etomidato interage parcialmente com receptores $\alpha_2$-adrenérgicos cerebrais e que sua ação hipnótica é parcialmente revertida pelo emprego de antagonistas $\alpha_2$-adrenérgicos como o atipamezol, o que comprova o tipo de substrato de ação da substância em pauta. A cetamina e o propofol não apresentam esse tipo de comportamento farmacológico.

Alguns opioides evidenciam interações com os agonistas $\alpha_2$-adrenérgicos, como a atividade antitremor da petidina.

## Utilização em anestesia clínica

### Pré-medicação

As propriedades ansiolíticas e sedativas associadas, bem como as simpatolíticas, são de grande interesse na medicação pré-anestésica, sobretudo com a clonidina e a dexmedetomidina. Sua administração atenua as respostas adrenérgicas hemodinâmicas (taquicardia) secundárias à intubação traqueal mais efetivamente do que a lidocaína e o fentanil. Muitos estudos mostram o efeito benéfico do uso desse tipo de fármacos.

### Período intraoperatório

É de grande interesse clínico a capacidade antinociceptiva dos agonistas $\alpha_2$-adrenérgicos em diminuir de maneira significativa as necessidades de anestésicos. Estudos prévios demonstram que a clonidina reduz em torno de 50% a concentração alveolar mínima do halotano, enquanto a dexmedetomidina diminui a necessidade dessa mesma substância inalatória em 90%. Entretanto, um trabalho científico mais recente, utilizando a dexmedetomidina, em doses semelhantes às empregadas em sedação em terapia intensiva, em pacientes de 55 a 70 anos de idade, mostrou que a concentração alveolar mínima do sevoflurano diminuiu apenas em 17%. Estudos em animais de experimentação mostram que esse grupo de fármacos não somente reduz as necessidades de anestésicos, mas também evidencia uma atividade anestésica própria (atividade anestésica intrínseca dos agonistas $\alpha_2$-adrenérgicos).

A sua utilização transoperatória resulta em:

- Menor necessidade de anestésicos (venosos ou inalatórios).
- Recuperação pós-anestésica mais precoce.
- Menor necessidade de analgésicos no pós-operatório.
- Menor tempo de permanência na sala de recuperação pós-anestésica.

Os intensos distúrbios hemodinâmicos pós-administração em bólus ou injeção rápida de dexmedetomidina podem prejudicar esse tipo de prática clínica.

A ativação de receptores $\alpha_2$-adrenérgicos pré-sinápticos por agonistas atenua a liberação de noradrenalina, o que resulta na diminuição da incidência de hipertensão arterial e na elevação do tônus simpático. Todavia, se administrados em doses elevadas, os agonistas $\alpha_2$-adrenérgicos produzem uma vasoconstrição transitória mediada pela ativação dos receptores $\alpha_{2B}$-adrenérgicos.

A administração de agonistas $\alpha_2$-adrenérgicos potentes, como a dexmedetomidina, é caracterizada por uma resposta bifásica da pressão arterial média: inicialmente elevação da pressão por 5 a 10 minutos, seguida por decréscimo de cerca de 10 a 20% dos valores basais iniciais. A frequência cardíaca diminui devido à resposta dos barorreceptores, estabilizando-se, posteriormente, em um nível mais elevado, porém mais baixo do que o nível basal inicial.

O efeito relaxante muscular dos agonistas $\alpha_2$-adrenérgicos parece não ser mediado pela junção mioneural. Ele parece ser o resultado de uma ação central dessas substâncias, semelhantemente aos benzodiazepínicos. A dexmedetomidina produz relaxamento muscular, evitando a incidência de rigidez muscular pós-administração de opioides, por meio de ação central.

Os agonistas $\alpha_2$-adrenérgicos têm capacidade de proteger o sistema nervoso central. A isquemia neuronal parece ser secundária, na maioria das vezes, à ativação de uma via catecolamínica. Mediante bloqueio deste mecanismo, tais agonistas podem exercer a sua atividade protetora neuronal, embora isso não esteja bem esclarecido. A melhoria na incidência de lesões neurológicas após a administração de dexmedetomidina, a qual é revertida pela ação de antagonistas $\alpha_2$-adrenérgicos específicos (atipamezol), confirma que a atividade redutora do tônus adrenérgico no sistema nervoso central tem papel importante na extensão das lesões neurológicas.

### Período pós-operatório

Durante o pós-operatório, os níveis de dor estão frequentemente elevados, resultando em aumentos dos níveis plasmáticos de catecolaminas. Além disso, durante esse período, há com frequência um comprometimento da função ventilatória, seja por atividade residual de anestésicos depressores ou pela presença de dor (abdominal ou torácica).

Os agonistas $\alpha_2$-adrenérgicos têm-se mostrado benéficos na analgesia pós-operatória, tanto pela sua atividade intrínseca analgésica, como pela ação simpatolítica, sem gerar depressão respiratória.

Esse grupo de substâncias potencializa os efeitos de outros analgésicos (opioides) sem agravar os seus efeitos adversos (depressão respiratória). A combinação de agonistas $\alpha_2$-adrenérgicos com opioides potencializa o poder analgésico dos últimos, em função da atuação em diferentes substratos anatomofarmacológicos.

Os antagonistas $\alpha_2$-adrenérgicos (atipamezol) revertem efetivamente os efeitos sedativos e hemodinâmicos da dexmedetomidina em experimentação em voluntários humanos. O atipamezol possui uma $t_{½}\beta$ de 1 a 2 horas, semelhante à da dexmedetomidina. Dessa forma, o atipamezol pode ser introduzido na prática clínica como um antagonista específico das atividades sedativas/hipnóticas das substâncias $\alpha_2$-adrenérgicas, quando indicada a reversão desse tipo de atividade farmacológica.

### Isquemia miocárdica

O estresse e a elevação dos níveis de catecolaminas são os principais fatores geradores de isquemia coronariana perioperatória. Sendo assim, a modulação da atividade simpática pode ser benéfica na prevenção das complicações cardiovasculares durante esse período. Ao contrário dos antagonistas $\beta$-adrenérgicos, que exercem sua atividade anti-isquêmica diretamente nos receptores adrenérgicos do coração, os agonistas $\alpha_2$-adrenérgicos reduzem as concentrações periféricas de catecolaminas devido à sua ação no sistema nervoso central, não exercendo efeito inotrópico negativo miocárdico.

Dessa maneira, os agonistas $\alpha_2$-adrenérgicos diminuem a variabilidade de respostas hemodinâmicas durante a anestesia e apresentam, ainda, efeitos anti-isquêmicos coronarianos perioperatórios.

Estudos mostram efeitos seguros e efetivos de redução na instabilidade hemodinâmica e incidência de isquemia coronariana do mivazerol quando administrado no período perioperatório de pacientes portadores de vasculopatias graves.[59]

Um grande estudo epidemiológico multicêntrico realizado em 61 hospitais na Europa, durante dois anos e meio, tendo como população-alvo 2.854 pacientes coronariopatas graves, submetidos a cirurgia vascular periférica (48%), torácica e abdominal (32%) e ortopédica (20%), evidenciou que a administração de mivazerol não alterou a incidência de infarto do miocárdio ou morte por problemas cardíacos na população de pacientes estudados. Contudo, o mivazerol administrado por via oral durante 15 dias, para pacientes portadores de angina instável, elevou significativamente a capacidade de fazer exercícios e diminuiu a incidência e a intensidade de angina durante a sua realização.

A administração de clonidina em pacientes submetidos a revascularização do miocárdio resultou em menor incidência de hipertensão arterial e taquicardia, mas elevou as bradicardias e hipotensões arteriais. Por outro lado, a clonidina possibilitou uma redução nos gastos de anestésicos gerais e uma extubação traqueal mais precoce.

Existem muitas evidências de que a administração de dexmedetomidina aos pacientes com risco cardiovascular alto seja tão segura quanto a da clonidina, possivelmente conferindo mais benefícios do que esta.[36,60-63]

## Considerações finais

Nos últimos 30 anos, tem se evidenciado um declínio no desenvolvimento de novos anestésicos (venosos e inalatórios), o qual tem sido monitorado por um novo modelo de análise de pesquisa – o *scientometrics*. Devido à grande margem de segurança dos anestésicos previamente desenvolvidos e clinicamente usados na atualidade, a mortalidade dependente do procedimento anestésico continua diminuindo, fato que evidentemente resulta na redução da pressão da comunidade anestesiológica pela síntese de novos anestésicos com maior margem de segurança. É importante salientar que o declínio da morbimortalidade citado se deve ao concomitante e enorme investimento no contexto da administração desses anestésicos: atenção direta e constante no controle da anestesia clínica por anestesiologistas treinados na área, sistema sofisticado de monitorização e introdução de protocolos específicos de segurança em anestesia (bombas de infusão e programas matemáticos farmacocinéticos).

O desenvolvimento de novos anestésicos com elevada margem de segurança não somente diminuiu a morbimortalidade anestésica, como também causou uma verdadeira transformação na farmacoeconomia na área da anestesiologia clínica. O gasto das instituições na compra de novos anestésicos é altamente compensado pela segurança em sua administração associada ao baixo índice de complicações perioperatórias.

Entretanto, o futuro da anestesiologia pode mudar rapidamente com o entendimento da farmacodinâmica, especificamente do mecanismo de ação dos anestésicos venosos mais usados na prática clínica.

Nesse momento, fatores de relativo estímulo ao desenvolvimento de fármacos anestésicos venosos seguros também podem ser oriundos da crescente expansão na administração de anestesias fora do centro cirúrgico. Deve ser ressaltado que tais procedimentos, como os da medicina intervencionista hemodinâmica, exigem suportes distintos dos da anestesia convencional, fármacos anestésicos novos, sistemas diferenciados de monitorização, colaboradores treinados, bem como técnicas e equipamento de administração de fármacos anestésicos (programas e bombas) com características de alta precisão e segurança.

Outro fator que estimula o desenvolvimento da anestesia (tanto venosa quanto inalatória) é a avaliação do resultado por meio da verificação da morbidade em relação específica ao procedimento anestésico. De modo geral, a verificação era exercida avaliando-se genericamente a morbimortalidade por um período de 30 dias pós-operatórios, mas hoje essa avaliação é mais rigorosa e dirigida à anestesia, envolvendo a observação de uma recuperação dinâmica, funcional e de qualidade de vida que extrapola 30 dias pós-operatórios. Por outro lado, a crescente elevação da faixa etária dos pacientes submetidos à anestesia e a maior possibilidade do estabelecimento de alterações cognitivas pós-operatórias (imediatas e a longo prazo) elevam a exigência do uso de fármacos previsíveis e inócuos em sua ação central (demandando conhecimento detalhado de seus mecanismos de ação central e da sua reversibilidade). E, por fim, a provável interação dos anestésicos na modulação da resposta imunológica em pacientes portadores de câncer aumenta a responsabilidade do anestesiologista com relação à possibilidade de facilitação da metastatização de tumores. Entretanto, um *workshop* realizado na Irlanda reuniu pesquisadores na área de câncer e anestesiologia e concluiu que:

- O conceito de que técnicas anestésicas e/ou analgésicas afetam o desfecho de pacientes submetidos a cirurgia oncológica não encontra suporte consistente na literatura atual.
- As informações disponíveis sobre a atividade da morfina em pacientes portadores de câncer são conflituantes ao extremo, possivelmente devido ao uso de diferentes modelos experimentais. A administração de longo prazo desse opioide em doses subanalgésicas em cobaias, submetidas ou não a procedimentos cirúrgicos, pode ser causa de metastatização tumoral. Em contraste, outros modelos experimentais contestam esses achados referentes ao poder de exacerbação da evolução tumoral.
- A morfina parece não possuir efeito carcinogênico nos estudos baseados em evidências médicas, de forma que não existem dados que suportem as mudanças de atitude clínica.
- Existe a necessidade do desenvolvimento de estudos que envolvam múltiplas especialidades médicas (imunologia, oncologia, cirurgia) e de áreas básicas (patologia, bioquímica, histologia, fisiologia).
- O grupo de especialistas no tema recomenda ensaios clínicos randomizados para avaliar o efeito dos medicamentos adjuvantes usados durante a anestesia para cirurgias oncológicas sobre a atividade oncogênica e metastatizante. Essas avaliações incluiriam o uso de anestesia regional, analgésicos, lidocaína venosa e anti-inflamatórios não esteroides.[64]

Com base nos fatos descritos, é possível que, em um futuro muito próximo, a segurança da anestesia venosa seja mais seriamente questionada e maiores alterações no armamentário anestésico sejam possíveis, se não inevitáveis. É provável que fármacos que propiciem rápido início de ação (mais baixo $K_{e0}$), tempo de ação ultracurto, tempo de inconsciência, sedação, ansiólise, amnésia anterógrada e até modificações nos estados dissociativos da cetamina venham a ser viabilizados no futuro.

Finalizando, cumpre ressaltar que muitos estudos publicados nos últimos tempos, incluindo ensaios em fase I, evidenciam as seguintes linhas de pesquisa em anestésicos venosos:

- Remimazolam: um recente ensaio clínico confirma a sua significativa mais rápida recuperação quando comparado com o midazolam.
- Análogos do etomidato: são estudados no sentido de propiciar um rápido metabolismo sem supressão adrenocortical.
- MR04A3 e AZD3043 (agonistas do GABA): encontram-se em fase I de pesquisa com respostas clínicas muito variáveis.

## Referências


1. Vlassakov KV, Kissin I. Decline in the development of new anesthetics. Trends Pharmacol Sci. 2016;37(5):344-52.
2. Vlassakov KV, Kissin I. A quest to increase safety of anesthetics by advancements in anesthesia monitoring: scientometric analysis. Drug Des Devel Ther. 2015;9:2599-608.
3. Sear J. Pharmacology of intravenous anesthetics. Curr Anesthesiol Rep. 2000;2:359-67.
4. Hughes MA, Glass PS, Jacobs JR. Context-sensitive half-time in multicompartment pharmacokinetic models for intravenous anesthetic drugs. Anesthesiology. 1992;76(3):334-41.
5. Shafer SL, Varvel JR. Pharmacokinetics, pharmacodynamics, and rational opioid selection. Anesthesiology. 1991;74(1):53-63.
6. Fragen Rj. Clinical pharmacology and applications of intravenous induction agents. In: Bowdle TA, Horita A, Kharasch ET. The pharmacologic basis of anesthesiology: basic science and practical applications. New York: Churchil Livingstone; 1994.
7. Fragen RJ. Comparative pharmacology of drugs used in for induction of anesthesia. In: Yearbook of anesthesia. Chicago: Yearbook Medica; 1986.
8. Fragen RJ. Infusion of intravenous anesthetics. In: Fragen RJ. Drugs infusion in anesthesiology. 2nd ed. Philadelphia: Lippincott-Raven; 1996.
9. Fragen RJ. Barbiturates. In: Miller RD. Anesthesia. New York: Churchill Livingstone; 1994.
10. Mortier EP, Struys MR. Monitoring the depth of anesthesia using bispectral analysis and closed-loop controlled administration of propofol. In: van Aken H. Clinical anesthesiology: pratice and research. London: Baillière Tindall, 2001.
11. Egan TD, Minto CF, Hermann DJ, Barr J, Muir KT, Shafer SL. Remifentanil versus alfentanil: comparative pharmacokinetics and pharmacodynamics in healthy adult male volunteers. Anesthesiology. 1996;84(4):821-33.
12. Fragen RJ, Avram MJ. Nonopioids intravenous anesthetics. In: Barash PG, Cullen BF, Stoelting RK. Clinical anesthesia. New York: J.B. Lippincott, 1989.
13. Gelissen HP, Epema AH, Henning RH, Krijnen HJ, Hennis PJ, den Hertog A. Inotropic effects of propofol, thiopental, midazolam, etomidate, and ketamine on isolated human atrial muscle. Anesthesiology. 1996;84(2):397-403.
14. Absalom AR, Glen JI, Zwart GJ, Schnider TW, Struys MM. Target-controlled infusion: a mature technology. Anesth Analg. 2016;122(1):70-8.
15. Shafer SL. ASA Refresher Course. [S.l.: s.n.],1996. Cap. 19.
16. Darnobid JA. The pharmacology of total intravenous anesthesia. Int Anesthesiol Clin. 2015;53(2): 13-27.
17. White PF. Clinical use of newer intravenous induction drugs. Anesth. Analg. 1988;67:105-12.
18. Whitwam JG. Intravenous induction agents. In: Clinics in anesthesiology. London: Saunders; 1984. p. 215-50.
19. Hales TG, Olsen RW. Basic pharmacology of intravenous induction agents. In: Bowdle TA, Horita A, Kharasch ET. The pharmacologic basis of anesthesiology: basic science and practical applications. New York: Churchil Livingstone; 1994.
20. Henthorn TK. Pharmacokinetics of intravenous induction agents. In: Bowdle TA, Horita A, Kharasch ET. The pharmacologic basis of anesthesiology: basic science and practical applications. New York: Churchil Livingstone; 1994.
21. Reed SJ, Plourde G, Tobin S, Chapman CA. Partial antagonism of propofol anaesthesia by physostigmine in rats is associated with potentiation of fast (80-200 Hz) oscillations in the thalamus. Br J Anaesth. 2013;110(4):646-53.
22. Kokita N, Hara A. Propofol attenuates hydrogen peroxide-induced mechanical and metabolic derangements in the isolated rat heart. Anesthesiology. 1996;84(1):117-27.
23. Schraag S. Theoretical basis of target controlled anesthesia: history, concepts and clinical perspectives. In: van Aken H. Clinical anesthesiology: pratice and research. London: Baillière Tindall, 2001.
24. Sebel PS, Lowdon JD. Propofol: a new intravenous anesthetic. Anesthesiology. 1989;71(2):260-77.
25. Forman SA. Clinical and molecular pharmacology of etomidate. Anesthesiology. 2011;114(3):695-707.
26. Reves JG, Fragen RJ, Vinik HR, Greenblatt DJ. Midazolam: pharmacology and uses. Anesthesiology. 1985;62(3):310-24.
27. Lignet F, Sherbetjian E, Kratochwil N, Jones R, Suenderhauf C, Otteneder MB, et al. Characterization of pharmacokinetics in the Göttingen Minipig with reference human drugs: an in vitro and in vivo approach. Pharm Res. 2016;33(10):2565-79.
28. Pieri L. Preclinical pharmacology of midazolam. Br J Clin Pharmacol. 1983;16 Suppl 1:17S-27S.
29. Bührer M, Maitre PO, Crevoisier C, Stanski DR. Electroencephalographic effects of benzodiazepines. II. Pharmacodynamic modeling of the electroencephalographic effects of midazolam and diazepam. Clin Pharmacol Ther. 1990;48(5):555-67.
30. Klotz U, Ziegler G. Physiologie and temporal variation in hepatic elimination of midazolam. Clinical Pharmacology and Therapeutics. 1982;32(1):107-12.
31. Prys-Roberts C, Hug Jr CC, editors. Pharmacokinetics of anesthesia. Oxford: Blackwell; 1987.
32. Quilan JJ, Firestone LL. Clinical pharmacology and aplications of benzodiazepines agonists and antagonists. In: Bowdle TA, Horita A, Kharasch ET. The pharmacologic basis of anesthesiology: basic science and practical applications. New York: Churchil Livingstone; 1994.
33. Dunton AW, Schwam E, Pitman V, McGrath J, Hendler J, Siegel J. Flumazenil: US clinical pharmacology studies. Eur J Anaesthesiol Suppl. 1988;2:81-95.
34. Goudra BG, Singh PM. Remimazolam: the future of its sedative potential. Saudi J Anaesth. 2014;8(3):388-91.
35. Rogers WK, McDowell TS. Remimazolam, a short-acting GABA(A) receptor agonist for intravenous sedation and/or anesthesia in day-case surgical and non-surgical procedures. Drugs. 2010;13(12):929-37.
36. Wesolowski AM, Zaccagnino MP, Malapero RJ, Kaye AD, Urman RD. Remimazolam: pharmacologic considerations and clinical role in anesthesiology. Pharmacotherapy. 2016;36(9):1021-7.
37. Fernández Galinski S, Gutiérrez de Simone JW, Espinosa Soldevilla W. [Etomidate in ambulatory anesthesia]. Rev Esp Anestesiol Reanim. 1986;33(5):342-4.
38. Van de Velde M. Cardiovascular effects of anaesthetic drugs. Curr Op in Anesthesiology. 1997;10(4):275-9.
39. Dolin SJ. Drugs and pharmacology. In: Padfield NL, editor. Total intravenous anaesthesia. Oxford: Butterworth-Heinemann; 2000. p. 13-35.
40. Stoelting RK, Miller RD. Intravenous anesthetics. In: Stoelting RK, Miller RD. Basics of anesthesia. 4th ed. New York: Churchill Livingstone; 2000. p. 58-69.
41. Kotani Y, Shimazawa M, Yoshimura S, Iwama T, Hara H. The experimental and clinical pharmacology of propofol, an anesthetic agent with neuroprotective properties. CNS Neurosci Ther. 2008;14(2):95-106.
42. White PF, Way WL, Trevor AJ. Ketamine--its pharmacology and therapeutic uses. Anesthesiology. 1982;56(2):119-36.
43. Mion G, Villevieille T. Ketamine pharmacology: an update (pharmacodynamics and molecular aspects, recent findings). CNS Neurosci Ther. 2013;19(6):370-80.
44. Sleigh J, Harvey M, Voss L, Denny B. Ketamine – more mechanisms of action than just NMDA blockade. Trend Anesth Crit Care. 2014;4(3):76-81.
45. Lupton T, Prat O. Tutorial de anestesia da semana WFSA: fármacos endovenosos utilizados para indução anestésica. Rio de Janeiro: SBA; 2010.
46. Flood P, Krasowsky M. Ketamine: a general anesthetic that does not potentiate GABA-a receptors. Anesth Analg. 2000;90:S408.
47. Gajraj N, Withe P. Clinical pharmacology and applications of ketamine. In: Bowdle TA, Horita A, Kharasch ET. The pharmacologic basis of anesthesiology: basic science and practical applications. New York: Churchil Livingstone; 1994.
48. Johansen JW. Monitoring pharmacologic effects of anesthesia. Curr. Anesthesiology Reports. 2000;2(5):369-76.
49. Al-Hasani R, Bruchas MR. Molecular mechanisms of opioid receptor-dependent signaling and behavior. Anesthesiology. 2011;115(6):1363-81.
50. Bovill JG, Dahan A. Mechanisms of action of opioids. Curr Anesthesiology Reports. 2000; 2(5):353-8.
51. Bovill JG, Sebel PS, Stanley TH. Opioid analgesics in anesthesia: with special reference to their use in cardiovascular anesthesia. Anesthesiology. 1984;61(6):731-55.
52. Cox EH, Langemeijer MW, Gubbens-Stibbe JM, Muir KT, Danhof M. The comparative pharmacodynamics of remifentanil and its metabolite, GR90291, in a rat electroencephalographic model. Anesthesiology. 1999;90(2):535-44.
53. Draisci G, Valente A, Suppa E, Frassanito L, Pinto R, Meo F, et al. Remifentanil for cesarean section under general anesthesia: effects on maternal stress hormone secretion and neonatal well-being: a randomized trial. Int J Obstet Anesth. 2008;17(2):130-6.
54. Egan TD. Pharmacokinetics and pharmacodynamics of remifentanil: an update in the year 2000. Curr Opin Anaesthesiol. 2000;13(4):449-55.
56. Kern SE, Xie G, White JL, Egan TD. A response surface analysis of propofol-remifentanil pharmacodynamic interaction in volunteers. Anesthesiology. 2004;100(6):1373-81.
57. Mertens MJ, Olofsen E, Engbers FH, Burm AG, Bovill JG, Vuyk J. Propofol reduces perioperative remifentanil requirements in a synergistic manner: response surface modeling of perioperative remifentanil-propofol interactions. Anesthesiology. 2003;99(2):347-59.
58. Bouillon TW, Bruhn J, Radulescu L, Andresen C, Shafer TJ, Cohane C, et al. Pharmacodynamic interaction between propofol and remifentanil regarding hypnosis, tolerance of laryngoscopy, bispectral index, and electroencephalographic approximate entropy. Anesthesiology. 2004;100(6):1353-72.
59. Perioperative sympatholysis. Beneficial effects of the alpha 2-adrenoceptor agonist mivazerol on hemodynamic stability and myocardial ischemia. McSPI--Europe Research Group. Anesthesiology. 1997;86(2):346-63.
60. Jalonen J, Hynynen M, Kuitunen A, Heikkilä H, Perttilä J, Salmenperä M, et al. Dexmedetomidine as an anesthetic adjunct in coronary artery bypass grafting. Anesthesiology. 1997;86(2):331-45.
61. Scholz J, Tonner PH. Alpha2-adrenoceptor agonists in anaesthesia: a new paradigm. Curr Opin Anaesthesiol. 2000;13(4):437-42.
62. Afonso J, Reis F. Dexmedetomidine: current role in anesthesia and intensive care. Rev Bras Anestesiol. 2012;62(1):118-33.
63. Bagatini A, Gomes CR, Masella MZ, Rezer G. Dexmedetomidine: pharmacology and clinical application. Rev Bras Anestesiol. 2002;52(5):606-17.
64. Buggy DJ, Borgeat A, Cata J, Doherty DG, Doornebal CW, Forget P, et al. Consensus statement from the BJA Workshop on Cancer and Anaesthesia. Br J Anaesth. 2015;114(1):2-3.


## Questões de Provas do TSA

**45.1 (TSA/2016)** Mulher de 33 anos, 55 kg e 1,55 m será submetida à discectomia lombar percutânea com sedação e infiltração de anestésico local. Dexmedetomidina, na dose de 8 $\mu g \cdot kg^{-1} \cdot h^{-1}$ por 10 minutos, seguida de 0,5 $\mu g \cdot kg^{-1} \cdot h^{-1}$ para manutenção foi utilizada para a sedação. Após 15 minutos de infusão da medicação cursa com hipertensão arterial sistêmica e bradicardia. Esse evento pode ser explicado pelo(a):

**A.** Ativação do *locus ceruleos.*

**B.** Agonismo alfa-2 adrenérgico pós-sináptico.

**C.** Agonismo alfa-1 adrenérgico pré-sináptico.

**D.** Ativação ganglionar simpática paravertebral.

**45.2 (TSA/2016)** Mulher 32 anos, 68 kg e 1,58 m, previamente hígida é submetida à lipoabdominoplastia sob anestesia peridural e sedação com dexmedetomidina. Após 6 horas de procedimento, a paciente passa a não responder a doses intermitentes de efedrina (dose total 75 mg). A provável explicação para esse fato é a ocorrência de:

**A.** Aumento do AMP cíclico na musculatura lisa vascular.

**B.** Esgotamento de vesículas noradrérgicas pré-sinápticas.

**C.** *Feedback* negativo pelo estímulo α-2 adrenérgico pré-sináptico.

**D.** Redução da afinidade à noradrenalina do receptor α-1 adrenérgico pós-sináptico.

# 46. ANESTESIA VENOSA

Marcos Antonio Costa de Albuquerque
Gastão F. Duval Neto

A anestesia venosa é um tipo de anestesia geral que usa apenas fármacos venosos como componentes para promover hipnose, analgesia e bloqueio neuromuscular, quando necessário. A história da anestesia geral remonta à utilização de anestésicos voláteis apenas. O avanço dos estudos e das pesquisas clínicas de fármacos, no entanto, possibilitou o uso dos anestésicos venosos para realização de anestesia venosa ou balanceada. O emprego dos barbitúricos por via venosa – iniciado por Lundy em 1929[1] com o amobarbital sódico e em 1930 com o pentobarbital sódico, seguido por Weese e Scharpff[2] em 1932 com o hexobarbital sódico – ocasionou, nos anos que se seguiram, o aparecimento de complicações em decorrência da gravidade da depressão cardiovascular resultante.

Os estudos foram sendo desenvolvidos e novos fármacos surgiram, destacando-se os hipnóticos (benzodiazepínicos, etomidato, cetamina e propofol), os opioides (morfina, fentanil, alfentanil, sufentanil e remifentanil), os bloqueadores neuromusculares (benzilquinolínicos e aminoesteroides) e os $\alpha_2$-agonistas (clonidina e dexmedetomidina), possibilitando, atualmente, ao anestesiologista a escolha multivariada de fármacos venosos e permitindo a individualização para cada caso. O desenvolvimento tecnológico proporcionou variabilidade nas técnicas de administração, e, na atualidade, a anestesia geral pode ser administrada pela técnica inalatória, venosa ou balanceada. Particularizando a anestesia venosa, esta pode ser administrada em bólus intermitentes, em infusão contínua manual e em infusão alvo-controlada, e neste caso em alça aberta ou em alça fechada.

Estudos recentes indicam que o uso de infusões contínuas, com velocidades e concentrações no plasma e no sítio efetor controladas, possui uma série de vantagens em relação à sua administração intermitente. A introdução dos métodos de infusão contínua de anestésicos venosos exige bombas de infusão extremamente sensíveis e seguras, bem como o desenvolvimento conceitual necessário para o entendimento da farmacologia aplicada a esses métodos de administração de anestesia. As vantagens das infusões contínuas estão descritas no **QUADRO 46.1**.

A partir da década de 1980, com a introdução do propofol e sua associação com opioides, como alfentanil e sufentanil e, posteriormente, remifentanil, tornou-se possível o uso de técnicas anestésicas por infusão venosa contínua, já que esses anestésicos apresentam um perfil farmacocinético favorável a essa forma de administração.

As principais indicações da anestesia venosa são descritas no **QUADRO 46.2**, enquanto as contraindicações são mostradas no **QUADRO 46.3**.

**QUADRO 46.1** Vantagens do uso de infusões contínuas em anestesia venosa

- Possibilidade de ajustes independentes das concentrações de cada um dos componentes da anestesia (hipnose/analgesia), adaptando-os às modificações dos estímulos cirúrgicos
- Manutenção de concentrações plasmáticas dos anestésicos venosos estáveis ao longo do tempo
- Possibilidade de alterações rápidas e reais da concentração no plasma e no sítio efetor dos anestésicos
- Despertar mais rápido
- Estimativa do tempo do despertar após o término da infusão
- Menor incidência de alterações hemodinâmicas dependentes do estímulo cirúrgico
- Redução na necessidade de suplementação com outros anestésicos ou fármacos vasoativos
- Diminuição das necessidades de utilização de naloxona ou de suporte ventilatório no pós-operatório
- Baixa incidência de efeitos colaterais
- Ausência de poluição efeitos colaterais
- Menor dose total administrada, com consequente economia (situação ainda controversa)

**QUADRO 46.2** Indicações para anestesia venosa

- Situações em que os anestésicos voláteis não podem ser utilizados, porque podem promover eventos adversos (p. ex., situações de hepatotoxicidade, roubo coronariano e quando não se deve aumentar o fluxo sanguíneo cerebral)
- Risco de hipertermia maligna (HM) (p. ex., história familiar, antecedentes de HM, ou na presença de patologias, como doenças musculares relacionadas à HM)
- Redução da poluição ambiental
- Antecedentes de náuseas e vômitos em anestesias anteriores, ou no caso de o paciente ser portador de fatores eméticos (p. ex., sexo feminino, idade < 50 anos, não fumante, uso de opioide)
- Cirurgias com estimulação e captação neurofisiológica (p. ex., cirurgias na coluna vertebral, neurocirurgias para epilepsia ou ressecção de tumores cerebrais em áreas eloquentes)
- Qualquer situação em que a anestesia inalatória não possa ser administrada por logística ou em razão de contraindicação

**QUADRO 46.3** Contraindicações para anestesia venosa

- História de alergia a componentes dos fármacos venosos
- Reações alérgicas prévias (anafilactoides ou anafiláticas)
- Recusa formal do paciente
- Condições clínicas do paciente impedindo o uso de fármacos venosos[3,4]

## Princípios básicos farmacocinéticos

Inicialmente, é necessário compreender os conceitos farmacocinéticos fundamentais, que são volume (V) e depuração (Cl, do inglês *clearance*). Se certa quantidade de fármaco é introduzida no organismo e, a seguir, forem avaliadas a concentração e o volume, obtém-se proporcionalidade entre a quantidade e a concentração:[3-5]

$$\text{Concentração} = \frac{\text{Dose}}{\text{Volume}}$$

Ao estudar o volume de distribuição, deve-se entender que ele não é necessariamente igual ao absoluto dos tecidos corporais, mas corresponde ao volume aparente em que a dose do fármaco deveria misturar-se para obter a concentração medida no plasma.[6]

A depuração, por sua vez, é a capacidade que o organismo tem de remover o fármaco do sangue ou do plasma. É a constante de proporcionalidade que relaciona a velocidade de remoção do fármaco pela concentração plasmática, representada pelas unidades volume/tempo:

$$\begin{array}{l}\text{Velocidade}\\ \text{de remoção} = \text{Depuração} \times \text{Concentração}\\ \text{do fármaco}\end{array}$$

Em que a depuração corresponde à velocidade de remoção do fármaco/concentração.

A depuração descreve uma capacidade intrínseca do organismo, e não uma velocidade real de remoção do fármaco. Para fármacos com farmacocinética linear, a depuração é uma constante.

Pode-se, então, observar que a infusão contínua de fármacos venosos é baseada em duas equações importantes, que definem a dose de ataque, ou dose inicial, e a taxa de infusão da manutenção.[3]

Entretanto, o cálculo das concentrações requeridas de fármacos venosos para alcançar uma concentração-alvo envolve diferentes fatores que devem ser considerados. Primeiro, o plasma não é o sítio de ação dos fármacos venosos; o sítio onde estes produzem seus efeitos é o cérebro. Para alcançar o sítio de ação, os fármacos são redistribuídos do sangue para o cérebro. Ao mesmo tempo, os fármacos estão sendo também redistribuídos para outros tecidos do organismo.[7]

## Modelos cinéticos

### Modelo unicompartimental

É possível combinar volume e depuração para obter o modelo clássico de um compartimento. Para uma dada quantidade de fármaco, quanto maior for o volume de distribuição, menor será a concentração, e vice-versa. O processo de depuração do fármaco desse compartimento é de primeira ordem, diretamente proporcional à concentração.

Para os fármacos que se comportam como modelo unicompartimental, para se atingir uma concentração-alvo constante (CT), é necessário aplicar um bólus da CT/V, com a finalidade de atingir uma concentração inicial, e a seguir infundi-los à velocidade de CT × Cl, para mantê-la. Esse esquema é o que se utiliza quando se visa à manutenção da dose de ataque.[6]

### Modelo tricompartimental

Muitos fármacos usados em anestesia comportam-se como modelos de dois ou três compartimentos. O recebimento e a eliminação do fármaco são realizados pelo volume do compartimento central, e a distribuição e redistribuição, pelos compartimentos periféricos. A princípio, nesse modelo, o fármaco está presente apenas no compartimento central e, com o passar do tempo, distribui-se para os compartimentos periféricos. O segundo compartimento é o que se equilibra mais rapidamente com o plasma, representando o volume periférico rápido; o terceiro é o volume periférico lento. A soma desses volumes constitui o volume de distribuição em estado de equilíbrio ($Vd_{ss}$). A depuração central é também conhecida como metabólica ou de eliminação, e as depurações que ligam os volumes periféricos ao volume central são denominadas intercompartimentais ou de distribuição. Cada depuração intercompartimental é uma constante de proporcionalidade que relaciona o fluxo final de fármacos para os compartimentos e o gradiente de concentração entre os compartimentos.[6,8]

Como o fármaco é carreado pelo sangue para cada compartimento corporal, o fluxo de entrada e saída para cada um desses compartimentos determina a concentração. Portanto, os locais de maior débito cardíaco recebem o fármaco com mais rapidez e em um primeiro momento. Encéfalo, rins, fígado, baço, coração, pulmões e glândulas endócrinas são os primeiros locais a receberem os fármacos administrados e são chamados de compartimento 1 ou central. Com menor velocidade, os fármacos se distribuem para os músculos, denominados compartimento 2, e ainda mais lentamente para a gordura, denominada compartimento 3. À medida que ocorre a passagem do fármaco entre um compartimento e outro, por diferença de concentração, podem-se determinar constantes de trânsito entre um compartimento e outro **(FIG. 46.1)**.[9]

## Biofase

A biofase é também conhecida como local de ação. Portanto, é o local onde os fármacos agem, independentemente de seus efeitos. A maioria dos fármacos exerce seu efeito clínico mediante a interação com o receptor, que em geral não se encontra no plasma, e sim no compartimento de ação, biofase ou compartimento de efeito, que, em anestesia, é o cérebro para os hipnóticos e opioides e a placa motora para os bloqueadores neuromusculares.[6,8] São as concentrações nesse compartimento que têm interesse clínico.[10]

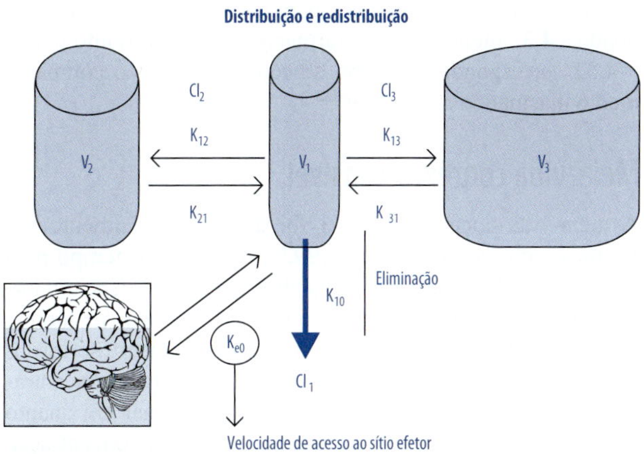


**FIGURA 46.1** Modelo farmacocinético tricompartimental: processo de distribuição, redistribuição e eliminação dos anestésicos venosos.

## keO e $t_{1/2}$keO

O ke0 determina a velocidade com a qual um fármaco deixa o compartimento central, onde foi administrado, e entra no compartimento de ação. Configura-se como uma constante de velocidade de equilíbrio entre as concentrações do plasma e da biofase.[3,6,8]

Quanto maior o ke0, maior a velocidade de entrada de um fármaco no compartimento de ação. Por conseguinte, menor será o tempo gasto para que isso ocorra. Assim, fármacos com $t_{1/2}$ke0 curtos possuem ke0 altos e início de ação rápido e vice-versa, denotando, então, que o $t_{1/2}$ke0 representa o tempo para que ocorra a metade do fenômeno de equilíbrio, se a concentração plasmática for mantida constante.[3,6,8]

Por meio da manipulação do valor de ke0 atribuído a um modelo farmacocinético de um fármaco, é possível alterar o seu suposto tempo de início de ação.

O conhecimento do ke0 permite uma escolha racional do fármaco a ser empregado em anestesia venosa, dependendo da situação clínica e da oportunidade, em termos de tempo, para sua correta administração (TAB. 46.1).[3,6,8]

**TABELA 46.1** $t_{1/2}$ke0 e tempo do pico máximo de efeito após dose em bólus

| Fármaco | Pico máximo de efeito (min) | $t_{1/2}$ke0 (min) |
|---|---|---|
| Fentanil | 3,6 | 4,7 |
| Alfentanil | 1,4 | 0,9 |
| Sufentanil | 5,6 | 3,0 |
| Remifentanil | 1,5 | 1,0 |
| Propofol | 2,2 | 2,4 |
| Tiopental | 1,7 | 1,5 |
| Midazolam | 2,8 | 4,0 |
| Etomidato | 2,0 | 1,5 |

## Histerese

A histerese é o tempo para que um fármaco atinja o equilíbrio entre a concentração plasmática e o local de ação, ou biofase. Por definição farmacológica, o equilíbrio entre os compartimentos plasmático e a biofase, para fármacos venosos, corresponde a 4,32 meias-vidas do fármaco. Assim, o produto $t_{1/2}$ke0 $\times$ 4,32 corresponde ao tempo de equilíbrio entre o compartimento plasmático e a biofase.[3,6,8]

## Meia-vida contexto-sensível

A meia-vida contexto-sensível foi descrita inicialmente por Hughes e colaboradores[11] em 1992 e determina o tempo para que ocorra a diminuição da concentração plasmática de um fármaco para a metade do valor em que este se encontrava durante a infusão, a partir do momento em que a administração for interrompida. A partir do ponto de equilíbrio entre a concentração no plasma e na biofase, é possível determinar em quanto tempo um fármaco deverá alcançar a metade da concentração plasmática que ele mantinha, quando a administração foi interrompida. Embora a meia-vida de eliminação seja uma variável farmacocinética específica para cada fármaco que permite uma avaliação das características da curva de decréscimo de sua concentração sérica, não o faz após a interrupção de uma infusão contínua. É impossível a obtenção das características da curva de decréscimo da infusão somente pelo conhecimento da meia-vida de eliminação de um fármaco, porque esta apenas descreve o decréscimo na sua concentração plasmática no compartimento central durante a fase de eliminação.[3,8]

Na FIGURA 46.2 pode ser observada a meia-vida contexto-sensível calculada por meio de um modelo farmacocinético multicompartimental simulado, em situação de equilíbrio entre todos os compartimentos, e sua comparação com a meia-vida de eliminação da maioria dos anestésicos venosos utilizados em clínica durante diferentes tempos de infusão. A observação dessa figura torna óbvia a ausência de correlação entre a meia-vida de eliminação e a meia-vida contexto-sensível, enfatizando a inutilidade da primeira em relação à sua aplicabilidade clínica, quando se trata de uma cinética multicompartimental. A determinação da meia-vida contexto-sensível é de suma importância, pois, no caso de alguns anestésicos, a meia-vida aumenta de maneira muito significativa conforme a duração da infusão: de poucos minutos até muitas horas.[3,8,9]

A meia-vida contexto-sensível informa ao anestesiologista clínico, por meio de uma descrição quantitativa, as características dos fenômenos de distribuição e eliminação de um fármaco analisados de maneira concomitante, o que é uma forma muito mais prática e clínica quando comparada com outras variáveis farmacocinéticas. O resultado disso são surpresas, especialmente em situações de prolongados períodos de infusão de anestésicos venosos. Em alguns momentos, um modelo farmacocinético com uma longa meia-vida de eliminação (horas) pode ter uma meia-vida contexto-sensível muito curta (minutos), mesmo durante infusões prolongadas (FIGS. 46.2 E 46.3).[9]

## Janela terapêutica

Janela terapêutica é a concentração plasmática em que o fármaco que está sendo administrado situa-se entre $Cp_{50}$ (concentração plasmática na qual o fármaco exerce a sua função em

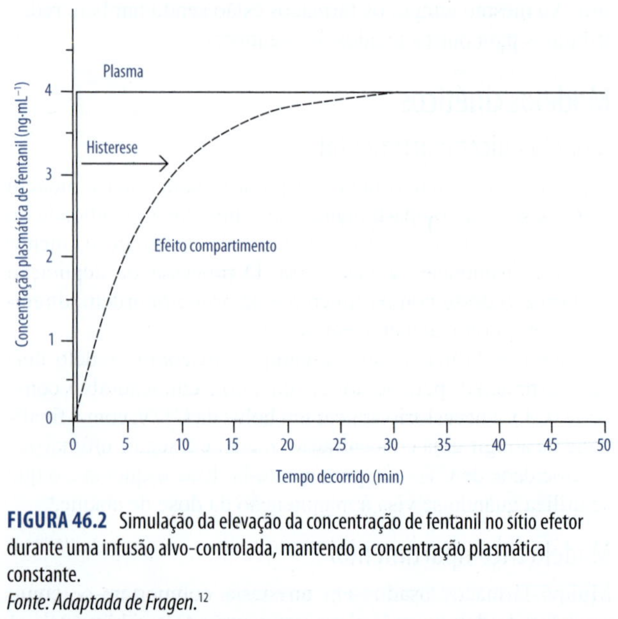


**FIGURA 46.2** Simulação da elevação da concentração de fentanil no sítio efetor durante uma infusão alvo-controlada, mantendo a concentração plasmática constante.
*Fonte: Adaptada de Fragen.*[12]

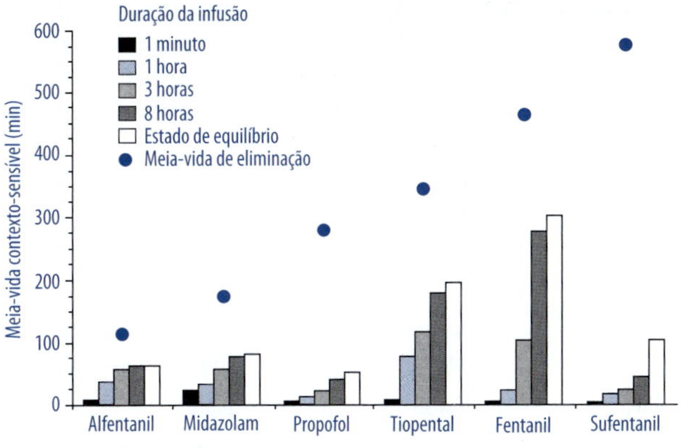


**FIGURA 46.3** Comparação entre a meia-vida contexto-sensível e a meia-vida de eliminação dos anestésicos venosos durante diversos períodos de tempo de infusão. *Fonte: Adaptada de Hughes e colaboradores.*[11]

50% dos casos) e $Cp_{95}$ (concentração plasmática em que o fármaco exerce a sua função em 95% dos casos). O conceito de janela terapêutica foi introduzido para explicar que a dose dos fármacos administrados em anestesia não deve ser tão elevada a ponto de os efeitos colaterais serem tão intensos e nem tão baixa a ponto de aumentar o risco de não serem suficientes para a ação a que foram propostos.[3,8]

## Técnicas de administração

A infusão de fármacos por via venosa pode ser realizada por meio de bólus, bólus intermitentes ou infusão contínua, que pode ser manualmente controlada na forma de cálculo de doses em $mg{\cdot}kg^{-1}$, ou administrada por bombas de infusão dotadas de modelos farmacocinéticos, com sistema alvo-controlado baseado na concentração em plasma ou efeito desejada. Se a opção for por infusão alvo-controlada, ela poderá ser feita em alça aberta ou fechada.[5,9]

### Infusão manualmente controlada

Para esse tipo, a bomba realiza a infusão em $mL{\cdot}kg^{-1}{\cdot}h^{-1}$ ou $\mu g{\cdot}kg^{-1}{\cdot}min^{-1}$, ou seja, não possui sistemas computadorizados para a administração de fármacos. É importante ressaltar que os chamados sistemas de infusão manual referem-se ao tipo de bombas de infusão, e não ao fato de infundirem a solução manualmente ou em bólus.[5,9]

### Infusão alvo-controlada

O esquema bólus-eliminação-transferência (BET) foi idealizado por Krüger-Thiemer com o objetivo de manter constante a concentração plasmática de um anestésico venoso. Esse tipo de proposta inclui uma dose inicial em bólus, visando ao preenchimento do volume central ($V_1$), seguida de uma infusão contínua com uma velocidade exponencialmente decrescente, objetivando compensar a eliminação e a transferência de fármaco para os compartimentos periféricos.[5,9]

A infusão contínua alvo-controlada é uma aplicação direta da proposta BET. A utilização dessa proposta faz a estabilidade ou a elevação da concentração plasmática do agente venoso serem possíveis. Por outro lado, torna factível uma queda rápida nessa concentração quando há interrupção da infusão.[5,9]

## Cálculo das doses de infusão de anestésicos venosos em modelos farmacocinéticos tricompartimentais

Qualquer cálculo para a manutenção de uma concentração sérica estável de fármaco a ser infundida continuamente deve levar em consideração não apenas sua depuração, mas também sua distribuição em tecidos periféricos, isto é, nos compartimentos 2 e 3. A distribuição de um fármaco do plasma para os vários tecidos do organismo (músculos, gorduras, etc.) ocorre em diferentes velocidades. Sendo assim, os tecidos contêm diferentes volumes desse fármaco.[5,9]

O projeto de um esquema de infusão contínua idealizado para manter determinada concentração de fármacos estável no plasma precisa prever a reposição da quantidade de fármaco perdida do plasma em função da sua depuração final e de sua distribuição nos tecidos periféricos (compartimentos 2 e 3). Um esquema de infusão proposto para obter uma concentração plasmática estável de anestésico venoso é o esquema BET, onde B é a dose em bólus a ser administrada conforme a descrição supra, E é a reposição, em forma de infusão, das perdas plasmáticas em função da sua depuração, e T é o declínio exponencial da concentração plasmática proporcional à velocidade de transferência do fármaco para os tecidos periféricos.[5,9]

Devido ao fenômeno farmacocinético de distribuição, os esquemas de infusão contínua de fármaco baseados em modelos multicompartimentais devem evitar a possibilidade de períodos de concentrações plasmáticas subterapêuticas dos anestésicos venosos. Por exemplo, caso se considere um modelo tricompartimental no qual se deseja a manutenção de uma concentração plasmática estável (concentração plasmática desejada = $Cp_d$), é necessária a administração de uma dose em bólus de $V_1{\cdot}Cp_d$, seguida de uma infusão de $V_1{\cdot}k_{10}{\cdot}Cp_d$, o que produzirá uma $Cp_d$ inicial estável. Mas existirão períodos durante os quais ocorrerá uma intensa transferência do fármaco para os tecidos periféricos (compartimentos 2 e 3), sendo que, nessas ocasiões, a $Cp_d$ tende a cair abaixo das concentrações desejadas. Se a dose em bólus de anestésico for calculada como $V_T{\cdot}Cp_d$ ($V_T$ = volume de distribuição total), a concentração plasmática do fármaco poderá inicialmente ser mais elevada ou, por vezes, mais baixa do que a concentração plasmática desejável, devido à quantidade da dose perdida pela depuração do compartimento central, mas, após, direcionar-se-á para uma situação de desejável concentração plasmática estável.[5,9]

Para manter uma concentração plasmática desejável rigidamente estável, é necessário ministrar uma dose em bólus de $V_1{\cdot}Cp_d$, seguida de uma infusão com velocidade constante de $V_1{\cdot}k_{10}{\cdot}Cp_d$ e, além disso, compensar o declínio exponencial do fármaco infundido, $k_{13}e^{-k31t}$ e $k_{12}e^{-k21t}$. Esse é o esquema BET, antes descrito, o qual requer a utilização de uma bomba de infusão controlada por computador para sua aplicação clínica.[5,9]

Muitos fatores, como idade, sexo, doenças concomitantes ou interação com outros fármacos, podem alterar tanto a farmacocinética como a farmacodinâmica desse grupo de agentes.[5,9]

As técnicas de infusão recém-descritas são baseadas em um modelo farmacocinético linear. Ao se duplicar a velocidade de infusão de um anestésico, atingir-se-á, na situação de equilíbrio, o dobro da concentração plasmática inicial. Se apenas sua velocidade for aumentada, a infusão levará muitas meias-vidas de eliminação para obter a nova concentração plasmática desejada. Por isso, uma dose em bólus deverá ser administrada antes da infusão contínua. Outra vez, a redistribuição deverá ser compensada pela administração de grandes doses em bólus ou por um ajuste exponencial no regime de infusão.[5,9]

Alguns algoritmos para infusão de anestésicos venosos iniciam com velocidades de infusão elevadas, diminuindo-as, com o passar do tempo, para manutenção da concentração plasmática estável. Um exemplo clássico é a proposta de dosagem para a infusão contínua de propofol: dose inicial em bólus de 2 mg·kg$^{-1}$, seguida de uma dose de 70 mL·h$^{-1}$ durante 10 minutos, e, após, infusão de 55 mL·h$^{-1}$ por 10 minutos, continuando com a administração de uma infusão de 40 mL·h$^{-1}$, visando manter uma concentração plasmática de propofol de 3,5 µg·mL$^{-1}$.[5,9]

A concentração do fármaco no plasma e na biofase depende do processo de administração, de eliminação (depuração do compartimento central) e de sua distribuição e redistribuição. No momento em que a infusão do fármaco é interrompida, a concentração no plasma e no sítio efetor (biofase) diminuirá como resultado tanto do processo de eliminação irreversível do fármaco do organismo, como do processo de sua redistribuição do plasma em direção aos tecidos periféricos. No passado, a meia-vida de eliminação de um fármaco era entendida como informação sobre a recuperação mais ou menos rápida da anestesia venosa; atualmente, a meia-vida de eliminação informa sobre a depuração terminal do fármaco, mas não avalia sua redistribuição no organismo, ou seja, não avalia de maneira quantitativa o tempo gasto para que a concentração plasmática do fármaco diminua no nível de determinados percentuais após a interrupção da infusão. Essa aferição é feita somente pela determinação da meia-vida contexto-sensível, como visto antes.[5,9]

A concentração plasmática estável e constante de um anestésico pode ser obtida com o emprego de técnicas controladas por computador, também denominadas alvo-controladas. Essas técnicas utilizam programas farmacocinéticos instalados em microcomputadores e conectados à bomba de infusão por uma interface; desse modo, o computador comanda a velocidade de infusão da bomba. Devido ao custo operacional elevado do sistema descrito, há autores que sugerem um cálculo prévio para a infusão de fármacos específicos, baseados em suas características farmacocinéticas, visando à manutenção de uma concentração plasmática estável do agente venoso.[5,9]

A modalidade de infusão alvo-controlada inclui quatro componentes básicos: uma unidade de cálculo (computador ou microprocessador) e um *software*; um grupo de parâmetros farmacocinéticos relacionados com o anestésico venoso a ser infundido; um aparelho de infusão; e uma interface para conexão entre o sistema operante da bomba e o computador.[5,9]

## Anestesia venosa balanceada

A anestesia venosa balanceada é uma técnica de anestesia geral na qual são utilizados os opioides (alfentanil, fentanil, sufentanil ou remifentanil) em doses em bólus ou infusão contínua associados aos anestésicos inalatórios (halogenados e óxido nitroso), aos fármacos hipnóticos e aos bloqueadores neuromusculares. Essa associação tem como objetivos principais a produção de hipnose, a analgesia, o relaxamento muscular e o bloqueio da resposta neuroendócrino-metabólica ao estímulo cirúrgico.

Os opioides são frequentemente administrados em doses baixas ou moderadas (para obtenção de uma concentração analgésica no sítio efetor do fármaco), na presença de 66% de óxido nitroso, a fim de suplementar outros anestésicos venosos ou anestésicos inalatórios potentes **(TAB. 46.2)**.

**TABELA 46.2** Infusão contínua de opioides em regime analgésico com óxido nitroso

| Opioide | Dose em bólus (µg·kg$^{-1}$) | Dose de manutenção (µg·kg$^{-1}$·min$^{-1}$) |
|---|---|---|
| Alfentanil | 10 a 30 | 0,5 a 1 |
| Fentanil | 2 a 4 | 0,015 a 0,025 |
| Sufentanil | 0,5 a 1 | 0,005 a 0,008 |
| Remifentanil | Não indicada | 0,1 a 0,3 |

O conceito de anestesia balanceada foi apresentado em 1929 por Lundy, que introduziu a inovação no uso concomitante de tiopental para indução anestésica, óxido nitroso para manutenção da anestesia, curare para relaxamento muscular e meperidina para analgesia intra e pós-operatória. Desde então, a ciência evoluiu muito e há várias maneiras de se fazer a anestesia balanceada, tendo o cuidado de se usar fármacos anestésicos de acordo com a sua função e propriedades na anestesia. O uso de agentes venosos e inalatórios concomitantemente promove a redução da concentração alveolar mínima (CAM) dos anestésicos inalatórios, e, por sua vez, estes levam à diminuição da necessidade de anestésicos venosos. Assim, alcança-se o plano anestésico desejado com o menor índice de efeitos adversos.[13-15]

A associação de um opioide à anestesia inalatória apresenta algumas vantagens, como a diminuição ou abolição das respostas adrenérgicas decorrentes das manobras de intubação traqueal e incisão da pele, a redução da dose de hipnótico necessária para conferir um plano profundo de anestesia e a potencialização da CAM dos anestésicos inalatórios e da dose eficaz dos anestésicos venosos.[4,9]

Em algumas circunstâncias, os estímulos nociceptivos da cirurgia ou das manobras de intubação traqueal podem ser preditos e prevenidos pela administração de uma única dose em bólus de um opioide com um ke0 baixo (alfentanil ou remifentanil) para evitar alterações hemodinâmicas e autonômicas secundárias. Contudo, na maioria dos casos, a melhor opção é a infusão contínua dos opioides durante todo o procedimento cirúrgico, associados a doses em bólus em ocasiões específicas.

A seguir, são apresentadas orientações para uso dos opioides em anestesia balanceada.[9]

### Alfentanil

É comum a administração de uma dose em bólus de 10 a 30 µg·kg$^{-1}$ de alfentanil, seguida imediatamente por uma infusão de 1 µg·kg$^{-1}$·min$^{-1}$. Após a incisão da pele, a infusão deverá ser titulada para uma dose menor, em torno de 0,5 µg·kg$^{-1}$·min$^{-1}$, a qual deve ser mantida até o final do procedimento cirúrgico. Essas infusões em bólus de até 30 µg·kg$^{-1}$ costumam gerar concentrações plasmáticas de até 270 ng·mL$^{-1}$ e concentrações no local efetor em torno de 168 ng·mL$^{-1}$. Tais concentrações caem rapidamente, de modo que, após 30 minutos, estão abaixo de 50 ng·mL$^{-1}$. Se, por um lado, o pico plasmático ocorre mais rapidamente, a superdosagem inicial é evidente, visto que uma concentração entre 100 e 150 ng·mL$^{-1}$ no local efetor é o suficiente para a maioria dos estímulos cirúrgicos de baixa a média intensidade. Os efeitos adversos são mais acentuados quando essa forma de indução é realizada.

Uma proposta alternativa é a indução apenas com infusão contínua, sem doses em bólus. Essa modalidade de indução é aceita como mais fisiológica e promove menor incidência de efeitos colaterais, embora seja mais lenta e gradual. Para tanto, deve-se iniciar uma infusão contínua de 5 μg·kg$^{-1}$·min$^{-1}$ durante 5 minutos. Isso vai gerar uma concentração plasmática de aproximadamente 157 ng·mL$^{-1}$ e, no local efetor, de cerca de 117 ng·mL$^{-1}$ no quinto minuto. Nesse momento, deve-se reduzir para os valores de manutenção perioperatórios que costumam estar entre 0,3 e 0,7 μg·kg$^{-1}$·min$^{-1}$, mantendo-se, assim concentrações plasmáticas entre 70 e 100 ng·mL$^{-1}$, o que deverá ocorrer dentro de mais 20 minutos.[9]

Quando se raciocina em concentração plasmática desejada em vez de μg·kg$^{-1}$, deve-se visar a concentrações plasmáticas entre 80 e 150 ng·mL$^{-1}$ para cirurgias de pequeno e médio porte e entre 200 e 250 ng·mL$^{-1}$ para as maiores. Esses exemplos recém-citados representam simulações do comportamento farmacocinético de fármacos venosos e, obviamente, podem sofrer alterações de acordo com as características físicas dos pacientes. O modelo descrito é o proposto por Maitre.[9]

## Fentanil

Recomenda-se a administração de uma dose de fentanil em bólus de 2 a 4 μg·kg$^{-1}$, seguida imediatamente por uma infusão de 0,025 μg·kg$^{-1}$·min$^{-1}$. Após a incisão da pele, a infusão deverá ser titulada para uma dose menor, em torno de 0,015 μg·kg$^{-1}$·min$^{-1}$, a qual deve ser mantida até o final do procedimento.[9]

## Sufentanil

Padroniza-se a administração de uma dose em bólus de 0,5 a 1 μg·kg$^{-1}$, seguida imediatamente por uma infusão de 0,008 μg·kg$^{-1}$·min$^{-1}$ (0,5 μg·kg$^{-1}$·h$^{-1}$). Após a incisão da pele, a infusão deverá ser titulada para uma dose menor, em torno de 0,005 μg·kg$^{-1}$·min$^{-1}$ (0,3 μg·kg$^{-1}$·h$^{-1}$), a qual deve ser mantida até o final do procedimento.[9]

Para a obtenção de uma ventilação adequada no período pós-operatório, a infusão de alfentanil deverá ser interrompida de 15 a 20 minutos antes do término do procedimento cirúrgico, e a do sufentanil, de 20 a 25 minutos. As infusões de fentanil deverão ser interrompidas 30 minutos antes do término da cirurgia. Para o remifentanil, a infusão pode ser mantida até o final do procedimento. O óxido nitroso deverá ser mantido até o final do curativo cirúrgico.[9]

Quando a infusão dos opioides é realizada para obtenção de analgesia conforme as doses e os regimes aqui preconizados, as variações de profundidade da analgesia em resposta às variações da intensidade do estímulo cirúrgico nociceptivo deverão ser compensadas pela titulação do hipnótico venoso ou inalatório para o aprofundamento do nível de anestesia, e não pelo aumento da dose dos opioides. A justificativa está baseada no fato de que o aumento da concentração sérica de opioides acima de sua concentração analgésica promove somente um mínimo efeito adicional de redução na CAM dos anestésicos inalatórios ou na $Cp_{50}$ dos hipnóticos (efeito-teto dos opioides).[9]

É importante salientar que o fentanil, em uma dose de infusão de 0,018 μg·kg$^{-1}$·min$^{-1}$ (que resulta em uma concentração sérica de fentanil de 2 ng·mL$^{-1}$), ou o sufentanil, em dose de infusão de 0,003 μg·kg$^{-1}$·min$^{-1}$ (que resulta em uma concentração sérica de sufentanil de 0,2 ng·mL$^{-1}$), reduzem a CAM dos anestésicos inalatórios em 50 a 60%. Porém, a elevação acima dessas concentrações séricas torna a potencialização progressivamente menor até que o aumento do opioide não resulta em diminuição da CAM dos anestésicos inalatórios, sendo esse fenômeno denominado efeito-teto (*ceiling effect*, como descrito antes).[9]

## Remifentanil

Não tem sido recomendada a utilização de remifentanil em bólus. Trata-se de um opioide de início de ação extremamente rápida, com potência 20 vezes maior que a do alfentanil. Em anestesia geral, tem sido usado em infusão contínua desde o início do procedimento em doses que variam entre 0,3 e 0,5 μg·kg$^{-1}$·min$^{-1}$, podendo reduzir-se para até 0,1 mg·kg$^{-1}$·min$^{-1}$ de acordo com o tipo de paciente, procedimento e momento cirúrgico. Doses entre 0,3 e 0,5 μg·kg$^{-1}$·min$^{-1}$ costumam resultar em concentrações plasmáticas entre 6 e 10 ng·mL$^{-1}$ de plasma. Concentrações acima de 1,5 ng·mL$^{-1}$ já começam a causar depressão respiratória que é dose-dependente, podendo levar rapidamente à apneia. Quando uma dose inicial de 0,3 μg·kg$^{-1}$·min$^{-1}$ é utilizada desde o início do procedimento, cerca de 3 minutos após, a concentração plasmática obtida será de cerca de 2 ou 3 ng·mL$^{-1}$. Nesse momento, depressão respiratória importante é evidente e pode ocorrer rigidez de tórax, exigindo a tomada de medidas cabíveis antes desse evento.[9]

Uma sequência de indução bastante recomendada é iniciar com o propofol alvo-controlado ou em bólus; após a perda da consciência, inicia-se a infusão de remifentanil e, logo a seguir, usa-se o relaxante muscular, diminuindo, assim, a probabilidade de rigidez torácica.[9]

Doses elevadas de remifentanil têm sido desaconselhadas devido ao aumento da incidência de tolerância aguda de difícil manejo peri e pós-operatório. Doses de infusão acima de 1 μg·kg$^{-1}$·min$^{-1}$ têm sido evitadas. A concentração plasmática na qual é possível realizar boa proteção dos reflexos de laringoscopia e de intubação orotraqueal é de 3 ng·mL$^{-1}$ de plasma. Concentrações entre 5 e 8 ng·mL$^{-1}$ são recomendadas para o perioperatório da maioria dos procedimentos intra-abdominais, oferecendo boa proteção. Doses maiores são seguidas de maior hipotensão, bradicardia e depressão respiratória, devendo-se diminuir a dose de acordo com a idade e o estado físico dos pacientes.[9]

Vuyk colaboradores[16] determinou as doses em que se pode trabalhar entre a $Cp_{95}$ e a $Cp_{50}$ de uma combinação de propofol e remifentanil de acordo com o esquema a seguir:

- Indução: propofol alvo-controlado em 4 μg·mL$^{-1}$, seguido por uma infusão de remifentanil igual a 0,3 μg·kg$^{-1}$·min$^{-1}$. Deve-se manter essa infusão até imediatamente após a intubação.[9]
- Manutenção: o propofol é diminuído para valores entre 2,5 e 2,83 μg·mL$^{-1}$ após 13 minutos de indução, juntamente com o remifentanil, que pode ser diminuído e mantido entre 0,1 e 0,25 μg·kg$^{-1}$·min$^{-1}$.

Quando se monitoriza essa forma de indução e de manutenção com o eletrencefalograma biespectral (BIS), pode-se observar que os valores obtidos com esse alvo de propofol variam entre 30 e 50%; quando o remifentanil é associado, esses valores diminuem mais ainda, sendo possível então reduzir a infusão de propofol para alvos bastante baixos mantendo-se o BIS entre 50 e 55%.[9]

O tempo de recuperação para essa combinação de fármacos tem sido descrito como o mais rápido comparado ao de outros fármacos venosos em anestesia e varia entre 6 e 10 minutos independentemente do tempo de manutenção da infusão. Em vista desse comportamento, o remifentanil tem sido apontado como não contexto-sensível, uma vez que não depende do meio em que está sendo infundido para determinar sua recuperação.[9]

Os pacientes hepatopatas são mais sensíveis às ações farmacodinâmicas do remifentanil; mesmo assim, não apresentam um aumento significativo no tempo de recuperação. Da mesma forma, os pacientes com insuficiência renal também não apresentam acúmulo da substância no organismo.[9]

O remifentanil tem sido empregado em grande escala em cirurgias de redução de estômago ou em bandas gástricas em obesos, recomendando-se a utilização do peso ideal, e não do real, para o cálculo das doses de infusão.[9]

Apresenta no paciente pediátrico o mesmo comportamento que no adulto, podendo-se usar as mesmas doses.

Está contraindicado por via espinhal devido à adição de glicina em sua formulação. Possui degradação espontânea, não devendo ser armazenado por mais de 24 horas. As diluições mais utilizadas são 0,1 mg·mL$^{-1}$ ou 0,2 mg·mL$^{-1}$. Obtém-se diluição de 0,1 mg·mL$^{-1}$ diluindo-se um frasco de 2 mg em 20 mL de água destilada, podendo ser administrado sem problemas no mesmo acesso venoso do propofol ou do midazolam.

Em cirurgia cardíaca, tem sido usado com cautela em razão de bradicardia, hipotensão e redução importante da resistência vascular sistêmica que podem ocorrer de forma dose-dependente. As doses mais utilizadas variam entre 0,2 e 0,5 µg·kg$^{-1}$·min$^{-1}$. Esses regimes de infusão geram concentrações plasmáticas de remifentanil em torno de 6 a 8 ng·mL$^{-1}$ e têm sido empregados com sucesso, pois possibilitam diminuir bastante a dose do hipnótico para manutenção da anestesia. Essa técnica permite a realização de *fast-track*. Nessa situação, deve-se prever analgesia satisfatória por meio de bloqueio regional ou morfina. Durante a fase de circulação extracorpórea e hipotermia, as esterases plasmáticas e teciduais têm suas funções diminuídas, devendo-se reduzir a infusão do remifentanil de forma leve (10%). Por outro lado, a hemodiluição tende a diminuir a concentração plasmática final de remifentanil, o que leva alguns autores a ressaltarem a necessidade de manter os regimes de infusão inalterados.[9]

Recentemente, tem-se descrito que a analgesia pós-operatória pode ser realizada com o próprio remifentanil, que pode ser usado de maneira contínua durante o transporte do paciente para a unidade de tratamento intensivo (UTI). Na UTI, pode-se planejar a extubação de acordo com os demais fatores hemodinâmicos e respiratórios, sangramento, arritmias, temperatura, etc. No momento em que o paciente apresenta critérios para ser extubado, inicia-se a terapia de substituição com a morfina e interrompe-se a administração do remifentanil. Isso permite programar o tempo de extubação e proporciona uma excelente proteção ao paciente durante o período em que permanece intubado. As doses mais utilizadas são 0,05 a 0,1 µg·kg$^{-1}$·min$^{-1}$, as quais costumam possibilitar ventilação espontânea em menos de 10 minutos após a interrupção da infusão.[9]

Quando usado para sedação em procedimentos sob anestesia local, suas doses devem ser bastante reduzidas, devendo-se manter proximidade e vigilância constante aos pacientes, uma vez que a incidência de depressão respiratória e apneia são elevadas, mesmo com doses de infusão baixas. As doses mais utilizadas variam entre 0,03 e 0,08 µg·kg$^{-1}$·min$^{-1}$. O remifentanil mantém excelente sinergismo com midazolam e propofol, podendo ser usado em associação para sedação.[9]

Os pacientes podem ser considerados recuperados da anestesia com opioides quando a concentração sérica de alfentanil atingir 125 ng·mL$^{-1}$, de fentanil 1,5 ng·mL$^{-1}$, de sufentanil 0,25 ng·mL$^{-1}$, e de remifentanil 1 ng·mL$^{-1}$, sendo o tempo de recuperação do fentanil significativamente maior que os demais.[9]

Para infusões de até 3 horas, os padrões de comportamento de recuperação do alfentanil, fentanil e sufentanil são muito semelhantes. O fentanil varia entre 60 e 80 minutos, o alfentanil entre 45 e 60 minutos, e o sufentanil entre 35 e 45 minutos. Já o tempo de recuperação do remifentanil varia entre 7 e 11 minutos, independentemente do tempo de infusão utilizado.

A vantagem do remifentanil em sedação é que, nas doses em geral empregadas, há um tempo de recuperação de menos de 3 minutos. Se, por qualquer motivo, o paciente desenvolve depressão respiratória durante o procedimento, basta realizar o suporte ventilatório adequado e diminuir a infusão, e, em menos de 3 minutos, os pacientes retornam à ventilação espontânea.

## Cetamina

A cetamina é caracterizada como um fármaco de valor analgésico não opioide, podendo ser utilizada em anestesia sob a forma de infusão contínua. Esse anestésico pode ser administrado em infusão contínua associado a doses intermitentes de benzodiazepínicos (diazepam) ou à infusão contínua de propofol ou midazolam (com ou sem óxido nitroso), caracterizando uma forma de anestesia venosa, a *anestesia venosa dissociativa*. Essas combinações geralmente produzem menor depressão respiratória do que as técnicas que usam os opioides. Outrossim, a infusão de hipnóticos previne a incidência dos fenômenos excitatórios relacionados com a cetamina.[9]

Uma infusão analgésica de cetamina pode ser iniciada com uma dose em bólus de 0,5 a 1 mg·kg$^{-1}$, seguida de uma infusão de 25 µg·kg$^{-1}$·min$^{-1}$. Após, essa infusão deverá ser titulada entre 10 e 40 µg·kg$^{-1}$·min$^{-1}$ durante todo o procedimento cirúrgico.[9]

## Infusão de hipnóticos na presença de óxido nitroso

A maioria dos hipnóticos utilizados pode ser administrada pela técnica de infusão contínua, como uma alternativa à injeção intermitente para indução e manutenção de anestesia.[9]

As dosagens descritas nos esquemas a seguir pressupõem a ausência de pré-medicação e a administração associada com opioides, ou cetamina com óxido nitroso a 66% **(TAB. 46.3)**.

**TABELA 46.3** Infusão contínua de hipnóticos para anestesia geral

| Fármaco | Dose de indução ($\mu g \cdot kg^{-1}$) | Dose de manutenção ($\mu g \cdot kg^{-1} \cdot min^{-1}$) |
|---|---|---|
| Propofol | 1.000 a 2.500 | 50 a 150 |
| Midazolam | 50 a 150 | 0,25 a 1,5 |
| Cetamina | 500 a 1.000 | 25 a 75 |
| Etomidato | 200 a 300 | 20 (inicialmente)<br>10 (após 27 min) |

## Propofol

O propofol pode ser administrado em uma dose em bólus de 1 a 2 $mg \cdot kg^{-1}$ para induzir a anestesia, mantendo-se uma velocidade de infusão de 140 $\mu g \cdot kg^{-1} \cdot min^{-1}$ até a incisão de pele ser completada. A partir daí, deve-se titular a dose de infusão visando diminuí-la em 10 a 15 $\mu g \cdot kg^{-1} \cdot min^{-1}$ a cada 15 a 20 minutos. A elevação da dose de infusão para bloquear antecipadamente a resposta autonômica aos estímulos mais intensos deverá ser feita pela administração de bólus de 0,1 a 0,2 $mg \cdot kg^{-1}$ (100-200 $\mu g \cdot kg^{-1}$) e por um aumento na infusão contínua de 10 $\mu g \cdot kg^{-1} \cdot min^{-1}$. A infusão de propofol nunca deverá estar abaixo de 80 $\mu g \cdot kg^{-1} \cdot min^{-1}$ até os 20 minutos finais da cirurgia. A infusão poderá ser interrompida nos últimos 5 a 10 minutos anteriores ao final do ato cirúrgico, sendo mantida a inalação de óxido nitroso até o final do procedimento.

As eventuais respostas hemodinâmicas dos pacientes aos estímulos durante os últimos 20 minutos de cirurgia podem ser bloqueadas pela administração de 0,1 a 0,2 $mg \cdot kg^{-1}$ em bólus de propofol sem alterar a velocidade de infusão. Entretanto, é importante enfatizar que em nenhuma técnica anestésica envolvendo a infusão de um ou mais anestésicos venosos, as bombas de infusão deverão ser desconectadas do paciente, a não ser no final do procedimento, junto com a interrupção da administração de óxido nitroso.[9]

## Midazolam

O midazolam pode ser administrado em uma dose em bólus de 100 a 200 $\mu g \cdot kg^{-1}$ (0,1-0,2 $mg \cdot kg^{-1}$) para indução anestésica, mantendo-se uma velocidade de infusão de 1 $\mu g \cdot kg^{-1} \cdot min^{-1}$ até o término da incisão. Após, deve-se titular a dose de infusão, tentando diminuí-la para 0,5 $\mu g \cdot kg^{-1} \cdot min^{-1}$ a cada 15 a 20 minutos. A elevação da dose para bloquear precocemente as respostas hemodinâmicas aos estímulos cirúrgicos mais intensos pode ser obtida pela administração de uma dose em bólus de 5 a 10 $\mu g \cdot kg^{-1}$ e pelo aumento da velocidade de infusão para 0,2 $\mu g \cdot kg^{-1} \cdot min^{-1}$. A dose de infusão de midazolam não deverá baixar de 0,5 $\mu g \cdot kg^{-1} \cdot min^{-1}$, devendo-se interrompê-la 20 a 30 minutos antes do final da cirurgia.[9]

As concentrações plasmáticas mais usadas variam em torno de 300 a 500 $ng \cdot mL^{-1}$. Utilizando-se uma solução a 5 $mg \cdot mL^{-1}$, essas concentrações plasmáticas podem ser alcançadas em um paciente de 70 kg da seguinte forma: 2,3 a 3,8 mL em bólus seguido de uma infusão de 4,5 a 7,5 $mL \cdot h^{-1}$ durante 35 minutos e, após, diminuir para 3,8 a 6,3 $mL \cdot h^{-1}$.

Em todos os esquemas antes descritos, presume-se que a intubação traqueal ocorrerá dentro de 3 a 4 minutos a partir da administração do agente venoso, e a incisão da pele, dentro de 10 a 20 minutos após a indução anestésica. Se a incisão for retardada ou se o paciente ficar hipotenso durante o período compreendido entre a indução anestésica e a incisão da pele, diminui-se a velocidade de infusão e incisa-se a pele. Nessa ocasião, pode ser necessário elevar a concentração plasmática do fármaco com uma dose suplementar em bólus, seguida de um aumento na velocidade da infusão, imediatamente antes da incisão de pele, evitando as possíveis reações autonômicas e somáticas ao súbito início da estimulação cirúrgica.[9]

Prática muito comum é a utilização de uma combinação de infusão contínua de um hipnótico (propofol ou midazolam) com óxido nitroso e outra infusão contínua com um opioide (alfentanil, fentanil, sufentanil ou remifentanil). O hipnótico deve ser administrado de acordo com o esquema recém-apresentado, e o opioide é infundido para obter-se uma concentração sérica analgésica. Para iniciar essa técnica anestésica, administra-se a dose de opioide em bólus, seguida da dose de indução do hipnótico 1 minuto após a primeira. Quando for necessário obter uma elevação na concentração do fármaco no compartimento efetor, a concentração de opioide deve ser elevada e administrada precocemente (fentanil, 6 $\mu g \cdot kg^{-1}$), sendo, dessa maneira, associada a uma menor dose de indução com hipnóticos (propofol, 1 $mg \cdot kg^{-1}$, injetado em 1 minuto). Essa conduta tem como objetivo limitar as alterações hemodinâmicas consequentes à administração de doses elevadas dos dois fármacos (opioide e hipnótico) na mesma ocasião.[9]

# Infusão de opioides em doses anestésicas na presença de óxido nitroso

Embora a maioria dos autores concorde que os opioides não funcionam como anestésicos quando utilizados de maneira isolada, doses moderadas e elevadas de alfentanil, fentanil, sufentanil e remifentanil são ocasionalmente associadas a óxido nitroso (66%), caracterizando uma técnica anestésica bem estabelecida (**TAB. 46.4**).

**TABELA 46.4** Infusão contínua de opioides em regime anestésico, com óxido nitroso a 66%

| Fármaco | Dose em bólus ($\mu g \cdot kg^{-1}$) | Dose de manutenção ($\mu g \cdot kg^{-1} \cdot min^{-1}$) |
|---|---|---|
| Alfentanil | 50 a 150 | 0,5 a 3 |
| Fentanil | 5 a 15 | 0,03 a 0,1 |
| Sufentanil | 1 a 3 | 0,01 a 0,03 |
| Remifentanil | – | 0,1 a 0,3 |

## Alfentanil

Preconiza-se a administração de uma dose de alfentanil em bólus de 80 a 120 $\mu g \cdot kg^{-1}$, imediatamente seguida de uma infusão de 3 $\mu g \cdot kg^{-1} \cdot min^{-1}$, podendo variar entre 1,5 e 3 $\mu g \cdot kg^{-1} \cdot min^{-1}$ durante todo o ato anestésico. A elevação da dose, quando necessária, é obtida pela administração de dose suplementar em bólus de 5 a 15 $\mu g \cdot kg^{-1}$ e elevando-se a infusão com incrementos de 0,1 a 0,3 $\mu g \cdot kg^{-1} \cdot min^{-1}$.[9]

## Fentanil

Nessa combinação, administra-se uma dose de fentanil em bólus de 5 a 15 $\mu g \cdot kg^{-1}$, imediatamente seguida de uma infusão de

0,1 μg·kg⁻¹·min⁻¹ (6 μg·kg⁻¹·h⁻¹), a qual pode variar de 0,03 a 0,1 μg·kg⁻¹·min⁻¹ (1,8-6 μg·kg⁻¹·h⁻¹) durante todo o ato anestésico. A elevação da dose, quando necessária, é obtida pela administração de dose suplementar em bólus de 0,5 μg·kg⁻¹ e elevando-se a infusão com incrementos de 0,01 a 0,02 μg·kg⁻¹·min⁻¹.[9]

### Sufentanil

Indica-se a administração de uma dose de sufentanil em bólus de 1 a 3 μg·kg⁻¹, imediatamente seguida por uma infusão de 0,03 μg·kg⁻¹·min⁻¹ (1,8 μg·kg⁻¹·h⁻¹), a qual pode variar entre 0,01 e 0,05 μg·kg⁻¹·min⁻¹ durante todo o ato anestésico. A elevação da dose, quando necessária, é obtida pela administração de dose suplementar em bólus de 0,15 μg·kg⁻¹ e elevando-se a infusão com incrementos de 0,01 μg·kg⁻¹·min⁻¹.

Quando um opioide é utilizado em técnica opioide/óxido nitroso, a infusão do opioide precisa ser cuidadosamente titulada em relação à responsividade do paciente, que varia conforme a intensidade da estimulação cirúrgica. É muito importante que a infusão de opioides seja estabelecida para a menor dose possível quando o estímulo diminuir ao final do ato cirúrgico. As infusões de alfentanil e sufentanil deverão ser interrompidas 10 a 20 minutos antes do término da cirurgia, enquanto as de fentanil, 20 a 30 minutos antes. Se o paciente se torna responsivo antes do final do ato cirúrgico, depois de interrompida sua infusão, pequenas doses em bólus dos opioides administrados (alfentanil, 500 μg; fentanil, 50 μg; sufentanil, 25 μg) são suficientes para a manutenção da anestesia, sem reiniciar sua infusão. Nessa situação, podem-se usar doses mínimas de remifentanil, observando com muito cuidado a depressão respiratória e a hipertonia muscular.[9]

Como vantagens principais de tal técnica, citam-se menor alteração metabólica pelo balanceamento dos fármacos, despertar precoce, adequação de vias de administração de fármacos em pacientes críticos, maior segurança por variedade de vias de administração e menores efeitos colaterais pela diminuição individualizada de cada fármaco.[9]

Outros agentes venosos, além dos hipnóticos e opioides, podem ser usados na anestesia venosa balanceada, como lidocaína, dexmedetomidina, clonidina, sulfato de magnésio e os bloqueadores neuromusculares. O objetivo é a utilização simultânea de diferentes agentes com propriedades diversas para se alcançar o plano anestésico adequado. Os variados agentes venosos agem por mecanismos diversos influenciando na CAM dos agentes inalatórios. Há uma relação inversamente proporcional entre a concentração plasmática dos opioides lipofílicos e a CAM dos halogenados.[3,6,7-9]

A **dexmedetomidina** pode diminuir a CAM do isoflurano em até 47%, quando usados concomitantemente. O uso da dexmedetomidina com propofol e remifentanil reduz o consumo anestésico e promove a analgesia pós-operatória.[17]

A **lidocaína** venosa em infusão contínua promoveu a diminuição da CAM do sevoflurano em alguns estudos com animais e humanos. O mesmo se deu com a cetamina. Quando usadas lidocaína e cetamina em infusão contínua de maneira concomitante, a redução da CAM foi ainda maior. Além disso, a cetamina ainda produz efeito adjuvante na analgesia pós-operatória, mesmo em pequenas doses.[18,19]

A administração de **sulfato de magnésio** parece promover a diminuição do consumo de bloqueadores neuromusculares, opioides e hipnóticos no intraoperatório, além de reduzir a intensidade da dor e o consumo de opioides no pós-operatório. Ele ainda está associado à diminuição dos tremores no período pós-operatório. O magnésio é um antagonista de receptores N-metil-D-aspartato (NMDA), o que lhe confere propriedades analgésicas, anticonvulsivantes e sedativas, atuando como adjuvante na anestesia geral.[18,20,21] Entretanto, o uso de sulfato de magnésio ainda é foco de controvérsia, e há estudos que não mostram alteração da CAM dos anestésicos halogenados, sendo necessárias mais pesquisas para demonstração desse fato.

## Anestesia venosa total

Desenvolvida a partir do uso clínico dos hipnóticos e opioides, a anestesia venosa total (AVT) consiste em uma técnica de anestesia geral que envolve a indução e a manutenção anestésicas somente com a administração de fármacos venosos, evitando agentes inalatórios e óxido nitroso. Por meio da seleção de agentes venosos específicos, obtém-se o controle independente de cada componente da anestesia: inconsciência, amnésia, controle do sistema nervoso simpático e relaxamento muscular.[22] A AVT diferencia-se da anestesia inalatória ou balanceada pela ausência de qualquer agente inalatório.

Nesta modalidade, os fármacos podem ser administrados de forma concentração-independente, sendo a AVT regulada de acordo com as necessidades de cada um deles, em relação aos estímulos cirúrgicos do tipo somático, sensitivo e autônomo. As outras vantagens da AVT são apresentadas no **QUADRO 46.4**.

**QUADRO 46.4** Vantagens da anestesia venosa total

- Não requer a precisão dos vaporizadores empregados em anestesia inalatória
- Não polui o ambiente onde está sendo administrada
- Possibilita a administração de altas concentrações de oxigênio
- Apresenta mínima depressão cardiovascular induzida pelos fármacos venosos, menor resposta neuroendócrina à cirurgia e menor incidência de náuseas e vômitos pós-operatórios
- Funciona como alternativa para casos de anestesia inalatória difícil ou se houver contraindicação do uso de óxido nitroso ou, ainda, quando os efeitos deletérios dos anestésicos voláteis devem ser evitados[22]

Entretanto, a AVT necessita de uma linha venosa específica para administração dos anestésicos e de bombas de infusão as mais precisas possíveis, e os fármacos carecem de especificidade absoluta de ação farmacológica. Além disso, o término da atividade farmacológica dos agentes se dá mais frequentemente devido à redistribuição do que ao metabolismo e excreção.[3,23] Observa-se, ainda, maior dificuldade na previsibilidade da relação entre a dose necessária e uma resposta definida, relação que também pode ser afetada pela medicação pré-anestésica usada e pelo envelhecimento.[22]

## Anestesia venosa alvo-controlada

A anestesia venosa em infusão alvo-controlada pode ser administrada em alça aberta ou fechada. A primeira relaciona-se ao conceito de anestesia baseada em dados farmacocinéticos e representa um modelo de infusão de fármacos em que se determina no sistema de infusão a concentração no plasma ou no sítio efetor que se deseja manter nos pacientes, durante a anestesia clínica. Já a segunda, em alça fechada, se trata da forma mais moderna de administração de anestésicos venosos, que presume a manutenção de concentrações no plasma e no sítio efetor de todos os seus componentes durante todos os tempos cirúrgicos, com base em dados da atividade farmacodinâmica emitidos pelos monitores; consequentemente, os sinais do nível de superficialização ou aprofundamento da anestesia é que conduzem a velocidade de infusão dos anestésicos. Portanto, tal execução técnica tenta evitar diferença entre o efeito da substância desejado e o real, reduzindo a ocorrência de superdosagem (efeitos colaterais) e subdosagem (despertar, superficialização).[4,9]

Nessa modalidade de técnica, não se utilizam as doses de infusão em $\mu g \cdot kg^{-1} \cdot min^{-1}$ ou em $\mu g \cdot kg^{-1} \cdot h^{-1}$, como se faz com outros sistemas de infusão. As unidades de concentração plasmática usadas são dadas em $\mu g \cdot mL^{-1}$ para infusão dos hipnóticos e em $ng \cdot mL^{-1}$ para os opioides. Esse conceito de anestesia, baseado em dados farmacocinéticos, realiza uma série de cálculos que são incorporados aos sistemas de gerenciamento das bombas de infusão alvo-controladas.[4,9]

Ao se utilizar essas bombas, há que se identificar o fármaco e sua apresentação em $mg \cdot mL^{-1}$. Outras informações referentes ao paciente são fornecidas pelo anestesiologista, sendo que o aparelho calcula as doses de indução e de manutenção da anestesia para se atingir concentrações estáveis no plasma e no sítio efetor, por meio do fluxo de infusão do fármaco. Quando são usadas bombas de infusão alvo-controladas, a regulagem da concentração é feita em relação ao plasma, mas a monitorização do efeito farmacodinâmico da substância é realizada com base na concentração no sítio efetor – essa variação é valorizada pela bomba por meio de cálculos de aproximação, pois ela tem incorporados em sua programação todos os valores farmacocinéticos que foram discutidos no capítulo de farmacologia dos anestésicos venosos.[4,9]

Vários modelos farmacocinéticos estão disponíveis no mercado, e são o resultado de trabalhos experimentais e clínicos que determinaram os valores de ke0, depuração, volumes de distribuição e constantes de transferência ($k_{12}$, $k_{21}$, etc.). Cada modelo possui uma margem de erro que, no caso do modelo de Marsh – o usado pela bomba do propofol –, pode chegar ao máximo de 27%. Mais importante que a margem de erro é um dado descrito por Pierre Fiset, entre outros, que determinou que a variabilidade interpessoal não ultrapassa 10%. Esses estudos têm sido contestados por outros autores que estabeleceram que a variabilidade interpessoal ainda é um problema a ser melhorado para a utilização desses sistemas de infusão.[4,9]

É importante ressaltar que, mesmo para uma substância como o remifentanil, a infusão alvo-controlada é importante porque facilita os ajustes que deveriam ser feitos manualmente, como no caso de sua administração em pacientes adultos jovens e idosos. Ambos têm características diferentes, por exemplo, em seus volumes de distribuição no compartimento central. O idoso tem volume de distribuição de 4,3 L, enquanto o adulto jovem tem um volume de 5,5 L. Se a mesma dose for administrada a ambos, a concentração final do paciente idoso será maior, acarretando efeitos colaterais mais exacerbados. Os sistemas de infusão alvo-controlada, por meio dos seus modelos farmacocinéticos, fazem essas correções automaticamente, adequando os volumes de distribuição, ke0, etc. de acordo com a idade e, em alguns modelos, também de acordo com o sexo do paciente.[4,9]

Para o modelo farmacocinético de Marsh para o propofol, o anestesiologista insere os dados do peso e da concentração plasmática desejada. A bomba calcula uma dose em bólus e, após comando, a administra e recalcula a dose de infusão para manter a concentração previamente determinada. A cada nova concentração plasmática determinada, ela recalcula e altera o regime de infusão para manter a nova concentração determinada. Para um controle clínico mais fidedigno, recomenda-se que o anestesiologista clínico monitorize a concentração no sítio efetor, também fornecida pela bomba por meio de cálculos matemáticos. Como existe um lapso de tempo para o equilíbrio entre concentração plasmática e aquela no local de efeito, é preferível calcular a concentração no sítio efetor, pois esta determina o desfecho clínico do fármaco.[4,9]

A **TABELA 46.5**[16] sugere algumas dosagens para otimização da associação entre a infusão alvo-controlada de propofol e a infusão contínua manual de opioides.

Podem-se enumerar alguns tópicos práticos em relação à anestesia venosa total com infusão contínua manual alvo-controlada:

**TABELA 46.5** Recomendações de doses de infusões alvo-controladas de propofol associadas à infusão contínua manual de opioides

| | Alfentanil (90-130 $ng \cdot mL^{-1}$)* | Fentanil (1,1-1,6 $ng \cdot mL^{-1}$)* | Sufentanil (0,14-0,2 $ng \cdot mL^{-1}$)* | Remifentanil (4,7-8 $ng \cdot mL^{-1}$)* |
|---|---|---|---|---|
| Indução (30 s) | 25 a 35 $\mu g \cdot kg^{-1}$ | 3 $\mu g \cdot kg^{-1}$ | 0,15 a 0,25 $\mu g \cdot kg^{-1}$ | 1,5 a 2 $\mu g \cdot kg^{-1}$ |
| 30 min pós-indução | 50 a 72 $\mu g \cdot kg^{-1} \cdot h^{-1}$ | 1,5 a 2,5 $\mu g \cdot kg^{-1} \cdot h^{-1}$ | 0,15 a 0,22 $\mu g \cdot kg^{-1} \cdot h^{-1}$ | 13 a 22 $\mu g \cdot kg^{-1} \cdot h^{-1}$ |
| Após 150 min | 30 a 42 $\mu g \cdot kg^{-1} \cdot h^{-1}$ | 1,3 a 2 $\mu g \cdot kg^{-1} \cdot h^{-1}$ | – | 12 a 19 $\mu g \cdot kg^{-1} \cdot h^{-1}$ |
| Propofol alvo-controlado | 3,2 a 4,4 $\mu g \cdot mL^{-1}$ | 3,4 a 5,4 $\mu g \cdot mL^{-1}$ | 3,3 a 4,5 $\mu g \cdot mL^{-1}$ | 2,5 a 2,8 $\mu g \cdot mL^{-1}$ |
| Recuperação | 13 a 37 min | 13 a 56 min | 13 a 35 min | 7 a 11 min |

As velocidades de infusão foram calculadas com uma probabilidade de 50 a 95% de tolerância aos estímulos nociceptivos intraoperatórios e associadas ao melhor perfil de recuperação pós-anestésica após a interrupção da infusão contínua. As doses de opioides preconizadas são as de concentração efetiva 50 e 95.

*Concentrações plasmáticas desejadas.

*Fonte: Adaptada de Vuyk e colaboradores.*[16]

- A anestesia alvo-controlada permite uma fácil titulação dos anestésicos venosos.
- As substâncias mais adaptadas a esse tipo de técnica de infusão são as que possuem um curto tempo de equilíbrio entre a sua concentração no plasma e no sítio efetor (efeito farmacodinâmico), como propofol, alfentanil e remifentanil.
- Esse tipo de técnica pode ser utilizado em analgesia e sedação pós-operatória.
- Os sistemas de infusão alvo-controlada para propofol estão disponíveis em nosso meio, inclusive acompanhados de seringas cheias com propofol e tarjeta de identificação.

## Anestesia venosa em alça fechada

Para obtenção de uma dada concentração terapêutica de fármaco no plasma ou no sítio efetor, é necessária a administração de uma quantidade específica de fármaco por via venosa. Para a manutenção dessa concentração, é imprescindível a utilização de um esquema de infusão venosa contínua, baseado em dados de resposta terapêutica, a qual pode ser observada por sinais clínicos puros (alterações hemodinâmicas, lacrimejamento, movimentos musculares) ou por monitorização das respostas farmacodinâmicas desses anestésicos (eletrencefalografia com potenciais evocados, eletrencefalografia biespectral). Na segunda opção de monitorização, os sinais de superficialização ou de aprofundamento do nível de anestesia é que comandam a velocidade de infusão dos anestésicos (anestesia venosa em alça fechada).[4,9,24]

Conforme já dito, esta é a mais moderna forma de administração de anestésicos venosos. Funciona por meio de um sistema computadorizado de infusão alvo-controlada onde estão interligados, por meio de uma interface, as bombas de infusão e os monitores (BIS, monitores hemodinâmicos e monitores de relaxamento muscular). Essa técnica de anestesia venosa prevê a manutenção de concentrações no plasma (e no sítio efetor) de todos os seus componentes durante todos os tempos cirúrgicos, com base em informações de sua atividade farmacodinâmica emitidas pelos monitores.[4,8,9,24]

O funcionamento básico dessa opção de administração de anestesia venosa é baseado no seguinte conceito: quando o efeito farmacodinâmico secundário à infusão de uma substância venosa é medido e o resultado dessa aferição é automaticamente transmitido para o *software* controlador da infusão, dessa maneira, dependendo de tal informação, a velocidade de infusão é controlada no sentido de manter uma concentração plasmática da substância estável em relação ao estímulo cirúrgico. Por meio dessa técnica, tenta-se evitar a diferença entre o efeito desejado e o real, ou seja, tenta-se evitar os "picos e vales" na concentração no plasma (e no sítio efetor), diminuindo a ocorrência de sobredosagens (efeitos colaterais) e subdosagens (superficialização, despertar).[4,8,9,24]

No caso da bomba de infusão de hipnótico, esta pode ser interligada a um monitor de atividade do sistema nervoso central, seja um BIS ou eletromiografia ou o potencial evocado, a fim de se controlar a velocidade de infusão do fármaco. Em relação à infusão de uma associação entre hipnóticos e analgésicos, estes podem ser infundidos e mantidos dentro da janela terapêutica determinada para ambos – hipnótico e opioide –, de modo a ajustar-se de acordo com as variações de pressão arterial e frequência cardíaca.[4,8,9,24]

O BIS informa sobre a situação metabólica cerebral. Um valor baixo de índice biespectral reflete a atividade depressora metabólica de substâncias hipnóticas, como, por exemplo, o propofol. A relação entre as alterações hipnótico-anestésicas apresentadas no eletroencefalograma e a correspondente redução no índice de metabolismo cerebral tem sido demonstrada por estudos baseados em métodos de imagem cerebral, utilizando técnicas com fluorodesoxiglicose. Os resultados desse tipo de estudo evidenciaram que o índice biespectral viabiliza a melhor correlação entre todos os valores fornecidos pelo equipamento e a realidade clínica de informação sobre o nível anestésico. Essa correlação pode ser valorizada por qualquer das variáveis analisadas pelo eletrencefalograma: potência total, potência b relativa, 95% de margem de frequência espectral, frequência média de potência, potência d relativa, potência q relativa e potência a relativa.[4,8,9,24]

Por meio da utilização de um método de análise espectral de potenciais, a informação liberada pela eletrencefalografia é quantificada como uma distribuição de potenciais *versus* tempo. Os sinais eletrencefalográficos estão muito bem correlacionados com o largo espectro de alterações sensoriais secundárias à administração de anestésicos venosos, desde uma situação de sedação leve até um nível de anestesia profunda. Usando modelos estatísticos multivariados, foi identificada a melhor combinação desses fatos e foi idealizada uma escala de dimensões lineares de 0 a 100 (FIG. 46.4).

Um sistema de infusão contínua de anestésicos venosos baseado na modalidade de alça fechada foi produzido por Tom De Smet e Michel Struys, do Ghent University Hospital (Bélgica). Esse sistema de infusão alvo-controlada pode ser operado em Windows® e está integrado com as respostas hemodinâmicas, respiratórias e neurofisiológicas emitidas pelos monitores instalados no paciente, durante todos os tempos da anestesia, sendo que estas regulam a velocidade de infusão dos anestésicos conforme a necessidade de aprofundamento ou superficialização do nível de anestesia, avaliada continuamente pelos monitores citados.[24]

No sistema Rugloop®, a regulação da velocidade de infusão é realizada automaticamente para manter a concentração-alvo de propofol no plasma ou no sítio efetor a partir de dados emitidos pelos monitores selecionados. Uma vez atingidos os escores de OAA/S (Observer's Assessment of Awareness/Sedation Score) monitorizados pelo BIS, um sinal é emitido para a bomba de infusão alvo-controlada, a qual, a partir desse momento, altera a velocidade de infusão do anestésico, apenas visando à manutenção da concentração, no plasma ou no sítio efetor, calculada naquele momento específico. Sheiner e colaboradores desenvolveram o modelo farmacocinético/farmacodinâmico utilizado no Rugloop®.[24]

## Construção dos modelos farmacocinéticos

É importante entender que a construção de modelos farmacocinéticos (matemáticos) é realizada em ambientes controlados, em geral com pacientes saudáveis, o que pode, com o seu uso e em diferentes populações, vir a apresentar algum viés. A proposta do sistema de infusão alvo-controlada é converter um objetivo de concentração plasmática em uma infusão de velocidade variável, que ajusta com o tempo a forma como o modelo farmacocinético descreve a transferência por meio de distribuição a tecidos profundos e a maneira como ocorre a eliminação.

| BIS | Sinais clínicos/índice de sedação | Situação clínica |
|---|---|---|
| 100 | **Acordado**<br>Sedação | • Acordado ou em estado de repouso<br>• Sedado para procedimentos especiais – sedação consciente<br>• Respondendo a estímulos vigorosos durante a cirurgia<br>• Superficialização de uma anestesia geral |
| 70 | **Efeito hipnótico leve**<br>Probabilidade muito pequena de consciência | • Procedimentos anestésicos curtos requerendo profunda sedação ou anestesia superficial |
| 60 | **Efeito hipnótico moderado**<br>Inconsciência | • Manutenção durante anestesia geral para procedimentos cirúrgicos<br>• Índice bispectral abaixo de 60 – manutenção de inconsciência |
| 40 | **Efeito hipnótico profundo** | • Doses elevadas de opioides<br>• Procedimentos que requerem anestesia profunda<br>• Coma barbitúrico<br>• Hipotermia profunda |
| 0 | **Supressão do EEG** | |

**FIGURA 46.4** Correlação entre situações clínicas, graus de sedação e o índice biespectral.

A velocidade de infusão é influenciada pelos parâmetros dos modelos, que são principalmente o volume central ($V_1$) e a eliminação desde $V_1$ ($Cl_1 = V_1 \times k_{10}$). Quanto maior for o $V_1$, maior será o bólus inicial e, por outro lado, a eliminação será o grande determinante da infusão. O $V_1$ define também em parte a transferência aos tecidos profundos caracterizados como $V_2$ e $V_3$, ao influenciar as constantes de transferência $V_2$ ($k_{12} = Cl_2/V_1$) e $V_3$ ($k_{13} = Cl_3/V_1$).[9,24]

## A *performance* de um modelo farmacocinético

A *performance* de erro (PE)[24] de cada modelo farmacocinético, para cada fármaco, pode ser determinada utilizando-se a fórmula que segue:

$$PE(\%) = \frac{C_m - C_p}{C_p} \times 100,$$

Em que $\mathbf{C_m}$ é a concentração medida e $\mathbf{C_p}$ é a concentração prevista

São consideradas quatro medidas para avaliação de *performance* de um modelo farmacocinético:

- Média da *performance* de erro (MDPE).
- Média absoluta da *performance* de erro (MDAPE).
- *Wobble.*
- Divergência.

### Média da *performance* de erro

É o cálculo da *performance* de erro para cada paciente a partir dos achados de infusões venosas alvo-controladas, com determinado modelo farmacocinético. A média é o resultado para a população estudada e representa a média dos desvios obtidos das concentrações medidas em comparação às concentrações previstas.

Será positivo quando a concentração medida exceder a concentração prevista (i.e., o modelo subestima a concentração medida, ou seja, a Cm será maior que a indicada na bomba). Será negativo quando a concentração medida for menor que a concentração prevista (i.e., o modelo superestima a concentração medida, ou seja, a Cm será menor que a indicada na bomba).[24]

### Média absoluta da *performance* de erro

Representa a medida de inacurácia ou erro do sistema utilizado. Também é um resultado da média populacional e compara concentrações medidas e previstas do fármaco estudado, dentro de um modelo farmacocinético de infusão alvo-controlada. Representa o valor absoluto do erro em percentual. Indica em que percentual um fármaco se desvia do alvo, ou seja, atribui uma quantidade por meio de um valor numérico. Será positivo ou negativo de acordo com o cálculo da *performance* de erro.[24]

### *Wobble*

Representa o cálculo da variabilidade das *performances* de erro medidas em cada um dos pacientes.[24]

### Divergência

Representa a grandeza da diferença dos resultados das concentrações medidas em relação ao alvo estabelecido. Uma *performance* de erro pode indicar que todos os pacientes têm medidas de concentração distantes do alvo, mas todas elas próximas entre si, ou seja, pequena divergência. De outro modo, os resultados das *performances* de erro de cada paciente podem estar longe do alvo e, além disso, com medidas distantes umas das outras, indicando divergência elevada.[24]

Na **TABELA 46.6** encontram-se a MDAPE e a MDPE em diferentes modelos farmacocinéticos do propofol.

## Modelos farmacocinéticos de propofol

O propofol é o hipnótico venoso mais utilizado em infusão contínua alvo-controlada, e justifica-se pelo excelente desempenho que apresenta na interação hipnótico-opioide, com obtenção de melhores respostas nas diversas fases do transoperatório. O propofol tem algumas características próprias, como alta solubilidade em gordura, elevada depuração e instalação relativamente rápida com efeito previsível, porém há dificuldades na descrição de sua cinética, em decorrência de seu impacto hemodinâmico.

**TABELA 46.6** Média da *performance* de erro (MDPE) global, média absoluta da *performance* de erro (MDAPE) e por fases da anestesia em diferentes modelos

| | MDPE (%) | MDAPE (%) | MDPE (%) 1 a 5 min Infusão rápida | MDPE (%) Manutenção | MDPE (%) Recuperação |
|---|---|---|---|---|---|
| Marsh | 2,3 (-31-33) | 24,6 (11-37) | 17,7 (-41-71) | 12,7 (-28-53) | -10,5 (-46-64) |
| White | -12,6 (32-16) | 21,4 (13-37) | -14,9 (-53-27) | 3 (-29-42) | -8,7 (-46-64) |
| Schnider | -0,1 (21-33) | 23,6 (13-42) | -36,8 (-59-5,7) | 9,9 (-15-63) | 15,5 (-28-96) |

A primeira infusão alvo-controlada (IAC) foi comercializada em 1996, mediante lançamento do Diprifusor® com a incorporação do módulo IAC (AstraZeneca, Macclesfield, Reino Unido), que usou o modelo de Marsh[25,26] por meio da modificação do modelo farmacocinético descrito por Gepts e colaboradores.[26,27] A partir daí, outros modelos foram desenvolvidos, e inclusive novas bombas de infusão foram colocadas em uso com a permissão de utilização dos diferentes modelos.

No Brasil, há disponíveis hoje bombas de infusão com modelos de Marsh, Schnider e Fast-Marsh, e mais recentemente a nova bomba de infusão da Terumo com o modelo farmacocinético de Marsh, com a introdução de um novo ke0 (constante de velocidade) aceitável.

O modelo de Marsh só inclui a covariável peso no compartimento V1 (0,228 $L \cdot kg^{-1}$), razão pela qual os bólus poderiam resultar em um volume elevado em certas populações. O modelo Marsh funciona para determinadas populações, mas é questionado por não incluir outras variáveis, como idade, gênero e massa magra na construção de seus parâmetros.

O modelo comercial de Diprifusor® condicionou o uso de uma seringa pré-preenchida, tornando-o um modelo fechado, que com o desenvolvimento de outras bombas possibilitou a sua utilização em sistema aberto. Posteriormente, por volta de 1998, foi apresentado o modelo de Schnider, que foi desenvolvido incluindo outras variáveis, como idade, peso e massa magra, com a inserção de um ke0 diferente do proposto por Marsh. Com o lançamento deste modelo, foram introduzidas no mercado outras bombas de infusão, como a "Base Primea®" da FreseniusKabi, e a "Asena PK®" da Cardinal Health, que introduziu o novo modelo em conjunto com a IAC de remifentanil e sufentanil.

A maior discussão em relação aos modelos farmacocinéticos gira em torno da concentração – se será com o alvo em plasma ou sítio efetor. Outro ponto que merece uma discussão profunda diz respeito à constante de velocidade (ke0), pois a sua variação na elaboração dos diferentes modelos produz modificações no equilíbrio entre o plasma e o local de efeito (histerese), podendo influiar na logística de fluxo que atuará na saturação dos compartimentos, pois esta constante influencia diretamente o tempo de equilíbrio do fármaco. Outra crítica que se faz aos modelos em uso na atualidade é em relação ao tamanho da amostra que foi avaliada para sua validação.

O modelo de Schnider, que incorpora outras variáveis em sua construção, apresenta alguns pontos que devem ser observados, pois considera o $V_1$ fixo em 4,27 L, ou seja, independentemente do peso ou da idade do paciente a carga infundida no início será a mesma, o que poderá promover alterações em determinados pacientes.

White e colaboradores,[28] na construção de seu modelo farmacocinético, incorporou o gênero e a idade ao volume de distribuição central ($V_1$), na tentativa de reduzir o viés do modelo de Marsh, porém não incorporou uma constante de equilíbrio ao efeito.

De maneira geral, a maior dificuldade na escolha do modelo de melhor *performance* decorre da falta de estudos prospectivos independentes que avaliem globalmente cada um dos modelos, além do fato de que estudos em populações específicas necessitam de consolidação para um melhor direcionamento. O que se sabe é que o modelo de Schnider superestima a concentração plasmática na indução e a subestima na fase de decaimento, mas os estudos publicados até o momento não apontam superioridade de nenhum dos modelos em uso, e durante a manutenção da anestesia em geral todos apresentam similaridades.

## Populações especiais

### Obesos

No paciente obeso, a adequação do uso do modelo farmacocinético assume peculiaridades que exigem aprimoramento da acurácia. O modelo de Marsh, como já citado, considera apenas o peso em sua construção. O modelo de Schnider incorporou a equação de James para covariável massa magra, porém tal equação funciona aceitavelmente apenas para o índice de massa corporal (IMC) maior que 42 $kg \cdot m^{-2}$ em homens e maior que 35 $kg \cdot m^{-2}$ em mulheres, não sendo possível a sua utilização em IMCs superiores a esses.[29]

Equação de James:

$$\textbf{Homens: } 1{,}10 \times \text{peso (kg)} - 128 \times \frac{\text{peso (kg)}^2}{\text{altura (cm)}^2}$$

$$\textbf{Mulheres: } 1{,}07 \times \text{peso (kg)} - 148 \times \frac{\text{peso (kg)}^2}{\text{altura (cm)}^2}$$

O modelo de Marsh, com base em um ajuste de peso corporal corrigido (peso ideal + 0,4 [peso real – peso ideal]), provou ser ainda mais impreciso do que ao se usar o próprio peso real. No modelo de Schnider, o problema é pior, porque tem dois graves inconvenientes nesta população: primeiro, o $V_1$ fixo é ruim para os obesos, que têm um débito cardíaco alto, o que representa uma expansão de $V_1$ e requer maior massa de fármaco para indução para superar esta fase. Em segundo lugar, descreve que a eliminação ocorre de acordo com o peso, a altura e a massa magra, sem influência da idade.

Com o modelo de Schnider, um paciente obeso recebe menos propofol proporcionalmente ao peso. Em pacientes com baixo peso, o modelo de Schnider infunde 30% menos que o modelo de Marsh na fase inicial, porém, 3 minutos após, infunde 15% mais do que o Marsh.[29]

Cortínez e colaboradores,[30,31] em avaliação dos modelos existentes de propofol, encontraram um erro no modelo de Schnider em 42% e no de Marsh em 41%, com viés positivo em Schnider (subestima) e negativo em Marsh (superestima).

### Idosos

Essa é a população para a qual os dados são mais escassos quanto ao estudo dos modelos farmacocinéticos, pois os modelos existentes pouco incluíram pacientes idosos, sendo mais raros ainda em faixas etárias acima dos 70 anos. Com relação ao modelo de Marsh, a crítica sobressai pelo fato de ter como única variável o peso, ou seja, a idade do paciente não foi incluída na construção do modelo. Assim, parâmetros como volume de distribuição e depuração são considerados os mesmos para qualquer idade para um mesmo peso. A logística para utilização desse modelo seria por meio da redução da concentração proposta para uso. Os modelos de Schnider e White incluem a idade como variável, mas estudos de validação prospectivos necessitam de confirmação. O modelo de Schnider tem um comportamento inicial de diferenciar o jovem do idoso com mesmo peso infundindo maior massa de propofol, porém depois de uma hora essa diferença não cresce mais. Já o de White não faz essa diferença no início, mas apenas mais tarde.[29]

Schnider diferencia basicamente a transferência para o segundo compartimento, White diferencia todos os compartimentos, e Marsh não diferencia nenhum compartimento com relação à idade.[29]

Um estudo adequado para utilização nessa população deverá considerar variáveis que permitam o entendimento da concentração eficaz baseada por idade.

## A importância do ke0 para a construção do modelo farmacocinético

### ke0

O **ke0** é uma constante de velocidade que faz parte do modelo farmacocinético e tem sido motivo de muitas investigações, sendo que cada modelo propõe constantes diferenciadas. Há necessidade de estudos farmacocinéticos e farmacodinâmicos simultâneos com medição de níveis plasmáticos para observar se a velocidade de infusão tem impacto no valor do ke0 ou na farmacodinâmica do fármaco. Hoje existem modelos com diferentes ke0 incorporados, e mais recentemente o modelo de Marsh com um ke0 de 0,26, que estava sendo utilizado no Brasil pela AstraZeneca em seu Diprifusor®, foi substituído por Marsh por um ke0 de 0,6. Originariamente, mantém-se a ideia de que é necessário conhecer todos os modelos disponíveis, e o manejo de cada um deles – por meio da melhor escolha – deve considerar o paciente com suas comorbidades e equalizar a administração de um ou de outro modelo preservando sempre o princípio das boas práticas de qualidade e segurança.

# Princípios farmacodinâmicos

Os modelos farmacocinéticos quantificam a relação temporal entre a administração do fármaco e sua concentração plasmática. O efeito compartimento quantifica a relação temporal entre a concentração plasmática do fármaco e sua concentração no sítio efetor. O que ainda falta definir é a relação entre a concentração de fármaco no sítio efetor e seu efeito farmacodinâmico.[9]

Para a realização de anestesia geral venosa, o anestesiologista é orientado para as concentrações médias terapêuticas dos fármacos a serem administrados ao paciente.[9]

A CAM de um anestésico volátil é a concentração no nível do alvéolo capaz de evitar movimentos em resposta ao estímulo cirúrgico (incisão de pele) em 50% dos pacientes. Esse conceito foi introduzido inicialmente com o objetivo de fazer comparações entre os anestésicos voláteis em concentrações equipotentes. A CAM possibilita uma medida da concentração terapêutica de um anestésico inalatório. No caso dos anestésicos venosos, um conceito similar é denominado de $Cp_{50}$. A $Cp_{50}$ é a concentração plasmática do fármaco em equilíbrio com a biofase que impede a reação motora (movimento) secundária a um determinado estímulo cirúrgico em 50% dos pacientes pesquisados.[9]

Muitos estudiosos de farmacodinâmica dedicam-se a determinar a concentração plasmática 50 ($Cp_{50}$) dos vários anestésicos venosos e a relacioná-los com vários tipos de estímulos como, por exemplo, $Cp_{50\ \text{incisão de pele}}$ ou $Cp_{50\ \text{ventilação espontânea}}$. Graficamente, a $Cp_{50}$ situa-se no meio da porção linear de uma curva sigmoide que relaciona a situação de equilíbrio da concentração plasmática de um fármaco com a probabilidade de obter determinado efeito com essa concentração.

Com exceção da cetamina, nenhum outro anestésico venoso proporciona hipnose e analgesia. Dessa forma, para que se possa proporcionar um estado adequado de anestesia, os hipnóticos e os analgésicos costumam ser utilizados em combinação.[9]

As combinações entre opioides e hipnóticos podem ser usadas para indução e manutenção da anestesia. Grande quantidade de estudos de excelente qualidade científica tem mostrado a interação de uma variedade de anestésicos venosos utilizados para a indução da anestesia geral.[9]

## Perda de consciência

Para propiciar a perda de consciência, a combinação de um benzodiazepínico com um opioide ou com outro hipnótico pode resultar em intensa interação sinérgica; isto é, para a obtenção de um mesmo efeito farmacodinâmico, a dose requerida de cada fármaco, quando em combinação, é significativamente menor do que quando utilizado de maneira isolada.[9]

## Manutenção da anestesia

A redução na CAM ou na $Cp_{50}$ caracteriza a interação entre opioides e outros anestésicos durante a manutenção da anestesia. A redução da CAM do isoflurano pelo fentanil, sufentanil, alfentanil e remifentanil é muito semelhante à redução da $Cp_{50}$ do propofol pelo fentanil.[9]

Importantes conclusões para a utilização clínica dos anestésicos venosos podem ser extraídas de estudos farmacodinâmicos: é possível a redução significativa das doses de anestésicos (isoflurano ou propofol) pela administração de pequenas doses de opioides (doses de opioides empregadas em analgesia pós-operatória).[9]

Concentrações plasmáticas acima de 3 a 4 ng·mL$^{-1}$ de fentanil reduzem muito pouco a concentração de propofol ou isoflurano necessária para conferir uma anestesia adequada, o que evidencia o efeito-teto dos opioides. Esse fato apresenta importantes desdobramentos na utilização clínica das técnicas de anestesia que empregam esses fármacos. Se uma adequada anestesia é obtida quando a concentração de opioides é menor do que um equivalente de 3 a 4 ng·mL$^{-1}$ de fentanil, a concentração tanto do opioide como a do fármaco hipnótico (midazolam, propofol) podem ser aumentadas para manter um nível de anestesia adequado. Entretanto, se a concentração plasmática de opioides for maior do que a equivalente a 3 a 4 ng·mL$^{-1}$ de fentanil, o aumento da dose desse grupo de fármacos resulta em uma resposta ruim no que se refere ao aprofundamento do nível de anestesia.[9]

Nesse caso, o melhor é aumentar a concentração do hipnótico. A concentração plasmática de fentanil igual a 2 ng·mL$^{-1}$ ou mais elevada pode resultar em depressão respiratória clinicamente detectável. Além disso, o efeito-teto dos opioides ocorre quando a concentração expirada de isoflurano é igual a uma $CAM_{acordado}$ de 0,4% e o propofol na sua $Cp_{50\ acordado}$ atinge uma concentração plasmática de 3,3 µg·mL·$^{-1}$. Para eliminar a consciência durante a anestesia, quando utilizado um opioide associado a um anestésico volátil ou a propofol, é recomendável manter uma concentração alveolar de anestésico volátil acima do valor de sua $CAM_{acordado}$ e, no caso do uso de propofol, manter sua concentração plasmática acima do valor de sua $Cp_{50\ acordado}$, ou seja, valores acima de 3,3 µg·mL$^{-1}$, o que pode ser obtido com uma infusão de 80 µg·kg$^{-1}$·min$^{-1}$.[9]

Existe uma variabilidade, inter e intrapessoal, na farmacodinâmica desses fármacos maior do que a variabilidade farmacocinética. Esse fenômeno é evidenciado pelo fato de que a maior variabilidade acontece com a $Cp_{50}$ e não com o ke0. Observa-se que a elevação da faixa etária aumenta a sensibilidade dos pacientes aos efeitos dos hipnóticos, a qual pode ser quantificada pelo decréscimo na $Cp_{50\ hipnose}$ com a elevação da faixa etária.[9]

Embora grande parte da literatura não apoie os conceitos que se seguem, tem sido proposto por alguns grupos de estudiosos da farmacodinâmica dos anestésicos venosos que não existe uma relação entre a concentração plasmática do fármaco e seu efeito farmacodinâmico. Por isso, todo o raciocínio de indicação das doses para utilização clínica desse tipo de fármaco, baseado na concentração plasmática *versus* efeito dela, pode ser interpretado de maneira errônea. O erro pode ser atribuído a duas falhas metodológicas dos estudos realizados na área.

Se as tentativas de correlacionar a concentração plasmática do fármaco com o seu efeito farmacológico forem feitas na ausência de equilíbrio entre essa concentração e a concentração no sítio efetor e não for valorizada a dissociação cinético-dinâmica do fármaco em estudo, os resultados poderão não detectar correlações na concentração plasmática *versus* efeito farmacodinâmico.

Utilizando o fentanil como exemplo, verifica-se que existe muito maior variabilidade interpacientes na resposta farmacodinâmica se for analisada a $Cp_{50\ ventilação\ espontânea}$ do fentanil do que se for analisada a $Cp_{50\ incisão\ de\ pele}$ do mesmo fármaco.[9]

Conclui-se que é muito difícil conhecer a concentração plasmática de um anestésico venoso que seja adequada para impedir uma resposta somática à incisão cirúrgica de pele em determinado paciente ou a dose de fármaco que permite ao paciente manter uma ventilação espontânea efetiva.

## Referências


1. Dundee JW, McIlroy PD. The history of barbiturates. Anaesthesia. 1982;37(7):726-34.
2. Weese H, Scharpff W. Evipan, ein neuartiges Einschlafmittel. Dtsch Med Wochenschr. 1932;58(31):1205-7.
3. Albuquerque MAC. Farmacocinética aplicada. In: Duarte NMC, Pires OC, Nunes CEL, Magalhães E, Simoni RF. Anestesia venosa total. Rio de Janeiro: SBA; 2010. p. 37-46.
4. Albuquerque MAC, Brandão JC. Anestesia venosa. In: Bagatini A, Cangiani LM, Carneiro AF, Nunes RR. Bases do ensino da anestesiologia. Rio de Janeiro: SBA; 2016. p. 521-8.
5. Telletxea S. Farmacocinética y farmacodinamia em anestesia total intravenosa. In: Aguilera Celorrio L, Abad A. Anestesia total intravenosa: principios básicos. 2. ed. [Barcelona]: R. Braun Medical; 2009. p. 17-35.
6. Shafer SL, Youngs EJ. Basic of pharmacokinetics and pharmacodynamics principles. In: White PF. Textbook of intravenous anesthesia. Baltimore: Williams & Wilkins; 1997.
7. Sear J. Total intravenous anesthesia. In: Longnecker DE, Brown DL, Newman MF, Zapol WM. Anesthesiology. New York: McGraw-Hill; 2008. p. 897-957.
8. Nora FS. Anestesia venosa total em regime de infusão alvo-controlada. Uma análise evolutiva. Ver Bras Anestesiol. 2008;58(2):179-92.
9. Neto GFD. Anestesia venosa. In: Manica J, organizador. Anestesiologia: princípios e técnicas. 3. ed. Porto Alegre: Artmed; 2008. p. 598-617.
10. Glass PS. Intravenous infusion techniques: how to do it and why we should do it. Can J Anaesth. 1998;45(5 Pt 2):R117-37.
11. Hughes MA, Glass PS, Jacobs JR. Context-sensitive half-time in multicompartment pharmacokinetic models for intravenous anesthetic drugs. Anesthesiology. 1992;76(3):334-41.
12. Fragen RJ. Clinical pharmacology and applications of intravenous induction agents. In: Bowdle TA, Horita A, Kharasch ED. The pharmacologic basis of anesthesiology: basic science and practical applications. New York: Churchill Livingstone; 1994.
13. Thomasy SM, Steffey EP, Mama KR, Solano A, Stanley SD. The effects of i.v. fentanyl administration on the minimum alveolar concentration of isoflurane in horses. Br J Anaesth. 2006;97(2):232-7.
14. Caetano AMM, Nora FS, Duval Neto GF. Anestesia Intravenosa: técnica e indicações. In: Tradelli MA, Cavalcanti IL, Jorge JC, editores. Curso de educação a distância em anestesiologia. Rio de Janeiro: SBA; 2001. p. 29-42.
15. Ilkiw JE. Balanced anesthetic techniques in dogs and cats. Clin Tech Small Anim Pract. 1999;14(1): 27-37.
16. Vuyk J, Mertens MJ, Olofsen E, Burm AG, Bovill JG. Propofol anesthesia and rational opioid selection: determination of optimal EC50-EC95 propofol-opioid concentrations that assure adequate anesthesia and a rapid return of consciousness. Anesthesiology. 1997;87(6):1549-62.
17. Dewhirst E, Naguib A, Tobias JD. Dexmedetomidine as part of balanced anesthesia care in children with malignant hyperthermia risk and egg allergy. J Pediatr Pharmacol Ther. 2011; 16(2):113-7.
18. Rioja E, Dzikiti BT, Fosgate G, Goddard A, Stegmann FG, Schoeman JP. Effects of a constant rate infusion of magnesium sulphate in healthy dogs anaesthetized with isoflurane and undergoing ovariohysterectomy. Vet Anaesth Analg. 2012;39(6):599-610.
19. Columbano N, Secci F, Careddu GM, Sotgiu G, Rossi G, Driessen B. Effects of lidocaine constant rate infusion on sevoflurane requirement, autonomic responses, and postoperative analgesia in dogs undergoing ovariectomy under opioid-based balanced anesthesia. Vet J. 2012;193(2):448-55.
20. Lysakowski C, Dumont L, Czarnetzki C, Tramèr MR. Magnesium as an adjuvant to postoperative analgesia: a systematic review of randomized trials. Anesth Analg. 2007;104(6):1532-9, table of contents.
21. Nóbrega RB, Sakata RK. Efeito do magnésio para dor intra e pós-operatória. Rev Bras Med. 2010;67:26-9.
22. Camu F, Lauwers M, Vanlersberghe C. Anestesia venosa total. In: White PF. Tratado de anestesia venosa. Porto Alegre: Artmed; 2001. p. 373-86.
23. Aguzzoli M, Nora FS. Sistemas de perfusão. In: Duarte NMC, Pires OC, Nunes CEL, Magalhães E, Simoni RF. Anestesia venosa total. Rio de Janeiro: SBA; 2010.
24. Nora FS. Modelos farmacocinéticos: avaliação crítica. In: Duarte NMC, Pires OC, Nunes CEL, Magalhães E, Simoni RF. Anestesia venosa total. Rio de Janeiro: SBA; 2010. p. 73-82.
25. Marsh B, White M, Morton N, Kenny GN. Pharmacokinetic model driven infusion of propofol in children. Br J Anaesth. 1991;67(1):41-8.
26. Glen JB, Servin F. Evaluation of the predictive performance of four pharmacokinetic models for propofol. Br J Anaesth. 2009;102(5):626-32.
27. Gepts E, Camu F, Cockshott ID, Douglas EJ. Disposition of propofol administered as constant rate intravenous infusion in humans. Anesth Analg. 1987;66(12):1256-63.
28. White M, Kenny GN, Schraag S. Use of target controlled infusion to derive age and gender covariates for propofol clearance. Clin Pharmacokinet. 2008;47(2):119-27.
29. Sepúlveda PO. Qué aprendimos de los modelos de propofol? Rev Chil Anest. 2011;40:66-76.
30. Cortínez LI, Penna A, Olivares L, Sepúlveda PO. Propofol pharmacokinetics in obese patients. In: World Congress of TIVA-TCI 2; 2009 apr 23; 2009 sep 25; Berlin.
31. Cortínez LI, Anderson BJ, Penna A, Olivares L, Muñoz HR, Holford NH, et al. Influence of obesity on propofol pharmacokinetics: derivation of a pharmacokinetic model. Br J Anaesth. 2010;105(4):448-56.


## Leituras sugeridas


Aguado D, Benito J, Gómez de Segura IA. Reduction of the minimum alveolar concentration of isoflurane in dogs using a constant rate of infusion of lidocaine-ketamine in combination with either morphine or fentanyl. Vet J. 2011;189(1):63-6.

Wilson J, Doherty TJ, Egger CM, Fidler A, Cox S, Rohrbach B. Effects of intravenous lidocaine, ketamine, and the combination on the minimum alveolar concentration of sevoflurane in dogs. Vet Anaesth Analg. 2008;35(4):289-96.

Zou ZY, Zhao YL, Yang XL, Zhang GY, Zhou HG. Effects of different remifentanil target concentrations on MAC BAR of sevoflurane in gynaecological patients with CO2 pneumoperitoneum stimulus. Br J Anaesth. 2015;114(4):634-9.

## Questões de Provas do TSA

**46.1 (TSA/2012)** A fórmula para o cálculo da taxa de infusão de um anestésico venoso, após alcançado o estado de equilíbrio intercompartimental, é:

**A.** Dose de *bolus* / volume de distribuição.

**B.** Concentração plasmática alvo x taxa de depuração.

**C.** (Dose de *bolus* x taxa de depuração) / volume de distribuição.

**D.** (Concentração plasmática alvo x taxa de depuração) / volume de distribuição.

**46.2 (TSA/2012)** A propriedade farmacocinética necessária para que um fármaco apresente início de ação rápido é a elevada:

**A.** $DE_{50}$.

**B.** Histerese.

**C.** Meia-vida $K_{e0}$.

**D.** Constante $K_{e0}$.

**46.3 (TSA/2013)** Propofol e remifentanil são fármacos adequados para administração em infusão contínua. O parâmetro farmacocinético que melhor traduz essa propriedade é:

**A.** Histerese.

**B.** Meia vida $K_e$0.

**C.** Meia-vida de eliminação total.

**D.** Meia-vida contexto-dependente.

**46.4 (TSA/2014)** Homem de 38 anos e 72 kg, hígido, é submetido a tireoidectomia total. Realizada infusão venosa alvo-controlada de propofol 3 $\mu g{\cdot}mL^{-1}$ e remifentanil 4 $ng{\cdot}mL^{-1}$, além de rocurônio 45 mg. Após a incisão da pele, o valor do BIS é de 50, SEF 95 (frequência de borda espectral 95) de 12 Hz, DSA (densidade de espectro de onda) de 17 Hz, PA de 155x90 mmHg e FC de 107 bpm. A interpretação desses dados sugere:

**A.** Plano anestésico adequado.

**B.** Efeito vagolítico do rocurônio.

**C.** Concentração efeito de propofol insuficiente.

**D.** Concentração efeito de remifentanil inadequada.

**46.5 (TSA/2014)** Para se realizar uma infusão alvo-controlada de propofol em um paciente idoso é mais vantajoso usar o modelo de Schnider efeito em relação ao modelo de Marsh original devido a(ao) menor:

**A.** $k_{e0}$.

**B.** Dose do *bolus* inicial.

**C.** Volume do terceiro compartimento.

**D.** Volume total de propofol infundido.

**46.6 (TSA/2015)** Dois fármacos hipnóticos administrados em infusão contínua são comparados. Aquele que possui maior meia-vida contexto-dependente apresentará maior:

**A.** Tempo de despertar.

**B.** Eliminação terminal.

**C.** Distribuição intercompartimental.

**D.** Tempo de equilíbrio com sítio de ação.

**46.7 (TSA/2016)** Homem de 25 anos, 98 kg e 1,95 m será submetido à sinusectomia. O anestesiologista optou por realizar anestesia geral venosa total alvo-controlada com propofol. Após alcançado o estado de equilíbrio intercompartimental para um alvo plasmático preestabelecido de 2,7 $\mu g{\cdot}mL^{-1}$, a modificação de qual fluxo sanguíneo poderá interferir na acurácia do modelo farmacocinético?

**A.** Tecido adiposo.

**B.** Trato gastrointestinal.

**C.** Sistema nervoso central.

**D.** Musculatura esquelética.

**46.8 (TSA/2016)** Um anestesiologista dispõe de dois sistemas de infusão automática de propofol com modelos farmacocinéticos distintos quanto ao erro de *performance*. O primeiro apresenta uma mediana absoluta de erro de *performance* (MDAPE) de 25% e uma mediana de erro de *performance* (MDPE) de −20% e, o segundo, uma MDAPE de 15% e uma MDPE de +10%. Considerando um mesmo valor-alvo para infusão do propofol, a escolha de utilização do primeiro modelo em um paciente idoso trará como vantagem teórica um(a) menor:

**A.** Repercussão hemodinâmica.

**B.** Risco de consciência intraoperatória.

**C.** Inacurácia de predição dos valores plasmáticos.

**D.** Probabilidade de resposta simpática à entubação.

**46.9 (TSA/2016)** Você opta pela infusão contínua de propofol em bomba de infusão para realizar anestesia venosa total conforme o modelo de Bristol: infusão rápida inicial de 1 $mg{\cdot}kg^{-1}$ para indução seguida de infusão de 10 $mg{\cdot}kg^{-1}{\cdot}h^{-1}$ por 10 minutos, 8 $mg{\cdot}kg^{-1}{\cdot}h^{-1}$ nos 10 minutos subsequentes e manutenção com 6 $mg{\cdot}kg^{-1}{\cdot}h^{-1}$. A explicação para essa forma de administração de propofol deve-se à (ao):

**A.** Volume de distribuição reduzido.

**B.** Taxa de manutenção baseada na depuração.

**C.** Distribuição compartimental farmacocinética errática.

**D.** Depuração relacionada à meia-vida contexto-dependente.

# 47. BLOQUEADORES NEUROMUSCULARES

Rogério Silveira Martins
Patrícia W. Gamermann
Ana Lúcia Costa Martins

Os bloqueadores neuromusculares (BNMs) foram introduzidos na prática clínica por Harold Griffith e Enid Johnson[1] em 1942, no Hospital Homeopático de Montreal. Eles utilizaram um extrato purificado do curare (Intocostrin®), que, mais tarde, originaria a D-tubocurarina, revolucionando a prática da anestesia e dando início à era moderna da cirurgia.

A introdução do curare representou um dos mais importantes avanços na anestesiologia. Antes da sua descoberta, os pacientes muitas vezes tinham de ser profundamente anestesiados para uma cirurgia. Hoje, graças aos modernos BNMs, isso não é mais necessário, tornando a anestesia mais segura e a recuperação pós-operatória mais rápida. Apesar de atuarem como componentes fundamentais na melhoria contínua da prática anestésica e no desenvolvimento de técnicas cirúrgicas avançadas, os BNMs não são isentos de riscos. Podem se acompanhar de complicações graves, como lembranças perioperatórias e paralisia residual pós-operatória.[2,3]

## Mecanismo de ação dos bloqueadores neuromusculares

Os BNMs são compostos de amônio quaternário que apresentam uma estrutura similar à acetilcolina (ACh). Isso permite que eles ocupem os receptores de acetilcolina (AChR) da junção neuromuscular, interferindo na transmissão do impulso do nervo para a fibra muscular. De acordo com o seu mecanismo de ação, podem ser divididos em dois grupos: adespolarizantes e despolarizantes.[4,5] Os adespolarizantes evitam a ativação dos AChR (antagonistas), enquanto os despolarizantes ativam esses receptores de maneira semelhante à ACh (agonistas) (**QUADRO 47.1**).

**QUADRO 47.1** Classificação dos bloqueadores neuromusculares

| Despolarizantes | Adespolarizantes |
|---|---|
| Succinilcolina | **Duração curta** |
| | Mivacúrio |
| | Rapacurônio* |
| | **Duração intermediária** |
| | Atracúrio |
| | Vecurônio |
| | Rocurônio |
| | Cisatracúrio |
| | **Duração longa** |
| | D-tubocurarina* |
| | Pancurônio |
| | Alcurônio* |
| | Galamina* |
| | Doxacúrio* |
| | Pipecurônio* |

*Esses fármacos não são mais produzidos; estão no Quadro como informação histórica.

### Bloqueio adespolarizante

Os bloqueadores neuromusculares adespolarizantes (BNMAs) atuam como antagonistas. Eles se ligam aos AchR da placa motora, impedindo a abertura do canal iônico e o surgimento do potencial de ação. É um bloqueio competitivo porque o BNMA compete com a ACh pelo receptor, e o resultado vai depender da concentração e afinidade de cada um pelo receptor.[4,5] A ACh precisa ocupar as duas subunidades α para abrir o canal; o BNMA só precisa ocupar uma das subunidades α para impedir a sua abertura.

Além dessa ação principal, os BNMAs têm ações secundárias. Eles podem atuar no terminal nervoso (região pré-sináptica) ocupando receptores que modulam a liberação de ACh, prejudicando a mobilização dela dos locais de síntese para os locais de liberação (ação pré-sináptica). O resultado é uma diminuição na quantidade de ACh liberada, potencializando o bloqueio. Tal ação é a responsável pela fadiga que ocorre em frequências de estimulação alta.

Eles também podem causar o bloqueio de canais abertos: o canal previamente aberto pela ACh é ocupado e obstruído pela molécula do BNMA, que é muito grande e não consegue atravessá-lo.

A farmacocinética dos BNMAs obedece ao modelo tricompartimental, com um compartimento central e dois periféricos (**FIG. 47.1**). O compartimento central é representado pelo plasma, e os periféricos pelos tecidos muito e pouco perfundidos. Após a administração venosa do BNMA, o pico de concentração no plasma ocorre quase imediatamente, seguido por uma rápida queda inicial na concentração plasmática e por uma queda mais lenta[6] (**FIG. 47.2**).

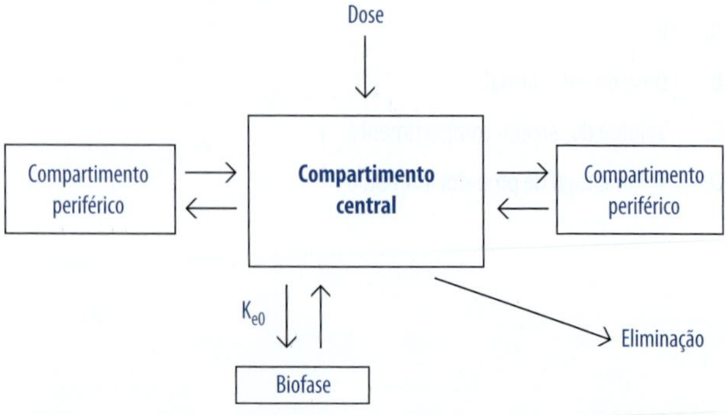


**FIGURA 47.1** Modelo farmacocinético para os bloqueadores adespolarizantes.

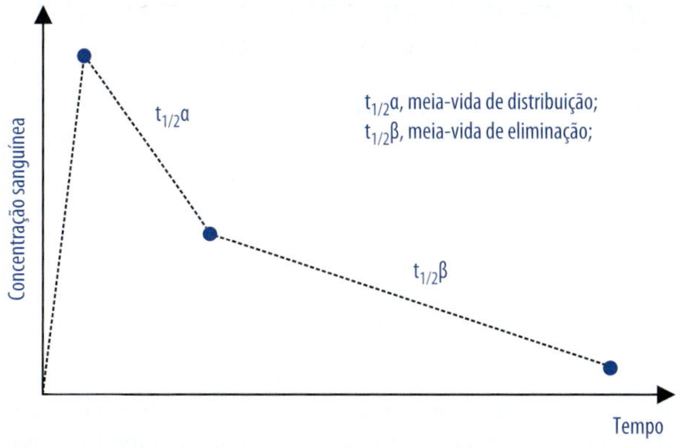


**FIGURA 47.2** Farmacocinética do bloqueador adespolarizante.

A causa da rápida queda inicial é a passagem do fármaco do plasma para os compartimentos periféricos (fase de distribuição), e a queda mais lenta ocorre devido ao metabolismo e excreção renal e/ou biliar do fármaco (fase de eliminação). Com isso, essas substâncias apresentam dois tipos de meia-vida: de distribuição ($t_{1/2}\alpha$) e de eliminação ($t_{1/2}\beta$). Entretanto, o efeito dos bloqueadores não ocorre nem no compartimento central, nem nos periféricos. Ele ocorre na junção neuromuscular, que é um compartimento muito pequeno, separado dos demais, chamado de biofase.

O bloqueador tem acesso direto do plasma à biofase. Nesse compartimento, a ligação ao receptor é caracterizada por uma constante associação e dissociação do bloqueador e da ACh, que competem pelo receptor. A concentração na biofase não é igual à concentração plasmática, mas está na sua dependência. Durante a fase inicial, logo após a injeção venosa, existe um pequeno retardo na saída do bloqueador do plasma para a junção neuromuscular. Esse tempo é medido pela $k_{e0}$, que é a constante de equilíbrio entre o plasma e a biofase (sítio efetor ou junção neuromuscular).

A $k_{e0}$ depende da solubilidade em lipídeos do fármaco: quanto mais solúvel, maior a $k_{e0}$, e mais rápido o pico de ação. Durante as fases de distribuição e eliminação, a concentração plasmática fica menor que a periférica, e a substância se move da periferia para o compartimento central, de onde é eliminada. Nesse período, a saída do bloqueador da biofase depende de dois fatores: afinidade bloqueador-receptor (ou constante de dissociação) e concentração plasmática do bloqueador. As substâncias de baixa potência têm menor afinidade (ligação mais fraca) ao receptor e, por isso, sua duração é menor.

Este modelo aplica-se a todos os BNMAs, embora possam existir pequenas diferenças dependendo do volume de distribuição, depuração e ligação proteica de cada um. Eles apresentam em sua estrutura química pelo menos um nitrogênio quaternário, e por isso são substâncias com alto grau de ionização, hidrossolúveis e pouco solúveis em lipídeos, o que torna seu volume de distribuição pequeno. Após injeção venosa, o volume de distribuição inicial ($Vd_c$) varia de 80 a 140 $mL \cdot kg^{-1}$, limitando-se praticamente ao líquido extracelular. O volume de distribuição subsequente (compartimentos central e periférico = $Vd_{ss}$) varia de 200 a 450 $mL \cdot kg^{-1}$.

O bloqueio adespolarizante tem as seguintes características (FIG. 47.3):

- Ausência de fasciculação.
- Fadiga (declínio gradual na resposta) em baixas ou altas frequências de estimulação (VER FIG. 47.3) em razão do prejuízo na mobilização de Ach (ação pré-sináptica do BNMA), cuja consequência é uma diminuição gradual na quantidade de neurotransmissor liberado por impulso. A redução na quantidade de ACh liberada, associada ao bloqueio de receptores pós-sinápticos, é a responsável pela fadiga.
- Facilitação ou potenciação pós-tetânica: o tétano (estimulação em altas frequências) acelera o processo de mobilização de ACh no terminal nervoso, antagonizando a ação pré-sináptica do BNMA. Esse fenômeno permanece durante um curto período após cessar a estimulação tetânica. Qualquer estímulo aplicado nesse período vai liberar uma quantidade de ACh maior do que a normal, pois o processo de mobilização está ativado. Isso permite que o BNMA seja deslocado do colinorreceptor, gerando uma resposta de maior intensidade, chamada de facilitação ou potenciação pós-tetânica (VER FIG. 47.3).
- Antagonismo do bloqueio por BNM despolarizante: o bloqueador despolarizante desloca o BNMA do receptor, ativando-o ou permitindo que a ACh o ative.
- Antagonismo do bloqueio por anticolinesterásico (ver Seção "Reversão do bloqueio neuromuscular").

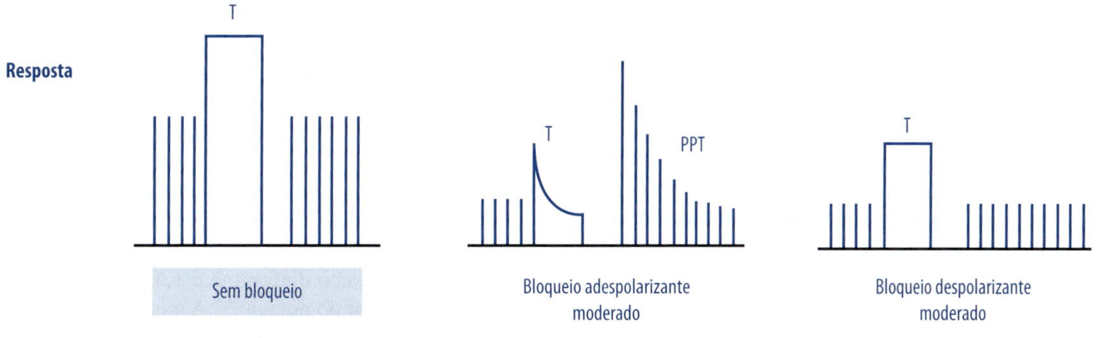


**FIGURA 47.3** Resposta muscular evocada pela aplicação de estimulação tetânica (50 Hz) por 5 segundos (T), seguida de estimulação simples (1 Hz). Na ausência de bloqueio (controle), o tétano é sustentado. No bloqueio adespolarizante moderado ocorre diminuição na resposta em baixas frequências, fadiga em resposta ao estímulo tetânico, seguida por respostas de maior amplitude (potenciação pós-tetânica [PPT]). No bloqueio despolarizante moderado ocorre diminuição na resposta em baixas frequências, a resposta tetânica é sustentada e não ocorre potenciação pós-tetânica.

## Bloqueio despolarizante

Os bloqueadores neuromusculares despolarizantes (BNMDs) atuam como agonistas. A succinilcolina é o único BNMD usado clinicamente. Por ser estruturalmente análoga à ACh, a succinilcolina simula a ação desta, atuando como agonista nos receptores e produzindo, portanto, um bloqueio não competitivo. A succinilcolina, atuando no AChR, abre os canais iônicos, gerando um potencial de ação no músculo e, com isso, uma contração da fibra muscular (fasciculação). Ao contrário da ACh, contudo, o BNMD não é metabolizado pela acetilcolinesterase da fenda sináptica e permanece ocupando o receptor. Com isso, a placa motora permanece despolarizada por um tempo prolongado. Os canais de sódio da membrana muscular perijuncional se acomodam a essa situação e se fecham. O potencial de ação desaparece e a membrana muscular retorna ao seu estado de repouso, resultando em relaxamento muscular. Só poderá ocorrer nova contração, indicando o final do relaxamento, quando o BNMD tiver saído da placa motora e esta também se repolarizar.[7]

Esse mecanismo de ação é um pouco diferente nas fibras onde existe uma proliferação de receptores por toda a superfície (músculo desnervado) e nas fibras musculares que apresentam várias placas motoras (musculatura extraocular). Nesses casos, a acomodação não tem lugar, e o mecanismo contrátil é ativado diretamente, produzindo uma despolarização extensa, e uma contração prolongada. Isso causa uma elevação exagerada do potássio sérico, no caso do músculo desnervado, e um aumento da pressão intraocular, no caso da musculatura extraocular.

A succinilcolina possui uma curta duração de ação porque é hidrolisada pela pseudocolinesterase (também chamada de colinesterase plasmática ou butirilcolinesterase), uma enzima produzida no fígado. Ela metaboliza a succinilcolina muito rapidamente. Grande parte da dose injetada é metabolizada no plasma, antes de alcançar a junção neuromuscular. O término da ação da parcela da succinilcolina que chega à junção ocorre por difusão para o plasma, pois a pseudocolinesterase não existe na junção neuromuscular. No plasma, ela é rapidamente metabolizada em succinilmonocolina, e depois, de forma mais lenta, em ácido succínico e colina.

O bloqueio despolarizante tem as seguintes características (VER FIG. 47.3):

- Fasciculação muscular precedendo o início do bloqueio.
- Ausência de fadiga em baixas ou altas frequências de estimulação: o BNMD, atuando nos receptores pré-sinápticos, ativa o processo de mobilização de ACh. Esse fenômeno impede a fadiga, pois a quantidade de ACh liberada não diminui. Devido ao bloqueio dos receptores pós-sinápticos pelo BNMD, a resposta ao estímulo tetânico será diminuída de maneira uniforme. Portanto, a amplitude da resposta depende da ação pós-sináptica dos BNMs, ou seja, do número de receptores bloqueados. Quanto maior a quantidade de receptores bloqueados, menor a resposta. Entretanto, a fadiga depende da ação pré-sináptica dos BNMs, ou seja, da quantidade de ACh liberada. Como os BNMDs ativam o processo de mobilização e liberação de ACh, não ocorre fadiga (VER FIG. 47.3). Já os BNMAs reduzem a liberação de ACh, havendo, por isso, fadiga.
- Ausência de potenciação pós-tetânica: ao contrário do bloqueio adespolarizante, o processo de mobilização de ACh encontra-se ativado pelo BNMD. Como esse bloqueio não tem característica competitiva, o aumento na ACh não desloca o BNMD. Por conseguinte, os estímulos subsequentes ao tétano não terão uma resposta de maior intensidade (VER FIG. 47.3).
- Potencialização do bloqueio por anticolinesterásicos: esses fármacos inibem a pseudocolinesterase, prolongando a ação da succinilcolina.

## Outros mecanismos de bloqueio

Além desses dois tipos clássicos de bloqueio neuromuscular, existem outros mecanismos pelos quais diferentes fármacos podem interagir com o AChR de maneira não competitiva, potencializando o bloqueio:[8]

- **Ação pré-sináptica:** fármacos que, por meio de diferentes formas de ação, causam uma diminuição na quantidade de ACh liberada pelo terminal nervoso.
- **Dessensibilização:** fármacos que geram alterações transitórias na molécula do receptor, tornando-o insensível à ACh e impedindo a abertura do canal iônico. Receptores dessensibilizados prejudicam a eficiência da transmissão neuromuscular, tornando-a mais suscetível à ação dos BNMAs. É o principal mecanismo do bloqueio fase II da succinilcolina. Pode ocorrer também quando se usam anticolinesterásicos na ausência de bloqueio neuromuscular ou em doses acima da clinicamente recomendada.
- **Bloqueio do canal iônico:** fármacos que não atuam nos AChR, mas diretamente nos canais iônicos, obstruindo o fluxo de íons. No bloqueio de canais fechados, o fármaco oclui a entrada do canal, independentemente de sua abertura. No bloqueio de canais abertos, penetra no canal antes aberto pela ACh, mas não chega a atravessá-lo. Esses dois tipos de bloqueio de canal iônico obstruem o fluxo de íons pelo canal e prejudicam a despolarização da placa motora. Muitas substâncias usadas no perioperatório e que potencializam o bloqueio atuam por meio desse mecanismo.

# Sensibilidade de diferentes grupos musculares aos bloqueadores neuromusculares

Os diversos grupos musculares apresentam graus diferentes de sensibilidade aos BNMs (QUADRO 47.2). O diafragma e a musculatura da laringe são os músculos mais resistentes ao bloqueio (FIG. 47.4). É necessário ter quase 90% dos receptores bloqueados para que sua força contrátil comece a diminuir. O músculo adutor do polegar começa a ter sua força reduzida com 75% dos receptores ocupados. Por esse motivo, a recuperação da musculatura envolvida na ventilação ocorre antes do adutor do polegar, tornando a monitorização por meio desse músculo muito confiável. Como exemplo, a dose de BNM necessária para bloquear o diafragma é 1,5 a 2 vezes maior que a do músculo adutor do polegar.[9-11] A musculatura da faringe, da deglutição e de proteção das vias aéreas é a mais sensível ao efeito dos BNMs. Com isso, ao final da cirurgia, o paciente pode ter recuperado a capacidade de ventilar, mas ainda não ter recuperado a capacidade de proteger as vias aéreas contra aspiração e/ou obstrução.[12]

**QUADRO 47.2** Sensibilidade dos diversos músculos aos bloqueadores neuromusculares

| Sensibilidade | Músculo | Recuperação do bloqueio |
|---|---|---|
| Alta resistência | Diafragma | Mais rápida |
| ↑ | Laringe, intercostais, corrugador do supercílio | ↑ |
| | Musculatura abdominal | |
| | Adutor do polegar | |
| ↓ | Face, faringe, deglutição | ↓ |
| Alta sensibilidade | | Mais lenta |

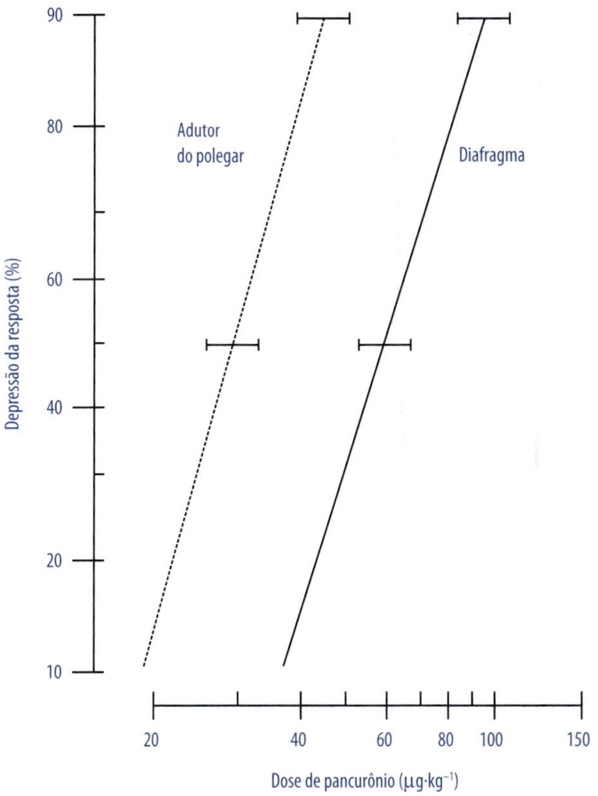


**FIGURA 47.4** Curva dose-resposta para o pancurônio no diafragma e no músculo adutor do polegar. O diafragma requer aproximadamente o dobro da dose de pancurônio para um mesmo grau de bloqueio do músculo adutor do polegar, indicando a maior resistência do diafragma aos bloqueadores neuromusculares.[81]

# Conceitos farmacocinéticos dos bloqueadores neuromusculares

## $DE_{95}$

A potência dos BNMs é medida a partir da relação dose--resposta no músculo adutor do polegar. A $DE_{95}$ obtida dessa curva representa a dose efetiva em diminuir 95% da força muscular (medida no músculo adutor do polegar) do paciente anestesiado, propiciando um relaxamento muscular adequado para a maioria das cirurgias. Ela permite comparar a potência das diversas substâncias, sendo que as mais potentes apresentam uma $DE_{95}$ menor. Para efeitos práticos, é a dose a ser empregada para se obter um bom relaxamento cirúrgico, após a traqueia já ter sido intubada.[13]

Quando se menciona a $DE_{95}$ de um BNM, está-se fazendo referência ao músculo adutor do polegar. Entretanto, cada músculo possui uma $DE_{95}$ própria, dependendo da sua sensibilidade ao BNM (VER QUADRO 47.2). Quanto mais resistente à ação dos BNMs, maior a $DE_{95}$ do músculo. Por exemplo, a $DE_{95}$ do diafragma é maior que a do adutor do polegar, ao passo que a da musculatura palpebral é menor.

## Dose para intubação

Embora a $DE_{95}$ represente uma resposta média, a resposta de cada paciente pode ser maior ou menor, representando indivíduos relativamente sensíveis ou resistentes, respectivamente. Isso ocorre devido à variabilidade na resposta dos diferentes pacientes aos BNMs. Como é desejável ter um bloqueio completo para realizar a intubação traqueal, é aconselhável utilizar uma dose de 2 $DE_{95}$ para assegurar que mesmo os pacientes relativamente resistentes desenvolvam um bloqueio adequado.[14]

Além da variabilidade individual, essa dose também é a mais adequada, porque os músculos envolvidos na intubação (musculatura da laringe e diafragma) são mais resistentes ao bloqueio (VER FIG. 47.4), ou seja, possuem uma $DE_{95}$ maior do que a do músculo adutor do polegar, tornando a dose de 2 $DE_{95}$ a mais apropriada para o relaxamento dessa musculatura.

## Pico de ação

É o tempo decorrido entre o término da injeção do BNM e a ausência total de resposta do músculo adutor do polegar a um estímulo (ver Seção "Monitorização da transmissão neuromuscular"). Na prática, é o tempo que deve ser esperado para que a intubação possa ser realizada em ótimas condições.

O pico de ação dos BNMs é função de sua potência molar e de sua solubilidade em lipídeos. Quanto menor a potência molar do BNM ($DE_{95}$ alta), mais rápido seu pico de ação. Isso ocorre porque quanto menos potente a substância, maior o número de moléculas administradas, facilitando o gradiente entre o plasma e os receptores nicotínicos. Tal fato permite uma ocupação mais rápida dos receptores e um pico de ação mais curto. Assim, 1 $DE_{95}$ do rocurônio (potência molar = 0,6 mmol·kg$^{-1}$) contém 12 vezes mais moléculas do que uma dose equipotente do vecurônio (potência molar = 0,05 mmol·kg$^{-1}$).[2,3]

Outro fator que influencia o pico de ação é a solubilidade em lipídeos. Quanto maior a solubilidade, maior a constante de equilíbrio entre o plasma e o sítio efetor ($k_{e0}$), tornando o pico de ação mais rápido. O rocurônio é o BNMA com menor potência molar e maior solubilidade em lipídeos, justificando seu rápido pico de ação. Atualmente, a pesquisa orienta-se para a busca de fármacos de baixa potência e, portanto, pico de ação curto, na tentativa de encontrar um BNMA que substitua a succinilcolina.

O pico de ação dos BNMs é diferente nos diversos grupos musculares. A musculatura localizada no compartimento circulatório central (como músculos da laringe, mandíbula e diafragma) é bloqueada mais precocemente do que a musculatura periférica (músculo adutor do polegar), onde é medido o pico de ação dos BNMs. Isso ocorre porque, apesar de a musculatura respiratória ser mais resistente ao bloqueio (VER QUADRO 47.2), sua localização no compartimento central faz ela ser irrigada primeiro (FIG. 47.5). O tempo circulatório para a musculatura da laringe é de 32 segundos e, para o músculo adutor do polegar, 56 segundos. Por isso, o pico de ação dos BNMs na musculatura da laringe e diafragma ocorre antes que no músculo adutor do polegar. O significado clínico desse efeito é que a intubação pode ser realizada antes de o BNM atingir o pico de ação (medido em geral pela resposta do músculo adutor do polegar).

Quando se utiliza a dose preconizada para intubação (2 $DE_{95}$), o rocurônio é o BNMA que apresenta o pico de ação mais curto (1,5-2 minutos). Todos os outros apresentam um pico de ação entre 2 a 4 minutos. O aumento da dose de rocurônio para 4 $DE_{95}$ (1,2 $mg{\cdot}kg^{-1}$) permite intubar em boas condições dentro de 60 a 90 segundos.[7,15]

## Duração clínica

Corresponde ao tempo efetivo de relaxamento muscular. É o tempo que vai desde a injeção de BNM até que a resposta ao estímulo simples alcance 25% do controle (T1/Tc = 25%) ou que sejam visíveis 2 a 3 respostas na sequência de quatro estímulos (TOF, do inglês *train-of-four stimulation*).[13,14] Nesse momento, o relaxamento em geral não é mais adequado, tornando-se necessária uma dose suplementar. Caso a cirurgia esteja em seu final, nesse ponto também a reversão é facilmente obtida com anticolinesterásicos. A duração clínica serve de base para

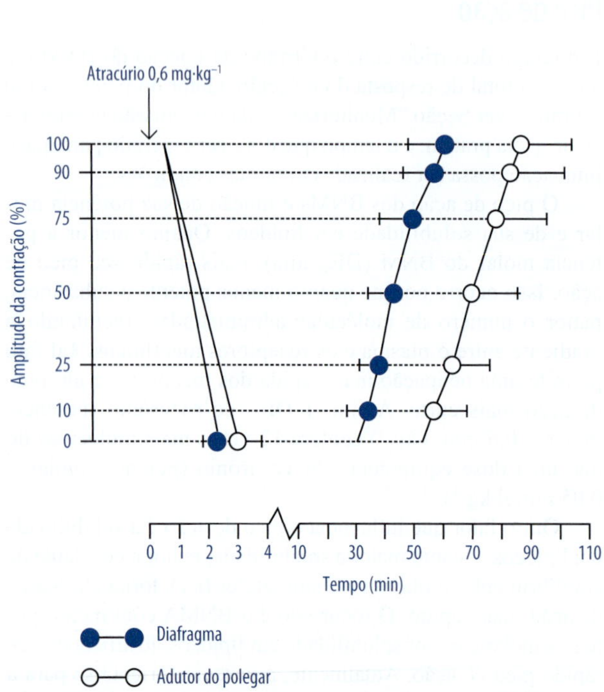


**FIGURA 47.5** Evolução do bloqueio neuromuscular no diafragma e no músculo adutor do polegar após a administração de 0,6 $mg{\cdot}kg^{-1}$ de atracúrio. O bloqueio e a recuperação são mais rápidos no diafragma.
*Fonte: Pansard e colaboradores.*[16]

a classificação dos BNMs (VER QUADRO 47.1). Quando se usam 2 $DE_{95}$, podem ser classificados em:

- **Duração ultracurta (< 5 minutos):** succinilcolina.
- **Duração curta (10-20 minutos):** mivacúrio.
- **Duração intermediária (20-50 minutos):** vecurônio, rocurônio, atracúrio, cisatracúrio.
- **Duração longa (> 50 minutos):** pancurônio.

## Duração total

É o tempo necessário para que o paciente recupere plenamente a sua força muscular. É o tempo que vai desde a injeção do BNM até um TOF > 0,9. Em geral, a duração total é cerca do dobro da duração clínica.

É importante salientar que o aumento na dose administrada causa um incremento na duração de todos os BNMs, de forma que a comparação entre eles deve ser feita com base em doses equipotentes. Por exemplo, o uso de 1 $DE_{95}$ do atracúrio tem uma duração total de 35 a 55 minutos; já o uso de 2 $DE_{95}$ aumenta a duração total para 45 a 75 minutos.

## Manutenção

Costuma ser realizada mediante administração de doses suplementares de BNM, de acordo com as necessidades clínicas, ou pela monitorização com o estimulador de nervo periférico. Essas doses devem ser utilizadas sempre que a resposta ao estímulo simples for maior do que 10 a 25% do controle ou quando duas a três respostas do TOF forem visíveis. O ideal é manter o bloqueio com apenas uma a duas respostas visíveis no TOF. Em algumas situações, quando se necessita relaxamento muscular intenso, o ideal é que não apareça nenhuma resposta no TOF. O grau de bloqueio nesses casos é avaliado pela contagem pós-tetânica (ver Seção "Monitorização da transmissão neuromuscular").

O principal cuidado na manutenção é evitar o uso de doses acima das necessárias, pois isso prolonga a recuperação e aumenta os efeitos colaterais. Para isso, é fundamental a monitorização da junção neuromuscular com o estimulador de nervo periférico.

A dose suplementar em geral é de 20 a 30% da $DE_{95}$ para BNM de longa duração, e de 30 a 50% da $DE_{95}$ para BNM de duração intermediária e curta. Obviamente, quanto maior a duração do BNM, maior o intervalo entre as doses.

Os anestésicos inalatórios potencializam e aumentam a duração de todos os BNMs e, com isso, ampliam o espaço de tempo entre as doses suplementares. Por esse motivo, o consumo de BNMs é maior na anestesia venosa do que na inalatória.

### Manutenção com infusão contínua

A manutenção do relaxamento para cirurgias de média ou longa duração pode ser realizada por infusão contínua de BNMA de duração curta ou intermediária. Os BNMAs de longa duração não devem ser usados devido ao efeito cumulativo e à consequente demora na recuperação.

Embora bem pouco utilizado, esse método permite a manutenção de uma concentração plasmática constante e de um efeito estável, evitando flutuações que levam a períodos de relaxamento muito profundo em um momento e inadequado em outro.

**TABELA 47.1** Uso clínico dos bloqueadores adespolarizantes

| Fármacos | $DE_{95}$ (mg·kg⁻¹) | 1 × $DE_{95}$ | | 2 × $DE_{95}$ | | Intubação (mg·kg⁻¹) | Pico de ação (min) | Infusão contínua (µg·kg⁻¹·min⁻¹) |
|---|---|---|---|---|---|---|---|---|
| | | Duração clínica (min) | Duração total (min) | Duração clínica (min) | Duração total (min) | | | |
| **Duração longa** | | | | | | | | |
| Pancurônio | 0,07 | 45 a 60 | > 90 | 75 a 90 | > 120 | 0,1 | 3 a 4 | |
| **Duração intermediária** | | | | | | | | |
| Vecurônio | 0,05 | 20 a 30 | 35 a 55 | 30 a 60 | 45 a 75 | 0,1 a 0,15 | 2 a 3 | 1 a 2 |
| Atracúrio | 0,25 | 20 a 30 | 35 a 55 | 30 a 60 | 45 a 75 | 0,5 | 2 a 3 | 4 a 12 |
| Rocurônio | 0,3 | 20 a 30 | 35 a 55 | 30 a 60 | 45 a 75 | 0,6 | 1,5 a 2 | 8 a 12 |
| Cisatracúrio | 0,05 | 20 a 30 | 35 a 55 | 30 a 60 | 45 a 75 | 0,1 a 0,15 | 3 a 4 | 1 a 2 |
| **Duração curta** | | | | | | | | |
| Mivacúrio | 0,08 | 10 a 15 | 20 a 25 | 12 a 20 | 25 a 30 | 0,2 a 0,25 | 2 a 3 | 4 a 15 |

*Fonte: Adaptada de Appiah-Ankam e Hunter.*[4]

A taxa de administração do fármaco vai ser determinada pela resposta farmacodinâmica (bloqueio neuromuscular adequado ou inadequado). Para isso, é fundamental a monitorização do bloqueio com o estimulador de nervo periférico, bem como o ajuste na dosagem de infusão de acordo com a resposta, já que existe uma grande variabilidade individual no efeito dos BNMs. Após a dose em bólus inicial (1-2 $DE_{95}$), aguarda-se uma recuperação de 5 a 10% na força muscular para dar início à infusão, que é ajustada para manter uma depressão de 90 a 99%, ou apenas uma a duas respostas visíveis no TOF.

A **TABELA 47.1** mostra as taxas de infusão média para diferentes fármacos sob anestesia com óxido nitroso e opioide. Quando se usa anestésico inalatório, a infusão pode ser reduzida em 20 a 30%, dependendo do anestésico e da concentração utilizada. O vecurônio e o rocurônio, quando usados por um período mais prolongado, mostram uma diminuição progressiva nas necessidades de infusão, devido ao seu acúmulo nos compartimentos de distribuição. Esse efeito cumulativo não ocorre com o mivacúrio, atracúrio e cisatracúrio, e uma vez ajustada a taxa de infusão, ela se mantém constante até o final do procedimento.

O tempo de recuperação espontânea até um TOF = 0,7 após a suspensão da infusão leva em média 15 minutos para o mivacúrio, 30 minutos para o atracúrio e 30 a 50 minutos para o vecurônio ou rocurônio, dependendo do tempo de infusão. A infusão de rocurônio ou vecurônio por tempo superior a duas horas leva em média 45 a 50 minutos para recuperação espontânea.

Sistemas de alça fechada controlada por computador têm sido usados para infusão contínua de BNMs. Nesse sistema, o anestesiologista determina o grau de bloqueio neuromuscular necessário para a cirurgia. O estimulador de nervo periférico envia a informação ao computador, que, após processá-la, ajusta a bomba de infusão para liberar a quantidade de fármaco necessária para manter aquele grau de bloqueio.

## Bloqueadores neuromusculares adespolarizantes

Os BNMAs são divididos de acordo com a sua estrutura química em aminoesteroides (pancurônio, vecurônio e rocurônio) e benzilisoquinolinas (atracúrio, cisatracúrio e mivacúrio).

As dosagens, a duração clínica, a duração total e o pico de ação dos principais BNMAs são apresentados na **TABELA 47.1**, que serve como referência geral. Existem diferenças nos valores apresentados por diversos autores devido aos diferentes métodos utilizados e à grande variabilidade individual na resposta aos BNMs.[12] Essa resposta varia com diversos fatores, como idade, função renal e anestésicos usados no transoperatório. Por isso, é importante que tais dosagens sejam ajustadas para cada paciente mediante monitorização da junção neuromuscular com estimulador de nervos periféricos.[3]

Os BNMs têm uma participação importante (em torno de 10%) na incidência de efeitos adversos que ocorrem durante uma anestesia.[3] Entre os efeitos colaterais, os BNMAs podem causar bloqueio vagal, liberação de histamina e reações alérgicas:

- Bloqueio vagal (pancurônio): bloqueio dos receptores muscarínicos de ACh do nó sinusal causando taquicardia.
- Liberação de histamina (atracúrio e mivacúrio): causando eritema na face, pescoço e tórax, queda na pressão arterial e taquicardia. A magnitude dos efeitos cardiocirculatórios é bastante variável e depende de fatores como volemia, medicação pré-anestésica, atividade do sistema nervoso autônomo e anestésicos utilizados.[17] É clinicamente insignificante em pacientes saudáveis. A reação depende da dose e da velocidade de injeção e melhora de maneira espontânea entre 1 e 5 minutos. A injeção lenta atenua bastante esse efeito. Deve-se tomar cuidado para não misturar na seringa, ou mesmo no equipo do soro, BNM que libera histamina (atracúrio, mivacúrio) com fármacos alcalinos

(tiopental, propofol). A mistura precipita e pode provocar grande liberação de histamina. Broncospasmo é muito raro, mas pode ocorrer em pacientes com hiper-reatividade de vias aéreas. A histamina é uma substância pouco importante no desencadeamento de broncospasmo. A estimulação colinérgica e a irritação mecânica (colocação do tubo traqueal) são fatores mais importantes. Entretanto, fármacos que liberam histamina devem ser usados com restrição nos pacientes asmáticos, principalmente porque se dispõe de muitos BNMs que não apresentam esse efeito colateral (rocurônio, vecurônio, cisatracúrio). A liberação de histamina em crianças é bem menos frequente do que em adultos, e, mesmo na vigência de altos níveis plasmáticos, as manifestações cardiovasculares são pouco significativas no paciente pediátrico.

- Reação de hipersensibilidade tipo I ou alérgica (todos os BNMs):[18] é uma reação imunológica muito rara, mediada por anticorpos IgE. A incidência varia de 1:5.000 a 1:25.000. Ocorre uma hipotensão importante e taquicardia, e em 20 a 25% dos casos ocorrem também broncospasmo e eritema cutâneo. O diagnóstico diferencial com hipotensão por substâncias indutoras ou obstrução de via aérea nem sempre é fácil. Ao contrário da liberação de histamina que ocorre principalmente com o grupo de benzilisoquinolinas, a anafilaxia pode ocorrer com qualquer BNM. Dos casos de anafilaxia que ocorrem durante anestesia, 40 a 80% são causados pelos BNMs,[14] e em geral acontecem durante a indução anestésica. A succinilcolina (50% dos casos) e o rocurônio são os BNMs envolvidos na maioria das vezes. Pode ocorrer sem contato prévio com BNM devido à sensibilidade cruzada com a folcodina (antitussígeno muito usado na Europa), cosméticos e detergentes.

Os BNMAs podem ser eliminados por meio dos seguintes mecanismos (TAB. 47.2):[19]

- Eliminação renal inalterada.
- Eliminação hepática inalterada.
- Metabolismo e eliminação hepática.
- Degradação plasmática:
  - Reação de Hofmann: degradação espontânea em pH e temperatura ambientes.
  - Hidrólise por esterases inespecíficas.
  - Degradação pela pseudocolinesterase.

## Bloqueadores adespolarizantes de longa duração

### Pancurônio

É um BNMA do grupo aminoesteroide com pico de ação lento (3-4 minutos) e longa duração. Deve ser conservado em temperatura de 2 a 8 °C, mas mantém estabilidade até 6 meses em temperatura ambiente.[20] Para intubação traqueal, a dose recomendada será de 0,1 mg·kg$^{-1}$; se a traqueia já estiver intubada, a dose inicial é de 0,04 a 0,05 mg·kg$^{-1}$. As doses suplementares serão de 0,01 a 0,02 mg·kg$^{-1}$ a cada 30 a 60 minutos de acordo com critérios clínicos ou resposta ao estimulador de nervo periférico.

Tem eliminação predominantemente renal e é parcialmente metabolizado no fígado e excretado na bile (VER TAB. 47.2). A duração é prolongada nos casos de insuficiência renal, doença hepática grave e nos idosos.[19,21]

Devido à sua longa duração e à alta incidência de curarização residual (15-45%),[14,22] só deve ser utilizado quando se planeja deixar o paciente intubado no pós-operatório.

Os efeitos cardiovasculares são devidos a um bloqueio vagal discreto associado a uma estimulação simpática.[18] Ocorre um aumento médio de 10 a 15% na frequência cardíaca, na pressão arterial e no débito cardíaco. Podem ocorrer arritmias importantes quando utilizado simultaneamente com halotano e antidepressivo tricíclico. Esses três agentes não devem ser associados em uma anestesia. Seu efeito estimulante cardiovascular contrabalança o efeito depressor da maioria dos anestésicos, e por isso foi um BNMA muito popular antes do surgimento das substâncias de duração intermediária. Entretanto, esse efeito estimulante do sistema cardiovascular gera um incremento no consumo de oxigênio do miocárdio, que pode ser problemático em pacientes com doença arterial coronariana.

**TABELA 47.2** Eliminação dos bloqueadores adespolarizantes

| Bloqueador neuromuscular | Eliminação renal inalterada | Eliminação hepática | | Degradação plasmática |
|---|---|---|---|---|
| | | Metabolismo | Inalterada | |
| **Longa duração** | | | | |
| Pancurônio | 75 a 85% | 10 a 15% | 5 a 10% | – |
| **Duração intermediária** | | | | |
| Vecurônio | 20 a 30% | 20 a 30% | 40 a 60% | – |
| Rocurônio | 10 a 20% | – | 80 a 90% | – |
| Atracúrio | < 10% | – | – | Hofmann (45%)<br>Hidrólise esterásica (45%) |
| Cisatracúrio | < 15% | – | – | Hofmann (80%) |
| **Duração curta** | | | | |
| Mivacúrio | < 5% | – | – | Pseudocolinesterase (95-99%) |

## Bloqueadores adespolarizantes de duração intermediária

A introdução dos BNMAs de duração intermediária representou um grande avanço e a alteração de alguns conceitos até então estabelecidos. Em comparação com o pancurônio, esses fármacos têm uma duração mais curta, uma recuperação mais rápida, efeitos cardiovasculares mínimos ou ausentes e não dependem do rim para seu término de ação. O bloqueio residual ao final da cirurgia pode ser antagonizado mais fácil e rapidamente, diminuindo a incidência de paralisia residual no pós-operatório.

São utilizados para intubação eletiva e manutenção do relaxamento muscular na maioria das cirurgias em que este se fizer necessário. Ao contrário do pancurônio, sua via principal de eliminação não é o rim. Por isso, são os fármacos de primeira escolha nos pacientes com insuficiência renal. A reversão ao final da cirurgia, embora recomendável, não é obrigatória. A decisão de reverter ou não o bloqueio dependerá dos testes de função neuromuscular.

Como todos têm duração semelhante, a escolha por um dos fármacos deste grupo vai depender do pico de ação, da eliminação e dos efeitos colaterais de cada um. O atracúrio sofre metabolização no plasma e tem como vantagem não depender do fígado nem do rim para o seu término de ação. O cisatracúrio tem um perfil semelhante ao do atracúrio, com a vantagem de não liberar histamina. O vecurônio não apresenta efeitos colaterais no sistema cardiovascular, mesmo em altas doses. O rocurônio tem um perfil muito semelhante ao do vecurônio, com a vantagem de permitir a intubação em um tempo mais curto.

### Vecurônio

É um BNMA do grupo aminoesteroide com pico de ação lento (2-3 minutos) e duração intermediária. Não deve ser usado após 24 horas de diluição. Para intubação traqueal, a dose é de 0,1 a 0,15 mg·kg$^{-1}$, que permite intubar em 2 a 3 minutos. Se a traqueia já estiver intubada, a dose inicial será de 0,03 a 0,05 mg·kg$^{-1}$. As doses suplementares serão de 0,02 a 0,03 mg·kg$^{-1}$ a cada 20 a 30 minutos de acordo com a resposta clínica ou do estimulador de nervo periférico.

Tem eliminação predominantemente hepática (60-70%) e secundariamente renal (VER TAB. 47.2). Sofre metabolismo hepático, e entre seus metabólitos aparece o 3-OH desacetilvecurônio, que tem 50 a 80% da potência do vecurônio. A eliminação desse metabólito é bem mais lenta, e pode ocorrer acúmulo na insuficiência renal ou quando o fármaco é usado por tempo prolongado, como em unidade de tratamento intensivo (UTI), contribuindo para um aumento na duração.[23] Seu efeito é prolongado nos casos de insuficiência hepática, sobretudo quando se utilizam doses iguais ou maiores que 0,2 mg·kg$^{-1}$.[19,24] Seu efeito também é prolongado na insuficiência renal, especialmente se forem usadas múltiplas doses, nos idosos e nos lactentes.[21] Nos lactentes, devido a um prejuízo na metabolização e eliminação hepática, ele se comporta como um BNMA de longa duração.

O vecurônio não apresenta efeitos colaterais sobre o sistema cardiovascular, mesmo em doses tão altas quanto 8 vezes a $DE_{95}$.[4,18] A ausência de efeitos colaterais permite que o vecurônio seja usado em doses muito altas (8 $DE_{95}$ = 0,4 mg·kg$^{-1}$) como uma opção para intubação rápida, lembrando que, nessas doses, ele se torna um BNM de longa duração[25] (ver Seção "Uso clínico dos bloqueadores neuromusculares – Intubação traqueal de urgência").

### Rocurônio

É um BNMA do grupo aminoesteroide com pico de ação curto (1-2 minutos) e duração intermediária. Em temperatura ambiente, ele permanece estável por 60 dias.[3] É o BNMA disponível cujo pico de ação mais se aproxima da succinilcolina.[26] Tem um perfil bastante semelhante ao do vecurônio, com a vantagem de permitir a intubação em um tempo mais curto. A facilidade de reverter seu efeito de maneira rápida e completa com o uso do sugamadex torna esse fármaco bastante atrativo. No futuro, com a diminuição do seu preço, talvez o sugamadex venha a ser o BNM de escolha para quase todas as situações. Para intubação traqueal, a dose recomendada é de 0,6 mg·kg$^{-1}$, permitindo intubar em boas condições em 1,5 a 2 minutos. Com doses de 1,2 mg·kg$^{-1}$, o pico de ação fica próximo ao da succinilcolina, permitindo intubar em condições iguais às da succinilcolina em 60 segundos, porém a duração de ação fica bastante aumentada.[7,15,27] Doses menores (0,3-0,4 mg·kg$^{-1}$) podem ser utilizadas em cirurgias eletivas de curta duração e permitem intubar em boas condições em 2 a 3 minutos com uma duração clínica de 20 minutos. Se a traqueia já está intubada, a dose inicial é de 0,2 a 0,3 mg·kg$^{-1}$. As doses suplementares são de 0,1 a 0,2 mg·kg$^{-1}$ a cada 20 a 30 minutos, de acordo com a resposta clínica ou do estimulador de nervo periférico.

O rocurônio não sofre metabolismo, sendo sua excreção predominantemente hepática (80-90%) e secundariamente renal (10-20%).[21] A duração pode estar aumentada nos casos de disfunção hepática grave e também nos idosos.[28,29] Na doença renal, a duração se prolonga apenas nos casos avançados.[30]

Não apresenta efeitos colaterais sobre o sistema cardiovascular em doses clínicas. Quando usado em doses maiores que 3 a 5 vezes a $DE_{95}$, pode causar bloqueio vagal, com leve aumento da frequência cardíaca.

O rocurônio é o único BNMA que tem início rápido quando utilizado por via intramuscular. Doses de 1 mg·kg$^{-1}$ em lactentes e de 1,8 mg·kg$^{-1}$ em crianças, aplicadas no deltoide, permitem intubar em 3 minutos. A recuperação é bastante prolongada, ocorrendo em média após 2 horas.[31]

### Atracúrio

É um BNMA do grupo benzilisoquinolina com pico de ação lento (2-3 minutos) e duração intermediária, sendo composto por uma mistura racêmica de 10 estereoisômeros. Deve ser conservado em temperatura de 2 a 8 °C. Quando mantido em temperatura ambiente, perde 5% de potência por mês. Para a intubação traqueal, a dose é de 0,5 mg·kg$^{-1}$, que permite intubar em 2 a 3 minutos. Se a traqueia já está intubada, a dose inicial é de 0,2 a 0,3 mg·kg$^{-1}$. As doses suplementares são de 0,1 a 0,2 mg·kg$^{-1}$ a cada 20 a 30 minutos, de acordo com a resposta clínica ou do estimulador de nervo periférico.

O atracúrio é eliminado pela reação de Hofmann (degradação química espontânea que ocorre em pH e temperatura fisiológica) e por hidrólise esterásica (degradação enzimática por esterases plasmáticas inespecíficas).[21] Uma pequena parte da dose injetada é eliminada inalterada na urina (5-10%). Esse tipo de eliminação, que não depende nem do fígado nem do rim, é a principal vantagem do atracúrio sobre os outros

BNMAs. Devido ao metabolismo plasmático, sua duração não se altera na insuficiência renal, na doença hepática, nos idosos ou nas crianças.[19,21] O pH alcalino e a hipertermia aceleram a reação de Hofmann, diminuindo o tempo de duração.[21] A hipotermia, principalmente abaixo de 34 °C, prolonga a duração.[21]

A reação de Hofmann produz laudanosina, um metabólito estimulante do sistema nervoso central que é excretado de forma lenta na urina e na bile.[18] Nas doses clínicas, a formação de laudanosina não atinge concentrações tóxicas (convulsões), mesmo em pacientes com insuficiência renal ou hepática.[3,19]

Os efeitos colaterais no sistema cardiovascular ocorrem com doses acima de 0,5 mg·kg$^{-1}$. Pode ocorrer liberação dose-dependente de histamina, causando hipotensão arterial (queda de 20-25%), taquicardia (aumento de 10-15%) e eritema cutâneo.[18] Na maioria das vezes, esses efeitos duram no máximo de 2 a 5 minutos. Reações mais graves, como broncospasmo, são muito raras e imprevisíveis. Infusão lenta e anti-histamínicos atenuam a resposta. Bloqueadores $H_1$ e $H_2$ usados 15 a 30 minutos antes, embora não evitem a liberação de histamina, permitem o uso de doses mais altas de atracúrio (1,5 mg·kg$^{-1}$) sem que ocorra hipotensão. Deve-se ter o cuidado de não permitir que o atracúrio se misture com soluções alcalinas (p. ex., tiopental), pois isso provoca precipitação e um grande aumento na liberação de histamina.

### Cisatracúrio

É um BNMA do grupo benzilisoquinolina, com pico de ação lento (3-4 minutos) e duração intermediária. Comparado com o atracúrio, tem um pico de ação e duração um pouco mais longos.[21] É um dos 10 estereoisômeros que compõem o atracúrio, sendo 3 a 4 vezes mais potente. Participa com 15% da composição do atracúrio.[4] Deve ser conservado em temperatura de 2 a 8 °C. Para intubação traqueal, a dose é de 0,1 a 0,15 mg·kg$^{-1}$, que permite intubar em 2 a 3 minutos. Se a traqueia já estiver intubada, a dose inicial será de 0,03 a 0,05 mg·kg$^{-1}$. As doses suplementares serão de 0,01 a 0,02 mg·kg$^{-1}$ a cada 15 a 20 minutos, de acordo com a resposta clínica ou do estimulador de nervo periférico.

O cisatracúrio sofre eliminação de Hofmann, e a eliminação renal é de 15 a 20%.[19] Sua duração de ação na insuficiência renal e hepática e nas diferentes faixas etárias não se altera.[18,19,21] Acidose e hipotermia retardam o metabolismo e aumentam a duração.

O cisatracúrio tem um perfil muito semelhante ao do atracúrio, mas com a vantagem de não liberar histamina mesmo em altas doses.[18] A produção de laudanosina é 3 a 10 vezes menor qua a do atracúrio.[18,19] A falta de efeitos colaterais permite que o cisatracúrio seja usado em doses altas como uma opção para intubação rápida (ver Seção "Uso clínico dos bloqueadores neuromusculares – Intubação traqueal de urgência").

## Bloqueadores adespolarizantes de duração curta

### Mivacúrio

É um BNMA do grupo benzilisoquinolina com pico de ação lento (2-3 minutos) e duração curta. Pode ser usado para intubação em situações eletivas e para manutenção do relaxamento muscular em procedimentos curtos (15-45 minutos). Para intubação traqueal, a dose é de 0,2 a 0,25 mg·kg$^{-1}$. As doses suplementares serão de 0,05 a 0,1 mg·kg$^{-1}$ a cada 5 a 10 minutos de acordo com a resposta clínica ou do estimulador de nervo periférico. O pico de ação pode ser encurtado utilizando-se o princípio *priming* (ver Seção "Uso clínico dos bloqueadores neuromusculares – Intubação traqueal de urgência").

Procedimentos com duração superior a 30 a 45 minutos devem ser mantidos por infusão contínua da substância. O mivacúrio é hoje o fármaco mais apropriado para esse tipo de manutenção, devido à curta duração e à falta de efeitos cumulativos. A infusão deve ser iniciada com 10 mg·kg$^{-1}$·min$^{-1}$ e mantida entre 5 e 15 mg·kg$^{-1}$·min$^{-1}$ de acordo com a resposta ao estimulador de nervo periférico, sendo a taxa de infusão maior na anestesia venosa do que na anestesia inalatória. Após o ajuste inicial, o relaxamento pode ser mantido em níveis estáveis por várias horas sem haver modificação na taxa de infusão. Após o término da infusão, a recuperação ocorre em média em 15 minutos, independentemente do tempo de infusão. A curva de recuperação não é afetada pela dose total, pelo número de doses ou pela duração da infusão. Uma vez que a recuperação se inicie, ela ocorre como se o paciente tivesse recebido uma única dose de relaxante.

O mivacúrio é uma mistura racêmica de três isômeros ópticos. Os dois isômeros ativos trans-trans (60%) e cis-trans (35%) têm uma meia-vida curta e uma depuração rápida devido à hidrólise pela pseudocolinesterase plasmática (95-99% da dose injetada), porém em uma velocidade mais lenta do que a succinilcolina.[14] O isômero cis-cis (5%) é metabolizado mais lentamente e tem mínima ação bloqueadora. A excreção renal inalterada é responsável por menos de 5% da eliminação do fármaco. A sua duração é de 2 a 3 vezes maior que a da succinilcolina, e 50 a 70% menor que a dos BNMAs de duração intermediária. O tempo de duração é aumentado em 10 a 15 minutos nos casos de insuficiência renal, devido à redução na atividade da pseudocolinesterase plasmática.[19] Nos casos de insuficiência hepática, o efeito é mais dramático. O volume de distribuição elevado e a diminuição na atividade da pseudocolinesterase fazem com que o tempo de duração seja até três vezes maior.[19]

Como o término de ação depende do metabolismo pela pseudocolinesterase plasmática, a sua duração pode ser de até 4 horas nos casos de pseudocolinesterase atípica.[18,32]

O mivacúrio pode causar liberação de histamina da mesma maneira que o atracúrio.[18] Quando injetado rapidamente em doses acima de 0,2 mg·kg$^{-1}$, pode ocorrer eritema facial, taquicardia e uma diminuição transitória na pressão arterial. Broncospasmo é muito raro.[18] A liberação de histamina pode ser atenuada pela injeção lenta do fármaco.

O uso intramuscular não é recomendado, pois mesmo doses tão altas quanto 0,8 mg·kg$^{-1}$ apresentam um pico de ação longo, não produzem relaxamento adequado e a recuperação espontânea pode levar mais de 1 hora.

Devido à sua curta duração, a reversão de bloqueio não é necessária. Entretanto, pode ser realizada com anticolinesterásicos, de maneira rápida e eficaz.

## Bloqueadores neuromusculares despolarizantes

Existem dois representantes, que são a succinilcolina e o decametônio. Esse último causa um bloqueio de características semelhantes às da succinilcolina, porém com início mais lento e duração mais prolongada. Sua eliminação é totalmente renal, e já deixou de ser utilizado há muitos anos.

## Succinilcolina

Foi lançada para a prática clínica na década de 1950, sendo o BNM mais antigo em uso atualmente. É um agente que apresenta duas vantagens ainda insuperadas pelos outros BNMs: relaxamento muscular profundo de início rápido, permitindo excelentes condições de intubação em menos de 60 segundos, associado à curta duração.[4,33] O tempo de ação rápido se deve à baixa potência, e a curta duração se deve ao rápido metabolismo pela pseudocolinesterase. A $DE_{95}$ da succinilcolina é de 0,5 mg·kg$^{-1}$ (0,3-0,63 mg·kg$^{-1}$), e com a dose habitual de 1 mg·kg$^{-1}$ é possível intubar a traqueia em boas condições em menos de 60 segundos. Essa dose tem duração clínica de 5 a 8 minutos e duração total de 10 a 12 minutos.[21]

Apesar de ser o único BNM de rápido início e duração ultracurta, seu uso está bastante limitado devido aos inúmeros efeitos colaterais.[7,18,26] Hoje, com as várias substâncias disponíveis, a succinilcolina já pode ser substituída em quase todas as situações. O rocurônio tem um pico de ação curto e pode ser uma boa alternativa nas situações de intubação rápida; o mivacúrio, que tem uma duração de ação curta, pode substituí-la em cirurgias de curta duração. Entretanto, continua sendo usada em algumas situações específicas apresentadas no **QUADRO 47.3**.

A succinilcolina ainda é o fármaco de primeira escolha para os casos de intubação rápida[26] e tratamento do laringospasmo. Também é útil no controle de convulsões por anestésicos locais facilitando a ventilação e/ou intubação nos casos graves.

A injeção intramuscular só é usada em pacientes pediátricos ou em casos de emergência quando não há acesso venoso. Pode também ser utilizada a submucosa do queixo. Na dose de 2 a 4 mg·kg$^{-1}$, permite intubar em 2 minutos, atingindo um pico sanguíneo em 3 a 4 minutos, e com uma duração total de 20 a 30 minutos. Nenhum outro BNM tem um pico de ação tão rápido e uma duração tão curta quanto a succinilcolina após uso intramuscular. Os efeitos colaterais por essa via são quase inexistentes.

Ainda é empregada em situações que exijam relaxamento profundo e de curta duração, como é o caso de redução de fraturas e eletroconvulsoterapia.

Já foi uma indicação no passado para casos de via aérea potencialmente difícil, pois sua duração curta permitiria a rápida recuperação da ventilação espontânea caso não fosse possível realizar a intubação traqueal. Hoje, em casos previstos de via aérea difícil, o ideal é planejar uma intubação com fibrobroncoscópio. Além disso, já foi demonstrado que, nas situações em que não se consegue ventilar os pulmões, sua recuperação pode não ser suficientemente curta para prevenir a hipoxemia.[13]

A técnica da pré-curarização consiste em administrar uma pequena dose de BNMA, em geral 20% da $DE_{95}$, 3 a 5 minutos antes da dose de succinilcolina, visando atenuar seus efeitos colaterais. O único efeito comprovadamente evitado são as fasciculações, embora muitos outros possam ser atenuados.[18] A pré-curarização retarda o início, prolonga a duração e torna necessário um aumento de 50 a 70% na dose de succinilcolina. Além de retardar o início, ao abolir as fasciculações, tal técnica retira esse importante sinal do pico de ação da succinilcolina. Portanto, não deve ser utilizada em situações de intubação rápida.[18] Na prática, usa-se dose de 1,5 a 2 mg·kg$^{-1}$ de succinilcolina sempre que for feita a pré-curarização. Essa técnica não é isenta de riscos. Sempre que for empregada, o paciente deve ficar sob vigilância constante. A pré-curarização pode causar sintomas como pálpebras pesadas, diplopia, dificuldade de deglutição, fraqueza e desconforto generalizado. Complicações mais graves, como fraqueza respiratória, regurgitação e aspiração, embora raras, já foram descritas.[34] Trata-se de uma técnica em desuso.

Uma prática desaconselhável é o uso de succinilcolina ao final da cirurgia para facilitar o fechamento peritoneal, quando se necessita apenas de um relaxamento profundo e de curta duração. O resultado é variável. Quanto maior o grau de bloqueio adespolarizante residual, maior será a dose necessária de succinilcolina para produzir um bom relaxamento. Doses pequenas de succinilcolina na presença de um bloqueio adespolarizante residual antagonizam o bloqueio e pioram o relaxamento. Entretanto, se for usada uma dose correta, o relaxamento sempre ocorre, embora exista o risco de o efeito relaxante adquirir características do BNMA empregado antes. Outro risco nessa situação é a possibilidade de que a sua duração seja prolongada, especialmente se for usada neostigmina em um período próximo. A neostigmina inibe a pseudocolinesterase, e a succinilcolina pode ter sua duração aumentada para 20 a 30 minutos. Portanto, a melhor opção para relaxamento ao final da cirurgia é ampliar a profundidade da anestesia ou aplicar uma pequena dose de BNMA.

**QUADRO 47.3** Indicações da succinilcolina

- Intubação traqueal rápida (o rocurônio é uma alternativa)
- Tratamento do laringospasmo
- Controle de convulsões associadas a anestésicos locais
- Uso intramuscular quando não se dispõe de acesso venoso (o rocurônio é uma alternativa)
- Procedimentos de duração muito curta: eletroconvulsoterapia, redução de fraturas
- Via aérea potencialmente difícil

### Complicações da succinilcolina

As complicações associadas à succinilcolina[7,18,26] estão listadas no **QUADRO 47.4**.

#### Paralisia prolongada – bloqueio fase II

É um bloqueio que pode ocorrer quando a succinilcolina é administrada em doses mais altas que as usuais ou quando ela permanece na junção neuromuscular por um tempo prolongado. O bloqueio adquire as características de um bloqueio adespolarizante, e a recuperação pode levar mais de 30 minutos. Ocorre com a administração contínua por mais de 60 minutos ou com doses repetidas de succinilcolina (dose total acima de 3-5 mg·kg$^{-1}$). Nesse bloqueio, ao contrário do bloqueio despolarizante (fase I), a placa motora repolariza-se e teoricamente estaria outra vez responsiva à ACh. Entretanto, o receptor sofre alterações transitórias que o tornam insensível ao neurotransmissor, e por isso o bloqueio também é chamado de dessensibilização.

Dependendo do estágio, a resposta aos anticolinesterásicos é variável. Quando o bloqueio fase II está bem estabelecido (fadiga tetânica, potenciação pós-tetânica, sequência de quatro

**QUADRO 47.4** Complicações da succinilcolina

- Paralisia prolongada
- Arritmias cardíacas
  - Bradicardia sinusal
  - Ritmo juncional
  - Parada cardíaca
- Rabdomiólise
- Mioglobinúria
- Hipercalemia
- Mialgias
- Espasmo do músculo masseter
- Aumento da pressão intraocular e intracraniana
- Elevação da pressão intragástrica
- Liberação de histamina
- Hipertermia maligna

estímulos < 0,4), a reversão pode ser obtida com anticolinesterásicos. No entanto, seu uso na transição entre fase I e II pode potencializar o bloqueio. Na dúvida, a melhor opção é ventilar o paciente até que ocorra a recuperação espontânea.

Essa complicação é bastante incomum atualmente, pois já não se usa succinilcolina em infusão contínua ou em altas doses como no passado.

### Paralisia prolongada – alterações na pseudocolinesterase plasmática

A enzima que degrada a succinilcolina pode apresentar alterações na sua quantidade ou na sua atividade[18,19] (QUADRO 47.5). Em geral, essas situações não preocupam, pois causam apenas um prolongamento moderado de no máximo 20 a 30 minutos na duração da succinilcolina.

Nos casos de alterações genéticas (pseudocolinesterase atípica), a enzima não tem capacidade para metabolizar a succinilcolina e o mivacúrio, e a duração do bloqueio pode se prolongar por até 2 a 4 horas.[32,35] A suspeita só ocorre na maioria das vezes depois que pacientes aparentemente saudáveis experimentam uma paralisia prolongada após o uso desses fármacos. A dosagem da enzima é normal na maioria das vezes. O diagnóstico definitivo é feito por meio de um teste denominado número de dibucaína, que avalia a atividade (qualidade) da pseudocolinesterase existente. A dibucaína é uma substância que inibe a atividade da enzima normal em 80% (número de dibucaína = 80), enquanto a atividade da enzima atípica é inibida em somente 20% (número de dibucaína = 20) (TAB. 47.3).

Os pacientes homozigotos atípicos terão o efeito da succinilcolina e do mivacúrio muito prolongados (2-4 horas). O bloqueio inicialmente tem as características de bloqueio despolarizante. Após algum tempo, entre 45 e 90 minutos, adquire as características de bloqueio fase II (adespolarizante).[35] A conduta consiste em sedar e ventilar o paciente até que a substância seja excretada pelo rim e a função neuromuscular retorne ao normal espontaneamente.[18] A transfusão de sangue ou plasma pode acelerar a recuperação. Como a pseudocolinesterase é uma enzima estável, não é necessário que esses componentes sejam frescos.[36] Outra opção seria a colinesterase plasmática humana purificada, que não apresenta os riscos da transfusão. A dose preconizada é de 90 a 135 mg do composto (45 mg equivalem à quantidade de colinesterase contida em 500 mL de plasma). Quando utilizada na fase inicial, o resultado é muito bom. Todavia, quando o bloqueio já adquiriu as características de fase II, pode não ser revertido.

Altas doses de anticolinesterásicos (neostigmina 0,06-0,07 mg·kg$^{-1}$) podem acelerar a recuperação, quando aparecerem os primeiros sinais de recuperação espontânea do bloqueio.

**QUADRO 47.5** Causas de baixa atividade da pseudocolinesterase

**Genéticas**
- Pseudocolinesterase atípica

**Fisiológicas**
- Gravidez
- Idosos
- Lactentes

**Adquiridas**
- Carcinoma
- Hepatopatias
- Insuficiência renal
- Hipotireoidismo
- Doenças crônicas
- Desnutrição

**Iatrogênicas**
- Inibição reversível
  - Anticoncepcionais orais
  - Inibidores da monoaminoxidase
  - Corticoides
  - Anticolinesterásicos
  - Procaína
  - Pancurônio
  - Hexafluorênio
  - Metoclopramida
  - Esmolol
  - Clorpromazina
  - Circulação extracorpórea
- Inibição irreversível
  - Pesticidas organofosforados
  - Citotóxicos (ciclofosfamida, tiofosforamida)
  - Ecotiofato (tratamento de glaucoma)

**TABELA 47.3** Variações genéticas da pseudocolinesterase

| Tipo de pseudocolinesterase | Incidência | Número de dibocaína (% de inibição da atividade enzimática) | Duração total da succinilcolina (min) |
|---|---|---|---|
| Homozigoto típico | Normal | 70 a 80 | 5 a 10 |
| Heterozigoto | 1/480 | 40 a 60 | 20 |
| Homozigoto atípico | 1/3.200 | 20 a 30 | 60 a 180 |

*Fonte: Miller.*[17]

### Arritmias cardíacas

Podem ocorrer as mais diferentes arritmias, embora o mais comum seja a bradicardia sinusal e o ritmo juncional. Pela semelhança estrutural com a ACh, a succinilcolina pode estimular outros receptores colinérgicos, além daqueles situados na junção neuromuscular. Ela estimula os receptores muscarínicos cardíacos, os receptores nicotínicos ganglionares, e aumenta a liberação de catecolaminas pela suprarrenal. As arritmias após o uso de succinilcolina são mais comuns na presença de fármacos ou situações que diminuem o limiar do miocárdio às catecolaminas: digitálicos, antidepressivos tricíclicos, inibidores da monoaminoxidase, halotano, hipóxia, hipercapnia e hipercalemia.

No nível ganglionar, ocorre estimulação simpática e parassimpática, com predomínio do lado não dominante. Portanto, em crianças que em geral são simpatotônicas, ocorre bradicardia. Os adultos, em geral vagotônicos, são mais propensos à taquicardia.

A estimulação muscarínica do nó sinusal pode causar bradicardia, permitindo o aparecimento de extrassístoles juncionais ou ventriculares. Esse efeito é mais frequente em crianças e pode ser evitado com o uso prévio de atropina (0,01-0,02 $mg \cdot kg^{-1}$). Em raras ocasiões, pode ocorrer assistolia, sobretudo em crianças. Em geral, ela é facilmente revertida com massagem cardíaca e atropina. Não deve durar mais de 60 segundos. Quando a duração exceder esse tempo, deve-se pensar em hipercalemia e instituir o tratamento adequado. A parada cardíaca por hipercalemia é de difícil reversão e pode demandar até 2 horas de manobras de ressuscitação (ver Seção "Complicações da succinilcolina – Rabdomiólise").

A bradicardia também pode ocorrer quando uma segunda dose de succinilcolina é aplicada 3 a 8 minutos após a primeira.[20] Seria causada por uma sensibilização do miocárdio pelos metabólitos da succinilcolina (succinilmonocolina e colina).[20] O tratamento consiste na administração de atropina.

### Rabdomiólise

A succinilcolina em pacientes com miopatias causa contraturas musculares intensas com rabdomiólise, mioglobinemia, mioglobinúria, hipercalemia e arritmias com parada cardíaca. Ocorre principalmente após o uso inadvertido de succinilcolina em crianças com miopatia ainda não diagnosticada, na maioria das vezes distrofia muscular de Duchenne subclínica. Por isso, é muito importante que, na anamnese, atente-se para relato de problemas motores que possam indicar a possibilidade de qualquer miopatia, evitando a succinilcolina nesses pacientes.

Por conta dessa complicação, o uso de succinilcolina em crianças sofre severas restrições em diversos países.[37-39] Nesses países, existe a recomendação de que o emprego de succinilcolina em crianças fique reservado para intubação traqueal rápida, necessidade de manutenção imediata da via aérea (laringospasmo) e uso intramuscular quando não houver acesso venoso. No Brasil não existe tal recomendação.

Nos raros casos de parada cardíaca, a recuperação pode ser obtida desde que o anestesiologista lembre que a causa pode ser a hipercalemia e tome a conduta adequada para o caso. O tratamento frente a uma parada cardíaca inexplicável após o uso de succinilcolina, além das medidas habituais, deve incluir medidas para diminuir o potássio sérico, como hiperventilação; cloreto de cálcio (10 $mg \cdot kg^{-1}$); bicarbonato de sódio (1 $mEq \cdot kg^{-1}$, sendo que cada mL de bicarbonato de sódio a 8,4% contém 1 mEq); insulina regular (0,1-0,2 $unidades \cdot kg^{-1}$); e glicose (0,5-1 $g \cdot kg^{-1}$).

### Hipercalemia

No paciente normal, a fasciculação causada pela succinilcolina gera um aumento no potássio sérico de 0,5 a 1 $mEq \cdot L^{-1}$.[7,19] Esse aumento não causa problemas mesmo no paciente que já apresente um potássio sérico elevado como, por exemplo, na insuficiência renal.[15,40] Entretanto, é prudente evitar a succinilcolina em situações nas quais o potássio sérico elevado já cause alterações no eletrocardiograma (ECG).

Há situações clínicas em que pode ocorrer um aumento exagerado na liberação de potássio (até 13 $mEq \cdot L^{-1}$) após o uso de succinilcolina, o que pode levar a uma parada cardíaca de difícil e demorada reversão[15,41] (**QUADRO 47.6**). Existe uma contraindicação absoluta à succinilcolina nessas situações.

Nos pacientes politraumatizados, com grandes queimaduras, déficits motores, infecções por *Clostridium* e imobilização prolongada, ocorre uma proliferação de receptores colinérgicos anormais (fetais ou imaturos) por toda a superfície da membrana da fibra muscular (receptores extrajuncionais), fenômeno conhecido como *up-regulation*.[21] Esses receptores apresentam alterações estruturais, com substituição da subunidade ε (epsílon) pela subunidade γ (gama), tornando-se mais sensíveis aos agonistas (succinilcolina) e resistentes aos antagonistas (BNMA).[41] Uma vez ativados pela succinilcolina, permanecem abertos por mais tempo que o receptor normal, permitindo maior liberação de potássio. O uso de esteroides potencializa a proliferação dos receptores alterados. O grau de aumento plasmático de potássio é dose-dependente e proporcional à extensão da lesão. Não é evitado pela pré-curarização.[20]

O período crítico em que a succinilcolina é contraindicada varia com o tipo de lesão e não pode ser determinado com certeza. Por isso, a melhor conduta é evitá-la 24 a 72 horas após o trauma, até 6 a 12 meses depois. A alternativa é usar um BNMA. Tais pacientes, em geral, são mais resistentes a esses fármacos, exigindo doses maiores, devido à proliferação

**QUADRO 47.6** Situações em que pode ocorrer hipercalemia após o uso de succinilcolina

- Grandes queimaduras (mais de 30% da superfície corporal)
- Politraumatismos
- Doenças neurológicas associadas a déficits motores: esclerose múltipla, esclerose lateral amiotrófica, doença de Parkinson grave, síndrome de Guillain-Barré, polineuropatia, encefalite
- Traumas com denervação: traumatismo medular, hemiplegia, paraplegia
- Infecção com produção de exotoxinas: tétano e botulismo
- Imobilização prolongada: sepse e tratamento prolongado em UTI
- Miopatias (p. ex., distrofia muscular de Duchenne)
- Hipovolemia com acidose metabólica grave
- Infecções intra-abdominais graves

de receptores (*up-regulation*) associada a uma diminuição na sensibilidade dos receptores pós-sinápticos de ACh.

Os pacientes com imobilização prolongada, como os internados em UTI por longos períodos e aqueles com septicemia, sofrem uma atrofia muscular por desuso, além de uma consequente proliferação de receptores extrajuncionais (*up-regulation*). Os esteroides muitas vezes utilizados nesses pacientes favorecem a *up-regulation*. Além disso, tais pacientes frequentemente usam BNMAs para facilitar a ventilação mecânica. Os BNMA empregados por longos períodos provocam uma denervação farmacológica, favorecendo também a *up-regulation*. Esses pacientes ficam mais suscetíveis à liberação exagerada de potássio pela succinilcolina e mais resistentes à ação dos BNMAs.[3]

Nos casos de doenças neuromusculares, como distrofias e miotonias, a causa da hipercalemia é a rabdomiólise aguda. Nessas doenças, ocorre uma alteração na integridade da membrana muscular, que se torna mais permeável. A succinilcolina resulta em perda do conteúdo celular: mioglobina, potássio e creatinocinase. A perda de potássio em tais casos pode ser muito grande, tornando a reversão de uma eventual parada cardíaca bastante difícil. Apesar de se saber dos problemas causados pela succinilcolina nesses pacientes, muitas vezes, especialmente em crianças, o diagnóstico da miopatia pode não ser conhecido no momento da anestesia.

Outras situações em que foi descrita uma liberação exagerada de potássio após a succinilcolina são a hipovolemia acompanhada de acidose metabólica grave e as infecções abdominais graves, principalmente com duração superior a uma semana.

### Mialgias

As dores musculares ocorrem sobretudo em adultos jovens que se submetem a cirurgias ambulatoriais e que começam a deambular precocemente. Às vezes são tão intensas que podem impossibilitar o trabalho do paciente no dia seguinte. A causa parece estar relacionada com as fasciculações musculares. Em geral, começam 12 a 24 horas após o procedimento e duram em média 1 a 2 dias. As queixas são de dor cervical, abdominal e na região dorsal. A mialgia da musculatura cervical é muitas vezes descrita como dor de garganta pelo paciente e erroneamente atribuída ao tubo traqueal. A incidência pode ser diminuída com o uso prévio de uma pequena dose de BNMA (pré-curarização com 20% da $DE_{95}$).[42] Fármacos como diazepam, lidocaína, fentanil, usados na indução da anestesia, podem atenuar o problema.

### Espasmo do músculo masseter

Essa complicação era muito comum com a associação halotano/succinilcolina (incidência de 0,3-1%).[40] Atualmente, ocorre em 0,001 a 0,1% dos pacientes. O músculo masseter possui fibras tônicas, também chamadas lentas, que podem responder com elevação de tensão após o uso da succinilcolina. Quando o aumento de tensão for pequeno, a resposta pode ser considerada normal.

Quando o aumento de tensão for exagerado e prolongado, impedindo ou dificultando a abertura da boca, pode ser um sinal precoce de hipertermia maligna. O procedimento cirúrgico pode ser executado, mas é prudente que se abandonem agentes inalatórios (desencadeantes de hipertermia maligna) e se realize uma anestesia venosa. É fundamental uma cuidadosa monitorização para sinais precoces de hipertermia maligna (taquicardia, hipercapnia e hipoxemia).[43,44] Se for acompanhada de rigidez muscular generalizada, a possibilidade de hipertermia maligna é absoluta. A anestesia deve ser suspensa assim que possível e o tratamento iniciado.[45]

Cabe salientar que, muitas vezes, a tensão elevada e a consequente dificuldade de intubar ocorre porque a dose de succinilcolina utilizada foi insuficiente, e isso não significa rigidez do músculo masseter.

### Aumento da pressão intraocular

A musculatura extraocular possui fibras tônicas (lentas), que, diferentemente das outras fibras musculares, possuem várias junções neuromusculares por fibra muscular. Elas respondem à succinilcolina com uma contração duradoura (5-10 minutos).[17] Esse mecanismo, associado à dilatação de vasos sanguíneos da coroide e a alterações na taxa de formação e absorção do humor aquoso, causa um aumento da pressão intraocular.[46] Ele ocorre em adultos e crianças e pode ser atenuado, mas não evitado pela pré-curarização.[20]

Apesar do aumento na pressão intraocular, a succinilcolina não é contraindicada em cirurgias oftalmológicas. A única situação discutível para seu emprego seria em ferimentos penetrantes do globo ocular (câmara anterior aberta), pois poderia haver perda do humor vítreo. No entanto, existem relatos de uma série de casos com o uso de succinilcolina nessa situação sem que houvesse maiores prejuízos.[47] Como, em geral, esses pacientes são submetidos a cirurgias de urgência, existem diferentes condutas em relação à técnica de intubação:

- A indução com propofol (2 $mg \cdot kg^{-1}$) e opioides (alfentanil = 40 $\mu g \cdot kg^{-1}$) mostrou-se eficiente em bloquear o aumento na pressão intraocular da succinilcolina e da intubação.
- Pode-se utilizar a succinilcolina precedida por uma pequena dose de BNMA (pré-curarização com 3 mg de atracúrio ou 1 mg de vecurônio) para atenuar a elevação da pressão intraocular. A intubação é realizada com a técnica clássica de indução rápida com manobra de Sellick. É importante lembrar que a tosse e o *bucking* resultantes da intubação sob relaxamento inadequado provocam um aumento na pressão intraocular mais grave do que o provocado pela succinilcolina. A lidocaína (1-1,5 $mg \cdot kg^{-1}$) 1 a 2 minutos antes da intubação pode ser usada na tentativa de se evitar o *bucking*.
- Pode-se evitar a succinilcolina e executar a intubação com rocurônio ou algum outro BNMA, utilizando a técnica de grandes doses ou o princípio *priming*.

Independentemente da técnica usada, o mais importante é evitar o *bucking*. Para isso, a intubação deve ser realizada com níveis profundos de anestesia e com relaxamento adequado.

### Aumento da pressão intracraniana

Em alguns pacientes, pode ocorrer um pequeno e transitório aumento na pressão intracraniana, que pode não ser um efeito direto da succinilcolina. A sua administração em pacientes internados na UTI por trauma craniano e em ventilação mecânica não causou alterações na pressão intracraniana, no fluxo sanguíneo cerebral ou no eletrencefalograma (EEG).[48]

É importante salientar que a elevação na pressão intracraniana provocada pela manobra de intubação traqueal em planos superficiais de anestesia supera em muito aquela causada pela succinilcolina.[20]

#### Aumento na pressão intragástrica

A succinilcolina causa um aumento variável na pressão intragástrica (0 até 40 cm$H_2O$) proporcional à intensidade das fasciculações. Isso poderia facilitar a regurgitação especialmente em pacientes com estômago cheio. Entretanto, o fator mais importante para ocorrência de regurgitação é o gradiente esofagogástrico de pressão ou pressão de barreira. A succinilcolina, além de elevar a pressão intragástrica, gera um aumento ainda maior na pressão do esfincter esofágico inferior.[51] Com isso, o gradiente esofagogástrico de pressão ou pressão de barreira aumenta.[4] Por esse motivo, o risco de regurgitação não é elevado pelo uso da succinilcolina.[4]

Certas situações que alteram o ângulo oblíquo de entrada do esôfago no estômago – como gravidez, distensão abdominal, obesidade e hérnia de hiato – tornam o paciente mais suscetível à regurgitação, independentemente do uso ou não de succinilcolina na indução da anestesia.

#### Liberação de histamina

Em geral, ocorre um eritema cutâneo no pescoço e tórax que dura de 1 a 5 minutos. Reações anafiláticas com broncospasmo e colapso cardiocirculatório são raras, embora a succinilcolina seja o BNM mais envolvido em tal complicação. Pode ser usada em pacientes asmáticos, embora seja preferível optar por algum BNM que não libere histamina. O maior determinante no desencadeamento de broncospasmo no paciente asmático é a tentativa de laringoscopia e intubação em plano superficial de anestesia e relaxamento inadequado.

#### Hipertermia maligna

A hipertermia maligna é uma doença farmacogenética que pode ser desencadeada pela succinilcolina em pacientes suscetíveis, principalmente quando associada ao uso de um agente inalatório. É uma complicação rara, mas que pode ser fatal.

## Uso clínico dos bloqueadores neuromusculares

Os BNMs são fármacos adjuvantes em anestesia e não são substitutos dos anestésicos. Eles não produzem inconsciência, amnésia ou analgesia, e não devem ser utilizados com o objetivo de evitar movimentos do paciente. Um paciente anestesiado de modo inadequado e paralisado com BNM corre grande risco de ter consciência perioperatória.[49] Os BNMs produzem apenas relaxamento muscular e são usados basicamente em duas situações: intubação traqueal e relaxamento muscular intraoperatório.

Fora da anestesia, são também usados em UTIs, para facilitar a ventilação mecânica. Um estudo recente sugere que o uso de BNMs tem o potencial de melhorar o desfecho de pacientes com doença respiratória grave.[50] A escolha por uma das diversas substâncias disponíveis depende basicamente do conhecimento das seguintes características:[14]

- Pico de ação: Será necessário intubação rápida?
- Duração clínica: Quanto tempo vai durar a cirurgia?
- Eliminação: Como é a função renal e hepática do paciente?
- Reversão do efeito: Quanto tempo leva para antagonizar o efeito do BNM?
- Efeitos colaterais: É seguro usar neste paciente?

### Intubação traqueal eletiva e/ou relaxamento muscular intraoperatório

A dose para facilitar a intubação traqueal é de 2 $DE_{95}$. Se a traqueia já estiver intubada, a dose para relaxamento cirúrgico será de 1 $DE_{95}$ (VER TAB. 47.1). As doses suplementares são de 20 a 30% da $DE_{95}$ para BNMs de longa duração e de 30 a 50% da $DE_{95}$ para BNMs de duração curta ou intermediária. Quanto à escolha do BNM a ser utilizado, sugere-se o seguinte:

- Procedimentos de duração muito curta (menos de 10 minutos), como eletroconvulsoterapia e redução de fraturas: succinilcolina.
- Procedimentos de duração curta (menos de 30 minutos): mivacúrio. Quando não se dispõe de mivacúrio, pode-se usar succinilcolina ou um BNMA de duração intermediária em baixas doses (1 $DE_{95}$), em especial o rocurônio.[28] Essas doses promovem condições de intubação adequadas em 2 a 3 minutos se associadas a propofol e opioide.
- Procedimentos de duração intermediária ou longa em que se planeje extubar ao final: qualquer BNMA de duração intermediária.
- Ventilação mecânica planejada no pós-operatório: BNMA de longa duração.

Embora alguns trabalhos mostrem que é possível realizar intubação traqueal sem BNM,[51-53] essa não parece ser a melhor conduta. Nessas situações, em geral se associa propofol com algum opioide em doses maiores do que as convencionais, podendo ocorrer rigidez torácica pelo opioide e depressão cardiocirculatória pelas altas doses de propofol empregadas, especialmente em pacientes com estado físico ASA III ou IV.[54-56] Além disso, a intubação sem BNM se acompanha de maior incidência de lesão nas cordas vocais, traumatismos dentários, dor de garganta e rouquidão no pós-operatório, devido ao relaxamento muitas vezes inadequado.[54,55,57] Seria uma técnica a ser empregada em situações excepcionais quando o BNM fosse contraindicado ou indesejável, como em pacientes alérgicos aos BNMs.[53] A utilização de BNM proporciona melhores condições de intubação, com menos efeitos adversos e em um tempo mais curto do que sem o BNM.[54,55,58] Também facilita a exposição cirúrgica e minimiza as potenciais complicações de movimentos do paciente no intraoperatório. Portanto, a intubação sem BNM também poderia ser considerada má prática no caso de processos judiciais.[58]

### Intubação traqueal de urgência

Para situações de urgência, sugere-se o seguinte:

- **Succinilcolina:** é a primeira escolha.[15]
- **Rocurônio:** quando existe algum tipo de contraindicação à succinilcolina.[15,59] O rocurônio é o fármaco mais promissor para substituir a succinilcolina nas situações em que se necessite intubação rápida, devido ao seu pico de ação curto.[5] Com doses de 1 a 1,2 $mg \cdot kg^{-1}$, o pico de ação fica próximo ao da succinilcolina, permitindo intubar em um tempo e em condições semelhantes,[7,14,59] porém a duração clínica fica bastante aumentada.[26,60] Em situações nas quais não se consegue intubar e sobretudo quando não se consegue ventilar, o bloqueio pode ser rapidamente revertido com sugamadex (ver Seção "Reversão do bloqueio neuromuscular").

Antes do surgimento do rocurônio, eram utilizadas algumas técnicas na tentativa de acelerar o pico de ação dos BNMAs, permitindo uma intubação traqueal em um tempo mais curto. Com o aparecimento do rocurônio, tais técnicas foram praticamente abandonadas, embora continuem sendo usadas por alguns anestesiologistas.

A técnica *priming* consiste na administração de uma pequena dose de BNMA (dose *priming* = 20% da $DE_{95}$) 3 a 5 minutos antes da dose total, com o objetivo de acelerar o pico de ação.[26,34] Isso permitiria uma intubação em condições satisfatórias em torno de 90 a 120 segundos. A dose *priming* seria uma dose inicial subclínica que ocuparia parte dos receptores, permitindo que a dose total aplicada 3 a 5 minutos depois tivesse um pico de ação mais curto. Esse princípio é aplicado a qualquer BNMA, mas vem sendo mais estudado com os agentes de duração intermediária. O atracúrio é usado na dose total de 0,5 a 0,6 $mg{\cdot}kg^{-1}$ (*priming* = 0,05 $mg{\cdot}kg^{-1}$), o vecurônio, na dose total de 0,15 $mg{\cdot}kg^{-1}$ (*priming* = 0,01 $mg{\cdot}kg^{-1}$) e o cisatracúrio, na dose total de 0,15 $mg{\cdot}kg^{-1}$ (*priming* = 0,01 $mg{\cdot}kg^{-1}$).

A dose *priming* não é isenta de riscos e pode causar alguns sintomas, como pálpebras pesadas, diplopia, dificuldade de deglutição, fraqueza e desconforto generalizado.[14] Complicações mais graves, como fraqueza respiratória, regurgitação e aspiração, embora bastante raras, já foram descritas.[3] Por isso, sempre que se emprega essa técnica, é importante manter o paciente sob constante vigilância. Caso ocorram sintomas respiratórios, a indução da anestesia deve ser imediata. Como a técnica não permite intubar em um tempo e com qualidade comparável à succinilcolina, sua utilidade é muito limitada. Com a introdução de BNMA com pico de ação rápido, como o rocurônio, a técnica caiu em desuso.[3,26]

A técnica de "grandes doses" consiste no emprego de 3 a 8 vezes a $DE_{95}$ de qualquer bloqueador adespolarizante, o que acelera o pico de ação e permite intubar em um tempo mais curto. Entretanto, com a elevação da dose, existe também aumento dos efeitos colaterais e no tempo de duração do fármaco. O vecurônio e o cisatracúrio são os fármacos mais utilizados com essa técnica, pois não apresentam efeitos colaterais mesmo em altas doses. O vecurônio, com doses de 0,3 a 0,4 $mg{\cdot}kg^{-1}$ (6-8 vezes a $DE_{95}$), permite a intubação em 60 a 90 segundos. Nessas doses, o vecurônio tem uma duração clínica de 90 a 150 minutos e uma duração total de 120 a 180 minutos, passando a ter um perfil de BNMA de longa duração.[25] O cisatracúrio, com doses de 0,2 $mg{\cdot}kg^{-1}$ (4 vezes a $DE_{95}$), também permite a intubação em 60 a 90 segundos. Nessas doses, passa a ter um perfil de BNMA de longa duração.[61] O atracúrio e o mivacúrio em altas doses podem causar liberação importante de histamina e, por isso, não devem ser usados nessa técnica.

A técnica *timing* não acelera o pico de ação dos BNMAs, mas é um artifício utilizado para encurtar o tempo entre a perda de consciência e a intubação traqueal. Consiste na administração de uma dose única do BNMA antes da injeção do agente indutor da anestesia (propofol, tiopental). Quando começam a se manifestar sinais de fraqueza, como ptose, diplopia e redução na força do aperto de mão, o agente hipnótico é injetado. Quando se usa o rocurônio, o agente hipnótico pode ser injetado 30 segundos após a injeção do BNMA. Com isso, a intubação pode ser possível 60 segundos após a perda de consciência. É uma técnica bastante usada com atracúrio, vecurônio e rocurônio. É importante lembrar que a injeção de rocurônio no paciente consciente é muito dolorosa, podendo ser atenuada com a adição de 1 mL de lidocaína na seringa.

Independentemente da técnica empregada, o fator mais importante para melhorar a qualidade da intubação é a utilização de opioides.

De maneira geral, a conduta para intubação de urgência é a seguinte:

- Cirurgia em pacientes com obstrução intestinal ou distensão abdominal: intubação acordado sob sedação e anestesia tópica. Prefere-se não usar a técnica de intubação rápida nesses casos, devido ao grande risco de aspiração, pois a pressão intragástrica pode estar muito elevada e o ângulo gastresofágico alterado. Além disso, em geral, a manobra de Sellick é realizada por pessoa não habilitada e, nesses casos, devido a erros na técnica, não confere a proteção adequada para as vias aéreas.
- Cirurgia em pacientes sem obstrução ou distensão abdominal: intubação rápida com succinilcolina, 1 $mg{\cdot}kg^{-1}$, IV, utilizando a pré-oxigenação por 3 minutos e manobra de Sellick (compressão cricoesofágica).
- Cirurgia em que o uso de succinilcolina é contraindicado: intubação com rocurônio, 1 $mg{\cdot}kg^{-1}$, pré-oxigenação por 3 minutos e manobra de Sellick. A intubação é realizada em boas condições em torno de 60 a 90 segundos após a dose total do BNMA.

Essas são condutas gerais. Casos especiais, como tumores de laringe, distorções de vias aéreas, dificuldades na abertura da boca, previsão de dificuldade de intubação ou ventilação, por exemplo, devem seguir condutas específicas.

## Interações medicamentosas

Muitos fármacos usados no transoperatório podem alterar a farmacodinâmica e/ou a farmacocinética dos BNMs. As interações medicamentosas podem resultar em potencialização ou resistência à ação dos BNMs e devem ser valorizadas sobremaneira ao final da cirurgia, quando será feita a reversão do relaxamento muscular. Em geral, a reversão é possível simplesmente aumentando a dose de neostigmina (até o máximo de 0,07 $mg{\cdot}kg^{-1}$). No caso do rocurônio ou vecurônio, podem-se utilizar as doses convencionais de sugamadex. Se a reversão não for possível, deve-se colocar o paciente em respirador até que recupere de maneira espontânea a capacidade de ventilar.

Esses fármacos podem atuar por meio de diversos mecanismos:[62]

- Depressão do impulso no sistema nervoso central.
- Bloqueio da condução nervosa: anestésicos locais na anestesia condutiva.
- Ação pré-sináptica: diminuição da liberação de ACh pelo terminal nervoso.
- Ação pós-sináptica (redução na sensibilidade da membrana pós-sináptica à ACh): diversos mecanismos que de alguma forma prejudicam o fluxo de íons pelos canais da membrana pós-sináptica, dificultando a sua despolarização. Essa ação pode se manifestar pela dessensibilização do AChR, bloqueio direto dos canais iônicos ou diminuição na excitabilidade da membrana muscular.
- Bloqueio no mecanismo contrátil do músculo: bloqueio no acoplamento excitação-contração.

São discutidas neste capítulo apenas as interações com maior importância clínica.

## Anestésicos inalatórios

Esta é uma das interações mais importantes. Os anestésicos inalatórios aumentam a potência dos BNMs, ou seja, diminuem a concentração plasmática de BNM necessária para um determinado grau de bloqueio.[62,63] A duração do bloqueio é pouco ou nada alterada.[63] Tais efeitos são concentração e tempo-dependentes (FIG. 47.6). Em geral são necessários de 30 a 45 minutos de uso contínuo do anestésico inalatório para esse efeito atingir o pico. Sua principal ação é a depressão do impulso no sistema nervoso central e uma redução na sensibilidade da membrana pós-sináptica. O grau de potencialização é desflurano > sevoflurano > isoflurano > halotano > óxido nitroso[20] (FIG. 47.7).

A potencialização exercida pelos anestésicos inalatórios é maior sobre os BNMAs de longa duração do que sobre os de duração intermediária. Com isso, as doses dos BNMAs de longa duração podem ser diminuídas em 30 a 50%, enquanto as doses daqueles de duração intermediária são reduzidas em apenas 20 a 30%.

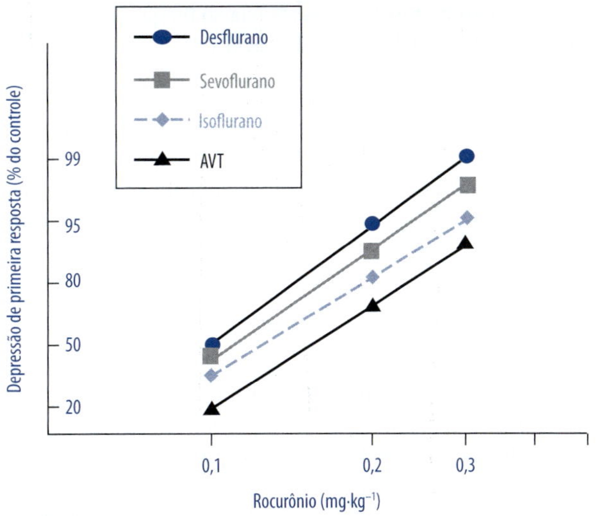


**FIGURA 47.7** Efeito do anestésico inalatório utilizado (1,5 concentração alveolar mínima [CAM]) na curva dose-resposta do rocurônio.
AVT, anestesia venosa total.
*Fonte: Wulf H e colaboradores.*[63]

## Antibióticos

A maioria dos antibióticos pode causar bloqueio neuromuscular na ausência de BNM. Os aminoglicosídeos, as polimixinas e as lincosaminas (clindamicina e lincomicina) têm ações pré e pós-sinápticas. As tetraciclinas têm somente ação pós-sináptica.[3]

O bloqueio causado por essa interação pode ser de difícil reversão no final da cirurgia. O cálcio pode reverter o bloqueio em alguns casos, mas deve ser evitado, porque tem um efeito fugaz e interfere no efeito antibacteriano dos antibióticos. A melhor conduta é tentar reverter o bloqueio com neostigmina até uma dose de 0,07 mg·kg⁻¹. Se não for possível, coloca-se o paciente em respirador até que recupere a ventilação espontânea.

A administração de antibióticos a pacientes admitidos na sala de recuperação com curarização residual pode causar uma inesperada depressão respiratória.

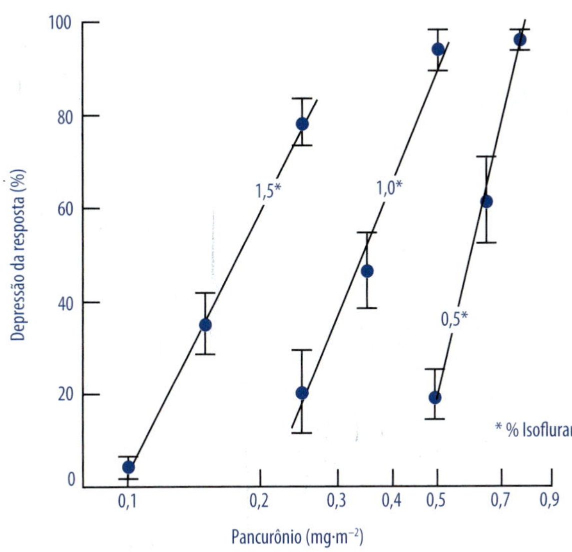


**FIGURA 47.6** Deslocamento da curva dose-resposta do pancurônio para a esquerda à medida que a concentração de isoflurano é elevada de 0,5 para 1,5%. O aumento na concentração do anestésico inalatório potencializa o bloqueio neuromuscular.

## Magnésio

O sulfato de magnésio usado no tratamento de pré-eclâmpsia e eclâmpsia potencializa os BNMAs, que podem ter a sua duração muito aumentada.[3,64,65] A dose de BNMA deve ser diminuída e cuidadosamente titulada com o estimulador de nervo periférico.[3] O magnésio atua reduzindo a liberação de ACh (ação pré-sináptica), diminuindo a excitabilidade da membrana muscular (ação pós-sináptica) e bloqueando o mecanismo contrátil do músculo. A neostigmina pode ser pouco efetiva na reversão.

O cálcio é bastante utilizado para reverter as interações de fármacos que potencializam o bloqueio neuromuscular. Ele atua aumentando a liberação de ACh pelo terminal nervoso. Todavia, seu efeito é fugaz e muitas vezes incompleto. Portanto, não deve ser usado na tentativa de reverter o bloqueio.

## Anticonvulsivantes

Em geral, os pacientes que fazem uso crônico de anticonvulsivantes (fenitoína e carbamazepina) são mais resistentes ao bloqueio, sendo necessário aumentar a dose dos BNMAs. Esses fármacos simulam uma denervação crônica, induzindo a proliferação de AChR (*up-regulation*).[62,66] Outros mecanismos têm sido sugeridos para essa interação: elevação no metabolismo e/ou depuração hepática, dessensibilização de AChR, diminuição na liberação de ACh e aumento na ligação proteica (redução da fração livre no plasma).[67] Além disso, fenitoína e carbamazepina aceleram a recuperação espontânea do bloqueio neuromuscular, tornando necessárias doses suplementares em intervalos mais curtos. Essa resistência ao bloqueio não ocorre com o mivacúrio e talvez com o atracúrio.[3]

## Lítio

Muito usado no tratamento de distúrbios bipolares, o lítio prolonga o efeito dos BNMAs e da succinilcolina, atuando por meio de mecanismos pré e pós-sinápticos. Os BNMs devem ser utilizados em doses menores e titulados com o uso do estimulador de nervo periférico.

## Dantrolene

Usado no tratamento da hipertermia maligna, o dantrolene causa intensa potencialização do bloqueio por interferência no mecanismo contrátil do músculo. O fármaco diminui a liberação de cálcio pelo retículo sarcoplasmático da fibra muscular, prejudicando a interação actina-miosina necessária para a contração.[3]

## Anticolinesterásicos

Esses fármacos antagonizam o bloqueio adespolarizante, pois elevam a concentração de ACh na fenda sináptica e prolongam o bloqueio despolarizante por inibirem a ação da pseudocolinesterase plasmática. Se, no final de uma cirurgia, após reversão do bloqueio com anticolinesterásicos, for necessário usar succinilcolina para tratar um laringospasmo, sua duração pode aumentar em até três vezes.[60]

# Interações clínicas

## Hipotermia

A hipotermia prolonga a duração dos BNMs por diminuição no metabolismo (mivacúrio, atracúrio, cisatracúrio) ou retardo na eliminação renal e biliar (pancurônio, vecurônio).[3,20] Por exemplo, a duração de ação do vecurônio e do atracúrio aumenta em torno de 50% quando a temperatura central cai de 36,5 para 34,5 °C.

O bloqueio da succinilcolina também é prolongado pela inibição da pseudocolinesterase plasmática.

Outros mecanismos propostos para o prolongamento do bloqueio durante a hipotermia incluem depressão da contratilidade muscular, redução do fluxo sanguíneo regional, retardando a saída do BNMA do sítio de ação, e diminuição da condução nervosa. A hipotermia pode provocar alterações nos testes de função neuromuscular, como fadiga na sequência de quatro estímulos, mesmo sem o uso de relaxantes musculares.

## Doença hepática

O fígado tem papel secundário na eliminação da maioria dos BNMs, com exceção do vecurônio e do rocurônio (VER TAB. 47.2). A doença hepática leve ou moderada altera muito pouco a duração dos BNMAs, incluindo os que dependem do fígado para seu término de ação. No caso de doença hepática grave, o vecurônio, o rocurônio e o pancurônio têm sua duração aumentada. Os fármacos de primeira escolha são atracúrio e cisatracúrio.[14] A succinilcolina e o mivacúrio podem ter a duração elevada levemente devido a uma diminuição na atividade da pseudocolinesterase plasmática.

O pico de ação de todos os BNMAs pode estar aumentado na cirrose hepática devido à elevação no volume de distribuição e à redução no débito cardíaco.[19] Pode ocorrer também uma aparente resistência aos BNMAs em razão do maior volume de distribuição, que provoca sua maior diluição deles.[3]

Devido à grande variabilidade na resposta aos BNMAs no paciente com doença hepática, o ideal é que o bloqueio seja monitorizado com o estimulador de nervo periférico, e as doses tituladas de acordo com a resposta.

## Insuficiência renal

Os pacientes com insuficiência renal podem apresentar grande variabilidade na resposta aos BNMAs. Isso se deve a alterações eletrolíticas, no equilíbrio acidobásico, no volume de distribuição e ao uso de fármacos que potencializam o bloqueio.[19] Portanto, o ideal é monitorizar a junção neuromuscular, utilizando a menor dose necessária de BNMA.

A doença renal causa alterações importantes na farmacocinética do pancurônio, rocurônio e vecurônio, mas somente o pancurônio tem sua duração aumentada. O atracúrio e o cisatracúrio não sofrem alterações farmacocinéticas importantes na insuficiência renal.[14,26] O mivacúrio sofre uma elevação de até 50% no tempo de duração devido à diminuição na atividade da pseudocolinesterase plasmática. Apesar disso, por ser um fármaco de curta duração, o tempo de ação ainda é menor que o dos BNMAs de duração intermediária.

O antagonismo não é difícil, desde que não sejam utilizadas grandes doses de BNMA. A insuficiência renal prejudica mais a eliminação do antagonista (neostigmina) do que a eliminação do BNMA. Por isso, uma vez revertido o bloqueio, é muito improvável que ocorra a recurarização.

Embora possam ter níveis de potássio elevados, os pacientes com insuficiência renal não são suscetíveis à liberação exagerada de potássio pela succinilcolina. Na ausência de neuropatia urêmica e/ou alterações no ECG indicativas de hipercalemia, a succinilcolina pode ser utilizada.[17] A duração da succinilcolina pode estar aumentada levemente devido a uma diminuição na atividade da pseudocolinesterase plasmática.

## Obesidade

A dose de succinilcolina é calculada pelo peso real.[14,68] Já a dose de BNMAs em pacientes obesos deve basear-se no peso ideal, pois a duração pode duplicar caso se utilize o peso real.[3,68]

## Gestantes

Os BNMs não cruzam a placenta em grandes quantidades, pois são fármacos altamente ionizados e pouco solúveis. Nas doses clínicas, não causam problemas para o feto.

A succinilcolina pode ter a duração levemente prolongada devido à diminuição na atividade da pseudocolinesterase.

## Idosos

A relação dose-resposta aos BNMAs é semelhante nos idosos e nos adultos. Não existe qualquer evidência de alteração na sensibilidade da junção neuromuscular aos BNMs nos idosos.[69] Por isso, a dose inicial e as doses de manutenção são semelhantes. Entretanto, as alterações fisiológicas que ocorrem com a idade podem ter efeito significativo na farmacocinética dos BNMs. A diminuição no débito cardíaco e o tempo circulatório mais longo podem tornar o pico de ação mais lento.[3] A redução no volume de distribuição (menor quantidade de água corporal), na filtração glomerular, nos fluxos sanguíneo hepático e renal e na função hepática aumenta a duração do efeito dos BNMAs que dependem do rim e/ou fígado para seu término de ação (pancurônio, vecurônio e rocurônio).[69] O intervalo entre as doses suplementares deverá ser maior. O atracúrio e o cisatracúrio não sofrem alterações na duração do efeito, pois não dependem da eliminação renal nem hepática para o término de ação.[69] A duração do efeito dos anticolinesterásicos também aumenta nos idosos.

Como ocorre uma leve diminuição na atividade da pseudocolinesterase, pode ocorrer uma pequena elevação (20-25%) na duração do mivacúrio e da succinilcolina.

## Crianças

Muitos anestesiologistas pediátricos realizam a intubação sem o uso de BNM, já que se obtêm condições de intubação adequada com o sevoflurano. No transoperatório, os pacientes pediátricos em geral não necessitam de BNM, pois o sevoflurano ou propofol utilizados na manutenção propiciam um relaxamento muscular adequado para diversas cirurgias.

### Bloqueadores adespolarizantes

O desenvolvimento da junção neuromuscular não está completo ao nascer. Ela só vai adquirir as características do adulto ao final do sexto mês de vida. A placa motora é mais sensível ao efeito dos BNMAs, ou seja, o efeito é obtido com concentrações plasmáticas menores.[70] Por isso, apesar do maior volume de distribuição (maior volume de líquido extracelular) nessa faixa etária (até 1 ano), a $DE_{95}$ é igual ou um pouco menor (10%) do que nos adultos (TAB. 47.4). Em geral, a depuração dos BNMAs também é mais lenta nessa faixa etária. Com isso, quando se usa a mesma dose do adulto, a duração do bloqueio no recém-nascido e lactente é um pouco mais prolongada (TAB. 47.5).

Nas crianças com mais de 1 ano de idade, a $DE_{95}$ é 20 a 30% maior, pois a sensibilidade é igual à do adulto, porém o volume de distribuição ainda é um pouco maior. Quando se usa a mesma dose do adulto, a duração é menor nessa faixa etária (VER TAB. 47.5), tornando necessário o uso mais frequente de doses suplementares.

O vecurônio e o rocurônio, quando usados nas mesmas doses do adulto, apresentam uma duração bastante prolongada nos recém-nascidos e lactentes, devido à deficiência no metabolismo e/ou na eliminação hepática. Comportam-se como um BNMA de longa duração.[70,72]

O atracúrio e o cisatracúrio têm uma duração semelhante à do adulto nas diferentes faixas etárias.

O mivacúrio, por sua vez, precisa ser utilizado em doses maiores nas crianças do que nos adultos. A dose para intubação é de 0,25 a 0,3 $mg{\cdot}kg^{-1}$, e as doses suplementares são de 0,15 a 0,2 $mg{\cdot}kg^{-1}$, a cada 5 a 10 minutos. A duração do efeito do mivacúrio nas crianças é a metade daquela dos adultos, ou seja, a duração clínica é de 7,5 a 10 minutos, e a duração total é de 15 a 20 minutos.

Os BNMAs de longa duração, pelo risco de curarização residual, não são uma boa opção para crianças, e só deveriam ser usados nos casos em que exista previsão de ventilação mecânica no período pós-operatório.

O pico de ação dos BNMAs é mais rápido principalmente em recém-nascidos e lactentes, pois o tempo circulatório é menor nessa faixa etária. Assim, o BNMA chega mais rápido à junção neuromuscular.[70,72] O pico de ação, em média, ocorre em 90 a 120 segundos, permitindo uma intubação em boas condições em torno de 60 a 90 segundos.[73,74] O rocurônio permite intubar crianças em 60 segundos com qualidade igual à da succinilcolina, sendo ótima alternativa para situações de intubação rápida.[70]

Como o sistema respiratório da criança funciona com alta demanda (alto consumo de oxigênio por kg) e baixa reserva, não se pode correr o risco de curarização residual no pós-operatório. Por isso, a reversão do bloqueio é obrigatória se não for utilizada ventilação mecânica ao final da cirurgia. Emprega-se neostigmina na dose de 0,05 $mg{\cdot}kg^{-1}$ e atropina na dose de 0,02 $mg{\cdot}kg^{-1}$.

## Succinilcolina[17]

Os recém-nascidos e lactentes necessitam doses maiores de succinilcolina (2-3 $mg{\cdot}kg^{-1}$) do que os adultos em consequência do maior volume de distribuição.[40] Em crianças com mais de 1 ano de idade, a dose é igual à do adulto (1 $mg{\cdot}kg^{-1}$). Se a dose for calculada com base na superfície corporal (40 $mg{\cdot}m^{-2}$), essa diferença desaparece.

O pico de ação é rápido e a duração clínica menor do que nos adultos (4-5 minutos), apesar de apresentarem níveis de

**TABELA 47.4** $DE_{95}$ ($\mu g{\cdot}kg^{-1}$) dos diferentes bloqueadores neuromusculares de acordo com a faixa etária

| Fármaco | Lactentes | Crianças | Adultos |
|---|---|---|---|
| Succinilcolina | 610 | 350 | 290 |
| Mivacúrio | 130 | 140 | 80 |
| Atracúrio | 240 | 330 | 210 |
| Vecurônio | 45 | 80 | 40 |
| Rocurônio | 255 | 400 | 350 |
| Pancurônio | 65 | 95 | 70 |

*Fonte: Brandom.*[71]

**TABELA 47.5** Duração clínica (min.) dos diferentes bloqueadores neuromusculares de acordo com a faixa etária e a dose utilizada

| Fármaco | Dose ($mg{\cdot}kg^{-1}$) | Duração clínica | | |
|---|---|---|---|---|
| | | Lactente | Criança | Adulto |
| Succinilcolina | 2 | 4 | 4 | 10 |
| Mivacúrio | 0,25 | 10 | 10 | 20 |
| Vecurônio | 0,1 | 60 | 25 | 40 |
| Rocurônio | 0,6 | 40 | 25 | 40 |
| Pancurônio | 0,07 | 70 | 35 | 60 |

*Fonte: Brandom.*[71]

pseudocolinesterase baixos. Isso se deve ao maior volume de distribuição, que produz uma rápida diluição.

Em crianças anestesiadas com halotano, a mioglobinemia é uma complicação frequente (60-100%) após a utilização de succinilcolina, e pode ocorrer mioglobinúria (6% dos casos). No sistema cardiovascular, a bradicardia é muito frequente e pode ser evitada com o uso prévio de atropina (0,01-0,02 $mg{\cdot}kg^{-1}$).

O emprego de succinilcolina vem sofrendo restrições importantes nos pacientes pediátricos devido aos efeitos colaterais, especialmente hipercalemia seguida de parada cardíaca de difícil reversão em crianças com distrofia muscular subclínica[18,37,40] (ver Seção "Complicações da succinilcolina"). Apesar disso, continua insubstituível nos casos de intubação rápida e tratamento de laringospasmo.

## Doenças neuromusculares

Pacientes portadores de doenças neuromusculares respondem de maneira anormal aos BNMs. Seu uso nesses indivíduos deve ser cuidadoso e, em alguns casos, evitado.

### Miastenia grave

É uma doença autoimune caracterizada por fraqueza da musculatura esquelética em grau variável. Ocorre a produção de autoanticorpos que destroem e diminuem o número de AChR (*down-regulation*),[75] reduzindo a margem de segurança da transmissão neuromuscular. Em geral, esses pacientes já usam anticolinesterásicos e a conduta é mantê-los, inclusive no dia da cirurgia.

O ideal seria evitar BNM nesses pacientes, mas isso quase nunca é possível. A utilização do estimulador de nervo periférico para monitorizar a administração dos BNM é imprescindível em tais indivíduos.

A resposta à succinilcolina é imprevisível, mas em geral os pacientes são resistentes, necessitando doses de 1,5 a 2 $mg{\cdot}kg^{-1}$. A duração é prolongada e pode ocorrer bloqueio fase II.

Esses pacientes são muito sensíveis aos BNMAs. Entretanto, nos casos bem controlados, a resposta pode ser normal. Devido a essa variabilidade na resposta, as doses iniciais devem ser baixas (10-25% da dose habitual) e aumentadas de acordo com a resposta ao estimulador de nervos periféricos.[59,76] O atracúrio, com essas doses reduzidas, tem sido bem-sucedido, com seu tempo de duração apenas levemente prolongado. A sequência de quatro estímulos realizada no pré-anestésico serve para orientar a dosagem a ser usada. Com uma sequência de quatro estímulos < 90%, a $DE_{95}$ do atracúrio é de 0,07 ± 0,03 $mg{\cdot}kg^{-1}$, ao passo que, com uma sequência de quatro estímulos > 90%, a $DE_{95}$ é de 0,24 ± 0,11 $mg{\cdot}kg^{-1}$, ou seja, uma $DE_{95}$ normal.

A reversão do bloqueio ao final da cirurgia pode ser ineficaz, pois grande parte da acetilcolinesterase já está inibida pelo uso crônico de piridostigmina. A melhor conduta é esperar pela recuperação espontânea do bloqueio, deixando o paciente em respirador enquanto necessário. A função ventilatória e a capacidade de proteger a via aérea devem ser cuidadosamente avaliadas antes da extubação traqueal. Doença com evolução superior a seis anos, doença pulmonar associada, capacidade vital menor do que 40 $mL{\cdot}kg^{-1}$ e uma dose de piridostigmina maior do que 750 mg ao dia aumentam as chances do paciente necessitar suporte ventilatório no pós-operatório de timectomia transesternal.

Devido ao risco de insuficiência ventilatória, tais pacientes devem ser mantidos sob cuidadosa vigilância no pós-operatório. A terapia com anticolinesterásicos deve ser reiniciada com atenção no pós-operatório, pois a cirurgia e a anestesia muitas vezes alteram o curso da doença.

### Miotonias

A miotonia congênita, a miotonia distrófica e a paramiotonia congênita são doenças da membrana muscular que respondem com uma contratura prolongada (2-5 minutos) após o emprego de succinilcolina, tornando a ventilação muito difícil.[59,76] Por isso, existe uma contraindicação absoluta para seu uso nesses casos.

Os BNMAs podem ser usados com segurança, porém com frequência a duração é prolongada. Por esse motivo, o ideal é usar um BNMA de duração curta ou intermediária, e titular a dose com estimulador de nervo periférico. Esses pacientes muitas vezes apresentam outros problemas associados, que os tornam de alto risco para a realização de uma anestesia. A associação entre miotonia e hipertermia maligna tem sido sugerida, mas não está bem estabelecida.

### Distrofias musculares[17]

São um grupo de doenças hereditárias, caracterizadas por fraqueza muscular de rápida progressão e destruição das fibras musculares.[40] A distrofia muscular de Duchenne é a forma mais comum e mais grave da doença. A succinilcolina pode causar rigidez muscular e hipercalemia grave, inclusive com parada cardíaca, sendo contraindicada.[77]

Os BNMAs podem ter duração normal ou levemente prolongada. Além da fraqueza muscular, esses pacientes podem apresentar problemas cardíacos e pulmonares que dificultam o ato anestésico. A associação da distrofia muscular com hipertermia maligna tem sido sugerida, mas é controversa.

## Reversão do bloqueio neuromuscular

A recuperação do efeito dos BNMAs pode ocorrer espontaneamente (por meio de seu metabolismo, excreção e/ou redistribuição) ou pela administração de antagonistas farmacológicos (anticolinesterásicos). Uma nova abordagem para a reversão inclui o uso de ligantes seletivos (sugamadex) para a reversão do rocurônio e vecurônio.[78]

A recuperação espontânea do bloqueio ocorre quando a concentração do BNMA na junção neuromuscular diminui abaixo de certo limiar, permitindo a ação da ACh. Essa diminuição depende diretamente da concentração plasmática do relaxante e da sua afinidade pelo receptor nicotínico:[78]

- Afinidade do bloqueador pelo receptor ou constante de dissociação: fármacos muito potentes apresentam maior afinidade pelo receptor nicotínico, e, com isso, mesmo com a redução na concentração plasmática, a saída da biofase é mais lenta, tornando a recuperação mais demorada.
- Concentração plasmática: a diminuição na concentração plasmática facilita a saída do bloqueador da junção neuromuscular e o seu término de ação. Essa diminuição na concentração plasmática ocorre de diferentes maneiras para as diversas substâncias. Os BNMs de longa duração

dependem da função renal ou hepática para o término de ação, que ocorre na fase de eliminação. Por isso, a duração do efeito desses fármacos é similar à sua meia-vida (1,5-2 horas). Para os outros BNMs, o término do efeito ocorre mediante redistribuição (vecurônio e rocurônio) ou metabolismo plasmático (atracúrio, cisatracúrio e mivacúrio). O vecurônio e o rocurônio têm uma meia-vida de eliminação semelhante à dos bloqueadores de longa duração (1-2 horas). Entretanto, essas substâncias sofrem rápida redistribuição, a qual provoca uma queda na concentração plasmática e a consequente recuperação, antes mesmo do início da fase de eliminação. O uso de grandes doses ou doses repetidas desses fármacos provoca efeito cumulativo e retardo na recuperação. Atracúrio, cisatracúrio e mivacúrio dependem do metabolismo plasmático (enzimático ou espontâneo) para o término do efeito, que depende da velocidade com que isso ocorre.

Dessa forma, a recuperação espontânea do bloqueio depende da saída do relaxante da junção neuromuscular, que, por sua vez, depende da diminuição na concentração plasmática da substância, a qual depende da eliminação (renal, hepática, metabolismo) ou redistribuição do fármaco nos compartimentos periféricos.[78]

Embora a eliminação dos relaxantes musculares resulte no término de sua ação e na normalização da transmissão neuromuscular, esse processo (recuperação espontânea) leva um tempo razoável, mesmo com fármacos de duração intermediária. Por esse motivo, muitas vezes torna-se necessário reverter o bloqueio ao final da cirurgia.[78,79] A reversão é obtida pelo aumento na concentração de ACh na junção neuromuscular com anticolinesterásicos ou pela diminuição na concentração plasmática do relaxante (rocurônio e vecurônio) com o uso do sugamadex.

## Agentes anticolinesterásicos

A margem de segurança da transmissão neuromuscular é ampla. Embora cada músculo apresente um perfil diferente, em geral é preciso que 70% dos AChR estejam ocupados para que o bloqueio comece a ocorrer, e somente com a ocupação de 95% dos receptores ocorre bloqueio completo. A ocupação do receptor vai depender das concentrações de BNM e ACh na biofase e de suas afinidades relativas pelo receptor. Como o bloqueio é competitivo, a recuperação pode ser acelerada por substâncias que aumentam a concentração de ACh na biofase, como é o caso dos agentes anticolinesterásicos. Eles inibem a acetilcolinesterase (enzima que degrada a ACh), elevando os níveis de ACh na fenda sináptica, possibilitando, assim, a ocupação dos receptores nicotínicos que estão livres do BNM, acelerando a recuperação do bloqueio.[80-82]

Os anticolinesterásicos usados em anestesia são a piridostigmina, a neostigmina e o edrofônio (TAB. 47.6). A duração de ação em doses equivalentes de todos é similar (60-120 minutos), mas o pico de ação é mais rápido com o edrofônio (1-3 minutos), intermediário com a neostigmina (5-10 minutos) e mais lento com a piridostigmina (10-15 minutos). O término de ação depende do metabolismo hepático (25-50%) e da excreção renal (50-75%). Portanto, nos casos de insuficiência renal ou hepática, existe um aumento no tempo de duração dessas substâncias, que, em geral, supera o dos relaxantes musculares.[81,83] A neostigmina é o anticolinesterásico mais utilizado no Brasil.

**TABELA 47.6** Anticolinesterásicos usados em anestesia

| Fármaco | Doses usuais ($mg \cdot kg^{-1}$) | Pico (min) | Dose máxima ($mg \cdot kg^{-1}$) |
|---|---|---|---|
| Edrofônio | 0,5 a 1 | 1 a 3 | 1,5 |
| Neostigmina | 0,03 a 0,05 | 5 a 10 | 0,07 |
| Piridostigmina | 0,15 a 0,25 | 10 a 15 | 0,35 |

*Fonte: Kopman e Eikermann[80] e Booij e colaboradores.[81].*

Nenhum deles tem ação central, pois não atravessam a barreira hematencefálica. A piridostigmina e a neostigmina inibem também a pseudocolinesterase plasmática por 2 a 3 horas, prolongando o efeito da succinilcolina em até 30 minutos.[80,81]

Eles apresentam uma capacidade limitada de antagonizar o efeito dos BNMs, ou seja, existe um efeito-teto. Clinicamente, esse teto é atingido com doses de 0,07 $mg \cdot kg^{-1}$ de neostigmina ou equivalente, quando 100% da enzima acetilcolinesterase está inibida. Os anticolinesterásicos só devem ser utilizados quando já existe algum grau de recuperação espontânea do bloqueio (pelo menos 2-3 respostas no TOF).[82] Bloqueios profundos, quando não há resposta ao estimulador de nervo periférico, são impossíveis de reverter, mesmo usando altas doses de anticolinesterásicos. Portanto, doses acima das máximas preconizadas não aceleram a recuperação e não devem ser empregadas.

Além de aumentar os níveis de ACh na junção neuromuscular, os anticolinesterásicos também incrementam a concentração de ACh em outros locais, em especial nas sinapses pós-ganglionares parassimpáticas, promovendo, assim, efeitos colaterais muscarínicos. Pode ocorrer salivação, sudorese, lacrimejamento, miose, aumento de secreções brônquicas, broncospasmo, aumento na motilidade intestinal e possivelmente elevação na incidência de náuseas e vômitos no pós-operatório.[82] No sistema cardiovascular, causam bradicardia, sobretudo em idosos, crianças e pacientes que usam digitálicos ou β-bloqueadores. No nó atrioventricular, causam um retardo de condução, podendo desencadear ritmo juncional, distúrbios de condução ou bloqueio atrioventricular. Em doses equipotentes, esses efeitos colaterais muscarínicos são menos pronunciados com o edrofônio do que com os outros agentes anticolinesterásicos. Agentes anticolinérgicos (atropina, glicopirrolato) são coadministrados para se evitarem tais efeitos.[84,85]

Quando usados em pacientes que já se recuperaram do bloqueio, eles próprios podem prejudicar a transmissão neuromuscular, causando dessensibilização dos AChR ou um bloqueio de canais abertos. A neostigmina, quando aplicada na ausência de bloqueio, também prejudica a função do músculo genioglosso e do diafragma.[86]

Em geral, o uso dos agentes anticolinesterásicos é bem tolerado, e a reversão ocorre sem maiores complicações. Todavia, devido aos efeitos colaterais muscarínicos, deve-se ter cautela no antagonismo do bloqueio em cardiopatas, asmáticos e pacientes que utilizam fármacos que atuam no coração (digitálicos, β-bloqueadores e bloqueadores dos canais de cálcio). Embora pacientes submetidos a anastomoses intestinais possam teoricamente ter um risco maior de deiscência de sutura, já que os anticolinesterásicos aumentam a motilidade intestinal, esse não parece ser um problema importante na prática clínica.[80]

## Agentes anticolinérgicos

Para atenuar os efeitos colaterais muscarínicos, em geral se associa um agente anticolinérgico: atropina ou glicopirrolato. Essas substâncias são muito eficientes em evitar os efeitos colaterais dos anticolinesterásicos, inclusive os mais temíveis, que são a bradicardia e o broncospasmo.[8,81,87] Por isso, desde que se associe um anticolinérgico, os pacientes asmáticos podem receber os anticolinesterásicos sem risco de que ocorra broncospasmo.

A atropina tem um pico de ação rápido (1-2 minutos) e é o fármaco ideal para associar com o edrofônio. Pode cruzar a barreira hematencefálica e causar distúrbios transitórios de memória ou desorientação no pós-operatório, embora esses efeitos não tenham maior significância clínica. A dose habitual é de 0,4 mg de atropina para cada 1 mg de neostigmina, ou 0,015 mg para cada 1 mg de edrofônio.[88]

O glicopirrolato tem um pico de ação mais lento (3-5 minutos) e não atravessa a barreira hematencefálica. É o fármaco indicado para associar com a neostigmina, na dose de 0,2 mg para cada 1 mg de neostigmina. Como já dito, não deve ser associado com o edrofônio, pois o pico de ação deste é bem mais rápido, podendo ocorrer grave bradicardia.[89]

No Brasil, a associação mais utilizada é de atropina com neostigmina. Podem ser aplicadas juntas na mesma seringa, pois o efeito da atropina é mais precoce. Ocorre uma taquicardia inicial, seguida de uma diminuição na frequência cardíaca para os valores iniciais após 5 a 10 minutos. Para evitar essas flutuações na frequência cardíaca, principalmente em pacientes nos quais isso não é desejável nem tolerável, o ideal é a aplicação lenta da mistura, em um tempo maior do que 3 a 5 minutos.[90]

## Uso clínico dos anticolinesterásicos

Deve-se assegurar a completa recuperação do bloqueio neuromuscular (TOF ≥ 0,9) no momento da extubação traqueal. Caso a recuperação não seja completa, deve-se utilizar um anticolinesterásico ou o sugamadex. A dose de anticolinesterásico a ser usada dependerá do grau de recuperação espontânea do bloqueio no momento da reversão, avaliado com o estimulador de nervo periférico (FIG. 47.8).

O tempo necessário para a recuperação da atividade muscular normal após o uso de anticolinesterásicos depende dos seguintes fatores:[88,89]

- **Intensidade do bloqueio no momento da reversão (grau de recuperação espontânea):** este provavelmente é o fator mais importante em determinar a rapidez e a eficiência com que um bloqueio neuromuscular pode ser revertido. Os anticolinesterásicos só devem ser utilizados quando já existe algum grau de recuperação espontânea do bloqueio (pelo menos 2-3 respostas no TOF). Quanto mais superficial o bloqueio (maior grau de recuperação espontânea), mais rápida é a reversão (TAB. 47.7). Bloqueios profundos, quando não há resposta ao estimulador de nervo periférico, são impossíveis de reverter, mesmo usando altas doses de anticolinesterásicos. Os anticolinesterásicos devem ser administrados em torno de 15 a 30 minutos antes da extubação para que seu efeito máximo seja observado. Infelizmente, em muitas ocasiões a administração é feita no término do procedimento e a extubação realizada logo após. Se 3 a 4 respostas estiverem presentes no TOF, são necessários em torno de 15 minutos para que o valor de 0,9 seja alcançado na maioria dos pacientes. Esse tempo pode tornar-se significativamente prolongado (20-30 minutos) caso a contagem no TOF seja menor.
- **BNMA utilizado (ação intermediária *versus* prolongada):** o tempo de reversão do bloqueio neuromuscular (tempo entre a injeção do anticolinesterásico e um TOF ≥ 0,9) é determinado por dois processos – antagonismo direto do anticolinesterásico (pelo aumento nas concentrações de ACh) e recuperação espontânea do bloqueio (por eliminação do relaxante muscular). Os dois processos ocorrem juntos, sendo que o antagonismo direto é o processo primário

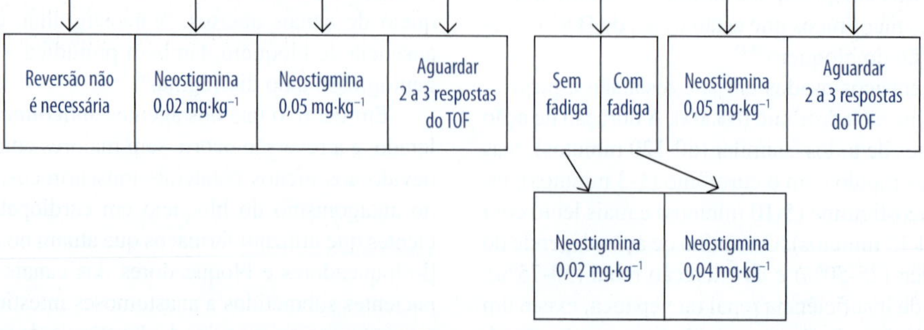


**FIGURA 47.8** Dose de neostigmina pare reverter o bloqueio neuromuscular de acordo com o grau de recuperação espontânea no TOF com ou sem aparelhos de medição. *Fonte: Kopman e Eikermann.*[86]

**TABELA 47.7** Tempo para recuperação (TOF ≥ 0,9) aproximado após o uso de anticolinesterásico

| TOF | BNMA de longa duração | BNMA de duração intermediária | BNMA de curta duração |
|---|---|---|---|
| 2 a 3 respostas | 20 a 30 min | 10 a 20 min | 7 a 8 min |
| TOF < 0,4 | 10 a 20 min | 5 a 10 min | – |
| TOF > 0,4 | 5 a 10 min | < 5 min | – |

*Fonte: Martyn*[8] *e Murphy e colaboradores.*[90]

em bloqueios superficiais (quatro respostas no TOF) e a recuperação espontânea é o processo predominante em determinar o tempo de reversão em bloqueios intensos (ausência de resposta no TOF). Portanto, qualquer situação que prolongue a duração do relaxante e, consequentemente, retarde a sua recuperação espontânea irá aumentar o tempo de reversão. Como a recuperação espontânea é mais rápida com os fármacos de duração intermediária do que com os de longa duração, o tempo de reversão daqueles também será mais curto (FIG. 47.9). Portanto, é mais fácil e rápido reverter o efeito dos fármacos de duração intermediária do que os de longa duração[87,91] (VER TAB. 47.7).

- **Dose de antagonista utilizado:** é improvável a recuperação completa de um bloqueio profundo dentro de um período de 10 a 15 minutos com neostigmina, edrofônio ou piridostigmina. Durante bloqueios moderados, todos os três agentes aparentam ser similares em termos de efetividade, embora o efeito do edrofônio possa iniciar mais rápido. De forma geral, grandes doses de anticolinesterásicos resultam em uma reversão mais rápida e mais completa do bloqueio do que doses menores. Essa correlação entre dose e efeito é verdadeira até que a dose máxima dos anticolinesterásicos

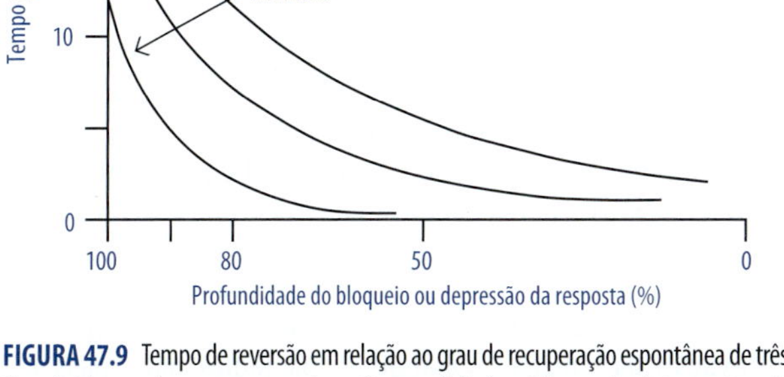


**FIGURA 47.9** Tempo de reversão em relação ao grau de recuperação espontânea de três tipos de bloqueadores neuromusculares. O pancurônio é um bloqueador de longa duração; o atracúrio é um bloqueador de duração intermediária; e o mivacúrio é um bloqueador de curta duração. Quanto menor a duração do relaxante, mais rápida é a reversão.
*Fonte: Savarese e colaboradores.*[92]

tenha sido administrada (efeito-teto). Nesse ponto, a enzima acetilcolinesterase encontra-se completamente inibida e doses subsequentes de anticolinesterásicos não resultarão em antagonismo adicional. Quando já existe uma recuperação espontânea de mais de 30% da força muscular (quatro respostas no TOF), o bloqueio pode ser rapidamente revertido com pequenas doses de antagonista.[6]

Além dos fatores já citados, a reversão torna-se mais difícil na presença de acidose respiratória, hipotermia e hipocalemia. Muitos fármacos usados no transoperatório, especialmente os antibióticos, podem prolongar a duração dos relaxantes musculares, retardando a recuperação espontânea e tornando a reversão mais difícil. A presença de anestésicos voláteis potentes pode tornar a reversão mais demorada, tanto com BNM de duração longa quanto intermediária (VER FIG. 47.6). Quanto maior a concentração do anestésico volátil empregada, mais lenta é a reversão. Entretanto, isso só ocorre nas situações em que a administração do anestésico continua após o uso do antagonista, deixando de ocorrer quando da sua suspensão. Por isso, a descontinuidade do anestésico inalatório no momento e depois da utilização do antagonista torna a reversão mais rápida e efetiva. Na imensa maioria das vezes, é possível reverter o efeito das interações simplesmente aumentando a dose do antagonista até o limite máximo. Se, mesmo assim, a reversão não for possível, deve-se colocar o paciente em respirador até que ele recupere espontaneamente a força muscular.[6]

## Reversão do bloqueio neuromuscular pelo sugamadex

A abordagem mais recente para a reversão do bloqueio neuromuscular é a administração do sugamadex. É uma γ-ciclodextrina com um anel composto de açúcares que se liga seletivamente ao rocurônio e vecurônio promovendo a sua inativação. Liga-se também com menor afinidade ao pancurônio, embora não seja indicado para seu antagonismo. Esse fármaco foi liberado na Europa em 2008 e pela Food and Drug Administration (FDA) em 2015 para a reversão do bloqueio induzido pelo rocurônio e vecurônio.

As principais vantagens do sugamadex são a rápida reversão com mínima variação interindividual, a capacidade de reversão de bloqueios intensos e profundos (FIG. 47.10) e a ausência de efeitos colaterais colinérgicos. Quando a dose apropriada é administrada, a estimulação em sequência de quatro estímulos (TOF) atinge rapidamente (em 2-5 minutos) valores ≥ 0,9, ou seja, ocorre uma rápida reversão do bloqueio. Um bloqueio superficial é revertido em média em 2 minutos pelo sugamadex contra 17 minutos pela neostigmina.[93] O sugamadex é biologicamente inativo e não se liga a proteínas plasmáticas. A eliminação tanto do sugamadex quanto do complexo com o rocurônio ou vecurônio é renal de forma inalterada.[94-97]

A administração de sugamadex pode reduzir o nível sérico de prostágenos contidos nas formulações dos anticoncepcionais. Nos anticoncepcionais orais, o efeito é semelhante ao causado pelo esquecimento de uma dose do medicamento. Deve-se orientar a paciente a seguir as recomendações contidas na bula do anticoncepcional oral a respeito do esquecimento da dose.[98]

O sugamadex é inefetivo contra a succinilcolina e os BNMAs do grupo benzilisoquinolina (mivacúrio, atracúrio, cisatracúrio). Se, por algum motivo, for necessário restabelecer o bloqueio neuromuscular após o uso de sugamadex, deve-se escolher algum desses fármacos.

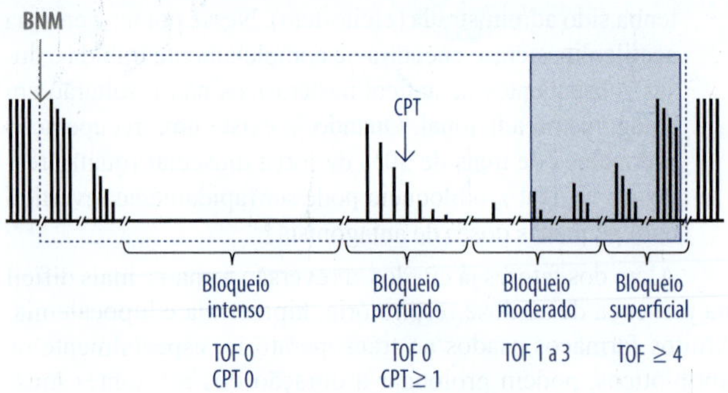


**FIGURA 47.10** Faixa de ação da neostigmina e do sugamadex de acordo com a profundidade do bloqueio neuromuscular adespolarizante. O *pontilhado* representa a ampla faixa de ação do sugamadex, revertendo desde bloqueio de nível intenso até bloqueio superficial. O *hachurado azul* indica estreita faixa de ação da neostigmina: são necessárias pelos menos 2 a 3 respostas ao TOF para que a reversão seja possível. Independentemente da estratégia usada, o valor do TOF deve ser ≥ 0,9 antes da extubação traqueal.
BNM, bloqueador neuromuscular; CPT, número de respostas na contagem pós-tetânica; TOF, número de respostas na sequência de quatro estímulos.
*Fonte: Fuchs-Buder e colaboradores.*[78]

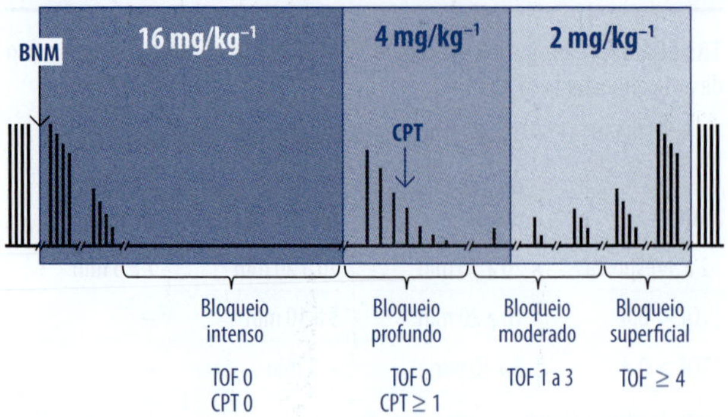


**FIGURA 47.11** Doses indicadas de sugamadex de acordo com a intensidade do bloqueio neuromuscular.
BNM, bloqueador neuromuscular; CPT, contagem pós-tetânica; TOF, número de respostas na sequência de quatro estímulos.

As dosagens indicadas do sugamadex dependem do grau de recuperação espontânea e estão representadas esquematicamente na **FIGURA 47.11**. Quando há duas ou mais respostas ao TOF na estimulação ulnar (bloqueio moderado), a dose indicada é de 2 mg·kg$^{-1}$. Para bloqueios mais profundos, a dose indicada é de 4 mg·kg$^{-1}$. Para reverter um bloqueio logo após a injeção do rocurônio (em doses entre 0,6 e 1,2 mg·kg$^{-1}$), como pode ser desejável na situação em que não foi possível intubar, e especialmente ventilar, pode ser necessária uma dose de 16 mg·kg$^{-1}$. Nesse caso, o bloqueio é revertido em menos de 3 minutos, ou seja, em um tempo mais curto do que a recuperação espontânea da succinilcolina.[93] Para o bloqueio por vecurônio, as doses de sugamadex são aproximadamente as mesmas. Não há dados para o pancurônio. Como a dose do sugamadex depende da intensidade do bloqueio, é altamente recomendável monitorizar a junção neuromuscular antes e depois da sua administração para determinar a dose necessária e a efetividade.[94-97] O sugamadex não afasta a possibilidade de bloqueio neuromuscular residual, caso a monitorização para acompanhar sua eficácia não seja utilizada.[99]

O sugamadex mostrou-se um fármaco bastante seguro até o momento. Entretanto, casos raros de reações de hipersensibilidade foram descritos. Em geral, ocorrem no espaço de 5 minutos após a administração do fármaco, e o prognóstico é muito bom se o tratamento adequado for instituído precocemente. Pode ocorrer mesmo sem contato prévio com sugamadex devido à sensibilização por ciclodextrinas contidas em alimentos.[100]

O sugamadex é um fármaco bastante promissor. Permite a reversão de bloqueios superficiais e profundos sem o risco de curarização residual quando as doses corretas são empregadas. Ele não apresenta os efeitos colaterais muscarínicos dos anticolinesterásicos nem necessita de anticolinérgicos. A disponibilidade do sugamadex pode tornar a succinilcolina obsoleta para a indução rápida, já que a combinação de rocurônio e sugamadex promove condições de intubação em tempo semelhante ao da succinilcolina associado à possibilidade de rápida reversão com o uso do sugamadex.[98] No entanto, continua tendo um preço elevado e só funciona com rocurônio ou vecurônio.

## Objetivos da reversão do bloqueio neuromuscular

O objetivo da reversão é restabelecer a força muscular para que o paciente seja capaz de ventilar adequadamente e também proteger a via aérea contra aspiração e obstrução. A extubação traqueal em sala de cirurgia não deve ser realizada até que a força muscular tenha retornado e que os efeitos residuais dos BNMs tenham sido completamente revertidos (TOF ≥ 0,9).

A recuperação do bloqueio neuromuscular pode ser avaliada de diferentes formas[87,91,101] **(FIG. 47.12 E QUADRO 47.7)**:

- Testes clínicos (avaliam a força muscular ou variáveis ventilatórias).
- Avaliação qualitativa ou subjetiva (análise tátil ou visual das respostas ao estimulador de nervo periférico).
- Avaliação quantitativa ou objetiva (medida das respostas ao estimulador de nervo periférico com aparelhos de medição – p. ex., mecanomiografia ou aceleromiografia).

Os **testes clínicos** só podem ser realizados em pacientes conscientes e cooperativos. Testes como apertar a mão do examinador, protruir a língua, elevar a perna e abrir os olhos apresentam baixa sensibilidade para predizer a recuperação da função neuromuscular **(VER QUADRO 47.7)**. O teste de sustentar a cabeça por 5 segundos foi bastante estudado e parece corresponder a uma pressão inspiratória máxima de 50 a 53 cm$H_2O$ em pacientes voluntários não anestesiados e parcialmente curarizados com D-tubocurarina.[102] A sensibilidade deste teste foi de cerca de 10%, embora apresente uma especificidade de 87%, indicando que a paralisia residual é provável em pacientes incapazes de sustentar a cabeça. Mais recentemente, a capacidade de apreensão de um objeto entre os dentes foi proposta como um teste mais sensível.[88] Todavia, a sensibilidade e a especificidade não foram muito maiores do que com a elevação da cabeça.[87] Quando os pacientes não "passam" nesses testes clínicos, é bem provável que exista bloqueio residual. Contudo, quando passam nos testes, a paralisia residual não pode ser descartada, e testes mais fidedignos devem ser realizados.

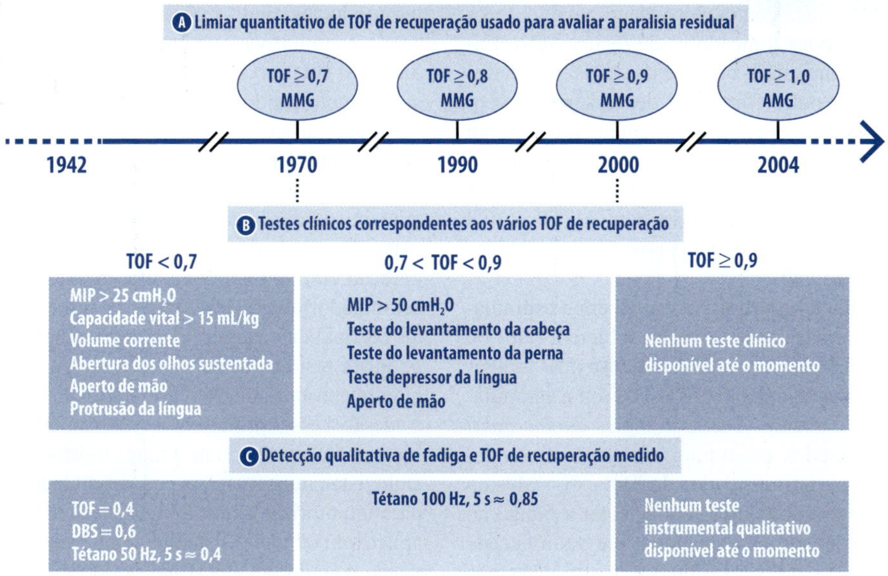


**FIGURA 47.12** Ⓐ Evolução desde 1970 do limiar utilizado no valor do TOF para definir a ausência de paralisia residual. Ⓑ Diferentes testes clínicos em geralrecomendados e seu valor equivalente ao valor do TOF usados para detectar a paralisia residual. Atualmente, o valor recomendado de TOF é de 0,9 a 1,0, e nenhum teste clínico é capaz de detectar um nível tão baixo de paralisia. Ⓒ Medidas qualitativas de fadiga e valor do TOF a partir do qual a fadiga deixa de ser detectada. Como nenhum teste atinge um valor ≥ 0,9, a análise visual de fadiga não pode afastar bloqueio residual.

AMG, aceleromiografia; DBS, estimulação em dupla salva de tétanos; MIP, pressão inspiratória máxima; MMG, mecanomiografia.

*Fonte: Plaud e colaboradores.*[89]

**QUADRO 47.7** Descrição, confiabilidade e utilidade dos testes clínicos e neuromusculares para detectar paralisia residual

| CLÍNICO | |
|---|---|
| **Teste** | **Realidade e relevância clínica** |
| **Respiratório** | |
| **Volume corrente:** recuperação da respiração espontânea | Não confiável. Permanece inalterado mesmo com a paralisia muscular |
| **Capacidade vital:** habilidade de respirar profundamente | Baixa sensibilidade. Permanece inalterada com níveis significativos de paralisia muscular |
| **$E_TCO_2$:** retorno aos valores normais | Não confiável. Permanece inalterado mesmo com a paralisia muscular |
| **Pressão inspiratória máxima:** habilidade do paciente em gerar > 30 a 50 $cmH_2O$ de pressão negativa | Baixa sensibilidade. Paralisia muscular importante mesmo com pressão > 60 $cmH_2O$ |
| **Força muscular** | |
| **Sustentação da perna ou cabeça por mais de 5 segundos:** habilidade do paciente em sustentar sua cabeça ou perna contra a gravidade por mais de 5 segundos | Baixa sensibilidade. Corresponde ao valor de TOF > 0,6-0,7. Pode sofrer interferência se o paciente estiver com dor |
| **Teste da preensão da língua:** habilidade de segurar um objeto entre os dentes enquanto o examinador tenta removê-lo | Provavelmente é o teste mais confiável. Corresponde a um TOF > 0,8-0,9. Difícil de ser implementado rotineiramente |

| NEUROMUSCULAR | |
|---|---|
| **Teste** | **Realidade e relevância clínica** |
| **Qualitativo** | |
| **TOF:** avaliação visual ou tátil do número de respostas e da fadiga após a estimulação TOF no nervo ulnar | A fadiga em geral não é observada com valor do TOF > 0,4. Útil para determinar o momento da reversão do bloqueio |
| **DBS** (dupla salva de tétanos): avaliação visual ou tátil da fadiga no polegar com a estimulação em dupla salva de tétanos | Fadiga em geral não detectada quando o valor do TOF > 0,6 |
| **Tétano de 50 Hz:** avaliação visual ou tátil da fadiga após tétano de 50 Hz por 5 segundos | Fadiga em geral não detectada quando o valor do TOF > 0,4 |
| **Tétano de 100 Hz:** avaliação visual ou tátil da fadiga após tétano de 100 Hz por 5 segundos | Quando resposta sustentada, o valor do TOF correspondente é > 0,8-0,9. A estimulação tetânica é dolorosa, não pode ser aplicada no paciente desperto e leva a respostas exageradas se for repetida em intervalos menores que 5 a 10 minutos |
| **Quantitativo** | |
| **Valor da relação T4/T1:** medida quantitativa do valor do TOF no polegar | Confiável. Com a aceleromiografia, valores de TOF ≥ 1 são necessários para definir a recuperação muscular. É o padrão-ouro atual |

$E_TCO_2$, dióxido de carbono ao final da expiração (do inglês *end-tidal* $CO_2$).

*Fonte: Plaud e colaboradores.*[89]

Os testes ventilatórios, como capacidade vital e força inspiratória, podem ser bons indicadores de recuperação. Entretanto, requerem instrumentos de medida, e os resultados podem ser alterados por outros fármacos depressores da ventilação usados em anestesia. O volume corrente não é um bom parâmetro de recuperação, pois volta ao normal bem antes do retorno total da força muscular. Nenhum dos testes clínicos disponíveis apresenta correlação positiva com o TOF ≥ 0,9 (padrão-ouro de recuperação) ou exclui a possibilidade de bloqueio neuromuscular residual.

Os **testes de avaliação qualitativa** envolvem a estimulação de um nervo periférico e a observação subjetiva (tátil ou visual) da resposta muscular evocada (VER QUADRO 47.7). Avalia-se o número de respostas e fadiga após o TOF ou a estimulação com dupla salva de tétanos (DBS, do inglês *double-burst stimulation*). Alguns estudos mostraram correlação fraca entre a avaliação visual ou tátil e o valor do TOF.[91,101,103] Mesmo observadores experientes não conseguem detectar a fadiga no TOF visualmente ou manualmente quando o seu valor excede 0,4. Isso significa que a paralisia residual não será detectada na faixa de TOF entre 0,4 e 0,9.[87] Essa área cega pode ser reduzida com o uso do padrão DBS, no qual a fadiga pode ser detectada visualmente ou manualmente até uma razão de TOF de 0,6, mesmo assim ficando bem abaixo do valor desejado de 0,9.[101] Esses testes – mesmo aplicados após o despertar da anestesia – não são acurados para detectar a ausência de bloqueio neuromuscular residual.[87,104] Portanto, a avaliação qualitativa da resposta ao estimulador de nervo periférico também não é confiável para detectar pequenos graus de bloqueio residual.

Os **testes de avaliação quantitativa** envolvem a estimulação de um nervo periférico e a avaliação da resposta muscular evocada com aparelhos de medida. Avalia-se a relação T4/T1 no TOF. O padrão atual de recuperação completa do bloqueio neuromuscular é definido por um TOF ≥ 0,9.[87,91,101] A avaliação quantitativa com um TOF ≥ 0,9 é o único teste que garante completa recuperação do bloqueio neuromuscular (VER QUADRO 47.7). Os testes quantitativos (relação T4/T1 no TOF) para a recuperação do bloqueio também podem ser aplicados no paciente acordado na sala de recuperação pós-anestésica (SRPA). Entretanto, a resposta não é tão fidedigna quanto no paciente anestesiado porque a medida do TOF pode ser afetada pela movimentação espontânea do polegar. Assim, duas medidas sucessivas podem variar bastante. São necessárias mais de duas medidas para ter acurácia no paciente desperto.[89]

## Bloqueio neuromuscular residual

Alguns estudos documentaram que o bloqueio neuromuscular frequentemente persiste na SRPA, sendo chamado de "bloqueio neuromuscular residual", "curarização residual" ou "paralisia residual pós-operatória". São pacientes que chegam à SRPA com um TOF < 0,9. A frequência desse fenômeno varia de 4 a 50% dependendo dos critérios diagnósticos, do tipo de BNM utilizado, da administração de agentes reversores e do uso de monitorização da junção neuromuscular. O bloqueio residual após a anestesia é clinicamente relevante, pois se associa com fraqueza muscular, hipoxemia, complicações pulmonares e disfunção respiratória aguda que pode levar a insuficiência respiratória, colapso da via aérea superior, dano cerebral permanente e morte.[80,81,83,88,102] Embora exista extensa documentação a respeito, a reversão do bloqueio em muitos locais ainda é guiada pela rotina local sem monitorização quantitativa, aumentando as chances de bloqueio residual. No QUADRO 47.8 estão listadas as complicações associadas ao bloqueio residual.

Em resumo, a evidência sugere que a paralisia residual não detectada durante o despertar anestésico é comum e pode apresentar consequências clínicas deletérias. Atualmente, a melhor maneira de diminuir a alta incidência de paralisia residual é evitar fármacos de longa duração e administrar fármacos de duração curta ou intermediária, monitorizar o bloqueio com o estimulador de nervo periférico e utilizar fármacos antagonistas ao final da cirurgia.[89] Embora a detecção e o tratamento da paralisia residual sejam obtidos com a monitorização do bloqueio neuromuscular e/ou reversão, as pesquisas mostram que a adesão a esses princípios é relativamente baixa. Por exemplo, um estudo conduzido na França mostrou que 50% dos anestesiologistas nunca usaram um estimulador de nervo periférico para monitorizar a junção neuromuscular, e apenas 32% deles aplicavam de modo sistemático ou frequente um anticolinesterásico quando um BNM havia sido usado.[84] Assim a paralisia residual provavelmente ocorre com uma frequência maior do que os estudos clínicos indicam.[105,106] As estratégias a seguir têm por objetivo reduzir a paralisia residual na SRPA:

- Avaliar a necessidade real do uso de BNM:[89] o BNM não deve ser usado em procedimentos que não necessitem relaxamento muscular. Os BNMs melhoram a qualidade da laringoscopia e facilitam a intubação traqueal mesmo que o relaxamento muscular não seja necessário para o procedimento cirúrgico, e por isso seguem sendo indicados para esse fim. Se o procedimento for curto, a succinilcolina poderia ser uma alternativa, mas isso expõe o paciente aos efeitos adversos desse fármaco. Um tempo maior do que duas horas após a última dose de BNMA não garante completa recuperação. O bloqueio residual só pode ser descartado por meio de monitorização objetiva.
- Evitar BNMA de longa duração: quando o BNM for necessário, a escolha do fármaco deve ser baseada na duração da cirurgia planejada e no estado clínico do paciente.

**QUADRO 47.8** Complicações da paralisia residual pós-operatória

- Dificuldade de deglutição
- Regurgitação passiva de conteúdo gástrico
- Redução da resposta ventilatória à hipóxia e à hipocapnia
- Colapso das vias aéreas
- Diplopia
- Hipoxemia
- Eventos respiratórios críticos na SRPA
- Retardo na alta da SRPA
- Aumento do tempo de desmame do ventilador e do tempo de intubação em pacientes submetidos a procedimentos cirúrgicos cardíacos
- Atelectasia e pneumonia pós-operatória

SRPA, sala de recuperação pós-anestésica.

*Fonte: Mashour e Avidan[49] e Marsh e Pittard.[76]*

Independentemente da duração do procedimento, agentes de longa duração como o pancurônio devem ser evitados porque a paralisia residual na chegada à SRPA é alta.[97,106-108] Sempre se deve dar preferência aos BNMAs de duração intermediária. Para procedimentos curtos, o mivacúrio poderia ser uma opção.

- Monitorizar com estimulador de nervo periférico: embora a eficácia da monitorização em diminuir a incidência de bloqueio residual seja controversa,[82] parece mais fácil e mais conveniente usar o estimulador de nervo periférico para ajustar as doses de BNM durante o procedimento e para avaliar o grau de recuperação e a necessidade de agente reversor ao final da cirurgia. Foi recentemente demonstrado em um estudo randomizado que a incidência de recuperação incompleta foi menor com método quantitativo (aceleromografia) em comparação com o qualitativo (inspeção visual).[109]
- Realizar manejo adequado do despertar anestésico (utilização de agentes reversores). O foco deve ser prevenir a paralisia residual, e duas opções são possíveis: (1) permitir a recuperação espontânea ou (2) reverter o bloqueio neuromuscular com um inibidor da acetilcolinesterase ou com um ligante seletivo para relaxantes (sugamadex):[89]
  - Recuperação espontânea: se a recuperação espontânea for escolhida, deve-se ter sólida evidência do retorno da função neuromuscular para um valor de TOF $\geq$ 0,9 antes da extubação traqueal. Como já dito, nenhum dos testes clínicos tradicionais nem a avaliação qualitativa podem fornecer um indicativo confiável de TOF $\geq$ 0,9. Dessa forma, o monitor de aceleromiografia deve ser utilizado, já que o tempo decorrido da administração do BNM não é garantia de retorno da função muscular. A paralisia residual pode persistir por mais de 2 horas após uma dose de intubação do rocurônio, vecurônio ou atracúrio.[87]
  - Uso de agente reversor: após a administração de BNMA, o monitor da junção neuromuscular ajuda na decisão de quando injetar um agente reversor (anticolinesterásicos ou sugamadex). Como visto antes, a eficácia dos anticolinesterásicos é limitada, pois o efeito máximo é obtido quando a enzima está 100% inibida. Clinicamente, esse efeito-teto é alcançado com doses de 0,07 $mg{\cdot}kg^{-1}$ de neostigmina ou equivalente. Esse fenômeno implica o fato de que os anticolinesterásicos não são efetivos no bloqueio neuromuscular profundo. Assim, é essencial esperar até que alguma recuperação espontânea da função muscular (2-3 respostas no TOF) esteja presente antes de administrar inibidores da acetilcolinesterase. Quando o rocurônio ou vecurônio foram utilizados, o bloqueio pode ser rapidamente revertido com sugamadex. A reversão do BNM parece ser um dos passos críticos na redução ou eliminação da paralisia residual.[103]

## Monitorização da transmissão neuromuscular

Em geral, os BNM em nosso meio são utilizados em dose-padrão, de acordo com o peso do paciente. Durante o ato cirúrgico, sinais de relaxamento inadequado podem incluir movimento do paciente, "briga" com o respirador, aumento na pressão inspiratória, ou abdômen tenso na opinião do cirurgião. No entanto, esses sinais também podem refletir um nível inadequado de anestesia, e sua ausência não significa um relaxamento cirúrgico adequado.

Ao final da cirurgia, em geral, a reversão é feita com doses empíricas de anticolinesterásicos. A recuperação é baseada na observação clínica de sinais de fraqueza da musculatura voluntária. Entretanto, como foi visto, esses sinais dependem da cooperação do paciente e podem ser influenciados por fármacos como opioides e anestésicos inalatórios. Além disso, não podem ser realizados no paciente anestesiado.

Por esses motivos, o método mais satisfatório para avaliar a ação dos BNMs é o estimulador de nervo periférico. A monitorização da transmissão neuromuscular tem dois propósitos: permitir que o anestesiologista administre os BNMs em doses adequadas e garantir a reversão completa do efeito propiciando segurança ao paciente.

Embora existam recomendações bem estabelecidas (QUADRO 47.9), um grande número de anestesiologistas não monitoriza e não reverte o BNM em sala de cirurgia. Surpreendentemente, a maioria dos anestesiologistas nunca presenciou eventos adversos relacionados à recuperação neuromuscular incompleta e, dessa forma, atribui maior potencial deletério ao risco imposto pelo uso dos agentes anticolinesterásicos do que ao risco do bloqueio residual em si.[104]

O estimulador de nervo periférico, que permite tanto a avaliação qualitativa quanto a quantitativa, deve ser usado para guiar a dose tanto dos BNMs como dos seus reversores na sala de cirurgia. Doses baixas de neostigmina podem ser empregadas com segurança se o bloqueio estiver sendo medido por dispositivos quantitativos. A administração de anticolinesterásicos em um bloqueio já revertido de forma espontânea ou sem uso prévio de BNM pode paradoxalmente piorar a fraqueza muscular pela promoção de um bloqueio por dessensibilização.[79]

Em muitas situações clínicas, a monitorização neuromuscular não é utilizada, e as decisões sobre o uso de anticolinesterásicos são baseadas no intervalo entre a última dose de BNMA e o término da cirurgia. Os estudos clínicos, entretanto, não embasam essa técnica.[84,85]

**QUADRO 47.9** Recomendações atuais para a monitorização do bloqueio neuromuscular

- A monitorização do bloqueio deve ser realizada sempre que um BNMA tiver sido utilizado.
- O monitor deve ser capaz de gerar um TOF com corrente adequada.
- O BNMA deve ser titulado para manter pelo menos uma resposta no TOF. Os BNMs não devem ser usados para compensar uma profundidade anestésica inadequada.
- A administração de anticolinesterásicos deve ser baseada na resposta ao estimulador de nervo periférico. Pacientes sem resposta não devem receber anticolinesterásicos, e pacientes com TOF $\geq$ 0,9 não devem receber altas doses de anticolinesterásicos.
- Existe evidência crescente de que o uso de monitores quantitativos do bloqueio neuromuscular reduz a paralisia residual na SRPA.

*Fonte: Lien e Kopman.*[110]

## Estimulador de nervo periférico

O método mais satisfatório para avaliar a ação dos BNMs é o estimulador de nervo periférico. Ele consiste na estimulação elétrica de um nervo motor e na avaliação da resposta de um músculo distal. O estímulo liberado pelo aparelho deve ser de intensidade supramáxima, ou seja, 10 a 20% maior do que a intensidade necessária para contrair todas as fibras de um determinado músculo.

Os monitores atuais calibram automaticamente a intensidade de corrente supramáxima ao serem instalados no paciente. Em geral, o estímulo supramáximo é obtido com 50 mA, mas, por segurança, o aparelho deve ser capaz de fornecer até 60 a 80 mA. Esse estímulo é aplicado no nervo periférico mediante colocação de eletrodos de superfície sobre o trajeto do nervo. Antes da colocação dos eletrodos, é importante que a pele seja limpa com álcool a fim de diminuir a resistência. Os eletrodos pediátricos são mais apropriados do que os de adulto, pois sua superfície é menor, permitindo uma melhor transmissão da corrente elétrica.[111-113] Em casos excepcionais, quando a resposta supramáxima não puder ser obtida com eletrodos, como em pacientes com obesidade mórbida, podem-se utilizar agulhas subcutâneas. Nesses casos, a corrente necessária é bem mais baixa (< 10 mA), e deve-se ficar atento ao risco de lesão nervosa se as agulhas ficarem muito próximas ao nervo.

Para que se obtenham resultados fidedignos, é essencial prevenir a hipotermia. Ela afeta a condução nervosa, diminui a liberação de ACh, aumenta a impedância da pele e reduz o fluxo sanguíneo para o músculo, reduzindo a remoção do BNM da junção neuromuscular. Tanto o resfriamento central como o do músculo escolhido para a medição podem reduzir a resposta ao estímulo.

## Local de monitorização

Em geral, estimula-se o nervo ulnar no nível do punho e avalia-se a resposta do músculo adutor do polegar. Os eletrodos são colocados sobre o seu trajeto no punho (lado radial do flexor ulnar do carpo), com distância de 3 a 6 cm entre eles **(FIG. 47.13)**. A polaridade dos eletrodos não é muito importante, mas, em geral, a colocação do eletrodo negativo distalmente costuma evocar uma resposta melhor.

Pode-se também estimular o nervo facial (ramo temporal) e avaliar a resposta do músculo orbicular do olho ou do músculo corrugador do supercílio. O eletrodo negativo deve ser colocado sobre o nervo, 2 a 3 cm posterior à borda lateral da órbita, e o positivo em algum outro lugar da face **(FIG. 47.14)**. Como são músculos pequenos, o transdutor pode ter problemas em detectar aceleração quando se emprega a aceleromiografia. Por isso, só devem ser usados quando não é possível monitorizar o nervo ulnar.

Outro nervo pouco utilizado é o tibial posterior com avaliação da resposta do músculo flexor do hálux.

## Registro da resposta ao estimulador de nervo periférico

A avaliação da resposta muscular pode ser feita com ou sem aparelhos de medição. Existem cinco métodos disponíveis para medição:

- Mecanomiografia: mede a resposta mecânica do músculo.
- Eletromiografia: mede a resposta elétrica.
- Aceleromiografia: mede a aceleração do músculo.
- Cinemiografia: mede o movimento do músculo.

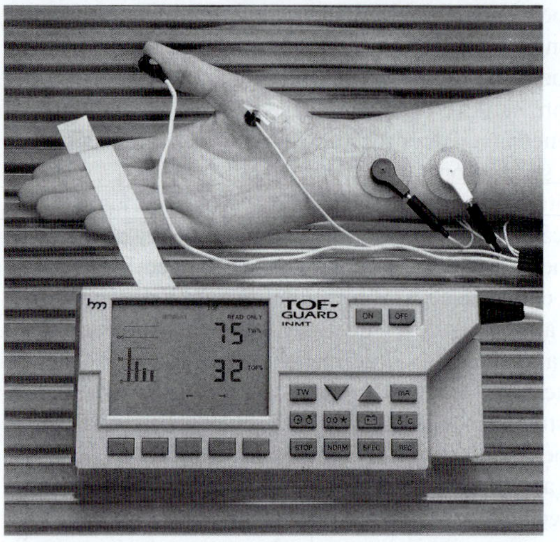


**FIGURA 47.13** Monitorização da transmissão neuromuscular utilizando a aceleromiografia. Observe a colocação dos eletrodos sobre o trajeto do nervo ulnar no punho, o transdutor fixo com fita na ponta do polegar e o sensor de temperatura cutânea na região tênar.

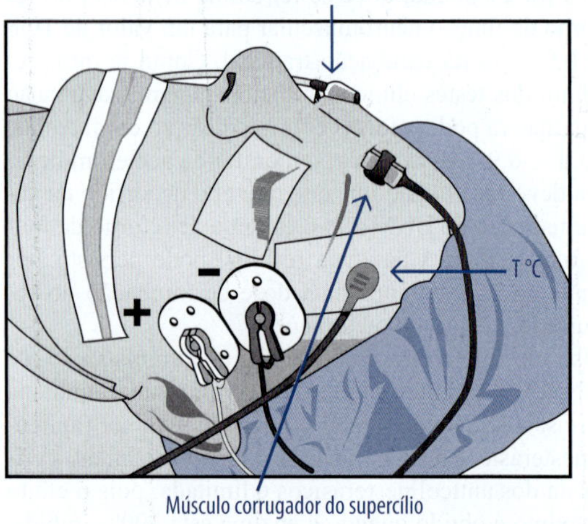


**FIGURA 47.14** Posicionamento dos eletrodos e dos sensores para a monitorização dos músculos corrugador do supercílio e do orbicular do olho a partir da estimulação do nervo facial.

- Fonomiografia: detecta os sons de baixa frequência emitidos pela contração muscular.

Para ser clinicamente aceito, o método de medição deve apresentar excelente reprodutibilidade e facilidade de uso. Por muitos anos, teve-se disponível apenas a mecanomiografia do adutor do polegar como a única técnica para utilização na sala de cirurgia e na SRPA. O aparelho de mecanomiografia nunca teve grande aceitabilidade clínica por ocupar grande espaço na sala de cirurgia e ser de difícil manejo. Entretanto, é considerado o padrão-ouro de monitorização.

A eletromiografia, por sua vez, baseia-se na medida da atividade elétrica do músculo, é mais fácil de usar e tem dimensões menores, porém é frágil, cara e sujeita à interferência elétrica pelo cautério.[89] Por serem aparelhos pouco práticos, a mecanomiografia e a eletromiografia são pouco usadas em anestesia clínica, sendo mais utilizadas para fins de pesquisa. A cinemiografia e a fonomiografia foram introduzidas mais recentemente.

Com a introdução dos monitores de aceleromiografia nos meados de 1990, o TOF passou a ser medido de forma objetiva na rotina da prática diária. A técnica é baseada na segunda Lei de Newton: força = massa × aceleração. O sensor é colocado na extremidade distal do polegar. Como a massa é constante, o movimento de aceleração do polegar em resposta à estimulação do nervo ulnar vai representar a força de contração.

A aceleromiografia teve o grande mérito de levar o estimulador de nervo periférico para a sala de cirurgia e difundir a monitorização, pois é um aparelho barato, versátil e de fácil utilização **(VER FIG. 47.13)**. Porém, os limites de concordância de valores são relativamente amplos entre os dados obtidos com esse dispositivo e com o padrão-ouro (mecanomiografia).[105] A discrepância pode ser de particular importância entre os valores de TOF de 0,9 a 1, pois os valores obtidos com a aceleromiografia tendem a ser superestimados em torno de 15%, registrando um TOF > 1. Por exemplo, quando a mecanomiografia atinge 0,9 após a administração de atracúrio, o valor correspondente da aceleromiografia varia de 0,86 a 1 (média de 0,95).[89] Por isso, alguns autores sugerem que o valor do TOF indicativo de recuperação quando se usa a aceleromiografia poderia ser 1 em vez de 0,9, mas não há consenso.[89,110]

Uma alternativa para superar esse problema seria realizar uma correção nos valores de recuperação de acordo com o TOF basal, quando este estiver disponível. A medida do TOF pela aceleromiografia antes do uso de BNM pode ter valores de 1,1 ou 1,2 e, em alguns casos de até 1,4. Um valor alto de base provavelmente indica que o valor de TOF para excluir bloqueio residual será também alto. Como considera-se que o TOF deve ser ao menos de 0,9 para excluir o bloqueio residual, se a medida prévia foi 1,2, será preciso um TOF de 1,08 (90% de 1,2) para garantir a recuperação. Já para um paciente com um TOF basal de 0,95, será aceitável que o TOF seja 0,86 na recuperação (90% de 0,95). Como atualmente nenhum monitor consegue fazer essa normalização, em geral utiliza-se como alvo o mesmo valor de TOF que o paciente apresentou no controle.

Quando não se dispõe desses instrumentos, a avaliação é feita pela análise visual ou tátil da resposta. Também é um método muito útil de monitorização, mas pode falhar na detecção de pequenos graus de bloqueio residual. Para esses casos, os estímulos mais usados são o TOF e a DBS.[112,113]

Os resultados obtidos na estimulação do nervo ulnar no punho e a avaliação da resposta do músculo adutor do polegar não podem ser extrapolados automaticamente para outros grupos musculares, pois a sensibilidade aos BNMs é diferente entre os diversos músculos **(VER QUADRO 47.2)**. A sensibilidade reflete diretamente a velocidade com que o músculo se recupera do bloqueio: quanto mais sensível aos BNMs, mais lenta a recuperação; quanto mais resistente aos BNMs, mais rápida a recuperação.

O diafragma, responsável por 85% da capacidade ventilatória, é o músculo mais resistente ao bloqueio **(VER FIG. 47.4)**. Sua função retorna ao normal bem antes do adutor do polegar **(VER FIG. 47.5)**. Um pouco menos resistente que o diafragma são os outros músculos que participam da ventilação, a musculatura da laringe, a musculatura abdominal e o músculo corrugador do supercílio. Esses músculos recuperam-se um pouco antes do que o músculo adutor do polegar. A musculatura palpebral, o masseter e a musculatura da faringe e do pescoço que participam da proteção das vias aéreas são os mais sensíveis aos BNMs, e, por isso, recuperam-se depois que o adutor do polegar. Participam da proteção de vias aéreas a musculatura da língua (a queda da língua na orofaringe é a principal causa de obstrução no paciente parcialmente curarizado), da deglutição, da tosse e os músculos da laringe que aproximam as cordas vocais. Portanto, durante a fase de recuperação do bloqueio, o paciente pode estar ventilando de forma adequada e ainda não ter recuperado a capacidade de proteção da via aérea, pois o diafragma se recupera antes. Por isso, ventilação adequada não significa recuperação do bloqueio.[84,108]

Os resultados obtidos na estimulação do nervo facial e resposta do músculo corrugador do supercílio refletem com mais precisão o bloqueio que ocorre no diafragma, nos músculos da laringe e na musculatura abdominal, pois a sensibilidade desses grupos musculares é semelhante. Entretanto, a monitorização com a estimulação do nervo facial resulta em maiores índices de bloqueio residual do que com a estimulação do nervo ulnar.[114] Enquanto o TOF aplicado no nervo facial resulta em quatro respostas, é possível que o TOF aplicado no nervo ulnar marque apenas 1 ou 2 respostas. O local de escolha preferencial para a monitorização é o nervo ulnar com resposta do músculo adutor do polegar.[110]

Já o início do bloqueio depende da localização dos diversos grupos musculares na circulação sanguínea. Como o diafragma e os músculos da laringe estão na circulação central, o bloqueio se instala mais rápido nesses músculos do que no adutor do polegar **(VER FIG. 47.5)**. Quando se utilizam doses de intubação (2 $DE_{95}$), essa diferença deixa de existir e o pico de ação no diafragma e no músculo adutor do polegar é semelhante.

A avaliação da resposta ao estimulador de nervos periféricos permite:

- Determinar o momento mais adequado para intubação.
- Ajustar a dose mais adequada de bloqueador neuromuscular para cada paciente, evitando doses excessivas.
- Determinar o momento de administração de uma dose suplementar.
- Ajustar a dose nos casos de infusão contínua.
- Determinar o momento para reversão e a dose mais adequada de anticolinesterásico **(VER FIG. 47.8)** ou sugamadex **(VER FIG. 47.10)**.
- Avaliar a recuperação do bloqueio neuromuscular.

Por todos esses motivos, a monitorização do bloqueio neuromuscular deveria ser uma rotina. Nenhuma substância utilizada em anestesia possui um aparelho que possa dar tantas informações sobre sua farmacodinâmica quanto as que o estimulador de nervo periférico fornece sobre os BNMs.[108]

## Padrões de estimulação nervosa

Os principais padrões de estimulação elétrica usados para avaliar a função neuromuscular são os seguintes:[108]

- Estímulo simples.
- Estímulo tetânico.
- Estimulação pós-tetânica (contagem pós-tetânica).
- Sequência de quatro estímulos (TOF).
- Estimulação com dupla salva de tétanos (DBS, do inglês *double burst stimulation*).

As comparações entre os diferentes BNMs, especialmente seu pico de ação e tempo de duração, são realizadas utilizando algum desses estímulos. No entanto, é importante, para que se possam fazer comparações entre diferentes estudos, que se atente para a metodologia empregada. Por exemplo, o pico de ação de uma substância é mais curto quando se usa o TOF do que quando se usa o estímulo simples. O método de registro também deve ser o mesmo: os resultados obtidos com a mecanomiografia são diferentes dos da eletromiografia ou da aceleromiografia. Por isso, muitos estudos mostram resultados bastante diferentes, apesar de usarem a mesma dosagem da mesma substância.[108]

### Estímulo simples

Consiste na aplicação de estímulos únicos, de intensidade supramáxima, em uma frequência de 0,1 Hz (1 estímulo a cada 10 segundos) a 1 Hz (1 estímulo por segundo). A resposta é uma contração simples **(FIG. 47.15)**.[6,8,90,108]

A amplitude da resposta é expressa como porcentagem em relação a uma resposta-controle, obtida no paciente não bloqueado (T1/Tc). Portanto, deve existir um controle antes da injeção do BNM. Quanto mais intenso o bloqueio, menor a resposta **(VER FIG. 47.15)**. Até que 75% dos receptores estejam bloqueados, a resposta é de 100% do controle. A partir daí, o índice começa a diminuir e atinge 0% do controle (ausência de contração) quando 95% ou mais receptores estiverem bloqueados. Portanto, ele mede a intensidade do bloqueio entre 75% dos receptores bloqueados (T1/Tc = 100%) e 95% dos receptores bloqueados (T1/Tc = 0%).[6,8,90,108]

A frequência mais indicada é a de 0,1 Hz, pois tem melhor correlação com o relaxamento clínico. Para que se obtenham condições aceitáveis de intubação traqueal, o índice (T1/Tc) deve ser menor do que 30%. Com esse índice, já ocorre um bom relaxamento da musculatura da laringe e mandíbula, embora o ideal seja esperar pelo desaparecimento de todas as respostas. Para relaxamento cirúrgico transoperatório, o ideal é um índice (T1/Tc) menor do que 25%. Durante a recuperação,

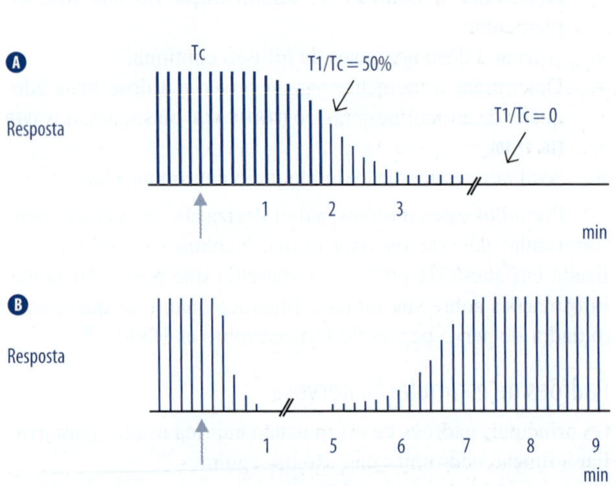


**FIGURA 47.15** Resposta muscular ao estímulo simples na presença de bloqueio adespolarizante **A** e bloqueio despolarizante **B**. As *setas azuis* indicam a injeção do bloqueador. A única diferença existente entre as respostas ocorre no fator tempo. T1, resposta num dado momento após a injeção do bloqueador; Tc, resposta controle antes da injeção do bloqueador.

com um índice maior do que 90%, o paciente já é capaz de manter um volume corrente normal.[6,8,90,108] Entretanto, não é um bom índice para avaliar a recuperação do bloqueio neuromuscular, pois volta ao normal com apenas 25% dos receptores livres. Além disso, necessita de aparelhos de medição e um traçado de controle prévio, sendo, por esse motivo, pouco usado na prática clínica.[6,8,90,108]

É empregado em pesquisa para determinar o pico de ação (T1/Tc = 0%), a duração clínica (T1/Tc = 25%) e o índice de recuperação dos BNMs.[6,8,90,108]

### Estímulo tetânico

Consiste na aplicação de estímulos em alta frequência (30-100 Hz). A frequência de 50 Hz com duração de 5 segundos é a mais fisiológica e a que mais se aproxima da frequência desenvolvida por um esforço voluntário máximo. Por isso, a maioria dos aparelhos utiliza essa frequência. Frequências maiores de que 50 Hz podem causar fadiga mesmo na ausência de bloqueio. O intervalo entre dois estímulos tetânicos não deve ser menor do que 2 minutos, pois esse é o tempo que o músculo leva para se recuperar.[6]

A resposta depende da frequência de estimulação, da intensidade do bloqueio e do tipo de bloqueio **(VER FIG. 47.3)**.[6]

A aplicação de estímulos de alta frequência gera uma diminuição na quantidade de ACh liberada a cada estímulo. Na ausência de bloqueio neuromuscular, a resposta é uma contração sustentada, pois apesar da redução na liberação de ACh, a margem de segurança da transmissão neuromuscular é alta **VER FIG. 47.3)**.[6]

Na presença de bloqueio despolarizante, não ocorre fadiga, mas uma diminuição uniforme na amplitude da resposta proporcional à intensidade do bloqueio **(VER FIG. 47.3)**. Na presença de bloqueio adespolarizante, ocorre uma resposta não sustentada, chamada de fadiga tetânica **(VER FIG. 47.3)**. Quanto maior a intensidade do bloqueio, mais pronunciada é a fadiga.[6]

A fadiga começa a ocorrer quando um determinado número de receptores está bloqueado:

- 30 Hz produzem fadiga quando há mais de 75% de receptores bloqueados.
- 50 Hz produzem fadiga quando há mais de 70% de receptores bloqueados.
- 100 Hz produzem fadiga quando há mais de 50% de receptores bloqueados.

Um tétano sustentado de 50 Hz por 5 segundos significa mais de 30% de receptores livres e capacidade de manter a ventilação. É um índice mais sensível do que o estímulo simples. Porém, tem a desvantagem de ser doloroso no paciente acordado. Tradicionalmente, o estímulo tetânico é utilizado para avaliar bloqueio neuromuscular residual. Entretanto, pequenos graus de fadiga (TOF > 0,4) podem ser de difícil detecção sem aparelhos de medição, mesmo por observadores experientes. Vem sendo cada vez menos usado na prática clínica, já que as mesmas informações podem ser obtidas, com vantagens, com o uso do TOF.[108]

### Estimulação pós-tetânica

Consiste na combinação de um estímulo tetânico de 50 Hz por 5 segundos, com estímulos simples de 1 Hz, aplicados 3 segundos após o estímulo tetânico[84,85] **(FIG. 47.16)**.

O tétano causa uma diminuição na liberação de ACh e um aumento na sua síntese e mobilização. Esse fenômeno

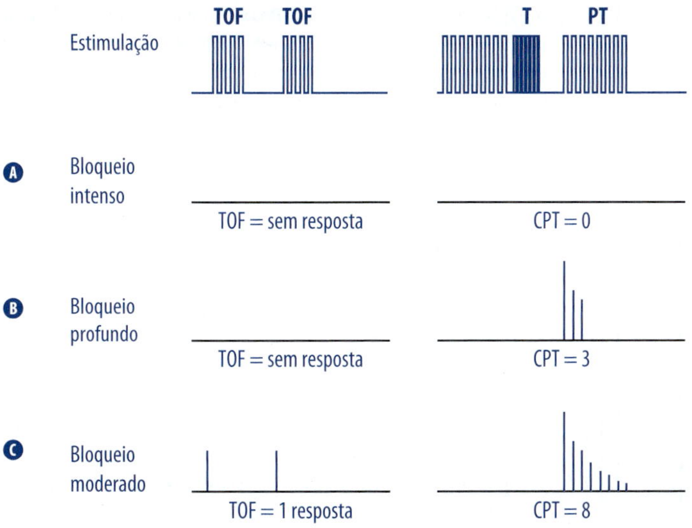


**FIGURA 47.16** Padrão de estimulação elétrica e resposta muscular observada com a sequência de quatro estímulos (TOF), tétano de 50 Hz por 5 segundos (T) e estimulação pós-tétano (PT) durante três diferentes níveis de bloqueio adespolarizante. Durante um bloqueio muito intenso, como ocorre logo após a administração de uma dose de intubação do relaxante **A**, não existe nenhum tipo de resposta e a contagem pós-tetânica (CPT) é igual a zero. À medida que a recuperação começa a ocorrer e o bloqueio fica menos profundo (**B**), ainda não surge resposta ao TOF, mas já começa a aparecer a resposta aos estímulos pós-tétano (facilitação pós-tetânica). A CPT varia entre 1 e 7 durante o bloqueio intenso. Durante o bloqueio moderado aparece a primeira resposta no TOF e a facilitação pós-tetânica aumenta ainda mais **C**. Quando aparece a primeira resposta ao TOF, a CPT é igual a 8 **C**. Neste momento, a monitorização já é realizada com o TOF.
*Fonte: Viby-Mogensen e Claudius.*[6]

permanece durante um curto período (60-90 segundos) depois de cessado o estímulo tetânico. A aplicação de estímulos de baixa frequência durante esse período libera maior quantidade de ACh, antagonizando temporariamente o bloqueio adespolarizante e gerando uma resposta de maior intensidade (VER FIG. 47.3). O fenômeno é conhecido como facilitação pós-tetânica ou potenciação pós-tetânica, típica do bloqueio adespolarizante. Na ausência de bloqueio, como todos os receptores são viáveis, a amplitude da resposta não se modifica, pois já era máxima. Na presença de bloqueio despolarizante, não ocorre potenciação pós-tetânica (VER FIG. 47.3).[84,85]

A potenciação pós-tetânica serve como base para a contagem pós-tetânica (CPT), um teste bastante útil na avaliação de bloqueio neuromuscular profundo (mais de 95% de receptores bloqueados) quando as respostas ao tétano, estímulo simples, ou TOF não aparecem. Em bloqueios muito profundos, não aparece nenhuma resposta (CPT = 0). À medida que o bloqueio vai se dissipando, aparece um número cada vez maior de respostas pós-tétano antes do aparecimento de qualquer resposta com outros estímulos. Portanto, à medida que o bloqueio se torna menos profundo, maior o número de respostas visíveis no pós-tétano (VER FIG. 47.16). Esse número de respostas visíveis serve para estimar o tempo necessário para o aparecimento da primeira resposta do TOF (TAB. 47.8). Quando aparece a primeira resposta no TOF, o grau de bloqueio passa a ser avaliado com esse último índice.[84,85]

A CPT é um parâmetro bastante útil quando o bloqueio está profundo e não se tem resposta ao TOF. Quando se necessita bloqueio neuromuscular intenso, como em situações nas quais o *bucking* ou a tosse são inaceitáveis (cirurgia na via aérea ou oftalmológica), o ideal é que não apareça nenhuma resposta pós-tetânica (CPT = 0). Esses níveis de bloqueio, entretanto, são muito profundos e de difícil reversão. A CPT não deve ser repetida em intervalos menores do que 6 minutos, já que pode reverter o bloqueio localmente, gerando falsos resultados.

**TABELA 47.8** Contagem pós-tetânica e tempo aproximado para aparecimento da primeira resposta da sequência de quatro estímulos (T1)

| Contagem pós-tetânica | Tempo para aparecimento de T1 | |
|---|---|---|
| | **Bloqueador de duração intermediária** | **Bloqueador de longa duração** |
| 0 | > 9 min | > 37 min |
| 1 | 9 min | 37 min |
| 2 | 7 min | 30 min |
| 4 | 4 min | 20 min |
| 6 | 2 min | 10 min |
| 8 | 0 a 2 min | 5 min |

*Fonte: Viby-Mogensen e Claudius*[84] *e Murphy e colaboradores.*[90]

### Sequência de quatro estímulos

Consiste na aplicação de quatro estímulos supramáximos em uma frequência de 2 Hz. São utilizados quatro estímulos, porque na presença de bloqueio adespolarizante parcial, a quarta resposta é a que mais diminui. Após, ocorre estabilização das respostas. Avalia-se a amplitude da quarta resposta em relação à primeira: T4/T1 (FIG. 47.17). O intervalo entre cada sequência não deve ser inferior a 10 segundos.[89,90] O TOF em geral refere-se à relação T4/T1 e pode variar entre 0 e 1. Quando não se dispõe de aparelhos de medição, não é possível fazer a relação T4/T1. Nessa situação, alguns autores referem o número de respostas visíveis ao TOF, que pode ser de 0 a 4.

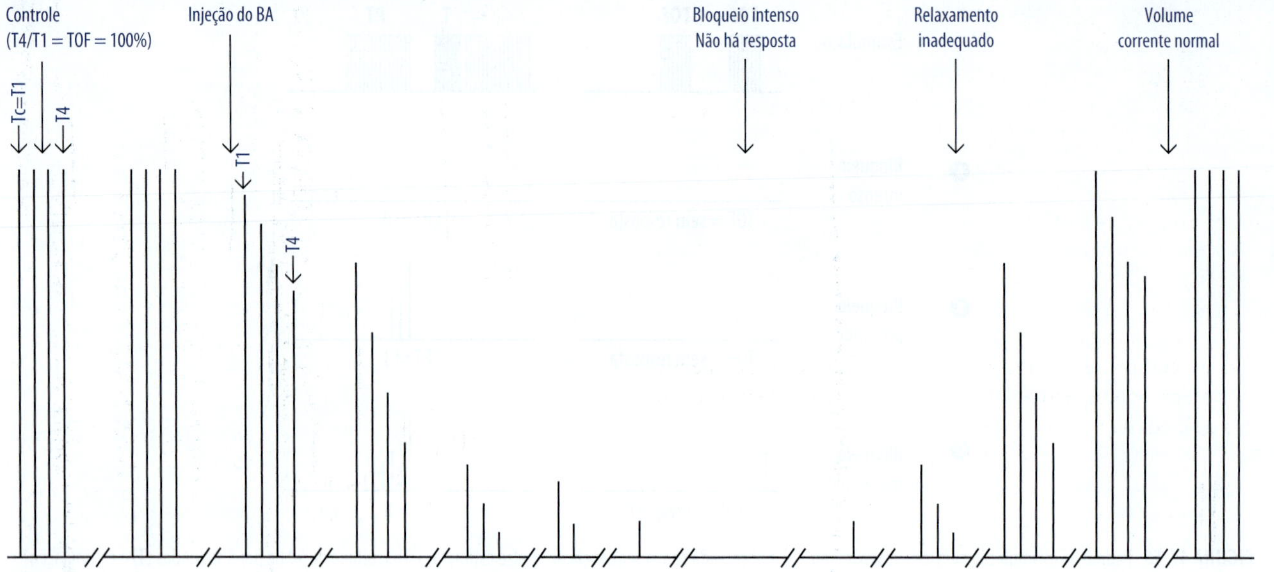


| | | | | | | | | | | | | |
|---|---|---|---|---|---|---|---|---|---|---|---|---|
| **A** | 1 | 0,95 | 0,75 | 0,25 | 0,2 | 0,1 | | 0,1 | 0,25 | 0,75 | 1 | 1 |
| **B** | 1 | 0,75 | 0,4 | 0 | 0 | 0 | | 0 | 0 | 0,4 | 0,75 | 1 |
| **C** | 4 | 4 | 4 | 3 | 2 | 1 | | 1 | 3 | 4 | 4 | 4 |

**FIGURA 47.17** Sequência de quatro estímulos (TOF) na presença de bloqueio adespolarizante. **A** Estímulo simples = T1 em relação ao controle (T1/Tc). **B** TOF = T4/T1. **C** Número de respostas visíveis do TOF.
BA, bloqueador adespolarizante; T1, primeira resposta do TOF; Tc, resposta controle antes da injeção do bloqueador adespolarizante.

A resposta vai depender da intensidade e do tipo de bloqueio. Na ausência de bloqueio, as quatro respostas têm a mesma amplitude e o TOF (T4/T1) = 1.

Na presença de bloqueio despolarizante, a sequência de quatro estímulos apresenta as quatro respostas diminuídas, mas com igual amplitude, ou seja, TOF (T4/T1) = 1.[89,90]

Na presença de bloqueio adespolarizante, ocorre redução progressiva nas quatro respostas. À medida que o bloqueio se intensifica, o TOF (T4/T1) vai diminuindo até ocorrer o desaparecimento das quatro respostas **(VER FIG. 47.17)**. Portanto, quanto mais intenso o bloqueio, menor o valor do TOF (T4/T1), até que todas as quatro respostas desaparecem. Nesse ponto, o bloqueio é muito profundo e a avaliação é feita pela CPT.[89,90]

O TOF começa a declinar quando o número de receptores bloqueados é maior do que 70%. É um teste mais sensível do que o estímulo simples e equivalente ao tétano de 50 Hz.[89,90]

Para um bom relaxamento abdominal, o ideal é que não apareçam mais do que duas respostas no TOF; caso isso aconteça, estará indicada dose suplementar de bloqueador. Com isso, evitam-se doses desnecessárias, que muitas vezes são utilizadas quando não se dispõe da monitorização com o estimulador de nervo periférico.[6,8,108] O TOF também é bastante usado para indicar a dose de agente reversor **(VER FIGS. 47.8 E 47.11)**.

Quando não se dispõe de aparelhos de medida, pode-se usar a análise visual das respostas ao TOF. Faz-se a contagem do número de respostas visíveis ou a presença de fadiga. Contudo, essa análise pode falhar na detecção da recuperação plena do bloqueio neuromuscular. Alguns estudos mostraram correlação fraca entre a avaliação visual ou tátil e o valor do TOF na fase de recuperação.[91,101,103] Mesmo observadores experientes não conseguem detectar a fadiga no TOF visualmente ou manualmente quando o valor do TOF excede 0,4. Isso significa que a paralisia residual não será detectada na faixa de TOF entre 0,4 e 0,9.[87] Essa área cega pode ser reduzida com o uso do padrão DBS, no qual a fadiga pode ser detectada visualmente ou manualmente até uma razão de TOF de 0,6, mesmo assim ficando bem abaixo do valor desejado de 0,9.[101] Portanto, a análise visual do TOF, mesmo aplicados após o despertar da anestesia, não é um método acurado para detectar a ausência de bloqueio neuromuscular residual.[87,104]

O TOF correlaciona-se bem com os testes clínicos de força muscular. Índices menores do que 0,6 estão associados à fraqueza muscular. Índices maiores do que 0,7 a 0,75 indicam um volume corrente normal, capacidade de tossir e manter a cabeça erguida por 5 segundos. Com TOF > 0,8, a capacidade vital e a força inspiratória são normais. Entretanto, a capacidade de proteger a via aérea contra aspiração e obstrução só retorna ao normal com índices maiores que 0,9.[6,8,108]

Existe uma relação entre a amplitude do estímulo simples, o número de respostas visíveis da sequência de quatro estímulos e o TOF (T4/T1). A quarta resposta desaparece quando houver uma diminuição de 75% na primeira resposta em relação ao controle. Os desaparecimentos da terceira, segunda e primeira resposta correspondem à diminuição de 80%, 90% e 100%, respectivamente, na primeira resposta **(VER FIG. 47.17)**. Quando o TOF (T4/T1) for maior ou igual a 0,9, a primeira resposta (T1) já é igual ou maior que 95% do controle.[6,8,108]

O TOF apresenta algumas vantagens: não necessita traçado-controle, como o estímulo simples; não causa dor no paciente acordado, como o tétano; e é útil no diagnóstico de bloqueio fase II (T4/T1 < 0,3). Além disso, a análise visual (contagem do número de respostas visíveis) é muito útil para indicar a necessidade de dose suplementar de bloqueador ou a dose de antagonista. Graças à facilidade no uso e interpretação dos resultados, é hoje o estímulo mais utilizado na prática clínica. Todavia, para a análise de recuperação do bloqueio, é necessário instrumento de medida, pois pequenos graus de fadiga (T4/T1 > 0,4) podem não ser detectados visualmente.[6,8,108]

### Estimulação com dupla salva de tétanos

Consiste na aplicação de duas salvas de três estímulos na frequência de 50 Hz, separadas por um intervalo de 750 milissegundos. Cada salva é percebida como uma contração única. A resposta consiste, portanto, em duas contrações.[6,8,108]

A estimulação com dupla salva foi desenvolvida com o fim específico de permitir a detecção visual ou tátil de pequenos graus de bloqueio residual, sem necessidade de instrumentos de medida.

Na ausência de bloqueio neuromuscular, a resposta consiste em duas contrações de igual intensidade. Na presença de bloqueio adespolarizante parcial, a segunda contração é mais fraca do que a primeira (fadiga). Portanto, a ausência de fadiga na estimulação com dupla salva significa ausência de bloqueio residual significativo.[6,8,108] Embora pequenos graus de bloqueio neuromuscular possam ser de difícil detecção pela DBS, a chance de detectá-los sem instrumentos de medida é bem maior do que com TOF **(FIG. 47.18)**.

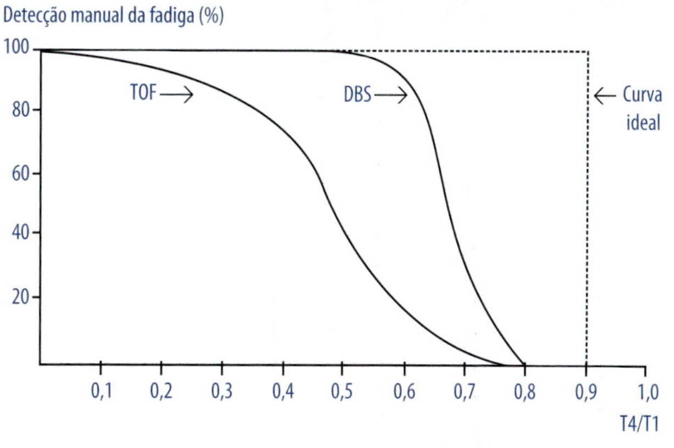


**FIGURA 47.18** Comparação entre o TOF (T4/T1) avaliado com aparelhos de medida e a fadiga detectada manualmente com o TOF ou a dupla salva de tétanos (DBS). O ideal é que sempre que o índice T4/T1 fosse igual ou menor do que 0,9, pudesse ser detectado manualmente (curva ideal). As curvas mostram que a DBS apresenta um menor índice de falhas, detectando a fadiga com mais facilidade do que o TOF. Entretanto, ambos ficam muito longe da curva ideal, falhando na detecção de pequenos graus de bloqueio residual.

A DBS mantém boa correlação com o TOF. A ausência de fadiga na DBS indica uma chance de 90% de uma resposta no TOF maior que 0,6. A presença de fadiga na DBS indica 75% de chance de a resposta no TOF ser menor que 0,6. Portanto, apesar de ser mais eficiente do que a análise visual do TOF na detecção de bloqueio residual, não consegue detectar fadiga quando o TOF está acima de 0,6. E isso fica muito longe do ideal, que é de 0,9. Assim, a análise quantitativa é indispensável na detecção de pequenos graus de bloqueio residual.

## Aplicação prática do estimulador de nervo periférico

Sempre que um BNM é aplicado em um paciente, a monitorização com o estimulador de nervo periférico é a melhor maneira de acompanhar o bloqueio. Em anestesia clínica, a monitorização é feita com o TOF e a CPT, em geral com monitores que utilizam a aceleromiografia. Contudo, na ausência desses monitores, pode ser realizada a avaliação visual ou tátil da resposta. De acordo com a resposta, o bloqueio neuromuscular pode ser classificado em quatro níveis: bloqueio intenso, bloqueio profundo, bloqueio moderado ou cirúrgico e fase de recuperação[78] **(FIG. 47.19)**

### Bloqueio intenso

É o período que se inicia logo após o pico de ação do BNM (entre 1 e 4 minutos) e se prolonga de acordo com a duração do BNM utilizado. Não existe resposta a nenhum tipo de estímulo. Durante esse período, é feita a intubação traqueal. Aguarda-se o desaparecimento de todas as respostas ao TOF para realizá-la. É importante lembrar que as condições de intubação dependem também de uma boa profundidade anestésica.[6,8,108] Em situações nas quais o *bucking* é inadmissível, aguardam-se mais 30 a 60 segundos após o desaparecimento da resposta ao TOF para se executar a intubação.

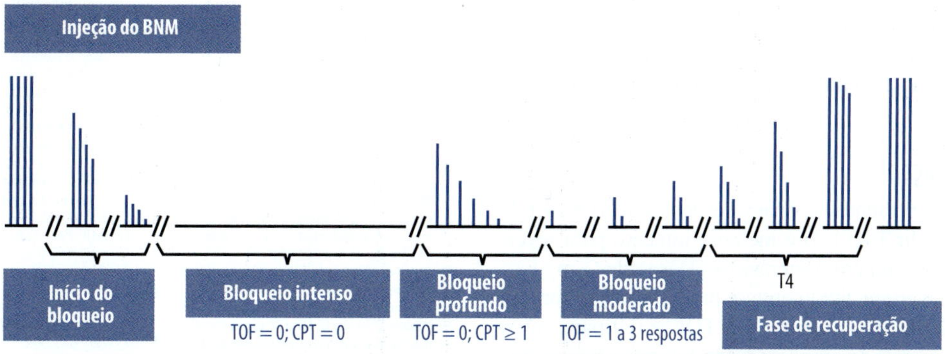


**FIGURA 47.19** Níveis de bloqueio após a administração de dose única de BNMA, utilizando o TOF (sequência de quatro estímulos) e a CPT (contagem pós-tetânica). No bloqueio intenso não há resposta a nenhum tipo de estímulo. No bloqueio profundo existe resposta pós-tétano, mas não ao TOF. O bloqueio intenso e o bloqueio profundo constituem o período de "não resposta ao TOF". O aparecimento da primeira resposta ao TOF marca o início do bloqueio moderado. Finalmente, o momento em que as quatro respostas ao TOF estão presentes, e quando o índice T4/T1 pode ser medido, marca o início da fase de recuperação.
*Fonte: Fuchs-Buder e colaboradores.*[78]

Nesta fase, o bloqueio não pode ser revertido com anticolinesterásicos. Altas doses de sugamadex (16 $mg{\cdot}kg^{-1}$) podem antagonizar o bloqueio intenso provocado por rocurônio ou vecurônio.

Se foi usada succinilcolina para intubação traqueal, deve-se esperar pelo reaparecimento de alguma resposta ao TOF para administrar o BNMA. Isso costuma ocorrer entre 4 e 8 minutos.

## Bloqueio profundo

É o período que segue o bloqueio intenso, caracterizado pela presença de resposta pós-tétano (CPT $\geq$ 1), mas ausência de resposta ao TOF. Existe uma correlação entre o número de respostas na CPT e o tempo de reaparecimento da primeira resposta do TOF **(VER TAB. 47.8)**. Nessa fase, o bloqueio também não pode ser revertido com anticolinesterásicos. Entretanto, doses de 4 $mg{\cdot}kg^{-1}$ de sugamadex revertem facilmente o bloqueio produzido por rocurônio ou vecurônio.

## Bloqueio moderado ou cirúrgico

Começa com o aparecimento da primeira resposta ao TOF e se caracteriza pelo retorno gradual das quatro respostas.

Para a maioria dos procedimentos cirúrgicos, não é necessário um bloqueio intenso. Em geral um bloqueio moderado com a presença de 1 ou 2 respostas no TOF promove um relaxamento adequado. No entanto, durante níveis superficiais de anestesia, o paciente pode soluçar, tossir ou reagir em resposta ao estímulo cirúrgico. Em situações onde qualquer tipo de reação é inadmissível, deve-se manter a anestesia e o bloqueio neuromuscular em níveis mais profundos, com ausência de resposta ao TOF.[110,115,11] Como desvantagem da manutenção de um bloqueio profundo, salienta-se o risco de memória intraoperatória provavelmente aumentado. Quando o paciente está profundamente relaxado, indicativos de consciência como movimentos voluntários e involuntários não podem ocorrer.[6]

Em procedimentos prolongados, doses suplementares de BNMA devem ser utilizadas sempre que 2 a 3 respostas do TOF forem visíveis. O ideal é manter o bloqueio com apenas 1 a 2 respostas visíveis no TOF.[78,84,85] Quando se necessita relaxamento muscular intenso, o ideal é que não apareça nenhuma resposta no TOF. O grau de bloqueio nesses casos é avaliado pela CPT.[78,84,85]

A reversão com anticolinesterásicos só é possível na presença de duas ou, de preferência, três respostas no TOF. A reversão nesta fase é demorada e exige doses mais altas de anticolinesterásicos **(VER FIG. 47.8)**. O sugamadex na dose de 2 a 4 $mg{\cdot}kg^{-1}$ reverte facilmente o bloqueio do rocurônio ou vecurônio nesta fase.

## Fase de recuperação

Nesta fase já estão presentes as quatro respostas no TOF, sendo possível agora medir T4/T1. É o melhor momento para reverter o bloqueio com anticolinesterásicos. Doses de 2 $mg{\cdot}kg^{-1}$ de sugamadex revertem facilmente o bloqueio do rocurônio ou vecurônio. O objetivo é atingir um TOF $\geq$ 0,9 para que o paciente seja considerado recuperado do bloqueio neuromuscular. Se um TOF $\geq$ 0,9 já foi atingido de forma espontânea, não é necessário utilizar fármacos reversores. Entretanto, caso não se disponha de aparelhos de medida, a reversão deve ser realizada, pois a análise visual não consegue detectar pequenos graus de fadiga[89] **(VER FIG. 47.18)**.

# Referências


1. Griffith HR, Johnson GE. The use of curare in general anesthesia. Anesthesiology. 1942;3:418-20.
2. Flood P, Rathmell JP, Shafer SL. Stoelting's Pharmacology and Phisiology in Anesthetic Practice. 5th ed. Philadelphia: Wolter Kluwer; 2015.
3. Naguib M, Lien CA, Meistelman C. Pharmacology of neuromuscular blocking drugs. In: Miller RD, editor. Miller´s anesthesia. 8th ed. Philadelphia: Elsevier; c2015.
4. Appiah-Ankam J, Hunter JM. Pharmacology of neuromuscular blocking drugs. Contin Educ Anaesth Crit Care Pain. 2004;4(1):2-7.
5. Bowman WC. Neuromuscular block. Br J Pharmacol. 2006;147(Suppl 1): S277-S286.
6. Viby-Mogensen J, Claudius C. Neuromuscular monitoring. In: Miller RD, editor. Miller´s anesthesia. 8th ed. Philadelphia: Elsevier; c2015.
7. Lee C. Goodbye suxamethonium! Anaesthesia. 2009;64 Suppl 1:73-81.
8. Martyn JAJ. Neuromuscular physiology and pharmacology. In: Miller RD, editor. Miller´s anesthesia. 8th ed. Philadelphia: Elsevier; c2015.
9. Donati F, Meistelman C, Plaud B. Vecuronium neuromuscular blockade at the diaphragm, the orbicularis oculi, and adductor pollicis muscles. Anesthesiology. 1990;73(5):870-5.
10. Donati F, Antzaka MD, Bevan DR. Potency of Pancuronium at the diaphragm and the adductor pollicis muscle in humans. Anesthesiology. 1986;64(1):1-5.
11. Cantineau JP, Porte F, d'Honneur G, Duvaldestin P. Neuromuscular Effects of rocuronium on the diaphragm and adductor pollicis muscles in anesthetized patients. Anesthesiology. 1994; 81(3):585-90.
12. Ariño-Irujo JJ, Calbet-Mañueco A, De la Calle-Elguezabal PA, Velasco-Barrio JM, López-Timoneda F, Ortiz-Gómez JR, et al. [Neuromuscular blockade monitoring. Part 1]. Rev Esp Anestesiol Reanim. 2010;57(3):153-60.
13. Fuchs-Buder T, Schreiber JU, Meistelman C. Monitoring neuromuscular block: an update. Anaesthesia. 2009;64 Suppl 1:82-9.
14. Leykin Y, Pellis T, Vincenti E. Highlights in muscle relaxants. Expert Rev Neurother. 2006;6(12):1833-43.
15. Mallon WK, Keim SM, Shoenberger JM, Walls RM. Rocuronium vs. succinylcholine in the emergency department: a critical appraisal. J Emerg Med. 2009;37(2):183-8.
16. Pansard JL, Chauvin M, Lebrault C, Gauneau P, Duvaldestin P. Effect of an intubating dose of succinylcholine and atracurium on the diaphragm and the adductor pollicis muscle in humans. Anesthesiology. 1987;67(3):326-30.
17. Miller RD. Neuromuscular blocking drugs. In: Miller RD, Pardo MC. Basics of anesthesia. 6th ed. Philadelphia: Saunders; c2011.
18. Claudius C, Garvey LH, Viby-Mogensen J. The undesirable effects of neuromuscular blocking drugs. Anaesthesia. 2009;64 Suppl 1:10-21.
19. Craig RG, Hunter JM. Neuromuscular blocking drugs and their antagonists in patients with organ disease. Anaesthesia. 2009;64 Suppl 1:55-65.
20. Butterworth JF, Mackey DC, Wasnick JD. Morgan & Mikhail's Clinical Anesthesiology. 5th ed. New York: McGraw-Hill; 2013.
21. Lien CA, Eikermann M. Neuromuscular blockers and reversal drugs. In: Hemmings Jr HC, Egan TD. Pharmacology and physiology for anesthesia: foundations and clinical application. Philadelphia: Elsevier; c2013.
22. Bevan DR, Smith CE, Donati F. Postoperative Neuromuscular Blockade: A Comparison Between Atracurium, Vecuronium, and Pancuronium. Anesthesiology 1988; 69:272-76.
23. Segredo V, Caldwell JE, Matthay MA, Sharma ML, Gruenke LD, Miller RD. Persistent paralysis in critically ill patients after long-term administration of vecuronium. N Engl J Med. 1992;327(8):524-8.
24. Hunter JM, Parker CJ, Bell CF, Jones RS, Utting JE. The use of different doses of vecuronium in patients with liver dysfunction. Br J Anaesth. 1985;57(8):758-64.
25. Lennon RL, Olson RA, Gronert GA. Atracurium or vecuronium for rapid sequence endotracheal intubation. Anesthesiology. 1986;64(4):510-3.
26. Lee C, Katz RL. Clinical implications of new neuromuscular concepts and agents: So long, neostigmine! So long, sux! J Crit Care. 2009;24(1):43-9.
27. Magorian T, Flannery KB, Miller RD. Comparison of rocuronium, succinylcholine, and vecuronium for rapid-sequence induction of anesthesia in adult patients. Anesthesiology. 1993;79(5):913-8.
28. Schreiber JU. Management of neuromuscular blockade in ambulatory patients. Curr Opin Anaesthesiol. 2014;27(6):583-8.
29. Khalil M, D'Honneur G, Duvaldestin P, Slavov V, De Hys C, Gomeni R. Pharmacokinetics and pharmacodynamics of rocuronium in patients with cirrhosis. Anesthesiology. 1994;80(6):1241-7.
30. Robertson EN, Driessen JJ, Booij LH. Pharmacokinetics and pharmacodynamics of rocuronium in patients with and without renal failure. Eur J Anaesthesiol. 2005;22(1):4-10.
31. Reynolds LM, Lau M, Brown R, Luks A, Fisher DM. Intramuscular Rocuronium in Infants and Children. Anesthesiology 1996; 85:231-9.
32. Goudsouzian NG, d'Hollander AA, Viby-Mogensen J. Prolonged Neuromuscular block from mivacurium in two patients with cholinesterase deficiency. Anesth Analg. 1993;77(1):183-5.
33. Schepens T, Cammu G. Neuromuscular blockade: what was, is and will be. Acta Anaesthesiol Belg. 2014;65(4):151-9.
34. El-Orbany M, Connolly LA. Rapid Sequence Induction and Intubation: current controversy. Anesth Analg. 2010;110(5):1318-25.
35. Viby-Mogensen J. Succinylcholine neuromuscular blockade in subjects homozygous for atypical plasma cholinesterase. Anesthesiology. 1981;55(4):429-34.
36. Epstein HM, Jarzemsky D, Zuckerman L, Vagher P. Plasma cholinesterase activity in bank blood. Anesth Analg. 1980;59(3):211-4.
37. Delphin E, Jackson D, Rothstein P. Use of succinylcholine during elective pediatric anesthesia should be reevaluated. Anesth Analg. 1987;66:1190-2.
38. Fisher DM. Neuromuscular blocking agents in paediatric anaesthesia. Br J Anaesth. 1999; 83(1):58-64.
39. Goudsouzian NG. Recent changes in the package insert for succinylcholine chloride: should this drug be contraindicated for routine use in children and adolescents? (Summary of the Discussions of the Anesthetic and Life Support Drug Advisory Meeting of the Food and Drug Administration, FDA Building, Rockville, MD, June 9,1994). Anesth Analg. 1995;80(1):207-8.
40. Rawicz M, Brandom BW, Wolf A. The place of suxamethonium in pediatric anesthesia. Paediatr Anaesth. 2009;19(6):561-70.
41. Martyn JA, Richtsfeld M. Succinylcholine-induced hyperkalemia in acquired pathologic states: etiologic factors and molecular mechanisms. Anesthesiology. 2006;104(1):158-69.
42. Schreiber JU, Lysakowski C, Fuchs-Buder T, Tramèr MR. Prevention of succinylcholine-induced fasciculation and myalgia: a meta-analysis of randomized trials. Anesthesiology. 2005;103(4):877-84.
43. Berry FA, Lynch C 3rd. Succinylcholine and trismus. Anesthesiology. 1989;70(1):161-3.
44. O'Flynn RP, Shutack JG, Rosenberg H, Fletcher JE. Masseter Muscle Rigidity and Malignant Hyperthermia Susceptibility in Pediatric Patients. Anesthesiology 1994; 80:1228-33.
45. Zhou J, Bose D, Allen PD, Pessah IN. Naguib M, Lien CA, Meistelman C. Malignant hyperthermia and muscle-related disorders. In: Miller RD, editor. Miller´s anesthesia. 8th ed. Philadelphia: Elsevier; c2015.
46. Kelly RE, Dinner M, Turner LS, Haik B, Abramson DH, Daines P. Succinylcholine increases intraocular pressure in the human eye with the extraocular muscles detached. Anesthesiology. 1993;79(5): 948-52.
47. Libonati MM, Leahy JJ, Ellison N. The use of succinylcholine in open eye surgery. Anesthesiology. 1985;62(5):637-40.
48. Kovarik WD, Mayberg TS, Lam AM, Mathisen TL, Winn HR. Succinylcholine does not change intracranial pressure, cerebral blood flow velocity, or the electroencephalogram in patients with neurologic injury. Anesth Analg. 1994;78(3):469-73.
49. Mashour GA, Avidan MS. Intraoperative awareness: controversies and non-controversies. Br J Anaesth. 2015;115 Suppl 1:i20-i26.
50. Papazian L, Forel JM, Gacouin A, Penot-Ragon C, Perrin G, Loundou A, et al. Neuromuscular blockers in early acute respiratory distress syndrome. N Engl J Med. 2010;363(12):1107-16.
51. Trabold F, Casetta M, Duranteau J, Albaladejo P, Mazoit JX, Samii K, et al. Propofol and remifentanil for intubation without muscle relaxant: the effect of the order of injection. Acta Anaesthesiol Scand. 2004;48(1):35-9.
52. Joo HS, Perks WJ, Belo SE. Sevoflurane with remifentanil allows rapid tracheal intubation without neuromuscular blocking agents. Can J Anaesth. 2001;48(7):646-50.
53. Woods AW, Allam S. Tracheal intubation without the use of neuromuscular blocking agents. Br J Anaesth. 2005;94(2):150-8.
54. Alvarez Gómez JA, Ariño Irujo JJ, Errando Oyonarte CL, Matínez Torrente F, Roigé i Solé J, Gilsanz Rodríguez F, et al. [Use of neuromuscular blocking agents and reversal of blockade: guidelines from Sociedad Española de Anestesiología, Reanimación y Terapéutica del Dolor]. Rev Esp Anestesiol Reanim. 2009;56(10):616-27.
55. Combes X, Andriamifidy L, Dufresne E, Suen P, Sauvat S, Scherrer E, et al. Comparison of two induction

regimens using or not using muscle relaxant: impact on postoperative upper airway discomfort. Br J Anaesth. 2007;99(2):276-81.
56. Jabbour-Khoury SI, Dabbous AS, Rizk LB, Abou Jalad NM, Bartelmaos TE, El-Khatib MF, et al. A combination of alfentanil-lidocaine-propofol provides better intubating conditions than fentanyl-lidocaine-propofol in the absence of muscle relaxants. Can J Anaesth. 2003;50(2):116-20.
57. Mencke T, Echternach M, Kleinschmidt S, Lux P, Barth V, Plinkert PK, et al. Laryngeal morbidity and quality of tracheal intubation: a randomized controlled trial. Anesthesiology. 2003;98(5):1049-56.
58. Fink H, Hollmann MW. Myths and facts in neuromuscular pharmacology. New developments in reversing neuromuscular blockade. Minerva Anestesiol. 2012;78(4):473-82.
59. Marsh S, Ross N, Pittard A. Neuromuscular disorders and anaesthesia. Part 1: generic anaesthetic management. Contin Educ Anaesth Crit Care Pain. 2011;11(4):115-8.
60. Mirakhur RK, Harrop-Griffiths W. Management of neuromuscular block: time for a change? Anaesthesia. 2009;64 Suppl 1:iv-v.
61. Belmont MR1, Lien CA, Quessy S, Abou-Donia MM, Abalos A, Eppich L, et al. The clinical neuromuscular pharmacology of 51W89 in patients receiving nitrous oxide/opioid/barbiturate anesthesia. Anesthesiology. 1995;82(5):1139-45.
62. Feldman S, Karalliedde L. Drug interactions with neuromuscular blockers. Drug Saf. 1996;15(4):261-73.
63. Wulf H, Ledowski T, Linstedt U, Proppe D, Sitzlack D. Neuromuscular blocking effects of rocuronium during desflurane, isoflurane, and sevoflurane anaesthesia. Can J Anaesth. 1998;45(6):526-32.
64. Sinatra RS, Philip BK, Naulty JS, Ostheimer GW. Prolonged neuromuscular blockade with vecuronium in a patient treated with magnesium sulfate. Anesth Analg. 1985;64(12):1220-2.
65. Kussman B, Shorten G, Uppington J, Comunale ME. Administration of magnesium sulphate before rocuronium: effects on speed of onset and duration of neuromuscular block. Br J Anaesth. 1997;79(1):122-4.
66. Ornstein E, Matteo RS, Schwartz AE, Silverberg PA, Young WL, Diaz J. The effect of phenytoin on the magnitude and duration of neuromuscular block following atracurium or vecuronium. Anesthesiology. 1987;67(2):191-6.
67. Spacek A, Neiger FX, Krenn CG, Hoerauf K, Kress HG. Rocuronium-induced neuromuscular block is affected by chronic carbamazepine therapy. Anesthesiology. 1999;90(1):109-12.
68. Ingrande J, Lemmens HJ. Dose adjustment of anaesthetics in the morbidly obese. Br J Anaesth. 2010;105 Suppl 1:i16-23.
69. Cope TM, Hunter JM. Selecting neuromuscular-blocking drugs for elderly patients. Drugs Aging. 2003;20(2):125-40.
70. Meakin GH. Neuromuscular blocking drugs in infants and children. Continuing Education in Anaesthesia, Critical Care & Pain 2007; 7:143-7.
71. Brandom BW. Muscle relaxants in infants and children. How they differ from adults. ASA Refresher Courses in Anesthesiology. 1996;24:13-9.
72. Meakin GH. Role of muscle relaxants in pediatric anesthesia. Curr Opin Anaesthesiol. 2007;20(3):227-31.
73. Scheiber G, Ribeiro FC, Marichal A, Bredendiek M, Renzing K. Intubating conditions and onset of action after rocuronium, vecuronium, and atracurium in young children. Anesth Analg. 1996;83(2):320-4.
74. Taivainen T, Meretoja OA, Erkola O, Rautoma P, Juvakoski M. Rocuronium in infants, children and adults during balanced anaesthesia. Paediatr Anaesth. 1996;6(4):271-5.
75. Bittner EA, Martyn JAJ. Neuromuscular physiology and pharmacology. In: Hemmings Jr HC, Egan TD. Pharmacology and physiology for anesthesia: foundations and clinical application. Philadelphia: Elsevier; c2013.
76. Marsh S, Pittard A. Neuromuscular disorders and anaesthesia. Part 2: specific neuromuscular disorders. Contin Educ Anaesth Crit Care Pain. 2011;11(4):119-23.
77. Fagerlund MJ, Eriksson LI. Current concepts in neuromuscular transmission. Br J Anaesth 2009;103(1):108-14.
78. Fuchs-Buder T, Claudius C, Skovgaard LT, Eriksson LI, Mirakhur RK, Viby-Mogensen J, et al. Good clinical research practice in pharmacodynamic studies of neuromuscular blocking agents II: the Stockholm revision. Acta Anaesthesiol Scand. 2007;51(7):789-808.
79. Herbstreit F, Zigrahn D, Ochterbeck C, Peters J, Eikermann M. Neostigmine/glycopyrrolate administered after recovery from neuromuscular block increases upper airway collapsibility by decreasing genioglossus muscle activity in response to negative pharyngeal pressure. Anesthesiology. 2010;113(6):1280-8.
80. Kopman AF, Eikermann M. Antagonism of non-depolarising neuromuscular block: current practice. Anaesthesia. 2009;64 Suppl 1:22-30.
81. Booij LHDJ, de Boer HD, van Egmond J. Reversal agents for non-depolarizing neuromuscular blockade: reasons for and development of a new concept. Semin Anesth Perioperat Med Pain. 2002;21(2):92-8.
82. Srivastava A, Hunter JM. Reversal of neuromuscular block. Br J Anaesth. 2009;103(1):115-29.
83. Sundman E, Witt H, Olsson R, Ekberg O, Kuylenstierna R, Eriksson LI. The incidence and mechanism of pharyngeal and upper esophageal dysfunction in partially paralyzed humans. Pharyngeal videoradiography and simultaneous manometry after atracurium. Anesthesiology. 2000;92(4):977-84.
84. Viby-Mogensen J, Claudius C. Evidence-based management of neuromuscular block. Anesth Analg. 2010;111(1):1-2.
85. Miller RD, Ward TA. Monitoring and pharmacologic reversal of a nondepolarizing neuromuscular blockade should be routine. Anesth Analg. 2010;111(1):3-5.
86. Kopman AF, Eikermann M. Antagonism of non-depolarising neuromuscular block: current practice. Anaesthesia 2009; 64(Suppl. 1):22-30.
87. Debaene B, Plaud B, Dilly MP, Donati F. Residual paralysis in the PACU after a single intubating dose of nondepolarizing muscle relaxant with an intermediate duration of action. Anesthesiology. 2003;98(5):1042-8.
88. Kopman AF, Yee PS, Neuman GG. Relationship of the train-of-four fade ratio to clinical signs and symptoms of residual paralysis in awake volunteers. Anesthesiology. 1997;86(4):765-71.
89. Plaud B, Debaene B, Donati F, Marty J. Residual Paralysis after Emergence from Anesthesia. Anesthesiology. 2010;112(4):1013-22.
90. Murphy GS, De Boer HD, Eriksson LI, Miller RD. Reversal (antagonism) of neuromuscular blockade. In: Miller RD, editor. Miller´s anesthesia. 8th ed. Philadelphia: Elsevier; c2015.
91. Viby-Mogensen J, Jensen NH, Engbaek J, Ording H, Skovgaard LT, Chraemmer-Jørgensen B. Tactile and visual evaluation of the response to train-of-four nerve stimulation. Anesthesiology. 1985;63(4):440-3.
92. Savarese JJ, Miller RD, Lien CA, Caldwell JE. Pharmacology of muscle relaxants and their antagonists. In: Miller RD. Anesthesia. 5th ed. New York: Churchill Livingstone; 2000.
93. Fuchs-Buder T, Meistelman C, Raft J. Sugammadex: clinical development and practical use. Korean J Anesthesiol. 2013;65(6):495-500.
94. Lee C, Jahr JS, Candiotti KA, Warriner B, Zornow MH, Naguib M. Reversal of profound neuromuscular block by sugammadex administered three minutes after rocuronium: a comparison with spontaneous recovery from succinylcholine. Anesthesiology. 2009;110(5):1020-5.
95. Suy K, Morias K, Cammu G, Hans P, van Duijnhoven WG, Heeringa M, et al. Effective reversal of moderate rocuronium- or vecuronium-induced neuromuscular block with sugammadex, a selective relaxant binding agent. Anesthesiology. 2007;106(2):283-8.
96. Jones RK, Caldwell JE, Brull SJ, Soto RG. Reversal of profound rocuronium-induced blockade with sugammadex: a randomized comparison with neostigmine. Anesthesiology. 2008;109(5):816-24.
97. Eikermann M, Zaremba S, Malhotra A, Jordan AS, Rosow C, Chamberlin NL. Neostigmine but not sugammadex impairs upper airway dilator muscle activity and breathing. Br J Anaesth. 2008;101(3):344-9.
98. Gold SJA, Harper NJN. The place of sugammadex in anaesthesia practice. Trends in Anaesthesia and Critical Care. 2012;2(1):4-9.
99. Kotake Y, Ochiai R, Suzuki T, Ogawa S, Takagi S, Ozaki M, et al. Reversal with sugammadex in the absence of monitoring did not preclude residual neuromuscular block. Anesth Analg. 2013;117(2):345-51.
100. Tsur A, Kalansky A. Hypersensitivity associated with sugammadex administration: a systematic review. Anaesthesia. 2014;69(11):1251-7.
101. Drenck NE, Ueda N, Olsen NV, Engbaek J, Jensen E, Skovgaard LT, et al. Manual evaluation of residual curarization using double burst stimulation: a comparison with train-of-four. Anesthesiology. 1989;70(4):578-81.
102. Bevan DR, Donati F, Kopman AF. Reversal of neuromuscular blockade. Anesthesiology. 1992;77(4):785-805.
103. Fruergaard K, Viby-Mogensen J, Berg H, el-Mahdy AM. Tactile evaluation of the response to double burst stimulation decreases, but does not eliminate, the problem of postoperative residual paralysis. Acta Anaesthesiol Scand. 1998;42(10):1168-74.
104. Samet A, Capron F, Alla F, Meistelman C, Fuchs-Buder T. Single acceleromyographic train-of-four, 100-Hertz tetanus or double-burst stimulation: which test performs better to detect residual paralysis? Anesthesiology. 2005;102(1):51-6.
105. Suzuki T, Kitajima O, Ueda K, Kondo Y, Kato J, Ogawa S. Reversibility of rocuronium-induced profound neuromuscular block with sugammadex in younger and older patients. Br J Anaesth. 2011;106(6):823-6.
106. Mortensen CR, Berg H, el-Mahdy A, Viby-Mogensen J. Perioperative monitoring of neuromuscular transmission using acceleromyography prevents residual neuromuscular block following pancuronium. Acta Anaesthesiol Scand. 1995;39(6):797-801.
107. Hogg RM, Mirakhur RK. Reversal of neuromuscular blockade: current concepts & future developments. J Anaesth Clin Pharmacol. 2009;25(4):403-12.
108. Eriksson LI. Evidence-based practice and neuromuscular monitoring: it's time for routine quantitative assessment. Anesthesiology. 2003;98(5):1037-9.
109. Eikermann M, Groeben H, Hüsing J, Peters J. Accelerometry of adductor pollicis muscle predicts recovery of respiratory function from neuromuscular blockade. Anesthesiology. 2003;98(6):1333-7.
110. Lien CA, Kopman AF. Current recommendations for monitoring depth of neuromuscular blockade. Curr Opin Anaesthesiol. 2014;27(6):616-22.
111. Viby-Mogensen J, Claudius C, Eriksson LI. Neuromuscular monitoring and postoperative residual curarization. Br J Anaesth. 2007;99(2):297; author reply 297-9.
112. Murphy GS, Szokol JW, Marymont JH, Greenberg SB, Avram MJ, Vender JS, et al. Intraoperative acceleromyographic monitoring reduces the risk of residual neuromuscular blockade and adverse respiratory events in the postanesthesia care unit. Anesthesiology. 2008;109(3):389-98.
113. Donati F, Bevan DR. Neuromuscular blocking gents. In: Barash P, Cullen BF, Stoelting RK, Cahalan MK, Stock MC, Ortega R, et al, editors. Clinical anesthesia fundamentals. Philadelphia: Wolters Kluwer, 2015.
114. Thilen SR, Hansen BE, Ramaiah R, Kent CD, Treggiari MM, Bhananker SM. Intraoperative Neuromuscular Monitoring Site and Residual Paralysis. Anesthesiology 2012; 117:964-72.
115. Mathias LAST, Bernardis RCG. Postoperative residual Paralysis. Rev Bras Anestesiol. 2012;62(3):444-50.
116. Murphy GS, Szokol JW, Avram MJ, Greenberg SB, Shear T, Vender JS, et al. Postoperative residual neuromuscular blockade is associated with impaired clinical recovery. Anesth Analg. 2013;117(1):133-41.


## Leituras sugeridas


Heier T, Feiner JR, Lin J, Brown R, Caldwell JE. Hemoglobin desaturation after succinylcholine-induced apnea: a study of the recovery of spontaneous ventilation in healthy volunteers. Anesthesiology. 2001;94(5):754-9.

Martyn JA, Fagerlund MJ, Eriksson LI. Basic principles of neuromuscular transmission. Anaesthesia. 2009;64 Suppl 1:1-9.

Murphy GS, Szokol JW, Marymont JH, Greenberg SB, Avram MJ, Vender JS. Residual neuromuscular blockade and critical respiratory events in the postanesthesia care unit. Anesth Analg. 2008;107(1):130-7.

Tran DT, Newton EK, Mount VA, Lee JS, Wells GA, Perry JJ. Rocuronium versus succinylcholine for rapid sequence induction intubation. Cochrane Database Syst Rev. 2015;(10):CD002788.

Walker RW, Sutton RS. Which port in a storm? Use of suxamethonium without intravenous access for severe laryngospasm. Anaesthesia. 2007;62(8):757-9.


# Questões de Provas do TSA

**47.1 (TSA/2013)** Homem de 25 anos e 70 kg será submetido a laparotomia exploradora por trauma abdominal. Foi realizada indução da anestesia geral em sequência rápida com administração de succinilcolina 70 mg. Após 1 minuto, apresenta relação T4/T1 de 0,95 na monitorização neuromuscular com a sequência de 4 estímulos. Qual é a conduta mais adequada nesse momento?

**A.** Intubar o paciente.

**B.** Acrescentar atracúrio 35 mg.

**C.** Acrescentar rocurônio 42 mg.

**D.** Administrar nova dose de succinilcolina 70 mg.

**47.2 (TSA/2014)** Qual evento está associado à redução do número de receptores nicotínicos da acetilcolina na placa motora?

**A.** *Miastenia gravis.*

**B.** Esclerose múltipla.

**C.** Acidente vascular cerebral.

**D.** Síndrome de Guillain-Barré.

**47.3 (TSA/2014)** Homem de 52 anos e 63 kg foi submetido a laparotomia exploradora por obstrução intestinal. É realizada indução em sequência rápida (ISR) com succinilcolina e manutenção do bloqueio neuromuscular (BNM) com rocurônio. Ao final da cirurgia, o BNM é revertido com neostigmina venosa 2,5 mg. Logo após a extubação, o cirurgião decide pela reoperação devido a sangramento. Se outra ISR for realizada, qual será a consequência do uso de nova dose de succinilcolina?

A. Não ocorrerá bloqueio neuromuscular.

B. Será eficaz, com a duração prolongada.

C. Será eficaz, com o início de ação aumentado.

D. Terá comportamento igual ao da primeira ISR.

**47.4 (TSA/2014)** Mulher de 60 anos, 62 kg, é submetida a colecistectomia videolaparoscópica. Tem história de hipertensão, asma brônquica e arterite temporal. Está em uso de losartana, hidroclorotiazida, prednisona, ampicilina e gentamicina. A anestesia foi realizada com fentanil 300 µg, rocurônio 45 mg e sevoflurano. A cirurgia durou 60 minutos. A extubação ocorreu sem intercorrências, mas apresentava tremores. Trinta minutos após chegar à sala de recuperação, apresentou dificuldade de deglutição e de fala, lacrimejamento, dispneia e hipoxemia, acompanhadas de taquicardia e hipertensão. A causa provável desse quadro é:

A. Crise de asma.

B. Curarização residual.

C. Pneumotórax hipertensivo.

D. Acidente vascular cerebral.

**47.5 (TSA/2015)** Homem de 52 anos, 73 kg e 1,80 m, internado há 53 dias na UTI em pós-operatório de gastroduodenopancreatectomia, será submetido a laparotomia exploradora. Encontra-se extubado e em ventilação espontânea. A utilização de succinilcolina deve ser evitada neste caso devido a(o):

A. Aparecimento de hiperpotassemia.

B. Maior incidência de bloqueio fase II.

C. Maior probabilidade de hipertermia maligna.

D. Diminuição da atividade da pseudocolinesterase.

**47.6 (TSA/2015)** Mulher de 65 anos, 72 kg e 1,62 m, é submetida à ritidoplastia. A anestesia é induzida com propofol 140 mg, sufentanil 35 µg e rocurônio 60 mg, e mantida com sevoflurano em oxigênio e ar comprimido. Ao término da cirurgia, a sequência de quatro estímulos apresenta 4 respostas e o bloqueador neuromuscular (BNM) é revertido com 200 mg de sugamadex. Paciente apresenta hematoma no pós-operatório e requer nova intervenção 8 horas após o final do procedimento inicial. Nessa nova intervenção, a melhor escolha de BNM e antagonismo será:

A. Atracúrio 0,5 $mg{\cdot}kg^{-1}$ e sugamadex 2 $mg{\cdot}kg^{-1}$.

B. Vecurônio 0,1 $mg{\cdot}kg^{-1}$ e sugamadex 4 $mg{\cdot}kg^{-1}$.

C. Rocurônio 1,2 $mg{\cdot}kg^{-1}$ e neostigmina 70 $\mu g{\cdot}kg^{-1}$.

D. Cisatracúrio 0,15 $mg{\cdot}kg^{-1}$ e neostigmina 50 $\mu g{\cdot}kg^{-1}$.

**47.7 (TSA/2015)** A figura mostra as respostas motoras produzidas pela estimulação elétrica e o efeito da administração de um bloqueador neuromuscular. A sequência 1 representa o estado basal antes da administração do fármaco. A sequência 2 representa o efeito do fármaco e a sequência 3 é resultado da aplicação de estimulação tetânica. Pode-se afirmar que a:

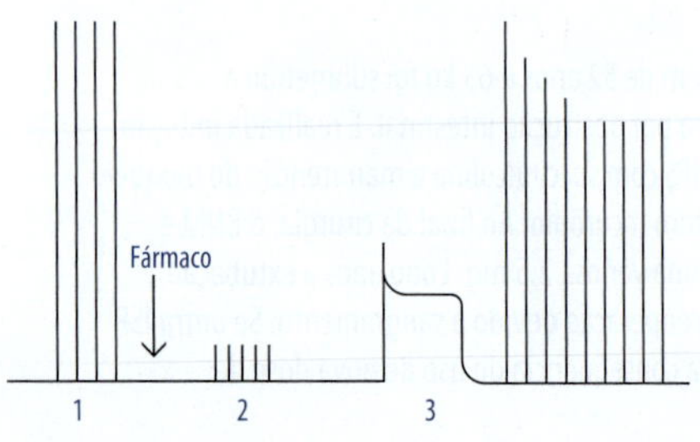


A. Sequência 2 caracteriza fadiga da transmissão neuromuscular.

B. Sequência 2 caracteriza um bloqueio neuromuscular profundo.

C. Sequência 3 caracteriza um bloqueador neuromuscular adespolarizante.

D. Sequência 3 caracteriza modificação conformacional do receptor nicotínico muscular.

**47.8 (TSA/2015)** A concentração plasmática de bloqueador neuromuscular (BNM) adespolarizante necessária para promover 50% do bloqueio máximo nas fibras dos músculos adutores da laringe é maior do que a necessária para o bloqueio do músculo adutor do polegar devido à:

A. Maior $t_{1/2}K_{e0}$ do BNM no músculo adutor do polegar.

B. Menor velocidade de contração das fibras dos adutores da laringe.

C. Maior densidade de receptores nicotínicos nos adutores da laringe.

D. Maior afinidade do BNM aos receptores nicotínicos do adutor do polegar.

**47.9 (TSA/2016)** Mulher de 39 anos, 56 kg e 1,63 m, hipertensa em uso de atenolol, apresenta-se com apendicite. Foi submetida à anestesia geral com indução em sequência rápida utilizando rocurônio, propofol e fentanil e manutenção com isoflurano e $N_2O$. A antibioticoprofilaxia foi realizada com clindamicina. Ao término da cirurgia, mesmo após 120 minutos da dose de indução do rocurônio, o TOF apresenta apenas 3 estímulos. Qual interação medicamentosa justifica o prolongamento do bloqueio neuromuscular nessa situação?

A. Estímulo de liberação de acetilcolina pelo atenolol.

B. Ação direta do isoflurano nos neurônios motores alfa.

C. Liberação de acetilcolina pré-juncional pela clindamicina.

D. Inibição dos receptores nicotínicos pré-sinápticos pelo $N_2O$.

**47.10 (TSA/2016)** Uma das explicações prováveis para o broncoespasmo associado à administração de rocurônio é o bloqueio dos receptores:

A. Muscarínicos $M_3$.

B. Histaminérgicos $H_1$.

C. Nicotínicos musculares.

D. Serotoninérgicos 5-$HT_3$.

**47.11 (TSA/2016)** Homem de 17 anos, 90 kg e 1,80 m, vítima de acidente com arma de fogo, em choque hemorrágico, será submetido à laparotomia exploradora. O anestesiologista planeja intubação em sequência rápida utilizando succinilcolina. Uma laringoscopia direta é realizada após 60 segundos da administração dos fármacos e o paciente apresenta oposição à abertura da boca, contração diafragmática e mobilidade de cordas vocais. Com base na farmacologia do bloqueador neuromuscular e na fisiopatologia da situação, a melhor explicação para o ocorrido é a modificação do(a):

A. Padrão de distribuição da succinilcolina.

B. Metabolização plasmática da succinilcolina.

C. Dispersão da succinilcolina na placa motora.

D. Conformação do receptor nicotínico muscular.

**47.12 (TSA/2016)** Qual das alternativas caracteriza o bloqueio despolarizante na monitorização da junção neuromuscular?

A. Queda da relação T4:T1.

B. Presença de facilitação pós-tetânica.

C. Aumento da resposta muscular a estímulos de baixa frequência.

D. Resposta mantida à estimulação tetânica com amplitude reduzida.

# Parte VII

# Anestesia regional

COORDENADOR: ANTONIO FERNANDO CARNEIRO

# 48. ANESTÉSICOS LOCAIS

Antonio Fernando Carneiro
Filipe Maia Araújo

Os anestésicos locais têm desempenhado um papel fundamental na anestesia desde que a cocaína foi experimentada no final do século XIX. Eles são bases que contêm na molécula um anel aromático lipofílico; uma cadeia intermediária que pode ser um éster ou amida, determinando o seu grupo; e uma amida terminal terciária ou quaternária. Sua ação ocorre pelo bloqueio reversível dos canais de sódio voltagem-dependentes nas fibras nervosas. Na prática clínica, sua ação tem recuperação espontânea, previsível e completa. Todo anestesiologista deve conhecer as propriedades dos anestésicos locais para sua adequada utilização, assim como a prevenção e o tratamento dos possíveis efeitos colaterais.

A cocaína foi o primeiro anestésico local descrito, extraída das folhas de *Erythroxylon coca*, em 1855, pelo químico alemão Friedrich Gaedke,[1] que publicou a descrição na revista Archiv der Pharmazie. Em 1860, Albert Niemann isolou novamente o alcaloide e cunhou o nome de cocaína. Moreno y Maiz, cirurgião peruano, foi o primeiro a descrever, em 1868, o uso potencial da cocaína como anestésico local. Vassily von Anrep, da Universidade de Wurzburg, publicou em 1879 o primeiro trabalho experimental demonstrando a ação analgésica da cocaína mergulhando pernas de rãs em soluções com e sem cocaína.[2] Um dos primeiros relatos em humanos foi feito por Sigmund Freud em sua publicação Über Coca, em 1884. No mesmo ano, Karl Koller, oftalmologista colega de Freud, descreveu o uso da cocaína como anestésico tópico para procedimentos oftalmológicos. Também no mesmo ano, Halsted e Hall determinaram as características da anestesia condutiva e da anestesia regional.[3] No entanto, suas propriedades tóxicas (p. ex., cardiovasculares) levaram ao desenvolvimento de alternativas mais seguras.

A identificação da cocaína como derivado do ácido benzoico possibilitou a síntese da benzocaína, também éster do ácido benzoico, em 1890, por Ritsert. Em 1905, Einhorn e Braun sintetizaram a procaína, derivada do ácido ρ-aminobenzoico (PABA), mais hidrossolúvel e menos tóxica que a benzocaína. Em 1943, Löfgren sintetizou a lidocaína, derivada do ácido dietilaminoacético, iniciando-se a era dos anestésicos locais tipo amida, muito eficazes e relativamente isentos de reações alérgicas.[4] A síntese da bupivacaína (uma amida de ação mais prolongada) por Ekenstam em 1957 e da etidocaína por Takman em 1971 possibilitou melhores indicações dentro da anestesia locorregional. Na década de 1990, foram lançados os enantiômeros levógiros dos anestésicos locais amídicos com características clínicas de menor potencial cardiotóxico, como a ropivacaína e a levobupivacaína. O **QUADRO 48.1** mostra a cronologia da síntese dos principais anestésicos locais.

**QUADRO 48.1** Cronologia da síntese dos principais anestésicos locais de uso clínico

| | |
|---|---|
| Cocaína | 1855 |
| Benzocaína | 1890 |
| Procaína | 1905 |
| Dibucaína | 1929 |
| Tetracaína | 1930 |
| Lidocaína | 1944 |
| Cloroprocaína | 1955 |
| Mepivacaína | 1957 |
| Bupivacaína | 1957 |
| Prilocaína | 1960 |
| Etidocaína | 1972 |
| Ropivacaína | 1983 |

## Farmacodinâmica

### Anatomia do nervo periférico

A superfície do axônio é formada por uma membrana de dupla camada lipídica que contém diversas proteínas, incluindo os canais iônicos. Os axônios mielinizados são envolvidos por células de Schwann. As células de Schwann produzem mielina que envolve os axônios, constituindo a bainha de mielina. A bainha de mielina é um produto lipídico e isolante que envolve determinadas fibras. Quando vista longitudinalmente, a bainha de mielina é pontuada por intervalos chamados de nodos de Ranvier. Os axônios autonômicos pós-ganglionares e algumas das fibras nociceptivas não possuem bainha de mielina. Os nervos periféricos são organizados por três camadas de tecido conjuntivo: endoneuro, perineuro e epineuro (**FIG. 48.1**). O endoneuro é um tecido conjuntivo frouxo que consiste em células gliais e fibroblastos, juntamente com capilares sanguíneos. Um conjunto de fibras é envolvido por uma camada colagenosa e densa chamada de perineuro, formando fascículos. Os fascículos são rodeados por uma camada mais espessa, o epineuro. Os nervos são ainda envoltos em fáscia.[5]

Essas são as estruturas que os anestésicos locais devem penetrar, a fim de bloquear a condução do nervo de maneira eficaz. Os nervos podem ser classificados conforme o seu grau de mielinização, diâmetro axonal e velocidade da condução do impulso (**TAB. 48.1**). Eles são classificados de acordo com seus diâmetros decrescentes da secção transversal: fibras A, B e C. As fibras A e B são mielinizadas, enquanto as fibras C são amielinizadas. As fibras A e C são divididas ainda em subclasses por sua localização anatômica e funções fisiológicas.[6]

### Fisiologia do impulso nervoso

Os impulsos nervosos propagam-se dos receptores localizados perifericamente para o sistema nervoso central, pela despolarização das membranas axonais e subsequente liberação de transmissores sinápticos. Os anestésicos locais impedem essa

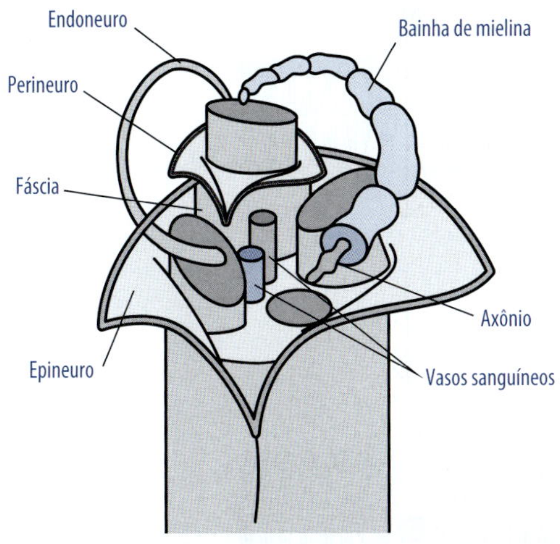


**FIGURA 48.1** Ilustração esquemática da estrutura nervosa. Cada fibra nervosa é rodeada por células de Schwann e envolta por três camadas de tecido conjuntivo: endoneuro, perineuro e epineuro. As células de Schwann formam camadas em torno de alguns axônios, gerando unidades sequenciais de bainha de mielina com lacunas entre cada unidade de mielina. As fibras amielinizadas são simplesmente incorporadas dentro do citoplasma das células de Schwann.
*Fonte: Adaptada de Marieb e Hoehn.*[7]

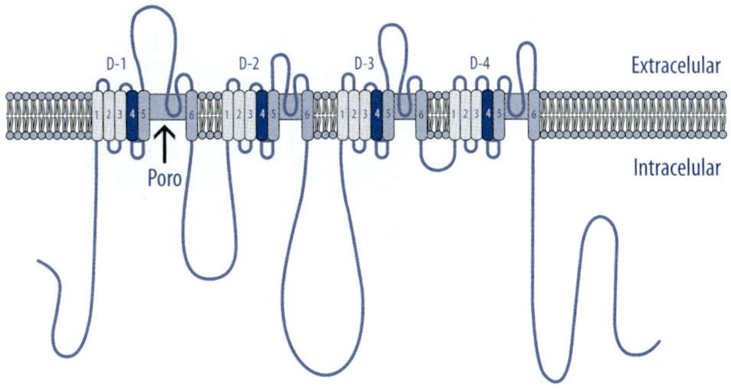


**FIGURA 48.2** Estrutura esquemática da subunidade α de canais de sódio voltagem-dependentes. Ele contém quatro domínios homólogos, cada um com seis segmentos transmembrana α-helicoidal. Os laços intracelulares que ligam S5 e S6 de cada um dos quatro domínios estão posicionados no meio extracelular e se estendem para dentro a fim de formar o ponto mais estreito do poro do canal e fornecer a seletividade iônica.

despolarização da membrana, bloqueando a condução nervosa temporariamente. O sítio de ação são os canais de sódio, que são os receptores das moléculas dos anestésicos locais. Os canais de sódio são glicoproteínas de membrana que apresentam em sua composição uma subunidade α, componente mais importante, formando quatro domínios proteicos semelhantes em regiões de cadeia peptídica, e duas subunidades β.[8]

Cada domínio proteico possui seis segmentos transmembrana α-helicoidal (**FIG. 48.2**). Às alças proteicas extracelulares ligam-se os segmentos S5 e S6, projetando-se na região transmembrana, constituindo o ponto mais estreito do poro do canal, proporcionando íon-seletividade. No estado de repouso, o poro do canal de sódio está fechado (**FIG. 48.3A**). A despolarização causa movimento da subunidade S4 devido ao deslocamento para fora de cargas positivas no segmento, que, por sua vez, conduz ao rearranjo do segmento S6, resultando na abertura do poro do canal (**FIG. 48.3B**). O canal é ativado e inativado dentro de milissegundos por outra mudança conformacional resultante do movimento do segmento S6 e o ligante S5-S6, agindo como um portal. Cada variação de voltagem corresponde a uma conformação do canal, que permite maior ou menor passagem de íons. Admite-se que o canal de sódio exista fundamentalmente em três conformações diferentes: aberta, fechada e inativa. A forma aberta permite a passagem de íons, e as formas fechada e inativa são não condutoras.[9]

Existem diversos subtipos de canais de sódio voltagem-dependentes resultantes da variação nos genes das subunidades homólogas. Os nove subtipos agora conhecidos em mamíferos são expressos diferentemente em vários tecidos com funções celulares e teciduais específicas, e, no futuro, poderão ser alvos de terapias álgicas.[10]

O processo de excitação-condução de um nervo é a expressão de fenômenos eletroquímicos que variam em função do estado da membrana (**FIG. 48.4**). A diferença de potencial através da membrana de uma célula nervosa em repouso é da ordem de –60 a –90 mV, e seu interior é mais negativo em relação ao exterior. A essa diferença se convencionou chamar de potencial de repouso. É estabelecido principalmente pela

**TABELA 48.1** Classificação e funções das fibras nervosas

| Fibra | Diâmetro (mm) | Velocidade de condução ($mm \cdot s^{-1}$) | Mielinização | Anatomia funcional | Função |
|---|---|---|---|---|---|
| Aα | 15 a 20 | 80 a 120 | +++ | Aferentes e eferentes dos músculos e articulações | Motor, propriocepção |
| Aβ | 8 a 15 | 80 a 120 | +++ | Aferentes e eferentes dos músculos e articulações | Toque, pressão, propriocepção |
| Aδ, Aγ | 3 a 8 | 4 a 30 | ++ | Eferente aos fusos musculares, raízes sensoriais e nervos periféricos aferentes | Dor, temperatura fria, tato/motricidade |
| B | 4 | 10 a 15 | + | Pré-ganglionar simpático | Várias funções autonômicas |
| C | 0,2 a 1,5 | 1 a 2 | – | Simpático, raízes sensoriais pós-ganglionares e nervos periféricos aferentes | Dor, temperatura quente, toque |

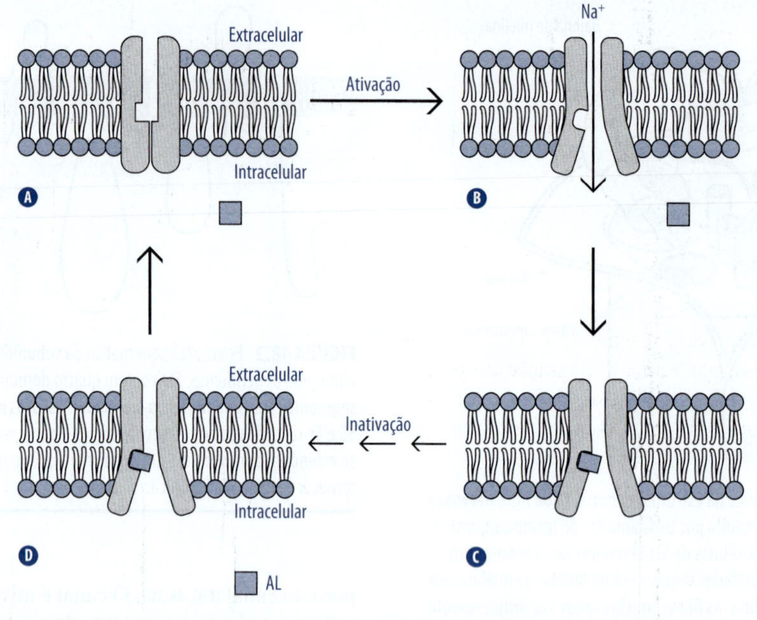


**FIGURA 48.3** Diferentes estados do canal de sódio voltagem-dependente. Canais no estado de repouso. A ativação conduz à abertura do canal **A** para permitir a passagem de sódio no estado ativado **B**. O portão fecha o poro do canal a partir do lado intracelular e o inativa **D**. Os anestésicos locais (ALs) se ligam de preferência ao estado ativado e inativo (**C** e **D**). O local de ligação do AL está no poro do canal (**C** e **D**).

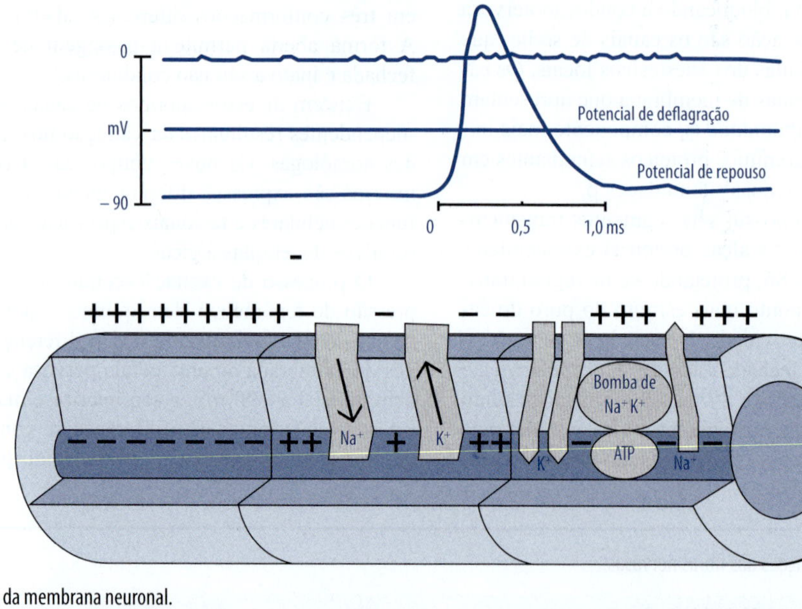


**FIGURA 48.4** Fisiologia da membrana neuronal.

bomba de sódio e potássio, transportando sódio para o extracelular e potássio para o intracelular, com consumo de energia. Nessas condições, a membrana é totalmente permeável ao potássio e praticamente impermeável ao sódio. A concentração de sódio extracelular é maior que a intracelular (140 $mEq{\cdot}L^{-1}$ e 5-10 $mEq{\cdot}L^{-1}$ respectivamente), e o contrário é observado com o potássio (3-5 $mEq{\cdot}L^{-1}$ e 110-170 $mEq{\cdot}L^{-1}$ respectivamente).[9] A alta concentração de potássio intracelular, cerca de 30 vezes maior que fora da célula, é mantida por forças de atração de cargas negativas, sobretudo proteicas. O potencial de repouso de uma célula é dado fundamentalmente pela relação intra/extracelular de potássio. Variações do potencial de repouso, decorrentes, por exemplo, de mudanças na concentração de potássio, podem tornar a célula mais ou menos excitável, facilitando ou dificultando a ação do anestésico local.[11]

Com a ativação da membrana por qualquer estímulo físico, químico ou elétrico, a permeabilidade ao sódio aumenta de maneira progressiva, e o potencial transmembrana se torna menos negativo, até atingir o potencial de deflagração, quando a permeabilidade ao sódio se eleva drasticamente. Desencadeia-se, nesse momento, o potencial de ação. Como consequência da grande entrada de carga positiva para o intracelular, inverte-se a polaridade da célula, que passa a conter mais cargas positivas no espaço intra do que no extracelular. O potencial transmembrana passa a registrar valores positivos. A partir de então, a membrana torna-se novamente impermeável ao sódio e a bomba de sódio restaura o equilíbrio eletroquímico normal.

Uma vez que a região da membrana já está despolarizada, esta permanece em um estado refratário momentâneo, fazendo o impulso elétrico se propagar em apenas uma direção.[12]

## Mecanismo do bloqueio do nervo pelos anestésicos locais

Os anestésicos locais interrompem a condução do estímulo nervoso pelo fato de bloquearem a condutância dos canais de sódio e consequentemente impedirem a deflagração do potencial de ação. A ligação dos anestésicos locais aos canais de sódio depende da conformação do canal, sendo, portanto, um fenômeno voltagem-dependente **(FIG. 48.5)**. A afinidade pela configuração fechada é baixa, enquanto as conformações aberta e inativa são favoráveis para a interação.[13]

Quanto maior a frequência de estímulos de uma fibra, mais canais se abrem e, por conseguinte, fecham-se e inativam-se. Quanto maior o número de canais nas formas aberta e inativa, mais fácil será a ação do anestésico local.[14] A intensidade e a velocidade com que um nervo é bloqueado são proporcionais à frequência dos impulsos despolarizantes a que é submetido. Tal fenômeno é chamado de bloqueio-uso ou frequência-dependente.[15] Esse conceito, juntamente com a velocidade de interação e dissociação fármaco-sítio de ligação, é importante não apenas para se entender a instalação do bloqueio neural, mas também a ação tóxica dos anestésicos em outros órgãos, como o coração.[16]

Outra hipótese pela qual os anestésicos locais poderiam interromper a condutância ao sódio independe de sua ligação com a estrutura proteica e hidrossolúvel do canal. A teoria da expansão da membrana celular admite a entrada do anestésico local na parte lipídica da membrana, que, ao expandi-la,

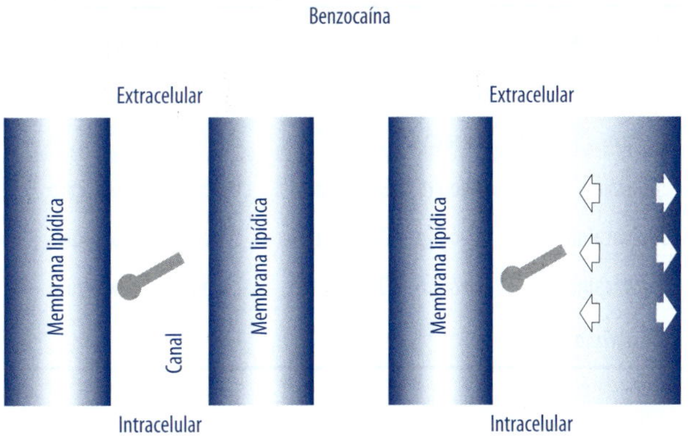


**FIGURA 48.6** Teoria da expansão da membrana celular: obstrução indireta dos canais de sódio.
*Fonte: Adaptada de Pallasch.*[17]

obstruiria os canais de sódio por contiguidade **(FIG. 48.6)**. Essa teoria explica a ação de anestésicos como a benzocaína, que – sendo composta de moléculas pequenas e não polarizadas – não pode interagir com os sítios de ligação nos canais de sódio. A maioria dos anestésicos locais de uso clínico age tanto por interação com os canais proteicos como por expansão da membrana celular.[13]

A interação entre o anestésico local e o sítio receptor é um processo de grande especificidade, podendo variar entre os diferentes agentes ou entre estereoisômeros do mesmo agente.[18]

Atribuem-se aos estereoisômeros diferenças nas propriedades terapêuticas e mesmo em seus efeitos tóxicos. Assim, genericamente os isômeros levógiros determinam menos efeitos tóxicos que os dextrógiros **(QUADRO 48.2)**.[19]

A ropivacaína foi o primeiro anestésico local comercializado com mais de 99% do agente na forma levógira. Tanto *in*

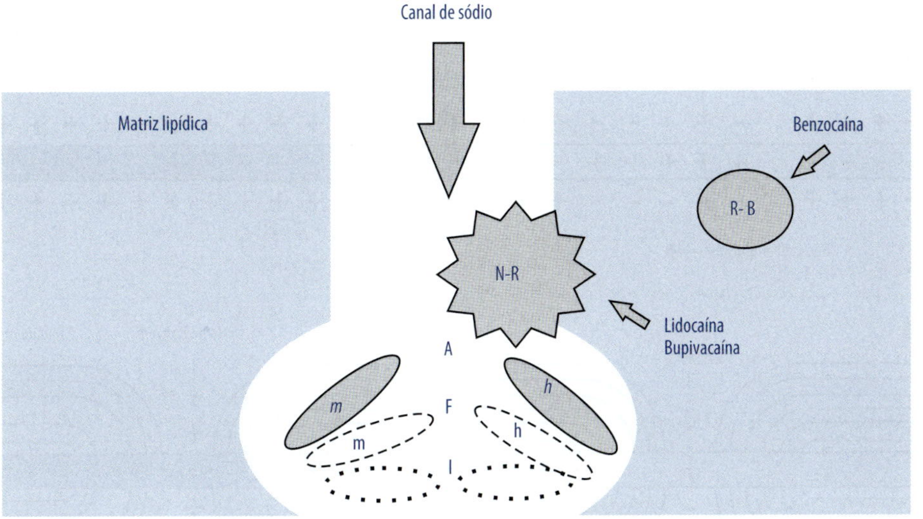


**FIGURA 48.5** Mecanismo de ação dos anestésicos locais. Aminas terciárias inibem o influxo de sódio ligando-se ao sítio receptor no canal de sódio. O canal de sódio pode estar na forma aberta (A), fechada (F) ou inativada (I). O anestésico local se liga preferencialmente à forma inativada. Moléculas pequenas, não ionizáveis, como a benzocaína, interagem com a matriz lipídica (R-B), expandindo a membrana celular.
N-R, radical amino; *m*, porta *m*; *h*, porta *h*.
*Fonte: Adaptada de Pallasch.*[17]

**QUADRO 48.2** Duração do bloqueio e toxicidade dos isômeros dos anestésicos locais

| Agente | Duração | Toxicidade |
|---|---|---|
| Etidocaína | Levógiro = Dextrógiro | Levógiro = Dextrógiro |
| Bupivacaína | Levógiro > Dextrógiro | Levógiro < Dextrógiro |
| Ropivacaína | Levógiro > Dextrógiro | Levógiro < Dextrógiro |

*Fonte: DiFazio.*[20]

*vitro* como *in vivo*, a forma levógira da ropivacaína mostrou-se de ação mais prolongada e de toxicidade menor que sua forma dextrógira.[21]

O bloqueio do processo de excitação-condução da célula nervosa pelo anestésico local também varia em função da margem de segurança da transmissão do estímulo em determinada fibra. A despolarização de um canal na membrana despolariza um segmento de axônio e cria condições para a transmissão do impulso. Quando um segmento de axônio é despolarizado, uma diferença de potencial se instala entre ele e as regiões adjacentes, causando uma corrente local que se move para o segmento adjacente, tornando seu potencial de membrana menos negativo. Os canais de sódio da região adjacente se abrem, regenerando o impulso. Na fibra amielinizada, o impulso se difunde de maneira contínua, mas, na fibra mielinizada, os canais de sódio estão situados quase exclusivamente nos nodos de Ranvier, favorecendo uma condução do estímulo do tipo saltatória (**FIG. 48.7**).[5] A condução saltatória é mais rápida, porém observou-se, há pouco tempo, que a margem de segurança da transmissão neuronal é menor nessas fibras. Isso decorre do fato de que somente há troca iônica nos nodos de Ranvier. A corrente que aí se origina e é transmitida ao próximo nodo de Ranvier é de natureza capacitiva. Isso significa que quanto maior a distância intermodal, maior será a perda da intensidade da corrente até atingir o próximo nodo e mais fácil será o bloqueio do processo de excitação-condução.[22]

A sensibilidade aos anestésicos locais é maior para as fibras tipo A, depois para as tipo B e depois para as tipo C, fato válido tanto para anestésicos locais do tipo amida quanto para os ésteres. A ordem inversa de bloqueio que se observa na sequência de uma anestesia subaracnóidea ou peridural (bloqueio das fibras tipo C em primeiro lugar e subsequentemente das fibras tipo B e A) é explicada pela disposição anatômica das fibras que favorecem sua exposição aos anestésicos locais.[23]

Na prática clínica, outros fatores são importantes, como a disposição das fibras nervosas dentro do nervo periférico. O bloqueio diferencial de fibras grossas ou finas pode ser dependente do tipo de anestésico local utilizado, como os de elevado pKa ou os de baixa lipossolubilidade, que são potentes bloqueadores das fibras tipo C. Um exemplo clássico é a bupivacaína, que, principalmente nas concentrações de 0,125% e 0,25%, determina bloqueio sensitivo efetivo com mínimo bloqueio motor. No caso da ropivacaína, essa diferença é ainda mais evidente. Quando comparada com a bupivacaína, a ropivacaína determina bloqueio semelhante ao das fibras tipo C, porém o bloqueio das fibras tipo A é muito menor.[24] Essa característica clínica é vantajosa em situações especiais, como em analgesia de parto e analgesia pós-operatória, nas quais o bloqueio motor não é desejado.

## Aspectos químicos

Os anestésicos locais são bases fracas com pKa acima de 7,4, razão pela qual são parcialmente ionizados em pH fisiológico. Na prática clínica, esses aspectos são muito relevantes no que concerne à capacidade de penetração na membrana axônica e na bainha nervosa. As bases livres são pouco solúveis em água e se dispersam nas formas de sais hidroclorados. As soluções resultantes são ácidas com pH entre 4 e 7. Em solução, os anestésicos locais estão em equilíbrio na forma ionizada e não ionizada.

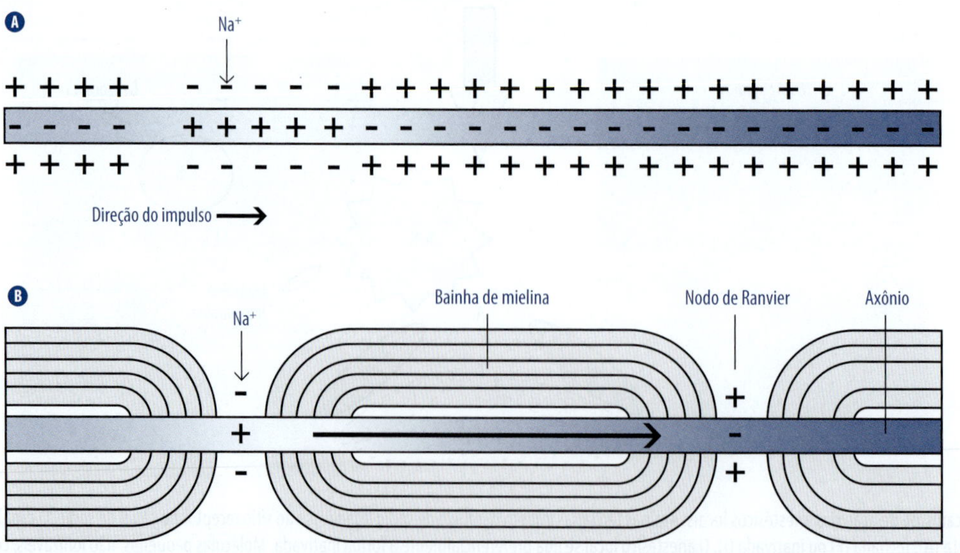


**FIGURA 48.7** O potencial de ação se propaga ao longo do axônio unidirecional. A região a montante da membrana axonal ainda no período refratário é incapaz de alcançar o limiar de despolarização. **A** O potencial de ação se propaga de forma contínua ao longo do axônio amielinizado por despolarização sequencial da membrana nervosa. **B** Em axônio mielinizado, o potencial de ação é realizado apenas nos nodos de Ranvier, ignorando a distância entre nodos adjacentes (condução saltatória).

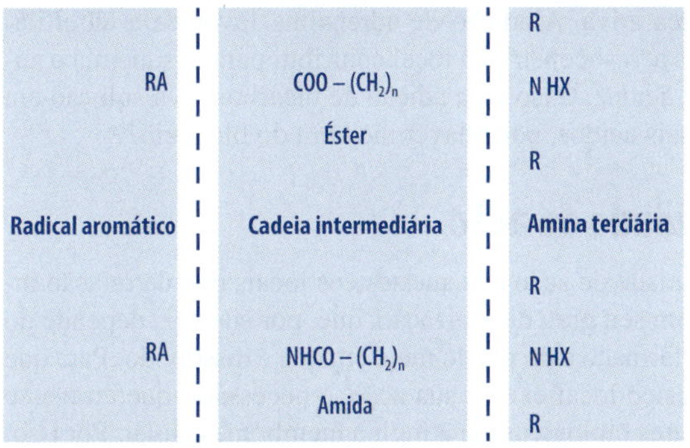


**FIGURA 48.8** Fórmula geral dos anestésicos locais.
HX, hidrogênio; N, nitrogênio terciário; R, radical; RA, radical aromático.

Todo o mecanismo de ação dos anestésicos locais, assim como as diferenças farmacológicas observadas entre os diversos agentes, está intimamente relacionado à sua estrutura química. Reconhecem-se, na fórmula geral dos anestésicos locais, três partes fundamentais **(FIG. 48.8)**.[25]

## Radical aromático

É a porção lipossolúvel do fármaco, responsável pela sua penetração no nervo. Entre os exemplos de radicais aromáticos estão o ácido benzoico (cocaína, benzocaína), o ácido ρ-aminobenzoico (procaína, cloroprocaína) e a xilidina (lidocaína, bupivacaína e outras amidas). O radical aromático, além de conferir lipossolubilidade ao fármaco, tem importância em alguns compostos pelo seu potencial alergênico.[26] O ácido ρ-aminobenzoico, por exemplo, sendo uma molécula pequena, pode funcionar como hapteno e determinar reações alérgicas. No passado, as reações alérgicas aos agentes que o continham eram frequentes. As xilidinas, por sua vez, praticamente não determinam tais reações.[4]

## Cadeia intermediária

É o esqueleto da molécula do anestésico. Variações da cadeia intermediária levam a alterações tanto da potência como da toxicidade dos anestésicos locais. Quanto maior o número de átomos de carbono na cadeia intermediária, maior sua potência e toxicidade, aumentando também sua lipossolubilidade e diminuindo sua hidrossolubilidade.[27]

## Grupo amina

É a porção ionizável da molécula, que vai sofrer a influência do pH do meio e, portanto, é a única que pode ser manipulada pelo anestesiologista. Determina a velocidade de ação do anestésico local.

De acordo com a natureza química da cadeia intermediária que liga o anel aromático e o grupamento amina, os anestésicos locais são divididos em dois grandes grupos: ésteres e amidas. Os ésteres são biotransformados rapidamente no plasma pela colinesterase plasmática, enquanto as amidas dependem de biotransformação pelo sistema P450 dos microssomos hepáticos.[28]

O radical aromático, a cadeia intermediária e o grupamento amina conferem a cada agente propriedades físico-químicas particulares **(TAB. 48.2 E FIG. 48.9)**, que determinam características clínicas distintas.

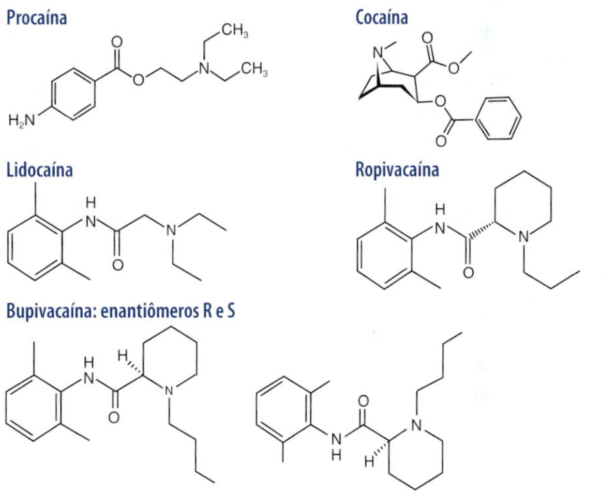


**FIGURA 48.9** Estrutura química dos anestésicos locais.

**TABELA 48.2** Propriedades físico-químicas dos anestésicos locais

| Anestésicos | Peso molecular | pKa | Coeficiente de partição | Ligação proteica (%) | Concentração equipotente (%) |
|---|---|---|---|---|---|
| **Ésteres** | | | | | |
| Procaína | 236 | 8,9 | 0,02 | 6 | 2 |
| Tetracaína | 264 | 8,5 | 4,10 | 76 | 0,25 |
| Cloroprocaína | 271 | 8,7 | 0,14 | – | 2 |
| **Amidas** | | | | | |
| Prilocaína | 220 | 7,9 | 0,9 | 55 | 1 |
| Lidocaína | 234 | 7,7 | 2,9 | 65 | 1 |
| Mepivacaína | 246 | 7,6 | 0,8 | 75 | 1 |
| Bupivacaína | 288 | 8,1 | 28 | 95 | 0,25 |
| Etidocaína | 276 | 7,7 | 141 | 95 | 0,25 |
| Ropivacaína | 274 | 8 | 9 | 90 a 95 | 0,125 |

Quando se utiliza um anestésico local na clínica, são três as características de interesse direto: potência, duração e velocidade de ação.

## Potência

A potência do anestésico guarda relação direta com a lipossolubilidade do fármaco. Eventualmente, a alta lipossolubilidade de um agente pode diminuir sua potência *in vivo*. O coeficiente de partição óleo/água da etidocaína, por exemplo, é cinco vezes maior que o da bupivacaína. Embora a potência da etidocaína *in vitro* seja maior que a da bupivacaína, *in vivo* essa última é 1,5 a 2 vezes mais potente que a primeira.[29] A alta lipossolubilidade da etidocaína faz sua distribuição no tecido adiposo, entre outros, causar a perda de anestésico para sítios inespecíficos, diminuindo a quantidade do fármaco disponível para exercer o bloqueio neural.

## Duração

A duração de ação dos anestésicos locais tem relação direta com o grau de ligação proteica. O grau de ligação proteica também afeta a atividade do anestésico local, já que a forma livre é que tem atividade farmacológica e ação tóxica.

A $\alpha_1$-globulina representa o sítio de maior afinidade para a maioria dos agentes, porém quantitativamente a albumina é o sítio mais importante. Para uma concentração de 1 $\mu g \cdot mL^{-1}$ no plasma, a ligação proteica fica em torno de 65% para a lidocaína e de cerca de 95% para a bupivacaína **(VER TAB. 48.2)**. A ligação proteica dos anestésicos locais diminui à medida que sua concentração plasmática aumenta. Anestésicos locais de grande ligação proteica terão sua fração livre muito elevada com pequenas reduções da proteinemia, ao contrário daqueles de pequena ligação proteica. A fração livre determina, via de regra, os efeitos tóxicos. Assim, pacientes hipoproteinêmicos terão maior chance de se intoxicar com bupivacaína do que com lidocaína.

Nem sempre, contudo, a fração livre do anestésico espelha fielmente a fração tecidual do fármaco. Outros fatores estão envolvidos na distribuição do anestésico, além da ligação proteica.[30] Por exemplo, a fração livre da lidocaína é muito maior do que a da bupivacaína, porém sua fração tecidual é menor, e isso acontece porque o volume de distribuição da lidocaína é maior, assim como sua depuração.

Uma situação clínica que ilustra bem esse conceito é a da gestante. A gestante apresenta, em razão da menor concentração de albumina, maior fração livre do anestésico local. Poder-se-ia esperar, então, grande aumento da fração livre e tecidual do fármaco. No entanto, a grande elevação do volume de distribuição do anestésico (para a bupivacaína chega a aumentar 400%) em função do aumento do líquido extracelular na gestante torna a fração tecidual do fármaco semelhante à da paciente não grávida.[31]

Além disso, a duração da anestesia é marcadamente influenciada pelos efeitos vasculares periféricos dos agentes anestésicos locais e da associação com a adrenalina.

Outro aspecto importante a ser ressaltado é a taquifilaxia, definida como diminuição da eficácia de um fármaco após repetidas injeções e, nesse caso, explicada pelo eventual consumo de tampões extracelulares pela solução ácida de anestésico local (pH entre 4 e 6) com menor restauração da base anestésica ativa. A adição de adrenalina favorece a taquifilaxia, pois a vasoconstrição local contribui para a isquemia e aumenta a acidez. Caso haja adição de bicarbonato à solução em vez de sais ácidos, pode haver melhora do bloqueio.[32]

## Velocidade de ação

A velocidade de ação dos anestésicos locais guarda relação inversa com seu grau de ionização, que, por sua vez, depende do pKa do fármaco e do pH do meio em que é dissolvido. Para que o anestésico local exerça sua ação, é necessário que atravesse as barreiras biológicas até atingir a membrana celular. Por isso, inicialmente os anestésicos locais dependem de sua forma não ionizada para se difundir e, mais tarde, de sua forma ionizada para interagir com os sítios de ligação. Para que se tornem hidrossolúveis, são levados a reagir com o ácido clorídrico. Dessa maneira, em um frasco de anestésico local, tem-se o fármaco sob forma de cloridrato, em solução aquosa. Nessa solução, parte do anestésico local está na forma ionizada e parte na forma não ionizada. O grau de ionização do anestésico depende de seu pKa e do pH do meio em que está dissolvido, e é regido pela equação de Henderson-Hasselbalch:

$$pKa - pH = \frac{\log[\,]\text{ forma ionizada}}{\log[\,]\text{ forma não ionizada}}$$

Como o pH das soluções de anestésico local é ácido (3,5-5,5), em particular para as soluções contendo adrenalina, a maior parte do anestésico local no frasco está na forma ionizada. Ao ser injetado no organismo, é tamponado pelos sistemas-tampão teciduais. A equação é então desviada no sentido de aumento da forma não ionizada, e, assim, o anestésico local pode penetrar nos tecidos.[33] Ao chegar à membrana axonal, encontra um território mais ácido, ioniza-se novamente e, desse modo, tem condições de agir, fazendo interação de cargas com sítios específicos do canal de sódio **(FIG. 48.10)**.

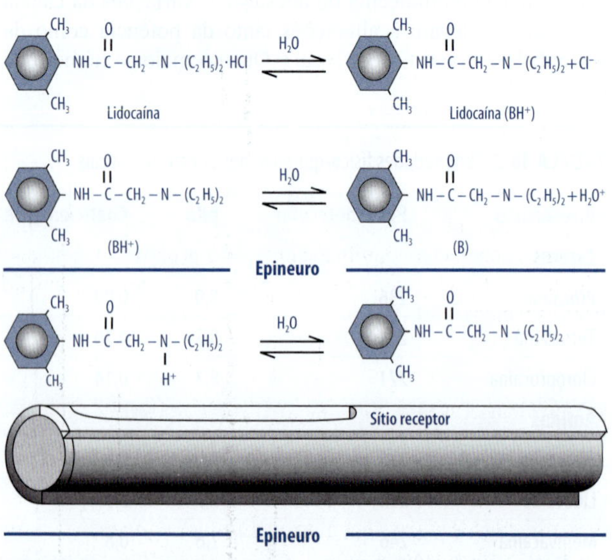


**FIGURA 48.10** Forma ionizada e não ionizada da lidocaína no frasco-ampola, no tecido perineural e no interior da membrana celular. A solução é tamponada pelo tecido, possibilitando sua passagem através de membranas biológicas, até atingir a membrana celular, onde novamente se ioniza para interagir com o sítio receptor.

A lidocaína, cujo pKa é 7,7, em pH fisiológico, apresenta mais forma não ionizada que a bupivacaína, cujo pKa é 8,1. Assim, a instalação do bloqueio com a lidocaína é mais rápida. Do mesmo modo, soluções contendo adrenalina têm pH menor do que as que não a contêm. Para um mesmo agente, portanto, soluções de anestésicos locais contendo adrenalina têm mais fármaco na forma ionizada e, como consequência, velocidade de instalação mais lenta.

Grande parte da manipulação dos anestésicos locais realizada na clínica baseia-se em modificações de sua porção amina e visa diminuir a fração de fármaco ionizada, o que pode ser conseguido pela diminuição do pKa do fármaco ou pelo aumento do pH do meio. O pKa do anestésico local pode ser diminuído pelo aquecimento da solução (**TAB. 48.3**). A elevação do pH da solução pode ser conseguida por meio de sua alcalinização, geralmente obtida por sua titulação com solução de bicarbonato de sódio. Caso o pH seja elevado além do permitido, a quantidade de base aumentará muito e, sendo a base insolúvel em água, o resultado será a precipitação do produto.[33]

**TABELA 48.3** Influência da temperatura sobre o pKa dos anestésicos locais

| | 10 °C | 25 °C | 38 °C |
|---|---|---|---|
| Lidocaína | 8,24 | 7,91 | 7,57 |
| Bupivacaína | 8,49 | 8,16 | 7,92 |

*Fonte: Adaptada de Kamaya e colaboradores.*[34]

# Farmacocinética

## Absorção

No sítio de deposição dos anestésicos locais, diferentes compartimentos competem pelo fármaco: o tecido nervoso e o adiposo, os vasos sanguíneos e os linfáticos. O que resta no tecido nervoso para a ação desejada é apenas uma parte pequena. Para garantir boa qualidade e duração adequada do bloqueio e menor toxicidade sistêmica dos anestésicos locais, é fundamental que se controle a absorção a partir do sítio de aplicação, o que exige cuidados especiais.[35]

Os fatores mais importantes relacionados à absorção dos anestésicos locais são local de injeção, dose, presença de vasoconstritor e características farmacológicas do agente.

Uma vez que o anestésico local seja absorvido, dois fenômenos acontecem simultaneamente no processo de sua distribuição: a ligação com proteínas plasmáticas e a distribuição para os tecidos.

### Local de injeção

Quanto mais vascularizado for o sítio de aplicação do anestésico local, maior o nível plasmático esperado. A aplicação de anestésico local na mucosa traqueobrônquica, por exemplo, deve ser feita com muito critério, já que a mucosa não oferece dificuldade à passagem do anestésico, equivalendo essa situação praticamente a uma injeção venosa. Injeções em tecidos mais vascularizados resultam em concentração mais elevada no plasma de anestésico local em menor tempo. Assim, uma determinada dose de anestésico local, que pode ser administrada com segurança por um local, pode resultar em níveis plasmáticos superiores e toxicidade sistêmica potencial em outro. Dentro das anestesias regionais, o bloqueio intercostal, por envolver várias aplicações em territórios vascularizados, é a técnica que determina maiores concentrações plasmáticas de anestésico local. Em ordem decrescente segundo as concentrações plasmáticas resultantes das diferentes técnicas, estão a injeção intravenosa, de mucosa traqueobrônquica e bucal, intercostal, caudal, peridural, do plexo braquial e femoral, ciático, subaracnóidea e subcutânea. A concentração plasmática de anestésico local em geral é diretamente proporcional à dose injetada independentemente da concentração ou da velocidade de injeção.[36]

### Dose

A lidocaína pode ser usada em doses máximas de 5 e 7 mg·kg$^{-1}$, quando são empregadas soluções sem ou com adrenalina respectivamente. Não deve ser ultrapassada a dose de 500 mg, utilizando-se, sempre que possível, associação com adrenalina. No caso da bupivacaína, a dose tóxica varia entre indivíduos.[30] Todavia, as doses recomendadas são de 2 e 3 mg·kg$^{-1}$ quando se usam soluções sem ou com adrenalina, respectivamente, ou dose máxima de 150 a 200 mg, de preferência contendo adrenalina. No adulto, não existe correlação entre dose por kg de peso e concentração plasmática de anestésico local. Existe, sim, uma correlação direta entre a dose utilizada e a concentração plasmática, independentemente do peso do paciente.[36] As doses máximas recomendadas para outros agentes podem ser vistas na **TABELA 48.4**.

**TABELA 48.4** Doses máximas recomendadas de alguns anestésicos locais sem e com adrenalina

| Anestésico local | Dose | |
|---|---|---|
| | Sem adrenalina | Com adrenalina (5 µg·mL$^{-1}$) |
| Procaína | 7 mg·kg$^{-1}$ | 9 mg·kg$^{-1}$ |
| Cloroprocaína | 9 mg·kg$^{-1}$ | 12 mg·kg$^{-1}$ |
| Lidocaína | 5 mg·kg$^{-1}$ | 7 mg·kg$^{-1}$ |
| Mepivacaína | 5 mg·kg$^{-1}$ | 7 mg·kg$^{-1}$ |
| Prilocaína | 5 mg·kg$^{-1}$ | 7 mg·kg$^{-1}$ |
| Bupivacaína | 2 mg·kg$^{-1}$ | 3 mg·kg$^{-1}$ |
| Levobupivacaína | 3 mg·kg$^{-1}$ | 4 mg·kg$^{-1}$ |
| Ropivacaína | 5 mg·kg$^{-1}$ | Não se aplica |

### Presença de vasoconstritor

Quando não houver contraindicação (circulação terminal, problemas cardiovasculares graves), o vasoconstritor deve ser utilizado. A incidência de fenômenos de intoxicação sistêmica é menor quando se usa essa associação. Quanto mais vascularizado for o sítio de aplicação do anestésico local, maior será o benefício.

O vasoconstritor ideal é a adrenalina, na concentração de 5 µg·mL$^{-1}$ (1:200.000). A adrenalina, além de reduzir a velocidade de absorção do anestésico local, possui ação analgésica via receptores $\alpha_2$-adrenérgicos, melhorando, assim, a qualidade do bloqueio. A adição de adrenalina à lidocaína pode aumentar o tempo da anestesia em, pelo menos, 50%. A prática da mistura de anestésicos locais por vezes leva à utilização de adrenalina em concentrações menores, por exemplo 1:400.000, que não se mostram eficientes em reduzir sua absorção. A adição de adrenalina à bupivacaína e etidocaína diminui significativamente a taxa de absorção no bloqueio do plexo braquial, mas o efeito é mínimo quando usado por via peridural. A ropivacaína já possui ação vasoconstritora intrínseca, portanto dispensa a associação com a adrenalina.[37]

## Características farmacológicas dos agentes

Duas características importantes dos anestésicos locais interagem para determinar o seu nível plasmático: a lipossolubilidade e a ação vasodilatadora. Comparando os dois anestésicos de maior utilização no Brasil – a lidocaína e a bupivacaína, verifica-se que a primeira tem ação vasodilatadora 1, enquanto a da segunda é 2,5. Seriam de se esperar, portanto, maiores níveis plasmáticos para a bupivacaína.[38] Entretanto, a lipossolubilidade da bupivacaína é 27,5, enquanto a da lidocaína é 2,9. Isso torna a distribuição da bupivacaína no tecido gorduroso muito grande, restando menos anestésico para ser absorvido pelo componente vascular. Dessa maneira, as concentrações plasmáticas de bupivacaína são menores que as de lidocaína.[39]

A ação dos anestésicos locais sobre os vasos sanguíneos é bifásica, dependendo de sua concentração.[40] Em baixas concentrações, são vasoconstritores, enquanto, em altas, determinam vasodilatação. Até o advento da ropivacaína, a cocaína era a exceção a essa regra, já que sempre determinava vasoconstrição. A ropivacaína também promove redução do fluxo sanguíneo no sítio de aplicação, sendo que a maioria dos estudos foram realizados em pele de suínos, que muito se assemelha à do homem. Os efeitos dos anestésicos locais no tônus vascular e no fluxo sanguíneo regional são complexos e variam de acordo com a concentração, o tempo e o leito vascular do local de aplicação, entre outros fatores. Como exemplo, a formulação de anestésico local tópico EMLA (mistura eutética de lidocaína e prilocaína) promove vasoconstrição dos vasos cutâneos durante a maior parte da primeira hora de aplicação, mas a vasodilatação ocorre depois de 2 ou mais horas de aplicação.[41]

## Distribuição

Os anestésicos locais são distribuídos por todo o corpo, mas as suas concentrações variam entre os diferentes tipos de tecidos com preferência pelos mais vascularizados. A taxa de distribuição em geral pode ser descrita por um modelo de dois compartimentos com fases rápidas e lentas. A fase rápida envolve a absorção em tecidos altamente perfundidos, atingindo o equilíbrio rápido. Por exemplo, o pulmão é um dos locais principais de absorção de anestésico local. A fase lenta depende do equilíbrio lento de tecidos menos perfundidos e das propriedades específicas dos anestésicos locais individuais.[42]

## Metabolismo e eliminação

A principal diferença entre os anestésicos locais de tipo éster e amida é o seu metabolismo.

Os anestésicos locais tipo éster são sujeitos à hidrólise por esterases plasmáticas. Uma exceção a isso é a cocaína, que é metabolizada no fígado por esterases. Um dos metabólitos é o PABA, que pode causar reações alérgicas em indivíduos sensíveis. Em pacientes com doença hepática, em portadores de pseudocolinesterase atípica e neonatos, sua toxicidade e duração de ação podem estar aumentadas.[43]

Os tipos amida são submetidos à biotransformação, principalmente por enzimas microssômicas no fígado. A diminuição no fluxo sanguíneo hepático ou na função hepática pode predispor à intoxicação sistêmica. A taxa de metabolismo varia entre agentes diferentes de tal modo que a degradação de lidocaína é mais rápida do que a mepivacaína, cujo metabolismo é ainda mais rápido do que a bupivacaína. Os metabólitos dos anestésicos locais do tipo amida são excretados pelos rins. A prilocaína pode ser metabolizada no rim. Cerca de 5% dos anestésicos locais tipo amida são excretados por via renal inalterada. Assim, os doentes com diminuição das funções hepática ou renal eliminam os anestésicos locais tipo amida mais lentamente e estão em maior risco de toxicidade sistêmica.[30]

A eliminação dos anestésicos locais depende de um efeito combinado de sua depuração (Cl, do inglês *clearance*) e de seu volume de distribuição, de acordo com a relação:

$$t_{½}\beta = 0{,}693\left(\frac{Vd}{Cl}\right)$$

em que $\mathbf{t_{1/2}\beta}$ é a meia-vida de eliminação, **Vd** é o volume de distribuição; **Cl**, depuração.

Anestésicos com $t_{1/2}\beta$ longa se acumulam no organismo e podem levar à intoxicação sistêmica no caso de doses subsequentes. Os principais parâmetros farmacocinéticos dos anestésicos locais podem ser vistos na **TABELA 48.5**.

**TABELA 48.5** Parâmetros farmacocinéticos dos anestésicos locais

| Anestésico local | $Vd_{ss}$ ($L \cdot kg^{-1}$) | Depuração ($L \cdot kg^{-1} \cdot h^{-1}$) | $t_{½}\beta$ (h) |
|---|---|---|---|
| Bupivacaína | 1,02 | 0,41 | 3,5 |
| Levobupivacaína | 0,78 | 0,32 | 2,6 |
| Cloroprocaína | 0,50 | 2,96 | 0,11 |
| Etidocaína | 1,9 | 1,05 | 2,6 |
| Lidocaína | 1,3 | 0,85 | 1,6 |
| Mepivacaína | 1,2 | 0,67 | 1,9 |
| Prilocaína | 2,73 | 2,03 | 1,6 |
| Procaína | 0,93 | 5,62 | 0,14 |
| Ropivacaína | 0,84 | 0,63 | 1,9 |

$t_{½}\beta$, meia-vida de eliminação; $Vd_{ss}$, volume de distribuição no equilíbrio.

*Fonte: Liu e Hodgson.*[44]

# Aplicação clínica

## Anestésicos locais do grupo éster

- **Benzocaína:** é quase insolúvel em água. Tem indicações tópica e orotraqueal. Seu uso está associado a metemoglobinemia.

- **Cocaína:** é de uso tópico, podendo ser aplicada também na mucosa nasal, para intubação e cirurgias.[3] Sensibiliza o miocárdio às catecolaminas, podendo causar hipertensão, taquicardia e vasoconstrição arterial coronariana. No sistema nervoso central, sua toxicidade inicialmente é excitatória, com euforia e convulsão, apresentando, mais tarde, uma fase depressora.[45] É o único anestésico local que provoca vasoconstrição intensa.
- **Procaína:** apresenta baixa potência, início de ação rápido e curta duração. Pode ser usada nas infiltrações de pele e nos bloqueios subaracnóideos. Tornou-se muito popular no início do século XX antes do advento da lidocaína.[3] Foi, por muito tempo, utilizada na anestesia subaracnóidea em razão da sua segurança. Tem como desvantagem a possibilidade de toxicidade quando em concentrações acima de 20%.[46]
- **Tetracaína:** apresenta potência 10 a 15 vezes maior que a procaína. Tem início de ação lento, com bloqueio amplo e de longa duração que se eleva ainda mais quando associada à adrenalina. O bloqueio motor é intenso, maior que o bloqueio sensitivo. É altamente solúvel em lipídeos, e uma quantidade significativa pode ser absorvida quando usada na membrana mucosa ou em pele ferida. Sua maior indicação é para uso tópico.[47]
- **Cloroprocaína:** apresenta baixa toxicidade e rápido início de ação. É indicada para infiltrações, bloqueios periféricos e anestesia peridural. Existe uma vantagem teórica no seu uso em obstetrícia, já que não há nenhuma transmissão de cloroprocaína para o feto. Há restrições para o uso intratecal devido a vários relatos de déficits neurológicos graves persistentes associados à injeção.[42] Inicialmente, o próprio agente estava implicado, mas uma avaliação posterior sugeriu que o bissulfito conservante antioxidante seria o responsável. No entanto, após a eliminação do bissulfito, houve uma série de relatos de dores lombares persistentes.

## Anestésicos locais do grupo amida

- **Lidocaína:** a lidocaína foi o primeiro anestésico local amplamente utilizado.[3] Trata-se de um fármaco bastante difundido por sua versatilidade, potência e moderada duração de ação. Pode ser usada para uma ampla gama de fins e locais desde infiltração, bloqueios de nervos periféricos e anestesia subaracnóidea ou peridural. Seu uso para anestesia subaracnóidea tem diminuído devido a preocupações quanto à neurotoxicidade e sintomas neurológicos transitórios.[48] Em anestesia subaracnóidea, produz bloqueio motor e sensitivo bem acentuado, podendo ser usada nas formas hiperbárica, isobárica e hipobárica. Ela pode ser aplicada topicamente como unguento ou gel, ou como aerossol nebulizada para anestesiar as vias respiratórias superiores.[49] A injeção intravenosa de lidocaína, ao atingir níveis plasmáticos de cerca de 5 $\mu g \cdot mL^{-1}$, resulta em analgesia sistêmica, possivelmente não apenas devido a uma ação no sistema nervoso central, mas também por afetar nervos periféricos e terminações nervosas cutâneas.[50] Experimentalmente, a lidocaína por via venosa suprime o disparo neuronal periférico induzido por lesão e inflamação, bem como a sensibilização central de grandes células no corno dorsal da medula espinhal.[16]
- **Prilocaína:** tem perfil clínico semelhante à lidocaína, sendo utilizada para infiltração, bloqueios de nervos periféricos e anestesia subaracnóideos ou peridural. A prilocaína não provoca vasodilatação significativa, portanto a adição de adrenalina não é necessária para prolongar a duração da ação, o que pode ser uma vantagem quando a adrenalina é contraindicada. A prilocaína mostra a menor toxicidade sistêmica de todos os anestésicos locais do tipo amida e é, portanto, útil para anestesia regional venosa. Contudo, isso leva à formação de metemoglobinemia (> 500 mg), devido ao seu metabólito O-toluidina, o que tem limitado consideravelmente o seu emprego.
- **Mepivacaína:** sua utilização clínica é bastante parecida com a da lidocaína, apresentando duração maior quando usada no espaço peridural. Não é eficaz quando aplicada topicamente. Não apresenta atividade vasodilatadora como a lidocaína.[33] Embora a toxicidade pareça ser inferior à verificada com lidocaína, a mepivacaína tem metabolismo prolongado no feto e no recém-nascido, não sendo usada para a anestesia obstétrica.
- **Etidocaína:** tem início de ação mais rápido que a bupivacaína, devido à sua lipossolubilidade. O bloqueio motor é bastante pronunciado, proporcionando excelente relaxamento muscular.[29]
- **Bupivacaína:** a bupivacaína (uma mistura racêmica dos enantiômeros R e S) fornece analgesia sensitiva prolongada e intensa. Para uso peridural, a bupivacaína costuma ser utilizada em concentrações de 0,25 a 0,5%, com uma duração de 2 a 5 horas de ação. Os bloqueios de nervos periféricos também são realizados com essas concentrações, com a analgesia podendo durar de 12 a 24 horas. O uso intratecal fornece aproximadamente 2 a 3 horas de anestesia e de 4 a 6 horas de analgesia.[42] Quando associada à glicose, produz bloqueio motor de maior duração. Outros usos clínicos incluem a infiltração do tecido e injeções nos "pontos-gatilho" no tratamento da dor miofascial.[51] A adrenalina é, por vezes, adicionada como um marcador para a injeção intravascular e para prolongar a duração de ação, devido à diminuição da absorção vascular.[39] No entanto, a vasoconstrição tem menos impacto sobre a duração nesses agentes hidrofóbicos. Há vários relatos de parada cardíaca súbita com injeção de bupivacaína associados com considerável morbidade e mortalidade. Sua alta afinidade com os canais de sódio e a alta solubilidade em lipídeos são provavelmente a principal causa.[50] Por consenso, a concentração de 0,75% de bupivacaína deve ser desencorajada devido à toxicidade associada.
- **Ropivacaína:** apresenta uma peculiaridade que a diferencia dos outros anestésicos do tipo amida: é comercializada na forma de isômero puro. Possui estrutura similar à da bupivacaína (VER TAB. 48.3). É expressivamente menos cardiotóxica quando comparada com a bupivacaína, apresentando margem de segurança maior.[21] Apresenta meia-vida de eliminação relativamente curta e baixo poder de acumulação.[28] A ropivacaína é responsável por excelente analgesia no pós-operatório, quando utilizada no espaço peridural e em bloqueios periféricos. Em geral, o perfil clínico da ropivacaína é similar à da bupivacaína racêmica,[19] tendo em conta que é menos solúvel em lipídeos e menos potente do que a bupivacaína. A aplicação peridural pode permitir ainda maior bloqueio sensitivo, sem bloqueio motor significativo. Um efeito vasoconstritor intrínseco (também verdadeiro para levobupivacaína) pode aumentar a duração da ação e reduzir ainda mais a incidência de cardiotoxicidade.

- **Levobupivacaína:** consiste em uma preparação com maior concentração do enantiômero S(–) da bupivacaína. Tem ação anestésica semelhante à da bupivacaína racêmica, com a vantagem de menor toxicidade tanto no sistema nervoso central como no cardiovascular. Estudos experimentais em animais confirmaram que as durações dos bloqueios motor e sensitivo, quando comparadas a forma racêmica e o enantiômero S(–) levobupivacaína, são semelhantes.[19] Entretanto, o tempo de instalação foi reduzido com a levobupivacaína, sendo uma vantagem no uso clínico.

## Mistura de anestésicos locais

Misturar dois anestésicos locais para a anestesia regional é por vezes uma tentativa de otimizar as características distintas de dois anestésicos locais – por exemplo, somar o pequeno tempo de latência da lidocaína com o aumento na duração de ação da bupivacaína. Todavia, em estudos clínicos, a mistura de anestésicos locais não tem mostrado diferença significativa em relação ao uso puro. Além disso, a utilização de técnicas com base em cateter para muitas formas de anestesia regional torna possível usar um anestésico local de início rápido, seguido de uma infusão contínua, mantendo a ação prolongada da anestesia e analgesia. Não se devem usar as doses máximas de dois anestésicos locais em combinação, pois as toxicidades não são independentes, mas sim aditivas.[52]

## Mistura eutética de anestésicos locais

A mistura eutética de anestésicos locais (EMLA, do inglês *eutectic mixture of local anesthetics*), ou creme EMLA, é uma mistura eutética de lidocaína e prilocaína, cada um a uma concentração de 2,5%. É uma mistura eutética porque tem um ponto de fusão abaixo da temperatura ambiente e, por conseguinte, apresenta-se como um líquido viscoso, em vez de um pó sólido. A EMLA deve ser aplicada em superfícies de pele intacta, já que a aplicação em superfícies de pele rompida pode conduzir à absorção rápida de forma imprevisível. Ela fornece analgesia dérmica pela penetração da lidocaína e prilocaína a partir do creme na pele, o que leva ao bloqueio da transmissão da dor proveniente de terminações nervosas livres. A grande área de aplicação, a longa duração da aplicação e a eliminação deficiente podem resultar em concentrações elevadas dos anestésicos locais no sangue.

A duração máxima recomendada de exposição é de 4 horas, embora a exposição até 24 horas não tenha levado a níveis plasmáticos tóxicos dos anestésicos locais. Deve-se tomar cuidado em crianças ou adultos muito pequenos, pois os níveis plasmáticos de lidocaína e prilocaína dependem do tamanho do paciente e da taxa de eliminação do medicamento sistêmico.[52]

## Emplastro de lidocaína (5%)

O emplastro de lidocaína foi aprovado pelo Food and Drug Administration (FDA) em 1999 para o tratamento da dor associada à neuralgia pós-herpética, uma condição de dor neuropática crônica grave. O *patch* dérmico é um sistema de aplicação tópica que se destina a liberar baixas doses de lidocaína para o sistema de nociceptores cutâneos disfuncionais em uma quantidade suficiente para produzir analgesia. A sua dosagem recomendada é uma aplicação de até três *patches* em áreas de pele dolorosas intactas para 12 horas por dia. Estudos farmacocinéticos demonstraram que apenas níveis plasmáticos clinicamente insignificantes são alcançados com tal formulação. Os doentes, no entanto, costumam relatar o alívio da dor, mesmo durante as 12 horas entre as aplicações de um *patch* e outro, sugerindo que parte dos resultados benéficos deriva do efeito cumulativo.[49]

## Formulações lipossômicas

Os lipossomas são vesículas lipídicas microscópicas, com uma estrutura semelhante à dupla membrana celular, utilizados para liberar fármacos por um período mais longo.[53] Como os anestésicos locais convencionais são intrinsecamente miotóxicos, há aumento de toxicidade em exposição com durações prolongadas, e isso não é minimizado quando lançado a partir de um sistema lipossômicas. Em contraste, os bloqueadores dos canais de sódio tipo 1 (como saxitoxina) não causam miotoxicidade ou neurotoxicidade. Contudo, pelo fato de serem muito hidrofílicas, é difícil encapsular essas substâncias de modo eficaz em partículas poliméricas. Recentemente, uma formulação lipossômica usando saxitoxina demonstrou produzir bloqueio do nervo ciático em até 7,5 dias em ratos, com toxicidade sistêmica e local mínima.[51]

## Entrega assistida por calor

A entrega de substâncias assistida termicamente (CHADD, do inglês *Controlled Heat-Assisted Drug Delivery*) é um sistema descartável que permite a liberação controlada de calor para melhorar a oferta de anestésicos locais. Tem sido utilizada com lidocaína e tetracaína. A formulação é uma emulsão em que os ingredientes ativos estão na fase de óleo como uma mistura eutética contendo 70 mg de lidocaína e 70 mg de tetracaína, em uma proporção de 1:1 em peso. O calor é gerado usando uma mistura de ferro em pó, carvão ativado, cloreto de sódio, farinha de madeira e água. Os anestésicos locais são embalados em uma câmara rasa abaixo da camada de CHADD, selada em um pacote hermético. Quando aplicado à pele, o CHADD se aquece espontaneamente e aumenta a temperatura da pele, melhorando, assim, a permeação dos fármacos através da epiderme. O elemento de aquecimento produz uma temperatura de 39 a 41 °C durante 2 horas.[47]

# Toxicidade

Caso o anestésico local atinja outras membranas excitáveis em quantidade suficiente, seja por sobredose, absorção exagerada ou injeção intravascular acidental, poderá também exercer sobre essas membranas uma ação estabilizadora. Os principais alvos da toxicidade sistêmica do anestésico local são o sistema nervoso central e, menos frequentemente, o sistema cardiovascular (este, no entanto, mais difícil de tratar).

Os sinais e sintomas de intoxicação pelo anestésico local dependem não apenas da sua concentração plasmática, mas também da velocidade com que se estabelece essa concentração (FIG. 48.11). A concentração plasmática tóxica aproximada para a lidocaína é 8 $\mu g \cdot mL^{-1}$, enquanto para a bupivacaína é de 3 a 4 $\mu g \cdot mL^{-1}$. À medida que se eleva a concentração plasmática do anestésico local, manifestam-se sinais e sintomas característicos, muitos deles importantes no diagnóstico e na

| Efeitos terapêuticos | | Efeitos tóxicos |
|---|---|---|
| | 26 | Depressão cardiovascular |
| | 24 | |
| | 22 | |
| | 20 | Parada respiratória |
| | 18 | |
| | 16 | |
| | 14 | |
| | 12 | Coma |
| | 10 | Inconsciência |
| | 8 | Convulsões |
| | 6 | Abalos musculares |
| Inotrópico positivo | 4 | Distúrbios visuais |
| | 2 | Zumbidos |
| Antiarrítmico | 0 | Formigamento de língua e lábios |

**FIGURA 48.11** Sinais e sintomas correspondentes ao nível plasmático de lidocaína em $\mu g \cdot mL^{-1}$.

profilaxia da intoxicação grave pelos anestésicos locais: formigamento de lábios e língua, zumbidos, distúrbios visuais, abalos musculares, convulsões, inconsciência, coma, parada respiratória e depressão cardiovascular. O formigamento de língua e lábios não é propriamente uma manifestação de toxicidade no sistema nervoso central, mas, sim, de níveis elevados de anestésico local no tecido frouxo e vascularizado da língua e dos lábios.[27]

Independentemente de todo o progresso que se tenha feito no sentido de buscar um antídoto para a ação sistêmica do anestésico local, é necessário se ter em mente que o sucesso na recuperação de um paciente que sofre um quadro grave de intoxicação por anestésico local depende do pronto atendimento, com medidas vigorosas de ventilação, oxigenação, suporte cardiovascular e correção da acidose. Multas reações tóxicas ocasionadas pelos anestésicos locais podem ser prevenidas com a escolha do anestésico, dose e concentração. O uso da dose-teste (injeção de 3 mL de solução, com adrenalina), a observação de sinais como a elevação de 20% na frequência cardíaca de base ou aumento na pressão arterial e a injeção lenta e intercalada com aspirações suaves para detecção de refluxo de sangue diminuem o risco de toxicidade durante a realização da anestesia peridural.[54] A monitorização básica com cardioscopia, oxímetro de pulso e pressão não invasiva, associada a uma sedação consciente, são fatores imprescindíveis nessa profilaxia.

A incidência de toxicidade sistêmica pelos anestésicos locais diminuiu significativamente nos últimos 40 anos, de 0,2 para 0,01%, devido ao emprego de anestésicos mais modernos e técnicas que propiciam a redução da dose como o uso de cateter e a identificação do nervo com a ultrassonografia.[55,56] As lesões neurológicas permanentes são mais raras (0,02-0,07%); as complicações transitórias são mais comuns (0,01-0,8%).

## Neurotoxicidade

É importante lembrar que o anestésico local é sempre um depressor da membrana celular e que, apesar de presentes no quadro de intoxicação, os fenômenos excitatórios traduzem sempre depressão do sistema nervoso central (FIG. 48.12). Dessa forma, outros agentes depressores devem ser evitados no seu tratamento.[57] Uma função harmoniosa do sistema nervoso central pressupõe equilíbrio entre os circuitos neuronais inibitórios e excitatórios. À medida que se eleva a concentração do anestésico no sistema nervoso central, existe uma depressão desses circuitos, tanto excitatórios quanto inibitórios, mas a depressão dos inibitórios predomina; nesse momento, manifestam-se sinais de excitação, entre os quais poderá aparecer a convulsão.

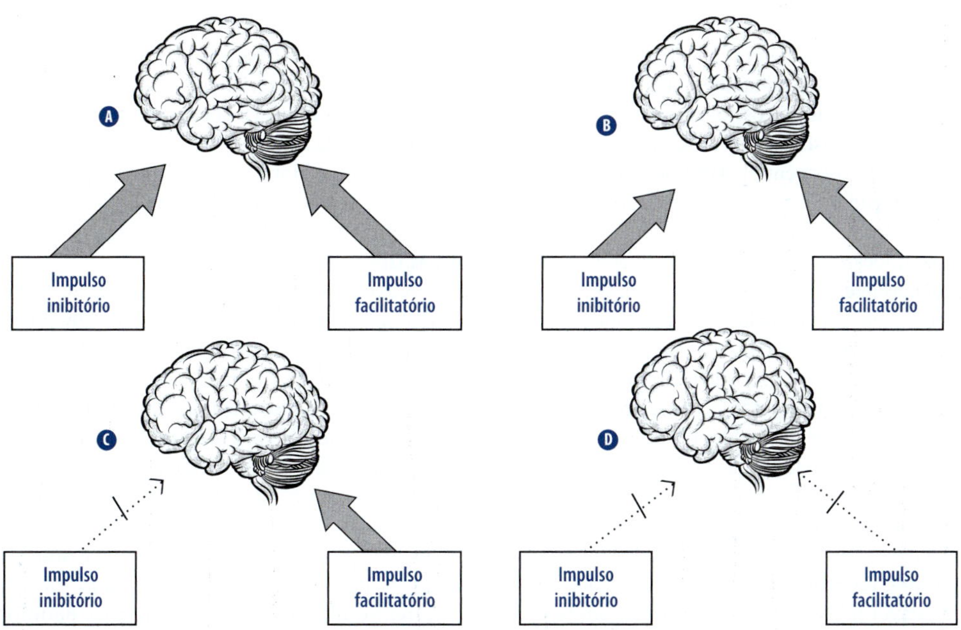


**FIGURA 48.12** Ação depressora dos anestésicos locais sobre o sistema nervoso central. **A** Impulsos inibitórios e excitatórios em equilíbrio. **B**-**C** O predomínio da ação do anestésico local sobre impulsos inibitórios manifesta-se por fenômenos excitatórios, inclusive convulsão. **D** Os fenômenos excitatórios representam, na verdade, uma depressão e podem evoluir para depressão completa, principalmente na vigência de outros depressores do sistema nervoso central.

É importante observar, entretanto, que essa aparente excitação reflete, na verdade, uma depressão generalizada em que predominam os circuitos inibitórios. Por isso, ao usar um depressor do sistema nervoso central no tratamento da intoxicação pelo anestésico local, contribui-se para a intensificação dessa depressão.[58]

O substrato fisiopatológico da intoxicação é o predomínio da atividade excitatória, com grande consumo de oxigênio local e consequente acidose, dentro de um quadro geral de depressão. As medidas terapêuticas adequadas devem visar à oxigenação do tecido cerebral e à correção da acidose. A hipóxia e a acidose potencializam muito a toxicidade dos anestésicos locais, sobretudo dos agentes de longa duração, já que, sendo fármacos básicos, os anestésicos locais tendem a se acumular em compartimentos acidóticos. É importante lembrar que a convulsão provocada por um anestésico local costuma ser limitada. Se houver adequada perfusão cerebral, a distribuição do anestésico ocorre rapidamente, com redução da concentração tecidual do fármaco e controle do quadro.[27] Isso é verdade para os anestésicos locais de curta duração (prilocaína, procaína, lidocaína). No caso dos anestésicos de longa duração, o quadro pode ser mais duradouro.[29]

Em caso de suspeita de intoxicação, o paciente deve ser cuidadosamente monitorizado para detectar qualquer sinal de complicação cardiovascular. As vias aéreas devem ser protegidas para evitar a aspiração e hipoventilação. Em caso de convulsão, esta deve ser tratada rapidamente com anticonvulsivantes intravenosos, como o diazepam e o propofol. Caso não se consiga ventilar e oxigenar o paciente, pode-se usar succinilcolina para facilitar o procedimento. O uso dos barbitúricos deve ser reservado para as situações incomuns de convulsões subentrantes e duradouras. Além da ventilação e da oxigenação, é muito importante que a circulação seja mantida, pois dela depende a redistribuição do anestésico local.[59]

## Cardiotoxicidade

Assim como no sistema nervoso central, os efeitos tóxicos dos anestésicos locais se fazem sentir também no aparelho cardiovascular. Em geral, os anestésicos locais só produzem toxicidade no sistema cardiovascular em doses maiores que as utilizadas no sistema nervoso central (**TAB. 48.6**). Tanto a força contrátil como a condução do estímulo no coração são deprimidas pelo anestésico local.

A repolarização miocárdica, ao contrário das células nervosas, é um processo bastante complexo e demorado, de forma a permitir o tempo adequado para o enchimento diastólico. Vários canais iônicos rápidos e lentos participam desse processo, composto por quatro fases. Inicialmente, a saída de potássio e a entrada de cloro na célula, via canais lentos, promovem um período curto em que a repolarização é acelerada, ou seja, o potencial transmembrana se negativa rapidamente (fase 1).[60] Em seguida, são ativados canais lentos, tempo e voltagem-dependentes, capazes de gerar correntes de cálcio e sódio para dentro da célula, fazendo ela voltar a ganhar potencial. Isso é contrabalançado por uma corrente para fora, retificadora, de potássio, fazendo o potencial se manter estável (platô ou fase 2). Após algum tempo, os canais lentos são inativados e inicia-se uma corrente rápida de potássio para fora da célula. Assim, a célula termina sua repolarização elétrica, com restabelecimento do gradiente elétrico inicial (fase 3). A última fase, ou fase 4, é caracterizada por trocas iônicas através de canais lentos e da bomba de sódio e potássio, fazendo os gradientes químicos se restabelecerem, praticamente sem alteração do gradiente elétrico.

**TABELA 48.6** Toxicidade relativa ao nível do SNC, e relação entre a dose necessária para toxicidade cardiovascular *versus* dose necessária para toxicidade no nível do SNC (anestésicos locais)

| | Toxicidade no SNC | CV:SNC |
|---|---|---|
| Bupivacaína | 4,0 | 2,0 |
| Ropivacaína | 2,9 | 2,2 |
| Levobupivacaína | 2,9 | 2,0 |
| Etidocaína | 2,0 | 4,4 |
| Tetracaína | 2,0 | – |
| Mepivacaína | 1,4 | 7,1 |
| Prilocaína | 1,2 | 3,1 |
| Lidocaína | 1,0 | 7,1 |
| Cloroprocaína | 0,3 | 3,7 |
| Procaína | 0,3 | 3,7 |

CV:SNC, relação de dose para toxicidade cardiovascular e no sistema nervoso central; SNC, sistema nervoso central.

*Fonte: Liu e Hodgson.*[44]

Os anestésicos locais bloqueiam os canais rápidos de sódio e afetam a despolarização do miocárdio, diminuindo a velocidade de condução. Além disso, produzem um efeito bloqueador dos canais lentos, cálcio-dependentes e da corrente retificadora de potássio, desse modo encurtando a fase 2 e por conseguinte a duração total do potencial de ação.[61] Apesar desses efeitos, o período refratário celular é aumentado, principalmente na presença de anestésicos com maior tropismo pelo canal rápido, pela chamada refratariedade pós-repolarização, ou seja, pelas características do canal rápido de continuar bloqueado pelo anestésico local, mesmo após o fim da inscrição do potencial de ação.[50]

Clarkson e Hondeghem,[62] em 1985, propuseram um mecanismo de cardiotoxicidade dos anestésicos locais que se baseia na cinética de ligação desses agentes com a fibra miocárdica (**FIG. 48.13**).

A exemplo do que acontece no nervo, os anestésicos locais se ligam à fibra miocárdica quando o canal está na forma inativada. No intervalo de repouso diastólico, deve haver tempo suficiente para que o agente se libere do canal da fibra. No caso da bupivacaína, a entrada do anestésico no canal é rápida, porém sua saída é lenta (*fast in – slow out*). O intervalo de repouso diastólico não é suficiente para permitir sua liberação dos canais. Dessa maneira, a cada ciclo que se passa, mais e mais canais vão sendo ocupados até que a depressão do órgão se instale. Já para a lidocaína, que exibe uma entrada rápida no canal, com saída também rápida (*fast in – fast out*), o intervalo de repouso diastólico é suficiente para permitir que os canais sejam liberados.[62]

O fenômeno de bloqueio frequência-dependente é fundamental para explicar a diferença de cardiotoxicidade entre a lidocaína e a bupivacaína. Dentro da variação fisiológica da

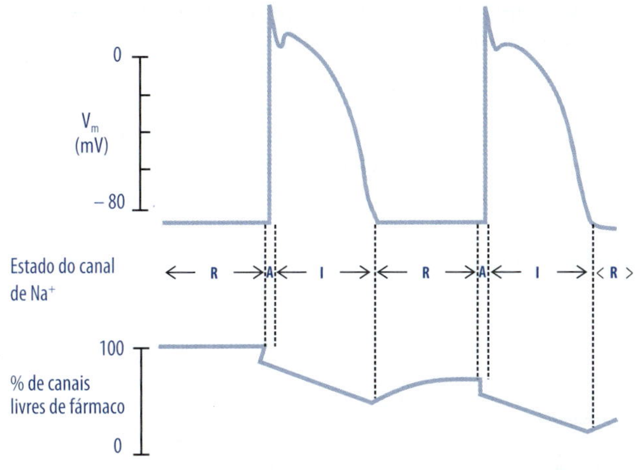


**FIGURA 48.13** Mecanismo de depressão da fibra miocárdica pela bupivacaína. A cada ciclo cardíaco, canais de sódio passam da forma em repouso (R) para a forma aberta (A) e inativada (I). A bupivacaína entra rapidamente no canal quando sua conformação é aberta ou inativada, porém sua saída é lenta (*fast in – slow out*). O intervalo de repouso diastólico é insuficiente para a liberação do canal. A cada ciclo, mais canais são ocupados, até que a depressão cardíaca se instala.
*Fonte: Adaptada de Clarkson e Hondeghem.*[62]

frequência cardíaca (60-100 batimentos por minuto), quanto maior a frequência, maior a intensidade de bloqueio para a bupivacaína. Ao contrário, com a lidocaína, os efeitos depressores não aparecem enquanto a frequência cardíaca não estiver acima de 150 a 200 batimentos por minuto. Nos nervos periféricos, que são submetidos à frequência muito maior de estímulos, ambos os agentes tendem a se acumular, de modo que a bupivacaína é apenas quatro vezes mais tóxica que a lidocaína. No coração, entretanto, dada a faixa de frequência de estímulos, a bupivacaína é 70 vezes mais tóxica que a lidocaína.[63]

A taquicardia, a hipóxia e a acidose, que despolarizam a célula miocárdica, agravam o quadro de intoxicação, pois promovem mais ciclos cardíacos e fornecem mais canais inativados para a impregnação pelo anestésico local. Além disso, a acidose local retém o anestésico dentro da fibra, pois, sendo um fármaco básico, tende a se acumular em territórios de maior acidez.

Thomas e colaboradores,[64] em 1986, propuseram a teoria de que a depressão cardiovascular dos anestésicos locais seria decorrente de uma ação no sistema nervoso central e sua interação com o aparelho cardiovascular. Experimentalmente, ao depositar pequenas quantidades de anestésico local em centros vasoativos do bulbo, originaram-se arritmias graves e hipotensão arterial. Portanto, a depressão cardiovascular do anestésico local é um somatório de um efeito direto e indireto.[64]

A sensibilidade da fibra nervosa e da cardíaca ao anestésico local pode estar modificada em algumas situações especiais, como na gestação. Admite-se que a maior sensibilidade da gestante se deva à ação da progesterona. Assim, embora tais dados tenham sido obtidos em animais de laboratório, é necessário cautela na utilização desse grupo de fármacos em pacientes obstétricas, principalmente em se tratando de anestésicos locais de longa duração.

Vários fármacos têm sido propostos para o tratamento da intoxicação por anestésico local, tanto de sua ação depressora do inotropismo cardíaco quanto das complexas arritmias cardíacas.

A solução salina hipertônica (NaCl a 7,5%) mostrou-se útil em reverter a depressão induzida pela bupivacaína nas fibras de Purkinje de coelhos. Além disso, a solução de cloreto de sódio hipertônica protegeu cães nos quais se induziu depressão cardiovascular com bupivacaína.[65,66] No entanto, quando usada terapeuticamente após a toxicidade instalada, mostrou resultados controversos.

Outros fármacos pesquisados incluem a lidocaína, a amiodarona, o bretílio, a amrinona, a milrinona e a olprinona. Embora a lidocaína seja o fármaco de escolha no tratamento de arritmias ventriculares, há o risco de efeito tóxico aditivo da lidocaína quando for utilizada para tratar intoxicação pela bupivacaína. A amiodarona e o bretílio não mostraram resultados encorajadores. A amrinona, possivelmente por um mecanismo de liberação de cálcio intracelular, mostrou-se útil em reverter a intoxicação pela bupivacaína em porcos.

Muitas reações de toxicidade aos anestésicos locais são limitadas ao sistema nervoso central. O colapso cardiovascular e a fibrilação ventricular sustentada podem ocorrer principalmente com a bupivacaína. Manobras de reanimação e cardioversão podem ser necessárias, assim como altas doses de adrenalina.[67] A preocupação com a arritmia induzida pela adrenalina foi levantada, e o uso de vasopressina é sustentado por estudos com animais e pode ser considerado.

O primeiro relatório mostrando que a infusão de emulsão de óleo de soja melhorava a ressuscitação após o colapso cardiovascular induzido por bupivacaína em um modelo animal foi publicado mais de uma década atrás. Enquanto isso, numerosos relatos de casos, bem como estudos experimentais, têm demonstrado o efeito terapêutico de infusão venosa de emulsão lipídica na toxicidade sistêmica do anestésico local. O mecanismo de ação dos lipídeos é pouco claro. O substrato energético preferido nos miócitos cardíacos são os ácidos graxos, e a inibição do metabolismo desses ácidos pode conduzir à disfunção do miocárdio. Um dos mecanismos postulados é a reversão do efeito inibitório no metabolismo dos ácidos graxos produzido por alguns dos anestésicos locais potentes, como bupivacaína. No coração isolado de rato, a infusão de lipídeos com uma dose subterapêutica produz efeito inotrópico positivo.[68]

Outra hipótese é de que os lipídeos sequestram os anestésicos locais. Isso pode explicar o efeito antídoto semelhante de infusão lipídica para outros medicamentos lipofílicos, como bloqueadores dos canais de cálcio, β-bloqueadores e antidepressivos. Há um número limitado de casos relatando os efeitos adversos após o resgate lipídico. Uma das complicações teóricas da infusão lipídica é a pancreatite induzida por hiperlipidemia e hiperamilasemia. Além disso, a monitorização cuidadosa dos pacientes durante várias horas com infusão lipídica é essencial, pois pode haver um retorno da instabilidade cardiovascular com o declínio dos níveis plasmáticos de lipídeos. A forma de uso está descrita no **QUADRO 48.3**.

**QUADRO 48.3** Doses da emulsão lipídica a 20%

- Bólus inicial de 1,5 $mL \cdot kg^{-1}$
- Manter a infusão em 0,25 $mL \cdot kg^{-1} \cdot min^{-1}$ até o retorno da função cardíaca
- Na instabilidade cardiovascular refratária, repetir o bólus de 1,5 $mL \cdot kg^{-1}$ e aumentar a infusão para 0,5 $mL \cdot kg^{-1} \cdot min^{-1}$
- Dose máxima: 30 $mL \cdot kg^{-1}$ em 30 minutos

## Toxicidade local

Para que os anestésicos locais exerçam um bloqueio não reversível na condução nervosa, é necessária uma posologia muito acima da habitualmente utilizada na clínica. O neuroeixo é mais suscetível à toxicidade. A lidocaína e outros anestésicos locais têm sido causas de neurotoxicidade quando administrados em concentrações elevadas.[57] Estudos prospectivos mostraram que os sintomas neurológicos transitórios são mais frequentes com a lidocaína do que com a bupivacaína.[48]

Muitos anestésicos locais apresentam conservantes e antioxidantes, sendo associados com neurotoxicidade. A maior parte dos preparados de soluções dos anestésicos locais contém metilparabeno a 0,1% como agente antimicrobiano, eficaz na prevenção da contaminação por bactérias e fungos. Os anestésicos locais com conservantes podem conter um ou mais antioxidantes ou agentes estabilizantes, como metabissulfito de sódio, ácido ascórbico, entre outros. Embora muitas dessas substâncias também sejam usadas em produtos alimentares e bebidas (vinhos), o metabissulfito de sódio apresenta uma toxicidade importante.

A injeção de anestésicos locais diretamente no músculo esquelético pode levar à micronecrose, em particular quando associados a adrenalina.

## Reações alérgicas

A alergia verdadeira aos anestésicos locais é rara e ocorre mais comumente com os ésteres do que com as amidas. Envolvem as reações do tipo I (mediadas por IgE) ou tipo IV (por imunidade celular). A explicação aceita é que os aminoésteres são metabolizados em PABA, que é imunogênico. Algumas preparações de amino-amidas contêm metilparabeno, que tem uma estrutura química semelhante ao PABA e é um alérgeno possível em casos de reação alérgica com a utilização de anestésicos locais de amida. Preparações sem conservantes de anestésicos locais estão disponíveis para resolver os problemas associados ao metilparabeno.[69]

## Os anestésicos locais e a resposta inflamatória

Os anestésicos locais têm demonstrado possuir efeitos anti-inflamatórios. Eles parecem afetar principalmente os granulócitos polimorfonucleares, mas os efeitos sobre os macrófagos e monócitos também estão implicados. Alguns anestésicos locais, como lidocaína e bupivacaína, reduzem a formação de leucotrieno B4, potente estimulador de granulócitos polimorfonucleares, o que resulta na não liberação de interleucina 1 pelos granulócitos polimorfonucleares.[70] A interleucina 1 aumenta a permeabilidade vascular e também é uma substância quimiotática potente. Portanto, impedir a ativação dos granulócitos polimorfonucleares é provavelmente um mecanismo importante para suprimir o processo inflamatório. Além disso, os anestésicos locais atenuam a ação do fator $\alpha$ de necrose tumoral e à expressão do complexo de proteínas de superfície CD11b CD18 nos polimorfonucleares que permitem a adesão ao endotélio. Acredita-se que este seja um dos principais mecanismos para o efeito terapêutico observado com a dose baixa de aplicação tópica de ropivacaína na colite ulcerosa.[71]

A cicatrização de feridas é outra área de interesse em relação ao anestésico local e à inibição da adesão de granulócitos polimorfonucleares. Os estudos, todavia, produziram resultados contraditórios: algumas investigações *in vivo* mostraram atraso, enquanto outras não demonstraram nenhum efeito, ao passo que outras ainda evidenciaram melhora da cicatrização de feridas após a infiltração de anestésico local.

## Referências


1. Gaedcke F. Ueber das Erythroxylin, dargestellt aus den Blättern des in Südamerika cultivirten Strauches Erythroxylon Coca Lam. Archiv der Pharmazie. 1855;132(2):141-50.
2. Yentis SM, Vlassakov KV. Vassily von Anrep, forgotten pioneer of regional anesthesia. Anesthesiology. 1999;90(3):890-5.
3. Ruetsch YA, Böni T, Borgeat A. From cocaine to ropivacaine: the history of local anesthetic drugs. Curr Top Med Chem. 2001;1(3):175-82.
4. Eggleston ST, Lush LW. Understanding allergic reactions to local anesthetics. Ann Pharmacother. 1996;30(7-8):851-7.
5. Hille B. The pH-dependent rate of action of local anesthetics on the node of Ranvier. J Gen Physiol. 1977;69(4):475-96.
6. Ritchie JM, Ritchie B, Greengard P. The effect of the nerve sheath on the action of local anesthetics. J Pharmacol Exp Ther. 1965;150(1):160-4.
7. Marieb EN, Hoehn K. Schematic structure of a peripheral nerve. The peripheral nervous system and reflexactivity. In: Marieb EN, Hoehn K. Human anatomy and physiology. 7th ed. San Francisco: Pearson Education; 2007. p. 498.
8. Docherty RJ, Farmer CE. The pharmacology of voltage-gated sodium channels in sensory neurons. Handb Exp Pharmacol. 2009;(194):519-61.
9. Payandeh J, Scheuer T, Zheng N, Catterall WA. The crystal structure of a voltage-gated sodium channel. Nature. 2011;475(7356):353-8.
10. Savio-Galimberti E, Gollob MH, Darbar D. Voltage-gated sodium channels: biophysics, pharmacology, and related channelopathies. Front Pharmacol. 2012;3:124.
11. Cousins MJ, Bridenbaugh PO. Neural blockade in clinical anesthesia and management of pain. 3rd ed. Philadelphia: Lippincott-Raven; 1998.
12. Hodgkin AL. The conduction of the nervous impulse. Springfeld: C. C. Thomas; 1964.
13. Hemmings HC Jr, Greengard P. Positively active: how local anesthetics work. Anesthesiology. 2010;113(1):250-2.
14. Ohki S, Gravis C, Pant H. Permeability of axon membranes to local anesthetics. Biochim Biophys Acta. 1981;643(2):495-507.
15. Courtney KR, Kendig JJ, Cohen EN. Frequency-dependent conduction block: the role of nerve impulse pattern in local anesthetic potency. Anesthesiology. 1978;48(2):111-7.
16. Chevrier P, Vijayaragavan K, Chahine M. Differential modulation of Nav1.7 and Nav1.8 peripheral nerve sodium channels by the local anesthetic lidocaine. Br J Pharmacol. 2004;142(3):576-84.
17. Pallasch TJ. Principles of pharmacotherapy: II. Pharmacokinetics. Anesth Prog. 1988;35(4):133-46.
18. Mather LE, Chang DH. Cardiotoxicity with modern local anaesthetics: is there a safer choice? Drugs. 2001;61(3):333-42.
19. Nau C, Wang SY, Strichartz GR, Wang GK. Block of human heart hH1 sodium channels by the enantiomers of bupivacaine. Anesthesiology. 2000;93(4):1022-33.
20. DiFazio CA. Local anesthetics: action, metabolism, and toxicity. Otolaryngol Clin North Am. 1981;14(3):515-9.
21. Akerman B, Hellberg IB, Trossvik C. Primary evaluation of the local anaesthetic properties of the amino amide agent ropivacaine (LEA 103). Acta Anaesthesiol Scand. 1988;32(7):571-8.
22. Ulbricht W. Sodium channel inactivation: molecular determinants and modulation. Physiol Rev. 2005;85(4):1271-301.
23. Strichartz GR, Sanchez V, Arthur GR, Chafetz R, Martin D. Fundamental properties of local anesthetics. II. Measured octanol: buffer partition coefficients and pKa values of clinically used drugs. Anesth Analg. 1990;71(2):158-70.
24. Persaud N, Strichartz GR. Micromolar lidocaine selectively blocks propagating ectopic impulses at a distance from their site of origin. Pain. 2002;99(1-2):333-40.
25. Narahashi T, Frazier T, Yamada M. The site of action and active form of local anesthetics. I. Theory and pH experiments with tertiary compounds. J Pharmacol Exp Ther. 1970;171(1):32-44.
26. Russo PA, Banovic T, Wiese MD, Whyte AF, Smith WB. Systemic allergy to EDTA in local anesthetic and radiocontrast media. J Allergy Clin Immunol Pract. 2014;2(2):225-9
27. Hayaran N, Sardana R, Nandinie H, Jain A. Unusual presentation of local anesthetic toxicity. J Clin Anesth. 2017;36:36-38.
28. Oda Y, Furuichi K, Tanaka K, Hiroi T, Imaoka S, Asada A, et al. Metabolism of a new local anesthetic, ropivacaine, by human hepatic cytochrome P450. Anesthesiology. 1995;82(1):214-20.
29. Bridenbaugh PO, Tucker GT, Moore DC, Bridenbaugh LD, Thompson GE. Preliminary clinical evaluation of etidocaine (Duranest): a new long-acting local anesthetic agent. Acta Anaesthesiol Scand. 1974;18(3):165-71.
30. Mather LE, Copeland SE, Ladd LA. Acute toxicity of local anesthetics: underlying pharmacokinetic and pharmacodynamic concepts. Reg Anesth Pain Med. 2005;30(6):553-66.
31. Bern S, Weinberg G. Local anesthetic toxicity and lipid resuscitation in pregnancy. Curr Opin Anaesthesiol. 2011;24(3):262-7.
32. Kongsgaard UE, Werner MU. Tachyphylaxis to local anaesthetics. What is the clinical evidence? A systematic review. Acta Anaesthesiol Scand. 2016;60(1):6-14.
33. Guerrier G, Boutboul D, Chanat C, Samama CM, Baillard C. Bicarbonate-buffered ropivacaine-mepivacaine solution for medial caruncle anaesthesia. Anaesth Crit Care Pain Med. 2016. pii: S2352-5568(16)30169-2.
34. Kamaya H, Hayes JJ Jr, Ueda I. Dissociation constants of local anesthetics and their temperature dependence. Anesth Analg. 1983;62(11):1025-30
35. Braid DP, Scott DB. The systemic absorption of local analgesic drugs. Br J Anaesth. 1965;37:394-404.
36. Baumgarten RK. Pharmacokinetic basis for local anesthetic infusions. Anesth Analg. 1993;77(6):1304.
37. Sinnott CJ, Cogswell III LP, Johnson A, Strichartz GR. On the mechanism by which epinephrine potentiates lidocaine's peripheral nerve block. Anesthesiology. 2003;98(1):181-8.
38. Hille B. Local anesthetics: hydrophilic and hydrophobic pathways for the drug-receptor reaction. J Gen Physiol. 1977;69(4):497-515.
39. Johns RA, Seyde WC, DiFazio CA, Longnecker DE. Dose-dependent effects of bupivacaine on rat muscle arterioles. Anesthesiology. 1986;65(2):186-91.
40. Tobias JD. Caudal epidural block: a review of test dosing and recognition of systemic injection in children. Anesth Analg. 2001;93(5):1156-61.
41. Kumar M, Chawla R, Goyal M. Topical anesthesia. J Anaesthesiol Clin Pharmacol. 2015;31(4):450-6.
42. Cohen SE, Thurlow A. Comparison of a chloroprocaine--bupivacaine mixture with chloroprocaine and bupivacaine used individually for obstetric epidural analgesia. Anesthesiology. 1979;51(4):288-92.
43. Gunter JB. Benefit and risks of local anesthetics in infants and children. Paediatr Drugs. 2002;4(10):649-72.
44. Liu SS, Hodgson PS. Local anesthetics. In: Barash PG, Cullen BF, Stoelting RK, editors. Clinical anesthesia. 4th ed. Philadelphia: Lippincott, Williams & Wilkins; 2001. p. 449-69.
45. Arai S, Morita K, Kitayama S, Kumagai K, Kumagai M, Kihira K, et al. Chronic inhibition of the norepinephrine transporter in the brain participates in seizure sensitization to cocaine and local anesthetics. Brain Res. 2003;964(1):83-90.
46. Kasaba T, Onizuka S, Takasaki M. Procaine and mepivacaine have less toxicity in vitro than other clinically used local anesthetics. Anesth Analg. 2003;97(1):85-90, table of contents.
47. Giordano D, Raso MG, Pernice C, Agnoletti V, Barbieri V. Topical local anesthesia: focus on lidocaine-tetracaine combination. Local Reg Anesth. 2015;8:95-100.
48. Johnson ME. Potential neurotoxicity of spinal anesthesia with lidocaine. Mayo Clin Proc. 2000;75(9):921-32.
49. Baron R, Allegri M, Correa-Illanes G, Hans G, Serpell M, Mick G, et al. The 5% Lidocaine-medicated plaster:

its inclusion in international treatment guidelines for treating localized neuropathic pain, and clinical evidence supporting its use. Pain Ther. 2016;5(2): 149-69.
50. Kyttä J, Heavner JE, Badgwell JM, Rosenberg PH. Cardiovascular and central nervous system effects of co-administered lidocaine and bupivacaine in piglets. Reg Anesth. 1991;16(2):89-94.
51. Hamilton TW, Athanassoglou V, Trivella M, Strickland LH, Mellon S, Murray D, et al. Liposomal bupivacaine peripheral nerve block for the management of postoperative pain. Cochrane Database Syst Rev. 2016;(8):CD011476.
52. Curatolo M. Regional anesthesia in pain management. Curr Opin Anaesthesiol. 2016;29(5):614-9.
53. Hadzic A, Abikhaled JA, Harmon WJ. Impact of volume expansion on the efficacy and pharmaco kinetics of liposome bupivacaine. Local Reg Anesth. 2015;8:105-11.
54. Moore DC, Batra MS. The components of an effective test dose prior to epidural block. Anesthesiology. 1981;55(6):693-6.
55. Di Filippo A, Falsini S, Adembri C. Minimum anesthetic volume in regional anesthesia by using ultrasound-guidance. Braz J Anesthesiol. 2016;66(5):499-504.
56. Casati A, Baciarello M, Di Cianni S, Danelli G, De Marco G, Leone S, et al. Effects of ultrasound guidance on the minimum effective anaesthetic volume required to block the femoral nerve. Br J Anaesth. 2007;98(6):823-7.
57. Zink W, Graf BM. [Toxicology of local anesthetics. Clinical, therapeutic and pathological mechanisms]. Anaesthesist. 2003;52(12):1102-23.
58. Drasner K. Local anesthetic neurotoxicity: clinical injury and strategies that may minimize risk. Reg Anesth Pain Med. 2002;27(6):576-80.
59. Mörwald EE, Zubizarreta N, Cozowicz C, Poeran J, Memtsoudis SG. Incidence of local anesthetic systemic toxicity in orthopedic patients receiving peripheral nerve blocks. Reg Anesth Pain Med. 2017.
60. Shen X, Wang F, Xu S, Qian Y, Liu Y, Yuan H, et al. Is cardiolipin the target of local anesthetic cardiotoxicity? Rev Bras Anestesiol. 2010;60(4):445-54.
61. Kudenchuk PJ, Brown SP, Daya M, Rea T, Nichol G, Morrison LJ, et al. Amiodarone, lidocaine, or placebo in out-of-hospital cardiac arrest. N Engl J Med. 2016;374(18):1711-22.
62. Clarkson CW, Hondeghem LM. Mechanism for bupivacaine depression of cardiac conduction: fast block of sodium channels during the action potential with slow recovery from block during diastole. Anesthesiology. 1985;62(4):396-405.
63. Bourne E, Wright C, Royse C. A review of local anesthetic cardiotoxicity and treatment with lipid emulsion. Local Reg Anesth. 2010;3:11-9.
64. Thomas RD, Behbehani MM, Coyle DE, Denson DD. Cardiovascular toxicity of local anesthetics: an alternative hypothesis. Anesth Analg. 1986;65(5):444-50.
65. Simonetti MP, Moller RA, Covino BG. Hypertonic saline reverses bupivacaine-induced depression of rabbit purkinje fiber depolarization Vmax. Braz J Med Biol Res. 1989;22(11):1393-6.
66. Simonetti MP, Cremonesi E, Rodrigues IJ, Santos VA. Efeitos do cloreto de sódio hipertônico sobre a toxicidade cardiovascular da bupivacaína. Rev Bras Anestesiol. 1990;40(6):421-8.
67. Heavner JE, Mather LE, Pitkänen M, Shi B. Should epinephrine be used to treat local anesthetic-induced cardiotoxicity? Anesthesiology. 1994;80(5):1179-80.
68. O'Connor J, Wilson SS. Intravenous lipid emulsion for management of systemic toxic effects of drugs. AACN Adv Crit Care. 2016;27(4):394-404.
69. Vega F, Argíz L, Bazire R, Las Heras P, Blanco C. Delayed urticaria due to bupivacaine: a new presentation of local anesthetic allergy. Allergol Int. 2016;65(4):498-500
70. Cullen BF, Haschke RH. Local anesthetic inhibition of phagocytosis and metabolism of human leukocytes. Anesthesiology. 1974;40(2):142-6.
71. Giddon DB, Lindhe J. In vivo quantitation of local anesthetic suppression of leukocyte adherence. Am J Pathol 1972;68(2):327-38.

## Leituras sugeridas

Suwalsky M, Schneider C, Villena F, Norris B, Cárdenas H, Cuevas F, et al. Effects of the local anesthetic benzocaine on the human erythrocyte membrane and molecular models. Biophys Chem. 2004;109(1):189-99.

Verlinde M, Hollmann MW, Stevens MF, Hermanns H, Werdehausen R, Lirk P. Local anesthetic-induced neurotoxicity. Int J Mol Sci. 2016;17(3):339.

# Questões de Provas do TSA

**48.1 (TSA/2013)** Paciente de 32 anos, usuário crônico de cocaína, é submetido a septoplastia. Imediatamente após a infiltração de solução de lidocaína com adrenalina 1:200.000, apresenta taquicardia ventricular sustentada. O mecanismo provável para a complicação é:

**A.** Aumento da liberação de $Ca^{+2}$ sarcoplasmático.

**B.** Aumento da sensibilidade dos miofilamentos ao $Ca^{+2}$.

**C.** Inibição da condutância de $Ca^{+2}$ na membrana miocárdica.

**D.** Aumento da condutância de $Na^{+}$ na membrana miocárdica.

**48.2 (TSA/2013)** Quando comparada à lidocaína, a procaína atinge concentrações plasmáticas menores devido a seu (sua):

**A.** pKa menor.

**B.** Potência menor.

**C.** Lipossolubilidade maior.

**D.** Metabolismo mais rápido.

**48.3 (TSA/2014)** Homem de 28 anos apresenta lesão com dor, calor, rubor e sinais de flutuação na região anterior da coxa. Para realizar a anestesia infiltrativa foi adicionado bicarbonato de sódio à lidocaína. A explicação que fundamenta essa conduta é o aumento do(a):

**A.** pKa.

**B.** Fração ionizada.

**C.** Ligação proteica.

**D.** Fração lipossolúvel.

**48.4 (TSA/2015)** Homem de 51 anos, 80 kg e 1,70 m, será submetido a osteossíntese do úmero. Apresenta fibrilação atrial e frequência ventricular de 130 bpm. Após realização de bloqueio interescalênico do plexo braquial com 30 mL de lidocaína 2% sem adrenalina evolui com fibrilação ventricular. A relação entre a taquicardia prévia ao bloqueio e a complicação cardiovascular observada é explicada por:

**A.** Tipo da taquiarritmia.

**B.** Bloqueio frequência dependente.

**C.** Menor latência do anestésico local.

**D.** Menor lipossolubilidade do anestésico local.

**48.5 (TSA/2015)** Qual característica farmacológica está associada a maior risco de reações alérgicas com anestésicos locais aminoésteres quando comparados com anestésicos locais aminoamidas?

**A.** Quiralidade.

**B.** Metabolização.

**C.** Peso molecular.

**D.** Grau de ionização.

**48.6 (TSA/2015)** Homem de 33 anos, 72 kg e 1,75 m, será submetido a osteossíntese de úmero. Tem insuficiência renal crônica dialítica e realizou a última sessão de hemodiálise há 1 dia. Foi realizado bloqueio do plexo braquial via interescalênica com bupivacaína. Após injeção do anestésico local, o paciente apresentou ectopias ventriculares frequentes acompanhadas de hipotensão arterial. Nesse momento, qual conduta é a mais adequada?

**A.** Administrar esmolol.

**B.** Administrar amiodarona.

**C.** Iniciar ventilação mecânica.

**D.** Verificar e tratar hiperpotassemia.

**48.7 (TSA/2016)** Mulher de 53 anos, 57 kg e 1,60 m será submetida a tratamento cirúrgico de fratura de rádio distal direito sob bloqueio do plexo braquial por via axilar. Logo após a injeção de 30 mL de ropivacaína a 0,5%, a paciente cursa com convulsão generalizada. O anestesiologista administra 5 mg de midazolam com controle efetivo da convulsão e inicia ventilação sob máscara facial. Essa última medida trará como benefício teórico no tratamento da intoxicação por anestésico local o(a):

**A.** Aumento do fluxo sanguíneo cerebral.

**B.** Redução do aprisionamento iônico neuronal.

**C.** Aumento da extração pulmonar do anestésico local.

**D.** Redução da forma catiônica do anestésico local no plasma.

# 49. ANESTESIA SUBARACNÓIDEA

Nara Costa Dutra
Heber de Moraes Penna
Antonio Fernando Carneiro

Pode-se dizer que a anestesia subaracnóidea ou raquianestesia* foi descoberta pelo princípio da serendipidade,[1] quando Corning,[2] em 1885, registrou os efeitos da injeção de cocaína na espinha vertebral de um cão. A punção lombar foi descrita pela primeira vez por Quincke com finalidade diagnóstica no ano de 1891, em pacientes com suspeita de meningite.[3,4] Em 1898, Karl August Bier[5] injetou cocaína no espaço subaracnóideo para a extirpação de um tumor no joelho de um paciente, obtendo êxito em uma analgesia de 45 minutos, afirmando naquela ocasião que a cocaína agia diretamente nas raízes nervosas da medula espinhal. Oito dias depois, o assistente Hildebrandt administrou em Bier 15 mg de cocaína no espaço subaracnóideo, após o que se manifestou, além dos efeitos transitórios da cocaína, cefaleia por nove dias, a qual piorava com a deambulação e melhorava com o repouso, apresentando, assim, o primeiro registro de cefaleia pós-raquianestesia. Para reproduzir o feito, Bier administrou em Hildebrandt a mesma injeção lombar, o que provocou os mesmos efeitos, inclusive a cefaleia.[6]

A primeira raquianestesia latino-americana foi realizada por Paes Leme na Santa Casa de Misericórdia do Rio de Janeiro em 1889, assim que regressou da Alemanha. Contudo, o alto índice de falhas com a cocaína (em torno de 10%), a possibilidade de meningite, a falta de controle das complicações, entre outros inconvenientes, contribuíram para limitar sua aceitação.[6,7] Somente após a publicação de 63 casos sobre raquianestesia, feita pelo francês Tuffier no 5º Congresso Europeu de Cirurgia em 1900, houve melhor difusão da técnica. Tuffier postulou a linha imaginária que tangencia as duas cristas ilíacas na detecção do espaço entre as vértebras $L_4$-$L_5$[8-10] e afirmou que o anestésico local somente deve ser administrado após o gotejamento de líquido cefalorraquidiano (LCR, ou líquido cerebrospinal),[6,11] fato assertivo para diminuir tanto as falhas da técnica quanto as complicações (como a implantação de células dérmicas no espaço subaracnóideo).[12]

*Nota do organizador: nesta edição, as expressões "anestesia subaracnóidea", "anestesia intratecal" e "raquianestesia" – sendo sinônimas – são utilizadas indistintamente, porém deve-se ressaltar que as expressões "anestesia subaracnóidea" e "anestesia intratecal" são mais específicas na indicação do sítio onde é colocado o anestésico local. Etimologicamente, a palavra "raquianestesia" poderia referir-se a qualquer anestesia na raque (coluna vertebral) e, portanto, abarcaria outras técnicas além da subaracnóidea. Da mesma forma, a expressão em inglês *spinal anesthesia*, usada para designar a anestesia subaracnóidea, poderia ensejar o uso na indicação de qualquer técnica na coluna vertebral. No entanto, utiliza-se na linguagem médica em inglês *epidural anesthesia* quando a anestesia é no espaço peridural, e no Brasil "anestesia epidural" ou "peridural". Também convém considerar que, em português (diferentemente do uso em inglês *spinal*), a expressão "anestesia espinhal" seria sinônimo de "anestesia neuroaxial", abrangendo as anestesias "subaracnóidea" e "peridural". A palavra "raquianestesia" (anestesia subaracnóidea, anestesia intratecal) se mantém, pois consagrada pelo uso.

Contribuíram para a popularização da raquianestesia, e para sua importância nos dias atuais, descobertas a respeito da redução da contaminação bacteriana com o uso de luvas por Halsted em 1889; em anos anteriores, medidas antissépticas pela contribuição de Semmelweis, Lister e Koch; a invenção da agulha e seringa por Pravaz em 1851; e o desenvolvimento dos anestésicos locais a partir da extração de cocaína do arbusto sul-americano *Erythroxylon coca* por Niemann em 1860.[6,7,13]

Em 1903, Braun[14] associou adrenalina ao anestésico local, conseguindo reduzir sua absorção e, dessa forma, prolongar a duração clínica da anestesia. Esse mesmo pesquisador foi o primeiro a utilizar a procaína sintetizada por Einhorn em 1904 e a estovaína por Forneau. No ano de 1907, o cirurgião inglês Barker[15] publicou uma série de 100 casos em que foi adicionada glicose a 5% à estovaína, introduzindo a raquianestesia hiperbárica, o que permitiu a possibilidade do controle topográfico da anestesia e também o aparecimento da raquianestesia em sela, estabelecida em 1944 por Adriani e Romam-Vega.[6]

Em 1912, a descoberta do bloqueio simpático como principal causa da hipotensão arterial durante raquianestesias contribuiu imensamente para a posterior redução das complicações mediante emprego de vasopressores e posicionamento do paciente em cefalodeclive.[16,17] Além disso, deve-se grande destaque à síntese da lidocaína em 1943, primeira aminoamida de ação intermediária, pois, a partir dela, houve o desenvolvimento dos atuais anestésicos locais.[18]

Os constantes avanços da medicina no desenvolvimento de novos materiais e medicamentos, o estabelecimento de protocolos de segurança e a promulgação da cultura da segurança contribuem para que a raquianestesia, mesmo após sua descoberta há mais de 130 anos, mantenha destaque na prática mundial da anestesia, sendo muitas vezes a técnica de escolha para determinados procedimentos cirúrgicos com altos índices de sucesso e pequenas taxas de complicações graves.

## Anatomia da coluna vertebral

Para a realização da raquianestesia, é indispensável o conhecimento prévio da anatomia da coluna vertebral. Também chamada de espinha dorsal, a coluna vertebral estende-se do crânio à pelve, sendo responsável pela sustentação de dois quintos do peso corporal total. É constituída por tecido conjuntivo e ossos que são dispostos de maneira sobreposta. A coluna vertebral é formada por 33 vértebras e 31 pares de nervos. As vértebras, que se articulam por meio de ligamentos, consistem em 7 cervicais, 12 torácicas, 5 lombares, 5 sacrais e 4 coccígeas.

Em uma visão lateral, identificam-se algumas curvaturas fisiológicas da coluna vertebral: cervical, torácica, lombar e pélvica. Em visão posterior, não se identifica nenhuma curvatura, e, quando se identifica, esta é chamada de escoliose. Para um entendimento completo da anatomia da coluna vertebral, é melhor analisar a coluna por partes. A coluna vertebral possui basicamente as vértebras, os ligamentos e o canal vertebral (**FIG. 49.1**).

As vértebras são compostas de corpo, processo espinhoso, processos transversos, processos articulares, lâmina, pedículos

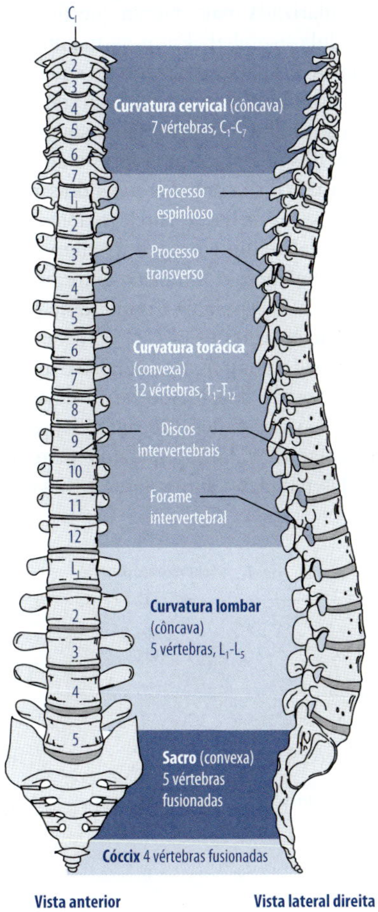


**FIGURA 49.1** Vistas anterior e lateral direita da coluna vertebral.
*Fonte: Adaptada de Marieb e Hoehn.*[19]

e forame vertebral. As vértebras cervicais possuem corpo pequeno, em geral com o processo espinhoso bífido e horizontal. Nas vértebras torácicas, o processo espinhoso não é bifurcado, mas descendente e pontiagudo, sendo que as vértebras torácicas se articulam com as costelas. As vértebras lombares são maiores. O processo espinhoso na vértebra lombar não é bifurcado e está disposto em posição horizontal; o forame vertebral é triangular e apresenta um processo transverso bem desenvolvido.

O canal vertebral segue a curvatura da coluna vertebral, sendo grande e triangular nas regiões de maior mobilidade (cervical e lombar) e pequeno e redondo onde não possui muita mobilidade (como na região torácica). A junção das vértebras forma o canal vertebral, que serve para dar proteção à medula. As vértebras se articulam por meio de ligamentos **(FIG. 49.2)**.

Os ligamentos fazem a união dos corpos vertebrais e são auxiliados pelos discos intervertebrais. O ligamento supraespinhoso é uma continuação do ligamento da nuca e une as extremidades das apófises espinhosas; ele tem constituição fibrosa e vai da sétima vértebra cervical até o sacro, podendo estar ossificado em idosos. O ligamento interespinhoso une as apófises espinhosas, funde-se ao ligamento supraespinhal posteriormente e ao amarelo anteriormente; ele apresenta maior espessura na região lombar. O ligamento amarelo cobre o espaço interlaminar das apófises espinhosas e tem espessura variável, sendo mais delgado na região cervical e mais espesso na região

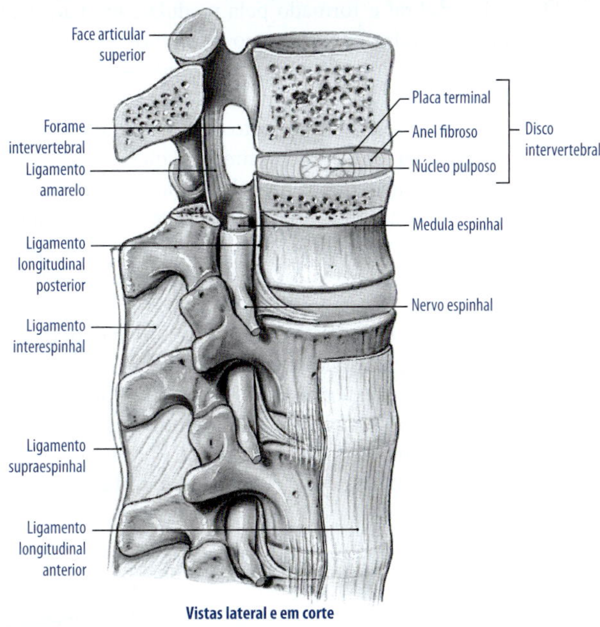


**FIGURA 49.2** Relações ósseas e ligamentos da coluna vertebral.
*Fonte: Martini e colaboradores.*[20]

lombar. Tem cor amarelada porque é composto de fibras elásticas. Representa o limite posterior do espaço peridural. Os ligamentos longitudinais ligam os corpos vertebrais anterior e posteriormente **(FIG. 49.3)**.

Os discos intervertebrais são estruturas formadas por tecido fibrocartilaginoso composto por um disco fibroso periférico, chamado anel fibroso, e uma substância interna elástica e macia, o núcleo pulposo. Os discos têm a função de auxiliar nos movimentos e absorver impactos.

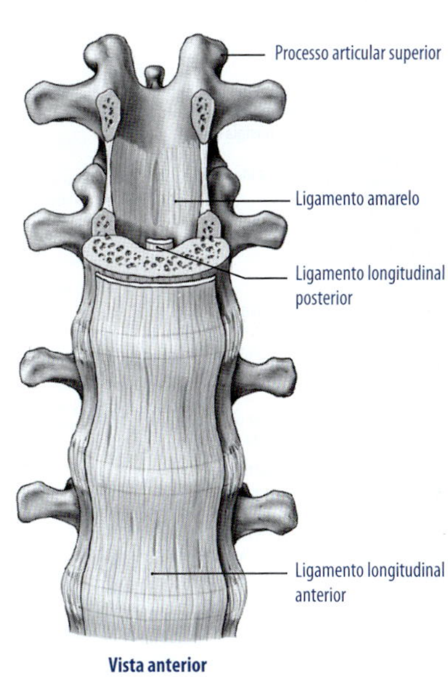


**FIGURA 49.3** Ligamentos longitudinais da coluna vertebral.
*Fonte: Martini e colaboradores.*[20]

O canal vertebral é formado pela medula espinhal, meninges, estruturas relacionadas como os nervos espinhais e o LCR. No adulto, a medula espinhal estende-se do forame magno até o nível de $L_1$-$L_2$. Na vida fetal, o canal vertebral é ocupado em todo o seu comprimento pela medula espinhal, o que se modifica ao longo do crescimento, quando a coluna cresce e se alonga mais que a medula, de tal forma que ao nascimento ela termina em $L_3$. As raízes vão se tornando mais oblíquas e, como consequência, abaixo de $L_1$ o canal apresenta apenas feixes lombares sacros e coccígeos, ou seja, a cauda equina.[21]

Envolvendo a medula existem três membranas que são denominadas meninges: pia-máter, aracnoide e dura-máter. A dura-máter é a mais externa, sendo constituída de dois folhetos. A aracnoide é uma membrana serosa que entra em contato com a dura-máter por pressão do LCR e une-se à pia--máter, que se liga intimamente à medula. A pia-máter é uma membrana vascularizada mais interna que fica em contato direto com a medula espinhal. Entre as meninges aracnoide e pia-máter, situa-se o espaço subaracnóideo que contém o LCR.

Os nervos espinhais fazem a conexão do organismo com o sistema nervoso central (SNC) e são responsáveis pela inervação do tronco, dos membros superiores e de parte da cabeça. São 31 pares, ou 33 – se contados mais dois pares coccígeos vestigiais: 8 pares cervicais,12 pares torácicos, 5 pares lombares, 5 pares sacrais e um coccígeo. Os nervos espinhais são distribuídos em metâmeros. A relação entre os metâmeros e a localização dos nervos espinhais é importante para o estudo da dispersão das soluções anestésicas (FIG. 49.4).

O LCR consiste em um líquido aquoso e incolor que ocupa o canal medular, sendo distribuído de forma irregular no espaço subaracnóideo encefálico (20 ou 25%), espinhal (50 ou 55%) e ventricular (25%). É produzido pelo plexo coroide no epêndima das paredes ventriculares e vasos da aracnoide

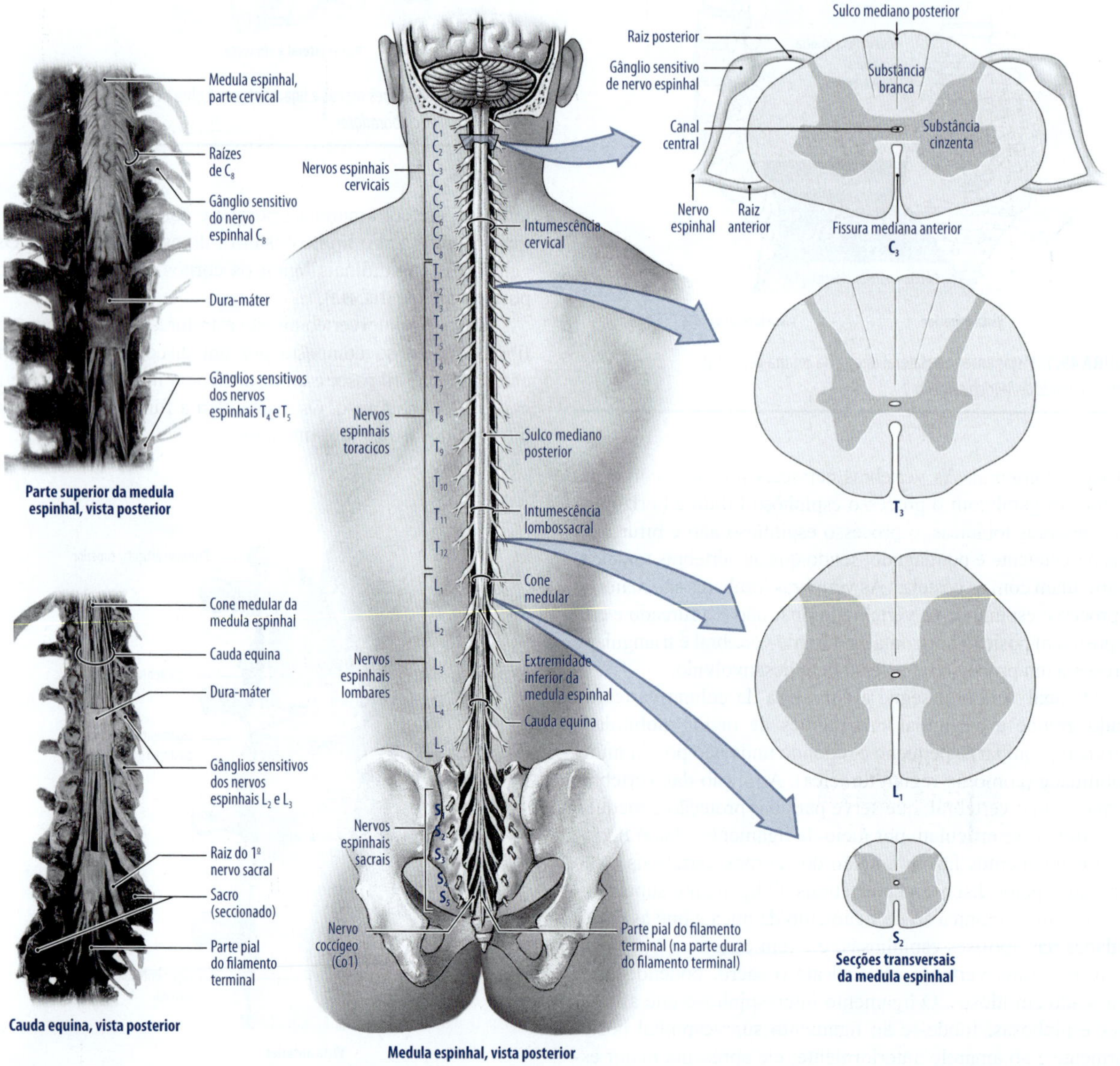


**FIGURA 49.4** Anatomia macroscópica da medula espinhal.
*Fonte: Martini e colaboradores.*[20]

(leptomeninge). Ele circula nos espaços subaracnóideos e é reabsorvido nas granulações aracnóideas. Como as granulações predominam no eixo sagital superior, a circulação do LCR ocorre de baixo para cima, sendo extremamente lenta. Quando se realiza a anestesia, o anestésico, ao entrar em contato com o LCR, sofre uma diluição e tem sua concentração diminuída antes de atingir os sítios efetores. A diluição ocorre sobremaneira nos primeiros cinco minutos após a injeção, sendo mais lenta depois desse tempo. Com isso, é de se imaginar que alterações no volume do LCR e sua distribuição pelo canal medular afetarão a anestesia subaracnóidea.[22]

Limitados pelas meninges, existem três espaços raquidianos: o espaço peridural, o espaço subdural e o espaço subaracnóideo. O espaço peridural limita-se superiormente pela fusão da dura-máter ao forame occipital e termina no hiato sacral, que é fechado pela membrana sacrococcígea. Esse espaço separa os componentes ósseos e ligamentares da membrana dura-máter. A espessura do espaço peridural posterior aumenta no sentido caudal. Tal espaço compõe-se de tecido graxo, plexos venosos, artérias, linfáticos e prolongamentos fibrosos. Seu volume é de 80 a 100 mL, sendo influenciado pela pressão abdominal que faz aumentar a congestão do plexo venoso.

O espaço subdural, por sua vez, está localizado entre a parte interna da dura-máter e a aracnoide. Sua existência costuma ser virtual, mas pode receber ocasionalmente anestésicos locais direcionados ao subaracnóideo em até 10% da dose injetada. Em adultos, não é incomum o acúmulo de líquido seroso no seu interior, o que pode causar confusão com o LCR durante a execução da punção.

Por fim, o espaço subaracnóideo está localizado entre a pia-máter e a aracnoide e contém o LCR. É contínuo aos ventrículos e às cisternas cranianas. Apresenta-se fechado nas laterais pela fusão da pia-máter e aracnoide na bainha de elementos nervosos. O limite inferior em $L_2$ ocorre normalmente nos adultos com início das raízes nervosas que formam a cauda equina.[23,24] **(FIG. 49.5)**

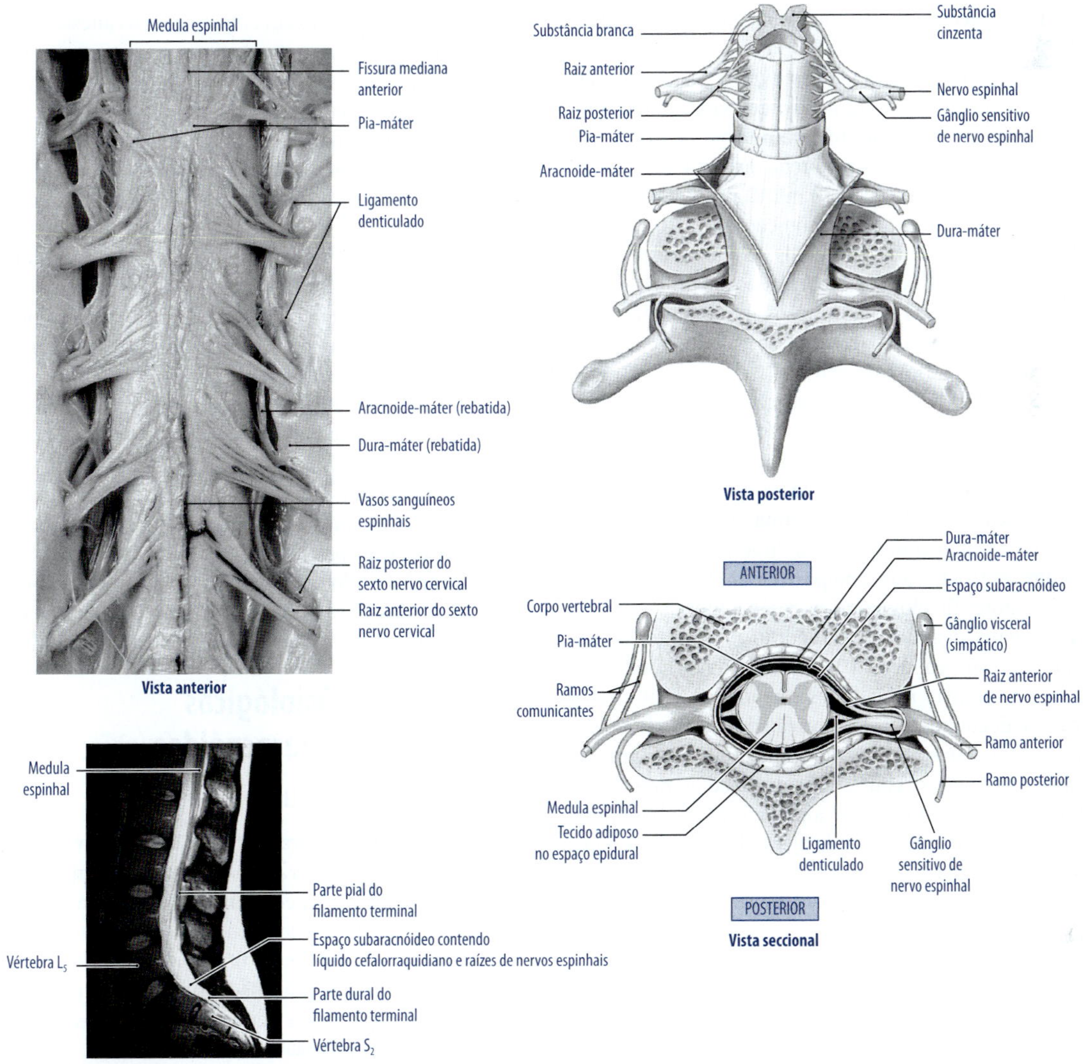


**FIGURA 49.5** Medula espinhal e meninges espinhais.
*Fonte: Martini e colaboradores.*[20]

## Sítios de ação dos anestésicos locais

A raquianestesia – ou anestesia subaracnóidea – é promovida pela administração de anestésicos locais puros ou com adjuvantes no LCR por punção vertebral na região lombar, com o auxílio de agulhas desenhadas especificamente para essa finalidade. O volume de LCR no espaço subaracnóideo espinhal influencia na altura dos dermátomos atingidos em raquianestesias e na regressão do bloqueio motor e sensitivo.[25] Uma vez depositado o anestésico local no LCR, haverá a dispersão e o contato direto com a medula e raízes dos nervos espinhais. É imprescindível conhecer a fisiologia do LCR e a estrutura e organização das raízes nervosas.

O LCR tem papel essencial na manutenção da homeostasia do SNC. Entre suas funções, destacam-se: (1) flutuabilidade do cérebro, medula e nervos; (2) ajuste do volume dentro da cavidade craniana; (3) transporte de nutrientes; (4) transporte de peptídeos e proteínas; (5) regulação do volume cerebral por meio da osmorregulação; (6) amortecimento contra impactos; (7) transdução de sinais; (8) transporte de substâncias; (9) controle imunológico; (10) eliminação de metabólitos e substâncias desnecessárias; e (11) arrefecimento do calor produzido pela atividade neuronal.[26]

O LCR é produzido continuamente pelo plexo coroide, que projeta suas vilosidades para dentro dos ventrículos cerebrais, com volume de produção diária em torno de 400 a 600 mL em adultos – taxa suficiente para renovar 3 a 4 vezes o volume de LCR existente, cerca de 150 mL (2 mL·kg$^{-1}$ em adultos e 4 mL·kg$^{-1}$ em crianças). A distribuição do LCR se dá em torno de 25% do volume nos ventrículos e 75% no espaço subaracnóideo, e a absorção ocorre sobretudo por protrusões da dura-máter para dentro dos seios venosos intracranianos e secundariamente por vilosidades aracnóideas espinhais e nas bainhas dos nervos cranianos e espinhais.[27-29]

O LCR é incolor, límpido e transparente, com densidade variando entre 1.003 a 1.010 à temperatura de 37 °C; a densidade é maior com o avanço da idade, com o direcionamento caudal em relação ao cérebro e nos estados que alteram a composição fisiológica do LCR (hipernatremia, hiperuricemia, hiperglicemia, hipoproteinemia, icterícia, hipertermia, infecções do SNC, entre outros).[22] Sua composição pode ser vista na **TABELA 49.1**.[28] Os valores fisiológicos da pressão liquórica na região lombar variam individualmente e de acordo com o método empregado para aferição; em geral 10 a 15 mmHg nos adultos em decúbito, 35 a 55 mmHg nos adultos sentados e 3 a 4 mmHg nas crianças em decúbito. Ocorre elevação da pressão liquórica provocada pelo aumento da pressão intracraniana. A pressão liquórica ainda pode variar com a onda de pulso da pressão arterial sistólica, o ciclo respiratório, a pressão intra-abdominal, a pressão venosa jugular, o estado de alerta do indivíduo, a atividade física e a postura.[27]

**TABELA 49.1** Composição do plasma normal e líquido cefalorraquidiano (LCR)

| Soluto | Plasma | LCR |
|---|---|---|
| Sódio | 138 mEq·L$^{-1}$ | 138 mEq·L$^{-1}$ |
| Potássio | 4,5 mEq·L$^{-1}$ | 2,8 mEq·L$^{-1}$ |
| Cálcio | 2,4 mEq·L$^{-1}$ | 1,1 mEq·L$^{-1}$ |
| Magnésio | 1,7 mEq·L$^{-1}$ | 0,3 mEq·L$^{-1}$ |
| Cloreto | 102 mEq·L$^{-1}$ | 119 mEq·L$^{-1}$ |
| Bicarbonato | 24 mEq·L$^{-1}$ | 22 mEq·L$^{-1}$ |
| Glicose | 90 mg·dL$^{-1}$ | 54 mg·dL$^{-1}$ |
| Proteínas totais | 70 g·L$^{-1}$ | 0,35 g·L$^{-1}$ |

*Fonte: Adaptada de Puntis e colaboradores.*[28]

### Raízes nervosas espinhais

Em geral, existem 31 pares de raízes nervosas que emergem da medula espinhal, sendo compostas por um ramo anterior motor e um ramo posterior sensitivo; além destes, há fibras autonômicas que se originam dos gânglios e núcleos dos nervos cranianos e dos gânglios paravertebrais. A correspondência das fibras sensitivas com a área cutânea inervada por cada uma delas é denominada dermátomo **(FIG. 49.6)**.

As fibras autonômicas, sensitivas e motoras – por suas características de mielinização, espessura e arranjo anatômico nas raízes nervosas, quando em contato com os anestésicos locais no espaço subaracnóideo – tendem a ser anestesiadas na seguinte sequência: (1) fibras tipo C não mielinizadas, responsáveis pela condução de estímulos dolorosos, térmicos e nociceptivos; (2) fibras tipo B mielinizadas e finas, autonômicas pré-ganglionares; (3) fibras tipo Aδ, também condutoras de dor, temperatura e nocicepção; (4) fibras tipo Aγ, responsáveis pelo tônus muscular e reflexos; (5) fibras tipo Aβ, transdutoras de estímulos motor, tátil e de pressão; (6) fibras tipo Aα, estímulos motor e de propriocepção. A regressão da anestesia se dá no sentido inverso da instalação do bloqueio e ocorre em razão das sensibilidades específicas de cada tipo de fibra e às diferentes concentrações dos anestésicos locais nos diferentes níveis.

Há diferentes níveis metaméricos de bloqueio das fibras. As fibras autonômicas são bloqueadas 2 a 6 dermátomos acima das sensitivas, e as sensitivas, 2 a 3 dermátomos acima das motoras, ainda em decorrência da sensibilidade das fibras, da concentração do anestésico local, da baricidade do anestésico local, da posição para a realização do bloqueio e da posição adotada após o bloqueio.[22] É possível produzir um bloqueio diferencial das fibras de forma a propiciar anestesia sensitiva sem bloqueio motor, o que é útil em anestesias ambulatoriais.

## Repercussões fisiológicas da anestesia subaracnóidea

### Sistema cardiovascular

Devido à disposição toracolombar do sistema nervoso simpático, as repercussões cardiovasculares ocorrem principalmente pela extensão da simpatectomia farmacológica temporária provocada pela anestesia subaracnóidea. Os eventos mais frequentes são hipotensão arterial e bradicardia; a primeira é mais comum em indivíduos com idade avançada, chegando ao relato de até 66% em pacientes acima de 70 anos. Os fatores de risco podem ser vistos no **QUADRO 49.1**.[30]

A fisiopatologia da hipotensão arterial consiste na redução da resistência vascular sistêmica e consequente queda da pressão arterial sistêmica, da pressão venosa central, do retorno venoso e da pré-carga, podendo haver diminuição do volume

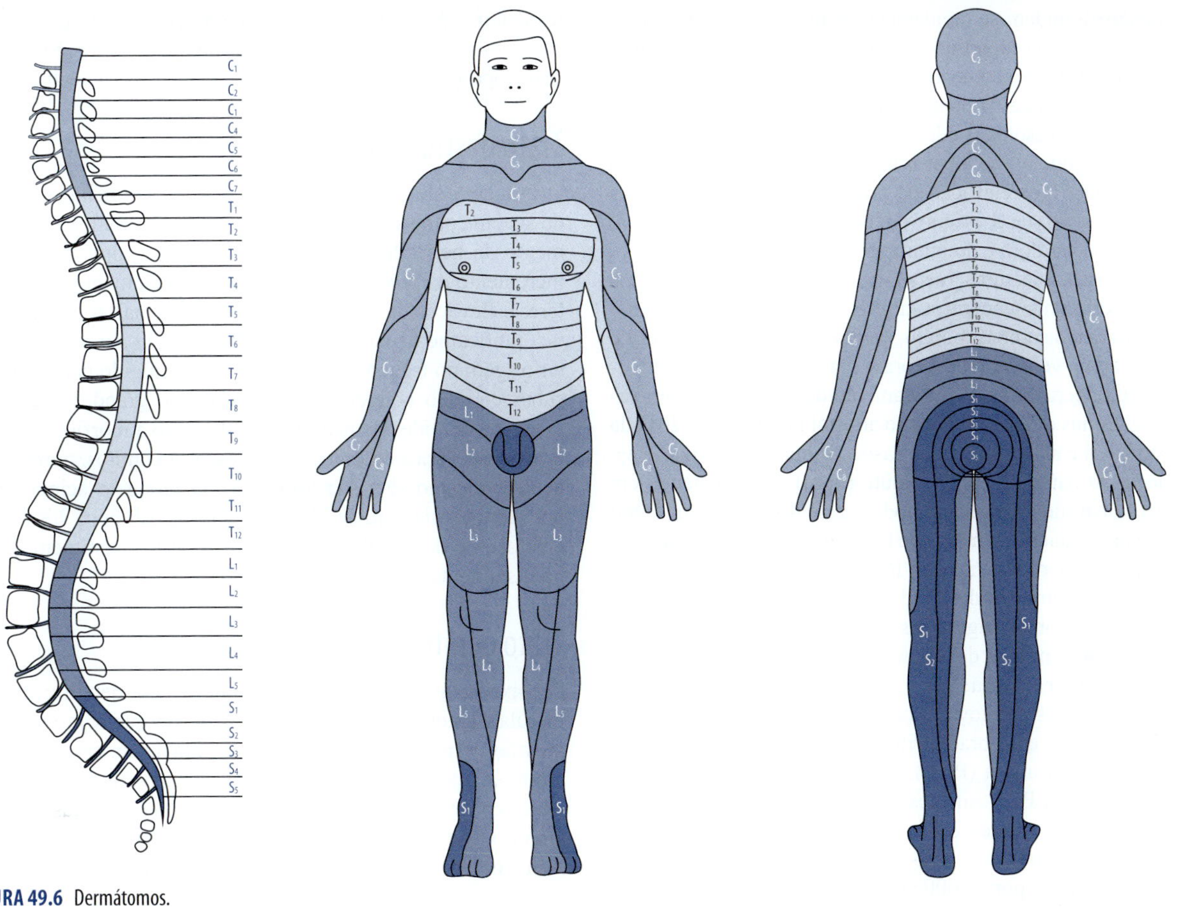


**FIGURA 49.6** Dermátomos.

**QUADRO 49.1** Fatores de risco para ocorrência de hipotensão arterial e bradicardia durante raquianestesias

**Hipotensão arterial**

- Altura do bloqueio ≥ $T_5$
- Idade ≥ 40 anos
- Pressão arterial sistólica basal < 120 mmHg
- Punção acima de $L_2$-$L_3$
- Associação de anestesia geral com anestesia subaracnóidea
- Adição de fenilefrina ao anestésico local
- Consumo crônico de álcool
- Hipertensão arterial prévia
- Índice de massa corporal elevado
- Sexo feminino
- Cirurgia de urgência

**Bradicardia**

- Classe da American Society of Anesthesiologists (ASA) I
- Frequência cardíaca basal < 60 batimentos por minuto (bpm)
- Idade < 50 anos
- Nível sensitivo acima de $T_6$
- Uso de β-bloqueadores
- Sexo masculino
- Prolongamento do intervalo PR
- Obesidade

*Fonte: Adaptado de Pereira e colaboradores.*[30]

sistólico e do débito cardíaco, conforme comprovado pela realização de ecocardiografia transtorácica durante anestesias subaracnóideas para cirurgia de abdômen inferior e membros inferiores.[31] Há redistribuição do volume plasmático circulante para as áreas abaixo do bloqueio e para o leito esplâncnico. As mudanças da pressão arterial ficam suscetíveis à ação da gravidade, conseguindo-se aumento do retorno venoso com o cefalodeclive do paciente.

A bradicardia, por sua vez, pode estar relacionada a bloqueios extensos, que atingem as fibras cardioaceleradoras oriundas de $T_1$ a $T_4$, e, em casos de bloqueios não tão extensos, ela pode ocorrer devido ao reflexo de Bainbridge. Esse reflexo foi descrito em 1912 e caracteriza-se por taquicardia em casos de hipervolemia e bradicardia em casos de hipovolemia, chamado, nesse último caso, de reflexo de Bainbridge inverso; é originado pelo estiramento de receptores localizados nos átrios direito e esquerdo.[32]

Na profilaxia da hipotensão arterial, a hidratação venosa prévia ao bloqueio é de longa data praticada, porém não parece ser mais efetiva do que a hidratação concomitante ao bloqueio. Na comparação entre a perfusão de 20 mL·kg$^{-1}$ de solução cristaloide administrada 20 minutos antes da anestesia e a perfusão de 20 mL·kg$^{-1}$ iniciada ao mesmo tempo em que a realização do bloqueio, a ocorrência de hipotensão foi menor no último grupo.[33]

Esse mesmo resultado foi obtido com soluções coloidais administradas previamente em comparação com cristaloides iniciadas de modo concomitante ao bloqueio.[34] Há de se considerar, ainda, as características das soluções empregadas. As soluções cristaloides difundem-se rapidamente para o interstício e talvez sejam ineficazes na expansão prévia, e os coloides podem apresentar complicações, como reações alérgicas, possibilidade de alterações na cascata da coagulação e ocorrência de disfunção renal. Os vasopressores α-adrenérgicos puros elevam a pressão arterial, mas podem ocasionar bradicardia reflexa e redução do débito cardíaco por elevação da pós-carga; já os adrenégicos mistos, com ação α e β, promovem aumento da pressão arterial, da frequência cardíaca e do inotropismo miocárdico.[35]

Em obstetrícia, uma metanálise comparando fenilefrina *versus* efedrina não encontrou diferenças significativas com o uso profilático de ambas; porém, com fenilefrina, os valores de pH na artéria e veia umbilical foram mais elevados.[36,37] A maioria dos autores recomenda o tratamento da hipotensão com vasopressores nas quedas de pressão arterial maiores que 20% da pressão basal e anticolinérgicos caso a frequência cardíaca seja inferior a 50 batimentos por minuto (bpm). Não obstante, em adultos, o batimento cardíaco pode ser de 40 a 60 bpm, como nos atletas e pacientes em uso de β-bloqueadores, sem que isso signifique má perfusão tissular. Recomendam-se a observação rigorosa e o tratamento das bradicardias somente quando houver sinais e sintomas sugestivos de comprometimento da perfusão tecidual. Em caso de hipotensão arterial associada, a bradicardia pode ser a causa.[38]

As alterações cardiovasculares – se não tratadas a tempo – podem evoluir com bradiarritmias graves e até mesmo parada cardiorrespiratória (PCR). Em uma análise retrospectiva para desfechos de PCR em anestesias neuroaxiais, a ocorrência em raquianestesias foi de 2,9 por 10.000 anestesias, incidência maior quando comparada a todas as outras técnicas, que em conjunto foi de 0,9 por 10.000 anestesias.[39] Ao contrário do que alguns poderiam imaginar, a anestesia subaracnóidea apresenta índices de PCR relevantes. Assim, como toda e qualquer técnica anestésica, essa modalidade de anestesia necessita de vigilância permanente, respeito à monitorização mínima adequada e às recomendações de segurança propostas.

## Sistema respiratório

Os nervos frênicos, responsáveis pela inervação do diafragma, emergem de preferência das raízes cervicais $C_4$ e $C_5$; durante uma raquianestesia, dificilmente haverá extensão até essa altura, e, como o diafragma é o principal músculo respiratório, a possibilidade de comprometimento da ventilação é baixa.

Os músculos intercostais inspiratórios recebem inervação de fibras cervicais e torácicas, e os expiratórios, de fibras torácicas, o que propicia maior acometimento na fase expiratória. Há redução da capacidade vital por queda no volume de reserva expiratório. Os demais parâmetros, como volume corrente, espaço morto, *shunt* intrapulmonar e também os índices gasométricos, não se alteram. Pacientes com doença pulmonar obstrutiva que necessitam do uso da musculatura acessória para adequada ventilação devem ser monitorizados cuidadosamente quando sob raquianestesia.[40]

Uma das queixas mais frequentes dos indivíduos sob anestesia subaracnóidea alta é a dispneia – na maioria das vezes não compatível com alterações na oximetria de pulso; isso se deve ao bloqueio sensitivo e proprioceptivo da parede torácica. A capacidade de fonação intacta corrobora essa hipótese: na presença de disfonia, deve-se considerar extensão ampla da anestesia e possibilidade de falência respiratória. O comando encefálico da respiração permanece intacto, portanto sem alterar a frequência respiratória, exceto se houver hipotensão grave com isquemia bulbar e consequente bradipneia ou apneia; ou no emprego de sedativos capazes de deprimir o comando e a mecânica ventilatória.

## Trato gastrintestinal

O bloqueio simpático conduz a uma predominância da ação do sistema parassimpático no trato gastrintestinal, havendo aumento do peristaltismo, aceleração do esvaziamento gástrico, incremento da produção de secreções, relaxamento dos esfincteres e elevação da perfusão sanguínea visceral. A função hepática praticamente não sofre modificações. O nervo vago – por ter origem no tronco encefálico – não é atingido pelo bloqueio subaracnóideo convencional, mesmo em grandes extensões. O uso de opioides no neuroeixo, sobretudo a morfina, é o fator primordial para a ocorrência de náuseas e vômitos, porém pode ocorrer mesmo sem sua utilização. O bloqueio acima de $T_5$, uma frequência cardíaca basal maior que 60 bpm, história de cinetose e o desenvolvimento de hipotensão constituem fatores predisponentes para náuseas e vômitos.[41]

## Trato geniturinário

O fluxo sanguíneo renal, bem como a taxa de filtração glomerular, tendem a ser preservados, desde que seja mantida a pressão de perfusão entre 80 e 180 mmHg, intervalo durante o qual a autorregulação renal é otimizada. A retenção urinária em decorrência do bloqueio parassimpático pélvico promove atonia vesical e aumento da tonicidade do esfincter vesical. A deambulação precoce diminui sua incidência.[22]

## Sistema endócrino

A desaferentação simpática temporária provocada pela anestesia subaracnóidea constitui fator redutor do estresse metabólico. Os níveis de catecolaminas, cortisol, insulina, hormônio do crescimento, hormônios tireoidianos, renina, aldosterona e glicemia apresentam-se reduzidos.[22] Bloqueios extensos do neuroeixo podem contribuir para episódios de hipoglicemia em pacientes já propensos ao seu desenvolvimento.[42]

## Sistema termorregulatório

As temperaturas das salas operatórias devem ser mantidas entre 21 e 24 °C, a fim de proporcionar menor proliferação bacteriana e conforto à equipe cirúrgica, pois isso promove um gradiente de transferência de calor entre o ambiente e o paciente, preferencialmente pelos mecanismos de radiação e convecção. Além disso, em todas as técnicas anestésicas, haverá na primeira hora uma redistribuição de calor do compartimento central para a periferia, associada à redução da capacidade e dos limiares de vasoconstrição e tremores. Na raquianestesia, a vasodilatação do segmento corporal abaixo do nível de bloqueio exacerba a perda de calor, sendo portanto imprescindível a utilização de métodos para profilaxia da hipotermia.[43]

# Farmacocinética dos anestésicos locais na anestesia subaracnóidea

Uma vez administrados no espaço subaracnóideo, os anestésicos locais se dispersarão no LCR, promovendo bloqueio

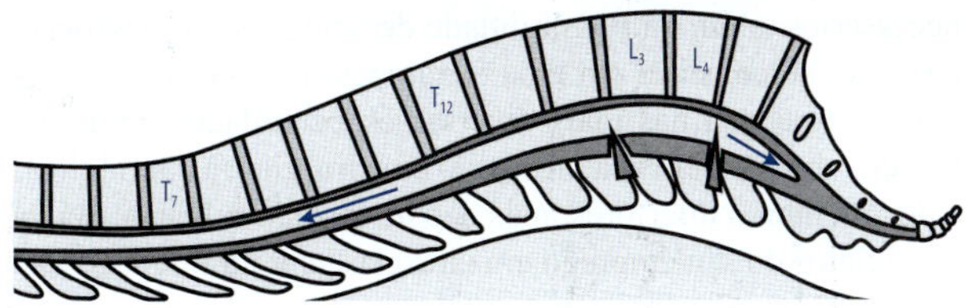


**FIGURA 49.7** Distribuição do anestésico local na região lombar, com o paciente em decúbito dorsal horizontal.

autonômico, sensitivo e motor, de acordo com a quantidade, concentração e características do medicamento empregado, os dados antropométricos do paciente e detalhes da técnica usada na execução do bloqueio. Muitas variáveis estão relacionadas para uma maior ou menor distribuição dos anestésicos locais (FIG. 49.7), as quais podem ser otimizadas de acordo com as necessidades cirúrgicas.

## Fatores relacionados ao líquido cefalorraquidiano

Quanto menor o volume lombar de LCR, maior a dispersão e concentração do anestésico local: nas crianças que têm volume de líquido cefalorraquidiano proporcionalmente maior em relação ao peso, uma mesma dose atinge níveis mais baixos de bloqueio do que em adultos. Imagens de ressonância magnética mostram uma significativa variabilidade interindividual, revelando volume lombar de LCR inversamente proporcional ao índice de massa corporal.[44]

A pressão do LCR também interfere na altura do bloqueio: com pressões mais elevadas, o anestésico tende a se dispersar mais, como ocorre em pacientes com aumento da pressão intra-abdominal (obesos, gestantes, indivíduos com ascite) e em pacientes com elevação da pressão no espaço peridural (como nas compressões da veia cava inferior e aumento idiopático da gordura peridural). Nas gestantes, ainda pode haver maior dispersão caso a injeção ocorra durante as contrações uterinas.

## Fatores relacionados à solução administrada

A densidade, o peso específico e a baricidade influenciam as características da anestesia subaracnóidea. A densidade é a relação entre massa e volume em $g \cdot mL^{-1}$; o peso específico constitui a relação entre a densidade da substância e a densidade da água; e a baricidade consiste na relação entre a densidade da solução e a densidade do LCR.

Um anestésico é tido como hiperbárico quando sua densidade é maior que a do LCR nas mesmas condições de temperatura, isobárico com densidade igual e hipobárico com densidade menor que a do LCR. A ação da gravidade contribui ativamente nas características clínicas da anestesia: os anestésicos hiperbáricos (pesados) tendem a se deslocar no sentido abaixo do local de injeção, e os hipobáricos no sentido acima do local de injeção. Por essa razão, conseguem-se bloqueios em sela, raquianestesias unilaterais e aquelas sem bloqueio motor.

A densidade tende a ser maior em temperaturas mais baixas e menor em temperaturas mais altas. Considerando a temperatura das salas cirúrgicas em torno de 20 °C e a do corpo humano de 37 °C, os anestésicos ditos isobáricos, na verdade, tornam-se hipobáricos quando misturados ao LCR.

No emprego de anestésicos hiperbáricos, o aumento do volume da solução contribui para maior dispersão do anestésico local, diminuição do tempo de latência, maior intensidade e prolongamento da duração do efeito. Já com as soluções isobáricas, a interferência do volume utilizado sobre a duração, extensão, latência e intensidade do bloqueio é menos pronunciada, apesar de existir pequena correlação linear.

A concentração do anestésico também contribui para a qualidade da anestesia: com os anestésicos hiperbáricos, quanto menor a concentração, menor a intensidade e duração do bloqueio motor. No Brasil, atualmente estão disponíveis apenas bupivacaína a 0,5% isobárica, bupivacaína a 0,5% hiperbárica com glicose a 8% e lidocaína a 5% hiperbárica com glicose a 7,5%.

## Fatores relacionados à técnica de injeção

Interferem na altura atingida pela anestesia subaracnóidea os seguintes fatores: o nível da punção, a posição do paciente no momento da punção e logo após a execução do bloqueio, a direção do orifício da agulha, a velocidade de injeção e a barbotagem.

Quanto mais alto o nível da punção, maior a possibilidade de extensão da anestesia. Para evitar lesões medulares, a punção deve ser realizada abaixo do término da medula espinhal. A linha de Tuffier, que tangencia as cristas ilíacas, é o parâmetro anatômico mais utilizado para identificação dos espaços intervertebrais lombares, coincidindo com o espaço $L_4$-$L_5$ (nas grávidas $L_3$-$L_4$ ou acima[10]); entretanto estudos com ressonância nuclear magnética têm demonstrado que pode haver variação do cone medular e da linha de Tuffier influenciada por idade, sexo e etnia. Mesmo profissionais experientes podem ter dificuldades em identificar corretamente os parâmetros anatômicos. Um estudo demonstrou que a linha de Tuffier, determinada pela palpação, foi assertiva com índices de apenas 29%; o desvio cefálico de um espaço ocorreu em 50% e podálico em 15,5%.[45,46]

No momento da execução do bloqueio, se o paciente estiver em posição sentada, os anestésicos hiperbáricos tendem a se deslocar caudalmente e os isobáricos/hipobáricos em direção cefálica. É importante observar que no emprego de anestésicos hiperbáricos, a colocação do paciente em decúbito ventral logo após a injeção pode ocasionar falha da anestesia, pois o anestésico migrará em direção às raízes medulares anteriores, condutoras de estímulos motores; e as fibras sensitivas, de localização posterior na medula, ficarão em posição cefálica considerando o plano horizontal, não tendo contato com quantidades suficientes de anestésico para promover analgesia. A curvatura lombar da coluna vertebral com o paciente em decúbito horizontal favorece o deslocamento bimodal do anestésico em direção cefálica e em direção caudal; em casos de hiperlordose, poderão ocorrer níveis mais altos de bloqueio, bem como níveis insuficientes, a depender do tipo e direcionamento da agulha, da velocidade de injeção e barbotagem (VER FIG. 49.6).

Em geral, tem-se executado a rotação da agulha após o refluxo de LCR com o intuito de direcionar cefalicamente o orifício da agulha em relação ao eixo longitudinal da coluna vertebral, objetivando orientar o fluxo do anestésico em direção cefálica e aumentar a extensão do bloqueio. Entretanto, com agulha tipo Quincke, cujo orifício é terminal, tal rotação não influencia a dispersão do medicamento; em contraste, nas agulhas tipo Sprotte, Whitacre e Atraucan®, nas quais o orifício não é terminal, o posicionamento dele influenciará a dispersão do anestésico local.[47]

Velocidades rápidas de injeção aumentam a extensão da raquianestesia, porém, dependendo da dose, podem propiciar menor duração, devido à diluição em um maior volume de LCR.[48-52] Alguns autores sugerem que a velocidade adequada seja de 1 mL a cada 20 segundos, estando a altura do bloqueio condicionada posteriormente ao decúbito do paciente e à inclinação da mesa cirúrgica.[53] A execução de barbotagem, que consiste no turbilhonamento do anestésico, por movimentos de aspiração e reinjeção rápidas do anestésico local no LCR, proporcionam um menor tempo de latência e maior dispersão, porém não há previsibilidade no nível da anestesia com uso dessa ferramenta.

## Indicações

A escolha da raquianestesia está ligada à avaliação pré-anestésica e à aceitação do paciente. Os critérios pré-anestésicos envolvem o estado fisiológico do doente e a presença ou ausência de enfermidades preexistentes.

Alguns critérios devem ser considerados, como o estado mental e psicológico do paciente, as alternativas ao tratamento da dor pós-operatória, o tipo e a duração do procedimento, a posição do paciente durante o ato operatório e, ainda, particularidades relacionadas ao cirurgião.

As indicações de raquianestesia estão relacionadas às vantagens do seu uso: facilidade de execução, curta latência, diminuição de sangramento, bloqueio motor, analgesia pós-operatória, relaxamento abdominal e terapia da dor aguda. Ela está indicada em procedimentos diagnósticos e cirurgias de membros inferiores e abdômen inferior. Pode ser usada em todas as faixas etárias, sendo considerada em crianças com via aérea difícil e nas portadoras de epidermólise bolhosa, quando a intubação pode causar danos na cavidade oral e na traqueia.[54] A utilização em neonatos também é frequente para evitar a apneia após anestesia geral, situação frequente na prematuridade.[55]

É indicada em anestesia ambulatorial para cirurgias de hérnias e em membros inferiores. Normalmente, a bupivacaína em baixas doses associada a opioides apresenta bons resultados. A raquianestesia com bloqueio unilateral de membro inferior é utilizada porque resulta em incidência mínima de náuseas, vômitos e prurido.

Em obstetrícia, seu emprego é muito difundido. A incidência de cefaleia pós-raquianestesia nessa população, que era um fator limitante, diminuiu após o surgimento de agulhas de fino calibre. É a técnica de escolha pelo fato de ser de fácil execução, ter rápido início de ação e usar baixas doses de anestésico local. O uso de opioides para analgesia pós-operatória também se mostra oportuno porque permite a deambulação precoce e a amamentação nas primeiras horas.

Em cirurgias cardíacas, a técnica pode ser utilizada observando-se criteriosamente a história de sangramentos e os exames laboratoriais, pois há risco de hematomas no neuroeixo decorrentes da heparinização do paciente para a circulação extracorpórea. A analgesia que oferece no pós-operatório, quando associada à anestesia geral, resulta na possibilidade de extubação precoce, melhor controle da pressão arterial, além de seus efeitos contra a isquemia miocárdica.

Em virtude de algumas características da anestesia subaracnóidea, como facilidade e rapidez na execução, tempo de latência curto, bloqueio sensitivo e motor intensos quando necessários, além da possibilidade de analgesia no neuroeixo, a técnica se constitui em uma ferramenta indispensável e bastante empregada nas mais diversas especialidades cirúrgicas. Genericamente, tem sua indicação em cirurgias infraumbilicais e dos membros inferiores, mas não de forma exclusiva. Há vários relatos do seu emprego em cirurgias supraumbilicais, torácicas e inclusive em cirurgia cardíaca.

Em recente análise retrospectiva, foi observado o emprego da raquianestesia para procedimentos estéticos em abdômen e parede torácica alta, incluindo mamoplastias, em um total de 1.330 pacientes. Nesse estudo, os níveis de bloqueio nociceptivo atingiram os metâmeros cervicais, mas apesar da alta incidência de hipotensão arterial, houve poucas complicações graves (somente um caso de PCR).[56]

## Contraindicações

A recusa do paciente, a presença de hipotensão arterial, a hipovolemia, o aumento da pressão intracraniana com possibilidade de herniação cerebral e a sepse devem ser consideradas contraindicações. No caso de hipovolemia, considera-se a possibilidade do agravamento da hipotensão arterial. Também é contraindicada nas coagulopatias, trombocitopenias e uso de anticoagulante pelo risco de complicações hemorrágicas no neuroeixo. Nos pacientes utilizando anticoagulantes, é necessário saber se o uso crônico é de altas doses ou baixas doses. Antes, porém, devem ser avaliadas com rigor a anticoagulação e a contagem de plaquetas.

Na heparinização profilática com heparina regular (não fracionada) em pacientes com exames normais, o bloqueio é possível desde que realizado 2 horas antes ou 4 horas depois da administração de heparina. O paciente em uso de altas doses de heparina regular necessita de 1 a 2 horas entre a punção e a administração de heparina. A heparina de baixo peso molecular profilática exige o mínimo de 12 horas após a última dose para execução do bloqueio; após a raquianestesia, deve-se aguardar pelo menos 2 horas antes da primeira dose ou reinício da medicação. Não se deve usar fibrinolíticos nos dez dias seguintes ao bloqueio neuroaxial pelo risco de sangramento espinhal.[57]

Os pacientes portadores de *stents* coronarianos são avaliados quanto ao tipo de *stent* usado: se farmacológico, não se deve suspender a terapêutica antiagregante por um ano; se metálico, não se deve suspender a terapêutica por 60 dias. No caso de pacientes com prótese valvar metálica, não se pode suspender o anticoagulante ou mesmo a heparina de baixo peso molecular porque isso acarretaria a formação de trombos graves.[58] Não se realiza raquianestesia em caso de sepse e infecção no local ou no trajeto da punção em razão do risco de meningite.

## Técnica

No centro cirúrgico, o paciente recebe a monitorização de eletrocardioscopia, pressão arterial, oximetria de pulso, além do acesso venoso. Conforme o estado emocional do paciente, a medicação pré-anestésica é recomendada ainda no período anterior à entrada no centro cirúrgico e reforçada por via venosa, caso necessário, imediatamente antes da realização do bloqueio raquidiano.

A sedação pré-bloqueio não deve retirar totalmente a consciência do paciente porque a sua colaboração é necessária para o devido posicionamento e acompanhamento do aparecimento de parestesias durante a manobra de inserção da agulha e do nível de bloqueio. O material necessário à execução da raquianestesia compreende uma bandeja com solução para antissepsia do paciente, seringas descartáveis de 3, 5 ou 10 mL para a infiltração de planos anestésicos e injeção em espaço subaracnóideo do anestésico, além de agulhas descartáveis de fino calibre, gaze, campo estéril, anestésico local e agulhas de raquianestesia. Uma alternativa a bandejas preparadas e esterilizadas nas unidades hospitalares são os *kits* preparados e comercializados pelas indústrias de materiais hospitalares.

A escolha da agulha é de particular importância porque pode determinar o índice de cefaleia e a facilidade de identificação do espaço. Existem hoje no mercado vários tipos de agulhas que são fruto da evolução do uso em raquianestesia. O objetivo é desenvolver uma agulha ideal com alto poder de identificação do espaço e facilidade de injeção do anestésico local sem provocar cefaleia. Uma grande evolução foi a disponibilidade de agulhas descartáveis. Atualmente, existem agulhas para raquianestesia de vários diâmetros (**FIG. 49.8**).

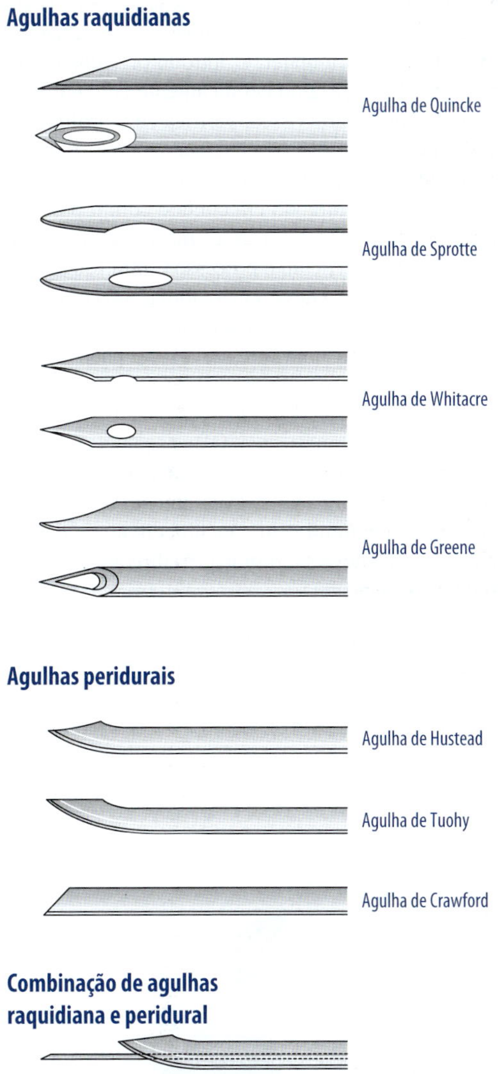


**FIGURA 49.8** Exemplos de agulhas raquidianas e peridurais disponíveis no mercado. As agulahs são identificadas pelo desenho das respectivas pontas. *Fonte: Barash e colaboradores.*[59]

Os modelos apresentam um mandril ajustável que impede a obstrução da agulha por pele e tecido adiposo. A extremidade da agulha também pode ser um diferencial, sendo que existem agulhas ponta de lápis como a Sprotte e Whitacre e agulhas com bisel de corte como Quincke e Pitkin.

As agulhas Sprotte e Whitacre, que têm extremidade tipo ponta de lápis, possuem um chanfro redondo, não cortante, com ponta sólida. Apresentam abertura no lado da agulha de 2 a 4 mm. Essas agulhas proporcionam uma melhor sensação tátil das camadas de ligamentos, porém exigem mais força para inserção do que as agulhas biseladas. Elas podem diminuir os níveis de cefaleia porque afastam, em vez de cortar, as fibras da dura-máter.

As agulhas Quincke e Pitkin apresentam ponta biselada e são cortantes. São agulhas mais rígidas, porém fáceis de orientar durante a inserção. São úteis em pacientes idosos nos quais o acesso é difícil e a incidência de cefaleia é baixa. As agulhas tipo Grenne têm ponta arredondada e não cortante. Os introdutores podem auxiliar na colocação das agulhas no espaço subaracnóideo. São colocados no ligamento interespinhal na direção pretendida e ajudam a evitar que pedaços da epiderme sejam deslocados para a medula.

Como já dito, o objetivo da agulha ideal é facilitar a identificação do espaço subaracnóideo e a injeção de anestésico sem provocar cefaleia e sem deformar a agulha. A numeração da agulha é feita pela escala *gauge* (G), que considera o diâmetro externo. O número corresponde à quantidade de agulhas justapostas que completam uma polegada (2,54 cm). Assim, quanto menor o diâmetro externo, maior o G e menor a incidência de cefaleia, porém maior o grau de deformação da agulha. Há ainda a variação do diâmetro interno de agulhas com mesmo G. O diâmetro interno determina a velocidade de aparecimento de LCR no canhão da agulha. As agulhas de fino calibre têm um tempo prolongado para o aparecimento do LCR e apresentam dificuldade para injeção do anestésico. Dispõe-se hoje de agulhas de diâmetro de 22 a 29 G. As agulhas de calibre menor podem exigir introdutores para o melhor posicionamento da agulha e penetração em ligamentos.

As agulhas Sprotte têm ponta arredondada não cortante, com mandril, e funcionam como as agulhas Whitacre. São fáceis de introduzir e estão associadas a uma baixa incidência de cefaleia. Estão disponíveis em calibres 20 a 26 G. As agulhas Pitkin têm extremidade pequena e uma parte cortante. O mandril não apresenta folga em relação à ponta da agulha. A ponta cortante pode lesar fibras da dura-máter. A introdução deve ser correta para evitar lesões cortantes na dura-máter, o que ocasionará maior incidência de cefaleia. A velocidade de fluxo depende do diâmetro interno, do comprimento e calibre da agulha e da localização do orifício. O gotejamento em agulhas tipo Quincke é mais lento com agulha 29 G. O fluxo nem sempre é igual em agulhas com mesmo calibre, pois pode ocorrer variação de até 8% no diâmetro da agulha, dependendo da sua origem. O gotejamento deverá ser mais rápido em agulhas de grosso calibre. As agulhas de menor calibre podem dificultar a identificação do espaço subaracnóideo.[60]

## Posicionamento do paciente para identificação do espaço subaracnóideo

Antes do início do procedimento, o anestesiologista e o paciente devem estar em posição confortável. A mesa cirúrgica deve ser colocada em nível apropriado. O posicionamento do paciente precisa ser adequado para que a técnica seja executada com rapidez e sucesso e sua intimidade preservada. Um assistente treinado deve estar próximo para otimizar o procedimento e auxiliar o posicionamento do paciente. Existem três posições principais para a realização do bloqueio: sentado, decúbito lateral e posição prona.

O decúbito lateral é posição mais utilizada. O ideal é que a parte posterior do paciente fique paralela à borda da mesa, próximo ao anestesiologista, com os joelhos flexionados para o abdômen e o pescoço também flexionado.

Na posição sentada, por sua vez, há maior facilidade para a identificação dos espaços; o paciente é mantido sentado na mesa operatória com os pés em um apoio e, se possível, um travesseiro em seu colo para ele segurar. O pescoço é, então, flexionado, e a parte inferior das costas é empurrada para abrir o espaço vertebral na região lombar. Essa posição facilita o procedimento em pacientes obesos e naqueles com dificuldade para a identificação da linha média quando em decúbito lateral. A posição sentada permite bloqueios em sela quando o paciente precisa permanecer sentado durante algum tempo após o bloqueio **(FIG. 49.9)**.[13,60]

A posição ventral ou prona é utilizada se ela for necessária para a cirurgia, como em procedimentos renais, perineais ou lombares; nesses casos, é preconizado o uso de soluções hipobáricas. A vantagem da posição é permitir a realização da cirurgia sem movimentar o paciente após o bloqueio.

O decúbito lateral é uma técnica muito usada porque diminui potencialmente os casos de lipotimia que ocorrem com pacientes sentados. Deve ser executada também em pacientes que não podem sentar. O paciente fica em decúbito lateral e tem as pernas fletidas sobre o abdômen, o que permite maior abertura dos espaços interespinhosos. O bloqueio é realizado abaixo de $L_1$. Para isso, é traçada uma linha imaginária que une as duas cristas ilíacas em seus pontos mais altos, a chamada linha de Tuffier. Essa linha, na maioria dos casos, atinge a apófise espinhosa de $L_4$ ou o interespaço $L_4$-$L_5$ e servirá de orientação para a introdução da agulha.

A abordagem do espaço pode ser mediana, paramediana ou sacral. A abordagem mediana ocorre com a palpação e introdução da agulha na linha mediana da vértebra. Quando é usado um guia ou introdutor, a pele, o tecido subcutâneo e o ligamento supraespinhal são ultrapassados pelo introdutor e a agulha atinge diretamente o ligamento interespinhal. A sequência de introdução da agulha deve ser a seguinte: pele, tecido subcutâneo, ligamento supraespinhal, ligamento interespinhal, ligamento amarelo, espaço peridural, dura-máter e espaço subaracnóideo.

Os vários níveis abordados têm texturas diferentes e podem ser identificados dependendo das agulhas utilizadas. Quando a agulha atinge a dura-máter, a resistência é sentida de forma diferente das demais resistências, e o mandril pode ser retirado para visualização do fluxo do LCR pela agulha. Em agulhas de fino calibre, o LCR pode surgir em 5 a 10 segundos, mas, caso isso não ocorra, a agulha deve ser introduzida mais 1 ou 2 mm, ou pode-se ainda tentar aspirar com uma seringa de 3 mL. Os detritos podem obstruir o canal da agulha, a qual talvez precise ser retirada para o reinício do procedimento. Se o LCR não fluir, provavelmente é porque a agulha não está em local correto.

A agulha pode ser introduzida com guia ou não. Quando não se utiliza guia, a agulha deve ser segurada pela metade para evitar o seu dobramento e o bisel deve ser lateralizado em relação às fibras da dura-máter. O introdutor – quando na linha mediana – deve ser dirigido cefalicamente em 10 ou 15°. Se a agulha atingir uma parte óssea, verifica-se a profundidade em que ocorreu o contato ósseo e cefaliza-se a partir desse ponto. Caso o contato tenha ocorrido mais profundamente, é provável que a agulha esteja entrando em contato com o processo espinhal inferior, devendo ser inserida mais cefalicamente. Se o contato for mais superficial, o processo espinhoso superior está sendo tocado e a agulha deve, então, tomar uma direção caudal.

Parestesias podem ocorrer durante a inserção da agulha. Se a agulha encontrar uma raiz nervosa, o paciente fará referência a um choque nos membros inferiores ou em apenas um membro; caso a parestesia desapareça e o LCR flua pela agulha, é seguro injetar o anestésico. O que aconteceu foi o contato da agulha com um nervo da cauda equina. Se não houver fluxo de LCR, pode ter ocorrido o atravessamento do espaço peridural com a agulha entrando em contato com a raiz de um nervo espinhal. A agulha deve ser retirada e redirecionada para o lado oposto da parestesia.

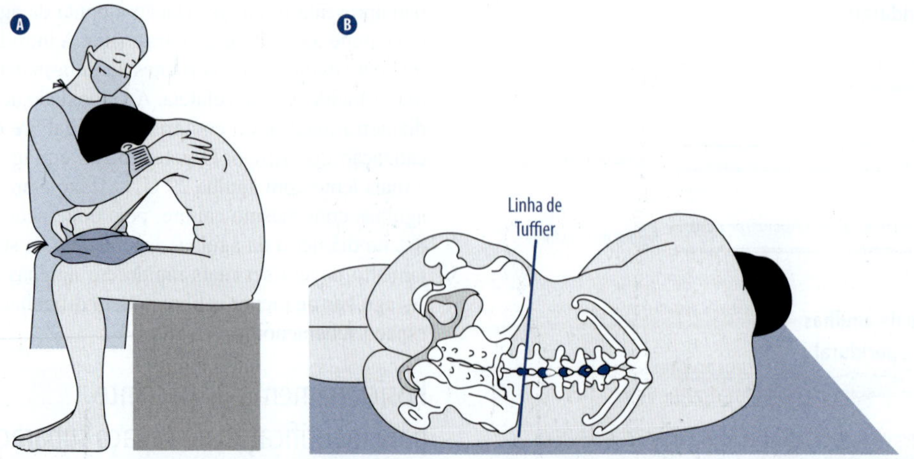


**FIGURA 49.9** **A** Posição sentada para realização de anestesia subaracnóidea. **B** Posição lateral para realização da anestesia subaracnóidea com indicação da linha de Tuffier.

Depois de confirmado o espaço com a presença de LCR, o anestésico pode ser injetado a uma velocidade inferior a 0,5 $mL \cdot s^{-1}$. A aspiração de LCR no ponto médio e no final da injeção pode ser utilizada para confirmação. O paciente deve ser, então, posicionado de acordo com o procedimento cirúrgico e a baricidade do anestésico.

A abordagem paramediana ou lateral é uma alternativa para os pacientes com ligamento interespinhal calcificado ou que têm dificuldade para fletir a coluna. Qualquer posição do paciente, sentado ou em decúbito lateral, serve para essa abordagem. Em primeiro lugar, faz-se a identificação do nível do bloqueio, palpa-se o processo espinhoso e insere-se a agulha 1 ou 1,5 cm lateralmente a esse ponto e direcionada a 25° para o meio da coluna. O ligamento amarelo costuma ser a primeira resistência encontrada. Outro método seria a inserção da agulha 1 ou 1,5 cm lateralmente e 1 ou 1,5 cm inferiormente ao espaço palpado. Com essa técnica, o osso é contatado.[61,62] Depois do contato com o osso, a agulha é recuada e redirecionada medialmente.

A abordagem de Taylor, ou lombossacral, é uma abordagem paramediana direcionada ao espaço $L_5$-$S_1$.[63] A agulha é inserida 1 cm medialmente e 1 cm inferiormente à espinha ilíaca posterossuperior e em seguida angulada cefálica e medianamente a 45 a 55°. O processo espinhoso de $L_5$ deverá ser identificado. Ao progredir a agulha, encontra-se o ligamento amarelo e logo a dura-máter é perfurada e o LCR flui na agulha.

Ainda na técnica de realização da raquianestesia, aspectos como o anestésico escolhido, a velocidade de injeção, o posicionamento do paciente, o volume, a concentração e a dose de anestésico local têm de ser levados em consideração. A velocidade de injeção do anestésico deverá influenciar na altura do bloqueio. Mesmo que a altura do bloqueio não seja alterada com a velocidade de injeção, recomenda-se uma injeção lenta de anestésico. Alguns estudos mostram não haver diferença na altura do bloqueio com o uso de injeções rápidas de bupivacaína isobárica.[64] É necessário cuidado ao fazer uma injeção muito rápida quando a seringa não está bem conectada à agulha, pois poderá haver vazamento de anestésico.

O posicionamento será o maior determinante do nível de bloqueio após a anestesia hiperbárica ou hipobárica, mas não na isobárica. A gravidade será a responsável direta pela difusão do anestésico no LCR. A gravidade e a baricidade estão intimamente relacionadas quando a posição está determinando a altura do bloqueio. O posicionamento em Trendelenburg também afetará a disseminação de anestésicos locais hiperbáricos devido à gravidade.

As variáveis de volume, concentração e dose de anestésicos dificilmente permanecerão constantes durante a realização da raquianestesia. Axelsson demonstrou em estudo que o volume anestésico afeta a altura do bloqueio quando doses equivalentes são utilizadas. A dose também será levada em consideração, visto que desempenha maior papel na duração do bloqueio uma vez que nem o volume nem a velocidade de injeção afetam o tempo de duração do bloqueio. Não se deve esquecer que o volume e a concentração vão interferir no bloqueio e por isso é preciso tomar cuidado com sobredoses. A utilização de soluções hiperbáricas de bupivacaína em doses iguais ou menores que 10 mg minimiza a importância da relação dose/volume, porque nesse caso a propagação cefálica é pequena. Quando são usadas soluções hiperbáricas, pode-se alcançar com mais facilidade níveis desejados de anestesia usando o posicionamento como ferramenta auxiliar.

## Anestésicos usados em raquianestesia

Os anestésicos promovem a interrupção temporária da condução nervosa quando em concentrações e doses efetivas. O mecanismo de ação é sobre as raízes raquidianas e as estruturas da medula que se situam superficialmente. Após a injeção do anestésico local, ocorre difusão no LCR e absorção do anestésico. Uma parte do anestésico é removida através dos forames intervertebrais e dirigida à circulação sistêmica por via linfática e venosa. O anestésico faz o bloqueio nos canais de sódio, que é responsável pela supressão do potencial de ação de forma temporária. A recuperação desse potencial de ação faz-se por difusão lenta e reentrada do anestésico na circulação sistêmica, onde sofrerá biotransformação e excreção renal. O local de ação é exclusivamente espinhal. A migração cefálica é quase nula, uma vez que são utilizados pequenos volumes de substâncias com alta lipossolubilidade que têm, portanto, rápida fixação nas estruturas nervosas.[65] São utilizadas para raquiantestesia procaína, prilocaína, tetracaína, mepivacaína, lidocaína, bupivacaína e ropivacaína, porém em nosso meio estão disponíveis para esse fim apenas lidocaína e bupivacaína.

A **procaína** é um anestésico de curta duração que apresenta baixa potência, prolongada latência e curto tempo de ação. Ela está associada a falha de bloqueio e neurotoxicidade, o que limita seu uso a casos curtos.[66]

A **tetracaína** proporciona anestesia em 3 a 6 minutos e tem um tempo de duração prolongado, podendo ser usada em procedimentos de longa duração. É apresentada nas formas hiperbárica e isobárica em concentrações de 0,5, 0,75 e 1%. A dispersão depende da baricidade empregada e da posição do paciente, com o volume injetado podendo ser, nesse caso, um fator importante para a dispersão do anestésico.[67]

A formulação de lidocaína a 5% hiperbárica foi a mais utilizada, sendo esse o fármaco de escolha para raquianestesia por muito tempo pelo fato de conferir bloqueio rápido e profundo tanto motor quanto sensitivo; todavia começou a ser a associada a uma incidência maior de problemas neurológicos transitórios quando comparada à bupivacaína e à tetracaína. A lidocaína tambem pode ser apresentada em outra formulação – a lidocaína a 2% sem glicose –, que apresenta densidade próxima do LCR mas, quando injetada, torna-se solução hipobárica, sendo fortemente influenciada pela posição do paciente para determinação do bloqueio. Quando em decúbito lateral, tem tendência a ficar mais restrita ao local da punção; já em posição sentada, tende a se dispersar cefalicamente em até quatro metâmeros acima do local da injeção.

A **ropivacaína** é um fármaco com poucos estudos clínicos em anestesia subaracnóidea, mas, em pelo menos um estudo, mostrou-se menos tóxica ao SNC que os demais anestésicos locais utilizados.[68] Não existe em nosso meio um preparado comercial para uso específico em anestesia subaracnóidea; a preparação da ropivacaína é em solução fisiológica e apresenta concentração final de 0,5%. Isso é feito para que doses e volumes injetados fiquem próximos aos da bupivacaína. A ropivacaína tem uma solubilidade lipídica menor que a bupivacaína e, por conseguinte, menor penetração nas fibras motoras mielinizadas, produzindo menor bloqueio motor com maior diferenciação sensomotora.[69] Estudos demonstram que a ropivacaína produz bloqueio motor menos intenso quando comparada com a bupivacaína e a levobupivacaína.[70-75] O laboratório que disponibiliza a substância no Brasil não a comercializa com indicação para anestesia subaracnóidea, pelo menos até a bula de 2013 (provavelmente a mais recente).

A **bupivacaína** é o fármaco mais usado em raquianestesia, um anestésico do grupo amida com início de ação entre 5 e 8 minutos e com duração de 210 a 240 minutos. A dose sugerida de 8 a 10 mg para cirurgias perineais e de 15 a 20 mg para cirurgias abdominais fornece analgesia e anestesia de longa duração. Comercialmente, são apresentadas duas formulações: a bupivacaína 0,5% com glicose, sendo chamada de hiperbárica, e sem glicose, quando então é chamada de isobárica (por apresentar densidade próxima à do LCR). Na formulação hiperbárica, quando em contato com o LCR, sofre muito a influência do posicionamento do paciente, que favorece também o modo mais prático e fácil para adequação da altura do bloqueio às necessidades cirúrgicas. A formulação isobárica, quando em contato com o LCR, apresenta comportamento hipobárico, com estudos demonstrando sua dispersão cefálica quando o paciente permanece muito tempo sentado.[76]

## Anestesia ambulatorial

Atualmente, uma grande fração dos procedimentos cirúrgicos se realiza em regime ambulatorial, seja pela redução dos índices de infecção hospitalar e dos custos hospitalares ou para o conforto dos pacientes. As técnicas anestésicas em caráter ambulatorial devem proporcionar um rápido início da anestesia sensitiva e motora, previsibilidade de regressão e baixa incidência de efeitos colaterais. Uma das limitações da raquianestesia, nesse contexto, adviria de um tempo prolongado de recuperação. A lidocaína, antigamente empregada, apresentava tempo de recuperação adequado, porém – devido à alta incidência de sintomas neurológicos transitórios (SNTs), com registros entre 10 e 40% – caiu em desuso. Recentemente, foi aprovada, em outros países, a prilocaína para uso intratecal, apresentando baixa incidência de SNTs (0,8%) e tempo de recuperação semelhante ao da lidocaína, em torno de 165 minutos. A comparação de baixas doses de prilocaína associadas ao fentanil com baixas doses de bupivacaína e fentanil revelou a reversão do bloqueio em 86% no grupo da prilocaína em até 2 horas, contra 27% no grupo da bupivacaína.[77]

## Raquianestesia unilateral

Uma vez que o sítio operatório possa ser restringido a um dos membros inferiores, a administração de anestésicos locais não isobáricos no espaço subaracnóideo, com o paciente em decúbito lateral, proporciona essa situação. O objetivo dessa técnica é reduzir a extensão da simpatectomia temporária, promovendo benefícios aos pacientes propensos à instabilidade cardiovascular. A comparação entre o bloqueio bilateral e unilateral para as mesmas doses de bupivacaína registrou ocorrência de hipotensão arterial em 22% e 5% respectivamente. Tanto soluções hipobáricas quanto hiperbáricas podem ser empregadas; basta manter o membro a ser anestesiado em posição inferior com os hiperbáricos e em posição superior com os hipobáricos. A injeção deve ser feita em um intervalo de tempo superior ao convencional, com a manutenção do decúbito por 15 a 30 minutos. A duração do efeito varia linearmente com a dose do anestésico local.[78] É preferível usar doses baixas, pois doses elevadas favorecem a migração do anestésico até 1 hora após injeção com a mudança de decúbito.[79]

## Anestesia sem bloqueio motor (anestesia espinhal posterior)

Utilizando-se dos mesmos princípios do bloqueio unilateral, a baricidade da solução e o posicionamento do paciente, é possível a realização de anestesia subaracnóidea com mínimo ou sem bloqueio motor pela impregnação somente das raízes posteriores sensitivas da medula espinhal. Nessa técnica, mantém-se o paciente em decúbito ventral, em posição de canivete, no momento da punção e por algum tempo após, usando-se a solução isobárica em pequenas doses. A manutenção da capacidade de deambulação é tida como grande vantagem pelos pacientes submetidos a esse tipo de anestesia.[79]

## Raquianestesia contínua

Mais uma vez, comprova-se a versatilidade da anestesia subaracnóidea. Seu emprego tem utilidade em pacientes idosos, com instabilidade hemodinâmica, em situações de dificuldade na execução de anestesia peridural e, às vezes, na ocorrência de perfuração acidental da dura-máter, quando é possível mudar a estratégia de peridural para raquianestesia contínua. O tempo prolongado de anestesia, o uso de baixas doses do anestésico local e mínimas repercussões hemodinâmicas constituem vantagens. Com relação às preocupações, a cefaleia pós-punção e a neurotoxicidade dos anestésicos locais estão destacadas.

As agulhas de grosso calibre e a presença do cateter implicam maior incidência de cefaleia. Com o desenvolvimento de microcateteres, houve redução da sua incidência, porém ocorreram casos de síndrome da cauda equina, que levaram à desacreditação da técnica nos Estados Unidos. A toxicidade não é provocada especificamente pela presença do cateter, mas sim pelo fato de induzir má distribuição do anestésico local em altas concentrações dentro do espaço subaracnóideo.[80,81] Estudos encontraram taxas de 1 a 1,7% de cefaleia em pacientes não obstétricas e de 9 a 33% em pacientes submetidas à analgesia de parto sob raquianestesia contínua. Em publicação de 2012, com uso de agulha de Quincke 22 G, microcateter 28 G e bupivacaína a 0,5%, em amostragem de 1.212 pacientes de cirurgias ortopédicas, houve cefaleia pós-punção em 1,5% e nenhum registro de sequela neurológica, apesar da queixa de parestesia em 8,4% no momento da colocação do cateter.[81]

## Obstetrícia

Uma força-tarefa da American Society of Anesthesiologists, juntamente com a Society for Obstetric Anesthesia and Perinatology, publicou em 2016 orientações para a prática da anestesia em obstetrícia.[37] Nesse documento, é reforçado que a escolha da técnica anestésica para cesarianas deve ser individualizada, respeitando-se dados anestésicos, obstétricos, risco fetal, preferência da paciente e julgamento do anestesiologista, porém com a recomendação de que as anestesias do neuroeixo figurem como primeira escolha, em detrimento da anestesia geral. Nos casos de bradicardia fetal extrema e situações instaladas ou potenciais de hipovolemia materna, a primeira opção é a anestesia geral.

A indicação preferencial das anestesias condutivas vem do registro de complicações anestésicas em gestantes, principalmente relacionadas à hipóxia por dificuldade de obtenção da via aérea. As gestantes têm as vias aéreas superiores edemaciadas, além de altas taxas metabólicas, reduzida capacidade residual funcional e risco de broncoaspiração. O bloqueio neuroaxial não induz à atonia uterina como os anestésicos inalatórios e proporciona à gestante a experiência do parto ao mantê-la consciente. Também pode se esperar aumento da incidência de dor crônica quando utilizada a anestesia geral.[82] A rápida execução, a baixa incidência de falhas e o bloqueio motor intenso favorecem a raquianestesia em cesarianas. Nos últimos anos, a implementação de melhor controle da via aérea da gestante submetida à anestesia geral contribuiu para a redução da morbimortalidade, mas os desastres das vias aéreas continuam sendo a principal causa de mortalidade materna no parto.[83]

Nos partos por via vaginal sob analgesia, a utilização de opioides intratecais na primeira fase do trabalho de parto promove alívio satisfatório da dor sem o comprometimento da deambulação, o que conduz à aceleração na dilatação do colo uterino e ao encurtamento do trabalho de parto. Os opioides lipofílicos agem por cerca de 3 a 4 horas, e a morfina por 2 a 3 horas.[22] Com as agulhas modernas, a incidência de cefaleia pós-raquianestesia na população obstétrica diminuiu consideravelmente, sendo as agulhas tipo ponta de lápis as mais recomendadas em obstetrícia.[37]

## Pediatria

Datam de 1901 os primeiros registros do emprego de raquianestesia na população pediátrica, sendo que inclusive recém-nascidos podem se beneficiar de suas vantagens, com baixa incidência de complicações.[84] As repercussões cardiovasculares têm baixa ocorrência, provavelmente devido às pequenas dimensões dos membros inferiores e em consequência do pequeno volume sanguíneo represado mesmo com a vasodilatação secundária ao bloqueio simpático.

A técnica é segura em neonatos, podendo ser aplicada com o intuito de reduzir os episódios de apneia secundária à anestesia geral em casos de prematuridade. Em crianças, a medula termina em $L_3$, o saco dural em $S_3$ e a linha de Tuffier cruza a coluna vertebral em $L_4$-$L_5$ ou $L_5$-$S_1$, alcançando parâmetros do adulto por volta dos 2 anos de idade. O ligamento amarelo tem consistência delicada, e a sensação do clique durante a execução do bloqueio não é percebida. A barbotagem não é recomendada, pois pode resultar em alturas de bloqueio imprevisíveis e indesejáveis, exceto se houver intenção de nível sensitivo alto para correção de cardiopatias congênitas no período neonatal, associada ou não à anestesia geral. Existem agulhas apropriadas, com comprimento entre 25 e 50 mm e bisel curto; no entanto agulhas de 90 mm podem ser utilizadas.

Em decorrência do maior volume de LCR nas crianças, que pode chegar a 10 $mL \cdot kg^{-1}$ em neonatos, as doses necessárias de anestésico local subaracnóideo são proporcionalmente maiores do que nos adultos. Em se tratando de bupivacaína a 0,5%, seja hiperbárica ou isobárica, o intervalo terapêutico de dosagem é de 0,5 $mg \cdot kg^{-1}$ a 1 $mg \cdot kg^{-1}$. A duração clínica da anestesia tende a ser menor do que no adulto, e as contraindicações são similares, com atenção especial às alterações anatômicas da coluna vertebral e presença de derivação ventriculoperitoneal.[85]

## Geriatria

Com a melhora global das condições de vida, o envelhecimento da população se torna cada vez mais evidente em razão do aumento da expectativa de vida e, invariavelmente, pacientes em idade avançada necessitarão de procedimentos cirúrgicos. As alterações vertebrais no idoso concorrem para dificultar a execução das anestesias condutivas. Ocorrem redução do volume de LCR, estreitamentos dos forames intervertebrais, calcificação dos ligamentos espinhais, degeneração discal, compressão e distorção do espaço peridural.

A idade exerce pouco efeito na dispersão dos anestésicos isobáricos, porém os hiperbáricos facilmente alcançam níveis mais altos. Em consequência disso, a hipotensão arterial grave torna-se uma possibilidade que exige atenção.[86] As táticas da anestesia subaracnóidea que minimizam as repercussões cardiovasculares têm indicações adequadas no idoso, como a raquianestesia contínua e as segmentadas (unilateral, em sela e espinhal posterior). Já foi registrada menor ocorrência de distúrbios cognitivos pós-operatórios na primeira semana após o procedimento com uso de anestesia regional comparada à geral, mas sem diferença quando analisada nos três meses seguintes.[87]

## Cirurgia cardíaca

As cirurgias cardíacas constituem fortes estímulos para a liberação de catecolaminas endógenas e hormônios de estresse, que aumentam a incidência de infarto do miocárdio pós-operatório; estes, por sua vez, prolongam a permanência hospitalar e elevam os índices de mortalidade. Entre os fatores protetores do miocárdio, já está bem estabelecido o papel dos anestésicos inalatórios.

A analgesia subaracnóidea em cirurgia cardíaca também é aventada como colaboradora na melhora dos desfechos pela redução da resposta inflamatória.[88] Uma metanálise sobre o emprego da analgesia intratecal em revascularização do miocárdio, que incluiu 17 ensaios clínicos randomizados (ECRs), não revelou melhoras nos desfechos, exceto escores mais baixos de dor e menor consumo de analgésicos.[89] A morfina intratecal é o agente mais empregado, em diferentes dosagens, desde doses absolutas de 100 a 2.000 μg e doses individualizadas de 4 a 20 $\mu g \cdot kg^{-1}$, sendo que seu uso proporciona melhor função respiratória e mobilização precoce. Outra metanálise de 25 ECRs sobre o mesmo assunto, cujo foco foi a incidência de infarto do miocárdio e taxa de mortalidade, também não mostrou diferenças com o emprego ou não de analgesia subaracnóidea.

A preocupação é o risco de sangramento e hematoma espinhal em pacientes que recebem heparinização plena e são submetidos a bloqueios do neuroeixo. A possibilidade é maior com a presença do cateter peridural do que com raquianalgesia. As recomendações de segurança estão bem estabelecidas nessas condições, podendo ser necessária a postergação do procedimento caso haja sangramento no momento da punção lombar.[90]

# Fármacos adjuvantes em anestesia subaracnóidea

## Opioides

Os opioides podem ser usados isoladamente ou em associação com os anestésicos locais. As primeiras administrações foram para pacientes oncológicos. Eles são úteis por potencializarem os efeitos analgésicos peri e pós-operatórios. A associação opioide e anestésico local favorece o uso de pequenas doses de anestésicos.[91]

O mecanismo de ação ocorre por ligação dos opioides na substância gelatinosa de Rolando e nas lâminas II e V do corno dorsal da medula. A ação é sobre as fibras Aδ e C e ocorre por ativação de receptores opioides específicos μ, δ ou κ situados na substância cinzenta do corno posterior da medula. Os neurotransmissores envolvidos na excitação da primeira sinapse são o glutamato e a substância P, que têm sua liberação diminuída quando ocorre estímulo em receptores opioides. Além de ação direta nos receptores específicos, os opioides inibem as respostas no corno dorsal da medula aos efeitos excitatórios da liberação de neurotransmissores.[92]

A associação de opioides com anestésicos locais não transforma a baricidade da solução. As soluções de fentanil, sufentanil e morfina são hipobáricas e, quando em associação com soluções anestésicas hiperbáricas, a mistura resulta em solução hiperbárica. Quando em associação com soluções hipobáricas, os opioides também não alteram a baricidade do anestésico.

Entre os opioides, a morfina tem grande aplicabilidade e é usada em doses de 50 a 100 μg na anestesia subaracnóidea, promovendo analgesia mesmo em baixas doses.[91] É um fármaco hidrofílico que apresenta difusão rostral, o que pode ocasionar depressão respiratória grave tardia. Ela apresenta pequeno volume de distribuição e lenta depuração na medula espinhal. Tem início de ação de 60 a 90 minutos e prolongada duração de ação (de até 24 horas).[93] Os principais efeitos colaterais dos opioides são retenção urinária, prurido, náusea, vômito e depressão respiratória – resultantes da sua interação com receptores opioides no cérebro.[93]

O fentanil é um opioide lipofílico usado nas doses de 10 a 25 μg. A associação permite a diminuição do anestésico local. Tem rápido início de ação, duração variável e pequeno risco de depressão respiratória, sendo muito utilizado em anestesia ambulatorial. Na dose de 10 μg, apresenta poucos efeitos colaterais. As doses superiores a 25 μg estão associadas à depressão respiratória. Um efeito colateral desagradável é o prurido, que pode ocorrer em até 60% dos pacientes.

O sufentanil também é um opioide lipofílico usado em doses de 2,5 a 3 μg que apresenta estabilidade hemodinâmica semelhante à do fentanil na dose de 25 μg. O tempo de analgesia é prolongado.[94]

De forma geral, os opioides são adjuvantes que prolongam o tempo de ação do anestésico e a analgesia. Podem ainda ser usados sozinhos em analgesia obstétrica no primeiro período do trabalho de parto ou em dores oncológicas.

### Agonistas

Os agonistas $\alpha_2$-adrenérgicos produzem analgesia por um mecanismo diferente dos opioides, motivo pelo qual podem ser uma alternativa para os pacientes oncológicos já resistentes aos opioides.[95] A clonidina e a dexmedetomidina são os fármacos utilizados em raquianestesia.

Os agonistas $\alpha_2$-adrenérgicos, quando associados ao anestésico local, promovem alívio da dor e prolongam o tempo de bloqueio. A ação se dá por estimulação de receptores $\alpha_2$-adrenérgicos pré-sinápticos na medula espinhal produzindo analgesia.

A clonidina prolonga o bloqueio sensitivo e motor quando combinada ao anestésico local na anestesia intratecal. O bloqueio sensitivo é mediado por mecanismos pré e pós-sinápticos. Outras ações da clonidina são a indução de hiperpolarização no corno ventral da medula espinhal e a facilitação da ação do anestésico local, prolongando o bloqueio motor quando usada como aditivo. Quando utilizada isoladamente, não causa bloqueio motor ou sensação de fraqueza. A clonidina ativa receptores $\alpha_2$-adrenérgicos pré-sinápticos do trato solitário e do cerúleo do tronco encefálico, diminuindo o efluxo simpático e as catecolaminas circulantes com potencialização da atividade parassimpática, o que ocasiona queda na frequência cardíaca e na pressão arterial. Perifericamente, ela determina vasodilatação e redução do cronotropismo cardíaco. Há evidências de que os efeitos hipotensores sejam devidos à inibição periférica da transmissão ganglionar que esses fármacos determinam.[96]

A dexmedetomidina é mais lipofílica e tem maior afinidade pelos receptores do que a clonidina, e parece ser responsável por maior hipotensão arterial.

### Glicose

Em geral adicionada para aumento da baricidade, a glicose pode ser responsável por alguma neurotoxicidade porque promove hiperosmolaridade. Estudos demonstram segurança na administração de glicose em concentrações menores que 7,5%. Apesar da associação com problemas neurológicos, não há um consenso sobre a glicose ser a causadora dos sintomas neurológicos.[97]

### Vasoconstritores

A adrenalina, quando associada ao anestésico local, aumenta a duração da anestesia regional devido ao aumento do bloqueio motor e sensitivo. O mecanismo de ação, defendido por alguns autores, seria a redução do fluxo sanguíneo na medula por vasoconstrição, o que ocasionaria maior tempo de permanência do anestésico local e maior tempo de bloqueio. Alguns estudos demonstram que os vasoconstritores na anestesia subaracnóidea não são predominantes como causa de complicações de isquemia medular, já que existe uma regulação de vasos cerebrais e medulares que fariam a prevenção de tal evento. As complicações estariam relacionadas a traumas neurais, posicionamento dos pacientes, infecções e neurotoxicidade.[98]

### Esteroides

Os esteroides, quando utilizados na medula espinhal, agem inibindo a formação de mediadores anti-inflamatórios. São de uso peridural. Como há sugestões de neurotoxicidade, não são recomendados pela via subaracnóidea.

## Complicações em raquianestesia

As complicações do bloqueio subaracnóideo podem ser imediatas e tardias. Imediatamente pode haver colapso cardiovascular (hipotensão arterial e bradicardia importantes), raquianestesia total, alterações respiratórias e outras, como náuseas e vômitos. Mais tarde, as complicações estão relacionadas com neurotoxicidade anestésica e lesões neurológicas.

### Complicações imediatas

A hipotensão é um evento esperado e frequente em raquianestesia. Ela ocorre por vasodilatação periférica e baixo débito cardíaco e está relacionada diretamente à extensão do bloqueio na coluna vertebral. Há, ainda, outros fatores que interferem na hipotensão, como idade, volume abdominal (grávidas), hipotensão e hipertensão arterial prévias. A pressão arterial deve ser verificada a cada minuto nos primeiros 10 minutos e a cada 2 minutos nos 10 minutos seguintes. Um sinal importante é uma queda da pressão arterial de 10 a 15% durante a instalação do bloqueio. Um limite de referência aceitável é uma queda de 30% da pressão arterial em adultos e 20% em idosos.

A conduta adotada nesses casos pode ser terapêutica ou preventiva. A mudança de posição para cefalodeclive melhora o retorno venoso, mas só deve ser utilizada quando não mais afetar a altura do bloqueio.[66] A infusão prévia de cristaloides também é recomendada, mas com cautela em idosos e cardiopatas, que são intolerantes à sobrecarga de volume. Os vasopressores são recomendados quando as medidas anteriores não tiveram resultado e há necessidade de uma resposta rápida.

O colapso cardiovascular tem sido descrito como um evento que ocorre após a raquianestesia, porém é raro. A bradicardia, que geralmente precede a parada cardíaca, tem como tratamento recomendado o uso de atropina, efedrina e adrenalina. Em casos de parada cardíaca, deve-se iniciar adrenalina e seguir o protocolo do suporte avançado de vida em cardiologia (ACLS, do inglês Advanced Cardiac Life Support).[99]

A raquianestesia total ocorre quando grandes quantidades de anestésicos locais são injetadas no espaço subaracnóideo. A difusão cranial do anestésico leva à depressão respiratória, hipotensão arterial grave e inconsciência. O diagnóstico é feito precocemente porque os sintomas aparecem em poucos minutos. O tratamento é sintomático, devendo ser iniciado com a intubação orotraqueal e a infusão de líquidos e vasopressores. A duração do evento está relacionada às doses administradas e pode durar de 1 a 2 horas, ou 12 horas, casos em que o paciente deve permanecer em assistência ventilatória. Após a absorção do anestésico, o paciente restabelece seu quadro normal sem nenhuma sequela.

Outras complicações imediatas, como as alterações ventilatórias, são decorrentes da extensão do bloqueio, que pode promover paralisias dos músculos intercostais. A ventilação será mantida pelo diafragma. Essa complicação é facilmente contornada se o anestesiologista estiver atento e prestar assistência ventilatória imediata ao paciente. Náuseas e vômitos são resultado da hipotensão arterial ou tração de vísceras abdominais. O tratamento consiste na correção da hipotensão arterial e no término da tração.[100]

## Complicações tardias

A cefaleia pós-punção da dura-máter foi descrita pela primeira vez, conforme já mencionado, por Karl August Bier em 1898, depois de experimentá-la em si mesmo na primeira descrição da técnica. A incidência é de até 25% após raquianestesia, e a pior consequência é a situação incapacitante em que fica o paciente para as suas atividades diárias. A sintomatologia é de cefaleia importante quando se eleva a cabeça e que desaparece com o decúbito dorsal.

A causa da cefaleia pós-punção é decorrente de perda de LCR, e, como consequência, a baixa pressão do LCR provoca tração nas raízes nervosas e nas estruturas intracranianas quando o paciente está ereto. A dor é resultado do aumento do fluxo sanguíneo cerebral que é aumentado como resposta à queda de volume de LCR. Isso ocorre na tentativa de manter um volume intracraniano normal. Sintomas de diplopia e zumbido podem acontecer e são decorrentes de tração de nervo intracraniano, podendo estar associados a náuseas e vômitos. A incidência diminui com o avançar da idade e o uso de agulhas de fino calibre, ponta de lápis, não cortantes.

A maioria dos pacientes recebe tratamento conservador e obtém sucesso. O tratamento pode ser realizado com fluidos, cafeína, repouso, analgésicos, sumatripano e hormônio adrenocorticotrófico.[101] Estima-se uma resolução em 1 a 6 semanas de forma espontânea.[102] Tratamentos invasivos como injeção de solução fisiológica ou oclusão cirúrgica da dura-máter são descritos, porém o mais comum é o tampão sanguíneo (*blood patch*).

O tampão sanguíneo é recomendado para casos de limitação importante da vida cotidiana do paciente. A eficácia pode chegar a 64% em pacientes obstétricas e 95% na população geral. Acredita-se que o mecanismo de resolução da cefaleia acontece por formação de coágulos sobre o orifício meníngeo impedindo o vazamento adicional de LCR. Após o procedimento, os sintomas se resolvem em 1 a 24 horas, porém alguns pacientes não têm alívio dos sintomas após o tampão, e um segundo procedimento pode ser necessário, o que ocasionará uma resolução de 90%.

As complicações decorrentes do procedimento podem ser dor nas costas e pescoço, dor em membros inferiores, elevação da temperatura, paralisia de nervo craniano, irritação de raiz nervosa, convulsões, hematoma subdural, parestesias permanentes e síndrome da cauda equina. A complicação mais comum é a dor nas costas, que ocorre em 35% dos pacientes. O tampão é sempre bem tolerado, mas, nos casos de persistência da cefaleia, um exame neurológico mais específico é recomendado.

Outras complicações tardias são as lesões neurológicas progressivas e permanentes. Auroy,[103] em seu estudo, relatou 12 complicações neurológicas para um grupo de 35.439 pacientes, em que nove foram neuropatias periféricas e três casos de cauda equina, o que resultou em uma taxa de complicação de 0,03%. A lesão neurológica pode ocorrer após a introdução da agulha de raquianestesia na medula espinhal ou nos nervos, isquemia da medula espinhal, contaminação bacteriana do espaço subaracnóideo ou formação de hematoma.[104]

A síndrome da cauda equina, uma das complicações tardias, começa com queixas de analgesia no períneo, dores e parestesias nos membros inferiores associadas à paresia, paraparesia ou paraplegia dos membros. Acompanha ainda disfunção vesical e retal e pode evoluir para incontinência total. As causas são normalmente traumáticas ou tóxicas. A injeção intraneural e a punção traumática estão entre as causas principais, mas, além disso, deve ser considerada a contaminação do LCR ou um efeito neurotóxico por excessiva massa anestésica concentrada na região lombossacral.[105] Outros fatores de risco são aplicações repetidas de solução anestésica através de cateteres subaracnóideos contínuos ou anestesia peridural múltipla em uma única punção.

A prevenção da síndrome da cauda equina inclui a aspiração do LCR antes e depois da injeção anestésica; caso o LCR não possa ser aspirado, não se deve injetar a dose completa de anestésico. Na avaliação do bloqueio sacral após injeção subaracnóidea, é importante documentar a distribuição do anestésico local. Se houver necessidade de injeção de mais anestésico local, a mudança do tipo de anestésico ajuda a prevenir a síndrome.[106]

A aracnoidite adesiva é uma complicação grave da anestesia subaracnóidea, sendo manifestada por diminuição da força motora e alterações de sensibilidade em membros inferiores e no períneo. O quadro tem início lento, aparecendo alguns dias ou semanas após a realização do bloqueio. Pode causar paraplegia completa ou até morte. As causas incluem infecção local, sangue venoso no espaço intratecal, adição de substância ao anestésico local com a finalidade de alterar a gravidade específica da solução, contaminação do material utilizado em anestesia com antissépticos e detergentes, bem como a presença de antioxidantes na solução.[107] Em relação à anestesia, a punção dural traumática, anestésicos locais, detergentes, antissépticos ou outras substâncias injetadas involuntariamente podem ser responsáveis pela aracnoidite.

A aracnoidite promove uma reação proliferativa das meninges que formam trabéculas no espaço subaracnóideo, levando à deformidade das raízes nervosas e obliteração do canal medular, o que determina uma obstrução do fluxo de LCR e comprometimento do suprimento sanguíneo da medula espinhal.[108]

A meningite pode ser uma complicação tardia ocasionada principalmente pela contaminação bacteriana e pela infecção do paciente ou flora oral de qualquer pessoa atrás do paciente que não esteja usando máscara facial durante a execução do bloqueio subaracnóideo. Constitui uma emergência clínica que tem início dentro de 48 horas após o bloqueio, sendo que a terapia antimicrobiana pode retardar o seu aparecimento.[109] A meningite asséptica relacionada à anestesia subaracnóidea tem início agudo dentro das primeiras 24 horas após o bloqueio, apresentando curso benigno e autolimitado, com duração de até uma semana.[110] A contaminação de seringas com detergentes é a causa mais conhecida, sendo o diagnóstico confirmado pela ausência de microrganismos à microscopia e uma cultura negativa do LCR.[111]

O hematoma espinhal é uma complicação rara de raquianestesia, com uma incidência de 1 para 220.000 bloqueios raquidianos.[112] Os principais fatores de risco incluem alterações anatômicas da coluna vertebral e medula espinhal, dificuldade de realização de punção raquidiana, terapia antitrombótica, trauma local, intensidade da terapia anticoagulante, idade avançada, sexo feminino, sangramento gastrintestinal e uso concomitante de ácido acetilsalicílico (AAS). A fonte do sangramento pode ser uma artéria ou veia lesionada.[113]

De modo geral, algumas considerações devem ser feitas para se evitarem complicações neurológicas: manter cuidado com a esterilização do material, assegurar que todos os participantes do ato anestésico estejam de máscara ou outro dispositivo protetor facial, usar a menor dose eficiente de anestésico local, avaliar cuidadosamente os parâmetros de coagulação, reavaliar com cautela o resultado do bloqueio neuroaxial antes de fazer nova injeção, evitar grandes injeções e doses repetidas de anestésico e não injetar soluções com conservantes.

## Referências


1. Vale NB, Delfino J, Vale LFB. A serendipidade na medicina e na anestesiologia. Rev Bras Anestesiol. 2005;55(2):224-49.
2. Corning JL. Spinal anaesthesia and local medication of the cord. NY Med J. 1885;42:483-5.
3. Pearce JM. Walter Essex Wynter, Quincke, and lumbar puncture. J Neurol Neurosurg Psychiatry. 1994;57(2):179.
4. Doherty CM, Forbes RB. Diagnostic lumbar puncture. Ulster Med J. 2014;83(2):93-102.
5. Bier AKG. Versuche über Cocainisirung des Rüchenmarkes. Dtsch Z Chir. 1899;51:361-9.
6. Vale NB. Anotações à história da raquianestesia no Brasil. In: Imbelloni LE. Tratado de anestesia raquidiana. Curitiba: Posigraf; 2001. p. 1-11.
7. Paes Leme AB. A cura sangrenta nas hemorroidas. Brasil Médico. 1900;14:160-9.
8. Snider KT, Kribs JW, Snider EJ, Degenhardt BF, Bukowski A, Johnson JC. Reliability of Tuffier's line as an anatomic landmark. Spine (Phila Pa 1976). 2008;33(6):E161-5.
9. Margarido CB, Mikhael R, Arzola C, Balki M, Carvalho JC. The intercristal line determined by palpation is not a reliable anatomical landmark for neuraxial anesthesia. Can J Anaesth. 2011;58(3):262-6.
10. Kim SH, Kim DY, Han JI, Baik HJ, Park HS, Lee GY, et al. Vertebral level of Tuffier's line measured by ultrasonography in parturients in the lateral decubitus position. Korean J Anesthesiol. 2014;67(3):181-5.
11. Greene NM. A consideration of factors in the discovery of anesthesia and their effects on its development. Anesthesiology. 1971;35(5):515-22.
12. Curado Taveira MH, Carneiro AF, Rassi GG, Rebouças Moreira MA, Curado Taveira Sde A. There is high incidence of skin cells in the first and third drops of cerebrospinal fluid in spinal anesthesia. Braz J Anesthesiol. 2013;63(2):193-6.
13. Vale NB. Centenário da raquianestesia cirúrgica. Rev Bras Anestesiol. 1998;48(6):507-20.
14. Braun H. Über den Einfluss der Vitalität der Gewebe und die örtlichen und allgemenein giftwirkungen localanesthesirender Mittel und über die Bedeutung des Adrenalins für die Localanesthesie. Arch f klin chir 1903;69:541-91.
15. Barker AE. A report on clinical experiences with spinal analgesia in 100 cases, and some reflections on the procedure. Br Med J. 1907;1(2412):665-74.
16. Gray HT, Parsons L. Blood pressure variations associated with lumbar puncture, and the induction of spinal anaesthesia. QJM. 1912;5(3):339-67.
17. Limongi JAG, Lins RSM. Parada cardiorrespiratória em raquianestesia. Rev Bras Anestesiol. 2011;61(1):115-20.
18. Löfgren N. Studies in local anesthetics: xylocaine, a new synthetic drug. Stockholm: Ivar Hoeggströms; 1948.
19. Marieb EN, Hoehn H. Anatomia e fisiologia. 3. ed. Porto Alegre: Artmed; 2008.
20. Martini FH, Timmons MJ, Tallitsch RB. Anatomia humana. 6. ed. Porto Alegre: Artmed; 2009.
21. Reimann AF, Anson BJ. Vertebral level of termination of the spinal cord with report of a case of sacral cord. Anat Rec.1944;88(1):127-38.
22. Chaves IMM, Gusman PB. Anestesia subaracnóidea. In: Manica J. Anestesiologia: princípios e técnicas. 3. ed. São Paulo: Artmed; 2004. p. 672-95.
23. Netter FH. Atlas da anatomia humana. 2. ed. Porto Alegre: Artmed; 1998.
24. Goss CM. Gray anatomia. Rio de Janeiro: Guanabara Koogan; 1977.
25. Carpenter RL, Hogan QH, Liu SS, Crane B, Moore J. Lumbosacral cerebrospinal fluid volume is the primary determinant of sensory block extent and duration during spinal anesthesia. Anesthesiology. 1998;89(1):24-9.
26. Matsumae M, Sato O, Hirayama A, Hayashi N, Takizawa K, Atsumi H, et al. Research into the physiology of cerebrospinal fluid reaches a new horizon: intimate exchange between cerebrospinal fluid and interstitial fluid may contribute to maintenance of homeostasis in the central nervous system. Neurol Med Chir (Tokyo). 2016;56(7):416-41.
27. Sakka L, Coll G, Chazal J. Anatomy and physiology of cerebrospinal fluid. Eur Ann Otorhinolaryngol Head Neck Dis. 2011;128(6):309-16.
28. Puntis M, Reddy U, Hirsch N. Cerebrospinal fluid and its physiology. Anaest Int Care Med. 2016;17(12):611-2.
29. Paloma A, Uejima T, Suresh S. Spinal anestesia in infants. Techniques in Regional Anesthesia and Pain Management. 2007;11(4):255-9.
30. Pereira ID, Grando MM, Vianna PT, Braz JR, Castiglia YM, Vane LA, et al. Retrospective analysis of risk factors and predictors of intraoperative complications in neuraxial blocks at Faculdade de Medicina de Botucatu-UNESP. Rev Bras Anestesiol. 2011;61(5):568-81, 311-8.
31. Lairez O, Ferré F, Portet N, Marty P, Delmas C, Cognet T, et al. Cardiovascular effects of low-dose spinal anaesthesia as a function of age: an observational study using echocardiography. Anaesth Crit Care Pain Med. 2015;34(5):271-6.
32. Crystal GJ, Salem MR. The bainbridge and the "reverse" bainbridge reflexes: history, physiology, and clinical relevance. Anesth Analg. 2012;114(3):520-32.
33. Mojica JL, Meléndez HJ, Bautista LE. The timing of intravenous crystalloid administration and incidence of cardiovascular side effects during spinal anesthesia: the results from a randomized controlled trial. Anesth Analg. 2002;94(2):432-7, table of contents.
34. Tawfik MM, Hayes SM, Jacoub FY, Badran BA, Gohar FM, Shabana AM, et al. Comparison between colloid preload and crystalloid co-load in cesarean section under spinal anesthesia: a randomized controlled trial. Int J Obstet Anesth. 2014;23(4):317-23.
35. Mon W, Stewart A, Fernando R, Ashpole K, El-Wahab N, MacDonald S, et al. Cardiac output changes with phenylephrine and ephedrine infusions during spinal anesthesia for cesarean section: a randomized, double-blind trial. J Clin Anesth. 2017;37:43-48.
36. Lin FQ, Qiu MT, Ding XX, Fu SK, Li Q. Ephedrine versus phenylephrine for the management of hypotension during spinal anesthesia for cesarean section: an updated meta-analysis. CNS Neurosci Ther. 2012;18(7):591-7.
37. Practice guidelines for obstetric anesthesia: an updated report by the American Society of Anesthesiologists Task Force on Obstetric Anesthesia and the Society for Obstetric Anesthesia and Perinatology. Anesthesiology. 2016;124(2):270-300.
38. Moitra VK, Gabrielli A, Maccioli GA, O'Connor MF. Anesthesia advanced circulatory life support. Can J Anaesth. 2012;59(6):586-603.
39. Kopp SL, Horlocker TT, Warner ME, Hebl JR, Vachon CA, Schroeder DR, et al. Cardiac arrest during neuraxial anesthesia: frequency and predisposing factors associated with survival. Anesth Analg. 2005;100(3):855-65, table of contents.
40. Steinbrook RA, Concepcion M, Topulos GP. Ventilatory responses to hypercapnia during bupivacaine spinal anesthesia. Anesth Analg. 1988;67(3):247-52.
41. Borgeat A, Ekatodramis G, Schenker CA. Postoperative nausea and vomiting in regional anesthesia: a review. Anesthesiology. 2003;98(2):530-47.
42. Dumaresq DMH, Cumino DO, Fernandes ML. Reposição volêmica em pediatria. In: Bagatini A, Vianna PTG, Albuquerque MAC, Fernandes CR, Pires OC. Educação continuada em anestesiologia vol III. Rio de Janeiro: SBA; 2013. p.103-20.
43. Kurnat-Thoma EL, Roberts MM, Corcoran EB. Perioperative heat loss prevention-a feasibility trial. AORN J. 2016;104(4):307-319.
44. Sullivan JT, Grouper S, Walker MT, Parrish TB, McCarthy RJ, Wong CA. Lumbosacral cerebrospinal fluid volume in humans using three-dimensional magnetic resonance imaging. Anesth Analg. 2006;103(5):1306-10.
45. Broadbent CR, Maxwell WB, Ferrie R, Wilson DJ, Gawne-Cain M, Russell R. Ability of anaesthetists to identify a marked lumbar interspace. Anaesthesia. 2000;55(11):1122-6.
46. Huang W, Luo D, Li P, Luo L. Hematomyelia after spinal anesthesia due to incorrect interspace identification using Tuffier's line in a pregnant woman at term. Int J Obstet Anesth. 2016;26:88-9.
47. Prakash S, Mullick P. Spinal anesthesia and direction of spinal needle bevel. J Anaesthesiol Clin Pharmacol. 2016;32(2):268-9.
48. Chin KW, Chin NM, Chin MK. Spread of spinal anaesthesia with 0.5% bupivacaine: influence of the vertebral interspace and speed of injection. Med J Malaysia. 1994;49(2):142-8.
49. Van Gessel EF, Praplan J, Fuchs T, Forster A, Gamulin Z. Influence of injection speed on the subarachnoid distribution of isobaric bupivacaine 0.5%. Anesth Analg. 1993;77(3):483-7.
50. Bucx MJ, Kroon JW, Stienstra R. Effect of speed of injection on the maximum sensory level for spinal anesthesia using plain bupivacaine 0.5% at room temperature. Reg Anesth. 1993;18(2):103-5.
51. Tuominen M, Pitkänen M, Rosenberg PH. Effect of speed of injection of 0.5% plain bupivacaine on the spread of spinal anaesthesia. Br J Anaesth. 1992;69(2):148-9.
52. Nasuhara H, Ohmi S, Yokoyama K. [Influence of injection speed of the spread of 4.0 ml of 0.5% isobaric bupivacaine in spinal anesthesia]. Masui. 2000 Dec;49(12):1363-6.
53. Kokki H. Spinal blocks. Paediatr Anaesth. 2012;22(1):56-64.
54. Farber NE, Troshynski TJ, Turco G. Spinal anesthesia in an infant with epidermolysis bullosa. Anesthesiology. 1995;83(6):1364-7.
55. Harnik EV, Hoy GR, Potolicchio S, Stewart DR, Siegelman RE. Spinal anesthesia in premature infants recovering from respiratory distress syndrome. Anesthesiology. 1986;64(1):95-9.
56. Benitez PRB, Nogueira CS, Holanda ACC, Santos JC. Raquianestesia lombar com bloqueio nociceptivo cervical. Revisão crítica de uma serie de 1.330 procedimentos. Rev Bras Anestesiol. 2016;66(1):86-93.
57. Shaikh SI, Kumari RV, Hegade G, Marutheesh M. Perioperative considerations and management of patients receiving anticoagulants. Anesth Essays Res. 2017;11(1):10-16.
58. Rosenquist RW, Brown DL. Neuraxial bleeding: fibrinolytics/thrombolytics. Reg Anesth Pain Med. 1998;23(6 Suppl 2):152-6.
59. Barash PG, Cullen BF, Stoelting RK, Cahalan MK, Stock C, Ortega R. Manual de anestesiologia clínica. 7. ed. Porto Alegre: Artmed; 2015.
60. Imbelloni LE, Felix EA. Agulhas, cateteres, técnicas e drogas. In: Imbelloni LE. Tratado de anestesia raquidiana. Curitiba: Posigraf; 2001. p. 57-66.
61. Janik R, Dick W. [Post spinal headache. Its incidence following the median and paramedian techniques]. Anaesthesist. 1992;41(3):137-41.
62. Rabinowitz A, Bourdet B, Minville V, Chassery C, Pianezza A, Colombani A, et al. The paramedian technique: a superior initial approach to continuous spinal anesthesia in the elderly. Anesth Analg. 2007 Dec;105(6):1855-7, table of contents.
63. Ash WH. The lateral approach for spinal anesthesia: a modification of the Taylor subarachnoid tap for surgery in the prone position. Anesthesiology. 1955;16(3):445-53.
64. Chambers WA, Edstrom HH, Scott DB. Effect of baricity on spinal anaesthesia with bupivacaine. Br J Anaesth. 1981;53(3):279-82.
65. Bernards CM. Anestesia peridural e subdural. In: Barash PG, Cullen BF, Stoeltting RK, organizadores. Anestesia clínica. Barueri: Manole; 2004.
66. Chaves IMM, Gusman PB. Aestesia subaracnóidea. In: Manica JT. Anestesiologia: princípios e técnicas. 3. ed. Porto Alegre: Artmed; 2004. p. 672-95.
67. Nishiyama T, Komatsu K, Hanaoka K. Comparison of hemodynamic and anesthetic effects of hyperbaric bupivacaine and tetracaine in spinal anesthesia. J Anesth. 2003;17(4):218-22.
68. Takenami T, Wang G, Nara Y, Fukushima S, Yagishita S, Hiruma H, et al. Intrathecally administered ropivacaine is less neurotoxic than procaine, bupivacaine, and levobupivacaine in a rat spinal model. Can J Anaesth. 2012;59(5):456-65.
69. Mohta M. Ropivacaine: Is it a good choice for spinal anesthesia? J Anaesthesiol Clin Pharmacol. 2015;31(4):457-8.
70. Erturk E, Tutuncu C, Eroglu A, Gokben M. Clinical comparison of 12 mg ropivacaine and 8 mg bupivacaine, both with 20 μg fentanyl, in spinal anaesthesia for

major orthopaedic surgery in geriatric patients. Med Princ Pract. 2010;19:142-7.
71. Seetharam KR, Bhat G. Effects of isobaric ropivacaine with or without fentanyl in subarachnoid blockade: A prospective double-blind, randomized study. Anesth Essays Res. 2015;9(2):173-7.
72. López-Soriano F, Lajarín B, Rivas F, Verdú JM, López-Robles J. [Hyperbaric subarachnoid ropivacaine in ambulatory surgery: comparative study with hyperbaric bupivacaine]. Rev Esp Anestesiol Reanim. 2002;49(2):71-5.
73. Luck JF, Fettes PD, Wildsmith JA. Spinal anaesthesia for elective surgery: a comparison of hyperbaric solutions of racemic bupivacaine, levobupivacaine, and ropivacaine. Br J Anaesth. 2008;101(5):705-10.
74. McNamee DA, McClelland AM, Scott S, Milligan KR, Westman L, Gustafsson U. Spinal anaesthesia: comparison of plain ropivacaine 5 mg ml(-1) with bupivacaine 5 mg ml(-1) for major orthopaedic surgery. Br J Anaesth. 2002;89(5):702-6.
75. Kulkarni KR, Deshpande S, Namazi I, Singh SK, Kondilya K. A comparative evaluation of hyperbaric ropivacaine versus hyperbaric bupivacaine for elective surgery under spinal anesthesia. J Anaesthesiol Clin Pharmacol. 2014;30(2):238-42.
76. Loubert C, Hallworth S, Fernando R, Columb M, Patel N, Sarang K, et al. Does the baricity of bupivacaine influence intrathecal spread in the prolonged sitting position before elective cesarean delivery? A prospective randomized controlled study. Anesth Analg. 2011;113(4):811-7.
77. Boublik J, Gupta R, Bhar S, Atchabahian A. Prilocaine spinal anesthesia for ambulatory surgery: a review of the available studies. Anaesth Crit Care Pain Med. 2016;35(6):417-421.
78. Imbelloni LE, Gouveia MA, Carneiro AF, Grigorio R. Reducing the concentration to 0.4% enantiomeric excess hyperbaric levobupivacaine (s75: R25) provides unilateral spinal anesthesia. Study with different volumes. Rev Bras Anestesiol. 2012;62(5):654-64.
79. Imbelloni LE. Spinal hemianesthesia: unilateral and posterior. Anesth Essays Res. 2014;8(3):270-6.
80. Goyal M, Taxak S, Kshetrapal KK, Goel MK. Continuous spinal anesthesia in a high risk elderly patient using epidural set. J Anaesthesiol Clin Pharmacol. 2011;27(1):139-41.
81. Lux EA. Continuous spinal anesthesia for lower limb surgery: a retrospective analysis of 1212 cases. Local Reg Anesth. 2012;5:63-7.
82. Wong CA. General anesthesia is unacceptable for elective cesarean section. Int J Obstet Anesth. 2010;19(2):209-12.
83. Abir G, Mhyre J. Maternal mortality and the role of the obstetric anesthesiologist. Best Practice and Research Clinical Anaesthesiolog. 2017. [In press].
84. Bainbridge WS. A report of twelve operations on infants and young children during spinal anesthesia. Arch Pediatr. 1901;18:570-4.
85. Gupta A, Saha U. Spinal anesthesia in children: a review. J Anaesthesiol Clin Pharmacol. 2014;30(1):10-8.
86. Stone P, Doherty P. Anesthesia for elderly patients. Anaesth Int Care Med. 2007;8(9):361-4.
87. Veering B. Regional anaesthesia in the elderly. In: Mcleod G, McCartney C, Wildsmith T, editors. Principles and practice of regional anaesthesia. 4th ed. Oxford: Oxford University Press; 2012. p. 263-8.
88. Lee TW, Kowalski S, Falk K, Maguire D, Freed DH, HayGlass KT. High spinal anesthesia enhances anti-inflammatory responses in patients undergoing coronary artery bypass graft surgery and aortic valve replacement: randomized pilot study. PLoS One. 2016;11(3):e0149942.
89. Liu SS, Block BM, Wu CL. Effects of perioperative central neuraxial analgesia on outcome after coronary artery bypass surgery: a meta-analysis. Anesthesiology. 2004;101(1):153-61.
90. Zangrillo A, Bignami E, Biondi-Zoccai GG, Covello RD, Monti G, D'Arpa MC, et al. Spinal analgesia in cardiac surgery: a meta-analysis of randomized controlled trials. J Cardiothorac Vasc Anesth. 2009;23(6):813-21.
91. Nair GS, Abrishami A, Lermitte J, Chung F. Systematic review of spinal anaesthesia using bupivacaine for ambulatory knee arthroscopy. Br J Anaesth. 2009;102(3):307-15.
92. Tuominen M, Kuulasmaa K, Taivainen T, Rosenberg PH. Individual predictability of repeated spinal anaesthesia with isobaric bupivacaine. Acta Anaesthesiol Scand. 1989;33(1):13-4.
93. Sundnes KO, Vaagenes P, Skretting P, Lind B, Edstróm HH. Spinal analgesia with hyperbaric bupivacaine: effects of volume of solution. Br J Anaesth. 1982;54(1):69-74.
94. Cardoso MMSC, Amaro AR ,Yamaguchi ET, Magalhães MPF, Torres MA. Intrathecal sufentanil added to either plain or hyperbaric bupivacaine for labor analgesia. Anesthesiology. 2003;99(3A):A1169.
95. Braz JRC, Koguti ES, Braz LG, Croitor LBJ, Navarro LHC. Efeitos da associação da clonidina à bupivacaína hiperbárica na anestesia subaracnóidea alta. Rev Bras Anestesiol. 2003;53(5):561-72.
96. D'Angelo R, Evans E, Dean LA, Gaver R, Eisenach JC. Spinal clonidine prolongs labor analgesia from spinal sufentanil and bupivacaine. Anesth Analg. 1999;88(3):573-6.
97. Cangianni LM, Determinação da densidade e da baricidade das misrturas para anestesia subaracnoide. Rev Bras Anestesiol. 2000;50:92-4.
98. Sakura S, Sumi M, Sakaguchi Y, Saito Y, Kosaka Y, Drasner K. The addition of phenylephrine contributes to the development of transient neurologic symptoms after spinal anesthesia with 0.5% tetracaine. Anesthesiology. 1997;87(4):771-8.
99. Zairo EGV, Imbelloni CE. Efeitos cardiocirculatórios da raquianestesia. In: Imbelloni LE. Tratado de anestesia raquidiana. Curitiba: Posigraf; 2001. p. 36-47.
100. Braz JRC, Silva ACM, Carlos E, Nascimento Júnior P, Vianna PTG, Castiglia YMM, et al. Parada cardíaca durante anestesia em hospital universitário de atendimento terciário (1988 a 1996). Rev Bras Anestesiol. 1999;49(4):257-62.
101. Villar GCP, Rosa C, Cappelli EL, Rosa MCR. Incidencias de cefaléia pos-raquianestesia em pacientes obstétricas com o uso de agulha de Whitacre calibre 27G: experiencia com 4570 casos. Rev Bras Anestesiol. 1999;49(2):110-2.
102. Imbelloni LE, Carneiro ANG. Cefaleia pós raquianestesia: causas, prevenção e tratamento. Rev Bras Anestesiol. 1997;47(5):453-64.
103. Auroy Y, Benhamou D, Bargues L, Ecoffey C, Falissard B, Mercier FJ, et al. Major complications of regional anesthesia in France: The SOS Regional Anesthesia Hotline Service. Anesthesiology. 2002;97(5):1274-80.
104. Ganem EM, Castiglia YMM, Vianna PTG. Complicações neurológicas determinadas pela anestesia subaracnóidea. Rev Bras Anestesiol. 2002;52(4):471-80.
105. Rigler ML, Drasner K, Krejcie TC, Yelich SJ, Scholnick FT, DeFontes J, et al. Cauda equina syndrome after continuous spinal anesthesia. Anesth Analg. 1991;72(3):275-81.
106. Cheng AC. Intended epidural anesthesia as possible cause of cauda equina syndrome. Anesth Analg. 1994;78(1):157-9.
107. Martelete M. Sequelas neurológicas de anestesias peridurais. Relato de 4 casos. Rev Bras Anestesiol. 1981;31(3):245-50.
108. Grenne NM. Neurological sequelae of spinal anesthesia. Anesthesiology. 1961;22:682-98.
109. Gorce P, Varlet C, Ouaknine B, Pourriat JL. Méningites après anesthésie locorégionale rachidienne. Annales Françaises d'Anesthésie et de Réanimation. 2000;19(5):375-81.
110. Goldman WW Jr, Sanford JP. An "epidemic" of chemical meningitis. Am J Med. 1960;29:94-101.
111. Bert AA, Laasberg LH. Aseptic meningitis following spinal anesthesia--a complication of the past? Anesthesiology. 1985;62(5):674-7.
112. Tryba M. [Epidural regional anesthesia and low molecular heparin: Pro]. Anasthesiol Intensivmed Notfallmed Schmerzther. 1993;28(3):179-81.
113. Nysora.com [Internet]. NYSORA: the New York school of regional anesthesia. New York: NYSORA; [2017; capturado em 8 jun. 2017]. Disponível em: http://www.nysora.com/.


## Questões de Provas do TSA

**49.1 (TSA/2013)** Mulher de 25 anos é submetida a correção de hérnia inguinal sob raquianestesia com bupivacaína isobárica 0,5% 15 mg com adição de adrenalina. Foi posicionada em decúbito lateral esquerdo para a realização do bloqueio, com punção em $L_3$-$L_4$. Durante a realização da anestesia, a paciente apresentou tosse e foi feita barbotagem da solução anestésica. Após 5 minutos da injeção anestésica, a paciente apresentou hipotensão arterial associada a diminuição do nível de consciência. Essa situação pode ser explicada pela:

**A.** Idade da paciente.

**B.** Realização de barbotagem.

**C.** Utilização da bupivacaína isobárica.

**D.** Ocorrência de tosse durante anestesia.

**49.2 (TSA/2013)** O mecanismo responsável pela ocorrência de depressão respiratória após uma dose de morfina subaracnóidea é o(a):

**A.** Bloqueio das aferências periféricas à medula.

**B.** Redução da resposta do centro respiratório ao $CO_2$.

**C.** Maior dispersão rostral devido à grande lipossolubilidade.

**D.** Redução da frequência respiratória após absorção sistêmica.

**49.3 (TSA/2014)** Mulher de 23 anos foi submetida a artroscopia de joelho sob bloqueio subaracnóideo realizado com agulha 25G, bisel Quincke, ao nível de $L_3$-$L_4$, com refluxo espontâneo de liquor, sem intercorrências. No 3º dia de pós-operatório, referiu perda auditiva bilateral. A explicação para esse caso está relacionada a:

**A.** Hipotensão intracoclear.

**B.** Tração do VIII par craniano.

**C.** Hemorragia subaracnóidea.

**D.** Compressão do ângulo pontocerebelar.

**49.4 (TSA/2014)** Mulher de 58 anos, 72 kg e 1,65 m será submetida a fixação de fratura do fêmur. Relata hipertensão arterial e lombalgia crônica com irradiação da dor para nádegas e face posterior das coxas. A punção subaracnoidea é realizada com a paciente sentada, após a terceira tentativa, em $L_3$-$L_4$ com agulha Whitacre 26G. Foi administrada bupivacaína hiperbárica 0,5% 12 mg com sufentanil 2,5 µg. Após 5 minutos da injeção, o nível sensitivo do bloqueio estava em $T_4$ e a paciente apresentou hipotensão arterial e bradicardia. A explicação para esses desfechos é a:

**A.** Presença de canal estreito lombar.

**B.** Utilização de bupivacaína hiperbárica.

**C.** Adição de sufentanil ao anestésico local.

**D.** Realização da punção na posição sentada.

**49.5 (TSA/2015)** Dois pacientes A e B foram submetidos à osteossíntese do fêmur sob raquianestesia com punção em $L_3$-$L_4$ em decúbito lateral. No paciente A (75 anos, 95 kg e 1,65 m) foram administrados 10 mg de bupivacaína hiperbárica. No paciente B (35 anos, 70 kg e 1,80 m) foram administrados 10 mg de bupivacaína isobárica. No paciente A, o nível de bloqueio sensitivo foi mais alto e a alta da SRPA foi mais rápida do que no paciente B. Que fator determinou essa diferença?

**A.** Peso do paciente.

**B.** Idade do paciente.

**C.** Altura do paciente.

**D.** Baricidade do anestésico.

# 50. ANESTESIA PERIDURAL

Tolomeu Artur Assunção Casali

A anestesia peridural lombar foi realizada pela primeira vez pelo cirurgião do exército espanhol Fidel Pagés (1886-1923)[1] em 1921. Em 1931, o cirurgião cardíaco italiano Achile Mario Dogliotti (1897-1966)[2] descreveu o consagrado método de identificação do espaço peridural lombar usando a técnica da perda da resistência. Dois anos depois, Dogliotti[3] também descreveu a peridural cervical e a dose-teste como medida preventiva para evitar toxicidade. No mesmo ano (1933), o argentino Gutiérrez[4] descreveu a técnica da gota pendente aspirada através da luz da agulha.

Cabe destacar que outros dois sinais de identificação do espaço peridural foram descritos no Brasil: Mondadori[5] descreveu o sinal da sensação dolorosa no início da injeção, e Figueiredo[6] descreveu a manutenção do menisco da bolha de ar durante a injeção peridural.

Na década de 1950, a utilização dos bloqueios neuroaxiais foi reduzida, provavelmente como consequência dos avanços da anestesia geral e dos relatos de complicações neurológicas associadas às técnicas de anestesia sobre o neuroeixo. Porém, a partir da introdução de anestésicos locais mais seguros e do desenvolvimento de seringas, agulhas e cateteres, essa técnica tornou-se bastante praticada e segura.

Uma importante característica atribuída aos bloqueios regionais é a redução da morbidade no período pós-operatório. Existem evidências demonstrando que os bloqueios diminuem a incidência de trombose venosa, embolia pulmonar, oclusão de enxertos vasculares, complicações cardíacas e pulmonares.[7]

## Anatomia peridural

O espaço peridural está localizado dentro do canal espinhal, situado entre o saco dural e a parede do canal, e tem como limites os corpos vertebrais e o ligamento longitudinal posterior (anteriormente), os pedículos vertebrais e os forames intervertebrais (lateralmente), e as lâminas vertebrais e o ligamento amarelo (posteriormente). O forame magno é o limite superior, e a membrana sacrococcígea que fecha o hiato sacral é o limite inferior (FIG. 50.1).

Esse espaço tem como conteúdo gorduras, fibras conjuntivas e numerosos vasos sanguíneos e linfáticos. Vários estudos indicam que o espaço peridural é heterogêneo e compartimentado pela presença de septos de tecido conjuntivo.[8] No espaço peridural, há um rico plexo venoso avalvular (plexo de Batson), envolto na gordura peridural ao redor das meninges. A gordura, por ser o maior conteúdo desse espaço, tem marcante papel na farmacologia das soluções utilizadas no bloqueio peridural.[9] Contudo, a difusão da solução anestésica costuma ser homogênea. As raízes nervosas atravessam o espaço lateralmente e saem pelos forames intervertebrais.

Seguindo a linha mediana, a agulha – antes de atingir o espaço peridural – atravessa as seguintes estruturas: pele, tecido subcutâneo, ligamento supraespinhal, ligamento interespinhal e ligamento amarelo.

A distância entre a pele e o espaço peridural varia na maioria da população, sendo a idade e o peso considerados fatores que podem influenciar essa variação. A profundidade do espaço peridural varia de acordo com o segmento da coluna vertebral: cervical, de 1 a 1,5 mm; torácico superior, de 2,5 a 3 mm; torácico inferior, de 4 a 5 mm; e lombar, de 5 a 6 mm.

## Técnica do bloqueio peridural

Antes da realização da técnica propriamente dita, deve-se obter o consentimento livre e esclarecido do paciente ou responsável, proceder à monitorização mínima recomendada e dispor das condições para eventual reanimação caso haja necessidade. Deve-se sempre obter adequado acesso venoso e proceder a uma seleção criteriosa do paciente e dos agentes farmacológicos.

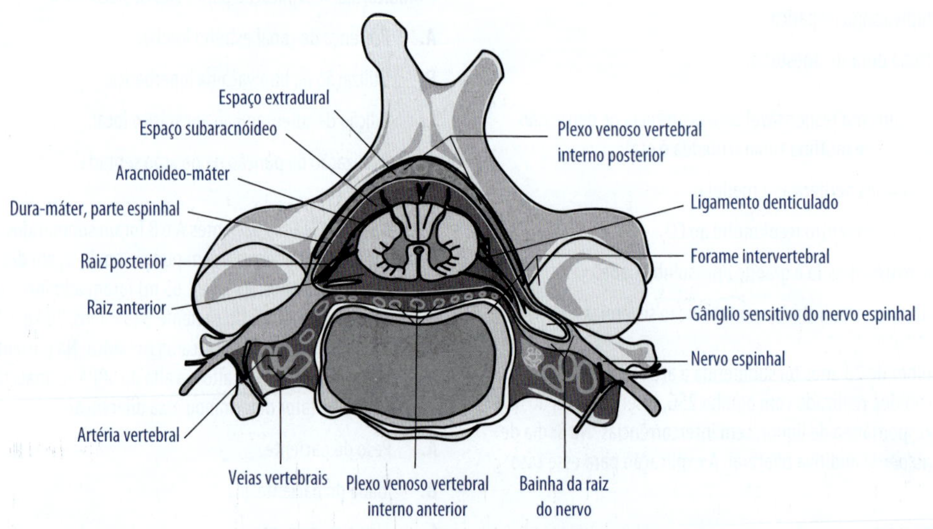


**FIGURA 50.1** Espaço peridural (extradural).

O paciente pode ser posicionado sentado ou em decúbito lateral. A anestesia peridural pode ser realizada com o paciente acordado ou sedado.

O nível de inserção da agulha depende do local da cirurgia. Os pontos de referência na superfície corporal mais usados incluem a linha entre as cristas (interespaço $L_4$-$L_5$), o ângulo inferior da escápula (corpo vertebral de $T_7$) e a vértebra proeminente ($C_7$) (FIG. 50.2).

Diversos acessos são descritos: mediano, paramediano, paramediano modificado (Taylor) e caudal. O acesso pela linha mediana é comumente eleito para as abordagens torácica baixa e lombar. Todo o procedimento deve ser realizado com técnica asséptica. Após o posicionamento do paciente, realiza-se a antissepsia com solução alcoólica ou clorexidina. Os campos estéreis são colocados ao redor do local da punção e procede-se à anestesia local da pele e dos ligamentos supra e interespinhal com lidocaína a 1%.

Depois da infiltração da pele com o anestésico local, a mão não dominante fica apoiada no dorso do paciente, com o polegar e o indicador segurando o canhão da agulha. A agulha progride sempre com o mandril, atravessando os ligamentos supraespinhal e interespinhal, estrutura última onde o mandril deve ser retirado e a seringa adaptada corretamente. Nessa estrutura, a agulha deve permanecer firme.

O ar ou a solução salina são os dois meios mais utilizados para pesquisar a perda de resistência ao penetrar o espaço peridural.[2] Cada método exige uma pressão na seringa com o polegar dominante, enquanto a agulha progride com a mão não dominante. O ligamento amarelo apresenta-se como estrutura mais resistente e, quando o espaço peridural é penetrado, ocorre a perda da resistência pelo êmbolo da seringa.

Um método alternativo para identificar o espaço peridural é a técnica da gota pendente.[4] Após a colocação da agulha no ligamento amarelo, uma gota de solução salina é colocada no interior do canhão da agulha. O avanço da agulha para o espaço peridural resulta na "sucção" da gota.

Antes da injeção da solução plena do anestésico, pode-se administrar uma dose-teste. Após a injeção da solução anestésica, pode-se optar pela passagem de cateter no espaço peridural.

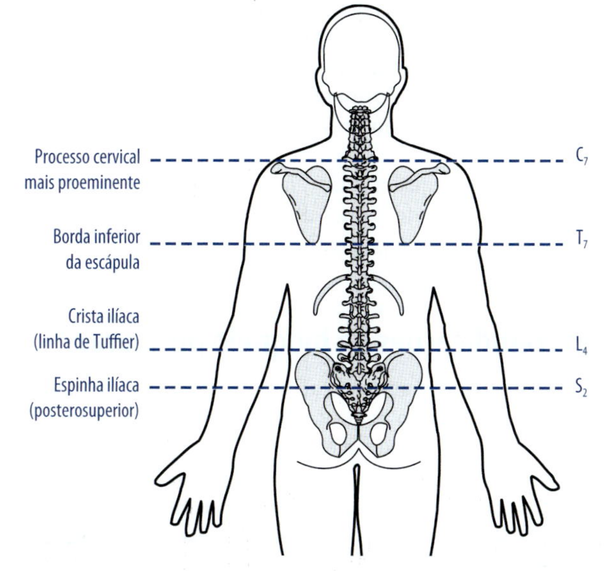


**FIGURA 50.2** Referências anatômicas para identificação do nível de punção.

Comumente, utilizam-se entre 1 e 2 mL de anestésico por dermátomo a ser bloqueado.[10]

# Fisiologia do bloqueio peridural

## Efeitos cardiocirculatórios

Os efeitos cardiocirculatórios mais comuns são a hipotensão arterial e a bradicardia, consequentes ao bloqueio simpático.[11] A intensidade dos efeitos depende da quantidade e do local das fibras bloqueadas. As fibras de $T_5$ a $L_1$ determinam o tônus vasomotor, e as fibras de $T_1$ a $T_4$ são cardioaceleradoras.

## Efeitos respiratórios

Os pacientes com função pulmonar normal em geral não apresentam alterações respiratórias em decorrência do bloqueio peridural. Quando são obtidos bloqueios altos, ocorrem alterações da função ventilatória nos pacientes que dependem da expiração ativa, fato que está associado à paralisia dos músculos intercostais e abdominais.

Nos portadores de doenças pulmonares graves, que dependem da musculatura acessória para inspirar ou expirar, as alterações ventilatórias são significativas, devendo ser evitados os bloqueios altos.

## Efeitos gastrintestinais

A inervação simpática das vísceras abdominais tem origem de $T_6$ a $L_2$. O bloqueio desses níveis deixa a atividade parassimpática (mediada pelo vago) sem contraposição. O resultado é o aumento do peristaltismo, das secreções e do relaxamento esfincteriano. Esta constrição das alças intestinais pode melhorar o campo cirúrgico.

## Efeitos endócrinos e metabólicos

Existe uma redução parcial ou total à resposta endocrinometabólica imposta pelo trauma cirúrgico após os bloqueios neuroaxiais. A diminuição da liberação de catecolaminas produz menor incidência de arritmias e de isquemia perioperatória. Para uma eficaz proteção, o bloqueio peridural precisa alcançar os dermátomos torácicos superiores.[12]

# Farmacologia do bloqueio peridural

O mecanismo de ação dos anestésicos locais na anestesia peridural é controverso. Diversas teorias foram descritas para explicar sua ação, mas acredita-se na participação de mais de um mecanismo nesse bloqueio.[13] Talvez o local mais importante seja nos forames intervertebrais, onde a dura-máter torna-se delgada, facilitando a ação dos anestésicos locais nas raízes espinhais (anterior e posterior).[14]

Os possíveis locais de ação são os nervos espinhais, após a passagem da solução anestésica pelos forames intervertebrais; as raízes espinhais, no nível das bainhas da dura-máter e das granulações da aracnoide; os gânglios espinhais; e a periferia da medula espinhal.

Quando existe o bloqueio de apenas algumas fibras de um mesmo tronco nervoso enquanto a condução de outras está intacta, tem-se um bloqueio nervoso diferencial.

As diversas fibras nervosas podem variar quanto ao grau de sensibilidade ao bloqueio dos anestésicos locais. Essa variação se deve ao diâmetro da fibra e ao grau de mielinização. Considera-se que o menor diâmetro e a menor quantidade de mielina determinem maior sensibilidade da fibra aos anestésicos locais.

O bloqueio simpático está dois ou mais níveis (até seis)[15] acima do sensitivo, que está dois níveis acima do motor.

Uma concentração maior do anestésico local determina grau maior de bloqueio motor. As baixas concentrações resultam em efeito analgésico.

O início e a duração da ação do anestésico local dependem principalmente das suas características farmacológicas. É fato que se for utilizada uma concentração elevada, existe uma diminuição no início de ação. A adição de adrenalina prolonga a duração do efeito anestésico (TAB. 50.1).

**TABELA 50.1** Início e duração de ação dos anestésicos locais

| Fármaco | Concentração (%) | Início (min) | Duração (min) | Duração com adrenalina |
|---|---|---|---|---|
| Lidocaína | 2 | 10 a 15 | 80 a 120 | 120 a 180 |
| Bupivacaína | 0,25 a 0,5 | 15 a 20 | 160 a 220 | > 180 |
| Ropivacaína | 0,5 a 0,75 | 15 a 20 | 140 a 180 | > 140 |

É importante considerar que o bloqueio peridural é mais lento do que o bloqueio da raquianestesia; portanto existe uma instalação lenta do bloqueio simpático, com redução gradativa da resistência vascular, resultando em maior estabilidade hemodinâmica da anestesia peridural em comparação com a raquianestesia.[16]

## Fatores que afetam o bloqueio peridural

Os fatores que afetam o bloqueio peridural podem ser relacionados às **características físico-químicas** dos anestésicos locais (p. ex., volume, concentração, massa e a adição de vasoconstritores), ao **paciente** (p. ex., idade, peso, altura, gravidez) ou ao **local da punção** (p. ex., nível de punção, velocidade de injeção e posição do paciente).

O nível da punção e o volume de anestésico injetado são os principais determinantes da extensão do bloqueio. A concentração e a massa do anestésico local são os principais determinantes da qualidade da anestesia, como o início, a profundidade e a duração do bloqueio sensitivo e motor.

Um incremento na dose de anestésico local tende a diminuir a latência, aumentar a profundidade da analgesia e prolongar significativamente a duração da anestesia.[14] Um incremento na concentração, mantendo-se o volume de injeção, reduz o tempo de latência, melhora a frequência de analgesia satisfatória e aumenta a duração da analgesia.

A adrenalina frequentemente é adicionada aos anestésicos locais administrados na anestesia peridural a fim de aumentar a profundidade do bloqueio e prolongar a duração da anestesia. Devido à diminuição da reabsorção local do anestésico, ocorre redução do risco de toxicidade dos anestésicos locais.

A influência da estatura do paciente na dispersão do anestésico local tem pouca importância, exceto nos extremos de altura.[17]

As doses máximas de anestésicos locais na anestesia peridural devem ser calculadas considerando-se o peso ideal, e não o peso real do paciente[18] (TAB. 50.2).

**TABELA 50.2** Dose máxima recomendada de anestésico local no espaço peridural

| Fármaco | Dose sem adrenalina ($mg \cdot kg^{-1}$) | Dose com adrenalina ($mg \cdot kg^{-1}$) |
|---|---|---|
| Lidocaína | 7 | 10 |
| Bupivacaína | 2 | 3 |
| Ropivacaína | 3 | – |

O uso de opioides e outros adjuvantes na anestesia peridural melhora a qualidade do bloqueio, mas tem efeito limitado na duração ou extensão (TAB. 50.3).

**TABELA 50.3** Doses de opioides recomendadas no espaço peridural

| Fármaco | Dose ($\mu g \cdot kg^{-1}$) |
|---|---|
| Morfina | 30 |
| Fentanil | 1 a 2 |
| Sufentanil | 0,5 |

## Indicações do bloqueio peridural

A anestesia peridural é amplamente indicada nas seguintes situações: anestesia cirúrgica, analgesia obstétrica e controle da dor aguda e crônica.

A anestesia peridural, associada ou não à sedação, pode ser utilizada como técnica única ou combinada à anestesia geral para uma enorme variedade de procedimentos. Esta técnica pode ser empregada no nível cervical, torácico, lombar e sacral. Não raro, a peridural única pode ser usada para cirurgias em membros inferiores, região perineal, abdômen e tórax.

Para uma adequada analgesia no período pós-operatório e no tratamento das síndromes dolorosas crônicas, pode-se colocar cateter peridural para administração de forma contínua e prolongada do anestésico.

## Contraindicações do bloqueio peridural

São consideradas contraindicações absolutas para a anestesia peridural a recusa do paciente, hipovolemia grave não corrigida, hipertensão intracraniana, estados sépticos graves, distúrbios da coagulação, tumor e outras malformações graves da medula, infecção no local da punção e alergia ao anestésico local. Nas neuropatias degenerativas ela também deve ser evitada.[13]

Na terapia anticoagulante, é necessário seguir as recomendações emanadas dos consensos que tratam deste tópico.

## Complicações do bloqueio peridural

### Imediatas

#### Hipotensão arterial

A hipotensão arterial é a complicação mais frequente, estando relacionada à perda do tônus vasomotor e à bradicardia, como consequência do bloqueio simpático. As diminuições de 20 a 30% da pressão arterial média são toleráveis e em geral não requerem tratamento imediato. Os sintomas mais comuns são náuseas e vômitos.

Nos casos mais graves de hipotensão, o paciente pode manifestar quadro de agitação ou sonolência, apneia (devido à hipoperfusão do tronco encefálico) e parada cardiorrespiratória.

Nos pacientes desidratados e com bloqueio peridural alto, há maior risco de hipotensão.

O tratamento da hipotensão secundária ao bloqueio neuroaxial consiste na expansão volêmica, na adoção da posição de cefalodeclive e no uso de vasopressor.

A administração de vasopressores é considerada o tratamento de melhor resultado. A efedrina em doses repetidas de 5 a 10 mg aumenta a pressão arterial, mas também pode causar elevação da frequência cardíaca. O metaraminol eleva a pressão arterial, mas pode causar bradicardia reflexa.

Nos bloqueios simpáticos extensos que cursam com bradicardia, quando a frequência reduz abaixo de 50 batimentos por minuto (bpm), o tratamento é a administração de atropina (0,5 mg).

#### Náuseas e vômitos

As náuseas e os vômitos são geralmente associados à hipotensão arterial, devendo ser tratados com oxigenação, infusão de líquidos e administração de vasopressor. A tração de vísceras e o uso de opioides espinhais também podem causar esses sintomas.

#### Raquianestesia total

A anestesia subracnóidea total pode ocorrer devido à perfuração inadvertida da dura-máter com agulha de Tuohy. A difusão cranial de anestésico local no espaço subaracnóideo produz insuficiência respiratória, hipotensão grave e inconsciência. Os sintomas aparecem em poucos minutos após a injeção, exigindo diagnóstico e tratamento imediatos com intubação traqueal e suporte ventilatório. O suporte hemodinâmico é realizado com a infusão de líquidos e vasopressores.

A duração depende da quantidade de anestésico local injetado acidentalmente no espaço subaracnóideo. Quando o paciente restabelece a consciência, os parâmetros hemodinâmicos e ventilatórios, existe recuperação total e sem qualquer sequela.[19]

#### Intoxicação por anestésicos locais

Quando se faz a administração de doses relativamente elevadas de anestésicos locais para obtenção de anestesia adequada, ocorre aumento do risco de toxicidade pelos anestésicos.

A toxicidade sistêmica pode ser resultado de uma injeção intravascular acidental ou surgir após a absorção abundante do anestésico local administrado no espaço peridural.

No sistema nervoso central (primeiro a manifestar a toxicidade), os sinais e sintomas incluem sensação de formigamento da língua, tontura, perturbações visuais, zumbido, tremor, abalos musculares e convulsão tônico-clônica.

Quando ocorrem os primeiros sinais e sintomas, recomenda-se a suspensão imediata da administração do anestésico local, oferta de oxigênio e suporte ventilatório. Nos casos de convulsão, deve-se administrar o diazepam na dose de 5 a 10 mg ou outro anticonvulsivante.

No coração, ocorre bradicardia, bloqueio atrioventricular de grau variado e assistolia. A cardiotoxicidade dos anestésicos locais também pode causar hipotensão, choque e parada cardiorrespiratória.

#### Injeção subdural do anestésico local

O espaço subdural localiza-se entre a aracnoide e a dura-máter. A injeção subdural de anestésico local é uma complicação rara da anestesia peridural. Após uma punção considerada normal, o bloqueio sensitivo apresenta instalação lenta e atinge grande extensão, podendo atingir nervos cranianos. Os bloqueios geralmente são de fraca intensidade, progridem em direção cefálica e são assimétricos. O tempo de latência fica em torno de 15 a 30 minutos e a regressão ocorre em 1 hora após a instalação. O quadro clínico é dependente da quantidade injetada, sendo que o paciente apresenta dificuldade respiratória, hipotensão arterial, agitação e perda da consciência. O tratamento consiste em intubação traqueal e ventilação associada à correção da hipotensão arterial.[19]

#### Falha de bloqueio

Quando há falha total do bloqueio, existe relação com erro de localização do espaço peridural, resultando na administração do anestésico fora do espaço peridural.

Nas anestesias parciais ou unilaterais, pode ocorrer uma distribuição anômala do anestésico no espaço peridural, consequente à formação de trabéculas ou por existência de uma *plica dorsalis* completa, que isola as duas metades do espaço peridural.[13] A injeção excessiva de ar no espaço peridural durante a realização do teste da perda de resistência pode isolar algumas raízes nervosas, impedindo a ação do anestésico e resultando em falha do bloqueio. A migração do cateter peridural para fora do espaço peridural também pode ser causa de falha de bloqueio.

### Tardias

#### Lombalgia

A lombalgia é uma das complicações mais frequentes, que pode ou não estar diretamente relacionada à punção. Quando localizada, é mais comum ser devida ao trauma direto da agulha. Se difusa, a lombalgia correlaciona-se ao posicionamento no intraoperatório, à duração do procedimento e ao relaxamento acentuado dos músculos esqueléticos.[14]

#### Cefaleia pós-punção acidental da dura-máter com agulha de peridural

A punção inadvertida da dura-máter com agulha de Tuohy pode causar cefaleia precoce. Apresenta a mesma sintomatologia da cefaleia após a raquianestesia, mas com intensidade severa e a necessidade premente de tratamento.

#### Hematoma peridural

O hematoma peridural é uma complicação rara, que ocorre de modo quase exclusivo em pacientes com coagulopatia ou fazendo uso de anticoagulantes. A incidência é maior nas anestesias peridurais.

O hematoma peridural pode resultar em grave lesão nervosa, sendo fundamental o diagnóstico precoce. Os sinais e sintomas são perda da força muscular persistente após a reversão do bloqueio, dor lombar e incontinência urinária e/ou fecal. O diagnóstico deve ser confirmado com ressonância magnética. A remoção do hematoma deve ser rápida, de preferência entre 6 e 8 horas, para minimizar o risco de lesão neurológica definitiva. É importante acompanhar os pacientes de risco a cada 2 horas.[20]

### Infecções e abscessos

A meningite e o abscesso peridural são extremamente raros quando a técnica é asséptica. Os fatores de risco associados à infecção são infecção local, diabetes, uso de corticosteroides, sepse, imunodepressão e cateterização peridural prolongada.[19]

### Complicações neurológicas

As complicações neurológicas podem ser resultado de trauma direto das raízes nervosas ou medula ou de manipulações cirúrgicas. A parestesia ou a dor durante a punção ou a infusão de anestésico estão relacionadas às neuropatias e devem ser evitadas. Tanto as parestesias como a presença de déficit motor são autolimitadas e desaparecem entre 10 e 48 horas, mas podem se prolongar por até 4 a 6 semanas. Sintomas que persistem por mais de 6 meses demandam acompanhamento neurológico e apresentam risco de sequela.[19]

### Complicações relacionadas ao cateter

A instalação do cateter peridural pode causar incidentes relacionados à espessura do cateter e à quantidade de cateter inserido no espaço.[13]

Os incidentes mais frequentes são erro de posicionamento, acotovelamentos e remoção acidental no momento da retirada da agulha ou quando o paciente troca de posição. O cateter pode também penetrar acidentalmente em um vaso peridural ou perfurar a dura-máter. A ruptura do cateter está associada a erro na manipulação, sendo recomendado não tracionar o cateter por dentro da agulha.

## Bloqueio peridural caudal

A técnica do bloqueio peridural caudal foi descrita por Cathélin[21] e Sicard,[22] na França, em 1901. Em 1909, foi usada por Stoeckl em pacientes obstétricas e por Läwen para cirurgia.[23]

O bloqueio caudal é uma anestesia peridural utilizada em crianças como técnica combinada à anestesia geral ou para analgesia pós-operatória.

### Anatomia do sacro

O sacro apresenta um formato triangular, resultante da fusão dos corpos das últimas cinco vértebras da coluna. A falta da fusão das lâminas da quinta vértebra sacral resulta em um hiato que se comunica com o canal sacral. O hiato apresenta a forma de V invertido, localizado aproximadamente 4 cm acima da ponta do cóccix e coberto pela membrana sacrococcígea (FIG. 50.3).

Em adultos, devido à calcificação da membrana sacrococcígea, essa técnica não é empregada. Em razão da continuidade do canal sacral com o vertebral, deve ser considerado parte do espaço peridural. A distância que separa o hiato do saco dural é menor no recém-nascido. O saco dural termina na altura de $S_3$-$S_4$ ao nascimento e de $S_2$ no adulto.[13]

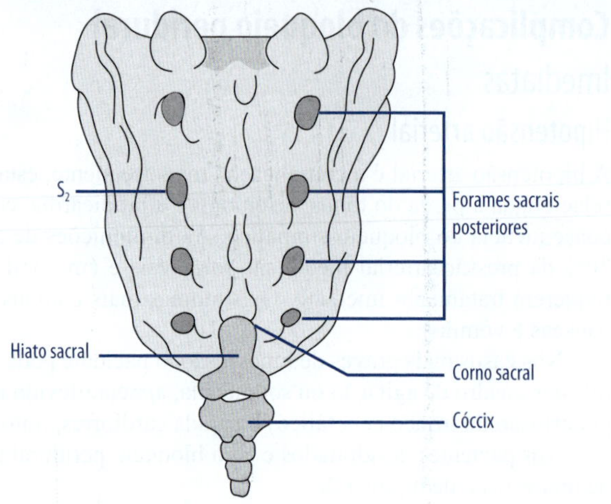


**FIGURA 50.3** Anatomia do sacro.

### Fisiologia do bloqueio peridural caudal

O bloqueio caudal apresenta início lento com perda inicial da sensibilidade da região glútea. A dor é primeiramente abolida, seguida do tato, da temperatura e, por último, surge o bloqueio motor. A instalação completa da anestesia ocorre entre 10 e 20 minutos.[23]

Existem mínimas repercussões cardiovasculares e respiratórias durante o bloqueio caudal.

### Técnica do bloqueio peridural caudal

Essa técnica aborda o espaço peridural abaixo do saco dural, onde o canal sacral em geral não contém mais raízes espinhais.[24]

O bloqueio pode ser realizado posicionando o paciente em decúbito lateral ou ventral, quando estiver intubado. Na posição de decúbito ventral, eleva-se a pelve com um pequeno coxim. Na posição de decúbito lateral, deve-se fletir os quadris e joelhos em um ângulo de 90°. O hiato é identificado por meio da palpação, usando como referência as espinhas ilíacas posterossuperiores, que formam um triângulo com o hiato sacral.

Após assepsia cuidadosa, devem-se colocar campos estéreis. A agulha de punção apropriada deve apresentar mandril. Essa agulha deve ser inserida na membrana em ângulo de 45° à pele, na direção superior, até atravessar a membrana sacrococcígea. A localização do espaço sacral por meio da perda de resistência ao ar é considerada. Após atravessar a membrana, a agulha é reorientada em direção superior até um ângulo de 20 ou 30° com a pele e introduzida 2 ou 3 mm dentro do canal sacral. A aspiração deve ser realizada antes da injeção do anestésico para detectar a saída de sangue ou líquido cefalorraquidiano (FIG. 50.4).

Nesta técnica também se pode inserir cateter através da agulha, considerando sempre o risco de contaminação. Os pacientes com incontinência não devem ser submetidos a essa técnica.[24]

A extensão do bloqueio sacral é menos previsível que a de outras técnicas peridurais, devido à variabilidade do conteúdo e do volume do canal caudal, bem como em razão da quantidade de anestésico que se difunde via forames sacrais. Ela depende de diversos fatores, como a idade (um dos mais importantes). O nível de bloqueio está relacionado com o volume de anestésico utilizado (TAB. 50.4).

O cálculo do volume para administração não deve ultrapassar a dose tóxica do anestésico escolhido.

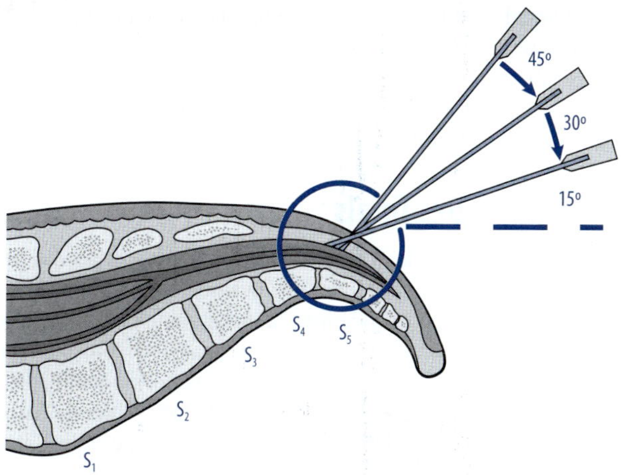


**FIGURA 50.4** Técnica do bloqueio caudal.

**TABELA 50.4** Relação entre o volume de bupivacaína (0,25%) e o nível de bloqueio sensitivo

| Nível de bloqueio | Volume (mL·kg$^{-1}$) |
|---|---|
| $L_1$ | 0,5 |
| $T_{10}$ | 0,75 |
| $T_8$ | 1 |
| $T_4$ a $T_6$ | 1,25 a 1,5 |

*Fonte: Adaptada de Armitage.*[25]

## Limitações do bloqueio peridural caudal

O bloqueio caudal apresenta as seguintes limitações: relaxamento muscular deficiente, traumatismo do periósteo durante a punção, anomalias sacrais que dificultam o uso da técnica (10% dos casos), injeção acidental subaracnóidea, necessidade de grandes volumes de anestésico, reações tóxicas e extensão imprecisa da anestesia.

## Contraindicações do bloqueio peridural caudal

O bloqueio caudal não deve ser utilizado quando existem lesões sépticas ou distróficas da pele na região do hiato sacral (cisto pilonidal) e anormalidades do sacro (mielomeningocele).

# Bloqueio combinado raquiperidural

O bloqueio combinado raquiperidural foi descrito primeiramente, em 1923, por Rodzinski, que realizou a técnica para cirurgias abdominais e de membros inferiores. Em 1979, Curelaru[26] publicou relato acerca da utilização da combinação do bloqueio subaracnóideo com a técnica de cateter contínuo, conhecida como técnica de duplo segmento. Em 1981, Brownridge[27] relatou estudo com 200 pacientes submetidas à cesariana com a técnica combinada.

A importância dessa técnica reside na associação das vantagens da raquianestesia e da anestesia peridural contínua, com a diminuição dos efeitos colaterais e das desvantagens das técnicas isoladas.

No bloqueio combinado, o início é rápido e apresenta excelente qualidade de bloqueio sacral, características da raquianestesia, além de possibilitar complementações do nível de bloqueio e analgesia pós-operatória por meio da administração de mais anestésico pelo cateter peridural.

O objetivo dessa técnica, especialmente na analgesia de parto, é obter um início de ação rápido com mínimo bloqueio simpático e motor.

## Técnica do bloqueio combinado raquiperidural

Existem basicamente duas técnicas para realização do bloqueio combinado: a técnica das duas punções separadas e a técnica da "agulha dentro da agulha", com material próprio.

O bloqueio combinado pode ser feito com o paciente em decúbito lateral ou sentado, nos interespaços $L_2$-$L_3$ ou $L_3$-$L_4$.

Na técnica da "agulha dentro da agulha", em primeiro lugar localiza-se o espaço peridural, mediante técnica da perda de resistência. Através da agulha de peridural, introduz-se a agulha de raquianestesia até a visualização do refluxo de líquido cefalorraquidiano, quando, então, é possível administrar o anestésico no espaço. Após a injeção da solução subaracnóidea, a agulha de raquianestesia é retirada e faz-se a introdução do cateter entre 3 e 5 cm no espaço peridural. Para a realização dessa técnica, recomenda-se uso de material apropriado (*kits* próprios) (**FIG. 50.5**).

Na técnica das duas punções separadas, quando não há material apropriado, instala-se primeiro o cateter peridural e depois, no espaço inferior ou via paramediana no mesmo espaço, faz-se a punção subaracnóidea.

Em ambas as técnicas, a inserção do cateter peridural sem prévia expansão do espaço é acompanhada de maior incidência de falha e punção acidental de vasos peridurais. Visando contornar esse problema, recomenda-se a infusão prévia de 5 a 10 mL de solução fisiológica a 0,9% no espaço peridural.[28]

## Farmacologia da anestesia combinada

Os anestésicos e adjuvantes utilizados são os mesmos injetados na raquianestesia ou na anestesia peridural isolada, destacando-se que a dose de anestésico administrada em ambos os compartimentos depende de variáveis como analgesia de parto, anestesia intraoperatória ou analgesia no pós-operatório.

Durante uma analgesia de parto, pode-se usar a bupivacaína a 0,5% hiperbárica entre 1,5 e 2,5 mg, associada a 10 a 25 μg de fentanil ou 3 a 5 μg de sufentanil no espaço subaracnóideo. Na fase inicial do trabalho de parto, com dor de intensidade leve, a analgesia pode ser realizada apenas administrando-se um opioide, reservando o cateter peridural para complementação na fase avançada do trabalho de parto ou utilizando-o para infusão contínua com baixa dose.

Durante uma infusão no intraoperatório, não há consenso quanto à dose e aos espaços espinhais a serem usados. Existe sugestão de utilização apenas da anestesia subaracnóidea no

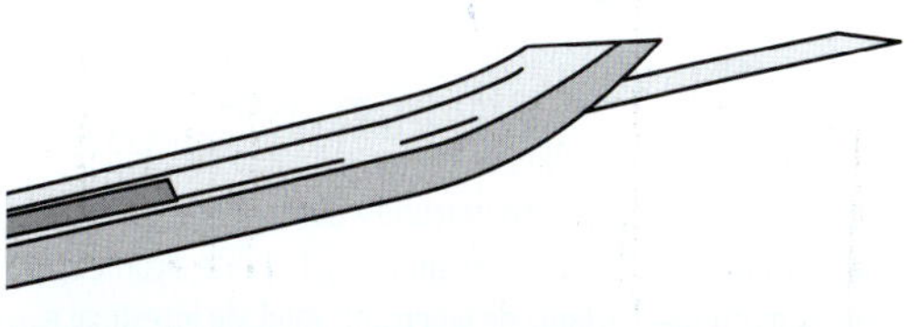

**FIGURA 50.5** Agulha para o bloqueio combinado raquiperidural.

intraoperatório, reservando o cateter peridural para analgesia pós-operatória. Na prática clínica, porém, com a segurança do cateter de peridural para complementação, tem-se observado uma necessidade menor do anestésico, tanto no compartimento peridural como no subaracnóideo.

Considerando-se o que foi discutido sobre as repercussões da técnica, ela é recomendada para pacientes graves, já que se obtém menor bloqueio simpático com menor hipotensão arterial. Parece existir um efeito sinérgico dos agentes anestésicos quando se utilizam ambos os compartimentos espinhais.

Um nível de bloqueio elevado pode ocorrer no bloqueio combinado se medidas como a redução do volume e o maior tempo de administração da solução peridural não forem tomadas.

## Indicações do bloqueio combinado raquiperidural

Pode-se considerar que as indicações da técnica combinada são as mesmas da raquianestesia ou da peridural isolada. A técnica está indicada para analgesia de parto, cirurgias abdominais, cirurgias do quadril e do joelho e cesarianas.[29]

## Contraindicações do bloqueio combinado raquiperidural

As contraindicações da técnica combinada são as mesmas da raquianestesia e da anestesia peridural, podendo-se citar as seguintes: recusa do paciente, infecções da pele no local de punção, hipotensão arterial grave, septicemia e coagulopatias.

## Complicações do bloqueio combinado raquiperidural

Mesmo se utilizando os espaços peridural e subaracnóideo simultaneamente, não existem evidências acerca do aumento das complicações. Quando ocorrem, elas são as mesmas observadas para raquianestesia ou anestesia peridural isolada.

Uma informação particular dessa técnica é a maior extensão no sentido cranial da anestesia, que se relaciona mais com a dose da solução subaracnóidea e com o tempo decorrido entre a injeção subaracnóidea e a injeção da dose peridural.

Quando se administra solução peridural, existe uma redução do volume do saco dural, o que favorece a progressão cranial do anestésico anteriormente administrado no espaço subaracnóideo.[30] A passagem do anestésico peridural para o espaço subaracnóideo através do orifício da dura-máter devido à punção parece não colaborar para atingir um nível mais elevado da anestesia combinada.

Quando se utiliza técnica com material adequado, não existe aumento na incidência de migração do cateter para o espaço subaracnóideo. Outros efeitos colaterais são náuseas, vômitos, pruridos e depressão respiratória resultantes do uso de opioides no neuroeixo.

## Considerações finais

A vantagem da técnica combinada é que a associação das técnicas produz uma redução dos inconvenientes da utilização das técnicas isoladamente. Podem-se destacar como benefícios a redução da dose das soluções usadas, a analgesia com bloqueio sensitivo seletivo, a possibilidade de evitar o bloqueio motor quando indesejado, a diminuição dos efeitos colaterais da raquianestesia e da peridural, a menor incidência de falhas, bem como a melhoria da qualidade da anestesia.

## Referências


1. Pagés F. Anestesia metamérica. Rev San Milit. 1921;11:355-65.
2. Dogliotti AM. Eine neue Methode der regionaren Anasthesie: "Die peridurale segmentare Anasthesie. Zentralbl Chir. 1933;58:3141.
3. Dogliotti AM. Segmental peridural spinal anesthesia: a new method of block anesthesia. Am J Surg. 1933;20(1):107-18.
4. Gutiérrez A. Valor de la aspiración líquida em el espacio peridural em la anestesia peridural. Rev de Cir de Buenos Aires. 1933;12:225-7.
5. Mondadori ECF. Anestesia peridural. An Paul Med Cir. 1937.
6. Figueiredo RR. Nossa experiência com 1.200 casos de anestesia extradural. Rev Bras Cir. 1948;17:133-52.
7. Rodgers A, Walker N, Schug S, McKee A, Kehlet H, van Zundert A, et al. Reduction of postoperative mortality and morbidity with epidural or spinal anaesthesia: results from overview of randomised trials. BMJ. 2000;321(7275):1493.
8. Hogan QH. Lumbar epidural anatomy. A new look by cryomicrotome section. Anesthesiology. 1991;75(5):767-75.
9. Bernards CM, Shen DD, Sterling ES, Adkins JE, Risler L, Phillips B, et al. Epidural, cerebrospinal fluid, and plasma pharmacokinetics of epidural opioids (part 1): differences among opioids. Anesthesiology. 2003;99(2):455-65.
10. Deschner B, Allen M, Leon O. Epidural blockade. In: Hadzic A. Textbook of regional anesthesia and acute pain management. New York: McGraw-Hill; c2007. p. 229-68.
11. Jacobsen J, Søfelt S, Brocks V, Fernandes A, Warberg J, Secher NH. Reduced left ventricular diameters at onset of bradycardia during epidural anaesthesia. Acta Anaesthesiol Scand. 1992;36(8):831-6.
12. Engquist A, Brandt MR, Fernandes A, Kehlet H. The blocking effect of epidural analgesia on the adrenocortical and hyperglycemic responses to surgery. Acta Anaesthesiol Scand. 1977;21(4):330-5.
13. Dalens B. Anestesia epidural lombar. In: Dalens B. Anestesia locorregional: do recém-nascido ao adulto. Rio de Janeiro: Revinter; 1999.
14. Bernards CM. Epidural and spinal anesthesia. In: Barash PG, Cullen BF, Stoelting RK. Clinical anesthesia. 5th ed. Philadelphia: Lippincott Willians & Wilkins; 2006. p. 691-717.
15. Chamberlain DP, Chamberlain BD. Changes in the skin temperature of the trunk and their relationship to sympathetic blockade during spinal anesthesia. Anesthesiology. 1986;65(2):139-43.
16. Defalque RJ. Compared effects of spinal and extradural anesthesia upon the blood pressure. Anesthesiology. 1962;23:627-30.
17. Bromage PR. Epidural analgesia. Philadelphia: WB Saunders; 1978.
18. Covino BG, Wildsmith JAW. Clinical pharmacology of local anesthetic agents. In: Cousins MJ, Bridenbaugh PO. Neural blockade in clinical anesthesia and management of pain. 3rd ed. Philadelphia: Lippincott; 1998. p. 97-128.
19. Ben-David B, Rawa R. Complications of neuraxial blockade. Anesthesiol Clin North America. 2002;20(3):669-693.
20. Yamashita AM, Yassuda H. Tromboprofilaxia e bloqueio regional. Rev Bras Anestesiol. 2001;51(4):350-66.
21. Cathélin F. Une nouvelle voie d'injection rachidienne: méthode des injections épidurales par le procede du canal sacré. Applications à l'homme. C R Soc Biol. 1901;53:452.
22. Sicard A. Les injections medicamenteuses extradurales par voie sacrococcygienne. CR Soc Dev Biol. 1901;53:396-8.
23. Candido KD, Winnie AP. Caudal anesthesia. In: Hadzic A. Textbook of regional anesthesia and acute pain management. New York: McGraw-Hill; c2007. p. 269-84.
24. Busoni P. Anestesia epidural sacral pela via intervertebral (transacral). In: Dalens B. Anestesia locorregional: do recém-nascido ao adulto. Rio de Janeiro: Revinter; 1999. p. 201-11.
25. Armitage EN. Regional anesthesia in pediatrics. Clin Anesthesiol. 1985;53:553-9.
26. Curelaru I. Long duration subarachnoid anaesthesia with continuous epidural block. Prakt Anaesth. 1979;14(1):71-8.
27. Brownridge P. Central neural blockade and caesarian section. Part 1: Review and case series. Anaesth Intensive Care. 1979;7(1):33-41.
28. Mannion D, Walker R, Clayton K. Extradural vein puncture--an avoidable complication. Anaesthesia. 1991;46(7):585-7.
29. Rawal N. European trends in the use of combined spinal epidural technique-a 17-nation survey. Reg Anesth. 1995;20(2):162.
30. Takiguchi T, Okano T, Egawa H, Okubo Y, Saito K, Kitajima T. The effect of epidural saline injection on analgesic level during combined spinal and epidural anesthesia assessed clinically and myelographically. Anesth Analg. 1997;85(5):1097-100.


## Questão de Prova do TSA

**50.1 (TSA/2016)** Homem de 67 anos, 58 kg e 1,65 m é submetido à cistectomia radical sob anestesia combinada com sevoflurano inalatório, infusão venosa contínua de cetamina e cisatracúrio e doses peridurais intermitentes de bupivacaína 0,25% (cateter em $T_7$-$T_8$). Durante a confecção do reservatório ileal, o cirurgião reclama de hipercontratilidade intestinal e peristaltismo acentuado. Essa ocorrência pode ser atribuída ao efeito do(a):

**A.** Agente inalatório.

**B.** Bloqueio no neuroeixo.

**C.** Antagonismo do receptor colinérgico nicotínico.

**D.** Antagonismo do receptor N-metil-D-Aspartato (NMDA).

# 51. ANESTESIA COMBINADA RAQUIPERIDURAL

Itagyba Martins Miranda Chaves
Leandro Fellet Miranda Chaves

A anastesia subaracnóidea (raquianestesia*), embora universalmente aceita e amplamente utilizada, apresenta algumas desvantagens, como risco de bloqueio excessivamente extenso, duração limitada, hipotensão arterial e cefaleia. Menciona-se a duração limitada pelo fato de o uso de microcateteres ainda ser motivo de controvérsias, já que vem sendo proibido pela Food and Drug Administration (FDA) nos Estados Unidos, embora usado em alguns países da Europa.

Essas desvantagens mencionadas, não sendo inerentes à anestesia peridural, acabam por torná-la atraente, já que pode ser titulada, mantida por tempo longo e usada, inclusive, para analgesia pós-operatória. A anestesia peridural, entretanto, também apresenta desvantagens, como tempo de latência prolongado (sobretudo para raízes sacrais) e maior número de falhas parciais.

A combinação das duas técnicas, denominada anestesia combinada raquiperidural (ACRP), pode ser atrativa, pois alia a "confiabilidade da raquianestesia com a flexibilidade da anestesia peridural", como afirmou Carrie[1] em 1988.

A técnica foi relatada pela primeira vez no XIX Congresso de Cirurgiões Poloneses em Varsóvia, 1922, pelo cirurgião polonês Ryszard Rodzinski, que apresentou um artigo intitulado "Sobre a Anestesia Lombossacral", onde descreveu a técnica que combinava anestesia subaracnóidea e anestesia peridural sacral que utilizava em Lwów para anestesiar seus pacientes para cirurgias abdominais.[2]

Em 1937, Soresi, que injetou anestésico local no espaço peridural, avançou a agulha, puncionou a dura-máter e injetou a dose raquidiana, obtendo boa anestesia. A técnica (que chamou de "epissubdural") não despertou interesse. Curelaru,[3] em 1979, na Romênia, introduziu um cateter peridural por uma agulha de Tuohy, injetou uma dose-teste, fixou o cateter e fez uma raquianestesia um a dois segmentos distantes, com uma agulha de raquianestesia nº 26. Essa técnica ficou conhecida como "técnica de segmento duplo" (TSD). Em 1981, Brownridge[4] utilizou, com bons resultados, a TSD em cesarianas.

Em 1982, Coates,[5] após ter puncionado o espaço peridural com agulha de Tuohy, retirado o mandril e por dentro introduzido uma agulha de raquianestesia um centímetro mais longa, puncionou, com sucesso, a dura-máter, injetou o anestésico local, retirou a agulha de raquianestesia e introduziu um cateter no espaço peridural, técnica que passou a ser conhecida como "técnica de segmento único" (TSU), para cirurgia em membros inferiores. Em 1984, Carrie e O'Sullivan[6] usaram-na para cesarianas. O uso da técnica de ACRP, sobretudo em anestesia obstétrica, tem aumentado consistentemente.

Para a edição anterior deste livro, em pesquisa na Medline englobando o período de 1991 a 2002, foram encontrados 312 artigos, entre resumos e cartas, 40 relatos de casos, oito artigos de revisão e três editoriais. Já em levantamento no Pubmed em novembro de 2016, para a presente edição, foram identificados 1.447 artigos para o verbete *combined spinal epidural anesthesia*, denotando o considerável interesse dos anestesiologistas pela técnica.

## Vantagens da anestesia combinada raquiperidural

Dirkes e colaboradores[7] demonstraram, em 1991, que nem a raquianestesia nem a anestesia peridural, isoladamente, bloquearam completamente a condução nervosa nas zonas identificadas, e que a ACRP mostrou um limiar sensitivo mais alto e bloqueio motor mais denso.

O **QUADRO 51.1** mostra as vantagens e desvantagens da raquianestesia e da anestesia peridural. As vantagens da ACRP, por sua vez, são mostradas no **QUADRO 51.2**.

Uma das principais vantagens da ACRP é obter, rapidamente, boa e prolongada analgesia ou anestesia cirúrgica com doses baixas de opioides lipossolúveis (fentanil, sufentanil) via

**QUADRO 51.1** Vantagens e desvantagens da raquianestesia e da anestesia peridural

| Comparação | Raquianestesia | Anestesia peridural |
|---|---|---|
| Início de ação | Rápido | Mais lento |
| Altura do bloqueio | Imprevisível | Previsível |
| Limite inferior | Satisfatório ($S_5$) | Variável |
| Densidade do bloqueio | Profunda | Variável |
| Duração do bloqueio | Dependente do agente | Dependente do agente e da técnica |
| Absorção sistêmica | Desprezível | Importante |
| Hipotensão | Rápida/frequente | Lenta/gradual |
| Cefaleia | Variável/imprevisível | Não |
| Analgesia pós-operatória | Limitada no tempo | Via ideal por infusão |

**QUADRO 51.2** Vantagens da anestesia combinada raquiperidural

- Associação das vantagens da anestesia peridural com a raquianestesia para as cirurgias de abdômen, membros inferiores e analgesia de parto
- Possibilidade de aumentar a duração da anestesia pelo cateter peridural quando a raquianestesia for insuficiente ou começar a regredir
- Analgesia pós-operatória
- Possibilidade de execução de tampão sanguíneo (profilático ou terapêutico) em caso de punção acidental da dura-máter e de tratamento da cefaleia pós-raquianestesia

*Ver nota do organizador na pág. 760.

subaracnóidea (1-5 minutos), que, associadas a pequenas doses de anestésico local (AL), além de melhorarem a qualidade do bloqueio anestésico em razão da permanência do cateter peridural, prolongam a duração da anestesia cirúrgica praticamente pelo tempo que for necessário. Acrescente-se a isso a vantagem do AL subaracnóideo potencializar os efeitos do AL peridural.[8] Ademais, diversos estudos têm confirmado que as doses menores de opioides e AL usadas na ACRP permitem um bloqueio mais seletivo com mínimo bloqueio motor e possível deambulação – *walking epidural*.[9] Os autores deste capítulo reproduziram esses resultados,[10,11] que têm grande importância em cirurgia ambulatorial.

Foi demonstrado que um bloqueio subaracnóideo baixo pode ser estendido significativamente em direção cefálica dentro de 5 minutos após o bloqueio subaracnóideo por uma dose adicional peridural de 10 mL de solução salina. Tal fenômeno foi denominado extensão do bloqueio por volume e é explicado pela provável compressão do espaço subaracnóideo, resultando em maior difusão cefálica desse bloqueio, o que, teoricamente, permitiria o uso de menor dose do AL dentro do espaço subaracnóideo. A extensão do bloqueio por volume tem sido usada em anestesia para cesarianas eletivas e vem sendo associada com recuperação mais rápida do bloqueio motor, em comparação com uma raquianestesia única.[12] Entretanto, seus autores recomendam uma ampliação desses estudos.

De fato, isso não foi comprovado por Tyagi e colaboradores,[13] em ensaio randomizado, controlado, quando foi usada a bupivacaína hiperbárica a 0,5% por via subaracnóidea. Foi afirmado que a raquianestesia, durante a ACRP, poderia produzir um bloqueio subaracnóideo mais extenso comparado com a raquianestesia única em cesarianas. Se isso fosse verdade, então uma dose menor de AL poderia ser usada na anestesia combinada.[14] Outro estudo posterior encontrou resultados contrários e concluiu que, em decúbito lateral, tanto na raquianestesia única quanto na ACRP, a extensão do bloqueio sensitivo é mesma, não havendo, portanto, necessidade de ajuste da dose subaracnóidea.[15]

## Mecanismo de ação

Em um estudo realizado por Blumgart e colaboradores,[16] no qual, após raquianestesia com 1,6 a 1,8 mL de bupivacaína hiperbárica, foram injetados, pelo cateter, no espaço peridural, 10 mL de bupivacaína em um primeiro grupo e 10 mL de solução salina em um segundo grupo (sendo o terceiro o grupo-controle, sem suplementação), concluiu-se que o mecanismo de extensão do bloqueio ocorre devido à compressão do canal dural pela injeção peridural. Tal conclusão, todavia, é limitada, porque essa avaliação foi feita até 30 minutos depois da anestesia peridural.

Em outro estudo, Stienstra e colaboradores[17] teve por objetivo elucidar o mecanismo de ação de doses peridurais repetidas. Após raquianestesia com 10 mg de bupivacaína a 0,5% pura através de agulha de Whitacre nº 27, introduzida por dentro de uma agulha de Tuohy, retirou-se a agulha de raquianestesia e introduziu-se um cateter no espaço peridural. Estabelecido o nível máximo de bloqueio sensitivo (30 minutos), foram injetados, pelo cateter, 10 mL de bupivacaína sem adrenalina no primeiro grupo, 10 mL de solução salina no segundo grupo e nada no terceiro (grupo-controle). O nível anestésico mais alto foi de 4,8 segmentos no primeiro grupo, 2 no segundo e 0,3 no terceiro, sendo as comparações intergrupos significativas. Os autores concluíram que o mecanismo de ação pode ser explicado parcialmente pelo volume, mas, também, pelo AL.[17]

Trautman e colaboradores[18] publicaram em 1997 um elegante estudo feito com voluntários no qual, após raquianestesia com lidocaína, foi inserido um cateter de 3 cm no espaço peridural. Depois da regressão de dois segmentos, avaliados pela picada da agulha, os grupos receberam 10 mL de solução salina ou 10 mL de lidocaína a 1,5% ou 0,25 mL de solução salina pelo cateter peridural. Foi utilizada estimulação elétrica transcutânea (EET) para avaliação do bloqueio motor no nível de $L_2$-$L_3$ (acima do joelho) e $L_5$-$S_1$ (acima do maléolo) com estímulo tetânico inicial de 10 mA com incrementos de até 60 mA, que correspondem à incisão cirúrgica. Um dinamômetro foi usado para avaliar a força de contração isométrica no quadríceps direito e no gastrocnêmio.

Os resultados desse estudo mostraram que a lidocaína peridural prolongava o bloqueio sensitivo à picada da agulha nos dermátomos toracolombares em média por 28 minutos, em comparação com os grupos de 10 mL ou 0,25 mL de solução salina. Nem a lidocaína nem a solução salina prolongaram a duração de tolerância à EET no nível do joelho ou tornozelo. A injeção peridural de lidocaína prolongou o bloqueio motor do quadríceps (inervado pelas raízes de $L_2$-$L_3$), mas não do gastrocnêmio (inervado pelas raízes sacrais $S_1$-$S_2$), cuja natureza segmentar e dificuldade para alcançar as raízes sacrais mais grossas já é conhecida desde os estudos de Galindo (1975).

Concluiu-se que 10 mL de solução salina peridural, quando injetados após a regressão de dois segmentos, são ineficazes em aumentar a duração da raquianestesia na técnica de ACRP e que o reforço com 150 mg de lidocaína prolonga o bloqueio sensitivo e motor no nível do quadríceps, mas pode ser insuficiente para prolongar a anestesia. Uma conclusão de importância clínica é que na ACRP a extensão da raquianestesia pode ser aumentada mediante injeção de solução salina pelo cateter peridural, quando o bloqueio ainda não se fixou e que, após regressão de dois metâmeros, ocorre o contrário, isto é, a regressão do bloqueio pode ser acelerada. A injeção de lidocaína, nesse caso, produz "nova" anestesia peridural.

## Fluxo de fármacos do espaço peridural através de orifício na dura-máter

A pressão no espaço subaracnóideo é maior do que a pressão no espaço peridural, 5 a 15 cm$H_2O$, o que constitui um obstáculo ao fluxo de substâncias para esse local. Após a administração de fármacos ou mesmo solução salina no espaço peridural, a pressão aumenta muito, ainda que temporariamente, invertendo o gradiente e facilitando, assim, o fluxo de substâncias para o espaço subaracnóideo através do orifício produzido na dura-máter pela agulha de raquianestesia, já que bloqueios muito extensos, depressão respiratória grave, raquianestesia total e até um caso de parada cardiorrespiratória com a técnica de ACRP foram relatados após injeção peridural de AL ou opioide, feita logo depois da perfuração intencional ou acidental da dura-máter.

Holst e colaboradores[19] não conseguiram demonstrar a presença de corante no espaço subaracnóideo após injeção de 15 mL no espaço peridural na presença de orifício na dura-máter produzido por uma agulha 29G de Quincke. Em 1990, Bernards e Hill,[20] em estudo já considerado clássico, buscaram determinar se a punção da dura-máter, *in vitro*, em macacos produzia aumento significativo da transferência do fluxo de substâncias administradas no espaço peridural. Eles estudaram a quantidade de morfina e lidocaína administradas por via peridural que passava pela dura-máter para o espaço subaracnóideo em quatro situações: íntegra, perfurada com agulha de Whitacre nº 7, Sprotte nº 24 e Tuohy nº 18. O estudo concluiu que a quantidade de fármaco que passa para o espaço subaracnóideo depende, diretamente, do tamanho do orifício produzido na dura-máter. A importância clínica é que, quanto menor o diâmetro das agulhas de raquianestesia, menor o fluxo de fármacos do espaço peridural para o subaracnóideo.

Suzuki e colaboradores[21] concluíram que a punção prévia da dura-máter sem injeção de substância acelerava a disseminação caudal da anestesia peridural, mas não a cefálica, sugerindo que somente uma pequena quantidade de anestésico local passa do espaço peridural para o subaracnóideo quando o orifício na dura-máter é produzido por uma agulha Whitacre nº 26. Em um estudo controlado em ovelhas, Swenson e colaboradores[22] mostraram que a punção prévia da dura-máter com agulha de Tuohy nº 18, seguida da infusão de sufentanil peridural por 4 horas, aumentou a migração do sufentanil do espaço peridural para o subaracnóideo seis vezes em relação ao grupo de dura-máter intacta, com pouca tendência para difusão cefálica do sufentanil. Um estudo de Leighton e colaboradores[23] em 177 gestantes saudáveis concluiu que a disseminação de bupivacaína peridural é aumentada (principalmente no sentido cefálico) quando administrada 104 minutos depois da injeção subaracnóidea prévia de 10 g de sufentanil do que quando feita sem administração prévia, porém sem evidência de depressão respiratória.

Alguns autores, entretanto, observaram o contrário, ou seja, quando a ACRP foi feita pela técnica "agulha através de agulha", ocorreu fluxo de líquido cefalorraquidiano (LCR) do espaço subaracnóideo para o peridural após remoção da agulha de raquianestesia.

Concluindo, existe transferência de substâncias através do orifício. Sua importância clínica vai depender do diâmetro do orifício, da substância, da concentração, do volume, da velocidade de injeção e da proximidade do orifício. Existe também a possibilidade de perfuração acidental da dura-máter não diagnosticada e da migração do cateter para o espaço subaracnóideo, que, segundo Leighton e colaboradores,[23] ocorre em 0,5 a 2,5% dos casos, ainda que dois grandes estudos não tenham relatado essa complicação. Há um relato de caso[24] de grave depressão respiratória e intenso bloqueio motor com hipotensão logo após a injeção pelo cateter peridural de uma segunda dose de diamorfina mais bupivacaína. A primeira injeção não apresentou problemas. Os autores sugerem migração do cateter não reconhecidamente posicionado no espaço subdural para o espaço subaracnóideo, o que não é tão raro. A anestesia subdural é mais frequente do que se pensa, sendo, contudo, pouco diagnosticada.[24]

É importante, pois, atenção especial a estes detalhes: uso criterioso das injeções peridurais, observação rigorosa da dose-teste ("cada dose é uma dose-teste", afirmação de Van Zudert e colaboradores[25] em 1987) e de soluções diluídas. Mais estudos são necessários para determinar se a administração peridural de substâncias, próxima a uma dura-máter previamente puncionada, tem importância clínica no que concerne à segurança do paciente. O assunto é discutido em mais detalhes a seguir.

## Técnica de segmento duplo

O primeiro relato de um grande número de casos de ACRP foi feito em 1979 por Brownridge[4] envolvendo 200 cesarianas, em que um cateter peridural era inserido em $L_1$-$L_2$, seguido de raquianestesia em $L_3$-$L_4$.

A questão sobre qual delas realizar primeiro (se a raquianestesia ou a anestesia peridural) foi levantada desde o início. Brownridge[4] afirmou ter feito a raquianestesia com o cateter previamente colocado. Seu argumento era de que, se fizesse a raquianestesia em primeiro lugar, teria de se preocupar com um paciente já anestesiado, propenso à ansiedade, hipotensão e lipotimia, bem como com uma possível demora na colocação do cateter, o que ocorre não tão raramente.

A TSD permite que se teste o funcionamento do cateter antes do início da raquianestesia, sendo impossível, como na TSU, ocorrer dano à agulha durante sua passagem por dentro da agulha de peridural, que pode traumatizar mais a dura-máter, aumentando a incidência de cefaleia. Não existe, na TSD, a possibilidade de que a fricção entre as agulhas carreie fragmentos metálicos para o espaço subaracnóideo, o que geraria consequências graves.[26] O risco de secção do cateter é teórico, não havendo, até o presente momento, nenhum caso relatado na literatura. Deve ser lembrado que em 1994, em anestesia pediátrica, Peutrell e Hughes[27] usaram a TSD para cirurgia de hérnia em ex-prematuros, praticando a raquianestesia lombar com agulha 25G, seguida de colocação de um cateter 23G no espaço peridural pelo hiato sacral.

### Vantagens e desvantagens da técnica de segmento duplo

As vantagens desta técnica incluem menor número de falhas (uma investigação com 6.700 parturientes constatou 4,9% de falhas de raquianestesia e somente 0,42% de ACRP); menor possibilidade de inserção do cateter no espaço subaracnóideo, já que, em teoria, estaria colocado mais distante do orifício na dura-máter; ausência de dano à ponta da agulha de raquianestesia; ausência de fragmentos metálicos; e o benefício proporcionado por um cateter peridural previamente colocado antes de se fazer raquianestesia em outro espaço. Além disso, o custo é aproximadamente 50% mais baixo que o dos *kits* próprios para punção em segmento único.

As principais desvantagens da técnica são maior incidência de dor, infecção, hematoma, possibilidade (remota) de secção de um cateter prévio pela agulha de raquianestesia, e as dificuldades inerentes às duas punções, como obesidade e doenças da coluna.[28]

## Técnica de segmento único

Estudos usando a técnica "agulha através de agulha"[29] mostraram que a espessura do espaço peridural em nível lombar varia de 3 a 17 mm, sendo que tal espessura é menor do que 5 mm em cerca de 16% dos casos, maior do que 10 mm em 15% dos casos e maior do que 13 mm em 3% dos casos. Nos primeiros *kits* de ACRP, as agulhas de raquianestesia eram 7 mm mais longas que as de peridural e apresentavam um grande índice de falhas. As atuais, 12 a 15 mm mais longas, são mais eficientes.

Com o paciente sentado ou em decúbito lateral, uma agulha peridural para ACRP é introduzida no espaço intervertebral desejado (em geral abaixo de $L_2$). Após a identificação do espaço peridural com agulha de Tuohy 16G, 17G ou 18G, retira-se o mandril e introduz-se a agulha de raquianestesia mais longa e fina (27G) por dentro da agulha de peridural até o espaço subaracnóideo. Depois de obtido o LCR, injeta-se a dose desejada para raquianestesia retira-se a agulha de raquianestesia e introduz-se no espaço peridural um cateter 19G, 3 a 4 cm. Deve-se enfatizar que a agulha de raquianestesia, se não firmemente imobilizada, desloca-se com facilidade durante a injeção subsequente. Com os *kits* modernos, todavia, isso não ocorre, pois existe um dispositivo para imobilizá-la.

Deve-se testar o cateter para aspiração de sangue ou LCR e sua permeabilidade injetando-se 1 mL de solução salina. Em seguida, o cateter é firmemente fixado para estar disponível quando necessário e no período pós-operatório. Às vezes, a introdução do cateter pode ser difícil e demorada, o que pode determinar raquianestesia nas áreas dependentes. Foram encontrados níveis altos de bloqueio quando se usou bupivacaína hipobárica com o paciente sentado, devido à demora na inserção do cateter. Nesse caso, é melhor tentar inseri-lo ao final da cirurgia. Existe, ainda, embora mais raramente, a possibilidade de a raquianestesia mascarar eventuais parestesias.

Quanto à posição do paciente, muitos autores recomendam que a punção seja feita com o paciente sentado, porque a pressão do LCR é maior, o que facilita o fluxo de LCR e, como consequência, diminui o número de falhas. Outros preferem o decúbito lateral, pois, no caso de demora para inserção do cateter peridural no paciente sentado, pode ocorrer instabilidade hemodinâmica; por outro lado, essa posição pode aumentar a incidência de anestesias parciais.

## Vantagens e desvantagens da técnica de segmento único

Uma questão levantada, desde cedo, acerca da TSU, diz respeito à dúvida sobre girar-se ou não a agulha de Tuohy para que o orifício na dura-máter fique o mais distante possível do cateter; outra dúvida é relativa à rotação da agulha: ela pode lacerar a dura-máter? Além disso, pode o cateter penetrar no espaço subaracnóideo através do orifício da agulha de raquianestesia?

Alguns autores recomendam que uma rotação de 180° seja feita antes de se introduzir o cateter, pois este, teoricamente, ficaria mais distante do orifício na dura-máter. Outros afirmam que a rotação da agulha de Tuohy constitui um risco de lesão da dura-máter, que pode ser diminuído com uma rotação de 90°. A maioria dos autores, entretanto, não recomenda essa rotação. Quanto à possibilidade de que a fricção entre as agulhas possa levar fragmentos metálicos para o espaço subsequente, com complicações graves, em 1993, Hargreaves,[26] usando técnica refinada para detecção de partículas metálicas, não as encontrou.

As principais vantagens desta técnica, por tratar-se de punção única, são maior rapidez, menor incidência de dor, infecção, hematomas e maior satisfação do paciente. Além disso, por permitir o uso de agulhas de raquianestesia mais longas e mais finas (27G), há uma considerável diminuição do número de falhas e da incidência de cefaleia pós-raquianestesia. Os *kits* atuais são de boa qualidade e seguros, existindo, inclusive, *kits* com agulha com "olho adicional", ou de duplo lúmen, permitindo a passagem da agulha de raquianestesia por um lúmen e nos quais a introdução do cateter (por outro) pode ser feita antes da punção da dura-máter, o que evita os problemas decorrentes das dificuldades na inserção do cateter, após raquianestesia já atuando. Ademais, eles protegem contra a fricção entre as agulhas, eliminando a hipótese de fragmentos metálicos.

Também foram relatados bloqueios anestésicos insuficientes e maior incidência de falhas (4-16%) em dois estudos importantes. Haridas[30] descreveu a presença de LCR na agulha em 20% dos casos e no cateter, em 80%, tendo sido possível aspirá-lo em 18% dos casos em que a ACRP havia sido feita na posição sentada. Em todos os casos, confirmou-se, efetivamente, a presença de LCR, mas em nenhum deles o cateter estava no espaço subaracnóideo. O anestesiologista precisa estar atento a essas eventualidades, improváveis durante a realização da TSD.

## Migração do cateter peridural

Segundo Holmström e colaboradores[31] a migração do cateter peridural para o espaço subaracnóideo é potencialmente muito grave devido à dificuldade de se reconhecer o seu deslocamento, e a injeção de uma dose peridural resultaria em raquianestesia total. Rawal[32] afirma que, embora a ACRP tenha sido feita na última década em milhares de pacientes na Europa, não foi relatado nenhum caso de penetração do cateter no espaço subaracnóideo (ainda que com os autores deste capítulo o fato tenha ocorrido duas vezes), considerando, portanto, como causa provável a lesão na dura-máter pela agulha de Tuohy. Norris e colaboradores,[33] embora também tenham percebido dois casos em 536 pacientes, concluem que a ACRP é tão segura quanto a anestesia peridural.

Em estudo epiduroscópico em cadáveres frescos realizado por Holmström e colaboradores[31] com um e cinco orifícios feitos na dura-máter por uma agulha de raquianestesia 25G e um único orifício feito por uma agulha de Tuohy 18G, os autores não conseguiram passar um cateter 18G no orifício único em 20 tentativas. No caso dos cinco orifícios, conseguiram passar o cateter uma vez em 20. Em contrapartida, no orifício produzido pela agulha de Tuohy, o cateter penetrou no espaço subaracnóideo nove vezes em 20 tentativas, o que os levou a concluir, portanto, que o risco de migração do cateter através da dura-máter em punções únicas, não complicadas, durante a ACRP é muito pequeno.

## Falhas de funcionamento do cateter

Os poucos estudos existentes comparando o funcionamento do cateter em anestesia peridural com ACRP são conflitantes: enquanto dois estudos de mesmos autores relataram um percentual de falha de funcionamento do cateter para analgesia pós-operatória de 18 a 22%, comparado com 6 a 8% da anestesia peridural isolada, outro estudo retrospectivo de 4 mil casos em anestesia obstétrica mostrou um percentual de falhas menor na ACRP do que na anestesia peridural isolada. É improvável que haja diferença significativa.

## Fatores que influenciam a extensão da anestesia combinada raquiperidural

Todo bloqueio neuroaxial pode ser alterado por mudança de posição do paciente, técnica de punção, tipo de agulha usada e baricidade da solução.

Norris e colaboradores[33] relataram maior frequência de sucesso da ACRP na posição sentada, em função de maior facilidade de realização e de maior pressão do LCR com fluxo mais rápido, o que foi confirmado por outros autores. Em 1992, Patel e colaboradores,[34] usando 10 mg de bupivacaína hiperbárica para cesarianas, observaram bloqueio menos extenso e menor incidência de hipotensão arterial. A "posição de Oxford" (decúbito lateral esquerdo com ligeiro Trendelenburg, com os ombros e cabeça sobre travesseiros, para permitir a disseminação cefálica nos segmentos torácicos inferiores), embora pouco usada no Brasil, pode ser muito útil.

Com relação à baricidade, pode-se citar o estudo de Vercauteren e colaboradores[35] em cesarianas, no qual foram comparadas soluções de bupivacaína hiperbáricas com soluções isobáricas (as quais, na realidade, são hipobáricas na temperatura corporal quando associadas com opioides). Em tal estudo, embora se tenha encontrado a mesma extensão de bloqueio em ambos os grupos, houve maior produção de bloqueios irregulares, ou muito altos ou muito baixos, e também maior incidência de náusea e hipotensão no grupo hipobárico. Ou seja, a grande maioria dos anestesiologistas prefere as soluções hiperbáricas por serem de mais fácil controle, bem como pelo posicionamento do paciente e da mesa cirúrgica.

Com relação à via de acesso – mediana ou paramediana –, parece não haver diferença na incidência de complicações com o uso de TSU. A via mediana é a mais eficaz para a punção do espaço subaracnóideo e, durante a peridural, apresenta menor incidência de punções acidentais da dura-máter, sendo que a distância entre a pele e o espaço peridural é cerca de 6 mm menor que a abordagem paramediana, o que, segundo dados da literatura, facilita a introdução do cateter. Quanto ao tipo e diâmetro de agulha de raquianestesia a ser usada, é importante lembrar que as agulhas que reduzem a incidência de cefaleia também aumentam a incidência de falhas, além de sofrerem maior desvio de trajeto, ainda que sejam as mais usadas, principalmente na TSD.

## Indicações da anestesia combinada raquiperidural

Além de já ser universalmente aceita para anestesias de parto e cesarianas, histerectomias, cirurgia de quadril e joelho, cirurgia colorretal, transplante renal, cirurgias nos membros inferiores, artroplastia de joelho, cirurgias pediátricas, cirurgias em idosos, encontram-se na literatura outras indicações de cirurgias de complexidade para as quais a ACRP mostrou ser ou a melhor técnica ou boa alternativa.

A ACRP foi expressivamente estudada em anestesia obstétrica. Rawal[32] enfatizou que o emprego da ACRP tem aumentado bastante, sendo que 65% dos anestesiologistas consultados a usam em sua prática clínica, e que a utilização da via subaracnóidea melhora a qualidade da anestesia, sobremaneira para analgesia de parto e cesarianas. Os prós e contras, comparados com a tradicional anestesia peridural, ainda continuam sendo debatidos, embora resultados de metanálises tenham demonstrado que a técnica combinada promove um início mais rápido da analgesia e aumento da satisfação materna, porém com uma incidência maior de prurido. Os estudos mais recentes mostram novas informações sobre a escolha de fármacos e também aspectos técnicos, vantagens e desvantagens.

Van de Velde e colaboradores,[36] considerando que a hipotensão arterial materna ainda é um efeito colateral importante da raquianestesia para a cesariana, fizeram um estudo para testar a hipótese de que a redução da dose subaracnóidea do anestésico local resultaria em uma anestesia eficaz e com menos hipotensão arterial. Foram estudadas 50 grávidas a termo, aleatoriamente divididas em dois grupos: grupo "alto" (ACRP com 9,5 mg de bupivacaína hiperbárica + 2,5 μg de sufentanil) e grupo "baixo" (ACRP com 6,5 mg de bupivacaína hiperbárica + 2,5 μg de sufentanil). Foram avaliadoss dados demográficos, obstétricos, escala analógica visual para avaliação da dor, número de intervenções médicas para a dor, hemodinâmicos maternos e resultados neonatais. No grupo "alto", foram encontrados episódios hipotensivos maiores e mais prolongados do que no grupo "baixo". Os autores concluíram que menores doses de bupivacaína hiperbárica (6,5 mg) associadas a sufentanil produzem melhor estabilidade hemodinâmica materna com anestesia igualmente efetiva e de menor duração.

Em excelente revisão, Ong e Sashidharan[37] concluíram que a ACRP, além de combinar a rápida latência e a previsibilidade da raquianestesia com a possibilidade de modificar e estender o bloqueio pelo cateter peridural, pode ser feita tanto usando a técnica de agulha através de agulha quanto a técnica com duas agulhas separadas. Ficou demostrado que, além de melhorar a qualidade da analgesia no trabalho de parto, houve maior satisfação materna, concluindo-se que a ACRP é tão segura quanto a raquianestesia ou peridural únicas.

Tinha-se a impressão clínica de que, apesar de oferecer vantagens sobre a raquianestesia e a peridural isoladas, a ACRP era uma técnica mais invasiva e, portanto, mais suscetível a complicações. Miro e colaboradores[38] do Departamento de Anestesia Obstétrica do Hospital Universitário Maternal La Paz (hospital terciário com mais de 10.000 partos/ano), em Madri, publicaram os resultados de um estudo retrospectivo de 6.497 partos, concluindo que tanto a peridural isolada quanto a técnica combinada foram consideradas igualmente seguras e tiveram efeitos similares no parto.

Silva e Halpern[39] estudaram 2.183 parturientes comparando ACRP com anestesia peridural com baixas concentrações de AL. Na técnica combinada, 1 a 2 mg de bupivacaína associados a 5 a 15 μg de fentanil foram injetados por via subaracnóidea. Um cateter peridural foi colocado para extensão da anestesia, quando necessário. Uma profunda analgesia foi rapidamente obtida com baixas doses. Na técnica com anestesia peridural, foram utilizadas concentrações de bupivacaína a 0,1%. Não foram encontradas diferenças significativas nos resultados obstétricos: duração do primeiro e segundo estágios do trabalho de parto, partos instrumentais e incidência de cesarianas de emergência.

O estudo COMET (do inglês *Comparative Epidural Mobile Trial*), de 2010, envolveu 1.054 pacientes em três grupos: peridural com alta concentração de bupivacaína a 0,25%, peridural com baixa concentração de bupivacaína a 0,125% + fentanil 2 $\mu g \cdot mL^{-1}$ e ACRP. Os investigadores não encontraram diferenças significativas na duração do primeiro ou segundo estágios do trabalho de parto, na incidência de sofrimento fetal e também cesarianas. As pacientes que receberam ACRP e peridural com baixa dose tiveram menor incidência de parto cirúrgico. A administração precoce da anestesia neuroaxial também não aumentou a incidência de parto cirúrgico nem prolongou o trabalho de parto.[40]

Um estudo recente analisou, prospectivamente, 110 pacientes saudáveis em trabalho de parto ativo (55 alocadas para ACRP e 55 para outros métodos de analgesia de parto). Foram avaliados, de maneira comparativa, a duração do primeiro e segundo estágios do trabalho de parto, as taxas de parto instrumental, as cesarianas de emergência e os escores de Apgar. Não houve diferença significativa em todos os tópicos avaliados.[41]

Yun e colaboradores[42] tiveram por objetivo investigar a recuperação motora de três grupos de pacientes submetidos a cirurgias de membros inferiores (grupo 1 com 10 mg de bupivacaína subaracnóidea, grupo 2 com 7,5 mg de bupivacaína subaracnóidea + 10 mL de lidocaína a 1,5% peridural e grupo 3 com 5 mg de bupivacaína subaracnóidea + 10 mL de lidocaína a 1,5% peridural). Os resultados mostraram que o grupo 2 (com 7,5 mg de bupivacaína subaracnóidea) teve recuperação motora mais rápida ($P = 0,019$) do que o grupo 1 (de 10 mg) de pacientes submetidos a cirurgias dos membros inferiores.

Já é amplamente aceito que a ACRP tem várias vantagens sobre a peridural tradicional, como início de ação mais rápido, maior satisfação materna e menor necessidade de bólus complementares. Contudo, os defensores da peridural tradicional criticam a técnica combinada argumentando que os cateteres, por não serem previamente testados, podem não ser confiáveis caso haja necessidade de uma intervenção cirúrgica.

Autores da Universidade de Colúmbia, Nova Iorque,[43] compararam a incidência de falhas dos cateteres e o tempo de falha em um hospital acadêmico terciário. Os dados foram colhidos entre outubro de 2012 e setembro de 2014 e avaliados por um programa seguro de alta qualidade. Foram escrutinadas 5.487 analgesias, 3.980 ACRPs e 1.507 peridurais contínuas. Um total de 85 cateteres na técnica combinada (2,1%) tiveram de ser substituídos, e 59 (3,9%) do grupo peridural foram substituídos ($P < 0,001$). O tempo médio necessário para substituição foi de 398 minutos para o grupo da técnica combinada e 281 minutos para o da peridural ($P < 0,0001$). Ficou concluído que os cateteres usados na técnica combinada foram mais eficazes durante a analgesia para parto do que os usados na peridural tradicional, contestando, assim, a teoria de que os cateteres não testados não são confiáveis.

Em revisão recente feita na Universidade de Stanford e na Universidade do Colorado, registrou-se que a técnica combinada foi usada para analgesia de parto em 15 a 18% dos 1.193 hospitais pesquisados pelo fato de promover maior satisfação materna, boa funcionalidade dos cateteres peridurais e utilização de menores doses adicionais pelos cateteres peridurais.[44]

Em revisão com base na Cochrane Database Syst Rev. e em referências atualizadas até 30 de junho de 2012, Simmons e colaboradores[45] concluíram que parece haver pouca vantagem da ACRP em relação à anestesia peridural (com baixas concentrações de AL) no trabalho de parto, não existindo diferença quanto à satisfação materna, apesar de um início mais rápido da analgesia na técnica combinada e menos prurido na anestesia peridural com baixas concentrações de AL. Não existem diferenças na capacidade de deambulação, hipotensão materna, incidência de cesarianas ou resultados neonatais. Contudo, há uma incidência significativamente maior de retenção urinária e necessidade de partos instrumentais com a anestesia peridural tradicional comparada com a de baixas concentrações, não sendo possível tirar qualquer conclusão acerca de complicações raras, como lesão de nervo e meningite.

Ainda em obstetrícia, a técnica combinada tem-se mostrado uma excelente opção nas situações de alto risco. Em recente estudo prospectivo,[46] envolvendo 28 pacientes com pré-eclâmpsia grave, as mulheres que receberam a dose subaracnóidea de bupivacaína 7,5 mg + fentanil 25 µg mostraram maior estabilidade hemodinâmica do que as que receberam bupivacaína 10 mg + fentanil 25 µg. As doses foram igualmente efetivas para cesariana eletiva. Em outro estudo,[47] com 18 pacientes pré-eclâmpticas e não pré-eclâmpticas submetidas à cesariana com anestesia combinada raquiperidural (ACRP), a $DE_{50}$ de bupivacaína nos dois grupos foi de 4,7 mg + 20 µg de fentanil.

É sabido que as cardiopatias são atualmente a segunda maior causa de morte materna no Reino Unido, com 44 mortes ocorridas entre 2000 e 2002, conforme revelado no Inquérito Confidencial de Saúde Materna. No mais recente relato trienal, oito dessas mortes foram associadas com miocardiopatia: quatro mortes por miocardiopatia periparto (MCPP), uma por miocardiopatia dilatada (MCD), uma por miocardiopatia obstrutiva (MCO) e uma por provável falência ventricular esquerda de etiologia desconhecida. Após relatarem três casos de ACRP para cesariana em pacientes com MCPP e um caso de anestesia geral, os autores concluíram que, nesses casos graves, com cuidadosa seleção, a ACRP titulada, com monitorização invasiva, pode ser usada com segurança, exceto naquelas situações em que o tempo de administração da tromboprofilaxia pode impedir sua utilização.[48]

Em outro estudo,[49] os autores descreveram o caso de uma gestante de 24 anos, com MCD induzida por adriamicina, com metástases pulmonares, colapso do pulmão esquerdo, dispneia progressiva (classe NYHA III), fração de ejeção de 30% e função renal alterada, para a qual foi indicada cesariana de emergência. Considerando a gravidade do caso, programou-se uma ACRP com 25 µg de fentanil subaracnóideo e, em seguida, bólus de 5 mL de lidocaína a 2% (total de 10 mL) até o bloqueio sensitivo atingir $T_6$. A paciente manteve-se estável hemodinamicamente, sem dor, confortável, e o recém-nascido apresentou índice de Apgar 9 (1 minuto) e 10 (5 minutos), com débito urinário de 800 mL. A analgesia pós-operatória foi realizada pelo cateter peridural com bupivacaína a 0,125% + fentanil 2 $\mu g \cdot mL^{-1}$.

Os anestesiologistas envolvidos nos partos de pacientes com MCPP devem estar preparados para promover analgesia de parto, anestesia para cesariana e até mesmo transplante cardíaco. Em cesarianas, tanto a anestesia regional quanto a geral podem ser usadas, mas pequenas doses de ACRP têm sido recomendadas como escolha confiável.[50]

Foram revistos, na Mayo Clinic e no Brigham and Women's Hospital, entre 1º de janeiro de 1994 e 1º de janeiro de 2008, 20 casos de pacientes com tetralogia de Fallot, já reparadas, submetidas a parto normal. Todas as pacientes foram submetidas à anestesia neuroaxial (86% peridural, 10% técnica combinada e 4% raquianestesia contínua). De todas elas, cinco parturientes (19%) tiveram episódios de insuficiência cardíaca no momento do parto, os quais foram bem manejados.[51]

A tetrologia de Fallot é a forma mais frequente de cardiopatia cianótica na gravidez, com uma mortalidade de 10% nas pacientes com a condição não corrigida. A técnica anestésica mais segura para cesariana nessas pacientes ainda não está bem definida. Um relato de caso[52] apresentou uma paciente candidata à cesariana eletiva que recusara, anteriormente, tratamento cirúrgico reparador. A ACRP foi escolhida com baixas doses (2,5 mg de bupivacaína + fentanil 25 µg, via subaracnóidea), infusão profilática de fenilefrina 20 µg·min$^{-1}$ (bloqueio sensitivo até $T_{10}$), e a seguir bólus peridural de 3 mL de bupivaicaína a 0,5% até o nível de bloqueio atingir $T_4$. A cirurgia e a anestesia desenrolaram-se sem intercorrências, com boa estabilidade cardiovascular. Concluíram os autores que em parturientes com tetralogia de Fallot não corrigida, submetidas à cesariana, a ACRP com baixas doses pode ser uma alternativa segura com boa estabilidade cardiovascular.

Foram realizadas ACRPs para cesarianas em duas pacientes portadoras de tetralogia de Fallot não corrigida após adequada pré-hidratação, com monitorização contínua invasiva, extensão gradual do bloqueio e uso cuidadoso de fenilefrina.[53] Os autores também concluíram que a ACRP pode ser uma alternativa segura e eficaz para pacientes com essa condição não corrigida.

Outra publicação[54] apresentou mais dois casos de pacientes com tetralogia de Fallot não corrigida, com cianose e dedos em baqueta de tambor, submetidas à cesariana sob ACRP com baixas doses, tituladas, sem intercorrências, chegando à mesma conclusão de que a ACRP pode ser uma alternativa segura e eficaz para pacientes com tetralogia de Fallot não corrigida.

A tríade de Currarino é uma doença congênita subestimada, que consiste em anormalidades do osso sacro, massa pré-sacral e malformação anorretal. Não é raro que venha associada à malformação congênita de Arnold Chiari e outros defeitos neuroanatômicos, como medula presa, o que pode contraindicar uma anestesia neuroaxial. Há o relato de uma paciente indicada para cesariana que optou por permanecer acordada, sendo que a duração da cesariana era imprevisível, devido a múltiplas cirurgias anteriores sob anestesia geral. Após cuidadosa avaliação neurológica e radiológica, os autores optaram pela ACRP, com sucesso.[55]

A ACRP, pelo fato de oferecer, entre outras, a grande vantagem de tornar possível o uso de baixas doses de AL subaracnóideos e opioides (fentanil ou sufentanil) e a utilização de cateter peridural, tituladamente, para extensão do bloqueio, além de promover maior estabilidade hemodinâmica, é hoje aceita também como boa técnica para pacientes geriátricos e de alto risco.

Um estudo de Tummala e colaboradores[56] teve como objetivo comparar os efeitos clínicos da ACRP com a raquianestesia única nesse tipo de pacientes para cirurgias em torno da articulação do quadril. Foram estudados 60 pacientes, maiores de 65 anos, classe ASA III e IV, aleatoriamente divididos em dois grupos de 30 pacientes. O grupo A recebeu a técnica combinada com 5 mg de bupivacaína hiperbárica + 25 µg de fentanil subaracnóideo complementados com pequenas doses (1-1,5 mL) de bupivacaína pelo cateter peridural, até o bloqueio atingir $T_{10}$. O grupo B recebeu raquianestesia com 12,5 mg de bupivacaína hiperbárica + 25 µg de fentanil. Em ambos os grupos, a latência foi rápida, com excelente analgesia e bom bloqueio motor. O grupo A mostrou muito menos hipotensão do que o grupo B ($P < 0,01$). Mais uma vez, pode-se concluir que a técnica combinada é eficaz, confiável, segura, proporciona melhor estabilidade hemodinâmica, além de permitir prolongada analgesia pós-operatória em pacientes geriátricos de alto risco para cirurgias de quadril.

A ACRP como técnica única, sem anestesia geral, sem intubação traqueal ou sem ventilação mecânica, com o paciente acordado, pode ser uma boa opção anestésica em pacientes com doença pulmonar obstrutiva crônica (DPOC) para correção cirúrgica aberta de aneurisma infrarrenal de aorta abdominal. Em uma série de sete pacientes de alto risco entre 70 e 87 anos, portadores de DPOC, casos nos quais a anestesia geral poderia ser desastrosa, foi utilizada a técnica de raquianestesia em $L_2$-$L_3$ (levobupivacaína + fentanil) e peridural titulada até $T_7$-$T_8$ (levobupivacaína). A técnica mostrou-se eficaz e segura, apesar do pequeno número de casos, sem morbimortalidade em 12 meses de seguimento (100% de sobrevivência).[57]

Em outro estudo,[58] os autores usaram a combinação de pressão positiva em vias aéreas em dois níveis (BiPAP) e ACRP em três pacientes de alto risco agendados para cirurgias de hérnia inguinal, colecistectomia, laparoscopia e histerectomia com múltiplas doenças sistêmicas, incluindo baixa reserva respiratória por DPOC. Os autores afirmam que a ACRP é a melhor opção nesses pacientes de alto risco porque proporciona um bloqueio do neuroeixo melhor e mais seguro do que a raquianestesia ou peridural únicas. A BiPAP ajudou a manter a ventilação nos pacientes sedados com propofol, que foram incapazes de manter a oxigenação com métodos tradicionais. A anestesia geral poderia ser uma alternativa com intubação traqueal e ventilação com pressão positiva intermitente, mas possivelmente esses pacientes exigiriam ventilação mais prolongada no pós-operatório. Concluíram, portanto, que a ACRP com sedação com propofol é uma boa opção nos casos de pacientes com diversas comorbidades, e que a ventilação não invasiva (máscara facial) é aceitável para corrigir a hipoventilação alveolar.

Pelo fato de oferecer a confiabilidade da raquianestesia com a flexibilidade da anestesia peridural,[1] maior estabilidade hemodinâmica do que a raquianestesia, além de excelente alívio da dor pós-operatória pelo cateter peridural, a técnica combinada tem sido preferida por muitos autores. Ademais, não existe diferença nos resultados neonatais entre as três técnicas em casos de doença hipertensiva da gravidez. Em recente estudo prospectivo[46] envolvendo 28 pacientes com pré-eclâmpsia grave, a dose subaracnóidea de 7,5 mg de bupivacaína + 25 µg de fentanil mostrou maior estabilidade hemodinâmica do que a dose de 10 mg de bupivacaína + 25 µg de fentanil, sendo ambas igualmente efetivas para cesariana eletiva.

A ACRP é considerada, por muitos autores, segura e eficaz em pacientes pediátricos para cirurgias infraumbilicais. Um estudo[59] relatou a experiência em recém-nascidos e lactentes submetidos a cirurgias eletivas no andar superior do abdômen. Foi realizada raquianestesia em 28 recém-nascidos e lactentes, com bupivacaína isobárica a 0,5% na dose de 1 mg·kg$^{-1}$ e, a seguir, inserido um cateter peridural até o nível torácico, com a posição da ponta confirmada radiologicamente. Os parâmetros respiratórios e hemodinâmicos foram registrados antes, durante e depois da técnica combinada, assim como a eficácia da anestesia e as suas complicações. A anestesia satisfatória foi obtida em 24 dos pacientes, e em quatro deles foi necessária a conversão para anestesia geral. Os parâmetros respiratórios e hemodinâmicos não apresentaram alterações significativas durante a cirurgia comparados com os parâmetros basais. Os autores concluíram que a técnica é eficaz para cirurgias do andar superior do abdômen em recém-nascidos e lactentes, acordados ou sedados, podendo ser usada, com cautela, pelo anestesiologista pediátrico, como alternativa à anestesia em recém-nascidos e lactentes de alto risco submetidos à cirurgia do andar superior do abdômen.

A gastrosquise é uma anomalia congênita com alta mortalidade perioperatória, especialmente sob anestesia. Um artigo[60] apresentou o caso de um recém-nascido a termo com 1,6 kg, 10 horas de vida, que foi submetido a uma ACRP, sob sedação com sevoflurano a 1%, raquianestesia em $L_3$-$L_4$ com bupivacaína a 0,5%, 0,5 mg + fentanil 0,5 μg até o volume total de 0,2 mL. Com o cateter peridural em $T_8$, a analgesia foi suplementada 30 minutos após o bloqueio subaracnóideo com bupivacaína a 0,25%, 2 mL, e 60 minutos após bupivacaína a 0,2%, 0,5 mL a 1 mL com seringa de 1 mL. Os autores concluíram que a ACRP é segura, constituindo boa alternativa à anestesia geral em recém-nascidos para correção cirúrgica de gastrosquise.

Outras indicações e usos bem-sucedidos da ACRP encontrados na literatura, além dos já citados, são miastenia grave,[61] estenose subaórtica hipertrófica idiopática,[62] estenose mitral,[63] síndrome de Guillain-Barré,[64] síndrome de Laron,[65] síndrome de Liddle[66] e granulomatose de Wegener com estenose subglótica.[67]

## Contraindicações da anestesia combinada raquiperidural

As contraindicações absolutas da ACRP são as mesmas das anestesias neuroaxiais (raquianestesia e anestesia peridural): infecção na pele no local da punção, septicemias, hipovolemias não corrigidas, coagulopatias, uso de anticoagulantes e de heparinas, sobretudo de baixo peso molecular, sem respeitar normas rígidas, e recusa do paciente.

As contraindicações relativas, por sua vez, incluem problemas de coluna importantes, em especial cirurgias prévias, doenças neurológicas preexistentes (mais do ponto de vista médico-legal) e a sua realização em pacientes psiquiátricos e deficientes mentais.

## Doses

Não existem regras rígidas para as doses na ACRP; elas dependem do tipo de cirurgia, do tipo e baricidade dos ALs, da necessidade de maior ou menor relaxamento intraoperatório, do nível anestésico exigido, da duração da cirurgia e da necessidade de analgesia pós-operatória.

De maneira geral, para cirurgias abdominais e de membros inferiores, recomendam-se, na raquianestesia, 5 a 10 mg de bupivacaína hiperbárica a 0,5% acrescidos de 15 a 25 μg de fentanil ou 2,5 a 5 μg de sufentanil (a adição de opioide melhora muito a qualidade da anestesia) e o posicionamento da mesa cirúrgica após sua execução até o nível desejado, que, se não for obtido, o será mediante injeção pelo cateter peridural, tituladamente, de bupivacaína a 0,125%, 0,25% ou 0,5%, 1,5 a 2 mL por segmento. Se for alcançado o nível desejado, as doses de reforço são de 10 a 15 mL de bupivacaína a 0,125%, 0,25% ou 0,5% acrescidas de 50 a 100 μg de fentanil ou 2,5 a 5 μg de sufentanil a cada 90 minutos, conforme a necessidade.

Caso se opte pelo uso de soluções isobáricas na raquianestesia, para cirurgias de membros inferiores, a primeira dose de reforço de bupivacaína a 0,25 ou 0,5% pelo cateter peridural deve ser feita quando se constatar regressão nítida pelo menos de dois segmentos da raquianestesia, o que não ocorre antes de 3 a 4 horas.

## Efeitos colaterais

Alguns efeitos colaterais com opioides lipossolúveis no espaço subaracnóideo, como prurido, sobretudo com sufentanil (70-80%), têm pouca importância clínica e são autolimitados, raramente exigindo tratamento com naloxona ou antagonista-agonista como nalbufina. As náuseas e vômitos são menos frequentes do que com morfina, e, de modo geral, respondem bem à ondansetrona, ao passo que a depressão respiratória, com doses clínicas, além de rara, é imediata e de curta duração, ao contrário da morfina, portanto.

Por vezes, tem-se observado bradicardia fetal.[68] O mecanismo exato é desconhecido, mas supõe-se que, por alívio agudo da dor, haja rápida redução da secreção de adrenalina, com predominância de noradrenalina, que sabidamente aumenta o tônus da contração uterina, diminuindo o fluxo sanguíneo uterino, com consequente bradicardia fetal. Eisenach[69] relata ter percebido altos níveis torácicos e até mesmo cervicais baixos de analgesia à picada da agulha em parturientes 15 minutos após a injeção, no espaço subaracnóideo, de 10 μg de sufentanil, junto com rápido início de sintomas centrais como tontura e sedação, indicativos de rápida distribuição no tronco encefálico.

## Cefaleia pós-punção da dura-máter

Até hoje se admite que a causa mais provável de cefaleia pós-punção da dura-máter seja hipotensão liquórica pela perda de LCR pelo orifício da dura-máter, perda esta maior que a produção de LCR. As pacientes obstétricas apresentariam incidência maior de cefaleia, pois têm menor volume e menor produção de LCR. Em consequência da hipotensão liquórica, a tração das meninges e a vasodilatação cerebral seriam as causas da cefaleia, com características posturais do tipo "levantou, dói; deitou, passa...".

Desde cedo, percebeu-se que, após punção acidental da dura-máter, a anestesia peridural subsequente diminuía a incidência de cefaleia. Os primeiros trabalhos mostraram baixa incidência de cefaleia pós-punção da dura-máter após ACRP. Brownridge[4] não relataram nenhum caso de cefaleia pós-punção da dura-máter após mais de 200 cesarianas. Foi proposto que a causa de tão baixa incidência de cefaleia seriam as injeções subsequentes lentas no espaço peridural, em bólus ou infusão, que, por aumentarem a pressão nesse espaço, diminuiriam de maneira importante a perda de LCR. Ademais, na TSU, a agulha de Tuohy, funcionando como introdutor, diminui a incidência de múltiplas punções na dura-máter. Em estudo retrospectivo de 4.767 pacientes, foi encontrada incidência de 0,82% de cefaleia pós-punção da dura-máter, 0,45% de punção acidental da dura-máter e 0,42% de necessidade de tampão sanguíneo. Além disso, no caso de ocorrer cefaleia pós-punção da dura-máter, já há alguns autores que realizam infusão de líquidos, pelo cateter peridural, ou tampão sanguíneo.

## Complicações

### Meningite

Dois grandes estudos históricos envolvendo mais de 20 mil pacientes confirmaram a baixa incidência de meningite pós-raquianestesia. Collis e colaboradores[70] relataram três casos em 300 ACRPs para parto e nenhum nas 3.700 seguintes. Em 1994, Hardin e colaboradores[71] apresentaram dois casos (um de meningite química, outro de bacteriana) após ACRP em analgesia obstétrica, sendo que, em um deles, além da raquiperidural, havia sido feito um tampão sanguíneo para tratamento de cefaleia pós-raquianestesia. Durante o procedimento de tamponamento, a paciente queixou-se de dor irradiando para as pernas, que pouco tempo depois desapareceu junto com a cefaleia; os sintomas de meningite surgiram 6 horas depois. Discussões amplas e detalhadas concluíram que a meningite é muito rara e evitável. Mesmo em pacientes bacteriêmicos, a incidência de meningite após punção lombar diagnóstica não é significativamente diferente da incidência de meningite espontânea.

Por fim, Marinac,[72] em revisão, lembrou que outra causa importante e pouco divulgada de meningite asséptica é o uso sistêmico de fármacos como anti-inflamatórios não esteroides (em especial ibuprofeno), ranitidina, carbamazepina e azatioprina. Esses estudos demonstram que existem várias causas de meningite, e que as causas por anestesia neuroaxial (raquianestesia, anestesia peridural ou ACRP) são extremamente baixas e, na grande maioria das vezes, evitáveis. A propósito, em 1997, um importante editorial no British Journal of Anaesthesia[73] lembra que a simples punção lombar, com qualquer objetivo, já rompe as barreiras de defesa do sistema nervoso central, carregando o risco teórico de introduzir infecção no LCR por duas maneiras: falha de técnica asséptica e presença de bactéria no sangue no momento da punção, podendo chegar ao espaço subaracnóideo pela inserção da agulha. Maior incidência de infecções deve ser esperada em pacientes com complicações obstétricas.

Deve ser salientado, entretanto, que em alguns centros onde a analgesia para parto é feita fora do centro cirúrgico, a incidência de bacteriemia nas parturientes, sobretudo de corioamnionite e placenta retida, pode chegar a 10%. É importante frisar que a ACRP é, sob esse aspecto, potencialmente mais perigosa que a peridural isolada, na qual não há perfuração intencional da dura-máter. Uma ampla revisão retrospectiva de 4.767 pacientes que foram submetidas à anestesia peridural mostrou apenas duas sequelas infecciosas.[74]

Contudo, também deve-se ter em mente que, quando se faz a ACRP com a TSU, não há contato entre a agulha de raquianestesia e a pele. Além disso, também na anestesia peridural mais de 25% dos cateteres, segundo estudos confiáveis, podem ser contaminados por bactérias.[75]

## Abscesso e hematoma peridurais

Há poucos casos relatados tanto de abscesso como de hematoma (esse último em paciente trombocitopênico e heparinizado por via venosa, logo após a execução da ACRP, todos tendo recuperação completa). A literatura considera improvável que a incidência seja maior do que a da peridural isolada, desde que medidas rígidas de prevenção sejam adotadas.

## Outras complicações neurológicas

Alguns autores relataram uma incidência de 8 a 10% de parestesias tanto na TSD quanto na TSU. Outros encontraram 16% com agulhas de raquianestesia mais curtas e 29% com as agulhas 12 mm maiores que as de peridural. Hoffmann e colaboradores,[76] em um estudo prospectivo em 1997, relataram quatro parestesias em 151 pacientes.

Quanto às complicações neurológicas, transitórias ou permanentes, embora alguns casos tenham sido descritos recentemente (dois de síndrome de cauda equina e um de lesão de raiz sacra), há uma concordância quanto à dificuldade de provar ou negar a relação com a ACRP, pois o número de casos relatados e não explicados é muito pequeno.

Em revisão retrospectiva de 4.767 casos, Horlocker e colaboradores[74] afirmaram que as complicações neurológicas após técnicas regionais não são frequentes e a associação causal é de difícil comprovação.

Nos dois casos de síndrome de cauda equina mencionados, especula-se que a passagem de grandes doses de AL pelo orifício na dura-máter tenha causado o dano neurológico. É obrigatório, portanto, o uso de agentes sem conservantes ou considerados seguros para administração no espaço subaracnóideo, evitando-se a utilização de grandes doses de AL.

## Parada cardíaca

Em 1997, foi publicado um caso de parada cardiorrespiratória após ACRP para cesariana, em que os autores[77] admitem várias hipóteses: 1) a passagem de diamorfina (2,5 mg em 5 mL de bupivacaína a 0,5%) do espaço peridural para o espaço subaracnóideo, pois a reversão da apneia foi imediata; 2) raquianestesia total; 3) compressão do espaço subaracnóideo pelo anestésico local injetado no espaço peridural; 4) anestesia subdural; e 5) uso concomitante de 2,5 mg de diazepam venoso.

Quanto à inserção/migração do cateter peridural para o espaço subaracnóideo além do já citado, Robbins e colaboradores[78] também publicaram o relato de um caso em que houve discordância quanto às causas possíveis.

## Morte

Em 1998, o inquérito Confidencial de Mortes Maternas no Reino Unido[79] encontrou um caso de morte relacionada à anestesia e especificamente à ACRP, no qual foram associados à raquianestesia com bupivacaína pesada 2,25 mL (concentração não citada), por via peridural, 125 μg de alfentanil, 150 μg de clonidina e 15 mL de bupivacaína a 0,375%, o que produziu bloqueio alto, dificuldade respiratória e hipotensão, evoluindo para parada cardíaca sem êxito na ressuscitação. Os próprios autores desse caso concluem que, para ACRP, usaram uma dose muito alta na raquianestesia e consideraram a peridural desnecessária, além da possibilidade de ter havido migração do cateter ou passagem de fármacos do espaço peridural para o subaracnóideo.

# Raquianestesia após anestesia peridural é recomendável?

Em certa ocasião, os autores deste capítulo, após uma anestesia peridural com falha parcial para cesariana, executaram uma raquianestesia e obtiveram um bloqueio excessivamente alto, com hipotensão arterial intensa, inconsciência e apneia, o que motivou uma revisão bibliográfica sobre o assunto.

Mets e colaboradores[80] publicaram um caso de raquianestesia total após falha de peridural para cesariana. Goldstein e Dewan[81] publicaram mais dois casos, também em anestesia obstétrica, de bloqueio excessivamente alto e indesejável, sendo que, em um deles, foi necessária intubação traqueal e, em outro, oxigenação sob máscara, o que os levou a sugerir muita cautela ao se preconizar uma raquianestesia após falha parcial de anestesia peridural, em função da possibilidade de disseminação exagerada da anestesia. Eles recomendaram que se repita a peridural e que não se faça raquianestesia sem que a via aérea esteja garantida. Gupta[82] relatou três casos de raquianestesia total após peridural com falha parcial em analgesia de parto, afirmando que a explicação em alguns pacientes permanece obscura, podendo ser multifatorial, motivo pelo qual a previsão de sua ocorrência é difícil.

Mets e colaboradores[80] concordam em realizar raquianestesia após anestesia peridural com falha somente se a dose máxima tiver sido usada na peridural e, mesmo assim, reduzindo a dose da raquianestesia em 30%, uma vez que a incidência de complicações cardiorrespiratórias graves é de 1 em 17 pacientes. Dessa forma, recomenda-se toda cautela, visto que é impossível saber quando ocorrerá a complicação.

## Considerações finais

A ACRP consiste em uma simples injeção no espaço subaracnóideo seguida da inserção de um cateter peridural para administrações intermitentes ou contínuas de ALs e/ou opioides. Trata-se de uma maneira efetiva de reduzir as doses dos fármacos para anestesia e analgesia. Também é uma técnica segura e eficaz para analgesia de parto e anestesia cirúrgica.

Usada como técnica única, sem anestesia geral, pode ser uma boa opção anestésica em pacientes com DPOC; usada em baixas doses sequenciais, tituladas, tem sido administrada com sucesso em pacientes de alto risco, com cardiopatias cianóticas, miocardiopatias e outras comorbidades cardíacas e vasculares importantes.

Dados ainda limitados sugerem que pode ser muito útil em certos pacientes pediátricos, sobretudo os de alto risco.

## Referências


1. Carrie LE. Epidural versus combined spinal epidural block for caesarean section. Acta Anaesthesiol Scand. 1988;32(7):595-6.
2. Daszkiewicz AR, Copik MM, Misiolek HD, Reiss WZ. Ryszard Rodzinski-A forgotten polish inventor and pioneer of combined spinal-epidural anesthesia. J Anesth Hist. 2016;2(4):142-146.
3. Curelaru I. Long duration subarachnoid anaesthesia with continuous epidural block. Prakt Anaesth. 1979;14(1):71-8.
4. Brownridge P. Epidural and subarachnoid analgesia for elective caesarean section. Anaesthesia. 1981;36(1):70.
5. Coates MB. Combined subarachnoid and epidural techniques. Anaesthesia. 1982;37(1):89-90.
6. Carrie LE, O'Sullivan G. Subarachnoid bupivacaine 0,5% for caesarean section. Eur J Anaesth. 1984;1(3):275-83.
7. Dirkes WE, Rosenberg J, Lund C, Kehlet H. The effect of subarachnoid lidocaine and combined subarachnoid lidocaine and epidural bupivacaine on electrical sensory thresholds. Reg Anesth. 1991;16(5):262-4.
8. Rathmell JP, Lair TR, Nauman B. The role of intrathecal drugs in the treatment of acute pain. Anesth Analg. 2005;101(5 Suppl):S30-43.
9. Morgan B. The walking epidural. In: Meeting of the Society for Obstetrical Anesthesia and Perinatology 26; 1994 may 11-14; Philadelphia.
10. Chaves IMM, Banger RK, Chaves LFM. Raquianestesia e peridural combinadas para analgesia de parto. Rev Bras Anestesiol. 1995;45:96.
11. Chaves IMM, Gomes LHB, Chaves LFM. Raquianestesia e peridural combinadas para histerectomia abdominal. Rev Bras Anestesiol. 1995;45:97.
12. Lew E, Yeo SW, Thomas E. Combined spinal-epidural anesthesia using epidural volume extension leads to faster motor recovery after elective cesarean delivery: a prospective, randomized, double-blind study. Anesth Analg. 2004;98(3):810-4, table of contents.
13. Tyagi A, Kumar A, Sethi AK, Mohta M. Epidural volume extension and intrathecal dose requirement: plain versus hyperbaric bupivacaine. Anesth Analg. 2008;107(1):333-8.
14. Ithnin F, Lim Y, Sia AT, Ocampo CE. Combined spinal epidural causes higher level of block than equivalent single-shot spinal anesthesia in elective cesarean patients. Anesth Analg. 2006;102(2):577-80.
15. Horstman DJ, Riley ET, Carvalho B. A randomized trial of maximum cephalad sensory blockade with single-shot spinal compared with combined spinal-epidural techniques for cesarean delivery. Anesth Analg. 2009;108(1):240-5.
16. Blumgart CH, Ryall D, Dennison B, Thompson-Hill LM. Mechanism of extension of spinal anaesthesia by extradural injection of local anaesthetic. Br J Anaesth. 1992;69(5):457-60.
17. Stienstra R, Dahan A, Alhadi BZ, van Kleef JW, Burm AG. Mechanism of action of an epidural top-up in combined spinal epidural anesthesia. Anesth Analg. 1996;83(2):382-6.
18. Trautman WJ 3rd, Liu SS, Kopacz DJ. Comparison of lidocaine and saline for epidural top-up during combined spinal-epidural anesthesia in volunteers. Anesth Analg. 1997;84(3):574-7.
19. Holst D, Möllmann M, Schymroszcyk B, Ebel C, Wendt M. No risk of metal toxicity in combined spinal-epidural anesthesia. Anesth Analg. 1999;88(2):393-7.
20. Bernards CM, Hill HF. Morphine and alfentanil permeability through the spinal dura, arachnoid, and pia mater of dogs and monkeys. Anesthesiology. 1990;73(6):1214-9.
21. Suzuki N, Koganemaru M, Onizuka S, Takasaki M. Dural puncture with a 26-gauge spinal needle affects spread of epidural anesthesia. Anesth Analg. 1996;82(5):1040-2.
22. Swenson JD, Lee TH, McJames S. The effect of prior dural puncture on cerebrospinal fluid sufentanil concentrations in sheep after the administration of epidural sufentanil. Anesth Analg. 1998;86(4):794-6.
23. Leighton BL, Arkoosh VA, Huffnagle S, Huffnagle HJ, Kinsella SM, Norris MC. The dermatomal spread of epidural bupivacaine with and without prior intrathecal sufentanil. Anesth Analg. 1996;83(3):526-9.
24. Eldor J, Guedj P, Levine S. Delayed respiratory arrest in combined spinal-epidural anesthesia. Case report. Reg Anesth. 1994;19(6):418-22.
25. Van Zundert A, Vaes L, Soetens M, De Vel M, Van der Aa P, Van der Donck A, et al. Every dose given in epidural analgesia for vaginal delivery can be a test dose. Anesthesiology. 1987;67(3):436-40.
26. Hargreaves J. Metal particle generation caused by the combined spinal-extradural technique. Br J Anaesth. 1993;70(6):706.
27. Peutrell JM, Hughes DG. Combined spinal and epidural anaesthesia for inguinal hernia repair in babies. Pediatric Anaesthesia. 1994;4(4):221-7.
28. Felsby S, Juelsgaard P. Combined spinal and epidural anesthesia. Anesth Analg. 1995;80(4):821-6.
29. Lyons G, Macdonald R, Mikl B. Combined epidural/spinal anaesthesia for caesarean section. Through the needle or in separate spaces? Anaesthesia. 1992;47(3):199-201.
30. Haridas RP. Cerebrospinal fluid leak with combined spinal-epidural analgesia. Anesthesiology. 1997;87(3 Supp):A785.
31. Holmström B, Rawal N, Axelsson K, Nydahl PA. Risk of catheter migration during combined spinal epidural block: percutaneous epiduroscopy study. Anesth Analg. 1995;80(4):747-53.
32. Rawal N. Combined spinal-epidural anaesthesia. Curr Opin Anaesthesiol. 2005;18(5):518-21.
33. Norris MC, Grieco WM, Borkowski M, Leighton BL, Arkoosh VA, Huffnagle HJ, et al. Complications of labor analgesia: epidural versus combined spinal epidural techniques. Anesth Analg. 1994;79(3):529-37.
34. Patel M, Samsoon G, Swami A, Morgan B. Posture and the spread of hyperbaric Can J Anaesth. 1993;40(10):943-6.
35. Vercauteren MP, Coppejans HC, Hoffmann VL, Saldien V, Adriaensen HA. Small-dose hyperbaric versus plain bupivacaine during spinal anesthesia for cesarean section. Anesth Analg. 1998;86(5):989-93.
36. Van de Velde M, Van Schoubroeck D, Jani J, Teunkens A, Missant C, Deprest J. Combined spinal-epidural anesthesia for cesarean delivery: dose-dependent effects of hyperbaric bupivacaine on maternal hemodynamics. Anesth Analg. 2006;103(1):187-90, table of contents.
37. Ong K-B, Sashidharan R. Combined spinal–epidural techniques. Contin Educ Anaesth Crit Care Pain. 2007;7(2):38-41.
38. Miro M, Guasch E, Gilsanz F. Comparison of epidural analgesia with combined spinal-epidural analgesia for labor: a retrospective study of 6497 cases. Int J Obstet Anesth. 2008;17(1):15-9.
39. Silva M, Halpern SH. Epidural analgesia for labor: current techniques. Local Reg Anesth. 2010;3:143-53.
40. Halpern SH, Abdallah FW. Effect of labor analgesia on labor outcome. Curr Opin Anaesthesiol. 2010;23(3):317-22.
41. Singh SKSC, Yahya N, Misiran K, Masdar A, Nor NM, Yee LC. Analgesia combinada raquiperidural em trabalho de parto: seus efeitos sobre o desfecho do parto. Rev Bras Anestesiol. 2016;66(3)259-64.
42. Yun MJ, Kwon MY, Kim DH, Lee JW. Combined spinal-epidural anesthesia using a reduced-dose of spinal bupivacaine and epidural top up leads to faster motor recovery after lower extremity surgeries. Korean J Anesthesiol. 2014;66(1):28-33.
43. Groden J, Gonzalez-Fiol A, Aaronson J, Sachs A, Smiley R. Catheter failure rates and time course with epidural versus combined spinal-epidural analgesia in labor. Int J Obstet Anesth. 2016;26:4-7.
44. Traynor AJ, Aragon M, Ghosh D, Choi RS, Dingmann C, Vu Tran Z, et al. Obstetric anesthesia workforce survey: a 30-year update. Anesth Analg. 2016;122(6):1939-46.
45. Simmons SW, Taghizadeh N, Dennis AT, Hughes D, Cyna AM. Combined spinal-epidural versus epidural analgesia in labour. Cochrane Database Syst Rev. 2012;(10):CD003401.
46. Ankichetty SP, Chin KJ, Chan VW, Sahajanandan R, Tan H, Grewal A, et al. Regional anesthesia in patients with pregnancy induced hypertension. J Anaesthesiol Clin Pharmacol. 2013;29(4):435-44.
47. Tyagi A, Kakkar A, Kumar S, Sethi AK, Salhotra R. ED50 of hyperbaric bupivacaine with fentanyl for cesarean delivery under combined spinal epidural in normotensive and preeclamptic patients. Reg Anesth Pain Med. 2012;37(1):40-4.
48. Pryn A, Bryden F, Reeve W, Young S, Patrick A, McGrady EM. Cardiomyopathy in pregnancy and caesarean section: four case reports. Int J Obstet Anesth. 2007;16(1):68-73.
49. Kulshrestha A, Arora S, Mathur M, Bajwa SS. Combined spinal-epidural anesthesia for cesarean section in a patient with dilated cardiomyopathy. J Anaesthesiol Clin Pharmacol. 2012;28(2):273-4.
50. Sumikura H, Hamada T, Idei M. [Anesthetic management of parturients with peripartum cardiomyopathy]. Masui. 2014;63(1):31-8.
51. Arendt KW, Fernandes SM, Khairy P, Warnes CA, Rose CH, Landzberg MJ, et al. A case series of the anesthetic management of parturients with surgically repaired tetralogy of Fallot. Anesth Analg. 2011;113(2):307-17.
52. Solanki SL, Jain A, Singh A, Sharma A. Low-dose sequential combined-spinal epidural anesthesia for Cesarean section in patient with uncorrected tetrology of Fallot. Saudi J Anaesth. 2011;5(3):320-2.
53. Baidya DK, Dhir R, Dehran M, Mahapatra BP. Central neuraxial anesthesia for caesarean section in parturients with uncorrected tetralogy of fallot: two cases. J Obstet Anaesth Crit Care. 2012;2(1):47-9.
54. Tawfik MM, Tarbay AI, Abdelkhalek M. Cesarean section in parturients with uncorrected tetralogy of Fallot. Int J Obstet Anesth. 2015;24(2):191-2.
55. McKenzie AG, Burns R, Cowan S. Combined spinal-epidural technique for caesarean delivery of a parturient with Currarino triad. Int J Obstet Anesth. 2016;25:93-5.
56. Tummala V, Rao LN, Vallury MK, Sanapala A. A comparative study-efficacy and safety of combined spinal epidural anesthesia versus spinal anesthesia in high-risk geriatric patients for surgeries around the hip joint. Anesth Essays Res. 2015;9(2):185-8.
57. Berardi G, Ferrero E, Fadde M, Lojacono N, Ferri M, Vizzo A, et al. Combined spinal and epidural anesthesia for open abdominal aortic aneurysm surgery in vigil patients with severe chronic obstructive pulmonary disease ineligible for endovascular aneurysm repair. Analysis of results and description of the technique. Int Angiol. 2010;29(3):278-83.
58. Jadon A, Sinha N, Agarwal PS. Combined spinal epidural anaesthesia with BiPAP – three case reports. Indian J Anaesth. 2009;53(4):478-81.
59. Somri M, Tome R, Yanovski B, Asfandiarov E, Carmi N, Mogilner J, et al. Combined spinal-epidural anesthesia in major abdominal surgery in high-risk neonates and infants. Paediatr Anaesth. 2007;17(11):1059-65.
60. Gore M, Joshi K, Dave N. Combined spinal epidural anaesthesia for gastroschisis repair. Indian J Anaesth. 2009;53(2):223-5.
61. D'Angelo R, Gerancher JC. Combined spinal and epidural analgesia in a parturient with severe myasthenia gravis. Reg Anesth Pain Med. 1998;23(2):201-3.
62. Ho KM, Ngan Kee WD, Poon MC. Combined spinal and epidural anesthesia in a parturient with idiopathic hypertrophic subaortic stenosis. Anesthesiology. 1997;87(1):168-9.
63. Lee BB, Ngan Kee WD, Hung VY, Wong EL. Combined spinal-epidural analgesia in labour: comparison of two doses of intrathecal bupivacaine with fentanyl. Br J Anaesth. 1999;83(6):868-71.
64. Vassiliev DV, Nystrom EU, Leicht CH. Combined spinal and epidural anesthesia for labor and cesarean delivery in a patient with Guillain-Barre syndrome. Reg Anesth Pain Med. 2001;26(2):174-6.
65. Bhatia K, Cockerham R. Anaesthetic management of a parturient with Laron syndrome. Int J Obstet Anesth. 2011;20(4):344-6.
66. Hayes NE, Aslani A, McCaul CL. Anaesthetic management of a patient with Liddle's syndrome for emergency caesarean hysterectomy. Int J Obstet Anesth. 2011;20(2):178-80.
67. Engel NM, Gramke HF, Peeters L, Marcus MA. Combined spinal-epidural anaesthesia for a woman with Wegener's granulomatosis with subglottic stenosis. Int J Obstet Anesth. 2011;20(1):94-5.
68. Friedlander JD, Fox HE, Cain CF, Dominguez CL, Smiley RM. Fetal bradycardia and uterine hyperactivity following subarachnoid administration of fentanyl during labor. Reg Anesth. 1997;22(4):378-81.
69. Eisenach JC. Combined spinal-epidural analgesia in obstetrics. Anesthesiology. 1999;91(1):299-302.
70. Collis RE, Baxandall ML, Srikantharajah ID, Edge G, Kadim MY, Morgan BM. Combined spinal epidural (CSE) analgesia: technique, management, and outcome of 300 mothers. Int J Obstet Anesth. 1994;3(2):75-81.
71. Harding SA, Collis RE, Morgan BM. Meningitis after combined spinal-extradural anaesthesia in obstetrics. Br J Anaesth. 1994;73(4):545-7.
72. Marinac JS. Drug- and chemical-induced aseptic meningitis: a review of the literature. Ann Pharmacother. 1992;26(6):813-22.
73. Burke D, Wildsmith JA. Meningitis after spinal anaesthesia. Br J Anaesth. 1997;78(6):635-6.
74. Horlocker TT, McGregor DG, Matsushige DK, Schroeder DR, Besse JA. A retrospective review of 4767 consecutive spinal anesthetics: central nervous system

complications. Perioperative Outcomes Group. Anesth Analg. 1997;84(3):578-84.
75. Orlikowski C, Majedi PM, Keil AD. Bacterial contamination of epidural needles after multiple skin passes. Br J Anaesth. 2002;89(6):922-4.
76. Hoffmann VL, Vercauteren MP, Buczkowski PW, Vanspringel GL. A new combined spinal-epidural apparatus: measurement of the distance to the epidural and subarachnoid spaces. Anaesthesia. 1997;52(4):350-5.
77. Hawthorne L, Lyons G. Cardiac arrest complicating spinal anesthesia for caesarean section. Int J Obstet Anesth. 1997;6(2):126-9.
78. Robbins PM, Fernando R, Lim GH. Accidental intrathecal insertion of an extradural catheter during combined spinal-extradural anaesthesia for caesarean section. Br J Anaesth. 1995;75(3):355-7.
79. Great Britain. Department of Health. Why mothers die: report on confidential enquiries into maternal deaths in the United Kingdom, 1994-96. London: Stationery Office; 1998.
80. Mets B, Broccoli E, Brown AR. Is spinal anesthesia after failed epidural anesthesia contraindicated for cesarean section? Anesth Analg. 1993;77(3): 629-31.
81. Goldstein MM, Dewan DM. Spinal anesthesia after failed epidural anesthesia. Anesth Analg. 1994;79(6):1206-7.
82. Gupta A. Spinal anesthesia after failed epidural anesthesia. Anesth Analg. 1996;82(1):214-5.

## Leituras sugeridas

Bösenberg AT, Bland BA, Schulte-Steinberg O, Downing JW. Thoracic epidural anesthesia via caudal route in infants. Anesthesiology. 1988;69(2):265-9.
Chaves IMM. Efeitos da punção subaracnóidea (com ou sem fentanil) na dispersão peridural subsequente. Rev Bras Anestesiol. 1998;45:339-43.
Cook TM. Combined spinal-epidural techniques. Anaesthesia. 2000;55(1):42-64.
Crowhurst JA, Birnbach DJ. Small-dose neuraxial block: heading toward the new millennium. Anesth Analg. 2000;90(2):241-2.
Fan SZ, Susetio L, Wang YP, Cheng YJ, Liu CC. Low dose of intrathecal hyperbaric bupivacaine combined with epidural lidocaine for cesarean section-- a balance block technique. Anesth Analg. 1994;78(3):474-7.
Imbelloni LE, Pinto AL. Bloqueio combinado raqui-peridural para cirurgias ginecológicas. Rev Bras Anestesiol. 1991;41(4):231-5.
Practice guidelines for obstetrical anesthesia: a report by the American Society of Anesthesiologists Task Force on Obstetrical Anesthesia. Anesthesiology. 1999;90(2):600-11.
Rawal N. European trends in the use of combined spinal epidural technique – a 17 nation survey. Regional Anesthesia. 1995;20(2):162.

# 52. BLOQUEIOS DE NERVOS PERIFÉRICOS GUIADOS POR ULTRASSONOGRAFIA

Marcelo Vaz Perez
Luiz Fernando dos Reis Falcão
Roberto Ruzi
Thiago Grigio

A anestesia regional ou o bloqueio de nervos periféricos são definidos como a infiltração de um nervo periférico com agentes anestésicos locais para atenuar a resposta motora e os estímulos sensoriais, fornecendo analgesia e anestesia, e permitindo, assim, que as lesões sejam tratadas de forma eficiente. Os bloqueios nervosos muitas vezes exigem quantidades menores de solução de anestésico local do que a infiltração direta da área a ser operada, além do fato de os pacientes tolerarem melhor os bloqueios nervosos do que a infiltração direta da lesão.

A anestesia regional fornece bloqueio sensitivo de uma região sem alterar as características fisiológicas ou anatômicas da área a ser explorada. Os bloqueios podem ser usados para várias finalidades, desde reparo de feridas extensas, incisão e drenagem de abscessos, retirada de corpos estranhos, explorações cirúrgicas, cuidados com queimaduras, até redução de fraturas e controle da dor.

A ultrassonografia é a primeira modalidade de diagnóstico por imagem a ser amplamente utilizada na prática da anestesia regional pelo fato de fornecer a imagem em tempo real, ajudando a definir a anatomia regional do indivíduo, orientar o avanço da agulha com precisão e permitir a adequada distribuição do anestésico local, potencialmente otimizando a eficácia e a segurança dos bloqueios periféricos. É a técnica mais eficaz e segura para a localização de um nervo a ser bloqueado, pois permite a orientação da agulha e a injeção perineural acurada do anestésico local. Essa técnica pode ser assessorada pela estimulação elétrica nervosa quando o nervo é motor, porém a técnica de parestesia não é recomendada.

As metanálises sobre o uso de ultrassom na execução de bloqueios de nervos periféricos evidenciam que há redução do tempo para a realização do bloqueio e da sua latência, diminuição dos acidentes de punção intravascular com lesão vascular, redução da toxicidade sistêmica por anestésico local e do número de tentativas, além de aumento da taxa de sucesso.[1-4]

## Princípios básicos da ultrassonografia

O ultrassom consiste em ondas sonoras com frequências acima de 20.000 Hz. A evolução tecnológica dos aparelhos de ultrassom possibilitou sua compactação, tornando-os portáteis, com alta qualidade de imagem, menor custo de aquisição e maior versatilidade no uso clínico diário.

A imagem formada no aparelho de ultrassom resulta da eletricidade aplicada aos cristais piezelétricos que estão dentro dos transdutores, causando sua vibração e emissão de ondas de som. Existem transdutores capazes de produzir frequências de ultrassom de 1 a 30 MHz. Nessas frequências, não há relatos de danos provocados aos tecidos pelas ondas de ultrassom, sendo, portanto, consideradas inócuas.[5]

As ondas de som que são emitidas podem ser absorvidas pelos tecidos ou refletidas. As ondas refletidas e que voltam ao transdutor fazem vibrar o cristal piezelétrico, que as converte em sinal elétrico, ou seja, o transdutor alterna entre emissão e recepção de ondas de som, e esse ciclo pode ser repetido mais de 7 mil vezes por segundo.

O aparelho de ultrassom é um computador com um processador que converte as informações vindas do transdutor em imagens que são apresentadas na tela. O tempo necessário entre a emissão e o retorno do som é usado para calcular a distância do ponto de reflexão ao transdutor do ultrassom. A força ou a quantidade de energia que retorna é que dá o brilho da imagem. Muitos princípios físicos determinam a propriedade de condução, absorção e reflexão do som; contudo, basicamente a quantidade de água, ar e material orgânico são os responsáveis pelas imagens na ultrassonografia clínica.

Na escala cinza, os tecidos hiperecoicos, que refletem fortemente o som, aparecem mais brilhantes ou esbranquiçados (FIGS. 52.1 E 52.2), e os tecidos hipoecoicos, que não refletem as ondas de som, são mais escuros (VER FIGS. 52.1 E 52.2). A velocidade de condução das ondas é específica para cada tecido: o ar conduz o som a 440 $m{\cdot}s^{-1}$, e o osso, a 4.080 $m{\cdot}s^{-1}$, sendo a velocidade média dos tecidos de 1.540 $m{\cdot}s^{-1}$.[6]

Os músculos apresentam impedância acústica variável devido ao tecido conjuntivo, formando interfaces que refletem as ondas sonoras, de modo que têm aparência salpicada no ultrassom (FIG. 52.3).

Já os tecidos que possuem líquido em seu interior refletem muito pouco o som, permitindo a sua passagem por ele, e a imagem que se forma na tela é escura. Assim, vasos sanguíneos ou cistos aparecem hipoecoicos ao ultrassom (FIG. 52.4).

Com relação à diferenciação entre artérias e veias ao ultrassom, as artérias geralmente são pulsáteis e resistentes à pressão, ao passo que as veias – como regra – não têm pulso e podem colapsar com a pressão do transdutor sobre a pele. Algumas artérias pequenas, como a radial e a ulnar ao nível do punho, ao serem submetidas a uma pressão do transdutor contra a pele, também podem colapsar. Portanto, o exame dinâmico com ultrassom permite diferenciar veias de artérias.

Os ossos tendem a refletir a maior quantidade de energia sonora; a superfície do osso apresenta-se brilhante e hiperecoica ao ultrassom, devido ao pouco som que o atravessa. Abaixo do osso, as estruturas não são visíveis ao ultrassom, produzindo um artefato de sombra acústica escura (FIGS. 52.5 E 52.6).

Os nervos periféricos podem apresentar características ecogênicas dependendo da sua localização, da sua profundidade e da escolha do transdutor, assim como da angulação do nervo em cortes longitudinais e transversais, apresentando imagens hipoecoicas ou hiperecoicas, de formas redondas, ovais ou triangulares (FIGS. 52.7 E 52.8).

A anisotropia é a mudança na ecogenicidade quando se faz ligeira inclinação do transdutor. Em geral, quando a

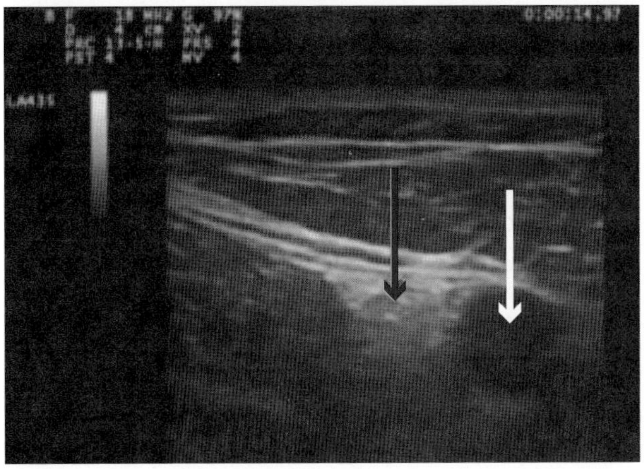

**FIGURA 52.1** Imagem de região inguinal mostrando o nervo femoral hiperecoico (*seta azul*) e a artéria femoral hipoecoica (*seta branca*).

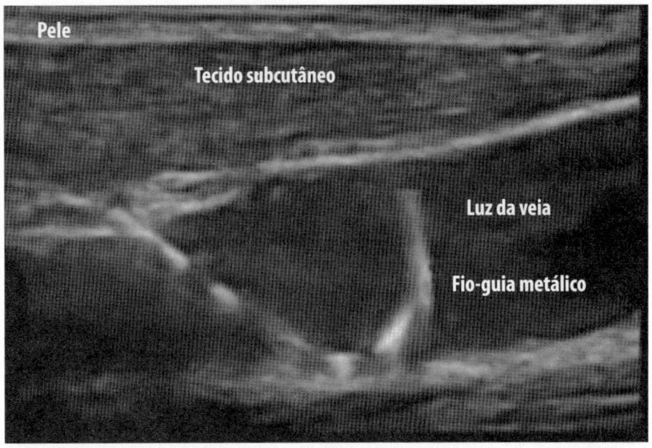


**FIGURA 52.4** Imagem de corte longitudinal de veia jugular interna mostrando pele, tecido subcutâneo, luz da veia (hipoecoico) e fio-guia metálico de cateter de duplo-lúmen (hiperecoico).

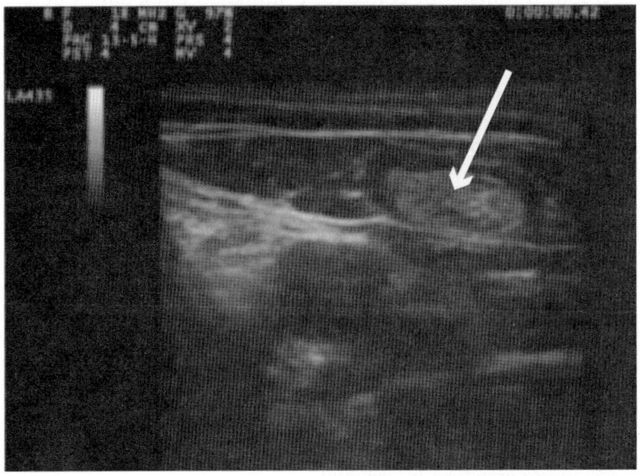

**FIGURA 52.2** Imagem de linfonodo em região inguinal (*seta*) com centro hiperecoico e periferia hipoecoica.

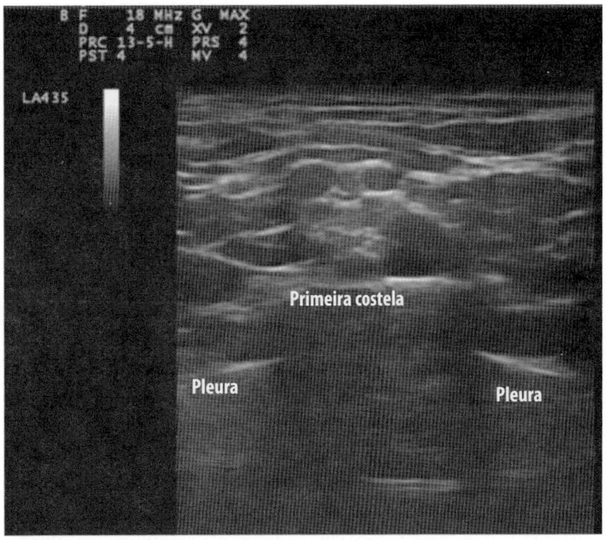


**FIGURA 52.5** Imagem de abordagem supraclavicular do plexo braquial, evidenciando a pleura e a primeira costela (com sombra acústica).

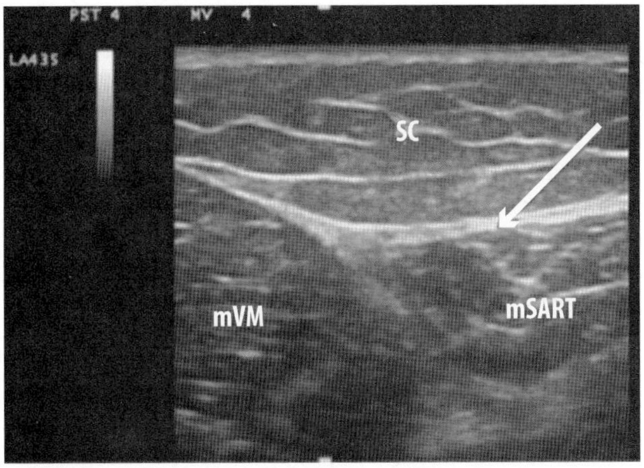


**FIGURA 52.3** Imagem do terço distal da coxa, mostrando o tecido subcutâneo (SC), o músculo vasto medial (mVM), o músculo sartório (mSART) e a fáscia (*seta*).

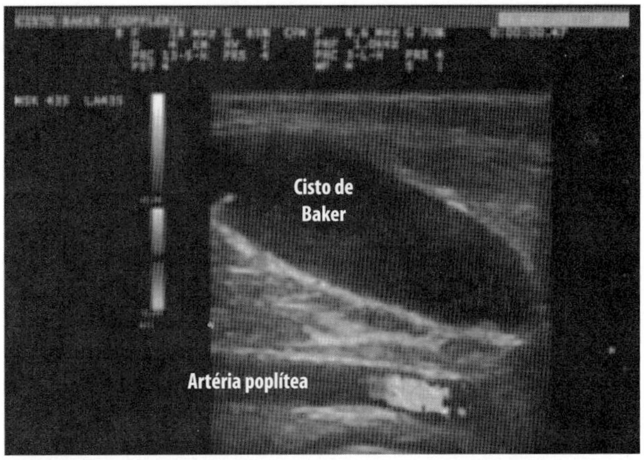


**FIGURA 52.6** Imagem de fossa poplítea mostrando um cisto de Baker (anecoico e sem fluxo ao Doppler em cores) e a artéria poplítea (anecoica e com fluxo ao Doppler em cores).

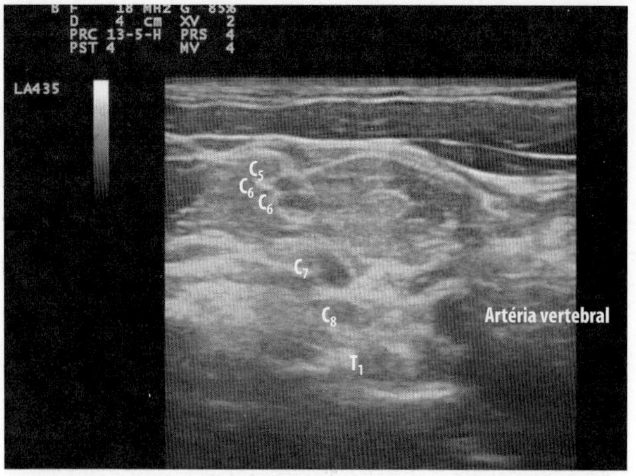


**FIGURA 52.7** Imagem da abordagem interescalênica, mostrando as raízes de $C_5$ a $T_1$ hipoecoicas (como estão mais proximais, têm maior quantidade de axônios e menor quantidade de tecido conjuntivo).

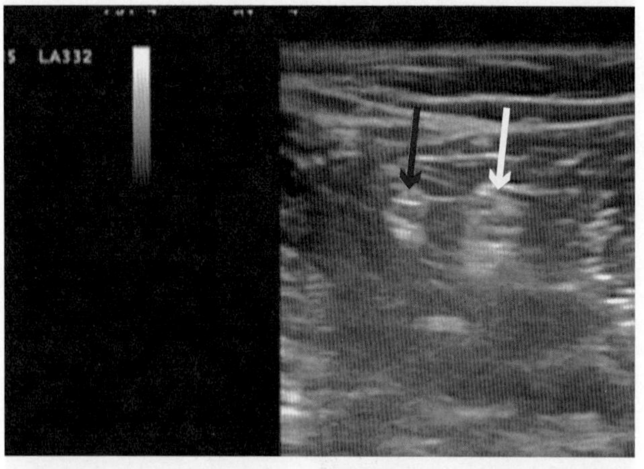


**FIGURA 52.8** Imagem dos nervos tibial (*seta branca*) e nervo fibular comum (*seta azul*) em fossa poplítea (hiperecoicos). Nessa altura, o nervo é mais distal e, por isso, tem maior quantidade de tecido conjuntivo e menor quantidade de axônios.[7]

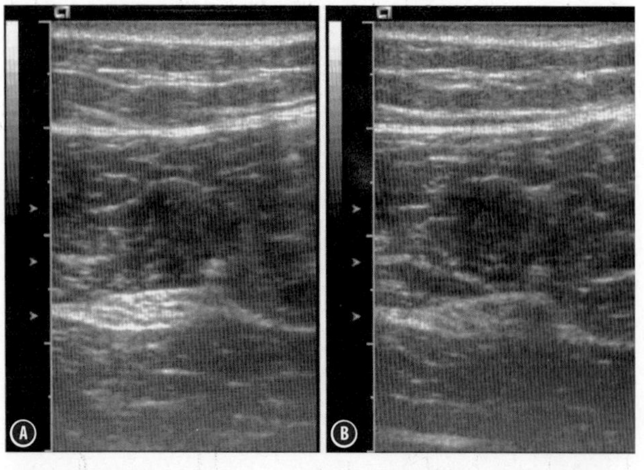


**FIGURA 52.9** Imagem à direita do nervo ciático nítido **A** e à esquerda pouco visível devido à anisotropia **B**.[8,9]

imagem do objeto está oblíqua, ela aparece menos ecogênica, podendo ocorrer em tendões, nervos e músculos, e, ao se fazer a manipulação do transdutor, a estrutura se mostra mais ecogênica (FIG. 52.9).

# Tipos de transdutores

## Transdutor convexo

Com o transdutor convexo, a varredura é setorial, com ângulo em torno de 60°, e a frequência varia entre 3 e 6 MHz. Gera imagem de baixa qualidade, porém alcança estruturas mais profundas. É utilizado em exames abdominais, obstétricos, do nervo ciático na região glútea, do espaço peridural e do plexo lombar no adulto, por alcançar regiões mais profundas e ter mais campo de visão (FIG. 52.10).

## Transdutor linear

Com esse transdutor, a varredura é linear e a frequência varia de 10 a 15 MHz, permitindo melhor qualidade de imagem do que com o transdutor convexo. É utilizado em exames de estruturas superficiais, como mamas e tireoide, e exames vasculares periféricos e de nervos. O campo de visão é diretamente proporcional à largura do transdutor[10-12] (FIG. 52.11).

## Transdutor endocavitário

O transdutor endocavitário produz uma varredura setorial com frequências de 5 a 11 MHz e ângulo de visão de 120 a 150°. É utilizado para exames de próstata, genitais femininos internos e punção venosa da subclávia.[13,14]

## Transdutor setorial

Esse transdutor produz uma varredura setorial com ângulo de visualização de 90° e frequência de 2 a 8 MHz. Possui pequena área de contato e é usado em exames cardiovasculares, permitindo uma varredura intercostal.

# Artefatos comuns no ultrassom

Os artefatos são divididos, de acordo com a sua origem, em artefatos de propagação e de atenuação.

A sombra acústica posterior ocorre em tecidos com alta atenuação ou elevado índice de reflexão, resultando na redução importante da amplitude dos ecos transmitidos, impedindo o estudo das estruturas posteriores, pois o som não atravessa a estrutura. Ela aparece como uma imagem escura, posterior a cálculos biliares, cálculos renais, calcificações e osso (VER FIG. 52.5).

O reforço acústico posterior – da mesma forma que a sombra acústica – ocorre em estruturas com baixa atenuação ou com menor velocidade de propagação do som em relação aos tecidos moles. Esse fenômeno se manifesta como uma faixa mais clara posterior à estrutura líquida que o forma, ocorrendo na bexiga e nos vasos sanguíneos (FIG. 52.12). Algumas vezes, o reforço acústico pode ser confundido com um nervo, mas, nessas situações, pode-se notar que ele não apresenta o aspecto de "favo de mel" característico dos nervos.

A imagem em espelho decorre da reflexão em grandes interfaces, como no diafragma e pulmão, sendo que o som é refletido do diafragma, e as imagens abaixo do diafragma, no caso o fígado, são projetadas acima dele, sendo frequente a observação da imagem do parênquima hepático acima do diafragma.

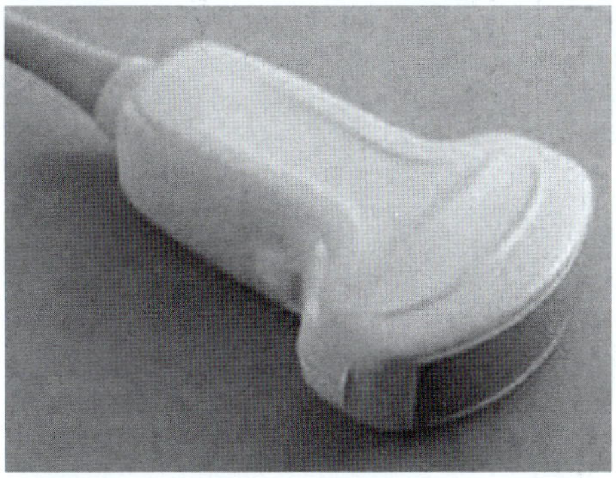

**FIGURA 52.10** Transdutor convexo.

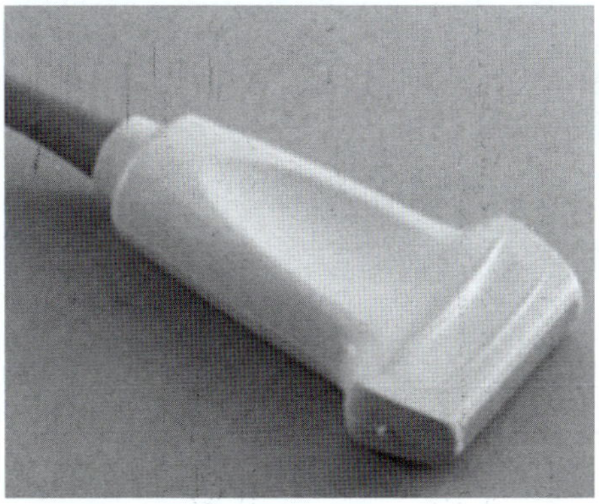

**FIGURA 52.11** Transdutor linear.

A imagem dupla – ou fantasma – é ocasionada pela refração. Um exemplo é a refração do som na interface entre os músculos retoabdominais e a gordura posterior a eles, provocando a formação de imagem dupla, ou da agulha quando está em plano, ou seja, no mesmo eixo do som e este reverbera formando várias agulhas. Com a agulha fora do plano, pode haver a formação de "cauda de cometa".[15,16]

## Efeito Doppler

O efeito Doppler descreve a mudança na frequência de onda do som que se produz quando há movimento relativo entre a fonte emissora e o receptor. No caso do fluxo sanguíneo dentro dos vasos, existem muitas células sanguíneas refletindo os ultrassons em diferentes velocidades e ângulos, formando um sinal complexo que é detectado e avaliado por analisadores de frequência de circuitos eletrônicos e apresentado em forma de gráfico e cor, permitindo, dessa maneira, a exibição da informação sobre a direção e a velocidade do fluxo.

Por convenção, o fluxo em direção ao transdutor é vermelho, e o fluxo em direção contrária é azul (FIGS. 52.6, 52.13 E 52.14).

## Técnicas de visualização da agulha

Ao se fazer o bloqueio do nervo ou a punção de vasos, existem duas técnicas para a visualização da agulha em relação ao transdutor. Na técnica "em plano", a agulha fica longitudinal ao feixe de som, o que possibilita a visualização de toda ela e, de forma mais interessante, de sua ponta durante a progressão até chegar ao alvo. Deve haver o alinhamento dinâmico do transdutor e da agulha à medida que ocorre a progressão (FIG. 52.15).

Na técnica "fora do plano", a agulha fica transversal ao feixe do som, o que permite a visualização somente de uma parte da agulha – que pode ser a ponta ou o corpo visto como um ponto hiperecoico – e de sua sombra acústica na tela do ultrassom (FIG. 52.16).

Há duas técnicas para determinar a ponta da agulha na técnica fora do plano: a hidrodissecação de 0,3 a 1 mL de solução salina, anestésico local ou dextrose a 5%, que resulta na movimentação de tecidos e na formação de um ponto hipoecoico distal, de onde se infere que a ponta está nesse nível; e a técnica de vibração, que consiste em pequenos movimentos da agulha (recomendados durante o seu avançar) no sentido vertical, criando movimentos nos tecidos adjacentes, o que permite inferir a posição da ponta no nível da movimentação.[17,18]

Uma das habilidades essenciais para a realização do bloqueio regional com o ultrassom é a manipulação do transdutor, por meio de movimentos como:

- **Deslizamento (varredura):** desliza-se o transdutor acompanhando o trajeto da estrutura, nervo ou vaso, sendo o corte geralmente transversal.
- **Inclinação:** mantém-se o transdutor em angulação para melhor visualização da estrutura a ser identificada.
- ***Rocking*:** realizam-se movimentos de angulação para melhor identificação da área.
- **Compressão:** empurra-se o transdutor contra as estruturas, provocando a compressão delas, o que costuma ajudar na identificação de artérias e veias.
- **Rotação**: gira-se o transdutor ao redor do próprio eixo.

Os nervos periféricos dos membros superiores e inferiores – na sua grande maioria – são superficiais, estando indicados, portanto, os transdutores lineares de alta frequência de 8 a 10 MHz, pois proporcionam imagens de alta qualidade e resolução.[1,19]

## Anatomia e fisiologia aplicadas

Há um arranjo topográfico de axônios dentro dos nervos periféricos (FIG. 52.17A). Os axônios localizados na camada do manto exterior inervam estruturas proximais; já os axônios do centro nervoso ou da camada do núcleo inervam estruturas distais. A solução de anestésico local injetada próximo a um nervo se difunde a partir da camada do manto para as camadas nucleares.

Ao se executar bloqueios de nervos periféricos, é preciso evitar injeções intraneurais. O nervo possui uma bainha fibrosa externa resistente que atua como barreira física para envolver o conteúdo intraneural (FIG. 52.17B). A injeção de anestésicos locais no feixe pode causar a compressão dos frágeis axônios e de seu suprimento de sangue capilar. Isso, por sua vez, pode resultar em necrose axonal e danos permanentes ao nervo.

As parestesias induzidas pela inserção da agulha podem indicar que a sua ponta se encontra dentro do feixe nervoso. Nesse caso, deve-se retirar a agulha cerca de 1 a 2 mm, e a resolução da parestesia ocorrerá em 15 a 30 segundos, permitindo, assim, a injeção do agente anestésico.

A inervação cutânea é referenciada a um segmento conhecido como dermátomo. Este é definido como uma área de pele suprida por um único nervo ou segmento espinhal. Esse tipo de

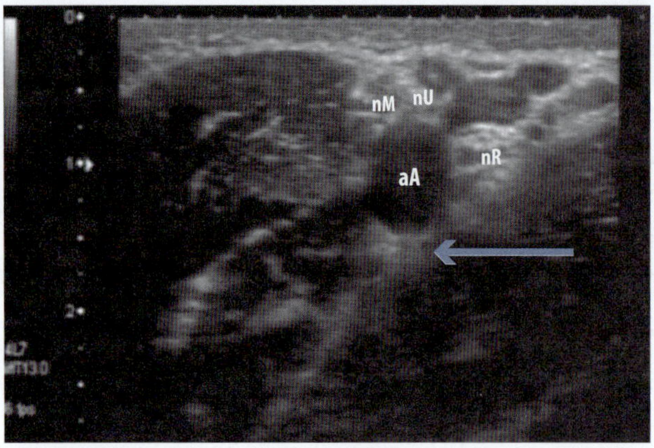


**FIGURA 52.12** Imagem de abordagem axilar mostrando os nervos mediano (nM), ulnar (nU) e radial (nR), a artéria axilar (aA) e o reforço acústico posterior à artéria axilar (*seta*).

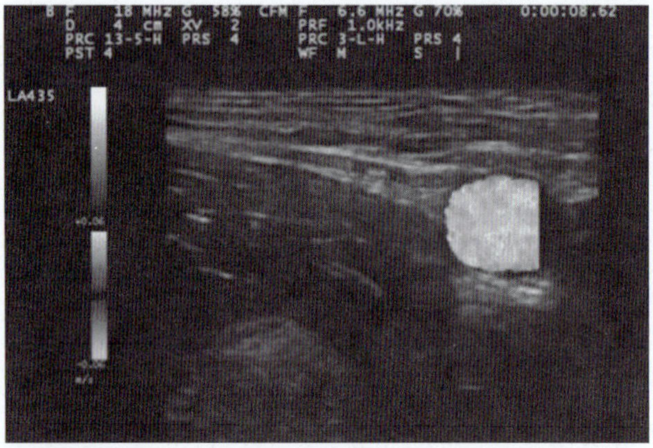

**FIGURA 52.13** Imagem da artéria circunflexa ilíaca saindo da artéria femoral (Doppler colorido).

Esta imagem pode ser visualizada em cores no Anexo 2, página 1565.

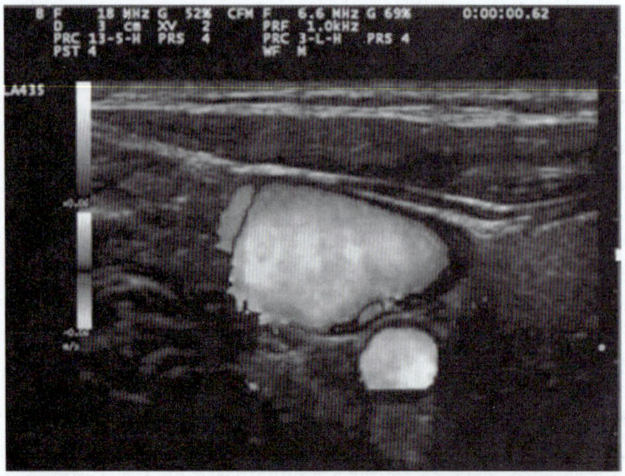

**FIGURA 52.14** Imagem mostrando a artéria carótida (medial, menor, mais redonda, não compressível e mais profunda) e a veia jugular interna (lateral, maior, mais ovalada, mais superficial e compressível).[20]

Esta imagem pode ser visualizada em cores no Anexo 2, página 1565.

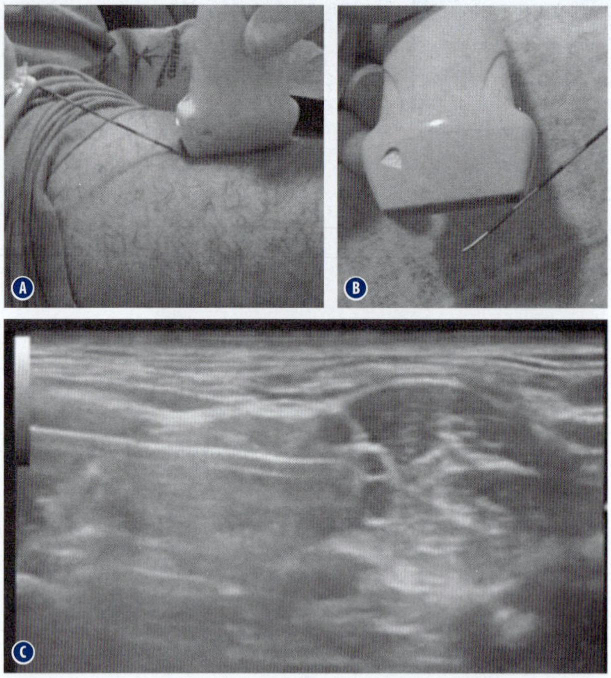

**FIGURA 52.15** Ⓐ e Ⓑ Agulhamento em plano. Ⓒ Imagem de abordagem interescalênica do plexo braquial com agulha em plano aproximando-se de $C_5$ e $C_6$.

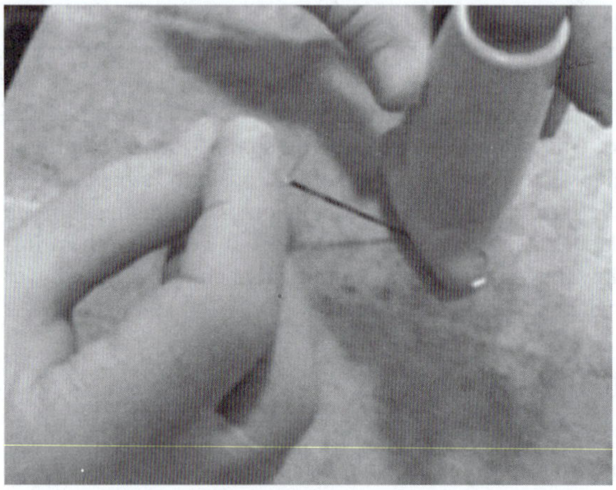

**FIGURA 52.16** Agulhamento fora do plano.

inervação é mais bem representado em faixas, onde cada segmento corporal tem seu próprio suprimento nervoso. O padrão de inervação segmentar ainda é válido com algumas pequenas modificações à medida que se sobe na árvore filogenética.

Os dermátomos tronculares em humanos são representados como bandas simples, enquanto os dermátomos das extremidades são serpiginosos e seguem a rotação embrionária dos brotos dos membros. O gráfico de dermátomos mais utilizado é o desenvolvido por Keegan e Garrett (**FIG. 52.18**). Esse modelo de dermátomos das extremidades tem o formato de tiras de inervação, todas se originando a partir da base do membro e estendendo-se distalmente.

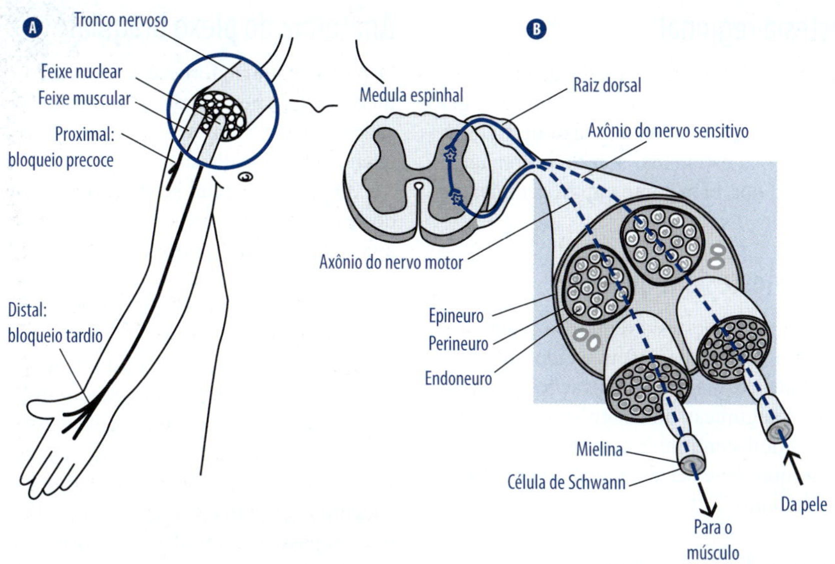


**FIGURA 52.17** Anatomia e arranjo topográfico dos axônios nos nervos periféricos. **A** Anatomia rudimentar de um nervo periférico. **B** Anatomia microscópica de um nervo periférico.

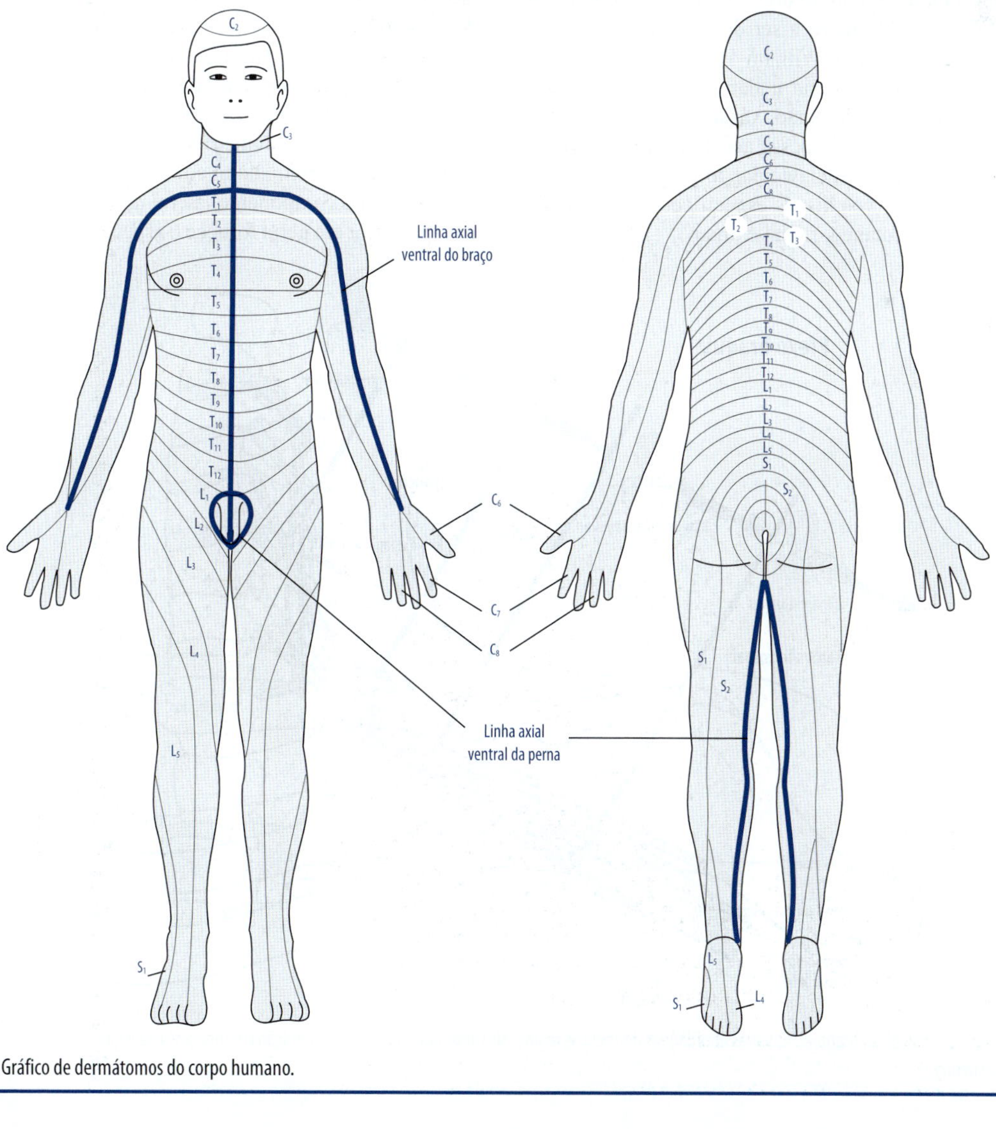


**FIGURA 52.18** Gráfico de dermátomos do corpo humano.

## Indicações da anestesia regional

Como já dito, a anestesia regional pode ser realizada em várias situações clínicas e cirúrgicas, associada ou não à anestesia geral, em cuidados de pacientes queimados, redução de fraturas e luxações, remoção de corpos estranhos, incisão e drenagem de abscessos, no controle da dor, bem como em procedimentos cirúrgicos específicos.

## Contraindicações da anestesia regional

As contraindicações absolutas à anestesia regional incluem recusa do paciente ao procedimento, injeção em tecido infectado ou alergia ao agente anestésico. As contraindicações relativas são história de discrasias sanguíneas ou coagulopatias que levam a sangramento de difícil controle e a presença de dano neurológico preexistente que deve ser documentado cuidadosamente antes do procedimento.

# Bloqueios de nervos dos membros superiores no plexo braquial

Os procedimentos cirúrgicos do membro superior podem ser executados por meio de bloqueio do plexo braquial em um de seus diversos sítios. O primeiro a ser documentado foi realizado na década de 1880 por William Halsted, mediante visão direta do plexo sob anestesia inalatória, sendo a cocaína o anestésico utilizado. Desde então, várias abordagens foram desenvolvidas para a execução dessa anestesia, como interescalênica, supraclavicular, infraclavicular, axilar, umeral média, além de bloqueios de nervos distais específicos, como os nervos mediano, musculocutâneo, radial e ulnar.

## Anatomia do plexo braquial

O plexo braquial fornece a inervação motora e sensitiva do membro superior, sendo o conhecimento de sua anatomia essencial para facilitar os aspectos técnicos da realização dos bloqueios nessa localização.

O plexo braquial se origina dos ramos ventrais primários dos nervos espinhais de $C_5$ a $T_1$ e se estende do pescoço ao ápice da axila (FIG. 52.19). Contribuições variáveis também podem vir dos nervos da quarta vértebra cervical ($C_4$) no plexo braquial pré-fixado ou da segunda vértebra torácica ($T_2$) no plexo braquial pós-fixado.

Os ramos de $C_5$ e $C_6$ costumam se unir próximos à borda medial do músculo escaleno médio para formar o tronco superior do plexo; o ramo de $C_7$ origina o tronco médio, e os ramos de $C_8$ e $T_1$ se unem para formar o tronco inferior. O processo transverso de $C_7$ tem um tubérculo anterior rudimentar, o que facilita a identificação ultrassonográfica da raiz do nervo $C_7$. As raízes e troncos passam pelo sulco interescalênico, marco anatômico superficial localizado entre os músculos escaleno anterior e médio.

Os três troncos sofrem divisões anatômicas primárias em anterior (flexor) e posterior (extensor) na borda lateral da primeira costela. As divisões anteriores do tronco superior e médio formam o fascículo lateral do plexo, as divisões posteriores dos três troncos formam o fascículo posterior, e a divisão anterior do tronco inferior forma o fascículo médio.

Os três fascículos se dividem e dão origem aos ramos terminais do plexo, sendo que cada um possui dois ramos terminais principais e um número variável de ramos intermediários menores. O fascículo lateral contribui com o nervo musculocutâneo e com o componente lateral do nervo mediano. O fascículo posterior em geral fornece o aspecto dorsal da extremidade

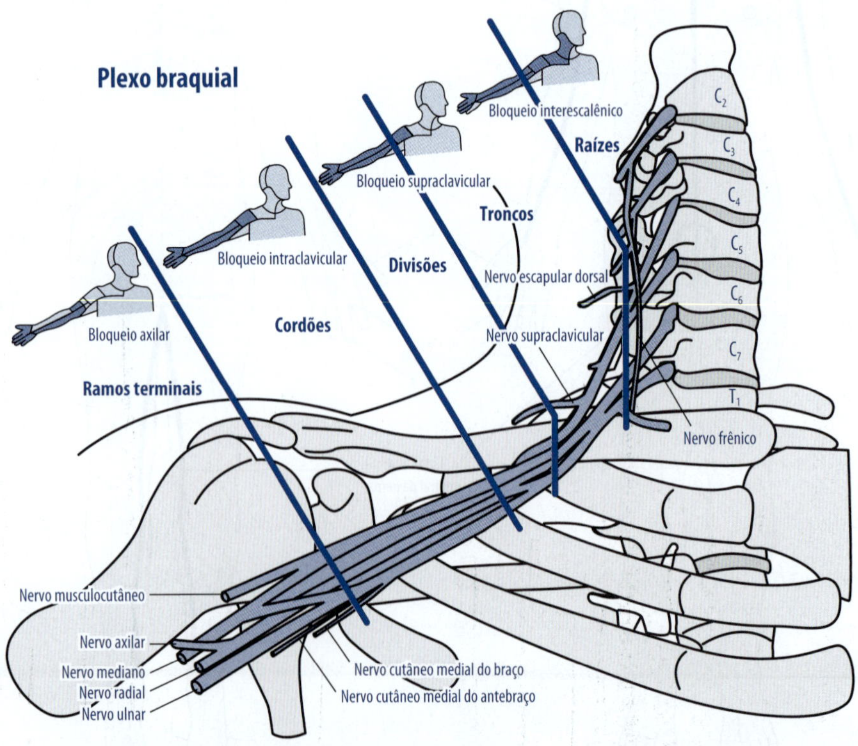


**FIGURA 52.19** Ilustração do plexo braquial. As várias abordagens definem as regiões do plexo braquial e sua distribuição cutânea prevista na anestesia.
*Fonte: Adaptada de Gentry.*[21]

superior através dos nervos radial e axilar. O fascículo medial contribui com o nervo ulnar e com o componente medial do nervo mediano. Ramos intermediários importantes do fascículo medial incluem o nervo cutâneo medial do antebraço e o nervo cutâneo medial, que se unem com o nervo intercostobraquial ($T_2$) para inervar a pele na face medial do braço.

Além disso, o nervo peitoral lateral ($C_5$-$C_7$) e o nervo peitoral medial ($C_8$, $T_1$), que são ramos do plexo braquial, fornecem inervação dos músculos peitorais; o nervo torácico longo ($C_5$-$C_7$) fornece inervação ao músculo serrátil anterior; o nervo toracodorsal ($C_6$-$C_8$) fornece inervação para o músculo grande dorsal; e o nervo supraescapular fornece inervação para os músculos supraespinhal e infraespinhal e para 70% da articulação do ombro.

## Bloqueio interescalênico

O bloqueio interescalênico representa a abordagem mais proximal do plexo braquial atuando sobre as raízes, imediatamente após sua formação, contidas entre os músculos escalenos anterior e médio. Essa técnica é bastante empregada na prática clínica e promove excelente anestesia cirúrgica e analgesia pós-operatória para procedimentos realizados sobre o ombro e a região proximal do braço.[22]

À ultrassonografia, o músculo esternocleidomastóideo é visualizado superficialmente aos músculos escalenos e apresenta formato triangular. As raízes nervosas cervicais apresentam-se ao corte transversal como estruturas ovalares hipoecoicas com discreto halo hiperecoico ao seu redor, configurando padrão monofascicular. A visualização das raízes cervicais de $C_4$ a $C_7$ é obtida de forma consistente ao exame ultrassonográfico do pescoço, porém as raízes de $C_8$ e $T_1$ são mais difíceis de visualizar nessa região. Na fenda interescalênica, as raízes ao corte transversal podem ser representadas por 3 a 5 estruturas ovalares hipoecoicas, alinhadas entre os músculos escalenos anterior e médio, conforme demonstrado na **FIGURA 52.20**.

### Técnica

Posiciona-se o paciente em decúbito dorsal com a cabeça virada a 45° para o lado contralateral, com coxins sob a cabeça e região do ombro do lado a ser anestesiado (esses coxins vão aumentar a região e expor melhor a área). Após a preparação da pele e do transdutor, coloca-se o transdutor linear de alta frequência (10-18 MHz) de 38 mm firmemente sobre o pescoço ao nível da cartilagem cricoide no plano axial e oblíquo para se obter a visão transversal possível do plexo braquial.

Deve-se otimizar a capacidade da obtenção de imagens adequando a profundidade (2-3 cm), o foco e o ganho. Visualizam-se, então, os troncos no corte transverso (eixo curto), no interior da fossa interescalênica, como imagens ovaladas e hipoecoicas entre os músculos escaleno anterior e médio. Na maioria dos casos, não se visualizam todas as raízes do plexo, mas somente $C_5$ e as duas partes da raiz de $C_6$. A imagem típica se assemelha à de um semáforo **(FIGS. 52.21 E 52.22)**. A veia jugular interna e a artéria carótida são visualizadas medialmente.

A vértebra $C_6$ pode ser identificada como a vértebra cervical mais caudal com um processo transverso que tem dois tubérculos: o anterior (ou tubérculo de Chassaignac, o mais proeminente de todas as vértebras cervicais) e o posterior. A artéria e a veia vertebral podem ser vistas adjacentes ao processo transverso distal a $C_6$, profundamente ao espaço interescalênico cerca de 1 cm.

Um dos efeitos colaterais mais comuns do bloqueio interescalênico é a paralisia do nervo frênico e a paresia secundária hemidiafragmática transitória, em geral assintomática em pacientes hígidos, mas que pode ser mal tolerada em pacientes com reserva respiratória limitada, o que contraindica o bloqueio em pacientes com doença respiratória significativa subjacente.

A anestesia peridural ou raquidiana não intencionais e a lesão da medula espinhal são complicações muito raras do bloqueio interescalênico.

No bloqueio em plano, de lateral para medial, a agulha atravessa o músculo escaleno médio, devendo-se tomar cuidado para não lesar dois nervos que passam intramusculares: o nervo dorsal da escápula e o nervo torácico longo, ramos do plexo braquial e que inervam, respectivamente, os músculos levantador da escápula e serrátil anterior **(FIG. 52.23)**.

Algumas variações no posicionamento anatômico da raiz ventral de $C_5$ têm sido observadas com auxílio ultrassonográfico, o que explica falhas parciais de bloqueios realizados de acordo com referências anatômicas **(FIG. 52.24)**. Nesses pacientes, a presença da raiz ventral de $C_5$ no interior do músculo escaleno anterior ou sobre ele limita a difusão da solução de anestésico local e a taxa de sucesso do bloqueio.

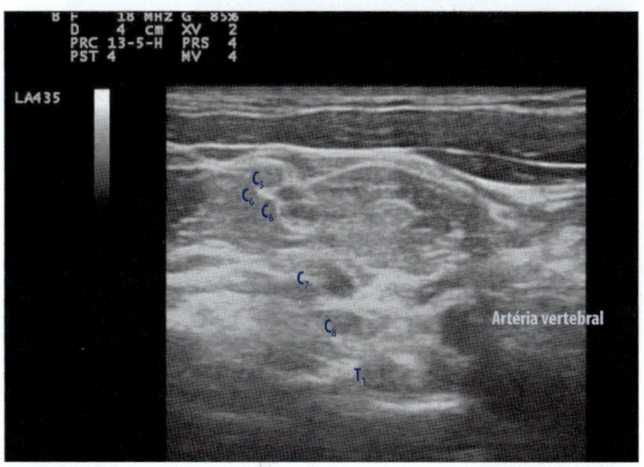


**FIGURA 52.20** Imagem de abordagem interescalênica, mostrando as raízes de $C_5$ a $T_1$. Observe também a artéria vertebral.

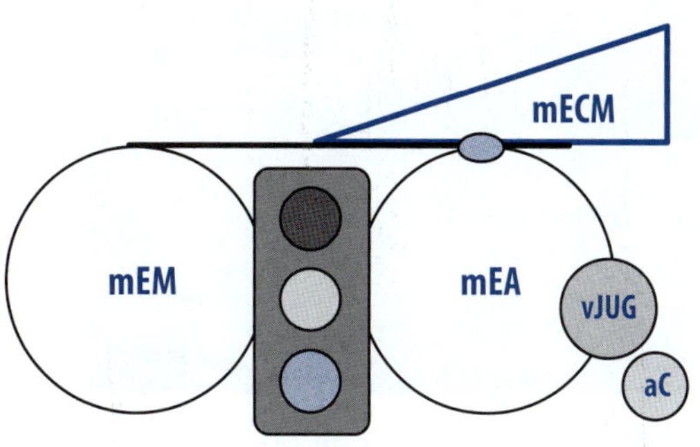


**FIGURA 52.21** Desenho esquemático com sinal do semáforo (raízes do plexo braquial) na técnica ultrassonográfica. O nervo frênico é representado pelo *círculo azul* anterior ao EA. A *linha preta* por cima dos músculos escalenos é a fáscia pré-vertebral.
aC, artéria carótida; mEA, músculo escaleno anterior; mECM, músculo esternocleidomastóideo; mEM, músculo escaleno médio; vJUG, veia jugular interna.

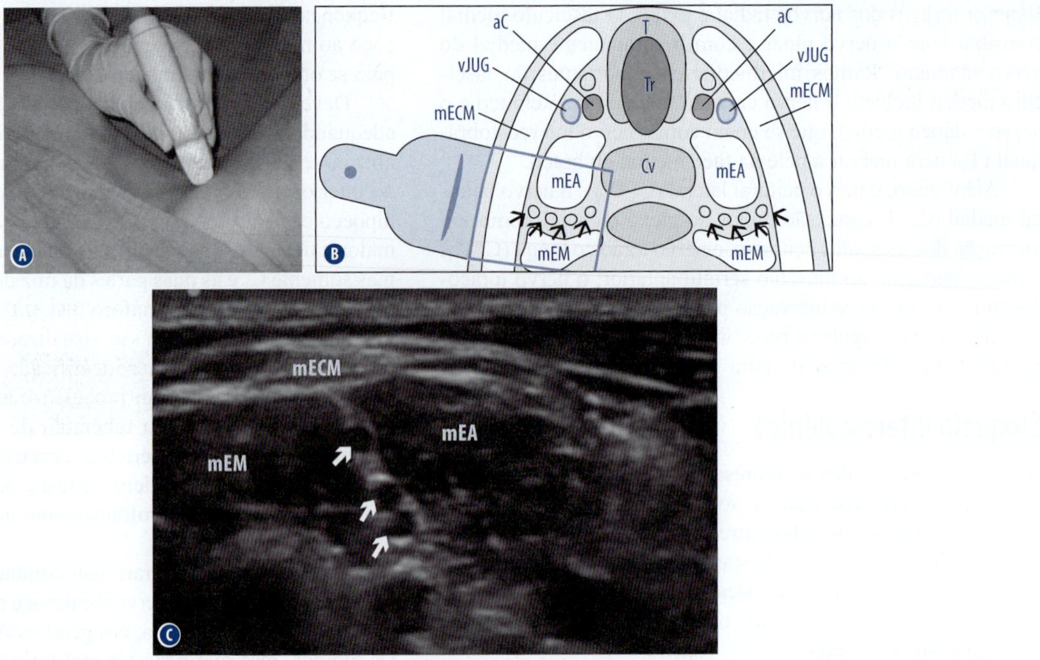


**FIGURA 52.22** Abordagem interescalênica para bloqueio do plexo braquial. **A** Posição do transdutor. **B** Estruturas anatômicas alcançadas pelos feixes de som. **C** Sonoanatomia da tela. As *setas* indicam raízes do plexo braquial.

aC, artéria carótida; Cv, corpo vertebral; mEA, músculo escaleno anterior; mECM, músculo esternocleidomastóideo; mEC, músculo escaleno médio; T, glândula tireoide; Tr, traqueia; vJUG, veia jugular interna.

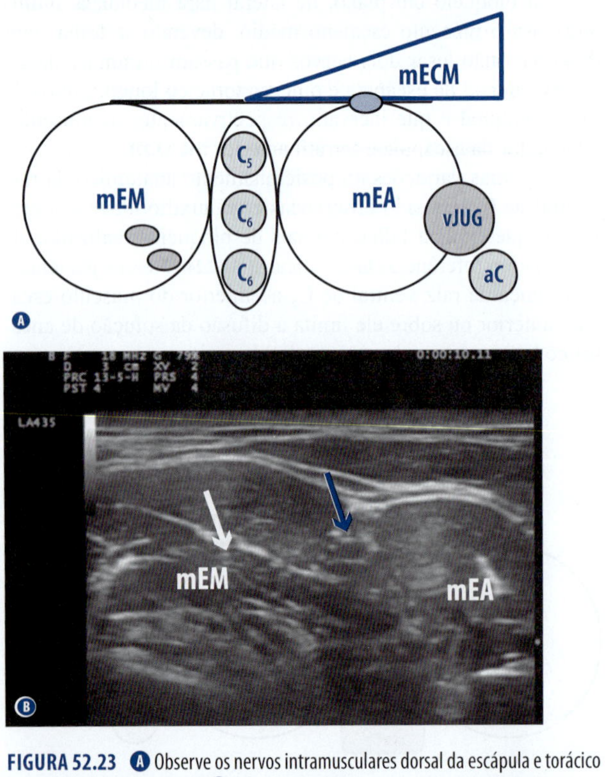


**FIGURA 52.23** **A** Observe os nervos intramusculares dorsal da escápula e torácico longo (*círculos azuis-claros*). **B** Imagem de abordagem interescalênica do plexo braquial, mostrando músculos escaleno anterior (EA) e escaleno médio (EM), raízes do plexo (*seta azul*) e nervo dorsal da escápula (*seta branca*) na intimidade do músculo escaleno médio.

aC, artéria carótida; mEA, músculo escaleno anterior; mECM, esternocleidomastóideo; vJUG, veia jugular interna.

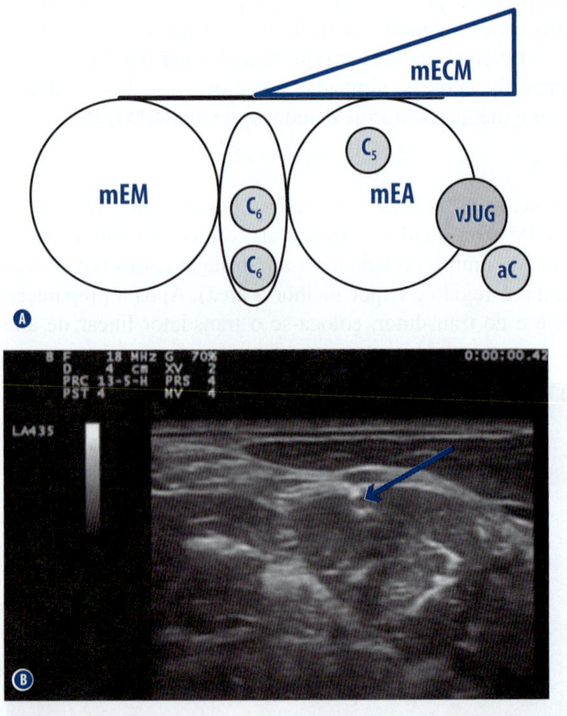


**FIGURA 52.24** **A** Desenho esquemático da abordagem interescalênica onde se observa a raiz de $C_5$ intramuscular (dentro do músculo escaleno anterior). **B** Imagem de abordagem interescalênica com raiz de $C_5$ dentro do músculo escaleno anterior (*seta*).

aC, artéria carótida; mEA, músculo escaleno anterior; mECM, músculo esternocleidomastóideo; mEM, músculo escaleno médio; vJUG, veia jugular interna.

## Bloqueio supraclavicular perivascular

O acesso supraclavicular perivascular ao plexo braquial foi originalmente descrito por Kulenkampff, com risco elevado de pneumotórax e hematoma, porém o uso do ultrassom – ao permitir a avaliação da anatomia e guiar o bloqueio – diminuiu esse risco, tornando tal acesso o preferido para procedimentos de cotovelo e mão.

O plexo braquial na região supraclavicular se divide entre seus troncos e fascículos. Ele se encontra lateral e posteriormente à artéria subclávia e acima da primeira costela. A imagem ultrassonográfica, com o transdutor posicionado transversalmente às estruturas, mostra as divisões do plexo braquial como um conjunto de nódulos hipoecoicos em "cacho de uva" entremeados em tecido hiperecoico que corresponde ao tecido conjuntivo. O plexo braquial está posicionado lateral e superiormente à margem esférica pulsátil anecoica da artéria subclávia, acima da hiperecoica primeira costela (**FIG. 52.25**).

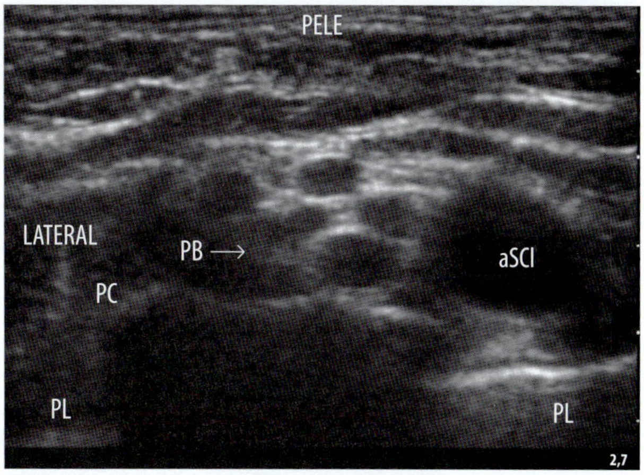


**FIGURA 52.25** Sonoanatomia do bloqueio supraclavicular.
aSCl, artéria subclávia; PC, primeira costela; PL, pleura; PB, divisões do plexo braquial.

### Técnica

Posiciona-se o paciente em decúbito dorsal com a cabeça ligeiramente inclinada para o lado contralateral. Após a preparação da pele e do transdutor linear de alta frequência (10-18 MHz) de 38 mm, o transdutor é posicionado sobre a fossa supraclavicular no plano coronal oblíquo até que se obtenha a melhor visualização da artéria subclávia e do plexo braquial, que estão a uma profundidade de 2 a 3 cm. No corte transverso (eixo curto), aparecem imagens hipoecoicas redondas ou ovais, lateral e posteriormente à artéria subclávia e posteriormente à primeira costela.

A artéria subclávia ascende a partir do mediastino e cursa lateralmente sobre a superfície pleural por cima da cúpula do pulmão. É nessa área, medialmente à primeira costela, que o plexo braquial se aproxima da artéria subclávia, localizado posterolateralmente a ela. O reconhecimento adequado dessas estruturas sonoanatômicas é primordial para a realização segura do bloqueio supraclavicular, evitando-se assim, o risco de pneumotórax.

A primeira costela e a superfície pleural são imagens hiperecoicas lineares ao ultrassom, sendo que várias características podem ajudar a diferenciá-las. Subjacentemente à primeira costela, identifica-se a presença de área escura "anecoica" (sombra acústica); na área sob a pleura, ocorre a visualização "brilhante" das membranas e formação ocasional de "cauda de cometa", que se move com a respiração normal ou com a pulsação da artéria subclávia – na costela esse movimento não é observado.

Uma vez escolhido o local, a agulha é inserida em plano, tanto na orientação mediolateral como lateromedial. O anestésico local deve ser injetado dentro do compartimento do plexo a fim de garantir a dispersão para todos os componentes do plexo braquial. Para anestesia do tronco inferior, em intervenções cirúrgicas distais no membro, é melhor injetar a maior parte do anestésico local em bólus imediatamente acima da primeira costela e próximo da artéria subclávia (**FIG. 52.26**).

O risco de pneumotórax tornou o bloqueio supraclavicular "impopular" por várias décadas. O advento da orientação em

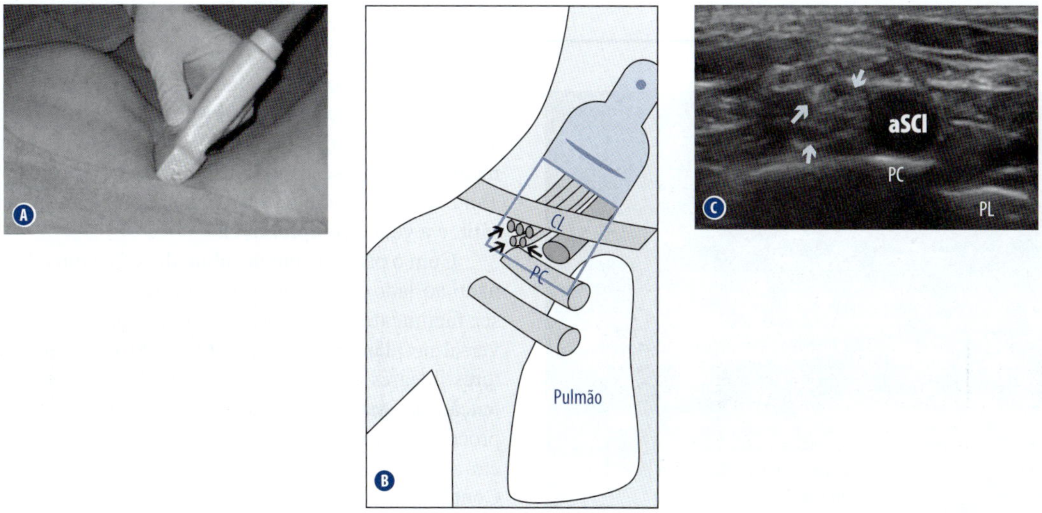


**FIGURA 52.26** Abordagem supraclavicular para bloqueio do plexo braquial. **A** Posicionamento do transdutor ultrassonográfico. **B** Ilustração mostrando as estruturas anatômicas dentro do raio de visão do transdutor do ultrassom. **C** Visão ultrassonográfica da área supraclavicular. As *setas* indicam troncos do plexo braquial.
aSCl, artéria subclávia; CL, clavícula; PC, primeira costela; PL, pleura.

tempo real com o ultrassom, todavia, renovou o interesse por esse bloqueio em particular. A capacidade de se obter uma imagem clara e consistente da primeira costela e da pleura e a possibilidade de se manter a ponta da agulha longe dessa última potencialmente ajudam na realização segura desse bloqueio ao mesmo tempo em que minimizam o risco de pneumotórax, embora ainda não existam estudos comparativos a esse respeito (FIGS. 52.27 A 52.29).[1]

## Bloqueio infraclavicular

Em uma tentativa de unir as vantagens das abordagens supraclavicular e axilar, além de reduzir suas complicações, o bloqueio do plexo braquial via infraclavicular foi descrito em 1973. Contudo, o acesso infraclavicular ao plexo braquial se mantém relativamente pouco utilizado. Isso se deve à difícil identificação e visualização dos marcos anatômicos em alguns pacientes e à maior profundidade do plexo braquial nessa região.

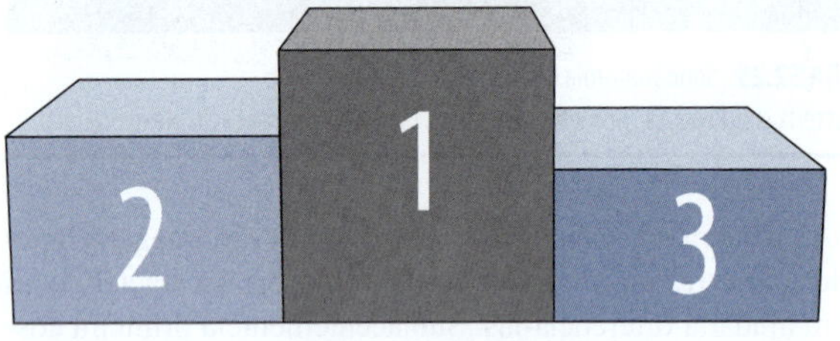


**FIGURA 52.27** Sinal do pódio (primeiro lugar, primeira costela; segundo e terceiro lugares, pleura).

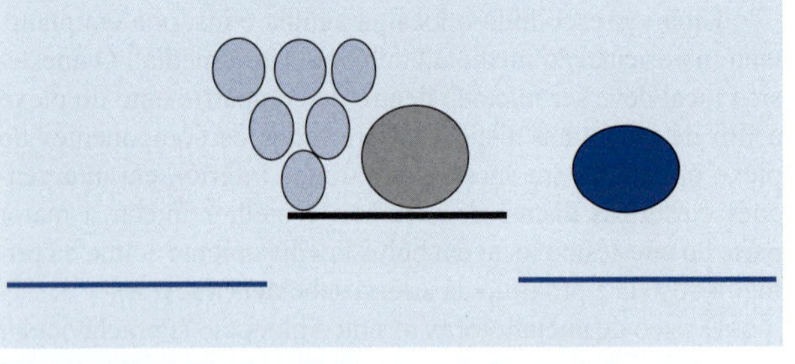

**FIGURA 52.28** Desenho esquemático da abordagem supraclavicular, mostrando primeira costela (*linha preta*), pleura (*linhas azuis*), artéria subclávia (*círculo cinza*), veia subclávia (*círculo azul*) e divisões do plexo braquial (*círculos azul-claro*): imagem em "cacho de uvas".

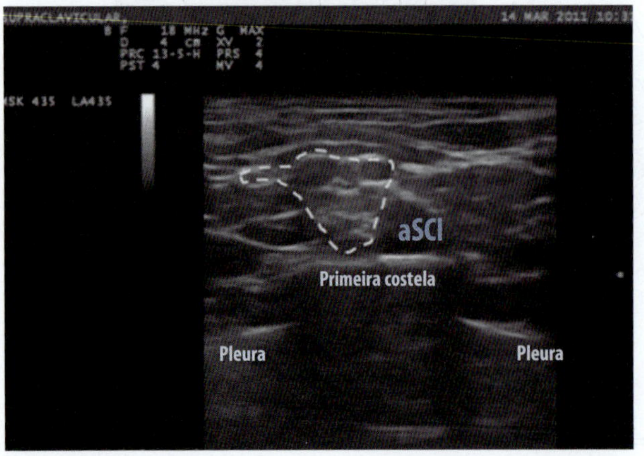


**FIGURA 52.29** Imagem de abordagem supraclavicular, mostrando pleura, primeira costela com sombra acústica, artéria subclávia (aSCl) e divisões do plexo braquial (área *pontilhada*).

O bloqueio infraclavicular tem como indicações procedimentos cirúrgicos na região de cotovelo, antebraço e mão. A técnica guiada por ultrassom, em razão de sua menor dependência de marcos anatômicos de superfície e visualização direta das estruturas nervosas, vasculares e da pleura, melhorou o perfil de segurança e eficácia desse bloqueio. O bloqueio infraclavicular representa a opção mais recomendada para bloqueio contínuo (colocação de cateter) para analgesia pós-operatória prolongada em procedimentos cirúrgicos de cotovelo e antebraço devido à sua boa fixação e qualidade analgésica.

Na região infraclavicular, os fascículos do plexo braquial localizam-se ao redor da segunda porção da artéria axilar, abaixo dos músculos peitoral maior e peitoral menor. O fascículo lateral se encontra em posição laterossuperior à artéria, o fascículo posterior se encontra posterior e lateral a ela e o fascículo medial se encontra medialmente, em geral entre a artéria e veias axilares. Em um corte transversal, observam-se os fascículos e os vasos axilares.

Os fascículos são predominantemente hiperecoicos com ecotextura fascicular, estando os fascículos lateral e posterior em posição superior e posterior, respectivamente, à artéria axilar. O fascículo medial pode ser encontrado entre a artéria e veia axilar, embora nem sempre esteja visível ao ultrassom. Acima das estruturas neurovasculares, estão os músculos peitoral maior e peitoral menor. Abaixo e internamente às estruturas neurovasculares, estão a fáscia clavipeitoral, representando o limite posterior da bainha do plexo braquial, e a pleura, com cerca de 2 a 3 cm.

### Técnica

Coloca-se o paciente em posição supina, com o braço a ser bloqueado apoiado confortavelmente ao seu lado. Após a preparação da pele, com o transdutor curvo ou linear de 6 a 15 MHz posicionado medialmente ao processo coracoide abaixo da clavícula em um plano parassagital à profundidade de 5 a 6 cm, encontram-se, sobrepondo-se as estruturas neurovasculares, os músculos peitoral maior e menor. Os fascículos do plexo braquial são hiperecoicos, estando o fascículo lateral na posição de 9 a 12 h da artéria axilar e o fascículo posterior posteriormente à artéria na posição de 6 a 9 h. Quando visível, o fascículo medial localiza-se caudalmente à artéria (posição de 3-6 h). Tanto a artéria como a veia axilar são anecoicas; a artéria é pulsátil, e a veia é compressível.

Com o paciente em decúbito dorsal e com o braço posicionado ao lado ou rotado a 90°, a artéria e a veia axilar podem ser facilmente identificáveis em um corte de varredura transversal no plano parassagital (FIGS. 52.30 E 52.31). Tanto os transdutores lineares como os convexos podem ser usados para a obtenção de imagens do plexo braquial nessa área próxima ao processo coracoide em plano parassagital. Em crianças ou em adultos longilíneos, pode ser usada a sonda de 10 MHz. Contudo, na maioria dos adultos a sonda de baixa resolução (4-7 MHz) costuma ser necessária para se obter a penetração necessária da imagem de 5 a 6 cm.

Os três fascículos adjacentes do plexo braquial aparecem com consistência hiperecoica, com o fascículo lateral mais

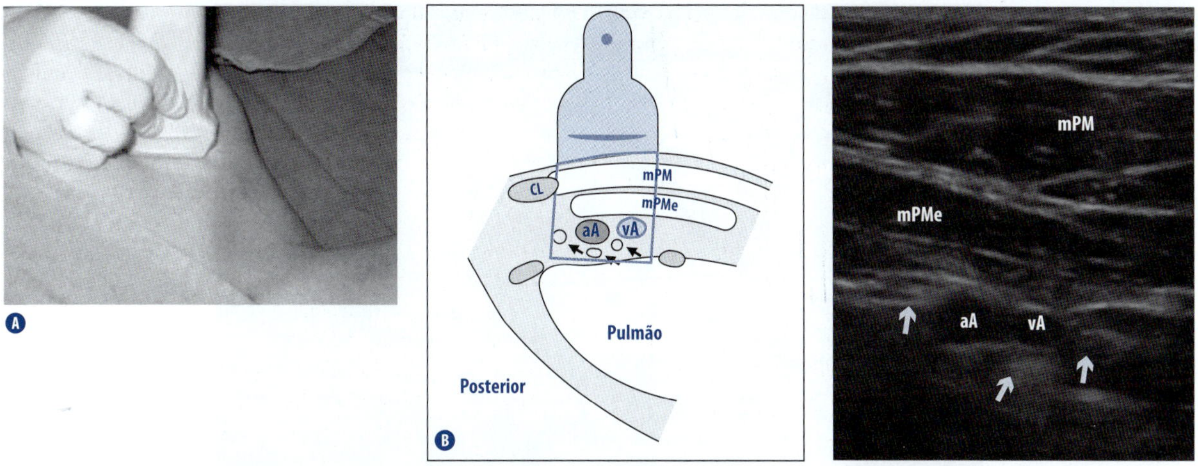


**FIGURA 52.30** Abordagem infraclavicular para bloqueio do plexo braquial. **A** Posicionamento do transdutor ultrassonográfico. **B** Ilustração mostrando as estruturas anatômicas dentro do raio de visão do transdutor do ultrassom. **C** Visão ultrassonográfica da área infraclavicular. As *setas* indicam fascículos do plexo braquial. aA, artéria axilar; CL, clavícula; mPM, músculo peitoral maior; mPMe, músculo peitoral menor; vA, veia axilar.

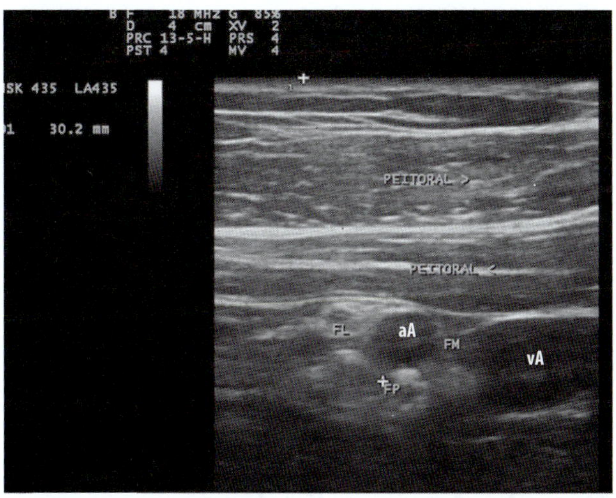


**FIGURA 52.31** Imagem de abordagem infraclavicular, mostrando músculos peitoral maior e menor e, abaixo deles, artéria axilar (aA), veia axilar (vA), fascículo posterior (FP), fascículo medial (FM) e fascículo lateral (FL).

comumente cefálico à artéria axilar (posição de 9-12 h), o fascículo medial, inferiormente (posição de 3-6 h), e o fascículo posterior, posteriormente (posição de 6-9 h). A manobra de abdução do braço em 110° e a rotação externa do ombro tendem a mover o plexo braquial para longe do tórax, trazendo-o mais perto da superfície da pele, o que costuma melhorar a identificação dos fascículos e a subsequente inserção da agulha.

A agulha do bloqueio normalmente é inserida em plano (plano parassagital) em uma orientação cefalocaudal. A orientação da agulha medial no sentido do tórax deve ser evitada, já que o pneumotórax também continua a ser um risco com essa abordagem. A dispersão do anestésico local deve ser feita desenhando-se um "U" na região posterior à artéria, fornecendo, assim, uma anestesia consistente para os três fascículos. O volume de 16 ± 2 mL de anestésicos locais pode ser usado para esta técnica.

## Bloqueio axilar

O bloqueio axilar representa uma das técnicas mais realizadas de anestesia regional e está indicado para procedimentos cirúrgicos no antebraço e na mão. Recentemente, a assistência ultrassonográfica nos bloqueios axilares vem demonstrando ser capaz de diminuir a latência, aumentar a taxa de sucesso, reduzir punções vasculares e minimizar o volume de anestésico local em comparação com as técnicas de neuroestimulação e transarterial.

O bloqueio axilar guiado por ultrassom, devido à sua natureza superficial e ao baixo potencial de causar lesões graves (pneumotórax e injeção neuroaxial), é considerado um bloqueio com nível de aprendizado básico, cuja principal dificuldade está relacionada ao conhecimento da sonoanatomia amplamente variável da região.

Na região axilar, o plexo braquial se encontra a 1 a 3 cm de profundidade da pele e está dividido em quatro ramos terminais: mediano, musculocutâneo, radial e ulnar. As estruturas musculares da axila consistem no bíceps braquial e coracobraquial, localizados na face anterior da axila e do músculo redondo maior, e no tendão do grande dorsal na parte posterior da axila. Os nervos terminais se dispõem ao redor da artéria axilar e das veias axilares, estando envoltos pela bainha axilar, e apresentam grande mobilidade e variação de posicionamento. Os nervos periféricos visualizados em um corte transversal apresentam nódulos hipoecogênicos (tecido nervoso) envoltos em uma matriz hiperecogênica de tecido conjuntivo configurando um padrão fascicular.

Na axila, a posição do nervo mediano em relação à artéria axilar varia mais comumente de anteromedial à posteromedial. O nervo radial em geral permanece posteromedial ou posterolateralmente à artéria axilar. O nervo ulnar está disposto anteromedial ou posteromedialmente à artéria. As veias são encontradas posteriormente à artéria e anteriormente aos nervos. O nervo musculocutâneo emerge precocemente do fascículo lateral e cursa entre os músculos bíceps e coracobraquial inserido em um septo intermuscular. A ecotextura do nervo musculocutâneo é predominantemente hiperecogênica com padrão

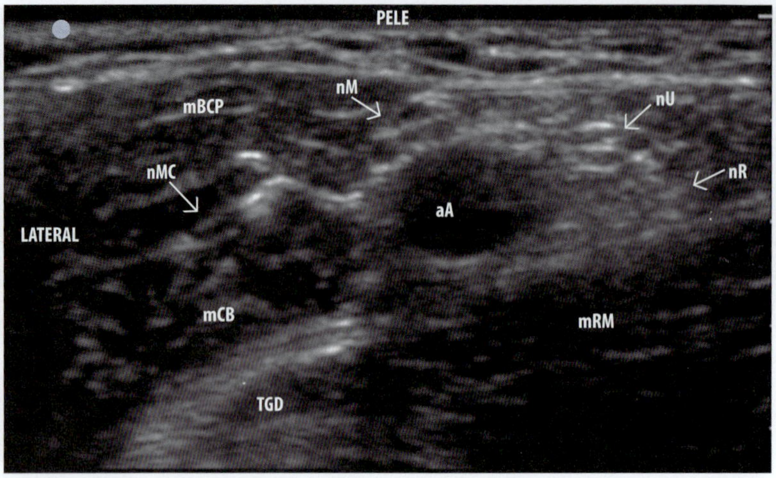


**FIGURA 52.32** Sonoanatomia do bloqueio axilar.
aA, artéria axilar; mBCP, músculo bíceps; mCB, músculo coracobraquial; nM, nervo mediano; nMC, nervo musculocutâneo; nR, nervo radial; mRM, músculo redondo maior; TGD, tendão do músculo grande dorsal; nU, nervo ulnar.

fascicular, e o nervo pode apresentar três formatos diferentes durante sua trajetória na axila: achatado, oval achatado e triangular (FIG. 52.32).

Em 5 a 30% da população, o nervo musculocutâneo não pode ser distinguido sonograficamente do nervo mediano, estando ambos representados por uma única estrutura nervosa[23] (FIG. 52.33).

## Técnica

Posiciona-se o paciente em decúbito dorsal com braço em abdução a 90°. Após a preparação da pele, com o transdutor linear de alta frequência (10-18 MHz) de 38 mm, no plano transversal ao longo da prega axilar, e em profundidade de 1 a 2 cm, visualizam-se os nervos mediano, radial, ulnar e musculocutâneo no plano transversal (eixo curto). Os nervos presentes na axila têm ecogenicidade mista e aparência de "favo de mel" (representando mistura de fascículos neurais hipoecoicos e tecido conjuntivo hiperecoico). Os nervos são arredondados ou ovais e estão localizados próximos a artéria e veia axilar.

Os nervos mediano, ulnar e radial são geralmente localizados próximos à artéria axilar entre os compartimentos musculares anterior (bíceps e coracobraquial) e posterior (tríceps)

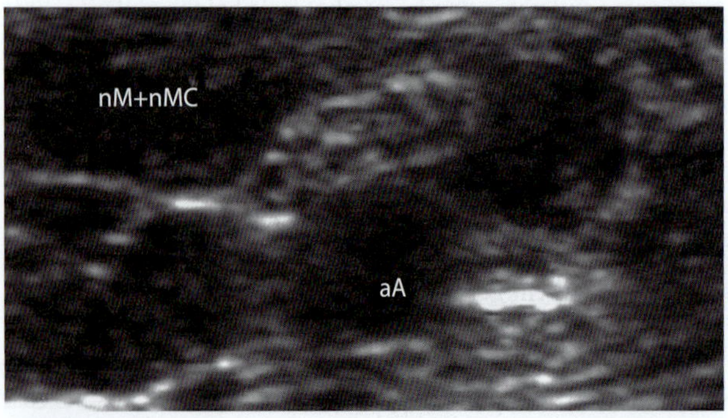


**FIGURA 52.33** Imagem ultrassonográfica da união do nervo mediano com o nervo musculocutâneo.
aA, artéria axilar; nM, nervo mediano; nMC, nervo musculocutâneo.

(FIGS. 52.34 A 52.37). O nervo mediano costuma ser encontrado anteromedialmente à artéria, o nervo ulnar, medialmente à artéria, e o nervo radial, posteromedialmente a ela. O nervo musculocutâneo muitas vezes emite ramos terminais mais proximalmente, os quais podem ser localizados no plano entre os músculos bíceps e coracobraquial.

O bloqueio separado de cada nervo distal individual é recomendado para assegurar a anestesia completa. Da mesma forma que outras abordagens do plexo braquial e devido à localização superficial de todos os nervos terminais, é mais prático utilizar a abordagem da agulha no mesmo plano do transdutor. A orientação do bloqueio por ultrassom tem sido associada a maiores taxas de sucesso e menores volumes de solução de anestésico local em comparação com técnica usando referências anatômicas.

# Bloqueios de nervos distais dos membros superiores

O bloqueio de nervos individuais do braço ou antebraço distal pode ser útil como bloqueio complementar se ocorreu falha no território inervado. A partir da varredura da extremidade superior, esses nervos periféricos podem ser localizados e bloqueados em muitos locais ao longo de seu percurso. Cinco mililitros de solução de anestésico local em geral são suficientes para bloquear qualquer um dos nervos terminais individualmente. As orientações para o bloqueio dos principais nervos distais do membro superior são citadas a seguir.

Os três principais nervos periféricos da extremidade superior – mediano, radial e ulnar – podem ser todos bloqueados ao nível do cotovelo (FIG. 52.38). Em razão de sua localização dentro do sulco ulnar, o nervo ulnar tem os marcos anatômicos mais confiáveis. O sulco ulnar é palpável entre o epicôndilo medial do úmero e o processo do olécrano. O bloqueio do nervo ulnar nesse nível fornece bloqueio sensitivo do aspecto medial da mão, incluindo o quinto metacarpo e a metade medial do quarto metacarpo.

A artéria braquial é o marco para o bloqueio do nervo mediano ao nível do cotovelo (VER FIG. 52.38). O nervo mediano

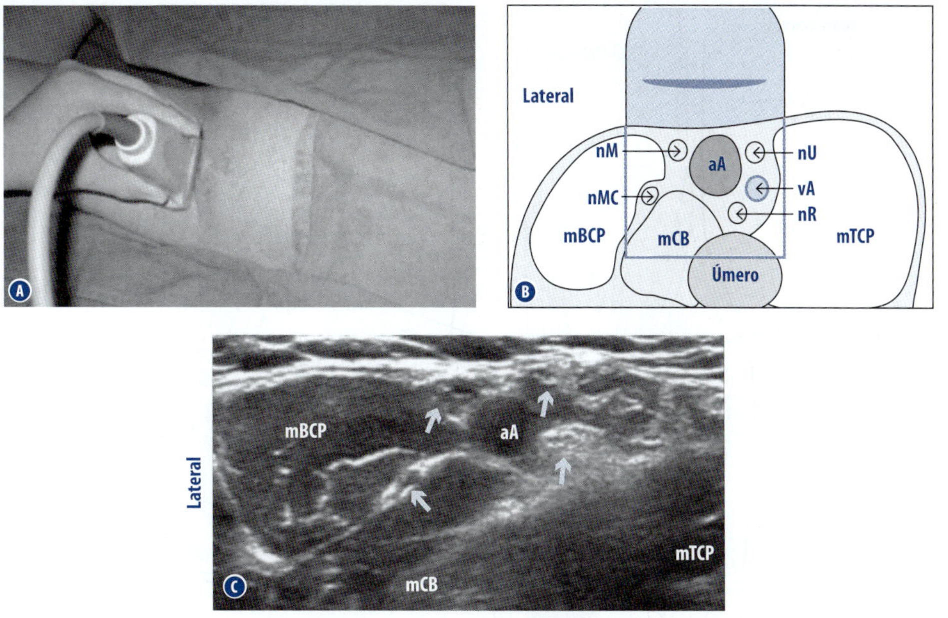


**FIGURA 52.34** Abordagem axilar para bloqueio do plexo braquial. **A** Posicionamento do transdutor ultrassonográfico. **B** Ilustração mostrando as estruturas anatômicas dentro do raio de visão do transdutor do ultrassom. **C** Visão ultrassonográfica da área axilar. As *setas* indicam troncos do plexo braquial.
aA, artéria axilar; mBCP, músculo bíceps braquial; mCB, músculo coracobraquial; nM, nervo mediano; nMC, nervo musculocutâneo; nR, nervo radial; mTCP, músculo tríceps; nU, nervo ulnar; vA, veia axilar.

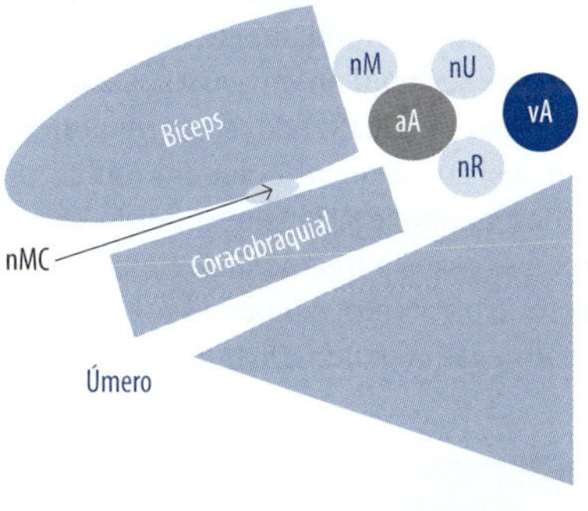


**FIGURA 52.35** Desenho esquemático da abordagem axilar, mostrando músculos bíceps braquial e coracobraquial, artéria axilar (aA), veia axilar (vA) e nervos mediano (nM), ulnar (nU), radial (nR) e nervo musculocutâneo (nMC).

localiza-se medialmente à artéria, e, com base nesse marco, busca-se a sua visualização com o ultrassom. O bloqueio do nervo mediano é útil para a superfície anterolateral da mão, incluindo o polegar até o dedo médio.

O nervo radial situa-se entre os músculos braquial e braquiorradial, 1 a 2 cm lateral ao tendão do bíceps. Usando-se o tendão do bíceps como marco, o nervo radial pode ser visualizado pelo ultrassom. O bloqueio do nervo radial nesse nível fornece anestesia para o aspecto dorsolateral da mão (polegar, indicador, médio e metade lateral do dedo anelar) até a articulação interfalângica distal.

O bloqueio mais distal da extremidade superior pode ser realizado ao nível do pulso. O nervo mediano encontra-se

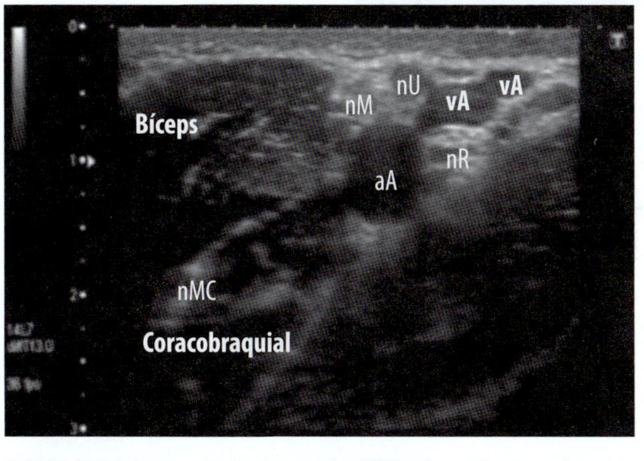


**FIGURA 52.36** Imagem de abordagem axilar do plexo braquial, mostrando artéria axilar (aA), veias axilares (vA), nervos mediano (nM), ulnar (nU), radial (nR) e nervo músculocutâneo (nMC), e músculos bíceps e coracobraquial.

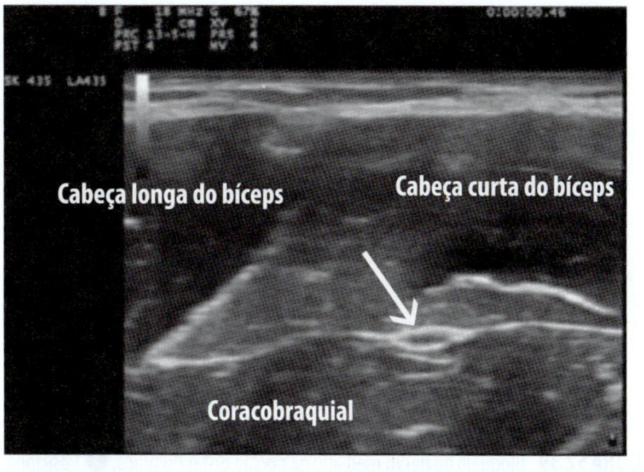


**FIGURA 52.37** Imagem de abordagem axilar, mostrando nervo musculocutâneo (*seta*) em plano tecidual entre os músculos bíceps braquial e coracobraquial.

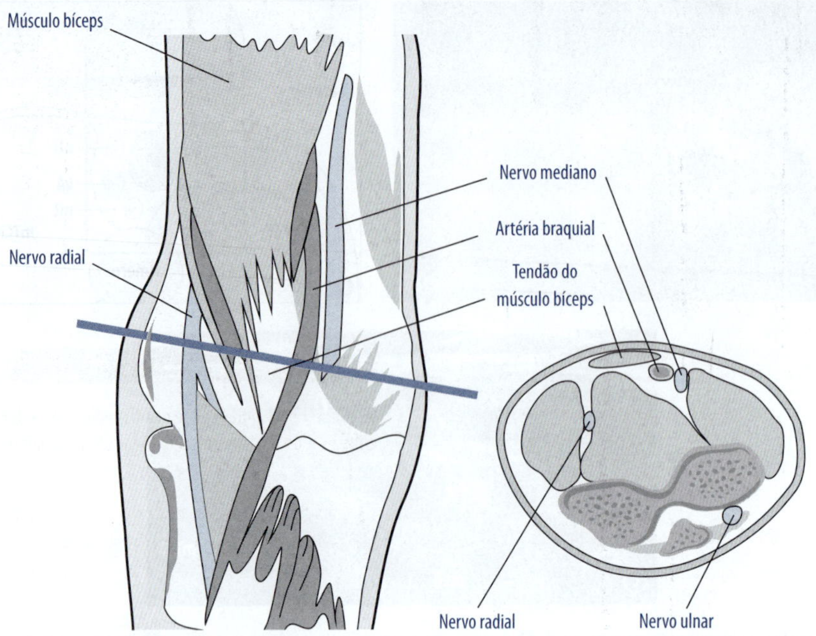


**FIGURA 52.38** Anatomia dos nervos distais do membro superior.

nesse nível entre o músculo palmar longo e os tendões do músculo flexor radial do carpo. O nervo ulnar está localizado imediatamente lateral ao músculo flexor ulnar do carpo e medialmente à artéria ulnar. É importante observar que o nervo radial já se ramificou ao nível do punho, exigindo assim um bloqueio sobre a face radial do pulso.

O nervo mediano pode ser localizado logo proximalmente à prega do cotovelo, e medialmente à artéria braquial **(FIGS. 52.39 A 52.43)**.

O nervo radial pode ser localizado no aspecto lateral da parte distal do braço, profundamente aos músculos braquial e braquiorradial e superficial ao úmero **(FIG. 52.44)**.

O nervo ulnar é localizado superficialmente no braço. O bloqueio do nervo ulnar no cotovelo (sulco ulnar) é tradicionalmente desencorajado, já que o nervo é circundado por estruturas rígidas (ossos e ligamentos) e existe um potencial de aprisionamento. No entanto, ele pode ser bloqueado com segurança proximalmente ao sulco ulnar **(FIG. 52.45)**.

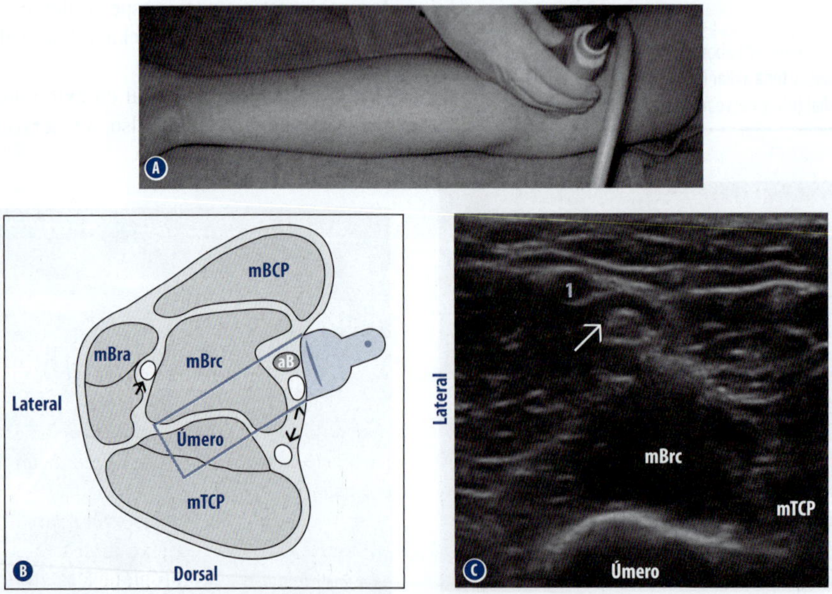


**FIGURA 52.39** Bloqueio do nervo mediano na porção distal do braço. **A** Posicionamento do transdutor ultrassonográfico. **B** Ilustração mostrando as estruturas anatômicas dentro do raio de visão do transdutor do ultrassom. **C** Visão ultrassonográfica do nervo mediano na porção distal do braço. A *seta* indica o nervo mediano.
aB, artéria braquial; mBCP, músculo bíceps braquial; mBra, músculo braquiorradial; mBrc, músculo braquial; mTCP, músculo tríceps.

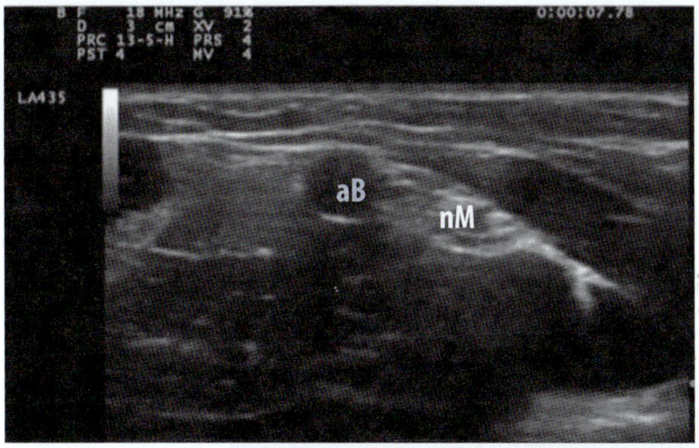


**FIGURA 52.40** Imagem de artéria braquial (aB) e nervo mediano (nM) no cotovelo.

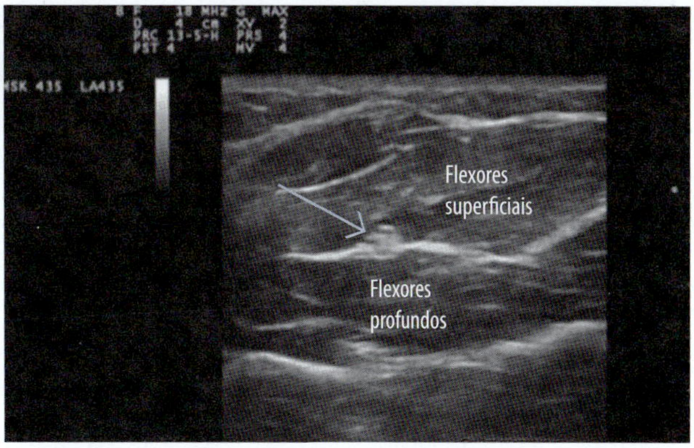


**FIGURA 52.41** Imagem de nervo mediano no antebraço (*seta*) em plano tecidual, entre os músculos flexores profundos e superficiais do antebraço.

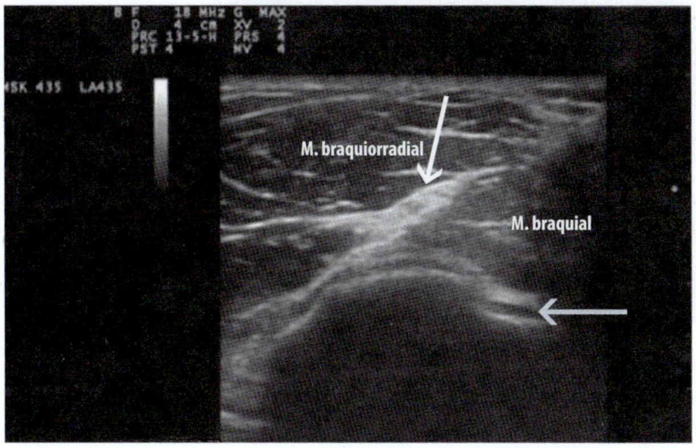


**FIGURA 52.42** Imagem de nervo radial (*seta branca*) no cotovelo entre os músculos braquial (medialmente) e braquiorradial (lateralmente). Observe a superfície articular (*seta lilás*) do osso rádio com o úmero.

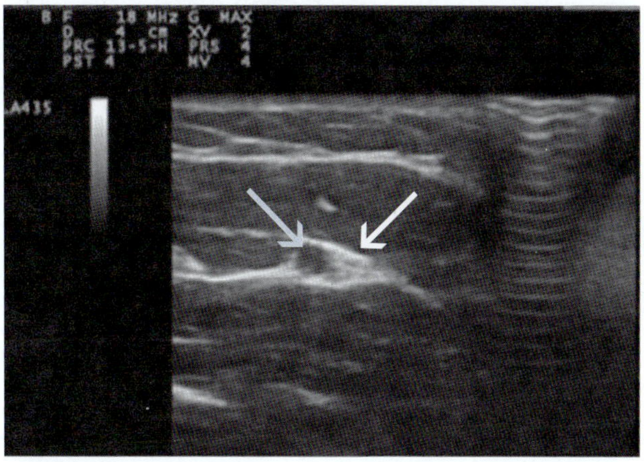

**FIGURA 52.43** Imagem de nervo ulnar no antebraço (*seta branca*) próximo à artéria ulnar (*seta lilás*).

## Bloqueios de nervos periféricos dos membros inferiores

Embora haja muitas semelhanças anatômicas entre a inervação dos membros superiores e inferiores, o entusiasmo para com a realização dos bloqueios de nervos periféricos nas extremidades inferiores não é tão grande. A maioria dos anestesiologistas prefere a técnica neuroaxial (subaracnóidea e peridural) aos bloqueios de nervos periféricos para cirurgias dos membros inferiores, apesar das potenciais desvantagens neuroaxiais, como risco de sintomas neurológicos transitórios, cefaleia pós-punção dural, lombalgia, repercussão hemodinâmica, meningite/meningismo e hematoma espinhal.

Nesse contexto, os bloqueios periféricos têm muitas vantagens e representam uma técnica regional alternativa tanto para anestesia intraoperatória quanto para analgesia pós-operatória.[24] As vantagens incluem redução na taxa de admissões hospitalares após cirurgias ambulatoriais (procedimento custo-efetivo),[25] menor alteração hemodinâmica, menos náuseas/vômitos e retenção urinária, bem como melhor analgesia pós-operatória.[26]

O reduzido índice de bloqueios em membros inferiores pode ser explicado pela dificuldade da técnica com o uso de referências anatômicas, pelo fato de muitos dos nervos serem sensitivos, pela menor divulgação dessas técnicas durante a especialização médica de anestesiologia, pela curva de aprendizado mais lenta e pelo maior custo para aquisição de materiais e insumos necessários (neuroestimulador, agulhas especiais, ultrassom).[27,28] Entretanto, nesta última década, tem havido crescente interesse pelos bloqueios periféricos, refletido pelo grande número de artigos publicados nessa área com auxílio do ultrassom.[29-31]

## Anatomia

A realização de bloqueios de nervos periféricos nos membros inferiores exige perfeito conhecimento da neuroanatomia do plexo lombossacral, condição sintetizada por Winnie: "a anestesia regional é simplesmente um exercício de anatomia aplicada".[32]

A anatomia do plexo lombossacral é constituída de duas entidades distintas: o plexo lombar e o plexo sacral, que possuem uma comunicação entre eles através do tronco lombossacral (**FIG. 52.46**). Com exceção de pequena porção cutânea das nádegas, a inervação do membro inferior é feita inteiramente pelos ramos do plexo lombossacral. Os nervos dos músculos da coxa anterior e medial são derivados do plexo lombar.

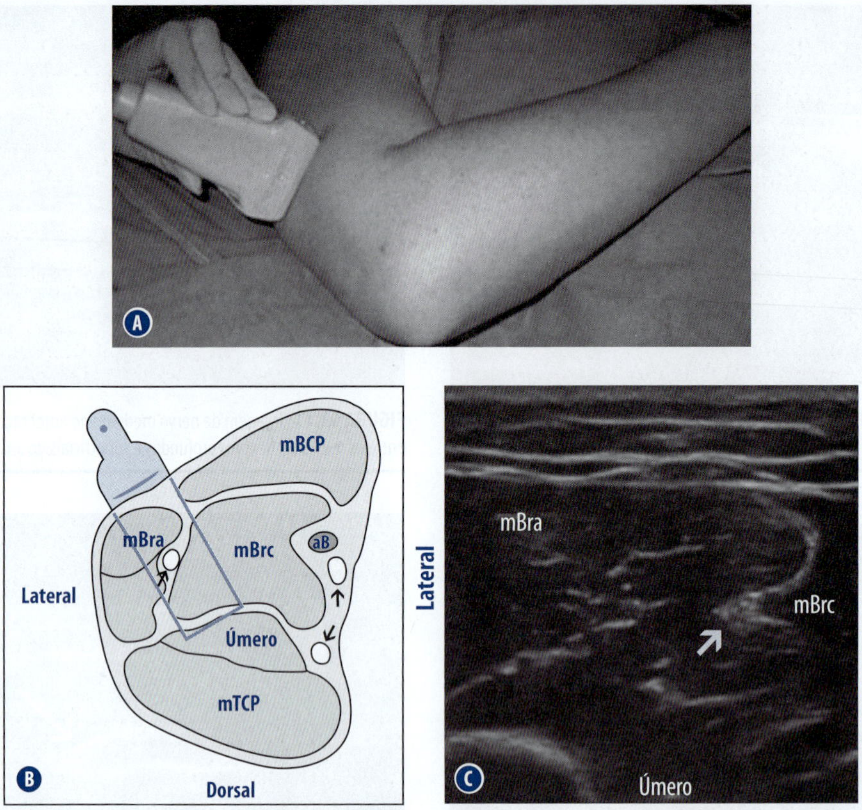


**FIGURA 52.44** Bloqueio do nervo radial na porção distal do braço. **A** Posicionamento do transdutor ultrassonográfico. **B** Ilustração mostrando as estruturas anatômicas dentro do raio de visão do transdutor do ultrassom. **C** Visão ultrassonográfica do nervo mediano na porção distal do braço. A *seta* indica o nervo radial.
aB, artéria braquial; mBCP, músculo bíceps braquial; mBra, músculo braquiorradial; mBrc, músculo braquial; mTCP, músculo tríceps.

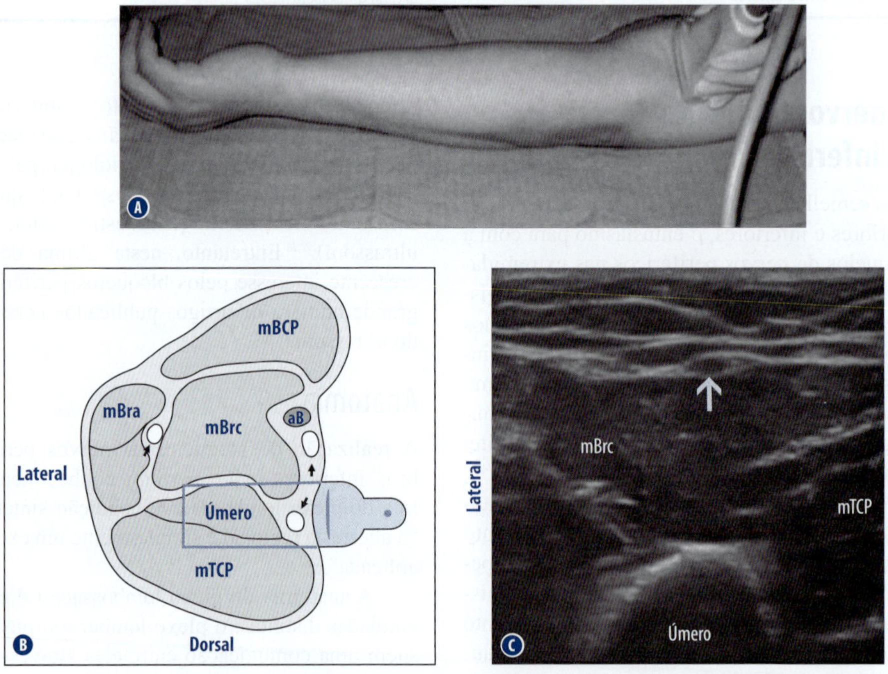


**FIGURA 52.45** Bloqueio do nervo ulnar na porção distal do braço. **A** Posicionamento do transdutor ultrassonográfico. **B** Ilustração mostrando as estruturas anatômicas dentro do raio de visão do transdutor do ultrassom. **C** Visão ultrassonográfica do nervo mediano na porção distal do braço. A *seta* indica o nervo ulnar.
aB, artéria braquial; mBCP, músculo bíceps braquial; mBra, músculo braquiorradial; mBrc, músculo braquial; mTCP, músculo tríceps.

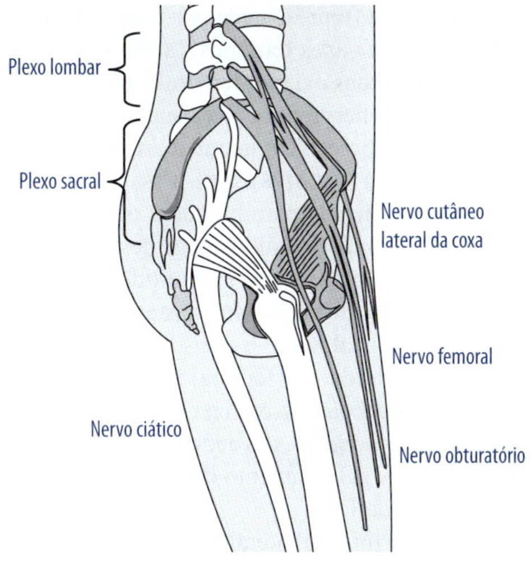


**FIGURA 52.46** Formação do plexo lombossacral e seus primeiros ramos.

Já os músculos da nádega, coxa posterior e todos os músculos abaixo do joelho são supridos pelo plexo sacral.

## Plexo lombar

O plexo lombar é formado na intimidade do músculo psoas pelos ramos anteriores das raízes de $L_1$ a $L_4$. Como no plexo braquial, em 50% da população, pode ser pré-fixado (com contribuição de $T_{12}$) ou pós-fixado (com contribuição de $L_5$). Os seis maiores ramos desse plexo são o nervo ílio-hipogástrico ($T_{12}$-$L_1$), ilioinguinal ($L_1$), genitofemoral ($L_{1-2}$), cutâneo lateral da coxa ($L_{2-3}$), nervo femoral ($L_{2-3-4}$) e nervo obturatório ($L_{2-3-4}$), os quais emergem nas bordas lateral, medial e anterior do psoas. Fazendo parte dos ramos do plexo lombar, o femoral, o cutâneo lateral da coxa e o obturatório são os mais importantes para a cirurgia do membro inferior.

# Bloqueio do nervo femoral

O nervo femoral é essencialmente motor, sendo que cerca de 80% são formados pela divisão dorsal dos ramos anteriores do 2º, 3º e 4º nervos lombares ($L_2$-$L_4$); ele emerge do músculo psoas no compartimento fascial entre o psoas e o músculo ilíaco, de onde fornece ramos para a articulação do quadril, penetra na coxa posteriormente ao ligamento inguinal, situando-se lateral e posteriormente à artéria femoral comum.

No nível do ligamento inguinal, há um denso plano fascial formado pela fáscia lata e fáscia ilíaca. A artéria femoral, a veia femoral e os linfáticos residem em um compartimento fascial medial ao nervo e independente deste (aspecto relevante). Como método mnemônico para localização desse nervo, é usada o acrônimo NAV (nervo-artéria-veia), indo de lateral para medial **(FIG. 52.47)**.

Logo que o nervo penetra na coxa, ele se bifurca em divisão anterior e posterior, ramificando-se. A divisão anterior do nervo femoral fornece os nervos cutâneo medial e intermédio, que suprem a pele da superfície medial e anterior da coxa. Os ramos musculares da divisão anterior suprem os músculos sartório e pectíneo e ramos articulares para o quadril.

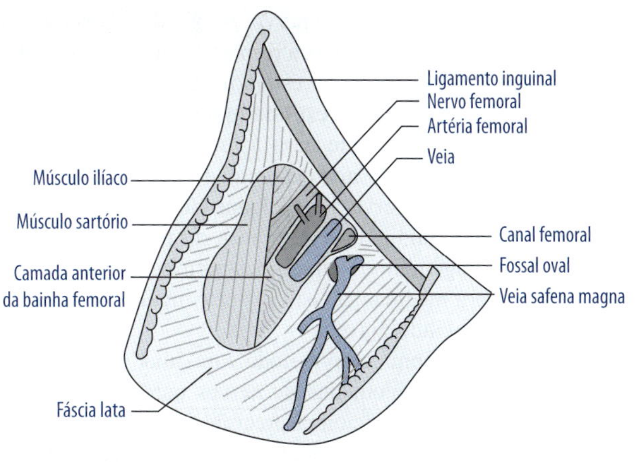


**FIGURA 52.47** Anatomia do feixe vasculonervoso na região infrainguinal.

A divisão posterior fornece o nervo safeno, que é puramente sensitivo, sendo o maior ramo cutâneo do nervo femoral, ramos musculares para o músculo quadríceps e ramos articulares para o joelho. Os nervos terminais da divisão posterior (nervo safeno e nervo vasto medial) continuam distalmente dentro do canal dos adutores. Após deixar o canal dos adutores (cerca de 10-12 cm acima da prega poplítea), o nervo safeno emerge posteriormente ao músculo sartório, onde fornece o ramo infrapatelar e então continua distalmente para suprir a inervação cutânea da face anteromedial da perna e medial do pé.

As indicações para bloqueio do nervo femoral incluem:

- Analgesia pós-operatória:[33-35]
  - Cirurgia do quadril (artroplastia, fratura do colo do fêmur).
  - Cirurgia da coxa (fratura transtrocanteriana, da diáfise do fêmur, do côndilo femoral).
  - Cirurgia do joelho (artroplastia, reconstrução ligamentar dos ligamentos cruzado anterior e posterior, fratura do platô tibial, fratura de patela).
- Facilitação do posicionamento e transporte do paciente com fratura de fêmur.
- Facilitação do posicionamento do paciente com fratura de colo de fêmur para anestesia no neuroeixo.
- Reabilitação fisioterápica precoce.
- Retirada de material de síntese.
- Mobilização precoce (diminuição de eventos tromboembólicos).
- Biópsia muscular em pacientes com suspeita de hipertermia maligna (em associação ao bloqueio do nervo cutâneo lateral da coxa).

O bloqueio do nervo femoral pode ser classificado quanto à forma de administração do anestésico local: injeção única (*single shot*) ou contínua (com a passagem de cateter).

## Técnica

As técnicas anestésicas para bloqueios periféricos de nervos evoluíram da pesquisa de parestesia e da perda de resistência, para a estimulação nervosa – há pouco considerada o padrão-ouro[36-38] – para o ultrassom.[36,38-42] Atualmente, a pesquisa de parestesia é questionada pela maioria dos anestesiologistas, pois o estímulo mecânico da agulha no nervo pode ser lesivo, além de ser muito desconfortável ao paciente.[43]

Na estimulação elétrica do nervo, é considerada aceitável a corrente de 0,5 mA, que provoca resposta motora apropriada, sugerindo, assim, que a agulha esteja próxima do nervo. Alguns estudos mostram que a resposta motora ao estímulo elétrico tem baixa sensibilidade para a localização neural, sugerindo que a agulha do neuroestimulador possa entrar em contato direto com o nervo a ser bloqueado sem resultar em estímulo motor, diminuindo a segurança do procedimento.[44,45] Nesse caso, a imagem ultrassonográfica permite a visualização exata da agulha à medida que esta se aproxima do nervo, evitando-se o contato indesejável.

O uso de ultrassom como método para guiar o posicionamento da agulha nos bloqueios de nervos periféricos trouxe avanços importantes e adicionou precisão à arte da anestesia regional. O emprego de ultrassom em anestesia regional tornou-se revolucionário, já que possibilita a visualização, a um só tempo, de nervos, artérias, veias, pleura, penetração da agulha e dispersão do anestésico local.[38-42,46,47]

Para a introdução da agulha, é possível, também, a utilização de duas técnicas: no plano das ondas sonoras (em plano), a agulha é posicionada paralelamente ao maior eixo do transdutor, o que permite acompanhar a progressão da ponta e do corpo da agulha nos tecidos[36,37,48] e é visto como uma linha hiperecoica;[45] a outra é a técnica fora do plano das ondas sonoras (fora do plano), quando a agulha é posicionada perpendicularmente ao maior eixo do transdutor, sendo possível visualizar apenas um corte transversal da agulha (ponta ou corpo),[49] visto como um ponto hiperecoico, e sua sombra acústica.[36,37,48]

A técnica em plano tem a vantagem de permitir a visualização por inteiro da agulha; por outro lado, na técnica fora do plano, tem-se a visão apenas da ponta da agulha, porém com a possibilidade de introdução de cateteres com maior facilidade.

A visualização da agulha na abordagem fora do plano pode ser difícil,[36,37,48,49] mas dispõe-se de algumas manobras para facilitá-la, como a movimentação dos tecidos, a hidrolocalização e a injeção de microbolhas.[49,50] Pode-se usar a manobra de movimentar delicadamente a agulha no sentido vertical, criando movimentos nos tecidos adjacentes, sendo isso recomendado durante o avançar a agulha. A hidrolocalização envolve a injeção de 0,5 a 1 mL de solução de anestésico local, dextrose a 5% ou fisiológica, que resulta na movimentação dos tecidos e na formação de um ponto hipoecoico. Ao agitar-se uma solução líquida, formam-se pequenas bolhas que, quando injetadas no tecido, apresentam-se altamente ecogênicas, porém prejudicam a imagem por cerca de 2 minutos.

O bloqueio de nervo femoral é de fácil execução e aprendizagem, e a técnica da posição da agulha preferencial é em plano.

Segundo Swenson,[48] "o que anestesia o nervo não é a ponta da agulha, e sim o anestésico local. Portanto, mantenha a ponta da agulha longe do nervo, mas alcance-o com o anestésico local".

Posiciona-se o paciente em decúbito dorsal com os membros inferiores em posição neutra. Como se trata de estruturas superficiais, utiliza-se o transdutor linear com frequência variando entre 6 e 18 MHz (dependendo da profundidade das estruturas). Por exemplo, em um paciente magro, emprega-se 13 a 18 MHz; em um paciente obeso, por sua vez, pode ser necessário diminuir a frequência, variando de 6 a 10 MHz.

Após o preparo da pele, o transdutor é posicionado paralelamente ao ligamento inguinal, em seu terço médio, onde é possível visualizar a pulsação da artéria femoral, a veia femoral medial à artéria, o músculo iliopsoas posterolateral aos vasos femorais, a fáscia lata (representada por uma linha hiperecoica superficial ao nervo e vasos femorais), a fáscia ilíaca (superficial ao músculo iliopsoas e nervo femoral e profunda aos vasos femorais), e por fim o nervo femoral (visualizado como uma estrutura triangular e hiperecoica, lateral à artéria femoral, acima do músculo iliopsoas) (FIGS. 52.48 E 52.49). Essa é uma importante relação anatômica utilizada para bloquear o nervo de maneira segura, mantendo a ponta da agulha longe deste. Na maioria das vezes, essas fáscias não são vistas com nitidez, mas enxerga-se facilmente o padrão de dispersão do anestésico local.*

Ao se deslizar distalmente o transdutor, observa-se que a artéria femoral se divide em femoral superficial e profunda. Esse não é o local ideal para se realizar o bloqueio, pois o nervo já se dividiu em vários ramos, devendo ser feito, portanto, mais proximalmente, perto do ligamento ilioinguinal ou antes da divisão da artéria femoral.[51]

Deve-se fazer a injeção lateralmente ao nervo. Quando no plano tecidual adequado, o anestésico se dispersa por cima do nervo e por baixo dos vasos, empurrando o nervo posteriormente e separando a fáscia ilíaca do músculo iliopsoas. Nessa técnica, como a ponta da agulha fica longe do nervo, o estimulador de nervos não funcionará.

*No *link* http://www.youtube.com/watch?v=kk_ftJXKz_I, é possível acessar um vídeo que mostra a anatomia ultrassonográfica normal.

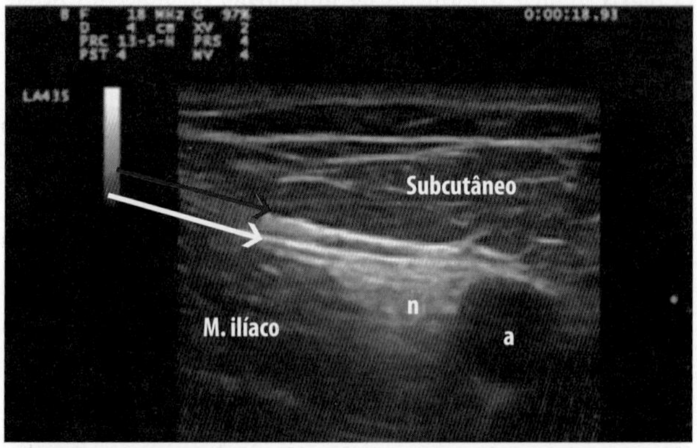


**FIGURA 52.48** Imagem mostrando o nervo femoral (n), a artéria femoral (a), o tecido subcutâneo, o músculo ilíaco, a fáscia lata (*seta azul*) e a fáscia ilíaca (*seta branca*).

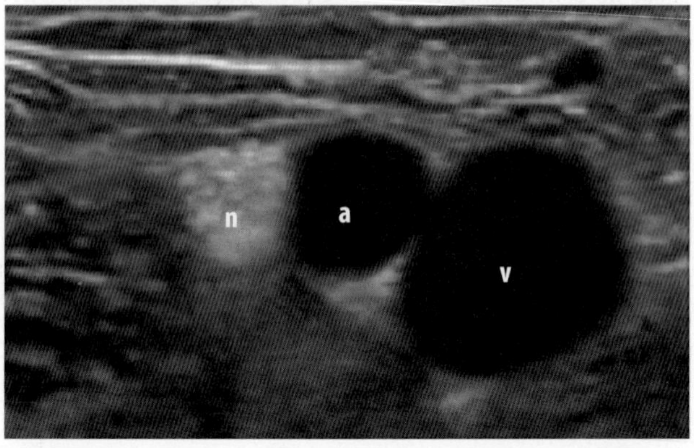


**FIGURA 52.49** Imagem mostrando a veia femoral (v), a artéria femoral (a) e o nervo femoral (n).

As **FIGURAS 52.50 A 52.54** mostram desenhos esquemáticos com o passo a passo da técnica fora do plano.*

Quando se usa o estimulador de nervos, a agulha deve encostar no nervo ou ficar muito próxima dele para desencadear contrações musculares. Nessa técnica, há mais dificuldade de progressão de cateteres **(FIG. 52.55)**.

O anestésico local alcança o nervo mesmo com a ponta da agulha longe dele, com menor risco de lesão nervosa e maior facilidade para passagem de cateteres. Com a agulha neste local, o estimulador de nervos provavelmente não funcionaria **(FIG. 52.56)**.

Como o bloqueio é realizado em plano tecidual e a ponta da agulha não está próxima do nervo, a introdução de cateteres comuns (até cerca de 15 cm – marca III) ocorre sem dificuldades **(FIG. 52.57)**.

A escolha do anestésico local, da concentração utilizada e do uso ou não de adjuvantes depende da indicação do bloqueio (anestesia ou analgesia) e da preferência e experiência do anestesiologista. O volume de anestésico local é de 20 a 40 mL.

Nessa região podem estar presentes linfonodos, artéria circunflexa ilíaca, nervo femoral distante da artéria femoral, nervo femoral fino e largo, bem como nervo femoral abaixo da artéria femoral, situações descritas em detalhes a seguir.

**Linfonodos.** Aparecem como estruturas superficiais às fáscias, ovaladas, com maior eixo no sentido horizontal, centro hiperecoico e córtex hipoecoico. A principal característica dos linfonodos é não ter trajeto, ou seja, eles desaparecem ao se deslizar o transdutor proximal ou distalmente **(FIG. 52.58)**.

**Artéria circunflexa ilíaca.** É uma estrutura normalmente encontrada em todos os pacientes, mas que, por vezes, está no trajeto da agulha, podendo ocasionar injeção intravascular de anestésico local ou hematomas **(FIGS. 52.59 A 52.62)**. O uso do ultrassom confirma a natureza vascular da estrutura.**

**Nervo femoral distante da artéria femoral.** O nervo pode estar anormalmente longe da artéria, variando de 1,5 a 4 cm. Essa variação anatômica pode impor dificuldades em se conseguir contrações do quadríceps com o estimulador de nervos ou pode lesar o nervo femoral na técnica do compartimento da fáscia ilíaca com perda de resistência[52] **(FIGS. 52.63 E 52.64)**.

**Nervo femoral fino e largo.** Há uma rara variação anatômica em que o nervo é fino e largo, estendendo-se até 2,7 cm distantemente da artéria femoral. Na técnica do compartimento da fáscia ilíaca (Dalens) com perda de resistência, a lesão do nervo é muito provável[52] **(FIGS. 52.65 E 52.66)**.

**Nervo femoral abaixo da artéria femoral.** Chan descreveu o caso de variação anatômica em que a estimulação elétrica do nervo é difícil e pode haver dificuldade em encontrá-lo.[46]

Nos *links* indicados, pode-se acessar vídeos sobre o bloqueio femoral fora do plano com técnica em plano tecidual.***

A técnica de colocação de cateter em nervo femoral pode ser vista em vídeo no *link*.****

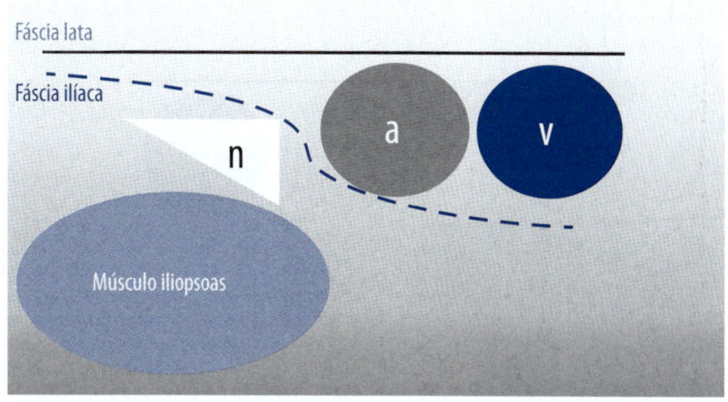


**FIGURA 52.50** Desenho esquemático da anatomia ultrassonográfica, mostrando a artéria femoral (a), a veia femoral (v), o nervo femoral (n), o músculo iliopsoas, a fáscia lata e a fáscia ilíaca.

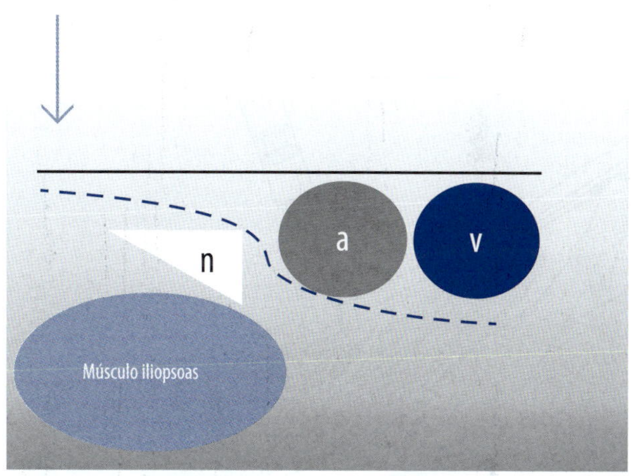


**FIGURA 52.51** Agulha entrando fora do plano (*seta*).
a, artéria femoral; n, nervo femoral; v, veia femoral.

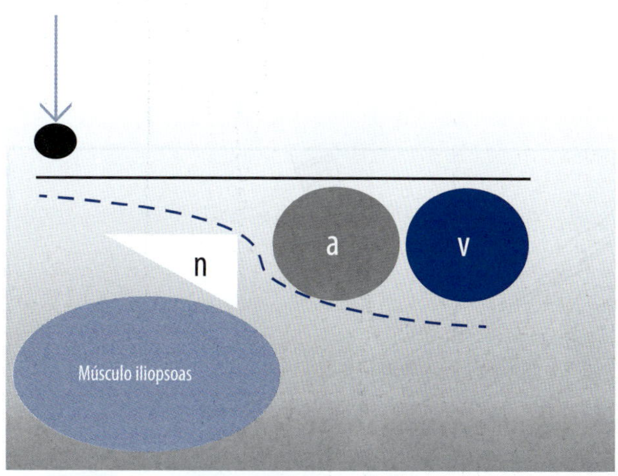


**FIGURA 52.52** A injeção de pequenos volumes (1 mL de anestésico local) é importante para se ter certeza de onde está a ponta da agulha. Enquanto ela estiver acima das fáscias, ao injetar-se, aparece uma imagem anecoica em círculo (*círculo preto*).
a, artéria femoral; n, nervo femoral; v, veia femoral.

---

*Quatro vídeos de bloqueios realizados no Hospital de Clínicas da Universidade Federal de Uberlândia (UFU), Minas Gerais, estão disponíveis nos seguintes *links*:
- http://youtu.be/Y-JpZaqn_nY
- http://www.youtube.com/watch?v=VVbVktXidR8
- http://youtu.be/YWD2-gSxwlo
- http://youtu.be/L_T_jNDXaEA

**Há vídeos disponíveis nos seguintes *links*: http://www.youtube.com/watch?v=jthCUdC76ZI e http://youtu.be/SK3_ mj6H9Ms.

***https://www.youtube.com/watch?v=Y-JpZaqn_nY, https://www.youtube.com/watch?v=L_T_jNDXaEA e https://www.youtube. com/watch?v=VVbVktXidR8.

****https://www.youtube.com/watch? v=r2UPVI_rQNA.

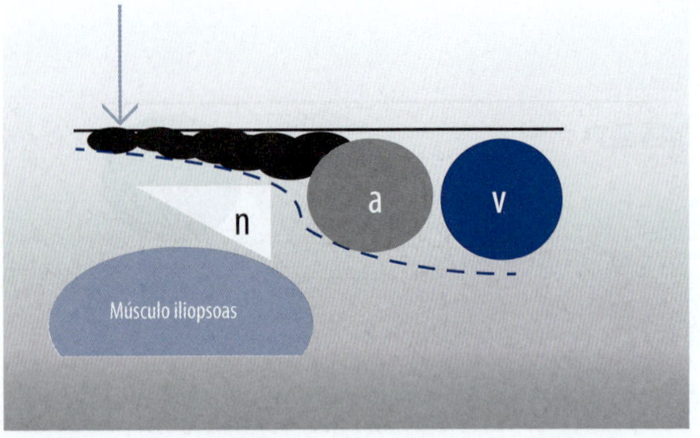


**FIGURA 52.53** Padrão incorreto de dispersão do anestésico local (anestésico em *preto*), dispersando horizontalmente por cima do nervo (n), mas também por cima da artéria (a).
v, veia femoral.

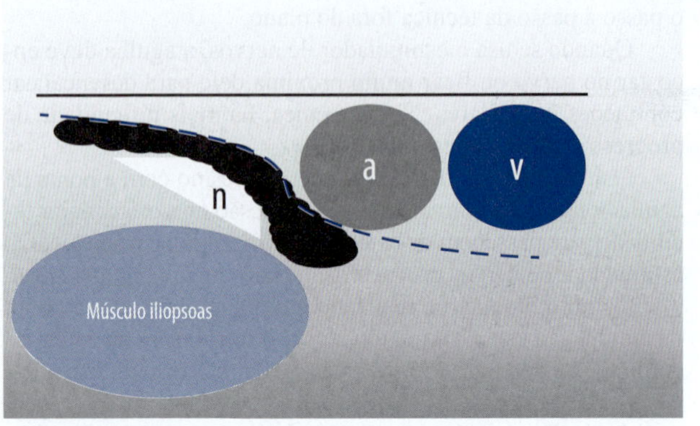


**FIGURA 52.54** Padrão correto de dispersão do anestésico local no plano tecidual: observe o anestésico local (em *preto*) passando por cima do nervo (n), mas por baixo dos vasos femorais (artéria [a] e veia [v]), ou seja, entre a fáscia ilíaca e o músculo iliopsoas.

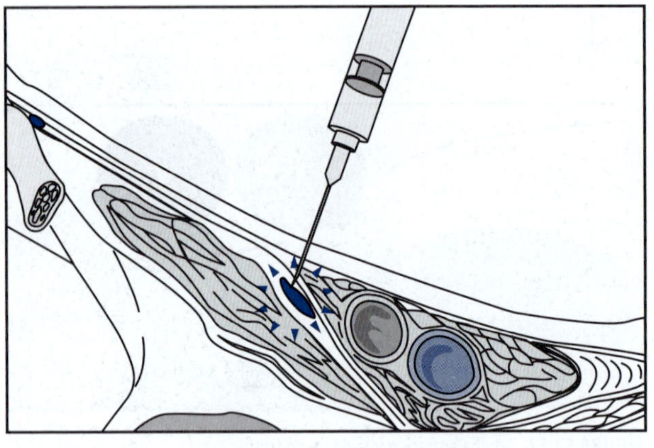

**FIGURA 52.55** Bloqueio do nervo femoral com a técnica tradicional: agulha muito próxima do nervo, cateter com progressão difícil.

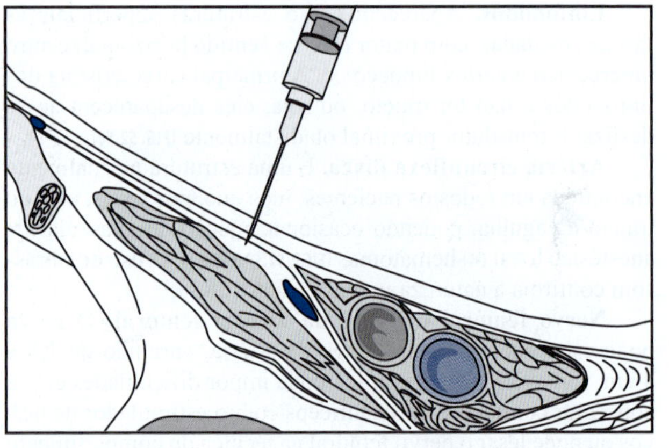

**FIGURA 52.56** Técnica menos invasiva em plano tecidual. Observe a agulha longe do nervo.

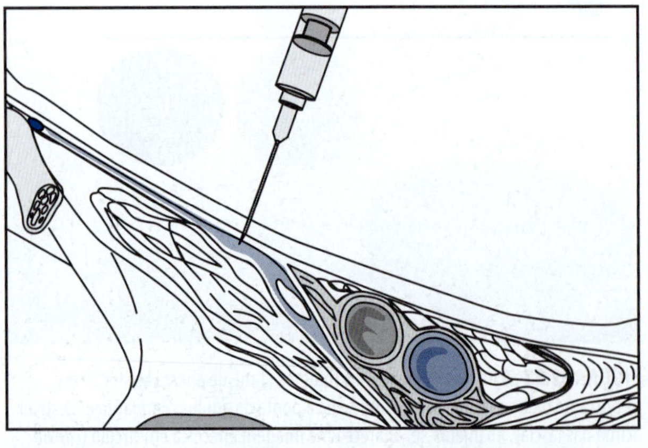

**FIGURA 52.57** O anestésico local (em *azul*) alcança o nervo femoral (*branco*) ao ser injetado longe do nervo, em plano tecidual.

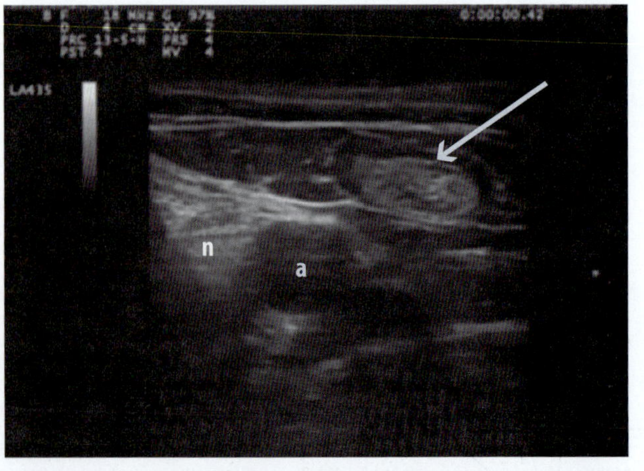


**FIGURA 52.58** Imagem mostrando a artéria femoral (a), o nervo femoral (n) e a imagem característica de linfonodo (*seta*).

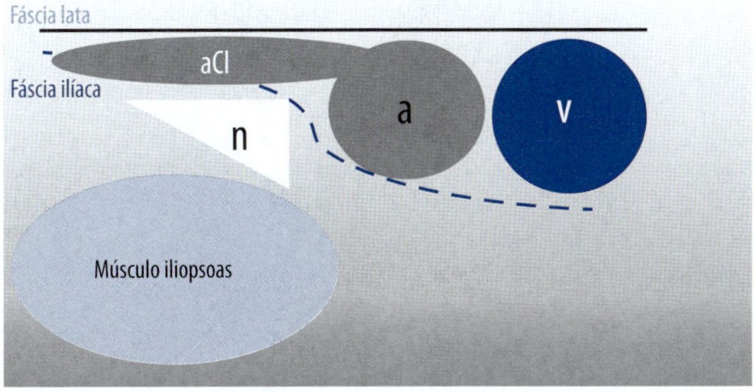


**FIGURA 52.59** Artéria circunflexa ilíaca (aCl) posicionada no sentido transversal ao feixe vasculonervoso, passando por cima do nervo femoral (n).
a, artéria femoral; v, veia femoral.

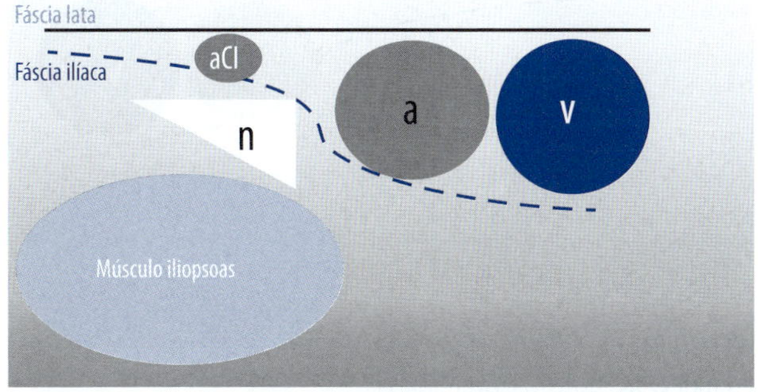


**FIGURA 52.60** Artéria circunflexa ilíaca (aCl) posicionada no sentido longitudinal ao feixe vasculonervoso, passando por cima do nervo femoral (n).
a, artéria femoral; v, veia femoral.

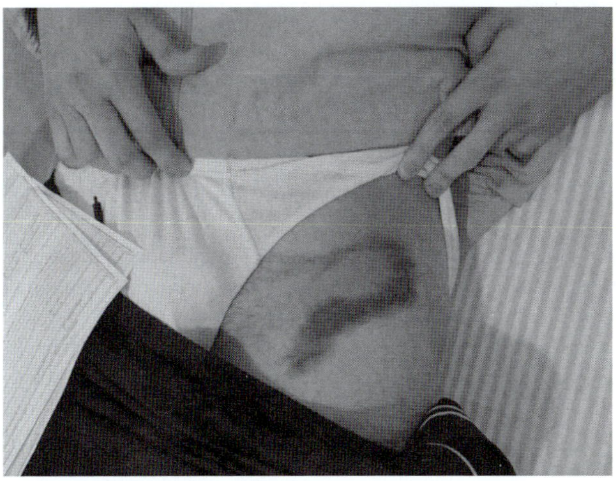

**FIGURA 52.61** Hematoma na região inguinal por provável lesão à artéria circunflexa ilíaca.

Esta imagem pode ser visualizada em cores no Anexo 2, página 1565.

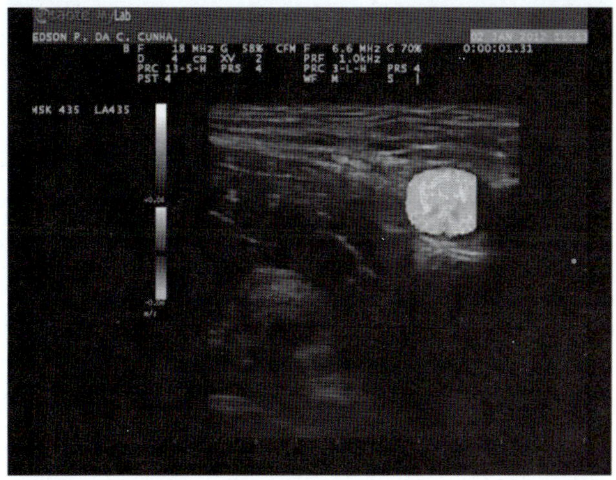

**FIGURA 52.62** Artéria circunflexa ilíaca (Doppler colorido) no sentido longitudinal passando por cima do nervo femoral.

Esta imagem pode ser visualizada em cores no Anexo 2, página 1566.

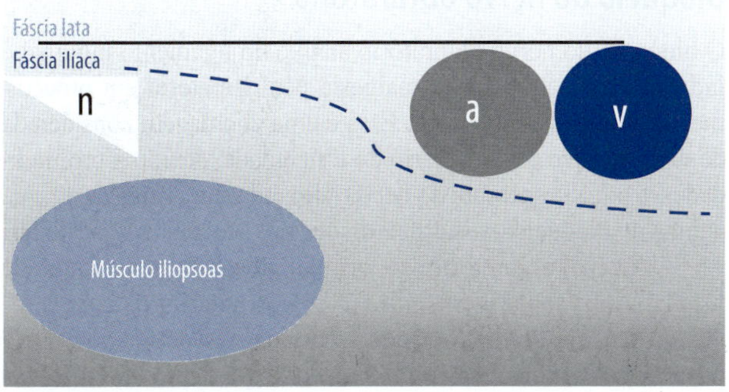


**FIGURA 52.63** Nervo femoral (n) distante da artéria femoral (a).
v, veia femoral.

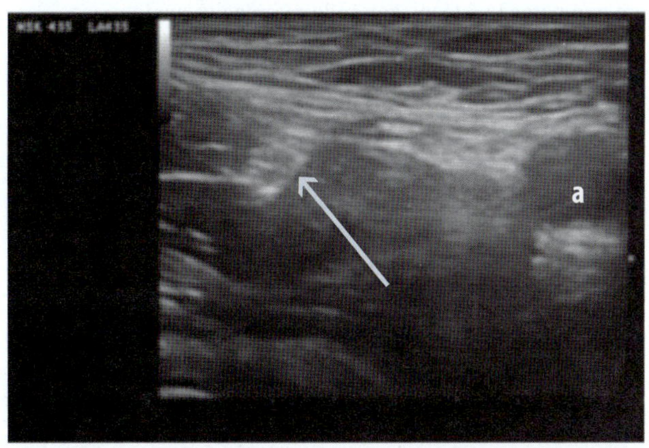


**FIGURA 52.64** Nervo femoral (*seta*) distante da artéria femoral (a).

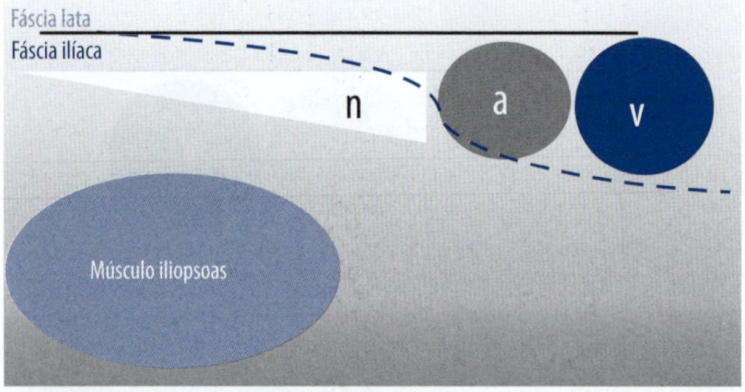


**FIGURA 52.65** Nervo femoral (n) alargado.
a, artéria femoral; v, veia femoral.

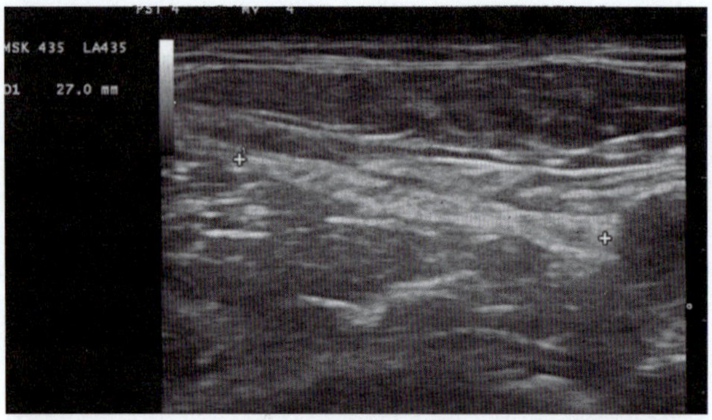

**FIGURA 52.66** Nervo femoral alargado.

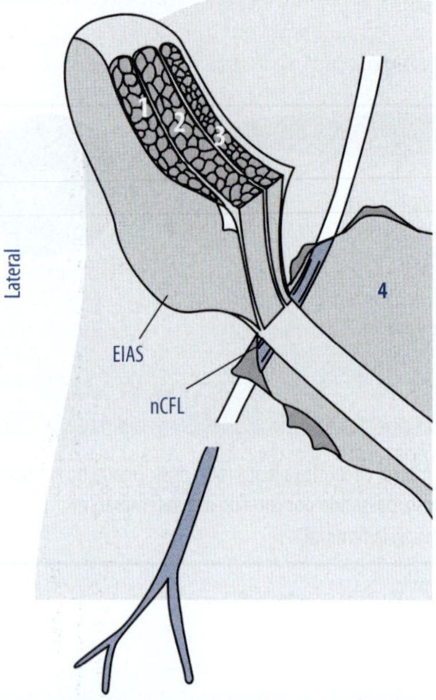


**FIGURA 52.67** Sonoanatomia do nervo cutâneo femoral lateral.
EIAS, espinha ilíaca anterossuperior; nCFL, nervo cutâneo femoral lateral; 1, músculo oblíquo externo; 2, músculo oblíquo interno; 3, músculo transverso do abdômen; 4, músculo ilíaco.

## Bloqueio do nervo cutâneo femoral lateral

O nervo cutâneo femoral lateral fornece inervação sensitiva da face lateral da coxa. O bloqueio desse nervo pode ser usado para analgesia em cirurgias de colo do fêmur, para diagnóstico e tratamento da meralgia parestésica e, associado ao bloqueio do nervo femoral, permite a biópsia do músculo vasto lateral da coxa em paciente com suspeita de hipertermia maligna.

O nervo cutâneo femoral lateral tem um trajeto altamente variável, de modo que a utilização do ultrassom para orientação do bloqueio desse nervo leva a taxas de sucesso muito maiores em comparação à técnica usando referências anatômicas.

O nervo cutâneo femoral lateral é sensorial puro proveniente das divisões dorsais de $L_2$ a $L_3$. Depois de emergir da borda lateral do músculo psoas maior, ele segue um caminho muito variável: pode passar inferior ou superiormente à espinha ilíaca anterossuperior (FIG. 52.67). Acima do ligamento inguinal, pode estar de 1 a 7 cm de distância, medialmente à espinha ilíaca anterossuperior. Mais caudalmente, localiza-se entre o músculo tensor da fáscia lata e a crista ilíaca, passa sob o ligamento inguinal e cruza a borda lateral do músculo sartório, a uma distância variável (2-11 cm) inferiormente à espinha ilíaca anterossuperior, onde se divide em seus ramos anterior e superior.[51,53]

### Técnica

Coloca-se o paciente em decúbito dorsal com a perna estendida em posição neutra. Deve-se expor a virilha e realizar uma marcação na espinha ilíaca anterossuperior. Duas abordagens podem ser feitas.

Na primeira delas, o transdutor é posicionado medialmente à espinha ilíaca anterossuperior ao longo do ligamento inguinal com a extremidade lateral do transdutor sobre a espinha ilíaca. A espinha ilíaca mostra a sobra óssea, e o transdutor deve, então, ser deslocado medial e inferiormente. A partir desse ponto, identificam-se a fáscia lata, a fáscia ilíaca e o músculo sartório. O nervo é uma pequena estrutura hipoecoica encontrada entre as fáscias acima do músculo sartório.

Na outra abordagem, o transdutor é posicionado abaixo e paralelamente à linha inguinal; então identifica-se a artéria femoral e desloca-se lateralmente sobre o músculo sartório até o tensor da fáscia lata; nesse ponto, identifica-se a pele, o subcutâneo, a fáscia lata, o músculo sartório e o músculo tensor da fáscia lata, inferiormente o reto femoral e o iliopsoas superficial. Entre os músculos, passa o nervo.[54]

## Bloqueio do nervo obturatório

O bloqueio do nervo obturatório abaixo do ligamento inguinal é indicado para anestesia e analgesia pós-operatória em procedimentos realizados no joelho. Essa é uma abordagem considerada de nível técnico intermediário de dificuldade, devido à profundidade e à pouca espessura do nervo, tornando sua visualização e da agulha do bloqueio mais difícil do que nos bloqueios superficiais.

O nervo obturatório se origina dos ramos ventrais de $L_2$ a $L_3$. Após sua origem, entra na região anterior da coxa através do forame obturado, onde se divide nos ramos anterior e posterior. O ramo anterior localiza-se no septo intermuscular anteriormente coberto pelos músculos pectíneo e adutor longo. Posteriormente ao nervo, localiza-se o músculo adutor curto. O ramo anterior é responsável pela inervação motora dos músculos adutor longo e curto e pode ou não emitir ramos para a inervação sensitiva cutânea da região distal da coxa. O ramo posterior do nervo obturatório perfura o músculo adutor curto, permanecendo no septo intramuscular entre este músculo e o músculo adutor magno, sendo responsável pela inervação desses músculos e pela inervação sensitiva da articulação do joelho (FIG. 52.68).

O nervo obturatório é visualizado como uma estrutura predominantemente hiperecoica com formato elíptico e em geral está acompanhado dos vasos obturatórios após sua emergência na pelve (FIG. 52.69).

## Técnica

Posiciona-se o paciente em decúbito dorsal com a perna a ser bloqueada em leve rotação externa. Deve-se expor a virilha e a face medial da coxa proximal. Após a preparação da pele, utiliza-se o transdutor linear de frequência de 10 a 18 MHz, e ajusta-se à profundidade de 5 cm. O exame é realizado diretamente abaixo do ligamento inguinal para a visualização da artéria e veia femoral. O transdutor deve, então, ser movido no sentido medial e ligeiramente caudal, mantendo sua posição horizontal.

O nervo obturatório está entre os músculos pectíneo, adutor longo e adutor curto. O ramo anterior do nervo obturatório encontra-se em uma camada fascial entre os músculos pectíneo, adutor longo e adutor curto. O ramo posterior situa-se entre os músculos adutor curto e adutor magno. Movendo o transdutor lateralmente, visualizam-se os músculos pectíneo e, em seguida, os adutores. O ramo anterior do nervo obturatório pode ser encontrado entre o adutor longo e, mais profundamente, entre o adutor curto. O ramo posterior é encontrado entre o adutor curto e, mais profundamente, o adutor magno. Em ambos os casos (nos ramos anterior e posterior), o nervo obturatório é muitas vezes visto como uma estrutura hiperecoica, embora às vezes somente os planos fasciais possam ser distinguidos (FIG. 52.70). A abordagem pode ser em plano ou fora do plano.[55,56]

É útil obter-se uma imagem onde ambos os ramos do nervo obturatório sejam visíveis e, em seguida, escolher um único ponto de inserção da agulha a partir do qual os dois ramos do nervo possam ser bloqueados. Deve-se observar a dispersão do anestésico local e a consequente distensão dos planos fasciais intermusculares, bem como a propagação circunferencial do anestésico ao redor do nervo (se visível).

Para auxiliar na localização do nervo obturatório, uma estimulação de nervo de baixa corrente pode ser usada para provocar a contração do músculo adutor. É possível realizar o

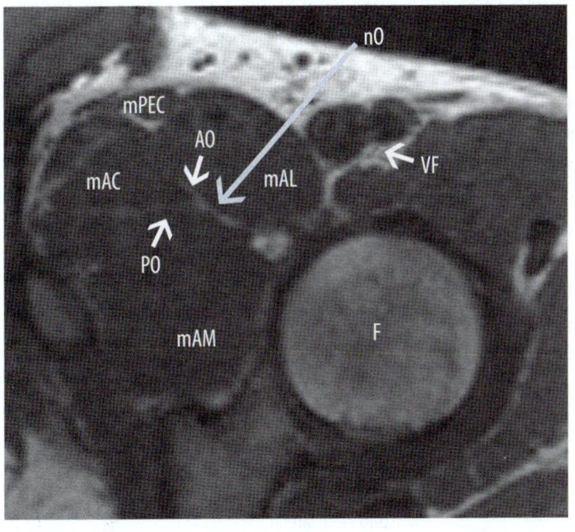


FIGURA 52.68 Sonoanatomia do nervo obturatório.
mAC, músculo adutor curto; mAL, músculo adutor longo; mAM, músculo adutor magno; AO, ramo anterior do nervo obturatório; F, fêmur; nO, nervo obturatório; mPEC, músculo pectíneo; PO, ramo posterior do nervo obturatório; VF, vasos femorais.

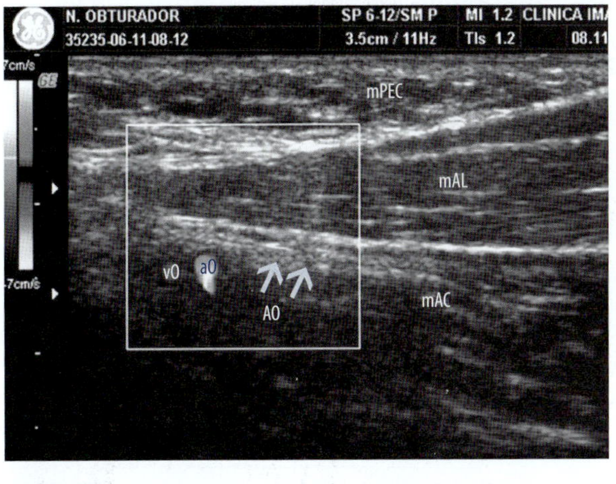


FIGURA 52.69 Visualização ultrassonográfica do nervo obturatório.
A, artéria obturatória; mAC, músculo adutor curto; mAL, músculo adutor longo; aO, ramo anterior do nervo obturatório; mPEC, músculo pectíneo; vO, veia obturatória.

Esta imagem pode ser visualizada em cores no Anexo 2, página 1566.

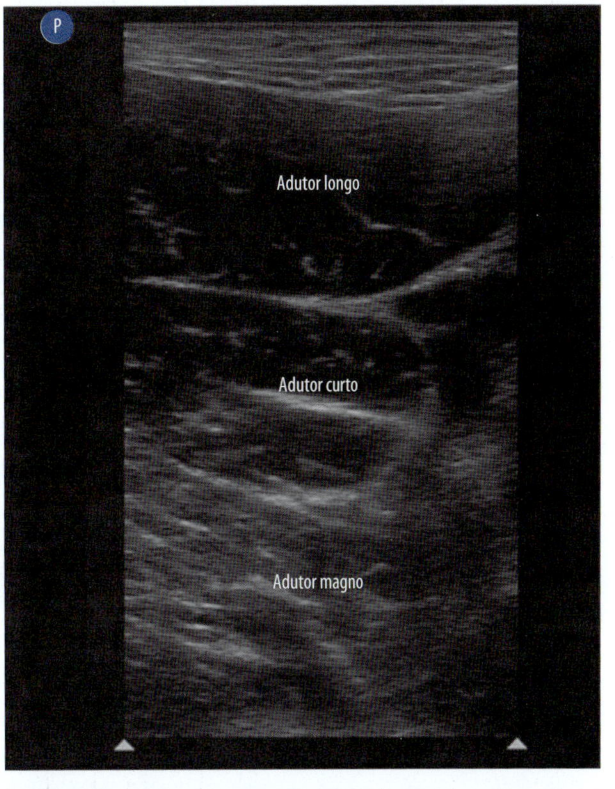


FIGURA 52.70 Imagem transversal da face medial da coxa mostrando os músculos adutor longo, adutor curto e adutor magno.

bloqueio sem a estimulação dos nervos e também sem identificar propriamente os ramos do nervo obturatório. Os passos importantes quando se utiliza a orientação do ultrassom no bloqueio do nervo obturatório são a correta identificação das camadas musculares e a deposição do anestésico local nos planos interfasciais adequados.[57]

## Bloqueio do nervo safeno

O nervo safeno é um ramo sensitivo do nervo femoral que inerva a pele da face medial, anteromedial e posteromedial do membro inferior acima do joelho até o pé. Assim, o bloqueio do nervo safeno produz anestesia e analgesia do aspecto anteromedial da perna, tornozelo e pé, mas sem produzir qualquer tipo de fraqueza no músculo quadríceps. É um bloqueio comumente utilizado em conjunto com o bloqueio do nervo ciático a fim de proporcionar anestesia e analgesia completa da perna. Seu pequeno tamanho, além da falta de um componente motor, compromete a sua identificação com técnicas convencionais de localização nervosas, de modo que o ultrassom aumenta exponencialmente as taxas de sucesso no bloqueio desse nervo.

O nervo safeno é o maior ramo cutâneo do nervo femoral. Na região proximal da coxa, o nervo safeno encontra-se com frequência anteriormente à artéria femoral, já que esse vaso passa abaixo do músculo sartório e posteriormente ao revestimento aponeurótico do canal dos adutores. O nervo safeno desce ao longo da porção medial do joelho, posteriormente ao músculo sartório (FIG. 52.71).[58]

Na porção distal da coxa, o nervo safeno perfura a fáscia lata entre os tendões do sartório e grácil e então se torna um nervo subcutâneo. O nervo safeno também pode emergir entre o músculo sartório e o músculo vasto medial. Abaixo do joelho, o nervo passa ao longo da região tibial da perna, adjacente à veia safena magna pela via subcutânea. No tornozelo, um ramo do nervo está localizado medialmente ao lado da veia safena em sua porção subcutânea.[59]

### Técnica

Posiciona-se o paciente em decúbito dorsal com a perna ligeiramente em rotação externa. No meio da coxa e distalmente o nervo safeno pode ser facilmente abordado. O transdutor linear deve ser colocado transversalmente ao eixo longidutinal, e deve ser usado na varredura da face medial da coxa. Costuma ser difícil visualizar o nervo safeno, mas sua relação com o músculo sartório e com os vasos é relativamente constante. No lado medial da região média da coxa (cerca de 15 cm proximalmente à patela), o músculo sartório e a artéria femoral podem ser identificados.

O nervo safeno situa-se abaixo do músculo sartório. Deve-se, então, mover o transdutor no sentido caudal a partir desse ponto ao longo do eixo longo da coxa até a altura onde a artéria femoral "mergulha" para um plano mais profundo, em direção à face posterior da coxa onde se torna a artéria poplítea. Essa área é conhecida como o "hiato dos adutores". A partir dessa região, deve-se mover o transdutor de 2 a 3 cm no sentido proximal, para o canal adutor distal e realizar o bloqueio do nervo nesse nível (FIG. 52.72).[61]

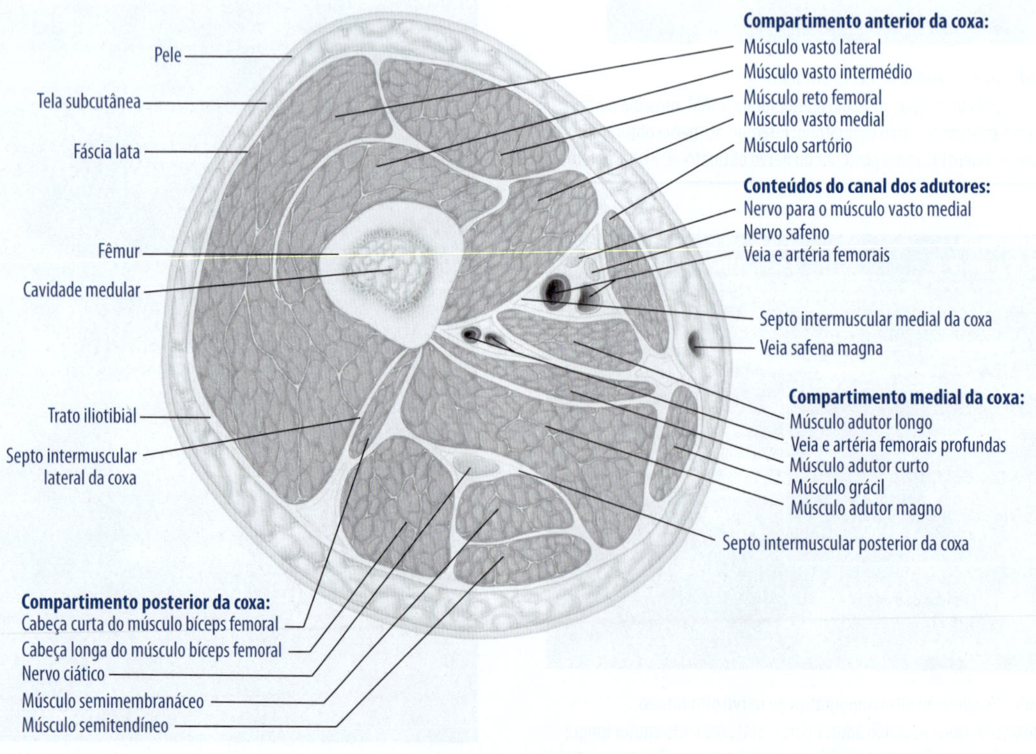


**FIGURA 52.71** Corte transversal da coxa mostrando a localização do nervo safeno.
*Fonte: Tank e Gest.*[60]

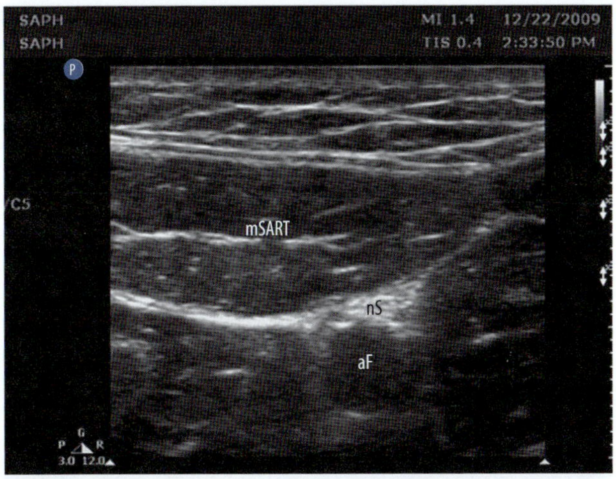


**FIGURA 52.72** Varredura ultrassonográfica transversal mostrando o nervo safeno e o músculo sartório.
aF, artéria femoral; nS, nervo safeno; mSART, músculo sartório.

Mais distalmente, o nervo safeno perfura a fáscia lata entre o músculo sartório e os tendões do músculo grácil para se juntar à veia safena subcutânea. O nervo safeno é posterior à veia ao nível da tuberosidade tibial, embora seja de difícil visualização ao ultrassom, e, ao se identificar a veia, injeta-se superficialmente o anestésico local nessa região.

## Bloqueio proximal do nervo ciático

O bloqueio do nervo ciático guiado por ultrassom, em geral realizado na região infraglútea, é considerado tecnicamente como um bloqueio de nível intermediário de dificuldade. Ao contrário das técnicas que abordam o nervo em seu trajeto dentro da pelve como na via posterior, parassacral e transglútea, sua abordagem na região infraglútea após sua emergência na raiz da coxa possui algumas vantagens: localização mais superficial do nervo em comparação com as outras técnicas e menor interposição de planos musculares, trazendo menor desconforto ao paciente durante a introdução da agulha. Assim, apresenta uma alta taxa de sucesso, sendo indicado para cirurgias na região da perna, tornozelo e pé, sempre combinado com o bloqueio do nervo femoral ou safeno.

O nervo ciático é formado pelas raízes de $L_4$ a $S_3$ seguindo trajeto descendente através da pelve até emergir na porção posterior da raiz da coxa, onde continua sobre o músculo adutor magno normalmente até o terço distal do fêmur, quando se divide em dois ramos: tibial e fibular comum. As referências anatômicas para identificação do nervo ciático na região subglútea são dadas pelo sulco formado pela borda inferior do músculo glúteo máximo e borda lateral da cabeça longa do músculo bíceps femoral, o qual cruza por cima do nervo em uma direção mediolateral e pela borda medial da cabeça curta do bíceps femoral. Essas referências são de fácil identificação, mesmo em pacientes obesos, ao contrário das referências ósseas utilizadas em outras técnicas mais proximais **(FIG. 52.73)**.[62]

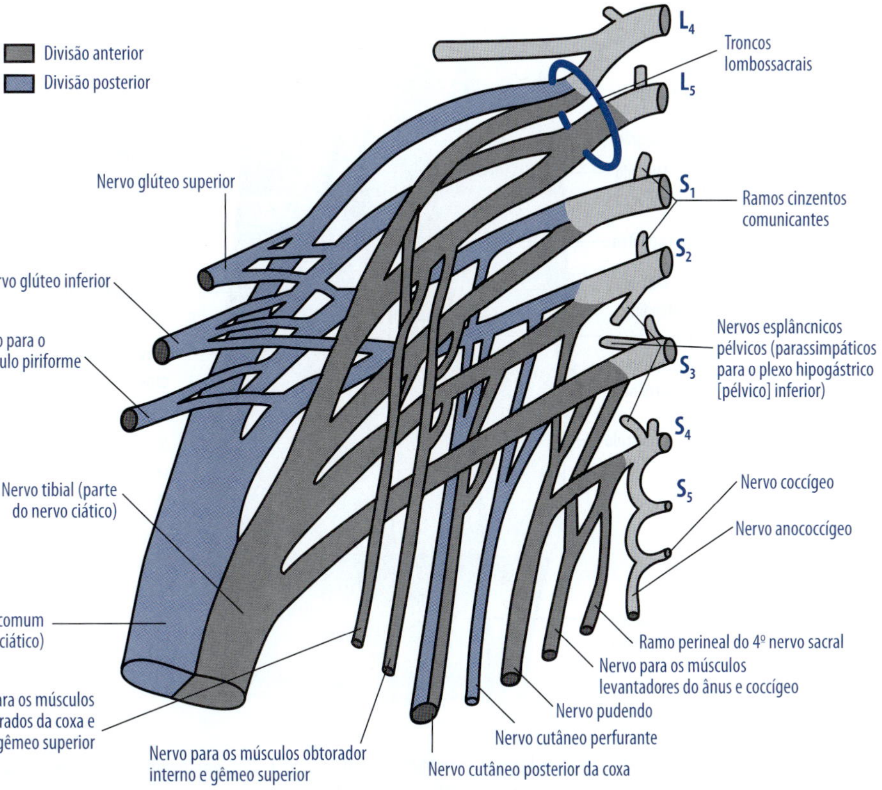


**FIGURA 52.73** Anatomia do nervo ciático e suas divisões.

## Técnicas

Duas abordagens podem ser feitas: acima da prega da nádega e abaixo dela (infraglútea).

### Abordagem supraglútea

Posiciona-se o paciente em posição lateral com o membro a ser bloqueado em ligeira flexão sobre a coxa com coxins no joelho e tornozelo. O nervo ciático pode ser de difícil visualização na região glútea devido à profundidade, exigindo muitas vezes o transdutor convexo. O transdutor do ultrassom é colocado sobre o trocanter maior do fêmur, e sua sombra óssea curvilínea pode, então, ser delimitada na imagem. O transdutor é, então, movido medialmente para identificar a sombra óssea curvilínea da tuberosidade isquiática, sendo que o nervo ciático é visível em uma faixa entre essas duas sombras ósseas hiperecoicas (FIG. 52.74).

Na abordagem no plano do transdutor, pode-se utilizar uma agulha isolada de 22 G com 5 a 15 cm dependendo da profundidade. O nervo costuma aparecer como uma estrutura em forma de cunha hiperecoica, que é melhor de identificar mais caudalmente, ou seja, descendo para a perna na região infraglútea.

A profundidade do nervo ciático varia principalmente de acordo com a massa corporal, sendo que o ângulo de aproximação da agulha às vezes deve ser perpendicular à pele, o que dificulta a visualização de toda a agulha quando se faz a técnica em plano, situações em que a abordagem fora do plano é recomendada.[63]

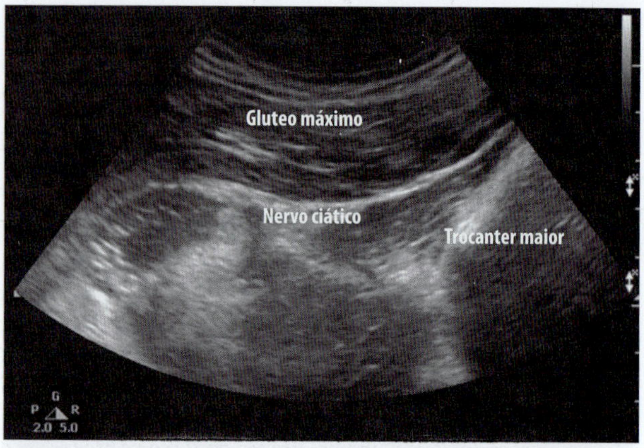


**FIGURA 52.74** Varredura ultrassonográfica transversal do nervo ciático.

### Abordagem infraglútea

Palpa-se o trocanter maior do fêmur e, paralelamente à linha infraglútea, move-se o transdutor de lateral para medial, quando superficialmente na linha glútea aparecerá uma imagem hiperecoica que pode ser varrida distalmente, confirmando que é o nervo ciático; além disso, pode também ser usado o estimulador de nervo periférico.[64,65]

## Bloqueio do nervo ciático na fossa poplítea

O bloqueio do nervo ciático realizado distalmente na fossa poplítea (FIG. 52.75) é usado para anestesia e analgesia da perna.

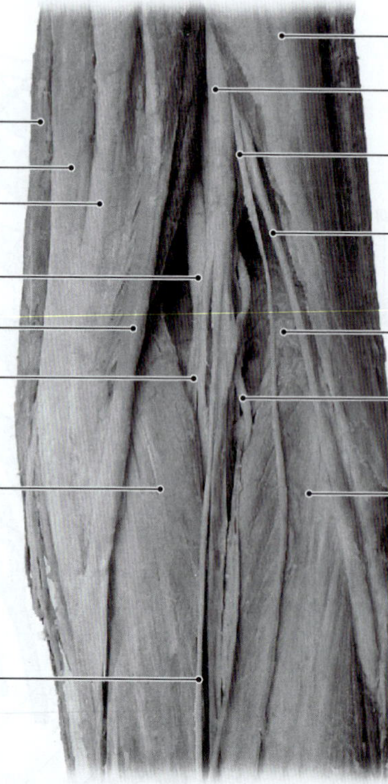


**FIGURA 52.75** Dissecção da fossa poplítea, mostrando o músculo bíceps femoral lateralmente e os músculos semimembranáceo e semitendíneo (SM e ST) medialmente. Além disso, observam-se as duas cabeças do músculo gastrocnêmio e o nervo ciático se dividindo em nervo tibial e nervo fibular comum.
*Fonte: Martini e colaboradores.*[66]

Ao contrário do bloqueio do nervo ciático em região mais proximal, o bloqueio na fossa poplítea anestesia a porção distal da perna, após os músculos isquiotibiais, permitindo ao paciente manter a flexão do joelho durante o procedimento cirúrgico.

O nervo ciático é um feixe de nervos com dois troncos nervosos distintos: os nervos tibial e fibular comum. O nervo ciático passa dentro da coxa e repousa anteriormente aos músculos isquiotibiais (semimembráceo, semitendíneo e bíceps femoral [cabeça longa e cabeça curta]), e lateralmente ao músculo adutor magno, e posterolateralmente à artéria e veia poplíteas. A um nível variável, em geral entre 30 e 120 mm acima da prega poplítea, o nervo ciático divide-se nos nervos tibial (medial) e fibular comum (lateral).

O nervo tibial é a maior das duas subdivisões do nervo ciático, descendo verticalmente através da fossa poplítea, onde distalmente acompanha os vasos poplíteos. Seus ramos terminais são os nervos plantares medial e lateral. O nervo fibular comum continua abaixo e desce ao longo da cabeça da fíbula. Seus ramos superficiais são os nervos fibulares superficial e profundo. Dado que a maioria dos procedimentos realizados no pé e tornozelo envolvem tanto o componente tibial quanto o fibular comum do nervo ciático, é essencial assegurar a anestesia adequada desses dois componentes nervosos. Portanto, o bloqueio do nervo antes de sua divisão simplifica a técnica.

## Técnica

O bloqueio pode ser realizado em decúbito ventral (mais fácil) **(FIG. 52.76)**, em decúbito lateral e também em decúbito dorsal, colocando-se um coxim para elevar o membro inferior.

O pé homolateral ao bloqueio deve ser posicionado de modo que qualquer movimento possa ser facilmente visto, colocando o pé pendente na extremidade da cama com um coxim sob o tornozelo. Após a preparação da pele e do transdutor, coloca-se um transdutor linear com uma frequência adequada (7-12 MHz) junto à fossa poplítea para garantir, assim, uma melhor visualização da área a ser bloqueada **(FIGS. 52.77 E 52.78)**. Deve-se otimizar a capacidade da obtenção de imagens do aparelho selecionando a profundidade de campo adequada (no caso, de 1-3 cm), alcance do foco e ganho. Uma vez executado o bloqueio, o paciente deve ser movido para a posição supina para a realização do procedimento cirúrgico.*

As técnicas de bloqueios guiados por ultrassom permitem que os nervos sejam seguidos para determinar o nível exato de sua divisão, eliminando a necessidade de realizar o procedimento em uma distância arbitrária acima da fossa poplítea. Assim, o ponto de inserção pode ser escolhido de forma a minimizar a distância do nervo à pele. Tanto a abordagem no plano do transdutor como a abordagem fora do plano podem ser utilizadas.

Um transdutor linear de alta frequência (7-12 MHz) é apropriado para esse bloqueio. Deve-se começar com a sonda do ultrassom em um plano tranverso acima da prega poplítea. O método mais fácil de encontrar o nervo ciático é seguir o nervo tibial. Localiza-se a artéria poplítea na prega poplítea, e o nervo tibial será encontrado lateral e posteriormente a ela, sendo visualizado como uma estrutura hiperecoica. Segue-se então essa estrutura hiperecoica até a sua junção mais proximal na fossa poplítea pelo nervo fibular. O nervo ciático também pode ser encontrado distalmente acima da fossa poplítea, olhando-se profunda e medialmente ao músculo bíceps femoral e o músculo semitendíneo, e superficial e lateralmente à artéria poplítea **(FIG. 52.79)**.

Muitas vezes é útil angular a sonda do ultrassom caudalmente para melhorar a visibilidade do nervo, para que não ocorra anisotropia. Se a visualização do nervo for difícil, pode-se posicionar o paciente em flexão plantar e dorsiflexão do pé.

*Um vídeo dessa técnica pode ser encontrado no *link* https://www.youtube.com/watch?v=Mtq1CUALHb0.

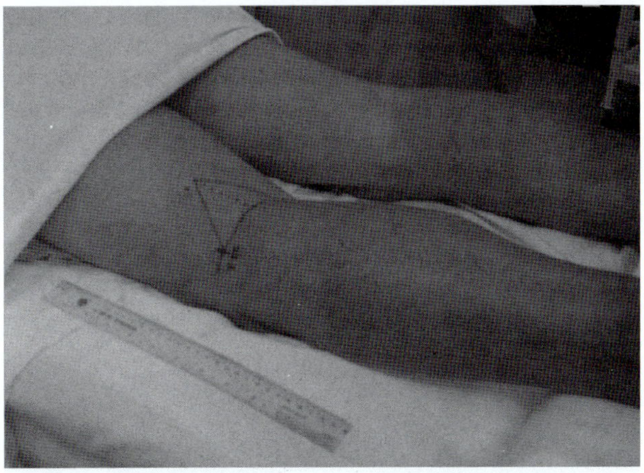

**FIGURA 52.76** Posição preferencial para bloqueio poplíteo.

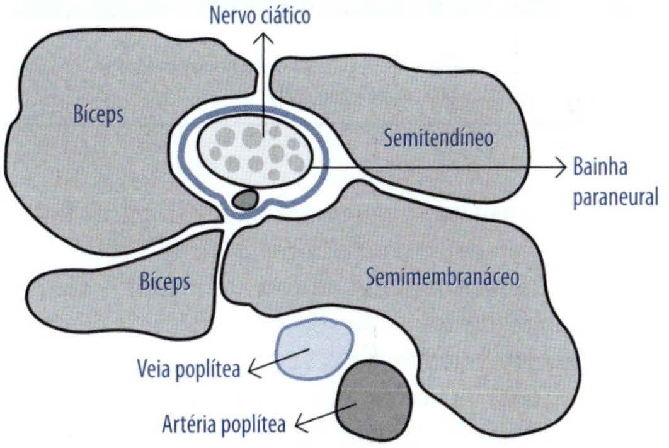


**FIGURA 52.77** Desenho esquemático mostrando musculatura lateral (bíceps femoral) e medial (semitendíneo e semimembranáceo), nervo ciático, bainha paraneural, veia poplítea e artéria poplítea.

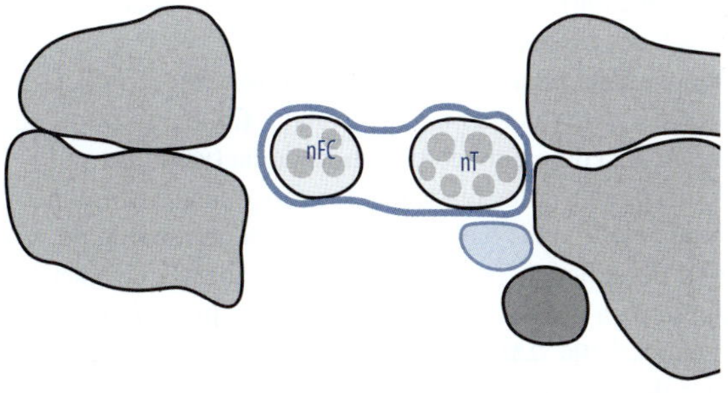


**FIGURA 52.78** Desenho esquemático da fossa poplítea mais distalmente, onde o nervo ciático já se dividiu em nervo tibial (nT), medialmente e mais próximo dos vasos e nervo fibular comum (nFC) lateral.

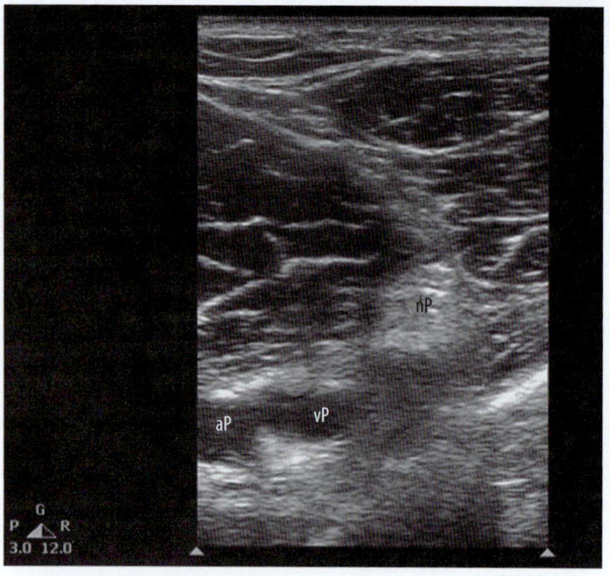


**FIGURA 52.79** Varredura ultrassonográfica tranversal da região poplítea mostrando nervo (nP), veia (vP) e artéria (aP) poplíteos.

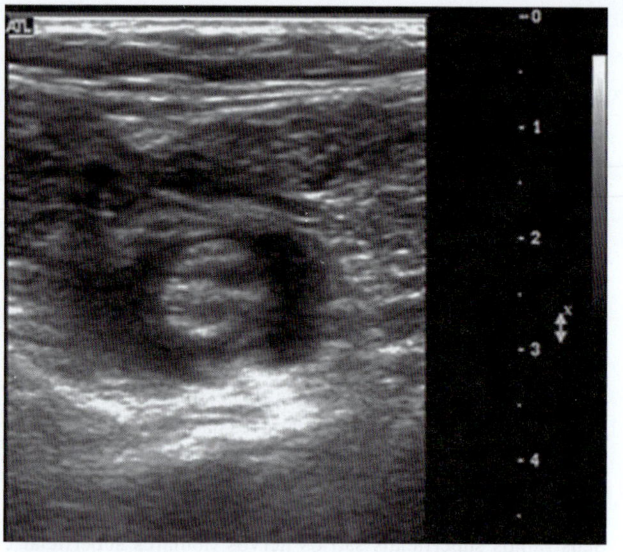

**FIGURA 52.80** Visão do nervo poplíteo após a injeção de anestésico local.

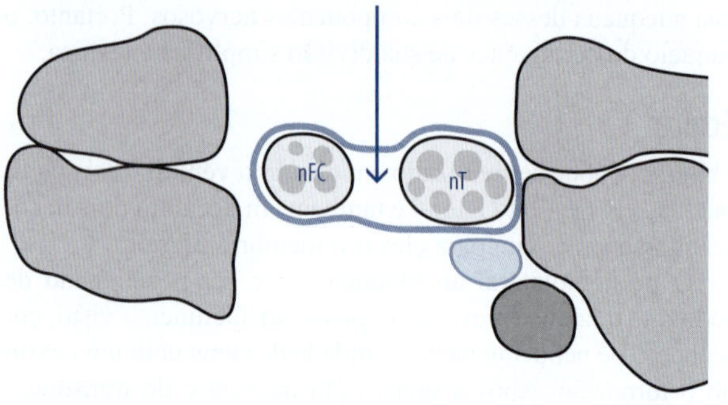


**FIGURA 52.81** Visualização esquemática das estruturas quando há abordagem fora do plano do nervo fibular comum.
nFC, nervo fibular comum; nT, nervo tibial.

Isso causa a movimentação dos componentes tibial e fibular durante a mobilização do pé (sinal da gangorra).*[67,68]

A técnica pode ser em plano ou fora do plano. A técnica preferida é fora do plano, e a agulha do bloqueio é inserida e dirigida ao lado do nervo ciático. Uma vez que a ponta da agulha esteja localizada junto ao nervo, a contração do músculo pode ser obtida, aumentando lentamente a corrente até um espasmo ser visto (o que costuma acontecer com uma corrente menor que 0,5 mA). Após a aspiração negativa para sangue, o anestésico local é injetado em incrementos. É importante a visualização da dispersão do anestésico local para assegurar a sua propagação ao redor do nervo. O reposicionamento da agulha pode ser necessário para garantir a propagação adequada em ambos os lados do nervo (**FIG. 52.80**).[69]

O local ideal para a inserção da agulha e injeção de anestésico local é entre os dois nervos (tibial e fibular comum) em abordagem fora do plano, como mostrado na **FIGURA 52.81**.

Com a agulha colocada nessa posição, o neuroestimulador não produz efeito, mas o bloqueio se instala perfeitamente. Ao injetar-se nesse local, pode-se observar o anestésico local se difundindo para os dois nervos e formando a imagem de "gravidez gemelar" (**FIG. 52.82**), muito semelhante à imagem ultrassonográfica de gravidez gemelar inicial.

Os bloqueios dos membros inferiores permitem ao anestesiologista fornecer tanto uma excelente anestesia intraoperatória quanto uma analgesia pós-operatória com o mínimo de complicações e maior satisfação do paciente. As vantagens sobre a anestesia geral são numerosas quando realizada por mãos habilidosas. A orientação do ultrassom com a visualização da agulha em tempo real, se comparada aos métodos tradicionais de marcos anatômicos e nervos-alvo, faz da anestesia regional um procedimento mais seguro e mais efetivo. Com a orientação da ultrassonografia em mãos experientes, os bloqueios dos membros inferiores podem levar a uma diminuição do tempo de latência do bloqueio, ao aumento na taxa de sucesso e à redução nas taxas de complicações. Essas vantagens resultam no crescimento da eficiência operacional da sala, bem como no incremento da satisfação do paciente e do cirurgião, além de maior segurança ao anestesiologista.[70]

## Bloqueios dos nervos do pé ao nível do tornozelo

O bloqueio dos nervos do pé ao nível do tornozelo é adequado para ampla variedade de procedimentos cirúrgicos que envolvem o pé. Essa técnica oferece adequada anestesia e analgesia pós-operatória com a preservação da capacidade de deambulação ou mobilização precoce, tornando-a excelente escolha para procedimentos ambulatoriais.[71,72]

Configura-se, também, como alternativa anestésica para pacientes de alto risco, nos quais técnicas neuroaxiais e anestesia geral podem ser relativamente contraindicadas.[71]

Tradicionalmente, o bloqueio do tornozelo, também conhecido como pentabloqueio, era executado como abordagem às cegas, usando apenas marcos anatômicos e vasculares para realizar a punção e depositar o anestésico local próximo à região onde os nervos em geral se localizam.[28,72-74]

*O sinal da gangorra pode ser visto em vídeo no *link* https://www.youtube.com/watch?v=vHqvsclZHBU.

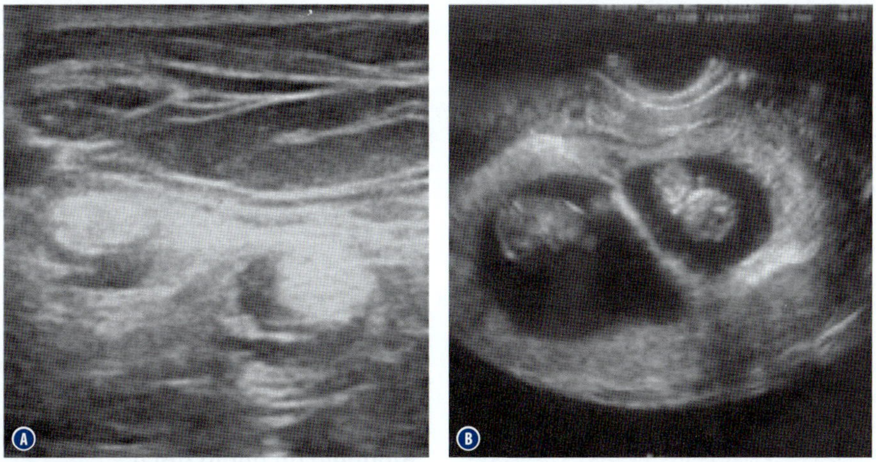

**FIGURA 52.82** **A** Imagem dos nervos tibial e fibular comum após injeção do anestésico local. **B** Imagem de gravidez gemelar de seis semanas.

Infelizmente, o bloqueio convencional guiado por marcos anatômicos é uma técnica difícil e com eficácia não confiável.[75,76] Nesse contexto, a utilização do ultrassom para guiar o bloqueio dos nervos ao nível do tornozelo vem ganhando popularidade, pois permite a visualização e a identificação das estruturas anatômicas, assim como o avanço da agulha e da propagação e dispersão do anestésico local em tempo real.

Os estudos do uso do ultrassom para os bloqueios dos nervos do pé demonstram maior eficácia, menor latência, menor dependência de referências anatômicas e menor necessidade de volume de solução anestésica, resultando em maior segurança.[37,72,77-86]

Os pés são inervados por cinco nervos, que incluem dois nervos profundos (tibial posterior e fibular profundo) e três nervos superficiais (safeno, fibular superficial e sural). À exceção do nervo safeno, que é o ramo sensitivo do nervo femoral, os demais nervos do pé são ramos terminais do nervo ciático.[72,73]

A inervação cutânea do pé e a relação dos nervos e marcos anatômicos estão representadas nas **FIGURA 52.83** respectivamente.

O nervo tibial é o mais proeminente dos cinco nervos terminais no tornozelo. Desce na linha média da fossa poplítea e emerge para os planos superficiais apenas proximalmente ao maléolo medial, onde se encontra posterior aos tendões flexores profundos e anterior ao tendão do calcâneo, sempre acompanhando a

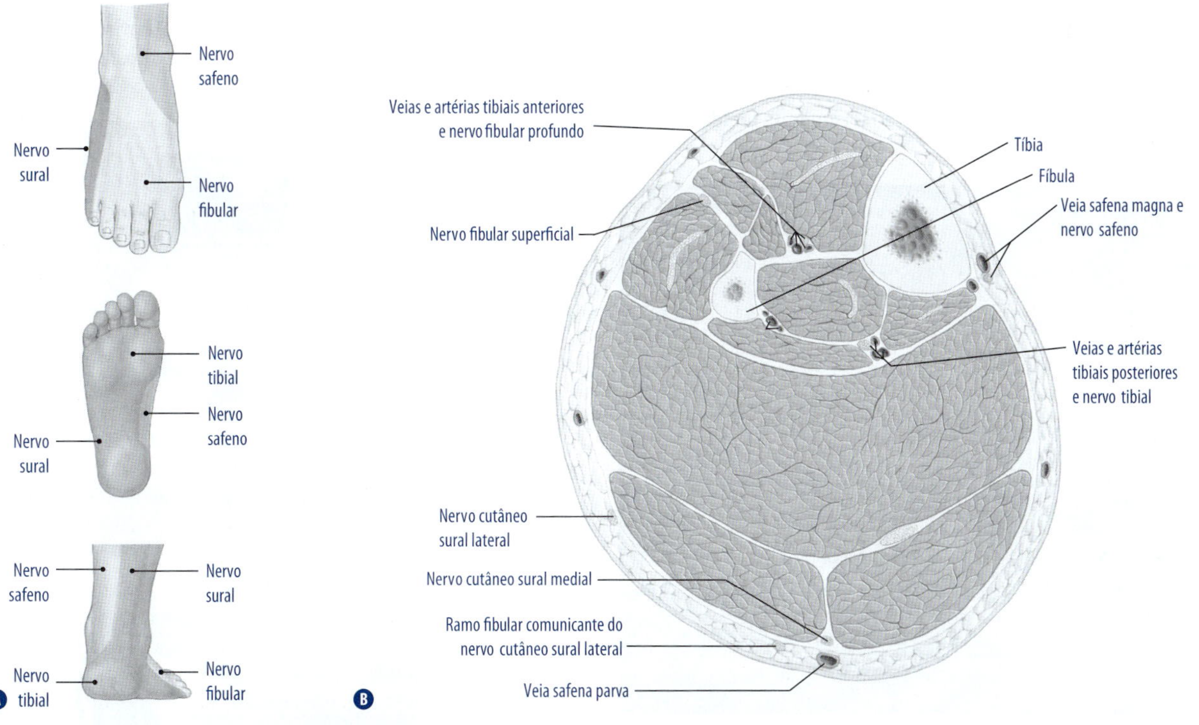


**FIGURA 52.83** **A** Inervação sensitiva dos pés. **B** Relação dos nervos dos pés e respectivos marcos anatômicos.
*Fontes: A. Tank e Gest[60] e Martini e colaboradores.[66]*

artéria tibial posterior, que é o marco mais importante para realização desse bloqueio. Ao passar pelo retináculo dos flexores, divide-se nos nervos plantar medial, lateral e medial do calcâneo, conferindo inervação sensitiva à planta do pé.[71,87,88]

O nervo fibular profundo se origina da divisão do nervo fibular comum ao nível da cabeça da fíbula. No dorso do pé, seu trajeto é profundo ao retináculo extensor, posicionando-se entre os tendões dos extensores longo do hálux e longo dos dedos, ficando adjacente à artéria tibial anterior durante todo o seu curso, em geral lateralmente a ela. Promove inervação sensitiva do espaço entre o primeiro e segundo artelhos.[73,88]

O nervo fibular superficial também se origina da divisão do nervo fibular comum ao nível da cabeça da fíbula, e segue anterolateralmente à fíbula, sob a fáscia lata, e se superficializa ao nível do tornozelo. É sensorial para a maior parte do dorso do pé.[71,87-89]

O nervo sural é formado pelos ramos do nervo tibial e fibular comum (nervo cutâneo sural medial e cutâneo sural lateral, respectivamente). Localiza-se posterior ao maléolo lateral, em estreita proximidade com a veia safena parva, em geral lateralmente a ela. É um nervo sensorial puro que inerva a face lateral do pé **(FIG. 52.84)**.[71,87,88]

O nervo safeno é a única contribuição do nervo femoral para a inervação do pé. Ao nível da coxa, segue no canal adutor junto aos vasos femorais, profundamente ao músculo sartório, tornando-se, progressivamente, mais superficial até perfurar a fáscia lata, ao nível do joelho, ficando em plano subcutâneo. Acompanha a veia safena magna, podendo ser posterior ou anterior a ela. Garante inervação sensitiva do maléolo medial e face medial do pé.[71,86-88]

## Equipamento, preparação e posicionamento do paciente

Após monitorização não invasiva padrão, obtenção de acesso venoso e preparação adequada da pele do paciente, o bloqueio é realizado utilizando transdutor linear de alta frequência (10-18 MHz), recomendando-se o preparo de quatro seringas de 10 mL com a solução de anestésico local desejada. A adição de adrenalina à solução de anestésico local é desaconselhada, devido ao risco de vasoconstrição e isquemia tecidual.

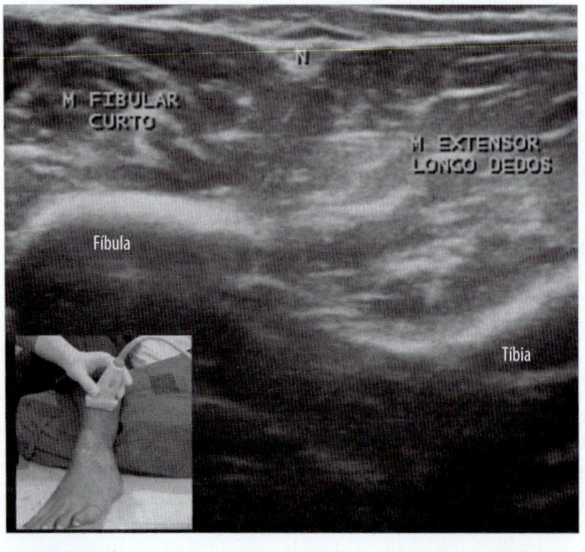


**FIGURA 52.84** Imagem ultrassonográfica do nervo fibular superficial (N). Note, no quadrante inferior esquerdo, o posicionamento do transdutor.

O paciente é posicionado em decúbito dorsal, e o joelho, ligeiramente fletido, usando-se uma almofada ou coxim sob o tornozelo a ser bloqueado. A perna sofre rotação interna ou externa para permitir o acesso às faces lateral e medial do tornozelo, garantindo assim que todos os cinco nervos sejam bloqueados **(FIG. 52.85)**.[71,79]

Para auxiliar a visualização das estruturas, um torniquete colocado ao redor da panturrilha pode ser útil, pois promove a distensão das veias safenas magna e parva, importantes marcos para a identificação dos nervos safeno e sural respectivamente.[71,79,87]

A agulha utilizada é de 22 G de 50 mm, sendo a punção com a visualização da agulha em relação ao transdutor em plano ou fora do plano, dependendo da preferência do profissional.[71,79,87]

## Bloqueio do nervo tibial

A perna do paciente é rodada externamente para facilitar o acesso à face medial do tornozelo, e o transdutor é posicionado transversalmente no sulco entre a tíbia e o tendão do calcâneo, ligeiramente cefálico e posterior ao maléolo medial.[71]

O maléolo medial é visto como uma estrutura curvilínea hiperecoica com sombra acústica, e a artéria tibial posterior aparece como uma estrutura pulsátil anecoica, posterior ao maléolo medial, em geral acompanhada por dois vasos compressíveis.[82,87]

O nervo tibial costuma se localizar posteriormente à artéria tibial posterior, mas também pode ser anterior a ela, e é visualizado como estrutura hiperecoica, redonda ou oval, com uma aparência típica de "favo de mel" **(FIG. 52.86)**, sempre profundamente ao retináculo dos extensores.[79,90]

O tendão tibial posterior e o flexor longo dos dedos também são estruturas hiperecoicas posteriores ao maléolo medial, contidos no retináculo dos flexores e anteriores à artéria tibial posterior. Podem assemelhar-se a nervos, mas são distinguidos do nervo tibial por sua localização em relação à artéria, por movimento de deslizamento com a flexão do tornozelo e

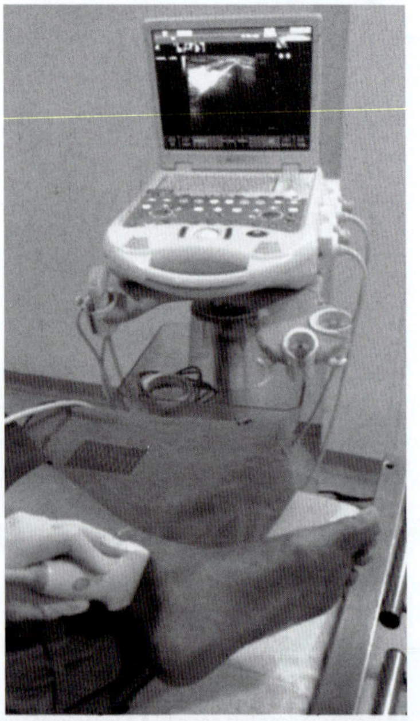

**FIGURA 52.85** Posicionamento do paciente e do aparelho de ultrassonografia.

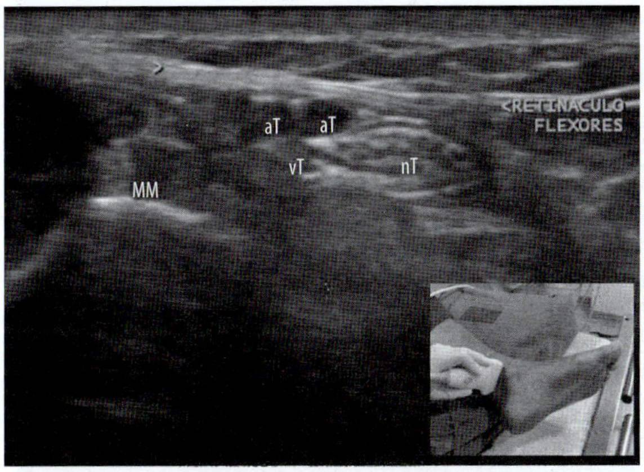


**FIGURA 52.86** Imagem ultrassonográfica do nervo tibial. Note, no quadrante inferior direito, o posicionamento do transdutor.
aT, artéria tibial posterior; MM, maléolo medial; nT, nervo tibial; vT, veias tibiais.

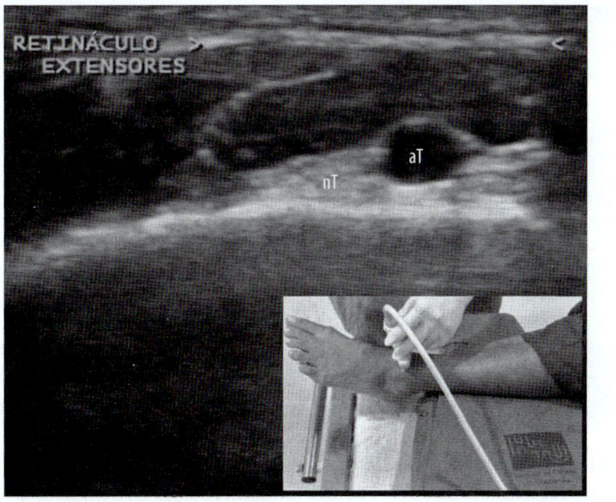


**FIGURA 52.87** Imagem ultrassonográfica do nervo fibular profundo. Note, no quadrante inferior direito, o posicionamento do transdutor.
aT, artéria tibial anterior; nT, nervo fibular profundo.

pelo seu desaparecimento nos músculos quando é feito rastreamento proximal na perna com o ultrassom.[87,90]

A abordagem pode ser em plano ou fora do plano, embora a última seja mais adequada, devido ao tendão do calcâneo. O nervo encontra-se dentro de uma bainha, e observa-se um padrão circunferencial de dispersão do anestésico local. O volume de anestésico local utilizado é de 5 a 10 mL.

Sugere-se bloquear primeiro o nervo tibial, pois, por ser o maior nervo, apresenta tempo superior para instalação do bloqueio.*

## Bloqueio do nervo fibular profundo

A perna do paciente é colocada em posição neutra com o tornozelo estendido e o transdutor posicionado transversal na linha intermaleolar.[71]

A artéria tibial anterior é identificada como estrutura pulsátil facilmente compressível, e o nervo fibular profundo, em geral pequeno e hiperecoico, encontra-se lateral à artéria, entre os tendões dos músculos extensor longo do hálux e extensor longo dos dedos, profundo ao retináculo dos extensores, mas pode ser de difícil visualização. Caso o nervo não seja visualizado de início, injeta-se, cuidadosamente, anestésico local em ambos os lados da artéria, tornando possível a identificação do nervo envolvido pelo anestésico (FIG. 52.87).[79,87-89]

Podem-se utilizar as abordagens em plano e fora do plano e o volume de 3 a 5 mL de anestésico local.**

## Bloqueio do nervo fibular superficial

A perna do paciente é posicionada em rotação interna para facilitar o acesso à face lateral do membro. O transdutor é colocado transversalmente no terço distal anterolateral da perna.[71]

Em primeiro lugar, localiza-se a fíbula, sendo possível observar nela a existência de uma proeminência anterior. Seguindo anteriormente por essa proeminência (com formato de espinha), identifica-se o septo intermuscular anterior. Esse septo divide os compartimentos anterolateral e posterior da perna. Os músculos dos compartimentos anterior e posterior são, respectivamente, o extensor longo dos dedos e o fibular curto.

O nervo fibular superficial repousa sobre a face posterior do septo intermuscular anterior e pode ser visualizado como uma pequena estrutura triangular hiperecoica anterior à sombra acústica da fíbula e profundamente à fáscia crural no terço distal da perna. Pode ser confirmado ao se deslizar o transdutor distalmente e se observar a emergência do nervo pela fáscia crural até o plano subcutâneo. Esse nervo não possui nenhuma estrutura vascular ao seu redor, encontrando-se, em geral, no sulco formado pela junção dos músculos extensor longo dos dedos e fibular curto (VER FIG. 52.84).[87-89,91]

Podem-se utilizar as abordagens em plano e fora do plano e o volume de 3 a 5 mL de anestésico local.***

## Bloqueio do nervo sural

A perna do paciente é posicionada em rotação interna para facilitar o acesso à face lateral da perna. O transdutor é colocado em uma orientação transversal, posterolateral e proximal ao maléolo lateral, no sulco formado entre este e o tendão do calcâneo.[71]

O nervo sural se localiza entre o tendão do calcâneo e a confluência dos músculos fibular curto e longo; além disso, a veia safena parva é um ponto de referência anatômica, e o nervo sural fica adjacente a ela.

Ao ultrassom, o nervo sural é visualizado como uma pequena estrutura redonda hiperecoica adjacente à veia safena parva, em geral anterior a ela, no mesmo plano fascial, entre o músculo fibular curto (anteriormente) e o tendão do calcâneo (posteriormente).

A veia safena parva é facilmente compressível, de modo que se deve sustentar o transdutor de forma bem suave para não colabá-la devido à pressão exercida entre o transdutor e a pele. O uso de torniquete pode melhorar sua visibilidade (FIG. 52.88).[87,88,91] O nervo sural também pode ser rastreado, proximalmente, no terço médio da panturrilha, percorrendo um trajeto sobre a linha média da panturrilha, na face posterior da perna,

*Um vídeo sobre o tema pode ser acessado no *link* http://youtu.be/FUaLh2reni4.

**Um vídeo pode ser acessado no *link* http://youtu.be/QWIBC9vQufg.

***Um vídeo pode ser acessado no *link* http://youtu.be/XX16bU8XL2s.

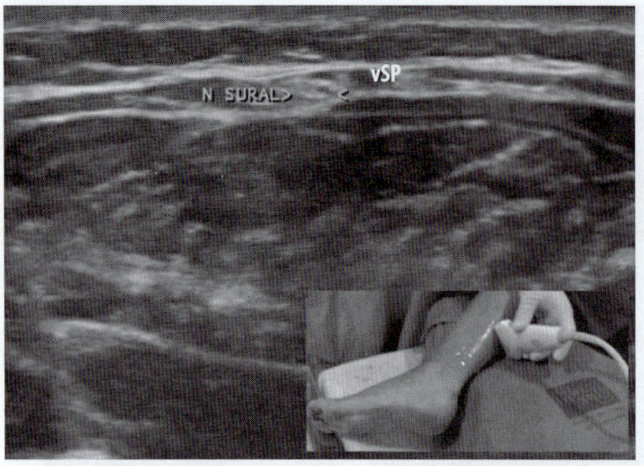


**FIGURA 52.88** Imagem ultrassonográfica do nervo sural, delimitado pelas *setas*. Note, no quadrante inferior direito, o posicionamento do transdutor, proximalmente, no terço médio da panturrilha.
vSP, veia safena parva.

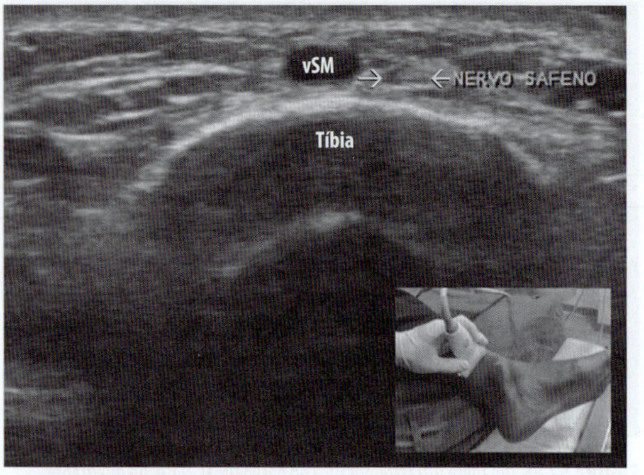


**FIGURA 52.89** Imagem ultrassonográfica do nervo safeno, delimitado pelas *setas*. Note, no quadrante inferior direito, o posicionamento do transdutor.
vSM, veia safena magna.

entre os ventres medial e lateral do músculo gastrocnêmio, sempre mantendo relação com a veia safena parva.[91]

Podem-se utilizar as abordagens em plano e fora do plano e o volume de 3 a 5 mL de anestésico local.

Se o nervo não for claramente visível, pode-se injetar anestésico local ao redor da veia safena parva.*

## Bloqueio do nervo safeno

A perna do paciente é rodada externamente para facilitar o acesso à face medial da perna. O transdutor é colocado transversal, anteromedial e imediatamente proximal ao maléolo medial.[71]

O nervo safeno, quando visualizado, apresenta-se como uma estrutura pequena e hiperecoica, em íntima relação com a veia safena magna, anterior ou posterior a esta, no mesmo plano fascial (**FIG. 52.89**).[86-88]

Podem-se utilizar as abordagens em plano e fora do plano e o volume de 3 a 5 mL de anestésico local.

A veia safena magna é facilmente compressível, e o uso de torniquete pode melhorar sua visibilidade. Se a veia tiver sido retirada para enxertia coronariana ou se o nervo não for claramente visível, pode-se injetar anestésico local ao redor da veia safena magna ou realizar o bloqueio do nervo safeno no canal dos adutores, acima do joelho.[92]**

## Considerações finais

A anestesia regional guiada por ultrassom é um campo em rápida evolução. Os recentes avanços na tecnologia do ultrassom têm melhorado a resolução de equipamentos portáteis e a qualidade da imagem das estruturas neurais e da anatomia regional relevantes para o bloqueio dos nervos periféricos. A possibilidade de visualizar a imagem anatômica em tempo real, guiar a agulha do bloqueio a partir dessas imagens e promover a distribuição adequada do anestésico local são vantagens da ultrassonografia sobre as técnicas tradicionais baseadas em referências anatômicas.

*Um vídeo pode ser acessado no *link* http://youtu.be/4gMgDXZrYH4.

**Um vídeo mostrando o bloqueio no nível do tornozelo pode ser acessado no *link* http://youtu.be/7GTDF4Wj6B8.

# Referências


1. Lewis SR, Price A, Walker KJ, McGrattan K, Smith AF. Ultrasound guidance for upper and lower limb blocks. Cochrane Database Syst Rev. 2015;(9):CD006459.
2. Neal JM.Ultrasound-guided regional anesthesia and patient safety: update of an evidence-based analysis. Reg Anesth Pain Med. 2016;41(2): 195-204.
3. Antonakakis JG, Ting PH, Sites B. Ultrasound-guided regional anesthesia for peripheral nerve blocks: an evidence-based outcome review. Anesthesiol Clin 2011;29(2):179e91.
4. Bendtsen TF, Haskins S, Kølsen Petersen JA, Børglum J. Do ultrasound-guided regional blocks signify a new paradigm in high-risk patients? Best Pract Res Clin Anaesthesiol. 2016;30(2):191-200.
5. Kossoff G. Basic physics and imaging characteristics of ultrasound. World J Surg. 2000;24(2):134-42.
6. Goldstein A, Madrazo BL. Slice-thickness artifacts in gray-scale ultrasound. J Clin Ultrasound. 1981;9(7):365-75.
7. Kessler J, Wegener JT, Hollmann MW, Stevens MF. Teaching concepts in ultrasound-guided regional anesthesia. Curr Opin Anaesthesiol. 2016;29(5): 608-13.
8. Amin WA, Seada MO, Elkersh MM, Mathai A, Medekova S, Husain T. Comparative study between ultrasound and nerve stimulator guided sciatic nerve block through the anterior approach. Middle East J Anaesthesiol. 2015;23(2):185-91.
9. Connolly DJ, Berman L, McNally EG. The use of beam angulation to overcome anisotropy when viewing human tendon with high frequency linear array ultrasound. Br J Radiol. 2001;74(878):183-5.
10. Perlas A, Chan VW, Simons M. Brachial plexus examination and localization using ultrasound and electrical stimulation: a volunteer study. Anesthesiology. 2003;99(2):429-35.
11. Choi S, McCartney CJ. Evidence base for the use of ultrasound for upper extremity blocks: 2014 update. Reg Anesth Pain Med. 2016;41(2):242-50.
12. Rafi AN. Abdominal field block: a new approach via the lumbar triangle. Anaesthesia. 2001;56(10):1024-6.
13. McGee DC, Gould MK. Preventing complications of central venous catheterization. N Engl J Med. 2003;348(12):1123-33.
14. Reusz G, Csomos A. The role of ultrasound guidance for vascular access. Curr Opin Anaesthesiol. 2015;28(6):710-6.
15. Saranteas T, Karabinis A. Reverberation: source of potential artifacts occurring during ultrasound-guided regional anesthesia. Can J Anaesth. 2009;56(2):174-5.
16. Reusz G, Sarkany P, Gal J, Csomos A. Needle-related ultrasound artifacts and their importance in anaesthetic practice. Br J Anaesth. 2014;112(5):794-802.
17. Schwenk ES, Gandhi K, Baratta JL, Torjman M, Epstein RH, Chung J, et al. Ultrasound-guided out-of-plane vs. in-plane interscalene catheters: a randomized, prospective study. Anesth Pain Med. 2015;5(6):e31111.
18. Song IK, Choi JY, Lee JH, Kim EH, Kim HJ, Kim HS, et al. Short-axis/out-of-plane or long-axis/in-plane ultrasound-guided arterial cannulation in children: a randomised controlled trial. Eur J Anaesthesiol. 2016;33(7):522-7.
19. Liu SS. Evidence basis for ultrasound-guided block characteristics onset, quality, and duration. Reg Anesth Pain Med. 2016;41(2):205-20.
20. Sites BD, Brull R, Chan VW, Spence BC, Gallagher J, Beach ML, et al. Artifacts and pitfall errors associated with ultrasound-guided regional anesthesia. Part I: understanding the basic principles of ultrasound physics and machine operations. Reg Anesth Pain Med. 2007;32(5):412-8.
21. Gentry J. Regional analgesia for shoulder surgery [Internet]. Santa Barbara: Association of Medical Illustrators; c2017 [capturado em 11 jun 2017]. Disponível em: http://medillsb.com/ArtistFeaturedProject.aspx?AID=3366.
22. Franco CD, Williams JM. Ultrasound-guided interscalene block: reevaluation of the "stoplight" sign and clinical implications. Reg Anesth Pain Med. 2016;41(4):452-9.
23. Kokkalis ZT, Mavrogenis AF, Saranteas T, Stavropoulos NA, Anagnostopoulou S. Ultrasound-guided anterior axilla musculocutaneous nerve block. Radiol Med. 2014;119(2):135-41.
24. Enneking FK, Chan V, Greger J, Hadzić A, Lang SA, Horlocker TT. Lower-extremity peripheral nerve blockade: essentials of our current understanding. Reg Anesth Pain Med. 2005;30(1):4-35.
25. Taboada M, Atanassoff PG. Lower extremity nerve blocks. Curr Opin Anaesthesiol. 2004;17(5):403-8.
26. Chelly JE, Greger J, Gebhard R, Hagberg CA, Al-Samsam T, Khan A. Training of residents in peripheral nerve blocks during anesthesiology residency. J Clin Anesth. 2002;14(8):584-8.
27. Coley KC, Williams BA, DaPos SV, Chen C, Smith RB. Retrospective evaluation of unanticipated admissions and readmissions after same day surgery and associated costs. J Clin Anesth. 2002;14(5):349-53.
28. Kimachi PP, Segurado AVR, Menezes CC. Ultrassom e bloqueios anestésicos. In: Cangiani LM, Slullitel A, Potério GMB, Pires, OC, Posso IP, Nogueira CS, et al, editores. Tratado de anestesiologia SAESP. 7. ed. São Paulo: Atheneu; 2011. p. 1559-97.
29. Salinas FV. Evidence basis for ultrasound guidance for lower-extremity peripheral nerve block: update 2016. Reg Anesth Pain Med. 2016;41(2):261-74.
30. Ghisi D, Delaunay L, Fanelli A. Use of ultrasound for lower extremity. Curr Opin Anaesthesiol. 2014;27(5):528-37.
31. Vora MU, Nicholas TA, Kassel CA, Grant SA. Adductor canal block for knee surgical procedures: review article. J Clin Anesth. 2016;35:295-303.
32. Winnie AP. Anatomical considerations. In: Winnie AP. Plexus anesthesia: perivascular techniques of brachial plexus block. Philadelphia: WB Saunders; 1984. p. 11-65.
33. Dolan J, Williams A, Murney E, Smith M, Kenny GN. Ultrasound guided fascia iliaca block: a comparison

with the loss of resistance technique. Reg Anesth Pain Med. 2008;33(6):526-31.
34. Avidan A, Drenger B, Ginosar Y. Peripheral nerve block for ambulatory surgery and postoperative analgesia. Curr Opin Anaesthesiol. 2003;16(6): 567-73.
35. Liu SS, Salinas FV. Continuous plexus and peripheral nerve blocks for postoperative analgesia. Anesth Analg. 2003;96(1):263-72.
36. Conceição DB, Helayel PE, Oliveira Filho GR. Estudo comparativo entre ultrassom e neuroestimulação no bloqueio do plexo braquial pela via axilar. Rev Bras Anestesiol. 2009;59(5):585-91.
37. Helayel PE, Conceição DB, Oliveira Filho GR. Bloqueios nervosos guiados por ultrassom. Rev Bras Anestesiol. 2007;57(1):106-23.
38. Griffin J, Nicholls B. Ultrasound in regional anaesthesia. Anaesthesia. 2010;65 Suppl 1:1-12.
39. Conceição DB, Helayel PE. Bloqueio dos nervos ilioinguinal e iliohipogástrico guiado por ultrasonografia associado à anestesia geral. Relato de caso. Rev Bras Anestesiol. 2008;58(1):51-4.
40. Baranauskas MB, Margarido CB, Panossian C, Silva ED, Campanella MA, Kimachi PP. Simulação de bloqueios periféricos guiados por ultra-som: curva de aprendizado dos residentes de anestesiologia do CET-SMA/HSL. Rev Bras Anestesiol. 2008;58(2):106-11.
41. Neal JM, Gerancher JC, Hebl JR, Ilfeld BM, McCartney CJ, Franco CD, et al. Upper extremity regional anesthesia: essentials of our current understanding, 2008. Reg Anesth Pain Med. 2009;34(2):134-70.
42. Abrahams MS, Aziz MF, Fu RF, Horn JL. Ultrasound guidance compared with electrical neurostimulation for peripheral nerve block: a systematic review and meta-analysis of randomized controlled trials. Br J Anaesth. 2009;102(3):408-17.
43. Danelli G, Fanelli A, Ghisi D, Moschini E, Rossi M, Ortu A, et al. Ultrasound vs nerve stimulation multiple injection technique for posterior popliteal sciatic nerve block. Anaesthesia. 2009;64(6):638-42.
44. Manica J. Anestesiologia: princípios e técnicas. 3. ed. São Paulo: Artmed; 2004.
45. Perlas A, Niazi A, McCartney C, Chan V, Xu D, Abbas S. The sensitivity of motor response to nerve stimulation and paresthesia for nerve localization as evaluated by ultrasound. Reg Anesth Pain Med. 2006;31(5):445-50.
46. Chan VWS. Ultrasound imaging for regional anesthesia: a practical guide. 2nd ed. Toronto: Ultrasound Booklet; 2008.
47. Flack S, Anderson C. Ultrasound guided lower extremity blocks. Pediatr Anesth. 2012;22(1):72-80.
48. Swenson JD. Pro/con: Resident training for peripheral nerve blockade should be conducted solely with ultrasound. ASRA News. 2009:10-11.
49. De A. Needle visualization critical for ultrasound-guided block success and patient safety. Reg Anesth Pain Med. 2009;34(1):76-7; author reply 77.
50. Sites BD, Brull R, Chan VW, Spence BC, Gallagher J, Beach ML, et al. Artifacts and pitfall errors associated with ultrasound-guided regional anesthesia. Part II: a pictorial approach to understanding and avoidance. Reg Anesth Pain Med. 2007;32(5): 419-33.
51. Bodner G, Bernathova M, Galiano K, Putz D, Martinoli C, Felfernig M. Ultrasound of the lateral femoral cutaneous nerve: normal findings in a cadaver and in volunteers. Reg Anesth Pain Med. 2009;34(3):265-8.
52. Dalens B, Vanneuville G, Tanguy A. Comparison of the fascia iliaca compartment block with the 3-in-1 block in children. Anesth Analg. 1989;69(6):705-13.
53. Ng I, Vaghadia H, Choi PT, Helmy N. Ultrasound imaging accurately identifies the lateral femoral cutaneous nerve. Anesth Analg. 2008;107(3): 1070-4.
54. Zhu J, Zhao Y, Liu F, Huang Y, Shao J, Hu B. Ultrasound of the lateral femoral cutaneous nerve in asymptomatic adults. BMC Musculoskelet Disord. 2012;13:227.
55. Yoshida T, Onishi T, Furutani K, Baba H. A new ultrasound-guided pubic approach for proximal obturator nerve block: clinical study and cadaver evaluation. Anaesthesia. 2016;71(3):291-7.
56. Ishiyama T, Kotoda M, Asano N, Ikemoto K, Masamune T, Matsukawa T. Ultrasound-guided out-of-plane obturator nerve block. Anaesthesia. 2013;68(10):1074-5
57. Lin JA, Nakamoto T, Yeh SD. Ultrasound standard for obturator nerve block: the modified Taha's approach. Br J Anaesth. 2015;114(2):337-9.
58. Chen J, Lesser J, Hadzic A, Resta-Flarer F. The importance of the proximal saphenous nerve block for foot and ankle surgery. Reg Anesth Pain Med. 2013;38(4):372.
59. Kapoor R, Adhikary SD, Siefring C, McQuillan PM. The saphenous nerve and its relationship to the nerve to the vastus medialis in and around the adductor canal: an anatomical study. Acta Anaesthesiol Scand. 2012;56(3):365-7.
60. Tank PW, Gest TR. Atlas de anatomia humana. Porto Alegre: Artmed; 2009.
61. Marian AA, Ranganath Y, Bayman EO, Senasu J, Brennan TJ. A comparison of 2 ultrasound-guided approaches to the saphenous nerve block: adductor canal versus distal transsartorial: a prospective, randomized, blinded, noninferiority trial. Reg Anesth Pain Med. 2015;40(5):623-30.
62. Moayeri N, van Geffen GJ, Bruhn J, Chan VW, Groen GJ. Correlation among ultrasound, cross-sectional anatomy, and histology of the sciatic nerve: a review. Reg Anesth Pain Med. 2010;35(5):442-9
63. Chan VW, Nova H, Abbas S, McCartney CJ, Perlas A, Xu DQ. Ultrasound examination and localization of the sciatic nerve: a volunteer study. Anesthesiology. 2006;104(2):309-14.
64. Tammam TF. Ultrasound-guided sciatic nerve block: a comparison between four different infragluteal probe and needle alignment approaches. J Anesth. 2014;28(4):532-7.
65. Abdallah FW, Chan VW, Koshkin A, Abbas S, Brull R. Ultrasound-guided sciatic nerve block in overweight and obese patients: a randomized comparison of performance time between the infragluteal and subgluteal space techniques. Reg Anesth Pain Med. 2013;38(6):547-52.
66. Martini FH, Timmons MJ, Tallitsch RB. Anatomia humana. 6. ed. Porto Alegre: Artmed; 2009.
67. Karmakar MK, Shariat AN, Pangthipampai P, Chen J. High-definition ultrasound imaging defines the paraneural sheath and the fascial compartments surrounding the sciatic nerve at the popliteal fossa. Reg Anesth Pain Med. 2013;38(5):447-51.
68. Lin JA, Lee YJ, Lu HT, Lin YT. Ultrasound standard for popliteal sciatic block: circular expansion of the paraneural sheath with the needle in-plane from lateral-to-medial in the 'reverse Sim's position'. Br J Anaesth. 2015;115(6):938-40.
69. Ip V, Tsui B. Injection through the paraneural sheath rather than circumferential spread facilitates safe, effective sciatic nerve block. Reg Anesth Pain Med. 2013;38(4):373.
70. Lewis SR, Price A, Walker KJ, McGrattan K, Smith AF. Ultrasound guidance for upper and lower limb blocks. Cochrane Database Syst Rev. 2015;(9):CD006459.
71. Ankichetty SP, Chin KJ, Chan V. Ultrasound-guided ankle block: Philips tutorial. Toronto: Philips; c2016.
72. Chin KJ, Wong NW, Macfarlane AJ, Chan VW. Ultrasound-guided versus anatomic landmark-guided ankle blocks: a 6-year retrospective review. Reg Anesth Pain Med. 2011;36(6):611-8.
73. Schabort D, Boon JM, Becker PJ, Meiring JH. Easily identifiable bony landmarks as an aid in targeted regional ankle blockade. Clin Anat. 2005;18(7): 518-26.
74. Kay J, Delmonte RJ, Greenberg PM. Ankle block. In: Hadzic A. Textbook of regional anesthesia and acute pain management. New York: McGraw-Hill; c2007. p. 545-53.
75. Tryba M. Ankle block: a safe and simple technique for foot surgery. Curr Opin Anaesthesiol. 1997;10(5):361-5.
76. Rudkin GE, Micallef TA. Impediments to the use of ankle block in Australia. Anaesth Intensive Care. 2004;32(3):368-71.
77. Koscielniak-Nielsen ZJ. Ultrasound-guided peripheral nerve blocks: what are the benefits? Acta Anaesthesiol Scand. 2008;52(6):727-37.
78. Marhofer P, Schrögendorfer K, Koinig H, Kapral S, Weinstabl C, Mayer N. Ultrasonographic guidance improves sensory block and onset time of three-in-one blocks. Anesth Analg. 1997;85(4):854-7.
79. Macfarlane A, Brull R. Ultrasound guided ankle block. Journal of New York School of Regional Anaesthesia. 2009;12:1-5.
80. Chan VW. Nerve localization--seek but not so easy to find? Reg Anesth Pain Med. 2002;27(3):245-8.
81. Fredrickson MJ. Ultrasound-guided ankle block. Anaesth Intensive Care. 2009;37:143-4.
82. Redborg KE, Antonakakis JG, Beach ML, Chinn CD, Sites BD. Ultrasound improves the success rate of a tibial nerve block at the ankle. Reg Anesth Pain Med. 2009;34(3):256-60.
83. Redborg KE, Sites BD, Chinn CD, Gallagher JD, Ball PA, Antonakakis JG, et al. Ultrasound improves the success rate of a sural nerve block at the ankle. Reg Anesth Pain Med. 2009;34(1):24-8.
84. Benzon HT, Sekhadia M, Benzon HA, Yaghmour ET, Chekka K, Nader A. Ultrasound-assisted and evoked motor response stimulation of the deep peroneal nerve. Anesth Analg. 2009;109(6): 2022-4.
85. Chin KJ, Wong NW, Macfarlane AJ, Chan VW. Ultrasound-guided versus anatomic landmark-guided ankle blocks: a 6-year retrospective review. Reg Anesth Pain Med. 2011; 36:611-8.
86. López AM, Sala-Blanch X, Magaldi M, Poggio D, Asuncion J, Franco CD. Ultrasound-guided ankle block for forefoot surgery: the contribution of the saphenous nerve. Reg Anesth Pain Med. 2012;37(5):554-7.
87. Purushotaman L, Allan AGL, Bedforth N. Ultrassound-guided ankle block. Continuing Education in Anaesthesia, Critical Care & Pain. 2013;13:174-8.
88. Youssef MCM. Pentabloqueio dos pés. In: Cangiani LM, Nakashima ER, Gonçalves TAM, et al. Atlas de técnicas de bloqueios regionais SBA. 3. ed. Rio de Janeiro: SBA; 2013. p. 415-27.
89. Canella C, Demondion X, Guillin R, Boutry N, Peltier J, Cotten A. Anatomic study of the superficial peroneal nerve using sonography. AJR Am J Roentgenol. 2009;193(1):174-9.
90. Soares LG, Brull R, Chan VW. Teaching an old block a new trick: ultrasound-guided posterior tibial nerve block. Acta Anaesthesiol Scand. 2008;52(3):446-7.
91. Safeultrasound.org [Internet]. [S.l.: Safeultrasound; 2017; capturado em 20 jan. 2015]. Disponível em: http://www.safeultrasound.org/?p=121.
92. Allan A, Scarfe M. Ankle block: landmark and ultrasound technique. Anaesthesia tutorial of the week 178 [Internet]. London: AAGBI; 2010 [capturado em 30 abr. 2017]. Disponível em: http://www.frca.co.uk/Documents/178%20Ankle%20block%20Landmark%20and%20Ultrasound%20techniques%20LR.pdf.


## Leituras sugeridas


Bailey PL, Whitaker EE, Palmer LS, Glance LG. The accuracy of the central landmark used for central venous catheterization of the internal jugular vein. Anesth Analg. 2006;102(5):1327-32.

Bhoi S, Chandra A, Galwankar S. Ultrasound-guided nerve blocks in the emergency department. J Emerg Trauma Shock. 2010;3(1):82-8.

Chan VW. Applying ultrasound imaging to interscalene brachial plexus block. Reg Anesth Pain Med. 2003;28(4):340-3.

Chan VW, Perlas A, Rawson R, Odukoya O. Ultrasound-guided supraclavicular brachial plexus block. Anesth Analg. 2003 Nov;97(5): 1514-7.

Chidiac EJ, Perov S. Outpatient continuous peripheral nerve catheters. Anesth Analg. 2007;104(5): 1303-4; author reply 1304-5.

Chin KJ, Perlas A, Chan VW, Brull R. Needle visualization in ultrasound-guided regional anesthesia: challenges and solutions. Reg Anesth Pain Med. 2008;33(6):532-44.

Chin KJ, Tse C, Chan V. Ultrasonographic identification of an anomalous femoral nerve: the fascia iliaca as a key landmark. Anesthesiology. 2011;115:1104.

Dillane D, Tsui BC. Is there still a place for the use of nerve stimulation? Paediatr Anaesth. 2012;22(1):102-8.

Fisher HBJ. Regional anaesthesia and analgesia. In: Smith T, Pinnock C, Lin T, editors. Fundamentals of anaesthesia. Cambridge: Cambridge University Press; 2009. p. 115-34.

Flato UAP, Petisco GM, Santos FB. Punção venosa guiada por ultrassom em unidade de terapia intensiva. Rev Bras Ter Intensiva. 2009;21(2):190-6.

Helayel PE, Conceição DB, Feix C, Boos GL, Nascimento BS, Oliveira Filho GR. Bloqueio isquiático-femoral guiado por ultra-som para revisão de coto de amputação. Relato de caso. Rev Bras Anestesiol. 2008;58(5):480-4.

Kapral S, Greher M, Huber G, Willschke H, Kettner S, Kdolsky R, et al. Ultrasonographic guidance improves the success rate of interscalene brachial plexus blockade. Reg Anesth Pain Med. 2008;33(3):253-8.

Koscielniak-Nielsen ZJ, Frederiksen BS, Rasmussen H, Hesselbjerg L. A comparison of ultrasound-guided supraclavicular and infraclavicular blocks for upper extremity surgery. Acta Anaesthesiol Scand. 2009;53(5):620-6.

Klaastad O, Sauter AR, Dodgson MS. Brachial plexus block with or without ultrasound guidance. Curr Opin Anaesthesiol. 2009;22(5):655-60.

Liu SS, Ngeow JE, Yadeau JT. Ultrasound-guided regional anesthesia and analgesia: a qualitative systematic review. Reg Anesth Pain Med. 2009;34(1):47-59.

Machotta A, Kerner S, Höhne C, Kerner T. Ultrasound-guided central venous cannulation in a very small preterm neonate. Paediatr Anaesth. 2005;15(4):325-7.

Maecken T, Grau T. Ultrasound imaging in vascular access. Crit Care Med. 2007; 35(5 Suppl):S178-85.

Marhofer P, Chan VW. Ultrasound-Guided Regional Anesthesia: Current Concepts and Future Trends. Anesth Analg. 2007;104(5):1265-9.

Marhofer P, Greher M, Kapral S. Ultrasound guidance in regional anaesthesia. Br J Anaesth. 2005;94(1):7-17.

Pollard BA. New model for learning ultrasound-guided needle to target localization. Reg Anesth Pain Med. 2008;33(4):360-2.

Reichman EF, Simon RR. Regional nerve blocks (regional anesthesia). In: Reichman EF, Simon RR. Emergency medicine procedures. New York: McGraw-Hill; 2004.

Schafhalter-Zoppoth I, Gray AT. The musculocutaneous nerve: ultrasound appearance for peripheral nerve block. Reg Anesth Pain Med. 2005;30(4):385-90.

Sinha A, Chan VW. Ultrasound imaging for popliteal sciatic nerve block. Reg Anesth Pain Med. 2004;29(2):130-4.

Sites BD, Neal JM, Chan V. Ultrasound in regional anesthesia: where should the "focus" be set? Reg Anesth Pain Med. 2009;34(6):531-3.

Spektor M, Kelly JF. Nerve blocks of the thorax and extremities. In: Roberts JR, Hedges JR, Custalow CB, Chanmugam AS, Chundofsky CR, McManus LTCJ. Clinical procedures in emergency medicine. Philadelphia: Saunders; c2010. p. 513-34.

Swenson JD, Davis JJ. Ultrasound-guided regional anesthesia: why can't we all just stay away from the nerve? Anesthesiology. 2008;109(4):748-9; author reply 753.

Swenson JD, Davis JJ, DeCou JA. A novel approach for assessing catheter position after ultrasound-guided placement of continuous interscalene block. Anesth Analg. 2008;106(3):1015-6, table of contents.

Tetzlaff J. Bloqueios de nervos periféricos. In: Morgan Jr GE, Mikhail MS, Murray MJ. Anestesiologia clínica. Rio de Janeiro: Revinter; 2003. p. 238.

Tintinalli JE. Local and regional anesthesia. In: Tintinalli JE. Emergency medicine: a comprehensive study guide. 7th ed. New York: McGraw-Hill; c2010.

Thomas LC, Graham SK, Osteen KD, Porter HS, Nossaman BD. Comparison of ultrasound and nerve stimulation techniques for interscalene brachial plexus block for shoulder surgery in a residency training environment: a randomized, controlled, observer-blinded trial. Ochsner J. 2011;11(3):246-52.

Tsui BCH. Atlas of ultrasound and nerve stimulation-guided regional anesthesia. New York: Springer; c2007.

Tsui BCH, Rosenquist RW. Peripheral nerve blockade. In: Barash PG, Cullen BF. Stoelting RK, editors. Clinical anesthesia. 6th ed. Philadelphia: Lippincott Williams & Wilkins; 2009. p. 955-1003.

van Geffen GJ, Moayeri N, Bruhn J, Scheffer GJ, Chan VW, Groen GJ. Correlation between ultrasound imaging, cross-sectional anatomy, and histology of the brachial plexus: a review. Reg Anesth Pain Med. 2009;34(5):490-7.

Vieira JL. Bloqueio de plexo braquial. In: Cangiani LM, Posso IP, Potério GMB, Nogueira CS. Tratado de anestesiologia SAESP. 6. ed. São Paulo: Atheneu; 2006. p. 1255-73.

Wadhwa A, Kandadai SK, Tongpresert S, Obal D, Gebhard RE. Ultrasound guidance for deep peripheral nerve blocks: a brief review. Anesthesiol Res Pract. 2011;2011:262070.

Wedel DJ, Horlocker TT. Peripheral nerve blocks. In: Longnecker DE, Brown DL, Newman MF, Zapol WM. Anesthesiology. New York: McGrall-Hill; c2008. p. 1025-52.

Wedel DJ, Horlocker TT. Nerve blocks. In: Miller RD. Miller's Anesthesia. 6th ed. New York: Elsevier; c2005. p. 1685-1718.

Wollmeister J, Helayel PE, Conceição DB, Santos RK. Uso do ultra-som para punção venosa central em paciente obeso com adenomegalia cervical. Rev Bras Anestesiol. 2008;58(4):403-8.

## Questões de Provas do TSA

**52.1 (TSA/2012)** Na realização do bloqueio do plexo lombar pela via posterior, observa-se que:

**A.** A dispersão peridural da solução anestésica é efeito adverso raro.

**B.** O compartimento do psoas está localizado entre os músculos ilíaco e psoas maior.

**C.** A distância entre o processo transverso de $L_4$ e o plexo lombar é constante entre os indivíduos.

**D.** A taxa de sucesso do bloqueio do nervo obturatório é semelhante àquela na técnica perivascular inguinal.

**52.2 (TSA/2012)** Nos bloqueios do plexo braquial guiados por ultrassom, a incidência de paresia diafragmática é reduzida quando é realizada técnica:

**A.** Interescalênica, com injeções mais caudais.

**B.** Interescalênica, com soluções anestésicas diluídas.

**C.** Infraclavicular, com abordagem vertical mais medial.

**D.** Supraclavicular, com injeção rostral e medial à artéria subclávia.

**52.3 (TSA/2013)** Homem de 39 anos será submetido a fixação de fratura dos ossos do antebraço esquerdo. Informa ter realizado pneumectomia à direita há 5 anos. A técnica anestésica escolhida é o bloqueio do plexo braquial esquerdo pela via interescalênica. O paciente apresenta dispneia e diminuição da saturação periférica de oxigênio trinta minutos após o bloqueio. A explicação para os sintomas apresentados pelo paciente é:

**A.** Acinesia diafragmática.

**B.** Absorção maciça de anestésico local.

**C.** Injeção subdural do anestésico local.

**D.** Injeção subaracnóidea do anestésico local.

**52.4 (TSA/2013)** Quais são as estruturas encontradas no espaço perivascular interescalênico?

**A.** Plexo cervical e plexo braquial.

**B.** Plexo braquial e artéria carótida.

**C.** Plexo cervical, plexo braquial e artéria carótida.

**D.** Plexo cervical, plexo braquial e artéria subclávia.

**52.5 (TSA/2013)** No bloqueio do nervo femoral, a estrutura anatômica que separa o nervo da bainha femoral é a fáscia:

**A.** Lata.

**B.** Ilíaca.

**C.** Extraperitoneal.

**D.** Do músculo sartório.

**52.6 (TSA/2013)** A estratégia que pode ser usada para diminuir a latência de bloqueios anestésicos periféricos é a administração de solução anestésica local com:

**A.** Elevado pKa.

**B.** Potência elevada.

**C.** Elevada concentração.

**D.** Substitutos alquila mais longos na molécula.

**52.7 (TSA/2014)** Homem de 24 anos e 98 kg é submetido a reparo cirúrgico de luxação recidivante do ombro direito em posição de cadeira de praia sob bloqueio do plexo braquial via interescalênica. A anestesia é realizada com 40 mL de bupivacaína 0,5% com adrenalina. O paciente queixa-se de dormência no braço e mão direita 12 horas após a cirurgia. A causa mais provável dessas queixas é:

**A.** Anestesia residual.

**B.** Lesão direta pela agulha.

**C.** Neurotoxicidade da adrenalina.

**D.** Neuropraxia devido ao mau posicionamento.

**52.8 (TSA/2014)** Mulher de 74 anos e 60 kg, com quadro de enfisema pulmonar ($VEF_1$ de 1,2 L), foi submetida a osteossíntese de úmero direito. Foi realizado bloqueio do plexo braquial pela via interescalênica com bupivacaína 0,5% (120 mg). Após 45 minutos, apresentou convulsão tônico-clônica generalizada. Como pode ser explicada a ocorrência dessa convulsão?

**A.** Acidose metabólica.

**B.** Alcalose respiratória.

**C.** Acidose respiratória.

**D.** Alcalose metabólica.

**52.9 (TSA/2015)** No bloqueio anestésico do nervo cutâneo lateral femoral, obtém-se anestesia nas regiões:

**A.** Anterior da coxa e medial do joelho.

**B.** Lateral da coxa e posterior do joelho.

**C.** Anterior e lateral da coxa até o joelho.

**D.** Posterior e medial da coxa até o joelho.

**52.10 (TSA/2016)** Você realizou bloqueio periférico para analgesia pós-operatória de artroplastia total de joelho. No entanto, o mesmo acorda com dor em fossa poplítea. Tal fato pode ser explicado por falha de anestesia do nervo:

**A.** Ciático.

**B.** Femoral.

**C.** Obturador.

**D.** Cutâneo lateral da coxa.

**52.11 (TSA/2016)** Homem de 68 anos, 61 kg e 1,70 m é submetido a tratamento cirúrgico de fratura de ossos do antebraço esquerdo. Bloqueio infraclavicular foi realizado com auxílio de estimulador de nervo periférico, mas sem obtenção de todas as respostas motoras esperadas e o paciente refere dor à incisão na face anterior da borda lateral do antebraço. Quais movimentos no membro superior deveriam ter sido evocados durante a realização da anestesia para limitar o risco da falha observada no bloqueio?

**A.** Extensão do carpo e quirodáctilos.

**B.** Flexão dos 3 primeiros quirodáctilos.

**C.** Flexão do cotovelo e pronação do antebraço.

**D.** Adução do polegar e flexão do 5º quirodáctilo.

# 53. ANESTESIA REGIONAL EM PEDIATRIA

Carolina de Oliveira Sant'Anna
Daniel Bassette
Eneida Maria Vieira

Os primeiros indícios de anestesia regional em pediatria começam com as cirurgias de circuncisão no Egito Antigo, em 2500 a.C.[1] Modernamente, sua introdução ocorreu depois da descoberta das propriedades da cocaína como anestésico local, usada inicialmente nos olhos por Koller, em 1884. No ano seguinte, Corning, um neurologista americano, experimentou injetá-la no espaço peridural.[2] Em 1898, August Bier relatou a realização de anestesia subaracnóidea em seis pacientes, entre eles duas crianças.[3]

Em 1900, Matas,[4] revisando a literatura mundial da anestesia local e regional, concluiu que Halstead e Hall foram os primeiros a usar o bloqueio de nervos para anestesia cirúrgica em novembro de 1884. Os bloqueios de nervos precederam o emprego de anestesia subaracnóidea, porém infelizmente não houve menção específica do uso em crianças.[4]

Em 1933, Meredith Campbell[5] apresentou, em encontro da Sociedade Americana de Anestesia Regional, o uso de anestesia caudal para realização de cistoscopias em crianças. Desde então, vários estudos demonstraram a necessidade de analgesia em recém-nascidos e crianças, resultando em alterações e avanços significativos na anestesiologia pediátrica.

A partir da década de 1980, a realização de anestesia regional combinada à anestesia geral em crianças tornou-se mais popular, apresentando vantagens, como analgesia no intraoperatório e no pós-operatório com mínimas alterações fisiológicas, estabilidade cardiovascular, diminuição efetiva da resposta neuroendócrino-metabólica, menor incidência de depressão respiratória e alterações pulmonares, diminuição da necessidade de agentes inalatórios, opioides e analgésicos, promovendo rápida recuperação das funções vitais com deambulação e alta hospitalar precoces. Em algumas circunstâncias, a anestesia regional como técnica isolada é considerada uma boa alternativa à anestesia geral, principalmente em crianças com doenças neuromusculares, metabólicas, cardíacas, pulmonares (p. ex., asma, mucoviscidose, fibrose cística e insuficiência respiratória grave), com estômago cheio e predisposição à hipertermia maligna.[2]

Em 1996, um estudo realizado pela Sociedade de Anestesiologia Pediátrica da França avaliou 24.409 bloqueios regionais e demonstrou que 60% das crianças receberam algum tipo de bloqueio central, com taxas de complicação de 1,5:1.000; 38% das crianças receberam bloqueios periféricos sem apresentar complicações, sendo que 89% desses pacientes encontravam-se sob anestesia geral e apenas 5% deles estavam totalmente acordados.[6]

Os benefícios dos bloqueios periféricos incluem sua fácil execução, sua efetividade e a promoção de anestesia com distribuição limitada, mantendo a função sensorial e motora contralateral. É possível realizá-los em pacientes anticoagulados e febris, também sendo factível o uso de técnicas contínuas para analgesia no pós-operatório.

Em geral, os bloqueios pediátricos são realizados sob sedação ou anestesia geral (o que pode mascarar sinais de alerta, como parestesia), estando sempre limitados ao volume de solução anestésica local abaixo dos níveis tóxicos.

Um conjunto substancial de literatura corrobora o conceito de segurança e eficácia da realização de técnicas anestésicas regionais em crianças, mostrando também uma diminuição do tempo de internação e melhora dos resultados.[7]

Ao mesmo tempo, estudos em animais têm demonstrado a suscetibilidade do cérebro em desenvolvimento aos anestésicos gerais, podendo levar a alterações histológicas e neurocomportamentais.[8] Mesmo que consequências deletérias permanentes da anestesia geral não estejam comprovadas, os indícios de dano ao cérebro em desenvolvimento têm levado os anestesiologistas pediátricos a escolherem técnicas regionais de anestesia, especialmente no grupo de crianças em que a fase de maior desenvolvimento cerebral está ocorrendo – até os 3 ou 4 anos de idade.

Para prevenir a ocorrência de efeitos colaterais e aumentar a segurança do paciente que será submetido à anestesia regional, devem ser utilizados materiais apropriados (p. ex., agulhas com mandril de tamanho adequado para a idade), respeitando-se a dosagem máxima considerada segura de cada anestésico local.[9]

É sempre importante respeitar as normas de segurança, como aspirações repetidas durante a realização do bloqueio, velocidade de injeção lenta e interrupção do procedimento se houver qualquer dificuldade ao longo da sua execução, sendo fundamental limitar o número de tentativas. Durante a realização dos bloqueios, como em qualquer anestesia, o paciente deve estar monitorizado conforme o preconizado pelo Conselho Federal de Medicina, com acesso venoso periférico puncionado; além disso, a medicação de emergência e o material de reanimação devem estar disponíveis e prontos para o uso em caso de necessidade.

## Bloqueios do neuroeixo

### Particularidades anatomofisiológicas

Quando se realiza anestesia regional em pediatria, deve-se ter em mente as diferenças existentes entre os adultos e as crianças com relação à anatomia, à fisiologia e à farmacologia dos fármacos.[10]

As diferenças anatômicas afetam o desempenho das técnicas de anestesia regional na população pediátrica, sobretudo nos bloqueios do neuroeixo. O sacro, por exemplo, é mais delgado e estreito, e o hiato sacral é facilmente identificado, permitindo acesso direto ao espaço peridural e subaracnóideo.

O cone medular em neonatos e lactentes está localizado no nível de $L_2$-$L_3$, sendo mais caudal do que nos adultos ao nível de $L_1$, da mesma forma que a altura do limite inferior do saco dural está localizada em $S_3$-$S_4$. Contudo, a partir de 1 ano de idade, essas estruturas localizam-se em $L_1$ e $S_1$ respectivamente **(FIG. 53.1)**.

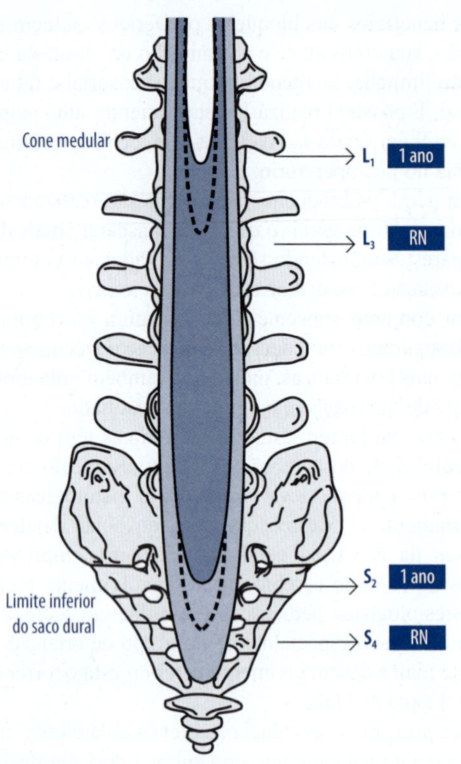


**FIGURA 53.1** Ilustração esquemática do cone medular em recém-nascidos (RNs) e lactentes.

Nos adultos, a anestesia subaracnóidea costuma ser administrada nos espaços localizados ao nível da linha de Tuffier (linha imaginária que se estende de uma crista ilíaca a outra), correspondendo ao corpo de $L_4$ ou ao interespaço $L_4$-$L_5$.[11] Entretanto, os neonatos e lactentes têm a pelve proporcionalmente menor do que os adultos e o sacro localizado mais cefalicamente. Assim, a linha de Tuffier cruza a linha média da coluna vertebral no interespaço $L_4$-$L_5$ ou $L_5$-$S_1$, abaixo da terminação da medula subaracnóidea, permitindo uma realização bem-sucedida dos bloqueios subaracnóideos nos pacientes pediátricos nesse nível.

A terminação mais caudal do saco dural ocasiona a punção inadvertida do espaço subaracnóideo durante a execução do bloqueio caudal, motivo pelo qual se deve progredir e direcionar a agulha cuidadosamente.[12] O volume do líquido cefalorraquidiano (LCR) relativo ao peso é maior em recém-nascidos e lactentes (4 $mL \cdot kg^{-1}$), quando comparados aos adultos (2 $mL \cdot kg^{-1}$), o que explica em parte as necessidades de maiores doses de anestésico local e a duração mais curta da anestesia subaracnóidea nessa população.

Com relação às particularidades fisiológicas do sistema nervoso central (SNC), a menor espessura dos nervos e o processo de mielinização incompleto até em torno dos 18 meses de vida promovem inespecificidade de resposta aos estímulos nervosos. A menor distância entre os nodos de Ranvier e a frouxa bainha perineurovascular permitem comunicação livre com os espaços perineurais, com maior difusão dos anestésicos locais e consequentemente maior área de analgesia após injeção única do fármaco.

Todos esses fatores contribuem para a eficácia dos bloqueios nervosos na criança, promovendo anestesia de boa qualidade com soluções menos concentradas do anestésico local.

A imaturidade do sistema nervoso simpático (SNS) e a menor capacitância do sistema venoso nos membros inferiores em relação ao volume sanguíneo total tornam raras as alterações hemodinâmicas decorrentes da vasodilatação periférica em crianças com menos de 8 anos de idade.

Talvez a diferença mais importante entre a farmacologia do adulto e da criança seja o risco aumentado da toxicidade dos anestésicos locais, principalmente devido ao elevado débito cardíaco, à imaturidade das vias hepáticas de degradação metabólica e ao baixo fluxo sanguíneo hepático. Os menores níveis plasmáticos de albumina e de $\alpha_1$-glicoproteína ácida geram aumento da concentração sérica da fração livre do anestésico local do tipo amida. Todos esses fatores associados fazem com que a latência e a duração dos bloqueios regionais, nos neonatos e lactentes, sejam menores quando comparadas às dos adultos.

## Contraindicações

As contraindicações absolutas ao uso da anestesia subaracnóidea ou peridural em crianças são similares às dos adultos, como recusa por parte da família, infecção no local de punção ou septicemia, hipovolemia e/ou instabilidade hemodinâmica e alterações da coagulação sanguínea.

Outras contraindicações para anestesia subaracnóidea e peridural podem incluir deformidades anatômicas da coluna, lesões medulares, alterações da complacência craniana decorrentes de processos expansivos como tumores ou hidrocefalia, devido ao risco de aumentar a pressão intracraniana, e presença de derivações ventriculoperitoneais.

Não há contraindicações nas neuropatias periféricas e nas enfermidades motoras decorrentes da hipóxia neonatal, porém seu uso nas distrofias neuromusculares e doenças do núcleo central é controverso.[13]

No entanto, existem vários relatos na literatura demonstrando o emprego de anestesia subaracnóidea para reparo de mielomeningocele, gastrosquises, onfalocele, laparotomia exploradora e artrodese de coluna, sendo que, atualmente, o bloqueio subaracnóideo total tem sido utilizado para correções de cardiopatias congênitas.[14]

## Anestesia subaracnóidea

A anestesia subaracnóidea é uma das modalidades mais antigas para proporcionar alívio da dor em pacientes submetidos a cirurgia. Seu uso em crianças ocorreu desde o primeiro momento – dois dos primeiros seis pacientes de Bier eram crianças –, porém raramente foi descrita na população pediátrica até a publicação de Melman e colaboradores,[15] em 1975.

Abajian e colaboradores,[16] em 1984, publicaram uma série de casos em neonatos ex-prematuros com risco de desenvolver apneia no pós-operatório, nos quais o bloqueio foi realizado de forma isolada para procedimentos ortopédicos, herniorrafias e cistoscopias, demonstrando resultados satisfatórios e ausência de complicações com anestesia subaracnóidea. A partir de então, muitos autores passaram a utilizar a raquianestesia como técnica isolada em pacientes acordados, evitando a apneia e também defendendo a técnica para a identificação de possíveis lesões neurológicas durante o bloqueio com a criança acordada.

Não existe consenso sobre a depressão da consciência durante a realização do bloqueio subaracnóideo em crianças. Nos estudos mais recentes, está demonstrado que a incidência de apneia pós-operatória tem diminuído, principalmente em função da evolução da indústria farmacêutica, que hoje proporciona agentes anestésicos de curta duração, sendo possível a execução de bloqueios subaracnóideos sob sedação leve. Os autores que defendem tal abordagem, de ventilação espontânea e sedação leve, seja inalatória ou venosa, acreditam que a sedação facilita a punção, sobremaneira em crianças pouco colaborativas, diminuindo os riscos de lesão pela movimentação da criança durante a execução do bloqueio.

Atualmente, com o incremento dos procedimentos ambulatoriais, ampliou-se a utilização dos bloqueios subaracnóideos na população pediátrica graças às suas características favoráveis, como rápido início de ação e curta duração, sendo usados para procedimentos de pequeno porte, abrangendo uma faixa etária maior e permitindo alta hospitalar precoce.

A duração do bloqueio simpático autônomo é curta, devido ao maior volume de LCR que dilui o anestésico local, à maior velocidade de absorção do anestésico local a partir do espaço subaracnóideo (em razão da maior vascularização da região) e ao menor diâmetro das fibras nervosas.

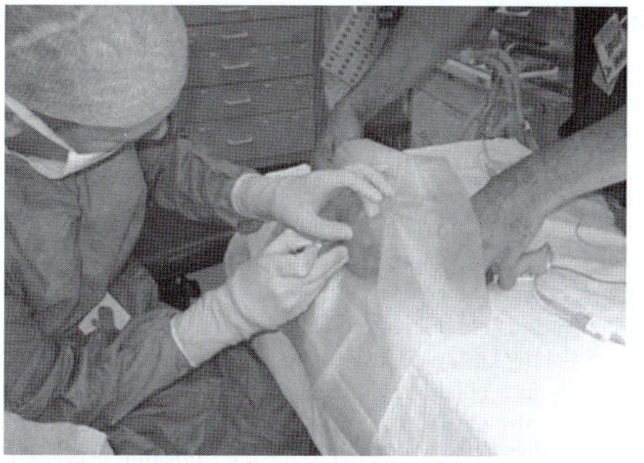

**FIGURA 53.2** Bloqueio subaracnóideo na posição lateral.

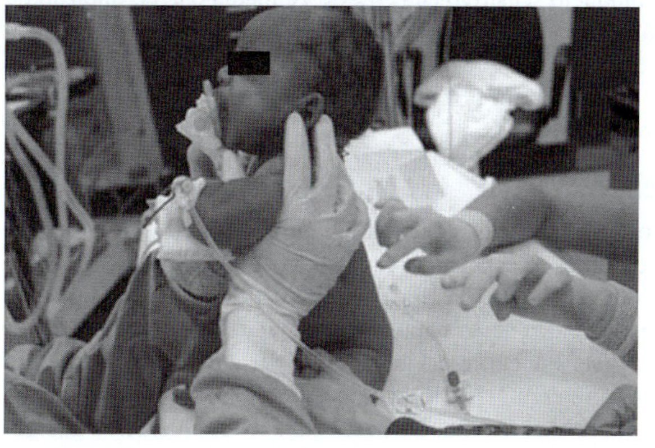

**FIGURA 53.3** Bloqueio subaracnóideo na posição sentada.

## Técnica

A anestesia subaracnóidea na criança é comumente administrada na posição de decúbito lateral (**FIG. 53.2**) ou sentada (**FIG. 53.3**). Se a posição sentada for a escolhida, deve-se assegurar que o pescoço não esteja flexionado, o que pode resultar em obstrução de vias aéreas.[17]

Em recém-nascidos e lactentes, o espaço de escolha para a punção é $L_4$-$L_5$ ou $L_5$-$S_1$; em crianças mais velhas, pode-se optar pelo espaço $L_3$-$L_4$. Se a anestesia tópica com EMLA (mistura eutética de anestésicos locais, do inglês *euthetic mixture of local anesthetics*) não for aplicada no pré-operatório, deve-se administrar anestesia local antes do bloqueio tanto em crianças acordadas como sedadas. A dose calculada de anestésico local deve estar preparada, em seringa de tamanho apropriado, antes da punção.

Devido aos pequenos volumes usados para assegurar que a dose total seja administrada, deve-se acrescentar uma quantidade ao volume total referente ao canhão da agulha, ou seja, o espaço morto da agulha. A abordagem na linha média costuma ser recomendada em recém-nascidos e lactentes devido à calcificação incompleta das lâminas vertebrais que podem ser lesadas no acesso paramediano. Uma agulha hipodérmica é inserida na pele no local da punção para evitar o risco remoto de tumor epidermoide.[18] Pelo fato de o ligamento ser muito delgado nas crianças, o "pop" (sentido na perda de resistência) pode não ser perceptível quando a dura-máter for penetrada. Em geral, utilizam-se agulhas subaracnóideas 22, 25 ou 26 G. O LCR é percebido saindo da agulha, transparente, e os fármacos devem ser injetados lentamente. O método de barbotagem não é recomendado, pois resulta em altos níveis de bloqueio ou bloqueio subaracnóideo total, o que dificulta a ventilação espontânea.

Recentemente, a ultrassonografia para visualização do neuroeixo em população pediátrica vem sendo cada vez mais utilizada. Embora esteja no momento limitada ao bloqueio peridural, poderá ser empregada no futuro para anestesia subaracnóidea. Em crianças menores de 6 meses de idade, uma excelente janela acústica pode ser obtida porque a ossificação da coluna subaracnóidea posterior é incompleta.[19] A ultrassonografia pode ajudar o anestesiologista pediátrico a decidir o local da punção, planejar a trajetória da agulha e avaliar a profundidade da sua inserção na pele.

## Anestésicos locais e doses

Uma variedade de agentes e doses é descrita na literatura, incluindo tetracaína, bupivacaína, lidocaína, levobupivacaína e ropivacaína em menor extensão.[20] As doses de 0,3 a 1 $mg{\cdot}kg^{-1}$ de tetracaína ou bupivacaína são geralmente administradas para anestesia subaracnóidea, e, apesar das altas doses, tomando-se os devidos cuidados, a anestesia subaracnóidea total é rara. As soluções de anestésicos hiperbáricos ou isobáricos têm qualidade e duração similares nos bloqueios em crianças. Os adjuvantes das soluções subaracnóideas, como a clonidina na dose de 1 $\mu g{\cdot}kg^{-1}$ adicionada à bupivacaína 1 $mg{\cdot}kg^{-1}$, prolongam o tempo do bloqueio para o dobro da duração habitual da anestesia subaracnóidea em recém-nascidos e lactentes.[21] Ao aumentar-se a dose de clonidina para 2 $\mu g{\cdot}kg^{-1}$, nota-se uma diminuição transitória na pressão sanguínea e maior propensão à sedação no período pós-operatório.

Aconselha-se o uso intravenoso de cafeína na dose de 10 $mg{\cdot}kg^{-1}$ para prevenir apneia no período pós-operatório em neonatos ex-prematuros, sobretudo se for associada clonidina à solução de anestésico local.

## Avaliação do bloqueio

A avaliação do nível do bloqueio pode ser difícil em lactentes e crianças, particularmente quando recebem sedação ou estão sob anestesia geral. Para testar a extensão do bloqueio sensitivo, utiliza-se o pinçamento digital ou a resposta ao estímulo frio (*swab* com álcool) e, para o bloqueio motor, a capacidade de elevar os membros, assim como o desempenho ventilatório. Nas crianças com mais de 2 anos, emprega-se a escala de Bromage.

A regressão do bloqueio sensitivo de $T_4$ a $T_{10}$ é de 90 minutos com bupivacaína em diferentes idades com doses de 0,5 $mg{\cdot}kg^{-1}$ (3-5 kg), 0,4 $mg{\cdot}kg^{-1}$ (6-15 kg) e 3 $mg{\cdot}kg^{-1}$ (16-40 kg).

Imbelloni e colaboradores,[21] utilizando anestésicos locais isobáricos, entre eles bupivacaína a 0,5% em excesso enantiomérico (R25:S75), bupivacaína a 0,5% e lidocaína a 2%, em crianças com menos de 13 anos de idade, observou a latência para o bloqueio sensitivo de 2,36 + 0,95 minutos, com nível do bloqueio sensitivo entre $T_4$ e $T_9$ e média em $T_6$, duração da analgesia de 1,28 + 0,11 horas, com tempo para deambulação de 3,78 + 0,17 horas. Ao término da cirurgia, 75% das crianças apresentaram bloqueio motor de grau 1 ou 0 na escala de Bromage.[21]

## Efeitos adversos

Hipotensão arterial e bradicardia são ocorrências raras quando se utiliza anestesia subaracnóidea na criança, apesar de níveis altos de bloqueio. Devido à imaturidade do SNS, a anestesia subaracnóidea nessa população não induz instabilidade hemodinâmica. Puncuh e colaboradores[22] recentemente publicaram uma série com 1.132 anestesias subaracnóideas consecutivas, em que apenas 27 crianças necessitaram de suplemento analgésico. Todos os bloqueios subaracnóideos foram realizados sob sedação, tendo ocorrido redução na pressão arterial em apenas 9 crianças de 942 pacientes com menos de 10 de idade.[22] Soluções cristaloides ou coloides raramente são administradas em crianças com o objetivo de aumentar a pré-carga.

A incidência de cefaleia pós-punção da dura-máter é menor em crianças quando comparadas com adultos. Grandes séries em pacientes pediátricos oncológicos demonstraram incidência de 8% de cefaleia pós-punção dural.[23] Não existe diferença estatisticamente significativa quanto à incidência de cefaleia em crianças quando se utilizam agulhas do tipo Whitacre ou Quincke.

A cefaleia pós-punção é tratada com repouso no leito, hidratação adequada para a faixa etária, analgésicos e cafeína. Não havendo melhora do quadro, pode-se realizar o tampão sanguíneo peridural (0,3 $mL{\cdot}kg^{-1}$ de sangue), considerando os riscos inerentes à técnica.[24,25] Sintomas neurológicos transitórios, como irritação radicular, são registrados em crianças após anestesia subaracnóidea, porém sua avaliação é difícil.

Atualmente, na literatura, há ampla indicação de raquianestesia em crianças para procedimentos de abdômen inferior e de membros inferiores, com duração máxima de 120 minutos. É de particular utilidade nos portadores de broncodisplasia pulmonar pelo fato de diminuir o risco de apneia no pós-operatório.

# Anestesia peridural

## Caudal ou sacral

A anestesia peridural caudal é uma das técnicas mais utilizadas na população pediátrica, sendo indicada para intervenções abaixo do diafragma e em prematuros com o objetivo de reduzir o risco de apneia pós-operatória.

Além das contraindicações já mencionadas, podem-se citar cisto pilonidal, lesões sépticas ou distróficas que recobrem o hiato sacral, malformações sacrais importantes e meningite.

Trata-se de uma técnica efetiva e capaz de reduzir os níveis séricos de adrenalina, noradrenalina, cortisol, prolactina e glicose, indicando proteção contra o estresse cirúrgico semelhante ao que é obtido com altas doses de opioides.

Assim como a anestesia peridural lombar, a peridural sacral tem como vantagem a analgesia prolongada, o bloqueio motor de menor intensidade – quando administrada em baixas concentrações – e ainda a possibilidade de infusão contínua com a colocação de cateter no espaço peridural.

As complicações mais comuns encontradas na realização desse bloqueio são perfuração da dura-máter, injeção subcutânea, bloqueio de apenas uma raiz sacral, injeção intravascular ou intraóssea, contaminação, altura inadequada do bloqueio e persistência de dermátomos não anestesiados ($L_5$, $S_1$ e $S_2$). O bloqueio caudal é considerado efetivo para anestesia intraoperatória e analgesia pós-operatória, sendo de fácil execução, seguro e conferindo boa estabilidade hemodinâmica.[26]

A extensão do bloqueio depende do volume administrado. Desse modo, para procedimentos em membros inferiores e região inguinal, utiliza-se 0,7 $mL{\cdot}kg^{-1}$ de volume anestésico nas mesmas doses e concentrações preconizadas para os bloqueios peridurais lombares; para procedimentos em região abdominal baixa, 1 $mL{\cdot}kg^{-1}$; para abdômen superior, 1,5 $mL{\cdot}kg^{-1}$; e para procedimentos torácicos, 2 $mL{\cdot}kg^{-1}$, sempre considerando-se a dose tóxica do anestésico, devendo-se adequar o volume à concentração, que varia de 0,125 a 0,25%.

### Técnica

A técnica consiste em abordar o espaço peridural abaixo do cone medular e do fundo de saco dural, em um nível onde o canal sacral praticamente não contém raízes espinhais. A posição para sua realização pode ser decúbito ventral com a pelve elevada por uma almofada ou decúbito lateral com os quadris e os joelhos fletidos em 90°.

O hiato sacral está localizado na parte inferior do osso sacro e resulta da não fusão dos arcos posteriores da 5ª vértebra sacral. Nessa região, palpa-se habitualmente uma depressão em forma de U ou V invertido, cujas margens laterais são construídas pelos cornos sacrais (resíduos embriológicos das apófises articulares inferiores da 5ª vértebra sacral), sendo recoberta pela membrana sacrococcígea (ligamentos sacrococcígeos superficiais e profundos), que possui uma consistência elástica **(FIG. 53.4)**.

É clássico descrever a projeção cutânea do hiato sacral como o ângulo inferior de um triângulo equilátero, com os outros dois ângulos nas espinhas ilíacas posterossuperiores direita e esquerda. Essa região, conforme já descrito, é revestida pela membrana sacrococcígea, cuja palpação proporciona uma sensação característica de membrana sob tensão, podendo ser puncionada em qualquer ponto de sua superfície.

A agulha é introduzida perpendicularmente à pele, colocando-se o bisel paralelo às fibras (longitudinais) da membrana sacrococcígea, até que esta seja atravessada, o que proporciona uma sensação característica muito semelhante à obtida quando se atravessa o ligamento amarelo na anestesia peridural lombar. Ao atravessar a membrana, ocorre uma perda da

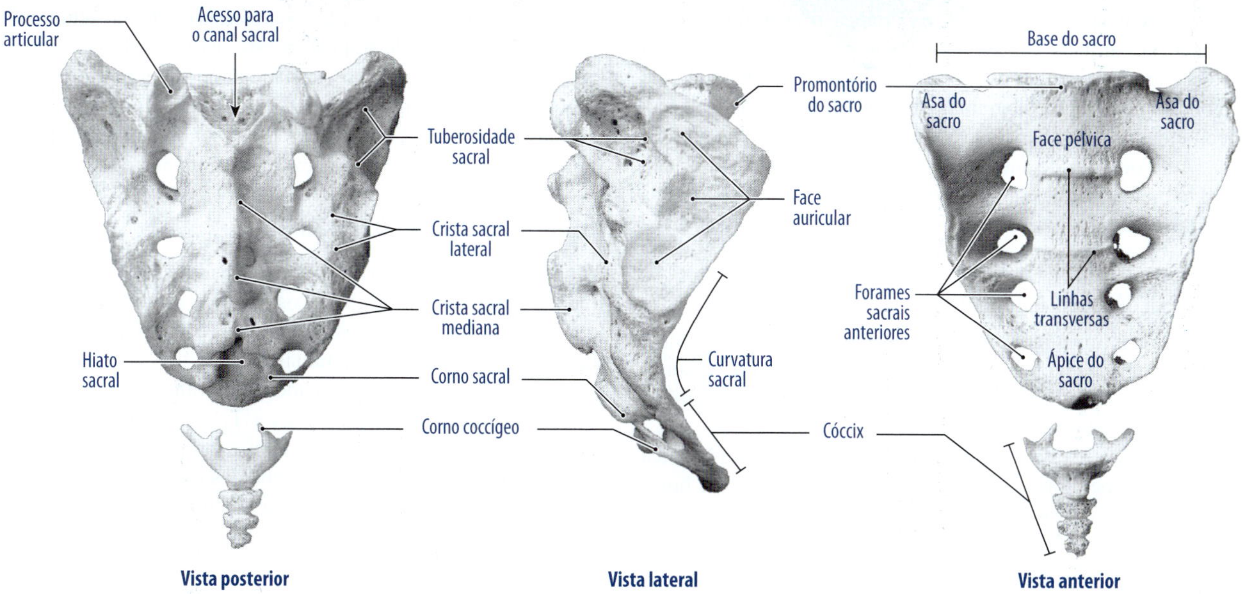


**FIGURA 53.4** Referências anatômicas do sacro.
*Fonte: Martini e colaboradores.*[27]

resistência e, após perfurá-la, a agulha é reorientada para 20 a 30° e introduzida mais 2 a 3 mm para que se tenha certeza de que todo o orifício distal se encontre de fato no interior do canal sacral (FIG. 53.5).

É importante lembrar que a distância que separa o revestimento cutâneo do espaço peridural caudal depende da espessura do tecido subcutâneo que recobre a membrana e está relacionada ao peso e à idade da criança.

As dimensões, a forma e a orientação do hiato sacral variam durante o crescimento (p. ex., o ângulo se atenua e o hiato sacral tende a se fechar), o que dificulta o procedimento após os 7 ou 8 anos de idade. Alguns autores, contudo, relatam uma ossificação completa somente após os 25 a 30 anos de idade.

O hiato sacral abre-se diretamente sobre o canal sacral, sendo a distância que separa o hiato sacral da dura-máter muito pequena: 0,8 a 1,0 cm no recém-nascido.

O espaço peridural sacral do lactente é preenchido por um tecido de sustentação gorduroso e pobre em fibras conjuntivas, sendo a difusão da solução anestésica rápida e uniforme. Em torno dos 6 a 7 anos de idade, a gordura peridural torna-se mais densa e rica em tecido fibroso, o que pode diminuir a difusão do anestésico. Trata-se de uma região com rica vascularização e que apresenta uma comunicação praticamente livre com os espaços perineurais, promovendo uma perda das soluções anestésicas pela via peridural ao longo dos nervos espinhais, sobretudo no nível do tronco lombossacral, o que contribui para a grande eficácia dos bloqueios nervosos na criança, visto que uma anestesia de boa qualidade pode ser obtida mesmo com soluções diluídas.

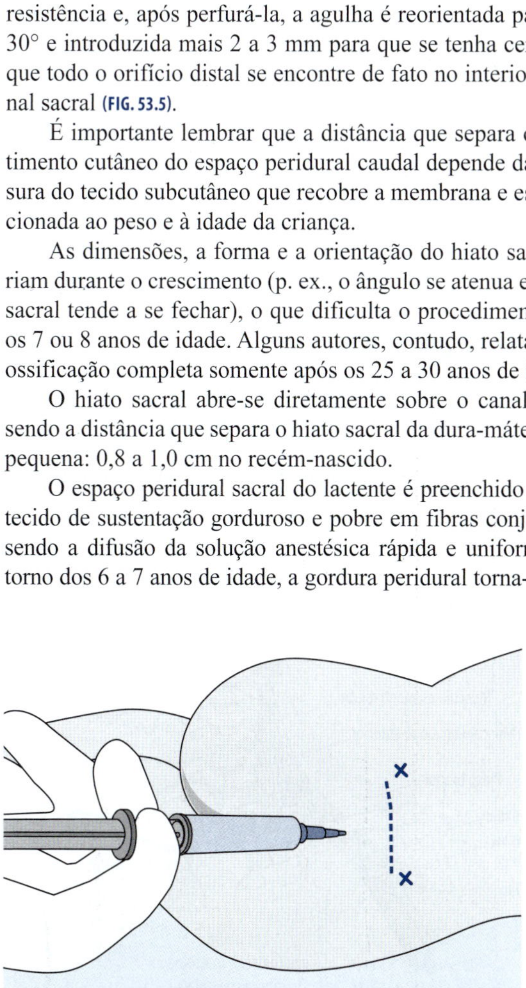

**FIGURA 53.5** Posicionamento da criança e local de punção caudal.

## Lombar

A técnica da anestesia peridural lombar é similar à realizada no adulto, porém é necessário lembrar que na criança o espaço peridural é mais superficial e possui menor capacidade. Dessa forma, o local preferível para executar a punção é $L_3$-$L_4$ ou $L_4$-$L_5$, já que níveis mais altos podem lesar a medula espinhal, além de apresentar maior risco de punção acidental da dura-máter. A melhor proteção contra as lesões inadvertidas da dura-máter é o uso apropriado de agulhas curtas e o cuidado ao avançá-las.

A identificação do espaço peridural costuma ser realizada pelo teste da perda da resistência, feito em geral com ar ou solução salina. Estudos demonstraram que o emprego de solução salina para este fim diminui os riscos de embolia aérea, além de promover melhor analgesia em relação ao uso de ar, uma vez que o ar pode formar bolhas no espaço peridural, impedindo que o anestésico local se espalhe homogeneamente.[28]

### Dose-teste

O uso rotineiro de adrenalina (0,5 $\mu g{\cdot}kg^{-1}$) para a dose-teste é controverso pela sua baixa sensibilidade, porém alguns autores recomendam a sua adição, pois diminui a absorção vascular do anestésico local.[1]

Na presença do halotano, o emprego de adrenalina como dose-teste é mais sensível quando o paciente recebe previamente atropina, que deprime a tonicidade parassimpática, aumentando o efeito cardioacelerador da adrenalina. No entanto, essa alteração não é relatada com o uso do sevoflurano.[29,30]

Diferentemente do adulto, na criança ocorre aumento da frequência cardíaca em 10 batimentos por minuto (bpm), da pressão arterial sistólica em 15 mmHg e elevação da amplitude da onda T no eletrocardiograma.[31] Assim, a dose-teste tem alta especificidade, porém baixa sensibilidade na população pediátrica.

A associação de anestesia geral previamente à realização do bloqueio regional impossibilita a descrição, por parte das crianças, dos efeitos colaterais que antecedem a lesão cardíaca ou neurológica nos casos de intoxicação sistêmica.

### Anestésicos locais e adjuvantes

Durante os últimos anos, surgiram anestésicos locais – como a ropivacaína e a levobupivacaína – capazes de promover analgesia similar à da bupivacaína racêmica, apresentando cardiotoxicidade e neurotoxicidade menores.

Geralmente, esses anestésicos são usados em dose única para o intraoperatório, nas doses de 2 a 2,5 $mg \cdot kg^{-1}$ de bupivacaína, levobupivacaína e ropivacaína, respeitando as doses máximas de 3 $mg \cdot kg^{-1}$ para bupivacaína e de 3,5 $mg \cdot kg^{-1}$ para levobupivacaína e ropivacaína, adequando-se o volume e a concentração ao nível de bloqueio desejado.[32]

Em infusão contínua para controle da dor no pós-operatório de neonatos, utiliza-se infusão de 0,25 $mg \cdot kg^{-1} \cdot h^{-1}$ em concentrações de 0,125% de bupivacaína ou levobupivacaína e 0,1% $mg \cdot kg^{-1} \cdot h^{-1}$ de ropivacaína. Em lactentes acima dos 6 meses de idade, emprega-se infusão de 0,5 $mg \cdot kg^{-1} \cdot h^{-1}$ em concentrações de 0,25% de bupivacaína ou levobupivacaína e de 0,2% de ropivacaína.[1]

O uso de outros fármacos adjuvantes é cada vez mais frequente na prática diária da anestesia pediátrica, consistindo geralmente em medicações que, associadas ao anestésico local, prolongam a duração da analgesia sem aumentar os efeitos colaterais, como o bloqueio motor. São elas clonidina, cetamina, adrenalina e opioides (fentanil, sufentanil, morfina e alfentanil). Utiliza-se a clonidina nos bloqueios peridurais lombares ou sacrais nas doses de 1 a 2 $\mu g \cdot kg^{-1}$ e a cetamina na dose de 0,5 $mg \cdot kg^{-1}$. Ambas melhoram a qualidade do bloqueio e prolongam a analgesia pós-operatória, com mínimos efeitos colaterais. Com a clonidina em altas doses, pode-se notar diminuição da frequência cardíaca e da pressão arterial.

A morfina associada aos bloqueios peridurais também é bastante usada na população pediátrica, porém, devido ao risco de efeitos colaterais, como depressão respiratória tardia, ela somente é utilizada em pacientes que permanecerão em cuidados intensivos no período pós-operatório, nas doses de 30 a 50 $\mu g \cdot kg^{-1}$ na via peridural.[1,32]

## Bloqueios de nervos periféricos

É indispensável que os anestesiologistas pediátricos estejam familiarizados com as melhores opções técnicas quanto à execução de bloqueios periféricos. Os avanços na ultrassonografia expandiram o âmbito da prática da anestesia regional em pediatria, permitindo o monitoramento da progressão da agulha, além de diminuir o volume de anestésico local e o tempo de execução da técnica.

As técnicas de anestesia regional em crianças têm sido consideradas pelo fato de as estruturas neurais estarem muitas vezes naturalmente bastante próximas de estruturas críticas, como os nervos do plexo braquial junto à pleura, enquanto atravessam a região supraclavicular.[33]

Como já mencionado, em geral, os bloqueios pediátricos são realizados sob sedação ou anestesia geral (o que pode mascarar sinais de alerta, como parestesia), estando sempre limitados ao volume de solução anestésica local abaixo dos níveis tóxicos. Um conjunto substancial de literatura corrobora o conceito de segurança e eficácia da realização de técnicas anestésicas regionais em crianças, mostrando também uma diminuição do tempo de internação e melhora dos resultados.[7]

## Anatomia do plexo braquial

A anestesia regional periférica pode dividir-se em bloqueio de plexos (rede de estruturas nervosas, como o braquial) ou bloqueio de nervos periféricos individuais (como o musculocutâneo, o medial, o cubital e o radial).

O plexo braquial é formado pelos ramos anteriores das raízes nervosas de $C_5$, $C_6$, $C_7$, $C_8$ e $T_1$. Um ramo de $C_4$ e $T_2$ pode se originar para contribuir com a formação do plexo braquial em uma porcentagem pequena dos pacientes (FIG. 53.6). As raízes emergem da coluna envolta por uma fáscia que se estende desde os processos transversos até a axila; no nível cervical, o feixe atravessa o espaço interescalênico, formado pelos músculos escaleno anterior e médio.

As raízes convergem para formar os troncos superior, médio e inferior. Os troncos se dividem em anteriores e posteriores e então originam os fascículos posterior lateral e medial (FIG. 53.7).[7,33,34] A artéria subclávia localiza-se em posição anterior e medial aos troncos; atrás da clavícula, os troncos dividem-se em anterior, médio e posterior, formando os nervos que, no cavo axilar, agrupam-se ao redor da artéria, axilar; por sua vez, os nervos mediano e musculocutâneo localizam-se acima da artéria, o ulnar medianamente à artéria, e o radial, atrás dela.

É importante ressaltar que o nervo musculocutâneo deixa o envoltório no nível do processo coracoide, ocasionando falhas no seu território de inervação (face lateral do antebraço), sendo essa uma das limitações do bloqueio via axilar, o que torna necessário o seu bloqueio em separado.

## Bloqueio do plexo braquial

As técnicas são divididas de acordo com a abordagem anatômica: bloqueio pela via interescalênica, bloqueio pela via supraclavicular, bloqueio pela via infraclavicular, bloqueio pela via axilar e bloqueios complementares ou isolados dos nervos mediano, radial e ulnar.

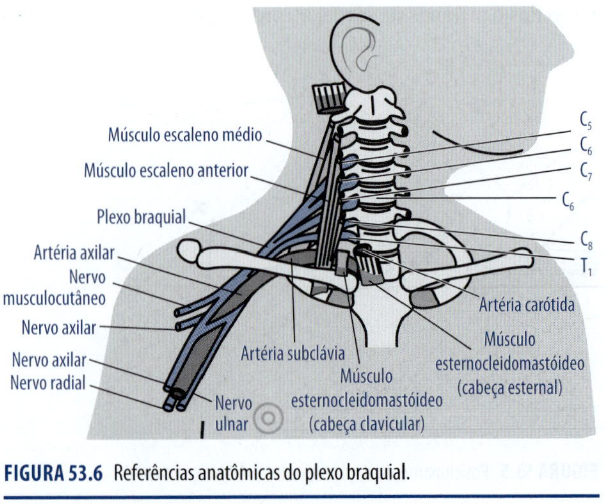


**FIGURA 53.6** Referências anatômicas do plexo braquial.

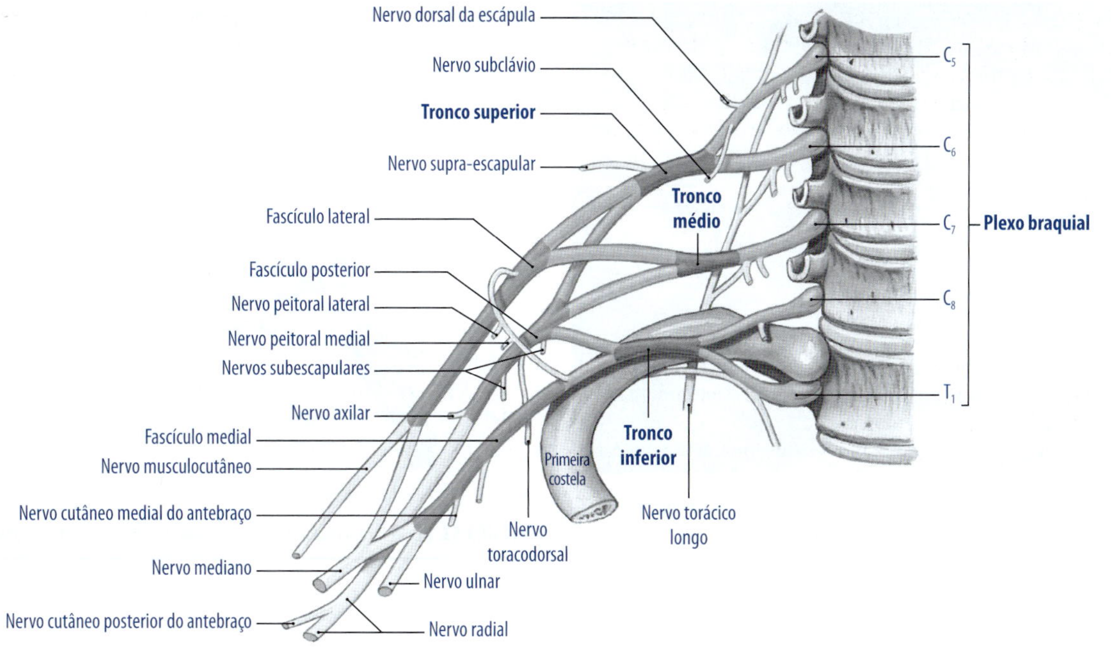


**FIGURA 53.7** Parte sensitiva do membro superior.
*Fonte: Martini e colaboradores.*[27F]

Esta imagem pode ser visualizada em cores no Anexo 2, página 1566.

## Bloqueio interescalênico

A criança é colocada em decúbito dorsal com a cabeça em posição contralateral ao lado em que será realizado o bloqueio. A identificação do plexo deve ser feita com auxílio da ultrassonografia para maior segurança da criança, bem como para permitir a visualização das referências anatômicas, como o bordo lateral do músculo esternocleidomastóideo, a clavícula e a veia jugular externa **(FIG. 53.8)**.[35]

Em um plano transversal oblíquo ao nível da cartilagem cricoide, os troncos nervosos aparecem entre o músculo escaleno anterior e o escaleno médio **(FIG. 53.9)**.

As raízes nervosas nessa secção oblíqua geralmente são visualizadas como três estruturas redondas hipoecoicas, situadas entre os músculos escaleno anterior e médio, a uma profundidade de 0,4 cm. As raízes parecem estar sentadas uma em cima da outra, assemelhando-se a um boneco de neve ou a uma borboleta **(FIGS. 53.10 E 53.11)**.

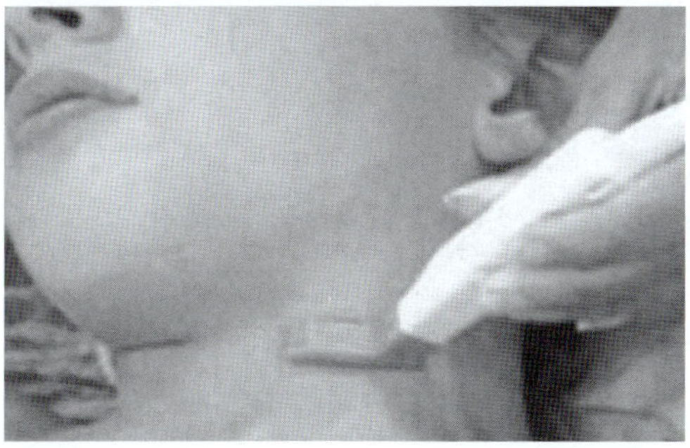

**FIGURA 53.8** Posicionamento do transdutor de ultrassonografia para realização do bloqueio interescalênico.

A técnica é mais utilizada para cirurgias de ombro. O bloqueio nesse nível não é apropriado para cirurgias de antebraço, cotovelo e mão pelo fato de não haver bloqueio satisfatório do tronco inferior (raízes $C_8$ e $T_1$), específicas do nervo ulnar. Como regra, é usada regularmente para cirurgias de ombro e terço proximal do úmero.[34,35]

No bloqueio a nível interescalênico, pode ocorrer bloqueio do nervo frênico e do nervo laríngeo recorrente, em que se observa rouquidão, dificuldade respiratória e síndrome de Horner (miose, ptose e anidrose). Outras complicações podem ser identificadas, como administração de anestésico intratecal, peridural, intraneural e infecções locais.[36,37]

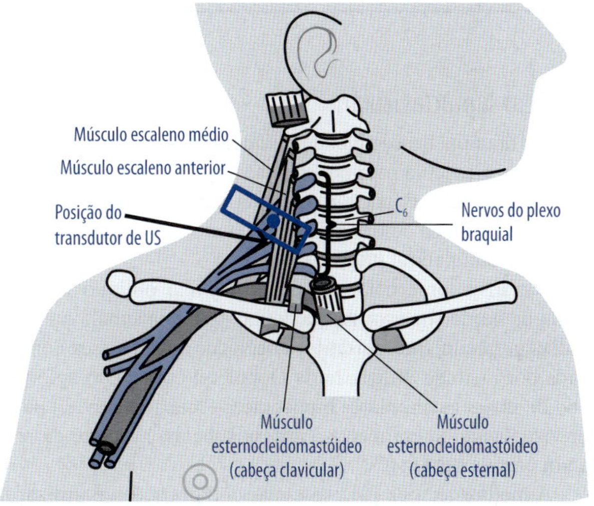


**FIGURA 53.9** Referências anatômicas do plexo braquial interescalênico.

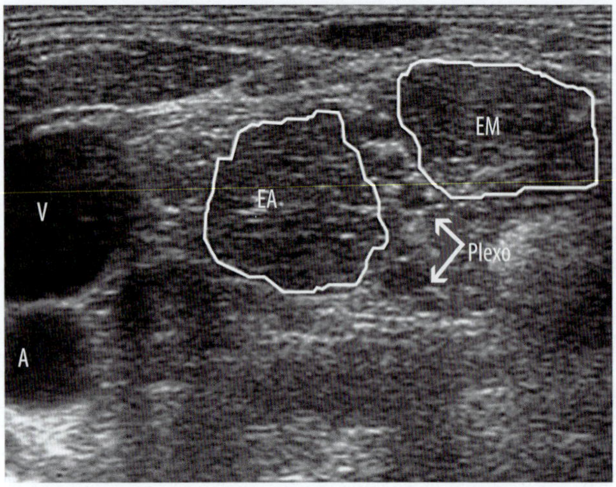


**FIGURA 53.10** Plexo braquial em criança identificado por ultrassonografia. O plexo braquial aparece como estruturas hipoecoicas. A, artéria; EA, escaleno anterior; EM, escaleno médio; V, veia.

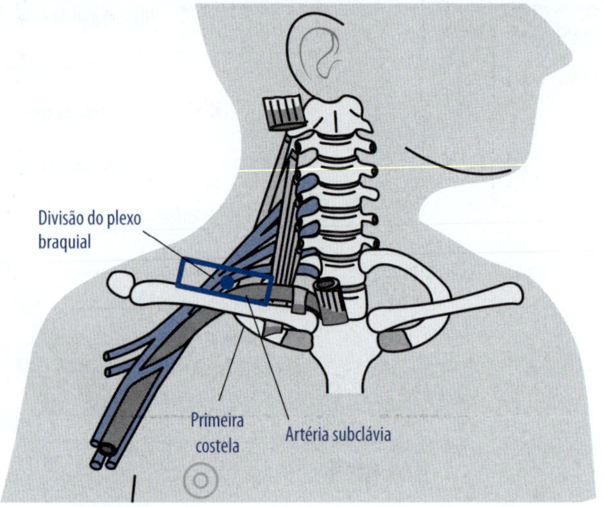


**FIGURA 53.12** Referências anatômicas do plexo braquial a nível supraclavicular.

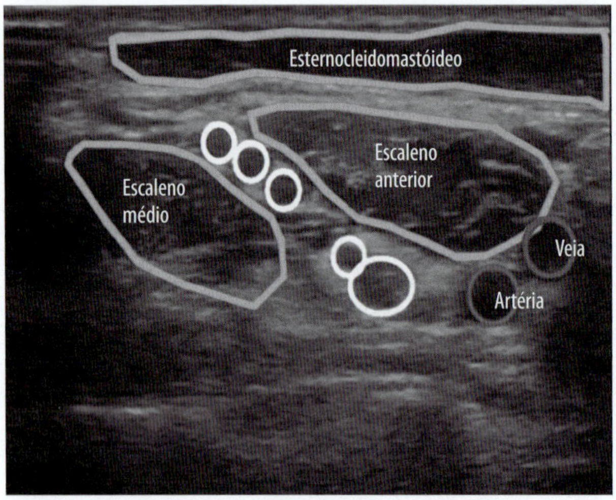


**FIGURA 53.11** Marcações das estruturas anatômicas identificadas à ultrassonografia e o plexo braquial interescalênico em fios brancos.

## Bloqueio supraclavicular

O plexo braquial nesse nível de bloqueio passa entre a primeira costela e a clavícula para penetrar na axila e acompanhar a artéria subclávia. A criança é colocada em decúbito dorsal em posição anatômica com o membro superior ao longo do corpo e cabeça contralateral (FIGS. 53.12 E 53.13).[38]

O transdutor é colocado em um plano oblíquo coronal acima da borda superior da clavícula. A artéria subclávia é visualizada geralmente pulsátil e anecoica, podendo ser confirmada por meio da utilização de Doppler a cores. Um aglomerado de imagens circulares hipoecoicas ("cacho de uva") pode ser visualizado lateralmente à artéria subclávia e perto da primeira costela (FIG. 53.14).[39,40]

A melhor técnica para se evitar complicações é utilizar a visualização em plano que observe a agulha e sua direção, reduzindo, assim, o risco de pneumotórax (FIG. 53.15).

Os cuidados maiores devem ser tomados para evitar a injeção intravascular, e uma ausculta dos pulmões deve ser realizada antes e depois do bloqueio para detectar os sinais clínicos de pneumotórax. O bloqueio do nervo frênico e a paralisia do nervo laríngeo recorrente também podem ser observados nessa técnica.[41]

As indicações da abordagem supraclavicular são cirurgias de membro superior abaixo do ombro como úmero, cotovelo, mão e antebraço.

## Bloqueio pela via infraclavicular

O plexo braquial continua além da primeira costela e entra na axila. A partir dessa localização, os troncos se bifurcam em seis divisões e se refazem em três fascículos (lateral, medial e posterior), devido à sua relação com a artéria subclávia.

O posicionamento do paciente é idêntico ao do bloqueio supraclavicular (FIGS. 53.16 E 53.17).

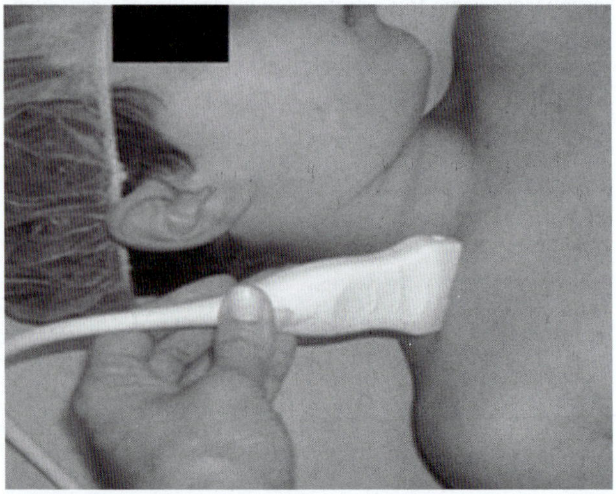

**FIGURA 53.13** Posicionamento da criança e do transdutor de ultrassonografia para o bloqueio supraclavicular.

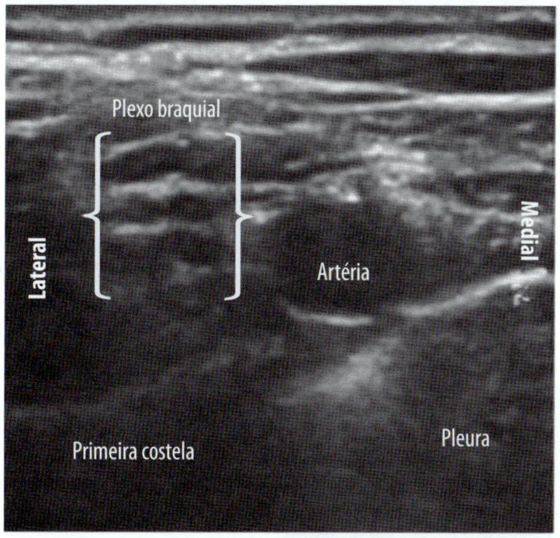


**FIGURA 53.14** Plexo braquial a nível supraclavicular. Imagens circulares hipoecoicas em formato de "cacho de uva".

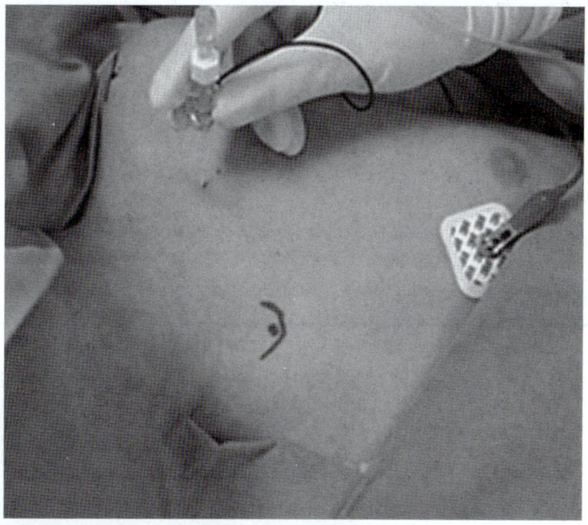

**FIGURA 53.16** Posicionamento anatômico e posição para bloqueio do plexo braquial via infraclavicular.

A fossa infraclavicular está delimitada medialmente pela caixa torácica, lateralmente pelo úmero, superiormente pela clavícula e pela apófise coracoide e anteriormente pelos músculos grande e pequeno peitoral. Os fascículos do plexo braquial rodeiam a artéria subclávia, e as suas posições são lateral, medial e posterior.[42]

O transdutor é colocado abaixo da clavícula em um plano parassagital ou horizontal (FIG. 53.18).

Os músculos peitorais maiores e menores são observados juntamente com a artéria axilar, onde é cercada pelo plexo braquial. A pleura pode ser vista medialmente. Depois de reconhecer a artéria axilar, a agulha deve ser direcionada para o plexo braquial em torno da artéria (FIG. 53.19).[42]

Podem ocorrer punção vascular, hemotórax e pneumotórax. O bloqueio a nível infraclavicular está indicado para procedimentos distais ao terço médio do úmero, como de antebraço, mão e cotovelo.[43]

## Bloqueio pela via axilar

A criança é colocada em decúbito dorsal, com a cabeça posicionada contralateralmente e o braço abduzido em 90° em relação ao tronco (FIGS. 53.20, 53.21 E 53.22).

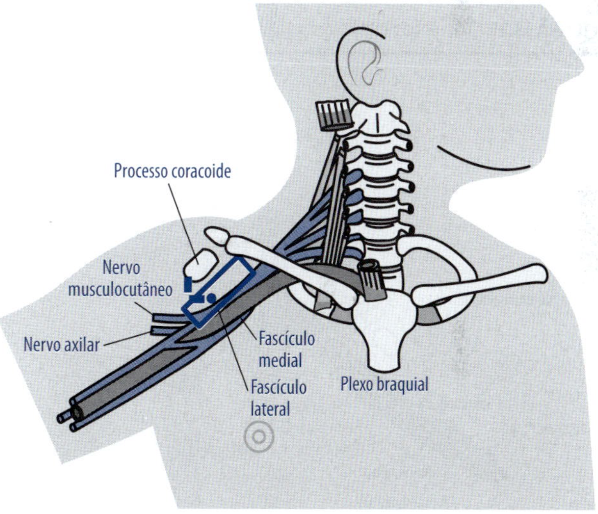


**FIGURA 53.17** Referências anatômicas e posicionamento do transdutor de ultrassonografia para bloqueio via infraclavicular.

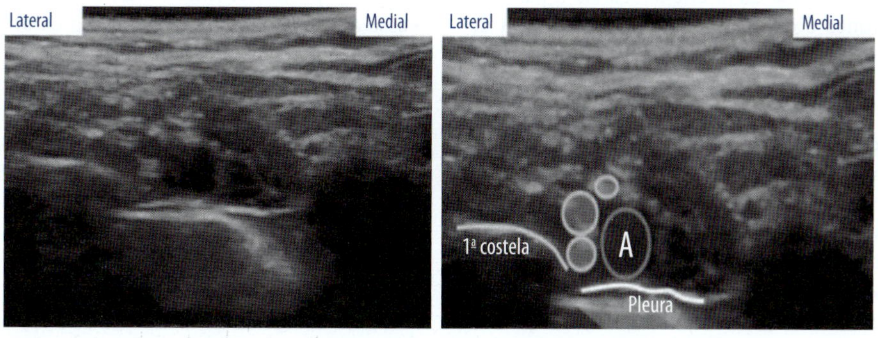


**FIGURA 53.15** Visão ultrassonográfica das estruturas adjacentes, como primeira costela e pleura, delimitando o plexo braquial.

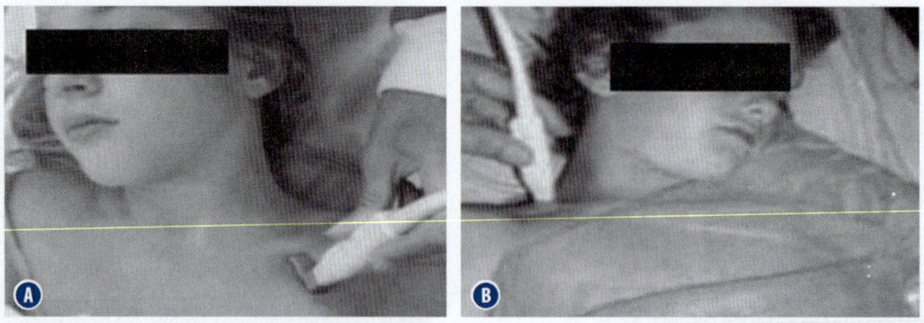

**FIGURA 53.18** Posicionamento da criança e do transdutor de ultrassonografia para bloqueio via infraclavicular. **A** Posição parassagital. **B** Posição horizontal.

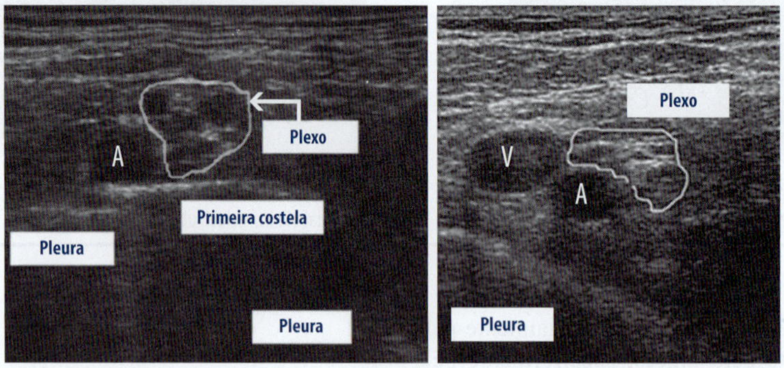


**FIGURA 53.19** Referências anatômicas para identificação do plexo braquial. A, artéria; V, veia.

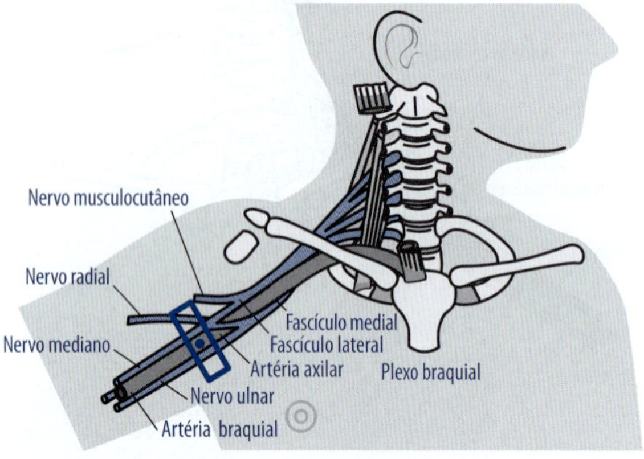


**FIGURA 53.20** Referências anatômicas, identificação do plexo e posicionamento do transdutor de ultrassonografia.

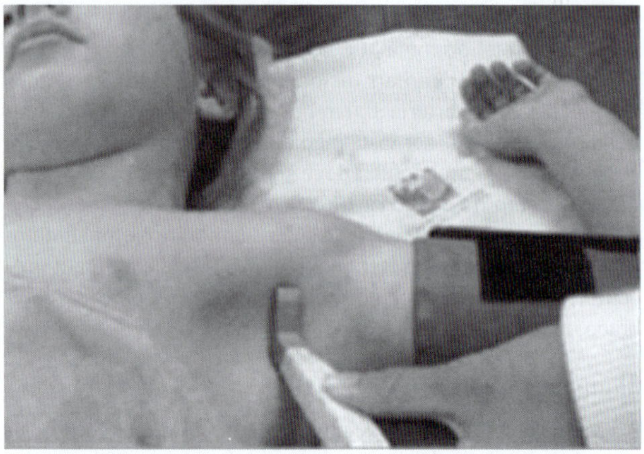

**FIGURA 53.21** Posicionamento da criança e do transdutor em região de cavo axilar.

A artéria axilar se origina da artéria subclávia a partir da clavícula, onde o tronco do plexo braquial se bifurca em divisão anterior e posterior. É importante ressaltar que o nervo musculocutâneo deixa o envoltório no nível do processo coracoide, ocasionando falhas no seu território de inervação (face lateral do antebraço), sendo essa uma das limitações do bloqueio via axilar. Para a região da face lateral do antebraço, é necessário bloqueio em separado.[44]

O bloqueio nesse nível será realizado com o transdutor em região de cavo axilar anterior **(VER FIG. 53.21)**.

Nesse ponto será visualizada a artéria axilar hipoecoica e pulsátil, a veia e os músculos coracobraquial, bíceps braquial e tríceps braquial.[37] O nervo mediano é encontrado, com maior frequência, lateralmente à artéria, o cubital medialmente e o radial posteriormente à artéria. Vale lembrar que os nervos nessa altura se distribuem em torno da artéria, originando estruturas hiperecogênicas **(FIG. 53.23)**.

O bloqueio nesse nível deve ser iniciado pelos nervos mais profundos, ou seja, radial, cubital, mediano e, por fim, musculocutâneo. A via axilar é a mais utilizada para anestesia regional pediátrica para cirurgias de cotovelo e distais ao cotovelo.[41-45]

## Bloqueios de parede abdominal

Bloqueios de parede abdominal são técnicas de bloqueios regionais que promovem analgesia para cirurgias abdominais em crianças.[46]

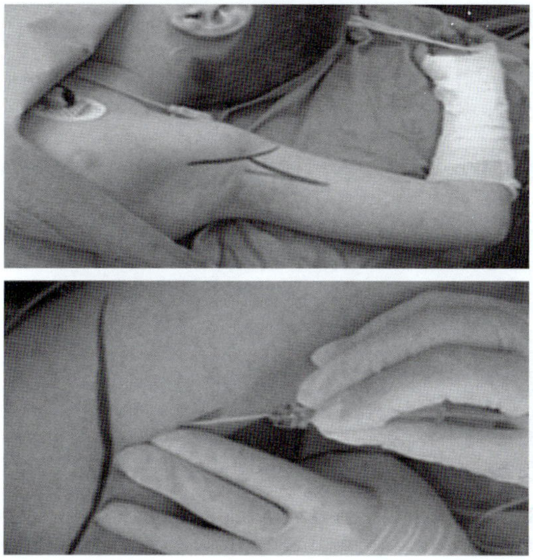

**FIGURA 53.22** Posicionamento anatômico e punção para bloqueio do plexo braquial pela via axilar.

Um artigo sobre epidemiologia e morbidade dos bloqueios regionais indicou que existe claramente uma transição na prática de bloqueios centrais para os bloqueios periféricos, tendo os bloqueios de parede abdominal o aumento mais expressivo.[47]

É importante saber que esses bloqueios não inibem dor visceral produzida por tração peritoneal e manipulação do cordão espermático, salientando assim a importância de anestesia geral ou sedação como técnica adjuvante. Há que considerar também a dificuldade de realização da técnica com o paciente acordado.

Ressalta-se a importância do adequado conhecimento sobre a anatomia da parede abdominal, que é composta medialmente pelo músculo reto abdominal e lateralmente, da face anterior para a posterior, pelos músculos oblíquo externo, oblíquo interno e transverso do abdômen, respectivamente (FIG. 53.24).

Na maioria dos casos, os bloqueios são realizados no plano entre o músculo oblíquo interno e transverso do abdômen.

Os bloqueios de parede abdominal incluem o bloqueio dos nervos ilioinguinal e ílio-hipogástrico, bloqueio da bainha do reto abdominal e bloqueio do plano transverso abdominal (*TAP block*). Quanto à escolha do anestésico local, todos podem ser utilizados. A prática atual tende a apontar a bupivacaína e a ropivacaína como agentes mais seguros e eficazes, desde que não seja ultrapassada a sua dose tóxica.

## Bloqueio dos nervos ilioinguinal e ílio-hipogástrico

Esse tipo de bloqueio promove analgesia ipsilateral na região inguinal, sendo efetivo em combinação com anestesia geral para hérnia inguinal, orquidopexia e correção de varicocele.

Algumas técnicas foram descritas, uma delas por Von Bahr,[48-50] em 1979, que consiste em desenhar uma linha entre a espinha ilíaca anterossuperior até a cicatriz umbilical, dividindo-se essa linha em quatro partes iguais, com o ponto de injeção na junção do quarto lateral com os três quartos mediais. Com o paciente em posição supina, injeta-se o anestésico local no tecido subcutâneo em forma de leque, aprofundando a agulha em direção à aponeurose do músculo oblíquo externo.

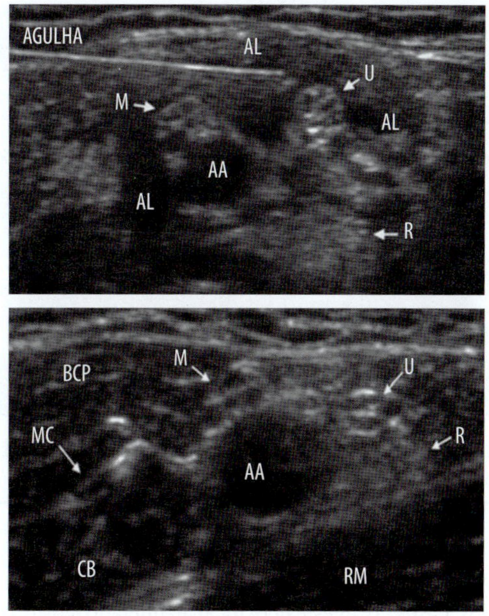


**FIGURA 53.23** É possível identificar a agulha com o posicionamento do transdutor em plano.
AA, artéria axilar; AL, anestésico local; BCP, músculo bíceps; CB, músculo coracobraquial; M, nervo mediano; MC, nervo musculocutâneo; R, nervo radial; RM, músculo redondo menor; U, nervo ulnar.

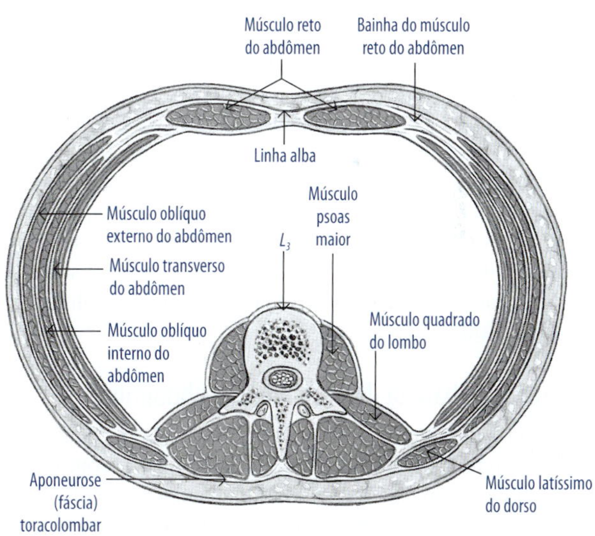


**FIGURA 53.24** Referências anatômicas da parede abdominal: músculos abdominais (corte transversal).
*Fonte: Martini e colaboradores.*[27]

Em 1989, Berde e colaboradores[51] descreveram outra técnica na qual o ponto de injeção seria a 1 cm medial e 1 cm centímetro superior da espinha ilíaca anterossuperior; introduz-se a agulha perpendicular à pele até que seja sentido um *click*, injetando-se o anestésico local (FIG. 53.25). Estudos realizados até hoje não comprovam que uma técnica seja mais efetiva que outra.[46]

Algumas complicações podem ocorrer, como punção acidental de vísceras e peritônio, causando, por exemplo, peritonite ou obstrução intestinal por hematoma.

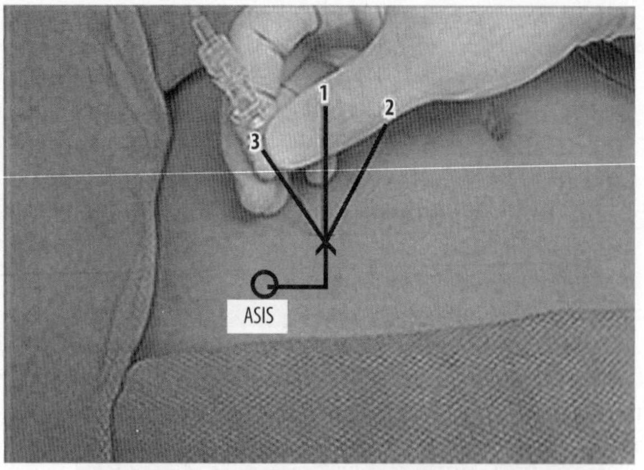


**FIGURA 53.25** Técnica de Berde e posicionamentos da agulha para punção. ASIS, espinha ilíaca anterossuperior (do inglês *anterior superior iliac spine*).

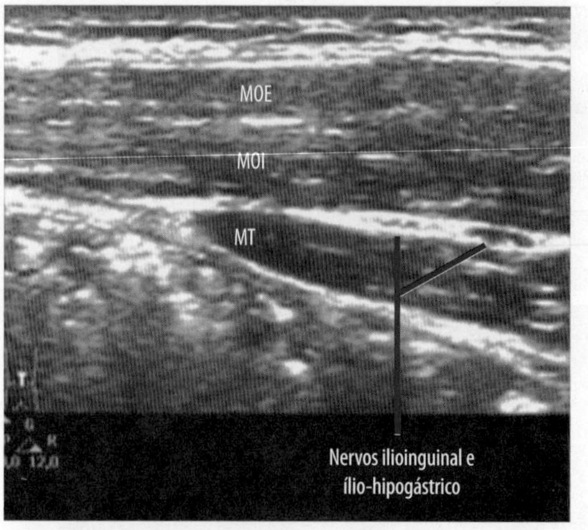


**FIGURA 53.26** Imagem ultrassonográfica da parede abdominal na altura da passagem dos nervos ilioiguinal e ílio-hipogástrico entre o m. oblíquo interno e o m. transverso. MOE, músculo oblíquo externo; MOI, músculo oblíquo interno; MT, músculo transverso.

Weintraud e colaboradores[52] relataram que, em somente 14% dos casos, o anestésico local é injetado entre o músculo oblíquo interno e o transverso do abdômen quando a técnica de referência anatômica é utilizada. Na maioria das vezes (86%), o anestésico local foi injetado dentro do músculo transverso do abdômen ou do oblíquo interno. Em contrapartida, 75% desses bloqueios foram tidos como satisfatórios, sugerindo que o anestésico local atingiu a inervação adequada por difusão.[52]

Conclui-se que o uso da ultrassonografia (US) para este bloqueio é altamente recomendado. Utilizando o transdutor linear de alta frequência na linha axilar média e acima da crista ilíaca, pode-se obter uma janela melhor movendo-se o transdutor ao longo da crista ilíaca em direção à espinha ilíaca anterossuperior. Realiza-se o bloqueio com a agulha em plano mediante visualização dos nervos ilioinguinal e ílio-hipogástrico localizados entre os músculos oblíquo interno e transverso do abdômen (**FIG. 53.26**). Sugere-se que o anestésico local seja injetado até banhar os nervos requeridos, tendo como volume máximo 0,25 $mL \cdot kg^{-1}$.[53]

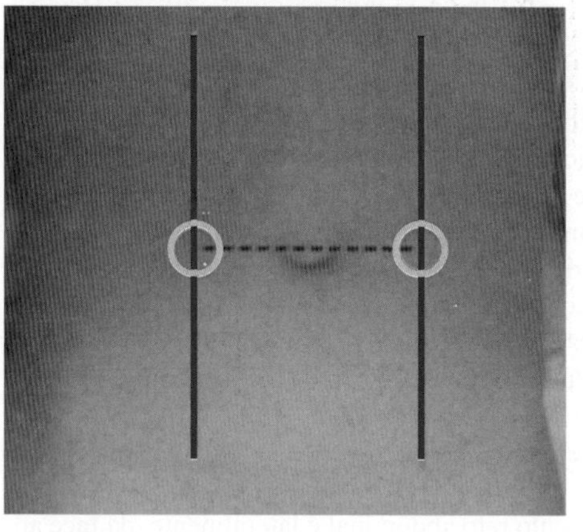

**FIGURA 53.27** Técnica periumbilical para bloqueio da bainha do músculo reto abdominal.

## Bloqueio da bainha do músculo reto abdominal

Os ramos anteriores das raízes espinhais de $T_6$ a $L_1$ penetram o músculo reto abdominal próximos à linha média, continuando seus trajetos entre este músculo e sua bainha posterior. O bloqueio dessas inervações promove analgesia para herniorrafia umbilical, epigástrica e outras incisões na linha média.[54] Foi introduzido por Schleich[55] em 1899 com a indicação de promover o relaxamento da parede abdominal anterior. Em 1996, Ferguson e colaboradores[56] o indicaram como analgesia para herniorrafia umbilical em crianças.

Dois métodos foram descritos para os pacientes pediátricos. Um deles sugere a injeção em forma de leque no tecido subcutâneo em volta da cicatriz umbilical em combinação com uma segunda injeção após a perfuração da bainha do músculo reto abdominal, percebida por um *click* (**FIG. 53.27**).[57] Já outro autor propôs a injeção do anestésico local perfurando o músculo reto abdominal e atingindo um espaço entre este e sua bainha posterior.[58]

Esse bloqueio pode ter como complicações a perfuração da cavidade peritoneal, de vísceras ou a punção dos vasos mesentéricos. Diante desses possíveis eventos indesejáveis, é de extrema indicação o uso da US para a realização dessa técnica.[47]

Com o transdutor linear posicionado em plano longitudinal perto da borda lateral do músculo reto abdominal, realiza-se o bloqueio sob visualização direta da dispersão do anestésico local entre o músculo reto abdominal e sua bainha posterior (**FIG. 53.28**). Há relatos de que uma dose de 0,1 $mL \cdot kg^{-1}$ da solução de anestésico local seja adequada para promover analgesia para herniorrafias umbilicais.[58]

## Bloqueio do plano transverso abdominal (*TAP block*)

Essa técnica tem sido amplamente utilizada para analgesia uni ou bilateral para cirurgias com incisões na parede abdominal. Quando realizada por profissionais experientes, mostra-se segura e eficaz. Na literatura atual, faltam estudos específicos em populações pediátricas para comprovar sua eficácia quando comparada aos bloqueios centrais. Porém, em uma metanálise e revisão sistemática realizada por Hamill e colaboradores,[59] publicada em 2016, sugeriu-se que o bloqueio da bainha

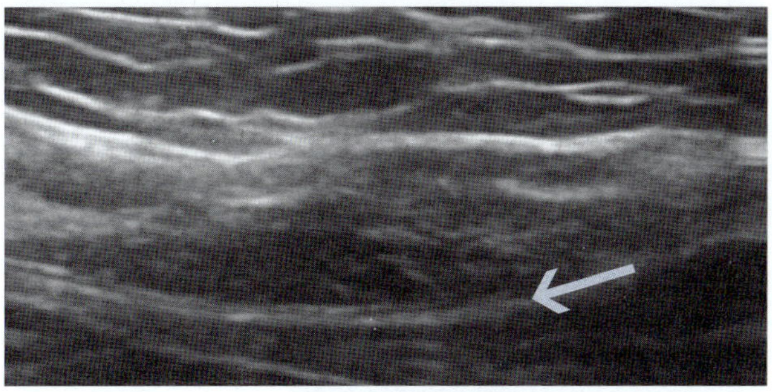

**FIGURA 53.28** Bainha posterior do músculo reto abdominal indicada por *seta*.

posterior do músculo reto abdominal e o *TAP block* são efetivos na redução da dor após cirurgia abdominal em crianças e ressaltou-se também que essas técnicas de anestesia regional parecem reduzir os escores de dor, a administração de morfina e retardam o tempo de solicitação de medicação de resgate para analgesia.

Introduzido por Rafi[58] em 2001, esse bloqueio foi realizado no início a partir de referências anatômicas, principalmente o "triângulo de Petit", que se trata de um dos pontos de fragilidade da parede abdominal, formado pelos músculos oblíquo externo, grande dorsal e crista ilíaca, com seu assoalho formado pelo músculo oblíquo interno (**FIG. 53.29**).

No plano entre os músculos oblíquo interno e transverso do abdômen, passam os ramos intercostais originados de $T_7$ a $T_{12}$, nervos ilioinguinal e ílio-hipogástrico e ramos cutâneos laterais de ramos dorsais de $L_1$ a $L_3$. Segundo a técnica por pontos de referência, no triângulo de Petit, a agulha é introduzida até se sentirem dois pontos de perda de resistência ou *pops* que seriam a perfuração da fáscia do músculo oblíquo externo e a penetração do músculo oblíquo interno, quando então se injeta a solução de anestésico local respeitando a dose tóxica específica para cada paciente.

Em 2007, Hebbard e colaboradores[60] descreveram uma técnica com auxílio da US. Nesse relato, ressaltaram a diferença do sentido da agulha ao ser introduzida na pele, antes perpendicular, agora longitudinal, o que facilita sua visualização com US.[60] Com o transdutor linear de alta frequência posicionada lateralmente ao abdômen entre a 12ª costela e a crista ilíaca (**FIG. 53.30**), introduz-se a agulha em plano até a fáscia entre os músculos oblíquo interno e transverso do abdômen (**FIG. 53.31**), sendo recomendada a administração de 0,5 mL·kg$^{-1}$ da solução de anestésico local, observando-se, assim, a sua dispersão (**FIG. 53.32**).[53]

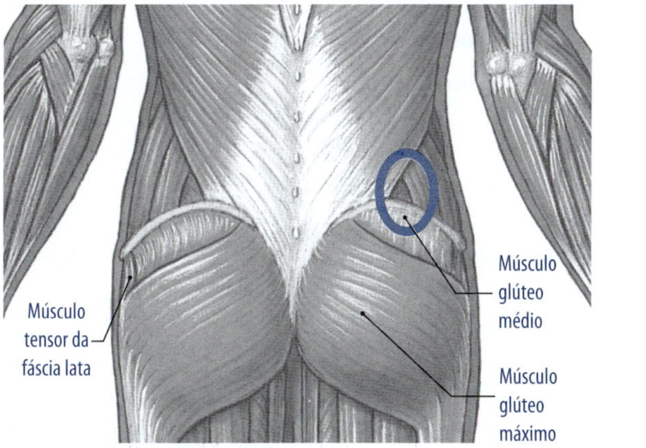


**FIGURA 53.29** O triângulo de Petit.
*Fonte: Martini e colaboradores.*[27].

Deve-se ter cuidado ao introduzir a agulha, pois as estruturas a serem ultrapassadas são elásticas, podendo ocorrer a perfuração da cavidade abdominal na tentativa de atravessá-las. São descritas técnicas com injeção única ou passagem de cateteres para analgesia.

O trauma hepático foi relatado por Farooq e Carey[61] e por Lancaster e Chadwick[62] em 2008 e 2010 respectivamente. Daí a importância da presença de um anestesiologista experiente e familiarizado com a técnica para evitar possíveis acidentes.

Em março de 2016, Suresh e De Oliveira[63] publicaram um estudo observacional, prospectivo, mensurando a concentração sanguínea de bupivacaína após o *TAP block* em neonatos. A intenção foi observar se as doses tóxicas da bupivacaína seriam atingidas a nível sanguíneo após o bloqueio realizado com o auxílio de US. Os resultados sugeriram um baixo risco de toxicidade por anestésico local em neonatos após o *TAP block*. Nenhum dos pacientes demonstrou sinais potenciais de intoxicação por anestésico local.[63]

Apesar da necessidade de mais estudos direcionados para a população pediátrica, diante do que foi publicado até hoje, pode-se sugerir que o *TAP block* é uma técnica segura e eficaz, diante da contraindicação de bloqueios centrais, para a analgesia pós-operatória para cirurgias com incisões em médio e baixo abdômen em crianças.

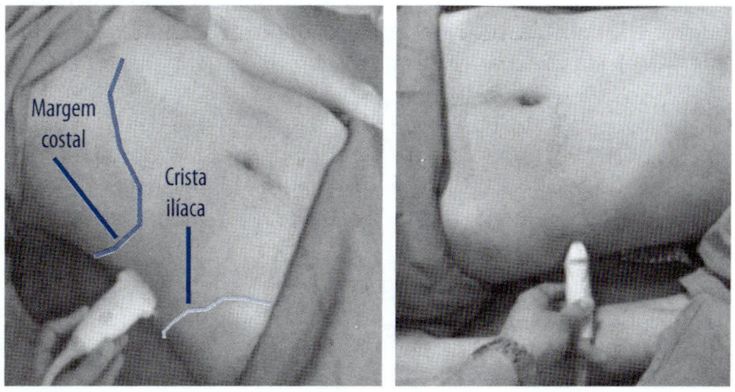


**FIGURA 53.30** Posicionamento do transdutor para realização do *TAP block*. O transdutor é colocado na posição horizontal para identificar a espinha ilíaca anterossuperior e posteriormente na posição vertical para identificação das estruturas e realização do bloqueio.

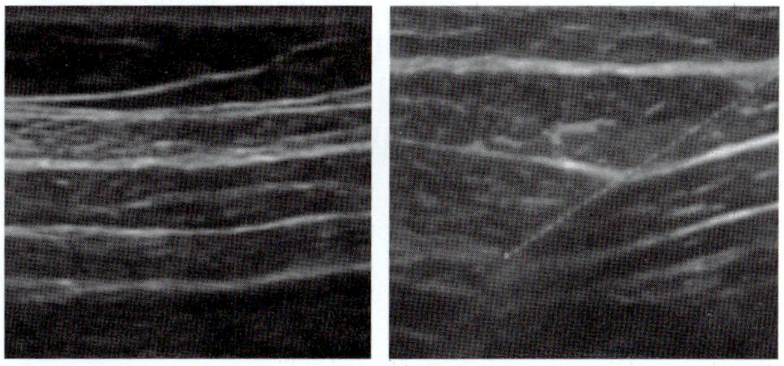

**FIGURA 53.31** Introdução longitudinal da agulha segundo a técnica de Hebbard para o *TAP block*.

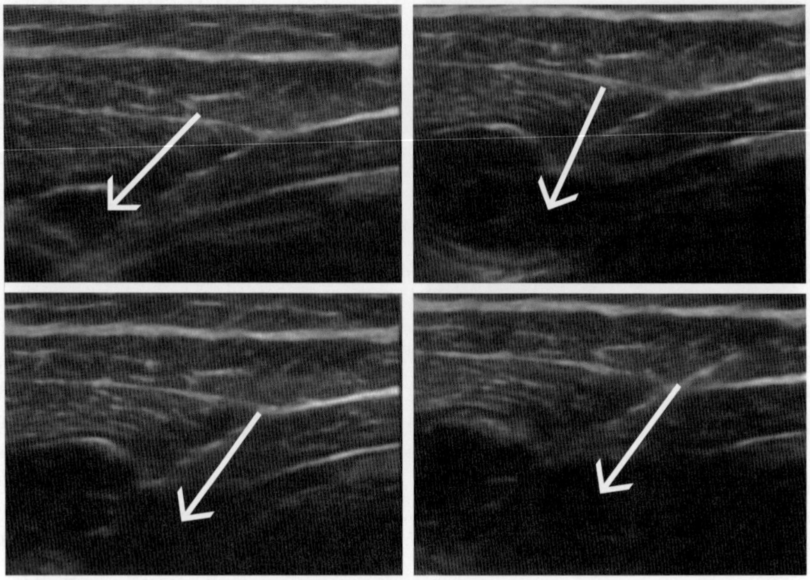

**FIGURA 53.32** Introdução longitudinal da agulha segundo a técnica de Hebbard para o *TAP block*. Observe a dispersão da solução de anestésico local afastando o músculo oblíquo interno da aponeurose do músculo transverso do abdômen (*setas*).

## Bloqueio dos nervos dorsais do pênis

Esse bloqueio está indicado para analgesia peri e pós-operatória em cirurgias superficiais do pênis, sendo as principais delas a correção de fimose e de hipospadia.[64]

Algumas fibras dos nervos ilioinguinal e genitofemoral contribuem para a inervação sensorial da base e região ventral do pênis, porém os dois nervos dorsais do pênis, que são ramos terminais dos nervos pudendos, são responsáveis pela maior área sensitiva. O nervo dorsal de cada lado do pênis passa por baixo do púbis através do ligamento suspensor do pênis, de onde se separa da artéria dorsal do pênis para inervá-lo (FIG. 53.33).

Descrito inicialmente por Bateman[66] em 1970, essa técnica sofreu muitas variações, porém, em 1989, Dalens e colaboradores[66] descreveram a via, pelo espaço infrapúbico como eficaz e segura; desde então, essa é a técnica mais utilizada para a realização do bloqueio dos nervos dorsais do pênis. O espaço infrapúbico costuma ser dividido em dois compartimentos que não se comunicam, divididos pelo ligamento suspensor do pênis, sugerindo que uma única punção não seria suficiente para bloquear os dois nervos dorsais do pênis.[67] Há de se considerar também que uma única punção no linha média do espaço infrapúbico poderia atingir as veias dorsais que se encontram naquela região.[68]

A técnica que emprega a referência anatômica é descrita com o paciente em decúbito dorsal, localizando-se a sínfise púbica. Os locais das punções são de 0,5 a 1 cm lateralmente à sínfise púbica. A agulha deve fazer um ângulo de 70 a 80° com a pele e direcionada posterior, ligeiramente medial e

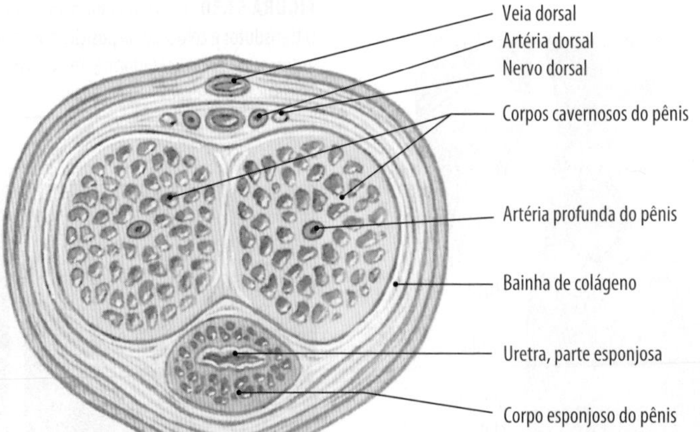


**FIGURA 53.33** Referências anatômicas, em secção transversal, para o bloqueio dos nervos dorsais do pênis.
*Fonte: Martini e colaboradores.*[27]

caudalmente. São sentidos dois *pops*, sendo o primeiro a perfuração da fáscia superficial do abdômen e o segundo a perfuração da fáscia de Scarpa, indicando que foi atingido o espaço infrapúbico. Injeta-se assim o anestésico local após aspiração para assegurar que nenhum vaso foi puncionado. Sugere-se o complemento da técnica com uma injeção subcutânea na junção penoescrotal para bloquear o nervo perineal que promove analgesia da região ventral e da glande (FIG. 53.34).

Em 2007, a técnica do bloqueio dorsal do pênis com o auxílio de US foi descrita por Sandeman e Dilley.[68] Desde então sua eficácia tem sido comparada à técnica por referência anatômica. Faraoni e colaboradores[69] concluíram, em um estudo publicado em 2010, que o bloqueio dorsal do pênis guiado por US melhorou a eficácia do bloqueio. Opostamente, O'Sullivan e colaboradores[70] concluíram que seu estudo não aponta para o uso rotineiro de US para a realização do bloqueio dorsal do pênis por não evidenciar diferenças nas doses de fentanil no período intraoperatório quando comparado à técnica de referência anatômica. Não houve também nesse estudo diferença significativa nos escores de dor.[70]

Na técnica guiada por US, com o paciente em decúbito dorsal, após assepsia, o transdutor é posicionado horizontalmente no plano sagital e no eixo do pênis (FIG. 53.35). Identificam-se as estruturas do eixo peniano e a sínfise púbica. Introduz-se a agulha até o espaço infrapúbico (trata-se de um triângulo na linha média e no plano sagital delimitado inferiormente pela fáscia peniana, superiormente pela sínfise púbica e anteriormente pela fáscia de Scarpa). O anestésico local é injetado sob visualização direta. São realizadas duas punções de cada lado do transdutor no espaço infrapúbico. A dispersão do anestésico local é visualizada como um triângulo preto, hipoecoico, no espaço infrapúbico (FIG. 53.36).[69]

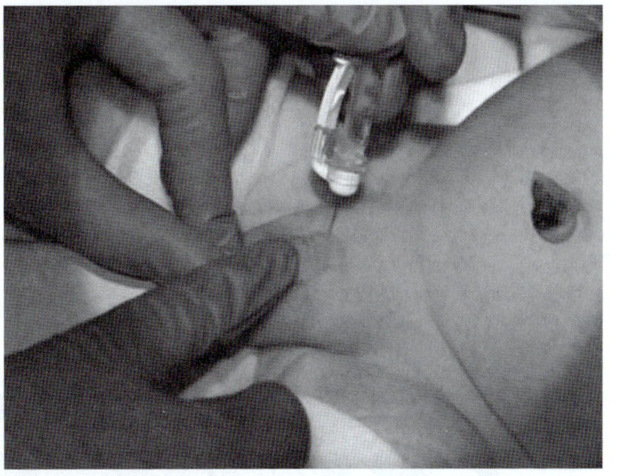

**FIGURA 53.34** Bloqueio dorsal do pênis realizado por referência anatômica.

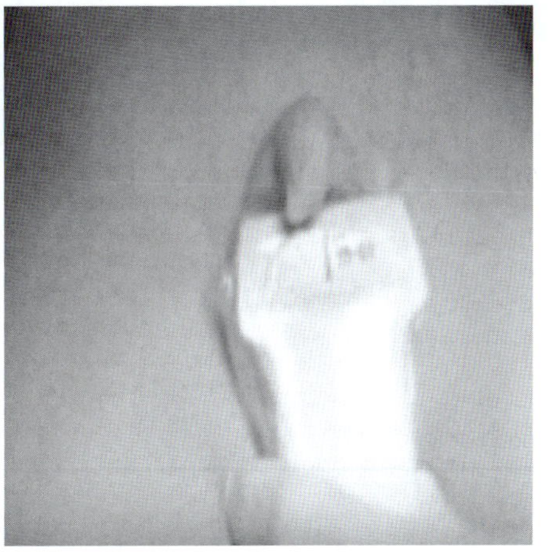

**FIGURA 53.35** Posição do transdutor para a realização do bloqueio dorsal do pênis guiado por ultrassonografia.

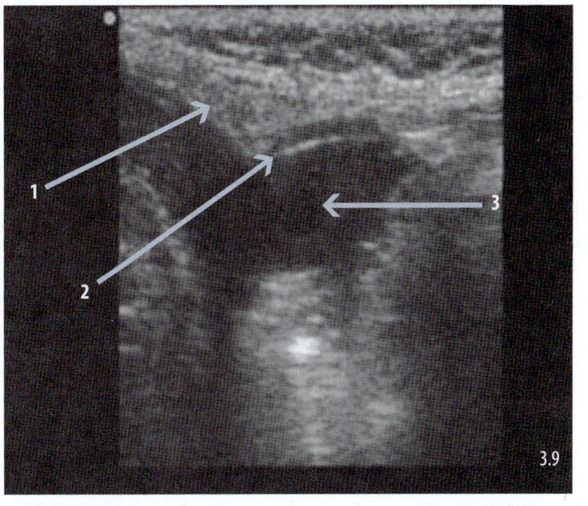


**FIGURA 53.36** Espaço infrapúbico após injeção do anestésico local. *Seta* 1, fáscia de Buck. *Seta* 2, fáscia de Scarpa. *Seta* 3, anestésico local preenchendo o espaço infrapúbico.

## Bloqueios nervosos dos membros inferiores

Os membros inferiores são inervados por dois plexos: a parte anterior pelo plexo lombar e a posterior pelo plexo sacral. O plexo lombossacral é a principal via de distribuição dos nervos para a extremidade inferior da criança. Os ramos anteriores dos nervos lombares, sacrais e coccígeos formam o plexo lombossacral.[64]

O plexo lombar é formado pelos ramos anteriores de $L_1$ a $L_4$, com contribuição de $T_{12}$ e uma pequena parcela de $L_5$. Portanto, originam os nervos ílio-hipogástrico, ilioinguinal, genitofemoral, cutâneo lateral da coxa, obturatório, femoral e safeno. O plexo lombar está localizado posteriormente ao músculo psoas maior e anteriormente ao músculo quadrado lombar.

O plexo sacral é formado pelos ramos anteriores de $S_1$, $S_2$, $S_3$ e fibras anteriores de $L_5$ e $L_4$ do tronco lombossacral, dando origem aos nervos do músculo quadrado da coxa e gêmeo inferior, nervo obturatório interno e músculo gêmeo superior, glúteo superior e inferior, cutâneo posterior da coxa e ciático (FIG. 53.37).[71,72]

### Bloqueio do nervo ciático

O nervo ciático (também conhecido como isquiático) é o maior nervo do corpo humano, sendo o principal nervo dos membros inferiores. Inerva a parte posterior da coxa e quase toda a parte abaixo do joelho. Controla toda a articulação do quadril, joelho, tornozelo, musculatura posterior da coxa, perna e pé.[72]

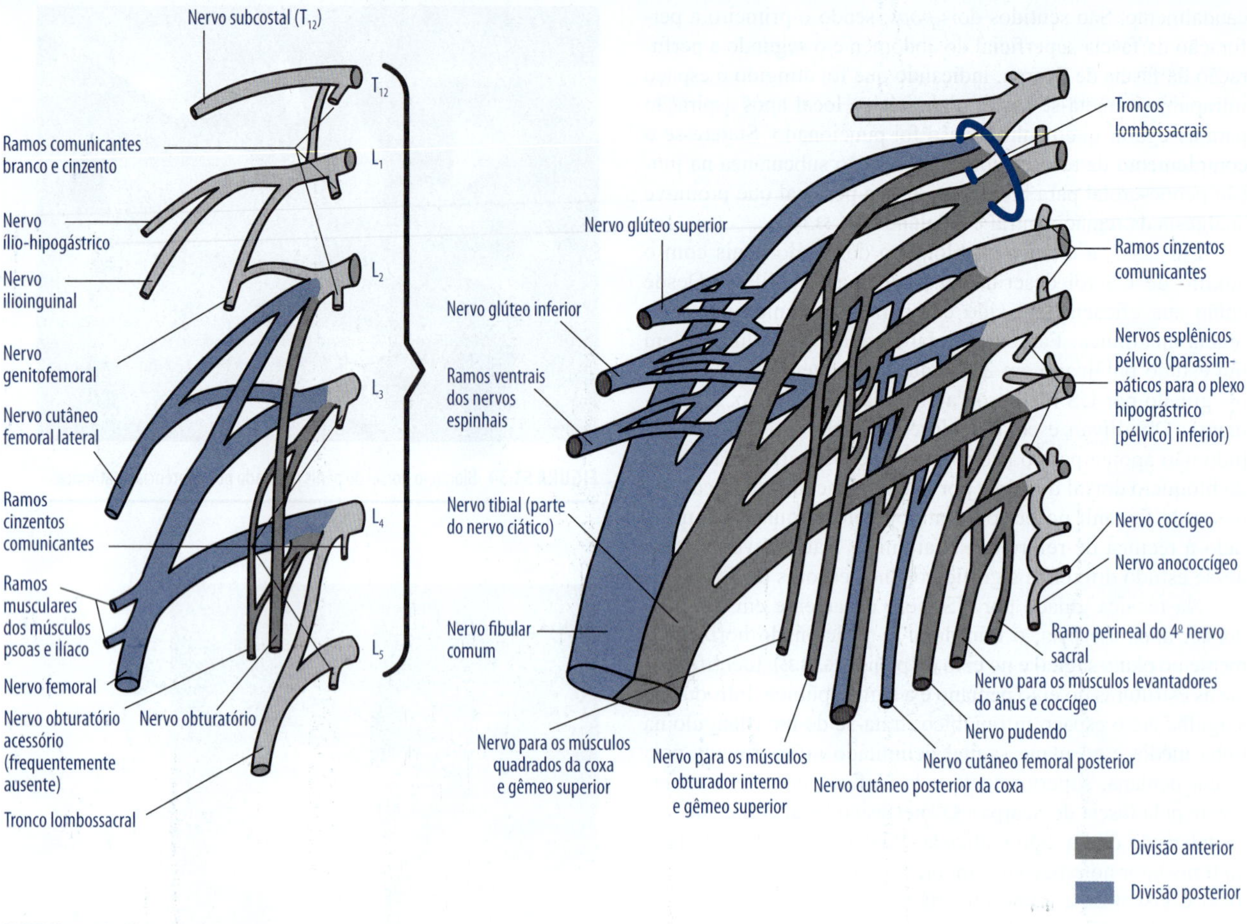


**FIGURA 53.37** Plexo sacral e ramos.

O nervo ciático é um nervo misto, contribuição do fascículo superior do plexo sacral e do plexo lombar ($L_4$, $L_5$, $S_1$, $S_2$ e $S_3$). Ele viaja para além da pelve através do forame ciático maior, passando por baixo do músculo piriforme, passando anteriormente ao tubérculo ciático e ao trocânter maior. Depois o seu trajeto percorre a parte posterior da coxa, anterior aos músculos bíceps femoral e semitendíneo até a fossa poplítea. No terço inferior da coxa, ele se divide em dois ramos, tibial e fibular comum (**FIG. 53.38**).

A extensão sensitiva do nervo ciático é a parte posterior da coxa e perna até o dorso do pé. O bloqueio do nervo ciático pode ser realizado por várias abordagens, com vantagens e desvantagens (**FIG. 53.39**).[73]

Tendo sido descrito pela primeira vez no início do século XX, o bloqueio do nervo ciático é agora referido como a abordagem clássica de Labat.[74] Essa abordagem baseia-se na relação óssea da espinha ilíaca posterossuperior, trocânter maior e hiato sacral, sendo mais tarde aperfeiçoada por Winnie.[75] Em 1959, Ichiyanahi[76] descreveu a abordagem lateral para o bloqueio do nervo ciático, sendo a atualmente preferida para bloqueio em crianças em função da facilidade e segurança da técnica (**FIG. 53.40**). Raj e colaboradores[77] descreveram, em 1975, nova abordagem em posição de litotomia e com novos pontos de referência, permitindo acesso ao nervo ciático com a flexão da coxa sobre o quadril em 90°.

Em 1996, Mansour e Bennetts[78] descreveu a abordagem parassacral, mais proximal ao nervo ciático, sendo a primeira descrita com o paciente em decúbito ventral, utilizando a espinha ilíaca posterossuperior e a tuberosidade isquiática como pontos de referência. Em 2001, di Benedetto e colaboradores[79] descreveram nova abordagem com acesso posterior via transglútea.[80,81]

Os bloqueios do nervo ciático podem ser baseados em referências anatômicas pela via posterior, como as técnicas antes citadas de Labat, Mansour e Raj. As abordagens mais utilizadas e comumente praticadas em pacientes pediátricos são da via lateral ou posterior com auxílio de ultrassonografia: subglútea, glútea e poplítea.

### *Abordagem subglútea*

A criança é posicionada em decúbito lateral, fletindo o joelho e o quadril. O transdutor é colocado no ponto médio entre o trocânter maior e a tuberosidade isquiática e deslizada para o ponto de punção. Na técnica de Raj, com o paciente em posição de litotomia, a agulha é inserida perpendicularmente à pele entre o trocânter maior e o ísquio. O músculo glúteo máximo é desviado, tornando o nervo ciático mais superficial (**FIG. 53.41**).[74,82]

O nervo ciático é visualizado como uma estrutura elíptica hiperecogênica no fundo do sulco anterior, entre o glúteo máximo e o quadrado femoral (**FIG. 53.42**). É preciso diferenciar

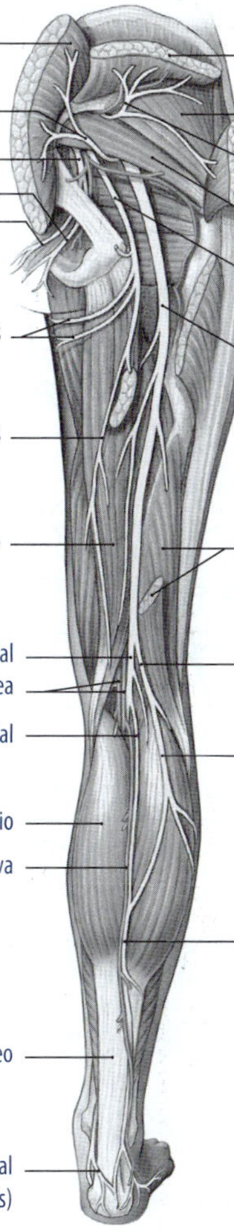


**FIGURA 53.38** Trajeto do nervo ciático.
*Fonte: Martini e colaboradores.*[27]

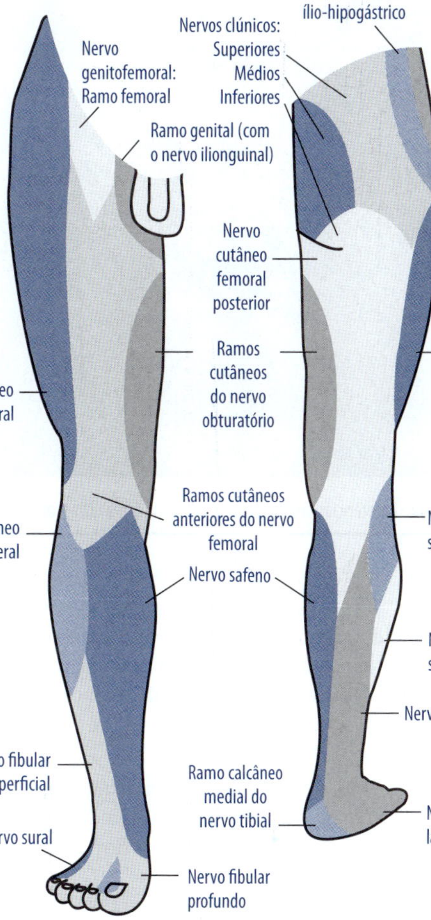


**FIGURA 53.39** Extensão sensitiva do nervo ciático.

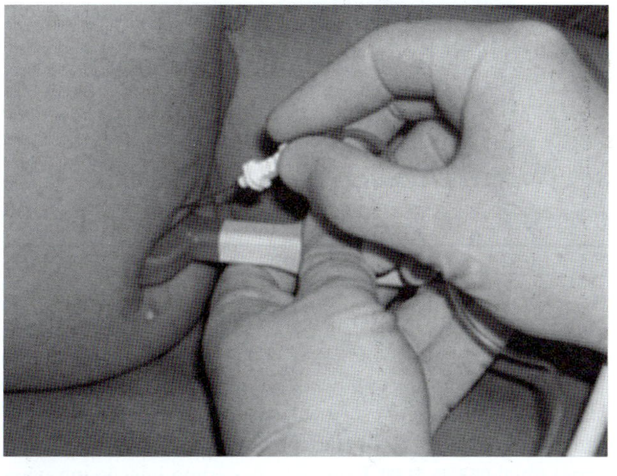

**FIGURA 53.40** Criança em litotomia para técnica de Raj da abordagem do nervo ciático.

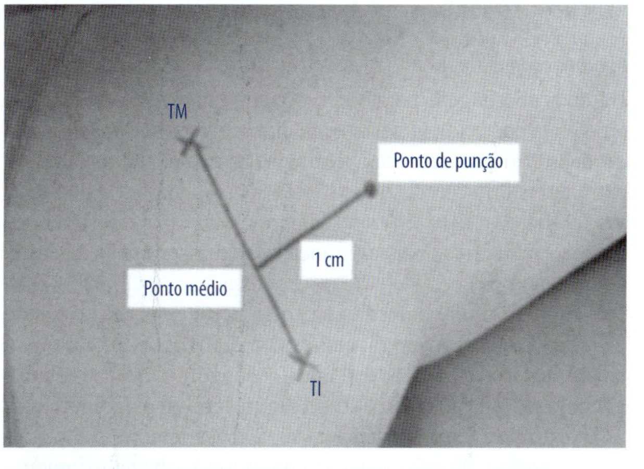


**FIGURA 53.41** Criança em decúbito lateral, fletindo o joelho e o quadril, para abordagem subglútea do nervo ciático.
TM, trocânter maior; TI, tuberosidade isquiática.

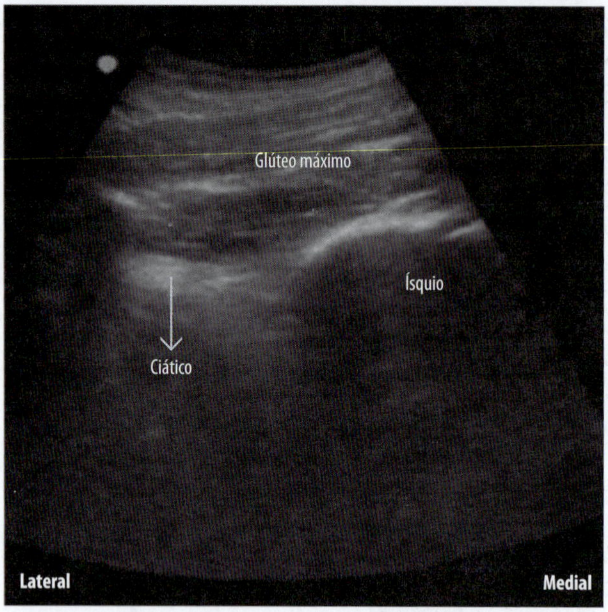


FIGURA 53.42 Referências anatômicas do nervo ciático à ultrassonografia.

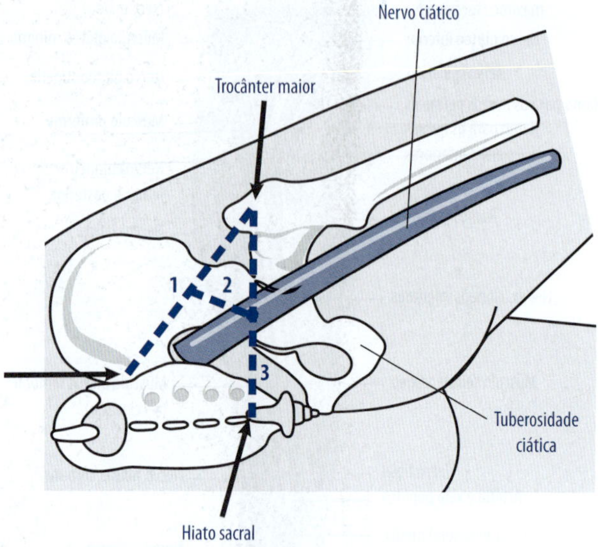


FIGURA 53.43 Abordagem glútea do nervo ciático.

tendões e tecido circundante, pois, nesse ponto, não há marcadores substitutos, como artérias e veias. A profundidade do nervo depende do peso e do tamanho da criança.

### *Abordagem glútea*

O posicionamento do paciente é semelhante ao da técnica subglútea. Traçam-se duas linhas, partindo do trocânter maior em direção à crista ilíaca posterossuperior e em direção ao hiato sacral (FIG. 53.43).

O transdutor é colocado no ponto médio entre o trocânter maior e a tuberosidade isquiática, procurando identificar o músculo glúteo máximo e o nervo ciático próximo ao ísquio (FIG. 53.44).[83]

As lesões do nervo ciático decorrentes de tentativas de bloqueio são extremamente raras e, em geral, decorrentes da administração inadvertida de medicamentos em nádegas de recém-nascidos.

### *Abordagem poplítea*

Há duas abordagens para o nervo ciático na fossa poplítea: lateral e via posterior. O paciente pediátrico pode ser posicionado de duas formas: decúbito ventral horizontal para o bloqueio em via posterior ou decúbito dorsal horizontal para o bloqueio via lateral (FIG. 53.45).[84-86] A abordagem lateral é vantajosa na população pediátrica, pois a criança costuma ser anestesiada na posição supina.

O transdutor é colocado na fossa poplítea com o paciente em decúbito dorsal ventral ou horizontal (FIGS. 53.46 E 53.47).

A artéria poplítea é identificada como uma estrutura anecoica e pulsante, e o nervo ciático será visualizado como uma estrutura hiperecoica lateral à fossa poplítea e posterior à artéria. O nível do bloqueio será obrigatoriamente antes de sua divisão nervosa (FIGS. 53.48 E 53.49). Nessa abordagem, o nervo encontra-se entre o músculo bíceps femoral e o semimembranáceo.[77]

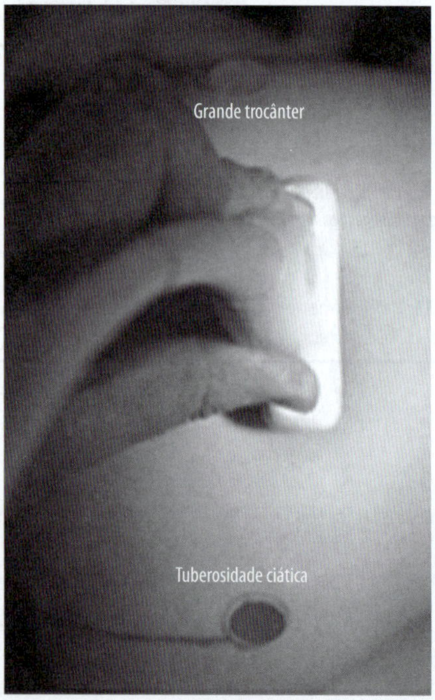


FIGURA 53.44 Posicionamento do transdutor para identificação do nervo ciático.

No **bloqueio via lateral**, a criança deve estar em decúbito dorsal horizontal, com a perna fletida.

Note-se a artéria poplítea e sua relação com o nervo tibial, sendo que o nervo está localizado em estreita proximidade com os vasos. O nervo fibular comum situa-se lateralmente ao nervo tibial (VER FIG. 53.49). Complicações como injeção intravascular, injeção intraneural e hematoma local já foram observadas com essa técnica.

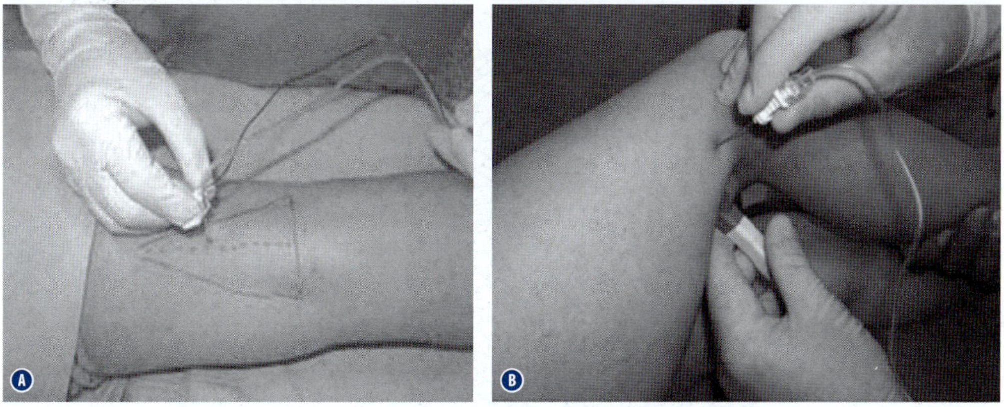

FIGURA 53.45 A Decúbito ventral. Abordagem clássica e marcação do triângulo da fossa poplítea. B Decúbito horizontal com a perna fletida.

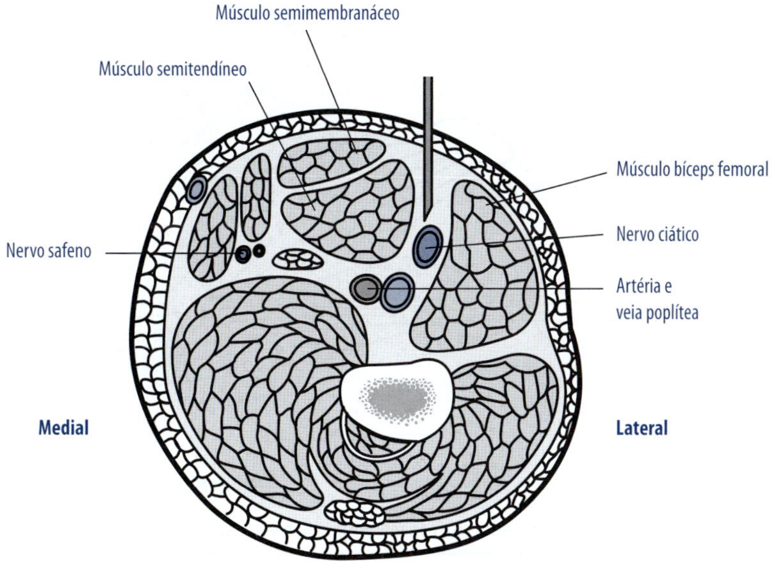


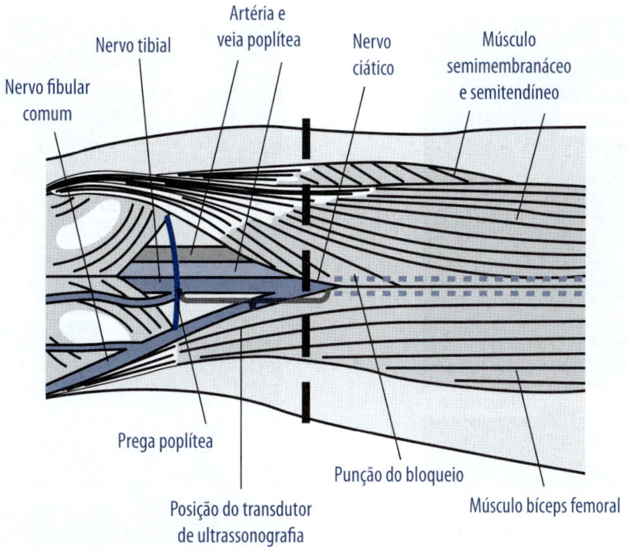


FIGURA 53.46 Representação esquemática para bloqueio do nervo ciático com paciente em decúbito ventral.

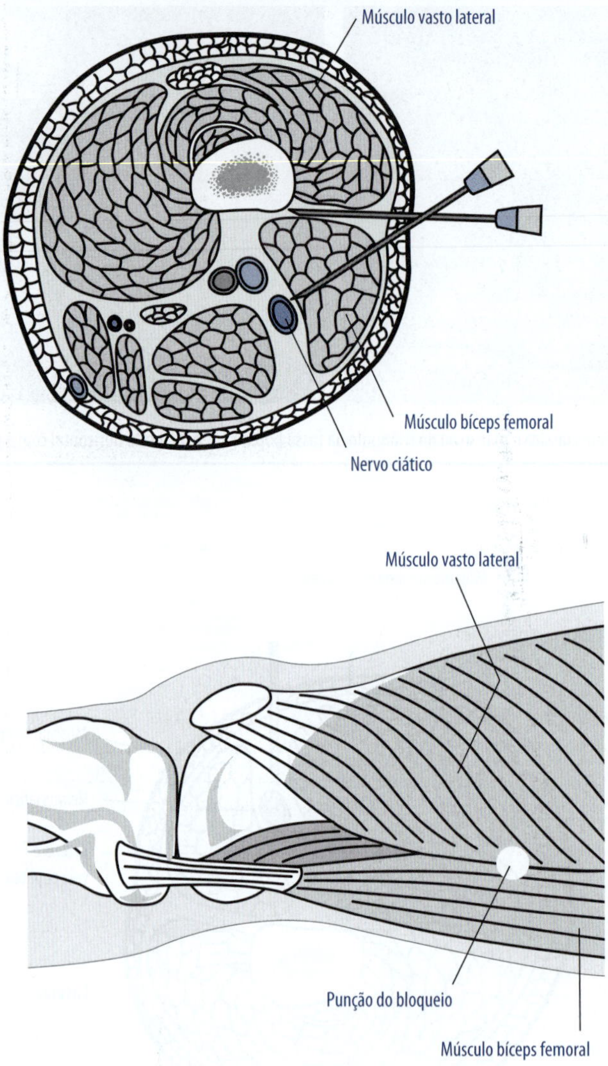


**FIGURA 53.47** Representação esquemática para bloqueio do nervo ciático com paciente em decúbito horizontal.

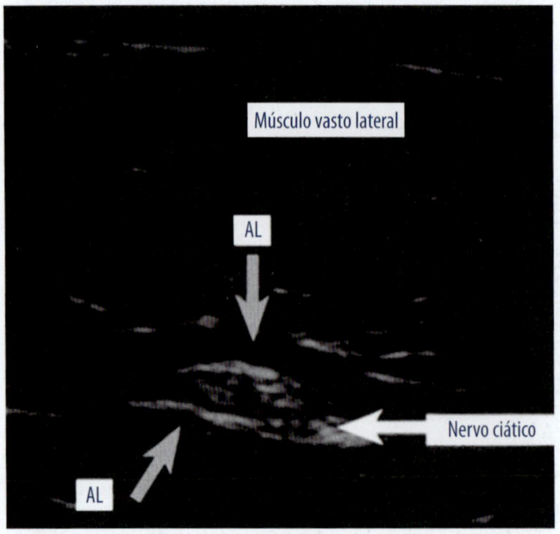


**FIGURA 53.48** Referências anatômicas do nervo ciático em imagem ultrassonográfica na altura da transição do terço médio ao inferior da coxa. AL, anestésico local.

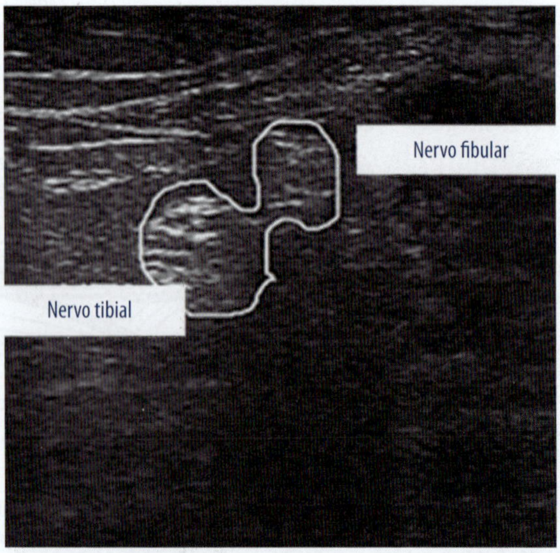


**FIGURA 53.49** Divisão do nervo fibular e tibial.

### Bloqueio do nervo femoral

O nervo femoral é o maior ramo do plexo lombar, derivado de $L_2$, $L_3$ e $L_4$, desce através do músculo psoas, penetra na coxa posteriormente ao ligamento inguinal, lateral à artéria femoral e, por fim, divide-se em um ramo anterior e posterior.[75]

O nervo femoral pode ser bloqueado abaixo do ligamento inguinal, tendo-se como referência a artéria femoral (FIG. 53.50).

Com a criança em decúbito dorsal horizontal com membros em posição neutra, localiza-se a pulsação da artéria femoral. O transdutor é colocado paralelamente ao ligamento inguinal, onde é possível visualizar a pulsação da artéria femoral. O nervo femoral é visualizado lateralmente à artéria femoral, uma estrutura redonda, pulsante e anecoica (FIG. 53.51).[86]

O uso do recurso ultrassonográfico (FIG. 53.52) para realização dos bloqueios do nervo ciático e do nervo femoral aumenta a duração do bloqueio sensorial em comparação com o estimulador de nervo e permite o emprego de menores volumes de anestésico local. Também registra-se um incremento da taxa de sucesso.

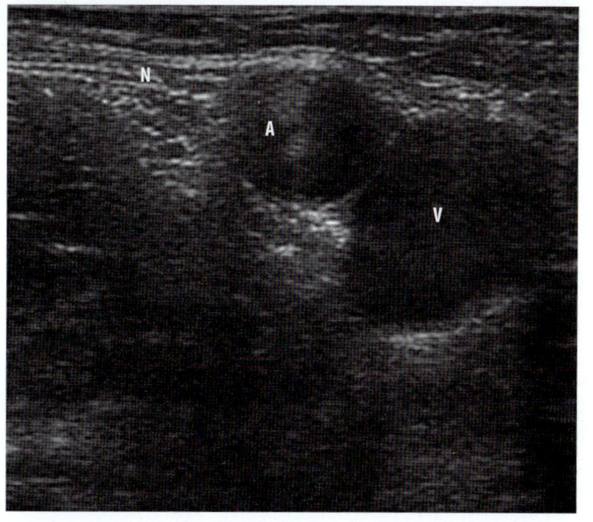


**FIGURA 53.52** Imagem ultrassonográfica das relações anatômicas de nervo, artéria e veia femorais.
A, artéria; N, nervo; V, veia.

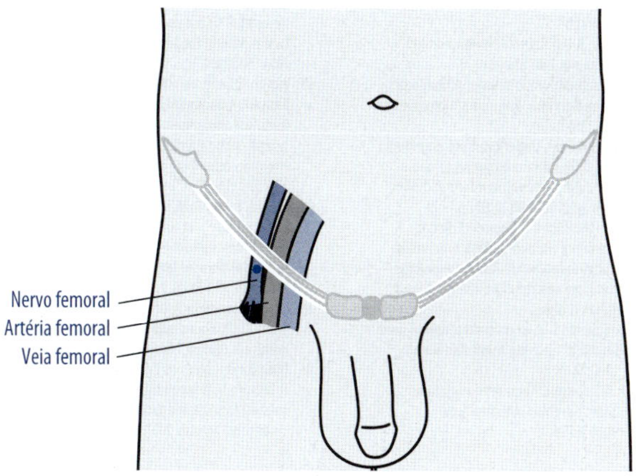


**FIGURA 53.50** Referências anatômicas do nervo femoral.

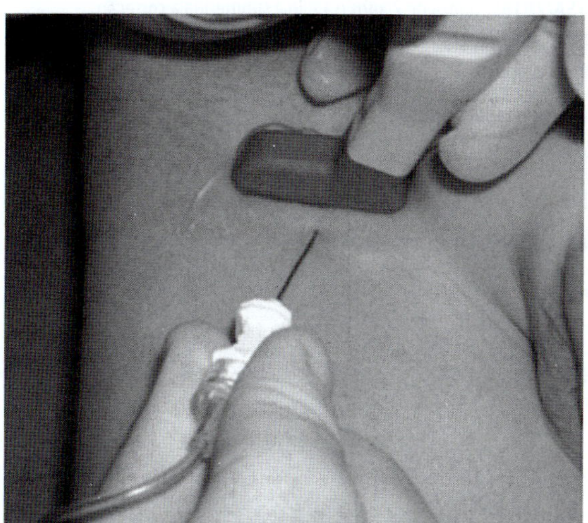

**FIGURA 53.51** Posicionamento do transdutor e da agulha para bloqueio do nervo femoral.

O bloqueio do nervo femoral está indicado para analgesia e anestesia em torno da coxa anterior e joelho e, quando combinado com o bloqueio do nervo ciático, é eficaz para qualquer tipo de cirurgia abaixo do meio da coxa.

A técnica apresenta risco de hematoma, lesão nervosa, injeção intravascular e infecção no local, porém isso é minimizado com auxílio da ultrassonografia.

## Referências

1. Taddio A, Katz J, Ilersich AL, Koren G. Effect of neonatal circumcision on pain response during subsequent routine vaccination. Lancet. 1997;349(9052):599-603.
2. Boltz MG, Krane EJ. Combined regional and light general anesthesia: are the risks increased or minimized? Curr Opin Anaesthesiol. 1999; 12(3):321-3.
3. Brown TC. History of pediatric regional anesthesia. Paediatr Anaesth. 2012;22(1):3-9.
4. Matas R. Local and regional anesthesia: a retrospect and prospect. Am J Surg. 1934;25(1):189-96.
5. Campbell MF. Caudal anesthesia in children. American J Urol. 1933;30:245-9.
6. Giaufré E, Dalens B, Gombert A. Epidemiology and morbidity of regional anesthesia in children: a one-year prospective survey of the French-Language Society of Pediatric Anesthesiologists. Anesth Analg. 1996;83(5):904-12.
7. Mariano ER, Ilfeld BM, Cheng GS, Nicodemus HF, Suresh S. Feasibility of ultrasound-guided peripheral nerve block catheters for pain control on pediatric medical missions in developing countries. Paediatr Anaesth. 2008;18(7):598-601.
8. Olney JW, Young C, Wozniak DF, Ikonomidou C, Jevtovic-Todorovic V. Anesthesia-induced developmental neuroapoptosis. Does it happen in humans? Anesthesiology. 2004;101(2):273-5.
9. Goldschneider KR, Brandom BW. The incidence of tissue coring during the performance of caudal injection in children. Reg Anesth Pain Med. 1999;24(6):553-6.
10. Ross AK, Eck JB, Tobias JD. Pediatric regional anesthesia: beyond the caudal. Anesth Analg. 2000;91(1):16-26.
11. Horsanalı BÖ, Tekgül ZT, Özkalkanlı MY, Adıbelli ZH, Esen Ö, Duran FY. Radiological evaluation of the line between the crista iliaca (Tuffier's line) in elderly patients. Turk J Anaesthesiol Reanim. 2015;43(3): 149-53.
12. Busoni P, Messeri A. Spinal anesthesia in children: could a L5-S1 approach be safer? Anesthesiology 1991:75(1):167-8.
13. Tobias JD. New insights into regional anesthesia in children: new techniques and new indications. Curr Opin Anaesthesiol. 2001;14(3):345-52.
14. Gall O, Aubineau JV, Bernière J, Desjeux L, Murat I. Analgesic effect of low-dose intrathecal morphine after spinal fusion in children. Anesthesiology. 2001;94(3):447-52.
15. Melman E, Penuelas JA, Marrufo J. Regional anesthesia in children. Anesth Analg. 1975;54(3):387-90.
16. Abajian JC, Mellish RW, Browne AF, Perkins FM, Lambert DH, Mazuzan JE Jr. Spinal anesthesia for surgery in the high-risk infant. Anesth Analg. 1984;63(3):359-62.
17. Gleason CA, Martin RJ, Anderson JV, Carlo WA, Sanniti KJ, Fanaroff AA. Optimal position for a spinal tap in preterm infants. Pediatrics. 1983;71(1):31-5.
18. Shaywitz BA. Epidermoid spinal cord tumors and previous lumbar punctures. J Pediatric. 1972;80(4 Pt 1):638-40.
19. Arthurs OJ, Murray M, Zubier M, Tooley J, Kelsall W. Ultrasonographic determination of neonatal spinal canal depth. Arch Dis Child Fetal Neonatal Ed. 2008;93(6):F451-4.
20. Puncuh F, Lampugnani E, Kokki H. Use of spinal anaesthesia in paediatric patients: a single centre experience with 1132 cases. Paediatr Anaesth. 2004;14(7):564-7.
21. Imbelloni LE, Vieira EM, Sperni F, Guizellini RH, Tolentino AP. Spinal anesthesia in children with isobaric local anesthetics: report on 307 patients under 13 years of age. Paediatr Anaesth. 2006;16(1):43-8.
22. Puncuh F, Lampugnani E, Kokki H. Spinal anaesthesia in paediatric patients. Curr Opin Anaesthesiol. 2005;18(3):299-305.
23. Ramamoorthy C, Geiduschek JM, Bratton SL, Miser AW, Miser JS. Postdural puncture headache in pediatric oncology patients. Clin Pediatr (Phila). 1998;37(4):247-51.
24. Ylönen P, Kokki H. Management of postdural puncture headache with epidural blood patch in children. Paediatr Anaesth. 2002;12(6):526-9.
25. Yücel A, Ozyalçin S, Talu GK, Yücel EC, Erdine S. Intravenous administration of caffeine sodium benzoate for postdural puncture headache. Reg Anesth Pain Med. 1999;24(1):51-4.
26. Larousse E, Asehnoune K, Dartayet B, Albaladejo P, Dubousset AM, Gauthier F, et al. The hemodynamic

effects of pediatric caudal anesthesia assessed by esophageal Doppler. Anesth Analg. 2002;94(5):1165-8, table of contents.
27. Martini FH, Timmons MJ, Tallitsch RB. Atlas de anatomia humana. 6. ed. Porto Alegre: Artmed; 2009.
28. Beilin Y, Arnold I, Telfeyan C, Bernstein HH, Hossain S. Quality of analgesia when air versus saline is used for identification of the epidural space in the parturient. Reg Anesth Pain Med. 2000;25(6):596-9.
29. Desparmet J, Mateo J, Ecoffey C, Mazoit X. Efficacy of an epidural test dose in children anesthetized with halothane. Anesthesiology. 1990;72(2):249-51.
30. Tanaka M, Nishikawa T. Simulation of an epidural test dose with intravenous epinephrine in sevoflurane-anesthetized children. Anesth Analg. 1998;86(5):952-7.
31. Tobias JD. Caudal epidural block: a review of test dosing and recognition of systemic injection in children. Anesth Analg. 2001;93(5):1156-61.
32. Peutrell JM, Lonnqvist PA. Neuraxial blocks for anaesthesia and analgesia in children. Curr Opin Anaesthesiol. 2003;16(5):461-70.
33. Fredrickson MJ. Ultrasound-assisted interscalene catheter placement in a child. Anaesth Intensive Care. 2007;35(5):807-8.
34. Tsui BC, Suresh S. Ultrasound imaging for regional anesthesia in infants, children, and adolescents: a review of current literature and its application in the practice of neuraxial blocks. Anesthesiology. 2010;112(3):719-28.
35. Jan van Geffen G, Tielens L, Gielen M. Ultrasound-guided interscalene brachial plexus block in a child with femur fibula ulna syndrome. Paediatr Anaesth. 2006;16(3):330-2.
36. McNaught A, Shastri U, Carmichael N, Awad IT, Columb M, Cheung J, et al. Ultrasound reduces the minimum effective local anaesthetic volume compared with peripheral nerve stimulation for interscalene block. Br J Anaesth. 2011;106(1):124-30.
37. Tsui BC, Wagner A, Finucane B. Electrophysiologic effect of injectates on peripheral nerve stimulation. Reg Anesth Pain Med. 2004;29(3):189-93.
38. Kapral S, Krafft P, Eibenberger K, Fitzgerald R, Gosch M, Weinstabl C. Ultrasound-guided supraclavicular approach for regional anesthesia of the brachial plexus. Anesth Analg. 1994;78(3):507-13.
39. Tsui BC, Twomey C, Finucane BT. Visualization of the brachial plexus in the supraclavicular region using a curved ultrasound probe with a sterile transparent dressing. Reg Anesth Pain Med. 2006;31(2):182-4.
40. De José María B, Banús E, Navarro Egea M, Serrano S, Perelló M, Mabrok M. Ultrasound-guided supraclavicular vs infraclavicular brachial plexus blocks in children. Paediatr Anaesth. 2008;18(9):838-44.
41. Roberts S. Ultrasonographic guidance in pediatric regional anesthesia. Part 2: techniques. Paediatr Anaesth. 2006;16(11):1112-24.
42. Marhofer P, Sitzwohl C, Greher M, Kapral S. Ultrasound guidance for infraclavicular brachial plexus anaesthesia in children. Anaesthesia. 2004;59(7):642-6.
43. Greher M, Retzl G, Niel P, Kamolz L, Marhofer P, Kapral S. Ultrasonographic assessment of topographic anatomy in volunteers suggests a modification of the infraclavicular vertical brachial plexus block. Br J Anaesth. 2002;88(5):632-6.
44. Vester-Andersen T, Eriksen C, Christiansen C. Perivascular axillary block III: Blockade following 40 ml of 0.5%, 1% or 1.5% mepivacaine with adrenaline. Acta Anaesthesiol Scand. 1984;28(1):95-8.
45. Ecoffey C. Local anesthetics in pediatric anesthesia: an update. Minerva Anestesiol. 2005;71(6):357-60.
46. Willschke H, Kettner S. Pediatric regional anesthesia: abdominal wall blocks. Paediatr Anaesth. 2012;22(1):88-92.
47. Ecoffey C, Lacroix F, Giaufré E, Orliaguet G, Courrèges P; Association des Anesthésistes Réanimateurs Pédiatriques d'Expression Française (ADARPEF). Epidemiology and morbidity of regional anesthesia in children: a follow-up one-year prospective survey of the French-Language Society of Paediatric Anaesthesiologists (ADARPEF). Paediatr Anaesth. 2010;20(12):1061-9.
48. Von Bahr V. Local anesthesia for herniorraphy. In: Eriksson E, editor. Illustrated handbook in local anesthesia. Philadelphia: WB Saunders; 1979. p. 52-4.
49. Shandling B, Steward DJ. Regional analgesia for postoperative pain in pediatric outpatient surgery. J Pediatr Surg. 1980;15(4):477-80.
50. Smith BA, Jones SE. Analgesia after herniotomy in a paediatric day unit. Br Med J (Clin Res Ed). 1982;285(6353):1466.
51. Berde CB, Sethna NF, Levin L, Retik A, Millis M, Lillehei C, et al. Regional analgesia on pediatric medical and surgical wards. Intensive Care Med. 1989;15 Suppl 1:S40-3.
52. Weintraud M, Marhofer P, Bösenberg A, Kapral S, Willschke H, Felfernig M, et al. Ilioinguinal/iliohypogastric blocks in children: where do we administer the local anesthetic without direct visualization? Anesth Analg. 2008;106(1):89-93, table of contents.
53. Marhofer P, Lönnqvist PA. The use of ultrasound-guided regional anaesthetic techniques in neonates and young infants. Acta Anaesthesiol Scand. 2014;58(9):1049-60.
54. Willschke H, Marhofer P, Machata AM, Lönnqvist PA. Current trends in paediatric regional anaesthesia. Anaesthesia. 2010;65 Suppl 1:97-104.
55. Schleich DL. Schmerzlose Operationen. Berlin: J. Springer; 1899. p. 240.
56. Ferguson S, Thomas V, Lewis I. The rectus sheath block in paediatric anaesthesia: new indications for an old technique? Paediatr Anaesth. 1996;6(6):463-6.
57. Courrèges P, Poddevin F. Rectus sheath block in infants: what suitability? Paediatr Anaesth. 1998;8(2):181-2.
58. Rafi AN. Abdominal field block: a new approach via the lumbar triangle. Anaesthesia. 2001;56(10):1024-6.
59. Hamill JK, Rahiri JL, Liley A, Hill AG. Rectus sheath and transversus abdominis plane blocks in children: a systematic review and meta-analysis of randomized trials. Paediatr Anaesth. 2016;26(4):363-71.
60. Hebbard P, Fujiwara Y, Shibata Y, Royse C. Ultrasound-guided transversus abdominis plane (TAP) block. Anaesth Intensive Care. 2007;35(4):616-7.
61. Farooq M, Carey M. A case of liver trauma with a blunt regional anesthesia needle while performing transversus abdominis plane block. Reg Anesth Pain Med. 2008;33(3):274-5.
62. Lancaster P, Chadwick M. Liver trauma secondary to ultrasound-guided transversus abdominis plane block. Br J Anaesth. 2010;104(4):509-10.
63. Suresh S, De Oliveira GS Jr. Blood bupivacaine concentrations after transversus abdominis plane block in neonates: a prospective observational study. Anesth Analg. 2016;122(3):814-7.
64. Kundra P, Yuvaraj K, Agrawal K, Krishnappa S, Kumar LT. Surgical outcome in children undergoing hypospadias repair under caudal epidural vs penile block. Paediatr Anaesth. 2012;22(7):707-12.
65. Bateman DV. An alternative block for the relief of pain of circumcision. Anaesthesia. 1975;30(1):101-2.
66. Dalens B, Vanneuville G, Dechelotte P. Penile block via the subpubic space in 100 children. Anesth Analg. 1989;69(1):41-5.
67. Soh CR, Ng SB, Lim SL. Dorsal penile nerve block. Paediatr Anaesth. 2003;13(4):329-33.
68. Sandeman DJ, Dilley AV. Ultrasound guided dorsal penile nerve block in children. Anaesth Intensive Care. 2007;35(2):266-9.
69. Faraoni D, Gilbeau A, Lingier P, Barvais L, Engelman E, Hennart D. Does ultrasound guidance improve the efficacy of dorsal penile nerve block in children? Paediatr Anaesth. 2010;20(10):931-6.
70. O'Sullivan MJ, Mislovic B, Alexander E. Dorsal penile nerve block for male pediatric circumcision--randomized comparison of ultrasound-guided vs anatomical landmark technique. Paediatr Anaesth. 2011;21(12):1214-8.
71. Simion C, Suresh S. Lower extremity peripheral nerve blocks in children. Tech Reg Anesth Pain Manag. 2007;11(4):222-8.
72. Chelly JE, Delaunay L. A new anterior approach to the sciatic nerve block. Anesthesiology. 1999;91(6):1655-60.
73. van Geffen GJ, Scheuer M, Müller A, Garderniers J, Gielen M. Ultrasound-guided bilateral continuous sciatic nerve blocks with stimulating catheters for postoperative pain relief after bilateral lower limb amputations. Anaesthesia. 2006;61(12):1204-7.
74. Labat G. Regional anaesthesia: its technique and clinical applications. 2nd ed. Philadelphia: Saunders; 1924. p. 45-55.
75. Winnie AP. Regional anesthesia. Surg Clin North Am. 1975;55(4):861-92.
76. Ichiyanagi K. Sciatic nerve block: lateral approach with the patient supine. Anesthesiol. 1959;20:601-4.
77. Raj PP, Parks RI, Watson TD, Jenkins MT. A new single-position supine approach to sciatic-femoral nerve block. Anesth Analg. 1975;54(4):489-93.
78. Mansour NY, Bennetts FE. An observational study of combined continuous lumbar plexus and single-shot sciatic nerve blocks for post-knee surgery analgesia. Reg Anesth. 1996;21(4):287-91.
79. di Benedetto P, Bertini L, Casati A, Borghi B, Albertin A, Fanelli G. A new posterior approach to the sciatic nerve block: a prospective, randomized comparison with the classic posterior approach. Anesth Analg. 2001;93(4):1040-4.
80. Tsui BC, Ozelsel TJ. Ultrasound-guided anterior sciatic nerve block using a longitudinal approach: "expanding the view". Reg Anesth Pain Med. 2008;33(3):275-6.
81. van Geffen GJ, Gielen M. Ultrasound-guided subgluteal sciatic nerve blocks with stimulating catheters in children: a descriptive study. Anesth Analg. 2006;103(2):328-33, table of contents.
82. Schwemmer U, Markus CK, Greim CA, Brederlau J, Trautner H, Roewer N. Sonographic imaging of the sciatic nerve and its division in the popliteal fossa in children. Paediatr Anaesth. 2004;14(12):1005-8.
83. Wathen JE, Gao D, Merritt G, Georgopoulos G, Battan FK. A randomized controlled trial comparing a fascia iliaca compartment nerve block to a traditional systemic analgesic for femur fractures in a pediatric emergency department. Ann Emerg Med. 2007;50(2):162-71, 171.e1.
84. Casati A, Baciarello M, Di Cianni S, Danelli G, De Marco G, Leone S, et al. Effects of ultrasound guidance on the minimum effective anaesthetic volume required to block the femoral nerve. Br J Anaesth. 2007;98(6):823-7.
85. Bhalla T, Sawardekar A, Dewhirst E, Jagannathan N, Tobias JD. Ultrasound-guided trunk and core blocks in infants and children. J Anesth. 2013;27(1):109-23.
86. Oberndorfer U, Marhofer P, Bösenberg A, Willschke H, Felfernig M, Weintraud M, et al. Ultrasonographic guidance for sciatic and femoral nerve blocks in children. Br J Anaesth. 2007;98(6):797-801.

# Questões de Provas do TSA

**53.1 (TSA/2014)** Menino de 4 anos será submetido a herniorrafia inguinal sob bloqueio caudal e anestesia geral inalatória sob máscara facial em ventilação espontânea. O sinal que melhor retrata a injeção acidental de anestésico local no espaço subaracnóideo é:

**A.** Apneia.

**B.** Assistolia.

**C.** Hipotensão.

**D.** Bradicardia.

**53.2 (TSA/2016)** Criança de 2 anos e 12 kg é submetida à correção de pé torto congênito sob raquianestesia. No intraoperatório, cursou com bradipneia e hipóxia. A explicação para esse evento é o(a):

**A.** Bloqueio espinhal alto.

**B.** Reflexo de Hering-Breuer.

**C.** Intoxicação pelo anestésico local.

**D.** Injeção subdural do anestésico local.

# Parte VIII

# Anestesia e especialidades cirúrgicas

COORDENADOR: JAMES MANICA

# 54. ANESTESIA EM NEUROCIRURGIA

James Manica
Carlos Darcy Alves Bersot
Caroline Biral
Elizabeth Milla Tambara
João Marcos Rizzo
Luiz Piccinini Filho
Maria Célia B. F. de Melo
Mauro Coelho Lemos

O conhecimento dos processos fisiopatológicos e das técnicas terapêuticas envolvidas nas enfermidades neurocirúrgicas, assim como o domínio das condutas anestésicas a serem utilizadas em cada condição específica, outorgam ao anestesiologista um papel fundamental na preservação das funções neurológicas, evitando ou reduzindo os danos ao sistema nervoso central e periférico.[1]

As enfermidades e as intervenções cirúrgicas intracranianas e espinhais constituem riscos à integridade do sistema nervoso central (SNC). As intervenções neurocirúrgicas podem produzir lesões traumáticas ou isquêmicas, e o anestesiologista pode tornar mais seguro, menos lesivo e muitas vezes possível o procedimento que não o seria sem uma técnica anestésica apropriada.

Os objetivos do anestesiologista neurocirúrgico são otimizar a oferta de oxigênio ao SNC, minimizar os efeitos isquêmicos do manejo cirúrgico e da própria patologia e proporcionar adequada abordagem operatória.

Para atingir esses objetivos, é necessário conhecer os mecanismos que regulam a oferta de oxigênio ao SNC, a dinâmica dos fluidos intracerebrais, os efeitos dos anestésicos sobre o fluxo sanguíneo cerebral (FSC), a pressão intracraniana (PIC) e o metabolismo cerebral, a fisiopatologia própria das doenças do SNC e os procedimentos neurocirúrgicos, adequando as técnicas às exigências de cada um.[2]

Nas últimas décadas, o desenvolvimento tecnológico trouxe grandes avanços em neuromonitorização, permitindo *insights* sobre a função neurológica ao longo da anestesia. Dessa forma, foi possível a avaliação em tempo real da integridade neural e do nível de consciência durante a cirurgia. Além disso, o aperfeiçoamento de técnicas e materiais neurocirúrgicos possibilitou a realização de novos e complexos procedimentos, como a craniotomia com o paciente consciente e grandes reconstruções da coluna vertebral. O desenvolvimento tecnológico também permitiu a execução de procedimentos minimamente invasivos, em geral utilizados para tratamento da doença de Parkinson e da dor crônica.[3]

Todos esses avanços auxiliaram na minimização de sequelas associadas a uma variedade de procedimentos neurocirúrgicos e reduziram a morbimortalidade perioperatória, tornando-se um padrão de atendimento. No entanto, o controle adequado do edema cerebral e da hipertensão intracraniana, bem como o manejo do sangramento e o correto posicionamento do paciente, continuam sendo os pilares da anestesia neurocirúrgica e são empregados cotidianamente.

## Avaliação pré-anestésica

O momento e o local da entrevista pré-operatória podem variar de acordo com as condições do paciente, sendo possível realizá-la no ambulatório de anestesia ou em uma unidade neurointensiva. Em pacientes com diminuição do nível de consciência, a obtenção da história e de informações pertinentes pode ser feita a partir de entrevistas com familiares ou cuidadores ou pesquisando-se prontuários médicos.

Além da avaliação de rotina e preparação de qualquer paciente no pré-operatório, ênfase deve ser dada à revisão do sistema neurológico e comorbidades associadas. Uma história neurológica é obrigatória e deve incluir o tipo e a localização da lesão, sintomas e medicamentos relacionados ao problema neurológico, bem como o plano de tratamento – que pode envolver cirurgia aberta e/ou terapia endovascular. Deve-se investigar a presença de convulsões no passado, confusão mental, déficits neurológicos, sinais e sintomas de aumento da PIC (como cefaleia, náuseas e vômitos) e história de ataques isquêmicos transitórios ou acidente vascular encefálico (AVE). O exame neurológico deve incluir o nível de consciência e o estado dos sistemas sensoriais e motores, além da avaliação dos nervos cranianos.

Os distúrbios cardiovasculares pré-operatórios são comuns em pacientes submetidos a intervenções neurocirúrgicas e incluem labilidade da pressão arterial, alterações eletrocardiográficas, arritmias e isquemia miocárdica. Eles podem ocorrer em consequência de efeitos neurogênicos centrais relacionados ao sistema nervoso autônomo ou ser causados por condições médicas associadas. A doença cardíaca preexistente deve ser identificada, sendo recomendada a utilização de protocolos bem estabelecidos.[4]

A revisão e otimização do sistema respiratório é importante para garantir oxigenação adequada no período perioperatório. Pacientes com doença pulmonar aguda ou crônica necessitam ter sua doença estabilizada no pré-operatório. Pacientes com distúrbios neurológicos podem ter complicações respiratórias, como aspiração do conteúdo gástrico e pneumonia, que podem afetar adversamente a evolução neurológica e contribuir para a morbimortalidade. O edema pulmonar neurogênico pode ocorrer em pacientes com lesão cerebral, hemorragia subaracnóidea e AVE. A história de tabagismo e de cessação do tabagismo deve fazer parte da avaliação pré-operatória. A síndrome da apneia-hipopneia obstrutiva do sono pode influenciar os cuidados intra e pós-operatórios do paciente.

Outras enfermidades, como diabetes, insuficiência renal e doença hepática, também irão afetar o manejo anestésico do paciente neurocirúrgico e precisam ser otimizadas. Há forte associação entre a hiperglicemia e o desfecho desfavorável em neurocirurgia.[5]

Todos os medicamentos e alergias precisam ser revistos. A continuação de medicamentos específicos para doenças neurológicas crônicas dependerá das recomendações do neurocirurgião ou neurologista. Os pacientes em uso de antiepilépticos geralmente têm efeitos adversos decorrentes desses medicamentos, bem como interações farmacocinéticas intraoperatórias. Pacientes tratados com dexametasona no pré-operatório podem apresentar hiperglicemia importante.[6]

Agentes antiplaquetários ou anticoagulantes costumam ser prescritos para tratamento do AVE isquêmico agudo e para pacientes portadores de *stents* coronarianos, valva cardíaca protética ou trombo intracardíaco. A decisão de descontinuar essas terapias antes da cirurgia é controversa, e o planejamento deve ser realizado de preferência durante a avaliação pré-operatória. Uma decisão multidisciplinar envolvendo especialistas em hematologia e cardiologia, bem como o anestesiologista e o neurocirurgião, é sempre recomendada. A urgência do procedimento e a presença de riscos trombóticos ou hemorrágicos devem ser consideradas. Os riscos e os benefícios da interrupção ou continuação da terapia também devem ser discutidos com o paciente e seus familiares. De forma geral, recomenda-se que, em cirurgias eletivas com alto risco hemorrágico e moderado a elevado risco trombótico, como procedimentos intracranianos e da coluna vertebral, o ácido acetilsalicílico (AAS) seja mantido. No entanto, o clopidogrel deve ser suspenso se os riscos neurológicos e cardiovasculares da interrupção forem baixos. Se necessário e possível, os agentes antiplaquetários devem ser suspensos com antecedência de 7 dias para o AAS, 10 dias para o clopidogrel e 14 dias para a ticlopidina.[7] Os pacientes tratados com anticoagulantes orais, como a varfarina, necessitam de uma análise mais aprofundada para determinação do intervalo de tempo sem o fármaco no período pré-operatório (geralmente 4-5 dias).[8] Os pacientes submetidos a grandes procedimentos neurocirúrgicos precisam de profilaxia para trombose venosa profunda. Nesse contexto, o uso perioperatório de compressor pneumático de membros inferiores é preferível devido à preocupação de aumento do risco de hemorragia intracraniana ou espinhal com o emprego de anticoagulantes. Considerando a escassez de estudos controlados, deve-se ter cautela no uso perioperatório de heparina não fracionada ou de baixo peso molecular em pacientes submetidos à craniotomia.

A alergia ao contraste iodado ou ao sulfato de protamina terá considerações importantes no paciente submetido a procedimentos radiológicos e endovasculares.

Testes laboratoriais de rotina, incluindo hemograma, provas de coagulação e perfil bioquímico sérico (eletrólitos, glicemia e testes de função renal), devem ser obtidos antes de uma neurocirurgia. Testes laboratoriais pré-operatórios adicionais devem ser guiados pela história clínica, pelo exame físico e pelo tipo e natureza do procedimento planejado.[9]

A avaliação pré-operatória não se completa sem a revisão das imagens neurorradiológicas. A tomografia computadorizada (TC), a ressonância magnética (RM) e a angiografia podem ser valiosas para identificar o tamanho da lesão, localização, vascularização e as estruturas adjacentes. Recentemente, a neurocirurgia guiada por imagem (neuronavegação) vem ganhando popularidade. Apesar de ainda estar em desenvolvimento, essa tecnologia tem auxiliado o neurocirurgião a navegar dentro do cérebro do paciente, usando imagens pré-operatórias como orientação mediante emprego de sistemas de rastreamento tridimensional (3D), durante o procedimento cirúrgico. Seguindo um procedimento de calibração, a posição tridimensional e a orientação dos instrumentos cirúrgicos podem ser transmitidas ao computador. Essas informações espaciais através das imagens pré-operatórias são usadas para acessar a região de interesse (p. ex., tumor) com a finalidade de apresentá-las ao cirurgião durante o procedimento cirúrgico.[10]

Segundo Will[11] e Osborn,[12] os objetivos específicos da avaliação pré-anestésica do paciente neurocirúrgico são:

- Identificar a doença neurológica que pode afetar o manejo anestésico.
- Reconhecer e tratar processos patológicos preexistentes.
- Avaliar a farmacoterapia e possíveis interações.
- Planejar as técnicas cirúrgicas e o posicionamento do paciente.
- Documentar a função neurológica preexistente em estruturas de risco durante a cirurgia.

As diferentes enfermidades neurocirúrgicas têm fisiopatologias próprias e requerem uma avaliação pré-operatória diferenciada.

## Tumores cerebrais

Os tumores primários em geral se originam de células gliais (astrocitomas, glioblastomas, oligodendrogliomas), células ependimais (ependimomas) ou tecidos de revestimento (meningiomas, papilomas do plexo coroide). Na infância, incluem-se ainda os meduloblastomas, os neuroblastomas e os cordomas.

Os sinais e sintomas de hipertensão intracraniana (HIC) são cefaleia, vômitos frequentemente sem náuseas, visão borrada, tonturas e alterações da consciência. Papiledema está sempre presente. Edema cerebral e efeito de massa podem ser diagnosticados na TC e na RM. Nos processos supratentoriais, costumam ocorrer hemiparesias, hemiplegias, distúrbios da visão e da fala, seguidos geralmente de convulsão. Nos processos infratentoriais, é comum a presença de disfunção cerebelar (ataxias, nistagmo) ou compressão do tronco encefálico com paralisias dos pares cranianos, distúrbios no ritmo da respiração e alterações transitórias do estado da consciência.[13]

No paciente candidato à cirurgia, a HIC, quando presente, é resultado de processo expansivo intracraniano, hidrocefalia ou edema cerebral. Independentemente da causa, os processos expansivos tumorais apresentam um crescimento que pode provocar elevação progressiva da PIC. Quando o crescimento é lento, o paciente pode permanecer assintomático por longo período de tempo, à custa da adaptação do tecido cerebral, que sofre desidratação, diminuição do líquido cefalorraquidiano (LCR) pelo aumento de sua reabsorção e alterações no FSC. Os portadores de tumores cerebrais costumam ser submetidos à intervenção cirúrgica antes que ocorra a descompensação dos mecanismos que mantêm a normotensão intracraniana, porém o índice volume-pressão é maior nesses pacientes, indicando complacência cerebral diminuída.[14]

Os pacientes portadores de tumores maiores, com alteração nos mecanismos compensatórios, em geral fazem uso de diuréticos (manitol) e requerem adequada avaliação do estado hidreletrolítico. A avaliação hemodinâmica sucinta inclui frequência cardíaca e pressão arterial (nas posições deitada e sentada), turgor cutâneo, umidade e coloração de mucosas, bem como pressão venosa central (PVC).

Esses pacientes frequentemente apresentam déficit de potássio sem que haja concordância com a concentração plasmática. Nessa situação, a hiperventilação durante a anestesia pode gerar importante hipocalemia e arritmias cardíacas. A concentração de sódio plasmático contribui para a avaliação da osmolaridade do plasma, que pode ser considerada – na ausência de hiperglicemia – aproximadamente o dobro da concentração de sódio. O paciente deve estar bem hidratado ao realizar-se a indução anestésica (PVC > 6 $cmH_2O$).

Em geral, os pacientes com tumores ou metástases cerebrais usam dexametasona, que atua bem no edema vasogênico peritumoral. Administra-se uma dose prévia à indução anestésica em razão da possível inibição do córtex suprarrenal ocasionada pela terapia exógena.[15]

A hiperglicemia que pode acompanhar a corticoterapia deve ser controlada. Os níveis de glicemia no transoperatório devem ser os menores possíveis, dentro da faixa da normalidade. Quando ocorre diminuição da oferta de oxigênio ao tecido nervoso, a metabolização da glicose por via anaeróbia é a alternativa para a produção de energia. Nesse processo com formação de ácido láctico, existe correlação experimental entre a glicemia e o grau de acidose tecidual cerebral durante a isquemia. Acredita-se que esta seja a principal causa do aumento do dano neurológico registrado em animais e humanos quando são comparados os níveis glicêmicos e a evolução neurológica. Quando a glicemia atinge 200 $mg \cdot dL^{-1}$, a insulina está indicada, assim como o controle glicêmico mais frequente.[16]

Muitas vezes, esses pacientes usam antagonistas histamínicos $H_2$ (cimetidina ou ranitidina) para evitar erosão da mucosa gástrica. Esses medicamentos produzem inibição de vias enzimáticas hepáticas, exigindo uma diminuição nas doses dos bloqueadores neuromusculares adespolarizantes dependentes daquelas vias metabólicas.

A ocorrência de convulsões no pós-operatório de cirurgia intracraniana é extremamente indesejável.[17] A fenitoína é utilizada com o propósito de preveni-las, e, muitas vezes, reforça-se a sua dose no transoperatório. A dose empregada é de 3 a 5 $mg \cdot kg^{-1}$ por via intravenosa (IV), administrada lentamente, pois com facilidade produz hipotensão arterial importante.[18] Os pacientes que usam anticonvulsivantes precisam de doses maiores de bloqueadores neuromusculares e hipnóticos devido à indução enzimática hepática que desenvolvem.

Os pacientes com processos expansivos da fossa posterior podem manifestar os mesmos sinais de HIC já descritos, porém mais frequentemente apresentam sinais de compressão do tronco encefálico com alterações respiratórias, bradicardia e alterações do sensório. Com frequência, os processos expansivos da fossa posterior determinam obstrução do fluxo do LCR no nível do IV ventrículo e consequente hidrocefalia, com comprometimento do estado de consciência.

No exame clínico, podem-se observar papiledema com dilatação pupilar unilateral, paralisia de nervos cranianos, com presença de apneia durante o sono, distúrbios da fonação e broncopneumonia de repetição por aspiração. Devem-se hidratar os doentes com volume intravascular diminuído causado por vômitos, diminuição de ingestão ou aumento da diurese ocasionado por diuréticos e contrastes iodados nos estudos radiológicos, sobretudo aqueles que ficarão na posição sentada durante a cirurgia.

Paralisias de nervos cranianos podem ser encontradas sem sinais de HIC. Esses pacientes podem ser operados na posição sentada com risco de embolia aérea venosa (EAV) e alterações hemodinâmicas. Os pacientes com insuficiência coronariana ou cerebrovascular têm contraindicação relativa de serem operados nessa posição em razão da frequência com que ela determina episódios de hipotensão arterial.

## Traumatismo cranioencefálico

O traumatismo cranioencefálico (TCE) constitui uma emergência médica que requer abordagem ágil e global. Não seria exagerado afirmar que a cada 15 minutos, em média, morre um paciente vitimado por TCE. Mais de 60% dos traumas são ocasionados por acidentes automobilísticos, e o TCE é o responsável por 50% das mortes em todos os tipos de traumatismo. Considerando a importância social desse tipo de traumatismo, é fundamental que haja uma avaliação sistematizada e que as condutas para o suporte de vida sejam instaladas precocemente a fim de que a morbidade e a mortalidade sejam controladas de forma satisfatória.[19]

De modo geral, o paciente com TCE é portador de múltiplos ferimentos, caracterizando o paciente politraumatizado que requer tratamento contínuo e prioritário para a estabilização clínica.[20] O protocolo sugerido pelo Colégio Americano de Cirurgia no Suporte Avançado de Vida no Trauma (ATLS, do inglês *Advanced Trauma Life Support*) determina um acesso rápido às lesões, primeiramente com a instituição de medidas para a ressuscitação e depois com a preparação para os tratamentos definitivos.

A avaliação primária estabelece a proteção das vias aéreas, ventilação e manutenção ou restauração da circulação. Uma avaliação neurológica rápida pode ser realizada ao final do exame primário, estabelecendo o nível de consciência e o tamanho pupilar com seus desvios. O rebaixamento do estado de consciência pode representar o resultado do traumatismo direto cerebral com diminuição da perfusão cerebral por aumento da PIC ou resposta inadequada do SNC ocasionada por hipoxemia (**QUADRO 54.1**).

Os indivíduos com TCE costumam ser encaminhados para a sala de cirurgia imediatamente após sua chegada ao pronto-socorro com história incompleta da natureza do agente traumático e do tempo real decorrido até o atendimento primário. É necessário que se instale ou haja a complementação imediata do suporte avançado de vida com os cuidados adequados da ventilação e o restabelecimento do estado cardiocirculatório ideal.

O TCE não se manifesta de início com hipotensão arterial sistêmica e, apesar do sangramento importante nas lacerações do couro cabeludo, principalmente em crianças, o sangramento intracraniano isolado não costuma levar ao choque hipovolêmico. Deve-se lembrar que a hipotensão se relaciona com estágios terminais por falência de centros bulbares.

**QUADRO 54.1** Avaliação neurológica primária no traumatismo cranioencefálico

| | |
|---|---|
| A | Alerta |
| V | Estímulo verbal |
| D | Resposta somente à dor |
| I | Inconsciência |

Por outro lado, a manifestação de bradicardia, diminuição da frequência respiratória e hipertensão arterial representa uma resposta reflexa ao aumento da PIC, e a tentativa de normalizar a pressão arterial abruptamente poderá interferir na pressão de perfusão cerebral, dificultando a circulação encefálica. Essa condição deve ser tratada com intervenção cirúrgica imediata.[21]

Quando houver possibilidade, naqueles indivíduos com maior estabilidade clínica, procede-se a um exame mais detalhado do grau de consciência utilizando a escala Glasgow de coma (EGC). A EGC permite estimar a gravidade do quadro clínico e determinar o manejo clínico inicial (QUADRO 54.2). Os pacientes com EGC menor que 8 (TCE grave) devem ser intubados e ventilados com oxigênio a 100%. Auxilia na avaliação neurológica do paciente a análise das pupilas e dos reflexos do tronco encefálico. A paralisia do nervo motor ocular comum (III nervo) é altamente sugestiva de hérnia tentorial ipsolateral à massa expansiva (90%). Uma pupila oval é sugestiva de massa temporal que pode progredir para hérnia. Os reflexos do tronco encefálico, fotomotor e estímulo do conduto auditivo externo podem ser usados para avaliar a viabilidade das vias do tronco encefálico. A pesquisa do reflexo dos "olhos de boneca" deve ser evitada, a menos que se tenha garantia da integridade da coluna cervical.

O exame do diâmetro pupilar, a presença do sinal de Babinski e principalmente das funções motoras e sensitivas nos traumas raquimedulares associados, estabelecendo o nível da sensibilidade, contribuem para uma previsão do suporte fisiológico necessário no intraoperatório, no pós-anestésico imediato e no planejamento da estratégia anestésica.[22]

As pupilas devem ser avaliadas pela simetria e pelas respostas ao estímulo luminoso. Uma diferença nos diâmetros pupilares acima de 1 mm deve ser considerada indicação de anormalidade. As alterações mostram a deterioração do estado neurológico, podendo determinar o local da lesão. As lesões situadas no mesencéfalo apresentam dilatação pupilar ipsolateral à lesão, indicando paresias do terceiro par craniano e estágio inicial de hérnia de unco temporal. Já quando a dilatação pupilar é fixa e bilateral, a lesão está localizada bilateralmente no mesencéfalo ou sugere grave encefalopatia anóxica, podendo também ser um indicativo primário de morte encefálica.

Nas lesões pontinas, as pupilas estão centradas em miose puntiforme. Nos acometimentos medulares associados e hipotalâmicos, a síndrome de Horner pode-se manifestar com miose, ptose palpebral e enoftalmia. Quando há suspeição de lesão do nervo óptico, a reação ao estímulo da luz estará ausente, porém o reflexo consensual é mantido. O desvio conjugado do olhar pode representar grave destruição do lobo frontal ou presença de hematoma intracerebral agudo, com o desvio apontando para o mesmo lado da lesão. Nas lesões infratentoriais, o desvio conjugado se manifesta contralateralmente. O reflexo oculoencefálico, pesquisado nas situações em que se pode produzir rotação cefálica, demonstra a preservação de vias nervosas do tronco encefálico quando os olhos acompanham em sentido contrário ao da rotação.

A respiração representa um ato integrado correlacionando vários níveis anatômicos do SNC. O padrão de Cheyne-Stockes significa disfunção tentorial grave.[24] Quando existe aumento na frequência respiratória sem distúrbios do ritmo, o comprometimento estará localizado no tronco encefálico entre o mesencéfalo e a porção média da ponte. As lesões pontinas devem mostrar respiração apnêustica, e as do bulbo, padrão respiratório irregular (QUADROS 54.3 E 54.4).

**QUADRO 54.2** Escala Glasgow de coma*

| | | |
|---|---|---|
| **Abertura ocular** | Espontânea | 4 |
| | Ao comando | 3 |
| | À dor | 2 |
| | Nenhuma | 1 |
| **Resposta motora ao comando à dor** | Obedece | 6 |
| | Localiza | 5 |
| | Retira | 4 |
| | Flexiona anormalmente (decorticação) | 3 |
| | Estende (descerebração) | 2 |
| | Nenhuma | 1 |
| **Resposta verbal** | Orientada | 5 |
| | Desorientada | 4 |
| | Palavras inapropriadas | 3 |
| | Sons incompreensíveis | 2 |
| | Nenhuma | 1 |

*Deve ser feita atenuação se os olhos estiverem fechados por edema ou se a traqueia estiver intubada.

*Fonte: Teasdale e Jennet.*[23]

**QUADRO 54.3** Hérnia cerebral central

| | Hemisférica | Mesencefálica | Pontina |
|---|---|---|---|
| Consciência | Normal | Diminuída | Diminuída |
| Pupila | Normal | Médio/fixa | Médio/fixa |
| MOE | Normal | Déficit de adução | |
| Respiração | Normal | Hiperventilação | Apnêustica |
| Motricidade | Hemiparesia | Descerebração | Extensão de MS<br>Flexão de MI |

MI, membro inferior; MOE, musculatura ocular externa; MS, membro superior.

**QUADRO 54.4** Hérnia cerebral lateral

| | Hemisférica | Uncal |
|---|---|---|
| Consciência | Normal | Normal |
| Pupila | Normal | Midríase ipsolateral |
| MOE | Normal | Ptose e déficit de adução |
| Respiração | Normal | Normal |
| Motricidade | Hemiparesia | Hemiparesia |

MOE, musculatura ocular externa.

## Tipos de lesão cerebral no traumatismo cranioencefálico

As lesões neurológicas causadas pelo TCE apresentam-se de duas formas: primária e secundária. A primária, de ocorrência imediata após o traumatismo, é determinada pela ação das forças físicas do choque e do agente traumático sobre o crânio, com a transformação da energia em calor. Pode ocorrer movimentação de estruturas cerebrais com cisalhamento, determinando lesões da substância branca, rompendo estruturas vasculares e causando contusões generalizadas e edema cerebral.

A lesão axonal difusa, com fragmentação de axônios em vários níveis do SNC (principalmente os pertencentes a tratos longos), provocando perda da consciência de duração variável, relacionando-se com a intensidade do trauma, incide em 45% dos TCE. Associam-se a essas lesões os hematomas, produzindo efeito de massa, desvios da linha média, com localização extra, intradural ou intraparenquimatosa agravando o edema cerebral, ou o fenômeno do ingurgitamento vascular conhecido por *swelling*, cujo tratamento diferencial deve ser estabelecido após o reconhecimento da etiologia do edema[25] (**QUADRO 54.5**).

Secundariamente, existe uma série de alterações fisiopatológicas que se iniciam na fase primária, provocando o aparecimento de várias substâncias, como enzimas proteolíticas e radicais livres, alterações da permeabilidade celular com influxo exagerado de cálcio, presença de serotonina e histamina, geração de hipoxemia e hipercapnia que, somando-se à hipotensão sistêmica de causa não neurogênica, acabam agravando a perfusão cerebral e aumentando a PIC, com consequente piora do estado neurológico.[26,27] Essas alterações antecedem a cirurgia e, desde que compreendidas pelo anestesiologista, poderão ser revertidas pela diminuição da intensidade, por meio de manobras terapêuticas adequadas no pré-operatório.

Nas lesões difusas, deve-se monitorizar a PIC nos doentes que apresentarem índice de Glasgow igual ou menor que 8. Na maioria das situações, a redução da pressão parcial arterial de dióxido de carbono ($PaCO_2$) para níveis entre 26 e 28 mmHg ajuda a reduzir o FSC e a acidose intracerebral, aumentando o metabolismo final. A administração de líquidos deve ser cautelosa, evitando-se a hiperglicemia e a hiper-hidratação.

Os diuréticos osmóticos devem ser usados com critério e estão indicados sobretudo quando o estado do paciente está se deteriorando por lesões que produzem efeito de massa e nas situações em que não se dispõe de recurso cirúrgico imediato. Pode-se prescrever também diuréticos de alça, como a furosemida de 40 a 80 mg, IV, sempre precedidos de sondagem vesical. A pressão arterial sistêmica pode ser afetada pela desidratação principalmente no politraumatizado e na criança, havendo necessidade de monitorização cuidadosa e reposição volêmica com soluções isotônicas.[28]

Por fim, deve-se estabelecer de imediato o estado da função pulmonar, cardiocirculatória e renal, sendo a avaliação metabólica e laboratorial requerida após a admissão do paciente na sala de emergência ou na sala cirúrgica, juntamente com a tipagem sanguínea e a reserva de unidades de concentrado de glóbulos para transfusão quando o hematócrito estiver abaixo de 32%.

No posicionamento do paciente durante a fase pré-operatória, deve ser observada com rigor a posição da cabeça em relação à cama ou mesa cirúrgica. Alguns autores recomendam que a cabeça seja mantida a 0° com discreta extensão cervical para facilitar a drenagem sanguínea cerebral. Estudos mais recentes demonstram que o posicionamento da cabeça com elevação de 30° impõe melhor drenagem venosa, principalmente no doente hipotenso, contribuindo para a diminuição da PIC. A posição de Trendelenburg deverá ser evitada em qualquer eventualidade.[29]

No âmbito hospitalar, os maiores riscos do traumatizado de crânio estão relacionados ao transporte de uma unidade para outra, com aumento da instabilidade hemodinâmica, precariedade da monitorização e trocas de responsabilidade pelo controle das vias aéreas. Outro sítio de perigo potencial é a realização de TC ou RM, em que podem passar despercebidas hipotensão arterial, asfixia e herniação de massa encefálica. Pode ocorrer também estado convulsivo descontrolado.

## Hemorragia subaracnóidea

A hemorragia subaracnóidea (HSA) decorre da ruptura de aneurisma ou malformação arteriovenosa intracranianas, sendo, na maioria das vezes, a primeira manifestação dessas patologias.[30]

Os aneurismas em geral não se rompem antes de atingirem 5 mm de diâmetro. Antes da ruptura, como sinal, podem apresentar déficit neurológico focal devido à pressão do próprio aneurisma alargado sobre estruturas como o nervo óptico, por exemplo.

As malformações arteriovenosas podem apresentar-se clinicamente com HSA ou hemorragia intraparenquimatosa,

**QUADRO 54.5** Tipos e características de edemas cerebrais

| | Edema vasogênico (extracelular) | Edema citotóxico (intracelular) | Edema intersticial |
|---|---|---|---|
| Patologia | Aumento da permeabilidade vascular | Edema glial, neuronal, endotelial | Deficiência da absorção do líquido cefalorraquidiano |
| Local do edema | Substância branca | Substância branca e cinzenta | Edema periventricular na substância branca |
| Composição | Filtrado plasmático<br>Proteínas | Aumento da água e do sódio intracelular (falência do transporte da membrana) | Líquido cefalorraquidiano |
| Volume do líquido extracelular | Aumentado | Diminuído | Aumentado |
| Lesão causadora do edema | Trauma, tumor, metástases, abscessos | Intoxicação hídrica, infarto cerebral | Hidrocefalia comunicante ou obstrutiva |
| Efeito do esteroide | Efetivo | Não efetivo | Não efetivo |
| Efeito do manitol | Efetivo | Efetivo | Questionável |

epilepsia ou cefaleia. O alto fluxo na malformação pode desviar o sangue dos tecidos adjacentes e causar isquemia. A morbidade pós-ruptura das malformações arteriovenosas é menor que a dos aneurismas.[31] As técnicas neurorradiológicas de embolização prévia à cirurgia são usadas para reduzir sua vascularização, diminuindo o risco de sangramento transoperatório.

A HSA costuma se apresentar com uma súbita cefaleia e meningismo com ou sem perda de consciência. Esses pacientes podem evoluir rapidamente para o óbito ou ter seu nível de consciência deprimido por muitos dias; mas quando o sangramento não é tão grave, a consciência retorna rapidamente (20-30 minutos), podendo persistir cefaleia e fotofobia. A hipertensão arterial acompanha intensa atividade simpática, possivelmente induzida por espasmo de pequenos vasos que nutrem o hipotálamo.

Arritmias cardíacas e alterações na eletrocardiografia (ECG) podem ocorrer (onda P apiculada, encurtamento do intervalo PR, intervalo QT longo). A ECG não é um exame confiável com relação à análise da função miocárdica, pois, nesses pacientes, as alterações estão diretamente relacionadas ao estado neurológico. Os pacientes idosos ou com reconhecida disfunção miocárdica, infarto agudo do miocárdio (IAM) prévio ou doenças vasculares se beneficiam da monitorização da pressão arterial pulmonar, pois serão submetidos a hipervolemia e hipertensão arterial no tratamento do vasospasmo após a clipagem do aneurisma.

O vasospasmo é uma complicação frequente em pacientes com HSA. Costuma ocorrer com máxima incidência em torno do oitavo dia após o sangramento, e sua origem está relacionada à presença de sangue no espaço subaracnóideo. O manejo pré-operatório dos pacientes com aneurisma intracraniano é delicado, pois níveis tensionais altos podem levar ao ressangramento do aneurisma, enquanto a prevenção do vasospasmo inclui certo grau de hipervolemia hemodilucional. Essa situação temerária tem levado os neurocirurgiões a optarem pela cirurgia precoce. Quando o estado neurológico do paciente é favorável (grau 0 a 2 de Hunt e Hess), as condições cirúrgicas e a evolução pós-operatória costumam ser favoráveis (**QUADRO 54.6**).[33]

**QUADRO 54.6** Classificação dos pacientes com aneurismas intracranianos de acordo com o risco cirúrgico

| Categoria* | Critérios |
|---|---|
| Grau 0 | Aneurisma não roto |
| Grau I | Assintomático, ou cefaleia mínima e leve rigidez de nuca |
| Grau Ia | Estável, disfunção residual após a reação aguda cerebral ter se resolvido |
| Grau II | Cefaleia moderada a intensa, rigidez de nuca, nenhum déficit neurológico a não ser paralisia de nervo craniano |
| Grau III | Obnubilação, confusão ou déficit focal moderado |
| Grau IV | Estupor, hemiparesia moderada a grave, possibilidade iminente de rigidez de descerebração e distúrbios vegetativos |
| Grau V | Coma profundo, rigidez de descerebração, aparência moribunda |

*Doença sistêmica grave, como hipertensão, diabetes, arteriosclerose grave, doença pulmonar crônica e vasospasmo grave observado na arteriografia, resulta na classificação do paciente na próxima categoria menos favorável.

*Fonte: Modificado de Hunt e Hess[32] e Moss.[33]*

Os bloqueadores dos canais de cálcio do tipo di-hidropiridina ou do tipo difenilalquilamina têm se mostrado úteis em prevenir o vasospasmo ou diminuir sua intensidade, porém se relacionam com maior índice de ressangramento. Isso reforça a opção pela cirurgia precoce.[34-38]

O ideal é que todos os pacientes com HSA cheguem chegar tranquilos à sala cirúrgica, evitando-se taquicardia e hipertensão arterial. Os benzodiazepínicos por via oral, como o diazepam, 10 a 15 mg, costumam ser efetivos. Se o nível de consciência estiver deprimido, o fármaco será omitido. Se o paciente usa bloqueadores β-adrenérgicos ou outro agente anti-hipertensivo, deve recebê-los junto com a medicação pré-anestésica. Os anticonvulsivantes também devem ser continuados no período perioperatório.[39-44]

## Tumores hipofisários

Esses tumores podem ser divididos em duas categorias: não funcionantes e hipersecretantes.[45,46] Os tumores não funcionantes perfazem 75% dos tumores hipofisários, sendo evidentes por seus efeitos de massa ou por sinais e sintomas de hipopituitarismo. Os efeitos de massa podem ocorrer como perda de campo visual, paralisia de nervos oculares por compressão do III, IV ou VI nervos cranianos ou, ainda, aumento da PIC devido à hidrocefalia obstrutiva. Quanto ao hipopituitarismo, implica hipotireoidismo, amenorreia, infertilidade, impotência, perda dos caracteres sexuais secundários e diminuição de hormônio adrenocorticotrófico. Taxas de cortisol abaixo das mínimas aceitáveis predispõem o paciente a hipoglicemia, hipotensão arterial e hipotermia.[47-49]

Quanto aos tumores hipersecretantes, sua classificação tem por base a produção hormonal: hormônio do crescimento (acromegalia), hormônio adrenocorticotrófico (doença de Cushing), prolactina (prolactinoma) ou hormônio estimulante da tireoide (hipertireoidismo). Ocasionalmente, mais de um hormônio pode ser produzido.

Em geral, esses pacientes apresentam-se no pré-operatório equilibrados do ponto de vista hormonal. É necessário manter o regime terapêutico e considerar as alterações anatomofuncionais produzidas pelos tumores.[50] Às vezes, um paciente com hipopituitarismo pode necessitar de cirurgia de urgência. Nesses casos, inicia-se com hidrocortisona, 100 mg, IV, a cada 6 horas, junto com infusão de solução fisiológica, em veia central.[51,52] A monitorização de sódio sérico e glicemia é mandatória. A reposição de hormônios da tireoide pode ser necessária após a reposição de glicocorticoides. Utiliza-se tri-iodotironina ($T_3$), 10 mg, via oral, ou, se necessário, 5 a 25 mg, repetidos após 12 horas, conforme a gravidade do quadro.

Em pacientes com tumores hipersecretantes, é importante o controle da hipertensão arterial, do diabetes melito e de distúrbios hidreletrolíticos no pré-operatório.[48] O grau de obesidade é importante na doença de Cushing, podendo exigir mudanças na técnica anestésica. Esses pacientes podem apresentar refluxo gastresofágico, além de hipertensão arterial e hiperglicemia. As vias aéreas e a função cardíaca merecem especial atenção em acromegálicos que, quando têm associada a doença de Cushing, podem apresentar insuficiência cardíaca congestiva e doença cardíaca isquêmica.[53] A mandíbula e a língua grandes e a possibilidade de tecido laríngeo redundante com estenose subglótica representam dificuldades possíveis no manejo das vias aéreas desses pacientes.[54] Os prolactinomas não apresentam preocupações adicionais no período pré-operatório.

## Doenças da coluna vertebral

As doenças cirúrgicas da coluna vertebral incluem doenças degenerativas que comprimem raízes ou medula, tumores, malformações arteriovenosas, anormalidades congênitas e lesões traumáticas.

Os pacientes com doenças crônicas da medula podem apresentar-se para a cirurgia com neuropatia periférica, paraplegia ou tetraplegia, entre outras sequelas neurológicas. Uma avaliação clínica criteriosa, com minuciosa revisão de sistemas, é indispensável nesse grupo de pacientes. Nas doenças cervicais, deve-se testar a dor à mobilização, sintomas neurológicos e limitações da extensão e flexão do pescoço no período pré-operatório. Os achados servirão de guia na escolha da técnica mais apropriada para intubação traqueal.

O sistema pulmonar pode estar comprometido em pacientes com doença cervical ou torácica, por perda de função da musculatura intercostal ou diafragmática. Os testes específicos de função pulmonar devem ser solicitados se houver história de dispneia, dificuldade para tossir ou pneumonias frequentes. Quando o nível de lesão estiver abaixo de $C_4$, a respiração espontânea será mantida com a diminuição da capacidade vital em torno de 20 a 25%. Na presença de quadriplegia, haverá distensão abdominal, como resultado da dilatação gástrica, e, com a paralisia dos músculos intercostais, poderá haver respiração paradoxal.

O trauma raquimedular alto leva a uma diminuição do volume de reserva expiratório, e a pressão expiratória poderá estar diminuída. As aspirações são frequentes por regurgitação e acúmulo de secreções, elevando os níveis de dióxido de carbono ($CO_2$) e diminuindo a pressão parcial arterial de oxigênio ($PaO_2$).[55-57] A hipoxemia se instala ocasionando vasoconstrição pulmonar, falência respiratória e edema pulmonar **(QUADRO 54.7)**.

Nos procedimentos eletivos, é necessário estudar criteriosamente o estado cardiopulmonar do doente. Escolioses com ângulos maiores que 65° podem levar à disfunção pulmonar agravada com a presença de artrites, deformidades da coluna e doenças musculares.[58] Pneumonias recorrentes, dispneia e expectoração exigem propedêutica instrumentalizada, iniciando-se com radiografia de tórax e testes de função pulmonar. Estes podem revelar a redução da complacência devido à restrição pulmonar com diminuição da capacidade vital e da capacidade residual funcional, confirmadas por diminuição do volume expiratório forçado em 1 segundo ($VEF_1$) e da capacidade vital forçada (CVF). Nos doentes com traumatismos raquimedulares altos, uma preocupação adicional são as secreções que devem ser reduzidas com aspirações profiláticas rotineiras.[59]

O sistema cardiovascular também pode estar comprometido devido à hiper-reflexia autonômica (comum em pacientes com doença crônica em $T_7$ ou acima), podendo associar-se hipertensão arterial importante e bradicardia reflexa, com consequentes isquemia miocárdica, insuficiência cardíaca ou hemorragia intracerebral.[60-64]

Os pacientes com doença crônica da medula espinhal podem ter alterada sua resposta farmacocinética a vários fármacos. Isso se deve a diversas modificações na água corporal, no conteúdo de massa muscular, nas proteínas e no tecido adiposo, alterando bastante a biodisponibilidade, a distribuição, o metabolismo e a excreção de muitos grupos de fármacos. Uma importante consideração anestésica em pacientes com déficit neurológico preexistente é o efeito da succinilcolina no músculo denervado.

A succinilcolina provoca despolarização muscular e posterior relaxamento. No músculo denervado, ocorre proliferação dos receptores da placa motora, que, ao serem sensibilizados pela succinilcolina, produzirão uma resposta exagerada com grande liberação de potássio para a circulação. Esse aumento agudo no potássio sérico pode causar arritmias cardíacas, parada cardiorrespiratória e morte. Portanto, a succinilcolina deve ser evitada nesses pacientes.[65]

A medicação pré-anestésica é opcional e deve ser usada em pacientes extremamente ansiosos. Os opioides têm valor em indivíduos que apresentam dor no período pré-operatório. Se for indicada intubação do paciente consciente, um antissialagogo tornará a anestesia tópica mais efetiva ao reduzir a quantidade de secreção oral. A metoclopramida pode ser útil, já que esses pacientes podem apresentar retardo no tempo de esvaziamento gástrico, dependendo do nível da lesão.[66]

O trauma da medula espinhal provoca uma descarga simpática importante, que perdura de 2 a 20 minutos. Segue-se um período de inatividade simpática nas regiões abaixo do nível da lesão, caracterizando o choque medular ou choque neurogênico. Se a lesão for acima de $T_4$, atingirá neurônios cardioaceleradores com bradicardia e hipotensão arterial.[67,68] A hipotensão arterial também resulta da vasodilatação periférica e da diminuição da contratilidade miocárdica. Nesses pacientes, está indicada a monitorização da pressão capilar pulmonar, pois não toleram bem a reposição hídrica, desenvolvendo elevadas pressões de enchimento ventricular esquerdo e, eventualmente, edema pulmonar.

Muitos pacientes apresentam instabilidade cervical e devem ser intubados sem a mobilização do pescoço. Os pacientes com lesão em $C_4$ ou acima têm paralisia do diafragma e demandam ventilação mecânica. Nos pacientes tetraplégicos, o volume de reserva expiratório é baixo e a pressão expiratória máxima está significativamente diminuída. Os pacientes com trauma cervical estão predispostos a desenvolver edema pulmonar neurogênico.[69]

É indispensável a avaliação cuidadosa dos déficits neurológicos no pré-operatório, documentando-os claramente para que possam ser comparados com os resultados pós-operatórios.

**QUADRO 54.7** Lesões da coluna vertebral e problemas ventilatórios

| Comprometimento | Nível | Ventilação |
|---|---|---|
| Músculos acessórios | $C_2$ | Respiração assistida |
| Paralisia do diafragma | | |
| Total | $C_3$ | Respiração assistida |
| Parcial | $C_4$ a $C_6$ | Ventilação comprometida |
| Músculos intercostais | | Respiração diafragmática |

## Pacientes pediátricos

As doenças cirúrgicas que afetam os pacientes pediátricos são tumores, hidrocefalias, meningomieloceles, craniostenoses e outras menos frequentes. Na avaliação pré-operatória, de modo geral, deve-se dar especial atenção a idade, doenças associadas (asma, epilepsia), alergias, medicações em uso e história de reações adversas aos anestésicos.

Os pacientes portadores de tumores cerebrais devem ser avaliados quanto ao grau de HIC e aos déficits neurológicos que apresentam. Os pacientes hidrocefálicos, além da HIC, podem apresentar aumento exagerado no perímetro cefálico, levando a graus variados de dificuldade de intubação traqueal. A craniostenose pode ser acompanhada de doença cardíaca congênita, hidrocefalia e HIC. Na meningomielocele, costumam ocorrer déficits sensitivo e motor, estando associadas anomalias congênitas, como na síndrome de Klippel-Feil (fusão das vértebras cervicais), pé valgo, hidrocefalia, luxação de quadril, extrofia de bexiga, prolapso de útero e defeitos cardíacos.

Os pacientes geralmente apresentam-se desidratados no pré-operatório devido a jejum, restrição hídrica, vômitos, uso de manitol, contrastes radiológicos e distúrbios do hormônio antidiurético, tolerando mal as mudanças de decúbito e os anestésicos. Em crianças, o turgor cutâneo, a hidratação de mucosas e o débito urinário são mais fidedignos como indicadores do estado volêmico do que a pressão arterial e a frequência cardíaca. Os exames complementares e outros testes objetivos dependem da natureza do procedimento cirúrgico e das condições gerais do paciente. Nos procedimentos eletivos menores, em pacientes hígidos, apenas hematócrito e exame de urina são suficientes para complementar a avaliação.

Deve-se programar rigorosamente o controle laboratorial dos eletrólitos e do hematócrito, fazendo-se as correções necessárias. Não se deve iniciar uma neurocirurgia eletiva na presença de febre, que pode estar associada a uma infecção generalizada com respostas inadequadas aos anestésicos. Os exames de laboratório podem evidenciar a síndrome da secreção inapropriada do hormônio antidiurético.

Doentes com tumores suprasselares como os craniofaringiomas apresentam frequentemente disfunção da hipófise e necessitam estudo endocrinológico, incluindo função tireoidiana e suprarrenal.[70] Distúrbios metabólicos podem estar presentes revelando hiper ou hipoglicemia, e a suprarrenal pode apresentar resposta insuficiente pela terapia constante com esteroides. Diabetes insípido induz frequentemente hipernatremia.[71,72]

Na literatura, a incidência de aspiração do conteúdo gástrico no recém-nascido é de 2:40.000 e está relacionada com esôfago curto, pressão intragástrica elevada por estômago pequeno e incoordenação do neonato para respirar e engolir. Os bloqueadores de receptores $H_2$ – cimetidina e ranitidina – podem ser usados com cautela para diminuir a acidez gástrica naqueles com risco de aspiração de conteúdo gástrico. A metoclopramida aumenta o esvaziamento gástrico, e o glicopirrolato é mais efetivo em diminuir as secreções do que a atropina, não apresentando alterações ou repercussões sobre o SNC. As medicações preventivas no tratamento do edema cerebral e das convulsões deverão ser mantidas.

As reações anafiláticas e anafilactoides durante o ato anestésico-cirúrgico podem ocorrer no doente neurocirúrgico como em qualquer outro paciente. Os principais agentes envolvidos são os bloqueadores neuromusculares, os derivados do látex e os coloides. Destes, especificamente os derivados do látex são os que merecem atenção especial.

Desde 1979, quando foi descrito o primeiro caso de reação alérgica ao látex, a incidência dessas complicações vem aumentando de maneira progressiva. A reação aos derivados do látex pode ser do tipo IV, com quadro cutâneo, ou do tipo I, anafilática, mediada por IgE, o que pressupõe uma sensibilização prévia. Existem grupos de risco para as reações ao látex: profissionais da área de saúde, trabalhadores da indústria do látex, pacientes que foram submetidos a múltiplas hospitalizações ou a repetidas sondagens vesicais, incluindo-se aqui os pacientes com trauma de medula espinhal, malformação urogenital e bexiga neurogênica e, ainda, as crianças portadoras de defeitos do tubo neural, como meningomielocele e espinha bífida.

A incidência de reação ao látex nas crianças com espinha bífida chega a 40 a 65% do total, sendo estatisticamente maior no grupo de crianças atópicas com espinha bífida.[73-75] A incidência de reações ao látex nesse grupo também aumenta de forma proporcional ao número de cirurgias realizadas, que parece ser o principal fator determinante da reação ao látex nessas crianças, embora a ausência desse fator de risco não exclua a possibilidade de que elas estejam sensibilizadas ao látex.[76]

As crianças com defeito do tubo neural merecem, por conseguinte, uma avaliação pré-anestésica criteriosa, necessariamente ambulatorial (ou antes da internação), devendo-se pesquisar na anamnese atopias, cirurgias prévias (número e possíveis complicações) e alergias (a frutas, como banana, kiwi, abacate, abacaxi, melão, maracujá, cereja, pêssego, e nozes, que provocam reação cruzada ao látex).

A investigação laboratorial deve ser feita, sempre que possível, pelo teste de puntura (*prick-test*) ou pelo teste radioalergoabsorvente (*radioallergosorbent test* – RAST). O teste de puntura, embora alguns discutam a possibilidade de sensibilização, é mais sensível, específico e econômico do que o RAST, ao passo que este último é mais seguro.

Nos casos em que exista a possibilidade concreta de sensibilização prévia ao látex, a melhor conduta é a realização do RAST e da intervenção cirúrgica em ambiente sem nenhum derivado do látex (*latex-free*), que seria a chamada "profilaxia primária do látex" recomendada por alguns autores para as crianças com espinha bífida. A eficácia da profilaxia das reações ao látex (**TAB. 54.1**), empregando-se associações do tipo corticoide e anti-histamínico, não está bem estabelecida; no

**TABELA 54.1** Prevenção e tratamento das reações anafiláticas

| **Cirurgia de emergência** | |
|---|---|
| Hidrocortisona | 1 mg·kg$^{-1}$, IV, 12/12 h |
| Difenidramina | 1 mg·kg$^{-1}$, IV, 6/6 h |
| Ranitidina | 0,5 mg·kg$^{-1}$, IV |
| **Após a cirurgia** | |
| Prednisona | 5 a 10 mg·kg$^{-1}$, IV, 6/6 h |
| Difenidramina | 0,5 a 1 mg·kg$^{-1}$, VO ou IV |
| Cimetidina | 4 a 6 mg·kg$^{-1}$, VO |

IV, intravenosa; VO, via oral.

entanto, para aqueles que optarem pelo uso, a melhor opção parece ser a prednisona associada à difenidramina, embora a sua utilização não elimine as precauções recomendadas a esse grupo de pacientes.[77,78]

A ocorrência de reação ao látex durante o ato anestésico-cirúrgico é sempre uma situação grave, porque, como não há fator causal subjacente ao início do quadro clínico, não se faz o diagnóstico de reação anafilática instantaneamente e, por conseguinte, não se inicia o tratamento de imediato, o que pode levar ao óbito (em cada oito casos de reação anafilática, um evolui para óbito).

O tratamento das reações ao látex é o mesmo de qualquer reação anafilática, devendo-se utilizar sempre adrenalina, infundir soluções cristaloides rapidamente, manter vias aéreas permeáveis e afastar o fator causal. Além disso, é importante lembrar que a reação ao látex pode ocorrer em qualquer momento da vida do paciente, internado ou não. Assim, todo pessoal médico e paramédico deve ser alertado, pois a reação pode ocorrer, por exemplo, no período pós-operatório. Quando a criança receber alta hospitalar, a família também deve ser devidamente instruída.

A medicação pré-anestésica no paciente pediátrico neurocirúrgico deve ser usada com extremo cuidado devido ao risco de hipoventilação e aumento da PIC. A administração de corticoides e anticonvulsivantes deve ser mantida. Os pacientes com alteração do nível de consciência não devem receber medicação ansiolítica ou sedativa. A administração de fentanil via oral ou nasal (absorção transmucosa) é acompanhada de depressão respiratória 10 minutos após a sua administração, com queda dos índices de saturação da hemoglobina medidos por oximetria de pulso para 90%.[79]

A combinação de benzodiazepínicos e opioides também deve ser evitada por levar à depressão respiratória. O midazolam oral, nasal ou intramuscular pode ser uma boa alternativa por apresentar pouca interferência na função respiratória, com manutenção da resposta ao acúmulo de dióxido de carbono.[80,81] Uma alternativa aos benzodiazepínicos é o hidrato de cloral, com doses de 50 mg·kg$^{-1}$, administrados por via oral ou retal, 1 hora antes da cirurgia. Nas crianças com menos de 6 meses, a administração de atropina nas doses de 0,02 a 0,2 mg·kg$^{-1}$ contribuirá para a manutenção da frequência cardíaca durante a indução da anestesia geral.[82-86]

Quanto ao jejum, os neonatos podem receber solução glicosada 2 horas antes da indução anestésica por via oral. Até os 6 meses, podem ser amamentados até 4 horas antes. Crianças de 6 a 18 meses podem receber líquidos isotônicos 4 horas antes da indução anestésica. As maiores do que 18 meses, 6 horas antes da indução.

# Monitorização

## Sistema respiratório

No paciente neurocirúrgico, da mesma forma que em outros pacientes, talvez mais, pela dificuldade de acesso, a oximetria de pulso fornece informações valiosas. A saturação da hemoglobina pelo oxigênio e a quantidade de hemoglobina determinam quase 100% do conteúdo arterial de oxigênio. No entanto, utiliza-se também a gasometria arterial para avaliação da $PaCO_2$ e do estado acidobásico.

Em pacientes com TCE, a oferta de oxigênio ao SNC pode ser avaliada pela diferença do conteúdo cerebral arterial e venoso de oxigênio. Um decréscimo na saturação da hemoglobina é frequentemente o primeiro sinal de edema pulmonar neurogênico no trauma de crânio.

A ventilação, ao alterar o volume sanguíneo cerebral, é parâmetro que exige monitorização a mais fidedigna possível. Além de alarmes para baixos fluxos, misturas hipóxicas, desconexões e elevadas pressões endotraqueais, é muito útil a capnografia. Apresentando as curvas de $CO_2$ inspirado e expirado, ela fornece informações mais significativas do que a simples capnometria, que mostra apenas o pico de $CO_2$ expirado final. Nos pacientes com pulmões sadios, os valores de $CO_2$ expirado final correspondem a valores aproximadamente 5 mmHg menores do que os verificados na $PaCO_2$ pela gasometria arterial.

A capnografia, além de fornecer a estimativa da $PaCO_2$, alerta também para desconexões do tubo endotraqueal, apneia, intubação esofágica e embolia aérea (paciente na posição sentada). Há fatores que interferem na fidedignidade dos dados informados pela capnografia, como a rápida frequência respiratória, o baixo débito cardíaco e a doença pulmonar obstrutiva crônica.[87,88]

## Sistema cardiocirculatório

A monitorização invasiva da pressão arterial é desejável na grande maioria dos pacientes neurocirúrgicos. A necessidade de evitar a hipotensão arterial em face de HIC e doença cerebrovascular, de prevenir a hipertensão arterial nos pacientes com malformação arteriovenosa, aneurisma intracraniano ou desautorregulação de qualquer etiologia, e de promover hipotensão controlada ao dissecar-se aneurisma exige a informação imediata fornecida pela pressão arterial invasiva. Além disso, a cateterização arterial permite a coleta de amostras de sangue para exames laboratoriais, e a onda de pulso possibilita análise qualitativa da contratilidade, do volume sistólico e da complacência vascular arterial.

A monitorização invasiva da pressão arterial é de grande auxílio também no cuidado pós-operatório do paciente neurocirúrgico. O transdutor de pressão pode ser colocado na altura do meato acústico externo, especialmente se o paciente estiver sentado, informando a pressão arterial no nível da região do SNC sob intervenção. Os principais sítios de punção são a artéria radial e a dorsal do pé, dependendo do acesso ao paciente. Se o paciente estiver colocado na posição lateral, as extremidades que ficam para cima são preferíveis.[89,90]

A monitorização não invasiva da pressão arterial pode ser usada em procedimentos menores (p. ex., derivação ventriculoperitoneal, hérnia discal) e nos procedimentos maiores durante a indução anestésica, antes de cateterizar a artéria.

A cateterização de veia central está indicada nos pacientes com possibilidade de sangramento importante e naqueles operados na posição sentada.[91,92] Nos últimos, aspira-se ar pelo cateter para confirmar a EAV e auxiliar no tratamento. Devido às possíveis complicações desse procedimento (p. ex., pneumotórax) e à necessidade de correto posicionamento do cateter, deve-se introduzi-lo antes da cirurgia, com o devido controle radiológico.

Com o uso de técnicas anestésicas na sua maioria venosas e de técnicas neurocirúrgicas mais apuradas, o sangramento transoperatório esperado de tumores cerebrais é relativamente pequeno, exigindo transfusão apenas ocasionalmente.

A colocação de cateter na artéria pulmonar para medidas hemodinâmicas tem as mesmas indicações que as da população cirúrgica geral: história de IAM, doença valvar, miocardiopatia, etc. Além disso, tem sido indicada nos pacientes em choque neurogênico, pois a reposição volêmica pode facilmente ultrapassar a capacidade de bombeamento cardíaco (denervação simpática).

O cateterismo vesical evita a distensão da bexiga e monitoriza as perdas líquidas (causada pelos diuréticos), o grau de hidratação e a qualidade do débito cardíaco.

A eletrocardioscopia fornece informações a respeito das repercussões cardíacas das lesões do SNC. Os pacientes com TCE apresentam um estado hiperadrenérgico com diversas alterações eletrocardiográficas (TAB. 54.2).

O tratamento dos pacientes com diuréticos produz alterações eletrolíticas com modificações observáveis na eletrocardioscopia. A reposição de potássio deve ser acompanhada pela observação da imagem eletrocardioscópica.

Em crianças menores, o estetoscópio esofágico é de grande auxílio, já que a qualidade das bulhas cardíacas é um parâmetro fidedigno de avaliação do débito cardíaco e do plano anestésico nesse grupo etário.

## Temperatura

A hipotermia foi utilizada no passado, e ainda o é em alguns serviços, para conferir proteção cerebral durante episódios isquêmicos previsíveis em neurocirurgia. Na atualidade, vem sendo menos usada, pois não é isenta de complicações cardiovasculares e requer circulação extracorpórea. A termometria é recomendada pela duração comumente longa dos procedimentos. O sensor esofágico está bem indicado.

Em crianças, a grande área da cabeça e a menor quantidade de gordura subcutânea tornam obrigatória a monitorização da temperatura. De preferência, esta deve permanecer entre 36 e 36,5 °C, pois os pacientes pediátricos apresentam uma série de manifestações clínicas adversas em temperaturas corporais mais baixas.[91-96]

**TABELA 54.2** Achados eletrocardiográficos anormais em pacientes com traumatismo craniano

| Achado | Percentual |
|---|---|
| Intervalo QT (> 440 ms) | 60 |
| Taquicardia (> 100) | 45 |
| Depressão do segmento ST | 20 |
| Prolongamento do QRS | 15 |
| Ondas U amplas | 15 |
| Elevação do segmento ST | 15 |
| Extras-sistolia ventricular | 10 |
| Bloqueio cardíaco | 8 |
| Onda T apiculada | 8 |
| Prolongamento de PR | 5 |
| Bradicardia | 2 |

*Fonte: Frost.*[97]

## Paciente na posição sentada

Cirurgias com o paciente na posição sentada implicam a possibilidade de EAV em 30 a 50% dos indivíduos, bem como embolia arterial paradoxal (EAP).[98,99] De 20 a 30% da população possui algum grau de comunicação interatrial devido a forame oval patente; daí a possibilidade de absorção venosa de ar e embolia arterial sistêmica. O gradiente pressórico gerado pela posição entre o átrio direito e a atmosfera proporciona a entrada de ar na circulação venosa através de vasos não colabados na abertura cirúrgica.

A ecocardiografia transesofágica (ETE) é o método mais sensível para detecção de EAV e o único exame capaz de detectar EAP, porém utiliza um aparelho dispendioso que pode ser substituída pelo Doppler precordial, também altamente sensível. Volumes tão pequenos quanto 0,12 mL de ar intracardíaco podem ser detectados com o transdutor colocado paraesternalmente à direita, entre o 3º e o 6º espaços intercostais, assim como fluxos de entrada de ar de 0,2 $mL \cdot kg^{-1} \cdot min^{-1}$.[100] Pode-se improvisar a utilização de equipamento de monitorização fetal em colocação precordial.[101,102] É interessante o uso de faixa elástica para a fixação do transdutor no tórax.

Uma característica desses monitores é sua grande suscetibilidade às interferências elétricas, sobretudo ao cautério monopolar, prejudicando bastante a ausculta dos sons cardíacos. Essa interferência ocorre independentemente da qualidade do aterramento elétrico da sala de cirurgia. Convém, portanto, associar-se outro método de detecção precoce de EAV, como a capnografia, ao Doppler precordial.[103]

Quando o fluxo de entrada de ar atinge cerca de 0,4 $mL \cdot kg^{-1} \cdot min^{-1}$, eleva-se a relação ventilação-perfusão (V/Q), pois vários alvéolos ventilados não são perfundidos devido à vasoconstrição das arteríolas pulmonares, reduzindo o $CO_2$ expirado-final e a saturação arterial de oxigênio. Com aproximadamente 0,69 $mL \cdot kg^{-1} \cdot min^{-1}$ de fluxo de ar, a pressão arterial se reduz, mas os mecanismos compensatórios fisiológicos mantêm-se em níveis aceitáveis. Quando o fluxo estiver entre 1,3 e 2 $mL \cdot kg^{-1} \cdot min^{-1}$, os mecanismos de compensação são ineficazes e aparecem alterações na ECG (onda P pontiaguda, infra ou supradesnivelamento do segmento ST, ritmo irregular). Também podem ocorrer queda abrupta da pressão arterial e choque.[104]

O aparecimento de nitrogênio expirado final e o aumento da pressão na artéria pulmonar são comuns com fluxos de entrada acima de 0,4 $mL \cdot kg^{-1} \cdot min^{-1}$. A capnografia é menos sensível do que a medida do nitrogênio expirado final ou do que a pressão arterial pulmonar, porém tem sido mais utilizada devido à sua maior disponibilidade.

O cateter multiorificial em veia central está indicado nesses pacientes, pois favorece a aspiração de ar. A injeção de solução fisiológica de 2 mL no átrio direito ajuda a determinar o correto posicionamento precordial do transdutor do Doppler. O cateter multiorificial auxilia também no diagnóstico de EAV. Após acusada a entrada de ar pelo Doppler, consegue-se aspirá-lo pelo cateter em 50% dos casos. O auxílio no tratamento é discutível. Um bom posicionamento da ponta do cateter fica entre o limite inferior da veia cava superior e a porção média do átrio direito. A posição pode ser verificada por meio de radiografia, eletrocardioscopia intravascular ou simplesmente tracionando-se o cateter, retirando-o do ventrículo direito como observado pela queda da pressão medida em coluna líquida.

A ausculta cardíaca por estetoscópio esofágico ou precordial demora a fornecer informações sobre EAV, como hiperfonese de segunda bulha e som em roda de moinho, que ocorrem quando o fluxo de ar já atingiu aproximadamente 1,7 $mL \cdot kg^{-1} \cdot min^{-1}$.[105]

## Sistema nervoso

A monitorização do SNC no paciente anestesiado deve ser utilizada não apenas para avaliar e controlar a profundidade da anestesia, mas também para detectar precocemente sinais de disfunção neurológica durante o procedimento cirúrgico em situações nas quais uma anormalidade não possa ser diagnosticada clinicamente, permitindo melhorar o seu desempenho e diminuir a possibilidade de lesões pós-operatórias. Também permite investigar os efeitos de fármacos e técnicas anestésicas sobre o SNC e os mecanismos da anestesia.

Até pouco tempo atrás, havia vários problemas que dificultavam o emprego da monitorização do SNC. Tais problemas, contudo, vêm sendo minimizados pelo aparecimento de equipamentos mais compactos, de manejo simples e com grande facilidade para interpretação dos resultados, sem necessidade de pessoal técnico especializado.

Assim, a monitorização do SNC visa responder a questões relacionadas com conforto, segurança, integridade funcional e evolução pós-operatória do paciente: O paciente está anestesiado? O sistema nervoso está a salvo? O diagnóstico cirúrgico e a localização da lesão estão corretos? Está ocorrendo algum acidente ou disfunção orgânica? A conduta anestésica está correta?

Para responder a essas questões, devem ser estudadas três funções básicas relacionadas com o SNC: a dinâmica intracraniana, o metabolismo e a atividade elétrica do sistema nervoso. Conhecendo-se esses três fatores, pode-se realmente diagnosticar o que está ocorrendo no SNC e quais os efeitos desencadeados por determinada técnica ou determinado anestésico, pois existe uma correlação muito boa entre as suas variações e a atividade ou viabilidade neuronal **(FIG. 54.1)**.

O avanço da tecnologia permite, hoje, a utilização de métodos relativamente simples e não invasivos para o estudo dessas funções.

### Pressão intracraniana

A medida da PIC pode ser feita por cateter ventricular, subaracnóideo, extradural ou lombar, por agulha cisternal ou lombar e mediante a colocação de transdutores nos espaços subaracnóideo, extradural e intraventricular. A medida da PIC está indicada para avaliação da complacência intracraniana pré, trans e pós-operatória; para estudo da evolução pós-operatória; e para controle, prognóstico e tratamento de comas e traumatismos cranioencefálicos.[107-110] Do ponto de vista anestésico, é pouco útil, pois quando o crânio está aberto durante a cirurgia, a PIC é igual a zero.

### Fluxo sanguíneo cerebral

A monitorização do FSC é importante para a avaliação da integridade neuronal, pois sua redução vai prejudicar a oxigenação dos neurônios e a atividade elétrica cerebral, culminando, quando em níveis inferiores a 10 $mL \cdot 100\ g^{-1} \cdot min^{-1}$, com a lesão neuronal irreversível.

O FSC da circulação de grandes vasos e da microcirculação pode ser avaliado por diversos métodos experimentais e clínicos, invasivos e não invasivos. Para o estudo clínico e não invasivo da circulação encefálica, existem vários métodos, como cintilografia externa, TC, tomografia computadorizada com emissão de pósitron (PET, do inglês *positron emission tomography*), tomografia computadorizada por emissão de fóton único (SPECT, do inglês *single photon emission computerized tomography*)[111] e RM, que não podem ser empregados durante o ato anestésico-cirúrgico pela sua complexidade e pelo porte do equipamento.

Em anestesiologia, são mais úteis a fluxometria ultrassônica por Doppler transcraniano e a fluxometria por *laser* Doppler, que medem, respectivamente, o fluxo nas grandes artérias e na microcirculação.

A ultrassonografia por Doppler transcraniano utiliza ondas ultrassônicas para medir a velocidade do fluxo sanguíneo dos grandes vasos da base do crânio, em geral a artéria cerebral média e a carótida interna. Tais ondas são transmitidas através do osso temporal e atingem as hemácias. Em contato com essas células em movimento, são refletidas, a uma determinada frequência, de volta para a caixa craniana e para o sensor ultrassônico, sinalizando um efeito Doppler. Dessa maneira, elas medem a velocidade de circulação das hemácias, podendo ser relacionadas com a velocidade e direção do fluxo sanguíneo. A velocidade das hemácias é maior no centro do vaso, resultando em um traçado que se assemelha às ondas produzidas pelos transdutores de pressão intra-arterial.

O Doppler transcraniano permite a análise funcional confiável, simples e não invasiva do FSC em vasos de grosso calibre.[112,113] Ele emprega um transdutor de 2 MHz colocado em

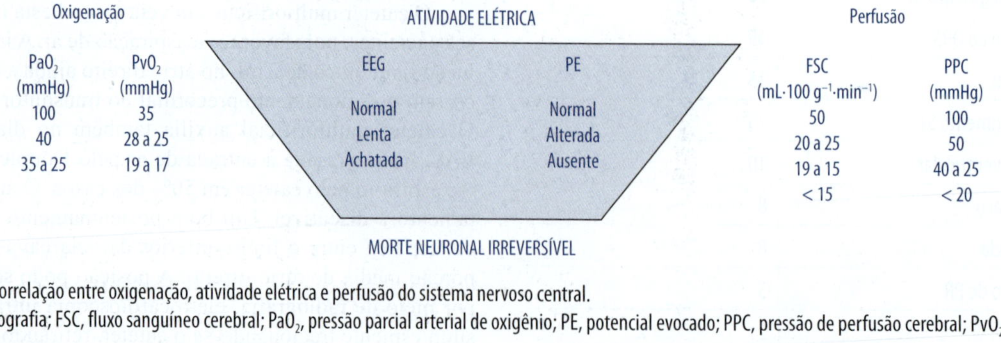


**FIGURA 54.1** Correlação entre oxigenação, atividade elétrica e perfusão do sistema nervoso central.
EEG, eletrencefalografia; FSC, fluxo sanguíneo cerebral; $PaO_2$, pressão parcial arterial de oxigênio; PE, potencial evocado; PPC, pressão de perfusão cerebral; $PvO_2$, pressão venosa de oxigênio.
*Fonte: Adaptada de Freye.*[106]

locais específicos, as janelas ósseas temporais, permitindo o estudo direto do fluxo sanguíneo das artérias intracranianas.

O Doppler transcraniano vem sendo empregado com resultados favoráveis em muitas situações, particularmente no decorrer de cirurgias de carótida, nas quais é útil não apenas para decidir sobre a colocação de *shunt* durante o clampeamento, mas também – em associação com monitorização eletrofisiológica – para detectar condições anômalas como isquemia, embolia, trombose e hiperperfusão pós-operatória. Também está indicado em cirurgias cardiopulmonares com circulação extracorpórea, para detecção de espasmos cerebrais, diagnóstico de edema e morte encefálica, tratamento e prognóstico de TCE, além de diagnóstico de doenças cerebrovasculares e embólicas cerebrais, estenoses e malformações arteriovenosas intracranianas. Vem sendo usado ainda para estudo da reatividade dos vasos intracranianos e dos efeitos de fármacos e anestésicos sobre o FSC.

Apresenta, contudo, alguns problemas. Para que a medida seja um reflexo confiável do FSC, a artéria avaliada e o posicionamento do sensor devem permanecer constantes. Além disso, a correlação do Doppler transcraniano com o FSC varia com a patologia intracraniana.

A fluxometria invasiva do SNC, por sua vez, pode ser feita durante procedimentos neurocirúrgicos mediante ultrassonografia por raios *laser*, que utiliza sensores colocados diretamente no córtex ou na profundidade do encéfalo.[114,115] Esse equipamento usa o mesmo princípio do Doppler transcraniano, porém mede a velocidade das hemácias em vasos da microcirculação. Pode ser empregado em situações nas quais se deseja avaliar o estado do fluxo sanguíneo da microcirculação, em condições de isquemia ou hipoxemia, como acontece durante cirurgias de aneurisma cerebral.

## Pressão de perfusão cerebral

A pressão de perfusão cerebral (PPC) ou encefálica não é medida diretamente, mas por derivação da pressão no nível das artérias piais (Pap) e da pressão venosa intracraniana (Pvi). A Pap é apenas um pouco menor do que a pressão arterial média (PAM); por outro lado, a Pvi é um pouco maior do que a PIC, em condições normais. Quando a PIC aumenta muito, torna-se maior que a Pvi. Assim, pode-se dizer que:

$$PPC = Pap - Pvi \text{ ou } PPC = PAM - PIC,$$

pois a variação da PAM é compensada pela variação da PIC.

A PPC vem sendo avaliada, nos últimos anos, pela correlação com o Doppler transcraniano[116-120] e outros métodos.

## Atividade metabólica do sistema nervoso central

A atividade metabólica do SNC avalia a atividade neuronal que pode ser estudada *in vitro* e *in vivo* no LCR e no sangue (diferença arteriovenosa de oxigênio, glicose, lactato, metabólitos, substratos e neurotransmissores). Com exceção do oxigênio, os demais substratos e metabólitos do SNC, até o momento, não são empregados rotineiramente em anestesiologia.

O consumo de oxigênio pelo SNC avaliado pela taxa metabólica cerebral de oxigênio ($CMRO_2$, do inglês *cerebral metabolic rate of $O_2$*) é muito estável no indivíduo desperto, variando dentro de limites estreitos, em condições normais. O oxigênio consumido pelo encéfalo é de cerca de 5,5 $mL \cdot 100\ g^{-1} \cdot min^{-1}$. Destes, 60% correspondem à função sináptica (3,3 mL) e 40% à manutenção da integridade celular (2,2 mL). À medida que a oferta de oxigênio diminui, o encéfalo vai reduzindo sua atividade funcional para preservar a integridade celular.

O consumo de oxigênio nas diversas regiões do encéfalo varia de acordo a atividade delas; pode haver um excesso de consumo em algumas regiões (devido a convulsões ou excesso de atividade) e uma verdadeira isquemia em outras (compressão, hipofluxo, embolia, distorção). Assim, os métodos de estudo do metabolismo global do SNC não dão informações precisas do que está de fato ocorrendo. Seria de grande importância avaliar o consumo regional de oxigênio por meio de eletrodos colocados diretamente sobre a estrutura a ser estudada.

Durante cirurgias neurológicas, a análise regional da oxigenação cerebral pode ser feita por sensores (eletrodos) colocados diretamente no tecido nervoso, craniotomias ou trepanações. Entretanto, com mais frequência, esses sensores não atingem exatamente a região de interesse. Existem equipamentos que vêm sendo empregados com sucesso em intensivismo para avaliação de pacientes com TCE e em cirurgias de aneurismas.[121-123] Experimentalmente, os estudos são mais numerosos, inclusive para avaliação dos efeitos de anestésicos sobre a oxigenação do SNC. O metabolismo do SNC pode ser estudado pela medida da diferença arteriovenosa de oxigênio, $PaCO_2$, $PaO_2$, pH, glicose, bicarbonato e de metabólitos, como lactato, piruvato e radicais livres.

Um dos métodos estuda a concentração de oxigênio na veia jugular, que, em associação com a medida da concentração arterial de oxigênio, permite uma boa avaliação do metabolismo global do SNC. A monitorização da saturação de oxigênio da veia jugular ($SjO_2$) estuda a concentração de oxigênio no bulbo da veia jugular. Essa concentração é medida por meio de coletas de amostras seriadas de sangue ou por medida contínua através de cateter de fibra óptica com sensor para oximetria. A colocação deve ser acima do bulbo jugular, para evitar contaminação com sangue extracraniano.

A concentração de sangue na veia jugular reflete bem o consumo de oxigênio pelo encéfalo, desde que a concentração de hemoglobina e a temperatura sejam mantidas dentro de limites estreitos. A saturação de oxigênio da veia jugular está aumentada em condições de hiperemia, hipotermia, redução do metabolismo por coma, morte encefálica e substâncias depressoras do SNC, nas fístulas arteriovenosas e quando há contaminação com sangue extracraniano. Está diminuída na hiperventilação excessiva, na elevação da PIC, no vasospasmo cerebral global, na anemia, na redução do hematócrito, na hipotensão arterial, na isquemia e na hipoxemia.

A medida da saturação de oxigênio da veia jugular é indicada em traumatismo craniano, cirurgias intracranianas (aneurismas, malformações, tumores), hipotermia e cirurgia cardíaca.

A monitorização da oxigenação encefálica pode ser feita de maneira não invasiva e contínua, mediante oximetria cerebral por espectroscopia óptica não invasiva. Esse equipamento provê monitorização constante do nível de saturação regional de oxigênio no tecido cerebral. Ele mede a diferença arteriovenosa de oxigênio e, consequentemente, avalia o consumo de oxigênio pelas células nervosas. Possui um sistema de alarme que permite a detecção precoce de níveis anormais de oxigênio, prevenindo possíveis danos da hipóxia sobre o encéfalo. Esse método tem sido empregado para o estudo e diagnóstico da isquemia cerebral da hipotermia, durante procedimentos neurovasculares, cirurgia cardíaca com circulação extracorpórea, para estudos sobre o efeito da anestesia na oxigenação cerebral, bem como para o diagnóstico de hipóxia em diversas situações.

A observação da oxigenação encefálica por esse método, associado à análise da diferença de concentração de oxigênio, $CO_2$, pH, lactato e glicose entre o sangue arterial e o venoso (da veia jugular interna), permite um estudo bem aprofundado do metabolismo do SNC.[124]

## Atividade elétrica do sistema nervoso central

A monitorização da atividade elétrica do SNC está indicada em várias situações, como avaliação da profundidade da anestesia; análise da segurança da hipotensão induzida; avaliação de situações de isquemia, hipóxia e comas; evolução de TCE; cirurgias vasculares (carótida, malformações, aneurismas); cirurgias de fossa posterior, de medula, de nervos cranianos e periféricos.

A atividade elétrica encefálica corresponde a uma função específica dos neurônios e requer energia. Ela é responsável pelo consumo de 50 a 60% (3,3 mL·100 $g^{-1}$·$min^{-1}$ de oxigênio) da energia de repouso. Em condições de redução da oferta de oxigênio (isquemia ou hipóxia), a atividade funcional (elétrica) do SNC é reduzida ou abolida para economizar a energia necessária para manutenção da sua integridade.[125,126]

Os sinais elétricos do SNC refletem a integridade funcional das estruturas nervosas que podem ser lesadas durante a cirurgia. Por outro lado, os anestésicos em geral diminuem a atividade metabólica do SNC, bem como sua atividade elétrica.

Existem dois tipos de registros da atividade elétrica encefálica. A atividade espontânea ou inespecífica do SNC é estudada pelo eletrencefalografia clássica, o eletrocorticograma e as eletrencefalogafias espectrais compactadas (monitores de função cerebral). Já a atividade elétrica nervosa induzida ou específica pode ser estudada por meio dos potenciais evocados visuais, auditivos e somatossensoriais do córtex cerebral, do tronco encefálico e da medula espinhal, por eletronistagmografia e eletromiografia.

A eletrencefalografia (EEG) registra a atividade elétrica espontânea gerada pelas células nervosas do córtex encefálico e de estruturas mais profundas.[127,128] Essa atividade tem origem nas células piramidais da camada granular do córtex, sendo produzida pela somação de potenciais excitatórios e inibitórios neuronais. Os sinais elétricos são registrados de duas maneiras: por eletrodos colocados no couro cabeludo (EEG clássica) ou na superfície ou profundidade do córtex (eletrocorticografia). Esses sinais são de pequena intensidade em comparação com os da ECG, sendo por isso medidos em microvolts. Os cabos são blindados, e os sinais amplificados e filtrados para se excluírem interferências. O que se registra é a voltagem (0-30 $\mu$V) em relação ao tempo, em uma série de 8 a 16 canais, com a velocidade do papel de 30 mm·$s^{-1}$.

Existem quatro tipos de ondas. As ondas $\beta$ (13-30 cps) têm o ritmo mais rápido e de menor amplitude, encontrado durante a vigília com olhos abertos ou atenção concentrada. As ondas $\alpha$ (8-13 cps) são encontradas em estados de vigília com os olhos fechados (repouso), sendo inibidas pela abertura dos olhos, susto, medo e tensão. O ritmo $\theta$ (4 a 8 cps) é mais lento e amplo que os anteriores, sendo encontrado normalmente em crianças saudáveis, durante o sono, hiperventilação e anestesia. As ondas $\delta$ (menor que 4 cps), muito amplas, são encontradas durante o sono de ondas lentas, anestesia profunda e estados patológicos como hipóxia, comas, tumores e sofrimento cerebral.

A EEG varia muito com a anestesia e eventos associados (tensão de oxigênio e $CO_2$, temperatura, pressão arterial, FSC, grau de estimulação do SNC, equipamentos eletrônicos). Trata-se de um equipamento muito volumoso, que ocupa grande espaço, utiliza uma grande quantidade de papel, além de exigir tempo e pessoal especializado para sua interpretação. Atualmente, ainda é empregado em cirurgia para identificação de focos epilépticos, localização de áreas e núcleos cerebrais, diagnóstico, avaliação da evolução e do tratamento de isquemia e hipóxia do SNC durante operações de carótida, aneurismas, TCE e uso de hipotensão induzida, estados de coma, cirurgias cardiovasculares, posturas inadequadas, no período pós-operatório e para avaliação da reatividade dos vasos encefálicos ao $CO_2$.

O importante é saber que a atividade elétrica do SNC varia inversamente com as modificações do metabolismo e do fluxo sanguíneo cerebrais, surgindo alterações com um fluxo menor que 20 mL·100 $g^{-1}$·$min^{-1}$. Com um nível de 12 mL·100 $g^{-1}$·$min^{-1}$ de FSC, a atividade elétrica do sistema nervoso desaparece; abaixo de 6 a 10 $mL^{-1}$·100 $g^{-1}$·$min^{-1}$, ocorre morte neuronal. Assim, tem-se uma boa faixa de segurança para a detecção de isquemia, por meio de EEG ou potenciais evocados, antes que haja morte de neurônios.

A EEG fornece avisos precoces de condições causadas por eventos agudos durante a cirurgia que podem ser nocivas ao cérebro (hipóxia, isquemia). Embora nem todos os pacientes que têm alterações isquêmicas ou sofrem episódios isquêmicos transoperatórios apresentem déficits neurológicos no pós-operatório, todos os que evidenciam déficit neurológico no período pós-operatório acusaram alterações eletrencefalográficas transoperatórias.

As dificuldades técnicas para o emprego da EEG clássica durante a anestesia levaram ao desenvolvimento de técnicas e equipamentos que permitem um registro contínuo da atividade elétrica cerebral de modo compactado, por meio de processamento computadorizado, mediante uso da análise de Fourier. Assim, é possível estudar a atividade elétrica cerebral espontânea e induzida (potenciais evocados, eletrococleografia, eletromiografia) de maneira simples, rápida, eficiente, com baixo custo, sem maiores dificuldades técnicas e com compreensão fácil do traçado pelo anestesiologista. Para a anestesiologia, são importantes os monitores computadorizados da função cerebral.

Pichlmayer e colaboradores[129] publicaram, em 1987, um atlas de EEG computadorizada, para anestesiologistas, no qual são apresentados sucessivos traçados de pacientes antes, durante e depois da anestesia. São mostradas as características de ação dos diversos anestésicos inalatórios, venosos e locais, da medicação pré-anestésica, das alterações induzidas por estimulação cirúrgica, hipotensão arterial, isquemia, hipotermia e hipóxia.

Os monitores de função cerebral utilizam apenas um canal de EEG. Os sinais obtidos são processados por filtração. As ondas menores que 2 e maiores que 17 Hz não sofrem ação da anestesia e são eliminadas por filtração. A onda resultante é retificada e registrada em papel que corre em velocidade baixa (30 cm·$h^{-1}$). A interpretação é simples, porém fornece poucas informações. Os resultados podem ser apresentados sob forma digital.

Os potenciais evocados (PEs) são respostas eletrofisiológicas do SNC à estimulação sensorial ou sensitiva (potenciais evocados somatossensitivos ou somatossensoriais) ou motora (potenciais evocados somatossomáticos), de introdução mais recente.[130] Os potenciais evocados somatossensitivos (PESSs) podem ser auditivos, visuais, dolorosos ou, mais raramente, olfativos, proprioceptivos e táteis, de acordo com o tipo de estímulo utilizado. Esses potenciais correspondem às médias dos sinais de resposta a um estímulo, que são feitas por meio de computadores e que podem ser registradas. As respostas de uma estrutura nervosa à estimulação são captadas por sensores (eletrodos de detecção) e, após filtração das frequências mais altas (da EEG), são ampliadas e processadas por computadores que somam, fazem as médias e medem as distâncias e amplitudes.

Toda vez que ocorre um estímulo sensorial, desencadeia-se uma resposta constituída por uma complexa sequência de eventos elétricos, que ocorre sobretudo no sistema especificamente estimulado. Na sequência, em primeiro lugar, aparecem os potenciais de ação das vias transmissoras dos impulsos, seguidos dos potenciais pós-sinápticos gerados em núcleos do tronco e córtex. No caso de lesão de qualquer natureza, em algum ponto do trajeto, ocorre um retardo na transmissão do estímulo (aumento da latência) e uma atenuação da resposta (redução da amplitude) das ondas.

Os potenciais evocados podem ser classificados, de acordo com a região a partir da qual são registradas as respostas sensitivas, em corticais cerebrais, do tronco encefálico ou medulares. Quanto à gênese, podem ser classificados em **potenciais gerados em receptores** (eletrorretinografia e eletronistagmografia); **potenciais precoces**, gerados em campos situados a distância do eletrodo explorador (*far-field potentials*), os quais são pós-sinápticos, originários de estruturas tronculares e subcorticais, com latência curta (15 ms), como os potenciais auditivos do tronco encefálico, registrados em amplas áreas do couro cabeludo; e **potenciais tardios**, gerados próximos ao eletrodo explorador (*near-field potentials*), em estruturas talamocorticais, que possuem latência grande, registrados próximos à área de projeção cortical do sistema sensorial ativado (potencial evocado visual, na área cortical).

Conhecendo-se os potenciais-padrão da via sensorial estudada e correlacionando-os com os diversos componentes do potencial obtido, pode-se utilizá-los para avaliar a integridade das vias sensitivas específicas e das estruturas adjacentes. Os seus componentes são analisados em função da topografia, amplitude e latência dos picos mais proeminentes e constantes. Para a monitorização intraoperatória, as medidas absolutas são menos importantes do que as alterações que ocorrem durante a cirurgia em determinado paciente. Alterações são esperadas como resultado da anestesia, porém, uma vez atingida a estabilidade farmacológica e fisiológica, variações subsequentes na curva do potencial evocado podem ser atribuídas a mudanças na integridade funcional das vias monitorizadas.

Em geral, os PESS são relativamente insensíveis aos anestésicos, ao passo que os potenciais evocados motores (PEMs) são extremamente sensíveis a eles, motivo pelo qual é necessário otimizar a técnica anestésica de modo a se adequar a monitorização. A diminuição de 50% da amplitude na forma da onda **(FIG. 54.2)** dos PEs ou o aumento de 10% na latência são indicativos de lesão neurológica, e o uso de anestésicos inalatórios, principalmente associado ao óxido nitroso ou bloqueador neuromuscular, e o plano profundo de anestesia podem confundir a avaliação neurofisiológica. A presença de hipotermia, hipotensão e anemia também interfere na mensuração dos PEs no intraoperatório.[131]

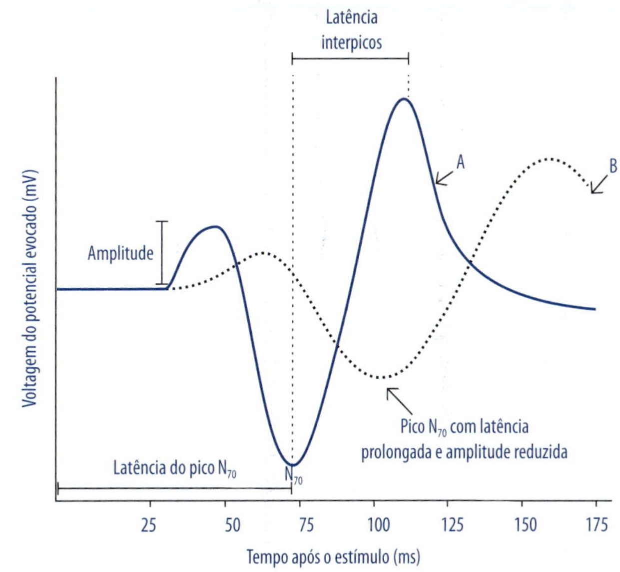


**FIGURA 54.2** A linha cheia (onda A) representa uma forma de onda de potencial evocado típico, descrito sob latência (tempo entre o estímulo e o início da resposta) e da amplitude (distância entre o pico e o vale). A linha pontilhada (onda B) representa uma redução na amplitude e um aumento na latência em comparação com forma de onda A. Essas alterações podem ocorrer devido a isquemia ou lesão neuronal, efeitos de vários agentes anestésicos, ou mudanças nas variáveis fisiológicas que produzem redução da perfusão neuronal.
*Fonte: Adaptada de Cucchiara e colaboradores.*[132]

Os potenciais evocados mais utilizados durante a cirurgia são os somatossensoriais dolorosos, os auditivos e, mais raramente, os visuais. Na clínica, são empregados em várias situações, como localização de tumores, lesões nervosas e áreas de isquemia; diagnóstico de lesões medulares; diagnóstico de déficits sensitivos, desmielinização e doenças diversas; diagnóstico e prognóstico de comas e morte encefálica; e monitorização durante cirurgias de hipófise, medula, fossa posterior, carótida e TCE.

As indicações mais comuns dos potenciais evocados dependem do tipo de procedimento: os potenciais somatossensoriais do tronco encefálico e da medula (dolorosos, táteis, térmicos, proprioceptivos) estão indicados para localização de tumores e diagnóstico de lesões, isquemia e compressão de estruturas durante intervenções na medula (ressecções de tumores, malformações vasculares, coágulos e correção de escolioses).[133-138] Os PESSs também são indicados em cirurgias vasculares para ressecção de aneurismas da aorta torácica e endarterectomia carotídea.[139,140] Os PESSs corticais, por sua vez, são indicados para cirurgias de aneurismas intracranianos e em TCE **(QUADRO 54.8)**.

Os PESSs têm contribuído para o estudo da coluna dorsal e da função do tronco encefálico. O estímulo elétrico transcutâneo consiste em um breve pulso retangular de 0,2 a 2 ms de duração, intensidade suficiente para que a contração do grupo muscular correspondente seja enviada para o nervo periférico através de eletrodos superficiais. Os nervos periféricos mais usados são o mediano, no punho, e o tibial posterior, no tornozelo. A vantagem da técnica padronizada é que valores normais têm sido determinados. Os eletrodos sensoriais podem

**QUADRO 54.8** Indicações para monitorização dos potenciais evocados somatossensoriais

| Monitorização da função medular | Monitorização de plexos/ nervos periféricos |
|---|---|
| • Intubação (trauma raquimedular) | • Fraturas pélvicas |
| • Reparo de coarctação da aorta | • Artroplastia total de quadril |
| • Posicionamento cirúrgico | • Ressecção de neuroma |
| • Correção de escoliose | • Reparo de nervo/plexo |
| • Reparo de aneurisma torácico | • Osteotomia femoral/ acetabular |
| • Ressecção de tumor medular | |
| • Craniectomia para fossa posterior | |
| • Embolização/ressecção de lesão vascular | |

*Fonte: Porter.*[141]

ser colocados sobre o plexo braquial, a coluna cervical ou o escalpo. Os PEs também podem ser detectados a partir da medula espinhal após estimulação na perna, utilizando eletrodos superficiais ou eletrodos de fiação fina de localização peridural ou intratecal.

Nos traumatismos cranianos, os PESSs podem ter valor prognóstico. Com a redução da irrigação cerebral, ocorre uma redução na amplitude desses potenciais, porém a onda não se modifica. As lesões compressivas, como os hematomas subdurais, aumentam a latência.

Os PEMs são usados comumente na monitorização intraoperatória da medula espinhal durante cirurgia de escoliose. Monitorizam o sistema motor da medula espinhal por meio da estimulação elétrica direta ou da estimulação magnética indireta do córtex motor, com registros das respostas evocadas a partir da medula, do nervo periférico e do músculo.[142,143]

Na cirurgia de correção da escoliose, ajudam a prevenir a radiculopatia pós-operatória (complicação mais comum do que a lesão da medula espinhal), identificando a irritação do nervo antes da lesão. Vários músculos geralmente são monitorizados. Os PEMs desencadeados por estimulação de parafusos pediculares ou orifícios piloto podem ser usados para identificar os parafusos que são malposicionados muito perto de raízes nervosas.

A monitorização dos nervos cranianos, utilizada durante ressecções de neuroma acústico e de tumores do ângulo pontocerebelar, descompressão microvascular, cirurgias da base do crânio, tireoide, parótidas, e esvaziamento cervical radical, é uma forma de PEM ou estudo da condução nervosa intraoperatória. Apenas os nervos cranianos com um componente motor podem ser monitorizados com PEM (ou seja, os nervos cranianos III, IV, V, VI, VII, IX, X, XI e XII).

Os PEMs são mais sensíveis à lesão da medula espinhal do que os PESSs. A técnica do registro combinado de potenciais evocados motores e somatossensoriais é mais sensível do que a utilização das técnicas isoladamente em pacientes com risco de lesão medular.

A avaliação dos resultados da monitorização dos PESSs é positiva nas cirurgias de medula e aorta. Nas demais indicações, mostra-se inconclusiva. Os PEs auditivos são mais resistentes à ação dos anestésicos, tendo maior utilidade.[144] Estão indicados nas cirurgias da fossa posterior, para diagnóstico de lesão, compressão e retração do V, VII e VIII pares cranianos, para monitorização da função troncular durante ressecção de schwannomas do acústico e para avaliação da profundidade de comas e da morte encefálica.[145,146]

Os potenciais evocados auditivos do tronco encefálico (PEATEs) são de grande valia para a monitorização do tronco encefálico durante cirurgias na fossa posterior e têm sido considerados úteis na avaliação de morte encefálica. Os estímulos auditivos são liberados por fones de ouvido, que fornecem uma série de cliques a frequências e intensidades que podem ser variadas. Diferentes taxas de estímulo são empregadas para dar respostas máximas às diversas partes do potencial evocado. Os PEATEs são sensíveis à manipulação do cérebro e do tronco encefálico. Por isso, deve-se solicitar aos que cirurgiões interrompam o procedimento no caso de quaisquer alterações nesses potenciais. Um número menor de eletrodos é necessário, e sua colocação é mais simples do que a dos PESSs. Entretanto, os resultados são de interpretação mais difícil (**QUADRO 54.9**).

O traçado de um PE auditivo corresponde a sete ondas (I a VII) que equivalem ao registro da transmissão do estímulo por vários pontos da via auditiva: onda I, VIII nervo craniano; onda II, núcleo coclear; onda III, complexo da oliva superior; onda IV, lemnisco lateral; onda V, colículo inferior; onda VI, corpo geniculado medial; e onda VII, córtex auditivo primário. As lesões, em geral, induzem à redução da amplitude e ao aumento da latência das ondas. As ondas mais evidentes e constantes são as III e V. As latências mais facilmente estudadas são das medidas entre os picos das ondas I e III e I e V, por serem menos alteradas pela anestesia e por outros fatores.[147]

Os potenciais evocados visuais (PEVs) não são muito empregados durante a cirurgia por sofrerem forte influência da anestesia.[148] São obtidos por *flashes* de luzes a partir de diodos sobrepostos em óculos colocados sobre os olhos fechados do paciente. As latências dos principais picos dos PEVs são mais longas do que as dos PESSs, porque se acredita que os sítios de geração dos PEVs sejam corticais. Estes são relativamente mais instáveis e vulneráveis a muitos fatores, como temperatura, hipóxia e hipotensão, e mostraram-se menos confiáveis na monitorização intraoperatória. São utilizados durante procedimentos que envolvam diretamente a via visual, como a cirurgia transesfenoidal e a da fossa anterior (**QUADRO 54.10**).

Os PEMs são de aparecimento mais recente e ainda pouco empregados em clínica. Provavelmente serão muito úteis em intervenções na medula.

**QUADRO 54.9** Indicações para monitorização dos potenciais evocados auditivos

- Clipagem de aneurisma basilar
- Ressecção de neuroma do acústico
- Craniectomia para fossa posterior
- Monitorização da viabilidade do tronco encefálico
- Exploração do tronco encefálico/fossa posterior

*Fonte: Porter.*[141]

**QUADRO 54.10** Indicação para monitorização dos potenciais evocados visuais

- Hipofisectomia
- Excisão de lesões retro-orbitárias
- Lesões do córtex occipital
- Lesões do ventrículo lateral

*Fonte: Porter.*[141]

Para que os PEs sejam úteis durante a anestesia, para diagnóstico de lesão nervosa, os resultados não devem ser mascarados pelos efeitos dos anestésicos. Portanto, esses efeitos deveriam ser perfeitamente conhecidos. Contudo, isso não ocorre devido à diversidade de metodologia utilizada (condições, doses, ventilação, etc.).

De maneira geral, admite-se que os potenciais do tronco encefálico ou subcorticais (*near-field potentials*), sobretudo os auditivos, são menos sensíveis que os corticais (*far-field potentials*) à ação de anestésicos, isquemia, hipóxia e hipotermia. Os anestésicos inalatórios deprimem mais intensa e precocemente os PEs do que os venosos, sobremaneira os PEs corticais. Os PEs do tronco encefálico fornecem informações sobre a integridade do tronco (vias ascendentes). Os PEs corticais dão informação similar sobre o córtex. Os PEs auditivos estão estreitamente relacionados com o nível de consciência – durante a anestesia, a intensidade do estímulo aplicado deve ser 2 a 4 vezes o valor antes da sua indução. O limite máximo é de 20 mA e 250 ms, pois, acima disso, o paciente desperta.

### Interferência dos anestésicos na monitorização eletrofisiológica

Todos os fármacos anestésicos interferem na mensuração dos PESSs e PEMs, reduzindo a sua amplitude e aumentando a sua latência (**TAB. 54.3**). Uma exceção a essa regra é a cetamina, que incrementa a amplitude dos PEs, sendo, portanto, uma opção

**TABELA 54.3** Efeitos de vários agentes anestésicos sobre a amplitude e a latência dos potenciais evocados

| Fármaco | Latência | Amplitude | Notas |
|---|---|---|---|
| Agentes voláteis | ↑ | ↓ | Isoflurano > sevoflurano ou desflurano<br>Efeito à CAM 0,3 a 0,5 |
| Óxido nitroso | ↑ | ↓ | Efeito potente sobre os receptores nicotínicos neuronais de acetilcolina<br>Evitar |
| Propofol | ↑ Dose-dependente | ↑ Dose-dependente | Metabolismo rápido permite titulação durante AVT |
| Tiopental | ↑↑ | ↓↓ | CMPA muito sensível aos barbitúricos |
| Etomidato | ↓ | ↑ | Usar em combinação com AVT para melhorar a qualidade dos PEs |
| Cetamina | ↑ | ↑ | Cetamina ↑ PIC<br>Usar em combinação com AVT para melhorar a qualidade dos PEs |
| Midazolam | ↑↑ | ↓↓ | Prolongada supressão marcada dos PEs |
| Dexmedetomidina | ↑ | ↓ | Usada em combinação com outros agentes para diminuir a dose de AVT |
| Fentanil | Preservada em altas doses | ↓ Dose-dependente | PESSs e PEMs presevados até altas doses |
| | PESS preservado com fentanil a 50 μg·kg$^{-1}$ | Fentanil a 50 μg·kg$^{-1}$ | |
| | | PEATEs preservados | |
| Petidina | PEs preservados em altas doses | Amplitude dos PESSs | |
| Morfina | ↑ Dose-dependente | ↓ | |
| Remifentanil | Preservada | ↓ | Combinação com halogenado ou AVT<br>Permite rápida titulação |
| Opioides intratecais | PESSs não afetados | Não afetada | |
| Relaxantes musculares | Suprimem os PEMs | Suprimem os PEMs | Usados para impedir a movimentação do paciente durante PEMs transcranianos<br>Usados para diminuir a interferência EMG<br>Manter T1 até 10 a 20% do valor da resposta básica<br>Manter a sequência de 4 estímulos em 2/4 contrações |

AVT, anestesia venosa total; CAM, concentração alveolar mínima; CMPA, componente muscular do potencial de ação; EMG, eletromiografia; PE, potencial evocado; PEATE, potencial evocado auditivo do tronco encefálico; PESS, potencial evocado somatossensitivo; PEM, potencial evocado motor; PIC, pressão intracraniana.

*Fonte: Adaptada de Van Der Walt e colaboradores.*[149]

principalmente em pacientes que apresentem PEs prejudicados no período pré-operatório, nos quais é necessário otimizar o registro.

Os potenciais evocados de origem cortical (PESSs) são mais sensíveis aos efeitos dos anestésicos quando comparados com os potenciais do tronco encefálico (auditivos e das porções subcorticais do PESS). É fundamental manter os níveis dos fármacos anestésicos constantes durante o processamento dos PESSs. As alterações bruscas nas infusões venosas de anestésicos ou as mudanças de valores da concentração ministrada dos agentes inalatórios podem ser prejudiciais à mensuração do sinal.

Os agentes voláteis (halogenados e óxido nitroso) produzem depressão dose-dependente dos PEs.[150] Uma concentração alveolar mínima (CAM) de inalatórios de mais de 0,5 não é compatível com a obtenção de um PEM confiável, apesar de poder ser usada para a obtenção do PESS. O propofol, o midazolam e os barbitúricos reduzem a amplitude dos PEs e prolongam a latência de forma dose-dependente. Os opioides produzem mínima interferência nos PEs, permitindo uma monitorização consistente. São a base da anestesia na monitorização neurofisiológica.

Os bloqueadores neuromusculares possuem mínimo efeito sobre os PESSs, mas não devem ser usados caso haja necessidade da mensuração do PEM. Finalmente, os agonistas $\alpha_2$-adrenérgicos podem ser utilizados como adjuvantes, pois apenas interferem nos PEs em doses mais elevadas.[151]

### Índice biespectral

O índice biespectral (BIS) é um parâmetro numérico derivado de uma análise matemática da EEG, que examina variações de voltagem ao longo do tempo no lobo frontal do cérebro, podendo, por sua localização, ter alguma restrição em neurocirurgia, visto que em muitos casos a incisão cirúrgica deverá ocorrer no local indicado para a colocação dos eletrodos.

O BIS mede efeitos sedativos e hipnóticos produzidos pelos agentes anestésicos por meio de uma escala numérica que vai de 0 (falta de atividade cortical, isoelétrica) a 100 (paciente totalmente acordado). Para a anestesia cirúrgica, recomenda-se manter os valores entre 40 e 60. No entanto, a simples análise numérica se mostra muito ruim, devendo ser analisados o estado físico do paciente, a posição deste durante a cirurgia, os valores da taxa de supressão, o padrão de borda espectral, a ocorrência de assimetria e o traçado da EEG, para então correlacionar esses dados com o valor numérico apresentado.

A introdução do BIS na prática clínica representou para os anestesiologistas um método confiável de avaliação da função cerebral e que permitiu a titulação dos hipnóticos sobre a atividade cortical. O BIS apresenta a melhor combinação de sensibilidade e especificidade entre os monitores da profundidade anestésica atualmente disponíveis no mercado.[152]

As vantagens do BIS em neurocirurgia incluem:

- Otimização no consumo de anestésicos e no tempo de recuperação da anestesia: a medida contínua da hipnose por meio do BIS permite a otimização e a individualização da administração dos anestésicos, prevenindo-se, assim, tanto subdoses quanto sobredoses. A ausência de consciência e memória estará associada a uma dose mínima e apropriada do agente hipnótico. Ao evitar a administração de sobredoses de hipnóticos, teoricamente, deve-se diminuir a morbidade e melhorar a recuperação e velocidade do despertar.
- Redução na ocorrência de consciência intraoperatória e despertar: mediante uma monitorização confiável, previne-se a ocorrência de consciência intraoperatória e despertar, sobretudo em pacientes mais graves nos quais pequenas variações nas doses dos anestésicos provocam uma grande instabilidade hemodinâmica. Nesses casos, a monitorização da consciência proporciona o uso otimizado dos agentes hipnóticos.
- Possibilidade de avaliação do hemisfério cerebral que está sendo abordado: mediante colocação dos eletrodos no respectivo hemisfério, é possível avaliar a taxa de supressão ou a assimetria quando se usa o monitor bilateralmente. É possível detectar isquemia e lesões cerebrais mediante diminuição do valor unilateralmente.[153]

Em neurocirurgia, deve-se evitar ao máximo a movimentação do paciente na mesa cirúrgica. Além disso, existe má correlação entre os parâmetros derivados da EEG e a resposta motora.[154] Assim, os bloqueadores neuromusculares ajudariam muito nesse tipo de cirurgia. Sabe-se que tais agentes em doses maiores do que uma dose eficaz para 95% ($DE_{95}$, do inglês *effective dosis*) causam uma diminuição no valor do BIS. Portanto, nesses pacientes, recomenda-se manter o BIS na faixa de valores entre 40 e 50 e usar o monitor do bloqueio neuromuscular (TOF, do inglês *train-of-four*).

A monitorização do SNC ainda está em fase inicial de implementação, em particular no Brasil. Quando os equipamentos forem mais acessíveis e os anestesiologistas estiverem mais familiarizados com os diversos aspectos das técnicas empregadas, o estudo das funções neurológicas deverá ser utilizado rotineiramente, tal qual acontece com a monitorização dos sistemas cardiocirculatório, respiratório e outros. Da mesma forma que sucedeu com estes, haverá um grande progresso no diagnóstico e tratamento das disfunções do SNC durante a cirurgia. Como resultado mais importante, haverá um enorme avanço no conhecimento dos mecanismos da anestesia e na monitorização do paciente anestesiado.

## Reposição volêmica e hidreletrolítica

O paciente neurocirúrgico frequentemente experimenta rápidas mudanças no volume intravascular causadas por hemorragias, administração de diuréticos potentes, início de diabetes insípido ou mudanças no posicionamento da mesa cirúrgica. Daí a necessidade, hoje bem entendida e aceita, de se manter o volume intravascular normal, não cabendo a restrição preconizada no passado, que envolvia benefícios duvidosos e muitos efeitos indesejáveis, como hipovolemia, perfusão renal inadequada, distúrbios eletrolíticos e acidobásicos, hipotensão arterial com o uso de agentes inalatórios, vasodilatadores ou de ventilação com pressão positiva, redução do FSC e hipoxemia.[155-157]

Quanto ao tipo de solução a ser usada na reposição, não há diferenças significativas entre as soluções isotônicas coloides e cristaloides com relação à formação de edema cerebral ou alteração da PIC. Os resultados são diferentes quando se altera a osmolaridade da solução. Diferentemente do capilar periférico, o endotélio vascular do SNC (barreira hematencefálica) é pouco permeável ao sódio, gerando um gradiente osmolar entre o espaço intravascular e o intersticial, além do gradiente hidrostático e oncótico. Soluções hiposmolares como Ringer lactato em grandes quantidades podem aumentar o conteúdo de água cerebral e a PIC. Enfim, soluções coloides ou cristaloides podem ser usadas na reposição desde que isotônicas.[158]

A manutenção da pressão arterial, preservando a normovolemia, é fundamental na maioria dos procedimentos neurocirúrgicos e cuidados intensivos neurocirúrgicos. Na atualidade,[159-162] estudos indicam que a manutenção e expansão do volume intravascular não terá grande efeito sobre o edema cerebral, desde que a osmolaridade sérica seja mantida; nesse caso, a pressão hidrostática cerebral não é significativamente aumentada. Se isso é atingindo com cristaloide ou coloide parece pouco relevante, porém a osmolaridade do fluido selecionado é crucial.

## Fatores que influenciam o conteúdo de água cerebral

O conhecimento das forças envolvidas e das características do movimento de fluidos através dos capilares cerebrais da barreira hematencefálica (BHE) é essencial para evitar um aumento da PIC. A BHE é impermeável aos pequenos íons e proteínas, mas não à água.[163,164] Portanto, para uma escolha racional do tipo e volume das diversas soluções para hidratação disponíveis a ser utilizado no paciente neurocirúrgico, são fundamentais a compreensão das propriedades coligativas físico-químicas envolvidas no movimento da água do cérebro e a definição dos termos a seguir:

### Pressão osmótica

A pressão osmótica é a força com que a água se move através da membrana semipermeável de uma solução contendo uma baixa concentração de substâncias dissolvidas (solutos) para outra com alta concentração de solutos. A água vai passar dependendo do gradiente de concentração (a partir de uma solução de osmolaridade menor para uma osmolaridade superior). A força motriz é proporcional ao gradiente de água através da membrana; se duas soluções com a mesma concentração são colocadas em ambos os lados de uma membrana, não haverá força motriz. Da mesma forma, se a membrana é permeável a solutos, isso irá reduzir o gradiente e, por conseguinte, as forças osmóticas.[165]

### Osmolaridade

A osmolaridade é determinada pelo número de partículas osmoticamente ativas por litro de solução; as unidades usadas para expressar a osmolaridade de uma solução são os miliosmoles por litro de solução ($mOsm \cdot L^{-1}$), o que é calculado pela soma das concentrações em miliequivalentes de vários íons presentes na solução.

A atividade osmótica da solução requer que as partículas sejam independentes, isto é, dissociem-se e, assim, as partículas osmoticamente ativas são criadas. A osmolaridade é um fator determinante para o movimento de líquidos entre os compartimentos quando as soluções de osmolaridade diferentes são separadas por uma membrana permeável à água, mas não a solutos.

### Pressão oncótica

Pressão oncótica é a pressão osmótica gerada pelas proteínas no plasma sanguíneo, especialmente pela albumina e pelas globulinas. Como as proteínas plasmáticas em geral não conseguem atravessar as paredes dos capilares sanguíneos saudáveis, elas exercem significativa pressão osmótica sobre os íons e a água que atravessam as paredes dos capilares em direção ao sangue e, assim, equilibram parcialmente a quantidade de líquido que sai dos capilares por pressão hidrostática com a que retorna. É representada pela letra grega π (pi) na equação de Starling:

#### Equação de Starling

A equação de Starling ilustra o rol das forças hidrostáticas e oncóticas (também chamadas de forças de Starling) no movimento do fluxo através das membranas capilares.

$$MF = Kf\,S\,[(Pc - Pi) - \sigma\,(\pi c - \pi i)],$$

onde MF é o movimento fluido; Kf é o coeficiente de filtração da parede capilar (a sua permeabilidade); S é a área da superfície da membrana capilar; Pc é a pressão hidrostática no capilar; Pi é a pressão hidrostática no espaço intersticial; σ é o coeficiente de reflexão, que varia de 0 (sem movimento de solutos através da membrana) até 1 (a difusão livre de solutos através da membrana) e será diferente no cérebro e na periferia; e $\pi i$ e $\pi c$ são as pressões plasmáticas intersticiais e coloidosmótica respectivamente.[166]

### Barreira hematencefálica

A equação de Starling descreve a relação entre os fatores que determinam o movimento de fluidos entre o espaço intravascular e a periferia; porém, ao contrário do que acontece nos capilares situados em qualquer outra área do corpo, as células endoteliais no cérebro estão ligadas por uma estrutura contínua semipermeável ímpar no organismo: a BHE.

A BHE é formada pela presença de junções endoteliais que controlam a abertura e o fechamento coordenados das junções célula-célula.[167] Essas junções são compostas de diferentes complexos multiproteicos, sendo conhecidas como *tight junctions* (junções apertadas), principais reguladores da permeabilidade celular.[168]

Essa alta seletividade da BHE, que separa a circulação sanguínea e o líquido extracelular do SNC, deve-se também à presença de membranas não fenestradas que possuem canais de passagens transendotelial com o tamanho efetivo dos poros de apenas 7 a 9 Å. Assim, o cérebro se torna a única estrutura que é normalmente impermeável a grandes moléculas (proteínas do plasma, coloides sintéticos), porém também relativamente impermeável a muitos solutos ($Na^+$, $K^+$, $Cl^-$). A grande implicação disso em anestesia neurocirúrgica se relaciona com a passagem de água livremente entre o espaço intersticial do cérebro e o intravascular. Segundo Tommasino,[169] o cérebro funciona como um "osmômetro" muito sensível, pois o teor de água pode ser alterado por pequenas mudanças na osmolaridade.

### Soluções cristaloides

As soluções cristaloides contêm pequenas moléculas (< 30.000 dáltons) que passam livremente através das membranas celulares e pelas paredes do sistema vascular (65 Å). Possuem pressão oncótica de zero e podem ser soluções hipotônicas, isotônicas ou hipertônicas em relação à osmolaridade do plasma (290 $mOsm \cdot L^{-1}$), contendo ou não dextrose.

A solução fisiológica normal (SF a 0,9%) e a solução de Ringer lactato (RL) são os fluidos mais usados no intraoperatório (TAB. 54.4). Apenas 25% da solução isotônica infundida permanecem no espaço intravascular. A SF a 0,9% é ligeiramente hipertônica em relação ao plasma (308 vs. 290 mOsm·L$^{-1}$), sobretudo devido ao maior teor de íons $Cl^-$ (154 vs. 105 mEq·L$^{-1}$). A administração de grandes quantidades dessas soluções pode produzir hipernatremia e acidose metabólica hiperclorêmica.[170]

O RL é ligeiramente hiposmolar (osmolaridade de 252-255 mOsmol·L$^{-1}$), sobremaneira quando administrado em pacientes sob restrição de líquidos ou uso de fluidos hiperosmolares (manitol). Pequenos volumes de RL (1-2 L) não costumam ser prejudiciais e podem ser utilizados com segurança, por exemplo, para compensar as alterações na capacitância venosa que normalmente acompanham a indução da anestesia. No entanto, quando são necessários maiores volumes (p. ex., no paciente politraumatizado), a escolha de um fluido isotônico é aconselhável.[171]

## Cristaloides hiposmolares, solução glicosada e cristaloides hiperosmolares

A solução salina a 0,45% (154 mOsmol·L$^{-1}$) e o soro glicosado a 5% são soluções hiposmolares que podem causar redução da osmolaridade do plasma. Esse gradiente osmótico provoca o movimento da água através dos poros do tecido cerebral. Isso aumenta a quantidade de água no cérebro, resultando em edema cerebral e elevação da PIC.

A solução salina hipertônica[172] e o manitol podem deslocar água a partir do tecido nervoso (dos compartimentos intracelular e intersticial para o espaço intravascular), sendo esse o principal mecanismo pelo qual tais soluções atuam na redução da PIC. No passado, as soluções salinas hipertônicas eram utilizadas principalmente para a ressuscitação volêmica em pacientes com trauma e choque hemorrágico. Foi observado que pacientes com TCE ressuscitados do choque hemorrágico com solução hipertônica (NaCl a 7,5% = 2.400 mOsm·L$^{-1}$) tiveram menores valores de PIC e maiores valores de PPC.

A principal desvantagem da solução hipertônica é o risco de hipernatremia. Um estudo recente em pacientes neurocirúrgicos submetidos a procedimentos eletivos para ressecção de tumores supratentoriais mostrou que volumes iguais de manitol a 20% e solução salina hipertônica a 7,5% reduziram o volume do LCR e a PIC, porém a solução salina hipertônica levou a um aumento do sódio sérico durante a administração, que atingiu um pico de até 150 mEq·L$^{-1}$.[173,174]

No pós-operatório, os pacientes já não necessitam de grandes volumes de líquidos, de modo que muitos autores acreditam que a recomendação de Shenkin sobre oferecer cerca de 1.000 mL·dia$^{-1}$, provavelmente, seja razoável. Além disso, sugere-se a medição periódica da osmolaridade sérica, em particular se o estado neurológico do paciente estiver deteriorado.[175]

A TABELA 54.5 relaciona a osmolaridade de algumas soluções venosas.

Estudos em animais e humanos mostraram vantagens das soluções salinas hipertônicas a 3 ou 7,5% sobre as soluções salinas isotônicas ou Ringer lactato, com diminuição da PIC e do conteúdo de água cerebral em situações de reposição urgente do volume intravascular.[176-179]

**TABELA 54.4** Composição dos fluidos cristaloides comumente usados

| Fluidos intravenosos | mOsm·L$^{-1}$ [a] | mEq·L$^{-1}$ | | | | | g·L$^{-1}$ | |
|---|---|---|---|---|---|---|---|---|
| | | $Na^-$ | $Cl^-$ | K | Ca | Mg | Lactato | Dextrose (g·L$^{-1}$) |
| Dextrose a 5% em água | 278 | | | | | | | 50 |
| Dextrose a 5% em NaCl a 0,45% | 405 | 77 | 77 | | | | | 50 |
| Dextrose a 5% em NaCl a 0,9% | 561 | 154 | 154 | | | | | 50 |
| Dextrose a 5% em solução de Ringer | 525 | 130 | 109 | 4 | 3 | | | 50 |
| Solução de Ringer | 309 | 147 | 156 | 4 | 4 a 4,5 | | | |
| Solução de Ringer lactato | 275 | 130 | 109 | 4 | 3 | | 28 | |
| Dextrose a 5% em solução de Ringer lactato | 525 | 130 | 109 | 4 | 3 | | 28 | 50 |
| Plasmalyte[b] | 298 | 140 | 98 | 5 | | 3 | | |
| NaCl a 0,45% | 154 | 77 | 77 | | | | | |
| NaCl a 0,9% | 308 | 154 | 154 | | | | | |
| Solução salina a 3% | 1.026 | 513 | 513 | | | | | |
| Solução salina a 5% | 1.710 | 855 | 855 | | | | | |
| Solução salina a 7,5% | 2.566 | 1.283 | 1.283 | | | | | |
| Manitol a 20% | 1.098 | | | | | | | |

[a] Osmolaridade = valor calculado (mOsm·L$^{-1}$ – mg / peso molecular × 10 × valência).

[b] Acetato 27 mEq·L$^{-1}$ e gliconato 23 mEq·L$^{-1}$.

**TABELA 54.5** Comparação da osmolaridade de algumas soluções

| | Sódio ($mEq \cdot L^{-1}$) | Osmolaridade ($mOsm \cdot L^{-1}$) |
|---|---|---|
| **Salinas** | | |
| NaCl a 0,45% | 77 | 154 |
| NaCl a 0,9% | 154 | 308 |
| Ringer lactato | 130 | 273 |
| **Glicosadas** | | |
| Glicose a 5% | 0 | 252* |
| Glicose a 5% em NaCl a 0,45% | 77 | 405* |
| Glicose a 5% em Ringer lactato | 130 | 525* |
| **Hipertônicas** | | |
| Manitol a 20% | 0 | 1.098 |
| NaCl a 3% | 513 | 1.025 |
| **Coloides** | | |
| Albumina a 5% | 140 | 295 |
| Albumina a 25% | 150 | 310 |

*As soluções contendo glicose têm alta osmolaridade antes de serem administradas. Depois, com a rápida captação da glicose, tornam-se hipotônicas, correspondendo a osmolaridade àquela da solução salina que foi associada à glicose.

*Fonte: Domino.*[180]

**TABELA 54.6** Características dos tumores supratentoriais primários

| Nome | Natureza | Origem | % |
|---|---|---|---|
| Astrocitoma anaplásico e glioblastoma | Maligna | Astrócitos indiferenciados | 45 |
| Meningioma | Benigna | Granulações aracnóideas | 15 |
| Metástase | Maligna | Melanoma, câncer de mama e de pulmão | 14 |
| Adenoma de hipófise | Benigna | Células adeno--hipofisárias | 10 |
| Astrocitoma | Maligna (baixo grau) | Astrócitos | 8 |
| Craniofaringioma | Benigna | Epitélio bucal | 2 |
| Oligodendroglioma | Maligna (baixo grau) | Oligodendrócitos | 2 |
| Cisto coloide | Benigna | Embrionária | 1 |
| Linfoma | Maligna | Linfática | 1 |
| Outros | | | 2 |

*Fonte: Laycok e Walters.*[184]

# Conduta anestésica em procedimentos específicos

## Tumores supratentoriais

Os tumores cerebrais primários compreendem um grupo misto de neoplasias originárias do tecido cerebral com grau de malignidade que varia de benigno a agressivo. Cada um tem sua biologia tumoral própria, bem como tratamento e prognóstico específicos, porém mesmo aqueles que são histologicamente benignos podem revelar-se letais por sua localização e capacidade de invasão local **(TAB. 54.6)**.

Embora os tumores cerebrais primários representem apenas 2% de todas as doenças malignas em adultos, a sobrevida baixa para muitos tipos de tumores resulta em um número desproporcional de anos de vida perdidos em comparação com outros tipos de cânceres. Os tumores podem ocorrer em qualquer faixa etária, mas há um pequeno pico de incidência antes dos 10 anos de idade e, em seguida, um aumento constante a partir dos 30 anos.[181,182]

Os gliomas e meningiomas são os tumores cerebrais primários mais comuns em adultos, ao passo que os meduloblastomas e ependimomas são mais frequentes em crianças.[183]

Gliomas são tumores de células gliais (células que protegem, nutrem e dão suporte aos neurônios); logo podem ocorrer no encéfalo, na medula espinhal ou mesmo junto a nervos periféricos. São responsáveis por aproximadamente 36% de todos os tumores do SNC e por 80% dos tumores malignos primários do cérebro. Dependendo do tipo de células gliais afetadas, podem ser classificados como astrocitomas, ependimomas, oligodendrogliomas, oligoastrocitomas ou schwannomas. Um astrocitoma de quarto grau **(FIG. 54.3A)** também é conhecido como glioblastoma e representa 15% dos tumores cerebrais e 65-75% dos astrocitomas.

Meningiomas **(FIG. 54.3B)** são tumores das membranas meníngeas que envolvem o SNC. Na maioria dos casos, são benignos e de crescimento lento. Podem variar muito no tamanho, medindo de poucos milímetros até muitos centímetros. Representam cerca de 32% dos tumores primários do SNC, sendo apenas menos comuns do que os gliomas. São mais frequentes entre a quarta e sexta décadas de vida e duas vezes mais incidentes em mulheres.[185]

Os tumores cerebrais secundários ou metastáticos são quatro vezes mais frequentes do que os tumores primários. Essas neoplasias originam-se mais frequentemente dos pulmões, mamas, rins, cólon, tireoide e pele (melanoma). As opções de tratamento incluem excisão cirúrgica, radioterapia, quimioterapia ou uma combinação delas. Com o melhor controle dos tumores primários, permitido pelos tratamentos atuais, a importância do tratamento neurocirúrgico dessas metástases parece clara. Os principais objetivos do tratamento são melhorar os déficits neurológicos e aumentar a expectativa e a qualidade de vida.

O manejo do paciente portador de tumor cerebral deve ser multidisciplinar. O tratamento vai depender de aspectos como localização, tamanho, tipo histológico, comorbidades associadas e proximidade com estruturas vitais. Quaisquer alterações do nível de consciência, sinais e sintomas de HIC, déficits sensoriais ou motores devem ser documentados. O manejo anestésico tem sua ênfase na estabilidade hemodinâmica e na manutenção da PPC. A elevação da PIC é uma característica comum

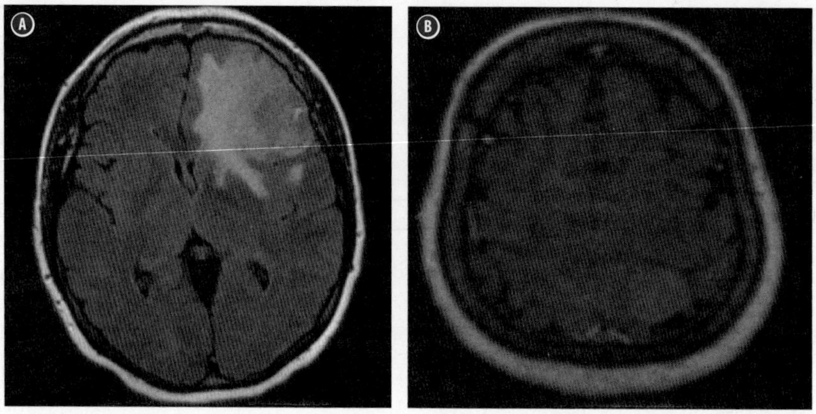

**FIGURA 54.3** Ⓐ Ressonância magnética do crânio em sequência FLAIR, no plano axial, evidenciando glioblastoma multiforme (OMS: IV), bem como acentuado edema perilesional na região frontal esquerda.[183] Ⓑ Ressonância magnética do crânio na sequência ponderada em T1 pós-contraste, no plano axial, demonstrando imagem extra-axial, de configuração arredondada, limites definidos, com realce homogêneo ao meio de contraste, compatível com meningioma. Nota-se, ainda, o sinal da cauda equina. *Fonte: Arquivo pessoal de Carlos Bersot.*

dos tumores intracranianos, portanto agentes ou procedimentos/manobras que aumentem a PIC devem ser evitados. Deve-se observar que a HIC, apesar de comum em muitos tipos de patologias intracranianas, é bem mais frequente nos tumores supratentoriais.[186]

Em pacientes com HIC, a medicação pré-anestésica pode acarretar risco de depressão da consciência, obstrução das vias aéreas, hipóxia e hipercapnia, motivo pelo qual deve ser evitada.

A PIC normal é de cerca de 10 a 15 mmHg. Nos pacientes com tumores intracranianos, o aumento se deve à própria lesão, que gera um efeito de massa e edema cerebral. O crânio é um compartimento fechado e rígido, de modo que quaisquer alterações no volume de seu conteúdo (cérebro, sangue e LCR) serão refletidas por mudanças na PIC. Inicialmente, mecanismos compensatórios, como redução do volume sanguíneo intracraniano, deslocamento de LCR para dentro do canal espinhal e aumento da absorção do LCR, podem evitar uma elevação súbita da PIC. No entanto, tais mecanismos irão se exaurir com o crescimento da lesão e, nessa fase, posteriores aumentos no volume provocarão elevações progressivas na PIC.

A localização, o tamanho e o tipo de massa intracraniana também irão influenciar na capacidade do cérebro em compensar a elevação da PIC. Por exemplo, um hematoma cerebral agudo, que pode expandir-se rapidamente, permite pouco tempo para compensação. O aumento significativo da PIC pode levar a eventos catastróficos como isquemia e herniação cerebrais. O anestesiologia deve escolher agentes anestésicos apropriados, visando minimizar quaisquer fatores que possam elevar a PIC e maximizar opções terapêuticas para reduzir a HIC.

A PIC pode ser afetada por quatro principais variáveis em anestesia neurocirúrgica: hiperventilação, fármacos anestésicos, diuréticos e elevação da cabeça.[187]

A **hiperventilação** produz vasoconstrição das arteríolas cerebrais com reduções concomitantes no fluxo e no volume sanguíneos cerebrais. O efeito ocorre rapidamente e pode ter especial utilidade nas situações em que a PIC está extremamente elevada ou quando o cirurgião tem dificuldade com o campo cirúrgico. Todavia, a vasoconstrição cerebral pode levar à hipoperfusão e isquemia cerebral com pior desfecho, sobretudo se prolongada. Portanto, de acordo com as recomendações atuais, a hiperventilação (hipocapnia moderada com $PaCO_2$ de 32-35 mmHg) pode ser utilizada profilaticamente em pacientes neurocirúrgicos apenas por breves períodos no manejo da HIC significativa, quando a PIC não é compensada no início por técnicas alternativas.[188]

Em anestesia neurocirúrgica, empregam-se fármacos que propiciem diminuição do metabolismo cerebral e vasoconstrição arteriolar no SNC, ocasionando mínima resposta autonômica e evitando hipotensão arterial. A escolha mais apropriada dos **fármacos anestésicos** para pacientes submetidos a uma neurocirurgia intracraniana depende de uma compreensão clara dos efeitos farmacológicos dos agentes, individualizados para cada caso.

Em geral, os anestésicos conhecidos como vasoconstritores cerebrais são melhores do que aqueles que têm potencial para dilatar a circulação do cérebro. Os anestésicos venosos, com exceção da cetamina, causam alguma vasoconstrição cerebral e são opções razoáveis, desde que sejam consistentes com a estabilidade hemodinâmica. Todos os anestésicos inalatórios (óxido nitroso e todos os anestésicos voláteis) têm algum efeito vasodilatador sobre o cérebro. Embora sua administração seja muitas vezes consistente com níveis aceitáveis de PIC e com condições adequadas do campo cirúrgico, quando a PIC está fora de controle (ou é desconhecida), ou nas situações em que o campo cirúrgico está restrito, é adequado evitar os anestésicos inalatórios, dando-se preferência aos agentes venosos.[189]

Os anestésicos inalatórios continuam sendo muito utilizados em neurocirurgia. Esses fármacos possuem efeito vasodilatador direto no músculo liso vascular cerebral e efeito vasoconstritor indireto secundário à redução da $CMRO_2$. O FSC resultante depende do equilíbrio entre esses efeitos opostos. À medida que se aumenta a concentração do agente volátil, ocorrerá maior vasodilatação e haverá uma elevação mais acentuada no FSC. Todos os inalatórios aumentam o FSC e a PIC e diminuem a taxa metabólica cerebral (principalmente o isoflurano), produzindo o desacoplamento metabólico.

Estudos comparando doses equipotentes de isoflurano, sevoflurano e desflurano em normocapnia mostraram que o FSC e a PIC foram maiores com o desflurano em comparação com o sevoflurano. Embora sejam necessários estudos adicionais, o sevoflurano parece ser hoje o agente volátil disponível mais adequado para neuroanestesia, pois tem mínimo efeito sobre FSC e PIC quando utilizado em concentrações de 1 a 1,2%, além de preservar a autorregulação cerebral.[190]

Os efeitos prejudiciais do óxido nitroso ($N_2O$) estão bem documentados. O $N_2O$ é um neuroestimulante e, quando administrado isoladamente, aumenta o FSC, a $CMRO_2$ e a PIC. No entanto, tais efeitos são difíceis de traduzir na prática clínica, onde são atenuados por outros agentes e pela hiperventilação moderada. Na atualidade, muitos acreditam que o $N_2O$ não tenha mais espaço em anestesia neurocirúrgica.[191]

Os agentes venosos, como propofol e tiopental, possuem vantagens em relação a outros anestésicos, pois reduzem o FSC e a $CMRO_2$. A redução da $CMRO_2$ é proporcional à profundidade da anestesia, até que a atividade elétrica cerebral seja abolida (EEG isoelétrica). Esses agentes reduzem a PIC e preservam a autorregulação cerebral e a reatividade vascular ao dióxido de carbono. Estudos com PET em indivíduos saudáveis demonstraram que o propofol reduziu o FSC em doses equipotentes ao sevoflurano.[192] No entanto, o propofol tem um potencial maior quando comparado ao sevoflurano em diminuir a PPC, e cuidados devem ser tomados para manter a pressão arterial sistêmica adequada durante anestesia com propofol.[193]

A cetamina é classicamente associada a um aumento da $CMRO_2$, do FSC e da PIC, embora esses efeitos possam ser atenuados por hipocapnia moderada e agentes adjuvantes. Wang e colaboradores,[194] em recente metanálise, relataram que a cetamina não eleva a PIC quando comparada a opioides. Além disso, a cetamina fornece boa manutenção do estado hemodinâmico, e sua aplicação clínica não deve ser desencorajada com base exclusivamente em preocupações relacionadas à PIC. Apesar de também possuir potenciais efeitos neuroprotetores, devido à sua ação antagonista no receptor *N*-metil-D-aspartato (NMDA), o seu uso em neuroanestesia permanece controverso e está sendo reavaliado.

Os bloqueadores neuromusculares adespolarizantes não atravessam a BHE e não possuem efeito sobre a hemodinâmica cerebral.[195] A succinilcolina provoca um pequeno aumento na PIC como consequência da fasciculação muscular e hipertensão, mas esse efeito é transitório e clinicamente irrelevante. Proteger as vias aéreas e prevenir hipóxia e hipercapnia é prioridade, e a succinilcolina deve ser utilizada quando se julgar necessário durante o manejo das vias aéreas.

Os efeitos hemodinâmicos e metabólicos cerebrais dos opioides têm sido estudados extensamente, porém com resultados conflitantes. Em doses clinicamente relevantes sob ventilação controlada, os opioides têm pouco efeito sobre o FSC e a autorregulação cerebral.

Grandes doses de fentanil e remifentanil provocam redução do FSC e da $CMRO_2$, mas também diminuem a pressão arterial sistêmica. O alfentanil pode aumentar a PIC em determinadas circunstâncias, mas esse efeito é provavelmente limitado durante a ventilação controlada. O remifentanil é popular em anestesia neurocirúrgica, pois fornece recuperação rápida e suave, além de ser rapidamente metabolizado por esterases plasmáticas e teciduais com uma meia-vida contexto-sensível muito curta (3-5 minutos). Ele costuma ser usado como infusão alvo-controlada em combinação com propofol (anestesia venosa total [AVT]).

A morfina é usada para analgesia pós-operatória e tem efeitos insignificantes sobre a hemodinâmica cerebral. Deve-se ter um cuidado adicional ao se usar morfina devido à possibilidade de causar hipoventilação em doses elevadas.

Com relação aos **diuréticos**, o manitol, a furosemida ou a associação de ambos têm sido usados para diminuir a PIC, reduzir o volume tecidual cerebral (melhor abordagem cirúrgica) ou melhorar a oferta de oxigênio ao tecido nervoso, diminuindo a viscosidade sanguínea e a rigidez das hemácias (manitol).

A furosemida sozinha nem sempre produz queda na PIC. Associada ao manitol, intensifica e prolonga a ação deste. Pode ser vantajosa em pacientes com doença renal ou cardíaca, pois não ocasiona aumento do volume sanguíneo nem da PIC e produz distúrbios eletrolíticos menos significativos do que o manitol.

O uso indiscriminado e rotineiro desses fármacos em cirurgias intracranianas não parece ser a melhor conduta, uma vez que provocam efeitos hemodinâmicos e eletrolíticos consideráveis. Em pacientes sem sinais de sofrimento isquêmico cerebral, não se faz necessário o uso *a priori* de diuréticos, pois a técnica anestésica e a hiperventilação já determinam vasoconstrição cerebral. Com a abertura do crânio, pode-se avaliar a tensão da dura-máter e, então, optar pelo seu uso ou não.

O emprego de agentes osmóticos e diuréticos pressupõe a manutenção do paciente em euvolemia com hiperosmolaridade. O manitol inicialmente causa expansão plasmática, reduzindo o hematócrito e a viscosidade sanguínea, aumentando o fluxo sanguíneo e o aporte de oxigênio ao cérebro, e diminuindo a PIC em poucos minutos. Em um segundo momento, ocorre incremento da osmolaridade sérica, desidratando o parênquima cerebral.

Quando administrado em bólus, o manitol diminui a PIC em cerca de 10 minutos, com um pico máximo em 20 a 60 minutos. Grandes doses iniciais (1 $mg{\cdot}kg^{-1}$) não asseguram redução mais efetiva na PIC, apesar de um aumento na duração do efeito. O manitol é dramaticamente efetivo na reversão de sinais de herniação transtentorial. Na manutenção do tratamento, deve-se administrar 0,25 a 0,5 $mg{\cdot}kg^{-1}$ a cada 2 a 4 horas, monitorizando a osmolaridade plasmática devido ao risco de insuficiência renal.

Esse diurético osmótico atravessa a BHE e, se usado no tratamento da HIC por período prolongado, pode levar a um aumento rebote da PIC, bem como gerar desidratação e distúrbios eletrolíticos, motivo pelo qual se recomenda diminuir as suas dosagens gradativamente. Quando ocorre perda da integridade da BHE, esse agente osmótico pode entrar no cérebro e causar edema cerebral. O manitol também está associado à insuficiência renal, mas em geral com osmolaridade sérica maior que 320 $mOsm{\cdot}L^{-1}$.

Apesar de alguns autores considerarem seu uso desnecessário por não apresentar vantagem quando comparada ao manitol, a furosemida pode ser empregada na dose de 1 $mg{\cdot}kg^{-1}$ (em até 6/6 horas), com vistas a aumentar a diurese e diminuir a produção de LCR, sobretudo se a PIC se mantiver refratariamente elevada mesmo após o uso do diurético osmótico.

Os diuréticos de alça não devem ser utilizados se a osmolaridade sérica for superior a 320 $mOsm{\cdot}L^{-1}$. Conforme já mencionado, a solução salina hipertônica pode reduzir a HIC refratária, podendo ser uma alternativa útil ao manitol em pacientes que precisam de redução da PIC, porém com volume intravascular preservado, como no TCE.

A **elevação da cabeça** é uma intervenção eficaz para reduzir a PIC, embora haja preocupação com a queda da PAM e, consequentemente, da PPC. Dois estudos com craniotomia, envolvendo cerca de 60 pacientes, examinaram a elevação da cabeça em 10° e demonstraram diminuição importante da PIC e da PAM, porém sem alteração significativa da PPC. Resultados semelhantes têm sido encontrados em pacientes com traumatismo craniano submetidos a elevação da cabeça em 30°.[196]

A dexametasona é o corticosteroide mais prescrito em portadores de tumores cerebrais com importante efeito de massa, sendo eficaz na redução do edema peritumoral. É aproximadamente seis vezes mais potente que a prednisona (20 mg de dexametasona equivalem a 130 mg de prednisona) e alcança efeito pleno em 24 a 72 horas no pré-operatório, pois seu início de ação é lento.

O alívio da cefaleia e a melhora do estado neurológico em geral ocorrem dentro de 12 a 36 horas do início do tratamento. A melhora clínica pode ocorrer antes da redução da PIC, possivelmente devido à restauração parcial da BHE. Os mecanismos de ação da dexametasona sugeridos para a redução no edema cerebral são a desidratação cerebral, a reparação da BHE, a prevenção da atividade lisossômica, a melhora do transporte de eletrólitos, a melhora do metabolismo cerebral e a inibição da atividade da fosfolipase $A_2$.[197]

Mesmo uma única dose de dexametasona pode aumentar significativamente a glicemia em pacientes não diabéticos. Seu uso pode elevar o risco de infecção e, no cenário de isquemia cerebral, vai exacerbar a extensão da lesão cerebral e piorar a evolução neurológica.[198]

## Técnica anestésica

Antes da indução anestésica, procede-se à monitorização não invasiva (eletrocardioscopia, oximetria de pulso e pressão arterial não invasiva). Depois da indução, cateteriza-se a artéria radial para monitorização da pressão arterial invasiva e detecção precoce de alterações hemodinâmicas, da PIC e da PPC. As artérias umeral e pediosa também podem ser usadas como vias alternativas de acesso.

A monitorização de rotina inclui ainda a capnografia, a termometria e o controle da diurese. O cateter venoso central, cujo uso é desejado nas cirurgias com o paciente sentado e nas cirurgias vasculares para clipagem de aneurisma ou malformações arteriovenosas, não encontra indicação absoluta neste cenário. Em inquérito realizado em 2001 entre anestesiologistas neurocirúrgicos do Reino Unido, verificou-se que 53% dos 179 anestesiologistas respondentes executariam a cirurgia com cateter venoso central, e os demais descartariam a necessidade.[199]

São muitos os anestésicos hoje disponíveis para indução da anestesia. Em anestesia neurocirúrgica, utilizam-se fármacos que propiciam diminuição do metabolismo cerebral e vasoconstrição do SNC, ocasionando mínima resposta autonômica, bem como evitando hipotensão arterial. A indução, após pré-oxigenação, deve ser suave, porém profunda. A hipoventilação com retenção de $CO_2$ e consequente vasodilatação cerebral deve ser evitada. O tubo endotraqueal deve ser fixado com redobrado cuidado, pois o anestesiologista não mais terá acesso à face do paciente após a colocação dos campos e da mesa de instrumentação cirúrgica. Atenção especial deve ser dada à proteção ocular, pois os antissépticos e degermantes usados na esterilização do campo operatório podem ocasionar conjuntivite química.

A ventilação com pressão positiva intermitente é instituída após verificação da expansão de ambos os pulmões. Utilizam-se inicialmente volume corrente de 10 $mL \cdot kg^{-1}$ e frequência respiratória de 12 movimentos por minuto (mpm), buscando-se obter valores de $PaCO_2$ entre 25 e 35 mmHg. O regime ventilatório será reajustado de acordo com o $CO_2$ expirado final.

Uma sondagem vesical é realizada após a indução anestésica. Posiciona-se o paciente de acordo com o decúbito necessário para a abordagem cirúrgica. Toma-se o cuidado de manter a coluna cervical alinhada com a torácica. Os músculos esternocleidomastóideos devem ficar frouxos, de modo a não ocorrer compressão das jugulares e diminuição do retorno venoso. Um discreto cefaloaclive (15°-25°) é desejável.

O posicionamento da cabeça é realizado por meio de fixador com três pinos (tipo Mayfield) e representa um estímulo poderoso ao ser cravado na pele, no subcutâneo e no periósteo (FIG. 54.4). Geralmente, bloqueia-se a resposta cardiovascular a esse estímulo com reforço de opioide em doses que variam conforme o comportamento hemodinâmico apresentado pelo paciente até aquele momento. Depois da fixação da cabeça, novo estímulo doloroso (incisão cirúrgica) demora a acontecer. É um período em que o paciente pode precisar de reposição de volume para corrigir hipotensão arterial. Por vezes pode ser necessário o uso de vasopressor. Nesse momento, também pode ficar clara a presença de hipocalemia, uma vez que a hiperventilação provoca a entrada do potássio plasmático para o espaço intracelular. Um déficit global de potássio mascarado por níveis séricos normais pode tornar-se evidente por alterações do segmento ST e arritmias cardíacas.

A primeira amostra de sangue é coletada, sendo solicitados gasometria arterial, hematócrito, hemoglobina, sódio, potássio e glicose plasmáticos.

Antes de se iniciar a cirurgia, o tecido subcutâneo da região da incisão é infiltrado com bupivacaína a 0,25% com adrenalina 1:200.000 ou ropivacaína a 0,2% sem adrenalina, pois já possui efeito vasoconstritor.[200-203] Quando a bupivacaína com adrenalina é utilizada, o resultado imediato da infiltração é certo grau de hipotensão arterial devida ao efeito vasodilatador da pequena dose de adrenalina absorvida sistemicamente.

A manutenção da anestesia pode ser realizada com técnica venosa total ou associada com anestésicos inalatórios, de preferência sevoflurano, que, em doses clínicas, aumenta menos o volume cerebral.

Alguns tumores determinam HIC, apesar da técnica anestésica, como verificado pela tensão da dura-máter após a craniotomia. Nesses casos, está indicado o manitol 1 $g \cdot kg^{-1}$ infundido em 10 a 15 minutos.[204] Alguns pacientes permanecem com o tecido nervoso edemaciado e volumoso. Pode-se usar tiopental sódico em dose inicial até 5 $mg \cdot kg^{-1}$, lentamente, sem causar hipotensão arterial, seguido ou não de infusão contínua na dose média de 0,05 a 0,1 $mg \cdot kg^{-1} \cdot min^{-1}$ ajustada de acordo com a resposta cardiovascular.

É incomum a necessidade de reposição sanguínea, embora alguns tipos histológicos sejam mais vascularizados e possam exigir transfusão sanguínea. Os tumores cerebrais têm sido relacionados à maior incidência de coagulação intravascular disseminada, porém esse raramente é um problema evidente no período transoperatório.

Classicamente, espera-se que os pacientes operados de patologias intracranianas estejam despertos logo após o término da cirurgia, para avaliação neurológica e eventual reintervenção.

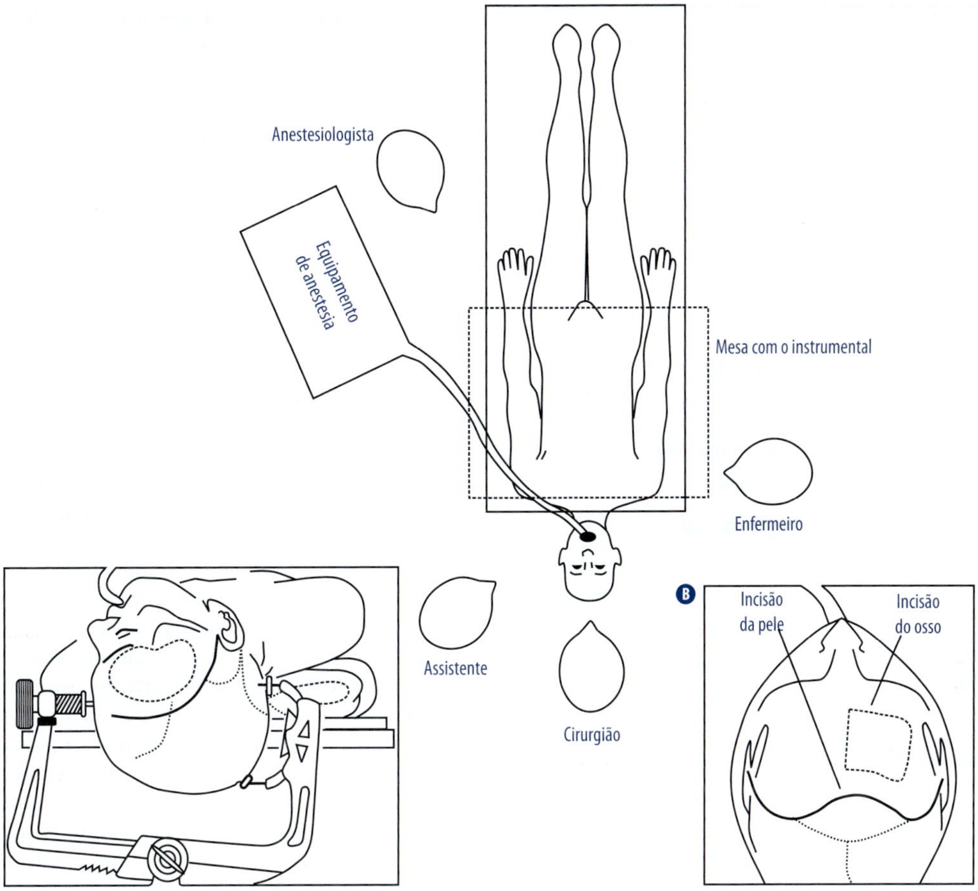


**FIGURA 54.4** Disposição de equipamentos e pessoal durante procedimentos intracranianos. **A** Acesso pterional para abordagem de lesões do lobo temporal ao longo da asa do esfenoide ou da região selar e parasselar. **B** Abordagem frontal para lesões de lobo frontal e da base da fossa anterior.
*Fonte: Adaptada de O'Rourke e Oldfield.*[205]

No entanto, pode-se optar por técnica anestésica que produz recuperação de consciência mais lenta e necessidade de ventilação controlada mecânica no pós-operatório. Essa técnica pode ter a vantagem de possibilitar a estabilidade cardiovascular e sedação consideradas desejáveis no pós-operatório imediato.

Quando acordado precocemente, o paciente precisa receber com maior frequência medicações anti-hipertensivas pela excessiva estimulação adrenérgica. A atividade simpática exagerada é indesejável, seja devido à dor, ao frio ou à ansiedade. As ações periféricas simpáticas podem ser bloqueadas farmacologicamente, porém o aumento da atividade metabólica do SNC decorrente, não. Pode ocorrer desequilíbrio entre demanda e oferta de oxigênio em regiões com fluxo sanguíneo prejudicado.[206-208]

No período pós-operatório imediato, níveis pressóricos médios maiores do que 100 mmHg devem ser tratados energicamente pelo risco de hemorragia do leito tumoral. O paciente no pós-operatório de cirurgia intracraniana, exceto no pós-operatório de hematoma subdural, deve permanecer com a cabeceira elevada para estar protegido da hipertensão arterial, melhorar o retorno venoso e a PPC.[209,210]

## Tumores infratentoriais

As características anatômicas da fossa posterior fazem da abordagem de lesões nessa região um desafio para o neurocirurgião e o anestesiologista, sendo comum a irritação da porção inferior da ponte, do bulbo e da porção extra-axial do quinto par craniano no tronco encefálico, gerando intensas repercussões vasomotoras. Esses tumores são mais frequentes em crianças, sendo o meduloblastoma o tumor mais comum, seguido pelo astrocitoma de baixo grau. O manejo anestésico de tais pacientes tem como objetivo facilitar a exposição cirúrgica, diminuir o risco de trauma tecidual e manter a estabilidade cardiovascular e respiratória.[211]

Os tumores infratentoriais ou da fossa posterior ocorrem em menor incidência em comparação com os tumores supratentoriais. O **QUADRO 54.11** apresenta os principais tumores quanto ao tipo histológico e sua localização anatômica.

As cirurgias na fossa posterior implicam a estimulação de centros nervosos do tronco encefálico e, quando é escolhida a posição sentada, somam-se problemas hemodinâmicos e a possibilidade de embolias aéreas venosa e arterial paradoxal, pneumoencéfalo, quadriplegia e macroglossia.[212]

### Técnica anestésica

A técnica anestésica utilizada para os pacientes operados na fossa posterior assemelha-se à descrita para os pacientes com tumores supratentoriais. Nesses pacientes, cateteriza-se veia central, de forma a possibilitar aspiração de ar na ocorrência de

**QUADRO 54.11** Localização dos tumores da fossa posterior

**Hemisférios cerebelares**
- Astrocitoma
- Hemangioblastoma
- Metástase

**Ângulo pontocerebelar**
- Schwannoma
  - Acústico
  - Trigeminal
  - Facial
- Meningioma
- Epidermoide
- Cisto aracnóideo

**Quarto ventrículo**
- Meduloblastoma
- Ependimoma
- Papiloma do plexo coroide
- Meningioma

**Verme cerebelar**
- Meduloblastoma
- Astrocitoma
- Dermoide

**Clivo**
- Meningioma
- Cordoma

**Forame magno**
- Meningioma

**Tronco encefálico**
- Glioma

**Região pineal**
- Pineocitoma/pineoblastoma
- Tumor de células germinativas
- Glioma
- Meningioma

*Fonte: Modificado de Wen e Haines.*[213]

EAV. Especial atenção é prestada à resposta hemodinâmica do paciente durante o posicionamento sentado.

Em geral não se registra hipotensão arterial em pacientes jovens e bem hidratados. Acredita-se que ela ocorra de maneira transitória em 3 a 5% dos pacientes. Nestes, evitam-se fármacos vasodilatadores até que estejam posicionados e hemodinamicamente bem adaptados. Evita-se também o óxido nitroso pela possibilidade de provocar aumento do volume das bolhas gasosas que costumam ser aspiradas nessa posição.[214]

Os pacientes vestem meias de contenção elásticas nos membros inferiores para evitar o sequestro de sangue nessa região, lembrando que os demais pacientes neurocirúrgicos também se beneficiam dessa conduta. A mesa cirúrgica é posicionada conforme a **FIGURA 54.5**. A posição C pode ser vantajosa para horizontalizar o paciente em episódio de EAV.

No posicionamento desses pacientes, é necessária a flexão do pescoço. Essa flexão não deve ser demasiada, pois pode ocasionar obstrução ao retorno venoso com consequente aumento do sangramento operatório e edema cerebral. Outras consequências do exagero dessa posição incluem macroglossia, obstrução do tubo traqueal e intubação seletiva.

A obstrução do tubo traqueal é evitada com o uso de tubo aramado. A intubação seletiva pode ocorrer após a flexão do pescoço, que sempre faz progredir o tubo na traqueia. Convém, durante a intubação, introduzir o tubo traqueal apenas até o balonete desaparecer na glote e fixá-lo bem nessa posição. Após o posicionamento do paciente, auscultam-se os dois hemitórax e certifica-se de que ambos os pulmões permanecem ventilados.[215]

Durante o posicionamento do paciente, pode ocorrer hipotensão arterial, que deve ser corrigida com administração de vasopressor e fluidos. Entretanto, o principal evento cardiovascular que acompanha cirurgias em posição sentada é o aumento sustentado da resistência vascular sistêmica, provavelmente causado pela elevação do tônus simpático e acompanhado de diminuição do índice cardíaco. Por conseguinte, está bem estabelecida a recomendação de monitorização da pressão arterial invasiva pela artéria radial antes da indução da anestesia, pois isso permite um controle hemodinâmico mais adequado, sobretudo em pacientes com risco de aumento da PIC.

Alterações cardiocirculatórias como bradicardia, hipotensão arterial, taquicardia, hipertensão arterial ou arritmias cardíacas podem acompanhar a manipulação de estruturas da parte inferior da ponte e superior do bulbo, no assoalho do quarto ventrículo ou no ângulo pontocerebelar. Tais alterações devem ser notificadas ao cirurgião para que ele evite danos a núcleos de nervos cranianos ou ao centro respiratório. A profilaxia dessas alterações não é indicada, e o tratamento na maior parte das vezes resume-se a interromper a estimulação indesejada.

As alterações cardiovasculares devidas à estimulação direta do tronco encefálico incluem hipertensão arterial após retração, estimulação do nervo trigêmeo, da área cinzenta periventricular ou da formação reticular bulbar no assoalho do IV ventrículo. A compressão do bulbo e da ponte resulta frequentemente em hipotensão arterial súbita.

A bradicardia é a arritmia mais observada durante a manipulação da fossa posterior. Ocorre por estímulo direto do vago ou compressão do tronco encefálico, assim como por estímulo do assoalho do IV ventrículo. Outras arritmias podem ocorrer, incluindo ritmo nodal, dissociação atrioventricular, extra-assistolia ventricular e supraventricular, bem como taquicardia sinusal. É suficiente a interrupção da estimulação cirúrgica para cessar a arritmia. Para tanto, o cirurgião deve ser avisado do que está acontecendo.[215]

É aconselhável manter o transdutor de pressão arterial no nível do meato acústico externo, onde se obtém a pressão arterial correlacionada ao local do SNC que está sendo operado. Após a craniectomia, a PAM aferida a essa altura é igual à PPC, pois a PIC torna-se nula.

Depois da excisão do tumor, é necessário elevar a pressão arterial para revisar a hemostasia. Utiliza-se pequena dose venosa de vasopressor para alcançar os níveis pressóricos desejados, 90 a 100 mmHg no nível do tronco encefálico. Após essa elevação transitória, os níveis tensionais devem retornar a valores mais baixos e assim permanecer durante o pós-operatório imediato.

Uma alternativa à posição sentada, especialmente em pacientes de maior risco, como cardiopatas isquêmicos, idosos ou com forame oval patente, é a *park bench position* (banco de parque), posição lateral com leve inclinação ventral (semiprona) e cabeça rotada para baixo **(FIG. 54.6)**. A abordagem cirúrgica é feita no lado ipsolateral ao decúbito.

## Embolia aérea venosa

A embolia aérea venosa (EAV) é uma complicação comum da cirurgia de fossa posterior em posição sentada. No entanto, qualquer paciente cuja cabeça esteja acima do nível do coração pode apresentar EAV, e as mesmas medidas preventivas, diagnósticas e terapêuticas devem ser tomadas independentemente da posição cirúrgica. A incidência de EAV varia amplamente – entre 5 e 100%.[216] O principal determinante da alta incidência constitui o método de detecção **(TAB. 54.7)**.

A EAV ocorre quando existe diferença de pressão dentro do sistema venoso, que gera um gradiente de pressão negativa

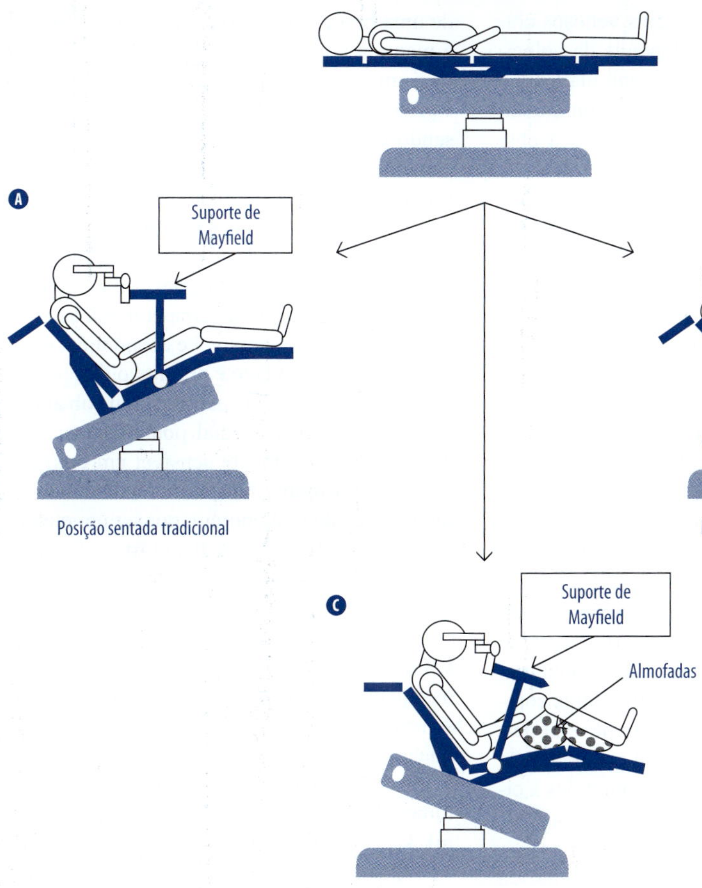


**FIGURA 54.5** Três variações da posição sentada. **A** Posição sentada tradicional. A mesa é colocada em Trendelenburg quase vertical, com o encosto elevado e o suporte de Mayfield acoplado à seção média da mesa. É impossível fazer o paciente retornar à posição horizontal após embolia aérea venosa grave sem tirar a cabeça do pino de fixação. Para facilitar o retorno à posição horizontal, são sugeridas duas opções. Na primeira **B** (posição sentada alternativa 1), a mesa fica na mesma posição, mas o suporte de Mayfield é acoplado na seção posterior da mesa, o que permite deixá-la na posição horizontal, simplesmente baixando o encosto. **C** Posição sentada alternativa 2. A base da mesa é colocada em Trendelenburg invertido, o encosto levemente levantado e as pernas levantadas e apoiadas em almofadas. No caso de embolia aérea venosa grave, a mesa fica na horizontal colocando-a em Trendelenburg.

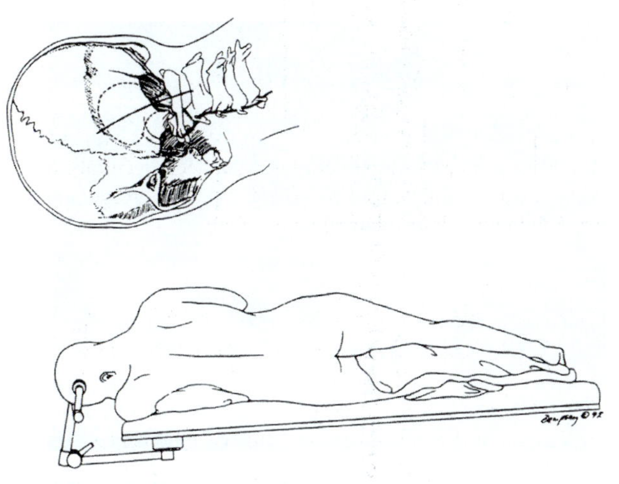

**FIGURA 54.6** A posição banco de parque (*park bench position*) é usada para a abordagem lateral do hemisfério cerebelar e do ângulo pontocerebelar.
*Fonte: Adaptada de Wen e Haines.*[213]

**TABELA 54.7** Métodos diagnósticos classificados por ordem decrescente de sensibilidades na detecção da embolia aérea venosa

| Monitor | Associação com sinais clínicos | Sensibilidade ($mL \cdot kg^{-1}$) |
|---|---|---|
| Ecocardiografia transesofágica | Ausente | 0,01 a 0,19 |
| Doppler precordial | Ausente | 0,02 a 0,04 |
| Pressão de artéria pulmonar | Mínima (FC e PAM) | 0,5 |
| Capnografia | Mínima (FC e PAM) | 0,5 |
| Eletrocardiografia | Colapso cardiovascular | 0,7 a 1,5 |
| Estetoscópio esofágico | Colapso cardiovascular | 0,7 a 1,5 |

FC, frequência cardíaca; PAM, pressão arterial média.

*Fonte: Adaptada de Porter e colaboradores.*[217]

ou subatmosférica entre o átrio direito e os seios venosos cranianos. A fisiopatologia da embolia aérea depende da velocidade da entrada do ar no átrio direito. Durante entrada lenta e contínua, o ar é dissipado na circulação periférica pulmonar, causando vasoconstrição simpática reflexa secundária à obstrução mecânica e hipóxia local.

As manifestações pulmonares da EAV incluem hipertensão pulmonar, alterações na troca gasosa, retenção de $CO_2$ e aumento do espaço morto com diminuição do dióxido de carbono ao final da expiração ($E_TCO_2$, do inglês *end-tidal* $CO_2$). O ar pode bloquear e impedir o retorno venoso diminuindo o débito cardíaco, provocando dilatação e insuficiência atrial direita aguda, isquemia cerebral e do miocárdio, arritmias e colapso cardiovascular.[218] A morbimortalidade está diretamente relacionada com a quantidade de ar que entra e a quantidade de ar que pode ser removida por sucção. O volume letal de ar em um ser humano adulto é desconhecido, mas estima-se que varie de 200 a 300 mL quando administrado em bólus.[219]

Os pacientes portadores de persistência do canal arterial ou forame oval patente podem – durante a ventilação mecânica sob pressão positiva – desenvolver embolia paradoxal arterial, devido à comunicação do átrio direito com o átrio esquerdo (recomenda-se ecocardiografia pré-operatória). A embolia paradoxal pode causar IAM e AVE isquêmico, entre outras complicações. Estudos de necropsia encontraram forame oval persistente em 30% da população, de modo que tal possibilidade precisa ser considerada em todos os pacientes submetidos à cirurgia da fossa posterior. As principais complicações da EAV são listadas no **QUADRO 54.12**.

A embolia aérea pode ocorrer em qualquer momento da cirurgia, porém é mais frequente durante a abertura, quando a hemostasia ainda não foi completamente realizada e vasos não colapsáveis no interior do occipital são abertos no decorrer da craniectomia. A presença de ar nos capilares produz o *gasp*, que é um reflexo caracterizado por uma tosse discreta seguida de uma breve expiração e uma inspiração longa e forçada, que é mantida por vários segundos e, por fim, um período de apneia em inspiração de 10 a 30 segundos. A inspiração profunda e prolongada torna a pressão intratorácica muito negativa, causando então uma EAV maciça. Portanto, é importante que o paciente na posição sentada seja mantido com bloqueio neuromuscular efetivo. O diagnóstico da embolia aérea é feito por meios instrumentalizados (**VER TAB. 54.7**).

**QUADRO 54.12** Complicações da embolia aérea venosa

| | Intraoperatórias | Pós-operatórias |
|---|---|---|
| Cardiovasculares | Disritmias<br>Hipotensão/hipertensão<br>Alterações nos sons cardíacos<br>Evidência de isquemia na eletrocardiografia<br>Insuficiência ventricular direita aguda<br>Parada cardíaca | Isquemia miocárdica<br>Insuficiência ventricular direita |
| Pulmonares | Hipercapnia<br>Hipoxemia<br>Hipertensão pulmonar<br>Edema pulmonar | Defeitos de perfusão<br>Edema pulmonar |
| Sistema nervoso central | Hiperemia<br>Edema cerebral | Defeitos neurológicos, síncope, coma |

*Fonte: Young e Pile-Spellman.*[226]

A capnografia mostra uma redução súbita do $CO_2$ exalado associado à hipotensão arterial. Tal associação é altamente sugestiva da ocorrência de uma embolia aérea.[220] O capnógrafo é um monitor fácil, acessível e econômico, de moderada sensibilidade e especificidade e permite o diagnóstico de embolia aérea, estando o paciente acordado ou sob anestesia geral.

O Doppler precordial pode detectar a presença de ar na circulação. É altamente sensível em comparação com a capnografia e a monitorização hemodinâmica convencional para diagnóstico de EAV, porém, por ser um método subjetivo e não quantitativo, pode gerar diagnóstico falso-negativo. O transdutor deve ser localizado no átrio direito, quando o paciente já está na posição final para cirurgia.[221]

A ETE é o método mais sensível para diagnóstico de EAV, com capacidade de fornecer informações mais fidedignas quando comparado a outros métodos. Sua utilização é essencial para o diagnóstico de um possível forame oval patente que pode ser encontrado em torno de 35% da população e levar à embolia do SNC. A ETE permite diagnosticar pequenos volumes de ar no coração, na ordem de grandeza de 0,01 a 0,19 $mL \cdot kg^{-1}$[60] (**FIG. 54.7**).

Quando a EAV é detectada por qualquer dos métodos relacionados antes, a conduta deve incluir: a) aviso ao cirurgião para que irrigue o campo operatório com solução salina, proceda à hemostasia e use cera no osso; b) concomitantemente, compressão manual das jugulares do paciente para evitar maior entrada de ar e sangramento venoso no campo operatório, favorecendo ao cirurgião a visualização dos vasos abertos; e c) aspiração do cateter central. O cateter atrial direito é usado para aspirar o ar que atinge o lado direito do coração. Esse procedimento é útil na confirmação do diagnóstico de

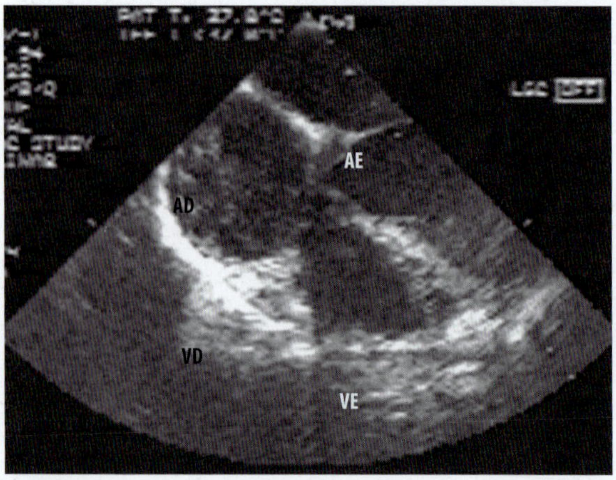


**FIGURA 54.7** Imagem de ecocardiografia transesofágica, gravada durante a dissecção de um tumor vascular, mostrando quatro câmaras com bolhas de ar visíveis com uma aparência de "tempestade de neve" no átrio direito.
AD, átrio direito; AE, átrio esquerdo; VD, ventrículo direito; VE, ventrículo esquerdo.

embolia aérea, em particular durante o uso do eletrocautério. Os cateteres de grandes diâmetros podem retirar grandes quantidades de ar.[222]

Se ocorrerem alterações hemodinâmicas importantes, deve-se girar a mesa cirúrgica no sentido do cefalodeclive e tratar as complicações cardiopulmonares que possam advir (VER QUADRO 54.12).

O óxido nitroso, quando utilizado, deve ser retirado ao primeiro sinal de EAV.

## Pós-operatório de abordagem da fossa posterior

A fossa posterior é um espaço relativamente pequeno com capacidade compensatória ainda mais restrita do que aquela do espaço supratentorial. A ocorrência de edema pode resultar em compressão dos centros vasomotores e respiratórios, motivo pelo qual deve haver uma interação entre o anestesiologista e o neurocirurgião na tomada de decisão sobre a extubação.

### Pneumoencéfalo

O pneumoencéfalo é uma coleção de ar na cavidade intracraniana, e sua ocorrência em procedimentos de craniotomia supratentorial pode chegar a 100%. Se o volume de ar for suficientemente grande, pode-se desenvolver um pneumoencéfalo hipertensivo. Este é uma ameaça à vida e constitui uma emergência neurocirúrgica, visto que pode causar herniação cerebral.[223-225]

As manifestações clínicas do pneumoencéfalo hipertensivo incluem cefaleia, disartria, náuseas, vômitos, agitação, delírio, alterações de reflexos profundos, alterações do nível de consciência, alterações pupilares e síndrome do lobo frontal. Os fatores precipitantes incluem edema cerebral pós-operatório, reexpansão do cérebro após administração de manitol e uso de óxido nitroso. O manejo é a drenagem de ar através de um orifício de trepanação e ventilação com oxigênio a 100%. A investigação de eleição é a TC de crânio, que pode mostrar ar sob tensão (FIG. 54.8).

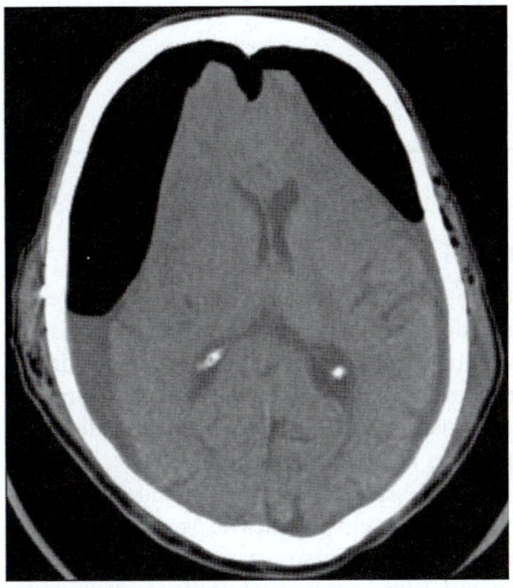

**FIGURA 54.8** Tomografia computadorizada de crânio, corte axial, sem contraste, demonstrando pneumoencéfalo subdural frontal bilateral, com compressão extrínseca do parênquima correspondente em ambos os lados, sem desvio das estruturas da linha média. O aspecto tomográfico é conhecido como o sinal do Monte Fuji, em alusão à montanha japonesa.
*Fonte: Adaptada de Gonçalves e colaboradores.*[230]

### Quadriplegia pós-operatória

Pacientes operados em posição sentada podem desenvolver quadriplegia. A causa mais provável é a tração excessiva da medula espinhal provocada pela flexão demasiada do pescoço. Pacientes com doenças da coluna cervical não devem ser operados em posição sentada, se houver alternativa. Caso necessitem, a monitorização de potenciais evocados e o controle da pressão arterial são fortemente recomendados.[227]

## Tumores hipofisários e hipofisectomia transesfenoidal

A história da cirurgia transesfenoidal iniciou-se na Áustria, com Schloffer, em 1906. Atualmente, a cirurgia é realizada com auxílio de microscópio por meio de incisão na mucosa gengival abaixo do lábio superior, mas alguns cirurgiões preferem o acesso pela via endonasal. Tumores de tamanho inferior a 10 mm de diâmetro são mais bem abordados pela via transesfenoidal, ao passo que tumores maiores que 20 mm com extensão suprasselar significativa são abordados por craniotomia bifrontal.[228,229]

Os tumores hipofisários compreendem cerca de 15% dos tumores intracranianos, e a abordagem da linha média transesfenoidal se tornou o padrão para acessar a região selar e hipofisária (> 95% das indicações cirúrgicas nesta região). Os tumores não funcionantes (macroadenomas) perfazem 75% dos tumores hipofisários, sendo evidentes por seus efeitos de massa ou por sinais e sintomas de hipopituitarismo (FIG. 54.9).

Podem ocorrer efeitos de massa, como perda de campo visual, paralisia de nervos oculares em razão da compressão de III, IV ou VI nervos cranianos ou, ainda, por aumento da PIC devido à hidrocefalia obstrutiva. Quanto ao hipopituitarismo, implica hipotireoidismo, amenorreia, infertilidade, impotência, perda dos caracteres sexuais secundários e diminuição de hormônio adrenocorticotrófico. As taxas de cortisol abaixo das mínimas aceitáveis predispõem o paciente à hipoglicemia, hipotensão arterial e hipotermia.

Quanto aos tumores hipersecretantes (microadenomas), podem ser hipersecretantes de hormônio do crescimento (acromegalia), hormônio adrenocorticotrófico (doença de Cushing), prolactina (prolactinoma) ou hormônio estimulante da tireoide (hipertireoidismo). Ocasionalmente, mais de um hormônio pode ser produzido. Em geral, esses pacientes apresentam-se equilibrados do ponto de vista hormonal no pré-operatório. É necessário manter o regime terapêutico e considerar as alterações anatomofuncionais produzidas pelos tumores.[232]

As preocupações anestésicas relacionam-se com as condições clínicas específicas que esses doentes apresentam. É necessário manter a corticoterapia nos pacientes hipocorticotróficos (100 mg de hidrocortisona de 6/6 horas), evitar a hipertensão arterial e a hiperglicemia nos cushingoides.[233] A intubação traqueal pode tornar-se difícil nos acromegálicos.

Uma avaliação pré-anestésica cuidadosa das condições das vias aéreas (abertura bucal, macroglossia, etc.) poderá indicar a melhor técnica para intubação. Um laringoscópio com lâmina longa e um bom relaxamento muscular costumam ser suficientes. O tubo traqueal, de preferência aramado, deve ser fixado firmemente junto ao canto esquerdo da rima labial, uma vez que o cirurgião aborda o paciente pela direita, incisando a mucosa jugal na face vestibular superior. A cavidade bucal é tamponada com gazes

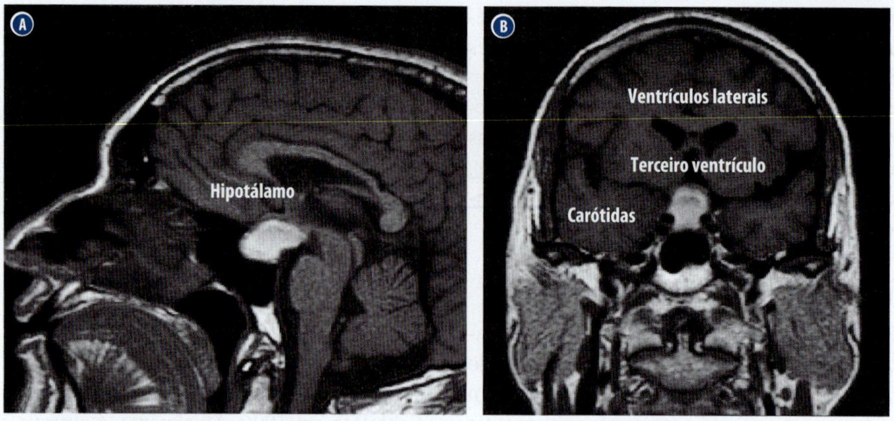


**FIGURA 54.9** Ressonância magnética do crânio na sequência ponderada em T1 pós-contraste, nos planos sagital **A** e coronal **B**. A imagem mostra macroadenoma hipofisário com extensão suprasselar, comprimindo levemente a porção cavernosa das carótidas internas, o quiasma óptico e a porção inferomedial do hipotálamo. Nota-se, ainda, discreta insinuação ao seio esfenoidal correspondente.
*Fonte: Adaptada de Kumar e colaboradores.*[231]

de forma a impedir a passagem de sangue para o esôfago e o estômago. É recomendada, também, a antibioticoterapia profilática.

A indução e a manutenção anestésicas obedecem aos mesmos princípios aplicados às craniotomias, porém a HIC é rara e os procedimentos são, em geral, de curta duração. O paciente é colocado em posição semissentada com a cabeça elevada em torno de 40° e lateralizada para a direita de acordo com a abordagem do cirurgião. A monitorização empregada é a habitual para as craniotomias, ressaltando-se a monitorização cuidadosa do volume urinário e do nível de eletrólitos séricos no período peri e pós-operatório.[234-236]

Os potenciais evocados visuais podem ser úteis na presença de grandes tumores que envolvem nervos ópticos. Esses pacientes podem apresentar EAV, a qual pode ser monitorizada pela queda do dióxido de carbono expirado ou pelo Doppler precordial, embora este último tipo de monitorização possa estar prejudicado, pois se situa em área de trabalho do cirurgião. Um problema comum é a ocorrência de hipertensão arterial durante a abertura do acesso à sela túrcica através do esfenoide. O tratamento adequado são doses adicionais de opioide. A perda sanguínea é pequena, não representando preocupação para o anestesiologista.

Ao final do procedimento, é feito o tamponamento nasal, sendo prudente manter o paciente intubado, em ventilação mecânica e com cabeceira elevada até que esteja completamente desperto, evitando-se aspiração de sangue para vias aéreas ou outras complicações respiratórias. Ciric e colaboradores,[237] em estudo realizado com diversos neurocirurgiões, relataram a incidência de complicações: mortalidade (0,9%), insuficiência pituitária anterior (19,4%), diabetes insípido (17,8%) e fístulas liquóricas (3,9%). Outras complicações significativas foram lesões de carótida, lesões hipotalâmicas, perda da visão e meningite, cuja incidência ficou entre 1 e 2%. O decréscimo das complicações dos procedimentos com acesso transesfenoidal está relacionado à experiência do cirurgião.

A hipofisectomia transesfenoidal é um procedimento rápido e seguro, desde que respeitados alguns critérios específicos, sendo a técnica mais empregada para os tumores selares **(QUADRO 54.13)**. A hipofisectomia transesfenoidal endoscópica tem ganhado adeptos, mas também tem seus riscos.[238]

**QUADRO 54.13** Vantagens e desvantagens da abordagem transesfenoidal

| Vantagens | Desvantagens |
|---|---|
| • Morbidade e mortalidade extremamente baixas<br>• Trauma cerebral minimizado<br>• Procedimento bem tolerado pelo idoso e pelo criticamente enfermo<br>• Curto tempo de anestesia e convalescença<br>• Baixa incidência de diabetes insípido<br>• Perda sanguínea mínima | • Estruturas neurais adjacentes aos grandes tumores não são visualizadas<br>• Abordagem não estéril (meningite rara)<br>• Extensão suprasselar não pode ser removida<br>• Fístulas cerebroespinhais |

*Fonte: Laycock e Walters.*[184]

## Manejo do diabetes insípido

O diabetes insípido neurogênico pode ocorrer em pacientes com lesões na área do hipotálamo, após cirurgia de hipófise ou secundariamente a traumatismo de crânio.[239,240] Essa síndrome tem origem porque neurônios localizados no núcleo supraóptico do hipotálamo não conseguem liberar quantidades suficientes de vasopressina na circulação sistêmica.

O diabetes insípido é caracterizado pela produção de grandes volumes de urina diluída em presença de osmolaridade plasmática normal ou elevada. Em casos graves, o débito urinário pode ser maior do que 1 litro por hora, podendo resultar em desidratação grave, hipovolemia e hipotensão arterial. A confirmação diagnóstica pode ser obtida pelo achado de osmolaridade sérica e concentração de sódio elevadas em conjunto com baixa osmolaridade e concentração urinária específica.

Reidratação vigorosa deve ser feita com solução salina a 0,45% até a normovolemia ser restabelecida. Devido ao estado hipernatrêmico e hiperosmolar, a solução salina normal não deve ser usada como rotina na reidratação inicial desses pacientes. Concomitantemente, a terapia de reposição deve ser iniciada com vasopressina ou desmopressina.

## Aneurismas intracranianos

O objetivo da anestesia para clipagem de aneurismas intracranianos é a manutenção de níveis pressóricos estáveis: nem elevados que provoquem o ressangramento do aneurisma, nem demasiado baixos que favoreçam o desenvolvimento de vasospasmo e isquemia cerebral.[241]

Outro objetivo é diminuir o volume cerebral e permitir o acesso cirúrgico com o menor grau de retração do tecido nervoso. Nesse sentido, há a alternativa da drenagem espinhal de LCR. A drenagem deve ter início após a abertura da dura-máter para não gerar gradiente de pressão entre o tecido cerebral e o espaço subaracnóideo e eventual herniação tonsilar ou ruptura do aneurisma. O ritmo de drenagem não deve exceder 5 $mL \cdot min^{-1}$, de modo a não produzir resposta reflexa cardiovascular com hipertensão arterial. Cada vez menos se utiliza esse recurso, pois as técnicas venosas empregadas habitualmente atingem os objetivos. Quando necessário, associam-se manitol e tiopental sódico para diminuir o volume cerebral.[242]

A monitorização inclui a cateterização de artéria antes da indução anestésica e de veia central para medida da pressão venosa central e a monitorização eletrofisiológica – quando indicada.[243]

A avaliação que antecede a indução da anestesia diz respeito à verificação das condições hemodinâmicas do paciente por meio da pressão arterial, frequência cardíaca e pressão venosa central. Havendo boas condições de hidratação, observa-se resposta hemodinâmica à administração da associação de fentanil (50-100 μg) e droperidol (2,5-5 mg). Se os parâmetros cardiovasculares permanecem dentro da normalidade, procede-se à indução anestésica como descrita para os tumores supratentoriais, com a adição de lidocaína venosa (1,5 $mg \cdot kg^{-1}$).

Após a intubação traqueal, a manutenção anestésica é realizada com associação de opioide e isoflurano em concentrações expiradas de até 1% ou sevoflurano até 1,5%. O halogenado pode ser substituído pela infusão contínua de 40 a 200 $\mu g \cdot kg^{-1} \cdot min^{-1}$ de propofol, de forma a manter a PAM abaixo de 100 mmHg. Após a abertura da dura-máter, o gradiente de pressão transmural no aneurisma aumenta e torna-se igual à PAM, como aferida na altura do encéfalo, pois a PIC é zero (FIG. 54.10). Nessa situação, níveis tensionais superiores a 80 mmHg não são desejados.[244,245]

Nos últimos anos, cresceu a preocupação no sentido de se evitar o vasospasmo, praticamente excluindo-se da conduta transoperatória a hipotensão controlada. Hoje, em dissecções difíceis, tem-se mantido a PAM em torno de 60 mmHg.

Quando ocorre a ruptura do aneurisma durante a dissecção, nos primeiros momentos mantém-se a PAM nos níveis normais, aguardando a decisão do cirurgião de colocar ou não um clipe transitório na artéria nutridora. A colocação temporária de um clipe exige a manutenção de níveis pressóricos mais elevados. Nessa situação, é comum ser solicitado ao anestesiologista que comprima a carótida, diminuindo o sangramento e permitindo desse modo a visualização e clipagem do aneurisma ou da artéria nutridora.

A oclusão temporária da artéria nutridora terminal sem o uso de medidas farmacológicas de proteção cerebral exige

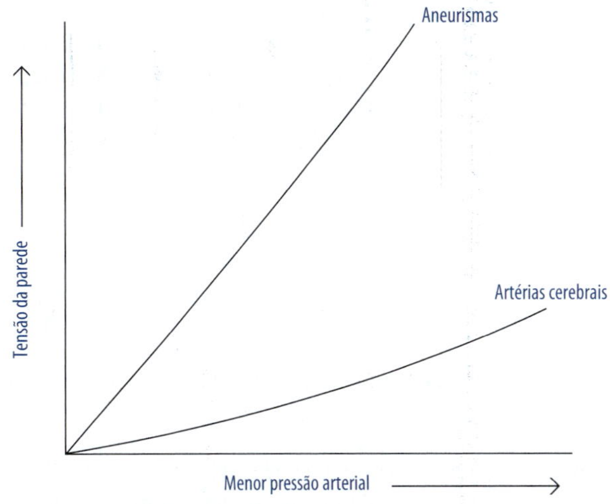


**FIGURA 54.10** Relação entre a tensão da parede e a pressão arterial média (PIC = 0 quando a dura-máter está aberta). A tendência a romper é maior no saco aneurismático do que na artéria normal.
*Fonte: Adaptada de Ferguson.*[246]

reperfusão após 5 a 7 minutos de clipagem transitória, sendo esse tempo geralmente insuficiente para clipagem de aneurismas gigantes. Por isso, algumas medidas de proteção cerebral têm sido preconizadas. O tiopental (5-6 $mg \cdot kg^{-1}$) ou o etomidato (0,4-0,5 $mg \cdot kg^{-1}$), por via venosa, administrados antes da clipagem transitória, mostraram-se efetivos. O tempo de proteção ganho com essas medidas, associadas a manitol (50 g) e corticosteroides (dexametasona, 50 mg, ou metilprednisolona, 1 g), depende da artéria envolvida, da área por ela nutrida e das condições de circulação colateral de cada paciente.

Quando a solicitação do cirurgião visa à hipotensão arterial, administra-se tiopental sódico (3-5 $mg \cdot kg^{-1}$), concomitantemente à administração de isoflurano a 3% ou sevoflurano a 4%. Se a resposta for taquicárdica, podem ser associadas doses intermitentes de β-bloqueador repetidas de acordo com a resposta pressórica e cronotrópica. Se a dificuldade cirúrgica permanece devido ao sangramento, pode-se levar a PAM a 20 mmHg usando nitroprussiato de sódio ou nitroglicerina. Nesse caso, diminui-se a concentração administrada de halogenado. Dependendo da localização do aneurisma e da demora em controlar o sangramento, haverá eventualmente necessidade de reposição rápida das perdas sanguíneas. A velocidade da reposição é orientada pelas quantidades medidas no frasco de aspiração e pela avaliação clínica.

Após a clipagem do aneurisma, é desejável um moderado grau de hipervolemia, vasodilatação e hipertensão arterial sistêmica (PAM em torno de 120 mmHg), visando prevenir o vasospasmo. Uma hemodiluição moderada com hematócrito entre 30 e 35 pode melhorar o FSC.

Em relação às técnicas cirúrgicas atuais, elas incluem a via cirúrgica aberta ou endovascular – a escolha da técnica vai depender do tamanho, da localização e das características morfológicas do aneurisma. A técnica anestésica utilizada para as cirurgias endovasculares costuma ser a anestesia geral, o que não é mandatório.[247]

Os riscos associados ao tratamento cirúrgico dos aneurismas cerebrais incluem uma piora no quadro neurológico ou mesmo novos sintomas neurológicos pós-operatórios, intercorrências que podem ter como causas basicamente a isquemia cerebral, a oclusão arterial e a hemorragia intraoperatória.[248-250] Quando se usa clipe cirúrgico, existe um risco em torno de 19% de ruptura do aneurisma no intraoperatório, o que se relaciona com piora no quadro neurológico ou até mesmo óbito durante o procedimento.[251,252]

O momento de se realizar o tratamento cirúrgico do aneurisma roto é uma questão controversa; a cirurgia precoce (24-72 horas pós-ruptura) tem como vantagens a prevenção do ressangramento e o manejo do vasospasmo. Os métodos habituais de manejo do vasospasmo – como a hipervolemia, a hipertensão induzida, os vasodilatadores arteriais e a angioplastia com balonagem – são perigosos em caso de um aneurisma não tratado.

O reparo cirúrgico precoce do aneurisma em pacientes com melhor condição neurológica (escala de Hunt e Hess de 1-3) costuma ter um desfecho favorável na maioria dos casos. De 70 a 90% desses pacientes apresentam recuperação neurológica satisfatória, com uma pequena taxa de mortalidade (até 8%). Já os pacientes com condição neurológica menos favorável após a HSA (Hunt e Hess 4 e 5) têm um prognóstico pior, particularmente aqueles com Glasgow motor menor do que 4, casos em que os familiares deverão ser comunicados e estar cientes dos riscos do procedimento.[253]

A cirurgia retardada para 10 a 14 dias apresenta maiores dificuldades técnicas para o cirurgião (em razão de edema cerebral e coágulos ao redor do aneurisma) e piores desfechos para o paciente.[254] Para as clipagens de aneurismas, a hipotermia intraoperatória não parece melhorar o desfecho pós-operatório.[255-257] Além disso, devem ser evitados períodos prolongados de hipotensão arterial.

O ressangramento no período pós-operatório imediato ocorre em 8 a 23% dos pacientes com HSA devido a ruptura de aneurisma. Muitos estudos demonstram que o risco de ressangramento é maior nas primeiras 24 horas após a HSA, sobretudo nas primeiras 6 horas depois da hemorragia. O ressangramento de aneurismas se associa a um prognóstico desfavorável. Somente o tratamento cirúrgico ou endovascular são efetivos na prevenção do ressangramento; todavia, nos casos em que isso for inviável, deve-se considerar a terapia com antifibrinolíticos. Os aneurismas não rotos com 7 a 10 mm de diâmetro apresentam indicação para tratamento cirúrgico, porém deve-se levar em consideração a idade, o estado físico e neurológico do paciente e os riscos relativos ao procedimento.

## Traumatismo cranioencefálico

O trauma é a principal causa de morte em pessoas com menos de 44 anos nos Estados Unidos. Cerca de 75% dos pacientes que morrem de acidentes com veículos motorizados têm TCE.

A resposta fisiopatológica ao TCE envolve duas fases distintas. Na primeira, o dano biomecânico com lesão de estruturas anatômicas induz à hipotensão arterial, hipóxia e hipercapnia, todas resultando em agravamento da lesão neuronal. A hipotensão pode ser originada de sangramento interno ou externo, ou choque neurogênico por trauma raquimedular concomitante (10-15% dos TCEs). A insuficiência respiratória ocorre por depressão do SNC, trauma torácico ou aspiração pulmonar do conteúdo gástrico.

Na segunda fase, podem desenvolver-se HIC, infecção cerebral e convulsões. Além disso, pode ser desencadeada coagulação intravascular disseminada em consequência da fibrinólise por liberação de tromboplastina tecidual e ativação do sistema de complemento.

Relacionada à elevação da PIC, ocorre importante descarga adrenérgica com aumento do trabalho miocárdico. Se a hipóxia está associada, facilmente ocorre desequilíbrio entre oferta e demanda de oxigênio no miocárdio. O desenvolvimento de edema pulmonar neurogênico tem relação com a descarga simpática.[258]

Setenta por cento dos casos graves de TCE são hipóxicos e apresentam $PaCO_2$ maior que 50 mmHg. A intubação traqueal desses pacientes é preferencialmente oral, pois eles podem ter fraturas de base de crânio. Todo cuidado deve ser tomado para evitar a mobilização da coluna cervical antes que sua integridade seja mostrada pela avaliação radiológica.

A intubação traqueal deve ser realizada com sedação dos reflexos e bloqueio neuromuscular, evitando-se hipotensão arterial. Lidocaína, midazolam, tiopental e etomidato estão bem indicados. A associação com fentanil é útil, pois inibe a descarga adrenérgica. O rocurônio parece ser a melhor opção na atualidade para o bloqueio neuromuscular, pois permite a intubação traqueal mais rapidamente que os demais bloqueadores adespolarizantes. A avaliação neurorradiológica pode se processar dentro dessas condições, que sem dúvida protegem o paciente de elevações transitórias da PIC causadas por estímulos diversos (tosse, aspiração, transporte, aumento de atividade muscular, etc.). A cetamina e a succinilcolina devem ser evitadas.

Os pacientes que recebem ventilação controlada com oxigênio a 100% dentro da primeira hora após o trauma têm melhor evolução do que aqueles que não a recebem. A evolução clínica também se relaciona com o tempo de identificação e remoção do processo expansivo intracraniano.

Os cuidados hemodinâmicos dos pacientes com TCE grave incluem monitorização da pressão venosa central e pressão arterial invasiva.[259] Além disso, esses pacientes têm indicação de monitorização da PIC. A anestesia para esse procedimento deve utilizar fármacos e técnicas que evitem a hipotensão arterial e a consequente queda da PPC. Evitam-se os anestésicos inalatórios devido à possibilidade de roubo intracerebral pela vasodilatação e ao aumento do volume sanguíneo cerebral. Deve-se evitar, também, o óxido nitroso, pois acredita-se que os pacientes se beneficiem da administração de oxigênio a 100%.[260]

Quando a PIC está monitorizada, procura-se manter a PPC acima de 60 mmHg. Nos casos em que se desconhece a PIC, evita-se PAM menor do que 90 mmHg ou acima de 120 mmHg (em razão do aumento do edema cerebral e da PIC). Se a pressão arterial for adequada e o paciente estiver taquicárdico (um terço dos pacientes tem frequência cardíaca maior do que 120 bpm), usa-se bloqueador $\beta$-adrenérgico a fim de manter a frequência cardíaca abaixo de 80 bpm. Utilizam-se bloqueadores $\alpha$-adrenérgicos quando a pressão sistólica estiver acima de 160 mmHg. Evitam-se os vasodilatadores, que são, ao mesmo tempo, vasodilatadores cerebrais (nitroprussiato de sódio, nitroglicerina). Esses pacientes costumam ter a autorregulação cerebral globalmente prejudicada, enquanto mantêm algum grau de reatividade ao $CO_2$.[261]

Outras complicações temidas são a hipercortisolemia e o diabetes insípido, que são preditores independentes de morbimortalidade nos pacientes com TCE.[262]

Sinais e sintomas precoces associados à elevação da PIC incluem cefaleia, náuseas e vômitos, convulsões, papiledema e sinais neurológicos focais. Sinais tardios de aumento da PIC incluem queda nos níveis de consciência, hipertensão, bradicardia (reflexo de Cushing) e padrões respiratórios alterados. Antes da herniação e morte encefálica, ocorre dilatação pupilar, decorticação (extensão de membros inferiores e flexão de membros superiores) ou descerebração (hiperextensão de membros inferiores e superiores).

A hiperventilação e a administração de manitol têm um potencial para aumentar a isquemia cerebral e interferir na recuperação do paciente, motivo pelo qual devem ser reservados para aqueles com evidências de HIC associadas a sinais de piora neurológica ou herniação.[263]

O uso de manitol (0,25-0,5 mg·kg$^{-1}$) ou solução salina hipertônica a 5% (100 mL) é rotineiro nos pacientes graves.[264] Ambos causam o aumento da osmolaridade e levam à perda de água do meio intra para o extracelular. Assim, a PIC e o edema cerebral são reduzidos e há aumento do volume intravascular com incremento do débito cardíaco e redução da viscosidade sanguínea. Todos esses fatores contribuem para a melhora do FSC e liberação do oxigênio.[265]

Quando é realizada drenagem de hematoma, o manitol é infundido antes da descompressão cirúrgica. A furosemida (0,5 mg·kg$^{-1}$) pode ser associada. O volume hídrico e eletrólitos perdidos devem ser repostos; para tanto, o débito urinário é monitorizado. Não se utilizam soluções glicosadas.

Quando o crânio está aberto, a PIC é zero, não havendo necessidade de hiperventilação. Essa conduta reserva os efeitos vasoconstritores da hiperventilação para o período pós-operatório.

Pacientes portadores de hematomas costumam sofrer hipotensão arterial logo após a descompressão intracraniana, sendo tratada com soluções coloidais.

Ao final da cirurgia, não se recomenda reverter os efeitos dos opioides com naloxona, pois sua administração pode produzir dramático aumento no FSC e na PIC.

O transporte do paciente para a unidade de tratamento intensivo deve incluir cuidados especiais com a oxigenação. A extubação não deve ser precoce. Mantém-se a ventilação controlada mecânica até a recuperação completa do nível de consciência. Após o trauma, o edema cerebral máximo ocorre dentro de 12 a 72 horas. Nesse período, os níveis tensionais devem permanecer estáveis, pois as alterações podem produzir isquemia ou aumento do edema cerebral.

O volume das lesões traumáticas não se correlaciona com a PIC desenvolvida pelo paciente no período pós-operatório (**FIG. 54.11**). Portanto, os cuidados intensivos e o controle da PIC e da PPC devem ser mantidos durante os primeiros dias de pós-operatório.

Vários processos patológicos cerebrais, em especial o TCE, podem provocar a liberação excessiva de hormônio antidiurético (ADH), o que leva à excreção renal de sódio continuada (sódio urinário > 20 mEq·L$^{-1}$), apesar da pressão osmótica e hiponatremia associada. A osmolaridade urinária é, portanto, elevada em relação à osmolaridade sérica. A síndrome da secreção inapropriada de hormônio antidiurético (SIADH, do inglês *syndrome of inappropriate antidiuretic hormone secretion*) também pode resultar da administração excessiva de água livre em pacientes que não conseguem excretar água livre por causa do excesso de ADH.[266]

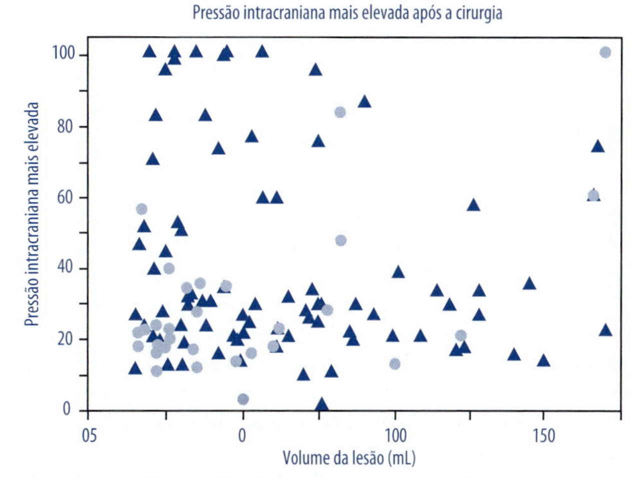


**FIGURA 54.11** Ocorrência de hipertensão intracraniana após esvaziamento de lesões expansivas traumáticas. Não há correlação entre os volumes das lesões e os valores de pressão intracraniana. ● Processos intraparenquimatosos. ▲ Processos extraparenquimatosos. Os sinais indicam os volumes dos processos expansivos medidos pela tomografia computadorizada antes da cirurgia e a pressão intracraniana mais elevada medida nas primeiras 72 horas após a cirurgia.
*Fonte: Adaptada de Marshall.*[268]

A base do tratamento da SIADH é a restrição de líquidos a aproximadamente 1.000 mL/24 horas de solução isosmolar. Se a hiponatremia for grave (< 110-115 mEq·L$^{-1}$), a administração de solução salina hipertônica (3-5%) e furosemida poderão ser necessárias. A correção rápida da hiponatremia tem sido associada à ocorrência de mielinólise pontina central, razão pela qual se aconselha que a reposição de sódio seja feita a uma taxa de 2 mEq·L$^{-1}$·h$^{-1}$.[267]

# Anestesia para procedimentos na coluna vertebral

A anestesiologia é um campo da medicina com distintas subespecialidades, sendo a anestesia neurocirúrgica uma delas. Com os avanços no conhecimento médico e tecnológico, e também no intuito de assegurar cuidados específicos, as subespecialidades estão se dividindo ainda mais. A anestesia neurocirúrgica não é exceção, pois o desenvolvimento de novas técnicas menos invasivas, associadas ao envelhecimento da população, faz da anestesia para cirurgia da coluna vertebral uma habilidade única.

Os procedimentos cirúrgicos na coluna vertebral e medula espinhal são comuns e executados para uma ampla diversidade de condições.[269] Eles variam em complexidade, sendo minimamente invasivos, ou de um único nível de descompressão (microdiscectomias), ou envolvendo a reconstrução de múltiplos níveis, como na correção da deformidade cifoescoliótica.

## Enfermidades cervicais

As cirurgias cervicais estão entre os procedimentos mais realizados por cirurgiões de coluna. As patologias incluem radiculopatia, mielopatia, instabilidade de causa degenerativa ou trauma, infecções e tumores. A mielopatia espondilótica cervical (MEC) é definida como a lesão medular decorrente das alterações degenerativas da coluna cervical e é a principal razão da disfunção medular em pacientes idosos.[270] Ainda que exista controvérsia sobre sua história natural, seu tratamento é eminentemente cirúrgico, podendo-se utilizar a via anterior ou posterior.

Os sinais e sintomas típicos da MEC são dor cervical, no ombro e na região subescapular; dormência ou formigamento nas extremidades superiores; fraqueza motora na parte superior ou extremidades inferiores; alterações sensoriais nas extremidades inferiores; distúrbios da marcha; disfunção intestinal e da bexiga; espasticidade muscular (muito frequente); hiper-reflexia; e clônus típicos de lesão do neurônio motor superior. Os resultados físicos incluem atrofia dos músculos, hiper-reflexia e perda sensorial. O tratamento da MEC inclui terapias não cirúrgicas, mas a cirurgia precoce se relaciona com melhor prognóstico neurológico.

A hérnia de disco cervical é frequentemente localizada em $C_5$-$C_6$, seguida por $C_6$-$C_7$, e é a herniação mais comum em indivíduos com idade superior a 40 anos. Os sintomas de hérnia de disco cervical são dor de garganta e sintomas radiculares que consistem em parestesias no ombro, braço ou mão, acompanhados de dor e fraqueza muscular no dermátomo correspondente. Para os pacientes nos quais a hérnia de disco cervical é suspeita, uma radiografia simples pode demonstrar o estreitamento do espaço discal, osteófitos ou subluxação da vértebra.

A RM é o exame radiológico de escolha para a avaliação desses casos, apesar de o exame clínico realizado adequadamente ser capaz de fazer o diagnóstico[271] (FIG. 54.12). O tratamento inicial da hérnia de disco cervical é clínico, envolvendo colares cervicais macios, anti-inflamatórios e corticosteroides.

Nos casos em que a terapia clínica falha, a descompressão cervical anterior e fusão costuma ser realizada, principalmente quando associada à mielopatia. O acesso cirúrgico da coluna requer a dissecção da bainha da carótida. Como resultado, alguma instabilidade cardiovascular pode ocorrer e, por isso, a monitorização da pressão arterial invasiva deve ser considerada. A disfagia é comum no pós-operatório devido ao afastamento medial do esôfago.

## Enfermidades lombares

As hérnias de disco são mais frequentes nas regiões lombar e cervical da coluna, porque essas são áreas mais expostas ao movimento e que suportam maior carga. Já menos de 10% do total de hérnias se formam na coluna torácica, onde o desgaste do disco é menor, uma vez que o gradeado costal impede movimentos mais bruscos e ajuda a promover o amortecimento.[272]

A hérnia de disco lombar é a causa mais comum de dor radicular na população economicamente ativa, levando a grandes perdas de produtividade. Felizmente, em 90% dos indivíduos, os sintomas de dor ciática costumam desaparecer dentro de 30 dias a partir do seu surgimento com anti-inflamatórios e esteroides, sendo a cirurgia raramente necessária. A maioria das hérnias lombares ocorre nos níveis da coluna vertebral $L_4$-$L_5$ ou $L_5$-$S_1$, na maior parte das vezes se localizando posteriormente, onde o ligamento longitudinal é mais delgado (FIG. 54.13). Quando indicado, a artrodese lombar posterior envolve a descompressão das raízes nervosas por uma laminectomia. O disco intervertebral costuma ser removido e, em seguida, substituído por um implante (*cage*).[273]

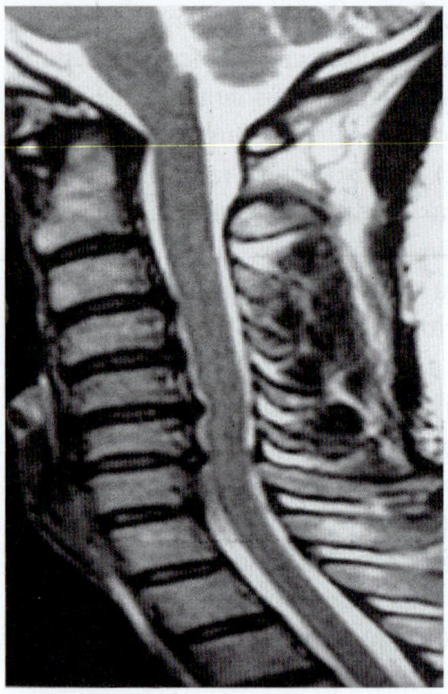

**FIGURA 54.12** Ressonância magnética da coluna cervical na sequência ponderada em T2, no plano sagital, demonstrando protrusões disco-osteofitárias difusas, com componente herniário em $C_5$-$C_6$ e $C_6$-$C_7$, comprimindo a face ventral do saco dural, tocando a medula cervical nesses níveis e dando à medula espinhal uma aparência dobrada.
*Fonte: Arquivo pessoal de Carlos Bersot.*

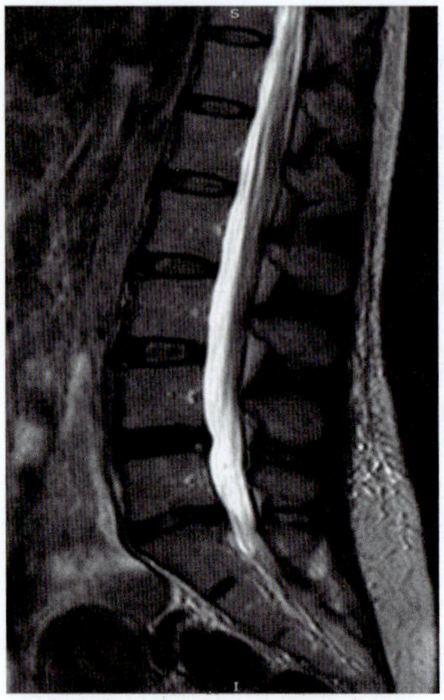

**FIGURA 54.13** Ressonância magnética da coluna lombossacral na sequência ponderada em T2, no plano sagital, demonstrando degenerações e protrusões discais em $L_4$-$L_5$ tocando a parte ventral do saco dural (hérnia discal).
*Fonte: Arquivo pessoal de Carlos Bersot.*

## Deformidade cifoescoliótica

A escoliose (VER FIG. 54.15, adiante) é uma deformidade rotacional tridimensional complexa que afeta a coluna vertebral no plano sagital, coronal e axial; ela pode ser congênita, neuromuscular ou de origem idiopática, incidindo em 2 a 3% da população em diferentes graus. Seu principal sintoma, em 90% dos casos, é a dor, e seu tratamento inicial é conservador. Contudo, a curvatura avançada na escoliose pode levar à disfunção de múltiplos órgãos, sendo, portanto, indicada a correção cirúrgica o mais cedo possível.[274]

Antes da correção cirúrgica de patologias da coluna vertebral, uma avaliação pré-operatória completa deve ser efetuada para determinar o estado neurológico antes da cirurgia e a extensão da disfunção dos órgãos e sistemas.[275-277] Um plano intraoperatório e pós-operatório detalhado deve ser desenvolvido, levando-se em conta as comorbidades do paciente, a necessidade de monitorização intraoperatória da medula espinhal, o potencial de perda sanguínea, bem como a antecipação de possíveis complicações pós-operatórias. A avaliação pré-operatória deve concentrar-se no exame das vias aéreas e dos sistemas respiratório, cardiovascular, musculoesquelético e neurológico.

Uma avaliação minuciosa das vias aéreas deve ser realizada em função do risco aumentado de patologias que se associam com via aérea difícil, como artrite reumatoide, espondilite anquilosante, doenças neuromusculares e irradiação prévia da cabeça ou pescoço. Além disso, esses pacientes podem ter instabilidade da coluna cervical, o que afetará a escolha da técnica de intubação, sendo comum a indicação de intubação orotraqueal com ajuda do fibrobroncoscópio.

Os pacientes agendados para procedimentos da coluna vertebral podem ter condições que afetam a função pulmonar. Uma deformidade da coluna vertebral significativa, como ocorre na escoliose, pode resultar em fisiologia respiratória restritiva, com diminuição da capacidade vital e da capacidade pulmonar total e, em alguns casos, hipertensão pulmonar e *cor pulmonale*. Em pacientes com doença pulmonar restritiva por grande deformidade toracolombar, um teste de função pulmonar é fortemente recomendado.

Os sinais e sintomas clínicos de insuficiência respiratória significativa incluem dispneia aos pequenos esforços e incapacidade de tossir ou expectorar secreções. Pode haver redução da complacência da parede torácica na doença pulmonar restritiva e diminuição da tolerância ao exercício, mesmo se os volumes pulmonares forem normais. A capacidade pulmonar total (CPT) pode estar diminuída, apesar do volume residual geralmente mantido nesses pacientes. A radiografia do tórax e outras imagens radiográficas podem ser úteis para avaliar a gravidade da doença, bem como a necessidade de cirurgia.[278,279]

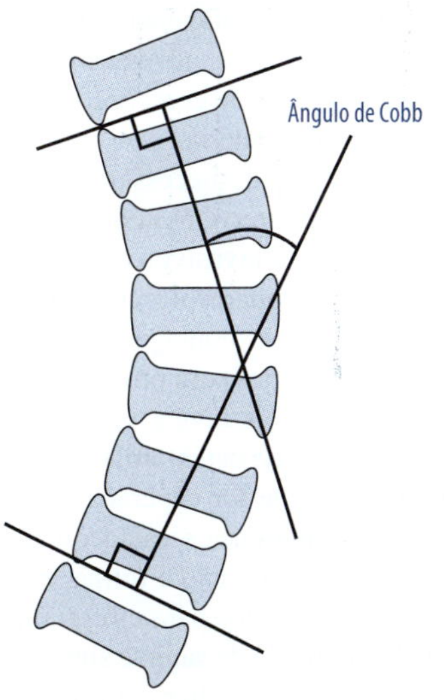


**FIGURA 54.14** Avaliação do ângulo de Cobb para o grau de curvatura espinhal na escoliose.

O ângulo de Cobb[280] (FIGS. 54.14 E 54.15) é uma medida da maior curvatura da coluna vertebral usada para avaliar pacientes portadores de escoliose, e a cirurgia em geral é indicada se o ângulo for maior do que 45° a 50°. Em pacientes com escoliose idiopática, a função pulmonar pode permanecer normal até a curvatura atingir 65°. No entanto, em pacientes com causas congênitas e neuromusculares de escoliose, é provável que ocorra disfunção pulmonar em ângulos menores. A curva maior que 100° provavelmente provocará disfunção cardíaca e respiratória graves.

As cirurgias da coluna vertebral com fusão e instrumentação são classificadas como procedimentos de risco intermediário. A maior parte das cirurgias da coluna é realizada em decúbito ventral, estando associadas a uma redução do índice cardíaco de 12 a 24% em comparação com a posição supina (como resultado da redução do retorno venoso e da complacência do ventrículo esquerdo que ocorre na posição prona). Portanto, o grau de disfunção cardíaca preexistente pode afetar decisões sobre técnicas anestésicas e monitorização necessária. Comorbidades

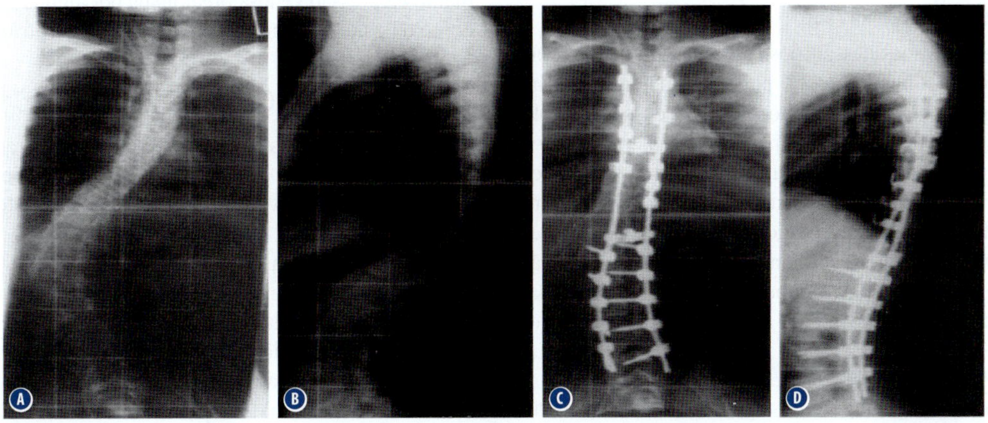


**FIGURA 54.15** Paciente do sexo feminino de 16 anos com escoliose idiopática do adolescente. A e B Ângulo de Cobb pré-operatório de 50°. C e D Ângulo de Cobb pós-operatório de 10°.
*Fonte: Adaptada de Konieczny e colaboradores.*[281]

específicas, como hipertensão pulmonar e insuficiência cardíaca congestiva, são altamente associadas a eventos adversos perioperatórios após cirurgia da coluna, devendo haver atenção especial a essas condições na avaliação pré-operatória.

Os testes laboratoriais em geral são desnecessários para procedimentos descompressivos em um único nível da coluna vertebral ou procedimentos minimamente invasivos realizados em pacientes sem comorbidades ou devidamente compensados. Solicita-se dosagem de hemoglobina, contagem de plaquetas, creatinina sérica e tipagem sanguínea para procedimentos cirúrgicos que envolvam mais de dois níveis vertebrais, fusão ou instrumentação que necessitem de osteotomias.

Se uma perda significativa de sangue for esperada, a solicitação de prova cruzada e reserva sanguínea será adequada. A doação pré-operatória de sangue autólogo não é rotina, mas pode ser considerada em pacientes agendados para cirurgia da coluna vertebral em que está prevista perda de sangue superior a 500 a 1.000 mL. O uso de *cell saver* não reduziu a necessidade de transfusões em cirurgia de escoliose.[282] A presença de detritos no campo cirúrgico pode criar dificuldade no processamento do sangue nesse procedimento.

## Técnica anestésica

É possível realizar procedimentos lombares como microdiscectomias simples sob anestesia local ou neuroaxial. No entanto, isso raramente é preferido na prática por causa de preocupações médico-legais, pois qualquer novo déficit neurológico pós-operatório pode ser atribuído à técnica anestésica. Assim como em procedimentos da coluna cervical, opta-se pela anestesia geral com intubação orotraqueal com tubo aramado, de preferência, e ventilação mecânica.

A monitorização-padrão é apropriada para procedimentos simples. Já a monitorização da pressão arterial invasiva, linha de pressão venosa central e um cateter urinário devem ser considerados se hipotensão deliberada for utilizada ou se o procedimento possuir potencial de sangramento de grande monta.[283] Evita-se puncionar veia periférica nas dobras dos membros, pela perda da perviedade, quando o paciente é colocado em posição prona. Soma-se a esses cuidados a proteção ocular, de nervos periféricos, mamas e testículos, evitando-se, assim, lesões causadas pela compressão.

### Complicações da posição prona

As complicações associadas ao posicionamento cirúrgico em procedimentos da coluna vertebral podem aumentar a morbimortalidade perioperatória.[284] Embora muitas dessas complicações sejam pouco frequentes, a perda visual perioperatória que pode ocorrer devido à isquemia de nervo óptico, retina ou córtex cerebral, como consequência da chamada "síndrome compartimental ocular", é particularmente catastrófica.[285] As lesões nervosas periféricas, como as causadas por tração prolongada ao plexo braquial, também podem ser encontradas no pós-operatório.

### Complicações hemodinâmicas

A posição prona pode gerar grandes repercussões hemodinâmicas, e o posicionamento incorreto ou o biotipo do paciente poderão influenciar negativamente. A elevação da pressão intra-abdominal causa obstrução da veia cava inferior e restringe o débito cardíaco em torno de 20%. O ingurgitamento do plexo peridural (plexo de Batson), decorrente da obstrução da veia cava inferior, aumenta o sangramento no sítio cirúrgico, sobretudo em pacientes erroneamente posicionados.[285]

As repercussões hemodinâmicas são ainda mais intensas quando o paciente em decúbito ventral está sob anestesia venosa total com propofol, sendo importante um cuidado adicional em pacientes cardiopatas que necessitam de artrodese lombar por via posterior em posição prona.[286]

### Complicações oftalmológicas

Uma das complicações mais indesejadas no pós-operatório de cirurgia da coluna vertebral é a perda visual perioperatória. A partir da análise de processos médicos (*closed claims*) da American Society of Anesthesiologists (ASA), a perda visual pós-operatória em cirurgia da coluna vertebral representou 70% (93/131) de todos os casos de perda visual não consequente à cirurgia oftálmica. Destes, 83 foram atribuíveis à neuropatia óptica isquêmica (NOI) e 10 foram ocasionados por oclusão da artéria central da retina (CRAO, do inglês *central retinal artery occlusion*).[287]

A CRAO é causada por uma compressão direta sobre o globo, o que provoca aumento da pressão intraocular e compromete a perfusão da retina. Nesses casos, a perda visual é unilateral e associada geralmente a outros sinais de compressão local, como oftalmoplegia, ptose ou sensação alterada no território do nervo supraorbital. O posicionamento cuidadoso inicial da cabeça e a verificação regular durante todo o procedimento minimizam o risco.[288]

A NOI é ocasionada por uma lesão isquêmica ao nervo óptico e pode ser dividida em NOI anterior e posterior. O diagnóstico depende da região do nervo afetado, uma vez que as seções anterior e posterior possuem diferentes fluxos sanguíneos. A parte posterior do nervo óptico é mais distal e, portanto, possui um fornecimento de sangue menor, sendo mais comumente implicada no pós-operatório.

A NOI está associada a sexo masculino, obesidade, grandes perdas sanguíneas no perioperatório e procedimentos com mais de 6 horas de duração, e o uso do suporte de coluna (*Wilson frame*) também tem sido implicado. Apesar disso, o mecanismo proposto que leva à hipoperfusão do nervo óptico não se correlaciona claramente com a hipotensão sistêmica intraoperatória, e, sim, com a síndrome compartimental ocular, que consiste no aumento da pressão venosa precipitada por alguns fatores de risco, como o posicionamento da cabeça abaixo do átrio.[289]

# Trauma raquimedular

Os objetivos da anestesia nos pacientes com trauma raquimedular dizem respeito à manutenção da pressão de perfusão medular, que possui níveis de autorregulação muito semelhantes aos da PPC.[290,291]

Os pacientes, nas primeiras semanas após o trauma raquimedular torácico grave (acima de $T_6$), apresentam-se em choque neurogênico, estando indicada a monitorização da pressão capilar pulmonar e do débito cardíaco. Esses pacientes não toleram bem a sobrecarga hídrica, pois a lesão estabelece uma insuficiência funcional simpática com diminuição da contratilidade miocárdica e vasodilatação periférica.[292]

Para assegurar o débito cardíaco e a pressão de perfusão medular, deve-se manter o retorno venoso. Para tanto, evita-se pressão excessiva nas vias aéreas ou compressão abdominal, assim como anestésicos que produzam vasodilatação importante e bloqueadores neuromusculares ou opioides que liberem histamina. Não se infundem líquidos em demasia, pois isso favorece o desenvolvimento de edema pulmonar neurogênico. Como nas outras situações, não se utilizam soluções glicosadas, evitando maior acidose tecidual.

Com relação à succinilcolina, deve-se levar em consideração que ocorre hipertrofia dos receptores colinérgicos nicotínicos na musculatura esquelética denervada, com resposta exagerada à ação despolarizante dessa substância e resultante hipercalemia. Há risco de parada cardíaca. Essa situação inicia-se de 1 a 3 dias após o trauma e pode permanecer por um ano.

Os pacientes com trauma cervical são intubados de preferência acordados, via nasotraqueal com o uso de fibrolaringoscópio. Outra opção é a intubação orotraqueal com o paciente consciente. A preocupação maior diz respeito a ventilar e intubar o paciente após a indução anestésica sem mobilizar o pescoço. Albin e colaboradores[269] recomendam que se faça o exame neurológico após a intubação e, novamente, após o posicionamento, com o paciente consciente, de forma a ficar clara a inexistência de dano neurológico pela intubação traqueal. No paciente politraumatizado, em choque ou gravemente hipotenso, pode não haver tempo para a intubação do paciente consciente. É realizada intubação em sequência rápida e manobra de Sellick, com rocurônio ou doses mais elevadas de vecurônio ou pancurônio, precedidas por dose *priming*.

Nos pacientes bradicárdicos, a atropina costuma ser efetiva na dose de 0,02 $mg \cdot kg^{-1}$. A hipotensão arterial é preferencialmente tratada com agonistas β-adrenérgicos em lugar de agonistas α-adrenérgicos, pois a hipotensão arterial se deve mais à queda do débito cardíaco do que à queda da resistência vascular sistêmica.

A manutenção da anestesia pode envolver uso de oxigênio a 100%, opioide e benzodiazepínico ou halogenado (isoflurano ou sevoflurano) em baixas concentrações.

O paciente com lesão em nível de $C_4$-$C_5$ em ventilação espontânea, não deve, no período pós-operatório, permanecer na posição de cefaloaclive, pois a musculatura expiratória está paralisada e há necessidade de que o peso das vísceras contribua para a expiração. A melhor posição para esses pacientes é o decúbito horizontal.

No paciente tetraplégico, o desmame do respirador pode obedecer aos parâmetros sugeridos por Mackenzie e colaboradores[293] (TAB. 54.8).

Outros critérios para extubação foram recomendados por Pasteyer para pacientes com lesões abaixo de $C_5$: gases sanguíneos adequados, ausência de TCE ou trauma de tórax associados, ausência de secreções excessivas, $V_t > 400$ mL e $V > 8$ L.[294]

## Neurocirurgia pediátrica

Em se tratando de enfermidades neurocirúrgicas com alterações consideráveis da PIC, a escolha da técnica de indução anestésica em pediatria passa a ser de grande importância. Se houver acesso venoso, a escolha será a indução venosa. Caso contrário, nas crianças menores, evitando o trauma da punção venosa, a indução inalatória passa a ser a primeira opção.

O isoflurano tem sido o anestésico halogenado de escolha em neurocirurgia, porém não apresenta o comportamento ideal como agente de indução, devido ao longo tempo que requer e à irritação de vias aéreas que produz. O sevoflurano passou a ser o agente de escolha nesse grupo de pacientes, com uma indução suave, mínimas alterações de PIC e baixo risco de tosse ou espasmo de laringe. Após a intubação, a anestesia deve ser balanceada com opioide, proporcionando melhores condições operatórias e estabilidade hemodinâmica. É essencial a ausculta dos dois hemitórax, pois, em neonatos, a diferença entre uma posição adequada do tubo e a intubação endobrônquica pode ser menor que 1 cm.

**TABELA 54.8** Parâmetros para desmame do respirador em pacientes tetraplégicos

| Parâmetros ventilatórios | Valores de desmame |
|---|---|
| Força inspiratória máxima | $> -20$ $cmH_2O$ |
| Força expiratória máxima | $> 20$ $cmH_2O$ |
| Volume corrente | $> 1.000$ mL |
| Fluxo expiratório | $> 10$ $L \cdot s^{-1}$ |
| $PaO_2/F_IO_2$ | $> 250$ |
| $V_d/V_t$ | $> 0{,}55$ |
| Complacência toracopulmonar | $> 30$ $mL \cdot cmH_2O^{-1}$ |

$F_IO_2$, fração inspirada de oxigênio.

*Fonte: Mackenzie e colaboradores.*[294]

Quanto à monitorização, segue-se o que já foi discutido neste capítulo, dando-se ênfase ao controle da temperatura nasofaríngea, que deve ser mantida entre 36 e 36,5 °C.

## Hidrocefalia

As crianças que apresentam hidrocefalia devem ser classificadas em dois grupos: crianças com PIC normal e crianças com PIC elevada.[295] O primeiro grupo pode ser induzido de forma convencional, e a manutenção da anestesia não exige manejo especial, pois, sendo a PIC normal, não há risco significativo de descompensá-la.

Já nas crianças com PIC elevada, como também em caso de súbita hipotensão arterial que muitas vezes ocorre quando os ventrículos cerebrais distendidos são descomprimidos, os cuidados devem ser redobrados. Há necessidade de bloqueio neuromuscular para colocação do cateter intraperitoneal. O bloqueador neuromuscular adespolarizante será, preferentemente, de curta duração de ação. Essas crianças devem permanecer com um leve cefaloaclive no pós-operatório para permitir melhor drenagem de LCR.[296]

## Meningomielocele

A ausência de pele cobrindo o defeito determina alto risco de infecção, exigindo fechamento cirúrgico já nas primeiras horas de vida.[297,298] Em meningomieloceles volumosas, pode-se optar entre intubar o paciente consciente em decúbito lateral, ou solicitar que sustentem o neonato em decúbito dorsal, sem encostar a lesão na mesa cirúrgica, e proceder à intubação após indução anestésica convencional.

A cirurgia é feita com o paciente em decúbito ventral, devendo permanecer nessa posição no pós-operatório. Por isso, deve-se dar atenção especial à via aérea, sendo, às vezes, desejável continuar com a ventilação mecânica no pós-operatório para garantir boa oxigenação. A ventilação mecânica irá prevenir também a apneia transitória do recém-nascido. Há evidências de que os pacientes com espinha bífida apresentam uma incidência aumentada de sensibilidade alérgica ao látex (borracha natural), que pode se manifestar, no período perioperatório, como broncospasmo e colapso cardiovascular.

## Tumores

A maioria dos tumores em crianças ocorre na fossa posterior. A posição sentada é a preferida, proporcionando excelentes condições cirúrgicas.[299,300] A hipotensão arterial é rara, a menos que estejam desidratadas. Pode ser necessário dissecção de veia e artéria em crianças menores. A indução inalatória com sevoflurano é a melhor escolha em crianças sem acesso venoso, e a indução venosa com propofol ou benzodiazepínico e opioide é a preferida em crianças com acesso venoso, em razão da estabilidade hemodinâmica e do controle da PIC que proporciona.

## Cirurgia craniofacial

As deformidades craniofaciais, independentemente de suas diferentes características e complexidade, têm em comum dificuldades tanto com a via aérea quanto com a reposição sanguínea, quase sempre necessária. Essas patologias (craniostenose, hipoplasia mandibular, hipertelorismo, etc.) incidem em crianças com vias aéreas de difícil manejo, exigindo técnicas variadas de intubação. As cirurgias são longas, dificultam a manutenção da temperatura e provocam grandes perdas sanguíneas. HIC pode estar presente. Especial atenção deve ser dada ao posicionamento da criança na mesa cirúrgica, quase sempre em decúbito ventral com hiperextensão cervical.

A ventilação mecânica deve ser feita com ventiladores apropriados à faixa etária do paciente, com aquecimento dos gases. Essa ventilação deve permanecer no pós-operatório imediato, pois pode desenvolver-se importante edema de vias aéreas superiores nesse período. A monitorização deve incluir pressão arterial invasiva e pressão venosa central, sendo importante obter acesso venoso calibroso que permita infundir sangue e líquidos aquecidos com velocidade.

O **QUADRO 54.14** lista algumas considerações importantes nas cirurgias craniofaciais.

**QUADRO 54.14** Considerações anestésicas no manejo das cirurgias craniofaciais

- Intubação traqueal difícil *versus* traqueostomia eletiva
- Perda sanguínea excessiva
- Hipotermia
- Hipertensão intracraniana
- Abrasões de córnea
- Monitorização invasiva
- Ventilação mecânica pós-operatória dos pulmões

*Fonte: Stoelting e Dierdorf.*[301]

## Malformações arteriovenosas

Esse grupo de anormalidades vasculares que envolvem o SNC inclui as telangiectasias capilares, as malformações venosas, os angiomas cavernosos e as malformações arteriovenosas clássicas.

As telangiectasias capilares ocorrem em zonas profundas do parênquima cerebral. São associadas à síndrome de Osler-Weber e têm pouco significado clínico. O parênquima cerebral circundante é normal, podendo ocorrer infarto dessa zona durante sua ressecção, de modo que sua remoção não é recomendada. O angioma cavernoso só se distingue das malformações arteriovenosas clássicas pela presença de dilatação dos canais sinusoidais, que compõem a maioria dessas lesões. É raro, respondendo por menos de 1% de todas as malformações arteriovenosas. Manifesta-se clinicamente com convulsões. Como nas malformações arteriovenosas clássicas, 25% dos pacientes apresentam os sintomas nas primeiras duas décadas de vida.

As malformações arteriovenosas clássicas costumam ter origem congênita, na terceira semana de vida fetal, durante o desenvolvimento da vasculatura. Nesse período, uma comunicação arteriovenosa se desenvolve sem a interposição da trama capilar. Forma-se um *shunt* de alto fluxo e baixa resistência que pode ser suficiente para desviar o fluxo de outras regiões encefálicas através de colaterais alargadas. Esse processo aumenta o tamanho da malformação e produz os sintomas clínicos. A apresentação clínica inicial mais comum é a hemorragia espontânea (50% das lesões). A segunda mais comum são as convulsões (17-40%), seguidas de cefaleia intensa, elevação da PIC e déficits isquêmicos progressivos.

O tratamento das malformações arteriovenosas pode ser conservador, radioterápico, por embolização endovascular ou cirúrgico, dependendo de critérios que levam em consideração risco cirúrgico e grau de sequelas pós-tratamento.

A ressecção cirúrgica isolada ou em combinação com a embolização endovascular pré-operatória tem sido o tratamento de escolha quando a malformação arteriovenosa exige intervenção cirúrgica. Os avanços da microcirurgia, aliados à embolização prévia das lesões e ao aperfeiçoamento das técnicas anestésicas, têm proporcionado a ressecção total de lesões consideradas inoperáveis no passado. Vários fatores estão relacionados ao aumento do risco cirúrgico das malformações arteriovenosas (**QUADRO 54.15**), sendo a morbidade estimada em torno de 8 a 25%.

A indução deve ser suave, com rigoroso controle da pressão arterial. A hipotensão pode acarretar isquemia em áreas de hipoperfusão, e a hipertensão pode causar o sangramento da malformação arteriovenosa. A manutenção pode ser feita com anestésicos venosos associados a baixas concentrações de halogenados.

À medida que a malformação arteriovenosa vai sendo eletrocoagulada durante a cirurgia, o fluxo que era sequestrado por essa malformação passa a percorrer as regiões pouco acostumadas às pressões sanguíneas normais. Dessa modificação de fluxo sanguíneo regional pode decorrer ruptura da BHE com edema cerebral abrupto na vigência de pressões arteriais normais (*normotensive breakthrough*). Quando ocorre durante o procedimento, é uma situação muito grave e impede o prosseguimento da cirurgia. O tratamento deve ser vigoroso, com manitol,

**QUADRO 54.15** Risco aumentado para evoluções cirúrgicas desfavoráveis

- Idade acima de 50 anos
- Envolvimento de vasos perfurantes
- Malformação arteriovenosa do hemisfério direito
- Malformação arteriovenosa maior que 4 cm
- Fluxo sanguíneo cerebral total diminuído
- Déficit neurológico progressivo
- Evidência angiográfica de roubo
- Complicações hiperêmicas (edema ou hemorragia pós-operatórios)

*Fonte: Dodson.*[302]

tiopental, metilprednisolona e hiperventilação. Pode ser administrada fenitoína, 250 mg, IV, lentamente. O melhor é procurar evitar esse acontecimento mantendo medidas de PAM em torno de 60 mmHg, aferidas na altura do meato acústico externo. Embora a embolização pré-operatória tenha o objetivo de diminuí-lo, o sangramento transoperatório pode ser de difícil controle.

Após o fechamento da craniotomia, os níveis tensionais podem ser 10 a 20 mmHg mais elevados, pois passa a existir PIC contrapondo-se à pressão arterial. Comumente, trata-se de pacientes jovens, e esses baixos níveis tensionais não envolvem preocupações adicionais.

## Procedimentos estereotáxicos

A cirurgia estereotáxica (ou estereotática), que significa localização em três dimensões, é uma forma minimamente invasiva de intervenção neurocirúrgica que teve um grande avanço nas últimas décadas, sobretudo em razão do desenvolvimento alcançado na área da informática e dos exames de imagens não invasivos, como TC e RM. Ela consiste na utilização de ferramentas matemáticas e computacionais para transformar o crânio e o cérebro em um sistema de coordenadas tridimensionais.

Para a execução do procedimento, um arco metálico que possui referências espaciais é instalado no crânio do paciente. Após a sua colocação, o paciente é encaminhado ao centro de imagens, que se localiza fora do centro cirúrgico, para a realização de TC ou RM, e as imagens obtidas são passadas para um programa de computador que contém um mapa-padrão do cérebro. O programa faz sobreposição de imagens com precisão micrométrica e, assim, os alvos a serem atingidos se tornam coordenadas matemáticas ultraprecisas.

A RM é o exame de eleição, pois permite a obtenção de imagens em diferentes planos espaciais, apresenta melhor resolução e possibilita a visualização nítida das estruturas cerebrais, tornando o procedimento de grande utilidade e segurança, principalmente na abordagem de lesões cerebrais profundas, às vezes muito pequenas ou em áreas funcionais que até então eram consideradas inoperáveis.

As indicações dos procedimentos por estereotaxia são amplas:[303,304]

- Biópsias diagnósticas de lesões expansivas cerebrais: a realização do procedimento permite o diagnóstico histológico preciso do tumor, fundamental para a programação terapêutica do paciente, definindo se ele será submetido a um procedimento cirúrgico aberto para a remoção da lesão e/ou radioterapia, quimioterapia ou mesmo radiocirurgia (o sistema de radiocirurgia Gamma Knife® está disponível em alguns centros especializados) **(FIG. 54.16)**.
- Tratamento da doença de Parkinson (DP) não responsiva às medicações convencionais: o implante de eletrodo para estimulação cerebral profunda (DBS, do inglês *deep brain stimulation*) é atualmente o tratamento de escolha.
- Tratamento de epilepsias de difícil localização e controle: o mapeamento cortical permite localizar focos epileptogênicos, com preservação de áreas eloquentes.
- Tratamento de distúrbios dos movimentos.
- Tratamento de síndromes neurogênicas dolorosas.
- Drenagem de lesões císticas, como cisto coloide do III ventrículo e lesões císticas decorrentes da neurocisticercose.
- Tratamento de lesões vasculares.
- Terapêutica cirúrgica de transtornos psiquiátricos.
- Tratamento de transtornos psiquiátricos como depressão, transtorno obsessivo-compulsivo, do comportamento (agressividade), sem controle com os tratamentos convencionais – a DBS tem sido usada recentemente como opção de tratamento.

As vantagens dos procedimentos de estereotaxia são apresentadas no **QUADRO 54.16**; já as contraindicações desses procedimentos, sob anestesia local ou geral, estão listadas no **QUADRO 54.17**.

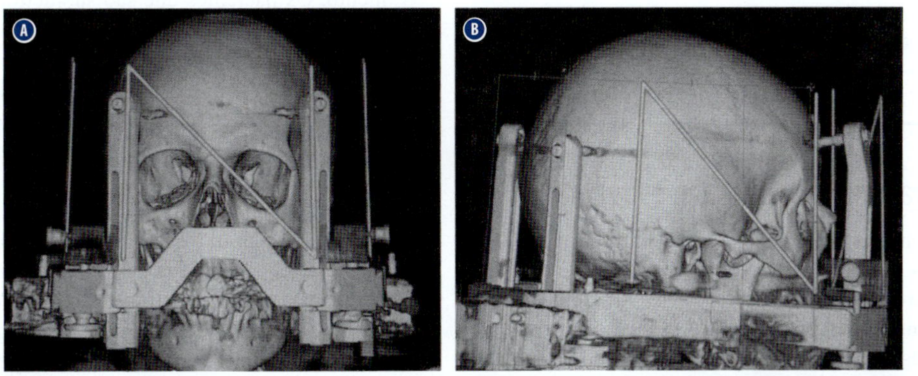


**FIGURA 54.16** Imagem de reconstrução tridimensional (3D) de tomografia de crânio de paciente com arco de estereotaxia para marcação de alvo para procedimento radiocirúrgico do *Gamma Knife*®. **A** Visão frontal. **B** Visão lateral.

**QUADRO 54.16** Vantagens dos procedimentos por estereotaxia

- Baixo índice de complicações
- Possibilidade de realização com anestesia local
- Redução do risco de complicações pulmonares e cardiovasculares decorrentes da anestesia geral
- Redução do custo total do procedimento
- Menor tempo de ocupação da sala cirúrgica
- Recuperação pós-operatória mais rápida, possibilitando a avaliação neurológica precoce e o diagnóstico de novos déficits ou piora dos preexistentes
- Retorno mais rápido à residência, diminuindo muito a ansiedade dos pacientes com transtornos psiquiátricos

**QUADRO 54.17** Contraindicações dos procedimentos estereotáxicos

**Sob anestesia local**

- Indivíduos nos extremos etários
- Pacientes com déficits cognitivos e portadores de transtornos psiquiátricos graves
- Pacientes extremamente ansiosos
- Portadores de epilepsia
- Uso de posição prona em razão da dificuldade de acesso à via aérea
- Pacientes com lesões do tronco encefálico devido à possibilidade de complicações respiratórias e hemodinâmicas
- Portadores de doença pulmonar obstrutiva crônica que apresentam tosse crônica que interfira na capacidade de se manter imóvel
- Previsão de tempo cirúrgico muito prolongado

**Sob anestesia local associada à sedação**

- Indivíduos nos extremos etários
- Pacientes com elevado índice de massa corporal
- Portadores de apneia obstrutiva do sono grave
- Pacientes com preditores de via aérea difícil
- Portadores de transtornos psiquiátricos graves

**Sob anestesia geral**

- Procedimentos nos quais há necessidade de colaboração do paciente
- Condições clínicas que podem se agravar com a anestesia geral com intubação, principalmente com complicações pulmonares e cardiovasculares

*Fonte: Chakrabarti e colaboradores.*[305]

## Anestesia para procedimentos por estereotaxia

Não existe consenso na literatura quanto à melhor técnica anestésica para esses procedimentos, ao cuidado anestésico monitorizado e ao uso de anestesia local, anestesia local associada à sedação consciente ou anestesia geral.

Cabe ao anestesiologista conhecer o quadro clínico e neuropsiquiátrico do paciente, bem como conferir exames laboratoriais e medicações em uso e seus efeitos colaterais. Além disso, ele deve estar a par da necessidade de diminuição das doses de anticonvulsivantes para o mapeamento cortical, das medicações usadas no controle da DP para melhor observação dos movimentos e saber das consequências dessa diminuição, como piora da rigidez muscular, o que pode dificultar o manejo das vias aéreas. Ademais, é preciso estar ciente das possíveis interações dessas medicações com os fármacos anestésicos e atentar para as disfunções autonômicas da DP, como hipotensão ortostática, hipovolemia e disfunção esofágica, que aumentam o risco de aspiração em função da retenção de partículas sólidas na orofaringe e no esôfago. Faz-se necessária a prescrição pré-anestésica de antiácidos e antieméticos.

A sequência dos tempos cirúrgicos deve ser informada ao paciente, incluindo orientações sobre punção venosa, sedação, realização de anestesia local para colocação do arco e finalidade do uso desse instrumento, bem como necessidade de ficar imóvel durante o transporte para o centro de imagem e durante o retorno ao centro cirúrgico. Além disso, deve ser enfatizada a importância de sua colaboração no momento em que for solicitado, respondendo às perguntas, elevando os braços, verbalizando e informando as sensações como as auras nos casos de epilepsia (FIG. 54.17).

O paciente bem orientado e confiante na equipe se mantém muito mais tranquilo e colaborativo, exigindo menos medicações sedativas, reduzindo, assim, as complicações ventilatórias possíveis por sedações mais profundas.

Os tipos de anestesias usados nos procedimentos estereotáxicos incluem:[306]

- Anestesia local: usada tanto para a implantação do arco de estereotaxia como para a incisão cirúrgica. Como a área a ser anestesiada não é grande, pequenos volumes de anestésico local são utilizados; logo, a toxicidade não se torna um problema. A lidocaína a 2% é amplamente empregada, porém, nos casos em que se prevê um tempo maior de duração do procedimento, a ropivacaína a 0,75% ou a bupivacaína a 0,5% podem ser uma melhor opção.
- Anestesia local associada à sedação: com o surgimento de fármacos de duração ultracurta como propofol, remifentanil e dexmedetomidina, a sedação dos pacientes que precisam estar despertos no momento da estimulação cerebral tornou o procedimento muito mais confortável, permitindo o controle dos movimentos do paciente com DP que estão exacerbados devido à redução da dose das medicações na manhã ou na noite anterior ao procedimento. Os pacientes que são submetidos a mapeamento cortical para identificar áreas epileptogênicas, preservando áreas eloquentes (p. ex., fala, área motora e sensitiva primária), também são muito beneficiados com essas novas medicações sedativas, evitando-se, assim, o uso de benzodiazepínicos, que aumentam o limiar convulsivo.
- Anestesia geral: a anestesia geral venosa total com fármacos de duração curta ou a anestesia geral balanceada com o sevoflurano como agente inalatório permitem o despertar rápido e a avaliação neurológica precoce, identificando o aparecimento de novos déficits ou o agravamento dos já existentes, além da vantagem de se ter garantidas a imobilidade do paciente e a permeabilidade das vias aéreas. Os pacientes com DP podem apresentar laringospasmo primário e rigidez muscular na extubação devido à interrupção da medicação pré-operatória.

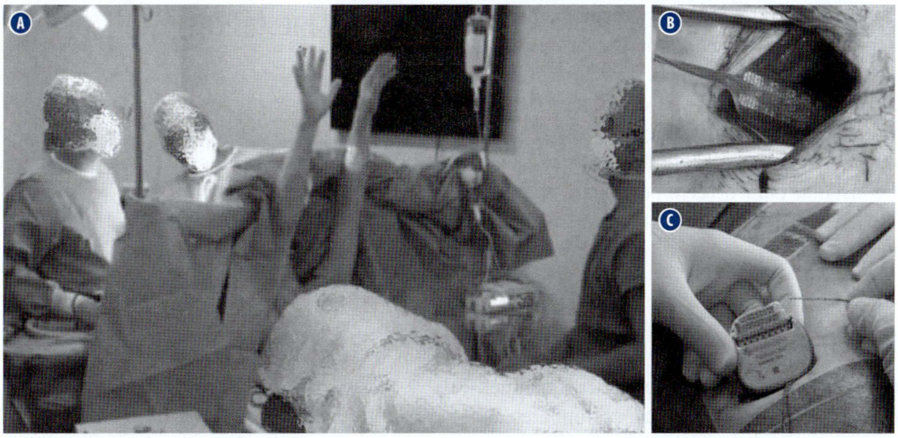

**FIGURA 54.17** Procedimento de estimulação cerebral profunda para controle de doença de Parkinson. **A** Elevação de membros superiores para identificação da correta implantação do eletrodo. **B** Ferida cirúrgica mostrando a implantação do eletrodo. **C** Implante do estimulador dos eletrodos.

## Complicações

As cirurgias estereotáxicas têm um baixo índice de complicações, que fica em torno de 0 a 4%. As mais comuns são estas:[307]

- Sangramento e formação de hematomas intracerebrais (pois não há acesso direto ao sítio operatório para a cauterização): em caso de rebaixamento do nível de consciência e convulsões, faz-se necessária a realização de TC para descartar sangramentos. O controle rigoroso da pressão arterial no intraoperatório e pós-operatório pode evitar essa intercorrência. Sangramentos e formação de hematomas nos pontos de fixação do arco na calota craniana também podem ocorrer.
- Embolia aérea: há relatos na literatura de embolia aérea em cirurgia estereotáxica em paciente na posição sentada. Recomenda-se a colocação de cateter venoso central e uso de Doppler transtorácico.
- Hipoxemia: é sempre uma preocupação para o anestesiologista durante o procedimento executado sob sedação devido à dificuldade de acesso à via aérea em razão da presença do arco de estereotaxia, que dificulta a intubação em casos de emergência. A inserção de máscara laríngea nos casos de hipoxemia é possível mesmo com a presença do arco, sendo que esta deve ser mantida até que se recupere a ventilação adequada do paciente, quando então pode ser retirada. Em casos graves de hipoxemia, o arco deve ser retirado e a intubação orotraqueal realizada. Por esse motivo, recomenda-se deixar as chaves da armação-suporte sempre ao alcance da equipe.

## Cuidados no transporte do paciente para o centro de imagem

Todos os equipamentos de assistência à ventilação e monitorização hemodinâmica básica devem estar disponíveis para o transporte. Fármacos de ressuscitação e de sedação, assim como a chave usada para parafusar e desparafusar o arco, devem estar ao alcance do anestesiologista.

O centro de imagem deve conter equipamentos de ventilação e monitorização, assim como laringoscópios e vaporizadores, feitos de material que não sofra danos e não seja atraído pelo campo magnético. As bombas infusoras de medicamentos podem ser danificadas caso estejam muito próximas ao campo magnético. É essencial retirar todo objeto que possa ser atraído pelo campo magnético antes da entrada do paciente na sala de RM, pois mesmo pequenas agulhas e eletrodos de ECG podem interferir na qualidade das imagens. Alguns centros radiológicos possuem detector de metais. Pode ocorrer um acidente grave caso o cilindro de oxigênio que acompanha o paciente se aproxime do campo magnético. Ele será atraído com uma força tal que causará grande dano ao aparelho de ressonância e, se um membro da equipe estiver entre o cilindro e o campo magnético, poderá sofrer graves ferimentos, até mesmo fatais. Todos os membros da equipe devem estar atentos a essa possibilidade.[303]

# Procedimentos neurorradiodiagnósticos

## Neurorradiologia intervencionista ou neurocirurgia endovascular

A grande maioria dos procedimentos de neurorradiologia intervencionista (NRI) é realizada em laboratórios de hemodinâmica em ambiente hospitalar, com protocolos direcionados para estudos neurológicos, por equipes integradas.

Avanços tecnológicos recentes têm propiciado a realização de exames para procedimentos diagnósticos mais rápidos, com melhor resolução de imagem e com uso de menor quantidade de contraste iodado. Dispositivos como cateteres, *stents* e espirais metálicas com destacamento controlado de melhor qualidade resultaram em aumento do número de possibilidades terapêuticas. Condições anteriormente consideradas intratáveis ou apenas possíveis por técnicas cirúrgicas abertas agora podem ser efetuadas por meio das intervenções de neurorradiologia.

Os procedimentos passíveis de NRI com base no objetivo do tratamento podem ser classificados em procedimentos de oclusão e de abertura.

Os procedimentos de oclusão incluem embolização de aneurismas, malformações arteriovenosas, fístulas do cérebro e da coluna vertebral, embolização pré-operatória de tumores vasculares como meningiomas e oclusão temporária ou permanente de artérias intra ou extracranianas.

Os procedimentos de abertura, por sua vez, incluem tratamento de vasospasmo ou estenose por angioplastia e *stent*, trombólise química e mecânica em casos de AVE.[308]

É fundamental que o anestesiologista conheça a fisiopatologia e os possíveis efeitos multissistêmicos da doença subjacente, faça uso de estratégias para proteção cerebral e mantenha a vigilância constante para o reconhecimento imediato de possíveis complicações. Considerações importantes na realização da anestesia para esses procedimentos são apresentadas no **QUADRO 54.18**.

## Preparo pré-anestésico

Além da avaliação-padrão dos pacientes, é necessário documentar seu estado neurológico (com EGC), alterações pupilares, déficits neurológicos e a patologia de base.

Fatores de risco incluem alergias, reações adversas ao contraste utilizado em exame anterior, asma, doença renal, hipertensão arterial, diabetes melito, desidratação, uso de fármacos nefrotóxicos, emprego de medicamentos que promovam alteração da coagulação, idade acima de 75 anos e doença cardiovascular.

A pressão arterial basal e a reserva cardiovascular devem ser cuidadosamente avaliadas para que os indivíduos permaneçam em sua própria faixa autorregulatória, pois a manipulação da pressão arterial pode ser necessária durante os procedimentos.

A autorregulação é a capacidade que a circulação cerebral possui de ajustar a sua resistência para manter o FSC constante em uma faixa de valores da PAM. Em indivíduos normais, os limites de autorregulação provavelmente ocorrem com valores de PAM de cerca de 70 a 150 mmHg.[309]

Bloqueadores dos canais de cálcio podem ser administrados via oral ou intravenosa para prevenir a isquemia cerebral e diminuir a incidência de vasospasmo.

Vasodilatadores sistêmicos (p. ex., nitroglicerina, nitroprussiato, hidralazina, bloqueadores dos canais de cálcio) vasodilatam a circulação cerebral e podem, dependendo da PAM, aumentar o FSC.

### Exames complementares

Todos os pacientes devem de preferência realizar exames de sangue pré-operatórios, como hemograma completo, ureia, eletrólitos, taxa de filtração glomerular estimada e testes de coagulação.

**QUADRO 54.18** Considerações importantes durante a realização de anestesia para procedimentos de neurorradiologia intervencionista

- Manutenção da imobilidade do paciente para obtenção de imagens de qualidade
- Rápida recuperação da anestesia para avaliação neurológica
- Necessidade de anticoagulação
- Tratamento de complicações inesperadas e súbitas durante a intervenção
- Transporte do paciente para os laboratórios de imagem, cuidados intensivos e orientação de cuidados pós-procedimento
- Autoproteção, exposição à radiação

*Fonte: Adaptado de Young.*[310]

## Técnicas anestésicas

### Sedação

A sedação associada à anestesia local facilita a realização de testes neurológicos repetidamente e evita as alterações hemodinâmicas associadas à intubação; contudo uma via aérea desprotegida tem um risco potencial de hipoxemia e hipercapnia. O uso de cânula nasofaríngea deve ser evitado pelo risco de sangramento nasal em paciente anticoagulado. A falta de imobilidade dificulta a execução do procedimento. Os objetivos da sedação são aliviar a dor, a ansiedade, o desconforto e permitir uma rápida recuperação.

A sedação com propofol é amplamente utilizada. A dexmedetomidina tem sido usada para sedação, pois não promove depressão da respiração, e esses pacientes – quando estimulados – são cooperativos. No entanto, seu efeito na perfusão cerebral ainda não está claro, e os pacientes tendem a ter níveis de pressão arterial mais baixos na recuperação pós-anestésica.

Angiografia cerebral e colocação de *stent* de carótida são procedimentos bem conduzidos com técnica de sedação associada à anestesia local.

### Anestesia geral

A anestesia geral está indicada quando há previsão de procedimento de longa duração, dificuldades técnicas, grande desconforto e estresse causado pelo posicionamento na mesa de angiografia e se houver indicação de apneia intermitente. A necessidade de um controle mais preciso da PIC, a manutenção da estabilidade hemodinâmica e da ventilação propiciada pelo controle da via aérea e a necessidade de transferência para o centro cirúrgico na eventualidade de complicações tornam a anestesia geral a técnica de eleição.

Além disso, a doença e a lesão neurológica do paciente podem promover confusão mental, dor, falta de cooperação, movimentos involuntários ou um nível reduzido de consciência que exige o tratamento de emergência das vias aéreas.

Tanto a anestesia balanceada como a venosa total estão indicadas. O óxido nitroso deve ser evitado devido à possibilidade de expansão de microbolhas de ar que podem ter sido injetadas durante a administração de contraste ou fluido de irrigação.

A recuperação rápida é desejada para avaliação neurológica, devendo-se evitar o esforço da tosse durante a extubação.

A máscara laríngea pode ser utilizada como alternativa à intubação endotraqueal para manutenção da via aérea.

A anestesia geral se torna uma opção mais segura nos casos de aneurisma roto em que o paciente será submetido à embolização de emergência, nas embolizações eletivas cujo diagnóstico foi feito por arteriografia ou mesmo por angiorressonância, nas embolizações pré-operatórias de malformações arteriovenosas, nos casos de pacientes não colaborativos que serão submetidos a arteriografias e nas desobstruções carotídeas por meio de *stents* ou embolectomias.

Nos casos de emergência neurológica com sangramento por ruptura de aneurisma e com nível de consciência alterado, nas embolizações de aneurismas não rotos diagnosticados por arteriografia e nas embolizações de malformações arteriovenosas, é mais seguro realizar anestesia geral para que se alcance a completa imobilização do paciente.

## Ergonomia

É muito importante o posicionamento cuidadoso e adequado do paciente, sobremaneira se o procedimento for feito sob cuidado anestésico monitorizado ou sedação consciente.

Geralmente, o acesso ao paciente é restrito, com a cabeça na extremidade oposta da estação de anestesia. Deve-se ter especial atenção na fixação do tubo traqueal.

O acesso venoso para a administração de fármacos e fluidos a uma distância máxima do intensificador de imagem durante a fluoroscopia pode ser facilitado com a colocação de tubo extensor para alongar as vias de infusão. Fármacos como anticoagulantes ou remifentanil devem ser administrados por outra via de infusão venosa separada.

Os profissionais de saúde são expostos a raios X nas salas de radiologia e imagem. A equipe deve usar aventais de chumbo (> 0,5 mm de espessura), protetores para tireoide e óculos para minimizar a exposição à radiação.

## Monitorização

Independentemente da técnica anestésica, a monitorização-padrão é recomendada.

Para procedimentos intracranianos, a monitorização direta da pressão arterial é indicada para seu controle em tempo real, bem como para facilitar a obtenção de amostras de sangue para avaliação laboratorial e nos cuidados pós-operatórios. Quando a canulação arterial não for possível, a entrada lateral da bainha introdutora da artéria femoral pode ser usada para monitorizar a pressão arterial ao longo do procedimento.

Durante os procedimentos intervencionistas, pode ser necessário induzir hipertensão (para oclusão e vasospasmo) ou hipotensão (para retardar o fluxo sanguíneo na artéria de alimentação de uma malformação arteriovenosa).

Grandes volumes de solução heparinizada e contraste radiológico podem ser injetados pelo cateter endovascular, e a administração de diuréticos, como manitol e furosemida, pode ser necessária intraoperatoriamente, tornando útil o cateterismo vesical.

A temperatura aproximada de 18 °C na unidade de neurorradiologia pode causar hipotermia ao paciente, sendo necessário tomar medidas para a manutenção da temperatura corporal normal.

Sonda nasogástrica pode estar indicada, pois alguns procedimentos exigem administração de AAS (300 mg) e/ou clopidogrel.

## Contrastes radiológicos

Os contrastes intravasculares contendo iodo são empregados rotineiramente durante investigações angiográficas e radiológicas. Os contrastes iônicos hipertônicos e hiperosmolares antigos estão especialmente associados a problemas de volume intravascular, como hipervolemia seguida de poliúria e desidratação. Os novos contrastes não iodados e de baixa osmolaridade, embora mais caros, parecem ser mais seguros. Pelo fato de tais substâncias conterem iodeto para aumentar a sua densidade, alergias ao iodeto e crustáceos podem predispor a uma reação ao contraste. Fatores que contribuem para o desenvolvimento de reações adversas incluem a suscetibilidade do paciente, a velocidade de injeção, o tipo e a dose utilizada do contraste.

As reações ao contraste podem ser anafilactoides ou idiossincráticas e não idiossincráticas ou quimiotóxicas, e estão resumidas no **QUADRO 54.19**.

A limitação da dose do agente de contraste e a hidratação ideal reduzem o risco de lesão renal aguda, e os pacientes devem ter a função renal monitorizada durante 72 horas após o procedimento.

A maioria das reações ocorre após 5 a 10 minutos da injeção, mas elas podem ocorrer até 7 dias depois do uso de contraste. Os pacientes devem ficar sob vigilância contínua por cerca de 20 minutos após a injeção.

O tratamento das reações adversas depende da gravidade da reação e geralmente consiste em injeção de fluidos, oxigenoterapia e monitorização cuidadosa. Um protocolo de anafilaxia deve estar prontamente disponível, junto com fármacos de ressuscitação, adrenalina, anti-histamínicos, esteroides e fluidos.

A hidratação adequada é importante, pois o contraste induz diurese osmótica, o que pode exacerbar a disfunção renal preexistente. Todos os pacientes têm risco de nefropatia aguda induzida pelo contraste.

**QUADRO 54.19** Reações adversas aos contrastes

| Gravidade | Tipo | Resposta |
|---|---|---|
| Leve | Anafilactoides (idiossincrática) | Urticária/prurido limitados, edema facial e ocular, congestão nasal, espirros |
| | Não idiossincráticas (quimiotóxicas) | Náusea leve/vômitos, rubor/calor/calafrios, cefaleia, tontura, ansiedade, alteração do paladar, hipertensão leve, reação vasovagal autolimitada |
| Moderada | Anafilactoides | Urticária/prurido, eritema difuso com sinais vitais estáveis, sensação de edema facial sem dispneia, aperto na garganta ou rouquidão sem dispneia, sibilos/broncospasmo, hipóxia leve ou inexistente |
| | Não idiossincráticas | Náuseas/vômitos contínuos, hipertensão, dor torácica, reação vasovagal com necessidade de tratamento |
| Grave | Anafilactoides | Edema difuso, edema facial com dispneia, eritema difuso com hipotensão, edema laríngeo com estridor e/ou hipóxia, sibilos/broncospasmo, hipóxia significativa, choque anafilático (hipotensão com taquicardia) |
| | Não idiossincráticas | Reação vasovagal refratária ao tratamento, arritmia, convulsões, emergência hipertensiva |

*Fonte: Adaptado de Morzycki e colaboradores.*[311]

Para os pacientes com alergia aos corantes de contraste e que se submeterão a procedimentos eletivos, é recomendada prednisona por via oral (VO) ou intramuscular (IM) de 50 mg, 13 horas, 7 horas e 1 hora antes do procedimento com difenidramina, 50 mg, VO. A metilprednisolona, 32 mg, VO, 12 horas e 2 horas, pode substituir a prednisona.

Para procedimentos emergenciais, utiliza-se metilprednisolona, 40 mg, ou hidrocortisona, 200 mg, IV, a cada 4 horas antes da administração do contraste, associada à difenidramina 50 mg, IV, 1 hora antes da administração do contraste.[311]

## Anticoagulação

Os procedimentos endovasculares apresentam risco de complicações tromboembólicas. No início de cada procedimento, deve ser aferido o tempo de coagulação ativada (TCA), sendo que o intervalo normal é de 90 a 130 segundos. O neurorradiologista solicitará a administração de heparina IV, 70 a 100 U·kg$^{-1}$, com o objetivo de manter o TCA em 2 a 3 vezes os valores basais, e doses adicionais de heparina IV podem ser necessárias.

A infusão de heparina pode ser continuada após o procedimento para evitar complicações trombogênicas decorrentes do trauma endotelial, bem como da natureza trombogênica inerente dos materiais instilados, o que pode causar trombose retrógrada em vasos embolizados.

O AAS e o clopidogrel, se necessários, podem ser administrados pela sonda nasogástrica. O abciximabe, potente inibidor da glicoproteína IIb/IIIa, pode ser eficaz intra-arterialmente para o tratamento de complicações trombóticas relacionadas com o procedimento. Perdas sanguíneas podem ocorrer por lesões de vasos.

Ao final do procedimento ou havendo ocorrência de complicação hemorrágica, a anticoagulação com heparina pode ser revertida com protamina, a qual deve ser administrada lentamente, pois pode provocar reações anafiláticas ou anafilactoides, que podem variar de *rash* cutâneo e urticária até hipertensão pulmonar grave e morte. Os pacientes diabéticos em uso de insulina têm risco aumentado de desenvolver reações adversas à protamina.

## Hipertensão induzida

Na vigência de oclusão arterial aguda ou vasospasmo, uma maneira prática de aumentar o FSC e evitar a isquemia pode ser a elevação da pressão arterial, que pode ser aumentada em 30 a 40% dos valores basais.

A hipertensão arterial sistêmica é obtida com a infusão de aminas vasopressoras, e a fenilefrina IV é o agente de primeira escolha, devendo ser titulada para se obter os níveis desejados.

Cuidado especial deve ser tomado para a detecção de sinais de isquemia miocárdica, pois o aumento da pós-carga pode causar desequilíbrio da oferta e demanda de oxigênio do miocárdio. O risco de hemorragia também deve ser ponderado com essa terapêutica.

## Hipotensão induzida

As indicações primárias para hipotensão induzida são teste de reserva cerebrovascular em pacientes submetidos à oclusão da carótida e diminuição do fluxo na artéria nutridora da malformação arteriovenosa cerebral antes da injeção de cola.

Os β-bloqueadores apresentam a vantagem de não afetar diretamente os vasos cerebrais, e o esmolol é um β-bloqueador de curta duração que pode ser usado em infusão contínua. Os vasodilatadores como nitroprussiato de sódio e nitroglicerina também são usados.

## Complicações da neurorradiologia intervencionista

As complicações durante a instrumentação endovascular, resumidas no **QUADRO 54.20**, podem ser repentinas, com risco de vida, e exigem uma abordagem multidisciplinar.

# Procedimentos terapêuticos

## Aneurismas cerebrais

As abordagens endovasculares são usadas para tratar tanto os aneurismas intactos quanto aqueles associados a HSA prévia. Para muitas lesões, a embolização de aneurisma cerebral com mola ou balões tornou-se a primeira escolha terapêutica, como é o caso de aneurismas com localização anatomicamente desfavorável para intervenções cirúrgicas (p. ex., aneurismas cerebrais da circulação posterior).

A técnica envolve o uso de molas múltiplas de platina, avançadas por meio de um microcateter colocado na abertura do aneurisma e desacoplado do fio-guia. As molas são colocadas dentro do aneurisma até que o contraste não mais opacifique o seu lúmen.

Pelo fato de ser um procedimento demorado, requerer imobilidade e exigir menos acompanhamento neurológico, a opção tem sido a anestesia geral com intubação traqueal. A terapia anticoagulante é um fator importante no procedimento.

O anestesiologista deve estar preparado para as complicações decorrentes da manipulação vascular – que a qualquer momento podem provocar rompimento do aneurisma, HSA aguda e também tromboembolia distal.

**QUADRO 54.20** Principais complicações em neurorradiologia intervencionista

| Complicações no sistema nervoso central (SNC) | |
|---|---|
| Hemorrágicas | • Rotura de aneurisma<br>• Lesão vascular intracraniana<br>• Dissecção |
| Oclusivas | • Complicações tromboembólicas<br>• Deslocamento das molas de embolização para vasos principais<br>• Fraturas das molas de embolização<br>• Vasospasmo |
| **Complicações não relacionadas ao SNC** | |
| | • Reações ao uso de contraste<br>• Nefropatia relacionada ao uso de contraste<br>• Hematoma no sítio de punção ou retroperitoneal |

*Fonte: Adaptado de Nadjat-Haiem e colaboradores.*[312]

## Malformação arteriovenosa cerebral

As malformações arteriovenosas costumam ser lesões grandes e complexas, feitas de um emaranhado de vasos anormais frequentemente contendo várias fístulas discretas servidas por múltiplas artérias nutridoras e veias de drenagem. O objetivo da embolização terapêutica é obstruir o máximo possível as fístulas e suas artérias nutridoras. A embolização de malformação cerebral em geral é um procedimento adjunto para a cirurgia ou radioterapia, embora, em casos raros, o tratamento almejado seja uma obstrução total.

A cola oferece um fechamento relativo do vaso anormal. A passagem da cola dentro de uma veia de drenagem pode resultar em hemorragia aguda, e o uso da técnica de hipotensão deliberada pode aumentar a segurança durante a liberação da cola.

O procedimento é facilitado pela escolha da anestesia geral.

## Angioplastia e *stent* para lesões ateroscleróticas

A estenose da artéria carótida é responsável por 10 a 20% de todos os AVEs isquêmicos.[313]

O tratamento endovascular, angioplastia com ou sem *stent*, é uma alternativa à endarterectomia carotídea para estenose da artéria carótida (FIG. 54.18). A tromboembolia distal é um risco importante nesse procedimento. A preparação para condução da anestesia pode incluir a colocação de marca-passo transcutâneo em casos de bradicardia grave ou assistolia decorrentes da estimulação do seio carotídeo durante a angioplastia. A atropina ou o glicopirrolato intravenoso podem ser usados em uma tentativa de evitar a bradicardia que ocorre quase invariavelmente com a insuflação do balão.

Essa resposta cronotrópica poderosa pode ser de difícil controle, e os efeitos adversos do aumento da demanda de oxigênio pelo miocárdio devem ser considerados na abordagem do tratamento da bradicardia.

Para o tratamento do adulto com sintomas de bradicardia instável, são recomendadas as infusões de fármacos cronotrópicos como alternativa à estimulação transcutânea externa quando a atropina é ineficaz.

O procedimento pode ser realizado sob anestesia ou sedação com anestesia local.

As complicações potenciais incluem obstrução de vasos, perfuração, dissecção, espasmo, tromboembolia, oclusão de vasos periféricos e episódios de acidentes vasculares isquêmicos transitórios. Similar a endarterectomia de carótida, há um risco de aproximadamente 5% de hemorragia cerebral sintomática ou edema cerebral após a angioplastia de carótida.[314]

## Controle pós-operatório

Os pacientes submetidos a tratamento endovascular necessitam de cuidados pós-operatórios intensivos relativos à instabilidade hemodinâmica ou neurológica.

O retorno rápido da pressão arterial pode causar edema cerebral ou hemorragia. O mecanismo fisiopatológico ainda não está claro, mas possivelmente esteja relacionado à alteração da integridade neurovascular.

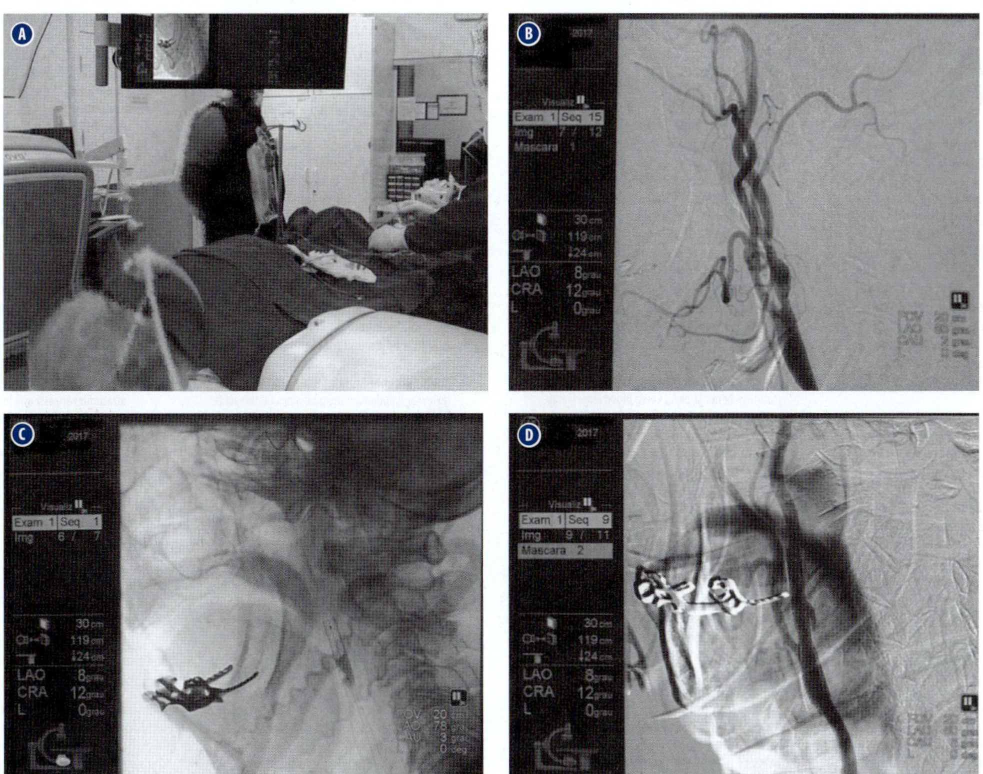


**FIGURA 54.18** Angioplastia de carótida direita com *stent* autoexpansivo. **A** Sala de hemodinâmica, paciente sob sedação para procedimento de angioplastia. **B** Imagem de angiografia da carótida com estenose. **C** Imagem do filtro para prevenir êmbolos a distância. **D** *Stent* posicionado.

# Referências


1. Ghaly RF. Do neurosurgeons need Neuroanesthesiologists? Should every neurosurgical case be done by a Neuroanesthesiologist? Surg Neurol Int. 2014;5:76.
2. Flexman AM, Meng L, Gelb AW. Outcomes in neuroanesthesia: What matters most? Can J Anaesth. 2016;63(2):205-11.
3. Sassi M, Servello D, Porta M. The impact of technological advances in neurosurgery: historical perspectives and new developments. Funct Neurol. 2009;24(4):221-4.
4. Fleisher LA, Beckman JA, Brown KA, Calkins H, Chaikof EL, Fleischmann KE, et al. ACC/AHA 2007 Guidelines on Perioperative Cardiovascular Evaluation and Care for Noncardiac Surgery: Executive Summary: A Report of the American College of Cardiology/American Heart Association Task Force on Practice Guidelines (Writing Committee to Revise the 2002 Guidelines on Perioperative Cardiovascular Evaluation for Noncardiac Surgery): Developed in Collaboration With the American Society of Echocardiography, American Society of Nuclear Cardiology, Heart Rhythm Society, Society of Cardiovascular Anesthesiologists, Society for Cardiovascular Angiography and Interventions, Society for Vascular Medicine and Biology, and Society for Vascular Surgery. Circulation. 2007;116(17):1971-96.
5. Davis MC, Ziewacz JE, Sullivan SE, El-Sayed AM. Preoperative hyperglycemia and complication risk following neurosurgical intervention: aa study of 918 consecutive cases. Surg Neurol Int. 2012;3:49.
6. Hockey B, Leslie K, Williams D. Dexamethasone for intracranial neurosurgery and anaesthesia. J Clin Neurosci. 2009;16(11):1389-93.
7. Llau JV, Lopez-Forte C, Sapena L, Ferrandis R. Perioperative management of antiplatelet agents in noncardiac surgery. Eur J Anaesthesiol. 2009;26(3):181-7.
8. Turpie AG, Hirsh J, Gent M, Julian D, Johnson J. Prevention of deep vein thrombosis in potential neurosurgical patients. A randomized trial comparing graduated compression stockings alone or graduated compression stockings plus intermittent pneumatic compression with control. Arch Intern Med. 1989;149(3):679-81.
9. American Society of Anesthesiologists Task Force on Preanesthesia Evaluation. Practice advisory for preanesthesia evaluation: a report by the American Society of Anesthesiologists Task Force on Preanesthesia Evaluation. Anesthesiology. 2002;96(2):485-96.
10. Perini AP, Oliveira LF, Siqueira RB, Carneiro AAO. Neuronavegador cirúrgico guiado por imagens de ressonância magnética pré-operatória, baseado num transdutor de posição magnético. Rev Bras Eng Biomed.2009;25(2):89-100.
11. Will K. Preoperative evaluation of the neurosurgical patient. In: Porter SS, editor. Problems in anesthesia: neuroanesthesia. Philadelphia: Lippincott; 1990. Vol. 4.
12. Osborn I. Preanesthetic assessment of the neurosurgical patient. Anesthesiol Clin North America. 1990; 8.
13. Iencean S, Ciurea A. Intracranial hypertension: classification and patterns of evolution. Journal of Medicine and Life. 2008;1(2):101-107.
14. Alentorn A, Hoang-Xuan K, Mikkelsen T. Presenting signs and symptoms in brain tumors. Handb Clin Neurol. 2016;134:19-26
15. Fan Z, Sehm T, Rauh M, Buchfelder M, Eyupoglu IY, Savaskan NE. Dexamethasone alleviates tumor-associated brain damage and angiogenesis. PLoS ONE. 2014;9(4):e93264
16. Ooi YC, Dagi TF, Maltenfort M, Rincon F, Vibbert M, Jabbour P, et al. Tight glycemic control reduces infection and improves neurological outcome in critically ill neurosurgical and neurological patients. Neurosurgery. 2012;71(3):692-702
17. Skardelly M, Brendle E, Noell S, Behling F, Wuttke TV, Schittenhelm J, et al. Predictors of preoperative and early postoperative seizures in patients with intra-axial primary and metastatic brain tumors: a retrospective observational single center study. Ann Neurol. 2015;78(6):917-28.
18. Höhne J, Schebesch KM, Ott C, Brawanski A, Lange M. The risk of hypotension and seizures in patients receiving prophylactic anti-epileptic drugs for supratentorial craniotomy. J Neurosurg Sci. No prelo 2016.
19. Companhia de Engenharia de Tráfego. Acidentes de trânsito fatais em São Paulo: relatório anual 2015 [Internet]. São Paulo: CET; 2015 [capturado em 01 ago. 2017]. Disponível em: http://www.cetsp.com.br/media/468500/acidentesdetransitofataisanual2015.pdf.
20. Procaccio F, Stocchetti N, Citerio G, Berardino M, Beretta L, Della Corte F, et al. Guidelines for the treatment of adults with severe head trauma (part I). Initial assessment; evaluation and pre-hospital treatment; current criteria for hospital admission; systemic and cerebral monitoring. J Neurosurg Sci. 2000;44(1):1-10.
21. Laskowski RA, Creed JA, Raghupathi R. Pathophysiology of mild TBI: implications for altered signaling pathways. In: Kobeissy FH, brain neurotrauma: molecular, neuropsychological, and rehabilitation aspects. Boca Raton: CRC; 2015. Chapter 4, Frontiers in neuroengineering.
22. Ambesh P, Paliwal VK, Shetty V, Kamholz S. The Babinski sign: a comprehensive review. J Neurol Sci. 2017;372:477-481.
23. Teasdale G, Jennett B. Assessment of coma and impaired consciousness. A practical scale. Lancet. 1974;2(7872):81-4.
24. Lee MC, Klassen AC, Heaney LM, Resch JA. Respiratory rate and pattern disturbances in acute brain stem infarction. Stroke. 1976;7(4):382-5.
25. Jungner M, Siemund R, Venturoli D, Reinstrup P, Schalén W, Bentzer P. Blood-brain barrier permeability following traumatic brain injury. Minerva Anestesiol. 2016;82(5):525-33.
26. Sharma HS, Muresanu DF, Lafuente JV, Nozari A, Patnaik R, Skaper SD, et al. Pathophysiology of blood-brain barrier in brain injury in cold and hot environments: novel drug targets for neuroprotection. CNS Neurol Disord Drug Targets. 2016;15(9):1045-71.
27. Nasser M, Bejjani F, Raad M, Abou-El-Hassan H, Mantash S, Nokkari A, et al. Traumatic brain injury and blood-brain barrier cross-talk. CNS Neurol Disord Drug Targets. 2016;15(9):1030-44
28. Li J, Wang B, Wang S, Mu F. Effects of hypertonic saline – hydroxyethyl starch and mannitol on serum osmolality, dural tension and hemodynamics in patients undergoing elective neurosurgical procedures. Int J Clin Exp Med. 2014;7(8):2266-72.
29. Winkler EA, Minter D, Yue JK, Manley GT. Cerebral edema in traumatic brain injury: pathophysiology and prospective therapeutic targets. Neurosurg Clin N Am. 2016;27(4):473-88.
30. Grasso G, Alafaci C, Macdonald RL. Management of aneurysmal subarachnoid hemorrhage: State of the art and future perspectives. Surg Neurol Int. 2017;8:11.
31. Hammer A, Steiner A, Kerry G, Ranaie G, Yakubov E, Lichtenstern D, et al. Efficacy and safety of treatment of ruptured intracranial aneurysms. World Neurosurg. 2017; 98:780-9.
32. Hunt WE, Hess RM. Surgical risk as related to time of intervention in the repair of intracranial aneurysms. J Neurosurg. 1968;28(1):14-20.
33. Moss E. Anaesthesia for vascular surgery. In: Walters FJM,Stuart Ingram G, Jenkinson C, editors. Anaesthesia and intensive care for the neurosurgical patient. 2nd ed. Oxford: Blackwell; 1994. p. 239-73.
34. Bashir A, Andresen M, Bartek J Jr, Cortsen M, Eskesen V, Wagner A. Intra-arterial nimodipine for cerebral vasospasm after subarachnoid haemorrhage: Influence on clinical course and predictors of clinical outcome. Neuroradiol J. 2016;29(1):72-81.
35. Meng L, Settecase F, Xiao J, Yu Z, Flexman AM, Higashida RT. Initial clinical experience with near-infrared spectroscopy in assessing cerebral tissue oxygen saturation in cerebral vasospasm before and after intra-arterial verapamil injection. J Clin Neurosci. 2016;26:63-9.
36. Maniskas ME, Roberts JM, Aron I, Fraser JF, Bix GJ. Stroke neuroprotection revisited: Intra-arterial verapamil is profoundly neuroprotective in experimental acute ischemic stroke. J Cereb Blood Flow Metab. 2016;36(4):721-30.
37. Bele S, Proescholdt MA, Hochreiter A, Schuierer G, Scheitzach J, Wendl C, etal. Continuous intra-arterial nimodipine infusion in patients with severe refractory cerebral vasospasm after aneurysmal subarachnoid hemorrhage: a feasibility study and outcome results. Acta Neurochir (Wien). 2015;157(12):2041-50.
38. Matsukawa H, Tanikawa R, Kamiyama H, Tsuboi T, Noda K. Effects of clot removal by meticulous irrigation and continuous low-dose intravenous nicardipine on symptomatic cerebral vasospasm in patients with aneurysmal subarachnoid hemorrhage treated by clipping. World Neurosurg. 2015;84(6):1798-803.
39. Yamamoto T, Mori K, Esaki T, Nakao Y, Tokugawa J, Watanabe M. Preventive effect of continuous cisternal irrigation with magnesium sulfate solution on angiographic cerebral vasospasms associated with aneurysmal subarachnoid hemorrhages: a randomized controlled trial. J Neurosurg. 2016;124(1):18-26.
40. Velly LJ, Bilotta F, Fàbregas N, Soehle M, Bruder NJ, Nathanson MH. Anaesthetic and ICU management of aneurysmal subarachnoid haemorrhage: a survey of European practice. Eur J Anaesthesiol. 2015;32(3):168-76.
41. Takeuchi S, Mori K, Arimoto H, Fujii K, Nagatani K, Tomura S, et al. Effects of intravenous infusion of hydrogen-rich fluid combined with intra-cisternal infusion of magnesium sulfate in severe aneurysmal subarachnoid hemorrhage: study protocol for a randomized controlled trial. BMC Neurol. 2014;14:176.
42. Yarad EA, Hammond NE. Intravenous magnesium therapy in adult patients with an aneurysmal subarachnoid haemorrhage: a systematic review and meta-analysis. Aust Crit Care. 2013;26(3):105-17.
43. Mani BK, O'Dowd J, Kumar L, Brueggemann LI, Ross M, Byron KL. Vascular KCNQ (Kv7) potassium channels as common signaling intermediates and therapeutic targets in cerebral vasospasm. J Cardiovasc Pharmacol. 2013;61(1):51-62.
44. Muroi C, Seule M, Mishima K, Keller E. Novel treatments for vasospasm after subarachnoid hemorrhage. Curr Opin Crit Care. 2012;18(2):119-26.
45. Hong GK, Payne SC, Jane JA Jr. Anatomy, Physiology, and Laboratory Evaluation of the Pituitary Gland. Otolaryngol Clin North Am. 2016;49(1):21-32
46. Gittleman H, Ostrom QT, Farah PD, Ondracek A, Chen Y, Wolinsky Y, et al. Descriptive epidemiology of pituitary tumors in the United States, 2004-2009. J Neurosurg. 2014;121(3):527-35.
47. Behan LA, Carmody D, Rogers B, Hannon MJ, Davenport C, Tormey W, et al. Low-dose hydrocortisone replacement is associated with improved arterial stiffness index and blood pressure dynamics in severely adrenocorticotrophin-deficient hypopituitary male patients. Eur J Endocrinol. 2016;174(6):791-9.
48. Higham CE, Johannsson G, Shalet SM. Hypopituitarism. Lancet. 2016;388(10058):2403-2415.
49. Molitch ME. Diagnosis and treatment of pituitary adenomas: a review. JAMA. 2017;317(5):516-524.
50. Powell M, Grossman A. Quality indicators in pituitary surgery: a need for reliable and valid assessments. What should be measured? Clin Endocrinol (Oxf). 2016;84(4):485-8.
51. Burkhardt T, Rotermund R, Schmidt NO, Kiefmann R, Flitsch J. Dexamethasone PONV prophylaxis alters the hypothalamic-pituitary-adrenal axis after transsphenoidal pituitary surgery. J Neurosurg Anesthesiol. 2014;26(3):216-9.
52. Burkhardt T, Schmidt NO. Dexamethasone PONV-prophylaxis alters the hypothalamic-pituitary-adrenal axis after transsphenoidal pituitary surgery. J Neurosurg Anesthesiol. 2015;27(2):181-2.
53. Sasagawa Y, Hayashi Y, Tachibana O, Oishi M, Fukui I, Iizuka H, et al. Clinical characteristics of acromegalic patients with empty sella and their outcomes following transsphenoidal surgery. Pituitary. 2017;20(4):403-8.
54. Espinosa E, Ramirez C, Mercado M.The multimodal treatment of acromegaly: current status and future perspectives. Endocr Metab Immune Disord Drug Targets. 2014;14(3):169-81.
55. Warren PM, Alilain WJ. The challenges of respiratory motor system recovery following cervical spinal cord injury. Prog Brain Res. 2014;212:173-220.
56. Ropper AE, Neal MT, Theodore N. Acute management of traumatic cervical spinal cord injury. Pract Neurol. 2015;15(4):266-72.
57. Borgens RB, Liu-Snyder P. Understanding secondary injury. Q Rev Biol. 2012;87(2):89-127.
58. Weiss HR. Adolescent idiopathic scoliosis (AIS):an indication for surgery? A systematic review of the literature. Disabil Rehabil. 2008;30(10):799-807.
59. Readdy WJ, Chan AK, Matijakovich DJ, Dhall SD.A review and update on the guidelines for the acute non-operative management of cervical spinal cord injury. J Neurosurg Sci. 2015;59(2):119-28.
60. Milligan J, Lee J, McMillan C, Klassen H. Autonomic dysreflexia: recognizing a common serious condition in patients with spinal cord injury. Can Fam Physician. 2012;58(8):831-5.
61. Matias AC, Rocha J, Cerqueira ME, Pereira JM. Autonomic dysreflexia and posterior reversible encephalopathy syndrome. Am J Phys Med Rehabil. 2013;92(5):453-8.
62. Gunduz H, Binak DF. Autonomic dysreflexia: an important cardiovascular complication in spinal cord injury patients. Cardiol J. 2012;19(2):215-9.
63. Wan D, Krassioukov AV. Life-threatening outcomes associated with autonomic dysreflexia: a clinical review. J Spinal Cord Med. 2014;37(1):2-10.
64. Cowan H. Autonomic dysreflexia in spinal cord injury. Nurs Times. 2015;111(44):22-4.
65. Martyn JA, Richtsfeld M. Succinylcholine-induced hyperkalemia in acquired pathologic states: etiologic factors and molecular mechanisms. Anesthesiology. 2006;104(1):158-69.
66. Hiyama T, Yoshihara M, Tanaka S, Haruma K, Chayama K. Effectiveness of prokinetic agents against diseases external to the gastrointestinal tract. J Gastroenterol Hepatol. 2009;24(4):537-46.
67. Putz C, Fürstenberg CH, Akbar M, Gerner HJ, Wiedenhöfer B, Rupp R. Assessment of the sympathetic level of lesion in patients with spinal cord injury. Spinal Cord. 2009;47(11):835.
68. Biering-Sørensen F, Biering-Sørensen T, Liu N, Malmqvist L, Wecht JM, Krassioukov A. Alterations in cardiac autonomic control in spinal cord injury. Auton Neurosci. No prelo 2017.
69. Oteir AO, Smith K, Stoelwinder JU, Middleton J, Jennings PA. Should suspected cervical spinal cord injury be immobilised? A systematic review. Injury. 2015;46(4):528-35.
70. Fernandez-Miranda JC, Gardner PA, Snyderman CH, Devaney KO, Strojan P, Suárez C, et al. Craniopharyngioma: a pathologic, clinical, and surgical review. Head Neck. 2012;34(7):1036-44.
71. Al Nofal A, Lteif A. Thiazide diuretics in the management of young children with central diabetes insipidus. J Pediatr. 2015;167(3):658-61.
72. De Waele K, Cools M, De Guchtenaere A, Van de Walle J, Raes A, Van Aken S, et al. Desmopressin lyophilisate for the treatment of central diabetes insipidus: first experience in very young infants. Int J Endocrinol Metab. 2014;12(4):e16120.
73. Bailey M, Norambuena X, Roizen G, Rodríguez J, Quezada A. Latex allergy in a paediatric hospital. Characteristics and risk factors. Rev Chil Pediatr. 2016;87(6):468-73.
74. Mazon A, Nieto A, Pamies R, Felix R, Linana JJ, Lanuza A, et al. Influence of the type of operations on the development of latex sensitization in children with myelomeningocele. J Pediatr Surg. 2005;40(4): 688-92.
75. Rendeli C, Nucera E, Ausili E, Tabacco F, Roncallo C, Pollastrini E, et al. Latex sensitisation and allergy in children with myelomeningocele. Childs Nerv Syst. 2006;22(1):28-32.
76. De Queiroz M, Combet S, Bérard J, Pouyau A, Genest H, Mouriquand P, et al. Latex allergy in children: modalities and prevention. Paediatr Anaesth. 2009;19(4):313-9.
77. Caffarelli C, Stringari G, Miraglia Del Giudice M, Crisafulli G, Cardinale F, et al. Prevention of allergic reactions in anesthetized patients. Int J Immunopathol Pharmacol. 2011;24(3 Suppl):S91-9.
78. Lage JF, Moltó MA, Pagán JA. Latex allergy in patients with spina bifida: prevention and treatment. Martínez-Neurocirugia (Astur). 2001;12(1):36-42.
79. Lazzaroni M, Bianchi-Porro G. Premedication, preparation, and surveillance. Endoscopy. 1999;31(1):2-8.
80. Narendra PL, Naphade RW, Nallamilli S, Mohd S. A comparison of intranasal ketamine and intranasal midazolam for pediatric premedication. Anesth Essays Res. 2015;9(2):213-8.
81. Rosenbaum A, Kain ZN, Larsson P, Lönnqvist PA, Wolf AR. The place of premedication in pediatric practice. Paediatr Anaesth. 2009 S;19(9):817-28.
82. Subramanyam R, Cudilo EM, Hossain MM, McAuliffe J, Wu J, Patino M, et al. To pretreat or not to pretreat: prophylactic anticholinergic administration before dexmedetomidine in pediatric Imaging. Anesth Analg. 2015 Aug;121(2):479-85.
83. Kang JE, Song IK, Lee JH, Hur M, Kim JT, Kim HS. Pulse transit time shows vascular changes caused by propofol in children. J Clin Monit Comput. 2015;29(4):533-7.
84. Durrmeyer X, Dahan S, Delorme P, Blary S, Dassieu G, Caeymaex L, et al. Assessment of atropine-sufentanil-atracurium anaesthesia for endotracheal intubation: an observational study in very premature infants. BMC Pediatr. 2014;14:120.
85. Ozkan A, Okur M, Kaya M, Kaya E, Kucuk A, Erbas M, et al. Sedoanalgesia in pediatric daily surgery. Int J Clin Exp Med. 2013;6(7):576-82.
86. Lago P. Premedication for non-emergency intubation in the neonate. Minerva Pediatr. 2010;62(3 Suppl 1):61-3.
87. Siobal MS. Monitoring exhaled carbon dioxide. Respir Care. 2016;61(10):1397-416.
88. Williams DJ, Guirgis FW, Morrissey TK, Wilkerson J, Wears RL, Kalynych C, et al. End-tidal carbon dioxide and occult injury in trauma patients: ETCO2 does not rule out severe injury. Am J Emerg Med. 2016;34(11):2146-2149.
89. Chen Y, Cui J, Sun JJ, Wang E, Zhu Y, Li Y, et al. Gradient between dorsalis pedis and radial arterial blood pressures during sevoflurane anaesthesia: s self-control study in patients undergoing neurosurgery. Eur J Anaesthesiol. 2016;33(2):110-7.
90. Lin WQ, Wu HH, Su CS, Yang JT, Xiao JR, Cai YP, et al. Comparison of continuous noninvasive blood pressure monitoring by TL-300 with standard invasive blood pressure measurement in patients undergoing elective neurosurgery. Neurosurg Anesthesiol. 2017;29(1):1-7.

91. Pfitzner J. Further reason for maintaining a positive CVP during neurosurgery in the sitting position. Anaesth Intensive Care. 2006;34(1):120-1.
92. Egge A, Waterloo K, Sjøholm H, Solberg T, Ingebrigtsen T, Romner B. Prophylactic hyperdynamic postoperative fluid therapy after aneurysmal subarachnoid hemorrhage: a clinical, prospective, randomized, controlled study. Neurosurgery. 2001;49(3):593-605.
93. Shaefi S, Mittel AM, Hyam JA, Boone MD, Chen CC, Kasper EM. Hypothermia for severe traumatic brain injury in adults: Recent lessons from randomized controlled trials. Surg Neurol Int. 2016;7:103.
94. Martirosyan NL, Patel AA, Carotenuto A, Kalani MY, Bohl MA, Preul MC, et al. The role of therapeutic hypothermia in the management of acute spinal cord injury. Clin Neurol Neurosurg. 2017;154:79-88.
95. Rewell SS, Jeffreys AL, Sastra SA, Cox SF, Fernandez JA, Aleksoska E, et al. Hypothermia revisited: Impact of ischaemic duration and between experiment variability. J Cereb Blood Flow Metab. No prelo 2017.
96. Tang C, Bao Y, Qi M, Zhou L, Liu F, Mao J, et al. Mild induced hypothermia for patients with severe traumatic brain injury after decompressive craniectomy. J Crit Care. 2017;39:267-70.
97. Frost EAM. Practical neuroanesthesia. Anesthesiol Clin North America.1987;5.
98. Jadik S, Wissing H, Friedrich K, Beck J, Seifert V, Raabe A. A standardized protocol for the prevention of clinically relevant venous air embolism during neurosurgical interventions in the semisitting position. Neurosurgery. 2009;64(3):533-8.
99. Fathi AR, Eshtehardi P, Meier B. Patent foramen ovale and neurosurgery in sitting position: a systematic review.Br J Anaesth. 2009;102(5):588-96.
100. Schubert A, Deogaonkar A, Drummond JC. Precordial Doppler probe placement for optimal detection of venous air embolism during craniotomy. Anesth Analg. 2006;102(5):1543-7
101. Günther F, Frank P, Nakamura M, Hermann EJ, Palmaers T. Venous air embolism in the sitting position in cranial neurosurgery: incidence and severity according to the used monitoring. Acta Neurochir (Wien). 2017;159(2):339-346.
102. Wong AY, Irwin MG. Large venous air embolism in the sitting position despite monitoring with transoesophageal echocardiography. Anaesthesia. 2005;60(8):811-3.
103. Ganslandt O, Merkel A, Schmitt H, Tzabazis A, Buchfelder M, Eyupoglu I, et al. The sitting position in neurosurgery: indications, complications and results. a single institution experience of 600 cases. Acta Neurochir (Wien). 2013;155(10):1887-93.
104. Dilmen OK, Akcil EF, Tureci E, Tunali Y, Bahar M, Tanriverdi T, et al. Neurosurgery in the sitting position: retrospective analysis of 692 adult and pediatric cases. Turk Neurosurg. 2011;21(4):634-40.
105. van Hulst RA, Klein J, Lachmann B. Gas embolism: pathophysiology and treatment. Clin Physiol Funct Imaging. 2003;23(5):237-46.
106. Freye E. Cerebral monitoring in the operating room and the intensive care unit. Dordrecht: Kluwer; 1990.
107. Picetti E, Caspani ML, Iaccarino C, Pastorello G, Salsi P, Viaroli E, et al. Intracranial pressure monitoring after primary decompressive craniectomy in traumatic brain injury: a clinical study. Acta Neurochir (Wien). 2017;159(4):615-22.
108. Cnossen MC, Polinder S, Andriessen TM, van der Naalt J, Haitsma I, Horn J, et al. Causes and consequences of treatment variation in moderate and severe traumatic brain injury: a multicenter study. Crit Care Med. 2017 Apr;45(4):660-9.
109. Carpenter KL, Young AM, Hutchinson PJ.Advanced monitoring in traumatic brain injury: microdialysis. Curr Opin Crit Care. 2017;23(2):103-9.
110. Stocchetti N, Zoerle T, Carbonara M. Intracranial pressure management in patients with traumatic brain injury: an update. Curr Opin Crit Care. 2017;23(2):110-4.
111. Paterson LM, Kornum BR, Nutt DJ, Pike VW, Knudsen GM. 5-HT radioligands for human brain imaging with PET and SPECT. Med Res Rev. 2013;33(1):54-111.
112. Rivera-Lara L, Zorrilla-Vaca A, Geocadin R, Ziai W, Healy R, Thompson R, et al. Predictors of outcome with cerebral autoregulation monitoring: a systematic review and meta-analysis. Crit Care Med. 2017;45(4):695-704.
113. Xiong L, Tian G, Lin W, Wang W, Wang L, Leung T, et al. Is dynamic cerebral autoregulation bilaterally impaired after unilateral acute ischemic stroke? J Stroke Cerebrovasc Dis. 2017;26(5):1081-7.
114. Kawamata T, Kawashima A, Yamaguchi K, Hori T, Okada Y. Usefulness of intraoperative laser Doppler flowmetry and thermography to predict a risk of postoperative hyperperfusion after superficial temporal artery-middle cerebral artery bypass for moyamoya disease. Neurosurg Rev. 2011;34(3):355-62.
115. Sutherland BA, Rabie T, Buchan AM. Laser Doppler flowmetry to measure changes in cerebral blood flow. Methods Mol Biol. 2014;1135:237-48
116. Tamm AS, McCourt R, Gould B, Kate M, Kosior JC, Jeerakathil T, et al.Cerebral perfusion pressure is maintained in acute intracerebral hemorrhage: a CT perfusion study. AJNR Am J Neuroradiol. 2016;37(2):244-51.
117. Weersink CS, Aries MJ, Dias C, Liu MX, Kolias AG, Donnelly J, et al. Clinical and physiological events that contribute to the success rate of finding "optimal" cerebral perfusion pressure in severe brain trauma patients. Crit Care Med. 2015;43(9):1952-63.
118. Bragin DE, Statom GL, Yonas H, Dai X, Nemoto EM. Critical cerebral perfusion pressure at high intracranial pressure measured by induced cerebrovascular and intracranial pressure reactivity.Crit Care Med. 2014;42(12):2582-90.
119. Allen BB, Chiu YL, Gerber LM, Ghajar J, Greenfield JP. Age-specific cerebral perfusion pressure thresholds and survival in children and adolescents with severe traumatic brain injury. Pediatr Crit Care Med. 2014;15(1):62-70.
120. Aries MJ, Wesselink R, Elting JW, Donnelly J, Czosnyka M, Ercole A, et al. Enhanced Visualization of Optimal Cerebral Perfusion Pressure Over Time to Support Clinical Decision Making. Crit Care Med. 2016;44(10):e996-9.
121. Nangunoori R, Maloney-Wilensky E, Stiefel M, Park S, Andrew Kofke W, et al. Brain tissue oxygen-based therapy and outcome after severe traumatic brain injury: a systematic literature review. Neurocrit Care. 2012;17(1):131-8.
122. Xie Q, Wu HB, Yan YF, Liu M, Wang ES. Mortality and outcome comparison between brain tissue oxygen combined intracranial pressure/cerebral perfusion pressure guided therapy and intracranial pressure/cerebral perfusion pressure guided therapy in traumatic brain injury: a meta-analysis. World Neurosurg. 2017;100:118-127.
123. Oddo M, Levine JM, Mackenzie L, Frangos S, Feihl F, Kasner SE, et al. Brain hypoxia is associated with short-term outcome after severe traumatic brain injury independently of intracranial hypertension and low cerebral perfusion pressure. Neurosurgery. 2011;69(5):1037-45.
124. Zanier ER, Rossi S, Conte V, Colombo A, Nicolini R, Caironi P, et al. The ratio between arterio-venous pco2 difference and arterio-jugular oxygen difference as estimator of critical cerebral hypoperfusion. Minerva Anestesiol. 2006;72(6):543-9.
125. Azabou E, Fischer C, Guerit JM, Annane D, Mauguiere F, Lofaso F, et al. Neurophysiological assessment of brain dysfunction in critically ill patients: an update. Neurol Sci. 2017;38(5):715-26.
126. Guo P, Chiew YS, Shaw GM, Shao L, Green R, Clark A, et al. Clinical Activity Monitoring System (CATS): an automatic system to quantify bedside clinical activities in the intensive care unit. Intensive Crit Care Nurs. 2016;37:52-61.
127. Freye E, Levy JV. Cerebral monitoring in the operating room and the intensive care unit: an introductory for the clinician and a guide for the novice wanting to open a window to the brain. Part I: the electroencephalogram. J Clin Monit Comput. 2005;19(1-2):1-76.
128. Friedman D, Claassen J, Hirsch L J. Continuous electroencephalogram monitoring in the intensive care unit. Anesth Analg. 2009;109(2):506-23.
129. Pichlmayer I. EEG Atlas for anesthesiologists. Berlin: Springer-Verlag; 1987. p. 10-8.
130. Freye E. Cerebral monitoring in the operating room and the intensive care unit – an introductory for the clinician and a guide for the novice wanting to open a window to the brain. Part II: sensory-evoked potentials (SSEP, AEP, VEP). J Clin Monit Comput. 2005;19(1-2):77-168.
131. Sloan MA. Prevention of ischemic neurologic injury with intraoperative monitoring of selected cardiovascular and cerebrovascular procedures: roles of electroencephalography, somatosensory evoked potentials, transcranial doppler, and near-infrared spectroscopy. Neurol Clin. 2006 Nov;24(4):631-45.
132. Mahla ME. Neurologic monitoring. In: Cucchiara RF, Black S, Michenfelder JD, editors. Clinical neuroanesthesia. 2nd ed. New York: Churchill Livingstone; 1998.
133. Scibilia A, Terranova C, Rizzo V, Raffa G, Morelli A, Esposito F, et al. Intraoperative neurophysiological mapping and monitoring in spinal tumor surgery: sirens or indispensable tools? Neurosurg Focus. 2016;41(2):E18.
134. Verla T, Fridley JS, Khan AB, Mayer RR, Omeis I. Neuromonitoring for intramedullary spinal cord tumor surgery. World Neurosurg. 2016;95:108-16.
135. Singh H, Vogel RW, Lober RM, Doan AT, Matsumoto CI, Kenning TJ, et al. Intraoperative neurophysiological monitoring for endoscopic endonasal approaches to the skull base: a technical guide. Scientifica (Cairo). 2016;2016:1751245.
136. Rabai F, Sessions R, Seubert CN. Neurophysiological monitoring and spinal cord integrity. Best Pract Res Clin Anaesthesiol. 2016;30(1):53-68.
137. Thirumala PD, Cheng HL, Loke YK, Kojo Hamilton D, Balzer J, et al. Diagnostic accuracy of somatosensory evoked potential monitoring during scoliosis fusion. J Clin Neurosci. 2016;30:8-14.
138. Thirumala PD, Muralidharan A, Loke YK, Habeych M, Crammond D, Balzer J. Value of intraoperative neurophysiological monitoring to reduce neurological complications in patients undergoing anterior cervical spine procedures for cervical spondylotic myelopathy. J Clin Neurosci. 2016;25:27-35.
139. Fok M, Jafarzadeh F, Sancho E, Abello D, Rimmer L, Howard C, et al. Is there any benefit of neuromonitoring during descending and thoracoabdominal aortic aneurysm repair? Innovations (Phila). 2015;10(5):342-8.
140. Nwachuku EL, Balzer JR, Yabes JG, Habeych ME, Crammond DJ, Thirumala PD. Diagnostic value of somatosensory evoked potential changes during carotid endarterectomy: a systematic review and meta-analysis. JAMA Neurol. 2015;72(1):73-80.
141. Porter SS, editor. Problems in anesthesia: neuroanesthesia. Philadelphia: Lippincott; 1990. Vol. 4.
142. Weinzierl MR, Reinacher P, Gilsbach JM, Rohde V. Combined motor and somatosensory evoked potentials for intraoperative monitoring: intra- and postoperative data in a series of 69 operations. Neurosurg Rev. 2007;30(2):109-16.
143. Koht A, Sloan TB. Intraoperative monitoring: recent advances in motor evoked potentials. Anesthesiol Clin. 2016;34(3):525-35
144. Moncho D, Poca MA, Minoves T, Ferré A, Rahnama K, Sahuquillo J. Brainstem auditory evoked potentials and somatosensory evoked potentials in Chiari malformation. Rev Neurol. 2013;56(12):623-34.
145. Nadol JB Jr, Levine R, Ojemann RG, et al. Preservation of hearing in surgical removal of acoustic neuromas of the internal auditory canal and cerebellar pontine angle. Laryngoscope. 1987;97(11):1287-94.
146. Thirumala PD, Habeych ME, Crammond DJ, Balzer JR. Neurophysiologic intraoperative monitoring of olfactory and optic nerves. J Clin Neurophysiol. 2011;28(6):538-42.
147. López JR. Neurophysiologic intraoperative monitoring of the oculomotor, trochlear, and abducens nerves. J Clin Neurophysiol. 2011;28(6):543-50.
148. Kamio Y, Sakai N, Sameshima T, Takahashi G, Koizumi S, Sugiyama K, et al. Usefulness of intraoperative monitoring of visual evokedpotentials in transsphenoidal surgery. Neurol Med Chir (Tokyo). 2014;54(8):606-11.
149. Van Der Walt, JJN, Thomas JM, Figaji AA. Intraoperative neurophysiological monitoring for the anaesthetist. Part 1: a review of the theory and practice of intraoperative neurophysiological monitoring. South Afr J Anaesth Analg.2013;19(3):139-44.
150. Peterson DO, Drummond JC, Todd MM. Effects of halothane, enflurane, isoflurane, and nitrous oxide on somatosensory evoked potentials in humans. Anesthesiology. 1986;65(1):35-40.
151. Jameson LC, Janik DJ, Sloan TB. Electrophysiologic monitoring in neurosurgery. Anesthesiol Clin. 2007;25(3):605-30.
152. Liu J, Singh H, White PF. Electroencephalographic bispectral index correlates with intraoperative recall and depth of propofol-induced sedation. Anesth Analg. 1997;84(1):185-9.
153. Merat S, Lévecque JP, Le Gulluche Y, Diraison Y, Brinquin L, Hoffmann JJ. BIS monitoring may allow the detection of severe cerebral ischemia. Can J Anaesth. 2001;48(11):1066-9.
154. Thornton C, Sharpe RM. Evoked responses in anaesthesia. Br J Anaesth. 1998;81(5):771-81.
155. Meier PM, Zurakowski D, Goobie SM, Proctor MR, Meara JG, Young VJ, et al. Multivariable predictors of substantial blood loss in children undergoing craniosynostosis repair: implications for risk stratification. Paediatr Anaesth. 2016;26(10):960-9.
156. Sundaram SC, Salins SR, Kumar AN, Korula G. Intraoperative fluid management in adult neurosurgical patients undergoing intracranial tumour surgery: randomised control trial comparing Pulse Pressure Variance (PPV) and Central Venous Pressure (CVP). J Clin Diagn Res. 2016;10(5):UC01-5.
157. Saito A, Nishimura S, Fujita T, Sasaki T, Nishijima M. A case of difficult management of fluid-electrolyte imbalance in choroid plexus papilloma. Neurol Med Chir (Tokyo). 2014;54(8):659-63.
158. Attari M, Sane S, Bordbar A. Comparison of the effects of two different formulas of fluids in craniotomy patients. Adv Biomed Res. 2014;3:257
159. Mutoh T, Kazumata K, Yokoyama Y, Ishikawa T, Taki Y, Terasaka S, et al. Comparison of postoperative volume status and hemodynamics between surgical clipping and endovascular coiling in patients after subarachnoid hemorrhage. J Neurosurg Anesthesiol. 2015;27(1):7-15.
160. Fletcher JJ, Bergman K, Blostein PA, Kramer AH. Fluid balance, complications, and brain tissue oxygen tension monitoring following severe traumatic brain injury. Neurocrit Care. 2010;13(1):47-56.
161. Mutoh T, Kazumata K, Ajiki M, Ushikoshi S, Terasaka S. Goal-directed fluid management by bedside transpulmonary hemodynamic monitoring after subarachnoid hemorrhage. Stroke. 2007;38(12):3218-24.
162. Tummala RP, Sheth RN, Heros RC. Hemodilution and fluid management in neurosurgery. Clin Neurosurg. 2006;53:238-51.
163. Van Aken HK, Kampmeier TG, Ertmer C, Westphal M. Fluid resuscitation in patients with traumatic brain injury: what is a SAFE approach? Curr Opin Anaesthesiol. 2012;25(5):563-5.
164. Ravussin PA, Favre JB, Archer DP, Tommasino C, Boulard G. Treatment of hypovolemia in brain injured patients. Ann Fr Anesth Reanim. 1994;13(1):88-97.
165. Angeli S, Stylianopoulos T.Experimental measurements and mathematical modeling towards quantification of brain swelling stress. J Biomech. 2017;56:42-47.
166. Daza WP, Navarro JR. Manejo perioperatorio de líquidos en neurocirugía. Rev Colombiana Anestesiol. 2002;30(1):1-14.
167. Stamatovic SM, Keep RF, Andjelkovic AV. Brain endothelial cell-cell junctions: how to "open" the blood brain barrier. Curr Neuropharmacol. 2008;6(3):179-92.
168. Bazzoni G, Dejana E. Endothelial cell-to-cell junctions: molecular organization and role in vascular homeostasis. Physiol Rev. 2004;84(3):869-901.
169. Tommasino C. Isotonic management: how to realize it. Eur J Anaesthesiol. 2000;17:91-3.
170. Tommasino C. Peri-operative fluid management. Eur J Anaesthesiol. 1998;15:25-7.
171. Kellum JA. Saline-induced hyperchloremic metabolic acidosis. Crit Care Med. 2002;30(1):259-61.
172. Shao L, Hong F, Zou Y, Hao X, Hou H, Tian M. Hypertonic saline for brain relaxation and intracranial pressure in patients undergoing neurosurgical procedures: a meta-analysis of randomized controlled trials. PLoS One. 2015;10(1):e0117314.
173. Forsyth LL, Liu-DeRyke X, Parker D Jr, Rhoney DH. Role of hypertonic saline for the management of intracranial hypertension after stroke and traumatic brain injury. Pharmacotherapy. 2008;28(4):469-84.
174. Ziai WC, Toung TJ, Bhardwaj A. Hypertonic saline: first-line therapy for cerebral edema? J Neurol Sci. 2007;261(1-2):157-66.
175. Shenkin HA, Bezier HS, Bouzarth WF. Restricted fluid intake: rational management of the neurosurgical patient. J Neurosurg. 1976;45(4):432-6.
176. Maguigan KL, Dennis BM, Hamblin SE, Guillamondegui OD. Method of hypertonic saline administration: effects on osmolality in traumatic brain injury patients. J Clin Neurosci. 2017;39:147-150.
177. Czosnyka M, Pickard JD, Steiner LA. Principles of intracranial pressure monitoring and treatment. Handb Clin Neurol. 2017;140:67-89.
178. Rallis D, Poulos P, Kazantzi M, Chalkias A, Kalampalikis P. Effectiveness of 7.5% hypertonic saline in children with severe traumatic brain injury. J Crit Care. 2017;38:52-56.
179. Sousa LM Jr, de Andrade AF, Belon AR, Soares MS, Amorim RL, Otochi JP, et al. Evaluation of the maintained effect of 3% hypertonic saline solution in an animal model of intracranial hypertension. Med Sci Monit Basic Res. 2016;22:123-7.
180. Domino KB. Fluid management for the neurosurgical patient. ASA Refresher Course Anesthesiol. 1990;18.
181. de Robles P, Fiest KM, Frolkis AD, Pringsheim T, Atta C, St Germaine-Smith C, et al. The worldwide incidence and prevalence of primary braintumors: a systematic review and meta-analysis. Neuro Oncol. 2015;17(6):776-83.
182. Zhang AS, Ostrom QT, Kruchko C, Rogers L, Peereboom DM, Barnholtz-Sloan JS. Complete prevalence of malignant primary brain tumors registry data in the United States compared with other common cancers, 2010. Neuro Oncol. 2017;19(5):726-35.
183. From the case: glioblastoma NOS [Internet]. [local desconhecido]: Radiopaedia; 2008 [capturado em 20 ago. 2017]. Disponível em: http://radiopaedia.org/images/19229.
184. Laycock JRO, Walters FJM. Anaesthesia for supratentorial tumours surgery. In: Walters FJM, Ingram S, Jenkinson JL, editors. Anaesthesia and intensive care for the neurosurgical patient. 2nd ed. Oxford: Blackwell; 1994. p. 196-211.
185. Ohgaki H. Epidemiology of brain tumors. Methods Mol Biol. 2009;472:323-42.
186. Freeman WD. Management of Intracranial Pressure. Continuum (Minneap Minn). 2015;21(5 Neurocritical Care):1299-323.
187. Herzer G, Trimmel H. Neuroanaesthesia. Principles of optimized perioperative management. Anaesthesist. 2010;59(4):371-82.
188. Muizelaar JP, Marmarou A, Ward JD, Kontos HA, Choi SC, Becker DP, et al. Adverse effects of prolonged hyperventilation in patients with severe head

injury: a randomized clinical trial. J Neurosurg. 1991;75(5):731-9.

189. Turner CR, Losasso TJ, Muzzi DA, Weglinski MR. Brain relaxation and cerebrospinal fluid pressure during craniotomy for resection of supratentorial mass lesions. J Neurosurg Anesthesiol. 1996;8(2):126-32.
190. Holmström A, Akeson J. Desflurane increases intracranial pressure more and sevoflurane less than isoflurane in pigs subjected to intracranial hypertension. J Neurosurg Anesthesiol. 2004;16(2):136-43.
191. Henriksen HT, Jörgensen PB. The effect of nitrous oxide on intracranial pressure in patients with intracranial disorders. Br J Anaesth. 1973;45(5):486-92. N
192. Alkire MT, Haier RJ, Barker SJ, Shah NK, Wu JC, Kao YJ. Cerebral metabolism during propofol anesthesia in humans studied with positron emission tomography. Anesthesiology. 1995;82(2):393-403.
193. Kaisti KK, Långsjö JW, Aalto S, Oikonen V, Sipilä H, Teräs M, et al. Effects of sevoflurane, propofol, and adjunct nitrous oxide on regional cerebral blood flow, oxygen consumption, and blood volume in humans. Anesthesiology. 2003;99(3):603-13.
194. Wang X, Ding X, Tong Y, Zong J, Zhao X, Ren H, Li Q. Ketamine does not increase intracranial pressure compared with opioids: meta-analysis of randomized controlled trials. J Anesth. 2014;28(6):821-7.
195. Schramm WM, Strasser K, Bartunek A, Gilly H, Spiss CK. Effects of rocuronium and vecuronium on intracranial pressure, mean arterial pressure and heart rate in neurosurgical patients. Br J Anaesth. 1996;77(5):607-11.
196. Haure P, Cold GE, Hansen TM, Larsen JR. The ICP-lowering effect of 10 degrees reverse Trendelenburg position during craniotomy is stable during a 10-minute period. J Neurosurg Anesthesiol. 2003;15(4):297-301.
197. Roth P, Wick W, Weller M. Steroids in neurooncology: actions, indications, side-effects. Curr Opin Neurol. 2010;23(6):597-602.
198. Kaal EC, Vecht CJ. The management of brain edema in brain tumors. Curr Opin Oncol. 2004;16(6):593-600.
199. Mills SJ, Tomlinson AA. The use of central venous cannulae in neuroanaesthesia. Anaesthesia. 2001;56(5):465-70.
200. Akcil EF, Dilmen OK, Vehid H, Ibısoglu LS, Tunali Y. Which one is more effective for analgesia in infratentorial craniotomy? The scalp block or local anesthetic infiltration. Clin Neurol Neurosurg. 2017;154:98-103.
201. Zhou H, Ou M, Yang Y, Ruan Q, Pan Y, Li Y. Effect of skin infiltration with ropivacaine on postoperative pain in patients undergoing craniotomy. Springerplus. 2016;5(1):1180.
202. Arshad A, Shamim MS, Waqas M, Enam H, Enam SA. How effective is the local anesthetic infiltration of pin sites prior to application of head clamps: A prospective observational cohort study of hemodynamic response in patients undergoing elective craniotomy. Surg Neurol Int. 2013;4:93.
203. Ali MZ, Fadel NA, Abouldahab HA. Awake craniotomy versus general anesthesia for managing eloquent cortex low-grade gliomas. Neurosciences (Riyadh). 2009;14(3):263-72.
204. Li J, Wang B, Wang S, Mu F. Effects of hypertonic saline – hydroxyethyl starch and mannitol on serum osmolality, dural tension and hemodynamics in patients undergoing elective neurosurgical procedures. Int J Clin Exp Med. 2014;7(8):2266-72.
205. O'Rourke DK, Oldfield EH. Supratentorial masses: surgical considerations. In: Cottrell JE, Smith DS, editors. Anesthesia and neurosurgery. 3rd ed. St. Louis: Mosby; 1994. p. 295-6.
206. Weston J, Greenhalgh J, Marson AG Antiepileptic drugs as prophylaxis for post-craniotomy seizures.. Cochrane Database Syst Rev. 2015;(3):CD007286.
207. Oliveira Ribeiro MC, Pereira CU, Sallum AM, Martins-Filho PR, Desantana JM, da Silva Nunes M, et al. Immediate post-craniotomy headache. Cephalalgia. 2013;33(11):897-905.
208. Peng K, Jin XH, Liu SL, Ji FH. Effect of intraoperative dexmedetomidine on post-craniotomy pain. Clin Ther. 2015;37(5):1114-21.
209. Herrero S, Carrero E, Valero R, Rios J, Fábregas N. Postoperative surveillance in neurosurgical patients – usefulness of neurological assessment scores and bispectral index. Braz J Anesthesiol. 2017;67(2): 153-65.
210. Jain RA, Shetty AN, Oak SP, Wajekar AS, Garasia MB. Effects of avoiding neuromuscular blocking agents during maintenance of anaesthesia on recovery characteristics in patients undergoing craniotomy for supratentorial lesions: A randomised controlled study. Indian J Anaesth. 2017;61(1):42-7.
211. Sathyanarayanan J, Krovvidi H. Anaesthetic considerations for posterior fossa surgery. Cont Educ Anaesth Crit Care Pain.2014;14(5): 202-6.
212. Gheorghita E, Ciurea J, Balanescu B. Considerations on anesthesia for posterior fossa-surgery. Romanian Neurosurg. 2012;19(3):183-92.
213. Wen OY, Haines SJ. Posterior fossa: surgical considerations. In: Cottrell JE, Smith DS, editors. Anesthesia and neurosurgery. 3rd ed. St. Louis: Mosby; 1994. p. 323-38.
214. Luostarinen T, Lindroos AC, Niiya T, Silvasti-Lundell M, Schramko A, Hernesniemi J, et al. Prone versus sitting position in neurosurgery-differences in patients' hemodynamic management. World Neurosurg. 2017;97:261-26.
215. Domaingue CM. Anaesthesia for neurosurgery in the sitting position: a practical approach. Anaesth Intensive Care. 2005;33(3):323-31.
216. Bithal PK, Pandia MP, Dash HH, Chouhan RS, Mohanty B, Padhy N. Comparative incidence of venous air embolism and associated hypotension in adults and children operated for neurosurgery in the sitting position. Eur J Anaesthesiol. 2004;21(7):517-22.
217. Porter JM, Pidgeon C, Cunningham AJ. The sitting position in neurosurgery: a critical appraisal. Br J Anaesth. 1999;82(1):117-28.
218. Mirski MA, Lele AV, Fitzsimmons L, Toung TJK. Diagnosis and treatment of vascular air embolism. Anesthesiology. 2007;106(1):164-77.
219. Flanagan JP, Gradisar IA, Gross RJ, Kelly TR. Air embolus: a lethal complication of subclavian venipuncture. N Engl J Med. 1969;281(9):488-9.
220. Vinay B, Sriganesh K, Gopala Krishna KN. An abrupt reduction in end-tidal carbon-dioxide during neurosurgery is not always due to venous air embolism: a capnograph artefact. J Clin Monit Comput. 2014;28(2):217-9.
221. Schubert A, Deogaonkar A, Drummond JC. Precordial doppler probe placement for optimal detection of venous air embolism during craniotomy. Anesth Analg. 2006;102(5):1543-7.
222. Colley PS, Artru AA. Bunegin-Albin catheter improves air retrieval and resuscitation from lethal venous air embolism in upright dogs. Anesth Analg. 1989;68(3):298-301.
223. Aksoy F, Dogan R, Ozturan O, Tuğrul S, Yıldırım YS.Tension pneumocephalus: an extremely small defect leading to an extremely serious problem. Am J Otolaryngol. 2013;34(6):749-52.
224 Mammis A, Agarwal N, Eloy JA, Liu JK. Intraventricular tension pneumocephalus after endoscopic skull base surgery.J Neurol Surg A Cent Eur Neurosurg. 2013;74 Suppl 1:e96-9.
225. Aissaoui Y, Chkoura K, Belhachmi A, Boughalem M. Tension pneumocephalus after surgical treatment of a bilateral chronic subdural hematoma: a banal and serious complication. Ann Fr Anesth Reanim. 2013;32(11):796-8.
226. Young WL, Pile-Spellman J. Anesthetic considerations for interventional neuroradiology. Anesthesiology. 1994;80(2):427-56.
227. Wilder BL. Hypothesis: the etiology of midcervical quadriplegia after operation with the patient in the sitting position. Neurosurgery. 1982;11(4):530-1.
228. Miller BA, Ioachimescu AG, Oyesiku NM. Contemporary indications for transsphenoidal pituitary surgery. World Neurosurg. 2014;82(6 Suppl):S147-51.
229. Lucas JW, Zada G. Endoscopic surgery for pituitary tumors. Neurosurg Clin N Am. 2012;23(4):555-69.
230. Gonçalves FG, Barra FR, Matos VL, Jovem CL, Amaral LLF, delCarpio-O'Donovan R. Sinais em neurorradiologia – Parte 1. Radiol Bras. 2011;44(2):123-8.
231. Kumar KV, Shaikh A, Manoj S, Swamy MN. Double whammy after pituitary surgery. Indian J Endocrinol Metab. 2013;17(3):532-3.
232. Schwartz TH, Fraser JF, Brown S, Tabaee A, Kacker A, Anand VK. Endoscopic cranial base surgery: classification of operative approaches. Neurosurgery. 2008;62(5):991-1002.
233. Jan M, François P, Trouillas J, Hage P. Indications for total hypophysectomy in Cushing's disease. Neurochirurgie. 2002;48(2-3 Pt 2):266-70.
234. Janneck M, Burkhardt T, Rotermund R, Sauer N, Flitsch J, Aberle J. Hyponatremia after trans-sphenoidal surgery. Minerva Endocrinol. 2014;39(1):27-31.
235. Hussain NS, Piper M, Ludlam WG, Ludlam WH, Fuller CJ, Mayberg MR. Delayed postoperative hyponatremia after transsphenoidal surgery: prevalence and associated factors. J Neurosurg. 2013;119(6):1453-60.
236. Jahangiri A, Wagner J, Tran MT, Miller LM, Tom MW, Kunwar S, Blevins L Jr, Aghi MK. Factors predicting postoperative hyponatremia and efficacy of hyponatremia management strategies after more than 1000 pituitary operations. J Neurosurg. 2013;119(6):1478-83.
237. Ciric I, Ragin A, Baumgartner C, Pierce D. Complications of transsphenoidal surgery: results of a national survey, review of the literature, and personal experience. Neurosurgery. 1997;40(2):225-36.
238. Sabin HI. Endoscopic transphenoidal hypophysectomy--personal experience of the development of a new surgical technique. Clin Med (Lond). 2009;9(4):365.
239. Leroy C, Karrouz W, Douillard C, Do Cao C, Cortet C, Wémeau JL, et al. Diabetes insipidus. Ann Endocrinol (Paris). 2013;74(5-6):496-507.
240. Chanson P, Salenave S. Treatment of neurogenic diabetes insipidus. Ann Endocrinol (Paris). 2011;72(6):496-9.
241. Dangor AA, Lam AM. Anesthesia for cerebral aneurysm surgery. Neurosurg Clin N Am. 1998;9(4):647-59.
242. Nathanson M, Gajraj N. Anaesthesia for cerebral aneurysm surgery. Br J Hosp Med. 1995;54(8):405-8.
243. Guo L, Gelb AW. The use of motor evoked potential monitoring during cerebral aneurysm surgery to predict pure motor deficits due to subcortical ischemia. Clin Neurophysiol. 2011;122(4):648-55.
244. Chowdhury T, Cappellani RB, Sandu N, Schaller B, Daya J. Perioperative variables contributing to the rupture of intracranial aneurysm: an update. ScientificWorldJournal. 2013 2013:396404.
245. Schifilliti D, Grasso G, Conti A, Fodale V. Anaesthetic-related neuroprotection: intravenous or inhalational agents? CNS Drugs. 2010;24(11):893-907.
246. Ferguson GG. The rationale for controlled hypotension. In: Varkey GP, editor. Anesthetic considerations in the surgical repair of intracranial aneurysms. Boston: Little Brown; 1982.
247. Connolly ES Jr, Rabinstein AA, Carhuapoma JR, Derdeyn CP, Dion J, Higashida RT, et al. Guidelines for the management of aneurysmal subarachnoid hemorrhage a guideline for healthcare professionals from the American heart association/American stroke association. Stroke. 2012;43(6):1711-37.
248. Andrews RJ, Bringas JR. A review of brain retraction and recommendations for minimizing intraoperative brain injury. Neurosurgery. 1993;33(6):1052-63.
249. Samson D1, Batjer HH, Bowman G, Mootz L, Krippner WJ Jr, Meyer YJ, et al. A clinical study of the parameters and effects of temporary arterial occlusion in the management of intracranial aneurysms. Neurosurgery. 1994;34(1):22-8
250. Fridriksson S, Säveland H, Jakobsson KE, Edner G, Zygmunt S, Brandt L, et al.Intraoperative complications in aneurysm surgery: a prospective national study. Intraoperative complications in aneurysm surgery: a prospective national study. J Neurosurg. 2002;96(3):515-22.
251. Elijovich L1, Higashida RT, Lawton MT, Duckwiler G, Giannotta S, Johnston SC. Predictors and outcomes of intraprocedural rupture in patients treated for ruptured intracranial aneurysms the CARAT study. Stroke. 2008;39(5):1501-6.
252. McLaughlin N1, Bojanowski MW. Early surgery-related complications after aneurysm clip placement: an analysis of causes and patient outcomes. J Neurosurg. 2004;101(4):600-6.
253. van den Berg R1, Foumani M, Schröder RD, Peerdeman SM, Horn J, Bipat S, et al. Predictors of outcome in World Federation of Neurologic Surgeons grade V aneurysmal subarachnoid hemorrhage patients. Crit Care Med. 2011;39(12):2722-7.
254. Dorhout Mees SM, Molyneux AJ, Kerr RS, Algra A, Rinkel GJ. Timing of aneurysm treatment after subarachnoid hemorrhage relationship with delayed cerebral ischemia and poor outcome. Stroke. 2012;43(8):2126-9.
255. Todd MM, Hindman BJ, Clarke WR, Torner JC. Mild intraoperative hypothermia during surgery for intracranial aneurysm. N Engl J Med. 2005;352(2):135-45.
256. Zhao ZX, Wu C, He M. A systematic review of clinical outcomes, perioperative data and selective adverse events related to mild hypothermia in intracranial aneurysm surgery. Clin Neurol Neurosurg. 2012;114(7):827-32.
257. Li LR, You C, Chaudhary B. Intraoperative mild hypothermia for postoperative neurological deficits in intracranial aneurysm patients. Cochrane Database Syst Rev. 2012;(2):CD008445.
258. Kuroda Y. Neurocritical care update. J Intensive Care. 2016;4:36.
259. Audibert G, Steinmann G, Charpentier C, Mertes PM. Anaesthetic management of the patient with acute intracranial hypertension. Ann Fr Anesth Reanim. 2005;24(5):492-501.
260. Kamilia C, Regaieg K, Baccouch N.. Proceedings of réanimation 2017, the French Intensive Care Society International Congress. Ann Intens Care. 2017;7 (Suppl 1):7.
261. Jantzen JP. Prevention and treatment of intracranial hypertension. Best Pract Res Clin Anaesthesiol. 2007;21(4):517-38.
262. Hannon MJ, Crowley RK, Behan LA, O'Sullivan EP, O'Brien MM, Sherlock M, et al.Acute glucocorticoid deficiency and diabetes insipidus are common after acute traumatic brain injury and predict mortality. J Clin Endocrinol Metab. 2013;98(8):3229-37.
263. Bunn F, Roberts I, Tasker R.Hypertonic versus near isotonic crystalloid for fluid resuscitation in critically ill patients. Cochrane Database Syst Rev. 2004;(3):CD002045.
264. Shao L, Hong F, Zou Y, Hao X, Hou H, Tian M. Hypertonic saline for brain relaxation and intracranial pressure in patients undergoing neurosurgical procedures: a meta-analysis of randomized controlled trials. PLoS ONE. 2015;10(1):e0117314.
265. Brain Trauma Foundation, American Association of Neurologic Surgery, Joint Section on Neurotrauma and Critical Care. Guidelines for the management of severe head injury. J Neurotrauma, 1996;13:641.
266. Kleindienst A, Hannon MJ, Buchfelder M, Verbalis JG.Hyponatremia in Neurotrauma: The Role of Vasopressin. J Neurotrauma. 2016;33(7):615-24.
267. Laureno R. Central pontine myelinolysis following rapid correction of hyponatremia. Ann Neurol. 1983;13(3):232-42.
268. Marshall LF. Diagnosis, prevention, and treatment of postoperative ischemic complications. In: Weinstein PR, Faden AI, editors. Protection of the brain from ischemia. Baltimore: Williams & Wilkins; 1990. p. 145-50.
269. Albin JA. Anesthesia for spinal cord. In: Porter SS, editor. Problems in anesthesia: neuroanesthesia. Philadelphia: Lippincott; 1990. Vol. 4. p. 138-54.
270. Nakajima H1, Uchida K, Kobayashi S, Kokubo Y, Yayama T, Sato R, et al. Cervical angina: a seemingly still neglected symptom of cervical spine disorder? Spinal Cord. 2006;44(8):509-13.
271. Yu YL, du Boulay GH, Stevens JM, Kendall BE. Computed tomography in cervical spondylotic myelopathy and radiculopathy: visualization of structures, myelographic comparison, cord measurements, and clinical utility. Neuroradiology. 1986;28(3):221-36.
272. Patel N. Surgical disorders of the thoracic and lumbar spine: a guide for neurologists J Neurol Neurosurg Psychiatry. 2002;73 Suppl 1:i42-8.
273. Turner JA, Ersek M, Herron L, Haselkorn J, Kent D, Ciol MA, et al. Patient outcomes after lumbar spinal fusions. JAMA. 1992;268(7):907-11.
274. Wajchenberg M, Astur N, Kanas M, Martins DE Adolescent idiopathic scoliosis: current concepts on neurological and muscular etiologies.Scoliosis Spinal Disord. 2016;11:4.
275. Borden TC, Bellaire LL, Fletcher ND. Improving perioperative care for adolescent idiopathic scoliosis patients: the impact of a multidisciplinary care approach. J Multidiscip Healthc. 2016;9:435-445.
276. Gibson PR. Anaesthesia for correction of scoliosis in children. Anaesth Intensive Care. 2004;32(4):548-59.
277. Anand N, Idio FG Jr, Remer S, Hoppenfeld S. The effects of perioperative blood salvage and autologous blood donation on transfusion requirements in scoliosis surgery. J Spinal Disord. 1998;11(6):532-4.
278. Ailon T, Sure DR, Smith JS, Shaffrey CI. Surgical considerations for major deformity correction spine surgery. Best Pract Res Clin Anaesthesiol. 2016;30(1):3-11.
279. Soundararajan N, Cunliffe M. Anaesthesia for spinal surgery in children. Br J Anaesth. 2007;99(1):86-94.
280. Cobb JR. Outline for the study of scoliosis. Instr Course Lect. 1948;5:261-75.
281. Konieczny MR, Senyurt H, Krauspe R. Epidemiology of adolescent idiopathic scoliosis. J Child Orthop. 2013 Feb;7(1):3-9.
282. Weiss JM, Skaggs D, Tanner J, Tolo V. Cell saver: is it beneficial in scoliosis surgery? J Child Orthop. 2007;1(4):221-7.
283. Memtsoudis SG, Vougioukas VI, Ma Y, Gaber-Baylis LK, Girardi FP. Perioperative morbidity and mortality after anterior, posterior and anterior/posterior spine fusion surgery. Spine (Phila Pa 1976). 2011;36(22):1867-77.
284. DePasse, J. Palumbo MA, Haque M, Eberson CP, Daniels AH. Complications associated with prone positioning in elective spinal surgery. World J Orthop. 2015;6(3):351-9.
285. Postoperative Visual Loss Study Group. Risk factors associated with ischemic optic neuropathy after spinal fusion surgery. Anesthesiology. 2012;116(1):15-24.
286. Pearce DJ. The role of posture in laminectomy [abridged]: registrars' prize essay. Proc R Soc Med. 1957;50(2):109-12.
287. Sudheer PS, Logan SW, Ateleanu B, Hall JE. Haemodynamic effects of the prone position: a comparison of propofol total intravenous and inhalation anaesthesia. Anaesthesia. 2006;61(2):138-41.
288. Lee LA, Roth S, Posner KL, Cheney FW, Caplan RA, Newman NJ, et al. The American Society of Anesthesiologists postoperative visual loss registry. Anesthesiology. 2006;105(4):652-9.
289. Cheney FW. The American Society of Anesthesiologists closed claims project the beginning. Anesthesiology. 2010;113(4):957-60.
290. Kim YH, Ha KY, Kim SI. Spinal cord injury and related clinical trials. Clin Orthop Surg. 2017;9(1):1-9.
291. Sweis R, Biller J. Systemic complications of spinal cord injury. Curr Neurol Neurosci Rep. 2017;17(2):8.
292. Karsy M, Hawryluk G. Pharmacologic Management of Acute Spinal Cord Injury.Neurosurg Clin N Am. 2017;28(1):49-62.
293. Mackenzie CF, Ducker TB. Cervical spinal cord injury. In: Matjasko J, Katz J, editors. Clinical controversies in neuroanesthesia and neurosurgery. New York: Grune & Stratton; 1986.

294. Zhang S, Wadhwa R, Haydel J, Toms J, Johnson K, Guthikonda B. Spine and spinal cord trauma: diagnosis and management. Neurol Clin. 2013;31(1):183-206.
295. Romero L, Ros B, Ríus F, González L, Medina JM, Martín A, Carrasco A, Arráez MA.Ventriculoperitoneal shunt as a primary neurosurgical procedure in newborn posthemorrhagic hydrocephalus: report of a series of 47 shunted patients. Childs Nerv Syst. 2014;30(1):91-7.
296. Neiter E, Guarneri C, Pretat PH, Joud A, Marchal JC, Klein O.Semiology of ventriculoperitoneal shunting dysfunction in children – a review. Neurochirurgie. 2016;62(1):53-9.
297. Haq IZ, Akmal S, Chandler CL, Bassi S.Review of practices in yelomeningocoele repair at King's College Hospital, London. Br J Neurosurg. 2012;26(6):851-5.
298. Grivell RM, Andersen C, Dodd JM. Prenatal versus postnatal repair procedures for spina bifida for improving infant and maternal outcomes. Cochrane Database Syst Rev. 2014;(10):CD008825.
299. Mackersie A, McEwan A. Is the sitting or the prone position best for surgery for posterior fossa tumours in children? Paediatr Anaesth. 2002;12(6):560-1.
300. Orliaguet GA, Hanafi M, Meyer PG, Blanot S, Jarreau MM, Bresson D, et al. Is the sitting or the prone position best for surgery for posterior fossa tumours in children? Paediatr Anaesth. 2001;11(5):541-7.
301. Stoelting RK, Dierdorf SF. Diseases common to the pediatric patient. In: Stoelting RK, Dierdorf SF. Anesthesia and co-existing disease. 3rd ed. New York: Churchill Livingstone; 1993. p. 579-630.
302. Dodson BA. Intervencional neuroradiology and the anesthetic management of patients with arteriovenous malformations. In: Cottrell JE, Smith DS, editors. Anesthesia and neurosurgery. 3rd ed. St. Louis: Mosby; 1994. p. 435-47.
303. Santos P, Valero R, Arguis MJ, Carrero E, Salvador L, Rumià J, et al. Preoperative adverse events during stereotactic microelectrode-guided deep brain surgery in Parkinson's disease. Rev Esp Anestesiol Reanim. 2004;51(9):523-30.
304. Ferreira AGCA. Estimulação cerebral profunda: nova fronteira no tratamento das doenças do sistema nervoso central. Acta Médica Portuguesa. 2014;27(5):641–8.
305. Chakrabarti R, Ghazanwy M, Tewari A. Anesthetic challenges for deep brain stimulation: a systematic approach. N Am J Med Sci. 2014;6(8):359-69.
306. Quick-Weller J, Konczalla J, Duetzmann S, Franz-Jaeger C, Strouhal U, Brawanski N, et al. General anesthesia versus local anesthesia in stereotactic biopsies of brain lesions: a prospective randomized study. World Neurosurg. 2017;97:16-20.
307. Bakay RA, Smith AP. Deep brain stimulation: complications and attempts at avoiding them. Open Neurosurg J. 2011;4:42-45.
308. Varma MK, Price K, Jayakrishnan V, Manickam B, Kessell G. Anaesthetic considerations for interventional neuroradiology. Br J Anaesth. 2007;99(1): 75-85
309. Patel PM, Drummond JC. Cerebral physiology and the effects of anesthetic drugs. In: Miller RD, Eriksson L, Fleisher L, Wiener-Kronish J, Cohen N, et al., editors. Miller's anesthesia. 8th ed. New York: Elsevier; 2015. p. 387-422.
310. Young WL. Anesthesia for endovascular neurosurgery and interventional neuroradiology. Anesthesiol Clin. 2007;25(3):391-412.
311. Morzycki A, Bhatia A, Murphy KJ. Adverse reactions to contrast material: a canadian update. Can Assoc Radiol J. 2017;68(2):187-193.
312. Nadjat-Haiem C, Ziv K, Osborn I. Anesthesia for carotid and cerebrovascular procedures in interventional neuroradiology. Int Anesthesiol Clin. 2009;47(2):29-43.
313. Morris DR, Ayabe K, Inoue T, Sakai N, Bulbulia R, Halliday A, et al. Evidence-based carotid interventions for stroke prevention: state-of-the-art review. J Atheroscler Thromb. 2017;24(4): 373-87.
314. Lee CZ, Young WL. Anesthesia for endovascular neurosurgery and interventional neuroradiology. Anesthesiology Clin. 2012;30(2):127-47.

## Leituras sugeridas

Ali Z, Prabhakar H. Fluid management during neurosurgical procedures. J Neuroanaesthesiol Crit Care. 2016;3 Suppl S1:35-40
Backofen JE, Schauble JF. Changes with prone position during general anesthesia. Anesth Analg. 1985;64:194.
Bederson JB, Connolly ES Jr, Batjer HH, Dacey RG, Dion JE, Diringer MN, et al. Guidelines for the management of aneurysmal subarachnoid hemorrhage: a statement for healthcare professionals from a special writing group of the Stroke Council, American Heart Association. Stroke. 2009;40(3):994-1025.
Bithal PK, Pandia MP, Dash HH, Chouhan RS, Mohanty B, Padhy N. Comparative incidence of venous air embolism and associated hypotension in adults and children operated for neurosurgery in the sitting position. Eur J Anaesthesiol. 2004;21(7):517-22.
Biyani N, Silbiger A, Ben-Ari J, Constantini S. Postoperative brain stem tension pneumocephalus causing transient locked-in syndrome. Pediatr Neurosurg. 2007;43(5):414-7.
Burton CM, Nemergut EC. Anesthetic and critical care management of patients undergoing pituitary surgery. Front Horm Res. 2006;34:236-55.
Chui J. Anestesia para craneotomía en el paciente despierto: una actualización. Rev Colombiana Anestesiol.2015;43(1):22-8.
Dalrymple DG, MacGowan SW, MacLeod GF. Cardiorespiratory effects of the sitting position in neurosurgery. Br J Anaesth. 1979;51(11):1079-82.
Dinsmore J. Anaesthesia for elective neurosurgery. Br J Anaesth. 2007;99(1):68-74.
Drummond JC, Patel PM, Cole DJ, Kelly PJ. The effect of the reduction of colloid oncotic pressure, with and without reduction of osmolality, on post-traumatic cerebral edema. Anesthesiology. 1998;88(4):993-1002.
Dudney TM1, Elliott CG. Pulmonary embolism from amniotic fluid, fat, and air." Prog Cardiovasc Dis. 1994;36(6):447-74.. /
Edgcombe H, Carter K, Yarrow S. Anaesthesia in prone position. Br J Anaesth. 2008;100(2):165-83.
Engelhardt M1, Folkers W, Brenke C, Scholz M, Harders A, Fidorra H, et al. Neurosurgical operations with the patient in sitting position: analysis of risk factors using transcranial doppler sonography. Br J Anaesth. 2006;96(4):467-72.
Faberowski LW1, Black S, Mickle JP.Incidence of venous air embolism during craniectomy for craniosynostosis repair. Anesthesiology. 2000;92(1):20-3.
Fantini S, Sassaroli A, Tgavalekos KT, Kornbluth J; Cerebral blood flow and autoregulation: current measurement techniques and prospects for noninvasive optical methods. Neurophotonics. 2016;3(3):031411.
Fehlings MG, Brodke DS, Norvell DC, Dettori JR. The evidence for intraoperative neurophysiological monitoring in spine surgery: does it make a difference? Spine (Phila Pa 1976). 2010;35(9 Suppl):S37-46.
Fletcher JE, Hinn AR, Heard CM, Georges LS, Freid EB, Keifer A, et al. The effects of isoflurane and desflurane titrated to a bispectral index of 60 on the cortical somatosensory evoked potential during pediatric scoliosis surgery. Anesth Analg. 2005;100(6): 1797-803.
Gale T1, Leslie K. Anaesthesia for neurosurgery in the sitting position. J Clin Neurosci. 2004;11(7):693-6.
Holland NR. "Intraoperative electromyography. J Clin Neurophysiol. 2002;19(5):444-53.
Hybels RL. Venous air embolism in head and neck surgery. Laryngoscope. 1980;90(6 Pt 1):946-54.
Jungner M, Grände PO, Mattiasson G, Bentzer P. Effects on brain edema of crystalloid and albumin fluid resuscitation after brain trauma and hemorrhage in the rat. Anesthesiology. 2010;112(5):1194-203.
Juul N, Morris GF, Marshall SB, Marshall LF. Intracranial hypertension and cerebral perfusion pressure: influence on neurological deterioration and outcome in severe head injury. J Neurosurg. 2000;92(1):1-6.
Kamel IR, Drum ET, Koch SA, Whitten JA, Gaughan JP, Barnette RE, et al. The use of somatosensory evoked potentials to determine the relationship between patient positioning and impending upper extremity nerve injury during spine surgery: a retrospective analysis. Anesth Analg. 2006;102(5):1538-42.
Lee TC, Yang LC, Chen HJ. Effect of patient position and hypotensive anestesia on inferior vena caval pressure. Spine (Phila Pa 1976). 1998;23(8):941-7.
Levitzky MG. Using the pathophysiology of obstructive sleep apnea to teach cardiopulmonary integration. Adv Physiol Educ. 2008;32(3):196-202.
Lim M, Williams D, Maartens N. Anaesthesia for pituitary surgery. J Clin Neurosci. 2006;13(4):413-8.
Mathai KM, Kang JD, Donaldson WF, Lee JY, Buffington CW. Prediction of blood loss during surgery on the lumbar spine with patient supported prone on Jackson table. Spine J. 2012;12(12):1103-10.
Meng L, Gelb AW. Regulation of cerebral autoregulation by carbon dioxide. Anesthesiology. 2015;122(1):196-205.
Morandi X, Riffaud L, Amlashi SF, Brassier G. Extensive spinal cord infarction after posterior fossa surgery in the sitting position: case report. Neurosurgery. 2004;54(6):1512-5
Nuwer MR, Emerson RG, Galloway G, Legatt AD, Lopez J, Minahan R, et al. Evidence-based guideline update: Intraoperative spinal monitoring with somatosensory and transcranial electrical motor evoked potencials. Neurology. 2012;78(8):585-9.
Pandia MP, Bithal PK, Dash HH, Chaturvedi A. Comparative incidence of cardiovascular changes during venous air embolism as detected by transesophageal echocardiography alone or in combination with end tidal carbon dioxide tension monitoring. J Clin Neurosci. 2011;18(9):1206-9.
Papadopoulos G1, Kuhly P, Brock M, Rudolph KH, Link J, Eyrich K. Venous and paradoxical air embolism in the sitting position. A prospective study with transoesophageal echocardiography. Acta Neurochir (Wien). 1994;126(2-4):140-3.
Pasquet A. Combined regional and general anesthesia for craniotomy and cortical exploration. Part II. Anesthetic considerations. Int Anesthesiol Clin. 1986;24(3):12-20.
Penfield W. Combined regional and general anesthesia for craniotomy and cortical exploration. Part I. Neurosurgical considerations. Int Anesthesiol Clin. 1986;24(3):1-11.
Pires PW, Dams Ramos CM, Matin N, Dorrance AM. The effects of hypertension on the cerebral circulation. Am J Physiol Heart Circ Physiol. 2013;304(12):H1598-614.
Pivalizza EG, Katz J, Singh S, Liu W, McGraw-Wall BL. Massive macroglossia after posterior fossa surgery in prone position. J Neurosurg Anesthesiol. 1998;10(1):34-6.
Raskin JM, Benjamin E, Iberti TJ. Venous air embolism: case report and review. Mt Sinai J Med. 1985;52(5):367-70.
Roth S. Perioperative visual loss: what do we know, what can we do? Br J Anaesth. 2009;103 Suppl 1:i31-40.
Shardlow E, Jackson A.Cerebral blood flow and intracranial pressure."Anaesth Intens Care Med. 2011;12(5):220-3.
Sklar FH, Burke EF Jr, Langfitt TW. Cerebral blood volume: values obtained with 51Cr-labelled red blood cells and RISA. J Appl Physiol 1968; 24:79–82.
Sloan T. The incidence, volume, absorption, and timing of supratentorial pneumocephalus during posterior fossa neurosurgery conducted in the sitting position." J Neurosurg Anesthesiol. 2010;22(1):59-66.
Stevens QE, Colen CB, Ham SD, Kattner KA, Sood S. Delayed lateral rectus palsy following resection of a pineal cyst in sitting position: direct or indirect compressive phenomenon? J Child Neurol. 2007;22(12):1411-4.
Sudheer PS, Logan SW, Ateleanu B, Hall JE. Haemodynamic effects of prone position: a comparison of propofol total intravenous and inhalation anaesthesia. Anaesthesia. 2006;61(2):138-41.
Sukhminder J, Bajwa S. Anaesthetic considerations in intracranial neurosurgical patients. J Spine Neurosurg. 2013;S1.
Tommasino C. Fluids and the neurosurgical patient. Anesthesiol Clin North America. 2002;20(2): 329-46.
Ursino M, Lodi CA. A simple mathematical model of the interaction between intracranial pressure and cerebral hemodynamics. J Appl Physiol (1985). 1997;82(4):1256-69.
Van Aken HK, Kampmeier TG, Ertmer C, Westphal M. Fluid resuscitation in patients with traumatic brain injury: what is a SAFE approach? Curr Opin Anaesthesiol. 2012;25(5):563-5.
Vauzelle C, Stagnara P, Jouvinroux P. Functional monitoring of spinal cord activity during spinal surgery. Clin Orthop Relat Res. 1973;(93):173-8.
Voorhies RM, Fraser RA, Van Poznak A. Prevention of air embolism with positive end expiratory pressure. Neurosurgery. 1983;12(5):503-6.
Weed LH, McKibben PS. Pressure changes in the cerebrospinal fluid following intravenous injection of solutions of various concentrations. Am J Physiol 1919;48:512-30.
Wilder BL. Hipothesis: the etiology of midcervical quadriplegia after operation with patient in sitting position. Neurosurgery. 1982;11(4):530-1.

# Questões de Provas do TSA

**54.1 (TSA/2015)** Homem de 26 anos, 75 kg e 1,67 m, foi submetido à ressecção de craniofaringioma sem intercorrências. No primeiro dia de pós-operatório, apresenta rebaixamento do sensório, variação da temperatura axilar entre 35 °C e 41 °C, labilidade da pressão arterial e poliúria. Esses achados pós-operatórios podem ser explicados por:

**A.** Lesão mesencefálica pelo tumor.

**B.** Distúrbio neuroendócrino hipofisário.

**C.** Síndrome de secreção inapropriada do ADH.

**D.** Irritação hipotalâmica devido à ressecção tumoral.

**54.2 (TSA/2015)** No trauma cranioencefálico, o processo fisiopatológico do dano secundário inclui a injúria:

**A.** Axonal.

**B.** Vascular.

**C.** Neuronal.

**D.** Oxidativa.

**54.3 (TSA/2016)** Mulher de 34 anos, 65 kg e 1,60 m será submetida à ressecção de tumor frontoparietal esquerdo acordada. Durante a estimulação elétrica da área eloquente, a paciente apresenta convulsão focal em hemiface direita mesmo após a interrupção do estímulo. A conduta inicial mais adequada nessa situação é a (o):

**A.** Suspensão do procedimento.

**B.** Conversão para anestesia geral.

**C.** Irrigação com solução salina gelada.

**D.** Administração de propofol em doses sub-hipnóticas.

# 55. ANESTESIA EM CIRURGIA TORÁCICA

Jayme da Rocha Heck

A anestesia para cirurgia torácica possui características que a distinguem das técnicas utilizadas em outras áreas, seja pela perda de função pulmonar, normalmente já deficiente, pela interação com o desempenho cardiológico do paciente, pela ventilação monopulmonar que em geral se impõe ou, ainda, pela intensa dor que a intervenção sobre a caixa torácica ocasiona. Assim, é necessário analisar tópicos que em outras áreas não se mostram de grande relevância.

## Avaliação pré-operatória

### Entrevista pré-anestésica

A entrevista pré-anestésica, que pode ser realizada em consultório ou em uma visita no quarto do paciente internado, tem um valor relevante. É geralmente nessa oportunidade que se toma o primeiro contato com o paciente, momento este que deve ser aproveitado pelo anestesiologista para obter o máximo possível de informações sobre:[1-4]

- Doença cirúrgica atual e sua repercussão sistêmica.
- Existência de atos cirúrgicos anteriores e resposta apresentada aos fármacos utilizados, bem como reações desagradáveis (vômitos, falta de força, angústia, agitação, consciência transoperatória).
- Hábitos do paciente, como fumar ou beber álcool, tão frequentes no paciente torácico.
- Comprometimento da função respiratória pela doença cirúrgica e seus acompanhantes, como broncospamo, bronquite, enfisema.
- Presença de cardiopatia isquêmica ou hipertensiva, com os fármacos em uso e o grau de compensação por eles produzido.
- Doenças outras não relacionadas com a atual, mas ainda coexistentes e comuns nos pacientes idosos, que formam o maior contingente em cirurgias do tórax, e os fármacos empregados para controle dessas enfermidades.

Deve-se dedicar especial atenção ao relacionamento médico-paciente, nunca esquecendo que da sua excelência depende muito o trabalho anestésico a ser realizado. O paciente deve ser informado dos procedimentos em que estará envolvido, os quais estão descritos no **QUADRO 55.1**. Seguindo essas orientações, alcança-se um bom relacionamento com o paciente, conquistando sua confiança e colaboração, que serão de grande utilidade para os procedimentos pré, trans e pós-operatórios.

**QUADRO 55.1** Procedimentos a que o paciente de cirurgia torácica será submetido e que lhe devem ser explicados

- O jejum prévio que lhe será exigido e sua finalidade de evitar vômitos e aspiração
- A medicação pré-anestésica que receberá, seus efeitos e utilidade
- O transporte ao centro cirúrgico, que será realizado na hora apropriada, em maca, vestindo camisola do hospital e por pessoa escalada para tal fim
- O ambiente cirúrgico com salas grandes, iluminadas, refrigeradas e contendo vários aparelhos eletrônicos e instrumentos cirúrgicos – visão sempre tão estranha e hostil ao paciente
- A indução anestésica com a necessidade de acesso venoso e infusão de soluções para manter sua permeabilidade e repor o déficit provocado pelo jejum ou pelas perdas intraoperatórias
- A monitorização eletrocardioscópica, de pressão arterial, de ventilação e oxigenação, sua importância para o controle anestésico e necessidade para as diversas correções transoperatórias
- A obtenção de via aérea com sonda que permitirá o colapso pulmonar, o qual vai propiciar maior proteção ao pulmão dependente e à ventilação, bem como maior facilidade cirúrgica
- A necessidade de acesso venoso central, sua utilidade no transoperatório e o conforto e segurança pós-operatória que tal procedimento confere, bem como a retirada simples e indolor do dispositivo quando não mais se fizer necessário
- O cateter arterial que será colocado na artéria radial e sua utilidade para o controle da estabilidade pressórica, para orientar a reposição volêmica e monitorar gases arteriais
- O tipo de acesso cirúrgico com as estruturas anatômicas a serem seccionadas, o afastamento dos arcos costais para acesso à cavidade torácica e a reconstrução total plano a plano, bem como a intensidade e o porquê da dor pós-operatória, seu tratamento e sua duração
- Os drenos torácicos que serão instalados com a finalidade de esgotar o pneumotórax e drenar sangue e secreções pleurais, o local de colocação entre duas costelas e a compressão do nervo intercostal que será ocasionada, o tempo de permanência esperado para o sistema de drenagem, bem como a forma de retirada, utilizando bloqueio com anestésico local
- O tratamento para a dor que será estabelecido, como bloqueio peridural com anestésico local e opioide complementado por analgésicos, os quais deverão ser solicitados quando o desconforto for acentuado
- A chegada à sala de recuperação ou unidade de tratamento intensivo, lúcido, sem dor, extubado ou com suporte ventilatório, com toda a monitorização até aqui descrita, drenagem torácica e um cateter nasal de oxigênio para enriquecimento da mistura inalada
- O tempo de permanência esperado nesse ambiente, o qual será, geralmente, até a retirada do sistema de drenagem
- O que poderá fazer para acelerar sua recuperação, como se mobilizar no leito, tossir e expectorar
- A possibilidade de visita de familiares, evitando assim seu isolamento prolongado
- O reinício precoce e gradual da alimentação, uma vez que o paciente torácico não faz íleo adinâmico prolongado
- A possibilidade de dificuldade miccional devida ao uso de opioides, o que não raras vezes exigirá sondagem vesical de alívio
- A periódica visita do anestesiologista no pós-operatório, quando serão discutidas as situações desagradáveis, com vistas ao seu alívio ou esclarecimento da impossibilidade de fazê-lo e da naturalidade de tais acontecimentos

## Avaliação clínica pré-operatória

Os procedimentos cirúrgicos toracopulmonares são, na maioria das vezes, cirurgias de ressecção ou reconstrução devido a câncer. Todavia, em países de baixo desenvolvimento econômico como o nosso, também são frequentes por doença inflamatória, como o pulmão destruído por tuberculose.

A **hemoptise** é tratada por embolização prévia das artérias brônquicas responsáveis pelo sangramento, a fim de fornecer melhores condições de equilíbrio volêmico e transporte de oxigênio para a realização do procedimento de ressecção. É realizada por meio de cateterização via femoral das artérias brônquicas com anestesia local. Em raras oportunidades, faz-se necessário o concurso do anestesiologista, mais com a finalidade de assistência ventilatória, equilíbrio volêmico ou, em casos extremos, estabelecimento de bloqueio brônquico (com bloqueadores brônquicos ou tubos de dupla luz), visando evitar a aspiração contralateral e inundação do único pulmão viável ou, ainda, diminuir o sangramento, por tamponamento, enquanto as artérias nutridoras são embolizadas. Assim, modernamente se prefere controlar o sangramento, equilibrar volemicamente o paciente e só então encaminhá-lo à cirurgia, evitando o procedimento de urgência em más condições hemodinâmicas.

O **empiema** pós-derrame pleural tuberculoso ou metapneumônico costuma ser drenado com anestesia local, e somente em casos crônicos e não resolvidos pela drenagem simples se torna imperiosa a participação do anestesiologista para o estabelecimento da cura aberta (pleurostomia). Nessas circunstâncias, especial atenção deve ser tomada com a possibilidade de existência de fístulas brônquicas, quando o isolamento do pulmão sadio deve ser obtido antes do posicionamento do paciente, evitando assim sua inundação. Nesse caso, como no anterior, os pacientes se apresentam no leito em decúbito lateral para o lado doente, evitando assim a aspiração e consequente dispneia.

A presença de **fístula brônquica** de alto débito, com pneumotórax, deve ser diagnosticada previamente, drenando-se então o hemitórax ou realizando o bloqueio brônquico com estabelecimento de ventilação monopulmonar. O objetivo é evitar pneumotórax hipertensivo e suas repercussões hemodinâmicas e ventilatórias devido à compressão e ao deslocamento mediastinal.

Os **derrames pleurais** de volume elevado devem ser drenados antes da indução anestésica, lentamente, com reposição volêmica adequada, uma vez que a descompressão rápida determina um desequilíbrio conteúdo-continente por aumento da capacidade vascular, por descompressão. A indução anestésica e o posicionamento lateral de pacientes com extensos derrames ocasionam compressão das estruturas mediastinais e do pulmão contralateral, com risco elevado.

Nas doenças pulmonares, o **broncospasmo** é frequente e deve ser tratado previamente com broncodilatadores (como terbutalina, 0,5 mg, SC, de 6/6 h) desde a véspera da cirurgia. O efeito broncodilatador inespecífico dos halogenados também pode ser aproveitado. A indução anestésica deve ser profunda, e o relaxamento muscular para a realização da intubação traqueal pode ser feito com doses altas de despolarizantes (como succinilcolina, 1,5 $mg \cdot kg^{-1}$) ou adespolarizantes (como rocurônio, 1 $mg \cdot kg^{-1}$), evitando reflexos nas manobras de obtenção da via aérea, que desencadeariam o espasmo brônquico. O uso de lidocaína na dose de 1 a 1,5 $mg \cdot kg^{-1}$ é de grande utilidade para o bloqueio dos reflexos por ocasião da intubação traqueal.

A **infecção respiratória** é companheira habitual da doença cirúrgica toracopulmonar e geralmente já tratada no pré-operatório com antibióticos, nebulizações e drenagem postural. Deve-se intensificar a expectoração na véspera da cirurgia, obtendo, assim, um pulmão o mais limpo possível, o que será de grande utilidade nos períodos trans e pós-operatório.

A **obstrução da luz traqueal** ou **brônquica** deve ser bem avaliada. Se for alta, torna-se imperioso, inicialmente, assegurar permeabilidade de via aérea com a intubação abaixo da estenose, com o paciente acordado e com suas defesas asseguradas. Nesses casos, a sedação deve ser monitorizada, pois, por menor que seja, pode trazer sérios riscos. Na obstrução brônquica, deve-se evitar a expansão demasiada do lado comprometido, pois pode-se provocar alçaponamento de ar por mecanismo valvar produzido tanto pela estenose como por secreções retidas.

## Avaliação laboratorial pré-operatória

Os exames pré-operatórios são encontrados no prontuário do paciente.

O **hemograma** atualizado informa o grau de policitemia (doença pulmonar obstrutiva crônica – DPOC) ou de anemia (câncer, hemoptise) e a presença ou não de infecção associada. Dependendo da etiologia cirúrgica, já se deve alertar o banco de sangue para a possibilidade de transfusão homóloga (doentes inflamatórios com hematócrito baixo) ou planejar uma autotransfusão com hemodiluição normovolêmica (cirurgias extensas com previsão de grandes perdas em pacientes com hematócrito normal), ou ainda descartar reposição de células (tumores com hematócrito normal).[1-3]

Não existe consenso quanto ao hematócrito mínimo pré ou pós-operatório. Atualmente, níveis de 28 a 30% são considerados suficientes para adequado transporte de oxigênio. Em pacientes com isquemia coronariana ou cerebral, devem-se manter níveis mais altos de células transportadoras, garantindo uma melhor oxigenação dessas áreas. Casos crônicos (anemiados por desnutrição ou hemoptises frequentes, hemoglobinopatas e insuficientes renais) normalmente não necessitam de reposição de células vermelhas, pois outros mecanismos já existentes aumentam o aporte de oxigênio aos tecidos. Nas policitemias, a diminuição do hematócrito é benéfica, pois o aumento da fluidez sanguínea diminui o trabalho cardíaco, facilita a circulação e aumenta a liberação de oxigênio da hemoglobina para os tecidos.

A **dosagem de glicemia** é interessante nos indivíduos com idade mais avançada, que constituem a grande massa dos pacientes toracopulmonares. Nos diabéticos em tratamento, é importante a administração de glicose no jejum pré-operatório, evitando-se a hipoglicemia tão frequente nesses casos.

Os **gases arteriais** devem ser dosados para avaliar a função ventilatória e como parâmetro para o trans e pós-operatórios. Comprova-se maior risco cirúrgico quando houver hipercapnia (pressão parcial arterial de dióxido de carbono [$PaCO_2$] > 45 mmHg) em ar ambiente.

A hipocalemia é comum nos casos em que se faz uso de diuréticos tiazídicos. Assim, o **potássio sérico** deve ser reposto pré-operatoriamente de forma lenta e gradual, pois níveis séricos elevados rapidamente podem desencadear arritmias ou até parada cardíaca.

A **dosagem de creatinina** informa sobre a capacidade de filtração glomerular.

O **estudo radiológico** atualizado do tórax é imperativo e fornece informações sobre a doença pulmonar, a localização da massa tumoral, seu tamanho, o comprometimento pulmonar, a extensão da ressecção que será necessária, a presença e o volume de derrames pleurais, o comprometimento dos vasos pulmonares, a presença de adenopatias homo ou contralaterais, a posição do mediastino e, o que é fundamental, a qualidade do pulmão contralateral. A tomografia simples ou computadorizada fornece outros dados ou o detalhamento dos recém-expostos, complementando o estudo clínico e radiológico, ou mesmo exigindo o prosseguimento da investigação.

A **mediastinoscopia** é indicada para coleta e estudo de gânglios evidenciados pelos exames anteriores. A presença de gânglios comprometidos pode descartar a possibilidade de cirurgia para o paciente, por já existir doença sistêmica ou, modernamente, indicar o estabelecimento de tratamento radio e/ou quimioterápico prévio para controle da doença e, então, mais tarde, a instituição do tratamento cirúrgico.

A **broncoscopia** com ou sem biópsia é mandatória na maior parte dos casos, fornecendo uma gama de informações que serão de grande valia para o ato anestésico-cirúrgico e, na maioria das vezes, o diagnóstico com certeza.

As **provas funcionais pulmonares** qualificam o tipo de disfunção (restritiva, obstrutiva ou mista) e a resposta ao broncodilatador, quantificando a ressecção possível de tecido pulmonar. Deve sempre ser levado em conta que uma ressecção parcial pode se comportar como uma pneumonectomia no período pós-operatório imediato, por função alterada no pulmão operado, que apresenta áreas de atelectasia, edema, acúmulo de secreções e sangue, ou por necessidade de ressecção total do tecido pulmonar após um melhor estudo do comprometimento com a cavidade aberta, ou, ainda, por mau funcionamento da porção pulmonar não ressecada, devido à diminuição da relação ventilação-perfusão por unidade de volume (hiperinsuflação).[5-7]

O uso de radioisótopos para avaliar a função pulmonar no período pré-operatório é muito útil e fornece resultados bastante precisos. Pode-se utilizar a cintilografia pulmonar ventilatória ou a perfusional. Essa última é a preferida em razão da maior facilidade de execução, maior precisão e porque a experiência tem mostrado uma correlação muito boa com a cintilografia ventilatória. Esse método não apenas avalia a contribuição de cada pulmão ou de regiões de um mesmo pulmão para a função pulmonar global, como também permite estimar a função pulmonar no pós-operatório, após a ressecção. Isso é obtido multiplicando-se o volume expiratório forçado em 1 segundo ($VEF_1$) pré-operatório pela porcentagem da perfusão do pulmão contralateral. Quando o valor obtido for maior que 0,8 litro, é lícito esperar uma adequada função no período pós-operatório; abaixo desse nível, a tosse é ineficaz e há grande possibilidade de retenção de dióxido de carbono, sendo então desaconselhada a cirurgia.[8]

Como última tentativa de ressecção de tecido pulmonar, ainda se podem realizar provas de ressecção funcional do leito vascular da parcela de tecido pulmonar que se pretende ressecar. Isso é feito por oclusão temporária, por balão inflado, da luz da artéria pulmonar do segmento doente. Com esse teste, é estudada a complacência do leito vascular remanescente, sendo que aumentos de 30 a 40 mmHg indicam incapacidade de tolerar a cirurgia. Aqui são aprovadas as ressecções de tecido pulmonar já excluído pela doença.

As **provas de função ventricular direita** devem ser realizadas nos pacientes mais críticos, ou seja, que apresentam DPOC importante, com desenvolvimento de hipertensão pulmonar e aumento da resistência vascular pulmonar. Deve-se considerar que, se o leito vascular pulmonar apresentar alterações pré-operatórias, a ressecção de parte dele aumenta ainda mais a resistência vascular pulmonar, o que pode trazer grandes problemas ao paciente.

Uma vasculatura pulmonar normal é distensível e capaz de acomodar grandes aumentos de fluxo sanguíneo pulmonar, com apenas discreto aumento da pressão arterial pulmonar, o que não acontece com a vasculatura restrita e rígida dos pacientes com DPOC. Essa incapacidade de tolerar aumentos de fluxo sanguíneo compromete o débito cardíaco, podendo ocasionar edema pulmonar pós-ressecção.

O desenvolvimento de hipertensão pulmonar e o aumento da resistência vascular pulmonar podem ser estudados previamente por meio de radiografia cardíaca, eletrocardiografia (ECG) e ecocardiografia, onde são evidenciados sinais de hipertrofia e dilatação de câmaras direitas.

Considerando que a maioria dos pacientes (em razão de idade avançada, sedentarismo e tabagismo) apresenta risco elevado de comprometimento coronariano e, em consequência, disfunção ventricular esquerda, devem ser incorporadas à avaliação **provas de função ventricular esquerda.** O estudo deve iniciar por um ECG, o que deve ser obrigatório para os casos de grandes procedimentos, em pacientes com idade superior a 40 anos, ou naqueles com alterações eletrocardiográficas anteriores. Os achados como *flutter* ou fibrilação atrial, bloqueios atrioventriculares, isquemia (infradesnivelamento ST-T), extrassistolia ventricular (sobretudo as multifocais, bigeminismo e em salva) devem ser revertidos ou pelo menos conhecidos previamente, por aumentarem o risco dos procedimentos anestésicos. Exames ergométricos, mapeamento com tálio e até angiografia coronariana podem estar indicados ao se encontrarem evidências de insuficiência coronariana, quando a revascularização miocárdica prévia deve ser considerada, sendo que somente após 6 a 8 semanas deve ser realizada a ressecção pulmonar, agora com risco idêntico ao de pacientes sem antecedentes coronarianos. Se considerada a possibilidade de evolução da doença tumoral, pode ser aventada a realização de forma combinada dos dois procedimentos, embora esteja comprovado um grande aumento no risco cirúrgico, maior que o de disseminação tumoral.[1-3]

## Medicação pré-anestésica

A medicação pré-anestésica tem valor relativo, sendo, por vezes, indesejável. Reveste-se de maior importância uma boa preparação pré-operatória para o procedimento a ser realizado. Em pacientes com grande disfunção pulmonar, é recomendado não se prescrever fármacos que possam romper o equilíbrio instável que mantém os padrões ventilatórios no limite do aceitável.

Os diazepínicos podem ser úteis nos casos em que se deseja certo grau de sedação (alienação do paciente com o ambiente desconhecido que o cerca). A prescrição de 2 mg de lorazepam via oral na véspera e 90 a 120 minutos antes da indução pode trazer o efeito de amnésia do transporte para o centro cirúrgico e das medidas de monitorização instaladas previamente à perda da consciência. Isso é obtido com mínima depressão respiratória e dos reflexos protetores.

Os opioides podem ser usados em pacientes com bom estado geral e idade não muito avançada (meperidina, 1 $mg \cdot kg^{-1}$, IM) com a finalidade de iniciar uma analgesia e sedação leve ou, ainda, aliviar a dor torácica por vezes encontrada.

# Monitorização transoperatória

O sucesso da anestesia para cirurgia torácica depende muito do tipo de monitorização que é estabelecida na sala cirúrgica e na de recuperação pós-anestésica. Dependendo dos antecedentes clínicos, da doença cirúrgica e do tipo de correção a ser empregada, pode estar indicada a totalidade ou parte das possibilidades de monitorização a seguir descritas.

## Monitorização da função cardiovascular

### Frequência cardíaca

A monitorização da frequência cardíaca pode ser obtida pela palpação de uma artéria periférica, por ausculta com estetoscópio precordial ou esofágico ou por qualquer dispositivo que capte o ciclo cardíaco, como o eletrocardioscópio.[1,2,4,9,10]

### Eletrocardioscopia

A eletrocardioscopia tem grande valia para o reconhecimento de arritmias, defeitos de condução, isquemia miocárdica, infarto do miocárdio e para a avaliação dos efeitos dos anestésicos, fármacos cardíacos (digitálico e quinidina) e eletrólitos (potássio e cálcio).

### Pressão arterial

A utilização de esfigmomanômetros que operam pelo princípio da oscilometria tem se tornado comum em salas cirúrgicas. Apesar da confiabilidade que oferecem, tais aparelhos podem informar dados incorretos por hipotermia, hipotensão, hipovolemia ou posicionamento do paciente na mesa cirúrgica.

Pela dificuldade frequentemente encontrada de avaliação indireta, dá-se preferência para a medida direta dos níveis tensionais por meio de cateteres colocados em artérias distais, como a radial, ulnar e pediosa dorsal, onde os riscos de isquemia distal são reduzidos. Se ligados a transdutores de pressão, que levam as informações para um microprocessador, podem-se estabelecer níveis corretos de pressão arterial, bem como gráficos de tendência.

Além disso, a pressão média pode ser calculada, fornecendo uma estimativa mais precisa da pressão de perfusão. Também é possível estimar a contratilidade miocárdica pela observação da parte superior da onda de pressão arterial. Outra vantagem é a de possibilitar acesso continuado ao sangue arterial para dosagem de gases.

### Pressão venosa central

A pressão venosa central é um indicativo do volume intravascular, refletindo a competência do coração direito e sendo recomendada quando grande perda sanguínea ou alteração hídrica são esperadas. Em última análise, reflete a força de condução para enchimento do átrio e do ventrículo direitos, dando uma ideia do grau de repleção da pequena circulação, cujo leito será diminuído pela ressecção pulmonar.

### Pressão de artéria pulmonar

A pressão de artéria pulmonar é utilizada em casos mais limítrofes, como coronariopatia grave, evidência recente de isquemia ou infarto do miocárdio, insuficiência cardíaca, valvopatia grave e choque séptico. Ela estabelece o estado hemodinâmico com a finalidade de prevenir a congestão pulmonar tanto intra como pós-operatória, o que facilmente pode ocorrer nas grandes ressecções de tecido pulmonar, permitindo a medição contínua das pressões de enchimento intravascular e a rápida determinação do volume sistólico, o que possibilita cálculos de resistência vascular e dos índices de desempenho do miocárdio, refletindo, de forma mais imediata, insuficiência cardíaca esquerda incipiente.

## Monitorização da função respiratória

### Volumes respiratórios

Os volumes respiratórios podem ser avaliados por ventilômetros ou espirometria, sendo úteis no estabelecimento de parâmetros ventilatórios tanto antes como depois da perda de tecido pulmonar.

### Pressão nas vias aéreas

A medida da pressão de insuflação permite o cálculo da complacência dinâmica das vias aéreas: se aumentada, pode significar aumento da resistência (secreção na via aérea) ou broncospasmo; se diminuída, pode significar balonete pouco insuflado ou desconexão do sistema ventilatório.

### Gasometria arterial

Análises periódicas devem ser realizadas sempre que houver dúvida sobre a ventilação, a oxigenação, o transporte de oxigênio e o equilíbrio eletrolítico. Desafortunadamente, uma gasometria arterial reflete uma situação já passada e que pode não mais existir ou ter-se alterado.

### Oximetria de pulso

Por monitorar a saturação da hemoglobina periférica pelo oxigênio, a oximetria de pulso facilita a detecção de hipoxemia antes que sinais clínicos se tornem aparentes.

### Capnometria

A capnometria é a medida instantânea da pressão parcial arterial de dióxido de carbono em cada fase do ciclo respiratório, sendo de grande valia na monitorização da ventilação alveolar, perfusão capilar pulmonar, integridade das vias aéreas, avaliação do funcionamento apropriado do circuito ventilatório e da função cardiopulmonar. Alterações em algum desses fatores determinam aumento ou diminuição na pressão parcial dos níveis finais de dióxido de carbono.

## Monitorização da perda sanguínea

A perda de sangue pode ser avaliada por pesagem intraoperatória das compressas e campos, medida volumétrica da perda sanguínea, monitorização da pressão venosa central, avaliações repetidas da volemia e microematócritos seriados.

Aqui interessa mais a identificação de estados hipovolêmicos do que propriamente uma orientação para eventual transfusão de células vermelhas, uma vez que, contra todas as expectativas, o transporte de oxigênio ideal não ocorre em pacientes com valores de hematócritos altos (FIG. 55.1). Um paciente jovem, com o coração forte, pode aumentar o débito cardíaco para compensar a baixa capacidade de transporte de oxigênio, tolerando bem hematócritos da ordem de 20%, enquanto um paciente com reserva cardíaca limítrofe pode ter 30% como limite inferior de tolerância. Ainda, durante anemia ou hemodiluição induzida, pode-se encontrar uma viscosidade sanguínea mais baixa e um débito cardíaco mais alto, o que determina um aumento proporcional da distribuição de oxigênio aos tecidos, sobretudo para o coração, uma vez que o fluxo coronariano é aumentado durante hemodiluição e, particularmente, após um período de isquemia (FIG. 55.2).

A escolha entre uma monitorização completa ou parcial deve levar em conta fatores como a patologia cirúrgica, o estado clínico do paciente, a posição na mesa cirúrgica, a extensão do procedimento, grandes perdas de volume e reposição esperadas, bem como a avaliação do risco *versus* benefício das diferentes técnicas empregadas. Dificuldades técnicas não devem impedir o estabelecimento da monitorização escolhida como ideal; assim, impossibilidade de cateterização arterial por punção deve ser substituída por dissecção, e não por descarte do método de monitorização.

## Reposição hídrica

Quanto maior a quantidade de pulmão ressecado, maior o risco de edema pulmonar. Assim, o risco com a ressecção de um lobo é maior do que de um segmento; de um pulmão, maior que um lobo; e de um pulmão direito, maior que um esquerdo. Por isso, são recomendados extremos cuidados na reposição, considerando a fisiologia básica da distribuição e trocas dos fluidos, dados da situação cardiopulmonar e renal pré-operatórias, bem como o tipo de operação proposta. Por outro lado, a hidratação deficiente leva à hipovolemia, o que ocasiona baixa do débito cardíaco, que, por sua vez, aumenta a extração de oxigênio do sangue, baixando a saturação venosa mista de oxigênio.

Na anestesia monopulmonar, está sempre presente um *shunt* intrapulmonar; a mistura do sangue venoso, com baixo conteúdo de oxigênio, com o sangue oxigenado dos alvéolos ventilados, vai levar a uma queda no conteúdo arterial de oxigênio. Como o aporte de oxigênio aos tecidos é dado pelo produto do débito cardíaco pelo conteúdo arterial de oxigênio, e como essas duas parcelas se encontram diminuídas, pode-se encontrar uma redução crítica no aporte de oxigênio. Na tentativa de aumentar o débito cardíaco, a infusão de fluidos pode ser útil, mas isso não justifica administração exagerada de líquidos. O pulmão é o órgão mais vulnerável à excessiva infusão de fluidos; com a ressecção pulmonar, o pulmão remanescente deve continuar acomodando o débito cardíaco inteiro, o que determina uma elevação da velocidade de fluxo e da pressão hidrostática nos capilares pulmonares.

A filtração pulmonar dos fluidos depende da diferença entre a pressão transcapilar (dada pela diferença entre a pressão hidrostática no capilar pulmonar e a pressão hidrostática intersticial pulmonar) e a pressão osmótica (dada pela diferença entre a pressão osmótica coloidal do plasma e a pressão osmótica coloidal intersticial). Quando ocorre aumento na pressão transcapilar ou queda na pressão osmótica, há filtração aumentada e diluição das proteínas extravasculares, resultando em queda da pressão osmótica coloidal intersticial, o que determina aumento da pressão osmótica coloidal do plasma, para compensar parcialmente o aumento na pressão hidrostática capilar pulmonar ou a queda na pressão osmótica coloidal do plasma. Os fatores compensatórios antiedema são, portanto, a queda da pressão osmótica coloidal intersticial junto com o aumento da remoção linfática.

Conclui-se que a infusão excessiva de líquidos pode ocasionar esgotamento dos fatores compensatórios e edema pulmonar por:

- Aumento da fração de leito capilar aberto, por elevação do débito cardíaco e diminuição no número de capilares, pela ressecção pulmonar.
- Aumento da pressão capilar por fluxo aumentado.
- Diminuição da bomba linfática.

Na prática, não é recomendável controlar a administração de fluidos pela pressão arterial média, pois se a circulação é adequada, uma pressão média baixa é protetora. Os líquidos devem ser administrados na proporção direta das perdas sanguíneas e monitorizados pelo aparecimento de sinais clínicos de

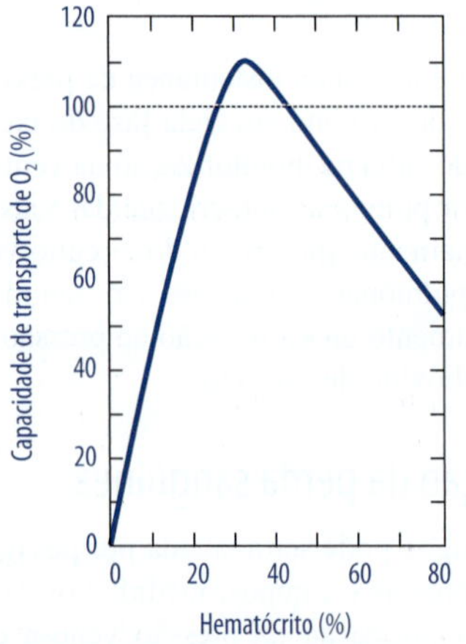


**FIGURA 55.1** Relação entre hematócrito e capacidade de transporte de oxigênio. *Fonte: Adaptada de Litwak.*[11]

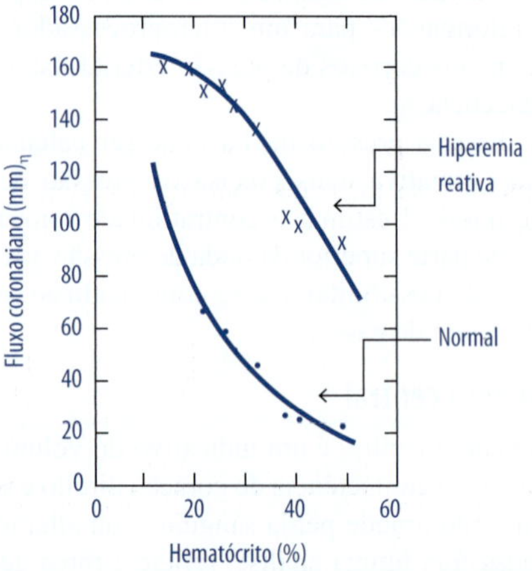


**FIGURA 55.2** Relação entre hematócrito e fluxo coronariano. *Fonte: Adaptada de Litwak.*[11]

inadequada reposição, como taquicardia, hipotensão e queda de pressão venosa central, débito urinário e índice cardíaco. Na presença desses sinais clínicos, quantidades de 250 mL de soluções eletrolíticas ou plasma devem ser administradas em intervalos de 10 a 15 minutos. Caso não ocorra compensação, desde que não exista evidência de sangramento contínuo, pequenas doses de dopamina são indicadas, iniciando-se com 4 $mg \cdot kg^{-1} \cdot min^{-1}$.

Se a reposição hídrica for excessiva, pode-se encontrar a instalação de um quadro de edema pulmonar, cujos sinais indicativos são dispneia ou taquipneia com baixo volume corrente, sinais de esforço ventilatório aumentado, fácies retraída e apreensiva, raio X de tórax com evidência de congestão e queda na pressão parcial arterial de oxigênio. Esses sinais clínicos são evidência de trabalho aumentado na respiração por baixa complacência pulmonar e devem ser tratados com pronta intubação traqueal, instalação de suporte ventilatório, diurese vigorosa, sedação pesada com opioides (para diminuir as catecolaminas circulantes) e monitorização do débito cardíaco (Swan-Ganz).[2,9]

## Reposição do transporte de oxigênio

As ressecções pulmonares geralmente são possíveis sem transfusão de glóbulos, exceto para aqueles casos de doença inflamatória com grande aderência pleural.

Quando houver perda sanguínea que comprometa o transporte de oxigênio aos tecidos, a reposição de células vermelhas está indicada. O transporte de oxigênio é dado pela fórmula:

$$DO_2 = DC \times CaO_2$$

O débito cardíaco (DC) depende primariamente da frequência cardíaca e do volume de ejeção e secundariamente do ritmo cardíaco e da contratilidade.

O conteúdo arterial de oxigênio é dado por:

$$CaO_2 = (\text{Hemoglobina} \times 1{,}34 \times SaO_2) + (PaO_2 \times 0{,}0031)$$

Assim, em um paciente hígido, com condições ideais de hemoglobina (15 $g \cdot dL^{-1}$), saturação arterial de $O_2$ (0,97) e pressão parcial arterial de $O_2$ (100%), encontra-se um conteúdo arterial de oxigênio de 20 $mL \cdot 100\ mL^{-1}$ de sangue, o que, multiplicado por um DC de 5 $L \cdot min^{-1}$, dá um transporte de oxigênio de 1.000 $mL \cdot min^{-1}$, mais do que suficiente para uma boa oxigenação tecidual. Em condições basais, a necessidade de oxigênio é de 250 $mL \cdot min^{-1}$. Conclui-se que hematócritos entre 25 e 30% determinam suficiente capacidade de transporte de oxigênio e viscosidade ideal para suprir os tecidos, como já discutido antes. Se, no entanto, for indicada a reposição de células vermelhas, isso pode ser feito de duas maneiras: transfusão autóloga ou transfusão homóloga.[2,9]

## Transfusão autóloga

A transfusão autóloga é empregada nas situações em que a cirurgia pode ser programada ou a perda de células sanguíneas em quantidade expressiva pode ser esperada. Ela pode ser feita, pelo menos, de três maneiras: pré-depósito, aspiração do campo cirúrgico e pré-depósito com hemodiluição normovolêmica.

- **Pré-depósito:** considerando-se que o sangue pode ser estocado a 4 °C por um mês ou congelado por vários anos, quantidades iguais a quatro bolsas podem ser coletadas no espaço de quatro semanas ou ainda volumes maiores por período de coleta mais longo. Essa técnica é especialmente indicada quando se encontram dificuldades na prova cruzada para o receptor e tem como grande vantagem a abolição da possibilidade de transmissão infecciosa, bem como a incompatibilidade. Um método interessante é o da coleta seriada com reposição gradual: em uma primeira vez, coletam-se 500 mL; uma semana após, infundem-se esses 500 mL e se coletam 1.000 mL; outra semana de intervalo e nova coleta, agora de 1.500 mL, com reposição gradual dos 1.000 mL; nova semana e infusão dos 1.500 mL seguida de retirada de 2.000 mL. Assim, pode-se contar com grande quantidade de sangue fresco autólogo para um determinado paciente, o qual chegará à cirurgia com déficit de apenas 500 mL. Por essa técnica, a eritropoiese é estimulada, permitindo uma recuperação rápida das perdas. A terapêutica com ferro, ácido ascórbico e ácido fólico limita o risco de anemia ferropriva.
- **Aspiração de campo cirúrgico:** outra forma de transfusão autóloga é a feita com sangue coletado em cavidades estéreis do organismo, como a cavidade torácica, no período intraoperatório. Infelizmente essa técnica está muito associada a hemólise, coagulopatias, embolia e reintrodução de células infecciosas ou neoplásicas.
- **Pré-depósito com hemodiluição normovolêmica aguda:** é a alternativa mais efetiva e já bastante utilizada para compensação de perda sanguínea esperada. Consiste na retirada de sangue do paciente para estoque imediatamente antes do início das perdas e substituição por líquidos, produzindo um estado de anemia normovolêmica sem alterações hemodinâmicas. Essa coleta tem início logo após a indução anestésica, usando-se cateter arterial ou mesmo venoso de grosso calibre, sendo o sangue removido recolhido em bolsas contendo solução citrato-fosfato-dextrose adenosina (CPDA). Os volumes coletados podem ser compensados por infusão de soluções cristaloides ou coloides. Com as primeiras, deve-se considerar que são rapidamente redistribuídas no espaço intersticial, depletando o volume intravascular e, portanto, requerendo quantidades de duas ou mesmo três partes por uma. Com as coloides, como macromoléculas ou solução de gelatina, quantidades menores em geral são suficientes, mas deve ser considerado que essas preparações apresentam o inconveniente de diminuir a adesividade plaquetária, o que pode ocasionar aumento na perda sanguínea transoperatória. O volume retirado deve ser o mais aproximado possível daquele esperado para perdas, até uma concentração de hemoglobina de 10 $g \cdot dL^{-1}$ após a completa hemodiluição. A seguinte fórmula pode ser usada para calcular a quantidade total de sangue a ser removida:

$$\begin{matrix}\text{Volume} \\ \text{removido}\end{matrix} = \begin{matrix}\text{Volume sanguíneo} \\ \text{estimado}\end{matrix} \times \frac{\text{hemoblina} - 10}{\text{hemoglobina}}$$

ou

$$PSA = \text{Peso (kg)} \times \text{volemia} \times \frac{(Ht_i - Ht_f)}{(Ht_i - Ht_f)/2}$$

em que **PSA** é a perda sanguínea admissível, **$Ht_i$** é o hematócrito inicial, **$Ht_f$** é o hematócrito final[12]

**Nota:** Ht de 25% é comumente utilizado como nível desejado de hemodiluição.

O sangue retirado é estocado na sala cirúrgica por até 4 horas; após esse período, é necessária refrigeração para manutenção de plaquetas e fatores da coagulação ativos. Durante o procedimento cirúrgico, o paciente perde células vermelhas diluídas, com baixo hematócrito; portanto, menos hemácias são perdidas e, após a reinfusão, espera-se hematócrito mais alto do que ocorreria caso se usasse transfusão homóloga volume a volume. Essa técnica, combinada com meticulosa hemostasia de campo cirúrgico, costuma descartar a transfusão homóloga ou, quando necessária, o é em menor volume, o que reduz os riscos.

### Transfusão homóloga

A transfusão homóloga é utilizada quando não se pode lançar mão de reposição autóloga (em procedimentos não programados ou em pacientes previamente anemiados) ou mesmo para complementar uma técnica de reposição por autotransfusão. Deve ser feita, na maioria das situações, usando aquelas frações do sangue em deficiência e não repondo sangue total, como há bem pouco tempo era preconizado. Assim, quantidades calculadas de plasma fresco, concentrado de fator VIII, crioprecipitado, concentrado de plaquetas, podem ser transfundidas. Em situações bem determinadas, como na disfunção plaquetária, o uso de sangue fresco (colhido nas últimas 6 horas) pode estar recomendado.

## Ventilação monopulmonar

As indicações de colapso pulmonar unilateral podem ser agrupadas em absolutas e relativas.

As indicações absolutas são para:[13-18]

- Controle de secreções (infecção, hemoptise).
- Controle de ventilação (fístulas de grande débito, cistos pulmonares).
- Lavagem pulmonar (proteinose alveolar).

As indicações relativas são para:

- Facilidade cirúrgica (segmentectomias, lobectomias, pneumonectomias, artrodeses de coluna por via anterior, tumores intrapleurais e mediastinais, tumores de esôfago).
- Diminuição do trauma pulmonar (cirurgias com o tórax aberto).

Para a obtenção de colapso pulmonar, muito já foi tentado até hoje. Iniciou-se utilizando bloqueadores brônquicos, como os de Magill, Thompson e Macintosh-Leatherdale. O bloqueador de Magill consiste em uma haste com balão na extremidade, o qual é colocado no brônquio a ser bloqueado com o auxílio de um broncoscópio. A dificuldade consiste na localização do balão em brônquio úmido que afunila para a periferia, o que, não raras vezes, determina o deslocamento do bloqueador por deslizamento para a luz traqueal, por manobras cirúrgicas ou por hiperinsuflação, exigindo, então, reposicionamento e aspiração da árvore brônquica. Thompson recobriu o balonete insuflável com gaze para evitar o deslocamento por deslizamento ou hiperinsuflação. Macintosh e Leatherdale idealizaram um tubo com luz simples para a direita e bloqueador inflável para o brônquio principal esquerdo.

O uso clínico mais acentuado iniciou-se com a idealização de tubos endobrônquicos de dupla luz por Carlens (FIG. 43.3) e White (FIG. 54.4).

O tubo endobrônquico de Carlens (VER FIG. 55.3) intuba o brônquio principal esquerdo, pois sua curvatura distal aproveita o detalhe anatômico de ser este brônquio ramo da traqueia e não sua continuação, como o brônquio direito. Possui um gancho carinal que assegura a perfeita localização quando completamente adaptado à carina traqueal. Apresenta ainda um balonete traqueal que veda a via aérea com o exterior e outro, no ramo para a esquerda, que separa um pulmão do outro. Balões-guia encontram-se na extremidade superior nas cores branca para a traqueia e vermelha para o brônquio. Foi idealizado para a realização de espirometria individualizada direita e esquerda e, mais tarde, empregado pelos anestesiologistas para ventilação monopulmonar.

Após a laringoscopia, introduz-se a curvatura distal com concavidade anterior e ultrapassam-se as pregas vocais. Um movimento de 180° anti-horário é, então, realizado, de tal maneira que o gancho passa a ser visualizado, permitindo sua progressão, sem riscos, entre as pregas vocais. Segue-se movimento horário de 90°, quando então a ponta fica orientada para a esquerda. É possível sentir, com a introdução do tubo, o deslizar pelos anéis traqueais até a parada de progressão, pelo montar do gancho na carina. Nesse momento, a luz esquerda encontra-se no brônquio principal esquerdo, e a direita, na luz traqueal.

Insufla-se o balonete traqueal e observa-se a ventilação bilateral. A insuflação do balonete brônquico é feita a seguir, com nova ausculta dos ruídos ventilatórios em ambos os hemitórax. Deve-se observar a possibilidade de escape de gás em torno do tubo, o que indica baixa pressão no sistema de vedação traqueal.

Clampeia-se alternadamente os ramos do Y de conexão ao sistema ventilatório, enquanto se ausculta um e outro

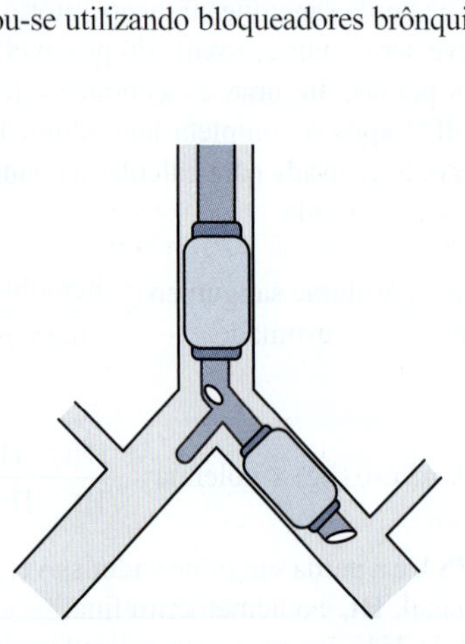

**FIGURA 55.3** Tubo de Carlens.

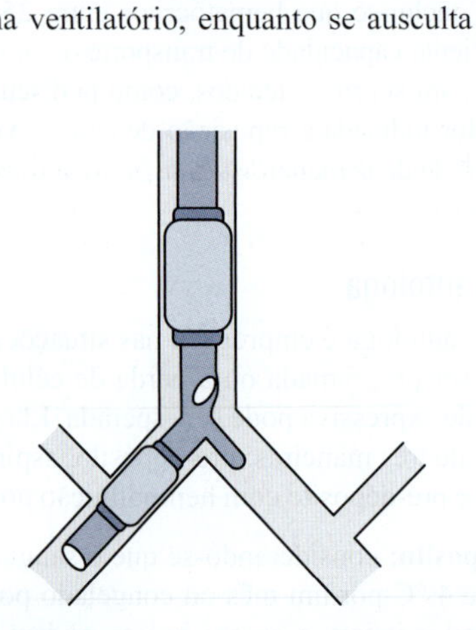

**FIGURA 55.4** Tubo de White.

hemitórax. O lado não ventilado deve apresentar silêncio respiratório, enquanto no outro não deve haver alteração de ausculta. O escape de gás pelo ramo não ventilado indica baixa pressão de insuflação no balonete brônquico. O tubo deve ser firmemente fixado assim que estiver em posição correta, evitando seu deslocamento quando há mudança de decúbito.

O tubo de White (VER FIG. 55.4) foi construído para a realização de pneumonectomias à esquerda, evitando a ablação da ponta do tubo de Carlens quando da secção brônquica. Constitui-se na imagem especular do tubo de Carlens, com inclinação menor na extremidade distal, uma vez que intuba o brônquio principal direito, seguimento da traqueia.

Apresenta pequeno orifício no balonete brônquico para assegurar a ventilação do brônquio do lobo superior direito, cuja emergência ocorre logo abaixo da carina traqueal. Como se encontram diferenças anatômicas na posição dessa boca brônquica, torna-se difícil o perfeito posicionamento, de tal forma que seja assegurada ventilação do lobo superior direito.

Com a identificação do fato de que fístulas brônquicas eram mais encontradas nos pacientes em que maior era deixado o coto brônquico (estrutura que não tosse e, portanto, enche-se de secreção), passou-se a seccionar os brônquios na carina traqueal. A partir desse momento, fez-se necessário o recuo do tubo endobrônquico para evitar a ablação do gancho carinal. Uma vez que se fez imperativo o recuo do tubo para dentro da luz traqueal e como com o de White as dificuldades de posicionamento eram maiores, passou-se a usar o de Carlens tanto para colapso direito como para esquerdo. Após o recuo do tubo, passa-se a ventilar por ambas as luzes, o que diminui a resistência anteriormente encontrada ao fluxo de gás. Em raros casos, faz-se necessária a substituição do tubo endobrônquico por outro de única luz.

Em pediatria, o colapso pulmonar é obtido por bloqueador brônquico, pois seria impossível a confecção de tubo estreito de dupla luz, pelo fato de aumentar em muito a resistência ao fluxo aéreo, já que cada luz teria calibre muito fino com comprimento longo. Após a indução, os pacientes pediátricos são intubados com tubo simples de maior calibre possível, o qual é adaptado a uma conexão em joelho, com duas vias; por um dos ramos é estabelecida a ventilação, enquanto pelo outro se passa um bloqueador brônquico ou cateter de Fogarty por dentro do tubo. A localização do balão no brônquio principal a ser bloqueado é acompanhada de radioscopia e ausculta alternada de ambos os hemitórax, com balão inflado e com luz livre. Quando se obtém silêncio pulmonar no lado bloqueado, sem alteração dos ruídos contralaterais, fixa-se o cateter mediante oclusão do ramo do joelho por tampa. Uma técnica mais segura de bloqueio brônquico é a realizada por localização prévia do bloqueador com uso de broncoscopia para após ser estabelecida a intubação traqueal com tubo de luz única.

É frequente, por manipulação cirúrgica, o deslocamento do bloqueador brônquico para a luz traqueal, fazendo-se necessário o reposicionamento no período transoperatório. Essa manobra é realizada com mais facilidade por palpação do brônquio principal pelo cirurgião e sua orientação para o reposicionamento.

## Complicações da ventilação monopulmonar

A relação ventilação/perfusão é alterada por diversos fatores, como anestesia geral, decúbito lateral, tórax aberto, manejo cirúrgico e ventilação monopulmonar.[1,13-20]

São complicações da ventilação monopulmonar:

- Mau posicionamento do tubo traqueal, determinando o não colapso do pulmão cirúrgico ou, o que é mais grave, a má ventilação contralateral, por deslocamento ou hérnia por hiperinsuflação do balonete brônquico para a luz traqueal. Nesse caso, o tubo deve ser reposicionado.
- Edema de laringe, trauma de traqueia ou ruptura brônquica por uso de tubos com calibre muito grande ou balonete hiperinsuflado.
- Obstrução da estreita luz do tubo por sangue ou secreções. Aspirações frequentes devem ser realizadas.
- Hipoxemia. A técnica monopulmonar determina o aparecimento de *shunt* intrapulmonar, que, somado à diminuição do sítio de hematose, ocasiona hipóxia.

Vários fatores concorrem para a diminuição do *shunt*:

- Quando do colapso pulmonar, menor quantidade de sangue passa pelo pulmão não ventilado por vasoconstrição por hipóxia na área atelectasiada.
- O pulmão doente tem fluxo sanguíneo diminuído por oclusão ou compressão dos vasos sanguíneos.
- A posição em decúbito lateral orienta o fluxo preferencialmente para o pulmão inferior, por ação da gravidade.

Porém, uma fração *shunt* sempre é encontrada, o que determina o emprego de técnicas ventilatórias com níveis elevados de oxigênio. Quando se utiliza colapso pulmonar, a monitorização com oxímetros de pulso é muito útil, pois alterações profundas e rápidas da oxigenação podem ser observadas.

São alternativas para melhor oxigenação:

- Usar fração inspirada de oxigênio alta, o que possibilita maior tempo para identificar e solucionar problemas ventilatórios, como o deslocamento do tubo ou sua obstrução por secreções.
- Iniciar ventilando os dois pulmões. Quando aberto o hemitórax cirúrgico, deve-se clampear o ramo do tubo correspondente ao pulmão não dependente e conferir visualmente e por ausculta a efetividade do colapso e a excelência da ventilação contralateral. Ocorrendo modificação importante na complacência, na oximetria de pulso, na ventilação ou, ainda, ausência de colapso do pulmão cirúrgico, é preciso recuar o tubo traqueal e reposicioná-lo, usando ventilação bipulmonar.
- Aspirar cuidadosamente a árvore brônquica utilizada.
- Usar pressão positiva ao final da expiração (PEEP), a qual aumenta a capacidade residual funcional no pulmão ventilado, forçando uma melhora da relação ventilação/perfusão. No entanto, deve ser considerado que o aumento de pressão na via aérea do lado ventilado pode determinar compressão vascular e reorientação do fluxo sanguíneo para o lado atelectasiado, aumentando o *shunt*. O balanço entre as duas condições citadas deve ser feito por acompanhamento de dosagens dos gases arteriais, o que pode recomendar a descontinuidade ou não da medida.
- Aplicar pressão positiva contínua nas vias aéreas (CPAP) de 2 a 10 $cmH_2O$ no pulmão atelectasiado, com oxigênio, o que força a entrada do oxigênio e saída do dióxido de carbono, melhorando esses parâmetros ventilatórios.
- Solicitar ao cirurgião o clampeamento da artéria pulmonar ipsolateral ao colapso, o que reduz acentuadamente o

*shunt*, constituindo-se em manobra útil nos casos em que se encontra extrema dificuldade de obtenção de níveis de $PaO_2$ aceitáveis.

- Instalar ventilação de alto fluxo com oxigênio a 100% no pulmão não dependente, por meio de colocação de cateter na luz brônquica. Isso determina uma "lavagem" do conteúdo gasoso alveolar, enriquecendo a hematose.
- Insuflar periodicamente o pulmão cirúrgico (a cada 10 minutos), em acordo com o cirurgião, enriquecendo o conteúdo arterial de oxigênio.

Caso todas essas providências se mostrem infrutíferas, resta restabelecer a ventilação bipulmonar, utilizando volumes correntes menores, associados a delicadas manobras de afastamento cirúrgico e periódicas aspirações no pulmão operado.

Quando se estabelece ventilação monopulmonar, o volume corrente deve ser diminuído em 30% e a frequência respiratória aumentada, de forma que não se altere o volume-minuto encontrado na ventilação bipulmonar. Assim, não acontece alteração da ventilação, o que, considerando a grande difusibilidade do dióxido de carbono, determina valores inalterados de $PaCO_2$.

Logo após a conclusão da ressecção, se parcial, deve-se expandir manualmente o pulmão cirúrgico e permanecer em ventilação bipulmonar com volumes maiores (pois parte se perderá pelas fístulas pulmonares) enquanto durarem as manobras de fechamento.

Nas pneumonectomias, insuflação vigorosa e sustentada do pulmão remanescente deve ser executada seguida de clampeamento do dreno. Essa manobra tem por finalidade a fixação do mediastino para o lado operado, impedindo seu balanço com todas as indesejáveis consequências.

## Conduta anestésica nos procedimentos mais frequentes

### Broncoscopia

A broncoscopia pode ser realizada com fibrobroncoscópio (mais frequente) ou com broncoscópio rígido (maior facilidade para ressecção de lesões, retirada de corpo estranho e melhor visibilidade).

A **fibrobroncoscopia** é realizada utilizando técnica anestésica de sedação venosa (propofol) associada a instilações na árvore brônquica de anestésico local. Para bloquear o reflexo de tosse e o broncospasmo, pode-se realizar punção transcricotireóidea usando agulha 25x6 e injetando lidocaína a 1%. Nesse caso, é indicada injeção rápida, após confirmação da punção por aspiração de ar traqueal, para que seja provocada tosse e consequente dispersão do anestésico. O uso de lidocaína intravenosa na dose de 0,5 a 1,5 $mg{\cdot}kg^{-1}$ diminui os reflexos da via aérea, constituindo recurso adicional à anestesia tópica para realização de broncoscopias.

O fibrobroncoscópio é introduzido em uma narina após prévia lubrificação com geleia de lidocaína a 2%. Quantidades suplementares de lidocaína a 1% sem ou com adrenalina (em concentração de 1:200.000, visando controlar sangramento pós-biópsia) podem ser necessárias quando são atingidas as ramificações brônquicas.

O bloqueio dos nervos laríngeos superiores deve ser realizado bilateralmente sempre que se julgar insuficiência anestésica, por injeção de 2 mL de lidocaína a 2% sem vasoconstritor, usando agulha 25´8 que punciona o corno superior direito e esquerdo da cartilagem tireóidea até encontrar resistência; recua-se, então, a agulha 2 mm e injeta-se o anestésico.

Complicações, com reações sistêmicas, resultantes da absorção rápida de grandes quantidades de anestésico local pela circulação, podem ocorrer, como apneia, convulsões, hipotensão grave ou parada cardíaca. Esses efeitos tóxicos podem ser evitados pela limitação prévia da dose total do anestésico.

Em pacientes mais agitados ou com suporte ventilatório, pode ser necessário anestesia geral usando técnicas balanceadas com propofol, halogenados, oxigênio e analgésicos, como fentanil ou alfentanil, sendo a via aérea assegurada por tubo com diâmetro superior a 8 mm e o procedimento endoscópico realizado por dentro do tubo, utilizando conector em T com um dos ramos ocluído por tampa plástica, através da qual um fibrobroncoscópio pode ser introduzido. A anestesia não deve ser aprofundada em excesso, para que não se prejudique o estudo da motilidade da via aérea.

Para **broncoscopia rígida**, costuma ser realizada anestesia geral ou combinada. O broncoscópio com tomada lateral de gases é o mais utilizado por permitir ventilação controlada com uso de agentes inalatórios.

A ventilação se dá de maneira intermitente, pois deve ser interrompida sempre que o broncoscopista desloca a peça ocular para aspiração de secreções ou biópsia. Deve ser manual para que mais facilmente seja diagnosticada diminuição da complacência por penetração em um brônquio, quando o aparelho deve ser recuado e reposicionado até que sejam atingidas boas condições ventilatórias.

A hipercapnia, embora diminuída com o uso do braço de ventilação, é a complicação mais frequente em broncoscopia rígida, podendo levar ao aparecimento de arritmias ventriculares. A hipoxemia é diminuída pelo uso de oxigênio a 100% e em altos fluxos para compensar a perda ventilatória pelo escape entre o aparelho e a traqueia, bem como a ventilação intermitente.

Técnicas anestésicas habituais podem ser usadas, como indução com barbitúrico e manutenção com halogenado, com ou sem instilação de anestésico local. O emprego de pequenas doses de succinilcolina pode se fazer necessário para aumentar a complacência da caixa torácica e dos pulmões. Eficiente anestesia tópica, associada a depressão da consciência por agente intravenoso, como o propofol em infusão contínua, constitui técnica anestésica de valor considerável. Nesse caso, pode-se dispensar o uso de agente halogenado e mesmo manter, durante todo o procedimento, ventilação espontânea com mistura enriquecida com oxigênio, em circuito ventilatório ou via cateter.

O broncoscópio de Sanders é utilizado para procedimentos nos quais se torna indispensável a instrumentação prolongada, como em cirurgia de via aérea por *laser*. Não possui tomada lateral para ventilação, sendo esta realizada por altos fluxos de oxigênio através de cateter aberto na extremidade do aparelho, de tal maneira que se estabeleça uma "lavagem" alveolar por jato de oxigênio que cria um efeito de Venturi, ou seja, aspira ar ambiente gerando pressão suficiente dentro do tórax para insuflar os pulmões com mistura rica em oxigênio. Nessa técnica, o uso de anestésicos inalatórios não é indicado, tendo em vista a possibilidade de alcançarem concentrações inspiradas imprevisíveis como consequência do alto fluxo de gás fresco.[9]

### Monitorização

Tanto na fibro como na broncoscopia rígida, deve-se contar sempre com acesso venoso seguro, material de via aérea, circuito ventilatório, eletrocardioscópio, esfigmomanômetro, oximetria de pulso e capnometria.

### Complicações

As complicações da broncoscopia incluem lesão de dente e da laringe, ruptura de via aérea, pneumotórax e hemorragia. Pode ocorrer obstrução respiratória por sangramento, corpo estranho ou massa tumoral que se deslocou. A hipoventilação que pode acontecer durante o exame leva a hipoxemia, hipercarbia e arritmias ventriculares.

## Mediastinoscopia

A mediastinoscopia é realizada por pequena incisão na fúrcula esternal, seguida de dissecção digital à frente da traqueia, por onde se introduz o mediastinoscópio. Tem por finalidade a coleta de gânglios paratraqueais à direita e à esquerda e subcarinais, para estadiamento de carcinoma brônquico ou estudo de massas tumorais paratraqueais ou hilares.

A anestesia deve ser profunda, para evitar reflexos, sobretudo na fase de dissecção. O paciente deve ser posicionado em cefaloaclive para que seja diminuída a congestão venosa e o consequente sangramento. Os vasos são clipados após as biópsias.

Especial atenção deve ser dada ao deslocamento do aparelho, pois pode provocar bradicardia acentuada (por estímulo do seio carotídeo) e ausência de pulso, principalmente à direita (devido à compressão arterial). Por vezes torna-se imperativo solicitar ao cirurgião a retirada do aparelho e seu reposicionamento, após a recuperação do paciente. A via aérea deve ser canulada com tubo endotraqueal de calibre não muito elevado, o que facilita o procedimento. Compressão e obstrução traqueais são ocasionais e solucionadas pelo reposicionamento do aparelho.[9]

### Monitorização

Deve-se manter permanente conhecimento das condições ventilatórias, monitorizando volume corrente, oximetria e capnometria; das arritmias, por eletrocardioscopia contínua; e dos níveis tensionais arteriais, por medidas indiretas.

### Complicações

Devido ao exíguo espaço cirúrgico, pode-se deparar com complicações de difícil solução e elevada gravidade, como ruptura de via aérea; perfuração de grande vaso (como o tronco inominado, a veia cava superior ou a artéria pulmonar), quando está indicada toracotomia lateral imediata; pneumotórax, por perfuração pleural pela dissecção cega (pelo aparelho) ou pela pinça de biópsia, quando se indica drenagem pleural.

## Ressecção traqueal

As cirurgias de traqueia são realizadas para correção de obstrução por massa tumoral (intrínseca ou devido a compressão), ruptura traumática, malacia ou ainda estenose traqueal pós-intubação prolongada ou compressão extrínseca.

A grande dificuldade para o anestesiologista se prende à obtenção de via aérea segura. Como são pacientes com sofrimento ventilatório, deve-se inicialmente assegurar via aérea permeável, usando técnicas de intubação com o paciente acordado.

A sedação, quando usada, deve ser bem dosada e superficial, evitando o agravamento do quadro de sofrimento respiratório. Nos casos menos graves, é possível usar pequenas doses de diazepínico, nunca esquecendo que o relaxamento e a supressão das defesas do indivíduo podem agravar a obstrução. A instilação tópica de lidocaína concomitante com a laringoscopia é, na maioria dos casos, suficiente para a instrumentação da via aérea. O paciente deve ser claramente esclarecido quanto ao procedimento e solicitado a colaborar.

Nas obstruções mais graves, inicia-se assegurando a permeabilidade traqueal com o uso de tubos de calibre muito fino, como 3,5 ou 4, por meio dos quais é estabelecida ventilação assistida com oxigênio a 100% até a obtenção de melhores níveis de gases arteriais. Dependendo do grau de obstrução, por vezes torna-se necessário auxílio com uma pinça de Magill para que se consiga progressão do tubo. Guias metálicas devem ser evitadas, devido à elevada possibilidade de perfuração traqueal no nível da estenose.

Finos cateteres de aspiração podem ser passados pela luz do tubo para remover as secreções que sempre existem abaixo da estenose. Esta impossibilita a eficiente higiene brônquica, ocorrendo assim um turbilhonamento da secreção, o que, em geral, agrava o grau de obstrução. Tais manobras de aspiração devem ser rápidas para não comprometer a ventilação.

Tubos de calibres sucessivamente maiores são, então, passados pela obstrução até que se alcance um diâmetro que permita segurança para a indução anestésica. Essas manobras devem ser realizadas sem pressa e com suavidade, evitando sangramento ou deslocamento de êmbolos tumorais e dando tempo, a cada intubação, para que se dilate a luz traqueal.

A anestesia é, então, induzida de maneira progressiva usando-se agentes hipnóticos e analgésicos e evitando-se os relaxantes musculares, pois a ventilação espontânea deve ser mantida, uma vez que períodos de extubação com ventilação em ar ambiente serão necessários para instrumentação cirúrgica. Fármacos sedativos como a dexmedetomidina associados à técnica anestésica são bem-vindos, visto que permitem maiores períodos de extubação para que as anastomoses sejam realizadas mantendo sedação adequada.

Após a abordagem traqueal, tubos aramados e extensões de ventilação estéreis devem estar disponíveis para que o cirurgião canule o coto traqueal distalmente à estenose e, assim, seja permitida ventilação segura. Deve-se ter cuidado com o tubo introduzido no coto distal, pois, durante a anastomose da parede posterior, ele frequentemente é removido da posição correta, determinando intubação seletiva. Ainda, deve ser sempre provido de balão de vedação, o que impede a aspiração de sangue para a árvore brônquica e sua consequente inundação.

Uma vez abolido o segmento doente, mediante nova laringoscopia ou orientado por guia introduzida pelo cirurgião, um novo tubo é introduzido na traqueia, na ponta do qual será passado fio cirúrgico, o que permitirá a reintubação guiada durante o procedimento, sempre que a extubação se fizer necessária. Segue-se a anastomose traqueal anterior com via aérea assegurada por sonda orotraqueal.

Na maioria dos casos, opta-se por extubação precoce, evitando maior traumatismo à estrutura operada. A cobertura com corticoide está indicada, e o pescoço deve permanecer flexionado (uma vez que o comprimento da traqueia foi diminuído) por ponto cirúrgico entre o mento e a parede torácica, com a finalidade de diminuir a tensão na linha de sutura. Travesseiro alto deve ser colocado atrás da cabeça e movimentos laterais devem ser impedidos por sua fixação. A recuperação anestésica deve ser a melhor possível, para que permita ao paciente defender sua via aérea, evitando obstruções pela base da língua ou secreções. Analgésicos com alto poder de sedação, como morfina ou dexmedetomidina, estão indicados para permitir melhor aceitação da posição estática e incômoda.[9]

### Monitorização

Tendo em vista a necessidade de vários momentos de ventilação em ar ambiente pelo coto traqueal, bem como as críticas condições de via aérea, pela instrumentação cirúrgica, e a indicação de ventilação espontânea durante todo o procedimento, deve-se manter cuidadosa monitorização da ventilação com controle do volume corrente, oximetria e capnometria. As arritmias provocadas por dificuldade de oxigenação ou ventilação são controladas por eletrocardioscopia, e o nível anestésico, por medidas indiretas de pressão arterial e frequência cardíaca. Pode-se instalar uma linha arterial, usando a artéria radial, tanto para controle da pressão arterial como para coletas de amostras para gasometria arterial.

### Complicações

As mais frequentes dizem respeito à dificuldade respiratória por deslocamento do tubo endotraqueal, causando seletividade ou aspiração de sangue e secreções, com inundação pulmonar.

## Timectomia

É realizada em pacientes geralmente portadores de miastenia grave, que acomete 10 a 50% dos portadores de timoma. Mais de 85% dos miastênicos apresentam anormalidades do timo e recebem tratamento com corticoides e anticolinesterásicos, que devem ser mantidos no período pré-operatório até a cirurgia.

Na grande maioria dos casos, uma incisão transcervical com abertura do manúbrio esternal é suficiente para a abordagem do timo, reservando-se a esternotomia ampla para os casos de timomas muito grandes. Pela fraqueza muscular que apresentam, quase todos esses pacientes têm dificuldade respiratória, o que contraindica o uso de fármacos depressores da respiração, como os opioides, no pré-operatório. Os diazepínicos podem ser utilizados para reduzir a ansiedade.

A indução anestésica costuma ser realizada com uma dose hipnótica mínima de hipnótico seguida de oxigênio, óxido nitroso e halogenado. A intubação traqueal deve ser obtida sem o uso de bloqueadores neuromusculares, pois os miastênicos são extremamente sensíveis aos agentes adespolarizantes e exibem resposta variável à succinilcolina. Isso é de fácil obtenção desde que o plano de anestesia inalatória seja bom, com relaxamento da mandíbula, o que é alcançado nesses pacientes sem maiores problemas. A anestesia deve ser mantida com halogenados, oxigênio e pequenas doses de opioides, sendo a ventilação assistida durante todo o procedimento.

No período pós-operatório, alguns pacientes requerem assistência ventilatória por algum tempo, mas a grande maioria pode ser extubada quando recobra integralmente a consciência.

A anestesia e a cirurgia reduzem a necessidade de anticolinesterásicos, devendo a dose ser inicialmente diminuída à metade, fazendo-se posterior ajuste. A fraqueza respiratória, quando ocorrer, deve ser tratada com intubação traqueal e ventilação mecânica e não com doses excessivas de anticolinesterásicos, o que pode desencadear crise colinérgica.[1,9]

### Monitorização

O maior cuidado deve ser tomado com o controle da ventilação, com monitorização da força inspiratória e de oximetria e capnometria. Além disso, monitorização habitual de pressão arterial, eletrocardioscopia e frequência cardíaca devem ser mantidas.

### Complicações

A maior complicação transoperatória geralmente diz respeito aos parâmetros ventilatórios, podendo ser evitada por assistência ventilatória permanente.

## Cirurgias de ressecção pulmonar

Nos procedimentos com tórax aberto, torna-se imperioso o bloqueio brônquico, seja para proteger o pulmão operado do manejo e do trauma cirúrgicos, seja para facilitar a dissecção e individualização das estruturas anatômicas ou, ainda, para resguardar o pulmão contralateral de inundação por secreções ou sangue.

A individualização pulmonar, como já visto, pode ser obtida com o uso de bloqueadores (sobretudo em crianças) ou, mais frequentemente, com tubos endotraqueais seletivos tipo Carlens.

Na anestesia monopulmonar, a condição ventilatória é comprometida, devendo ser continuamente monitorizada por avaliação clínica acompanhada de gasometrias arteriais. O cateterismo arterial radial é realizado para facilitar a coleta de amostras arteriais, bem como para permitir melhor controle hemodinâmico.

Deve ser assegurado acesso venoso central via cateterização de jugular interna ou subclávia no lado do pulmão não dependente, resguardando-se, assim, o risco de pneumotórax bilateral. Isso proporciona a administração segura de fármacos, muitos dos quais irritantes para a parede do vaso, evitando o aparecimento de flebites, frequentes em finas veias periféricas. Também auxilia na reposição volêmica, a qual deve ser realizada de maneira muito criteriosa, evitando sobrecarga direita e consequente edema agudo ou pulmão encharcado no pós-operatório. Deve-se ter em conta que se reduzirá o território pulmonar, pela ressecção, e que se trabalha, na maioria das vezes, com pacientes idosos e portadores de sobrecarga direita. Soluções cristaloides devem ser infundidas em quantidades criteriosas e suficientes para reposição volêmica; células vermelhas somente em presença de grandes perdas, sempre considerando o hematócrito inicial e o asseguramento de boa capacidade de transporte de oxigênio. É preferível deixar que o paciente se equilibre no pós-operatório imediato pela ingesta precoce de líquidos, uma vez que o paciente torácico não faz íleo adinâmico prolongado. Ainda é desejável, como se viu, uma volemia mais diluída, favorecendo a perfusão e diminuindo o trabalho cardíaco. A medida da pressão venosa central é importante pelas observações recém-feitas.

Técnicas anestésicas analgésicas puras podem ser empregadas, sempre levando em conta o reduzido estímulo doloroso após vencidos a pele, o periósteo e a pleura parietal. Quantidades pequenas de bloqueadores neuromusculares são indicadas para melhor aceitação da ventilação mecânica, diminuição da contratura muscular quando da incisão da parede torácica e silêncio da cavidade, evitando a contratura da musculatura diafragmática no campo cirúrgico, bem como reflexos de tosse por estímulo brônquico direto. A condução da técnica anestésica escolhida deve ter por objetivo um despertar confortável e extubação ao final da cirurgia.

Antes do fechamento da cavidade torácica, nas ressecções parciais, o pulmão remanescente deve ser insuflado com pressões de 30 a 40 cm$H_2O$ (protegendo o pulmão contralateral por clampeamento no tubo seletivo), para desfazer áreas de atelectasia e testar a efetividade das linhas de sutura no que diz respeito à aerostasia. Nessas cirurgias, dois drenos torácicos devem ser colocados através da parede lateral do tórax, visando à drenagem de sangue (posterior) e de ar (anterior). Esses drenos são unidos em Y e ligados a um sistema de drenagem em selo de água. Nos casos em que o escape aéreo é maior, está recomendada a instalação paralela de aspiração controlada da ordem de 20 cm$H_2O$, o que vai favorecer a completa reexpansão pulmonar, de modo a ocupar todo o hemitórax.

Nas pneumonectomias também é indicada a administração de pressões da ordem de 30 a 40 cm$H_2O$ na via aérea, com a finalidade de testar a impermeabilidade da linha de sutura brônquica. Nesses casos, o paciente recebe um único dreno pleural, pois única é a cavidade a ser drenada. O mediastino deve ser fixado para o lado operado por clampeamento desse dreno após insuflação máxima do pulmão restante. Essa manobra evita o balanço mediastinal e suas consequências, com o alternar de pressões na cavidade pleural. Outra opção consiste em estabelecer drenagem balanceada com fixação de pressão inalterada dentro do hemitórax operado. Isso é obtido instalando-se sistema de drenagem de três frascos: um seco, coletor do drenado; outro com haste mergulhada em 10 cm$H_2O$, regulador da pressão positiva; e outro com haste mergulhada em 20 cm$H_2O$, regulador da pressão negativa.[1,2,4,8,21]

## Monitorização

Nas ressecções de tecido pulmonar está indicada a totalidade das possibilidades de monitorização já discutidas neste capítulo.

## Complicações

A maior incidência de complicação costuma ocorrer por hiper-hidratação com encharcamento do leito pulmonar restante e edema pulmonar. Como a reserva pulmonar pós-ressecção foi bem determinada previamente, raras são as complicações de tipo ventilatório. Ocorrem mais por acúmulo de secreções que por deficiência de tecido pulmonar. No período pós-operatório, deve-se continuar estabelecendo balanço levemente negativo e cobertura analgésica eficaz que permita total expansão pulmonar e higiene brônquica. Nos casos em que ocorrer acúmulo de secreções na árvore traqueobrônquica, a tosse deve ser estimulada ou, ainda, devem-se realizar broncoscopias para higiene brônquica.

# Pneumoplastia (redução pulmonar)

A insuficiência respiratória crônica, em sua fase avançada, tem constituído um grande desafio terapêutico. Tal qual ocorre a outros sistemas em fase terminal, os recursos cirúrgicos têm se mostrado eficientes quando os clínicos não mais o são. No arsenal terapêutico disponível, estão os transplantes uni e bipulmonares, as bulectomias e, recentemente, a redução do volume pulmonar por pneumoplastia bilateral para o enfisema difuso.

É de importância histórico-científica citar que a técnica para cirurgia do enfisema foi inicialmente idealizada e realizada pelo Dr. Otto Brantigan na década de 1950.

Os pacientes candidatos a esse tratamento cirúrgico apresentam enfisema difuso com grande comprometimento de sua função respiratória e da qualidade de vida, estando alguns na lista para transplante pulmonar. A idade varia entre 35 e 80 anos, costumam necessitar de oxigênio suplementar em repouso ou ao discreto exercício e têm em média $VEF_1$ de 22% e capacidade vital forçada de 57%.

A técnica cirúrgica empregada em pneumoplastia consiste na ressecção bilateral de tecido pulmonar enfisematoso por esternotomia ou bitoracotomia, com diminuição do volume de cada pulmão entre 20 e 30%. O tecido pulmonar doente tem grande tendência ao escape de ar, de forma abundante e prolongada, após ser ressecado. Por isso, são descritas técnicas especiais de sutura, envolvendo grampeador (*stapler*) associado a pericárdio bovino e gelatinas associadas a colas biológicas. O objetivo principal da cirurgia é, mediante a diminuição do pulmão, redimensionar a bomba torácica, levando o diafragma, a caixa torácica e os músculos acessórios da respiração a uma posição mais eficiente para a obtenção de fluxos nas vias aéreas.

Recentemente, a videotoracoscopia permitiu outras duas modalidades de ressecção: a utilização do *laser* que determina a desnaturação proteica com redução do volume pulmonar e a ressecção via endoscópica simulando a técnica aberta com grampeador e pericárdio bovino. Os resultados iniciais mostram o aumento do $VEF_1$ e da capacidade vital forçada e uma diminuição da capacidade pulmonar total.

As técnicas anestésicas venosas puras são as mais recomendadas. A associação de propofol e remifentanil parece ser a mais adequada. O uso de óxido nitroso ou halogenados é contraindicado na doença bolhosa, pelo fato de ocuparem prolongadamente os sacos aéreos, o que retarda a eliminação desses agentes. O paciente é mantido relaxado, não existindo preferência de qualquer relaxante específico. É mandatório o estabelecimento de um método de analgesia pós-operatória eficiente e não depressor da função ventilatória, sendo o cateter peridural torácico com anestésicos locais e opioides uma das técnicas de escolha, devendo ser instalado antes do início do ato cirúrgico, diminuindo muito o uso de substâncias anestésicas gerais e seu consequente efeito depressor no pós-operatório.

O período de recuperação deve ser supervisionado pelo anestesiologista, principalmente para adequar a ventilação e a analgesia. O processo da melhora da função respiratória é lento e não ocorre no pós-operatório imediato.[7,21]

## Monitorização

A monitorização deve constar de cardioscopia, oximetria de pulso, capnografia, pressão arterial invasiva, pressão venosa central e pressão endotraqueal. Deve-se cateterizar uma veia de grosso calibre e uma veia central. Como a maioria dos pacientes faz uso de corticosteroides permanentemente, deve-se administrar metilprednisolona no início da anestesia.

### Complicações

A retirada do paciente da sala em ventilação espontânea é sempre um desafio, sendo encarada como um dos objetivos principais da técnica anestésica. Se ao término da cirurgia o paciente não estiver desperto e com boa ventilação, deve-se trocar o tubo de dupla luz por um tubo simples e deixar o paciente em ventilação espontânea (T de Ayre) na recuperação até se ter certeza, gasometricamente, de poder extubá-lo.

## Analgesia pós-operatória

Nas toracotomias é mandatório um eficiente suporte analgésico pós-operatório, não apenas pelo trauma cirúrgico e pela limitação ventilatória imposta, mas, e principalmente, pela compressão intercostal provocada pelos drenos ou, ainda, pela estimulação pleural ocasionada por eles roçando na pleura parietal. Múltiplas são as possibilidades de se alcançar esse objetivo, entre elas analgesia sistêmica, bloqueio interpleural, bloqueio intercostal e bloqueio peridural.

### Analgesia sistêmica

Os opioides por via venosa, intramuscular ou subcutânea podem ser utilizados, mas como as quantidades são elevadas para a obtenção de eficiente analgesia, impõe-se a administração de doses altas e em frequência apreciável, o que costuma determinar sonolência e depressão respiratória, fatos indesejados para um toracotomizado. É recomendável um paciente desperto, cooperativo e tossindo para efetiva higiene brônquica.

### Bloqueio interpleural

O bloqueio interpleural é uma técnica de analgesia pós-operatória mais eficiente. Trata-se da administração de anestésico local no espaço interpleural, procedimento de fácil realização e risco diminuído, uma vez que é executado em hemitórax drenado. Ele consiste na colocação de cateter interpleural, quando o tórax ainda se encontra aberto, por punção transcutânea sobre a parede torácica anterior, e administração periódica de anestésico. Doses de 8 a 10 mL de ropivacaína a 0,75% ou levobupivacaína a 0,5%, sem adrenalina, a cada 6 horas, determinam eficiente controle da dor. Outra possibilidade é a de administração contínua, por bomba de infusão, de lidocaína a 1%, sem adrenalina, na dose de 1 $mg{\cdot}kg^{-1}{\cdot}h^{-1}$.

Como a absorção pleural e o bloqueio de todos os nervos intercostais são rápidos, doses mais altas devem ser evitadas, para que não se atinjam níveis séricos muito elevados, ocasionando a consequente toxicidade sistêmica do anestésico local. Ainda em decorrência da rápida absorção pleural, a adição de adrenalina à solução deve ser evitada.

Devem ser empregadas técnicas assépticas de administração, sobretudo em pneumonectomias, evitando-se a contaminação da cavidade e, consequentemente, o aparecimento de empiema pleural.

### Bloqueio intercostal

O bloqueio intercostal determina eficiente controle da dor, mas apresenta como limitação a exigência de frequência elevada de realização e o desconforto das múltiplas picadas com estimulação dolorosa de periósteo e nervo intercostal. A absorção também é rápida, sendo recomendado cuidado com a dose total e frequência de administração. Quantidades de 3 a 4 mL de ropivacaína a 0,75% ou levobupivacaína a 0,5% com adrenalina, por nervo intercostal, são suficientes para 6 a 8 horas de analgesia. A adição de adrenalina é recomendada para diminuir a velocidade de absorção, diminuindo a possibilidade de níveis séricos altos de anestésico local e, ainda, aumentando o tempo de bloqueio.

### Bloqueio peridural

O uso de opioide no espaço peridural tem sofrido grande incremento nos últimos anos. A ação analgésica ocorre por passagem do fármaco pela dura-máter e sua diluição no líquido cefalorraquidiano, indo até aos receptores medulares e ocupando-os. A extensão e duração do bloqueio, bem como sua latência, dependem mais da solubilidade do opioide empregado que de sua massa. Assim, quando se emprega morfina, por sua baixa solubilidade em gorduras, encontra-se uma latência maior, mas também uma analgesia de maior área e de longa duração (15-20 horas); com o fentanil, por ser lipossolúvel, espera-se latência muito pequena e bloqueio segmentar por 6 a 8 horas; já com a metadona, por lipossolubilidade média, obtém-se bloqueio com latência, extensão e duração intermediárias. As doses utilizadas comumente são de 2 a 3 mg para a morfina, 50 a 100 μg para o fentanil e 5 a 6 mg para a metadona.

Deve-se estar atento para as possíveis complicações que a administração de opioides peridurais pode determinar, das quais a mais frequente é a retenção urinária, por bloqueio da musculatura lisa da bexiga e ausência de percepção de distensão vesical (sondagem vesical de alívio deve ser prescrita). Prurido, náuseas ou vômitos são pouco encontrados. A mais grave é a parada respiratória, de instalação súbita, 4 a 6 horas após a administração de opioide peridural e que pode ainda ser provocada por uso concomitante de opioide venoso que, por via hemática, eleva rapidamente os níveis do fármaco no centro respiratório; deve-se, portanto, evitar suplementação venosa. O uso de antagonista de opioides, como a naloxona, tem a propriedade de eliminar esses efeitos indesejados, mas deve ser bem titulado para não reverter o efeito analgésico.

A associação de duas técnicas de bloqueio por via peridural (opioide + anestésico local) de maneira contínua, por bombas de infusão, parece ser a melhor alternativa para tratar a dor pós-operatória, bem como para o transoperatório, quando é possível diminuir a quantidade de anestésicos gerais. Utilizando uma infusão contínua de 7 a 10 $mL{\cdot}h^{-1}$ de uma solução de ropivacaína a 0,2% e morfina a 0,002% ou fentanil a 0,0002%, reduz-se a possibilidade de complicações por uso de concentrações muito baixas, bem como se assegura analgesia permanente e de boa qualidade.

A gravidade das complicações obriga a uma vigilância do paciente e sua permanência em locais com pessoal avisado e treinado, com protocolos de analgesia claros e bem conhecidos de toda a equipe que acompanha o paciente e, ainda, é interessante o uso de limitadores de volume como equipos de bomba de infusão tipo bureta que permitem o estabelecimento de dose máxima segura, prevenindo defeito mecânico da bomba de infusão ou erro de programação.

# Referências


1. Barash PG, Cullen BF, Stoelting RK, editors. Clinical anesthesia. 2nd ed. Philadelphia: Lippincott; 1992. p. 943-88.
2. Collins VJ. Princípios de anestesiologia. 2. ed. Rio de Janeiro: Guanabara-Koogan; 1978.
3. Kaplan JA, editor. Thoracic anesthesia. 2nd ed. New York: Churchill Livingstone; 1989. p. 555-62.
4. Wylie WD, Churchill-Davidson HC, editors. Anestesiologia. 3. ed. Rio de Janeiro: Guanabara-Koogan; 1974. p. 270-97.
5. Brantigan OC, Mueller E, Kress MB. The surgical approach to pulmonary emphysema. Am Rev Respir Dis. 1959;80(1, Part 2):194-206.
6. Cooper JD. Technique to reduce air leaks after resection of emphysematous lung. Ann Thorac Surg. 1994;57(4):1038-9.
7. Lewis RJ, Caccavale RJ, Sisler GE. VATS-Argon Beam coagulator treatment of diffuse end-stage bilateral bullous disease of the lung. Ann Thorac Surg. 1993;55(6):1394-8.
8. Cooper JD, Trulock EP, Triantafillou AN, Patterson GA, Pohl MS, Deloney PA, et al. Bilateral pnemectomia (volume reduction) for chronic obstructive pulmonary disease. J Thorac Cardiovasc Surg. 1995;109(1):106-16.
9. Firestone LL. Manual de anestesiologia clínica. 3. ed. Rio de Janeiro: Medsi, p. 244-58, 1991.
10. Thomas ES, Reves JG. Cardiovascular monitoring. In: Miller RD, editor. Anesthesia. 4th ed. New York: Churchill Livingstone; 1994. p. 1167.
11. Litwak R. Care of the cardiac surgical patient. New York: Appleton & Lange; 1982.
12. Stehling L, Zauder HL. Controversies in transfusion medicine. Perioperative hemodilution: pro. Transfusion. 1994;34(3):265-8.
13. Alfery DD, Benumof JL, Trousdale FR. Improving oxygenation during one lung ventilation in dogs: the effects of positive end-expiratory pressure and blood flow restriction to the non-ventilated lung. Anesthesiology. 1981;55(4):381-5.
14. Benumof JL, Wahrenbrock EA. Local effects of anesthesia on regional hypoxic pulmonary vasoconstriction. Anesthesiology. 1975;43(5):525-32.
15. Chen L, Miller FL, Williams JJ, Alexander CM, Domino KB, Marshall C, et al. Hypoxic pulmonary vasoconstriction is not potentiated by repeated intermittent hypoxia in closed chest dogs. Anesthesiology. 1985;63(6):608-10.
16. Kerr JH, Smith AC, Prys-Roberts C, Meloche R, Foëx P. Observations during endobronchial anesthesia II: oxygenation. Br J Anaesth. 1974;46(2):84-92.
17. Read RC, Friday CD, Eason CN. Prospective study of the Robertshaw endobronchial catheter in thoracic surgery. Ann Thorac Surg. 1977;24(2):156-61.
18. Slinger PD. Oxygenation during one-lung anesthesia: the clinical perspective. In: Proceedings of the American Congress of Anaesthesiology. Philadelphia: [s. n.]; 1990. p. 30-3.
19. Desiderio DP, Wong G, Shah NK, Liu J, Loughlin CJ, Bedford RF. A clinical evaluation of pulse oximetry during thoracic surgery. J Cardiothorac Anesth. 1990;4(1):30-4.
20. Marshall BE. Hypoxic pulmonary vasoconstriction and one lung anesthesia. In: Proceedings of the American Congress of Anaesthesiology. Philadelphia; [s. n.]; 1980. p. 27-9.
21. Hurford WE, Body SC. Bilateral volume reduction surgery (pneumoplasty) for emphysema. In: 17th Annual Meeting of Society of Cardiovascular Anesthesiologists. [S. l.]: [s. n.]; 1995.


## Leituras sugeridas


Benditt JO, Albert RK. Lung reduction surgery: great expectations and cautionary note. Chest. 1995;107(2):297-8.

Brenner M, Kayaleh RA, Milne EN, Della Bella L, Osann K, Tadir Y, et al. Thoracocopic laser ablation of pulmonary bullae. radiographic selection and treatment response. J Thorac Cardiovasc Surg. 1994;107(3):883-90.

Kan AF, Oh TE. Anaesthesia for bullectomy. Anaesthesia. 1992;47(6):480-2.

Snow JC. Manual de anestesia. 2. ed. Rio de Janeiro: Medsi; 1983. p. 291-304.


# Questões de Provas do TSA

**55.1 (TSA/2012)** A complicação mais grave associada à mediastinoscopia é:

**A.** Sangramento.

**B.** Pneumotórax.

**C.** Enfisema mediastinal.

**D.** Perfuração do esôfago.

**55.2 (TSA/2012)** Durante a inalação de óxido nítrico (NO) ocorre:

**A.** Meta-hemoglobinemia em frações inaladas de 40 ppm.

**B.** Metabolização em nitrato, na presença de baixa tensão de oxigênio.

**C.** Mediação dos efeitos cardiovasculares, pela ativação da adenilciclase.

**D.** Efeito vasodilatador limitado ao pulmão, devido à sua alta afinidade à hemoglobina.

**55.3 (TSA/2013)** Homem de 65 anos será submetido a toracotomia devido a abscesso pulmonar a esquerda. Refere ter sido submetido à hemiglossectomia há 4 meses devido a tumor de língua e vem realizando radioterapia do pescoço desde então. Para a realização da ventilação monopulmonar optou-se por um bloqueador brônquico. A explicação mais apropriada para essa escolha é:

**A.** Provável via aérea difícil.

**B.** Não disponibilidade de fibroscopia.

**C.** Necessidade de CPAP no pulmão dependente.

**D.** Necessidade de aspiração do pulmão não dependente.

**55.4 (TSA/2015)** Homem de 25 anos, 49 kg e 1,68 m, apresenta proteinose alveolar pulmonar e é submetido à lavagem pulmonar sob anestesia geral. Após 20 minutos na sala de recuperação pós-anestésica, o paciente cursa com dispneia súbita, taquipneia, taquicardia e cianose. É realizado o diagnóstico de pneumotórax. A explicação para a ocorrência dessa complicação nesse paciente é:

**A.** Redução do surfactante pulmonar.

**B.** Aumento da reatividade brônquica.

**C.** Aumento da complacência pulmonar total.

**D.** Redução do volume de fechamento alveolar.

# 56. ANESTESIA PARA TRANSPLANTE PULMONAR

Artur A. R. Burlamaque
Fábio Amaral Ribas
Paulo José Irigon Pereira

A história do transplante experimental de pulmão iniciou-se na União Soviética, em 1947, quando Vladimir Demikhov[1] realizou homoenxertos de lobos pulmonares em cães. O primeiro transplante monopulmonar em humanos foi realizado por James Hardy[2] em 1963, tendo o receptor sobrevivido 18 dias e falecido por insuficiência renal. O primeiro transplante de coração e pulmão foi realizado por Denton A. Cooley[3] em uma criança de 2 meses de idade em 1968. A essas experiências iniciais, seguiram-se 20 anos, 50 transplantes e apenas um sobrevivente a longo prazo.

A era moderna do transplante de pulmão teve início com Joel Cooper na Universidade de Toronto em 1983. O grupo de Cooper[4] iniciou a realização de transplantes monopulmonares em pacientes com fibrose pulmonar. Nessa época, a descoberta da ciclosporina abriu novas perspectivas no campo da imunossupressão. Para proteger a anastomose brônquica da deiscência, cobria-se a região da sutura com uma porção vascularizada do omento. Dos primeiros 17 pacientes, nove (53%) sobreviveram além de um ano. Após 1990, Calhoon e colaboradores,[5] dando continuidade ao trabalho desenvolvido por Veith, relatou que a utilização de uma anastomose brônquica telescópica provavelmente anulava a necessidade da omentopexia. Hoje, em alguns centros, a sobrevida do transplante monopulmonar em um ano ultrapassa 90%.

No Brasil, a anestesia para o primeiro transplante de pulmão foi realizada em 1989, no Pavilhão Pereira Filho da Santa Casa de Misericórdia de Porto Alegre. O paciente teve uma sobrevida de dez anos e faleceu quando se encontrava na lista de espera para retransplante. Atualmente, foram ultrapassados 500 transplantes[6] (com base em dados atualizados até dezembro de 2015), e a sobrevida do transplante monopulmonar em um ano se encontra acima de 80% nesse serviço. Em 1999, o mesmo grupo realizou o primeiro transplante bilobar com doadores vivos. O paciente de 10 anos, portador de bronquiolite obliterante em fase terminal, vive hoje uma vida muito próxima do normal, tendo se beneficiado da maior compatibilidade e do grande desenvolvimento dos lobos após o implante.

Entre os avanços atuais, figura a técnica de aproveitamento e melhora dos enxertos limítrofes. A técnica batizada de *ex vivo* se caracteriza pelo fato de colocar os enxertos em uma perfusão contínua com uma solução contendo dextrana e albumina e uma ventilação protetora. Por algumas horas, o pulmão é monitorizado quanto à sua função de troca seguindo um protocolo preestabelecido. Assim, alguns pulmões são recuperados e pode-se ter certeza da viabilidade do órgão para o aproveitamento no transplante (FIG. 56.1).

O futuro do transplante de pulmão parece promissor. A abordagem multidisciplinar, o constante aprimoramento das técnicas cirúrgicas, anestésicas e clínicas e a pesquisa têm progressivamente melhorado os resultados. A longo prazo, a utilização da técnica *ex vivo*,[7] o aumento da realização do transplante intervivos e, mais adiante, os avanços da engenharia genética fornecendo órgãos provavelmente permitirão a diminuição da disfunção primária do enxerto, da rejeição, das doses de imunossupressores, da infecção e da bronquiolite obliterante tardia. A inauguração do hospital de transplantes Dom Vicente Scherer, o primeiro da América Latina, no início de 2002, na Santa Casa de Misericórdia de Porto Alegre, é fruto da dedicação e do trabalho de pessoas que acreditaram no futuro do transplante de órgãos.

Segundo os dados da Associação Brasileira de Transplante de Órgãos, em 2015 foram realizados, no Brasil, 70 transplantes de pulmão, sendo 45 bilaterais, 23 unilaterais e 4 com doadores vivos. A sobrevida para o transplante de pulmão no Brasil, desde que foi iniciada a série em 2010, situa-se em 66% até o primeiro ano e 51% até o sexto ano.

A anestesia para o transplante de pulmão demanda do anestesiologista uma série de conhecimentos em diversas áreas médicas. Alguns exemplos das questões enfrentadas são os diversos tipos de doença pulmonar avançada (cada qual com sua fisiopatologia, a hipertensão arterial pulmonar, a insuficiência aguda de ventrículo direito (VD), o isolamento pulmonar, o uso do suporte ventilatório e circulatório extracorpóreo e o tratamento da dor pós-operatória. Em razão da existência de um número pequeno de transplantes anuais, os resultados se mostram melhores à medida que um pequeno grupo de anestesiologistas se dedica e obtém mais experiência. Também por essa mesma razão, os centros de maior volume de casos ao ano acabam por obter melhores resultados.[8]

Ensaios clínicos controlados têm-se mostrado de difícil realização, pois o número de casos é ainda limitado. Por essa razão, os conhecimentos existentes são baseados em experiências

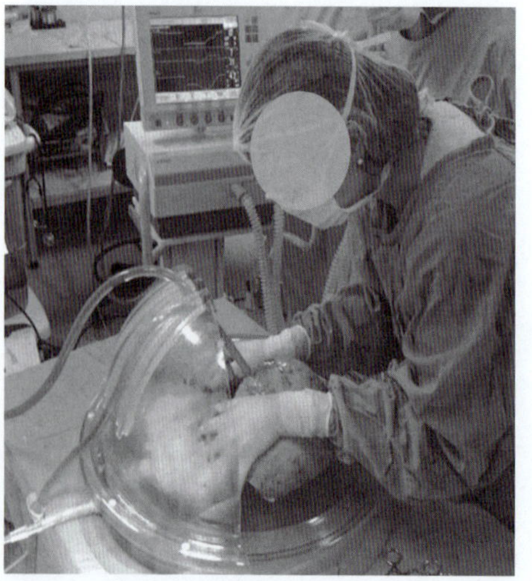

**FIGURA 56.1** Técnica sendo realizada.

Esta imagem pode ser visualizada em cores no Anexo 2, página 1567.

pessoais, relatos de casos, séries de casos dos centros de maior volume, estudos experimentais em modelos animais e alguns poucos ensaios clínicos randomizados e controlados.

As técnicas de transplante de pulmão incluem o transplante monopulmonar, o transplante bipulmonar ou bilobar sequencial e o transplante de coração e pulmão. Existem cuidados específicos para cada uma dessas técnicas.

Alguns dos importantes objetivos do anestesiologista são evitar a contaminação do paciente imunossuprimido, manter a estabilidade hemodinâmica e uma adequada oferta de oxigênio tecidual (seja com ou sem o auxílio da circulação extracorpórea) e evitar o aumento desnecessário do tempo de isquemia do pulmão doado.

## Preparo do paciente

Os centros de transplante pulmonar contam com uma grande equipe multidisciplinar para avaliar e decidir se um paciente tem a necessidade clínica e o perfil psicossocial adequados para ser incluído na lista de transplante. O ideal é que o anestesiologista faça parte dessa equipe e realize a avaliação pré-anestésica em regime ambulatorial.

Além dos preceitos básicos de uma consulta pré-anestésica para cirurgia torácica, com avaliação detalhada da via aérea, tempo de jejum, doenças associadas, alergias, história de sangramento, comorbidades, medicações em uso, cirurgias prévias e avaliação da coluna cervicotorácica, os principais aspectos a serem analisados no paciente são a sua doença de base, a característica do seu distúrbio ventilatório e o grau de comprometimento a outros órgãos e sistemas ocasionado pela doença. Outros fatores essenciais a serem avaliados são a pressão da artéria pulmonar e a função do VD.

As doenças pulmonares que levam ao estágio terminal podem ser classificadas em obstrutivas, restritivas, supurativas e vasculares. Elas devem ser analisadas quanto a três aspectos principais: a mecânica respiratória, o grau de destruição do parênquima pulmonar e o acoplamento cardiopulmonar.

A mecânica ventilatória é analisada pela espirometria, identificando se o distúrbio é restritivo, obstrutivo ou misto. A capacidade de difusão do monóxido de carbono é o melhor teste para avaliar o parênquima pulmonar, e a gasometria fornece dados indiretos importantes sobre sua função. A avaliação do acoplamento cardiopulmonar é feita pelo consumo máximo de oxigênio ($VO_2$máx) ou pelo teste de caminhada dos 6 minutos, sendo esses os dados mais relevantes sobre a reserva funcional do paciente. Além disso, a cintilografia de ventilação-perfusão identifica a diferença de acometimento entre os dois pulmões. Digno de nota, alguns pacientes apresentam características mistas de mecânica ventilatória, com a coexistência de restrição e obstrução pulmonar. Como um distúrbio compensa o outro, por vezes a espirometria demonstra valores normais ou próximos do normal em pacientes extremamente graves. A difusão do monóxido de carbono (DLCO) é capaz de identificar essa gravidade.[9] O manejo da ventilação pulmonar de tais pacientes, sobretudo a ventilação monopulmonar, é um grande desafio. O sucesso dependerá da identificação do regime ventilatório mais apropriado entre essas duas formas tão diferentes de mecânica ventilatória.

O grupo das doenças obstrutivas, representadas pela doença pulmonar obstrutiva crônica (DPOC) e pela deficiência de $\alpha_1$-antitripsina, perfaz 45% das causas de transplantes de pulmão. São doenças insidiosas, com baixo potencial de mortalidade a curto prazo, mas que causam grande limitação e má qualidade de vida. A ventilação monopulmonar deve ser realizada com tempo expiratório prolongado, hipercapnia permissiva, pressão positiva ao final da expiração (PEEP, do inglês *positive end-expiratory pressure*) baixa ou ausência de PEEP em alguns casos. Devido ao enorme espaço morto alveolar, a capnografia não reflete a real concentração de dióxido de carbono ($CO_2$) arterial, e gasometrias seriadas ajudam a definir melhor tal medida. Esses pacientes têm o retorno venoso comprometido, e o alçaponamento de ar intratorácico pode piorar a hemodinâmica e a ventilação mecânica.[10]

O segundo grande grupo, o das doenças restritivas, abrange a fibrose pulmonar idiopática e a fibrose secundária a drogas ou exposição à poluição ambiental. Nesse grupo de doenças, quando o paciente é referido para a lista de transplante, em geral há algum grau de hipertensão pulmonar, sendo tal variável diretamente relacionada à mortalidade. É importante notar que os pacientes que já desenvolveram insuficiência do VD podem apresentar pressão de artéria pulmonar falsamente normal. Para a ventilação monopulmonar na doença restritiva, é necessário tolerar altas pressões inspiratórias e utilizar uma elevada frequência respiratória e PEEP elevadas.

As doenças supurativas incluem principalmente a fibrose cística e a bronquiectasia. O grande risco nesses pacientes é a obstrução do lúmen do tubo orotraqueal pela secreção pulmonar. Por isso, é adequado realizar uma broncoscopia antes da intubação com tubo de duplo lúmen e aspirá-lo diversas vezes durante a cirurgia. Nessas patologias, sempre há indicação de transplante bilateral, devido à existência de focos purulentos com colonização intratável em ambos os pulmões. São pacientes acometidos por pneumonias de repetição, e costuma haver indicação de cobertura com antibioticoterapia específica para cada paciente. Em geral, possuem pequena caixa torácica, onde a inflamação crônica produz aderências pleurais que fazem desse grupo o mais propenso a receber transfusão sanguínea.

Os pacientes com hipertensão pulmonar idiopática são de altíssimo risco. Em geral, há hipertensão de artéria pulmonar (HAP) grave ou HAP falsamente leve a moderada pela disfunção de VD que não permite gerar altas pressões de artéria pulmonar (PAP). Esses pacientes não toleram queda de pré-carga nem hipoxemia. É prudente realizar uma indução cuidadosa e ter à disposição suporte extracorpóreo (circulação extracorpórea [CEC], oxigenação por membrana extracorpórea [ECMO, do inglês *extracorporeal membrane oxygenation*]), com perfusionista e cirurgião em sala.[11,12]

## Monitores, equipamentos e acessos venosos

Além da monitorização básica para anestesia geral prolongada em cirurgia de grande porte, com eletrocardioscopia de cinco derivações com análise de segmento ST, capnografia, analisador de gases, oximetria de pulso com pletismografia, sonda vesical de demora e temperatura esofágica, o transplante de pulmão exige monitorização de pressão arterial invasiva, pressão venosa central e pressão de artéria pulmonar.

São pacientes muito vulneráveis a terem consciência transoperatória, pois, além do fato de os halogenados necessitarem longos períodos para atingirem a biofase, seus pulmões são posteriormente removidos, o que promove queda abrupta na concentração alveolar mínima (CAM) e, na sequência, queda na concentração sérica dos opioides que acontece com o implante do enxerto e o metabolismo de primeira passagem pelo pulmão. Nessa fase, há necessidade de hipnóticos e opioides adicionais, justamente em um momento crítico de queda de resistência vascular sistêmica.[13] Por isso, monitores de profundidade anestésica como o índice biespectral (BIS) ou entropia são indispensáveis.

A gasometria arterial contínua ou seriada para adequar a ventilação, corrigir o distúrbio eletrolítico e acidobásico e guiar a reposição sanguínea é crucial para o manejo do paciente.

Outros monitores de extrema importância são o débito cardíaco contínuo e a saturação venosa mista de oxigênio de que dispõem os novos cateteres de artéria pulmonar. A ecocardiografia transesofágica é uma indicação com pouca força de evidência (IIb),[14] porém é particularmente útil em observar as anastomoses,[15] diagnosticar a causa de instabilidade hemodinâmica, como a insuficiência do VD, o *shunt* intracardíaco, a hipovolemia ou a presença de ar em câmaras cardíacas.[16]

Os acessos venosos devem ser generosos. Uma veia periférica calibrosa, o introdutor de cateter de artéria pulmonar com acesso lateral e mais um acesso central de duplo ou monolúmen são indicados. Colchão térmico e manta térmica inferior são essenciais para evitar hipotermia, pois, além da sala fria e de uma grande incisão, o enxerto gelado promove grande queda da temperatura.

## Indução anestésica

O uso de hipnóticos e opioides que reduzem o tônus simpático causa vasodilatação e queda da resistência vascular sistêmica, podendo ser catastrófico nesses pacientes. Uma indução cautelosa, optando-se por fármacos que causem menor repercussão hemodinâmica, como o midazolam ou o etomidato e baixas doses de fentanil, é uma boa alternativa. O propofol não é contraindicado, desde que seja usado lentamente e com o auxílio de vasopressores $\alpha$-agonistas. Caso haja indicação de indução por sequência rápida, o cuidado deve ser redobrado, devendo-se considerar a relação risco-benefício, já que há grande chance de instabilidade hemodinâmica.

Todo paciente deve ser induzido com a monitorização para pressão arterial invasiva instalada. Pacientes com elevada PAP e capacidade funcional extremamente baixa no teste de caminhada de 6 minutos são muito dependentes da pré-carga para manutenção do débito cardíaco. Assim, fatores que reduzem a pré-carga, como a ventilação com pressão positiva ou medicações anestésicas, não são bem tolerados. Além disso, a hipóxia e a hipercapnia causam elevação da resistência arterial pulmonar e podem precipitar uma insuficiência do VD de difícil reversão.[17] Nesses casos, o cateter de artéria pulmonar e o acesso central devem ser inseridos com o paciente ainda acordado, os fármacos vasopressores devem estar instalados e o cirurgião e o perfusionista devem estar preparados para entrada em CEC caso haja colapso circulatório. Nos casos extremos de HAP, a indução pós-canulação de artéria femoral é a conduta mais segura.

## Vias aéreas

O manejo do transplante de pulmão requer isolamento pulmonar e ventilação monopulmonar. É possível a exclusão pulmonar com tubos de duplo lúmen ou com tubos simples associados aos bloqueadores brônquicos. O ideal é a utilização do tubo de duplo lúmen esquerdo, que facilita a ventilação de ambos os lados de maneira fácil e prática. O tubo de duplo lúmen direito raras vezes é usado devido à proximidade da carina com a emergência do brônquio superior direito, que é facilmente obstruído.[18]

A escolha do tamanho do tubo de duplo lúmen pode ser feita a partir da medida traqueal ao nível clavicular na radiografia de tórax anteroposterior. O padrão-ouro para avaliar o posicionamento do tubo é a broncoscopia flexível, que, além de auxiliar o correto posicionamento, facilita a aspiração de secreções da árvore brônquica.

## Anestésicos e adjuvantes

Para o transplante de pulmão, pode ser utilizada tanto a anestesia venosa total quanto a anestesia inalatória balanceada. Não há evidência de superioridade de qualquer uma das técnicas. São usados os relaxantes musculares de duração intermediária, sendo que os opioides podem ser utilizados em bólus, como o fentanil e o sufentanil, ou em infusão contínua, em especial o remifentanil.

Estão indicados corticoides potentes, em geral a metilprednisolona, como imunossupressores e ainda para evitar a síndrome de insuficiência suprarrenal naqueles usuários crônicos desse fármaco. É sempre indicada a profilaxia com um antimicrobiano de amplo espectro, variando conforme o serviço e a colonização específica de determinados receptores.

Os antifibrinolíticos são usados nos casos com alto risco de sangramento, como no retransplante, no paciente com pleurodese prévia e quando há necessidade de suporte extracorpóreo. Utiliza-se, no Brasil, o ácido tranexâmico ou o ácido $\varepsilon$-aminocaproico.

Os fármacos vasodilatadores pulmonares normalmente são usados nos casos de HAP grave prévia ou naqueles pacientes que não toleram o clampeamento da artéria pulmonar. Não há evidência de benefício do uso profilático desses agentes.[19] Podem ser empregados vasodilatadores venosos, como a nitroglicerina e a milrinona, que reduzem também a pressão arterial sistêmica e podem levar ao colapso circulatório, ou vasodilatadores inalatórios, como o óxido nítrico e o epoprostenol, que têm a vantagem de promover uma vasodilatação seletiva dos vasos pulmonares nas áreas ventiladas. O óxido nítrico inalatório e o epoprostenol inalatório têm efeitos comparáveis na diminuição da pressão da artéria pulmonar, na melhora do índice cardíaco e na diminuição da pressão venosa central,[20] sendo que qualquer um dos dois agentes pode ser usado no transplante de pulmão. Outra medicação que vem sendo testada com resultados promissores é a milrinona inalatória.[21]

A maioria dos pacientes que se beneficiam do tratamento com fármacos vasodilatadores pulmonares são aqueles com elevado gradiente transpulmonar, ou seja, HAP com pressão capilar pulmonar baixa.

## Óxido nítrico inalatório

De todos os fármacos vasodilatadores pulmonares, o óxido nítrico (NO) foi, e ainda é, o mais utilizado, estudado e experimentado no transplante de pulmão. Empregado de forma inalada, é um vasodilatador seletivo dos vasos pulmonares. Em 1987, o fator de relaxamento do endotélio vascular foi identificado como o óxido nítrico e, a partir de então, mereceu grande interesse graças às suas propriedades e potencialidades em diversas situações clínicas, incluindo o período perioperatório do transplante de pulmão.

Entre as propriedades de interesse do fármaco, além da vasodilatação pulmonar, está sua atividade anti-inflamatória em nível pulmonar. Além disso, seu uso inalatório permite que as áreas mais ventiladas do pulmão sejam as mais vasodilatadas, aumentando com isso a pressão parcial arterial de oxigênio ($PaO_2$). Tal efeito não é conseguido com vasodilatadores venosos, pois estes atuam indiscriminadamente nas regiões pulmonares, produzindo aumento do *shunt* intrapulmonar e diminuição da $PaO_2$. Entretanto, o uso profilático do fármaco não mostrou benefício na prevenção da disfunção primária do enxerto, e sua indicação atual é o tratamento da hipertensão pulmonar e da hipoxemia sistêmica nos períodos trans e pós-operatório do transplante.

Durante a administração devem ser monitorizados os níveis de dióxido de nitrogênio ($NO_2$), produto da reação do óxido nítrico com o oxigênio, que é altamente tóxico para o pulmão. Seus níveis não devem exceder 3 ppm. Outra consequência da administração de NO é a formação da metemoglobinemia, que compromete o transporte de oxigênio. Níveis elevados de metemoglobinemia são incomuns com doses abaixo de 80 ppm de óxido nítrico.

# Etapas transoperatórias

## Clampeamento da artéria pulmonar

Uma conduta importante a ser realizada imediatamente antes do clampeamento da artéria pulmonar é a identificação de que o cateter de Swan-Ganz não se encontra no seu interior. Na grande maioria das vezes, ele estará na artéria pulmonar direita. Se for constatada a sua presença à palpação, deverá ser recuado para o tronco da artéria pulmonar até o final do implante do enxerto, quando então poderá ser reintroduzido.

Após o clampeamento, é avaliada a necessidade de suporte com CEC ou ECMO. O clampeamento da artéria pulmonar diminui a área de secção transversal do leito arterial pulmonar. Isso eleva a pressão da artéria pulmonar e pode causar insuficiência do VD, com suas consequências (FIG. 56.2). Existem diversas formas de manejar a hipertensão arterial pulmonar aguda. No QUADRO 56.1, encontra-se um algoritmo que persiste como referência útil nessa situação.[22] É importante que se observe um período não menor do que 5 minutos de estabilidade antes que se autorize ao cirurgião a continuar com a retirada do pulmão nativo, pois nem a entrada em CEC nem o implante do enxerto podem ser feitos de maneira tão imediata.

O suporte extracorpóreo emergencial se acompanha de maior mortalidade do que o suporte planejado. Diso e colaboradores,[23] em 2010, publicaram estudo observacional de 145 transplantes de pulmão. Destes, 34 pacientes necessitaram de CEC, sendo 12 CECs planejadas e 22 não planejadas. A mortalidade em 30 dias foi de 35% com a CEC planejada *versus* 70% com a não planejada. Alguns critérios que auxiliam na decisão da utilização de suporte extracorpóreo encontram-se no QUADRO 56.2. É necessária a avaliação de vários critérios

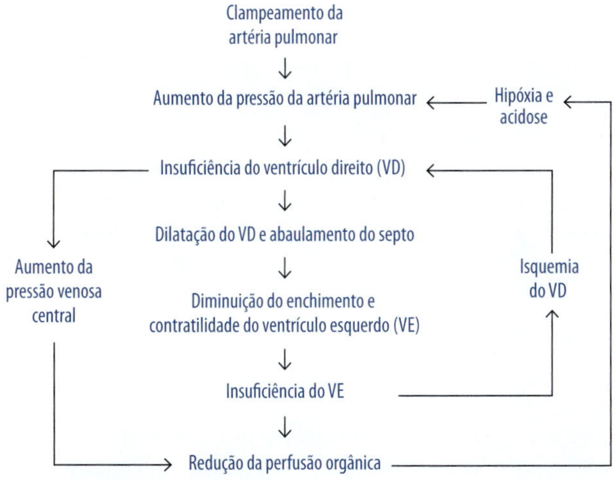


**FIGURA 56.2** Eventos que podem ser desencadeados com o clampeamento da artéria pulmonar.

**QUADRO 56.1** Manejo da hipertensão pulmonar aguda e da insuficiência de ventrículo direito

- **Avaliação pré-operatória**
  Identificação dos pacientes de risco
- **Monitorização invasiva**
  Cateter de artéria pulmonar
  Oximetria venosa mista
  Fração de ejeção de ventrículo direito
  Débito cardíaco contínuo
  Ecocardiografia transesofágica
- **Prevenção de vasoconstrição pulmonar**
  Hipóxia, hipercapnia, acidose, hipotermia
  Resposta reflexa à anestesia superficial
  Cautela com a terapia vasoconstritora
- **Utilização de vasodilatadores pulmonares**
  Óxido nítrico inalatório 20 a 40 ppm
  Prostaciclina inalatória
- **Utilização de vasoconstritores**
  Noradrenalina 20 a 200 $ng \cdot kg^{-1} \cdot min^{-1}$
- **Terapia inotrópica**
  Adrenalina 20 a 200 $ng \cdot kg^{-1} \cdot min^{-1}$
  Milrinona 0,125 a 0,375 $mg \cdot kg^{-1} \cdot min^{-1}$
- **Se não responsiva, iniciar circulação extracorpórea**

*Fonte: Adaptado de Miles e colaboradores.*[22]

**QUADRO 56.2** Valores de referência para a necessidade de suporte extracorpóreo transoperatório

- Pressão arterial média < 50 a 60 mmHg
- Pressão arterial pulmonar média > 40 mmHg
- Saturação da hemoglobina arterial pelo oxigênio < 85%
- Saturação de oxigênio do sangue venoso misto < 60%
- pH < 7,1
- Índice cardíaco < 2 $L \cdot min^{-1} \cdot m^{-2}$

em conjunto, mais do que um valor absoluto. Algumas vezes, apesar da manutenção da homeostasia por períodos de cinco ou dez minutos, a descompensação é uma questão de tempo. Um exemplo dessa situação ocorre quando existe um aumento rapidamente progressivo da pressão parcial arterial de dióxido de carbono ($PaCO_2$) por uma ventilação muito dificultada nas doenças obstrutivas, o que leva a um aumento paralelo da pressão arterial pulmonar com uma possível descompensação hemodinâmica.

Na **TABELA 56.1** estão as gasometrias do período transoperatório de um transplante bilobar de pulmão em que podem ser observados os altos valores da $PaCO_2$ atingidos durante o implante de um dos lobos sem CEC.

## Suporte extracorpóreo

Nos últimos anos, houve um extraordinário desenvolvimento dos recursos de suporte da circulação, oxigenação e ventilação para o transplante de pulmão. Hoje, no pré, trans e pós-operatório, dispõe-se de um grande arsenal de técnicas de suporte, cada uma com sua indicação, como a CEC tradicional, os circuitos de CEC enxutos (MINICEC), a ECMO, seja venovenosa (VV) ou venoarterial (VA), e a membrana de ventilação/oxigenação sem bomba (ILA, do inglês *interventional lung assist*).

De forma resumida, pode-se dizer que, como ponte para o transplante, figuram as técnicas da ECMO VV e da ILA.[24-26] Para o transoperatório, quando a assistência circulatória é necessária, em geral se utiliza a CEC convencional, a MINICEC ou a ECMO VA. Por fim, no pós-operatório, a técnica predominante é a ECMO VV. A descrição detalhada de cada um desses circuitos incluindo as suas características técnicas foge ao objetivo deste capítulo. No entanto, esses detalhes técnicos se traduzem em diferenças de manejo que devem ser compreendidas para o sucesso do suporte.

Para o transoperatório, a MINICEC demonstrou benefícios sobre a CEC convencional em desfechos primários. A contagem de plaquetas foi maior, a creatinina e a ureia foram menores e a expressão de vários mediadores inflamatórios (fator de necrose tumoral α, interleucina 10 e elastase) foram menores com a MINICEC do que com a CEC convencional no pós-operatório de cirurgias que usaram tais sistemas.[27,28]

Ainda, para o transoperatório, a ECMO em comparação com a CEC tem demonstrado claros benefícios em desfechos importantes, como a mortalidade. Ius e colaboradores[29] realizaram um ensaio clínico de 92 pacientes consecutivos: 46 receberam ECMO e 46 receberam CEC. O grupo de pacientes nos quais se utilizou a CEC recebeu mais concentrado de glóbulos e concentrado de plaquetas do que o grupo no qual se usou a ECMO. Além disso, no grupo que utilizou a ECMO, um número maior de pacientes necessitou de hemodiálise e a mortalidade precoce e tardia foi significativamente menor. Esse não é o único estudo com dados francamente positivos em favor da ECMO para o suporte transoperatório.[30,31] Nesse equipamento, todo o circuito é revestido com heparina e, com isso, há diminuição da dose necessária de heparina sistêmica (alvo do tempo de coagulação ativada [TCA] até 200). É provável que esse seja um dos fatores mais importantes nos resultados positivos obtidos com a utilização da ECMO transoperatória.

Alguns centros já empregam o método de forma rotineira quando é necessário o suporte transoperatório.[32] No entanto, a adoção do método esbarra na questão do alto custo do equipamento. Por último, há quem preconize a utilização da ECMO no transoperatório para todos os pacientes, independentemente de qualquer instabilidade circulatória ou ventilatória.[33] A argumentação consiste em maior estabilidade hemodinâmica e na reperfusão dos enxertos com a pressão da artéria pulmonar mais controlada, em especial no transplante bilateral. Na prática, ainda não existem estudos prospectivos, randomizados e controlados que possam esclarecer definitivamente se o suporte extracorpóreo de fato leva a piores resultados no transplante de pulmão.

Na **FIGURA 56.3**, mostra-se um paciente com ECMO pós-operatória instalada; na **FIGURA 56.4**, a ECMO como ponte para o transplante; na **FIGURA 56.5**, a ILA como ponte para o transplante; na **FIGURA 56.6**, o esquema do manejo da ILA; na **FIGURA 56.7**, um circuito de CEC convencional durante o transoperatório de um transplante lobar bilateral; e na **FIGURA 56.8**, um circuito de MINICEC.

A utilização de qualquer um dos recursos de suporte extracorpóreo traz diversos riscos, incluindo as alterações da coagulação, a síndrome inflamatória sistêmica e alguns efeitos deletérios

**TABELA 56.1** Gasometrias do período transoperatório de um transplante bilobar

| Tempo da coleta / variável | Início da VMP | Após 15 minutos | Após 30 minutos | Após entrada em CEC |
|---|---|---|---|---|
| pH | 7,24 | 7,18 | 7,16 | 7,30 |
| $PaCO_2$ | 99 | 119 | 124 | 84 |
| $HCO_3$ | 43 | 44 | 44 | 40 |
| $CO_2T$ | 46 | 48 | 48 | 43 |
| BE | 11 | 10 | 9 | 11 |
| $PaO_2$ | 407 | 378 | 431 | 66 |
| $SHbO_2$ | 99 | 99 | 99 | 93 |

BE, excesso de bases; CEC, circulação extracorpórea; $CO_2T$, dióxido de carbono total no sangue; $HCO_3$, bicarbonato; $PaCO_2$, pressão parcial arterial de dióxido de carbono; $PaO_2$, pressão parcial arterial de oxigênio; $SaO_2$, saturação da hemoglobina arterial pelo oxigênio; VMP, ventilação monopulmonar.

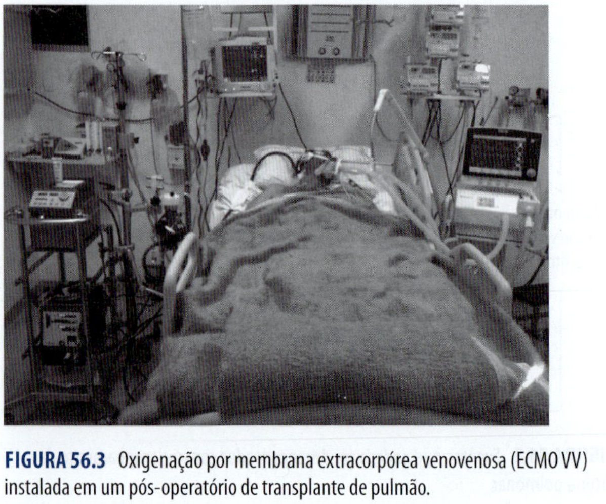

**FIGURA 56.3** Oxigenação por membrana extracorpórea venovenosa (ECMO VV) instalada em um pós-operatório de transplante de pulmão.

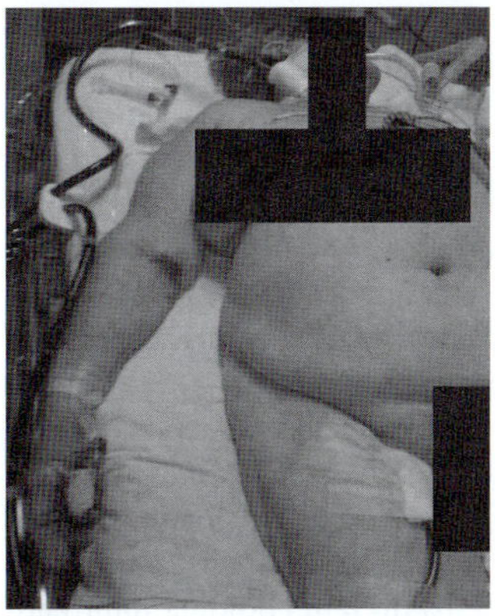

**FIGURA 56.4** Oxigenação por membrana extracorpórea venovenosa (ECMO VV): ponte para o transplante.

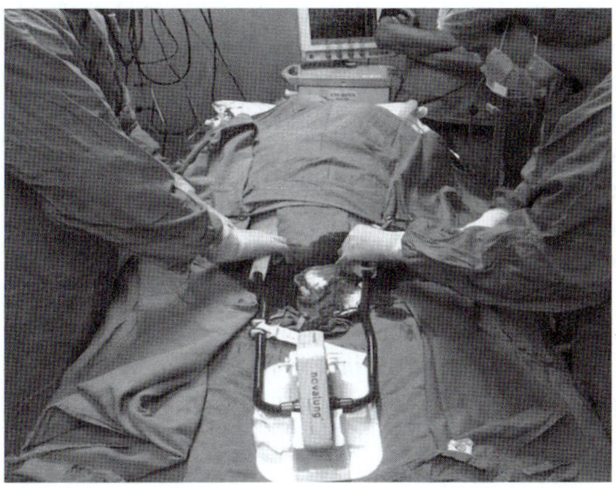

**FIGURA 56.5** Membrana de ventilação/oxigenação sem bomba (ILA) sendo instalada como ponte para o transplante.

Esta imagem pode ser visualizada em cores no Anexo 2, página 1567.

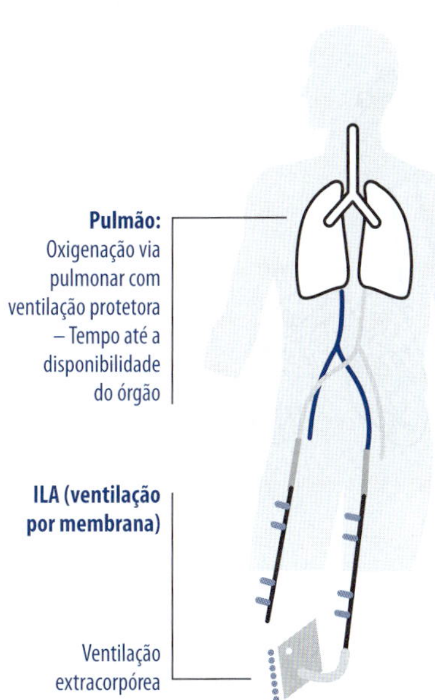


**FIGURA 56.6** Coordenando os "dois pulmões" em membrana de ventilação/ oxigenação sem bomba (ILA).

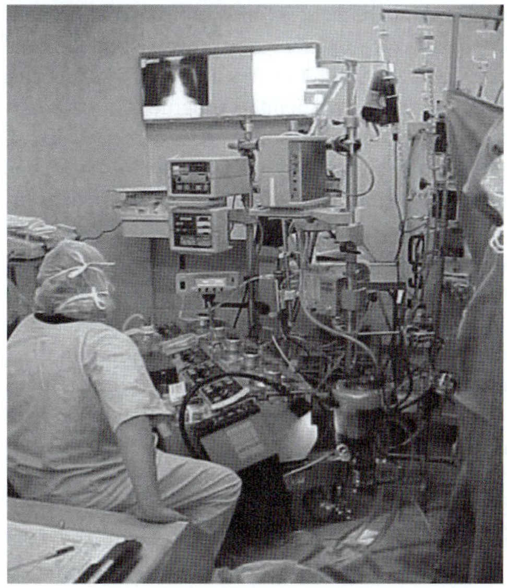

**FIGURA 56.7** Circulação extracorpórea convencional em um transplante intervivos.

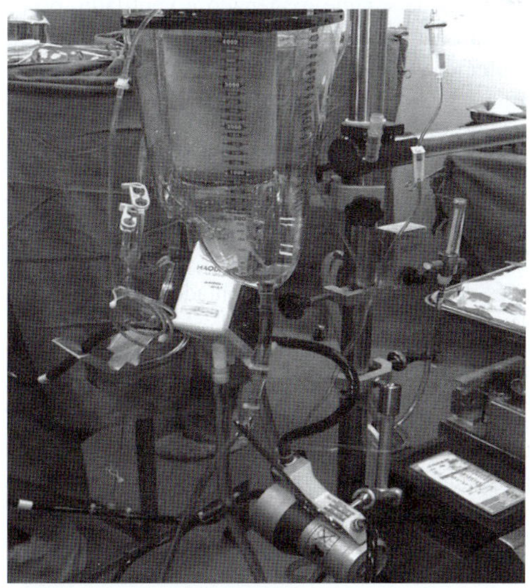

**FIGURA 56.8** Circuito de MINICEC: o reservatório de cardiotomia só é montado para o reaproveitamento do sangue aspirado.

Esta imagem pode ser visualizada em cores no Anexo 2, página 1567.

na função imediata do enxerto. Aeba e colaboradores[34] demonstraram precocemente várias diferenças significativas na função pulmonar imediata entre os pacientes que foram submetidos ou não à CEC. Entre elas, estão infiltrados pulmonares mais intensos na radiografia de tórax e um tempo de intubação mais prolongado. Além disso, esse estudo encontrou maior taxa de mortalidade em um ano no grupo que foi submetido à CEC. A morbimortalidade da CEC no transplante de pulmão foi corroborada por estudos posteriores, em especial a da CEC não planejada que se acompanha de um aumento significativo da mortalidade.[23,35,36] Apesar disso, não se deve hesitar na sua instituição quando necessário. Tentar evitá-la quando se tem critérios para sua indicação pode levar a consequências catastróficas.

Na eventualidade da realização do suporte extracorpóreo, são seguidos os protocolos existentes para essa conduta, mas alguns aspectos merecem considerações especiais. As alternativas para a canulação no transplante esquerdo são os vasos femorais ou a artéria pulmonar e a aorta descendente. No transplante à direita ou no bilateral com incisão de *clamshell* (concha de marisco), o átrio direito e a aorta ascendente podem facilmente ser canulados. Nessa topografia, a canulação bicaval diminui o número de interferências críticas no retorno venoso quando comparada com a canulação única de dois estágios.[37]

O fluxo de sangue fornecido pela máquina pode ser parcial, para que haja diminuição da circulação do sangue pelo circuito e para evitar a isquemia quente do primeiro implante no transplante bilateral. Com isso, é necessária a manutenção da normotermia e das pressões adequadas de enchimento cardíaco para garantir o complemento do fluxo sanguíneo da máquina às necessidades de oxigênio tecidual. Portanto, o *priming* deve, de preferência, estar aquecido e as pressões de enchimento cardíaco devem ser monitorizadas. O cateter de Swan-Ganz pode medir o débito cardíaco que complementa o fluxo da máquina. A **FIGURA 56.9** demonstra a complexidade da administração dos dois sistemas em paralelo. Enquanto o sistema extracorpóreo supre parte do fluxo de sangue oxigenado e ventilado, o coração e o pulmão contralateral ao transplante suprem a outra parte que complementa as necessidades teciduais de oxigênio.

A isquemia quente recém-referida acontece pela inexistência de fluxo brônquico durante o implante do segundo enxerto sob o suporte extracorpóreo no transplante bipulmonar ou bilobar. Assim, o primeiro órgão implantado ficará isquêmico se o fluxo da máquina for total. Por outro lado, se as pressões de enchimento forem muito elevadas, poderá haver hiperfluxo através do pulmão recém-implantado, resultando em edema do mesmo.

## As técnicas e a sequência cirúrgica

Hoje são realizadas, conforme já mencionado, quatro modalidades de transplante de pulmão: o unilateral, o bilateral sequencial, o lobar intervivos e o coração/pulmão. Cada uma dessas técnicas apresenta suas indicações, e a revisão deste tópico foge ao objetivo do presente capítulo. Tem havido um crescente interesse mundial na técnica bilateral, por sua sobrevida mais prolongada na maioria das indicações,[38,39] exceção feita aos pacientes idosos com doença restritiva, que apresentam sobrevida tardia semelhante ao transplante unilateral.[37] No entanto, com a escassez de órgãos doados, muitos centros ainda priorizam atender um número maior de receptores com o transplante unilateral, desde que seja possível pelos aspectos relacionados à doença do paciente, em especial a existência de doença purulenta que contraindica o transplante unilateral.

A disfunção primária do enxerto tem etiologia multifatorial, e entre os fatores implicados está o tempo de isquemia do enxerto. Não existe um ponto de corte bem definido na literatura. Esse tempo deveria, de preferência, ser menor do que 4 horas, mas tempos de até 6 ou 8 horas são aceitáveis. Portanto, como o tempo de isquemia tem um limite, a realização do transplante pulmonar exige uma integração entre as equipes cirúrgica, anestésica e de suporte extracorpóreo.

A logística da captação e o transporte do pulmão devem estar em sincronia com a equipe que vai atuar sobre o receptor. Normalmente, 2 horas são suficientes para o preparo do paciente até que este esteja pronto para a chegada do órgão e o início do implante. Dessa forma, após determinar a compatibilidade anatômica e do sistema ABO, a equipe da captação analisa a viabilidade do órgão por meio de inspeção, palpação, análise da radiografia, gasometria e broncoscopia. Somente então sinaliza à equipe que está atuando no receptor para prosseguir. Nesse momento, o anestesiologista deve estar pronto para a indução anestésica do paciente.[40]

Após a chegada e o preparo do órgão, a equipe opta por transplantar, unicamente ou inicialmente, o lado com pior perfusão, seguindo a indicação da cintilografia perfusional e diminuindo, assim, a necessidade de CEC. Quando o transplante é bilateral, realiza-se a dissecção dos dois lados, liberando o acesso aos dois hilos pulmonares antes da retirada do primeiro

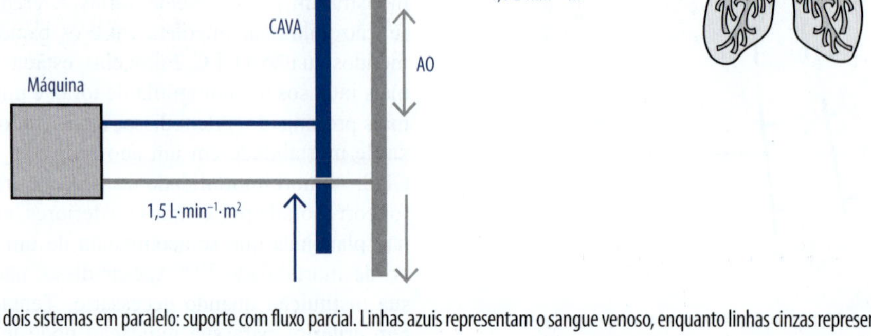


**FIGURA 56.9** Coordenando dois sistemas em paralelo: suporte com fluxo parcial. Linhas azuis representam o sangue venoso, enquanto linhas cinzas representam o sangue oxigenado. TX, pulmão a retirar.

pulmão, o que diminui o tempo de exposição do pulmão que é transplantado primeiramente a todo o débito cardíaco. Após a retirada do órgão nativo, o enxerto é trazido para a cavidade torácica. Nesse momento, existem algumas estratégias para reduzir a isquemia à medida que o órgão aumenta a sua temperatura. Uma delas é trazê-lo envolto em uma compressa gelada ou colocá-lo sobre uma capa plástica onde circula soro gelado. É importante salientar que essas medidas contribuem para a hipotermia do paciente.[37]

O implante é iniciado pela anastomose do brônquio principal, após cuidadosa aspiração. Segue-se a anastomose da artéria pulmonar. Por último, a banda tecidual que separa as veias pulmonares é seccionada longitudinalmente, e uma única anastomose é realizada direto no átrio esquerdo. Após o término da anastomose atrial, os últimos pontos são deixados soltos, procede-se a uma abertura parcial do clampe da artéria pulmonar para saída do ar e da solução de preservação pulmonar, e então os pontos do átrio esquerdo são apertados.[41]

A anastomose de artérias brônquicas deixou de ser realizada na maioria dos serviços pela dificuldade técnica e pelo aumento do tempo cirúrgico, sem, contudo, demonstrar evidência da melhora nos resultados. A estratégia realizada para proteger o brônquio que fica vulnerável à isquemia é deixar o coto do brônquio do doador o mais curto possível.[42]

Com a abordagem pela incisão de *clamshell*, uma das principais implicações cirúrgicas no manejo anestésico é a compressão das câmaras cardíacas e dos grandes vasos para exposição do hilo pulmonar. No lado esquerdo, a compressão é diretamente sobre o átrio esquerdo, o que impede o enchimento ventricular e o adequado débito cardíaco. Já no lado direito, a compressão é sobre a veia cava superior, o que dificulta o retorno venoso, diminui a pré-carga, diminui o débito cardíaco e piora a perfusão cerebral devido à congestão venosa. Por isso, a comunicação contínua entre o anestesiologista e o cirurgião é essencial.

As **FIGURAS 56.10 A 56.15** ilustram a sequência de anastomoses sendo realizada.

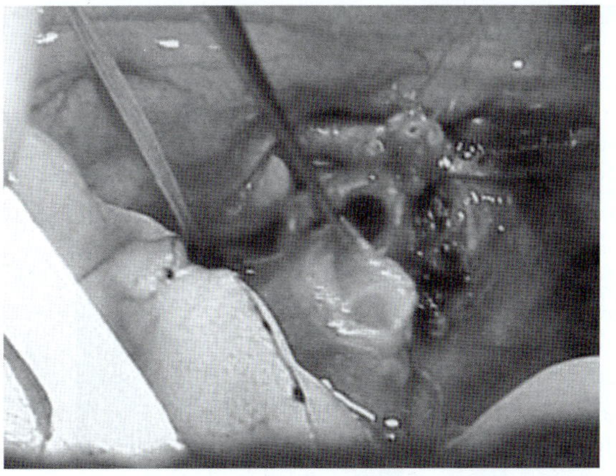

**FIGURA 56.11** Apresentação do brônquio para a anastomose.

Esta imagem pode ser visualizada em cores no Anexo 2, página 1567.

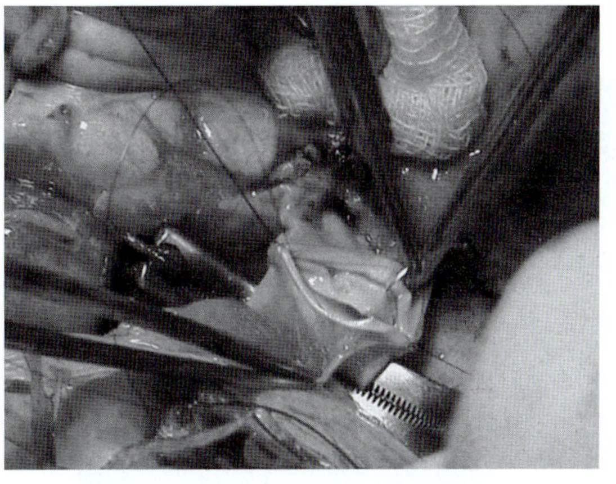

**FIGURA 56.12** Realização da anastomose da artéria pulmonar.

Esta imagem pode ser visualizada em cores no Anexo 2, página 1568.

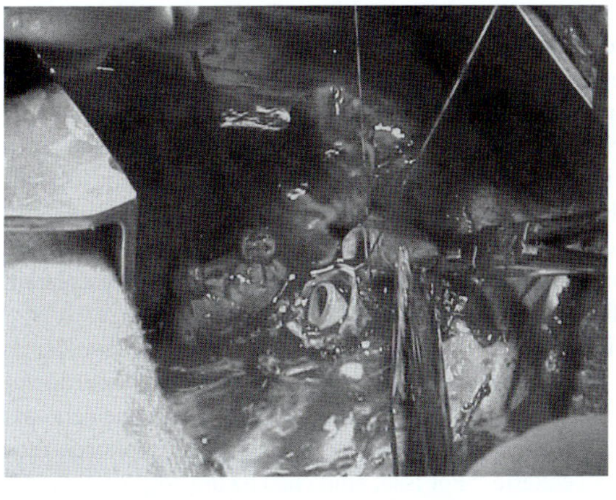

**FIGURA 56.10** Término da pneumonectomia. A cavidade torácica esquerda está pronta para receber o enxerto. O tubo de Carlens está posicionado no coto do brônquio principal esquerdo.

Esta imagem pode ser visualizada em cores no Anexo 2, página 1567.

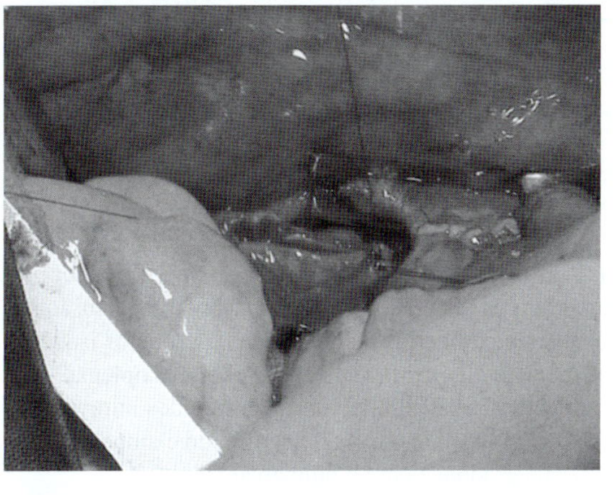

**FIGURA 56.13** Artéria pulmonar finalizada e anastomose do átrio esquerdo sendo realizada.

Esta imagem pode ser visualizada em cores no Anexo 2, página 1568.

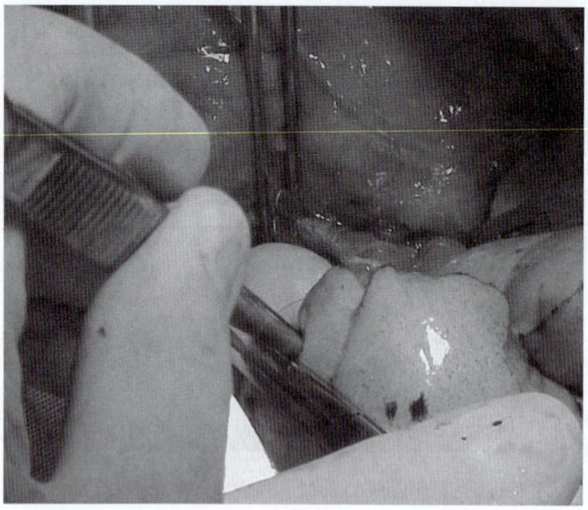

**FIGURA 56.14** Início da abertura do clampe da artéria pulmonar. O pulmão ainda está com coloração esbranquiçada.

Esta imagem pode ser visualizada em cores no Anexo 2, página 1568.

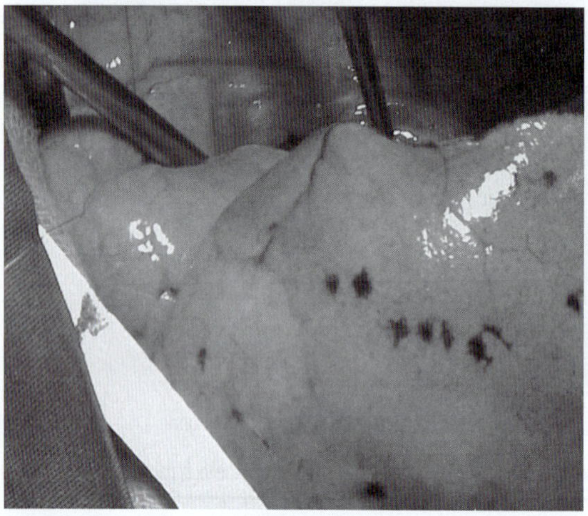

**FIGURA 56.15** Pulmão sendo reperfundido. O pulmão adquire a coloração rosada.

Esta imagem pode ser visualizada em cores no Anexo 2, página 1568.

## Abertura do clampeamento da artéria pulmonar

Na abertura do clampe da artéria pulmonar, há perda sanguínea para a retirada do ar residual do sistema venoso pulmonar, e o sangue que preenche o leito vascular pulmonar deixa o leito sistêmico. Esses fatores levam à hipotensão, que pode ser grave. Outros fatores que podem contribuir para a hipotensão são a embolia aérea coronariana, a liberação de produtos isquêmicos e a liberação de prostaglandinas da "pneumoplegia". Em geral são necessárias a administração de líquidos intravenosos e a utilização de vasopressores. A abertura do clampeamento é feita de forma gradual e com o pulmão aerado.

Durante essa fase, podem ocorrer incongruências da ventilação e da perfusão entre o pulmão transplantado e o nativo. Na verdade, quando se prevê ventilação ou perfusão significativamente maior no pulmão nativo, há indicação de transplante bipulmonar. Contudo, alterações ainda podem ocorrer, o que exige o manejo correto pelo anestesiologista. Assim sendo, na doença restritiva durante a ventilação bipulmonar, o pulmão transplantado acaba recebendo maior ventilação e, quando em decúbito lateral, menor perfusão, podendo ocorrer algum grau de hipoxemia até que o paciente assuma o decúbito dorsal ao final da cirurgia. Nos casos que se apresentam com hipertensão pulmonar, durante a ventilação monopulmonar, o *shunt* através do primeiro pulmão transplantado também pode causar hipoxemia, impedindo a continuidade dessa ventilação.

Outro aspecto importante durante essa etapa é a diminuição, se possível, da fração inspirada de oxigênio ($F_IO_2$) para valores inferiores a 40% e a utilização de parâmetros de ventilação protetora, incluindo baixo volume corrente, limitação da pressão de platô e uso de PEEP.

## Administração de fluidos

Sempre existiu uma grande polêmica a respeito da hidratação no transplante de pulmão. Tal polêmica foi inicialmente derivada dos conceitos restritivos das cirurgias ressectivas pulmonares, nas quais o receio do edema pós-ressecção esteve sempre presente. A lógica desse receio da hiper-hidratação no transplante de pulmão provém principalmente de dois fatores: em primeiro lugar, da questão da inexistência de drenagem linfática no pulmão transplantado, o que dificulta a remoção de líquidos do interstício pulmonar; e em segundo lugar, de uma observação prática: quando o paciente desenvolve uma disfunção primária do enxerto (DPE), a restrição hídrica melhora o paciente, aumenta a relação $PaO_2/F_IO_2$ e torna a ventilação pulmonar mais leve.

As perguntas que sempre foram feitas é se o excesso de volume aumenta a possibilidade de haver disfunção primária do enxerto (em especial a DPE de grau 3, que se associa à morbimortalidade), e qual o valor do excesso de volume que não deveria ser ultrapassado. As respostas para tais questões ainda não existem. O assunto é de grande complexidade. O desenvolvimento de disfunção primária do enxerto tem etiologia multifatorial. O manejo hemodinâmico transoperatório muitas vezes exige a administração de grande volume de fluidos. O risco da insuficiência renal com seu impacto na morbimortalidade está sempre presente.

Do ponto de vista das evidências, observou-se em uma coorte de 494 transplantes, em estudo publicado por Geube e colaboradores,[43] que 123 (25%) pacientes desenvolveram disfunção primária do enxerto de grau 3 (forma mais grave e associada à mortalidade). Nesse estudo, constatou-se que o volume de fluidos administrados no transoperatório para esses pacientes foi significativamente maior (mediana de 5,0 [3,8-7,5] L) quando comparado ao volume dado aos pacientes que não apresentaram tal disfunção (mediana de 3,9 [2,8-5,2] L).

Diversas ponderações foram feitas a respeito desses achados. A mais importante delas é se a maior necessidade de volume não foi apenas secundária a diversos fatores que denotam gravidade e que poderiam ser os primariamente implicados nos efeitos ao enxerto.[44] Por isso, ainda não há um corpo de evidências que sustentem a indicação de um balanço de fluidos restritivo para todos os pacientes. Em geral, a administração de fluidos segue o conceito de terapia orientada por metas de fluxo, como o débito cardíaco e a saturação venosa, suficientes para uma boa oferta de oxigênio tecidual. Se o enxerto demonstrar sinais de disfunção primária, passam a ser consideradas as metas de permeabilidade, como a relação $PaO_2/F_IO_2$, a água extravascular pulmonar e a complacência pulmonar.

## Extubação

Ao final da cirurgia, o anestesiologista troca o tubo de duplo lúmen por um tubo simples, quando então é realizada uma fibrobroncoscopia para avaliar a anastomose brônquica. A extubação é realizada na unidade de tratamento intensivo (UTI) quando forem atingidos a estabilidade hemodinâmica, a normotermia, a recuperação anestésica e os critérios ventilatórios para a extubação.

## Analgesia pós-operatória

Diversos artigos são inequívocos ao afirmar o benefício da analgesia peridural no transplante de pulmão.[45-47] São inúmeras as vantagens de uma analgesia adequada, como a redução da resposta inflamatória ao trauma cirúrgico, a redução do consumo miocárdico de oxigênio, a melhora da mecânica ventilatória, a possibilidade de uma fisioterapia adequada, o aumento da capacidade de tossir e eliminar secreções e o desmame precoce da ventilação mecânica. Isso tudo culmina com menor tempo de permanência em UTI e melhores resultados.

Existe uma tendência atual por substituir o tradicional bloqueio peridural pelo paravertebral em cirurgia torácica, já que esse último causa menos instabilidade hemodinâmica e menor risco de hematoma peridural e de lesão neural.[48] Porém, como grande parte dos transplantes pulmonares são bilaterais, as altas doses de anestésicos locais necessárias fazem do bloqueio paravertebral uma opção menos atrativa.[49] Todavia, nos casos em que o bloqueio peridural tenha sido contraindicado (ou tecnicamente impossível), o bloqueio paravertebral, realizado pelo cirurgião por visão direta ou pelo anestesiologista com o auxílio de ultrassonografia, é uma boa alternativa, em especial no transplante unilateral e com a pleura parietal intacta.

A punção peridural na vigência de distúrbios da coagulação (após a utilização de suporte extracorpóreo e heparinização) é contraindicada pelo risco de hematoma peridural. Por isso, a colocação do cateter deve ser feita no início do procedimento. O somatório das coortes que analisaram o assunto perfaz hoje mais de 7 mil casos de punção peridural 1 hora antes da administração da heparina sistêmica sem a ocorrência de hematomas peridurais.[50-53] Entretanto, apesar do baixo risco de hematoma nos pacientes submetidos à CEC posterior à punção peridural, a sua ocorrência pode ser devastadora. Por isso, alguns autores recomendam o emprego da técnica peridural apenas ao final do procedimento e unicamente para os pacientes que não usaram o suporte extracorpóreo.[45]

Como opção analgésica aos bloqueios anestésicos, na forma de resgate ou como técnica principal, figuram os opioides venosos que, apesar dos seus efeitos colaterais indesejáveis, como distensão abdominal com piora da ventilação, prurido, náuseas e vômitos, seguem sendo as medicações mais usadas. Deve ser dada preferência ao esquema de analgesia controlada pelo paciente (ACP), que permite uma utilização mais racional do fármaco.

Seguindo um conceito de analgesia multimodal, os adjuvantes devem ser empregados. Os anti-inflamatórios, devido aos seus efeitos colaterais, em especial a redução da filtração glomerular e a possibilidade de interferirem na coagulação, não são usados, dando-se preferência para a dipirona e o tramadol. A dexmedetomidina, por seu efeito analgésico, sedativo e potencial efeito em reduzir a inflamação causada pela lesão de isquemia-reperfusão, parece ser uma boa alternativa.[54]

## Complicações pós-operatórias precoces e tardias

As complicações mais importantes no pós-operatório do transplante de pulmão incluem a disfunção primária do enxerto, a infecção, a rejeição, a hemorragia, a toxicidade aos imunossupressores, a insuficiência renal e as complicações abdominais.

Das complicações pulmonares, a disfunção primária costuma ser a mais precoce, podendo aparecer imediatamente após a abertura do clampe da artéria pulmonar.[55] A infecção bacteriana em geral ocorre após o segundo dia do período pós-operatório; a rejeição, após o quinto dia; e a pneumonite pelo citomegalovírus, após o 28º dia. A fibrobroncoscopia, com o lavado broncoalveolar e a biópsia transbrônquica, desempenha um papel fundamental na diferenciação, por vezes difícil, entre a infecção e a rejeição. Na **TABELA 56.2**, podem ser observadas as manifestações clinicolaboratoriais da rejeição aguda e suas frequências.

A insuficiência renal é um cenário possível no pós-operatório. O uso de agentes imunossupressores nefrotóxicos, a necessidade eventual de manejo hídrico restritivo e a existência frequente de eventos críticos no transoperatório são os principais responsáveis por essa complicação. Sua incidência varia de 25 a 72%, sendo 16% insuficiência renal dialítica.[56,57] A insuficiência renal que requer diálise está fortemente associada à mortalidade.[58]

Diversos estudos mostraram que a hemorragia está associada à mortalidade precoce. A perda de um volume de sangue significativo agrega fatores de risco como o aumento da necessidade de transfusão de sangue e componentes e facilita o desenvolvimento de disfunção primária do enxerto. Um artigo publicado na Suécia mostrou que a transfusão de quatro ou mais unidades de concentrado de glóbulos vermelhos é um fator de risco independente para a mortalidade pós-operatória.[59] Christie e colaboradores[60] demonstraram uma relação importante entre a necessidade de transfusão, desenvolvimento de disfunção primária do enxerto, aumento da permanência na UTI e aumento da morbidade.

As complicações abdominais pós-operatórias incluem a síndrome de pseudo-obstrução colônica, a obstrução do intestino delgado e a úlcera perfurada. Na pseudo-obstrução colônica,

**TABELA 56.2** Manifestações clinicolaboratoriais da rejeição aguda

| Manifestação | Frequência |
|---|---|
| Infiltrado pulmonar | 100% |
| Resposta à metilprednisolona | 80% |
| Febre ou febrícula | 70% |
| Dessaturação | 70% |
| Derrame pleural | 40% |
| Mal-estar geral | 30% |

os efeitos de atuação simpática e parassimpática sobre o cólon ficam desequilibrados e ocorre a parada do movimento peristáltico convencional. Os fatores implicados na sua ocorrência são as alterações eletrolíticas, o uso de opioides, as doenças pulmonares, a insuficiência renal e as alterações do estado imunológico, todos frequentemente presentes no pós-operatório do transplante de pulmão. Seu tratamento exige a descompressão do cólon, seja com ou sem a cirurgia abdominal. Ao contrário, a obstrução do intestino delgado tem característica mecânica e seu tratamento sempre requer cirurgia. Miller e colaboradores[61] realizou estudo em que observou 229 pacientes no pós-operatório de transplante de pulmão. Destes, 47 necessitaram avaliação por sintomas abdominais e 22 foram submetidos a procedimentos cirúrgicos abdominais. A sobrevida em cinco anos para o grupo que não apresentou complicações abdominais foi de 62%, enquanto, no grupo que apresentou tais complicações, foi de 34%. Nesse estudo, as complicações mais frequentes foram obstrução do cólon, obstrução do intestino delgado e úlcera perfurada.[61]

## Referências


1. Langer RM. Vladimir P. Demikhov, a pioneer of organ transplantation. Transplant Proc. 2011;43(4):1221-2.
2. Hardy JD, F Alican F. Lung reimplantation. JAMA. 1963;183:849–53.
3. Cooley DA, Bloodwell RD, Hallman GL, Nora JJ, Harrison GM, Leachman RD. Ann Thorac Surg. 1969;8(1):30-46.
4. Toronto Lung Transplant Group. Unilateral lung transplantation for pulmonary fibrosis. New Eng J Med 1986;314(18):1140-5.
5. Calhoon JH, Grover FL, Gibbons WJ, Bryan CL, Levine SM, Bailey SR, et al. Single lung transplantation. Alternative indications and technique. J Thorac Cardiovasc Surg. 1991;101(5):816-24.
6. Academia Sul-riograndense de Medicina. Notícias: equipe realiza seu transplante de número 500 [Internet]. Porto Alegre: Academia de medicina RS; 2015 [capturado em 24 mar. 2017]. Disponível em: http://www.academiademedicinars.com.br/noticia/equipe-realiza-seu-transplante-de-numero-500.
7. Machuca TN, Mercier O, Collaud S, Tikkanen J, Krueger T, Yeung JC, et al. Lung transplantation with donation after circulatory determination of death donors and the impact of ex vivo lung perfusion. Am J Transplant. 2015;15(4):993–1002.
8. Hayanga JA, Lira A, Vlahu T, D'Cunha J, Hayanga HK, Girgis R, et al. Procedural volume and survival after lung transplantation in the United States: the need to look beyond volume in the establishment of quality metrics. Am J Surg. 2016;211(4):671–6.
9. Heathcote KL, Cockcroft DW, Fladeland DA, Fenton ME. Normal expiratory flow rate and lung volumes in patients with combined emphysema and interstitial lung disease: a case series and literature review. Can Respir J.18(5):e73–6.
10. Licker M, Schweizer A, Ellenberger C, Tschopp J-M, Diaper J, Clergue F. Perioperative medical management of patients with COPD. Int J Chron Obstruct Pulmon Dis. 2007;2(4):493–515.
11. Feltracco P, Serra E, Barbieri S, Salvaterra F, Rizzi S, Furnari M, et al. Anesthetic concerns in lung transplantation for severe pulmonary hypertension. Transplant Proc. 39(6):1976–80.
12. Schisler T, Marquez JM, Hilmi I, Subramaniam K. Pulmonary hypertensive crisis on induction of anesthesia: recommendations for safe practice. Semin Cardiothorac Vasc Anesth. 2017;21(1):105-113.
13. Miranda A, Zink R, McSweeney M. Anesthesia for lung transplantation. Semin Cardiothorac Vasc Anesth. 2005;9(3):205–12.
14. American Society of Anesthesiologists and Society of Cardiovascular Anesthesiologists Task Force on Transesophageal Echocardiography. Practice guidelines for perioperative transesophageal echocardiography. An updated report by the American Society of Anesthesiologists and the Society of Cardiovascular Anesthesiologists Task Force on Transesophageal Echocardiography. Anesthesiology. 2010;112(5):1084–96.
15. Michel-Cherqui M, Brusset A, Liu N, Raffin L, Schlumberger S, Ceddaha A, et al. Intraoperative transesophageal echocardiographic assessment of vascular anastomoses in lung transplantation. A report on 18 cases. Chest. 1997;111(5):1229–35.
16. Serra E, Feltracco P, Barbieri S, Forti A, Ori C. Transesophageal echocardiography during lung transplantation. Transplant Proc. 39(6):1981–2.
17. Pritts CD, Pearl RG. Anesthesia for patients with pulmonary hypertension. Curr Opin Anaesthesiol. 2010;23(3):411–6.
18. Licker M, Le Guen M, Diaper J, Triponez F, Karenovics W. Isolation of the lung: Double-lumen tubes and endobronchial blockers. Trends Anaesth Crit Care. 2014;4(2-3):47–54.
19. Ardehali A, Laks H, Levine M, Shpiner R, Ross D, Watson LD, et al. A prospective trial of inhaled nitric oxide in clinical lung transplantation. Transplantation. 2001;72(1):112–5.
20. Khan TA, Schnickel G, Ross D, Bastani S, Laks H, Esmailian F, et al. A prospective, randomized, crossover pilot study of inhaled nitric oxide versus inhaled prostacyclin in heart transplant and lung transplant recipients. J Thorac Cardiovasc Surg. 2009;138(6):1417–24.
21. St-Pierre P, Deschamps A, Cartier R, Basmadjian AJ, Denault AY. Inhaled milrinone and epoprostenol in a patient with severe pulmonary hypertension, right ventricular failure, and reduced baseline brain saturation value from a left atrial myxoma. J Cardiothorac Vasc Anesth. 2014;28(3):723–9.
22. Myles PS, Weeks AM, Buckland MR. Aspects of anesthesia for lung transplantation. Semin Cardiothorac Vasc Anesth. 1998;2(2):140–54.
23. Diso D, Venuta F, Anile M, De Giacomo T, Ruberto F, Pugliese F, et al. Extracorporeal circulatory support for lung transplantation: institutional experience. Transplant Proc. 2010;42(4):1281–2.
24. Hmminen P, Schersten H, Lemstrm K, Riise GC, Kukkonen S, Swrd K, et al. Usefulness of extracorporeal membrane oxygenation as a bridge to lung transplantation: a descriptive study. J Hear Lung Transplant. 2011;30(1):103–7.
25. Gregoric ID, Chandra D, Myers TJ, Scheinin SA, Loyalka P, Kar B. Extracorporeal membrane oxygenation as a bridge to emergency heart-lung transplantation in a patient with idiopathic pulmonary arterial hypertension. J Heart Lung Transplant.2008;27(4):466–8.
26. Fischer S, Simon AR, Welte T, Hoeper MM, Meyer A, Tessmann R, et al. Bridge to lung transplantation with the novel pumpless interventional lung assist device NovaLung. J Thorac Cardiovasc Surg. 2006;131(3):719–23.
27. Remadi JP, Rakotoarivelo Z, Marticho P, Benamar A. Prospective randomized study comparing coronary artery bypass grafting with the new mini-extracorporeal circulation Jostra System or with a standard cardiopulmonary bypass. Am Heart J. 2006;151(1):198.e1–198.e7.
28. Bical OM, Fromes Y, Gaillard D, Fischer M, Ponzio O, Deleuze P, et al. Comparison of the inflammatory response between miniaturized and standard CPB circuits in aortic valve surgery. Eur J Cardio-Thoracic Surg. 2006;29(5):699–702.
29. Ius F, Kuehn C, Tudorache I, Sommer W, Avsar M, Boethig D, et al. Lung transplantation on cardiopulmonary support: Venoarterial extracorporeal membrane oxygenation outperformed cardiopulmonary bypass. J Thorac Cardiovasc Surg. 2012;144(6):1510–6.
30. Ius F, Sommer W, Tudorache I, Avsar M, Siemeni T, Salman J, et al. Intraoperative cardiopulmonary support with extracorporeal membrane oxygenation in lung transplantation: favorable outcomes in high risk patients. J Heart Lung Transplant. 2015;34(4):S255.
31. Ius F, Sommer W, Tudorache I, Avsar M, Siemeni T, Salman J, et al. Intra-operative indication extracorporeal membrane oxygenation for cardiopulmonary support during lung transplantation: risk factors and mid-term results J Heart Lung Transplant. 2015;34(4):S203.
32. Jung HS, Paik HC, Lee CY, Haam SJ. Safe transition from cardiopulmonary bypass into extracorporeal membrane oxygenation for intraoperative cardiopulmonary support during lung transplantation. In: European Society of Thoracic Surgeons. 23rd European Conference on General Thoracic Surgery: abstracts. Exeter: ESTS; 2015. p. 197.
33. Marczin N, Royston D, Yacoub M. Pro: lung transplantation should be routinely performed with cardiopulmonary bypass. J Cardiothorac Vasc Anesth. 2000;14(6):739–45.
34. Aeba R, Griffith BP, Kormos RL, Armitage JM, Gasior TA, Fuhrman CR, et al. Effect of cardiopulmonary bypass on early graft dysfunction in clinical lung transplantation. Ann Thorac Surg. 1994;57(3):715–22.
35. Hlozek CC, Smedira NG, Kirby TJ, Patel AN, Perl M. Cardiopulmonary bypass (CPB) for lung transplantation. Perfusion. 1997;12(97):107–12.
36. Dalibon N, Geffroy A, Moutafis M, Vinatier I, Bonnette P, Stern M, et al. Use of cardiopulmonary bypass for lung transplantation: a 10-year experience. J Cardiothorac Vasc Anesth. 2006;20(5):668–72.
37. Vahrenhorst. Anaesthetic management for lung transplantation. 2012;1–9.
38. Chang AC, Chan KM, Lonigro RJ, Lau CL, Lama VN, Flaherty KR, et al. Surgical patient outcomes after the increased use of bilateral lung transplantation. J Thorac Cardiovasc Surg. 2007;133(2):532-40.
39. Appel JZ, Davis RD. The evolution of lung transplantation: a clinical update. Transplant Rev. 2004;18(1):20–37.
40. Baez B, Castillo M. Anesthetic considerations for lung transplantation. Semin Cardiothorac Vasc Anesth. 2008;12(2):122-7.
41. Parekh K, Patterson GA. Technical considerations in adult lung transplantation. Semin Thorac Cardiovasc Surg. 2004;16(4):322–32.
42. Pettersson GB, Karam K, Thuita L, Johnston DR, McCurry KR, Kapadia SR, et al. Comparative study of bronchial artery revascularization in lung transplantation. J Thorac Cardiovasc Surg. 2013;146(4):894–900.e3.
43. Geube MA, Perez-Protto SE, Mcgrath TL, Yang D, Sessler DI, Budev MM, et al. Increased intraoperative fluid administration is associated with severe primary graft dysfunction after lung transplantation. Anesth Analg. 2016;122(4):1081–8.
44. Colombo J, Arena A, Codazzi D. Lung transplantation is much more than lungs and fluids. Anesth Analg. 2016;123(3):794-5.
45. Feltracco P, Barbieri S, Milevoj M, Serra E, Michieletto E, Carollo C, et al. Thoracic epidural analgesia in lung transplantation. Transplant Proc. 2010;42(4):1265–9.
46. Cason M, Naik A, Grimm JC, Hanna D, Faraone L, Brookman JC, et al. The efficacy and safety of epidural-based analgesia in a case series of patients undergoing lung transplantation. J Cardiothorac Vasc Anesth. 2015;29(1):126–32.
47. Pottecher J, Falcoz P-E, Massard G, Dupeyron J-P. Does thoracic epidural analgesia improve outcome after lung transplantation? Interact Cardiovasc Thorac Surg. 2011;12(1):51–3.
48. Davies RG, Myles PS, Graham JM. A comparison of the analgesic efficacy and side-effects of paravertebral vs epidural blockade for thoracotomy--a systematic review and meta-analysis of randomized trials. Br J Anaesth. 2006;96(4):418–26.
49. Richardson J, Lönnqvist PA, Naja Z. Bilateral thoracic paravertebral block: potential and practice. Br J Anaesth. 2011;106(2):164–71.
50. Royse CF. High thoracic epidural anaesthesia for cardiac surgery. Curr Opin Anaesthesiol. 2009;22(1):84-7.
51. Jack ES, Scott NB. The risk of vertebral canal complications in 2837 cardiac surgery patients with thoracic epidurals. Acta Anaesthesiol Scand. 2007;51(6):722–5.
52. Chakravarthy M, Thimmangowda P, Krishnamurthy J, Nadiminti S, Jawali V. Thoracic epidural anesthesia in cardiac surgical patients: a prospective audit of 2,113 cases. J Cardiothorac Vasc Anesth. 2005;19(1):44–8.
53. Bracco D, Noiseux N, Dubois MJ, Prieto I, Basile F, Olivier JF. Epidural anesthesia improves outcome and resource use in cardiac surgery: a single-center study of a 1293-patient cohort. Heart Surg Forum. 2007;10(6):E449-58.
54. Jiang L, Li L, Shen J, Qi Z, Guo L. Effect of dexmedetomidine on lung ischemia reperfusion injury. Mol Med Rep. 2014;9(2):419–26.
55. Lee JC, Christie JD, Keshavjee S. Primary graft dysfunction: definition, risk factors, short- and long-term outcomes. Semin Respir Crit Care Med. 2010;31(2):161-71.
56. Barraclough K, Menahem SA, Bailey M, Thomson NM. Predictors of decline in renal function after lung transplantation. J Heart Lung Transplant. 2006;25(12):1431-5.
57. Rocha PN, Rocha AT, Palmer SM, Davis RD, Smith SR. Acute renal failure after lung transplantation: incidence, predictors and impact on perioperative morbidity and mortality. Am J Transplant. 2005;5(6):1469–76.
58. Fidalgo P, Ahmed M, Meyer SR, Lien D, Weinkauf J, Kapasi A, et al. Association between transient acute kidney injury and morbidity and mortality after lung transplantation: A retrospective cohort study. J Crit Care. 2014;29(6):1028–34.
59. Weber D, Cottini SR, Locher P, Wenger U, Stehberger PA, Fasshauer M, et al. Association of intraoperative transfusion of blood products with mortality in lung transplant recipients. Perioper Med (Lond). 2013;2(1):20.
60. Christie JD, Shah C V., Kawut SM, Mangalmurti N, Lederer DJ, Sonett JR, et al. Plasma levels of receptor for advanced glycation end products, blood transfusion, and risk of primary graft dysfunction. Am J Respir Crit Care Med. 2009;180(10):1010–5.
61. Miller CB, Malaisrie SC, Patel J, Garrity E, Vigneswaran WT, Gamelli RL. Intraabdominal Complications after Lung Transplantation. J Am Coll Surg. 2006;203(5):653–60.

# 57. ANESTESIA EM CIRURGIA CARDÍACA DE ADULTOS

José Otávio Costa Auler Junior
Matheus Fachini Vane

O ano de 2017 marcou os 53 anos da primeira cirurgia de revascularização miocárdica, os 16 anos da primeira intervenção coronariana percutânea e mais de 60 anos dos primeiros procedimentos de circulação extracorpórea.[1]

No Brasil, onde as doenças cardiovasculares são a principal causa de óbito, estima-se que, somente em 2012, mais de 335 mil pessoas morreram devido a essas afecções. Nesse contexto, a doença cardíaca isquêmica predomina com mais de 100 mil óbitos, com uma taxa de internação de 12,5 para cada 10 mil habitantes. Assim, a cirurgia cardíaca tem papel importante dentro da terapêutica para a redução da morbimortalidade dessa população. Em nosso país, apenas em 2011, mais de 280 mil cirurgias cardíacas foram realizadas, sendo que as revascularizações do miocárdio lideram as indicações.[2]

## Avaliação pré-operatória

O fluxograma de avaliação pré-operatória leva em conta o diagnóstico preciso da doença cardíaca, a função contrátil do miocárdio e outras doenças associadas. A cirurgia cardíaca estará indicada quando os benefícios esperados superarem os riscos. Para isso, é necessário comparar os riscos de uma cirurgia cardíaca aberta com os de um procedimento intervencionista, principalmente quanto à sobrevida, aos desfechos sintomáticos e funcionais e à qualidade de vida. Além disso, a indicação da cirurgia, assim como os riscos e benefícios, devem ser compartilhados com o paciente e a família, avaliando-se desfechos como mortalidade e tempo livre de infarto do miocárdio.

A avaliação pré-operatória deve seguir o padrão convencional, que compreende história, exame clínico e demais exames, incluindo os gerais e específicos. Entre os exames específicos, estão o cateterismo e a ecocardiografia, os quais visarão a um diagnóstico anatômico e funcional do coração. A avaliação do estado nutricional e funcional orgânico do paciente também permitirá o dimensionamento de como o organismo responderá à situação de estresse cirúrgico, fundamental para uma cirurgia de maior porte. A utilização de escores de risco, no pré-operatório, comentados adiante, permite avaliar o prognóstico, a extensão da monitorização e outros suportes necessários no intraoperatório.

Em geral, as internações em hospitais públicos excedem a capacidade operacional; nesse sentido, não havendo mudança do quadro clínico do paciente, os exames são válidos em um período de dois anos. Os pacientes indicados para revascularização miocárdica (cirúrgica ou percutânea) e sem alterações clínicas não precisam de avaliação adicional por um período de, no mínimo, seis meses.[3]

Quanto aos exames, em escala hierárquica, a eletrocardiografia (ECG) permite detectar distúrbios do ritmo, isquemia e infarto do miocárdio antigo, sobrecargas atriais e ventriculares, além de efeitos de medicamentos, servindo como referência para alterações no intraoperatório, que podem denotar isquemia nova.[3,4]

A ecocardiografia, por sua vez, continua fazendo parte da rotina para avaliação de função ventricular, câmaras cardíacas, situação das valvas, circulação pulmonar e aorta.[3,4] A realização de ecocardiografia transtorácica segue como preferencial em pacientes com doença cardíaca isquêmica prévia, que apresentem equivalente metabólico (MET) < 4, com falta de ar inexplicada associada à ausência de alterações na ECG e na radiografia de tórax, com achados cardiológicos novos, como sopros ou valvopatias.

Havendo dificuldades de visualização do coração nos cortes tradicionais da ecocardiografia transtorácico, pode-se utilizar a ecocardiografia transesofágica. A ecocardiografia fornece muitas informações essenciais ao anestesiologista, como a presença de disfunção sistólica ou diastólica, tornando a reposição volêmica mais adequada e podendo, inclusive, antecipar algumas situações clínicas relacionadas à circulação extracorpórea (CEC), como a obstrução da via de saída do ventrículo esquerdo, discutida adiante.

Quanto aos exames laboratoriais, o padrão clássico é sugerido, contemplando hemograma completo, contagem de plaquetas, exames bioquímicos e prova de função hepática com coagulograma de rotina para todos os pacientes. Extremos de idade, hepatopatias, histórico de sangramento ou distúrbio da coagulação, anemia prévia e doença renal crônica acrescentam risco adicional.[5]

Quantos aos exames laboratoriais específicos para o miocárdio, como a troponina T, a troponina I e o peptídeo natriurético cerebral (BNP), eles são dosados apenas quando há suspeita de isquemia aguda pré-operatória ou em cirurgias de emergência. Esses exames mostram uma imagem dinâmica da lesão cardíaca cumulativa. Todavia, conforme mostram alguns estudos, tratando-se de doença cardíaca isquêmica grave, pelo seu caráter evolutivo, o acompanhamento desses marcadores no perioperatório possibilita melhores diagnósticos de isquemia silenciosa, embora ainda não haja definição acerca do momento exato para a sua dosagem.

Com relação à dosagem da troponina no pré-operatório, ainda há discussão sobre sua validade como fator prognóstico. No entanto, a dosagem no pós-operatório tem maior validade, uma vez que qualquer elevação no perioperatório – independentemente da confirmação do quadro isquêmico – eleva o risco de disfunção cardíaca e complicações.[4]

O BNP é preditor de risco cardiovascular quando aumentado no pré-operatório. A elevação do BNP pode preceder a elevação da troponina, prevendo lesão do miocárdio, porém o mais comum é a elevação do BNP pouco após ou junto à elevação da troponina, sendo preditor da gravidade da lesão miocárdica e do prognóstico.[6]

Em resumo, antes de cirurgias cardíacas, exames atualizados incluindo hemograma, coagulograma, contagem plaquetária, bioquímica geral, radiografia torácica, ECG e ecocardiografia devem estar disponíveis.

Quanto ao tratamento com fármacos, é comum no pré-operatório o uso de inibidores da enzima conversora de angiotensina (IECAs), antagonistas (bloqueadores) do receptor da angiotensina (BRAs), estatinas, antiplaquetários, β-bloqueadores, além de outras medicações, como antianginosos. Os β-bloqueadores têm sido associados à diminuição de isquemia miocárdica por uma redução da demanda miocárdica de oxigênio. Os pacientes usuários crônicos de β-bloqueadores para tratamento de angina ou insuficiência cardíaca devem ser submetidos a um ajuste das doses precedendo a cirurgia, porém a sua retirada súbita pode levar a um aumento substancial de morbidade e até mortalidade.[7,8]

Quanto aos IECAs e BRAs, ainda há controvérsia sobre o manejo perioperatório. Os IECAs e BRAs, por atuarem inibindo a ação do sistema renina-angiotensina, podem facilitar a ocorrência de hipotensão. Entretanto, os estudos são inconsistentes, indicando aumento do risco de hipotensão peri e pós-operatória, sem apontar efeitos adversos significativos quando essas medicações são mantidas.[9,10] A recomendação atual do Colégio Americano de Cardiologia e da American Heart Association é para se manter IECAS no pré-operatório, inclusive em pacientes com insuficiência cardíaca congestiva ou hipertensão.[3] Contudo, diante das evidências conflitantes, a Sociedade Europeia de Cardiologia, ao contrário, sugere que essas medicações possam ser descontinuadas 1 a 2 dias antes da cirurgia para evitar hipotensão.[11]

As estatinas também devem ser mantidas até a cirurgia. Quanto à clonidina, ela não deve ser iniciada no pré-operatório pelo maior risco de hipotensão. Todavia, em caso de uso crônico de clonidina, a medicação não deve ser cessada imediatamente antes da cirurgia cardíaca pelo risco de hipertensão rebote, sobretudo quando doses maiores que 0,8 $mg{\cdot}dia^{-1}$ são utilizadas.[12,13] Quanto aos bloqueadores dos canais de cálcio, não há interações importantes com os anestésicos, porém tem sido sugerido que sua retirada abrupta possa causar vasospasmo coronariano durante a revascularização miocárdica.[14]

A administração pré-operatória de ácido acetilsalicílico (AAS) é comum na doença coronariana e também tem sido motivo de debate. Sabe-se que o uso de AAS está associado a maior sangramento, necessidade de transfusão e de reoperação, mas, por outro lado, há aparente redução de infarto perioperatório.[15,16] Recentemente, um estudo multicêntrico com mais de 5 mil pacientes questionou esses resultados, mostrando que o AAS não resultou em diminuição de eventos adversos nem em aumento de sangramento.[17] Assim, ainda existe controvérsia sobre o assunto. A The Society of Thoracic Surgeons (STS) recomenda que o AAS possa ser suspensa em casos eletivos, visando à redução de sangramento cirúrgico. No entanto, nas cirurgias de revascularização coronariana, o AAS deve ser reintroduzido em 6 a 24 horas no pós-operatório para pacientes estáveis e sem sangramento.[18]

Quanto aos inibidores do receptor P2Y12, recomenda-se a suspensão do uso para a redução de sangramentos e diminuição de transfusões, principalmente em pacientes de alto risco. Na presença de alta reatividade plaquetária após doses usuais de clopidogrel, pode ser necessária a substituição por outro inibidor do receptor P2Y12, como prasugrel ou ticagrelor. Quando há alto risco trombótico e cirurgia urgente, estratégias de ponte com fármacos antiplaquetários de curta ação podem ser eficazes na diminuição do sangramento, sem aumento do risco trombótico. Para pacientes que estão em terapia antiplaquetária dupla por síndrome coronariana aguda ou com *stents* revestidos implantados há menos de um ano e necessitando de cirurgias urgentes, pode-se proceder à cirurgia, desde que intervalos menores que cinco dias sejam respeitados para a reintrodução dos antiplaquetários. Nesse período, para minimizar o risco de eventos pró-trombóticos, o agente antiplaquetário pode ser substituído por agentes antiplaquetários de curta duração, servindo como ponte para minimizar esses riscos.[18]

Diversos modelos foram desenvolvidos para a estratificação de risco em cirurgias de revascularização miocárdica e valvares, focando na complexidade anatômica e no risco clínico. Esses modelos são bastante usados na clínica para avaliação de desfecho dos pacientes. A seguir, apresentam-se alguns deles:

- **EuroSCORE:** prediz mortalidade cirúrgica, sendo baseado em um conjunto de dados antigos, muitas vezes superestimando o risco cirúrgico. O EuroSCORE foi desenvolvido a partir de dados coletados de 128 centros de oito países europeus, com resultados publicados em 1999 (TABS. 57.1 e 57.2).[11,19,20]
- **EuroSCORE II:** versão atualizada do EuroSCORE, derivada de um conjunto de dados mais atualizados, sendo, assim, mais precisos na predição de mortalidade.[21] O cálculo pode ser realizado via internet, no *site* www.euroscore.org.
- **Escore STS:** modelo validado em pacientes submetidos à cirurgia de revascularização miocárdica e cirurgia combinada valvar e revascularização miocárdica.[22] É utilizado para predizer a mortalidade intra-hospitalar em 30 dias.
- **SYNTAX:** desenvolvido para graduar o grau de dificuldade anatômica em lesões de coronária esquerda e triarteriais, mas com alto fator preditivo de eventos cardiovasculares e cerebrovasculares maiores em pacientes tratados de modo percutâneo. Entretanto, apresenta alto grau de variabilidade entre observadores. O escore é calculado por meio de 12 perguntas referentes à lesão coronariana, sendo que as três primeiras determinam onde a doença arterial está predominantemente localizada (coronária esquerda [CE] ou coronária direita [CD]), assim como o número de lesões e segmentos vasculares envolvidos. As outras nove perguntas classificam a complexidade de cada lesão.[23,24] Em uma versão mais recente, o SYNTAX II é um estudo que combina dados clínicos (idade, depuração de creatinina, função ventricular esquerda, doença pulmonar obstrutiva crônica, doença vascular periférica) e dados anatômicos, sendo capaz de prever mortalidade a longo prazo em pacientes com doença coronariana complexa. Este estudo é superior ao SYNTAX para decisões sobre revascularização aberta ou percutânea.[11] É possível acessar o SYNTAX I e II no *site* www.syntaxscore.com.
- **Escore de Parsonnet:** trata-se de um escore derivado. É um modelo aditivo simples, no qual descritores simples e prontamente disponíveis produzem a estimativa de risco. As variáveis incluem sexo, grau de obesidade, presença de diabetes, grau de disfunção cardíaca, presença de hipertensão, cirurgia prévia, cirurgia valvar, uso de balão intra-aórtico, entre outras. A partir dessas variáveis, o risco estimado de óbito é expresso em cinco grupos, de acordo com o risco previsto.[25] Esse escore tem sido criticado pela natureza de sua análise estatística, uma vez que sistematicamente superestima a mortalidade, sobretudo em pacientes de alto risco. Ademais, parte do escore depende de avaliação subjetiva, além de omitir variáveis cirúrgicas, como o número de vasos coronarianos acometidos e a urgência da cirurgia.

**TABELA 57.1** EuroSCORE

| Critério | Definição | Pontos |
|---|---|---|
| Idade | 5 anos ou a partir de 60 anos | 1 |
| Sexo | Feminino | 1 |
| Doença pulmonar crônica | Uso prolongado, por doença pulmonar, de broncodilatadores e esteroides | 1 |
| Arteriopatia extracardíaca | Um ou mais de: claudicação, oclusão da carótida ou estenose > 50%, cirurgia de aorta abdominal, artérias dos membros ou carótidas, prévia ou planejada | 2 |
| Alteração neurológica | Doença que afeta gravemente a deambulação ou função do dia a dia | 2 |
| Cirurgia cardíaca prévia | Necessidade de abertura do pericárdio | 3 |
| Creatinina sérica | > 200 $\mu mol \cdot L^{-1}$ no pré-operatório | 2 |
| Endocardite ativa | Paciente em uso de antibiótico por endocardite | 3 |
| Estado crítico no pré-operatório | Um ou mais episódios de TVSP/FV, massagem cardíaca prévia, intubação pré-operatória, uso de inotrópicos, balão intra-aórtico, ou insuficiência renal pré-operatória (oligúria $mL \cdot h^{-1}$ ou anúria) | 3 |
| Angina instável | Angina em repouso, que necessita de nitratos por via venosa na chegada à cirurgia | 2 |
| Disfunção de ventrículo esquerdo (FE) | FE 30 a 50%<br>FE < 30% | 1<br>3 |
| Infarto do miocárdio recente | < 90 dias | 2 |
| Hipertensão pulmonar | PA sistólica > 60 mmHg | 2 |
| Emergência | Executado como proposto antes do início do próximo dia útil | 2 |
| Outro além de RM | Cirurgia cardíaca de grande porte que não RM ou adicional à RM | 2 |
| Cirurgia em aorta torácica | Cirurgia de aorta ascendente, arco ou descendente | 3 |
| Ruptura do septo pós-infarto | – | 4 |

FE, fração de ejeção; PA, pressão arterial; RM, revascularização miocárdica; TVSP/FV, taquicardia ventricular sem pulso/fibrilação ventricular.

*Fonte: Adaptada de Nashef e colaboradores.*[19]

**TABELA 57.2** Categoria de risco no EuroSCORE

| Categoria no EuroSCORE | Risco |
|---|---|
| Baixo risco (0-2) | 2% |
| Médio risco (3-5) | 5% |
| Alto risco (> 6) | 10% |

- **Idade, creatinina e fração de ejeção (ACEF, do inglês *Age, Creatinine and Ejection Fraction*)**: este é um modelo simples, já que contém apenas três variáveis e foi desenvolvido a partir de dados de uma coorte de pacientes cirúrgicos submetidos a intervenção coronariana percutânea.[26] Pode ser realizada a combinação do SYNTAX com o ACEF (SYNTAX clínico).
- **American College of Cardiology Foundation – Society of Thoracic Surgeons Database Collaboration (ASCERT):** usado com o objetivo de desenvolver múltiplos modelos para predizer mortalidade, com divisões específicas para a revascularização miocárdica aberta ou percutânea.[27]

O EuroSCORE I e II, o escore da STS e o ACEF são utilizados para predição de mortalidade intra-hospitalar e em até 30 dias, enquanto o SYNTAX I, II e o ASCERT, para desfechos tardios. Até o momento, não foi demonstrada superioridade de nenhum dos modelos apresentados.

Os modelos para estratificação de risco cirúrgico para cirurgia valvar estão contemplados nos modelos recém-citados, sendo recomendados principalmente o STS e o EuroSCORE II, uma vez que se baseiam em bases de dados contemporâneos com ajuste para múltiplas variáveis clínicas.

# Monitorização intraoperatória

## Cardiovascular

### Eletrocardiografia

A monitorização contínua do ECG permite averiguar frequência cardíaca, distúrbios de ritmo e de condução elétrica e isquemia miocárdica. Recomendam-se cinco ou seis eletrodos durante a cirurgia cardíaca, de forma a maximizar a identificação de possíveis alterações do segmento ST. Durante a isquemia miocárdica, dependendo da duração do evento, da quantidade de tecido miocárdico sob risco e da localização da área isquêmica, é possível notar alterações no segmento ST, sejam elas como supra ou infradesnivelamento maiores que 1 mm, conforme mostrado na **FIGURA 57.1**.

O sinal mais precoce de infarto miocárdico transmural consiste na elevação do segmento ST, associado à onda T aumentada. Por vezes, apenas ondas T proeminentes, simétricas e em duas derivações contíguas podem preceder as alterações no segmento ST. Com cinco eletrodos, é possível a monitorização de todo o plano anterior pelas derivações I, II, III, aVR, aVL, aVF, além de uma derivação precordial. O uso de cinco eletrodos também permite a monitorização simultânea de duas derivações, o que pode aumentar a sensibilidade para a detecção de isquemia miocárdica de 66 a 75% (somente V5) para 76 a 95% (DII e V5).[28]

As derivações mais apropriadas para detecção de isquemia miocárdica, conforme um estudo realizado em 45 voluntários submetidos à oclusão coronariana de 1 minuto, são V3, aVF e V6, que apresentaram as maiores elevações do segmento ST durante a oclusão da artéria descendente anterior, coronária direita e circunflexa, respectivamente. Essas derivações mostraram, respectivamente, sensibilidade e especificidade de 88% e 80%, 85% e 68% e 31% e 92%.[29] Para a detecção de isquemia miocárdica no intraoperatório, recomenda-se o uso de analisadores automáticos do segmento ST, que apresentam maior sensibilidade e maior correlação com elevações de troponina no pós-operatório.[30]

## Pressão arterial invasiva

O uso de monitorização invasiva da pressão arterial é consenso na grande maioria dos procedimentos cirúrgicos cardíacos. A indicação decorre das comorbidades que incluem, muitas vezes, hipertensão lábil, doença cerebrovascular aterosclerótica e coronariana, além das mudanças súbitas e intensas que ocorrem durante a cirurgia cardíaca na pressão arterial decorrentes de fatores como compressão cardíaca direta, diminuição do retorno venoso por oclusão externa dos vasos ou durante a canulação, e arritmias por estímulo mecânico.[31] Além disso, durante o procedimento, pode ocorrer perda sanguínea importante, com hipovolemia e hipotensão. Durante a CEC, a presença de pressão arterial não pulsátil impede a medida pelo método não invasivo.

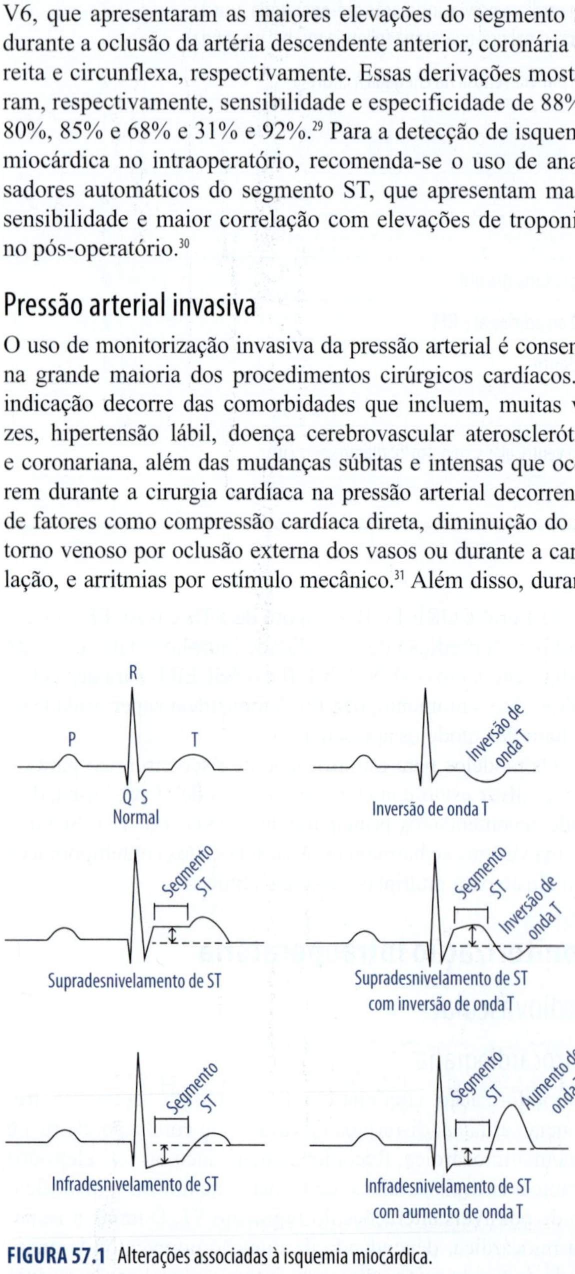


**FIGURA 57.1** Alterações associadas à isquemia miocárdica.

O local mais utilizado para a canulação é a artéria radial, seguido pela femoral. Outros locais não são recomendados pelo risco de isquemia. Ao escolher um sítio de canulação, deve-se levar em conta a presença e patência da circulação colateral, o potencial uso como enxerto e a dominância da mão, no caso de punção em artéria radial. Quando o membro tiver sido utilizado para cateterismo cardíaco, deve-se evitar a punção no membro onde o exame foi realizado.

As complicações mais comuns referentes à punção arterial são oclusão temporária da artéria radial (19,7%), hematoma (14,4%), infecção no sítio da punção (0,72%) e, muito raramente, isquemia permanente ou pseudoaneurisma (0,09% cada).[32] A presença de cateteres de maior diâmetro, sexo feminino e vasospasmo aumentam o risco de complicações isquêmicas.[33] Outras complicações mais raras incluem lesão do nervo mediano, embolia aérea, síndrome compartimental e do túnel do carpo.

Durante a punção, é importante evitar áreas com sinais de infecção, lesões cutâneas e ausência de pulso palpável. Deve-se avaliar o pulso bilateral, procurando identificar diferenças de pulsações e o sítio de maior facilidade para acesso. No caso de cateterização radial, deve-se também verificar a presença de fluxo ulnar dominante. Vários trabalhos têm analisado o emprego da manobra de Allen e da manobra de Allen modificada, bem como o uso do oxímetro de pulso e até Doppler para avaliar o fluxo contralateral pela artéria ulnar. Entretanto, devido aos resultados errôneos e à variação interobservador, os testes não apresentam grande fidedignidade.[33] No entanto, quando realizados, os testes devem ser escritos no prontuário e, caso o resultado seja duvidoso, novo sítio de punção deve ser localizado. O uso de ultrassonografia com ou sem efeito Doppler, além de ajudar a guiar a punção, é uma alternativa promissora ao teste de Allen, mas ainda não amplamente estudado.[34]

## Pressão venosa central

A pressão venosa central (PVC) reflete a função do ventrículo direito, da volemia, do tônus venoso, das pressões intratorácicas e da integridade da valva tricúspide. Deve-se ressaltar que, com base nas curvas de Starling, não se justifica a elevação da PVC com fluidos para aumentar o débito cardíaco (DC).

Uma medida isolada da PVC não é capaz de prever a resposta da expansão volêmica – um aumento da PVC pode significar que há impedimento para o retorno venoso, como aumento da pressão justacardíaca em pneumotórax hipertensivo, tamponamento cardíaco e pressão positiva ao final da expiração (PEEP, do inglês *positive end-expiratory pressure*). Além disso, estritamente em fisiologia, o aumento da PVC também pode significar que o retorno venoso excedeu a capacidade de acomodação cardíaca, como no retorno da volemia pós-CEC. Contudo, a PVC pode estar normal na insuficiência cardíaca esquerda e sua elevação pode significar que há acúmulo de sangue no átrio direito por disfunção ou obstrução da via de saída do ventrículo direito.[35]

Uma elevação da PVC, sem aumento da pressão justacardíaca ou doença valvar tricúspide, é um importante marcador de falência ventricular direita por aumento da resistência vascular pulmonar. Com o aumento da resistência vascular pulmonar além do limite da compensação ventricular direita, há queda na pressão arterial pulmonar, junto com diminuição do DC. Esse acúmulo de sangue no átrio direito mantém a PVC elevada e coincide com um rápido aumento das pressões sistólicas e diastólicas do ventrículo direito, que pode, em última instância, diminuir o gradiente de perfusão coronariano.[35,36] Sabe-se que o aumento da PVC, e não o índice cardíaco, é a variável hemodinâmica que melhor se correlaciona com falência renal e disfunção hepática durante a insuficiência cardíaca congestiva, e um aumento de 4 mmHg na PVC está associado a aumento do risco de óbito.[37]

## Cateter de artéria pulmonar

O cateter de artéria pulmonar permite a monitorização contínua do DC, da pressão arterial pulmonar, da saturação venosa mista ($S_{Vm}O_2$), da PVC e da pressão de oclusão da artéria pulmonar, permitindo o cálculo de diversas variáveis apresentadas na **TABELA 57.3**. Deve-se ressaltar que dados da pressão de oclusão da artéria pulmonar estão sujeitos a variações dependendo da condição de base do paciente **(QUADRO 57.1)**.

O DC é de grande interesse para os anestesiologistas, pois é a quantidade de sangue entregue aos tecidos, sendo um produto do volume sistólico e da frequência cardíaca. O DC é afetado principalmente pela pré-carga, pós-carga, frequência cardíaca e contratilidade e pode ser medido de modo intermitente ou contínuo por termodiluição.

Além disso, a $S_{Vm}O_2$ também é medida continuamente, sendo capaz de estimar a adequação da oferta tecidual de oxigênio em relação ao seu consumo. Diminuições na $S_{Vm}O_2$ podem indicar queda no DC, aumento do consumo de oxigênio, diminuição da saturação arterial ou diminuição da quantidade de hemoglobina.

Apesar de estar cada vez mais em desuso, o cateter de artéria pulmonar ainda possui algumas indicações amplamente aceitas,[38] conforme mostra o **QUADRO 57.2**.

Deve-se ressaltar que alto risco cardíaco não é indicação rotineira de cateter de artéria pulmonar; entretanto alguns especialistas indicam o cateter para pacientes seletos considerados de alto risco para comprometimento hemodinâmico intra e pós-operatório, como, por exemplo, cardiopatia congênita, *shunt* esquerdo-direito ou doença valvar grave. Além disso, deve-se ressaltar que o uso do cateter não representou alteração na mortalidade, uma vez que não é um cateter terapêutico, mas diagnóstico.[39]

As contraindicações ao cateter de artéria pulmonar incluem infecção no sítio de introdução, presença de assistência

**TABELA 57.3** Parâmetros hemodinâmicos derivados das medidas do cateter de artéria pulmonar

| Fórmula | Valor normal |
|---|---|
| $IC = \frac{DC}{ASC}$ | 2,8 a 4,2 $L \cdot min^{-1} \cdot m^{-2}$ |
| $VS = \frac{DC \times 1.000}{FC}$ | 50 a 100 $mL \cdot batimento^{-1}$ |
| $IS = VS/ASC$ | 30 a 65 $mL \cdot batimento^{-1} \cdot m^{-2}$ |
| $ITVE = \frac{1{,}36 (PAM - POAP) \times IS}{100}$ | 40 a 60 $g \cdot m^{-1} \cdot m^{-2}$ |
| $ITVD = \frac{1{,}36 (PAP - PVC) \times IS}{100}$ | 5 a 10 $g \cdot m^{-1} \cdot m^{-2}$ |
| $RVS = \frac{80 \times (PAM - PVC)}{DC}$ | 900 a 1.400 $dinas \cdot s \cdot cm^{-5}$ |
| $RVP = \frac{80 \times (PAP - POAP)}{DC}$ | 150 a 250 $dinas \cdot s \cdot cm^{-5}$ |
| $RVSI = \frac{80 \times (PAM - PVC)}{IC}$ | 1.500 a 2.400 $dinas \cdot s \cdot cm^{-5} \cdot m^{-2}$ |
| $RVPI = \frac{80 \times (PAP - POAP)}{IC}$ | 250 a 400 $dinas \cdot s \cdot cm^{-5} \cdot m^{-2}$ |

DC, débito cardíaco; FC, frequência cardíaca; IC, índice cardíaco; IS, índice sistólico; ITVD, índice de trabalho do ventrículo direito; ITVE, índice de trabalho do ventrículo esquerdo; PAM, pressão arterial média; PAP, pressão da artéria pulmonar; POAP, pressão de oclusão da artéria pulmonar; PVC, pressão venosa central; RVS, resistência vascular sistêmica; RVSI, resistência vascular sistêmica indexada; RVP, resistência vascular pulmonar; RVPI, resistência vascular pulmonar indexada; ASC, área de superfície corpórea; VS, volume sistólico.

**QUADRO 57.1** Condições que causam discrepância entre a pressão de oclusão da artéria pulmonar (POAP) e a pressão diastólica final do ventrículo esquerdo (PDFVE)

**POAP > PDFVE**

- Pressão positiva ao final da expiração (PEEP)
- Ventilação mecânica (leitura das variáveis no final da expiração)
- Aumento da pressão intratorácica
- Localização do cateter fora da zona III de West
- Doença pulmonar obstrutiva crônica
- Aumento da resistência vascular pulmonar
- Mixoma atrial esquerdo
- Valvopatia mitral (estenose ou insuficiência)

**POAP < PDFVE**

- Ventrículo esquerdo não complacente (p. ex., isquemia ou hipertrofia)
- Insuficiência aórtica (fechamento prematuro da mitral)
- PDFVE > 25 mmHg

*Fonte: Adaptado de Tuman e colaboradores.*[40]

**QUADRO 57.2** Indicações de uso do cateter de artéria pulmonar

- Estado volêmico desconhecido durante o choque ou procedimentos envolvendo grandes trocas volêmicas
- Hipertensão pulmonar conhecida ou suspeita
- Choque cardiogênico grave (doença valvar aguda, suspeita de tamponamento cardíaco, etc.)
- Doença cardiopulmonar grave (cardiopatia congênita, *shunt* esquerdo-direito, doença valvar grave e hipertensão pulmonar) em pacientes que serão submetidos a procedimentos corretivos ou cirúrgicos ou que estão sob terapia inotrópica ou em uso de balão intra-aórtico
- Cirurgias que envolvam clampe arterial suprarrenal

ventricular direita e uso durante CEC. As contraindicações relativas incluem coagulopatia (índice normalizado internacional – INR > 1,5), trombocitopenia (< 50.000), distúrbios hidreletrolíticos (hipo ou hipercalemia, hipo ou hipermagnesemia, hipo ou hipernatremia, hipo ou hipercalcemia) e distúrbio acidobásico grave (pH < 7,2).[41]

A cateterização na presença de hipertensão pulmonar grave e síndrome de Eisenmenger é considerada de alto risco devido à maior propensão de rotura da artéria pulmonar. Outras condições de alto risco incluem bloqueio de ramo direito ou esquerdo (pelo risco de bloqueio atrioventricular total), desfibrilador ou marca-passo (em razão do risco de deslocar eletrodos), alterações valvares direitas, alergia ao látex, massas ventriculares ou atriais e forame oval patente (em que o cateter pode se deslocar para o átrio esquerdo).[41]

Outras complicações relacionadas ao uso do cateter podem ser relacionadas à punção venosa (p. ex., pneumotórax, hemotórax, hematomas) e decorrentes do cateter (p. ex., infarto pulmonar, ruptura do balonete, perfuração da artéria pulmonar por múltiplas insuflações ou hiperinsuflações, formação de nós, arritmias, lesão valvar, trombose e tromboembolia, infecções). As arritmias geralmente são autolimitadas, cessando após a parada da manipulação do cateter, mas casos de bloqueio atrioventricular total e fibrilação já foram relatados.

## Ecocardiografia transesofágica

As principais indicações e contraindicações para a ecocardiografia transesofágica (ETE) estão apresentadas no **QUADRO 57.3**. A avaliação cardiológica com ETE deve ser realizada antes e depois da saída da CEC. Segundo a Sociedade Americana de Ecocardiografia e a Society of Cardiovascular Anesthesiologists, para o domínio básico da ecocardiografia, recomenda-se o mínimo de 150 exames assistidos, sendo que pelo menos 50 deles devem ser realizados pelo próprio indivíduo, com o dobro desse número necessário para que o profissional atinja o nível de conhecimento avançado sobre ecocardiografia.[42]

**QUADRO 57.3** Indicações de ecocardiografia transesofágica

| **Indicações** | |
|---|---|
| • Todas as cirurgias cardíacas com abertura de câmaras cardíacas (p. ex., valva) e de aorta torácica<br>• Algumas cirurgias coronarianas com uso de circulação extracorpórea<br>• Cirurgias não cardíacas em pacientes com doença cardiovascular relevante que pode ter impacto no desfecho<br>• Auxílio para guiar cateteres em alguns procedimentos (fechamento de defeito do septo atrial, obliteração de apêndice atrial, procedimentos valvares por cateteres) | |
| **Contraindicações** | |
| **Absolutas** | **Relativas** |
| • Perfuração de víscera oca<br>• Estenose esofágica<br>• Tumor de esôfago<br>• Perfuração/laceração esofágica<br>• Divertículo esofágico<br>• Sangramento do trato gastrintestinal superior ativo | • Histórico de radioterapia cervical ou mediastinal<br>• Sangramento do trato gastrintestinal recente<br>• Esôfago de Barrett<br>• Histórico de disfagia<br>• Mobilidade cervical reduzida<br>• Hérnia hiatal sintomática<br>• Coagulopatia/plaquetopenia<br>• Esofagite ativa<br>• Úlcera péptica ativa |

*Fonte: Adaptado de Hahn e colaboradores.*[42]

As principais complicações relacionadas ao uso da ETE, com exceção da rouquidão (12%) e da lesão labial (13%), são raras e incluem sangramentos leves ou importantes (< 0,01%), perfuração esofágica (< 0,01%), arritmias (0,06-0,3%), intubação traqueal com sonda (0,02%), laringospasmo (0,14%), broncospasmo (0,06-0,07%), disfagia (1,8%) e lesão dentária (0,1%).[42] A lesão mais temida é a perfuração esofágica, a qual apresenta altas taxas de mortalidade.[43]

A monitorização com ETE é indicada durante períodos de instabilidade hemodinâmica, principalmente nos casos com pouca resposta ao tratamento, devendo-se focar na avaliação da função sistólica e diastólica, na movimentação segmentar das paredes, nas alterações de volumes das câmaras cardíacas, bem como nos índices de respostas a fluido, como, por exemplo, as variações da integral de tempo-velocidade (VTI).

Em cirurgia cardíaca, a ETE tem papel importante na orientação do melhor local para a inserção da cânula da CEC. A ETE permite uma avaliação quanto à presença de placas ateroscleróticas, pois permite visualizar o primeiro segmento da aorta ascendente, o segmento médio distal do arco aórtico e parte da aorta torácica descendente. A aterosclerose é um achado comum em pacientes submetidos a cirurgias cardíacas, e sua gravidade tem sido relacionada com mortalidade e acidente vascular encefálico (AVE) após cirurgias de revascularização miocárdica.[44] Um estudo prospectivo com 500 pacientes utilizando ETE para guiar o sítio de canulação não identificou nenhum caso de AVE em cirurgias de revascularização miocárdica com CEC.

# Neurológica

A monitorização da função cerebral não é obrigatória durante a cirurgia cardíaca. A monitorização neurológica durante cirurgias cardíacas não tem evidência convincente acerca de sua eficácia, e há uma percepção de que os monitores atuais não são sempre fidedignos ou fáceis de interpretar, o que, muitas vezes, é motivo para o anestesiologista deixá-los em segundo plano.

## Eletrencefalografoa e índice biespectral

A utilização de eletrencefalografia (EEG) e índice biespectral (BIS) durante cirurgias cardíacas tem sido implicada em relatos de uso reduzido de anestésicos, informações sobre perfusão cerebral e, com menor nível de evidência, menos casos de disfunção cognitiva pós-operatória.[45] Em cirurgias cardíacas, a titulação do nível anestésico simplesmente pela frequência cardíaca e pela pressão arterial se torna ainda menos confiável, uma vez que o paciente costuma receber medicações que mascaram as respostas fisiológicas da frequência cardíaca (p. ex., β-bloqueadores) e da pressão (p. ex., uso de agentes vasoativos).

Além disso, durante a CEC, a pressão sanguínea é determinada pela bomba da CEC associada a fármacos vasoativos, sendo que a frequência cardíaca está ausente. Isso dificulta a utilização de parâmetros indiretos para avaliar a profundidade da anestesia e um possível despertar. No oxigenador, a concentração do anestésico não é rotineiramente aferida e costuma haver a administração de relaxantes musculares, dessa forma excluindo outros sinais de superficialização da anestesia.

Se é utilizada anestesia venosa total, a CEC pode alterar a farmacocinética dos anestésicos, acarretando alterações pouco previsíveis na profundidade anestésica.[46] Assim, a incidência de despertar intraoperatório durante cirurgias cardíacas varia de 0,2 a 2%, o que significa um aumento de 10 vezes na incidência em comparação com a população cirúrgica geral.[47] Um estudo randomizado duplo-cego com 2.463 pacientes considerados de alto risco para despertar intraoperatório mostrou que a manutenção do BIS entre 40 e 60 reduziu em 82% (IC de 95% 17-98%) o risco de despertar intraoperatório em comparação com a técnica anestésica rotineira.[48]

Sugere-se também que o BIS e a EEG podem ser capazes de detectar isquemia cerebral, principalmente quando a anestesia está estável e o insulto é súbito, extenso ou localizado na área frontal, visto que a EEG prévio era normal.[49] Entretanto, essa evidência ainda é fraca, e a real capacidade do BIS em determinar a perfusão cerebral ainda é desconhecida. O comportamento do BIS durante um evento isquêmico também é desconhecido, podendo diminuir, não sofrer mudanças ou até aumentar.[50]

Equipamentos mais recentes de EEG processado e BIS podem detectar mais de uma derivação frontal, o que pode significar novos rumos para a monitorização da EEG em isquemia. Novos monitores são capazes, inclusive, de realizar comparações entre os hemisférios cerebrais, podendo detectar mais precocemente evidências de isquemia cerebral.

### Oximetria cerebral

A oximetria cerebral parte de princípios similares aos do oxímetro de pulso e utiliza as diferenças de absorção de luz pela saturação da hemoglobina. A faixa exata da manutenção da oximetria cerebral ainda é desconhecida, mas sugere-se que a saturação seja mantida entre 10 e 20% do valor basal, com valores absolutos acima de 50%.[51]

Em cirurgias cardíacas, a evidência atual é baixa em relação ao seu uso para prevenção de AVE, sem que valores abaixo de 65 a 85% do basal possam estar correlacionados com o desfecho pós-operatório. Além disso, sugere-se que pacientes que apresentam saturação cerebral menor durante a anestesia tenham maior probabilidade de internação prolongada.[51-53]

Há uma boa correlação entre mudanças no valor da oximetria cerebral e disfunção cognitiva após cirurgias de revascularização miocárdica; no entanto a utilização da oximetria cerebral não está correlacionada com mudanças na morbidade, mortalidade e no tempo de internação hospitalar.[54-57]

Sugere-se também que quedas acentuadas da saturação cerebral possam estar correlacionadas com baixa perfusão cerebral, seja por hipotensão, anemia, hipóxia, baixo DC, elevação da pressão intracraniana ou aumento do consumo cerebral (p. ex., convulsão). Quando ocorre dessaturação da oximetria cerebral, deve-se corrigir primeiro a pressão arterial e, então, a saturação arterial sistêmica, a hipoventilação, a hemoglobina e o DC – nessa ordem. Deve-se também checar o consumo metabólico cerebral para distinguir entre aumento da pressão intracraniana e convulsão. A convulsão causa aumento do consumo cerebral de oxigênio, enquanto a hipertensão intracraniana acarreta déficit de perfusão cerebral.[58]

## Manejo anestésico do paciente em cirurgia cardíaca

### Medicação pré-anestésica, indução da anestesia e período pré-circulação extracorpórea

A medicação pré-anestésica (MPA) tem por objetivo reduzir a ansiedade que a expectativa do procedimento cirúrgico causa no paciente. Especialmente em pacientes submetidos a cirurgias cardíacas, a MPA tem um papel importante na redução da ansiedade e do estímulo simpático indesejável, visto que, muitas vezes, a inserção de cateteres arteriais e venosos é realizada ainda com o paciente acordado. Deve-se ressaltar, no entanto, que a explanação do procedimento anestésico a ser executado e da rotina do centro cirúrgico ajuda a diminuir a ansiedade do paciente.

A MPA em geral é realizada com um benzodiazepínico, como o bromazepam. A dose deve ser administrada com moderação, principalmente em pacientes com baixo débito ou insuficiência cardíaca congestiva, na qual a sedação pode desencadear depressão miocárdica e hipotensão. Em pacientes com hipertensão pulmonar significativa, a depressão causada por sedativos pode levar à hipóxia e à hipercapnia, sendo capaz de causar crises de hipertensão pulmonar. Doses adicionais podem ser administradas após a venóclise, enquanto se efetua a punção arterial. Além disso, nesse momento, deve-se realizar a antibioticoprofilaxia, geralmente com uma cefalosporina. O antibiótico deve ser administrado 1 hora antes da incisão da pele.

Como indutores, deve-se ressaltar que o etomidato é o anestésico que produz pouca interferência hemodinâmica, aparentemente não modificando o balanço entre a oferta e a demanda de oxigênio miocárdico. Apesar de sua grande estabilidade, o etomidato é capaz de deprimir a contratilidade, principalmente pelo solvente (propilenoglicol). Deve-se ressaltar também sua interferência na função da suprarrenal e liberação de cortisol, a qual pode ser atribuída, inclusive, a aumento da mortalidade.[59,60] No entanto, as diferenças de mortalidade e de tempo de internação hospitalar são sutis, e o etomidato, pela sua estabilidade hemodinâmica, ainda tem seu lugar na cirurgia cardíaca.[60]

Já a cetamina é capaz de provocar estimulação do sistema nervoso simpático, aumentando a frequência cardíaca, a pressão arterial e a resistência vascular sistêmica. Além disso, é capaz de aumentar a resistência vascular pulmonar, levando a um aumento do trabalho do ventrículo direito. A cetamina tem sido implicada também em aumento na ordem de 47% do consumo miocárdico de oxigênio. Entretanto, esses efeitos sobre a pressão arterial média (PAM), o desempenho ventricular e a resistência vascular sistêmica não são consistentes para todos os pacientes, sendo maior a variabilidade quanto maior a gravidade do estado do paciente.[61] A principal indicação é para pacientes instáveis, com necessidade de intervenção urgente, quando a manutenção do tônus simpático é essencial.

Devido ao seu efeito inotrópico negativo, queda da resistência vascular sistêmica, índice cardíaco e volume sistólico, o propofol, como indutor, é mais utilizado para pacientes com boa função ventricular e estáveis hemodinamicamente. O midazolam é um fármaco também muito usado em cirurgias cardíacas como indutor. Em pacientes cardiopatas, o midazolam pode provocar diminuição das pressões arteriais sistólica e diastólica, queda da resistência vascular sistêmica, além de diminuir o índice de trabalho cardíaco.[62] Contudo, quando associado ao fentanil, a hipotensão pode ser ainda mais significativa.

Normalmente, utiliza-se um agente opioide em associação ao indutor com o intuito de reduzir o estímulo simpático desencadeado pela laringoscopia. Os agentes mais empregados são o fentanil e o sufentanil. Alguns autores têm utilizado o remifentanil em bólus associado ao agente indutor em cirurgias cardíacas pelo seu efeito clínico rápido, previsível, de curta duração e com capacidade para bloquear o estímulo da laringoscopia. No entanto, a incidência de hipotensão parece ser um pouco maior com seu uso do que durante a utilização de fentanil.[63,64]

Durante a indução anestésica, um bloqueador neuromuscular deve ser usado em conjunto com agentes indutores para facilitar a intubação orotraqueal, antagonizar a eventual rigidez torácica desencadeada por opioides (principalmente quando utilizados em altas doses) e imobilizar o diafragma para não afetar a cirurgia, sobretudo durante anastomoses coronarianas.

Em razão das possíveis alterações desencadeadas pelos agentes indutores, recomenda-se que esteja diluído um vasopressor (p. ex., metaraminol, efedrina ou fenilefrina), um agente com potencial inotrópico (p. ex., adrenalina) e um agente vasodilatador (p. ex., nitroglicerina). Essas medicações devem estar disponíveis para pronta administração em bólus a fim de reverter imediatamente as alterações hemodinâmicas desencadeadas pelos indutores.

Após a intubação traqueal, a anestesia pode ser mantida com agentes inalatórios ou venosos. Há uma tendência ao uso de agentes inalatórios pelo seu potencial efeito cardioprotetor. Diversas metanálises têm evidenciado uma superioridade dos agentes inalatórios como redutores de mortalidade quando comparados com a técnica da anestesia venosa total.[65-67]

Após a indução anestésica, durante o período pré-CEC, são preconizados agentes antifibrinolíticos com nível de evidência A e classe de recomendação I pela STS e pela Society of Cardiovascular Anesthesiologists para a redução da perda sanguínea total e necessidade de transfusão.[68] Os agentes disponíveis atualmente são o ácido tranexâmico e o ácido ε-aminocaproico, sendo uma sugestão de uso para o ácido ε-aminocaproico, 50 a 150 $mg{\cdot}kg^{-1}$, em dose de ataque, seguida por 15 a 25 $mg{\cdot}kg^{-1}{\cdot}h^{-1}$, ou para o ácido tranexâmico, 10 $mg{\cdot}kg^{-1}$, em dose de ataque, seguida por 1 $mg{\cdot}kg^{-1}{\cdot}h^{-1}$.

Ainda na fase pré-CEC, devem ser coletados exames de gasometria e eletrólitos, corrigindo-se alterações hidreletrolíticas.

Na atualidade, utilizam-se soluções cristaloides durante cirurgias cardíacas, sobretudo Ringer lactato. A resposição volêmica deve ser guiada por metas, focando a otimização da PAM (60-100 mmHg), do índice cardíaco (> 2 $L{\cdot}min^{-1}{\cdot}m^{-2}$) e da saturação venosa central (> 60%), avaliando-se a adequação da perfusão tecidual principalmente pelos valores do lactato.[69]

## Anticoagulação pré-circulação extracorpórea

É evidente que a formação de coágulos em circuitos de CEC pode gerar complicações devastadoras, sendo a prevenção da formação de trombos um dos principais objetivos da anticoagulação. Durante a CEC, a anticoagulação é de fundamental importância para a fluidez sanguínea. Uma ampla variedade de mecanismos leva à formação de trombina durante a CEC, acarretando consumo de componentes hemostáticos críticos, como plaquetas, fibrinogênio e outros fatores da coagulação. Além disso, a anticoagulação inadequada pode levar a uma coagulopatia grave, provavelmente por coagulação intravascular disseminada.

Para isso, utiliza-se de preferência a heparina não fracionada como anticoagulante. A heparina promove anticoagulação adequada e pode ser antagonizada com facilidade. A heparina não fracionada é uma mistura heterogênea de moléculas de 3.000 a 40.000 dáltons, com uma média de 15.000 dáltons, exercendo seu efeito principalmente de modo indireto, acelerando a inibição do fator IIa (trombina) e fator Xa pela antitrombina em mais de 1.000 vezes. Fatores como o IXa, XIa e XIIa também são inibidos pelo complexo heparina-antitrombina, porém em grau muito menor. A neutralização da trombina pela antitrombina é dependente de cadeias de heparina com alto peso molecular (mais de 18 unidades de sacarídeos), sendo que heparinas de baixo peso molecular ainda podem se ligar à antitrombina, mas são capazes de acelerar apenas a inibição do fator Xa.[70]

Parte da ação da heparina não fracionada também é atribuída à sua ação independentemente da interação com a antitrombina, uma vez que a antitrombina possui pouca ação quando a trombina está ligada a uma molécula de fibrina. Essa é a principal razão pela qual baixas doses de heparina falham em interromper a propagação de um trombo venoso. Outro fator, chamado de cofator heparínico II, apesar de ainda pouco estudado, tem demonstrado atividade inibidora da trombina, independentemente da antitrombina. O sulfato de dermatana, um agonista desse cofator, tem evidenciado anticoagulação independentemente da antitrombina, mas ainda não há estudos sobre seu uso em CEC.[70]

A dosagem da heparina é medida em unidades ou mg, sendo que 1 mg equivale a 100 unidades. Recomenda-se a dose inicial de heparina de 300 a 400 $UI{\cdot}kg^{-1}$, seguida por doses adicionais com o objetivo de manter o tempo de coagulação ativada (TCA) acima de 3 a 4 vezes o valor basal, com valores geralmente acima de 480 segundos.[71] Recomenda-se também que a solução de início da CEC (*priming*) contenha de 3 a 4 UI de heparina/mL de solução. O **QUADRO 57.4** apresenta a sequência-padrão para o manejo da anticoagulação durante a CEC.

**QUADRO 57.4** Sequência-padrão para anticoagulação em adultos durante a circulação extracorpórea

- Realizar coleta de sangue arterial para o tempo de coagulação ativada (TCA) basal
- Administrar heparina não fracionada na dose de 300 a 400 $UI{\cdot}kg^{-1}$ pelo cateter venoso central
- Realizar coleta de sangue venoso arterial para TCA após 3 a 5 min
- Administrar 5.000 UI de heparina não fracionada na solução *priming* da CEC
- Monitorizar TCA a cada 30 min durante a CEC
- Manter TCA entre 400 a 480 s durante a hipotermia da CEC (24-30 °C)

*Fonte: Adaptado de O'Carroll-Kuehn e Meeran.*[71]

## Resistência à heparina

A resistência à heparina é definida como a exigência de doses maiores que as usuais para atingir o TCA necessário para a entrada em CEC, devendo ser suspeitada toda vez que a dose de heparina ultrapasse 500 UI·kg$^{-1}$ sem atingir o TCA exigido para a entrada em CEC, ou quando o TCA cai abaixo de 400 segundos durante a CEC com administração de heparina.[72,73]

A ocorrência de resistência heparínica é multifatorial e complicada pela variação na resposta anticoagulante indivi-dual e pelo fato de que o TCA não é específico para a heparina. A resistência à heparina é causada por deficiência de antitrom-bina III ou aumento da ligação proteica da heparina.[71] As prin-cipais causas de deficiência de antitrombina III são listadas no **QUADRO 57.5**.

Os principais riscos para a resistência heparínica incluem valores de antitrombina menores que 60%, uso pré-operatório de insulina e contagem plaquetária acima de 300.000·µL$^{-1}$.[73]

O tratamento principal para essa situação é dose suplementar de heparina. Em casos refratários, o tratamento com concentrado de antitrombina ou antitrombina recombinante deve ser administrado a fim de restaurar a atividade para 80 a 100%. Alternativamente, o plasma fresco congelado pode ser usado, mas deve ser pesado o risco de uma transfusão. Alguns estudos sugerem uma potencial associação de bivalirudina como um adjuvante em casos de resistência à heparina, porém ainda sem recomendação para seu uso.[74]

**QUADRO 57.5** Causas de deficiência de antitrombina III

- Induzidas por fármacos (p. ex., a própria heparina)
- Aumento do consumo (p. ex., na sepse e na coagulação intravascular disseminada)
- Diluição pela circulação extracorpórea
- Diminuição da síntese hepática (p. ex., em pacientes cirróticos)
- Aumento da excreção (p. ex., em estados com aumento da perda proteica)
- Familiar, com herança autossômica dominante

## Plaquetopenia induzida por heparina

A plaquetopenia induzida por heparina (PIH) costuma começar dentro de 5 a 10 dias após o início da terapia heparínica. A PIH está relacionada a mecanismos não imunes e é resultado de um efeito da heparina na ativação plaquetária.[75]

São descritos dois tipos de PIH, sendo que a PIH tipo I é mais frequente (10-25% dos pacientes) e tem consequências clínicas mínimas. A PIH tipo II é mediada por anticorpos dirigidos ao complexo formado pelo fator plaquetário 4 e pela heparina. Entretanto, a presença de anticorpo contra o complexo não garante a manifestação clínica da doença. A PIH está asso-ciada com quedas dos níveis plaquetários maiores que 50% do valor basal, mas dificilmente resultará em valores menores que 20.000·µL$^{-1}$, ficando ao redor de 60.000·µL$^{-1}$.[76]

No caso de cirurgias cardíacas, o diagnóstico é ainda mais difícil, pois esses pacientes já apresentam quedas nos níveis plaquetários após 72 horas da cirurgia. Insuficiência renal, uso de heparina por mais de quatro dias e histórico de intervenção coronariana são os principais fatores de risco para pacientes submetidos à cirurgia cardíaca.[77] O diagnóstico é feito com base em plaquetopenia não explicada e presença de trombose venosa ou arterial. Um algoritmo para o diagnóstico é apresentado na **TABELA 57.4**. Um escore de 0 a 3 pontos indica probabilidade baixa; 4 a 5 pontos indicam probabilidade média; e mais que 5 pontos, probabilidade alta da presença de PIH.[78] O diagnóstico pode ser confirmado por testes sorológicos.

O tratamento consiste em interromper a heparina e iniciar os inibidores diretos da trombina (IDT). Os IDTs se ligam e inibem a trombina circulante e a trombina ligada ao coágulo, revertendo o processo desencadeado pela PIH. Entretanto, os IDTs não apresentam antídotos disponíveis.

A monitorização dos níveis dos IDTs pode ser guiada pelo tempo de tromboplastina parcial ativado, titulando para 1,5 a 2 vezes o valor basal. De preferência, o tempo de coagulação por ecarina pode ser utilizado.[79] Os IDTs podem, também, interferir com o índice normalizado internacional (INR) do tempo de protrombina, dificultando a titulação dos varfarínicos. Os dois IDTs mais usados são a argatrobana e a lepirudina. A argatrobana é melhor para pacientes com insuficiência renal, enquanto a lepirudina é superior para pacientes com doença hepática. Em procedimentos maiores com risco mais alto de insuficiência renal, a lepirudina deve ser evitada.[77]

Em pacientes candidatos à cirurgia cardíaca com episódios prévios de PIH, a heparina não está contraindicada, pois a

**TABELA 57.4** Os quatro Ts para o diagnóstico de plaquetopenia induzida por heparina

| Categoria | 2 pontos | 1 ponto | 0 ponto |
|---|---|---|---|
| **T**rombocitopenia | Nadir de mais de 50% de queda ou nadir de 20 a 100.000 plaquetas·µL$^{-1}$ | Nadir de 30 a 50% de queda ou 10 a 110.000 plaquetas·µL$^{-1}$ | Nadir menor de 30% de queda ou < 10.000·µL$^{-1}$ |
| **T**empo para queda plaquetária | 5 a 10 dias ou 1 dia se uso de heparina nos últimos 30 dias | Mais que 10 dias ou não evidenciada; menos de 1 dia se uso de heparina nos últimos 30-100 dias | Menor ou igual a 1 dia, sem uso de heparina recente |
| **T**rombose ou outra sequela | Trombose, necrose cutânea ou outra reação sistêmica aguda com uso de heparina | Trombose silente, progressiva ou recorrente; lesões cutâneas eritematosas | Não |
| **T**rombocitopenia, outras causas | Não | Possível | Definitiva |

*Fonte: Adaptada de Demma e Levy.*[78]

resposta imune é atípica e a reexposição não desencadeia uma resposta rápida, como na anafilaxia. Em pacientes com PIH aguda ou subaguda, deve-se retardar o procedimento (> 90 dias) até que a PIH se resolva e os níveis de anticorpos ativadores de plaquetas sejam indetectáveis.[80] O American College of Chest Physicians recomenda que, para pacientes com PIH aguda ou subaguda e que necessitam de cirurgia cardíaca urgente, a bivalirudina seja utilizada como melhor alternativa.[81]

Outros possíveis agentes anticoagulantes estão apresentados na **TABELA 57.5**.

## Monitorização da anticoagulação durante a circulação extracorpórea

Durante a heparinização para cirurgias cardíacas, o TCA é o modo mais utilizado para mensurar o efeito da heparinização. O método consiste em colocar uma alíquota de sangue em um tubo contendo um bastão magnético e um ativador (pó de diatomácea [Celite®] ou caolinita). O tubo é aquecido a 37,8 °C e vagarosamente rotacionado pelo bastão magnético. A movimentação é detectada por um campo magnético e, quando há constatação de resistência, o cronômetro é parado. O valor normal é de 100 a 140 segundos, aumentando de modo linear com a elevação da concentração heparínica. A aprotinina, retirada do mercado, era capaz de prolongar e influenciar o TCA quando o iniciador da coagulação era o pó de diatomácea, mas não a caolinita.[71]

Outros fatores que afetam o TCA estão apresentados no **QUADRO 57.6**. Devido a esses fatores, nota-se que, uma vez iniciada a CEC, a correlação entre os níveis de heparina e os valores de TCA se perde, principalmente pela hemodiluição e hipotermia.

Um estudo clássico realizado por Bull e colaboradores evidenciou que não ocorria formação de coágulo no circuito oxigenador quando o TCA estava acima de 300 segundos. Esses autores também concluíram que um TCA abaixo de 180 segundos era inadequado e apresentava potencial risco de morte, e que valores de TCA entre 180 e 300 segundos seriam altamente questionáveis. Todavia, não recomendavam TCA acima de 600 segundos. Assim, tais autores sugeriram que, para se manter uma margem de segurança, o TCA não deveria estar abaixo de 480 segundos antes do início da CEC.[82]

Mais tarde, foi demonstrado potencial de formação de fibrina com TCA abaixo de 400 segundos, sugerindo-se que o valor de 300 segundos poderia não ser seguro, devendo ser aumentado para acima de 400 segundos.[83] Entretanto, o valor de

**QUADRO 57.6** Fatores que afetam o tempo de coagulação ativado

- Hipotermia
- Hemodiluição
- Medicamentos
  - Heparina
  - Varfarina
  - Aprotinina
  - Inibidores plaquetários (inibidores da cicloxigenase, anti IIb/IIIa, inibidores da adenosina e anticorpos antiplaquetários)
  - Inibidores diretos da trombina (hirudina, argatrobana, etc.)
  - Protamina
- Contagem plaquetária
- Deficiência de fatores da coagulação
  - Calicreína
  - Fator XII
  - Fator XI
  - Fator VIII
  - Antitrombina
  - Fatores da via comum, principalmente V e II
  - Fibrinogênio
- Doenças
  - Anticorpo anticardiolipina
  - Anticorpo antifosfolipídeos

*Fonte: Adaptado de Finley e Greenberg.*[72]

**TABELA 57.5** Possíveis anticoagulantes durante a circulação extracorpórea

| Anticoagulante | Dose | Mensuração do efeito | Comentários |
|---|---|---|---|
| Danaparoide | Bólus: 125 U·kg$^{-1}$<br>*Priming* da CEC: 3 UI·mL$^{-1}$ da solução de *priming*<br>Infusão: 7 U·kg$^{-1}$·h$^{-1}$ | Atividade de anti-Xa | Menor incidência de reação cruzada com plaquetopenia induzida pela heparina<br>Longa meia-vida<br>Não recomendado caso haja alternativas disponíveis |
| Bivalirudina | Bólus: 1 mg·kg$^{-1}$<br>*Priming* da CEC: 50 mg na solução de *priming*<br>Infusão: 2,5 mg·kg$^{-1}$·h$^{-1}$ | TCE<br>TCA | Meta para TCA: 2,5x o valor basal<br>Bólus adicionais de 0, 1 a 0,5 mg·kg$^{-1}$, se necessário<br>A hemoconcentração diminui os níveis do fármaco durante a CEC |
| Argatrobana | Bólus: 0,1 mg·kg$^{-1}$<br>Infusão: 5 µg·kg$^{-1}$·min$^{-1}$ | TCA<br>TCE | Infusão para manter o TCA > 400 s |

TCA, tempo de coagulação ativada; TCE, tempo de coagulação de ecarina.

*Fonte: Adaptada de Sniecinski e Levy.*[70]

300 segundos proposto pelo estudo inicial tem sobrevivido ao tempo, sem relatos de coagulação espontânea do circuito com TCA acima desse valor. Contudo, valores acima de 480 segundos não são recomendados pela falta de benefício clínico. Sugere-se, ainda, que esse valor possa ser reduzido, principalmente quando utilizados circuitos revestidos de heparina, porém ainda faltam estudos para tal confirmação.[84-86] Portanto, recomenda-se manter o TCA acima de 3 a 4 vezes o valor basal, em geral acima de 480 segundos para cirurgias com CEC e acima de 200 segundos para revascularizações miocárdicas sem CEC.[71]

## Concentração de heparina

Outro método para a monitorização da coagulação durante a CEC é a concentração de heparina, que é determinada pela aceleração na inibição do fator Xa ou trombina pela antitrombina ou pela titulação da interação protamina-heparina em amostras sanguíneas. Em geral, a concentração de heparina é utilizada em conjunto com o TCA, sendo aquela menos suscetível à hemodiluição e à hipotermia durante a CEC.[87] No início da CEC, costuma haver uma redução da concentração da heparina, sem, no entanto, ocorrer alteração correspondente no TCA. Em teoria, a monitorização dos níveis de heparina pode permitir um melhor controle dos níveis de anticoagulação e gerar menor quantidade de fibrina.[88]

Atualmente, a Sociedade Europeia de Cirurgia Cardiotorácica recomenda o uso rotineiro da monitorização da concentração de heparina (grau de recomendação B, nível de evidência 1b), porém ressalta que mais estudos ainda são necessários.[89]

## Tempo de trombina de alta dose

O tempo de trombina de alta dose (HiTT, do inglês *high-dose thrombin time*) é um teste funcional de anticoagulação induzida por heparina que supera as inadequações do TCA. Esse teste possui alta correlação com os níveis de heparina, não sendo afetado pela hemodiluição e hipotermia.[90] O teste é realizado em aparelhos-padrão, sendo que o sangue total é pré-aquecido, exigindo 1,5 mL de sangue total.

## Tempo de tromboplastina de alta dose

Esse teste também não é afetado pela aprotinina, sendo que a diatomácea (Celite®) é substituída por tromboplastina obtida de cérebros de coelho. Mede-se o tempo de coagulação pela via extrínseca.

# Circulação extracorpórea

A CEC tem como principal objetivo a manutenção da oxigenação e perfusão sistêmica durante intervenções cirúrgicas nas quais é necessário o desvio de sangue do coração. O circuito da CEC é designado para cinco funções maiores, apresentadas no **QUADRO 57.7**.

O circuito da CEC consiste em bombas propulsoras, um oxigenador, filtros, permutador de calor, reservatório de cardiotomia e reservatório venoso. O sangue venoso durante a CEC costuma ser drenado por gravidade através de cânulas posicionadas nas veias cavas superior e inferior ou cânula única no átrio direito. O sangue venoso é armazenado no reservatório venoso e bombeado para um oxigenador em direção à aorta ascendente. Além disso, um sistema de recuperação de sangue do campo operatório e das cavidades esquerdas (retorno bronquial), um permutador de calor para o resfriamento e aquecimento do sangue e uma bomba para administração de cardioplegia são comumente adicionados ao sistema (**FIG. 57.2**).

**QUADRO 57.7** Funções do circuito de circulação extracorpórea

- Oxigenação e eliminação de dióxido de carbono
- Circulação do sangue
- Resfriamento e aquecimento sistêmico
- Desvio do sangue do coração, promovendo um campo cirúrgico adequado
- Recuperação do sangue extravasado para o campo cirúrgico durante a CEC

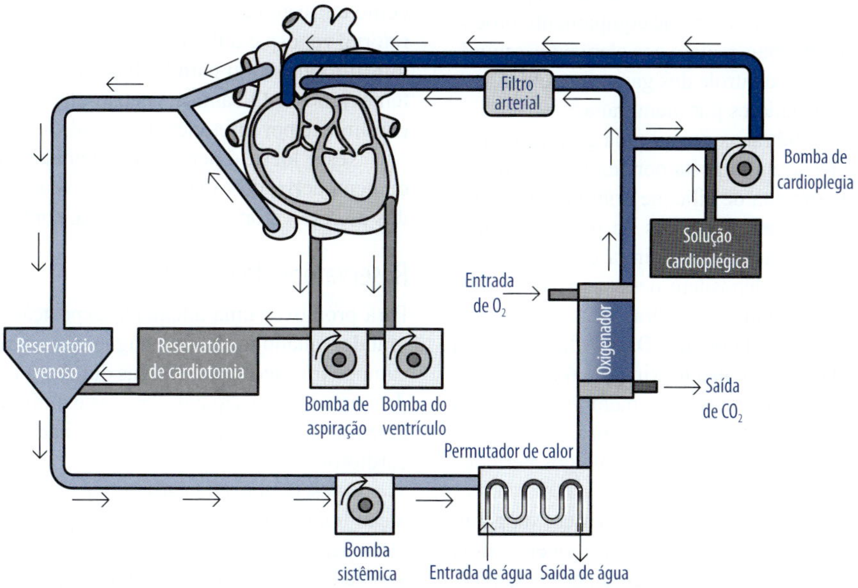


**FIGURA 57.2** Componentes do circuito extracorpóreo.

## Componentes da circulação extracorpórea

### Bombas propulsoras

As bombas propulsoras são as responsáveis pela geração dos fluxos de sangue durante o cessar dos batimentos cardíacos. De preferência, a bomba propulsora da CEC deve gerar fluxo de sangue sem produzir lesão vascular ou aos elementos sanguíneos, criando fluxos lineares, sem turbulências ou estagnação. Além disso, a bomba deve ser passível de monitorização e ser operada manualmente em caso de falha do sistema.

Existem basicamente dois tipos de bombas para a CEC:

- **Bombas de rolete:** são bombas mais simples, de menor custo, possibilitando facilmente calcular o fluxo, além de gerar fluxos contra resistências. Entretanto, por serem manejadas por oclusão (peristalse), podem provocar lesões nos condutos sintéticos, podendo soltar partes durante o uso, além de causar maior lesão aos elementos figurados do sangue. As bombas de rolete também apresentam a desvantagem de permitir o bombeamento de grandes quantidades de ar.
- **Centrífugas:** as bombas centrífugas vêm sendo mais utilizadas ultimamente pela sua facilidade no controle do fluxo durante a CEC. Por promoverem fluxo pela força centrífuga, acredita-se que causem menos lesão aos elementos figurados, além de não haver compressão do circuito, o que diminui a chance de liberação de fragmentos durante a CEC.[91]

### Oxigenadores

O oxigenador é o componente central do circuito de CEC, uma vez que realiza a função dos pulmões, promovendo a oxigenação da hemoglobina.

Dois tipos de oxigenadores foram utilizados para a CEC: por membranas ou por exposição de sangue a atmosferas ricas em oxigênio (p. ex., microbolhas). Anteriormente, os oxigenadores por microbolhas eram mais usados, pois acreditava-se que as microbolhas aumentassem a área de superfície e facilitassem a oxigenação; porém estudos mostraram que, apesar de aumentar a área de superfície, esse tipo de equipamento produzia mais microêmbolos, era mais reativo aos elementos sanguíneos e não permitia um bom controle dos gases sanguíneos em comparação com os oxigenadores por membrana.[92]

O oxigenador por membranas possui uma grande área de superfície com uma interface composta por fibras ocas microporosas ou por uma membrana de silicone dobrada. As membranas microporosas consistem em poros de 0,05 a 0,3 mm que, inicialmente, criam uma interface direta entre o sangue e o gás, até que proteínas se depositem nessa superfície, produzindo membranas moleculares. As fibras ocas microporosas são mais frágeis e, hoje, o Food and Drug Administration (FDA) só as recomenda para um uso máximo de 6 a 8 horas.[93] Membranas de silicone são consideradas membranas reais e previnem o vazamento de plasma na fase gasosa, o que é característico de membranas microporosas após longos períodos de CEC.[94]

Pelo oxigenador, passa-se uma mistura rica em oxigênio em sentido contrário ao do fluxo sanguíneo, promovendo uma contracorrente que gera a difusão do oxigênio para o sangue. A difusão dos gases por essa membrana também obedece à Lei de Fick, segundo a qual a quantidade de gás transferida é diretamente proporcional à área de superfície, à constante de difusão (dependente do peso molecular e da solubilidade do gás) e à diferença de pressão parcial entre os gases. Assim, uma elevação no fluxo de gás aumenta a pressão parcial de oxigênio e diminui a pressão parcial arterial de dióxido de carbono.

A superfície do oxigenador deve ser selecionada com base no tamanho do paciente para que o sangue seja completamente oxigenado. Apesar disso, os oxigenadores ainda possuem membranas de superfície menores do que os pulmões naturais, limitando a troca gasosa.

A passagem sanguínea por essa superfície é, também, responsável pela ativação da coagulação e alterações inflamatórias.[95]

### Filtros

Devido à grande ativação de fatores de coagulação, microêmbolos podem ser formados, além de eventuais materiais mais grosseiros. Dessa forma, a presença de filtros é importante para reduzir os riscos de embolização.

### Permutador de calor

Uma vez que os fluxos envolvidos na CEC são equivalentes ao DC total, a exposição do sangue à temperatura ambiente, com consequente retorno a uma temperatura inferior, rapidamente resultaria em hipotermia. Assim, um permutador de calor se faz necessário para que a temperatura do corpo se mantenha em uma faixa constante. Além disso, durante a CEC, a hipotermia é necessária para reduzir o consumo metabólico dos diferentes tecidos, sendo exigidos constantes ajustes na temperatura.

Os permutadores são aparelhos integrados aos oxigenadores comerciais, que irão permitir o resfriamento e o aquecimento do paciente. O permutador é instalado antecedendo a seção de trocas gasosas do circuito para minimizar o risco da liberação de microbolhas de gás, que poderia ocorrer se o sangue fosse aquecido após ter sido saturado com gás.

### Reservatório venoso

O reservatório venoso recebe o sangue proveniente das cavas, servindo como um depósito de sangue venoso, além de atuar como um sistema-tampão para compensar as diferenças entre o retorno venoso e o fluxo arterial. Esse local também atua como um filtro grosseiro para bolhas que possam ter entrado no sistema venoso. O sangue venoso atinge o reservatório venoso geralmente por diferença de gravidade.

Nesse local, é permitido adicionar fluidos, medicamentos ou hemoderivados. O reservatório venoso também recebe fluidos do reservatório de cardiotomia, conforme descrito a seguir.

### Reservatório de cardiotomia

Para promover uma adequada exposição do campo cirúrgico, grandes quantidades de sangue das câmaras cardíacas e do campo cirúrgico são aspiradas durante a cirurgia cardíaca a fim de evitar a distensão das câmaras e diminuir o risco de embolia aérea. O sangue aspirado é direcionado para o reservatório de cardiotomia.

O reservatório de cardiotomia inclui uma câmara de separação líquido-gás, um reservatório para armazenamento temporário para *primings*, filtro de materiais particulados (coágulos, agregados sanguíneos, materiais diversos, etc.), armazenamento para o sangue aspirado e filtrado do campo cirúrgico, além de permitir a adição de fluidos e medicamentos ao circuito de perfusão. Uma vez no reservatório de cardiotomia, o sangue pode ser direcionado para o reservatório venoso por gravidade.

Atualmente, dois sistemas de cardiotomia são empregados: um reservatório de cardiotomia rígido dentro do reservatório venoso ou um canister separado do reservatório venoso. O primeiro sistema é mais utilizado.

A sucção e o reservatório de cardiotomia contribuem para a formação de microbolhas, pois aspiram volumes significativos de ar em conjunto com o sangue. Apesar de mecanismos próprios para remover o ar, o sangue pode não ter as bolhas totalmente removidas antes da infusão, o que resulta em microembolias.[96]

## Hemoconcentradores

A CEC induz um estado de hemodiluição no paciente pela solução de *priming* para a entrada em CEC, pelos fluidos aspirados do campo cirúrgico e pela solução de cardioplegia, entre outros motivos. Assim, a hemofiltração é usada para remover fluidos, levando a uma elevação do hematócrito, potencialmente reduzindo a necessidade de hemotransfusão. Além disso, a hemoconcentração também permite a filtração dos mediadores da reação inflamatória generalizada, a diminuição da quantidade de endotoxinas circulantes, a remoção do excesso de água corpórea e o controle da hipertensão pulmonar.[97-99]

Atualmente, existem dois métodos de hemoconcentração: o convencional e o modificado. No convencional, o hemoconcentrador é instalado no circuito da CEC, em geral na linha de recirculação do oxigenador ou por meio de outra bomba para hemoconcentrar, retirando água se necessário. No método modificado, a hemoconcentração é feita por meio de bomba, aspirando-se o sangue da aorta, passando pelo hemoconcentrador e injetando-se no átrio direito após CEC.

O volume do ultrafiltrado deve ser medido durante a hemoconcentração.

## Cânulas arteriais e venosas

As cânulas arteriais têm por objetivo devolver ao paciente o sangue oxigenado com pressão e fluxos suficientes para a manutenção da homeostasia. A canulação arterial, em geral, é realizada antes da canulação venosa, pois se houver qualquer variação hemodinâmica durante a canulação venosa, pode-se infundir volume. A cânula arterial deve ter o maior calibre possível para se evitar eventual dissecção, e a pressão arterial média deverá ser reduzida, sendo sugerido um valor abaixo de 80 mmHg durante a aortotomia e a inserção da cânula.

Além da dissecção de aorta, outros riscos da inserção da cânula arterial são o posicionamento inadequado, com risco de dobra, a embolização de placas ateromatosas e a hemorragia. No caso de ateromatose difusa, aneurisma ou dissecção da aorta, a artéria femoral pode ser utilizada como alternativa, mas essa via apresenta maior risco de dissecção e isquemia permanente do membro.[100]

A avaliação pré-operatória com angiotomografia e a ecocardiografia intraoperatória podem fornecer dados importantes referentes a tortuosidades, estenoses arteriais e presença de aneurismas, sendo de utilidade para definir o melhor local para a inserção das cânulas arteriais.[100]

A canulação venosa pode ser realizada por meio de uma cânula única no átrio direito ou pela inserção nas cavas superiores e inferiores, o que permite a drenagem da veia cava superior e da inferior separadamente.

As potenciais complicações da inserção da cânula venosa incluem a perfuração da veia cava inferior e o aprisionamento de ar, além da obstrução do retorno venoso, que – quando acomete a veia cava superior – pode ser percebido por ingurgitamento venoso da cabeça e do pescoço, edema conjuntival e aumento da PVC. Quando há obstrução da veia cava inferior, o diagnóstico é mais difícil.[100]

## Cardioplegia

As soluções cardioplégicas são soluções que têm por objetivo propiciar um campo operatório adequado, resfriar rapidamente o miocárdio, diminuir o metabolismo e retirar inibidores metabólicos. Essas soluções alcançam tal objetivo por meio do potássio, que determina a parada cardíaca em diástole, ou seja, com o coração relaxado.

Existem três tipos de soluções de cardioplegia: com cristaloides, com sangue e com a mistura de ambos. A solução cristaloide mais utilizada é a de St. Thomas, sendo composta por eletrólitos, como sódio, potássio, magnésio, cálcio e bicarbonato, com osmolaridade de 320 $mOsm \cdot L^{-1}$ e pH de 7,8. A combinação de potássio com magnésio é capaz de promover assistolia prolongada com modulação da tensão do miocárdio, havendo competição entre o magnésio e o cálcio.[101] A maior desvantagem da cardioplegia cristaloide é a grande quantidade de volume administrado, que contribui ainda mais para a hemodiluição da CEC.

Soluções com sangue são as mais usadas atualmente devido à sua versatilidade, pelo fato de o sangue manter as capacidades de tamponamento, reologia sanguínea e efeitos antioxidantes, além de manter a oferta de oxigênio e diminuir a lesão de isquemia e de reperfusão. O sangue, além disso, proporciona adequada pressão oncótica, sem necessidade de adição de manitol ou albumina. Assim como as soluções de cardioplegia cristaloides, essas soluções também apresentam altos teores de potássio. Estudos comparativos não demonstram superioridade de nenhuma das técnicas quanto à mortalidade, mas a cardioplegia com sangue está implicada em menor incidência de infartos perioperatórios.[102]

A solução cardioplégica pode ser injetada aquecida ou fria, de modo anterógrado (do óstio coronariano na aorta para o seio coronariano) ou retrógrado (do seio coronariano para o óstio da coronária na aorta). A solução retrógrada é de particular interesse para os pacientes com lesão coronariana importante. Estudos de metanálises não são conclusivos quanto à superioridade desses métodos, sugerindo que sejam igualmente eficazes para sobrevida a curto prazo, com uma tendência de superioridade para a cardioplegia simultaneamente anterógrada e retrógrada.[103-105]

# Monitorização durante a circulação extracorpórea

Para a monitorização durante a CEC, além dos monitores citados, a Society of Cardiovascular Anesthesiologists recomenda que sejam medidas a saturação venosa na linha de retorno venoso e a saturação arterial no circuito arterial da CEC, a continuidade do fluxo de gases frescos com um fluxômetro ou rotâmero, a concentração de oxigênio no fluxo de gás fresco por meio de analisador de gases após o misturador de gases, o fluxo sanguíneo gerado pela bomba arterial, a pressão na linha arterial do circuito de CEC, a pressão da via da cardioplegia e a temperatura sanguínea do circuito de CEC.

Além disso, deve-se ter disponível no setor um equipamento para a medida do TCA, verificada antes do início da CEC, além de equipamento para gasometria, hemograma e eletrólitos, como potássio, magnésio, cálcio e glicose.[106] Os exames devem ser realizados periodicamente, com avaliação dos níveis de lactato.

Recomenda-se também que estejam presentes alarmes para detecção de bolhas na linha arterial de bombas de rolete, sensores de nível no reservatório venoso, de fluxo retrógrado ou ocluído. Esse último é essencial quando se utiliza uma bomba centrífuga.

## Monitorização hemodinâmica

Durante o período de CEC, o fluxo da CEC é equivalente ao fluxo gerado pela bomba sistêmica e é igual ao DC. Assim, o fluxo deve ser um equilíbrio entre uma adequada oferta de oxigênio e uma boa visualização do campo operatório, ou seja, o menor nível para uma boa visualização cirúrgica, sem, no entanto, haver um déficit de oxigênio tecidual.[107]

O fluxo deve se aproximar ao índice cardíaco normal para um paciente anestesiado e normotérmico, variando entre 2,2 e 2,5 $L \cdot min^{-1} \cdot m^{-2}$. O fluxo sanguíneo deve ser baseado em múltiplas variáveis, incluindo superfície corpórea, grau de hipotermia, balanço acidobásico, consumo de oxigênio e profundidade anestésica.[107] Sugere-se que, quanto maior o grau de hipotermia, menor a necessidade de altos fluxos sanguíneos.[108]

Para guiar o fluxo adequado, o anestesiologista e o perfusionista devem monitorizar a saturação venosa central, tendo como objetivo valores acima de 70%. Entretanto, esse valor não garante que a perfusão esteja ótima em todos os tecidos, uma vez que tecidos musculares e gordurosos são hipoperfundidos durante a CEC.[107] Assim, caso haja queda no fluxo de bomba, os tecidos removerão mais oxigênio e a saturação da linha venosa estará diminuída. Isso pode ser observado pela equação de Fick, em que:

$$VO_2 = Q \times (CaO_2 - CvO_2)$$

sendo que o consumo de oxigênio ($VO_2$) e o conteúdo arterial de oxigênio ($CaO_2$) são constantes, e qualquer modificação no fluxo (Q) resultará em alteração no conteúdo venoso de oxigênio ($CvO_2$).

Portanto, o fluxo sanguíneo ao passar pela impedância arterial gerará pressão arterial sistêmica. A pressão arterial sistêmica deve ser mantida para garantir a adequada perfusão tecidual. Atualmente, duas correntes de pensamento são utilizadas para a manutenção da pressão arterial durante a CEC:

- **Pressão arterial média mais baixa (50-60 mmHg):** sugere menor trauma aos elementos figurados do sangue, redução da quantidade de sangue no campo cirúrgico, melhor proteção miocárdica por colaterais coronarianas e menor quantidade de carga embólica.[109] Todavia, deve-se ressaltar que, em pacientes hipertensos, o limiar da autorregulação cerebral pode estar acima desses valores, sendo que tal limiar pode não ser seguro para esses indivíduos.[107]
- **Pressão arterial média mais alta (> 60 mmHg):** gera melhor perfusão tecidual em pacientes diabéticos e hipertensos crônicos, melhor fluxo colateral em tecidos sob risco de isquemia e maiores fluxos sanguíneos na bomba de CEC.[107]

Nos momentos iniciais da CEC, pode ocorrer hipotensão por hemodiluição com queda do hematócrito e da viscosidade sanguínea. Entretanto, com o início do resfriamento, há produção endógena de catecolaminas e angiotensina, com aumento gradual da pressão arterial média.

## Temperatura

Diversos sítios podem ser utilizados para medida da temperatura, tais como esôfago, nasofaringe, membrana timpânica, bexiga, artéria pulmonar e reto.

Os sítios retais e vesicais se mostraram ineficazes para a monitorização da temperatura durante cirurgia cardíaca, com variações de 2 a 4 °C com relação à temperatura cerebral. Aparentemente, as melhores formas identificadas foram a nasofaríngea e o cateter de artéria pulmonar, uma vez que obtiveram a melhor correlação com a temperatura cerebral.[110] No entanto, apesar de apresentarem a melhor correlação com a temperatura cerebral, em comparação com a temperatura de bulbo jugular, os valores, ainda assim, eram bastante discrepantes. Estudos posteriores demonstraram que a saída arterial do oxigenador apresentava o melhor valor de concordância com o bulbo jugular, sendo esse local o sítio recomendado pela STS.[111]

Durante a CEC, a hipotermia é utilizada com o intuito de preservar a contratilidade miocárdica, diminuir o fenômeno de *no-reflow*, evitar a necrose miocárdica e a área de infarto, além de induzir a neuroproteção. O tecido neural possui duas taxas de demanda de oxigênio: a taxa metabólica basal e a taxa metabólica estrutural. Em humanos, a taxa metabólica cerebral é aproximadamente 20% do metabolismo basal, sendo que o consumo metabólico cerebral é dividido em 60% para manter a função eletrofisiológica (consumo metabólico funcional) e 40% para manter a integridade celular (consumo metabólico cerebral estrutural). A temperatura é o único agente capaz de afetar a ambos: consumo metabólico estrutural e funcional. Estima-se uma queda de 6 a 7% no consumo metabólico cerebral para cada grau de diminuição da temperatura. Ressalta-se ainda que os agentes anestésicos influenciam apenas no consumo funcional.[112] Outros estudos demonstram que a utilização de hipotermia durante a CEC também é capaz de diminuir a incidência de AVE após cirurgias cardíacas.[113]

Desse modo, durante a CEC, o paciente costuma ser mantido em diferentes níveis de hipotermia. O ponto ótimo de temperatura para a CEC ainda é motivo de muita controvérsia, mas a grande maioria dos centros americanos fazem uso de hipotermia leve (32-34 °C) de forma rotineira.[114]

O consenso atual é que a hipertermia deve ser evitada durante a CEC, já que diversos estudos relatam lesão neural nessa situação.[115,116] Para evitar a hipertermia, sugere-se que a temperatura na saída arterial não ultrapasse os 37 °C.[111]

Para o resfriamento durante a CEC, recomenda-se que os gradientes de temperatura entre a saída arterial e a entrada venosa do oxigenador nunca ultrapassem 10 °C para evitar que se formem êmbolos gasosos.[111]

# Monitorização laboratorial durante a circulação extracorpórea

## Gasometria arterial

Durante a hipotermia, há aumento da solubilidade dos gases sanguíneos e consequente diminuição das pressões parciais dos gases ($CO_2$ e $O_2$), mesmo quando o conteúdo de gás total no sangue permanece inalterado. Assim, ao se resfriar o paciente e processar uma amostra sanguínea, o sangue será aquecido e o resultado fornecido como se o paciente estivesse a 37 °C, indicando valores de pressão parcial dos gases sanguíneos não consistentes com a pressão parcial fornecida aos tecidos durante a hipotermia. A afinidade da hemoglobina também é afetada pela hipotermia, acarretando desvio da curva para a esquerda (o que aumenta a afinidade da hemoglobina pelo oxigênio) e menor liberação para os tecidos.

O pH apresenta também uma mudança de acordo com a temperatura. Como a dissociação é uma reação endotérmica, quanto maior a energia fornecida a um sistema, maior a dissociação de um ácido HA em $H^+$ e $A^-$ e vice-versa. Com uma menor quantidade de $H^+$, o pH tende a se tornar maior, favorecendo a alcalose. Todavia, ao realizar um exame, o valor vai ser novamente elevado a 37 °C, e mais uma vez não será o valor do paciente.

Assim, dois modos de interpretação dos resultados foram propostos: pH-stat e α-stat. No primeiro, o pH sanguíneo é mantido constante em 7,40, mesmo com a diminuição da temperatura. Para isso, é necessário corrigir a pressão parcial arterial de dióxido de carbono ($CO_2$), sendo mantida em 40 mmHg. Para manter esses parâmetros, é necessário o acréscimo de 3 a 5% de $CO_2$ no oxigenador. Já no α-stat, o manejo do pH segue a curva termodinâmica que ocorre com a hipotermia, resultando em decréscimos da concentração de íons hidrogênio e aumento do pH. Nessa situação, não é necessário o acréscimo de $CO_2$ durante o resfriamento.[117]

Há vantagens teóricas para cada uma das estratégias. O α-stat parece preservar melhor o pH intracelular e a atividade enzimática, mantendo a autorregulação cerebral e o acoplamento entre fluxo-consumo cerebral, porém apresenta um resfriamento menos eficiente e menos homogêneo, com menor redução do consumo de oxigênio.[117]

Já o pH-stat é capaz de gerar um resfriamento mais homogêneo, aumenta o fluxo sanguíneo cerebral e induz a maior redução do consumo cerebral de oxigênio, com um deslocamento da curva de dissociação da hemoglobina para a esquerda. Entretanto, pela perda da autorregulação, pode haver perfusão luxuriante do cérebro, com potencial aumento de embolia.[117]

Muito debate ainda paira na literatura sobre qual o melhor método a ser utilizado durante a hipotermia. Um estudo realizado por Ashwood e colaboradores mostrou que a saturação da hemoglobina e o conteúdo arterial de oxigênio não são significativamente alterados, mesmo que a pressão parcial arterial de oxigênio ($PaO_2$) varie bastante.[118] Com isso, sugere-se que a $PaO_2$ não deva ser ajustada pela temperatura. Outros autores sugerem que a estratégia escolhida deve ser guiada pela idade do paciente: pH-stat para a população pediátrica e α-stat para os pacientes adultos.[119]

### Glicemia

A hiperglicemia intraoperatória é deletéria para qualquer paciente cirúrgico, assim como a hipoglicemia. Logo, muito se tem discutido sobre o melhor nível glicêmico a ser mantido no paciente durante a cirurgia cardíaca. A recomendação da STS é de que, para pacientes não diabéticos, a glicemia não deve ser tratada, salvo se o valor ultrapassar 180 $mg{\cdot}dL^{-1}$. Caso esse valor seja ultrapassado, recomenda-se utilizar uma dose única intermitente de insulina para os valores ficarem abaixo de 180 $mg{\cdot}dL^{-1}$. Se houve a manutenção sustentada da glicemia acima de 180 $mg{\cdot}dL^{-1}$, deve-se iniciar infusão contínua de insulina e o paciente deve ser encaminhado ao endocrinologista após a cirurgia.[120]

Para pacientes diabéticos, recomenda-se que os valores de hiperglicemia sejam tolerados até 180 $mg{\cdot}dL^{-1}$. Acima disso, deve-se iniciar infusão contínua de insulina, o que permitirá um melhor controle da glicemia em comparação com bólus intermitentes.[120]

### Níveis de hemoglobina durante a circulação extracorpórea

A STS recomenda que a transfusão sanguínea seja cogitada quando a hemoglobina estiver abaixo de 6 $g{\cdot}dL^{-1}$, exceto em pacientes com risco para isquemia cerebral como, por exemplo, histórico de AVE, diabetes melito, doença cerebrovascular ou estenose carotídea.[68]

Com valores acima de 6 $g{\cdot}dL^{-1}$ durante a CEC, a transfusão deve ser baseada na situação clínica do paciente, sendo que a decisão é multifatorial, incluindo idade do paciente, gravidade da doença de base, função cardíaca ou risco para isquemia orgânica. Fatores como velocidade da perda sanguínea, saturação venosa de oxigênio, ECG ou ecocardiografia com suspeita de isquemia miocárdica, entre outros, devem aumentar o gatilho transfusional, procurando manter os níveis de hemoglobina acima de 7 $g{\cdot}dL^{-1}$.[68]

## Emergências durante a circulação extracorpórea

### Embolia aérea maciça

A entrada maciça de ar durante a CEC costuma ser resultado de falha mecânica no circuito ou falha dos profissionais. A entrada maciça de ar no sistema pode provocar lesão neurológica importante, com sequelas irreversíveis, ou até óbito. O manejo inicial envolve a otimização da proteção cerebral e a remoção do ar do coração, da circulação e do circuito da CEC. Para isso, deve-se cessar imediatamente o bombear do circuito de CEC, colocar o paciente em posição de Trendelenburg, remover a cânula arterial da aorta para permitir drenagem retrógrada do ar e cogitar a perfusão retrógrada temporária pela veia cava superior, a retirada do ar de todas as câmaras cardíacas e coronarianas, bem como a ventilação mecânica dos pulmões para a retirada de ar venoso. O uso de corticoides, ventilação com oxigênio a 100% e hipnóticos pode ser benéfico para o paciente.[121]

### Posicionamento inadequado da cânula arterial

O posicionamento inadequado da cânula arterial pode levar a um hiperfluxo para a artéria inominada ou para a carótida, acarretando hiperperfusão cerebral unilateral. O contrário pode ocorrer se o fluxo for direcionado para a subclávia, que pode gerar um baixo fluxo carotídeo. Evidências de mau posicionamento incluem presença de pressão sistêmica alta no circuito da CEC, pressão arterial radial alta, (quando o jato é direcionado para a subclávia) ou baixa (se a artéria da pressão arterial invasiva estiver contralateral ao fluxo), além de resfriamento assimétrico do pescoço, edema, hiperemia, petéquias e otorreias unilaterais. Além disso, pode haver uma perda momentânea da pressão invasiva se a cânula for inserida no vaso que origina a artéria monitorada.[122]

## Dissecção aórtica

É uma complicação rara, da ordem de 0,08 a 0,35%, com mortalidade de 15 a 50%.[123] O sítio de origem da dissecção é, em geral, o local da canulação arterial, decorrendo de trauma direto (movimento ou manipulação) ou indireto (direcionamento do jato sanguíneo da bomba de CEC).

Os principais fatores de risco para dissecção aórtica incluem o local da canulação, sendo, em ordem decrescente, maior o risco na artéria femoral, seguido pela axilar e, por último, na aorta, idade avançada, hipertensão crônica, aorta dilatada, aterosclerose, necrose cística medial, hipertensão no momento da canulação e decanulação, além do uso de sutura e da técnica de canulação.[123]

As principais suspeitas de sua ocorrência estão apresentadas no **QUADRO 57.8**.

## Parada circulatória total hipotérmica

A parada circulatória total está indicada para cirurgias nas quais a perfusão cerebral pelos vasos carotídeos é inadequada com o uso de canulação proximal, como nos reparos no arco aórtico, cirurgias para problemas congênitos, reparos em vasos cervicais e endarterectomias pulmonares.[124-126]

As estratégias para a proteção neural nessas situações incluem hipotermia, proteção farmacológica e técnicas de perfusão cirúrgica. Utilizando-se uma dessas três estratégias, sugere-se que o fluxo sanguíneo cerebral possa ser interrompido por até 40 a 60 minutos sem evidência clínica de AVE.[126]

A hipotermia é mantida entre 12 e 15 °C, porém alguns centros utilizam valores de 18 ou 19 °C, sem maior incidência de complicações, embora não haja evidências suficientes para embasar nenhum dos dois valores.[125,127]

As estratégias cirúrgicas incluem perfusão cerebral intermitente por 10 minutos a cada 20 minutos de parada circulatória total para prevenir metabolismo cerebral anaeróbico, perfusão contínua do cérebro com sangue oxigenado – independentemente do resto do organismo – com fluxos e pressões próximos a valores fisiológicos e perfusão retrógrada com fluxos de 300 a 500 mL·min$^{-1}$ pela veia cava superior.[126]

Os principais fármacos usados para a neuroproteção são os hipnóticos, como o tiopental e o propofol. Outros agentes foram testados, mas ainda sem comprovação de eficácia em estudos de fase III. Entre os agentes que parecem ser promissores, inclui-se o ácido valproico, que demonstrou um potencial para reduzir lesão histológica, clínica e bioquímica em cães quando utilizado antes da parada circulatória total.[128]

**QUADRO 57.8** Achados sugestivos de dissecção arterial durante canulação

- Hipotensão
- Perda de retorno venoso
- Aumento da pressão ou impedância da linha arterial
- Disfunção orgânica (oligúria, dilatação de pupilas, etc.)
- Alterações eletrencefalográficas, no índice biespectral ou na oximetria cerebral
- Cianose local ou aumento de tamanho ao redor do sítio de canulação
- Sangramento dos sítios de punção arterial

## Saída de circulação extracorpórea

A saída de CEC deve ser um processo multiprofissional, no qual a participação do anestesiologista, do cirurgião e do perfusionista é de extrema relevância para a manutenção da adequada hemodinâmica.

Alguns passos são de fundamental importância para a saída de CEC, sendo, muitas vezes, incluídos em *checklists* institucionais.

O primeiro item de muitos *checklists* é a temperatura. A temperatura-alvo para a saída de CEC é a normotermia, com aumento lento da temperatura para 37 °C, a fim de evitar a hipertermia, uma vez que esta predispõe à maior lesão cerebral.[115,116] Deve-se ressaltar que, devido à proximidade da cânula aórtica, a temperatura nasofaríngea pode se apresentar mais elevada do que a cerebral. Com o objetivo de atingir a temperatura desejada para o desmame da CEC, recomenda-se manter um gradiente de temperatura entre a linha arterial e venosa do oxigenador de até 4 °C. Para atingir a temperatura desejada, recomenda-se também que a taxa de reaquecimento não ultrapasse a taxa de 0,5 °C por minuto. Caso o paciente esteja abaixo de 30 °C, a diferença de temperatura entre a linha arterial e venosa do oxigenador não deve ser superior a 10 °C.[111]

Em seguida, deve-se confirmar a disponibilidade de fármacos vasoativos, como inotrópicos e vasodilatadores, prontos para infusão imediata, bem como a disponibilidade de protamina para a reversão da heparina. Para evitar-se a reversão da anticoagulação antes da hora, a solução contendo protamina não deve ser conectada a nenhuma via de administração até a completa saída de CEC.

Nesse momento, deve ser reavaliada a ventilação mecânica, incluindo a administração de anestésicos. Além disso, o pulmão deve ser reinsuflado, fazendo o sangue venoso com possíveis bolhas ser dirigido ao átrio esquerdo, permitindo a diminuição da embolização. O ar presente em câmaras cardíacas pode, inicialmente, embolizar para as coronárias, desencadeando depressão miocárdica, isquemia miocárdica e arritmias.[129]

O uso de ecocardiografia transesofágica pode ser útil na manobra de retirada do ar das câmaras cardíacas.[130] As bolhas podem ser retiradas por cateteres na câmara esquerda, pela cardioplegia anterógrada na aorta ascendente e com ajuda da equipe cirúrgica. O cirurgião é responsável pela retirada do ar de dentro das câmaras cardíacas e dos cateteres não mais necessários, bem como pela reparação dos locais de entrada.

Antes da saída da CEC, deve-se ressaltar que um ritmo capaz de gerar perfusão e frequência cardíaca adequadas deve estar presente. Objetiva-se frequência cardíaca entre 70 e 100 bpm, com ritmo preferencialmente sinusal. Caso a frequência esteja abaixo desses valores, sugere-se aumentar a dose de inotrópicos ou utilizar marca-passo transepicárdico. O marca-passo transepicárdico também é indicado na presença de bloqueios atrioventriculares. O uso de marca-passo com estímulo atrioventricular é preferido nessas situações para evitar a perda do acoplamento atrioventricular. Quando a condução atrioventricular estiver normal, mas sem ritmo sinusal, pode-se usar marca-passo atrial.[131] O implante dos fios do marca-passo epicárdico é de responsabilidade da equipe cirúrgica.

Outro passo na preparação para saída de CEC é a avaliação da resistência sistêmica e da função cardíaca. Muitas das alterações dessas funções podem ser verificadas com auxílio de cateter de artéria pulmonar e ecocardiografia transesofágica. Objetiva-se, na saída de CEC, um índice cardíaco acima de 2 L·min$^{-1}$·m$^{-2}$, atentando para os diagnósticos apresentados no **QUADRO 57.9**.[131]

**QUADRO 57.9** Problemas hemodinâmicos na saída da circulação extracorpórea

| Problema | Características | Tratamento |
|---|---|---|
| Vasodilatação sistêmica | IC: normal ou alto<br>FEVE: normal ou alta<br>PVC: baixa<br>POAP: baixa | Vasoconstritores |
| Disfunção do ventrículo esquerdo | IC: baixo<br>FEVE: baixa<br>PVC: normal ou alta<br>POAP: alta | Inotrópicos |
| Disfunção diastólica do ventrículo esquerdo | IC: baixo<br>FEVE: normal<br>PVC: normal ou alta<br>POAP: alta | Euvolemia<br>Redução da pós-carga (se hipertenso)<br>Controle da frequência cardíaca (β-bloqueadores, preferencialmente de curta duração) |
| Obstrução da via de saída do ventrículo esquerdo | IC: baixo<br>FEVE: alta<br>PVC: baixa<br>POAP: baixa | Volume<br>β-bloqueadores (de preferência de curta duração)<br>Vasoconstritor<br>Anestésicos |
| Disfunção do ventrículo direito | IC: baixo<br>FEVE: alta<br>PVC: alta<br>POAP: variável | Diminuição da pré-carga<br>Vasodilatadores pulmonares<br>Inotrópicos positivos |

FEVE, fração de ejeção do ventrículo esquerdo; IC, índice cardíaco; POAP, pressão de oclusão da artéria pulmonar; PVC, pressão venosa central.

*Fonte: Adaptada de Cui e Ramsay.*[131]

Antes da saída de CEC, os valores de eletrólitos e o equilíbrio acidobásico devem ser corrigidos, buscando a normalidade de cálcio, potássio, com hemoglobina acima de 7 g·dL$^{-1}$, conforme descrito antes.[18] Hipocalemia é o distúrbio de potássio mais frequente durante a CEC. Todavia, como a cardioplegia é rica em potássio, episódios transitórios de hipercalemia podem ocorrer com a liberação da pinça aórtica e do sangue com solução cardioplégica residual. Além disso, pelo alto fluxo urinário durante a CEC, a perda de potássio é alta, sendo que muitas vezes a quantidade total do potássio no organismo não sofre alteração.[132,133]

Íons cálcio também apresentam queda durante a CEC, sendo que alguns autores sugerem que o cálcio seja rotineiramente administrado antes da saída da CEC com o intuito de aumentar a contratilidade miocárdica e a resistência sistêmica.[134] Entretanto, os que advogam o contrário afirmam que a hipocalcemia leve não afeta a contratilidade miocárdica, além de ter uma interação negativa com catecolaminas.[135]

Após o preparo para a saída de CEC, o cirurgião e o anestesiologista irão orientar o perfusionista para gradualmente diminuir a quantidade de sangue dentro do circuito da CEC, com o retorno progressivo dos batimentos cardíacos. O perfusionista continua a infundir sangue pela cânula aórtica, restaurando o volume sanguíneo circulante, que é demonstrado pelo aparecimento de pressão de pulso na curva arterial. Neste momento, o perfusionista interrompe a drenagem venosa. A reposição será guiada pelo anestesiologista e cirurgião, avaliando a distensão ventricular direita e esquerda para guiar a reposição do volume da CEC.[136] Um vasodilatador como o nitroprussiato costuma ser utilizado para a adequação do retorno da circulação proveniente do circuito da CEC. A titulação será realizada pela avaliação da pré-carga ventricular, sendo que, caso a pré-carga esteja muito alta, pode-se aumentar a dose do vasodilatador, realizar elevação do dorso e/ou cessar momentaneamente a transferência de volume para o paciente.[137]

Após o restabelecimento da circulação, o cirurgião verifica as suturas e procede à retirada da(s) cânula(s) venosa(s) e, posteriormente, arteriais. Alguns centros promovem a remoção da(s) cânula(s) venosa(s), administram uma dose menor de protamina para avaliar a resposta hipotensora ou resposta anafilática e depois retiram a cânula arterial **(FIG. 57.3)**.[136]

## Dificuldades para a saída de circulação extracorpórea

As principais dificuldades para a saída de CEC relacionadas à função cardíaca estão apresentados no **QUADRO 57.9**.

### Vasodilatação sistêmica (vasoplegia)

Os principais fatores de risco para a síndrome vasoplégica incluem alto risco conforme indicado pelo EuroSCORE, uso de β-bloqueadores ou IECAs, CEC prolongada e fração de ejeção menor que 35%.[137]

A vasodilatação deve ser inicialmente manejada com agentes agonistas α-adrenérgicos de ação direta, como a noradrenalina. A hipotensão refratária ao uso de vasoconstritores

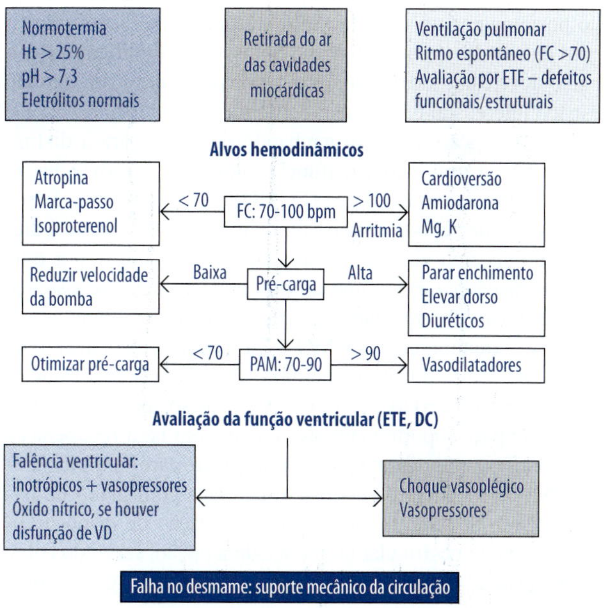


**FIGURA 57.3** Algoritmo simplificado para a saída de circulação extracorpórea. DC, débito cardíaco; ETE, ecocardiografia transesofágica; FC, frequência cardíaca; Ht, hematócrito; PAM, pressão arterial média; VD, ventrículo direito.
*Fonte: Adaptada de Licker e colaboradores.*[137]

adrenérgicos é conhecida como síndrome vasoplégica. Nessa situação, a vasopressina tem sido utilizada como alternativa. A dose varia entre 0,03 e 0,04 $U \cdot min^{-1}$, raras vezes acima de 0,1 $U \cdot min^{-1}$. A vantagem da vasopressina é que, em baixas doses, ela afeta pouco a resistência vascular pulmonar e a taxa de filtração glomerular. Entretanto, em doses acima de 0,04 $U \cdot min^{-1}$, pode causar vasoconstrição excessiva, com hipoperfusão mesentérica, necrose de extremidades, além de poder aumentar a demanda miocárdica de oxigênio e reduzir o índice cardíaco.[131]

## Disfunção ventricular esquerda

Disfunção ventricular é um achado comum em pacientes durante a saída de CEC. Apesar de corrigido o defeito valvar ou da revascularização miocárdica, o resultado não ocorre de imediato, além do fato de que muitos pacientes já adentram a sala operatória com disfunção ventricular grave. A primeira escolha para o tratamento da disfunção cardíaca é o uso de inotrópicos com efeito agonista $\beta_1$ específico ou adrenalina. A adrenalina age em receptores $\alpha$ e $\beta$-adrenérgicos, com predominância dos efeitos $\beta$ em baixas doses. A partir de 0,03 $\mu g \cdot kg^{-1} \cdot min^{-1}$ já ocorre aumento do índice cardíaco e da frequência cardíaca da ordem de 24,1% e 14,1% respectivamente.[138] Ressalta-se que o efeito adrenérgico pode aumentar o consumo miocárdico de oxigênio.

Em casos refratários à saída de CEC por baixo DC com o uso de inotrópicos, pode ser indicado o balão de contrapulsação aórtica. O balão deve ser posicionado na região proximal da aorta descendente. Durante a diástole, o balão se insufla, levando a um aumento da pressão de perfusão coronariana, com consequente melhor fluxo coronariano. Em última análise, há melhor oxigenação cardíaca. O balão sofre desinsuflação durante a sístole, evitando assim uma sobrecarga ventricular. O balão é insuflado com hélio, sendo o gatilho da insuflação via ECG ou um sensor de pressão na ponta distal do cateter.

A ETE pode ser utilizada para guiar corretamente o local de posicionamento do balão intra-aórtico logo abaixo da origem da subclávia antes do início do uso. Radiograficamente, o balão deve estar localizado entre a porção anterior do segundo espaço intercostal e a primeira vértebra lombar.[139]

Outra opção que vem ganhando destaque para a disfunção cardíaca grave com disfunção pulmonar é a oxigenação por membrana extracorpórea (ECMO). A ECMO é uma forma temporária de suporte cardiopulmonar, na qual o sangue é drenado do sistema vascular e circulado fora do corpo por uma bomba mecânica e reinfundido no organismo. Nesse sistema, a oxigenação do organismo é feita por uma membrana, como na CEC. Atualmente, a ECMO é indicada em pacientes com baixo DC com hipotensão apesar de altas doses de inotrópicos e adequada expansão volêmica. Além disso, pode-se indicar a ECMO para suporte ventilatório enquanto há a recuperação pulmonar ou como ponte para o transplante cardiopulmonar.[140]

Na persistência da disfunção cardíaca com plano de uso prolongado de suporte mecânico, a utilização de dispositivos de assistência ventricular também é uma opção, servindo como ponte para a recuperação miocárdica após a CEC ou como ponte para o transplante cardíaco.[141]

## Disfunção diastólica

A disfunção diastólica é manifestada como uma incapacidade do ventrículo esquerdo de acomodar o volume sanguíneo do retorno venoso. Geralmente ocorre associada à disfunção sistólica. A ecocardiografia pode ajudar no diagnóstico dessa condição, avaliada pelo padrão do fluxo de enchimento ventricular. Um aumento na razão entre as ondas E e A (> 2) é decorrente do aumento da pressão atrial esquerda, apresentando alta correlação com a pressão de oclusão da artéria pulmonar.[142]

Após a CEC, costuma haver uma deterioração temporária da função diastólica, sendo que o desmame desses pacientes em geral é mais difícil. Essa deterioração tende a persistir por, pelo menos, 3 horas. Em casos de disfunção diastólica leve, recomenda-se o controle da frequência ventricular associado a manutenção da contração atrial para a saída de CEC. Em casos mais avançados ou associados a disfunção sistólica, o uso de inotrópicos pode ser necessário para o manejo da falência ventricular. A manutenção da euvolemia, evitando a hipervolemia, é importante para impedir grandes aumentos nas pressões de enchimento ventricular.[142]

## Disfunção ventricular direita

A apresentação hemodinâmica clássica da disfunção ventricular direita é a presença de uma pressão venosa desproporcionalmente alta comparada à pressão de enchimento esquerda. Na ecocardiografia, nota-se um ventrículo direito hipocinético acompanhado, frequentemente, de uma regurgitação tricúspide importante (FIG. 57.4). Além disso, o ventrículo direito pode apresentar valores de aceleração do anel da tricúspide menores que 17 mm, formação do ápice cardíaco pelo ventrículo direito e mudança da conformação triangular do ventrículo direito para um formato arredondado, além da diminuição da onda S (< 10 $cm \cdot s^{-1}$) na avaliação do anel da tricúspide pelo Doppler tecidual.[143]

O manejo da disfunção ventricular direita inclui o reconhecimento da função ventricular, seja pela avaliação visual, ecocardiográfica ou até mesmo pela avaliação da curva de pressão ventricular e da artéria pulmonar. Para excluir uma possível obstrução da via de saída, deve-se avaliar o gradiente entre a pressão sistólica ventricular direita e a pressão

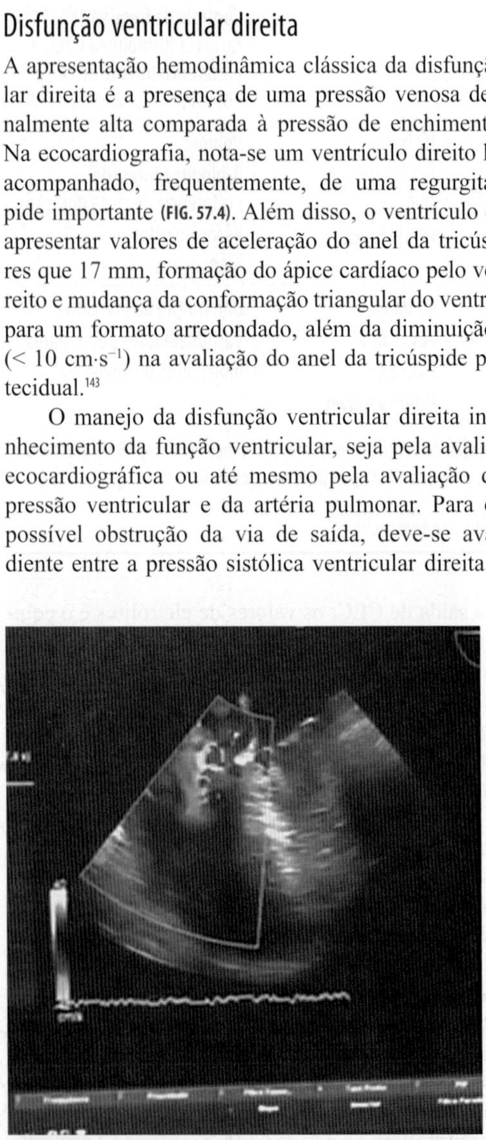

**FIGURA 57.4** Dilatação do ventrículo direito associada a regurgitação tricúspide importante.

Esta imagem pode ser visualizada em cores no Anexo 2, página 1568.

arterial sistólica pulmonar: uma diferença de valores acima de 6 mmHg demonstra obstrução da via de saída do ventrículo direito. Gradientes acima de 25 mmHg estão associados à obstrução dinâmica da via de saída do ventrículo direito. Nesses casos, os inotrópicos estão contraindicados, devendo ser substituídos por β-bloqueadores e volume, se a obstrução não for mecânica.[144]

Excluída a obstrução de via de saída, deve-se avaliar a possibilidade de a condição ser isquêmica. Nesse caso, o tratamento será de base cirúrgica. Caso não seja isquêmica, deve-se reduzir a pós-carga direita com vasodilatadores pulmonares (p. ex., milrinona, óxido nítrico, prostaciclinas, etc.) e otimizar a ventilação. Além disso, devem-se utilizar agentes inotrópicos para o ventrículo direito, como inibidores da fosfodiesterase associados ou não a $\beta_1$-agonistas.[144]

## Obstrução da via de saída do ventrículo esquerdo

A obstrução da via de saída do ventrículo esquerdo é comumente manifestada por índice cardíaco baixo, alta fração de ejeção esquerda com baixa pressão venosa central, associada a regurgitação mitral importante. O diagnóstico é feito pela ecocardiografia; a presença de movimento sistólico do folheto anterior da mitral – na presença de hipertrofia septal resultando em gradiente pressórico na via de saída do ventrículo direito (> 20 mmHg) – diagnostica essa afecção.[137] Portanto, esse diagnóstico deve ser suspeitado em pacientes com hipertrofia cardíaca, principalmente septal, em dificuldade de saída de CEC.

O tratamento inclui aumentar o volume do ventrículo esquerdo com fluidos, elevar a resistência vascular sistêmica com vasopressores, diminuir a infusão de inotrópicos e ajustar a frequência cardíaca com β-bloqueadores. Nesses casos, a ETE é de fundamental importância para o diagnóstico da condição, a exclusão de diagnósticos diferenciais e o manejo do caso. A comunicação com a equipe cirúrgica é de extrema importância para a decisão de estratégias cirúrgicas para o caso.[137]

## Arritmias

Durante a saída de CEC, é comum a presença de arritmias. Uma importante causa das arritmias é a embolização aérea para as coronárias, seguida pela revascularização miocárdica incompleta. Devido ao posicionamento mais alto e não dependente da coronária direita, é o sítio de maior incidência de êmbolos aéreos, causando isquemia da parede inferior e do ventrículo direito, bem como arritmias. A ETE pode auxiliar na localização do ar e guiar a remoção durante a saída de CEC.[130]

A fibrilação ventricular deve ser revertida pelo uso de pás internas com 10 a 20 J. Em caso de persistência ou recorrência de arritmias ventriculares, podem ser indicados antiarrítmicos, como a amiodarona. É de extrema importância, nesses casos, avaliar o nível sérico dos eletrólitos, pois eles podem contribuir para a gênese das arritmias. É frequente os pacientes apresentarem diversas alterações de eletrólitos durante a CEC. Comumente, o magnésio apresenta-se baixo, seja pela hemodiluição ou quelação por produtos do sangue, como a albumina. Uma vez baixo, o magnésio demora a retornar à sua concentração normal, podendo contribuir para o surgimento de arritmias. Em caso de arritmias, a suplementação de 1 a 2 g de magnésio, sobretudo após a CEC, pode ser benéfica.[145] A persistência de arritmias ventriculares e fibrilação é sugestiva de isquemia miocárdica e fluxo coronariano inadequado.

Na presença de *flutter* ou fibrilação atrial, está indicada cardioversão elétrica sincronizada. No caso de falha, podem ser iniciados antiarrítmicos, como a amiodarona.[146] No caso de bradicardias, o uso de marca-passo está indicado.

# Reversão da anticoagulação

Uma vez completada a saída de CEC e o paciente estável hemodinamicamente, a reversão da heparina pode ser iniciada. A reversão da heparina é realizada com protamina, devendo ser infundida lentamente. Quanto mais lenta a taxa de infusão de protamina, menor a resposta hemodinâmica causada. A infusão de 1,5 mg·kg$^{-1}$ de protamina em 3 minutos é suficiente para determinar uma queda de até 20% na pressão arterial sistólica e de até 16% no $VO_2$.[147] Muitas vezes, apenas diminuir ou pausar a infusão de protamina pode ser suficiente para reverter a instabilidade hemodinâmica.

A dose dadade protamina em geral é titulada pela dose de heparina administrada, sendo infundidos 1,0 a 1,5 mg de protamina para cada 1 mg de heparina.[148] Em pacientes instáveis, pode-se aplicar uma dose inicial de 25 a 50 mg para averiguar a resposta hemodinâmica e, depois, administrar a dose total lentamente.

Múltiplas fórmulas têm sido propostas para estimar a real necessidade de protamina, baseadas na relação linear entre dose de heparina aplicada e TCA obtido após a administração de heparina **(FIG. 57.5)**.[149] Essa relação permite inferir a concentração circulante de heparina com base no TCA do paciente. Como exemplo na **FIGURA 57.5**, se o paciente desloca-se do ponto A (basal) para o B com 3 mg·kg$^{-1}$ de heparina e, atualmente, está em C, com um TCA de 350 segundos, este possui o equivalente aproximado de 2 mg·kg$^{-1}$ de heparina circulante. Assim, pode-se predizer a quantidade de heparina circulante. Entretanto, tais abordagens têm sido pouco utilizadas e, na grande maioria dos centros, a reversão é empírica e fundamentada na experiência do profissional.[86]

# Sangramento após a circulação extracorpórea

## Rebote heparínico

O rebote heparínico é um fenômeno raro, definido como o reaparecimento de um estado hipocoagulante após a neutralização adequada da heparina com a protamina.[150] Esse rebote

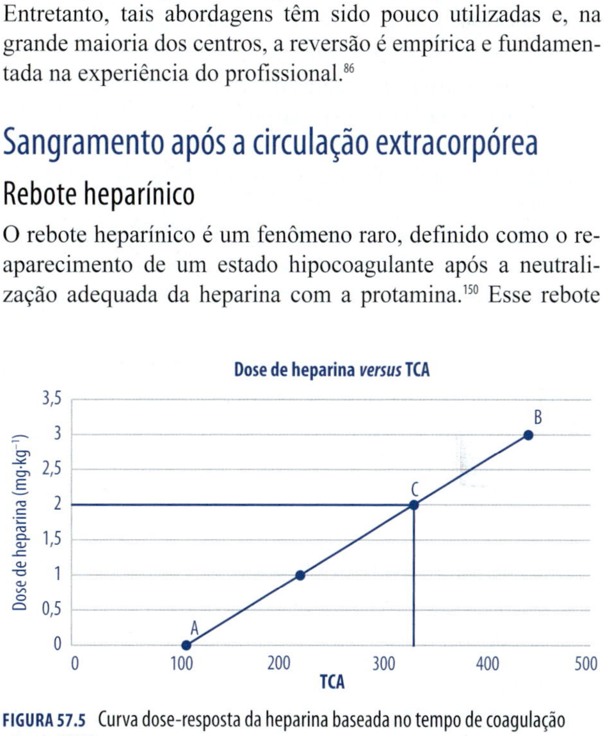


**FIGURA 57.5** Curva dose-resposta da heparina baseada no tempo de coagulação ativada (TCA).
A, TCA basal; B, TCA atingido após a dose inicial de heparina; C, TCA atual do paciente.

geralmente se manifesta até oito horas após a reversão heparínica, ocorrendo pela dissociação da protamina ligada a proteínas, que é mais rápida que a da heparina e, até mesmo, pela recirculação da heparina extracelular absorvida pelos linfáticos.

Esse efeito de heparina residual e rebote pode ser detectado pelo TCA, mas não é capaz de diferenciar a causa da hipocoagulação, sendo muitas vezes necessário o uso de tromboelastografia com e sem heparinase.[151] Caso o fenômeno ocorra, uma dose adicional de protamina é capaz de revertê-lo.

## Consumo de fatores da coagulação

Uma ampla gama de mecanismos leva à produção de trombina durante a CEC, ocasionando o consumo de componentes hemostáticos críticos, incluindo plaquetas, fibrinogênio e outros fatores da coagulação. Até mesmo uma anticoagulação inadequada pode levar a uma coagulação intravascular disseminada.

A extensão do trauma cirúrgico, o tempo de contato do sangue com as membranas artificiais da CEC, altas doses de heparina e hipotermia também podem provocar a ativação da coagulação, de mecanismos fibrinolíticos e a disfunção plaquetária, podendo também levar à coagulopatia pós-operatória (**QUADRO 57.10**).

A CEC é capaz de diminuir a função e o número das plaquetas. Estima-se uma queda média de 50% dos valores plaquetários em pacientes submetidos à CEC. Durante a CEC, o contato da plaqueta com as paredes do circuito promove uma ativação da plaqueta, que, em seguida, entra em um estado refratário, perdendo sua função. Além disso, a função plaquetária é inibida pela hipotermia e pelos inibidores plaquetários circulantes.[152]

Os fatores da coagulação também são afetados pela CEC. O fibrinogênio e os fatores V, VII, IX, X, XIII apresentam grande redução pela hemodiluição. Além disso, há evidência clínica de aumento da fibrinólise durante a CEC.

Assim, as principais causas de sangramento pós-CEC incluem hemostasia inadequada, coagulopatia por consumo/ativação plaquetária, hiperfibrinólise e consumo de fatores da coagulação, além de efeito rebote ou reversão inadequada da heparina.

Uma análise por tromboelastografia (TEG) pode fornecer muitas pistas sobre a provável etiologia do sangramento pós-CEC. O TEG mede as mudanças viscoelásticas do sangue total associadas com a polimerização da fibrina. É capaz de gerar informações sobre a atividade do fator de coagulação e função plaquetária em 10 a 20 minutos, além de detectar fibrinólise. A utilização de cubas com heparinase pode simular uma redução do efeito da heparina, permitindo a correção de distúrbios da coagulação com o paciente ainda em CEC. Como já mencionado, o uso de antifibrinolíticos após cirurgia cardíaca é recomendado, podendo ser utilizado o ácido aminocaproico ou o ácido tranexâmico.[18]

Os principais parâmetros medidos estão na **FIGURA 57.6**, assim como as causas primárias de alterações em cada componente.

Diversos estudos utilizando a TEG, principalmente para o manejo da transfusão, têm evidenciado diminuição no número de unidades transfundidas após a CEC.[153,154] Um exemplo de manejo para o controle de sangramento microvascular é apresentado na **FIGURA 57.7**.

Vale ressaltar que, na deficiência de fibrinogênio, 10 unidades de crioprecipitado contêm cerca de 2 g de fibrinogênio, acarretando um aumento de aproximadamente 70 mg·dL$^{-1}$ em um paciente de 70 kg.

## Lesão neurológica pós-circulação extracorpórea

A incidência de lesão neurológica em cirurgias cardíacas, apesar de apresentar queda de 1,6 para 1,2%, com uma redução no risco de 26,4% na última década,[155] ainda é causa de grande morbidade no pós-operatório. Um estudo com 2.108 pacientes submetidos a cirurgias de revascularização miocárdica estimou uma incidência de 3,1% de AVE que resultou em coma, estupor ou AVE grave e de 3% de pacientes que apresentaram redução na função intelectual, memória ou convulsões.

Esse dado foi mais tarde confirmado por um estudo da STS, com 416.347 pacientes, que relatou uma incidência de lesão neurológica com AVE, acidente isquêmico transitório e coma de 3,3%.[156,157] Os principais riscos para AVE perioperatório foram idade avançada, presença de doença vascular e diabetes melito, além de cirurgias valvares.[157,158]

**QUADRO 57.10** Fatores de risco para sangramento aumentado após a circulação extracorpórea (CEC)

- Idade avançada
- Cirurgia não eletiva
- Tempo de CEC prolongado (>150 minutos)
- Cirurgia intracardíaca e revascularização combinadas
- Número de pontes (>5)
- Reoperação
- Uso de antiplaquetários

*Fonte: Adaptado de Whitlock e colaboradores.*[153]

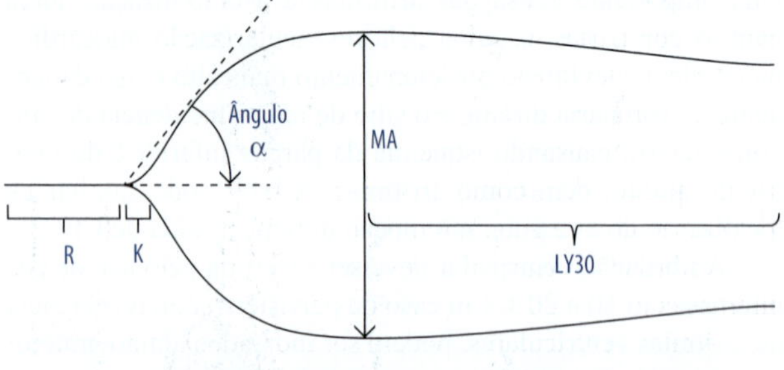


| Parâmetros da tromboelastografia | |
|---|---|
| **Parâmetro** | **Possível causa** |
| R | Deficiência de fatores de coagulação ou presença de heparina |
| MA | Deficiência de fibrinogênio, plaquetopenia, alteração de função plaquetária |
| Ly30 | Fibrinólise excessiva |

**FIGURA 57.6** Parâmetros medidos na tromboelastografia e possíveis alterações.

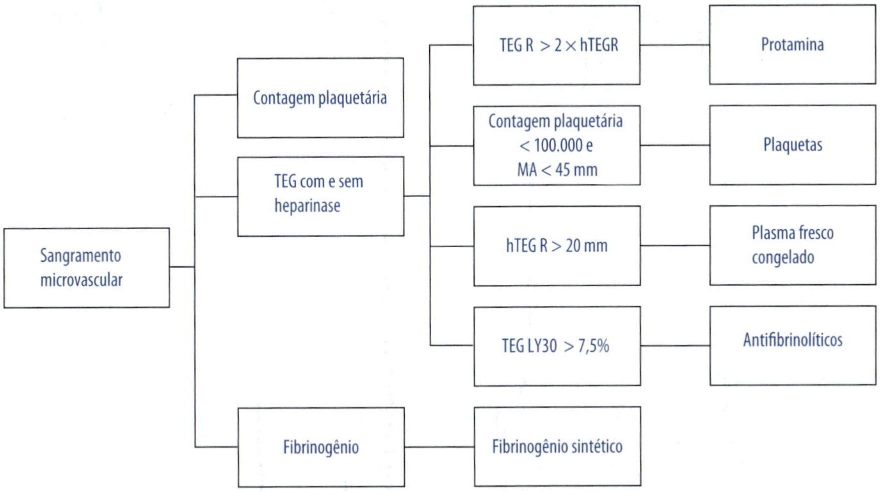


**FIGURA 57.7** Exemplo de manejo de sangramento pós-circulação extracorpórea com o uso de TEG.
hTEG, tromboelastografia com heparinase; TEG, tromboelastografia.
*Fonte: Adaptada de Shore-Lesserson e colaboradores.*[154]

# Cirurgias específicas

## Revascularização miocárdica

Atualmente, a revascularização miocárdica com CEC é a cirurgia cardíaca mais realizada. A anestesia para revascularização miocárdica deve ser focada na preservação do fluxo coronariano para manter uma adequada pressão de perfusão coronariana. O fluxo coronariano é diretamente proporcional à pressão de perfusão coronariana e inversamente proporcional à resistência vascular coronariana.

$$PPCo = P_{relax} - VE_{PDF} \qquad FSCo = \frac{PPCo}{RVCo}$$

em que **PPCo** é a pressão de perfusão coronariana, $\mathbf{P_{relax}}$ é a pressão de relaxamento na raiz da aorta, $\mathbf{VE_{PDF}}$ é a pressão diastólica final do ventrículo esquerdo, **FSCo** é o fluxo sanguíneo coronariano e **RVCo** é a resistência vascular coronariana.

Assim, durante a anestesia para revascularização miocárdica, a disfunção ventricular e a pressão arterial diastólica devem ser mantidas próximas à normalidade para evitar queda do fluxo sanguíneo coronariano. Estima-se que a faixa de autorregulação da pressão de perfusão coronariana esteja entre os valores de 60 e 140 mmHg de pressão arterial média. Valores inferiores tornam o fluxo coronariano dependente da pressão.[159]

A taxa de extração de oxigênio miocárdica é alta, estando próxima de 60 a 70% em condições basais, o que resulta em uma pressão parcial arterial de oxigênio ($PO_2$) próxima a 20 mmHg no seio venoso. Logo, qualquer hipofluxo pode determinar isquemia miocárdica. Como o fluxo coronariano é controlado pelo $CO_2$, íons hidrogênio, lactato, metabólitos e a própria $pO_2$, a manutenção da oxigenação e estabilidade hemodinâmica é fundamental. A hipóxia é o estímulo mais potente para a dilatação da coronária. A adenosina, fruto da hidrólise do trifosfato de adenosina (ATP), também é capaz de promover grande vasodilatação coronariana.[160]

Além disso, o sistema nervoso autônomo também exerce ação sobre a resistência vascular coronariana, principalmente via receptores $\alpha_1$-adrenérgicos. Esse efeito $\alpha_1$-adrenérgico pode diminuir a vasodilatação induzida pelos estímulos metabólicos, mas, em situação de isquemia ou aumento da demanda, os estímulos metabólicos se sobrepõem. Já os receptores $\beta$ medeiam a vasodilatação.[161] Vasopressina e angiotensina também são importantes vasoconstritores coronarianos, sendo que a vasopressina é a que exerce maior resistência coronariana (> 140%).[162]

Com isso, diversos fatores podem afetar a oferta miocárdica de oxigênio, mas a demanda miocárdica também possui grande importância no paciente coronariopata. A demanda miocárdica de oxigênio depende principalmente da frequência cardíaca, na qual uma quantidade fixa de oxigênio é consumida a cada batimento. Assim, se a frequência cardíaca dobrar, o consumo miocárdico de oxigênio também irá dobrar. A demanda por oxigênio miocárdico também depende da contratilidade miocárdica, na qual quanto maior a contratilidade, maior o consumo de oxigênio e o estresse na parede da câmara cardíaca. Esse estresse depende da pressão gerada na contração, do tamanho da câmara miocárdica e da espessura das paredes. Portanto, ao dobrar a pressão dentro da câmara, dobra-se o consumo miocárdico de oxigênio.[163]

Além disso, o grau da estenose também exerce papel importante na determinação do fluxo coronariano. Como é regido pela equação de Hagen-Poiseuille, o fluxo coronariano é diretamente proporcional à quarta potência do raio. Dessa forma, uma redução de 50% no diâmetro do vaso pode determinar reduções de até 75% na área de secção coronariana, sendo suficiente para determinar angina aos esforços.[164]

Assim, em pacientes candidatos à revascularização miocárdica, o anestesiologista deve concentrar-se em otimizar a relação entre a demanda e o suprimento de oxigênio, procurando monitorizar o surgimento de isquemia miocárdica. Na tentativa de diminuir a pressão diastólica final de ventrículo esquerdo ($VE_{PDF}$), o anestesiologista deve manter a adequada contratilidade miocárdica, evitando a todo custo arritmias.

Comumente, a revascularização miocárdica é realizada com CEC, seguindo os princípios já descritos. Entretanto, alguns procedimentos são realizados sem o uso de CEC. Uma das vantagens dessa técnica é que não há manipulação da aorta. Esse tipo de manipulação é marcado por períodos de instabilidade hemodinâmica decorrentes de mudanças na posição miocárdica para o acesso cirúrgico e um período de oclusão coronariana para a realização da anastomose. Antes do início da revascularização, idealmente a coronária é ocluída por 3 a 5 minutos para averiguar a repercussão hemodinâmica e a possibilidade de realização da cirurgia sem CEC. A anastomose demora, em média, 10 minutos, mas, nesse tempo, pode-se ter instabilidade hemodinâmica devido à isquemia miocárdica.

A revascularização miocárdica sem CEC tem mostrado um efeito benéfico na diminuição do número de AVEs, inflamação sistêmica, lesão renal e menor liberação de troponina I.[165-167] No entanto, há grande discussão acerca da melhor técnica, uma vez que, apesar desses aparentes benefícios, os desfechos tardios para os dois tipos de cirurgia são similares: não houve diferença na incidência de óbitos, AVEs, infarto miocárdico, falência renal, nem nas taxas de revascularização.[168,169]

Nesse tipo de intervenção, a normotermia deve ser mantida. Como não há o aquecedor da CEC, a manutenção da temperatura é desafiadora. A hipotermia deve ser combatida desde o início do procedimento com mantas aquecidas ou colchões térmicos. O uso de aquecedor de fluidos também parece ser benéfico nesses pacientes.[170]

Os pacientes submetidos a cirurgias de revascularização na presença de batimentos cardíacos são submetidos à heparinização, porém com doses bem menores de heparina, na ordem de 100 a 200 $U \cdot kg^{-1}$, objetivando um TCA de pelo menos 200 a 250 segundos.[171]

Para se obter a estabilização miocárdica e reduzir a movimentação durante a anastomose, são utilizados agentes cronotrópicos negativos, como, por exemplo, β-bloqueadores (metoprolol, 0,5-1,0 mg, a cada 5 minutos, ou esmolol, 10-30 mg, em bólus, seguido por infusão contínua de 50-150 $\mu g \cdot kg^{-1} \cdot min^{-1}$) para atingir uma frequência cardíaca de 60 bpm. Caso haja necessidade de imobilização momentânea para controle de sangramento devido à movimentação cardíaca, doses de adenosina podem ser utilizadas para a colocação de clampes parciais de aorta.[172] Além da estabilização química, o cirurgião, muitas vezes, lança mão de estabilização mecânica com dispositivos próprios.

Além da revascularização sem CEC, há também a revascularização miocárdica minimamente invasiva, que é um procedimento efetuado por uma toracotomia anterolateral com ou sem CEC. Em geral, é realizada para uma ou duas anastomoses, sobretudo para a artéria coronária descendente anterior com a mamária interna esquerda e sem CEC. Nesses casos, como o acesso ao coração é limitado, o uso de pás de desfibrilação é fortemente recomendado. Quando realizados sem CEC, recomenda-se manter a normotermia, já que a hipotermia pode precipitar o surgimento de fibrilação ventricular.

Quanto à ventilação pulmonar, na revascularização miocárdica minimamente invasiva ela costuma ser monopulmonar, sendo utilizados frequentemente tubos de duplo-lúmen ou bloqueadores endobrônquicos. O pneumotórax é mantido a uma pressão de 8 a 15 $cmH_2O$, o que pode ocasionar deslocamento mediastinal para o lado contralateral, similar a um pneumotórax hipertensivo, porém controlado.

Em geral, os sangramentos são muito menores e as repercussões hemodinâmicas, bem toleradas. Hipotensão arterial e hipóxia tendem a ocorrer mais em pacientes com disfunção ventricular esquerda e/ou doença pulmonar preexistentes.

## Valvopatias

As valvopatias, principalmente as de maior grau, são fatores de risco isolados para complicação cardíaca, seja para edema agudo de pulmão, infarto agudo do miocárdio, choque cardiogênico, sangramento ou embolias. Os pacientes com valvopatia definida, que não tenham realizado ecocardiografia no último ano ou que tenham apresentado alteração clínica nesse período, devem repetir o exame no pré-operatório. Esse exame permitirá avaliar a situação atual da valvopatia, calcular a fração de ejeção do ventrículo esquerdo e estimar as pressões no ventrículo direito. Recomenda-se que seja sempre avaliada a existência de coronariopatia nesses pacientes.[3,4]

### Estenose aórtica

A estenose aórtica (EA) é uma valvopatia comum e, em geral, decorrente de degeneração idiopática resultante da idade. Ocorre por deposição de cálcio e esclerose dos folhetos valvares, estando altamente associada à doença aterosclerótica.[173] O risco para o seu desenvolvimento é multifatorial, sendo que parece estar correlacionada com doença aterosclerótica e inflamação crônica.[174] Em segundo lugar, a causa mais frequente de EA é a valva bicúspide, um defeito congênito presente em 1-2% da população.[175] A EA está associada a maior risco de infarto agudo do miocárdio perioperatório e pior desfecho no pós-operatório.

A EA é dita grave quando a área valvar é inferior a 1 $cm^2$ (normal: 2-4 $cm^2$), com um gradiente transvalvar acima de 40 mmHg e velocidade de pico acima de 4 $m \cdot s^{-1}$.[176] As principais indicações para a operação ocorrem quando há alto gradiente transvalvar e o paciente está sintomático, quando há fração de ejeção abaixo de 50% na presença de estenose grave ou quando for grave e o paciente já estiver sendo submetido a outra cirurgia cardíaca.[177]

Na presença de EA, há uma obstrução ao fluxo de saída do ventrículo, resultando em uma pressão intraventricular aumentada com grande aumento do estresse na parede ventricular, apesar de os valores sistêmicos da pressão arterial estarem dentro da normalidade. Essa sobrecarga pressórica crônica causa hipertrofia cardíaca concêntrica, a qual diminui a tensão na parede por diminuir o tamanho da câmara, mas acarreta disfunção diastólica com aumento da $VE_{PDF}$ por aumento na rigidez da parede. Além disso, devido ao menor relaxamento, ocorre menor enchimento diastólico e consequente aumento da pressão atrial esquerda. Assim, há uma disfunção diastólica importante com hipertrofia miocárdica.[178]

O manejo anestésico para a correção de EA deve concentrar-se na manutenção de um ritmo sinusal, com uma frequência cardíaca menor, pré-carga adequada e manutenção da resistência vascular sistêmica. Um aumento súbito na pós-carga pode aumentar o consumo miocárdico de oxigênio e potencialmente provocar isquemia miocárdica, enquanto uma queda na resistência vascular pode causar uma hipotensão significativa, visto que não ocorre compensação pelo DC.

Uma menor frequência cardíaca acarreta um maior tempo diastólico, levando a melhor perfusão coronariana e melhor enchimento diastólico. Ao contrário, uma taquicardia pode diminuir o tempo de enchimento diastólico e o DC, acarretando um comprometimento hemodinâmico importante, além de reduzir o tempo de perfusão coronariana e desencadeando isquemia.[179] Extremos, como bradicardia abaixo de 40 bpm, devem ser evitados pois também resultam em diminuição do DC e hipotensão, visto que o fluxo transvalvar é relativamente fixo. De preferência, a frequência cardíaca deve ser mantida entre 60 e 70 bpm.[179] Além das complicações típicas de valvopatia, a EA ainda ocasiona risco de sangramento por alteração do fator de von Willebrand.[4]

### Estenose mitral

Uma das principais causas de estenose mitral (EM), sobretudo em países em desenvolvimento, ainda é a febre reumática. A febre reumática vem diminuindo sua incidência, principalmente nos países desenvolvidos, nos quais há uma crescente incidência de EM secundária a doenças degenerativas. Entretanto, as doenças degenerativas raras vezes têm indicação cirúrgica.[180]

A EM possui uma área valvar de 4 a 6 $cm^2$, sendo que a manifestação sintomática, em geral, se inicia com 1,5 $cm^2$.[179] À medida que a EM progride, há um aumento da resistência ao enchimento diastólico ventricular, acarretando um aumento da pressão atrial, a qual é fundamental para vencer a resistência da valva mitral. Esse aumento na pressão atrial acarreta uma elevação na pressão atrial e distensão do átrio, o que favorece a ocorrência de fibrilação atrial nesses pacientes.[181] A longo prazo, a sobrecarga atrial será transmitida aos vasos pulmonares, determinando hipertensão pulmonar e disfunção de ventrículo direito.

Assim, durante a anestesia, é de extrema importância o controle da frequência cardíaca para otimizar o enchimento diastólico, uma vez que a EM é um impedimento para o enchimento ventricular adequado. A taquicardia, por diminuir o tempo diastólico e, consequentemente, o fluxo transmitral e o esvaziamento atrial, deve ser evitada durante a anestesia desses pacientes. Durante episódios de taquicardia, há queda do DC, levando a congestão pulmonar e descompensação hemodinâmica.

O enchimento ventricular durante a diástole é diminuído pela EM, sendo que o átrio tem papel importante para a manutenção do DC. Portanto, a fibrilação atrial deve ser revertida nos casos agudos. Nos casos crônicos, o controle da frequência passa a ser o principal objetivo.[182]

Além disso, deve-se manter a volemia adequada, evitando sobrecarga de pressão no átrio esquerdo e nos capilares pulmonares, pois ocasiona risco elevado de edema agudo de pulmão.[2,13] Os casos graves têm alto risco de falência cardíaca no intra e pós-operatório.[28] Em contrapartida, uma queda significativa da pré-carga, seja por venodilatação ou perda sanguínea, pode acarretar diminuição do DC e comprometer a hemodinâmica do paciente.

A função ventricular é geralmente preservada, mas pode haver disfunção ventricular direita nos casos mais graves. Na presença de disfunção ventricular direita, é preciso evitar situações que aumentam a pressão pulmonar direita, como hipóxia, hipercapnia, acidose, óxido nitroso e hiperexpansão pulmonar.[179]

## Valvopatias com regurgitação

As valvopatias com regurgitação à esquerda aumentam a morbidade dos procedimentos cirúrgicos, porém são mais bem toleradas que as estenoses. Sugere-se manter a pré-carga em níveis adequados e evitar a vasoconstrição periférica.

Os preditores de maior risco de mortalidade intra-hospitalar incluem a fração de ejeção do ventrículo esquerdo menor que 55%, a insuficiência renal (creatinina > 2 $mg \cdot dL^{-1}$), o risco cirúrgico elevado e o uso inadequado das medicações no pré-operatório.[3]

### Insuficiência mitral

A insuficiência mitral (IM) é a afecção mais encontrada na população geral, com prevalência de até 19% da população com doença coronariana, sendo < 7% dos casos moderados ou graves.[183] A IM é comum após alterações estruturais cardíacas, como as causadas pelo infarto do miocárdio.

Na IM, ocorre fluxo retrógrado do ventrículo esquerdo para o átrio esquerdo na sístole, sendo a regurgitação dependente do tamanho do orifício regurgitante, da diferença de pressão entre átrio/ventrículo e da duração do ciclo regurgitante. Assim como na EM, o aumento do volume do átrio esquerdo o torna vulnerável ao desenvolvimento de fibrilação atrial. A sobrecarga de volume e pressão do átrio esquerdo leva a um aumento da pressão da artéria pulmonar, podendo culminar em disfunção do ventrículo direito.

Já o ventrículo esquerdo é exposto a uma situação de sobrecarga de volume. A sobrecarga de volume leva a uma hipertrofia ventricular excêntrica, causando aumento da câmara cardíaca, sem hipertrofia, acarretando disfunção ventricular esquerda. Em situações de disfunção cardíaca esquerda, com o aumento do volume diastólico final do ventrículo esquerdo, há incremento do estresse na parede ventricular, provocando mais disfunção ventricular esquerda. Isso resulta em dilatação do ventrículo esquerdo, que ocasiona aumento do anel da valva mitral e maior regurgitação mitral.[183]

O manejo anestésico nesses pacientes deve concentrar-se na manutenção da frequência cardíaca no limite superior da normalidade (80-100 bpm), uma vez que a taquicardia diminui o volume regurgitante por diminuição do tempo sistólico. Um aumento do tempo sistólico, ou seja, bradicardia, permite maior regurgitação para o átrio e maior tempo de enchimento ventricular, o que pode levar a distensão e falência ventricular esquerda.

No manejo anestésico, um aumento sutil na pré-carga com diminuição da pós-carga tende a melhorar o DC. Entretanto, durante hipertensão arterial, com aumento da pós-carga, dificulta-se a ejeção sanguínea para a raiz da aorta, favorecendo a regurgitação. Logo, um aumento da pós-carga deve ser evitado.

### Insuficiência aórtica

A insuficiência aórtica (IA) apresenta uma prevalência de até 10% na população, sendo que a incidência de IA grave ou moderada é inferior a 0,5%.[184] As principais etiologias relacionadas a IA incluem causas degenerativas (29%), valva aórtica bicúspide (10%), doença na raiz da aorta (11%), endocardites (10%) e mecanismos mistos ou desconhecidos (40%).[185]

A IA promove uma sobrecarga volêmica no ventrículo esquerdo secundária ao volume regurgitante, acarretando hipertrofia ventricular excêntrica e aumento do ventrículo esquerdo. Esse aumento do volume ventricular acomoda o volume regurgitante de modo que a pressão ventricular esquerda no final da diástole não se altera. Isso permite que o paciente fique assintomático por muito tempo. Dor torácica pode estar presente devido à baixa pressão na raiz da aorta, a qual dificulta a perfusão coronariana por uma baixa pressão diastólica.

Durante a anestesia para pacientes com IA, deve-se procurar manter uma frequência cardíaca mais próxima do limite superior, a fim de evitar prolongação do tempo diastólico. Com a frequência cardíaca maior, tem-se uma pressão diastólica maior e menor pressão diastólica final do ventrículo esquerdo, acarretando melhor perfusão coronariana e melhor fluxo subendocárdico. Com o aumento do volume ventricular, a pré-carga deve ser ajustada para manter o enchimento do ventrículo dilatado, e a pós-carga deve ser diminuída para minimizar o gradiente transvalvar, melhorando fluxo e pressão diastólica final.

### Hipertensão pulmonar

A hipertensão pulmonar (HP) é definida como pressão arterial pulmonar média maior ou igual a 25 mmHg. A presença de hipertensão pulmonar aumenta duas vezes a mortalidade perioperatória, que já é alta, sendo estimada entre 1 e 18%, além de aumentar as morbidades de causa cardíaca e respiratória. Considera-se que o risco cardiológico seja maior em razão do aumento do trabalho do ventrículo direito, da elevação da resistência vascular pulmonar, da redução do fluxo sanguíneo pulmonar, da diminuição do enchimento do ventrículo esquerdo, da piora da oxigenação e da disfunção endotelial pulmonar.[186]

No intraoperatório, deve-se ficar atento à mudança da ventilação espontânea para controlada, à compressão do diafragma e ao posicionamento do paciente, pois são capazes de determinar aumento da pós-carga no ventrículo direito, podendo precipitar uma crise de hipertensão pulmonar. Ressalta-se que o isoflurano e o desflurano reduzem a contratilidade do ventrículo direito de forma dose-dependente, e isso pode ter impacto negativo na pós-carga do ventrículo direito. O sevoflurano também pode causar a redução na função do ventrículo direito, mas sem alterar a resistência vascular pulmonar. O óxido nitroso, ao contrário do óxido nítrico, está diretamente relacionado com o aumento da resistência vascular sistêmica.

Entre os anestésicos venosos, o etomidato tem sido considerado o medicamento de escolha, porém não há estudos comparativos com outros indutores. A cetamina não deve ser utilizada pelo fato de aumentar a resistência vascular pulmonar, com exceção das crianças, nas quais esse efeito não está presente. O propofol causa depressão miocárdica, porém não provoca alteração nos *shunts* intrapulmonares, efeito percebido com os anestésicos inalatórios. Os opioides não têm influência relevante na HP.

Com relação à ventilação pulmonar, deve-se evitar hipercapnia, acidose e pressão inspiratória e PEEP elevadas.

Não há indicação de monitorização de rotina com cateter pulmonar, mas indica-se o uso de pressão arterial invasiva, antes da indução anestésica, uma vez que esses pacientes, por causa dos medicamentos utilizados, têm maior propensão à hipotensão. Nesses casos, recomendam-se vasoconstritores para manutenção dos níveis pressóricos basais, sendo sugeridas a noradrenalina e a vasopressina. Os agentes inotrópicos, como a adrenalina, a dobutamina e o levosimendam, podem auxiliar o manejo desses pacientes em caso de falência do ventrículo direito. Entretanto, não há estudos que evidenciem melhora da sobrevida com o uso de vasoconstritores ou inotrópicos.[186]

## Miocardiopatias

Em pacientes com miocardiopatia restritiva (p. ex., amiloidose e hemocromatose), o DC é dependente da pré-carga e da frequência cardíaca. Reduções do volume sanguíneo e alterações da frequência cardíaca podem não ser bem toleradas pelo paciente. Dessa forma, tais pacientes devem ser otimizados no pré-operatório, visando a uma menor incidência de repercussões no intra e pós-operatório.

Na miocardiopatia hipertrófica obstrutiva, quedas na resistência vascular sistêmica, no volume sanguíneo ou na pré-carga podem ocasionar descompensação do paciente. Agentes inotrópicos não são utilizados de rotina, por causa da limitação do DC ocasionada pela miocardiopatia.[3] Assim, a adequada reposição volêmica e correções da resistência vascular, muitas vezes, são suficientes para a manutenção da estabilidade hemodinâmica desses pacientes.

## Transplante cardíaco

O transplante cardíaco em geral é indicado, para pacientes com insuficiência cardíaca descompensada, refratária ao tratamento, isquêmica e miocardiopatia dilatada.

A monitorização deve ser realizada rapidamente, pois o tempo de isquemia é crucial para o sucesso do enxerto. Isso pode representar uma dificuldade, já que esses pacientes com frequência encontram-se internados por muitos dias, tornando a punção de acessos centrais e artérias bastante difícil. Principalmente quando o paciente faz uso de assistência ventricular, o pulso radial pode ser de difícil cateterização, exigindo, muitas vezes, auxílio do ultrassom. De preferência, a monitorização arterial deve ser realizada antes da indução anestésica.

A indução anestésica desses pacientes é um momento crítico, uma vez que estes sempre possuem disfunção cardíaca importante e qualquer sobredose pode gerar instabilidade e induzir arritmias. Em geral, utiliza-se etomidato, um relaxante muscular de rápida ação, e baixas doses de opioides. A titulação das medicações deve ser feita lentamente, respeitando o devido tempo de ação e o retardo na circulação, que promove um maior tempo até o pico do efeito das medicações.[187]

Como, muitas vezes, o receptor tem algum grau de hipertensão pulmonar com aumento da resistência vascular pulmonar, sob um coração que, em geral, é de um doador jovem, pode ocorrer sobrecarga aguda do ventrículo direito. Além disso, a própria lesão de isquemia e reperfusão pode colaborar para a promoção desta disfunção. Dessa forma, deve-se procurar otimizar a ventilação para reduzir a resistência pulmonar, manter a perfusão coronariana e usar inotrópicos para auxílio ao ventrículo direito. No caso de hipertensão pulmonar, o óxido nítrico pode ser utilizado, iniciando em 20 ppm, ou prostaglandinas inalatórias, como o iloprost – análogo sintético da prostaciclina ($PGI_2$).[187]

Antes de sair de CEC, a função do ventrículo direito e esquerdo deve ser avaliada pela ecocardiografia transesofágica, principalmente quanto à fração de ejeção, função diastólica do ventrículo esquerdo e mudança da fração de área do ventrículo direito. O uso de inotrópicos deve ser iniciado antes da saída de CEC, com uma combinação de dobutamina ou adrenalina, podendo ser combinada a inibidores da fosfodiesterase, como milrinona.

Um dos desafios do transplante cardíaco é a denervação do órgão transplantado. No órgão transplantado, contudo, há secção das inervações simpáticas e parassimpáticas, o que ocasiona aumento da frequência cardíaca basal para 90 a 100 bpm devido à perda da inibição parassimpática. Portanto, ao contrário de um coração normal que responde por estímulos neurais, o aumento do DC em um coração denervado é dependente da pré-carga, com um aumento inicial do volume diastólico final, que eleva a fração de ejeção pelo mecanismo de Frank-Starling.[188]

Dessa forma, após o transplante, é importante evitar situações de vasodilatação, hipotensão e hipovolemia, uma vez que são pacientes dependentes da pré-carga. Outra particularidade desses pacientes é que eles não respondem bem aos estímulos cronotrópicos, de modo que superficialização anestésica, hipóxia e hipercapnia podem não gerar taquicardia. Como consequência, por vezes, é necessária a infusão de agentes β-agonistas para promover o aumento da frequência cardíaca, principalmente na saída de CEC.[189] O fármaco mais utilizado para esse fim é o isoproterenol, já que a adrenalina pode ter efeito β exagerado na frequência cardíaca, visto que, por estar denervado, não há bradicardia compensatória pela elevação da pressão arterial.

A imunossupressão para transplantados cardíacos inclui um regime de 1 a 3 fármacos, que, em geral, incluem um inibidor da calcineurina (ciclosporina ou tacrolimo), um antimetabólito (micofenolato) e um corticoide (metilprednisolona). Em geral, há uma terapia de indução pré-transplante seguida por manutenção pós-operatória. No intraoperatório, antes da liberação do clampe aórtico, inicia-se a imunossupressão, que costuma ser começada com metilprednisolona na dose de 1 g. Recentemente, alguns centros vêm utilizando o basiliximabe em associação, porém ainda faltam estudos clínicos que demonstrem sua eficácia e superioridade.[190]

## Referências


1. Cooley DA, Frazier OH. The past 50 years of cardiovascular surgery. Circulation. 2000;102(20 Suppl 4):IV87-93.
2. Datasus. Sistema de Informações Hospitalares do SUS: SIH/SUS. Datasus; 2011.
3. Fleisher LA, Fleischmann KE, Auerbach AD, Barnason SA, Beckman JA, Bozkurt B, et al. 2014 ACC/AHA guideline on perioperative cardiovascular evaluation and management of patients undergoing noncardiac surgery: executive summary: a report of the American College of Cardiology/American Heart Association Task Force on Practice Guidelines. Circulation. 2014;130(24):2215-45.
4. Gualandro DM, Yu PC, Calderaro D, Marques AC, Pinho C, Caramelli B, et al. II Guidelines for perioperative evaluation of the Brazilian Society of Cardiology. Arq Bras Card. 2011;96(3 Suppl 1):1-68.
5. Committee on Standards and Practice Parameters, Apfelbaum JL, Connis RT, Nickinovich DG; American Society of Anesthesiologists Task Force on Preanesthesia Evaluation, Pasternak LR. Practice advisory for preanesthesia evaluation: an updated report by the American Society of Anesthesiologists Task Force on Preanesthesia Evaluation. Anesthesiology. 2012;116(3):522-38.
6. Fellahi JL, Daccache G, Makroum Y, Massetti M, Gerard JL, Hanouz JL. The prognostic value of B-type natriuretic peptide after cardiac surgery: a comparative study between coronary artery bypass graft surgery and aortic valve replacement. J Cardiothorac Vasc Anesth. 2012;26(4):624-30.
7. Shammash JB, Trost JC, Gold JM, Berlin JA, Golden MA, Kimmel SE. Perioperative beta-blocker withdrawal and mortality in vascular surgical patients. Am Heart J. 2001;141(1):148-53.
8. Wallace AW, Au S, Cason BA. Association of the pattern of use of perioperative beta-blockade and postoperative mortality. Anesthesiology. 2010;113(4):794-805.
9. Turan A, You J, Shiba A, Kurz A, Saager L, Sessler DI. Angiotensin converting enzyme inhibitors are not associated with respiratory complications or mortality after noncardiac surgery. Anesth Analg. 2012;114(3):552-60.
10. Pigott DW, Nagle C, Allman K, Westaby S, Evans RD. Effect of omitting regular ACE inhibitor medication before cardiac surgery on haemodynamic variables and vasoactive drug requirements. Br J Anaesth. 1999;83(5):715-20.
11. Kolh P, Windecker S, Alfonso F, Collet JP, Cremer J, Falk V. 2014 ESC/EACTS Guidelines on myocardial revascularization: The Task Force on Myocardial Revascularization of the European Society of Cardiology (ESC) and the European Association for Cardio-Thoracic Surgery (EACTS). Developed with the special contribution of the European Association of Percutaneous Cardiovascular Interventions (EAPCI). Eur J Cardiothorac Surg. 2014;46(4):517-92.
12. Devereaux PJ, Sessler DI, Leslie K, Kurz A, Mrkobrada M, Alonso-Coello P, et al. Clonidine in patients undergoing noncardiac surgery. N Engl J Med. 2014;370(16):1504-13.
13. Garg AX, Kurz A, Sessler DI, Cuerden M, Robinson A, Mrkobrada M, et al. Aspirin and clonidine in non-cardiac surgery: acute kidney injury substudy protocol of the Perioperative Ischaemic Evaluation (POISE) 2 randomised controlled trial. BMJ Open. 2014;4(2):e004886.
14. Engelman RM, Hadji-Rousou I, Breyer RH, Whittredge P, Harbison W, Chircop RV. Rebound vasospasm after coronary revascularization in association with calcium antagonist withdrawal. Ann Thorac Surg. 1984;37(6):469-72.
15. Hastings S, Myles P, McIlroy D. Aspirin and coronary artery surgery: a systematic review and meta-analysis. Br J Anaesth. 2015;115(3):376-85.
16. Hastings S, Myles PS, McIlroy DR. Aspirin and coronary artery surgery: an updated meta-analysis. Br J Anaesth. 2016;116(5):716-7.
17. Myles PS, Smith JA, Forbes A, Silbert B, Jayarajah M, Painter T, et al. Stopping vs. continuing aspirin before coronary artery surgery. N Engl J Med. 2016;374(8):728-37.
18. Ferraris VA, Saha SP, Oestreich JH, Song HK, Rosengart T, Reece TB, et al. 2012 update to the Society of Thoracic Surgeons guideline on use of antiplatelet drugs in patients having cardiac and noncardiac operations. Ann Thorac Surg. 2012;94(5):1761-81.
19. Nashef SA, Roques F, Michel P, Gauducheau E, Lemeshow S, Salamon R. European system for cardiac operative risk evaluation (EuroSCORE). Eur J Cardiothorac Surg. 1999;16(1):9-13.
20. Roques F, Michel P, Goldstone AR, Nashef SA. The logistic EuroSCORE. Eur Heart J. 2003;24(9):881-2.
21. Nashef SA, Roques F, Sharples LD, Nilsson J, Smith C, Goldstone AR, et al. EuroSCORE II. Eur J Cardiothorac Surg. 2012;41(4):734-44; discussion 44-5.
22. Shahian DM, O'Brien SM, Filardo G, Ferraris VA, Haan CK, Rich JB, et al. The Society of Thoracic Surgeons 2008 cardiac surgery risk models: part 1--coronary artery bypass grafting surgery. Ann Thorac Surg. 2009;88(1 Suppl):S2-22.
23. Ong AT, Serruys PW, Mohr FW, Morice MC, Kappetein AP, Holmes DR, Jr. et al. The SYNergy between percutaneous coronary intervention with TAXus and cardiac surgery (SYNTAX) study: design, rationale, and run-in phase. Am Heart J. 2006;151(6):1194-204.
24. Mohr FW, Morice MC, Kappetein AP, Feldman TE, Stahle E, Colombo A, et al. Coronary artery bypass graft surgery versus percutaneous coronary intervention in patients with three-vessel disease and left main coronary disease: 5-year follow-up of the randomised, clinical SYNTAX trial. Lancet. 2013;381(9867):629-38.
25. Parsonnet V, Dean D, Bernstein AD. A method of uniform stratification of risk for evaluating the results of surgery in acquired adult heart disease. Circulation. 1989;79(6 Pt 2):I3-12.
26. Ranucci M, Castelvecchio S, Menicanti L, Frigiola A, Pelissero G. Risk of assessing mortality risk in elective cardiac operations: age, creatinine, ejection fraction, and the law of parsimony. Circulation. 2009;119(24):3053-61.
27. Shahian DM, O'Brien SM, Sheng S, Grover FL, Mayer JE, Jacobs JP, et al. Predictors of long-term survival after coronary artery bypass grafting surgery: results from the Society of Thoracic Surgeons Adult Cardiac Surgery Database (the ASCERT study). Circulation. 2012;125(12):1491-500.
28. London MJ, Hollenberg M, Wong MG, Levenson L, Tubau JF, Browner W, et al. Intraoperative myocardial ischemia: localization by continuous 12-lead electrocardiography. Anesthesiology. 1988;69(2):232-41.
29. Haeberlin A, Studer E, Niederhauser T, Stoller M, Marisa T, Goette J, et al. Electrocardiographic ST-segment monitoring during controlled occlusion of coronary arteries. J Electrocardiol. 2014;47(1):29-37.
30. Maile MD, Engoren MC, Tremper KK, Tremper TT, Jewell ES, Kheterpal S. Variability of automated intraoperative ST segment values predicts postoperative troponin elevation. Anesth Analg. 2016;122(3):608-15.
31. Reich DL, Mittnacht AJ, Manecke GR, Kaplan JA. Monitoring of the heart and vascular system. In: Kaplan JA, Reich DL, Savino JS, editors. Kaplan's cardiac anesthesia: the echo era. 6th ed. St. Louis: Saunders; 2011. p. 416-41.
32. Scheer B, Perel A, Pfeiffer UJ. Clinical review: complications and risk factors of peripheral arterial catheters used for haemodynamic monitoring in anaesthesia and intensive care medicine. Crit Care. 2002;6(3): 199-204.
33. Tiru B, Bloomstone JA, McGee WT. Radial artery cannulation: a review article. J Anesth Clin Res. 2012;3(5):209-15.
34. Brzezinski M, Luisetti T, London MJ. Radial artery cannulation: a comprehensive review of recent anatomic and physiologic investigations. Anesth Analg. 2009;109(6):1763-81.
35. Berlin DA, Bakker J. Starling curves and central venous pressure. Crit Care. 2015;19:55.
36. Mebazaa A, Karpati P, Renaud E, Algotsson L. Acute right ventricular failure--from pathophysiology to new treatments. Intensive Care Med. 2004;30(2): 185-96.
37. Damman K, van Deursen VM, Navis G, Voors AA, van Veldhuisen DJ, Hillege HL. Increased central venous pressure is associated with impaired renal function and mortality in a broad spectrum of patients with cardiovascular disease. J Am Coll Cardiol. 2009;53(7):582-8.
38. Gidwani UK, Mohanty B, Chatterjee K. The pulmonary artery catheter: a critical reappraisal. Cardiology Clin. 2013;31(4):545-65, viii.
39. Rajaram SS, Desai NK, Kalra A, Gajera M, Cavanaugh SK, Brampton W, et al. Pulmonary artery catheters for adult patients in intensive care. Cochrane Database Syst Rev. 2013(2):CD003408.
40. Tuman KJ, Carroll GC, Ivankovich AD. Pitfalls in interpretation of pulmonary artery catheter data. J Cardiothorac Anesth. 1989;3(5):625-41.
41. Weinhouse GL, Parsons PE, Finlay G. Pulmonary artery catheterization: indications, contraindications, and complications in adults. Waltham: UpToDate; 2017.
42. Hahn RT, Abraham T, Adams MS, Bruce CJ, Glas KE, Lang RM, et al. Guidelines for performing a comprehensive transesophageal echocardiographic examination: recommendations from the American Society of Echocardiography and the Society of Cardiovascular Anesthesiologists. J Am Soc Echocardiogr. 2013;26(9):921-64.
43. Seward JB, Khandheria BK, Oh JK, Freeman WK, Tajik AJ. Critical appraisal of transesophageal echocardiography: limitations, pitfalls, and complications. J Am Soc Echocardiogr. 1992;5(3):288-305.
44. Hartman GS, Yao FS, Bruefach M 3rd, Barbut D, Peterson JC, Purcell MH, et al. Severity of aortic atheromatous disease diagnosed by transesophageal echocardiography predicts stroke and other outcomes associated with coronary artery surgery: a prospective study. Anesth Analg. 1996;83(4):701-8.
45. Whitlock EL, Torres BA, Lin N, Helsten DL, Nadelson MR, Mashour GA, et al. Postoperative delirium in a substudy of cardiothoracic surgical patients in the BAG-RECALL clinical trial. Anesth Analg. 2014;118(4):809-17.
46. Bailey JM, Mora CT, Shafer SL. Pharmacokinetics of propofol in adult patients undergoing coronary revascularization. The Multicenter Study of Perioperative Ischemia Research Group. Anesthesiology. 1996;84(6):1288-97.
47. Avidan MS, Jacobsohn E, Glick D, Burnside BA, Zhang L, Villafranca A, et al. Prevention of intraoperative awareness in a high-risk surgical population. New Engl J Med. 2011;365(7):591-600.
48. Myles PS, Leslie K, McNeil J, Forbes A, Chan MT. Bispectral index monitoring to prevent awareness during anaesthesia: the B-Aware randomised controlled trial. Lancet. 2004;363(9423):1757-63.
49. Morimoto Y, Monden Y, Ohtake K, Sakabe T, Hagihira S. The detection of cerebral hypoperfusion with bispectral index monitoring during general anesthesia. Anesth Analg. 2005;100(1):158-61.
50. Bonhomme V, Desiron Q, Lemineur T, Brichant JF, Dewandre PY, Hans P. Bispectral index profile during carotid cross clamping. J Neurosurg Anesthesiol. 2007;19(1):49-55.
51. Murkin JM, Arango M. Near-infrared spectroscopy as an index of brain and tissue oxygenation. Br J Anaesth. 2009;103 Suppl 1:i3-13.
52. Murkin JM, Adams SJ, Novick RJ, Quantz M, Bainbridge D, Iglesias I, et al. Monitoring brain oxygen saturation during coronary bypass surgery: a randomized, prospective study. Anesth Analg. 2007;104(1):51-8.
53. Olsson C, Thelin S. Regional cerebral saturation monitoring with near-infrared spectroscopy during selective antegrade cerebral perfusion: diagnostic performance and relationship to postoperative stroke. J Thorac Cardiovasc Surg. 2006;131(2):371-9.
54. de Tournay-Jette E, Dupuis G, Bherer L, Deschamps A, Cartier R, Denault A. The relationship between cerebral oxygen saturation changes and postoperative cognitive dysfunction in elderly patients after coronary artery bypass graft surgery. J Cardiothorac Vasc Anesth. 2011;25(1):95-104.
55. Cowie DA, Nazareth J, Story DA. Cerebral oximetry to reduce perioperative morbidity. Anaesth Intensive Care. 2014;42(3):310-4.
56. Deschamps A, Hall R, Grocott H, Mazer CD, Choi PT, Turgeon AF, et al. Cerebral oximetry monitoring to maintain normal cerebral oxygen saturation during high-risk cardiac surgery: a randomized controlled feasibility trial. Anesthesiology. 2016;124(4): 826-36.
57. Zheng F, Sheinberg R, Yee MS, Ono M, Zheng Y, Hogue CW. Cerebral near-infrared spectroscopy monitoring and neurologic outcomes in adult cardiac surgery patients: a systematic review. Anesth Analg. 2013;116(3):663-76.
58. Denault A, Deschamps A, Murkin JM. A proposed algorithm for the intraoperative use of cerebral near-infrared spectroscopy. Semin Cardiothorac Vasc Anesth. 2007;11(4):274-81.
59. Hohl CM, Kelly-Smith CH, Yeung TC, Sweet DD, Doyle-Waters MM, Schulzer M. The effect of a bolus dose of etomidate on cortisol levels, mortality, and health services utilization: a systematic review. Ann Emerg Med. 2010;56(2):105-13.e5.
60. De Jong A, Jaber S. Etomidate for anesthesia induction: friends or foe in major cardiac surgery? Crit Care. 2014;18(5):560.
61. Mazzeffi M, Johnson K, Paciullo C. Ketamine in adult cardiac surgery and the cardiac surgery Intensive Care Unit: an evidence-based clinical review. Ann Card Anaesth. 2015;18(2):202-9.
62. Raza SM, Zsigmond EK, Barabas E. Midazolam causes no adverse hemodynamic effects in cardiac patients. Clin Ther. 1987;10(1):40-3.
63. Hall AP, Thompson JP, Leslie NA, Fox AJ, Kumar N, Rowbotham DJ. Comparison of different doses of remifentanil on the cardiovascular response to laryngoscopy and tracheal intubation. Br J Anaesth. 2000;84(1):100-2.
64. Joo HS, Salasidis GC, Kataoka MT, Mazer CD, Naik VN, Chen RB, et al. Comparison of bolus remifentanil versus bolus fentanyl for induction of anesthesia and tracheal intubation in patients with cardiac disease. J Cardiothorac Vasc Anesth. 2004;18(3):263-8.

65. Landoni G, Greco T, Biondi-Zoccai G, Nigro Neto C, Febres D, Pintaudi M, et al. Anaesthetic drugs and survival: a Bayesian network meta-analysis of randomized trials in cardiac surgery. Br J Anaesth. 2013;111(6):886-96.
66. Zangrillo A, Musu M, Greco T, Di Prima AL, Matteazzi A, Testa V, et al. Additive effect on survival of anaesthetic cardiac protection and remote ischemic preconditioning in cardiac surgery: A Bayesian network meta-analysis of randomized trials. PloS One. 2015;10(7):e0134264.
67. Landoni G, Biondi-Zoccai GG, Zangrillo A, Bignami E, D'Avolio S, Marchetti C, et al. Desflurane and sevoflurane in cardiac surgery: a meta-analysis of randomized clinical trials. J Cardiothorac Vasc Anesth. 2007;21(4):502-11.
68. Society of Thoracic Surgeons Blood Conservation Guideline Task Force, Ferraris VA, Brown JR, Despotis GJ, Hammon JW, Reece TB, et al. 2011 update to the Society of Thoracic Surgeons and the Society of Cardiovascular Anesthesiologists blood conservation clinical practice guidelines. Ann Thorac Surg. 2011;91(3):944-82.
69. Aya HD, Cecconi M, Hamilton M, Rhodes A. Goal-directed therapy in cardiac surgery: a systematic review and meta-analysis. Br J Anaesth. 2013;110(4):510-7.
70. Sniecinski RM, Levy JH. Anticoagulation management associated with extracorporeal circulation. Best Pract Res Clin Anaesthesiol. 2015;29(2):189-202.
71. O'Carroll-Kuehn BU, Meeran H. Management of coagulation during cardiopulmonary bypass. Contin Educ Anaesth Crit Care Pain. 2007;7(6):195-8.
72. Finley A, Greenberg C. Review article: heparin sensitivity and resistance: management during cardiopulmonary bypass. Anesth Analg. 2013;116(6):1210-22.
73. Ranucci M, Isgro G, Cazzaniga A, Ditta A, Boncilli A, Cotza M, et al. Different patterns of heparin resistance: therapeutic implications. Perfusion. 2002;17(3):199-204.
74. McNair E, Marcoux JA, Bally C, Gamble J, Thomson D. Bivalirudin as an adjunctive anticoagulant to heparin in the treatment of heparin resistance during cardiopulmonary bypass-assisted cardiac surgery. Perfusion. 2016;31(3):189-99.
75. Assmann A, Boeken U, Feindt P, Schurr P, Akhyari P, Lichtenberg A. Heparin-induced thrombocytopenia type II after cardiac surgery: predictors and outcome. Thorac Cardiovasc Surg. 2010;58(8):463-7.
76. Warkentin TE. Clinical presentation of heparin-induced thrombocytopenia. Semin Hematol. 1998;35(4 Suppl 5):9-16; discussion 35-6.
77. Salter BS, Weiner MM, Trinh MA, Heller J, Evans AS, Adams DH, et al. Heparin-induced thrombocytopenia: a comprehensive clinical review. J Am Coll Cardiol. 2016;67(21):2519-32.
78. Demma LJ, Levy JH. Diagnosing heparin-induced thrombocytopenia in cardiac surgical patients: not as easy as you think. Anesth Analg. 2011;112(4):747-9.
79. Nowak G. The ecarin clotting time, a universal method to quantify direct thrombin inhibitors. Pathophysiology of haemostasis and thrombosis. 2003;33(4):173-83.
80. Steele J, Kadosh B, Iosif GM, Salemi A. Heparin induced thrombocytopenia and cardiac surgery: a comprehensive review. J Blood Disord Transfus. 2011;S2(3):4.
81. Linkins LA, Dans AL, Moores LK, Bona R, Davidson BL, Schulman S, et al. Treatment and prevention of heparin-induced thrombocytopenia: antithrombotic therapy and prevention of thrombosis, 9th ed: American College of Chest Physicians Evidence-Based Clinical Practice Guidelines. Chest. 2012;141(2 Suppl):e495S-530S.
82. Bull BS, Korpman RA, Huse WM, Briggs BD. Heparin therapy during extracorporeal circulation. I. Problems inherent in existing heparin protocols. J Thorac Cardiovasc Surg. 1975;69(5):674-84.
83. Young JA, Kisker CT, Doty DB. Adequate anticoagulation during cardiopulmonary bypass determined by activated clotting time and the appearance of fibrin monomer. Ann Thorac Surg. 1978;26(3):231-40.
84. von Segesser LK, Weiss BM, Pasic M, Garcia E, Turina MI. Risk and benefit of low systemic heparinization during open heart operations. Ann Thorac Surg. 1994;58(2):391-7; discussion 8.
85. Nielsen LE, Bell WR, Borkon AM, Neill CA. Extensive thrombus formation with heparin resistance during extracorporeal circulation. A new presentation of familial antithrombin III deficiency. Arch Intern Med. 1987;147(1):149-52.
86. Jobes DR. Safety issues in heparin and protamine administration for extracorporeal circulation. J Cardiothorac Vasc Anesth. 1998;12(2 Suppl 1):17-20.
87. Gravlee GP, Haddon WS, Rothberger HK, Mills SA, Rogers AT, Bean VE, et al. Heparin dosing and monitoring for cardiopulmonary bypass. A comparison of techniques with measurement of subclinical plasma coagulation. J Thorac Cardiovasc Surg. 1990;99(3):518-27.
88. Raymond PD, Ray MJ, Callen SN, Marsh NA. Heparin monitoring during cardiac surgery. Part 2: Calculating the overestimation of heparin by the activated clotting time. Perfusion. 2003;18(5):277-81.
89. Dunning J, Versteegh M, Fabbri A, Pavie A, Kolh P, Lockowandt U, et al. Guideline on antiplatelet and anticoagulation management in cardiac surgery. Eur J Cardiothorac Surg. 2008;34(1):73-92.
90. Wang JS, Lin CY, Karp RB. Comparison of high-dose thrombin time with activated clotting time for monitoring of anticoagulant effects of heparin in cardiac surgical patients. Anesth Analg. 1994;79(1):9-13.
91. Morgan IS, Codispoti M, Sanger K, Mankad PS. Superiority of centrifugal pump over roller pump in paediatric cardiac surgery: prospective randomised trial. Eur J Cardiothorac Surg. 1998;13(5):526-32.
92. Padayachee TS, Parsons S, Theobold R, Linley J, Gosling RG, Deverall PB. The detection of microemboli in the middle cerebral artery during cardiopulmonary bypass: a transcranial Doppler ultrasound investigation using membrane and bubble oxygenators. Ann Thorac Surg. 1987;44(3):298-302.
93. Guidance for Cardiopulmonary Bypass Arterial Line Blood Filter 510(k) Submissions; Final Guidance for Industry and FDA [Internet]. CDRH; 2000 [capturado em 15 ago. 2017]. Disponível em: https://www.fda.gov/downloads/MedicalDevices/DeviceRegulationandGuidance/GuidanceDocuments/ucm073662.pdf
94. Machin D. Principles of cardiopulmonary bypass. Contin Educ Anaesth Crit Care Pain. 2006;6(5):176-81.
95. Edmunds LH Jr. Inflammatory response to cardiopulmonary bypass. Ann Thorac Surg. 1998;66(5 Suppl):S12-6; discussion S25-8.
96. Myers GJ, Voorhees C, Haynes R, Eke B. Post-arterial filter gaseous microemboli activity of five integral cardiotomy reservoirs during venting: an in vitro study. J Extra Corpor Technol. 2009;41(1):20-7.
97. Kiziltepe U, Uysalel A, Corapcioglu T, Dalva K, Akan H, Akalin H. Effects of combined conventional and modified ultrafiltration in adult patients. Ann Thorac Surg. 2001;71(2):684-93.
98. Yndgaard S, Andersen LW, Andersen C, Petterson G, Baek L. The effect of modified ultrafiltration on the amount of circulating endotoxins in children undergoing cardiopulmonary bypass. J Cardiothorac Vasc Anesth. 2000;14(4):399-401.
99. Marenzi G, Lauri G, Grazi M, Assanelli E, Campodonico J, Agostoni P. Circulatory response to fluid overload removal by extracorporeal ultrafiltration in refractory congestive heart failure. J Am Coll Cardiol. 2001;38(4):963-8.
100. Ramchandani M, Al Jabbari O, Abu Saleh WK, Ramlawi B. Cannulation Strategies and Pitfalls in Minimally Invasive Cardiac Surgery. Methodist Debakey Cardiovasc J. 2016;12(1):10-3.
101. Jynge P, Hearse DJ, Feuvray D, Mahalu W, Cankovic-Darracott S, O'Brien K, et al. The St. Thomas' hospital cardioplegic solution: a characterization in two species. Scand J Thorac Cardiovasc Surg Suppl. 1981;30:1-28.
102. Zeng J, He W, Qu Z, Tang Y, Zhou Q, Zhang B. Cold blood versus crystalloid cardioplegia for myocardial protection in adult cardiac surgery: a meta-analysis of randomized controlled studies. J Cardiothorac Vasc Anesth. 2014;28(3):674-81.
103. Fan Y, Zhang AM, Xiao YB, Weng YG, Hetzer R. Warm versus cold cardioplegia for heart surgery: a meta-analysis. Eur J Cardiothorac Surg. 2010;37(4):912-9.
104. Flack JE 3rd, Cook JR, May SJ, Lemeshow S, Engelman RM, Rousou JA, et al. Does cardioplegia type affect outcome and survival in patients with advanced left ventricular dysfunction? Results from the CABG Patch Trial. Circulation. 2000;102(19 Suppl 3):III84-9.
105. Candilio L, Malik A, Ariti C, Khan SA, Barnard M, Di Salvo C, et al. A retrospective analysis of myocardial preservation techniques during coronary artery bypass graft surgery: are we protecting the heart? J Cardiothorac Surg. 2014;9:184.
106. Recommendations for Standards of Monitoring and Alarms during Cardiopulmonary Bypass [Internet]. 2005 [capturado em 15 ago. 2017]. Disponível em: https://scts.org/wp-content/uploads/2016/10/bypassrecommendations.pdf
107. Bechtel A, Huffmyer J. Anesthetic Management for Cardiopulmonary Bypass: Update for 2014. Semin Cardiothorac Vasc Anesth. 2014;18(2):101-16.
108. Fox LS, Blackstone EH, Kirklin JW, Stewart RW, Samuelson PN. Relationship of whole body oxygen consumption to perfusion flow rate during hypothermic cardiopulmonary bypass. J Thorac Cardiovasc Surg. 1982;83(2):239-48.
109. Murphy GS, Hessel EA, 2nd, Groom RC. Optimal perfusion during cardiopulmonary bypass: an evidence-based approach. Anesth Analg. 2009;108(5):1394-417.
110. Akata T, Setoguchi H, Shirozu K, Yoshino J. Reliability of temperatures measured at standard monitoring sites as an index of brain temperature during deep hypothermic cardiopulmonary bypass conducted for thoracic aortic reconstruction. J Thorac Cardiovasc Surg. 2007;133(6):1559-65.
111. Engelman R, Baker RA, Likosky DS, Grigore A, Dickinson TA, Shorelesserson L, et al. The Society of Thoracic Surgeons, The Society of Cardiovascular Anesthesiologists, and The American Society of Extra-Corporeal Technology: Clinical Practice Guidelines for Cardiopulmonary Bypass--Temperature Management during Cardiopulmonary Bypass. J Extra Corpor Technol. 2015;47(3):145-54.
112. Saad H, Aladawy M. Temperature management in cardiac surgery. Glob Cardiol Sci Pract. 2013;2013(1):44-62.
113. Martin TD, Craver JM, Gott JP, Weintraub WS, Ramsay J, Mora CT, et al. Prospective, randomized trial of retrograde warm blood cardioplegia: myocardial benefit and neurologic threat. Ann Thorac Surg. 1994;57(2):298-302; discussion -4.
114. Belway D, Tee R, Nathan HJ, Rubens FD, Boodhwani M. Temperature management and monitoring practices during adult cardiac surgery under cardiopulmonary bypass: results of a Canadian national survey. Perfusion. 2011;26(5):395-400.
115. Scheffer T, Sanders DB. The neurologic sequelae of cardiopulmonary bypass-induced cerebral hyperthermia and cerebroprotective strategies. J Extra Corpor Technol. 2003;35(4):317-21.
116. Kaukuntla H, Harrington D, Bilkoo I, Clutton-Brock T, Jones T, Bonser RS. Temperature monitoring during cardiopulmonary bypass--do we undercool or overheat the brain? Eur J Cardiothorac Surg. 2004;26(3):580-5.
117. Duebener LF, Hagino I, Sakamoto T, Mime LB, Stamm C, Zurakowski D, e colaboradores Effects of pH management during deep hypothermic bypass on cerebral microcirculation: alpha-stat versus pH-stat. Circulation. 2002;106(12 Suppl 1):I103-8.
118. Ashwood ER, Kost G, Kenny M. Temperature correction of blood-gas and pH measurements. Clin Chem. 1983;29(11):1877-85.
119. Abdul Aziz KA, Meduoye A. Is pH-stat or alpha-stat the best technique to follow in patients undergoing deep hypothermic circulatory arrest? Interact Cardiovasc Thorac Surg. 2010;10(2):271-82.
120. Lazar HL, McDonnell M, Chipkin SR, Furnary AP, Engelman RM, Sadhu AR, et al. The Society of Thoracic Surgeons practice guideline series: blood glucose management during adult cardiac surgery. Ann Thorac Surg. 2009;87(2):663-9.
121. Mills NL, Ochsner JL. Massive air embolism during cardiopulmonary bypass. Causes, prevention, and management. J Thorac Cardiovasc Surg. 1980;80(5):708-17.
122. Kulkarni MG. A complication of aortic cannulation. J Card Surg. 1968;9(2):207-8.
123. Singh A, Mehta Y. Intraoperative aortic dissection. Annals of cardiac anaesthesia. 2015;18(4):537-42.
124. Svensson LG, Crawford ES, Hess KR, Coselli JS, Raskin S, Shenaq SA, et al. Deep hypothermia with circulatory arrest. Determinants of stroke and early mortality in 656 patients. J Thorac Cardiovasc Surg. 1993;106(1):19-28; discussion -31.
125. Asou T, Kado H, Imoto Y, Shiokawa Y, Tominaga R, Kawachi Y, et al. Selective cerebral perfusion technique during aortic arch repair in neonates. Ann Thorac Surg. 1996;61(5):1546-8.
126. Elmistekawy EM, Rubens FD. Deep hypothermic circulatory arrest: alternative strategies for cerebral perfusion. A review article. Perfusion. 2011;26 Suppl 1:27-34.
127. Sanioglu S, Sokullu O, Arslan IY, Sargin M, Yilmaz M, Ozay B, et al. Comparison of unilateral antegrade cerebral perfusion at 16 degrees C and 22 degrees C systemic temperature. Heart Surg Forum. 2009;12(2):E65-9.
128. Williams JA, Barreiro CJ, Nwakanma LU, Lange MS, Kratz LE, Blue ME, et al. Valproic acid prevents brain injury in a canine model of hypothermic circulatory arrest: a promising new approach to neuroprotection during cardiac surgery. Ann Thorac Surg. 2006;81(6):2235-41; discussion 41-2.
129. Justice C, Leach J, Edwards WS. The harmful effects and treatment of coronary air embolism during open-heart surgery. Ann Thorac Surg. 1972;14(1):47-53.
130. Tingleff J, Joyce FS, Pettersson G. Intraoperative echocardiographic study of air embolism during cardiac operations. Ann Thorac Surg. 1995;60(3):673-7.
131. Cui WW, Ramsay JG. Pharmacologic approaches to weaning from cardiopulmonary bypass and extracorporeal membrane oxygenation. Best Pract Res Clin Anaesthesiol. 2015;29(2):257-70.
132. Ebert PA, Jude JR, Gaertiner RA. Persistent hypokalemia following open-heart surgery. Circulation. 1965;31:Suppl 1:137-43.
133. Bozer AY, Ilicin G, Apikoglu A, Karamehmetoglu A, Saylam A. Serum electrolyte changes during extracorporeal circulation. Japanese Heart J. 1972;13(3):195-200.
134. DiNardo JA. Pro: calcium is routinely indicated during separation from cardiopulmonary bypass. J Cardiothorac Vasc Anesth. 1997;11(7):905-7.
135. Prielipp R, Butterworth J. Con: calcium is not routinely indicated during separation from cardiopulmonary bypass. J Cardiothorac Vasc Anesth. 1997;11(7):908-12.
136. Fitzsimons MG. Weaning from cardiopulmonary bypass (CPB). Waltham: UpToDate; 2016.
137. Licker M, Diaper J, Cartier V, Ellenberger C, Cikirikcioglu M, Kalangos A, et al. Clinical review: management of weaning from cardiopulmonary bypass after cardiac surgery. Ann Card Anaesth. 2012;15(3):206-23.
138. Günnicker M, Brinkmann M, Donovan TJ, Freund U, Schieffer M, Reidemeister JC. The efficacy of amrinone or adrenaline on low cardiac output following cardiopulmonary bypass in patients with coronary artery disease undergoing preoperative beta-blockade. Thorac Cardiovasc Surg. 1995;43(3):153-60.
139. Klopman MA, Chen EP, Sniecinski RM. Positioning an intraaortic balloon pump using intraoperative transesophageal echocardiogram guidance. Anesth Analg. 2011;113(1):40-3.
140. Makdisi G, Wang IW. Extra Corporeal Membrane Oxygenation (ECMO) review of a lifesaving technology. J Thorac Dis. 2015;7(7):E166-76.
141. Beurtheret S, Mordant P, Pavie A, Leprince P. Successful weaning of a left ventricular assist device implanted for ischemic heart failure. Interact Cardiovasc Thorac Surg. 2010;11(4):507-9.
142. Apostolakis EE, Baikoussis NG, Parissis H, Siminelakis SN, Papadopoulos GS. Left ventricular diastolic dysfunction of the cardiac surgery patient; a point of view for the cardiac surgeon and cardio-anesthesiologist. J Cardiothorac Surg. 2009;4:67.
143. Lang RM, Badano LP, Mor-Avi V, Afilalo J, Armstrong A, Ernande L, et al. Recommendations for cardiac chamber quantification by echocardiography in adults: an update from the American Society of Echocardiography and the European Association of Cardiovascular Imaging. J Am Soc Echocardiogr. 2015;16(3):233-70.
144. Denault AY, Haddad F, Jacobsohn E, Deschamps A. Perioperative right ventricular dysfunction. Curr Opin Anaesthesiol. 2013;26(1):71-81.
145. Aglio LS, Stanford GG, Maddi R, Boyd JL, 3rd, Nussbaum S, Chernow B. Hypomagnesemia is common following cardiac surgery. J Cardiothorac Vasc Anesth. 1991;5(3):201-8.
146. Link MS, Berkow LC, Kudenchuk PJ, Halperin HR, Hess EP, Moitra VK, et al. Part 7: Adult Advanced Cardiovascular Life Support: 2015 American Heart Association Guidelines Update for Cardiopulmonary Resuscitation and Emergency Cardiovascular Care. Circulation. 2015;132(18 Suppl 2):S444-64.
147. Wakefield TW, Hantler CB, Wrobleski SK, Crider BA, Stanley JC. Effects of differing rates of protamine reversal of heparin anticoagulation. Surgery. 1996;119(2):123-8.
148. Gerbode F, Hurt R, Osborn JJ, Perkins HA. The neutralization of heparin by protamine in extracorporeal circulation. J Thorac Surg. 1956;32(5):612-9.
149. Bull BS, Huse WM, Brauer FS, Korpman RA. Heparin therapy during extracorporeal circulation. II. The use of a dose-response curve to individualize heparin and protamine dosage. J Thorac Cardiovasc Surg. 1975;69(5):685-9.
150. Hyun BH, Pence RE, Davila JC, Butcher J, Custer RP. Heparin rebound phenomenon in extracorporeal circulation. Surg Gynecol Obstet. 1962;115:191-8.
151. Galeone A, Rotunno C, Guida P, Bisceglie A, Rubino G, Schinosa L, et al. Monitoring incomplete heparin reversal and heparin rebound after cardiac surgery. J Cardiothorac Vasc Anesth. 2013;27(5):853-8.
152. Whitlock R, Crowther MA, Ng HJ. Bleeding in cardiac surgery: its prevention and treatmentan evidence-based review. Crit Care Clin. 2005;21(3):589-610.
153. Ak K, Isbir CS, Tetik S, Atalan N, Tekeli A, Aljodi M, et al. Thromboelastography-based transfusion algorithm reduces blood product use after elective CABG: a prospective randomized study. J Card Surg. 2009;24(4):404-10.
154. Shore-Lesserson L, Manspeizer HE, DePerio M, Francis S, Vela-Cantos F, Ergin MA. Thromboelastography-guided transfusion algorithm reduces transfusions in complex cardiac surgery. Anesth Analg. 1999;88(2):312-9.
155. ElBardissi AW, Aranki SF, Sheng S, O'Brien SM, Greenberg CC, Gammie JS. Trends in isolated coronary artery bypass grafting: an analysis of the Society of Thoracic Surgeons adult cardiac surgery database. J Thorac Cardiovasc Surg. 2012;143(2):273-81.
156. Roach GW, Kanchuger M, Mangano CM, Newman M, Nussmeier N, Wolman R, et al. Adverse cerebral outcomes after coronary bypass surgery. Multicenter Study of Perioperative Ischemia Research Group and the Ischemia Research and Education Foundation Investigators. N Engl J Med. 1996;335(25):1857-63.

157. Hogue CW Jr., Barzilai B, Pieper KS, Coombs LP, DeLong ER, Kouchoukos NT, et al. Sex differences in neurological outcomes and mortality after cardiac surgery: a society of thoracic surgery national database report. Circulation. 2001;103(17):2133-7.
158. Wolman RL, Nussmeier NA, Aggarwal A, Kanchuger MS, Roach GW, Newman MF, et al. Cerebral injury after cardiac surgery: identification of a group at extraordinary risk. Multicenter Study of Perioperative Ischemia Research Group (McSPI) and the Ischemia Research Education Foundation (IREF) Investigators. Stroke. 1999;30(3):514-22.
159. Ramanathan T, Skinner H. Coronary blood flow. Contin Educ Anaesth Crit Care Pain. 2005;5(2):61-4.
160. Deussen A, Ohanyan V, Jannasch A, Yin L, Chilian W. Mechanisms of metabolic coronary flow regulation. J Mol Cell Cardiol. 2012;52(4):794-801.
161. Miyashiro JK, Feigl EO. A model of combined feedforward and feedback control of coronary blood flow. Am J Physiol. 1995;268(2 Pt 2):H895-908.
162. Heyndrickx GR, Boettcher DH, Vatner SF. Effects of angiotensin, vasopressin, and methoxamine on cardiac function and blood flow distribution in conscious dogs. Am J Physiol. 1976;231(5 Pt. 1):1579-87.
163. Hoffman JI, Buckberg GD. The myocardial oxygen supply: demand index revisited. J Am Heart Assoc. 2014;3(1):e000285.
164. Wexler L, Brundage B, Crouse J, Detrano R, Fuster V, Maddahi J, et al. Coronary artery calcification: pathophysiology, epidemiology, imaging methods, and clinical implications. A statement for health professionals from the American Heart Association. Writing Group. Circulation. 1996;94(5):1175-92.
165. Afilalo J, Rasti M, Ohayon SM, Shimony A, Eisenberg MJ. Off-pump vs. on-pump coronary artery bypass surgery: an updated meta-analysis and meta-regression of randomized trials. Eur Heart J. 2012;33(10):1257-67.
166. Jongman RM, Zijlstra JG, Kok WF, van Harten AE, Mariani MA, Moser J, et al. Off-pump CABG surgery reduces systemic inflammation compared with on-pump surgery but does not change systemic endothelial responses: a prospective randomized study. Shock. 2014;42(2):121-8.
167. Garg AX, Devereaux PJ, Yusuf S, Cuerden MS, Parikh CR, Coca SG, et al. Kidney function after off-pump or on-pump coronary artery bypass graft surgery: a randomized clinical trial. JAMA. 2014;311(21):2191-8.
168. Lamy A, Devereaux PJ, Prabhakaran D, Taggart DP, Hu S, Paolasso E, et al. Effects of off-pump and on-pump coronary-artery bypass grafting at 1 year. N Engl J Med. 2013;368(13):1179-88.
169. Deppe AC, Arbash W, Kuhn EW, Slottosch I, Scherner M, Liakopoulos OJ, et al. Current evidence of coronary artery bypass grafting off-pump versus on-pump: a systematic review with meta-analysis of over 16,900 patients investigated in randomized controlled trials-dagger. Eur J Cardiothorac Surg. 2016;49(4):1031-41; discussion 41.
170. Jeong SM, Hahm KD, Jeong YB, Yang HS, Choi IC. Warming of intravenous fluids prevents hypothermia during off-pump coronary artery bypass graft surgery. J Cardiothorac Vasc Anesth. 2008;22(1):67-70.
171. Boonstra PW, Grandjean JG, Mariani MA. Improved method for direct coronary grafting without CPB via anterolateral small thoracotomy. Ann Thorac Surg. 1997;63(2):567-9.
172. Robinson MC, Thielmeier KA, Hill BB. Transient ventricular asystole using adenosine during minimally invasive and open sternotomy coronary artery bypass grafting. Ann Thorac Surg. 1997;63(6 Suppl):S30-4.
173. Freeman RV, Otto CM. Spectrum of calcific aortic valve disease: pathogenesis, disease progression, and treatment strategies. Circulation. 2005;111(24):3316-26.
174. Parolari A, Loardi C, Mussoni L, Cavallotti L, Camera M, Biglioli P, et al. Nonrheumatic calcific aortic stenosis: an overview from basic science to pharmacological prevention. Eur J Cardiothorac Surg. 2009;35(3):493-504.
175. Saha S, Bastiaenen R, Hayward M, McEwan JR. An undiagnosed bicuspid aortic valve can result in severe left ventricular failure. BMJ. 2007;334(7590):420-2.
176. Vahanian A, Alfieri O, Andreotti F, Antunes MJ, Barón-Esquivias G, Baumgartner H, et al. Guidelines on the management of valvular heart disease (version 2012): The Joint Task Force on the Management of Valvular Heart Disease of the European Society of Cardiology (ESC) and the European Association for Cardio-Thoracic Surgery (EACTS). Eur Heart J. 2012;33(19):2451-96.
177. Nishimura RA, Otto CM, Bonow RO, Carabello BA, Erwin JP 3rd, Guyton RA, et al. 2014 AHA/ACC guideline for the management of patients with valvular heart disease: a report of the American College of Cardiology/American Heart Association Task Force on Practice Guidelines. Circulation. 2014;129(23):2440-92.
178. Hess OM, Villari B, Krayenbuehl HP. Diastolic dysfunction in aortic stenosis. Circulation. 1993;87(5 Suppl):IV73-6.
179. Frogel J, Galusca D. Anesthetic considerations for patients with advanced valvular heart disease undergoing noncardiac surgery. Anesthesiol Clin. 2010;28(1):67-85.
180. Padmavati S. Rheumatic fever and rheumatic heart disease in India at the turn of the century. Indian Heart J. 2001;53(1):35-7.
181. Vincelj J, Sokol I, Jaksic O. Prevalence and clinical significance of left atrial spontaneous echo contrast detected by transesophageal echocardiography. Echocardiography. 2002;19(4):319-24.
182. Mittnacht AJ, Fanshawe M, Konstadt S. Anesthetic considerations in the patient with valvular heart disease undergoing noncardiac surgery. Semin Cardiothorac Vasc Anesth. 2008;12(1):33-59.
183. Borger MA, Alam A, Murphy PM, Doenst T, David TE. Chronic ischemic mitral regurgitation: repair, replace or rethink? Ann Thorac Surg. 2006;81(3):1153-61.
184. Bekeredjian R, Grayburn PA. Valvular heart disease: aortic regurgitation. Circulation. 2005;112(1):125-34.
185. Varadarajan P, Patel R, Turk R, Kamath AR, Sampath U, Khandhar S, et al. Etiology impacts survival in patients with severe aortic regurgitation: results from a cohort of 756 patients. J Heart Valve Dis. 2013;22(1):42-9.
186. Pilkington SA, Taboada D, Martinez G. Pulmonary hypertension and its management in patients undergoing non-cardiac surgery. Anaesthesia. 2015;70(1):56-70.
187. Koster A, Diehl C, Dongas A, Meyer-Jark T, Luth IU. Anesthesia for cardiac transplantation: A practical overview of current management strategies. Applied Cardiopul Pathophysiology. 2011;15:213-9.
188. Kostopanagiotou G, Smyrniotis V, Arkadopoulos N, Theodoraki K, Papadimitriou L, Papadimitriou J. Anesthetic and perioperative management of adult transplant recipients in nontransplant surgery. Anesth Analg. 1999;89(3):613-22.
189. Swami AC, Kumar A, Rupal S, Lata S. Anaesthesia for non-cardiac surgery in a cardiac transplant recipient. Indian J Anaesth. 2011;55(4):405-7.
190. Aliabadi A, Grömmer M, Cochrane A, Salameh O, Zuckermann A. Induction therapy in heart transplantation: where are we now? Trans Int. 2013;26(3):684-95.


## Questões de Provas do TSA

**57.1 (TSA/2013)** Homem de 32 anos e 60 kg é submetido a cirurgia para troca valvar mitral. Foram administrados 240 mg de heparina não fracionada e, após 5 minutos, o valor do tempo de coagulação ativada (TCA) era de 94 segundos. Em seguida, administraram-se mais 100 mg de heparina não fracionada e, após 5 minutos dessa nova injeção, o TCA era de 102 segundos. O ocorrido pode ser explicado pela deficiência de:

**A.** Proteína S.

**B.** Fibrinogênio.

**C.** Antitrombina III.

**D.** Fator de von Willebrand.

**57.2 (TSA/2014)** Mulher de 60 anos portadora de insuficiência mitral será submetida a troca de valva mitral. Uma das metas hemodinâmicas durante a cirurgia é:

**A.** Redução da pós-carga.

**B.** Redução do cronotropismo.

**C.** Aumento da pressão venosa central.

**D.** Aumento da pressão diastólica final do VE.

**57.3 (TSA/2014)** Homem de 68 anos e 70 kg, hipertenso e diabético, será submetido à revascularização do miocárdio. Imediatamente após a intubação traqueal, apresentou aumento da FC e PA, acompanhado de depressão do segmento ST em 3 mm. Foi iniciada infusão de nitroglicerina 70 $\mu g \cdot min^{-1}$ com normalização do ECG. Essa melhora é explicada pela nitroglicerina promover redução da:

**A.** Pré-carga.

**B.** Frequência cardíaca.

**C.** Resistência vascular pulmonar.

**D.** Resistência vascular sistêmica.

**57.4 (TSA/2015)** Na descontinuação da circulação extracorpórea após revascularização do miocárdio, a medida hemodinâmica que deve ser tomada para o tratamento da embolia aérea coronariana é:

**A.** Reduzir a frequência cardíaca.

**B.** Reduzir a pressão venosa central.

**C.** Aumentar a pressão arterial sistêmica.

**D.** Aumentar a pressão arterial pulmonar.

**57.5 (TSA/2016)** Mulher de 69 anos, 70 kg e 1,63 m, hipertensa, diabética, tabagista e dislipidêmica foi submetida à revascularização miocárdica com circulação extracorpórea (CEC), sem intercorrências. Após a saída de CEC e reversão da heparina com protamina, a paciente apresentou hipotensão grave, aumento da pressão da artéria pulmonar e falência ventricular direita. Qual mecanismo responsável por essa complicação?

**A.** Ativação do sistema complemento.

**B.** Vasoconstrição pulmonar direta mediada pela protamina.

**C.** Reação de hipersensibilidade à protamina, mediada por IgE.

**D.** Deposição de complexos heparina-protamina na circulação pulmonar.

**57.6 (TSA/2016)** Mulher de 65 anos, 84 kg e 1,68 m será submetida à troca emergencial de válvula mitral por ruptura da cordoalha tendinosa secundária a degeneração mixomatosa. Durante a indução da anestesia, a paciente cursa com PA de 70x40 mmHg e FC de 58 bpm e o anestesiologista administra 1,0 mg de metaraminol. O efeito esperado dessa conduta na monitorização da pressão capilar pulmonar se refletirá predominantemente no(a):

**A.** Onda a.

**B.** Onda v.

**C.** Descenso x.

**D.** Descenso y.

# 58. ANESTESIA EM CIRURGIA CARDÍACA DE CRIANÇAS

Sérgio B. Tenório

Um a cada 120 neonatos nasce com alguma doença congênita do coração. Com base em dados da literatura,[1] pode-se estimar que no Brasil devam nascer aproximadamente 30 mil crianças com cardiopatia congênita por ano. A quase totalidade dessas crianças necessitará, em algum momento da vida, de alguma forma de intervenção cirúrgica ou de procedimento percutâneo via cateterismo. O anestesiologista participa desses dois cenários e deve estar familiarizado com as alterações fisiológicas causadas pela doença, assim como com as particularidades do seu tratamento cirúrgico.

## Classificação e fisiopatologia das principais cardiopatias congênitas

No coração normal, o fluxo pulmonar (Qp) é igual ao fluxo sistêmico (Qs). As pressões sistêmicas e a resistência vascular sistêmica (RVS) são, respectivamente, 5 a 6 vezes maiores que as pressões pulmonares e a resistência vascular pulmonar (RVP), e as câmaras cardíacas são separadas pelos septos atrial e ventricular **(FIG. 58.1)**.

Todavia, esse padrão de circulação do sangue está alterado na maioria das doenças congênitas do coração devido à existência de um defeito no septo atrial, no septo ventricular ou em ambos, ou ainda por persistência do ducto arterioso pérvio após o nascimento. Há outro grupo de doenças que apresenta

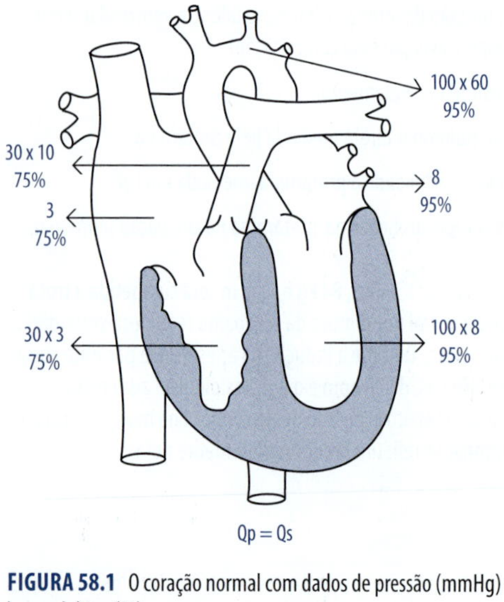


**FIGURA 58.1** O coração normal com dados de pressão (mmHg) e saturação da hemoglobina (%).

alguma forma de obstrução na valva pulmonar, na valva aórtica ou na própria aorta.

As principais cardiopatias congênitas podem ser agrupadas em duas categorias maiores: cardiopatias acianóticas (com *shunt* esquerda-direita [E-D] ou obstrutivas e cianóticas (*shunt* direita-esquerda [D-E] ou *shunt* bidirecional) **(QUADRO 58.1)**.

## Cardiopatias acianóticas

### Cardiopatias com *shunt* esquerda-direita

Este grupo representa cerca de 50% de todas as cardiopatias congênitas. As alterações funcionais mais importantes são o aumento do fluxo pulmonar, da pressão em artéria pulmonar e da RVP.

As principais doenças com *shunt* E-D são o defeito do septo atrial (DSA), o defeito do septo ventricular (DSV), o defeito do septo atrioventricular (DSAV) e a persistência do ducto arterioso (PDA). O fluxo pulmonar é mais alto que o fluxo sistêmico (Qp/Qs > 1).

A hipertensão pulmonar com alterações na microcirculação pulmonar ocorre em todas as crianças deste grupo, porém em momentos diferentes da evolução da doença. Por exemplo, enquanto as crianças com DSAV e grandes DSVs apresentam RVP aumentada já nos primeiros meses de vida, nas portadoras de DSA isso poderá ocorrer apenas na quarta década de vida.[2]

Persistindo o hiperfluxo e a hipertensão pulmonar, as alterações na microcirculação pulmonar progridem e a RVP poderá ultrapassar a RVS. Nesse estágio, a criança torna-se cianótica pelo desvio de parte do sangue venoso para a circulação sistêmica, e a doença recebe a denominação de síndrome de

**QUADRO 58.1** Classificação das cardiopatias congênitas

**ACIANÓTICAS**

- ***Shunt* E-D**
  - Defeito no septo atrial (DSA)
  - Defeito no septo atrioventricular (DSAV)
  - Defeito no septo ventricular (DSV)
  - Persistência do ducto arterioso (PDA)
- **Obstrutivas**
  - Estenose aórtica (EA)
  - Coarctação da aorta (CoA)
  - Estenose mitral (EM)
  - Estenose pulmonar (EP)

**CIANÓTICAS**

- ***Shunt* D-E**
  - Tetralogia de Fallot (TF)
  - Atresia tricúspide (AT)
- ***Shunt* D↔E (misto)**
  - Transposição de grandes artérias (TGA)
  - *Truncus arteriosus* (TA)
  - Drenagem anômala total das veias pulmonares (DATVP)
  - Síndrome da hipoplasia do ventrículo esquerdo (SHVE)

Eisenmenger.[3] O *shunt* E-D leva à redução do débito sistêmico, que ativará mecanismos de compensação, como a ativação do sistema nervoso simpático e a retenção de água e sódio. A hipertrofia do coração funciona como um importante mecanismo para aumentar a capacidade contrátil do miocárdio e o débito cardíaco. Quando os mecanismos de compensação são esgotados, surgem sinais e sintomas de insuficiência cardíaca congestiva (ICC) (QUADRO 58.2).[4] Os pulmões cronicamente congestos pelo hiperfluxo pulmonar se tornam um campo fértil para infecções respiratórias.

### Defeito do septo atrial

#### *Alterações anatômicas*

O DSA tem diâmetro e localização variáveis (FIG. 58.2). O DSA é classificado de acordo com a posição do orifício septal em DSA tipo seio venoso (o defeito está localizado próximo da veia cava superior e associa-se à drenagem anômala da veia pulmonar direita); DSA tipo *ostium secundum* (o defeito está localizado no forame oval – é o defeito mais comum); DSA tipo *ostium primum* (o defeito está associado à incompetência da valva mitral, tricúspide e defeito do septo ventricular); e DSA tipo seio coronariano (o defeito está na posição do *ostium* do seio coronariano).

#### *Fisiopatologia*

A alteração funcional mais importante no DSA é o desvio de parte do sangue do átrio esquerdo para o átrio direito. O volume de sangue desviado depende das diferenças entre as complacências ventriculares e atriais e entre a RVP e a RVS. Até as primeiras semanas de vida pós-nascimento não há *shunt* porque as resistências e as complacências dos átrios e ventrículos são idênticas. A partir daí ocorre aumento progressivo do *shunt* pelos átrios com elevação no fluxo pulmonar, coincidindo com a redução na RVP. Embora o DSA seja considerado um defeito cardíaco mais "benigno", pacientes adultos com defeitos não corrigidos apresentam intolerância ao exercício, taquiarritmia atrial, disfunção do ventrículo direito e hipertensão pulmonar, tendo a expectativa de vida reduzida.

**QUADRO 58.2** Sinais e sintomas de insuficiência cardíaca congestiva em crianças

- Taquicardia
- Taquipneia
- Tiragem intercostal e supraesternal
- Sudorese intensa
- Pulmões congestos
- Extremidades frias e cianóticas
- Fígado aumentado

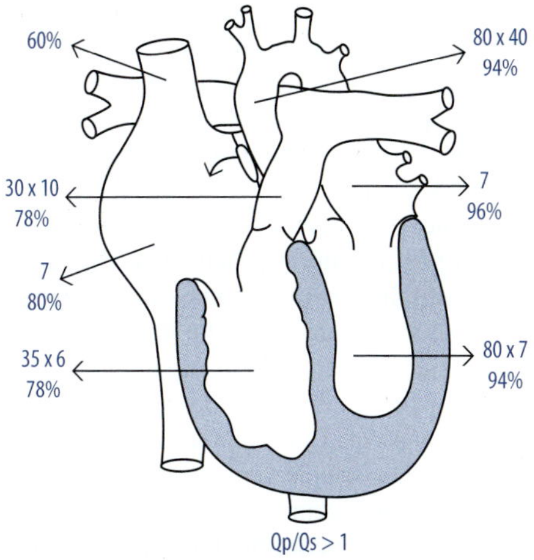


**FIGURA 58.2** Defeito do septo atrial com dados do cateterismo: pressão (mmHg) e salvação da hemoglobina(%).

#### *Apresentação clínica*

A sintomatologia depende do diâmetro do DSA. A maioria dos pacientes é assintomática, mas alguns podem apresentar dispneia, fadiga e infecção respiratória de repetição em razão do fluxo pulmonar aumentado. As pressões no ventrículo direito e na artéria pulmonar são moderadamente elevadas, sendo rara a ICC. A saturação do oxigênio nas veias cavas é superior à do átrio direito devido à mistura do sangue arterial desviado do átrio esquerdo. Essas crianças, em regra, são operadas após o primeiro ano de vida com mortalidade praticamente nula.

#### *Correção cirúrgica e cuidados anestésicos*

O defeito no septo atrial é fechado sob circulação extracorpórea (CEC) por sutura simples ou com remendo de tecido exógeno ou por via percutânea no cateterismo cardíaco. Em geral, a função cardíaca retorna ao normal após a cirurgia.[4] Deve-se ter especial cuidado com a entrada de ar nas linhas venosas pelo risco de embolia aérea sistêmica. A extubação traqueal ainda na sala cirúrgica é possível se o volume corrente estiver adequado e a dor pós-operatória puder ser controlada com baixas doses de opioides.

### Defeito do septo ventricular/defeito do septo atrioventricular

#### *Alterações anatômicas*

No DSV (FIG. 58.3), há uma ou, mais raramente, várias aberturas na porção membranosa ou muscular do septo ventricular. O DSV pode ser definido como **restritivo** ou **não restritivo**, dependendo de o orifício do septo ventricular oferecer ou não resistência ao fluxo de sangue que é desviado.

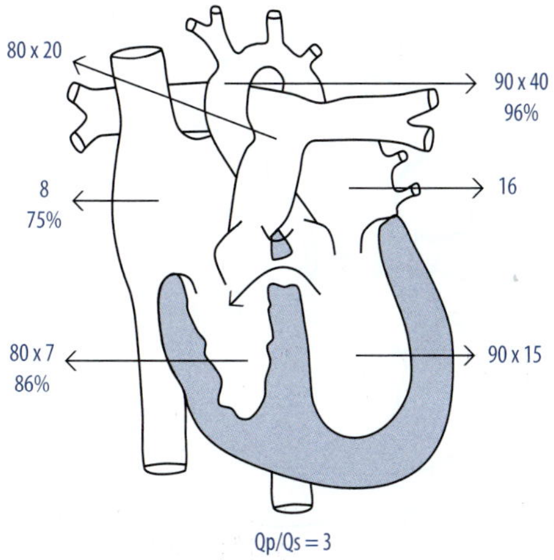


**FIGURA 58.3** Defeito no septo ventricular com valores de pressão (mmHg) e saturação da hemoglobina (%).

O DSAV (FIG. 58.4), por sua vez, caracteriza-se por um defeito amplo nos septos atrial e ventricular com envolvimento das valvas atrioventriculares. Em geral, as repercussões circulatórias são maiores do que nas demais doenças deste grupo. Cerca de 33% das crianças com síndrome de Down têm DSAV.

### Fisiopatologia

A modificação fisiopatológica básica no DSV e no DSAV é o desvio de parte do sangue ejetado pelo ventrículo esquerdo para a circulação pulmonar através do defeito septal. Por conta desse desvio, ocorre o seguinte:

- Aumento do fluxo pulmonar, uma vez que a circulação pulmonar recebe, além do sangue venoso drenado pelas veias cavas, parte do sangue arterial desviado pelo defeito septal. Não é incomum que crianças apresentem-se com DSV e DSAV com Qp/Qs > 3.
- Aumento do retorno venoso, que eleva a pressão diastólica final no ventrículo esquerdo e a pressão capilar pulmonar, consequentemente provocando edema e congestão pulmonar. A elevação da pressão atinge a artéria pulmonar e as veias pulmonares.
- Redução no débito sistêmico, porque uma fração do volume sistólico do ventrículo esquerdo é desviada para a circulação pulmonar. O organismo inicialmente compensa essa redução com ativação do sistema nervoso simpático e retenção de água e sódio pelos rins pela ativação do sistema renina-angiotensina.
- Aumento de pressão em artéria pulmonar pela transmissão das pressões de ventrículo esquerdo para a circulação pulmonar.

A magnitude das alterações funcionais depende do tamanho do defeito e da diferença entre a RVP e a RVS. Crianças com defeitos menores, como DSV restritivo, terão poucos sintomas, uma vez que o *shunt* é limitado pelo diâmetro do defeito. A maioria dos defeitos septais restritivos fecha-se espontaneamente durante o primeiro ano de vida. A magnitude do *shunt* depende da relação entre RVP/RVS.

Nos DSVs não restritivos e no DSAV, o volume de sangue desviado é grande, a pressão na circulação pulmonar é elevada e a ICC é comum. Essas crianças, se não tratadas cirurgicamente, desenvolverão doença vascular obstrutiva pulmonar (DVOP) e síndrome de Eisenmenger.

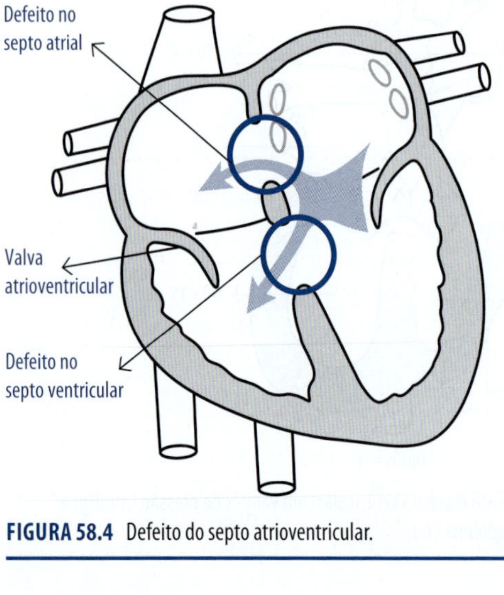


**FIGURA 58.4** Defeito do septo atrioventricular.

### Apresentação clínica

Nos DSVs não restritivos, os sintomas são mais evidentes após o segundo mês de vida por causa da queda da RVP que ocorre nessa fase. As manifestações clínicas traduzem a ativação do sistema nervoso simpático, como taquicardia, extremidades frias e sudorese, especialmente durante as mamadas. A limitação à prática dos exercícios próprios da idade é comum e correlaciona-se com a gravidade da doença. Os pulmões podem estar congestos, e muitos pais relatam história de infecção respiratória de repetição. O coração está aumentado de tamanho e observa-se impulsão sistólica em um tórax que é abaulado.

O tratamento clínico baseia-se no emprego de:

- Digoxina, com ação inotrópica.
- Diuréticos, que reduzem o excesso de líquido.
- Inibidor da enzima conversora da angiotensina (IECA), que dilata vasos sanguíneos e diminui a pós-carga.

Melhores resultados cirúrgicos a longo prazo são obtidos quando o tratamento é instituído o mais cedo possível.[5]

O aumento da área cardíaca é identificado pela radiografia de tórax. A hipertrofia biventricular e atrial é identificada no eletrocardiograma (ECG). O cateterismo cardíaco identifica o tamanho e a localização do defeito, saturações nas várias câmaras, RVP/RVS e Qp/Qs. A RVP, nos casos mais graves, pode ultrapassar a RVS, e, nesse estágio, a doença recebe a denominação de síndrome de Eisenmenger, tendo um prognóstico muito reservado.[6] A potencial capacidade de reversão da hipertensão pulmonar após a correção cirúrgica é avaliada pela observação no cateterismo cardíaco da resposta da circulação pulmonar à ventilação com oxigênio em diferentes concentrações.

### Correção cirúrgica e cuidados anestésicos

Sob CEC, o defeito septal é fechado e, no DSAV, além do defeito septal atrioventricular, também as valvas atrioventriculares são corrigidas. A correção nas crianças com DSV não restritivos e com DSAV deve ser feita antes, ainda no primeiro ano de vida, para evitar o agravamento das alterações na microcirculação pulmonar e a piora da função miocárdica. Crianças com síndrome de Down desenvolvem hipertensão pulmonar em menor tempo do que as demais crianças com a mesma lesão. Em torno de um terço desse grupo nasce com cardiopatia congênita, sendo o DSAV a lesão mais comum.[7,8]

Muitas dessas crianças necessitarão de assistência ventilatória prolongada no pós-operatório e podem se beneficiar do uso de opioides de eliminação mais lenta, como o fentanil (20-100 $\mu g \cdot kg^{-1}$) associado ao brometo de pancurônio (0,1 $mg \cdot kg^{-1}$). A anestesia venosa total com remifentanil em infusão contínua (0,1-0,5 $\mu g \cdot kg^{-1} \cdot min^{-1}$) e propofol (100-400 $\mu g \cdot kg^{-1} \cdot min^{-1}$) é uma alternativa. Tão importante quanto a escolha dos fármacos é o correto uso da ventilação pulmonar no controle do fluxo pulmonar, bem como os cuidados gerais para manter o débito cardíaco no perioperatório. Elevada fração inspirada de oxigênio ($F_IO_2$) e baixa pressão parcial arterial de dióxido de carbono ($PaCO_2$) aumentam o fluxo pulmonar e a sobrecarga de volume sobre o coração.[9]

### Persistência do ducto arterioso

#### *Alteração anatômica*

No feto, o ducto arterioso é um vaso que liga a aorta à artéria pulmonar e tem a função, no feto, de dar passagem ao sangue ejetado pelo ventrículo direito na artéria pulmonar para a aorta descendente e placenta. Na maioria das crianças, o ducto arterioso fecha-se entre o primeiro e o quarto dia após o nascimento; contudo, por motivos ainda não absolutamente claros, em 1 a cada 2.500 neonatos, ele permanece patente **(FIG. 58.5)**.

#### *Fisiopatologia e apresentação clínica*

Como no DSV, a sintomatologia das crianças com PDA depende do diâmetro do defeito. Nas PDA não restritivas, o fluxo e a pressão pulmonar estão elevados. A incidência de PDAs é maior no neonato prematuro cujo pulmão ainda imaturo é incapaz de metabolizar as prostaglandinas, substâncias que mantêm, na vida fetal, o ducto arterioso aberto.

Os neonatos com ducto arterioso de grande diâmetro estão geralmente em franca ICC. Enterocolite necrosante é uma complicação que pode estar presente nesse tipo de paciente devido à redução do fluxo entérico. O ducto arterioso permanece pérvio em muitos prematuros, sendo causa de congestão pulmonar crônica e ICC refratária aos medicamentos. O tratamento clínico baseia-se no uso de inibidores da cicloxigenase,[10] porém a ligadura cirúrgica do ducto arterioso será necessária nos casos refratários ao tratamento clínico.

#### *Correção cirúrgica e conduta anestésica*

O ducto arterioso é ligado por toracotomia lateral esquerda. O procedimento cirúrgico é rápido, e a morbimortalidade, baixa. No entanto, hipoxemia, hipertensão arterial após a ligadura do ducto arterioso, sangramento incontrolável por lesão do ducto, ligadura inadvertida da aorta ou do ramo pulmonar e lesão do nervo laríngeo recorrente são complicações relatadas. Muitos prematuros com o ducto arterioso pérvio estão com ICC, dependendo de agentes vasoativos e em ventilação mecânica com elevados parâmetros ventilatórios. O transporte da unidade de tratamento intensivo (UTI) até a unidade cirúrgica pode agravar o quadro clínico pelo risco de hipotermia, interrupção na infusão dos fármacos e nos padrões ventilatórios. A correção

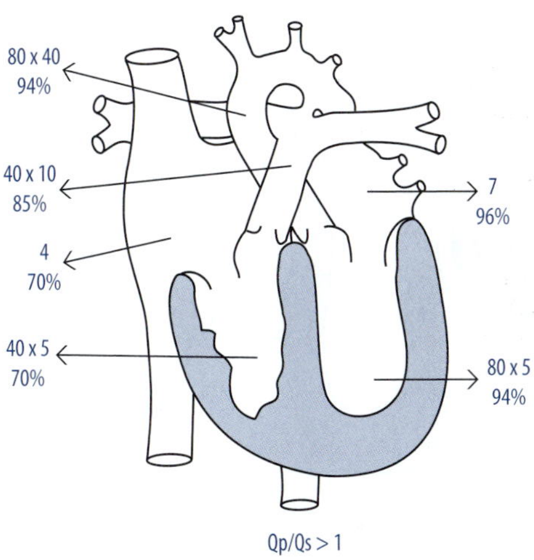


**FIGURA 58.5** Persistência do ducto arterioso com valores de pressão (mmHg) e saturação da hemoglobina (%).

cirúrgica "à beira do leito" – e não na unidade cirúrgica – parece reduzir muitas dessas complicações decorrentes do transporte. O uso de doses elevadas de fentanil (20-50 μg·kg$^{-1}$ em bólus) associado ao pancurônio é técnica utilizada por muitos serviços.[11]

## Cardiopatias obstrutivas

São cardiopatias acianóticas, com alguma forma de barreira localizada nas valvas pulmonar, aórtica, mitral ou na própria aorta. As doenças mais comuns com essas características são a estenose aórtica congênita (EAC), a estenose pulmonar (EP) e a coarctação da aorta (CoA). A estenose aórtica cursa com débito cardíaco baixo e fixo – por isso incapaz de compensar as modificações na demanda metabólica e na resistência vascular. A hipertrofia miocárdica prejudica a sua perfusão, sobretudo quando a pressão diastólica é baixa. Muitas dessas crianças desenvolvem precocemente ICC e arritmias graves. Na CoA, a obstrução ocorre por estreitamento da própria aorta.

### Estenose aórtica congênita

#### *Alterações anatômicas*

Na EAC, a estenose pode ser valvar (75%), subvalvar (20%) ou supravalvar (5%). Na forma subvalvar, a variante mais comum é a estenose subaórtica hipertrófica idiopática (ESHI); nessa forma da doença, a obstrução ocorre por hipertrofia do septo ventricular.

#### *Fisiopatologia*

De acordo com o gradiente entre o ventrículo esquerdo e a aorta, a EAC é classificada em leve (gradiente < 50 mmHg), moderada (gradiente entre 50 e 79 mmHg) e crítica (gradiente > 80 mmHg). Nas estenoses críticas, a hipertrofia do ventrículo esquerdo é importante e há dilatação pós-estenótica.

#### *Alterações clínicas*

A sintomatologia depende da gravidade da estenose aórtica. Angina, isquemia do miocárdio, falência do ventrículo esquerdo, hipotensão arterial e congestão pulmonar podem estar presentes. Crianças portadoras de estenose aórtica moderada ou leve em geral são assintomáticas.

#### *Correção cirúrgica e cuidados anestésicos*

Há três possibilidades de correção nesta fase: abrindo-se as cúspides com balão introduzido através de veia periférica, pela via cirúrgica sem CEC (técnica *inflow occlusion)* ou com CEC. Uma complicação possível pós-correção é a insuficiência aórtica.

No perioperatório, devem-se evitar fármacos depressores do miocárdio, assim como alterações importantes na frequência cardíaca – pois tanto a taquicardia quanto a bradicardia são deletérias para a relação oferta-consumo de oxigênio ($O_2$) pelo miocárdio. Por outro lado, na ESHI, a obstrução no ventrículo esquerdo é dinâmica e alguma redução na contratilidade do miocárdio pode ser benéfica.

### Coarctação da aorta

#### *Alterações anatômicas*

A CoA **(FIG. 58.6)** caracteriza-se por estreitamento aórtico, localizado na maioria das vezes junto ao ducto arterioso, na aorta torácica. Anteriormente, a CoA era classificada nas formas

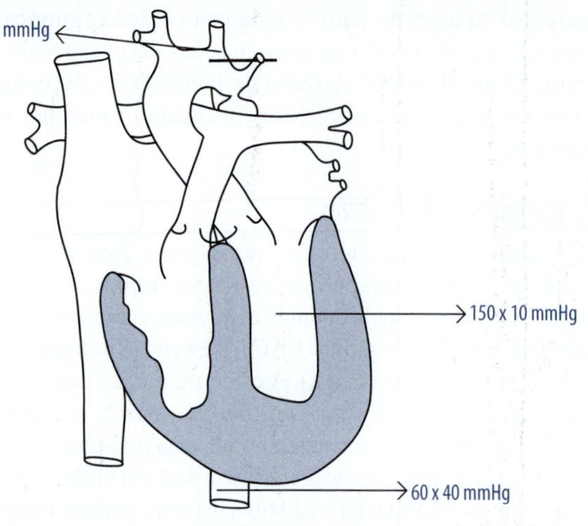


**FIGURA 58.6** Coarctação da aorta. Pressões em aorta descendente a ascendente.

pré-ductal, justaductal e pós-ductal de acordo com a relação do segmento aórtico estenosado com o ducto arterioso. Hoje, sabe-se que todas as formas de coarctação são justaductais. O segmento pós-estenótico é dilatado na maior parte das vezes. A CoA é o defeito mais comum associado à síndrome de Turner.

#### *Fisiopatologia e apresentação clínica*

Devido à oclusão aórtica, não há fluxo distal – ou ele é insuficiente para a demanda dos tecidos e órgãos dependentes. O fluxo abaixo do segmento coarctado deve ser provido por circulação colateral formada por vasos que emergem da aorta acima da coarctação. Logo após o nascimento, o ducto arterioso fecha-se e os sintomas dependem da adequação da circulação colateral. Se a circulação colateral é ruim, haverá aumento agudo do trabalho cardíaco do ventrículo esquerdo e ICC. A elevação de pressão na cavidade cardíaca esquerda pode levar a *shunt* de sangue do átrio esquerdo para o átrio direito pelo forame oval e sobrecarga das câmaras direitas. Essas crianças requerem cirurgia ainda no período neonatal e devem ser mantidas com infusão de prostaglandina E1.

Por outro lado, as crianças com CoA e boa circulação colateral desenvolvem hipertensão arterial sistêmica, mas terão poucos ou nenhum sintoma após o nascimento, e o diagnóstico muitas vezes é feito na adolescência. A hipertensão arterial deve-se ao aumento da pós-carga e da ativação do sistema renina-angiotensina-aldosterona secundário à redução do fluxo renal.

#### *Correção cirúrgica e cuidados anestésicos*

A cirurgia é realizada por toracotomia lateral e consiste na ressecção do segmento estreitado ou na sua ampliação com material exógeno ou com a própria artéria subclávia.

Os neonatos em ICC são submetidos à restrição hídrica, recebem diuréticos, digitálico e prostaglandina E1 para manter o ducto arterioso pérvio. No perioperatório pode ocorrer hipertensão arterial após o pinçamento da aorta e hipotensão arterial após a sua liberação. O emprego de anestésicos que causam vasodilatação periférica, como os agentes voláteis, na criança com depleção hídrica pode provocar hipotensão arterial grave. O sangramento pode ser um problema nas crianças hipertensas e com muita circulação colateral. A anestesia balanceada ou a anestesia venosa total são boas alternativas. Essas crianças necessitarão de algum tempo de assistência ventilatória, e muitas apresentarão hipertensão arterial que pode persistir por toda a vida. Ainda que muito raro, é descrito o risco de isquemia medular após pinçamento da aorta.[12]

## Principais cardiopatias cianóticas

### Cardiopatias com *shunt* direita-esquerda

Estas crianças são cianóticas porque parte do sangue venoso mistura-se ao sangue arterial nos átrios ou ventrículos. A fisiopatologia deste grupo de cardiopatias é bastante heterogênea, ao contrário do grupo com *shunt* E-D.

A redução crônica na pressão parcial arterial de oxigênio ($PaO_2$) é compensada pelo aumento da ventilação pulmonar, do débito cardíaco, da volemia e do número de hemácias. O hematócrito pode, nos casos mais graves, ser superior a 70% e trazer problemas adicionais decorrentes do aumento da viscosidade do sangue. O coração submetido à hipoxemia crônica tem menor capacidade contrátil por fibrose e *down-regulation* dos receptores β, e por isso a correção cirúrgica deve ser feita o quanto antes. Em torno de 25% das crianças cianóticas apresentam algum distúrbio da coagulação do sangue, incluindo trombocitopenia, disfunção plaquetária, hipofibrinogenemia e aumento do tempo de atividade da protrombina. Apesar das alterações laboratoriais na coagulação, a história de sangramento é rara. A gravidade da hipoxemia é identificada pela redução no desenvolvimento pôndero-estatural, menor tolerância aos exercícios e baixa saturação de $O_2$.[13]

#### Tetralogia de Fallot

#### *Alterações anatômicas*

A tetralogia de Fallot (TF) clássica (**FIG. 58.7**) é formada por quatro defeitos: DSV localizado na posição subaórtica, estenose da via de saída do ventrículo direito por hipertrofia muscular, dextroposição da aorta e hipertrofia do ventrículo direito. As variações anatômicas mais comuns são a estenose ou atresia da valva pulmonar e atresia dos ramos da artéria pulmonar.[14]

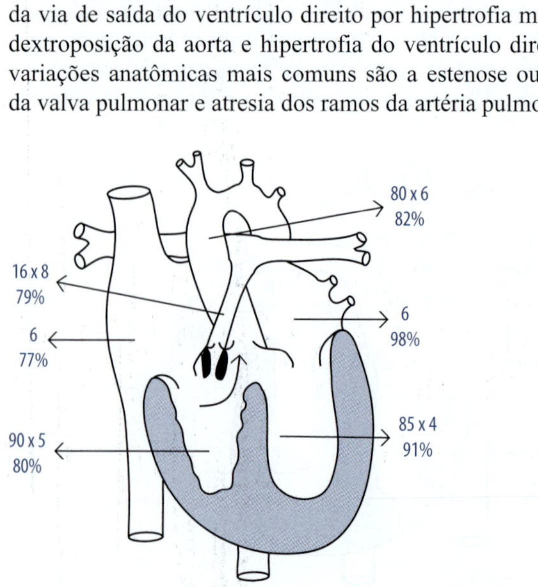


**FIGURA 58.7** Tetralogia de Fallot com dados de cateterismo: pressão (mmHg) e saturação da hemoglobina (%).

### *Fisiopatologia*

A associação de DSV com obstrução ao fluxo pulmonar causada por hipertrofia do músculo infundibular localizado na via de saída do ventrículo direito provoca desvio de parte do sangue venoso do ventrículo direito para a aorta, dessaturando o sangue arterial.

### *Apresentação clínica*

Cianose está presente na maioria das crianças com TF. Sua intensidade depende do grau da obstrução pulmonar. O fluxo pulmonar pode variar em função do tônus do músculo infundibular hipertrofiado. O espasmo do músculo infundibular reduz transitoriamente o fluxo pulmonar, provocando agravamento da cianose, que pode se acompanhar de desmaio e mesmo de morte. Espasmo infundibular pode ser causado por choro, esforço de defecação, estresse, febre e hipotensão arterial. O hematócrito correlaciona-se com a hipoxemia, a menos que a criança sofra de desnutrição. A poliglobulia é um dos mecanismos de compensação para aumentar o conteúdo de oxigênio do sangue arterial e está associada a abscessos cerebrais e infartos vasculares.

### *Correção cirúrgica*

Sob CEC, o defeito ventricular é fechado, o músculo infundibular é ressecado e a cavidade ventricular direita ampliada com tecido exógeno. Nos casos de má anatomia, pode ser necessária uma cirurgia paliativa como a operação de Blalock-Taussig, que consiste na anastomose entre um vaso sistêmico (em geral a artéria subclávia) e a artéria pulmonar. Opta-se pela cirurgia paliativa quando a valva ou os ramos pulmonares não são bem formados ou quando a criança está apresentando crises de cianose e ainda é muito pequena para correção cirúrgica definitiva.

### *Cuidados anestésicos*

A anestesia balanceada com anestésico volátil associado a um opioide (fentanil, sufentanil) é adequada. Os anestésicos voláteis sevoflurano e isoflurano diminuem o tônus do músculo cardíaco e podem melhorar o fluxo pulmonar. O fluxo sanguíneo pulmonar pode melhorar mantendo-se, até a CEC, uma $F_IO_2$ de pelo menos 0,5 e alguma hiperventilação para reduzir a RVP. Crises de cianose são um evento possível na indução da anestesia. Subitamente, há agravamento da cianose, queda da pressão arterial e desaparecimento do sopro sistólico em área pulmonar. É possível a correção total do defeito cardíaco e já existe seguimento há várias décadas.[15-17]

As medidas recomendadas nas crises de hipóxia são:

- Hiperventilação moderada.
- $F_IO_2$ de 1.
- Aumento na reposição de cristaloides.
- Compressão da aorta abdominal se o tórax ainda estiver fechado.
- Fenilefrina.
- β-bloqueador de curta duração.

## Atresia tricúspide

### *Alteração anatômica*

Na forma clássica de atresia tricúspide (AT) (FIG. 58.8), a valva tricúspide é atrésica ou inexistente e há estenose ou atresia pulmonar. A sobrevivência dessas crianças depende da presença de um DSA e do ducto arterioso pérvio.

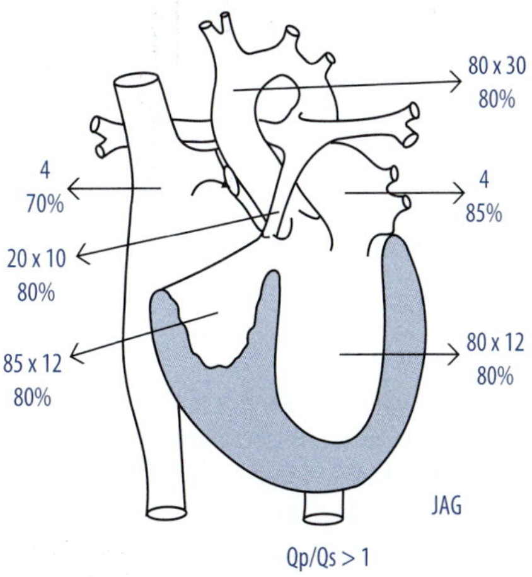


**FIGURA 58.8** Caso de típico de atresia tricúspide com dados de cateterismo: pressão (mmHg) e saturação do hemoglobina (%).

### *Fisiopatologia*

Crianças com AT na sua forma clássica possuem apenas um ventrículo funcionante que deve prover fluxo para os pulmões e a aorta. Como a valva tricúspide e o ventrículo direito não funcionam, todo o sangue drenado pelas veias cavas no átrio direito é desviado para o átrio esquerdo, onde se mistura com o sangue drenado pelas veias pulmonares. Essas crianças são obrigatoriamente cianóticas, e o fluxo pulmonar depende do ducto arterioso – que deve permanecer pérvio, em geral, com infusão de prostaglandina.

### *Apresentação clínica, correção cirúrgica e cuidados anestésicos*

Ainda nos primeiros dias de vida, as crianças com AT na sua forma clássica são submetidas à anastomose sistêmico-pulmonar. A técnica mais comum é a cirurgia de Blalock-Taussig, baseada na interposição de um tubo de material sintético entre a artéria subclávia e um ramo da artéria pulmonar (FIG. 58.9).

Quando o DSA é restritivo, é preciso ampliar o orifício no septo atrial utilizando-se o balão de Rashkind introduzido por via percutânea no cateterismo ou por via cirúrgica pela cirurgia de Blalock-Hanlon. O *shunt* criado não é suficiente para manter as necessidades metabólicas da criança por muito tempo, e outras cirurgias paliativas são necessárias. Após o sexto mês de vida, é realizada cirurgia de Glenn ou hemi-Fontan, que consiste em uma anastomose da veia cava superior a um ramo da

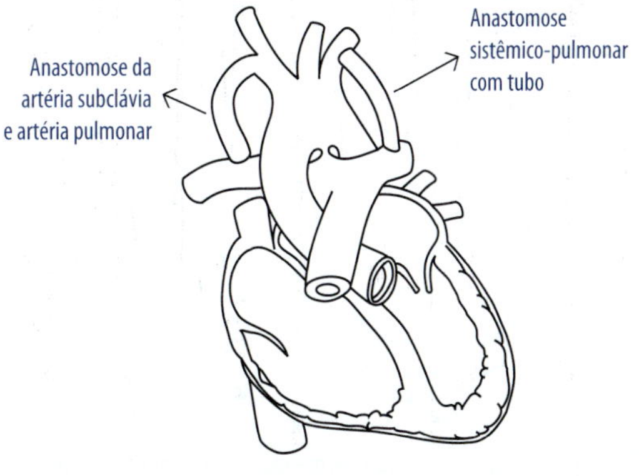


**FIGURA 58.9** Anastomose sistêmico-pulmonar.

artéria pulmonar, criando-se, portanto, um *shunt* E-D. Posteriormente é feita a cirurgia de Fontan, que consiste na anastomose da veia cava inferior à artéria pulmonar. Esse é o último estágio possível, restando apenas o transplante do coração como possibilidade terapêutica.[18]

## Cardiopatias cianóticas com *shunt* direita-esquerda (misto)

### Transposição das grandes artérias

#### *Alterações anatômicas e fisiopatologia*

Na forma clássica de transposição das grandes artérias (TGA), a aorta e a artéria pulmonar emergem, respectivamente, dos ventrículos direito e esquerdo **(FIG. 58.10)** – portanto, invertidas. Dessa forma, o sangue venoso drenado ao ventrículo direito é ejetado na aorta, e o sangue arterial drenado ao átrio esquerdo é ejetado na artéria pulmonar. Essa condição cria duas circulações em paralelo, o que é incompatível com a vida. A sobrevida somente é possível se houver associado um amplo defeito no septo atrial por onde parte do sangue venoso é desviada para as cavidades esquerdas e atinge a circulação pulmonar pelo ventrículo esquerdo e parte do sangue oxigenado é desviada para as cavidades direitas para ser ejetado pelo ventrículo direito na aorta. A abertura de um orifício no átrio pela manobra de Rashkind pode ser necessária se o DSA for restritivo. A TGA pode coexistir com DSV.

A cianose está presente em todas as crianças com TGA e será tanto mais intensa quanto mais restritivo for o DSA. Por outro lado, o fluxo pulmonar é elevado nas formas de TGA com grandes defeitos no septo ventricular. Nesse caso, a cianose terá menor intensidade e a ICC será o quadro predominante.

#### *Correção cirúrgica e cuidados anestésicos*

O objetivo da correção cirúrgica na TGA é redirecionar o sangue venoso e arterial, respectivamente, para as circulações pulmonar e sistêmica. As operações de Mustard e Senning desviam, nos átrios, o sangue venoso para o ventrículo esquerdo (de onde emerge a artéria pulmonar) e o sangue arterial para o ventrículo direito (de onde emerge a aorta). O resultado dessas duas técnicas a longo prazo é ruim porque o ventrículo direito não é capaz de manter o débito sistêmico de modo adequado por muito tempo.

Outra técnica cirúrgica propõe uma correção anatômica seccionando a base da aorta e da artéria pulmonar e as anastomosando, respectivamente, no ventrículo esquerdo e direito **(FIG. 58.11)**. Dessa maneira, os ventrículos esquerdo e direito passam a ter função normal. Essa técnica cirúrgica é denominada correção anatômica ou operação de Jatene em homenagem ao médico brasileiro Adib Jatene, o primeiro a realizá-la com sucesso. A dificuldade técnica da operação de Jatene é o reimplante das artérias coronárias em sua nova posição.

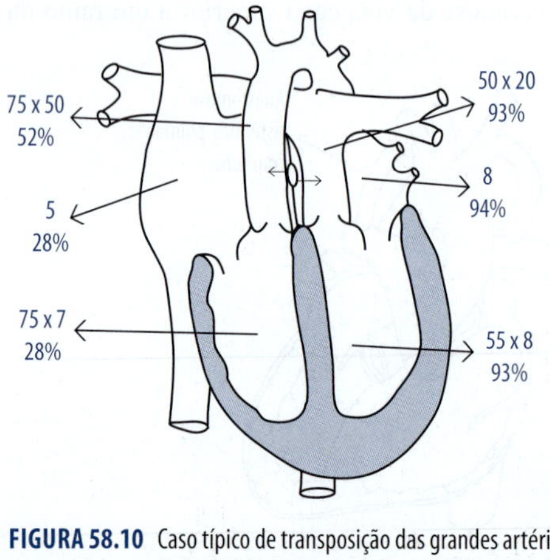


**FIGURA 58.10** Caso típico de transposição das grandes artérias com defeito no septo atrial: pressão (mmHg) e saturação do hemoglobina (%).

### Truncus arteriosus

#### *Alterações anatômicas*

Na forma mais comum do *truncus arteriosus* (TA) **(FIG. 58.12)**, apenas um vaso emerge dos ventrículos, que estão interligados por um amplo defeito septal. Desse vaso, denominado vaso truncal, saem as duas artérias pulmonares.

#### *Fisiopatologia*

O vaso truncal recebe dos dois ventrículos uma mistura de sangue venoso e arterial. O fluxo pulmonar é muito alto porque a RVP é inferior à RVS. A pressão diastólica na base desse vaso truncal (de onde saem as artérias coronárias) é baixa porque as duas artérias pulmonares funcionam como uma grande fístula arteriovenosa por onde o sangue é desviado na sístole e na diástole. Além disso, a pressão diastólica final do ventrículo esquerdo é elevada porque o volume de sangue que retorna ao átrio esquerdo e ventrículo esquerdo é muito alto. Esta associação – alta pressão diastólica em ventrículo esquerdo e baixa pressão diastólica no vaso truncal – produz baixa pressão de perfusão coronariana com elevado risco de isquemia do miocárdio.

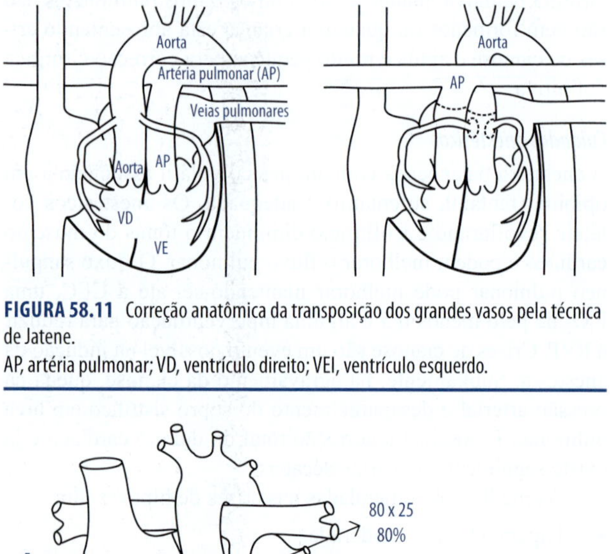


**FIGURA 58.11** Correção anatômica da transposição dos grandes vasos pela técnica de Jatene.
AP, artéria pulmonar; VD, ventrículo direito; VEI, ventrículo esquerdo.

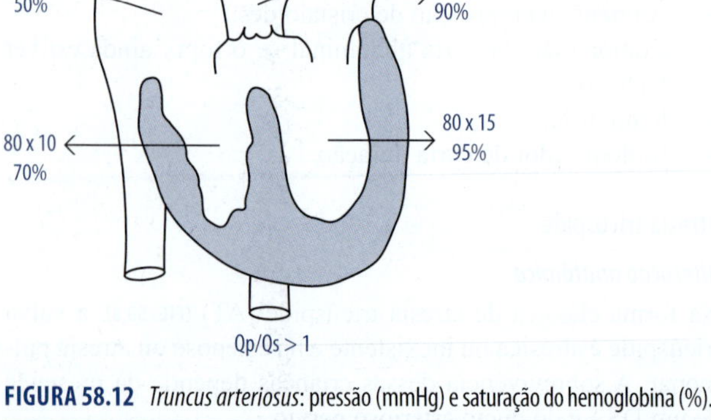


**FIGURA 58.12** *Truncus arteriosus*: pressão (mmHg) e saturação do hemoglobina (%).

#### *Apresentação clínica*

Sinais e sintomas de ICC são intensos e precoces. Também é precoce a DVOP. A cianose não é tão intensa, salvo se houver estenose pulmonar.

#### *Correção cirúrgica e cuidados anestésicos*

O defeito no septo ventricular é fechado, e a artéria pulmonar é separada da aorta e conectada ao ventrículo direito por um tubo. A aorta é reconstruída. Estas crianças devem ser operadas ainda no primeiro mês de vida. Os dois eventos mais sérios durante o ato operatório são a ICC e a isquemia do miocárdio. A ICC pode ser controlada com inotrópicos, restrição líquida, diuréticos e evitando-se agentes anestésicos depressores do miocárdio. O risco de isquemia do miocárdio pode ser reduzido com medidas para elevar a RVP, como $PaCO_2$ alta (45-50 mmHg) e $F_IO_2$ baixa, suficiente para manter a saturação da hemoglobina arterial pelo oxigênio ($SaO_2$) em torno de 85 a 90%. Se mesmo com tais medidas persistirem os sinais eletrocardiográficos de isquemia do miocárdio, pode-se melhorar a pressão diastólica e o fluxo coronariano pela compressão do vaso truncal ou das artérias pulmonares até a entrada em CEC.[19]

### Drenagem anômala total das veias pulmonares

#### *Alterações anatômicas*

Na drenagem anômala total das veias pulmonares (DATVP) **(FIG. 58.13)**, as veias pulmonares drenam no átrio direito (na forma cardíaca), na veia cava superior (na forma supracardíaca) ou na veia cava inferior (na forma infracardíaca). Deve haver obrigatoriamente DSA.

#### *Fisiopatologia*

Como todas as veias pulmonares drenam na cavidade direita, é necessário haver DSA por onde parte do sangue oxigenado atinge as cavidades esquerdas e a circulação sistêmica. O fluxo sistêmico é igual ao volume da mistura do sangue venoso-arterial que é desviado pelos átrios. O fluxo pulmonar é maior que o sistêmico. Os pulmões são congestos pelo excessivo fluxo pulmonar e pela obstrução das veias pulmonares que, em geral, têm inserção anômala.

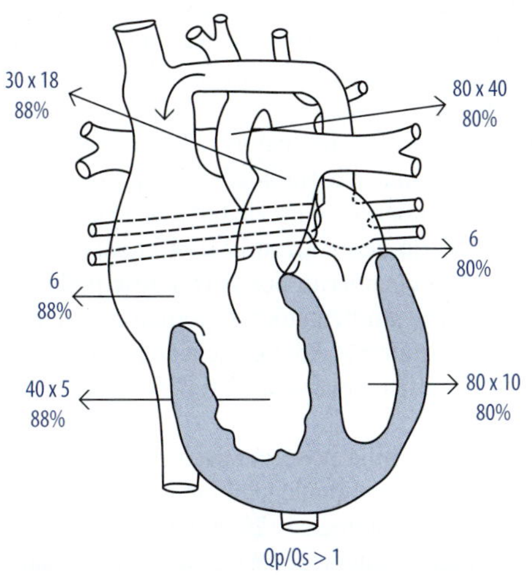


**FIGURA 58.13** Drenagem anômala total das veias pulmonares: pressão (mmHg) e saturação do hemoglobina (%)

#### *Apresentação clínica*

Cianose e congestão pulmonar estão presentes desde o nascimento e são mais intensas quando o DSA é restritivo.

#### *Correção cirúrgica e cuidados anestésicos*

A correção cirúrgica é realizada no período neonatal sob CEC e parada circulatória total. Consiste, de forma resumida, na reinserção das veias pulmonares no átrio esquerdo e no fechamento do defeito atrial.

Os principais problemas para a anestesia são a congestão pulmonar, a má perfusão sistêmica, a hipotensão arterial e a acidose metabólica. A cavidade ventricular esquerda em geral pequena é causa frequente de baixo débito cardíaco pós-saída de CEC, exigindo inotrópicos e vasodilatadores. Em alguns casos, a insuficiência ventricular é refratária às medidas farmacológicas e torna-se necessário reabrir o orifício do septo atrial para permitir drenagem do excesso de sangue do átrio esquerdo para o átrio direito, reduzindo com isso a sobrecarga do ventrículo esquerdo. A correção cirúrgica é feita ainda no período neonatal.[20]

### Síndrome da hipoplasia do ventrículo esquerdo

#### *Alterações anatômicas*

O ventrículo esquerdo, a valva mitral e o arco aórtico são hipodesenvolvidos. O átrio esquerdo tem tamanho pouco menor que o normal. Os dois átrios estão interligados por um defeito no septo atrial ou pelo forame oval permeável. As cavidades direitas estão hipertrofiadas. O fluxo sistêmico depende totalmente do ducto arterioso **(FIG. 58.14)**.

#### *Fisiopatologia*

A circulação sistêmica depende da comunicação entre os átrios e da permeabilidade do ducto arterioso. O sangue arterial que retorna ao átrio esquerdo é desviado para o átrio direito pelo defeito atrial porque a valva mitral e o ventrículo esquerdo são atrésicos. As duas circulações, pulmonar e sistêmica, recebem sangue do ventrículo direito, que o ejeta na artéria pulmonar. O fluxo sistêmico depende da permeabilidade do ducto arterioso. Como as duas circulações estão em paralelo, toda redução

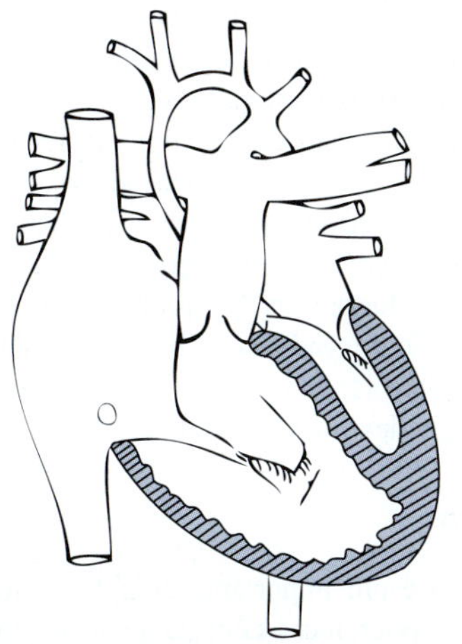

**FIGURA 58.14** Síndrome da hipoplasia do ventrículo esquerdo.

na RVP desviará o fluxo sanguíneo da circulação sistêmica para a pulmonar.

### Alterações clínicas

A gravidade dos sintomas depende do diâmetro do orifício no septo atrial e do diâmetro do ducto arterioso. Em geral, estas crianças são cianóticas pelo baixo fluxo sistêmico e estão em acidose metabólica. Uma infusão de prostaglandina E1 deve ser instituída logo após o nascimento.[21]

### Correção cirúrgica e cuidados anestésicos

A correção cirúrgica é feita em três tempos. No primeiro tempo, realiza-se a cirurgia de Norwood, técnica constituída pela secção e sutura da artéria pulmonar e anastomose do seu coto proximal à aorta (o ventrículo direito passa a ter função de ventrículo esquerdo), seguida da criação de um *shunt* entre a circulação sistêmica e pulmonar, por onde o sangue chega até os pulmões. No período entre o 6º e o 12º mês de vida, é feita a anastomose venopulmonar em dois tempos, inicialmente pela cirurgia de Glenn ou hemi-Fontan e depois pela cirurgia de Fontan.[22]

Uma alternativa cirúrgica para a correção da síndrome da hipoplasia do ventrículo esquerdo (SHVE) é o procedimento híbrido que consiste na bandagem bilateral das artérias pulmonares e na colocação de um *stent* no ducto arterioso para mantê-lo pérvio. Esses procedimentos são feitos no laboratório de cateterismo cardíaco e precedem a cirurgia de Norwood.[23]

## Avaliação pré-anestésica

A avaliação pré-anestésica tem por finalidade identificar clínica e laboratorialmente as limitações funcionais provocadas pela doença cardíaca. Também é o momento para esclarecer a família sobre as dúvidas relacionadas ao ato anestésico e obter o termo de consentimento.

Intolerância aos exercícios próprios da idade, intensa sudorese, taquicardia, taquipneia, irritabilidade, cardiomegalia, baixo desenvolvimento pôndero-estatural e congestão pulmonar são comuns nas crianças com hiperfluxo pulmonar por *shunt* E-D.

Muitas crianças com cardiopatia cianótica submeteram-se a cirurgias cardíacas prévias, o que aumenta o risco de aderências e sangramento no momento da abertura do tórax. As crianças portadoras de tetralogia de Fallot podem ter histórico de crises de cianose caracterizada por piora súbita da cianose – por vezes acompanhada de desmaios. As crianças cianóticas podem apresentar história de déficits motores e sensitivos por tromboembolia devido à poliglobulia.

O arsenal usado na criança com cardiopatia inclui digitálicos, diuréticos, IECAs, β-bloqueadores e antiarrítmicos, varfarina e ácido acetilsalicílico. Os digitálicos têm baixo índice terapêutico e podem causar graves arritmias na vigência de hipocalemia. Muitos serviços preferem suspendê-los antes da cirurgia. Os β-bloqueadores, utilizados em algumas crianças com TF para controlar as crises de cianose, devem ser mantidos até a cirurgia devido ao risco de efeito rebote.[24]

## Exame físico

O exame físico é um importante complemento da avaliação pré-anestésica. As crianças com aumento do fluxo pulmonar ou com estenose aórtica e CoA são propensas a apresentar ICC. Em geral, essas crianças são compensadas com digitálicos, diuréticos e restrição hídrica, porém diversos sinais e sintomas podem indicar que a compensação está insuficiente. Os seguintes sinais sugerem ICC:

- Pulsos finos e extremidades frias.
- Taquipneia e tiragem supraesternal, intercostal e subcostal.
- Intensa sudorese.
- Batimentos das asas do nariz.
- Estertores pulmonares, jugular ingurgitada.
- Hepatomegalia.

O edema de membros inferiores é incomum na criança. A avaliação da volemia é importante no pré-operatório porque os diuréticos associados à restrição hídrica causam depleção do volume de líquido do espaço extracelular. A hipovolemia é identificada por mucosa seca, baixa diurese, enchimento capilar prolongado e, nos neonatos, fontanelas fundas e fígado impalpável e não pulsátil.

A intensidade da cianose nas cardiopatias cianóticas é influenciada pela taxa de hemoglobina. Crianças com menos de 5 $g \cdot dL^{-1}$ de hemoglobina não apresentam cianose, mesmo que portadoras de cardiopatia cianótica grave. A saturação da oxiemoglobina na qual a cianose torna-se aparente varia em função da taxa de hemoglobina. O reconhecimento da cianose no neonato é mais difícil do que na criança maior em razão da alta taxa de hemoglobina fetal, cuja curva de dissociação da hemoglobina está desviada para a esquerda.

Dentes em mau estado de conservação devem ser tratados antes da cirurgia para reduzir os riscos de endocardite bacteriana. Assimetria torácica e impulsão sistólica são sinais de aumento do coração. Sibilos podem ser auscultados nas crianças com aumento da área cardíaca e se devem à compressão das vias aéreas. A análise de alguns aspectos do sopro cardíaco pode ser útil. Por exemplo, nas crianças com TF, o sopro sistólico deve-se à passagem do sangue do ventrículo esquerdo para a artéria pulmonar – por isso o seu desaparecimento súbito é um sinal precoce de espasmo do infundíbulo do ventrículo direito. Sopros de pouca intensidade em crianças com *shunt* E-D podem indicar elevação da RVP e da DVOP.

## Exames laboratoriais

Hemograma, coagulograma, eletrólitos, lactato sérico e glicemia, além da radiografia de tórax, ECG, cateterismo cardíaco e ecocardiografia são os exames de rotina mais solicitados para este tipo de paciente.

A poliglobulia é observada na maioria das crianças cianóticas, e sua intensidade indica a gravidade e duração da cianose. Pacientes com hematócrito acima de 60% estão em risco de tromboembolia e infarto cerebral, renal e pulmonar. A redução pré-operatória do hematócrito por eritroférese pode ser necessária. Por outro lado, um hematócrito normal na criança cianótica pode indicar desnutrição e deficiência de ferro. A coagulopatia na criança cianótica deve-se à disfunção plaquetária e hipofibrinogenemia.[25]

Leucocitose com neutrofilia pode indicar infecção e deve adiar as cirurgias eletivas. É importante lembrar, no entanto, que o neonato tem leucocitose fisiológica (20.000/$mm^3$). Crianças cianóticas podem apresentar alterações na coagulação do sangue. Tempo de sangramento, tempo de ativação da protrombina (TAP) com índice normalizado internacional (INR), tempo de tromboplastina parcial ativada (TTPa) e contagem de plaquetas fazem parte do coagulograma. Este é, todavia, um exame com pouca sensibilidade e não substitui as informações clínicas.

A radiografia de tórax permite avaliar a área cardíaca, sinais de hiper ou hipofluxo pulmonar, sinais de compressão das vias aéreas, atelectasias e desvios de traqueia e brônquios. O ECG identifica as alterações no ritmo cardíaco, bloqueio da condução, alterações eletrolíticas e sinais de isquemia.

O cateterismo cardíaco é cada vez menos empregado para o diagnóstico das cardiopatias congênitas e cada vez mais utilizado para a correção de defeitos por via percutânea. São relevantes para a anestesia informações sobre as pressões nas câmaras cardíacas, as medidas das resistências vascular pulmonar e sistêmica, a relação Qp/Qs, a magnitude do *shunt*, os gradientes entre as câmaras e grandes vasos, a dimensão dos defeitos e a capacidade contrátil do miocárdio.[26]

A ecocardiografia bidimensional com Doppler quantitativa revolucionou o diagnóstico das cardiopatias congênitas. O ecocardiograma é um exame não invasivo de extrema utilidade tanto para o diagnóstico pré-operatório da cardiopatia quanto para a avaliação da função cardíaca intra e pós-operatória, tendo sido inicialmente utilizado no paciente adulto[27] e, graças ao desenvolvimento de transdutores mais finos, cada vez mais usado no paciente pediátrico.

A ecocardiografia pode estimar as pressões nas câmaras cardíacas e nos grandes vasos, o diâmetro dos defeitos septais e dos vasos e o fluxo sanguíneo aórtico e pulmonar, além da fração de ejeção e da fração de encurtamento percentual do músculo cardíaco; esse exame pode ainda detectar em tempo real defeitos residuais que não foram identificados pelo cirurgião.

## Medicação pré-anestésica

Muitas destas crianças já passaram por outras internações para cirurgia e cateterismo cardíaco. Assim, a expectativa de uma nova cirurgia as deixa extremamente ansiosas, o que é agravado pela ansiedade dos pais. A medicação pré-anestésica é útil porque reduz a ansiedade e provoca sedação, além de facilitar a indução da anestesia.

O midazolam por via oral é o padrão-ouro para pré-anestesia na criança. Na dose de 0,5 mg·kg$^{-1}$ por via oral, há redução da ansiedade, sedação e indução da anestesia mais suave. No entanto, em apenas 50 a 80% das crianças pré-medicadas somente com o midazolam obtêm-se os efeitos buscados. A adição de 3 mg·kg$^{-1}$ de cetamina ao midazolam oral pode produzir melhores resultados em comparação com a administração oral isolada de 0,5 mg·kg$^{-1}$ de midazolam ou 6 mg·kg$^{-1}$ de cetamina.[28]

Toda sedação reduz a $PaO_2$, o que, na ciança acianótica, não traz maiores variações para a saturação do oxigênio na hemoglobina arterial devido à característica da curva de dissociação da hemoglobina (**FIG. 58.15**). Todavia, na criança cianótica, pequenas variações na $PaO_2$ levam a grandes quedas na saturação de oxigênio. Ao utilizar algum sedativo neste grupo, sugere-se o emprego de baixo fluxo de oxigênio complementar.

Recentemente, a dexmedetomidina, um $\alpha_2$-agonista seletivo, tem sido estudada como medicação pré-anestésica na criança. Em uma metanálise onde foram incluídos apenas estudos prospectivos, demonstrou-se ter havido vantagens com a dexmedetomidina em comparação com o midazolam, como maior satisfação dos pais, mais fácil separação dos pais, melhor controle da dor no pós-operatório e menor incidência de *delirium* após o despertar.[29]

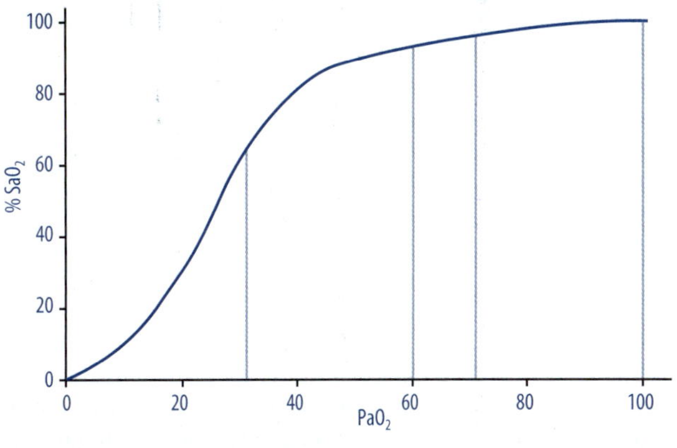


**FIGURA 58.15** Uma queda de 30 mmHg na $PaO_2$ causará maior redução na $SaO_2$ na criança cianótica do que na acianótica.

## Indução e manutenção da anestesia

A via inalatória é bastante utilizada para a indução da anestesia na criança cardiopata ou não, pois não exige punção venosa, propicia elevação gradativa na concentração plasmática do medicamento e permite fácil eliminação do agente anestésico. A via venosa é usada quando a criança recusa a via inalatória e tem veias visíveis ou quando já tem uma veia canulada. A via intramuscular fica limitada à cetamina em algumas crianças que não aceitam a via inalatória e com previsão de punção venosa difícil.

O sevoflurano é um agente volátil muito utilizado para a indução da anestesia em função de sua baixa solubilidade e odor aceitável pela criança. Um estudo comparou a indução com sevoflurano *versus* 5 mg·kg$^{-1}$ de cetamina pela via intramuscular: ambos os grupos mantiveram estáveis a saturação de oxigênio e a frequência cardíaca. Foi semelhante também o tempo para acesso venoso e intubação traqueal. No entanto, o grupo induzido com sevoflurano apresentou maior queda na pressão arterial.[30]

O etomidato, geralmente utilizado na indução anestésica do adulto cardiopata, também pode ser usado na criança com cardiopatia congênita nas doses de 0,3 mg·kg$^{-1}$.[31]

A função ventricular é um importante fator na escolha dos agentes anestésicos e das doses ou concentrações usadas. O sevoflurano e o isoflurano preservam melhor que o halotano o índice cardíaco e a contratilidade cardíaca em concentração alveolar mínima (CAM) entre 1 e 1,5.[32,33] O propofol é utilizado na indução da anestesia e em sedação no cateterismo cardíaco. Nas doses de 2 µg·kg$^{-1}$ em bólus e infusão entre 50 e 200 µg·kg$^{-1}$·min$^{-1}$, o propofol reduziu a pressão arterial e a RVS, agravando a cianose nas crianças com *shunt* D-E.[34]

O óxido nitroso ($N_2O$) tem efeito moderadamente depressor sobre o aparelho cardiocirculatório, provocando pequena queda na pressão arterial e no índice cardíaco. Ele altera menos a RVP na criança do que no adulto. A cianose não contraindica o seu uso porque a hipoxemia das cardiopatias congênitas cianóticas deve-se ao desvio de parte do sangue venoso para a circulação sistêmica, e não por falta de $O_2$ no alvéolo. Após a saída de CEC, o $N_2O$ não deve ser mais utilizado pelo risco da expansão de bolhas que possam ter entrado na circulação durante a CEC.[35]

O desflurano é o agente volátil com a mais baixa solubilidade no sangue (coeficiente de partição sangue/gás de 0,42) entre todos os voláteis. Entretanto, por ser extremamente irritante para as vias aéreas, não é utilizado para a indução da anestesia. Seu baixo ponto de ebulição exige vaporizadores especiais. Os valores médios da CAM no lactente e na criança são, respectivamente, 7,5 e 6,4%.[36] Sua ação sobre o aparelho cardiovascular é comparada à do isoflurano.

A anestesia para cirurgia cardíaca na criança requer ventiladores com controles acurados de frequência respiratória, volume corrente, relação inspiratória e expiratória e pressão positiva ao final da expiração (PEEP, do inglês *positive end-expiratory pressure*). É desejável que haja monitorização ventilatória do volume corrente, pressões ventilatórias, frequência respiratória, entre outros. O tipo de controle da ventilação depende da idade da criança, do tipo e da gravidade da lesão.

Em crianças com baixo peso, prefere-se ajustar o ventilador no modo pressão-controlado, onde se estabelece um limite para a pressão e o volume fornecido dependerá da complacência pulmonar. Nesse modo ventilatório, o fluxo é descrescente e há melhor distribuição do fluxo para a via respiratória. Entretanto, é desejável que o ventilador seja capaz de prover um volume corrente garantido, porque a complacência pulmonar varia muito durante a cirurgia, especialmente após a CEC, e o volume fornecido pode ser insuficiente para eliminar o dióxido de carbono ($CO_2$) sanguíneo – resultando em acidose respiratória. Os fluxômetros devem ser precisos mesmo em baixos fluxos, devendo ser capazes de fornecer ar medicinal porque algumas crianças podem requerer ventilação pulmonar com $F_IO_2$ de 0,21.

O ajuste ventilatório depende dos objetivos em relação à RVP. Em crianças com hiperfluxo pulmonar, deve-se evitar redução na RVP porque isso irá aumentar o fluxo pulmonar. Por outro lado, se o fluxo pulmonar for baixo, será necessário reduzir a RVP com alta $F_IO_2$, baixa $PaCO_2$ e baixas pressões ventilatórias.[37]

Durante a CEC, os pulmões não precisam ser ventilados. Na saída da CEC, é comum o cirurgião solicitar que os pulmões sejam expandidos para facilitar a eliminação do ar de dentro dos vasos pulmonares e do próprio coração.

Os opioides fentanil, sufentanil e, mais recentemente, o remifentanil são os agentes anestésicos mais usados na cirurgia cardíaca pediátrica por preservarem a função miocárdica e terem efeito favorável sobre a resposta endócrino-metabólica ao estresse cirúrgico e à CEC. A rigidez de tórax é evitada pelo bloqueador neuromuscular.

O fentanil pode ser utilizado como fármaco único nas doses de 30 a 100 $\mu g \cdot kg^{-1}$ quando a função miocárdica está seriamente comprometida e há plano de prolongada assistência ventilatória no pós-operatório.[38] O fentanil, em doses menores, como 1 a 10 $\mu g \cdot kg^{-1}$, como parte de técnica de anestesia balanceada, ou o sufentanil, um derivado do fentanil, 5 a 10 vezes mais potente, são igualmente seguros na criança cardiopata. Nessa dose, o fentanil ou o sufentanil não bloqueiam as respostas endócrino-metabólicas ao trauma cirúrgico.[39]

O remifentanil é um opioide sintético apropriado para infusão contínua por ter baixa meia-vida de eliminação contexto-sensível, mesmo após longo tempo de infusão contínua. Parece não haver importantes diferenças entre os principais opioides sintéticos utilizados na criança cardiopata. O fentanil na dose de 20 $\mu g \cdot kg^{-1}$ em bólus, seguido de infusão de 20 $\mu g \cdot kg^{-1} \cdot h^{-1}$, compara-se hemodinamicamente ao remifentanil na dose de 2 $\mu g \cdot kg^{-1}$ em bólus mais infusão de 2 $\mu g \cdot kg^{-1}$.[40]

Uma infusão contínua de 0,5 $mg \cdot kg^{-1}$ de remifentanil durante a CEC suprimiu a elevação do lactato e da glicemia em um grupo de crianças submetidas a cirurgia cardíaca.[41]

A cetamina é utilizada para indução da anestesia em crianças com cardiopatias cianóticas graves e como sedativo no laboratório de cateterismo cardíaco nas doses de 5 a 10 $mg \cdot kg^{-1}$ intramuscular (IM) ou 0,5 a 1 $mg \cdot kg^{-1}$ intravenosa (IV). Nas crianças com idade inferior a 6 meses, a quantidade de cetamina capaz de reduzir os movimentos é quatro vezes maior do que nas crianças maiores. Nessas doses, causa depressão respiratória. Embora tenha sido demonstrado no adulto aumento da RVP com a cetamina, esse efeito não foi reproduzido na criança.[42]

O propofol tem meia-vida de eliminação curta e efeito antiemético. A sua injeção venosa é dolorosa quando feita em veias de fino calibre, situação comum na criança. O propofol pode ser utilizado na indução e manutenção da anestesia. A associação propofol-remifentanil tem sido empregada na cirurgia cardíaca quando se pretende extubação ao final da cirurgia ou depois das primeiras horas do pós-operatório. Estudos sobre os efeitos hemodinâmicos do propofol em infusão contínua associado ao fentanil em pacientes cardiopatas com má função ventricular demostraram não haver alteração na frequência cardíaca, nas pressões de enchimento e na RVS. O principal efeito hemodinâmico do propofol na criança com cardiopatia congênita é a redução da RVS.[34]

Ainda que reduzindo a pressão arterial sistêmica e a RVS, o propofol melhora o fluxo sanguíneo cerebral, o que pode ser atribuído ao menor consumo de oxigênio pelo cérebro.[43]

Diversos fatores determinam a escolha do bloqueador neuromuscular adespolarizante. Quando o plano é a utilização de elevadas doses de fentanil, um importante efeito colateral é a bradicardia. Nessa situação, o pancurônio, por sua ação sobre os receptores muscarínicos no coração, pode ser uma boa escolha pelo fato de manter a frequência cardíaca em adultos e crianças.[44,45] A longa meia-vida de eliminação do pancurônio não é um problema importante para pacientes que requerem prolongado período de assistência ventilatória no pós-operatório.

O vecurônio causa poucos efeitos cardiovasculares nas doses clínicas, não interferindo na RVS, na frequência cardíaca, na pressão arterial e no débito cardíaco. Associado aos opioides em altas doses, produz bradicardia se não forem usados agentes anticolinérgicos previamente.

O atracúrio não tem ação cardiovascular em doses clínicas, porém em pacientes com hipovolemia e disfunção miocárdica pode provocar redução na pressão arterial, frequência cardíaca, RVS e débito cardíaco. Seu principal efeito colateral decorre da liberação de histamina e sua curta meia-vida de eliminação torna-o útil quando o plano é a extubação traqueal na sala de cirurgia ou nas primeiras horas de terapia intensiva. O atracúrio pode ser utilizado em infusão contínua na dose de 5 $\mu g \cdot kg^{-1} \cdot min^{-1}$.[46]

A dexmedetomidina é um $\alpha_2$-agonista altamente seletivo que vem sendo usado para sedação e como coadjuvante da anestesia. Um estudo retrospectivo comparou um grupo de crianças com cardiopatia congênita submetido a correção cirúrgica com CEC que receberam a dexmedetomidina com outro grupo de crianças que receberam anestesia convencional. O grupo que recebeu a dexmedetomidina apresentou menor mortalidade.

Deve-se considerar, contudo, que, nesse estudo, a dexmedetomidina foi utilizada apenas nas crianças mais velhas.[47]

Uma metanálise que incluiu cinco estudos randomizados e controlados e nove estudos observacionais concluiu que a dexmedetomidina contribui para a redução da duração da ventilação mecânica e da quantidade de opioides no, pós-operatório, além de reduzir marcadores da resposta endocrino-metabólica ao trauma cirúrgico, como o cortisol e a glicose. Bradicardia e hipotensão arterial foram dois efeitos colaterais demonstrados. Os autores reconhecem os benefícios da dexmedetomidina, porém indicam a necessidade de mais estudos randomizados e controlados para uma conclusão mais confiável.[48]

# Monitorização

## Estetoscópio precordial

O estestoscópio é útil na indução da anestesia pediátrica porque fornece informações sobre o aparelho cardiorrespiratório de forma contínua e imediata.

## Temperatura

Em cirurgia cardíaca pediátrica, é essencial a aferição contínua da temperatura central, pois ela retrata a temperatura cerebral. O transdutor pode ser colocado na nasofaringe, no terço inferior do esôfago, na membrana timpânica ou na bexiga. O transdutor na nasofaringe retrata a temperatura do hipotálamo, porém deve ser posicionado atrás do palato mole, na porção posterior da nasofaringe. A temperatura esofágica deve ser aferida com o transdutor localizado no terço inferior do esôfago para evitar influência da temperatura dos gases utilizados na ventilação. A temperatura aferida na membrana timpânica pelo método clássico exigia o contato direto do sensor com o tímpano, e isso causava, com alguma frequência, sua perfuração. Os sensores atuais medem a quantidade de radiação térmica emitida, não havendo contato entre sensor e membrana timpânica.[49]

## Oximetria de pulso

O oxímetro de pulso avalia a saturação de oxigênio da hemoglobina do sangue arterial e fornece também a frequência cardíaca e a curva de pulso. A correlação entre a saturação da hemoglobina periférica pelo oxigênio ($SpO_2$) e a $SaO_2$ é menor nos pacientes com $SaO_2 < 80\%$ porque o oxímetro de pulso não é calibrado para valores baixos de saturação. Isso, no entanto, não invalida seu uso nas crianças cianóticas porque a variação da $SpO_2$ durante a anestesia é um dado tão importante quanto seu valor absoluto.[50]

## Capnografia

Em condições basais, um ser humano adulto produz em torno de 200 $mL{\cdot}min^{-1}$ de $CO_2$, que devem ser eliminados pelos pulmões na ventilação pulmonar. Como o fluxo pulmonar no paciente normal equivale ao fluxo sistêmico, teoricamente o $CO_2$ expirado equivale ao $CO_2$ arterial considerando o volume corrente normal. Na prática, a diferença $PaCO_2$-$E_TCO_2$ está em torno de 2 a 5 mmHg pela variação no espaço morto fisiológico.

O gradiente $PaCO_2$-$E_TCO_2$ varia em crianças com doença pulmonar, baixo débito cardíaco, embolia pulmonar e baixo volume corrente, e a $E_TCO_2$ não corresponderá à $PaCO_2$.

O gradiente $PaCO_2$-$E_TCO_2$ mantém-se dentro da normalidade nas crianças com *shunt* E-D. Por outro lado, nas crianças com *shunt* D-E, cianóticas portanto, esse gradiente estará aumentado porque parte do sangue venoso não atinge a circulação pulmonar e não elimina o $CO_2$ para os alvéolos. Isso é chamado de efeito espaço morto. A equação $(PaCO_2\text{-}E_TCO_2)/PaCO_2$ permite calcular a fração do espaço morto fisiológico, isto é, o percentual dos alvéolos não ventilados. A $E_TCO_2$ correlaciona-se com a saturação do sangue arterial. Para cada queda de 10% na $SpO_2$ devido ao *shunt* D-E, o gradiente aumentará 3 mm.[51]

## Eletrocardiografia

O aparelho de ECG deve ser instalado tão logo quanto possível, tomando-se o cuidado de limpar bem a pele com álcool para reduzir a resistência elétrica, motivo frequente de artefato. A isquemia do miocárdio, embora rara, pode estar presente no transoperatório da correção de cardiopatias congênitas por baixa pressão diastólica na aorta, como pode ocorrer, por exemplo, no TA e nas grandes PDAs.

## Pressão arterial

A pressão arterial (PA) deve ser mensurada de modo invasivo em toda criança submetida a cirurgia com CEC, pois alterações hemodinâmicas rápidas e profundas podem ocorrer e exigir diagnóstico e terapêutica imediata. As artérias radial, ulnar e femoral são as preferidas. Entretanto, podem ser canuladas as artérias dorsal do pé, braquial ou temporal. Transdutores de pressão convertem o sinal mecânico em elétrico, fornecendo, além das pressões, as curvas que representam as ondas de pulso. O cateter arterial deve ser mantido permeável com infusão contínua de cristaloide, ao qual pode ou não ser adicionada solução com 1 $unidade{\cdot}mL^{-1}$ de heparina. Atualmente, muitos autores sugerem que a heparina é desnecessária, recomendando apenas a solução cristaloide. Uma metanálise recente não identificou benefícios de uma técnica sobre a outra.[52]

## Pressão venosa central

A pressão venosa central (PVC) é obtida pela introdução de um cateter em veia cava superior, veia cava inferior ou no átrio direito. A PVC afere a pressão do átrio direito e, de modo indireto, a pressão diastólica final do ventrículo direito que se correlaciona com o volume diastólico final do ventrículo direito. Este define a pré-carga. Portanto, a PVC é uma medida indireta da pré-carga do ventrículo direito. O cateter atrial é introduzido por via transcutânea ou com o tórax aberto, sob visão direta. A PVC tem valor quando se comparam os valores ao longo do procedimento cirúrgico, observando-se a resposta à infusão de volume.

## Pressão de átrio esquerdo

O átrio esquerdo pode ser cateterizado somente sob visão direta com o tórax aberto. De modo semelhante à PVC, a pressão de átrio esquerdo (PAE) mede a pressão do átrio esquerdo e, de modo indireto, a pressão diastólica final e o volume diastólico final do ventrículo esquerdo. A informação dos valores das pressões de enchimento *on-line* é importante para tratar a falência ventricular nas crianças com baixo peso, pequenas volemias e cardiopatias graves.

## Ecocardiografia transesofágica

Já no final da década de 1980, eram relatados possíveis benefícios do uso transoperatório da ecocardiografia em cirurgias para correção de cardiopatias congênitas.[53] Desde então, o emprego intraoperatório da ecocardiografia transesofágica (ETE) vem adquirindo papel cada vez mais importante no manejo perioperatório da correção das cardiopatias congênitas. A ETE fornece informações sobre a anatomia do coração e permite a detecção precoce de lesões cardíacas residuais não identificadas durante a correção, evitando a necessidade de retorno do paciente à unidade cirúrgica após finda a cirurgia. Também oferece informações sobre a função cardiocirculatória, como contratilidade miocárdica e relação fluxo pulmonar/fluxo sistêmico. De acordo com recomendações da Society of Cardiovascular Anesthesiologists e da American Society of Anesthesiologists (ASA), há fortes evidências dos benefícios da ETE nas cirurgias para a correção das cardiopatias congênitas.[54]

O uso da ETE na criança pequena era até recentemente limitado pelo calibre do transdutor. Hoje, há disponíveis transdutores apropriados para lactentes e neonatos com calibres de até 5 mm.

## Circulação extracorpórea

A CEC tem por objetivo principal substituir temporariamente a função circulatória do coração e respiratória dos pulmões para que a lesão cardíaca possa ser corrigida. Seus componentes básicos são a máquina de perfusão, cânulas para drenagem venosa e infusão do sangue arterializado, oxigenador com permutador de calor e reservatório venoso.

A CEC baseia-se em princípio simples: o sangue venoso que retorna ao coração é drenado por cânulas introduzidas nas veias cavas superior e inferior até um reservatório onde é oxigenado **(FIG. 58.16)**. No oxigenador, que contém o permutador de calor, o sangue é oxigenado, aquecido ou esfriado. Uma vez oxigenado, o sangue é impulsionado de volta à aorta por um sistema de roletes ou bombas centrífugas. Antes do início da perfusão, o sistema todo (oxigenador, tubos, etc.) deve ser preenchido com um volume líquido denominado perfusato ou *prime*. Os oxigenadores requerem *primes* mínimos de 350 mL, que são muito elevados para o neonato, cuja volemia não ultrapassa 300 mL (80 mL·kg$^{-1}$). A perfusão no neonato continua sendo o grande desafio da cirurgia cardíaca pelas profundas alterações que causa.[55]

Antes da canulação da aorta e das veias cavas, deve-se proceder à anticoagulação com heparina nas doses de 3 a 4 mg·kg$^{-1}$. A aorta é canulada em sua base e, em seguida, são canuladas as veias cavas. Em crianças menores, é utilizada apenas uma cânula venosa.

A CEC inicia-se com a drenagem do sangue venoso das veias cavas para o oxigenador, onde o sangue é oxigenado e reinfundido na raiz da aorta até atingir o fluxo total, entre 100 e 150 mL·kg$^{-1}$. O reservatório deve manter um nível líquido

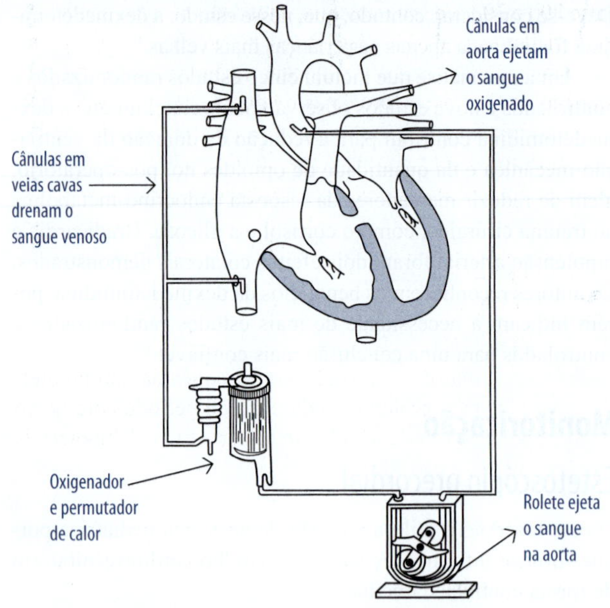


**FIGURA 58.16** Esquema de uma máquina de circulação extracorpórea. O rolete substitui o coração, e o oxigenador, os pulmões.

estável para não permitir a entrada de ar no sistema, e, para isso, o volume drenado deve ser equivalente ao volume infundido na aorta. Se houver redução no nível líquido do reservatório, o cirurgião é avisado e simultaneamente o fluxo de perfusão é reduzido até serem identificadas as razões da drenagem insuficiente. Um dos grandes temores da equipe é a entrada de ar no sistema. Em geral, a redução da drenagem indica que a cânula venosa se acotovelou ou tomou algum falso trajeto, situações facilmente corrigíveis. O fluxo de perfusão varia muito na criança, indo de parada circulatória total a 200 mL·kg$^{-1}$·min$^{-1}$. As pressões de perfusão são mantidas entre 20 e 30 mmHg, diferente dos adultos, que são mantidos na CEC com fluxos de 50 mL·kg$^{-1}$·min$^{-1}$ e pressões entre 35 e 80 mmHg.

Com frequência, a CEC nos neonatos e lactentes requer hipotermia para diminuir o consumo de oxigênio pelos órgãos vitais e preservar a vitalidade das células, sobretudo as do sistema nervoso central. A hipotermia pode ser classificada em leve (entre 30 e 34 °C), moderada (entre 22 e 30 °C) e profunda (entre 17 e 22 °C).

## Características da CEC na criança

### Circulação colateral

As crianças, em especial as cianóticas, têm, com mais frequência que os adultos, circulação colateral aortopulmonar. A presença de qualquer forma de *shunt* aortopulmonar dificulta a perfusão do cérebro e de outros órgãos durante a CEC porque parte do sangue ejetado na cânula da raiz da aorta é desviada para os pulmões pelas colaterais e para o coração, dificultando a correção. O fluxo pelas colaterais pode ser diminuído reduzindo-se ou interrompendo o fluxo sanguíneo.

### O *prime*

O *prime* empregado nos oxigenadores pediátricos é proporcionalmente maior que nos adultos. Um neonato requer *primes* entre 200 e 300% de sua volemia, enquanto, no adulto, esse valor varia entre 25 e 33%. Esse *prime* proporcionalmente muito elevado na criança traz diversas consequências, como a hemodiluição das hemácias, proteínas e fatores da coagulação. Embora não haja dados definitivos sobre qual seria o mínimo hematócrito tolerável pelas crianças durante a CEC, aceita-se o valor de 15% como seguro. Alguns estudos em animais e em pacientes Testemunhas de Jeová sugerem que o ser humano pode tolerar hematócritos tão baixos quanto 10% sem lesão neurológica grave aparente.[56]

### Temperatura e fluxo de perfusão

A CEC em pediatria é realizada, com frequência, em hipotermia profunda para prolongar a duração do período com baixo fluxo de perfusão ou da parada circulatória total. A hipotermia protege as células por diminuir o metabolismo celular, preservar as reservas de trifosfato de adenosina (ATP), reduzir a liberação de glutamato e do cálcio intracelular.

Um estudo clássico sugere que o sistema nervoso central é preservado sob perfusão por 39 a 65 minutos a 18 °C de temperatura.[57] Estudos neurológicos mais refinados, no entanto, sugerem que pode não haver correlação entre duração da hipotermia e resultado neurológico.[58]

Tradicionalmente são utilizados hematócritos baixos na perfusão dos neonatos e lactentes com a justificativa de que isso é necessário para diminuir a viscosidade do sangue, que está aumentada na hipotermia, e facilitar a perfusão. Contudo, um estudo realizado em um único centro demonstrou que as crianças mantidas com hematócritos mais elevados (27,8% na média) apresentaram melhor resultado cognitivo em avaliação no primeiro ano de vida, quando comparadas com as crianças com hematócritos baixos (média de 21,5%).[59]

### Resposta endócrino-metabólica e inflamatória à circulação extracorpórea

Uma intensa resposta inflamatória ocorre durante e após a CEC. O contato do sangue com a superfície das cânulas e o oxigenador, a hipotermia, as baixas pressões de perfusão, a hemodiluição e o fluxo não pulsátil provocam liberação de catecolaminas, cortisol, hormônio do crescimento, prostaglandinas, interleucinas, citocinas, glicose, insulina e β-endorfinas, além de outras substâncias que caracterizam a resposta ao estresse. A ativação do processo inflamatório sistêmico é demonstrada por sinais de ativação do complemento, dos neutrófilos, do fator de necrose tumoral e das interleucinas 1, 6 e 8.

O principal alvo dessas substâncias é o endotélio vascular que, lesado, deixa de produzir óxido nítrico (NO) e prostaciclina, dois vasodilatadores, e libera tromboxano A2 e endotelina, substâncias vasoconstritoras. Esse predomínio de substâncias vasoconstritoras é responsável pelo aumento das resistências vascular pulmonar, sistêmica e cerebral.[60]

## Correção do pH durante circulação extracorpórea com hipotermia profunda

Cirurgias cardíacas no neonato requerem períodos de parada circulatória total ou baixo fluxo de perfusão. Nessa condição, a célula não sobrevive mais que alguns poucos minutos, tempo insuficiente para a correção do defeito. Assim, a hipotermia é necessária para preservar a célula por tempo mais prolongado. Todavia, as mudanças fisiológicas causadas pela hipotermia no organismo podem trazer consequências. Uma delas é a alteração no pH do sangue. A hipotermia reduz a constante de dissociação da água e aumenta a solubilidade dos gases no sangue. A simples redução da temperatura de uma amostra de sangue com pH de 7,4 e $PCO_2$ de 40 mmHg de 37 °C para 20 °C alterará seu pH para 7,65 e a $PCO_2$ para 19 mmHg. Portanto, na hipotermia o sangue é alcalótico e a pressão parcial de $CO_2$ e $O_2$ é mais baixa (TAB. 58.1).

Como os aparelhos de gasometria aquecem as amostras de sangue até a temperatura de 37 °C, os resultados fornecidos retratam o pH e a pressão parcial dos gases a 37 °C, e não na temperatura real do sangue. Na vida cotidiana, a variação da temperatura corporal é mínima, e essas diferenças têm pouca importância prática. Todavia, na CEC com hipotermia profunda, a temperatura real do sangue pode chegar a 20 °C ou menos. A pergunta ainda não respondida é: qual o pH adequado para o organismo na hipotermia?

Há duas linhas de conduta para corrigir o pH na hipotermia – denominadas *pH stat* e *α stat*. Os que adotam a estratégia *pH stat* consideram que o pH adequado para a célula, independentemente da temperatura do sangue, é 7,4. O valor obtido na gasometria deve ser corrigido pela temperatura utilizando-se um nomograma ou alguma tabela mediante adição de $CO_2$ aos gases inspirados. Já aqueles que adotam a estratégia *α stat* acreditam que o pH na hipotermia varie com a temperatura do sangue, não sendo necessária correção para normalizar o pH aos valores fisiológicos (VER TAB. 58.1).

Como já dito, os defensores da estratégia *pH stat* entendem que o pH fisiológico do sangue é de 7,4, independentemente da sua temperatura. Portanto, à medida que o sangue é esfriado, o pH deve ser corrigido aos valores "normais" pela adição do $CO_2$. Por outro lado, os que defendem a estratégia *α stat* entendem que o pH do sangue é 7,4 apenas a 37 °C e que, conforme o sangue esfria, seu pH se modifica. Por exemplo, para os adeptos da estratégia *α stat* para o sangue a 20 °C de temperatura, o seu pH correto seria 7,65, e não 7,4.

Essa discussão parece não ser meramente teórica, e diferenças em resultados de estudos experimentais e clínicos têm sido relatadas. Porcos jovens submetidos à CEC com hipotermia profunda a 19 °C de temperatura apresentaram menos

**TABELA 58.1** Correlação entre temperatura, pH, $PCO_2$ e $PO_2$

| °C | pH | $PCO_2$ | $PO_2$ |
|---|---|---|---|
| 20 | 7,65 | 19 | 27 |
| 25 | 7,58 | 24 | 37 |
| 30 | 7,5 | 30 | 51 |
| 35 | 7,43 | 37 | 70 |
| 36 | 7,41 | 38 | 75 |
| **37** | **7,4** | **40** | **80** |
| 38 | 7,39 | 42 | 85 |
| 39 | 7,37 | 44 | 91 |
| 40 | 7,36 | 45 | 97 |

dano neurológico em avaliação no segundo dia pós-operatório quando submetidos à estratégia *pH stat*. O mecanismo de proteção não se relacionou com o hematócrito, a glicemia ou a temperatura do cérebro.[61]

Neonatos submetidos à CEC com hipotermia profunda e conduzidos segundo a estratégia *pH stat* apresentaram melhor desempenho intelectual em avaliação na idade pré-escolar quando comparados com o grupo tratado conforme estratégia *α stat*.[62] Uma série de 182 crianças com idade inferior a 9 meses e submetidas à CEC com hipotermia profunda foi dividida aleatoriamente para o grupo *pH stat* ou *α stat*. No pós-operatório, o grupo tratado pela estratégia *pH stat* apresentou menos alterações eletrencefalográficas, menos convulsão clínica, menor taxa de morbidade pós-operatória, menor tempo de ventilação mecânica e de permanência na UTI.[63]

## Baixo débito cardíaco pós-circulação extracorpórea

A síndrome do baixo débito cardíaco (SBDC) consiste em um conjunto de sinais clínicos e laboratoriais decorrentes da redução progressiva do débito cardíaco com início na saída da CEC e que pode persistir por horas no pós-operatório.[64,65] Suspeita-se de SBDC nos pacientes com pressões de enchimento elevadas, que se mantenham hipotensos apesar do uso de inotrópicos e volemia ajustada, que tenham redução na saturação do sangue venoso misto, que apresentem demora na normalização da temperatura central e na restauração da temperatura, além de distensão do coração e aumento do fígado, entre outros.

A SBDC é mais comum nas crianças menores com cardiopatias mais complexas e submetidas à CEC mais prolongada, podendo ter várias causas (**QUADRO 58.3**).

O débito cardíaco é formado pela interação de três fatores: pré-carga, contratilidade e pós-carga. Um modo racional de abordar o tratamento do baixo débito cardíaco é identificar e corrigir o(s) fator(es) alterado(s). O ajuste da volemia (pré-carga) é o primeiro passo para a normalização do débito cardíaco pós-CEC. A reposição da volemia é feita observando-se diretamente o coração no campo cirúrgico e analisando-se de forma simultânea a pressão arterial e a pressão de enchimento do ventrículo direito (PVC) e, quando indicado, do ventrículo esquerdo (PAE). Devido à baixa complacência do coração da criança pequena e devido à grande variação do volume de sangue perdido durante a cirurgia, medidas para aferir as perdas sanguíneas, como pesagem de gases e compressas, estão sujeitas a erros.

**QUADRO 58.3** Causas de síndrome do baixo débito cardíaco pós-correção de cardiopatia congênita

- Lesão cardíaca prévia
- ICC ou hipoxemia crônicas
- Aumento prolongado da RVS e RVP
- Ventriculectomia
- Hipocalcemia
- Bloqueio da condução
- Hipotermia
- Cardioplegia
- Lesão cardíaca residual

*Fonte: Wessel.*[66]

## Inotrópicos

Os inotrópicos são fármacos que melhoram a contratilidade do miocárdio por elevarem a oferta de cálcio para a célula cardíaca. Os principais inotrópicos são:

- Adrenalina. A adrenalina aumenta a contratilidade cardíaca por sua ação em receptores $\beta_1$-adrenérgicos localizados na fibra cardíaca, afetando principalmente a função sistólica. Sua meia-vida é curta e a infusão contínua é necessária para manter o efeito inotrópico. Vasodilatação periférica pode ocorrer com doses de 0,02 $\mu g \cdot kg^{-1} \cdot min^{-1}$ porque, nessa dose, o efeito predominante é sobre os receptores $\beta_2$-adrenérgicos da musculatura lisa dos vasos sanguíneos. Com doses acima de 0,5 $\mu g \cdot kg^{-1} \cdot min^{-1}$ predomina efeito α-adrenérgico que responde pelo aumento da RVS e do consumo de $O_2$ – condição ruim para os pacientes com fisiologia univentricular. Os neonatos são mais suscetíveis à lesão miocárdica causada pela adrenalina, incluindo a ruptura do sarcolema e do próprio miocárdio. Recomendam-se doses menores de adrenalina (0,01-0,05) pós-perfusão em lactentes e neonatos para se evitar elevação da RVS.
- Dobutamina. A dobutamina tem ação inotrópica, sendo útil em crianças com sobrecarga ventricular e amplo defeito do septo ventricular. Produz resposta ruim em crianças com ventrículos pouco complacentes. A dose de 10 a 15 $\mu g \cdot kg^{-1} \cdot min^{-1}$ é considerada adequada na criança com cardiopatia congênita. A dobutamina pode provocar intensa taquicardia, que aumenta o consumo de oxigênio pelo miocárdio, porém a vasodilatação coronariana compensa esse efeito. Não há ensaios clínicos mostrando superioridade da dobutamina sobre a adrenalina na criança.
- Milrinona. A milrinona é um fármaco que atua dentro da célula inibindo a fosfodiesterase III, enzima que hidrolisa o monofosfato de adenosina cíclico (AMPc) no interior da fibra miocárdica. O efeito final do aumento do AMPc é a maior disponibilidade do cálcio para a célula cardíaca e a melhor contratilidade miocárdica. A fosfodiesterase III está presente em grande quantidade no miocárdio e na vasculatura periférica.[67] Do aumento do AMPc intracelular resulta também vasodilatação periférica e coronariana. Por não depender dos receptores $\beta_1$ para sua ação, a milrinona pode ser bastante útil em pacientes com redução da população dos receptores β (*down-regulation*), condição presente naqueles que fazem uso crônico de β-bloqueadores, em ICC crônica ou sob ação de doses prolongadas de adrenalina. Tem efeito dilatador sobre a microcirculação pulmonar. A milrinona pode evitar o início da síndrome do baixo débito em cirurgia cardíaca congênita.[68] Ela é utilizada nas doses clássicas em bólus de 75 $\mu g \cdot kg^{-1}$ em 1 hora seguido por 0,75 $\mu g \cdot kg^{-1} \cdot min^{-1}$. Neonatos de alto risco se beneficiam de doses menores – 0,2 por 0,5 $mg \cdot kg \cdot min^{-1}$.[69]
- Levosimendan. Este fármaco é um sensibilizador do aparato contrátil do miocárdio ao cálcio, exercendo ação inotrópica por ligar-se à troponina C. Produz dilatação coronariana e periférica abrindo o ATP mitocontrial dependente do potássio da musculaura lisa. O efeito característico do

levosimendan é sua prolongada duração após interrompida a infusão, que pode chegar a 24 a 48 horas devido ao efeito dos seus metabólitos com meia-vida de eliminação de 70 a 80 horas. Uma única infsuão de 24 horas de levosimendan produz efeito clínico por dias.[70] É seguro em crianças com ICC grave, permitindo redução na dose de adrenalina e melhor desempenho miocárdico.[71]

- Noradrenalina. A noradrenalina causa vasoconstrição intensa e pode ser útil para contrabalançar a intensa vasodilatação pós-CEC, podendo aumentar em muito a pós-carga e o consumo de oxigênio pelo miocárdio, além de melhorar o fluxo coronariano pós-cirurgia de Fontan. Doses pequenas, de 0,01 a 0,05 $\mu g \cdot kg^{-1} \cdot min^{-1}$, são recomendadas pós-CEC.
- Cálcio. O cálcio é elemento essencial na contratilidade do miocárdio. Os neonatos não dispõem de retículo sarcoplasmático desenvolvido e dependem do cálcio extracelular. O cálcio tem papel essencial na contração do ventrículo esquerdo e está disponível na forma de gluconato e cloreto. A dose do cálcio na síndrome do baixo débito é de 10 a 20 $mg \cdot kg^{-1}$ para o cloreto e 30 a 60 $mg \cdot kg^{-1}$ para o gluconato, lentamente e de preferência em veia central.
- Vasodilatadores. O trabalho do coração pode estar muito aumentado após a CEC em função da liberação de catecolaminas, do excesso de volume circulante, da hipotermia, entre outros. Após a correção de alguns dos defeitos cardíacos, como a DATVP e a TGA, pode ser necessário reduzir o trabalho cardíaco pela redução da pós-carga com vasodilatadores. O nitroprussiato de sódio tem ação direta na musculatura lisa de artérias e veias. Por ter meia-vida muito curta, é facilmente titulável, porém seus metabólitos cianido e tiocianido são tóxicos. A nitroglicerina é menos potente, porém não tem metabólitos tóxicos. A fenoxibenzamina (Regitina®) é um α-bloqueador potente com ação seletiva em receptores α-adrenérgicos, mas não está disponível no Brasil.[72]
- A falência ventricular direita pode resultar da ressecção de parte do ventrículo direito pós-correção da TF[73] e da hipertensão pulmonar que persiste após correção de cardiopatia congênita em crianças com hiperfluxo e hipertensão pulmonar. Identificar as causas da falência do ventrículo direito é o primeiro passo para seu tratamento. A redução da pós-carga se faz com uso de medidas ventilatórias como hiperventilação, $F_IO_2$ elevada e pressões ventilatórias baixas. Não há, até o momento, fármacos venosos que promovam vasodilatação pulmonar seletiva sobre a circulação pulmonar. Os agentes disponíveis para tratar a hipertensão pulmonar (tolazina, prostaglandina E1 e prostaciclina) também têm ação sistêmica e causam hipotensão arterial.
- O óxido nítrico (NO) é um potente vasodilatador endógeno produzido pelo endotélio vascular a partir do aminoácido L-arginina. Quando administrado por via inalatória, distribui-se para os alvéolos e promove vasodilatação ao atingir os vasos alveolares. Por ser inativado quase instantaneamente pela hemoglobina, o NO não chega a atingir a circulação sistêmica, o que explica sua seletividade sobre a circulação pulmonar.[74] Embora, teoricamente, o NO pareça ser o fármaco ideal para tratar a hipertensão pulmonar em crianças com cardiopatia congênita, faltam estudos bem delineados acerca de seu uso no paciente pediátrico.[75] Conclusão parecida resultou da análise de uma série de estudos sobre o uso do NO em cardiopatia congênita: os autores apontaram não haver aparente diferença nos resultados com o emprego do NO.[76]
- Nesiritida. A nesiritida é uma preparação do hormônio natriurético tipo B obtido por DNA recombinante a partir de *Escherichia coli*. A nesiritida melhora sintomas em pacientes com ICC descompensada quando comparada a placebo. Ela causa relaxamento da musculatura lisa vascular e reduz a RVS por aumento do monofosfato de guanosina cíclico (GMPc) intracelular. Pode ser considerada uma nova ferramenta no tratamento da ICC em crianças e adultos, porém faltam mais ensaios clínicos randomizados para confirmar tal ação no amplo espectro representado pela cardiopatia congênita.[77] A nesiritida pode estar associada a elevação da mortalidade em pacientes adultos.[78]

## Anestesia para cirurgias cardíacas paliativas

Para um grande número de cardiopatias graves, são necessárias uma ou mais cirurgias paliativas a fim de diminuir o fluxo pulmonar (cerclagem da artéria pulmonar) ou aumentá-lo (anastomose sistêmico-pulmonar).

### Cerclagem da artéria pulmonar

A cerclagem da artéria pulmonar está indicada em várias doenças com importante aumento do fluxo pulmonar e ICC refratária ao tratamento medicamentoso com risco de doença vascular obstrutiva pulmonar nas quais, por alguma razão, não está indicada a correção cirúrgica definitiva. Crianças pequenas com congestão pulmonar crônica portadoras de DSV não restritivo e canal atrioventricular total (CAVT) são as principais candidatas à cerclagem da artéria pulmonar. Essas crianças têm baixa complacência pulmonar e necessitam de alta pressão de ventilação para garantir adequada expansão dos pulmões. Uma queda na $SpO_2$ indica excessiva redução no fluxo pulmonar.

### Anastomose sistêmico-pulmonar

São cirurgias que objetivam aumentar o fluxo pulmonar. Várias técnicas são empregadas com esse fim, incluindo o *shunt* de Blalock-Taussig (anastomose entre a artéria subclávia e a artéria pulmonar), o *shunt* de Waterson (anastomose da aorta ascendente para a artéria pulmonar direita) e o *shunt* de Potts (anastomose da aorta descendente para a artéria pulmonar esquerda). Na cirurgia de Blalock-Taussig, a técnica mais usada, a hipoxemia pode ser agravada durante a cirurgia por decúbito lateral, compressão do pulmão e oclusão da artéria pulmonar. A trombose intraoperatória do *shunt* é uma complicação possível, razão pela qual se utilizam pequenas doses de heparina (1-2 $mg \cdot kg^{-1}$) no transoperatório. A extubação na sala de cirurgia pode ser benéfica porque a pressão pulmonar mantém-se mais baixa em ventilação espontânea.[79]

### Anastomose venopulmonar (operação de Fontan)

A operação de Fontan é indicada para pacientes com um único ventrículo funcionante, condição presente na atresia tricúspide, na síndrome da hipoplasia do ventrículo esquerdo e em outras doenças cardíacas complexas.

A operação de Fontan é realizada em dois tempos: inicialmente é feita anastomose entre a veia cava superior e a artéria pulmonar e, em uma segunda etapa, a veia cava inferior é anastomosada na artéria pulmonar. As contraindicações para a cirurgia de Fontan são RVP acima de 4 Wood (1 Wood = 80 dinas·s·cm$^{-5}$) hipoplasia grave das artérias pulmonares e disfunção diastólica do ventrículo funcionante. Embora seja uma operação paliativa, a maioria dos pacientes mantém-se assintomática e com boa qualidade de vida por muitos anos e melhora da cianose. No entanto, complicações como arritmias, redução da capacidade física, falência circulatória, trombose atrial e disfunção hepática costumam ser frequentes no seguimento ambulatorial desses pacientes.

## Considerações finais

A anestesia para a correção das cardiopatias congênitas requer do anestesiologista conhecimento da doença a ser tratada, dos tempos cirúrgicos, da farmacocinética e farmacodinâmica dos agentes de suporte, além dos anestésicos, da interpretação correta dos monitores, do funcionamento da CEC e da fisiologia cardiopulmonar. A interação com a equipe de pediatras, cirurgiões, perfusionistas e enfermagem é essencial para o bom resultado.

## Referências


1. American Heart Association. Statistical fact sheet-population. AHA; c2004 [capturado em 17 jul. 2017]. Disponível em: https://my.clevelandclinic.org/ccf/media/files/heart/stats_fact_sheet.pdf
2. Hudson JK, Deshpande JK. Anesthesia for cardiac surgical procedure. In: Lake CL, Booker PD. Pediatric cardiac anesthesia. 4th ed. Philadelphia: Lippincott Williams & Wilkins; 2005. p. 329-43.
3. Vongpatanasin W, Brickner ME, Hillis LD, Lange RA. The Eisenmenger syndrome in adults. Ann Intern Med. 1998;128(9):745-55.
4. Jayaprasad N. Heart failure in children. Heart Views. 2016;17(3):92-9.
5. Boening A, Scheewe J, Heine K, Hedderich J, Regensburger D, Kramer HH, et al. Long-term results after surgical correction of atrioventricular septal defects. Eur J Cardiothorac Surg. 2002;22(2):167-73.
6. Diller GP, Kempny A, Inuzuka R, Radke R, Wort SJ, Baumgartner H, et al. Survival prospects of treatment naïve patients with Eisenmenger: a systematic review of the literature and report of own experience. Heart. 2014;100(17):1366-72.
7. Spicer RL. Cardiovascular disease in Down syndrome. Pediatr Clin North Am. 1984;31(6):1331-43.
8. Vilas Boas LT, Albernaz EP, Costa RG. Prevalence of congenital heart defects in patients with Down syndrome in the municipality of Pelotas, Brazil. J Pediatr (Rio J). 2009;85(5):403-7.
9. Naguib AN, Tobias JD, Hall MW, Cismowski MJ, Miao Y, Barry N, et al. The role of different anesthetic techniques in altering the stress response during cardiac surgery in children: a prospective, double-blinded, and randomized study. Pediatr Crit Care Med. 2013;14(5):481-90.
10. Mezu-Ndubuisi OJ, Agarwal G, Raghavan A, Pham JT, Ohler KH, Maheshwari A. Patent ductus arteriosus in premature neonates. Drugs. 2012;72(7):907-16.
11. Coster DD, Gorton ME, Grooters RK, Thieman KC, Schneider RF, Soltanzadeh H. Surgical closure of the patent ductus arteriosus in the neonatal intensive care unit. Ann Thorac Surg. 1989;48(3):386-9.
12. Rosen AD, Rosen KR. Anomalies of the aortic arch and valve. In: Lake CL, Booker PD. Pediatric cardiac anesthesia. 4th ed. Philadelphia: Lippincott Williams & Wilkins; 2005. p. 395-400.
13. Frankville D. Anesthesia for noncardiac surgery in children and adult with congenital heart disease. In: Lake CL, Booker PD. Pediatric cardiac anesthesia. 4th ed. Philadelphia: Lippincott Williams & Wilkins; 2005. p. 601-32.
14. Singh V. Tetralogy of Fallot: surgical perspective, treatment and management. [capturado em abr. 2017]. Disponível em: http://emedicine.medscape.com/article/
15. Nollert G, Fischlein T, Bouterwek S, Böhmer C, Klinner W, Reichart B. Long-term survival in patients with repair of tetralogy of Fallot: 36-year follow-up of 490 survivors of the first year after surgical repair. J Am Coll Cardiol. 1997;30(5):1374-83.
16. Twite MD, Ing RJ. Tetralogy of Fallot: perioperative anesthetic management of children and adults. Semin Cardiothorac Vasc Anesth. 2012;16(2):97-105.
17. Apitz C, Webb GD, Redington AN. Tetralogy of Fallot. Lancet. 2009;374(9699):1462-71.
18. emedicine.medscape.com [Internet]. Ramaswamy P. The Fontan procedure for pediatric tricuspid atresia. [S.l.]: Medscape; 2016 [capturado em 16 jul. 2017]. Disponível em: http://emedicine.medscape.com/article/903379-overview.
19. McKenzie I. Truncus arteriosus. In: Lake CL, Booker PD. Pediatric cardiac anesthesia. 4th ed. Philadelphia: Lippincott Williams & Wilkins; 2005. p. 472-9.
20. Lake CL. Anomalies of systemic and pulmonay venous return. In: Lake CL, Booker PD. Pediatric cardiac anesthesia. 4th ed. Philadelphia: Lippincott Williams & Wilkins; 2005. p. 480-500.
21. Barron DJ, Kilby MD, Davies B, Wright JG, Jones TJ, Brawn WJ. Hypoplastic left heart syndrome. Lancet. 2009;374(9689):551-64.
22. Hoffman GM, Stuth EAF. Hypoplastic left heart syndrome. In: Lake CL, Booker PD. Pediatric cardiac anesthesia. 4th ed. Philadelphia: Lippincott Williams & Wilkins; 2005. p. 445-65.
23. Galantowicz M, Cheatham JP, Phillips A, Cua CL, Hoffman TM, Hill SL, et al. Hybrid approach for hypoplastic left heart syndrome: intermediate results after the learning curve. Ann Thorac Surg. 2008;85(6):2063-70; discussion 2070-1.
24. Delphin E, Seçkin AI, Moore RA. Preoperative evaluation and preparation of the pediatric patient with cardiac desease. In: Lake CL, Booker PD. Pediatric cardiac anesthesia. 4th ed. Philadelphia: Lippincott Williams & Wilkins; 2005. p. 95-111.
25. Tempe DK, Virmani S. Coagulation abnormalities in patients with cyanotic congenital heart disease. J Cardiothorac Vasc Anesth. 2002;16(6):752-65.
26. Feltes TF, Bacha E, Beekman RH 3rd, Cheatham JP, Feinstein JA, Gomes AS, et al. Indications for cardiac catheterization and intervention in pediatric cardiac disease: a scientific statement from the American Heart Association. Circulation. 2011;123(22):2607-52.
27. London MJ. Assessment of left ventricular global systolic function by transoesophageal echocardiography. Ann Card Anaesth. 2006;9(2):157-63.
28. Funk W, Jakob W, Riedl T, Taeger K. Oral preanaesthetic medication for children: double-blind randomized study of a combination of midazolam and ketamine vs midazolam or ketamine alone. Br J Anaesth. 2000;84(3):335-40.
29. Sun Y, Lu Y, Huang Y, Jiang H. Is dexmedetomidine superior to midazolam as a premedication in children? A meta-analysis of randomized controlled trials. Paediatr Anaesth. 2014;24(8):863-74.
30. Sungur Ulke Z, Kartal U, Orhan Sungur M, Camci E, Tugrul M. Comparison of sevoflurane and ketamine for anesthetic induction in children with congenital heart disease. Paediatr Anaesth. 2008;18(8):715-21.
31. Dhawan N, Chauhan S, Kothari SS, Kiran U, Das S, Makhija N. Hemodynamic responses to etomidate in pediatric patients with congenital cardiac shunt lesions. J Cardiothorac Vasc Anesth. 2010;24(5):802-7.
32. Holzman RS, van der Velde ME, Kaus SJ, Body SC, Colan SD, Sullivan LJ, et al. Sevoflurane depresses myocardial contractility less than halothane during induction of anesthesia in children. Anesthesiology. 1996;85(6):1260-7.
33. Rivenes SM, Lewin MB, Stayer SA, Bent ST, Schoenig HM, McKenzie ED, et al. Cardiovascular effects of sevoflurane, isoflurane, halothane, and fentanyl-midazolam in children with congenital heart disease: an echocardiographic study of myocardial contractility and hemodynamics. Anesthesiology. 2001;94(2):223-9.
34. Williams GD, Jones TK, Hanson KA, Morray JP. The hemodynamic effects of propofol in children with congenital heart disease. Anesth Analg. 1999;89(6):1411-6.
35. Myles PS, Leslie K, Silbert B, Paech MJ, Peyton P. A review of the risks and benefits of nitrous oxide in current anaesthetic practice. Anaesth Intensive Care. 2004;32(2):165-72.
36. Fisher DM, Zwass MS. MAC of desflurane in 60% nitrous oxide in infants and children. Anesthesiology. 1992;76(3):354-6.
37. Vázquez Martínez JL, Martos Sánchez I, Alvarez Rojas E, Pérez-Caballero C, Sociedad Española de Cuidados Intensivos Pediátricos. [Ventilation in special situations. Mechanical ventilation in congenital cardiopathies and pulmonary hypertension]. An Pediatr (Barc). 2003;59(4):372-6.
38. Hansen DD, Hickey PR. Anesthesia for hypoplastic left heart syndrome: use of high-dose fentanyl in 30 neonates. Anesth Analg. 1986;65(2):127-32.
39. Naguib AN, Tobias JD, Hall MW, Cismowski MJ, Miao Y, Barry N, et al. The role of different anesthetic techniques in altering the stress response during cardiac surgery in children: a prospective, double-blinded, and randomized study. Pediatr Crit Care Med. 2013;14(5):481-90.
40. Akpek EA, Erkaya C, Donmez A, Mercan S, Esen A, Aslamaci S, et al. Remifentanil use in children undergoing congenital heart surgery for left-to-right shunt lesions. J Cardiothorac Vasc Anesth. 2005;19(1):60-6.
41. Chaki T, Nawa Y, Tamashiro K, Mizuno E, Hirata N, Yamakage M. Remifentanil prevents increases of blood glucose and lactate levels during cardiopulmonary bypass in pediatric cardiac surgery. Ann Card Anaesth. 2017;20(1):33-37.
42. Lin C, Durieux ME. Ketamine and kids: an update. Paediatr Anaesth. 2005;15(2):91-7.
43. Fleck T, Schubert S, Ewert P, Stiller B, Nagdyman N, Berger F. Propofol effect on cerebral oxygenation in children with congenital heart disease. Pediatr Cardiol. 2015;36(3):543-9.
44. Heinonen J, Salmenperä M, Suomivuori M. Contribution of muscle relaxant to the haemodynamic course of high-dose fentanyl anaesthesia: a comparison of pancuronium, vecuronium and atracurium. Can Anaesth Soc J. 1986;33(5):597-605.
45. Hickey PR, Hansen DD. Fentanyl- and sufentanil-oxygen-pancuronium anesthesia for cardiac surgery in infants. Anesth Analg. 1984;63(2):117-24.
46. Cook RD, Davis PJ, Ing RJ. Pediatric anesthesia pharmacology. In: Lake CL, Booker PD. Pediatric cardiac anesthesia. 4th ed. Philadelphia: Lippincot Williams & Wilkins; 2005. p. 78-84.
47. Schwartz LI, Twite M, Gulack B, Hill K, Kim S, Vener DF. The perioperative use of dexmedetomidine in pediatric patients with congenital heart disease: an analysis from the Congenital Cardiac Anesthesia Society-Society of Thoracic Surgeons Congenital Heart Disease Database. Anesth Analg. 2016;123(3):715-21.
48. Pan W, Wang Y, Lin L, Zhou G, Hua X, Mo L. Outcomes of dexmedetomidine treatment in pediatric patients undergoing congenital heart disease surgery: a meta-analysis. Paediatr Anaesth. 2016;26(3):239-48.
49. Carol L Lake, Harvey L Edmonds. Monitoring. In: Lake CL, Booker PD. Pediatric cardiac anesthesia. 4th ed. Philadelphia: Lippincot Williams & Wilkins; 2005. p. 219.
50. Schmitt HJ, Schuetz WH, Proeschel PA, Jaklin C. Accuracy of pulse oximetry in children with cyanotic congenital heart disease. J Cardiothorac Vasc Anesth. 1993;7(1):61-5.
51. Fletcher R. The relationship between the arterial to end-tidal PCO2 difference and hemoglobin saturation in patients with congenital heart disease. Anesthesiology. 1991;75(2):210-6.
52. Robertson-Malt S, Malt GN, Farquhar V, Greer W. Heparin versus normal saline for patency of arterial lines. Cochrane Database Syst Rev. 2014;(5):CD007364.
53. Guntheroth WG, Stevenson JG. Intraoperative echocardiography for congenital heart disease. J Am Coll Cardiol;1990;16(4):921-2.
54. Garg R, Murthy K, Rao S, Muralidhar K. Intra-operative trans-esophageal echocardiography in congenital heart disease. Ann Card Anaesth. 2009;12(2):166.
55. Gertler R, Andropoulos DB. Cardiopulmonary bypass and management. In: Coté CL, Lerman J, Anderson BJ. Coté and Lerman's a practice of anesthesia for infants and children. 5th ed. Philadelphia: Elsevier; c2013. p. 386-407.
56. Schure AY. Cardiopulmonary bypass in infants and children: what's new? S Afr J Anaesthesia Analgesia. 2010;66(1):25-7.
57. Greeley WJ, Kern FH, Ungerleider RM, Boyd JL 3rd, Quill T, Smith LR, et al. The effect of hypothermic cardiopulmonary bypass and total circulatory arrest on cerebral metabolism in neonates, infants, and children. J Thorac Cardiovasc Surg. 1991;101(5):783-94.
58. Wypij D, Newburger JW, Rappaport LA, duPlessis AJ, Jonas RA, Wernovsky G, et al. The effect of duration of deep hypothermic circulatory arrest in infant heart surgery on late neurodevelopment: the Boston Circulatory Arrest Trial. J Thorac Cardiovasc Surg. 2003;126(5):1397-403.
59. Jonas RA, Wypij D, Roth SJ, Bellinger DC, Visconti KJ, du Plessis AJ, et al. The influence of hemodilution on outcome after hypothermic cardiopulmonary bypass: results of a randomized trial in infants. J Thorac Cardiovasc Surg. 2003;126(6):1765-74.
60. Kozik DJ, Tweddell JS. Characterizing the inflammatory response to cardiopulmonary bypass in children. Ann Thorac Surg. 2006;81(6):S2347-54.
61. Priestley MA, Golden JA, O'Hara IB, McCann J, Kurth CD. Comparison of neurologic outcome after deep hypothermic circulatory arrest with alpha-stat and pH-stat cardiopulmonary bypass in newborn pigs.
62. Jonas RA, Elliot MJ. Cardiopulmonary bypass in neonates, infants and young children. Oxford: Butterworh-Heinemann; 1994.
63. du Plessis AJ, Jonas RA, Wypij D, Hickey PR, Riviello J, Wessel DL, et al. Perioperative effects of alpha-stat versus pH-stat strategies for deep hypothermic cardiopulmonary bypass in infants. J Thorac Cardiovasc Surg. 1997;114(6):991-1000; discussion 1000-1.
64. Chandler HK, Kirsch R. Management of the low cardiac output syndrome following surgery for congenital heart disease. Curr Cardiol Rev. 2016;12(2):107-11.
65. Mills KI, Costello JM, Almodovar MC. A review of systemic vasodilators in low cardiac output syndrome following pediatric cardiac surgery. Curr Vasc Pharmacol. 2016;14(1):29-36.
66. Wessel DL. Managing low cardiac output syndrome after congenital heart surgery. Crit Care Med. 2001;29(10 Suppl):S220-30.
67. Choudhury M, Saxena N. Inotropic agens in paediatric cardiac surgical patients: current practice, concerns and controversies. Indian J Anaesth. 2003;47(4):246-53.
68. Hoffman TM, Wernovsky G, Atz AM, Kulik TJ, Nelson DP, Chang AC, et al. Efficacy and safety of milrinone in preventing low cardiac output syndrome in infants and children after corrective surgery for congenital heart disease. Circulation. 2003;107(7):996-1002.
69. Bailey JM, Miller BE, Lu W, Tosone SR, Kanter KR, Tam VK. The pharmacokinetics of milrinone in pediatric patients after cardiac surgery. Anesthesiology. 1999;90(4):1012-8.
70. Kivikko M, Lehtonen L, Colucci WS. Sustained hemodynamic effects of intravenous levosimendan. Circulation. 2003;107(1):81-6.
71. Namachivayam P, Crossland DS, Butt WW, Shekerdemian LS. Early experience with Levosimendan in children with ventricular dysfunction. Pediatr Crit Care Med. 2006;7(5):445-8.
72. Booker PD. Postoperative cardiovascular dysfunction: a pharmacological support. In: Lake CL, Booker PD. Pediatric cardiac anesthesia. 4th ed. Philadelphia: Lippincot Williams & Wilkins; 2005. p. 654-81.
73. Davies LK. Management of bypass myocardial dysfunction. In: Lake CL, Booker PD. Pediatric cardiac anesthesia. 4th ed. Philadelphia: Lippincot Williams & Wilkins; 2005. p. 291-303.
74. Miller OI, Tang SF, Keech A, Pigott NB, Beller E, Celermajer DS. Inhaled nitric oxide and prevention of pulmonary hypertension after congenital heart surgery: a randomised double-blind study. Lancet. 2000;356(9240):1464-9.
75. Checchia PA, Bronicki RA, Goldstein B. Review of inhaled nitric oxide in the pediatric cardiac surgery setting. Pediatr Cardiol. 2012;33(4):493-505.
76. Bizzarro M, Gross I, Barbosa FT. Inhaled nitric oxide for the postoperative management of pulmonary hypertension in infants and children with congenital heart disease. Cochrane Database Syst Rev. 2014;(7):CD005055.
77. Bronicki RA, Domico M, Checchia PA, Kennedy CE, Akcan-Arikan A. The use of nesiritide in children with congenital heart disease. Pediatr Crit Care Med. 2017;18(2):151-158.
78. Sackner-Bernstein JD, Kowalski M, Fox M, Aaronson K. Short-term risk of death after treatment with nesiritide for decompensated heart failure: a pooled analysis of randomized controlled trials. JAMA. 2005;293(15):1900-5.
79. Holtby HM. Anesthetic considerations for neonates undergoing modified Blalock-Taussig shunt and variations. Paediatr Anaesth. 2014;24(1):114-9.

# 59. ANESTESIA EM CIRURGIA VASCULAR

Luis Antonio Diego

É notório que o avanço da anestesiologia vem possibilitando maior ousadia operatória e proporcionando resultados cirúrgicos significativamente melhores e com benefícios reais para os pacientes portadores de doenças vasculares. Na última década, pôde-se observar também que o avanço tecnológico na abordagem cirúrgica desses pacientes, sobretudo a utilização de próteses endovasculares, influenciou o planejamento anestésico. Esse planejamento, entretanto, segue cada vez mais rigoroso, desde a tomada de decisão quanto à técnica anestésica – baseada em avaliação pré-operatória abrangente –, passando pelo período perioperatório, muitas vezes crítico, até o pós-operatório, não menos complexo.

As intervenções vasculares com técnicas menos invasivas vêm permitindo que pacientes mais idosos, com graus mais avançados da doença de base ou das comorbidades intervenientes, sejam admitidos em protocolos de intervenção,[1] embora a indicação ainda obedeça mais às preferências individuais dos profissionais envolvidos do que às evidências disponíveis.[2,3]

É importante ressaltar que as doenças crônicas não transmissíveis são a principal causa de óbito no Brasil e, entre elas, as de maior incidência são as doenças cardiovasculares,[4] dados que confirmam a relevância do estudo e da pesquisa continuados neste campo da medicina.

A aterosclerose é a essência da vasculopatia e inicia-se com o acúmulo de partículas de lipoproteína de baixa densidade (LDL) na íntima vascular, até a formação da placa aterosclerótica (composta de colágeno e musculatura lisa), a calcificação e a ruptura da integridade endotelial, com formação de material trombogênico, e, por último, a oclusão da artéria ou embolia.

Seus fatores de risco, como hipertensão arterial sistêmica, dislipidemias, história familiar, diabetes/resistência à insulina, sobrepeso/obesidade, sedentarismo, faixa etária e tabagismo/doenças pulmonares obstrutivas crônicas, são condições que devem ser reconhecidas e avaliadas, sempre que possível, antes da intervenção endovascular ou cirúrgica. Suas consequências estendem-se além daquela em particular, presente no momento da cirurgia. Pacientes com doença vascular periférica de membros inferiores geralmente apresentam, em graus diversos de acometimento, doença arterial coronariana, renovascular ou cerebrovascular. No entanto, o manejo clínico-terapêutico das comorbidades vem aumentando o limiar da segurança anestésico-cirúrgica e, por conseguinte, a população beneficiada.

Apesar de as doenças arteriais serem, no âmbito da anestesiologia em cirurgia vascular, as mais estudadas – por virem a determinar cuidados mais intensivos e possuírem maior risco –, os distúrbios dos sistemas venoso e linfático também apresentam peculiaridades importantes e podem demandar procedimentos sob anestesia ou cuidado anestésico continuado, como, por exemplo, cirurgias em processos que acometem a veia cava, varizes de membros inferiores e obstruções linfáticas graves. Até mesmo procedimentos clínicos, como a instalação de terapia renal substitutiva, podem valer-se da intervenção cirúrgica, como nas confecções de fístulas arteriovenosas. A simplicidade, muitas vezes, é apenas aparente e exige do profissional conhecimento, habilidade e atitude apropriadas. O trauma também é origem de muitas intervenções cirúrgicas com acometimento vascular agudo, requerendo cirurgias de emergência em pacientes com as mais variadas condições clínicas. Todas essas características da anestesia em cirurgias vasculares incitam à pesquisa de novas fronteiras da especialidade, principalmente no que se refere à monitorização e proteção de órgãos.[5,6]

## Avaliação pré-operatória

O cuidado perioperatório (intervalo que engloba os períodos pré, intra e de 30 dias do pós-operatório) dos pacientes vasculopatas não pode prescindir de avaliação clínica e pré-anestésica irretocáveis, uma vez que, raramente, a vasculopatia é morbidade isolada. Mais ainda, a decisão intervencionista, cirúrgica ou percutânea, irá, na maioria dos procedimentos, depender desse diagnóstico bem determinado no perioperatório.

A avaliação pré-operatória em cirurgia não cardíaca atende a vários objetivos: estabelecimento do risco cirúrgico, de modo a auxiliar na tomada de decisão cirúrgica; verificação de possíveis ajustes clínicos a serem feitos antes da intervenção; e identificação das condições cardiovasculares ou fatores de risco que possam acarretar acompanhamento a prazo mais longo. A decisão cirúrgica também deve considerar os fatores temporais **(QUADRO 59.1)** que interferem na avaliação e compensação do estado físico. As complicações dependem não apenas dos fatores de risco, mas também dos tipos de cirurgia, das circunstâncias em que são realizadas (cenário), do quão invasivas são, da duração do procedimento, da posição cirúrgica e de

**QUADRO 59.1** Urgência e risco do fator tempo na avaliação pré-operatória

| Tipo de procedimento | Fator temporal | Avaliação e compensação do estado físico |
|---|---|---|
| Emergência | Ameaça imediata à vida ou dano grave (p. ex., perda de membro) | Nenhuma ou bem limitada |
| Urgência | Tempo reduzido (6-24 h) para ameaça à vida ou dano grave | Avaliação clínica possível com limitações |
| Tempo-sensível | Dano ou perda após 1 a 6 semanas | Abrangente e com otimização do estado físico |
| Eletivo | Estimativa de dano após 1 ano | Abrangente e com otimização do estado físico |

*Fonte: Fleisher e colaboradores.*[7]

alterações na temperatura e volemia. Deve-se sempre lembrar que a lesão cirúrgica tem repercussão no sistema nervoso autônomo, sendo mediada por fatores neuroendócrinos, além de desequilíbrio entre fatores fibrinolíticos e protrombóticos, gênese da possível trombogenicidade perioperatória.

A Sociedade Brasileira de Cardiologia (SBC)[8] publicou a atualização das diretrizes de avaliação perioperatória em cirurgias vasculares, e o American College of Cardiology/American Heart Association (ACC/AHA), em colaboração com a American Society of Anesthesiologists (ASA), a Society of Cardiovascular Anesthesiologists (SCA) e a Society of Vascular Medicine (SVM),[7] entre outras, publicaram suas diretrizes (*guidelines*) para avaliação perioperatória de pacientes a serem submetidos a cirurgias não cardíacas. A European Society of Cardiology (ESC) e a European Society of Anaesthesiology (ESA)[9] também publicaram suas diretrizes.

Em todas essas diretrizes, é reconhecida a complexidade do manejo clínico de pacientes com múltiplas condições, especialmente em comparação com o tratamento de um único acometimento. Tais diretrizes procuram atender às necessidades dos pacientes sem, no entanto, a intenção de substituir o julgamento clínico. Deve-se considerar a participação dos pacientes e familiares sempre que possível, seus valores e preferências, assim como estilo de vida, variáveis estas que podem permitir desvios das diretrizes propostas. As diretrizes são classificadas de modo a refletir o tamanho do efeito do tratamento (classes) e sua precisão (níveis de evidência – NE), conforme sumarizado no **QUADRO 59.2**.

A primeira etapa da avaliação perioperatória é a identificação das variáveis de risco associadas a complicações, seguida da avaliação funcional. Com esses dados, é possível realizar a estratificação do risco inerente ao tratamento cirúrgico ou endovascular. O ACC/AHA,[7] na última revisão das suas diretrizes, sugere a classificação de risco dos procedimentos propriamente ditos como de alto e baixo risco apenas (**QUADRO 59.3**), uma vez que as diretrizes entre as cirurgias de risco intermediário e alto são similares e a simplicidade favorece a facilidade do uso sem perda da fidelidade.

A ESC e a ESA,[9] contudo, fazem distinção entre procedimentos de baixo, intermediário e alto risco (**QUADRO 59.4**) e

**QUADRO 59.2** Classificação de recomendações e níveis de evidência

**Grau de recomendação conforme tamanho do efeito do tratamento**

- **Classe I:** benefícios >>> risco; o tratamento/procedimento **deve** ser indicado/administrado
- **Classe IIa:** benefício >> risco; o tratamento/procedimento **pode ajudar** o paciente, de modo que é razoável sua utilização
- **Classe IIb:** benefício ≥ risco; o tratamento/procedimento **pode ser considerado**, muito embora o benefício ainda não esteja definido
- **Classe III:** risco ≥ benefício; o tratamento/procedimento **não deve ser utilizado**, uma vez que não há benefício e é potencialmente danoso

**Níveis de evidência**

- **A:** dados obtidos de ensaios clínicos randomizados e metanálises; evidências em várias populações
- **B:** dados obtidos de um único ensaio clínico randomizado ou de estudos clínicos não randomizados; em grupo limitado de populações
- **C:** evidências obtidas a partir de consensos e opiniões de especialistas, relatos e série de casos; em grupo muito limitado de populações

*Fonte: Fleisher e colaboradores[7] e Marques e colaboradores.[8]*

**QUADRO 59.3** Classificação quanto ao risco do procedimento

- **Baixo risco:** as características do paciente e do procedimento apresentam pequena predição (< 1%) de infarto agudo do miocárdio ou óbito
- **Alto risco:** pacientes com risco ≥ 1%

*Fonte: Fleisher e colaboradores.[7]*

**QUADRO 59.4** Estimativa de risco cirúrgico conforme a cirurgia ou intervenção

| Baixo risco (< 1%) | Risco intermediário (1-5%) | Alto risco (> 5%) |
|---|---|---|
| Cirurgia superficial | Cirurgia intraperitoneal: esplenectomia, hérnia de hiato, colecistectomia | Cirurgias de aorta e grandes vasos |
| Mamoplastia | Intervenções carotídeas (CEA/CAS) em pacientes sintomáticos | Cirurgia de revascularização de membro inferior ou amputação ou tromboembolectomia |
| Cirurgia odontológica | Angioplastia arterial periférica | Duodenopancreatectomia |
| Tireoidectomia | Reparo endovascular de aneurisma | Ressecção hepática e de ducto biliar |
| Cirurgia oftalmológica | Cirurgia de cabeça e pescoço | Esofagectomia |
| Cirurgia plástica reconstrutora | Grandes cirurgias ortopédicas e neurocirurgias (quadril e coluna) | Reparo de perfuração intestinal |
| Intervenções carotídeas (CEA/CAS) em pacientes assintomáticos | Cirurgias urológicas ou ginecológicas (maiores) | Ressecção suprarrenal |
| Cirurgias ginecológicas (menores) | Transplante renal | Cistectomia total |
| Cirurgia ortopédica menor (meniscectomia) | Cirurgias intratorácicas (menores) | Pneumectomia |
| Cirurgia urológica menor (RTU) | | Transplante pulmonar ou hepático |

CAS, angioplastia da artéria carótida (do inglês *carotid artery stenting*); CEA, endarterectomia carotídea (do inglês *carotid endarterectomy*); RTU, ressecção transuretral.

*Fonte: Kristensen e colaboradores.[9]*

consideram que os pacientes em pré-operatório de cirurgias de risco baixo e intermediário são avaliados satisfatoriamente pelo anestesiologista, especialista nas demandas próprias ao procedimento cirúrgico proposto (classe IIb, NE C). Alguns poucos pacientes, identificados pelo anestesiologista com suspeita de doença cardíaca complexa, devem ser referenciados a uma equipe de especialistas (classe IIa, NE C). Esse processo permite que pacientes com baixo risco possam ser submetidos ao tratamento cirúrgico em segurança e sem retardo. Com o objetivo de facilitar o processo de avaliação perioperatória, as diretrizes apresentam um fluxograma (FIG. 59.1).

## Avaliação cardiovascular

O estado clínico pré-operatório deve ser inicialmente avaliado com base na história clínica pessoal e familiar, cuja anamnese deve ser bem conduzida e a partir da qual exames complementares devem ser solicitados. A doença aterosclerótica sobrevém de modo insidioso, e nem sempre o diagnóstico clínico fica evidente para o anestesiologista, o que justifica a busca ativa por fatores de risco na história clínica do paciente durante a avaliação pré-operatória (QUADRO 59.5).

A incidência e a prevalência da maioria das doenças cardiovasculares aumentam com a idade, sendo a principal causa de incapacitação e óbito a partir dos 75 anos.[10] Não obstante, essa faixa etária não está bem representada na maior parte dos ensaios clínicos realizados[11] e, por conseguinte, os seus integrantes são candidatos a um escrutínio mais apurado. Esses são pacientes com limitações funcionais, mais suscetíveis a alterações cognitivas, comorbidades diversas e terapêutica múltipla ("polifarmácia"). O envelhecimento da população promove enorme impacto na assistência perioperatória, e um número cada vez maior de pacientes acima de 70 anos se apresenta para cirurgias não cardíacas.[12]

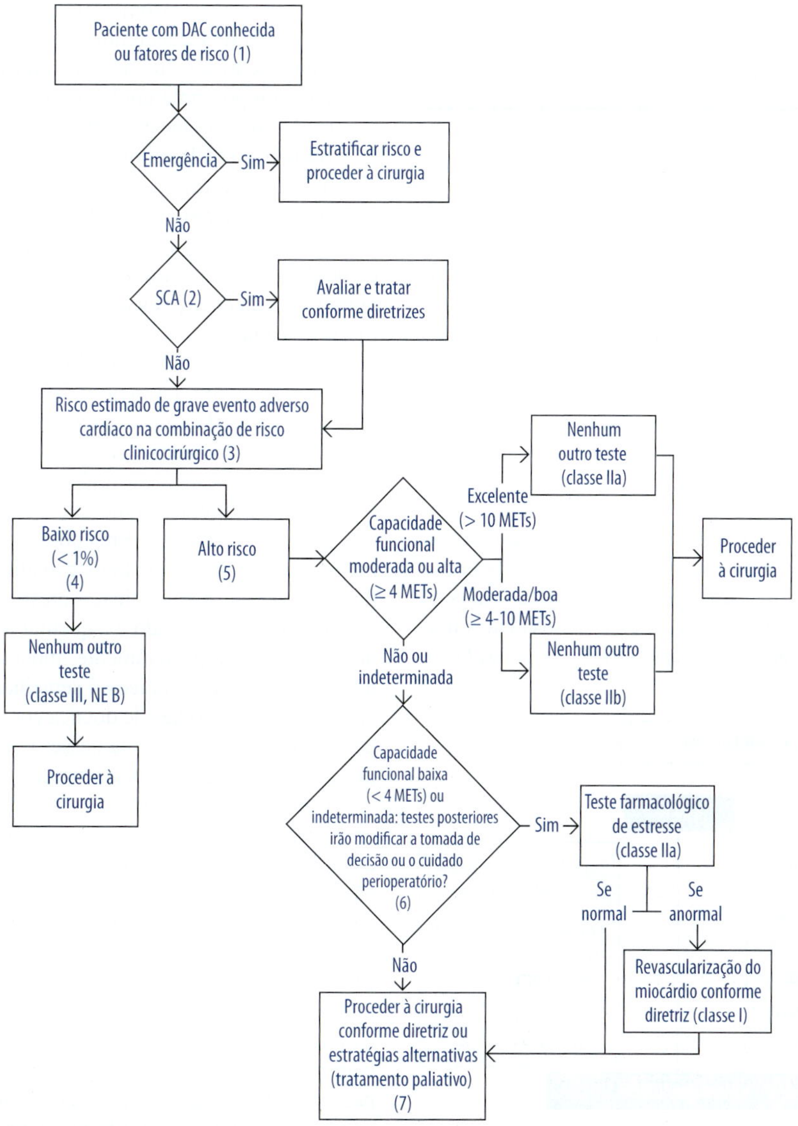


**FIGURA 59.1** Fluxograma para avaliação perioperatória.
DAC, doença arterial coronariana; METs, equivalentes metabólicos; NE, nível de evidência; SCA, síndrome coronariana aguda.

**QUADRO 59.5** Fatores de risco para doença vascular

**Ambientais**

- Abuso de álcool e tabaco
- Sedentarismo
- Hábitos alimentares impróprios

**Metabólicos**

- Dislipidemia
- Diabetes melito
- Hipertensão arterial sistêmica
- Obesidade e sobrepeso
- Hiper-homocisteinemia

**Outros fatores**

- Genéticos
- Gênero
- Envelhecimento
- Estresse, depressão
- *Status* econômico e educacional

## Capacidade funcional

A determinação da capacidade funcional é central no contexto da avaliação de risco cardíaco pré-operatório, sendo um preditor de eventos cardíacos no perioperatório e a prazo mais longo. A unidade de medida é o equivalente metabólico (MET), que corresponde à taxa metabólica basal (para um indivíduo do sexo masculino de 40 anos e com 70 kg): acima de 10 METs, a capacidade funcional é considerada excelente; entre 7 e 10 METs, boa; entre 4 e 6 METs, moderada; e abaixo de 4 METs, baixa. Pacientes assintomáticos e com boa capacidade funcional apresentam baixo risco cirúrgico.

Por meio do teste ergométrico, é possível realizar a avaliação objetiva da capacidade funcional, mas uma estimativa menos precisa pode ser obtida apenas com o relato pelo paciente da capacidade em realizar algumas atividades usuais da vida diária **(FIG. 59.2)**. A atribuição de valores às atividades diárias, realizada por meio do questionário DASI (do inglês Duke Activity Status Index), que deve ser respondido pelo próprio paciente,[13] também auxilia na avaliação do estado funcional e pode ser útil em situações críticas.

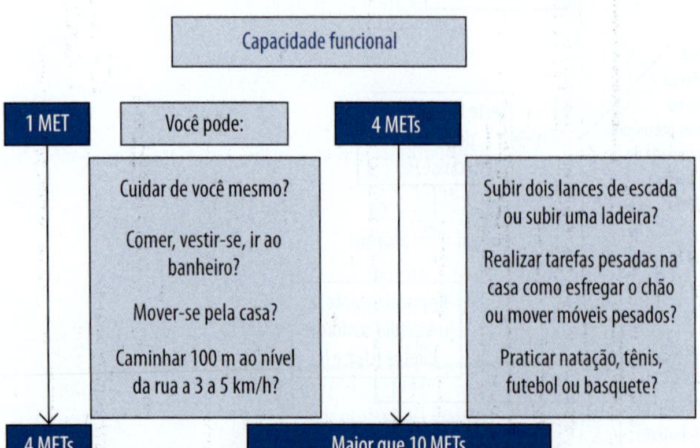


**FIGURA 59.2** Capacidade funcional avaliada por meio de questionário. METs, equivalentes metabólicos.
*Fonte: Kristensen e colaboradores.*[9]

## Fatores clínicos de risco

### Doença arterial coronariana

Os pacientes submetidos a cirurgias vasculares estão em maior risco de desenvolver infarto agudo do miocárdio (IAM),[14] o que determina menor sobrevida, prolongamento do tempo de permanência em unidades intensivas e no hospital, assim como maior custo hospitalar. É uma das complicações mais temidas no perioperatório, podendo ocorrer tanto em função de um descompasso entre a oferta e a demanda de sangue ao miocárdio em pacientes com estenose coronariana limitante do fluxo sanguíneo (principalmente em momentos de alteração hemodinâmica grave), quanto por síndrome coronariana aguda instalada, com placa aterosclerótica vulnerável, que sofre ruptura (em particular na taquicardia e hipertensão arterial), inflamação vascular, alterações vasomotoras e da coagulação.

Os níveis de catecolaminas e cortisol aumentam e podem permanecer elevados no pós-operatório por dias, mas a dor, a anemia e a hipotermia também podem contribuir para a vasoconstrição coronariana e instabilidade das placas ateromatosas.

Barbier e colaboradores[15] utilizaram exames de ressonância magnética cardíaca para identificar pacientes com lesões cardíacas características de IAM sem diagnóstico prévio. Esse grupo de pacientes, com prognóstico indefinido, apresentava evidências de risco cardiovascular considerável e poderia, por outra ponta da doença aterosclerótica, vir a se beneficiar de cirurgia vascular.

A maioria dos eventos ocorre no próprio dia da cirurgia ou no dia seguinte, na maior parte das vezes de forma silenciosa, em razão da sedação, sem alterações cognitivas ou com sintomas referenciados à ferida cirúrgica. Também ocorrem sem elevação do segmento ST (NSTEMI)[16] e podem ser confundidos com alterações inespecíficas de distúrbios eletrolíticos, hiperventilação, etc. Em coorte[17] com 1.092 pacientes submetidos a cirurgias vasculares e avaliados por ecocardiografia de estresse com dobutamina, a prevalência de infarto do miocárdio não diagnosticado e isquemia miocárdica silenciosa foi de 23 e 28%, respectivamente, mostrando que o prognóstico de pacientes assintomáticos é semelhante ao de pacientes que apresentavam sintomas de doença coronariana. O estudo ainda destacou a menor sobrevida desses pacientes quando comparados a pacientes sem doença arterial coronariana (DAC).

Botto e colaboradores,[18] ao analisarem dados de uma coorte prospectiva internacional e multicêntrica de 15.065 pacientes, com idade acima de 45 anos, submetidos a cirurgia não cardíaca (estudo VISION – The Vascular events In non-cardiac Surgery patients cOhort evaluatioN), constataram que apenas 15,8% (IC 95% 13,6-18,3) dos pacientes que tiveram IAM apresentaram algum sintoma de isquemia coronariana e tão somente 34,9% (IC 95% 31,9-38,0) mostraram alteração na eletrocardiografia (ECG) do pré-operatório **(TAB. 59.1)**. Também puderam constatar que a mortalidade pós-operatória de pacientes submetidos a cirurgia não cardíaca foi de 9,8% entre os pacientes que sofreram lesão miocárdica contra 1,1% entre os pacientes que não sofreram esse tipo de evento.

A ocorrência de evento cardíaco grave e morte em cirurgia não cardíaca é frequentemente associada à DAC, e a lesão

**TABELA 59.1** Características da isquemia em pacientes com infarto agudo do miocárdio após cirurgia não cardíaca

| Características | Prevalência | | Mortalidade em 30 dias | |
|---|---|---|---|---|
| | n | % (IC 95%) | n | % (IC 95%) |
| **Sintomas** | | | | |
| Desconforto torácico | 85 | 9,0 (7,4-11,0) | 17 | 20,0 (12,9-29,7) |
| Desconforto na nuca, mandíbula ou braço | 5 | 0,5 (0,2-1,2) | 0 | 0,0 (0,0-43,4) |
| Dispneia | 66 | 7,0 (5,6-8,8) | 10 | 15,2 (8,4-25,7) |
| Edema pulmonar | 46 | 4,9 (3,7-6,5) | 8 | 17,4 (9,1-30,7) |
| Qualquer dos sintomas acima | 149 | 15,8 (13,6-18,3) | 22 | 14,8 (10,0-21,3) |
| **Alterações ao ECG** | | | | |
| Onda Q | 13 | 1,4 (0,8-2,3) | 1 | 7,7 (1,4-33,3) |
| Elevação do segmento ST | 22 | 2,3 (1,5-3,5) | 7 | 31,8 (16,4-52,7) |
| Bloqueio de ramo esquerdo | 5 | 0,5 (0,2-1,2) | 3 | 60,0 (23,1-88,2) |
| Depressão do segmento ST | 154 | 16,4 (14,1-18,9) | 21 | 13,6 (9,1-19,9) |
| Inversão de onda T | 219 | 23,3 (20,7-26,1) | 31 | 14,2 (10,2-19,4) |
| Qualquer das alterações acima | 328 | 34,9 (31,9-38,0) | 47 | 14,3 (10,9-18,5) |

ECG, eletrocardiografia; IC, intervalo de confiança.

*Fonte: Botto e colaboradores.*[18]

miocárdica após cirurgia não cardíaca possui prognóstico relevante e teve critérios estabelecidos em recente força-tarefa de associações de cardiologia.[19] Um dos critérios é a elevação de biomarcadores, como a troponina (tipo C ou I) ou creatinofosfocinase fração MB (CKMB), associada, ou não, a sintomas de isquemia ou alterações eletrocardiográficas, como alterações no segmento ST, surgimento de bloqueio de ramo esquerdo e onda Q. Ao ecocardiograma, pode-se detectar miocárdio inviável e alterações na mobilidade da parede do ventrículo esquerdo.

Há muito se sabe que a estabilização clínica e o tempo decorrido de IAM recente têm impacto na morbidade e mortalidade perioperatórias,[20] principalmente no caso de portadores de angina instável. Em estudo mais atual, no qual foram analisados bancos de dados de alta hospitalar e registros de óbitos na Califórnia (Estados Unidos), em mais de meio milhão de pacientes, Livhits e colaboradores[21] verificaram, em cirurgias não cardíacas, que a taxa de IAM em pacientes sem história prévia foi de 1,4%, mas que entre aqueles com IAM em até 30 dias antes da cirurgia a taxa foi de 32,8%. Lograram, contudo, demonstrar que o risco diminui à medida que se espaça o tempo entre o evento isquêmico e o procedimento (18,7% entre 31 e 60 dias; 8,4% entre 61 e 90 dias; 5,9% entre 91 e 180 dias – $p < 0,001$). Também foi possível constatar a redução do risco em pacientes que foram submetidos à revascularização antes da cirurgia.

Considerando esses estudos, as diretrizes do ACC/AHA[7] sugerem que se postergue para 60 dias ou mais as cirurgias não cardíacas eletivas, na ausência de revascularização coronariana prévia. Mashour e colaboradores[22] revelaram, por análise multivariada em coorte de 350.031 pacientes, que uma história de IAM nos seis meses precedentes à cirurgia não cardíaca é fator de risco independentemente de acidente vascular encefálico (AVE). As diretrizes da SBC[8] apontam recomendações de intervalos de segurança para a realização de cirurgias vasculares em pacientes submetidos à revascularização do miocárdio (**QUADRO 59.6**). É de particular importância saber se o paciente possui *stent* coronariano, devido à alta morbimortalidade associada a

**QUADRO 59.6** Recomendações para o intervalo de segurança entre a revascularização miocárdica e a cirurgia vascular

**Grau de recomendação I**

- Após revascularização miocárdica cirúrgica:
  - Tempo ideal: 30 dias; NE C
  - Tempo mínimo: variável conforme as condições clínicas do paciente; NE C
- Após angioplastia coronariana com balão sem uso de *stent*:
  - Tempo ideal: 14 dias; NE B
  - Tempo mínimo: 7 dias; NE C
- Após angioplastia coronariana com uso do *stent* convencional:
  - Tempo ideal: superior a 6 semanas; NE B
  - Tempo mínimo: 14 dias; NE C
- Após angioplastia coronariana com *stent* farmacológico:
  - Tempo ideal: não estabelecido; NE C
  - Tempo mínimo: 365 dias; NE B

NE, nível de evidência.

*Fonte: Marques e colaboradores.*[8]

cirurgias executadas fora dos intervalos apresentados com a suspensão prematura da terapia antiplaquetária, principalmente nos portadores de *stent* farmacológico.

A revascularização miocárdica (RM) é indicada excepcionalmente antes da cirurgia vascular, com o propósito da redução de risco, não sendo medida profilática de IAM. O ajuste criterioso da terapêutica farmacológica oferecerá a farmacoproteção necessária aos coronariopatas, deixando a RM tão somente aos pacientes que já possuem, de modo independente, a indicação de fazê-la.[23]

### Insuficiência cardíaca, miocardiopatias e valvopatias

O envelhecimento da população vem aumentando a prevalência da insuficiência cardíaca em pacientes com insuficiência clínica ativa (ortopneia, edema periférico, turgência jugular, terceira bulha, estertores) ou crônica, os quais possuem risco elevado de complicações no perioperatório. Entretanto, pacientes que também apresentem redução da fração de ejeção do ventrículo esquerdo (FEVE < 35%), ainda que sem exuberância clínica, têm fator de risco aumentado em cirurgias vasculares de risco elevado, sendo um fator preditivo de eventos cardíacos no pós-operatório de cirurgia vascular.[24]

Healy e colaboradores[25] analisaram 174 prontuários de pacientes com diagnóstico de insuficiência cardíaca submetidos a cirurgias não cardíacas de risco elevado e intermediário e observaram que somente pacientes do grupo com FEVE < 30% apresentaram eventos cardíacos perioperatórios relevantes, quando comparados com o grupo moderado (FEVE 30-40%) e leve (> 40, < 50%). Assim, a avaliação cardíaca por ecocardiografia transtorácica é importante na avaliação de pacientes com insuficiência cardíaca já conhecida ou sob suspeita nas cirurgias de alto risco,[26] muito embora Wijeysundera e colaboradores,[27] analisando dados de uma coorte de 264.823 pacientes com mais de 40 anos submetidos a cirurgias não cardíacas de risco alto e intermediário, tenham observado que a utilização de ecocardiografia pré-operatória não estava associada à melhora da sobrevida e ao menor tempo de permanência hospitalar.

As diretrizes do ACC/AHA[7] não recomendam (classe III) a avaliação rotineira da função cardíaca (ventricular esquerda), exceto em pacientes com dispneia de origem desconhecida ou piora dos sintomas (classe IIa) ou em pacientes portadores de insuficiência cardíaca reconhecida e com avaliação realizada há mais de 1 ano (classe IIb). Entretanto, as diretrizes da ESC e da ESA recomendam que os pacientes com insuficiência cardíaca estabelecida ou suspeita a serem submetidos a cirurgias de risco alto ou intermediário tenham a função de ventrículo esquerdo verificada por ecocardiografia transtorácica ou peptídeo natriurético cerebral (BNP). Esses marcadores (BNP ou NT-pró-BNP) são produtos dos miócitos cardíacos em resposta ao aumento do estresse da parede ventricular[28] e podem estar elevados em qualquer estágio de insuficiência cardíaca e de forma independente da presença ou não de isquemia coronariana, mas não devem ser solicitados universalmente no pré-operatório (classe III).

As diretrizes do ACC/AHA[7] ainda abordam outros acometimentos cardiovasculares, como as miocardiopatias (restritiva, obstrutiva hipertrófica, arritmogênica do ventrículo direito e periparto), as valvopatias (estenoses e insuficiência das valvas aórtica e mitral), os distúrbios do ritmo cardíaco e a presença de cardioversor desfibrilador implantável (CDI). Há uma grande variabilidade no risco desses pacientes, que pode vir a ser alto em função da patologia, do seu grau de acometimento e da magnitude do procedimento a ser realizado.

### Arritmias

As arritmias cardíacas e os distúrbios de condução são observados com certa frequência no perioperatório, principalmente em pacientes mais idosos. Arritmias ventriculares (taquicardia ventricular e extrassístoles) não são raras em pacientes de alto risco.

Entretanto, em estudo prospectivo de cirurgias não cardíacas, Mahla e colaboradores[29] avaliaram 70 pacientes com doença estrutural cardíaca e com repetidas alterações dos batimentos ventriculares detectadas em Holter pré-operatório e não constataram correlação das arritmias com complicações perioperatórias; a incidência de arritmias no perioperatório foi semelhante nos grupos com desfecho desfavorável e favorável (8%). Todavia, as diretrizes do ACC/AH[7]A específicas para o controle de arritmias ventriculares e a prevenção de morte súbita[30] recomendam que a taquicardia ventricular (TV) sustentada monomórfica com repercussão hemodinâmica deve ser tratada a qualquer momento com cardioversão (classe I, NE C). Não obstante, a ocorrência de arritmias no pré-operatório deve ter sua etiologia investigada (doença cardíaca subjacente, toxicidade a medicamentos, alterações metabólicas, etc.).

As taquicardias supraventriculares e a fibrilação atrial (FA) são mais comuns do que as ventriculares e muito presentes em pacientes idosos submetidos a cirurgias não cardíacas. A atividade simpática pode ser um gatilho para tais arritmias, sendo que a insuficiência respiratória e os distúrbios eletrolíticos são fatores agravantes. A terapêutica com β-bloqueadores e bloqueadores de canais de cálcio (verapamil) é a preconizada (classe I, NE B), assim como a amiodarona venosa (classe IIa, NE B).[31]

Pacientes com marca-passo cardíaco ou CDI apresentam características peculiares na investigação pré-operatória. Os equipamentos que têm sido implantados são de tipos variados, de diversos fabricantes, com *software* próprio e finalidades bem específicas. A Heart Rhythm Society (HRS), em colaboração com a ASA, a AHA e a Society of Thoracic Surgeons (STS), publicaram um documento de consenso[32] com recomendações importantes para a segurança desses pacientes.

A abordagem multidisciplinar é necessária, muito embora, em situações de emergência, o anestesiologista possa não contar com o suporte técnico e, então, precise estar de certo modo familiarizado com os requisitos indispensáveis. Algumas informações essenciais devem ser compartilhadas pela equipe, como a cirurgia proposta e a posição na mesa cirúrgica, a localização do gerador, o tipo de eletrocautério a ser utilizado, anecessidade ou não de cardioversão ou desfibrilação, a disponibilidade do técnico da empresa do equipamento com experiência no programa específico, as condições de alta hospitalar, entre outras circunstâncias. Em situações de emergência, um raio X simples de tórax pode ser útil para determinar qual equipamento está implantado. As diretrizes da ESC/ESA[9] com as orientações pertinentes estão sumarizadas no **QUADRO 59.7**.

### Hipertensão arterial sistêmica

A incidência de hipertensão arterial sistêmica (HAS) é alta na população geral e também nos vasculopatas, mas suas taxas de controle são baixas.[33] Pacientes com diagnóstico estabelecido no contexto do perioperatório induzem à pesquisa de danos em

**QUADRO 59.7** Recomendações para arritmias

| Recomendações | CR | NE |
|---|---|---|
| **Arritmias ventriculares** | | |
| • É recomendada a continuidade da medicação antiarrítmica oral anterior à cirurgia. | I | C |
| • É recomendado, dependendo das características do paciente, o uso de agentes antiarrítmicos em pacientes com taquicardia ventricular sustentada. | I | C |
| • Não é recomendo o uso de agentes antiarrítmicos em pacientes com extrassístoles ventriculares. | III | C |
| **Bradicardias e marca-passo** | | |
| • As indicações de marca-passo temporário no perioperatório não diferem daquelas para marca-passo definitivo. | I | C |
| • É recomendável que o hospital disponibilize um técnico responsável por programar o equipamento eletrônico implantado antes e depois da cirurgia. | I | C |
| • Pacientes com cardioversor desfibrilador implantado que foi desativado no pré-operatório devem ter o ritmo cardíaco monitorizado durante todo o período em que estiver desativado. Desfibrilador externo deve estar prontamente disponível. | I | C |
| • Pacientes com bloqueio bi ou trifascicular não têm indicação de utilização de marca-passo temporário de rotina no perioperatório. | III | C |
| **Arritmias supraventriculares** | | |
| • É recomendada a continuidade, no perioperatório, da medicação antiarrítmica oral utilizada antes da cirurgia. | I | C |
| • É recomendado o uso de cardioversor elétrico quando houver instabilidade hemodinâmica. | I | C |
| • São recomendadas manobras vagais e medicação antiarrítmica para controle de taquicardias supraventriculares em pacientes com estabilidade hemodinâmica. | I | C |

CR, classe da recomendação; NE, nível de evidência.

*Fonte: Kristensen e colaboradores.*[9]

órgãos-alvo e de outros fatores de risco cardiovascular, conforme recomendações da ESC/ESA (classe I, NE C).[9] Também de acordo com essas diretrizes, é recomendável que se evitem flutuações durante o período perioperatório (classe IIa, NE B); além disso, deve-se considerar o não adiamento do procedimento em estágios 1 e 2 da doença hipertensiva (pressão arterial sistólica < 180 mmHg; pressão arterial diastólica < 110 mmHg) (classe IIb, NE B). É preciso atenção, no perioperatório, à continuidade do controle medicamentoso da hipertensão arterial.

### Doença vascular pulmonar

A mortalidade perioperatória em pacientes portadores de hipertensão arterial pulmonar em cirurgia não cardíaca é alta (18%),[34] e complicações como insuficiência cardíaca ou respiratória também são elevadas (6 a 26%).[35] São diversos os fatores que podem piorar o quadro clínico no perioperatório, inclusive em locais/situações pouco familiarizados com pacientes portadores de hipertensão arterial. Por isso, o paciente deve, sempre que possível, ser encaminhado a um centro apropriado, para que possa ser operado somente após um exame criterioso, que inclua a avaliação da função do ventrículo direito e do grau da hipertensão. A medicação de uso contínuo como terapia-alvo deve ser mantida durante o perioperatório.

### Doença congênita do adulto

A complexidade das doenças congênitas determina maior risco cirúrgico, que está relacionado à própria patologia, ao procedimento a ser realizado e ao seu caráter eletivo ou de urgência. Assim, sempre que possível, esses pacientes devem ser referenciados a centros especializados em doenças congênitas para uma avaliação abrangente.

## Estratificação do risco

Atualmente, a consequência natural de uma boa avaliação clínica perioperatória é a estratificação do risco para a intervenção. A predição do risco para resultados adversos em cirurgia não cardíaca[36,37] ou em cirurgia vascular[38] há muito vem sendo estudada. O Estudo Multicêntrico de Avaliação Perioperatória (EMAPO)[39] foi desenvolvido no Brasil e vem sendo recomendado pela SBC. A estratificação do risco, classificando o paciente em determinada categoria, pode auxiliar na decisão clínica e cirúrgica, sendo recomendação de classe I e NE B (ESA/ESC) e classe IIa (ACC/AHA). Trata-se de modelos que procuram estimar a probabilidade de ocorrência de resultados adversos em determinado paciente.

Todavia, há diferenças entre os diversos escores de risco,[40] que devem apenas complementar a opinião pessoal do avaliador, principalmente quando o entendimento clínico sugere um risco real subestimado. Na decisão sobre o tratamento cirúrgico, deve-se contrapor a avaliação objetiva do risco de complicações ao risco da própria doença de base.

O índice de risco cardíaco revisado (RCRI, do inglês *revised cardiac risk index*),[41,42] também conhecido como escore de Lee, vem sendo amplamente utilizado por sua simplicidade de pontuação quando comparado com outros índices preditivos. São alocados escores em função do risco do procedimento vascular (cirurgias intraperitoneais, intratorácicas ou suprainguinais); do histórico de doença isquêmica coronariana; da presença de insuficiência cardíaca; da ocorrência de doença cerebrovascular; e de diabetes em uso de insulina e creatinina sérica acima de 2 mg·dL$^{-1}$. Os pacientes com escore zero são classificados como baixo risco, com uma expectativa de complicações graves em apenas 0,4%; já os pacientes com escore de 1 a 2 são de risco intermediário (0,9% e 7%, respectivamente), e aqueles com escore igual ou maior que 3 recebem classificação de risco elevado (11%).

Bertges e colaboradores[43] avaliaram a propriedade do RCRI em predizer complicações cardíacas e morte após cirurgias não cardíacas em uma revisão sistemática na qual analisaram os dados de 24 estudos (792.740 pacientes); nessa revisão, observaram que o índice era útil em discriminar pacientes de baixo e alto risco, com sensibilidade de 0,65 e especificidade de 0,76 (com intervalos de confiança entre 0,46 e 0,81 para sensibilidade e 0,58 e 0,88 para especificidade) entre cirurgias não cardíacas variadas, mas que havia queda na acurácia em cirurgias vasculares isoladamente.

Com o objetivo de minimizar tal diferença, o mesmo grupo de estudo[44] desenvolveu e validou o Vascular Quality Initiative (VQI) índice de risco cardíaco (CRI, do inglês *cardiac risk index*) como preditivo de IAM no pós-operatório em cirurgia vascular. A construção do modelo de risco incluiu registros de cirurgias de endarterectomia carotídea, *bypass* infrainguinal e suprainguinal, assim como intervenção endovascular de aneurisma e cirurgia de aneurisma de aorta abdominal (AAA) (n = 88.791) e análise de regressão logística multivariada, além de coorte (n = 61.236). O modelo também foi validado por uma coorte (n = 27.555). Com a aplicação desse modelo, a incidência total de IAM chegou a 1,6%, sendo de 0,8% em endarterectomias carotídeas, 1% em reparos endovasculares de aneurisma, 2,6% em *bypass* infrainguinal, 3,1% em *bypass* suprainguinal e 4,3% em cirurgia de AAA. O programa está disponível na internet[45] e também como aplicativo gratuito para *smartphone*, não tendo sido, entretanto, validado externamente.

Gupta e colaboradores[45] também desenvolveram e validaram um programa de predição de risco cardíaco considerando o tipo de cirurgia, o grau de dependência funcional, a dosagem de creatinina, a classificação do estado físico da ASA e a faixa etária. Sua aplicação parece ter valor preditivo superior ao do RCRI.

Outro programa de avaliação de risco foi elaborado pelo American College of Surgeons (ACS),[47,48] utilizando dados coletados prospectivamente em 586 hospitais nos EUA, totalizando mais de 2,7 milhões de procedimentos. Esse programa emprega a terminologia e o código do de procedimento CPT (do inglês *Current Procedural Terminology*) utilizados naquele país, e inclui 21 variáveis específicas do paciente (p. ex., idade, sexo, estado funcional, etc.). Sua escolha parece oferecer a melhor estimativa do risco de evento cardíaco grave e morte para o procedimento especificado.

## Avaliação pulmonar

São muitos os acometimentos pulmonares que atuam como comorbidades ao paciente vasculopata, em particular doença pulmonar obstrutiva crônica (DPOC) e tabagismo. O tabagismo é a principal causa de DPOC. Nesses casos, a avaliação clínica pode requerer apenas a realização de raio X de tórax, mas também pode vir a ser necessária uma investigação mais abrangente com teste de função pulmonar e ergoespirometria. A questão fundamental é que o aprofundamento da investigação só ocorra quando há a possibilidade de alteração da conduta perioperatória, principalmente em pacientes com sintomas evidentes, como tosse, dispneia, intolerância ao exercício, ou ainda que se submeterão à ventilação monopulmonar em cirurgia vascular torácica.

A suspensão do tabagismo deve ocorrer preferencialmente cerca de quatro semanas antes da cirurgia, contribuindo para melhor oxigenação tecidual, redução de broncospasmo e hipóxia, bem como menor taxa de complicações respiratórias.[49]

Outra condição também muito observada é a síndrome da apneia/hipopneia obstrutiva do sono (SAHOS), com uma prevalência de 0,15 a 3% em adultos e de 7 a 22% em pacientes com critérios para cirurgia bariátrica.[50] Esses pacientes possuem grave obstrução de vias aéreas com restrição torácica e embotamento do gatilho respiratório, e, nos casos mais graves, hipertensão pulmonar.

Estima-se que a SAHOS possa acometer até 25% da população, e não é raro que o paciente se apresente à consulta pré-anestésica sem o diagnóstico firmado. Assim, identificar a SAHOS antes do procedimento é importante, pois há forte associação com doença cardiovascular, hipertensão arterial e AVE.[51] Ronco, fadiga e ocorrência de apneia relatada por companheiro são sintomas sugestivos da síndrome e devem ser investigados na consulta ou visita pré-anestésica. Os pacientes com diagnóstico firmado e em uso de aparelho de ventilação não invasiva com pressão positiva contínua nas vias aéreas (CPAP) devem continuar a utilizá-lo durante a internação hospitalar. A conveniência da utilização e o tempo de permanência em unidades de tratamento intensivo ou semi-intensivo deve ser sopesada.

## Avaliação renal

Muitos pacientes que se apresentam para cirurgia vascular, principalmente idosos, podem ter a função renal comprometida, e esse é um fator de risco independente para complicações no pós-operatório. A causa mais frequente de lesão renal aguda (LRA) em pacientes cardíacos hospitalizados é a combinação de estados de baixo débito cardíaco e administração de contraste iodado, utilizado no diagnóstico por imagem e em procedimentos endovasculares, muito embora a maioria dos casos seja autolimitante e a recuperação da função renal ocorra nos sete dias subsequentes ao procedimento. Em pacientes com função renal com certo grau de comprometimento no pré-operatório, observa-se maior probabilidade de perpetuação da insuficiência renal. Nesses casos, a concorrência de diabetes melito é decisiva.[52] A anemia também pode contribuir para o quadro.

A estratégia recomendada de prevenção de insuficiência renal no pós-operatório inclui utilização da menor quantidade factível de meio de contraste nefrotóxico, com menor viscosidade possível e não iônico; hidratação do paciente; e emprego de agentes farmacológicos, como a *N*-acetilcisteína.[53] A terapia de substituição renal (hemofiltração) só deve ser considerada nos casos mais graves.

## Diabetes

A alta taxa de prevalência de diabetes melito no Brasil em 2012 (11,7%)[54] em adultos acima de 35 anos já indica o quão prevalente essa doença também é em pacientes a serem submetidos a cirurgias não cardíacas. O diabetes tipo 2 é responsável por mais de 90% dos casos e também pelo aumento no tempo de internação hospitalar e pela mortalidade perioperatória. Entretanto, muitos pacientes chegam ao pré-operatório sem o diagnóstico firmado. A resistência insulínica com intolerância à glicose é quase onipresente na população e representa um problema de saúde pública.

A hiperglicemia no pós-operatório compromete a cicatrização, além de trazer outros potenciais riscos, de modo que ajustes do nível glicêmico devem ser observados no período. Contudo, o controle rígido dos níveis glicêmicos pode resultar em grave hipoglicemia e óbito.[55] O controle à beira do leito é importante no período perioperatório.

## Doença cerebrovascular

O AVE perioperatório é uma complicação altamente indesejável em cirurgias. Sua incidência depende do tipo e da complexidade do procedimento cirúrgico e é baixa em cirurgias não cardíacas. Em cirurgias vasculares, contudo, está associado a riscos mais elevados, uma vez que a aterosclerose se faz presente nos vasculopatas.[56]

A maioria dos eventos são isquêmicos e cardioembólicos, tendo a fibrilação atrial como morbidade subjacente em combinação com a suspensão da terapia de anticoagulação, o próprio estado de hipercoagulabilidade cirúrgico, e, mais raramente, embolia aérea ou gordurosa. Medidas que podem atenuar a ocorrência do AVE perioperatório são manutenção da terapia antiplaquetária/anticoagulante pelo maior tempo possível, prevenção e correção da fibrilação atrial, estabilização da glicemia e controle da pressão arterial.

Na avaliação pré-anestésica, é importante verificar a ocorrência de sintomas neurológicos, como sugestivos de ataques isquêmicos transitórios (AITs) e até mesmo AVE nos seis meses anteriores à cirurgia; as diretrizes da ESC/ESA[9] recomendam (classe I, NE C) a investigação com imagem cerebral nesses casos e até mesmo em pacientes sem história (classe IIb, NE C).

## Estimativa de sangramento e anemia

A SBC, em suas diretrizes de avaliação perioperatória em cirurgias vasculares,[57] aborda uma questão importante no contexto operatório, que é a estimativa de sangramento. A correção aberta dos AAA lidera esse tópico. Mesmo os não complicados (expansão aguda ou rotura) podem ocasionar perdas sanguíneas entre 1 e 2 L.[58] De outro modo, as técnicas endovasculares nos AAA apresentam sangramento mais moderado. Já na correção dos aneurismas toracoabdominais, o sangramento pode ser maior mesmo com a técnica endovascular. É importante lembrar que a ocorrência de coagulopatia por diluição está diretamente relacionada ao volume sanguíneo perdido.

Nas cirurgias vasculares periféricas abertas, como as pontes arteriais nos membros inferiores, o sangramento é mais moderado. Nas endarterectomias carotídeas, angioplastias da carótida, amputações e correções endovasculares de doença arterial periférica, o risco é baixo.

A anemia não é incomum no indivíduo vasculopata, e sua presença e gravidade são fatores de risco independentes associados a morte em 30 dias de pós-operatório e eventos cardíacos em pacientes com mais de 65 anos submetidos a procedimentos vasculares eletivos, abertos ou endovasculares.[59]

## Otimização da terapêutica

Como estratégia de redução de risco perioperatório, procura-se verificar se a terapêutica clínica que o paciente vem usando está proporcionando a melhor "proteção" possível. Muitas vezes são necessários ajustes na medicação, com a introdução ou suspensão de fármacos utilizados. Outras vezes, contudo, a própria tomada de decisão anestésico-cirúrgica vê-se à mercê do tratamento clínico em uso. Muito embora o clínico e o cirurgião tenham contato com o paciente antes do anestesiologista e, por isso, detenham a primazia nesse ajuste, também este deverá ponderar com os demais profissionais sobre a conveniência ou não de determinada conduta, considerando possíveis opções de anestesia. Foge ao escopo deste capítulo a discussão aprofundada de tal questão; convém, todavia, ressaltar alguns pontos importantes que irão influir no planejamento anestésico.

## β-bloqueadores

Os β-bloqueadores promovem a redução do consumo de oxigênio pelo miocárdio porque reduzem a frequência cardíaca, permitindo aumento do enchimento diastólico, e porque diminuem a contratilidade miocárdica. Entretanto, a utilização desmedida de β-bloqueadores no perioperatório em pacientes com baixo risco cardiovascular, anteriormente preconizada,[60,61] vem sendo questionada na última década, devido à associação com maior incidência de AVE, mortalidade, bradicardia e hipotensão arterial.[62] Na verdade, estudos conflitantes apontando benefícios ou danos geraram grande controvérsia sobre os β-bloqueadores no perioperatório: quando, como e em que tipo de paciente usá-los.

Assim, as recomendações do ACC/AHA[7] incluem a manutenção da medicação β-bloqueadora em pacientes que já a usavam cronicamente, uma vez que a retirada poderia acarretar piores desfechos (classe I, NE B); a plausibilidade de seu uso durante e após a cirurgia, porém com atenção às repercussões clínicas e modificação da conduta, se necessário; a possibilidade de introduzir os β-bloqueadores no pré-operatório em pacientes com risco intermediário ou alto de isquemia coronariana observado em testes de estresse, sopesando risco de AVE ou insuficiência cardíaca (classe IIb, NE C); do mesmo modo, seu uso em pacientes com três ou mais fatores de risco observáveis no RCRI (classe IIb, NE B); o início o mais antecipadamente da cirurgia possível, de modo a avaliar segurança e tolerabilidade (classe IIb, NE B); e a não introdução de β-bloqueadores no dia da cirurgia em pacientes que nunca foram medicados, particularmente em formas de longa duração e sem monitorização de possíveis eventos adversos (classe III: dano, NE B).

## Estatinas

As estatinas são agentes hipolipemiantes amplamente prescritos em pacientes com risco de doença cardíaca isquêmica também por seu efeito pleiotrópico, que se caracteriza por ações no endotélio, estabilizando a placa coronariana e prevenindo o IAM. Preocupações sobre seu uso no perioperatório estão relacionadas à possibilidade de miopatias e rabdomiólise induzidas pelo fármaco, porém a ocorrência desses fatores é muito rara.[63] As atuais recomendações estão listadas no **QUADRO 59.8**.

**QUADRO 59.8** Recomendações sobre o uso de estatinas no perioperatório

| Terapia perioperatória com estatinas conforme ACC/AHA | CR | NE |
|---|---|---|
| • Continuação em pacientes já em uso | I | B |
| • A introdução em pacientes a serem submetidos a cirurgia vascular é plausível | IIa | B |
| • A introdução da medicação deve ser considerada em pacientes com fatores clínicos de risco e a serem submetidos a procedimentos de risco elevado | IIb | C |
| **Recomendações da ESC/ESA** | | |
| • Continuação em pacientes já em uso, favorecendo estatinas de meia-vida longa ou com formulações de liberação lenta | I | C |
| • A introdução em pacientes a serem submetidos a cirurgia vascular é plausível e ideal em pelo menos duas semanas antes do procedimento | II | B |

CR, classe de recomendação; NE, nível de evidência.

*Fontes: Fleisher e colaboradores[7] e Kristensen e colaboradores.[9]*

## Inibidores da enzima conversora da angiotensina e antagonistas dos receptores da angiotensina

Fármacos anti-hipertensivos muito utilizados no tratamento clínico da HAS com atividade nefroprotetora têm sido associados ao risco de hipotensão arterial sob anestesia em cirurgia não cardíaca, especialmente após a indução e em pacientes fazendo uso concomitante de β-bloqueador e complicações respiratórias, sem, contudo, apresentar impacto nos resultados.[64] Tanto as diretrizes do ACC/AHA[7] quanto as da ESC/ESA[9] indicam a continuidade de uso dos inibidores da enzima conversora da angiotensina (IECAs) e bloqueadores dos receptores AT1 da angiotensina II (BRA) no perioperatório, e caso venham a ser suspensos, devem ser reintroduzidos tão logo possível, no pós-operatório.

## Clonidina ($\alpha_2$-agonistas adrenérgicos)

Os $\alpha_2$-agonistas adrenérgicos são moduladores de catecolaminas e reduzem a liberação de noradrenalina com consequente diminuição da pressão arterial e frequência cardíaca. O estudo internacional POISE-2,[28,65] ensaio clínico com 10.010 pacientes submetidos a cirurgias não cardíacas, não observou redução da mortalidade e taxa de IAM não fatal com uso perioperatório de clonidina em cirurgia vascular; de outro modo, houve aumento na frequência de hipotensão arterial clinicamente importante, mesmo em baixas doses. Tanto as diretrizes do ACC/AHA[7] quanto as da ESC/ESA[9] contraindicam seu uso na prevenção de eventos cardiovasculares no perioperatório por não trazerem benefícios (classe III: nenhum benefício, NE B).

## Bloqueadores dos canais de cálcio

Os bloqueadores dos canais de cálcio são medicamentos que atuam bloqueando a entrada do cálcio ($Ca^{2+}$) através da membrana celular no músculo cardíaco e, sobretudo, na musculatura lisa vascular. Alguns antagonistas de canais de cálcio, principalmente os diidropiridínicos de ação rápida, como a nifedipina sublingual, determinam rápida hipotensão arterial. É importante lembrar da interação medicamentosa com os bloqueadores histamínicos $H_2$, os quais potencializam seus efeitos. As diretrizes da ESC/ESA não os recomendam em pacientes com disfunção sistólica e insuficiência cardíaca, mas eles podem ser usados em pacientes que não toleram β-bloqueadores no controle da frequência cardíaca.

## Fármacos que interferem na coagulação

A utilização de fármacos que interferem na coagulação em pacientes vasculopatas é quase uma regra. Todavia, os medicamentos prescritos com essa finalidade pertencem a vários grupos farmacológicos, desde o ácido acetilsalicílico (AAS) até os mais recentes anticoagulantes orais (inibidores dos fatores IIa e Xa), sendo que cada agente possui propriedades farmacocinéticas específicas, muitos ainda sem agentes de reversão, o que torna cada vez mais complexa a tomada de decisão em relação à conduta perioperatória. Por outro lado, o risco de trombose de *stent* coronariano, principalmente do farmacológico (DES, do inglês *drug eluting stent*), é alto nas primeiras 4 a 6 semanas após o implante,[66] uma vez que a suspensão da dupla terapia antiplaquetária (DTAP) nesse período pode trazer graves consequências (p. ex., a obstrução de *stent* na coronária esquerda pode ser fatal). Além disso, seu uso diminui os sintomas, aumenta o tempo de deambulação sem claudicação, reduz a reestenose femoropoplítea e, por conseguinte, é frequente no tratamento clínico da doença arterial periférica (DAP).

Para tornar a decisão ainda mais complexa, o risco de sangramento no perioperatório pode ser alto, sobretudo em grandes procedimentos vasculares como os de AAA.[67] O planejamento da anestesia também se encontra intrinsecamente comprometido por esse problema, uma vez que impõe restrições à escolha da anestesia regional.[68] A American Society of Regional Anesthesia and Pain Medicine (ASRA), a European Society of Regional Anaesthesia and Pain Therapy (ESRA), entre outras sociedades, apresentaram diretrizes para intervenções no neuroeixo em pacientes com medicação antiplaquetária e anticoagulante,[69] com recomendações para os tipos de procedimentos com risco potencial de sangramento importante (ressaltando o estresse crônico da dor e o consequente estresse psicossocial) e o estado de hipercoagulabilidade.

## Ácido acetilsalicílico

A ativação plaquetária e o trombo coronariano podem ser um dos mecanismos de infarto perioperatório. O AAS inibe a agregação plaquetária, promove a supressão da coagulação do plasma e aumenta a fibrinólise,[70] e sua administração no perioperatório pode prevenir complicações.[71] O AAS pode atuar sinergicamente com outras medicações nos seus efeitos sobre a coagulação, como dipiridamol e cilostazol, inibidores da fosfodiesterase 3 e 5.

Um recente estudo, o POISE-2, concluiu que o uso continuado de AAS não protege pacientes em perioperatório de eventos adversos cardíacos e morte, tanto no caso daqueles que já vinham usando a medicação, quanto daqueles em que o fármaco foi introduzido no período.[72] Com base nesse estudo, as diretrizes do ACC/AHA[7] recomendam que o AAS não seja introduzido na terapêutica e tenha seu uso descontinuado em pacientes sem *stents* coronarianos implantados a serem submetidos a cirurgias não cardíacas eletivas (classe III: nenhum benefício, NE C). É importante ressaltar que a descontinuidade da medicação está associada ao risco de eventos cardiovasculares por um fenômeno protrombótico de rebote entre 7 e 15 dias, coincidindo com o período recomendado de suspensão para cirurgias.[73] Vale ressaltar igualmente que outros anti-inflamatórios não esteroides também inibem a cicloxigenase (Cox) 1 e 2 e têm farmacocinéticas diferenciadas (TAB. 59.2).

## Tienopiridínicos

Os tienopiridínicos (ticlopidina, prasugrel e clopidogrel) são bloqueadores do receptor ADP subtipo P2Y12, sendo esse último de uso mais frequente. O ticagrelor é um inibidor direto dos receptores P2Y12.

A ASRA recomenda a suspensão do clopidogrel cerca de sete dias antes de procedimento regional, enquanto o ACC sugere 7 a 10 dias na maioria dos pacientes e 5 dias em pacientes com alto risco de angina. O ticagrelor apresenta recuperação plaquetária e pode ser suspenso também cinco dias antes. Muitos procedimentos de baixo risco podem ser realizados sem a suspensão da medicação. Após a intervenção, o reinício do clopidogrel pode ocorrer em 12 horas, na dose habitual, enquanto o prasugrel e o ticagrelor, em 24 horas.

**TABELA 59.2** Anti-inflamatórios não esteroides

| Agente | Meia-vida (h) | Dias para descontinuidade (dias) |
|---|---|---|
| Diclofenaco | 1 a 2 | 1 |
| Etodolaco | 6 a 8 | 2 |
| Ibuprofeno | 2 a 4 | 1 |
| Indometacina | 5 a 10 | 2 |
| Cetorolaco | 5 a 6 | 1 |
| Meloxicam | 15 a 20 | 4 |
| Naproxeno | 12 a 17 | 4 |
| Piroxicam | 45 a 50 | 10 |

*Fonte: Narouze e colaboradores.*[69]

## Varfarina

A varfarina inibe os fatores de coagulação dependentes de vitamina K (II, VII, IX e X) e ainda é utilizada como anticoagulante, devendo seu efeito ser monitorizado pelo índice normalizado internacional (INR), pois possui um índice terapêutico estreito e grande variação de efeito entre pacientes. A ASRA,[69] em suas diretrizes, considera seguro realizar bloqueio do neuroeixo ou remoção do cateter peridural dentro das 24 horas da dose inicial da varfarina (o seu efeito anticoagulante completo ocorre tão somente após quatro dias). Após esse período, deve ser efetuado apenas sob resultado do INR. Cirurgias de baixo risco podem ser realizadas com INR < 3. Entretanto, em cirurgias de risco alto e intermediário, a varfarina deve ter sido suspensa por cinco dias e monitorizada pelo INR. Heparinas de baixo peso molecular (HBPMs) podem ser utilizadas nesse período como terapia de "ponte".

## Heparina e heparinas de baixo peso molecular

A heparina inativa a trombina (fator IIa), os fatores IXa e Xa, tem efeito anticoagulante imediato e, por isso, é muito empregada no período intraoperatório. Apresenta meia-vida de 90 a 120 minutos. Seu efeito pode ser monitorizado pelo tempo de tromboplastina parcial ativada (TTPa), e a anticoagulação ocorre em 1,5 a 2,5 o valor inicial. As diretrizes da ASRA[69] recomendam que a heparina venosa seja suspensa 4 horas antes de bloqueio de neuroeixo (TAB. 59.3). A heparina também é utilizada por via subcutânea.

As HBPM possuem meia-vida entre 2 e 4 horas por via intravenosa (IV) e 3 e 6 horas por via subcutânea (SC). A enoxaparina é a mais estudada e pode ser prescrita 1 ou 2 vezes ao dia na profilaxia tromboembólica, enquanto a dalteparina, 1 vez ao dia. As diretrizes da ASRA para anestesia regional recomendam um intervalo de 12 horas para baixas doses e 24 horas para altas doses de dalteparina.

**TABELA 59.3** Recomendações de intervalos entre descontinuação de anticoagulantes

| Anticoagulante | Intervalo recomendado para o procedimento | Intervalo recomendado para o reinício da medicação |
|---|---|---|
| Cumarínicos | 5 dias e normalização do INR | 24 h |
| Heparina venosa | 4 h | 2 h† |
| Heparina subcutânea | 8 a 10 h | 2 h† |
| Heparina de baixo peso molecular (12/12 ou 8/8 h) | 24 h | 24 h |
| Agentes fibrinolíticos | Mínimo de 48 h* | Mínimo de 48 h* |
| Fondaparinux | 4 dias | 24 h |

*Observe que o coágulo sanguíneo não fica estável por até 10 dias após a terapia fibrinolítica e que pode ocorrer sangramento nesse período.
†No caso de procedimento sangrante de risco elevado ou intermediário, deve-se manter intervalo de 24 horas.
INR, índice normalizado internacional.

*Fonte: Narouze e colaboradores.*[69]

## Fondaparinux

O fondaparinux é um inibidor seletivo do fator Xa da coagulação com poucos dados sobre o risco efetivo de hematoma pós-punção do neuroeixo, embora Singelyn e colaboradores[74] não tenham observado hematoma no neuroeixo em 1.553 pacientes com cateter para controle da dor no pós-operatório. A remoção do cateter deu-se em 36 horas após a última dose do fondaparinux, com reintrodução da medicação 12 horas depois.[74]

## Agentes trombolíticos

Os agentes trombolíticos (estreptoquinase e uroquinase) têm efeito por cerca de 27 horas, determinando 48 horas de intervalo mínimo de segurança. Cuidados específicos, com dosagem de fibrinogênio, devem ser observados em caso de necessidade de uso em pacientes portadores de cateter peridural para controle da dor, conforme as orientações da ASRA.[69]

## Dabigatrana, rivaroxabana e apixabana

Alguns novos anticoagulantes (dabigatrana, rivaroxabana e apixabana) vêm se mostrando superiores à varfarina e às HBPM pelo fato de simplificarem a anticoagulação no perioperatório e serem usados por via oral. Mais previsíveis, com pouca influência de alimentos e interação medicamentosa, dispensam a necessidade de exames laboratoriais frequentes para monitorização do seu efeito. Entretanto, ainda faltam dados baseados em evidência sobre a utilização de bloqueio do neuroeixo, inclusive sobre o promissor anticorpo monoclonal reversor específico da dabigatrana – o idarucizumabe.[75] As recomendações da ASRA de intervalos de descontinuidade desses novos anticoagulantes estão apresentadas na **TABELA 59.4**.

**TABELA 59.4** Recomendações de intervalos entre descontinuação dos novos anticoagulantes

| Fármaco | Meia-vida | Intervalo recomendado para o procedimento (cinco meias-vidas) | Intervalo recomendado para o reinício da medicação |
|---|---|---|---|
| Dabigratrana | 12 a 17 h | 4 a 5 dias | 24 h |
| | 28 h (renal) | 6 dias | 24 h |
| Rivaroxabana | 9 a 13 h | 3 dias | 24 h |
| Apixabana | 15,2±8,5 h | 3 a 5 dias* | 24 h |

*Estão incluidos procedimentos de risco elevado e intermediário. Para baixo risco, pode-se considerar o intervalo de duas meias-vidas.

*Fonte: Narouze e colaboradores.*[69]

## Inibidores da glicoproteína IIb/IIIa

Os inibidores da glicoproteína IIb/IIIa (GPIIb/IIIa) – o abciximabe, o eptifibatide e a tirofibana – são inibidores plaquetários potentes muito utilizados em hemodinâmica por via venosa nas intervenções percutâneas das artérias coronárias. As recomendações da ASRA[69] incluem observância de um intervalo mínimo de 48 horas em procedimentos de baixo risco para o abciximabe, mas, para o eptifibatide e tirofibana, é possível realizar procedimentos de baixo risco com 8 horas de descontinuidade, ou procedimentos de risco intermediário e alto com 24 horas de descontinuidade.

## Cirurgias da aorta

As doenças que acometem a aorta têm na aterosclerose a principal etiologia, que pode se manifestar como doença oclusiva ou aneurismática. Os pacientes com doença oclusiva têm a cirurgia indicada pelo fato de apresentarem sintomas como claudicação e isquemia de membros inferiores. Os aneurismas, dilatações localizadas e permanentes de um vaso que, no caso da aorta, podem ocorrer em toda a sua extensão, ocasionam, quando da sua rápida expansão e rompimento, uma situação de emergência. A compreensão da apresentação da doença, em todas as situações específicas de cada paciente, assim como do tratamento proposto, com todas as suas peculiaridades, é absolutamente necessária para um bom ordenamento anestésico, além da comunicação entre todos aqueles que assistem ao paciente e seus familiares.

O cirurgião vascular aborda os aneurismas da aorta abdominal, ao passo que o cirurgião cardíaco costuma corrigir os aneurismas da aorta torácica. Sua etiologia é multifatorial, acarretando o enfraquecimento e a perda da resistência da parede arterial pela degradação da elastina da camada adventícia e inflamação. Se verdadeiro, compromete as três paredes do vaso. A história familiar e de tabagismo, assim como idade e doença aterosclerótica, hipertensão arterial e diabetes são fatores de risco para a doença.[76] Nos últimos 10 anos, a mortalidade hospitalar dos AAA reduziu em cerca de 50% nos EUA.[77] Há outras causas de AAA, como sífilis, doença de Marfan e infecção micótica.

A correção cirúrgica dos AAA é desafiadora, mas os procedimentos minimamente invasivos por via endovascular (EVAR, do inglês *endovascular aneurysm repair*), já utilizados de modo abundante (60-80%), mitigaram muitos dos problemas enfrentados na cirurgia aberta e diminuíram a morbidade e mortalidade.[78,79] Porém, como de hábito, a maior segurança obtida também possibilitou que muitos pacientes anteriormente sem indicação cirúrgica por comorbidades críticas pudessem vir a ser submetidos ao tratamento endovascular, o que, por conseguinte, refletiu-se em novos problemas na anestesia e no pós-operatório. Os EVARs são considerados procedimentos de risco menor que a correção aberta.[7]

O segmento aortoilíaco infrarrenal é o que possui maior incidência de aneurismas,[80] seguido da aorta torácica. O parâmetro mais simples para a indicação cirúrgica é o diâmetro máximo do aneurisma da aorta: a estimativa de risco de ruptura para aneurismas entre 4 e 5 cm de diâmetro é de 1 a 3% ao ano; entre 5 e 7 cm, de 6 a 11% ao ano, e > 7 cm, de 20% ao ano.[81] As opções terapêuticas cirúrgicas compreendem a reconstrução direta (ponte aortobifemoral) ou indireta (ponte axilofemoral) mediante incisão abdominal, transperitoneal ou retroperitoneal. O reparo de aneurismas justarrenais caracteriza-se por uma mobilização visceral maior, isquemia renal e risco mais elevado de complicações, principalmente renais. O procedimento ainda é o padrão-ouro, por sua durabilidade com reduzida taxa de complicações e boa sobrevida.

Os EVARs vêm sendo indicados quando o diâmetro da aorta alcança 4,5 a 5 cm, mas os pacientes sintomáticos ou com crescimento rápido (0,5 cm em seis meses) podem ter abreviada a indicação em função do risco de ruptura. A morfologia dos aneurismas também desempenha um papel importante na indicação do EVAR ou da cirurgia aberta, o que pode ser aferido após a realização de tomoangiografia computadorizada com reconstrução tridimensional. As características mais importantes a serem observadas incluem a extensão, o diâmetro, a angulação do colo proximal (responsável por 40% das contraindicações), a existência de tortuosidades, a presença de trombo intraluminal e o tamanho dos vasos de saída. O segmento proximal da artéria renal também pode estar comprometido pela aterosclerose, assim como as artérias celíaca e mesentérica.

Os *stents* de aorta, introduzidos através das artérias femorais comuns, já se encontram na quarta geração, com sistema de bifurcação modular de autoexpansão, com material de baixa porosidade e mecanismos de fixação supra ou infrarrenal. Os *stents* mais recentes, fenestrados, permitem correções complexas dos aneurismas da aorta, embora os desfechos ainda sejam conflitantes.[82-84] As vantagens desse procedimento em relação à cirurgia aberta são diversas: ausência de laparotomia, pinçamento da aorta, diminuição do sangramento e menor tempo de terapia intensiva. Desgranges e colaboradores,[85] em recente ensaio clínico, também observaram, comparando as duas técnicas, uma redução do número de complicações e transfusões no tratamento dos aneurismas rotos da aorta abdominal.

A equipe cirúrgica deve obedecer às normas de radioproteção em razão da frequente exposição à radiação. Medidas simples, como manter-se o mais afastado possível da fonte, diminuem muito a exposição.

O diagnóstico de insuficiência renal pós-contraste é firmado após deterioração da função renal, constatada pela elevação da creatinina sérica em 25% dos níveis basais ou pelo aumento absoluto de 0,3 a 0,5 $mg \cdot dL^{-1}$ nas primeiras 48 a 72 horas após a administração do contraste iodado. A incidência é de 6,7[86] a 9,2%[87] dos casos, de modo que se devem considerar as seguintes estratégias de proteção renal em pacientes com insuficiência renal pré-operatória para evitar-se a nefropatia induzida pelo contraste: hidratação prévia intravenosa; baixo volume de meio de contraste; contrastes de baixa ou iso-osmolaridade ou sem iodo; e não uso de fármaco nefrotóxico antes da exposição ao contraste. A eficácia do bicarbonato de sódio e da N-acetilcisteína também são medidas com possível ação preventiva. Já diuréticos, como furosemida ou manitol, ácido ascórbico, estatinas e nifedipina têm ação duvidosa.[88]

Quaisquer dos dois procedimentos, tanto EVAR quanto AAA, devem ser realizados sob monitorização abrangente: ECG, oximetria de pulso, capnografia, avaliação do débito urinário, temperatura e monitorização contínua da pressão arterial média (PAM). É importante, antes de se fazer a punção arterial, verificar com o intervencionista qual membro superior poderá servir de acesso arterial anterógrado, via artéria axilar ou braquial. O anestesiologista deverá puncionar a artéria radial contralateral. Apesar de o sangramento no EVAR ser menor do que no AAA, é importante proceder à venóclise com cateter de maior calibre, no caso de possível sangramento importante.

A escolha da técnica anestésica, além dos fatores habituais antes apresentados, como estado hemodinâmico, capacidade funcional, medicação antiplaquetária e anticoagulante, etc., deve atender a algumas peculiaridades, como a frequente necessidade de apneia para a obtenção de imagens satisfatórias em angiografias de subtração digital.

Destarte, deve-se considerar a necessidade de tubo orotraqueal (TOT) em vez de máscara laríngea sob respiração espontânea. No caso de realização do procedimento sob anestesia local e sedação, possível pelo fato da colocação dos introdutores percutâneos ser feito através de incisões limitadas, deve-se avaliar a efetiva capacidade do paciente em realizar a apneia intermitente por um tempo de intervenção às vezes muito demorado. Também pode ocorrer relevante desconforto nos membros inferiores devido a oclusões ileofemorais mais longas. A monitorização por ecocardiografia transesofágica (ETE), quando indicada, também requer anestesia geral.

Por tudo isso, não raro se faz necessária a conversão para anestesia geral com intubação traqueal, medida que parece contribuir para maior tempo de internação e maior morbidade respiratória, muito embora Edwards e colaboradores,[89] ao analisarem a base de dados do ACS NSQIP, no período entre 2005 e 2008, com foco no tipo de anestesia, morbimortalidade e tempo de internação hospitalar, tenham verificado que a anestesia geral foi a técnica utilizada na grande maioria dos casos (81%), contra 12% de bloqueio do neuroeixo e 7% de anestesia local e cuidados anestésicos. Entretanto, Setacci e colaboradores,[90] ao analisarem a viabilidade e os desfechos do EVAR sob bloqueio de campo para acesso à artéria femoral em estudo retrospectivo realizado entre 2004 e 2012, demonstraram a factibilidade e segurança do procedimento, com reduzida conversão para anestesia geral. A escolha de bloqueio do neuroeixo tem, na anticoagulação sistêmica necessária ao procedimento, um fator de risco.

O posicionamento e a liberação das endopróteses aortoilíacas demandam cuidados específicos, e complicações agudas podem decorrer de posicionamento insatisfatório da endoprótese ou sua migração após a inserção, como oclusão de algum vaso, exclusão parcial do aneurisma, embolização distal ou ruptura aguda. Os vazamentos (*endoleaks*) são as complicações mais comuns para reintervenção. Podem ser diretos (tipos I e III) ou indiretos (tipos II, IV e V), sendo os primeiros mais graves e com elevado índice de crescimento e ruptura do aneurisma.[91] Os indiretos podem ter melhor evolução. Outras complicações são hematoma, infecção ou linfocele no local do acesso. Trombose, pseudoaneurisma, dissecção e fístula arteriovenosa também são complicações mais graves. A incidência de isquemia do cólon após EVAR é 1 a 3% menor do que no reparo cirúrgico do AAA.[92]

Nos procedimentos cirúrgicos abertos (doença oclusiva ou AAA), um dos momentos mais críticos é o pinçamento da aorta para a interrupção do fluxo sanguíneo. Esse procedimento determina alterações fisiopatológicas importantes, com consequências variadas, conforme o segmento pinçado, a função cardíaca, a vascularização colateral e a calcificação da parede, entre muitos outros fatores. Quando é necessário realizá-lo no nível suprarrenal, o impacto nos órgãos que permanecem isquêmicos é ainda maior, com a possibilidade de complicações renais, no tubo gastrintestinal, medulares e na coagulação sanguínea.

A hipertensão arterial acima do pinçamento e a hipotensão abaixo dele são observadas em qualquer nível em que ele seja realizado. O aumento da impedância ao fluxo da aorta resulta na elevação da tensão da parede do ventrículo esquerdo. Outros fatores intervenientes que modificam a resposta ao pinçamento são o estado contrátil do coração, a pré-carga e a volemia. Além dessas alterações, a resposta simpática, liberando catecolaminas e angiotensina, também é responsável por uma individualização da abordagem. Alterações hemodinâmicas, como na fração de ejeção e nas pressões de enchimento, não sofreram grandes modificações quando avaliadas por ETE[93] durante o pinçamento aórtico infrarrenal, porém o mesmo não ocorre quando ele é feito acima das artérias celíacas.

As estratégias que podem ser usadas para amenizar as consequências do pinçamento aórtico incluem aquelas medidas de redução da pós-carga e manutenção da pré-carga e do débito cardíaco, como a utilização de fármacos vasodilatadores e que interferem no inotropismo cardíaco. As alterações são muito dinâmicas, o que exige atenta monitorização hemodinâmica e pronta disponibilidade das medicações vasoativas e inotrópicas, como nitroprussiato de sódio e milrinona (inodilatador).[94]

A manutenção satisfatória da função renal é uma preocupação constante no perioperatório, e não se deve considerar o débito urinário como a única forma de monitorização, nem supor que o término do pinçamento no intraoperatório resolva o problema. A necrose tubular aguda e a consequente disfunção renal sobrevêm à redução do fluxo renal durante o pinçamento, mas também outros componentes têm relevância, como a lesão de reperfusão, o próprio trauma arterial renal e a embolização para os rins. Entretanto, a função renal pré-operatória continua sendo o maior indicador de possível disfunção renal no pós-operatório.

O uso de manitol, apesar de controverso, ainda ocorre, assim como de diuréticos de alça (furosemida) e dopamina. A medicação com estatinas pode estar associada à preservação da função renal em cirurgia de aorta com pinçamento acima das artérias renais.[96] Ali e colaboradores[96] observaram redução na disfunção renal em pacientes em pós-operatório de AAA quando submetidos a pré-condicionamento isquêmico remoto.

A retirada do pinçamento aórtico também desencadeia uma série de repercussões hemodinâmicas e metabólicas, as quais serão maiores ou menores conforme o tempo total da oclusão, entre outros fatores. A hipotensão arterial pode ser intensa, e o aumento da perfusão para os órgãos distais é a sua principal causa, mas a entrada na circulação de substâncias vasoativas e cardiodepressoras acumuladas durante o período de isquemia também contribui para tal desequilíbrio. Radicais livres, ácido láctico, citocinas e prostaglandinas são alguns desses componentes, e a retirada da pinça de modo gradual pode ser uma estratégia preventiva de reações abruptas.[97] Há que se evitar a hipertensão arterial de modo a não causar danos às anastomoses cirúrgicas. A lesão de isquemia-reperfusão renal pode ocorrer imediatamente após a remoção do pinçamento da aorta acima das artérias renais, de cujos endotélios são liberados radicais livres e fatores quimiotáxicos. Também há a formação de óxido nítrico, potente vasodilatador, mas, sucedendo algum desequilíbrio, poderá ocorrer a produção de superóxido[98] e estresse oxidativo com apoptose celular.

O planejamento criterioso da anestesia é fundamental para o sucesso do procedimento. Em complementação à monitorização habitual e regulamentada,[99] a monitorização da pressão arterial invasiva é necessária. Além da monitorização da PAM, esse acesso direto permite a coleta de amostras sanguíneas para monitorização da coagulação, análise gasométrica e da hemoglobina. A verificação do débito urinário é sobremodo importante, assim como a medição da temperatura corporal. A monitorização hemodinâmica com cateter de artéria pulmonar não é mandatória, devendo ser criteriosamente planejada e discutida pela equipe, considerando-se as condições clínicas.

A ETE é muito útil nos aneurismas torácicos, mas a aorta abdominal não é bem visualizada. Por outro lado, a ETE possui um papel importante ao avaliar a função cardíaca, sobremaneira no pinçamento da aorta.[100] Igualmente importante é a obtenção de acesso venoso com calibre adequado à infusão de fluidos e hemocomponentes, com acesso à circulação central para infusão rápida de fármacos. Não são raras as coagulopatias agudas com importantes hemorragias, cujo controle requer estratégias de reposição de líquidos, monitorização da coagulação e uso de hemocomponentes.

A cirurgia aberta da aorta toracoabdominal é um desafio ainda maior do que as intervenções que abordam somente a aorta abdominal. Toda a equipe envolvida deve ter, além dos conhecimentos até agora apresentados, também o entendimento dos princípios de circulação extracorpórea, a aptidão para o manejo da ventilação monopulmonar e o conhecimento das técnicas de proteção da medula espinhal.

Os aneurismas – degenerativos ou dissecantes da aorta toracoabdominal – podem ser classificados em quatro tipos, de acordo com Crawford e colaboradores:[101] os do tipo I acometem a aorta torácica descendente e a abdominal superior; os do tipo II abrangem grande parte da aorta torácica descendente e também da aorta abdominal; os do tipo III envolvem a porção inferior da aorta torácica descendente e grande parte da aorta abdominal; e os do tipo IV envolvem a aorta abdominal, inclusive os segmentos viscerais.

DeBakey e colaboradores[102] propuseram a classificação das dissecções aórticas em três tipos: as do tipo I têm início na aorta ascendente e se estendem por toda a aorta; as do tipo II são restritas à aorta ascendente; e as do tipo III têm início após a emergência da artéria subclávia esquerda até o diafragma (III A) ou bifurcação aortoilíaca (III B). A determinação acurada dos segmentos acometidos é fundamental para o planejamento da abordagem anestésico-cirúrgica e o sucesso do procedimento. Os aneurismas tipo II de Crawford são aqueles com maior morbimortalidade e, entre os acometimentos mais graves, estão a paraplegia, a insuficiência renal, complicações gastrintestinais e pulmonares.

A comunicação entre todos os profissionais que, de alguma forma, participarão do procedimento no perioperatório é de vital importância para seu sucesso. Devem ser considerados aspectos clínicos e cirúrgicos para cada caso especificamente, como a extensão da técnica cirúrgica e possíveis dificuldades, a necessidade de perfusão distal, a avaliação contínua de isquemia medular e intervenções protetoras, estratégia ventilatória, proteção cardíaca e renal. Como evento previsível, o sangramento abundante requer preocupação com a reposição volêmica e o controle da coagulação, os quais devem ser bem planejados.

Os acessos venosos precisam ser múltiplos e confiáveis. Sistemas de infusão rápida (1,5 $L \cdot min^{-1}$) e hemocomponentes, inclusive plaquetas, são indispensáveis e devem estar disponíveis para pronta utilização. Também é necessário planejar criteriosamente a monitorização a ser usada. Em alguns casos, como na necessidade de pinçamento da aorta descendente proximal à saída da artéria subclávia esquerda, a monitorização direta da pressão arterial deve ser obtida pela artéria radial direita; já quando houver necessidade de perfusão da aorta distal ao aneurisma, exige-se monitorização da pressão arterial femoral simultânea à radial para os ajustes necessários.

O planejamento da intubação endobrônquica com tubo de duplo lúmen para ventilação monopulmonar com o intuito de permitir melhor visualização do campo cirúrgico, e a sua substituição ao término do procedimento, também são muito importantes. A monitorização da temperatura corporal é sobremaneira relevante nestes procedimentos devido à necessidade do estabelecimento e controle de hipotermia em diversos graus conforme a abordagem cirúrgica, além do reaquecimento posterior; aneurismas envolvendo o arco aórtico requerem hipotermia profunda e parada circulatória total.

Outros aspectos a serem debatidos no pré-operatório são as estratégias de proteção de órgãos, mais especificamente sobre a conveniência do uso de potenciais evocados somatossensoriais (PESSs) ou motores (PEMs) com o objetivo de se identificarem as artérias intercostais essenciais à perfusão medular. A técnica anestésica a ser empregada no caso da utilização de um ou outro monitor pode ser diferente, principalmente quanto à influência de anestésicos voláteis e o modo de emprego dos bloqueadores neuromusculares.

A variação anatômica da artéria radicular maior (artéria de Adamkiewicz), principal responsável pelo suprimento arterial dos dois terços inferiores da medula espinhal, é relevante ($T_5$-$L_5$). Apesar da atual disponibilidade de métodos diagnósticos precisos da localização da artéria radicular maior, como a angiorressonância da medula espinhal, a paraplegia ainda é uma das complicações mais temidas na abordagem cirúrgica da aorta toracoabdominal. A indução de hipotermia, seja apenas por meio de resfriamento durante a utilização da derivação átrio esquerdo-artéria femoral ou em conjunto com drenagem do líquido cefalorraquidiano, é fundamental para a redução dessa incapacitante morbidade. Entretanto, a drenagem liquórica também não é isenta de riscos: fístulas, hematoma e infecção podem ocorrer.

Outra complicação comum é a insuficiência renal, principalmente quando o paciente já é portador de disfunção renal no pré-operatório. Todavia, tal complicação também pode ser decorrente de isquemia durante o pinçamento aórtico, fenômenos tromboembólicos na artéria renal e hipovolemia. A proteção farmacológica é controversa, porém ainda é muito utilizada na prática clínica, como a infusão de manitol (~20 g/70 kg) antes do pinçamento aórtico. Outros fármacos, como dopamina, fenoldopam e outros diuréticos de alça, podem ser usados. No entanto, a hipotermia e o controle da hipovolemia e hipotensão são essenciais.

A coagulopatia por diluição após o reparo aórtico é uma complicação frequente quando ocorre reposição de 1 a 2 vezes a volemia do paciente. As plaquetas e os fatores de coagulação tornam-se deficitários e levam ao aumento do sangramento. Entretanto, outros fatores podem ocorrer, como isquemia hepática, hipotermia e persistência de heparinização residual na saída da circulação extracorpórea. Muitas vezes torna-se necessário o emprego de plasma fresco, crioprecipitado e terapia antifibrinolítica (ácido ε-aminocaproico/ácido tranexâmico).[103]

## Endarterectomia carotídea

A doença aterosclerótica, quando acomete as artérias carótidas internas, é responsável por AITs e AVEs com sequelas graves e perda da qualidade de vida. As estenoses das artérias carótidas podem ser tratadas atualmente tanto por cirurgia aberta (endarterectomia carotídea [EC]), quanto por técnicas endovasculares (*stent* de artéria carótida [SAC]), que são consideradas procedimentos de baixo risco e efetivas na prevenção de AVE.[104]

O ensaio clínico CREST (do inglês Carotid Revascularization Endarterectomy *versus* Stenting Trial)[105] seguiu, no período de 2,5 anos, 2.502 pacientes aleatoriamente alocados para EC ou SAC. Ao final do estudo, não foram observadas diferenças na estimativa de eventos em quatro anos para os desfechos primários AVE, IAM e óbito de qualquer natureza, embora o risco de AVE perioperatório tenha sido de 4,1% para SAC contra 2,3% para EC. Os resultados do estudo internacional de *stenting* de carótida[106] evidenciaram maior incidência de AVE e morte em três meses para SAC (4%), em comparação com a EC (3,2%), e maior incidência de AVE, morte e IAM no SAC (8,5%), em comparação com a EC (5,2%). O alto custo do SAC comparado com a EC pode também explicar o maior crescimento do tratamento endovascular em relação ao cirúrgico.[107]

A EC requer dissecção de estruturas nervosas e vasculares distintas, isquemia e reperfusão cerebral, além de apresentar risco de embolização de partículas da lesão manipulada, alterações da frequência cardíaca e pressão arterial motivadas por manuseio de zonas reflexógenas, edema e sangramento no pós-operatório em região anatômica delimitada, como a porção anterior do pescoço. A circulação colateral é fundamental para a proteção cerebral quando da doença carotídea e tem influência no prognóstico das intervenções. O polígono de Willis, na base do cérebro, é a via colateral principal, por incluir as artérias comunicantes anterior e posterior. Entretanto, a variação anatômica, com falhas, ocorre entre 10 e 30% dos casos. Há diversas vias secundárias que também participam dessa proteção alternativa.

A indicação cirúrgica da endarterectomia carotídea firmou-se já na década de 1990 para pacientes sintomáticos com grau de obstrução de 70% ou mais, oferecendo resultados satisfatórios a longo prazo.[108] As atuais opções terapêuticas, inclusive a utilização de *stents*, ensejam novas buscas de evidências robustas para indicação em pacientes assintomáticos, devendo-se considerar as condições clínicas dos pacientes e as características da placa de ateroma (placas ulceradas e irregulares possuem potencial de embolia mais elevado).

O SAC em geral é realizado sob anestesia local no sítio da punção. Já a EC pode ser efetuada de modo seguro tanto por anestesia geral quanto por anestesia locorregional. O ensaio clínico multicêntrico e internacional GALA[109] observou, por um período de 8 anos, 3.526 pacientes designados aleatoriamente para EC ou SAC. Os desfechos primários analisados foram AVE, IAM ou morte em 30 dias de pós-operatório, os quais foram observados em 84 (4,8%) dos pacientes submetidos aos procedimentos sob anestesia geral e em 80 (4,5%) dos pacientes sob anestesia local, não sendo observada diferença entre os grupos. Siedeso e colaboradores[110] publicaram resultados semelhantes em estudo retrospectivo, e Vaniyapong e colaboradores[111] realizaram metanálise incluindo ensaios clínicos aleatórios que comparavam ambas as técnicas, envolvendo 4.596 pacientes em 14 estudos, e também não constataram diferença significativa de AVE em 30 dias de pós-operatório com ambas as técnicas.

Guay[112] destacou o fato de a anestesia regional para EC ser a única técnica que permite identificar todos os pacientes com indicação de *shunt* durante o pinçamento da artéria carótida **(TAB. 59.5)**, uma vez que a isquemia cerebral se manifesta por alterações na consciência verificada por tarefas simples, como contagem regressiva a partir do número 100, fala mais lenta, confusão, agitação, afasia, perda da consciência, convulsão ou

**TABELA 59.5** Sensibilidade e especificidade das modalidades de monitorização cerebral

| | Sensibilidade | Especificidade |
|---|---|---|
| *Stump pressure* | | |
| 40 | 78,1 | 93,3 |
| 50 | 90,6 | 75,5 |
| EEG | 59,4 | 98,9 |
| Potencial evocado somatossensorial | 82 | 57 |
| Doppler transcraniano | 100 | 86 |
| Espectroscopia infravermelha | 83 | 83 |
| Saturação venosa jugular | 75 | 83 |
| Concentração venosa jugular de lactato | 67 | 86 |

EEG, eletrencefalografia.

*Fonte: Guay.*[112]

diminuição da força contralateral. O início desses sinais e sintomas indicam ao anestesiologista e ao cirurgião a hipoperfusão cerebral ipsilateral. A utilização do *shunt* em 100% das ECs não está estabelecida e pode contribuir para o deslocamento de fragmentos da placa ateromatosa durante sua inserção e comprometimento da parede vascular.[113]

Outros possíveis benefícios da técnica locorregional são a redução de complicações respiratórias e estresse cardiovascular decorrentes da intubação orotraqueal (IOT) e a menor incidência de hipertensão arterial ao final do procedimento.[114] Entretanto, a anestesia regional, com o paciente acordado, pode expor toda a equipe cirúrgica a movimentos bruscos indesejáveis e até perigosos. A deterioração da consciência em paciente com acesso às vias aéreas dificultado pelos campos cirúrgicos e possível agitação não é uma experiência confortável.

Não havendo, até o momento, fortes evidências que indiquem vantagem efetiva de uma das duas técnicas – anestesia geral e locorregional –, recomenda-se que o planejamento do ato anestésico-cirúrgico obedeça às preferências dos pacientes e às suas especificidades, como boa capacidade de cooperação (audição adequada, fala, equilíbrio emocional, etc.) e anatomia favorável (pescoço longo, mobilidade cervical, etc.). Também são importantes, na tomada de decisão sobre a técnica, a experiência da equipe e os recursos institucionais.

Para a realização da anestesia locorregional, convém conhecer a anatomia do plexo cervical ($C_1$-$C_4$), principalmente a formação dos ramos profundo (motor) e superficiais (sensitivos). Estes emergem na metade da borda posterior do músculo esternocleidomastóideo, e suas ramificações irão inervar o tecido subcutâneo e a pele do pescoço, bem como a parte posterior da cabeça. Além da possível anestesia peridural cervical, pouco usada e com maior chance de conversão para anestesia geral devido a falhas ou graves complicações,[115] pode-se utilizar o bloqueio superficial do plexo braquial de modo isolado ou em combinação com o bloqueio do plexo profundo. A simples infiltração do anestésico local (30 mL) sob o platisma ou o esternocleidomastóideo em forma de leque ou mesmo por camadas também pode ser efetiva, conforme a dissecção.[116] O uso de sedativos como medicação adjunta é benéfico porque diminui a ansiedade e o desconforto, mas deve ser criterioso, a fim de não comprometer a monitorização da função cerebral, a estabilidade hemodinâmica e a ventilação.

A monitorização da função cerebral é importante, porque dela depende a decisão cirúrgica da utilização ou não do *shunt* carotídeo para prevenir a isquemia cerebral em razão da diminuição progressiva do fluxo sanguíneo cerebral. Em anestesia regional, a monitorização baseia-se na observação do paciente e na avaliação cognitiva e motora do paciente acordado. A maioria dessas alterações ocorre nos primeiros minutos após a interrupção do fluxo, mas elas também podem surgir um pouco mais tarde, sobretudo se houver hipotensão arterial. Nos casos de anestesia geral, por sua vez, pode-se usar monitorização do coto da artéria carótida (*stump pressure*), eletrencefalografia contínua, saturação de oxigênio do bulbo jugular, Doppler transcraniano da artéria cerebral média, potencial evocado e oximetria cerebral.

Em anestesia geral, também convém fazer a monitorização direta da pressão arterial, pois ela permite melhor aferição dos níveis pressóricos e realização de ajustes, principalmente no perpinçamento carotídeo e na emergência da anestesia geral. O uso de vasodilatadores requer atenção devido à variabilidade da resposta em cada paciente.

Quando houver utilização da anestesia geral em EC, também se deve planejar o uso dos anestésicos de forma muito judiciosa, de modo a não comprometer a avaliação neurológica ao final do procedimento. Os anestésicos venosos e inalatórios podem comprometer a interpretação do eletroencefalograma e dos potenciais evocados. Entretanto, a anestesia venosa total é a que menor impacto promove. A anticoagulação com o uso de heparina venosa faz-se necessária antes do pinçamento carotídeo e sua reversão após a conclusão da endarterectomia, fechamento do vaso e retorno ao fluxo vascular. Deve-se ponderar sobre a conveniência ou não da reversão da anticoagulação com protamina.

Os barorreceptores do seio carotídeo, muitas vezes com função comprometida pela própria doença aterosclerótica, podem, contudo, responder de modo extemporâneo, após manipulação cirúrgica, resultando em bradicardia.[117] A infiltração do seio carotídeo com anestésico local, com a finalidade de prevenir arritmias e hipotensão, não se mostrou efetiva.[118]

A estenose da artéria carótida torna-se um fator de risco para pacientes com doença aterosclerótica coronariana concomitante e, por isso, deve ser identificada antes da revascularização do miocárdio. A conveniência da realização de intervenção conjunta – cardíaca e coronariana – é uma decisão clínica difícil, já que a principal causa de AVE no pós-operatório de cirurgia de revascularização miocárdia (RM) é embólica, por trombos provenientes do próprio coração ou da carótida.[119]

Prasad e colaboradores,[120] utilizando o banco de dados da STS dos EUA entre 2003 e 2007, avaliaram a incidência de AVE intra-hospitalar em dois grupos de estudo: pacientes que se submeteram a ambos os procedimentos (EC e RM) no mesmo momento cirúrgico e pacientes também com acometimento cardíaco e carotídeo com cirurgia de EC prévia ou com indicação (estenose carotídea > 75%), mas sem cirurgia prévia. Eles concluíram que, no procedimento combinado, a mortalidade operatória foi maior do que nos dois outros grupos isolados.

Lee e colaboradores[121] analisaram 1.367 pacientes submetidos à RM com angiografia cerebral por ressonância magnética e concluíram que apenas 10% dos pacientes que apresentaram AVE no pós-operatório tiveram a doença arterial carotídea como provável causa, de modo que a maioria dos eventos cerebrais no perioperatório de RM é de origem multifatorial. Naylor e colaboradores[122] concluíram, após metanálise na qual foram revistos 129 estudos sobre cirurgia combinada ou em estágios separados, que o risco de óbito/AVE é maior em cirurgia combinada, sendo que o risco de IAM foi maior em cirurgias em estágios.

As diretrizes da ESC, entre outras, para diagnóstico e tratamento das doenças arteriais periféricas[123] apresentam recomendação de que, em pacientes com doença carotídea e indicação de RM, a determinação de revascularização carotídea (RC) deva ser individualizada e baseada em consenso multidisciplinar do qual faça parte, inclusive, neurologista (classe I, NE C); além disso, no caso da indicação de RC, no momento de realização de ambas (RC e RM), deve se considerar a apresentação clínica, o nível de emergência e a gravidade de ambos os acometimentos vasculares (classe I, NE C).

## Intervenções arteriais em membros inferiores

A insuficiência arterial dos membros inferiores ou doença arterial periférica (DAP) também tem na aterosclerose sua maior causa, apresentando fatores de risco semelhantes aos das outras manifestações da doença aterosclerótica: idade, gênero masculino, tabagismo, diabetes, hipertensão arterial e dislipidemia. Assim, deve-se considerá-la uma doença sistêmica e investigá-la por morbidades associadas. Aparentemente simples, as intervenções cirúrgicas são procedimentos com reais possibilidades de eventos cardíacos no perioperatório em função das comorbidades.[124] A DAP tem risco de morte cardiovascular até 6 vezes maior no período de 10 anos, em comparação com pacientes sem a doença.[125] Entretanto, é uma doença subdiagnosticada e, portanto, não tratada, ou acompanhada clinicamente muito tarde.[126] O questionário de claudicação Edinburgh[127] é um método padronizado para triagem de DAP, já com adaptação transcultural e validação em português.[128]

A artéria femoral superficial é a mais afetada na porção infrainguinal, mas a doença também é observada na artéria poplítea e em suas derivadas. Outras possíveis etiologias são a tromboangiite obliterante, fortemente associada ao tabagismo, a embolia e a homocisteinemia. O acometimento crônico da doença permite que obliterações importantes ocorram nos vasos, sem promover, contudo, repercussão sintomática, seja pela existência de vias colaterais, seja por haver necessidade de múltiplas lesões nos grandes vasos.

Quando surgem sintomas, em cerca de 70% dos casos, a claudicação é o mais evidente, com dor muscular que melhora ao repouso. Nessa condição, ocorre comprometimento da qualidade da vida diária (estágio IV).[129] Nas situações mais graves, há ausência de pulso, alterações tróficas de fâneros, lesões tróficas e hipotermia. O índice tornozelo/braço (ITB ≤ 0,90 por Doppler) e a diminuição do pico de fluxo à pletismografia ajudam na determinação da gravidade e do estágio da doença. A angiografia fornece uma avaliação mais detalhada da vascularização e é importante para o planejamento cirúrgico, mas a angiotomografia e a ressonância também auxiliam nesse planejamento.

A monoterapia com AAS reduz o risco de trombose em pacientes com DAP. O cilostazol, inibidor da fosfodiesterase IIIa, promove vasodilatação e também possui propriedades antiplaquetárias. Sua utilização diminui os sintomas, aumenta o tempo de deambulação sem claudicação,[130] reduz a reestenose femoropoplítea[131] e ocorre na abordagem clínica da DAP. O melhor momento de indicar a revascularização endovascular ou cirúrgica ainda é objeto de controvérsias e depende de novos ensaios clínicos transparentes.[124,132,133]

A oclusão arterial aguda (OAA) resultante de tromboembolia, comum em bifurcações do sistema arterial iliacofemoropoplíteo, determina lesão isquêmica em cerca de 4 a 6 horas, se não corrigida. Nessas condições, os pacientes devem ser anticoagulados, ter a dor isquêmica controlada, ser submetidos a uma rápida avaliação clínica, para então ser determinada a conduta terapêutica para a revascularização do membro. As opções consistem em terapia trombolítica percutânea, extração mecânica tromboembólica por cateter de Fogarty ou aspiração do trombo, trombectomia cirúrgica e até derivações e reparos arteriais, nos casos mais graves. As amputações estão reservadas para os casos irreversíveis.

A maioria das abordagens endovasculares e das intervenções cirúrgicas pode ser realizada por anestesia local e sedação. Em outras situações, a análise das condições clínicas e do cenário que se apresenta ao anestesiologista é que vai determinar a escolha da técnica anestésica, se geral ou regional. Deve-se considerar a anticoagulação e os intervalos de segurança antes discutidos.

O cuidado pós-operatório tem peculiaridades, além do controle da dor aguda, como a avaliação do grau de anemia e a reposição de hemocomponentes, se necessário. O acompanhamento da função cardíaca e eventual isquemia miocárdica também é inquestionável. A verificação constante da reperfusão dos membros é muito importante, uma vez que não é incomum nova obstrução. O estado eletrolítico e metabólico deve ser avaliado.

## Anestesia para confecção de fístula arteriovenosa

A cirurgia vascular também é responsável por alguns procedimentos necessários à nefrologia moderna, seja nos transplantes renais, seja colaborando com o acesso vascular ou na confecção de fístulas arteriovenosas (FAVs) para programas de substituição renal por hemodiálise.

Apesar de cerca de 60% dos pacientes serem diagnosticados já com grau avançado de doença renal crônica e indicação de hemodiálise em curto período, em torno de 30% apenas iniciam seu programa de substituição renal com FAV "madura" (já em condições de uso, em cerca de 30 dias). A "falha de maturação" também não é baixa (40%).[134] A maioria dos pacientes com indicação de hemodiálise inicia o processo através de cateter venoso profundo.

O local de primeira escolha para a confecção de FAVs é o mais distal possível (radiocefálica), pois se deve tentar preservar os segmentos mais proximais para futuras fístulas, uma vez que a espera até o transplante renal costuma ser maior do que o tempo estimado de uso. A venóclise durante a anestesia e no pós-operatório deve evitar a utilização de veias no braço e antebraço, dando-se preferência a veias do dorso da mão. Trata-se de um procedimento com lateralidade, razão pela qual é importantíssimo que o local de confecção da FAV seja conferido previamente (faz parte, inclusive, da lista de verificação cirúrgica).[135]

A grande maioria dos procedimentos pode ser realizada sob anestesia local e cuidado anestésico continuado. Entretanto, Aitken e colaboradores,[136] em ensaio clínico com 126 pacientes elegíveis para confecção de FAV aleatoriamente designados para realização do procedimento sob anestesia local ou regional (63 cada grupo), verificaram melhor resultado no uso da FAV em pacientes que receberam anestesia regional, possivelmente por aumento do fluxo arterial. Contudo, deve-se considerar o tempo necessário para a execução do bloqueio e possíveis complicações.[137]

## Anestesia para cirurgias venosas dos membros inferiores

A anestesia para cirurgias venosas dos membros inferiores – a grande maioria para tratamento cirúrgico de vasos varicosos – é um procedimento de baixo risco e que, na maior parte das vezes, é realizado em pacientes de baixo risco clínico. Entretanto, algumas peculiaridades devem ser lembradas no perioperatório. Cerca de 80% da população possui varicosites ou telangiectasia, e 17% dos homens e 31% das mulheres têm veias varicosas,[138] muito embora Lee e colaboradores[139] tenham relatado a prevalência de 40% de varizes tronculares em homens e 32% em mulheres. Algumas das complicações são tromboflebite, hemorragia, edema e ulceração venosa, entre outras. A segurança anestésica tem permitido que a cirurgia seja executada até em pacientes com idade mais avançada e comorbidades.

O tratamento cirúrgico pode ser realizado por diversas técnicas anestésicas, conforme a complexidade da cirurgia: cuidado anestésico continuado, bloqueio regional/neuroaxial e anestesia geral sob máscara laríngea ou intubação traqueal. A escolha da técnica anestésica deve ser compartilhada com o paciente e o cirurgião. Fatores intervenientes importantes são o decúbito necessário à execução do procedimento, a necessidade de extração de veia safena com febloextrator e o tempo estimado do procedimento. Pacientes com necessidade de decúbito ventral em cirurgias prolongadas têm na anestesia geral com IOT a indicação mais provável, enquanto pacientes apenas com varizes de vasos comunicantes e sem fleboextração podem ser candidatos a anestesia local com sedação.

## Referências


1. O'Mara JE, Bersin RM. Endovascular management of abdominal aortic aneurysms: the year in review. Curr Treat Options Cardiovasc Med. 2016;18(8):54.
2. Menard MT, Farber A, Assmann SF, Choudhry NK, Conte MS, Creager MA, et al. Design and rationale of the best endovascular versus best surgical therapy for patients with critical limb ischemia (BEST-CLI) trial. J Am Heart Assoc. 2016;5(7).
3. Paravastu SC, Jayarajasingam R, Cottam R, Palfreyman SJ, Michaels JA, Thomas SM. Endovascular repair of abdominal aortic aneurysm. Cochrane Database Syst Rev. 2014;(1):CD004178.
4. Brasil. Ministério da Saúde. Saúde Brasil 2011: uma análise da situação de saúde e a vigilância da saúde da mulher. Brasília: Ministério da Saúde; 2012.
5. Scott DA, Denton MJ. Spinal cord protection in aortic endovascular surgery. Br J Anaesth. 2016;117 Suppl 2:ii26-ii31.
6. Yang SS, Kim YW, Kim DI, Kim KH, Jeon P, Kim GM, et al. Impact of contralateral carotid or vertebral artery occlusion in patients undergoing carotid endarterectomy or carotid artery stenting. J Vasc Surg. 2014;59(3):749-55.
7. Fleisher LA, Fleischmann KE, Auerbach AD, Barnason SA, Beckman JA, Bozkurt B, et al. 2014 ACC/AHA guideline on perioperative cardiovascular evaluation and management of patients undergoing noncardiac surgery: a report of the American College of Cardiology/American Heart Association Task Force on Practice Guidelines. Circulation. 2014;130(24):e278-333.
8. Marques AC, Bellen BV, Caramelli B, Presti C, Pinho C, Calderaro D, et al. [Update and focus on arterial vascular surgeries from the II Guidelines for Perioperative Evaluation of the Brazilian Society of Cardiology]. Arq Bras Cardiol. 2013;101(4 Suppl 2):2-32.
9. Kristensen SD, Knuuti J, Saraste A, Anker S, Bøtker HE, Hert SD, et al. 2014 ESC/ESA Guidelines on non-cardiac surgery: cardiovascular assessment and management: The Joint Task Force on non-cardiac surgery: cardiovascular assessment and management of the European Society of Cardiology (ESC) and the European Society of Anaesthesiology (ESA). Eur Heart J. 2014;35(35):2383-431.
10. Rich MW, Chyun DA, Skolnick AH, Alexander KP, Forman DE, Kitzman DW, et al. Knowledge gaps in cardiovascular care of the older adult population: a scientific statement from the American Heart Association, American College of Cardiology, and American Geriatrics Society. J Am Coll Cardiol. 2016;67(20):2419-40.
11. Herrera AP, Snipes SA, King DW, Torres-Vigil I, Goldberg DS, Weinberg AD. Disparate inclusion of older adults in clinical trials: priorities and opportunities for policy and practice change. Am J Public Health. 2010;100 Suppl 1:S105-12.
12. Naughton C, Feneck RO. The impact of age on 6-month survival in patients with cardiovascular risk factors undergoing elective non-cardiac surgery. Int J Clin Pract. 2007;61(5):768-76.
13. Hlatky MA, Boineau RE, Higginbotham MB, Lee KL, Mark DB, Califf RM, et al. A brief self-administered questionnaire to determine functional capacity (the Duke Activity Status Index). Am J Cardiol. 1989;64(10):651-4.
14. Adesanya AO, de Lemos JA, Greilich NB, Whitten CW. Management of perioperative myocardial infarction in noncardiac surgical patients. Chest. 2006;130(2):584-96.
15. Barbier CE, Themudo R, Bjerner T, Johansson L, Lind L, Ahlström H. Long-term prognosis of unrecognized myocardial infarction detected with cardiovascular magnetic resonance in an elderly population. J Cardiovasc Magn Reson. 2016;18(1):43.
16. Badner NH, Knill RL, Brown JE, Novick TV, Gelb AW. Myocardial infarction after noncardiac surgery. Anesthesiology. 1998;88(3):572-8.
17. Feringa HH, Karagiannis SE, Vidakovic R, Elhendy A, ten Cate FJ, Noordzij PG, et al. The prevalence and prognosis of unrecognized myocardial infarction and silent myocardial ischemia in patients undergoing major vascular surgery. Coron Artery Dis. 2007;18(7)571-6.
18. Botto F, Alonso-Coello P, Chan MT, Villar JC, Xavier D, Srinathan S, et al. Myocardial injury after noncardiac surgery: a large, international, prospective cohort study establishing diagnostic criteria, characteristics, predictors, and 30-day outcomes. Anesthesiology. 2014;120(3):564-78.
19. Thygesen K, Alpert JS, Jaffe AS, Simoons ML, Chaitman BR, White HD et al. Third universal definition of myocardial infarction. J Am Coll Cardiol. 2012;60(16):1581-98.
20. Shah KB, Kleinman BS, Rao TL, Jacobs HK, Mestan K, Schaafsma M. Angina and other risk factors in patients with cardiac diseases undergoing noncardiac operations. Anesth Analg. 1990;70(3):240-7.
21. Livhits M, Ko CY, Leonardi MJ, Zingmond DS, Gibbons MM, de Virgilio C. Risk of surgery following recent myocardial infarction. Ann Surg. 2011;253(5):857-64.
22. Mashour GA, Shanks AM, Kheterpal S. Perioperative stroke and associated mortality after noncardiac, nonneurologic surgery. Anesthesiology. 2011;114(6):1289-96.
23. Hassan SA, Hlatky MA, Boothroyd DB, Winston C, Mark DB, Brooks MM, et al. Outcomes of noncardiac surgery after coronary bypass surgery or coronary angioplasty in the Bypass Angioplasty Revascularization Investigation (BARI). Am J Med. 2001;110(4):260-6.
24. Kazmers A, Cerqueira MD, Zierler RE. Perioperative and late outcome in patients with left ventricular ejection fraction of 35% or less who require major vascular surgery. J Vasc Surg. 1988;8(3):307-15.
25. Healy KO, Waksmonski CA, Altman RK, Stetson PD, Reyentovich A, Maurer MS. Perioperative outcome and long-term mortality for heart failure patients undergoing intermediate- and high-risk noncardiac surgery: impact of left ventricular ejection fraction. Congest Heart Fail. 2010;16(2):45-9.
26. Cowie B. Focused transthoracic echocardiography predicts perioperative cardiovascular morbidity. J Cardiothorac Vasc Anesth. 2012;26(6):989-93.
27. Wijeysundera DN, Beattie WS, Karkouti K, Neuman MD, Austin PC, Laupacis A. Association of echocardiography before major elective non-cardiac surgery with postoperative survival and length of hospital stay: population based cohort study. BMJ. 2011;342:d3695.
28. Wang TJ, Larson MG, Levy D, Benjamin EJ, Leip EP, Omland T, et al. Plasma natriuretic peptide levels and the risk of cardiovascular events and death. N Engl J Med. 2004;350(7):655-63.
29. Mahla E, Rotman B, Rehak P, Atlee JL, Gombotz H, Berger J, et al. Perioperative ventricular dysrhythmias in patients with structural heart disease undergoing noncardiac surgery. Anesth Analg. 1998;86(1):16-21.
30. European Heart Rhythm Association, Heart Rhythm Society, Zipes DP, Camm AJ, Borggrefe M, Buxton AE, et al. ACC/AHA/ESC 2006 guidelines for management of patients with ventricular arrhythmias and the prevention of sudden cardiac death: a report of the American College of Cardiology/American Heart Association Task Force and the European Society of Cardiology Committee for Practice Guidelines (Writing Committee to Develop Guidelines for Management of Patients With Ventricular Arrhythmias and the Prevention of Sudden Cardiac Death). J Am Coll Cardiol. 2006;48(5):e247-346.
31. January CT, Wann LS, Alpert JS, Calkins H, Cigarroa JE, Cleveland JC Jr, et al. 2014 AHA/ACC/HRS guideline for the management of patients with atrial fibrillation: a report of the American College of Cardiology/American Heart Association Task Force on Practice Guidelines and the Heart Rhythm Society. J Am Coll Cardiol. 2014;64(21):e1-76.
32. Stone ME, Salter B, Fischer A. Perioperative management of patients with cardiac implantable electronic devices. Br J Anaesth. 2011;107 Suppl 1:i16-26.
33. Sociedade Brasileira de Cardiologia, Sociedade Brasileira de Hipertensão, Sociedade Brasileira de Nefrologia. [VI Brazilian Guidelines on Hypertension]. Arq Bras Cardiol. 2010;95(1 Suppl):1-51.
34. Minai OA, Venkateshiah SB, Arroliga AC. Surgical intervention in patients with moderate to severe pulmonary arterial hypertension. Conn Med. 2006;70(4):239-43.
35. Lai HC, Lai HC, Wang KY, Lee WL, Ting CT, Liu TJ. Severe pulmonary hypertension complicates postoperative outcome of non-cardiac surgery. Br J Anaesth. 2007;99(2):184-90.
36. Goldman L, Caldera DL, Nussbaum SR, Southwick FS, Krogstad D, Murray B, et al. Multifactorial index of cardiac risk in noncardiac surgical procedures. N Engl J Med. 1977;297(16):845-50.
37. Detsky AS, Abrams HB, Forbath N, Scott JG, Hilliard JR. Cardiac assessment for patients undergoing noncardiac surgery. A multifactorial clinical risk index. Arch Intern Med. 1986;146(11):2131-4.
38. Cooperman M, Pflug B, Martin EW Jr, Evans WE. Cardiovascular risk factors in patients with peripheral vascular disease. Surgery. 1978;84(4):505-9.
39. Pinho C, Grandini PC, Gualandro DM, Calderaro D, Monachini M, Caramelli B. Multicenter study of perioperative evaluation for noncardiac surgeries in Brazil (EMAPO). Clinics (Sao Paulo). 2007;62(1):17-22.
40. Feitosa-Filho GS, Loureiro BM, Nascimento Jdos S. Agreement between three perioperative risk scores. Rev Assoc Med Bras (1992). 2016;62(3):276-9.
41. Lee TH, Marcantonio ER, Mangione CM, Thomas EJ, Polanczyk CA, Cook EF, et al. Derivation and prospective validation of a simple index for prediction of cardiac risk of major noncardiac surgery. Circulation. 1999;100(10):1043-9.
42. Ford MK, Beattie WS, Wijeysundera DN. Systematic review: prediction of perioperative cardiac complications and mortality by the revised cardiac risk index. Ann Intern Med. 2010;152(1):26-35.
43. Bertges DJ, Goodney PP, Zhao Y, Schanzer A, Nolan BW, Likosky DS, et al. The Vascular Study Group of New England Cardiac Risk Index (VSG-CRI) predicts cardiac complications more accurately than the Revised Cardiac Risk Index in vascular surgery patients. J Vasc Surg. 2010;52(3):674-83, 683.e1-683.e3.
44. Bertges DJ, Neal D, Schanzer A, Scali ST, Goodney PP, Eldrup-Jorgensen J, et al. The Vascular Quality Initiative Cardiac Risk Index for prediction of myocardial infarction after vascular surgery. J Vasc Surg. 2016;64(5):1411-1421.e4.
45. QxMD Medical. Vascular surgery: medical calculators in vascular surgery: online vascular surgery clinical calculators. [S. l.: QxMD Medical; 2017, capturado em 18 set. 2016]. Disponível em: http://www.qxmd.com/calculate-online/vascular-surgery.
46. Gupta H, Gupta PK, Fang X, Miller WJ, Cemaj S, Forse RA, et al. Development and validation of a risk calculator predicting postoperative respiratory failure. Chest. 2011;140(5):1207-15.
47. Bilimoria KY, Liu Y, Paruch JL, Zhou L, Kmiecik TE, Ko CY, et al. Development and evaluation of the universal ACS NSQIP surgical risk calculator: a decision aid and informed consent tool for patients and surgeons. J Am Coll Surg. 2013;217(5):833-42.e1-3.
48. ACS-NSQIP. Welcome to the ACS NSQIP Surgical Risk Calculator. [S. l.]: American College of Surgeons National Surgical Quality Improvement Program; c2007-2017 [capturado em 18 set. 2016]. Disponível em: http://www.riskcalculator.facs.org/RiskCalculator/.
49. Wong J, Lam DP, Abrishami A, Chan MT, Chung F. Short-term preoperative smoking cessation and postoperative complications: a systematic review and meta-analysis. Can J Anaesth. 2012;59(3):268-79.
50. Chau EH, Lam D, Wong J, Mokhlesi B, Chung F. Obesity hypoventilation syndrome: a review of epidemiology, pathophysiology, and perioperative considerations. Anesthesiology. 2012;117(1):188-205.
51. Young T, Peppard PE, Gottlieb DJ. Epidemiology of obstructive sleep apnea: a population health perspective. Am J Respir Crit Care Med. 2002;165(9):1217-39.
52. Rudnick MR, Goldfarb S, Tumlin J. Contrast-induced nephropathy: is the picture any clearer? Clin J Am Soc Nephrol. 2008;3(1):261-2.
53. Fishbane S. N-acetylcysteine in the prevention of contrast-induced nephropathy. Clin J Am Soc Nephrol. 2008;3(1):281-7.
54. Tabnet Datasus. Indicadores de fatores de risco e de proteção: G.1 prevalência de diabete melito. [Brasília:

Ministério da Saúde; 2017 ; capturado em 10 out. 2016]. Disponível em: http://tabnet.datasus.gov.br/cgi/tabnet.exe?idb2012/g01.def.

55. Lipshutz AK, Gropper MA. Perioperative glycemic control: an evidence-based review. Anesthesiology. 2009;110(2):408-21.
56. Sharifpour M, Moore LE, Shanks AM, Didier TJ, Kheterpal S, Mashour GA. Incidence, predictors, and outcomes of perioperative stroke in noncarotid major vascular surgery. Anesth Analg. 2013;116(2):424-34.
57. Marques AC, Bellen BV, Caramelli B, Presti C, Pinho C, Calderaro D, et al. [Update and focus on arterial vascular surgeries from the II Guidelines for Perioperative Evaluation of the Brazilian Society of Cardiology]. Arq Bras Cardiol. 2013;101(4 Suppl 2):2-32.
58. Pasternak J, Nikolic D, Milosevic D, Popovic V, Markovic V. An analysis of the influence of intra-operative blood salvage and autologous transfusion on reducing the need for allogeneic transfusion in elective infrarenal abdominal aortic aneurysm repair. Blood Transfus. 2014;12 Suppl 1:s182-6.
59. Gupta PK, Sundaram A, Mactaggart JN, Johanning JM, Gupta H, Fang X, et al. Preoperative anemia is an independent predictor of postoperative mortality and adverse cardiac events in elderly patients undergoing elective vascular operations. Ann Surg. 2013;258(6):1096-102.
60. Mangano DT, Layug EL, Wallace A, Tateo I. Effect of atenolol on mortality and cardiovascular morbidity after noncardiac surgery. Multicenter Study of Perioperative Ischemia Research Group. N Engl J Med. 1996;335(23):1713-20.
61. Poldermans D, Boersma E, Bax JJ, Thomson IR, van de Ven LL, Blankensteijn JD, et al. The effect of bisoprolol on perioperative mortality and myocardial infarction in high-risk patients undergoing vascular surgery. Dutch Echocardiographic Cardiac Risk Evaluation Applying Stress Echocardiography Study Group. N Engl J Med. 1999;341(24):1789-94.
62. POISE Study Group, Devereaux PJ, Yang H, Yusuf S, Guyatt G, Leslie K, et al. Effects of extended-release metoprolol succinate in patients undergoing non-cardiac surgery (POISE trial): a randomised controlled trial. Lancet. 2008;371(9627):1839-47.
63. Schouten O, Kertai MD, Bax JJ, Durazzo AE, Biagini E, Boersma E, et al. Safety of perioperative statin use in high-risk patients undergoing major vascular surgery. Am J Cardiol. 2005;95(5):658-60.
64. Turan A, You J, Shiba A, Kurz A, Saager L, Sessler DI. Angiotensin converting enzyme inhibitors are not associated with respiratory complications or mortality after noncardiac surgery. Anesth Analg. 2012;114(3):552-60.
65. Devereaux PJ, Sessler DI, Leslie K, Kurz A, Mrkobrada M, Alonso-Coello P, et al. Clonidine in patients undergoing noncardiac surgery. N Engl J Med. 2014;370(16):1504-13.
66. Wilson SH, Fasseas P, Orford JL, Lennon RJ, Horlocker T, Charnoff NE, et al. Clinical outcome of patients undergoing non-cardiac surgery in the two months following coronary stenting. J Am Coll Cardiol. 2003;42(2):234-40.
67. Spyropoulos AC, Douketis JD. How I treat anticoagulated patients undergoing an elective procedure or surgery. Blood. 2012;120(15):2954-62.
68. Horlocker TT, Wedel DJ, Rowlingson JC, Enneking FK, Kopp SL, Benzon HT, et al. Regional anesthesia in the patient receiving antithrombotic or thrombolytic therapy: American Society of Regional Anesthesia and Pain Medicine Evidence-Based Guidelines (Third Edition). Reg Anesth Pain Med. 2010;35(1):64-101.
69. Narouze S, Benzon HT, Provenzano DA, Buvanendran A, De Andres J, Deer TR, et al. Interventional spine and pain procedures in patients on antiplatelet and anticoagulant medications: guidelines from the American Society of Regional Anesthesia and Pain Medicine, the European Society of Regional Anaesthesia and Pain Therapy, the American Academy of Pain Medicine, the International Neuromodulation Society, the North American Neuromodulation Society, and the World Institute of Pain. Reg Anesth Pain Med. 2015;40(3):182-212.
70. Reilly IA, FitzGerald GA. Inhibition of thromboxane formation in vivo and ex vivo: implications for therapy with platelet inhibitory drugs. Blood. 1987;69(1):180-6.
71. Robless P, Mikhailidis DP, Stansby G. Systematic review of antiplatelet therapy for the prevention of myocardial infarction, stroke or vascular death in patients with peripheral vascular disease. Br J Surg. 2001;88(6):787-800.
72. Devereaux PJ, Mrkobrada M, Sessler DI, Leslie K, Alonso-Coello P, Kurz A, et al. Aspirin in patients undergoing noncardiac surgery. N Engl J Med. 2014;370(16):1494-503.
73. Campbell CL, Smyth S, Montalescot G, Steinhubl SR. Aspirin dose for the prevention of cardiovascular disease: a systematic review. JAMA. 2007;297(18):2018-24.
74. Singelyn FJ, Verheyen CC, Piovella F, Van Aken HK, Rosencher N, EXPERT Study Investigators. The safety and efficacy of extended thromboprophylaxis with fondaparinux after major orthopedic surgery of the lower limb with or without a neuraxial or deep peripheral nerve catheter: the EXPERT Study. Anesth Analg. 2007;105(6):1540-7, table of contents.
75. Reilly PA, van Ryn J, Grottke O, Glund S, Stangier J. Idarucizumab, A specific reversal agent for dabigatran: Mode of action, pharmacokinetics and pharmacodynamics, and safety and efficacy in phase 1 subjects. Am J Med. 2016;129(11S):S64-S72.
76. Elkalioubie A, Haulon S, Duhamel A, Rosa M, Rauch A, Staels B, et al. Meta-analysis of abdominal aortic aneurysm in patients with coronary artery disease. Am J Cardiol. 2015;116(9):1451-6.
77. ua A, Kuy S, Lee CJ, Upchurch GR Jr, Desai SS. Epidemiology of aortic aneurysm repair in the United States from 2000 to 2010. J Vasc Surg. 2014;59(6):1512-7.
78. Biancari F, Catania A, D'Andrea V. Elective endovascular vs. open repair for abdominal aortic aneurysm in patients aged 80 years and older: systematic review and meta-analysis. Eur J Vasc Endovasc Surg. 2011;42(5):571-6.
79. Cheng SW. Novel endovascular procedures and new developments in aortic surgery. Br J Anaesth. 2016;117 Suppl 2:ii3-ii12.
80. Jongkind V, Yeung KK, Akkersdijk GJ, Heidsieck D, Reitsma JB, Tangelder GJ, et al. Juxtarenal aortic aneurysm repair. J Vasc Surg. 2010;52(3):760-7.
81. Brown LC, Powell JT. Risk factors for aneurysm rupture in patients kept under ultrasound surveillance. UK Small Aneurysm Trial Participants. Ann Surg. 1999;230(3):289-96; discussion 296-7.
82. Raux M, Patel VI, Cochennec F, Mukhopadhyay S, Desgranges P, Cambria RP, et al. A propensity-matched comparison of outcomes for fenestrated endovascular aneurysm repair and open surgical repair of complex abdominal aortic aneurysms. J Vasc Surg. 2014;60(4):858-63; discussion 863-4.
83. Greenberg RK, Sternbergh WC 3rd, Makaroun M, Ohki T, Chuter T, Bharadwaj P, et al. Intermediate results of a United States multicenter trial of fenestrated endograft repair for juxtarenal abdominal aortic aneurysms. J Vasc Surg. 2009;50(4):730-737.e1.
84. Amiot S, Haulon S, Becquemin JP, Magnan PE, Lermusiaux P, Goueffic Y, et al. Fenestrated endovascular grafting: the French multicentre experience. Eur J Vasc Endovasc Surg. 2010;39(5):537-44.
85. Desgranges P, Kobeiter H, Katsahian S, Bouffi M, Gouny P, Favre JP, et al. Editor's choice - ECAR (Endovasculaire ou Chirurgie dans les Anevrysmes aorto-iliaques Rompus): a french randomized controlled trial of endovascular versus open surgical repair of ruptured aorto-iliac aneurysms. Eur J Vasc Endovasc Surg. 2015;50(3):303-10.
86. Biancari F, Catania A, D'Andrea V. Elective endovascular vs. open repair for abdominal aortic aneurysm in patients aged 80 years and older: systematic review and meta-analysis. Eur J Vasc Endovasc Surg. 2011;42(5):571-6.
87. Wong GT, Lee EY, Irwin MG. Contrast induced nephropathy in vascular surgery. Br J Anaesth. 2016;117 Suppl 2:ii63-ii73.
88. Sterling KA, Tehrani T, Rudnick MR. Clinical significance and preventive strategies for contrast-induced nephropathy. Curr Opin Nephrol Hypertens. 2008;17(6):616-23.
89. Edwards MS, Andrews JS, Edwards AF, Ghanami RJ, Corriere MA, Goodney PP, et al. Results of endovascular aortic aneurysm repair with general, regional, and local/monitored anesthesia care in the American College of Surgeons National Surgical Quality Improvement Program database. J Vasc Surg. 2011;54(5):1273-82.
90. Setacci F, Sirignano P, Kamargianni V, Galzerano G, de Donato G, Biandolino P, et al. Inguinal field block for femoral artery exposure during endovascular aneurysm repair. J Endovasc Ther. 2013;20(5):655-62.
91. Resch T, Dias N. Treatment of endoleaks: techniques and outcome. J Cardiovasc Surg (Torino). 2012;53(1 Suppl 1):91-9.
92. Perry RJ, Martin MJ, Eckert MJ, Sohn VY, Steele SR. Colonic ischemia complicating open vs endovascular abdominal aortic aneurysm repair. J Vasc Surg. 2008;48(2):272-7.
93. Roizen MF, Beaupre PN, Alpert RA, Kremer P, Cahalan MK, Shiller N, et al. Monitoring with two-dimensional transesophageal echocardiography. Comparison of myocardial function in patients undergoing supraceliac, suprarenal-infraceliac, or infrarenal aortic occlusion. J Vasc Surg. 1984;1(2):300-5.
94. Jentzer JC, Coons JC, Link CB, Schmidhofer M. Pharmacotherapy update on the use of vasopressors and inotropes in the intensive care unit. J Cardiovasc Pharmacol Ther. 2015;20(3):249-60.
95. Schouten O, Kok NF, Boersma E, Bax JJ, Feringa HH, Vidakovic R, et al. Effects of statins on renal function after aortic cross clamping during major vascular surgery. Am J Cardiol. 2006;97(9):1383-5.
96. Ali ZA, Callaghan CJ, Lim E, Ali AA, Nouraei SA, Akthar AM, et al. Remote ischemic preconditioning reduces myocardial and renal injury after elective abdominal aortic aneurysm repair: a randomized controlled trial. Circulation. 2007;116(11 Suppl):I98-105.
97. Gelman S. The pathophysiology of aortic cross-clamping and unclamping. Anesthesiology. 1995;82(4):1026-60.
98. Tieu K, Ischiropoulos H, Przedborski S. Nitric oxide and reactive oxygen species in Parkinson's disease. IUBMB Life. 2003;55(6):329-35.
99. Conselho Federal de Medicina; Resolução CFM nº 1.802, de 4 de outubro de 2006. Dispõe sobre a prática do ato anestésico. Revoga a Resolução CFM n. 1363/1993. Diário Oficial da União. 1 nov 2006;2010 Seção 1:102.
100. Yamaura K, Hoka S, Okamoto H, Takahashi S. Noninvasive assessment of left ventricular pressure-area relationship using transesophageal echocardiography and tonometry during cardiac and abdominal aortic surgery. J Anesth. 2005;19(2):106-11.
101. Crawford ES, Crawford JL, Safi HJ, Coselli JS, Hess KR, Brooks B, et al. Thoracoabdominal aortic aneurysms: preoperative and intraoperative factors determining immediate and long-term results of operations in 605 patients. J Vasc Surg. 1986;3(3):389-404.
102. DeBakey ME, Beall AC, Cooley DA, Crawford ES, Morris GC Jr, Garrett HE, et al. Dissecting aneurysms of the aorta. Surg Clin North Am. 1966;46(4):1045-55.
103. Falana O, Patel G. Efficacy and safety of tranexamic acid versus ε-aminocaproic acid in cardiovascular surgery. Ann Pharmacother. 2014;48(12):1563-9.
104. Ali AM, Green D, Zayed H, Halawa M, El-Sakka K, Rashid HI. Cerebral monitoring in patients undergoing carotid endarterectomy using a triple assessment technique. Interact Cardiovasc Thorac Surg. 2011;12(3):454-7.
105. Brott TG, Hobson RW 2nd, Howard G, Roubin GS, Clark WM, Brooks W, et al. Stenting versus endarterectomy for treatment of carotid-artery stenosis. N Engl J Med. 2010;363(1):11-23.
106. International Carotid Stenting Study investigators, Ederle J, Dobson J, Featherstone RL, Bonati LH, van der Worp HB, et al. Carotid artery stenting compared with endarterectomy in patients with symptomatic carotid stenosis (International Carotid Stenting Study): an interim analysis of a randomised controlled trial. Lancet. 2010;375(9719):985-97.
107. Siddiq F, Adil MM, Malik AA, Qureshi MH, Qureshi AI. Effect of carotid revascularization endarterectomy versus stenting trial results on the performance of carotid artery stent placement and carotid endarterectomy in the United States. Neurosurgery. 2015;77(5):726-32; discussion 732.
108. Ferguson GG, Eliasziw M, Barr HW, Clagett GP, Barnes RW, Wallace MC, et al. The North American Symptomatic Carotid Endarterectomy Trial : surgical results in 1415 patients. Stroke. 1999;30(9):1751-8.
109. GALA Trial Collaborative Group, Lewis SC, Warlow CP, Bodenham AR, Colam B, Rothwell PM, et al. General anaesthesia versus local anaesthesia for carotid surgery (GALA): a multicentre, randomised controlled trial. Lancet. 2008;372(9656):2132-42.
110. Sideso E, Walton J, Handa A. General or local anesthesia for carotid endarterectomy--the "real-world" experience. Angiology. 2011;62(8):609-13.
111. Vaniyapong T, Chongruksut W, Rerkasem K. Local versus general anaesthesia for carotid endarterectomy. Cochrane Database Syst Rev. 2013;(12):CD000126.
112. Guay J. Regional anesthesia for carotid surgery. Curr Opin Anaesthesiol. 2008;21(5):638-44.
113. Chongruksut W, Vaniyapong T, Rerkasem K. Routine or selective carotid artery shunting for carotid endarterectomy (and different methods of monitoring in selective shunting). Cochrane Database Syst Rev. 2014;(6):CD000190.
114. Eibes TA, Gross WS. The influence of anesthetic technique on perioperative blood pressure control after carotid endarterectomy. Am Surg. 2000;66(7):641-7.
115. Hakl M, Michalek P, Sevcik P, Pavlíková J, Stern M. Regional anaesthesia for carotid endarterectomy: an audit over 10 years. Br J Anaesth. 2007;99(3):415-20.
116. Chaikof EL, Dodson TF, Thomas BL, Smith RB 3rd. Four steps to local anesthesia for endarterectomy of the carotid artery. Surg Gynecol Obstet. 1993;177(3):308-10.
117. Hirschl M, Kundi M, Blazek G. Five-year follow-up of patients after thromboendarterectomy of the internal carotid artery: relevance of baroreceptor sensitivity. Stroke. 1996;27(7):1167-72.
118. Gottlieb A, Satariano-Hayden P, Schoenwald P, Ryckman J, Piedmonte M. The effects of carotid sinus nerve blockade on hemodynamic stability after carotid endarterectomy. J Cardiothorac Vasc Anesth. 1997;11(1):67-71.
119. Likosky DS, Marrin CA, Caplan LR, Baribeau YR, Morton JR, Weintraub RM, et al. Determination of etiologic mechanisms of strokes secondary to coronary artery bypass graft surgery. Stroke. 2003;34(12):2830-4.
120. Prasad SM, Li S, Rankin JS, O'Brien SM, Gammie JS, Puskas JD, et al. Current outcomes of simultaneous carotid endarterectomy and coronary artery bypass graft surgery in North America. World J Surg. 2010;34(10):2292-8.
121. Lee EJ, Choi KH, Ryu JS, Jeon SB, Lee SW, Park SW, et al. Stroke risk after coronary artery bypass graft surgery and extent of cerebral artery atherosclerosis. J Am Coll Cardiol. 2011;57(18):1811-8.
122. Naylor R, Cuffe RL, Rothwell PM, Loftus IM, Bell PR. A systematic review of outcome following synchronous carotid endarterectomy and coronary artery bypass: influence of surgical and patient variables. Eur J Vasc Endovasc Surg. 2003;26(3):230-41.
123. European Stroke Organisation, Tendera M, Aboyans V, Bartelink ML, Baumgartner I, Clément D, et al. ESC Guidelines on the diagnosis and treatment of peripheral artery diseases: Document covering atherosclerotic disease of extracranial carotid and vertebral, mesenteric, renal, upper and lower extremity arteries: the Task Force on the Diagnosis and Treatment of Peripheral Artery Diseases of the European Society of Cardiology (ESC). Eur Heart J. 2011;32(22):2851-906.
124. Krupski WC, Layug EL, Reilly LM, Rapp JH, Mangano DT. Comparison of cardiac morbidity rates between aortic and infrainguinal operations: two-year follow-up. Study of Perioperative Ischemia Research Group. J Vasc Surg. 1993;18(4):609-15; discussion 615-7.
125. Feringa HH, Bax JJ, Hoeks S, van Waning VH, Elhendy A, Karagiannis S, et al. A prognostic risk index for long-term mortality in patients with peripheral arterial disease. Arch Intern Med. 2007;167(22):2482-9.
126. Belch JJ, Topol EJ, Agnelli G, Bertrand M, Califf RM, Clement DL, et al. Critical issues in peripheral arterial disease detection and management: a call to action. Arch Intern Med. 2003;163(8):884-92.
127. Edingurgh claudication questionaire. Occas Pap R Coll Gen Pract. 2002;(82):44.
128. Makdisse M, Nascimento Neto R, Chagas ACP, Brasil D, Borges JL, Oliveira A, et al. Versão em português, adaptação transcultural e validação do Questionário de Claudicação de Edimburgo. Arq Bras Cardiol. 2007;88(5):501-6.
129. Novo S. Classification, epidemiology, risk factors, and natural history of peripheral arterial disease. Diabetes Obes Metab. 2002;4 Suppl 2:S1-6.
130. Thompson PD, Zimet R, Forbes WP, Zhang P. Meta-analysis of results from eight randomized, placebo-controlled trials on the effect of cilostazol on patients with intermittent claudication. Am J Cardiol. 2002;90(12):1314-9.
131. Benjo AM, Garcia DC, Jenkins JS, Cardoso RM, Molina TP, El-Hayek GE, et al. Cilostazol increases patency and reduces adverse outcomes in percutaneous femoropopliteal revascularisation: a meta-analysis of randomised controlled trials. Open Heart. 2014;1(1):e000154.
132. Norgren L, Hiatt WR, Dormandy JA, Hirsch AT, Jaff MR, Diehm C, et al. The next 10 years in the management of peripheral artery disease: perspectives from the 'PAD 2009' Conference. Eur J Vasc Endovasc Surg. 2010;40(3):375-80.
133. Norgren L, Hiatt WR, Jaff MR. Response to 'Statement from the European Society of Vascular Surgery and the World Federation of Vascular Surgery Societies' Inter-Society Consensus Document (TASC) III and International Standards for Vascular Care (ISVaC). Eur J Vasc Endovasc Surg. 2014;47(5):461.
134. Masengu A, McDaid J, Maxwell AP, Hanko JB. Preoperative radial artery volume flow is predictive of arteriovenous fistula outcomes. J Vasc Surg. 2016;63(2):429-35.
135. Organização Mundial da Saúde. Manual de implementação: lista de verificação de segurança cirúrgica da OMS 2009: cirurgia segura salva vidas. Brasília: OPAS; 2014 [capturado em 24 out. 2016]. Disponível em: http://www20.anvisa.gov.br/segurancadopaciente/index.php/publicacoes/item/manual-de-implementacao-lista-de-verificacao-de-seguranca-cirurgica-da-oms.
136. Aitken E, Jackson A, Kearns R, Steven M, Kinsella J, Clancy M, et al. Effect of regional versus local anaesthesia on outcome after arteriovenous fistula creation: a randomised controlled trial. Lancet. 2016;388(10049):1067-74.
137. Mamode N, Calder F. Improving outcomes in dialysis fistulae. Lancet. 2016;388(10049):1029-30.
138. Franks PJ, Wright DD, Moffatt CJ, Stirling J, Fletcher AE, Bulpitt CJ, et al. Prevalence of venous disease: a community study in west London. Eur J Surg. 1992;158(3):143-7.
139. Lee AJ, Evans CJ, Allan PL, Ruckley CV, Fowkes FG. Lifestyle factors and the risk of varicose veins: Edinburgh vein study. J Clin Epidemiol. 2003;56(2):171-9.

## Questões de Provas do TSA

**59.1 (TSA/2012)** A medida de proteção contra a isquemia medular nas cirurgias para correção de aneurisma de aorta toracoabdominal é:

**A.** Usar solução salina peridural a 20 °C.

**B.** Manter pressão liquórica entre 15 e 20 mmHg.

**C.** Usar alfa-2 agonistas no espaço subaracnóideo.

**D.** Manter a pressão de perfusão medular entre 50 e 125 mmHg.

**59.2 (TSA/2013)** Paciente de 55 anos dá entrada na Emergência com dor torácica de início súbito e pressão arterial 220x100 mmHg. Tomografia computadorizada demonstrou dissecção aórtica a partir da artéria subclávia esquerda. Na cirurgia, qual é a conduta apropriada para a prevenção de isquemia medular?

**A.** Glicemia entre 180 e 200 mg·dL$^{-1}$.

**B.** Temperatura esofágica entre 33 e 34 °C.

**C.** Pressão de perfusão medular em torno de 30 mmHg.

**D.** Pressão do líquido cefalorraquidiano entre 15 e 20 mmHg.

**59.3 (TSA/2014)** Homem de 68 anos é submetido a correção de aneurisma da aorta abdominal. Relata hipertensão, *diabetes mellitus*, insuficiência renal não dialítica e infarto do miocárdio há 2 anos. Ecocardiografia pré-operatória mostrou disfunção diastólica grau II, discinesia apical e fração de ejeção de 45%. Após o clampeamento supracelíaco da aorta, apresenta sinais de isquemia no ECG, a pressão de oclusão de artéria pulmonar é de 23 mmHg e a saturação de oxigênio venosa mista se altera de 77% para 88%. A terapêutica para corrigir essa situação deve ser:

**A.** Milrinona e dobutamina.

**B.** Milrinona e nitroprussiato.

**C.** Dobutamina e nitroglicerina.

**D.** Nitroprussiato e nitroglicerina.

**59.4 (TSA/2015)** Mulher de 72 anos, 73 kg e 1,68 m, será submetida à correção de aneurisma de aorta infrarrenal por cirurgia convencional. Apresenta fração de ejeção de 35%, PA de 150x90 mmHg e FC de 78 bpm. Após o desclampeamento da aorta, qual é a alteração esperada na variação respiratória do pico de fluxo na aorta descendente no ecocardiograma transesofágico e por quê?

**A.** Diminuição – redução da pós-carga.

**B.** Aumento – redução do enchimento ventricular.

**C.** Aumento – redução da complacência ventricular.

**D.** Diminuição – redução da contratilidade ventricular.

**59.5 (TSA/2015)** Homem de 69 anos apresenta aneurisma dissecante da aorta torácica descendente que se estende até a aorta abdominal sem envolvimento das artérias renais. Será submetido a reparo endovascular sob anestesia geral. É hipertenso e diabético e apresenta fibrilação atrial crônica. O ecocardiograma demonstra miocardiopatia dilatada com regurgitação mitral moderada e fração de ejeção de 40%. A monitorização perioperatória incluirá medidas da pressão arterial invasiva, pressão venosa central, pressão liquórica e débito urinário horário. Qual monitorização adicional está indicada durante a cirurgia?

**A.** Oximetria cerebral.

**B.** Dosagem de cistatina C.

**C.** Potenciais evocados motor e somatossensitivo.

**D.** Medida da variação da pressão de pulso (ΔPP).

**59.6 (TSA/2016)** Homem 53 anos, 75 kg e 1,80 m é submetido à correção de aneurisma de aorta suprarrenal. O tempo de clampeamento aórtico foi de 55 minutos. Após 1 hora do desclampeamento aórtico, o débito urinário é baixo e a urina está escura. Qual é a melhor conduta diante dessa situação?

**A.** Furosemida, para inibir a síntese de prostaglandinas.

**B.** Dopamina, para reduzir a taxa de filtração glomerular.

**C.** Manito, para reduzir o edema celular induzido por isquemia.

**D.** Fenoldopam, para aumentar o fluxo sanguíneo medular renal.

**59.7 (TSA/2016)** Homem de 77 anos, 73 kg e 1,65 m é submetido à correção endovascular de aneurisma de aorta toracoabdominal sob anestesia geral. No quinto minuto após a oclusão da aorta torácica com balão, o neurofisiologista acusa diminuição na amplitude dos potenciais evocados motores espinhais. Neste momento a PA é de 150x100 mmHg, a FC é de 55 bpm, $SpO_2$ é de 100% e pressão liquórica é de 17 mmHg. A explicação para esse quadro é o(a):

**A.** Deslocamento liquórico crânio-medular.

**B.** Formação de edema medular citotóxico.

**C.** Aumento da resistência vascular periférica.

**D.** Diminuição da sensibilidade das vias espinotalâmicas laterais.

**59.8 (TSA/2016)** A vantagem da anestesia geral em relação à anestesia regional na cirurgia para endarterectomia de carótida é o menor:

**A.** Custo.

**B.** Uso de *shunt.*

**C.** Sangramento.

**D.** Comprometimento ventilatório no pós-operatório.

# 60. ANESTESIA EM OBSTETRÍCIA

Patrícia W. Gamermann
Larissa Schultz
Adriene Stahlschmidt
Sávio Cavalcante Passos

A gestação é um processo dinâmico durante o qual vários sistemas corporais devem se adaptar para suprir as novas demandas relacionadas ao feto, à placenta e à gestante. Além disso, os sistemas cardiovascular e hematológico precisam se preparar para possíveis perdas volêmicas no momento do parto. As alterações fisiológicas da gestação podem ser mecânicas – devido ao crescimento uterino –, metabólicas ou hormonais e interferem de forma significativa no manejo anestésico. Os objetivos da anestesia para cesariana devem incluir o conforto e a segurança da gestante e o bem-estar do feto e neonato.[1,2]

## Alterações fisiológicas na gestação

### Sistema cardiovascular

O débito cardíaco (DC) começa a aumentar já no primeiro trimestre da gestação, atinge valores 40% acima dos níveis pré-gestacionais no segundo trimestre e se mantém alto no terceiro. Durante o trabalho de parto e no pós-parto imediato, os valores atingem seu pico, chegando a ser 100% maiores em comparação com os níveis pré-gestacionais. Esse fenômeno final ocorre em função da autotransfusão sanguínea ocasionada pela contração uterina, que devolve para a circulação sistêmica materna um volume de até 500 mL de sangue.

O DC eleva-se em razão do aumento da frequência cardíaca (FC) e do volume sistólico (VS), além da diminuição da resistência vascular sistêmica (RVS), facilitando o trabalho cardíaco.[2] A queda da RVS ocorre pela presença de progesterona, estrogênio e vasodilatadores, como prostaciclinas e óxido nítrico. O DC diminui nas primeiras 24 horas pós-parto e retorna ao valor inicial gradualmente após 24 semanas pós-parto.[3] Deve-se dar atenção especial a gestantes cardiopatas com valvopatias obstrutivas (p. ex., estenose aórtica) ou hipertensão pulmonar, pois é no pós-parto imediato que podem ocorrer as descompensações cardiovasculares.[1,2]

A queda dos valores pressóricos, mais marcadamente da pressão arterial diastólica, ocorre até as 20 semanas de concepção e depois tende a retornar aos valores basais. Esse fenômeno ocorre devido à queda da RVS. A pressão venosa central e a pressão de oclusão da artéria pulmonar não se alteram.[2]

O sistema renina-angiotensina-aldosterona é ativado no primeiro trimestre, causando retenção de sódio e água, gerando aumento do volume plasmático.[2]

São consideradas alterações fisiológicas do exame físico cardiovascular acentuação da primeira bulha (B1), aparecimento da terceira (B3) e quarta bulhas (B4), *ictus cordis* desviado cranialmente e para a esquerda, além de sopro sistólico de ejeção causado pelo estado hiperdinâmico da gestação. O eletrocardiograma (ECG) normal pode apresentar taquicardia sinusal, depressão do segmento ST e inversão de onda T. O ecocardiograma normal pode demonstrar aumento das câmaras cardíacas direitas e esquerdas com hipertrofia excêntrica do ventrículo esquerdo, elevação da fração de ejeção (FE), regurgitação das valvas tricúspide, mitral e pulmonar e pequeno derrame pericárdico. Essas alterações tendem a ser assintomáticas no exame físico e nos exames de imagem. Caso a gestante apresente dispneia, palpitações, tonturas, dor torácica, síncope ou qualquer outro sinal de alerta, ela deve ser investigada.[2]

A compressão aortocava **(FIG. 60.1)** acontece quando a gestante assume a posição de decúbito dorsal e o útero gravídico comprime tanto a veia cava, diminuindo o retorno venoso, quanto a artéria aorta e as artérias ilíacas, reduzindo a perfusão uteroplacentária. Essas compressões podem gerar sintomas na gestante, como sudorese, hipotensão e náuseas, constituindo a síndrome da hipotensão supina. Por definição, ocorre um aumento da FC maior que 20 batimentos por minuto e queda da pressão arterial média maior que 15 mmHg. Essa síndrome pode ser evitada colocando-se um coxim abaixo do quadril direito, elevando-o em 10 a 15 cm e lateralizando o útero gravídico para a esquerda.[1,4]

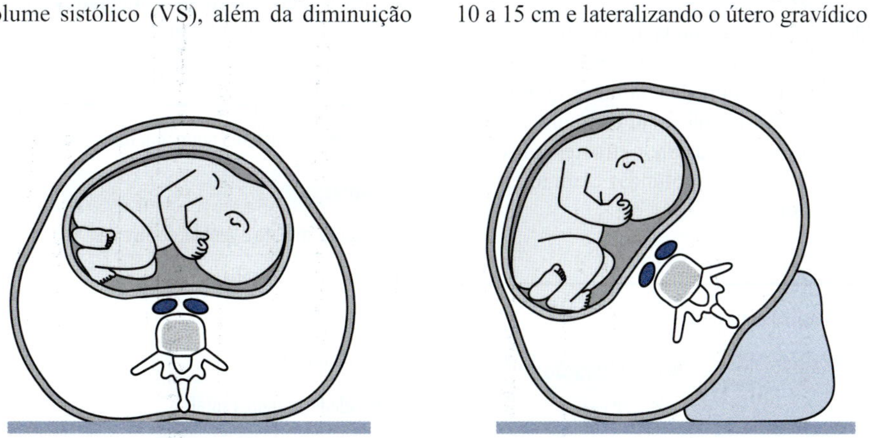

**FIGURA 60.1** Compressão aortocava na posição supina.
*Fonte: Adaptada de Camann e Ostheimer.*[8]

O fluxo uterino passa de 50 mL·min$^{-1}$ para 900 mL·min$^{-1}$ na gestação a termo. Dessa forma, a hipotonia uterina durante parto vaginal ou cesariana leva ao risco de choque hemorrágico hipovolêmico em poucos minutos devido ao alto fluxo sanguíneo uterino.[2] Na **TABELA 60.1** encontram-se resumidas as alterações do sistema cardiovascular na gestante.

## Via aérea

Os dois maiores riscos relacionados ao manejo da via aérea da gestante são falha de intubação orotraqueal e aspiração broncopulmonar.

A taxa de falha de intubação na gestante é muito superior (1:280 até 1:750) à da população em geral (1:2.230).[5-7] Entre as causas conhecidas que tornam a laringoscopia difícil, incluem-se a presença de ingurgitamento da mucosa oral, nasal e de todo o trato respiratório (causado pela ação da progesterona, tornando a via aérea edemaciada e friável), o aumento dos escores de Mallampati em até dois níveis, o ganho de peso, pescoço curto e mamas volumosas. É recomendado evitar intubação por via nasal, pelo risco de sangramento, sendo indicada a intubação orotraqueal com tubos de menor calibre (números 6, 6,5 ou 7 mm de diâmetro interno). Deve-se colocar coxim occipital para obter a melhor posição olfativa e o melhor alinhamento dos eixos oral, laríngeo e faríngeo.[9] É importante ter disponível em sala cirúrgica laringoscópio com cabo curto, máscara laríngea e dispositivos alternativos de via aérea.[10,11]

## Sistema respiratório

Para suprir as demandas metabólicas do feto, a ventilação-minuto materna aumenta em 45% devido ao estímulo da progesterona. Esse incremento ocorre à custa da elevação da frequência respiratória e do volume corrente. A capacidade residual funcional (CRF) está diminuída em 20% pela elevação da cúpula diafragmática. Isso leva a uma baixa reserva de oxigênio ($O_2$) durante a indução anestésica e a uma rápida indução e recuperação com uso de agentes inalatórios. O aumento do consumo de $O_2$ em 20% e a diminuição da CRF predispõem à rápida dessaturação; assim, deve-se pré-oxigenar adequadamente a gestante antes da indução de anestesia geral.[10] Gestantes toleram 2 a 3 minutos de apneia, enquanto não gestantes toleram até 9 minutos.[2,12]

Em situações de emergência, ainda há controvérsias a respeito de qual a melhor forma de realizar a pré-oxigenação. Alguns estudos demonstraram equivalência entre quatro respirações profundas durante 30 segundos em comparação com 5 minutos de respiração normal. Todavia, outros estudos evidenciaram que as quatro respirações profundas eram inferiores à pré-oxigenação por 5 minutos.[13-15]

**TABELA 60.1** Sistema cardiovascular na gestante[2]

| Parâmetro | Alteração |
|---|---|
| Débito cardíaco | ↑ 50% |
| Frequência cardíaca | ↑ 25% |
| Resistência vascular sistêmica | ↓ 20% |

A hiperventilação basal da gestante elimina o dióxido de carbono ($CO_2$) produzido pelo feto e leva a alcalose respiratória materna, baixando os níveis de pressão parcial arterial de dióxido de carbono ($PaCO_2$) para 32 mmHg. A alcalose respiratória é compensada mediante eliminação de bicarbonato pelos rins com queda do bicarbonato sérico de 26 para 21 mEq·L$^{-1}$, em média.[16]

A capacidade pulmonar total quase não se altera, apesar da elevação da cúpula diafragmática e diminuição do diâmetro vertical em cerca de 2 a 4 cm, pois o tórax se expande na circunferência horizontal de 5 a 7 cm mediante ação da relaxina, que aumenta os ângulos do gradil costal.[2]

No decorrer do trabalho de parto normal, a gestante tende a hiperventilar durante a contração uterina em razão da dor e hipoventilar fora da contração. Isso faz baixar os níveis de $PaCO_2$ até 17 mmHg, causando vasoconstrição nas artérias uteroplacentárias e podendo levar a acidose fetal. Dessa maneira, a analgesia de parto neuroaxial, capaz de reduzir a dor materna e consequentemente diminuir a hiperventilação e o consumo de $O_2$, é benéfica tanto para a gestante quanto para o feto.[2] Na **TABELA 60.2** encontram-se resumidas as alterações do sistema pulmonar na gestante.

## Sistema hematológico

As adaptações do sistema hematológico visam aumentar a oferta de $O_2$ ao feto e preparar a gestante para as perdas volêmicas no momento do parto. A perda sanguínea média do parto vaginal é de 500 mL, e do parto cesáreo, de 1.000 mL. A gestante apresenta um estado hipervolêmico com anemia por diluição, além de um estado pró-trombótico.[13,14,17]

O volume plasmático cresce em torno de 50% devido à retenção de sódio e água pela ativação do sistema renina-angiotensina-aldosterona, enquanto a contagem de hemácias aumenta 30% em resposta à elevação da eritropoetina. Isso leva a uma condição denominada anemia fisiológica gestacional, em que a hemoglobina diminui para 11 g·dL$^{-1}$ aproximadamente, reduzindo a viscosidade sanguínea, mantendo a perviedade do leito vascular uteroplacentário e evitando trombose. A curva de dissociação da hemoglobina está desviada para a direita, facilitando a entrega de $O_2$ ao feto.[10]

As gestantes apresentam um estado de hipercoagulabilidade. Os fatores de coagulação I, VII, VIII, IX, X, XII e o fator de von Willebrand estão aumentados. Os valores de referência dos fatores I e fibrinogênio estão entre 150 e 350 mg·dL$^{-1}$ na

**TABELA 60.2** Sistema pulmonar na gestante

| Parâmetro | Alteração |
|---|---|
| Ventilação-minuto e ventilação alveolar | ↑ 45% |
| Frequência respiratória | ↑ 15% |
| Espaço morto | ↑ 45% |
| Volume corrente | ↑ 40% |
| Capacidade pulmonar total | ↓ 5% |
| Capacidade residual funcional | ↓ 20% |

*Fonte: Hill e Pickinpaugh.*[10]

população geral. Nas gestantes, esses valores fisiológicos podem duplicar e chegam a 450 mg·dL$^{-1}$. Substâncias anticoagulantes, como a proteína S, e substâncias fibrinolíticas, como os ativadores do plasminogênio, estão com seus níveis mais baixos. Tanto a produção quanto a destruição de plaquetas estão elevadas, porém ocorre uma plaquetopenia por diluição. Gestantes a termo podem ter contagens plaquetárias inferiores a 150.000, e 1% delas pode ter valores inferiores a 100.000.[13,14] O tempo de trombina (TT) e o tempo de tromboplastina parcial ativada (TTPa) podem diminuir 20%. Há risco de complicações trombóticas no puerpério imediato, pois em 3 a 5 dias de pós-parto há aumento do fibrinogênio e da contagem plaquetária. A coagulação retorna aos valores normais duas semanas após o parto.[2]

## Sistema gastrintestinal

O retardo do esvaziamento gástrico pode ocorrer pela posição mais cefálica do piloro, pela redução da motilidade gástrica devido à ação da progesterona, por dor, ansiedade e administração de opioides. Toda gestante em trabalho de parto ativo é considerada como tendo estômago cheio. Além disso, a combinação de relaxamento do esfincter esofágico inferior com conteúdo gástrico mais ácido gera preocupação aos anestesiologistas, pois a acidez do material gástrico é o principal fator lesivo ao endotélio pulmonar se aspirado. A diminuição do pH gástrico abaixo de 2,5 ocorre em razão da produção de gastrina pela placenta.[16]

## Sistema hepático

As proteínas plasmáticas estão diminuídas, alterando a farmacologia dos fármacos com alta ligação proteica. Há menos proteína plasmática circulante e, como consequência, mais fármaco livre no plasma, sendo essa última a forma ativa. A albumina sérica reduz em torno de 25%, e as proteínas plasmáticas totais, em torno de 10%, acarretando também diminuição na pressão coloidosmótica.[1]

Há elevação da fosfatase alcalina por produção placentária. As enzimas hepáticas aminotransferase de aspartato (AST) e aminotrasnferase de alanina (ALT) e as bilirrubinas encontram-se no limite superior da normalidade. Há diminuição da ação da colinesterase plasmática em 25%, mas isso não prolonga clinicamente o tempo de ação da succinilcolina.[2]

Gestantes podem desenvolver colelitíase em função da estase biliar e do aumento da secreção de bile. A estase biliar ocorre pela ação da progesterona, que inibe a motilidade da vesícula.[1,2]

## Sistema urinário

O fluxo sanguíneo renal aumenta 50%, levando a um incremento da taxa de filtração glomerular (TFG) e a uma queda dos valores de creatinina para 0,5 a 0,6 mg·dL$^{-1}$. A depuração de creatinina normal (120 mL·min$^{-1}$) passa para valores de 150 a 200 mL·min$^{-1}$. Proteinúria e glicosúria em níveis baixos são considerados fisiológicos, pois o túbulo contorcido proximal é incapaz de reabsorver toda a glicose. Os valores-limite são 300 mg de proteína e 10 g de glicose no exame de urina de 24 horas.[1,2]

Há predisposição à ocorrência de hidronefrose devido ao relaxamento de todo o sistema coletor, incluindo pelve renal e ureteres. Associado a esse fato e à relativa imunossupressão, as gestantes possuem risco maior de desenvolver infecção do trato urinário.[2,18]

## Sistema nervoso

As gestantes necessitam de doses 25% menores de anestésicos locais (ALs); além disso, em função do ingurgitamento dos vasos peridurais, existe maior risco de injeção intravascular inadvertida de AL, podendo causar intoxicação, convulsões e parada cardiorrespiratória. O plexo venoso peridural, um sistema de retorno venoso colateral, apresenta ingurgitamento, pois há dificuldade de retorno venoso central devido à compressão da veia cava pelo útero gravídico. As consequências são diminuição do espaço do líquido cefalorraquidiano e maior dispersão cranial dos ALs na raquianestesia. Outra alteração farmacológica relacionada ao sistema nervoso central é a redução da concentração alveolar mínima (CAM) dos anestésicos inalatórios.[1]

As gestantes apresentam maior produção de β-endorfinas e encefalinas. Acredita-se que seja um mecanismo adaptativo para suportar a dor do trabalho de parto, pois elas atuam como analgésicos naturais.[1]

## Sistema endócrino

O ganho ponderal habitual varia em torno de 12 kg em toda a gestação, sendo que o maior aumento de peso ocorre no último trimestre. Gestantes obesas deveriam ganhar menos peso do que gestantes com índice de massa corporal (IMC) adequado (18,5-24,9 kg·m$^{-2}$): em torno de 7 kg durante toda a gestação.

É cada vez mais frequente a obesidade na gestação, com a prevalência variando entre 6 e 28%, dependendo da população estudada. Os riscos adicionais que a obesidade pode causar são hipertensão e pré-eclâmpsia, diabetes gestacional, macrossomia fetal e distocia de ombros, crescimento do número de cesarianas e difícil manipulação de via aérea pela presença de mamas volumosas, adiposidade na nuca e aumento da circunferência cervical. Todas essas possíveis complicações tendem a postergar a alta hospitalar e elevar os custos.[16]

A glândula tireoide aumenta de tamanho tanto devido ao incremento da vascularização quanto em razão da hiperplasia folicular. Todas as gestantes são testadas para hipotireoidismo, pois até 15% delas pode ter hipotireoidismo gestacional. Os níveis de hormônio estimulante da tireoide (TSH) tendem a diminuir de maneira fisiológica na gestação, sendo o ponto de corte na gestante (2,5 µUI·L$^{-1}$) inferior ao da não gestante (4,5 µUI·L$^{-1}$). O hipotireoidismo deve ser tratado para evitar alterações do desenvolvimento fetal, pois o feto não produz hormônio tireoidiano durante o primeiro trimestre e depende do hormônio da mãe para sua perfeita organogênese.[2]

As gestantes apresentam resistência periférica à insulina devido à ação dos hormônios placentários cortisol e lactogênio placentário. Os níveis de glicemia em jejum esperados são menores, pois há utilização de glicose pela unidade fetoplacentária. Pode ocorrer diabetes gestacional.[13-15]

A adeno-hipófise tende a aumentar de volume para suprir as demandas hormonais, como a maior produção de prolactina, TSH e hormônio do crescimento (GH). Essa hiperplasia pode não ser acompanhada de adequada irrigação vascular, causando isquemia da adeno-hipófise e um quadro clínico denominado síndrome de Sheehan. Os fatores de risco para essa síndrome são hipotensão e sangramento importante no parto. A neuro-hipófise diminui de tamanho.[13-15]

## Sistema imunológico

Pode ocorrer leucocitose com predomínio de granulócitos, e valores de até 13.000/mm³ são considerados fisiológicos. Há imunossupressão parcial, o que diminui a imunidade citotóxica mediante produção de interleucina 10 (IL-10). A imunidade humoral e a inata permanecem inalteradas. Existe uma tendência à melhora transitória de doenças autoimunes, pois o feto possui carga genética do pai e é visto como semialogênico pelo sistema materno.[1,2]

## Sistema esquelético

À medida que o útero gravídico cresce, ocorre acentuação da lordose lombar da gestante. Além desse fato, a ação da relaxina produzida pelo corpo lúteo e posteriormente pela placenta promove frouxidão dos ligamentos pélvicos com o objetivo de preparar a pelve para o parto. A relaxina também está envolvida na patogênese da síndrome do túnel do carpo, muito comum em gestantes. Há alteração do centro de gravidade da gestante, e ela desenvolve a marcha anserina. Essas alterações fisiológicas podem provocar dor lombar.[2]

# Anestesia para cesariana

## Risco materno

Embora a mortalidade materna tenha sido reduzida substancialmente nos últimos anos, nas pacientes submetidas a cesariana a taxa ainda é 10 vezes maior do que naquelas que realizam parto normal. Essa estatística pode ser justificada por alguma situação de risco maternofetal com indicação de anestesia geral em uma cesariana de urgência.[19]

As técnicas neuroaxiais são preferíveis na maioria dos casos, já que gestantes submetidas à anestesia geral para cesariana apresentam aumento de mortalidade oriundo da aspiração pulmonar do conteúdo gástrico, falha na intubação orotraqueal e ventilação inadequada, sobretudo em situações de emergência.[19-22]

Os equipamentos e o suporte médico presentes no centro obstétrico devem ser semelhantes aos do centro cirúrgico. Materiais para o tratamento das complicações potenciais (falha de intubação, analgesia inadequada, hipotensão, depressão respiratória, prurido e vômitos) devem estar disponíveis.[12]

## Avaliação pré-operatória

Todas as gestantes devem passar por uma avaliação pré-anestésica independentemente da via de parto planejada ou da técnica anestésica indicada. A história e o exame físico focados devem incluir história gestacional, história mórbida pregressa, alergias e histórico das anestesias prévias. O exame físico deve abranger a verificação dos sinais vitais, sistema cardíaco e respiratório, avaliação da via aérea e exame da região lombar. Nos casos eletivos, o jejum pré-operatório adequado deve ser observado.[12]

Características clínicas da paciente estão associadas a complicações obstétricas como pré-eclâmpsia, distúrbios hipertensivos relacionados à gestação, síndrome HELLP (do inglês *Hemolysis, Elevated Liver enzymes, Low Platelet count*), obesidade e diabetes. A identificação de fatores de risco anestésicos ou obstétricos significativos deve indicar uma consultoria entre o obstetra e o anestesiologista e, em algumas situações, o envolvimento de uma equipe multidisciplinar.[1,12]

## Exames pré-operatórios

Os exames laboratoriais devem ser individualizados e baseados nas condições da paciente e nas rotinas da instituição. As gestantes geralmente realizam tipagem sanguínea durante o pré-natal. A decisão para solicitar tipagem e *screening* ou *crossmatch* deve ser baseada na história materna, na antecipação de possíveis complicações hemorrágicas (p. ex., placenta acreta ou cirurgia uterina prévia) e nas políticas institucionais locais. Os níveis de hemoglobina, contagem plaquetária e provas de coagulação podem ser indicados em condições específicas. A contagem plaquetária de rotina não é necessária em parturientes saudáveis, já que não consegue predizer as complicações relacionadas à anestesia nessa população. Entretanto, parece ter utilidade em pacientes com doenças relacionadas à hipertensão, como pré-eclâmpsia e síndrome HELLP, e para outras condições associadas à coagulopatia.[12]

## Preparo para a anestesia

O preparo da paciente inclui a realização de profilaxia para a aspiração do conteúdo gástrico, a inserção de acesso venoso e a monitorização básica. Diferentemente de outros contextos cirúrgicos, os sedativos em geral não são administrados antes da cesariana, já que essas medicações cruzam a placenta e também podem resultar em amnésia materna durante o nascimento. Acesso venoso de calibre de 16 ou 18 G costuma ser empregado para a cesariana de rotina. Acessos adicionais são puncionados no caso de risco de hemorragia ou para a administração de sulfato de magnésio. A frequência cardíaca fetal deve ser documentada antes da cesariana. Equipamentos e medicamentos adequados devem estar disponíveis para que prontamente possa ser feita uma anestesia geral em caso de necessidade.[1,2,12]

## Prevenção da aspiração do conteúdo gástrico

As pacientes obstétricas estão sob risco aumentado de aspiração do conteúdo gástrico, especialmente nos casos de dificuldade ou falha de intubação quando a ventilação sob máscara se faz necessária. Embora as taxas de aspiração materna significativa sejam de difícil determinação, a mortalidade relacionada a esse evento é estimada em 5 a 15%.[20,21]

As recomendações de jejum pré-anestésico são baseadas na fisiologia gástrica e na opinião de especialistas, e existe pouca evidência de que as intervenções propostas melhorem os resultados. Como os piores desfechos estão associados com a aspiração de matéria particulada, material ácido e grandes volumes, os alvos da profilaxia são eliminar o conteúdo gástrico particulado e reduzir o volume e a acidez do suco gástrico no momento da indução da anestesia.[20,21]

Gestantes saudáveis submetidas a cesariana eletiva podem ingerir modestas quantidades de líquidos claros até duas horas antes da anestesia. Entretanto, no caso de pacientes com fatores de risco para aspiração, como obesidade, diabetes e via aérea difícil, deve-se avaliar individualmente cada caso. Os alimentos sólidos requerem uma espera entre 6 e 8 horas dependendo do conteúdo de gordura.[12]

A profilaxia farmacológica da aspiração está indicada antes de procedimentos cirúrgicos obstétricos. As opções incluem antiácidos não particulados (citrato de sódio, 30 mL, via oral), bloqueadores do receptor $H_2$ (ranitidina, 50 mg, via intravenosa – IV), inibidores da bomba de prótons (omeprazol, 20 mg, via oral) e metoclopramida, 10 mg, IV. O citrato de sódio aumenta o pH imediatamente após a ingestão e tem duração de efeito por cerca de 1 hora. As outras medicações levam 30 a 40 minutos para agir. A combinação dos agentes profiláticos pode ser mais efetiva do que o uso de medicamento único.[12,22]

## Antibiótico pré-operatório

Uma dose única de antibiótico intravenoso de amplo espectro deve ser administrada no pré-operatório para todas as pacientes submetidas à cesariana. O antibiótico deve ser administrado até 60 minutos antes do início da cirurgia, e toda a dose deve ter sido injetada antes da incisão da pele, e não após o clampeamento do cordão.[23]

# Escolha da técnica anestésica

A escolha entre anestesia neuroaxial e anestesia geral para a cesariana é determinada por uma variedade de fatores que incluem a condição fetal, a urgência do nascimento, as comorbidades maternas, a dificuldade prevista do procedimento, a presença de um cateter peridural (CPD) ou subaracnóidea já instalado, considerações cirúrgicas e o desejo da mãe. A maioria das cesarianas é realizada sob anestesia neuroaxial.[24]

A anestesia geral pode estar associada a maior perda sanguínea durante a cesariana quando comparada com a anestesia neuroaxial, sem que isso leve a um aumento da necessidade de transfusão sanguínea.[25]

Os desfechos neonatais relacionados à técnica anestésica para a cesariana são inconclusivos. Os escores de Apgar e o pH do sangue arterial umbilical podem ser afetados por variáveis não relacionadas com a técnica anestésica, que incluem a indicação da cesariana, o tipo de vasopressor utilizado durante a anestesia, questões cirúrgicas, entre outras. A exposição neonatal aos fármacos anestésicos durante a indução e manutenção da anestesia geral pode causar depressão respiratória precoce. A equipe de atendimento neonatal deve ser comunicada sobre todas as substâncias administradas na gestante antes do nascimento.[12]

## Anestesia neuroaxial

A anestesia neuroaxial é a técnica anestésica preferida, pois apresenta inúmeras vantagens, que incluem a possibilidade de a paciente permanecer acordada durante o nascimento e a minimização do risco de transferência de medicamentos para o feto, além de evitar a instrumentação da via aérea e promover analgesia pós-operatória com o uso de opioides neuroaxiais.[26,27]

Para a cesariana, é necessário um nível sensitivo em $T_4$ e que se estenda até os dermátomos sacrais. As opções para a anestesia neuroaxial incluem raquianestesia com injeção única ou contínua, peridural com injeção única ou contínua e a técnica combinada raquiperidural.[26]

A escolha deve ser individualizada com base na situação clínica e em fatores relacionados à paciente, como o grau de urgência do procedimento. As possíveis contraindicações da anestesia neuroaxial incluem coagulopatia, hipovolemia não corrigida, infecção no local da punção e patologias intracranianas importantes.[2,3] Mesmo em casos urgentes, a anestesia subaracnóidea pode ser uma opção apropriada particularmente em pacientes que apresentam riscos relacionados com a anestesia geral (p. ex., dificuldade de via aérea e pacientes sem jejum).[26,27]

A manutenção do controle hemodinâmico é um dos principais objetivos após a administração da anestesia neuroaxial na gestante. Isso costuma ser obtido mediante combinação da prevenção da compressão aortocava pelo útero gravídico, reposição de fluidos intravenosos, reconhecimento precoce da hipotensão e tratamento com vasopressores.[26,27]

Os opioides neuroaxiais, embora apresentem uma frequência maior de prurido, estão indicados para a analgesia pós-operatória e são preferíveis frente ao uso intermitente de opioides venosos.[28]

## Anestesia subaracnóidea

A anestesia subaracnóidea é a técnica mais utilizada para a cesariana. Apresenta instalação precoce de uma anestesia densa bilateral com o uso de baixas doses de anestésicos locais e com mínimo risco de toxicidade materna ou de transferência de medicamentos ao feto. A duração da anestesia é limitada após a injeção única, sem possibilidade de injeção de doses adicionais. Comparada à peridural, essa técnica é de mais fácil execução, fornece condições cirúrgicas adequadas rapidamente e tem menor risco de falha (taxa de falha $< 1\%$).[2,3]

A bupivacaína hiperbárica é o anestésico subaracnóideo de escolha, sendo usada nas doses de 8 a 12 mg quando combinada com opioide. Seu tempo de início de ação é de 5 a 8 minutos. A solução hiperbárica fornece rápido início de ação e possibilidade de modificar a altura do bloqueio mediante alterações na posição da mesa de cirurgia. Após 90 minutos, o nível anestésico na região médio-torácica regride, embora o tempo de regressão total da anestesia exceda 150 minutos. A lidocaína (60-100 mg) raras vezes é utilizada para a anestesia subaracnóidea pelo risco relativamente alto de sintomas neurológicos transitórios na população não obstétrica.[2,3,5]

Os opioides intratecais podem ser adicionados para otimizar a analgesia intraoperatória e pós-operatória. O uso de opioides é particularmente útil para prevenir o desconforto oriundo da manipulação visceral (p. ex., manipulação uterina) durante a cesariana.[29] Opioides lipossolúveis como o fentanil (10-25 μg) e o sufentanil (2,5-10 μg) costumam ser adicionados ao AL. Eles promovem mínima analgesia pós-operatória devido ao curto período de ação e não estão associados à depressão respiratória tardia. O prurido é um efeito colateral comum de todos os opioides espinhais.[28]

A morfina é um opioide hidrofílico que pode ser adicionado ao anestésico subaracnóideo com a intenção de promover analgesia pós-operatória, sendo bastante usado como componente da analgesia multimodal após cesarianas. Com doses de 50 a 200 μg, o início da analgesia ocorre em 30 a 60 minutos, com uma duração de 12 a 36 horas.[28,30] Os efeitos colaterais comuns incluem náuseas, vômitos e prurido. A duração da analgesia e a incidência do prurido parecem ser dose-dependentes e ter efeito-teto.[30] A administração de anti-inflamatórios não esteroides (AINEs) e de paracetamol pode reduzir a dose da morfina intratecal e, assim, diminuir os efeitos colaterais. Um efeito muito menos comum da morfina subaracnóidea, embora preocupante, é a depressão respiratória tardia (6-18 horas após).[28] A hipotermia é um efeito adverso ocasional visto com o uso de morfina intratecal em cesarianas.[31]

A anestesia subaracnóidea contínua com passagem de cateter é eventualmente realizada, mas deve-se levar em consideração que as doses são cerca de 10% daquelas administradas no bloqueio peridural. Além disso, deve-se levar em conta o espaço morto do cateter (0,3 mL em média) no cálculo da dose. A administração inadvertida de doses peridurais de medicamentos através do cateter subaracnóideo pode resultar em anestesia subaracnóidea alta ou total, hipotensão grave e parada cardíaca. Quando a anestesia cirúrgica se faz necessária em pacientes que portam CPD inserido para analgesia de parto, as doses devem ser reduzidas de acordo com o tipo de infusão analgésica já em uso e com o nível sensorial presente. Os fármacos subaracnóideos devem ser administrados lentamente e com doses tituladas.[2,28,32]

## Anestesia peridural

Quando se combina o bloqueio peridural com a passagem do CPD, pode-se promover anestesia titulada e com duração estendida mediante injeção de doses incrementais. O nível anestésico peridural instala-se de forma mais lenta e tende a ser menos denso e apresentar menor adequação para os dermátomos sacrais do que o obtido com a anestesia subaracnóidea. Essa técnica requer maiores doses de anestésicos, aumentando o risco de exposição fetal aos fármacos e de toxicidade maternofetal se ocorrer injeção intravascular.[2,3,32]

Se necessário, a analgesia de parto peridural pode ser convertida em uma anestesia com nível cirúrgico ($T_4$) mediante injeção de doses anestésicas no CPD. O cateter permite a titulação de doses até a obtenção do nível anestésico adequado e permite a administração de doses adicionais durante o procedimento. Embora a obtenção do nível anestésico para cesariana demore mais com a técnica peridural do que com a subaracnóidea, o CPD já instalado pode ser muito bem ser utilizado para promover anestesia em casos de urgência.[1,32] Nos casos em que a paciente não possui o cateter previamente instalado, a técnica tem indicação se o tempo cirúrgico estimado for prolongado ou se a gestante apresentar comorbidades que indiquem uma titulação lenta da anestesia neuroaxial.[2,3,32]

Os anestésicos peridurais mais usados incluem a lidocaína, a ropivacaína e a bupivacaína. A escolha do agente depende em geral da necessidade ou não de rápida instalação do bloqueio. A lidocaína a 2% com adrenalina na diluição de 1:200.000 é a solução mais utilizada. A qualidade do bloqueio é aumentada e a absorção sistêmica do AL minimizada pelo acréscimo de adrenalina. Volumes de 15 a 25 mL ou a titulação de montantes de 5 mL após a injeção dos 3 mL da dose-teste costumam ser empregados. Volumes e doses reduzidos são necessários quando se converte uma analgesia de parto peridural em anestesia cirúrgica. O início da anestesia ocorre em aproximadamente 5 a 10 minutos.[28,32]

A bupivacaína é menos usada em razão do risco de complicações cardíacas associado à injeção intravascular e devido ao seu tempo de início de ação mais lento. Quando não há necessidade de instalação rápida da anestesia, a bupivacaína a 0,5% pode ser administrada. Nesse caso, a instalação do bloqueio ocorre em cerca de 20 minutos e a duração de ação (tempo de regressão de dois dermátomos) fica em 120 a 240 minutos.

A ropivacaína, embora tenha tempo de início de ação parecido com o da bupivacaína, é pouco utilizada na anestesia peridural para cesariana, pois apresenta 40% menos potência e uma duração de ação ligeiramente inferior. Por isso, doses maiores de ropivacaína em geral são necessárias para uma anestesia equivalente.[33] A ropivacaína apresenta menor cardiotoxicidade do que a bupivacaína. A adrenalina também costuma ser adicionada (1:400.000 ou 1:200.000) à solução anestésica para aumentar a densidade do bloqueio, reduzir a absorção sistêmica do AL e prolongar a duração da anestesia.[32]

Os opioides peridurais podem ser administrados para acelerar o início da instalação da anestesia, melhorar a qualidade do bloqueio e promover analgesia pós-operatória.[34] Os opioides lipofílicos (fentanil/sufentanil) são administrados primariamente para a analgesia intraoperatória e são aplicados no início da anestesia. Os opioides hidrofílicos (morfina e hidromorfona) são utilizados para a analgesia pós-operatória, sendo administrados após o nascimento. As doses de fentanil costumam ser de 50 a 100 μg e de sufentanil entre 20 e 30 μg. A morfina pode ser administrada na dose de 1 a 3 mg como parte da analgesia multimodal. O uso de baixas doses de morfina peridural promove analgesia pós-operatória adequada por 18 a 24 horas e com menor incidência de eventos adversos quando comparada com doses altas.[32]

## Técnica combinada raquiperidural

A técnica combinada raquiperidural agrega o rápido estabelecimento de um bloqueio denso subaracnóideo com a flexibilidade fornecida pelo CPD. As possíveis desvantagens incluem a presença de um cateter que não foi testado previamente quanto à sua efetividade.[32] Existem diferentes formas de manejo da técnica em um procedimento eletivo, incluindo a administração da dose subaracnóidea completa e uso do CPD apenas se necessário ou a administração de dose subaracnóidea parcial e complementação com a peridural para atingir o nível anestésico adequado (técnica sequencial).[31,34]

No caso da opção pela dose subaracnóidea completa, costuma-se administrar a dose-padrão subaracnóidea, e a suplementação com doses no espaço peridural é utilizada quando o nível sensorial regredir de $T_4$. Antes da injeção no CPD, deve-se confirmar a aspiração negativa de sangue ou líquido cefaborraquidiano e realizar a dose-teste com 3 mL de lidocaína a 2% com adrenalina 1:200.000. Nesse cenário, o bólus age como uma dose-teste para a injeção (taquicardia). Como a paciente já está bloqueada, a dose-teste não consegue avaliar se a localização da injeção é subaracnóidea. Essa dose geralmente restabelece o nível em $T_4$ e após testa-se o nível a cada 20 minutos e injetam-se incrementos de 3 a 5 mL da mesma solução conforme necessidade.[35]

Na técnica combinada raquiperidural, em geral se injeta parte da dose subaracnóidea (5-6 mg de bupivacaína) seguida da injeção peridural (3-5 mL de lidocaína a 2% com adrenalina) titulada até se obter o nível necessário ($T_4$). A técnica sequencial resulta em menor hipotensão arterial e consegue identificar a adequada posição do CPD antes do início da cirurgia.[34,35]

## Manejo intraoperatório

Embora a eficácia do deslocamento uterino para a esquerda venha sendo questionada,[36] segue-se indicando deslocamento uterino de 15° para a esquerda em qualquer gestante com útero gravídico visível após as 20 semanas gestacionais. A maior parte das gestantes saudáveis não precisa de oxigênio suplementar durante a anestesia regional para cesariana.[34]

O bloqueio anestésico denso ao nível de $T_4$ causa bloqueio simpático e vasodilatação que resultam em hipotensão.[36] A anestesia subaracnóidea pode resultar em uma hipotensão mais rápida e profunda do que o bloqueio peridural, levando à redução do fluxo sanguíneo uteroplacentário e ao comprometimento da oxigenação fetal.[36]

A hipotensão pode ser atenuada com o uso de fluidos intravenosos e vasopressores. Recomenda-se manter a pressão arterial sistólica maior ou igual a 100 mmHg ou maior ou igual a 80% do valor basal nas gestantes saudáveis, embora o alvo ideal de manejo ainda não tenha sido estabelecido.[37] Um estudo tentou elucidar essa questão randomizando 75 gestantes submetidas à anestesia subaracnóidea em quatro grupos de manejo pressórico. Um grupo manteve os níveis pressóricos em até 80% do basal, outro grupo em até 90% e o terceiro grupo manteve os níveis pressóricos semelhantes ao basal da paciente. O tratamento da hipotensão foi realizado com fenilefrina e sem infusão de volume. O grupo em que não foi tolerada nenhuma redução dos níveis pressóricos basais apresentou menor incidência de náuseas e vômitos e maior pH umbilical no recém-nascido, embora nenhum dos outros grupos tenha apresentado pH umbilical realmente acidótico.[38]

A maioria dos centros segue com a recomendação de observar os níveis pressóricos basais da paciente e administrar vasopressores quando a pressão baixar de 20% do basal ou se houver sintomas como náuseas, vômitos ou sinais de sofrimento fetal após a realização da anestesia.[34]

Uma das estratégias para evitar a hipotensão inclui a administração de bólus rápido de cristaloides no momento da indução ou da execução da anestesia neuroaxial em associação com a administração de vasopressores, se necessária. Costuma-se administrar um bólus de 500 a 1.000 mL de cristaloides durante o procedimento neuroaxial dependendo das comorbidades da paciente. Em pacientes com pré-eclâmpsia grave, volumes menores devem ser administrados. Não há necessidade de postergar a anestesia neuroaxial para a realização desse bólus (*preload*), já que a administração simultânea de fluidos (*coload*) tem se mostrado melhor para minimizar a hipotensão.

Os cristaloides são mais usados do que os coloides por estarem mais facilmente disponíveis e em razão do baixo custo. Ademais, os dados disponíveis não indicam um benefício concreto com o uso de coloides sobre cristaloides,[39,40] além da preocupação quanto à segurança dos coloides como parte do cuidado crítico da ressuscitação intraoperatória.[34] Soluções livres de glicose devem ser utilizadas para evitar hipoglicemia no feto. A transferência excessiva de glicose placentária pode resultar em liberação de insulina fetal e consequente hipoglicemia neonatal.

Uma estratégia razoável para a prevenção da hipotensão induzida pela anestesia neuroaxial inclui a administração profilática e titulada de baixas doses de vasopressores como a fenilefrina em conjunto com a administração de cristaloides. A fenilefrina é um agonista α-adrenérgico e a efedrina, um α e β-agonista indireto, sendo ambas efetivas no tratamento da hipotensão arterial resultante da anestesia neuroaxial em pacientes saudáveis submetidas à cesariana.[34] A fenilefrina é o agente preferido nessa situação, embora a efedrina também tenha suas indicações (p. ex., bradicardia materna). As doses comumente empregadas de fenilefrina são 50 a 100 μg, IV, ou 25 a 50 $\mu g \cdot min^{-1}$, IV, em infusão, e as de efedrina, 5 a 10 mg, IV, em bólus, ou infusão de 1 a 5 $mg \cdot min^{-1}$, IV, em infusão.[41]

A fenilefrina está associada a menor incidência de náuseas e vômitos intraoperatórios e a um pequeno, mas estatisticamente significativo, aumento do pH arterial umbilical ao nascimento, enquanto a efedrina pode estar associada à elevação da acidose fetal.[42] Além disso, a efedrina também tem um início de ação mais lento, em comparação com a fenilefrina, que pode resultar em períodos mais prolongados de hipotensão. Por outro lado, a fenilefrina pode causar bradicardia materna reflexa, e assim a escolha entre elas deve ser feita de acordo com a frequência cardíaca materna. A fenilefrina tem preferência em casos de taquicardia, e a efedrina, em casos de bradicardia.[43]

## Bloqueio neuroaxial alto

Os níveis altos de bloqueio peridural ou subaracnóideo frequentemente levam à sensação subjetiva de dispneia materna. Para a maioria das pacientes, apenas a explicação de que isso é normal é suficiente. Verificar se a gestante é capaz de apertar a mão do examinador constitui um teste rápido que ajuda a determinar se há necessidade de suporte ventilatório por envolvimento das raízes cervicais. Pacientes com redução da força para apertar a mão devem ser vigiadas continuamente para verificar a progressão do bloqueio. Nos casos de bloqueio em ascensão com bupivacaína hiperbárica, a cabeceira da maca deve ser elevada para evitar difusão cefálica adicional. O bloqueio neuroaxial alto é a complicação séria mais comum da anestesia obstétrica e pode resultar em comprometimento respiratório, hipoxemia e parada cardíaca.[43]

## Prevenção da hemorragia pós-parto

A contração uterina é o principal mecanismo para a redução do sangramento uterino depois do nascimento. Além da massagem manual pelo obstetra, a ocitocina é administrada como agente uterotônico de primeira linha para evitar a atonia uterina. Os protocolos de infusão variam entre as instituições, mas devem incluir a administração lenta de pequenas doses (< 3 U IV) ou infusão titulada. A administração rápida de ocitocina pode resultar em hipotensão, náuseas, vômitos e dor precordial que podem evoluir para o colapso cardiovascular.[44] A incidência desses efeitos é diretamente proporcional à taxa de administração da ocitocina. Alguns estudos indicam que a adição de ocitocina em infusão contínua após a dose em bólus reduz a perda sanguínea e a necessidade de transfusão ou uso adicional de uterotônicos em comparação com a injeção única.[45,46]

## Anestesia geral

Em alguns cenários, como na cesariana de emergência sem tempo hábil para a realização da raquianestesia ou para que se obtenha um nível anestésico adequado com injeção em CPD já instalado, a anestesia geral torna-se a técnica de escolha. Outras indicações da anestesia geral incluem recusa materna ao bloqueio neuroaxial, incapacidade de cooperação durante a anestesia, contraindicação à anestesia neuroaxial, anestesia neuroaxial falha e instabilidade hemodinâmica grave.[34]

As pacientes submetidas à anestesia geral para cesariana estão sob risco maior de dificuldade de manejo de via aérea e de memória transoperatória em comparação com outros procedimentos cirúrgicos. A taxa de memória intraoperatória fora do cenário obstétrico fica em torno de 1:19.600, enquanto, na cesariana de urgência, pode ser de até 1:670.[47]

A anestesia geral para cesariana apresenta particularidades relacionadas ao bem-estar fetal e às alterações fisiológicas da gestação, como mudanças na distribuição dos fármacos e aumento da dificuldade de manejo da via aérea. Além disso, algumas mudanças na técnica anestésica podem contribuir para a alta incidência de memória transoperatória nas pacientes obstétricas, como o uso de subdoses de anestésicos, a omissão da dose de pré-medicação a fim de minimizar a passagem de medicamentos para o feto e o emprego de doses reduzidas de agentes inalatórios com o intuito de evitar a atonia uterina.[34]

A avaliação pré-anestésica, o acesso venoso, a monitorização e a administração de antibióticos são similares aos descritos para a anestesia neuroaxial. A indução em sequência rápida é a rotina. O preparo da paciente com o deslocamento do útero para a esquerda e com posicionamento ideal de pescoço e cabeça para a intubação é fundamental. O abdômen é preparado com solução antisséptica antes da indução para minimizar o tempo entre a administração dos indutores e o nascimento, minimizando assim a exposição do feto aos anestésicos. A incisão costuma ser realizada somente após a intubação. A comunicação entre a equipe assistencial é essencial durante as situações de urgência. No caso de falha de intubação, a incisão da pele deve ser feita apenas depois que a ventilação com máscara facial ou máscara laríngea for estabelecida. A máscara laríngea tem alta taxa de sucesso em pacientes obstétricas, embora não proteja contra a aspiração, e deve ser usada como alternativa inicial à falha de intubação.[32,34]

O propofol é o agente mais utilizado para a indução de anestesia geral em cesarianas. Sua administração não altera o escore de Apgar com doses de até 2,5 mg·kg$^{-1}$. Entretanto, doses repetidas ou doses cumulativas estão associadas à depressão neonatal significativa. O etomidato é um agente de rápida ação e, diferentemente do propofol, apresenta mínimo efeito hemodinâmico, mas doses maiores associam-se com náuseas e vômitos e podem aumentar o risco de convulsões em pacientes predispostas.[12,34]

A cetamina possui propriedades analgésicas, amnésicas e hipnóticas associadas a mínimas alterações ventilatórias. É o agente ideal para a indução de gestantes com instabilidade hemodinâmica por sangramento. Não se observa depressão neonatal com a dose-padrão de indução (1-1,5 mg·kg$^{-1}$). Doses maiores podem aumentar o tônus uterino, reduzir a perfusão da artéria uterina e diminuir o limiar convulsivante materno.[12,34]

O tônus uterino não é afetado pelos bloqueadores neuromusculares (BNMs). Os BNMs de todas as classes praticamente não são transferidos ao feto. A succinilcolina na dose de 1 a 1,5 mg·kg$^{-1}$ IV apresenta rápido início (30-45 segundos) e curta duração de ação. Após administrada, é hidrolisada no plasma pela pseudocolinesterase, e somente pequenas porções chegam ao feto porque é altamente ionizada e pouco lipossolúvel. É indetectável no sangue umbilical a menos que doses elevadas tenham sido administradas (2-3 mg·kg$^{-1}$).

A junção neuromuscular deve ser monitorizada porque pode ocorrer fraqueza prolongada se a pseudocolinesterase estiver em concentrações reduzidas no plasma, se formas atípicas da enzima estiverem presentes ou se a fraqueza muscular for exacerbada pela administração prévia de sulfato de magnésio. Da mesma maneira que a succinilcolina, os BNMs adespolarizantes não cruzam para a circulação fetal em concentrações capazes de causar fraqueza neonatal, a não ser que sejam usadas grandes doses ou por período prolongado.[12,34] O rocurônio pode ser considerado como alternativa à succinilcolina para o relaxamento muscular, pois permite relaxamento adequado em menos de 60 segundos com doses de 0,9 a 1,2 mg·kg$^{-1}$.[34]

Após a indução anestésica, a manutenção costuma ser feita com anestésicos inalatórios com ou sem óxido nitroso. Os agentes voláteis são altamente lipossolúveis e apresentam baixo peso muscular e, assim, são rapidamente transferidos ao feto. A concentração no feto depende tanto da concentração plasmática materna quanto da duração da anestesia antes do nascimento. Após o nascimento, opioides, analgésicos, benzodiazepínicos ou uma combinação destes são administrados em conjunto com agente inalatório. Esses fármacos adicionais são administrados somente depois do clampeamento do cordão para evitar a transferência para o feto e a depressão neonatal. O uso isolado de agentes voláteis em altas concentrações está associado à perda sanguínea secundária a atonia uterina porque todos os anestésicos inalatórios são relaxantes da musculatura uterina.[12,34]

## Doenças associadas

### Distúrbios hipertensivos

Os distúrbios hipertensivos específicos da gestação (DHEGs) complicam cerca de 10% das gestações, constituindo uma das principais causas de morbimortalidade materna e perinatal.[48] A pré-eclâmpsia (PE) responde anualmente por cerca de 50.000 a 60.000 mortes relacionadas aos DHEG.[49] A hemorragia cerebral segue como principal causa de morte nesse grupo de pacientes, motivo pelo qual o tratamento rápido e efetivo da hipertensão deve ser enfatizado a fim de prevenir acidentes vasculares hemorrágicos.

Quanto à classificação atual dos DHEG, quatro categorias são consideradas: 1) PE/eclâmpsia, 2) hipertensão crônica, 3) hipertensão crônica com PE sobreposta e 4) hipertensão gestacional.

- PE é definida como início de hipertensão (pressão arterial sistólica [PAS] > 140 mmHg ou pressão arterial diastólica [PAD] > 90 mmHg) associada ou não à proteinúria, desenvolvida após 20 semanas de gestação. Na ausência de proteinúria, a PE é diagnosticada como hipertensão em associação com os critérios de gravidade relacionados adiante, no **QUADRO 60.1**. A eclâmpsia, por sua vez, é definida como presença de convulsões associadas à PE e ocorre em 1 a 2% das gestações com PE.[50]
- Hipertensão crônica é a hipertensão diagnosticada antes da gravidez.
- PE superposta é a hipertensão crônica prévia associada à PE.
- Hipertensão gestacional é definida pelo aumento da pressão arterial após 20 semanas de gestação na ausência de proteinúria ou qualquer dos critérios de gravidade sistêmicos mencionados no **QUADRO. 60.1**.

As alterações patológicas presentes nas gestantes com PE/eclâmpsia estão descritas de forma sucinta no **QUADRO 60.2**.

### Planejamento anestésico

A escolha da técnica anestésica para a cesariana em pacientes com distúrbios hipertensivos depende em grande parte das circunstâncias individuais, embora o bloqueio regional seja preferível na maioria dos casos. Um grande estudo multicêntrico

**QUADRO 60.1** Critérios de gravidade de pré-eclâmpsia*

- PAS ≥ 160 mmHg ou PAD ≥ 110 mmHg em repouso, em duas ocasiões com 4 horas de intervalo (exceto se terapia anti-hipertensiva tiver sido iniciada antes desse período)
- Contagem plaquetária < 100.000 $mm^3$
- Função hepática alterada indicada por aumento de transaminases até duas vezes o valor de referência ou dor intensa e persistente no epigástrio ou hipocôndrio direito sem outro diagnóstico alternativo
- Insuficiência renal progressiva (creatinina sérica > 1,1 $mg \cdot dL^{-1}$ ou aumentada em duas vezes) na ausência de outra doença renal
- Edema pulmonar
- Novo distúrbio visual ou cerebral

*Definida pela presença de um dos fatores descritos no quadro.

*Fonte: Krishnachetty e Plaat.*[50]

**QUADRO 60.2** Alterações sistêmicas na pré-eclâmpsia/eclâmpsia

| | |
|---|---|
| Volume sanguíneo | Redução da volemia em 10 a 15%<br>Redução de albumina com queda da pressão coloidosmótica<br>Hemoconcentração e aumento da viscosidade sanguínea |
| Coagulação | Hipercoagulabilidade, ativação da fibrinólise e ativação plaquetária (com ou sem plaquetopenia associada) |
| Via aérea | Edema e disfonia |
| Cardiovasculares e pulmonares | Incremento do débito cardíaco e do trabalho ventricular esquerdo<br>Aumento da atividade simpático-suprarrenal<br>Vasospasmo generalizado, diminuição da complacência arterial<br>Possível ocorrência de edema pulmonar, mais frequentemente em até 48 horas pós-parto |
| Renais | Redução do fluxo sanguíneo renal, da filtração glomerular e da depuração de creatinina<br>Proteinúria |
| Sistema nervoso central (SNC) | Edema cerebral (sobretudo se a pressão arterial média for maior que 140 mmHg) levando à hiper-reflexia e irritabilidade do SNC |
| Hepáticas | Edema, zonas de necrose e hemorragia, podendo culminar com ruptura hepática<br>Síndrome HELLP: hemólise, aumento de enzimas hepáticas e plaquetopenia menor que 100.000/$mm^3$ |
| Útero, placenta e recém-nascido (RN) | Hipercontratilidade uterina com sensibilidade aumentada a ocitócitos<br>Placenta atrófica, redução do fluxo uteroplacentário<br>Neonato prematuro, de baixo peso, envolvido por mecônio |

*Fonte: Krishnachetty e Plaat.*[50]

mostrou que, na PE grave, a estabilidade hemodinâmica após bloqueio subaracnóideo era comparável à do peridural.[51]

Exames laboratoriais, como hemograma, contagem de plaquetas, testes de função hepática, ureia e creatinina séricas, são úteis na escolha da técnica anestésica. Uma contagem plaquetária acima de 100.000/$mm^3$ é considerada suficiente para administração segura de anestesia regional; já entre 100.000 e 50.000 plaquetas, deve-se avaliar o risco-benefício e, abaixo de 50.000/$mm^3$, os bloqueios neuroaxiais estão contraindicados. A velocidade da queda dos níveis plaquetários parece ser mais importante do que seu número absoluto e, assim, reduções abruptas se associam a maior risco de hematoma neuroaxial.

As principais indicações de anestesia geral são contraindicação aos bloqueios regionais (por plaquetopenia, coagulopatia, recusa da paciente), estado pós-ictal com rebaixamento do sensório ou convulsões recorrentes e edema pulmonar com hipóxia.

A avaliação da via aérea nesse contexto é essencial devido ao edema e friabilidade de estruturas orotraqueais, dificultando a intubação e provocando maior risco de sangramento.[52] Além disso, a complacência pulmonar reduzida pode dificultar a ventilação. A resposta pressórica à laringoscopia pode elevar perigosamente os níveis pressóricos e resultar em hemorragia intracraniana. É de fundamental importância a obtenção de um plano anestésico adequado durante a intubação e extubação. Nesse contexto, sulfato de magnésio (0,5-1 g em bólus venoso), labetalol (25-50 mg em bólus venoso) e opioides parenterais potentes têm sido usados com sucesso.

Com relação ao risco de regurgitação e aspiração de conteúdo gástrico, preconiza-se indução em sequência rápida e profilaxia farmacológica. Os anti-hipertensivos e os anticonvulsivantes devem ser mantidos no período perioperatório.[7] Se a paciente estiver recebendo sulfato de magnésio, o bloqueio neuromuscular deve ser cuidadosamente monitorizado, uma vez que o magnésio pode prolongar a ação desses fármacos. O uso rotineiro de ergometrina deve ser evitado devido aos efeitos hipertensivos, preferindo-se a utilização da ocitocina. AINEs devem ser suspensos, haja vista os potenciais efeitos deletérios sobre as funções renal e plaquetária.[50]

## Síndromes hemorrágicas

Embora as taxas de mortalidade materna tenham diminuído muito nos países desenvolvidos, a hemorragia pós-parto (HPP) continua sendo uma das principais causas de morte materna em outras regiões. As estatísticas da Organização Mundial da Saúde (OMS) mostram que essa condição complica até 10,5% dos nascimentos, e até 50% das mortes maternas são atribuíveis aos seus efeitos. No Brasil, segue como a segunda maior causa de morte materna.[33]

O diagnóstico de HPP é reservado para gestações que tenham progredido para além de 20 semanas, sendo sua definição um tanto arbitrária e problemática. HPP é definida como uma perda sanguínea maior que 500 mL após parto vaginal ou 1.000 mL depois de cesariana. Outra proposta sugere a utilização de uma queda de 10% no valor do hematócrito para definir a HPP, mas tal alteração depende do momento do teste e da ressuscitação volêmica realizada. Por essas razões, vários autores sugerem que a HPP deve ser diagnosticada com qualquer quantidade de perda sanguínea que ameace a estabilidade hemodinâmica da gestante.

Os principais fatores de risco para HPP grave incluem hipertensão, parada da evolução da segunda fase do trabalho de parto, aumento da necessidade de doses de ocitocina, extração a vácuo do recém-nascido e macrossomia fetal.[53]

## Descolamento prematuro de placenta

O descolamento prematuro de placenta (DDP) é definido como separação da placenta após a 20ª semana e antes do nascimento, resultando em sangramento agudo dos vasos da decídua basal, entre a placenta e o miométrio. O útero então se torna incapaz de contrair e comprimir os vasos abertos, formando o hematoma retroplacentário. A resultante asfixia fetal está associada à menor área de troca gasosa, podendo ocorrer morte do concepto principalmente com hematomas maiores que 500 mL.[13] Fatores de risco conhecidos incluem hipertensão arterial crônica e PE, idade materna avançada, multiparidade, tabagismo, uso de cocaína, trauma, ruptura prematura de membranas, corioamnionite e DPP prévio.

Os sinais e sintomas dessa condição incluem sangramento vaginal (embora cerca de 20% dos casos não apresentem sangramento visível), sensibilidade uterina aumentada, taquissistolia, dor abdominal e anormalidades da frequência cardíaca fetal. O sangue pode ainda infiltrar o miométrio e a submucosa, achado clássico conhecido como útero de Couvelaire.

O diagnóstico de DPP pode ser confirmado por ultrassonografia, que revela o coágulo retroplacentário. Suas principais complicações são choque hemorrágico, lesão renal aguda, coagulopatia e morte fetal. DPP é a causa mais comum de coagulação intravascular disseminada (CIVD) na gravidez, ocorrendo em cerca de 10% dos casos, especialmente quando há formação de hematoma retroplacentário com volume superior a 1.000 mL.

Nos casos de DPP, as técnicas neuroaxiais podem ser utilizadas, contanto que a coagulação e o estado hemodinâmico estejam estáveis. Casos mais urgentes, com frequência cardíaca fetal não tranquilizadora e sinais evidentes de hipovolemia, são realizados sob anestesia geral. Após o parto, a paciente deve ser cuidadosamente monitorizada devido ao risco de hemorragia persistente por atonia uterina ou coagulopatia.[54]

## Placenta prévia e acretismo

A implantação anômala da placenta no segmento inferior do útero é classificada em três categorias: 1) marginal, quando está inserida próxima ao colo e cobre todo o orifício cervical interno; 2) parcial, quando cobre parcialmente o orifício cervical interno do colo; e 3) total, quando cobre totalmente o colo.

O acretismo placentário constitui outra forma de inserção anômala da placenta, definido por graus de penetração do tecido placentário no miométrio. A placenta acreta pode também ser classificada nas seguintes categorias: 1) acreta, com implantação na superfície do miométrio; 2) increta, com implantação no miométrio; e 3) percreta, com penetração através do miométrio, podendo atingir estruturas vizinhas.

A cesariana é o método recomendado para o parto de todas as pacientes com placenta prévia, preferencialmente de forma eletiva. Nos casos estáveis, a anestesia regional persiste como primeira escolha, exceto em situações de hemorragia grave e instabilidade hemodinâmica (ver Manejo obstétrico nas síndromes hemorrágicas), nos quais, apesar de não ser conduta unânime na literatura, a anestesia geral passa a figurar entre as técnicas de escolha.

## Ruptura uterina

A ruptura uterina está associada a sangramento volumoso e consiste na abertura da parede miometrial com rompimento das membranas fetais, comunicando a cavidade uterina e a peritoneal. Permanece uma das emergências mais ameaçadoras da vida em obstetrícia.

O principal fator de risco é cesariana prévia, porém primigestas não são imunes à ruptura espontânea. Os fatores predisponentes incluem cirurgia uterina prévia, trauma, anomalias uterinas, distocia, uso de agentes uterotônicos e placentação anormal.

A apresentação clínica pode variar de sensibilidade uterina aumentada e padrões cardíacos fetais não tranquilizadores a dor abdominal localizada grave e choque hipovolêmico materno de rápida instalação. O reconhecimento imediato da ruptura uterina levando à intervenção cirúrgica imediata é fundamental para influenciar a morbimortalidade perinatal.[55]

## Atonia uterina

A atonia uterina é a principal causa de HPP. A sobredistensão do útero, seja absoluta ou relativa, é um importante fator de risco para a atonia e pode ser causada por gestação múltipla, macrossomia fetal, polidrâmnio, anormalidade fetal, anormalidade estrutural uterina, dificuldade na dequitação placentária ou distensão por sangue antes ou depois da dequitação.

A contração miometrial inadequada pode ser resultado de fadiga devido ao trabalho de parto prolongado ou rápido, especialmente se induzido. Pode também resultar da inibição de contrações por fármacos. Outras causas incluem implantação placentária no segmento uterino inferior, toxinas bacterianas, hipóxia devido a hipoperfusão ou útero de Couvelaire e hipotermia.

O manejo obstétrico da atonia inclui manobras obstétricas, administração racional de agentes uterotônicos e procedimentos cirúrgicos invasivos.

## Laceração do canal do parto

Os danos ao trato genital podem ocorrer de forma espontânea ou a partir de manipulações ocorridas durante o parto. São uma causa comum de sangramento, porém raramente de hemorragia grave.

As lacerações das paredes cervical e vaginal são mais comumente associadas ao uso de fórceps e a apresentações fetais anômalas. Em geral ocorrem na região que sobrepõe as espinhas isquiáticas. Já o trauma vaginal inferior ocorre espontaneamente ou por episiotomia.

Nas pacientes estáveis com necessidade de reparação cirúrgica menor, o bloqueio neuroaxial é a técnica anestésica de escolha. A manipulação de grandes hematomas pode exigir indução de anestesia geral e atenção à reposição volêmica adequada.

## Retenção placentária e inversão uterina

A retenção placentária costuma ocorrer por implantação anômala da placenta, hipercinesia anelar e encarceramento, acretismo placentário e atonia uterina. A conduta básica consiste na extração manual após 5 a 10 minutos do parto, respeitadas as seguintes condições: parturiente devidamente anestesiada, inexistência de contaminação ou infecção intraparto e condições ideais de assepsia.

A técnica anestésica mais empregada é a anestesia regional. Todavia, em casos de hipercinesia anelar e necessidade de relaxamento uterino, a infusão venosa de sulfato de magnésio (dose recomendada de 2 g) e nitroglicerina (50-100 µg) pode ser usada a fim de evitar a realização de uma anestesia geral na gestante.[56]

A inversão uterina, complicação relativamente rara, está associada à tração exagerada do cordão umbilical durante o terceiro estágio do parto. O tratamento de escolha é a manobra de Taxis (inversão manual da parede do útero por via vaginal). A fim de facilitar essa manobra, o sulfato de magnésio e a nitroglicerina, nas dosagens recém-descritas, podem ser empregados pelo anestesiologista.

## Coagulopatias

A trombocitopenia ocorre em 10% das gestações, sendo a maior parte benigna e com redução de 10% dos níveis pré-gestacionais. Quando ocorre após a 20ª semana gestacional, deve-se atentar para possível PE.

A doença de von Willebrand é a coagulopatia congênita mais comum, afetando 1% da população. A fisiopatologia envolve a alteração quantitativa ou qualitativa do complexo formado pelo fator VIII e fator de von Willebrand (FvW). O tratamento está indicado quando os níveis do FvW estiverem abaixo de 50 UI·dL$^{-1}$. No tipo I, ocorre redução quantitativa do FvW e, em geral, não há necessidade de tratamento. Caso seja preciso, pode-se lançar mão de desmopressina nestas pacientes. Já no tipo II, o defeito é qualitativo e medidas para aumentar a quantidade de FvW circulante não são efetivas. Nesses casos, o manejo consiste em reposição de fator VIII ou crioprecipitado.[57]

Finalmente, a coagulopatia por diluição pode ocorrer após HPP maciça e ressuscitação com cristaloide e concentrado de hemácias. É importante ressaltar que a anestesia regional pode ser realizada se os níveis de fatores de coagulação estiverem normais e a contagem plaquetária adequada.

## Manejo obstétrico nas síndromes hemorrágicas

O manejo obstétrico nas síndromes hemorrágicas baseia-se na condição materna e fetal. Em caso de feto vivo e viável, impõe-se a resolução imediata do parto, pela via mais rápida. Porém, se houver morte fetal, procede-se à amniotomia e à indução do parto ou resolução imediata por cesariana em caso de hemorragia grave ou coagulopatia. A cesariana também é indicada caso não haja resolução do parto após 4 a 6 horas da amniotomia ou se não houver evolução satisfatória da indução de parto vaginal.

No **QUADRO 60.3** estão listadas as técnicas cirúrgicas e radiológicas aplicadas na HPP.

Nas condições hemorrágicas, o manejo anestésico deve ser pautado no uso racional de uterotônicos, na reposição volêmica e no tratamento da coagulopatia. Os principais objetivos são a manutenção da perfusão e oxigenação mediante restauração da volemia e dos níveis de hemoglobina, além do uso racional de hemocomponentes/hemoderivados e agentes hemostáticos para corrigir coagulopatias.

Todas as unidades de cuidados com gestantes devem dispor de: (1) carro de atendimento a hemorragias; (2) acesso imediato a medicações; (3) equipe de resposta rápida; (4) protocolos de transfusão maciça de emergência (contendo concentrados de hemácias tipo O negativo, disponíveis sem necessidade de crossmatch); e (5) treinamento teórico-prático das equipes.[58] Níveis adequados de monitorização (em especial da pressão arterial invasiva e cateterização venosa central) devem ser considerados e instituídos precocemente.

**QUADRO 60.3** Técnicas cirúrgicas e radiológicas aplicadas na hemorragia pós-parto (HPP)

- Cateteres de oclusão angiográfica colocados para ocluir a artéria hipogástrica ou a artéria ilíaca comum (medida temporizadora ou inserida eletivamente nos casos em que se prevê alto risco de HPP)
- Compressão uterina bimanual
- Sutura de compressão uterina (p. ex., sutura de B-Lynch)
- Tamponamento intrauterino por balão hidrostático (dispositivo introduzido pela vagina e enchido com água morna estéril até que o útero esteja firme): se a HPP é controlada, o balão é em geral deixado *in situ* durante pelo menos 6 horas
- Ligadura cirúrgica das artérias uterinas, ovarianas e/ou ilíacas internas
- Histerectomia periparto

*Fonte: Bateman e colaboradores.*[58]

Caso seja necessário exame ou intervenção cirúrgica sob anestesia e a estabilidade hemodinâmica esteja comprometida, a anestesia geral é normalmente indicada. A anestesia regional pode ser contraindicada devido a coagulopatia materna, risco de hematoma neuroaxial e comprometimento hemodinâmico. Nesses casos, é realizada indução em sequência rápida, de preferência após profilaxia farmacológica, administração de oxigênio a 100% e deslocamento lateral do útero. A indução anestésica em paciente gravemente hipovolêmica pode causar redução catastrófica do DC, de modo que deve ser feita com cetamina (1,5 mg·kg$^{-1}$ IV), etomidato (0,3 mg·kg$^{-1}$ IV) e doses cuidadosamente tituladas de propofol, agentes indutores apropriados para essa situação.

O pilar fundamental do tratamento conservador da HPP é a administração de uterotônicos. Assim sendo, é essencial que existam protocolos institucionais para o uso dessas substâncias. A **TABELA 60.3** sugere as dosagens dos uterotônicos mais utilizados.[54]

A coagulopatia resultante de HPP tem incidência estimada em 0,15 a 0,5%.[59] Assim, deve-se atentar para a possibilidade de CIVD instalada em pacientes com HPP grave. Esta pode ser suspeitada clinicamente e definida por testes laboratoriais e,

**TABELA 60.3** Doses sugeridas dos agentes uterotônicos

| Agente uterotônico | Dose recomendada |
|---|---|
| Ocitocina | Bólus de 0,5 a 1 UI<br>Infusão de 20 a 160 UI·L$^{-1}$ |
| Metilergometrina | 0,1 a 0,2 mg por via intramuscular (IM) |
| Carboprosta (Hemabate®) | 250 µg, IM, de 15 em 15 min, máximo 2 mg |
| Misoprostol | 1.000 µg via retal<br>Profilaticamente, 200 µg bucal |
| Prostaglandina $E_2$ | 20 mg via retal |

*Fonte: Walfish e colaboradores.*[54]

mais modernamente, por testes *point-of-care*, como a tromboelastografia (TEG) e a tromboelastometria (ROTEM®). A suspeição laboratorial de CIVD inclui avaliação em intervalos periódicos dos seguintes parâmetros:

- TP > 1,5 vez o valor de referência.
- TTPa > 1,5 vez o valor de referência.
- Fibrinogênio plasmático < 200 mg·dL$^{-1}$.
- Plaquetometria < 50.000 mm$^3$.

É preciso atenção especial para evitar a coagulopatia por diluição devido ao excesso de infusão de soluções cristaloides ou coloides; nesses casos, a HPP – quando significativa – geralmente requer uso precoce de hemocomponentes. É de fundamental importância evitar o círculo vicioso de hipotermia, acidose e coagulopatia na paciente submetida a transfusões maciças. Recomenda-se a administração de fluidos aquecidos, bem como o aquecimento com ar forçado. O desequilíbrio eletrolítico pode incluir hipercalemia (secundária às altas concentrações de potássio contidas no sangue transfundido) e hipocalcemia (cálcio quelado pelo citrato encontrado nos componentes transfundidos).

Merece grande atenção a necessidade de administração precoce de ácido tranexâmico em pacientes com hemorragia obstétrica. Os benefícios dessa terapêutica são comprovados pelo estudo WOMAN (do inglês *World Maternal Antifibrinolytic Trial*), que randomizou mais de 20 mil gestantes ao redor do mundo. A administração de 1 g IV de ácido tranexâmico até 3 horas após o início da hemorragia (podendo ser repetido na mesma dose em 30 minutos em caso de sangramento persistente ou ressangramento nas primeiras 24 horas) resultou em redução da mortalidade.[60]

Outro ponto a ressaltar é a possibilidade de hipercoagulabilidade de rebote, importante causa de morte. Dessa forma, a tromboprofilaxia deve ser iniciada precocemente. O manejo atual da coagulopatia em HPP grave, sugerido por James e colaboradores,[61] está resumido no **QUADRO 60.4**.

**QUADRO 60.4** Resumo das terapias no manejo da coagulopatia em hemorragia pós-parto

| **Administração de hemocomponentes** | |
|---|---|
| Banco de sangue | Com estoque e experiência adequados |
| Protocolo de transfusão maciça | Reconhecimento precoce da hemorragia<br>Disponibilidade de CH tipo O negativo<br>Taxa de transfusão CH:PFC entre 1:1 e 2:1 |
| Monitorização laboratorial | Hematócrito-alvo > 24% ou Hb > 8 g·dL$^{-1}$<br>Coagulograma: plaquetometria, TP, TTPa, fibrinogênio<br>Eletrólitos, lactato, bicarbonato, déficit de bases<br>Gasometria arterial |
| Manejo anestésico | Acessos venosos calibrosos<br>Dispositivos para infusão rápida de fluidos<br>Monitores hemodinâmicos adequados<br>Aquecedores de fluidos<br>Preparação para *cell-saver* |
| **Medidas para evitar a transfusão** | |
| Doação autóloga pré-operatória | Desencorajada na gestação |
| Manejo da anemia pré-parto | Suplementação de ferro oral ou parenteral para atingir Hb > 10 g·dL$^{-1}$ no terceiro trimestre |
| *Cell-saver* | Uso de aspirador separado para descarte antes da dequitação placentária<br>Adição de filtro depletor de leucócitos ao circuito<br>Em pacientes Rh-negativo, RHOGAM após quantificação da exposição |
| **Hemocomponentes** | |
| CH | Manter Hb entre 7 e 10 g·dL$^{-1}$ durante sangramento ativo |
| PFC | Taxa CH:PFC entre 1:1 e 2:1<br>TTPa-alvo < 1,5 vez o controle |
| Crioprecipitado | TP-alvo < 1,5 vez o controle<br>Fibrinogênio-alvo > 200 g·dL$^{-1}$ |
| Plaquetas | Plaquetometria-alvo > 50.000/mm$^3$ |
| **Agentes hemostáticos** | |
| Antifibrinolíticos | Ácido tranexâmico venoso 10 mg·kg$^{-1}$ ou 1 a 2 g |
| Fator VII recombinante ativado | Dose inicial e reforço de 90 μg·kg$^{-1}$ quando hemorragia persistente apesar da terapia convencional |
| Concentrado de fibrinogênio | 2 a 4 g venoso |

CH, concentrado de hemácias; Hb, hemoglobina; PFC, plasma fresco congelado; RHOGAM, imunoglobulina anti-Rh; TP, tempo de protrombina; TTPa, tempo de tromboplastina parcial ativada.

## Cardiopatias

O percentual de gestantes cardiopatas tem se mantido constante ao longo dos anos, sendo estimado em 0,9% do total de gestações e atualmente representa a principal causa de mortalidade materna em países desenvolvidos.[62] As alterações fisiológicas da gestação (aumento da FC, do VS e do DC com elevação da pré-carga e redução da pós-carga) associadas às do trabalho de parto (elevação do DC e aumento do volume sanguíneo pós-contração uterina, bem como após dequitação placentária) levam a uma circulação hiperdinâmica, desafiando o bem-estar das gestantes com doenças cardíacas. Ressalta-se que doenças como PE/eclâmpsia são fatores de risco independentes nas cardiopatas.[32,62,63]

Em muitas ocasiões, cardiopatias previamente assintomáticas têm sua primeira manifestação clínica no período gravídico. Além disso, os sinais e sintomas clássicos da insuficiência cardíaca podem ser confundidos com os decorrentes da progressão natural da gestação, sendo de grande importância um adequado acompanhamento das pacientes de maior risco. Outro fator que dificulta o adequado manejo dessas pacientes é a impossibilidade de se utilizar alguns fármacos que compõem o arsenal terapêutico cardiológico na gestação, como inibidores da enzima conversora de angiotensina.[64,65] Durante o acompanhamento, além de adequada revisão da história clínica,

ECG, ecocardiograma, teste de tolerância ao esforço e, dependendo do caso, exames de imagem avançados (p. ex., ressonância magnética e cateterismo cardíacos) são necessários.

## Cardiopatias congênitas

As cardiopatias congênitas acometem 0,4 a 1,5% da população, sendo atualmente mais comuns na população adulta do que na pediátrica. Quando presentes em gestantes, podem cursar com eventos adversos em até 13% dos casos, sendo insuficiência cardíaca, arritmias e tromboembolia os mais comuns. As diretrizes recomendam que todas as mulheres portadoras de cardiopatias congênitas sejam aconselhadas antes da gestação e, uma vez grávidas, acompanhadas por uma equipe de especialistas composta por cardiologista, obstetra, neonatologista e anestesiologista obstétrico em centros especializados.[65]

Nesse sentido, a estratificação de risco das cardiopatias congênitas é de importância ímpar, caracterizando porém difícil tarefa, haja vista a diversidade de patologias existentes e a possibilidade de lesão residual após tratamento cirúrgico prévio. A fim de auxiliar nesse trabalho, a OMS organizou um escore de risco que classifica gestantes cardiopatas em quatro categorias (**QUADRO 60.5**).[66]

A escolha da técnica anestésica deve ser individualizada, dependendo das condições clínicas, da experiência do profissional e da comunicação com os demais profissionais envolvidos. Nessas pacientes, o parto vaginal pode minimizar a perda sanguínea e a subsequente instabilidade hemodinâmica, sendo em geral a via de escolha. Em algumas situações, contudo, a fim de reduzir o trabalho de parto prolongado e as alterações decorrentes das contrações uterinas, o parto cirúrgico pode ser escolhido (p. ex., síndrome de Eisenmenger com hipertensão pulmonar, histórico de dissecção de aorta e estenose aórtica grave).

Os principais objetivos do manejo anestésico da paciente com cardiopatia congênita são garantir um adequado controle da dor e da hemodinâmica. A anestesia neuroaxial apresenta como grande vantagem o excelente controle analgésico e, quando realizada via bloqueio peridural com uso de cateter, permite a titulação da dose. Além disso, ela pode ser empregada tanto para via de parto vaginal quanto para o parto cesáreo, seja este eletivo ou de urgência.

Nas pacientes dependentes da pré-carga para manutenção da estabilidade hemodinâmica, como no caso das submetidas à cirurgia de Fontan, atenção especial deve ser reservada aos efeitos vasodilatadores dos ALs e à compressão aortocava imposta pelo útero.[66] Nas portadoras de *shunt* E→D (defeito septal interatrial e/ou interventricular, persistência do canal arterial), a simpatólise secundária ao bloqueio neuroaxial pode cursar com reversão do *shunt*, resultando em hipoxemia materna e má perfusão fetal. O mesmo se aplica àquelas com *shunt* D→E (p. ex., tetralogia de Fallot), em que a redução da RVS pode piorar o *shunt* existente. O ajuste da hemodinâmica com bólus de vasopressores é útil para evitar tais eventos, sendo a fenilefrina, na dose de 10 a 50 μg, excelente opção por ser facilmente titulada, passível de administração via acesso periférico e com adequado perfil de segurança para o feto.[66,67]

## Valvopatias

As valvopatias correspondem a um quarto das cardiopatias nas gestantes. Nos países em desenvolvimento, ocorrem quase exclusivamente em decorrência de febre reumática na infância, sendo a estenose mitral (EM) a mais comum.[68] As lesões estenóticas limitam a capacidade do coração de aumentar o seu débito, sendo mal-toleradas na gestação. Por sua vez, as lesões regurgitantes, sobretudo em gestantes com função cardíaca preservada, são menos deletérias. Em geral, as valvopatias se manifestam com queixas de dispneia, ortopneia, dor precordial, alterações na ausculta pulmonar e síncope (caso da estenose aórtica).[69]

Em gestantes com EM, a taquicardia e o aumento do volume sanguíneo próprios da gravidez, associados à restrição ao aumento do DC imposto pela estenose, cursam com aumento das pressões de enchimento de átrio esquerdo, podendo evoluir para fibrilação atrial e edema agudo de pulmão. Na terapêutica dessas pacientes, é fundamental o adequado controle da FC, manutenção do ritmo sinusal e hidratação cautelosa. Nos casos de fibrilação atrial estabelecida, a anticoagulação se faz necessária, haja vista o perfil trombogênico das gestantes.

A estenose aórtica (EA) na gestação normalmente está associada à ocorrência de valva aórtica bicúspide. As pacientes

**QUADRO 60.5** Classificação de risco gestacional da Organização Mundial da Saúde (OMS)

| Classificação da OMS para gravidez | Lesão cardíaca |
|---|---|
| I. Sem risco detectável de mortalidade materna e risco mínimo ou ausente de morbidade | Estenose pulmonar mínima ou leve, não complicada<br>Lesões simples corrigidas com sucesso (DSA ou DSV, PCA, drenagem venosa pulmonar anômala) |
| II. Risco baixo de mortalidade materna ou risco moderado de morbidade | DSA ou DSV não operados; tetralogia de Fallot corrigida |
| II-III. Dependente da paciente | Doença de valva cardíaca não considerada nas classificações I a IV; coarctação de aorta corrigida; síndrome de Marfan sem dilatação de aorta, valva aórtica bicúspide com aorta < 45 mm; comprometimento ventricular leve |
| III. Aumento significativo do risco de mortalidade materna ou morbidade grave, com necessidade de cuidados obstétricos e cardíacos perinatais | Valva mecânica; circulação de Fontan; cardiopatia congênita cianótica não corrigida; outras cardiopatias congênitas complexas; síndrome de Marfan com aorta de 40 a 45 mm; valva aórtica bicúspide com aorta de 45 a 50 mm |
| IV. Gravidez contraindicada | Hipertensão pulmonar/síndrome de Eisenmenger; FE ventricular sistêmica < 30% ou disfunção ventricular sistêmica com NYHA III a IV; estenose mitral grave, estenose aórtica grave e sintomática; síndrome de Marfan com aorta > 45 mm; valva bicúspide com aorta > 50 mm; coartação de aorta grave |

DSA, defeito de septo atrial; DSV, defeito de septo ventricular; FE, fração de ejeção; NYHA, New York Heart Association; PCA, persistência do canal arterial.

assintomáticas e com boa função sistólica toleram bem as alterações impostas pela gestação, mesmo com EA grave. Aquelas com EA grave sintomáticas e as assintomáticas com baixa tolerância ao exercício devem ser aconselhadas a não gestar ou, caso haja desejo de engravidar, devem ser tratadas antes da concepção. Essas pacientes devem ter terapêutica medicamentosa otimizada para controle da FC (β-bloqueadores) e da volemia (diuréticos) durante a gravidez e, quando a termo, parto cesáreo eletivo deve ser considerado.

As insuficiências valvares, em geral, são bem toleradas no início da gestação, pois o aumento do volume plasmático é contrabalanceado pela redução da RVS. No segundo e terceiro trimestres, contudo, com o incremento adicional do volume plasmático e o aumento da resistência vascular, pode haver piora da regurgitação transvalvar, tornando-as sintomáticas. As gestantes com insuficiências valvares respondem bem ao tratamento com diuréticos, não necessitando de terapêutica adicional na maioria dos casos. Atenção especial deve ser dedicada àquelas com disfunção sistólica grave e hipertensão pulmonar.[68,69]

O estado de hipercoagulabilidade gestacional está associado a maior risco de eventos tromboembólicos, de modo que a anticoagulação terapêutica é fundamental em todas as gestantes com prótese valvar metálica. Vários regimes são possíveis, sendo que a varfarina (após o primeiro trimestre) está associada a menor risco de complicações tromboembólicas na maternidade se comparada à heparina. Decidindo-se pelo parto via vaginal, deve-se realizar a troca de varfarina por heparina (preferencialmente não fracionada) duas semanas antes do procedimento. Caso isso não seja possível, a cesariana está indicada.

## Miocardiopatia periparto

Trata-se de causa incomum, porém grave, de insuficiência cardíaca neste contexto, apresentando mortalidade entre 9 e 50%. Ocorre sobretudo no terceiro trimestre ou meses após o término da gestação. Configura diagnóstico de exclusão, devendo-se descartar outras causas de insuficiência cardíaca – valvopatias, cardiopatias congênitas, uso de substâncias exógenas, arritmias, hipertensão, sepse e tireotoxicose.

Gestação em mulheres de idade avançada ou nas muito jovens, multiparidade, história familiar e gemelaridade são fatores de risco para essa condição. Tais pacientes devem ser acompanhadas por equipe multidisciplinar, inclusive depois do nascimento.

A terapêutica consiste na otimização clínica no período pré-parto. Nos casos de insuficiência cardíaca aguda, oxigenoterapia, diuréticos, inotrópicos e vasodilatadores devem ser utilizados de forma individualizada; uma vez estabilizado o quadro, β-bloqueadores devem ser iniciados. A seleção da técnica anestésica irá depender da condição clínica da gestante, da via de parto e da experiência do anestesiologista. Como regra, deve-se evitar a compressão aortocava, minimizar o uso de ocitocina e ergometrina, estabelecer monitorização hemodinâmica adequada, garantir acesso venoso calibroso para infusão de fármacos e, em caso de necessidade, realizar reposição volêmica e de hemoderivados. As pacientes com má evolução clínica e refratárias ao tratamento farmacológico devem ser consideradas candidatas ao transplante cardíaco.[70]

## Infarto agudo do miocárdio

Apesar de ser condição rara, a elevação da idade média das gestantes tem levado ao incremento de sua prevalência. Quando presente, está associado a altas taxas de mortalidade fetal e materna – 9% e 11%, respectivamente. Os fatores de risco para infarto agudo do miocárdio (IAM) são semelhantes aos da população geral, sendo a lesão aterosclerótica, a dissecção espontânea de coronárias e o aumento da demanda miocárdica suas principais causas.

O diagnóstico de IAM pode ser difícil de realizar, haja vista o baixo nível de suspeição e semelhança dos sintomas com queixas relacionadas à gravidez. Uma vez aventada a hipótese, no entanto, exames diagnósticos e terapêutica devem ser prontamente instituídos. Para a escolha da via de parto, devem-se considerar aspectos obstétricos e o estado clínico da mãe. Recomenda-se evitar o trabalho de parto nas primeiras duas semanas após o IAM, pois o aumento da demanda miocárdica imposto pelo esforço materno está associado com piora dos desfechos.[52,71]

## Planejamento anestésico nas cardiopatias

O manejo perioperatório das gestantes cardiopatas deve ser discutido de forma multidisciplinar. Paciente, familiares e demais profissionais envolvidos devem participar das decisões sobre o melhor momento para interromper a gestação, a via de parto, a técnica anestésica a ser empregada e os cuidados pós-operatórios.

A escolha da técnica anestésica levará em consideração a cardiopatia de base, sua evolução durante a gestação, a idade gestacional e exames complementares disponíveis.[52] Nas grávidas de alto risco, em geral, opta-se pelo parto por via vaginal. Nesses casos, a indução do trabalho de parto de maneira programada configura estratégia mais segura. Após adequada monitorização, a analgesia peridural com inserção de cateter de forma precoce, antes da indução com ocitocina, atenua as alterações hemodinâmicas desencadeadas pela dor. A menos que haja contraindicação (p. ex., uso de anticoagulantes), essa deve ser a técnica de escolha, por permitir o emprego de doses tituladas de anestésico local, associado ou não aos opioides. Dependendo da experiência do anestesiologista, o bloqueio de neuroeixo combinado com baixas doses de anestésico intratecal pode ser uma alternativa.

Com o objetivo de diminuir os efeitos hemodinâmicos dos ALs (redução da pré-carga e da pós-carga), há quem advogue o uso isolado de opioides no primeiro estágio do trabalho de parto, reservando os anestésicos locais para o controle da dor somática do segundo estágio.[72,73]

Conforme já descrito, gestantes com EAO grave, síndrome de Eisenmenger com hipertensão pulmonar e dissecção de aorta têm o parto cesáreo como primeira escolha. Nesse cenário, mostra-se opção adequada a anestesia peridural titulada com doses incrementais de 3 a 5 mL de lidocaína a 2% sem adrenalina, a cada 5 minutos, até nível sensitivo $T_4$-$T_6$, associada ao uso de 50 a 100 μg de fentanil e, para analgesia no pós-operatório, 1 a 2 mg de morfina por via peridural. Alternativamente, técnica combinada de anestesia raquiperidural pode ser utilizada. Nesses casos, inicia-se com anestesia subaracnóidea com baixas doses de bupivacaína isobárica (3-5 mg) associada a fentanil/sufentanil e 150 μg de morfina, procedendo-se à inserção de CPD e injeção titulada lidocaína a 2% sem vasoconstritor.

A fim de minimizar as repercussões hemodinâmicas da anestesia regional, pontos de cuidado do anestesista obstétrico incluem adequada monitorização (avaliando-se a necessidade de pressão arterial invasiva, cateter de artéria pulmonar ou monitores de débito minimamente invasivos), acesso venoso calibroso, preparo pré-anestésico de vasopressores, deslocamento uterino lateral e adequada reposição volêmica.

## Asma brônquica

A asma é a condição clínica crônica mais relatada durante a gestação, e sua prevalência na população cresceu de 5,5 para 7,8% nos levantamentos mais recentes. As exacerbações são um problema clínico importante durante a gravidez – sendo que até 45%[37] das mulheres precisam procurar ajuda médica – e resultam em desfechos ruins para as mães e seus bebês, incluindo baixo peso ao nascer e parto prematuro.

Sugere-se o cuidado pré-concepção, com recomendações que incluem a realização de espirometria de base, a elaboração de um plano de ação por escrito, conselhos de cessação do tabagismo e vacinas, bem como discussão sobre a necessidade de continuar o tratamento preventivo durante a gravidez. Além disso, dispepsia e doença do refluxo gastresofágico são comuns na gestação, podendo exacerbar a asma e ser, muitas vezes, tratadas com medidas não farmacológicas (elevando a cabeceira da cama, evitando comer em excesso, em horários inadequados e gatilhos alimentares).

A maioria das pessoas com asma deve fazer uso de pelo menos dois medicamentos: um para a prevenção a longo prazo e controle de sintomas e um para resgate. Durante a gravidez, corticosteroides inalatórios são o pilar para o controle dos sintomas. As diretrizes recomendam como medicamentos de longo prazo a combinação de esteroides inalatórios com β-agonistas de ação prolongada. Os β-agonistas inalatórios de curta duração são a primeira escolha como terapia de resgate. Há muitos dados tranquilizadores sobre a segurança e eficácia dessas medicações na gravidez, particularmente para a budesonida.[37]

Os anti-histamínicos e descongestionantes devem ser evitados, pois, em especial no primeiro trimestre da gestação, não foram totalmente estudados. A adrenalina e outros α-adrenérgicos podem representar um risco maior para o feto. No contexto de crise de asma grave ou resposta alérgica com risco de vida, a adrenalina deve ser utilizada. Se tal situação ocorrer, todavia, tratar seus efeitos adversos de forma eficaz e rápida é importante para diminuir o risco de privação de oxigênio para o feto. O ácido acetilsalicílico (AAS) e outros AINEs não são recomendados durante o último trimestre de gravidez.[74]

### Cuidados anestésicos na asma

O enfoque principal consiste em evitar crises de broncoconstrição e consequente hipoxemia maternofetal. A manipulação da via aérea deve ser evitada, dando preferência aos bloqueios regionais quando possível.[75]

A anestesia geral deve ser usada em caso de contraindicação às técnicas regionais. Nesses casos, cuidados devem ser tomados para atenuar o estímulo broncoconstritor (**QUADRO 60.6**).

As gestantes que fazem uso de corticosteroides por via oral podem precisar de reposição perioperatória. A hidrocortisona (100 mg, por via venosa, de 8/8 horas) parece suficiente para suprir qualquer necessidade adicional que possa haver nesse período.

**QUADRO 60.6** Cuidados indicados para atenuar o estímulo broncoconstritor em gestantes asmáticas

- Evitar instrumentação da via aérea em plano anestésico superficial
- Manter atenção ao risco de regurgitação aumentado
- Administrar agonistas β-adrenérgicos inalatórios de curta ação: são considerados seguros pois somente pequenas quantidades são absorvidas na corrente sanguínea, apresentando poucos efeitos negativos sobre o feto (ainda assim, deve-se atentar para o possível efeito de diminuição de tônus uterino)
- Administrar lidocaína venosa (1 $mg \cdot kg^{-1}$)
- Preferir como agentes indutores venosos cetamina e propofol
- Realizar bloqueio neuromuscular evitando agentes benzoisoquinolínicos e reversão com anticolinesterásicos: a opção mais adequada inclui agentes esteroides passíveis de reversão com sugamadex (rocurônio e vecurônio)
- Preferir agentes inalatórios halogenados para manutenção, sendo o mais estudado o sevoflurano (efeito broncodilatador, ausência de sensibilização miocárdica às catecolaminas)
- Fornecer analgesia adequada

## Diabetes melito gestacional

Trata-se do distúrbio endocrinológico gestacional mais comum, uma vez que a gestação em si é um estado diabetogênico (atribuído ao efeito dos hormônios placentários), caracterizado por sensibilidade tecidual reduzida à insulina. A hiperglicemia no início da gestação pode causar anomalias congênitas e, mais tardiamente, predispõe à prematuridade, restrição do crescimento por insuficiência placentária, macrossomia e morte perinatal. Apresenta ainda maior risco de trauma durante o parto, distocia de ombros com necessidade de cesariana de urgência, infecção de ferida operatória e endometrite.[52]

Atenção especial deve ser dada ao jejum prolongado, pois mesmo o jejum moderado pode causar na gestante o aparecimento de corpos cetônicos e hipoglicemia. A cetose e a hipoglicemia instaladas devem ser prontamente corrigidas por administração de solução cristaloide contendo glicose na dose de 5 $g \cdot h^{-1}$, com medidas periódicas da glicemia. Ademais, a passagem transplacentária de glicose pode estimular a secreção de insulina fetal, o que pode desencadear hipoglicemia neonatal no pós-parto imediato.[75]

Vale ressaltar ainda que a intubação traqueal é até 10 vezes mais difícil em mulheres grávidas diabéticas.

## Referências


1. Cheek TG, Gutsche BB. Maternal physiologic alterations. In: Hughes SC, Levinson G, Rosen MA, editors. Shnider and Levinson's anesthesia for obstetrics. 4th ed. Philadelphia: Lippincott Williams & Wilkins; c2002. p. 3.
2. Gaiser R. Physiologic changes of pregnancy. In: Chestnut DH, Polley LS, Tsen LC, Wong CA, editors. Chestnut's obstetric anesthesia: principles and practice. 4th ed. Philadelphia: Mosby; c2009. p. 15.
3. Ouzounian JG, Elkayam U. Physiologic changes during normal pregnancy and delivery. Cardiol Clin. 2012;30(3):317-29.
4. Kinsella SM, Lohmann G. Supine hypotensive syndrome. Obstet Gynecol. 1994;83(5 Pt 1):774-88.
5. Helms E, Coulson CC, Galvin SL. Trends in weight gain during pregnancy: a population study across 16 years in North Carolina. Am J Obstet Gynecol. 2006;194(5):e32-4.
6. Usha Kiran TS, Hemmadi S, Bethel J, Evans J. Outcome of pregnancy in a woman with an increased body mass index. BJOG. 2005;112(6):768-72.
7. Hood DD, Dewan DM. Anesthetic and obstetric outcome in morbidly obese parturients. Anesthesiology. 1993;79(6):1210-8.
8. Camann WR, Ostheimer GW. Physiological adaptations during pregnancy. Int Anesthesiol Clin. 1990;28(1):2-10.
9. Kodali BS, Chandrasekhar S, Bulich LN, Topulos GP, Datta S. Airway changes during labor and delivery. Anesthesiology. 2008;108(3):357-62.
10. Hill CC, Pickinpaugh J. Physiologic changes in pregnancy. Surg Clin North Am. 2008;88(2):391-401, vii.
11. Munnur U, de Boisblanc B, Suresh MS. Airway problems in pregnancy. Crit Care Med. 2005;33(10 Suppl):S259-68.
12. American Society of Anesthesiologists Task Force on Obstetric Anesthesia. Practice guidelines for obstetric anesthesia: an updated report by the American Society of Anesthesiologists Task Force on Obstetric Anesthesia. Anesthesiology. 2007;106(4):843-63.

13. Thornton P, Douglas J. Coagulation in pregnancy. Best Pract Res Clin Obstet Gynaecol. 2010;24(3):339-52.
14. Burrows RF, Kelton JG. Thrombocytopenia at delivery: a prospective survey of 6715 deliveries. Am J Obstet Gynecol. 1990;162(3):731-4.
15. Baraka AS, Taha SK, Aouad MT, El-Khatib MF, Kawkabani NI. Preoxygenation: comparison of maximal breathing and tidal volume breathing techniques. Anesthesiology. 1999;91(3):612-6.
16. Benumof JL. Preoxygenation: best method for both efficacy and efficiency. Anesthesiology. 1999;91(3):603-5.
17. Othman M, Falcón BJ, Kadir R. Global hemostasis in pregnancy: are we using thromboelastography to its full potential? Semin Thromb Hemost. 2010;36(7):738-46.
18. Conrad KP, Davison JM. The renal circulation in normal pregnancy and preeclâmpsia: is there a place for relaxin? Am J Physiol Renal Physiol. 2014;306(10):F1121-35.
19. Clark SL, Belfort MA, Dildy GA, Herbst MA, Meyers JA, Hankins GD. Maternal death in the 21st century: causes, prevention, and relationship to cesarean delivery. Am J Obstet Gynecol. 2008;199(1):36.e1-5; discussion 91-2. e7-11.
20. Janda M, Scheeren TW, Nöldge-Schomburg GF. Management of pulmonary aspiration. Best Pract Res Clin Anaesthesiol. 2006;20(3):409-27.
21. Kalinowski CP, Kirsch JR. Strategies for prophylaxis and treatment for aspiration. Best Pract Res Clin Anaesthesiol. 2004;18(4):719-37.
22. Paranjothy S, Griffiths JD, Broughton HK, Gyte GM, Brown HC, Thomas J. Interventions at caesarean section for reducing the risk of aspiration pneumonitis. Cochrane Database Syst Rev. 2010;(1):CD004943.
23. Mackeen AD, Packard RE, Ota E, Berghella V, Baxter JK. Timing of intravenous prophylactic antibiotics for preventing postpartum infectious morbidity in women undergoing cesarean delivery. Cochrane Database Syst Rev. 2014;(12):CD009516.
24. Bucklin BA, Hawkins JL, Anderson JR, Ullrich FA. Obstetric anesthesia workforce survey: twenty-year update. Anesthesiology. 2005;103(3):645-53.
25. Heesen M, Hofmann T, Klöhr S, Rossaint R, van de Velde M, Deprest J, et al. Is general anaesthesia for caesarean section associated with postpartum haemorrhage? Systematic review and meta-analysis. Acta Anaesthesiol Scand. 2013;57(9):1092-102.
26. Riley ET, Cohen SE, Macario A, Desai JB, Ratner EF. Spinal versus epidural anesthesia for cesarean section: a comparison of time efficiency, costs, charges, and complications. Anesth Analg. 1995;80(4):709-12.
27. Rosen MA, Hughes SC, Levinson G. Regional anesthesia for labor and delivery. In: Hughes SC, Levinson G, Rosen MA, editors. Shnider and Levinson's anesthesia for obstetrics. 4th ed. Philadelphia: Lippincott Williams & Wilkins; c2002. p. 136-7.
28. Girgin NK, Gurbet A, Turker G, Aksu H, Gulhan N. Intrathecal morphine in anesthesia for cesarean delivery: dose-response relationship for combinations of low-dose intrathecal morphine and spinal bupivacaine. J Clin Anesth. 2008;20(3):180-5.
29. Dahl JB, Jeppesen IS, Jørgensen H, Wetterslev J, Møiniche S. Intraoperative and postoperative analgesic efficacy and adverse effects of intrathecal opioids in patients undergoing cesarean section with spinal anesthesia: a qualitative and quantitative systematic review of randomized controlled trials. Anesthesiology. 1999;91(6):1919-27.
30. Gehling M, Tryba M. Risks and side-effects of intrathecal morphine combined with spinal anaesthesia: a meta-analysis. Anaesthesia. 2009;64(6):643-51.
31. Hess PE, Snowman CE, Wang J. Hypothermia after cesarean delivery and its reversal with lorazepam. Int J Obstet Anesth. 2005;14(4):279-83.
32. Flood P, Rollins MD. Anesthesia for obstetrics. In: Miller RD, editor. Miller´s anesthesia. 8th ed. Philadelphia: Elsevier; c2015. p. 2328-58.
33. Jennings A, Brunning J, Brennan C. Management of obstetric haemorrhage. Anaesthesia tutorial of the week 257 [Internet]. London: AAGBI; 2012 [capturado em 30 abr. 2017]. Disponível em: http://www.aagbi.org/sites/default/files/257%20Management%20of%20Obstetric%20Haemorrhage.pdf.
34. Cherng CH, Wong CS, Ho ST. Epidural fentanyl speeds the onset of sensory block during epidural lidocaine anesthesia. Reg Anesth Pain Med. 2001;26(6):523-6.
35. Fan SZ, Susetio L, Wang YP, Cheng YJ, Liu CC. Low dose of intrathecal hyperbaric bupivacaine combined with epidural lidocaine for cesarean section--a balance block technique. Anesth Analg. 1994;78(3):474-7.
36. Banerjee A, Stocche RM, Angle P, Halpern SH. Preload or coload for spinal anesthesia for elective Cesarean delivery: a meta-analysis. Can J Anaesth. 2010;57(1):24-31.
37. National Heart, Lung, and Blood Institute, National Asthma Education and Prevention Program Asthma and Pregnancy Working Group. NAEPP expert panel report. Managing asthma during pregnancy: recommendations for pharmacologic treatment-2004 update. J Allergy Clin Immunol. 2005;115(1):34-46.
38. Ngan Kee WD, Khaw KS, Ng FF. Comparison of phenylephrine infusion regimens for maintaining maternal blood pressure during spinal anaesthesia for Caesarean section. Br J Anaesth. 2004;92(4):469-74.
39. Loubert C. Fluid and vasopressor management for cesarean delivery under spinal anesthesia: continuing professional development. Can J Anaesth. 2012;59(6):604-19.
40. McDonald S, Fernando R, Ashpole K, Columb M. Maternal cardiac output changes after crystalloid or colloid coload following spinal anesthesia for elective cesarean delivery: a randomized controlled trial. Anesth Analg. 2011;113(4):803-10.
41. Ngan Kee WD, Khaw KS, Lau TK, Ng FF, Chui K, Ng KL. Randomised double-blinded comparison of phenylephrine vs ephedrine for maintaining blood pressure during spinal anaesthesia for non-elective Caesarean section. Anaesthesia. 2008;63(12):1319-26.
42. Veeser M, Hofmann T, Roth R, Klöhr S, Rossaint R, Heesen M. Vasopressors for the management of hypotension after spinal anesthesia for elective caesarean section. Systematic review and cumulative meta-analysis. Acta Anaesthesiol Scand. 2012;56(7):810-6.
43. Cooper DW, Carpenter M, Mowbray P, Desira WR, Ryall DM, Kokri MS. Fetal and maternal effects of phenylephrine and ephedrine during spinal anesthesia for cesarean delivery. Anesthesiology. 2002;97(6):1582-90.
44. Jonsson M, Hanson U, Lidell C, Nordén-Lindeberg S. ST depression at caesarean section and the relation to oxytocin dose. A randomised controlled trial. BJOG. 2010;117(1):76-83.
45. Kovacheva VP, Soens MA, Tsen LC. A randomized, double-blinded trial of a "rule of threes" algorithm versus continuous infusion of oxytocin during elective cesarean delivery. Anesthesiology. 2015;123(1):92-100.
46. Güngördük K, Asicioglu O, Celikkol O, Olgac Y, Ark C. Use of additional oxytocin to reduce blood loss at elective caesarean section: a randomised control trial. Aust N Z J Obstet Gynaecol. 2010;50(1):36-9.
47. Pandit JJ, Andrade J, Bogod DG, Hitchman JM, Jonker WR, Lucas N, et al. 5th National Audit Project (NAP5) on accidental awareness during general anaesthesia: summary of main findings and risk factors. Br J Anaesth. 2014;113(4):549-59.
48. American College of Obstetricians and Gynecologists. ACOG guidelines: hypertension in pregnancy. Washington: ACOG; 2012.
49. World Health Organization. World health report: 2005: make every mother and child count [Internet]. Geneva: WHO; 2005 [capturado em 1 jul. 2017]. Disponível em: http://www.who.int/whr/2005/whr2005_en.pdf.
50. Krishnachetty B, Plaat F. Management of hypertensive disorders of pregnancy. Anaesthesia tutorial of the week 304 [Internet]. London: AAGBI; 2014 [capturado em 30 abr. 2017]. Disponível em: https://www.oaa-anaes.ac.uk/assets/_managed/editor/File/WFSA/304%20Management%20of%20Hypertensive%20Disorders%20of%20Pregnancy-4.pdf.
51. Visalyaputra S, Rodanant O, Somboonviboon W, Tantivitayatan K, Thienthong S, Saengchote W. Spinal versus epidural anesthesia for cesarean delivery in severe preeclampsia: a prospective randomized, multicenter study. Anesth Analg. 2005;101(3):862-8, table of contents.
52. Vieira W, Gamermann PW, Schönell L. Anestesia obstétrica. In: Gamermann PW, Stefani LC, Felix EA, organizadores. Rotinas em anestesiologia e medicina perioperatória. Porto Alegre: Artmed; 2017. p. 369-80.
53. Sheiner E, Sarid L, Levy A, Seidman DS, Hallak M. Obstetric risk factors and outcome of pregnancies complicated with early postpartum hemorrhage: a population-based study. J Matern Fetal Neonatal Med. 2005;18(3):149-54.
54. Walfish M, Neuman A, Wlody D. Maternal haemorrhage. Br J Anaesth. 2009;103 Suppl 1:i47-56.
55. Chestnut DH, Polley LS, Tsen LC, Wong CA, editors. Chestnut's obstetric anesthesia: principles and practice. 4th ed. Philadelphia: Mosby; c2009.
56. Yamashita A. Anestesia nas síndromes hemorrágicas da gestação. In: Cangiani LM, Slullitel A, Potério GMB, Pires, OC, Posso IP, Nogueira CS, et al, editores. Tratado de anestesiologia SAESP. 7. ed. São Paulo: Atheneu; 2011. p. 2339-58.
57. Chi C, Lee CA, England A, Hingorani J, Paintsil J, Kadir RA. Obstetric analgesia and anaesthesia in women with inherited bleeding disorders. Thromb Haemost. 2009;101(6):1104-11.
58. Bateman BT, Berman MF, Riley LE, Leffert LR. The epidemiology of postpartum hemorrhage in a large, nationwide sample of deliveries. Anesth Analg. 2010;110(5):1368-73.
59. Campbell IT, Beatty PC. Monitoring preoxygenation. Br J Anaesth. 1994;72(1):3-4.
60. Shakur H, Roberts I, Fawole B, Chaudhri R, El-Sheikh M, Akintan A, et al. Effect of early tranexamic acid administration on mortality, hysterectomy, and other morbidities in women with post-partum haemorrhage (WOMAN): an international, randomised, double-blind, placebo-controlled trial. Lancet. 2017;389(10084):2105-2116.
61. James AH, Grotegut C, Ahmadzia H, Peterson-Layne C, Lockhart E. Management of coagulopathy in postpartum hemorrhage. Semin Thromb Hemost. 2016;42(7):724-731.
62. Lupton M, Oteng-Ntim E, Ayida G, Steer PJ. Cardiac disease in pregnancy. Curr Opin Obstet Gynecol. 2002;14(2):137-43.
63. Robson SC, Dunlop W, Boys RJ, Hunter S. Cardiac output during labour. Br Med J (Clin Res Ed). 1987;295(6607):1169-72.
64. Curry R, Swan L, Steer PJ. Cardiac disease in pregnancy. Curr Opin Obstet Gynecol. 2009;21(6):508-13.
65. European Society of Gynecology (ESG), Association for European Paediatric Cardiology (AEPC), German Society for Gender Medicine (DGesGM), Regitz-Zagrosek V, Blomstrom Lundqvist C, Borghi C, et al. ESC Guidelines on the management of cardiovascular diseases during pregnancy: the Task Force on the Management of Cardiovascular Diseases during Pregnancy of the European Society of Cardiology (ESC). Eur Heart J. 2011;32(24):3147-97.
66. Lindley KJ, Conner SN, Cahill AG. Adult congenital heart disease in pregnancy. Obstet Gynecol Surv. 2015;70(6):397-407.
67. Walton DN. Burden of proof. Argumentation. 1988;2(2):233–54.
68. Anthony J, Osman A, Sani MU. Valvular heart disease in pregnancy. Cardiovasc J Afr. 2016;27(2):111-8.
69. Windram JD, Colman JM, Wald RM, Udell JA, Siu SC, Silversides CK. Valvular heart disease in pregnancy. Best Pract Res Clin Obstet Gynaecol. 2014;28(4):507-18.
70. Dennis AT. Heart failure in pregnant women: is it peripartum cardiomyopathy? Anesth Analg. 2015;120(3):638-43.
71. El-Deeb M, El-Menyar A, Gehani A, Sulaiman K. Acute coronary syndrome in pregnant women. Expert Rev Cardiovasc Ther. 2011;9(4):505-15.
72. Arendt K. Anesthesia for labor and delivery in high-risk heart disease: general considerations [Internet]. Waltham: UpToDate; 2016 [capturado em 30 jun 2017]. Disponível em: https://www.uptodate.com/contents/anesthesia-for-labor-and-delivery-in-high-risk-heart-disease-general-considerations.
73. Sachs A, Aaronson J, Smiley R. The role of the anesthesiologist in the care of the parturient with cardiac disease. Semin Perinatol. 2014;38(5):252-9.
74. Bain E, Pierides KL, Clifton VL, Hodyl NA, Stark MJ, Crowther CA, et al. Interventions for managing asthma in pregnancy. Cochrane Database Syst Rev. 2014;(10):CD010660.
75. Cavalcanti F. Considerações fisiológicas sobre a gestante e implicações na anestesia. In: Cangiani LM, Slullitel A, Potério GMB, Pires, OC, Posso IP, Nogueira CS, et al, editores. Tratado de anestesiologia SAESP. 7. ed. São Paulo: Atheneu; 2011. p. 2249-82.


## Leituras sugeridas


Bastos C, Bastos J. Anestesia para gestante com asma. In: Cangiani LM, Slullitel A, Potério GMB, Pires, OC, Posso IP, Nogueira CS, et al, editores. Tratado de anestesiologia SAESP. 7. ed. São Paulo: Atheneu; 2011. p. 2379-90.

Lee A, Ngan Kee WD, Gin T. A quantitative, systematic review of randomized controlled trials of ephedrine versus phenylephrine for the management of hypotension during spinal anesthesia for cesarean delivery. Anesth Analg. 2002;94(4):920-6, table of contents.


# Questões de Provas do TSA

**60.1 (TSA/2014)** Gestante de 28 anos com 38 semanas de gestação queixa-se de cansaço, palpitações e edema em membros inferiores. ECG mostra desvio do eixo para direita, rotação do eixo QRS de 15º e inversão de onda T nas derivações D2, V2 e V3. O ecocardiograma demonstrou regurgitação tricúspide e pulmonar leves e aumento do átrio esquerdo. O significado desses achados nessa paciente é:

**A.** Normalidade.

**B.** Embolia pulmonar.

**C.** Síndrome de Eisenmenger.

**D.** Doença hipertensiva específica da gravidez.

**60.2 (TSA/2014)** Gestante de 29 anos, 60 kg e 38 semanas de gestação queixa-se de dor abdominal e sangramento vaginal. Está ansiosa, com útero tenso e doloroso à palpação. Ultrassonografia uterina mostra descolamento de placenta. Apresenta PA de 84x40 mmHg, FC de 125 bpm, FR de 25 irpm e batimentos cardiofetais de 170 bpm. Recebeu 2.500 mL de Ringer lactato e foi indicada cesariana de urgência. Exames laboratoriais: Ht 28%, Hb 9,7 $g \cdot dL^{-1}$, plaquetas 70.000$\cdot mm^{-3}$ e fibrinogênio 154 $mg \cdot dL^{-1}$. Por que essa paciente apresenta trombocitopenia?

**A.** Coagulopatia dilucional.

**B.** Coagulopatia de consumo.

**C.** Trombocitopenia idiopática.

**D.** Trombocitopenia gestacional.

**60.3 (TSA/2015)** Mulher de 28 anos, 70 kg e 1,65 m, primigesta apresentava-se em trabalho de parto há 5 horas. Como a evolução do trabalho de parto estava prolongada, iniciou-se infusão de ocitocina 5 $UI \cdot h^{-1}$. Após 10 horas de trabalho de parto, como a evolução não foi satisfatória, foi indicada cesariana. A cirurgia transcorreu sem incidentes, mas a paciente apresentou atonia uterina e hemorragia pós-parto. A explicação para a complicação apresentada pela paciente é:

**A.** Ruptura uterina.

**B.** Fadiga da musculatura uterina.

**C.** Doença trofoblástica gestacional.

**D.** *Down regulation* dos receptores de ocitocina.

**60.4 (TSA/2015)** Na administração intravascular inadvertida de anestésico local durante a realização de anestesia peridural na gestante, qual dos fatores abaixo contribui para maior acúmulo fetal desse fármaco?

**A.** Acidose fetal.

**B.** Acidose materna.

**C.** Bradicardia fetal.

**D.** Hipotensão materna.

**60.5 (TSA/2015)** Mulher de 24 anos, 75 kg e 1,60 m, apresenta sangramento vaginal intenso e desconforto pélvico 40 minutos após parto vaginal. É diagnosticada inversão uterina e realizada anestesia inalatória, mas o relaxamento uterino não foi satisfatório para o procedimento de reversão. Sua próxima conduta será a administração venosa de:

**A.** Verapamil.

**B.** Salbutamol.

**C.** Nitroglicerina.

**D.** Escopolamina.

**60.6 (TSA/2015)** Qual alteração laboratorial é esperada durante a gravidez?

**A.** Aumento da $PaCO_2$.

**B.** Aumento das plaquetas.

**C.** Diminuição da creatinina.

**D.** Diminuição do fator I da coagulação.

**60.7 (TSA/2015)** Mulher de 24 anos, 69 kg e 1,65 m, gestante de 37 semanas com história de insuficiência cardíaca será submetida a cesariana sob anestesia geral. Após indução em sequência rápida com fentanil, propofol e succinilcolina, evolui com parada cardiorrespiratória em assistolia. As manobras de reanimação são iniciadas. Após 5 minutos de reanimação e administração de epinefrina, a capnometria é de 7 mmHg e a paciente mantém ritmo de assistolia. Qual é a conduta nesse momento?

**A.** Atropina.

**B.** Vasopressina.

**C.** Cesariana de emergência.

**D.** Obter acesso venoso central.

**60.8 (TSA/2015)** Gestante a termo é submetida à analgesia de parto. Durante a realização da punção peridural em L3-L4, ocorre perfuração acidental da dura-máter. Nova punção é realizada sem complicações em L2-L3 seguida de inserção de cateter peridural. A analgesia é conduzida sem intercorrências. Após o nascimento, é realizado tampão sanguíneo profilático. No segundo dia pós-parto, a paciente apresenta cefaleia fronto-occipital postural associada a cervicalgia posterior, náuseas, vômitos, tontura, diplopia e perda auditiva. Qual é a explicação para o quadro apresentado pela paciente?

**A.** Aumento da pressão intracraniana.

**B.** Efeito neurotóxico do anestésico local.

**C.** Efeito irritante do sangue no espaço subaracnóideo.

**D.** Aumento da diferença entre as pressões venosa e liquórica.

**60.9 (TSA/2016)** Mulher de 28 anos, 80 kg e 1,68 m, com 38 semanas de gestação, G2, P1, A0 e com pré-natal sem intercorrências é admitida na emergência da maternidade apresentando dor abdominal intensa, PA de 70x40 mmHg, FC de 142 bpm, palidez cutâneo-mucosa e batimento cardíaco fetal não audível. A paciente estava em trabalho de parto domiciliar há 30 horas. Qual é o diagnóstico mais provável?

**A.** Ruptura uterina.

**B.** Placenta prévia.

**C.** Placenta percreta.

**D.** Descolamento prematuro de placenta.

**60.10 (TSA/2016)** Mulher de 26 anos, 70 kg e 1,65 m, foi submetida a parto cesariano sob anestesia espinhal há 12 horas tendo evoluído inicialmente sem complicações. Nas últimas horas vem apresentando fadiga e letargia com PA de 79x51 mmHg, FC de 118 bpm, temperatura de 37,1 °C, FR de 22 irpm e $SpO_2$ de 94% em ar ambiente, além de extremidades frias e edemaciadas com hemoglobina de 9 $g \cdot dL^{-1}$. Um *bolus* de fluidos foi administrado sem melhora dos sinais vitais tendo sido optado pela inserção de cateter venoso central e linha arterial que revelaram PVC de 21 mmHg e débito cardíaco diminuído pela análise da forma da onda arterial. O diagnóstico mais provável nessa situação é:

**A.** Sepse.

**B.** Hipovolemia.

**C.** Cardiomiopatia.

**D.** Embolia pulmonar.

**60.11 (TSA/2016)** Qual o hormônio está associado ao aumento do tempo de esvaziamento gástrico durante o terceiro trimestre de gestação?

**A.** Gastrina.

**B.** Estrogênio.

**C.** Progesterona.

**D.** Lactogênio placentário humano.

**60.12 (TSA/2016)** Mulher de 30 anos, 75 kg e 1,60 m, gestante de 30 semanas foi submetida à drenagem de abscesso periamigdaliano sob anestesia geral balanceada com remifentanil e sevoflurano. Após o término do procedimento cirúrgico, o bloqueio neuromuscular foi revertido com 1 mg de atropina, seguido de 2 mg de neostigmina. Foi retirado o coxim que estava embaixo do flanco direito e realizada cardiotocografia antes da extubação. Nesse momento, a paciente teve episódio de hipotensão, que foi tratada com metaraminol e o feto apresentou bradicardia grave. A que evento a bradicardia fetal pode ser atribuída?

**A.** Retirada do coxim.

**B.** Administração de neostigmina.

**C.** Recirculação do remifentanil no feto.

**D.** Passagem transplacentária do metaraminol.

# 61. ANALGESIA DO PARTO VAGINAL

Bruno Carvalho Cunha de Leão

A analgesia de parto é classificada em não farmacológica (psicoprofilaxia) e farmacológica. Entre as técnicas farmacológicas, há a analgesia venosa e as regionais periférica e neuroaxial. Atualmente, considerando as opções farmacológicas, as técnicas regionais neuroaxiais ocupam lugar de destaque, em virtude do melhor perfil de benefício e segurança às parturientes.[1]

Ao longo dos últimos anos, diversos pesquisadores concentraram-se no estudo da anestesia obstétrica, mais especificamente na análise da influência da analgesia regional de parto sobre o desfecho obstétrico, sempre com o objetivo de aprimoramento da assistência e adequação às crescentes exigências da parturiente moderna. Várias linhas de pesquisa ao redor do mundo já produziram grande massa de evidência científica acerca do tema.[2,3]

São recorrentes as publicações que estudaram a associação de variáveis da analgesia de parto (como tipo de anestésico, técnica, dose, entre outras) com o desfecho obstétrico (tempo de trabalho de parto, necessidade de intervenções, taxa de cesariana, resultado neonatal, etc.). Esses trabalhos, já reunidos em metanálise, propiciaram o desenvolvimento de recomendações, boa parte delas já incorporada à prática assistencial.[3,4]

## Dor

Nos séculos XVII e XVIII, o estudo do corpo e das sensações continuou a ser uma fonte de descobrimento para os filósofos. Em 1664, o filósofo francês René Descartes descreveu o que hoje é conhecido como a via da dor. Descartes ilustrou como estímulos térmicos, em contato com o pé, viajariam até o cérebro e comparou a sensação de dor com o soar de um sino. Essa evolução no entendimento inicial da dor associou a nocicepção à percepção consciente, o que hoje se denomina dor nociceptiva. Porém, esse pensador não imaginava que estava abrindo apenas uma pequena escotilha do conhecimento sobre a sensação dolorosa. Atualmente, pode-se até mesmo conceituar como dor a queixa de um indivíduo sobre algo desagradável sem que se identifique qualquer dano real aos tecidos. Outrora esse indivíduo poderia ser considerado "desequilibrado mental", porém hoje são-lhe dirigidos um olhar e análise integrais, que englobam o indivíduo como um ser biopsicossocial.[5,6]

Dor é uma experiência emocional e sensorial subjetiva desagradável associada à real ou potencial lesão tecidual ou descrita em termos de tal lesão. Em 1994, a International Association for the Study of Pain (Associação Internacional para o Estudo da Dor [IASP]) adotou a definição de Merskey e Bogduk,[7] expandindo o conceito original e utilizando os termos "emocional" e "em termos de". Essa definição retirou a dor de um cenário estritamente físico e a fez adentrar em um universo de ilimitadas possibilidades.[8,9]

O grande mérito dessa definição baseia-se no reconhecimento explícito do caráter antes flutuante da relação entre dor e lesão e na integração da dimensão afetiva da experiência dolorosa, que se junta à dimensão sensorial.[10]

A complexidade está na palavra "desagradável". Esse qualificativo pode até mesmo implicar a sensação de miséria, angústia, desespero e o sentimento de urgência, integrado de forma variada a certas experiências dolorosas. Pelo fato de ser a dor uma sensação íntima e pessoal, seria impossível mensurar com acurácia a dor do outro.[10]

Alguns autores acreditam, observando a diversidade das experiências dolorosas, ser impossível encontrar uma definição satisfatória para a dor.[11-14]

Por que o ser humano exibe uma complexidade sensorial tão distinta das demais espécies? A ciência estabeleceu paralelismos entre a neuroanatomia humana e dos animais. Concluiu que todos os animais possuem os elementos neuroanatômicos e neurofarmacológicos necessários à transmissão, percepção e resposta a um estímulo nocivo. Porém, existem grandes diferenças na percepção da dor no sistema nervoso central, especificamente no nível do córtex pré-frontal. O córtex pré-frontal tem a dimensão reduzida, em termos absolutos ou relativos, em relação ao peso corporal, nas outras espécies animais.[5,6]

## Dor do parto

"[...] E Deus disse: multiplicarei sobremodo os sofrimentos da tua gravidez; em meio a dores darás à luz filhos; [...]". Gênesis, 3,16.

Na tradição judaico-cristã, essa foi a sentença proferida há milênios. Desde então, a parturição passou a ser um processo naturalmente doloroso – a dor como um componente importante e imutável desse rito de passagem.

Passando do teológico ao antropológico, a existência da dor no parto é frequentemente negada nas culturas mais primitivas. Dick-Read sugeriu que o parto é um processo natural e que não era considerado doloroso pelas mulheres da Antiguidade.[15]

Ao longo dos séculos, a história da dor do parto se assemelha à descrita para a dor em geral, porém alguns dados históricos específicos destacam a parturição. Em 1591, meados da Idade Moderna, uma jovem escocesa foi enterrada viva por pedir alívio da dor durante o parto, sob alegação de não aceitar a submissão a Deus e purificação para sua alma. No Brasil, um dos primeiros relatos sobre o parto descreve um ato solitário e mais instintivo do que qualquer naturalista poderia imaginar. Trata-se de uma narração jesuítica do século XVI sobre as índias brasileiras: "paria aos gritos que reboavam tão fortemente na mata que parecia tratar-se de fera devorando alguém".[16]

Em 1984, utilizando o escore McGill Pain Questionnaire, Melzack,[17] um dos autores da teoria do portão, quantificou a intensidade da dor do parto. Entre os resultados, o que mais chamou a atenção foi a comparação da dor de uma primigesta com a dor de uma amputação digital **(FIG. 61.1)**.

Outros autores realizaram estudos mensurando a intensidade da dor do parto. Willdeck-Lundh e colaboradores[18] Bundsen[19] e Nettelbladt e colaboradores[20] mencionaram que, entre as gestantes analisadas, 58, 77 e 72%, respectivamente,

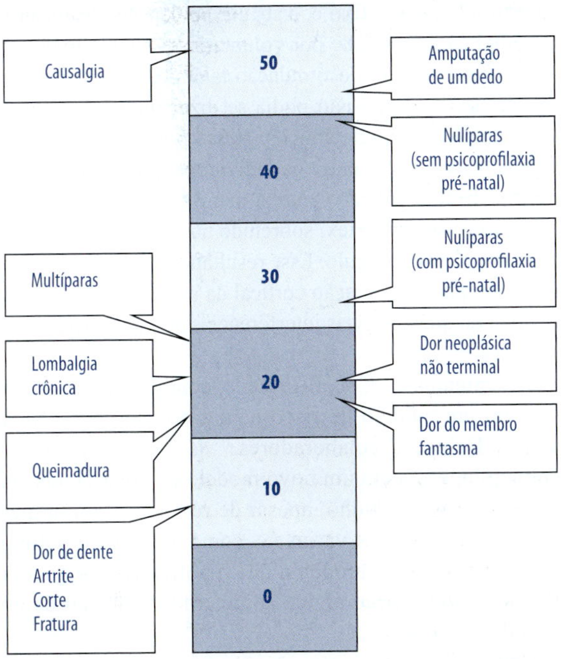


**FIGURA 61.1** Escore McGill Pain Questionnaire de mensuração da dor do parto. A figura apresenta a comparação dos escores obtidos por meio do questionário de McGill em gestantes, pacientes vítimas de traumas, oncológicos ou com dor crônica.
*Fonte: Adaptada de Melzack.*[17]

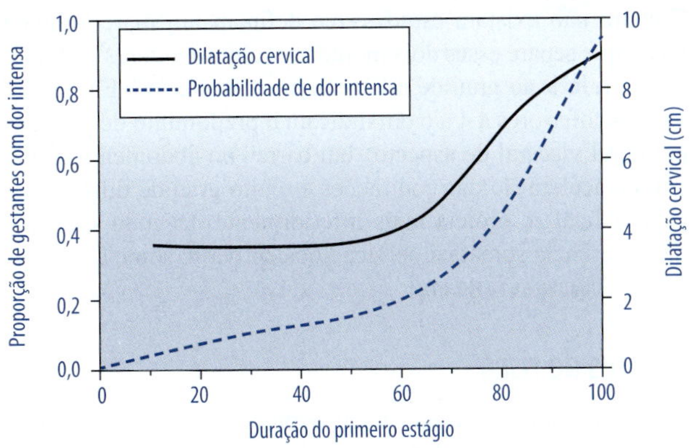


**FIGURA 61.2** Estudo de método analógico para mensuração da intensidade da dor do parto. Probabilidade de dor intensa durante o parto. Uma minoria significativa das gestantes (cerca de um terço) refere dor intensa em fases precoces. A proporção aumenta para quase 90% em fases avançadas de dilatação cervical.
*Fonte: Adaptada de Hardy e Javert.*[21]

tiveram a dor do parto classificada como intensa ou intratável. Esses três trabalhos têm em comum o fato de as populações estudadas serem escandinavas, o que poderia refletir um perfil cultural na percepção e expressão do sentimento.

Bonica, por sua vez, estudou 2.700 parturientes de diferentes etnias e culturas dos seis continentes e encontrou resultados mais moderados. A dor intensa a extremamente intensa esteve presente em 30 e 20% das gestantes respectivamente.[17]

Mais de 30 anos antes dos trabalhos de Melzack,[17] Javert e Hardy,[21] em 1951, dedicaram-se à melhor quantificação e qualificação da dor do parto. Estudos de método analógico estimaram ser a dor do parto em seu momento culminante algo semelhante a uma queimadura de segundo grau. Outra observação foi a correta mensuração da intensidade da dor em concordância com a progressão da dilatação (**FIG. 61.2**).

## Classificação anatomofuncional (visceral e somática)

A dor do trabalho de parto em geral é uma dor nociceptiva aguda. Pode ser dividida em visceral e viscerossomática, dependendo da fase do trabalho de parto.[22]

Durante o primeiro estágio do parto, aferentes viscerais interligados ao sistema eferente simpático ascendem por vias neurais amielínicas até os segmentos de $T_{10}$ a $L_1$ na medula espinhal. A dor uterina tem aferência mais complexa e difusa quando comparada à somática. Um experimento em animais demonstrou que a simples distensão uterina não é capaz de provocar nocicepção significativa. Porém, em um processo inflamatório, essa aferência nociceptiva se torna clinicamente evidente.[23]

A inflamação uterina durante o parto tem relação estabelecida com o processo de isquemia local subsequente às contrações mais vigorosas. No entanto, 24 a 72 horas antes do trabalho de parto, já é possível perceber, na análise da cérvice, atividade inflamatória e desorganização de seu colágeno pela ativação de receptores de prostaglandinas. Níveis elevados de citocinas inflamatórias, como interleucina 1 (IL-1), fator de necrose tumoral alfa (TNF-$\alpha$) e metaloproteinases tipo 2, também já estão presentes.[24]

Essas experiências sugerem que o processo de inflamação e sensibilização uterina no primeiro estágio é multifatorial e que muito ainda se tem a desvendar sobre os mecanismos iniciais do parto.

Na dor visceral, além da aferência talâmica, os neurônios espinhais também enviam axônios ao longo do trato espinorreticular e espinomesencefálico, chegando a áreas da consciência (cerúleo e formação reticular), regulação cardiorrespiratória (núcleo do trato solitário, medula caudal) e inibição reflexa descendente (substância cinza periaquedutal, cerúleo, subcerúleo, núcleo magno da rafe, medula medial rostral e cerebelo). A ativação talâmica a partir do estímulo doloroso não somente resulta em ativação do córtex somatossensorial, mas também de áreas da memória (córtex pré-frontal), resposta motora (córtex motor M1) e resposta emocional (córtex insular, córtex cingular anterior).[25,26]

Durante o segundo estágio do parto, aferentes somáticos provindos da distensão da vagina e pelve ascendem por vias neurais mielinizadas, via nervo pudendo, aos segmentos de $S_2$ a $S_4$ na medula espinhal. Em contrapartida à descrição visceral, a dor somática exibe fundamento anatomopatológico mais simplificado, aferindo diretamente para o córtex parietal somatossensorial.[25,26]

Outra característica que distingue o padrão visceral do somático é a capacidade de os sistemas inibitórios endógenos modularem o processo. As vias descendentes mais importantes estão relacionadas aos receptores $\mu$-opioides, $\alpha_2$-adrenérgicos e serotonérgicos. A modulação da dor por essas vias parece ser mais eficiente em fases mais precoces do parto.[25,26]

É possível distinguir um momento predominantemente visceral e outro em que se agrega um componente somático.

Embora não existam estudos que definam um marco clínico exato que separe esses dois momentos, alguns autores[1] optaram por se referir ao grau de dilatação do colo uterino. Em teoria, valores inferiores a 4 a 6 cm indicam o predomínio de uma dor em geral visceral de aspecto "em barra" no abdômen inferior. Com a aceleração das contrações e o alto grau de dilatação, a cabeça fetal se projeta mais inferiormente, fazendo com que uma aferência somática pélvica nociceptiva se some à dor visceral.[27] **(QUADRO 61.1 e FIG. 61.3).**

## Fatores de risco

Como visto antes, Melzac[17] identificou dois importantes fatores de risco para a intensidade da dor do parto: paridade e preparo psicológico pré-parto. Outro fator, menos relevante, é a associação da dor à dismenorreia e dor do parto. Isso provavelmente reflete fenômenos álgicos relacionados ao limiar e/ou à tolerância álgica.

Embora haja diferença na intensidade da dor quando analisada a variável paridade, o próprio Melzack e seus colaboradores[28] ressaltam que essa diferença é sutil.

A percepção do estímulo nociceptivo relacionado ao parto varia muito entre as mulheres. Niven e Gijsbers,[29] descrevendo a percepção de 97 mulheres quanto à dor do parto, encontraram associação da intensidade da dor com experiência traumática em partos anteriores.

O mecanismo pelo qual a dor do parto varia tanto de mulher para mulher permanece desconhecido. Um estudo correlacionou imagens cerebrais por ressonância magnética funcional com estímulo nocivo fixo e, a seguir, percepção e caracterização verbal da intensidade por voluntários. Primeiramente, havia algo em comum: a estimulação talâmica era similar entre voluntários. O mesmo não podia se dizer quando o estímulo atingia os níveis supratalâmicos. Nesse ponto, observaram-se imagens heterogêneas entre os indivíduos, porém foi possível descrever forte correlação entre a manifestação verbal e áreas mais específicas do córtex, sobretudo nas regiões somatossensitivas anteriores e cíngulo. Esse resultado, embora experimental, sugere que a modulação cortical da nocicepção é mais significativa do que possíveis interferências neurais periféricas ou medulares.[30,31]

Recentemente, Conell-Price e colaboradores[32] desenvolveram um modelo de risco para a dor do parto. Na sequência, Debiec e colaboradores,[33] da mesma instituição, combinaram este com um novo modelo de covariáveis álgicas. Esse último trabalho, apesar de retrospectivo, desperta o interesse para outras variáveis, como a etnia e o polimorfismo. Os resultados propõem que o polimorfismo genético influencie a percepção álgica ao determinar o grau de produção das citocinas.

Chestnut[27] sugere como possíveis fatores de risco para dor intensa no parto:

- Primiparidade, ausência de preparo psicológico.
- Dismenorreia intensa.
- Experiência traumática prévia.
- Etnia e polimorfismo genético.

**QUADRO 61.1** Graus de dilatação do colo uterino

| | Dor visceral | Dor somática |
|---|---|---|
| Fase do trabalho de parto | Fase latente até 6 cm de dilatação (– 3 a –1 de Lee) | Período de dilatação (> 6 cm até a expulsão) (ultrapassou plano zero de Lee) |
| Evento | Contração uterina (dilatação do colo e isquemia miometrial) | Distensão de assoalho pélvico |
| Receptor | Mecanorreceptores de fibras musculares do corpo e fundo uterino<br>Quimiorreceptores estimulados pela liberação de bradicinina, potássio, histamina e serotonina mediante processo de isquemia miometrial | Estiramento de mecanorreceptores da pelve, vagina e períneo |
| Fibra e estrutura nervosa | Aferência uterocervical (fibras aferentes tipo C) via gânglios paracervicais e sistema simpático do plexo hipogástrico. Segmentos medulares $T_{12}$ a $L_1$ e mais ao fim desse período se estendendo até $T_{10}$ | Fibras Aδ conduzidas pelo nervo pudendo até o plexo sacral alcançando os gânglios da raiz dorsal e os segmentos sacrais da medula ($S_2$, $S_3$, $S_4$) |
| Sistema nervoso central | Ascendência mais relacionada ao sistema paleo-espinotalâmico, assim como espinorreticular e espinomesencefálico, por lâminas medulares VI e IX, chegando ao tronco encefálico, hipotálamo e sistema límbico<br>Aspecto afetivo-emocional importante | Ascendência mais relacionada ao sistema neo-espinotalâmico, lâminas I e V, do tálamo posterior afere sobre áreas de Brodman 1, 2 e 3 (córtex parietal somatossensorial) |
| Dor | Dor moderada e mal localizada, passível de modulação (terapias não farmacológicas ou opioides) | Dor intensa epicrítica, bem localizada. Sua total abolição somente é possível com anestésico local |

*Fonte: Adaptado de Chestnut.*[27]

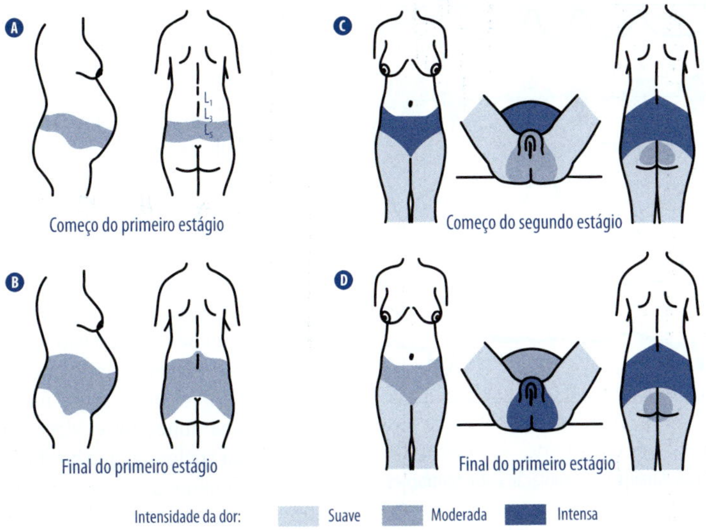


**FIGURA 61.3** Distribuição e intensidade da dor do parto durante cada estágio. Em **A**, a dor se refere nos dermátomos de $T_{11}$ e $T_{12}$. Em **B**, ao final do primeiro estágio, a dor se estende até $L_1$. Em **C**, observa-se o segundo estágio, no qual se soma à dor anterior uma forte pressão no dorso inferior, glúteo e períneo. Em **D**, a dor se concentra no períneo, indicando o final do segundo estágio.
*Fonte: Adaptada de Bonica.*[34,35]

## Intensidade *versus* duração

Como visto antes, diversas escalas uni e multidimensionais são utilizadas na tentativa de estimar a dor do parto. Essas ferramentas têm em comum o fato de buscarem mensurar a intensidade da dor, porém nenhuma delas considerou a importância da duração da dor. Seria a intensidade da dor mais relevante do que a duração?

Carvalho e colaboradores,[36] da Stanford University, conduziram estudo com 40 gestantes admitidas para indução de parto. Elas responderam um questionário pré e pós-parto, no qual deveriam optar por sentir dor intensa por breve período ou dor fraca por longo período. A opinião foi quase consensual, tanto no pré ($p < 0,001$) como no pós-parto ($p < 0,001$): as gestantes preferiram experimentar dor mais moderada, ainda que o parto fosse prolongado.

## Função da dor do parto

Abandonando um pouco a análise neuroanatômica da dor de parto, entra-se agora em um terreno mais subjetivo. Qual seria a função da dor do parto?

Assinalou-se antes a importância da dor aguda em diversos cenários. Certas afirmações não exigem argumentos. Difícil imaginar uma gestante entrando em trabalho de parto sem dor. A dor sinaliza para a mãe o momento de se concentrar e interromper seus afazeres e a faz solicitar ajuda. Porém, analisar a função da dor apenas no aspecto social seria reduzir um processo que parece bem mais complexo.

Em termos fisiológicos, um parto funcional deve apresentar concentrações satisfatórias de ocitocina endógena e concentrações diminutas de adrenalina. Essa catecolamina circulante exibe mais afinidade pelos receptores uterinos, o que sabidamente exerce efeito uterolítico. A liberação de ocitocina envolve mecanismos complexos. O reflexo de Ferguson-Harris, embora não se fundamente em evidências científicas, costuma ser utilizado para explicar a liberação de uterotônico endógeno.[27]

Conceitualmente, o reflexo caracteriza-se por liberação de ocitocina pela hipófise, consequentemente à nocicepção secundária à pressão do pólo cefálico no colo uterino. A ocitocina é produzida no núcleo paraventricular hipotalâmico e estocada na neurohipófise. Segundo os obstetras, esse reflexo é um dos componentes mais importantes para o desencadeamento e manutenção da contração uterina, sobretudo no final do período de dilatação e início do expulsivo. O reflexo é progressivo, e a maior distensão ocasionada pela cabeça do feto incita a gestante instintivamente a fazer força em vetor de parto.[27]

## Possíveis malefícios da dor do parto

Sabidamente, quanto mais avançada a dor do parto, mais altos os níveis de catecolamina circulante. Essa constatação levou alguns pesquisadores a criarem a teoria da distocia álgica, na qual a dor intensa passaria a ser fator de risco. Essa teoria se sustenta tão somente por séries de casos em que a analgesia de parto influenciou positivamente o desfecho. Assim, a dor do parto é bem-vinda até certo grau de intensidade e prejudicial a partir de outro. Entretanto, faltam níveis de evidência mais consistentes que fortaleçam essa hipótese.[38]

Segundo alguns autores, os malefícios dos altos níveis de catecolaminas durante o parto podem estar além de uma distocia motora. Um experimento observou que algumas parturientes podem ter níveis de adrenalina no sangue semelhantes a um bólus de 15 μg de adrenalina, o que sabidamente diminui o fluxo sanguíneo uterino.[39]

Outro possível malefício associado à dor intensa seria o fato de que algumas parturientes alternam, à dinâmica uterina, hiper e hipoventilação **(FIG. 61.4)**. A alcalose respiratória associada a altos níveis de catecolamina promove de forma aditiva a vasoconstrição da artéria uterina. Essa diminuição do fluxo sanguíneo uterino, na ausência de suplementação de oxigênio ($O_2$), pode se traduzir em graus variados de hipoxemia fetal.[40]

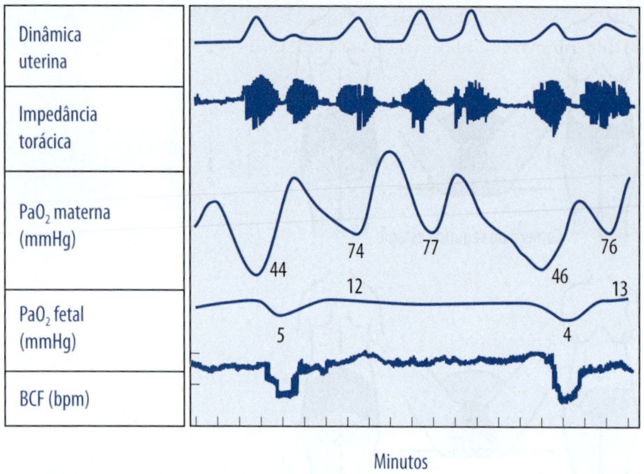


**FIGURA 61.4** Hipoxemia materna e fetal durante hipoventilação entre contrações uterinas associadas à hiperventilação materna.
BCF, batimentos cardíacos fetais; bpm, batimentos por minuto; $PaO_2$, pressão parcial arterial de oxigênio.
*Fonte: Adaptada de Bonica[35] e Shnider e colaboradores.[37]*

Pacientes sob analgesia peridural podem ter redução de até 50% dos níveis de catecolaminas circulantes, o que experimentalmente se traduziu em maior fluxo sanguíneo uterino. Assim, ao menos em tese, a analgesia regional traria benefícios ao bem-estar fetal. Nessa perspectiva, a analgesia teria função não somente sintomática, mas também terapêutica em pacientes sob nível de estresse supranormal.[41,42]

Por fim, nenhum outro sistema é tão alterado pelos níveis de catecolaminas como o trato gastrintestinal. O parto impõe aumento do volume e acidez gástrica associados à significativa diminuição do tempo de esvaziamento. Esses fatores justificam hoje as restrições dietéticas durante o parto e ampliam o risco de aspiração pulmonar nessa população.[27,43]

## Efeitos psicológicos da dor

Uma análise populacional realizada na Suécia identificou, em cinco anos, 43 mulheres nas quais o parto teve indicação formal de cesariana em razão de medo da dor ou estresse pós-traumático.[44]

Em outro extremo, uma também pequena proporção das pacientes (< 5%) foi encaminhada ao psicólogo tomada pelo sentimento de fracasso, especificamente pelo fato de terem recebido analgesia regional de parto em vez de enfrentarem a dor.[45]

Como visto, as experiências podem ser muito distintas, constituindo diferença substancial entre a nocicepção e a dor. Entre a primeira aferência nociva e a expressão materna se interpõe um universo de variáveis: etnia, cultura familiar, religião, circunstâncias afetivas da gestação, circunstâncias afetivas do dia do parto, estigmas, temperamento, transtornos psíquicos, presença do acompanhante, acompanhante em específico, nudez, ambiente, hora do dia, nível de cansaço, nível de sono, acolhimento institucional, acolhimento pelos profissionais, etc. A percepção da dor também se altera ao longo do parto, em função da carga de horas, jejum, estado fetal, demais circunstâncias e prognóstico. Dessa maneira, o que se caracteriza como sofrimento por uma pode ser sentimento de êxito e orgulho para outra. Isso pode se dar de forma interindividual ou intertemporal.

Chestnut[27] resume os possíveis malefícios da dor durante o trabalho de parto em:

- Efeito uterolítico.
- Taquicardia e hipertensão materna.
- Dinâmica ventilatória inadequada e hipoxemia fetal.
- Elevação do risco de aspiração pulmonar.
- Estresse pós-traumático.

Embora o raciocínio seja plausível, as evidências, como já visto, são limitadas. A correlação experimental dos níveis de catecolamina, os dados clínicos maternofetais, a tensão dos gases e o fluxo sanguíneo uterino não são suficientes para nortear condutas práticas. Seria necessário que essas variáveis se associassem a desfecho final negativo, o que não ocorreu. O efeito uterolítico da catecolamina nunca foi evidenciado em ensaios controlados, ao contrário da analgesia, que produz resultados controversos.

Há milhares de anos as mulheres enfrentam o trabalho de parto sem que tenha havido preocupação com o nível de estresse materno. Teria a mulher deste século percepção nociceptiva ampliada ou algumas sempre exibiram mais tendência ao estresse e sofrimento?

Na prática médica, a analgesia de parto é de indicação materna e de objetivo sintomático. Dever-se-ia indicar analgesia de parto como tratamento em situações de acentuado estresse? Até o momento não existe embasamento científico para padronizar condutas nesse sentido. Alguns autores admitem indicar o controle da dor em parturientes de limitada reserva cardiovascular, mas essa é uma situação específica.[27,46]

## Psicoprofilaxia da dor

Em 1958, o obstetra Fernado Lamaze introduziu o termo psicoprofilaxia da dor de parto durante suas experiências na Rússia. Sua – até então – filosofia tornou-se popular nos Estados Unidos da América (EUA) após Marjorie J. Karmel escrever o livro Obrigado, Dr. Lamaze: uma Experiência Materna de um Parto sem Dor, nascendo, nesse período, a Sociedade Americana de Psicoprofilaxia Obstétrica.[47-49]

Dick-Read, famoso autor americano, escreveu dois livros de grande divulgação popular sobre parto natural e parto sem dor. Ambos relatam um método fácil e exequível para o controle da dor durante o parto. Segundo ele, o parto não é originalmente doloroso, sendo a nocicepção ampliada pelo que chama de "síndrome da tensão do medo". Ainda segundo o autor, isso pode ser prevenível com preparação pré-parto dos pais, que inclui ensino, técnicas de relaxamento, exercícios de respiração, ativa participação paterna e outras dinâmicas.[50,51]

Os primeiros a questionarem a cientificidade da psicoprofilaxia foram Beck, Hall[52] e Lindell.[53] Esses autores concluíram que a eficácia da psicoprofilaxia era fundamentada em opinião de seus criadores e adeptos, mas não pelo método científico.

Copstick e colaboradores[54] estudaram gestantes expostas à psicoprofilaxia pré-parto e concluíram que as parturientes eram capazes de reproduzir as técnicas aprendidas apenas durante o início do primeiro estágio. No entanto, à medida que o parto avançava, elas não mais se concentravam na realização das terapias aprendidas em classe. No segundo estágio, por exemplo, menos de um terço das parturientes foi capaz de executar técnicas posturais e de respiração.

Minnich[55] reuniu os nove estudos que descrevem a eficácia da psicoprofilaxia (**QUADRO 61.2**). Os benefícios da psicoprofilaxia,

**QUADRO 61.2** Efeitos da preparação para o parto. Revisão sistemática dos estudos que avaliam os atributos da psicoprofilaxia pré-natal e terapias não farmacológicas para controle da dor do parto

| Estudos | Demanda de analgésicos intravenosos | Demanda de analgesia regional | Tempo de parto | Tempo de cesariana | Taxa de parto instrumental | Estresse fetal | Demanda de ocitocina |
|---|---|---|---|---|---|---|---|
| Patton e colaboradores | SM | SM | SM | SM | SM | SM | ↑ |
| Hetherington e colaboradores | ↓ | ↓ | – | – | ↓ | – | – |
| Zax e colaboradores | ↓ | ↓ | SM | – | – | – | – |
| Scott e colaboradores | ↓ | ↓ | SM | SM | ↓ | SM | SM |
| Hughey e colaboradores | SM | ↓ | SM | ↓ | ↓ | ↓ | SM |
| Sturrock e Johnson e colaboradores | SM | – | SM | SM | SM | – | – |
| Brewin e Bradley e colaboradores | SM | SM | SM | SM | SM | – | – |
| Delke e colaboradores | SM | – | ↓ | – | – | SM | SM |
| Rogers | ↓ | – | – | – | – | SM | – |

SM, sem mudança no desfecho; ↑, aumento da incidência; ↓, diminuição da incidência; –, não estudado.

*Fonte: Adaptado de Minnich.*[55]

teoricamente expostos, foram redução da necessidade de analgésicos, incluindo analgesia regional, diminuição do tempo de parto, assim como necessidade de ocitocina, redução do estresse fetal e da taxa de parto operatório. Porém, segundo a autora, o fraco nível de evidência reflete a baixa qualidade dos trabalhos e o altíssimo risco de viés. Foram apuradas ausência de controle adequado, aleatorização e análise estatística frequentemente incompletas.[55]

## Autonomia materna durante o parto

Na prática obstétrica ocidental da maior parte do último século, predominou, quase exclusivamente, a colocação das gestantes em trabalho de parto em posições horizontais, como a litotomia.

Em 1976, o médico conferencista Peter Dunn, do Hospital de Southmead, em Bristol, foi o primeiro a questionar tal prática, escrevendo sobre a posição recumbente para o parto no periódico The Lancet: "nenhuma espécie animal adota tal postura desvantajosa durante um evento tão importante e crítico".[56]

No final da década de 1970, um grupo de mulheres no norte de Londres começou a tentar dar à luz no plano vertical nos hospitais de suas regiões. As mulheres reclamavam pelo direito de dar à luz instintivamente, alegando que, muitas vezes, o desejo de caminhar, ficar de cócoras ou de joelhos acontecia naturalmente durante o parto. Porém, esse movimento não teve boa aceitação por parte da maioria dos obstetras locais e, após alguma discussão, o conflito gerado dentro das salas de parto acabou resultando na proibição desse comportamento durante o parto.[56]

A despeito do descrédito inicial, o movimento cresceu, sendo fundado oficialmente, em 1982, o Manifesto pelo Parto Ativo. Nessa ocasião, a manifestação popular denominada Comício pelos Direitos de Parir reuniu uma multidão de 6 mil pessoas que se posicionaram de cócoras no saguão de entrada de um hospital.[56]

Entre os idealizadores e simpatizantes, estava o médico francês Michel Odent, cujo trabalho em prol do parto ativo tinha sido apresentado na British Broadcasting Corporation (BBC) de Londres. O resultado foi a abertura de diálogo com hospitais e obstetras mais conservadores. Nas décadas que se seguiram, o movimento amadureceu e se internacionalizou.[56]

O movimento pelo parto ativo envolvia a aceitação e crença na função natural e na natureza involuntária do processo do parto, em que as mulheres deixadas à própria mercê vão instintivamente assumindo posicionamento mais confortável. A Lei da Gravidade de Newton também integra essa fundamentação, visto que a força gravitacional cooperaria com as contrações uterinas e os esforços expulsivos. Por fim, acreditava-se que, quando ereta, o ângulo entre o eixo longitudinal da coluna fetal e a coluna da mãe seria menor, resultando em menos resistência à descida fetal.[56]

Além das publicações científicas de Odent, o livro Parto Ativo da professora de ioga Janet Balaskas, publicado em 1991 e reeditado em outros idiomas, contribuiu para o crescimento da cultura de parto ativo fora do meio acadêmico. No livro, a autora preconiza atividade e não passividade, movimentação e não estagnação, e o direito da parturiente escolher a posição, qualquer que seja, que achar confortável durante o trabalho de parto e o parto propriamente dito.[56]

"O dia em que Janet disse pela primeira vez 'parto ativo' talvez tenha sido o mais importante na história da obstetrícia na Europa [...] desde o dia em que o médico francês Mauriceau assumiu o comando desse acontecimento e colocou a mulher em trabalho de parto deitada."[56]

A analgesia de parto sempre ocorreu no contexto hospitalar, estando a gestante confinada ao leito, seja em decúbito horizontal, lateral ou litotomia. Com o movimento do parto ativo, a analgesia de parto foi novamente pressionada a se adaptar. Agora o alívio da dor deveria ser conciliado não somente com a preservação do "puxo materno", mas também com a preservação da capacidade da gestante de deambular ou assumir qualquer outra posição não convencional.[51,56]

No final de século passado, pesquisadores experimentaram reduções na concentração do anestésico local utilizado em analgesia de parto. Essa redução foi bem-sucedida, diminuindo os efeitos adversos da analgesia sem comprometer a sua qualidade. O motivo do sucesso se devia, em boa parte, ao acréscimo de opioide lipossolúvel à solução, mas também ao entendimento de que as gestantes apresentavam farmacodinâmica peculiar. Doses pouco eficazes na população geral eram seguramente satisfatórias na subpopulação de grávidas.[57]

O estudo pioneiro é a famosa randomização The Comparative Obstetric Mobile Epidural Trial (COMET), publicado no The Lancet em 2001. Esse trabalho foi conduzido na Maternidade de St. Thomas, com 1.054 gestantes em trabalho de parto. Entre as análises, comparou-se a utilização da bupivacaína em duas concentrações: clássica (0,25%) *versus* baixa (0,1%), dita *walking epidural* ou *mobile epidural*. Verificou-se que a mobilidade e os desfechos obstétricos eram melhores no grupo de baixas concentrações.[57]

O termo *walking epidural* popularizou-se, sendo incorporado à literatura médica brasileira sem qualquer esforço para traduzi-lo.[57]

A necessidade de uma metanálise que reunisse as boas publicações era emergente, a fim de normatizar a boa prática. Depois de 10 anos do COMET, veio a ser publicada relevante metanálise a partir de duas concentrações peridurais. O método incluía o emprego de dois possíveis anestésicos: bupivacaína e ropivacaína. Foram constituídos grupos de baixa e alta concentração a partir desse corte de concentração: 0,1% e 0,17% respectivamente. Em 2013, Sultan e colaboradores[58] incluíram 11 publicações de 1998 a 2009, sendo oito relacionadas à bupivacaína e três à ropivacaína. A metanálise tinha 1.145 gestantes no grupo de baixa concentração e 852 no grupo de alta concentração. O estudo COMET[57] representou 63% do peso na metanálise. Os resultados significativos foram a reduzida incidência de bloqueio motor, melhor capacidade de deambulação e melhor desfecho obstétrico no grupo de baixa concentração.

## Analgesia de parto

### Perspectiva histórica e cenário atual

A história da analgesia de parto está intimamente ligada à história da anestesia e impulsionou o desenvolvimento das técnicas regionais. Em 16 outubro de 1846 ("dia do anestesiologista"), foi testemunhada e documentada a primeira anestesia em ambiente cirúrgico, por Willian Morton. Um ano após, James Simpson já utilizava éter e depois clorofórmio para aliviar a dor do parto. Na época, ele enfrentou intensa oposição da Igreja e também de obstetras, mas continuou promovendo o método. John Snow, médico da corte inglesa, ficou famoso ao promover o parto sem dor, na verdade inconsciente, da rainha Vitória. Seus filhos Leopold e Beatriz nasceram bem, porém hemofílicos, fato imputado como castigo de Deus pela abstenção do sofrimento.

Apesar do sucesso inicial aparente, em pouco tempo a anestesia inalatória se mostrou limitada e particularmente nociva devido aos episódios de aspiração do conteúdo gástrico. Além disso, essa técnica de anestesia apresentava contraindicações. O clorofórmio, em particular, causava hipotonia uterina, hemorragia e depressão fetal. Com a evolução da medicina, entraram em cena outros métodos de anestesia, como a analgesia pelo ópio oral por Gilette em 1877 e a infiltração vaginal com cocaína por Schleich em 1894. Ambos não lograram êxito obstétrico.

Existia notadamente a necessidade do surgimento de uma técnica mais específica, eficaz e segura. Em 1900, Kreis utilizou pela primeira vez a raquianestesia em seis parturientes suíças, porém a anestesia e o calibre das agulhas não eram apropriados, resultando em bloqueio motor e intensa cefaleia respectivamente. Além disso, a taxa de mortalidade associada à anestesia era elevada, o que resultou no abandono do alívio da dor do parto até 1950. Esse período ficou conhecido como um dos piores da anestesia obstétrica.

Em 1933, Cleland elucidou as bases científicas da dor no parto, distinguindo dois momentos álgicos, os quais norteiam a analgesia de parto até hoje. O primeiro, dito visceral, envolve vias dolorosas toracolombares; e o segundo, dito somático, tem predomínio das aferências sacrais. Considerando que a dor visceral é marcadamente influenciada por aspectos cognitivos-emocionais, em 1945 Irving desenvolveu uma estratégia de hipnose com tiopental e oxigênio, denominada narcoaceleração, que predominou nas décadas de 1950 e 1960. Hingson, Edwards e Tuohy introduziram a analgesia peridural contínua e a raquianestesia em sela. A lidocaína e a clorprocaína foram as primeiras de uso espinhal em obstetrícia. Outro fator importante foi a síntese, em 1957, da bupivacaína, agente com propriedade ideal para analgesia eficiente mais prolongada.[59]

O marco decisivo para o avanço da analgesia, em especial a obstétrica, foi a descoberta dos receptores opioides, no início dos anos de 1970.[60,61] Esse fato contribuiu para transformar a anestesia em analgesia de parto. A associação de opioides propiciou a redução na concentração dos anestésicos locais, o que notadamente contribuiu para a preservação da função motora, propriocepção materna e deambulação. Em 1981, Brownridge divulgou um método promissor de anestesia combinada: a raquiperidural.

A história da analgesia de parto no Brasil é recente e desenvolveu-se consecutivamente às descobertas nos países mais desenvolvidos, mostrando certa demora fora dos grandes centros quanto à atualização das técnicas.

O primeiro relato brasileiro de anestesia com cateter peridural lombar é de Reis Júnior em 1962. Assim como em outros países, a técnica de analgesia para o parto passou a ser domínio dos anestesiologistas brasileiros a partir da década de 1970, pela técnica peridural lombar em administração única ou contínua. A partir do ano 2000, além do domínio da analgesia peridural contínua, a técnica combinada raquiperidural passou a fazer parte da analgesia de parto no Brasil. Essa técnica contribuiu para a compreensão e a importância da administração de soluções diluídas e tituladas de anestésicos locais associados aos opioides.[27,62]

Fato é que a analgesia peridural se popularizou em muitos centros, alcançando taxas acima de 50%, sendo mais elevada sobretudo em primigestas. O primeiro grande resultado dessa cultura foi a diminuição das taxas de cesarianas eletivas, o que provavelmente refletia aspectos psicoemocionais das parturientes em relação ao enfrentamento da dor.[63-65]

Com a grande utilização da técnica, cresceu também a preocupação desta como variável de interferência no desfecho obstétrico e neonatal. Na década de 1990, diversos autores se concentraram em estudar essa relação. Nos primeiros resultados, os desfechos tempo e via de parto foram influenciados pela realização de analgesia peridural quanto mais cedo esta fosse requerida. Tais evidências mantiveram a analgesia peridural restrita a fases mais avançadas do parto e sempre com indicação obstétrica. Somente a partir de 1994, Chestnut e colaboradores[66] conduziram estudos prospectivos de melhor qualidade, com adequado controle das variáveis independentes, principalmente quanto à forma de se iniciar o parto espontâneo *versus* induzido. Eles observaram que a indução do parto era uma variável de confusão, conduzindo não apenas ao parto distócico e à cesariana, como também à solicitação precoce de analgesia farmacológica.

A partir de Chestnut, outros trabalhos reproduziram resultados semelhantes: a analgesia de parto não prolonga o primeiro período de trabalho de parto, assim como a taxa de parto cesáreo. Essas evidências modificaram as recomendações do presente século, as quais determinam que a analgesia farmacológica passa a ser de indicação materna, independentemente do grau de dilatação.

Na última década, a analgesia de parto tem caminhado no sentido de se adequar às expectativas maternas, buscando respeitar a gestante como protagonista de seu parto. Deambular, assumir a posição desejada e participar ativamente do nascimento sem ser incapacitada por uma dor eventualmente fortíssima são desejos que impulsionam a ciência para técnicas cada vez mais peculiares ao contexto.

Na perspectiva do anestesiologista brasileiro, Nilton Bezerra do Vale:[62] "Sempre é gratificante para o anestesiologista conseguir o efetivo alívio da dor do parto sem grande envolvimento motor. A espontânea felicidade materna sob analgesia espinhal fica evidente em suas feições, no aperto de mão ou emotiva verbalização de sua gratidão... sem dúvida, uma experiência profissional marcante e inesquecível!".

Em última análise, as evidências mais recentes associam a analgesia regional de parto a mais perturbação do segundo estágio, inclusive aumentando a chance de se instrumentar o nascimento. O cenário científico atual da anestesiologia obstétrica concentra-se em entender melhor os mecanismos dessa associação, que se dá dentro de um universo complexo de variáveis.

A necessidade de se estabelecer, com o máximo de exatidão, os riscos e benefícios da analgesia regional de parto é fundamental para a relação médico-paciente contemporânea.

As recomendações atuais orientam que a paciente seja educada em seu seu pré-natal e reflita sobre as mais diversas circunstâncias. O objetivo é que, sem um idealismo fantasioso, possa projetar seu parto.

## Analgesia de parto e taxa de cesariana eletiva

Nas últimas décadas, o amadurecimento da técnica de analgesia de parto regional aumentou sua popularidade. Isso representou aparente benefício em um grupo particular de gestantes, a saber naquelas com receio, ou até mesmo fobia, em relação ao enfrentamento da dor. Boa parte dessas parturientes que optariam por uma resolução cirúrgica antes mesmo de qualquer indício do trabalho de parto passaram a considerar a ideia de parto normal mediante controle efetivo da dor.[67]

Análises casuísticas demonstram a diminuição da taxa de cesariana eletiva consequentemente ao aumento da taxa de analgesia peridural de parto, como a de Iglesias, e colaboradores.[63] Seu estudo de quatro anos (1985-1989) no Canada Rural Community Hospital apurou 23% de cesarianas e 35% de analgesias peridurais em 1985 e 13% de cesarianas e 57% de peridurais em 1989.

Também Socol e colaboradores publicaram estudo de cinco anos, realizado em um hospital universitário (Northwestern Memorial Hospital), obtendo, em 1986, 27% de cesarianas, 18% de analgesias peridurais e 13% de partos instrumentais. Em 1991, acusaram 17% de cesarianas, 48% de peridurais e 13% de partos instrumentais.

Um terceiro estudo, realizado por Lagrew e Morgan[64] em um serviço privado (Saddlebock Hospital, Califórnia), após acompanhamento de seis anos, observou resultado semelhante: aumento expressivo de analgesias peridurais e redução concomitante de cesarianas (31% de cesarianas e 62% de analgesias peridurais em 1988 e 15% de cesarianas e 76% de peridurais em 1994).

## Sumário das revisões sistemáticas e estudos controlados em analgesia venosa e intramuscular de parto

A meperidina (petidina) é utilizada como recurso analgésico em parturientes desde 1950, época em que a analgesia peridural ainda não era muito divulgada, e que não haviam muitos profissionais treinados para realizá-la.

Um estudo comparou a petidina nas vias de administração intramuscular (IM) *versus* intravenosa (IV).[68] A via IV foi associada a menores escores de dor, porém o estudo apresentava vieses consideráveis. Não houve diferença quanto aos demais desfechos.

Outro ensaio randomizado e controlado[69] comparou a petidina, 100 mg, IM, com o remifentanil IV em analgesia controlada pela paciente (20 $\mu g \cdot 3\ min^{-1}$),sendo que o escore de dor na escala analógica visual (EAV) foi significativamente menor no grupo do remifentanil.

A petidina IM foi comparada ao placebo em dois estudos controlados randomizados. Em ambos, a petidina proporcionou melhor nível de analgesia que o grupo placebo, e, em ambos, a qualidade da analgesia foi considerada insatisfatória tanto nos grupos petidina como nos grupos-controle.[70-72]

Quando as doses de petidina IM foram comparadas – baixas doses (40-50 mg) *versus* altas doses (80-100 mg) – em revisão sistemática, a interferência nos escores de dor foi discreta, e o índice de satisfação materna foi elevado com ambas as doses.[71]

Quando o uso venoso de petidina foi comparado com placebo, verificou-se diminuição na incidência de dor intensa, mas a maioria das pacientes continuaram a sentir dor intensa, apresentaram maior incidência de efeitos adversos (náuseas, vômitos e tontura) e necessitaram de maiores doses de ocitocina, havendo maior interferência com os desfechos neonatais.[73] Em outro estudo, ocorreu diferença estatisticamente significativa nos escores de dor e efeitos adversos quando administrada petidina, porém a taxa de mulheres que consideraram o alívio efetivo foi baixa em ambos os grupos.[74]

A petidina, quando comparada ao butorfanol, não apresentou diferenças na qualidade do alívio da dor e nos desfechos neonatais.[75]

Blair e colaboradores[76] compararam a eficácia e a segurança da petidina *versus* remifentanil, ambos em regime de

PCA. Não ocorreu diferença no escore de dor, porém houve significativa diferença quanto ao grau de satisfação, sendo favorável à petidina. Não houve diferença quanto aos efeitos adversos maternos analisados, e o grupo petidina apresentou menor escore de capacitação neurológica dos neonatos aos 30 minutos, igualando-se aos 120 minutos. Os demais desfechos neonatais foram equivalentes.

Um ensaio controlado e randomizado canadense comparou fentanil *versus* alfentanil em regime de PCA em 23 gestantes (fentanil em bólus de 50 μg + PCA 10 μg/5 min + infusão contínua de 20 $\mu g \cdot h^{-1}$ *versus* alfentanil em bólus de 500 μg + PCA 100 μg/5 min + infusão contínua de 200 $\mu g \cdot h^{-1}$). Não foram observadas diferenças no escore de dor, sedação, náuseas, prurido, tampouco nos desfechos neonatais (índice de Apgar, neuroadaptação, pH do cordão venoso umbilical e requerimento de naloxona). Quanto à taxa de insatisfação, 5 das 12 mulheres do grupo alfentanil contra 9 de 11 do grupo fentanil consideraram a analgesia inadequada, o que não foi significativamente diferente.[77]

O **QUADRO 61.3** apresenta o resumo das evidências sobre analgesia venosa e intramuscular de parto, bem como as recomendações da Diretriz Nacional de Assistência ao Parto Normal.[78]

**QUADRO 61.3** Resumo das evidências sobre analgesia venosa e intramuscular de parto e recomendações da Diretriz Nacional de Assistência ao Parto Normal

Independentemente do opioide e de sua via de administração (IM ou IV), o efeito analgésico é limitado. A petidina é o agente historicamente mais utilizado, e muitos centros não disponibilizam outros tipos de opioides. Existem evidências limitadas que sugerem mais efetividade analgésica e menor interferência no desfecho neonatal com a diamorfina e o remifentanil. Como os estudos avaliam uma miscelânea de agentes, vias e regimes de infusão, não se dispõe de agrupamento de evidências que apontem para uma dose e regime ideal, principalmente visando à menor interferência neonatal e na amamentação.

Recomendações (Diretriz Nacional de Assistência ao Parto Normal):

- Toda gestante que deseja opioides (IV ou IM) deve ser comunicada sobre sua relação risco-benefício. O benefício inclui analgesia, embora limitada. Os riscos são possíveis efeitos adversos, a saber: náuseas, sonolência, tontura, assim como interferência na respiração do bebê ao nascer (este poderá ficar mais sonolento por alguns dias, o que pode afetar a amamentação).
- O remifentanil pode ser usado (em bomba de infusão venosa) visando à menor interferência no desfecho fetal, mas, por se tratar de um agente mais potente que os demais, deve ser usado em doses progressivas e por profissional familiarizado com a técnica.
- Mediante administração de opioides (IV ou IM), deve-se utilizar concomitantemente antieméticos.
- Até 2 horas após a administração de opioides (IV ou IM) ou caso se sintam sonolentas, as mulheres não devem entrar em piscina ou banheira.
- A analgesia com opioides é acompanhada de aumento na complexidade da assistência ao parto, como, por exemplo, maior necessidade de monitorização e acesso venoso.
- Uma vez que a segurança da realização de analgesia farmacológica no ambiente extra-hospitalar ainda não foi estabelecida, esta é restrita ao complexo hospitalar, seja bloco cirúrgico ou PPP (sala de pré-parto, parto e pós-parto).

## Sumário das revisões sistemáticas e estudos controlados em analgesia regional de parto

### Comparação da efetividade, segurança e custo-efetividade da analgesia regional no parto em relação à não realização de analgesia, outras formas de analgesia e entre si

São escassas as evidências acerca da comparação entre analgesia peridural e ausência de analgesia. Dos 21 estudos randomizados da primeira revisão sistemática Cochrane 2005[79] sobre o tema, apenas um comparou a analgesia peridural com pacientes sem qualquer tipo de analgesia farmacológica.[80]

Esse estudo admitiu 129 nulíparas em início da fase ativa de trabalho de parto (66 para analgesia peridural e 63 sem analgesia). O resultado mais significativo foi a taxa de dor intensa: 9 e 100% para primigestas com analgesia e sem analgesia respectivamente. O tempo de primeiro estágio foi reduzido no grupo analgesia peridural, porém não houve diferenças quanto ao segundo estágio. Não houve diferença significativa quanto ao tipo de parto.[80]

Os benefícios da analgesia peridural se concentraram nas variáveis de alívio da dor (qualidade, latência e menos necessidade de reintervenção). Os resultados, além de estatisticamente significativos, foram clinicamente relevantes.[80]

A analgesia peridural foi fator de proteção na percepção da dor. A ampliação do benefício no segundo período de trabalho de parto reflete a conhecida limitação dos opioides em modular a dor, quando predominantemente somática. Outros resultados foram a menor latência e menor necessidade de reintervenção analgésica no grupo peridural. Apesar de uma evidente superioridade no controle da dor, esse fato não influenciou de maneira significativa a experiência integral como verificado pelo questionário pós-parto de satisfação materna. Possivelmente outras variáveis ligadas à satisfação, como condições do nascimento e humanização no tratamento, predominaram nessa análise.[80]

Estudos como os de Morgan-Ortiz e colaboradores[80] são raros, pela dificuldade de se proceder a uma randomização nesse cenário. Há mais de uma década a analgesia de parto é de indicação materna. Nesse ponto se interpõe um problema ético: não há como aleatorizar, condicionando a gestante a limitado grupo.

Embora a peridural seja uma técnica comprovadamente eficaz no combate à dor do parto, também esteve associada na revisão a desfechos negativos, com destaque para um prolongamento do segundo estágio e elevação da taxa de parto instrumental. Outros desfechos negativos foram maior necessidade de ocitocina, maior incidência de hipotensão arterial, temperatura materna ≥ 38 °C e retenção urinária.[80]

A primeira revisão sistemática Cochrane 2005 sobre o assunto analisou 21 estudos randomizados comparando analgesia peridural *versus* não peridural ou opioides venosos entre 1977 e 2003.[79] Desses, em somente três a técnica se iniciou pela via intratecal (i.e., analgesia combinada raquiperidural [ACRP]).

A maioria das gestantes incluídas na metanálise tinha 36 semanas gestacionais ou mais e iniciou o parto espontaneamente.[79]

A taxa de instrumentalização foi avaliada no subgrupo ACRP. Apesar da redução do risco relativo (RR) em relação à peridural, a medida de associação se manteve positiva (TAB. 61.1).

Em relação ao estado fetal, houve aparentes benefícios da anestesia regional. No grupo opioide, a necessidade de se utilizar naloxona nos recém-nascidos foi muito mais incidente do que com a peridural. A despeito disso, não houve diferença na taxa de potencial hidrogeniônico (pH) < 7,2.[80]

Desfechos em que não ocorreu diferença estatística foram a taxa de cesariana, o tempo de primeiro estágio, trauma perineal, dor de cabeça, dor nas costas e índice de Apgar ao quinto minuto.[80]

Em 2011, Millicent Anim-Somuah atualizou sua revisão, incluindo outros 17 ECRs, ampliando a amostra para 9.658 gestantes, totalizando 38 ECRs entre 1977 e 2010. Desses, em oito a técnica se diferenciava por ser iniciada pela via intratecal (i.e., ACRP). Na maioria das randomizações, o controle era constituído de opioide intravenoso, porém, em cinco, não houve qualquer forma farmacológica de analgesia.[3]

Não existem diferenças qualitativas expressivas entre os resultados de 2005 para 2011, porém houve caracterização das tendências com crescimento da força de associação para quase todos os desfechos. Foram avaliados quatro novos desfechos: qualificação do alívio em muito bom ou excelente, prurido, tremores e trauma perineal. Na atualização de 2010, a inclusão de estudos em que a analgesia foi iniciada pela via intratecal cresceu de três para oito. Esta fez distinção dos resultados, para os desfechos mais relevantes, como taxa de instrumentalização e cesariana, mediante variação técnica, a saber: analgesia peridural iniciada ou não pela via intratecal (ACRP). Porém, nessa segunda revisão, não se repetiu a análise de subgrupos de 2005.[3]

Na análise o resultado final foi estatisticamente significativo, com elevação do risco de utilização de instrumentos no parto em 1,42 vez. A partir do cálculo do número necessário para evento (NNE), concluiu-se que, nessa população, a cada 20 analgesias regionais realizadas, uma foi responsável pela necessidade de instrumentalização.[3]

Em análise pormenorizada dos 22 estudos incluídos na metanálise, pode-se notar que, dos 23 trabalhos, 10 são norte-americanos. Porém, a primeira grande observação é de aspecto metodológico. Embora os estudos fossem intitulados como controles randomizados, os autores tiveram muita dificuldade em manter a aleatorização. Na maioria dos trabalhos, 25 a 50% das gestantes receberam outra técnica contrária à técnica para a qual foram alocadas. Destaca-se o fato de que muitas destinadas a receber meperidina, considerando-a ineficaz, exigiram analgesia peridural. Com base nisso, pode-se dizer que os trabalhos mesclam características de estudos aleatórios com coortes.

Apurou-se também que foi longo o período de tempo no qual foram realizados: de 1974 a 2010. Isso provavelmente explica a grande variação das técnicas de analgesia. Os estudos do século passado chegaram a usar concentrações nitidamente anestésicas, como, por exemplo, bupivacaína a 0,375 a 0,5% ou infusões prolongadas sem o controle da dose cumulativa. O anestésico (e concentração) mais usado foi a bupivacaína a 0,25%. Considerando a boa prática atual, essas concentrações são indesejadas e somente utilizadas em casos selecionados. Desde 2001, com a publicação da randomização COMET no The Lancet,[57] a técnica nomeada *walking epidural* cresceu em corpo de evidência. Tal técnica, também chamada de *mobile epidural*, caracteriza-se pela manutenção da motricidade, mediante uso de concentrações de anestésico local próximas de 0,1% acrescidas de opioide lipossolúvel. Outras 10 randomizações semelhantes foram desenvolvidas e reunidas na metanálise de Sultan e colaboradores.[58] Os resultados convergiram para a minimização dos desfechos negativos, incluindo taxa de instrumentalização sem prejuízo na qualidade da analgesia.

É possível notar que, nos últimos estudos incluídos na revisão de Anim-Somuah e colaboradores,[3] houve amadurecimento da técnica, com a utilização de baixas concentrações de anestésico local, o que refletiu nos resultados. Embora o risco relativo tenha sido positivo na maioria dos trabalhos incluídos, em apenas cinco dos 23 o resultado foi estatisticamente significativo, sendo que em todos eles foi usada bupivacaína em concentrações ≥ 0,25%.

A TABELA 61.2 reedita os resultados, comparando os estudos que utilizaram alta e baixa concentração de anestésico local, segundo definição de Sultan e colaboradores.[58] O desfecho novamente analisado foi a taxa de parto instrumental. Dos 23 estudos, três não estavam disponibilizados na íntegra e não se teve acesso à concentração empregada.

Apenas os três trabalhos mais recentes utilizaram baixas concentrações de anestésico local.

**TABELA 61.1** Análise do subgrupo de analgesia combinada raquiperidural

| Subanálise | Número de estudos | n | Estatística | Efeito |
|---|---|---|---|---|
| **Taxa de parto instrumental** | 17 | 6.162 | Risco relativo (M-H, fixos, IC 95%) | 1,38 [1,24, 1,53] |
| Estudos comparando perianalgesia *versus* controle | 15 | 3.947 | Risco relativo (M-H, fixos, IC 95%) | 1,49 [1,30, 1,71] |
| Estudos comparando analgesia combinada *versus* controle | 2 | 2.215 | Risco relativo (M-H, fixos, IC 95%) | 1,22 [1,03, 1,44] |
| **Taxa de cesariana** | 19 | 6.165 | Risco relativo (M-H, fixos, IC 95%) | 1,09 [0,94, 1,25] |
| Estudos comparando perianalgesia *versus* controle | 16 | 3.870 | Risco relativo (M-H, fixos, IC 95%) | 1,05 [0,88, 1,26] |
| Estudos comparando analgesia combinada *versus* controle | 3 | 2.295 | Risco relativo (M-H, fixos, IC 95%) | 1,15 [0,90, 1,46] |

*Fonte: Adaptada de Anim-Somuah e colaboradores.*[79]

**TABELA 61.2** Comparação dos estudos que utilizaram alta e baixa concentração de anestésico local com relação ao parto instrumentalizado

| Bupivacaína > 0,1% ou ropivacaína > 0,17% ou lidocaína > 1% | | Peso do estudo na metanálise |
|---|---|---|
| Thalme e colaboradores,[90] 1974. Bupivacaína a 0,25% | RR 1,5 (0,54-4,18) | 0,8% |
| Grandjean e colaboradores,[91] 1979. Lidocaína a 1,5% | RR 1,67 (0,81-3,41) | 1,7% |
| Philipse e colaboradores,[92] 1989. Bupivacaína a 0,375% | RR 0,95 (0,5-1,8) | 3% |
| Thorp e colaboradores,[93] 1993. Bupivacaína a 0,25% | RR 1,69 (0,61-4,66) | 1,1% |
| Muir e colaboradores,[94] 1996. Bupivacaína a 0,125% | Zero fórceps | Não estimado |
| Bofill e colaboradores,[95] 1997. Bupivacaína a 0,125% | RR 1,45 (1,09-1,93) | 5,7% |
| Nikkola e colaboradores,[96] 1997. Bupivacaína a 0,5% | RR 9 (0,55-47,95) | 0,1% |
| Sharma e colaboradores,[97] 1997. Bupivacaína a 0,125% | RR 1,73 (0,93-3,21) | 3,1% |
| Gambling e colaboradores,[83] 1998. Bupivacaína a 0,125% | RR 1,48 (0,97-2,25) | 7,1% |
| Clark e colaboradores,[98] 1998. Bupivacaína a 0,125% | RR 1,25 (0,72-2,16) | 4,1% |
| Loughnan e colaboradores,[99] 2000. Bupivacaína a 0,25% | RR 1,11 (0,86-1,43) | 16,5% |
| Howell e colaboradores,[100] 2001. Bupivacaína a 0,25% | RR 1,54 (1,06-2,22) | 7,4% |
| Lucas e colaboradores,[101] 2001. Bupivacaína a 0,25% | RR 1,54 (1,06-2,22) | 5,6% |
| Sharma e colaboradores,[102] 2002. Bupivacaína a 0,25% | RR 3,83 (1,7-8,64) | 1,4% |
| Head e colaboradores,[103] 2002. Bupivacaína a 0,25% | RR 1,07 (0,23-5,09) | 0,6% |
| Jain e colaboradores,[104] 2003. Bupivacaína a 0,25% | RR 2,9 (1,28-6,34) | 1,1% |
| **Bupivacaína ≤ 0,1% ou ropivacaína ≤ 0,17% ou lidocaína ≤ 1%** | | |
| Halpern e colaboradores,[105] 2004. Bupivacaína a 0,08% | RR 1,37 (0,88-2,14) | 5,3% |
| Nafisi e colaboradores,[106] 2006. Lidocaína a 1% | RR 1,01 (0,25-3,96) | 0,8% |
| Volmanen e colaboradores,[107] 2008. Bupivacaína a 0,0665% | RR 0,29 (0,03-2,36) | 0,8% |

Por fim, observa-se grande variação na taxa de instrumentalização nos trabalhos em: de 0 a 67%. Tal fato reflete a existência de outras variáveis independentes mais relevantes do que a analgesia regional, como perfil do obstetra e instituição de ensino.[81]

Como referido antes, apenas oito estudos incluídos compreendiam a técnica de ACRP,[82-89] sendo que apenas dois deles aparecem no gráfico de Forest para o desfecho taxa de parto instrumental.

Os cinco novos estudos com técnica combinada incluídos na última revisão sistemática Cochrane não tiveram como objetivo a avaliação do desfecho instrumentalização, mas sim mensuração de eficácia, uso de ocitocina e estado fetal. Porém, das três randomizações com anestesia combinada que já estavam presentes na sistemática anterior, duas avaliaram a incidência de parto operatório (instrumental e cirúrgico) entre os grupos.

É importante analisar o trabalho australiano de Dickinson e colaboradores,[85] uma vez que apresenta relevância ponderada de 30,5% da metanálise. O valor atribuído se justifica pelo tamanho da amostra. Nesse estudo, 992 primíparas a termo, de feto único e cefálico, foram alocadas para receber analgesia peridural ou outros métodos, estando com dilatação mínima de 5 cm. Estes incluíam meperidina, óxido nitroso e métodos não farmacológicos sob a supervisão de enfermeiros.

Embora o estudo se intitulasse como randomizado, houve intensa realocação das pacientes sorteadas durante a sua realização. No grupo peridural, 27,8% não receberam a anestesia peridural, seja porque não houve tempo suficiente, seja porque se recusaram a receber técnicas regionais. Já no grupo-controle, 61,3% das pacientes alocadas tiveram de receber anestesia peridural por uma ou mais das explicações: dor intensa (52%); insatisfação com os outros métodos de analgesia (43,5%); parto prolongado (30,5%); exaustão materna (30,5%). Com isso, o grupo peridural recebeu mais da metade das pacientes alocadas no controle. Das 306 pacientes que migraram para o grupo de intervenção, 94 foram caracterizadas como exaustas, o que, por definição, é uma das indicações de parto instrumental. Por outro lado, 44 gestantes do grupo peridural não puderam receber a intervenção, tendo em vista a rapidez do parto, o que prediz parto eutócico.

Os motivos pelos quais as pacientes foram realocadas entre os grupos sugerem que o grupo peridural agregou aquelas que já experimentavam partos mais disfuncionais, especificamente prolongados e dolorosos, embora os grupos finais (analgesia peridural *versus* outras técnicas de analgesia) tenham sido homogêneos quanto aos atributos antropométricos, gravidade e forma de iniciar o parto. Não foram comparados atributos que se mostraram relevantes e com grande potencial de confundimento, como exaustão materna, dor e tempo de parto pré-intervenção.

Os resultados revelaram tempo mais longo de parto, tempo mais longo de segundo estágio, incidência de febre e parto operatório ($p = 0,019$) no grupo peridural. O parto operatório compreendeu a soma das taxas de parto vaginal instrumental e cesariana. Para esses desfechos, separadamente, a diferença entre peridural e controle não foi estatisticamente significativa: parto instrumental (p = 0,054) e cesariana (p = 0,22).

Associar a intervenção a maior tempo de parto não estabelece relação causal, uma vez que não se sabe a ordem cronológica dos acontecimentos; 94 pacientes do grupo sorteado inicialmente para o controle tiveram de receber a analgesia peridural em razão de parto prolongado.

Outra crítica é a utilização de bupivacaína, 2 mg, intratecal, assim como bólus de resgate de bupivacaína peridural a 0,25%. Ambas as dosagens são, atualmente, consideradas desnecessárias. Porém, o estabelecimento de doses mais baixas como eficazes somente foi reconhecido em 2013, com Sultan e colaboradores.

O trabalho de Dickinson e colaboradores,[85] embora de inquestionável valor, em termos metodológicos se enquadraria melhor em um estudo observacional tipo coorte prospectiva.

No Brasil, as revisões de bandeira Cochrane são reconhecidas e aceitas com grande valoração, fato é que são usadas na geração de nossas recomendações. Poucos pesquisadores, no entanto, ocupam-se em analisar pormenorizadamente os artigos incluídos na metanálise. O trabalho de Dickinson e colaboradores representou quase um terço do peso da revisão Cochrane 2011, que somente o incluiu por se autodenominar randomizado.[3] Além das revisões Cochrane, outras metanálises foram publicadas.

Leighton e Halpern[108] incluíram apenas os estudos nos quais a peridural era realizada em baixas doses, categorizada pelos autores na utilização de bupivacaína em concentrações ≤ 0,25% ou equivalentes, com um total de 4.324 gestantes.

Os autores incluíram 14 ECRs, sendo 11 presentes na metanálise Cochrane 2005. Dois desses novos estudos eram coortes prospectivas. Os resultados foram muito semelhantes em relação à outra análise. Na pesquisa de satisfação materna, a peridural se apresentou como fator de proteção: satisfação materna.

A metanálise de Reynolds e colaboradores[109] concentrou-se apenas no desfecho fetal, especificamente na análise do equilíbrio acidobásico ao nascimento (total de 2.453 gestantes). Foram incluídos oito ECRs, sendo seis presentes na metanálise Cochrane 2005, e outros cinco não ECR. Os resultados levaram os autores a concluir que a peridural está associada a melhor pH neonatal de artéria umbilical e sugerem uma teoria de melhor preservação do fluxo e troca placentária.

Além dessas três revisões sistemáticas, no mesmo período, outros quatro trabalhos relevantes e de boa qualidade foram publicados em revistas de grande impacto, os quais foram incluídos nesta metanálise.[110-113]

Em 2002, Alexander e colaboradores[110] submeteram a base de dados de Philipe colaboradores[114] a uma análise secundária, sendo que agora o desfecho primário analisado incluiu a distocia motora (curva de Friedman) e a necessidade de ocitocina. O critério para início da ocitocina era ausência de dilatação durante 2 horas de trabalho de parto ativo. Os resultados associaram a peridural a um prolongamento do período de dilatação sem comprometer o estágio seguinte. O tempo médio do primeiro estágio para peridural foi de 5,2 h *versus* petidina com 4 h (p < 0,001); a taxa de ocitocina, 44% com peridural *versus* 32% com petidina (p < 0,009); a taxa de fórceps, 12% com peridural *versus* 3% com petidina (p < 0,003); a taxa de cesariana 5% com peridural *versus* 6% com petidina (p < 0,94).

O aumento do tempo de primeiro estágio diverge dos resultados das metanálises anteriores. É bem possível que essa diferença esteja no critério de indicação da ocitocina, sendo que alguns protocolos iniciam mais precocemente esse uterotônico nas pacientes com analgesia.

Lierberman e colaboradores[112] conduziram em 2005 coorte prospectiva nos Estados Unidos analisando especificamente a variabilidade de posição da cabeça fetal em 1.562 gestantes e comparando os grupos de analgesia peridural (n = 1.439) com qualquer outro tipo de analgesia (n = 123). As gestantes eram submetidas à ultrassonografia (US), por operador único, periodicamente acompanhando o posicionamento fetal. Em mais de 92% das mulheres, a primeira avaliação foi feita antes dos 4 cm de dilatação. A última avaliação ecocardiográfica ocorreu ao final do período de dilatação, sendo a posição ao nascimento também aferida pelo profissional assistente. A primeira conclusão dos autores é de que a posição da cabeça fetal no momento da internação não prediz a posição no momento do parto, evidenciando um nítido dinamismo. Em relação aos grupos comparativos, a peridural esteve associada a maior incidência de occipitoposterior (OP) ao nascimento. A taxa de OP no início do parto (análise por US) foi de 23,4% com peridural *versus* 26% no grupo-controle, diferença não significativa; a taxa de OP ao final do período de dilatação (análise por US), 24,9% com peridural *versus* 28,3% no grupo-controle, diferença não significativa; a taxa de OP ao nascimento (análise clínica), 12,9% com peridural *versus* 3,3% no grupo-controle, p = 0,002. O risco de posição OP em relação à occipitoanterior (OA) no grupo peridural foi aumentado em média quatro vezes. A peridural não foi associada à posição occipitotransversa (OT)

Outro resultado interessante foi a correlação entre a posição e o tipo de parto. Mulheres que tiveram parto espontâneo: OA 76,2%, OP 17,4% e OT 13,5% (p < 0,01); taxa de parto instrumental: OA 17,5%, OP 17,9% e OT 12,7% (p < 0,4); e taxa de cesariana: OA 6,3%, OP 64,7% e OT 73,8% (p < 0,001).

Embora a peridural esteja associada à OP, isso não se traduziu em elevação do parto instrumental, porém, nas posições não OA, as taxas de cesariana foram muito elevadas. Não há como saber quantas pacientes submetidas a parto cirúrgico seriam candidatas a parto vaginal instrumental, podendo isso interferir nessa análise.

Cerca de 50% das pacientes em outra posição que não OA ao nascimento tiveram partos prolongados (> 18 horas). O tempo de parto foi uma covariável relevante quanto à forma do parto.

Os autores concluíram pela forte associação entre peridural e posição OP, sem, contudo, poder confirmar uma relação causal clara entre essas variáveis e os desfechos clínicos. O fato de as pacientes induzidas apresentarem maior proporção de posição adversa (não OA), assim como mais tempo de parto, é variável relevante para conclusões.

Outro estudo europeu realizado em 2005 analisou prospectivamente o modo de parto de duas coortes de gestantes: com peridural *versus* controle. Caracterizou-se como estudo de base populacional envolvendo 52 maternidades e 94.217 partos vaginais. Embora tenham variado entre as unidades, as taxas de cesariana intraparto e parto instrumental estiveram sempre abaixo de 11 e 16% respectivamente. O modo de parto não diferiu entre os dois grupos.

## Análise dos efeitos adversos relacionados à analgesia peridural

Para análise do risco-benefício da analgesia peridural e consciente solicitação materna, além de estimar sua associação com desfechos negativos de ocorrência no parto, é também necessário mensurar os efeitos adversos relacionados aos fármacos envolvidos na técnica: hipotensão arterial, sonolência, tontura, náuseas, vômitos, prurido, tremor, febre, etc.

As revisões sistemáticas Cochrane de Anim-Somuah e colaboradores[3,79] também confirmaram a ocorrência de efeitos indesejados da analgesia peridural: hipotensão materna, febre > 38 ºC e retenção urinária.

Não foi encontrada diferença quanto aos demais efeitos adversos: náuseas, vômitos e sonolência.

Um dos efeitos adversos mais intrigantes é a associação da analgesia peridural com a elevação da temperatura central. Philip e colaboradores conduziram um ECR nos Estados Unidos avaliando especificamente a elevação da temperatura materna após peridural. Eles analisaram um total de 715 gestantes, sendo a dor do grupo-controle tratada com petidina venosa em regime de PCA. A peridural esteve associada a maior elevação da temperatura.

Na tentativa de se formular hipóteses que explicassem tal associação, uma análise de regressão logística enumerou outras variáveis independentes significativas para esse fenômeno: nuliparidade, tempo de parto superior a 12 horas, utilização de ocitocina e distocia de parto. Entre elas, chama atenção a incidência de febre em primíparas após analgesia peridural: em nulíparas após peridural, 24% *versus* 5% no grupo PCA ($p < 0,001$); e em 4% das em multíparas após peridural *versus* 3% no grupo PCA, que não foi estatisticamente significativo.

A hipótese dedutiva mais plausível está na ligação de variáveis: primigestas, parto prolongado e distocia, sendo a elevação da taxa metabólica uma consequência esperada em tal contexto. Em relação ao papel da peridural nesse cenário e desfecho, mediante raciocínio indutivo simples, uma vez que os efeitos da anestesia regional sobre a termorregulação são conhecidos, conjectura-se o seguinte: ao inibir o mecanismo vasoconstritor fisiológico nos dermátomos abaixo do nível de bloqueio, a temperatura central passa a ser mais influenciada pela periférica. Estando a periferia aquecida em um âmbito de esforço, promoverá mais convecção de calor no sentido interno.

A relevância em se estudar tal desfecho cresce à medida que a febre materna leva à abertura de protocolos visando à triagem de sepse neonatal e materna, significando propedêutica e até mesmo antibioticoterapia desnecessárias. No estudo em questão, o autor descreveu semelhantes proporções de protocolo para sepse e antibioticoterapia entre os grupos. No presente momento, não se dispõe de um protocolo para investigação de febre após peridural, sendo esses casos conduzidos como no público de gestantes em geral. Sugere-se estar atento às peculiaridades da febre nesse cenário, podendo a hemocultura ser realizada diante de outros preditores para infecção do binômio mãe-feto.

Outros estudos de qualidade variada concentraram-se na avaliação dos efeitos adversos associados à analgesia regional. Uma revisão sistemática reuniu estudos publicados entre 1990 e 2000, sendo 19 ECRs, com o intuito de avaliar especificamente os efeitos colaterais da analgesia peridural.[115] O efeito adverso mais investigado primariamente foi a hipotensão arterial. A incidência variou de 0 a 50% (média de 10,5% em 44 estudos), considerando quedas de 20 a 30% do basal ou pressão sistólica menor do que 90 ou 100 mmHg. Foi intrigante o fato de que em 16 desses estudos a incidência de hipotensão foi zero. Comparando os resultados entre os estudos, é possível conjecturar que a hipotensão é mais incidente quanto maior for a concentração de anestésico local e, consequentemente, maior o bloqueio das fibras simpáticas e dolorosas.

Três estudos investigaram a capacidade de micção espontânea, observando incidência de retenção urinária de 0 a 68% (média de 27,5%), com necessidade de cateterismo vesical de alívio em 41,3%.

A sedação foi relatada em cinco estudos, também com ampla variação na incidência: 1 a 56% (média de 21%). Um aspecto relevante é que altos níveis de sedação foram relatados em 32 a 56% das gestantes que receberam um coadjuvante específico: sufentanil de 5 a 10 μg. Salienta-se que esse resultado contradiz o exposto na última revisão descrita,[79] na qual não houve diferença significativa de sonolência entre os grupos.

A ocorrência de prurido foi avaliada por 10 trabalhos. A incidência variou de 8 a 100% (média de 62%), sendo proporcional à dose de opioides utilizada na analgesia regional. Apesar de ser o efeito adverso mais incidente, na maioria das vezes não exigiu tratamento.

Os efeitos adversos menos frequentes foram náuseas, vômitos e tremor.

Náuseas sem vômitos ocorreram em 0 a 30% (média de 7,3%) e vômitos em 0 a 20% (média de 4,6%). Em dois estudos houve apenas um relato de tremor.

## Complicações

Além da associação a desfechos de parto negativos e efeitos adversos, a analgesia neuroaxial de parto também pode ser responsável por algumas complicações, categorizadas em menores (cefaleia pós-punção da dura-máter, eventos neurológicos transitórios e eventos de cateter) e maiores, ditas "graves" (injeção subdural ou subaracnóidea inadvertida, abscesso, meningite, lesão neurológica permanente, depressão respiratória e colapso cardiovascular). Felizmente estas são de ocorrência muito rara, conforme mostra a **TABELA 61.3**.

Entre as complicações ditas benignas, a cefaleia pós-punção da dura-máter (CPPD) é uma das mais incidentes. Embora

**TABELA 61.3** Complicações da analgesia neuroaxial de parto

| | |
|---|---|
| Lesão neurológica transitória | 1:3.000 a 1:6.700 |
| Lesão neurológica permanente | 1:15.000 a 1:240.000 |
| Abscesso | 0,2 a 3,7:100.000 |
| Meningite bacteriana | < 1,5:10.000 |
| Hematoma peridural | 1:168.000 |

*Fonte: Adaptada de Colvim.*[2]

transitória, essa entidade pode estar associada à dor ortostática incapacitante, particularmente prejudicial às exigências neonatais impostas à lactante nos primeiros dias.

Sabidamente, em anestesia obstétrica a incidência de CPPD é elevada. Os fatores de risco identificados foram sexo, idade e maior utilização da técnica peridural.[116]

Na revisão de Macarthur,[117] a incidência de CPPD com as agulhas Quinke 25, Quinke 27 e Whitracre 27 são, respectivamente, 5,3 a 7,6%, 2 a 4% e 0,08 a 2,7% (**TAB. 61.4**).

O **QUADRO 61.4** apresenta o resumo das evidêncais sobre analgesia regional de parto e as recomendações da Diretriz Nacional de Assistência ao Parto Normal.

## Momento mais apropriado para iniciar a analgesia regional

No tocante ao momento mais apropriado para a utilização dos métodos de analgesia regional, cinco estudos de qualidade aceitável foram incluídos.[66,84,118-120] Pelo fato de serem trabalhos heterogêneos, nenhum revisor os reuniu em metanálise, de modo que são sumariamente descritos a seguir.

Chestnut e colaboradores[4,66] publicaram estudo inovador ao optarem pela revisão da metodologia dos trabalhos anteriores, passando a separar as populações de gestantes estudadas quanto à forma de iniciar o parto: espontâneo *versus* induzido. Gestantes com dilatação inicial de 3 a 5 cm (149 mulheres de parto induzido e 334 outras de parto espontâneo) foram randomizadas para receber bupivacaína peridural a 0,25% ou nalbufina intravenosa. Em ambas as populações, houve significativa diferença nos escores de dor. Quanto aos desfechos centrais (tempo dos estágios e via de parto), não se registraram diferenças em se iniciar precoce ou tardiamente a analgesia peridural.

**TABELA 61.4** Incidência de cefaleia pós-punção da dura-máter (CPPD) de acordo com o tipo de agulha

| Agulha | Calibre | n/N | Frequência de CPPD (%) | IC 95% |
|---|---|---|---|---|
| Quincke | 24 | 15/238 | 11,2 | 10,2 a 12 |
| | 25 | 114/1.792 | 6,4 | 5,3 a 7,6 |
| | 26 | 139/2.467 | 5,6 | 5,6 a 5,7 |
| | 27 | 34/1.167 | 2,9 | 2,0 a 4,0 |
| Atraucan | 26 | 16/350 | 4,6 | 2,6 a 7,3 |
| Whitacre | 22 | 1/68 | 1,5 | 1,2 a 2,8 |
| | 25 | 137/6.992 | 2,0 | 1,6 a 2,3 |
| | 27 | 13/820 | 1,6 | 0,08 a 2 |
| Sprotte | 24 | 57/1.767 | 3,5 | 3,5 a 3,5 |
| Polymedic | 25 | 22/292 | 6,6 | 5,9 a 7,4 |
| BD | 26 | 205/2.560 | 5,8 | 5,6 a 5,9 |
| Gertie Marx | 24 | 8/201 | 4,0 | 1,7 a 7,7 |

CPPD, cefaleia pós-punção da dura-máter; IC, intervalo de confiança; n, número de CPPD; N, número de procedimentos.

*Fonte: Adaptada de Chestnut.*[27]

Em relação aos demais desfechos, houve maior incidência de hipotensão no grupo sob analgesia peridural. Outra diferença foi observada quanto ao pH do cordão umbilical, sendo mais satisfatório no grupo de analgesia peridural.

Observou-se quanto às gestantes sob parto induzido que o tempo de primeiro estágio foi de 318 minutos para peridural precoce *versus* 273 minutos para peridural tardia, o que não foi significativo; o parto instrumental, 43% para peridural precoce *versus* 49% para peridural tardia (não significativo); a taxa de cesariana, 18% para peridural precoce *versus* 19% para peridural tardia (não significativo). Quanto às gestantes com parto de início espontâneo, o tempo de primeiro estágio foi de 172 minutos para peridural precoce *versus* 162 minutos para peridural tardia (não significativo); o parto instrumental, 37% para peridural precoce *versus* 43% para peridural tardia (não significativo); e a taxa de cesariana, 10% para peridural precoce *versus* 8% para peridural tardia (não significativo).

Apesar de não se ter análise estatística comparativa das subpopulações, é notável a elevada incidência de cesariana intraparto, assim como distocia motora nas pacientes que não iniciaram seu parto espontaneamente, o que sugere uma variável relevante.

Após as publicações de Chestnut e colaboradores,[4,66] outros autores realizaram análises semelhantes, porém com uma diferença técnica: a concentração do anestésico local peridural nas fases precoces passou a ser menor do que a requerida em fases tardias. Essa distinção se fez evidente pelas pesquisas de Capogna e colaboradores, na Itália, que demonstraram que a concentração mínima de anestésico local necessária para alívio da dor das pacientes com média de 2 cm de dilatação era estatisticamente diferente daquelas com média de 5 cm. Isso comprova a hipótese de fundamento anatômico, que divide a dor do parto em fase visceral e fase somática.

Chen e colaboradores,[84] em Taiwan, randomizaram 120 gestantes com dilatação de 4 cm ou menos e inovaram ao administrar, via peridural, solução sem anestésico local – somente fentanil 5 $\mu g \cdot mL^{-1}$ *versus* grupo-controle venoso. Os resultados mostraram significativo controle da dor em relação ao grupo-controle, sem acrescer qualquer malefício aos demais desfechos.

Luxman e colaboradores[118] em Israel, Wong e colaboradores[120] nos Estados Unidos e Ohel e colaboradores[119] em Israel conduziram randomizações semelhantes, demonstrando que a analgesia peridural precoce em comparação à sua iniciação tardia não está associada a qualquer desfecho negativo, seja tempo de parto ou via de parto. Desses últimos trabalhos, convém destacar o de Wong e colaboradores,[120] com 750 nulíparas, visto se diferenciar dos demais pela técnica anestésica. A via intratecal foi a escolhida para administração precoce de fentanil, estando a bupivacaína peridural ultradiluída a 0,0665% com fentanil 2 $\mu g \cdot mL^{-1}$, disponível em regime de PCA. Os resultados demonstram associação da utilização precoce da analgesia regional com menos tempo de primeiro estágio e melhor índice de Apgar. Já o trabalho de Ohel e colaboradores diferiu dos demais pela administração de analgesia peridural precoce, especificamente antes dos 3 cm (o critério de admissão no estudo era cérvice de 80% e ao menos duas contrações dolorosas em 10 minutos). Não houve diferença quanto aos desfechos, exceto pelo fato de que as gestantes alocadas no grupo analgesia peridural tardia gostariam de ter sido sorteadas no grupo precoce.

**QUADRO 61.4** Resumo das evidências sobre analgesia regional de parto e as recomendações da Diretriz Nacional de Assistência ao Parto Normal

**Resumo das evidências sobre analgesia regional de parto**

Considerando apenas as evidências revisadas quando se compara a analgesia peridural com opioides venosos, infere-se que a primeira:

- Proporciona alívio mais efetivo da dor.
- Está associada a efeitos benéficos no pH umbilical fetal.
- Está associada a prolongamento do segundo estágio do trabalho de parto, assim como elevação da taxa de parto instrumental.
- Não prolonga o primeiro estágio de parto, embora esteja associada à necessidade de ocitocina.
- Não influencia de forma significativa a taxa geral de cesariana intraparto.

Considerando-se, ainda, apenas as evidências de alto nível, concluiu-se que os efeitos adversos da analgesia regional são:

- Elevação da temperatura materna de nulíparas, particularmente naquelas em trabalho de parto prolongado.
- Hipotensão materna (quanto maior for a concentração de anestésico local utilizada).
- Retenção urinária (com eventual necessidade de cateterismo vesical de alívio).

Considerando as evidências de nível inferior dos estudos incluídos na análise Cochrane, quando se compara a analgesia peridural com opioides venosos, infere-se que:

- A analgesia peridural está associada à elevação da taxa de posição cefálica em OP, particularmente naquelas em trabalho de parto prolongado.
- A associação entre analgesia peridural e via de parto é controversa.

**Recomendações (Diretriz Nacional de Assistência ao Parto Normal, 2016)**

- Em relação à analgesia regional de parto, esta deve ser previamente esclarecida e discutida com a gestante durante o período pré-natal. Deve ser dada ênfase aos riscos (associação com desfecho negativo, efeitos adversos e complicações) e benefícios (controle da dor). Isso pode acontecer em formato de consulta individual ou coletiva (grupos de discussão pré-parto) pelo médico anestesiologista. Os riscos e benefícios associados à técnica são resumidos em ofício de termo de consentimento informado (TCI), que deve ser lido, entendido e compreendido pela gestante:[121]

    **Art. 46** – É vedado ao médico: "Efetuar qualquer procedimento médico sem o esclarecimento e o consentimento prévios do paciente ou de seu representante legal, salvo em iminente perigo de vida".

    **Art. 59** – É vedado ao médico: "Deixar de informar ao paciente o diagnóstico, o prognóstico, os riscos e objetivos do tratamento, salvo quando a comunicação direta ao mesmo possa provocar-lhe dano, devendo, nesse caso, a comunicação ser feita ao seu representante legal".

- A analgesia peridural é acompanhada de aumento na complexidade da assistência ao parto, como, por exemplo, maior necessidade de monitorização e acesso venoso. Os requisitos para a realização da analgesia peridural estão descritos na Resolução 1.802/2006 do Conselho Federal de Medicina (CFM)[122] e Resolução da Diretoria Colegiada da Agência Nacional da Vigilância Sanitária (Anvisa) nº 50, de 21 de fevereiro de 2002.[123]
- Uma vez que a segurança da realização de analgesia farmacológica no ambiente extra-hospitalar ainda não foi estabelecida, esta é restrita ao complexo hospitalar, seja bloco cirúrgico ou sala de pré-parto, parto e pós-parto (PPP).
- As salas de bloco cirúrgico e/ou PPP que se prestem à realização de analgesia farmacológica de parto devem obedecer aos requisitos de segurança estabelecidos pelas entidades hierárquicas Anvisa e CFM. Os requisitos para realização da analgesia peridural estão descritos na Resolução 1.802/2006 do CFM[122] e Resolução da Diretoria Colegiada da Anvisa nº 50, de 21 de fevereiro de 2002.[123]
- Toda instituição deverá ter protocolo específico visando à abordagem da cefaleia materna de difícil tratamento, que é a cefaleia refratária ao uso de anti-inflamatórios não esteroides (AINEs) e hidratação. Nesses casos, o anestesiologista responsável pelo ato anestésico deve ser comunicado a fim de avaliar possibilidade de CPPD e tomar as medidas necessárias.

O **QUADRO 61.5** apresenta o resumo das evidêncais sobre o momento de início da analgesia regional e as recomendações da Diretriz Nacional de Assistência ao Parto Normal.[78]

## Iniciando a analgesia farmacológica regional de parto

Com relação à analgesia farmacológica regional de parto, há algumas questões a serem respondidas: qual a melhor dose (concentração vs. volume) para se iniciar a analgesia peridural? Qual a melhor dose de opioide peridural para se iniciar a analgesia? Qual a melhor técnica (analgesia peridural vs. analgesia combinada)? Qual a melhor solução (anestésico, coadjuvantes e doses) para se iniciar a anestesia combinada raquiperidural? Qual a melhor dose (concentração vs. volume) para se iniciar a analgesia combinada?

### Qual a melhor dose (concentração vs. volume) para se iniciar a analgesia peridural?

Três estudos foram identificados comparando diferentes doses de anestésico local peridural, todos em associação com fentanil (**TAB. 61.5**). Visto se tratarem de trabalhos heterogêneos, são avaliados separadamente.

Considerando a utilização de concentrações diluídas de anestésico local, as evidências são limitadas para padronizar uma dose (concentração *versus* volume) ideal para se iniciar a analgesia peridural. Os estudos são pequenos e heterogêneos.

As evidências, apesar de limitadas, sugerem que a variável dose peridural inicial não influencia significativamente o desfecho estando uma vez diluída. Tendo-se em consideração que as gestantes receberão infusões adicionais, estudos

**QUADRO 61.5** Resumo das evidências sobre o momento de início da analgesia regional e as recomendações da Diretriz Nacional de Assistência ao Parto Normal

**Resumo das evidências sobre o momento de início da analgesia regional**

Considerando-se as evidências de alto nível, quando se compara a analgesia peridural iniciada precocemente *versus* tardiamente, conclui-se que aquela proporciona alívio mais efetivo da dor, sem prolongar os estágios do trabalho de parto ou modificar a via de parto e a taxa de instrumentalização.

A escolha da solução analgésica regional deve considerar o momento do parto, sendo que na fase precoce são necessárias concentrações ultradiluídas de anestésico local ou apenas opioide lipossolúvel.

Um único trabalho, porém de alta qualidade, teoriza o benefício da via intratecal para administração de opioides, observando aceleração do primeiro estágio de trabalho de parto e melhor desfecho neonatal imediato quando comparada com a via venosa.

**Recomendações (Diretriz Nacional de Assistência ao Parto Normal, 2016)**

- A solicitação materna por analgesia de parto compreende indicação suficiente para sua realização, independentemente da fase do parto e do grau de dilatação. Isso inclui parturiente em fase latente com dor intensa.[124]
- Embora a indicação seja materna, o médico anestesiologista poderá contraindicá-la por questões outras, como:
  - recusa materna, na ausência de fatores preditores de uma via aérea difícil;
  - infecção no local da punção;
  - alergia atribuída a anestésicos locais;
  - sepse grave sem antibioticoterapia;
  - instabilidade hemodinâmica;
  - hipertensão intracraniana secundária à lesão expansiva documentada;
  - franca coagulopatia; plaquetometria < 50.000;
  - Ausência de ambiente adequado à ressuscitação cardiopulmonar.

Consideram-se contraindicações relativas:

- Recusa materna, na presença de fatores preditores de uma via aérea difícil.
- Situações impeditivas à colaboração da paciente durante a execução da técnica, aumentando o risco de lesões em estruturas neurais e outras complicações:
  - doença psiquiátrica grave não compensada;
  - déficit de desenvolvimento neuropsicomotor grave;
  - imaturidade emocional importante;
  - paciente de língua estrangeira, sem disponibilidade de profissionais com fluência ou tradução adequadas.
- Hemorragia materna sem instabilidade ou responsiva à infusão volêmica.
- Outros distúrbios de coagulação e uso de fármacos anticoagulantes (conforme citados no Consenso Brasileiro de Anestesia Regional e Anticoagulação);[125]
- Septicemia.
- Suspeita de hipertensão intracraniana.
- Cardiopatias maternas descompensadas ou primariamente incompatíveis com as técnicas neuroaxiais (p. ex., cardiopatias maternas com débito fixo, como alguns casos de estenose aórtica).
- Doença neurológica preexistente (esclerose múltipla, esclerose lateral amiotrófica, neuromielite óptica e neuropatias periféricas de membros inferiores).
- Inexperiência do anestesiologista na realização de analgesia de parto.

**TABELA 61.5** Comparação entre diferentes doses de anestésico local peridural + fentanil

| Estudo | Doses e concentrações | Resultados |
|---|---|---|
| Beilin e colaboradores[127] | n = 60<br>15 mL de bupivacaína peridural com 50 µg de fentanil: 0,1% vs. 0,16% | Menor bloqueio motor<br>Sem diferença nos demais desfechos |
| Christiaens e colaboradores[128] | n = 58<br>20 mg de bupivacaína peridural:<br>0,5% (4 mL) vs. 0,2% (10 mL) vs. 0,1% (20 mL) | Alívio da dor mais satisfatório nos grupos 0,1% e 0,2%<br>Alívio mais rápido no grupo 0,1%<br>Sem diferença nos demais desfechos |
| Plaat e colaboradores[129] | n = 68<br>13 mL de ropivacaína peridural:<br>0,1% vs. 0,15% vs. 0,2% | Alívio da dor mais satisfatório no grupo 0,2%<br>Sem diferença nos demais desfechos |

que avaliem a dose total, o tempo e o modo parecem ser mais relevantes.

Verificando doses fixas, a variável volume é mais relevante do que a concentração para a eficácia da analgesia.

Ao avaliar qual a melhor dose de opioide peridural para se iniciar a analgesia, Bang e colaboradores[126] randomizaram 102 gestantes que solicitaram analgesia peridural. Todas receberam 12 mL de ropivacaína a 0,17% e foram alocadas para um dos quatro grupos: 0, 50, 75 ou 100 µg de fentanil.

A adição de fentanil à solução diminuiu a latência e elevou de forma dose-dependente a duração (**TAB. 61.6**), assim como o prurido. O alívio da dor não diferiu entre os grupos, porém a satisfação materna foi maior quanto menor a latência.

A despeito do inequívoco benefício da adição dose-dependente de fentanil peridural, não existe consenso quanto à melhor dose, pois o trabalho de Bang e colaboradores[126] não foi desenhado para estudar especificamente o desfecho neonatal.

**TABELA 61.6** Resultados de diferentes doses de fentanil peridural sobre a latência e a duração da analgesia com ropivacaína

| Grupos | Latência | Duração |
|---|---|---|
| 0 µg | 14,3 ± 5,4 min | 87,4 ± 20,8 min |
| 50 µg | 14,2 ± 6,5 min | 112,3 ± 19,5 min |
| 75 µg | 12,1 ± 5,1 min | 140,8 ± 18,8 min |
| 100 µg | 8,7 ± 3,8 min | 143,6 ± 18,6 min |

*Fonte: Adaptada de Bang e colaboradores.*[126]

Em 2005, o estudo norte-americano de Beilin e colaboradores[127] randomizou 177 gestantes em três grupos conforme a dose de fentanil peridural: 0 até 150 e superior a 150 µg. Os resultados indicaram que a dosagem de fentanil no cordão umbilical foi significativamente mais elevada quanto maior a dose administrada, assim como foi proporcionalmente menor o escore de neuroadaptação neonatal (NACS, do inglês *adaptive capacity score*): 35, 34 e 32 nos grupos sem opioide, intermediário e alta dose, respectivamente. Apesar disso, a relevância clínica dessa diferença não foi determinada, assim como não refletiu problemas na amamentação dentro das primeiras 24 horas do parto. No seguimento tardio, 14 gestantes (9%) não amamentaram por mais de seis meses: 1, 3 e 10 nos grupos sem opioide, intermediário e alta dose respectivamente. A dosagem de fentanil no cordão > 200 pg·mL$^{-1}$ quando comparada a < 200 pg·mL$^{-1}$ foi preditor para esse desfecho tardio desfavorável, porém houve predição mais significativa para o abandono relacionada à dificuldade das mesmas mães em amamentarem ainda nas primeiras 24 horas.

A adição de fentanil à solução de analgesia peridural em baixas concentrações acrescenta benefícios inequívocos de forma dose-dependente. Entretanto, também de forma dose-dependente, o mesmo pode ser encontrado no cordão umbilical.

### Qual a melhor técnica: analgesia peridural ou analgesia combinada?

Hughes e colaboradores[130] publicaram revisão sistemática que incluiu 14 ECRs (n = 2.047 mulheres). Além desses, identificaram-se outros dois ECRs de 2004,[131,132] os quais também são analisados. Por fim, analisa-se a última revisão Cochrane (2012), que compara a analgesia combinada com a analgesia peridural clássica e em baixas doses.

Quando se comparou a ACRP com a peridural tradicional (bupivacaína ≥ 0,25%), apurou-se significativa diferença a favor da técnica combinada.[57]

Em 2012, foi publicada uma segunda revisão Cochrane sobre o tema.[133] Esta incluiu 27 randomizações envolvendo 3.274 parturientes. Foram apresentados 26 resultados em duas distintas comparações: analgesia combinada *versus* analgesia peridural tradicional e analgesia combinada *versus* analgesia peridural em baixas doses.

Foram consideradas altas doses as infusões peridurais de soluções com bupivacaína ≥ 0,25% e baixas doses, infusões de bupivacaína a 0,0665 a 0,125%. Nas analgesias combinadas, a dose de bupivacaína intratecal variou de 1,25 a 3,75 mg, a dose de fentanil de 5 a 25 µg e a de sufentanil de 1,5 a 5 µg.

Os resultados significativos para a analgesia combinada incluíram: menor latência; maior número de mulheres satisfeitas e incidência de prurido. Outros desfechos sem diferença abrangeram: incidência de CPPD, hipotensão, número de mulheres capazes de deambular, pH de cordão umbilical, índice de Apgar < 7 aos 5 minutos, taxa de cesariana e taxa de parto instrumental.

Considerando a comparação de analgesia combinada *versus* analgesia peridural tradicional, quatro resultados foram favoráveis à técnica combinada: menor latência, menor necessidade de reintervenções, menor taxa de parto instrumental, e menor taxa de retenção urinária.

Um resultado foi estatisticamente significativo e desfavorável à analgesia combinada: pH umbilical venoso (um estudo com 55 pacientes); e, com relação à necessidade de reintervenções, em um estudo com 704 pacientes.

Não houve diferenças quanto ao pH arterial umbilical, índice de Apgar e demais desfechos neonatais.

Na segunda análise, analgesia combinada *versus* analgesia peridural em baixas concentrações, obtiveram-se apenas dois resultados significativos: menor latência e maior incidência de prurido na técnica combinada. Não se constatou diferença para os demais desfechos, incluindo satisfação, incidência de CPPD, bloqueio motor, retenção urinária e desfecho obstétrico e neonatal. Os autores concluíram que a técnica mais tradicional de analgesia peridural está associada a pior desfecho, com destaque para a acentuada necessidade de instrumentalização do parto e retenção urinária. Porém, considerando as técnicas mais modernas (analgesia combinada e analgesia peridural em baixa dose), os resultados são muito semelhantes. Embora a analgesia combinada seja mais rápida e a *mobile epidural* cause menos prurido, ambas resultaram no mesmo índice de satisfação materna.[133]

O **QUADRO 61.6** apresenta o resumo das evidências sobre analgesia combinada raquiperidural.

### Qual a melhor solução (anestésico local, coadjuvantes e doses) para se iniciar a anestesia combinada raquiperidural?

Para responder a essa pergunta, é necessário avaliar os estudos tipo dose-resposta e os estudos controlados para análise de desfecho. Diversos autores realizaram estudos dose-resposta, conforme mostra a **TABELA 61.7**.

**QUADRO 61.6** Resumo das evidênicas sobre analgesia combinada raquiperidural

- A analgesia combinada raquiperidural fornece analgesia mais rápida e está associada à maior satisfação materna. Não existem diferenças quanto aos demais desfechos.
- A analgesia combinada raquiperidural, quando comparada com a analgesia peridural clássica, associou-se à diminuição da taxa de parto instrumental e associou-se também à alta incidência de prurido.
- A capacidade de deambular parece estar mais relacionada com a concentração de anestésico local utilizado do que com a técnica propriamente dita.
- Ambas as técnicas foram eficazes no alívio da dor. O fato de as mulheres estarem mais satisfeitas no grupo da analgesia combinada não implica insatisfação no grupo peridural. A hipótese é a de que essa satisfação esteja relacionada ao alívio mais rápido em fases mais avançadas do parto e que o prurido não constitui problema relevante.

**TABELA 61.7** Estudos dose-resposta de analgesia intratecal com anestésico local mais opioide

| | | |
|---|---|---|
| 1) 194 gestantes a termo entre 3 e 6 cm de dilatação | Alíquotas de 0,25 mg de bupivacaína intratecal | $DE_{50}$ de bupivacaína acrescida de fentanil (5, 15 e 25 μg ) = 1,99 mg<br>Obs.: o acréscimo de fentanil não alterou a $DE_{50}$, apenas elevou duração da analgesia visceral e a taxa de prurido |
| 2) 60 gestantes a termo de baixo risco | 2 mg de bupivacaína + 12,5 μg de fentanil | Em 5 minutos, 78% das pacientes relataram escore numérico de dor < 3 e, em 10 minutos, 100% |
| 3) 97 nulíparas a termo de baixo risco | Alíquotas de 0,25 mg de bupivacaína, levobupivacaína e ropivacaína intratecal | Dose analgésica mínima (alvo – escore zero em 30 min):<br>Ropivacaína: 3,64 mg (IC 95% 3,33-3,96 min)<br>Levobupivacaína: 2,94 mg (IC 95% 2,73-3,16 min)<br>Bupivacaína: 2,37 mg (IC 95% 2,17-2,58 min) |
| 4) 35 gestantes a termo de baixo risco | 1,3 mg de bupivacaína + 100 μg de hidromorfina | Eficaz em 100% das pacientes. O tempo para alcançar escore visual analógico < 3 foi 7,13 ± 3,40 min. A duração foi de 152 ± 68 min |
| 5) 450 gestantes a termo de baixo risco | Ropivacaína, levobupivacaína e bupivacaína intratecal em doses progressivas de 1,0, 1,5, 2,0, 2,5, 3,0 até 3,5 mg, sempre acrescidas de 5 μg de fentanil | Dose analgésica mínima (alvo – escore < 25/100 mm em 15 min):<br>$DE_{95}$ de ropivacaína: 4,8 mg (IC 95% 4,0-6,7)<br>$DE_{95}$ de levobupivacaína: 5 mg (IC 95% 4,1-7)<br>$DE_{95}$ de bupivacaína: 3,3 mg (IC 95% 2,9-4,1) |
| 6) 62 gestantes a termo com dilatação > 5 cm | Raquianestesia em posição sentada com 2,5 mg de bupivacaína + 15 μg de fentanil<br>Hiperbárica vs. isobárica | Avaliar incidência de falha (escore numérico < 25/100 mm em 10 min)<br>Isobárica: falha de 0%<br>Hiperbárica: falha de 20%<br>$p = 0{,}024$<br>Obs.: Falha atribuída à dispersão indevida |
| 7) 40 gestantes a termo, baixo risco, com dilatação > 5 cm e escore numérico verbal de dor ≥ 6 | Alíquotas de bupivacaína intratecal com 15 μg de fentanil | Dose analgésica mínima (alvo – escore < 1/10 em 10 min):<br>$DE_{100}$ = 1,75 mg |
| 8) 88 gestantes a termo, baixo risco, com dilatação > 2 cm | Alíquotas de 0,25 mg de bupivacaína intratecal com e sem hidromorfina na dose de 100 μg | Dose analgésica mínima (alvo – escore < 10 mm/100 em 20 min):<br>$DE_{50}$ de bupivacaína com hidromorfina: 2,16 mg<br>$DE_{50}$ de bupivacaína sem hidromorfina: 2,61 mg |
| 9) 300 gestantes a termo, baixo risco, com dilatação ≤ 5 cm e dor na escala numérica > 50/100 mm | Comparação de 30 diferentes combinações: fentanil (0-40 μg) e bupivacaína (0-4 mg) intratecais | Fentanil sem anestésico local:<br>$DE_{50}$ em 15 min: 13,82 μg (IC 95% 7,61-20 μg)<br>$DE_{50}$ em 30 min: 9,83 μg (IC 95% 5,61-14,10 μg)<br>Bupivacaína sem adjuvante:<br>$DE_{50}$ em 15 min: 2,184 mg (IC 95% 1,34-3,02 mg)<br>$DE_{50}$ em 30 min: 1,59 mg (IC 95% 0,99-2,18 mg) |

$DE_{50}$, dose efetiva em 50% da população; $DE_{95}$, dose efetiva em 95% da população; $DE_{100}$, dose efetiva em 100% da população.

*Fonte: 1) Stocks e colaboradores;[136] 2) Hess e colaboradores;[137] 3) Camorcia e colaboradores;[138] 4) Tiouririne e colaboradores;[139] 5) Van de Velde;[140] 6) Rofaeel e colaboradores;[141] 7) Whitty e colaboradores;[134] 8) Jill;[142] 9) Warwick.[135]*

As diferenças nos valores das doses efetivas podem ser causadas por viés de aferição. O estudo de Whitty e colaboradores[134] é considerado uma referência na análise dose-resposta da bupivacaína intratecal. Esse trabalho definiu que a dose efetiva de 100 e 85% de resposta analgésica da bupivacaína em parturientes foi de 1,75 e 1,5 mg respectivamente. Em ambos os casos, houve adjuvância de 15 μg de fentanil intratecal. O termo efetivo foi definido pela capacidade da analgesia de regredir o padrão álgico para escores ≤ 1 em escalas unidimensionais de 10 pontos. Para a $DE_{95}$, a incidência de bradicardia fetal e prurido foram, respectivamente, de 7,5 e 55%. Nenhuma paciente experimentou bloqueio motor.[134]

Outro trabalho que merece destaque é o estudo dose-resposta[135] que comparou 30 diferentes combinações de bupivacaína e fentanil intratecais. Esse estudo exigiu a utilização de recursos estatísticos descritivos e analíticos modernos e grande amostra de parturientes em fase inicial de parto. O fentanil e a bupivacaína foram usados em doses de 0 a 40 μg e 0 a 4 mg respectivamente. A **FIGURA 61.5** sintetiza os resultados.

Os resultados para o fentanil sem anestésico local são:

- Dose efetiva em 50% da população ($DE_{50}$) em 15 minutos: 13,82 μg (IC 50% 7,61-20,00 μg).
- $DE_{50}$ em 30 minutos: 9,83 μg (IC 50% 5,61-14,10 μg).

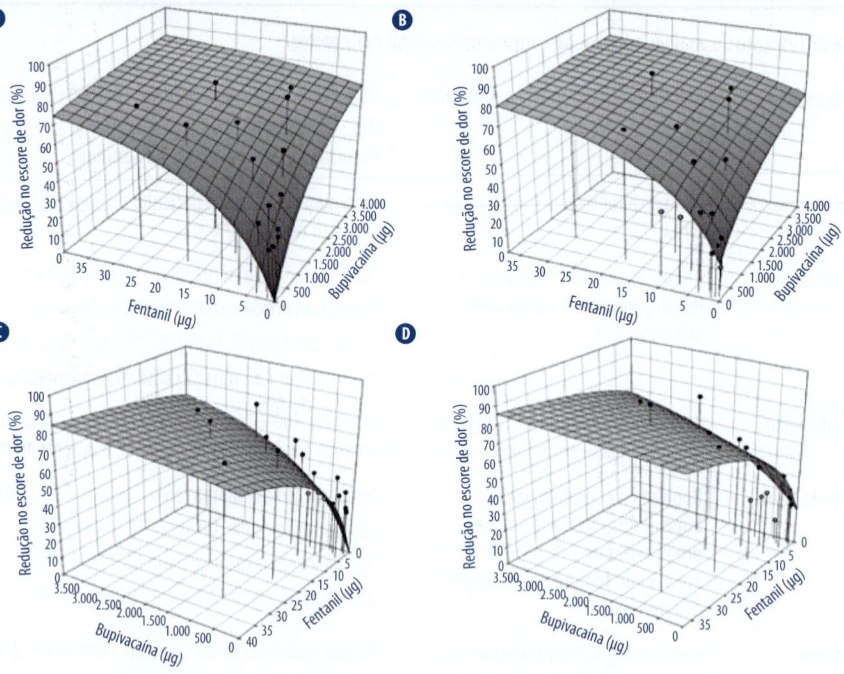


**FIGURA 61.5** Estudo dose-resposta de 30 diferentes combinações de bupivacaína e fentanil intratecais.
Efeito predito e observado 30 minutos após analgesia combinada com bupivacaína e fentanil. A análise da superfície demonstra o resultado da interação aditiva entre os fármacos. Os pontos em evidência mostram os valores médios de combinações específicas. A e B Gráfico-padrão. C e D Gráfico em rotação de 80°.
*Fonte: Adaptada de Warwick.*[135]

Os resultados para bupivacaína sem adjuvante são:

- $DE_{50}$ em 15 minutos: 2,184 mg (IC 50% 1,34-3,02 mg).
- $DE_{50}$ em 30 minutos: 1,59 mg (IC 50% 0,99-2,18 mg).

Em duas pacientes ocorreu hipotensão (caracterizada por pressão sistólica < 90 mmHg) e em quatro houve bloqueio motor (caracterizado por escala de Bromage 1 ou 2). Todas pertenciam ao grupo com 4 mg de bupivacaína. Prurido foi registrado em 15,3% das gestantes (46/300) de forma dependente da dose de fentanil ($p < 0{,}001$). Apenas em três pacientes observou-se bradicardia fetal (3,75, 11,25 e 0 µg de fentanil), porém em todas o evento se resolveu espontaneamente após 1 minuto.

A conclusão principal é a caracterização do fenômeno farmacodinâmico de sinergismo entre as duas substâncias. O autor não descreveu as doses efetivas para os grupos, limitando-se à exibição gráfica, e tampouco sugeriu um combinação em detrimento de outra.

A escolha da melhor combinação ainda carece de estudos mais analíticos com foco em desfecho. No entanto, pode-se conjecturar que os efeitos adversos mais incidentes serão prurido ou estado anestésico (hipotensão e bloqueio motor), mediante elevação da dose de opioide ou bupivacaína respectivamente.

Interpretando visualmente o gráfico de superfície, percebe-se que para alcançar alívio da dor de 70%, as combinações de fentanil 15 µg com bupivacaína próximas de 1,5 ou 2,5 mg são semelhantes em eficácia. Latência e duração não foram objetivamente aferidas.[135]

### Estudos controlados para análise de desfecho

Anteriormente, neste capítulo, foram analisados oito estudos de desfechos que compararam a ACRP com o grupo-controle (ausência de analgesia ou analgesia venosa). Agora, vai-se comparar diferentes soluções de administração intratecal.

Duas revisões sistemáticas e oito ECRs foram identificados comparando diferentes tipos, doses de anestésico local e coadjuvantes para se realizar ACRP. As duas revisões sistemáticas e os estudos são descritos separadamente.

A primeira revisão sistemática[143] incluiu 24 estudos, com um total de 3.513 gestantes. Trata-se de uma miscelânea de estudos que compararam a utilização de opioide intratecal (morfina, fentanil e sufentanil) com a administração de placebo intratecal ou administração de opioide peridural ou ausência de opioide intratecal. O objetivo dos autores foi avaliar a ocorrência de eventos adversos. Reuniram-se em metanálise nove estudos que avaliaram a incidência de bradicardia fetal, os quais demonstraram RR 1,81 (IC 95% 1,04-3,14) para queda de batimentos cardíacos fetais (BCF) na primeira hora após anestesia, com NNE de 28. Apesar da bradicardia, não se constatou diferença quanto ao desfecho neonatal (índice de Apgar), nem outras anormalidades no ritmo cardíaco fetal e cardiotocografia (CTG). Outro resultado significativo foi a ocorrência de prurido: RR 1,71 quando comparado opioide intratecal com a via peridural; RR 29,6 quando comparado opioide intratecal com ausência de opioide.

Não foram encontradas outras diferenças significativas quanto às demais complicações avaliadas, como via de parto, instrumentalização e necessidade de ocitocina.

A segunda revisão é uma metanálise publicada no mesmo ano, nos Estados Unidos[144] **(TAB. 61.8)**. Essa revisão teve como objetivo comparar a eficácia e demais desfechos da ACRP com a utilização isolada de opioide intratecal (morfina, fentanil e sufentanil) com o uso de bupivacaína ou lidocaína peridural

**TABELA 61.8** Descrição dos estudos controlados comparando diferentes soluções em analgesia combinada

| | | |
|---|---|---|
| 1) n = 84 | Sete grupos conforme dose de fentanil isolado em ACRP inicial (5/10/15/20/25/35/45 μg) | Um estudo da curva dose-resposta identificou a dose efetiva média de fentanil intratecal em 14 μg (13-15) |
| 2) n = 49 | 25 μg de fentanil intratecal + dois grupos conforme dose de bupivacaína (1,25/2,5 mg) | Nível anestésico mais elevado e alta incidência de bloqueio motor no grupo alta dose. Sem diferença quanto aos demais desfechos |
| 3) n = 90 | 25 μg de fentanil intratecal + três grupos conforme dose de bupivacaína (0/1,25/2,5 mg) | Quanto maior a dose de bupivacaína, maior a duração e menor a latência. Sem diferença nos demais desfechos |
| 4) n = 60 | Três grupos conforme dose de fentanil isolado em ACRP inicial (25/37,5/50 μg) | Nestas doses não se observa qualquer diferença quanto à duração e aos demais desfechos |
| 5) n = 124 | Quatro grupos conforme dose de fentanil isolado em ACRP inicial (0/5/15/25 μg) | Prurido e duração dose-dependente. Sem diferença nos demais desfechos |
| 6) n = 108 | 2,5 mg de bupivacaína intratecal + seis grupos conforme dose de fentanil (0/5/10/15/20/25 μg) | Melhor controle da dor (EVA < 20 mm) em doses ≥ 15 μg. Alta incidência de prurido nos grupos com fentanil, porém sem diferenças nos demais desfechos, incluindo anormalidades cardíacas fetais |
| 7) n = 40 | 2,5 mg de levobupivacaína intratecal + dois grupos conforme dose de fentanil de 1,25 μg. Após ACRP, infusão de 10 $mL \cdot h^{-1}$ de levobupivacaína peridural a 0,125% (2 $\mu g \cdot mL^{-1}$) | Prolongamento da analgesia no grupo fentanil |
| 8) n = 40 | ACRP: Levobupivacaína/fentanil: 2,5 mg/25 μg vs. 1,25 mg/12,5 μg | Alta incidência de bloqueio motor no grupo alta dose. Sem diferença quanto aos demais desfechos |

ACRP, anestesia combinada raquiperidural; EVA, escala visual analógica.

*Fonte: 1) Palmer e colaboradores;[147] 2) Lee e colaboradores;[148] 3) Palmer e colaboradores;[149] 4) Celeski e colaboradores;[150] 5) Stocks e colaboradores;[136] 6) Wong e colaboradores;[151] 7) Lim e colaboradores;[152]; 8) Chan e Chiu.[153]*

sem quaisquer adjuvantes. Os autores observaram que após 15 minutos da aplicação da ACRP a eficácia quanto ao alívio da dor em gestantes, em fases não avançadas do trabalho de parto, era semelhante. A incidência de prurido foi novamente mais incidente no grupo opioide, com RR 14,01 (IC 95% 6,9-28,3); outras diferenças significativas quanto às demais complicações avaliadas estavam ausentes, como via de parto, náuseas e vômitos, bloqueio motor, hipotensão e escore índice de Apgar.

## Opioide regional e amamentação

Há um questionamento sobre se o fentanil peridural pode ser transferido em quantidades significativas pelo leite, alterando a capacidade neonatal de amamentação e influenciando o desfecho. O primeiro trabalho a investigar essa associação entre analgesia peridural e amamentação é uma análise transversal e retrospectiva de 425 nulíparas atendidas em uma maternidade inglesa no ano 2000.[145]

Os autores avaliaram a porcentagem de recém-nascidos que necessitavam de amamentação artificial (suplemento) e correlacionaram esse fato com o tipo de anestesia administrada – óxido nitroso: 32%; opioides (IM): 42%; peridural com anestésico local: 44%; e peridural com solução contendo fentanil: 54%. Em análise de regressão logística, o fentanil elevou a chance de amamentação artificial em 1,0004 vez para cada micrograma administrado (RC 1,0004; IC 95% 1,000-1,008). Apesar do baixo nível de evidência, esse trabalho impulsionou o interesse por estudos com maior capacidade analítica.

O **QUADRO 61.7** apresenta o resumo das evidências sobre a melhor solução para iniciar analgesia combinada raquiperidural.

## Manutenção da analgesia de parto

### Solução analgésica (escolha da dose de anestésico local)

Foram incluídos 11 estudos, todos de qualidade semelhante (**TAB.61.9**). Em função da heterogeneidade, são avaliados separadamente.[154-164]

Mais recentemente, a metanálise inglesa de Sultan e colaboradores[58] revisou com excelência a variável dose, tentando responder qual seria a melhor concentração para condução de analgesia de parto. Os autores utilizaram metodologia Cochrane, considerando somente estudos tipo ECR que tinham como desfecho primário a taxa de instrumentalização. Foram incluídas 11 publicações de 1998 a 2009, oito relacionadas à bupivacaína e três à ropivacaína.

O mais importante estudo incluído nessa metanálise é o famoso COMET,[57] publicado em 2001. Esse trabalho inglês, pioneiro, conduzido na Maternidade de St. Thomas, acompanhou 1.054 gestantes em trabalho de parto. Entre as análises, foi comparada a utilização da bupivacaína em duas concentrações: clássica (0,25%) *versus* baixa (0,1%), dita *walking epidural*. A chance de se ter um parto com fórceps foi maior no grupo de concentrações elevadas: RR 1,39 (1,01-1,9); p = 0,04.

Após 10 anos da publicação do COMET,[57] outras sete randomizações foram realizadas obedecendo a um método semelhante. Isso permitiu que o revisor classificasse a técnica a partir de duas concentrações peridurais: baixa concentração de bupivacaína (< 0,1%) e ropivacaína < 0,17%.

Os estudos excluídos foram aqueles em que o autor iniciava a anestesia com altas concentrações e depois a conduzia em baixas concentrações, além daqueles com adjuvância de adrenalina.

**QUADRO 61.7** Resumo das evidências sobre a melhor solução para iniciar analgesia combinada raquiperidural

- A ACRP com utilização isolada de opioides lipossolúveis via intratecal é suficiente para alívio da dor do parto em fases não avançadas, sendo que o acréscimo de anestésico local apenas diminui a latência.
- A dose média efetiva de fentanil intratecal para alívio da dor de parto inicial está em torno de 15 µg.
- Os principais efeitos adversos da utilização de opioide intratecal são o prurido e a bradicardia fetal transitória. Apesar da potencial queda do BCF (NNE 28), esta não esteve associada a desfecho fetal negativo.
- O uso de anestésico local em ACRP é indicado em fases mais avançadas do trabalho de parto. Doses mínimas de levobupivacaína ou bupivacaína intratecal (1,25 mg) são tão eficazes quanto doses maiores para alívio da dor, apesar da reduzida duração.
- A levobupivacaína ou bupivacaína em altas doses (2,5 mg) via intratecal pode ocasionar anestesia em vez de analgesia do parto, particularmente maior incidência de bloqueio motor.
- Os autores citados referem-se à utilização da bupivacaína ou levobupivacaína intratecal isobárica, sendo pouco conhecidos os resultados com a bupivacaína hiperbárica.
- O fentanil peridural em concentrações dose-dependentes pode ser identificado no cordão umbilical e alterar o comportamento neonatal. Porém, a associação com desfechos que sejam relevantes, especificamente amamentação (sucesso e duração), ainda carece de estudos maiores.
- Embora não tenham sido incluídos estudos que comprovem o benefício da administração intratecal de opioides em detrimento da peridural, no tocante à menor absorção sistêmica é inegável o fato de que semelhante analgesia pode ser estabelecida com doses diminutas pela via raquidiana.
- Apesar da presença do fentanil peridural no cordão umbilical, novos estudos são necessários para determinar seus riscos à amamentação. Contudo, seus benefícios ao proporcionar diminuição da dose de anestésico local são imprescindíveis na analgesia peridural moderna.
- O fentanil peridural deve ser administrado em doses próximas de 2 a 3 $\mu g \cdot mL^{-1}$ de solução, não podendo a dose acumulada ser superior a 150 µg.

ACRP, anestesia combinada requiperidural, BCF, batimento cardíaco fetal; NNE, número necessário para evento.

Entre os incluídos, há grande heterogeneidade, variando o tipo de analgesia inicial (ACRP vs. analgesia peridural), o regime técnico (contínuo vs. intermitente), assim como o tipo de opioide escolhido.

Essas variáveis independentes não são apresentadas em tabela de homogeneização dos grupos e podem influenciar os resultados.

Por fim, na metanálise havia 1.145 gestantes no grupo de baixa concentração e 852 no grupo de alta concentração. O estudo COMET[57] representa 63% de peso na metanálise **(TAB. 61.10)**.

Os resultados favoráveis à utilização de baixas concentrações incluem a menor taxa de instrumentalização, menor número necessário para tratar, menor tempo de segundo estágio, menor incidência de bloqueio motor, melhor capacidade de deambulação e menor incidência de retenção urinária.

Na revisão, também não houve diferença estatisticamente significativa na taxa de cesariana. Os resultados favoráveis à alta concentração incluem o índice de Apgar < 7 no primeiro minuto; a hipótese é absorção sistêmica de opioide peridural, visto estar mais presente no grupo de baixa dose; e menor incidência de prurido, provavelmente devido à ausência de opioides em três dos estudos incluídos.[58]

A maioria dos autores não trata a variável altura da parturiente como relevante, porém sabidamente ela pode influenciar a distribuição do anestésico.

Apesar da heterogeneidade dos estudos, grande parte dos resultados sugere não haver benefício em termos de eficácia da analgesia em concentrações maiores, podendo piorar a função motora. Embora de curta duração, a qualidade seria semelhante ao se utilizar doses diluídas de anestésico.

As taxas de manutenção, intermitentes ou em infusão contínua, variaram muito em cada método estudado. Taxas inferiores a 6 $mL \cdot h^{-1}$ são menos eficazes, e alguns autores sugerem como ideal iniciar a 8 $mL \cdot h^{-1}$.

No tocante à eficácia da analgesia, os resultados apontam para maior relevância da dose do que para as variáveis desta em si. Considerando que altas concentrações podem estar associadas à piora da função da motora, é preferível ajustar a dose otimizando o volume.

**TABELA 61.9** Descrição dos estudos controlados comparando soluções de manutenção

| Número de pacientes | Doses | Resultados | Observações |
|---|---|---|---|
| n = 517 | Bupivacaína peridural intermitente em três grupos:<br>0,25% 6 a 8 mL<br>0,25% 10 a 14 mL<br>0,5% 6 a 8 mL | Grupo menor dose (0,25% 6-8 mL):<br>Menor bloqueio motor e retenção urinária<br>Alta incidência de parto espontâneo<br>Maior escore de dor | Não avaliada satisfação materna |
| n = 98 | Bupivacaína peridural contínua em cinco grupos:<br>Placebo<br>0,0625% 10 $mL \cdot h^{-1}$<br>0,125% 5 $mL \cdot h^{-1}$<br>0,125% 10 $mL \cdot h^{-1}$<br>0,125% 15 $mL \cdot h^{-1}$<br>Bólus de resgate: 8 mL de bupivacaína a 0,25% | O grupo 0,125% a 10 $mL \cdot h^{-1}$ foi considerado o regime ideal, pois 69% das gestantes requereram ≤ 1 bólus de resgate em um tempo médio de 7,1 horas. Também foi associado a menor grau de bloqueio motor. Não foram observadas outras diferenças | O fato de se elevar a taxa de infusão para 15 $mL \cdot h^{-1}$ acrescentou fármaco sem otimizar os resultados |

(Continua)

**TABELA 61.9** Descrição dos estudos controlados comparando soluções de manutenção (*Continuação*)

| Número de pacientes | Doses | Resultados | Observações |
|---|---|---|---|
| n = 53 | 3 mL de bupivacaína peridural a 0,5% + infusão contínua em dois grupos:<br>0,08% 25 mL·h$^{-1}$<br>0,25% 8 mL·h$^{-1}$ | O grupo 0,08% a 25 mL·h$^{-1}$ foi considerado regime ideal, pois diminuiu a necessidade e elevou o tempo para se requerer um bólus de resgate | Concentração inicial muito elevada |
| n = 56 | 8 mL de bupivacaína peridural a 0,5% + infusão contínua de 7,5 mL·h$^{-1}$ em três grupos:<br>0,032%<br>0,0625%<br>0,125%<br>Todas as soluções continham fentanil 2 µg·mL$^{-1}$ | Desfecho primário (eficácia): não houve diferença nos escores de dor, apesar da dose | Concentração inicial muito elevada<br>Autor ressalta que o estudo não foi projetado com poder suficiente para avaliar outros desfechos |
| n = 98 | Bupivacaína peridural em infusão contínua a 10 mL·h$^{-1}$ em dois grupos:<br>0,0625%<br>0,125% | Desfecho primário "fórceps"<br>O grupo alta concentração esteve associado à maior necessidade de fórceps de Kielland visando corrigir distocia de rotação, porém o grupo de anestésico em baixa concentração esteve associado à maior necessidade de fórceps de Neville-Barnes | O autor levanta hipótese etiológica, associando flacidez perineal após maiores concentrações de anestésico peridural à distocia de rotação<br>O fórceps de Neville-Barnes é um instrumento de tração axial médio-alto, pouco utilizado na obstetrícia moderna |
| n = 136 | Bólus de 10 mL de ropivacaína a 0,2% + peridural em infusão contínua em quatro grupos:<br>4 mL·h$^{-1}$<br>6 mL·h$^{-1}$<br>8 mL·h$^{-1}$<br>10 mL·h$^{-1}$<br>Todas as soluções continham fentanil 2 µg·mL$^{-1}$<br>Bólus de resgate: 5 mL em no máximo 175 mg/3 h bupivacaína a 0,25% | O grupo 4 mL·h$^{-1}$ exigiu mais bólus de resgate e o grupo 10 mL·h$^{-1}$/h consumiu mais anestésico do que os demais. Não houve diferenças quanto aos desfechos obstétricos e neonatais. O autor concluiu que a dose ideal deve ser de 6 a 8 mL·h$^{-1}$ | NDN |
| n = 127 | Bólus de 10 a 20 mL de ropivacaína a 0,2% + peridural em infusão contínua em quatro grupos:<br>4 mL·h$^{-1}$<br>6 mL·h$^{-1}$<br>8 mL·h$^{-1}$<br>10 mL·h$^{-1}$<br>Todas as soluções continham fentanil 2 µg·mL$^{-1}$<br>Bólus de resgate: 5 mL em no máximo 175 mg/3 h bupivacaína a 0,25% | O grupo 4 mL·h$^{-1}$ exigiu mais bólus de resgate, porém esteve associado a menor grau de bloqueio motor ($p < 0,05$). Não houve diferenças quanto aos desfechos obstétricos e neonatais. O autor concluiu que a dose de 6 mL·h$^{-1}$ é a mais eficiente | NDN |
| n = 50 | Após 3 mL de lidocaína a 1,5% e 8 mL de ropivacaína a 0,2% + PCA 5 mL/10 min (máximo 20 mL·h$^{-1}$) em dois grupos:<br>0,125%<br>0,2%<br>Bólus de resgate: 10 mL de ropivacaína a 0,2% | Desfecho primário: função motora<br>Alta incidência de escore Bromage = 1 no grupo de maior concentração<br>O consumo de anestésico foi maior no grupo 0,125%, porém os escores de dor e satisfação foram semelhantes<br>Não houve diferença quanto à via de parto e aos demais desfechos | Amostra pequena para a maioria dos desfechos secundários |
| n = 61 | 10 mL de anestésico peridural iniciais + 10 µg de sufentanil em quatro grupos:<br>Bupivacaína 0,25%<br>Bupivacaína 0,125%<br>Ropivacaína 0,25%<br>Ropivacaína 0,125%<br>Após bólus inicial, infusão contínua de 8 a 14 mL·h$^{-1}$ de anestésico a 0,1% com 0,6 µg·mL$^{-1}$ de sufentanil<br>Bólus de resgate: 10 mL do anestésico a 0,125% + 10 µg de sufentanil | Desfecho primário: função motora, incluindo escala de Bromage<br>Alta incidência de bloqueio motor, quanto maior a concentração e quando a escolha for pela bupivacaína<br>Destaque para a mínima influência motora no grupo ropivacaína a 0,125% | NDN |

(*Continua*)

**TABELA 61.9** Descrição dos estudos controlados comparando soluções de manutenção (*Continuação*)

| Número de pacientes | Doses | Resultados | Observações |
|---|---|---|---|
| n = 89 | ACRP inicial: intratecal (1 mL de bupivacaína a 0,25% com 25 μg de fentanil) + peridural (3 mL de bupivacaína a 0,25%) + peridural contínua a 10 $mL{\cdot}h^{-1}$ em quatro grupos:<br>Salina (placebo)<br>0,04% (com adrenalina 1:600.000)<br>0,0625%<br>0,125%<br>Todas as soluções continham fentanil 2 $\mu g{\cdot}mL^{-1}$ | Desfecho primário: tempo para se requerer analgesia suplementar<br>Quanto maior a concentração, maior o tempo para se requerer bólus de resgate. Porém, a concentração de 0,125% também foi associada a maior bloqueio motor | Amostra pequena para a maioria dos desfechos secundários |
| n = 150 | Ropivacaína em seis grupos de PCA:<br>0,1% 12 $mL{\cdot}h^{-1}$<br>0,1% 16 $mL{\cdot}h^{-1}$<br>0,1% 20 $mL{\cdot}h^{-1}$<br>0,2% 6 $mL{\cdot}h^{-1}$<br>0,2% 8 $mL{\cdot}h^{-1}$<br>0,2% 10 $mL{\cdot}h^{-1}$<br>Bólus de resgate: 10 mL de ropivacaína a 0,2%<br>Todas as soluções continham fentanil 5 $\mu g{\cdot}mL^{-1}$ | Desfecho primário: eficácia<br>Nas fases mais avançadas, a taxa de 6 $mL{\cdot}h^{-1}$ exibiu maiores escores de dor quando comparada a 20 $mL{\cdot}h^{-1}$<br>A duração foi maior no grupo de alta concentração 0,2% 8 $mL{\cdot}h^{-1}$ *versus* 0,1% 16 $mL{\cdot}h^{-1}$<br>Considerando 0,1%, a analgesia é mais eficaz quanto maior o volume | O autor defende a importância do conceito dose (concentração vs. volume), sendo a variável volume mais relevante. Conclusão: não se justifica elevação da concentração do anestésico local; é preferível elevar a dose a partir da manipulação do volume<br>Amostra pequena para a maioria dos desfechos secundários |

ACRP, anestesia cobminada raquiperidural; NDN, nada digno de nota, PCA, analgesia controlada pela paciente.

**TABELA 61.10** Comparação entre os grupos de analgesia peridural com baixa *versus* alta concentração: desfecho do parto instrumental

| Estudo | Analgesia regional em baixa concentração | | Analgesia regional em alta concentração | | Peso | RC (IC 95%) | Forest |
|---|---|---|---|---|---|---|---|
| | Desfecho | Evento | Desfecho | Evento | | | |
| Altienzar 2004 | 19 | 38 | 20 | 39 | 5,8% | 0,95 [0,39, 2,32] | |
| Benhamou 2002 | 21 | 35 | 16 | 23 | 3,7% | 0,66 [0,21, 2,00] | |
| COMET 2001 | 200 | 701 | 131 | 353 | 62,8% | 0,68 [0,52, 0,89] | |
| Dahl 1999 | 4 | 46 | 7 | 45 | 2,7% | 0,52 0,14, 1,92] | |
| Ginosar 2010 | 12 | 43 | 8 | 24 | 4,0% | 0,77 [0,26, 2,28] | |
| Gogarten 2004 | 22 | 103 | 39 | 206 | 13,4% | 1,16 [0,65, 2,09] | |
| James 1998 | 2 | 35 | 9 | 38 | 1,8% | 0,20 [0,04, 0,98] | |
| Khan 2004 | 0 | 25 | 2 | 25 | 0,5% | 0,18 [0,01, 4,04] | |
| Kumar 2009 | 1 | 30 | 3 | 30 | 0,9% | 0,31 [0,03, 3,17] | |
| Lee 2002 | 10 | 39 | 8 | 19 | 3,4% | 0,47 [0,15, 1,51] | |
| Naranyanan 2009 | 1 | 50 | 6 | 50 | 1,0% | 0,15 [0,02, 1,29] | |
| **Total (95% CI)** | | **1.145** | | **852** | **100 %** | **0,70 [0,56, 0,86]** | |
| Total events | 292 | | 249 | | | | |

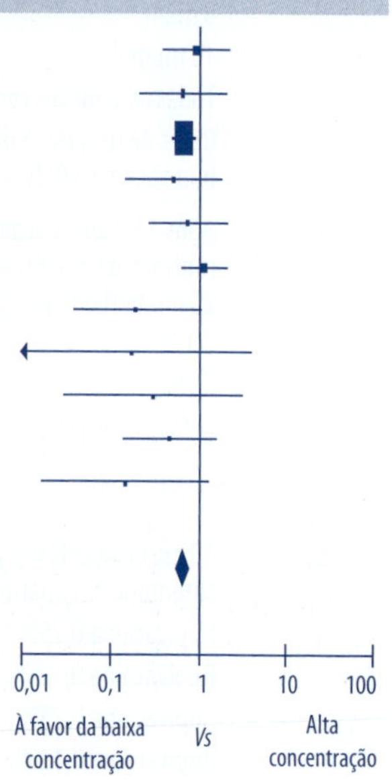


Heterogeneity: $Tau^2 = 0,00$; $Chi^2 = 9,67$, df = 10 (P = 0,47); $I^2 = 0\%$

Test for overall effect Z = 3,32 (P = ,0009)

*Fonte: Adaptada de Sultan e colaboradores.*[58]

Avaliando a solução analgésica com ou sem opioides, os oito estudos incluídos representam diferentes momentos na evolução dos princípios da analgesia peridural. Os primeiros estudos[165,166] comparam o acréscimo de opioide com doses fixadas de anestésico, e os demais trabalhos[57,167-171] comparam a estratégia vigente, na qual o acréscimo de opioide lipossolúvel proporciona a redução da concentração de anestésico local. Entre esses, o mais relevante e recente é o estudo COMET,[57] o qual bem conceitua as estratégias e as compara de forma randomizada: clássica *versus epidural mobile*.

Em 1991, dois autores norte-americanos[165,166] investigaram os efeitos da adição de opioide à solução de anestésico local peridural. Estes foram reunidos em metanálise, totalizando 93 gestantes sob infusão contínua (7 $mL{\cdot}h^{-1}$) de bupivacaína a 0,125%. Comparou-se o fentanil 2 a 4 $\mu g{\cdot}mL^{-1}$ com o controle. Caso a analgesia estivesse insatisfatória, um bólus de 3 mL de bupivacaína a 0,25% era administrado como resgate. Não foram identificadas diferenças para quaisquer desfechos ou efeitos adversos (via de parto, prurido, bloqueio motor, hipotensão, retenção urinária, náuseas e escore índice de Apgar). Porém, no segundo estudo, a satisfação materna no primeiro estágio de parto, evidência limítrofe, foi superior no grupo com opioide. Não se avaliaram escores de dor – apenas satisfação.

Entre 1995 e 1998, cinco estudos[167-171] compararam a dose clássica de infusão contínua de 0,125% com uma dose reduzida de 0,0665% acrescida de fentanil (2-3 $\mu g{\cdot}mL^{-1}$). Esses trabalhos produziram resultados homogêneos: a eficácia da analgesia foi semelhante e, a despeito da menor dose de bupivacaína, observou-se maior duração da analgesia e menor bloqueio motor. Não foram encontradas diferenças para outros desfechos ou efeitos adversos (via de parto, hipotensão, náuseas, retenção urinária, índice de Apgar, pH de cordão e neuroadaptação neonatal). O único malefício foi o prurido relacionado ao fentanil.

Em 2001, o estudo COMET[57] randomizou 1.054 gestantes em trabalho de parto e comparou duas estratégias de analgesia de parto: uma dita "clássica" (dose-teste de 3 mL de lidocaína a 2% + 10 mL de bupivacaína a 0,25% seguida por regime de bólus sob demanda de 10 mL de bupivacaína a 0,25% a cada hora) *versus* outra mais moderna, intitulada *walking epidural* ou *epidural mobile*. A *epidural mobile* compreendia duas técnicas diferentes de imersão: 15 mL de bupivacaína a 0,1% com fentanil 2 $\mu g{\cdot}mL^{-1}$ ou ACRP com 2,5 mg de bupivacaína isobárica e fentanil 25 µg intratecais. Nesta, após término do efeito, o primeiro bólus se caracteriza como o anterior. A manutenção foi estabelecida em infusão de 10 $mL{\cdot}h^{-1}$ mais bólus sob demanda de 15 mL (no máximo de 30 em 30 minutos), se necessário, sempre da mesma solução.

O COMET[57] inferiu que a quantidade média de bupivacaína requerida nos grupos foi semelhante e não houve diferenças quanto ao escore de dor, o que demonstra mais volume de solução requerido para o mesmo grau de alívio na estratégia *mobile*. A taxa de tempo de segundo estágio inferior a 60 minutos foi menor no grupo *mobile*, assim como a chance de se ter um parto sem fórceps foi maior no grupo de concentrações reduzidas. O índice de Apgar no primeiro minuto < 7, assim como a necessidade de assistência neonatal, foram mais incidentes no grupo *mobile*. Contudo, o índice de Apgar no quinto minuto < 7 e a necessidade de admissão em unidade neonatal foram semelhantes. Não se constataram diferenças quanto à taxa de cesariana e a desfechos tardios (satisfação, dor lombar, cefaleia e resultados perineais).

O **QUADRO 61.8** apresenta o resumo das evidências sobre a adição de opioide lipossolúvel à solução analgésica utilizada.

### Solução analgésica (escolha do anestésico local)

Foram incluídos 34 estudos, todos comparando anestésicos do grupo das pipecoloxilidas, a saber bupivacaína, ropivacaína e levobupivacaína. A lidocaína, anestésico aquiral, não foi citada, uma vez que apresenta desvantagens conhecidas na analgesia de parto em relação aos demais, principalmente devido à elevada taxa de transferência placentária em função da baixa ligação proteica.

Foram incluídos 28 estudos, de qualidade aceitável, que procederam à comparação de bupivacaína com ropivacaína. Em sua maioria, a técnica estabelecida era peridural intermitente, porém em quatro trabalhos o início era com ACRP. Outros cinco estudos utilizaram o regime de PCA. A metanálise foi conduzida a fim de sumarizar os resultados. O subgrupo predominante, peridural intermitente, foi analisado à parte, em razão da expressiva homogeneidade técnica.[152,160,172-195]

Os resultados da metanálise de todos os estudos incluídos revelaram que ambos os anestésicos apresentam latência semelhante, porém a ropivacaína exibe menor duração e menor bloqueio motor, embora o tempo de segundo estágio tenha sido menor com a bupivacaína. Houve também discreto benefício da ropivacaína em relação ao desfecho neonatal: esta esteve associada a melhor índice NACS (> 35) em 2 horas após o nascimento, porém o mesmo índice avaliado em 24 horas era semelhante, de modo que não houve diferenças significativas na incidência de anormalidades cardíacas fetais, índice de Apgar e pH de cordão. Quanto aos demais efeitos adversos e aos desfechos mais relevantes, modo de parto e alívio da dor, também não existiram diferenças significativas.

Quando analisado somente o subgrupo de 19 estudos, os quais excluíram a ACRP e o regime de PCA, os resultados foram semelhantes à análise global, exceto pelo fato de não terem sido detectadas diferenças quanto à duração da analgesia. As variáveis avaliadas foram latência, duração, modo de parto e taxa de parto espontâneo, taxa de cesariana, duração segundo estágio menor com a bupivacaína, menor incidência

**QUADRO 61.8** Resumo das evidêncais sobre a adição de opioide lipossolúvel à solução analgésica utilizada

- Existe alto nível de evidência que atesta os benefícios do fentanil na solução de analgesia de parto: prolongamento da analgesia, preservação da função motora e menor interferência no tempo de segundo estágio e na taxa de parto instrumental quando comparado à estratégia clássica.
- Os benefícios da adição de opioide lipossolúvel são mais bem observados quanto menor a concentração de anestésico local. Considerando a dose fixada de bupivacaína peridural em 0,125%, existem fracas evidências, assim como relevância clínica, de que a adjuvância de opioide possa trazer benefícios.
- A associação de fentanil à solução de analgesia de parto implica mais necessidade de atenção na assistência neonatal logo ao nascimento, porém os resultados neonatais finais são semelhantes, independentemente da estratégia utilizada. A ocorrência de prurido é inerente ao acréscimo de opioides.

de bloqueio motor com ropivacaína, hipotensão, náuseas e vômitos, NACS > 35 em 2 horas, NACS > 35 em 24 horas, anormalidades no traçado cardíaco fetal, índice de Apgar < 7 no primeiro minuto, índice de Apgar < 7 no quinto minuto, pH arterial de cordão, e satisfação materna.

### *Bupivacaína versus levobupivacaína*

A comparação entre bupivacaína e levobupivacaína foi feita por seis estudos de qualidade aceitável. Na maioria deles, a técnica estabelecida era peridural intermitente, porém em três o início era com ACRP. Uma metanálise foi conduzida a fim de sumarizar os resultados. O subgrupo predominante, peridural intermitente, foi analisado à parte, em razão da acentuada homogeneidade técnica.[138,152,178,196-198]

Os resultados da metanálise de todos os estudos incluídos acusaram que ambos os anestésicos apresentam latência semelhante, porém a levobupivacaína exibe menor duração. Não houve diferenças significativas quanto à incidência de efeitos adversos (hipotensão, náuseas e bloqueio motor) e aos demais desfechos (modo e tempo de parto). Quanto aos desfechos neonatais, escore NACS, incidência de anormalidades cardíacas fetais, escore índice de Apgar e pH de cordão, também não foram obtidas diferenças.

Quando analisado somente o subgrupo de três estudos, os quais excluem a ACRP, os resultados foram semelhantes à análise global, exceto pelo fato de não terem sido encontradas diferenças quanto à duração da analgesia.

Todos os estudos incluídos usaram anestésicos em baixas concentrações. É possível que, mediante elevação das concentrações, diferenças entre os agentes se tornassem mais evidentes.

A maioria das pesquisas comparou a mesma concentração de diferentes anestésicos. Entretanto, esses fármacos não são equipotentes, exigindo doses diferentes para um mesmo objetivo. Dois trabalhos compararam a bupivacaína com a ropivacaína em doses equipotentes: 0,665 a 0,125% e 0,1 a 0,2% respectivamente.[179,180] Em doses equianalgésicas, não foi encontrada diferença, exceto quando comparada a bupivacaína a 0,125% com a ropivacaína a 0,2%. Em um trabalho houve baixa incidência de bloqueio motor nos grupos que utilizaram a ropivacaína (p < 0,0001).[179]

O **QUADRO 61.9** apresenta o resumo das evidências sobre escolha do anestésico local.

## Regime de infusão via cateter peridural

Foram identificados oito estudos que compararam a técnica de bólus intermitente com a infusão contínua para analgesia peridural durante o parto.[199-206] Um único estudo foi iniciado com ACRP e mantido com analgesia peridural.[199]

No que se refere aos medicamentos que foram empregados, quatro autores usaram apenas bupivacaína,[201-203,205] três usaram bupivacaína e fentanil,[200,204,206] e os demais empregaram ropivacaína e fentanil.[199]. Todos eles mostraram homogeneidade razoável e, portanto, metanálises foram conduzidas para resumir os resultados.

**QUADRO 61.9** Resumo das evidências sobre escolha do anestésico local

- As evidências disponíveis são insuficientes para permitir uma interpretação precisa e afirmar quaisquer vantagens entre os anestésicos, uma vez diluídos.

Houve evidência de que a analgesia local foi mais requerida no grupo contínuo do que no grupo intermitente (dose total dos dois estudos com média de −5,78 [−7,61 a −3,96]), apesar de não ter havido evidências de diferenças na forma de nascimento. Outras variáveis foram avaliadas como nascimeanto vaginal espontâneo: oito estudos; RR 1,23 (IC 95% 0,92-1,65); taxa de cesariana: oito estudos; RC 0,95 (IC 95% 0,63-1,43); eventos adversos, incluindo hipotensão: cinco estudos; RC 1,46 (IC 95% 0,80-2,66); prurido: um estudo; RR 0,73 (IC 95% 0,24-2,21); bloqueio motor (pontuação na escala de bromage = zero): três estudos; RC 1,57 (IC 95% 0,61-4,00]; traçado cardíaco fetal anormal ou preocupante: dois estudos; RC 1,39 (IC 95% 0,83-2,33]; pontuação de índice de Apgar < 7 em 1 minuto: dois estudos; RC 7,79 (IC 95% 0,38-157,97]; índice de Apgar < 7 em 5 minutos: dois estudos; RC 5,36 (IC 95% 0,25-116,76].

Apenas dois estudos relataram dados relativos à satisfação materna. Em um, mulheres com infusão contínua ficaram mais satisfeitas com o alívio da dor nos dois estágios do que aquelas com infusão intermitente.[203] No outro, não se encontrou evidência de diferença entre os dois braços e, portanto, não houve necessidade de se ter cuidado ao se tirar conclusões.[201]

Apesar de a infusão contínua da analgesia peridural ter parecido aumentar a quantidade total da analgesia requerida, comparada à injeção de bólus intermitente, ela pode também aumentar a satisfação das mulheres. Não houve evidência de diferenças em outros resultados, incluindo a forma de nascimento, eventos adversos e consequências neonatais.

Houve uma análise sistemática[207] e um teste[208] identificados no estudo. Ambos mostraram qualidades razoáveis. A análise sistemática incluiu nove estudos e 640 mulheres, comparando analgesia peridural controlada pela paciente sem histórico de infusão contínua no trabalho de parto. Todos esses estudos incluídos usaram ropivacaína ou bupivacaína para analgesia peridural.[208]

Os resultados da metanálise foram menor necessidade de intervenções anestésicas no grupo analgesia peridural controlada pela paciente (PCEA, do inglês *patient-controlled epidural analgesia*), assim como menor bloqueio motor do que no grupo de infusão contínua. Não houve evidência de diferenças em outros eventos adversos, incluindo hipotensão, alto bloqueio sensorial, tremores, náusea e prurido.[208]

O novo estudo mostrou tendência similar, na qual a necessidade de anestésico local de resgate foi menor no grupo PCEA do que no grupo de infusão, apesar de não ter havido evidência de diferença na incidência de eventos adversos, incluindo náusea, hipotensão e prurido.

Não houve evidência de diferença na forma de nascimento ou duração do parto entre os dois grupos, encontrados na metanálise e no estudo mais recente.[207,208] Não foi encontrada evidência de diferença de níveis de índice de Apgar baixos tanto no primeiro minuto quanto no quinto em duas análises sistemáticas e no novo estudo. Não houve evidência de diferença na satisfação relatada pelas mulheres com o alívio da dor.

A PCEA pareceu reduzir a necessidade de se chamar novamente o anestesiologista, assim como a dose total de anestésico local e o bloqueio motor das mulheres, comparado à infusão peridural contínua. Não houve diferenças aparentes nos outros resultados.

Houve quatro estudos identificados comparando PCEA e bólus intermitente dado pela equipe do hospital para analgesia durante o parto.[209-212] O primeiro estudo, conduzido em 1990, incluiu 58 mulheres e usou 12 mL de bupivacaína a 0,125% com 1:400.000 de adrenalina, a pedido dos anestesiologistas, comparado com 4 mL de incremento da mesma solução ao máximo de 12 $mL \cdot h^{-1}$ por PCEA.[209]

O segundo estudo foi realizado em 1991 usando-se bupivacaína-fentanil. Ele incluiu 50 mulheres e comparou PCEA com bólus administrado por obstetrizes. A PCEA foi começada com solução de 0,125% de bupivacaína mais 2 $\mu g \cdot mL^{-1}$ de fentanil, e a analgesia foi mantida ou a 4 $mL \cdot h^{-1}$ de infusão constante mais 4 mL de bólus mediante pedido (intervalo de bloqueio: 15 minutos) ou 8 $mL \cdot h^{-1}$ de infusão mais 3 mL de bólus.[211]

O terceiro estudo, de 1995, do mesmo autor do segundo, usou bupivacaína-fentanil (0,125% de bupivacaína mais 3 $\mu g \cdot mL^{-1}$ de fentanil), incluiu 167 mulheres e comparou PCEA com bólus administrado pela equipe.[212] O estudo mais recente utilizando bupivacaína-fentanil data de 2004 e inclui 187 mulheres. Nele se comparou PCEA com administração da equipe. A PCEA (0,08% de bupivacaína e 2 $\mu g \cdot mL^{-1}$ de infusão de fentanil a 5 $mL \cdot h^{-1}$ com bólus de 5 mL e 15 minutos de intervalo de bloqueio) foi comparada com bólus de 20 mg de bupivacaína e 75 µg de fentanil em um volume de 15 mL.[210] Todos eles eram de qualidade razoável.

No primeiro estudo, não houve evidência de diferença na anestesia requerida de hora em hora ou nos níveis sensoriais.[209] No segundo estudo, as mulheres no grupo administrado por obstetrizes relataram nível de dor mais baixo duas horas após começada a anestesia, embora **não** tenha havido diferenças na incidência de eventos adversos como náusea, prurido, tremores, hipotensão ou bloqueio motor.[211] No terceiro estudo, houve evidência limítrofe de que as mulheres no grupo administrado pela equipe mostraram níveis de dor mais baixos 2 a 3 horas depois do início da analgesia peridural, apesar não ter havido diferença na escala mediana de dor, incidência de hipotensão, tremores, prurido ou vômitos. Contudo, a retenção urinária nas mulheres foi mais comum no grupo PCEA do que no outro grupo.[212] O estudo mais recente mostrou que as mulheres no grupo PCEA sentiram menos dor durante o primeiro e o segundo estágios do parto, porém usaram mais bupivacaína do que o grupo-controle.[210]

No primeiro, segundo e último estudos, nenhuma evidência de diferença foi relatada na duração do parto e na forma de parto.[209-211] No terceiro, detectou-se tendência das mulheres no grupo PCEA a terem menos nascimentos vaginais espontâneos ($p = 0,08$) e duração mais longa do segundo estágio do parto ($p = 0,02$).[212] Não houve diferença nos índices de Apgar dos recém-nascidos em nenhum dos estudos. As duas pesquisas anteriores ressaltaram que as mulheres nos grupos PCEA ficaram significativamente mais satisfeitas com o alívio da dor do que as dos outros grupos, embora não tenha havido diferença nos dois últimos estudos.

O nível de evidência clínica na PCEA *versus* administração de bólus intermitente pela equipe do hospital foi moderado. Mesmo sem diferença aparente nos resultados analgésicos, obstétricos e neonatais, a PCEA parece aumentar a satisfação da mulher.

Há diferentes regimes de PCEA. Foram encontrados quatro estudos comparando diferentes doses nos bólus de PCEA.[213-216]

O primeiro estudo, em 1993, acompanhou 68 mulheres e comparou cinco diferentes doses para PCEA: 2 mL/10 min, 3 mL/15 min, 4 mL/20 min, 6 mL/30 min e 8 mL/hora de bupivacaína-fentanil com adrenalina.[214] O segundo, de 2000, envolveu 203 mulheres, comparando PCEA (12 mL/25 min vs. 4 mL/8 min), utilizando bupivacaína-sufentanil.[213] O terceiro estudo foi realizado no Líbano, com 84 mulheres, comparando três regimes diferentes: 3 mL/6 min, 6 mL/12 min e 9 mL/18 min.[215] O quarto estudo, conduzido nos Estados Unidos, em 2005, incluiu 60 mulheres e comparou bólus em 5 *versus* 15 minutos.[216] Todos os estudos foram de qualidade razoável.

Não houve diferença no nível de dor entre os cinco regimes diferentes na primeira pesquisa, exceto pela quantidade total de anestésicos usados, que foram mais consumidos no grupo de infusão em 1 hora do que nos outros quatro grupos.[214] No segundo estudo, o grupo de dose maior mostrou nível mais baixo de dor, porém maior quantidade total de anestésicos consumidos do que no grupo de dose menor.[217] Não se constatou diferença de evidência na gravidade da hipotensão mostrada nesse estudo. O terceiro estudo mostrou a tendência das mulheres do grupo de dose maior a requererem menos auxílio de analgesia do que as dos outros dois grupos, apesar de não ter havido diferença nos níveis de dor, sensibilidade e bloqueio motor ou quantidade total de anestésicos usados entre os três grupos.[215] Não existiu diferença nos níveis de dor, bloqueio motor, bloqueio sensorial ou mudanças no traçado cardíaco fetal entre os bólus de 5 e 15 minutos no último estudo.[216]

Nenhum dos trabalhos acusou evidência de diferença na duração do trabalho de parto ou forma de nascimento, assim como não revelou diferença nos níveis de índice de Apgar.

Embora o segundo estudo tenha mostrado que as mulheres do grupo com dose maior expressaram mais satisfação com o alívio da dor do que as do grupo com dose menor, não foi evidenciada diferença na satisfação das mulheres com o alívio da dor no restante dos estudos.[213]

O **QUADRO 61.10** apresenta o resumo das evidências sobre o regime de infusão da analgesia e as recomendações da Diretriz Nacional de Assistência ao Parto Normal.

## Qual a efetividade da infusão de soluções cristaloides imediatamente antes da realização da analgesia regional (pré-hidratação)?

A efetividade da infusão de soluções cristaloides imediatamente antes da realização da analgesia regional foi avaliada em uma única revisão sistemática em 2004.[218] A pesquisa incluiu seis estudos envolvendo 473 gestantes. Entre os desfechos, primariamente se avaliou a incidência de hipotensão materna após a realização da analgesia peridural. A conceituação de hipotensão variou pouco entre os autores, sendo consideradas desfecho negativo quedas na pressão sistólica superiores a 20 mmHg ou 20% dos níveis basais. Porém, os trabalhos foram heterogêneos com relação à quantidade de cristaloide utilizado na pré-hidratação e à técnica anestésica. A pré-hidratação variou de 7 $mL \cdot kg^{-1}$ a 1.000 mL. Dois estudos empregaram altas doses de anestésico local, outros dois usaram baixas doses associadas a fentanil e dois empregaram anestesia combinada raquiperidural.

Nesta revisão sistemática, apenas um dos ensaios randomizados demonstrou benefício da pré-hidratação com 1 litro de Ringer lactato.[218] A anestesia peridural foi realizada com a maior concentração de bupivacaína entre os estudos (10 mL a 0,375%). A incidência de hipotensão foi de apenas 2% e de 28% no grupo-controle; outro desfecho significativo e favorável foi a incidência de anormalidades na frequência cardíaca fetal (RR 0,36; IC 95% 0,16-0,83; n = 102).[218]

**QUADRO 61.10** Resumo das evidências sobre o regime de infusão da analgesia e as recomendações da Diretriz Nacional de Assistência ao Parto Normal

**Resumo das evidências sobre o regime de infusão da analgesia**

- A PCEA pode reduzir o nível de dor e aumentar a satisfação das mulheres, mas pode resultar em maior dose total de analgésico utilizado.
- Todos os modos de administração de analgesia peridural provaram proporcionar alívio efetivo da dor. A PCEA, quando comparada com infusão peridural contínua, reduz a dose total de anestésico local usada, resultando em menos bloqueio motor. Quando comparada com a injeção de bólus intermitente pela equipe do hospital, a PCEA aumentou a satisfação das mulheres com o alívio da dor. Há evidência insuficiente nos resultados obstétricos e neonatais para todos os modos de administração.
- A analgesia peridural e a analgesia combinada raquiperidural constituem técnicas igualmente eficazes para alívio da dor de parto. A escolha entre elas será influenciada pela experiência do anestesiologista com a técnica.

**Recomendações (Diretriz Nacional de Assistência ao Parto Normal, 2016)**

- Recomenda-se iniciar a analgesia peridural com os agentes usuais (bupivacaína, ropivacaína e levobupivacaína) diluídos na dose: volume 13 a 20 mL em concentração de 0,06 a 0,1% acrescidos de fentanil (2 a 3 $\mu g \cdot mL^{-1}$) ou opioide lipossolúvel em dose equipotente.
- Quando se pretende fornecer alívio rápido da dor, sem elevação da dose de anestésico, a via intratecal é a técnica de escolha.
- Ao se utilizar a ACRP, é necessário adequar a dose ao momento do parto:
  - fase não avançada do parto (doses próximas de 15 µg de fentanil ou outro opioide lipossolúvel em dose equivalente);
  - fase avançada do parto (bupivacaína 1,25 mg ou outro anestésico em dose equivalente, associada ao opioide lipossolúvel).
- A manutenção da analgesia via cateter peridural deve ser iniciada com a menor concentração efetiva de cada anestésico; por exemplo, bupivacaína a 0,06% ou ropivacaína a 0,1%, ambas acrescidas de fentanil (2 $\mu g \cdot mL^{-1}$) ou doses equipotentes de outro opioide lipossolúvel.
- A manutenção da analgesia via cateter peridural deve ser iniciada com volumes próximos de 10 $mL \cdot h^{-1}$.
- A manutenção da analgesia via cateter peridural deve ser individualizada, levando em consideração a resposta à solução inicial, assim como particularidades da paciente (altura). Mediante resposta insatisfatória na primeira hora de infusão, deve-se aumentar a dose de anestésico, elevando a taxa de infusão de forma escalonada até no máximo 20 $mL \cdot h^{-1}$. Mediante resposta persistentemente insatisfatória, deve-se elevar a concentração do anestésico após revisar posicionamento do cateter.
- A manutenção da analgesia peridural em bólus intermitente ou sob regime de PCEA são os modos preferidos de administração para a manutenção da analgesia peridural. Embora haja discreto benefício na satisfação materna quando utilizada a PCEA, o grau de elevação dos custos pode impactar na eficiência da técnica.

ACRP, anestesia combinada requiperidural; PCEA, analgesia controlada pelo paciente.

Em nenhum dos outros estudos a intervenção se mostrou eficaz em minimizar a ocorrência de hipotensão materna após analgesia peridural, assim como os demais desfechos. O resultado da metanálise não apresentou diferença estatisticamente significativa.

É interessante observar que a incidência de hipotensão entre os estudos variou de 0 a 45%, o que sugere a existência de outra variável não descrita entre as populações estudadas, como, por exemplo, o regime de hidratação das gestantes ao longo do trabalho de parto.

Não existem evidências de que a pré-hidratação seja eficaz para minimizar a hipotensão materna e anormalidades na frequência cardíaca fetal após analgesia peridural, exceto quando usadas altas concentrações de anestésico local, a saber, bupivacaína a 0,375%. Porém, à luz das evidências atuais, essa concentração raramente é utilizada para analgesia de parto, o que limita a reprodução desse benefício.

Os estudos não avaliaram o desfecho necessidade de cateterismo vesical de alívio, nem analisaram o regime de hidratação das pacientes antes de serem alocadas para analgesia.[218]

O **QUADRO 61.11** apresenta as recomendações da Diretriz Nacional de Assistência ao Parto (2016) sobre infusão de soluções cristaloides durante a realização da analgesia regional.

## O manejo e a orientação do comportamento da gestante após analgesia peridural

A deambulação, mobilização e verticalização após analgesia regional é tema abordado com perguntas específicas em três referências: na primeira revisão sistemática, Roberts e colaboradores[219] avaliam se a deambulação influencia o desfecho do parto em mulheres sob analgesia peridural. A segunda revisão, uma metanálise de Roberts e colaboradores,[220] avalia especificamente o benefício de posições verticalizadas no segundo estágio de parto. Já a terceira referência é um ECR conduzido por obstetrizes do Reino Unido[221] que avalia mobilização de nulíparas sob analgesia peridural.

Roberts e colaboradores[219] revisaram cinco ECRs (n = 1161 sob analgesia peridural), incluindo gestantes tanto de parto espontâneo como induzido. Apesar de o autor ter mencionado

**QUADRO 61.11** Recomendações da Diretriz Nacional de Assistência ao Parto Normal (2016) sobre infusão de soluções cristaloides durante a realização da analgesia regional

- Antes da realização da analgesia regional de parto, deve-se ter sempre acesso venoso preestabelecido.
- Pré-hidratação não deve ser utilizada de forma rotineira, mas apenas em casos selecionados.
- Toda gestante após analgesia regional deve ser avaliada quanto à hipotensão arterial, sendo a necessidade de hidratação e/ou suporte com agentes vasoativos avaliada individualmente.
- A manutenção da hidratação deve obedecer às recomendações estabelecidas para o parto. Convém ressaltar que, em função da administração de opioides, a oferta de carboidratos leves é proscrita após anestesia regional.

deambulação no título, incluiu nesse grupo qualquer posição vertical maior que 45°, seja sentada, em pé ou caminhando. Entretanto, 66 a 86% das mulheres nesse grupo deambularam entre 5 e 20 minutos por diferentes períodos. Não houve diferenças significativas para quaisquer desfechos: taxa de parto instrumental e taxa de cesariana. Os autores ressaltam que não existiram diferenças quanto à taxa de acidentes ou efeitos adversos aparentes com a mobilização de gestantes sob analgesia, porém o número de eventos foi muito baixo para se concluir por hipótese nula.

Na segunda revisão, Roberts e colaboradores[220] incluíram apenas dois ECRs de boa qualidade (n = 281 sob analgesia peridural). Foram consideradas posições verticais em pé, andando, ajoelhada, agachada (cócoras) ou sentada > 60°. Embora não tenha havido diferenças significativas para o desfecho via de parto – taxa de parto instrumental e taxa de cesariana foi menor no grupo que assumiu posições verticais: menor tempo de segundo estágio e menor tempo total, respectivamente, nos dois ECRs incluídos. O autor ressalta que os estudos não foram desenhados para avaliar sangramento e demais complicações.

Por fim, o terceiro trabalho incluído avaliou nulíparas sob analgesia peridural.[221] As gestantes eram incluídas já na fase passiva do segundo estágio e alocadas em litotomia ou decúbito lateral, a fim de se avaliar a influência no desfecho. Trata-se de trabalho de qualidade metodológica indeterminada sem controle intergrupos de aspectos relevantes como do índice de massa corporal e porcentagem de partos induzidos. Além disso, a amostra foi pequena, pouco mais de 100 pacientes, limitando o poder de análise dos desfechos. De modo resumido, não houve diferença estatisticamente significativa quanto aos desfechos analisados, exceto pela taxa de episiotomia, maior no grupo de gestantes na posição sentada, porém sem diferença quanto ao traumatismo perineal.

Diante da dúvida sobre até quando infundir anestésico peridural e se a interrupção da analgesia peridural em fases tardias do parto tem algum benefício, aventou-se a hipótese de que, durante o período expulsivo, uma vez livre dos efeitos do anestésico local, a parturiente teria melhor desempenho quanto à capacidade de se mobilizar e realizar puxos. Tal fato minimizaria a ocorrência de desfechos negativos, principalmente taxa de instrumentalização.[222] Essa revisão inglesa incluiu 468 gestantes as quais eram alocadas quanto ao anestésico durante o segundo estágio. O método consistia na interrupção da infusão peridural após 8 cm de dilatação. Os resultados refutaram a hipótese alternativa ao não demonstrarem diferença estatisticamente significativa entre os desfechos: taxa de instrumentalização, cesariana e tempo de segundo estágio. O único desfecho estatisticamente diferente entre os grupos foi o fato de as gestantes, nas quais foi interrompida a peridural, reclamarem por falta de analgesia. Os autores não avaliaram a satisfação materna. Dois estudos nessa sistemática não foram incluídos na metanálise, porém os resultados não diferem dos demais.

De maneira semelhante às ponderações anteriores a respeito de gestante sob analgesia, questiona-se quanto à importância dos puxos maternos no segundo estágio em pacientes sob analgesia peridural.

Os primeiros autores a levantar hipótese nesse contexto foram Gleeson e Griffith.[223] Eles conduziram uma coorte prospectiva de 413 gestantes sob analgesia peridural. No grupo tradicional, dito ativo, as gestantes iniciavam os puxos logo que informadas sobre os 10 cm de dilatação. Já no grupo passivo, os puxos somente eram realizados quando se visualizava a cabeça fetal ou passadas 3 horas da dilatação total (situação que se estabelecesse primeiro). Cerca de três quartos das gestantes demandaram ocitocina. O tempo para iniciar puxos voluntários foi relativamente próximo em ambos os grupos; 0,7 e 0,9 hora nos grupos passivo e ativo respectivamente.

Os resultados foram menos tempo de segundo estágio, assim como menor necessidade de fórceps por distocia de rotação (44,84% vs. 54,79%, $p < 0,04$) no grupo de puxos voluntários. A taxa de admissão em unidade de tratamento intensivo (UTI) neonatal também foi menor no grupo de puxos ativos, sem diferenças quanto ao escore de índice de Apgar e necessidade de suporte ventilatório. Apesar das limitações metodológicas evidentes, esse foi o primeiro estudo comparativo nessa subpopulação e suscitou a realização de outros de melhor qualidade.

Uma revisão sistemática inglesa forneceu o melhor nível de evidência disponível sobre o tema.[224] Nela foram incluídos oito ECRs comparando a tradicional realização voluntária de puxos após 10 cm de dilatação com uma conduta materna mais passiva caracterizada pelo atraso nos puxos voluntários por 1 hora (um estudo) ou somente involuntários próximos ao final do parto (sete estudos). Os resultados não mostraram diferenças estatisticamente significativas para a maioria dos desfechos, como parto instrumental. Entretanto, o tempo de segundo estágio foi abreviado, em média, 58 minutos no grupo que realizava puxos voluntários logo que eram informadas sobre a dilatação total, porém o tempo de segundo período ativo variou amplamente.

Além dessa revisão, outros dois estudos consideraram metodologia semelhante. Simpson e James[225] conduziram um ECR com apenas 45 nulíparas sob parto induzido que demandaram analgesia peridural. No grupo tradicional, as gestantes iniciavam os puxos logo que informadas quanto aos 10 cm de dilatação. Especificamente realizavam puxos sincronizados com respiração lenta e profunda, retendo-os em seu ápice por 10 segundos, três vezes a cada contração. No outro grupo, dito passivo, os puxos somente eram realizados involuntariamente na emergência do desprendimento fetal ou passadas 2 horas da dilatação total (situação que se estabelecesse primeiro). Excetuando-se o fato de as gestantes de puxo ativo imediato serem mais jovens, os grupos eram homogêneos.

Assim como na revisão anterior, o tempo de segundo estágio foi significativamente maior nas gestantes que assumiam conduta mais passiva (média de 38 minutos a mais, $p < 0,01$), porém tinham sua fase ativa abreviada (média de 42 minutos a mais, $p = 0,002$). Os resultados sugerem mais estresse fetal quando são solicitados puxos ativos imediatos, tendo em vista a alta incidência de dessaturação, desaceleração e desaceleração prolongada ($p = 0,001$). Apesar disso, o pH de cordão umbilical e o escore índice de Apgar foram semelhantes. Outro resultado distinto foi a alta incidência de trauma perineal em gestantes de puxos precoces. Não houve diferença para os demais desfechos, como via de parto, instrumentalização e episiotomia.

Abordando o regime de uterotônicos, um ECR duplo-cego em 226 nulíparas comparou o uso rotineiro de ocitocina (2-16 $mU \cdot min^{-1}$) com placebo (conduta expectante) após analgesia peridural.[226]

O uso rotineiro de ocitocina reduziu o tempo de segundo estágio, a necessidade de episiotomia e a perda de sangue. Quanto ao parto instrumental, diminuiu a necessidade do fórceps por distocia não rotacional, sem diferenças quanto à necessidade de fórceps por distocia de rotação. Não houve diferenças estatisticamente significativas quanto ao índice de Apgar.

Mais recentemente, Costley e East[227] realizaram metanálise agregando os resultados de Saunders e colaboradores[226] a uma segunda randomização,[228] elevando a amostra para 319 pacientes. Utilizando metodologia semelhante, randomizaram nulíparas sob analgesia peridural após 6 cm de dilatação. No grupo ocitocina, a dose poderia ser ainda mais alta (2-32 $mU{\cdot}min^{-1}$).

Não foi observada diferença estatisticamente significativa para qualquer desfecho materno e neonatal. A taxa de parto instrumental foi sobremodo elevada em ambos os grupos (50,6% no grupo ocitocina vs. 57,6% no grupo placebo, assim como a taxa de cesariana (6,5% ocitocina vs. 6,7% placebo).

O **QUADRO 61.12** apresenta o resumo das evidências sobre manejo do período expulsivo após analgesia peridural e as recomendações da Diretriz Nacional de Assistência ao Parto Normal.

## Controles maternos e fetais durante o uso da analgesia neuroaxial

Em relação aos controles maternos e fetais que devem ser realizados durante o uso da analgesia neuroaxial, são avaliadas separadamente as evidências. Porém são reunidas as recomendações no âmbito do binômio.

Não foram encontrados estudos que tenham comparado diferentes rotinas de acompanhamento e monitorização das gestantes após receberem analgesia regional de parto. As considerações foram desenvolvidas nos limites das normas especificadas em legislação vigente.

Considerando que não se tem o domínio pleno sobre a ocorrência materna de efeitos adversos e complicações, percebe-se rotineira a necessidade de monitorização básica e por período mínimo após analgesia regional. Já o tempo e a complexidade dessa monitorização irão depender da técnica utilizada e da análise individualizada da gestante.

A Resolução 1.802/2006 do CFM[122] dispõe sobre a prática do ato anestésico e revoga a Resolução CFM nº 1.363/1993. Nessa normativa, documentam-se os requisitos para realização de ato anestésico, o qual também integra a Resolução da Diretoria Colegiada da Anvisa nº 50,[123] de 21 de fevereiro de 2002, que dispõe sobre o regulamento técnico para planejamento, programação, elaboração e avaliação de projetos físicos de estabelecimentos assistenciais de saúde, em especial salas de indução e recuperação pós-anestésica:[122]

> **Art. 1º** Determinar aos médicos anestesiologistas que:
>
> II – Para conduzir as anestesias gerais ou regionais com segurança, deve o médico anestesiologista manter vigilância permanente a seu paciente.
>
> **Art. 3º** Entende-se por condições mínimas de segurança para a prática da anestesia a disponibilidade de:
>
> I – Monitorização da circulação, incluindo a determinação da pressão arterial e dos batimentos cardíacos, e determinação contínua do ritmo cardíaco, incluindo cardioscopia.

**QUADRO 61.12** Resumo das evidências sobre manejo do período expulsivo após analgesia peridural e as recomendações da Diretriz Nacional de Assistência ao Parto Normal

**Resumo das evidências sobre manejo após analgesia peridural**

- Nessa subpopulação de gestantes sob analgesia peridural, a estratégia de incentivo à deambulação e à verticalização durante o parto produz resultados discretos sobre os desfechos mais relevantes. Postura mais ativa pode diminuir o tempo de segundo estágio sem, contudo, alterar a via e a necessidade de instrumentalização.
- A interrupção da infusão de anestésico peridural em fases mais avançadas do parto não está associada a benefícios para quaisquer desfechos maternos e neonatais, mas eleva a dor materna.
- A solicitação de puxos maternos voluntários após 10 cm de dilatação está associada a menor tempo de segundo estágio. Porém, quando discriminado o tempo de segundo estágio em passivo e ativo, os resultados são controversos. Embora possa acelerar a chegada do momento ativo de segundo estágio, alguns estudos associam os puxos precoces e voluntários a uma fase ativa de segundo estágio prolongada, sugerindo fadiga materna. Um único ECR atenta para a associação de puxos precoces e voluntários a mais estresse fetal. Novos estudos devem ser agregados à revisão, a fim de definir melhor o benefício dos puxos ativos e precoces.
- O uso profilático da ocitocina após analgesia peridural não altera o desfecho obstétrico e neonatal.
- Embora não fosse o desfecho avaliado nos estudos, verifica-se que a analgesia peridural em baixas doses associada a opioides é compatível com a deambulação e mobilização da gestante.
- Os estudos não foram desenhados com amostras grandes o suficiente e, consequentemente, não tinham poder estatístico para que fosse avaliada a segurança. Entretanto, a baixa incidência de eventos adversos sugere que a analgesia peridural em baixas doses associada a opioides é segura para as gestantes que desejem deambular e assumir posições mais verticais.

**Recomendações (Diretriz Nacional de Assistência ao Parto Normal, 2016)**

- Recomenda-se que as gestantes sob analgesia peridural, quando se sentirem confortáveis e seguras, sejam encorajadas a deambular e adotar posições mais verticais.
- A administração da solução peridural não deve ser interrompida com o intuito de se otimizar desfechos, mas deve obedecer às necessidades e ao desejo materno, ainda que no período expulsivo.
- O cateter peridural instalado durante o parto poderá ser utilizado no terceiro estágio do parto, como, por exemplo, na reparação perineal.
- Após confirmados os 10 cm de dilatação, não se deve solicitar à gestante que promova puxos voluntários, exceto se tardiamente (sugere-se no mínimo após 1 hora de dilatação total) ou quando a cabeça fetal se tornar visível. Do contrário, os puxos constituem ato involuntário obedecendo à vontade materna. Os puxos devem acontecer sempre durante a contração.
- Constatados 10 cm de dilatação, concorda-se que estratégias devam ser estabelecidas para que o recém-nascido nasça em até 4 horas, independentemente da paridade. Novos estudos são necessários para melhor definir o tempo limite do segundo estágio de parto.
- A administração rotineira de ocitocina após analgesia regional não é recomendada, agregando potenciais efeitos adversos sem benefício. Uma vez que não difere do contexto habitual, deve obedecer às recomendações gerais do uso de uterotônicos.

ECR, ensaio clínico rambonizado.

II – Monitorização contínua da oxigenação do sangue arterial, incluindo a oximetria de pulso.

III – Monitorização contínua da ventilação, incluindo os teores de gás carbônico exalados nas seguintes situações: anestesia sob via aérea artificial (como intubação traqueal, brônquica ou máscara laríngea) e/ou ventilação artificial e/ou exposição a agentes capazes de desencadear hipertermia maligna.

IV – Equipamentos, instrumental e materiais e fármacos que permitam a realização de qualquer ato anestésico com segurança, bem como a realização de procedimentos de recuperação cardiorrespiratória.

Concernente às disposições dessa resolução, fica claro que a anestesia deve acontecer sob constante vigilância, subentendendo-se constante monitorização da circulação e oxigenação. Entretanto, pode acontecer de a gestante desejar deambular ou assumir outras posições da práxis obstétrica, o que consecutivamente implicará necessidade de desvencilhamento dos cabos e monitores. Neste momento, faz-se necessária uma análise individualizada da parturiente. Especificamente, quando não ocorrer anestesia, mas apenas analgesia de parto (alívio total ou parcial da dor), essa gestante estará, na maioria das vezes, apta para a mobilização.

O planejamento da analgesia de parto, no tocante à escolha de técnicas e soluções, assim como a avaliação após analgesia da resposta materna, é passo fundamental nesse processo.

## Controle fetal após analgesia neuroaxial

Como evidências científicas acerca do controle fetal após analgesia neuroaxial (emprego de monitorização fetal eletrônica contínua após analgesia neuroaxial), foram identificados dois estudos de um mesmo grupo de pesquisa norte-americano que compararam a analgesia peridural com meperidina intravenosa quanto à incidência de anormalidade no ritmo cardíaco fetal.[97,229] Em outro cenário, a incidência de anormalidades foi avaliada após o uso de opioide intratecal, sendo os resultados integrados em uma revisão sistemática do Colégio Britânico de Ginecologia e Obstetrícia.

Em ambos os estudos a analgesia peridural foi conduzida com baixa concentração de anestésico local, definida como bupivacaína inferior a 0,25% ou equivalente. Especificamente, comparou-se bupivacaína peridural com 10 mg de meperidina intravenosa; e bupivacaína peridural a 0,0625% com 2 $\mu g \cdot mL^{-1}$ de fentanil com meperidina na dose de 15 mg. Em ambos, os repiques eram realizados com bupivacaína a 0,25% e no controle a meperidina era administrada com intervalo mínimo de 10 minutos, até no máximo 50 mg.

No estudo de Sharma e colaboradores[97] (n = 358 nulíparas) não se constataram diferenças no ritmo cardíaco fetal. Já em Hill e colaboradores (n = 200 nulíparas), demonstrou-se que mulheres com analgesia peridural apresentaram nos primeiros 40 minutos maior queda (> 5 batimentos) da variabilidade fetal à cardiotocografia (30% vs. 7% de fetos, $p < 0,001$), assim como mais acelerações (88% vs. 62%, $p < 0,001$), porém sem diferença significativa quanto às desacelerações (34% vs. 41%; $p = 0,353$).

Em ambas as pesquisas, os autores concluíram pelo efeito não deletério da analgesia peridural em baixas concentrações sobre o bem-estar fetal. Em consonância, a revisão sistemática maior antes detalhada,[79] na análise do desfecho neonatal, não referiu diferenças quando comparada a anestesia regional com a intravenosa ou sem analgesia. Além disso, no grupo opioide intravenoso, a necessidade de se utilizar naloxona imediatamente após o nascimento foi muito mais incidente com os opioides venosos. A despeito disso, não se obteve diferença na taxa de pH < 7,2.

Uma revisão sistemática inglesa sobre opioide intratecal e anormalidades cardíacas incluiu 24 estudos, totalizando 3.513 gestantes.[143] Três opioides de uso intratecal (morfina, fentanil e sufentanil) foram analisados em diferentes doses, com ou sem anestésico local.

A metanálise concluiu pela incidência significativa de bradicardia fetal transitória na primeira hora após administração de opioide intratecal em relação ao seu uso venoso. Não houve outras anormalidades significativas no ritmo cardíaco fetal.

O **QUADRO 61.13** apresenta o resumo das evidências sobre controle fetal após analgesia neuroaxial e as recomendações da Diretriz Nacional de Assistência ao Parto Normal.

**QUADRO 61.13** Resumo das evidências sobre controle fetal após analgesia neuroaxial e as recomendações da Diretriz Nacional de Assistência ao Parto Normal

**Resumo das evidências sobre controle fetal após analgesia regional**

- A analgesia peridural e a administração de opioide intratecal, quando comparadas à analgesia opioide venosa, estão associadas à incidência elevada de alterações clinicamente pouco relevantes como avaliadas à CTG e bradicardia fetal transitória respectivamente.
- Embora possam ocorrer alterações no ritmo e frequência cardíaca fetais, não há associação com pior desfecho neonatal, exceto pela grande necessidade de naloxone no grupo de opioide venoso.
- As alterações subsequentes à analgesia regional são, em sua considerável maioria, passageiras.

**Recomendações (Diretriz Nacional de Assistência ao Parto Normal, 2016)**

- É necessário promover controle maternofetal após analgesia regional de parto. O anestesiologista deve planejar o ato, visando fornecer analgesia satisfatória de parto, como menor comprometimento possível das demais funções sensoriais, motoras e autonômicas. Para isso, o início e a manutenção da analgesia com baixas concentrações de anestésico local constituem fator fundamental, de particular importância nas parturientes que desejam se manter em movimento.
- Toda gestante submetida à analgesia de parto deverá estar com monitorização básica previamente instalada (pressão arterial não invasiva [PANI] 5/5 minutos e oximetria de pulso).
- Estando sob monitorização, após 15 minutos do ato anestésico, a gestante deverá ser avaliada quanto à resposta anestésica (nível do bloqueio, sensibilidade perineal, testes de função motora, teste do equilíbrio e de hipotensão postural). Caso a avaliação seja desfavorável à mobilização ou se constate "estado de anestesia" (hipossensibilidade e bloqueio motor), a gestante deverá permanecer no leito sob vigilância constante até nova reavaliação. Caso a avaliação seja favorável, somente "estado de analgesia", a gestante estará sem impedimentos para deambular e assumir a posição que desejar.

*(Continua)*

**QUADRO 61.13** Resumo das evidências sobre controle fetal após analgesia neuroaxial e as recomendações da Diretriz Nacional de Assistência ao Parto Normal *(Continuação)*

- Caso a avaliação após bloqueio seja desfavorável à mobilização ou se constate "estado de anestesia" (hipossensibilidade e bloqueio motor), os quais persistem mesmo após o terceiro estágio, a gestante deverá ser encaminhada à sala de recuperação pós-anestésica (SRPA) e permanecer no leito sob vigilância constante até alta pelo médico anestesiologista.
- A rotina deve se repetir mediante repique via cateter peridural. Caso após 30 minutos da analgesia de parto ou repique se constate inefetividade, o anestesiologista deverá considerar falha técnica ou revisar individualmente as necessidades de alívio da parturiente.
- Uma vez realizada a analgesia de parto, ainda que não ocorram repiques, o anestesiologista deverá acompanhá-lo com avaliação horária até seu terceiro período. Considerando o término do regime de plantão, outro anestesiologista assumirá o caso.
- Considerando a possibilidade de complicações, todo cateter peridural deve ser retirado pelo médico anestesiologista. A gestante não poderá receber alta do bloco obstétrico, unidade pré-parto, parto e puerpério imediato (PPP) ou SRPA com cateter instalado, exceto com a autorização do anestesiologista para fins outros.
- Toda gestante submetida à analgesia regional ou repique, seja qual for a técnica, deve ser submetida à ausculta intermitente do BCF a cada 5 minutos periodicamente nos primeiros 30 minutos. Uma vez alterado, deve se instalar CTG, assim como proceder a cuidados habituais: decúbito lateral esquerdo e avaliação da necessidade de otimização das condições respiratórias e circulatórias. Caso não ocorra melhora, remeter-se às recomendações obstétricas de ressuscitação intrauterina.
- Tratando de bradicardias fetais graves, não transitórias, considerar outra causa que não analgesia regional e seguir as recomendações obstétricas de ressuscitação intrauterina.

BCF, batimento cardíaco fetal; CTG, cardiotocografia; SRPA, sala de recuperação pós-anestésica

# Referências


1. Segal BS. Does labor analgesia affect labor outcome? In: FleisherLA. Evidence-based practice of anesthesiology. 3rd ed.Philadelphia: Elsevier; 2012. p. 455.
2. Colvim JR. Raising the standart: a compendium of audits recipe for continuous quality of improviments in anaesthesia. London: Royal College of Anaesthesists; 2012.
3. Anim-Somuah M, Smyth R, Jones L. Peridural versus non-peridural or no analgesia in labour. Cochrane Database Syst Rev. 2011;(12):CD000331.
4. Chestnut DH, McGrath JM, Vincent RD Jr, Penning DH, Choi WW, Bates JN, et al. Does early administration of peridural analgesia affect obstetric outcome in nulliparous women who are in spontaneous labor? Anesthesiology. 1994;80(6):1201-8.
5. Ribas GC. Considerations about the nervous system phylogenetic evolution, behavior, and the emergence of consciousness Rev Bras Psiquiatr. 2006;28(4): 326-38.
6. Gould SJ. Ontogeny and phylogeny. Cambridge: Harvard University; 1977.
7. Merskey H, Albe-Fessard D, Bonica JJ, Carmon A, Dubner R, Kerr FWL, et al. Pain terms: a list with definitions and notes on usage. Seattle: IASP; 1979.
8. American Pain Society. Pain: currenting understanding of assessment, management, and treatment [Internet]. Glenview: APS; 2011. Section II; Assessment of pain; [capturado em 21 ago. 2017]; p.19-30. Disponível em: http://americanpainsociety.org/uploads/education/frontmatter.pdf.
9. Sociedade Brasileira para o Estudo da Dor. Hospital sem dor: diretrizes para implantação da dor como quinto sinal vital [Internet]. São Paulo: SBED; 2013 [capturado em 21 ago. 2017]. Disponível em: http://www.dor.org.br/profissionais/5_sinal_vital.asp.
10. Loeser JD, Treede RD. The Kyoto protocol of IASP Basic Pain Terminology. Pain. 2008;137(3):473-7.
11. Pain terms: a list with definitions and notes on usage. Recommended by the IASP Subcommittee on Taxonomy. Pain. 1979;6(3):249-52.
12. Merskey H Terms and taxonomy: paper tools at the cutting edge of study. In: Merskey H, Loeser JD, Dubner R, editors. The paths of pain 1975-2005. Seattle: IASP; 2005. p. 329-37.
13. Merskey H, Bogduk N. Classification of chronic pain. In: Merskey H, Bogduk N, editors. Part III: Pain terms a current list with definitions and notes on usage.2nd ed. Seattle: IASP; 1994. p. 209-14.
14. Meyer RA, Campbell JN, Raja SN. Peripheral neural mechanisms of nociception. In: Wall PD, Melzack R, editors. Textbook of pain. 3rd ed. Edinburgh: Churchill Livingstone; 1994. p. 13-44.
15. Dick-Read GP. Childbirth without fear. New York: Harper; 1953.
16. Leite S. Cartas dos primeiros jesuítas do Brasil. São Paulo: Comissão do IV Centenário da Cidade de São Paulo; 1954.
17. Melzack R. The myth of painless childbirth (the John J. Bonica lecture). Pain. 1984;19(4):321-37.
18. Willdeck-Lund G, Lindmark G, Nilsson BA. Effect of segmental epidural analgesia upon the uterine activity with special reference to the use of different local anaesthetic agents. Acta Anaesthesiol Scand. 1979;23(6):519-28.
19. Bundsen P. Subjective results of analgesia during labor--a questionary. Lakartidningen. 1975;72(3):129-32.
20. Nettelbladt P, Fagerström CF, Uddenberg N. The significance of reported childbirth pain. J Psychosom Res. 1976;20(3):215–221.
21. Hardy JD, Javert CT. Studies on pain: measurements of pain intensity in childbirth. J Clin Invest. 1949;28(1):153-62.
22. Robbins A, Sato Y, Hotta H, Berkley KJ. Responses of hypogastric nerve afferent fibers to uterine distension in estrous or metestrous rats. Neurosci Lett.1990;110(1-2):82-5.
23. Lyons CA, Beharry KD, Nishihara KC, Akmal Y, Ren ZY, Chang E, et al. Regulation of matrix metalloproteinases (type IV collagenases) and their inhibitors in the virgin, timed pregnant, and postpartum rat uterus and cervix by prostaglandin E2-cyclic adenosine monophosphate. Am J Obstet Gynecol. 2002;187(1):202-8.
24. Stygar D, Wang H, Vladic YS, Ekman G, Eriksson H, Sahlin L. Increased level of matrix metalloproteinases 2 and 9 in the ripening process of the human cervix. Biol Reprod. 2002;67(3):889-94.
25. Pan PH, Eisenach JC. The pain of childbirth and its effect on the mother and the fetus. In: Chestnut DH, editor. Chestnut's obstetric anesthesia: principles and practice. 5th ed. Philadelphia: Saunders; 2014. p. 410-26.
26. Eisenach JC. The pain in childbirth and its effect on the mother and the fetus. In: Chestnut DH, editor. Chestnut's obstetric anesthesia: principles and practice. 3rd ed. Philadelphia: Saunders; 2004. p. 288-301.
27. Chestnut DH, editor. Chestnut's obstetric anesthesia: principles and practice. 5th ed. Philadelphia: Saunders; 2014.
28. Melzack R, Taenzer P, Feldman P, Kinch RA. Labour is still painful after prepared childbirth training. Can Med Assoc J. 1981;125(4):357-63.
29. Niven CA, Gijsbers KJ. Do low levels of labour pain reflect low sensitivity to noxious stimulation? Soc Sci Med. 1989;29(4):585-8.
30. Coghill RC, McHaffie JG, Yen YF. Neural correlates of interindividual differences in the subjective experience of pain. Proc Natl Acad Sci U S A. 2003;100(14):8538-42.
31. Reid JG, Simpson NA, Walker RG, Economidou O, Shillito J, Gooi HC, et al. The carriage of proinflammatory cytokine gene polymorphisms in recurrent pregnancy loss. Am J Reprod Immunol. 2001;45(1):35-40.
32. Conell-Price J, Evans JB, Hong D, Shafer S, Flood P. The development and validation of a dynamic model to account for the progress of labor in the assessment of pain. Anesth Analg. 2008;106(5):1509-15.
33. Debiec J, Conell-Price J, Evansmith J, Shafer SL, Flood P. Mathematical modeling of the pain and progress of the first stage of nulliparous labor. Anesthesiology. 2009;111(5):1093-110.
34. Bonica JJ. The nature of pain in parturition. In: Van Zundert A, Ostheimer GW, editors. Pain relief and anesthesia in obstetrics. New York: Churchill Livingstone; 1996. p. 32.
35. Bonica JJ. Labour pain. In: Wall PD, Melzack R, editors. Textbook of pain. Edinburgh: Churchill Livingstone; 1984. p.
36. Carvalho B, Hilton G, Wen L, Weiniger CF. Prospective longitudinal cohot questionnaire assessment of labouring women's preference both pre- and post delivery for either reduced pain intensity for a longer duration or greater pain intensity for a shorter duration. Br J Anaesth. 2014;113(3):468-73.
37. Shnider SM, Abboud TK, Artal R, Henriksen EH, Stefani SJ, Levinson G. Maternal catecholamines decrease during labor after lumbar peridural anesthesia. Am J Obstet Gynecol. 1983;147(1):13-5.
38. Leighton BL, Norris MC, Sosis M, Epstein R, Chayen B, Larijani GE. Limitations of epinephrine as a marker of intravascular injection in laboring women. Anesthesiology. 1987;66(5):688-91.
39. Hood DD, Dewan DM, James FM 3rd. Maternal and fetal effects of epinephrine in gravid ewes. Anesthesiology. 1986;64(5):610-3.
40. Hägerdal M, Morgan CW, Sumner AE, Gutsche BB. Minute ventilation during and oxygen consumption during labor with peridural analgesia. Anesthesiology. 1983;59(5):425-7.
41. Cascio M, Pygon B, Bernett C, Ramanathan S. Labour analgesia with intrathecal fentanyl decreases maternal stress. Can J Anaesth. 1997;44(6):605-9.
42. Jouppila R, Puolakka J, Kauppila A, Vuori J. Maternal and umbilical cord plasma noradrenaline concentrations during labour with and without segmental extradural analgesia, and during caesarean section. Br J Anaesth. 1984;56(3):251-5.
43. Buchan AS, Sharwood-Smith GH. Physiological changes in pregnancy. In: Buchan AS, Sharwood-Smith GH. The Simpson handbook of obstetric anaesthesia. Edinburgh: Albamedia; 1999.
44. Ryding EL. Psychosocial indications for cesarean section. Acta Obstet Gynecol Scand. 1991;70(1):47-9.
45. Stewart DE. Psychiatric symptoms following attempted natural childbirth. Can Med Assoc J. 1982;127(8):713-6.
46. Lowe NK. The nature of labor pain. Am J Obstet Gynecol. 2002;186(5 Suppl Nature):S16-24.
47. Karmel M. Thank y, dr. Lamaze: a mother's experiences in painless childbirth. New York: Lippincott; 1959.
48. Karmel M. Thank y, dr. Lamaze: a mother's experiences in painless childbirth. 2nd ed. New York: Lippincott; 1981.
49. Velvovsky I, Platonov K, Ploticher V. Painless child-birth through psychoprophylaxis: lectures for obstetricians. London: Foreign Languages; 1960.
50. Dick-Read G. Childbirth without fear: The principles and practice of natural childbirth. New York: Harper & Brothers; 1944.
51. Dick-Read G. Natural childbirth. London:Heinemann; 1933.
52. Beck NC, Hall D. Natural childbirth: a review and analysis. Obstet Gynecol. 1978;52(3):371-9.
53. Lindell SG. Education for childbirth: a time for change. J Obstet Gynecol Neonatal Nurs. 1988;17(2):108-12.
54. Copstick S, Hayes RW, Taylor KE, Morris NF. Atestofacommon assumption regarding the use of antenatal training during labour. J Psychosom Res. 1985;29(2):215-8.
55. Minnich ME. Childbirth preparation and nonpharmacologic analgesia. In: Chestnut DH, editor. Chestnut's obstetric anesthesia: principles and practice. 5th ed. Philadelphia: Saunders; 2014. p. 427-35.
56. Odent M. New active birth: a concise guide to natural childbirth. Emeryville: Thorsons; 1991.
57. Comparative Obstetric Mobile Epidural Trial (COMET) Study Group UK. Effect of low-dose mobile versus traditional peridural techniques on mode of delivery: a randomised controlled trial. Lancet. 2001;358(9275):19-23.
58. Sultan P, Murphy C, Halpern S, Carvalho B. The effect of low concentration versus high concentration of local anesthetics for labour analgesia on obstetric and anesthetics outcomes: a meta-analysis. Can J Anaesth. 2013;60(9):840-54.
59. Ruetsch YA, Böni T, Borgeat A. From cocaine to ropivacaine: the history of local anesthetic drugs. Curr Top Med Chem. 2001;1(3):175-82.
60. Goldstein A, Lowney LI, Pal BK. Stereospecific and nonspecific interactions of the morphine congener levorphanol in subcellular fractions of mouse brain. Proc Natl Acad Sci U S A. 1971;68(8):1742-7.
61. Pert CB, Snyder SH. Opiate receptor: demonstration in nervous tissue. Science. 1973 Mar 9;179(4077):1011-4.
62. Vale NB, Vale LF, Cruz JR. O tempo e a anestesia obstétrica: da cosmologia caótica à cronobiologia. Rev Bras Anestesiol. 2009;59(5):624-47.
63. Iglesias S, Burn R, Saunders LD. Reducing the cesarean section rate in a rural community hospital. CMAJ. 1991;145(11):1459-64.
64. Lagrew DC Jr, Morgan MA.Decreasing the cesarean section rate in a private hospital: success without mandated clinical changes. Am J Obstet Gynecol. 1996;174(1 Pt 1):184-91.
65. Socol ML, Garcia PM, Peaceman AM, Dooley SL. Reducing cesarean births at a primarily private university hospital. Am J Obstet Gynecol. 1993;168(6 Pt 1):1748-54.
66. Chestnut DH, Vincent RD Jr, McGrath JM, Choi WW, Bates JN. Does early administration of peridural analgesia affect obstetric outcome in nulliparous women who are receiving intravenous oxytocin? Anesthesiology. 1994;80(6):1193-200.
67. Fernandes FC. Analgesia de parto: quando iniciar. In: Cavalcanti IL. Tópicos de anestesia e dor. Rio de Janeiro: Sociedade de Anestesiologia do Estado do Rio de Janeiro; 2011. p. 267.
68. Isenor L, Penny-MacGillivray T. Intravenous meperidine infusion for obstetric analgesia. J Obstet Gynecol Neonatal Nurs. 1993;22(4):349-56.
69. Thurlow JA, Laxton CH, Dick A, Waterhouse P, Sherman L, Goodman NW. Remifentanil by patient-controlled analgesia compared with intramuscular meperidine for pain relief in labour. Br J Anaesth. 2002;88(3):374-8.
70. Bricker L, Lavender T.Parenteral opioids for labor pain relief: a systematic review. Am J Obstet Gynecol. 2002;186(5 Suppl Nature):S94-109.
71. Elbourne D, Wiseman RA.Types of intramuscular opiods for maternal pain relief in labour. Cochrane Database Syst Rev. 2000;(2):CD001237.
72. Tsui MH1, Ngan Kee WD, Ng FF, Lau TK. A double blinded randomised placebo controlled study of intramuscular pethidine for pain relief in the first stage of labour. BJOG. 2004;111(7):648-55.
73. Sosa CG, Balaguer E, Alonso JG, Panizza R, Laborde A, Berrondo C. Meperidine for dystocia during the first stage of labor: A randomized controlled trial. Am J Obstet Gynecol. 2004;191(4):1212-8.
74. Soontrapa S1, Somboonporn W, Komwilaisak R, Sookpanya S. Effectiveness of intravenous meperidine for pain relief in the first stage of labour. J Med Assoc Thai. 2002;85(11):1169-75.
75. Nelson KE, Eisenach JC. Intravenous butorphanol, meperidine, and their combination relieve pain and distress in women in labor. Anesthesiology. 2005;102(5):1008–13.
76. Blair JM, Dobson GT, Hill DA, McCracken GR, Fee JP. Patient controlled analgesia for labour: a comparison of remifentanil with pethidine. Anaesthesia. 2005;60(1):22–7.

77. Morley-Forster PK, Reid DW, Vandeberghe H. A comparison of patient-controlled analgesia fentanyl and alfentanil for labour analgesia. Can J Anaesth. 2000;47(2):113-9.
78. Comissão Nacional de Incorporação de Tecnologias no SUS. Diretriz nacional de assistência ao parto normal 2016. Relatório de recomendação [Internet].Brasília: MS; 2016 [capturado em 21 ago. 2017] Disponível em: http://conitec.gov.br/images/Consultas/2016/Relatorio_Diretriz-PartoNormal_CP.pdf.
79. Anim-Somuah M, Smyth R, Howell C. Peridural versus non-peridural or no analgesia in labour. Cochrane Database Syst Rev. 2005;(4):CD000331.
80. Morgan-Ortiz F, Quintero-Ledezma JC, Pérez-Sotelo JA, Trapero-Morales M. Evolution and quality of care during labor and delivery in primiparous patients who underwent early obstetrical analgesia. Ginecol Obstet Mex. 1999;67:522-6.
81. Segal BS. Does labor analgesia affect success labor outcome? . In: FleisherLA. Evidence-based practice of anesthesiology. Philadelphia: Elsevier; 2003. p. 508.
82. Camann WR, Denney RA, Holby ED, Datta S. A comparison of intrathecal, peridural and intravenous sufentanil for labor analgesia. Anesthesiology. 1992;77(5):884-7.
83. Gambling DR, Sharma SK, Ramin SM, Lucas MJ, Leveno KJ, Wiley J, et al. A randomized study of combined spinal-peridural analgesia versus intravenous meperidine during labor: impact on cesarean delivery rate. Anesthesiology. 1998;89(6):1336-44.
84. Chen LK, Hsu HW, Lin CJ, Huang CH, Tsai SK, Lee CN, et al. Effects of peridural fentanyl on labor pain during the early period of the first stage of induced labor in nulliparous women. J Formos Med Assoc. 2000;99(7):549-53.
85. Dickinson JE, Paech MJ, McDonald SJ, Evans SF. The impact of intrapartum analgesia on labour and delivery outcomes in nulliparous women. Aust N Z J Obstet Gynaecol. 2002;42(1):59-66.
86. Lian Q, Ye X. The effects of neuraxial analgesia of combination of ropivacaine and fentanyl on uterine contraction. Anesthesiology.2008;109:A1332.
87. Scavone BM. Fetal heart rate and uterine contraction pattern abnormalities after combined spinal/peridural vs systemic labor analgesia. Anesthesiology.2002;96:A1049.
88. Sullivan JT. Does type of labor analgesia alter the pattern of oxytocin use? Anesthesiology. 2002;96:P48.
89. Long J, Yue Y. Patient controlled intravenous analgesia with tramadol for pain relief. Chin Med J (Engl). 2003;116(11):1752-5.
90. Thalme B, Belfrage P, Raabe N. Lumbar epidural analgesia in labour. I. Acid-base balance and clinical condition of mother, fetus and newborn child. Acta Obstet Gynecol Scand. 1974;53(1):27-35.
91. Grandjean H, de Mouzon J, Cabot JA, Desprats R, Pontonnier G. Peridural analgesia and by phenoperidine in normal labor. Therapeutic trial with a control series. Arch Franc Pediatr.1979;36(9 Suppl): LXXV-LXXXI.
92. Philipsen T1, Jensen NH. A randomised study comparing peridural block and pethidine as analgesic in labour. In: The Proceedings of the 12th world congress of gynecology and obstetrics. London: FIGO; 1988. p. 378-9.
93. Thorp JA, Hu DH, Albin RM, McNitt J, Meyer BA, Cohen GR, Yeast JD. The effect of intrapartum peridural analgesia on nulliparous labor: a randomized, controlled, prospective trial. Am J Obstet Gynecol. 1993;169(4):851-8.
94. Muir HA, Shukla R, Liston R, Writer D. Randomised trial of labor analgesia: a pilot study to compare patient-controlled peridural analgesia to determine if analgesic method affects delivery outcome. Can J Anaesth. 1996;43(5):A60.
95. Bofill JA, Vincent RD, Ross EL, Martin RW, Norman PF, Werhan CF, et al. Nulliparous active labor, peridural anaglesia, and cesarean delivery for dystocia. Am J Obstet Gynecol. 1997;177(6):1465-70.
96. Nikkola EM, Ekblad UU, Kero PO, Alihanka JJ, Salonen MA. Intravenous fentanyl PCA during labour. Can J Anaesth. 1997;44(12):1248-55.
97. Sharma SK, Sidawi JE, Ramin SM, Lucas MJ, Leveno KJ, Cunningham FG. Cesarean delivery: a randomized trial of epidural versus patient-controlled meperidine analgesia during labor. Anesthesiology. 1997;87(3):487-94.
98. Clark A, Carr D, Loyd G, Cook V, Spinnato J. The influence of peridural analgesia on cesarean delivery rates: a randomised, prospective clinical trial. Am J Obstet Gynecol. 1998;179(6 Pt 1):1527-33.
99. Loughnan BA, Carli F, Romney M, Doré CJ, Gordon H.Randomized controlled comparison of peridural bupivacaine versus pethidine for analgesia in labour. Br J Anaesth. 2000;84(6):715-9.
100. Howell CJ, Kidd C, Roberts W, Upton P, Lucking L, Jones PW, et al. A randomised controlled trial of epidural compared with non-epidural analgesia in labour. BJOG. 2001;108(1):27-33.
101. Lucas MJ, Sharma SK, McIntire DD, Wiley J, Sidawi JE, Ramin SM, et al. A randomized trial of labor analgesia in women with pregnancy-induced hypertension. Am J Obstet Gynecol. 2001;185(4):970-5.
102. Sharma SK. A randomized trial of patient-controlled peridural versus patient-controlled intravenous analgesia during labor. Anesthesiology. 2000;92:A22.
103. Head BB, Owen J, Vincent RD Jr, Shih G, Chestnut DH, Hauth JC. A randomized trial of intrapartum analgesia in women with severe preeclampsia. Obstet Gynecol. 2002;99(3):452-7.
104. Jain S, Arya VK, Gopalan S, Jain V. Analgesic efficacy of intramuscular opioids versus peridural analgesia in labor. Int J Gynaecol Obstet. 2003;83(1):19-27.
105. Halpern SH, Muir H, Breen TW, Campbell DC, Barrett J, Liston R, et al. A multicentre randomized controlled trial comparing patient-controlled peridural with intravenous analgesia for pain relief in labour. Anesth Analg. 2004;99(5):1532-8
106. Nafisi S. Effects of peridural lidocaine analgesia on labor and delivery: A randomized, prospective, controlled trial. BMC Anesthesiol.2006;6:15.
107. Volmanen P, Sarvela J, Akural EI, Raudaskoski T, Korttila K, Alahuhta S. Intravenous remifentanil vs. peridural levobupivacaine with fentanyl for pain relief in early labour: a randomised, controlled, double-blinded study. Acta Anaesthesiol Scand. 2008;52(2):249-55.
108. Leighton BL, Halpern SH. The effects of peridural analgesia on labor, maternal, and neonatal outcomes: a systematic review. Am J Obstet Gynecol. 2002;186(5 Suppl Nature):S69-77.
109. Reynolds F1, Sharma SK, Seed PT. Analgesia in labour and fetal acid-base balance: a meta-analysis comparing peridural with systemic opioid analgesia. BJOG. 2002;109(12):1344-53.
110. Alexander JM, Sharma SK, McIntire DD, Leveno KJ. Peridural analgesia lengthens the Friedman active phase of labor. Obstet Gynecol. 2002;100(1):46-50.
111. Eriksson SL, Olausson PO, Olofsson C. Use of peridural analgesia and its relation to caesarean and instrumental deliveries-a population-based study of 94,217 primiparae. Eur J Obstet Gynecol Reprod Biol. 2006;128(1-2):270-5.
112. Lieberman E1, Davidson K, Lee-Parritz A, Shearer E. Changes in fetal position during labor and their association with peridural analgesia. Obstet Gynecol. 2005;105(5 Pt 1):974-82.
113. Macarthur A, Macarthur C, Weeks S. Peridural anaesthesia and low back pain after delivery: a prospective cohort study. BMJ. 1995;311(7016):1336-9.
114. Philip J, Alexander JM, Sharma SK, Leveno KJ, McIntire DD, Wiley J. Peridural analgesia during labor and maternal fever. Anesthesiology. 1999;90(5):1271-5.
115. Mayberry LJ1, Clemmens D, De A. Peridural analgesia side effects, cointerventions, and care of women during childbirth: a systematic review. Am J Obstet Gynecol. 2002;186(5 Suppl Nature):S81-93.
116. Turnbull DK, Shepherd DB. Post-dural puncture headache: pathogenesis, prevention and treatment. Br J Anaesth. 2003;91(5):718-29.
117. Macarthur A. Postpartum headache. In: Chestnut DH, editor. Chestnut's obstetric anesthesia: principles and practice. 5th ed. Philadelphia: Saunders; 2014. p. 713-38.
118. Luxman D, Wolman I, Groutz A, Cohen JR, Lottan M, Pauzner D, et al. The effect of early peridural block administration on the progression and outcome of labor. Int J Obstet Anesth. 1998;7(3):161-4.
119. Ohel G, Gonen R, Vaida S, Barak S, Gaitini L. Early versus late initiation of epidural analgesia in labor: does it increase the risk of cesarean section? A randomized trial. Am J Obstet Gynecol. 2006;194(3):600-5.
120. Wong CA, Scavone BM, Peaceman AM, McCarthy RJ, Sullivan JT, Diaz NT, et al. The risk of cesarean delivery with neuraxial analgesia given early versus late in labor. N Engl J Med. 2005;352(7):655-65.
121. Conselho Federal de Medicina. Resolução CFM nº 1.931, de 24 de setembro de 2009. Aprova o código de ética médica [Internet]. Brasília: CFM; 2009 [capturado em 21 ago. 2017]. Disponível em: http://www.cremers.org.br/pdf/codigodeetica/codigo_etica.pdf.
122. Conselho Federal de Medicina. Resolução CFM nº 1.802/2006. Dispõe sobre a prática do ato anestésico e revoga a Resolução CFM nº 1.363/1993 [Internet]. Brasília: CFM; 2006 [capturado em 21 ago. 2017]. Disponível em: http://www.portalmedico.org.br/resolucoes/cfm/2006/1802_2006.htm.
123. Brasil. Ministério da Saúde. Agência Nacional de Vigilância Sanitária. Resolução-RDC nº 50, de 21 de fevereiro DE 2002 Dispõe sobre o Regulamento Técnico para planejamento, programação, elaboração e avaliação de projetos físicos de estabelecimentos assistenciais de saúde[Internet]. Brasília: Anvisa; 2002 [capturado em 21 ago. 2017]. Disponível em: http://bvsms.saude.gov.br/bvs/saudelegis/anvisa/2002/res0050_21_02_2002.html.
124. Douglas MJ. Pain management options during labour. In: Obstetric guideline 4: optimizing neonatal, maternal and fetal health. Vancouver:BCPHP; 2007. p. 18.
125. Douglas MJ The use of neuraxial anesthesia in parturients with thrombocytopenia: what is an adequate platelet count? In: Halpern SH, Douglas MJ, editors. Evidence-based obstetric anesthesia. Oxford: Blackwell; 2005.
126. Bang EC, Lee HS, Kang YI, Cho KS, Kim SY, Park H. Onset of labor peridural analgesia with ropivacaine and a varying dose of fentanyl: a randomized controllled trial. Int J Obstet Anesth. 2012;21(1):45-50.
127. Beilin Y, Galea M, Zahn J, Bodian CA. Peridural ropivacaine for the initiation of labor peridural analgesia: a dose finding study. Anesth Analg. 1999;88(6):1340-5.
128. Christiaens F, Verborgh C, Dierick A, Camu F. Effects of diluent volume of a single dose of peridural bupivacaine in parturients during the first stage of labor. Reg Anesth Pain Med. 1998;23(2):134-41.
129. Plaat FS, Royston P, Morgan BM. Comparison of 15 mg and 25 mg of bupivacaine both with 50 mug fentanyl as initial dose for peridural analgesia. Int J Obstet Anesth. 1996 Oct;5(4):240-3.
130. Hughes D, Simmons SW, Brown J, Cyna AM. Combined spinal-peridural versus peridural analgesia in labour. Cochrane Database Syst Rev. 2003;(4):CD003401.
131. Macarthur C. A randomised controlled trial of mobile and non -mobile techniques of. regional analgesia for labour, evaluating short and long term outcomes. [local desconhecido]: [editor desconhecido]; 2004.
132. Zeidan AZ. Combined spinal-peridural compared with low dose peridural during ambulatory labour analgesia in nulliparous women. Egyp J Anaesth. 2004;20(3):273-81.
133. Simmons SW, Taghizadeh N, Dennis AT, Hughes D, Cyna AM. Combined spinal-peridural versus peridural analgesia in labour. Cochrane Database Syst Rev. 2012 17;10:CD003401
134. Whitty R, Goldszmidt E, Parkes RK, Carvalho JC. Determination of the ED95 for intrathecal plain bupivacaine combined with fentanyl in active labor. Int J Obstet Anesth. 2007;16(4):341-5.
135. Warwick D. Synergistic interaction between fentanyl and bupivacaine given intrathecally for labor analgesia. Anesthesiology.2014;120:1126-36.
136. Stocks GM, Hallworth SP, Fernando R, England AJ, Columb MO, Lyons G. Minimum local analgesic dose of intrathecal bupivacaine in labor and the effect of intrathecal fentanyl. Anesthesiology. 2001;94(4):593-8.
137. Hess PE1, Vasudevan A, Snowman C, Pratt SD. Small dose bupivacaine-fentanyl spinal analgesia combined with morphine for labor. Anesth Analg. 2003;97(1):247-52.
138. Camorcia M, Capogna G, Columb MO. Minimum local analgesic doses of ropivacaine, levobupivacaine, and bupivacaine for intrathecal labor analgesia. Anesthesiology. 2006;102:646-50.
139. Tiouririne M, Holiday JS, Durieux ME, Wheeler AS. Duration of intrathecal hydromorphone for labor analgesia. Anesthesiology. 2006;105: A915.
140. Van de Velde M, Dreelinck R, Dubois J, Kumar A, Deprest J, et al. Determination of the full dose–response relation of intrathecal bupivacaine, levobupivacaine, and ropivacaine, combined with sufentanil, for labor analgesia. Anesthesiology. 2007;106(1):149-56.
141. Rofaeel A, Lilker S, Fallah S, Goldszmidt E, Carvalho J. Intrathecal plain vs hyperbaric bupivacaine for labour analgesia: efficacy and side effects. Can J Anaesth. 2007 Jan;54(1):15-20.
142. Mhyre JM, Hong RW, Greenfield ML, Pace NL, Polley LS. The median local analgesic dose of intrathecal bupivacaine with hydromorphone for labour: a double-blind randomized controlled trial. Can J Anaesth. 2013;60(11):1061-9.
143. Mardirosoff C, Dumont L, Boulvain M, Tramèr MR. Fetal bradycardia due to intrathecal opioids for labour analgesia: a systematic review. BJOG. 2002;109(3):274-81.
144. Bucklin BA, Chestnut DH, Hawkins JL. Intrathecal opioids versus peridural local anesthetics for labor analgesia: a meta-analysis. Reg Anesth Pain Med. 2002;27(1):23-30.
145. Jordan S, Emery S, Bradshaw C, Watkins A, Friswell W. The impact of intrapartum analgesia on infant feeding. BJOG. 2005;112(7):927-34.
146. Beilin Y, Bodian CA, Weiser J, Hossain S, Arnold I, Feierman DE, et al. Effect of labor peridural analgesia with and without fentanyl on infant breast-feeding: a prospective, randomized, double-blind study. Anesthesiology. 2005;103(6):1211-7.
147. Palmer CM, Van Maren G, Nogami WM, Alves D. Bupivacaine augments intrathecal fentanyl for labor analgesia. Anesthesiology. 1999;91(1):84-9.
148. Lee BB, Ngan Kee WD, Hung VY, Wong EL. Combined spinal-peridural analgesia in labour: comparison of two doses of intrathecal bupivacaine with fentanyl. Br J Anaesth. 1999;83(6):868-71.
149. Palmer CM, Cork RC, Hays R, Van Maren G, Alves D. The dose-response relation of intrathecal fentanyl for labor analgesia. Anesthesiology. 1998;88(2):355-61.
150. Celeski DC, Heindel L, Haas J, Vacchiano CA. Effect of intrathecal fentanyl dose on the duration of labor analgesia. AANA J. 1999;67(3):239-44.
151. Wong CA, Scavone BM, Slavenas JP, Vidovich MI, Peaceman AM, Ganchiff JN, et al. Efficacy and side effect profile of varying doses of intrathecal fentanyl added to bupivacaine for labor analgesia. Int J Obstet Anesth. 2004;13(1):19-24.
152. Lim Y, Sia AT, Ocampo CE. Comparison of intrathecal levobupivacaine with and without fentanyl in combined spinal epidural for labor analgesia. Med Sci Monit. 2004;10(7):PI87-91.
153. Chan SY, Chiu JW. Intrathecal labor analgesia using levobupivacaine 2.5 mg with fentanyl 25 microg--would half the dose suffice? Med Sci Monit. 2004;10(10):PI110-4.
154. Beilin Y1, Nair A, Arnold I, Bernstein HH, Zahn J, Hossain S, et al. A comparison of peridural infusions in the combined spina peridural technique for labor analgesia. Anesth Analg. 2002;94(4):927-32.
155. Benhamou D, Hamza J, Eledjam JJ, Dailland P, Palot M, Seebacher J, et al. Continuous extradural infusion of ropivacaine 2 mg mL-1 for pain relief during labour. Br J Anaesth. 1997;78(6):748-50.
156. Bernard JM, Le Roux D, Frouin J. Ropivacaine and fentanyl concentrations in patient-controlled peridural analgesia during labor: a volume-range study. Anesth Analg. 2003;97(6):1800-7.
157. Cascio MG, Gaiser RR, Camann WR, Venkateswaran P, Hawkins J, McCarthy D. Comparative evaluation of four different infusion rates of ropivacaine (2 mg.mL-1) for peridural labor analgesia. Reg Anesth Pain Med. 1998;23(6):548-53.
158. Ewen A, McLeod DD, MacLeod DM, Campbell A, Tunstall ME. Continuous infusion peridural analgesia in obstetrics. A comparison of 0.08% and 0.25% bupivacaine. Anaesthesia. 1986;41(2):143-7.
159. Li DF, Rees GA, Rosen M. Continuous extradural infusion of 0.0625% or 0.125% bupivacaine for pain relief in primigravid labour. Br J Anaesth. 1985;57(3):264-70.
160. Merson N. A comparison of motor block between ropivacaine and bupivacaine for continuous labor peridural analgesia. AANA J. 2001 Feb;69(1):54-8.
161. Noble HA, Enever GR, Thomas TA. Epidural bupivacaine dilution for labour. A comparison of three concentrations infused with a fixed dose of fentanyl. Anaesthesia. 1991;46(7):549-52.
162. Sia AT, Ruban P, Chong JL, Wong K.Motor blockade is reduced with ropivacaine 0.125% for parturient-controlled epidural analgesia during labour. Can J Anaesth. 1999 Nov;46(11):1019-23.
163. Stoddart AP, Nicholson KE, Popham PA. Low dose bupivacaine/fentanyl peridural infusions in labour and mode of delivery. Anaesthesia. 1994;49(12):1087-90.
164. Thorburn J, Moir DD. Extradural analgesia: the influence of volume and concentration of bupivacaine on the mode of delivery, analgesic efficacy and motor block. Br J Anaesth. 1981;53(9):933-9.
165. Elliott RD. Continuous infusion peridural analgesia for obstetrics: Bupivacaine versus bupivacaine-fentanyl mixture. Can J Anaesth. 1991;38(3):303-10.
166. Enever GR, Noble HA, Kolditz D, Valentine S, Thomas TA. Peridural infusion of diamorphine with bupivacaine in labour. A comparison with fentanyl and bupivacaine. Anaesthesia. 1991 Mar;46(3):169-73.
167. Chestnut DH, Owen CL, Bates JN, Ostman LG, Choi WW, Geiger MW. Continuous infusion peridural analgesia during labor. A randomized, double-blind comparison of 0.0625% bupivacaine/0.0002% fentanyl versus 0.125% bupivacaine. Anesthesiology. 1988;68(5):754-9.
168. Porter J, Bonello E, Reynolds F. Effect of peridural fentanyl on neonatal respiration. Anesthesiology. 1998;89(1):79-85.
169. Reynolds F, Russell R, Porter J, Smeeton N. Does the use of low dose bupivacaine/opioid peridural infusion increase the normal delivery rate? Int J Obstet Anesth. 2003;12(3):156-63.
170. Russell R, Quinlan J, Reynolds F. Motor block during peridural infusions for nulliparous women in labour. A randomized double-blind study of plain bupivacaine and low dose bupivacaine with fentanyl. Int J Obstet Anesth. 1995;4(2):82-8.
171. Russell R, Reynolds F. Peridural infusion of low-dose bupivacaine and opioid in labour: Does reducing motor block increase the spontaneous delivery rate? Anaesthesia. 1996;51(3):266-73.
172. Aşik I, Göktuğ A, Gülay I, Alkiş N, Uysalel A. Comparison of bupivacaine 0.2% and ropivacaine 0.2% combined with fentanyl for epidural analgesia during labour. Eur J Anaesthesiol. 2002;19(4):263-70.
173. Bolukbasi D, Sener EB, Sarihasan B, Kocamanoglu S, Tur A. Comparison of maternal and neonatal outcomes with peridural bupivacaine plus fentanyl and ropivacaine plus fentanyl for labor analgesia. Int J Obstet Anesth. 2005;14(4):288-93.
174. Campbell DC, Zwack RM, Crone LA, Yip RW. Ambulatory labor peridural analgesia: bupivacaine versus

ropivacaine. Anesth Analg. 2000;90(6):1384-9.
175. Chua NP, Sia AT, Ocampo CE. Parturient-controlled peridural analgesia during labour: Bupivacaine vs ropivacaine. Anaesthesia. 2001;56(12):1169-73.
176. Dresner M, Freeman J, Calow C, Quinn A, Bamber J. Ropivacaine 0.2% versus bupivacaine 0.1% with fentanyl: a double blind comparison for analgesia during labour. Br J Anaesth. 2000;85(6):826-9.
177. Eddleston JM, Holland JJ, Griffin RP, Corbett A, Horsman EL, Reynolds F. A double-blind comparison of 0.25% ropivacaine and 0.25% bupivacaine for extradural analgesia in labour. Br J Anaesth. 1996;76(1):66-71.
178. El-Moutaz H, El-Said A, Fouad M. Comparative study between 0.25% levobupivacaine and 0.25% racemic bupivacaine for peridural analgesia in labour. Egyp J Anaesth. 2003;19(4):417-21.
179. Evron S, Glezerman M, Sadan O, Boaz M, Ezri T. Patient-controlled peridural analgesia for labor pain: Effect on labor, delivery and neonatal outcome of 0.125% bupivacaine vs 0.2% ropivacaine. Int J Obstet Anesth. 2004;13(1):5-10.
180. Fernández-Guisasola J, Serrano ML, Cobo B, Muñoz L, Plaza A, Trigo C, Del Valle SG. A comparison of 0.0625% bupivacaine with fentanyl and 0.1% ropivacaine with fentanyl for continuous peridural labor analgesia. Anesth Analg. 2001;92(5):1261-5.
181. Finegold H, Mandell G, Ramanathan S. Comparison of ropivacaine 0.1%-fentanyl and bupivacaine 0.125%-fentanyl infusions for peridural labour analgesia. Can J Anaesth. 2000;47(8):740-5.
182. Gaiser RR, Venkateswaren P, Cheek TG, Persiley E, Buxbaum J, Hedge J, et al. Comparison of 0.25% ropivacaine and bupivacaine for peridural analgesia for labor and vaginal delivery. J Clin Anesth. 1997;9(7):564-8.
183. Halpern SH, Breen TW, Campbell DC, Muir HA, Kronberg J, Nunn R, et al. A multicenter, randomized, controlled trial comparing bupivacaine with ropivacaine for labor analgesia. Anesthesiology. 2003;98(6):1431-5.
184. Hughes D, Hill D, Fee JP. Intrathecal ropivacaine or bupivacaine with fentanyl for labour. Br J Anaesth. 2001;87(5):733-7.
185. Irestedt L, Ekblom A, Olofsson C, Dahlström AC, Emanuelsson BM. Pharmacokinetics and clinical effect during continuous peridural infusion with ropivacaine 2.5 mg.mL-1 or bupivacaine 2.5 mg.mL-1 for labour pain relief. Acta Anaesthesiol Scand. 1998;42(8):890-6.
186. Lee BB, Ngan Kee WD, Ng FF, Lau TK, Wong EL. Peridural infusions of ropivacaine and bupivacaine for labor analgesia: a randomized, double-blind study of obstetric outcome. Anesth Analg.2004;98(4):1145-52.
187. McCrae AF, Jozwiak H, McClure JH. Comparison of ropivacaine and bupivacaine in extradural analgesia for the relief of pain in labour. Br J Anaesth.2005;(3):261-5.
188. Meister GC, D'Angelo R, Owen M, Nelson KE, Gaver R. A comparison of peridural analgesia with 0.125% ropivacaine with fentanyl versus 0.125% bupivacaine with fentanyl during labor. Anesth Analg. 2000;90(3):632-7.
189. Muir HA, Writer D, Douglas J, Weeks S, Gambling D, Macarthur A. Double-blind comparison of peridural ropivacaine 0.25% and bupivacaine 0.25%, for the relief of childbirth pain. Can J Anaesth. 1997;44(6):599-604.
190. Owen MD1, D'Angelo R, Gerancher JC, Thompson JM, Foss ML, Babb JD, et al. 0.125% ropivacaine is similar to 0.125% bupivacaine for labor analgesia using patient-controlled peridural infusion. Anesth Analg. 1998;86(3):527-31.
191. Owen MD, Thomas JA, Smith T, Harris LC, D'Angelo R. Ropivacaine 0.075% and bupivacaine 0.075% with fentanyl 2 mug/mL are equivalent for labor peridural analgesia. Anesth Analg. 2002;94(1):179-83.
192. Parpaglioni R, Capogna G, Celleno D. A comparison between low-dose ropivacaine and bupivacaine at equianalgesic concentrations for peridural analgesia during the first stage of labor. Int J Obstet Anesth. 2000;9(2):83-6.
193. Pirbudak L, Tuncer S, Koçoğlu H, Göksu S, Celik C. Fentanyl added to bupivacaine 0.05% or ropivacaine 0.05% in patient-controlled peridural analgesia in labour. Eur J Anaesthesiol. 2002;19(4):271-5.
194. Shah MK, Sia AT, Chong JL. The effect of the addition of ropivacaine or bupivacaine upon pruritus induced by intrathecal fentanyl in labour. Anaesthesia. 2000;55(10):1008-13.
195. Stienstra R, Jonker TA, Bourdrez P, Kuijpers JC, van Kleef JW, Lundberg U. Ropivacaine 0.25% versus bupivacaine 0.25% for continuous peridural analgesia in labor: a double-blind comparison. Anesth Analg. 1995;80(2):285-9.
196. Burke D, Henderson DJ, Simpson AM, Faccenda KA, Morrison LM, McGrady EM, et al. Comparison of 0.25% S(-)-bupivacaine with 0.25% RS-bupivacaine for peridural analgesia in labour. Br J Anaesth. 1999;83(5):750-5.
197. Lyons G, Columb M, Wilson RC, Johnson RV.Peridural pain relief in labour: potencies of levobupivacaine and racemic bupivacaine. Br J Anaesth. 1998;81(6):899-901.
198. Sah N, Vallejo MC, Ramanathan S, Golebiewski K. Bupivacaine versus L-bupivacaine for labor analgesia via combined spinal-peridural: A randomized, double-blinded study. J Clin Anesth. 2005;17(2):91-5.
199. Chua SM, Sia AT. Automated intermittent peridural bolus improve analgesia induced by intrathecal fentanyl during labour. Can J Anaesth. 2004;51(6):581-5.
200. D'Athis F1, Macheboeuf M, Thomas H, Robert C, Desch G, Galtier M, et al. Epidural analgesia with a bupivacaine-fentanyl mixture in obstetrics: comparison of repeated injections and continuous infusion. Can J Anaesth. 1988;35(2):116-22.
201. Eddleston JM, Maresh M, Horsman EL, Young H, Lacey P, Anderton J. Comparison of the maternal and fetal effects associated with intermittent or continuous infusion of extradural analgesia. Br J Anaesth. 1992;69(2):154-8.
202. Hicks JA, Jenkins JG, Newton MC, Findley IL. Continuous peridural infusion of 0.075% bupivacaine for pain relief in labour. A comparison with intermittent top-ups of 0.5% bupivacaine. Anaesthesia. 1988;43(4):289-92.
203. Lamont RF, Pinney D, Rodgers P, Bryant TN. Continuous versus intermittent peridural analgesia. A randomised trial to observe obstetric outcome. Anaesthesia. 1989;44(11):893-6.
204. Lim Y, Sia AT, Ocampo C. Automated regular boluses for peridural analgesia: a comparison with continuous infusion. Int J Obstet Anesth. 2005;14(4):305-9.
205. Smedstad KG, Morison DH. A comparative study of continuous and intermittent peridural analgesia for labour and delivery. Can J Anaesth. 1988;35(3 ( Pt 1)):234-41.
206. Wong CA, Ratliff JT, Sullivan JT, Scavone BM, Toledo P, McCarthy RJ. A randomized comparison of programmed intermittent peridural bolus with continuous peridural infusion for labor analgesia. Anesth Analg. 2006;102(3):904-9.
207. van der Vyver M, Halpern S, Joseph G. Patient-controlled peridural analgesia versus continuous infusion for labour analgesia: a meta-analysis. Br J Anaesth. 2002;89(3):459-65.
208. Saito M, Okutomi T, Kanai Y, Mochizuki J, Tani A, Amano K, Hoka S. Patient-controlled peridural analgesia during labor using ropivacaine and fentanyl provides better maternal satisfaction with less local anesthetic requirement. J Anesth. 2005;19(3):208-12.
209. Gambling DR, McMorland GH, Yu P, Laszlo C. Comparison of patient-controlled peridural analgesia and conventional intermittent 'top-up' injections during labor. Anesth Analg. 1990;70(3):256-61.
210. Halonen P, Sarvela J, Saisto T, Soikkeli A, Halmesmäki E, Korttila K. Patient-controlled peridural technique improves analgesia for labor but increases cesarean delivery rate compared with the intermittent bolus technique. Acta Anaesthesiol Scand. 2004;48(6):732-7.
211. Paech MJ. Epidural analgesia in labour: Constant infusion plus patient-controlled boluses. Anaesth Intensive Care. 1991;19(1):32-9.
212. Paech MJ, Pavy TJ, Sims C, Westmore MD, Storey JM, White C. Clinical experience with patient-controlled and staff-administered intermittent bolus peridural analgesia in labour. Anaesth Intensive Care. 1995;23(4):459-63.
213. Bernard JM, Le Roux D, Vizquel L, Barthe A, Gonnet JM, Aldebert A, et al. Patient-controlled peridural analgesia during labor: the effects of the increase in bolus and lockout interval. Anesth Analg. 2000;90(2):328-32.
214. Gambling DR, Huber CJ, Berkowitz J, Howell P, Swenerton JE, Ross PL, et al. Patient-controlled epidural analgesia in labour: varying bolus dose and lockout interval. Can J Anaesth. 1993;40(3):211-7.
215. Siddik-Sayyid SM, Aouad MT, Jalbout MI, Zalaket MI, Mouallem MR, Massouh FM, et al. Comparison of three modes of patient-controlled peridural analgesia during labour. Eur J Anaesthesiol. 2005;22(1):30-4.
216. Stratmann G, Gambling DR, Moeller-Bertram T, Stackpole J, Pue AF, Berkowitz J. A randomized comparison of a five-minute versus fifteen-minute lockout interval for PCEA during labor. Int J Obstet Anesth. 2005;14(3):200-7.
217. Review of recommendations for labor and birth care. Am Fam Physic. 1992;45(2):927.
218. Hofmeyr GJ. Prophylactic intravenous preloading for regional analgesia in labour. Cochrane Database Syst Rev. 2000;(2):CD000175.
219. Roberts CL, Algert CS, Olive E. Impact of first-stage ambulation on mode of delivery among women with peridural analgesia. Aust N Z J Obstet Gynaecol. 2004;44(6):489-94.
220. Roberts CL, Algert CS, Cameron CA, Torvaldsen S. A meta-analysis of upright positions in the second stage to reduce instrumental deliveries in women with peridural analgesia. Acta Obstet Gynecol Scand. 2005;84(8):794-8.
221. Downe S, Gerrett D, Renfrew MJ. A prospective randomised trial on the effect of position in the passive second stage of labour on birth outcome in nulliparous women using epidural analgesia. Midwifery. 2004;20(2):157-68.
222. Torvaldsen S, Roberts CL, Bell JC, Raynes-Greenow CH. Discontinuation of epidural analgesia late in labour for reducing the adverse delivery outcomes associated with epidural analgesia. Cochrane Database Syst Rev. 2004;(4):CD004457.
223. Gleeson NC, Griffith AP. The management of the second stage of labour in primiparae with peridural analgesia. Br J Clin Pract. 1991;45(2):90-1.
224. Roberts CL, Torvaldsen S, Cameron CA, Olive E. Delayed versus early pushing in women with peridural analgesia: a systematic review and meta-analysis. BJOG. 2004;111(12):1333-40.
225. Simpson KR, James DC. Effects of immediate versus delayed pushing during second-stage labor on fetal well-being: a randomized clinical trial. Nurs Res. 2005;54(3):149-57.
226. Saunders NJ, Spiby H, Gilbert L, Fraser RB, Hall JM, Mutton PM, et al. Oxytocin infusion during second stage of labour in primiparous women using peridural analgesia: a randomised double blind placebo controlled trial. BMJ. 1989;299(6713):1423-6.
227. Costley PL1, East CE. Oxytocin augmentation of labour in women with peridural analgesia for reducing operative deliveries. Cochrane Database Syst Rev. 2012;(5):CD009241.
228. Shennan AH1, Smith R, Browne D, Edmonds DK, Morgan B. The elective use of oxytocin infusion during labour in nulliparous women using peridural analgesia: a randomised double-blind placebo-controlled trial. Int J Obstet Anesth. 1995;4(2):78-81.
229. Hill JB, Alexander JM, Sharma SK, McIntire DD, Leveno KJ.A comparison of the effects of peridural and meperidine analgesia during labor on fetal heart rate. Obstet Gynecol. 2003;102(2):333-7.

## Leituras sugeridas

Agência Nacional de Saúde. Resolução normativa RN nº 368, de 6 de janeiro de 2015. Do direito de acesso à informação das beneficiárias aos percentuais de cirurgias cesáreas e de partos normais[Internet]. Brasília: ANS; 2015 [capturado em 21 ago. 2017]. Disponível em: http://www.ans.gov.br/component/legislacao/?view=legislacao&task=TextoLei&format=raw&id=Mjg5Mg==.
Bernard JM, Le Roux D, Frouin J. Ropivacaine and fentanyl concentrations in patient-controlled peridural analgesia during labour: a volume-range study. Anesth Analg. 2003;97(6):1800-7.
Bourke J. The story of pain: from prayer to painkillers. New York: Oxford University;2014.
Bradshaw HB, Temple JL, Wood E, Berkley KJ. Estrous variations in behavioral responses to vaginal and uterine distention in the rat. Pain. 1999;82(2):187-97.
Capogna G, Celleno D, Lyons G, Columb M, Fusco P. Minimum local analgesic concentration of extradural bupivacaine increases with progression of labour. Br J Anaesth. 1998;80(1):11-3.
Chen G, Uryasev S, Young TK. On prediction of the cesarean delivery risk in a large private practice. Am J Obstet Gynecol. 2004;191(2):616-24.
Chen Z, Tian Y, Li X, Luo F. Effect of analgesia with combined spinal-peridural block on maternal serum prolactin. Anesthesiology.2008;109:A580.
Caton D. The history of obstetric anesthesia. In: Chestnut DH, editor. Chestnut's obstetric anesthesia: principles and practice. 5th ed. Philadelphia: Saunders; 2014. p. 12-26.
El-Kerdawy H, Farouk A. Labor analgesia in preeclampsia: remifentanil patient controlled intravenous analgesia versus peridural analgesia. Middle East J Anaesthesiol. 2010;20(4):539-45.
Evron S, Ezri T, Protianov M, Muzikant G, Sadan O, Herman A, Szmuk P. The effects of remifentanil or acetaminophen with peridural ropivacaine on body temperature during labor. J Anesth. 2008;22(2):105-11.
Friedman EA. The graph analysis of labour. J Obstet Gynecol. 1954;68(1):1065-82.
Javert CT, Hardy JD. Influence of analgesic on pain intensity during labor; with a note on natural childbirth. Anesthesiology. 1951;12(2):189-215.
Lamaze F. Painless childbirth: psychoprophylactic method. London: Burke; 1958.
Impey L, Child T. Obstetrics and gynaecology. 4th ed. Oxford: Wiley-Blackwell; 2012.
Martin JA, Hamilton BE, Sutton PD, Ventura SJ, Mathews TJ, Osterman MJ. Births: final data for 2008. Natl Vital Stat Rep. 2010;59(1):1, 3-71.
Peisner DB, Rosen MG. Transition from latent to active labor. Obstet Gynecol. 1986;68(4):448-51.
Peregrine E, O'Brien P, Omar R, Jauniaux E. Clinical and ultrasound parameters to predict the risk of cesarean delivery after induction of labor. Obstet Gynecol. 2006;107(2 Pt 1):227-33.
Ramin SM, Gambling DR, Lucas MJ, Sharma SK, Sidawi JE, Leveno KJ. Randomised trial of peridural versus intravenous analgesia during labour. Obstet Gynecol. 1995;86(5):783-9.
Rene C. Dor: mecanismos e tratamento. Porto Alegre: Artmed; 1999.
Santoro D, Bellinghieri G, Savica V. Desenvolvimento do conceito de dor na história. J Nephrol2012;25(4):588.
Sousa FAEF. Dor: o quinto sinal vital. Rev Latino Am Enfermagem. 2002;10(3):446-7.
Sharma SK, Alexander JM, Messick G, Bloom SL, McIntire DD, Wiley J, Leveno KJ. Cesarean delivery: a randomized trial of peridural analgesia versus intravenous meperidine analgesia during labor in nulliparous women. Anesthesiology. 2002;96(3):546-51.
Sullivan JT Neuraxial labor analgesia is associated with an altered pattern of oxytocin use. Anesthesiology.2002;96:A1039.
Treede RD. Hyperalgesia and allodynia: taxonomy, assessment, and mechanisms. In: Brune K, Handwerker HO, editors. Hyperalgesia: molecular mechanisms and clinical implications. Seattle: IASP; 2004. p. 1-15.
Treede RD, Jensen TS, Campbell JN, Cruccu G, Dostrovsky JO, Griffin JW, et al. Neuropathic pain: redefinition and a grading system for clinical and research diagnostic purposes. Neurology. 2008;70(18):1630-5.
Van de Velde M, Teunkens A, Hanssens M, Vandermeersch E, Verhaeghe J. Intrathecal sufentanil and fetal rate abnormalities: a double-blind, double placebo-controleed trial comparing two forms of combined spinal peridural analgesia with peridural analgesia in labor. Anesth Analg. 2004;98(4):1153-9,
van Dijk M, de Boer JB, Koot HM, Tibboel D, Passchier J, Duivenvoorden HJ. Show more the reliability and validity of the COMFORT scale as a postoperative pain instrument in 0 to 3-year-old infants. Pain. 2000;84(2-3):367-77.

# 62. ANESTESIA EM PEDIATRIA

Pedro Paulo Vanzillotta
Marcella Marino Malavazzi

Vários são os relatos de procedimentos anestésicos pediátricos a partir do final do século XIX, sendo o primeiro documentado no estado americano da Georgia, em 3 de julho de 1842, sobre um menino de 8 anos de idade submetido a uma amputação de dedo utilizando-se éter. O procedimento só foi publicado pelo médico responsável, Crawford Long, posteriormente à demonstração pública do uso do éter realizada por William Morton em 16 de outubro de 1846 no Massachusetts General Hospital, sendo esta, então, considerada como o marco da anestesia moderna.[1,2] A primeira morte documentada relacionada à anestesia pediátrica ocorreu em 1848 com o uso de clorofórmio em Hannah Greener, de 15 anos de idade.[3]

A partir do início do século XX, o surgimento e o avanço de especialidades e técnicas cirúrgicas pediátricas levaram ao consequente desenvolvimento da anestesia pediátrica, com destaque para nomes como Philip Ayre,[4] Morton Digby Leigh[5] e Gordon Jackson-Rees.[6] Entretanto, somente após a década de 1950, com a introdução do halotano na prática clínica e o crescente número de centros de formação e treinamento dedicados à nova especialidade, a anestesia pediátrica passou a assumir um papel de destaque e importância tanto na América do Norte como na Europa.[1,7-9]

Nos últimos 60 anos, o melhor conhecimento das particularidades anatômicas e fisiológicas do paciente pediátrico, bem como das respostas aos novos fármacos desenvolvidos, associado aos avanços tecnológicos (monitorização e equipamentos),[10] influenciaram de forma importante e positiva o desenvolvimento da especialidade, assim como a redução dos índices de mortalidade relacionada à anestesia nessa faixa etária. No mesmo período, o desenvolvimento em paralelo da terapia intensiva pediátrica foi também fundamental nesse contexto.[11,12] Estima-se que os índices de mortalidade evoluíram de aproximadamente 10/10.000 (anos 1950/60) para valores atuais próximos a 0,1/10.000 (FIG. 62.1).[13-15] Contudo, quando a redução na mortalidade relacionada à anestesia pediátrica (cerca de 100 vezes) é comparada com a redução da mortalidade geral do paciente pediátrico cirúrgico (< 10 vezes), nesse mesmo período, conclui-se que fatores que envolvem responsabilidade compartilhada (anestesisologistas, pediatras, cirurgiões, equipe de enfermagem) merecem atenção especial no futuro próximo. Como exemplo, destacam-se o controle de infecções cirúrgicas e da corrente sanguínea, a pneumonia associada à ventilação mecânica e as complicações relacionadas à hemotransfusão.[14]

Devido aos baixos índices de mortalidade, sistemas de registro como o Pediatric Perioperative Cardiac Arrest Registry (POCA) servem como importante ferramenta na avaliação dos fatores relacionados a essa complicação. Nesse sistema de referência – coordenado pela American Society of Anesthesiologists (ASA) e pela American Academy of Pediatrics (AAP) –, casos de parada cardíaca no perioperatório em pacientes pediátricos são voluntariamente registrados. A comparação dos dados de dois períodos desse sistema (1994/1997 e 1998/2004) (TAB. 62.1) mostra que pacientes com idade < 1 ano e estado físico (ASA) > 3 mantêm-se no grupo de maior risco. Em relação à etiologia da parada cardíaca, observa-se uma redução da depressão causada pelos agentes inalatórios (substituição do halotano pelo sevoflurano na prática clínica) e um aumento das causas cardiovasculares, notadamente hipovolemia e complicações da hemotransfusão (maiores complexidade e duração dos procedimentos cirúrgicos).[16-18]

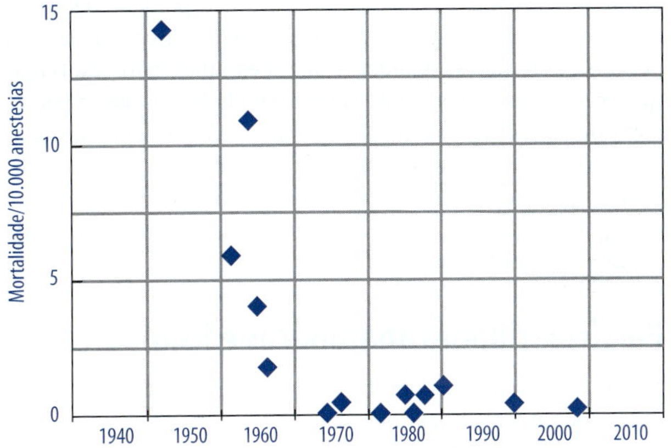


**FIGURA 62.1** Mortalidade relacionada à anestesia em pacientes pediátricos.
*Fonte: Dados publicados nos últimos 60 anos, adaptados de Morray.*[13,14]

**TABELA 62.1** Fatores relacionados aos casos de parada cardíaca perioperatória em pacientes pediátricos registrados no POCA

| | 1994 a 1997 (n=150) | 1998 a 2004 (n=93) |
|---|---|---|
| **Estado físico (ASA)** | | |
| ASA 1 e 2 | 33% | 25% |
| ASA 3, 4 e 5 | 66% | 76% |
| **Idade** | | |
| 0 a 12 meses | 56% | 38% |
| 1 a 5 anos | 31% | 30% |
| 6 a 18 anos | 13% | 31% |
| **Mecanismo da parada cardíaca** | | |
| Relacionada com anestésicos inalatórios | 26% | 8% |
| Relacionada com anestésicos venosos ou locais | 11% | 10% |
| Complicações cardiovasculares | 32% | 41% |
| Complicações respiratórias | 20% | 27% |
| Relacionada aos equipamentos | 7% | 5% |
| VOutros | 4% | 9% |

*Fonte: Adaptada de Morray e colaboradores*[16] *e Bhananker e colaboradores.*[17]

De maneira geral, a ênfase conferida à anestesia pediátrica como completamente segura e eficiente (baseando-se nos índices recentes de mortalidade) deve ser evitada e ceder lugar à busca constante de melhores resultados e qualidade no atendimento prestado.[19] Em uma revisão dos seus primeiros 25 anos dedicados à especialidade (1950/1975), Robert Smith[8] conclui com a seguinte declaração: *When we not only keep children "pink" and alive, but also keep them smiling, we shall then have achieved something truly important* (Quando nós não somente mantivermos as crianças coradas e vivas, mas também sorrindo, teremos, então, alcançado algo verdadeiramente importante). Apesar da evidente evolução da especialidade, que torna esse objetivo mais próximo de ser alcançado, ele ainda pode ser considerado como a finalidade principal da anestesia pediátrica.[1]

No presente momento, a anestesia pediátrica encontra-se diante de importantes desafios futuros: incorporação de novas evidências científicas à prática clínica,[20] maior investimento em pesquisas visando responder a questões ainda não resolvidas (p. ex., anestesia neonatal, neurotoxicidade dos anestésicos, controle da dor aguda e crônica),[21] maior investimento nos centros formadores e nos programas de treinamento da especialidade[22,23] e maior eficiência e qualidade medidos principalmente pelo grau de satisfação dos pacientes e de seus pais, além de parâmetros institucionais.[24-27]

## Particularidades anatômicas e fisiológicas

Várias diferenças anatomofisiológicas, observadas durante o desenvolvimento do período neonatal à idade adulta, interferem diretamente no manejo anestésico. Um dos pontos fundamentais para a prática da anestesia pediátrica é compreender a dinâmica desse processo, planejando uma abordagem anestésica adequada para cada estágio do desenvolvimento.

### Composição corporal

A distribuição proporcional de água, gordura, músculo e fluxo sanguíneo em diferentes faixas etárias pode ser observada na **FIGURA 62.2** e na **TABELA 62.2**. Nota-se uma redução na proporção da água corporal e do compartimento extracelular, associada ao aumento do intracelular, da massa muscular e da gordura corporal em relação à idade. O volume dos tecidos ricamente vascularizados diminui com a idade, assim como aumenta o volume muscular e dos tecidos com menor vascularização.[28-33]

**TABELA 62.2** Distribuição proporcional do volume corporal (%) nos diversos grupos de tecidos, relacionada à faixa etária

| | Neonato | 1 ano | Adulto |
|---|---|---|---|
| Tecidos ricamente vascularizados | 22 | 17 | 10 |
| Musculatura | 39 | 39 | 50 |
| Tecidos menos vascularizados | 13 | 25 | 22 |

*Fonte: Adaptada de Eger e colaboradores.*[28]

### Sistema respiratório

O desenvolvimento e o crescimento dos pulmões e da caixa torácica continuam em grande velocidade no primeiro ano de vida, mantendo-se até o 10º ano. Embora a formação do sistema respiratório, até os bronquíolos terminais, esteja completa na 16ª semana gestacional, os alvéolos somente se formam em torno da 36ª. A formação dos alvéolos no período pós-natal é rápida e estará praticamente completada aos 18 meses. Durante os primeiros meses, o lactente apresenta um volume pulmonar desproporcionalmente menor em relação ao tamanho do corpo. Associada a esse fator, a maior atividade metabólica (maior consumo de oxigênio em relação ao peso), nesse período, demanda maior ventilação alveolar (maior frequência respiratória). A maior relação ventilação alveolar/capacidade residual funcional, observada quando se comparam crianças e adultos, explica a menor reserva pulmonar, com rápida hipoxemia durante períodos relativamente curtos de hipoventilação ou apneia (**TAB. 62.3**).

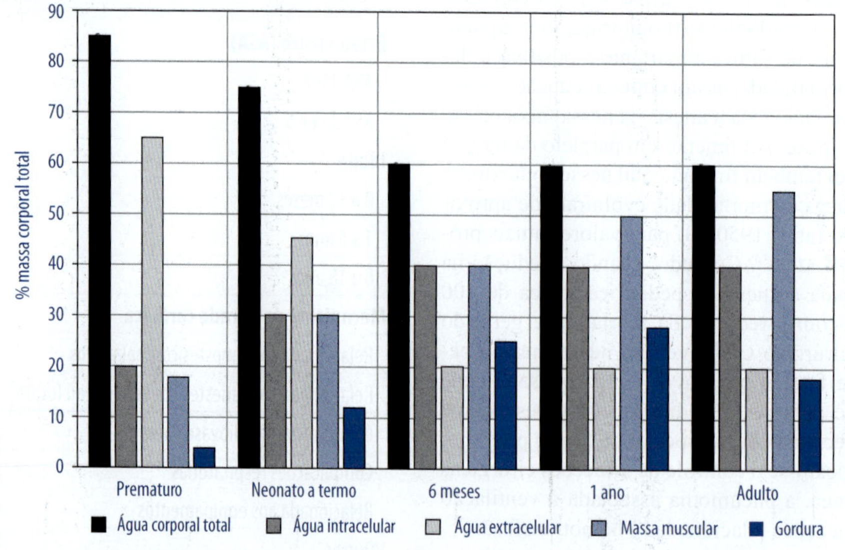


**FIGURA 62.2** Distribuição proporcional de água corporal, gordura e músculos, relacionada à faixa etária.
*Fonte: Adaptada de Friis-Hansen e colaboradores,*[29,30] *Maynarde e colaboradores.*[31]

**TABELA 62.3** Parâmetros da mecânica respiratória

| | Lactente | Adulto |
|---|---|---|
| Consumo de oxigênio ($mL \cdot kg^{-1} \cdot min^{-1}$) | 6 a 8 | 3 |
| Frequência respiratória (ipm) | 30 a 50 | 12 a 16 |
| Tempo inspiratório (s) | 0,4 a 0,5 | 1,2 a 1,4 |
| Fluxo inspiratório ($L \cdot min^{-1}$) | 2 a 3 | 24 |
| Volume corrente ($mL \cdot kg^{-1}$) | 6 a 8 | 6-8 |
| Espaço morto ($mL \cdot kg^{-1}$) | 2 a 2,5 | 2,2 |
| Ventilação alveolar – VA ($mL \cdot kg^{-1} \cdot min^{-1}$) | 100 a 150 | 60 |
| Capacidade residual funcional – CRF ($mL \cdot kg^{-1}$) | 27 a 30 | 30 a 34 |
| Capacidade vital ($mL \cdot kg^{-1}$) | 33 a 40 | 52 |
| Capacidade pulmonar total ($mL \cdot kg^{-1}$) | 63 | 86 |
| Capacidade de oclusão ($mL \cdot kg^{-1}$) | 35 | 23 |
| Relação VA:CRF | 5:1 | 1,5:1 |

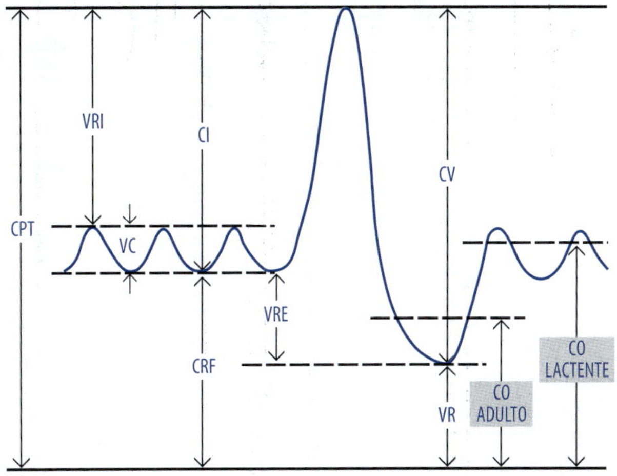


**FIGURA 62.3** Volumes e capacidades pulmonares. Observa-se a diferença entre as capacidades de oclusão do adulto e do lactente. Durante a expiração normal, ocorre fechamento de vias aéreas distais no lactente (capacidade de oclusão > capacidade residual funcional).

CI, capacidade inspiratória; CO, capacidade de oclusão; CPT, capacidade pulmonar total; CRF, capacidade residual funcional; CV, capacidade vital; VC, volume corrente; VR, volume residual; VRE, volume de reserva expiratório; VRI, volume de reserva inspiratória.

Outras diferenças estão relacionadas à menor eficiência do sistema respiratório na criança. A menor proporção de fibras elásticas no parênquima pulmonar e a maior quantidade de tecido cartilaginoso na parede torácica levam à baixa pressão de recolhimento elástico do pulmão e da caixa torácica (alta complacência). Como consequência, a pressão negativa intratorácica não é mantida de forma satisfatória e ocorre fechamento de vias aéreas durante a ventilação normal **(FIG. 62.3)**.[34]

O tônus da musculatura inspiratória tem papel fundamental na manutenção da capacidade residual funcional nessa faixa etária. A anestesia, mesmo sem bloqueio neuromuscular, reduz a atividade dessa musculatura, propiciando o aparecimento de áreas de atelectasia pulmonar nas regiões dependentes.[35] Tal efeito da anestesia, assim como sua correção com pressão positiva ao final da expiração e/ou manobras de recrutamento, já foram demonstrados em animais e em pacientes pediátricos **(FIG. 62.4)**.[36-39] A tendência para o fechamento precoce das vias aéreas, agravada ainda pela anestesia, parece explicar o aumento da ventilação no pulmão não dependente em pacientes pediátricos submetidos à anestesia em decúbito lateral, ao contrário do que ocorre com adultos.[40-42]

A composição dos músculos intercostais e diafragma só atinge o padrão do adulto aproximadamente aos 2 anos de idade **(FIG. 62.5)**. As fibras musculares do tipo I – com maior resistência ao esforço repetido – ocorrem em menor proporção no neonato e lactente, tornando-os mais suscetíveis à fadiga precoce dos músculos respiratórios na presença de algum fator que aumente o trabalho da respiração, como, por exemplo, uma obstrução parcial das vias aéreas superiores.[43]

Os dados publicados acerca dos efeitos da anestesia sobre o controle da respiração em crianças (curva-resposta ao dióxido de carbono [$CO_2$]) são muito limitados. Sabe-se, porém, que a depressão da resposta ventilatória obtida com a maioria dos anestésicos, já demonstrada em adultos, tem maior repercussão nessa faixa etária devido à menor reserva respiratória. A resposta ao $CO_2$ também sofre influência da oxigenação. Na

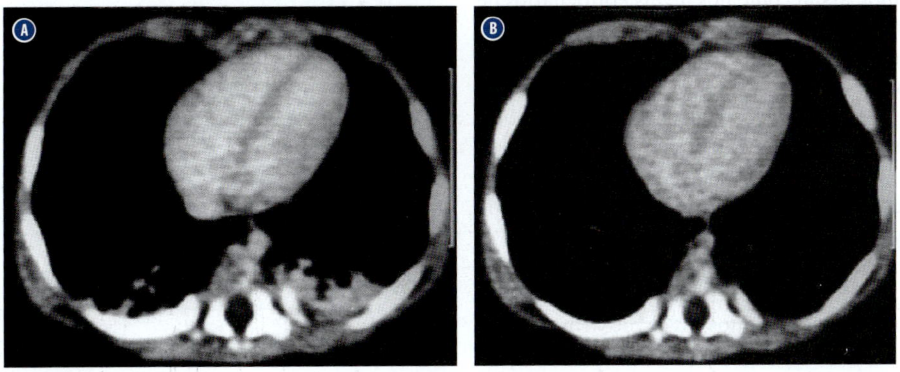


**FIGURA 62.4** Cortes tomográficos do tórax de um paciente pediátrico anestesiado. **A** Cinco minutos após indução, observam-se áreas de atelectasia nas regiões dependentes. **B** Cinco minutos após 5 $cmH_2O$ de pressão positiva ao final da expiração, nota-se desaparecimento das atelectasias.
*Fonte: Adaptada de Serafini e colaboradores.*[36]

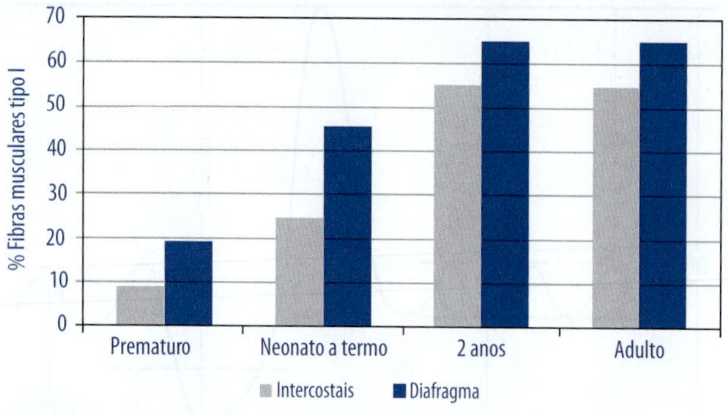


**FIGURA 62.5** Proporção de fibras musculares do tipo I em relação à idade.
*Fonte: Adaptada de Keens e colaboradores.*[43]

presença de hipoxemia, a curva é desviada para a esquerda, por estimulação dos quimiorreceptores carotídeos. Entretanto, excepcionalmente nos neonatos, a hipoxemia causa um desvio para a direita, semelhante ao dos anestésicos.[34]

A imaturidade do sistema nervoso central parece ser responsável pelas respostas inibitórias, notadamente apneia, à estimulação de receptores nas vias aéreas superiores de neonatos e lactentes. Em contrapartida, os reflexos laríngeos estão exacerbados, sobretudo durante anestesia superficial, favorecendo o aparecimento de laringospasmo. Tal resposta é reduzida com pressão positiva intratorácica, hipóxia (pressão parcial arterial de oxigênio [$PaO_2$] < 50 mmHg), hipercapnia e anestesia profunda. Na recuperação da anestesia em pacientes pediátricos, a manutenção de pressão positiva ao final da expiração e insuflação pulmonar no momento da extubação reduzem tanto a incidência como a gravidade do laringospasmo.[44,45]

## Transporte e oferta tecidual de oxigênio

A oferta tecidual de oxigênio depende primariamente do débito cardíaco e do conteúdo arterial de oxigênio (ventilação alveolar, concentração e características da hemoglobina). A liberação tecidual do oxigênio está inversamente relacionada à sua afinidade pela hemoglobina. Um indicador dessa afinidade é a chamada $P_{50}$, a pressão parcial de oxigênio no sangue arterial quando 50% da hemoglobina encontram-se saturados pelo oxigênio (**FIG. 62.6**).

A alcalose (tanto respiratória como metabólica), a diminuição da temperatura, assim como dos níveis eritrocitários de 2,3 difosfoglicerato (2,3-DPG), desviam a curva de dissociação da oxiemoglobina para a esquerda, com maior afinidade da hemoglobina pelo oxigênio (menores valores de $P_{50}$ e da liberação tecidual do oxigênio). As mudanças nas características da hemoglobina e na $P_{50}$ que ocorrem durante os primeiros meses de vida são de importância fundamental para o anestesiologista pediátrico. No neonato, a presença de 70 a 80% de hemoglobina F (fetal) – que reage fracamente com o 2,3-DPG – é responsável por valores de $P_{50}$ em torno de 18 a 20 mmHg. Como resultado, a afinidade é muito alta, e a liberação tecidual, extremamente baixa, apesar dos altos níveis de hemoglobina (entre 14-20 g·dL$^{-1}$, dependendo do tempo para clampeamento do cordão umbilical no parto).

Nos prematuros, a proporção de hemoglobina F pode alcançar 97%. Nos primeiros meses de vida, os níveis de hemoglobina caem rapidamente, à medida que a hemoglobina F é substituída

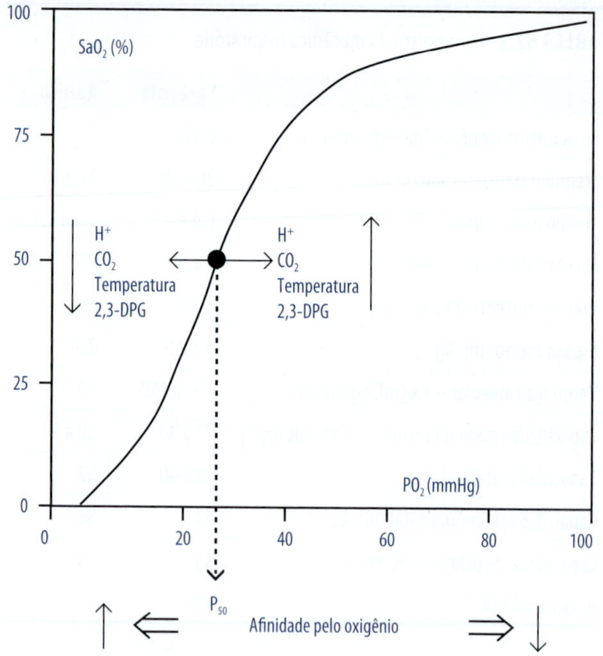


**FIGURA 62.6** Curva da dissociação da oxiemoglobina e fatores que interferem na afinidade da hemoglobina pelo oxigênio.

de forma progressiva pela hemoglobina A (adulto – maior $P_{50}$ e desvio da curva de dissociação para a direita) (**FIGS. 62.7 E 62.8**). Os menores valores de hemoglobina são observados entre os primeiros 2 a 3 meses (anemia fisiológica do lactente), com algumas diferenças entre os nascidos a termo e os prematuros (**TAB. 62.4**). A $P_{50}$ aumenta progressivamente até os 9 meses (valores mais altos – 29-39 mmHg) e se mantém maior que a do adulto durante a infância e parte da adolescência (**TAB. 62.5**). Esse aumento na $P_{50}$, associado a maiores níveis de 2,3-DPG, está provavelmente relacionado ao crescimento e desenvolvimento. Com uma maior oferta tecidual de oxigênio, o paciente pediátrico não necessita dos mesmos valores de hemoglobina observados no adulto (**TAB. 62.6**).[46,49-52]

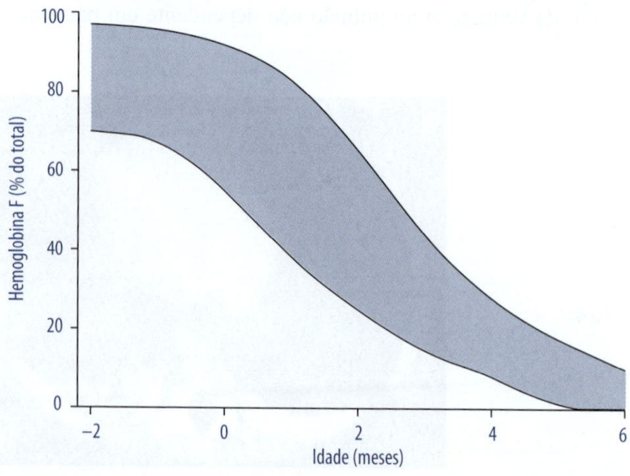


**FIGURA 62.7** Variação da proporção de hemoglobina F em relação ao total nos primeiros meses de vida (0-6 meses), incluindo o período pré-termo (2 meses).
*Fonte: Adaptada de Barcelona e colaboradores.*[47]

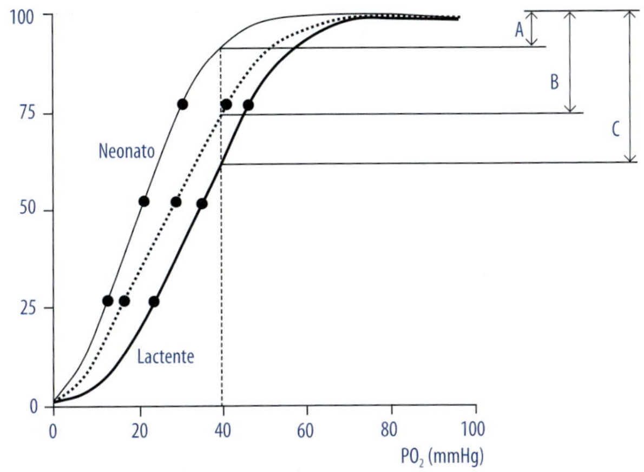


**FIGURA 62.8** Curvas de dissociação da oxiemoglobina do neonato, lactente e adulto, com diferentes valores de $P_{50}$. Observe que para uma $PO_2$ tecidual de 40 mmHg, a liberação de oxigênio é menor no neonato (A) e maior no lactente (C), quando comparados com o adulto (B).

*Fonte: Adaptada de Barcelona e colaboradores.*[48]

**TABELA 62.4** Comparação dos valores de hemoglobina ($g \cdot dL^{-1}$) entre neonatos e lactentes nascidos a termo e prematuros

| | Termo | Prematuro |
|---|---|---|
| Nascimento | 19,3[14-20] | Menor que a termo |
| 15 dias | 16,6 | 15,4 |
| 1 mês | 13,9 | 11,6 |
| Valores mínimos* | 11,2[8,9-12,6] | 9,4[7,1-11,5] |
| Idade para valores mínimos* | 9 a 12 semanas | 6 a 10 semanas |
| 4 meses | 12,2 | 11,7 |
| 6 meses | 12,5 | 12,4 |

*Idade e valores mínimos na chamada anemia fisiológica do lactente.

*Fonte: Adaptada de Barcelona e Coté*[46] *e Barcelona e colaboradores.*[47,48]

**TABELA 62.5** Valores de $P_{50}$, hemoglobina e oferta tecidual de oxigênio em relação à idade

| Idade | $P_{50}$ (mmHg) | Hemoglobina ($g \cdot dL^{-1}$) | Oferta de oxigênio ($mL \cdot 100\ mL^{-1}$ de sangue) |
|---|---|---|---|
| 1 dia | 19,4 | 17,2 | 1,84 |
| 3 semanas | 22,7 | 13,0 | 2,61 |
| 6 a 9 semanas | 24,4 | 11,0 | 2,65 |
| 3 a 4 meses | 26,5 | 10,5 | 3,10 |
| 6 meses | 27,8 | 11,3 | 3,94 |
| 8 a 11 meses | 30,0 | 11,8 | 4,74 |
| 5 a 8 anos | 29,0 | 12,6 | 4,73 |
| 9 a 12 anos | 27,9 | 13,4 | 4,67 |
| Adulto | 27,0 | 15,0 | 4,92 |

*Fonte: Adaptada de Card e Brain*[49] *e Oski.*[51]

**TABELA 62.6** Valores de hemoglobina (Hb) necessários para equivalente oferta tecidual de oxigênio

| | $P_{50}$ (mmHg) | Hb para quantidades equivalentes liberadas de $O_2$ ($g \cdot dL^{-1}$) | | | |
|---|---|---|---|---|---|
| Adulto | 27 | 7 | 8 | 9 | 10 |
| Lactente (> 3 meses) | 30 | 5,7 | 6,5 | 7,3 | 8,2 |
| Neonato (< 2 meses) | 24 | 10,3 | 11,7 | 13,2 | 14,7 |

*Fonte: Adaptada de Card e Brain*[49] *e Oski.*[51]

## Sistema cardiovascular

O sistema cardiovascular inicia seu desenvolvimento com a formação de vasos intra-amnióticos na 3ª semana gestacional, quando a nutrição do embrião não pode mais ser feita somente por difusão. Por volta do 23º dia, começam os batimentos cardíacos e, entre a 6ª e a 9ª semanas, as cavidades e valvas cardíacas já estão formadas, e o padrão de circulação fetal, estabelecido.

No período pré-natal, a circulação caracteriza-se por resistências pulmonar e sistêmica inversas às do adulto. A alta resistência pulmonar é responsável pelo baixo fluxo sanguíneo pulmonar (5-10% do volume ejetado pela artéria pulmonar) e pelo grande *shunt* direita-esquerda (D-E) através do canal arterial. O fluxo na aorta descendente é o somatório da ejeção do ventrículo esquerdo e do desvio da circulação pulmonar, facilitado pela baixa resistência imposta pela placenta. O retorno venoso da circulação esplâncnica pela veia cava inferior é acrescido de sangue "arterializado" na placenta (veia umbilical através do fígado). Na chegada ao átrio direito, aproximadamente um terço do fluxo da cava inferior é desviado para o átrio esquerdo (forame oval) e ejetado pela aorta (oxigenação cerebral e miocárdica). Os dois terços restantes mais o retorno da cava superior são responsáveis pelo enchimento ventricular direito e ejetados na artéria pulmonar (desvio pelo canal arterial, como recém-descrito).[53]

A adaptação à vida extrauterina está relacionada principalmente à substituição da placenta pelo pulmão como órgão responsável pelas trocas gasosas. As primeiras incursões respiratórias são acompanhadas de importante queda na resistência vascular pulmonar e aumento no fluxo sanguíneo para os pulmões. O aumento do retorno venoso ao átrio esquerdo eleva sua pressão acima dos valores do átrio direito, promovendo o fechamento funcional do forame oval (mecanismo valvar). A exclusão da placenta da circulação periférica eleva a resistência vascular e a pressão arterial sistêmicas. O fluxo no canal arterial inverte-se, e o aumento na tensão de oxigênio leva à contração da musculatura de sua parede. O fechamento funcional do canal ocorre em torno de 72 horas, e o anatômico, por um processo de trombose, proliferação da íntima e fibrose, somente após algumas semanas.

Tanto o canal arterial quanto o forame oval permanecem como potenciais comunicações entre as duas circulações após o nascimento. Em situações de aumento da pressão arterial pulmonar (hipóxia, acidose, hipercapnia, hipotermia, aspiração pulmonar), pode ocorrer *shunt* D-E (retorno ao padrão de circulação fetal) com piora da saturação de oxigênio e, consequentemente, maior vasoconstrição pulmonar (mecanismo de *feedback*). Além disso, o forame oval é uma passagem potencial para êmbolos que podem atingir a circulação sistêmica, sobretudo a cerebral.[54-56] Paradoxalmente, alguns casos de cardiopatia congênita – por exemplo, transposição dos grandes vasos, atresia pulmonar – dependem do fluxo através desses *shunts* para manter um nível de oxigenação compatível com a vida. Nessas circunstâncias, tem indicação o uso de prostaglandina $E_1$ (relaxamento da musculatura da parede do canal arterial) e/ou a realização de atriosseptostomia por balão (manutenção da comunicação entre os átrios).

A maturidade do miocárdio completa-se durante os primeiros dois anos de vida, quando a proporção de proteínas contráteis em relação ao colágeno alcança valores do adulto, com aumento concomitante da complacência. O miocárdio neonatal contém principalmente colágeno do tipo I, que é relativamente rígido, enquanto, no miocárdio maduro, predomina colágeno tipo III, com maior elasticidade. As diferenças fisiológicas dessa imaturidade podem ser observadas no **QUADRO 62.1**. Em resumo, o neonato e o lactente têm uma tolerância menor e uma resposta menos eficiente aos aumentos nas pré e pós-cargas, além de menor complacência e contratilidade. Como consequência, a frequência cardíaca tem fundamental importância na manutenção do débito cardíaco **(FIG. 62.9)**.[57] As variações da frequência cardíaca e da pressão arterial em relação à idade podem ser observadas nas **TABELAS 62.7 E 62.8**.

## Sistema nervoso

O sistema nervoso central é o primeiro a iniciar seu desenvolvimento no período embrionário e o último a completar sua maturação, o que ocorre ao final do primeiro ano de vida. Importantes alterações anatômicas e funcionais acontecem nessa fase após o nascimento. O desenvolvimento neuronal completa-se após 1 ano, mas o processo de mielinização continua até o terceiro. A mielinização incompleta está associada à presença dos reflexos de Moro e de apreensão, observados no neonato e lactente. A maturação do sistema nervoso autônomo ocorre mais cedo. O sistema parassimpático é totalmente funcional ao nascimento, e o simpático, ao final dos 4 a 6 meses de idade.

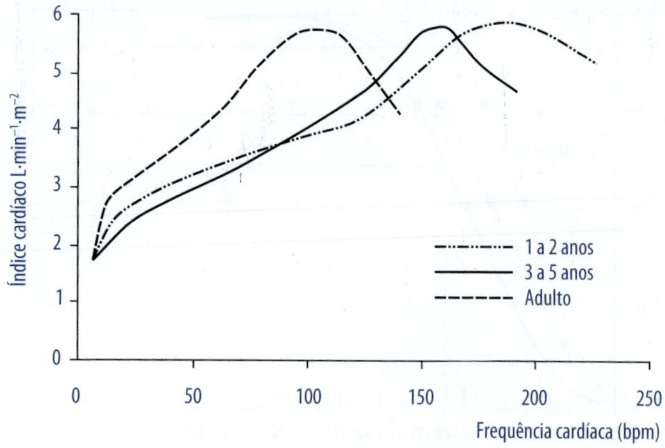


**FIGURA 62.9** Relação entre índice cardíaco e frequência cardíaca em diferentes faixas etárias. Observe que o índice cardíaco é mantido com frequências mais altas (desvio da curva para a direita) nos pacientes mais jovens.

**TABELA 62.7** Frequência cardíaca *versus* idade

| Faixa etária | Frequência cardíaca (bpm) |
|---|---|
| Prematuro | 150 (130-170) |
| Neonato a termo | 130 (110-150) |
| 0 a 1 mês | 120 (100-180) |
| 1 a 3 meses | 120 (110-180) |
| 3 a 12 meses | 150 (100-180) |
| 1 a 3 anos | 130 (100-180) |
| 3 a 5 anos | 100 (60-150) |
| 5 a 9 anos | 100 (60-130) |
| 9 a 12 anos | 80 (50-110) |
| 12 a 16 anos | 75 (50-100) |

**QUADRO 62.1** Diferenças fisiológicas entre o miocárdio neonatal e o do adulto

| | Neonato/lactente | Adulto |
|---|---|---|
| Contratilidade | Reduzida | Normal |
| Resposta ao aumento de pré-carga (Starling) | Limitada | Normal |
| Complacência | Reduzida | Normal |
| Resposta ao aumento de pós-carga | Limitada | Efetiva |
| Interdependência ventricular | Alta | Relativamente baixa |
| Débito cardíaco | Dependente da FC | Dependente do DS e da FC |

DS, débito sistólico; FC, frequência cardíaca.

**TABELA 62.8** Pressão arterial *versus* idade

| Faixa etária | Pressão arterial sistólica/diastólica (mmHg) |
|---|---|
| Prematuro | 40 a 60 (sistólica) |
| Neonato a termo | 75/50 |
| 1-6 meses | 80/50 |
| 6-12 meses | 90/65 |
| 12-24 meses | 95/65 |
| 2-6 anos | 100/60 |
| 6-12 anos | 110/60 |
| 12-16 anos | 110/65 |
| 16-18 anos | 120/65 |
| Adulto | 125/75 |

O peso do cérebro ao nascimento é de aproximadamente 335 g (10-15% do peso corporal), dobrando até o 6º mês e atingindo 900 g no primeiro ano. Aos 2 anos, pesa 1.000 g, alcançando o peso do adulto (1.200-1.400 g – 2% do peso corporal) aos 12 anos. A caixa craniana é formada, ao nascimento, por placas ossificadas separadas por suturas fibrosas e duas fontanelas – posterior e anterior –, fechando aos 2 a 3 meses e 10 a 18 meses, respectivamente. Tal conformação permite a expansão das fontanelas e a separação das suturas em face de elevações graduais e progressivas da pressão intracraniana **(FIG. 62.10)**.[58] Essa acomodação não é possível nos aumentos agudos devido à distensibilidade relativamente baixa da dura-máter. O canal vertebral também sofre alterações durante o crescimento, sobretudo na sua extremidade distal em relação aos segmentos da coluna vertebral **(FIG. 62.11)**.

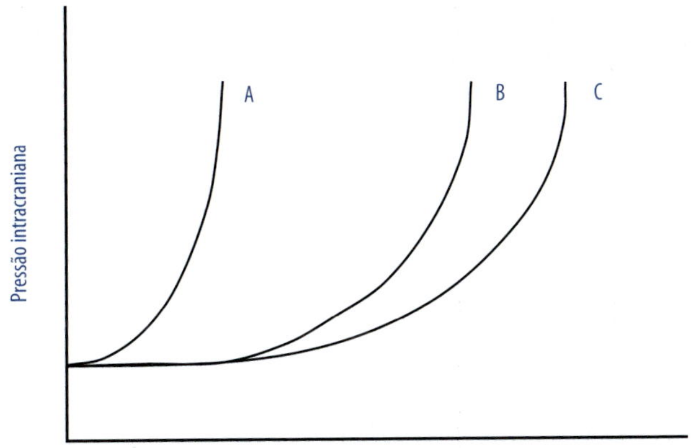


**FIGURA 62.10** Relação volume *versus* pressão intracraniana em três faixas etárias. As variações de volume foram corrigidas em relação ao volume intracraniano total, para fins de comparação. A maior complacência no neonato (C) e no lactente (B), quando comparados ao adulto (A), não é evidente nos aumentos agudos de volume. *Fonte: Adaptada de Shapiro e colaboradores.*[58]

O consumo de oxigênio ($CMRO_2$) e o fluxo sanguíneo cerebral estão relacionados ao rápido desenvolvimento do sistema nervoso central, variando de acordo com a idade, assim como a autorregulação desse fluxo **(TAB. 62.9 E FIG. 62.12)**.[59]

## Sistema digestivo e função hepática

A secreção de enzimas digestivas no neonato a termo é similar à do adulto. A coordenação reflexa dos mecanismos de deglutição e tônus do esfincter esofágico inferior estará totalmente desenvolvida aos 6 meses. Nesse período, é comum observar-se graus variáveis de refluxo gastresofágico.

De maneira geral, os mecanismos de biotransformação hepática via fase I (oxidação, redução e hidrólise) e II (conjugação) estão presentes ao nascimento, porém com atividade reduzida em relação à do adulto. A atividade do sistema microssomal do citocromo P450, por exemplo, é apenas 28% da do adulto. Nas primeiras semanas de vida, os sistemas metabólicos desenvolvem-se rapidamente, atingindo um ritmo maior que o do adulto no lactente, após o segundo mês. Como

**TABELA 62.9** Fluxo sanguíneo cerebral (FSC) *versus* idade

| Faixa etária | FSC (mL·100 $g^{-1}$·$min^{-1}$) |
|---|---|
| Prematuro (26-28 semanas gestacionais) | 5 a 23 |
| Neonato a termo | 42 a 48 |
| Lactente (4-6 meses) | 90 |
| 3 a 4 anos | 110 |
| 9 anos | 78 |
| Adulto | 50 |

*Fonte: Adaptada de Bissonnette.*[59]

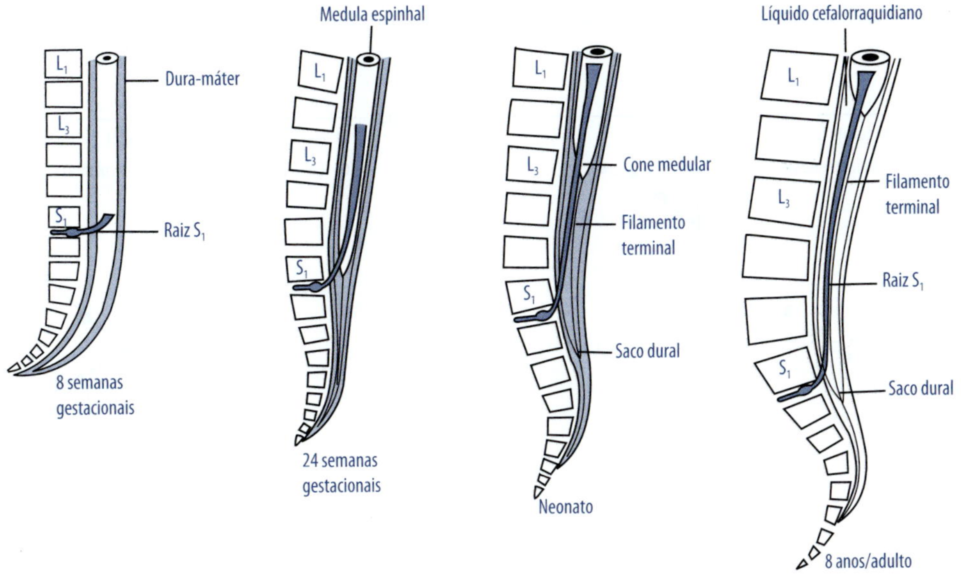


**FIGURA 62.11** Posição da porção inferior da medula espinhal e do saco dural em relação à coluna vertebral em vários estágios de desenvolvimento.
*Fonte: Adaptada de Bissonnette.*[59]

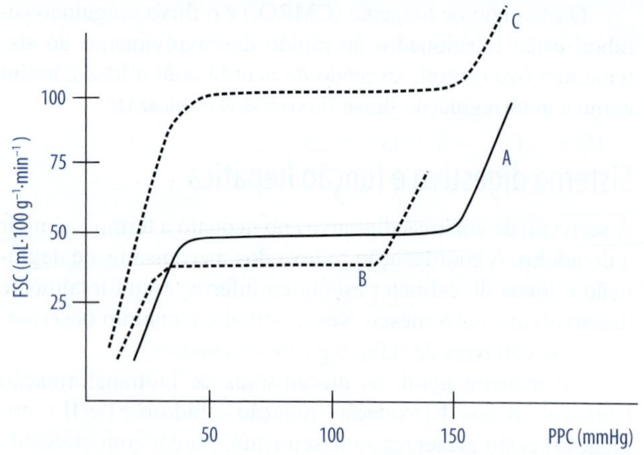


**FIGURA 62.12** Relação pressão de perfusão cerebral (PPC) *versus* fluxo sanguíneo cerebral (FSC) em três faixas etárias: A, adulto; B, neonato prematuro, a termo e lactente < 6 meses; C, 6 meses a 12 anos.
*Fonte: Adaptada de Bissonnette.*[59]

resultado, a meia-vida de eliminação de diversos anestésicos é maior no neonato e menor no lactente, quando comparados com o adulto. A síntese de albumina também é menor no neonato, diminuindo a ligação proteica de vários fármacos.

## Sistema urinário

Na 34ª semana gestacional, o processo de diferenciação renal está completo, com o número de néfrons igual ao do adulto (cerca de 1.000.000/rim). Após essa fase, o aumento no tamanho dos rins dar-se-á por desenvolvimento dos néfrons já formados. Antes do nascimento, o fluxo sanguíneo renal e a taxa de filtração glomerular são baixos devido à baixa pressão arterial sistêmica e à alta resistência vascular renal. Imediatamente após o parto, ocorre uma inversão nesses dois últimos parâmetros, com aumento marcante no fluxo sanguíneo renal e na taxa de filtração glomerular nas primeiras 24 a 48 horas, acompanhado de progressiva elevação da capacidade de concentrar e diluir a urina. Durante o primeiro mês de vida, observa-se menor reabsorção de sódio no túbulo distal, mesmo com maior secreção de aldosterona e/ou déficit de sódio. Após o primeiro mês, os rins já estão 70 a 80% maduros. Do ponto de vista prático, após essa fase, os rins não são mais um fator limitante ao equilíbrio hidreletrolítico do lactente.[60-62]

## Termorregulação

A termorregulação é um processo complexo, envolvendo receptores periféricos e centrais e o sistema nervoso central por meio da integração hipotalâmica. As respostas são integradas de modo a alterar o fluxo sanguíneo cutâneo e a termogênese. A termogênese por mecanismo *nonshivering* é controlada pelo sistema nervoso autônomo e leva à produção de calor por liberação de catecolaminas e metabolização do tecido gorduroso. Como as respostas de produção de calor via contração rápida da musculatura esquelética (*shivering*) só estão presentes após 6 meses a 1 ano, o neonato e o lactente utilizam a gordura marrom em maior proporção que o adulto. A gordura marrom está distribuída no mediastino, na região interescapular e em volta dos rins e das suprarrenais, e apresenta essa coloração devido à elevada quantidade de mitocôndrias e maior irrigação sanguínea (maior capacidade metabólica). Durante a resposta a uma queda de temperatura corporal no neonato e no lactente, ocorre desvio do débito cardíaco para os depósitos de gordura marrom, associado à vasoconstrição pulmonar e sistêmica, além da possibilidade de retorno ao padrão fetal de circulação.

As perdas de calor podem acontecer por quatro mecanismos: condução, convecção, radiação e evaporação. Várias medidas devem ser empregadas para diminuição dessas perdas durante o manejo anestésico do paciente pediátrico **(QUADRO 62.2)**. O uso de mantas térmicas (sistema de ar aquecido forçado) é comprovadamente o método mais eficiente na prevenção da hipotermia perioperatória **(FIG. 62.13)**.[63-69] Além do desconforto do paciente, a hipotermia perioperatória está relacionada a aumento de mortalidade, infecção cirúrgica, coagulopatias, transfusão sanguínea, balanço de nitrogênio negativo,

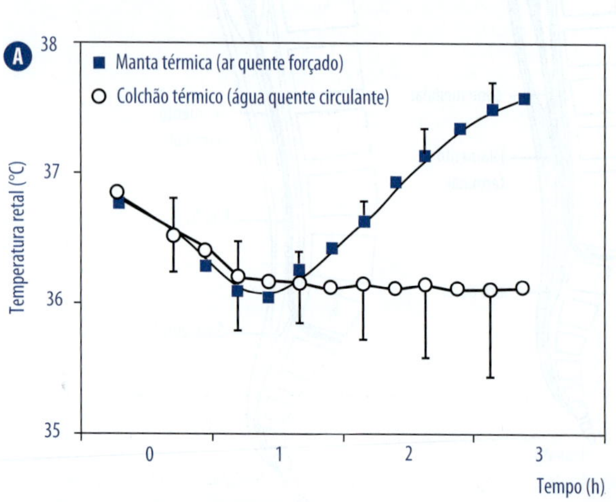


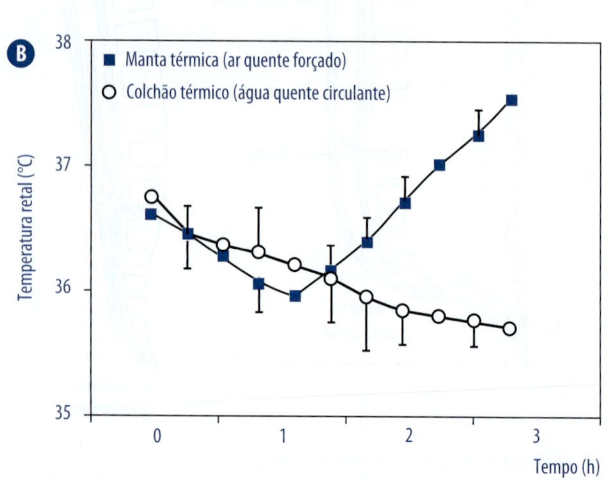


**FIGURA 62.13** Diferenças nas temperaturas retal e esofágica medidas em pacientes com manta térmica ou colchão térmico. **A** Lactentes submetidos à cirurgia maxilofacial. **B** Pré-escolares submetidos à cirurgia ortopédica.
*Fonte: Adaptada de Kurz e colaboradores.*[66]

**QUADRO 62.2** Medidas para profilaxia da hipotermia durante anestesia

- Aumentar a temperatura do ambiente cirúrgico (24-26 °C).
- Usar manta térmica (sistema de ar aquecido forçado).
- Utilizar colchão térmico (sistema de água circulante).
- Usar soluções aquecidas na pele, nas cavidades e para infusão.
- Proteger as superfícies expostas com plásticos ou ataduras.
- Empregar campos cirúrgicos plásticos adesivos (*steri-drape*).
- Evitar o emprego de sistemas sem absorção de $CO_2$.
- Usar filtros no sistema de anestesia.
- Utilizar calor radiante (risco de queimadura).

*Fonte: Adaptado de Kurz e colaboradores.*[66]

**QUADRO 62.3** Determinantes da rápida velocidade de indução da anestesia inalatória em pacientes pediátricos: comparação com adultos

- Maior relação ventilação alveolar/capacidade residual funcional.
- Maior proporção do débito cardíaco para tecidos ricamente vascularizado.
- Menor solubilidade tecido/sangue dos halogenados.
- Menor solubilidade sangue/gás dos halogenados.

retardo na cicatrização de feridas e na recuperação pós-anestésica e prolongamento do tempo de internação hospitalar.[70]

## Particularidades farmacológicas

### Anestésicos inalatórios

A velocidade com que ocorre o equilíbrio entre as frações inspirada e alveolar de um anestésico inalatório depende de uma série de fatores. Algumas particularidades do paciente pediátrico fazem esse equilíbrio (velocidade de indução) ser atingido mais rápido (FIG. 62.14 E QUADRO 62.3). O maior determinante dessa diferença é o fato de a proporção entre a ventilação alveolar e a capacidade residual funcional variar inversamente com a idade (VER TAB. 62.3). Os anestésicos mais solúveis são mais afetados por essa diferença. Teoricamente, o maior índice cardíaco em neonatos tornaria o equilíbrio das frações alveolar e inspirada mais lento, devido à maior captação do anestésico para o sangue (elevação mais lenta da fração alveolar). Paradoxalmente, a maior distribuição do débito para o grupo de tecidos ricamente vascularizados acelera a indução anestésica nos neonatos e lactentes (VER TAB. 62.2).

A solubilidade dos anestésicos inalatórios também sofre variação de acordo com a idade. Para agentes como halotano, enflurano e isoflurano, a solubilidade no sangue é 18% menor em neonatos do que em adultos (FIG. 62.15). Anestésicos menos solúveis, como o sevoflurano, não apresentam tal diferença.[71,72] Nos tecidos ricamente vascularizados dos neonatos (p. ex., cérebro), a solubilidade dos anestésicos inalatórios é cerca de metade da do adulto (FIG. 62.16).

Esse fenômeno é explicado pelas diferenças na composição tecidual de acordo com a idade – maior conteúdo de água e menor concentração de lipídeos e proteínas no neonato – e também tem menor significado para os agentes menos solúveis. A menor solubilidade tanto no sangue como nos tecidos favorece o equilíbrio das pressões parciais no alvéolo e no cérebro, acelerando a indução anestésica. Após os primeiros 15 a 20 minutos de administração de um anestésico inalatório (equilíbrio nos tecidos ricamente vascularizados), a farmacocinética passa a depender, nos 20 a 200 minutos subsequentes, das

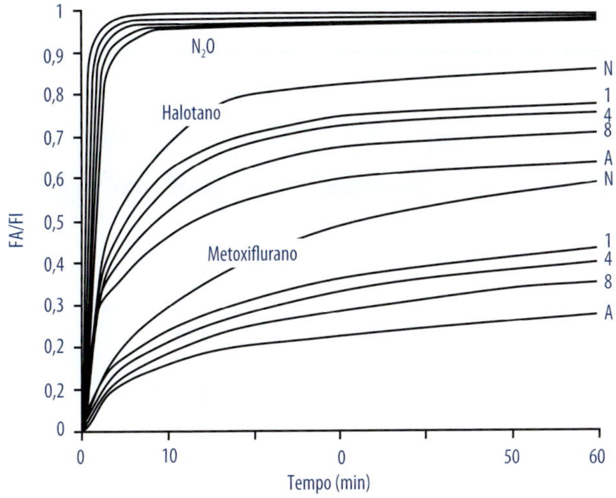


**FIGURA 62.14** Equilíbrio entre as frações alveolar (FA) e inspirada (FI) em função da idade (**N**eonato, **1** ano, **4** anos, **8** anos e **A**dulto). A velocidade com que ocorre esse equilíbrio (FA/FI = 1) é inversamente proporcional à idade. Tal influência é maior para os agentes mais solúveis.
*Fonte: Adaptada de Eger e colaboradores.*[28]

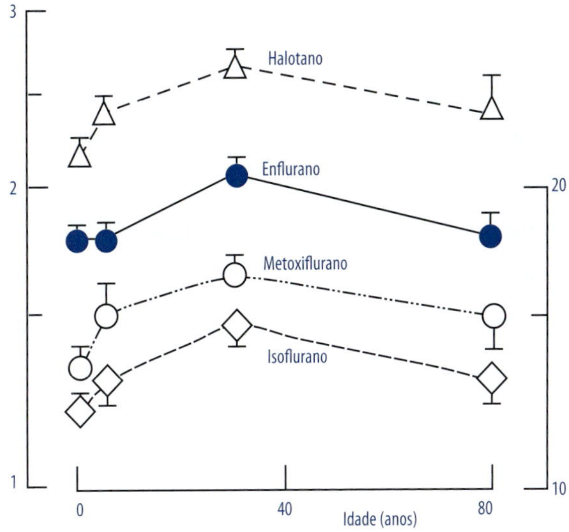


**FIGURA 62.15** Relação entre a solubilidade sangue/gás de quatro halogenados (halotano, enflurano, isoflurano – eixo vertical esquerdo – e metoxiflurano – eixo vertical direito) e a idade. Observar que a solubilidade sangue/gás do metoxiflurano é seis vezes superior à do isoflurano.
*Fonte: Adaptada de Lerman e colaboradores.*[72]

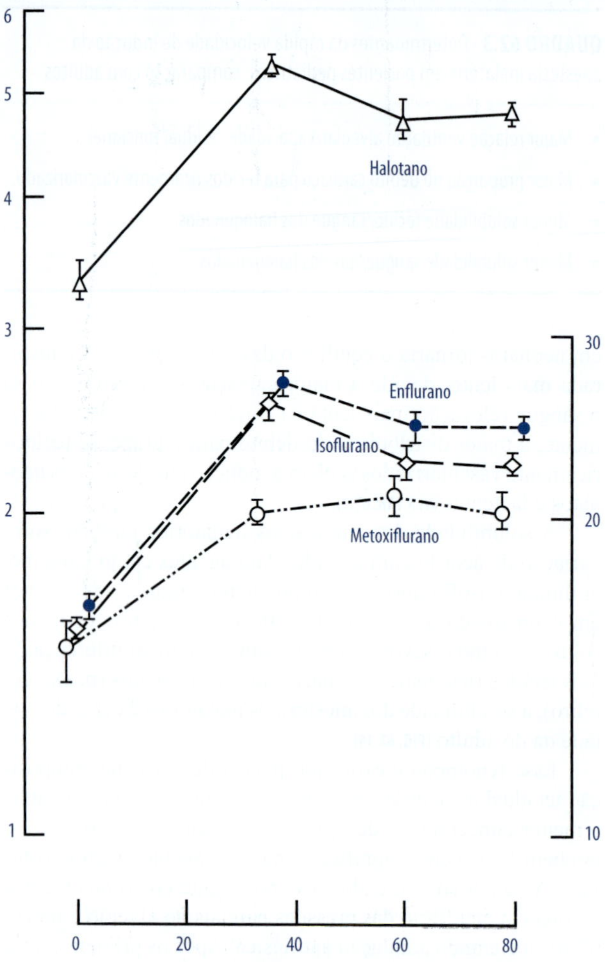


**FIGURA 62.16** Relação entre a solubilidade no tecido cerebral de quatro halogenados (halotano, enflurano, isoflurano – eixo vertical esquerdo – e metoxiflurano – eixo vertical direito) e a idade.

*Fonte: Adaptada de Lerman e colaboradores.*[72]

características do grupo muscular. As alterações na composição dos músculos (aumento na concentração de proteínas, nas primeiras cinco décadas de vida, e de gordura, nas três décadas posteriores) tornam a solubilidade nesse grupo diretamente proporcional à idade. Tal diferença é mais um fator que contribui para acelerar o equilíbrio das frações alveolar e inspirada nos neonatos e lactentes.[73]

Alguns aspectos farmacodinâmicos dos anestésicos inalatórios também apresentam diferenças que são importantes para o anestesiologista pediátrico. A concentração alveolar mínima varia com a idade e de forma diferente quando se compara halotano, isoflurano e desflurano com sevoflurano (TAB. 62.10 E FIG. 62.17).[74-78] Os mecanismos responsáveis por essas diferenças não estão esclarecidos.[79]

O óxido nitroso, em uso clínico há mais de 150 anos, ainda é amplamente empregado em anestesia pediátrica como adjunto durante a indução com sevoflurano, reduzindo sua concentração alveolar mínima e aumentando a velocidade de indução,[80] além de diminuir a dor associada à punção venosa.[81] A associação com óxido nitroso tem menor efeito aditivo na potência anestésica para os agentes mais solúveis (TAB. 62.11).[75,76,79,82,83] Problemas relacionados à exposição ocupacional,[84] ao uso em

**TABELA 62.11** Efeito aditivo, na potência anestésica dos agentes halogenados, da associação com óxido nitroso a 60%, em pacientes com 2 anos de idade

| | CAM ($O_2$ 100%) | CAM ($N_2O$ 60%) | Redução percentual |
|---|---|---|---|
| Halotano | 0,91 | 0,37 | 65 |
| Desflurano | 8,67 | 6,4 | 26 |
| Sevoflurano | 2,5 | 2,0 | 20 |

*Fonte: Adaptada de Taylor e colaboradores,[75] Gregory e colaboradores,[76] Lerman e colaboradores,[79] Murray e colaboradores[82] e Fisher e colaboradores.[83]*

**TABELA 62.10** Concentração alveolar mínima (CAM) *versus* idade

| Faixa etária | CAM (%) | | | |
|---|---|---|---|---|
| | Halotano | Isoflurano | Sevoflurano | Desflurano |
| Prematuro (< 32 semanas) | — | 1,28 | — | — |
| Prematuro (32-37 semanas) | — | 1,41 | — | — |
| Neonato a termo | 0,87 | 1,60 | 3,30 | 9,16 |
| 1 a 6 meses | 1,20 | 1,75 | 3,20 | 9,42 |
| 6 a 12 meses | 1,05 | 1,85 | 2,50 | 9,92 |
| 1 a 5 anos | 0,97 | 1,60 | 2,50 | 8,62 |
| 5 a 12 anos | 0,87 | — | 2,50 | 7,98 |
| Adulto | 0,75 | 1,20 | 2,05 | 6,0 |

*Fonte: Adaptada de Taylor e colaboradores,[75] Gregory e colaboradores,[76] Cameron e colaboradores[77] e Lerman e colaboradores.[78,79]*

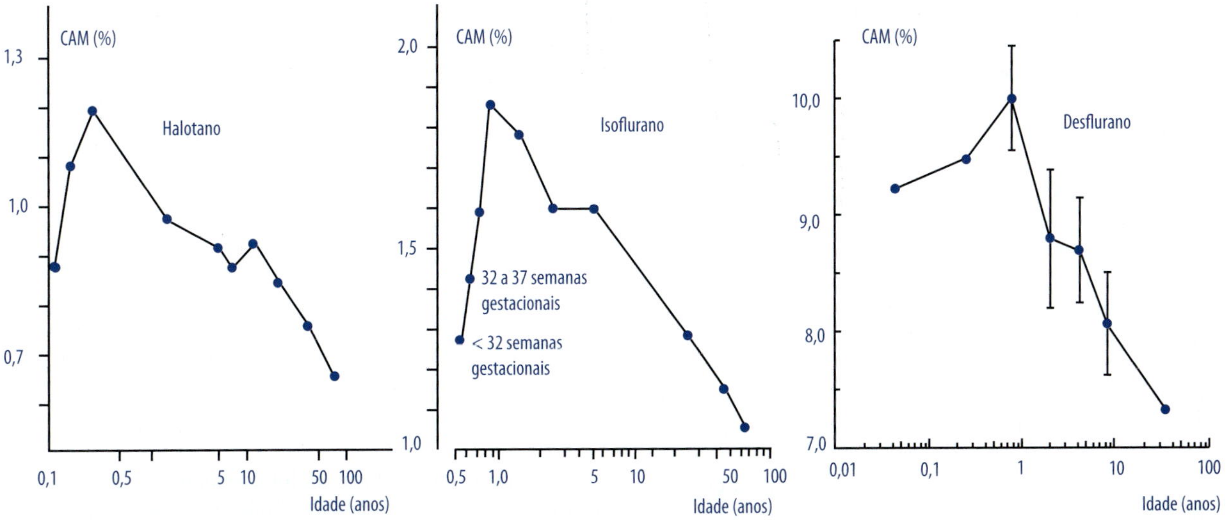


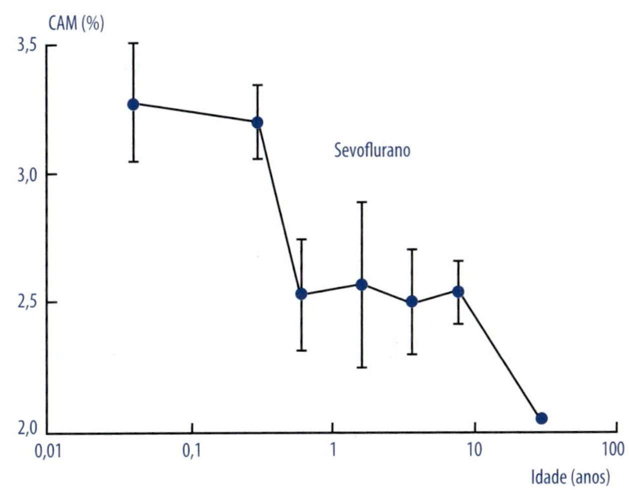


**FIGURA 62.17** Concentração alveolar mínima (CAM) do halotano, isoflurano, desflurano e sevoflurano em função da idade. Compare o padrão bifásico do halotano, do isoflurano e do desflurano com o linear do sevoflurano.
*Fonte: Adaptada de Taylor e colaboradores,[75] Gregory e colaboradores,[76] Cameron e colaboradores[77] e Lerman e colaboradores.[78,79]*

procedimentos prolongados[85] e aos efeitos na camada de ozônio[86] foram recentemente ressaltados. A manutenção do seu emprego em anestesia pediátrica tem sido motivo de intenso debate.[87-89]

Neonatos e lactentes são mais sensíveis aos efeitos depressores miocárdicos dos anestésicos inalatórios. Essa maior sensibilidade deve-se, principalmente, a diferenças estruturais e funcionais: redução nos elementos contráteis e imaturidade do sistema sarcoplasmático e dos canais de cálcio,[57] que são mais importantes nos primeiros seis meses de vida (FIG. 62.18).[79] Existem evidências ultrassonográficas de que as respostas cardiovasculares dos pacientes pediátricos aos halogenados apresentam variações na dependência do agente empregado.[90-93]

O sevoflurano produz queda na pressão arterial e na resistência vascular sistêmica, acompanhada de menor redução da contratilidade do que o halotano, com tendência a manter o índice cardíaco inalterado. Com o halotano, observam-se maiores reduções do inotropismo, da frequência cardíaca e do índice cardíaco.[92] A depressão do reflexo barorreceptor pelos anestésicos inalatórios torna o neonato e o lactente mais vulneráveis aos efeitos cardiovasculares citados. Deve-se salientar que, nos lactentes, a associação dos fatores antes citados

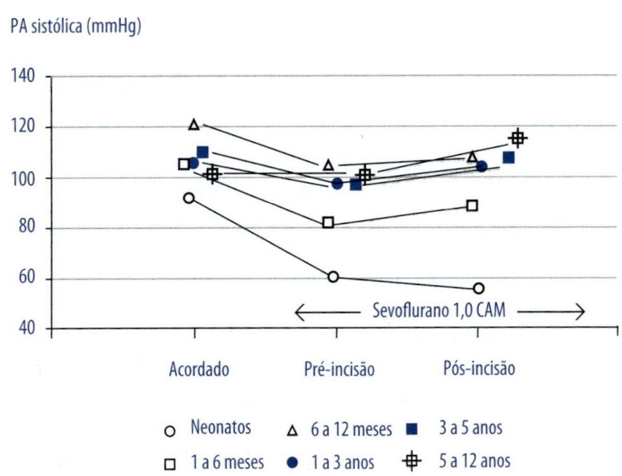


**FIGURA 62.18** Resposta da pressão arterial sistólica à administração de sevoflurano (1,0 CAM) em diferentes faixas etárias. Os neonatos e lactentes até 6 meses apresentam maior redução na pressão arterial (PA) sistólica, que se mantém mesmo com o estímulo cirúrgico.
*Fonte: Adaptada de Lerman e colaboradores.[79]*

(maiores velocidade de indução, necessidade anestésica e sensibilidade miocárdica) diminui expressivamente a margem de segurança entre uma anestesia adequada e a depressão cardiovascular grave. As alterações do ritmo cardíaco, observadas principalmente com halotano, em geral estão associadas a superdosagem (ritmo juncional, bradicardia, assistolia), hipóxia (bradicardia, assistolia), plano de anestesia superficial e/ou hipercapnia (extra-assistolia).[94]

Os efeitos sobre o sistema nervoso central das crianças (fluxo sanguíneo encefálico, $CMRO_2$) parecem ser semelhantes aos dos adultos.[95,96] Apesar dos vários relatos de alterações eletrencefalográficas (complexos ponta-onda) em crianças em uso de sevoflurano,[97-102] tais alterações não tiveram repercussão clínica evidente ou correlação com os movimentos mioclônicos observados.[103] Em uma análise prospectiva comparando halotano e sevoflurano em pacientes de 2 a 12 anos, não se observou atividade convulsiva, apesar das alterações eletrencefalográficas em ambos os grupos.[104]

A depressão dos halogenados na função respiratória é inversamente proporcional à idade, devido às menores reserva e eficiência do sistema respiratório nos dois primeiros anos de vida.[34] Nesse período, observa-se redução significativa do volume corrente, da resposta ao $CO_2$ e do tônus da musculatura respiratória acessória (respiração paradoxal), em parte compensadas por aumento da frequência respiratória. Há relato de maior depressão respiratória com o sevoflurano do que com o halotano em pacientes pediátricos.[105]

Embora o halotano tenha sido o principal halogenado utilizado em pediatria por muitas décadas, o desenvolvimento de novos agentes, com perfil mais seguro, tornou-o obsoleto na prática anestésica pediátrica.[106] Isoflurano, sevoflurano e desflurano apresentam maior estabilidade cardiovascular e menor toxicidade quando comparados com halotano. Porém, cada agente possui suas limitações e merece considerações particulares em algumas situações clínicas. Cuidado especial deve ser tomado na indução com sevoflurano em pacientes com síndrome de Down (com ou sem cardiopatia congênita), devido à maior incidência de bradicardia e hipotensão nessa situação específica.[107] O desflurano não é indicado nos pacientes pediátricos não intubados, devido à maior incidência de tosse, laringospasmo e aumento de secreções, sendo primariamente utilizado na manutenção anestésica dos casos com intubação traqueal. O uso com máscara laríngea também requer atenção especial, sobremaneira durante sua remoção.[108]

Os estudos comparativos entre sevoflurano e desflurano em anestesia pediátrica não mostraram diferenças significativas nos efeitos cardiovasculares, nas funções renal e hepática e na incidência de náuseas e vômitos. Entretanto, o tempo para o despertar é menor com o desflurano.[109] A incidência de agitação psicomotora no despertar da anestesia é semelhante entre os dois agentes.[110,111] Vários estudos demonstram que o uso repetido ou prolongado de sevoflurano ou desflurano não está relacionado à toxicidade hepática ou renal.[112]

## Anestésicos venosos

A distribuição e a eliminação dos anestésicos venosos são alteradas por vários fatores ligados ao desenvolvimento **(QUADRO 62.4)**. Tais alterações, específicas nas diversas faixas etárias, dependem das características particulares de cada fármaco, como descrito a seguir **(TAB. 62.12)**.

### Tiopental

A recuperação da consciência após dose única de tiopental (modelo tricompartimental) é devida à redistribuição. O metabolismo hepático não tem um papel importante para o término dos efeitos. Logo, embora sua depuração seja maior em crianças do que em adultos, o tempo de recuperação é similar para todas as idades. O volume de distribuição influencia diretamente a dose efetiva em 50% dos pacientes ($DE_{50}$). As doses para os neonatos são menores que para os lactentes, possivelmente pelo imaturo desenvolvimento cortical. Para indução, as doses venosas recomendadas para menores de 6 meses são 3 a 5 $mg{\cdot}kg^{-1}$; para 6 meses a 4 anos, 6 a 8 $mg{\cdot}kg^{-1}$; e, para maiores de 4 anos, 4 a 6 $mg{\cdot}kg^{-1}$.[113]

### Propofol

A distribuição inicial do propofol é semelhante à do tiopental (modelo tricompartimental). Todavia, após a distribuição para os tecidos ricamente vascularizados, uma segunda fase, para os menos vascularizados, está associada à sua rápida metabolização concomitante. Dessa forma, a recuperação clínica é mais precoce do que com o tiopental, sobretudo em lactentes e pré-escolares.

A atividade microssomal hepática relacionada com a metabolização desse fármaco após a 1ª semana de vida pode ser até maior que no adulto. Nos pacientes de 1 a 4 anos, recomendam-se doses variando de 3 a 4 $mg{\cdot}kg^{-1}$ para indução venosa, enquanto, nos maiores de 4 anos, 2,5 a 3,5 $mg{\cdot}kg^{-1}$. Na manutenção por infusão contínua, na fase inicial (30-45 minutos), empregam-se 18 a 20 $mg{\cdot}kg^{-1}{\cdot}h^{-1}$, seguidos de 9 a 11 $mg{\cdot}kg^{-1}{\cdot}h^{-1}$.[113,114] A adição de lidocaína (solução a 1% na proporção de 1:10), como no adulto, é recomendada para reduzir a dor à injeção. Alterações do ritmo cardíaco (bradicardia, aumento do intervalo QT e ritmo juncional) são mais frequentes com propofol do que com tiopental, principalmente em crianças

**QUADRO 62.4** Fatores ligados ao desenvolvimento que interferem na farmacocinética dos anestésicos venosos

- Aumento gradual do débito cardíaco e mudanças nos fluxos sanguíneos regionais.
- Mudanças nas proporções das massas dos diversos órgãos.
- Diminuição da permeabilidade da barreira hematencefálica no primeiro mês de vida.
- Redução gradual na água corporal total e mudanças na sua distribuição.
- Mudanças na proporção de gorduras e massa muscular.
- Menor ligação proteica nos primeiros meses de vida.
- Alterações no metabolismo hepático:
  - Reações de fase I: menor atividade nos primeiros meses, sendo que no lactente e no pré-escolar é superior à do adulto.
  - Reações de fase II: baixa atividade de conjugação até 6-18 meses.
- Alterações no fluxo sanguíneo hepática.
- Aumento gradual na excreção renal:
  - Filtração glomerular: 10% do adulto ao nascimento, 100% em 1 ano.
  - Secreção tubular proximal: reduzida até os 6 meses.

*Fonte: Adaptado de Booker e Chadderton.*[113]

**TABELA 62.12** Parâmetros farmacocinéticos de anestésicos venosos *versus* idade

| Anestésico venoso | Idade | Volume de distribuição (mL·kg$^{-1}$) | Meia-vida de eliminação (min) | Depuração (mL·kg$^{-1}$·min$^{-1}$) |
|---|---|---|---|---|
| Tiopental | Neonato | 3.600 | 2.160 | 1 |
| | Pré-escolar | 2.100 | 366 | 7 |
| | Adulto | 2.200 | 720 | 3 |
| Propofol | 1 a 3 anos | 9.500 | 188 | 53 |
| | 3 a 11 anos | 9.700 | 398 | 34 |
| | Adulto | 4.700 | 312 | 28 |
| Cetamina | Neonato | 3.720 | 184 | 14 |
| | Lactente | 3.360 | 204 | 17 |
| | Pré-escolar | 2.800 | 125 | 22 |
| | Adulto | 3.010 | 155 | 17 |
| Midazolam | Neonato | 1.000 | 391 | 2 |
| | Lactente | 2.020 | 198 | 9 |
| | Pré-escolar | 1.290 | 70 | 9 |
| | Adulto | 1.750 | 135 | 9 |

*Fonte: Adaptada de Booker e Chadderton.*[113]

abaixo de 2 anos,[115-117] assim como é melhor o controle da resposta hemodinâmica à intubação traqueal.[118]

## Cetamina

A cetamina foi introduzida na prática clínica há cerca de 30 a 40 anos, com o objetivo de atuar como fármaco monoanestésico com propriedades para produzir analgesia, amnésia, inconsciência e imobilidade. Em decorrência de importantes efeitos colaterais (alterações da memória recente, redução da habilidade de concentração, diminuição do estado de vigília, alterações do desempenho cognitivo, alucinações, pesadelos, náuseas e vômitos), não conseguiu ampla aceitação clínica.

A incidência desses efeitos é claramente relacionada à sua concentração plasmática, e os efeitos psíquicos são menos prováveis, embora ainda possíveis, com a utilização de doses menores. Estudos recentes relacionados com mecanismos de ação, efeitos neuronais e analgésicos motivaram sua reavaliação e ampliação do seu uso.[119]

Além disso, a disponibilidade do isômero S (+) cetamina, que poderia causar menos efeitos adversos que a mistura racêmica, despertou novamente o interesse pelo seu emprego clínico.[120] Seu uso vem crescendo no mundo todo, pois tal enantiômero tem potência anestésica e analgésica quatro vezes maior que a R(–) cetamina e é cerca de duas vezes mais efetivo que a mistura racêmica.[121,122]

Na anestesia pediátrica, é inevitável o questionamento sobre seus efeitos potencialmente deletérios no cérebro em desenvolvimento, porém os dados disponíveis na literatura são ainda controversos. Uma série recente de estudos em animais demonstrou que a cetamina tem efeito neurotóxico no cérebro em formação e que tal efeito pode levar a danos neurofuncionais tardios. No entanto, outros trabalhos evidenciaram seu efeito protetor sobre o sistema nervoso central ao inibir a inflamação no cérebro em desenvolvimento. Em 2013, uma revisão de estudos pré-clínicos e clínicos concluiu que seus efeitos variam de acordo com a dose administrada, frequência de exposição e intensidade do estímulo álgico. Em conclusão, seu uso repetido pode ser neurotóxico aos cérebros imaturos, mas pode ter efeito neuroprotetor sobre eles, na presença de fortes estímulos dolorosos, ao que chamaram de "efeito duplo da cetamina". O equilíbrio entre os efeitos tóxicos e neuroprotetores desse fármaco deve ser possível, porém mais estudos são necessários.[123]

Outro ponto polêmico é sobre a segurança de seu uso em crianças com hipertensão pulmonar. Publicações recentes argumentam a favor da segurança do seu uso nesses pacientes,[124,125] uma vez que mais importante que a escolha do anestésico é o controle dos parâmetros fisiológicos, como oxigenação, ventilação, temperatura, equilíbrio acidobásico e tônus simpático.[126]

Há poucas evidências sobre seu uso como único analgésico intravenoso em crianças no período perioperatório.[127] Uma metanálise de estudos pediátricos concluiu que, apesar da diminuição nos escores de dor na sala de recuperação pós-anestésica e no consumo de analgésicos não opioides, a cetamina não reduziu o consumo de opioides no pós-operatório.[128]

As doses empregadas dependem da indicação (analgesia, sedação ou anestesia geral com intubação traqueal),[122] variando de 1 a 4 mg·kg$^{-1}$ (intravenosa [IV]), 6 a 10 mg·kg$^{-1}$ (intramuscular [IM]) e 3 a 6 mg·kg$^{-1}$ (via oral [VO]).

## Midazolam

Seu uso como anestésico venoso é restrito em crianças, sendo mais empregado como medicação pré-anestésica, para sedação e associado à cetamina. As doses sofrem grande variação individual, devendo ser controladas pela resposta à administração gradual.[129] Cabe salientar que as alterações na pressão arterial (ligeira hipotensão associada a vasodilatação), observadas no adulto, não são clinicamente significativas em pacientes pediátricos normovolêmicos. Na reversão com flumazenil (0,025 mg·kg⁻¹), deve-se atentar para o fato de que sua meia-vida de eliminação é menor que a do midazolam em todas as faixas etárias.[113]

## Opioides

Os dados sobre a farmacocinética dos opioides, nas diversas faixas etárias, são muito variáveis.[130,131] Os diferentes estágios de maturação dos sistemas enzimáticos, assim como as variações no volume de distribuição, são, de maneira geral, os responsáveis pelas diversas respostas clínicas observadas com o uso desses fármacos nos pacientes pediátricos.

### Morfina

A morfina sofre conjugação hepática com formação de morfina-3-glucuronídeo (M3G) e morfina-6-glucuronídeo (M6G), que são eliminados na urina. As propriedades farmacológicas dos dois derivados são diferentes. A M6G é um analgésico potente, enquanto a M3G antagoniza seu efeito analgésico e depressor da respiração. O efeito clínico da morfina está relacionado à proporção M6G/M3G, que depende da maturação do sistema enzimático responsável pelas reações de glucuronidação. A relação M6G/M3G é inversamente proporcional ao peso e à idade. Além disso, as baixas proporções M3G/morfina e M6G/morfina nos neonatos, comparados com pré-escolares, indicam que o efeito clínico prolongado da morfina, nessa faixa etária, é devido sobretudo à menor atividade metabólica (meia-vida de eliminação prolongada).[130] As doses recomendadas de morfina baseiam-se nessas diferenças da farmacocinética, devendo ser adaptadas às necessidades e respostas individuais **(TAB. 62.13)**.[132-134]

### Fentanil

A principal característica desse fármaco é que as diferenças farmacocinéticas estão relacionadas ao fluxo sanguíneo hepático. Pacientes com aumento da pressão abdominal (pós-operatório de onfalocele) ou queda do débito cardíaco (cardiopatias congênitas) apresentam diminuição de sua depuração plasmática. Em neonatos e lactentes, a depuração, após uma dose única, é máxima na 2ª semana de vida,[135] e os níveis séricos, menores no lactente quando comparados com os do adulto.[136] Sua lipossolubilidade garante boa absorção por mucosas (oral e nasal) e por via transdérmica, o que permite seu uso na forma de pirulito (Fentanyl Oralet, apresentação não disponível no Brasil), como medicação pré-anestésica, e adesivos transdérmicos, no tratamento da dor crônica.

### Alfentanil e sufentanil

Os aspectos farmacocinéticos são semelhantes aos do fentanil. Os valores de depuração são significativamente maiores no lactente, pré-escolar e escolar do que no neonato e adulto.

### Remifentanil

As publicações sobre seu uso em pacientes pediátricos não apresentaram diferenças na sua farmacologia, quando comparada com a do adulto.[137-142] Há relatos de maior depuração e menor volume de distribuição na faixa de 2 a 12 anos de idade.[139] O significado clínico dessas diferenças ainda não foi estabelecido.

Na prática da anestesia pediátrica, pode ser utilizado associado ao propofol – anestesia venosa total – para diversas indicações (endoscopias digestivas, broncoscopias, microcirurgias de laringe, etc.), com a vantagem da manutenção da ventilação espontânea, quando necessário.[143-145]

## $\alpha_2$-Agonistas

### Dexmedetomidina

É o $\alpha_2$-agonista mais seletivo disponível atualmente na prática clínica. Possui curta meia-vida, mantém a função respiratória e pode ser administrado por diferentes vias: venosa, nasal, bucal, subcutânea e peridural.[146,147] Quando empregado como agente único para sedação,[148,149] pode ocasionar bradicardia dose-dependente, associada a hipo ou hipertensão arterial em pacientes pediátricos. Sua maior seletividade pelos receptores $\alpha_2$ confere maior potencial antinociceptivo, em comparação com a clonidina, tornando-a melhor opção no controle da dor perioperatória.[150,151] É eficaz na diminuição da necessidade de benzodiazepínicos, propofol e opioides (uso associado), contribuindo para a redução da incidência de efeitos colaterais (p. ex., náuseas e vômitos).

**TABELA 62.13** Doses recomendadas de morfina

| Via de administração | Prematuro | Neonato a termo | 1 mês a 12 anos |
|---|---|---|---|
| Oral ou retal | – | – | 0,3 mg·kg⁻¹, 6/6 h ou 0,2 mg·kg⁻¹, 4/4 h |
| IV intermitente | 8 μg·kg⁻¹, 4/4 h ou 4 μg·kg⁻¹, 2/2 h | 30 μg·kg⁻¹, 4/4 h ou 15 μg·kg⁻¹, 2/2 h | 80 μg·kg⁻¹, 4/4 h ou 40 μg·kg⁻¹, 2/2 h |
| IV infusão | 2 μg·kg⁻¹·h⁻¹ | 7 μg·kg⁻¹·h⁻¹ | 20 μg·kg⁻¹·h⁻¹ |
| IV PCA + infusão | – | – | 20 μg·kg⁻¹·dose⁻¹ + 4 μg·kg⁻¹·h⁻¹ |
| Peridural | – | – | 30 μg·kg⁻¹ 8/8 h |

PCA, analgesia controlada pelo paciente.

*Fonte: Adaptada de Kart e colaboradores[132,133] e Taylor e colaboradores.[134]*

## Bloqueadores neuromusculares

O único bloqueador neuromuscular (BNM) despolarizante disponível no momento – succinilcolina – é altamente hidrossolúvel, apresentando rápida redistribuição no compartimento extracelular. As diferenças na distribuição da água corporal (VER FIG. 62.2) são responsáveis por maiores doses venosas desse fármaco nos lactentes (1,5-2 mg·kg$^{-1}$) em relação aos maiores de 1 ano (1-1,5 mg·kg$^{-1}$). Além de ser o BNM de início de ação mais rápido, produz efetivo relaxamento muscular quando administrado por via intramuscular (4 a –5 mg·kg$^{-1}$).

Seu emprego em pacientes pediátricos, principalmente quando associado ao halotano, está relacionado à ocorrência de arritmias cardíacas (bradicardia, ritmo juncional, extra-assistolia, assistolia), rabdomiólise, mioglobinemia, hipercalemia, espasmo de masseter e hipertermia maligna. Na atualidade, suas indicações devem restringir-se aos pacientes com estômago cheio e situações extremas, como laringospasmo grave e urgência no controle da via aérea, quando um acesso venoso não estiver disponível (uso intramuscular, inclusive intralingual, com relaxamento em 3-4 minutos).[152,153]

A indicação mais importante para uso de BNMs adespolarizantes em anestesia pediátrica é facilitar a intubação traqueal. Devido ao tempo de circulação mais curto em neonatos e crianças, os BNMs chegam rapidamente ao seu sítio de ação com menor tempo de início. Portanto, boas condições para intubação são atingidas mais rápido na população pediátrica quando comparada com os adultos.[154]

As respostas aos BNMs adespolarizantes – potência e duração do efeito – apresentam grande variação individual relacionada, principalmente, à idade.[155-158] Tal diferença varia ainda na dependência do fármaco estudado. Enquanto as doses de atracúrio sofrem pequena variação de acordo com a idade,[159] diferenças de 80 a 90% são observadas entre as doses de vecurônio indicadas para neonatos e pacientes com idade superior a 1 ano.[160]

**TABELA 62.14** Potência ($DE_{95}$) de diversos bloqueadores neuromusculares em relação à idade

| | $DE_{95}$ (mg·kg$^{-1}$) | | |
|---|---|---|---|
| | **Lactentes** | **Pré-escolares** | **Adultos** |
| Atracúrio | 0,24 | 0,33 | 0,21 |
| Cisatracúrio | < 0,06 ? | 0,06 | 0,045 |
| Doxacúrio | 0,025 | 0,05 | 0,04 |
| Mivacúrio | 0,13 | 0,14 | 0,08 |
| Pancurônio | 0,065 | 0,095 | 0,07 |
| Pipecurônio | 0,048 | 0,075 | 0,059 |
| Rapacurônio | 0,68 | 1,54 | 1,30 |
| Rocurônio | 0,25 | 0,40 | 0,35 |
| Vecurônio | 0,045 | 0,08 | 0,04 |
| Succinilcolina | 0,61 | 0,35 | 0,29 |

*Fonte: Adaptada de Almeida,[155] Brandom,[156] Meretoja.[157]*

**TABELA 62.15** Tempo para efeito máximo após administração venosa de diversos bloqueadores neuromusculares em relação à idade

| | Tempo para efeito máximo (min) | | | |
|---|---|---|---|---|
| | **Dose (µg·kg$^{-1}$)** | **Lactentes** | **Pré-escolares** | **Adultos** |
| Atracúrio | 500 | 1,2 | 1,7 | 2,2 |
| Cisatracúrio | 150 | 1,9 | 2,9 | 3,7 |
| Mivacúrio | 300 | 1,6 | 1,8 | 2,9 |
| Pancurônio | 70 | 1,3 | 2,4 | 3,0 |
| Rapacurônio | 2.000 | 0,3 | 1,0 | 2,2 |
| Rocurônio | 600 | 1,1 | 1,3 | – |
| Vecurônio | 70 | 1,5 | 2,4 | 2,9 |
| Succinilcolina | 1.000 | – | 0,7 | 0,9 |

*Fonte: Adaptada de Meretoja[154] e Brandon.[156]*

As diferentes potências e os tempos para efeito máximo nas diversas faixas etárias são demonstrados nas **TABELAS 62.14 E 62.15**. A **TABELA 62.16** apresenta as doses iniciais dos BNMs recomendadas nos pré-escolares, assim como os respectivos tempos para início e duração do efeito clínico. O uso clínico dos BNMs em pacientes pediátricos deve basear-se na adequação das doses recomendadas na literatura às respostas individuais de cada faixa etária, levando-se em conta, sobretudo, a maior sensibilidade dos neonatos e lactentes aos agentes adespolarizantes, o que torna fundamental a monitorização da transmissão neuromuscular durante a anestesia.

O rocurônio, com estrutura semelhante ao vecurônio, possui 10% de sua potência, porém é o agente BNM adespolarizante

**TABELA 62.16** Principais características dos bloqueadores neuromusculares em pré-escolares

| | **Dose inicial (mg·kg$^{-1}$)** | **Tempo para efeito máximo (min)** | **Duração clínica (min)** |
|---|---|---|---|
| Atracúrio | 0,5 | 1,5 a 2,0 | 25 a 35 |
| Cisatracúrio | 0,1 | 2,0 a 2,5 | 25 a 35 |
| Doxacúrio | 0,05 | 3 a 6 | 40 |
| Mivacúrio | 0,25 | 1,5 a 2,0 | 7 a 9 |
| Pancurônio | 0,1 | 2 a 3 | 30 |
| Pipecurônio | 0,1 | 2 a 3 | 40 |
| Rapacurônio | 2,5 | 0,7 a 1,1 | 6 a 10 |
| Rocurônio | 0,6 | 1,0 a 1,5 | 20 a 30 |
| Vecurônio | 0,1 | 1,5 a 2,5 | 20 a 35 |
| Succinilcolina | 1,0 | 0,6 a 0,9 | 2 a 4 |

*Fonte: Adaptada de Meretoja,[154] Almeida,[155] Brandom,[156] Brandom e Fine[157] Meakine.[158]*

de início mais rápido, sendo indicado como alternativa à succinilcolina nas induções anestésicas tipo sequência rápida, com dose de 1,2 mg·kg$^{-1}$. Apresenta ainda a vantagem de possuir um reversor específico – o sugamadex – que difere completamente dos anticolinesterásicos, já que não exerce efeito nos receptores nicotínicos ou muscarínicos e na concentração de acetilcolina. Dessa forma, o sugamadex não causa bradicardia, hipotensão, salivação, efeitos gastrintestinais, sendo indicado nas mesmas doses utilizadas em adultos.[154,161]

# Equipamentos

## Máscaras faciais

A mistura de gases anestésicos é normalmente administrada ao paciente pediátrico por meio de um sistema de anestesia adaptado a máscaras ou tubos traqueais, devendo-se obter os menores valores de espaço morto e resistência possíveis. As máscaras faciais pediátricas são desenhadas para apresentar baixo volume intrínseco e rápido *wash-out*. Os modelos mais tradicionais, Rendell-Baker-Soucek,[162] foram desenvolvidos a partir de moldes do contorno facial de crianças, visando a uma melhor adaptação com um mínimo espaço morto. Várias modificações já foram feitas com o objetivo de otimizar essa relação, assim como sua aceitação pelos pacientes.

As máscaras feitas com material plástico transparente e macio são mais bem aceitas, e os modelos com borda pneumática inflável de dimensões reduzidas permitem uma vedação mais segura para uma variedade mais ampla de contornos faciais (**FIG. 62.19**).[163] Esse fator torna-se muito importante nos pacientes com malformações craniofaciais. A transparência do material é fundamental para a observação da coloração labial e presença de secreções e vômitos.[164,165] Máscaras especiais, apresentando uma porta de acesso com diafragma de silicone (**FIG. 62.20**), são indicadas para fibrobroncoscopia durante anestesia geral com respiração espontânea ou sob pressão positiva, para procedimentos diagnósticos[166] ou intubação traqueal.[167]

## Cânulas orofaríngeas

A correta seleção do tamanho da cânula orofaríngea é fundamental. Cânulas com tamanho menor que o ideal deslocam posteriormente a base da língua, obstruindo a orofaringe, e, com tamanho acima do adequado, empurram a epiglote inferiormente, ocluindo a entrada da laringe.[168,169] O tamanho correto pode ser estimado comparando-se com a distância entre a comissura labial e o ângulo da mandíbula (**FIG. 62.21**).[170,171]

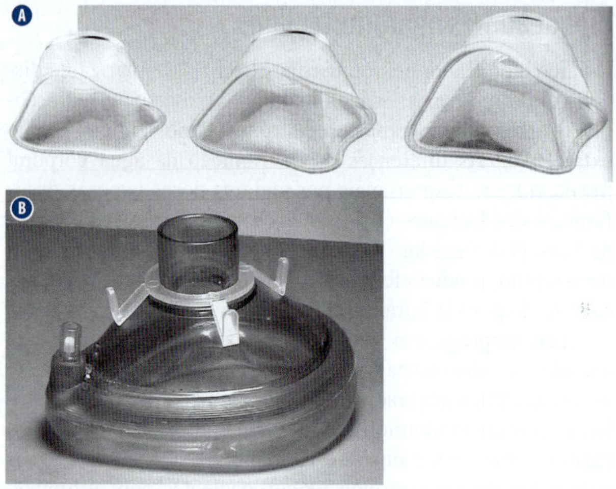

**FIGURA 62.19** Máscaras faciais infantis. **A** Tipo Rendell-Baker-Soucek. **B** Máscara transparente com borda pneumática inflável.

## Cânulas nasofaríngeas

São indicadas com menor frequência do que as orofaríngeas, devido ao risco de sangramento nasofaríngeo por trauma das adenoides. Seu comprimento está relacionado à distância da narina ao trago. Podem ser substituídas por tubos traqueais (maior diâmetro interno) cortados no comprimento adequado.[168,169,17]

## Dispositivos extraglóticos

O emprego dos dispositivos extraglóticos (DEGs) em pacientes pediátricos segue, em linhas gerais, as mesmas recomendações, indicações e contraindicações que em adultos. Além da técnica de inserção em geral empregada em adultos, uma técnica rotacional (**FIG. 62.22**) com a máscara parcialmente inflada

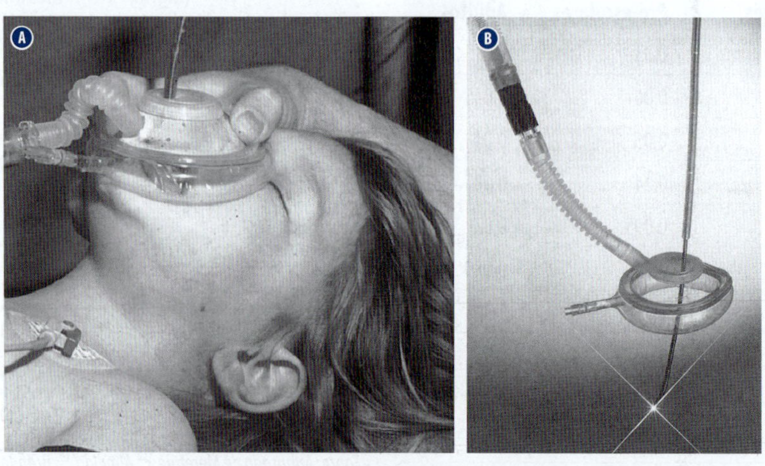

**FIGURA 62.20** Máscara facial com acesso especial. **A** Em uso para fibrobroncoscopia. **B** Visão esquemática.

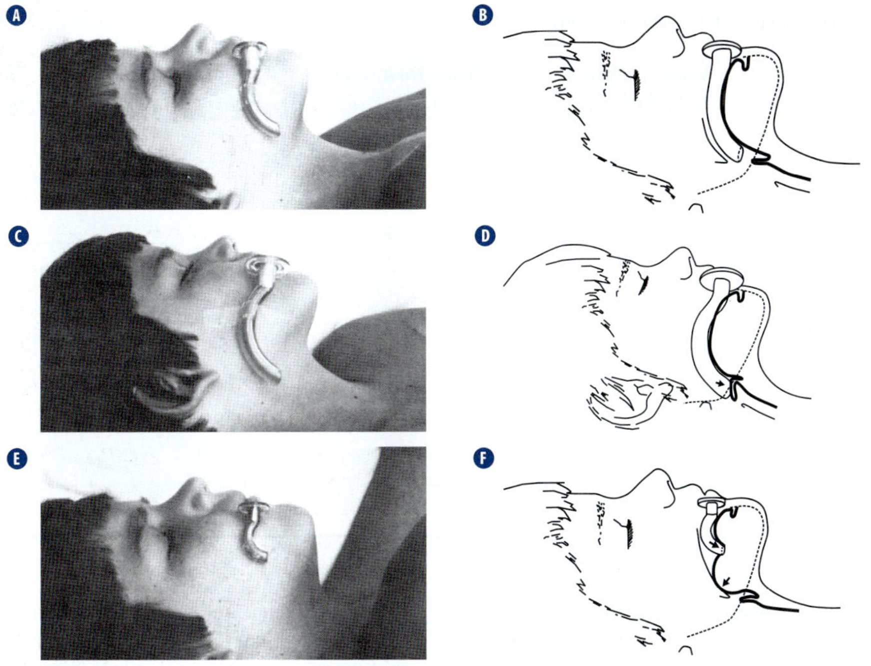

FIGURA 62.21 Seleção de cânula orofaríngea usando o ângulo da mandíbula como referência. A e B Escolha correta; C e D cânula muito grande; E e F cânula muito pequena.

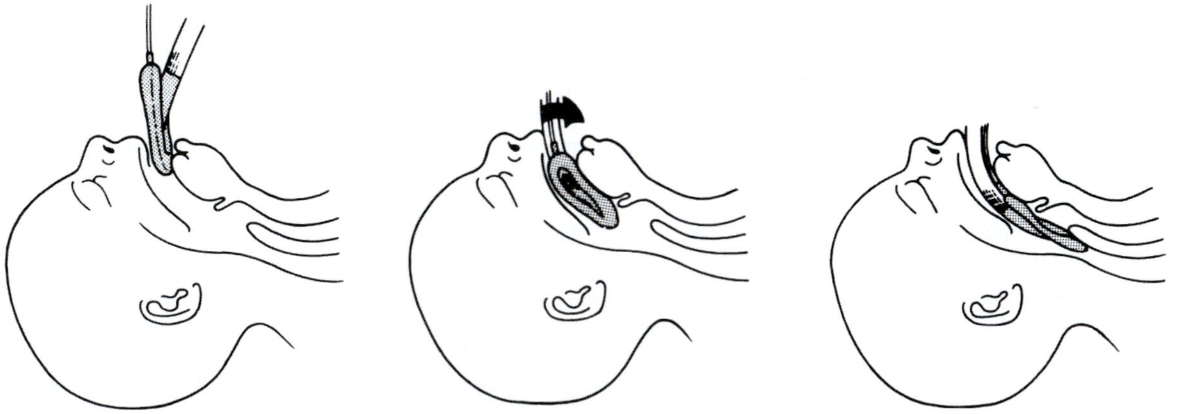

FIGURA 62.22 Técnica rotacional recomendada para inserção da máscara laríngea em pacientes pediátricos. Observe o coxim parcialmente inflado.
*Fonte: Adaptada de Haynes e Morton.*[177]

foi descrita como de maior simplicidade e eficácia para seu posicionamento em pacientes pediátricos.[172-177]

Hoje, é considerado importante recurso no manejo das vias aéreas dos pacientes pediátricos[170] em procedimentos cirúrgicos de rotina,[178] na abordagem diagnóstica das vias aéreas e nos casos de intubação traqueal difícil.[165,179-181] Seu uso já é comprovadamente disseminado entre os anestesiologistas pediátricos, considerando-se os diversos tipos disponíveis no mercado[182] e mesmo para indicações não tradicionais.[183,184] Há relato, entretanto, de maior dificuldade para o correto posicionamento e adaptação da máscara laríngea nº 1 (pacientes com peso < 5 kg).[185] As especificações dos diferentes tamanhos são apresentadas na **TABELA 62.17**.

## Tubos traqueais

A maioria dos tubos empregados atualmente são feitos de cloreto de polivinil (PVC), embora tubos de *silastic* já estejam disponíveis e em uso crescente. A descontinuação do emprego de tubos de borracha, com balonetes de alta pressão, com diâmetros crescentes (Cole) e reutilizáveis trouxe uma redução marcante na incidência de estenose subglótica e complicações laríngeas pós-operatórias.

A seleção do tamanho adequado depende de uma série de fatores. As tabelas ou fórmulas que utilizam apenas um parâmetro de referência (peso ou idade) são de baixo valor preditivo.[186] É consenso que o tamanho ideal, independente do tipo

**TABELA 62.17** Especificações para uso das máscaras laríngeas

| Nº | Peso do paciente (kg) | Volume máximo do coxim (mL) | Diâmetro interno (mm) | Fibrobroncoscópio máximo (mm) | Tubo traqueal máximo (mm*) |
|---|---|---|---|---|---|
| 1 | < 5 | 4 | 5,3 | 2,7 | 3,5 |
| 1,5 | 5 a 10 | 7 | 6,1 | 3,0 | 4,0 |
| 2 | 10 a 20 | 10 | 7,0 | 4,7 | 4,5 |
| 2,5 | 20 a 30 | 14 | 8,4 | 5,3 | 5,0 |
| 3 | > 30 | 20 | 10,0 | 7,3 | 6,0** |
| 4 | Adulto | 30 | 10,0 | 7,3 | 6,0** |
| 5 | Adulto | 40 | 11,5 | 8,7 | 7,0** |

*Diâmetro interno.
**Com balonete.

*Fonte: Adaptada de Veyckemans.*[169]

de tubo, deve permitir escape aéreo com pressões positivas entre 20 e 25 $cmH_2O$. Na aplicação de tabelas para essa seleção (TAB. 62.18), deve-se observar que, na dependência do fabricante, tubos traqueais com o mesmo diâmetro interno podem apresentar grande variabilidade nos diâmetros externos.[163] Além disso, as medidas preconizadas para a distância até o terço médio traqueal servem apenas como parâmetro de referência inicial. O correto posicionamento do tubo deve ser confirmado por ausculta pulmonar sempre após sua introdução e quando houver alteração do decúbito ou posição da cabeça ou pescoço.[187,188] Um estudo recente evidenciou sensibilidade e especificidade maiores na determinação de intubação brônquica com o emprego da ultrassonografia quando comparada com a ausculta pulmonar.[189]

O tópico de maior polêmica a respeito dos tubos traqueais pediátricos é, sem dúvida, a indicação ou não de balonetes. Tradicionalmente, sempre foi defendida a ideia de que somente tubos sem balonetes deveriam ser empregados em pacientes de até 8 ou mesmo 10 anos de idade.[153,190-192] A partir do início deste século, as evidências científicas passaram a sugerir que tal orientação tratava-se de mais um dos mitos da anestesia pediátrica.[193,194]

O maior argumento para utilizar tubos sem balonete baseia-se no fato de que eles permitem que um tubo de maior diâmetro interno seja empregado. Hoje, esse fato tem menor importância, já que a respiração espontânea durante anestesia pediátrica deve ser restrita aos procedimentos de curta duração, quando o aumento da resistência pelo tubo e do trabalho da respiração não têm maior repercussão. Além disso, o desenvolvimento de tubos com paredes cada vez mais finas vem tornando essa questão secundária.[188,195-197]

O principal motivo descrito contra o uso de tubos com balonetes é o trauma laringotraqueal relacionado à pressão do

**TABELA 62.18** Relação tubos traqueais (TTs) *versus* faixa etária

| Faixa etária | TT (DI)* | Distância de inserção (cm)** | Cateter de aspiração (French) |
|---|---|---|---|
| Prematuro (< 1.000 g) | 2,0 a 2,5 | 6 a 8 | 4 |
| Prematuro (1.000-2.500 g) | 2,5 a 3,0 | 7 a 9 | 4 a 6 |
| Neonato a termo (3 meses) | 3,0 a 3,5 | 9 a 11 | 6 |
| 3 a 9 meses | 3,5 a 4,0 | 10 a 12 | 8 |
| 9 a 18 meses | 4,0 a 4,5 | 10 a 12 | 8 |
| 2 a 4 anos | 4,5 a 5,0 | 12 a 14 | 8 a 10 |
| 4 a 6 anos | 5,0 a 5,5 | 14 a 15 | 10 |
| 6 a 8 anos | 5,5 a 6,0 | 15 a 16 | 10 |
| 8 a 10 anos | 6,0 a 6,5 | 16 a 17 | 10 a 12 |
| 10 a 12 anos | 6,5 a 7,0 | 17 a 18 | 12 |

*Tubo traqueal: diâmetro interno em mm.
**Distância dos incisivos ou borda alveolar até terço médio da traqueia.

*Fonte: Adaptada de Veyckemans,*[169] *Wetzel e Maxwell,*[191] *e Coté.*[192]

balonete. Nos casos descritos no passado, foram empregados tubos com balonetes de alta pressão e baixo volume, em desuso atualmente. Estudos comparativos entre tubos sem balonete e com balonetes de baixa pressão e alto volume[188,197] não demonstraram diferenças na incidência de estenose subglótica ou outras complicações respiratórias relacionadas ao tipo de tubo.[199-202] Um estudo prospectivo randomizado[198] envolvendo 488 pacientes menores de 8 anos de idade submetidos à anestesia com intubação traqueal, além de comprovar a falta de relação entre complicações nas vias aéreas e uso de balonete no tubo traqueal, trouxe importantes subsídios para essa discussão (TAB. 62.19). Os autores demonstraram que o emprego de tubos com balonetes praticamente eliminou a necessidade de nova laringoscopia para troca do tubo antes selecionado, além de permitir uso de menores fluxos de admissão de gases e menor poluição do ambiente cirúrgico.

Há evidências de que o tamanho do tubo e o tempo de intubação sejam, na verdade, os principais fatores envolvidos na lesão pós-intubação traqueal, em vez da presença ou não do balonete (QUADRO 62.5).[203-210] Tal lesão é determinada por pressão do tubo na parede posterolateral da laringe e pela movimentação do tubo com trauma direto de sua extremidade na parede anterior dos segmentos distais da traqueia (FIG. 62.23). Em casos de intubação mais prolongada, durante terapia intensiva pediátrica, essas alterações laríngeas podem ser documentadas com avaliação por fibrolaringoscopia após a extubação.[211] A presença de balonete em um tubo de menor diâmetro poderia favorecer a fixação deste no centro da luz traqueal, além de reduzir a pressão na mucosa laríngea, conforme sugerido recentemente,[193] além de facilitar a ventilação controlada com pressão positiva.[212]

De maneira geral, novas evidências acumuladas com o uso disseminado em pediatria de tubos com balonete em anestesia, na terapia intensiva e na emergência demonstram seus vários benefícios.[194,213] Sua utilização é inclusive recomendada nos protocolos do Pediatric Advanced Life Support (PALS) da American Heart Association.[214] No entanto, dois pontos merecem especial atenção durante seu emprego: a escolha adequada do diâmetro do tubo (de preferência menor que do seu correspondente sem balonete) e a monitorização de rotina e cuidadosa da pressão do balonete (menor que 20-25 $cmH_2O$).[193,194,215] Deve-se ainda evitar seu uso nos pacientes com peso < 3 kg até que tubos com balonete mais bem adequados sejam desenvolvidos para esse grupo de neonatos.[216,217]

**QUADRO 62.5** Fatores predisponentes à lesão laríngea e estenose subglótica após intubação traqueal em pacientes pediátricos

- Tubo traqueal com diâmetro externo maior que o indicado.
- Intubação repetida e/ou traumática.
- Refluxo gastresofágico e laringofaríngeo.
- Intubação prolongada (em terapia intensiva).
- Infecção sistêmica.
- Hipoperfusão tecidual.
- Trauma por movimentação do paciente (tosse, aspiração, transporte).

*Fonte: Adaptado de Benjamin e Holinger,[203] Dankle,[204] Sherman,[205] Stamm,[206] Holzki,[207] Blumin,[208] Karkos e colaboradores,[209] Gilger.[210]*

Entre os tubos de conformação especial disponíveis, os mais empregados em pediatria são os tubos RAE® (*Ring*, *Adair* e *Elwyn*)[218] para cirurgias na cavidade oral, cabeça e pescoço. São encontrados nas versões oral e nasal (FIG. 62.24). Em ambos os tipos, a aspiração traqueal torna-se bastante difícil. A principal desvantagem dos tubos RAE® é que o ponto de flexão é fixo, favorecendo a extubação ou a intubação seletiva acidentais, principalmente quando um abridor de boca é inserido ou durante flexão da cabeça e/ou pescoço.[169,219]

## Laringoscópios

A escolha do laringoscópio baseia-se na experiência e preferência pessoais, na idade do paciente e nas particularidades de um problema específico. Teoricamente, a lâmina reta permite melhor visualização do segmento anterior da laringe, sendo mais bem indicada nos neonatos e lactentes. Deve-se ressaltar que essa vantagem depende do rebatimento anterior da epiglote pela extremidade da lâmina reta.

Visando reduzir o possível trauma laríngeo durante a laringoscopia, recomenda-se evitar tanto o avanço da lâmina até o esôfago, com seu posterior recuo, quanto a compressão da

**TABELA 62.19** Comparação entre tubos com e sem balonete em pacientes pediátricos

| | Tubos com balonete | Tubos sem balonete | |
|---|---|---|---|
| Cálculo do DI* (mm) | (Idade/4) + 3 | (Idade/4) + 4 | |
| Reintubação para troca do tubo** | 1,2% | 23% | $P < 0{,}001$ |
| $N_2O > 25$ ppm*** | 0% | 37% | $P < 0{,}001$ |
| Complicações respiratórias pós-extubação | 2,4% | 2,9% | $P > 0{,}5$ |
| Pacientes tratados por obstrução de vias aéreas**** | 1,2% | 1,3% | $P > 0{,}5$ |

*Fórmula para escolha do diâmetro interno (DI) do tubo.

**Troca do tubo quando ocorria escape com pressões < 10 ou não ocorria acima de 20 a 30 $cmH_2O$.

***Concentração de $N_2O$ medida a 60 cm da boca do paciente.

****Obstrução respiratória alta pós-extubação tratada com nebulização de adrenalina racêmica.

*Fonte: Adaptada de Khine e colaboradores.[198]*

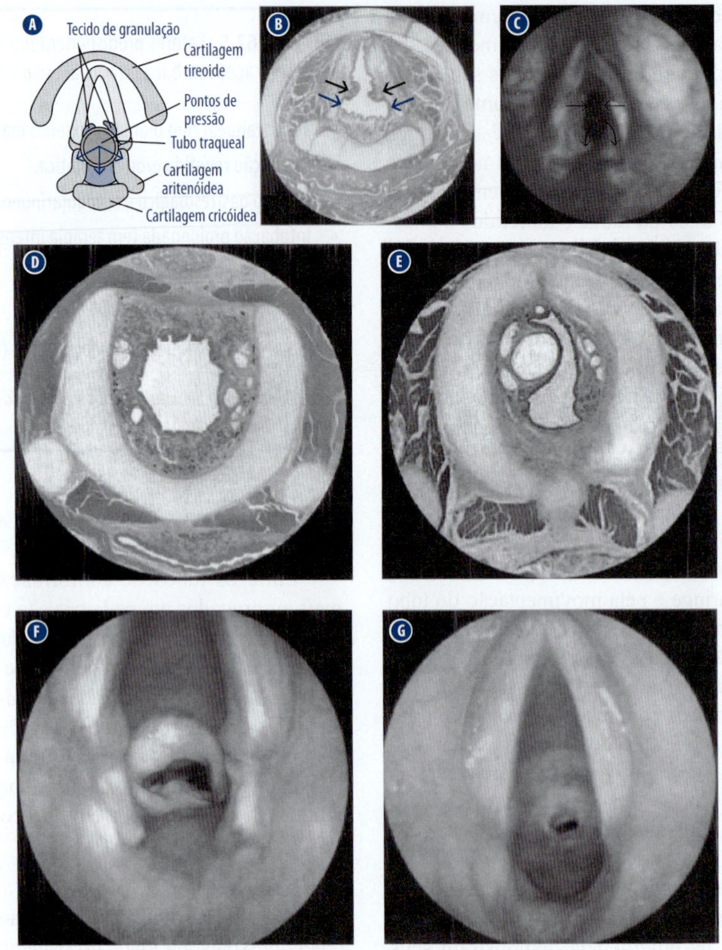


**FIGURA 62.23** Patogênese das lesões estenóticas pós-intubação. **A** Representação esquemática dos pontos de pressão do tubo traqueal na parede posterolateral da laringe. **B** Corte histopatológico da laringe evidenciando tecido de granulação (*setas pretas*) e lesão da aritenoide com ausência de mucosa, ulcerações e exposição da cartilagem (*setas azuis*). **C** Estenose subglótica pós-intubação em um lactente de 2 meses – mesmas lesões descritas em **B**. **D** e **E**. Cortes histopatológicos na laringe (diferentes níveis subglóticos) mostrando edema, hiperplasia glandular, cistos ductais e tecido de granulação. **F** e **G**. Evolução da estenose subglótica pós-intubação (**F** – 2 semanas; **G** – vários meses).

*Fonte: Adaptada de Benjamin e Holinger.*[203]

Esta imagem pode ser visualizada em cores no Anexo 2, página 1569.

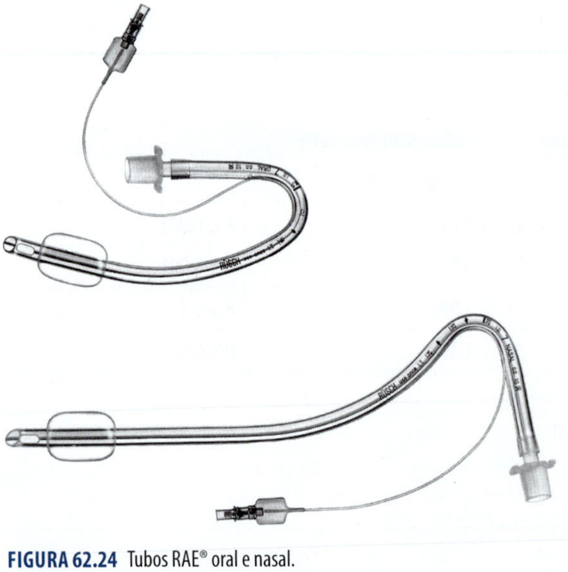

**FIGURA 62.24** Tubos RAE® oral e nasal.

epiglote. Durante a laringoscopia, movimentos suaves e progressivos de elevação da base da língua, até o posicionamento da lâmina na valécula, associados ou não a compressão e imobilização externa da laringe, em geral permitem uma boa visualização para intubação traqueal.[170,220,221] Na prática, não parece haver diferença quando tais manobras são feitas com lâminas curvas ou retas. Entretanto, é fundamental que diferentes tipos e tamanhos estejam disponíveis previamente à laringoscopia, para atender a possíveis dificuldades técnicas.

Outra questão sobre a laringoscopia direta refere-se ao melhor posicionamento da cabeça/pescoço para sua execução (uso de coxins e/ou extensão da coluna cervical). Uma avaliação por ressonância magnética, em pacientes pediátricos anestesiados, das alterações nos eixos oral, faríngeo e laríngeo determinadas pela flexão/extensão da cabeça mostrou resultados conflitantes (**FIG. 62.25**).[222] Estudos desse tipo apresentam várias limitações, já que não consideram os deslocamentos ativos durante as manobras de laringoscopia direta. Em pacientes adultos, a avaliação dessas alterações feita diretamente pela laringoscopia não mostrou diferenças conclusivas da mesma forma.[223]

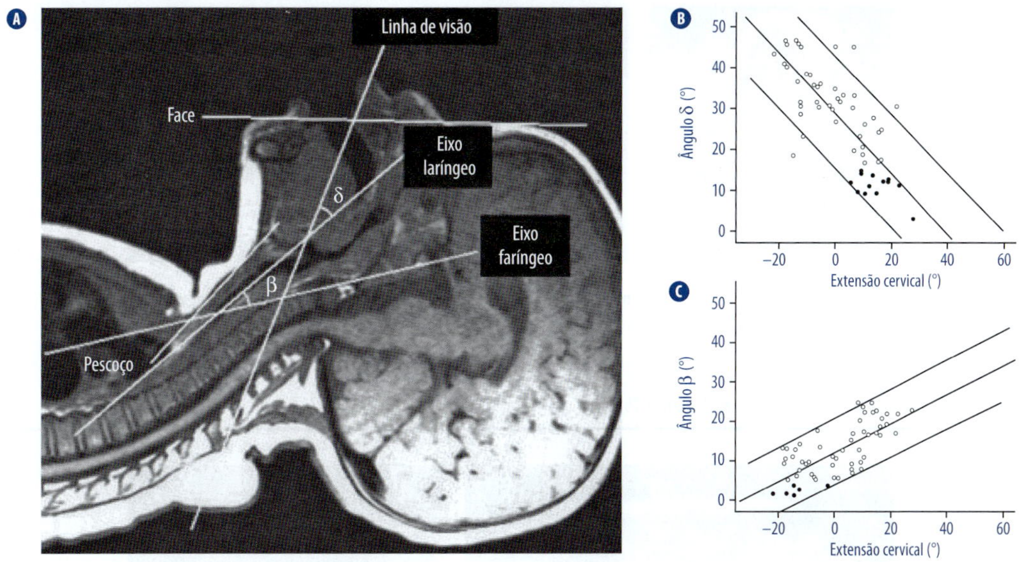


**FIGURA 62.25** Avaliação, mediante ressonância magnética **A**, em pacientes pediátricos anestesiados, das alterações nos ângulos entre os eixos da linha de visão e laríngeo (**B**) e entre os eixos faríngeo e laríngeo (**C**). Observa-se redução em **B** (facilitação da laringoscopia) e aumento em **C** (maior dificuldade à progressão do tubo traqueal) determinados pela extensão da cabeça.
*Fonte: Adaptada de Vialet e colaboradores.*[222]

## Videolaringoscópios

Os avanços tecnológicos, notadamente a miniaturização de câmeras e sistemas ópticos, resultaram no advento dos videolaringoscópios e dos laringoscópios ópticos. Seu uso foi incorporado na prática clínica inicialmente nos pacientes adultos e mais tarde nos pediátricos, após a disponibilização de equipamentos com tamanhos adequados a todas as faixas etárias.[224,225] Tais dispositivos têm indicação em casos de via aérea normal, difícil e inclusive como ferramenta de ensino e treinamento,[226] porém algumas particularidades devem ser observadas durante seu emprego em pediatria (**QUADRO 62.6 E FIGS. 62.26 E 62.27**).[10,178,227]

**QUADRO 62.6** Particularidades do emprego dos videolaringoscópios e laringoscópios óticos em pediatria

- Visualização otimizada da laringe, por via indireta independente do alinhamento dos eixos de visão.
- Há evidências, em diversos estudos, do aumento no tempo para intubação (visão indireta das estruturas anatômicas e da progressão do tubo).
- As lâminas devem ser adequadas ao paciente (idade e peso) e com formato desenvolvido para uso em casos de pequena abertura de boca (até 10 mm).
- É indicado o uso rotineiro de um guia metálico com angulação similar à lâmina ou seu substituto (Bougie, trocador de tubo, etc.).
- O treinamento inicial é rápido, mas deve ser feito em pacientes com via aérea normal.
- Não existe evidência, até o momento, da superioridade de um dispositivo sobre outro, entre os adequados para uso em pediatria.

*Fonte: Adaptado de Campbell e colaboradores,*[10] *Sunder e colaboradores*[178] *e Slinn e colaboradores.*[227]

## Sistemas de anestesia

Os sistemas pediátricos sem absorção de $CO_2$ foram classificados por Mapleson há cerca de 60 anos[228] (**FIG. 62.28**). As posições relativas do ramo expiratório, da entrada do fluxo de gases frescos e da válvula de escape determinam as peculiaridades funcionais de cada sistema de Mapleson. Suas principais características são mínima resistência à respiração e graus variáveis de reinalação dos gases expirados, que quase sempre ocorre em todos esses sistemas.[229] O principal fator determinante do grau de reinalação e, consequentemente, da pressão parcial arterial de $CO_2$ é o fluxo de gases frescos.[230]

O sistema Mapleson A é o único em que o fluxo de gases frescos está localizado distalmente ao ramo expiratório, próximo à bolsa-reservatório. É o mais eficiente durante respiração espontânea, porém requer altos fluxos de gases frescos durante ventilação controlada para evitar acidose respiratória.

O sistema B é menos eficiente durante ventilação espontânea e também acarreta altos graus de reinalação durante respiração controlada.

O sistema C não tem aplicação durante anestesia, sendo empregado em sistemas de ressuscitação ou de transporte. A redução no ramo expiratório torna a reinalação menor durante respiração controlada em relação ao sistema A.

No sistema D, as posições do fluxo de gases frescos e da válvula de escape são invertidas em relação ao A. Durante respiração espontânea, o sistema D requer maiores fluxos de gases frescos do que o A para reduzir a reinalação; contudo é o mais eficiente nos casos de ventilação controlada. Esse sistema é chamado de Bain quando o fluxo de gases frescos é coaxial ao ramo expiratório.[231,232] Nesses casos, uma desconexão interna do tubo de fluxo de gases frescos, quando inadvertida, leva a altos graus de reinalação.

Os sistemas sem absorção são mais indicados para transporte, reanimação ou procedimentos de duração muito curta. Apesar de sua praticidade, perderam espaço para sistemas com

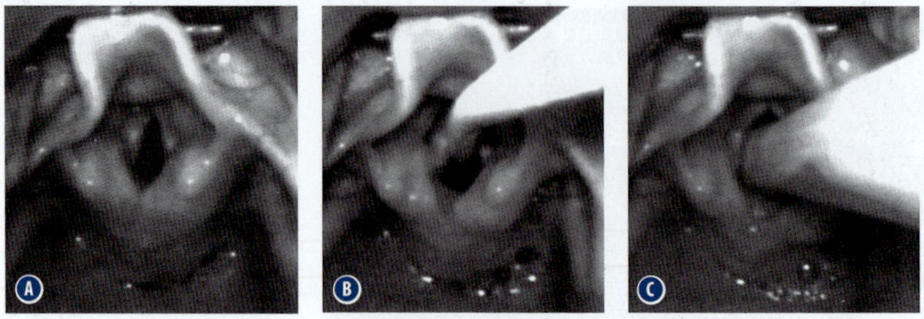

FIGURA 62.26 Videolaringoscopia* de um paciente de 11 meses, Cormack-Lehane 1 (A). Intubação traqueal (C) com introdução prévia de um guia** (B).
*Videolaringoscópio C-Mac® (Karl Storz, Alemanha) com lâmina curva nº 2.
***Frova Intubating Introducer 8F® (Cook Medical, EUA).*

Esta imagem pode ser visualizada em cores no Anexo 2, página 1569.

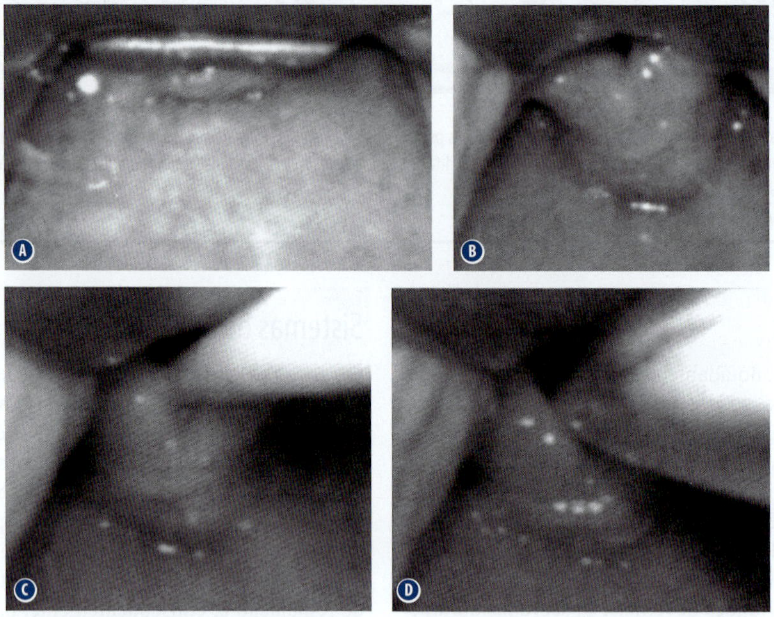

FIGURA 62.27 Videolaringoscopia* de um paciente de 3 anos, portador de síndrome de Cornelia de Lange, com micrognatia importante, Cormack-Lehane 4 (A). Após manobras de compressão externa da laringe, Cormack-Lehane 3 (B). Intubação traqueal (D) com introdução prévia de um guia** (C).
*Videolaringoscópio C-Mac® (Karl Storz, Alemanha) com lâmina reta nº 1.
***Frova Intubating Introducer 8F® (Cook Medical, EUA).*

Esta imagem pode ser visualizada em cores no Anexo 2, página 1570.

absorção de $CO_2$, desenvolvidos para os pacientes pediátricos, que possuem circuitos e válvulas apropriados e diversas vantagens para a prática anestésica: mínima perda de calor e umidade pelo sistema, além de possibilitar menores fluxos de gases frescos com redução do consumo de anestésicos inalatórios e da poluição do ambiente cirúrgico.[233] Os sistemas circulares adequados para anestesia pediátrica são desenvolvidos com circuitos de menores volume, distensibilidade e espaço morto. Quando utilizados com válvulas adequadas, possuem resistência à respiração muito menor do que a de tubos traqueais,[234] além de levarem a menor distensão gástrica durante a indução quando comparados com sistemas sem absorvedor.[235] Diversos estudos comparativos, tanto *in vitro*[236] como *in vivo*,[237] já demonstraram sua eficiência e adequação em anestesia pediátrica.[238-240]

Em grandes centros de anestesia pediátrica, os sistemas sem absorvedor de $CO_2$ já foram retirados do uso diário, tendendo a possuir apenas valor histórico.[241,242] Podem ser empregados de forma segura, inclusive em neonatos e lactentes, se algumas particularidades forem observadas: maiores perdas devido ao volume relativamente alto de compressão, maior tempo para equilíbrio entre os anestésicos vaporizados e a fração alveolar e, teoricamente, maior dificuldade na determinação de alterações da complacência pulmonar.[239,243,244]

Deve-se considerar que, nesse grupo de pacientes, com exceção dos procedimentos de curta duração, a ventilação controlada é recomendada pela maioria dos autores,[245-247] reduzindo, assim, a importância de possíveis desproporções de resistência e volume do sistema empregado. É importante ressaltar que o parâmetro fundamental para controle da adequação de qualquer tipo de sistema e de modo ventilatório deve ser sempre a capnometria.

Filtros, comumente usados entre o paciente (máscara facial, dispositivo supraglótico ou tubo traqueal) e o sistema de

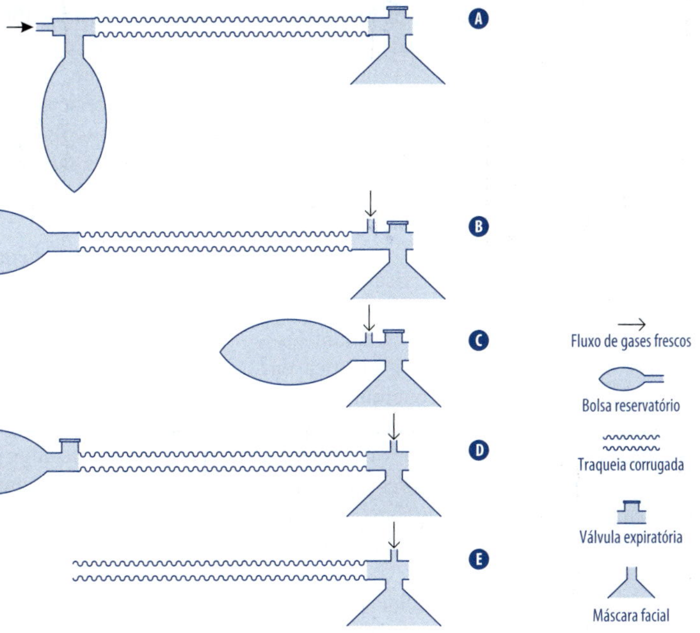


**FIGURA 62.28** Classificação dos sistemas sem absorção de $CO_2$.
*Fonte: Mapleson.*[228]

anestesia, têm como objetivo conservar umidade e temperatura além de servir de barreira para agentes microbiológicos.[248] Seu emprego em anestesia pediátrica deve considerar possíveis aumentos no espaço morto total do sistema e na resistência adicional imposta ao fluxo de gases.[249-251]

## Ventiladores

Os ventiladores, na sua grande maioria, utilizam o conceito original do T de Ayre, com oclusão intermitente do ramo expiratório, ativada por mecanismo mecânico ou eletrônico.[247] Há uma grande diversidade de aparelhos disponíveis na atualidade, com diferentes graus de recursos, variando desde os totalmente pneumáticos (em desuso) até os microprocessados altamente sofisticados (cada vez mais disponíveis).[252,253]

De maneira geral, mesmo os aparelhos que não foram desenvolvidos especificamente para pacientes pediátricos podem ser empregados em anestesia pediátrica, desde que algumas condições básicas sejam respeitadas.[254] O fluxo inspiratório deve ser o menor possível para que, associado a um tempo inspiratório adequado, permita expansão uniforme das unidades alveolares, que costumam apresentar constantes de tempo muito variáveis entre si. Pelo mesmo motivo, baixos níveis de pressão positiva ao final da expiração normalmente são indicados, sobretudo em procedimentos de maior duração. Tais medidas são fundamentais na redução do *shunt* intrapulmonar.[255-257]

Independentemente do modo de ventilação empregado, deve-se limitar a pressão inspiratória ao menor valor que, associado aos outros parâmetros, permita níveis satisfatórios de pressão parcial arterial de $CO_2$ ou pressão de $CO_2$ expirado-final, estabelecendo um mecanismo protetor a uma possível lesão induzida pela ventilação mecânica. O controle da pressão inspiratória é considerado de maior importância do que o do volume corrente, principalmente nos neonatos e lactentes. Com esse controle efetivo, praticamente se anula a influência do volume de compressão do aparelho, que pode variar de modo significativo.[242] Há evidências clínicas de que a ventilação com pressão limitada, níveis relativamente altos de pressão positiva ao final da expiração, longa fase inspiratória e hipercapnia permissiva pode resultar em menor lesão pulmonar induzida pela ventilação mecânica, além de melhores níveis de oxigenação e complacência pulmonar em pacientes hígidos e com doença pulmonar.[255-258]

Da mesma forma que para os sistemas de anestesia, mais importante do que o aparelho ou o modo de ventilação empregado é estabelecer uma monitorização a mais ampla possível, incluindo gases inspirados e expirados, pressão inspiratória e volume expirado.

# Avaliação pré-anestésica

## Abordagem psicológica

O período pré-operatório é um momento estressante para a maioria dos pacientes, especialmente para as crianças. Cerca de 50 a 75% das crianças desenvolverão ansiedade pré-operatória associada à agitação no despertar da anestesia e alterações pós-anestésicas tardias de comportamento: transtornos do sono, alterações do apetite e enurese noturna.[259] Outros efeitos prolongados também podem ocorrer, como no desenvolvimento psicológico e na resposta a tratamentos médicos posteriores.[260] Além das alterações no comportamento, vários estudos já documentaram distúrbios neuroendócrinos associados à ansiedade pré-operatória, incluindo aumento do cortisol, catecolaminas, hormônio do crescimento, hormônio adrenocorticotrófico e comprometimento da resposta imunológica.[261,262]

A presença dos pais durante a indução da anestesia é um ponto ainda bastante controverso. Seus principais objetivos seriam a redução das necessidades de medicação pré-anestésica e a prevenção do trauma da separação dos pais.[263] Os argumentos desfavoráveis baseiam-se na alteração da rotina do ambiente cirúrgico, no risco de contaminação e na possibilidade de reação adversa dos pais diante do procedimento de indução anestésica. Ao mesmo tempo, a reação dos pais pode resultar em aumento da ansiedade do paciente, aumento do tempo da indução e estresse adicional para o anestesiologista, especialmente na eventualidade de uma complicação.[261,262]

Algumas alternativas não farmacológicas visando ao relaxamento do paciente pediátrico e sua cooperação durante a indução da anestesia são amplamente utilizadas e foram testadas em alguns estudos. Em recente revisão sistemática da biblioteca Cochrane sobre esses estudos, concluiu-se que: "... a presença dos pais durante a indução da anestesia geral não diminui a ansiedade da criança. Intervenções como acupuntura (realizada nos pais), palhaços/doutores palhaços, vídeos da escolha da criança durante a indução, baixa estimulação sensorial e *videogames* necessitam de investigação mais profunda em estudos maiores".[264]

A avaliação pré-anestésica é um dos principais momentos para o esclarecimento das dúvidas, fornecimento de informações sobre riscos, transmissão de confiança, além de ser a melhor oportunidade para diminuir a ansiedade dos pais. Preferencialmente, deve ser realizada de forma ambulatorial, em período razoável anterior à cirurgia. Há inúmeras evidências na literatura sobre a efetividade dos programas para preparação pré-operatória das crianças e seus pais e sobre a importância de aplicar o consentimento informado escrito para anestesia, durante esse preparo. Os pais de crianças em preparo para cirurgia solicitam informações sobre a anestesia e seus riscos, e consideram o ato anestésico um dos maiores causadores da ansiedade pré-operatória.[265] A maioria das crianças com idade entre 7 e 17 anos solicitam informações claras sobre o perioperatório, e os profissionais de saúde devem estar aptos a responder suas dúvidas e informá-las de maneira adequada, principalmente a respeito do controle da dor pós-operatória.[266]

Outra informação frequentemente solicitada é acerca do risco de alterações neurocognitivas decorrentes do procedimento anestésico, sobretudo nos pacientes menores de 2 anos de idade (cérebro em desenvolvimento).[267] A SmartTots,* uma instituição criada por parceria entre a International Anesthesia and Research Society e o Food and Drug Administration, tem como objetivo coordenar as pesquisas sobre esse tema. A seguir, um trecho de um comunicado divulgado pela SmartTots, direcionado para os pais e disponível na íntegra na sua página da internet:

"Apenas nos Estados Unidos, mais de um milhão de crianças com 4 anos de idade ou menos são submetidas anualmente a procedimentos cirúrgicos com necessidade de anestesia. Enquanto a maioria das crianças parece se recuperar bem, descobertas de estudos em animais chamam a atenção para mais pesquisas com relação à segurança das crianças que serão submetidas a anestesia. Enquanto esclarecimentos não surgem, as crianças que necessitam de cirurgias indispensáveis à sua saúde devem fazer os procedimentos, quando orientadas por seus médicos. Crianças pequenas não são submetidas a cirurgias, a não ser que seja essencial ao seu bem-estar. Portanto, adiar um procedimento necessário pode levar, por si só, a significativos problemas de saúde, e pode não ser uma opção para a maioria das crianças."

Em resumo, as evidências mostram que uma ampla variedade de anestésicos está relacionada à neuroapoptose em cérebros em desenvolvimento, mas, de forma perturbadora, a pergunta se esses fármacos levam à neurotoxicidade no cérebro humano em desenvolvimento permanece sem resposta.[268-270]

## Medicação pré-anestésica

Durante a avaliação pré-anestésica, o perfil psicológico do paciente e de seus pais pode ser estabelecido, servindo como parâmetro para a indicação e a escolha da medicação pré-anestésica (MPA).

Benzodiazepínicos, em particular o midazolam, são os fármacos mais utilizados como MPA em pacientes pediátricos, e sua eficácia já foi amplamente demonstrada.[271-273] Entretanto, estudos recentes, incluindo novos agentes, questionam se o midazolam ainda é a melhor indicação como MPA em crianças.

Foi demonstrado que o midazolam mantém a memória implícita para eventos potencialmente estressantes no perioperatório (p. ex., indução sob máscara); é associado, porém, a escassa memória explícita para os mesmos eventos. Assim, a criança medicada com midazolam pode lembrar-se inconscientemente de eventos estressantes, mas não consegue trazê-los à consciência para elaborá-los e compreendê-los.[274] Outro argumento contra o uso do midazolam é o fato de ser inefetivo para prevenção da agitação psicomotora no despertar da anestesia e *delirium* pós-operatório em crianças, quando comparado a outras medicações.[275]

Dessa forma, diferentes fármacos, como os $\alpha_2$-agonistas, têm ganhado crescente importância como alternativas para MPA em pediatria. A dexmedetomidina produz um tipo de sedação conhecida como "cooperativa" ou "despertável", diferente da "turvação da consciência" induzida pelos fármacos que atuam no sistema gabaérgico.[276] Uma metanálise de todos os estudos controlados randomizados comparando dexmedetomidina (doses variando de 2-4 $\mu g \cdot kg^{-1}$) *versus* midazolam (doses variando de 0,2-0,5 $mg \cdot kg^{-1}$) foi realizada para avaliar os efeitos sedativos no perioperatório, quando utilizadas como MPA por via oral. Os autores concluíram que a dexmedetomidina é mais eficaz em diminuir a ansiedade causada pela separação dos pais e a agitação psicomotora no despertar da anestesia, bem como em proporcionar analgesia pós-operatória, quando comparada ao midazolam.[259]

A clonidina, com seus efeitos sedativos, ansiolíticos e analgésicos, também é uma alternativa válida como MPA para crianças,[277] apesar da incidência de bradicardia, que poderia comprometer sua segurança nessa indicação. Um estudo recente envolvendo cerca de 1.500 crianças que receberam clonidina (doses variando de 2-4 $\mu g \cdot kg^{-1}$) como MPA por via oral, 30 minutos antes do procedimento, concluiu que a incidência de bradicardia é baixa, não justificando essa restrição para seu uso.[278]

## Tempo de jejum

A necessidade do jejum prolongado tradicional – nenhuma ingesta oral após a meia-noite – antes da indução da anestesia para procedimentos eletivos passou a ser questionada nas últimas décadas.[279] Esse questionamento baseou-se em evidências de diferentes tempos de esvaziamento gástrico para os diversos tipos de líquidos e sólidos ingeridos (**FIGS. 62.29 E 62.30**).[280-283]

*Disponível em: www.smarttots.org.

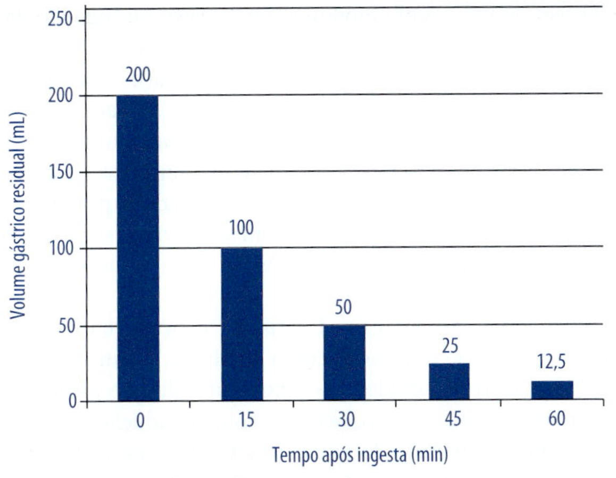


**FIGURA 62.29** Volume gástrico residual após ingesta de 200 mL de líquidos sem resíduos (*clear liquids*). Observe a rápida absorção ou esvaziamento – meia-vida aproximada de 15 minutos.
*Fonte: Adaptada de Hunt e colaboradores[280] e Cavell.[282]*

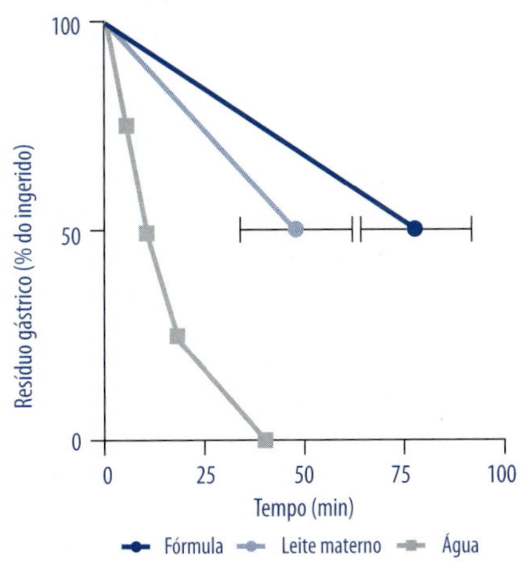


**FIGURA 62.30** Percentual de resíduo gástrico do volume ingerido de água, leite materno e fórmula em relação ao tempo da ingesta por lactentes. O esvaziamento de 95% do ingerido (4 meias-vidas) deve ocorrer em 1 hora para água, 3,5 horas para leite materno e 5,5 horas para fórmula. Observa-se uma grande variação nas meias-vidas do leite materno e da fórmula.
*Fonte: Adaptada de Cavell.[282,283]*

Uma recente revisão sistemática[284] mostrou que, em pacientes pediátricos, a ingesta de líquidos sem resíduos (*clear liquids*), como suco de fruta coado, água, mate e chá gelado, com ou sem açúcar e na quantidade desejada sem restrição, até 2 horas antes da indução, quando comparada com esquemas tradicionais de jejum, não foi relacionada a maiores volumes ou menores pH gástricos; não aumentou a incidência de regurgitação e aspiração pulmonar; e interferiu positivamente no comportamento pré-operatório com maior conforto dos pacientes (menos sede e fome).

As recomendações atuais das sociedades americana e europeia (American Society of Anesthesiologists e European Society of Anaesthesiology) para tempos de jejum são: líquidos sem resíduos – 2 horas; leite materno – 4 horas; leite não materno ou tipo fórmula – 6 horas; sólidos – 8 horas. Existe exceção para refeições leves pobres em gordura (torrada acompanhada de líquidos sem resíduos) com jejum específico de 6 horas.[285,286]

Um protocolo mais liberal – ingesta livre de líquidos sem resíduos até a indução – aplicado a 10 mil pacientes pediátricos não mostrou aumento da incidência de aspiração pulmonar.[287]

## Avaliação clínica

A história clínica e o exame físico direcionados para o procedimento anestésico devem fazer parte da avaliação pré-anestésica. Maior ênfase deve ser dada a doenças ou eventos do passado e a quadros agudos que possam ter repercussão na prática da anestesia pediátrica. O **QUADRO 62.7** apresenta os principais problemas a serem pesquisados e suas possíveis implicações.

Sem dúvida, os problemas clínicos mais frequentes e de grande importância para o anestesiologista pediátrico são a asma brônquica e a infecção respiratória alta.

O grande dilema é decidir quando suspender ou não um procedimento anestésico em um paciente com infecção de vias aéreas superiores.[288-290] A dificuldade baseia-se na indefinição dos inúmeros relatos e estudos sobre o assunto encontrados na literatura, inclusive em relação à definição de infecção de vias aéreas superiores. Não há dúvida de que tais pacientes têm maior incidência de laringospasmo, broncospasmo e outras complicações respiratórias quando submetidos à anestesia geral, por um período de 6 a 8 semanas após a instalação do

**QUADRO 62.7** Principais problemas e doenças e suas possíveis implicações anestésicas

| | |
|---|---|
| Asma brônquica, Infecção respiratória alta | Hiper-reatividade das vias aéreas, broncospasmo, otimização do tratamento no pré-operatório |
| História de prematuridade | Estenose subglótica, displasia broncopulmonar, apneia pós-anestésica (até 60 semanas pós-concepção) |
| Cardiopatia congênita | Embolia paradoxal, implicações fisiopatológicas (hipertensão pulmonar, *shunts*), profilaxia para endocardite bacteriana, sequelas pós-cirúrgicas (arritmias, defeitos de condução atrioventricular, *shunts* residuais) |
| Paralisia cerebral | Uso de anticonvulsivantes, refluxo gastresofágico, pneumopatia crônica |
| Endocrinopatias | Hipoglicemia, corticoterapia |
| Anemia falciforme | Indicação para transfusão, hidratação |
| Neoplasias | Toxicidade sistêmica dos quimioterápicos |
| Anomalias craniofaciais | Manejo das vias aéreas, vigilância pós-anestésica |
| Síndromes congênitas | Outras anomalias associadas |

quadro infeccioso. Em geral, essas intercorrências respondem de forma satisfatória ao tratamento específico imediatamente empregado.[291-295]

Alguns sinais e sintomas podem recomendar o cancelamento do ato anestésico: rinite purulenta, tosse produtiva, história de piora progressiva do quadro e do estado geral nas últimas 24 ou 48 horas, febre alta (> 39 °C) e broncospasmo. Na prática diária, observa-se que a ausculta pulmonar sem ruídos adventícios, no paciente em repouso, tem baixo valor preditivo para as complicações citadas. Mais um problema a ser considerado é o risco potencial de contaminação de outros pacientes, sobretudo os imunodeficientes, quando o procedimento em questão não for ambulatorial. A decisão final segue critérios pessoais e deve ser individualizada, levando em consideração a experiência do anestesiologista, a avaliação do paciente e a relação custo-benefício do cancelamento.[296-299] Os estudos avaliando a indicação de broncodilatadores no pré-anestésico apresentam resultados conflitantes.[300-302]

A incidência de asma brônquica – hiper-reatividade das vias aéreas – vem aumentando, assim como de pacientes que se apresentam para procedimentos eletivos com essa história clínica. De preferência, os pacientes devem manter sua medicação de rotina normalmente e não apresentar broncospasmo significativo no momento da indução anestésica.[303] História pregressa de broncospasmo grave, hospitalizações anteriores no último ano e relato de resposta ineficiente ao tratamento domiciliar indicam acompanhamento clínico anterior ao procedimento visando otimizar a terapêutica (adequação das doses de broncodilatadores e associação de corticoides por alguns dias antes da cirurgia)[304-306] ou até mesmo recomendar admissão hospitalar pré-operatória. Apesar dessa conduta, ainda é possível presenciar broncospasmo em resposta à intubação traqueal.[294,307,308]

## Avaliação laboratorial

Exames laboratoriais pré-anestésicos devem ser solicitados somente quando indicados pela história clínica e pelo exame físico. Os chamados esquemas de avaliação laboratorial de rotina não contribuem de forma a influenciar ou interferir na conduta anestésica, nem trazem benefício no resultado final. Não há fundamentação científica que justifique a solicitação rotineira de hemograma e coagulograma, por exemplo, para pacientes pediátricos. Além dos custos adicionais, tal conduta traz desconforto desnecessário para os pacientes. A avaliação do hematócrito e da hemoglobina em pacientes sem indicação clínica, previamente hígidos, é recomendada apenas para os menores de 6 meses de idade (principalmente ex-prematuros) e para procedimentos com possibilidade de perdas sanguíneas significativas, quando pode e deve ser feita pela mesma amostra colhida para reserva de sangue.[153,309-319]

## Indução e manutenção da anestesia

A indução anestésica inalatória por máscara facial é citada como método de escolha e mais utilizado pela maioria dos autores em anestesia pediátrica. O risco potencial de depressão cardiovascular em lactentes, sobretudo nos primeiros 6 meses de vida, durante a indução inalatória com halotano, não é observado com sevoflurano. A substituição do primeiro pelo segundo na prática clínica trouxe maior segurança nesse período do ato anestésico.

O uso de um agente hipnótico venoso para a indução da anestesia é preferível nos pacientes com acesso venoso preestabelecido ou que, na dependência da faixa etária, optem por punção venosa em vez da colocação de máscara facial. Nesses casos, o emprego de mistura eutética de anestésicos locais (EMLA®) aumenta bastante a aceitação da punção venosa periférica.[320-322] Na prática, observa-se que, quando é possível e solicitada a escolha por um dos dois métodos, a adesão e a colaboração por parte do paciente durante a indução são bastante satisfatórias.

A principal desvantagem descrita da punção venosa previamente à indução é a dor e, como resultado, o estresse adicional associado. Há evidências, entretanto, de que pacientes pediátricos relatam as experiências com a indução inalatória como mais negativas do que com a indução venosa. Além disso, a incidência de alterações comportamentais no pós-anestésico está relacionada ao nível de ansiedade demonstrado durante a indução, e não à técnica empregada.[323-325] O questionamento sobre o método ideal de indução permanece, com vários argumentos contra e a favor de cada opção. A escolha deve ser sempre individualizada, considerando particularidades do paciente (psicológicas e clínicas), além da experiência do anestesiologista.[326]

Nos casos de anestesia ambulatorial, complicações perioperatórias, como náuseas e vômitos, alterações do comportamento e complicações cardiorrespiratórias, devem ser minimizadas e/ou evitadas. A escolha da técnica e dos agentes anestésicos pode influenciar a ocorrência dessas complicações, atrasando a alta dos pacientes. Ainda não há evidências suficientes para determinar se o uso de propofol na indução e manutenção em anestesia pediátrica ambulatorial reduz a incidência de náuseas, vômitos e alterações do comportamento, quando comparado com anestesia inalatória.[327]

Durante a indução sob máscara, observa-se tendência à obstrução das vias aéreas superiores por progressiva queda da língua sobre a entrada da laringe. Esse fato é decorrente da depressão do tônus muscular, principalmente do músculo genioglosso. Alguns cuidados devem ser tomados para o correto posicionamento da máscara na face do paciente e para a manutenção da permeabilidade das vias aéreas (FIGS. 62.31, 62.32 E 62.33):[328]

- Evitar compressão do globo ocular ou abrasão da córnea.
- Manter leve extensão e lateralização da cabeça.
- Apoiar os dedos na borda da mandíbula, evitando compressão da musculatura supra-hióidea que leva a deslocamento posterior da língua.
- Manter a passagem de ar pela boca entreaberta, o que é essencial nos casos de hipertrofia de adenoides.
- Realizar deslocamento anterior da mandíbula (*jaw thrust*), por tração progressiva dos seus ramos, o que normalmente é suficiente para restabelecer a permeabilidade das vias aéreas.

Durante a manutenção da anestesia, a idade do paciente, o tipo de procedimento cirúrgico, sua duração e a necessidade do emprego de BNMs são os principais fatores determinantes da indicação de intubação traqueal e do modo de ventilação. Procedimentos de curta duração podem ser realizados com ventilação espontânea sob máscara, ao passo que a depressão respiratória dos anestésicos requer ventilação controlada com intubação traqueal nas cirurgias mais prolongadas, principalmente em neonatos, lactentes e pré-escolares.[247]

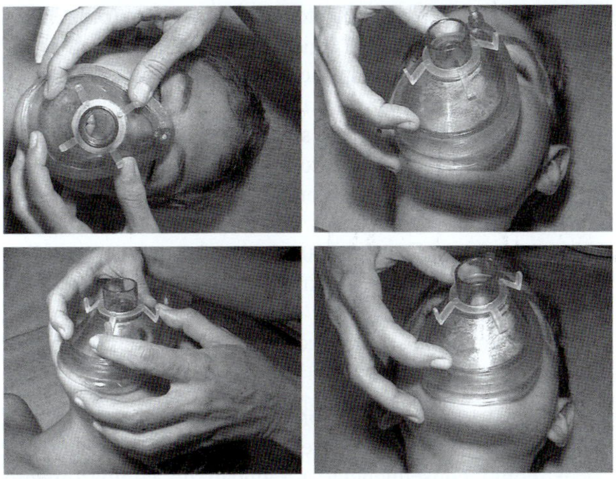

**FIGURA 62.31** Posicionamento da máscara facial. Deve-se evitar compressão do globo ocular, abrasão da córnea e compressão da musculatura supra-hióidea, apoiando os dedos na borda da mandíbula.

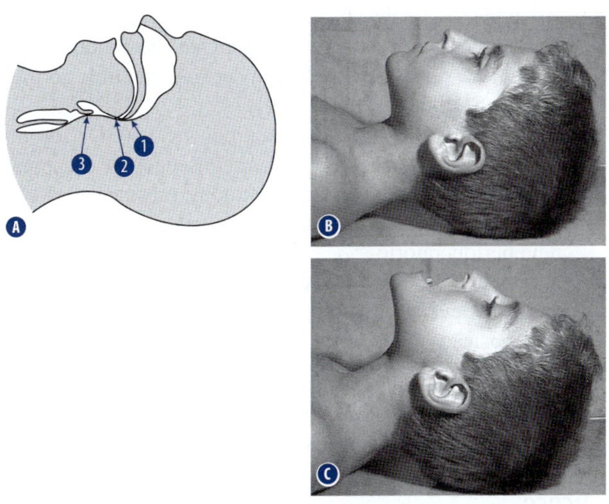


**FIGURA 62.32** Obstrução das vias aéreas – deslocamento posterior do palato mole (1), língua (2) e epiglote (3) – após depressão do tônus muscular pelos agentes anestésicos durante a indução (A). Posição de repouso (B). Compare com ligeira extensão da cabeça e anteriorização da mandíbula (manobra de *jaw thrust*) mantendo-se a passagem de ar pela boca, essencial nos casos de hipertrofia de adenoides (C).

## Reposição perioperatória

Algumas particularidades do paciente pediátrico, durante um procedimento cirúrgico, fazem da reposição um processo que exige atenção e cuidados especiais. Dois pontos são fundamentais e devem sempre ser considerados: as maiores proporções de água corporal total e no compartimento extracelular (VER FIG. 62.2) e a maior atividade metabólica encontrada nesses pacientes. Desde as primeiras publicações sobre o tema, 60 anos atrás,[329] vários pontos polêmicos continuam sem respostas definitivas.[330,331]

## Água e eletrólitos

O estudo clássico de Holliday e Segar,[329] da década de 1950, relacionou a atividade metabólica com as necessidades hídricas diárias. Segundo os autores, 100 mL de $H_2O$ são necessários para cada 100 calorias consumidas. A correlação entre peso e atividade metabólica leva à regra tradicionalmente conhecida para necessidades hídricas horárias de manutenção: 4 mL·kg$^{-1}$ na faixa de 0 a 10 kg; 2 mL para cada kg na faixa de 10 a 20 kg; e 1 mL adicional para cada kg acima de 20 kg. É importante salientar que esse volume não inclui déficits pré-operatórios, perdas por translocação, perdas insensíveis e sanguíneas, alterações na atividade metabólica basal e perdas pós-operatórias, cujo volume de reposição deve ser calculado adicionalmente. Da mesma maneira, essa regra não considerava o tipo de solução mais indicada para o paciente cirúrgico. A evolução do conhecimento nessa área já é parte integrante da história da anestesia pediátrica.[332]

Os conceitos sobre a reposição no paciente pediátrico cirúrgico sofreram diversas mudanças a partir dos anos de 1970, principalmente por influência de Frederic Berry.[60-62,332] As alterações no compartimento extracelular, que ocorrem durante o procedimento cirúrgico – tão maiores e mais dinâmicas quanto menores a idade e o peso do paciente –, passaram a ter maior importância nesse contexto. Tais alterações estão relacionadas à resposta endócrino-metabólica ao trauma, que entre vários objetivos, visa restabelecer o volume do compartimento extracelular, a volemia e, em última instância, a perfusão tecidual. Vários mecanismos estão envolvidos de forma temporária (vasopressores endógenos) e definitiva (sistema renina-angiotensina-aldosterona).

A liberação do hormônio antidiurético (HAD ou vasopressina), potente vasopressor, ocorre precocemente e é diretamente

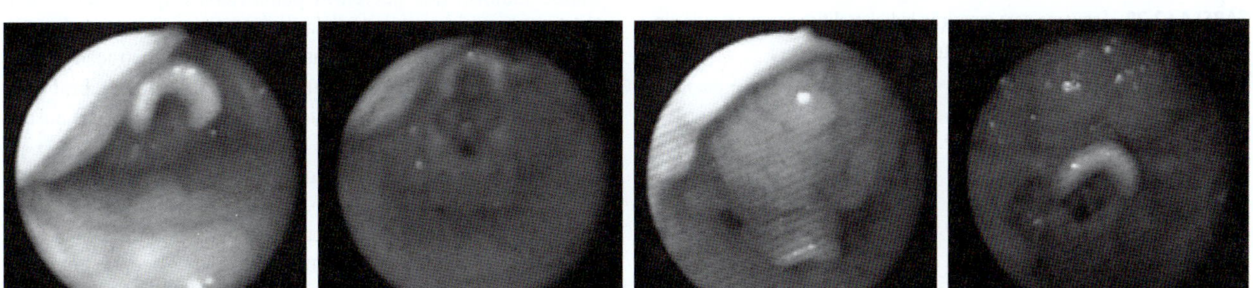


**FIGURA 62.33** Visualização do ádito da laringe, feita por fibrobroncoscópio introduzido pelo nariz até a orofaringe, após indução anestésica inalatória sob máscara facial. (A) e (B) Paciente de 6 meses. (C) e (D) Paciente de 4 anos. (A) e (C) Posição de repouso (deslocamento posterior da base da língua e da epiglote). (A) e (B) Anteriorização da mandíbula (manobra de *jaw thrust*).

proporcional a estímulos não osmóticos, como o estresse e o trauma anestésico-cirúrgico (dor, ansiedade, hipovolemia). Além disso, sua liberação resulta em aumento da reabsorção de água livre no túbulo distal e no ducto coletor renais, com graus variáveis de hiponatremia dilucional (secreção apropriada de HAD). Esse efeito é prolongado e agravado pela administração de soluções hipotônicas (FIG. 62.34). A hiponatremia dilucional aguda é o distúrbio hidreletrolítico mais comum no período pós-operatório, quando pode estar associada a complicações potencialmente agravadas com o uso inadequado de soluções hipotônicas.[330,331,333-337]

O esquema ideal de reposição hidreletrolítica deve ser simples, prático e objetivo. As alterações do volume do compartimento extracelular, além de intensas, ocorrem rapidamente, exigindo reavaliações e readaptações frequentes, na dependência dos dados de monitorização (p. ex., pressão arterial e débito urinário), da resposta do paciente e, sobretudo, da experiência pessoal do anestesiologista. A proposta apresentada na TABELA 62.20 baseia-se na expansão do compartimento extracelular na primeira hora de anestesia (visando diminuir a liberação de HAD), seguida de uma taxa horária calculada segundo a dimensão do trauma cirúrgico.[61,62,338]

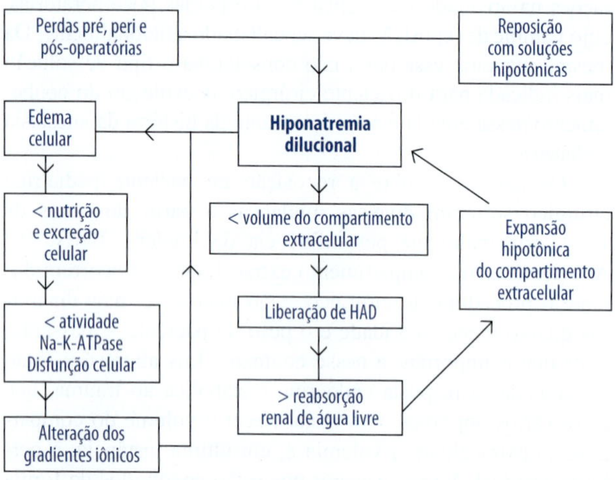


**FIGURA 62.34** Hiponatremia dilucional perioperatória.
*Fonte: Adaptada de Berry.*[60,62]

**TABELA 62.20** Esquema para reposição hidreletrolítica perioperatória em pacientes pediátricos (ver detalhes no texto).

| | ≤3 anos | ≥4 anos |
|---|---|---|
| 1ª hora | 25 mL·kg$^{-1}$* | 15 mL·kg$^{-1}$* |
| A seguir | 4 mL·kg$^{-1}$·h$^{-1}$* + reposição para trauma** | |
| Trauma leve | + 2 mL·kg$^{-1}$·h$^{-1}$* | |
| Trauma moderado | + 4 mL·kg$^{-1}$·h$^{-1}$* | |
| Trauma grave | + 6 mL·kg$^{-1}$·h$^{-1}$* | |

*Solução salina balanceada – Ringer lactato (RL).
**Adicionar 3 mL de RL·mL$^{-1}$ de sangue perdido até o máximo aceitável.
*Fonte: Adaptada de Berry.*[60,62]

Nos casos de procedimentos de menor porte (p. ex., herniorrafias, postectomias, cirurgias nas extremidades sob isquemia) ou quando houver reposição pré-operatória adequada, o volume preconizado para a primeira hora torna-se desnecessário. Da mesma forma, nas situações de maiores perdas e translocações (p. ex., obstrução intestinal, enterocolite necrosante, grandes ressecções tumorais), as taxas de reposição por trauma devem ser aumentadas de acordo com a necessidade, podendo chegar até a 15 ou 20 mL·kg$^{-1}$·h$^{-1}$. A solução salina balanceada mais adequada, entre as disponíveis no Brasil, é o Ringer lactato.[338]

Nos últimos anos, vários conceitos sobre reposição perioperatória vêm sendo revistos:

- A translocação, com a formação do chamado "terceiro espaço", tradicionalmente descrito na década de 1950, e, como consequência, a redução do compartimento extracelular não parecem ter a real importância considerada.[339]
- O modelo clássico de Starling de distribuição de líquidos através de membranas celulares semipermeáveis mostrou-se inadequado em vários cenários clínicos.[340,341]
- As evidências sobre o papel fundamental do glicocálice endotelial na troca intercompartimental de fluidos sugerem que esses conceitos devam ser incorporados ao modelo de Starling.[342]
- Propostas para reposição guiada por metas (GDT, do inglês *goal-directed therapy*), com consequentes esquemas de restrição de volumes administrados, mostraram-se efetivas e relacionadas a melhores resultados clínicos no manejo perioperatório.[343]
- Parâmetros de monitorização direta ou indireta do débito cardíaco devem ser empregados na avaliação e no controle da reposição (metas antes citadas).[344,345]

Todavia, a aplicação clínica da GDT e de esquemas restritivos em pediatria requer maiores estudos clínicos, já que ainda não foi possível validá-los nesse grupo de pacientes.[346-352]

## Glicose

Até meados da década de 1980, o uso de soluções de glicose era recomendado como rotina em anestesia pediátrica, baseando-se no risco potencial de hipoglicemia perioperatória assintomática ou não diagnosticada. Vários estudos, na ocasião, confirmaram que esse risco é praticamente nulo para a grande maioria dos pacientes pediátricos e que a ocorrência de hiperglicemia perioperatória era frequente.[353-356] Associadas a esse dado, há várias evidências de que a administração de glicose contribui para aumentar uma possível lesão cerebral consequente a um incidente hipóxico-isquêmico, mesmo na ausência de hiperglicemia.[331,357-359]

A glicose deve ser utilizada no perioperatório como qualquer outro agente terapêutico, ou seja, com indicação apropriada e na dose adequada a cada situação particular. Há consenso na recomendação da monitorização da glicemia em casos particulares de risco para hipoglicemia: neonatos, principalmente prematuros, diabéticos e portadores de outras endocrinopatias, pacientes em uso pré-operatório de nutrição parenteral ou de altas taxas de reposição de glicose, desnutridos ou em jejum prolongado e pacientes submetidos a procedimentos de longa duração.[358-363]

## Componentes do sangue

A manutenção da oferta tecidual de oxigênio (débito cardíaco e conteúdo arterial de oxigênio) é o principal objetivo da reposição de hemácias. A correção da hipovolemia e a otimização do débito cardíaco com a reposição de cristaloides e, em certas situações, com coloides mantêm essa oferta até limites variáveis de acordo com a idade e as condições prévias dos sistemas cardiovascular e respiratório **(VER TABS. 62.4, 62.5 E 62.6)**. A evolução desses conceitos nas últimas décadas determinou uma reavaliação na relação risco-benefício da reposição de componentes do sangue.[364-366]

Um conceito desenvolvido para orientação na indicação de transfusão é o do hematócrito mínimo aceitável,[48,60,62,367] definido como o menor valor tolerado pelo paciente sem necessidade de transfusão **(TAB. 62.21)**. Os valores dessa tabela são arbitrários e aplicáveis somente na ausência de comprometimento cardiovascular ou respiratório. Podem ser utilizados na estimativa da perda sanguínea máxima aceitável, servindo como parâmetro de referência inicial (**TAB. 62.22** e fórmula a seguir).

$$PSMA = \frac{(Ht_{in} - Ht_{mín})}{Htin} \times VE$$

em que $\mathbf{Ht_{in}}$, é o hematócrito inicial, $\mathbf{Ht_{mín}}$, é o hematócrito mínimo aceitável e **VE**, é a volemia estimada.

Muitas vezes, torna-se difícil mensurar com precisão as perdas sanguíneas nos procedimentos pediátricos. O uso de parâmetros clínicos e de monitorização como gatilhos para transfusão (p. ex., saturação venosa central de oxigênio) vem demonstrando que valores-limite de hemoglobina (7 $g \cdot dL^{-1}$) são compatíveis com a manutenção da oxigenação tecidual em diversos cenários.[368-370]

**TABELA 62.21** Hematócrito (Ht) normal e mínimo aceitável em pacientes pediátricos

| Faixa etária | Ht normal | Ht mínimo aceitável |
|---|---|---|
| Prematuro | 40 a 45 | 35 |
| Neonato a termo | 45 a 65 | 30 a 35 |
| 3 meses | 30 a 42 | 25 |
| 1 ano | 34 a 42 | 20 a 25 |
| 6 anos | 35 a 43 | 20 a 25 |

*Fonte: Adaptada de Berry.*[60,62]

**TABELA 62.22** Volemia estimada

| Faixa etária/obesidade | Volemia estimada ($mL \cdot kg^{-1}$) |
|---|---|
| Prematuro | 90 a 100 |
| < 3 meses (termo) | 80 a 90 |
| > 3 meses | 70 a 80 |
| Adolescente | 70 a 75 |
| Obesidade importante | 65 |

*Fonte: Adaptada de Barcelona e colaboradores*[47] *e Mazzarelloe colaboradores.*[366]

Os riscos e efeitos das transfusões têm repercussão não somente maior como mais prolongada nos pacientes pediátricos.[367] As alterações metabólicas (sobretudo hipocalcemia e hipercalemia) dependem basicamente do tipo de componente utilizado, do volume transfundido, da velocidade de reposição e do tempo de estocagem. O risco de transmissão de doenças infecciosas foi grandemente reduzido graças à evolução dos testes de *screening* para diversos patógenos nas amostras doadas. Reações imunológicas ou por incompatibilidade podem ocorrer com graus variáveis de repercussão clínica, notadamente comprometimento cardiovascular.[47]

Nos casos de transfusão maciça (perda > 1 volemia), além das complicações metabólicas, pode ocorrer coagulopatia por trombocitopenia aguda ou redução dos fatores da coagulação, ambas por um mecanismo dilucional. De forma geral, a contagem inicial de plaquetas reduz-se em 40% após a perda da primeira volemia, 20% adicionais com a segunda volemia perdida e 10% com a terceira. Logo, após uma perda estimada de três volemias sem reposição de plaquetas, espera-se uma redução de 70% na sua contagem inicial. Em pacientes previamente hígidos, uma contagem de plaquetas > 50.000$\cdot mm^{-3}$ não costuma exigir reposição, quando não se prevê persistência do sangramento. A deficiência dos fatores de coagulação é observada mais precocemente, após perda de 1 a 1,5 volemia, quando é indicada reposição com plasma fresco congelado ou crioprecipitado.[48]

# Referências


1. Mai CL, Coté CJ. A history of pediatric anesthesia: a tale of pioneers and equipment. Paediatr Anaesth. 2012;22(6):511-20.
2. Kalliardou E, Tsiotou AG, Velegrakis D, Avgerinopoulou A, Poulakou E, Papadimitriou L. Historical aspects of inhalation anesthesia in children: ether and chloroform. Paediatr Anaesth. 2006;16(1):3-10.
3. Knight PR, Bacon DR. An unexplained death: Hannah Greener and chloroform. Anesthesiology. 2002;96(5):1250-3.
4. Ayre P. Anaesthesia for harelip and cleft palate operations on babies. S Afr Med J. 1947;21(13):484.
5. Leigh MD, Belton MK. Pediatric anesthesia. New York: Macmillan ; 1948.
6. Jackson-Rees GJ. Anaesthesia in the newborn. Br Med J. 1950;2(4694):1419-22.
7. Smith RM. Anesthesia for infants and children. St. Louis: CV Mosby ; 1959.
8. Smith RM. The pediatric anesthetist, 1950-1975. Anesthesiology. 1975;43(2):144-55.
9. Jackson-Rees GJ. An early history of paediatric anaesthesia. Pediatr Anesth. 1991; 1:3-11.
10. Campbell S, Wilson G, Engelhardt T. Equipment and monitoring: what is in the future to improve safety? Paediatr Anaesth. 2011;21(7):815-24.
11. Mai CL, Yaster M, Firth PG. The development of continuous positive airway pressure: an interview with Dr. George Gregory. Paediatr Anaesth. 2013;23(1):3-8.
12. Mai CL, Firth PG, Ahmed Z, Rodriguez S, Yaster M. The development of a specialty: an interview with Dr. Mark C. Rogers, a pioneering pediatric intensivist. Paediatr Anaesth. 2014;24(9):912-8.
13. Morray JP. Anesthesia-related cardiac arrest in children. An update. Anesthesiol Clin North America. 2002;20(1):1-28.
14. Morray JP. Cardiac arrest in anesthetized children: recent advances and challenges for the future. Paediatr Anaesth. 2011;21(7):722-9.
15. Somri M, Coran AG, Hadjittofi C, Parisinos CA, Mogilner JG, Sukhotnik I, et al. Improved outcomes in paediatric anaesthesia: contributing factors. Pediatr Surg Int. 2012;28(6):553-61.
16. Morray JP, Geiduschek JM, Ramamoorthy C, Haberkern CM, Hackel A, Caplan RA, et al. Anesthesia-related cardiac arrest in children – Initial findings of the Pediatric Perioperative Cardiac Arrest (POCA) Registry. Anesthesiology. 2000;93(1):6-14.
17. Bhananker SM, Ramamoorthy C, Geiduschek JM, Posner KL, Domino KB, Haberkern CM, et al. Anesthesia-related cardiac arrest in children: update from the Pediatric Perioperative Cardiac Arrest Registry. Anesth Analg. 2007;105(2):344-50.
18. Davis PJ. When assessing what we know we don't know is not enough: another perspective on pediatric outcomes. Anesth Analg. 2007;105(2):301-3.
19. Davidson A. The future of pediatric anesthesia. Paediatr Anaesth. 2012;22(6):570-2.
20. Davidson A. Translational research: what does it mean? The future of pediatric anesthesia. Anesthesiology. 2011;115(5):909-11.
21. Davidson A. Neurotoxicity and the need for anesthesia in the newborn: does the emperor have no clothes? Anesthesiology. 2012;116(3):507-9.
22. Samuels PJ, Clay SJ. What is the condition of education in Pediatric Anesthesiology? Paediatr Anaesth. 2015;25(5):445-6.
23. Benzon HA, Oliveira Jr GS, Jagannathan N, Suresh S. Selection of subspecialty fellows in anesthesia for pediatric anesthesia: a national survey of program directors in the United States. Paediatr Anaesth. 2015;25(5):487-91.
24. Murat I. Paediatric anaesthesia: some issues for the third millennium. Curr Opin Anaesthesiol. 2001;14:323.
25. Murat I. Mortality, morbidity and outcome in pediatric anesthesia. In: Bissonnette B. Pediatric anesthesia. Shelton: PMPH USA; 2011. p. 2091-108.
26. Daniel M. Improving quality in anesthesia: where are we starting from and how are we going to get there? Pediatr Anesth. 2010;20(8):661-3.
27. Varughese AM, Hagerman NS, Kurth CD. Quality in pediatric anesthesia. Paediatr Anaesth. 2010;20(8):684-96.
28. Eger EI 2nd, Bahlman SH, Munson ES. The effect of age on the rate of increase of alveolar anesthetic concentration. Anesthesiology. 1971;35(4):365-72.
29. Friis-Hansen B. Body water compartments in children: changes during growth and related changes in body composition. Pediatrics. 1961;28:169-81.
30. Friis-Hansen BJ, Holiday M, Stapleton T, Wallace WM. Total body water in children. Pediatrics. 1951;7(3):321-7.
31. Maynard LM, Wisemandle W, Roche AF, Chumlea WC, Guo SS, Siervogel RM. Childhood body composition in relation to body mass index. Pediatrics. 2001;107(2):344-50.
32. Ruth JL, Wassner SJ. Body composition: salt and water. Pediatr Rev. 2006;27(5):181-7
33. Jain A. Body fluid composition. Pediatr Rev. 2015;36(4):141-50.
34. Neumann RP, von Ungern-Sternberg BS. The neonatal lung: physiology and ventilation. Paediatr Anaesth. 2014;24(1):10-21.
35. Lutterbey G, Wattjes MP, Doerr D, Fischer NJ, Gieseke J, Schild HH. Atelectasis in children undergoing either

propofol infusion or positive pressure ventilation anesthesia for magnetic resonance imaging. Paediatr Anaesth. 2007 ;17(2):121-5.

36. Serafini G, Cornara G, Cavalloro F, Mori A, Dore R, Marraro G et al. Pulmonary atelectasis during paediatric anaesthesia: CT scan evaluation and effect of positive endexpiratory pressure (PEEP). Paediatr Anaesth. 1999;9(3):225-8.
37. Russell FE, Van Der Walt JH, Jacob J, Slater AJ, Baghurst P. Pulmonary volume recruitment manoeuvre restores pulmonary compliance and resistance after apnoea in anaesthetized lambs. Pediatr Anesth. 2002;12(6):499-506.
38. Hanson A, Göthberg S, Nilsson K, Hedenstierna G. Recruitment and PEEP level influences long-time aeration in saline-lavaged piglets: an experimental model. Paediatr Anaesth. 2012;22(11):1072-9.
39. Marcus RJ, Van Der Walt JH, Pettifer JA. Pulmonary volume recruitment restores pulmonary compliance and resistance in anaesthetized young children. Paediatr Anaesth. 2002;12(7):579-84.
40. Davies H, Kitchman R, Gordon I, Helms P. Regional ventilation in infancy: reversal of adult pattern. N Engl J Med. 1985;313(26):1626-8.
41. Heaf DP, Helms P, Gordon I, Turner HM. Postural effects on gas exchange in infants. N Engl J Med. 1983;308(25):1505-8.
42. Milic-Emili J, Henderson JAM, Dolovich MB, Trop D, Kaneko K. Regional distribution of inspired gas in the lung. J Appl Physiol. 1966;21(3):749-59.
43. Keens TG, Bryan AC, Levison H, Ianuzzo CD. Developmental pattern of muscle fiber types in human ventilatory muscles. J Appl Physiol Respir Environ Exerc Physiol. 1978;44(6):909-13.
44. Alalami AA, Ayoub CM, Baraka AS. Laryngospasm: review of different prevention and treatment modalities. Paediatr Anaesth. 2008;18(4):281-8.
45. Hampson-Evans D, Morgan P, Farrar M. Pediatric laryngospasm. Paediatr Anaesth. 2008;18(4):303-7.
46. Barcelona SL, Coté CJ. Pediatric resuscitation in the operating room. Anesthesiol Clin North America. 2001;19(2):339-65.
47. Barcelona SL, Thompson AA, Coté CJ. Intraoperative pediatric blood transfusion therapy: a review of common issues. Part I: hematologic and physiologic differences from adults; metabolic and infectious risks. Paediatr Anaesth. 2005;15(9):716-26.
48. Barcelona SL, Thompson AA, Coté CJ. Intraoperative pediatric blood transfusion therapy: a review of common issues. Part II: transfusion therapy, special considerations, and reduction of allogenic blood transfusions. Paediatr Anaesth. 2005;15(10):814-30.
49. Card RT, Brain MC. The "anemia" of childhood: evidence for a physiologic response to hyperphosphatemia. N Engl J Med. 1973;288(8):388-92.
50. Delivoria-Papadopoulos M, Roncevic NP, Oski FA. Postnatal changes in oxygen transport of term, premature and sick infants: The role of 2,3-diphosphoglycerate. Pediatr Res. 1971;5:235-45.
51. Oski FA. Designation of anemia on a functional basis. J Pediatr. 1973;83(2):353-4.
52. Versmold H, Seifert G, Riegel KP. Blood oxygen affinity in infancy: the interaction of fetal and adult hemoglobin, oxygen capacity, and red cell hydrogen íon and 2,3-diphosphoglycerate concentration. Respir Physiol. 1973;18(1):14-25.
53. Rudolph AM. Distribution and regulation of blood flow in the fetal and neonatal lamb. Circ Res. 1985;57(6):811-21.
54. Reller MD, Ziegler ML, Rice MJ, Solin RC, McDonald RW. Duration of ductal shunting in healthy preterm infants: an echocardiographic color flow Doppler study. J Pediatr. 1988;112(3):441-6.
55. Hagen PT, Scholz DG, Edwards WD. Incidence and size of patent forame ovale during the first 10 decades of life: an autopsy study of 965 normal hearts. Mayo Clin Proc. 1984;59(1):17-20.
56. Moorthy SS, Haselby KA, Caldwell RL. Transient right-left interatrial shunt during emergence from anesthesia: demonstration by color flow Doppler mapping. Anesth Analg. 1989;68(6):820-2.
57. Baum VC, Palmisano BW. The immature heart and anesthesia. Anesthesiology. 1997;87(6):1529-48.
58. Shapiro K, Fried A, Takei F. Effect of the skull and dura on neural axis pressure-volume relationships and CSF hydrodynamics. J Neurosurg. 1985;63(1):76-81.
59. Bissonnette B. Central nervous system: anatomy and physiology. In Bissonnette B. Pediatric anesthesia. Shelton: PMPH; 2011. p. 80-90.
60. Berry FA. Fluid and electrolyte therapy in pediatrics. 48th ASA Annual Ref Course Lectures and Clin Update Program. 1997;25:166.
61. Berry FA. Pediatric fluid and electrolyte therapy. ASA Ref Courses Anesth. 1975. p. 1-10.
62. Berry FA. Practical aspects of fluid and electrilyte therapy. In: Berry FA. Anesthetic management of difficult and routine pediatric patients. New York: Churchill Livingstone; 1986. p. 107-35.
63. Sessler DI. Perioperative heat balance. Anesthesiology. 2000;92(2):578-96.
64. Kurz A. Prevention and treatment of perioperative hypothermia. Best Pract Res Clin Anaesthesiol. 2008;22(4):645-57.
65. Sessler DI. Consequences and treatment of perioperative hypothermia. Anesth Clin North Am. 1994;12(3):425-56.
66. Kurz A, Kurz M, Poeschl G. Forced-air warming maintains intraoperative normothermia better than circulating-water mattresses. Anesth Analg. 1993;77(1):89-95.
67. Lindahl SGE, Grigsby EJ, Meyer DM, Beynen FMK. Thermogenetic response to mild hypothermia in anaesthetized infants and children. Pediatr Anesth. 1992;2(1):23-9.
68. Nilsson K. Maintenance and monitoring of body temperature in infants and children. Pediatr Anesth. 1991;1(1):13-20.
69. Hynson JM, Sessler DI. Introperative warming therapies: a comparison of three devices. J Clin Anesth. 1992;4(3):194-9.
70. Sessler DI. Temperature monitoring and perioperative thermoregulation. Anesthesiology. 2008;109(2):318-38.
71. Malviya S, Lerman J. The blood/gas solubilities of sevoflurane, isoflurane, halothane, and serum constituent concentrations in neonates and adults. Anesthesiology. 1990;72(5):793-6.
72. Lerman J, Gregory GA, Willis MM, Eger EI 2nd. Age and solubility of volatile anesthetics in blood. Anesthesiology. 1984;61(2):139-43.
73. Lerman J, Schmitt-Bantel BI, Gregory GA. Effect of age on the solubility of volatile anesthetics in human tissues. Anesthesiology. 1986;65(3):307-11.
74. Lerman J. Sevoflurane in pediatric anesthesia. Anesth Analg. 1995;81(6 Suppl):S4-10.
75. Taylor RH, Lerman J. Minimum alveolar concentration of desflurane and hemodynamic responses in neonates, infants, and children. Anesthesiology. 1991;75(6):975-9.
76. Gregory GA, Eger II EI, Munson ES. The relationship between age and halothane requirement in man. Anesthesiology. 1969;30(5):488-91.
77. Cameron CB, Robinson S, Gregory GA. The minimum anesthetic concentration of isoflurane in children. Anesth Analg. 1984;63(4):418-20.
78. Lerman J, Robinson S, Willis MM, Gregory GA. Anesthetic requirements for halothane in young children 0-1 month and 1-6 months of age. Anesthesiology. 1983;59(5):421-4.
79. Lerman J, Sikich N, Kleinman S, Yentis S. The pharmacology of sevoflurane in infants and children. Anesthesiology. 1994;80(4):814-24.
80. Emmanouil DE, Quock RM. Advances in understanding the actions of nitrous oxide. Anesth Prog. 2007;54(1):9-18.
81. Furuya A, Ito M, Fukao T, Nishi M, Horimoto Y, Sato H, et al. The effective time and concentration of nitrous oxide to reduce venipuncture pain in children. J Clin Anesth. 2009;21(3):190-3.
82. Murray DJ, Mehta MP, Forbes RB, Dull DL. Additive contribution of nitrous oxide to halothane MAC in infants and children. Anesth Analg. 1990;71(2):120-4.
83. Fisher DM, Zwass MS. MAC of desflurane in 60% nitrous oxide in infants and children. Anesthesiology. 1992;76(3):354-6.
84. Sanders RD, Weimann J, Maze M. Biologic effects of nitrous oxide – a mechanistic and toxicologic review. Anesthesiology. 2008;109(4):707-22.
85. Myles PS, Leslie K, Chan MT, Forbes A, Paech MJ, Peyton P, et al. Avoidance of nitrous oxide for patients undergoing major surgery: a randomized controlled trial. Anesthesiology. 2007;107(2):221-31.
86. Ravishankara AR, Daniel JS, Portmann RW. Nitrous oxide (N2O): the dominant ozone-depleting substance emitted in the 21st century. Science. 2009;326(5949):123-5.
87. Baum VC. When nitrous oxide is no laughing matter: nitrous oxide and pediatric anesthesia. Paediatr Anaesth. 2007;17(9):824-30.
88. Banchs R, Lerman J, Wald SH. The use of nitrous oxide as an adjuvant for inhalation inductions with sevoflurane: a pro–con debate. Paediatr Anaesth. 2013;23(6):557-64.
89. Baum VC, Willschke H, Marciniak B. Is nitrous oxide necessary in the future? Paediatr Anaesth. 2012;22(10):981-7.
90. Barash PG, Glanz S, Katz JD, Taunt K, Talner NS. Ventricular function in children during halothane anesthesia: an echocardiographic evaluation. Anesthesiology. 1978;49(2):79-85.
91. Murray D, Vandewalker G, Matherne P, Mahoney LT. Pulsed doppler and two-dimensional echocardiography: comparison of halothane and isoflurane on cardiac function in infants and small children. Anesthesiology. 1987;67(2):211-7.
92. Wodey E, Pladys P, Copin C, Lucas MM, Chaumont A, Carre P, et al. Comparative hemodynamic depresion of sevoflurane versus halothane in infants – an echocardiographic study. Anesthesiology. 1997;87(4):795-800.
93. Murray DJ. Comparative hemodynamic depression of halothane versus sevoflurane in neonates and infants: an echocardiographic study. Anesth Analg. 1992;74(3):329-37.
94. Rolf N, Coté CJ. Persistent cardiac arrhythmias in pediatric patients: Effects of age, expired carbon dioxide values, depth of anesthesia, and airway management..Anesth Analg. 1991;73(6):720-4.
95. Leon J, Bissonnette B. Cerebrovascular response to carbon dioxide in children anaesthetized with halothane and isoflurane. Can J Anaesth. 1991;38(7):817-25.
96. Paut O. Low concentrations of halothane produce maximal cerebrovascular changes in young children. Anaesthesia. 2000;55:528-31.
97. Adachi M, Ikemoto Y, Kubo K, Takuma C. Seizure-like movements during induction of anesthesia with sevoflurane. Br J Anaesth. 1992;68(2):214-5.
98. Komatsu H, Taie S, Endo S, Fukuda K, Ueki M, Nogaya J, et al. Eletrical seizures during sevoflurane anesthesia in two pediatric patients with epilepsy. Anesthesiology. 1994;81(6):1535-7.
99. Zacharias M. Convulsive movements with sevoflurane in children. Anaesth Intensive Care. 1997;25(6):727.
100. Woodforth IJ. Electroencephalographic evidence of seizure activity under deep sevoflurane anesthesia in a nonepileptic patient. Anesthesiology. 1997;87(6):1579-82.
101. Schultz A. Epileptiform activity in the EEGs of two nonepileptic children under sevoflurane anaesthesia. Anaesth Intensive Care. 2000;28(2):205-7.
102. Hilty CA, Drummond JC. Seizurelike activity on emergence from sevoflurane anesthesia. Anesthesiology. 2000;93(5):1357-9.
103. Veyckemans F. Excitation phenomena during sevoflurane anaesthesia in children. Curr Opin Anaesthesiol. 2001;14(3):339-43.
104. Constant I, Dubois MC, Piat V, Moutard ML, McCue M, Murat I. Changes in electroencephalogram and autonomic cardiovascular activity during induction of anesthesia with sevoflurane compared with halothane in children. Anesthesiology. 1999;91(6):1604-15.
105. Brown KA, Aun C, Stocks J, Jackson E, Mackersie A, Hatch D. A comparison of the respiratory effects of sevoflurane and halothane in infants and young children. Anesthesiology. 1998;89(1):86-92.
106. Lerman J. Inhalation anesthetics. Paediatr Anaesth. 2004;14(5):380-3.
107. Kraemer FW, Stricker PA, Gurnaney HG, McClung H, Meador MR, Sussman E, et al. Bradycardia during induction of anesthesia with sevoflurane in children with Down syndrome. Anesth Analg. 2010;111(5):1259-63.
108. Kapoor MC, Vakamudi M. Desflurane – revisited. J Anaesthesiol Clin Pharmacol. 2012;28(1):92-100.
109. Isik Y, Goksu S, Kocoglu H, Oner U. Low flow desflurane and sevoflurane anaesthesia in children. Eur J Anaesthesiol. 2006;23(1):60-4.
110. Locatelli BG, Ingelmo PM, Emre S, Meroni V, Minardi C, Frawley G, et al. Emergence delirium in children: a comparison of sevoflurane and desflurane anesthesia using the Paediatric Anesthesia Emergence Delirium scale. Paediatr Anaesth. 2013;23(4):301-8.
111. Sethi S, Ghai B, Ram J, Wig J. Postoperative emergence delirium in pediatric patients undergoing cataract surgery – a comparison of desflurane and sevoflurane. Paediatr Anaesth. 2013;23(12):1131-7.
112. Eger EI 2nd. New inhaled anesthetics. Anesthesiology. 1994;80(4):906-22.
113. Booker PD, Chadderton N. Intravenous agents. In: Bissonnette B. Pediatric anesthesia. Shelton: PMPH; 2011. p. 355-75.
114. McFarlan CS, Anderson BJ, Short TG. The use of propofol infusions in paediatric anaesthesia: a practical guide. Paediatr Anaesth. 1999;9(3):209-16.
115. Saarnivaara L. QT interval, heart rate and arterial pressures using propofol, thiopentone or methohexitone for induction of anaesthesia in children. Acta Anaesthesiol Scand. 1993;37(4):419-23.
116. Snellen FT, Vanacker B, Van Aken H. Propofol-nitrous oxide versus thiopental sodium-isoflurane-nitrous oxide for strabismus surgery in children. J Clin Anesth. 1993;5(1):37-41.
117. Aun CST, Sung RY, O'Meara ME, Short TG, Oh TE. Cardiovascular effects of I.V. induction in children: Comparison between propofol and thiopentone. Br J Anaesth. 1993;70(6):647-53.
118. Schrum S, Hannallah RS, Verghese PM, Welborn LG, Norden JM, Ruttiman U. Comparison of propofol and thiopental for rapid anesthesia induction in infants. Anesth Analg. 1994;78(3):482-5.
119. Luft A, Mendes FF. S(+) Cetamina em baixas doses: atualização. Rev Bras Anestesiol. 2005;55(4):460-9.
120. Pfenninger EG, Durleux ME, Himmelseher S. Cognitive impairment after small-dose ketamine isomers in comparison to equianalgesic racemic ketamine in human volunteers. Anesthesiology. 2002;96(2):357-66.
121. Peltoniemi MA, Hagelberg NM, Olkkola KT, Saari TI. Ketamine: a review of clinical pharmacokinetics and pharmacodynamics in anesthesia and pain therapy. Clin Pharmacokinet. 2016;55(9):1059-77. d
122. Roelofse JA. The evolution of ketamine applications in children. Paediatr Anaesth. 2010;20(3):240-5.
123. Yan J, Jiang H. Dual effects of ketamine: neurotoxicity versus neuroprotection in anesthesia for the development brain. J Neurosurg Anesthesiol. 2014;26(2):155-60.
124. Williams GD, Friesen RH. Administration of ketamine to children with pulmonary hypertension is safe: pro-con debate. Paediatr Anaesth. 2012;22(11):1042-52.
125. Friesen RH, Twite MD, Nichols CS, Cardwell KA, Pan Z, Darst JR, et al. Hemodynamic response to ketamine in children with pulmonary hypertension. Paediatr Anaesth. 2016;26(1):102-8.
126. Strumpher J, Jacobsohn E. Response to Drs Maxwell and Jackson. J Cardiothorac Vasc Anesth. 2012;26(3):e25-6.
127. Gorlin AW, Rosenfeld DM, Ramakrishna H. Intravenous sub-anesthetic ketamine for perioperative analgesia. J Anaesthesiol Clin Pharmacol. 2016;32(2):160-7.
128. Dahmani S, Michelet D, Abback PS, Wood C, Brasher C, Nivoche Y, et al. Ketamine for perioperative pain management in children: a meta-analysis of published studies. Paediatr Anaesth. 2011;21(6):636-52.
129. Salonen M. Midazolam as an induction agent in children. Anesth Analg. 1987;66:625-8.
130. Farrar MW, Lerman J. Novel concepts for analgesia in pediatric surgical patients. Anesthesiol Clin North America. 2002;20(1):59-82.
131. Olkkola KT, Hamunen K, Maunuksela EL. Clinical pharmacvokinetics and pharmacodynamics of opioid analgesics in infants and children. Clin Pharmacokinet. 1995;28(5):385-404.
132. Kart T, Christrup LL, Rasmussen M. Recommended use of morphine in neonates, infants and children based on a literature review: part 1. Pharmacokinetics. Paediatr Anaesth. 1997;7(1):5-11.
133. Kart T, Christrup LL, Rasmussen M. Recommended use of morphine in neonates, infants and children based on a literature review: part 2. Clinical use. Paediatr Anaesth. 1997;7(2):93-101.
134. Taylor J, Liley A, Anderson BJ. The relationship between age and morphine infusion rate in children. Paediatr Anaesth. 2013;23(1):40-4.
135. Gauntlett IS, Fisher DM, Hertzka RE, Kuhls E, Spellman MJ, Rudolph C. Pharmacokinetics of fentanyl in neonatal humans and lambs: effects of age. Anesthesiology. 1988;69(5):683-7.
136. Singleton MA. Plasma concentrations of fentanyl in infants, children and adults. Can J Anaesth. 1987;34(2):152-5.
137. Lynn AM. Remifentanil: The paediatric anaesthetist´s opiate? Paediatr Anaesth. 1996;6(6):433-5.
138. Davis PJ. A randomized multicenter study of remifentanil compared with alfentanil, isoflurane, or propofol in anesthetized pediatric patients undergoing elective strabismus surgery. Anesth Analg. 1997;84(5):982-9.
139. Davsi PJ. Pharmacokinetics of remifentanil in anesthetized children 2-12 years of age. Anesth Analg. 1995;80:S93.
140. Davis PJ. Remifentanil pharmacokinetics in neonates. Anesthesiology. 1997; 87:A1064.
141. Eck JB, Lynn AM. Use of remifentanil in infants. Paediatr Anaesth. 1998;8(5):437-9.
142. Wee LH. Remifentanil infusion for major abdominal surgery in small infants. Paediatr Anaesth. 1999;9(5):415-8.
143. Malherbe S, Whyte S, Singh P, Amari E, King A, Arsemino JM. Total intravenous anesthesia and spontaneous respiration for airway endoscopy in children--a prospective evaluation. Paediatr Anaesth. 2010;20(5):434-8.
144. Tori N, Tachibana K, Fujita N, Yamashita T, Tedara Y, Kinouchi K. Spontaneous respiration technique for pediatric microlaryngeal surgery without endotracheal intubation. Masui. 2015;64(5):524-9.
145. Shen X, Hu CB, Ye M, Chen YZ. Propofol-remifentanil intravenous anesthesia and spontaneous ventilation for airway foreign body removal in children with preoperative respiratory impairment. Paediatr Anaesth. 2012;22(12):1166-70.
146. Yuen VMY. Dexmedetomidine: perioperative applications in children. Paediatr Anaesth. 2010;20(3):256-64.
147. Peng K, Wu S, Ji F, Li J. Premedication with dexmedetomidine in pediatric patients: a systematic review and meta-analysis. Clinics (Sao Paulo). 2014;69(11):777-86
148. Mason KP. Sedation trends in the 21st century: the transition to dexmedetomidine for radiological imaging studies. Paediatr Anaesth. 2010;20(3):265-72.
149. Cravero JP, havidich JE. Pediatric sedation: evolution and revolution. Paediatr Anaesth. 2011;21(7):800-9.
150. Schnabel A, Reichl SU, Poepping DM, Kranke P, Pogatzki-Zahn EM, et al. Efficacy and safety of

intraoperative dexmedetomidine for acute postoperative pain in children: a meta-analysis of randomized controlled trials. Paediatr Anaesth. 2013;23(2):170-9.

151. Shukry M, Kennedy KI. Dexmedetomidine as a total intravenous anesthetic in infants. Paediatr Anaesth. 2007;17(6):581-3.

152. O'Flynn RP, Shutack JG, Rosenberg H. Succinylcholine in pediatric centers before and after 1992. Am J Anesth. 1992;26:200.

153. Cravero JP, Rice LJ. Pediatric anesthesia. In: Barash PG, Cullen BF, Stoelting RK. Clinical anesthesia. 4th ed.Philadelphia: Lippincott Williams and Wilkins; 2001. p.1195-204.

154. Meretoja OA. Neuromuscular block and current treatment strategies for its reversal in children. Paediatr Anaesth. 2010;20(7):591-604.

155. Almeida MCS. Uso de bloqueadores neuromusculares em pediatria. Rev Bras Anestesiol. 2000;50:470.

156. Brandom BW. Muscle relaxants in infants and children. How they differ from adults. ASA Ref Courses Anesth. 1996;24:13.

157. Brandom BW, Fine GF. Neuromuscular blocking drugs in pediatric anesthesia. Anesthesiol Clin North America. 2002;20(1):45-58.

158. Meakin GH. Recent advances in myorelaxant therapy. Paediatr Anaesth. 2001;11(5):523-31.

159. Meretoja OA. Age-dependence of the dose-response curve of vecuronium in paediatric patients during balanced anesthesia. Anesth Analg. 1988;67:21.

160. Meretoja AO, Wirtavuori K. Influence of age on the dose-response relationship of atracurium in paediatric patients. Acta Anaesthesiol Scand. 1988;32(8):614-8.

161. Schaller SJ, Fink H. Sugammadex as a reversal agent for neuromuscular block: an evidence-based review. Core Evid. 2013;8:57-67.

162. Rendell-Baker L, Soucek DH. New paediatric face masks and anaesthetic equipment. Br Med J. 1962;1(5293):1690.

163. Fenlon S. Equipment for paediatric anaesthesia. In: Davey AJ, Diba A, editors. Ward's anaesthetic equipment. 6th ed. Edinburgh: Elsevier; 2012. p. 289-309.

164. Hillier SC, McNiece WL, Dierdorf SF. Pediatric anesthesia systems and equipment. In: Ehrenwerth J, Eisenkraft JB, Berry JM, editors. Anesthesia equipment: principles and applications. 2nd ed. Philadelphia: Saunders; 2013. p. 353-76.

165. Holzman RS. Airway management. In: Davis PJ, Cladis FP, Motoyama EK, editors. Smith's anesthesia for infants and children. 8th ed. Philadelphia: Mosby; 2011. p. 344-64.

166. Frei FJ, Awengen DF, Rutishauser M, Ummenhofer W. The airway endoscopy mask: useful device for fibreoptic evaluation and intubation of the paediatric airway. Paediatr Anaesth. 1995;5(5):319-24.

167. Kitamura S, Fukumitsu K, Kinouchi K, Takada K, Taniguchi A. A new modification of anaesthesia mask for fibreoptic intubation in children. Paediatr Anaesth. 1999;9(2):119-22.

168. Cook T. Airway management equipment. In: Davey AJ, Diba A, editors. Ward's Anaesthetic equipment. 6th ed. Edinburgh: Elsevier; 2012. p. 139-205.

169. Veyckemans F. Anesthesia equipment. In: Bissonnette B. Pediatric anesthesia – Basic principles, state of the art, future. 2nd ed. Shelton: PMPH; 2011. p. 594-668.

170. Litman RS, Fiadjoe JE, Stricker PA, Coté CJ. The pediatric airway. In: Coté CJ, Lerman J, Anderson BJ, editors. A practice of anesthesia for infants and children. 5th ed. Philadelphia: Saunders; 2013. p. 237-76.

171. Fiadjoe JE, Feldman JM, Cohen DE. Equipment. In: Davis PJ, Cladis FP, Motoyama EK, editors. Smith's anesthesia for infants and children. 8th ed. Philadelphia: Mosby; 2011. p. 293-321.

172. Chow BF. Laryngeal mask airway in children: insertion technique. Anaesthesia. 1991;46(7):590-1.

173. McNicol LR. Insertion of the laryngeal mask airway in children. Anaesthesia. 1991;46(4):330.

174. Newman PTF. Insertion of a partially inflated laryngeal mask airway. Anaesthesia. 1991;46(3):235.

175. Tsujimura Y. Downfolding of the epiglottis induced by the laryngeal mask airway in children: a comparison between two insertion techniques. Paediatr Anaesth. 2001;11(6):651-5.

176. Nakayama S, Osaka Y, Yamashita M. The rotational technique with a partially inflated laryngeal mask airway improves the ease of insertion in children. Paediatr Anaesth. 2002;12(5):416-9.

177. Haynes SR, Morton NS. The laryngeal mask airway: a review of its use in paediatric anaesthesia. Pediatr Anesth. 1993;3(2): 65-73.

178. Sunder RA, Haile DT, Farrell PT, Sharma A. Pediatric airway management: current practices and future directions. Paediatr Anaesth. 2012;22(10):1008-15.

179. Black AE, Flynn PER, Smith HL, Thomas ML, Wilkinson KA. Development of a guideline for the management of the unanticipated difficult airway in pediatric practice. Paediatr Anaesth. 2015;25(4):346-62.

180. Baker PA, Brunette KEJ, Byrnes CA, Thompson JMD. A prospective randomized trial comparing supraglottic airways for flexible bronchoscopy in children. Paediatr Anaesth. 2010;20(9):831-8.

181. Weiss M, Engelhardt T. Proposal for the management of the unexpected difficult pediatric airway. Paediatr Anaesth. 2010;20(5):454-64.

182. Jagannathan N, Ramsey MA, White MC, Sohn L. An update on newer pediatric supraglotic airways with recommendations for clinival use. Paediatr Anaesth. 2015;25(4):334-45.

183. Patel A, Clark SR, Schiffmiller M, Schoenberg C, Tewfik G. A survey of practice patterns in the use of laryngeal mask by pediatric anesthesiologists. Paediatr Anaesth. 2015;25(11):1127-31.

184. Harless J, Bhananker SM. Pediatric airway management. Int J Crit Illn Inj Sci. 2014;4(1):65-70.

185. Mizushima A. The laryngeal mask airway in infants. Anaesthesia. 1992;47(10):849-51.

186. Eck JB, Dear GL, Phillips-Bute BG, Ginsberg B. Prediction of tracheal tube size in children using multiple variables. Paediatr Anaesth. 2002;12(6):495-8.

187. Mariano ER, Ramamoorthy C, Chu LF, Chen M, Hammer GB. A comparison of three methods for estimating appropriate tracheal tube depth in children. Paediatr Anaesth. 2005;15(10):846-51.

188. Weiss M, Gerber AC, Dullenkopf A. Appropriate placement of intubation depth marks in a new cuffed paediatric tracheal tube. Br J Anaesth. 2005;94(1):80-7.

189. Ramsingh D, Frank E, Haughton R, Schilling J, Gimenez KM, Bahn E, et al. Auscultation versus point-of-care ultrasound to determine endotracheal versus bronchial intubation. Anesthesiology. 2016;124(5):1012-20.

190. Motoyama EK. Endotracheal intubation. In: Motoyama EK, Davis PJ, editors. Smith's anesthesia for infants and children. 5th ed. St. Louis.: C V Mosby; 1990.

191. Wetzel RC, Maxwell LG. Anesthesia for children. In: Longnecker DE, Tinker JH, Morgan GE, editors. Principles and practice of anesthesiology. St Louis.: Mosby Year Book; 1998.

192. Coté CJ. Pediatric anesthesia. In: Miller RD. Anesthesia. New York: Churchill Livingstone; 2000.

193. James I. Cuffed tubes in children. Paediatr Anaesth. 2001;11(3):259-63.

194. Fine GF, Borland LM. The future of the cuffed endotracheal tube. Paediatr Anaesth. 2004;14(1):38-42.

195. Reali-Forster C, Kolobow T, Giacomini M, Hayashi T, Horiba K, Ferrans VJ. New ultrathin-walled endotracheal tube with a novel laryngeal seal design. Anesthesiology. 1996;84(1):162-72

196. Weiss M, Dullenkopf A, Gysin C. Shortcomings of cuffed paediatric tracheal tubes. Br J Anaesth. 2004;92(1):78-88.

197. Dullenkopf A, Gerber AC, Weiss M. Fit and seal characteristics of a new paediatric tracheal tube with high volume-low pressure polyurethane cuff. Acta Anaesthesiol Scand. 2005;49(2):232-7.

198. Khine HH, Corddry DH, Kettrick RG, Martin TM, McCloskey JJ, Rose JB, et al. Comparison of cuffed and uncuffed endotracheal tubes in young children during general anesthesia. Anesthesiology. 1997;86(3):627-31.

199. Smith PG, Blumer JL. Absence of adverse outcomes from use of cuffed endotracheal tubes in pediatric patients. Crit Care Med. 1989;17:S108.

200. Reynolds GE. Cuffed endotracheal tube intubation in children. Crit Care Med. 1989;17:S109.

201. Deakers TW, Reynolds G, Stretton M, Newth CJ. Cuffed endotracheal tubes in pediatric intensive care. J Pediatr. 1994;125(1):57-62.

202. Newth CJL. Cuffed versus uncuffed endotracheal tubes in pediatric intensive care. Am J Respir Crit Care. 2000; 161:A78.

203. Benjamin B, Holinger LD. Laryngeal complications of endotracheal intubation. Ann Otol Rhinol Laryngol. 2008;117(9 suppl):2-20.

204. Dankle SK, Schuller DE, McClead RE. Risk factors for neonatal acquired subglottic stenosis. Ann Otol Rhinol Laryngol. 1986;95(6 Pt 1):626-30.

205. Sherman JM, Lowitt S, Stephenson C, Ironson G.Factors influencing acquired subglottic stenosis in infants. J Pediatr. 1986;109(2):322-7.

206. Stamm D, Floret D, Stamm C, Cochat P, Truy E, Morgon A. Sténoses sous glottiques séquellaires d'intubation chez l'enfant. Arch Fr Pediatr. 1993;50(1):21-5.

207. Holzki J. Laryngeal damage from tracheal intubation. Paediatr Anaesth. 1997;7(6):435-7.

208. Blumin JH, Johnston N. Evidence of extraesophageal reflux in idiopathic subglottic stenosis. Laryngoscope. 2011;121(6):1266-73.

209. Karkos PD, Leong SC, Apostolidou MT, Apostolidis T. Laryngeal manifestations and pediatric laryngopharyngeal reflux. Am J Otolaryngol. 2006;27(3):200-3.

210. Gilger MA. Pediatric otolaryngologic manifestations of gastroesophageal reflux disease. Curr Gastroenterol Rep. 2003;5(3):247-52.

211. Smith MM, Kuhl G, Carvalho PRA, Marostica PJC. Flexible fiber-optic laryngoscopy in the first hours after extubation for the evaluation of laryngeal lesions due to intubation in the pediatric intensive care unit. Int J Pediatr Otorhinolaryngol. 2007;71(9):1423-8.

212. Engelhardt T, Johnston G, Kumar MM. Comparison of cuffed, uncuffed tracheal tubes and laryngeal mask airways in low flow pressure controlled ventilation in children. Paediatr Anaesth. 2006;16(2):140-3.

213. Weiss M, Gerber AC. Cuffed tracheal tubes in children – things have changed. Paediatr Anaesth. 2006;16(10):1005-7.

214. Caen AR, Berg MD, Chameides L, Gooden CK, Hickey RW, Scott HF, et al. Pediatric Advanced Life Support – 2015 American Heart Association guidelines update for cardiopulmonary resuscitation and emergency cardiovascular care. Circulation. 2015;132(18 Suppl 2):S526-42.

215. Tobias JD. Pediatric airway anatomy may not be what we thought: implications for clinical practice and the use of cuffed endotracheal tubes. Paediatr Anaesth. 2015;25(1):9-19.

216. Sathyamoorthy MK, Lerman J, Lakshminrusimha S. Inspiratory stridor after tracheal intubation with a MicroCuff® tracheal tube in three young infants. Anesthesiology. 2013;118(3):748-50.

217. Litman RS, Maxwell LG. Cuffed versus uncuffed endotracheal tubes in pediatric anesthesia: the debate should finally end. Anesthesiology. 2013;118(3):500-1.

218. Ring WH, Adair JC, Elwyn RA. A new pediatric endotracheal tube. Anesth Analg. 1975;54(2):273-4.

219. Weiss M, Bernet V, Stutz K, Dullenkopf A, Maino P. Comparison of cuffed and uncuffed preformed oral pediatric tracheal tubes. Paediatr Anaesth. 2006;16(7):734-42.

220. Benumof JL, Cooper SD. Quantitative improvement in laryngoscopic view by optimal external laryngeal manipulation. J Clin Anesth. 1996;8(2):136-40.

221. Levitan RM, Kinkle WC, Levin WJ, Everett WW. Laryngeal view during laryngoscopy: a randomized trial comparing cricoid pressure, backward-upward-rightward pressure, and bimanual laryngoscopy. Ann Emerg Med. 2006;47(6):548-55.

222. Vialet R, Nau A, Chaumoitre K, Martin C. Effects of head posture on the oral, pharyngeal and laryngeal axis alignment in infants and young children by magnetic resonance imaging. Paediatr Anaesth. 2008;18(6):525-31.

223. Adnet F, Baillard C, Borron SW, Denantes C, Lefebvre L, Galinski M, et al. Randomized Study Comparing the "Sniffing Position" with Simple Head Extension for Laryngoscopic View in Elective Surgery Patients. Anesthesiology. 2001;95(4):836-41.

224. Holm-Knudsen R. The difficult pediatric airway: a review of new devices for indirect laryngoscopy in children younger than two years of age. Paediatr Anaesth. 2011;21(2):98-103.

225. Doherty JS, Froom SR, Gildersleve CD. Pediatric laryngoscopes and intubation aids old and new. Paediatr Anaesth. 2009;19 Suppl 1:30-7.

226. Weiss M, Schwarz U, Dillier CM, Gerber ACH. Teaching and supervising tracheal intubation in paediatric patients using videolaryngoscopy. Paediatr Anaesth. 2001;11(3):343-8.

227. Slinn SJ, Froom SR, Stacey MRW, Gildersleve CD. Are new supraglottic airway devices, tracheal tubes and airway viewing devices cost-effective? Paediatr Anaesth. 2015;25(1):20-6. d

228. Mapleson WW. The elimination of rebreathing in various semiclosed anaesthetic systems. Br J Anaesth. 1954;26(5):323-32.

229. Waters DJ, Mapleson WW. Rebreathing during controlled respiration with various semiclosed anaesthetic systems. Br J Anaesth. 1961;33:374-81.

230. Lin YC, Brock-Utne JG. Paediatric anaesthetic breathing systems. Paediatr Anaesth. 1996;6(1):1-5.

231. Bain JA, Spoerel WE. A streamlined anaesthetic system. Can Anaesth Soc J. 1972;19(4):426-35.

232. Bain JA, Spoerel WE. Carbon dioxide output and elimination in children under anaesthesia. Can Anaesth Soc J. 1977;24(5):533-9.

233. Meakin GH. Role of the Jackson-Rees T-piece in pediatric anesthesia. Paediatr Anaesth. 2007;17(7):613-5.

234. Rasch DK, Bunegin L, Ledbetter J, Kaminskas D. Comparison of a circle absorber and Jackson Rees systems for paediatric anaesthesia. 1988;35(1):25-30.

235. Von Ungern-Sternberg BS, Saudan S, Regli A, Schaub E, Erb TO, Habre WShould the use of modified Jackson Rees T-piece breathing system be abandoned in preschool children? Paediatr Anaesth. 2007;17(7):654-60.

236. Kay B, Beatty PC, Healy TE, Accoush ME, Calpin M. Change in the work of breathing imposed by five anaesthetic breathing systems. Br J Anaesth. 1983;55(12):1239-47.

237. Conterato JP, Lindahl SGE, Meyer DM, Bires JA. Assessment of spontaneous ventilation in anesthetized children with use of a pediatric circle or a Jackson Rees system. Anesth Analg. 1989;69(4):484-90.

238. Shenoy V, Meakin GH, Masterson JJ. Comparison of the work of breathing imposed by three anaesthetic breathing systems in children. Pediatr Anesth. 2002;12(9):826-7.

239. Badgwell JM, Swan J, Foster AC. Volume-controlled ventilation is made possible in infants by using compliant breathing circuits with large compression volume. Anesth Analg. 1996;82(4):719-23.

240. Peters JWB, Bezstarosti-van EJ, Erdmann W, Meursing AE. Safety and efficacy of semiclosed circle ventilation in small infants. Pediatr Anesth. 1988;8 299-304.

241. Mapleson WW. Fifty years after—reflections on "The elimination of rebreathing in various semiclosed anaesthetic systems". Brit J Anaesth. 2004;93:319-21.

242. Coté CJ. Pediatric breathing circuits and anesthesia machines. Int Anesthesiol Clin. 1992;30(3):51-61.

243. Stevenson GW, Tobin M, Horn B, Sautel M, Chen E, Hall S, et al. The effect of circuit compliance on delivered ventilation with use of an adult circle system for time cycled volume controlled ventilation using an infant lung model. Paediatr Anaesth. 1998;8(2):139-44.

244. Peters JWB, Bezstarosti-VanEeden J, Erdmann W, Meursing EE. Safety and efficacy of semiclosed circle ventilation in small infants. Paediatr Anaesth. 1998;8(4):299-304.

245. Kaditis AG, Motoyama EK, Zin W, Maekawa N, Nishio I, Imai T, et al. The effect of lung expansion and positive end-expiratory pressure on respiratory mechanics in anesthetized children. Anesth Analg. 2008;106(3):775-85,

246. Khan FA, Memon GA. Comparison of spontaneous with controlled mode of ventilation in tonsillectomy. Paediatr Anaesth. 2001;11(2):185-90.

247. Marraro G. Intraoperative ventilation. Paediatr Anaesth. 1998;8(5):373-82.

248. Monrigal JP, Granry JC. The benefit of using a heat and moisture exchanger during short operations in young children. Paediatr Anaesth. 1997;7(4):295-300.

249. Pearsall MF, Feldman JM. When does apparatus dead space matter for the pediatric patient? Anesth Analg. 2014;118(4):776-80.

250. Chau A, Kobe J, Kalyanaraman R, Reichert C, Ansermino M. Beware the airway filter: deadspace effect in children under 2 years. Paediatr Anaesth. 2006;16(9):932-8.

251. Bell GT, Martin KM, Beaton S. Work of breathing in anesthetized infants increases when a breathing system filter is used. Paediatr Anaesth. 2006;16(9):939-43.

252. Stayer S, Olutoye O. Anesthesia ventilators: bettter options for children. Anesthesiol Clin North America. 2005;23(4):677-91.

253. Tung A. New developments in anesthesia ventilators. Adv Anesth. 2005;23:173-93.

254. Hammer GB, Frankel LR. Mechanical ventilation for pediatric patients. Int Anesthesiol Clin. 1997;35(1):139-67.

255. Marraro GA. Protective lung strategies during artificial ventilation in children. aediatr Anaesth. 2005;15(8):630-7.

256. Gertler R, Joshi GP. Modern understanding of intraoperative mechanical ventilation in normal and diseased lungs. Adv Anesth. 2010;28:15-33.

257. Carvalho WB. Ventilação pulmonar em pediatria. J Pediatr (Rio J). 1998;74 Suppl 1:S113-24.

258. Rotta AT, Steinhorn DM. Ventilação mecânica convencional em pediatria. J Pediatr (Rio J). 2007;83(2 Suppl):S100-8.

259. Pasin L, Febres D, Testa V, Frati E, Borghi G, Landoni G, et al. Dexmedetomidine vs midazolam as preanesthetic medication in children: a meta-analysis of randomized controlled trials. Paediatr Anaesth. 2015;25(5):468-76.

260. Fortier MA, Del Rosario AM, Rosenbaum A, Kain ZN. Beyond pain: predictors of postoperative maladaptive behavior change in children. Paediatr Anaesth. 2010;20(5):445-53.

261. Kain ZV, Caldwell-Andrews A, Wang SM. Psychological preparation of the parent and pediatric surgical patient. Anesthesiol Clin North America. 2002;20(1):29-44.

262. Kain ZN, Caldwell-Andrews AA. Preoperative psychological preparation of the child for surgery: an update. Anesthesiol Clin North America. 2005;23(4):597-614.

263. Chorney JM, Kain ZN. Family-centered pediatric perioperative care. Anesthesiology. 2010;112(3):751-5.

264. Manyande A, Cyna AM, Yip P, Chooi C, Middleton P. Non-pharmacological interventions for assisting the induction of anaesthesia in children. Cochrane Database Syst Rev. 2015;(7):CD006447.

265. Franck LS, Spencer C. Informing parents about anaesthesia for children's surgery: a critical literature review. Patient Educ Couns. 2005;59(2):117-25.

266. Fortier MA, Chorney JM, Rony RY, Perret-Karimi D, Rinehart JD, Camilon FS, et al. Children's desire for perioperative information. Anesth Analg. 2009;109(4):1085-90.

267. Nemergut ME, Aganga D, Flick RP. Anesthetic neurotoxicity: what to tell parents? Paediatr Anaesth. 2014;24(1):120-6.
268. Benveniste H, Makaryus R. Are we moving closer to noninvasive imaging and monitoring of neonatal anesthesia induced neurotoxicity? Anesthesiology. 2016;125(1):22-4.
269. Zhang X, Liu S, Newport GD, Paule MG, Callicort R, Thompson J, et al. In vivo monitoring of sevoflurane induced adverse effects in neonatal nonhuman primates using small animal positron emission tomography. Anesthesiology. 2016;125(1):133-46.
270. O'Leary JD, Janus M, Duku E, Wijeysundera DN, To T, Li P, et al. A population-based study evaluating the association between surgery in early life and child development at primary school entry. Anesthesiology. 2016;125(2):272-9.
271. Banchs RJ, Lerman J. Preoperative anxiety management, emergence delirium, and postoperative behavior. Anesthesiol Clin. 2014;32(1):1-23.
272. Kain ZN, Caldwell-Andrews AA, Krivutza DM. Trends in the practice of parental presence during induction of anesthesia and the use of preoperative sedative premedication in the United States, 1995-2002: results of a follow up national survey. Anesth Analg. 2004;98(5):1252-9
273. Lerman J. Preoperative assessment and premedication in pediatrics. Eur J Anaesthesiol. 2013;30(11):645-50
274. Steward SH, Buffett-Jerrott SE, Finley GA, Wright KD, Valois Gomez T. Effects of midazolam on explicit vs implicit memory in pediatric surgery setting. Psychopharmacology (Berl). 2006;188(4):489-97.
275. Dahmani S, Stany I, Brasher C, Lejeune C, Bruneau B, Wood C, et al. Pharmacological prevention of sevoflurane and desflurane related emergence agitation in children: a meta-analysis of published studies. Br J Anaesth. 2010;104(2):216-23.
276. Aho M, Erkola O, Kallio A, Scheinin H, Korttila K. Comparison of dexmedetomidine and midazolam sedation and antagonism of dexmedetomidine with atipamezole. J Clin Anesth. 1993;5(3):194-203.
277. Lambert P, Cyna AM, Knight N, Middleton P. Clonidine premedication for postoperative analgesia in children. Cochrane Database Syst Rev. 2014;(1):CD009633.
278. Larsson PG, Eksborg S, Lonnqvist PA. Incidence of bradycardia at arrival to the operating room after oral or intravenous premedication with clonidine in children. Paediatr Anaesth. 2015;25(9):956-62.
279. Coté CJ. NPO after midnight for children: a reappraisal. Anesthesiology. 1990;72(4):589-92.
280. Hunt JN, MacDonald M. The influence of volume on gastric emptying. J Physiol. 1954;126(3):459-74.
281. Litman RS, Wu CL, Quinlivan JK. Gastric volume and pH in infants fed clear liquids and breast milk prior to surgery. Anesth Analg. 1994;79(3):482-5.
282. Cavell B. Gastric emptying in preterms infants. Acta Paediatr Scand. 1979;68(5):725-30.
283. Cavell B. Gastric emptying in infants fed human milk or infant formula. Acta Paediatr Scand. 1981;70(5):639-41.
284. Brady MC, Kinn S, Ness V, O'Rourke K, Randhawa N, Stuart P. Preoperative fasting for preventing perioperative complications in children. Cochrane Database Syst Rev. 2009;(4):CD005285.
285. Apfelbaum JL, Caplan RA, Connis RT, Epstein BS, Nickinovich DG, Warner MA. Practice guidelines for preoperative fasting and use of pharmacologic agents to reduce risk of pulmonary aspiration: application to healthy patients undergoing elective procedures: an update report by the American Society of Anesthesiologists Committee on Standards and Practice Parameters. Anesthesiology. 2011;114(3):495-511.
286. Smith I, Kranke P, Murat I, Smith A, O'Sullivan G, Soereide E, et al. Preoperative fasting in adults and children: guideline from the European Society of Anesthesiology. Eur J Anaesthesiol. 2011;28(8):556-69.
287. Anderson H, Zarén B, Frykholm P. Low incidence of pulmonary aspiration in children allowed intake of clear fluids until called to the operating suite. Paediatr Anaesth. 2015;25(8):770-7.
288. Cohen MM, Cameron CB. Should you cancel the operation when a child has an upper respiratory tract infection? Anesth Analg. 1991;72(3):282-8.
289. Tait AR, Reynolds PI, Gutstein HB. Factors that influence an anesthesiologist's decision to cancel elective surgery for the child with an upper respiratory tract infection. J Clin Anesth. 1995;7(6):491-9.
290. Coté CJ. The upper respiratory tract infection (URI) dilemma: fear of a complication or litigation? Anesthesiology. 2001;95(2):283-5.
291. Rolf N, Coté CJ. Frequency and severity of desaturation events during general anesthesia in children with and without upper respiratory infections. J Clin Anesth. 1992;4(3):200-3.
292. Kinouchi K, Tanigami H, Tashiro C, Nishimura M, Fukumitsu K, Takauchi Y. Duration of apnea in anesthetized infants and children required for desaturation of hemoglobin to 95%. The influence of upper respiratory infection. Anesthesiology. 1992;77(6):1105-7.
293. DeSoto H, Patel RI, Soliman IE, Hannallah RS. Changes in oxygen saturation following general anesthesia in children with upper respiratory infection signs and symptoms undergoing otolaryngological procedures. Anesthesiology. 1988;68(2):276-9.
294. Kil HK, Rooke GA, Ryan-Dykes MA, Bishop MJ. Effect of prophylactic bronchodilator treatment on lung resistance after tracheal intubation. Anesthesiology. 1994;81(1):43-8.
295. Levy L, Pandit UA, Randel GI, Lewis IH, Tait AR. Upper respiratory tract infections and general anaesthesia in children. Anaesthesia. 1992;47(8):678-82.
296. Tait AR, Malviya S. Anesthesia for the child with an upper respiratory tract infection: still a dilemma? Anesth Analg. 2005;100(1):59-65.
297. Parnis SJ, Barker DS, Van Der Walt JH. Clinical predictors of anaesthetic complications in children with respiratory tract infections. Paediatr Anaesth. 2001;11(1):29-40.
298. Tait AR, Malviya S, Voepel-Lewis T, Munro HM, Seiwert M, Pandit UA. Risk factors for perioperative adverse respiratory events in children with upper respiratory tract infections. Anesthesiology. 2001;95(2):299-306.
299. Rachel Homer J, Elwood T, Peterson D, Rampersad S. Risk factors for adverse events in children with colds emerging from anesthesia: a logistic regression. Paediatr Anaesth. 2007;17(2):154-61.
300. Elwood T, Morris W, Martin LD, Nespeca MK, Wilson DA, Fleisher LA, et al. Bronchodilator premedication does not decrease respiratory adverse events in pediatric general anesthesia. Can J Anaesth. 2003;50(3):277-84.
301. von Ungern-Sternberg BS, Habre W, Erb TO, Heaney M. Salbutamol premedication in children with a recent respiratory tract infection. Paediatr Anaesth. 2009;19(11):1064-9.
302. Tait AR, Burke C, Voepel-Lewis T, Chiravuri D, Wagner D, Malviya S. Glycopyrrolate does not reduce the incidence of perioperative adverse events in children with upper respiratory tract infections. Anesth Analg. 2007;104(2):265-70.
303. Doherty GM, Chisakuta A, Crean P, Shields MD. Anesthesia and the child with asthma. Paediatr Anesth. 2005;15:446-54.
304. O'Byrne PM, Parameswaran K. Pharmacological management of mild or moderate persistent asthma. Lancet. 2006;368(9537):794-803.
305. Silvanus MT, Groeben H, Peters J. Corticosteroids and inhaled salbutamol in patients with reversible airway obstruction markedly decrease the incidence of bronchospasm after tracheal intubation. Anesthesiology. 2004;100(5):1052-7.
306. Scalfaro P, Sly PD, Sims C, Habre W. Salbutamol prevents the increase of respiratory resistance caused by tracheal intubation during sevo urane anesthesia in asthmatic children. Anesth Analg. 2001;93(4):898-902.
307. Warner DO, Warner MA, Barnes RD, Offord KP, Schroeder DR, Gray DT, et al. Perioperative respiratory complications in patients with asthma. Anesthesiology. 1996;85(3):460-7.
308. Bishop MJ, Cheney FW. Anesthesia for patients with asthma: low risk but not no risk. Anesthesiology. 1996;85(3):455-6.
309. Patel RI, DeWitt L, Hannallah RS. Preoperative laboratory testing in children undergoing elective surgery: analysis of current practice. J Clin Anesth. 1997;9(7):569-75.
310. Hannallah RS. Preoperative investigations. Paediatr Anaesth. 1995;5(5):325-9.
311. Meneghini L, Zadra N, Zanette G, Baiocchi M, Giusti F. The usefulness of routine preoperative laboratory tests for one-day surgery in healthy children. Paediatr Anaesth. 1998;8(1):11-5.
312. Hackman T, Steward DJ, Sheps SB. Anemia in pediatric day-surgery patients: prevalence detection. Anesthesiology. 1991;75(1):27-31.
313. Maxwell G, Deshpande JK, Wetzel RC. Preoperative evaluation in children. Pediatr Clin North Am. 1994 Feb;41(1):93-110.
314. O'Connor G, Drasner K. Preoperative laboratory testing of children undergoing elective surgery. Anesth Analg. 1990;70(2):176-80.
315. Roy WL, Lerman J, McIntyre BG. Is preoperative hemoglobin testing justified in children undergoing minor elective surgery? Can J Anaesth. 1991;38(6):700-3.
316. Steward DJ. Screening tests before surgery in children. Can J Anaesth. 1991;38(6):693-5.
317. Asaf T, Reuveni H, Yermiahu T, Leiberman A, Gurman G, Porat, et al. The need for routine preoperative coagulation screening tests (prothrombin time PT/partial thromboplastin time PTT) for healthy children undergoing elective tonsillectomy and/or adenoidectomy. Int J Pediatr Otorhinolaryngol. 2001;61(3):217-22.
318. Gabriel P, Mazoit X, Ecoffey C. Relationship between clinical history, coagulation tests, and perioperative bleeding during tonsillectomies in pediatrics. J Clin Anesth. 2000;12(4):288-91.
319. Almesbah F, Mandiwanza T, Kaliaperumal C, Caird J, Crimmins D. Routine preoperative blood testing in pediatric neurosurgery. J Neurosurg Pediatr. 2013;12(6):615-21.
320. Maunuksela EL, Korpela R. Double-blind evaluation of a lignocaine-prilocaine cream (EMLA) in children. Effect on the pain associated with venous cannulation. Br J Anaesth. 1986;58(11):1242-5.
321. Manner T, Kanto J, Iisalo E, Lindberg R, Viinamäki O, Scheinin M. Reduction of pain at venous cannulation in children with a eutetic mixture of lidocaine and prilocaine (EMLA cream): comparison with placebo cream and no local premedication. Acta Anaesthesiol Scand. 1987;31(8):735-9.
322. Hopkins CS, Buckley CJ, Bush GH. Pain-free injection in infants: use of lignocaine-prilocaine cream to prevent pain at intravenous induction of general anaesthesia in 1-5-year-old children. Anaesthesia. 1988;43(3):198-201.
323. Kotiniemi LH, Ryhänen PT. Behavioural changes and children's memories after intravenous, inhalation and rectal induction of anaesthesia. Paediatr Anaesth. 1996;6(3):201-7.
324. Holm-Knudsen RJ. Distress at induction of anaesthesia in children: a survey of incidence, associated factors and recovery characteristics. Paediatr Anaesth. 1998;8(5):383-92.
325. Kain ZN, Caramico LA, Mayes LC, Genevro JL, Bornstein MH, Hofstadter MB. Preoperative preparation programs in children: a comparative study. Anesth Analg. 1998;87(6):1249-55.
326. Zielinska M, Holtby H, Wolf A. Pro–con debate: intravenous vs inhalation induction of anesthesia in children. Paediatr Anaesth. 2011;21(2):159-68.
327. Ortiz AC, Atallah ÁN, Matos D, da Silva EMK. Intravenous versus inhalational anaesthesia for paediatric outpatient surgery. Cochrane Database Syst Rev. 2014;(2):CD009015.
328. von Ungern-Sternberg BS, Erb TO, Reber A, Frei FJ. Opening the upper airway – airway maneuvers in pediatric anesthesia. Paediatr Anaesth. 2005;15(3):181-9.
329. Holliday MA, Segar WE. The maintenance need for water in parenteral fluid therapy. Pediatrics. 1957;19(5):823-32.
330. Bailey AG, McNaull PP, Jooste E, Tuchman JB. Perioperative crystalloid and colloid fluid management in children: where are we and how did we get here? Anesth Analg. 2010;110(2):375-90.
331. Lönnqvist P. Inappropriate perioperative fluid management in children: time for a solution? Paediatr Anaesth. 2007;17(3):203-5.
332. Mai CL, Yaster M, Chu L, Ahmed Z, Firth PG. The development of pediatric fluid resuscitation: an interview with Dr. Frederic A. 'Fritz' Berry. Paediatr Anaesth. 2014;24(2):217-23.
333. Pfenninger J. Peri-operative water intoxication: a dangerous and unnecessary complication. Pediatr Anesth. 1992;2:85-7.
334. Arieff AI. Postoperative hyponatraemic encephalopathy following elective surgery in children. Pediatr Anesth. 1998;8:1-4.
335. Hosking J, Dowling K, Costi D. Intraoperative and postoperative hyponatremia with craniosynostosis surgery. Paediatr Anaesth. 2012;22(7):654-60.
336. Rando K, Zunini G, Negroto A. Intraoperative hyponatremia during craniofacial surgery. Paediatr Anaesth. 2009;19(4):358-63.
337. Snaith R, Peutrell J, Ellis D. An audit of intr avenous fluid prescribing and plasma electrolyte monitoring; a comparison with guidelines from the National Patient Safety Agency. Paediatr Anaesth. 2008;18(10):940-6.
338. Murat I, Dubois M. Perioperative fluid therapy in pediatrics. Paediatr Anaesth. 2008;18(5):363-70.
339. Brandstrup B, Svensen C, Engquist A. Hemorrhage and operation cause a contraction of the extracellular space needing replacement – evidence and implications? A systematic review. Surgery. 2006;139(3):419-32.
340. Levick JR. Revision of the Starling principle: new views of tissue fluid balance. J Physiol. 2004;557(Pt 3):704.
341. Levick JR, Michel CC. Microvascular fluid exchange and the revised Starling principle. Cardiovasc Res. 2010;87(2):198-210.
342. Woodcock TE, Woodcock TM. Revised Starling equation and the glycocalyx model of transvascular fluid exchange: an improved paradigm for prescribing intravenous fluid therapy. Br J Anaesth. 2012;108(3):384-94.
343. Doherty M, Buggy DJ. Intraoperative fluids: how much is too much? Br J Anaesth. 2012;109(1):69-79,
344. Michard F, Biais M. Rational fluid management: dissecting facts from fiction. Br J Anaesth. 2012;108(3):369-71.
345. Marik PE, Cavallazzi R, Vasu T, Hirani A. Dynamic changes in arterial waveform derived variables and fluid responsiveness in mechanically ventilated patients: a systematic review of the literature. Crit Care Med. 2009;37(9):2642-7.
346. Gan H, Cannesson M, Chandler JR, Ansermino JM. Predicting fluid responsiveness in children: a systematic review. Anesth Analg. 2013;117(6):1380-92.
347. Rizza A, Romagnoli S, Ricci Z. Fluid status assessment and management during the perioperative phase in pediatric cardiac surgery patients. J Cardiothorac Vasc Anesth. 2016;30(4):1085-93.
348. Durand P, Chevret L, Essouri S, Haas V, Devictor D. Respiratory variations in aortic blood flow predict fluid responsiveness in ventilated children. Intensive Care Med. 2008;34(5):888-94.
349. Desgranges FP, Desebbe O, Neto EPS, Raphael D, Chassard D. Respiratory variation in aortic blood flow peak velocity to predict fluid responsiveness in mechanically ventilated children: a systematic review and meta-analysis. Paediatr Anaesth. 2016;26(1):37-47.
350. Julien F, Hilly J, Sallah TB, Skhiri A, Michelet D, Brasher C, et al. Plethysmographic Variability Index (PVI) accuracy in predicting fluid responsiveness in anesthetized children. Paediatr Anaesth. 2013;23(6):536-46.
351. Mandee S, Butmangkun W, Aroonpruksakul N, Tantemsapya N, Bormann B, Suraseranivongse S. Effects of a restrictive fluid regimen in pediatric patients undergoing major abdominal surgery. Paediatr Anaesth. 2015;25(5):530-7.
352. Roux O, Spencer A, Fesseau R, Mercier G, Rochette A, Bringuier S, et al. Intraoperative use of transoesophageal Doppler to predict response to volume expansion in infants and neonates. Br J Anaesth. 2012;108(1):100-7.
353. Nilsson K, Larsson LE, Andreasson S. Blood-glucose concentrations during anaesthesia in children. Effect of starvation and perioperative fluid therapy. Br J Anaesth. 1984;56(4):375-9.
354. Payne K, Ireland P. Plasma glucose level in the peri-operative period in children. Anaesthesia. 1984;39(9):868-72.
355. Strafford M, Jeon A, Pascucci R. Pre and post-induction blood glucose concentrations in healthy fasting children. Anesthesiology. 1985;63:A350.
356. Welborn LG, McGill WA, Hannallah RS, Nisselson CL, Ruttimann UE, Hicks JM. Perioperative blood glucose concentrations in pediatric outpatients. Anesthesiology. 1986;65(5):543-7.
357. Bush GH, Steward DJ. Can persistent cerebral damage be caused by hyperglycaemia? Paediatr Anaesth. 1995;5(6):385-7.
358. Steward DJ. Hyperglycaemia, something else to worry about! Pediatr Anesth. 1992;2:81-3.
359. Leelanukrom R, Cunliffe M. Intraoperative fluid and glucose management in children. Paediatr Anaesth. 2000;10(4):353-9.
360. Datta PK, Pawar DK, Baidya DK, Maitra S, Aravindan A, Srinivas M, et al. Dextrose-containing intraoperative fluid in neonates: a randomized controlled trial. Paediatr Anaesth. 2016;26(6):599-607.
361. Chadwick V, Wilkinson KA. Diabetes mellitus and the pediatric anesthetist. Paediatr Anaesth. 2004;14(9):716-23.
362. Ayers J, Graves SA. Perioperative management of total parenteral nutrition, glucose containing solutions, and intraoperative glucose monitoring in paediatric patients: a survey of clinical practice. Paediatr Anaesth. 2001;11(1):41-4.
363. Steven J, Nicolson S. Perioperative management of blood glucose during open heart surgery in infants and children. Paediatr Anaesth. 2011;21(5):530-7.
364. Furman EB. The bloodless revolution. Pediatr Anesth. 1993;3:199-200.
365. Villé A. Blood saving in paediatric anaesthesia. Paediatr Anaesth. 1997;7(3):181-2.
366. Mazzarello G, Lampugnani E, Carbone M, Rivabella L, Ivani G. Blood saving in children. Anaesthesia. 1998;53 Suppl 2:30-2.
367. Woloszczuk-Gebicka B. How to limit allogenic blood transfusion in children. Paediatr Anaesth. 2005;15(11):913-24.
368. Vallet B, Adamczyk S, Barreau O, Lebuffe G. Physiologic transfusion triggers. Best Pract Res Clin Anaesthesiol. 2007;21(2):173-81.
369. Spahn DR, Madjdpour C. Physiologic transfusion triggers: do we have to use (our) brain? 2006;104(5):905-6.
370. Lacroix J, Hébert PC, Hutchison JS, Hume HA, Tucci M, Ducruet T, et al. Transfusion Strategies for Patients in Pediatric Intensive Care Units. N Engl J Med. 2007;356(16):1609-19.

## Questões de Provas do TSA

**62.1 (TSA/2013)** Neonato saudável com 1 mês de vida é submetido a reparação de hérnia inguinal. Após a indução da anestesia inalatória com sevoflurano e intubação traqueal, observa-se pressão arterial sistólica de 65 mmHg e frequência cardíaca de 130 bpm. A melhor explicação para esses achados é:

**A.** Normalidade.

**B.** Hipovolemia.

**C.** Vasodilatação.

**D.** Depressão miocárdica.

**62.2 (TSA/2013)** Neonato prematuro de 2,5 kg apresenta gastrosquise e será submetido a cirurgia corretiva. O cirurgião estima que a duração da cirurgia seja de 5 horas. A estratégia mais eficaz para manutenção da normotermia é:

**A.** Ambiente térmico neutro.

**B.** Manta de ar quente forçado.

**C.** Aquecimento das soluções de hidratação.

**D.** Umidificação e aquecimento dos gases inspirados.

**62.3 (TSA/2013)** A condição em que está indicada a realização pré-operatória de ecocardiograma é:

**A.** Onfalocele.

**B.** Estenose pilórica.

**C.** Mielomeningocele.

**D.** Enterocolite necrotizante.

**62.4 (TSA/2014)** Menino de 04 anos e 20 kg foi submetido a adenoamigdalectomia. Após a extubação, apresentou redução da $SpO_2$ para 65% e da FC para 65 bpm. Ao ser oferecido oxigênio a 100% por meio de sistema de Baraka e máscara facial, movimentos do tórax eram observados, ausculta pulmonar era silenciosa e não havia movimentos da bolsa reservatório. Qual é a primeira conduta a ser tomada?

**A.** Salbutamol inalatório.

**B.** Compressões torácicas.

**C.** Succinilcolina 20 mg venosa.

**D.** Pressão contínua na via aérea.

**62.5 (TSA/2014)** Em comparação aos adultos, o aumento da relação entre as frações alveolar e inspirada ($F_A/F_I$) de halotano ocorre mais rapidamente em bebês devido a:

**A.** Maior solubilidade tecidual do halotano.

**B.** Menor solubilidade sanguínea do halotano.

**C.** Maior fluxo sanguíneo para a musculatura esquelética.

**D.** Menor relação ventilação alveolar/capacidade residual funcional.

**62.6 (TSA/2015)** Em neonatos não prematuros, encontra-se diminuída a:

**A.** Resistência das vias aéreas.

**B.** Pressão de perfusão cerebral.

**C.** Atividade do citocromo CYP3A.

**D.** Capacidade de concentração urinária.

**62.7 (TSA/2015)** Menino de 5 dias e 3,5 kg é submetido a cirurgia para reparo de hérnia diafragmática. Após indução venosa e intubação traqueal, ventilação mecânica controlada a pressão é iniciada com pressão inspiratória de 15 $cmH_2O$, pressão expiratória de 5 $cmH_2O$, tempo inspiratório de 1,2 segundo, volume corrente em torno de 12 mL, FR de 18 irpm e $F_IO_2$ de 50%. Durante a cirurgia, a criança apresenta aumento do gradiente entre a $PaCO_2$ e a $E_TCO_2$ e diferença da saturação arterial em oxímetros de pulso localizados na mão direita e no pé direito ($SpO_2$ de 94% na mão direita e de 78% no pé direito). Como deve ser ajustada a ventilação mecânica para corrigir essa situação?

**A.** Aumento da $F_IO_2$.

**B.** Aumento do volume-minuto.

**C.** Redução do tempo inspiratório.

**D.** Aumento da pressão expiratória.

**62.8 (TSA/2015)** Menina com 5 dias de vida, nascida a termo, será submetida a correção de mielomeningocele. A anestesia é induzida sob máscara facial com sevoflurano 8% em mistura de oxigênio 40% e óxido nitroso. Após perder a consciência, torna-se apneica, a PA é de 40x20 mmHg e a FC é de 120 bpm. Quando comparada a crianças mais velhas e adultos, a explicação para o ocorrido com essa criança é o(a):

**A.** Rápida saturação do tecido adiposo.

**B.** Rápida elevação da razão $F_A/F_I$ do anestésico.

**C.** Maior concentração alveolar mínima do sevoflurano.

**D.** Maior razão capacidade residual funcional/volume-minuto.

**62.9 (TSA/2016)** Recém-nascido pré-termo com 34 semanas de gestação, agora com de 2 semanas de vida e 2 kg, será submetido à laparotomia exploradora. Você optou por ventilação mecânica controlada a pressão. Qual característica da ventilação mecânica desse paciente justifica essa escolha?

**A.** Alta complacência pulmonar.

**B.** Baixo volume de oclusão das vias aéreas.

**C.** Alta condutância das vias aéreas superiores.

**D.** Baixo volume corrente em relação ao volume do circuito.

**62.10 (TSA/2016)** Um recém-nascido na primeira semana de vida apresenta menor requerimento proporcional de fluidos na manutenção da anestesia quando comparado a um recém-nascido com mais de uma semana de vida devido a (ao):

**A.** Menor demanda metabólica.

**B.** Menor taxa de perda insensível de água.

**C.** Maior volume proporcional de líquido extracelular.

**D.** Liberação não osmótica de hormônio antidiurético.

**62.11 (TSA/2016)** Criança com três meses de idade e 5 kg está será submetida à correção cirúrgica de hérnia inguinal. O irmão mais velho do paciente é portador de anemia falciforme. Exames laboratoriais pré-operatórios revelam hemoglobina de 10,6 $g \cdot dL^{-1}$ e hematócrito de 30%. Qual é a sua conduta para o preparo pré-operatório dessa criança?

**A.** Iniciar tratamento com hidroxiureia.

**B.** Transfundir concentrado de hemácias antes da cirurgia.

**C.** Solicitar exame de triagem para hemoglobina siclêmica (HBS).

**D.** Realizar o procedimento anestésico sem outros exames complementares.

# 63. ANESTESIA EM OFTALMOLOGIA

Catia Sousa Govêia
Luís Cláudio de Araújo Ladeira
Larissa Goveia Moreira

A evolução das técnicas cirúrgicas e anestésicas transformou a prática da oftalmologia. Hoje, em sua maioria, as operações da especialidade são realizadas em regime ambulatorial, com internações de curta permanência, para procedimentos de rápida execução e alta rotatividade.

As técnicas anestésicas mais utilizadas são os bloqueios regionais, acompanhados ou não de sedação. Desse modo, é possível fornecer ao paciente analgesia e ansiólise de excelente qualidade, com preservação da consciência.

Para garantir a segurança do paciente e o sucesso da intervenção, é imprescindível o conhecimento da anatomia regional, das diferentes técnicas anestésicas disponíveis, dos agentes anestésicos e de suas repercussões sobre a fisiologia do olho. A atualização sobre o diagnóstico e tratamento das possíveis complicações também propicia a obtenção de resultados satisfatórios.

## Anatomia regional aplicada à anestesiologia

Os nervos envolvidos na anestesia para oftalmologia são os nervos óptico (responsável pela visão), trigêmeo (responsável pela sensibilidade), oculomotor, troclear e abducente (responsáveis pela movimentação do globo ocular e da pálpebra superior), e facial, cujos ramos temporofaciais inervam o músculo orbicular da pálpebra. As fibras do sistema nervoso autônomo parassimpático trafegam junto ao nervo oculomotor.

A região craniofacial tem sensibilidade dividida em dermátomos. O principal responsável pela inervação sensitiva dessa região é o quinto par, o trigêmeo. Seus três ramos são denominados nervos oftálmico, maxilar e mandibular, com projeções para as respectivas regiões orbitais, da maxila e da mandíbula, mas que podem incluir intersecções dos dermátomos.[1]

O ramo oftálmico do trigêmeo subdivide-se em três outros nervos: nasociliar, frontal e lacrimal, cujos trajetos em relação à órbita são, respectivamente, medial, superior e lateral. Esse é o principal nervo sensitivo das estruturas intraorbitais, incluindo globo ocular, conjuntivas e glândulas lacrimais. A inervação do assoalho da órbita provém das ramificações do tronco maxilar, denominadas nervos infraorbital e zigomático, que emergem a cerca de 1 a 2 cm da borda inferior da órbita, pelos respectivos forames infraorbital e zigomático-facial. O nervo mandibular não contribui para a sensibilidade da órbita.[1,2]

A órbita é uma concavidade craniana com formato piramidal, com o ápice voltado para o interior do crânio, ligeiramente orientado para a linha média (FIG. 63.1). Do forame óptico emergem o nervo óptico e a artéria oftálmica. Pela fissura orbital superior emergem o ramo oftálmico do nervo trigêmeo e os nervos oculomotor, troclear e abducente, sendo também atravessada pelas divisões da veia oftálmica. A partir desse ponto, no ápice da órbita, forma-se uma estrutura denominada anel de Zinn, ou anel tendíneo comum, que engloba as estruturas que deixam tanto o forame óptico quanto a fissura orbital superior em direção à órbita. É uma estrutura circular fibrosa, de onde se originam os músculos retos extraoculares, com trajeto direcionado ao globo ocular. Os nervos frontal e lacrimal são exceções, pois entram na órbita acima do anel de Zinn e seguem na órbita em direção superior medial e lateral respectivamente.[2-5]

O controle autonômico do olho é dado pela inervação parassimpática das fibras pós-sinápticas originadas do gânglio ciliar e pela inervação simpática proveniente das fibras pós-ganglionares do gânglio cervical superior.[6] O gânglio ciliar localiza-se posteriormente ao globo ocular e temporalmente em relação ao nervo óptico. É a estrutura anatômica da sinapse das fibras parassimpáticas do núcleo de Edinger-Westphal (divisão autonômica do III par craniano) com as fibras formadoras dos nervos ciliares curtos, que inervam a musculatura ciliar (para acomodação visual) e o esfincter da pupila (constrição). O nervo nasociliar contribui com as fibras sensitivas do gânglio ciliar. As fibras simpáticas provêm do gânglio cervical superior e inervam os vasos da coroide e controlam também a dilatação da pupila.[2,6,7]

O globo ocular tem cerca de 22 mm de diâmetro no adulto.[8] Os músculos retos extraoculares inserem-se no globo ocular e produzem, assim, uma conformação semelhante a um cone, direcionado ao ápice da órbita. Tal conformação promove uma divisão relativa do conteúdo intraorbital, com a formação dos denominados espaços intra e extraconal. Há membranas intermusculares que conectam as estruturas formadoras do cone, porém estudos demonstram que esses septos são permeáveis, permitindo a difusão de fármacos aí administrados.[9]

Os músculos extraoculares perfazem o total de seis: quatro músculos retos (medial, superior, lateral e inferior) e dois músculos oblíquos (superior e inferior). Há também o músculo elevador da pálpebra. O nervo oculomotor (III par) inerva os

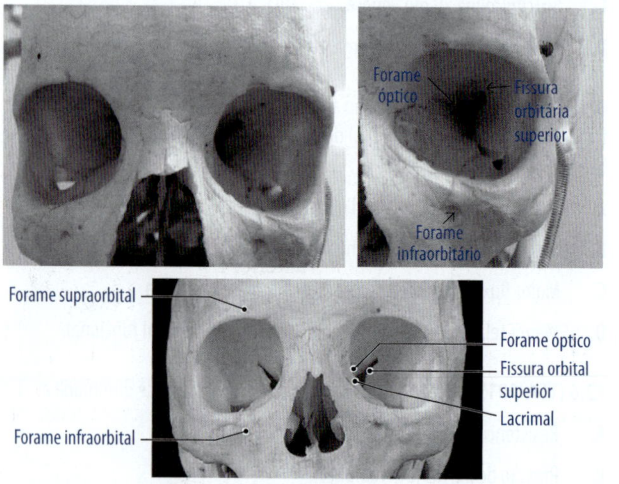


**FIGURA 63.1** Anatomia da órbita.
*Fonte: Martini e colaboradores.*[10]

músculos retos medial, superior e inferior, o músculo oblíquo inferior e o músculo elevador da pálpebra. O nervo troclear (IV par) inerva o músculo oblíquo superior. O nervo abducente (VI par) é responsável pela inervação do músculo reto lateral.[2,4]

O globo ocular apresenta duas câmaras, anterior e posterior, separadas pela íris. A câmara anterior é preenchida pelo humor aquoso. No interior da câmara posterior, localiza-se o corpo vítreo, uma estrutura gelatinosa translúcida, aderida à retina. O bulbo ocular é formado por três camadas distintas. A mais externa, a esclera, é uma estrutura fibrosa que mantém o formato do globo. Sua região anterior é constituída pela córnea, que é transparente para permitir a passagem de luz. A camada intermediária, denominada trato uveal, é formada anteriormente pela íris, pelo corpo ciliar e, posteriormente, pela coroide, uma rede vascular. A pupila faz parte da íris, e o cristalino localiza-se posteriormente à pupila. A retina é a camada mais interna, localizada na câmara posterior. É a estrutura neurossensorial que recebe a luz e a transforma em impulsos nervosos transmitidos ao nervo óptico.[3,11]

A artéria oftálmica, ramo da carótida interna, atravessa o forame óptico e o anel tendíneo comum, e se subdivide em muitos ramos, sobretudo em direção ao quadrante superomedial da órbita. As principais veias responsáveis pela drenagem localizam-se preferencialmente nas regiões superior e profunda da órbita.[2,12]

A conjuntiva é a membrana que recobre o globo ocular e a face interna das pálpebras. A sua camada mais interna é chamada de cápsula de Tenon, e apresenta característica fibroelástica. Essa fáscia, uma extensão da dura-máter visceral, envolve toda a esclera, formando um invólucro para o bulbo ocular, e delimita-se anteriormente pela fusão com a conjuntiva bulbar, a 15 mm da junção corneoescleral; posteriormente, funde-se com esclera e meninges. No equador do globo, envolve também os tendões dos músculos extraoculares, em continuidade com a fáscia própria desses músculos. O espaço potencial, sem volume, entre a cápsula de Tenon e a esclera, denomina-se espaço episcleral.[2,13-15]

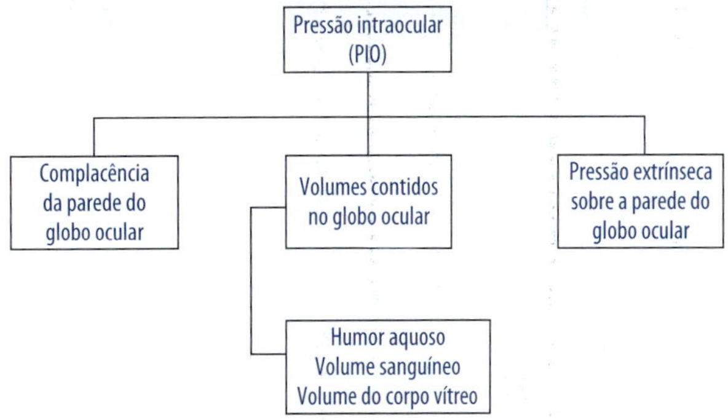


**FIGURA 63.2** Determinantes da pressão intraocular.

## Fisiologia aplicada à anestesia

A pressão intraocular (PIO) varia entre 10 e 20 mmHg e é dada pela pressão exercida pelo conteúdo intraocular contra a parede do globo. Seus determinantes são a complacência da parede do globo ocular, a pressão extrínseca exercida sobre o globo, e os volumes nele contidos, incluindo-se os do humor aquoso, do humor vítreo e do volume sanguíneo ocular (**FIG. 63.2**). Entre esses fatores, o determinante mais significativo é a variação do conteúdo líquido intraocular, dada pela dinâmica do humor aquoso e mudanças no fluxo sanguíneo coróideo.[11,16]

O humor aquoso é produzido principalmente pelo epitélio não pigmentado do corpo ciliar na câmara posterior, flui pela abertura pupilar para a câmara anterior e o ângulo iridocorneal. Deixa o olho pela rede trabecular, canal de Schlemm e sistema venoso episcleral, e segue o trajeto até, por fim, drenar na veia cava superior.[11,17]

Diferentes fatores interferem na PIO a partir dos fenômenos que envolvem o humor aquoso. Pelo fato de ser formado por transporte ativo de sódio na câmara posterior, acompanhado de bicarbonato e cloro, o uso de inibidores da anidrase carbônica é capaz de inibir a sua produção e, consequentemente, reduzir a PIO. Além disso, o humor aquoso possui pressão osmótica superior à do plasma, e essa diferença de osmolaridade é um importante determinante na sua formação. Assim, aumentos da concentração de solutos do plasma (p. ex., por soluções hipertônicas) mudam a composição do humor aquoso e, em decorrência, diminuem a PIO.

Por outro lado, mecanismos para a elevação da PIO podem ocorrer por quaisquer obstruções que reduzam a drenagem do humor aquoso e do conteúdo sanguíneo ocular até a veia cava superior. Por exemplo, durante a midríase, a rede trabecular estreita seus canais, o que pode aumentar a resistência ao efluxo de humor aquoso, com elevação da PIO. Pelo mesmo motivo, incluem-se, nessa categoria, a elevação da pressão venosa central, a manobra de Valsalva ou a tosse.[11,16-18]

As alterações do fluxo sanguíneo também afetam a PIO. O fluxo sanguíneo ocular total resulta da soma dos componentes pulsáteis e não pulsáteis. O componente pulsátil do fluxo ocular decorre da entrada do sangue durante a sístole e redução da velocidade do fluxo na fase diastólica e é o principal responsável pela perfusão capilar ocular.[19,20]

O fluxo sanguíneo ocular abrange as frações de fluxo coróideo e retiniano. A coroide, uma trama vascular de anastomoses arteriais localizadas na câmara posterior do globo ocular, recebe a maior parte da circulação total do olho, em um sistema de alto fluxo, com velocidade variável, e está sob controle do sistema nervoso autônomo simpático e parassimpático.[20,21] A circulação retiniana se caracteriza por baixo fluxo e velocidade constante, para manter a elevada atividade metabólica. Foi relatado que o volume sanguíneo intraocular depende do equilíbrio entre influxo e efluxo de sangue, bem como da resistência vascular local, de modo que o fluxo sanguíneo ocular sofre autorregulação de suas pressões de perfusão para manter a PIO relativamente constante. Elevações súbitas da pressão arterial sistólica causam aumento transitório do fluxo sanguíneo, mas ajustes na sua drenagem promovem o retorno da PIO aos valores normais.[20,22]

Há pouca variação individual do grau de complacência da parede do globo ocular. A compressão externa do olho pela musculatura extraocular pode modificar a PIO por simples contração sobre o globo ou por efeitos indiretos sobre os volumes dos componentes intraoculares.

A anestesia é capaz de afetar a PIO por diferentes mecanismos. A redução ocorre por efeito de opioides, hipnóticos, anestésicos locais, anestésicos inalatórios e outros. Esses fármacos melhoram a drenagem e reduzem a produção de humor aquoso, deprimem o sistema nervoso central, diminuem as pressões arterial e venosa do globo ocular, além de promoverem relaxamento da musculatura extraocular.[22]

A clonidina causa redução da PIO devido ao efeito vasoconstritor exercido por meio de receptores $\alpha_2$-adrenérgicos pós-sinápticos no corpo ciliar.[23] Por outro lado, a succinilcolina eleva a PIO em razão da contração da musculatura extraocular, dilatação dos vasos coróideos e cicloplegia. Todavia, o efeito é transitório, com retorno aos valores basais após cerca de 7 minutos.

O tônus vascular intraocular é significativamente alterado pela pressão parcial arterial de dióxido de carbono ($PaCO_2$). Assim, na anestesia geral, a observação da capnografia torna-se importante para evitar a elevação da PIO ou sua redução excessiva, pela diminuição do fluxo coróideos, sobretudo em portadores de glaucoma.[16-18,22]

A anestesia locorregional interfere na PIO por meio de diversos mecanismos. A administração da solução de anestésico local promove inicialmente aumento da pressão intraorbital mediante compressão extrínseca do globo ocular, com elevação inicial da PIO. A correlação é direta: maiores volumes administrados levam a maior efeito. Contudo, ao instalar-se o bloqueio da condução, ocorre relaxamento da musculatura extraocular, com acomodação da pressão sobre o olho.[24]

Outro mecanismo proposto para a redução da PIO pelas anestesias retrobulbar e peribulbar é por meio da diminuição do fluxo ocular pulsátil, por um efeito que pode ser atribuído a três fatores: alterações do calibre vascular mediadas farmacologicamente (vasoconstrição induzida), compressão do leito vascular pelo volume anestésico administrado na órbita, e elevação da PIO associada à redução da pressão de perfusão, possivelmente por obstrução da drenagem venosa.[25,26] O bloqueio do nervo facial, por inibir a contração do músculo orbicular da pálpebra, reduz a compressão externa sobre o globo ocular.

Em resumo, os diversos fatores relacionados às variações da PIO durante anestesia podem ser agrupados em quatro categorias: dinâmica do humor aquoso (alterações de produção e drenagem), mudanças do volume de humor vítreo (por alterações osmóticas), variações do volume sanguíneo coróideo e do tônus da musculatura extrínseca do globo ocular[17] **(QUADRO 63.1)**.

**QUADRO 63.1** Influências sobre a pressão intraocular durante anestesia

| Fatores de interferência | Mecanismo |
|---|---|
| Humor aquoso | Produção<br>Drenagem |
| Humor vítreo | Alterações osmóticas |
| Volume sanguíneo coróideo | Autorregulação<br>Pressão arterial<br>Pressão venosa central<br>Controle químico: $PaO_2$ e $PaCO_2$<br>Controle metabólico: pH |
| Tônus da musculatura extrínseca do globo ocular | Controle neurogênico<br>Anestesia condutiva<br>Bloqueadores neuromusculares |

$PaO_2$, pressão parcial arterial de oxigênio; $PaCO_2$, pressão parcial arterial de dióxido de carbono.

*Fonte: Adaptado de Cunningham e Barry.*[17]

A administração de acetazolamida, inibidora da anidrase carbônica renal e ocular, reduz a PIO em torno de 30%, de modo agudo. Por interferir na bomba de sódio do processo ciliar, diminui a produção de humor aquoso. O efeito inicia-se em 5 minutos, e o pico de ação ocorre entre 30 minutos e 2 horas após sua administração. Os efeitos colaterais principais são perda renal de sódio, potássio e água, além de acidose metabólica. É contraindicada na presença de distúrbios eletrolíticos, doença hepática ou renal, e alergia a sulfa.[2,27]

A solução de manitol a 20%, por aumentar a pressão osmótica do plasma, reduz a produção de humor aquoso e desidrata o humor vítreo. Entre os efeitos colaterais, sobressaem sobrecarga volêmica aguda, hipertensão arterial e distúrbios eletrolíticos. A dose intravenosa recomendada é de 1,5 $g \cdot kg^{-1}$, durante 30 a 60 minutos. A latência para redução da PIO está entre 20 e 60 minutos, e a duração da ação é de 2 a 6 horas.[11,28]

A administração intravenosa de clonidina (0,2 $mg \cdot kg^{-1} \cdot min^{-1}$, em 10 minutos) resulta em redução da PIO devido a uma combinação de efeitos centrais e periféricos. Sua ação simpatolítica central leva à redução da pressão arterial sistêmica, que contribui para diminuição da PIO. Além disso, no leito vascular ocular, apresenta efeito vasoconstritor devido à estimulação de receptores pós-sinápticos adrenérgicos $\alpha_1$ e $\alpha_2$, principalmente no corpo ciliar.[23]

Os colírios colinérgicos, β-bloqueadores (timolol) e $\alpha_2$-adrenérgicos também contribuem para a redução da PIO e podem ser administrados durante ou após a anestesia.

O controle da pressão arterial sistêmica e a redução da ansiedade são capazes de evitar elevações da PIO, bem como a adequação do conforto do paciente, com controle da dor, facilitação da diurese e posicionamento correto no leito. Durante anestesia geral, devem ser observadas a ventilação mecânica e a posição do paciente, evitando-se obstruções à drenagem sanguínea.

## Reflexo oculocardíaco

O reflexo oculocardíaco é definido como um fenômeno fisiológico, uma variante do reflexo trigeminovagal.

A estimulação do quinto nervo craniano em qualquer ponto de seu trajeto pode desencadear resposta autonômica vagal. A via aferente do reflexo inicia-se pelo estímulo trigeminal, que pode ser de natureza química ou física (mecânica ou elétrica). Na órbita, a estimulação dos nervos ciliares curtos e longos trafega via gânglio ciliar, passa pelo ramo oftálmico do trigêmeo e gânglio de Gasser até o núcleo sensitivo do trigêmeo. Nesse ponto, conecta-se por vias polissinápticas à formação reticular. Por meio de fibras internunciais, inicia-se a resposta eferente, com a estimulação de neurônios do núcleo do nervo vago. A principal manifestação é bradicardia, mas podem ocorrer também distúrbios de condução, como arritmias, ritmo juncional, bloqueio atrioventricular, bigeminismo e até mesmo assistolia. Outras apresentações envolvem hipotensão arterial, apneia e aumento da motilidade gastrintestinal.[11,29]

Os fatores desencadeantes do reflexo oculocardíaco incluem manobras que exercem pressão extrínseca sobre o globo ocular, tração dos músculos extraoculares, conjuntiva ou estruturas da órbita e trauma ocular. Assim, até mesmo a administração de anestesia intraconal ou extraconal é capaz de induzir resposta vagal, pois promove elevação súbita da pressão intraorbitalpela solução anestésica. A tração dos músculos extraoculares faz parte da técnica de operações de estrabismo e de retinopexia, tornando relativamente frequente a ocorrência do reflexo nessas situações. Por isso, a monitorização e a vigilância intraoperatória são indispensáveis. A presença de hipercapnia ou hipoxemia pode exacerbar a resposta reflexa. O plano superficial de anestesia geral ou o bloqueio regional incapazes de abolirem a estimulação do gânglio ciliar também colaboram para o aparecimento do reflexo oculocardíaco. A incidência é maior em crianças do que em adultos.[11,30]

Os métodos propostos para sua prevenção são variados, porém nenhum apresenta total eficiência e segurança. A administração pré-anestésica de atropina por via intramuscular não abole o aparecimento do reflexo. Contudo, a sua administração prévia por via intravenosa pode ser efetiva, em especial nos pacientes com história de bloqueios de condução, respostas vasovagais ou em uso crônico de β-bloqueadores.[31,32]

Para o tratamento, a primeira medida é abolir o estímulo desencadeante da resposta – por exemplo, solicitar ao cirurgião que interrompa a manipulação da musculatura extraocular. Os parâmetros cardiovasculares retornam aos valores basais após a interrupção do estímulo. Se ocorrer durante anestesia geral, deve-se confirmar a adequada ventilação e profundidade da anestesia. Caso os efeitos hemodinâmicos persistam, está indicada administração de atropina por via intravenosa (0,01-0,02 $mg \cdot kg^{-1}$). O reflexo sofre fadiga, com diminuição dos episódios de bradicardia à manipulação cirúrgica.[32,33]

## Técnicas anestésicas

A utilização da anestesia regional em oftalmologia tem evoluído em conformidade com os avanços relacionados às novas técnicas cirúrgicas. Essa técnica anestésica oferece uma opção efetiva e com menores repercussões fisiológicas para os clientes desses procedimentos cirúrgicos.

Anteriormente, os requisitos que a anestesia regional deveria proporcionar no período perioperatório eram anestesia do globo ocular e conjuntiva; acinesia periorbital, de globo ocular e pálpebra; e hipotonia ocular.[34] O desenvolvimento das novas técnicas contribuiu para a quebra desse paradigma.

As técnicas anestésicas regionais têm a nomenclatura divergente na literatura. A relação com a anatomia local determina os resultados. Em síntese, podem ser divididas em técnicas acinéticas e não acinéticas. Os bloqueios acinéticos podem ser baseados em agulhas ou cânulas. Do ponto de vista anatômico, as técnicas baseadas em agulhas podem ser classificadas em intraconal ou extraconal. A anestesia baseada em cânula é conhecida como bloqueio episcleral.[35]

A anestesia deve ser iniciada com segurança de acordo com os protocolos da instituição. Após monitorização e garantia de acesso venoso adequados, uma técnica anestésica asséptica deve ser empregada. O conforto do paciente durante a execução da anestesia é importante, e a realização de sedação consciente, a instilação de anestésicos tópicos na conjuntiva e a administração de soluções anestésicas aquecidas e de forma lenta parecem ser medidas adequadas para promover maior satisfação ao cliente.[36]

### Técnicas regionais acinéticas

As contraindicações a esse tipo de anestesia são recusa do paciente, barreira de linguagem, alterações do nível de consciência, incapacidade de permanecer colaborativo e imóvel durante a operação, infecção no local de punção e alterações da coagulação.[37] Para esses pacientes, deve-se optar por anestesia geral.[38]

A utilização de agulhas com comprimento inferior a 2,5 cm acarreta menor risco de complicações relacionadas à lesão de estruturas nobres localizadas no ápice da órbita. As complicações que podem ocorrer com a anestesia regional com agulhas são, por ordem de gravidade, anestesia de tronco encefálico, toxicidade por anestésicos locais, bloqueio de nervos cranianos, hemorragia retrobulbar ou peribulbar, perfuração/penetração ocular, espasmo vascular da retina, lesão de nervo óptico, lesão de outros ramos de pares cranianos, miotoxicidade ocular, quemose e equimoses.[36,39]

As complicações que podem advir do uso de anestesia regional com cânulas são dor durante a injeção, quemose, hemorragia subconjuntival, paresia da musculatura extraocular, hemorragia retrobulbar, perfuração ocular, celulite orbital, dispersão central de anestésico local, trauma muscular e neurite óptica.[39,40]

Algumas medidas podem ser adotadas para reduzir a possibilidade de complicações das técnicas acinéticas:

- Pesquisar anormalidades anatômicas e cirurgias oculares prévias.
- Empregar o conhecimento anatômico.
- Verificar o comprimento axial do globo ocular.
- Evitar a utilização de agulhas de grande tamanho.
- Realizar o bloqueio com olho em posição anatômica.
- Inserir a agulha de modo tangencial ao globo.
- Evitar inserir a agulha no quadrante vascular.
- Evitar inserir a agulha em musculatura extraocular.
- Aspirar a seringa antes de injetar o anestésico local.
- Reposicionar a agulha se houver resistência à injeção.
- Estar atento ao paciente com aumento do eixo longitudinal, estafiloma, coloboma e introflexão escleral prévia.

O agente anestésico local para uso em oftalmologia deveria ser seguro e indolor durante a injeção e produzir rapidamente acinesia e analgesia suficientes para o período perioperatório. Recentemente, Zhou e colaboradores[41] compararam a utilização de ropivacaína a 1%, bupivacaína a 0,75%, lidocaína a 2% e mistura de bupivacaína e lidocaína para realização de bloqueio peribulbar (extraconal) para vitrectomias. Não foi registrada diferença estatisticamente significativa entre os grupos em relação à latência do bloqueio e qualidade da anestesia. No entanto, o grupo que usou ropivacaína a 1% obteve melhor qualidade de analgesia pós-operatória e redução de hemorragia subconjuntival pós-operatória.[41] A utilização de levobupivacaína comparada ao uso de bupivacaína proporcionou resultados similares quando analisados os dados de latência e duração da anestesia.[42]

A combinação de anestésicos locais para realização de anestesias em oftalmologia é uma questão controversa. A combinação de lidocaína e bupivacaína em anestesia peribulbar (extraconal) não mostrou diferenças em relação à latência da analgesia e acinesia, mas houve necessidade de suplementação devido à queixa de dor durante operação vitreorretiniana. O grupo no qual se usou apenas bupivacaína obteve melhor analgesia pós-operatória do que o grupo em que foi empregada a combinação de anestésicos locais.[43]

A ropivacaína, que possui efeito vasoconstritor intrínseco, causa diminuição do fluxo sanguíneo ocular. Ainda não foi descrito seu efeito específico em pacientes com afecções vasculares oculares, devendo, portanto, ser utilizada com cautela em portadores de glaucoma e retinopatia diabética avançada.[24]

## Anestesia intraconal

Na anestesia intraconal, é usada uma agulha com bisel voltado para o globo ocular, inserida através da pele no quadrante inferotemporal, tão lateralmente quanto possível. A princípio, a direção deve ser tangente ao globo ocular. Após o cruzamento do equador do globo ocular, a agulha é direcionada para cima e para dentro da órbita. A administração de 4 a 5 mL de solução anestésica deve ser suficiente para causar acinesia e anestesia do globo ocular. A acinesia da pálpebra pode ser insuficiente.[44]

## Anestesia extraconal

Na anestesia extraconal, utiliza-se uma agulha com bisel voltado para o globo ocular, inserida através da pele ou da conjuntiva no quadrante inferotemporal, tão lateralmente quanto possível. No início, a direção deve ser tangente ao globo ocular. Após ultrapassar o equador do globo ocular, a agulha deve permanecer direcionada paralelamente ao assoalho da órbita. A junção da agulha com o canhão deve ser introduzida até o plano da íris. A administração de ao menos 5 mL de solução anestésica deve ser suficiente para causar acinesia, anestesia do globo ocular e acinesia da pálpebra[44] (FIG. 63.3).

Na abordagem medial, pode-se utilizar uma agulha com bisel voltado para a parede orbital medial, inserida entre a carúncula e o canto do olho através de um plano transversal, direcionada em um ângulo de 5° lateralmente ao plano sagital e para a parede orbital medial. Ao contatar a parede orbital, a agulha é reposicionada e inserida a uma profundidade de 15 a 20 mm. A injeção de 3 a 5 mL de solução anestésica deve ser suficiente para complementar a anestesia e causar acinesia da pálpebra (FIG. 63.4).

A abordagem superomedial deve ser evitada por causa da maior vascularização quando comparada à abordagem de outros quadrantes. A lesão da tróclea também é possível, contribuindo para a ocorrência de diplopia e, ainda, lesão do músculo elevador da pálpebra, com consequente ptose palpebral unilateral.

## Anestesia episcleral

A técnica episcleral envolve a manipulação da conjuntiva. A princípio deve ser realizada a instilação de anestésico local na conjuntiva. A seguir, é feita a dissecção da conjuntiva para exposição da esclera no quadrante inferonasal, a 3 a 5 mm do limbo. Após a identificação da cápsula de Tenon, uma cânula é inserida no espaço subtenoniano posterior e é aplicada a injeção de 5 mL de anestésico local. A partir desse ponto, a solução anestésica sofre dispersão para conjuntiva e espaços intra e extraconal. A anestesia é rapidamente instalada, mas a acinesia da musculatura extraocular é variável e dependente do volume administrado,[40,44] de modo que volumes menores anestesiam apenas os nervos ciliares curtos que atravessam a Tenon, e volumes maiores de solução promovem o bloqueio dos nervos motores nos espaços intra e extraconal.[14,45]

Essa modalidade de anestesia é uma opção também para complementação de outras técnicas no intraoperatório, pois o cirurgião pode administrá-la durante a operação, mesmo com os campos cirúrgicos adesivos já instalados.[8] Pode-se, ainda, empregá-la para estender a duração da anestesia em operações muito longas ou para auxiliar na analgesia pós-operatória, antes do fechamento das suturas da conjuntiva ao final das operações.

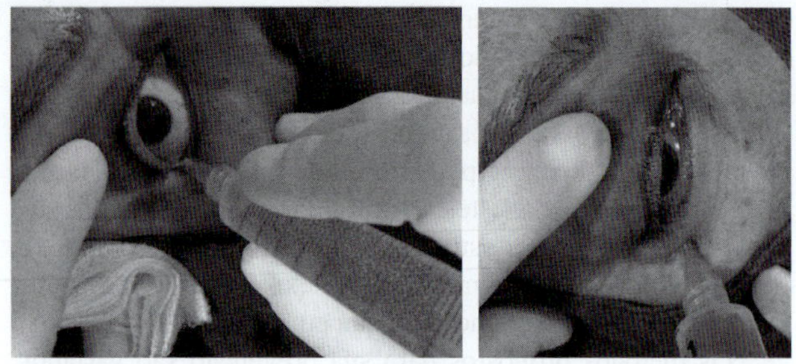

**FIGURA 63.3** Anestesia extraconal, com agulha inserida no quadrante inferotemporal através da conjuntiva ou da pele.

Esta imagem pode ser visualizada em cores no Anexo 2, página 1570.

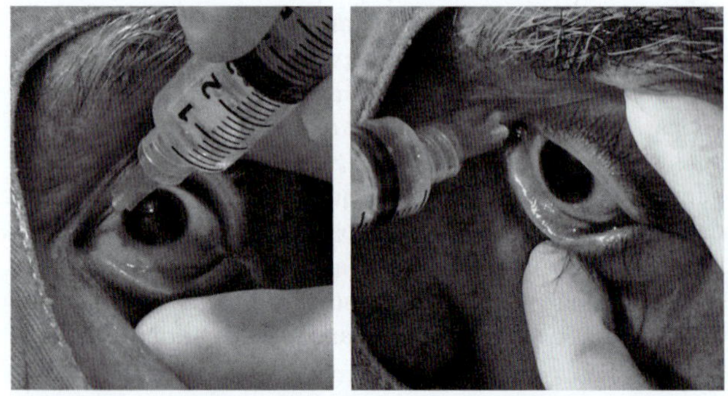

**FIGURA 63.4** Anestesia extraconal medial, com agulha inserida entre a carúncula e o canto do olho e, a seguir, reposicionada paralelamente à parede medial da órbita.

Esta imagem pode ser visualizada em cores no Anexo 2, página 1570.

# Técnicas regionais não acinéticas

As vantagens desse grupo de técnicas em relação às acinéticas incluem a pouca invasividade, o baixo custo, a simplicidade e a recuperação rápida da visão no pós-operatório. Além disso, há pouca ou nenhuma interferência com eventuais problemas relacionados à coagulação e anticoagulação de pacientes.

Essas técnicas normalmente são indicadas para as cirurgias de catarata e outras de pequeno porte, sobretudo na câmara anterior. As contraindicações envolvem a recusa do paciente, a incapacidade de cooperação e limitações que possam ocasionar maior manipulação da câmara anterior, como manipulação da íris e grandes incisões.

## Anestesia tópica

A anestesia tópica é feita com anestésicos locais sob a forma de colírios ou gel, depositados diretamente sobre a córnea, conjuntiva bulbar e fórnices palpebrais profundos.

Com o objetivo de comparar a anestesia tópica à anestesia intra e extraconal, realizou-se uma revisão sistemática com metanálise de 15 ensaios clínicos, randomizados e controlados (n = 2.205 olhos). Apesar do melhor controle da dor intra e pós-operatória pelas técnicas regionais acinéticas, a anestesia tópica é bem tolerada na operação da catarata e foi a preferida pelos pacientes. A técnica de aplicação tópica também apresentou menor taxa de complicações relacionadas à anestesia, como quemose, hematoma periorbital e hemorragia subconjuntival.[46]

Entre as desvantagens da técnica, citam-se incômodo pela luz do microscópio e maior possibilidade de dor e desconforto à manipulação da íris ou corpo ciliar. A associação de sedação venosa com baixas doses de benzodiazepínicos e opioides diminui a ansiedade e o desconforto, e não retarda a alta da sala de recuperação pós-anestésica. Pode ainda ser associada à administração intracameral de anestésico local sem conservantes.

A principal complicação que pode ocorrer é relacionada ao efeito do anestésico local sobre a córnea, resultando em aumento da espessura e opacificação temporárias, bem como ceratite. Essas alterações podem prejudicar a visualização do campo pelo cirurgião durante o procedimento e causar dor pós-operatória.

Estudos sobre a escolha entre a aplicação de anestésico em colírios ou gel mostraram que ambos são semelhantes no grau de anestesia da córnea, conforto do paciente e grau de toxicidade à superfície ocular. Porém, os colírios anestésicos têm como desvantagens curta duração de efeito e necessidade de várias doses, com maior potencial para toxicidade corneana cumulativa. Uma vantagem do gel de lidocaína a 2% é que, por seu maior tempo de contato com a superfície ocular e liberação prolongada, o efeito anestésico é mais duradouro. A comparação da concentração intraocular de lidocaína entre os dois veículos de administração evidenciou que o gel a 2% é superior ao colírio a 4% quanto à maior concentração intracameral do fármaco, menor escore de dor, menor incômodo à manipulação cirúrgica, melhor cooperação dos pacientes e menor necessidade de analgesia intracameral suplementar.[47,48]

Considera-se, portanto, que a anestesia tópica provê anestesia adequada da córnea e conjuntiva, mas as estruturas intraoculares são parcialmente anestesiadas e não há acinesia. Além disso, por ser técnica que não promove bloqueio motor, é necessária a colaboração do paciente no intraoperatório, com a intenção de que este atenda as solicitações do cirurgião para que desvie seu olhar para a posição adequada à técnica cirúrgica. Assim, julga-se que a técnica de anestesia tópica não está bem indicada para pacientes que já apresentam, desde o pré-operatório, intolerância a exames indolores, como tonometria ocular e ultrassonografia.[49]

### Anestesia intracameral

Atualmente, a cirurgia da catarata pela técnica de emulsificação do cristalino é realizada sob anestesia tópica e tem sido, muitas vezes, associada a anestesia suplementar com lidocaína intracameral.

A associação das anestesias tópica e intracameral propicia menor desconforto na fase de manipulação de estruturas intraoculares.[50,51]

A administração de anestésico local na câmera anterior, em pacientes com redução prévia de células endoteliais ou condições que predisponham a essa condição, pode levar à lesão do endotélio corneano, com consequente insuficiência corneana no pós-operatório e necessidade de transplante de córnea. No entanto, a utilização de anestésicos sem conservantes, em diluição adequada, mostrou-se segura em pacientes sem fatores de risco, favorecendo o controle da dor intraoperatória. A lidocaína a 1% sem conservantes, na dose de 0,1 mL, administrada antes ou durante hidrodissecção da cápsula é considerada segura e evita toxicidade ao endotélio.[52,53]

## Agentes adjuvantes anestésicos

### Adrenalina

A adição de adrenalina aos anestésicos locais em anestesia regional na oftalmologia tem como objetivos o prolongamento do tempo do bloqueio e a melhora da qualidade. Entretanto, a associação ainda é motivo de controvérsias, pois há potencial de dano vascular à retina. Causa diminuição também do fluxo pela artéria oftálmica, com redução da irrigação do nervo óptico.[54] Concentrações elevadas devem ser evitadas, sobretudo em pacientes portadores de doenças vasculares oculares ou até mesmo periféricas.[12,36]

### Hialuronidase

A hialuronidase é uma enzima que hidrolisa as ligações glicosídicas do ácido hialurônico intersticial e tem vantagens quando utilizada em anestesia para oftalmologia. Ao promover a despolimerização dos tecidos ricos em glicosaminoglicanas – um obstáculo à difusão intercelular –, aumenta a permeabilidade dos septos intraorbitais e facilita a difusão da solução de anestésicos locais em anestesias retro ou peribulbares.[24,55,56] As doses variam muito na literatura, de 0,75 a 300 UI·mL$^{-1}$. É empregada para diminuir a latência dos anestésicos locais, melhorar a qualidade do bloqueio, reduzir a necessidade de injeções suplementares e atenuar a incidência de estrabismo pós-operatório e o risco de miotoxicidade dos agentes anestésicos.[57,58]

Por outro lado, o uso da hialuronidase pode acarretar ainda elevação da PIO, hemorragia do disco óptico, dor ocular, edema de órbita ou de pálpebra, reações de hipersensibilidade e inflamação da órbita. A identificação de reações alérgicas à hialuronidase pode ser difícil, devido ao fato de serem confundidas com manifestações locais das alterações causadas pela cirurgia.[57]

### Fentanil

A associação de fentanil (25 μg) ao anestésico local no bloqueio peribulbar possibilita maior tempo de acinesia de globo ocular e de pálpebra (77% e 64%) e analgesia (65%), quando comparada à utilização apenas do anestésico local.[59]

### Clonidina

A associação de clonidina (25 μg ou 1 μg·kg$^{-1}$) com anestésico local no bloqueio extraconal proporciona maior tempo de acinesia de globo ocular e de pálpebra (82% e 86%) e analgesia (97%) quando comparada à utilização apenas do anestésico local.[59,60] A associação de clonidina ao anestésico local no bloqueio intraconal propicia maior tempo de analgesia (142%) e menor necessidade de analgésicos quando comparada ao controle.[61] A clonidina (1 μg·kg$^{-1}$) em anestesia episcleral aumentou a duração da anestesia sensorial, acinesia ocular e duração da analgesia.[62]

### Dexmedetomidina

A associação de dexmedetomidina ao bloqueio extraconal determinou menor tempo de latência, maior duração do bloqueio e redução da PIO.[63] A dexmedetomidina associada ao anestésico local (levobupivacaína) no bloqueio episcleral permitiu a extensão do bloqueio sensitivo e motor, além de melhorar a analgesia pós-operatória.[64]

## Sedação consciente

Os principais preditores de insatisfação em operações oftalmológicas são a ocorrência de dor, medo e ansiedade.[65] A ansiedade perioperatória é genuína, não apenas por preocupação com o olho a ser operado, mas também pelo medo da dor ou desconforto. Portanto, a associação de sedação consciente à anestesia locorregional traz inúmeras vantagens: conforto, cooperação do paciente, melhor aceitação dos procedimentos e diminuição da resposta autonômica simpática.

A sedação habilidosa promove adequadas condições intraoperatórias e mínimas complicações e efeitos adversos, propiciando ao paciente o rápido retorno ao seu estado mental pré-operatório, sem efeitos residuais. Julga-se que o momento ideal para sua administração seja antes da anestesia condutiva, para que o paciente experimente amnésia e redução do desconforto decorrente dos procedimentos anestésicos. Além disso, há tempo hábil para avaliar a resposta do paciente e tratar possíveis complicações consequentes ao uso dos sedativos.[66,67]

Vários fármacos podem ser empregados, porém a associação de múltiplos medicamentos faz crescer o risco de complicações, em especial arritmias ou alterações da pressão arterial. Um estudo de coorte prospectivo e multicêntrico com 19.250 operações de catarata relatou que o risco de hospitalização ou morte não variou com diferentes estratégias anestésicas, mas o risco de eventos adversos aumentou progressivamente com a maior combinação de fármacos de categorias diferentes, atingindo incidência de complicações de 4,04% com a administração conjunta de hipnóticos, sedativos e opioides.[68] Procedimentos mais longos podem exigir sedação contínua, dependendo das preferências do paciente e da equipe. O uso de medicamentos de curta duração evita sedação prolongada e retardo da alta da sala de recuperação pós-anestésica. A monitorização contínua é indispensável.

As doses devem ser tituladas para evitar sedação profunda e manter o paciente tranquilo e cooperativo. Na cirurgia oftálmica, o acesso à via aérea no intraoperatório é difícil, e quaisquer movimentos bruscos do paciente, como tosse ou despertar súbito, podem ser catastróficos durante a realização de operação tão delicada. É importante ressaltar que a sedação venosa não deve ser substituta para anestesia condutiva incompleta.[8,66]

Oxigênio suplementar pode ser ofertado via máscara ou cateter nasal. A medida diminui o risco de hipoxemia e a sensação de claustrofobia por debaixo dos campos cirúrgicos.[67,69]

## Tópicos especiais em anestesia para oftalmologia

### Anticoagulação

Anticoagulantes e antiplaquetários são largamente utilizados para a redução de eventos tromboembólicos em pacientes de risco, como os portadores de *stent* coronariano e fibrilação atrial. Na população de pacientes oftalmológicos, o emprego desses fármacos é cada vez mais comum.

Hoje se considera que a suspensão de seu uso para a realização de cirurgias traz o risco de eventos tromboembólicos, como acidente vascular encefálico (AVE) e infarto agudo do miocárdio (IAM).[70-74] A varfarina apresenta um efeito rebote quando é suspendida devido a um desequilíbrio entre os fatores de coagulação dependentes de vitamina K (fatores II, VII, IX e X) e as proteínas S e C.[74] A interrupção da aspirina também pode aumentar os efeitos tromboembólicos por elevação brusca dos níveis de tromboxano A2.[72]

A continuação da terapia anticoagulante ou antiplaquetária (TAC/TAP) pode, por sua vez, trazer riscos de hemorragias graves com perigo de lesão permanente.[70-74] As cirurgias de maior risco de sangramento são as operações plásticas oculares e cirurgias de órbita. As consideradas como de risco intermediário são as de retina, de glaucoma e de transplante de córnea. As cirurgias de extração de catarata são consideradas de baixo risco para sangramento.

Para cirurgias de catarata, o American College of Chest Physicians recomenda a manutenção da TAC/TAP, uma vez que somente ocorre aumento de hemorragias leves, como as do tipo subconjuntival. De acordo com as recomendações de 2012, a anestesia regional não confere maior risco de hemorragia intraorbital, porém pode-se optar por anestesia tópica.[75] Gauba e colaboradores[76] relatam que a cauterização da conjuntiva com bisturi bipolar antes da realização da anestesia subtenoniana diminui de maneira significativa o índice de hemorragia subconjuntival em pacientes sob TAC/TAP.

Quando se trata de outras cirurgias oftalmológicas, não há consenso quanto à interrupção da TAC/TAP. Para vitrectomia e trabeculectomia, a continuação da aspirina é segura.[72,74,77,78] Já o uso de varfarina ou antiplaquetários mostra resultados controversos.[70,71,77,79,80] Existe maior risco de equimose palpebral, hemorragia supracoróidea e hifema com varfarina.[70] Deve-se pesar os riscos e benefícios da interrupção da TAC/TAP para os pacientes com fatores de risco para eventos tromboembólicos submetidos à vitrectomia. No caso da manutenção da terapia anticoagulante, deve-se assegurar que o índice normalizado internacional (INR) se encontre na faixa terapêutica e dar preferência à técnica de vitrectomia com trocarte de 25 G sem sutura.[71]

Para as cirurgias de alto risco de sangramento, a TAC/TAP deve ser suspensa. Nos pacientes de alto risco para eventos tromboembólicos, o anticoagulante oral deve ser suspenso cinco dias antes da cirurgia e substituído por heparina de baixo peso molecular. O retorno da medicação deve ocorrer 24 horas após a cirurgia.[75]

### Bloqueio guiado por ultrassonografia

O uso de ultrassonografia no bloqueio regional oftalmológico visa manter a agulha a uma distância segura do nervo óptico e evitar perfuração do globo ocular. No entanto, a técnica não é isenta de complicações. As ondas ultrassônicas podem provocar lesão térmica, com desnaturação proteica das lentes, e lesão mecânica, com perfuração ocular. Para se evitar tais complicações, o limite de índice mecânico é de 0,23 e de índice térmico menor que 1. No caso dos demais tecidos, esses índices são, respectivamente, 1,9 e 6. Além disso, transdutores de alta frequência permitem uma visualização mais definida das estruturas, com vítreo anecoico e gordura orbital mais ecogênica.[81]

Para a execução do bloqueio, uma técnica sugerida é a observação prévia com ultrassonografia destinada a avaliar a anatomia do olho do paciente e descartar a presença de distorções ou estafiloma. A inserção da agulha é feita de forma tradicional e, em seguida, com o transdutor recolocado na pálpebra fechada, afasta-se o posicionamento intramuscular da agulha e injeta-se o anestésico local, com avaliação direta da sua dispersão.[81] Luyet e colaboradores[82] demonstraram a dispersão imediata de anestésico local para o espaço intraconal após realização de bloqueio extraconal, o que se relaciona diretamente com a eficácia do bloqueio. Isso demonstra a comunicação entre os dois espaços. A dispersão correta da solução anestésica deve englobar o polo posterior do globo ocular e o nervo óptico, formando uma imagem em T. Isso pode ser obtido tanto no bloqueio conal quanto no subtenoniano.[81-83] (FIG. 63.5).

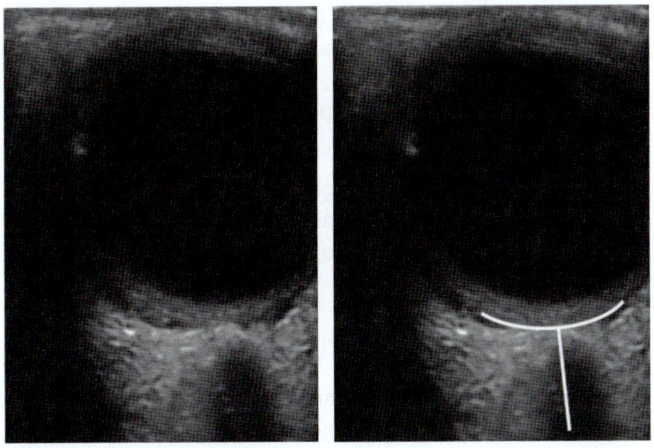

**FIGURA 63.5** Imagem ultrassonográfica da dispersão de anestésico local no polo posterior do globo ocular.
*Fonte: Gayer e Palte.*[81] *(Com permissão do autor).*

## Lesão penetrante do globo ocular

As lesões de globo ocular são classificadas pelo Ocular Trauma Study Group de acordo com:

- Tipo de lesão: trauma contuso, lesão penetrante, corpo estranho intraocular, perfuração, lesão mista.
- Acuidade visual.
- Zona de lesão: I) córnea e limbo; II) esclera até 5 mm posterior ao limbo; III) esclera mais de 5 mm posterior ao limbo.[84]

As lesões penetrantes de globo ocular são consideradas urgências oftalmológicas, devendo, portanto, ser corrigidas em algumas horas após o ocorrido. A possibilidade de espera sem que se incorra em modificação do prognóstico permite a observação de tempo de jejum e preparo adequado do paciente para a operação.

Em lesões abertas do globo ocular, a PIO torna-se semelhante à pressão atmosférica. Desse modo, o principal objetivo da anestesia nesta situação é evitar aumento da PIO, que pode levar a herniação vítrea, hemorragia coróidea, perda de conteúdo intraocular e dano visual permanente. A escolha da técnica anestésica depende da extensão da ferida e da capacidade de cooperação do paciente.

Se a opção for pela anestesia geral, deve-se evitar aumento da pressão arterial e elevação da pressão venosa central, que poderiam aumentar a PIO. Para diminuir a resposta à intubação orotraqueal no momento da indução, recomenda-se aprofundar o plano anestésico com agentes venosos ou inalatórios e administrar fármacos adjuvantes, como opioides, lidocaína ou outros. O propofol reduz a PIO e tem início de ação rápido, o que o torna excelente opção para indução anestésica em sequência rápida nesses casos. A cetamina foi descrita como a única, entre os hipnóticos, a aumentar a PIO, mas, se associada ao propofol, o efeito não ocorre.[85]

Na década de 1950, foram publicados três relatos de caso que associaram o uso de succinilcolina com a elevação da PIO e consequente extrusão de conteúdo intraocular. No entanto, artigos mais recentes mostram que a succinilcolina é responsável pelo aumento da PIO em até 9 mmHg, com início de ação em 1 minuto e pico de ação em 6 minutos. O reflexo de tosse, *bucking* ou contração palpebral forçada durante a intubação orotraqueal aumentam com maior intensidade a PIO e são condições associadas a bloqueio neuromuscular insuficiente. Dessa forma, atualmente considera-se segura a utilização da succinilcolina em pacientes com lesão perfurante de globo ocular e estômago cheio.[40]

As técnicas cirúrgicas modernas reduzem a possibilidade de deiscência das suturas à tosse. Assim, ao final da anestesia geral, pode-se optar pela extubação com o paciente em plano bastante superficial da anestesia.

No caso de pacientes com via aérea difícil que serão submetidos à cirurgia de urgência, o bloqueio regional pode ser uma opção. Apesar da possibilidade de algum grau de elevação da PIO, de acordo com a classificação do Ocular Trauma Study Group, qualquer tipo de bloqueio regional oftálmico está indicado se o paciente possui boa acuidade visual e lesão de pequena extensão localizada em zona anatômica anterior.[40,84] A experiência do anestesiologista, a administração de pequeno volume de anestésicos e a injeção lenta da solução contribuem para o sucesso da técnica condutiva.

## Perfuração do globo ocular

Uma possível complicação da anestesia regional intraorbital é a perfuração do globo ocular. Considera-se que a técnica extraconal represente menor risco de perfuração inadvertida do globo em relação ao bloqueio intraconal, mas sua ocorrência não pode ser completamente descartada.

Os principais fatores de risco para perfuração do globo são paciente não cooperativo ou extremamente sedado, com possibilidade de movimentação durante a realização da anestesia; olho míope, com comprimento axial maior que 24 mm; redução da espessura escleral, presença de estafiloma posterior ou de abaulamento escleral anormal (pela presença de introflexão escleral prévia); enoftalmia; uso de agulhas cortantes com mais de 35 mm de comprimento; punções múltiplas; e inexperiência do anestesiologista.[86,87]

Os sinais clínicos são dor à injeção do anestésico local, proptose, alteração da PIO, perda súbita da visão e hemorragia subconjuntival. O olho pode apresentar-se hipotônico se houver perda de substância, ou com a PIO aumentada se houver administração da solução anestésica no seu interior. Uma vez definido o diagnóstico, a operação deve ser adiada e o paciente deve ser avaliado por um retinólogo. A compressão intermitente do globo diminui a PIO e melhora o fluxo sanguíneo. Se houver sinais de elevação da PIO, a paracentese deve ser imediata de modo a aliviar a compressão da retina e do nervo óptico e prevenir lesão permanente. O uso de hialuronidase pode prevenir aumento importante da PIO, pois reduz a diminuição do fluxo sanguíneo pulsátil e permite melhor dispersão do anestésico local.[87]

As principais consequências a curto prazo são hemorragia vítrea e descolamento de retina e, a longo prazo, vitreorretinopatia proliferativa, descolamento crônico ou repetido de retina e fibrose de mácula.[88]

## Hematoma intraorbital

O hematoma intraorbital é uma complicação rara dos bloqueios regionais, com incidência de 0,3% em bloqueio retrobulbar e ainda menor no bloqueio peribulbar.[86,87,89] Pode ser classificado segundo sua gravidade:

- **Grau 1:** equimose leve.
- **Grau 2:** equimose com extensão de até metade da pálpebra.
- **Grau 3:** equimose de toda a pálpebra e sem elevação da PIO.
- **Grau 4:** hemorragia retrobulbar com aumento da PIO.[90]

Os principais fatores de risco para hemorragia intraorbital são o uso de anticoagulante e a presença de alterações vasculares e hematológicas como retinopatia diabética e anemia falciforme.[4]

Essa complicação provoca elevação da PIO por estar restrita a um espaço fechado, limitada às paredes da órbita. A hipertensão causa compressão de nervos e vasos retinianos, com consequente isquemia retiniana e cegueira irreversível, podendo ocorrer em 60 a 100 minutos do início da lesão. O diagnóstico é feito com pelo menos três dos seguintes sintomas: redução da acuidade visual, dor, proptose resistente à retropulsão, quemose, diplopia, hemorragia subconjuntival difusa, aumento da PIO e mobilidade extraocular limitada.[91]

O tratamento, que não deve ser retardado por exames de imagem, inclui medidas para diminuir a PIO, como elevação da cabeça, administração de gelo na órbita, antieméticos e analgesia, além de tratamento farmacológico com soluções hipertônicas e inibidores de anidrase carbônica. Deve-se aplicar compressão digital intermitente a fim de se evitar oclusão de artéria central da retina. A descompressão da órbita deve ser imediata, com cantotomia e/ou cantólise inferior. A ocorrência de reflexo oculocardíaco é uma possibilidade e indica a necessidade de monitorização e vigilância prolongadas, mesmo após o tratamento inicial. Se essas medidas não se mostrarem eficazes na redução da PIO, um médico oftalmologista deve ser consultado em caráter de emergência.[91,92]

## Injeção vítrea de gás

Em cirurgias vitreorretinianas, geralmente é injetado gás intravítreo para evitar o descolamento da retina, pressionando-a contra a parede do globo ocular, tamponando lesões e favorecendo a reabsorção de fluido sub-retiniano.

Os gases mais usados na prática clínica são perfluorocarbono (C3F8) e hexafluoreto sulfúrico (SF6), podendo ser usados também ar e xenônio. Estes apresentam forma altamente purificada, são inertes e incolores, possuem elevada tensão superficial em meio aquoso e baixa solubilidade em água. O primeiro tem um pico de ação em 72 a 96 horas após injeção e permanece no globo ocular por até oito semanas. Já o SF6 tem um pico de ação em 24 a 48 horas após injeção e duração de até duas semanas.[93-95]

Ar e xenônio são gases não expansíveis; perfluorcarbono e hexafluoreto sulfúrico o são. Assim, pacientes submetidos a vitrectomias com injeção intravítrea de gás devem evitar viagens de avião ou deslocamentos para regiões de altitudes elevadas, pois a diminuição da pressão atmosférica pode expandir a bolha de gás. Do mesmo modo, a anestesia geral com óxido nitroso é contraindicada nesses pacientes por um período de 30 dias no caso do SF6 e de 90 dias para o C3F8. O alto coeficiente de partição sangue-gás do óxido nitroso facilita sua difusão para a bolha intravítrea mais rapidamente do que C3F8 e SF6 conseguem ser eliminados, levando à expansão da bolha de ar. A expansão aumenta a PIO e pode causar oclusão da artéria central da retina. Hart e colaboradores[95] descreveram três casos de cegueira após anestesia geral com óxido nitroso em pacientes que haviam recebido injeção intravítrea de C3F8 até um mês antes.

Se for necessária a administração de óxido nitroso durante anestesia geral para técnica de injeção intravítrea de gás, deve-se interromper a administração do anestésico por cerca de 15 minutos antes da injeção do gás intraocular. Ao fim da administração de óxido nitroso, sua eliminação do vítreo acontece rapidamente e a PIO volta ao normal. No entanto, um período de 90 minutos de oclusão da artéria central da retina é suficiente para provocar dano permanente.[93]

## Tonometria sob anestesia

A utilização de sedação profunda ou anestesia geral para avaliação oftalmológica em crianças e pacientes não cooperativos é uma prática comum. O exame pode envolver a avaliação do segmento anterior e/ou posterior. A aferição da PIO é uma parte importante do procedimento, sendo útil para estabelecer diagnóstico e/ou acompanhar a evolução do glaucoma.[96]

O valor da PIO aferido no paciente submetido à anestesia deveria ser o reflexo daquele obtido no paciente acordado. No entanto, pode estar comprometido devido ao uso de fármacos que comprovadamente alteram sua fisiologia. Cetamina e succinilcolina podem aumentar a PIO. Os anestésicos inalatórios (halotano, sevoflurano e desflurano) a reduzem. Há controvérsias em relação ao efeito do propofol e midazolam, pois alguns estudos mostram ausência de alteração, enquanto outros mostram redução da PIO.[97]

O momento durante o qual são feitas as medidas também pode mascarar os valores reais da PIO. Termülen e colaboradores compararam diversos momentos de aferição. O momento em que crianças desenvolviam apneia após a indução, antes da introdução da máscara laríngea, mostrou os valores mais baixos de PIO durante o estudo.[96]

Algumas recomendações podem ser úteis para realização de tonometria sob anestesia:

- Utilizar midazolam para sedação.
- Usar agentes inalatórios halogenados, se preciso.
- Determinar em protocolo o momento de aferição da PIO e o aparelho utilizado.[97]

## Náuseas e vômitos em cirurgia de estrabismo

A cirurgia de estrabismo sob anestesia geral está associada a aumento importante da incidência de náuseas e vômitos pós-operatórios (NVPO). A complicação faz crescer o desconforto do paciente, retarda a alta da sala de recuperação pós-anestésica e eleva os custos com o procedimento. Os mecanismos para a ocorrência de NVPO ainda não são completamente elucidados, mas são considerados fatores de risco: tração dos músculos extraoculares (com indução do reflexo oculogástrico), fármacos utilizados na anestesia (em especial os opioides), diplopia pós-operatória, operação com duração superior a 30 minutos e predisposição familiar à ocorrência de NVPO.[98-100]

O uso de dexametasona no início da operação associado à reposição volêmica liberal reduz a incidência de NVPO.[101] A profilaxia com inibidores serotonérgicos também se mostrou eficaz. A abordagem multimodal, como a associação de ondansetrona (0,15 $mg{\cdot}kg^{-1}$) e dexametasona (0,1 $mg{\cdot}kg^{-1}$), pode ser adotada. A romasetrona, um fármaco antagonista de alta afinidade pelo receptor $5\text{-}HT_3$ e de longa duração, previne NVPO em cirurgias de estrabismo de forma mais eficiente que a profilaxia com ondansetrona.[98]

## Bloqueio de fórnice profundo

A anestesia de fórnice profundo foi descrita em 1995 por Rosenthal,[102] consistindo na inserção de uma esponja embebida em anestésico local nos fórnices conjuntivais por 15 minutos. O anestésico local difunde-se por meio da conjuntiva para o espaço peribulbar.[102] Em cirurgias para estrabismo em adultos, é comum o ajuste da sutura no pós-operatório. Nesses casos, o bloqueio de fórnice profundo é superior ao bloqueio regional por permitir menor tempo de imobilidade do globo.[103] Essa técnica mostrou-se igualmente eficaz ao bloqueio extraconal para cirurgias de catarata, sem riscos de complicações.[104]

## Considerações finais

A escolha da anestesia para a cirurgia oftálmica deve pesar não apenas as condições clínicas do paciente, mas também o tipo de cirurgia e a sua provável duração, bem como as preferências da equipe cirúrgica e do anestesiologista.

A alta rotatividade impõe ritmo acelerado ao trabalho no serviço de oftalmologia, mas é importante ressaltar que o anestesiologista não deve se acomodar com a rotina ou ultrapassar a capacidade do ambiente de trabalho, sempre considerando que cada paciente requer avaliação e preparo individualizados. Em emergências, é necessário considerar o risco ao órgão e o risco à vida.

O anestesiologista experiente domina diferentes técnicas e sabe aplicá-las em situações específicas. A combinação de experiência e atualização reduz o risco de complicações e auxilia na obtenção de efeitos anestésicos e resultados cirúrgicos de qualidade aliados à satisfação do paciente.

## Referências


1. Cohen AJ. Oculoplastic and Orbital Surgery. Ophthalmol Clin North Am. 2006;19(2):257-67.
2. Greenbaum S. Anesthesia for cataract surgery. In: Greenbaum S. Ocular anesthesia. Philadelphia: Saunders; c1997. p. 1-56.
3. Kohli R, Ramsingh H, Makkad B. The anesthetic management of ocular trauma. Int Anesthesiol Clin. 2007;45(3):83-98.
4. Troll GF. Regional ophthalmic anesthesia: safe techniques and avoidance of complications. J Clin Anesth. 1995;7(2):163-72.
5. American Academy of Ophthalmology. Annulus of Zinn [Internet]. San Francisco: AAO; c2017 [capturado em 28 jun. 2017]. Disponível em: https://www.aao.org/bcscsnippetdetail.aspx?id=a536fd5b-4d41-45b0-882e-327e61758b7e.
6. McDougal DH, Gamlin PD. Autonomic control of the eye. Compr Physiol. 2015;5(1):439-73.
7. Neuhuber W, Schrödl F. Autonomic control of the eye and the iris. Auton Neurosci. 2011;165(1):67-79.
8. Kallio H, Rosemberg PH. Advances in ophthalmic regional anaesthesia. Best Pract Res Clin Anaesthesiol. 2005;19(2):215-27.
9. Ripart J, Lefrant JY, de La Coussaye JE, Prat-Pradal D, Vivien B, Eledjam JJ. Peribulbar versus retrobulbar anesthesia for ophthalmic surgery: an anatomical comparison of extraconal and intraconal injections. Anesthesiology. 2001;94(1):56-62.
10. Martini FH, Timmons MJ, Tallitsch RB. Anatomia humana. 6. ed. Porto Alegre: Artmed; 2009.
11. McGoldrick KE, Gayer SI. Anesthesia for ophthalmologic surgery. In: Barash PG, Cullen BF, Stoelting RK, Cahalan MK, Stock MC, Ortega R. Clinical anesthesia. 7th ed. Philadelphia: Lippincott Williams & Wilkins; 2013. Cap. 48, p. 1373.
12. Fanning GL. Orbital regional anesthesia. Ophthalmol Clin North Am. 2006;19(2):221-32.
13. Nouvellon E, Cuvillon P, Ripart J, Viel EJ. Anaesthesia for cataract surgery. Drugs Aging. 2010;27(1):21-38.
14. Kumar CM, Williamson S, Manickam B. A review of sub-Tenon's block: current practice and recent development. Eur J Anaesthesiol. 2005;22(8):567-77.
15. Kumar CM, Dodds C. Sub-Tenon's anesthesia. Ophthalmol Clin North Am. 2006;19(2):209-19.
16. Murphy DF. Anesthesia and intraocular pressure. Anesth Analg. 1985;64(5):520-30.
17. Cunningham AJ, Barry P. Intraocular pressure--physiology and implications for anaesthetic management. Can Anaesth Soc J. 1986;33(2):195-208.
18. Govêia CS. Olhos, ouvido e garganta. In: Magalhães E, Nunes CEL, organizadores. Anestesia: casos clínicos. Rio de Janeiro: SBA; 2010. v. 1, cap. 4, p. 59-82.
19. Pianka P, Weintraub-Padova H, Lazar M, Geyer O. Effect of sub-Tenon's and peribulbar anesthesia on intraocular pressure and ocular pulse amplitude. J Cataract Refract Surg. 2001;27(8):1221-6.
20. Harris A, Jonescu-Cuypers CP, Kagemann L, Ciulla TA, Krieglstein GK. Atlas of ocular blood flow: vascular anatomy, pathophysiology, and metabolism. Philadelphia: Butterworth-Heinemann; c2003. p. 128.
21. Chang BY, Hee WC, Ling R, Broadway DC, Beigi B. Local anaesthetic techniques and pulsatile ocular blood flow. Br J Ophthalmol. 2000;84(11):1260-3.
22. Feldman MA. Anesthesia for eye surgery. In: Miller RD, Eriksson L, Fleisher L, Wiener-Kronish J, Cohen N, Young W. Miller's anesthesia. 8th ed. Philadelphia: Saunders; 2014. Cap. 84, p. 2512-22.
23. Weigert G, Resch H, Luksch A, Reitsamer HA, Fuchsjager-Mayrl G, Schmetterer L, Garhofer G. Intravenous administration of clonidine reduces intraocular pressure and alters ocular blood flow. Br J Ophthalmol. 2007;91(10):1354-8.
24. Govêia CS. Repercussões da ação vasoconstritora da ropivacaína sobre a amplitude de pulso ocular em anestesia peribulbar [dissertação]. Brasília: UnB; 2007.
25. Watkins R, Beigi B, Yates M, Chang B, Linardos E. Intraocular pressure and pulsatile ocular blood flow after retrobulbar and peribulbar anaesthesia. Br J Ophthalmol. 2001;85(7):796-8.
26. Govêia CS, Magalhães E. Ropivacaine in peribulbar anesthesia – vasoconstrictive properties. Rev Bras Anestesiol. 2010;60(5):495-512.
27. Supuran CT. Carbonic anhydrases: novel therapeutic applications for inhibitors and activators. Nat Rev Drug Discov. 2008;7(2):168-81.
28. Takkar B, Chandra P, Shah R, Bhatia I, Roy S, Sihota R. Effect of intravenous mannitol on intraocular pressure in vitrectomized silicone-oil-filled eyes. Semin Ophthalmol. 2016:1-4. [Epub ahead of print].
29. Meuwly C, Golanov E, Chowdhury T, Erne P, Schaller B. Trigeminal cardiac reflex: new thinking model about the definition based on a literature review. Medicine (Baltimore). 2015;94(5):e484.
30. Karaman T, Demir S, Dogru S, Şahin A, Tapar H, Karaman S, et al. The effect of anesthesia depth on the oculocardiac reflex in strabismus surgery. J Clin Monit Comput. 2016;30(6):889-93.
31. Gupta N, Kumar R, Kumar S, Sehgal R, Sharma KR. A prospective randomised double blind study to evaluate the effect of peribulbar block or topical application of local anaesthesia combined with general anaesthesia on intra-operative and postoperative complications during paediatric strabismus surgery. Anaesthesia. 2007;62(11):1110-3.
32. Yi C, Jee D. Influence of the anaesthetic depth on the inhibition of the oculocardiac reflex during sevoflurane anaesthesia for paediatric strabismus surgery. Br J Anaesth. 2008;101(2):234-8.
33. Gayer S, Tutiven J. Anesthesia for pediatric ocular surgery. Ophthalmol Clin North Am. 2006;19(2): 269-78.
34. Hamilton RC. Techniques of orbital regional anaesthesia. Br J Anaesth. 1995;75(1):88-92.
35. Jaichandran V. Ophthalmic regional anaesthesia: A review and update. Indian J Anaesth. 2013; 57(1):7-13.
36. Kumar CM. Needle-based blocks for the 21st century ophthalmology. Acta Ophthalmol. 2011;89(1):5-9.
37. Tighe R, Burgess PI, Msukwa G. Teaching corner: regional anaesthesia for ophthalmic surgery. Malawi Med J. 2012;24(4):89-94.
38. Konovich JW. Anesthesiologist's view of ocular anesthesia. In: Greenbaum S. Ocular anesthesia. Philadelphia: Saunders; c1997. Cap. 11, p. 211-28.
39. Kumar CM. Orbital regional anesthesia: complications and their prevention. Indian J Ophthalmol. 2006;54(2):77-84.
40. Palte HD. Ophthalmic regional blocks: management, challenges, and solutions. Local Reg Anesth. 2015;8:57-70.
41. Zhou YL, Tong Y, Wang YX, Zhao PQ, Wang ZY. A prospective, randomised, double-masked comparison of local anaesthetic agents for vitrectomy. Br J Ophthalmol. 2017;101(8):1016-1021.
42. Pacella E, Pacella F, Troisi F, Dell'edera D, Tuchetti P, Lenzi T, et al. Efficacy and safety of 0.5% levobupivacaine versus 0.5% bupivacaine for peribulbar anesthesia. Clin Ophthalmol. 2013;7:927-32.
43. Jaichandran VV, Raman R, Gella L, Sharma T. Local anesthetic agents for vitreoretinal surgery: no advantage to mixing solutions. Ophthalmology. 2015;122(5):1030-3.
44. Gayer S, Kumar CM. Ophthalmic regional anesthesia techniques. Minerva Anestesiol. 2008;74(1-2):23-33.
45. Ripart J, Metge L, Prat-Pradal D, Lopez FM, Eledjam JJ. Medial canthus single-injection episcleral (sub-tenon anesthesia): computed tomography imaging. Anesth Analg. 1998;87(1):42-5.
46. Zhao LQ, Zhu H, Zhao PQ, Wu QR, Hu YQ. Topical anesthesia versus regional anesthesia for cataract surgery: a meta-analysis of randomized controlled trials. Ophthalmology. 2012;119(4):659-67.
47. Barequet IS, Soriano ES, Green WR, O'Brien TP. Provision of anesthesia with single application of lidocaine 2% gel. J Cataract Refract Surg. 1999;25(5):626-31.
48. Bardocci A, Lofoco G, Perdicaro S, Ciucci F, Manna L. Lidocaine 2% gel versus lidocaine 4% unpreserved drops for topical anesthesia in cataract surgery: a randomized controlled trial. Ophthalmology. 2003;110(1):144-9.
49. Vann MA, Ogunnaike BO, Joshi GP. Sedation and anesthesia care for ophthalmologic surgery during local/regional anesthesia. Anesthesiology. 2007;107(3):502-8.
50. Leaming DV. Practice styles and preferences of ASCRS members--2003 survey. J Cataract Refract Surg. 2004;30(4):892-900.
51. Crandall AS, Zabriskie NA, Patel BC, Burns TA, Mamalis N, Malmquist-Carter LA, et al. A comparison of patient comfort during cataract surgery with topical anesthesia versus topical anesthesia and intracameral lidocaine. Ophthalmology. 1999;106(1):60-6.
52. Ezra DG, Nambiar A, Allan BD. Supplementary intracameral lidocaine for phacoemulsification under topical anesthesia. A meta-analysis of randomized controlled trials. Ophthalmology. 2008;115(3):455-87.
53. Lofoco G, Ciucci F, Bardocci A, Quercioli P, De Gaetano C, Ghirelli G, et al. Efficacy of topical plus intracameral anesthesia for cataract surgery in high myopia: randomized controlled trial. J Cataract Refract Surg. 2008;34(10):1664-8.
54. Hørven I. Ophthalmic artery pressure during retrobulbar anaesthesia. Acta Ophthalmol (Copenh). 1978;56(4):574-86.
55. Nicoll JM, Treuren B, Acharya PA, Ahlen K, James M. Retrobulbar anesthesia: the role of hyaluronidase. Anesth Analg. 1986;65(12):1324-8.
56. Mantovani C, Bryant AE, Nicholson G. Efficacy of varying concentrations of hyaluronidase in peribulbar anaesthesia. Br J Anaesth. 2001;86(6):876-8.
57. Rajalakshmi AR, Kumar MA. Hyaluronidase hypersensitivity: a rare complication of peribulbar block. Indian J Ophthalmol. 2016;64(2):160-2.
58. Adams L. Adjuvants to local anaesthesia in ophthalmic surgery. Br J Ophthalmol. 2011;95(10):1345-9.
59. Nehra P, Oza V, Parmar V, Fumakiya P. Effect of addition of fentanyl and clonidine to local anesthetic solution in peribulbar block. J Pharmacol Pharmacother. 2017;8(1):3-7.
60. Khan B, Bajwa SJ, Vohra R, Singh S, Kaur R, Vartika, et al. Comparative evaluation of ropivacaine and lignocaine with ropivacaine, lignocaine and clonidine combination during peribulbar anaesthesia for phacoemulsification cataract surgery. Indian J Anaesth. 2012;56(1):21-6.
61. Yazbeck-Karam VG, Siddik-Sayyid SM, Abi Nader EL, Barakat DE, Karam HS, Cherfane GM, et al. Supplementation of retrobulbar block with clonidine in vitreoretinal surgery: effect on postoperative pain. J Clin Anesth. 2011;23(5):393-7.
62. Cabral SA, Carraretto AR, Brocco MC, Abreu Baptista JF, Gomez RS. Effect of clonidine added to lidocaine for sub-Tenon's (episcleral) anesthesia in cataract surgery. J Anesth. 2014;28(1):70-5.
63. Abdelhamid AM, Mahmoud A, Abdelhaq MM, Yasin HM, Bayoumi A. Dexmedetomidine as an additive to local anesthetics compared with intravenous dexmedetomidine in peribulbar block for cataract surgery. Saudi J Anaesth. 2016;10(1):50-4.
64. Ghali AM, Shabana AM, El Btarny AM. The effect of low-dose dexmedetomidine as an adjuvant to levobupivacaine in patients undergoing vitreoretinal surgery under sub-tenon's block anesthesia. Anesth Analg. 2015;121(5):1378-82.
65. Fung D, Cohen MM, Stewart S, Davies A. What determines patient satisfaction with cataract care under topical local anesthesia and monitored sedation in a community hospital setting? Anesth Analg. 2005;100(6):1644-50.
66. Woo JH, Au Eong KG, Kumar CM. Conscious sedation during ophthalmic surgery under local anesthesia. Minerva Anestesiol. 2009;75(4):211-9.
67. Greenhalgh DL, Kumar CM. Sedation during ophthalmic surgery. Eur J Anaesthesiol. 2008;25(9):701-7.

68. Katz J, Feldman MA, Bass EB, Lubomski LH, Tielsch JM, Petty BG, et al. Adverse intraoperative medical events and their association with anesthesia management strategies in cataract surgery. Ophthalmology. 2001;108(10):1721-6.
69. Risdall JE, Geraghty IF. Oxygenation of patients undergoing ophthalmic surgery under local anaesthesia. Anaesthesia. 1997;52(5):492-5.
70. Fu AD, McDonald HR, Williams DF, Cantrill HL, Ryan EH Jr, Johnson RN, et al. Anticoagulation with warfarin in vitreoretinal surgery. Retina. 2007;27(3):290-5.
71. Mason JO 3rd, Gupta SR, Compton CJ, Frederick PA, Neimkin MG, Hill ML, et al. Comparison of hemorrhagic complications of warfarin and clopidogrel bisulfate in 25-gauge vitrectomy versus a control group. Ophthalmology. 2011;118(3):543-7.
72. Brillat E, Rouberol F, Palombi K, Quesada JL, Bernheim D, Albaladejo P, et al. A case-control study to assess aspirin as a risk factor of bleeding in rhegmatogenous retinal detachment surgery. Graefes Arch Clin Exp Ophthalmol. 2015;253(11):1899-905.
73. Kobayashi H. Evaluation of the need to discontinue antiplatelet and anticoagulant medications before cataract surgery. J Cataract Refract Surg. 2010;36(7):1115-9.
74. Grzybowski A, Ascaso FJ, Kupidura-Majewski K, Packer M. Continuation of anticoagulant and antiplatelet therapy during phacoemulsification cataract surgery. Curr Opin Ophthalmol. 2015;26(1):28-33.
75. Douketis JD, Spyropoulos AC, Spencer FA, Mayr M, Jaffer AK, Eckman MH, et al. Perioperative management of antithrombotic therapy: Antithrombotic Therapy and Prevention of Thrombosis, 9th ed: American College of Chest Physicians Evidence-Based Clinical Practice Guidelines. Chest. 2012;141(2 Suppl):e326S-e350S.
76. Gauba V, Saleh GM, Watson K, Chung A. Sub-Tenon anaesthesia: reduction in subconjunctival haemorrhage with controlled bipolar conjunctival cautery. Eye (Lond). 2007;21(11):1387-90.
77. Narendran N, Williamson T. The effects of aspirin and warfarin therapy on haemorrhage in vitreoretinal surgery. Acta Ophthalmol Scand. 2003;81(1):38-40.
78. Lip GY, Durrani OM, Roldan V, Lip PL, Marin F, Reuser TQ. Peri-operative management of ophthalmic patients taking antithrombotic therapy. Int J Clin Pract. 2011;65(3):361-71.
79. Calenda E, Genevois O, Cardon A, Muraine M. Peribulbar anesthesia in 750 patients treated with oral anticoagulants. Int J Ophthalmol. 2014;7(1):110-3.
80. Passemard M, Koehrer P, Juniot A, Bron AM, Creuzot-Garcher C. Maintenance of anticoagulant and antiplatelet agents for patients undergoing peribulbar anesthesia and vitreoretinal surgery. Retina. 2012;32(9):1868-73.
81. Gayer S, Palte HD. Ultrasound-guided ophthalmic regional anesthesia. Curr Opin Anaesthesiol. 2016;29(6):655-61.
82. Luyet C, Eng KT, Kertes PJ, Avila A, Muni RH, McHardy P. Real-time evaluation of diffusion of the local anesthetic solution during peribulbar block using ultrasound imaging and clinical correlates of diffusion. Reg Anesth Pain Med. 2012;37(4):455-9.
83. Najman IE, Meirelles R, Ramos LB, Guimarães TC, do Nascimento P Jr. A randomised controlled trial of periconal eye blockade with or without ultrasound guidance. Anaesthesia. 2015;70(5):571-6.
84. Scott IU, Mccabe CM, Flynn HW, Lemus DR, Schiffman JC, Reynolds DS, et al. Local anesthesia with intravenous sedation for surgical repair of selected open globe injuries. Am J Ophthalmol. 2002;134(5):707-11.
85. Aydoğan MS, Demirel S, Erdoğan MA, Firat P, Çolak C, Durmuş M. Effects of ketamine-propofol mixture on intraocular pressure and haemodynamics in elderly patients: a randomized double-blind trial. Turk J Anaesthesiol Reanim. 2014;42(1):12-8.
86. Schrader WF, Schargus M, Schneider E, Josifova T. Risks and sequelae of scleral perforation during peribulbar or retrobulbar anesthesia. J Cataract Refract Surg. 2010;36(6):885-9.
87. Wadood AC, Dhillon B, Singh J. Inadvertent ocular perforation and intravitreal injection of an anesthetic agent during retrobulbar injection. J Cataract Refract Surg. 2002;28(3):562-5.
88. Jewart BH, Charles S, Borirak-Chanyavat S. Vitreoretinal complications of ocular anesthesia. In: Greenbaum S. Ocular anesthesia. Philadelphia: Saunders; c1997. cap. 9, p. 185-94.
89. Alhassan MB, Kyari F, Ejere HO. Peribulbar versus retrobulbar anaesthesia for cataract surgery. Cochrane Database Syst Rev. 2015;(7):CD004083.
90. Kallio H, Paloheimo M, Maunuksela EL. Haemorrhage and risk factors associated with retrobulbar/peribulbar block: a prospective study in 1383 patients. Br J Anaesth. 2000;85(5):708-11.
91. Romaniuk VM. Ocular trauma and other catastrophes. Emerg Med Clin North Am. 2013;31(2):399-411.
92. Ramakrishnan VR, Palmer JN. Prevention and management of orbital hematoma. Otolaryngol Clin North Am. 2010;43(4):789-800.
93. Donati S, Caprani SM, Airaghi G, Vinciguerra R, Bartalena L, Testa F, et al. Vitreous substitutes: the present and the future. Biomed Res Int. 2014;2014:351804.
94. Lee EJ. Use of nitrous oxide causing severe visual loss 37 days after retinal surgery. Br J Anaesth. 2004;93(3):464-6.
95. Hart RH, Vote BJ, Borthwick JH, McGeorge AJ, Worsley DR. Loss of vision caused by expansion of intraocular perfluoropropane (C(3)F(8)) gas during nitrous oxide anesthesia. Am J Ophthalmol. 2002;134(5):761-3.
96. Termühlen J, Gottschalk A, Eter N, Hoffmann EM, Van Aken H, Grenzebach U, et al. Does general anesthesia have a clinical impact on intraocular pressure in children? Paediatr Anaesth. 2016;26(9):936-41.
97. Mikhail M, Sabri K, Levin AV. Effect of anesthesia on intraocular pressure measurement in children. Surv Ophthalmol. 2017. [Epub ahead of print].
98. Joo J, Park S, Park HJ, Shin SY. Ramosetron versus ondansetron for postoperative nausea and vomiting in strabismus surgery patients. BMC Anesthesiol. 2016;16(1):41.
99. Oh AY, Kim JH, Hwang JW, Do SH, Jeon YT. Incidence of postoperative nausea and vomiting after paediatric strabismus surgery with sevoflurane or remifentanil-sevoflurane. Br J Anaesth. 2010;104(6):756-60.
100. Gupta N, Kumar R, Kumar S, Sehgal R, Sharma KR. A prospective randomised double blind study to evaluate the effect of peribulbar block or topical application of local anaesthesia combined with general anaesthesia on intra-operative and postoperative complications during paediatric strabismus surgery. Anaesthesia. 2007;62(11):1110-3.
101. Sayed JA, F Riad MA, M Ali MO. Comparison of dexamethasone or intravenous fluids or combination of both on postoperative nausea, vomiting and pain in pediatric strabismus surgery. J Clin Anesth. 2016;34:136-42.
102. Rosenthal KJ. Deep, topical, nerve-block anesthesia. J Cataract Refract Surg. 1995;21(5):499-503.
103. Aziz ES, Rageh M. Deep topical fornix nerve block versus peribulbar block in one-step adjustable-suture horizontal strabismus surgery. Br J Anaesth. 2002;88(1):129-32.
104. Aziz ES, Samra A. Prospective evaluation of deep topical fornix nerve block versus peribulbar nerve block in patients undergoing cataract surgery using phacoemulsification. Br J Anaesth. 2000;85(2):314-6.

## Questão de Prova do TSA

**63.1 (TSA/2012)** O músculo que se torna acinético pelo bloqueio modificado de van Lint é o:

**A.** Oblíquo inferior.

**B.** Oblíquo superior.

**C.** Orbicular da órbita.

**D.** Elevador da pálpebra.

# 64. ANESTESIA EM OTORRINOLARINGOLOGIA

Patrícia W. Gamermann
Adriene Stahlschmidt
Larissa Schultz

Os procedimentos otorrinolaringológicos são diversificados e variam em complexidade: os mais simples incluem a miringotomia, e os mais complexos abrangem ressecções laríngeas, procedimentos neuro-otológicos, cirurgias de apneia-hipopneia obstrutiva do sono e ressecções extensas de neoplasias cervicais com enxertos reconstrutivos.

Outras particularidades impõem alguns desafios ao anestesiologista, como o compartilhamento da via aérea entre o anestesiologista e o cirurgião e o risco de fogo durante os procedimentos com *laser*. Além disso, cuidados adicionais – como o fornecimento de um campo operatório limpo, a imobilidade profunda do paciente, a profilaxia de náuseas e vômitos e o despertar suave – fazem parte do adequado manejo anestésico em otorrinolaringologia (ORL).

## Anatomia

Ainda que considerações anatômicas pertinentes aos diversos contextos cirúrgicos da especialidade sejam mencionadas nos tópicos subsequentes deste capítulo, alguns aspectos com implicação funcional relevante merecem ser citados.

### Anatomia nasal

Os seios paranasais (FIG. 64.1) correspondem a espaços preenchidos de ar localizados no interior dos ossos do crânio e da face, que se comunicam com a cavidade nasal. São responsáveis pela lubrificação do trato respiratório superior e pela ressonância da voz. Essas estruturas são mantidas em estado saudável por um mecanismo de transporte mucociliar que conserva a camada de muco protetor fluindo para fora dos seios através dos óstios. Quando os óstios estão bloqueados, infecções podem se instalar.[1]

A drenagem dos seios paranasais ocorre em um padrão regular para a região chamada de complexo ostiomeatal, o qual é composto pelo meato médio, situado sob o corneto médio. Todos os seios paranasais drenam para essa região de forma direta, como ocorre com o etmoidal posterior, ou indireta, como no caso do esfenoidal, com óstios situados mais posteriormente.[1]

### Anatomia laringofaríngea

A orofaringe se estende da úvula ao osso hioide, e a hipofaringe se estende do hioide à cartilagem cricoide (FIG. 64.2). A região chamada de glote inclui as duas pregas vocais (também conhecidas como pregas vocais), a comissura anterior e a área intra-aritenóidea posterior. A subglote se estende por 5 mm anteriormente e até 10 mm posteriormente abaixo das pregas vocais.[2]

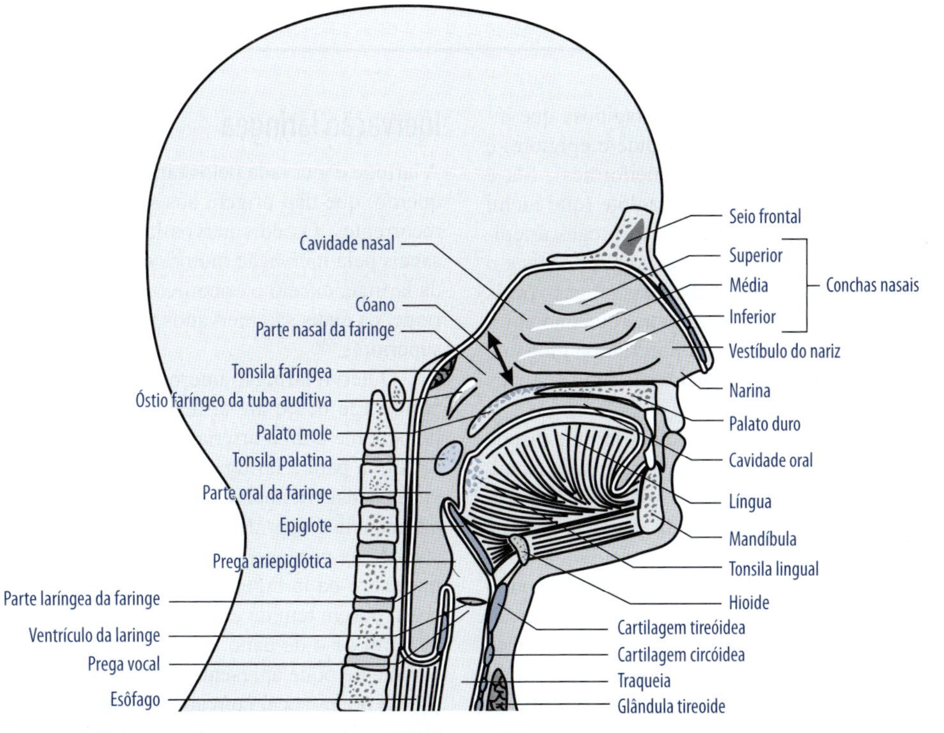


**FIGURA 64.1** Anatomia nasal. Corte Parasagital esquerdo.
*Fonte: Adaptada de Martini e colaboradores.*[3]

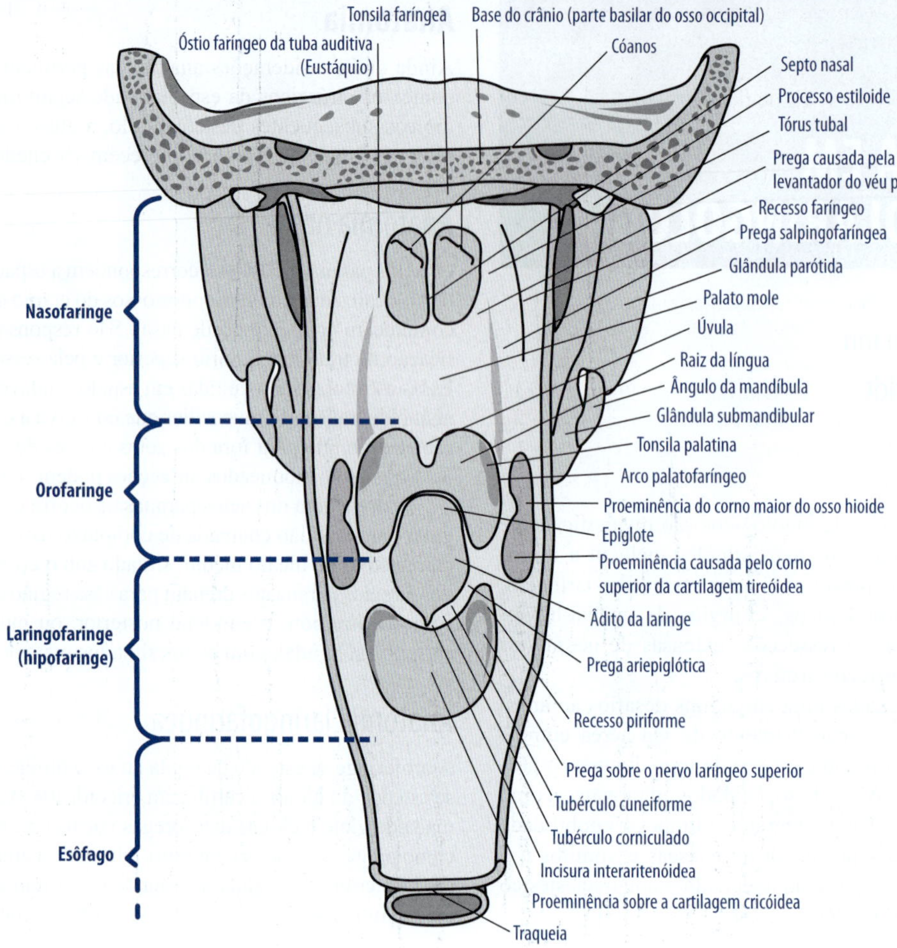


**FIGURA 64.2** Anatomia laringofaríngea.
*Fonte: Adaptada de Netter.*[13]

A laringe consiste em uma estrutura cartilaginosa que inclui as cartilagens individuais (tireoide, cricoide e epiglote) e as pareadas (aritenoides, corniculadas e cuneiformes). Ela é dividida em três regiões anatômicas: a supraglote (que inclui as superfícies lingual e laríngea da epiglote, as pregas ariepiglóticas, as cartilagens aritenoides, as falsas pregas vocais e o ventrículo); a glote (composta pelas verdadeiras pregas vocais e comissuras anterior e posterior); e a subglote (que não apresenta componentes e se estende da porção inferior da glote até a rima da cartilagem cricoide).[2] Tais aspectos são fundamentais na localização de neoplasias laríngeas.

Sendo essencial para a respiração e a fala, a laringe dispõe do reflexo glótico de fechamento, clinicamente fundamental, mediado pelos nervos laríngeos superiores bilaterais. Esse reflexo tem a função de proteger a via aérea da aspiração de partículas em momentos críticos, como durante a deglutição. Todavia, tal reflexo protetor pode se tornar problemático quando ocorre espasmo sustentado da musculatura glótica (condição conhecida como laringospasmo), impedindo a troca gasosa. O laringospasmo está associado à anestesia superficial, sendo frequentemente desencadeado por sangue ou secreções que irritam as pregas vocais, como ocorre após septoplastia e rinoplastia. Por impossibilitar a ventilação, o laringospasmo pode constituir uma emergência anestésica.[4-6]

## Inervação laríngea

A laringe é inervada pelos ramos dos nervos vagos direito e esquerdo, que dão origem aos seus respectivos ramos laríngeos recorrentes. Os dois nervos laríngeos recorrentes são responsáveis pela inervação motora de todos os músculos intrínsecos da laringe, exceto o cricotireóideo e o constritor inferior da faringe, os quais são inervados pelos ramos dos nervos laríngeos superiores.[7-12]

O nervo laríngeo interno é o ramo interno do laríngeo superior. Ele desce até a membrana tireo-hióidea, perfurando-a juntamente com a artéria laríngea superior, e provê inervação sensitiva para a laringe até a altura das pregas vocais. A inervação sensitiva abaixo das pregas vocais até a porção superior da traqueia é suprida pelos nervos laríngeos recorrentes. A lesão desses nervos, que inervam a maior parte da musculatura intrínseca da laringe, é uma complicação frequentemente evitável, porém temida em cirurgias de tireoide.[7-12]

Em caso de dano unilateral do nervo laríngeo recorrente, o paciente pode apresentar rouquidão devido à perda da abdução da prega vocal com adução intacta, mediada pelo músculo cricotireóideo. Nessa situação, a prega vocal afetada assume posição paramediana. Já o dano bilateral pode resultar em dispneia, estridor ou ainda obstrução total da via aérea devido à posição paramediana de ambas as pregas vocais, podendo exigir traqueostomia. A neuromonitorização intraoperatória pode ser ferramenta útil na prevenção de lesão ao nervo laríngeo recorrente, sobretudo em cirurgias de tireoide.[14-16]

## Anatomia do ouvido

O ouvido (na nomenclatura anatômica, orelha) é dividido em ouvido externo, médio e interno (FIG. 64.3). O ouvido externo é formado pelo pavilhão auditivo e pelo canal auditivo externo ou meato auditivo, tendo como função captar e canalizar os sons para o ouvido médio. O ouvido médio é uma cavidade preenchida por ar entre a membrana timpânica e a abertura da janela oval. Está conectado à nasofaringe pelo tubo de Eustáquio e em íntimo contato com o lobo temporal, cerebelo, bulbo jugular e labirinto. O ouvido médio contém três ossículos – o martelo, a bigorna e o estribo –, que são responsáveis pela transmissão da vibração sonora do tímpano até a cóclea. Dentro dessa cavidade preenchida por ar, passa o nervo facial antes de deixar o crânio pelo forame estilomastóideo. O nervo facial fornece inervação motora para os músculos da face. Já o ouvido interno ou labirinto é constituído pelos sistemas coclear e vestibular. A cóclea é o órgão sensorial responsável pela decodificação dos sons e sentido da audição. O sistema vestibular é constituído pelos canais semicirculares, sáculo e utrículo e está relacionado ao equilíbrio.[17]

## Avaliação pré-anestésica

A grande maioria dos procedimentos em ORL é considerada de baixo risco, porém algumas cirurgias de cabeça e pescoço são extensas e incluídas na categoria de risco cirúrgico intermediário. Deve-se, portanto, realizar avaliação cardiovascular individualizada, com vistas à solicitação de exames pertinentes. Outro aspecto importante na avaliação cardiovascular diz respeito ao uso de vasoconstritores locais, muito comum em ORL. Nesse contexto, deve-se atentar para a presença de doença arterial coronariana e arritmias.[2]

## Via aérea

É fundamental que, nos procedimentos envolvendo a via aérea, haja colaboração e plano conjunto entre anestesiologista e cirurgião, revisando, sempre que possível, as imagens radiológicas ou dinâmicas disponíveis. Casos com história de rouquidão podem sinalizar lesão de nervo laríngeo recorrente, e o estridor presente é sempre objeto de preocupação imediata pelo risco iminente de colapso da via aérea.[18]

Dessa forma, em pacientes selecionados, o exame endoscópico pré-operatório da via aérea sob anestesia tópica pode ser realizado. Tal procedimento requer tempo e preparação mínimas, e é geralmente bem tolerado pelos pacientes. A técnica consiste no uso de fibroscópio flexível, similar ao utilizado em intubação orotraqueal com o paciente consciente, para exame transnasal rápido das estruturas laríngeas. Esse exame permite à equipe médica determinar se há alguma disfunção laríngea, incluindo lesões supraglóticas não aparentes em meios convencionais.[18]

## Comorbidades associadas

Muitos dos portadores de condições malignas de cabeça e pescoço têm história de tabagismo e etilismo prolongados. A identificação e o tratamento de componentes reversíveis das comorbidades pulmonares, como exacerbações de doença pulmonar

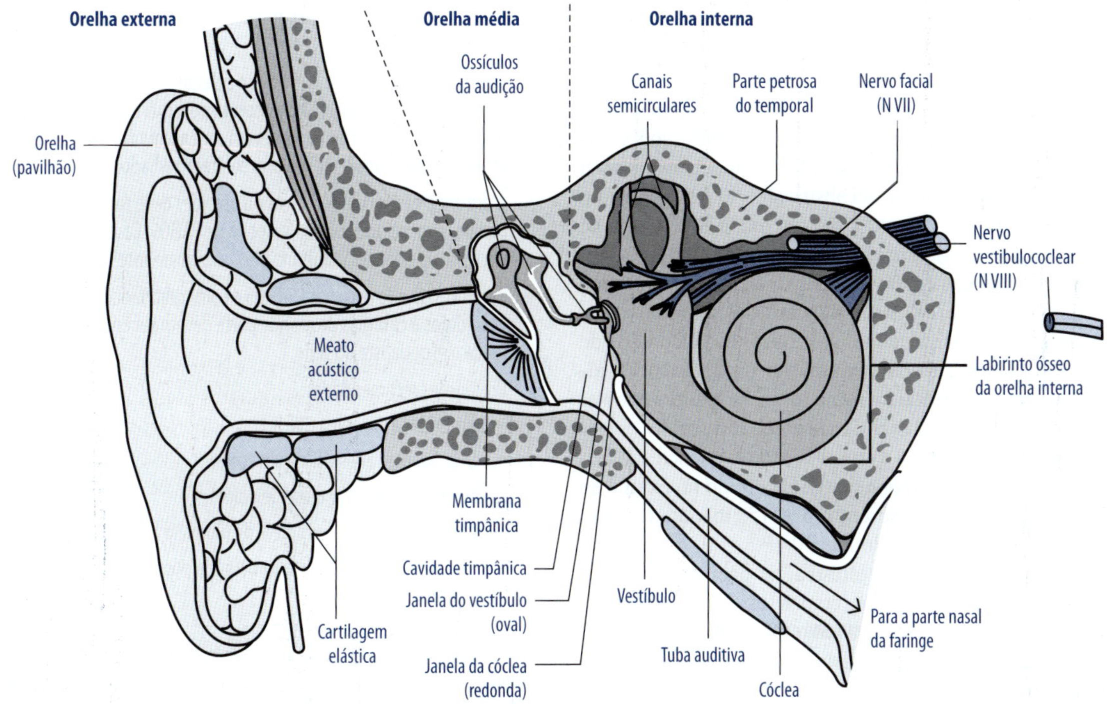


**FIGURA 64.3** Anatomia do ouvido (orelha).
*Fonte: Adaptada de Martini e colaboradores.*[3]

obstrutiva crônica e broncospasmo, são essenciais para a melhora dos desfechos.[2]

A cessação do tabagismo por 12 horas reduz os níveis de carboxiemoglobina.[19] Já a produção de muco, a atividade mucociliar e a hiper-reatividade das vias aéreas melhoram apenas após semanas a meses de interrupção. A abstinência do tabaco por mais de três semanas comprovadamente melhora a cicatrização em cirurgias de cabeça e pescoço.[20]

A irradiação prévia na cabeça e pescoço para o tratamento de neoplasias costuma dificultar a intubação, pois as estruturas podem se tornar rígidas e fibróticas, além de predispostas a sangramento durante a instrumentação. É importante lembrar que a especialidade envolve extremos etários, incluindo a população geriátrica, na qual há alto risco para disfunção cognitiva e *delirium* pós-operatório.[2]

Destaca-se também a presença de obesidade e síndrome da apneia/hipopneia obstrutiva do sono. A história de roncos pode sinalizar apneia do sono não diagnosticada e predisposição à obstrução de via aérea. Ademais, pacientes com obstrução crônica das vias aéreas podem desenvolver hipertensão pulmonar, por vezes levando à falência ventricular direita (*cor pulmonale*).[2]

## Síndrome da apneia/hipopneia obstrutiva do sono

Entre as particularidades da avaliação pré-anestésica em ORL, merece destaque a detecção e manejo da síndrome da apneia/hipopneia obstrutiva do sono (SAHOS). A doença caracteriza-se pelo colapso intermitente das estruturas da orofaringe durante o sono, sendo comumente subdiagnosticada. Sintomas como roncos habituais, apneia presenciada, sono interrompido ou não reparador e sonolência diurna excessiva podem indicar a doença. Outros fatores de risco incluem obesidade, circunferência cervical aumentada, hipoplasia maxilar ou mandibular e abertura orofaríngea restrita (classe de Mallampati elevada, profundidade reduzida).[21,22]

A causa mais comum de SAHOS em crianças é a hipertrofia adenoamigdaliana, estando o pico de incidência entre 2 e 8 anos de idade. Outras causas incluem obesidade e alterações anatômicas, como retrognatia e macroglossia.[21]

A relação entre SAHOS e colapsabilidade da via aérea sob sedação profunda pode ser avaliada por nasoendoscopia durante o sono, procedimento realizado a fim de identificar o grau de colapso e o sítio primário de obstrução para subsequente planejamento cirúrgico.[23] Quando não tratada, a SAHOS pode levar a manifestações sistêmicas graves, como hipertensão arterial sistêmica, doenças cardiovasculares, arritmias, síndrome metabólica, policitemia e hipertensão arterial pulmonar. Pacientes com SAHOS apresentam maior risco de dificuldade de ventilação sob máscara facial e intubação orotraqueal. Qualquer paciente com diagnóstico firmado ou suspeito deve ser tratado como um caso potencial de via aérea difícil.[21,22]

O diagnóstico definitivo e a graduação da doença são feitos pelo índice de apneia-hipopneia (IAH) obtido no exame de polissonografia, sendo leve se entre 5 e 15, moderado entre 15 e 30 e grave quando maior do que 30.[21,22]

Durante a avaliação pré-anestésica, os pacientes com fatores de risco devem ser triados com o uso de ferramentas como o questionário *stop bang* (**QUADRO 64.1**) a fim de racionalizar o encaminhamento ao especialista do sono e a indicação de polissonografia.

Algumas considerações importantes do manejo desses pacientes estão descritas no **QUADRO 64.2**. Os pacientes classificados como de alto risco para SAHOS no questionário *stop bang* e que

**QUADRO 64.1** Questionário *stop bang**

| Questões | Sim |
|---|---|
| 1. Ronco: audível com a porta do quarto fechada? | |
| 2. Cansaço: sente-se frequentemente cansado, fatigado ou sonolento durante o dia? | |
| 3. Apneia: alguém já presenciou períodos de apneia enquanto você dorme? | |
| 4. Pressão arterial: você recebe ou já recebeu tratamento para hipertensão arterial sistêmica? | |
| 5. Índice de massa corporal (IMC): possui IMC maior que 35 $kg \cdot m^2$? | |
| 6. Idade: tem mais que 50 anos? | |
| 7. Circunferência cervical: maior que 40 cm? | |
| 8. Gênero: é do sexo masculino? | |
| Total de pontos | |

*Acrônimo de ***s****nore*, ***t****ired*, ***o****bserved*, ***p****ressure*, ***B****MI*, ***a****ge*, ***n****eck*, ***g****ender*.
Risco para SAHOS segundo o questionário (cada pergunta vale 1 ponto):

- Baixo: menor que 3 pontos.
- Alto: maior ou igual a 3 pontos.

*Fonte: Adaptado de Chung e colaboradores.*[24]

**QUADRO 64.2** Considerações importantes em pacientes com síndrome da apneia/hipopneia obstrutiva do sono

- Pacientes com SAHOS diagnosticada em uso de CPAP devem ser orientados a trazer seu equipamento ao hospital para uso enquanto sonolentos ou sedados.
- Pacientes com SAHOS grave e que perderam acompanhamento pulmonar ou com exacerbação recente dos sintomas da SAHOS ou não aderentes ao tratamento devem ser encaminhados a um médico especialista do sono e ter seu procedimento adiado.
- A pré-medicação com sedativos ou opioides deve ser evitada sempre que possível na presença ou suspeita de SAHOS. Caso seja necessária, os pacientes devem ser monitorizados continuamente.
- Pacientes de alto risco para SAHOS e com comorbidades* associadas candidatos a cirurgias de grande porte devem ser encaminhados a um médico especialista do sono.
- Precauções recomendadas:
  - Antecipar a via aérea difícil
  - Usar agentes anestésicos ultracurtos
  - Evitar ou minimizar o uso de opioides
  - Garantir a reversão completa do bloqueio neuromuscular ao extubar
  - Planejar adequadamente a analgesia pós-operatória com analgesia multimodal

*Hipertensão arterial sistêmica não controlada, insuficiência cardíaca congestiva, arritmias, síndrome metabólica, obesidade mórbida e doença cerebrovascular.
CPAP, pressão positiva contínua nas vias aéreas.

*Fonte: Hillman e colaboradores,*[18] *Seet e Chung,*[21] *Ankichetty e Chung*[22] *e Flemons.*[25]

apresentam comorbidades como hipertensão arterial sistêmica não controlada, insuficiência cardíaca congestiva, arritmias, síndrome metabólica, obesidade mórbida ou doença cerebrovascular e que são candidatos a procedimentos de alto risco devem ser encaminhados a um especialista do sono. Pacientes com indicação de pressão positiva contínua nas vias aéreas (CPAP, do inglês *continuous positive airway pressure*) ou ventilação com dois níveis de pressão (BiPAP) devem fazê-lo pelo maior tempo possível antes do ato cirúrgico.[21,22]

## Pacientes pediátricos

A história padronizada detalhada e o exame clínico objetivo são reconhecidos como os instrumentos de rastreamento pré-operatórios mais importantes em pediatria, deixando em segundo plano os exames complementares e de análises clínicas. Para as crianças, a coleta de amostras de sangue significa um esforço considerável, razão pela qual devem ser solicitadas em casos selecionados. Além dos distúrbios de sistemas de órgãos importantes, alergias, tabagismo passivo e experiências prévias com anestesia são questionados.[4] Aspectos importantes da avaliação estão detalhados no **QUADRO 64.3**.

**QUADRO 64.3** Aspectos importantes da avaliação pediátrica

- Condição clínica da criança
- Desenvolvimento motor e neurocognitivo
- Anatomia craniofacial (presença de síndromes, via aérea difícil)
- Inspeção da cavidade oral, se necessário otoscopia (respiração bucal, sinais de infecção aguda, tamanho das tonsilas palatinas como causa de obstrução das vias aéreas superiores, otite média)
- Ausculta pulmonar (obstrução pulmonar, sibilância, roncos)
- Ausculta cardíaca (sopro cardíaco, sons cardíacos anormais)

### Criança com infecção do trato respiratório superior

O curso das infecções das vias aéreas superiores (IVASs) costuma ser benigno e autolimitado, com resolução dentro de 7 a 10 dias.[26] Entretanto, a hiper-reatividade brônquica após o episódio infeccioso dura mais de seis semanas, aumentando o risco de complicações perioperatórias como laringospasmo e broncospasmo.

Uma análise individual da relação risco-benefício é indicada para cada paciente, e algoritmos podem ser úteis para decidir o tempo necessário entre uma cirurgia/anestesia e a resolução do episódio de infecção do trato respiratório superior (**FIG. 64.4**).[26-28]

Crianças com infecção grave (febre > 38,5 °C, dificuldade respiratória, sibilância, mal-estar generalizado, dor muscular,

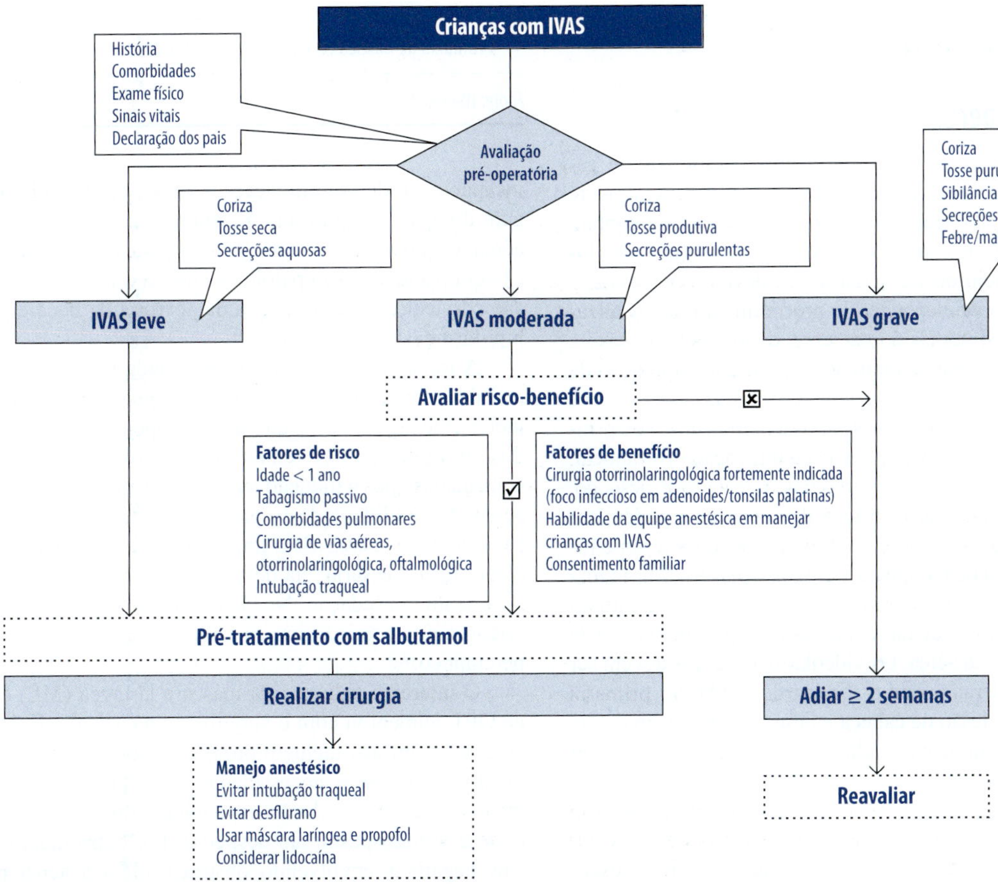


**FIGURA 64.4** Avaliação pré-operatória da criança com infecção das vias aéreas superiores (IVAS).
*Fonte: Becke.*[29]

cansaço e exaustão devem ter a intervenção adiada por pelo menos 2 a 4 semanas.[26,27,30]

A decisão em crianças que apresentam infecção aguda, mas sem nenhuma repercussão sistêmica, é muito mais difícil. Exames laboratoriais de rotina raramente são úteis. A análise da relação risco-benefício individual inclui a avaliação dos especialistas da equipe e a concordância dos pais. Se a cirurgia já foi adiada em uma criança e ela necessita da intervenção otorrinolaringológica, o procedimento deve ser realizado sob condições otimizadas e – se possível – sem intubação orotraqueal, isto é, com o uso de máscara facial ou dispositivo supraglótico. A inalação pré-operatória de salbutamol pode ser útil como broncodilatador não apenas em crianças com asma brônquica, mas também naquelas com infecção do trato respiratório. Por meio dessa medida pouco invasiva e de fácil aceitação, o risco de laringospasmo ou broncospasmo pode ser reduzido em cerca de 35%.[31]

# Técnica anestésica em otorrinolaringologia

A maioria dos procedimentos em ORL requer anestesia geral. Comparada à sedação, a anestesia geral assegura a via aérea e mantém a troca gasosa adequada, impede o movimento e fornece as adaptações necessárias da profundidade anestésica.[32]

Durante os procedimentos intranasais e orais, pode-se inserir um tampão de gaze na garganta para proteger a via aérea de sangue, debris e dos fluidos de irrigação. O tubo orotraqueal deve ser de tamanho adequado e apropriadamente fixado para evitar extubação acidental ou fuga de gases anestésicos e de oxigênio. As principais peculiaridades da anestesia em ORL estão descritas no **QUADRO 64.4**.[32]

**QUADRO 64.4** Particularidades da anestesia em otorrinolaringologia

**Manejo da via aérea**
- Compartilhamento da via aérea com o cirurgião
- Necessidades específicas de manejo da via aérea de cada procedimento
- Versatilidade com as diferentes estratégias e técnicas de intubação
- Proficiência com as diversas estratégias e técnicas de ventilação
- Trabalho em equipe

**Plano anestésico estável e campo cirúrgico limpo**
- Técnicas baseadas em opioides
- Anestesia venosa total
- Hipotensão moderada controlada
- Monitorização da profundidade anestésica

**Imobilidade do campo cirúrgico**
- Ausência de movimentos do paciente
- Ausência de interferências (movimentos iatrogênicos)

**Despertar anestésico suave e rápido**
- Despertar com manutenção do remifentanil
- Uso de dispositivo supraglótico

**Técnicas de recuperação precoce**
- Uso estratificado de opioides
- Analgesia multimodal
- Técnicas adjuvantes
- Profilaxia de náuseas e vômitos pós-operatórios

*Fonte: Webster.*[32]

## Manejo da via aérea

Os pacientes candidatos a procedimentos complexos de cabeça e pescoço devem ser encaminhados preferencialmente para centros com alto volume de atendimentos e que contam com anestesiologistas experientes em via aérea difícil. Os fluxogramas de manejo de via aérea difícil devem ser usados, e o manejo indicado vai depender do procedimento, da localização da lesão, dos sintomas do paciente, da urgência do caso e da tolerância do paciente quanto ao manejo e manipulação da via aérea.[33]

A via aérea pode deteriorar-se após tentativa única ou principalmente após múltiplas tentativas de intubação orotraqueal, sobretudo em pacientes com patologias de cabeça e pescoço. Os tumores podem causar distorção da via aérea e podem ser friáveis, levando ao sangramento, fragmentação da lesão e rápida formação de edema após a laringoscopia. Se a laringoscopia direta for escolhida como abordagem primária à intubação traqueal, devem-se evitar tentativas múltiplas pelo risco de obstrução total da via aérea. Os videolaringoscópios devem ser fortemente considerados como técnica de intubação primária em pacientes com lesão de cabeça e pescoço e previsão de via aérea difícil para aumentar a chance de sucesso na primeira tentativa.[34]

Assim como na laringoscopia direta, o videolaringoscópio pode falhar, e dessa forma técnicas alternativas devem estar disponíveis. O cirurgião pode tentar intubar com o broncoscópio rígido quando as técnicas anteriores falharem. A intubação por fibrobroncoscópio flexível apresenta maiores índices de falha em pacientes com tumores de cabeça e pescoço devido à incapacidade de identificação da glote, dificuldade da passagem do aparelho pelo tumor, sangramento e obstrução da via aérea. Os dispositivos supraglóticos podem ser de difícil inserção em pacientes com patologias de cabeça e pescoço, irradiação cervical prévia, limitação da abertura da boca e patologia hipofaríngea ou subglótica.[35,36]

A traqueostomia pode ser planejada como estratégia inicial de intubação nos pacientes nos quais se espera comprometimento significativo da via aérea após a cirurgia. A maioria dos cirurgiões prefere realizar a traqueostomia sob condições controladas após a indução anestésica para evitar trauma da via aérea. A viabilidade desse plano depende da previsão da dificuldade da via aérea. Se a traqueostomia com o paciente consciente for necessária, ela deve ser efetuada sob anestesia local sem nenhuma sedação. Nos casos de via aérea emergencial, a cricotireoidostomia cirúrgica é fortemente preferida ao acesso percutâneo.[37,38]

O interesse pelo uso da máscara laríngea (ML) em casos de ORL aumentou com o surgimento da ML flexível. As vantagens do seu uso incluem possibilidade de executar procedimentos curtos sem necessidade de bloqueio neuromuscular, manutenção de ventilação espontânea e menor incidência de tosse e laringospasmo ao despertar. Por outro lado, experiências negativas envolvendo obstrução de via aérea por mau posicionamento, aspiração de conteúdo gástrico, risco de incêndio durante uso de eletrocautério e a possibilidade de sangramento na faringe tornam seu uso controverso.[39]

## Campo cirúrgico limpo

Em alguns procedimentos, o campo cirúrgico limpo e a imobilidade do paciente são fundamentais para a dissecção precisa das estruturas. Dependendo da complexidade da operação, mesmo pequenos movimentos podem prejudicar o resultado. Nesses casos, a movimentação do paciente, deslocamentos associados aos dispositivos de monitorização (insuflação do manguito da pressão não invasiva) e movimentos acidentais oriundos do deslocamento da mesa cirúrgica devem ser evitados. O cirurgião deve ser avisado antes de qualquer ação do anestesiologista que possa provocar movimentação. Para os procedimentos endoscópicos (p. ex., ouvido médio), costuma-se colocar a braçadeira da pressão não invasiva (PNI) no lado oposto ao cirurgião para evitar que o tremor induzido pela insuflação atrapalhe a microdissecção. Quando os bloqueadores neuromusculares (BNMs) estiverem contraindicados, um nível de profundidade anestésica adequado deve estar garantido para evitar a movimentação.[2]

A elevação da cabeceira em 15 a 20°, a prevenção da obstrução do retorno venoso cervical, a normocapnia e a hipotensão controlada são utilizadas para o fornecimento de um campo cirúrgico limpo. Uma elevação leve da cabeça reduz as pressões venosa e arterial nas áreas acima do coração, porém há um aumento do risco de embolia aérea.[2]

## Monitorização

A monitorização básica (PNI, eletrocardiografia, oximetria de pulso, capnografia e temperatura) é suficiente na maioria das cirurgias em ORL, mesmo quando a hipotensão controlada for empregada. A monitorização arterial invasiva está indicada de acordo com as comorbidades apresentadas pelo paciente (p. ex., doença coronariana grave, doença cerebrovascular, doença renal crônica) ou conforme o risco potencial de instabilidade hemodinâmica e a expectativa de grande perda volêmica. A canulação arterial fica indicada em ressecções cervicais extensas (respostas barorreceptoras carotídeas), procedimentos em base de crânio (reflexos de tronco e trigeminais) e durante procedimentos neuro-otológicos.[40]

O acesso venoso central é inserido quando há potencial de instabilidade hemodinâmica e necessidade de administração rápida de vasopressores. A monitorização da pressão venosa central em geral é reservada para procedimentos maiores e prolongados associados a grandes perdas de fluidos.[40]

O eletrencefalograma (EEG) processado é usado para ajudar na monitorização da profundidade anestésica principalmente nas situações listadas no **QUADRO 64.5**.[40] Também pode ser útil para detectar hipoperfusão cerebral durante episódios de hipotensão intraoperatória ou evento trombótico agudo intracerebral durante dissecções cervicais complexas.[41,42]

A neuromonitorização é feita com a eletromiografia (EMG). A EMG é monitorizada em músculos inervados por nervos cranianos ou espinhais que estão sob risco de lesão durante a cirurgia. Se a neuromonitorização for utilizada, a técnica anestésica deve ser modificada, pois os BNMs impedem seu funcionamento. A monitorização do nervo facial é geralmente feita durante cirurgia craniofacial, de ouvido médio e da base do crânio.[42]

**QUADRO 64.5** Situações de maior benefício da monitorização por eletrencefalografia

- Durante anestesia venosa total
- Para pacientes com maior sensibilidade aos efeitos dos anestésicos (p. ex., idosos)
- Quando os bloqueadores neuromusculares são evitados para permitir uma profundidade anestésica adequada e evitar movimentação do paciente

*Fonte: Chang e colaboradores[41] e Jameson e Sloan.[42]*

## Posicionamento

Nos procedimentos em ORL, os braços costumam ficar ao longo do corpo, devendo-se tomar cuidado para colocar coxins sob os pontos de pressão, assim como sob todos os conectores plásticos e extensores que estiverem em contato com a pele do paciente a fim de evitar trauma ou lesão nervosa.

A cabeceira da cama costuma ser girada 90 a 180° para longe do anestesiologista, impedindo o acesso imediato à via aérea. O tubo orotraqueal deve ser bem fixado para prevenir a extubação acidental, e as conexões devem estar bem fixadas para que não ocorram desconexões no intraoperatório. Os olhos do paciente devem ser adequadamente protegidos com curativo para manter as pálpebras fechadas e prevenir contato com as soluções de assepsia.[43]

## Indução e manutenção anestésica

A indução anestésica costuma ser venosa, e os BNMs são administrados para facilitar a ventilação sob máscara e a intubação traqueal. Os objetivos da manutenção anestésica estão descritos no **QUADRO 64.6**.[2]

Agentes inalatórios e venosos, bem como uma combinação de ambos, podem ser administrados para a manutenção da anestesia. Em pacientes com alto risco de náuseas e vômitos pós-operatórios (NVPO) e para aqueles submetidos a procedimentos altamente emetogênicos (p. ex., ouvido médio, cirurgia neuro-otológica), prefere-se manutenção venosa com propofol. As vantagens da anestesia venosa total sobre as técnicas combinadas encontram-se no **QUADRO 64.7**.[17]

As vantagens das técnicas anestésicas baseadas em opioides incluem supressão dos reflexos autonômicos, redução da necessidade de outros agentes anestésicos, facilitação da hipotensão controlada, redução da movimentação do paciente, obtenção de um despertar suave e melhora do controle da dor pós-operatória.

**QUADRO 64.6** Alvos da manutenção anestésica

- Manter plano anestésico estável e adequado frente a vários graus de estímulos cirúrgicos
- Minimizar o sangramento operatório e manter o campo cirúrgico limpo e seco
- Prevenir náuseas e vômitos pós-operatórios
- Planejar despertar suave
- Oferecer condições de recuperação precoce e alta precoce quando indicado

*Fonte: Xiao e Zhang[2] e Landsman e colaboradores.[44]*

**QUADRO 64.7** Vantagens da anestesia venosa total (AVT) em otorrinolaringologia

- O sinergismo entre o propofol e os opioides permite rápida titulação da anestesia para o efeito desejado
- A AVT com propofol/opioide facilita o controle hemodinâmico intraoperatório e a rápida recuperação da anestesia
- Promoção de depressão profunda dos reflexos faríngeos e laríngeos e do tônus muscular e supressão da resposta de estresse humoral
- Facilitação da realização de hipotensão induzida
- Redução da incidência de náuseas e vômitos pós-operatórios

*Fonte: Liang e Irwin.*[17]

A infusão contínua de opioides pode reduzir a dose total de propofol administrada e melhorar a estabilidade hemodinâmica quando comparada ao bólus intermitente.[45,46] O remifentanil é um agente opioide de ação ultracurta que pode ser administrado em altas doses para atingir analgesia intraoperatória profunda sem efeitos residuais no pós-operatório. Quando comparado ao fentanil e ao alfentanil, o remifentanil resulta em melhor controle hemodinâmico e despertar mais rápido.[47-50]

Nos casos em que se optar por anestesia inalatória, o sevoflurano é o agente de escolha, pois promove rápido despertar associado a menor efeito irritativo na via aérea do que o desflurano. O uso de óxido nitroso deve ser discutido com o cirurgião, já que, por sofrer acúmulo em cavidades fechadas, pode deslocar estruturas no ouvido médio e em enxertos timpânicos. Além disso, associa-se a aumento de NVPO e deve ser evitado se houver risco de fogo durante o procedimento.[51]

## Hipotensão moderada controlada

A hipotensão moderada controlada caracteriza-se pela manutenção de uma pressão arterial sistólica (PAS) menor que 100 mmHg ou uma pressão arterial média (PAM) entre 60 e 70 mmHg. Essa técnica é utilizada em várias cirurgias de cabeça e pescoço com o objetivo de manter o campo operatório limpo. A necessidade de realizar hipotensão controlada, bem como o alvo da PAM, devem ser discutidos com o cirurgião considerando as comorbidades do paciente. A técnica deve ser evitada em pacientes hipertensos não controlados, com doença cerebrovascular, doença arterial coronariana significativa, doença renal crônica ou doença hepática avançada.

Uma variedade de medicamentos pode ser usada para induzir a hipotensão. Na prática, a infusão de remifentanil associado a infusão de propofol ou o uso de agentes inalatórios resulta no alvo pressórico desejado sem a necessidade de administração de medicações vasoativas. A incidência de hipertensão e de taquicardia de rebote com remifentanil parece ser baixa. Outros medicamentos podem ser usados, como o nitroprussiato, β-bloqueadores, bloqueadores dos canais de cálcio e agonistas $\alpha_2$-adrenérgicos.[52-54]

## Imobilidade do paciente

Os BNMs podem ser administrados para prevenção de movimentação do paciente em procedimentos delicados. Quando os BNMs forem contraindicados, como nos casos em que se utiliza neuromonitorização com EMG, um plano anestésico mais profundo é geralmente necessário para prevenir a movimentação. A infusão de opioides tituláveis (p. ex., remifentanil) pode ajudar na manutenção do nível estável de anestesia sem afetar a neuromonitorização. A própria monitorização eletromiográfica do nervo facial usada pode alertar o anestesiologista a respeito da superficialização do plano anestésico e predizer a movimentação do paciente.[55]

## Estratégia de despertar suave

A extubação deve ser realizada após o retorno dos reflexos da via aérea e sem a ocorrência de tosse. A troca do tubo orotraqueal (TOT) por um dispositivo supraglótico antes do despertar pode ser empregada, pois a ML, por ser menos irritativa, facilita o acordar suave dos pacientes. Ela é inserida por trás do TOT *in situ*, o balonete é insuflado, a via aérea é aspirada, e o TOT, por fim, é removido. O paciente permanece com a ML até despertar.[39]

A infusão de remifentanil (0,03-0,08 $\mu g \cdot kg^{-1} \cdot min^{-1}$) pode ser continuada durante o despertar para reduzir a incidência de tosse e as alterações hemodinâmicas associadas à extubação traqueal. O remifentanil promove uma recuperação previsível e rápida da consciência simultaneamente ao retorno dos reflexos de proteção da via aérea.[56,57]

# Cirurgia nasal

Além das preocupações habituais, a avaliação pré-operatória em cirurgia nasal deve incluir a adequação do uso de vasoconstritor tópico nasal, a possibilidade de SAHOS não diagnosticada e a possível presença da tríade de Samter (pólipos nasais, asma e sensibilidade a ácido acetilsalicílico [AAS] e anti-inflamatórios não esteroides [AINEs]), capaz de desencadear broncospasmo grave. Pensando nisso e no sangramento pós-operatório em cirurgia nasal, alguns autores sugerem que os pacientes não devam tomar AINEs e aspirina por 1 a 2 semanas antes da cirurgia.[58]

Deve-se decidir se o procedimento é mais bem realizado com anestesia local (normalmente acompanhada de sedação) ou geral. Embora a anestesia local possa ser adequada para procedimentos simples como cauterização de cornetos, polipectomia simples ou turbinectomia em adultos, muitas vezes é necessária a anestesia geral.[58]

A cirurgia nasal pode envolver procedimentos externos, dentro da cavidade nasal, envolvendo os ossos nasais e o seio nasal. Os procedimentos mais comuns são rinoplastia, septoplastia, redução de fraturas nasais, polipectomia e cirurgia dos seios paranasais.[59]

Os pacientes submetidos à rinoplastia costumam ser indivíduos jovens e saudáveis que necessitam de reconstrução da porção externa do nariz para tratar deformidades. Já a septoplastia e a polipectomia nasal são muitas vezes realizadas para melhorar o fluxo nasal de ar e a ventilação dos seios.[58,60-63] Algumas lesões malignas requerem excisão de todo o nariz com reconstrução em um segundo momento, muitas vezes com retalhos da fronte.

Com relação às fraturas nasais, os procedimentos de redução aberta em geral são efetuados após resolução do edema inicial. Se a lesão é corrigida tardiamente, o alinhamento ósseo pode ser difícil e provocar hemorragia cirúrgica significativa. A anestesia geral com intubação orotraqueal costuma ser realizada em tais casos, fixando o TOT – que poderá ser do tipo *Ring, Adair and Elwing* (RAE) ou aramado – na linha média, junto ao queixo. Na redução da fratura fechada, por sua vez, o cirurgião aplica uma pressão forte para realinhar os ossos nasais, processo que normalmente leva apenas alguns segundos, porém é doloroso. Assim, pode-se aplicar dose de indução única de propofol, seguida por suporte das vias aéreas quando necessário, enquanto a tala nasal é posicionada. No entanto, quando a redução for potencialmente complicada e acompanhada de sangramento, a via aérea é protegida por TOT ou dispositivo supraglótico. Em muitos desses procedimentos, são colocados tampões nasais, talas ou *stents*, estes últimos com a vantagem de permitir ventilação pelo nariz.[59]

É prática comum em ORL a utilização de "tampões" feitos de longos pedaços de gaze embebidos em solução salina, colocados ao redor do tubo traqueal a fim de evitar que sangue e debris cirúrgicos entrem na laringofaringe. Deve-se manter alguns centímetros de gaze fora da cavidade para lembrar-se da sua presença, uma vez que a permanência do tampão pode causar obstrução grave de via aérea após a extubação.[64] Além da aspiração, a literatura cita a remoção do tampão sob laringoscopia direta pré-extubação bem como realização de flexão e extensão cervical para que quaisquer coágulos remanescentes desloquem-se para uma posição onde possam ser removidos sob visão direta.[59]

O despertar suave em cirurgia nasal é importante, pois a tosse e o *bucking* produzem sangramento indesejável. As técnicas úteis incluem o uso de remifentanil e a aplicação de lidocaína por sobre o TOT com o balonete temporariamente desinsuflado, enquanto o paciente está em plano anestésico profundo. Caso seja usado tampão nasal, o paciente deve ser avisado antes da indução que, ao despertar, deverá respirar pela boca. Os portadores de SAHOS necessitam de monitorização respiratória cuidadosa quando estiverem usando tampão nasal. Com relação à dor pós-operatória, esses procedimentos em geral não requerem opioides, sendo suficientes analgésicos e AINEs.[65]

O emprego de vasoconstritores tópicos, como fenilefrina e oximetazolina, é frequente em tais procedimentos. Esses agentes tópicos são importantes para reduzir o sangramento e melhorar a visualização em cirurgias nasais e endoscópicas, mas podem produzir toxicidade cardiovascular.[65]

A fenilefrina é um agente $\alpha$-adrenérgico vasoconstritor tópico usado isoladamente ou combinado com a lidocaína. A dose inicial não deve exceder 500 μg ($< 20\ \mu g \cdot kg^{-1}$ em crianças $\leq 25$ kg), e a monitorização da pressão arterial é de particular importância quando do seu uso a fim de identificar hipertensão grave.[66]

Já a oximetazolina, derivado imidazólico $\alpha_1$-agonista seletivo e $\alpha_2$-agonista parcial, é o vasoconstritor tópico mais popular em ORL devido ao seu excelente perfil de segurança e disponibilidade.[67-69] Deve-se evitar em pacientes que utilizam inibidores da monoaminoxidase. Em geral, três jatos da solução de 0,05% são administrados em cada narina.[70,71]

## Cirurgia endoscópica nasal

A cirurgia endoscópica nasal está indicada em uma variedade de condições como polipose nasal, sinusite crônica recorrente, controle de epistaxe, excisão de tumores, descompressão orbital, remoção de corpo estanho, entre outras.[45,59,72]

Os principais objetivos anestésicos em tais procedimentos são proporcionar campo cirúrgico livre de sangue, imobilidade do paciente, condições cardiorrespiratórias estáveis e emergência suave da anestesia. A hipotensão controlada é por vezes utilizada, e a anestesia venosa total com propofol-remifentanil pode proporcionar melhores condições cirúrgicas, em comparação com a técnica balanceada tradicional, possivelmente por manter a frequência cardíaca e o débito cardíaco mais baixos.[73,74]

O procedimento em geral começa com o descongestionamento do nariz e a infiltração de lidocaína a 1% com adrenalina 1:100.000, muitas vezes seguida da colocação nasal bilateral de tampões com vasoconstritor ou com creme de cocaína a 4%.[73,74]

Dada a proximidade de vasos sanguíneos e nervos importantes da órbita e do cérebro, complicações graves são possíveis, sobretudo quando as referências cirúrgicas são obscurecidas por sangue. Algumas das principais complicações incluem hematoma orbital, cegueira por trauma orbital ou danos ao nervo óptico, fístula do líquido cefalomarraquiano (LCR), lesão da carótida ou artéria etmoidal, entrada na cavidade craniana, hemorragia grave e morte.[73,74]

## Polipectomia nasal

Pacientes com fibrose cística costumam apresentar pólipos nasais múltiplos que exigem remoção. Essas crianças muitas vezes têm doença pulmonar obstrutiva grave com infecções pulmonares recorrentes e secreções espessas, sendo frequentemente hipoxêmicas. Durante anestesia geral, o paciente com fibrose cística pode exigir aspiração e lavagem frequente do tubo endotraqueal, sinalizada por aumento do pico de pressão inspiratória no período intraoperatório. Um broncodilatador deve estar disponível, e anestésicos inalatórios, opioides e BNMs podem ser usados para pacientes com obstrução leve a moderada das vias aéreas. O óxido nitroso deve ser evitado em pacientes com obstrução grave das vias aéreas inferiores com aprisionamento de ar, devido à possibilidade de hiperinsuflação de espaço com ar aprisionado. Esses pacientes devem ser ventilados com mistura de oxigênio-ar, e pressão positiva ao final da expiração (PEEP, do inglês *positive end-expiratory pressure*) deve ser adicionada ao longo do procedimento para minimizar o fechamento das vias aéreas e atelectasia. Devido à associação com a tríade de Samter, os AINEs devem ser usados com cautela.[59]

Além da patologia pulmonar, com frequência ocorre obstrução das vias aéreas superiores nesses pacientes. Durante a indução, a boca deve ser mantida aberta, pois as vias aéreas nasais podem estar completamente bloqueadas pelos pólipos. O tamponamento nasal, em geral colocado ao final do procedimento cirúrgico, pode levar a novos problemas na ventilação e na oxigenação no pós-operatório. Essa situação é parcialmente solucionada se o cirurgião introduzir primeiro um dispositivo de via aérea nasofaríngeo e depois o tampão, ao redor dele. Se a disfunção pulmonar pré-operatória for grave, deve-se considerar a transferência para unidade de tratamento intensivo, com tubo endotraqueal, para cuidados respiratórios em pós-operatório imediato.[44]

## Cirurgia endoscópica funcional dos seios paranasais

A cirurgia endoscópica funcional dos seios paranasais (FESS, do inglês *functional endoscopic sinus surgery*) está indicada para o tratamento das patologias localizadas no complexo ostiomeatal com consequente bloqueio dos óstios e inflamação dos seios paranasais. Usando endoscópios de fibra óptica, é possível acessar o espaço nasal posterior via abertura das narinas e realizar a desobstrução.[75] Assim, a FESS apresenta alta taxa de sucesso para a melhora sintomática em rinossinusite crônica refratária.[76] Há várias indicações para esse procedimento, como ressecção de papiloma invertido, retirada de tumor de base do crânio, tratamento de malformações vasculares associadas a telangiectasia hemorrágica hereditária e ressecção transesfenoidal de tumor hipofisário.[76]

As complicações da FESS são raras e se relacionam com a proximidade da órbita e do cérebro. As principais incluem fístula do LCR, penetração no cérebro, infecção intracraniana, cegueira resultante de trauma orbital ou danos ao nervo óptico, hemorragia, lesão da artéria carótida e anosmia. As complicações menores incluem lesão do ducto nasolacrimal, sinéquias, enfisema subcutâneo, estenose ou fechamento ostial.[77-79]

Assim, a anestesia local é adequada para procedimentos menores em pacientes selecionados, mas a anestesia geral é preferida na maioria dos casos para satisfazer necessidades cirúrgicas mais desafiadoras.

A administração pré-operatória de esteroides em casos de polipose nasal grave terá efeitos anti-inflamatórios e antiedema, melhorando a visibilidade durante a FESS.[79]

Vasoconstritores tópicos com anestésico local são aplicados à mucosa nasal para aliviar a dor pós-operatória, diminuir a perda sanguínea e congestão das mucosas, bem como melhorar a hemostasia. Devido à absorção sistêmica dos vasoconstritores, é importante monitorizar cuidadosamente os pacientes. Recomenda-se que a dose inicial de fenilefrina não exceda 0,5 mg em adultos ou 20 $\mu g \cdot kg^{-1}$ em crianças de até 25 kg.[70,80]

Outro aspecto importante é a escolha do dispositivo de manutenção da via aérea. Durante o sangramento em FESS, o sangue pode passar ao longo da superfície exterior do TOT para o nível das pregas vocais e subglote. Comparações diretas de contaminação das vias aéreas por meio de exame de fibra óptica ao final da cirurgia nasal mostraram que os pacientes tratados com ML flexível e ventilação espontânea têm menor probabilidade de apresentar sangue na via aérea do que os tratados com TOT.[81] Entretanto, o anestesiologista deve estar familiarizado com o dispositivo, pois qualquer colocação incorreta ou deslocamento durante o caso cria o potencial para a obstrução das vias aéreas e contaminação das vias aéreas inferiores com sangue e secreções.[81]

A extubação pode ser feita em plano anestésico de inconsciência ou superficial. A vantagem da extubação com o paciente consciente é a garantia do retorno dos reflexos protetores da laringe contra sangue e secreções. A desvantagem é a possibilidade de laringospasmo, tosse e dessaturação subsequente, além de aumento do risco de hemorragia.[2]

A extubação com o paciente inconsciente é efetuada a fim de acelerar a transferência para a unidade de recuperação e tentar suavizar o perfil de recuperação. No entanto, deixa a via aérea desprotegida, e a associação de tampões nasais torna extremamente difícil a manutenção da via aérea apenas pelo fluxo de ar orofaríngeo. Se a extubação com o paciente inconsciente é realizada, a aspiração adicional com a visualização direta da glote, usando um laringoscópio regular ou mesmo um videolaringoscópio, pode diminuir o risco de aspiração de sangue e secreções.[2,72]

Nos casos com uso de tampão nasal, é importante lembrar que o paciente tem a via aérea nasal parcial ou completamente obstruída. Um dispositivo de via aérea nasofaríngea pode ser incorporado ao tampão nasal para facilitar a respiração.[72]

A anestesia venosa total (AVT) diminui o sangramento, melhora a visualização do campo cirúrgico e, além disso, reduz a tosse ao despertar e a ocorrência de NVPO.[82] Quando a anestesia inalatória com isoflurano e fentanil foi comparada à AVT, ambas as técnicas foram eficazes na obtenção de hipotensão (definida por PAM entre 60 e 70 mmHg), mas apenas a AVT foi eficaz na redução do sangramento durante FESS. O sulfato de magnésio também produz hipotensão eficaz e reduz a frequência cardíaca, a perda de sangue e a duração da cirurgia. Contudo, a infusão de magnésio parece alterar a necessidade de outros anestésicos e prolongar o tempo de despertar.[83]

A ventilação a jato de alta frequência (VJAF) é outro método para reduzir o sangramento e melhorar a visibilidade durante a FESS, embora exija investigação adicional devido aos riscos associados de traqueobronquite necrosante, barotrauma, fluxo aéreo expiratório insuficiente e ventilação inadequada.[46]

Outra técnica que objetiva minimizar as complicações durante a FESS sob anestesia geral é a monitorização intraoperatória dos potenciais evocados visuais (PEVs). Durante a FESS, podem ocorrer lesão ocular e cegueira por lesão cirúrgica direta ou aumento da pressão orbital, como resultado de uma hemorragia retrobulbar. Todavia, a complexidade dessa monitorização impede seu uso na prática clínica.[84]

A incidência de náuseas e vômitos após FESS não está bem relatada. A presença de sangue no estômago, a inflamação da úvula e da garganta, bem como o uso ocasional de opioides para controle da dor podem ser fatores contribuintes. Os tratamentos-padrão para NVPO, como escopolamina transdérmica, ondansetrona e dexametasona, devem ser usados de acordo com história e fatores de risco do paciente para NVPO.

A dor pós-operatória esperada após FESS varia de leve a moderada. Os anestésicos locais pré-operatórios não são suficientes para aliviar a dor pós-operatória, sendo que não foram encontradas diferenças entre a infiltração com os de longa ação (bupivacaína) ou curta ação (lidocaína). O uso de analgésicos não opioides após FESS provavelmente fornece adequado controle da dor, e o esquema analgésico costuma ser baseado em medicamentos não opioides fixos e opioides de resgate.[85] Embora tal modalidade de analgesia seja consenso para a maioria dos cirurgiões, existe questionamento sobre o risco de sangramento devido à disfunção plaquetária fármaco-associada.[85]

## Endoscopia nasal em pediatria

A cirurgia endoscópica (ESS, do inglês *endoscopic sinus surgery*) em crianças deve ser realizada apenas em caso de falha terapêutica. Em contraste com as técnicas tradicionais da cirurgia do seio, a ESS amplia os óstios naturais dos seios maxilares e etmoidais, preservando a maior parte da mucosa do seio. Além de crianças com sinusite recorrente, a lista das indicações da ESS aceitas inclui obstrução nasal completa em pacientes com fibrose cística, pólipos antrocoanais, complicações intracranianas, mucoceles e mucopioceles, abscesso orbitário, lesão traumática do canal óptico, dacriocistorrinite por sinusite, sinusite fúngica, neoplasias e meningoencefalocele. Em crianças adequadamente selecionadas, os resultados são bons, com melhora esperada de 80%.[44]

A ESS é feita sob anestesia geral, utilizando TOT simples ou aramado, e a abordagem anestésica é semelhante à descrita para a polipectomia nasal. O cirurgião pode optar por oximetazolina tópica (0,25-0,50%) para a vasoconstrição inicial e, em seguida, infiltrar o tecido com lidocaína e adrenalina (solução 1:100.000) para a hemostasia. Deve-se assegurar que as doses máximas admissíveis (10 $\mu g \cdot kg^{-1}$ de adrenalina) não sejam ultrapassadas, evitando hipertensão grave. Cirurgião e anestesiologista devem estar cientes de que a duração da vasoconstrição é de cerca de 1,5 hora e, após esse intervalo, o sangramento pode dificultar a visualização do sítio cirúrgico. Alguns cirurgiões posicionam tampão nasal rotineiramente para hemostasia, e o paciente torna-se um respirador bucal obrigatório. O sangramento pode ser considerável e exigir que o tampão permaneça no local após a cirurgia. Conforme citado, isso provoca obstrução nasal completa, e é adequado que a criança esteja completamente acordada antes da extubação. Outros profissionais podem optar por Surgicel® ou FloSeal® para obter a hemostasia, lembrando que tais materiais têm o potencial de migração para a via aérea inferior.[75]

Raramente, a cirurgia pode invadir a órbita ou o espaço intracraniano. Nesse último caso, pode ocorrer hemorragia intracraniana e há também risco de pneumoencéfalo se pressão positiva for aplicada via ventilação sob máscara facial.[86]

## Tumores nasofaríngeos

Teratomas, cistos dermoides, encefaloceles nasais e outros tumores requerem excisão cirúrgica. O angiofibroma nasal juvenil, por exemplo, é um tumor benigno raro, mas muito vascularizado. A biópsia desses tumores pode resultar em grave hemorragia de difícil controle. Por conseguinte, o diagnóstico é geralmente feito com base em estudos de imagem.[59]

A cirurgia para remoção tumoral pode resultar em perda de sangue maciça, e isso deve ser parte do planejamento anestésico. No pós-operatório, pode haver obstrução nasal persistente e sangramento contínuo, motivo pelo qual, em crianças, o tubo endotraqueal deve ser deixado no local até que estejam totalmente acordadas.[86]

# Cirurgia maxilar

## Trauma

As vítimas de trauma de cabeça e pescoço podem ter lesão cerebral ou de coluna cervical concomitantemente. Até que seja descartada uma lesão cervical, o paciente deve ser mantido com colar cervical rígido, e o protocolo de intubação deve ser adequado a esse cenário. Deve-se considerar a intubação oral *versus* nasal, lembrando que essa última é contraindicada em fraturas Le Fort III (**FIG. 64.5**).[87]

As lesões faciais podem produzir grande hemorragia, bem como aspiração de fragmentos de sangue, osso, cartilagem, dentes e tecidos. Fraturas nasais, de base do crânio ou maxila podem estar associadas a hemorragias profusas. A presença de equimose periorbital bilateral (sinal do guaxinim) pode indicar fratura de base do crânio. Pode haver comprometimento das vias aéreas, especialmente quando fraturas mandibulares bilaterais estão presentes.

Opções de manejo imediato das vias aéreas incluem intubação orotraqueal (com o paciente consciente ou após indução de sequência rápida), via aérea cirúrgica obtida sob anestesia local, ou mesmo intubação por uma via aérea aberta em

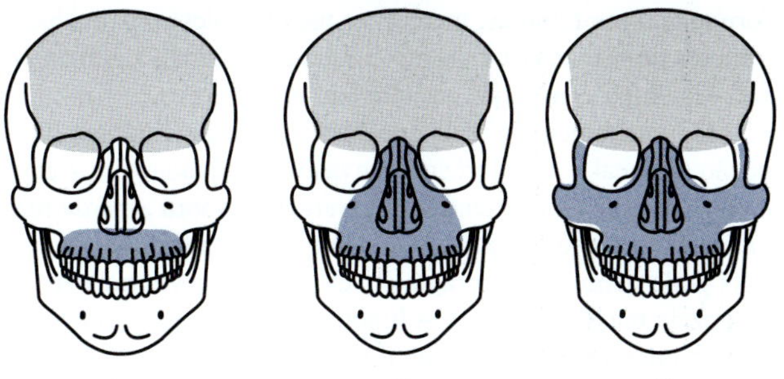


**FIGURA 64.5** Tipos de fraturas craniofaciais segundo classificação de René Le Fort. *Fonte: Adaptada de Al Shetawi e colaboradores.*[88]

casos de transecção traqueal. Cânulas orofaríngeas podem não ser toleradas em pacientes com reflexo de deglutição intacto, e a inserção de um dispositivo nasofaríngeo pode agravar o sangramento. Embora a intubação por fibra óptica pareça oferecer muitas vantagens em trauma, a experiência clínica sugere o contrário, porque explorar uma via aérea distorcida, na presença de sangue e secreções, pode ser difícil até mesmo para o broncoscopista experiente.[88,89]

Existem preocupações especiais quando a traqueia é intubada em paciente com trauma laríngeo, porque isso pode resultar em lesões adicionais ou mesmo perda do controle da via aérea (p. ex., em caso de colocação inadvertida do TOT no mediastino através de uma fratura de laringe). Achados clínicos sugestivos de trauma de laringe incluem abrasões, descoloração, recuo, sangramento ou dor na região da laringe, bem como dispneia, disfagia, disfonia, estridor, hemoptise, enfisema subcutâneo e rouquidão. Sinais de pneumotórax podem também estar presentes, e a fibrolaringoscopia pode revelar edema, sangramento ou hematoma, ou disfunção das pregas vocais. Se a intubação endotraqueal for tentada neste cenário, um broncoscópio de fibra óptica com TOT de pequeno diâmetro pode ser usado com cuidado, tendo em mente as preocupações anteriores sobre intubação no contexto de trauma. Além disso, a ventilação com pressão positiva por máscara ou dispositivo supraglótico nesse cenário pode piorar um eventual enfisema subcutâneo. A traqueostomia pode ser o mais prudente em alguns casos.[88,89]

Finalmente, a aplicação de pressão cricoide (manobra de Sellick) no trauma contuso da laringe pode resultar na separação cricotraqueal, sendo portanto contraindicada. Tanto no trauma facial como no das vias aéreas, o manejo inicial é determinado pelo grau de dificuldade respiratória ou comprometimento potencial das vias aéreas, pelo equipamento disponível e pela preferência clínica. As fraturas mediofaciais merecem menção especial e são definidas pela classificação de René Le Fort. Le Fort I indica fratura horizontal que envolve a abertura nasal inferior, e separa o alvéolo maxilar do restante do esqueleto mediofacial. Le Fort II são fraturas nasomaxilares piramidais que quebram a partir do esqueleto craniofacial superior. Le Fort III, menos encontradas do que as outras, envolvem a separação do esqueleto facial da base do crânio.[90]

## Maxilectomia e cirurgia ortognática

A maxilectomia pode ser parcial ou total. A exenteração orbital às vezes acompanha o procedimento se o conteúdo intraorbitário for violado por tumores. Indicações para maxilectomia incluem tumores do seio maxilar, palato e outras estruturas, algumas infecções fúngicas intratáveis, entre outras condições.

O procedimento é realizado com anestesia geral com intubação traqueal e monitorização invasiva adequada para a condição do paciente e extensão da cirurgia. Embora a perda maciça de sangue seja incomum, devem ser tomadas precauções, pois pode ocorrer hemorragia (p. ex., com o corte transversal da artéria maxilar interna). A hipotensão moderada controlada pode ajudar a reduzir a perda de sangue. Quando a monitorização de nervo craniano por EMG é empregada, os BNMs de ação prolongada devem ser evitados.[87,91,92]

A cirurgia ortognática para a reconstrução de malformações do esqueleto facial é muitas vezes realizada por meio de osteotomias mandibulares ou de Le Fort.

Os procedimentos mandibulares podem variar de biópsias simples a cirurgias radicais de longa duração, envolvendo retalhos osteocutâneos microvasculares. A intubação nasal com o paciente consciente pode ser necessária e, em alguns casos, a hipotensão controlada é utilizada para minimizar a perda de sangue. Eventualmente, a mandíbula é fixada na posição fechada, o que pode trazer grandes dificuldades caso seja necessária reintubação no pós-operatório.[93-95]

A disfunção da articulação temporomandibular (ATM) muitas vezes se manifesta com dor e diminuição da abertura bucal. Condições como osteoartrite, sinovite ou fibrose podem ser responsáveis. A maioria dos procedimentos da ATM são realizados com anestesia geral e intubação nasotraqueal. Tal como acontece com a cirurgia da mandíbula, uma abertura bucal muito limitada pode indicar a intubação nasal com o paciente consciente.

## Cirurgias otológicas

As cirurgias otológicas apresentam graus variáveis de complexidade, contando com procedimentos simples e rápidos como a miringotomia até procedimentos maiores e mais prolongados como a timpanomastoidectomia.

O procedimento mais realizado no ouvido externo é a retirada de corpo estranho. Os procedimentos no ouvido médio incluem miringotomia, timpanoplastia, estapedectomia e os procedimentos da mastoide, como a mastoidectomia. O implante coclear envolve o ouvido interno.[90]

### Procedimentos do ouvido médio

O ouvido médio apresenta conteúdo delicado, e os procedimentos nessa localização exigem cuidados específicos que incluem fornecimento de um campo cirúrgico limpo, atenção ao posicionamento da cabeça, manejo adequado da via aérea, monitorização no nervo facial, considerações sobre o momento do uso do óxido nitroso, despertar suave e calmo e prevenção de NVPO.[90]

Muitas crianças apresentam sinais de IVAS, e, nesses casos, a decisão sobre a realização ou não do procedimento deve ser baseada na urgência (p. ex., infecção aguda do ouvido médio) e na gravidade da IVAS.[17,90]

Em pacientes selecionados, com uma explicação anestésica adequada, a cirurgia do ouvido médio pode ser feita com anestesia local. As vantagens da realização sob anestesia local e sedação incluem menor sangramento, menor dor no pós-operatório imediato, mobilização precoce e possibilidade de testar a audição durante o procedimento. Entretanto, a timpanomastoidectomia e o implante coclear são procedimentos prolongados que precisam de intubação traqueal. Deve-se fazer uso de tubos aramados ou pré-moldados de RAE para evitar dobras durante o posicionamento.[17]

Um campo livre de sangue é essencial, pois mesmo pequenas quantidades de sangue podem obscurecer a visão do cirurgião durante a microcirurgia. A hipotensão moderada é utilizada para esse fim. Hipoventilação, tosse, administração de AINEs e obstrução do retorno venoso da cabeça podem gerar congestão venosa e contribuir para o aumento do sangramento. A hiperextensão ou torção extrema cervical pode promover lesão do plexo braquial ou da medula cervical. Nos pacientes com aterosclerose carotídea, o fluxo sanguíneo carotídeo pode ficar comprometido ou um trombo plaquetário pode ser deslocado durante o posicionamento, sendo indicada a ausculta cervical à procura de sopros antes do procedimento.[2,17]

A ML é uma alternativa factível na maioria dos procedimentos do ouvido médio, porém, nos casos em que houver necessidade de extensão ou rotação cervical acentuada, a melhor escolha passa a ser a intubação. A tosse na extubação pode promover hematoma, e a ML oferece uma alternativa atraente para o manejo.[39]

Uma complicação bem documentada dos procedimentos do ouvido médio é a paralisia facial. Um estimulador de nervos é utilizado no intraoperatório para monitorizar a atividade eletromiográfica facial evocada (neuromonitorização) e reduzir o risco de lesão. Os BNMs devem ser evitados ou usados apenas para o momento da intubação para que a técnica possa ser empregada.[17]

A movimentação do paciente pode comprometer o resultado da cirurgia, motivo pelo qual uma profundidade anestésica adequada deve ser garantida mediante monitorização da profundidade anestésica. O uso de óxido nitroso é controverso. Um despertar suave e sem tosse é importante, sobremaneira para pacientes submetidos a procedimentos reconstrutivos, já que a manobra de Valsalva pode provocar o deslocamento da prótese.[17]

A escolha entre AVT e anestesia balanceada segue em debate. As condições operatórias fornecidas pela AVT parecem ser superiores, associadas a um despertar mais rápido e a uma incidência menor de náuseas e vômitos. Nos procedimentos de ouvido e principalmente nos procedimentos de ouvido interno, os pacientes são propensos a apresentar NVPO, razão pela qual a profilaxia múltipla está indicada.[17] Na ausência de tratamento antiemético, a incidência de NVPO chega a 80%.

Uma combinação analgésica multimodal com opioides, AINEs e paracetamol ou dipirona em geral é suficiente para o tratamento da dor pós-operatória.[17]

### Miringotomia e inserção de tubo de ventilação

A otite média corresponde à inflamação do ouvido médio, tendo maior incidência entre os 6 e 18 meses de idade, sendo uma das patologias mais frequentes da infância. Após a otite, muitas crianças permanecem com efusão residual no ouvido médio associada a sintomas como dor, febre, vertigem, alteração de sono ou perda auditiva. Nesses pacientes e naqueles com otite recorrente ou atelectasia da membrana timpânica, está indicada a drenagem da efusão por miringotomia ou inserção de tubo de ventilação.[17]

A miringotomia com inserção de tubo de ventilação é um procedimento muito rápido, com duração, em mãos experientes, inferior a 5 minutos. No entanto, não é isenta de riscos, já que a criança pode apresentar ou ter tido recentemente uma IVAS. É realizada predominantemente em pacientes pediátricos de forma ambulatorial. A sedação pré-operatória deve ser administrada de acordo com o nível de ansiedade da criança. O uso de óxido nitroso associado a sevoflurano via máscara facial promove indução suave e efetiva, manutenção adequada e pronto despertar.[96]

Como as crianças que se submetem à miringotomia geralmente apresentam hipertrofia de adenoides, elas podem apresentar sinais de obstrução nasal e da via aérea superior, precisando de CPAP durante a indução inalatória e a inserção de cânula orofaríngea após o alcance do plano anestésico a fim de manter a perviedade da via aérea. É um dos poucos procedimentos nos quais a punção venosa não é obrigatória. Os pacientes devem ser transportados sob posição lateral e com oxigênio suplementar até a sala de recuperação pós-anestésica.[96-98]

## Mastoidectomia e timpanoplastia

As doenças do ouvido médio afetam os adultos de todas as idades. A otite média crônica frequentemente evolui para mastoidite, perfuração da membrana timpânica e dano à cadeia ossicular. Além disso, a formação de colesteatoma (invasão do epitélio escamoso queratinizado) pode se espalhar para dentro da mastoide, do ouvido interno e até mesmo para o cérebro. Em muitos casos, é necessária a mastoidectomia para remoção do material infectado, drenagem de abscessos e restabelecimento da ventilação do ouvido médio. Com a melhora do manejo da otite média, a mastoidectomia devido à mastoidite tornou-se mais rara nas últimas décadas, embora o procedimento ainda seja efetuado para remoção de colesteatomas ou realização de timpanoplastias.

A timpanoplastia é indicada em pacientes com perfuração crônica ou atelectasia da membrana timpânica e reconstrói a membrana timpânica com ou sem a utilização de enxertos. A mastoidectomia envolve a exposição e remoção cirúrgica das células aéreas da mastoide. A timpanomastoidectomia é o termo usado quando a timpanoplastia é realizada em conjunto com a mastoidectomia. Na estapedectomia, remove-se parte ou todo o estribo e insere-se uma prótese como tratamento da otosclerose.[2]

Durante o procedimento, o paciente permanece em posição supina com a cabeça rodada lateralmente para o lado que não será operado. É importante fazer a rotação suave da cabeça em pacientes anestesiados pelo risco de subluxação atlantoaxial. A intubação deve ser realizada com BNMs de ação rápida.[2]

A hipotensão controlada é aplicada para evitar o sangramento e, em muitos casos, realiza-se a monitorização nervosa. Além da monitorização básica, a EMG é utilizada para evitar a lesão do nervo facial.[99,100] O óxido nitroso é evitado principalmente nas fases finais do procedimento, pois envolve a execução de timpanoplastia.

Na timpanoplastia, o óxido nitroso deve ser descontinuado antes do posicionamento do enxerto, pois esse gás, ao se acumular em ambiente fechado, aumenta a pressão local e pode deslocar o enxerto de sua posição original. Entretanto, o cirurgião pode solicitar o uso do óxido nitroso em alguns tipos de enxerto com o objetivo de facilitar a sua fixação na membrana timpânica.[101]

A complicação pós-operatória mais frequente são as NVPO. Atribui-se como causa a estimulação cirúrgica do labirinto vestibular, a técnica anestésica empregada ou a combinação das duas. O propofol, quando usado para a indução e manutenção da anestesia, parece proporcionar redução das náuseas e vômitos quando comparado ao isoflurano e sevoflurano. O tratamento profilático para NVPO é efetivo.[102]

## Cirurgia de parótida

A parotidectomia é um procedimento cirúrgico indicado para o tratamento de tumores benignos ou malignos e para certas condições inflamatórias e autoimunes da parótida. Os tumores parotídeos são, na maioria, benignos. O tratamento tem por objetivo a completa retirada do tecido parotídeo doente, com a preservação do nervo facial e de todos os seus ramos. A identificação do nervo facial por meio da estimulação nervosa é essencial, e por isso os BNMs devem ser evitados após a intubação. A grande maioria dos casos é realizada sob anestesia geral e intubação orotraqueal. Plano anestésico profundo é necessário para garantir a imobilidade, já que os relaxantes devem ser evitados.[2]

## Procedimentos cocleares, do saco endolinfático e do labirinto

Os pacientes candidatos a procedimentos cocleares, do saco endolinfático e do labirinto costumam sofrer de vertigem e perda auditiva, além de terem predisposição a NVPO. O implante coclear envolve a realização de mastoidectomia e apresenta duração prolongada (mais de 4 horas). Os cuidados são parecidos com os indicados anteriormente e incluem extubação suave, adequação da anestesia para a monitorização nervosa e muitas vezes hipotensão leve para otimização do campo cirúrgico.[2]

O implante coclear é uma alternativa para pacientes com déficit auditivo acentuado por ausência do neuroepitélio sensorial da cóclea e que apresentam preservação das fibras nervosas auditivas. A cirurgia é realizada sob uma incisão pós-auricular estendida com mastoidectomia associada. As considerações anestésicas são as mesmas que para a mastoidectomia. O anestesiologista deve verificar o nível auditivo do paciente para otimizar a comunicação. Se o paciente fizer uso de leitura labial, a máscara cirúrgica se possível deve ser usada somente após a indução.[102]

## Otoplastia

A otoplastia corresponde a procedimento estético para reconstruir a orelha. As mesmas considerações dos outros procedimentos de cabeça e pescoço devem ser observadas. Geralmente é realizada de forma bilateral, razão pela qual o TOT deve estar bem fixado, já que, durante a cirurgia, efetua-se a movimentação da cabeça.[103]

# Cirurgias cervicais

## Traqueostomia

A traqueostomia é a realização de uma abertura cirúrgica na porção cervical da traqueia para ventilação, podendo ter caráter emergencial ou eletivo. É necessário que o anestesiologista e o cirurgião estabeleçam um plano conjunto para o manejo da via aérea dependendo de cada um desses casos. A traqueostomia eletiva é considerada quando o tempo esperado de permanência do paciente sob ventilação mecânica for prolongado ou na presença de tumores obstrutivos da via aérea. A traqueostomia percutânea efetuada no leito é uma alternativa à realização do procedimento no centro cirúrgico, e a escolha entre as duas técnicas depende da experiência do profissional e das condições clínicas do paciente.[104]

De preferência, a traqueostomia deve ser efetuada sob anestesia geral, fornecendo ao cirurgião um campo cirúrgico otimizado, porém a indução anestésica pode levar à oclusão total da via aérea e à necessidade de uma traqueostomia de urgência sob condições não ideais. A decisão sobre a realização com anestesia local depende da experiência do anestesiologista, da gravidade da doença da via aérea e dos procedimentos que serão efetuados após a traqueostomia. Tecnicamente, a traqueostomia apenas com anestesia local em um paciente consciente que tenha comprometimento da via aérea é de difícil realização. O posicionamento ideal inclui a hiperextensão da cabeça, o que pode ser mal tolerado.[104]

O tubo de traqueostomia ideal deve adequar-se à traqueia sem provocar pressão ou lesão na pele ou na mucosa traqueal. Os tubos de traqueostomia de plástico são comumente utilizados, pois causam mínima reação tecidual e possuem numeração correspondente à dos tubos orotraqueais. Imediatamente antes da incisão da traqueia, o TOT e a hipofaringe devem ser aspirados para evitar a entrada de secreções na traqueia, e, se possível, a fração inspirada de oxigênio deve ser reduzida para diminuir o risco de fogo nos casos em que o eletrocautério estiver sendo empregado. O balonete então é desinsuflado e tracionado cranialmente para permitir a passagem do tubo de traqueostomia.[104]

A troca de tubo em um paciente com traqueostomia de longa data no qual o traqueostoma está bem cicatrizado costuma ser um procedimento simples que pode ser feito à beira do leito. A troca de tubo em uma traqueostomia recém-realizada pode ser perigosa, pois o trajeto ainda se encontra em fase de cicatrização e os tecidos moles adjacentes podem ocluir o traqueostoma com a retirada do tubo. A introdução forçada do tubo pode causar falsa via, enfisema subcutâneo e incapacidade de ventilação. Dessa forma, as trocas precoces de tubo devem ser evitadas sempre que possível.[104]

## Cirurgias de tireoide e paratireoide

As principais indicações de cirurgia na tireoide incluem o câncer de tireoide, o bócio sintomático e a falha do manejo medicamentoso do hipertireoidismo.[105] A indicação mais comum de cirurgia na paratireoide é a hipercalcemia oriunda do hiperparatireoidismo secundário à doença renal. Quando a hipercalcemia é grave, o tratamento pré-operatório com fluidos, furosemida e bisfosfonatos torna-se necessário.

Os pacientes com hipertireoidismo devem estar preferencialmente eutireóideos no pré-operatório para reduzir o risco de tireotoxicose. Os pacientes com tireotoxicose apresentam taquicardia sinusal, fibrilação atrial, isquemia miocárdica, insuficiência cardíaca, nervosismo, tremores, insônia, intolerância ao calor, perda de peso e outros achados.[106]

Os grandes bócios podem desviar a laringe e promover compressão traqueal levando a estreitamento significativo da via aérea, síndrome de Horner ou obstrução da veia cava, especialmente se houver extensão retroesternal. A realização de avaliação endoscópica da via aérea e de tomografia computadorizada (TC) costuma estar indicada para avaliar a extensão da doença e a necessidade de esternotomia.[106]

A anestesia geral com intubação orotraqueal é a técnica empregada. Após a intubação, devem-se evitar relaxantes musculares nos casos de utilização de monitores de integridade nervosa. A extubação suave deve ser feita pelo risco de desenvolvimento de hematoma nos casos de tosse.[107]

As complicações potenciais incluem formação de hematoma e obstrução de vias aéreas, disfunção de pregas vocais por lesão de nervo laríngeo recorrente e pneumotórax. Nos casos de bócio compressivo, a traqueomalacia pode ocorrer após a retirada do bócio. Pacientes que se submetem a paratireoidectomia ou tireoidectomia totais devem ter o nível sérico de cálcio pós-operatório monitorizado para detectar hipocalcemia inadvertida.[107]

## Laringectomia

As patologias da laringe podem ser classificadas como benignas e malignas. A maioria das lesões benignas é tratada com pequenas cirurgias, porém as lesões malignas requerem procedimentos mais invasivos assim como radioterapia e quimioterapia.[107]

A anestesia deve contar com acesso vascular calibroso e pressão arterial invasiva. O acesso venoso central pode ser substituído pela variação da pressão sistólica obtida pela artéria radial e por outros parâmetros clínicos para guiar a reposição volêmica. A monitorização da integridade nervosa é geralmente realizada, razão pela qual os BNMs devem ser evitados após a intubação. O remifentanil costuma ser usado para a manutenção da analgesia adequada em associação com os anestésicos inalatórios voláteis. A maioria dos anestesiologistas prefere o uso de anestesia balanceada em vez de AVT devido ao risco de hipotensão. Deve-se evitar reposição excessiva de cristaloides a fim de impedir o edema do sítio cirúrgico. O esvaziamento linfático cervical é efetuado isoladamente ou durante a laringectomia para prevenir ou tratar o acometimento local de neoplasias de cabeça e pescoço.[107]

O conceito de laringectomia parcial ou conservadora baseia-se no entendimento anatômico e embriológico da laringe. Nos estágios iniciais das neoplasias, não é necessário remover toda a laringe. A laringectomia supraglótica corresponde à remoção da supraglote ou da parte superior da laringe. Esse procedimento pode ser realizado de forma endoscópica usando o *laser* de dióxido de carbono ou por técnica aberta tradicional.[107]

Quando o tumor invade a laringe e a hipofaringe, a laringectomia total é necessária. Nesses casos, a laringe é removida na sua totalidade e a via aérea passa a terminar em um estoma ao trazer-se a ponta cega traqueal até a superfície cervical. A traqueostomia então é efetuada geralmente no início do procedimento. A reconstrução pode envolver a transposição de tecidos ou a realização de enxertos miocutâneos. Nos casos em que houver reconstrução com enxerto livre, alguns cuidados anestésicos são fundamentais, como o controle da pressão sistêmica e do fluxo sanguíneo local. O fluxo local pode ser comprometido por hipotermia, redução do débito cardíaco e vasospasmo por estímulo cirúrgico.[2]

## Cirurgias orais

### Cirurgia para síndrome da apneia/hipopneia do sono

Atualmente, a uvulopalatofaringoplastia é o procedimento cirúrgico mais utilizado para o tratamento do ronco e da apneia do sono. Para isso, são removidas as tonsilas palatinas e o excesso do palato, com a construção de uma neoúvula e abertura lateral dos pilares amigdalianos. A cirurgia é feita com anestesia geral, sob intubação oral, e o paciente é colocado em decúbito dorsal, com leve extensão da cabeça.[108]

Os aspectos perioperatórios relacionados ao procedimento incluem evitar pré-medicação com benzodiazepínicos, pelo risco de relaxamento das estruturas musculares da via aérea e consequente obstrução e dessaturação, e realizar o manejo adequado da via aérea. É recomendado ter disponível em sala material alternativo de via aérea, como tubos endotraqueais mais finos, máscaras laríngeas de diferentes tamanhos, videolaringoscópios e, se indicado, intubação por fibrobroncoscopia com o paciente consciente e anestesia tópica. A extubação deve ser realizada somente depois que o paciente apresentar ventilação espontânea eficiente, com volume corrente adequado e boa oxigenação, além de mostrar-se comunicativo. O uso de opioides deve ser titulado, pois há maior risco de depressão ventilatória. Após o procedimento, podem ocorrer edema e hematomas locais, que pioram o quadro clínico da SAHOS no pós-operatório imediato.[108] Há benefício na instalação de CPAP o mais breve possível na sala de recuperação.

### Tonsilectomia e adenoidectomia

A adenoamigdalectomia é um procedimento relativamente simples, bastante realizado em crianças, adolescentes e adultos jovens. A adenoidectomia, ou seja, exérese do tecido linfoide hipertrofiado no teto da nasofaringe, está indicada quando há obstrução da nasofaringe. A amigdalectomia está indicada quando o paciente apresenta sinais de SAHOS, infecções recorrentes ou risco de malignidade (assimetria das tonsilas palatinas). Apesar de ser um procedimento simples, rápido e de caráter ambulatorial, possui riscos e complicações específicas potenciais.[44]

Na avaliação pré-operatória, deve-se dar atenção especial ao estado de coagulação do paciente. Deve ser investigada história de sangramento fácil ou recorrente, como epistaxe, história familiar positiva ou sangramento importante em cirurgias prévias. Nesses casos, é necessário coletar provas de coagulação sanguínea, como tempo de protrombina, tempo de tromboplastina parcial ativada e contagem de plaquetas. Todavia, a coleta rotineira desses exames em pacientes sem fatores de risco para coagulopatia não foi útil como preditor de sangramento pós-operatório. A coagulopatia mais comum encontrada na população geral é a doença de von Willebrand. O cuidado dos pacientes com essa doença deve envolver um hematologista, podendo-se administrar desmopressina (DDAVP) venosa antes do procedimento cirúrgico.[44]

O manejo anestésico inclui monitorização básica com oximetria de pulso, cardioscopia e pressão não invasiva. A anestesia geral pode ser balanceada ou venosa total. São usados tubos pré-moldados ou aramados com balonetes para intubação orotraqueal para evitar obstruções do tubo no momento de inserção do abridor de boca utilizado pelo cirurgião. A insuflação do balonete endotraqueal ajuda na prevenção de aspiração de sangue. A fixação do tubo é realizada no meio da rima labial inferior. Alguns hospitais usam a ML como escolha para o manejo da via aérea, apesar do risco de aspiração e posicionamento inadequado da máscara. A ML apresenta benefícios por ser menos traumática, ter menor estímulo cardiovascular, risco de tosse, edema subglótico e laringospasmo quando comparada ao tubo endotraqueal. Após o término da anestesia, o cirurgião aspira a laringe e revisa a hemostasia. A aspiração deve ser feita no meio da laringe, evitando as laterais, onde estão as lojas amigdalianas. Durante o despertar anestésico e a extubação, há risco de laringospasmo pela presença de sangue e secreções na laringe. Para sua prevenção, a extubação deve ser realizada com pressão positiva nas vias aéreas.[109]

Os cuidados pós-operatórios incluem prevenção de náuseas e vômitos com ondansetrona e dexametasona. A dexametasona em doses altas também diminui o edema e a dor pós-operatória por meio da sua ação anti-inflamatória. A dor é controlada com AINE, paracetamol, dipirona e opioide. O uso de AINEs ainda é controverso, mas não há evidências de que eles aumentem o risco de sangramento pós-operatório e, em alguns centros, são administrados rotineiramente.

A complicação mais grave após adenoamigdalectomia é o sangramento, ocorrência esta mais comum nas primeiras seis horas pós-operatórias. Contudo, ele pode ocorrer até semanas após a cirurgia. Pode ser grave o suficiente a ponto de causar a morte. O paciente deve ser avaliado quanto ao seu estado hemodinâmico, pois pode haver choque hipovolêmico. Todos os pacientes que apresentam sangramento pós-operatório devem ser considerados de estômago cheio, pois há deglutição de sangue. Em caso de reoperação, deve-se proceder à ressuscitação volêmica e induzir anestesia geral em sequência rápida com os fármacos adequados.[44]

### Abscesso retrofaríngeo ou peritonsilar

A celulite ou o abscesso peritonsilar geralmente se inicia com um processo infeccioso da amígdala. Ocorre com mais frequência em crianças maiores e adultos. As manifestações clínicas incluem dor durante a deglutição, trismo e febre alta, podendo levar a importante dificuldade de abertura bucal e desvio da úvula. A drenagem cirúrgica pode ser feita com sedação, anestesia tópica e em posição de Trendelenburg com a cabeça fletida para o lado do abscesso, a fim de evitar broncoaspiração. Em crianças menores, é necessário realizar anestesia geral com intubação orotraqueal. Cuidado deve ser tomado durante a laringoscopia, pois há risco de ruptura do abscesso e aspiração traqueal do conteúdo infectado.[44]

## Procedimentos na laringe

O grande desafio dos exames e procedimentos cirúrgicos de laringe é a competição da via aérea entre o anestesiologista e o cirurgião. Tanto a equipe cirúrgica quanto a equipe anestésica devem realizar avaliação pré-operatória e pré-anestésica adequadas, dando ênfase ao risco de via aérea difícil. É necessário saber informações sobre o tipo de lesão de laringe, tamanho e localização para adequado planejamento. Em alguns pacientes, efetua-se o exame endoscópico pré-operatório com fibroscópio flexível e anestesia tópica.[110]

A avaliação da via aérea irá orientar a conduta anestésica entre indução da anestesia geral com segurança e intubação sequencial ou necessidade de intubação com o paciente consciente. A intubação com o paciente consciente em geral é feita com anestesia tópica e fibrobroncoscópio flexível. Sedação leve pode ser realizada, desde que não coloque em risco os reflexos protetores de via aérea e a ventilação espontânea. O uso do fibrobroncoscópio não é a única alternativa para intubação do paciente consciente. Pode ser usado o método tradicional com lâminas Macintosh ou Miller, além de várias opções de videolaringoscópios existentes hoje no mercado. Em alguns casos de lesões avançadas, é necessário efetuar traqueostomia com anestesia tópica para garantir uma via aérea segura antes da indução anestésica.[111]

## Endoscopia de laringe

A laringoscopia, com ou sem biópsia, geralmente é utilizada para diagnosticar lesões de laringe. Para a realização de um exame adequado, o cirurgião necessita de imobilidade do paciente e supressão dos reflexos de via aérea. A técnica anestésica ideal deve promover via aérea segura, ventilação apropriada, ausência de movimentos das pregas vocais, ausência de risco de combustão, tempo cirúrgico ilimitado e despertar precoce com reflexos protetores de via aérea presentes. Existem duas técnicas básicas de anestesia geral usadas: uma com e outra sem intubação.[2]

A anestesia geral com intubação utiliza tubos endotraqueais de fino calibre. Pelo fato de se tratar de procedimento rápido, opta-se por anestésicos de curta duração, como remifentanil em combinação com anestésicos inalatórios (p. ex., sevoflurano) e BNMs, se necessário.[2]

A anestesia geral sem intubação, por sua vez, costuma ser associada à anestesia tópica com lidocaína e exige técnicas alternativas de ventilação do paciente. Agentes intravenosos são empregados, como propofol e remifentanil.[108]

As técnicas alternativas de ventilação utilizadas em exames ou cirurgias de via aérea superior incluem ventilação espontânea, ventilação em jato supraglótica ou infraglótica e apneia intermitente com possibilidade de intubação e extubação intermitente.[111]

A ventilação espontânea com anestesia geral é um desafio para o anestesiologista, principalmente pelo fato de a região da laringe possuir intensos reflexos protetores da via aérea. A aplicação tópica de anestésico local é essencial para reduzir a reatividade das pregas vocais e o risco de laringospasmo. O cirurgião possui um campo operatório livre com essa técnica.[109]

A ventilação em jato também promove uma visão desobstruída da laringe. Entretanto, há risco de pneumotórax, distensão gástrica e dispersão do tumor para os pulmões, pois é utilizada alta pressão de até 50 psi em adultos, em uma proporção de 1 segundo de jato para 3 segundos desligado. Deve-se ter maior cuidado em pacientes obesos e enfisematosos, sendo essa técnica contraindicada em crianças com menos de 30 kg. A ventilação em jato de alta frequência também permite ao cirurgião um campo cirúrgico limpo sem artefatos ventilatórios e é uma variante da ventilação em jato tradicional. A VJAF necessita de um ventilador especial e um cateter intratraqueal.[109]

A apneia intermitente com intubação é realizada mediante intubação, ventilação e extubação por alguns minutos, para promover uma via aérea livre para o cirurgião. Essa sequência de eventos pode ser repetida até o término do procedimento, mas possui desvantagens, como risco de edema, dano às pregas vocais e introdução de partículas no trato respiratório, além de o tempo cirúrgico ser limitado pela dessaturação do paciente e pelo risco de retenção de dióxido de carbono ($CO_2$).[2]

## Microcirurgia de laringe

As lesões de laringe são classificadas em benignas e malignas, e, de acordo com sua localização anatômica, como supraglóticas, glóticas (pregas vocais verdadeiras) e subglóticas. As lesões são mais frequentes nas regiões supraglóticas e glóticas, sendo rara a ocorrência na região subglótica.

As doenças benignas geralmente são papilomas causados por pelo vírus do papiloma humano (HPV, do inglês *human papiloma virus*) tipos 6 e 11, sendo uma condição recorrente. O tratamento pode ser realizado com ablação com *laser* de $CO_2$. O manejo anestésico deve priorizar o grau de comprometimento respiratório. Lesões grandes podem provocar obstrução da via aérea após indução anestésica. O anestesiologista deve sempre estar atento e discutir o caso com o cirurgião para saber dados de exames prévios, como laringoscopia ou fibrobroncoscopia, a fim de evitar intercorrências maiores após a indução anestésica. A técnica anestésica pode ser feita com ou sem intubação orotraqueal. Técnicas alternativas para o manejo de via aérea devem estar disponíveis em sala cirúrgica, como diferentes lâminas de laringoscópio, videolaringoscópios, broncoscopia rígida e traqueostomia. Utilizam-se tubos endotraqueais de pequeno calibre.[111]

As lesões malignas de laringe, por sua vez, têm maior prevalência em homens entre 60 e 70 anos e estão associadas ao tabagismo e ao abuso de álcool. Existem outros fatores de risco, como radioterapia cervical prévia, baixo nível socioeconômico e exposição a compostos orgânicos, como asbesto. A apresentação clínica é de emagrecimento, odinofagia, disfagia e alteração na voz. Durante a avaliação pré-anestésica, deve-se considerar a possibilidade de via aérea difícil. A descrição do exame físico do otorrinolaringologista é muito importante, sendo visualizada a laringe com espelho ou fibroscópio com anestesia tópica. Existem exames que podem ajudar a avaliar o comprometimento da via aérea, como raio X de tórax à procura de desvio de traqueia, TC ou ressonância magnética para avaliar o grau de extensão da doença. Esses pacientes também podem ser pneumopatas, tendo alta prevalência de doença pulmonar obstrutiva crônica (DPOC) associada. É essencial estar atento ao risco de doença hepática ou cirrose associada ao álcool e suas possíveis complicações. A medicação pré-anestésica deve ser evitada.

Cirurgias de maior porte e que apresentam edema pós-operatório importante podem exigir manutenção da intubação no pós-operatório, uso de corticoide e cabeceira elevada por horas. A extubação deve ser realizada com segurança, com o paciente consciente, via aérea permeável e material de via aérea disponível para reintubação, se necessário. Pode ser solicitada a presença da equipe cirúrgica nesse momento.[109]

## *Laser*

*Laser* (do inglês *light amplification by the stimulated emission of radiation*) é a amplificação da luz por emissão estimulada de radiação. Ele foi desenvolvido na década de 1960 e desde então vem apresentando maior aplicabilidade na área cirúrgica. O *laser* é formado por fótons liberados em um feixe de alta e intensa energia, além de ser muito limitado e localizado, possibilitando seu uso, por exemplo, em microcirurgia de laringe. Existem vários tipos de *laser*, como os de $CO_2$, argônio,

Nd:YAG, rubi e KTP. O mais utilizado na ORL e cirurgia de cabeça e pescoço é o de $CO_2$, principalmente para lesões de laringe, como nódulos, pólipos, papilomas, granulomas, edema de Reinke, hemangiomas e estenoses subglóticas. Ele permite um corte preciso e superficial, promovendo excelente hemostasia sem causar edema local.[89]

Apesar desses benefícios cirúrgicos, o *laser* é uma potencial fonte de ignição. A geração de fogo em sala cirúrgica depende de três componentes: fonte de ignição/calor (*laser*), comburente (oxigênio ou óxido nitroso) e um combustível (gaze, tubo endotraqueal). Quando esses três elementos são colocados próximos, como nas cirurgias de via aérea, há potencial risco de combustão.[111]

A **FIGURA 64.6** apresenta os três componentes necessários para a combustão.

Medidas de prevenção devem ser tomadas para se reduzir o risco de fogo na via aérea em procedimentos com o uso de *laser*. Além disso, o anestesiologista deve saber quais condutas devem ser tomadas em caso de combustão em via aérea durante procedimento cirúrgico com *laser*.[111]

O Emergency Care Research Institute (ECRI),[112] em parceria com a Patient Safety Foundation, criou um protocolo em 2009 com medidas preventivas (**QUADRO 64.8**) e ações em caso de fogo em sala cirúrgica e fogo em via aérea (**QUADRO 64.9**).

Além dessas medidas descritas, é necessário usar tubos endotraqueais blindados resistentes ao *laser*. Não é recomendado utilizar fitas adesivas metálicas sobre os tubos de policloreto de vinil (PVC), pois há risco de lesão de mucosa e vedação incompleta. Essa conduta não é aprovada pela Food and Drug Administration (FDA).[111] O balonete deve ser preenchido com solução salina com azul de metileno; assim, caso ocorra ruptura pelo *laser*, há um sinal de alerta para o cirurgião e a solução salina também será capaz de umedecer a via aérea. Uma seringa com solução fisiológica deve estar aspirada e pronta para uso em caso de fogo em via aérea.

A utilização de *laser* também apresenta outros riscos, como lesão ocular (córnea ou retina, dependendo do tipo de *laser* usado), danos à pele e a possível deposição de fumaça e partículas dos tecidos vaporizados nos alvéolos; além disso, o mau direcionamento do feixe de *laser* pode causar danos adjacentes à cirurgia.[89]

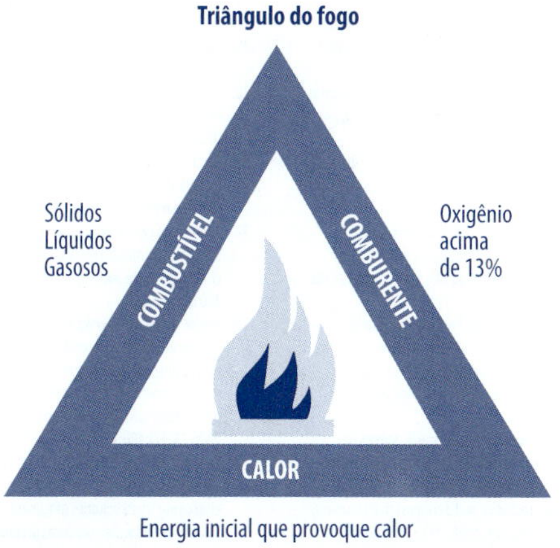


**FIGURA 64.6** Componentes necessários para a ocorrência de combustão.
*Fonte: Adaptada de Sheinbein e Loeb.*[111]

**QUADRO 64.8** Prevenção de fogo em sala cirúrgica

- Cuidar com ambiente enriquecido com oxigênio ($O_2$) e óxido nitroso, pois ambos podem aumentar a inflamabilidade de componentes plásticos e fitas
- Usar a menor $F_iO_2$ possível para manter uma oxigenação adequada. Iniciar com $F_iO_2$ de 30% e aumentar se necessário, utilizando analisador de gases anestésicos para confirmar valores
- Umedecer gazes inseridas em via aérea
- Usar eletrocautério bipolar, evitando eletrocautério monopolar
- Colocar o *laser* no modo de espera enquanto não estiver sendo utilizado
- Manter uma adequada comunicação entre anestesista e equipe cirúrgica

$F_iO_2$, fração inspirada de oxigênio.

*Fonte: ECRI institute.*[112]

**QUADRO 64.9** Prevenção de fogo em via aérea

**Ações para extinguir o fogo em sala cirúrgica:**

- Cessar o fluxo de gás fresco para o paciente
- Remover imediatamente os materiais em combustão e ter algum membro da equipe à disposição para extingui-lo. Caso necessário, utilizar extintor de $CO_2$
- Os cuidados com o paciente incluem reassumir a ventilação, controlar o sangramento, retirar o paciente da sala cirúrgica em caso de fogo ou fumaça, examinar o paciente à procura de lesões e tratá-las de forma adequada
- Caso o fogo não seja controlado rapidamente, chamar a brigada de incêndio e isolar a sala

**Conduta específica para fogo em via aérea:**

- Remover o tubo endotraqueal
- Cessar o fluxo de gás fresco na via aérea
- Colocar solução salina na via aérea
- Os cuidados com o paciente incluem restabelecer a via aérea, reassumir a ventilação com ar comprimido até se ter certeza de que não restou material em combustão na via aérea, então trocar para $O_2$ a 100%, examinar a via aérea à procura de lesões e tratá-las adequadamente

*Fonte: ECRI institute.*[112]

# Emergências das vias aéreas

As emergências das vias aéreas englobam estridor, aspiração de corpo estranho, epiglotite e crupe.

## Estridor

O estridor é um som respiratório anormal, estridente e musical que pode representar uma condição com risco de morte por obstrução da via aérea. Suas causas podem ser aspiração de corpo estranho, epiglotite, laringomalacia ou crupe.[89]

## Corpo estranho

A aspiração de corpo estranho pode causar estridor, sibilância, tosse ou diminuição do murmúrio vesicular à ausculta pulmonar. Geralmente, ocorre em crianças entre 1 e 5 anos de idade. Pode apresentar alterações no raio X de tórax, como regiões de atelectasia ou hiperinsuflação. Além disso, o corpo estranho pode ser radiotransparente. O tratamento é realizado com fibrobroncoscopia.[89]

## Epiglotite

A epiglotite é uma infecção bacteriana em geral causada por *Haemophilus influenzae* tipo B. Todavia, com o advento da vacinação, a incidência desse tipo de infecção caiu bastante. Nos dias atuais, ela costuma ser causada por *Streptococcus pneumoniae*. As manifestações clínicas incluem estridor, dificuldade de deglutição, odinofagia e febre alta, com rápida progressão dos sintomas em horas. O diagnóstico pode ser confirmado pelo raio X cervical da laringe. É importante não agitar a criança para evitar crise de laringospasmo.

O paciente deve ser monitorizado com oximetria de pulso, cardioscopia e pressão arterial não invasiva e receber oxigênio suplementar. A indução anestésica pode ser inalatória e, depois disso, o acesso venoso periférico é puncionado. Durante qualquer anestesia pediátrica, dois fármacos de resgate devem estar sempre aspirados e prontos para uso: atropina e succinilcolina. A laringoscopia deve ser feita com cuidado, evitando-se tocar a lâmina do laringoscópio na epiglote para prevenir sangramento ou edema. Tubos endotraqueais mais finos devem ser utilizados. A extubação só deve ocorrer depois que o exame da via aérea revelar diminuição do edema da epiglote.[89]

## Crupe

O crupe é uma laringotraqueobronquite causada por infecção viral aguda que pode provocar estridor, geralmente durante a noite, não apresentando a mesma gravidade da epiglotite. É um processo autolimitado e não exige intubação orotraqueal nem ventilação mecânica.[89]

# Referências


1. Archer S. Functional endoscopic sinus surgery. Atlas Oral Maxillofac Surg Clin North Am. 2003;11(2):157-67.
2. Xiao P, Zhang XS. Adult laryngotracheal surgery. Anesthesiol Clin. 2010;28(3):529-40.
3. Martini FH, Timmons MJ, Tallitsch RB. Atlas de anatomia humana. 6. ed. Porto Alegre: Artmed; 2009.
4. Al-alami AA, Ayoub CM, Baraka AS. Laryngospasm: review of different prevention and treatment modalities. Paediatr Anaesth. 2008;18(4):281-8.
5. Al-alami AA, Zestos MM, Baraka AS. Pediatric laryngospasm: prevention and treatment. Curr Opin Anaesthesiol. 2009;22(3):388-95.
6. Salem MR, Crystal GJ, Nimmagadda U. Understanding the mechanics of laryngospasm is crucial for proper treatment. Anesthesiology. 2012;117(2):441-2.
7. Apfelbaum RI, Kriskovich MD, Haller JR. On the incidence, cause, and prevention of recurrent laryngeal nerve palsies during anterior cervical spine surgery. Spine (Phila Pa 1976). 2000;25(22):2906-12.
8. Cavo JW Jr. True vocal cord paralysis following intubation. Laryngoscope. 1985;95(11):1352-9.
9. Brandwein M, Abramson AL, Shikowitz MJ. Bilateral vocal cord paralysis following endotracheal intubation. Arch Otolaryngol Head Neck Surg. 1986;112(8):877-82.
10. Wason R, Gupta P, Gogia AR. Bilateral adductor vocal cord paresis following endotracheal intubation for general anaesthesia. Anaesth Intensive Care. 2004;32(3):417-8.
11. Lim EK, Chia KS, Ng BK. Recurrent laryngeal nerve palsy following endotracheal intubation. Anaesth Intensive Care. 1987;15(3):342-5.
12. Tekin M, Acar GO, Kaytaz A, Savrun FK, Çelik M, Cam OH. Bilateral vocal cord paralysis secondary to head and neck surgery. J Craniofac Surg. 2012;23(1):135-7.
13. Netter FH. Atlas de anatomia humana. 2. ed. Porto Alegre: Artmed; 2000.
14. Chiang FY, Lee KW, Chen HC, Chen HY, Lu IC, Kuo WR, et al. Standardization of intraoperative neuromonitoring of recurrent laryngeal nerve in thyroid operation. World J Surg. 2010;34(2):223-9.
15. Dralle H, Sekulla C, Lorenz K, Brauckhoff M, Machens A, German IONM Study Group. Intraoperative monitoring of the recurrent laryngeal nerve in thyroid surgery. World J Surg. 2008;32(7):1358-66.
16. Chiang FY, Lu IC, Kuo WR, Lee KW, Chang NC, Wu CW. The mechanism of recurrent laryngeal nerve injury during thyroid surgery--the application of intraoperative neuromonitoring. Surgery. 2008;143(6):743-9.
17. Liang S, Irwin MG. Review of anesthesia for middle ear surgery. Anesthesiol Clin. 2010;28(3):519-28.
18. Hillman DR, Platt PR, Eastwood PR. Anesthesia, sleep, and upper airway collapsibility. Anesthesiol Clin. 2010;28(3):443-55.
19. Egan TD, Wong KC. Perioperative smoking cessation and anesthesia: a review. J Clin Anesth. 1992;4(1):63-72.
20. Kuri M, Nakagawa M, Tanaka H, Hasuo S, Kishi Y. Determination of the duration of preoperative smoking cessation to improve wound healing after head and neck surgery. Anesthesiology. 2005;102(5):892-6.
21. Seet E, Chung F. Obstructive sleep apnea: preoperative assessment. Anesthesiol Clin. 2010;28(2):199-215.
22. Ankichetty S, Chung F. Considerations for patients with obstructive sleep apnea undergoing ambulatory surgery. Curr Opin Anaesthesiol. 2011;24(6):605-11.
23. Rodriguez-Bruno K, Goldberg AN, McCulloch CE, Kezirian EJ. Test-retest reliability of drug-induced sleep endoscopy. Otolaryngol Head Neck Surg. 2009;140(5):646-51.
24. Chung F, Yegneswaran B, Liao P, Chung SA, Vairavanathan S, Islam S, et al. STOP questionnaire: a tool to screen patients for obstructive sleep apnea. Anesthesiology. 2008;108(5):812-21.
25. Flemons WW. Clinical practice. Obstructive sleep apnea. N Engl J Med. 2002;347(7):498-504.
26. Becke K. Anesthesia in children with a cold. Curr Opin Anaesthesiol. 2012;25(3):333-9.
27. von Ungern-Sternberg BS, Boda K, Chambers NA, Rebmann C, Johnson C, Sly PD, et al. Risk assessment for respiratory complications in paediatric anaesthesia: a prospective cohort study. Lancet. 2010;376(9743):773-83.
28. Tait AR, Malviya S. Anesthesia for the child with an upper respiratory tract infection: still a dilemma? Anesth Analg. 2005;100(1):59-65.
29. Becke K. Anesthesia for ORL surgery in children. GMS Curr Top Otorhinolaryngol Head Neck Surg. 2014;13:Doc04.
30. Parnis SJ, Barker DS, Van Der Walt JH. Clinical predictors of anaesthetic complications in children with respiratory tract infections. Paediatr Anaesth. 2001;11(1):29-40.
31. von Ungern-Sternberg BS, Habre W, Erb TO, Heaney M. Salbutamol premedication in children with a recent respiratory tract infection. Paediatr Anaesth. 2009;19(11):1064-9.
32. Webster AC. Anesthesia for operations on the upper airway. Int Anesthesiol Clin. 1972;10(3):61-122.
33. Patel A, Pearce A, Pracy P. Head and neck pathology. In: Cook T, Woodall N, Frerk C, editors. NAP4: 4th National Audit Project of The Royal College of Anaesthetists and The Difficult Airway Society: major complications of airway management in the United Kingdom: report and findings [Internet]. London: The Royal College of Anaesthetists; 2011 [capturado em 30 mar. 2016]. p.143-54. Disponível em: www.rcoa.ac.uk/system/files/CSQ-NAP4-Full.pdf.
34. Aziz MF, Healy D, Kheterpal S, Fu RF, Dillman D, Brambrink AM. Routine clinical practice effectiveness of the Glidescope in difficult airway management: an analysis of 2,004 Glidescope intubations, complications, and failures from two institutions. Anesthesiology. 2011;114(1):34-41.
35. Apfelbaum JL, Hagberg CA, Caplan RA, Blitt CD, Connis RT, Nickinovich DG, et al. Practice guidelines for management of the difficult airway: an updated report by the American Society of Anesthesiologists Task Force on Management of the Difficult Airway. Anesthesiology. 2013;118(2):251-70.
36. Ferson DZ, Rosenblatt WH, Johansen MJ, Osborn I, Ovassapian A. Use of the intubating LMA-Fastrach in 254 patients with difficult-to-manage airways. Anesthesiology. 2001;95(5):1175-81.
37. Frerk C, Cook T. Management of the "can't intubate can't ventilate" situation and the emergency surgical airway. In: Cook T, Woodall N, Frerk C, editors. NAP4: 4th National Audit Project of The Royal College of Anaesthetists and The Difficult Airway Society: major complications of airway management in the United Kingdom: report and findings [Internet].London: The Royal College of Anaesthetists; 2011 [capturado em 30 mar. 2016]. p.105-13. Disponível em: www.rcoa.ac.uk/system/files/CSQ-NAP4-Full.pdf.
38. Lyon ST, Holinger LD. Endoscopic evaluation of the patient with head and neck cancer. Clin Plast Surg. 1985;12(3):331-41.
39. Mandel JE. Laryngeal mask airways in ear, nose, and throat procedures. Anesthesiol Clin. 2010;28(3):469-83.
40. McRae K. Anesthesia for airway surgery. Anesthesiol Clin North America. 2001;19(3):497-541, vi.
41. Chang T, Dworsky WA, White PF. Continuous electromyography for monitoring depth of anesthesia. Anesth Analg. 1988;67(6):521-5.
42. Jameson LC, Sloan TB. Monitoring of the brain and spinal cord. Anesthesiol Clin. 2006;24(4):777-91.
43. Stammberger H. Results, problems and complications. In: Stammberger H, editor. Functional endoscopic sinus surgery: the Messerklinger technique. Philadelphia: B.C. Decker; 1991. p. 459-77.
44. Landsman IS, Werkhaven JA, Motoyama EK. Anesthesia for pediatric otorhinolaryngologic surgery. In: Davis P, Cladis FP, Motoyama EK. Smith's anesthesia for infants and children. 8th ed. St. Louis: Mosby; 2011. p. 786-820.
45. Ankichetty SP, Ponniah M, Cherian V, Thomas S, Kumar K, Jeslin L, et al. Comparison of total intravenous anesthesia using propofol and inhalational anesthesia using isoflurane for controlled hypotension in functional endoscopic sinus surgery. J Anaesthesiol Clin Pharmacol. 2011;27(3):328-32.
46. Gilbey P, Kukuev Y, Samet A, Talmon Y, Ivry S. The quality of the surgical field during functional endoscopic sinus surgery--the effect of the mode of ventilation--a randomized, prospective, double-blind study. Laryngoscope. 2009;119(12):2449-53.
47. Albertin A, Casati A, Federica L, Roberto V, Travaglini V, Bergonzi P, et al. The effect-site concentration of remifentanil blunting cardiovascular responses to tracheal intubation and skin incision during bispectral index-guided propofol anesthesia. Anesth Analg. 2005;101(1):125-30, table of contents.
48. Stanski DR, Shafer SL. Quantifying anesthetic drug interaction. Implications for drug dosing. Anesthesiology. 1995;83(1):1-5.
49. Troy AM, Huthinson RC, Easy WR, Kenney GN. Tracheal intubating conditions using propofol and remifentanil target-controlled infusions. Anaesthesia. 2002;57(12):1204-7.
50. Ledowski T, Bein B, Hanss R, Paris A, Fudickar W, Scholz J, et al. Neuroendocrine stress response and heart rate variability: a comparison of total intravenous versus balanced anesthesia. Anesth Analg. 2005;101(6):1700-5.
51. White PF, Tang J, Wender RH, Yumul R, Stokes OJ, Sloninsky A, et al. Desflurane versus sevoflurane for maintenance of outpatient anesthesia: the effect on early versus late recovery and perioperative coughing. Anesth Analg. 2009;109(2):387-93.
52. Ryu JH, Sohn IS, Do SH. Controlled hypotension for middle ear surgery: a comparison between remifentanil and magnesium sulphate. Br J Anaesth. 2009;103(4):490-5.
53. Degoute CS, Ray MJ, Manchon M, Dubreuil C, Banssillon V. Remifentanil and controlled hypotension; comparison with nitroprusside or esmolol during tympanoplasty. Can J Anaesth. 2001;48(1):20-7.
54. Degoute CS. Controlled hypotension: a guide to drug choice. Drugs. 2007;67(7):1053-76.
55. Jellish WS, Leonetti JP, Buoy CM, Sincacore JM, Sawicki KJ, Macken MP. Facial nerve electromyographic monitoring to predict movement in patients titrated to a standard anesthetic depth. Anesth Analg. 2009;109(2):551-8.
56. Nho JS, Lee SY, Kang JM, Kim MC, Choi YK, Shin OY, et al. Effects of maintaining a remifentanil infusion on the recovery profiles during emergence from anaesthesia and tracheal extubation. Br J Anaesth. 2009;103(6):817-21.
57. Twersky RS, Jamerson B, Warner DS, Fleisher LA, Hogue S. Hemodynamics and emergence profile of remifentanil versus fentanyl prospectively compared in a large population of surgical patients. J Clin Anesth. 2001;13(6):407-16.
58. Anderson PJ, Nizam M. Septorhinoplasty under general anaesthesia. Rhinology. 1998;36(4):204.
59. Baker AR, Baker AB. Anaesthesia for endoscopic sinus surgery. Acta Anaesthesiol Scand. 2010;54(7):795-803.
60. Dogan R, Erbek S, Gonencer HH, Erbek HS, Isbilen C, Arslan G. Comparison of local anaesthesia with dexmedetomidine sedation and general anaesthesia during septoplasty. Eur J Anaesthesiol. 2010;27(11):960-4.
61. Ashchi M, Wiedemann HP, James KB. Cardiac complication from use of cocaine and phenylephrine in nasal septoplasty. Arch Otolaryngol Head Neck Surg. 1995;121(6):681-4.
62. Hsu J, Peters AT. Pathophysiology of chronic rhinosinusitis with nasal polyp. Am J Rhinol Allergy. 2011;25(5):285-90.
63. Aouad RK, Chiu AG. State of the art treatment of nasal polyposis. Am J Rhinol Allergy. 2011;25(5):291-8.
64. To EW, Tsang WM, Yiu F, Chan M. A missing throat pack. Anaesthesia. 2001;56(4):383-4.
65. Higgins TS, Hwang PH, Kingdom TT, Orlandi RR, Stammberger H, Han JK. Systematic review of topical vasoconstrictors in endoscopic sinus surgery. Laryngoscope. 2011;121(2):422-32.
66. Macmillan M, Barker K. Phenylephrine toxicity. Eur J Anaesthesiol. 2008;25(5):426-7.
67. Graf P. Oxymetazoline nasal spray. Laryngoscope. 1998;108(8 Pt 1):1255.
68. Aukema AA, Fokkens WJ. Chronic rhinosinusitis: management for optimal outcomes. Treat Respir Med. 2004;3(2):97-105.
69. Johnson PE, Belafsky PC, Postma GN. Topical nasal anesthesia for transnasal fiberoptic laryngoscopy: a prospective, double-blind, cross-over study. Otolaryngol Head Neck Surg. 2003;128(4):452-4.
70. Arendt KW, Khan K, Curry TB, Tsen LC. Topical vasoconstrictor use for nasal intubation during pregnancy complicated by cardiomyopathy and preeclampsia. Int J Obstet Anesth. 2011;20(3):246-9.
71. Loewen AH, Hudon ME, Hill MD. Thunderclap headache and reversible segmental cerebral vasoconstriction associated with use of oxymetazoline nasal spray. CMAJ. 2004;171(6):593-4.
72. Amorocho MR, Sordillo A. Anesthesia for functional endoscopic sinus surgery: a review. Anesthesiol Clin. 2010;28(3):497-504.
73. Eberhart LH, Folz BJ, Wulf H, Geldner G. Intravenous anesthesia provides optimal surgical conditions during microscopic and endoscopic sinus surgery. Laryngoscope. 2003;113(8):1369-73.
74. Luba K, Cutter TW. Supraglottic airway devices in the ambulatory setting. Anesthesiol Clin. 2010;28(2):295-314.
75. Slack R, Bates G. Functional endoscopic sinus surgery. Am Fam Physician. 1998;58(3):707-18. Review.
76. Senior BA, Kennedy DW, Tanabodee J, Kroger H, Hassab M, Lanza D. Long-term results of functional endoscopic sinus surgery. Laryngoscope. 1998;108(2):151-7.
77. Cumberworth VL, Sudderick RM, Mackay IS. Major complications of functional endoscopic sinus surgery. Clin Otolaryngol Allied Sci. 1994;19(3):248-53.
78. Sharp HR, Crutchfield L, Rowe-Jones JM, Mitchell DB. Major complications and consent prior to endoscopic sinus surgery. Clin Otolaryngol Allied Sci. 2001;26(1):33-8.
79. Sieskiewicz A, Olszewska E, Rogowski M, Grycz E. Preoperative corticosteroid oral therapy and intraoperative bleeding during functional endoscopic sinus surgery in patients with severe nasal polyposis: a preliminary investigation. Ann Otol Rhinol Laryngol. 2006;115(7):490-4.
80. Yang JJ, Li WY, Jil Q, Wang ZY, Sun J, Wang QP, et al. Local anesthesia for functional endoscopic sinus surgery employing small volumes of epinephrine-containing solutions of lidocaine produces profound hypotension. Acta Anaesthesiol Scand. 2005;49(10):1471-6.
81. Ahmed ZM, Vohra A. The reinforced laryngeal mask airway (RLMA) protects the airway in patients undergoing nasal surgery--an observational study of 200 patients. Can J Anaesth. 2002;49(8):863-6.

82. Sivaci R, Yilmaz MD, Balci C, Erincler T, Unlu H. Comparison of propofol and sevoflurane anesthesia by means of blood loss during endoscopic sinus surgery. Saudi Med J. 2004;25(12):1995-8.
83. Elsharnouby NM, Elsharnouby MM. Magnesium sulphate as a technique of hypotensive anaesthesia. Br J Anaesth. 2006;96(6):727-31.
84. Hussain SS, Laljee HC, Horrocks JM, Tec H, Grace AR. Monitoring of intra-operative visual evoked potentials during functional endoscopic sinus surgery (FESS) under general anaesthesia. J Laryngol Otol. 1996;110(1):31-6.
85. Church CA, Stewart C 4th, O-Lee TJ, Wallace D. Rofecoxib *versus* hydrocodone/acetaminophen for postoperative analgesia in functional endoscopic sinus surgery. Laryngoscope. 2006;116(4):602-6.
86. Lerman J, Steward DJ, Cote CJ. Otorhinolaryngology. In: Lerman J, Coré DJ, Steward DJ, editors. Manual of pediatric anesthesia. 6th ed. Philadelphia: Churchill Livingstone; 2010.
87. Wang EW, Gullung JL, Schlosser RJ. Modified endoscopic medial maxillectomy for recalcitrant chronic maxillary sinusitis. Int Forum Allergy Rhinol. 2011;1(6):493-7.
88. Al Shetawi AH, Parsa T, Calderon Y. Initial evaluation and management of maxillofacial injuries [Internet]. Medscape; 2016 [capturado em 28 ago. 2016]. Disponível em: http://emedicine.medscape.com/article/434875-overview.
89. Gonzalez RM, Louca J, Maldonado-Villalba S. Anesthesia for otolaryngologic and ophthalmic surgery. In: Barash P, Cullen BF, Stoelting RK, Cahalan MK, Stock MC, Ortega R, et al, editors. Clinical anesthesia fundamentals. Philadelphia: Wolters Kluwer, 2015. p. 539-56.
90. iviello RJ, Brown NA. Otolaryngologic procedures. In: Roberts JR, Hedges JR, editors. Clinical procedures in emergency medicine. 5th ed. Philadelphia: Saunders; 2010. cap. 64.
91. Weber RK, Werner JA, Hildenbrand T. Endonasal endoscopic medial maxillectomy with preservation of the inferior turbinate. Am J Rhinol Allergy. 2010;24(6):132-5.
92. Suzuki M, Nakamura Y, Nakayama M, Inagaki A, Murakami S, Takemura K, et al. Modified transnasal endoscopic medial maxillectomy with medial shift of preserved inferior turbinate and nasolacrimal duct. Laryngoscope. 2011;121(11):2399-401.
93. Westermark A. Total reconstruction of the temporomandibular joint. Up to 8 years of follow-up of patients treated with Biomet(®) total joint prostheses. Int J Oral Maxillofac Surg. 2010;39(10):951-5.
94. Singh V, Verma A, Kumar I, Bhagol A. Reconstruction of ankylosed temporomandibular joint: sternoclavicular grafting as an approach to management. Int J Oral Maxillofac Surg. 2011;40(3):260-5.
95. Bulgannawar BA, Rai BD, Nair MA, Kalola R. Use of temporalis fascia as an interpositional arthroplasty in temporomandibular joint ankylosis: analysis of 8 cases. J Oral Maxillofac Surg. 2011;69(4):1031-5.
96. Allen AH. Is i.v. access necessary for myringotomy with tubes? Ear Nose Throat J. 2007;86(11): 672-4, 681.
97. Weisskopf A. Phenol anesthesia for myringotomy. Laryngoscope. 1983;93(1):114.
98. Bailey CR. Management of outpatient ear, nose and throat surgery. Curr Opin Anaesthesiol. 2001;14(6):617-21.
99. Cai YR, Xu J, Chen LH, Chi FL. Electromyographic monitoring of facial nerve under different levels of neuromuscular blockade during middle ear microsurgery. Chin Med J (Engl). 2009;122(3):311-4.
100. Dillon FX. Electromyographic (EMG) neuromonitoring in otolaryngology-head and neck surgery. Anesthesiol Clin. 2010;28(3):423-42.
101. Sanders RD, Weimann J, Maze M. Biologic effects of nitrous oxide: a mechanistic and toxicologic review. Anesthesiology. 2008;109(4):707-22.
102. Jourdy DN, Kacker A. Regional anesthesia for office-based procedures in otorhinolaryngology. Anesthesiol Clin. 2010;28(3):457-68.
103. Hirsch C. Anaesthesia of the external ear. Acta Otolaryngol. 1934;21:256-78.
104. Futran ND, Dutcher PO, Roberts JK. The safety and efficacy of bedside tracheotomy. Otolaryngol Head Neck Surg. 1993;109(4):707-11.
105. Russell T, Cooper RM. Anesthesia for thyroid and parathyroid surgery. In: Abdelmalak B, Doyle DJ, editors. Anesthesia for otolaryngologic surgery. Cambridge: Cambridge University Press; 2012.
106. Nayak B, Burman K. Thyrotoxicosis and thyroid storm. Endocrinol Metab Clin North Am. 2006;35(4): 663-86, vii.
107. Healy W, Bradford CR. Neck dissection and laryngectomy. In: Abdelmalak B, Doyle DJ, editors. Anesthesia for otolaryngologic surgery. Cambridge: Cambridge University Press; 2012.
108. den Herder C, Schmeck J, Appelboom DJ, de Vries N. Risks of general anaesthesia in people with obstructive sleep apnoea. BMJ. 2004;329(7472):955-9.
109. Anesthesia for laser airway surgery. In: Hagberg C. Benumof and Hagberg's airway management. 3rd ed. Philadelphia: Elsevier; 2013. Cap. 40, parte 5.
110. Rosenblatt WH. Preoperative endoscopic airway examination. In: Abdelmalak B, Doyle DJ, editors. Anesthesia for otolaryngologic surgery. Cambridge: Cambridge University Press; 2012.
111. Sheinbein DS, Loeb RG. Laser surgery and fire hazards in ear, nose, and throat surgeries. Anesthesiol Clin. 2010;28(3):485-96.
112. ECRI institute. Fire prevention recommendations in the operating room: ECRI Institute. New clinical guide to surgical fire prevention. Health Devices. 2009;38(10):314-332.


# Questões de Provas do TSA

**64.1 (TSA/2012)** A estrutura ocular que pode ser lesada pelo *laser* de $CO_2$ é o(a):

**A.** Retina .

**B.** Córnea.

**C.** Cristalino.

**D.** Corpo ciliar.

**64.2 (TSA/2012)** Paciente de 37 anos, estado físico ASA 1, será submetido à timpanomastoidectomia sob anestesia geral com monitorização do nervo facial. O fármaco que deve ser evitado ou ter sua dose reduzida é o:

**A.** Alfentanil.

**B.** Isoflurano.

**C.** Rocurônio.

**D.** Etomidato.

**64.3 (TSA/2015)** Mulher de 34 anos, 62 kg e 1,70 m, previamente hígida, é submetida à antrostomia maxilar com etmoidectomia parcial bilateral por via endoscópica nasal sob anestesia geral venosa. Na sala de recuperação, a paciente evolui com queixa de dor intensa no olho esquerdo associada a diminuição da acuidade visual e diplopia. Exame físico evidencia edema de pálpebras e conjuntiva com proptose, oftalmoplegia, aumento da tensão do globo ocular e perda do reflexo pupilar ipsilateral. Qual medida terapêutica emergencial deve ser empregada nessa situação?

**A.** Crioterapia local.

**B.** Descompressão cirúrgica.

**C.** Colírio de betabloqueador.

**D.** Oclusão ocular com pomada de corticoide.

# 65. ANESTESIA EM CIRURGIA E TRAUMATOLOGIA BUCOMAXILOFACIAIS

Tailur Alberto Grando
Edela Puricelli

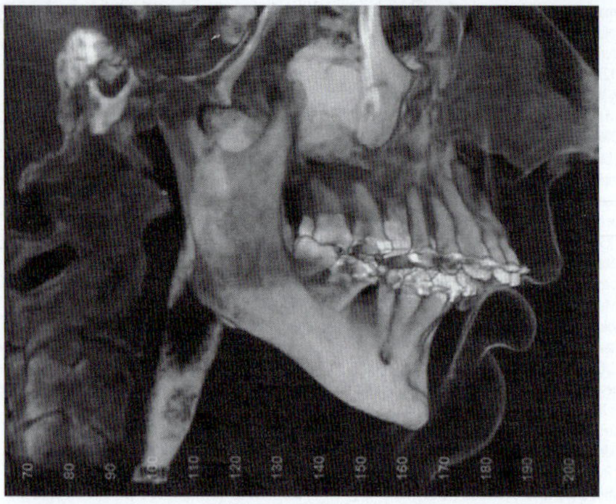

**FIGURA 65.1** Tomografia computadorizada de feixe cônico (TCFC) tridimensional (3D) de perfil. A especialidade de CTBMF dedica-se ao diagnóstico e tratamento das estruturas dentomusculoesqueléticas, bem como das articulações temporomandibulares do sistema estomatognático.

Esta imagem pode ser visualizada em cores no Anexo 2, página 1570.

Os procedimentos odontológicos, cirúrgicos ou clínicos, podem se tornar extremamente desconfortáveis e dolorosos, gerando ansiedade, medo, fobias e importantes alterações autonômicas com modificações sistêmicas e psíquicas. Embora técnicas eficientes de anestesia local estejam no domínio do cirurgião-dentista, é crescente a indicação de técnicas de sedação e anestesia geral para melhor manejo e abordagens complexas nas intervenções terapêuticas odontológicas.

A odontologia é a área da saúde humana na qual seus profissionais estudam e atuam clínica e cirurgicamente no sistema estomatognático (unidade morfofuncional que engloba parte do crânio, face, pescoço e cavidade bucal). Tais estruturas sustentam a via aérea superior e, somadas aos músculos, vasos, nervos, glândulas e cartilagens, atuam diretamente na funcionalidade da mastigação, deglutição, sucção, fala e respiração.[1]

Entre as especialidades odontológicas, a cirurgia e traumatologia bucomaxilofaciais (CTBMF) tem como objetivo o diagnóstico e o tratamento cirúrgico e coadjuvante de doenças, traumatismos, lesões e anomalias congênitas e adquiridas do aparelho mastigatório e anexos, bem como das estruturas craniofaciais associadas[2] (**FIG. 65.1**).

A partir de 1960, surgiram diversas frentes na luta pelos direitos à saúde no Brasil, sendo a Constituição Federal de 1988 um marco dos direitos sociais. Em 1998, a Lei 9.656 (mais conhecida como a Lei dos Planos de Saúde)[3] passou a regular a prestação de serviços por operadoras de saúde no país. Os cirurgiões-dentistas especialistas em CTBMF passaram a contar com maiores garantias de cobertura de estrutura hospitalar em centro cirúrgico para pacientes com complexidades, o que também alavancou novos cenários de prática para os médicos anestesiologistas, notadamente em procedimentos de trauma bucomaxilofacial, cirurgias reconstrutivas dos maxilares e das articulações temporomandibulares (ATMs), além das cirurgias dentárias, enxertos ósseos ou com biomateriais nas regiões osseoalveolares.

Nesse mesmo compasso, cirurgiões-dentistas da clínica odontológica também ampliaram suas atuações no ambiente hospitalar. Entre outros marcos legais, o Decreto 5.296/2004[4] tratou da acessibilidade e mobilidade reduzida, prevendo revisões dos espaços arquitetônicos, equipamentos, mobiliários, nas técnicas e, consequentemente, revisões dos modelos assistenciais praticados pelas instituições de saúde e na qualificação e formação das equipes. Rompeu-se a lógica de prestar atenção às pessoas com deficiências (físicas e/ou mentais) apenas como voluntariado e implementaram-se políticas e regulamentações que asseguraram tal assistência como "direitos e garantias".

A partir de 2006, a universalidade e a integralidade em saúde, entre outros princípios, modificaram a visão segmentada de como prestar serviços em saúde. As áreas da odontologia clínica passaram então a repensar o perfil assistencial, a estruturação da Rede de Saúde Bucal e os programas de formação dos cirurgiões-dentistas pelas universidades. O emprego de óxido nitroso, acupuntura, sedação assistida e anestesia geral, muitas vezes com uso de fibroscópio para intubação, passou a exigir que os médicos anestesiologistas renovassem abordagens para atuar integradamente às equipes de odontologia em centros cirúrgicos hospitalares.

Com a atuação odontológica expandindo-se nos hospitais brasileiros, na esteira dos avanços sociais, o Conselho Federal de Odontologia (CFO) ampliou o quadro de especialidades. Exemplo é a odontologia para pacientes com necessidades especiais (OPNE), que objetiva a prevenção, o diagnóstico, o tratamento e o controle dos problemas de saúde bucal dos pacientes com alteração no seu sistema biopsicossocial. Conforme dados da Organização das Nações Unidas, estima-se que 15,3% da população mundial (cerca de 978 milhões de pessoas dos estimados 6,4 bilhões de habitantes em 2004) possuam "deficiências graves ou moderadas", enquanto 2,9% (ou cerca de 185 milhões) enfrentam "deficiências graves". Segundo dados do Censo 2010 do Instituto Brasileiro de Geografia e Estatística (IBGE), há no Brasil cerca de 45,6 milhões de pessoas com deficiência, o que corresponde a 23,92% da população brasileira.[5]

Os procedimentos clínicos odontológicos (restaurações dentárias, endodontia, profilaxia bucal, entre outros), indicados sob anestesia geral, devem prever sequência terapêutica de preferência em um único tempo anestésico. Entretanto, durante sua execução, poderão ocorrer adequações ou associações de intervenções cirúrgicas dentomaxilares ao se constatar a gravidade das destruições das coroas por cárie, fratura de raiz, entre outras, as quais indicarão a remoção do dente. Nos pacientes

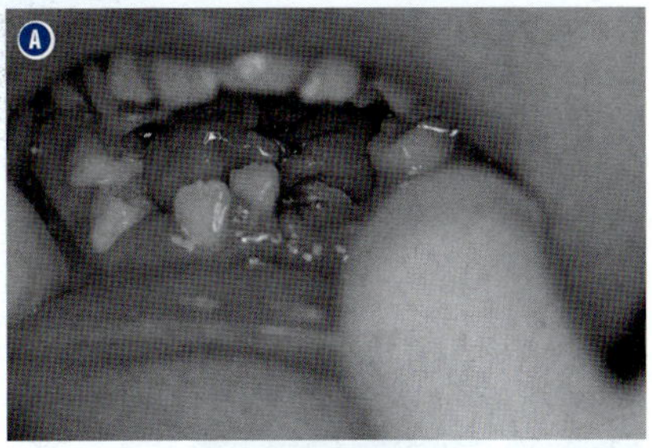


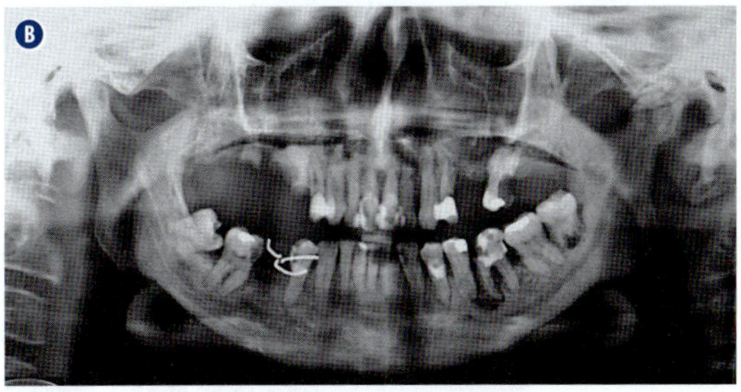


**FIGURA 65.2** Atenção clínica e cirúrgica odontológica em ambiente hospitalar. **A** Aspecto clínico em paciente pediátrico com comprometimento da higiene bucal, lesão de língua, lesões de cárie, presença de dentes extranumerários e desorganização das estruturas dentárias. **B** Radiografia panorâmica em topo de paciente submetido a radioterapia de cabeça e pescoço mostrando processos periapicais, restos residuais de elementos dentários, perda osseoalveolar, ATM direita e esquerda com irregularidades/alterações, fraturas coronais e processos infecciosos intracanal.

Esta imagem pode ser visualizada em cores no Anexo 2, página 1571.

com necessidades especiais, a indicação da anestesia geral está baseada nas suas condições sistêmicas, bucais e comportamentais (FIG. 65.2).

Os pacientes portadores de alterações ortopédicas da coluna, oncológicos submetidos a radioterapia de cabeça e pescoço, com doença de Parkinson ou Alzheimer, com sequelas de acidente vascular encefálico, entre outros, apresentam grandes dificuldades de acomodação na mesa cirúrgica, o que exige indispensáveis cuidados do cirurgião-dentista, do médico anestesiologista e das equipes de enfermagem para o seu manejo adequado (posicionamento de cabeça, estabilização das estruturas das ATMs nos movimentos de intubação e extubação, além da prevenção de danos às estruturas dentárias e aos tecidos bucais).

Com finalidade didática, os procedimentos da CTBMF realizados com sedação ou anestesia geral podem ser classificados como de pequeno, médio e grande porte consoante à duração da cirurgia, à abordagem da área, à potencial perda volêmica e às alterações hemodinâmicas.[6-8]

Como exemplos de procedimentos de pequeno e médio porte, citam-se biópsias de tecidos moles e ósseos; drenagem de abscessos bucais; cirurgias das retenções dentárias (radicais e conservadoras), das lesões paraendodônticas, dos cistos, dos tumores benignos, das luxações e fraturas dentoalveolares; e cirurgias pré-protéticas (extrações múltiplas com alveoloplastias, enxertos ósseos alveolares e reabilitação com implantes osseointegrados).[9]

Os procedimentos de grande porte incluem o tratamento de infecções maxilofaciais, das fraturas dentomaxilofaciais, de assoalho de órbita e zigomático, de fendas alveolopalatinas; as ressecções ou reconstrução de maxilares e anexos; as reconstruções da ATM; as cirurgias das deformidades dentomusculoesqueléticas, entre outras.[9-14]

Independentemente do porte, as intervenções bucomaxilofaciais podem adquirir caráter de urgência ou emergência, como as infecções odontogênicas nos espaços fasciais (angina de Ludwig) e os traumatismos de face (FIG. 65.3).

Na mesa de cirurgia, o posicionamento do paciente será em decúbito dorsal, com a cabeça alinhada em continuidade ao longo eixo do corpo, prevendo o acesso de manipulação intrabucal. Entretanto, condições ortopédicas presentes exigirão posicionamentos distintos da cabeça, a elevação do tronco (alterações da coluna vertebral) e o uso de apoios anatômicos específicos (deformações ortopédicas).[15]

## Avaliação pré-anestésica na cirurgia e traumatologia bucomaxilofaciais

As cirurgias bucomaxilofaciais de pequeno e médio porte são ordinariamente realizadas em caráter ambulatorial ou em hospital-dia, e os pacientes são avaliados em consultório pré-anestésico.

A consulta pré-anestésica permite identificar os fatores de risco associados às cirurgias complexas: estado físico, idade, obesidade, história de doença cardíaca, magnitude e gravidade da intervenção cirúrgica, entre outros. Promovem-se também o controle da ansiedade, a realização de exames complementares, se ainda necessários, consultas interprofissionais e o estabelecimento da rotina terapêutica, planejando menor risco cirúrgico.

Sugere-se a internação hospitalar com antecedência para os pacientes que serão submetidos a cirurgias eletivas bucomaxilofaciais de grande porte. Para os pacientes pediátricos e neonatais, considera-se indispensável a internação prévia com acompanhamento do médico pediatra.

As condições da cavidade bucal e de seus anexos são de interesse direto para o anestesiologista na anamnese e no exame físico. Associadas ao diagnóstico e ao plano de tratamento, as condições intrabucais podem determinar complicações trans e pós-operatórias. A presença de processos infecciosos dentários, periodontais e amigdalianos determina más condições de assepsia, ocasionando contaminação e disseminação bacteriana no sistema respiratório durante a intubação. Recomenda-se obter informações sobre data da última revisão odontológica, histórico de doenças dentárias (cáries) e periodontais (dentes luxados, fístulas), reabilitação por próteses dentárias móveis e implantes, próteses obturadoras (que vedam comunicações bucossinusais) e procedimentos prévios a que o paciente tenha sido submetido.

A história de obstrução nasal, roncos, apneia do sono, com uso ou não de aparelho de pressão positiva contínua nas vias aéreas (CPAP) ou outros dispositivos, chama a atenção para um exame mais detalhado da permeabilidade das fossas nasais por visão direta ou rinomanometria. O médico anestesiologista poderá ainda dispor da radiografia panorâmica, caso o cirurgião bucomaxilofacial a tenha requisitado para seu planejamento, associando-a ao exame físico para prever a fossa nasal mais indicada para intubação.[16,17]

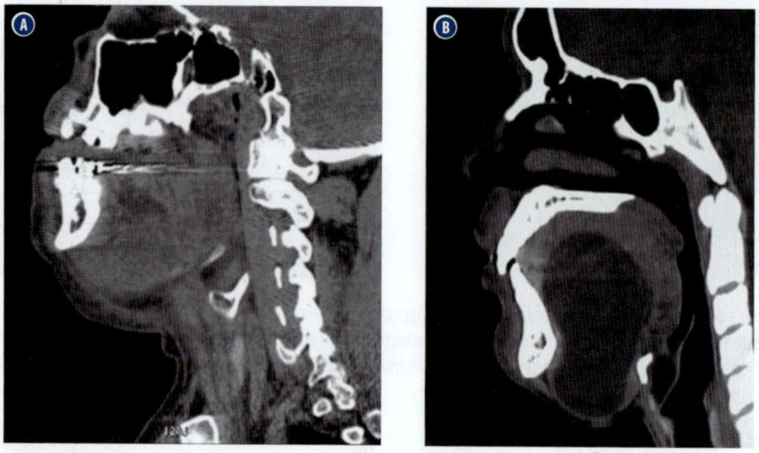

**FIGURA 65.3** Comprometimentos do espaço orofaríngeo. **A** Angina de Ludwig – caráter de emergência: tomografia computadorizada de face-perfil em paciente adulto mostrando celulite cervicofacial de rápida evolução invadindo os espaços submentoniano, submandibular e sublingual, com obstrução respiratória alta. É importante evitar lesão dos tecidos moles durante a manobra de intubação devido ao risco de disseminação da infecção e drenagem para o espaço faríngeo. **B** Cisto dermoide – caráter de urgência: ressonância magnética de face-perfil em paciente pediátrico com tumoração de evolução lenta e desenvolvimento caudal e cranial, com obstrução progressiva da via aérea por elevação da língua e projeção para o espaço retrofaríngeo.

Entre as malformações congênitas, as anomalias dento-musculoesqueléticas apresentam alterações no crescimento e desenvolvimento das estruturas maxilar, mandibular, da cavidade bucal e de seus anexos. Os procedimentos cirúrgicos podem interferir favoravelmente, corrigindo tais anomalias, dentro de uma expectativa funcional.[13]

Entre as anomalias dentomaxilofaciais, é importante o diagnóstico diferencial entre prognatismo (mandíbula avançada) e retrognatismo (mandíbula retraída). A essas anomalias esqueléticas estão associadas alterações na oclusão dentária (projeção dos dentes incisivos superiores e inferiores), postura labial deficiente e possíveis disfunções das ATMs.

Outros achados no exame físico sinalizam para maior dificuldade nas manobras de laringoscopia e intubação, como a restrição da cavidade bucal (boca pequena) e/ou nos movimentos de abertura, anomalias linguais (macroglossia), dentes anteriores superiores longos e/ou projetados, a conformação do palato (côncavo, raso), a presença de aparelho ortodôntico, a visibilidade da úvula e tumores na orofaringe. Características anatômicas como pescoço curto e musculoso, confirmadas pelas distâncias tireomentoniana (< 6 cm) e esternomentoniana (< 12,5 cm), ou sequelas de queimaduras cervicais, associadas a menor mobilidade da cabeça, alertam para a dificuldade de obtenção da via aérea.[17-20] No exame intrabucal podem ser observadas alterações do tipo III e IV da classificação de Mallampati **(FIG. 65.4)**.

Pacientes retrognatas podem sofrer de síndrome da apneia/hipopneia obstrutiva do sono (SAHOS).[21-24] Os sinais e sintomas dessa enfermidade são caracterizados por sonolência, alterações intelectuais e da personalidade, impotência sexual, hipertensão sistêmica e pulmonar. O exame físico pode confirmar uma desproporcionalidade anatomofuncional envolvendo língua, palato duro e palato mole, arcos dentários, esqueleto maxilomandibular e pescoço[1,21,25] **(FIG. 65.5)**.

Doenças genéticas associadas a alterações na área bucomaxilofacial, como as síndromes de Down, Freeman-Sheldon, Goldenhar **(FIG. 65.6)**, Pierre Robin, Treacher Collins, fibrodisplasia ossificante progressiva, entre outras, com envolvimento das regiões do pescoço ou cintura escapular e da ATM, também sinalizam dificuldades para intubação.

Alterações dos movimentos mandibulares, somadas a queixas de ruído, limitações funcionais e dor, devem alertar para disfunções na ATM. Na hipermobilidade, o paciente apresenta uma abertura de boca > 40 mm, que pode significar a luxação da ATM aguda ou crônica recidivante, ou que possa ocorrer na manobra de intubação. O paciente deve ser alertado previamente sobre riscos de lesões nas estruturas articulares.

A anquilose da ATM é uma fibrose entre disco e cabeça da mandíbula com a superfície do osso temporal apresentando progressiva ossificação, limitação de abertura bucal e perda da função. Na avaliação clínica, haverá uma importante restrição dos movimentos mandibulares, criando uma limitação importante que impede o acesso à cavidade bucal. As imagens radiográficas, tomografia computadorizada (TC) ou ressonância magnética (RM), nas condições clínicas avançadas, revelam superfícies irregulares na cabeça da mandíbula e na fossa glenóidea temporal.[13] A indicação da fibroscopia para intubação traqueal, nesses casos, é uma conduta atual e constante, em crianças e adultos **(FIG. 65.7)**.

Diante da demanda crescente, tanto de reabilitações dentárias sobre implantes quanto de reconstruções de estruturas articulares temporomandibulares (prótese metálica ou artroplastia biconvexa), recomenda-se que o anestesiologista conheça as técnicas, as órteses e próteses e os biomateriais empregados, bem como suas características, uma vez que portadores dessas soluções estarão cada vez mais presentes na sua rotina. O manejo da ATM reconstruída e/ou da mandíbula por enxertos de fíbula ou por placas metálicas para obtenção de abertura bucal, nas intubações para procedimentos que não bucomaxilofaciais, exigirá um cuidado aumentado com tais estruturas, pois, em ocorrendo danos, o cirurgião presente não é da área de CTBMF para poder intervir de imediato, e o provável tratamento de acidentes ou sequelas envolverão custos e tempos expressivos **(FIG. 65.8)**.

Pacientes em tratamento de doenças metabólicas (osteoporose, osteogênese imperfeita, doença de Paget, mieloma

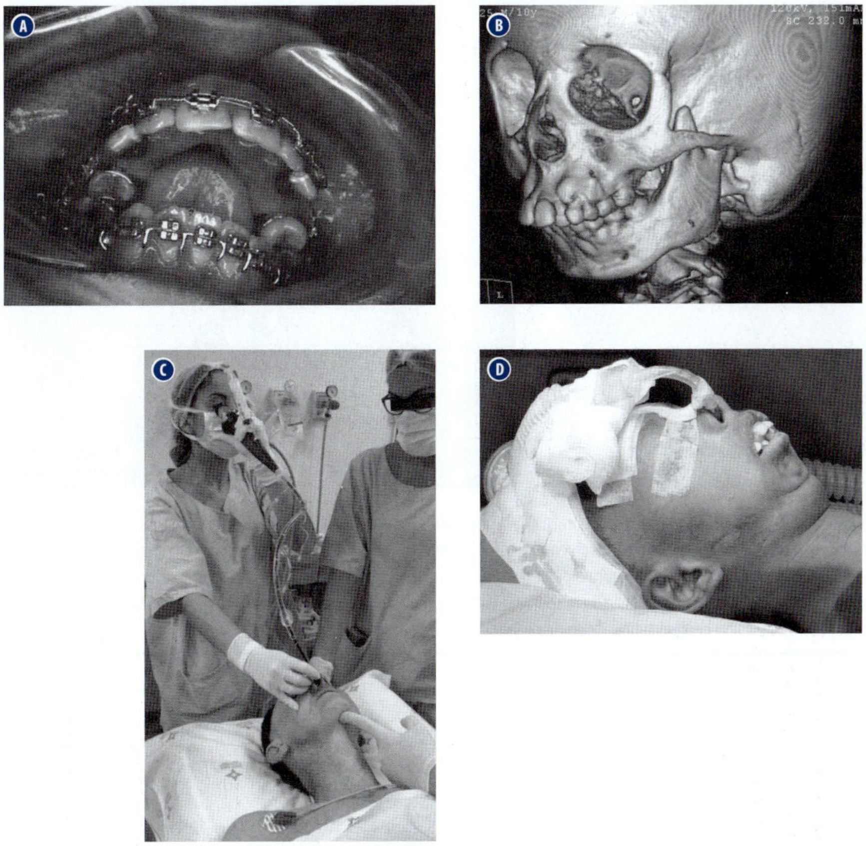


**FIGURA 65.4** Dificuldades para manobras de intubação em pacientes com alterações dentomusculoesqueléticas. **A** Aspecto intrabucal: discrepância dentoesquelética transversa e sagital, presença de aparelho ortodôntico nos arcos dentários, palato côncavo e língua retroposicionada. **B** Tomografia computadorizada de feixe em leque (TCFB) em 3D de face em paciente pediátrico: anquilose de ATM, alteração de crescimento da apófise coronóidea, micrognatia, *overjet* na bateria labial superior. **C** Aspecto clínico: emprego de fibroscópio para orientar a intubação nasotraqueal. **D** Aspecto clínico da face (perfil): hipodesenvolvimento mandibular (micrognatia e anquilose da ATM), pescoço curto, hipomobilidade labial, projeção dentária superior (*overjet*) e intubação nasotraqueal adequada para intervenção bucomaxilofacial.

Esta imagem pode ser visualizada em cores no Anexo 2, página 1571.

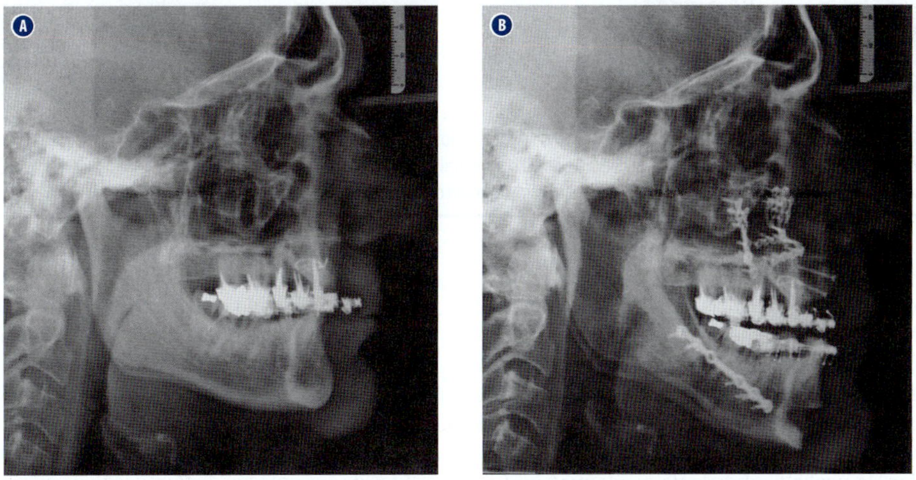


**FIGURA 65.5** Diagnóstico de síndrome da apneia/hipopneia obstrutiva do sono (SAHOS). **A** Radiografia teleperfil pré-operatória: discrepância sagital da mandíbula (retrognatia) e vertical (face curta), mordida profunda, projeção dos dentes anteriores superiores, prótese dentária fixa superior e configuração atrésica da naso-oro-hipofaringe. **B** Radiografia teleperfil pós-operatória: ampliação do espaço faríngeo, mandíbula em padrões métricos (sentido sagital), aumento da dimensão vertical da face, mentoplastia, correção das inclinações dentárias, normoclusão, reposicionamento funcional da língua. Alerta-se para manobras de intubação/extubação em pacientes já operados que poderão implicar em fraturas/deslocamentos das placas e parafusos, gerando lesões/mobilidade dentoesquelética e resíduos metálicos no espaço sinusal.

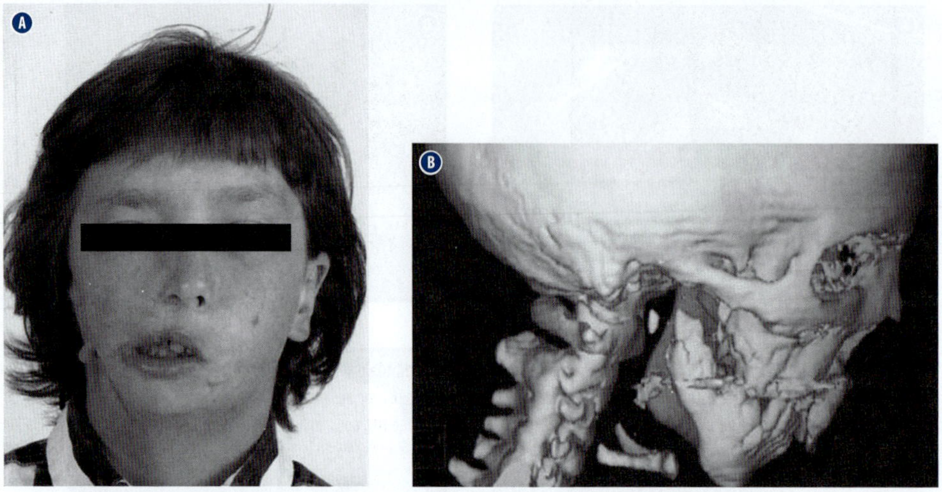

FIGURA 65.6 Síndrome de Goldenhar (displasia óculo-aurículo-vertebral). **A** Aspecto clínico frontal da face: observam-se macrostomia unilateral, fissura lábio-alveolopalatina, alterações alveolodentárias, hipoplasia unilateral envolvendo região zigomática e mandibular (retroposição com laterodesvio), coloboma unilateral e apêndices cutâneos pré-auriculares na linha trágus – comissura labial, microtomia ou outras malformações na orelha externa (surdez de condução). **B** Tomografia computadorizada com reconstrução em 3D, lado direito da face, mostrando hipoplasia da mandíbula (envolvendo ramo mandibular e cabeça da mandíbula), da maxila (presença de fissura alveolopalatina) e de zigoma, com possível fusão ou hemivértebras na coluna cervical e occipitalização do atlas.

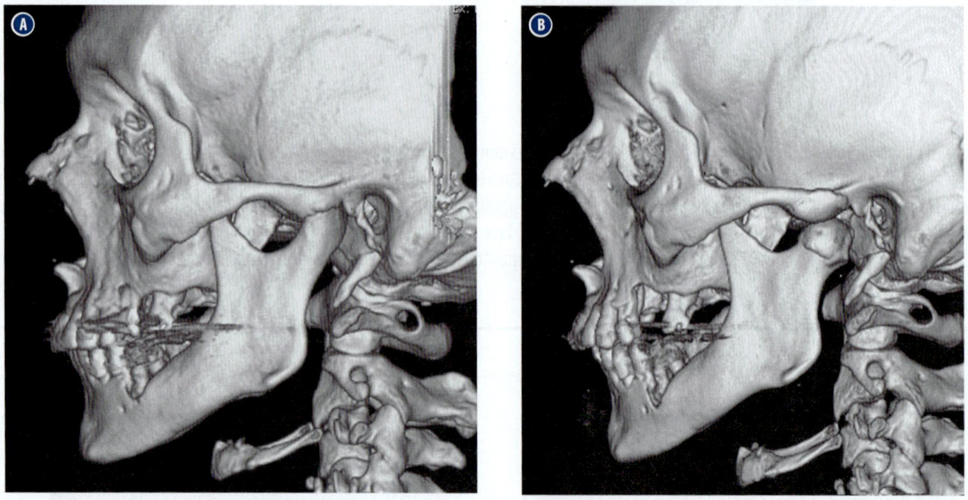

FIGURA 65.7 Aspectos tomográficos de anquilose e artroplastia biconvexa da articulação temporomandibular (lado direito). **A** TC em 3D de face mostrando anquilose de ATM, indicando fusão do disco e cabeça da mandíbula com a superfície do osso temporal impedindo/restringindo os movimentos mandibulares. **B** TC em 3D de face mostrando artroplastia biconvexa de ATM (técnica originária de E. Puricelli), com emprego de cimento cirúrgico (polimetilmetacrilato).

múltiplo, entre outras) ou oncológicas deverão informar sobre o uso de medicamentos contendo bisfosfonatos. A osteonecrose dos maxilares, associada ao uso de tais medicamentos, apresenta-se como um quadro clínico recentemente relatado pela odontologia. Sua evolução está relacionada a lesões na gengiva ou mucosa oral, acarretando a contaminação do osso alveolar necrosado. Há maior facilidade de exodontias ou luxações dentárias acidentais durante a intubação. Na progressão do quadro clínico, além da dor, a disseminação de infecções com drenagens purulentas e sequestros ósseos poderá oportunizar fraturas patológicas e anquilose infecciosa das ATMs. A possibilidade de fraturas traumáticas durante a intubação não deve ser desprezada (FIG. 65.9). Apesar das controvérsias quanto ao risco-benefício do uso de bisfosfonatos, sua indicação e manutenção deve estar orientada pelo médico assistente.[10]

## Avaliação pré-anestésica no trauma

O trauma dentoalveolar envolve o dente (coroa e raiz) e seus tecidos de sustentação de forma isolada ou combinada. Quando o traumatismo for complexo, atingindo o osso alveolar, pode estar associado a fratura da mandíbula em 72% dos casos.[11] A presença de coágulos intrabucais mascara o traumatismo, mas pode informar sobre o mecanismo hemostático do paciente.

O atendimento ao paciente traumatizado segue protocolo com sequências sistematizadas do Advanced Trauma Life

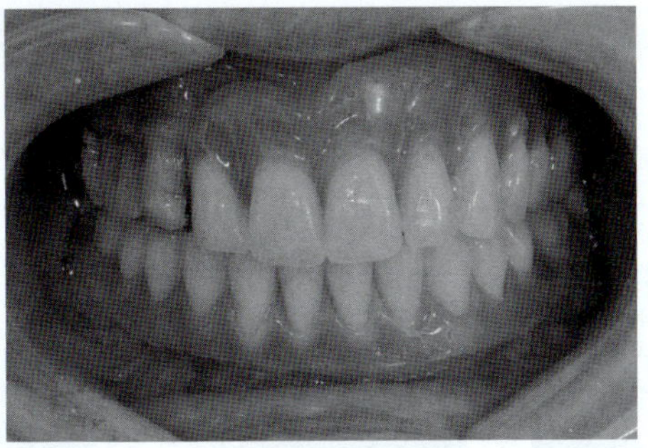

**FIGURA 65.8** Aspecto clínico de prótese dentária sobre implantes osseointegrados (superior e inferior). Os materiais dentários buscam extrema similaridade com os tecidos bucais e dentários originais, o que dificulta muito a identificação das reabilitações em boca. Deve-se ter extremo cuidado na manipulação da cavidade bucal com o laringoscópio e durante todas as fases do ato anestésico. Os sistemas fixos de reabilitação envolvem componentes intraósseos. É recomendável integrar o cirurgião-dentista no planejamento das abordagens de intubação e extubação.

Esta imagem pode ser visualizada em cores no Anexo 2, página 1572.

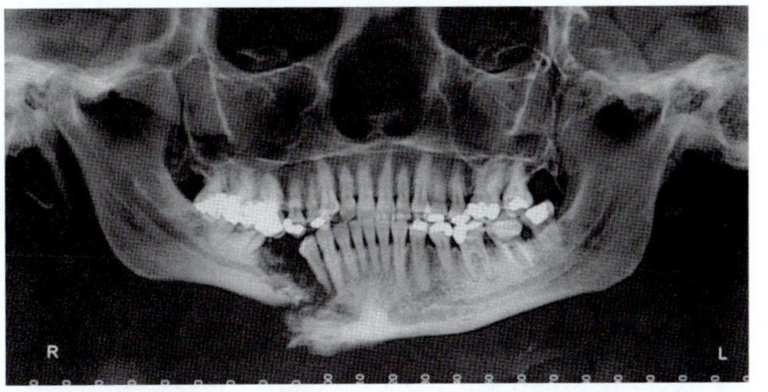

**FIGURA 65.9** Radiografia panorâmica mostrando fratura patológica de mandíbula em paciente oncológico, submetido a terapia com bisfosfonato. São vistas osteonecroses como sequela de difícil resolução e importante envolvimento do paciente com reintervenções cirúrgicas e terapias associadas como laserterapia e/ou oxigenoterapia. Casos deste tipo envolvem alto risco de fraturas durante as manipulações para intubação e ou extubação.

Support (ATLS) com avaliação primária e reanimação usando o ABCDE (do inglês *airway*, *breathing*, *circulation*, *disability*, *exposition*). As lesões, potencialmente letais, deverão ser tratadas de forma prioritária. Após o atendimento de emergência do trauma, os tratamentos cirúrgicos na CTBMF – imediatos, mediatos ou tardios (sequelas) – podem apresentar-se como paliativos ou mesmo curativos.

A face poderá apresentar lesões (contusão, abrasão, laceração) envolvendo pele e músculos ou associadas a fraturas ósseas expostas ou não. Poderão ser observadas assimetrias laterolaterais (verticais e horizontais) e/ou sagitais, hematoma e edema somados a sintomas de dor, obstrução nasal e diplopia. Na área bucofacial, as limitações funcionais por dor, trismo, deslocamento/deslizamento de fragmentos ósseos e má oclusão dentária devem ser avaliadas como limitadores da intubação traqueal[11] (FIG. 65.10).

No trauma bucomaxilofacial resultante de acidente de trânsito, em casos com múltiplas lesões, sem morte, 11% dos pacientes apresentaram fraturas de face associadas com lesões cranianas (34%). Nas fraturas isoladas dos ossos da face, a mandíbula está envolvida em 61% dos casos, a maxila em 46%, o malar em 27% e os ossos nasais em 19,5%. A mandíbula, único osso móvel da face, pode sofrer fratura na região condílea (36%), no corpo (21%), no ângulo (21%) e na sínfise (14%). As regiões do ramo, apófise coronóidea e alveolar somam 8% do total das fraturas mandibulares.[18-20,26-29]

A tração dos músculos inseridos no osso mandibular é o fator de maior influência no grau de instabilidade e deslocamento dos fragmentos fraturados. As fraturas do ramo e do côndilo, quando unilaterais, podem provocar desvios laterais e comprometimento da mobilidade mandibular. As fraturas parassinfisárias bilaterais permitem um deslizamento do fragmento ósseo causado pela tração dos músculos depressores-retratores (gênio-hióideo e digástrico), comprometendo anatômica e funcionalmente a orofaringe. Estas devem receber especial atenção, pois podem levar a emergências obstrutivas da via aérea logo após a lesão ou mesmo durante procedimentos de indução anestésica ou laringoscopia (FIG. 65.11).

Nas fraturas do terço fixo da face, composto por seis ossos pares (maxila, malar, lacrimal, palatino, corneto inferior e ossos próprios do nariz) e um ímpar (vômer), deve-se lembrar a estreita ligação com o maciço ósseo da base do crânio. As fraturas de Le Fort I estão baseadas na simetria bilateral e no nível de caudal para cranial da localização do traço de fratura, envolvendo, em graus variados, as vias aéreas superiores. Resultantes de impactos de baixa energia, essas fraturas são classificadas como Le Fort I (fratura horizontal da maxila com envolvimento funcional do palato), II (de forma piramidal em descenso envolvendo estrutura nasal, assoalho orbitário e estendendo-se até a apófise pterigóidea), e III (disjunção craniofacial) (VER FIG. 65.10). No entanto, a alta energia dos fatores traumáticos pode produzir lesões assimétricas, com vários traços de fratura até a comunicação com a caixa craniana, agravando os prognósticos.[11]

Entre os exames de imagem solicitados pelo cirurgião bucomaxilofacial, estão a radiografia panorâmica, de crânio e face (frontais, laterais e axiais), a TC e/ou a RM, além das imagens em 3D, que fornecem dados anatômicos das estruturas do nariz, os quais, associados à anamnese, ao exame físico e/ou à rinomanometria, indicam a via mais permeável à progressão do tubo nasotraqueal (FIG. 65.12).

## Exames laboratoriais

Segundo um estudo de Smetana e colaboradores,[30] apenas 43% dos seus pacientes avaliados no pré-operatório necessitaram de exames laboratoriais. Alguns trabalhos evidenciaram que o número de exames pode ser diminuído sem que a qualidade do tratamento seja modificada.

Na solicitação de exames, deve-se considerar alguns fatores: a relevância da enfermidade que se procura (algumas doenças podem interferir na escolha da técnica anestésica e na evolução do paciente); a baixa prevalência de determinadas doenças em pacientes assintomáticos (mostrando a pouca utilidade do exame); e a sensibilidade e a especificidade do exame (a baixa sensibilidade pode levar a resultados falso-negativos, produzindo falsa segurança; já a baixa especificidade apresenta com maior frequência resultados falso-positivos, que levam à realização de novos exames com aumento da morbidade e custos).[31]

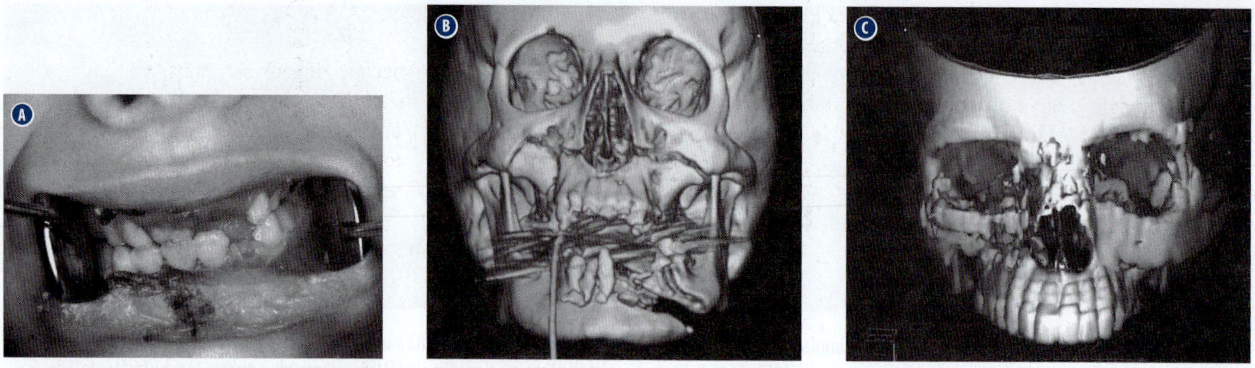

**FIGURA 65.10** Limitadores da intubação traqueal no trauma bucomaxilofacial. **A** Aspecto clínico em trauma intrabucal: fraturas e luxações dentárias associadas a lacerações de mucosa, gengiva e lábio inferior. **B** TCFB em 3D de face mostrando fratura do terço fixo da face tipo Le Fort I, fratura parassinfisária mandibular do lado esquerdo e fraturas dentoalveolares com luxações e avulsões dentárias. Os segmentos ósseos fraturados apresentam importantes deslizamentos e deslocamentos que criam instabilidade do esqueleto durante a intubação. **C** TCFB em 3D de face mostrando fratura do terço fixo da face envolvendo complexo zigomático, assoalho de órbita e estrutura frontonasal. A intubação nasotraqueal não está recomendada pelo fato de ser campo operatório.

Esta imagem pode ser visualizada em cores no Anexo 2, página 1572.

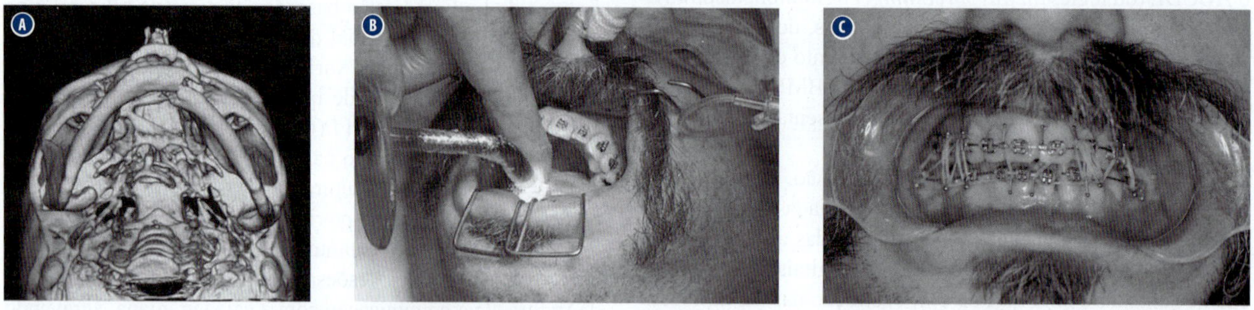

**FIGURA 65.11** Fraturas da mandíbula. **A** TC em 3D mostrando fratura de mandíbula parassinfisária esquerda com deslocamento dos segmentos ósseos e perda do perímetro do corpo mandibular. A fratura bilateral da cabeça da mandíbula (côndilos) com deslocamento medial, no lado direito, traz grande instabilidade para o terço inferior da face, tanto esquelético como dos tecidos moles. **B** Tratamento imediato das fraturas sob anestesia geral, com montagem do aparelho ortodôntico passivo, no transoperatório, para imobilização intermaxilar elástica no pós-operatório. **C** Imobilização intermaxilar elástica no pós-operatório.

Esta imagem pode ser visualizada em cores no Anexo 2, página 1572.

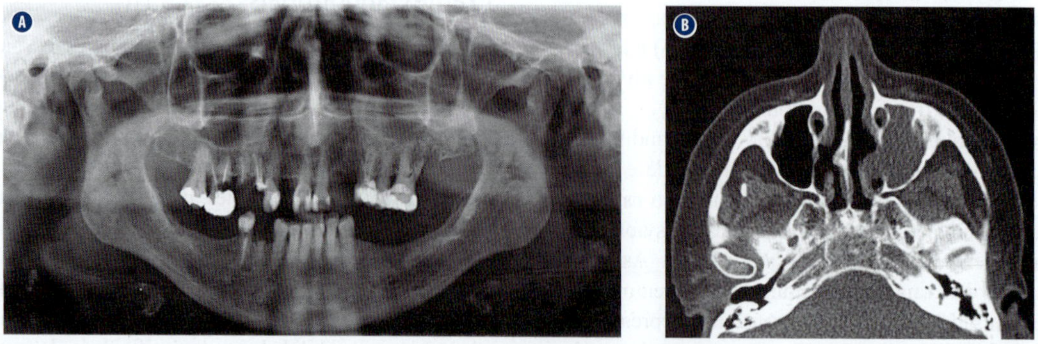

**FIGURA 65.12** Exames de imagem da rotina da cirurgia bucomaxilofacial. **A** Radiografia panorâmica: frequente na clínica odontológica, permite visão ampla da maxila e da mandíbula, bem como dos elementos dentários e anexos, além de poder ajudar o médico anestesiologista na avaliação de alguns aspectos anatômicos nasais. Na pirâmide nasal são observados o septo e as conchas nasais (cornetos). **B** TCFB em corte axial mostrando alterações das estruturas internas do nariz, o que já sinaliza maior dificuldade de intubação por aquela fossa nasal.

A tendência atual, na solicitação de exames, segue como critérios os dados sugestivos, na história ou no exame físico, de possíveis condições a serem confirmadas, bem como a necessidade dos cirurgiões ou clínicos que acompanham o paciente de monitorarem modificações durante a cirurgia ou em procedimentos associados.[32] A solicitação de exames de rotina produz discreto ou nenhum benefício em pacientes aparentemente saudáveis. A dúvida ainda permanece em pacientes assintomáticos, porém de maior risco para complicações intraoperatórias, como os idosos.[33]

A força-tarefa da American Society of Anesthesiologists (ASA) e a Health Tecnology Assessment, divisão do National Health Service, concluíram que a literatura científica disponível não contém informações estritamente rigorosas sobre exames pré-operatórios de rotina que permitam recomendações que não sejam ambíguas. Elas propõem que as indicações devam ser baseadas nas informações obtidas no prontuário, na história clínica, no exame físico do paciente, bem como no tipo e porte do procedimento cirúrgico. Quanto ao teste de gravidez, é sugestão que seja solicitado a todas as mulheres em idade fértil e com história duvidosa de gravidez.[34-37]

Estudos realizados na Europa mostraram, a partir de amostras urinárias colhidas de pacientes com traumatismo facial, que entre 35 e 80% dos casos apresentaram teste positivo para drogas ilícitas. Entre as drogas mais frequentes estavam álcool, benzodiazepínicos, canabinoides, cocaína e anfetamina. A ingestão de álcool ou benzodiazepínicos potencializa o uso dos anestésicos, ao passo que as drogas simpatomiméticas, como cocaína, requerem maior concentração de anestésicos, podendo ocasionar arritmias.[38,39]

## Medicação pré-anestésica

A finalidade da medicação pré-anestésica é proporcionar ao paciente a diminuição da ansiedade e da dor e a potencialização do efeito dos fármacos no transoperatório. Determinados fármacos acrescentam uma amnésia anterógrada que diminui a consciência ou memória dos fatores desagradáveis inerentes ao procedimento.

Os benzodiazepínicos são os fármacos mais usados como pré-medicação tanto na véspera quanto no dia da cirurgia. Usa-se o lorazepam na véspera da cirurgia no paciente hospitalizado em lugar do midazolam por apresentar uma ação mais prolongada com amnésia semelhante. No dia da cirurgia, usa-se a clonidina em doses de 3 a 5 $\mu g{\cdot}kg^{-1}$ (máximo de 300 µg), de forma isolada ou combinada com o midazolam na dose de 7,5 mg uma hora antes do procedimento. Essa associação deve ser considerada nos pacientes idosos, pois pode ocorrer dessaturação arterial e desorientação.

Nos pacientes com dor, os opioides são os fármacos de escolha. A clonidina potencializa os fármacos no transoperatório, promove estabilidade hemodinâmica e tem efeito sedativo sem depressão respiratória. Nos pacientes ambulatoriais, a decisão sobre o uso de fármacos depende da visita pré-anestésica e da necessidade de sedação avaliada pelo caráter de ansiedade do paciente. O paciente é encaminhado ao hospital conforme normas internas, com a medicação prescrita e dirigida à enfermagem. Após o uso do fármaco por via oral, acompanhado de água (10 mL, se necessário), o paciente permanece no leito até seu ingresso na sala de cirurgia. Rotineiramente são fornecidas ao paciente e/ou acompanhante instruções pré e pós-operatórias.[8,40-42]

Os pacientes especiais devem ser mais bem avaliados, pois aqueles que realizaram radioterapia podem apresentar osteonecrose ou limitação da abertura bucal, dificultando a intubação traqueal. Os pacientes autistas têm um comportamento por vezes agressivo ou se recusam a entrar na sala de cirurgia, o que exige medicação pré-anestésica pesada, além de contenção e auxílio de familiares no pré e pós-operatório.

## Procedimento anestésico

O anestesiologista normalmente se posiciona à esquerda do paciente, o que permite o deslocamento da equipe cirúrgica em 180° na cabeceira da mesa ou cirurgia. A escolha das veias e artérias a serem cateterizadas depende da magnitude do procedimento cirúrgico. Nas cirurgias de pequeno e médio porte, pode-se usar cateter nº 20 ou 18, e, nas de grande porte, nº 16 ou 14, precedidos por uma anestesia local com lidocaína a 1%. Nas cirurgias de médio – dependendo do tempo cirúrgico e estado físico do paciente – e grande porte, cateteriza-se uma artéria (em geral radial esquerda) com cateter nº 20, com anestesia local prévia.

A monitorização do paciente depende da magnitude cirúrgica. Para pequenos procedimentos, utiliza-se pressão arterial não invasiva, eletrocardiografia (ECG), oximetria, capnografia, termometria e sonda nasogástrica. A temperatura do paciente dependerá da temperatura da sala, do tempo cirúrgico e do seu estado físico. É rotina o uso de manta térmica. Já nas cirurgias de grande porte, em pacientes com muitas comorbidades, amplia-se a monitorização com cateterização vesical, pressão arterial contínua, pressão venosa central, cateterização de veia profunda (preferência pela subclávia direita, por estar mais afastada do campo cirúrgico e causar menor desconforto no pós-operatório), bomba de retorno venoso e avaliação das perdas transoperatórias. O índice biespectral é um monitor útil, porém, devido ao seu custo, não está disponível em muitos hospitais.

As técnicas anestésicas diferem de acordo com os procedimentos e com a experiência do anestesiologista, podendo ser usadas técnicas venosas totais ou balanceadas com resultados semelhantes. A experiência dos autores é com o uso de técnicas combinadas na maioria dos casos. Os fármacos diferem conforme o paciente; entre os hipnóticos, utiliza-se propofol, 1 a 1,5 $mg{\cdot}kg^{-1}$, etomidato, 0,1 a 0,2 $mg{\cdot}kg^{-1}$, ou midazolam, 0,1 $mg{\cdot}kg^{-1}$ (podendo-se associar dois indutores); como analgésicos, fentanil, 50 a 100 $\mu g{\cdot}kg^{-1}$, seguido de remifentanil, 0,3 a 0,6 $\mu g{\cdot}kg^{-1}{\cdot}min^{-1}$; para a intubação traqueal, atracúrio, 0,5 $mg{\cdot}kg^{-1}$ ou rocurônio, 0,5 $mg{\cdot}kg^{-1}$; e os halogenados em doses e concentrações adequadas. O uso de etomidato foi questionado[43-45] por desencadear insuficiência suprarrenal, hipotensão grave no pós-operatório, prolongada ventilação pulmonar com longa permanência hospitalar e aumento da mortalidade.[8,45-47]

Tal conduta, todavia, é questionada por outros autores que estudaram o uso do etomidato em cirurgia cardíaca, de modo que seu uso continua em aberto. Nas cirurgias ambulatoriais e nos pacientes hospitalizados que não permanecem com a cavidade bucal fechada, utiliza-se propofol, atracúrio ou rocurônio e remifentanil em bomba, manutenção com sevofluorano e extubação no final da cirurgia. Nas cirurgias de grande porte, usa-se a combinação de propofol com midazolam, remifentanil em infusão contínua, atracúrio ou rocurônio e sevoflurano na manutenção. No final da cirurgia, administra-se um bólus de fentanil, acrescido de dipirona, tramadol e ondansetrona.

O trauma bucomaxilar durante o manejo da via aérea pode acontecer sem que seja detectado no momento. Nos arcos dentários, as lesões comprometem, principalmente, a relação dos dentes com seus tecidos de suporte. Seus fatores causais mais comuns são má dentição, laringoscopia agressiva, anestesia e curarização ineficiente, intervenções de emergência e falta de treinamento do anestesiologista[48,49] (FIG. 65.13).

A luxação é a lesão dentária de maior frequência durante a anestesia, caracterizando-se pelo deslocamento do dente em seu próprio alvéolo. Nas lesões iatrogênicas dos pacientes portadores de doença periodontal ativa ou mesmo controlada, dificilmente será possível conservar o dente que sofreu extração. Nas crianças com dentição temporária, a luxação intrusiva poderá alterar o dente permanente em formação. Recomenda-se não manipular a área, abandonando, nesse momento, o dente ao seu curso. Em avulsões (exarticulações) dentárias, o dente permanente deve ser higienizado com solução fisiológica e reimplantado em seu alvéolo rapidamente. O prognóstico piora em reimplantes a partir de 30 minutos do dente fora do alvéolo.[11] A fixação deve ser realizada pelo cirurgião-dentista bucomaxilofacial, de preferência durante o mesmo ato anestésico ou o mais breve possível. O paciente ou os familiares responsáveis devem ser comunicados e encaminhados ao tratamento odontológico, tendo em vista as medidas imediatas e mediatas a serem tomadas para o tratamento desse tipo de lesão.

Na quase totalidade dos casos de CTBMF, a intubação nasotraqueal é cada vez mais utilizada por oferecer um melhor campo cirúrgico, permitir procedimentos intrabucais e a fixação intermaxilar com normoclusão. Usam-se tubos aramados descartáveis siliconizados com balonete de baixa pressão e grande volume, pela sua maior flexibilidade e manutenção do seu diâmetro interno, precedidos de vasoconstritor nasal e lubrificados com lidocaína a 2%. O calibre do tubo nasotraqueal deve ser adequado a cada paciente, mas não se recomendam tubos com diâmetro maior de 7,5 mm em razão do aumento do traumatismo nasal e maior sangramento. Os tubos pré-moldados de *Ring, Adair and Elwyn* (RAE) permitem que as conexões ao sistema respiratório não interfiram no acesso e na manipulação na cavidade bucal. A escolha da fossa nasal para a intubação pode ser baseada em dados obtidos na anamnese, no exame físico e nos exames por imagem da face (VER FIG. 65.12). São raros os acidentes de intubação nasotraqueal, relacionados com a morfologia da fossa nasal, que exigem interveção urgente.[50]

O tubo nasotraqueal é fixado à pirâmide nasal e à região frontal (FIG. 65.14), sustentado por um coxim, com adesivo e conectado ao aparelho de anestesia por meio de uma extensão, intercalada por um filtro bacteriano. Os tubos aramados com balonetes de grande volume e baixa pressão são mais frágeis e podem ser danificados na passagem pela nasofaringe, ocasionando vazamento e necessidade de troca. A técnica do uso de um dedo de luva estéril envolvendo o balonete pode evitar a perfuração do balonete (retirando o dedo de luva na orofaringe) e diminui a chance de infecção respiratória por bactérias ou secreções no trajeto do tubo pela nasofaringe. Na suspeita de intubação difícil, está indicada a fibroscopia.

O paciente retrognata poderá ser submetido à cirurgia eletiva para correção da má relação dentoesquelética e disfuncional, permitindo um adequado planejamento para uma intubação segura (VER FIG. 65.4). Na hipermobilidade, o paciente apresenta abertura de boca maior que 45 mm, podendo definir uma luxação crônica do côndilo mandibular. Nesses casos, pode ocorrer luxação da ATM durante as manobras de intubação, cujo manejo deve ser imediato, por meio da redução manual. Bandagem craniofacial, elástica (mesmo que paliativa) e dieta líquida por 48 horas devem ser prescritas. Tendo havido tal intercorrência, o paciente deve ser avisado e referenciado para o cirurgião bucomaxilofacial ou cirurgião-dentista especialista em disfunção temporomandibular.

As fraturas do terço fixo da face podem apresentar diferentes combinações e níveis de complexidade. Na opção da intubação nasotraqueal, o estado da lâmina cribriforme é importante. O mesmo se aplica à intubação nasotraqueal às cegas. Há consenso de que posições envolvendo fraturas etmoidais da base do crânio e as do tipo Le Fort I, II e III, nas quais se desconhece o estado da lâmina cribriforme, contraindicam a intubação nasotraqueal. Entretanto, pela TC com

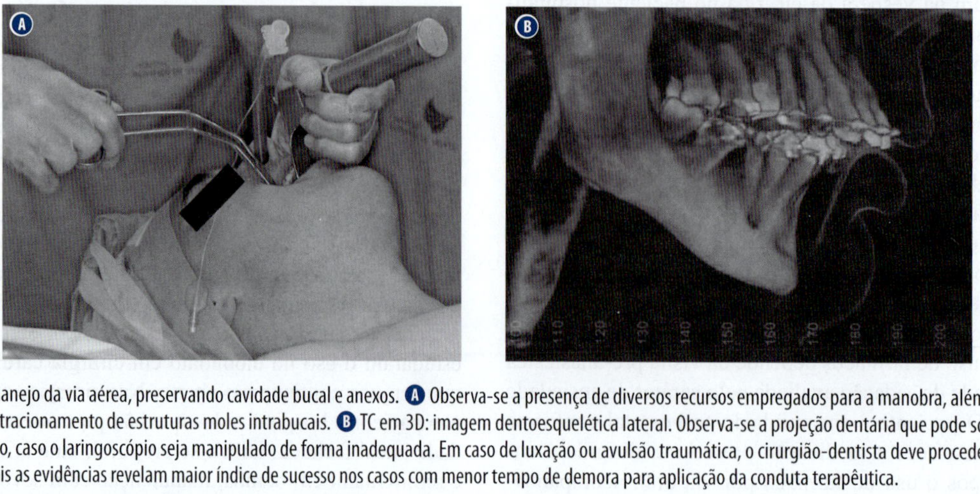

**FIGURA 65.13** Manejo da via aérea, preservando cavidade bucal e anexos. **A** Observa-se a presença de diversos recursos empregados para a manobra, além do uso do laringoscópio para tracionamento de estruturas moles intrabucais. **B** TC em 3D: imagem dentoesquelética lateral. Observa-se a projeção dentária que pode sofrer luxação ou trauma com avulsão, caso o laringoscópio seja manipulado de forma inadequada. Em caso de luxação ou avulsão traumática, o cirurgião-dentista deve proceder aos cuidados imediatamente, pois as evidências revelam maior índice de sucesso nos casos com menor tempo de demora para aplicação da conduta terapêutica.

Esta imagem pode ser visualizada em cores no Anexo 2, página 1573.

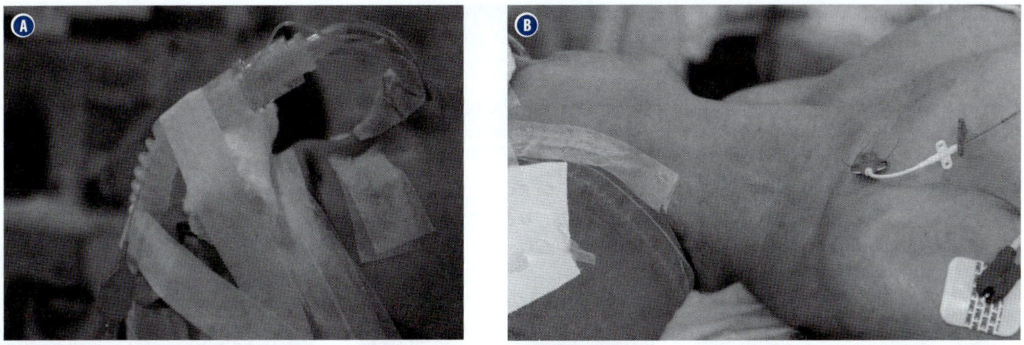


**FIGURA 65.14** Intubação nasotraqueal para início do procedimento cirúrgico bucomaxilofacial. **A** A touca fixada à pele garante a estabilidade do tubo traqueal, direcionado superiormente para acesso ao campo cirúrgico. A curvatura do tubo, na saída da narina, deve ser o mais suave possível, mantendo altura razoável para visualização da boca. A fixação dos elementos não deve interferir com o campo cirúrgico. A melhor maneira de proteger os olhos dos pacientes é utilizando gazes úmidas. Na impossibilidade dessa conduta, realiza-se a proteção com pomada oftálmica e/ou fechamento das pálpebras com adesivo. Em cirurgias e traumatismos bucomaxilofaciais, pode-se optar pela sutura da pálpebra. **B** Cateterização de veia profunda, de preferência pela subclávia, lado direito, por estar mais afastada do campo cirúrgico e causar menor desconforto no pós-operatório.

Esta imagem pode ser visualizada em cores no Anexo 2, página 1573.

reconstrução em 3D, pode-se ter uma imagem mais acurada dessa região para a avaliação e opção da via de intubação (VER FIGS. 64.10 E 64.11).

Na atualidade, não existe na literatura contraindicação absoluta quanto à intubação nasal em fraturas da face. A intubação traqueal no politraumatizado de face, independentemente da via, exige do anestesiologista experiência, conhecimento básico da anatomia das vias aéreas superiores e um auxiliar experimentado. O planejamento é de suma importância nos casos de intubação difícil, em pacientes politraumatizados ou não.

A traqueostomia pode estar indicada nas polifraturas de face com fratura nasal, orbitoetmoidal, combinadas entre si, ou do terço médio tipo Le Fort II e III (FIG. 64.15),, em que se desconhecem as condições da lâmina cribriforme. Está indicada também em fraturas do esqueleto fixo da face, associadas a fratura da mandíbula com necessidade de obtenção da via aérea em situação de emergência. Trata-se de um procedimento de maior morbilidade, indicado para pacientes com necessidade de via aérea definitiva e de longa duração.

A intubação orotraqueal com trajeto submandibular (FIG. 65.16) pode ser uma opção no caso de indicação de traqueostomia eletiva. Trata-se de uma modificação da técnica de intubação submentoniana proposta por Altemir Hernandez.[14,49-51]

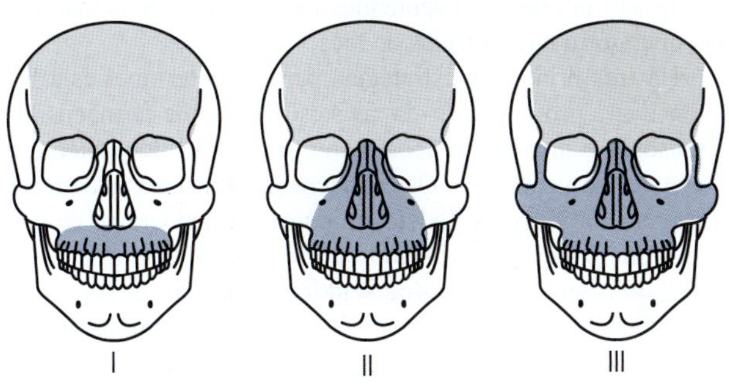


**FIGURA 65.15** Classificação didática das fraturas do terço fixo da face. LeFort I: fratura horizontal da maxila com envolvimento funcional do palato; LeFort II: fratura de forma piramidal envolvendo estrutura nasal, assoalho orbitário, estendendo-se até a apófise pterigóidea; LeFort III: fratura com disjunção craniofacial.

Inicia-se a anestesia geral pela obtenção da via orotraqueal com tubo aramado. Após preparo por incisão na pele, de preferência no lado esquerdo, e divulsão dos planos musculares, sem descolamento periostal, o tubo anestésico é exposto pela via transcutânea, na região submandibular, imediatamente anterior à glândula submandibular. Sua fixação à pele se dá por meio de sutura. Durante essa manobra, o tubo será desconectado do equipamento e sua extremidade deve ser protegida, evitando entrada de fluidos contaminados. Alojado no assoalho bucal, sob o bordo lateral da língua, mantém-se estável para sua remoção ou permanência como via orotraqueal.

Apresentando baixa morbidade, tal alternativa proporciona um campo para grandes manipulações cirúrgicas, as quais investem em todo o esqueleto fixo da face e mandíbula. Essa característica da técnica, de liberar as duas vias de intubação (oro e nasotraqueal) da presença do tubo, favorece o manejo das áreas polifraturadas da face e a obtenção de uma relação oclusal.[9,11] Poderá ainda ser utilizada na cirurgia ortognática associada à rinoplastia. Ao contrário da intubação submentoniana, a lateralização do tubo facilita os movimentos mandibulares e favorece os deslocamentos da cabeça, além de oferecer maior aproximação do anestesiologista à mesa cirúrgica.

A maneira adequada de proteger os olhos dos pacientes é usar gazes úmidas; todavia, na impossibilidade de usar essa conduta, pode-se protegê-los com pomada oftálmica ou fechamento das pálpebras com adesivo. Em cirurgias e traumatismos bucomaxilofaciais, pode-se optar pela blefarorrafia.

A trombose venosa profunda (TVP) deve ser prevenida, pois o aparecimento de embolia pulmonar é frequente como sua primeira manifestação e pode ocasionar uma mortalidade de 5 a 10% dos pacientes clínicos ou cirúrgicos. Nas grandes cirurgias, está indicado usar meias de compressão elástica gradual ou enfaixar os membros inferiores, bem como utilizar bomba de retorno venoso ou heparina não fracionada subcutânea, ou, mais recentemente, antitrombínicos orais. É recomendado o uso de coxim sob os joelhos e tornozelos, visando à diminuição de trombose venosa e dores pós-operatórias pelo mau posicionamento. Uma alternativa como profilaxia é a movimentação dos membros inferiores, em tempos intercalados, durante a cirurgia. O uso de colchão piramidal no trans

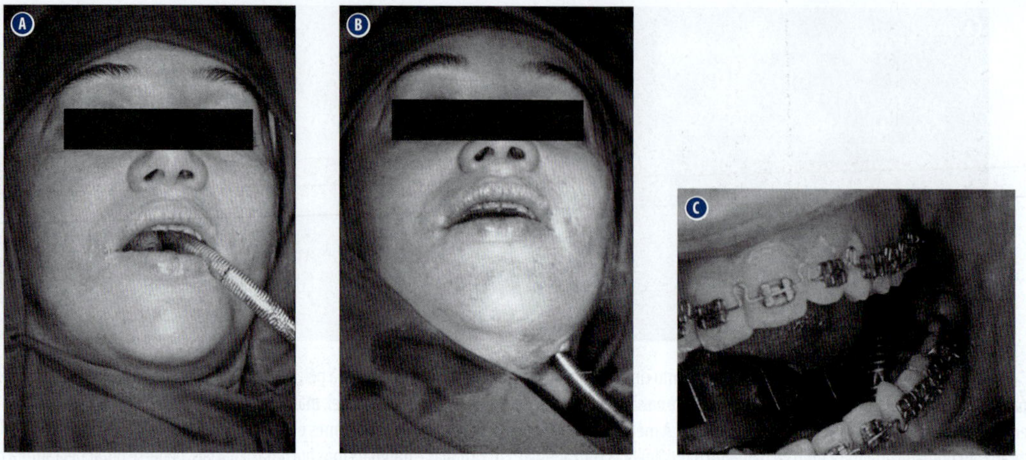

**FIGURA 65.16** Intubação orotraqueal com trajeto submandibular. **A** Intubação orotraqueal: início do processo normal de anestesia geral. **B** Incisão na pele e divulsão dos planos musculares, definindo o trajeto do tubo na região anterior à glândula submandibular. **C** Aspecto intrabucal do trajeto do tubo.

Esta imagem pode ser visualizada em cores no Anexo 2, página 1574.

e pós-operatório minimiza o trauma musculoesquelético em cirurgias de grande duração.

O estudo ENDORSE,[52] que avaliou 358 hospitais em 32 países, não chegou a uma conclusão sobre qual a melhor profilaxia para TVP, mas recomenda o uso de heparina na dose de 5.000 UI por via subcutânea de 12/12 horas com deambulação precoce e heparina de baixo peso molecular em cirurgias do quadril. Os fármacos de administração oral, como a rivaroxabana, inibidor direto do fator Xa, e a dabigatrana, inibidor direto da trombina, podem ser usados.

A posição do paciente na mesa cirúrgica e possíveis dispositivos associados (coxins) devem ser avaliados pelo anestesiologista. É importante evitar, entre outros, o posicionamento incorreto da cabeça e dos braços, junto ao corpo, ou a excessiva abertura do membro superior com distensão do plexo braquial. Em cirurgias de longa duração, a pressão arterial verificada pelo manguito em intervalos curtos pode ocasionar lesão muscular temporária com dor intensa no pós-operatório.

Nas cirurgias de grande porte, pode haver necessidade de reposição sanguínea, mas isso não é habitual. As perdas sanguíneas são avaliadas pela medida do sangue aspirado, pesagem de gazes e compressas e perda aferida pela medida do hematócrito comparado no pré-operatório com o de 60 horas de perioperatório, quando ocorre a reposição volêmica fisiológica.

A perda sanguínea em cirurgias de pequeno e médio porte é pequena, e sua aferição não é rotina. O uso de anestésicos locais com vasoconstritores pode diminuir as perdas sanguíneas no local da sua infiltração. As perdas sanguíneas nas cirurgias maxilofaciais ortognáticas 20 anos atrás eram mais significativas, atingindo em média 1.200 mL.[53] A evolução de técnicas cirúrgicas menos invasivas e mais conservadoras, associada a novas técnicas e fármacos anestésicos, têm contribuído para o controle volêmico (**FIG. 65.17**).

Nas grandes cirurgias, pode-se usar o ácido tranexâmico na dose de 20 mg·kg$^{-1}$ no início da cirurgia. A fórmula de Gross[54] é utilizada para o cálculo da perda admissível ou como base para a reposição dos volumes a serem perdidos no perioperatório que, juntamente com os sinais clínicos, são orientadores da reposição sanguínea.[55-58]

A administração de sangue alogênico tem sido associada ao aumento da morbimortalidade. As transfusões são relacionadas com transmissão de infecções, exacerbação de tumores, alterações pulmonares, disfunção renal, insuficiência de múltiplos órgãos, aumento da permanência hospitalar e mortalidade tardia.[59-64] Com a finalidade de evitar a transfusão de sangue alogênico, utilizam-se técnicas de hipotensão arterial induzida e maior tolerância aos valores de hemoglobinemia em jovens (6-7 g%). É raro usar reposições volêmicas com sangue ou derivados.

## Hipotensão arterial induzida

Os procedimentos cirúrgicos na cabeça e no pescoço são propensos a maior sangramento pela intensa vascularização. As cirurgias de grande porte, como as ortognáticas envolvendo a mandíbula, a maxila e a língua tendem a maior sangramento, que acompanha o tempo cirúrgico. Havendo dificuldade na hemostasia de vasos retromaxilares e da medula óssea, recomenda-se ao anestesiologista o uso de técnicas e fármacos que diminuam a perda sanguínea. Estudos cirúrgicos mostram que a hipertensão perioperatória com pressão arterial sistólica maior que 150 mmHg e pressão arterial diastólica maior que 90 mmHg são fatores predisponentes na formação de hematoma pós-operatório nas cirurgias de face.[65]

Há três principais estratégias para se obter anestesia hipotensiva: a profundidade da anestesia, o uso de fármacos hipotensores e métodos físicos, como a posição do paciente e alterações na ventilação. Os fármacos hipotensores podem ser únicos ou combinados. Existe um número considerável de fármacos que podem ser utilizados, entre eles o nitroprussiato de sódio, a nitroglicerina, os bloqueadores dos canais de cálcio, os β-bloqueadores, os inibidores da enzima conversora da angiotensina, os $\alpha_2$-agonistas, fenoldopam, adenosina e alprostadil, juntamente com técnicas de ventilação e posicionamento do paciente. Entretanto, a hipotensão arterial induzida costuma ser obtida com halogenados ou fármacos intravenosos (propofol) e remifentanil, associados a adequado regime ventilatório e posição do paciente.[53]

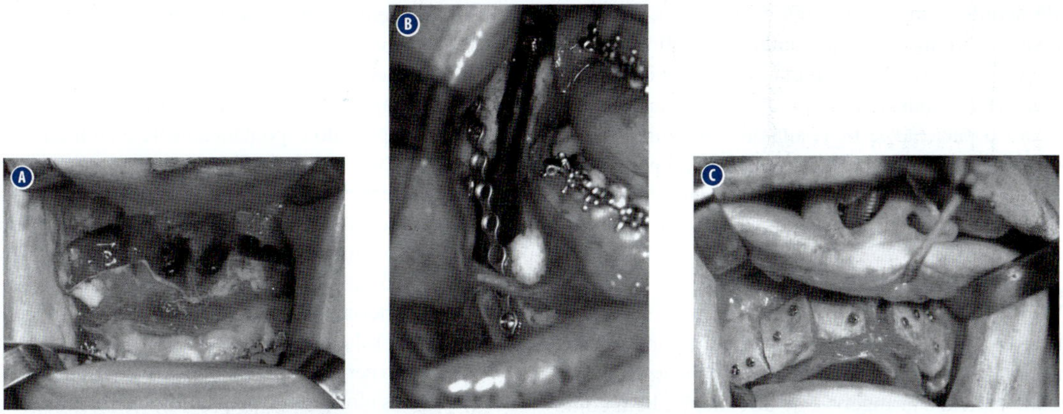

**FIGURA 65.17** Imagens transoperatórias de cirurgias bucomaxilofaciais de médio e grande porte. **A** Osteotomia de maxila com ampla exposição das cavidades anexas. Pode-se observar o tubo nasotraqueal na fossa nasal direita. **B** Osteotomia de mandíbula de E. Puricelli: traçado da fratura mais anteriorizado em relação às demais técnicas, permitindo maior visualização do campo operatório. Presença de aparelhagem ortodôntica e uso de meios de fixação interna rígida para imobilização dos segmentos ósseos (placas e parafusos). **C** Reconstrução alveolar maxilar por enxertos avasculares obtidos da crista ilíaca. Nesta intervenção, há duas áreas cruentas: região doadora (extrabucal) e receptora (intrabucal).

Esta imagem pode ser visualizada em cores no Anexo 2, página 1574.

Tais técnicas apresentam riscos, devendo sua relação risco-benefício ser avaliada caso a caso. Em pacientes jovens e hígidos, as complicações são raras, mas o risco aumenta em pacientes idosos com doenças associadas. As complicações ocorrem com mais frequência no sistema nervoso central (SNC), como sono prolongado, isquemia e trombose cerebral,[55,66,67] no sistema cardiovascular, como isquemia miocárdica, e no sistema renal, como oligoanúria. As contraindicações para hipotensão arterial induzida têm diminuído nos últimos anos. Novos fármacos, adequada monitorização e maior experiência dos anestesiologistas permitem que um maior número de pacienses seja submetido à hipotensão arterial induzida com menores riscos.

Em pacientes hígidos, a autorregulação do fluxo sanguíneo cerebral ocorre entre pressões de 50 e 150 mmHg, o que não acontece em pacientes ateroscleróticos e hipertensos. Nesses últimos, o risco de trombose cerebral, trombose da artéria retiniana, isquemia cerebral, alterações do segmento ST e lesão renal aguda pode aumentar com técnicas de hipotensão controlada. O metabolismo cerebral basal é mantido com fluxo cerebral de 18 $mL \cdot 100\ g^{-1} \cdot min^{-1}$, que ocorre com pressão arterial média mínima de 30 a 40 mmHg; contudo, nesses limites, os riscos são demasiadamente elevados.

A hipotensão arterial induzida pode ser obtida por meio de redução do débito cardíaco (DC), da resistência vascular sistêmica (RVS) ou de ambos. O DC depende de vários fatores, como pré-carga, pós-carga, contratilidade miocárdica e frequência cardíaca (FC).

Trabalhos em animais e em humanos, usando técnicas hipotensoras com $\alpha$ e $\beta$-bloqueadores associados ao isoflurano ou sevoflurano, mostraram que esses agentes atenuam os efeitos negativos do halotano usado como único agente.[67]

Os mecanismos de ação envolvendo $\beta$-bloqueadores e hipotensão arterial se baseiam em bloqueio de receptores $\beta_1$ inibindo a contratilidade e diminuindo a FC, fatores que interferem na pressão arterial (PA). A estimulação de receptores $\beta_1$ parece aumentar os níveis de renina e noradrenalina plasmática, e o seu bloqueio diminuiria a PA. O metoprolol foi o primeiro $\beta$-bloqueador cardiosseletivo usado clinicamente, sendo sua afinidade $\beta_1$ 30 vezes maior do que $\beta_2$.[68-71]

Os $\alpha_2$-agonistas foram introduzidos na clínica cardiológica há 50 anos[72] como medicamentos anti-hipertensivos, sendo sua utilização na prática da anestesia mais recente. Eles agem nos receptores $\alpha_2$ pré-sinápticos ativando a proteína G, inibindo a adenilciclase, diminuindo o 3´5´-monofosfato de adenosina cíclico (AMPc) e modificando a mobilização de íons cloro, potássio, cálcio, assim como a liberação de neurotransmissores. Sua ação reduz o tônus simpático, produz sedação, diminui a FC, a PA e a resposta metabólica do estresse perioperatório. As alterações na FC e PA ocorrem por depressão simpática central e vasodilatação periférica (pequenas doses causam vasoconstrição) e induzem diurese por inibição do hormônio antidiurético (HAD) e seus efeitos nos túbulos renais.

Os $\alpha_2$-agonistas agem nas células $\beta$ pancreáticas reduzindo a secreção de insulina e aumentando a glicemia. A sedação é um dos seus efeitos mais consistentes, sendo potencializada pelos benzodiazepínicos. A clonidina tem ação sedativa e analgésica, reduz as doses anestésicas por ação no SNC e diminui a resposta simpática da intubação traqueal. Esses fármacos atuam no sistema cardiovascular central e perifericamente, inibindo a liberação de noradrenalina pré-juncional, podendo ocasionar bradicardia, e produzem discreta hipotensão quando usados em doses intermediárias (300 $\mu g$).[73,74] Os $\alpha_2$-agonistas são facilmente absorvidos por via oral e seu pico de ação ocorre entre 60 e 90 minutos.

A dexmedetomidina, um $\alpha_2$-agonista de introdução mais recente, é usada por via venosa contínua, sendo oito vezes mais potente que a clonidina. Em doses clínicas, causa pouca depressão respiratória e pode reduzir o uso de opioides em até 66%.

As técnicas de anestesia em cirurgias com hipotensão arterial induzida baseiam-se em doses relacionadas com o peso do paciente, visando diminuir o sangramento em níveis variáveis de PA sem prejuízo dos sistemas orgânicos. As alterações hemodinâmicas, medidas continuamente, determinam a dosificação dos fármacos, e as complicações são analisadas e tratadas imediatamente. Os trabalhos nessa área apresentam resultados diversos, de acordo com as amostras estudadas, e os níveis pressóricos são determinados pelos resultados obtidos no campo cirúrgico. Os níveis de PA a serem obtidos e as indicações de hipotensão arterial induzida devem avaliar a relação risco-benefício para o paciente, e os resultados continuam sendo discutidos. Hoje, com a introdução do remifentanil em infusão contínua, a necessidade do uso de outros fármacos visando à hipotensão arterial induzida tornou-se uma exceção.

## Recuperação da anestesia

Os pacientes das cirurgias de pequeno e médio porte são extubados no final do procedimento na sala de cirurgia, quando apresentam reflexos laríngeos e de deglutição, bem como condições adequadas de ventilação espontânea.[55,75] Antes da extubação traqueal, a sonda nasogástrica é retirada com prévia aspiração e a cavidade bucal é lavada com solução fisiológica ou água destilada sob visão direta, com a finalidade de remover coágulos, partículas ou detectar sangramento ativo. Nos pacientes com risco de edema e hematoma importantes decorrente do ato cirúrgico ou em cirurgias de longa duração, o tubo permanece por um tempo não inferior a 6 ou 8 horas. Nos pacientes que permanecem intubados, é recomendada a ventilação mecânica controlada, com sedação e analgesia.[55]

Concluídos os procedimentos de pequeno e médio porte, os pacientes são acompanhados pelo anestesiologista até a sala de recuperação, onde são transferidos ao médico plantonista, sendo definido o posterior acompanhamento. Permanecerão nesta sala até obterem condições de alta, que será dada pelo médico plantonista, anestesiologista ou cirurgião do paciente.

Nas cirurgias de grande porte, associando osteotomias, redimensionamentos de movimentos esqueléticos e glossotomia ou não, com ou sem imobilização intermaxilar elástica, poderá haver o comprometimento da via aérea superior devido às alterações na sua conformação e no seu comprimento, bem como volume do edema e/ou hematoma.

Os pacientes permanecerão em sala de recuperação/unidade de tratamento intensivo (UTI), intubados em ventilação controlada, sedados e com adequada analgesia.[53] A extubação é realizada com o paciente acordado, sinais vitais estáveis, monitorizado, respirando espontaneamente e com ausência de sangramento. Pode-se usar a fibroscopia no momento da extubação para detectar a presença de secreção e coágulos e lavagem da árvore traqueal. Após a extubacão, o paciente permanece na sala de recuperação/UTI por um período maior do que 5 horas, quando então são retirados a sonda vesical, o cateter periférico e o cateter arterial, com a manutenção do cateter central e posterior alta da sala de recuperação/UTI (FIG. 65.18).

A dor no período pós-operatório é de pequena ou média intensidade nas cirurgias de pequeno ou médio porte, tratada com paracetamol ou dipirona na dose fixa de 20 a 30 $mg{\cdot}kg^{-1}$, de 4/4 horas, sendo o resgate com morfina, se houver necessidade.

Nas cirurgias de grande porte, o uso de morfina ou fentanil e midazolam é fixo em bólus ou infusão, de acordo com as necessidades de cada paciente. A dexmedetomidina é um fármaco que pode ser empregado na analgesia trans e pós-operatória, pois produz analgesia e sedação que possibilita aos pacientes responder a comandos verbais. A associação desse fármaco pode diminuir a ocorrência de agitação, o que poderia comprometer o bloqueio intermaxilar. A dexmedetomidina é, nesse contexto, utilizada na dose de 0,1 a 0,3 $\mu g^{-1}{\cdot}kg^{-1}{\cdot}h^{-1}$, cuja ação antinociceptiva ocorre predominantemente na medula espinhal e no cerúleo de forma dose-dependente.[76-78]

## Complicações e intercorrências na anestesia para cirurgias ortognáticas

Uma intercorrência possível e tecnicamente complicada é a laceração do conduto do balonete, junto ao tubo, durante a osteotomia e fratura da maxila, obrigando ao tamponamento ou à troca do tubo no intraoperatório. A experiência e a tranquilidade do anestesiologista em tal complicação são relevantes. Solicita-se ao cirurgião que mantenha uma aspiração adequada no campo

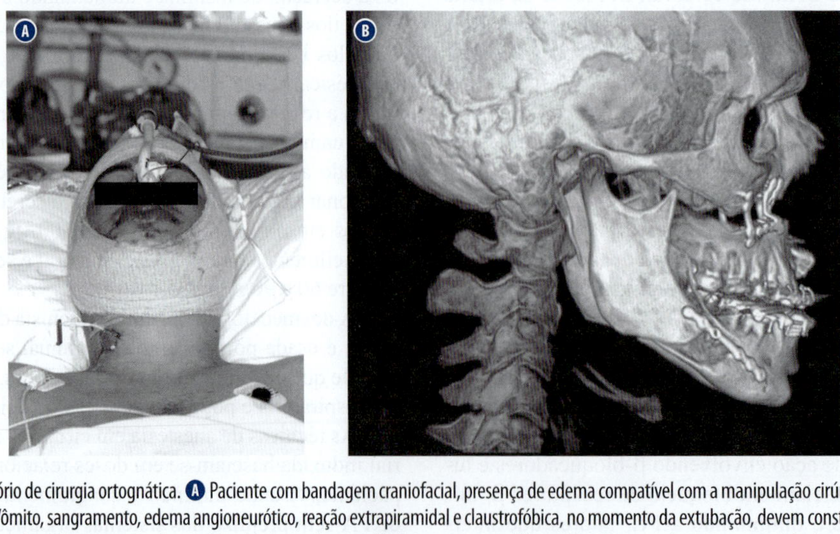

**FIGURA 65.18** Pós-operatório de cirurgia ortognática. **A** Paciente com bandagem craniofacial, presença de edema compatível com a manipulação cirúrgica, permanecendo intubado na sala de recuperação/UTI. Vômito, sangramento, edema angioneurótico, reação extrapiramidal e claustrofóbica, no momento da extubação, devem constar do planejamento do anestesiologista. **B** Paciente submetido a osteotomias combinadas de maxila, mandíbula e mento, com FIR metálica. Recomenda-se ao anestesiologista que se inteire do resultado final obtido e sobre as propriedades do sistema de placas e parafusos, quanto à flexão do material, para adequado manejo na extubação. É importante lembrar-se da possibilidade de fadiga do metal quando da realização de novas intubações nesses pacientes, pois isso pode, mesmo em manejos tardios, contribuir para seu deslocamento ou fratura.

cirúrgico enquanto o anestesiologista aspira o tubo traqueal, reoxigena o paciente e troca o tubo com sonda trocadora ou auxiliado por estilete *bougie* com a cabeça em posição elevada.

Edema e hematoma de pequeno volume ocorrem em quase todos os pacientes e não são considerados complicações, mas, sim, decorrência da técnica cirúrgica. Em nossa casuística analisada em 423 casos, a incidência de vômitos em cirurgias de pequeno e médio porte foi de 22%, e nas cirurgias de grande porte foi de 31,6%, sendo que a maior incidência ocorreu nas mulheres (35,7%) em comparação aos homens (24,8%). Com a entrada no mercado da ondansetrona, a incidência de náuseas e vômitos diminuiu em nossa casuística. Foram analisados então dois grupos de pacientes com 100 casos, o grupo A usando metoclopramida e o grupo B fazendo uso de ondansetrona, verificando-se uma queda significativa de náuseas e vômitos no grupo B (37,0% e 8,9%, respectivamente). Essa queda foi muito significativa e requer um novo estudo para posterior confirmação.[55] A palonosetrona, antagonista dos receptores 5-$HT_3$ com meia-vida prolongada (37-40 h) e maior afinidade de ligação aos receptores, pode ser uma opção desejável.[64]

A intubação traqueal pode ser responsável por trauma e formação de pólipos em pregas vocais. Entretanto, os sintomas fonatórios são predominantemente autolimitados com resolução entre 24 e 48 horas após a retirada do tubo. Um estudo em nosso serviço mostrou a incidência de quatro casos (0,96%) de nódulos na laringe, sendo três com resolução espontânea e um caso com remoção cirúrgica.[55] Nos últimos 200 casos, não ocorreu tal complicação, provavelmente pelo uso de tubos traqueais de melhor qualidade e maior experiência profissional.

Em nosso estudo, a transfusão de sangue alogênico ocorreu em cinco casos (1,20%) nos primeiros 131 casos devido à menor experiência com a técnica e pelo uso do critério para transfusão em 10 $g \cdot dL^{-1}$ de hemoglobina. Na atualidade, com critérios mais elásticos para transfusão em torno de 6 a 7 $g \cdot dL^{-1}$ de hemoglobina correlacionados aos sinais clínicos do paciente, diminuíram os índices transfusionais.[57]

A incidência de dor em pequenas e médias cirurgias com uso de paracetamol ou dipirona foi ausente na maioria dos casos após 8 horas de pós-operatório. Atualmente, o uso rotineiro de anti-inflamatórios não esteroides no início da cirurgia tem contribuído para aumentar a analgesia perioperatória, junto com o tramadol no final da cirurgia. Nas grandes cirurgias em que o paciente permanece hospitalizado, utiliza-se morfina ou fentanil em bólus fixos ou dexmedetomidina em infusão contínua, combinados com midazolam.[53]

## Conduta anestésica no trauma bucomaxilofacial

O trauma é uma doença multissistêmica, de caráter endêmico na sociedade moderna, e sua história reflete a evolução da humanidade. Os dados epidemiológicos, dependentes de fatores culturais locais e regionais, destacam os acidentes de trânsito, a violência interpessoal, os ferimentos por armas, os acidentes domésticos e desportivos como os traumas mais reconhecidos. Nos acidentes de trânsito com resultados fatais, 24% podem ter lesões cranianas; acima de 50%, lesões torácicas, e 24%, fraturas de face.[16,31] Já a violência interpessoal atinge uma prevalência de 25,4%, sendo o sexo masculino o mais acometido, com 76,3% dos casos. A faixa etária de maior risco inclui os indivíduos até os 30 anos de idade, totalizando um percentual de 63,8%.[19,20,27-29]

A anatomia cirúrgica do esqueleto facial compreende o terço superior (osso frontal), o terço médio (composto por 16 unidades ósseas) e o terço inferior (mandíbula). Quando as fraturas de face envolvem o osso frontal (componente cranial), o cérebro pode sofrer lesão direta ou indireta (secundária à hemorragia no lado da fratura ou ruptura da dura-máter com perda de líquido cefalorraquidiano [LCR]). O terço médio, por sua estruturação esquelética complexa, raramente apresenta fraturas isoladas. Devido à sua relativa fragilidade, atua como uma proteção para o trauma direto, dirigido para o crânio, a partir de uma direção anteroposterior ou anterolateral. A mandíbula forma o terço inferior da face, projeta-se para baixo e para a frente da base do crânio, sendo o componente mais forte e rígido do esqueleto facial.

As estruturas musculoesqueléticas da face são muito próximas do SNC e da laringe. A inervação da face é realizada pelos nervos cranianos: o nervo facial (VII) supre a função motora, e a sensibilidade é transmitida pelos três ramos do nervo trigêmeo (V) – oftálmico, maxilar e mandibular. A face ainda é dotada de uma rede vascular ampla, representada pelas artérias temporais e faciais, com exceção da artéria oftálmica originária da artéria carótida interna. A maioria dos vasos atravessa a linha média, para formar anastomoses contralaterais, fazendo com que a hemostasia unilateral possa não coibir sangramentos.

O anestesiologista tem uma relação direta na CTBMF em razão do envolvimento das vias aéreas nos traumatismos bucomaxilofaciais, inicialmente pela perda aguda e posteriormente pelo edema causado pelo trauma.[8] No trauma facial agudo, o protocolo de atendimento ao paciente prevê medidas de emergência para assegurar a via respiratória, o tratamento imediato sobre lesões oftalmológicas, o tratamento precoce das lesões de tecidos moles, bem como o planejamento e tratamento das fraturas ósseas.[11,31]

## Manejo da via aérea no paciente com trauma bucomaxilofacial

No trauma bucomaxilofacial, a obtenção de via aérea segura é fundamental, além de ser um processo desafiador, complexo e que envolve muita controvérsia. Portanto, o conhecimento, a habilidade e a experiência podem definir a sobrevida do paciente **(FIG. 65.19)**.

De acordo com o ATLS, as recomendações para o manejo das lesões que atentam contra a vida preconizam a prioridade da obtenção da via aérea (lesões da via aérea são a maior causa de morte precoce no trauma[80]). O trauma facial, envolvendo também lesões cervicais e da laringe, torna a obtenção da via aérea um procedimento mais complexo e desafiador. A princípio, deve-se realizar um exame da face, da boca e da garganta para identificar corpos estranhos, lacerações e fraturas que possam estar obstruindo a via aérea. As obstruções podem ocorrer de maneira aguda ou lentamente por edema, secreções, corpos estranhos ou sangramento. Durante a inconsciência, existe a perda do tônus dos músculos que sustentam a língua e a parede da faringe, obstruindo a entrada da laringe.

A intubação não traumática é vital, pois pode ocasionar um aumento da pressão intracraniana. A intubação nasotraqueal é discutível nessa situação, pois o paciente pode ter lesão de base do crânio. Nos pacientes com suspeita de trauma cervical, deve-se manter, durante a intubação, a estabilidade da coluna cervical.[26,27,81,82]

Pacientes graves e com a via aérea comprometida representam um grupo de alto risco. A associação entre a hipoxemia e as alterações hemodinâmicas precipita a parada

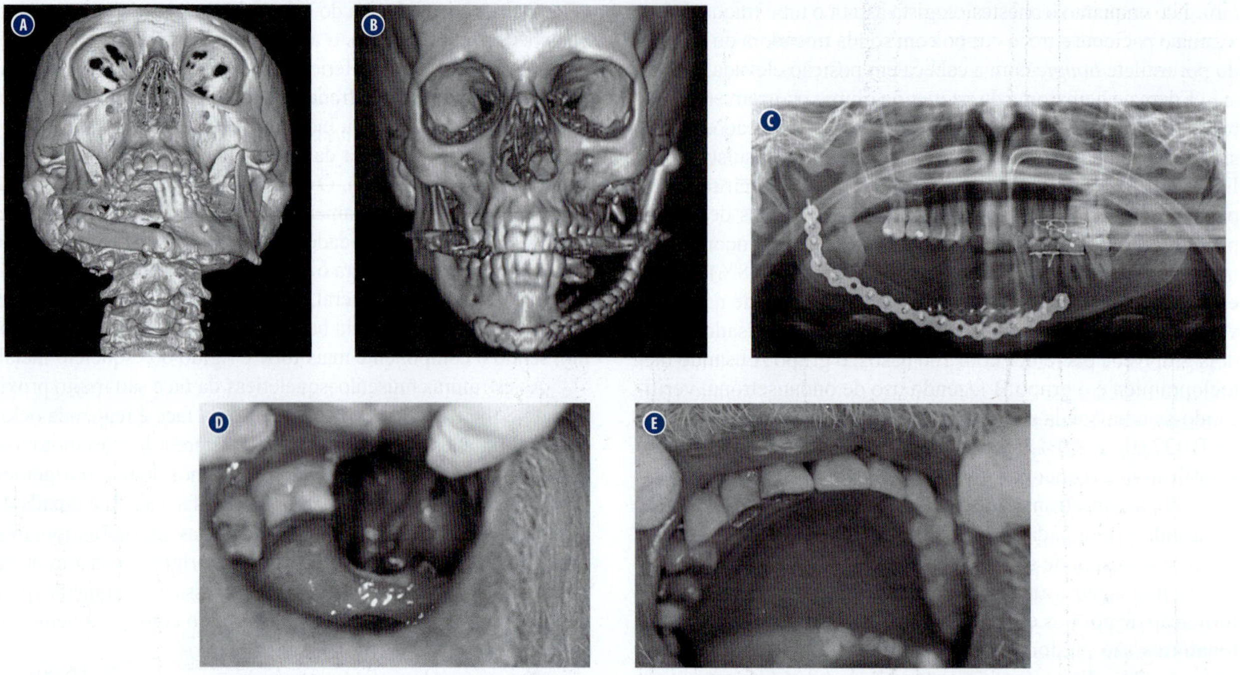

**FIGURA 65.19** Reconstruções e reabilitações bucomaxilofaciais presentes na rotina do anestesiologista. **A** TC em 3D de face mostrando reconstrução mandibular com enxerto livre vascularizado de fíbula. **B** TC em 3D de face mostrando reconstrução do corpo e cabeça mandibular por placa metálica após hemirressecção. **C** Radiografia panorâmica mostrando enxerto ósseo avascular de costela no corpo da mandíbula. Presença de placa metálica de fixação para promoção do processo cicatricial com planejada remoção ao final do procedimento. **D** Aspectos clínicos intrabucais de maxilectomia parcial esquerda devido a câncer. **E** Prótese obturadora do mesmo paciente da figura **D**: vedamento da região palatal permitindo o restabelecimento funcional da cavidade bucal. Atenção para sua guarda, conservação e localização junto à enfermagem.

Esta imagem pode ser visualizada em cores no Anexo 2, página 1575.

cardiorrespiratória. Portanto, a demora na obtenção da via aérea potencializa o problema. Os riscos fisiológicos se exacerbam após várias tentativas de intubação sem sucesso.[17,18] Múltiplos traumatismos, locais ou somados a lesões da base do crânio, da coluna cervical e do tórax, comprometem de forma aguda a via aérea e a estabilidade hemodinâmica.[18,19]

No traumatismo craniano ou bucomaxilofacial, o comprometimento do nível de consciência é um indicador de atenção com a via aérea. A escala Glasgow de coma deve ser utilizada, e a intubação da via aérea deve ser obtida caso o escore atinja 8 pontos.

Dados recentes informam que a laringoscopia e a intubação não requerem grande movimento do pescoço e, se necessário, emprega-se o colar cervical. Lesões traumáticas do trato respiratório que envolvem a laringe e a árvore traqueobrônquica são potencialmente fatais (26-30%) e ocorrem em 1 a 2,8% dos pacientes. Sua maior frequência ocorre em acidentes com veículos automotores, com trauma traqueobrônquico entre 2 e 2,5 cm acima da carina. Os sinais e sintomas como dispneia, enfisema subcutâneo, tosse e hemoptise devem alertar para o diagnóstico.

Embora os sistemas de escore e regras de predição para identificar as dificuldades de acesso à via aérea estejam disponíveis, esses métodos são de moderado sucesso.

O planejamento da obtenção da via aérea no paciente traumatizado deve considerar vários aspectos: natureza do trauma e seus efeitos na via aérea; dificuldade potencial da ventilação sob máscara ou intubação traqueal; possível trauma na coluna cervical; risco de regurgitação e aspiração do conteúdo gástrico; sangramento que dificulta a visualização da via aérea e as alterações circulatórias decorrentes; e tipo de intervenção a ser realizada.[83,84]

O comprometimento das vias aéreas pode ocorrer a partir de fraturas simples, sendo agravado com a perda da consciência e intoxicação por drogas e fármacos, com alteração dos reflexos faríngeos e laríngeos e risco de aspiração. Essa situação pode ser acentuada pela presença de corpos estranhos, sangue, edema e vômito nas vias aéreas.

A presença de náusea e vômitos aumenta a pressão intracraniana, que ocasiona maior sangramento e salivação, o que pode ocluir a via aérea. O deslocamento ósseo posterior, na fratura da maxila e mandíbula, pode também aumentar o risco de obstrução da via aérea. As lesões da laringe e da traqueia são menos frequentes, porém, quando ocorrem, comprometem a respiração.

Apesar dos avanços médicos, os fundamentos básicos do manejo da via aérea permanecem inalterados. Na emergência, a qualidade e experiência do operador são de grande importância. A possibilidade da obstrução da via aérea e a de uma possível intervenção cirúrgica devem ser lembradas. O comprometimento da traqueia deve ser investigado e o desvio ou colapso pode ser diagnosticado pela palpação. A presença de sibilos à ausculta pode auxiliar no diagnóstico parcial da lesão da traqueia. Nesse caso, todo o equipamento para intubação difícil deve ser solicitado, e um cirurgião deve estar presente. Medidas como oxigenação do paciente, sob máscara ou cateter, devem ser instituídas, e monitorização, com oximetria de pulso, instalada. A colocação de um colar cervical deve ser realizada para evitar o risco de compressão medular, e um aspirador rígido, e com pressão negativa adequada, deve estar disponível.

Na suspeita de obstrução da via aérea pela língua, uma cânula de Guedel deve ser colocada. Na ausência de reflexos protetores, a intubação traqueal é regra. Em pacientes com via aérea permeável sem respiração espontânea, a técnica recomendada é a ventilação sob máscara. Nos pacientes obesos, em que a ventilação é mais difícil, recomenda-se a presença de dois profissionais: o primeiro adaptando a máscara à face e, o segundo, comprimindo a bolsa. O momento de intubar o paciente e a maneira de realizar a intubação devem ser decididos pelo grupo de atendimento. O insucesso da intubação ocorre entre 10,3 e 12% dos pacientes.[29]

A intubação orotraqueal com laringoscópio tradicional ainda é a técnica de escolha. Embora possa ocorrer algum movimento cervical, isso não contraindica a técnica, quando realizada por profissionais experientes. A intubação nasotraqueal com fibrobroncoscópio é uma técnica de difícil execução na presença de sangramento, secreção e tecidos lacerados. O uso de máscara laríngea, Combitube® e cricotireostomia são alternativas temporárias em caso de dificuldade de intubação ou quando se está fora do ambiente hospitalar. O guia *bougie* tem sido usado frequentemente, quando a laringoscopia direta da glote está prejudicada, e tem-se obtido sucesso na maioria dos casos.

Inúmeras são as vantagens dos dispositivos supraglóticos (DSGs), cuja função primária é a ventilação; alguns servem ainda como conduto facilitador para intubação traqueal (IT). Entre as desvantagens, figura a broncoaspiração minimizada com o advento de novos modelos, providos de conduto para despressurização e esvaziamento do conteúdo gástrico (LMA, Proseal™, LMA Supreme®, i-gel®, tubo laríngeo, Laryngeal Tube Suction – D®).

Menos de 2% das laringoscopias apresentam visão difícil, logo uma pequena parcela de pacientes necessita de um recurso óptico para adequada ventilação (fibroscópio flexível, videolaringoscópio ou estilete óptico) ou de uma técnica às cegas (intubação retrógrada, máscara laríngea [ML], estilete luminoso ou IT às cegas). O uso de fibroscópio requer um paciente cooperativo, uma via aérea livre de secreções, sangramento ou edema com adequada anestesia local associada ou não a sedação. Outras opções são as técnicas cirúrgicas (cricotireostomia e traqueostomia).[85]

A obtenção da via aérea cirúrgica deve ser utilizada quando as outras opções não forem possíveis. O **QUADRO 65.1** apresenta os passos no manejo da via aérea no trauma bucomaxilofacial.

Concluindo este tópico sobre o manejo da via aérea no paciente com trauma facial, é importante ressaltar que este é um aspecto desafiador na abordagem desses pacientes. O estado clínico do paciente e o tipo de trauma determinam o planejamento da abordagem da via aérea e a sequência de passos. O conhecimento da dificuldade de abordagem da via aérea difícil e a experiência do profissional, além da familiaridade com os vários instrumentos disponíveis, são os principais fatores para a obtenção da via aérea no trauma facial.

Assim, a equipe de trauma deve ser composta por vários profissionais (anestesiologista, intensivista, cirurgião, técnicos e enfermeiros), cada um contribuindo com seu conhecimento e experiência para o manejo da via aérea no trauma. Na obtenção e manutenção da via aérea permeável, é importante considerar oxigenação com manutenção da via aérea permeável e imobilização cervical; solicitar material de via aérea difícil; liberar a cavidade oral de corpos estranhos e aspirar secreções e sangue; intubar se necessário e decidir, de acordo com o trauma, a via de acesso; avaliar os sistemas neurológico, respiratório e cardiovascular; realizar cateterismo venoso e reposição volêmica; e aquecer o paciente.[26,27,29]

**QUADRO 65.1** Manejo da via aérea no trauma bucomaxilofacial

- Antecipar e reconhecer a obstrução da via aérea
- Posicionar o paciente para melhorar a respiração
- Confirmar a permeabilidade oral e nasal para o uso da assistência ventilatória
- Realizar a ventilação do paciente sob máscara com um ou dois profissionais
- Realizar a intubação
- Caso a intubação não seja bem-sucedida e se ocorrer a condição "não ventila, não intuba", realizar o procedimento cirúrgico

### Controvérsias e lacunas

No manejo da via aérea, é muito importante ter uma via aérea livre de sangue, secreção e corpos estranhos. Um grande edema da glote ou um importante hematoma retrofaríngeo por fratura de vértebras cervicais dificultam a intubação traqueal. A intubação nasotraqueal é contraindicação relativa em pacientes com fratura cominutiva da porção média da face, pela possibilidade de penetração iatrogênica do tubo na base do crânio, sendo preferida em pacientes conscientes sem sedação e sem relaxamento neuromuscular.

## Coluna cervical no trauma bucomaxilofacial

No cenário da fratura bucomaxilofacial, as lesões das vértebras cervicais devem ser sempre consideradas, sobremaneira em pacientes inconscientes. O exame clínico em pacientes conscientes, juntamente com os exames de imagem, descartam a possibilidade de fraturas cervicais. Na impossibilidade de realização desses exames, pode-se considerar o paciente livre de lesões se as condições neurológicas forem normais (Gasglow 14 ou 15), se ele estiver livre de intoxicação por álcool ou drogas, se não apresentar dor na região cervical e se a movimentação cervical espontânea for indolor.

## Controle hemorrágico

Após garantir a permeabilidade da via aérea, a atenção deverá ser dirigida para a circulação, pois as hemorragias nas fraturas faciais ocorrem entre 1,4 e 11% dos casos, envolvendo as artérias carótidas, maxilar, mandibular, oftálmica e etmoidal.[26,27] A maioria dos casos é de fácil resolução com medidas de compressão direta, redução manual das fraturas, tamponamento por balão, embolização arterial e/ou resfriamento da região, mas as hemorragias devem ser diferenciadas daquelas com fraturas da base do crânio ou por meio de lacerações da faringe e lacrimejamento.

**Resoluções do Conselho Federal de Medicina**

O controle clínico e farmacológico do paciente submetido a procedimentos que requerem sedação é um ato médico devidamente regulamentado pelo Conselho Federal de Medicina (CFM). As resoluções CFM 1.802/06,[86] 1.409/94[87] e 1.670/03[88] determinam as condições mínimas de segurança para o acompanhamento de pacientes durante procedimentos ambulatoriais (incluindo os odontológicos) nos quais a presença do anestesiologista se faz necessária.

# Referências


1. Puricelli E Tratamento cirúrgico bucomaxilofacial. In: Maahs MA, Almeida ST. Respiração oral e apneia obstrutiva do sono integração no diagnóstico e tratamento. São Paulo: Revinter, 2016. p. 351-74.
2. Conselho Federal de Odontologia (BR). Resolução CFO nº 161/2015. Altera artigos, incisos e parágrafos da Resolução CFO 63/2005 [Internet]. Rio de Janeiro: CFO; 2015 [capturado em 05 abr. 2017]. Disponível em: http://www.nota10.com.br/ResolucaoCFO16115.pdf.
3. Casa Civil (BR). Lei nº 9.656, de 3 de junho de 1998. Dispõe sobre os planos e seguros privados de assistência à saúde [Internet]. Brasília: Casa Civil; 1998 [capturado em 05 abr. 2017]. Disponível em: http://www.planalto.gov.br/ccivil_03/leis/L9656.htm.
4. Casa Civil (BR). Decreto nº 5.296 de 2 de dezembro de 2004.Regulamenta as Leis nº 10.048, de 8 de novembro de 2000, que dá prioridade de atendimento às pessoas que especifica, e 10.098, de 19 de dezembro de 2000, que estabelece normas gerais e critérios básicos para a promoção da acessibilidade das pessoas portadoras de deficiência ou com mobilidade reduzida, e dá outras providências [Internet]. Casa Civil: Brasília: 2004 [capturado em 05 abr. 2017]. Disponível em: http://www.planalto.gov.br/ccivil_03/_ato2004-2006/2004/decreto/d5296.htm.
5. Secretaria de Direitos Humanos (BR). Avanço das políticas públicas para as pessoas com deficiência. Uma análise através das Conferências Nacionais [Internet]. Brasília: Secretaria de direitos Humanos; 2012 [capturado em 05 abr. 2017]. Disponível em: http://www.pessoacomdeficiencia.gov.br/app/sites/default/files/publicacoes/livro-avancos-politicas-publicas-pcd.pdf.
6. Eagle KA, Berger PB, Calkins H, Chaitman BR, Ewy GA, Fleischmann KE, et al. ACC/AHA guideline update for perioperative cardiovascular evaluation for noncardiac surgery. Executive summary: a report of the American College of Cardiology/American Heart Association Task Force on Practice Guidelines (Committee to Update the 1996 Guidelines on Perioperative Cardiovascular Evaluation for Noncardiac Surgery). J Am Coll Cardiol. 2002;39(3):542-53.
7. Haddad AS, Maretti MBC. Anestesia geral no tratamento odontológico de pacientes com necessidades especiais. In: Haddad AS. Odontologia para pacientes com necessidades especiais. São Paulo: Santos; 2007. p. 501-14.
8. Grando TA, Puricelli E. Anestesia em cirurgia bucomaxilofacial e trauma bucomaxilar no manejo da via aérea. In: Manica JT. Anestesiologia: princípios e técnicas. 3. ed. Porto Alegre: Artmed; 2004. p. 941-53.
9. Puricelli E. Técnica anestésica, exodontia e cirurgia dentoalveolar. São Paulo: Artes médicas; 2014. (Série Abeno: odontologia essencial - parte clínica).
10. Puricelli E, Ponzoni D, Munaretto JC, Franke C. Infecções na cavidade bucal. In: Morais TM, Silva A. Fundamentos da Odontologia em Ambiente hospitalar. Rio de Janeiro: Elsevier; 2015. p. 33-53.
11. Puricelli E. Trauma bucomaxilofacial. In: Nasi LA. Rotinas em pronto socorrro. Porto Alegre: Artmed; 2001. p. 396-409.
12. Puricelli E. Artroplastia biconvexa para tratamento da anquilose da articulação temporomandibular. Rev Fac Odontol Porto Alegre. 1996;37(1):9-12.
13. Puricelli E, Ponzoni D, Corsetti A,Quevedo AS. Abordagens técnicas inovadoras em cirurgia e traumatologia bucomaxilofacial. Rev Assoc Paul Cir Dent. 2015;69 (3):280-7
14. Puricelli E. A new technique for mandibular osteotomy. Head Face Med. 2007;3:15
15. Corsetti A, Puricelli E, Thomé EGR, Munaretto JC, Lima LB, Wienandts P. Cuidados do atendimento odontológico do paciente com necessidades especiais em centro cirúrgico hospitalar. In: Morais MTN, Silva A. Fundamentos da Odontologia em Ambiente Hospitalar/UTI. Rio de Janeiro: Elsevier; 2015. p. 279-99.
16. Barash PG, Stoelting RK, Cahalan MK, Stock MC. Clinical anesthesia. 6th ed. Philadelphia: Lippincott Williams and Wilkins; 2009. p. 569-97.
17. Melhado VB. Avaliação da via aérea difícil. In: Cavalcanti IL, Cantinho FAF, Assada A, editores. Medicina perioperatória. Rio de Janeiro: SBA; 2005. p. 27-38.
18. Jose A, Nagori SA, Agarwal B, Bhutia O, Roychoudhury A. Management of maxillofacial trauma in emergency: an update of challenges and controversies. J Emerg Trauma Shock. 2016;9(2):73-80.
19. Santos CLM, Musse JO, Cordeiro IS, Martins TMN. Estudo epidemiológico dos traumas bucomaxilofaciais em um Hospital Público de Feira de Santana Bahia de 2008-2009. Rev Baiana Saúde Pública 2012;36(2):502-13.
20. Godoi MS, Basualdo A, Oliveira KO. Índice de fraturas faciais no Hospital São Vicente de Paulo em Passo Fundo RS: estudo retrospectivo de dez anos. J Oral Invest. 2013;2(2):14-9.
21. Fagondes SC, Moreira GA. Apnéia obstrutiva do sono em crianças. J Bras Pneumol. 2010;36(supl.2):S1-S61.
22. Lee SH, Kaban LB, Lahey ET. Skeletal Stability of patients undergoing maxillomandibular advancement for treatment of obstructive sleep apnea. J Oral Maxillofac Surg. 2015;73(4):694-700.
23. Zancanella E, Haddad FM, Oliveira LA, Nakasato A, Duarte BB, Soares CF, et al. Apnéia obstrutiva do sono e ronco primário: tratamento. Projeto diretrizes. Rio de Janeiro: AMB/CFM; 2012.
24. Chabra A, Rudingwa P, Selvan SRP. Phathofisiology and management of airway trauma. Trensd Anaesth Crit Care. 2013;3:216-9.
25. Eftekharian H, Zamiri B, Ahzan S, Talebi M, Zarei K.Orthognathic surgery patients (maxillary impaction and setback plus mandibular advancement plus genioplasty) need more Intensive Care Unit (ICU) admission after surgery. J Dent (Shiraz). 2015;16(1 Suppl):43-9.
26. Banks P, Brown A. Aetiology: surgical anatomy and classification. In: Banks P, Brown A. Fractures of the facial skeleton. Oxford: Butterworth-Heinemann; 2001. p. 1-21.
27. Banks P, Brown A. Emergency and early management of facial. In: Banks P, Brown A. Fractures of the facial skeleton. Oxford: Butterworth-Heinemann; 2001. p. 22-39.
28. Carvalho TB , Cancian LRL, Marques CG, Piatto VB, Maniglia JV, Molina FD. Six years of facial trauma care: an epidemiological analysis of 355 cases. Braz J Otorhinolaryngol. 2010;76(5):565-74.
29. De Angelis AF, Barrowman RA, Harrod R. Review article: maxillofacial trauma: a retrospective study of 177 cases. Saudi J Anaesth. 2014;26:530-7.
30. Smetana GW, Lawrence VA, Cornell JE. Preoperative pulmonary risk stratification for nocardiothoracic surgery: systematic review for the American College of Physicians. Ann Intern Med. 2006;144(8):581-95.
31. Robbins JA, Mushlin AL. Preoperative evaluation of healthy patient. Med Clin North Am. 1979;63(6):1145-56.
32. Pasternak LR. Pre- operative laboratory testing: General issues and considerations. Anesthesiol Clin North America. 2004;22(1):13-25.
33. Prince C. Evidence-based laboratory medicine: supporting decision-making. Clin Chem. 2000;46(8 Pt 1):1041-50.
34. American Society of Anesthesiologists Task Force on Preanesthesia Evaluation. Practice advisory for preanesthesia evaluation: a report by the American Society of Anesthesiologists Task Force on Preanesthesia Evaluation. Anesthesiology. 2002;96(2):485-96.
35. Mathias LAST, Pagnocca ML, Ghuaratini AA. Exames complementares pré-operatórios. In: Cavalcanti IL, Cantinho FAF, Assada A, editores. Medicina perioperatória. Rio de Janeiro: SBA; 2005. p. 113-32.
36. Silva MCJ, Zanchin CI, Duarte DF. Exames complementares na avaliação préanestésica. Rev Bras Anestesiol. 1990;40:303-9.
37. Munro J, Booth A, Nicholl J. Routine preoperative testing : a systematic review of the evidence. Health Technol Assess. 1997;1(12):i-iv; 1-62.
38. Vitale S, Mheen D. Illicit drugs and injuries; a review of emergency room studies. Philadelphia: Elsevier; 2006. p. 1-9.
39. Mc Allister P, Jenner S, Laverick S. Toxicology screening in oral and maxillofacial trauma patients. Br J Oral Maxillofac Surg. 2013;51(8):773-8.
40. Thomson IR, Peterson MD, Hudson RJ. A comparison of clonidine wich convensional preanesthetic medication in patients undergoing coronary artery bypass grafting. Anesth Analg. 1998;87:292-9.
41. Turazzi JC, Castro RAC, Bedin A, Macuco MC Clinica de avaliação pré-operatória In: Cavalcanti IL, Cantinho FAF, Assada A, editores. Medicina perioperatória. Rio de Janeiro: SBA; 2005. p. 49-69.
42. Mendez N, Ramirez PAG, Pineda MMC, Picazo CR. Anesthetic considerations for orthognathic surgery: clinical case report. Rev Colomb Anestesiol. 2013;41:69-74.
43. Bloomfield R, Noble DW. Etomidate and fatal outcome even a single bolud dose may be detrimental for some patients. Br J Anaesth. 2006;97(1):116-7.
44. Legrand M, Plaud B. Etomidate and general anesthesia: the butterfly effect? Anesth Analg. 2013;117(6):1267-9.
45. Kamatsu R, You J, Mascha EJ, Sessler DI, Kasuya Y, Turan A. Anesthetic induced with etomidate, rather than propofol, is associated with increased 30-day mortality after noncardiac surgery. Anesth Analg. 2013;117(6):1329-37.
46. Formann SA. Clinical and molecular pharmacology of ethomidate. Anesthesiology. 2011;114(3):695-707.
47. Wagner CE, Bick JS, Jonhson D, Almad R, Han X, Ehrenfeld JH, Schildcrout JS. Etomidate use and postoperative outcomes among cardiac surgery patients. Anesthesiology. 2014;120(3):579-89.
48. Gaudio RM, Feltracco P, Barbieri S, Tiano L, Alberti M, Delantone M, et al. Traumatic dental injuries during anaesthesia: part I: clinical evaluation. Dent Traumatol. 2010;26(6):459-65.
49. Mańka-Malara K, Hovhannisyan A, Klikowska M, Dental trauma prevention during endotracheal intubation: review of literature. Anaesthesiol Intensive Ther. 2015;47(4):425-9.
50. Wong A, Subar P, Witherell H, Ovodov KJ. Reducing nasopharyngeal trauma: the urethral catheter-assisted nasotracheal intubation technique. Anesth Prog. 2011;58(1):26-30.
51. Hernandez A. Una nueva técnica de intubacion endotraqueal (via submental). Rev Iberoamer Cir Oral Maxilof .1984;6:165-83.
52. Cohen AT, Tapson VF, Bergmann JF, Goldhaber SZ, Kakkar AK, Deslandes B, et al. Venous thromboembolism risk and prophylaxis in the acute hospital care setting (ENDORSE study): a multinational cross-sectional study. Lancet. 2008;371(9610):387-94.
53. Barak M, Yoav L, Naja I. Hypotensive anesthesia versus normotensive anesthesia during major maxillofacial surgery. A review of the literature. Sci World J. 2015;2015:480728.
54. Grando TA, Puricelli E, Bagatini A, Gomes CR, Baião CG, Ponzoni D. Alterações pós-anestésicas do hematócrito em cirurgias ortognáticas. Rev Bras Anestesiol. 2005;55(1):78-96.
55. Grando TA. Anestesia para cirurgia bucomaxilofacial. In: Sociedade de Anestesiologia do Estado de São Paulo (SAESP). Tratado de anestesiologia 7. ed. São Paulo: Atheneu; 2011. p. 1893-904.
56. Gross JB. Estimating allowable blood loss: corrected for dilution. Anesthesiology. 1983;58(3):277-80.
57. Liumbruno G, Bennardello F, Lattanzio A, Piccoli P, Rossetti G. Recommendations for the transfusion of red blood cells. Blood Transfus. 2009;7(1):49-64.
58. Kotzé A, Harris A, Baker C, Iqbal T, Lavies N, Richards T, et al. British Committee for standards in haematology guidelines on the identification and management of pre-operative anaemia. Br J Haematol. 2015;171(3):322-31.
59. Strumper-Groves D. Perioperative blood transfusion and outcome. Curr Opin Anaesthesiol. 2006;19(2):198-206.
60. Clifford L, Jia Q, Yadav H, Subramanian A, Wilson GA, Murphy SP , et al. Characterizing of epidemiology of perioperative transfusion associated circulatory overland. Anesthesiology. 2015;122(1):21-8.
61. Atzil S, Arad M, Glasner A, Abiri N, Avraham R, Greenfeld K, et al. Blood transfusion promotes cancer progression: a critical role for aged erythrocytes. Anesthesiology. 2008;109(6):989-97.
62. Amato A. Perioperative blood transfusion for the recurrence of colorectal cancer. Cochrane Database Syst Rev. 2006;(1):CD005033.
63. Barret NA, Kam PC. Tranfusiom-related acute lung injury: a literature review. Anaesthesia. 2006;61(8):777-85.
64. Hajjar LA, Fukushima JT, Almeida JP, Osawa EA, Galas FR. Strategies to reduce blood transfusion: a Latin-American perspective. Curr Opin Anaesthesiol. 2015;28(1):81-8.
65. Neligan PC, editor. Cirurgia plástica. 3. ed. São Paulo: Elsevier; 2013 (Gurtner GC, editor. Princípios; vol.1).
66. Choi WS, Shamann N. Risks and benefits of deliberate hypotension in anaesthesia a systematic review. Int J Oral Maxilofac Surgery. 2008;37(8):687-703.
67. Vieira JL.Hipotensão arterial induzida Sociedade de Anestesiologia do Estado de São Paulo (SAESP). Tratado de anestesiologia. 6. ed. São Paulo: Atheneu; 2007. p. 683-92.
68. Van Aken H, Fitch W, Graham DI, Brüssel T, Themann H. Cardiovascular and cerebrovascular effects of isoflurane induced hypotension in the baboon. Anesth Analg. 1986;65(6):565-74.
69. Toivonen J, Virtanen H, Kaukinen S. Labetolol anesthesia negative effects of deliberate hypotension induced by isoflurane. Acta Anaesthesiol Scand. 1992;36(1):84-8.
70. Kambatta HJ, Stone JG, Khan E. Propranolol alters renin release duringnitroprusside induced hypotension and prevents hypertension and discontinuation of nitroprusside. Anesth Analg. 1981;60(8):569-73.
71. Larochelle P, Tobe SW, Lacourciere Y. β-Blockers in hypertension: studies and meta-analyses over the years. Can J Cardiol. 2014;30(5 Suppl):S16-22.
72. Ståhle H. A historical perspective: development of clonidine. Best Pract Res Clin Anaesthesiol. 2000;14(2):237-46.
73. Hackmann T, Friesen H, Allen S, Precious D. Clonidine facilitates controlled hypotension in adolescent children. Anesth Analg. 2003;96(4):976-81.
74. Eisenach JC, Kock MD, Klimscha W. Alpha(2)-adrenergic agonists for regional anesthesia. A clinical review of clonidine (1984-1995). Anesthesiology. 1996;85(3):655-74.
75. Haber-Cohan A, Rothman M. A survey of extubation practices following orthognathic surgery. J Oral Maxillofac Surg. 1988;46(4):269-71.
76. Ding L, Zhang H, Mi W, Wang T, He Y, Zhang X, et al. Effects of dexmedetomidine on anesthesia recovery period and postoperative cognitive function of patients after robot-assisted laparoscopic radical cystectomy. Int J Clin Exp Med. 2015;8(7):11388-95.
77. Venn RM, Grounds RM. Comparison between dexmedetomidine and propofol for sedation in the intensive care unit: patient and clinician perceptions. Br J Anaesth. 2001;87(5):684-90.
78. Afonso J, Reis F. Dexdetomidine papel atual em anestesia e cuidados intensivos. Rev Bras Anestesiol. 2012;62:118-33.
79. Aragão JA, Froes Jr GRT, Reis FP, Costa MD. Perfil epidemiológico dos pacientes com fraturas dos ossos da face em um hospital público do estado de Sergipe. Rev Fac Odontol. Porto Alegre. 2010;51(1):11-4.
80. Potério GMB, Braga AA, Braga FSS, Pereira RIC. Visita e medicação pré-anestésica. In: Cavalcanti IL, Cantinho FAF, Assada A, editores. Medicina perioperatória. Rio de Janeiro: SBA; 2005. p. 71-111.
81. Mosier JM, Joshi R, Hypes C, Pacheco G, Valenzuela T, Sakles JC. The physiology difficult airway. West J Emerg Med. 2015;16(7):1109-17.
82. Girardeau R. Assessing and managing facial trauma. J Emerg Med. 2015;9:1-8.
83. Curran JE. Anaesthesia for facial trauma. Anaesthesia. 2008;122:12-20.
84. Jain U, McCunn M, Smith CE, Pittet JF. Management of traumatized airway. Anesthesiology. 2016;124(1):199-206.
85. Martin LD, Mhyre JM, Shanks AM, Tremper KK, Kheterpal S. 3,423 emergency tracheal intubations at a university hospital: airway outcomes and complications. Anesthesiology. 2011;114(1):42-8.
86. Conselho Federal de Medicina (BR). Resolução CFM n° 1.802/2006. Dispõe sobre a prática do ato anestésico. Revoga a Resolução CFM n° 1363/1993 [Internet]. Brasília: CFM; 2006 [capturado em 05 abr. 2017]. Disponível em: http://www.portalmedico.org.br/resolucoes/cfm/2006/1802_2006.htm.
87. Conselho Federal de Medicina (BR). Resolução CFM n° 1.409/1994. Regulamenta a prática de cirurgia ambulatorial [Internet]. Brasília: CFM; 1994 [capturado em 05 abr. 2017]. Disponível em: http://www.portalmedico.org.br/resolucoes/cfm/1994/1409_1994.htm.
88. Conselho Federal de Medicina (BR). Resolução CFM n° 1.670/2003. Sedação profunda só pode ser realizada por médicos qualificados e em ambientes que ofereçam condições seguras para sua realização, ficando os cuidados do paciente a cargo do médico que não esteja realizando o procedimento que exige sedação [Internet]. Brasília: CFM; 2003 [capturado em 05 abr. 2017]. Disponível em: http://www.portalmedico.org.br/resolucoes/CFM/2003/1670_2003.htm.


## Leituras sugeridas


Aquilar-Nascimento JE, Perroni F, Prado LIA. Jejum pré-operatório de 8 horas ou de 2 horas: o que revela a evidência. Rev Col Bras Cir. 2009;36(4):350-2.

Candiotti KA, Kovac AL, Melson TI, Clerici G, Joo Gan T, Palonosetron 04-06 Study Group. A randomized, double-blind study to evaluate the efficacy and safety of three different doses of palonosetron versus placebo for preventing postoperative nausea and vomiting. Anesth Analg. 2008;107(2):445-51.

Gold M, Pearlman A, Boyack I. Middle turbinectomy after nasotracheal intubation. Emerg Radiol. 2016;23(2):203-5.

Qaseem A, Snow V, Fitterman N, Hornbake ER, Lawrence VA, Smetana GW, et al. Risk assessment for and strategies to reduce perioperative pulmonary complications for patients undergoing nocardiothoracic surgery: A guideline from the American College of Physicians. Ann Intern Med. 2006;144(8):575-80.

Rizoli S. PlasmaLyte. J Trauma. 2011;70(5 Suppl): S17-8.

Warner D. Perioperative abstinence form cigarettes: physiologic and clinical consequences. Anesthesiology. 2006;104(2):356-67.

# 66. ANESTESIA EM CIRURGIA GENITURINÁRIA

Ildo Meyer
Leonardo Elman Meyer

A anestesia para procedimentos geniturinários está atualmente entre as de maior volume nos mapas cirúrgicos devido aos procedimentos endoscópicos e laparoscópicos, bem como ao diagnóstico precoce de patologias graves que, muitas vezes, chegavam aos urologistas em condições inoperáveis. Com relação aos pacientes urológicos, em geral são idosos portadores de comorbidades que aumentam o risco cirúrgico.[1]

Os rins, órgãos vitais do organismo, localizam-se de ambos os lados da coluna vertebral, atrás das últimas costelas, medindo aproximadamente 10 cm de comprimento, 5 cm de largura e 3 cm de espessura, pesando em torno de 150 gramas cada um. Eles possuem várias funções, sendo a principal delas a filtragem do plasma com excreção de toxinas e dejetos do metabolismo corporal, mantendo um constante equilíbrio hídrico, osmolar, acidobásico e eletrolítico. Secretam renina, eritropoetina e têm um papel importante na regulação da pressão arterial. O 25-hidroxicolecalciferol é convertido em 1,25-di-hidroxicolecalciferol (vitamina D) nos túbulos renais proximais, afetando, assim, a homeostasia do cálcio. Os rins também são fundamentais no metabolismo e na excreção de inúmeras substâncias,[2] razão pela qual a anestesia em pacientes com disfunção renal pode apresentar várias dificuldades.

## Disfunção renal

A disfunção renal é uma síndrome clínica caracterizada por um declínio da função renal com acúmulo de metabólitos e eletrólitos. Cerca de 60% das disfunções são assintomáticas (não oligúricas). Podem ser divididas em lesão renal aguda (LRA) e doença renal crônica (DRC), de acordo com o tempo de desenvolvimento da patologia.[3] Embora, nos últimos anos, tenha havido significativo avanço nos cuidados em relação ao rim, a incidência de LRA no perioperatório persiste elevada e associa-se ao aumento da morbidade e mortalidade.

### Lesão renal aguda

A LRA apresenta etiologia multifatorial e é classificada em pré-renal, pós-renal e intrínseca (renal). As principais causas de LRA intrínseca são isquemia e utilização de substâncias nefrotóxicas. Apresenta uma incidência relatada de 1 a 25%[4] e mortalidade hospitalar variando entre 28 e 90%. Tal variabilidade ocorre devido a uma falta de consenso sobre a classificação da patologia.[5]

Em 2004, o Acute Dialysys Quality Initiative Workgroup publicou a classificação RIFLE, buscando estabelecer um consenso e uniformidade conceitual na definição de LRA (**QUADRO 66.1**).

**QUADRO 66.1** Critérios RIFLE para lesão renal aguda

***Risk*** (risco)
Aumento da creatinina em 1,5 vez e débito urinário menor que 0,5 mL·kg·h$^{-1}$ por 6 horas

***Injury*** (dano)
Aumento da creatinina em 2 vezes e débito urinário menor que 0,5 mL·kg·h$^{-1}$ por 12 horas

***Failure*** (insuficiência)
Aumento da creatinina em 3 vezes e débito urinário menor que 0,3 mL·kg·h$^{-1}$ por 24 horas ou anúria por 12 horas

***Loss*** (perda)
Perda da função renal por mais de quatro semanas

***End-stage*** (estágio terminal)
Doença renal em estágio terminal

*Fonte: Bellomo e colaboradores.*[6]

Das funções renais, a mais importante é a taxa de filtração glomerular (TFG). No homem adulto, a TFG é de cerca de 125 mL·min$^{-1}$·1,73 m$^2$ de superfície corporal, sendo 15% menor na mulher. A idade também influencia a TFG, reduzindo-a cerca de 1% para cada ano vivido acima dos 40 anos.[7]

Na avaliação pré-operatória, os exames mais solicitados são a ureia e a creatinina plasmáticas. A primeira sofre influência de desidratação, ingestão de proteínas, sangramento gastrintestinal e catabolismo, avaliando melhor o grau de uremia. A função renal é mais fidedignamente avaliada pela creatinina plasmática, que é mais estável, sofrendo apenas influência da idade e da massa muscular esquelética. Ocorre que existe pouca sensibilidade entre a dosagem da creatinina e a TFG. Com a redução de 50% da TFG, a creatinina irá duplicar-se, porém ainda estará dentro dos limites da normalidade. Assim, sua especificidade para o diagnóstico da função renal só é obtida quando já existe grande comprometimento renal. Estudos com a cistatina C, molécula de baixo peso molecular, encontrada nas células nucleadas do organismo, parecem ser mais fidedignos em relação à avaliação da filtração glomerular.[7]

O exame de urina também pode fornecer informações valiosas. Hematúria, bactérias e leucócitos podem ser encontrados na microscopia. A densidade urinária pode ser utilizada como um índice da função tubular renal – a osmolaridade urinária semelhante à do plasma (1.010) pode ser um indicativo de doença renal. Proteinúria maior que 150 mg·24 h$^{-1}$ é anormal e pode indicar grave dano glomerular.

Em casos de suspeita de disfunção renal, eletrólitos séricos devem ser mensurados, embora em geral se mantenham em valores próximos da normalidade até que ocorra doença renal grave. Em casos de falência renal, uma gasometria arterial pode revelar acidose metabólica devido à deficiência de excreção ácida pelo rim.

## Nefrotoxicidade

A possibilidade de uma substância determinar nefrotoxicidade é multifatorial, dependendo tanto de sua concentração e duração de efeito quanto do grau de hidratação do organismo, da perfusão renal, de outros agentes nefrotóxicos e de doenças associadas.[7]

Entre os antibióticos, os aminoglicosídeos (estreptomicina, gentamicina, tobramicina, canamicina e amicacina) determinam elevada incidência de nefrotoxicidade. O radical fluoreto, incluído na molécula de todos os anestésicos inalatórios, é potencialmente nefrotóxico; no entanto o único anestésico com comprovado efeito nefrotóxico é o metoxiflurano, e assim mesmo apenas após exposição prolongada.[8] Contrastes radiológicos (diatrizoatos, iotalmatos e iodo-hipuratos) podem causar obstrução tubular e modificações na hemodinâmica tubular. As nefrotoxinas endógenas (mioglobina, hemoglobina, metemoglobinemia e bilirrubina) estão associadas à LRA pelo mecanismo de rabdomiólise, mioglobinúria e obstrução tubular. Os quimioterápicos e a ciclosporina, utilizada como agente imunossupressor em transplantes, também estão relacionados à nefrotoxicidade.[7]

## Proteção renal

O diagnóstico precoce é fundamental para a prevenção da insuficiência renal. Em casos de hipoperfusão renal por hipovolemia, a reposição volêmica deve ser realizada sob controle da pressão venosa central, restabelecendo-se a volemia e consequentemente o fluxo sanguíneo renal e a filtração glomerular. Várias medidas podem ser utilizadas na prevenção da LRA, desde hipotermia até fármacos.

**Manitol a 20%.** A dose de 50 a 100 mL infundidos em 10 a 20 minutos evita o edema cerebral e a obstrução tubular, preservando o fluxo sanguíneo renal e interrompendo o acúmulo de cálcio mitocondrial. A ausência de resposta (diurese acima de 50 $mL{\cdot}h^{-1}$) elimina a possibilidade de causa hipovolêmica.

**Furosemida.** Seu efeito protetor renal ainda não está totalmente estabelecido, mas parece haver uma ação sinérgica com a dopamina no tratamento da oligúria. Quando o sistema cardiovascular não permite a administração de líquidos, pode ser administrada na dose de 0,25 a 0,75 $mg{\cdot}kg^{-1}{\cdot}h^{-1}$. A diurese e a excreção urinárias podem aumentar, transformando uma insuficiência renal oligúrica em não oligúrica, que parece ser mais fácil de tratar. A reposição das perdas excessivas de água e eletrólitos produzidas pelo diurético deve ser cuidadosamente efetuada. A furosemida apresenta ototoxicidade em doses elevadas.

**Dopamina.** É duvidoso o efeito da dopamina como fármaco protetor renal. O uso da infusão de dopamina, em pacientes com LRA, não mostrou evidências da preservação ou melhora da função renal.[9] No entanto, doses de 0,5 a 2 $\mu g{\cdot}kg^{-1}{\cdot}min^{-1}$ produzem vasodilatação com aumento do fluxo sanguíneo renal, da filtração glomerular e da excreção de sódio, com consequente elevação da diurese.

**Infusão salina.** É a melhor proteção contra a insuficiência provocada por hipoperfusão renal, contrastes radiológicos, cisplatina, anfotericina B, anti-inflamatório não esteroide, rabdomiólise ou mieloma múltiplo. Ao mesmo tempo em que reduz o trabalho de concentração urinária, a hidratação estimula o sistema protetor renal, caracterizado pela produção de prostaglandinas vasodilatadoras e dopamina endógena.

**Outros fármacos.** Algumas substâncias têm sido utilizadas na redução das lesões renais por isquemia, porém ainda sem eficácia comprovada na LRA, como bloqueadores dos canais de cálcio (verapamil, nifedipina, diltiazem), bloqueadores β-adrenérgicos (metoprolol),[10] prostaglandinas, hormônios tireoidianos (T3 e T4) e inibidores da xantina oxidase (alopurinol).

**Pré-condicionamento.** Estudos recentes demonstram que a aplicação de isquemia por curto período, seguida de reperfusão, causa aumento temporário da resistência celular, quando, subsequentemente, sofrer por episódio isquêmico mais prolongado. É um processo multifatorial, exigindo a interação com múltiplos sinais, segundo mensageiro, mecanismos efetores e receptores opioides.

Vários agentes farmacológicos são capazes de potencializar o pré-condicionamento: anestésicos inalatórios (isoflurano, halotano, sevoflurano, enflurano, desflurano), agonistas opioides (morfina, fentanil), agonistas α-adrenérgicos (fenilefrina, noradrenalina), estatinas (pravastatina), etanol, entre outros.[11]

O **resveratrol** é um composto fenólico, disponível na uva e no vinho, que possui ação protetora dos rins, do coração e do cérebro após episódio de isquemia-reperfusão. O possível mecanismo do pré-condicionamento do resveratrol é o aumento da produção de óxido nítrico.

Mais recentemente, a **eritropoetina** tem sido alvo da atenção dos pesquisadores devido ao seu mecanismo de oxirredução do óxido nítrico, favorecendo a proteção de diversos órgãos no mecanismo de isquemia-reperfusão.[7]

# Efeitos de fármacos em pacientes com função renal reduzida

O término de ação da maioria dos agentes anestésicos venosos se deve à redistribuição e ao metabolismo, e não depende da excreção renal. A biotransformação desses fármacos costuma resultar em formas farmacologicamente inativas solúveis em água e excretadas pela urina. O acúmulo de tais produtos por excreção renal prejudicada não acarreta um grande risco.

No entanto, alguns medicamentos são eliminados inalterados na urina, particularmente os relaxantes musculares adespolarizantes. O término de ação de uma dose única pequena desses agentes deve-se mais à redistribuição do que à excreção. Entretanto, quando são necessárias doses de manutenção, estas devem ser menores que as utilizadas em pacientes com função renal normal, e o intervalo entre as doses deve ser aumentado.

O pancurônio deve ser evitado, pois tem meia-vida de eliminação prolongada na insuficiência renal, podendo apresentar duração aumentada, mesmo com doses reduzidas. O atracúrio e o cisatracúrio são os bloqueadores neuromusculares mais indicados em insuficiência renal, pois suas meias-vidas, depuração e duração de ação não são afetadas pela função renal, sendo sua eliminação por hidrólise enzimática e degradação espontânea não enzimática. O vecurônio e o rocurônio apresentam discreta eliminação renal, podendo ter seus efeitos prolongados. O mivacúrio pode ter sua duração de ação aumentada em aproximadamente 50% devido à baixa atividade da pseudocolinesterase em pacientes com insuficiência renal. O rapacurônio produz um metabólito muito potente (Org9488) de eliminação renal, podendo ter seus efeitos prolongados em insuficiência renal. É recomendada a monitorização da função neuromuscular.[12]

A succinilcolina é metabolizada pela pseudocolinesterase, que pode estar reduzida em pacientes com uremia, porém seus valores raramente são tão baixos que prejudiquem o metabolismo e causem bloqueio prolongado. A succinilcolina pode produzir aumento nos níveis plasmáticos de potássio, o que pode ser perigoso em pacientes que já tenham níveis elevados do eletrólito por má função renal. Os inibidores da colinesterase (neostigmina, edrofônio) também são excretados pelos rins, e seus níveis podem estar elevados em pacientes com função renal deficiente. Assim, a "recurarização" não é um fenômeno comum.

A atropina e o glicopirrolato são largamente excretados pela urina inalterados, porém doses únicas não costumam causar maiores problemas. As doses de manutenção de digoxina devem ser reduzidas na proporção da redução da função renal.

Os fármacos que se ligam à albumina, como os agentes indutores anestésicos, podem ser afetados pela redução dos níveis dessa proteína em pacientes urêmicos, resultando em um aumento na fração livre do fármaco e redução da dose necessária para produzir anestesia.

Atualmente, a disponibilidade de fármacos de curta duração de ação, que independem da função renal para seu metabolismo e excreção, faz da anestesia venosa uma ótima alternativa. A infusão contínua de propofol na insuficiência renal parece não aumentar seus efeitos. Doses pequenas a moderadas de fentanil são bem toleradas no paciente urêmico. O alfentanil, apesar de sua reduzida ligação proteica, não apresenta mudanças em sua depuração, e as doses administradas podem ser semelhantes às dos pacientes com função renal preservada. O remifentanil é rapidamente processado pelas esterases plasmáticas e sua depuração não é afetada pela insuficiência renal, porém a excreção de seu metabólito está reduzida e não existem estudos conclusivos que determinem se o acúmulo do metabólito pode ter alguma implicação clínica.[12] A morfina e a meperidina possuem metabólitos ativos que são excretados pelos rins e podem se acumular em situações de falência renal.[2]

Os anestésicos inalatórios podem produzir redução do fluxo sanguíneo renal. O halotano e o isoflurano produzem vasodilatação renal e com isso compensariam a diminuição do fluxo sanguíneo. O metoxiflurano está formalmente contraindicado por sua nefrotoxicidade. O enflurano pode causar aumento de íons fluoreto. O sevoflurano produz elevação dos íons fluoreto no plasma, mas não parece estar associado com danos renais. O desflurano não produz aumento de íons fluoreto, podendo ser utilizado em casos de insuficiência renal.

# Manejo perioperatório

De acordo com o grau de insuficiência renal, o paciente vai perdendo sua capacidade de regular o volume e a composição do líquido extracelular, bem como a excreção de produtos do catabolismo. Com o advento da hemodiálise e da diálise peritoneal, pacientes com insuficiência renal podem chegar ao ato cirúrgico em condições satisfatórias. É importante ressaltar que cirurgias eletivas só devem ser realizadas após o equilíbrio clínico dos pacientes.

## Equilíbrio hídrico e eletrolítico

Nos casos de insuficiência renal, o pequeno número de néfrons funcionantes prejudica a capacidade de concentrar e diluir urina. A taxa de filtração diminui e o fluxo urinário torna-se insuficiente para evitar o acúmulo de água, ocorrendo expansão do volume extracelular, com implicações no equilíbrio eletrolítico e acidobásico.

Geralmente ocorre hiponatremia devido à perda de sódio pela natriurese elevada causada pela expansão do líquido extracelular. O potássio tende a aumentar, mas a homeostasia só é alterada quando a TFG cair abaixo de 10% do normal. Antes disso, ocorre compensação mediante elevação de secreção tubular distal, diminuição da reabsorção e aumento da perda pelas fezes. O magnésio e o fosfato também tendem a aumentar na insuficiência renal.

Em pacientes com função renal preservada, recomenda-se uma infusão de solução cristaloide na dose de 40 $mL{\cdot}kg^{-1}{\cdot}dia^{-1}$ (1,6 $mL{\cdot}kg^{-1}{\cdot}h^{-1}$), visando a um débito urinário de 0,5 a 1 $mL{\cdot}kg^{-1}{\cdot}h^{-1}$. Esses valores contemplam as perdas normais insensíveis enquanto mantêm o volume intravascular. O jejum pré-operatório de 8 horas vai depletar o paciente em cerca de 1.000 mL, que devem ser repostos no início do procedimento cirúrgico.

Alguns procedimentos urológicos, especialmente aqueles com irrigação da bexiga, podem dificultar o controle mais apurado do débito urinário. Perdas por hemorragia em geral devem ser repostas com coloides ou concentrado de hemácias, e perdas para o terceiro espaço e insensíveis, com cristaloides.

Pode ocorrer acidose metabólica, com queda de pH, estimulando os centros respiratórios, aumentando a frequência e profundidade da respiração, resultando em alcalose respiratória, que compensa parcialmente a acidose metabólica.

## Posicionamento

A posição em decúbito lateral acarreta profundas alterações no sistema respiratório. O pulmão localizado inferiormente sofre redução da ventilação, enquanto a perfusão é aumentada, resultando em uma considerável perturbação na relação ventilação-perfusão. Diminuem também a complacência torácica, o volume corrente, a capacidade vital e a capacidade residual funcional. Essas alterações podem se exacerbar em pacientes com doença pulmonar prévia. As atelectasias pós-operatórias não são incomuns. A utilização de pressão positiva ao final da expiração (PEEP, do inglês *positive end-expiratory pressure*) pode minimizar esses efeitos.[2]

A posição de "quebrar" a mesa ou colocar uma almofada na altura do rim inferior para expor melhor o campo cirúrgico superior pode comprimir a veia cava inferior, em especial na posição de decúbito lateral direito, causando uma diminuição no retorno venoso e no débito cardíaco.

As neuropatias dos plexos cervical e braquial e nervos ulnares podem ocorrer devido à compressão ou ao estiramento. O braço superior geralmente é colocado em um suporte, e todos os pontos de pressão devem ser revisados. Um travesseiro pode ser posicionado entre as pernas, e a perna inferior costuma ficar flexionada.[13]

As implicações da posição de Trendelenburg são discutidas adiante no tópico "Anestesia para cirurgia com sistemas robóticos".

## Monitorização

Além da monitorização básica (frequência cardíaca, pressão arterial não invasiva, oximetria de pulso, eletrocardiografia e capnografia), deve-se realizar sondagem vesical para o controle da diurese horária e o controle periódico do estado acidobásico.

As cirurgias renais podem ser prolongadas, motivo pelo qual atenção especial deve ser dada à manutenção da temperatura corporal, com a utilização de líquidos aquecidos, colchão e mantas térmicas. A temperatura do paciente deve ser monitorizada.[2]

A monitorização invasiva da pressão arterial e da pressão venosa central deve ser utilizada dependendo das condições pré-operatórias do paciente e dos riscos cirúrgicos. Pacientes com doença renal em estágio final terão grande benefício com a monitorização da pressão venosa central para verificação das necessidades hídricas. Poderá haver dificuldade na punção devido a cateteres prévios inseridos nas veias centrais. O uso de ultrassom para punções venosas centrais deve se constituir em uma rotina.

## Controle da temperatura

Durante a anestesia, os mecanismos da termorregulação estão alterados, podendo acontecer hipotermia devido à perda de calor por condução, convecção e evaporação. Os pacientes idosos possuem a autorregulação naturalmente prejudicada, e as crianças apresentam uma área relativamente grande de superfície corporal, o que facilita a perda calórica. A temperatura pode ser medida em nasofaringe, ouvido e reto, com boa correlação com a temperatura central.

Os efeitos clínicos da hipotermia podem se manifestar por tremores, provocando elevação na demanda metabólica, aumento da dor e ansiedade, anormalidades na coagulação, arritmias cardíacas, retardo na extubação e aumento do tempo de internação hospitalar. A prevenção da hipotermia pode ser realizada mediante uso de toucas, colchões e cobertores térmicos, utilização de materiais refletores de calor nas pernas e nos braços, aquecimento de fluidos intravenosos e cirúrgicos, elevação da temperatura e umidade da sala de cirurgia.[14]

## Pneumoperitônio

As cirurgias laparoscópicas requerem insuflação de dióxido de carbono ($CO_2$) na cavidade peritoneal. Pressões intra-abdominais superiores a 20 $cmH_2O$ podem causar deslocamento diafragmático, elevação da pressão intragástrica (inicialmente com aumento do retorno venoso e relativa hipertensão arterial, e mais tarde com novos aumentos na pressão intra-abdominal, redução do retorno venoso e hipotensão arterial), além de difusão e possível embolização do $CO_2$ na corrente sanguínea. As posições de litotomia e Trendelenburg podem exacerbar os efeitos do pneumoperitônio.[14]

# Técnica anestésica

A escolha da técnica anestésica (local, regional ou geral) vai depender do procedimento cirúrgico proposto e das condições do paciente. A sedação é uma técnica coadjuvante à anestesia local ou regional.

## Anestesia local

A anestesia local pode ser utilizada pelo cirurgião sem o auxílio do anestesiologista, levando em conta as doses máximas de segurança de cada anestésico local. Quando possível, adrenalina pode ser adicionada para aumentar a duração da anestesia. Atenção deve ser dada para os sinais de toxicidade dos anestésicos locais (vertigem, tonturas, gosto amargo na boca, confusão, convulsão, coma, taquicardia, hipertensão com adição de adrenalina ao anestésico, hipotensão e bradicardia sem adrenalina). Uma via venosa deve ser instalada, assim como monitorização adequada.

## Bloqueios de nervos periféricos

O bloqueio do nervo dorsal do pênis pode ser usado para cirurgias de circuncisão e similares. O ramo genital do nervo genitofemoral também precisa ser bloqueado na base do pênis. Os nervos ilioinguinal, ílio-hipogástrico e genitofemoral podem ser bloqueados para cirurgias no escroto e nos grandes lábios. O bloqueio paravertebral a nível torácico ou lombar, com ou sem instalação de cateter, pode auxiliar na analgesia pós-operatória de cirurgias de rim, ureter e baixo abdômen.

## Bloqueios neuroaxiais

Podem ser utilizadas a anestesia subaracnóidea (raquidiana), a anestesia peridural e a caudal. As duas primeiras são as mais indicadas, desde que as condições hemodinâmicas estejam preservadas e o tipo de cirurgia o permita. Elas não produzem alteração na função renal se as condições hemodinâmicas se mantiverem estáveis. Permitem anestesia adequada, bom relaxamento muscular e redução do sangramento perioperatório. Além disso, os pacientes com bloqueio de nervo central que permanecem conscientes podem ter o diagnóstico imediato de alterações neurológicas cognitivas, sofrem menos alterações na função respiratória e rapidamente estão liberados para se alimentar. Os distúrbios cognitivos no pós-operatório são menos frequentes em pacientes idosos que realizaram bloqueios de nervos centrais do que em pacientes submetidos a anestesia geral.[15]

No entanto, não existem evidências que comprovem menor morbidade ou mortalidade com o uso de anestesia regional em cirurgias urológicas.[16]

## Anestesia geral

A anestesia geral está indicada nos casos de instabilidade hemodinâmica, contraindicações de anestesia condutiva e quando o tipo de cirurgia proposto não se adequa à técnica condutiva. A pressão positiva contínua nas vias aéreas (CPAP, do inglês *continuous positive airway pressuere*) ou com PEEP, embora possa ser benéfica no "pulmão urêmico", pode alterar substancialmente o débito cardíaco e a função renal, devendo ser usada com critério.[12] Pode ser utilizada em associação com bloqueio peridural para redução da dose de fármacos empregados na anestesia geral e para controle mais adequado da dor pós-operatória em cirurgias de grande porte.

## Analgesia pós-operatória

A analgesia pós-operatória eficaz é essencial para permitir a mobilização precoce e reduzir a incidência de complicações respiratórias. Utiliza-se analgesia peridural frequentemente, a menos que existam contraindicações. A anestesia regional deve ser evitada se houver coagulopatias ou hemodiálise recente com anticoagulação. Um cateter peridural torácico, atingindo um nível de analgesia em $T_8$, costuma oferecer boa analgesia. Infusões contínuas com uma mistura de anestésicos locais em baixas doses e opioides solucionam a maioria dos casos, embora eventualmente sejam necessárias doses em bólus.

Uma alternativa ao cateter peridural pode ser a instalação de um cateter subcostal durante a cirurgia com infusão de anestésicos locais. A analgesia venosa controlada pelo paciente também pode ser utilizada. O fentanil é o agente mais adequado em pacientes com insuficiência renal devido à sua grande metabolização hepática. A morfina pode ser usada com precaução, reduzindo-se as doses e os intervalos entre as injeções. A analgesia multimodal é uma abordagem válida para todos os pacientes, embora a utilização de anti-inflamatórios não esteroides seja relativamente contraindicada devido ao seu potencial efeito nefrotóxico.[2]

# Anestesia no transplante renal

## Anestesia no doador vivo

Em geral, o doador vivo é um paciente hígido, podendo ser realizada tanto anestesia geral quanto anestesia condutiva associada à anestesia geral. Sabe-se que o rim remanescente só apresenta compensação funcional após 12 a 14 horas, devendo-se evitar agentes ou fármacos nefrotóxicos. A reposição hídrica deve ser generosa com solução cristaloide, procurando-se manter um débito urinário mínimo de 80 a 100 $mL \cdot h^{-1}$.

## Anestesia no doador com morte encefálica

No caso de doador com morte encefálica, a função do anestesiologista não é anestesiar, e sim manter o controle adequado da ventilação e perfusão e a função dos órgãos a serem removidos. A hipóxia e hipercapnia afetam profundamente a hemodinâmica renal. Alguns pacientes apresentam níveis baixos de hormônio antidiurético, baixo tônus simpático e hipovolemia, produzindo moderada hipotensão arterial, apesar do uso adequado de volumes de reposição. Os fármacos vasoativos como noradrenalina podem ser necessários, além do uso de manitol ou dopamina para manutenção da filtração glomerular.[12]

## Anestesia no receptor

Devem-se considerar duas situações possíveis – o receptor de doador vivo e o receptor de doador com morte encefálica. No primeiro caso, a cirurgia é eletiva, e o receptor deve estar clínica e psicologicamente preparado e compensado para o procedimento. No segundo, existe uma relativa urgência, podendo não haver tempo para um preparo clínico adequado.

Sempre que possível, a diálise deve ser feita antes da cirurgia. Quando a anemia for importante, a reposição sanguínea deve ser realizada durante a diálise, pois dessa forma ocorrerá aumento do hematócrito sem aumento do volume intravascular. A utilização de corticosteroides e outros agentes imunodepressores pode aumentar o risco de infecção, tornando-se mandatória a antibioticoterapia profilática.

A hidratação no receptor renal difere da usada em pacientes renais crônicos não submetidos a transplante, visto que o resultado esperado no pós-operatório imediato é o restabelecimento da função renal. Assim, a hidratação com solução fisiológica pode ser mais generosa, e a sobrecarga de sódio dessa infusão evita a hiponatremia que costuma ocorrer no período pós-transplante imediato.[12]

A quantidade de líquidos administrados deve ser controlada pela pressão venosa central, pressão arterial sistêmica, frequência cardíaca e ausculta pulmonar. É necessário cuidado especial nas punções arteriais e venosas a fim de preservar artérias e veias para a instalação de futuras fístulas arteriovenosas.

Tanto as técnicas de anestesia geral como as condutivas (subaracnóidea ou peridural) podem ser utilizadas com os cuidados antes citados referentes à função renal reduzida.

O sucesso do transplante renal depende de bons cuidados anestésicos, da técnica cirúrgica e especialmente do tempo de isquemia do rim transplantado. Quando o tempo de isquemia for menor que 30 minutos, a diurese costuma iniciar logo após a anastomose arterial. Alguns pacientes desenvolvem alto fluxo urinário com acúmulo de produtos metabólicos. Se essa fase for de curta duração, a diálise não é necessária, sendo essencial apenas evitar a desidratação e o desequilíbrio acidobásico. Outros apresentam um período variável de anúria ou oligúria, seguindo-se uma fase diurética, para, só então, recuperar a função renal.

## Efeito protetor da *N*-acetilcisteína na função renal dos receptores de enxerto de doador com morte encefálica

Os transplantes renais com enxerto proveniente de doador com morte encefálica representam mais de 60% dos transplantes nos Estados Unidos e mais de 50% no Brasil. A taxa de sobrevivência dos receptores de um órgão de doador com morte cerebral é inferior à dos doadores vivos, uma diferença que não pode ser plenamente explicada pela melhor compatibilidade do antígeno leucocitário humano (HLA, do inglês *human leukocyte antigen*) ou por um tempo de isquemia consideravelmente mais curto.[17,18]

Acredita-se que os metabólitos reativos do oxigênio sejam importantes mediadores de várias formas de lesão renal aguda. Esses metabólitos são produzidos pelas mitocôndrias como um subproduto do metabolismo celular normal. As células naturalmente possuem vários mecanismos antioxidantes de defesa, como a superóxido dismutase e a glutationa. O estresse oxidativo é gerado quando existe um desequilíbrio nesses mecanismos. A *N*-acetilcisteína (NAC) é um precursor da L-cisteína e da glutationa reduzida, tendo sido extensivamente estudada por seu efeito antioxidante. A capacidade de atenuação do estresse oxidativo associado ao transplante renal de doador com morte encefálica por meio do tratamento com NAC é uma hipótese bastante promissora.[19,20]

Diversos estudos têm demonstrado os potenciais efeitos benéficos da NAC sobre a patogênese de uma série de injúrias renais agudas, incluindo lesões isquêmicas e de reperfusão. No entanto, poucos ensaios clínicos têm abordado os efeitos da NAC em receptores de órgãos transplantados. Os poucos estudos recentes disponíveis sugerem que, pelo fato de reduzir o estresse oxidativo, a administração de NAC em receptores de transplante renal de doador com morte encefálica, especialmente durante a primeira semana após o transplante, vem a promover uma recuperação mais rápida e sustentada da função do enxerto.[21-23]

# Anestesia em cirurgia renal aberta

Nas cirurgias renais abertas, os pacientes costumam ser posicionados em decúbito lateral, com coxim ou flexão da mesa cirúrgica para elevar o rim a ser abordado. É uma posição extremamente desconfortável, além de produzir sérias alterações respiratórias e cardiovasculares. Acresce-se o risco de lesão pleural ou diafragmática durante o procedimento cirúrgico.

O manuseio brusco de grandes massas tumorais renais pode causar descompressão de estruturas e órgãos vizinhos, produzindo hipovolemia relativa, com queda da pressão arterial e do débito cardíaco. O risco de sangramento abundante também precisa ser considerado, havendo necessidade de cateterizar uma ou mais veias periféricas de grosso calibre; nos procedimentos maiores ou nos pacientes de alto risco, deve-se incluir acesso venoso profundo para controle da pressão venosa central.

A técnica de escolha costuma ser a anestesia geral, associada ou não à anestesia condutiva, em razão do melhor controle da ventilação e do risco de um possível pneumotórax. A anestesia condutiva isoladamente não constitui boa indicação anestésica.

## Anestesia em cirurgias ureterais

A principal preocupação no paciente de cirurgia ureteral são as repercussões renais da doença dos ureteres, especialmente obstrução, onde o rim a montante pode apresentar comprometimento funcional de acordo com o tempo e grau de obstrução.

Tanto as técnicas condutivas como a anestesia geral podem ser utilizadas. Em procedimentos de ureter médio e inferior, com o paciente em decúbito dorsal, ou nos pacientes em posição de litotomia, a anestesia condutiva atingindo um nível superior em $T_8$ é suficiente. Em casos específicos de litíase ureteral, anestesias condutivas podem não ser as mais indicadas, pela possibilidade de migração proximal do cálculo, alojando-se na pelve renal e demandando alteração do planejamento cirúrgico e da técnica anestésica planejada.

## Anestesia em cirurgias vesicais

### Cistoscopias

As cistoscopias diagnósticas costumam ser realizadas sob anestesia tópica com lidocaína em geleia. Alguns pacientes mais ansiosos ou com dificuldades de inserção da aparelhagem cirúrgica podem necessitar dos cuidados de um anestesiologista. Pode ser utilizada sedação, anestesia condutiva ou anestesia geral. A sensação de distensão vesical pode ser mediada por fibras que acompanham os nervos simpáticos e parassimpáticos até o segmento de $T_9$, podendo alguns pacientes requerer nível de bloqueio mais elevado. Na maioria dos casos, anestesia peridural caudal ou sacral ou anestesia subaracnóidea em sela são suficientes.

### Ressecção endoscópica de tumor vesical

Os tumores vesicais são habitualmente ressecados por via endoscópica transuretral. Pequenos tumores ou pólipos vesicais podem ser ressecados com anestesia geral ou mesmo com analgesia/sedação venosa. O maior problema deste tipo de procedimento é a perfuração da parede vesical com extravasamento de líquido para o espaço perivesical ou intraperitoneal.

A estimulação do nervo obturatório pelo eletrocautério é extremamente perigosa, pois a movimentação brusca da perna pode levar à perfuração da bexiga. A anestesia condutiva está especialmente indicada pela possibilidade de detecção precoce de possível perfuração, com sinais de dor no abdômen superior não bloqueado e rigidez da parede abdominal. Sugere-se um bloqueio sensitivo não superior a $T_9$.

### Cistectomia radical com neobexiga

A cistectomia radical com neobexiga é a maior cirurgia geniturinária, com duração média de 6 a 8 horas, apresentando alta morbidade e mortalidade. Envolve ressecção radical de bexiga com esvaziamento ganglionar, ressecção de próstata e vesículas seminais no homem e do útero e anexos na mulher. Procede-se ainda a uma derivação urinária mediante: a) exteriorização dos ureteres através da parede abdominal; b) formação de uma bolsa continente, produzida com segmento de alça intestinal, onde os ureteres são implantados, sendo a seguir exteriorizada através da parede abdominal, lembrando que o próprio paciente realizará seu esvaziamento; ou c) formação de uma neobexiga através de segmento intestinal ou tubo gástrico, que é levado até o hipogástrio (neobexiga ortotópica) e anastomosado ao segmento uretral remanescente e aos dois ureteres.

A desidratação pré-operatória costuma ocorrer devido ao longo preparo intestinal, sendo necessária a correta hidratação com reposição hídrica e eletrolítica previamente à cirurgia. Pode ocorrer perda de fluidos no transoperatório, em especial para o terceiro espaço. Há também grande perda calórica e frequente desenvolvimento de acidose metabólica. As perdas sanguíneas podem ser consideráveis. O controle da diurese torna-se difícil pela cistectomia, desinserção e reanastomose ureterais. É necessário providenciar um ou mais acessos venosos periféricos de grosso calibre e um cateter venoso central.

A monitorização deve incluir controle da temperatura, pressão venosa central e pressão arterial invasiva, além das medidas habituais. A técnica anestésica de escolha é a anestesia geral, associada ou não com anestesia condutiva contínua. É necessário cuidado especial no uso de antibióticos devido à potencialização dos bloqueadores musculares adespolarizantes.[24]

## Cirurgias da genitália externa

### Cirurgias de testículo, escroto, epidídimo e ducto deferente

As cirurgias de testículo, escroto, epidídimo e ducto deferente são habitualmente realizadas sob anestesia condutiva, bloqueio subaracnóideo ou peridural, atingindo um nível de bloqueio sensitivo em $T_{10}$, para evitar a dor da tração e manipulação testicular. A genitália externa e a área perineal apresentam alta sensibilidade reflexogênica, podendo ocorrer laringospasmo e hipertensão arterial durante seu manuseio.

### Hipospadia, orquidopexia

As cirurgias de hipospadia e orquidopexia costumam ser realizadas durante a infância, sendo a anestesia geral a técnica mais empregada, associada ou não ao bloqueio caudal. Na eventualidade da realização na fase adulta, podem ser utilizadas anestesias subaracnóidea ou peridural.

## Postectomia

Quando a postectomia é feita durante a infância, exige anestesia geral, associada ou não a bloqueio caudal ou peniano. Em adultos, costuma-se realizar o procedimento com anestesia local ou bloqueio peniano, associado ou não a sedação ou anestesia geral leve. Eventualmente, o manuseio cirúrgico pode desencadear ereção, dificultando o procedimento cirúrgico.

Para o bloqueio peniano, introduz-se uma agulha fina na base do pênis, nas posições de 10 e 14 horas até tocar na borda inferior da sínfise púbica. A agulha é então retraída de forma suave e movida progressivamente em direção caudal, até não mais contactar o osso. Pode-se perceber, pela palpação, a penetração na fáscia de Buck. Injetam-se 1 a 2 mL de lidocaína a 1% ou bupivacaína a 0,25%, sempre sem vasoconstritor. Complementa-se com uma infiltração de 2 a 4 mL em forma de triângulo, cuja base é o dorso do pênis com o tubérculo púbico e cujo vértice é a face inferior do pênis com o escroto. Uma técnica alternativa é a infiltração em forma de anel em toda a base peniana com anestésico local sem vasoconstritor.

# Cirurgias de próstata

Na hipertrofia prostática benigna, os adenomas com peso superior a 60 gramas geralmente têm indicação de cirurgia aberta, suprapúbica, por acesso transvesical ou pré-vesical. As próstatas de menor tamanho costumam ser retiradas por meio de ressecção transuretral (RTU).

## Ressecção transuretral de próstata

Na RTU, utiliza-se irrigação vesical contínua ou intermitente, para promover a distensão vesical, lavagem do sangue e dissecção do tecido prostático.

O líquido de irrigação vesical ideal deve ser isotônico, inerte eletricamente, transparente, não tóxico, fácil de esterilizar e de baixo custo. Costumam-se usar água destilada, manitol a 3%, glicina a 1,5% ou sorbitol a 2,7%.

Por muitos anos, a água destilada foi o principal líquido de irrigação – inerte, não eletrolítico e excelente sob o ponto de visibilidade para o cirurgião, porém francamente hipotônico. A água, se absorvida em grandes quantidades, pode produzir hemodiluição proteica e eletrolítica, além de hiposmolaridade plasmática.

O manitol a 3% é uma solução levemente hipotônica, atóxica e de boa transparência. Não metabolizado pelo organismo, sua eliminação é dependente da função renal. Quando absorvido em grande volume, retira água das células, promove expansão extracelular, hiperosmolaridade, além de poder produzir desidratação pelo efeito diurético osmótico.

A glicina a 1,5% é a solução mais utilizada na literatura como líquido de irrigação. Levemente hipotônica, pouco hemofílica e de boa visibilidade, quando absorvida pode ser tóxica para o coração e a retina, causando depressão miocárdica, visão borrada, dilatação pupilar com arreflexia e cegueira transitória. A amônia, principal metabólito da glicina, é bastante neurotóxica e pode levar a depressão cerebral e coma. Por ser neurotransmissor inibitório do sistema nervoso central, pode exacerbar a via glutaminérgica e provocar convulsões. Alta incidência de rebaixamento de consciência e convulsões foram observadas após a utilização de glicina.

O sorbitol a 2,7% costuma ser usado em associação com o manitol a 0,54%, formando uma solução (Cytal®) levemente hipotônica, não hemolítica e rapidamente eliminada do plasma, tendo pouca utilização em razão do custo elevado.

Durante o procedimento, ocorre absorção de líquido em uma média de 10 a 30 mL·min$^{-1}$. A absorção de grandes quantidades, acima de 1.000 a 1.500 mL, produz importantes alterações fisiopatológicas. Na maioria dos casos, absorções de até 1.000 mL passam despercebidas sem manifestações clínicas detectáveis.

A quantidade de líquido absorvido relaciona-se diretamente com o tempo de ressecção, quantidade e tamanho dos seios venosos abertos e a diferença entre a pressão hidrostática do líquido de irrigação e a pressão venosa na loja prostática, recomendando-se limitar o tempo de ressecção em 1 hora e a altura do frasco de irrigação a menos de 60 cm da mesa cirúrgica.

Entre as manifestações clínicas da absorção, podem-se citar hipervolemia com hipertensão arterial, bradicardia com aumento da pressão de pulso, elevação da pressão venosa central, alterações no eletrocardiograma (ECG), diluição de proteínas plasmáticas com diminuição da pressão oncótica, favorecendo a passagem de líquidos do espaço intravascular para o interstício, hemólise com aumento da concentração de hemoglobina livre plasmática, redução do pH, diminuição da osmolaridade plasmática, aumento ou diminuição da diurese, hiponatremia, náuseas, vômitos, confusão mental, convulsões, edema de papila, distúrbios visuais e edema pulmonar.

A avaliação da perda sanguínea é difícil devido à diluição do sangue com o líquido de irrigação vesical e a urina. Estima-se uma perda sanguínea durante a ressecção em torno de 2,6 a 4,6 mL por minuto de ressecção. Normalmente a reposição sanguínea não é necessária no transoperatório, ficando na dependência do hematócrito pós-operatório, da quantidade de material ressecado e da duração e dificuldade da ressecção.[1,12]

A bacteriemia trans ou pós-operatória é uma possibilidade sempre presente, sendo necessário controlar as infecções urinárias ou prostáticas previamente ao procedimento e, mesmo em pacientes com urocultura negativa, recomenda-se a utilização profilática de antibiótico de largo espectro, pelo menos 1 hora antes do procedimento.

Recomenda-se também o emprego de líquidos aquecidos à temperatura corporal, os quais não aumentam o sangramento operatório e reduzem significativamente a perda calórica. O uso de colchões térmicos é indicado, sobretudo em pacientes idosos que apresentam dificuldade de termorregulação.

A perfuração acidental da bexiga pode ocorrer, em geral por perfuração da cápsula prostática, com vazamento extraperitoneal. Suspeita-se de perfuração quando há diminuição do retorno do líquido de irrigação e o paciente consciente refere dor na região periumbilical, inguinal ou suprapúbica. Casos raros de perfuração da parede vesical para dentro da cavidade peritoneal ou extravasamentos para o retroperitônio podem desencadear dor em todo o abdômen superior, região precordial e ombro. Pode ocorrer também palidez, sudorese, rigidez abdominal, abdômen distendido, náuseas e vômitos.

### Considerações anestésicas

A anestesia condutiva deve ser a indicação formal para RTU, a não ser em casos de contraindicação absoluta. A anestesia geral pode alterar a função mental cognitiva em maior escala do que a anestesia regional, além de mascarar os sintomas e sinais precoces da absorção do líquido de irrigação ou de uma possível perfuração da cápsula prostática ou parede vesical.

O nível de bloqueio em torno de $T_{10}$ permite o diagnóstico de perfuração da bexiga com dor abdominal e sinais precoces de hiponatremia.[1]

Tanto a anestesia subaracnóidea como a peridural promovem, em decorrência do bloqueio simpático, aumento da capacitância venosa, diminuindo a repercussão sistêmica de uma hipervolemia por absorção. Ambas promovem adequada analgesia pós-operatória, favorecendo a estabilidade hemodinâmica.

No período pós-operatório, é necessária uma boa diurese para evitar a formação de coágulos intravesicais e favorecer a eliminação do líquido absorvido. Geralmente, instala-se uma lavagem vesical contínua para este fim. Deve haver monitorização rigorosa dos sinais vitais, temperatura, equilíbrio hidreletrolítico, diurese e sangramento.

## Prostatectomia suprapúbica e radical

Para prostatectomia suprapúbica e radical, a anestesia regional com bloqueio subaracnóideo permite anestesia adequada, com bom relaxamento e redução do sangramento transoperatório. O nível de bloqueio sensitivo na altura de $T_6$-$T_8$ é apropriado para o procedimento. Devido ao longo tempo de duração e extensão do procedimento, a raquianestesia com dose única utilizada isoladamente pode não ser uma boa indicação.

A anestesia peridural contínua associada à anestesia geral facilita o controle da via aérea, promove melhor relaxamento muscular e possibilita realização de analgesia pós-operatória eficaz na fase de maior estímulo doloroso. Podem ser usadas lidocaína, bupivacaína ou ropivacaína, com ou sem adição de opioides.[24]

A anestesia geral é uma técnica preconizada por alguns autores em função do conforto transoperatório, melhor controle das vias aéreas, início mais rápido da anestesia e melhor controle da duração de ação.

A posição do paciente na mesa cirúrgica (supina hiperextendida com hiperlordose, associada a Trendelenburg), bem como o biotipo dele (pelve muito estreita e funda), exigem estudo a respeito da melhor técnica anestésica a ser utilizada.

A perda sanguínea transoperatória costuma variar de 500 a 1.500 mL. Recomenda-se a coleta prévia de sangue autólogo.

A prostatectomia por *laser* causa evaporação do tecido prostático e coagulação imediata dos vasos sanguíneos. É indicada em pacientes com idade avançada e patologias múltiplas, uso de anticoagulantes e próstata de grande tamanho. A perda sanguínea é reduzida e o tempo de sondagem vesical também é menor.

A cirurgia laparoscópica direta ou remota, utilizando uma interface robótica, apresenta vantagens em relação à cirurgia aberta, como menor sangramento, menos dor, tempo de internação reduzido e deambulação precoce. A anestesia geral é mandatória nesses tipos de procedimento, discutidos adiante.

# Anestesia para litotripsia

## Ondas de choque extracorpóreas

A onda de choque, quando transmitida aos tecidos orgânicos, pode interferir na condução do estímulo cardíaco, produzindo arritmias cardíacas. Os aparelhos litotridores de última geração reduziram esse problema, produzindo interferência cardíaca apenas nos procedimentos realizados nos rins, especialmente nos cálices superiores.[12]

Na ocorrência de arritmias, pode-se conectar o litotridor ao monitor cardíaco para que a onda de choque seja disparada 20 milissegundos após a onda R, durante o período refratário cardíaco.

Podem ocorrer outras complicações secundárias à litotripsia, como dor, hematoma perirrenal, hipertensão arterial e hematúria devido a microtraumatismos renais.

A técnica anestésica para este procedimento, que tem caráter ambulatorial, é geralmente a sedação, utilizando-se benzodiazepínicos, opioides de curta duração, propofol ou inalatórios de eliminação rápida.[25]

## Nefrolitotripsia percutânea

Na nefrolitotripsia percutânea, punciona-se o cálice ou bacinete renal sob controle radioscópico e a seguir dilata-se o trajeto através de cateteres de diversos tamanhos, até se obter um canal suficiente para a passagem do tubo de nefrostomia, por onde é introduzido o nefroscópio e o litotridor ultrassônico.

O posicionamento do paciente varia conforme as diferentes etapas do procedimento e da experiência do cirurgião. Inicialmente, é colocado em posição de litotomia para realização de cistoscopia com cateterismo ureteral, instalação de cateter duplo J e pielografia ascendente. Alguns pacientes são colocados em decúbito ventral na sequência para execução do procedimento.

Pode ocorrer hemorragia devido à lesão do parênquima renal ou dano vascular durante a dilatação do trajeto. Utiliza-se profilaticamente um diurético para evitar a formação de coágulos no sistema coletor renal.

Outra complicação frequente pode ser o extravasamento do líquido de irrigação para o espaço retroperitoneal, intraperitoneal, pleural ou mesmo para o espaço intravascular. Na prática, é difícil medir a quantidade absorvida, que vai depender do número de vasos venosos abertos e do tempo de irrigação, havendo necessidade de atenção para os sinais de sobrecarga hídrica e alterações eletrolíticas.

A técnica anestésica de escolha é a geral, por permitir um tempo cirúrgico prolongado, controle hemodinâmico, ausência de cansaço do paciente pelo posicionamento e controle adequado das vias aéreas.

## Litotripsia endoscópica transuretral

A utilização de ureterorrenoscópios flexíveis permite a remoção de praticamente todos os cálculos ureterais. Os cálculos maiores são fragmentados pela energia liberada por uma fibra de *laser*, a qual é introduzida no canal de trabalho do ureteroscópio flexível. Seu mecanismo de ação é basicamente fototérmico, causado por uma onda de choque acústica que acarreta a formação de pequenas bolhas de ar que eclodem e fragmentam os cálculos.[26]

A técnica de escolha depende da experiência do cirurgião, da localização e do tamanho do cálculo, podendo variar de uma sedação com benzodiazepínicos e opioides de curta duração à anestesia neuroaxial ou anestesia geral.

# Anestesia para feocromocitoma

Estabelecidos o diagnóstico de feocromocitoma e sua indicação cirúrgica, deve-se iniciar a terapêutica para o controle das manifestações clínicas simpatomiméticas, especialmente no coração (hipertensão e arritmias), e a correção da hipovolemia, devida à vasoconstrição permanente e consequente contração do volume vascular. A função renal deve ser avaliada pela possibilidade de remoção do rim junto com o tumor.

Inicia-se a terapêutica bloqueadora α-adrenérgica pelo menos 15 dias antes da cirurgia prevista. Classicamente, a literatura apresenta a fenoxibenzamina[27,28] como o bloqueador de escolha. Trata-se de um bloqueador não seletivo que age tanto em receptores $\alpha_2$ pré-sinápticos quanto $\alpha_1$ pós-sinápticos, com potencial de causar taquicardia reflexa. Sua meia-vida de eliminação é longa, em torno de 24 horas, podendo favorecer a hipotensão no pós-operatório, visto que depois da retirada do tumor secretor a estimulação simpática cessa, enquanto o efeito hipotensor do fármaco permanece. Não está disponível no Brasil.

Outro fármaco usado é a prazosina, cuja meia-vida de eliminação é de apenas 6 horas. Independentemente da substância utilizada, haverá redução da resistência vascular sistêmica com o gradativo reequilíbrio do volume circulante. A eficácia da terapêutica estará refletida na queda do hematócrito, que irá acompanhar o controle da pressão arterial e, sobremaneira, o surgimento de hipotensão arterial.

Os β-bloqueadores só devem ser usados após estabelecidos a dose e o efeito adequado dos α-bloqueadores. Utilizam-se também nos casos de taquicardia refratária à terapia com α-bloqueadores. Evita-se seu uso rotineiro porque, após a extirpação do tumor, a estimulação adrenérgica será interrompida, e o efeito dos β-bloqueadores favorecerá o surgimento da hipotensão e bradicardia no pós-operatório.

Em geral, utilizam-se os seguintes critérios para liberar o procedimento cirúrgico: pressão arterial menor que 160/90 mmHg por 24 horas, presença de hipotensão postural, ECG com ST livre de alterações durante uma semana e máximo de uma extrassístole ventricular em 5 minutos.[29]

Não existe uma técnica anestésica de escolha (venosa total vs. balanceada), porém a anestesia geral, associada ou não à anestesia condutiva, é a mais usada. A deposição de anestésicos locais no neuroeixo leva ao bloqueio do trato simpático, mas a hipotensão não chega a ser intensa, pois geralmente há vasoconstrição compensatória no território não bloqueado. Em pacientes bloqueados com α-bloqueadores, essa contrapartida não acontece, e a resposta vasopressora fica bloqueada, devendo-se utilizar, nesses casos, infusão de adrenalina.[30] A monitorização inclui pressão arterial invasiva, pressão venosa central e, nos casos de miocardiopatia, cateter de artéria pulmonar para medidas de pressão capilar pulmonar e coleta de dados hemodinâmicos.

É possível prever momentos em que acontecerão maiores estímulos adrenérgicos, os quais poderão ser evitados. Deve-se deixar diluídos vasodilatadores (nitroprussiato de sódio e sulfato de magnésio), antiarrítmicos, β-bloqueadores (propranolol, esmolol) e vasopressores (dopamina, dobutamina, metaraminol, efedrina ou noradrenalina).

As crises hipertensivas podem ocorrer por estímulo na laringoscopia, na incisão da pele e na exploração abdominal, porém são mais intensas no decorrer da manipulação do tumor. Costuma-se utilizar o nitroprussiato de sódio em infusão contínua durante as manobras de intubação e posicionamento do paciente, ficando de prontidão para restabelecer seu uso a fim de controlar eventuais escapes pressóricos durante a manipulação do tumor.

Pode-se utilizar também uma infusão contínua de sulfato de magnésio na dose de 20 a 40 $mg \cdot kg^{-1}$ até a ressecção tumoral devido à sua ação antiadrenérgica vasodilatadora, bem como por diminuir a irritabilidade miocárdica advinda do excesso de catecolaminas.[30]

As substâncias liberadoras de histamina levam à liberação de catecolaminas nos terminais simpáticos, devendo ser evitado o uso de morfina e atracúrio.[31] Vecurônio, rocurônio e cisatracúrio são boas indicações.

A utilização de remifentanil associado ao propofol para hipnose e analgesia costuma evitar picos hipertensivos durante a indução anestésica.

Atualmente, a via videolaparoscópica é a abordagem cirúrgica mais apropriada. Os problemas gerados devido à liberação maciça de aminas durante o pneumoperitônio foram contornados reduzindo-se a pressão para 8 a 10 mmHg.[32]

Após a ligadura das veias eferentes da glândula ou pela retirada do tumor, ocorre uma súbita diminuição das catecolaminas circulantes, podendo acontecer hipotensão arterial. Ocorre um súbito desequilíbrio continente/conteúdo que pode ser restaurado com a utilização de soluções cristaloides ou coloides e infusão de baixas doses de noradrenalina.

Cerca de 50% dos pacientes permanecem hipertensos no pós-operatório imediato, retornando à normalidade em 7 a 10 dias. A persistência de níveis pressóricos elevados deve levar à consideração de existência de tumor residual.

## Anestesia para cirurgia com sistemas robóticos

Recentemente, a demanda por cirurgia minimamente invasiva tem aumentado de forma considerável. Como resultado, as técnicas assistidas por robô ganharam popularidade. As vantagens da cirurgia assistida por robótica, como a precisão aprimorada dos movimentos, têm o potencial de melhorar os desfechos cirúrgicos.

Os sistemas robóticos mais usados mundialmente possuem diversas vantagens, como 7° de liberdade de movimento, visão tridimensional, movimento intuitivo e filtração de tremores fisiológicos indesejados. Permitem a facilitação da dissecção intracorpórea e sutura secundária à instrumentação articulada. No entanto, o sistema tem algumas desvantagens: ainda é caro, requer treinamento específico e possui curva de aprendizado lenta, além de ser desprovido de retroalimentação (*feedback*) tátil.[33]

Atualmente, a prostatectomia radical laparoscópica assistida por robô (PLAR) tornou-se o segundo procedimento cirúrgico assistido por robótica mais realizado em todo o mundo. Além disso, muitas outras cirurgias no campo da urologia, incluindo a pieloplastia, as nefrectomias parcial e total, a nefrectomia para doação e a cistectomia, podem ser executadas utilizando-se o sistema de auxílio robótico.[33]

A cirurgia robótica, em comparação com a laparoscópica convencional, apresenta vantagens consideráveis: menor número de conversões para laparotomia, menor tempo de internação e menor número de transfusões de sangue necessárias, sobretudo em comparação com a laparotomia aberta. Os requisitos cirúrgicos da posição de Trendelenburg íngreme, juntamente com a criação de pneumoperitônio e acesso físico limitado ao paciente, representam os maiores desafios no manejo da anestesia em cirurgia urológica robótica.[34,35]

O ambiente para a cirurgia robótica requer considerações específicas que diferem das técnicas cirúrgicas conservadoras. O anestesiologista deve estar pronto para lidar com as consequências da curva de aprendizado dos cirurgiões, possivelmente uma equipe cirúrgica com nível de estresse elevado, e a longa duração da maioria dos procedimentos, sobretudo no início da capacitação do sistema.

Na maioria dos casos, dois cirurgiões executam a operação. Além do cirurgião no **console**, outro cirurgião auxiliar fica na mesa cirúrgica, com a função de inserir os trocateres e conectá-los com os braços robóticos, mudar os instrumentos robóticos e também manipular instrumentos endoscópicos adicionais. O **console** é onde o cirurgião se senta para ver o campo cirúrgico e controla os braços robóticos, realizando a cirurgia remotamente.

O carro cirúrgico robótico é pesado e volumoso. Devido à proximidade ao paciente, este deve ser protegido contra o contato inadvertido decorrente do movimento dos braços robóticos.[36]

O paciente costuma ser colocado na posição de litotomia, com os braços dobrados ao lado da mesa, e, por cima deste, os campos cirúrgicos, o que limita a capacidade de acesso do anestesiologista. O pneumoperitônio é iniciado e o paciente é então colocado em posição de Trendelenburg íngreme, de 30 a 45° de inclinação. Devido ao acesso limitado ao paciente após a colocação dos campos, quaisquer acessos, monitores e dispositivos de proteção ao paciente precisam ser colocados e protegidos previamente.[37]

Uma vez que o robô é posicionado sobre o paciente, com os seus braços ligados aos portais, não será possível realizar reposicionamento do paciente ou medidas de reanimação cardiopulmonares, a menos que o robô seja primeiramente desancorado.[38]

O treinamento da equipe cirúrgica para destacamento rápido do sistema robótico em situações de emergência é fundamental. Além disso, nenhum tipo de movimento é permitido durante a operação. O movimento do paciente, enquanto os instrumentos robóticos estão ancorados, pode levar à ruptura ou punção dos órgãos internos e de grandes vasos, com consequências potencialmente devastadoras.[36]

## Considerações anestésicas

As considerações anestésicas mais significativas relacionadas a cirurgias com sistemas robóticos dizem respeito aos efeitos fisiológicos do pneumoperitônio na posição de Trendelenburg, ao acesso restrito ao paciente em razão da massa de equipamentos colocados sobre ele e à prevenção e tratamento das complicações. A escolha dos agentes anestésicos dependerá principalmente do *status* cardiovascular do paciente, bem como da presença de outras comorbidades. Um relaxamento muscular completo é essencial para que um pneumoperitônio de nível adequado seja obtido, além da redução do risco de algum movimento inadvertido.

Com a média de idade dos pacientes submetidos às cirurgias urológicas robóticas mais comuns sendo de aproximadamente 60 anos, a garantia da otimização de seus sistemas cardiovascular, respiratório, metabólico, entre outros, é fundamental. Essa população costuma apresentar incidência aumentada de doença coronariana e anormalidades renais secundárias à hipertrofia prostática. Nos pacientes com doença arterial coronariana e *stents* farmacológicos, deve-se consultar um cardiologista antes de interromper o tratamento antiagregante plaquetário utilizado, além de manter o ácido acetilsalicílico (AAS) ao longo do período perioperatório.[38,39]

Os pacientes com doença pulmonar obstrutiva crônica (DPOC) grave estão em risco aumentado, em função da necessidade de pressões de pico de vias aéreas mais elevadas. Os pacientes com cirurgia abdominal prévia podem vir a necessitar de lise extensiva das aderências, o que eleva a possibilidade de sangramento. Os pacientes obesos demandam preocupação especial, pois existe maior risco de via aérea difícil, maior incidência de doença coronariana, disfunção pulmonar, diabetes e lesão neurológica devido ao mau posicionamento e maior pressão em áreas de contato.[38,39]

## Restrição de acesso ao paciente

Assegurar um acesso adequado e imediato ao paciente é uma preocupação primordial nas cirurgias com uso de sistemas robóticos. A sala de cirurgia em si deve ter tamanho suficiente para receber toda a massa de equipamentos, configurações e a equipe necessária para uma cirurgia robótica. Essa questão do espaço tem particular importância no acesso de emergência ao paciente. A reanimação cardiopulmonar seria difícil, se não impossível, com o robô engatado aos trocateres. A remoção do robô é um processo de múltiplos passos que, mesmo se exaustivamente treinado e realizado de modo correto, é impossível de ser feito em menos de 1 minuto. Por todas essas razões, o cuidado meticuloso ao preparar o paciente é considerado uma das etapas mais importantes na atuação do anestesiologista nesse tipo de procedimento.[34]

O tubo endotraqueal deve ser firmemente fixado devido à proximidade de peças móveis do robô. Almofadas de espuma leve costumam ser colocadas sobre e ao redor da face para garantir que o aparato cirúrgico não entre em contato com o tubo endotraqueal. Esse acolchoamento, no entanto, deve ser passível de remoção rápida em caso de emergência nas vias aéreas. Em geral, recomendam-se acessos venosos periféricos bilaterais, dadas as preocupações recém-mencionadas.[40]

## Posicionamento

A posição de Trendelenburg íngreme nas cirurgias com sistemas robóticos predispõe ao deslizamento cefálico e até mesmo para fora da mesa de operações. O deslocamento do tronco do paciente é uma preocupação válida na medida em que, muitas vezes, leva a um posicionamento inadequado das extremidades, aumentando o risco de lesões nervosas por estiramento ou compressão. Além disso, existe o risco de forçar o estiramento das incisões cirúrgicas, podendo ocasionar uma hérnia incisional. Diferentes grupos ao redor do mundo têm sugerido métodos para prevenir o deslocamento do paciente. O uso de um material de espuma antiderrapante pode ser uma boa solução com baixo risco de lesão neurológica. Devido ao acesso limitado e à duração do procedimento, também deve ser dada atenção cuidadosa às áreas de pressão nos braços e pernas, especialmente para evitar neuropatia ulnar e lesão do nervo cutâneo lateral femoral.[41]

A ocorrência de edema facial, faríngeo e laríngeo também não é incomum na posição de Trendelenburg íngreme. A restrição na administração de fluidos e a limitação do tempo nessa posição podem ajudar a evitar tal complicação. Em caso de suspeita, um teste de vazamento do balonete do tubo endotraqueal pode ser realizado antes da extubação.[41,42]

As lesões oculares variam de abrasões da córnea à devastadora neuropatia óptica isquêmica. As causas possíveis podem ser a quemose ou a queratopatia de exposição. Entre as medidas preventivas, podem-se incluir a informação aos pacientes sobre o risco de quemose e abrasão da córnea, a instrução para evitar o contato com os olhos, a restrição da quantidade de fluido infundido durante a posição de Trendelenburg e o uso de proteção ocular no decorrer do intraoperatório.[43]

## Efeitos fisiológicos do pneumoperitônio na posição de Trendelenburg

É impossível interpretar o efeito da posição de Trendelenburg íngreme e do pneumoperitônio separadamente: a combinação dos fatores afeta o paciente sinergicamente. Permanecer nessa posição durante períodos prolongados pode levar a consequências fisiológicas significativas que podem complicar ainda mais o manejo clínico. A associação com o pneumoperitônio afeta de maneira direta a homeostasia cerebrovascular, respiratória e hemodinâmica.[33,34]

A consequência respiratória mais significativa da associação do posicionamento associado à insuflação é o conteúdo abdominal sendo empurrado em direção cefálica. Por conseguinte, a capacidade residual funcional e a complacência pulmonar são reduzidas. A maior parte do pulmão irá encontrar-se abaixo do átrio esquerdo e, portanto, nas zonas pulmonares 3 ou 4. Com isso, os pacientes tornam-se propensos ao distúrbio de ventilação-perfusão, à formação de atelectasias e ao edema intersticial pulmonar.

Para melhora dessa condição, recomenda-se um volume corrente de 6 a 8 $mL{\cdot}kg^{-1}$ e uma PEEP de 4 a 7 $cmH_2O$, além de pressão de pico mantida abaixo de 35 $cmH_2O$. Com o aumento das pressões inspiratórias, cresce o risco de barotrauma. Verificou-se que a ventilação controlada por pressão resulta em maior complacência dinâmica e menor pressão inspiratória, em comparação com a ventilação controlada por volume. Um período inspiratório mais prolongado pode ser uma alternativa para produzir uma melhor mecânica respiratória. O posicionamento também pode levar a um deslocamento do tubo endotraqueal, empurrando-o ainda mais internamente, levando à intubação seletiva.[44-46]

O uso do pneumoperitônio associado à posição de Trendelenburg também está associado à elevação da pressão intracraniana (PIC), causado por uma pressão venosa central elevada, dificultando a drenagem venosa cerebral e levando a aumentos no volume sanguíneo cerebral e do volume de líquido cefalorraquidiano. Outro fator contribuinte é o aumento da pressão intra-abdominal, o que obstrui o retorno venoso do plexo venoso lombar.[47]

Sabe-se que a hipercapnia provoca um aumento do volume sanguíneo cerebral, com uma elevação resultante da PIC. Portanto, recomenda-se que, a fim de preservar a oxigenação cerebral, os pacientes sejam mantidos dentro da faixa normocápnica.[48]

Dois estudos recentes observaram a saturação de oxigênio cerebral regional ($rSO_2$) durante a PLAR. Ambos os estudos mostraram que o uso do pneumoperitônio com a posição de Trendelenburg em declive acentuado aumentou a $rSO_2$, sugerindo que a PLAR não está associada ao risco de isquemia cerebral.[48,49]

A neuropatia óptica isquêmica é uma complicação rara em cirurgia urológica robótica, com maior frequência associada ao decúbito ventral e à perda significativa de sangue. A hipercapnia pode levar à vasodilatação coroideana e ao consequente aumento das pressões intraoculares. Também se supõe que a pressão venosa elevada na cabeça e no pescoço, decorrente do posicionamento em Trendelenburg, pode levar à acumulação de líquido intersticial a partir de extravasamento capilar, redução do fluxo venoso e diminuição da perfusão do nervo óptico.[50]

Entre os efeitos hemodinâmicos, ocorre aumento da pressão venosa central, da pressão da artéria pulmonar e da pressão capilar pulmonar. Embora a própria posição de Trendelenburg possa vir a elevar o débito cardíaco, devido ao aumento do retorno venoso, a compressão aórtica pelo pneumoperitônio aumenta a resistência vascular sistêmica e, portanto, o volume e o débito cardíaco final podem vir a diminuir, ao invés de aumentar. Esses resultados combinados podem causar um aumento na demanda de oxigênio do miocárdio, demandando cautela em pacientes com reserva cardíaca reduzida.[51]

Também se observaram episódios de bradicardia grave no início do pneumoperitônio em casos de PLAR. Isso ocorre provavelmente por estimulação vagal provocada durante a distensão peritoneal. Além disso, a hipercapnia causada por um pneumoperitônio prolongado pode causar estimulação simpática, provocando aumento da frequência cardíaca e pressão arterial.[52]

## Complicações específicas relacionadas à insuflação gasosa

Em relação às embolias gasosas, a incidência de embolia venosa costuma ser menos comum do que nas técnicas tradicionais. Na PLAR, o período de transecção do complexo venoso dorsal profundo é o período de maior risco para a embolia gasosa, até mesmo maior do que no início da insuflação. Uma vez que o $CO_2$ é extremamente solúvel no plasma, ele em geral é menos perigoso do que seria um êmbolo aéreo de tamanho semelhante. O enfisema subcutâneo também é uma complicação comum, que pode ser rapidamente resolvida com a cessação da insuflação. Entretanto, a possibilidade de um pneumotórax ou pneumomediastino associados deve ser sempre considerada.[53]

## Reposição volêmica

Recomenda-se que a reposição volêmica intraoperatória seja mantida a um mínimo, pois a produção excessiva de urina pode vir a obscurecer o campo operatório, dificultando a realização do procedimento. A restrição de líquidos também pode ajudar a minimizar qualquer edema facial, faríngeo e laríngeo. Essa abordagem restritiva deve ser equilibrada contra o risco de o paciente ficar muito desidratado, resultando em oligúria no pós-operatório. Essa relativa depleção de volume requer frequentemente sequências de bólus de fluidos no pós-operatório para manutenção dos parâmetros hemodinâmicos normais.[54]

## Controle da dor

A cirurgia assistida por robô é de alguma forma similar à laparoscopia convencional em relação ao estímulo álgico. O manejo da dor pélvica profunda, todavia, permanece uma questão importante em ambas as técnicas cirúrgicas. Uma abordagem analgésica multimodal mostrou diminuir o tempo de permanência e melhorar a satisfação do paciente. A inclusão de analgesia peridural é um tema de discussão entre diferentes autores. Danic e colaboradores não recomendam a colocação de um cateter peridural devido à natureza minimamente invasiva desses procedimentos; no entanto Hong e colaboradores sugerem que uma anestesia peridural torácica pode ser benéfica em pacientes com DPOC ou obesidade mórbida. Foi também demonstrado que um cateter peridural reduz a perda sanguínea intraoperatória. O julgamento clínico e a experiência profissional são essenciais para formular um plano anestésico apropriado e personalizado para cada caso.[55]

## Referências


1. Araújo Neto JP. Anestesia e urologia: o que há de novo? In: Cavalcanti IL, Cantinho FAF, Assad A, editores. Medicina perioperatória. Rio de Janeiro: Sociedade de Anestesiologia do Estado do Rio de Janeiro; 2006. p. 589-95.
2. Anaesthesia UK. Hart EM. Anaesthesia for renal surgery [Internet]. [S.l.]: Anaesthesia UK; 2017 [capturado em 21 abr. 2017]. Disponível em: http://www.anaesthesiauk.com/documents/anaesthesiaforrenalsurgery.pdf.
3. Nogueira CS, Oliveira CRD. Disfunção renal: definição e diagnóstico. In: Cavalcanti IL, Cantinho FAF, Assad A, editores. Medicina perioperatória. Rio de Janeiro: Sociedade de Anestesiologia do Estado do Rio de Janeiro; 2006. p. 571-7.
4. de Mendonça A, Vincent JL, Suter PM, Moreno R, Dearden NM, Antonelli M, et al. Acute renal failure in the ICU: risk factors and outcome evaluated by the SOFA score. Intensive Care Med. 2000;26(7):915-21.
5. Metnitz PG, Krenn CG, Steltzer H, Lang T, Ploder J, Lenz K, et al. Effect of acute renal failure requiring renal replacement therapy on outcome in critically ill patients. Crit Care Med. 2002;30(9):2051-8.
6. Bellomo R, Ronco C, Kellum JA, Mehta RL, Palevsky P, Acute Dialysis Quality Initiative workgroup. Acute renal failure - definition, outcome measures, animal models, fluid therapy and information technology needs: the Second International Consensus Conference of the Acute Dialysis Quality Initiative (ADQI) Group. Crit Care. 2004;8(4):R204-12.
7. Vianna PTG. Avaliação da função e proteção renal. In: Cavalcanti IL, Cantinho FAF, Assad A, editores. Medicina perioperatória. Rio de Janeiro: Sociedade de Anestesiologia do Estado do Rio de Janeiro; 2006. p. 155-73.
8. Higuchi H, Sumikura H, Sumita S, Arimura S, Takamatsu F, Kanno M, et al. Renal function in patients with high serum fluoride concentrations after prolonged sevoflurane anesthesia. Anesthesiology. 1995;83(3):449-58.
9. Bryan AG, Bolsin SN, Vianna PT, Haloush H. Modification of the diuretic and natriuretic effects of a dopamine infusion by fluid loading in preoperative cardiac surgical patients. J Cardiothorac Vasc Anesth. 1995;9(2):158-63.
10. Módolo NS, Castiglia YM, Ganem EM, Braz JR, Vianna PT, Vane LA. Acute renal ischemia model in dogs: effects of metoprolol. Ren Fail. 2001;23(1):1-10.
11. Vianna PTG. Atualidade do pré-condicionamento e proteção renal. In: Cavalcanti IL, Cantinho FAF, Assad A, editores. Medicina perioperatória. Rio de Janeiro: Sociedade de Anestesiologia do Estado do Rio de Janeiro; 2006. p. 579-87.
12. Reck I. Anestesia em cirurgia geniturinária. Manica JT, editor. Anestesiologia: princípios e técnicas. 3. ed. Porto Alegre: Artmed; 2004. p. 954-78.
13. Warner MA, Warner DO, Harper CM, Schroeder DR, Maxson PM. Lower extremity neuropathies associated with lithotomy positions. Anesthesiology. 2000;93(4):938-42.
14. Cousins J, Howard J, Borra P. Principles of anaesthesia in urological surgery. BJU Int. 2005;96(2):223-9.
15. Chung FF, Chung A, Meier RH, Lautenschlaeger E, Seyone C. Comparison of perioperative mental function after general anaesthesia and spinal anaesthesia with intravenous sedation. Can J Anaesth. 1989;36(4):382-7.
16. Myles PS, Power I, Jamrozik K. Epidural block and outcome after major surgery. Med J Aust. 2002;177(10):536-7. Review.
17. Medina-Pestana JO. Organization of a high-volume kidney transplant program--the "assembly line" approach. Transplantation. 2006;81(11):1510-20.
18. Lefaucheur C, Suberbielle-Boissel C, Hill GS, Nochy D, Andrade J, Antoine C, et al. Clinical relevance of preformed HLA donor-specific antibodies in kidney transplantation. Am J Transplant. 2008;8(2):324-31.
19. Zafarullah M, Li WQ, Sylvester J, Ahmad M. Molecular mechanisms of N-acetylcysteine actions. Cell Mol Life Sci. 2003;60(1):6-20.
20. Drager LF, Andrade L, Barros de Toledo JF, Laurindo FR, Machado César LA, Seguro AC. Renal effects of N-acetylcysteine in patients at risk for contrast nephropathy: decrease in oxidant stress-mediated renal tubular injury. Nephrol Dial Transplant. 2004;19(7):1803-7.
21. Di Giorno C, Pinheiro HS, Heinke T, Franco MF, Galante NZ, Pacheco-Silva A, et al. Beneficial effect of N-acetyl-cysteine on renal injury triggered by ischemia and reperfusion. Transplant Proc. 2006;38(9):2774-6.
22. Tariq M, Morais C, Sobki S, Al Sulaiman M, Al Khader A. N-acetylcysteine attenuates cyclosporin-induced nephrotoxicity in rats. Nephrol Dial Transplant. 1999;14(4):923-9.
23. Danilovic A, Lucon AM, Srougi M, Shimizu MH, Ianhez LE, Nahas WC, et al. Protective effect of N-acetylcysteine on early outcomes of deceased renal transplantation. Transplant Proc. 2011;43(5):1443-9.
24. Whalley DG, Berrigan MJ. Anesthesia for radical prostatectomy, cystectomy, nephrectomy, pheochromocytoma, and laparoscopic procedures. Anesthesiol Clin North America. 2000;18(4):899-917, x.
25. Nociti JR, Zuccolotto SN, Cagnolati CA, Oliveira ACM, Bastos MM. Sedação com propofol e alfentanil para litotripsia extracorpórea por ondas de choque. Rev Bras Anestesiol. 2002;52(1):74-8.
26. UroCentro Urologia Avançada. Laserterapia [Internet]. Recife: UroCentro; [2017, capturado em 21 abr. 2017]. Disponível em: http://www.urologiarecife.com.br/laserterapia.php.
27. Lenders JW, Eisenhofer G, Mannelli M, Pacak K. Phaeochromocytoma. Lancet. 2005;366(9486):665-75.
28. Pacak K. Preoperative management of the pheochromocytoma patient. J Clin Endocrinol Metab. 2007;92(11):4069-79.
29. Roizen MF, Schreider BD, Hassan SZ. Anesthesia for patients with pheochromocytoma. Anesthesiol Clin North America. 1987;5:269-75.
30. Stoelting RK, Hiller SC. Antihypertensive drugs. In: Stoelting RK, Hillier SC, editors. Pharmacology & phisiology in anesthetic practice. 4th ed. Philadelphia: Lippincott Williams and Williams; 2006.
31. Amaranath L, Zanettin GG, Bravo EL, Barnes A, Estafanous FG. Atracurium and pheochromocytoma: a report of three cases. Anesth Analg. 1988;67(11):1127-30.
32. Sood J, Jayaraman L, Kumra VP, Chowbey PK. Laparoscopic approach to pheochromocytoma: is a lower intraabdominal pressure helpful? Anesth Analg. 2006;102(2):637-41.
33. Park SY, Jeong W, Choi YD, Chung BH, Hong SJ, Rha KH. Yonsei experience in robotic urologic surgery-application in various urological procedures. Yonsei Med J. 2008;49(6):897-900.
34. Hsu RL, Kaye AD, Urman RD. Anesthetic challenges in robotic-assisted urologic surgery. Rev Urol. 2013;15(4):178-84.
35. Health Quality Ontario. Robotic-assisted minimally invasive surgery for gynecologic and urologic oncology: an evidence-based analysis. Ont Health Technol Assess Ser. 2010;10(27):1-118.
36. Lee JR. Anesthetic considerations for robotic surgery. Korean J Anesthesiol. 2014;66(1):3-11.
37. Gainsburg DM. Anesthetic concerns for robotic-assisted laparoscopic radical prostatectomy. Minerva Anestesiol. 2012;78(5):596-604.
38. Baltayian S. A brief review: anesthesia for robotic prostatectomy. J Robot Surg. 2008;2(2):59.
39. American Society of Anesthesiologists Committee on Standards and Practice Parameters. Practice alert for the perioperative management of patients with coronary artery stents: a report by the American Society of Anesthesiologists Committee on Standards and Practice Parameters. Anesthesiology. 2009;110(1):22-3.
40. Parr KG, Talamini MA. Anesthetic implications of the addition of an operative robot for endoscopic surgery: a case report. J Clin Anesth. 2002;14(3):228-33.
41. Klauschie J, Wechter ME, Jacob K, Zanagnolo V, Montero R, Magrina J, et al. Use of anti-skid material and patient-positioning to prevent patient shifting during robotic-assisted gynecologic procedures. J Minim Invasive Gynecol. 2010;17(4):504-7.
42. Danic MJ, Chow M, Gaylord A, Bhandari A, Menon M, Brown M. Anesthesia consideration for robotic-assisted laparoscopic prostatectomy: a review of 1,500 cases. J Robot Surg. 2007;1(2):119-23.
43. Banerjee K, Zafirova Z, Tung A. Corneal abrasions during laparoscopic prostatectomy: mechanisms and prevention. Anesthesiology. 2008;109:A761
44. Goswami S, Nishanian E, Mets B. Anesthesia for robotic surgery. In: Miller RD, editor. Miller's anesthesia. 7th ed. Philadelphia: Churchill Livingstone; 2010.
45. Schrijvers D, Mottrie A, Traen K, De Wolf AM, Vandermeersch E, Kalmar AF, et al. Pulmonary gas exchange is well preserved during robot assisted surgery in steep Trendelenburg position. Acta Anaesthesiol Belg. 2009;60(4):229-33.
46. Kim WH, Hahm TS, Kim JA, Sim WS, Choi DH, Lee EK, et al. Prolonged inspiratory time produces better gas exchange in patients undergoing laparoscopic surgery: a randomised trial. Acta Anaesthesiol Scand. 2013;57(5):613-22.
47. Halverson A, Buchanan R, Jacobs L, Shayani V, Hunt T, Riedel C, et al. Evaluation of mechanism of increased intracranial pressure with insufflation. Surg Endosc. 1998;12(3):266-9.
48. Lee JR, Lee PB, Do SH, Jeon YT, Lee JM, Hwang JY, et al. The effect of gynaecological laparoscopic surgery on cerebral oxygenation. J Int Med Res. 2006;34(5):531-6.
49. Park EY, Koo BN, Min KT, Nam SH. The effect of pneumoperitoneum in the steep Trendelenburg position on cerebral oxygenation. Acta Anaesthesiol Scand. 2009;53(7):895-9.
50. Awad H, Santilli S, Ohr M, Roth A, Yan W, Fernandez S, et al. The effects of steep Trendelenburg positioning on intraocular pressure during robotic radical prostatectomy. Anesth Analg. 2009;109(2):473-8.
51. Lestar M, Gunnarsson L, Lagerstrand L, Wiklund P, Odeberg-Wernerman S. Hemodynamic perturbations during robot-assisted laparoscopic radical prostatectomy in 45° Trendelenburg position. Anesth Analg. 2011;113(5):1069-75.
52. Falabella A, Moore-Jeffries E, Sullivan MJ, Nelson R, Lew M. Cardiac function during steep Trendelenburg position and CO2 pneumoperitoneum for robotic-assisted prostatectomy: a trans-oesophageal Doppler probe study. Int J Med Robot. 2007;3(4):312-5.
53. Cobb WS, Fleishman HA, Kercher KW, Matthews BD, Heniford BT. Gas embolism during laparoscopic cholecys-tectomy. J Laparoendosc Adv Surg Tech A. 2005;15(4):387-90.
54. Piegeler T, Dreessen P, Graber SM, Haile SR, Schmid DM, Beck-Schimmer B. Impact of intraoperative fluid administration on outcome in patients undergoing robotic-assisted laparoscopic prostatectomy--a retrospective analysis. BMC Anesthesiol. 2014;14:61.
55. Hong JY, Lee SJ, Rha KH, Roh GU, Kwon SY, Kil HK. Effects of thoracic epidural analgesia combined with general anesthesia on intraoperative ventilation/oxygenation and postoperative pulmonary complications in robot-assisted laparoscopic radical prostatectomy. J Endourol. 2009;23(11):1843-9.


## Questões de Provas do TSA

**66.1 (TSA/2012)** É considerada contraindicação absoluta à litotripsia por ondas de choque:

**A.** Obesidade mórbida.

**B.** Suspeita de gravidez.

**C.** Desfibrilador implantável.

**D.** Aneurisma de aorta abdominal.

**66.2 (TSA/2014)** Na ressecção transuretral da próstata, qual solução de irrigação está associada a cegueira transitória no pós-operatório imediato?

**A.** Manitol 5%.

**B.** Glicina 1,5%.

**C.** Sorbitol 3,3%.

**D.** Água destilada.

**66.3 (TSA/2015)** Mulher de 32 anos, 58 kg e 1,60 m, será submetida a ureterolitotripsia endoscópica devido a litíase ureteral. Foi submetida a várias cirurgias urológicas corretivas devido a defeito congênito da bexiga. Faz cateterismo vesical intermitente. Nega alergias e intercorrências em cirurgias prévias. O exame físico e a avaliação laboratorial pré-operatória são normais. Durante o cuidado perioperatório dessa paciente, deve-se:

**A.** Manter ambiente livre de látex.

**B.** Realizar profilaxia com corticoides.

**C.** Agendar a cirurgia para o final do dia.

**D.** Realizar profilaxia com anti-histamínicos.

# 67. ANESTESIA EM ORTOPEDIA E TRAUMATOLOGIA

Aglais Gonçalves da Silva Leite
Cibelle Magalhães Pedrosa Rocha
Francisco Diego Silva de Paiva

O manejo perioperatório dos pacientes ortopédicos apresenta algumas particularidades para o anestesiologista, exigindo conhecimentos específicos da técnica cirúrgica e das complicações associadas. Os pacientes evidenciam uma ampla gama de problemas – desde um paciente idoso com várias comorbidades até um jovem politraumatizado, previamente saudável, que traz lesões associadas, como contusão cardíaca e pneumotórax. Portanto, uma anamnese completa é fundamental, pois é capaz de revelar doenças do sistema musculoesquelético, como artrite reumatoide, o que pode vir a alterar o plano anestésico.

Outro ponto essencial é o posicionamento do paciente. Experiência e conhecimento são necessários para proporcionar as condições cirúrgicas ideais e evitar potenciais lesões, como lesão de nervos periféricos e perda visual pós-operatória. Algumas intervenções são frequentemente associadas a perdas sanguíneas maciças, exigindo que o anestesiologista conheça as técnicas com menor potencial para perda sanguínea, além de saber manejar as complicações relacionadas à transfusão. São exigidos também conhecimentos acerca da farmacologia e dos métodos mecânicos de tromboprofilaxia a fim de reduzir o risco de fenômenos tromboembólicos, visto que grandes cirurgias ortopédicas apresentam risco aumentado de tromboembolia venoso (TEV).

A anestesia regional tem se tornado uma subespecialidade dentro da anestesia ortopédica, pois permite tanto anestesia cirúrgica quanto analgesia pós-operatória. A seleção da técnica anestésica adequada e o planejamento da analgesia pós-operatória são fundamentais, pois os pacientes ortopédicos em geral requerem mobilização e reabilitação precoces, o que contribui para o sucesso do tratamento e diminui o risco de complicações. A escolha da melhor técnica com base em evidências atuais para um determinado procedimento ortopédico também é discutida. Em muitos casos, os prós e os contras da anestesia regional *versus* anestesia geral são apresentados. Os aspectos técnicos da anestesia regional são discutidos no Capítulo 52, Bloqueios de nervos periféricos guiados por ultrassonografia.

Este capítulo fornece orientação para a anestesia em pacientes submetidos a procedimentos ortopédicos comuns, além de discutir os fatores perioperatórios que podem alterar o desfecho após cirurgia ortopédica e as complicações associadas a procedimentos específicos a fim de evitá-las e manejá-las adequadamente, como as embolias, as complicações decorrentes do posicionamento e o TEV.

## Avaliação pré-operatória

Os candidatos à cirurgia ortopédica frequentemente encontram-se nos extremos de idade e complexidade cirúrgica. Uma avaliação pré-operatória minuciosa é importante para o planejamento e a execução da anestesia, proporcionando condutas individualizadas de acordo com o estado físico do paciente, a idade, o tipo de cirurgia e as comorbidades associadas. Essa avaliação não difere muito da realizada em outras especialidades, mas alguns aspectos inerentes precisam ser observados pelo anestesiologista. O paciente deve ser avaliado com relação a doenças preexistentes, complicações anestésicas prévias, potenciais dificuldades de intubação e considerações acerca do posicionamento intraoperatório, almejando diminuição da morbimortalidade e recuperação funcional rápida do ponto de vista clínico-cirúrgico.

Com o envelhecimento da população brasileira, pacientes geriátricos com reserva funcional limitada e afecções degenerativas e traumáticas do sistema musculoesquelético têm aumentado muito o número de cirurgias ortopédicas. A hipertensão é uma das comorbidades associadas mais comuns em idosos submetidos a cirurgias ortopédicas. A avaliação clínica da capacidade funcional pode ser prejudicada em muitos casos porque os pacientes podem apresentar limitações na mobilidade devido à doença em si. Logo, testes farmacológicos cardiovasculares podem ser exigidos. As cirurgias ortopédicas são consideradas de risco intermediário (1-5%) para complicações cardíacas perioperatórias, segundo o American Heart Association/American College of Cardiology.[1]

As medicações usadas pelos pacientes devem ser revisadas, e estes devem ser instruídos sobre qual medicamento descontinuar e sobre quando fazê-lo. Isso também permite a escolha de fármacos que não causem interações ou que cursem com as menores possíveis. Especificamente, medicações anti-hipertensivas e opioides de uso crônico não devem ser descontinuados. Pode haver desenvolvimento de tolerância e hiperalgesia induzida por opioides em pacientes tomando opioides por um período maior que quatro semanas.

Os pacientes devem ser questionados acerca do uso de substâncias que alterem a hemostasia; muitos são instruídos pelos cirurgiões a iniciarem ácido acetilsalicílico (AAS) ou varfarina no pré-operatório como tromboprofilaxia. Pacientes portadores de *stents* cardíacos devem ser avaliados, tendo a conduta individualizada de acordo com o tipo e tempo de colocação do *stent*, o antiplaquetário utilizado, a cirurgia proposta e a relação risco-benefício da sua suspensão ou manutenção.

A avaliação pré-operatória deve incluir ainda um exame físico detalhado. A via aérea merece atenção especial. Algumas patologias podem cursar com limitação da abertura bucal ou extensão do pescoço, como a artrite reumatoide e a espondilite anquilosante, dificultando a intubação orotraqueal. O **QUADRO 67.1** inclui algumas patologias que podem se apresentar com dificuldade de manejo da via aérea. É de fundamental importância realizar um exame neurológico detalhado para que os déficits preexistentes sejam registrados.

Os exames pré-operatórios são solicitados de forma bastante individualizada conforme a idade do paciente, o tipo de cirurgia e as comorbidades associadas. Parte significativa das intervenções ocorre em regime de urgência, como as fraturas e luxações. Nesses casos, o bom senso deve prevalecer, e a história clínica vai ser fundamental na tentativa de diminuir o risco anestésico-cirúrgico.

**QUADRO 67.1** Condições associadas à intubação endotraqueal difícil em cirurgias ortopédicas

- Instabilidade da coluna cervical
- Fratura de coluna cervical
- Artrodese de coluna cervical
- Artrite reumatoide
- Espondilite anquilosante
- Trauma de face
- Acondroplasia
- Síndrome de Down
- Diabetes melito

Alguns procedimentos, como as cirurgias de coluna com instrumentação e revisão de artroplastias de quadril, joelho e ombro, cursam com sangramento perioperatório importante, necessitando de técnicas para reduzir a perda sanguínea. Pode-se solicitar que o paciente faça autodoação de sangue para possível transfusão transoperatória. Além disso, é prudente realizar tipagem sanguínea e reserva de sangue nessas situações.

Cirurgias ortopédicas em pacientes portadores de doenças do sistema musculoesquelético são comuns. Estas podem apresentar manifestações locais e sistêmicas.

## Enfermidades musculoesqueléticas

### Artrite reumatoide

A artrite reumatoide (AR), por exemplo, é uma doença relativamente comum nos pacientes ortopédicos, podendo haver acometimento pulmonar, cardíaco e musculoesquelético. O manejo e as intervenções cirúrgicas de problemas decorrentes direta ou indiretamente da AR variam bastante. O acometimento da coluna cervical, da articulação temporomandibular e da laringe pode determinar implicações anestésicas importantes.

Estudos radiológicos realizados em pacientes com AR sugerem que mais de 80% têm envolvimento da coluna cervical; desses, mais de 30% podem apresentar instabilidade, com sintomatologia de dor relacionada ao segmento espinhal afetado.[2] Na subluxação da coluna cervical, o movimento de extensão exacerba o processo, enquanto o de flexão o reduz. Um interessante estudo prospectivo observacional, que incluiu 100 pacientes com AR com menos de um ano de sintomas, demonstrou subluxação atlantoaxial em 12% dos casos nos primeiros cinco anos da doença. Deve-se tomar cuidado e limitar os movimentos de extensão e flexão da coluna cervical durante o ato anestésico, o que pode interferir no manejo da via aérea. A incidência descrita de intubação difícil é de 48%.[2,3] A instabilidade atlantoccipital, com subluxação do processo odontoide, pode provocar deterioração neurológica pela compressão medular durante o movimento de extensão do pescoço. O uso crônico de corticoides pode exigir reposição de esteroides no perioperatório.[3]

A AR pode acometer também as articulações temporomandibulares. As implicações para a anestesia serão a limitação da abertura da boca e, geralmente, a rigidez cervical, dificultando os procedimentos de intubação orotraqueal e o posicionamento da região cervical e da cabeça em cirurgias dessa região. Pacientes com artrite temporomandibular apresentam alta incidência de obstrução de vias aéreas superiores quando em posição supina.[4]

Mais de 75% dos pacientes com AR também podem apresentar envolvimento laríngeo. A fixação da articulação cricoaritenoide em geral se apresenta sem sintomas, mas estes podem ser representados por sensação de corpo estranho na orofaringe, disfagia, dispneia, rouquidão, raramente com estridor e obstrução de vias aéreas. A laringoscopia pode revelar diminuição do movimento cricoaritenoide e das pregas vocais durante a inspiração.[4,5] Após a extubação orotraqueal, é importante a vigilância para sinais de disfunção laríngea e obstrução das vias aéreas.

Os achados sistêmicos nos pacientes com AR podem incluir presença de nódulos pulmonares, fibrose intersticial difusa, derrame pleural inflamatório, pericardite, derrame pericárdico, valvopatias e insuficiência renal. A anemia também é um achado frequente.[4] A doença cardiovascular tem sido a causa de maior mortalidade nos pacientes com AR e é responsável por 50% das mortes.[6] A avaliação da condição cardiovascular com métodos não invasivos, como eletrocardiografia (ECG), ecocardiografia e cintilografia miocárdica, é recomendada nos pacientes sintomáticos ou com fatores de risco. Caso sejam detectadas lesões isquêmicas, o cateterismo e as possíveis correções, como angioplastia ou revascularização miocárdica, serão mandatórios.[5]

Os pacientes com AR apresentam propensão à depressão respiratória no pós-operatório por serem mais sensíveis aos fármacos depressores. A analgesia com opioide, se considerada apropriada, deverá ser titulada com cuidado. A utilização do sistema de analgesia controlada pode ser difícil se houver artrite nas mãos. A associação de apneia obstrutiva com destruição da articulação temporomandibular e hipoplasia mandibular pode provocar maior suscetibilidade dos pacientes aos efeitos da depressão respiratória dos opioides.[4]

Algumas deformidades articulares decorrentes da AR podem ter impacto na condução da anestesia e na escolha da técnica anestésica, pelo fato de comprometerem o posicionamento do paciente durante a cirurgia e dificultarem o acesso para as técnicas de bloqueio regional, causando dificuldades relacionadas com os bloqueios de plexos nervosos.[5]

### Espondilite anquilosante

A espondilite anquilosante (EA) é uma doença inflamatória crônica que pode cursar com graves deformidades articulares e da coluna vertebral. Além disso, acometimentos sistêmicos, como regurgitação aórtica, bloqueio de ramo cardíaco e comprometimento ventilatório, podem estar presentes. As principais implicações anestésicas são dificuldades de manejo das vias aéreas, de posicionamento cirúrgico e de realização do bloqueio neuroaxial pela fusão das vértebras.[7,8] A intervenção cirúrgica mais comum em pacientes portadores de EA é a artroplastia total de quadril (ATQ), seguida da prótese de joelho, a fim de melhorar a função e a qualidade de vida.[7]

As complicações cardiovasculares ocorrem em até 3,5% dos pacientes com evolução clínica de 15 anos, chegando a 10% naqueles com 30 anos de evolução.[7] A cicatrização da adventícia e a proliferação fibrosa da íntima da aorta e das valvas causam aortite e insuficiência aórtica, e ocasionalmente poderá ocorrer valvopatia mitral. O comprometimento das fibras de Purkinje poderá dar lugar a defeitos da condução, e há o risco aumentado de infarto do miocárdio.[7,9] É imprescindível a avaliação cardiológica (ECG e ecocardiografia) para determinar o risco cardiovascular. A variação súbita e intensa da resistência vascular sistêmica decorrente do bloqueio subaracnóideo é mal tolerada em pacientes com valvopatia aórtica. A massagem cardíaca externa na presença de parede torácica rígida pode ser ineficaz.[7]

Já a complicação pulmonar mais prevalente é a fibrose do lobo superior. A gravidade da lesão pulmonar acentua-se por limitação da expansão torácica devido ao comprometimento das articulações vertebrais torácicas e costovertebrais, que podem reduzir a complacência torácica e associar-se a uma capacidade vital diminuída.[7-9] A radiografia de tórax pode exibir alterações do tipo restritivo, sendo necessário, na maioria das vezes, solicitar provas de função respiratória.[7,9] A insuficiência respiratória e a limitação da expansão da parede torácica aumentam a incidência de complicações pulmonares e a necessidade de ventilação pulmonar artificial pós-operatória em unidade de tratamento intensivo (UTI), sobretudo nas intervenções cirúrgicas de grande porte.[7]

O anestesiologista deve orientar a conduta anestésica de acordo com o grau de comprometimento do paciente, previamente avaliado, e deve estar centrado em quatro aspectos principais: grau de comprometimento das vias aéreas superiores, presença de padrão restritivo pulmonar, grau de comprometimento cardíaco e acesso ao neuroeixo.[7]

Na avaliação dos pacientes com EA, a atenção deve ser dirigida ao grau de mobilidade cervical residual. Os pacientes em estágios iniciais ou com doença não progressiva podem conservar boa mobilidade. O comprometimento cervical, com movimentos limitados e em flexão, dificulta as manobras de intubação traqueal. Apoios sob o pescoço devem ser usados durante a cirurgia, e movimentos forçados do pescoço devem ser evitados, mesmo com bloqueio neuromuscular, por causa do risco elevado de fraturas e da possibilidade de insuficiência vertebrobasilar. A frequência de subluxação atlantoaxial é de 21%.[7,9]

O comprometimento da articulação temporomandibular limita a abertura da boca em cerca de 10% dos pacientes e aumenta para 30 a 40% nos pacientes com doença de longa data.[9,10] Embora rara, pode ocorrer artrite cricoaritenóidea com dispneia, estridor e fixação das pregas vocais.[7,9] Durante todo o procedimento anestésico-cirúrgico, deve-se utilizar apoio cervical, sobretudo se tiverem sido detectados sintomas de insuficiência vertebrobasilar.[7]

A radiografia da coluna lombar pode ser útil para avaliar a possibilidade da realização de anestesia neuroaxial. No entanto, os bloqueios no neuroeixo são tecnicamente difíceis e muitas vezes impossíveis devido à mobilidade articular limitada e à obliteração dos espaços interespinhosos, podendo resultar em um aumento do risco de complicações.[7-9] Há relatos de convulsões secundárias à injeção intraóssea acidental de bupivacaína durante bloqueio caudal e hematomas espinhais após anestesia peridural.[9] Os bloqueios periféricos também são de difícil execução em decorrência da impossibilidade de posicionamento adequado do paciente.

## Acondroplasia

A acondroplasia é uma doença genética autossômica dominante que cursa com alteração na ossificação endocondral, causando malformação óssea. É a forma mais comum de nanismo, com uma incidência variando entre 1,5:10.000 e 1:40.000 nascidos vivos.[11] Está associada a problemas que não raro exigem intervenções cirúrgicas ortopédicas, como craniotomia suboccipital para estenose do forame magno, correção de cifoescoliose e laminectomias para descompressão nervosa.

A estenose do canal espinhal e do forame magno são a principal causa de óbito nesses indivíduos, em razão da isquemia medular. A anestesia no anão acondroplásico possui algumas particularidades devido às características físicas e deformidades decorrentes da doença.[12]

O anão apresenta características anômalas em relação à via aérea superior e à função pulmonar. Em muitos casos, a obstrução das vias aéreas superiores e a dificuldade de laringoscopia direta complicam o manejo anestésico. Os seguintes achados no exame clínico do paciente acondroplásico dificultam a laringoscopia direta: fronte protrusa, macrocefalia, maxilar superior atrófico, mandíbula alargada, depressão do septo nasal, palato ogival, implantação anômala de dentes, pescoço curto, deformidade óssea da base do crânio e apneia obstrutiva do sono.[12]

A avaliação radiológica da coluna cervical e do crânio no pré-operatório pode ser importante, pois evidencia algumas alterações sugestivas de dificuldade de intubação, como diminuição da distância atlantoccipital, diminuição do espaço interespinhoso de $C_1$-$C_2$ e redução da mobilidade mandibular, tornando-se, portanto, parte obrigatória da rotina pré-operatória de pacientes com acondroplasia.[11]

Doença pulmonar restritiva e hipertensão pulmonar podem estar presentes. A hipertensão pulmonar pode ser consequência da hipoxemia e hipercapnia crônicas secundárias a cifoescoliose, apneia do sono e obstrução da via aérea. Logo, uma ecocardiografia é necessária no pré-operatório de cirurgias de médio e grande porte.

A abordagem do canal espinhal nos bloqueios anestésicos no neuroeixo deve ser cautelosa. As deformidades na coluna vertebral, que costumam cursar com estenose do canal, além de dificultarem a execução do bloqueio subaracnóideo, podem causar isquemia medular.[11]

## Osteogênese imperfeita

A osteogênese imperfeita é um distúrbio hereditário autossômico dominante do tecido conjuntivo que afeta 1:30.000 nascidos vivos. A lesão óssea primária caracteriza-se pela ausência de ossificação normal no osso endocondral devido ao defeito na produção do colágeno do tipo I. Consequentemente, os ossos tornam-se frágeis, sendo a fratura óssea repetida a principal manifestação clínica da doença. A fratura do fêmur é a mais comum. Esses pacientes em geral são submetidos a cirurgias ortopédicas por fraturas ósseas.

Além disso, podem ser observados surdez de condução, esclera azul, macrocefalia, cifoescoliose, distúrbios da função plaquetária, disfunção respiratória, deformidade torácica, distúrbios metabólicos, déficit de crescimento e deformidades odontológicas.[13]

O manejo anestésico deve ser cauteloso, pois há risco de complicações respiratórias decorrentes da deformidade torácica, fraturas ósseas durante a movimentação ou mudança de posição, fraturas de coluna cervical ou mandíbula relacionadas à laringoscopia e extensão excessiva do pescoço, fraturas causadas pelas fasciculações induzidas pela succinilcolina, fratura do úmero causada por insuflação excessiva e repetida do esfigmomanômetro, dificuldade de intubação traqueal e hipertermia maligna.[14,15]

Pode haver necessidade de transfusão de plaquetas no pré-operatório. Em alguns casos, a desmopressina consegue reverter a anormalidade plaquetária. A anestesia regional é uma alternativa interessante, mas deve-se estar atento ao risco de injeção intraóssea de anestésico local.[14] Além disso, anormalidades da coluna vertebral e compressões neurais secundárias a múltiplas fraturas podem impossibilitar o bloqueio de neuroeixo.[15]

## Seleção da técnica anestésica

Muitos procedimentos ortopédicos são adequados para serem realizados sob anestesia regional e se beneficiam dessas técnicas. As técnicas subaracnóidea e peridural são bastante utilizadas atualmente, sobretudo nas cirurgias de membros inferiores, pois produzem anestesia profunda e permitem analgesia pós-operatória satisfatória. Estruturas nervosas podem ser bloqueadas a nível periférico, como os plexos nervosos ou nervos isolados.

A escolha da técnica anestésica depende de diversos aspectos, como habilidade do anestesiologista, condições clínicas do paciente, duração da cirurgia, duração da analgesia pós-operatória e do grau de bloqueio motor e sensitivo requeridos que permitam deambulação e reabilitação. Um bom relacionamento com a equipe cirúrgica pode ajudar nessa escolha. Contudo, nos casos em que há contraindicação absoluta à anestesia regional, como recusa do paciente, infecção no sítio de punção e coagulopatia, é mandatória a anestesia geral. É importante lembrar que algumas técnicas anestésicas periféricas mais distais permanecem apropriadas para pacientes com contraindicação absoluta ao bloqueio de neuroeixo.

O impacto diferencial da anestesia regional na incidência de complicações perioperatórias e mortalidade tem sido objeto de debate há décadas. Embora as técnicas neuroaxiais e os bloqueios de nervos periféricos tenham sido utilizados isoladamente ou em conjunto com anestesia geral em cirurgia ortopédica por quase um século, a falta de evidências fortes em um estudo de coorte de impacto tem deixado anestesiologistas e cirurgiões especulando sobre a magnitude de uma possível influência positiva.[16] Outros investigadores analisando amostras maiores, por sua vez, mostram claros benefícios da anestesia de neuroeixo, quando comparada com a anestesia geral, em termos de complicações perioperatórias.

Em uma população cirúrgica geral, uma metanálise de Rodgers e colaboradores,[17] incluindo dados de 141 estudos (9.599 indivíduos), evidenciou uma redução na incidência de mortalidade em 30% e menores taxas de trombose venosa profunda (TVP), necessidade de transfusão e falência respiratória, cardíaca e renal. Entretanto, não houve variação entre as subespecialidades. Da mesma forma, Wijeysundera e colaboradores[18] encontraram benefícios da anestesia neuroaxial em seu grande estudo de base populacional. Eles relataram uma taxa ligeiramente inferior (1,7% vs. 2,0%) e risco relativo de 0,89 (IC 0,81-0,98; p = 0,02) de mortalidade em comparação com a anestesia geral. Os efeitos pareciam mais pronunciados em ortopedia e cirurgia torácica do que em outras especialidades. Outros estudos têm demonstrado uma redução da morbimortalidade com o uso da anestesia regional, particularmente em pacientes idosos e com comorbidades.[19]

A anestesia regional oferece ainda outras vantagens em relação à anestesia geral na ortopedia e traumatologia, como reabilitação mais rápida, alta hospitalar mais precoce, menor incidência de náuseas e vômitos, menor depressão respiratória e cardíaca e melhor perfusão tecidual devido ao bloqueio simpático. Além disso, o bloqueio dos nervos periféricos com anestésicos locais de longa ação ou a utilização de cateteres proporcionam adequada anestesia intraoperatória e analgesia pós-operatória superior.[20] A anestesia regional também propicia analgesia preemptiva e contribui para a diminuição do risco de surgimento de dor crônica.[21]

Liu e colaboradores[22] interrogaram 1.030 pacientes submetidos a artroplastia total de joelho (ATJ) ou à ATQ, entre 2006 e 2010, em 1 ano após a cirurgia, mediante uso de um questionário padronizado para dor pós-operatória crônica. Quase metade dos pacientes (46%) relataram dor persistente após esses procedimentos (53% após ATJ e 38% após ATQ). Os fatores de risco para a persistência da dor depois de 1 ano incluíram sexo feminino, idade avançada, cirurgia prévia no quadril ou joelho, controle inadequado da dor pós-operatória ou presença de dor em outras áreas do corpo. Uma revisão sistemática de 28 estudos, incluindo 1.538 pacientes, desenvolvida por Macfarlane,[23] confirmou que a anestesia regional é capaz de reduzir a dor, o consumo de morfina e os efeitos secundários relacionados com o uso de opioides, diminuindo, assim, o tempo de internação hospitalar e facilitando a reabilitação. No entanto, esse estudo falhou em detectar uma diferença na mortalidade e na incidência de complicações cardiovasculares, TVP ou embolia pulmonar (EP).

Outra vantagem do uso da anestesia regional para as cirurgias ortopédicas tem sido uma possível menor perda sanguínea no intraoperatório, reduzindo a necessidade de transfusão de sangue.[24-26] Possivelmente, a anestesia regional diminui a pressão sanguínea venosa, sendo esse um fator significativo para sangramento cirúrgico. Além disso, acredita-se que o menor sangramento resulte de uma atenuação do tônus simpático em vasos de médio e pequeno calibres, com redução concomitante da pressão arterial e venosa. Dois mecanismos distintos podem influenciar a perda sanguínea em pacientes submetidos a bloqueio do nervo periférico: um efeito direto sobre as fibras vasoconstritoras simpáticas contidas nos nervos periféricos e um efeito indireto mediado por antinocicepção e diminuição da pressão arterial sistêmica.[24]

## Eventos tromboembólicos

### Tromboembolia venosa e embolia pulmonar

Os eventos tromboembólicos são uma importante causa de complicações no pré, trans e pós-operatório de cirurgia ortopédica. Os fatores de risco associados, citados pela ordem de importância, são fratura de quadril, malignidade e quimioterapia, síndrome dos anticorpos antifosfolipídeos, imobilidade prolongada, história de TVP, administração de tamoxifeno, raloxifeno, contraceptivos orais, estrogênios, obesidade mórbida, história de acidente vascular encefálico (AVE), aterosclerose e estado físico da American Society of Anesthesiologists (ASA) maior que II.[27]

Em pacientes submetidos a cirurgias de ATQ e ATJ que não recebem profilaxia, a prevalência total de TEV em até 7 a 14 dias depois do procedimento varia de 50 a 60%.[28]

Em um estudo de coorte de 1.162 casos de ATQ com seis meses de observação, Khaw e colaboradores[29] encontraram uma incidência de EP sintomática em pacientes sem profilaxia farmacológica de 1,6%, com 0,3% de mortalidade. Entretanto, a incidência de TVP em pacientes sem profilaxia pode chegar a 84%, com incidência de EP de 24% e mortalidade de até 13%.[28]

O manejo do paciente ortopédico, sobretudo daquele com fratura de ossos longos ou submetido a cirurgia de grande porte, pode tornar-se um dilema, pois, apesar da elevada incidência de eventos tromboembólicos, uma anticoagulação agressiva leva a um maior risco de sangramento e morte perioperatória.[30,31] E, paradoxalmente, a incidência de mortes em algumas séries de casos[32] associadas à anticoagulação é similar ao risco de tromboembolia pulmonar fatal com formas de profilaxia tromboembólica bem estabelecidas como seguras.[33] Portanto, torna-se imprescindível o reconhecimento dos fatores associados a TVP e EP para se pesar os riscos e benefícios da profilaxia mecânica ou farmacológica a fim de prevenir as complicacões tromboembólicas diante da possibilidade de sangramento cirúrgico grave.

A profilaxia do TEV pode ser realizada por meio mecânico, mediante utilização de um dispositivo de compressão pneumático intermitente (DCPI) dos membros inferiores, ou por meio farmacológico, com uso de fármacos anticoagulantes. De acordo com o 9º Consenso realizado em 2012 pelo American College of Chest Physicians, recomendou-se que, para ATQ e ATJ, utilize-se, preferencialmente, heparina de baixo peso molecular (HBPM); ou fondaparinux, dabigatrana, apixabana, rivaroxabana; baixas doses de heparina não fracionada (HNF); doses ajustadas de antagonistas da vitamina K, AAS e o DCPI por, no mínimo, 10 a 14 dias. Em pacientes sob uso prévio de profilaxia farmacológica, sugere-se associar DCPI durante a internação hospitalar e estender a profilaxia com fármaco por 35 dias. Em pacientes sob risco aumentado de sangramento, somente a profilaxia por meio mecânico deve ser realizada. Em pacientes com contraindicação à profilaxia mecânica e farmacológica, o filtro de veia cava colocado primariamente não é recomendado. Do mesmo modo, nenhuma profilaxia deve ser instituída para pacientes com lesões isoladas de membro inferior com imobilização e em cirurgias de artroscopia sem história prévia de TEV.[34]

## Anticoagulação e anestesia regional

A despeito da necessidade imperativa de anticoagulação em pacientes indicados e das vantagens da anestesia locorregional em pacientes ortopédicos, o anestesiologista deve estar atento à associação do uso de anticoagulantes e à realização de bloqueios regionais, essencialmente do neuroeixo, dado o risco de complicações, sobretudo hematoma espinhal. Apesar de catastrófica, essa complicação tem uma incidência que varia na literatura de 0 a 1% e, uma vez diagnosticada, exige rápida descompressão, a ser realizada em 10 a 12 horas.[35]

Ruff e Dougherty[36] identificaram os fatores de risco relacionados ao hematoma espinhal em pacientes heparinizados e submetidos a bloqueios no neuroeixo: intervalo menor que 1 hora entre a punção e a administração de heparina; punção traumática; e uso concomitante de outros anticoagulantes (como AAS). Em pacientes submetidos a uma raquianestesia, o risco estimado de hematoma espinhal foi de 1:320.000, enquanto em uma punção traumática o risco aumentou para 1:2.900. Em pacientes que fizeram associação de heparina e AAS, o risco foi estimado em 1:12.000 casos.[36] O AAS e outros anti-inflamatórios não esteroides isoladamente não aumentam o risco de hematoma espinhal. Porém, séries de casos têm mostrado aumento na incidência de hemorragias espontâneas, sangramentos em sítios de punção e hematoma espinhal em pacientes que fizeram associação de HNF, HBPM, anticoagulantes orais, trombolíticos e antiagregantes plaquetários.

Dada a alta morbidade, a American Society of Regional Anesthesia and Pain Medicine (ASRA) desenvolveu recomendações para a interrupção e o reinício da anticoagulação e antiagregação plaquetária em pacientes submetidos a anestesia regional. As orientações sobre a realização de bloqueios de plexo braquial e nervos periféricos seguem as mesmas recomendações estabelecidas para os bloqueios do neuroeixo e estão listadas nas **TABELAS 67.1 e 67.2**.[37]

## Síndrome da embolia gordurosa

A embolia gordurosa foi constatada séculos atrás quando se observou que a injeção intravenosa de óleo resultava na obstrução mecânica de pequenos vasos por glóbulos de gordura. O primeiro modelo animal foi descrito há 330 anos por Lower, que injetou leite na via venosa de cães.[38] A síndrome da embolia gordurosa (SEG), porém, é definida como uma condição clínica característica resultante da injúria associada à liberação de gordura na circulação.[39]

A SEG é comumente associada ao trauma ortopédico – sobretudo de ossos longos e em particular de fraturas de fêmur – e em geral ocorre 12 a 72 horas após o trauma inicial. O primeiro caso de embolia gordurosa pós-traumática foi descrito, em 1862, por Zenker, que encontrou gordura nos capilares pulmonares em uma necropsia de paciente que tinha sofrido um esmagamento grave de membro.[38] Na década de 1940, com o aparecimento da haste intramedular, os cirurgiões começaram a associar o aumento da pressão intramedular com a embolia gordurosa. Em 1952, Peltier publicou um relato de caso de uma SEG fatal em paciente submetido a osteossíntese com haste intramedular para fratura de fêmur proximal.[40]

**TABELA 67.1** Recomendações para uso de antiagregantes plaquetários e realização de anestesia regional

| Antiagregante plaquetário | Tempo de intervalo para realização da punção ou remoção do cateter | Tempo de intervalo para reinício da terapia |
|---|---|---|
| Ticlopidina | 14 dias | |
| Clopidogrel | 7 dias | |
| Abciximabe | 24 a 48 horas | |
| Eptifibatide | 4 a 8 horas | 4 semanas |
| Tirofibana | 4 a 8 horas | 4 semanas |
| AINEs | Nenhum | Nenhum |

AINEs, anti-inflamatórios não esteroides.

*Fonte: Horlocker e colabordores.*[37]

**TABELA 67.2** Recomendações para uso de anticoagulantes e anestesia regional

| Anticoagulante | Esquema terapêutico | Tempo de intervalo para realização da punção ou remoção do cateter | Tempo de intervalo para reinício da terapia após retirada do cateter | Observações |
|---|---|---|---|---|
| HNF (SC) | 5.000 U, 12/12 h, SC | Nenhum | Nenhum | Em esquema de 5.000, U 3×/dia, o risco é indeterminado. As plaquetas devem ser mensuradas após 4 dias de terapia com HNF |
| HNF (IV) | 5.000 a 10.000 U, IV | 2 a 4 horas | 1 hora | |
| HBPM – uso profilático (SC) | Enoxaparina, 1 $mg \cdot kg^{-1} \cdot dia^{-1}$ | 10 a 12 horas | 2 horas | A primeira dose pós-operatória deve ser iniciada 6 a 8 horas após a cirurgia |
| HBPM – uso terapêutico (SC) | Enoxaparina, 1 $mg \cdot kg^{-1} \cdot dia^{-1}$, a cada 12 h<br>Enoxaparina, 1,5 $mg \cdot kg^{-1} \cdot dia^{-1}$<br>Dalteparina, 120 $U \cdot kg^{-1}$, a cada 12 h<br>Dalteparina, 200 $U \cdot kg^{-1} \cdot dia^{-1}$<br>Tinzaparina, 175 $U \cdot kg^{-1} \cdot dia^{-1}$ | 24 horas | 2 horas | A primeira dose pós-operatória deve ser iniciada 24 horas depois da dose pré-operatória; a segunda dose pós-operatória, 24 horas depois |
| Fondaparinux – uso profilático (SC) | 2,5 mg diários | 36 horas | 12 horas | A anestesia neuroaxial é contraindicada quando o fondaparinux (5-10 $mg \cdot dia^{-1}$) for usado em doses terapêuticas, em razão do risco de efeito residual imprevisível no organismo |
| Varfarina – uso crônico (VO) | 5 a 10 $mg \cdot dia^{-1}$<br>2 < INR < 3 | 5 dias e INR < 1,5 mg | | Dosar TAP 1 a 2 dias antes do procedimento; se INR > 1,5, considerar administrar 1 a 2 mg de vitamina K oral e, se cirurgia de emergência, considerar 2,5 a 5 mg de vitamina K IV associada a plasma fresco congelado |

HBPM, heparina de baixo peso molecular; HNF, heparina não fracionada; INR, índice normalizado internacional; IV, intravenosa; SC, subcutânea; TAP, tempo de ativação da protrombina; VO, via oral.

Tal como acontece com todas as condições traumáticas, muito se aprendeu sobre a SEG durante conflitos armados. Na Segunda Guerra Mundial, constatou-se uma incidência de SEG de 0,8% por série de 1.000 feridas de combates.[41] Em outro estudo em 110 óbitos em combatentes da Guerra da Coreia, 93% apresentavam gordura no pulmão à necropsia.[42]

## Diagnóstico

Não existem testes específicos ou padrão-ouro para o diagnóstico de SEG. Na ausência deles, alguns autores propuseram critérios diagnósticos clínicos que são utilizados até hoje. Em 1970, Gurd propôs os achados mais usados na prática clínica, que são divididos em critérios maiores (*rash* petequial, alterações cerebrais e sintomas respiratórios) e critérios menores (taquicardia, febre, alterações na retina, alterações renais, trombocitopenia, diminuição da hemoglobina, elevação da velocidade de hemossedimentação [VHS] e presença de glóbulos de gordura no escarro) (**QUADRO 67.2**). O diagnóstico de SEG se daria na presença de 1 critério maior e 4 critérios menores.[43]

Os sintomas respiratórios como taquipneia, hipoxemia (pressão parcial arterial de oxigênio [$PaO_2$] < que 50 mmHg) e hiperventilação estão presentes em 96% dos pacientes, sendo a hipoxemia um indicador precoce de SEG.[44] Schonfeld e colaboradores[45] incluíram, no seu índice de diagnóstico, a presença de $PaO_2$ menor que 70 mmHg como sinal de hipoxemia. O índice de Schonfeld e colaboradores está listado na **TABELA 67.3**.[45]

Após reconhecidas as características clínicas, os exames de imagem podem auxiliar no diagnóstico. À radiografia de tórax, infiltrados alveolares irregulares podem estar presentes, sugerindo edema pulmonar ou hemorragia alveolar.[46] A ressonância magnética cerebral pode mostrar lesões difusas, ou puntiformes, ou hipertensivas.[43]

Alguns estudos sugeriram a pesquisa de gordura em macrófagos coletados em lavado broncoalveolar como um método rápido e específico para diagnóstico de SEG,[47] porém se constatou que a presença de macrófagos alveolares carregados de gordura está associada a várias condições patológicas pulmonares, em especial pneumonia por aspiração e infusões de lipídeos. Portanto, esses achados não apresentaram o valor diagnóstico esperado.[48]

A detecção de gordura no sangue aspirado do cateter de artéria pulmonar carece de sensibilidade e especificidade para uso rotineiro na prática clínica.[39]

**QUADRO 67.2** Critérios de Gurd

**Critérios maiores**

- *Rash* petequial
- Alterações cerebrais
- Sintomas respiratórios com achados radiográficos positivos bilaterais

**Critérios menores**

- Taquicardia
- Febre
- Alterações na retina (gordura ou petéquias)
- Anormalidades renais (oligúria, anúria ou lipidúria)
- Trombocitopenia aguda
- Diminuição aguda da hemoglobina
- VHS aumentada
- Glóbulos de gordura no escarro

**Síndrome da embolia gordurosa**

- 1 critério maior + 4 critérios menores

VHS, velocidade de hemossedimentação.

*Fonte: Gurd.*[43]

**TABELA 67.3** Índice de embolia gordurosa

| Achados clínicos | Pontos |
|---|---|
| Petéquias difusas | 5 |
| Infiltrados alveolares | 4 |
| Hipoxemia ($PaO_2$ < 70 mmHg) | 3 |
| Confusão mental | 1 |
| Febre > 30 °C | 1 |
| Frequência cardíaca > 120 bpm | 1 |
| Frequência respiratória > 30 ipm | 1 |
| **SEG = 5 ou mais pontos** | |

bpm, batimentos por minuto; ipm, incursões por minuto; $PaO_2$, pressão parcial arterial de oxigênio.

*Fonte: Schonfeld e colaboradores.*[45]

## Fisiopatologia

A fisiopatologia e a lesão de órgão-alvo são mediadas por dois processos: obstrução mecânica e injúria bioquímica. O processo mecânico propõe que as células gordurosas da medula óssea entram nos sinusoides venosos após o trauma. Elas induzem uma rápida agregação plaquetária e formação de fibrina, viajam pela circulação venosa e vão se depositar na circulação arterial pulmonar. A obstrução capilar pulmonar leva, então, a edema e hemorragia intersticial, colapso alveolar e vasoconstrição hipóxica. Uma embolia gordurosa massiva poderia levar a obstrução macrovascular e choque. O processo bioquímico, por sua vez, sugere que a gordura da medula óssea é quebrada por lipases teciduais, resultando em altas concentrações de glicerol e moléculas intermediárias de ácidos graxos livres (AGLs) tóxicos. Esses produtos intermediários provocam a disfunção de órgão-alvo.

Todavia, a fisiopatologia dos casos sugere a associação dos dois mecanismos de lesão. No pulmão, os AGL lesam os pneumócitos e as células pulmonares intersticiais, causando edema vasogênico e citotóxico, bem como hemorragia. O dano do endotélio pulmonar desencadeia uma cascata inflamatória com liberação de mediadores inflamatórios como interleucina 1 (IL-1), interleucina 6 (IL-6) e fator de necrose tumoral alfa (TNF-$\alpha$), levando a injúria pulmonar aguda ou síndrome da angústia respiratória aguda.[49] A hipoxemia arterial e a injúria cerebral causada pelos AGLs intermediários provocam encefalopatia e déficits neurológicos focais. As petéquias apareceriam em decorrência de estase vascular, hemorragia pós-obstrutiva a nível capilar e lesão endotelial difusa com rupturas da parede dos vasos. Um estado protrombótico se instala com elevação dos fatores teciduais, aumento da trombina, da agregação plaquetária e do consumo de produtos da coagulação que se apresentam clinicamente como trombocitopenia e anemia, podendo evoluir para coagulação intravascular disseminada.[39]

## Epidemiologia e mortalidade

A incidência da SEG varia de 3,5 a 4% em fraturas de membros inferiores.[50] Estudos sugerem que a fixação precoce em menos de 24 horas previne a ocorrência da síndrome. Talucci e colaboradores, em um estudo retrospectivo de 100 pacientes submetidos a osteossíntese por haste medular em fraturas de fêmur, encontraram uma incidência de 11% no grupo com fixação tardia, comparada a 0% no grupo com fixação precoce com menos de 24 horas.[51] Em um estudo mais recente, Stein e colaboradores[52] analisaram dados do National Hospital Discharge Survey (NHDS) americano, utilizando a Classificação Internacional de Doenças, e encontraram uma incidência de 0,004% de SEG em todos os pacientes que tiveram permanência hospitalar curta. A incidência foi maior em vítimas de fraturas. Fraturas isoladas de fêmur (qualquer local), tíbia, fíbula, pelve, costelas, úmero, rádio ou ulna apresentaram incidência de 0,12% de SEG. Entre os ossos longos, o maior número de casos de SEG foi observado nos pacientes com múltiplas fraturas de fêmur, em 1,29% dos pacientes, com frequência maior em homens e em indivíduos com idades de 10 a 39 anos.[52]

A taxa de mortalidade atribuída à SEG varia de 15 a 20% em diversos estudos. Porém, a mortalidade é mais baixa quando suporte intensivo é instituído. Bulger e colaboradores,[44] em um estudo de revisão, encontraram uma taxa de 7% em pacientes que receberam suporte intensivo adequado.

## Manejo e prevenção

Não existe tratamento específico para a SEG. Heparinização e corticoides foram sugeridos para o tratamento da síndrome. A heparina estimularia a atividade da lipase, causando a depuração dos lipídeos da circulação. Os AGLs resultantes, entretanto, poderiam levar a uma resposta pró-inflamatória subjacente. Os corticoides podem ser considerados nos casos de SEG fulminante. Porém, não existem evidências suficientes que deem suporte ao uso da heparina ou dos corticoides rotineiramente na SEG.[53]

O suporte em UTI é padrão. O tratamento da hipoxemia com oxigênio suplementar ou suporte mecânico ventilatório é frequentemente necessário. Em alguns casos, a ressuscitação volêmica e o uso de vasopressores serão requeridos. Em pacientes com disfunções do sistema nervoso central, exames neurológicos frequentes e monitorização da pressão intracraniana podem ser considerados.

A fixação cirúrgica com menos de 24 horas do trauma parece ter papel definitivo para prevenir a ocorrência de SEG. Em pacientes com risco cirúrgico proibitivo para realização da fixação definitiva precoce, tratamentos intermediários, como fixação externa, podem ser cogitados no sentido de evitar a instabilidade da fratura.[39]

## Metilmetacrilato e a síndrome da implantação do cimento ósseo

### Definição e características clínicas

O metilmetacrilato ou cimento ósseo é uma substância química utilizada para ajudar a fixar implantes metálicos em superfícies ósseas, pois cria uma superfície mais regular favorecendo a aderência do material metálico ao osso. A síndrome da implantação do cimento ósseo (SICO) não tem uma definição de consenso, mas apresenta características clínicas bem definidas: hipotensão associada ou não a hipóxia e/ou à perda da consciência.[54,55]

Donaldson e colaboradores[55] propuseram uma classificação para a SICO de acordo com a gravidade dos sinais clínicos e que está listada no **QUADRO 67.3**. A maioria do pacientes apresenta hipotensão e diminuição da saturação de oxigênio transitória durante a cimentação óssea. Um pequeno percentual, entretanto, apresenta alterações cardiovasculares graves, como arritmias cardíacas, aumento da resistência vascular pulmonar e disfunção ventricular direita, que podem evoluir para parada cardíaca.[55]

A SICO ocorre no momento da implantação do cimento ósseo, sobretudo nas cirurgias de ATQ, mas pode surgir também em outras cirurgias que utilizam o metilmetacrilato, como ATJ, vertebroplastias ou cranioplastias.[56,57] Apesar de ser mais frequente durante a implantação do metilmetacrilato, a síndrome também pode se desenvolver em outras etapas do procedimento cirúrgico: na fresagem femoral, na inserção da prótese, na redução articular e, ocasionalmente, na deflação do torniquete, quando estiver presente. Pode ocorrer inclusive no pós-operatório.[58]

**QUADRO 67.3** Classificação da síndrome da implantação do cimento ósseo (SICO) quanto à gravidade

| Grau da SICO | Achados clínicos |
|---|---|
| Grau 1 | Hipóxia moderada ($SpO_2$ < 94%) ou hipotensão (diminuição da PAS > 20%) |
| Grau 2 | Hipóxia grave ($SpO_2$ < 88%) ou hipotensão (diminuição da PAS > 40%) ou inesperada perda da consciência |
| Grau 3 | Colapso cardiovascular exigindo manobras de ressuscitação cardiopulmonar |

PAS, pressão arterial sistólica; $SpO_2$, saturação da hemoglobina periférica pelo oxigênio.

*Fonte: Donaldson e colaboradores.*[55]

### Incidência

A SICO é uma importante causa de morbimortalidade (0,6-1%). Porém, por ser uma patologia pouco definida e raras vezes relatada na literatura como uma condição potencialmente fatal, os dados sobre paradas cardíacas e mortalidade associada a essa síndrome ainda são escassos.[59] Um dos poucos estudos foi publicado por Parvizi e colaboradores[54] e estimou uma mortalidade de 0,09% para ATQs cimentadas e nenhuma morte para ATQs sem utilização de cimento ósseo e artroplastias parciais. Esse estudo estimou ainda um risco de morte aumentado para ATQs cimentadas em pacientes com fraturas patológicas (0,68%).

### Fisiopatologia

Muitos mecanismos têm sido propostos para justificar os efeitos tóxicos da absorção sistêmica do metilmetacrilato: reação exotérmica, embolização de conteúdo medular ósseo, reação anafilática e liberação de mediadores endógenos como histamina, ativação do complemento e vasodilatação canabinoide.[60] É provável que uma combinação dos processos citados esteja presente nos pacientes que desenvolvem SICO. A extensão em que cada um desses modelos contribui para as características clínicas depende da resposta fisiológica individual.[55]

O metilmetacrilato é uma substância formada por dois componentes (um pó e um monômero tipo éster líquido) que, ao se unirem, irão formar um polímero. Modelos *in vitro* sugeriram que a causa das repercussões hemodinâmicas seria a presença do monômero líquido na corrente sanguínea, provocando vasodilatação. No entanto, estudos em animais não foram capazes de reproduzir esses modelos, pois a concentração plasmática dos monômeros resultantes da cimentação óssea é muito pequena para causar efeitos cardiovasculares e respiratórios.[61]

Outro mecanismo proposto, e mais aceito, é o modelo embólico. Nesse modelo, a inserção do cimento ou da prótese resultaria em um aumento da pressão intramedular. Associado ao aumento da pressão intramedular, o metilmetacrilato sofreria uma reação exotérmica, expandindo-se no espaço entre a prótese e o osso de forma que ar, gordura e conteúdo medular seriam forçados para dentro dos canais venosos medulares, caindo dentro da circulação. Estudos mostram que o grau de embolização está relacionado ao pico de pressão intramedular gerada – normalmente pressões acima de 300 mmHg são necessárias para induzir a embolização de partículas.[62]

A teoria embólica tem sido comprovada por vários estudos com ecocardiografia transesofágica (ETE) transoperatória, bem como por evidências de êmbolos em autópsias de animais e em humanos. Foram encontradas partículas embolizadas de diâmetros variados à ETE no átrio direito, ventrículo direito e artéria pulmonar durante a cirurgia. Essas partículas incluem medula e outros componentes ósseos, frações de metilmetacrilato e agregados de plaquetas e fibrina. A incidência de êmbolos em ETE encontrada em cirurgias de ATQ varia de 90 a 98% dos pacientes, porém a relevância clínica intraoperatória desses eventos é controversa.[63]

Uma vez dentro da circulação, as partículas embólicas viajam até o coração e o pulmão, onde irão causar obstrução mecânica ou lesão endotelial que levará a uma vasoconstrição reflexa da árvore pulmonar. Os êmbolos estimulam ainda a liberação de substâncias vasoativas e pró-inflamatórias (como a trombina e a tromboplastina tecidual) que culminará, também, com o aumento da resistência vascular pulmonar (RVP). Como consequência, o paciente desenvolve hipóxia.[55]

A elevação aguda da RVP desencadeia um aumento da pós-carga ventricular direita, causando disfunção e dilatação do ventrículo direito.[64] O septo interventricular é empurrado para o lado esquerdo, causando diminuição do enchimento do ventrículo esquerdo com consequente redução do débito cardíaco e hipotensão. Pacientes com baixa reserva cardiopulmonar são menos capazes de tolerar essas alterações e apresentam risco maior de evoluir para parada cardiorrespiratória (PCR). Estudos mostram que o grau de disfunção cardiovascular não é necessariamente proporcional ao grau de embolização. Além disso, o aumento agudo da RVP e a hipotensão podem levar à diminuição da pressão de perfusão coronariana, resultando em isquemia.[55,59] Os debris podem ainda embolizar diretamente para a circulação coronariana e cerebral em paciente com forame oval patente. A embolização cerebral se manifesta clinicamente como delírio, sobretudo em pacientes idosos, podendo ocorrer minutos depois da implantação do cimento.[57,65]

### Redução do risco cirúrgico e anestésico

Diversas estratégias têm sido propostas para reduzir o risco de SICO. Faz-se imprescindível, inicialmente, identificar os pacientes com risco aumentado de desenvolver a síndrome, a saber: idosos, portadores de osteoporose ou hipertensão pulmonar preexistente; cardiopatas com estratificação de risco pela New York Heart Association ou pela Canadian Heart Association classe 3 ou 4; além de indivíduos com fraturas patológicas, fraturas bilaterais de quadril, fratura intertrocantérica e aqueles que se submeterão a ATQ com uso de haste longa ou ATQ bilateral.[66]

Após sua identificação, os pacientes sem necessidade de cirurgia de urgência e com comorbidades devem, de preferência, ter suas doenças de base estabilizadas. No transoperatório, tem sido proposto que esses pacientes com risco aumentado recebam um nível maior de monitorização, além da monitorização básica. Sugere-se acompanhamento transoperatório invasivo da pressão arterial, além de cateter venoso central e monitor de débito cardíaco com avaliação do enchimento ventricular e da resistência vascular sistêmica. Em pacientes de alto risco, o uso da ETE transoperatório está justificado. É importante lembrar que o paciente deve ainda estar com sua volemia otimizada, no sentido de evitar maiores repercussões hemodinâmicas associadas à SICO.[55]

Apesar de não haver muitas evidências sobre a técnica anestésica ideal para tais pacientes, recomenda-se não utilizar anestésicos inalatórios, pois estes agravam a instabilidade hemodinâmica na presença de embolização. Deve-se ainda evitar óxido nitroso pelo risco de piorar o embolismo aéreo.[67] Um estudo em ovinos mostrou que a anestesia peridural torácica baixa foi efetiva em melhorar parâmetros hemodinâmicos pelo fato de reduzir a pressão arterial pulmonar média e elevar o índice cardíaco na presença de alterações hemodinâmicas induzidas por embolização de cimento e debris ósseos intramedulares.[68] Em humanos, a anestesia peridural torácica baixa também foi capaz de diminuir a pressão e a RVP com manutenção do débito cardíaco. Essa técnica parece ser uma opção benéfica nas cirurgias com cimentação com maior risco de fenômenos embólicos pulmonares.[69]

O anestesiologista deve ainda ficar atento aos momentos críticos intraoperatórios de maior risco da SICO: durante a cimentação, durante a inserção do componente intramedular e durante a redução articular. Nos momentos críticos e uma vez instalada a SICO, medidas de suporte intensivo proporcionais à gravidade do caso devem ser instaladas. Uma fração inspirada de oxigênio aumentada, reposição volêmica, vasopressores e até vasodilatador pulmonar guiados por monitorização hemodinâmica invasiva são sugeridos. Na presença de colapso cardiovascular secundário à SICO, este deve ser tratado como falência de ventrículo direito.[70] Felizmente, desfechos sombrios são raros e a SICO é um fenômeno autolimitado. O aumento da RVP normaliza-se com 24 a 48 horas, e, em pacientes saudáveis, a recuperação ocorre em minutos.[57]

Várias medidas cirúrgicas foram tomadas para reduzir o risco de SICO. Ao longo dos últimos anos, a mortalidade relacionada a essa síndrome tem diminuído graças ao impacto relacionado com a mudança nas técnicas cirúrgicas. A lavagem e uma boa hemostasia do canal femoral, o uso de próteses com hastes curtas, a abertura de orifícios de ventilação distal no osso, o emprego de cimento com baixa viscosidade, além da aplicação retrógrada do cimento, são recomendados. Também é importante evitar a realização de artroplastias bilaterais, a aplicação de pressões excessivas no canal medular e principalmente optar-se pela utilização de próteses não cimentadas em pacientes de risco para SICO.[55,57,65]

## Anestesia para cirurgias dos membros superiores

A anestesia para cirurgias dos membros superiores pode ser realizada, na maioria das vezes, pelo bloqueio do plexo braquial nos seus diversos sítios de punção, isoladamente ou em associação com bloqueios de nervos periféricos, bloqueio do plexo cervical superficial e anestesia geral. A escolha da técnica de anestesia regional e do anestésico local depende da região do membro superior que será operado e da duração do procedimento cirúrgico. As indicações das técnicas de bloqueio do plexo braquial e dos nervos periféricos do membro superior estão resumidas no **QUADRO 67.4**. É possível ainda a utilização de cateteres junto ao plexo braquial ou nervo periférico para promover analgesia pós-operatória e mobilização precoce do membro.[71]

**QUADRO 67.4** Indicações das técnicas de bloqueio de plexo braquial e nervos periféricos

| Local de punção | Indicações |
|---|---|
| Plexo braquial via interescalênica | Cirurgias do ombro<br>Cirurgias do braço<br>Manipulação de ombro congelado |
| Plexo braquial via supraclavicular | Cirurgias do braço exceto ombro |
| Plexo braquial via infraclavicular | Cirurgias do braço abaixo da axila |
| Plexo braquial via axilar | Cirurgias do cotovelo ou distais ao cotovelo |
| Nervos distais ao nível do cotovelo e antebraço | Cirurgias da mão |

*Fonte: Gadsden.*[71]

## Anestesia para cirurgia do ombro

As cirurgias do ombro abrangem desde cirurgias de menor porte, como artroscopia para reparação de lesão do manguito rotador e correção de instabilidade do ombro, até cirurgias com grande potencial algogênico e de perda volêmica, como artroplastia e fraturas de úmero proximal. Elas têm a peculiaridade de serem realizadas majoritariamente na posição de "cadeira de praia", o que leva a uma série de repercussões fisiológicas cujo manejo é um desafio para o anestesiologista. O ombro recebe inervação proveniente das raízes de $C_4$, $C_5$ e $C_6$. Para anestesiá-lo, o bloqueio do plexo braquial via interescalênica associado ao bloqueio do plexo cervical superficial ($C_3$-$C_4$) é eficaz ao banhar com anestésico local o tronco superior ou as próprias raízes de $C_5$ e $C_6$ que estão localizados entre os músculos escalenos anterior e médio.

Essa técnica anestésica apresenta a vantagem de possibilitar um bloqueio sensitivo e motor satisfatório sem ser imperativa a realização da anestesia geral. O bloqueio interescalênico oferece vantagens significativas em termos de escores de dor, tempo para mobilização, tempo de permanência hospitalar e necessidade de readmissão hospitalar não esperada quando comparado com a anestesia geral.[72] Apresenta como maior efeito colateral a paralisia hemidiafragmática devido ao inadvertido bloqueio do nervo frênico (NF), que é uma complicação bem reconhecida cuja incidência pode chegar a 100% dos pacientes.[73] Enquanto a paralisia hemidiafragmática transitória costuma ser bem tolerada em indivíduos saudáveis, complicações respiratórias podem ocorrer em pacientes clinicamente comprometidos, como pneumopatas e obesos, devendo tal bloqueio ser evitado nesse grupo de pacientes.[74]

Composto de ramos anteriores das raízes nervosas de $C_3$ a $C_5$, o NF em geral se encontra na superfície do músculo escaleno anterior sob o músculo esternocleidomastóideo, bem próximo à fenda interescalênica.[75] O NF pode ser visualizado na imagem ultrassonográfica apresentada na **FIGURA 67.1**. A redução do volume de anestésico local e a utilização de ultrassonografia para identificação do plexo braquial ao nível interescalênico parecem diminuir a hemiparesia diafragmática relacionada ao bloqueio do NF.[76-78]

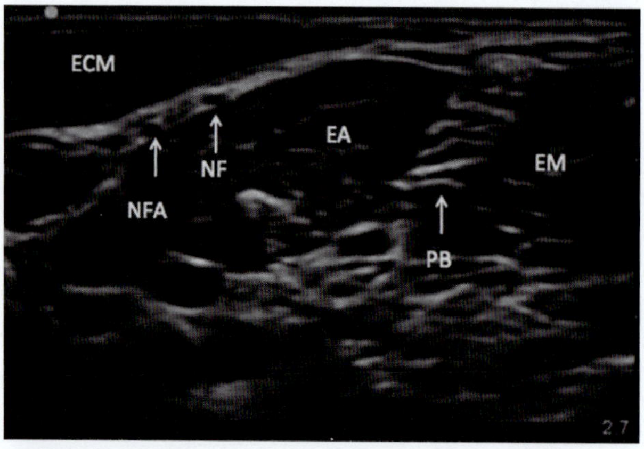


**FIGURA 67.1** Imagem ultrassonográfica do nervo frênico.
EA, músculo escaleno anterior; ECM, músculo esternocleidomastóideo; EM, músculo escaleno médio; NF, nervo frênico; NFA, nervo frênico acessório; PB, plexo braquial.

## Considerações sobre o posicionamento em "cadeira de praia"

Desde a sua descrição em 1988 por Skyhar, o uso da posição em "cadeira de praia" (PCP) para cirurgia de ombro tem sido amplamente difundido. O **QUADRO 67.5** sintetiza os benefícios desse posicionamento para os cirurgiões.[79]

A despeito das vantagens, estão descritas na literatura várias complicações relacionadas à PCP, principalmente quando associada à anestesia geral. Séries de casos recentes relacionaram a PCP com o aumento do risco de lesão isquêmica do sistema nervoso central. Pohl e Cullen[80] descreveram quatro relatos de casos que resultaram em isquemia cerebral e medular em pacientes sob PCP em cirurgia de ombro. Uma pesquisa com ortopedistas experientes nos Estados Unidos encontrou uma incidência de oito episódios de AVE para 274.225 cirurgias em PCP, com incidência estimada de 0,00382 a 0,00461%.[81]

A etiologia desses desfechos adversos não está estabelecida, mas acredita-se que a hipotensão pela posição sentada, associada ao uso de anestésicos que causam venodilatação com diminuição do retorno venoso e do débito cardíaco, associada à ventilação mecânica com pressão positiva e somada à hiperflexão ou hiperextensão do pescoço – causando obstrução do fluxo arterial ou venoso cerebral – levariam à redução do fluxo sanguíneo cerebral, resultando em isquemia cerebral e medular com consequente infarto. A fisiopatologia da isquemia cerebral relacionada à PCP está ilustrada esquematicamente na **FIGURA 67.2**.[82]

A hipotensão, que é muitas vezes desejada pelos cirurgiões por diminuir o sangramento no campo operatório, pode ter efeitos catastróficos para os pacientes em PCP. Episódios de hipotensão com diminuição de pressão arterial sistólica (PAS) de 28% podem ser suficientes para causar danos cerebrais.[81] Outra publicação relacionou a hipotensão com eventos cerebrais adversos, em estudo retrospectivo de 5.177 pacientes em PCP, sob anestesia geral e ventilação controlada. Os pacientes ortopédicos sofreram uma redução média da PAS de 19,3% ± 12,6%, e 50% dos pacientes sofreram episódios de hipotensão importante com diminuição da PAS > 40% e somatório dos tempos dos episódios de 6,1 ± 8,6 minutos. Nenhum paciente apresentou desfecho indesejável. Eles especularam que os desfechos catastróficos estariam relacionados mais à duração longa de cada episódio de hipotensão extrema do que ao tempo somado desses episódios.[83]

**QUADRO 67.5** Benefícios da posição em "cadeira de praia"

- Proporciona uma posição mais anatômica do ombro
- Diminui a incidência de lesão do plexo braquial
- Possibilita maior mobilidade do membro no intraoperatório
- Facilita o exame sob anestesia
- Permite melhor organização do campo cirúrgico
- Simplifica a colocação dos portais artroscópicos
- Torna mais fácil a conversão de cirurgia artroscópia para aberta
- Possibilita a realização de bloqueios de nervos periféricos

*Fonte: Rohrbaugh e colaboradores.*[79]

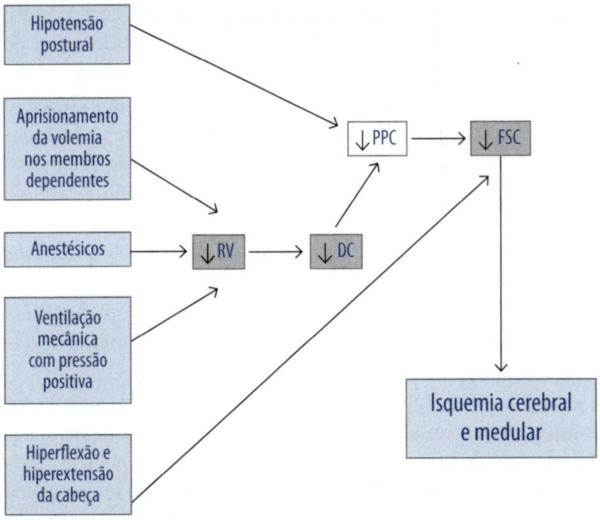


**FIGURA 67.2** Desenho esquemático da fisiopatologia da isquemia medular relacionada à PCP.
DC, débito cardíaco; FSC, fluxo sanguíneo cerebral; PPC, pressão de perfusão cerebral; RV, retorno venoso.

Além da hipotensão arterial, a ventilação mecânica com pressão positiva parece ter importante papel na fisiopatologia da lesão isquêmica cerebral relacionada à PCP. Um estudo realizado por McCulloch e colaboradores[83] em pacientes anestesiados com desflurano, sob ventilação mecânica com pressão positiva e PCP, mediu a diferença da PAS aferida no membro superior por pressão não invasiva (PNI) e pelo cateter de pressão arterial invasiva (PAI) com linha arterial nivelada para a altura do círculo de Willis e encontrou uma diferença de PAS de 20 mmHg. Constatou-se ainda uma diminuição de fluxo da artéria cerebral média de 22% ao Doppler transcraniano, sugerindo uma perda da habilidade cerebral de manter a autorregulação nessas condições.

Por outro lado, quando se utilizou bloqueio interescalênico associado à sedação em pacientes sob ventilação espontânea em dois grandes estudos retrospectivos, a incidência de AVE ou outros déficits neurológicos foi inexistente (nenhum caso para 4.169 pacientes)[84] ou mínima (1 caso para 15.014 pacientes).[80] O impacto da ventilação mecânica com pressão positiva intermitente (VPPI) é corroborado em estudos com oximetria cerebral e PCP. No estudo em que os pacientes receberam anestesia geral com VPPI, 80% dos pacientes apresentaram episódios de hipossaturação cerebral,[85] ao passo que, no estudo em que os pacientes receberam bloqueio interescalênico e mantiveram-se em ventilação espontânea, 10% dos pacientes apresentaram hipossaturação a despeito de 76% apresentarem hipotensão arterial. A anestesia regional teria efeito protetor por evitar a depressão cardiovascular dos anestésicos gerais, e a ventilação espontânea ajudaria a manter o retorno venoso.[86]

Finalmente, o manejo dos pacientes em PCP tem como objetivo final manter a perfusão cerebral. Para isso, o valor mínimo da pressão de perfusão cerebral (PPC) de 60 mmHg tem sido recomendado para pacientes saudáveis, com vasculatura cerebral normal. Tem sido sugerido que a PPC mínima deve ser maior para os pacientes idosos ou que apresentam hipertensão, doença vascular cerebral, doença degenerativa espinhal.[85] A opção por anestesia regional e ventilação espontânea deve ser utilizada sempre que possível. Episódios de diminuição da pressão arterial (PA) devem ser prontamente tratados com vasopressores e/ou fluidos, no intuito de manter a PAS não menor que 80% do valor pré-operatório, e em pacientes com baixos valores de PA prévios uma pressão arterial média (PAM) maior que 60 mmHg é sugerida.[80] Na presença de hipossaturação cerebral documentada, além da manutenção dos níveis pressóricos, a redução do dióxido de carbono ao final da expiração ($E_TCO_2$, do inglês *end-tidal* $CO_2$) por diminuição da ventilação em pacientes sob ventilação mecânica e o aumento da fração inspirada de oxigênio ($F_IO_2$) podem ser considerados.[86]

## Anestesia para cirurgia do braço e cotovelo

As cirurgias do braço e cotovelo podem ser realizadas com bloqueios do plexo braquial via supraclavicular e infraclavicular. O bloqueio supraclavicular tem a vantagem de banhar, com pequeno volume de anestésico local, as divisões dos troncos nervosos do plexo braquial por estarem compactadas superficialmente na região supraclavicular ao lado da artéria subclávia. Sua desvantagem é o risco de pneumotórax, que, todavia, pode estar diminuído com técnicas ultrassonográficas.

A técnica infraclavicular, por sua vez, bloqueia o plexo braquial no nível dos fascículos ou cordões que envolvem a artéria axilar, sob os músculos peitorais. Trata-se de um bloqueio mais profundo, motivo pelo qual pode trazer algum desconforto para o paciente durante a sua realização. Possui a vantagem, porém, de permitir uma boa fixação de um cateter de nervo periférico.[72] Um bloqueio adicional do nervo intercostobraquial pode ser necessário para cirurgias de cotovelo quando a incisão ascende até a região médio-umeral do braço ou quando um torniquete será posicionado, pois esse nervo é um ramo da raiz torácica de $T_2$ e passa fora do plexo braquial. Esse bloqueio é realizado por infiltração subcutânea em região médio-posterior da axila.

A anestesia do braço e cotovelo merece importantes considerações sobre o risco de lesão nervosa. Essas lesões podem ser resultado da própria fratura, da manipulação cirúrgica, do uso de torniquete e das técnicas de anestesia regional. As fraturas de diáfise de úmero frequentemente levam à paralisia do nervo radial (11,8%), que é a lesão nervosa mais comum relacionada à fratura de ossos longos.[87] Logo, na presença de lesão de nervo radial prévia, o bloqueio de nervo periférico deve ser evitado. Apesar de o bloqueio de nervo periférico, em si, não ser um fator de risco independente para lesão nervosa intraoperatória,[88] um déficit neurológico prévio eleva o risco de aparecimento ou agravamento de lesão de nervo periférico.[89,90]

Em 1973, Upton e McComas[89] publicaram a teoria do *double crush*. A teoria defende que os pacientes com comprometimento neurológico preexistente, em qualquer localização ao longo da via neural, têm maior suscetibilidade à lesão nervosa, mesmo quando o insulto secundário for menos grave. Essa teoria sustenta ainda que muitas condições neurológicas preexistentes, mesmo as subclínicas como neuropatia diabética e outras etiologias, podem predispor o axônio à denervação distal quando da presença de uma injúria menor.[90] Sendo assim, a anestesia regional nesses grupos deve ter a relação risco-benefício bem avaliada. Ao se optar pela realização da técnica regional, deve-se considerar modificá-la para minimizar potenciais insultos neurais adicionais. Diminuir a dose, concentração e potência do anestésico local, bem como eliminar ou reduzir a adição de adjuvantes, sobretudo vasoconstritores, são recomendações bem estabelecidas.[91-93]

As cirurgias do cotovelo são particularmente propensas a lesões nervosas devido à mínima quantidade de partes moles envolvendo os múltiplos nervos que atravessam a articulação. A neuropatia do nervo ulnar persiste em 10% das artroplastias de cotovelo, e 4,6% das artroscopias de cotovelo evoluem com injúria nervosa transitória iatrogênica pelo posicionamento às cegas dos portais colocados em uma área ricamente inervada.[91] Ao nível do cotovelo, o bloqueio do nervo ulnar deve ser realizado com cautela ou mesmo evitado, pois, nessa região, o nervo repousa sobre arcabouço ósseo, podendo ser facilmente acometido por mecanismo de lesão mecânica, compressão e isquemia.[94]

## Anestesia para cirurgia de antebraço, punho e mão

A grande vantagem da maioria dessas cirurgias é que a anestesia pode ser realizada por bloqueio de plexo braquial via axilar, que é um bloqueio superficial, de fácil realização e alta eficácia sob eletroestimulação ou ultrassonografia. Volumes mínimos, tão pequenos quanto 1 mL por nervo na região perivascular axilar, são descritos na literatura em estudos do bloqueio axilar com técnica ultrassonográfica de localização.[95] Pode-se optar ainda pelos bloqueios via supra e infraclavicular. Excetua-se o bloqueio interescalênico, que está associado a uma grande incidência de falhas em cirurgias de punho e mão, sobremaneira relacionadas a regiões inervadas por $C_8$ e $T_1$, mesmo utilizando-se bloqueios guiados por ultrassonografia e com injeção de anestésico local profundamente, próximo ao tronco inferior ou da raiz de $C_7$ sob visão direta.[96] Cirurgias de menor porte podem ser realizadas com bloqueio regional venoso ou com bloqueio regional venoso (bloqueio de Bier), de fácil realização, mas este não fornece analgesia pós-operatória e apresenta o risco potencial de intoxicação com anestésico local.[97]

## Anestesia para cirurgias dos membros inferiores

A ATQ constitui a opção cirúrgica de tratamento para diversas patologias, como osteoartrose, osteonecrose da cabeça do fêmur e fratura de quadril. Com o envelhecimento populacional, cada vez mais pacientes têm se submetido à ATQ.

As cirurgias para a colocação de prótese total do quadril têm particularidades que devem ser motivo de grande atenção por parte do anestesiologista. Estão previstas perdas sanguíneas consideráveis, além de estarem associadas a uma elevada incidência de complicações tromboembólicas. Outro fator de grande preocupação diz respeito à inserção do componente femoral da prótese durante a cirurgia. A fixação cimentada pode desencadeadar a síndrome de implantação do cimento ósseo, resultando em hipotensão, hipóxia e parada cardíaca.

A ATQ pode ser realizada com o paciente em decúbito dorsal, em decúbito dorsal com lateralização do quadril ou em decúbito lateral. O decúbito lateral é frequentemente usado para facilitar a exposição cirúrgica do quadril, mas apresenta algumas complicações, como dificuldade de acesso às vias aéreas, atelectasia, distúrbios de ventilação/perfusão e compressão do plexo braquial e/ou artéria axilar. Recomenda-se o uso de coxins na região infra-axilar dependente para evitar essa compressão. Atenção especial deve ser dada aos pontos de pressão a fim de evitar formação de úlceras, como observado na **FIGURA 67.3**.

A mesa de fratura é usada com frequência para correção de fratura do fêmur. O objetivo é manter a tração na extremidade fraturada, permitindo manipulação para redução fechada e fixação, bem como acesso à fratura por meio de radiografia de vários planos **(FIG. 67.4)**.

A principal causa das complicações pré e pós-operatórias em pacientes submetidos à ATQ está relacionada a eventos tromboembólicos. A TVP ocorre em aproximadamente 40 a 70% dos pacientes submetidos à artroplastia dos membros inferiores que não fazem uso de medidas profiláticas.[98]

Há alta prevalência de transfusões de produtos do sangue em cirurgia ortopédica. É importante contar com reserva de hemoderivados antes de se iniciar o procedimento. A prevalência de transfusões de concentrado de hemácias em pacientes não selecionados submetidos à ATQ ou ATJ varia entre 21 e 70%. Em um estudo observacional prospectivo com 193 pacientes, sendo 114 submetidos à ATQ e 79 à ATJ, a taxa global de transfusão foi de 16% (18% em pacientes do quadril e 11% em pacientes do joelho). A perda de sangue média estimada foi significativamente maior nos pacientes do quadril (984 vs. 789 mL).[99] Em outro estudo com 9.482 pacientes (3.920 pacientes submetidos à ATQ e 5.562 pacientes à ATJ), 46% receberam transfusão de sangue (57% dos pacientes submetidos à ATQ e 39% dos pacientes à ATJ).[100]

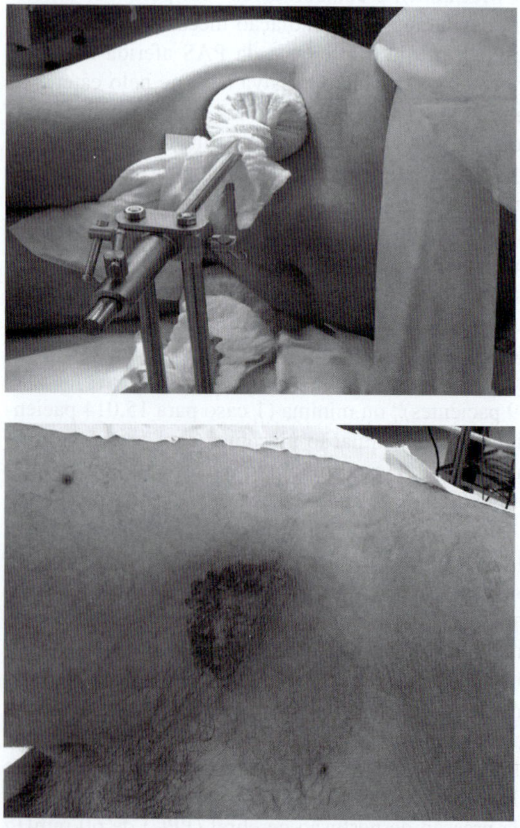

**FIGURA 67.3** Úlcera de pressão formada durante cirurgia de artroplastia total de quadril com paciente em decúbito lateral.

Esta imagem pode ser visualizada em cores no Anexo 2, página 1575.

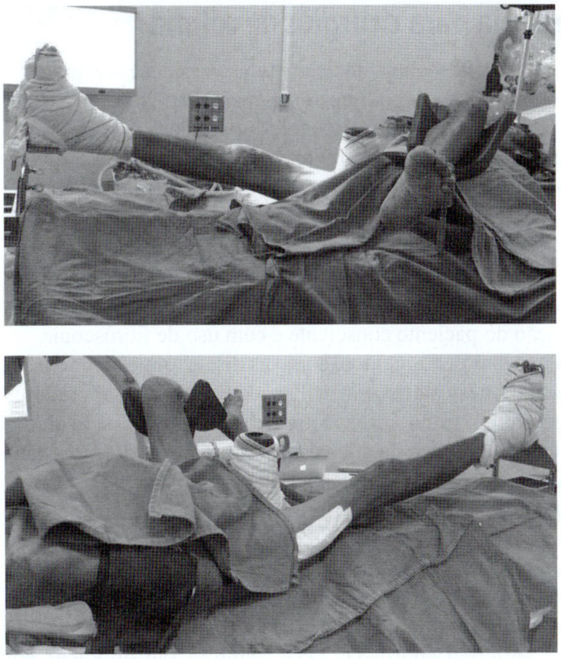

**FIGURA 67.4** Paciente submetido à artroplastia total de quadril por fratura de colo do fêmur.

A artroplastia total é um procedimento seguro e bem-sucedido. No entanto, pode apresentar inúmeras complicações. Pulido e colaboradores[101] publicaram um estudo prospectivo sobre as complicações sistêmicas hospitalares após 15.383 artroplastias, que incluíram 8.230 ATQs e 7.153 ATJs. Em geral, a incidência de complicações foi maior após artroplastia do joelho, cirurgia bilateral simultânea e cirurgia de revisão. A taxa de óbitos foi de 0,16%. Foram identificadas 486 principais complicações sistêmicas, sendo a embolia pulmonar a mais comum, com 152 casos, seguida por taquiarritmia (92) e infarto agudo do miocárdio (36). Houve 109 complicações locais maiores, incluindo 16 lesões vasculares, 29 lesões de nervos periféricos, 25 fraturas periprotéticas e 18 luxações.[101]

Outro estudo avaliou 10.244 pacientes submetidos à artroplastia total primária de quadril ou joelho. Destes, 2,2% tiveram um ou mais eventos adversos (infarto do miocárdio: 0,4% do total; embolia pulmonar: 0,7%; TVP: 1,5%; morte: 0,5%). A maioria dos eventos adversos (infarto do miocárdio, embolia pulmonar e morte) aumentou em frequência com idade mais avançada, particularmente para pacientes com 70 anos ou mais. No entanto, a embolia pulmonar foi maior em pacientes submetidos a operações bilaterais do joelho.[102] Um garrote pneumático é utilizado de rotina na ATJ a fim de reduzir a perda sanguínea e promover um campo cirúrgico limpo para permitir a fixação cimentada da prótese. Entretanto, lesões nervosas podem ocorrer com o uso prolongado do garrote (> 120 minutos) devido à combinação de isquemia e trauma. A paralisia do nervo fibular é uma complicação reconhecida, com incidência de 0,3 a 10% nas ATJs.[103]

Os fatores que contribuem para a morbidade do procedimento devem ser levados em conta ao se fazer a escolha da técnica que será empregada na abordagem da ATQ e ATJ. A inervação do quadril é feita pelos nervos obturatório, glúteo inferior e glúteo superior. A inervação do joelho, por sua vez, inclui os nervos tibial, fibular comum, ramo posterior do nervo obturatório e nervo femoral.

As técnicas regionais podem ser usadas na ATQ e ATJ para promover anestesia intraoperatória e analgesia pós-operatória. A anestesia subaracnóidea com bupivacaína isobárica a 0,5% é efetiva, apresentando distribuição segmentar, menor dispersão cefálica em relação à hiperbárica e maior tempo de analgesia cirúrgica. A adição de opioides lipofílicos à solução anestésica pode ser adotada a fim de diminuir o volume de bupivacaína a ser injetado, reduzindo, assim, o risco de hipotensão arterial, sobretudo em idosos. Os pacientes com comprometimento do estado geral e portadores de alterações que acometem as funções vitais podem se beneficiar do bloqueio subaracnóideo contínuo. A anestesia peridural é pouco indicada devido à necessidade de altos níveis de bloqueio sensitivo e, consequentemente, simpático para a inibição adequada da propriocepção. Todavia, o cateter peridural pode ser usado para analgesia pós-operatória.

O bloqueio do plexo lombar pode ser utilizado como técnica isolada ou associado com anestesia geral, possibilitando o uso de menores doses de agentes voláteis e opioides, ou com anestesia subaracnóidea, permitindo o emprego de menores doses de anestésicos no neuroeixo. O bloqueio do plexo lombar pode ser realizado em doses simples ou de forma contínua mediante colocação de cateter. Se empregado como técnica isolada, a sensação de propriocepção pode ser mantida, exigindo sedações adequadas. Um estudo comparativo demonstrou que não houve diferença clínica nos escores de dor e no consumo de morfina quando doses equivalentes de ropivacaína e bupivacaína foram administradas no bloqueio do plexo lombar pela via posterior para o alívio da dor após ATQ.[104]

O bloqueio do compartimento da fáscia ilíaca e o bloqueio do nervo femoral via anterior também podem ser utilizados para analgesia pós-operatória, e não como técnica isolada para anestesia. Esses bloqueios periféricos tornam-se de grande valia quando a tromboprofilaxia vai ser instituída no período pós-operatório e o cateter peridural não pode ser usado.

Quando a ATQ é realizada em decúbito lateral, alguns anestesiologistas se sentem mais seguros utilizando a anestesia geral devido à dificuldade de manejo das vias aéreas. Nesses casos, contudo, deve ser associada à anestesia regional para diminuir o risco de sangramento e TVP, bem como para permitir analgesia pós-operatória mais adequada.

A dor pós-operatória na ATQ é muito intensa e aumenta com a mobilização do paciente. Assim, uma técnica eficaz de analgesia deve fazer parte da abordagem anestésica. Além do conforto oferecido pela analgesia e de todas as vantagens que um pós-operatório indolor pode oferecer, nesse tipo de cirurgia existem vantagens adicionais: uma boa analgesia pode permitir maior mobilidade, minimizar a morbimortalidade pós-operatória e promover recuperação mais rápida por meio da prevenção ou diminuição de espasmos musculares que dificultam a mobilização precoce da articulação.[105]

## Anestesia para artroscopias

As artroscopias para joelho, quadril e tornozelo são realizadas, em sua maioria, de forma ambulatorial. Logo, é de responsabilidade do anestesiologista decidir qual paciente pode ser operado em regime ambulatorial e a técnica anestésica mais adequada que permita uma rápida recuperação com dor mínima, lembrando que a preferência do paciente tem um impacto significativo nessa escolha.

A artroscopia do joelho é um procedimento minimamente invasivo adequado para ser realizado de forma ambulatorial. No entanto, é necessária uma técnica anestésica que permita rápida recuperação, deambulação precoce e sem ocorrências de anormalidades neurológicas ou retenção urinária. A raquianestesia pode ser problemática para pacientes ambulatoriais devido aos sintomas neurológicos transitórios e à retenção urinária. Assim, a combinação de anestésicos locais extra-articulares e intra-articulares pode ser uma técnica adequadapara evitar esses problemas.[106]

É de fundamental importância selecionar cuidadosamente os pacientes que são candidatos à anestesia local. Os procedimentos que exigem técnicas abertas para sutura de menisco ou reconstrução ligamentar não devem ser realizados sob anestesia local. Outras restrições incluem pacientes muito ansiosos, lesões agudas, artroscopia em crianças, procedimentos muito longos, sinovite hipertrófica, rigidez articular, dor ou rigidez do quadril.[107]

Silva e colaboradores[108] compararam a anestesia local associada à sedação com propofol com a anestesia subaracnóidea em pacientes submetidos à artroscopia de joelho e concluíram que a primeira forneceu analgesia intraoperatória comparável com o bloqueio subaracnóideo. Ela também permitiu excelente controle da dor pós-operatória e rápida recuperação.[108] Outra técnica anestésica descrita com sucesso para artroscopia de joelho tem sido a combinação do bloqueio do nervo ciático com o bloqueio 3 em 1 do nervo femoral.[109]

A artroscopia do quadril também tem sido realizada em regime ambulatorial para diagnóstico e tratamento de patologias do quadril. Como relaxamento muscular adequado é necessário para a realização do procedimento, é necessário bloqueio de neuroeixo ou anestesia geral. O bloqueio do plexo lombar pode ser realizado para analgesia pós-operatória.

## Anestesia para cirurgia do tornozelo e pé

A inervação do pé se dá pelo nervo femoral (via nervo safeno) e pelo nervo ciático (via nervos tibial posterior, sural e fibular profundo e superficial). A escolha da técnica é baseada no sítio a ser operado, no uso de torniquete e na necessidade de analgesia pós-operatória. O bloqueio de nervos periféricos ou a anestesia no neuroeixo são adequados para cirurgias do pé, exceto para as que necessitam de torniquete na coxa.

A anestesia regional é a técnica de escolha para todas as cirurgias do pé e tornozelo. Avanços nos equipamentos e nas técnicas de anestesia fizeram dos bloqueios periféricos a técnica anestésica perfeita para esses casos. Uma técnica neuroaxial, em vez de anestesia geral, é preferida, pois a anestesia geral tem maior taxa de morbidade e complicações.[110]

A anestesia completa do pé pode ser obtida pelo bloqueio destes cinco ramos terminais: (1) nervo tibial posterior, que é responsável pela sensibilidade da superfície plantar; (2) nervo safeno, que inerva a área do maléolo medial; (3) nervo fibular profundo, que inerva a área entre o primeiro e segundo pododáctilos; (4) nervo fibular superficial, que inerva o dorso do pé e a área do segundo ao quinto pododáctilo; e (5) nervo sural, que inerva a lateral do pé e do quinto pododáctilo. As técnicas podem ser realizadas de acordo com as referências anatômicas ou guiadas por ultrassonografia. Essa abordagem tem como principal vantagem a ausência de bloqueio motor acima do tornozelo, permitindo rápida mobilidade após a cirurgia.[111]

## Anestesia para cirurgias de coluna

As cirurgias de coluna incluem uma variedade de procedimentos desde a microdiscectomia para hérnia de disco até uma cirurgia reconstrutiva complexa para deformidade. Esses procedimentos podem envolver apenas um ou vários níveis, apresentar abordagem anterior ou posterior e causar considerável perda sanguínea. A maioria das cirurgias exige anestesia geral. Os pacientes com doenças musculoesqueléticas preexistentes, como espondilite anquilosante, frequentemente requerem uma forma alternativa de intubação endotraqueal, como intubação do paciente consciente e com uso de fibroscopia.

Poucos procedimentos, como as discectomias, podem ser feitos sob anestesia regional. Papadopoulos e colaboradores realizaram um estudo prospectivo comparativo para avaliar a eficácia e segurança da anestesia peridural em pacientes submetidos à microdiscectomias lombares eletivas. Os pacientes submetidos à anestesia peridural apresentaram menos náuseas e vômitos, mas não houve diferenças no tempo cirúrgico, na dor pós-operatória avaliada pela escala analógica visual e no tempo de internação hospitalar quando comparados com os pacientes submetidos à anestesia geral.[112] As cirurgias da coluna vertebral abordadas neste capítulo são divididas em três categorias: trauma raquimedular, escoliose e doenças degenerativas.

## Trauma raquimedular

Lesões na coluna vertebral ocorrem em 2 a 5% dos traumas graves. Em 7 a 14% dos casos, essas lesões são instáveis.[113] A injúria neurológica secundária ocorre em 2 a 10% desses pacientes, parecendo ser uma consequência inevitável da injúria primária nessa subpopulação.[114] Cerca de metade dos traumas medulares ocorre a nível cervical; a maioria das fraturas ocorrem em $C_2$ e em $C_6$-$C_7$. A nível toracolombar, os locais mais acometidos são $T_{11}$-$T_{12}$ e $L_1$-$L_2$, como mostrado na **FIGURA 67.5**.[115]

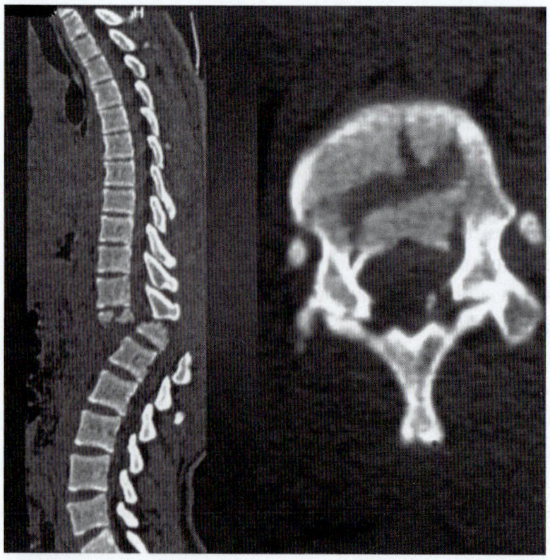

**FIGURA 67.5** Cortes tomográficos sagital e axial evidenciando grave espondiloptose a nível de $T_{11}$-$T_{12}$ secundária a acidente automobilístico.
*Fonte: imagem gentilmente cedida pelo Dr. Lucas Alverne Freitas de Albuquerque, Instituto Dr. José Frota.*

A investigação do paciente com suspeita de lesão medular começa com um exame neurológico detalhado e uma rápida avaliação de possíveis lesões de outros sistemas, pois há associação frequente com contusão cardíaca, pneumotórax e hemotórax, abdômen agudo e outras fraturas. É preciso investigar sinais de insuficiência respiratória, obstrução de vias aéreas, fraturas de costelas e trauma facial e de parede torácica. Um exame neurológico seriado é necessário para avaliar a medula acima do nível de acometimento. O segmento $C_5$ talvez seja o mais importante para fornecer evidências clínicas de lesão medular, pois controla a função motora dos músculos deltoides bíceps, braquial e braquiorradial. A flacidez dessa musculatura indica acometimento a nível de $C_5$, havendo paralisia diafragmática parcial. As lesões entre $C_5$ e $T_7$ causam significativas alterações da função respiratória devido à perda da ação da musculatura intercostal e abdominal. As lesões completas a nível de $C_4$ são compatíveis com a vida caso o suporte ventilatório seja estabelecido.

O manejo das vias aéreas em pacientes com lesão da coluna cervical é uma tarefa difícil e desafiadora. Cerca de 23% desses pacientes apresentam intubação difícil.[115] A atenção para o posicionamento da cabeça e a estabilização durante a avaliação inicial e o manejo das vias aéreas é fundamental no atendimento desses pacientes, a fim de minimizar o risco de lesão neurológica secundária. A consciência de que tais pacientes estão em risco de obstrução das vias aéreas é fundamental.[116] A causa mais comum de morte na lesão de medula cervical aguda é a falência respiratória. Todos os pacientes com trauma grave ou traumatismo cranioencefálico devem ser considerados como se tivessem fratura instável da coluna cervical até que se prove o contrário pela radiografia. A intubação com o paciente consciente com uso do fibroscópio pode ser necessária. A intubação nasotraqueal às cegas também pode ser usada caso não haja indícios clínicos de fratura de base do crânio ou facial. Se houver necessidade de intubar o paciente rapidamente, a intubação orotraqueal com laringoscopia direta pode ser realizada, porém com mínima flexão ou extensão do pescoço. Outra opção é o uso da máscara laríngea para intubação. No entanto, não existem dados sobre os resultados que apontem uma recomendação em particular para o manejo das vias aéreas – uma série de opções parece adequada e aceitável.[115]

O choque neurogênico ocorre agudamente e resulta da perda da função medular abaixo do nível da lesão e determina paralisia flácida, íleo paralítico e perda da sensação somática e visceral. A perda do tônus vascular simpático ocorre abaixo da lesão e os reflexos vasopressores são perdidos, sendo que a complicação pode persistir por até três meses. Se as fibras cardioaceleradoras forem atingidas ($T_1$-$T_4$), ocorrerá bradicardia; logo, poderá não haver taquicardia em resposta a um choque hipovolêmico.

Há risco de hipercalemia com uso de succinilcolina após 24 a 48 horas do trauma medular proporcional à extensão do déficit motor do paciente. O aumento dos níveis de potássio sérico é máximo entre quatro semanas e cinco meses após a lesão. Esse efeito pode persistir por até nove meses.[117]

Os pacientes em choque medular estão em risco para hipotermia, pois a vasoconstrição periférica está abolida abaixo do nível da lesão. Portanto, medidas como mantas térmicas, controle da temperatura do ambiente e uso de fluidos aquecidos devem ser iniciadas.

Cerca de 3 a 6 semanas após a lesão medular, a hiper-reflexia autonômica (disautonomia reflexa) é uma complicação que surge em 85% dos pacientes com transecção medular ao nível da quinta vértebra torácica ou acima. Causada por impulsos autonômicos e descarga em massa de catecolaminas em resposta à estimulação cutânea ou visceral (distensão da bexiga ou reto), a hiper-reflexia autonômica traduz-se por uma hiper-reatividade simpática do segmento medular distal.[118] Clinicamente, apresenta-se com cefaleia, vasoconstrição cutânea abaixo do nível da lesão e vasodilatação acima deste, hipertensão arterial, bradicardia, sudorese, piloereção, midríase, arritmias cardíacas, congestão nasal, espasmos musculares e, mais raramente, convulsões e coma. Esse fenômeno, se não diagnosticado e tratado, pode pôr em risco a vida do paciente. Se ocorrer hiper-reflexia, esta deve ser tratada com retirada do estímulo, anestesia profunda e administração de vasodilatadores de ação direta, como hidralazina e nitroprussiato.[118]

## Escoliose

A escoliose é definida como um desvio lateral da coluna maior de 10° acompanhada de rotação vertebral (**FIG. 67.6**). Grande parte (cerca de 70%) tem origem idiopática, em torno de 15% estão associadas a doenças neuromusculares, e o restante é relacionado a osteogênese imperfeita, doença de Marfan, trauma e paralisia cerebral. Portanto, no diagnóstico de escoliose, deve-se estar atento à história familiar, podendo ser acompanhada também de cardiopatia.[118] A escoliose idiopática é comum e está presente em 2 a 4% das crianças de 10 a 16 anos. Apenas 10% desses indivíduos requerem algum tipo de intervenção médica, e a intervenção cirúrgica ocorre quando a magnitude da curva estimada pelo método de Cobb é maior que 40°. O ângulo de Cobb é medido pela intersecção das linhas perpendiculares que se prolongam a partir de linhas que passam pela margem superior da primeira vértebra e margem inferior da última vértebra da convexidade da coluna.

### Considerações cardiopulmonares

As deformidades nas vértebras e costelas podem comprometer o sistema respiratório e cardiovascular. Em curvas de elevado valor angular (> 60°), a alteração primária é a hipoxemia, resultado da hipoventilação pela restrição pulmonar, com redução das capacidades residual funcional, vital e pulmonar total,

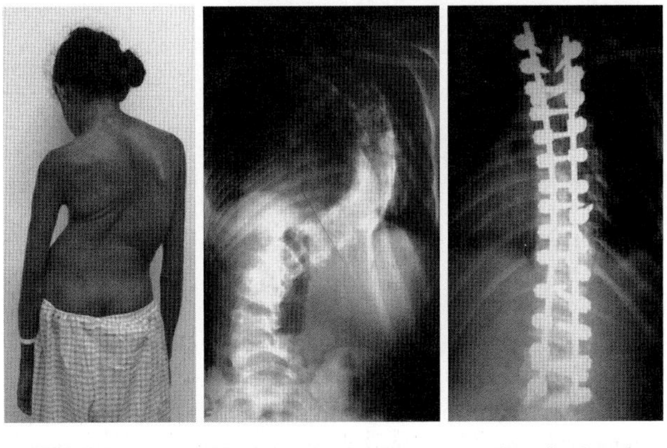

**FIGURA 67.6** Aspecto clínico de paciente de 16 anos com escoliose idiopática do adolescente, com assimetria dos hemitórax, e radiografias pré e pós-operatória – visão posterior.
*Fonte: imagens gentilmente cedidas pelo Dr. Francisco Andrade Neto, Hospital Geral de Fortaleza.*

e da alteração da relação ventilação/perfusão. A hipercapnia ocorre depois, por falência dos mecanismos de compensação. As prolongadas hipóxia, hipercapnia e vasoconstrição pulmonar resultam em hipertensão pulmonar, que leva à falência respiratória no paciente não tratado. A correção e a estabilização da escoliose evitam a deterioração da função respiratória. Além disso, a hipertrofia ventricular direita pode ocorrer como consequência da hipertensão pulmonar.[119] Em razão dessas alterações, a espirometria e a ecocardiografia são fundamentais no pré-operatório. Uma capacidade vital inferior a 40% do previsto indica necessidade de ventilação mecânica no pós-operatório.[118] Em geral, o prognóstico da escoliose associada a doença neuromuscular é pior do que o da idiopática, havendo maior chance de necessitar de ventilação mecânica no período pós-operatório.

### Sangramento

As perdas sanguíneas associadas à instrumentação cirúrgica da coluna normalmente são de magnitude relevante. A maior perda sanguínea ocorre no momento da instrumentação espinhal e fixação (FIG. 67.7). Múltiplos fatores têm sido sugeridos para influenciar a magnitude dessa perda, incluindo técnica cirúrgica, tempo de operação, número de níveis vertebrais fundidos, anestésicos, pressão arterial média, anormalidades plaquetárias, coagulopatia de diluição e fibrinólise primária. Nutall e colaboradores,[120] em uma análise retrospectiva de 244 pacientes submetidos à instrumentação da coluna vertebral, encontraram os seguintes determinantes responsáveis pelo aumento da necessidade de transfusão sanguínea: baixos níveis de hemoglobina no pré-operatório, cirurgias para tumor, aumento do número de níveis posteriores cirurgicamente fundidos, história de doença pulmonar e não uso da mesa de Jacskon.[120]

Algumas estratégias podem reduzir o sangramento e o uso de hemoderivados no período intraoperatório.

A **hemodiluição isovolêmica aguda** (HIA) envolve a retirada de sangue do paciente no dia da cirurgia, logo após a indução da anestesia, e sua substituição por cristaloides ou coloides. O volume de sangue predeterminado é retirado, sendo reinfundido durante o curso da cirurgia ou, preferencialmente, ao seu final.

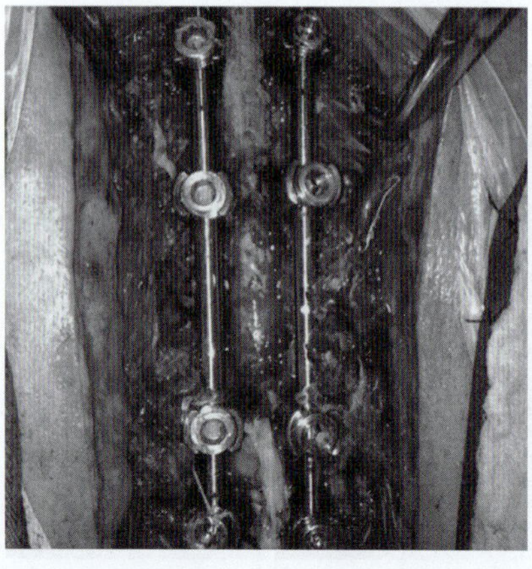

**FIGURA 67.7** Instrumentação e fixação da coluna durante cirurgia para escoliose.

*Fonte: foto gentilmente cedida pelo Dr. Lucas Alverne Freitas de Albuquerque, Instituto Dr. José Frota.*

Esta imagem pode ser visualizada em cores no Anexo 2, página 1575.

A **hipotensão controlada** pode diminuir a perda sanguínea, melhorando a visualização do campo operatório, resultando na redução do tempo cirúrgico.[121] A pressão arterial média deve ser mantida em torno de 60 mmHg. No entanto, pressões mais elevadas podem ser necessárias em pacientes idosos ou adultos com doença cardiovascular. Além disso, o fluxo sanguíneo à medula espinhal durante a cirurgia de correção de deformidades pode ser sensível a baixas pressões de perfusão. A adequação da perfusão de órgãos-alvo pode ser estimada com monitorização invasiva, débito urinário de 0,5 a 1 $mL \cdot kg^{-1} \cdot h^{-1}$ e análise periódica dos gases sanguíneos à procura de evidências de acidose metabólica.[122] A infusão de nitroprussiato de sódio, nitroglicerina, trimetafan, adenosina, $\alpha$ ou $\beta$-bloqueador, assim como anestésicos inalatórios, são métodos que podem ser utilizados para esse fim.

A **recuperação de sangue intraoperatório** (***cell saver***) é uma técnica que envolve a coleta e reinfusão de sangue autólogo obtido da aspiração do campo cirúrgico, apresentando-se como uma alternativa eficaz à transfusão.[123] Uma quantidade de 50 a 60% do sangue perdido pode ser recuperada por esse método, que tem sido satisfatoriamente usado em cirurgias de coluna. O sangue recuperado contém hematócrito de 45 a 65%.

Um estudo realizado por Rocha e colaboradores[124] demonstrou que o uso do ácido tranexâmico é uma opção de baixo custo, eficaz e segura para reduzir o sangramento perioperatório na cirurgia de escoliose com instrumentação posterior. Todavia, sua eficácia na redução da necessidade de hemotransfusão é um fenômeno multifatorial que não pôde ser demonstrado.[124]

### Analgesia

As cirurgias de escoliose provocam grande trauma cirúrgico com dor intensa. Os pacientes em geral são crianças ou adolescentes, conhecidos por terem sensibilidade elevada à dor em comparação aos adultos,[125] constituindo-se em um grupo que requer analgesia bem otimizada. As cirurgias extensas de coluna implicam um grande influxo aferente dos tecidos periarticulares ricamente inervados. Como resultado, os pacientes apresentam dor somática profunda e contínua associada a episódios de espasmo da musculatura adjacente.

Existem diversas opções de analgesia para esse tipo de procedimento. O potencial risco de efeitos adversos dos opioides sistêmicos favorece o uso de técnicas alternativas para essa população. A analgesia envolvendo técnicas de bloqueios do neuroeixo pode mascarar potenciais complicações neurológicas.[126] Os opioides em injeção única (morfina, 2-5 $\mu g \cdot kg^{-1}$) intratecal ou anestésicos locais com e sem adjuvantes via peridural têm se mostrado eficientes no controle da dor e superiores ao uso de morfina por analgesia controlada pelo paciente, mostrando poucos efeitos indesejáveis, porém com duração limitada.[127] A analgesia peridural contínua com baixas concentrações de anestésico local como bupivacaína a 0,0625 a 0,125% ou ropivacaína a 0,2 a 0,3% associada à morfina 40 a 200 $\mu g \cdot mL^{-1}$, através de um ou dois cateteres[128] (colocados em direção cefálica e caudal), pode ser utilizada com excelentes resultados.

## Doenças degenerativas

Estenose do canal vertebral, espondilose e espondilolistese são as formas mais comuns de doenças degenerativas da coluna vertebral que necessitam de intervenção cirúrgica.

A espondilose envolve as doenças degenerativas do disco intervertebral, podendo ser acompanhada de herniação discal. Na região cervical, os níveis mais afetados são $C_5$-$C_6$ e $C_6$-$C_7$, e na lombar, $L_4$-$L_5$ e $L_5$-$S_1$. A estenose do canal vertebral acomete frequentemente múltiplos níveis, sendo os mais afetados $L_3$-$L_4$ e $L_4$-$L_5$. A espondilolistese é o deslizamento do corpo vertebral sobre outro subjacente, ocorrendo com mais frequência em $L_4$-$L_5$, $L_3$-$L_4$ e $L_5$-$S_1$.[129]

A laminectomia cervical é realizada com o paciente em posição prona, lateral ou sentada, e a laminectomia toracolombar costuma ser realizada em posição prona. Considerações sobre o posicionamento são discutidas adiante, em "Complicações do posicionamento". O paciente deve ser questionado previamente sobre sintomas neurológicos durante os movimentos de flexão, extensão ou rotação do pescoço nas laminectomias cervicais. Durante a abordagem anterior da coluna cervical, a retração lateral da artéria carótida pode diminuir o fluxo sanguíneo para o cérebro, sobretudo em idosos. Laceração faríngea, edema de laringe e paralisia do nervo laríngeo recorrente podem ocorrer durante o desvio do esôfago e da traqueia.

Nas laminectomias cervicais em posição sentada, há uma redução do fluxo sanguíneo para o sítio cirúrgico, permitindo melhor exposição. Entretanto, a flexão cervical extrema deve ser evitada pela possibilidade de resultar em tetraplegia médio-cervical devido ao estiramento da medula espinhal, ou edema importante de língua que pode exigir traqueostomia para manutenção da via aérea. A flexão do pescoço pode também provocar intubação brônquica seletiva ou obstrução da via aérea. O risco de embolia aérea venosa nessa posição é maior, com incidência entre 5 e 25%.[130]

Avanços cirúrgicos recentes têm possibilitado a realização de cirurgias minimamente invasivas, com menores incisões e dano tecidual. No entanto, mais estudos são necessários para determinar se os altos custos das técnicas minimamente invasivas superam os benefícios clínicos.[131]

As cirurgias a nível lombar ou torácico baixo podem ser realizadas sob anestesia geral ou bloqueio de neuroeixo. Um estudo prospectivo randomizado estudou 100 casos de laminectomia para hérnia de disco lombar e comparou a anestesia geral com bloqueio de neuroeixo. Este concluiu que não houve vantagens do bloqueio de neuroeixo sobre a anestesia geral e que a anestesia geral pode reduzir complicações em vários aspectos.[132] Outro estudo realizado por Papadopoulos e colaboradores[112] comparou a anestesia peridural com a anestesia geral para microdiscectomias lombares, tendo concluído que a anestesia peridural é uma alternativa à anestesia geral, mostrando menos náuseas e vômitos pós-operatórios. Contudo, devido ao pequeno número de casos estudados, há necessidade de mais estudos.[113] A anestesia geral é preferida para procedimentos torácicos altos e cervicais.

## Complicações do posicionamento

O cuidadoso posicionamento do paciente para as cirurgias de coluna é de responsabilidade do anestesioloigista e do cirurgião. Pacientes em risco de compressão medular podem ser posicionados sob sedação leve, observando-se então se há movimentação normal das extremidades superiores e inferiores antes da indução. O mesmo é válido para pacientes com espondilose cervical, porque a rotação lateral do pescoço pode comprometer a circulação carotídea e vertebral e provocar isquemia medular.

A via posterior é o acesso cirúrgico mais empregado para a região toracolombar, motivo pelo qual o paciente deve ser colocado em posição prona. Diversas complicações associadas a essa posição foram descritas, como embolia aérea, perda visual pós-operatória, lesão nervosa devido a compressão e/ou distensão, colapso cardiovascular, isquemia medular, úlceras cutâneas, edema de face e língua, extubação inadvertida, isquemia visceral, rabdomiólise e mioglobinúria. Um resumo das complicações relacionadas à posição prona encontra-se no **QUADRO 67.6**.

Atenção especial deve ser dada aos pontos de pressão, em especial às regiões genital, ocular, auricular e às mamas, nas mulheres. Os pontos de pressão devem ser cuidadosamente acolchoados. As mesas de Jackson ou Wilson podem ser usadas para deixar livres o tórax e o abdômen. Na posição prona correta, a cabeça é lateralizada, os braços são fletidos, anteriorizados e abduzidos para diminuir a tensão do plexo braquial

**QUADRO 67.6** Complicações associadas à posição prona

| | |
|---|---|
| Vias aéreas | Obstrução do tubo endotraqueal |
| | Edema de vias aéreas superiores |
| | Extubação inadvertida |
| Cabeça e pescoço | Redução do FSC devido à rotação lateral do pescoço |
| | Perda visual pós-operatória |
| | Abrasão de córnea |
| | Macroglossia |
| | Edema facial |
| Sistema cardiovascular | Ativação simpática |
| | Redução do débito cardíaco |
| | Embolia aérea |
| | Compressão da veia cava inferior |
| | Estase venosa |
| Sistema respiratório | Distúrbios da ventilação/perfusão |
| | Aumento da pressão intratorácica |
| | Aumento do trabalho respiratório |
| | Atelectasia |
| Abdômen | Aumento da pressão intra-abdominal |
| | Isquemia hepática |
| Membro superior | Compressão do nervo ulnar |
| | Estiramento do plexo braquial |
| Membro inferior | Compressão do nervo fibular |
| | Oclusão da veia femoral por flexão do quadril |
| | Compressão do nervo cutâneo femoral lateral por pressão na crista ilíaca |

FSC, fluxo sanguíneo cerebral.

*Fonte: Edgcombe e colaboradores.*[133]

(FIG. 67.8). De maneira alternativa, a cabeça pode permanecer na posição neutra e ser fixada por um apoio vazado ao centro (FIG. 67.9). Coxins devem ser colocados sob o peito e as cristas ilíacas para manter o abdômen livre (FIG. 67.10). O uso do coxim nas cristas ilíacas foi descrito por Taylor[134] em 1956 com a intenção de abolir a compressão abdominal, a obstrução da veia cava inferior e o ingurgitamento na ferida operatória. As orelhas e os olhos precisam ser checados com frequência durante a cirurgia. Os olhos devem ser fechados e livres de pressão, para evitar abrasão de córnea ou lesões de retina.

Os procedimentos para deformidades complexas da coluna vertebral muitas vezes exigem abordagens anterior e posterior à coluna vertebral. Os pacientes submetidos a procedimentos toracolombares anteriores são normalmente posicionados em decúbito lateral, quando a atenção deve ser focada no braço e na perna dependente e na posição do pescoço. As correções cirúrgicas da coluna que envolvem níveis torácicos altos, em geral acima de $T_8$, ou toracoscopia videoassistida requerem ventilação monopulmonar. No entanto, em pacientes com doença pulmonar restritiva, uma oxigenação adequada pode ser difícil durante a ventilação monopulmonar. Além disso, a abordagem anterior está mais associada com insuficiência respiratória no pós-operatório devido à manipulação do diafragma e dos pulmões.

## Perda visual pós-operatória

A perda visual pós-operatória (PVPO) é outra complicação devastadora da cirurgia da coluna vertebral. Ela já foi descrita como complicacão no pós-operatório de diversas cirurgias, em geral com recuperacão restrita. Contudo, sua ocorrência é rara, com incidência de até 0,2% após cirurgias espinhais.[135] Devido provavelmente ao conhecimento incompleto de sua etiologia, nem sempre é possível a identificação de um fator causal. Entretanto, as principais condições orgânicas implicadas em sua patogênese são neuropatia óptica isquêmica (NOI) anterior e posterior, isquemia retiniana e cegueira cortical. Em um estudo realizado por Lee e colaboradores,[136] os principais fatores de risco identificados de NOI foram obesidade, sexo masculino, cirurgias prolongadas, anemia, hipotensão arterial, hipóxia, aterosclerose, hipervolemia e compressão ocular direta. Algumas medicações usadas no perioperatório podem levar a alterações visuais, a exemplo dos anticonvulsivantes e opioides. Contudo, nesses casos, tende a ocorrer melhora mediante suspensão dessas substâncias.[137]

Em uma tentativa de delinear a etiologia da PVPO, o Comitê de Responsabilidade Profissional da ASA estabeleceu um registro de PVPO para recolher informações detalhadas sobre esses casos.[138] Em uma análise retrospectiva de 93 casos de PVPO após cirurgia de coluna vertebral, a NOI foi a causa mais comum de perda visual, e a maioria dos pacientes era relativamente saudável. A perda de sangue de 1.000 mL ou superior ou a duração da anestesia de 6 horas ou mais estava presente em 96% desses casos. Esse estudo evidenciou pressão arterial sistólica menor que 90 mmHg em 67% dos casos de perda de visão e 80 mmHg em 20% deles. Uma vez que ocorreu NOI na ausência de lesão vascular em outros órgãos críticos e em casos nos quais nem hipotensão nem anemia haviam sido relatadas,

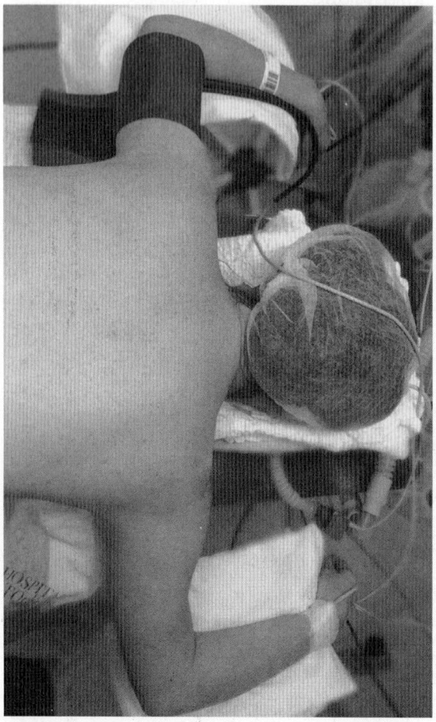

**FIGURA 67.8** Paciente em posição prona com os braços fletidos, anteriorizados e abduzidos para diminuir a tensão do plexo braquial.
*Fonte: foto gentilmente cedida pelo Dr. Victor Pontes Parahyba.*

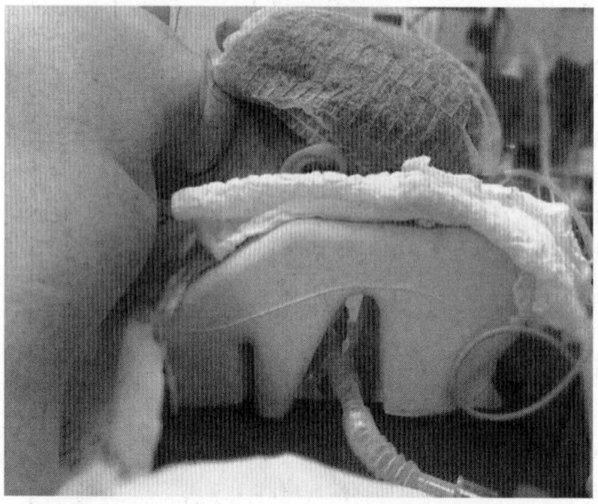

**FIGURA 67.9** Paciente em posição prona com cabeça em posição neutra apoiada em um suporte com chanfradura. Há um espelho em sua base que permite ao anestesiologista a visualização dos olhos, do nariz, do tubo endotraqueal e da boca, confirmando que eles estão protegidos e livres de compressão durante o tempo cirúrgico.
*Fonte: foto gentilmente cedida pelo Dr. Victor Pontes Parahyba.*

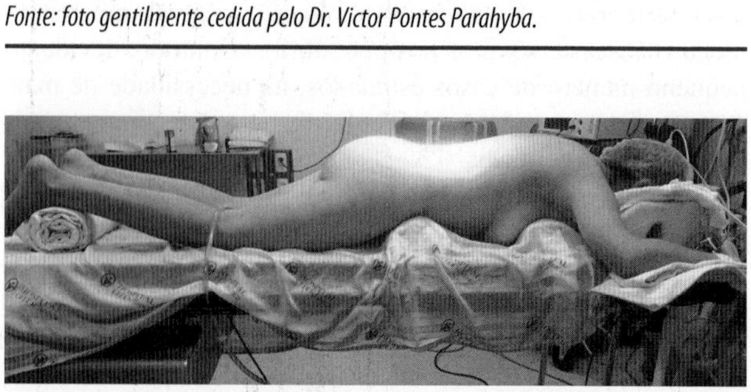

**FIGURA 67.10** Paciente em posição prona com coxins sob o peito e as cristas ilíacas para manter o abdômen livre.
*Fonte: foto gentilmente cedida pelo Dr. Victor Pontes Parahyba.*

suspeita-se que o fornecimento de sangue para o nervo óptico pode ser particularmente vulnerável a perturbações hemodinâmicas em decúbito ventral.[138]

O fluxo sanguíneo coroidal, que é responsável por até 70% das necessidades de oxigênio e glicose da retina, diminui durante a hemodiluição isovolêmica experimental para um hematócrito de 20 a 22%.[139] Esse achado pode implicar a importância de evitar a anemia durante a cirurgia de coluna vertebral complexa. Como demonstrado por Farag e colaboradores[140] e por Shen e colaboradores,[141] as transfusões foram identificadas como fatores de risco para a perda da visão. Múltiplas transfusões de sangue são um indicador de perda maciça e hematócrito baixo durante a cirurgia da coluna. Períodos de instabilidade hemodinâmica podem comprometer a pressão de perfusão ocular. Há relato de perda visual conversiva no pós-operatório de cirurgia de coluna.[142]

## Monitorização da integridade da medula espinhal

O déficit neurológico pós-operatório é uma das complicações mais temidas da cirurgia de coluna, particularmente quando há instrumentação. Ele é mais frequente em pacientes com lesão neurológica prévia e deformidades graves. Em um levantamento de 97.586 cirurgias de coluna, déficits neurológicos ocorreram em 0,55% dos casos.[143] A causa costuma estar relacionada à isquemia desencadeada pela manipulação cirúrgica ou pela formação de hematoma compressivo. Para reduzir essa complicação, foram desenvolvidas técnicas de avaliação da integridade medular, como o teste do despertar intraoperatório (*wake-up test*), a monitorização dos potenciais evocados somatossensitivos (PESSs) e motores (PEMs) e a eletromiografia (EMG).

Em 1973, Vauzelle e colaboradores[144] introduziram o conceito de acordar o paciente durante a cirurgia para determinar a integridade funcional da medula espinhal. O teste do despertar tem sido historicamente considerado o primeiro método para avaliar a integridade funcional dos tratos motores durante a cirurgia da coluna e continua a ser o padrão para avaliação da função motora global. Ele consiste em superficializar o plano anestésico no intraoperatório, permitindo o retorno da consciência do paciente, a fim de que este movimente os membros quando solicitado. Esse teste está limitado aos movimentos motores axiais dos membros inferiores e pode ser influenciado por anestésicos e pela integridade cognitiva do doente. Além disso, as complicações relacionadas ao teste incluem extubação acidental do paciente e perda do acesso venoso durante o movimento na posição prona, embolia gasosa durante inspiração profunda, desalojamento da instrumentação durante movimentos abruptos e memória intraoperatória. É importante lembrar que a movimentação normal dos membros não exclui possibilidade de lesão neurológica, pois esta pode se manifestar até 20 minutos após a última manobra cirúrgica, porém é extremamente raro que um paciente com teste do despertar normal apresente déficit neurológico.

A realização do teste do despertar exige uma técnica anestésica que permita um despertar rápido e suave. A rápida depuração do remifentanil pelas esterases não específicas resulta em uma meia-vida contexto-sensível ultracurta, tornando-se o opioide de escolha. Em combinação com os anestésicos voláteis de baixa solubilidade sanguínea e tecidual (p. ex., desflurano e sevoflurano), promove um rápido despertar. Foi observado que essa associação (remifentanil com inalatórios) promove um despertar mais precoce comparado ao uso de remifentanil com outros opioides ou propofol.[145] A dexmedetomidina associada à anestesia venosa total também tem se mostrado uma opção interessante no teste do despertar, bem como para o propósito de analgesia e sedação no período perioperatório.[146]

A monitorização dos PESSs passou a ser amplamente adotada na década de 1980 e hoje é fundamental para a monitorização intraoperatória durante a reparação de escoliose. Tamaki e Yamane[147] e Nash e colaboradores[148] relataram pela primeira vez o seu uso no final dos anos de 1970.

A porção posterior da medula espinhal, suprida pela artéria espinhal posterior, é avaliada utilizando os PESSs. Essa técnica usa a estimulação de um nervo periférico (p. ex., o nervo tibial posterior ou mediano), e a resposta neural é mensurada pelo córtex cerebral por eletrencefalografia. A resposta típica tem um padrão de picos e vales com alterações possíveis na amplitude, latência e morfologia, sugerindo interferência da informação desde o nervo periférico, passando pela coluna posterior da medula até o córtex cerebral. A monitorização dos PESSs avalia a integridade da coluna medular dorsal – o lemnisco medial, que medeia propriocepção, vibração e discriminação tátil.

Em relação à segurança e eficácia, um grande estudo multicêntrico realizado por Nuwer e colaboradores[143] avaliou a eficácia da monitorização dos PESSs no diagnóstico de lesão neurológica e encontrou uma diferença estatisticamente significativa na redução do número total de déficits neurológicos (0,55% vs. 0,72%).

Embora a especificidade dos PESSs na detecção de déficits neurológicos aproxime-se de 99%, a maior limitação da monitorização dos PESSs é que essa modalidade monitoriza somente as colunas ascendentes dorsais. Como as vias sensitivas não refletem a função da porção anterior da medula, irrigado pela artéria espinhal anterior, os PEMs tornam-se necessários. Eles avaliam a integridade da porção anterior da medula espinhal. Informam diretamente a função dos feixes espinotalâmicos posteriores (cordões posteriores) e corticospinal lateral (trato piramidal).[149] Os PEMs são impulsos elétricos mensurados em um nervo periférico em resposta à estimulação do córtex ou medula espinhal. Há vários efeitos adversos potenciais da monitorização com PEM, incluindo déficits cognitivos, convulsões, consciência intraoperatória e arritmias cardíacas.

Os PESSs e os PEMs são avaliados em relação à amplitude do sinal (em milivolts) e latência (milissegundos), tempo que o sinal leva para viajar através da medula espinhal, em comparação aos valores basais antes e depois da indução anestésica. Diversos fatores fisiológicos atenuam os PESSs e os PEMs, incluindo hipotensão arterial, hipotermia, hipocapnia, hipercapnia, hipoxemia, anemia ou hemodiluição e anestésicos. Logo, cirurgião, anestesiologista e neurofisiologista precisam manter uma boa comunicação para selecionar a melhor estratégia para cada paciente no qual ocorre mudança de sinal.

Os agentes inalatórios potentes reduzem a amplitude do sinal e aumentam a latência de maneira dose-dependente. Se um anestésico volátil é utilizado, a concentração deve ser mantida em cerca de metade da concentração alveolar mínima, sem variação ao longo do procedimento. O óxido nitroso produz uma diminuição na amplitude do sinal e não deve ser usado durante a monitorização dos PEMs. Os PEMs são menos afetados por opioides, midazolam e cetamina, mas são deprimidos pelo propofol.[150] Os relaxantes musculares não podem ser administrados durante a monitorização dos PEMs. Na prática, a anestesia venosa total com propofol e remifentanil constitui a técnica de eleição para a realização da monitorização dos PESSs e PEMs.

Os opioides por via venosa produzem depressão mínima dos PESSs corticais e PEMs.[151] A cetamina e o etomidato, diferentemente dos agentes halogenados, causam aumentos de amplitudes corticais dos PESSs e PEMs, fazendo deles os agentes de escolha quando a monitorização das respostas à estimulação é difícil.[152] A dexmedetomidina, em doses clinicamente relevantes, produz pouco efeito sobre a monitorização neurofisiológica.[153] Os benzodiazepínicos e o midazolam, em particular, podem ser utilizados durante monitorização dos PESSs porque apenas efeitos leves são vistos quando doses de indução são usadas. Os benzodiazepínicos produzem depressão significativa dos potenciais motores.[154] Um resumo dos anestésicos e de seus efeitos nos PESSs encontra-se no **QUADRO 67.7**.

Lesões das raízes nervosas são alguns dos déficits neurológicos mais comuns observados após a cirurgia para escoliose, representando 65% de todos os déficits neurológicos novos.[155] Os PESSs não têm especificidade ou sensibilidade para identificar lesão da raiz nervosa individual, porque eles avaliam múltiplas raízes nervosas simultaneamente. A EMG avalia a potencial lesão do nervo durante colocação de parafuso e descompressões nervosas, por estimulação elétrica ao longo do pedículo com colocação de eletrodos de agulha em músculos específicos inervados pelas raízes nervosas. Deve-se limitar ou evitar o uso de bloqueadores neuromusculares para a realização da EMG.[156]

## Torniquete

Os torniquetes são utilizados para reduzir o sangramento, propiciando melhor visualização do campo cirúrgico, bem como para diminuir a perda volêmica transoperatória. Estão indicados, ainda, em técnicas de anestesia venosa regional, na simpatectomia venosa regional para síndromes dolorosas complexas e no isolamento de membros durante ressecção de tumores malignos localizados. Nas hemorragias arteriais, apesar de alguns estudos apontarem um aumento da incidência de perda do membro,[157] nos estudos de lesões de acidentes de guerra, o uso do torniquete em nível pré-hospitalar ou no departamento de emergência foi fortemente associado a diminuição de mortalidade e nenhuma perda de membro.[158]

**QUADRO 67.7** Agentes anestésicos e efeitos nos potenciais evocados somatossensitivos (PESSs)

| Agentes anestésicos | Amplitude | Latência |
|---|---|---|
| Agentes voláteis | ↓↓ | ↑↑ |
| Barbitúricos | ↓ | ↑ |
| Óxido nitroso ($N_2O$) | ↓ | x |
| Midazolam | ↓ | x |
| Propofol | x | x |
| Dexmedetomidina | x | x |
| Opioides | x | x |
| Cetamina | ↑ | x |
| Etomidato | ↑↑ | x |

x, não altera; ↑, aumenta; ↓, diminui.

*Fonte: Adaptado de Glover e Carling.*[156]

### Repercussões fisiopatológicas do torniquete

As repercussões do torniquete provêm tanto da insuflação e desinflação do manguito, de lesões locais resultantes da pressão exercida nos tecidos, assim como da isquemia dos tecidos distais ao torniquete.

O seu uso causa alterações cardiovasculares que advêm de um aumento expressivo da volemia após exsanguinação do membro. Um acréscimo de até 800 mL de volume sanguíneo circulante ocorre quando um membro inferior é exsanguinado, podendo provocar hipertensão arterial e aumento da pressão venosa central. A taquicardia pode aparecer após insuflação do manguito por dor local. Após a desinflação, o paciente pode apresentar hipotensão resultante da diminuição aguda da pressão venosa central e da redução da resistência vascular sistêmica pela liberação de mediadores inflamatórios resultantes da síndrome de reperfusão.[159]

No sistema respiratório, ocorre aumento transitório da $E_TCO_2$ após 1 a 13 minutos da desinflação do manguito. Esse aumento é mais significativo nos garroteamentos de membro inferior do que nos de membro superior. O fluxo sanguíneo cerebral também se eleva agudamente após desinflação do torniquete pelo aumento da pressão parcial arterial de dióxido de carbono ($PaCO_2$). Picos de aumento de velocidade do fluxo ocorrem nos 2 a 4 minutos seguintes, podendo levar a dano cerebral em pacientes com pressão intracraniana aumentada.[160]

Um estado de hipercoagulabilidade e agregação plaquetária aumentada ocorre inicialmente após insuflação, induzida tanto pelos estímulos algogênicos cirúrgicos e do torniquete como pela compressão tissular local e pela isquemia que podem provocar a liberação de mediadores pró-coagulantes como ativador de plasminogênio tecidual, antitrombina III e o complexo trombomodulina-proteína C. Após a desinflação, ocorre um aumento da atividade trombolítica, que pode causar sangramento transitório pós-operatório. A incidência de tromboembolia estaria aumentada após liberação do torniquete, sobretudo em cirurgias de artroplastia de joelho, com tempo prolongado de garroteamento, o que levou alguns autores a contraindicarem o uso do torniquete em pacientes com alto risco de TVP.[161]

As alterações metabólicas transitórias após a liberação do torniquete incluem hipercalemia, aumento do lactato, acidose metabólica, aumento da produção de $CO_2$ e aumento do consumo de oxigênio ($O_2$); essas alterações são revertidas completamente após 30 minutos de reperfusão.[159] Lesões locais em tecidos musculares, vasos e pele são observadas. As lesões vasculares arteriais ocorrem sobremaneira em pacientes com doenças vasculares periféricas. Tempos prolongados de torniquete causariam alterações histológicas musculares, edema intracelular e intersticial que poderia levar mais de 30 dias para se resolver e, em casos mais graves, causar síndrome compartimental.[162]

### Lesões nervosas associadas aos torniquetes

Diversas lesões nervosas associadas ao uso do torniquete são relatadas na literatura, variando de parestesias a paralisias, sendo provavelmente subestimadas. As lesões em membros superiores são mais comuns do que as lesões em membros inferiores. No membro superior, o nervo mais acometido é o nervo radial, seguido em frequência pelo nervo ulnar e pelo nervo mediano.[159] No membro inferior, Horlocker e colaboradores[104] revisaram 1.001 pacientes que se submeteram a cirurgia de artroplastia de joelho com tempo de torniquete maior que 120 minutos e encontrou uma incidência de 129 lesões em 90 pacientes, perfazendo 7,7% de lesões neurológicas, sendo 85 lesões envolvendo o nervo fibular, 44 envolvendo o nervo tibial e 39 lesões envolvendo ambos. Os fatores associados seriam tempo de garroteamento prolongado, pacientes jovens e presença pré-operatória de contratura em flexão. Felizmente, a recuperação da paralisia foi revertida em 89% das lesões do nervo fibular e 100% das lesões do nervo tibial.[104]

## Pressão e tempo de insuflação do torniquete

A observação e a tentativa de redução do tempo de insuflação do torniquete devem ser uma preocupação constante do anestesiologista. O tempo de garroteamento seguro para evitar a isquemia é desconhecido. A maioria dos autores sugere um tempo de torniquete máximo de 60 minutos para o membro superior e 90 minutos para o membro inferior. Wilgis[163] demonstrou um aumento progressivo tempo-dependente da acidose distal ao garrote no membro isquemiado de humanos. O pH chegou a 7,0 após 2 horas de torniquete.[163] Logo, é necessário evitar ao máximo tempos de isquemia maiores do que esses em pacientes hígidos, devendo ser mais reduzidos em pacientes com comorbidades.

Períodos de reperfusão do membro intercalados a períodos de insuflação em pacientes nos quais se sabe antecipadamente que o período de garroteamento será maior que 2 horas têm sido preconizados para reduzir a lesão muscular.[164] Porém, em estudos com ratos, intervalos de reperfusão de 10 minutos a cada 1 ou 2 horas não foram capazes de diminuir lesões neurológicas.[165] Um período de reperfusão intermitente de 30 minutos, contudo, pareceu atenuar os efeitos da insuflação do torniquete em humanos.[165]

Sabe-se ainda que tempo e pressão são variáveis aditivas na gênese da lesão tissular. Portanto, preconiza-se o uso da menor pressão de insuflação efetiva.[166,167] O ideal é utilizar a menor pressão possível que leva a oclusão arterial. Van Roekel e Thrurston[168] mediram a pressão do torniquete na qual sangramento capilar ocorria ao final da cirurgia e, mediante equações envolvendo a pressão arterial sistólica e a circunferência da coxa, encontraram a pressão mínima que evitaria perda sanguínea no campo cirúrgico. Eles sugeriram que, em média, pressões de 200 mmHg para o membro superior e 250 mmHg para o membro inferior seriam adequadas em pacientes normotensos.[168] Em crianças, insuflações com 173 mmHg para o membro superior e 276 mmHg para o membro inferior seriam efetivas.[167]

## Conduta

Deve-se evitar aplicar altas pressões sobre os membros. As faixas de Esmarch podem gerar uma pressão de até 1.000 mmHg e não devem ser utilizadas mesmo para exsanguinar o membro, devendo-se optar pela elevação do membro a 45 ou 90° por 5 minutos.[169]

Em pacientes sob ventilação mecânica, deve-se aumentar o volume-minuto em 50% por 5 minutos antes da desinflação para evitar aumentos da $E_TCO_2$.

Pequenas doses de heparina venosa no transoperatório de artroplastia de joelho têm sido preconizadas para reduzir o risco de tromboembolia.[159,170]

Por fim, a adequada proteção da pele com compressas, algodão ortopédico e enfaixamento sob o torniquete é imprescindível, pois é capaz de reduzir a pressão sob o torniquete e, assim, diminuir o trauma muscular e suas consequências relacionadas à técnica.

# Referências


1. Fleisher LA, Fleischmann KE, Auerbach AD, Barnason SA, Beckman JA, Bozkurt B, et al. Guideline on perioperative cardiovascular evaluation and management of patients undergoing noncardiac surgery. A report of the American College of Cardiology/American Heart Association Task Force on Practice Guidelines. J Am Coll Cardiol. 2014;64(22):77-137.
2. Tokunaga D, Hase H, Mikami Y, Hojo T, Ikoma K, Hatta Y, et al. Atlantoaxial subluxation in different intraoperative head positions in patients with rheumatoid arthritis. Anesthesiology. 2006;104(4):675-9.
3. Popitz MD. Anesthetic implications of chronic disease of the cervical spine. Anesth Analg. 1997;84(3):672-83.
4. Vieira EM, Goodman S, Tanaka PP. Anestesia e artrite reumatóide. Rev Bras Anestesiol. 2011;61(3):367-75.
5. Aires RB, Carvalho JF, Mota LMH. Avaliação anestésica pré-operatória de pacientes com artrite reumatóide. Rev Bras Reumatol. 2014;54(3):213-9.
6. Galvin EM, O'Donnell D, Leonard IE. Rheumatoid arthritis: a significant but often underestimated risk factor for perioperative cardiac morbidity. Anesthesiology. 2005;103(4):910-1.
7. Oliveira CRD. Espondilite anquilosante e anestesia. Rev Bras Anestesiol. 2007;57(2):214-22.
8. Villaverde RM, Ríos GS. Consideraciones anestésicas en la espondilitis anquilosante; a propósito de un caso y revisión de la bibliografía. Rev Col Anest. 2006;34(4):259-65.
9. Woodward J, Kam PCA. Ankylosing spondylitis: recent developments and anaesthetic implications. Anaesthesia. 2009;64(5):540-8.
10. Dave N, Sharma RK. Temporomandibular joint ankylosis in a case of ankylosing spondylitis: anaesthetic management. Indian J Anaesth. 2004;48:54-6.
11. Monedero P, Garcia-Pedrajas F, Coca I, Fernandez-Liesa JI, Panadero A, de los Rios J. Is management of anesthesia in achondroplastic dwarfs really a challenge? J Clin Anesth. 1997;9(3):208-12.
12. Abrão MA, Silveira VG, Barcellos CFLVA, Cosenza RCM, Carneiro JRI. Anestesia em anã acondroplásica obesa mórbida para gastroplastia redutora. Rev Bras Anestesiol. 2009; 59(1):79-86.
13. Erdoğan MA, Sanli M, Ersoy MO. Anesthesia management in a child with osteogênese imperfeita and epidural hemorrhage. Rev Bras Anestesiol. 2013;63(4):366-8.
14. Oakley I, Reece LP. Anesthetic implications for the patient with osteogenesis imperfecta. AANA J. 2010;78(1):47-53.
15. Lyra TG, Pinto VAF, Ivo FAB, Nascimento JS. Osteogénesis imperfecta en obstetricia. Relato de Caso. Rev Bras Anestesiol. 2010;60(3):321-4.
16. Stundner O, Ortmaier R, Memtsoudis SG. Which outcomes related to regional anesthesia are most important for orthopedic surgery patients? Anesthesiology Clin. 2014(32):809-21.
17. Rodgers A, Walker N, Schug S, McKee A, Kehlet H, Zundert AV, et al. Reduction of postoperative mortality and morbidity with epidural or spinal anaesthesia: results from overview of randomised trials. BMJ. 2000;321(7275):1493.
18. Wijeysundera DN, Beattie WS, Austin PC, Hux JE, Laupacis A. Epidural anaesthesia and survival after intermediate-to-high risk noncardiac surgery: a population-based cohort study. Lancet. 2008;372(9638):562-9.
19. Stundner O, Danninger T, Memtsoudis SG. Regional anesthesia in patients with significant comorbid disease. Minerva Anestesiol. 2013;79(11):1281-90.
20. Richman JM, Liu SS, Courpas G, Wong R, Rowlingson AJ, McGready J, et al. Does continuous peripheral nerve block provide superior pain control to opioids? A meta-analysis. Anesth Analg. 2006;102(1):248-57.
21. Ong CK, Lirk P, Seymour RA, Jenkins BJ. The efficacy of preemptive analgesia for acute postoperative pain management: a meta-analysis. Anesth Analg. 2005;100(3):757-73
22. Liu SS, Buvanendran A, Rathmell JP, Sawhney M, Bae JJ, Moric M, et al. A cross-sectional survey on prevalence and risk factors for persistent postsurgical pain 1 year after total hip and knee replacement. Reg Anesth Pain Med. 2012;37(4):415-22.
23. Macfarlane AJ, Prasad GA, Chan VW, Brull R. Does regional anesthesia improve outcome after total knee arthroplasty? Clin Orthop Relat Res. 2009;467(9):2379-402.
24. Stevens RD, Van Gessel E, Flory N, Fournier R, Gamulin Z. Lumbar plexus block reduces pain and blood loss associated with total hip arthroplasty. Anesthesiology. 2000;93(1):115-21.
25. Guay J. The effect of neuraxial blocks on surgical blood loss and blood transfusion requirements: a meta-analysis. J Clin Anesth. 2006;18(2):124-8.
26. Park JH, Rasouli MR, Mortazavi SM, Tokarski AT, Maltenfort MG, Parvizi J. Predictors of perioperative blood loss in total joint arthroplasty. J Bone Joint Surg Am. 2013;95(19):1777-83.
27. Gonzalez Della Valle A, Serota A, Sorriaux G, Go G, Sharrock N, Sculco TP, et al. Venous thromboembolism is rare after total hip arthroplasty with a multimodal prophylaxis protocol. Clin Orthop Relat Res. 2006;444:146-53.
28. Geerts WH, Heit JA, Clagett GP, Pineo GF, Colwell CW, Anderson FA et al. Prevention of venous thromboembolism. Chest. 2001;119(1 Suppl):132S-175S.
29. Khaw FM, Moran CG, Pinder IM. The incidence of fatal pulmonary embolism after knee replacement with no prophylactic anticoagulation. J Bone Joint Surg Br. 1993;75(6):940-1.
30. Butt AJ, McCarthy T, Kelly IP, Glynn T, McCoy G. Sciatic nerve palsy secondary to postoperative haematoma in primary total hip replacement. J Bone Joint Surg Br. 2005;87(11):1465-7.
31. Callaghan JJ, Dorr LD, Engh GA, Hanssen AD, Healy WL, Lachiewicz PF, et al. Prophylaxis for thromboembolic disease. J Arthroplasty. 2005;20(3):273-4.
32. Planès A, Samama MM, Lensing AW, Büller HR, Barre J, Vochelle N, et al. Prevention of deep vein thrombosis after hip replacement-comparison between two low-molecular heparins, tinzaparin and enoxaparin. Thromb Haemost. 1999;81(1):22-5.
33. Pellegrini VD Jr, Donaldson CT, Farber DC, Lehman EB, Evarts CM. The John Charnley Award: prevention of readmission for venous thromboembolic disease after total hip arthroplasty. Clin Orthop Relat Res. 2005;441:56-62.
34. Falck-Ytter Y, Francis CW, Johanson NA, Curley C, Dahl OE, Schulman S, et al. Prevention of VTE in orthopedic surgery patients: Antithrombotic Therapy and Prevention of Thrombosis, 9th ed: American College of Chest Physicians Evidence-Based Clinical Practice Guidelines. Chest. 2012;141(2 Suppl):e278S-325S.
35. Glotzbecker MP, Bono CM, Wood KB, Harris MB. Postoperative spinal epidural hematoma: a systematic review. Spine (Phila Pa 1976). 2010;35(10):E413-20.
36. Ruff RL, Dougherty JH Jr. Complications of lumbar puncture followed by anticoagulation. Stroke. 1981;12(6):879-81.
37. Horlocker TT, Wedel DJ, Rowlingson JC, Enneking FK, Kopp SL, Benzon HT, et al. Regional anesthesia in the patient receiving antithrombotic or thrombolytic therapy: American Society of Regional Anesthesia and Pain Medicine evidence-based Guidelines (Third Edition). Reg Anesth Pain Med. 2010;35(1):64-101.
38. Scuderi CS. The present status of fat embolism. Bibliographic review. Int Surg Digest. 1934;18(4):195-215.
39. Kosova E, Bergmark B, Piazza G. Fat embolism syndrome. Circulation. 2015;131(3):317-20.
40. Peltier LF. Fat embolism following intramedullary nailing; report of a fatality. Surgery. 1952;32(4): 719-22.
41. Wilson JV, Salisbury CV .Fat embolism in war surgery. Brit J Surg. 1943;31:384-92.
42. Scully RE. Fat embolism in Korean battle casualties; its incidence, clinical significance, and pathologic aspect. Am J Path. 1956;32(3):379-403.
43. Gurd AR. Fat embolism: an aid to diagnosis. J Bone Joint Surg Br. 1970;52(4):732-7.
44. Bulger EM, Smith DG, Maier RV, Jurkovich GJ. Fat embolism syndrome. A 10-year review. Arch Surg. 1997;132(4):435-9.

45. Schonfeld SA, Ploysongsang Y, DiLisio RALPH, Crissman JD, Miller E, Hammerschmidt DE, et al. Fat embolism prophylaxis with corticosteroids. A prospective study in highrisk patients. Ann Intern Med. 1983;99(4):438-43.
46. Tanton J. L'embolie graisseuse traumatique. J Chir.1914;12:287-96.
47. Chastre J, Fagon JY, Soler P, Fichelle A, Dombret MC, Huten D, et al . Bronchoalveolar lavage for rapid diagnosis of the fat embolism syndrome in trauma patients. Ann Intern Med. 1990;113(8):583-8.
48. Gratadour P, Vedrinne JM, Guillaume C, Gagnieu MC, Motin J. Intra-macrophage lipid particles collected by bronchoalveolar lavage: incidence and diagnostic value. Ann Fr Anesth Reanim. 1993;12(5):462-8.
49. Husebye EE, lyberg T, Røise O. Bone marrow fat in the circulation: clinical entities and pathophysiological mechanisms. Injury. 2006;37(4):8-18.
50. Pinney SJ, Keating JF, Meek RN. Fat embolism syndrome in isolated femoral fractures: does timing of nailing influence incidence? Injury. 1998;29(2):131-3.
51. Talucci RC, Manning J, Lampard S, Bach A, Carricom CJ. Early intramedullary nailing of femoral shaft fractures: a cause of fat embolism syndrome. Am J Surg. 1983;146(1):107-11.
52. Stein, PD, Yaekoub AY Matta F, Kleerekoper M. Fat embolism syndrome. Am J Med Sci. 2008;336(6):472-7.
53. Mellor A, Soni N. Fat embolism. Anaesthesia. 2001;56(2):145-54.
54. Parvizi J, Holliday AD, Ereth MH, Lewallen DG The Frank Stinchfield Award. Sudden death during primary hip arthroplasty. Clin Orthop Relat Res. 1999;(369):39-48.
55. Donaldson AJ, Thomson HE, Harper NJ, Kenny NW. Bone cement implantation syndrome. Brit J Anaesth. 2009;102(1):12-22.
56. Ratliff J, Nguyen T, Heiss J. Root and spinal cord compression from methylmethacrylate vertebroplasty. Spine. 2001;26(13):300-2.
57. Blum KS, Schneider SJ, Rosenthal AD. Methyl methacrylate cranioplasty in children: long-term results. Pediatr Neurosurg. 1997;26(1):33-5.
58. Singh V, Bhakta P, Zietak E, Hussain A. Bone cement implantation syndrome: a delayed postoperative presentation. J Clin Anesth. 2016;31:274-7.
59. Khanna G, Cemovsky J. Bone cement and the implication for anaesthesia. Contin Educ Anaesth Crit Care Pain. 2012;12:213-6.
60. Kozłowska H, Baranowska M, Schlicker E, Kozłowski M, Laudański J, Malinowska B. Identification of the vasodilatory endothelial cannabinoid receptor in the human pulmonary artery. J Hypertens. 2007;25(11):2240-8.
61. Karlsson J, Wendling W, Chen D, Zelinsky J, Jeevanandam V, Hellmanet S, et al. Methylmethacrylate monomer produces direct relaxation of vascular smooth muscle in vitro. Acta Anaesthesiol Scand. 1995;39(5):685-9.
62. Orsini EC, Byrick RJ, Mullen JBM, Kay JC, Waddell JP. Cardiopulmonary function and pulmonary microemboli during arthroplasty using cemented or non-cemented components the role of intramedullary pressure. J Bone Joint Surg Am. 1987;69(6): 822-32.
63. Koessler MJ, Fabiani R, Hamer H, Pitto RP. The clinical relevance of embolic events detected by transesophageal echocardiography during cemented total hip arthroplasty: a randomized clinical trial. Anesth Analg. 2001;92(1):49-55.
64. Urban M, Sheppar R, Gordon M, Urquhart B. Right ventricular function during revision total hip arthroplasty. Anesth Analg. 1996;82(6):1225-9.
65. Byrick RJ, Mullen JB, Mazer CD, Guest CB. Transpulmonary systemic fat embolism. Studies in mongrel dogs after cemented arthroplasty. Am J Respir Crit Care Med. 1994;150(5 Pt 1):1416-22.
66. Memtsoudis SG, Salvati EA, Go G, Ma Y, Sharrock NE. Perioperative pulmonary circulatory changes during bilateral total hip arthroplasty under regional anesthesia. Reg Anesth Pain Med. 2010;35(5):417-21.
67. Guest CB, Byrick RJ, Mazer CD, Wigglesworth DF, Mullen JB, Tong JH. Choice of anaesthetic regimen influences haemodynamic response to cemented arthroplasty. Can J Anaesth. 1995;42(10):928-36.
68. Jahn UR, Waurick R, Van Aken H, Hinder F, Meyer J, Bone HG. Therapeutic administration of thoracic epidural anesthesia reduces cardiopulmonary deterioration in ovine pulmonary embolism. Crit Care Med. 2007;35(11):2582-6.
69. Sharrock NE, Salvati EA. Hypotensive epidural anesthesia for total hip arthroplasty. Acta Orthop Scand. 1996;67(1):91-107.
70. Pietak S, Holmes J, Matthews R, Petrasek A, Porter B. Cardiovascular collapse after femoral prosthesis surgery for acute hip fracture. Can J Anaesth. 1997;44(2):198-201.
71. Gadsden J. Indications for peripheral nerve blocks. In: Hadzic A, Carrera A, Clark T, Gadsden N, Karmakar M, Sala-Blanch X, editors. Hadzic's pheripheral nerve blocks and anatomy for ultrasound-guided regional anesthesia. 2nd ed. New York: McGraw-Hill; 2011. 82-3.
72. Bishop J, Sprague M, Gelber J, Krol M, Rosenblatt MA, Gladstone J, et al. Interscalene regional anestesia for shoulder surgery. J Bone Joint Surg Am. 2005;87(5):974-9.
73. Urmey WF, Talts KH, Sharrock NE. One hundred percent incidence of hemidiaphragmatic paresis associated with interscalene brachial plexus anesthesia as diagnosed by ultrasonography. Anesth Analg. 1991;72(4):498-503.
74. Dwyer T, Henry PD, Cholvisudhi P, Chan VW, Theodoropoulos JS, Brull R. Neurological complications related to elective orthopedic surgery: part 1: common shoulder and elbow procedures. Reg Anesth Pain Med. 2015;40(5):431-42.
75. Bigeleisen PE. Anatomical variations of the phrenic nerve and its clinical implication for supraclavicular block. Br J Anaesth. 2003;91(6):916-7.
76. Riazi S, Carmichael N, Awad I, Holtby RM, McCartney CJL. Effect of local anaesthetic volume (20 vs 5 ml) on the efficacy and respiratory consequences of ultrasound-guided interscalene brachial plexus block. Br J Anaesth. 2008;101(4):549-56.
77. Renes SH, Rettig HC, Gielen MJ, Wilder-Smith OH, van Geffen GJ. Ultrasound-guided low-dose interscalene brachial plexus block reduces the incidence of hemidiaphragmatic paresis. Reg Anesth Pain Med. 2009;34(5):498-502.
78. McNaught A, Shastri U, Carmichael N, Awad IT, Columb M, Cheung J et al. Ultrasound reduces the minimum effective local anaesthetic volume compared with peripheral nerve stimulation for interscalene block. Br J Anaesth. 2011;106(1):124-30.
79. Rohrbaugh M, Kentor ML, Orebaugh SL, Williams B. Outcomes of shoulder surgery in the sitting position with interscalene nerve block: a single-center series. Reg Anesth Pain Med. 2013;38(1):28-33.
80. Pohl A, Cullen DJ. Cerebral ischemia during shoulder surgery in the upright position: a case series. J Clin Anesth. 2005;17(6):463-9.
81. Friedman DJ, Parnes NZ, Zimmer Z, Higgins LD, Warner JJ. Prevalence of cerebrovascular events during shoulder surgery and association with patient position. Orthopedics. 2009;32(4):256.
82. Pin-on P, Schroeder D, Munis J. The hemodynamic management of 5177 neurosurgical and orthopedic patients who underwent surgery in the sitting or "beach chair" position without incidence of adverse neurologic events. Anesth Analg. 2013;116(6):1317-24.
83. McCulloch TJ, Liyanagama K, Petchell J. Relative hypotension in the beach-chair position: effects on middle cerebral artery blood velocity. Anaesth Intensive Care. 2010;38(3):486-91.
84. YaDeau JT, Casciano M, LiuSS. Stroke, regional anesthesia in the sitting position, and hypotension. Reg Anesth Pain Med. 2011;36(5):430-5.
85. Murphy GS, Szokol JW, Marymont JH. Cerebral oxygen desaturation events assessed by near-infrared spectroscopy during shoulder arthroscopy in the beach chair and lateral decubitus positions. Anesth Analg. 2010;111(2):496-505.
86. YaDeau JT, Liu SS, Bang H. Cerebral oximetry desaturation during shoulder surgery performed in a sitting position under regional anesthesia. Can J Anaesth. 2011;58(11):986-92.
87. Shao YC, Harwood P, Grotz MRW, Limb D, Giannoudis PV. Radial nerve palsy associated with fractures of the shaft of the humerus. J Bone Joint Surg Br. 2005;87(12):1647-52.
88. Welch MB, Brummett CM, Welch TD. Perioperative peripheral nerve injuries. A retrospective study of 380,680 cases during a 10-year period at a single institution. Anesthesiology. 2009;111(3):490-7.
89. Upton AR, McComas AJ. The double crush in nerve entrapment syndromes. Lancet. 1973;2(7825):359-62.
90. Neal JM, Barrington MJ, Brull R, Hadzic A, Hebl JR, Horlocker TT, et al. The second ASRA practice advisory on neurologic complications associated with regional anesthesia and pain medicine: Executive Summary 2015. Reg Anesth Pain Med. 2015;40(5):401-30.
91. Neal JM, Hebl JR, Gerancher JC, Hogan QH. Brachial plexus anesthesia: Essentials of our current understanding. Reg Anesth Pain Med. 2002;27(4):402-28.
92. Neal JM. Effects of epinephrine in local anesthetics on the central and peripheral nervous systems: Neurotoxicity and neural blood flow. Reg Anesth Pain Med. 2003;28(2):124-34.
93. Kopp SL, Jacob AK, Hebl JR. Regional anesthesia in patients with preexisting neurologic disease. Reg Anesth Pain Med. 2015;40(5):467-78.
94. Warner MA, Warner ME, Martin JT. Ulnar neuropathy. Incidence, outcome,and risk factors in sedated or anesthetized patients. Anesthesiology. 1994;81(6):1332-40.
95. O'Donnell BD, Iohom G. An estimation of the minimum effective anesthetic volume of 2% lidocaine in ultrasound-guided axillary brachial plexus block. Anesthesiology. 2009;111(1):25-9.
96. Madison SJ, Humsi J, Loland VJ, Suresh PJ, Sandhu NS, Bishop MJ , et al. Ultrasound-guided root/trunk (interscalene) block for hand and forearm anesthesia. Reg Anesth Pain Med.2013;38(3):226.
97. Abdulla WY, Fadhil NM. A new approach to intravenous regional anesthesia. Anesth Analg. 1992;75(4):597-601.
98. Nazon D, Abergel G, Hatem CM. Critical care in orthopedic and spine surgery. Crit Care Clin. 2003;19(1):33-53
99. Carling MS, Jeppsson A, Eriksson BI, Brisby H. Transfusions and blood loss in total hip and knee arthroplasty: a prospective observational study. J Orthop Surg Res. 2015(28):10-48
100. Bierbaum BE, Callaghan JJ, Galante JO, Rubash HE, Tooms RE, Welch RB. An analysis of blood management in patients having a total hip or knee arthroplasty. J Bone Joint Surg Am. 1999;81(1):2-10
101. Pulido L, Parvizi J, Macgibeny M, Sharkey PF, Purtill JJ, Rothman RH, et al. In hospital complications after total joint arthroplasty. J Arthroplasty. 2008;23(6 Suppl 1):139-45.
102. Mantilla CB, Horlocker TT, Schroeder DR, Berry DJ, Brown DL. Frequency of myocardial infarction, pulmonary embolism, deep venous thrombosis, and death following primary hip or knee arthroplasty. Anesthesiology. 2002;96(5):1140-6
103. Horlocker TT, Hebl JR, Gali B, Jankowski CJ, Burkle CM, Berry DJ, et al: Anesthetic, patient and surgical risk factors for neurologic complications after prolonged total tourniquet time during total knee arthroplasty. Anesth Analg. 2006(102):950-5.
104. Duarte LTD, Paes FC, Fernandes MCBC, Saraiva RA. Bloqueio do plexo lombar pela via posterior para analgesia pós-operatória em artroplastia total do quadril. estudo comparativo entre bupivacaína a 0,5% com epinefrina e ropivacaína a 0,5%. Rev Bras Anestesiol. 2009;59(3):273-85.
105. Fischer HB, Simanski CJ. A procedure-specific systematic review and consensus recommendations for analgesia after total hip replacement. Anaesthesia. 2005;60(12):1189-202.
106. Ben-David B, DeMeo PJ, Lucyk C, Solosko D. A comparison of minidose lidocaine-fentanyl spinal anesthesia and local anesthesia/propofol infusion for outpatient knee arthroscopy. Anesth Analg. 2001;93(2):319-25
107. Law BK, Yung PS, Ho EP, Chang JJ, Kwok GK, Fung KY, et al. Review of knee arthroscopy performed under local anesthesia. Sports Med Arthrosc Rehabil Ther Technol. 2009;1(1):3.
108. Silva RR, Matos MA, Madureira G, Santos IG. Comparative study of spinal and local anesthesia with propofol infusion for knee arthroscopy. Rev Bras Ortop. 2012;47(1):108-12
109. Sari S, Eroğlu F, Fusco P, Atay T, Ceylan BG. Comparison of anesthesia quality for arthroscopic knee surgery: combined sciatic femoral block and unilateral spinal anesthesia. Meandros Med Dental J. 2015;16:59-66
110. Reilley TE, Gerhardt MA. Anesthesia for foot and ankle surgery. Clin Podiatr Med Surg. 2002;19(1):125-47
111. Girón-Arango L, Vásquez-Sadder MI, González-Obregón MP, Gamero-Fajardo CE. Bloqueo de tobillo guiado por ultrasonido: una técnica anestésica atractiva para cirugía de pie. Rev Colomb Anestesiol. 2015;43(4):283-9
112. Papadopoulos EC, Girardi FP, Sama A, Pappou IP, Urban MK, Cammisa FP. Lumbar microdiscectomy under epidural anesthesia: a comparison study. Spine J. 2006;6(5):561-4
113. Goldberg W, Mueller C, Panacek E, Tigges S, Hoffman JR, Mower WR, et al. Distribution and patterns of blunt traumatic cervical spine injury. Ann Emerg Med. 2001;38(1):17-21.
114. Crosby ET. Airway management in adults after cervical spine trauma. Anesthesiology. 2006;104(6):1293-318
115. Chiles BW, Cooper PR. Acute spinal injury. N Engl J Med. 1996;334(8):514-20.
116. Diedrich DA, Rose OS, Brown DR. Airway management in cervical spine injury. Curr Anesthesiol Rep. 2013;3:197-204
117. Raw DA, Beattie JK, Hunter JM. Anaesthesia for spinal surgery in adults. Br J Anaesth. 2003;91(6): 886-904
118. Saraiva RA, Piva Jr L, Paz Jr AC, Pacheco M. As bases fisiopatológicas para a anestesia no paciente com lesão medular. Rev Bras Anestesiol. 1995;45:387-98
119. Branthwaite MA. Cardiorespiratory consequences of unfused idiopathic scoliosis. Br J Dis Chest. 1986;80(4):360-9.
120. Nuttall GA, Horlocker TT, Santrach PJ, Oliver WC Jr, Dekutoski MB, Bryant S Predictors of blood transfusions in spinal instrumentation and fusion surgery. Spine (Phila Pa 1976). 2000;25(5):596-601
121. Dutton, RP. Controlled hypotension for spinal surgery. Eur Spine J. 2004;13 Suppl 1:S66-71.
122. Urban MK, Urquhart BL, Boachie-Adejei O. Evidence of lung injury during reconstructive surgery for adult spinal deformities with pulmonary artery pressure monitoring. Spine (Phila Pa 1976). 2001;26(4):387-90.
123. Huët C, Salmi LR, Fergusson D, Koopman-van Gemert AW, Rubens F, Laupacis A. A meta-analysis of the effectiveness of cell salvage to minimize perioperative allogeneic blood transfusion in cardiac and orthopedic surgery. International Study of Perioperative Transfusion (ISPOT) Investigators. Anesth Analg. 1999;89(4):861-9.
124. Rocha VM, Barros AGC, Naves CD, Gomes NL, Lobo JC, Schettino LCV, et al. Uso do ácido tranexâmico no controle do sangramento em cirurgias de escoliose toracolombar com instrumentação posterior. Rev Bras Ortop. 2015;50(2):226-31
125. Gillies ML, Smith LN, Parry-Jones WL. Postoperative pain assessment and Management in adolescents. Pain. 1999;79(2-3):207-15.
126. Van Boerum DH, Smith J, Curtin MJ. A comparison of the effects of patient-controlled analgesia with intravenous opioids versus epidural analgesia on recovery after surgery for idiopatic scoliosis. Spine (Phila Pa 1976). 2000;25(18):2355-7.
127. Gall O, Aubineau JV, Bernière J, Desjeux L, Murat I. Analgesic effect of low-dose intrathecal morphine after spinal fusion in children. Anesthesiology. 2001;94(3):447-52.
128. Tobias JD, Gaines RW, Lowry KJ, Kittle D, Bildner C. A dual epidural catheter technique to provide analgesia following posterior spinal fusion for scoliosis in children and adolescents. Paediatr Anaesth. 2001;11(2):199-203.
129. Deyo RA, Weinstein JN. Low back pain. N Engl J Med. 2001;344(5):363-70.
130. Albin MS, Chang JL, Babinski M, Waterman P, Maivald P, Paulter S. Intracrdiac catheters in neurosurgical anesthesia. Anesthesiology. 1979;50(1):67-8.
131. Allen RT, Garfin SR. The economics of minimally invasive spine surgery: The value perspective. Spine (Phila Pa 1976). 2010;35(26 Suppl):S375-82.
132. Sadrolsadat SH, Mahdavi AH, Moharari RS, Khajavi MR, Khashayar P, Najafi A, et al. A prospective randomized trial comparing the technique of spinal and general anesthesia for lumbar disk surgery: a study of 100 cases. Surg Neurol. 2009;71(1):60-5.
133. Edgcombe H, Carter K, Yarrow S. Anaesthesia in the prone position. Br J Anaesth. 2008; 100(2):165-83.
134. Taylor AR, Gleadhill CA, Bilsland WL, Murray PF. Posture and anaesthesia for spinal operations with special reference intervetebral dis surgery. Br J Anaesth. 1956;28(5):213-9.
135. Berg KT, Harrison AR, Lee MS. Perioperative visual loss in ocular and nonocular surgery. Clin Ophthalmol. 2010;4:531-46.
136. Lee LA, Roth S, Todd MM, Posner KL, Polissar NL, Neradilek MB, et al. Risk factor associated with ischemicoptic neuropathy after spinal fusion surgery. Anesthesiology. 2012;116:15-24.
137. Toth C. Pregabalin: latest safety evidence and clinical implications for the management of neuropathic pain. Ther Adv Drug Saf. 2014;5(1):38-56.
138. Lee LA, Roth S, Posner KL, Cheney FW, Caplan RA, Newman NJ, et al. The American Society of Anesthesiologists Postoperative Visual Loss Registry: analysis of 93 spine surgery cases with postoperative visual loss. Anesthesiology. 2006;105(4):652-9.
139. Roth S. The effects of isovolumic hemodilution on ocular blood flow. Exp Eye Res. 1992;55(1):59-63.
140. Farag E, Abd-Elsaye AA, Dalton JE, Nada E, Parker BM. Postoperative vision loss after spine surgery: a single-institution case-control comparison. Ochsner J. 2014;14(2):179-83.
141. Shen Y, Drum M, Roth S. The prevalence of perioperative visual loss in the United States: a 10-year study from 1996 to 2005 of spinal, orthopedic, cardiac, and general surgery. Anesth Analg. 2009;109(5):1534-45.
142. Bezerra DM, Bezerra EM, Junior AJS, Amorim MAS, Miranda DB. Perda visual conversiva em pós-operatório de cirurgia de coluna: relato de caso. Rev Bras Anestesiol. No prelo 2016.
143. Nuwer MR, Dawson EG, Carlson LG, Kanim LE, Sherman JE. Somatosensory evoked potential spinal cord monitoring reduces neurologic deficits after scoliosis surgery: Results of a large multicenter survey. Electroencephalogr Clin Neurophysiol. 1995;96(1):6-11.
144. Vauzelle C, Stagnara P, Jouvinroux P. Functional monitoring of the spinal cord activity during spinal surgery. Clin Orthop Relat Res. 1973;(93):173-8.
145. Apfelbaum JL, Lichtor JL, Lane BS, Coalson DW, Korttila KT. Awakening, clinical recovery, and psychomotor effects after desflurane and propofol anesthesia. Anesth Analg. 1996;83(4):721-5.
146. Bagatini A, Volquind D, Rosso A, Trindade RD, Splettstösser JCG. Dexmedetomidina como droga adjuvante no despertar transitório no intra-operatório

de correção cirúrgica de escoliose. Rev Bras Anestesiol. 2004;54(2):247-51.

147. Tamaki T, Yamane T. Proceedings: clinical utilization of the evoked spinal cord action potential in spine and spinal cord surgery. Electroencephalogr Clin Neurophysiol. 1975;39(5):539.

148. Nash CL Jr, Lorig RA, Schatzinger LA, Brown RH. Spinal cord monitoring during operative treatment of the spine. Clin Orthop Relat Res. 1977;(126):100-5.

149. Franco CC, Valderrey V, Hidalgo MG. Protocolo de Monitorização intra-operatória da Medula Espinhal. *Revista neurologia.* 1999; 28:583-7.

150. Kumar A, Bhattachrya A, Makhija N. Evoked potential monitoring in anaesthesia and analgesia. Anaesthesia. 2000; 55:225-41.

151. Sloan TB, Heyer EJ. Anesthesia for intraoperative neurophysiologic monitoring of the spinal cord. J Clin Neurophysiol. 2002;19(5):430-43.

152. Kano T, Shimoji K. The effects of ketamine and neuroleptanalgesia on the evoked electrospinogram and electromyogram in man. Anesthesiology. 1974; 40(3):241-6.

153. Tobias JD, Goble TJ, Bates G, Anderson JT, Hoernschemeyer DG. Effects of dexmedetomidine on intraoperative motor and somatosensory evoked potential monitoring during spinal surgery in adolescents. Paediatr Anaesth. 2008;18(11):1082-8.

154. Sloan TB, Fugina ML, Toleikis JR. Effects of midazolam on median nerve somatosensory evoked potentials. Br J Anaesth. 1990;64(5):590–3.

155. Dawson EG, Sherman JE, Kanim LE, Nuwer MR. Spinal cord monitoring. Results of the scoliosis research society and the European Spinal Deformity Society survey. Spine. 1991;16(Suppl 8):361-4.

156. Glover CD, Carling NP. Neuromonitoring for Scoliosis Surgery. Anesthesiology Clin. 2014;32(1):101-14.

157. Kam PC, Kavanagh R, Yoong FF, Kavanaugh R. The arterial tourniquet: pathophysiological consequences and anaesthetic implications. Anaesthesia. 2001;56(6):534-45.

158. Kragh Jr JF, Walters TJ, Baer DG, Fox CJ, Wade CE, Salinas J, et al. Survival with emergency tourniquet use to stop bleeding in major limb trauma. Ann Surg. 2009;249(1):1-7.

159. Bradford EMW. Haemodynamic changes associated with the application of lower limb tourniquets. Anaesthesia. 1969;24(2):190-7.

160. Kadoi Y, Ide M, Saito S, Shiga T, Ishizaki K, Goto F, et al. Hyperventilation after tourniquet deflation prevents na increase in cerebral flow velocity. Can J Anaesth. 1999;46(3):259-64.

161. Hirota K, Hashimoto H, Tsubo T, Ishihara H. Quantification and comparison of pulmonary emboli formation after pneumatic tourniquet release in patients undergoing reconstruction of anterior cruciate ligament and total knee arthroplasty. Anesth Analg. 2002;94(6):1633-8.

162. Mohler LR, Pedowitz RA, Lopez MA, Gershuni DH. Effect of tourniquet compression of neuromuscular function. Clin Orthop Relat Res. 1999;(359):213-20.

163. Wilgis EFS. Observations on the effects of tourniquet ischaemia. J Bone Joint Surg Am. 1971;53(7):1343-6.

164. Pedowitz RA. Tourniquet-induced neuromuscular injury: a recent review of rabbit and clinical experiments. Acta Orthop Scand Suppl. 1991;245:1-33.

165. Mohler LR, Pedowitz RA, Myers RR, Ohara WM, Lopez MA, Gershuni DH. Intermittent reperfusion fails to prevent posttourniquet neuropraxia. J Hand Surg Am. 1999;24(4):687-93.

166. McEwen JA, Inkpen KB, Younger A. Thigh tourniquet safety: limb occlusion pressure measurement and a wide contoured cuff allow lower cuff pressure. Surg Technol. 2002;34:8-18.

167. Lieberman JR, Staneli CT, Dales MC. Tourniquet pressures on pediatric patients: a clinical study. Orthopedics. 1997;20(12):1143-7.

168. Van Roekel HE, Thurston AJ. Tourniquet pressure: the effect of limb circumference and systolic blood pressure. J Hand Surg Br. 1985;10(2):142-4.

169. Marshall PD, Patil M, Fairclough JA. Should esmarch bandages be used for exsanguination in knee arthroscopy and knee replacement surgery? A prospective trial of esmarch exsanguination versus simple elevation. J R Coll Surg Edinb. 1994;39(3):189-90.

170. Nassif JM, Ritter MA, Meding JB, Keating EM, Faris PM. The effect of intraoperative fixed dose heparin during total joint arthroplasty on the incidence of fatal pulmonary emboli. J Arthroplasty. 2000;15(1):16-21.

# Questões de Provas do TSA

**67.1 (TSA/2012)** Paciente de 83 anos apresenta fratura do colo do fêmur e será submetido à artroplastia do quadril. Nesse cenário, quando comparada à anestesia geral, a anestesia regional diminui:

**A.** Mortalidade pós-operatória.

**B.** Sangramento intraoperatório.

**C.** Disfunção cognitiva pós-operatória tardia.

**D.** Complicações pulmonares pós-operatórias.

**67.2 (TSA/2012)** Na cirurgia para correção de escoliose, observa-se que:

**A.** Infusão venosa de cetamina deprime os potenciais evocados somatossensitivos.

**B.** Eletromiografia intraoperatória é utilizada para monitorização da função medular.

**C.** Neuropatia óptica isquêmica anterior é a causa mais comum de perda visual pós-operatória.

**D.** Capacidade vital pré-operatória menor que 40% do previsto é preditiva da necessidade de suporte ventilatório pós-operatório.

**67.3 (TSA/2012)** O mecanismo proposto para a diminuição do sangramento intraoperatório associada à anestesia neuroaxial em artroplastias do quadril é a redução do(a):

**A.** Pressão arterial.

**B.** Pressão venosa.

**C.** Débito cardíaco.

**D.** Frequência cardíaca.

**67.4 (TSA/2013)** Homem de 20 anos será submetido a artrodese de coluna com monitorização do potencial evocado somatossensitivo. É realizada anestesia geral com 1 CAM de isoflurano, remifentanil e cisatracúrio. Durante o procedimento ocorre aumento da latência dos potenciais evocados. A explicação provável para esse achado é:

**A.** Efeito direto do isoflurano.

**B.** Aumento da pressão intracraniana.

**C.** Diminuição do metabolismo cerebral.

**D.** Aumento do fluxo sanguíneo cerebral.

**67.5 (TSA/2013)** Paciente de 47 anos, obeso mórbido, diabético e tabagista desenvolve cegueira bilateral após laminectomia lombar com fusão de 3 segmentos. Durante a cirurgia, que teve duração de 6 horas, recebeu 6 unidades de concentrado de hemácias e 5 litros de Ringer lactato. A pressão arterial média foi mantida entre 50 e 60 mmHg. A estrutura mais provavelmente envolvida nessa perda visual é:

**A.** Nervo óptico.

**B.** Córtex cerebral.

**C.** Veia central da retina.

**D.** Artéria central da retina.

**67.6 (TSA/2014)** Homem de 82 anos é submetido a artroplastia total de quadril com prótese cimentada sob raquianestesia em associação a infusão contínua de propofol para sedação. Logo após a inserção da prótese, observa-se redução da PA de 128x85 mmHg para 84x40 mmHg, aumento da FC de 73 bpm para 112 bpm, redução da $SpO_2$ de 96% para 78% e o surgimento de bloqueio de ramo direito no ECG. A causa mais provável para essas alterações é:

**A.** Isquemia do miocárdio.

**B.** Efeito sistêmico do metilmetacrilato.

**C.** Hipoventilação secundária à sedação.

**D.** Aumento da pressão do canal intramedular.

**67.7 (TSA/2016)** Qual é o fator de risco para perda visual pós-operatória por neuropatia isquêmica do nervo óptico após cirurgia de coluna?

**A.** Gênero feminino.

**B.** Utilização de coloide sintético.

**C.** Tempo anestésico prolongado.

**D.** Presença de neoplasia maligna.

# 68. ANESTESIA EM CIRURGIA PLÁSTICA: ESTÉTICA E REPARADORA

Antonio Fernando Carneiro
Paulo Renato de Paula
Fabiano Calixto Fortes de Arruda

A palavra "plástica" origina-se do termo grego *plastikos*, que significa modelar ou moldar; a cirurgia plástica, por sua vez, é a área da cirurgia que tem como objetivo trabalhar, manipular ou mover tecidos do corpo para um fim específico.

Historicamente, a cirurgia plástica surgiu junto com a medicina. Relatos no Papiro Ebers, tratado médico do Antigo Egito que data de 1550 a.C., informam que práticas de cirurgias reparadoras já eram realizadas entre os hindus por volta de 4000 a.C.

Na antiguidade, algumas tribos praticavam fortes punições como a amputação nasal, para certos crimes cometidos por delinquentes, ladrões, assassinos e mulheres que traíam seus maridos. Visto que durante essa época eram permitidas dissecções anatômicas sem a conotação de profanação do corpo humano, abriu-se um vasto campo para experimentos e, consequentemente, a cirurgia plástica começou a se desenvolver. Nesse contexto, surgiu a reconstrução nasal ("retalho indiano"), realizada pelo cirurgião Sushruta Samhita, que criou um método engenhoso para reparar a perda do nariz ao utilizar retalhos da testa para tal reconstrução. Vale enfatizar que os princípios dessas reconstruções continuam a ser usados até hoje.[1]

O surgimento da anestesia cirúrgica, por sua vez, pôde ser observado em meados do século XIX, o que permitiu que a cirurgia plástica ganhasse mais popularidade, já que os procedimentos se tornaram menos dolorosos e complicados. Entretanto, cirurgias de cabeça e rosto, em função dos riscos a elas associados, somente puderam ser realizadas a partir do final do século XIX.

Diversas especialidades médicas apresentaram expressiva evolução durante as grandes guerras, em especial após a Segunda Guerra Mundial, quando muitos avanços foram realizados (tanto em cirurgia quanto em anestesia) em consequência das mutilações, ulcerações e deformações observadas. Tal evolução permitiu a realização de anestesias e cirurgias mais longas e com maior segurança, menor risco de infecção e menos dor.[1]

A cirurgia plástica, todavia, somente foi reconhecida como especialidade no final da década de 1940. A nova especialidade avançou no mesmo ritmo da evolução na tecnologia médica, oferecendo uma variedade de procedimentos e propiciando a criação de subespecialidades (p. ex., cirurgia orbitopalpebral, emergência em cirurgia plástica, cirurgia craniomaxilofacial, reconstrução mamária, cirurgia para queimaduras, cirurgia de redesignação sexual, cirurgia pós-grandes perdas ponderais, microcirurgia, cirurgia de mão, cirurgia estética e outras). Esses avanços permitiram que muitas pessoas se beneficiassem com tais procedimentos, tanto física quanto psicologicamente.[1]

O Brasil, acompanhando essa evolução, passou a ser uma referência dentro da especialidade de cirurgia plástica. Hoje a Sociedade Brasileira de Cirurgia Plástica (SBCP) conta com mais de 5 mil integrantes. Conforme informações da International Society of Aesthetic Plastic Surgery (ISAPS), no ano de 2014 foram realizadas cerca de 10 milhões de intervenções cirúrgicas para fins estéticos no mundo inteiro, sendo 13,9% delas no Brasil (segundo colocado no *ranking* mundial). De acordo com os dados publicados, a cirurgia estética mais popular mundialmente, entre as mulheres, foi a mamoplastia de aumento (e a segunda no Brasil), com 1,7 milhão de casos, representando 15% de todas as intervenções cirúrgicas.[2]

Um grande aumento no número de cirurgias foi observado nos últimos cinco anos, e isso somente foi possível graças à redução de complicações e a estudos relacionados à segurança do paciente, envolvendo tecnologia, pesquisa, padronização e educação de equipes, principalmente da cirurgia com a anestesia, o que permitiu uma grande evolução nessa especialidade.

No final do século XX, em razão do aumento dos custos, da ineficiência dos cuidados dos pacientes internados e da diminuição de leitos de internação, houve uma transição e um aumento nas cirurgias ditas ambulatoriais (*day clinic*). Procurou-se então maximizar essas cirurgias, seus cuidados e custos. Atualmente, cerca de 60% de todos os procedimentos cirúrgicos realizados nos Estados Unidos ocorrem de forma ambulatorial. A anestesia ambulatorial proporcionou conveniência, eficiência e corte de custos na prática cirúrgica. Porém, o fator determinante de tais benefícios é a seleção adequada dos pacientes, tendo como maior princípio a segurança deles.

## Avaliação e preparo pré-operatório para cirurgia plástica

Um dos objetivos da avaliação e preparo pré-operatório é identificar os pacientes de risco elevado e otimizar suas condições clínicas para o momento cirúrgico, minimizando as complicações. Em alguns casos, os riscos da anestesia são iguais ou até maiores do que o procedimento cirúrgico em si. Porém, mais importante do que estratificar os pacientes em classificações de risco é a atenção aos detalhes da história do paciente, exame físico e outros métodos investigativos que poderão determinar o ambiente no qual a cirurgia deverá ser realizada. De igual importância é o fato de que a cirurgia deve ser realizada por profissional gabaritado e com formação adequada, o que se aplica tanto ao cirurgião quanto ao anestesiologista.[3]

Compete ao anestesiologista a decisão sobre o local onde a cirurgia deverá ser realizada, a técnica anestésica a ser utilizada, a natureza do procedimento, o tempo cirúrgico, o anestésico empregado, os recursos e a segurança do espaço cirúrgico, adicionando a esses parâmetros a experiência do cirurgião e do anestesiologista e, em certa medida, a preferência do paciente.[3,4]

Toda e qualquer cirurgia envolve uma resposta endocrinometabólica ao trauma cuja intensidade depende da proporção da agressão realizada. Torna-se de fundamental importância uma avaliação pré-operatória com anestesiologista. Nesse sentido, a avaliação pré-anestésica é definida como o processo de avaliação clínica que precede os cuidados anestésicos necessários à realização de cirurgia ou ao procedimento não cirúrgico.[2]

Vários estudos demonstraram os benefícios de uma avaliação anestésica realizada antes do procedimento cirúrgico proposto em comparação àquelas realizadas no pré-operatório imediato. Dessa forma, é possível minimizar os riscos de suspensão da cirurgia, observando as complicações que podem ser previstas e evitadas, diminuindo a chance de desfecho desfavorável, o tempo de internamento e os gastos, mas principalmente reduzindo a morbimortalidade.[4-6]

O anestesiologista tem um papel importante, não apenas durante o ato anestésico, mas como membro atuante no pré e pós-operatório, o que influenciará positivamente nos indicadores de segurança e na criação de um vínculo com o paciente, instruindo-o quanto ao procedimento anestésico, à medicação pré-anestésica, à analgesia pós-operatória e às possíveis intercorrências pré e pós-operatórias.[4] O resultado de todo esse cuidado depende da avaliação e do preparo pré-operatórios realizados. A fim de oferecer maior qualidade e segurança, deve-se incentivar a prática do consultório de anestesia, mesmo quando se programa uma técnica anestésica com anestesia local.

A avaliação feita pelo anestesiologista deve abranger história clínica pertinente ao procedimento cirúrgico, incluindo medicamentos, cirurgias e anestesias prévias, dificuldade de intubação em anestesias anteriores, alergia medicamentosa e história social (uso de álcool, cigarro e drogas). O exame físico, incluindo avaliação das vias aéreas, sistema cardiovascular, pulmonar e todos os outros sistemas do organismo, deve ser realizado previamente. A partir daí, o cirurgião e o anestesiologista deverão solicitar exames complementares de acordo com a necessidade de cada paciente, incluindo consultas com outras especialidades conforme necessário.[6,7]

Independentemente da técnica anestésica escolhida, a previsão correta e antecipada de uma via aérea difícil pode determinar o sucesso ou a complicação grave do paciente. Uma avaliação prévia permite identificar características anatômicas do paciente associadas à dificuldade na manutenção da ventilação e oxigenação adequadas, alertando para cuidados relacionados à ventilação sob máscara ou intubação traqueal. A avaliação prévia deve ser feita mesmo nos casos programados com anestesia regional.[8]

É essencial ter total conhecimento das medicações pré-operatórias usadas pelo paciente para suas comorbidades. Esse é um conceito importante, pois medicações de rotina otimizam a fisiologia do paciente, permitindo a realização do procedimento e minimizando alguns riscos de complicação pós-operatória.[7,9]

Em geral, pacientes em vigência de tratamento farmacológico devem usar a medicação na manhã de seu procedimento cirúrgico, para manter seu estado fisiológico controlado. Entre as medicações que devem ser mantidas, estão anti-hipertensivos, hormônios tireoidianos, antidepressivos e ansiolíticos, medicações para refluxo gastresofágico ou pulmonares.[7,9]

Entretanto, algumas interações medicamentosas podem ocorrer durante o ato anestésico. Medicações anticoagulantes e agentes antiplaquetários devem ser interrompidos 10 dias antes do procedimento pelo risco aumentado de sangramento, e hipoglicemiantes orais ou insulina devem ser ajustados na véspera e no dia do procedimento, de acordo com seus níveis de glicemia. Já os suplementos ditos naturais, como ervas, chá-verde, "garrafadas", doses elevadas de vitamina E, *Gingko biloba*, ginseng e cápsulas de alho, devem ser interrompidos 15 dias antes.[7,9-11]

A seleção do tipo de anestesia depende de uma série de fatores, principalmente segurança e qualidade. Destacam-se também o estado geral do paciente e suas comorbidades, a natureza e magnitude do procedimento, o tempo cirúrgico/anestésico, a avaliação e experiência do anestesiologista e o ambiente no qual o procedimento será realizado, bem como a observação do tempo de jejum e a opinião/desejo do paciente. Da mesma forma, o ambiente e o tempo de internação dependerão das mesmas condições recém-citadas.[7,9]

Embora seja em geral bastante segura, a cirurgia plástica eletiva apresenta taxa de mortalidade de cerca de 1 em 50 mil, com dois terços dessas mortes relacionadas a complicações respiratórias decorrentes de trombose venosa e embolia pulmonar, havendo necessidade de anticoagulação em pacientes classificados como de risco, o que, como contrapartida, pode aumentar o risco de complicações hemorrágicas.[4]

Em cirurgia estética, alguns dos procedimentos de menor complexidade podem ser realizados com alta do paciente no mesmo dia, principalmente em indivíduos hígidos e jovens, como inclusão pura de implante mamário (exceto inclusão retromuscular), otoplastia, rinoplastia (sem fraturas ou com necessidade de septoplastia), blefaroplastia, implante capilar e refinamentos cirúrgicos. Na grande maioria dessas cirurgias, faz-se associação entre anestesia geral e anestesia local, ou mesmo sedação e anestesia local. Cirurgias mamárias, em casos selecionados, podem ser realizadas com anestesia peridural e sedação. A escolha do método anestésico caberá ao anestesiologista, em conjunto com o cirurgião e o paciente.[7]

Em pacientes submetidos a procedimentos de ressecção de tumor, com queimaduras agudas e suas sequelas, doenças congênitas, traumas e sequelas de infecção, a cirurgia plástica reconstrutora é uma opção vital para sua reintegração na sociedade. Além da execução de uma cirurgia e anestesia tecnicamente precisas, o cirurgião e o anestesiologista precisam considerar o paciente em sua totalidade, e não apenas a sua necessidade cirúrgica.[9,10]

## Conduta anestésica

Se o procedimento reconstrutivo for de menor magnitude, pode-se realizar anestesia geral ou local e sedação com alta no mesmo dia, como já mencionado. Porém, muitos desses pacientes estão debilitados e/ou são mais velhos, e a escolha entre anestesia geral *versus* anestesia monitorada dependerá, com frequência, do estado geral do paciente e de suas comorbidades, da natureza e magnitude do procedimento e do tempo cirúrgico/anestésico.[9,10] Cada vez mais, a anestesia monitorada e a anestesia local têm sido utilizadas, diminuindo, assim, o tempo de internação, as náuseas e os vômitos, a trombose venosa profunda e os custos operatórios.[9]

Os pacientes candidatos à cirurgia plástica reconstrutora muitas vezes são indivíduos idosos com maiores comorbidades, fato que os coloca em maior risco de complicações. Os cuidados com tais pacientes incluem uma boa comunicação, plano anestésico, controle de infecção, otimização nutricional, interrupção do tabagismo, controle da glicose, técnica cirúrgica primorosa, controle da dor e do quadro cardiopulmonar, tratamento de feridas tópicas, tromboprofilaxia e cuidados específicos com os drenos.[9,10]

Durante o procedimento, é fundamental que se tenha em mente algumas condutas perioperatórias específicas, a saber: controle dos parâmetros como hipotermia, infecção, glicemia, pressão arterial, tromboembolia venosa, quadro pulmonar e controle da dor. Esses são alguns riscos identificáveis na cirurgia plástica que podem levar à significativa morbidade e mortalidade.[9,10]

A hipotermia pode causar deficiência na função plaquetária, maior necessidade de transfusão sanguínea, hospitalização prolongada, alterações cardíacas e coronarianas e complicações na cicatrização de feridas.[12] O controle ou diminuição do quadro de infecção deve ser realizado com agentes tópicos e antibioticoterapia venosa profilática com cefazolina na dose de 2 g entre 30 e 60 minutos antes da incisão, sendo 60 minutos o padrão-ouro, a qual deverá ser repetida após 4 horas.[13] Além disso, muitos pacientes da cirurgia reconstrutora e pós-cirurgia bariátrica encontram-se debilitados e com baixa no estado nutricional, em especial baixos níveis de albumina, vitamina A e hemoglobina. A pobre condição proteica não apenas compromete a cicatrização, mas também aumenta os riscos de infecção e morte.[14]

Um único cigarro diminui a velocidade do fluxo sanguíneo em 42% nos vasos distais, pela ação da nicotina, e o monóxido de carbono possui 200 vezes mais afinidade pela hemoglobina do que o oxigênio, comprometendo, assim, sua liberação junto à ferida. Dessa forma, o ideal é que o paciente interrompa seu uso por quatro semanas no pré e pós-operatório.[15]

Os níveis de glicose no perioperatório devem ser controlados para evitar tanto a hipoglicemia quanto a hiperglicemia. A hipoglicemia acarreta lesão cerebral, levando o organismo ao coma e ao colapso. Já a hiperglicemia, além das lesões micro e macrovasculares, pode ocasionar disfunção das proteínas e enzimas, podendo induzir a graves lesões, incluindo o coma hiperglicêmico. Localmente, cada aumento de 40 $mg{\cdot}dL^{-1}$ de glicose sanguínea (acima de 110 $mg{\cdot}dL^{-1}$) provoca um incremento da taxa de infecção de 30% no local cirúrgico.[16]

A hipertensão e a hipotensão arterial são as principais complicações cardiovasculares observadas no período perioperatório em pacientes mais velhos. A hipotensão pode ser decorrente de agentes anestésicos, sangramento transoperatório ou estímulo vagal. Já a hipertensão pode ser devida a controle insuficiente da hipertensão arterial no pré-operatório, dor ou distensão vesical. A hipertensão em cirurgia estética é um risco alto, podendo ocasionar hematomas com necessidade de reintervenção cirúrgica.[4,7,10]

A tromboembolia deve ser avaliada em todas as cirurgias (tanto em cirurgia estética quanto reconstrutora), sobretudo naquelas com maior tempo cirúrgico (superior a 4 horas), nas cirurgias combinadas, em pacientes com história pessoal e familiar de trombose ou embolia pulmonar, história de abortos espontâneos, fazendo uso de anticoncepcionais (orais e injetáveis) e com maior necessidade de repouso.[10,17-19]

Algumas medidas, como uso de aparelho de compressão intermitente nas pernas durante todo o ato cirúrgico até a alta, deambulação precoce e manutenção de deambulação pós-operatória a cada 2 horas, uso de meias compressivas antitrombo após o ato cirúrgico até três semanas ininterruptamente e emprego de medicação (heparina de baixo peso molecular) que pode variar de 10 a 30 dias conforme a necessidade, são procedimentos que podem prevenir a tromboembolia.[2,10,17-19] Além disso, alguns autores defendem que a utilização da anestesia peridural (quando bem indicada) pode ser um importante fator preventivo para a ocorrência dessa complicação.[20]

A checagem pré-operatória padronizada (*checklist*) antes da incisão, da qual todos os membros da equipe cirúrgica participam, demonstrou reconhecer e reduzir a incidência de erros cirúrgicos evitáveis.[21,22]

O posicionamento dos pacientes na mesa de cirurgia é uma responsabilidade de toda a equipe. Equívocos ao posicionar o paciente para a cirurgia muitas vezes podem ocasionar alterações fisiológicas indesejáveis e lesões nos nervos periféricos que são fontes importantes de morbidade perioperatória. A vigilância sobre potenciais riscos de lesões relacionadas com o posicionamento envolve prevenção e monitoramento, embora nem todas as lesões sejam evitáveis.[23]

Considerando todos os tipos de técnicas anestésicas, as lesões do nervo ulnar representam 21% dos casos, seguidas pelas lesões do plexo braquial (20%), da medula espinhal (19%) e das raízes nervosas lombossacrais (17%). Após a anestesia geral, a maior frequência de danos observados foi relacionada ao plexo braquial (27%), seguido pelo nervo ulnar (22%) e pela medula espinhal (19%). Para anestesia regional, as raízes nervosas lombossacrais (39%) e a medula espinhal (29%) são mais lesadas, sendo que de um quarto a um terço dessas lesões são permanentes.[24]

Antes de se realizar qualquer técnica anestésica, a monitorização básica deve ser preconizada, incluindo a eletrocardiografia (ECG), a oximetria, a capnografia e a medição não invasiva da pressão arterial. É de suma importância obter os parâmetros vitais a fim de identificar qualquer alteração causada pelo posicionamento ou pela administração de fármacos.

# Técnicas de anestesia

## Anestesia local

Feita mediante infiltração dos tecidos da área a ser operada, a anestesia local pode ser realizada pela infiltração local e/ou em associação à sedação. Qualquer anestésico local pode ser utilizado na infiltração (lidocaína, ropivacaína, entre outros). Tal escolha depende de vários fatores: o paciente, o tempo cirúrgico e a técnica operatória a ser empregada.

## Anestesia peridural

A anestesia peridural por muito tempo foi limitada a procedimentos cirúrgicos em membros inferiores, pelve, períneo e abdômen inferior. Com o decorrer do tempo e o aperfeiçoamento da técnica, dos materiais de punção e dos anestésicos locais, observou-se que a anestesia peridural se tornou uma opção segura para procedimentos em cirurgia plástica.

## Anestesia peridural contínua

O uso de cateter tem grande importância e é uma opção para o anestesiologista. Algumas vantagens da infusão contínua são melhor estabilidade cardiovascular, diminuição da incidência de taquifilaxia, diminuição da frequência e da gravidade dos efeitos relacionados com a injeção de bólus e diminuição da difusão rostral do anestésico.

A introdução do cateter não deve ser feita mais do que 5 cm no espaço peridural. Adicionalmente, a fixação do cateter e a aspiração, sem refluxo de líquido cefalorraquidiano ou sangue, são algumas medidas para garantir a segurança do procedimento.

## Anestesia geral

Como alternativa de técnica anestésica, tem-se a anestesia geral. Com uma ampla possibilidade de combinação de técnicas (venosa total ou balanceada) e fármacos, pode-se atender as peculiaridades específicas de cada paciente e procedimento cirúrgico. O anestesiologista precisa ficar atento a algumas características, principalmente nos procedimentos realizados com o paciente sentado, observando a correta fixação do tubo traqueal a fim de evitar seu acotovelamento.

Como já citado, existem alterações fisiológicas importantes quando o paciente é operado sentado. Uma delas é a hipotensão causada sobretudo pela diminuição do débito cardíaco e do volume sistólico, sendo essa causa, em conjunto com a reposição hídrica inadequada, mais comum do que um plano anestésico profundo.

A ventilação deve ser feita observando-se o fato de que grandes volumes correntes provocam hipocapnia, promovendo vasoconstrição cerebral, prejudicando ainda mais o fluxo sanguíneo, que já está diminuído em cerca de 20% devido à elevação da cabeça.

## Anestesia para o queimado

O tratamento de pacientes com queimaduras graves teve uma grande evolução em todo o mundo nos últimos anos, o que propiciou uma diminuição das taxas de morbidade e mortalidade relacionadas a essa condição. As vítimas de queimaduras graves produzem a maior e mais intensa resposta inflamatória entre todos os pacientes graves. Tal resposta ocorre local e sistemicamente, podendo causar danos a outros órgãos.

Após a queimadura da pele e exposição do colágeno, ocorre uma grande liberação de substâncias vasoativas, entre elas histamina (liberada pelos mastócitos), cininas (liberadas pelo sistema calicreína) e prostaglandinas (por ação das cininas e pela exposição do colágeno) e outras substâncias como citocinas, tromboxano, trombina, plasmina, adrenalina e noradrenalina. A liberação de tais substâncias vasoativas leva a um importante aumento da permeabilidade capilar e, consequentemente, a uma perda de fluido intravascular e proteínas para o interstício, acarretando um grande edema e choque.

A lesão térmica funciona como um gatilho, levando a hipermetabolismo, imunossupressão e síndrome da resposta inflamatória, o que é conhecido como *burn shock*. Tais pacientes se encontram em estado de choque (baixa volemia), porém muitas vezes mantêm sua pressão arterial normal pela grande presença de catecolaminas (adrenalina e noradrenalina) liberadas frente à enorme resposta endocrinometabólica ao trauma. Em alguns casos, pode ocorrer ainda a falência miocárdica por presença de fatores liberados durante essa fase, como fator depressor do miocárdio, fator de necrose tumoral, interleucinas e outros fatores humorais.[1,25,26]

Pacientes nessa fase devem ser hidratados de forma adequada para a manutenção dos órgãos vitais. Em adultos, a primeira indicação é a solução de Ringer lactato, a qual pode ser aplicada em crianças, porém associando-se glicose à solução pelos seus riscos de hipoglicemia. A medida simples de débito urinário (0,5 $mL \cdot kg \cdot h^{-1}$ em adultos e 1-2 $mL \cdot kg \cdot h^{-1}$ em crianças) sugere uma adequada reposição de volume e oxigenação dos órgãos. Com tal prática, é possível fazer um adequado desbridamento, escarotomia/fasciotomia ou outros procedimentos necessários. O controle venoso da dor tem fundamental importância nessa fase.[1,25,26]

Os pacientes que, após melhora do quadro agudo (em torno do quinto dia), apresentam um equilíbrio maior da fase aguda geralmente são levados ao centro cirúrgico para nova abordagem (excisão tangencial). Tais pacientes continuam hipercatabólicos, tornando-se necessária a sua estabilização hemodinâmica antes do procedimento. Deve-se também avaliar e controlar a anemia, a quantidade de plaquetas, a hipoproteinemia, bem como as condições pulmonares, renais e cardiológicas. É preciso cuidado redobrado com a temperatura da sala cirúrgica em razão do grande risco de hipotermia pelas áreas queimadas e sangramento gastrintestinal (úlcera de Curling).

É importante ter em mente que a dor e a ansiedade que tais pacientes apresentam e sofrem nesse período são muito altas, justificando o suporte farmacológico para o controle dessas sensações.[1,25,26] A anestesia geral combinada com opioide, relaxante muscular e um agente volátil são as técnicas mundialmente mais utilizadas.[27]

A cetamina é um fármaco bastante usado em vários países para maior controle da dor das queimaduras, durante as trocas de curativos e para procedimentos cirúrgicos em queimadura, apesar de alguns efeitos colaterais, como a alteração dos sonhos, alucinações, *delirium* e humor.[27] A associação da clonidina ($\alpha_2$-agonista) com a cetamina pode reduzir alguns dos efeitos secundários indesejáveis desta e melhorar a analgesia por meio da redução do tônus simpático e controle da ansiedade.[27]

## Referências


1. Mélega JM, Reiff ABM. Introdução à cirurgia plástica. In Mélega JC, editor. Cirurgia plástica, fundamentos e arte. 3. ed. Rio de Janeiro: Medsi; 2013. p. 3-8.
2. International Society of Aesthetic Plastic Surgery. ISAPS international survey on aesthetic/cosmetic: procedures performed in 2014 [Internet]. Hanover: ISAPS; 2014 [capturado em 02 mar. 2017]. Disponível em: http://www.isaps.org/Media/Default/global-statistics/2015%20ISAPS%20Results.pdf.
3. Foss CB. Patients have a right to safe surgery. Aesthetic Plast Surg. 2012;36(1):1-2.
4. Mustoe TA, Buck DW, Lalonde DH. The safe management of anesthesia, sedation and pain in plastic surgery. Plast Reconstr Surg. 2010;126(4):165e-176e.
5. Prieto y Schwartzman U, Batista KT, Duarte LTD, Saraiva RA, Fernandes MCBC. Complicações anestésicas em Cirurgia Plástica e a importância da consulta pré-anestésica como instrumento de segurança. Rev Bras Cir Plast. 2011;26(2):221-7.
6. Schiff JH, Frankenhauser S, Pritsch M, Fornaschon SA, Snyder-Ramos SA, Heal C, et al. The anesthesia preoperative evaluation clinic (APEC): a prospective randomized controlled Trial assessing impacto in consultation time, direct costs, patient rducation and satisfaction with anesthesia care. Minerva Anestesiol. 2010;76(7):491-9.
7. Ceradini DJ, Zelman M. Anesthesia in aesthetic surgery. In: Aston S, Steinbrech DS, Walden J, editors. Aesthetic plastic surgery. New York: Saunders Elsevier; 2009. p. 27-35.
8. Potério G, Braga A, Braga F, Pereira R. Clínica de avaliação pré-operatória. In: Cavalcanti IL, editor. Medicina perioperatória. Rio de Janeiro: Sociedade Brasileira de Anestesiologia; 2009. p. 71-111.
9. Harrison B, Khansa I, Janis JE. Evidenced-base strategies to reduce postoperative complications in plastic surgery. Plast Reconstr Surg. 2016;137(1):351-60.
10. Trussler A, Tabbal GN. Patient safety in plastic surgery. Plast Reconstr Surg. 2012;130(3):470e-8e.
11. Wong WW, Gabriel A, Maxwell GP, Gupta SC. Bleeding risks of herbal and dietary supplements: a hidden nightmare for plastic surgeons? Aesthet Surg J. 2012;32(3):332-46.
12. Constantine RS, Kenkel M, Hein RE, Cortez R, Anigian K, Davis KE, et al. The impact of perioperative hypothermia on plastic surgery outcomes: a multivariate logistic regression of 1062 cases. Aesthet Surg J. 2015;35(1):81-8.
13. Bowater RJ1, Stirling SA, Lilford RJ. Is antibiotic prophylaxis in surgery a generally effective intervention? Testing a generic hypothesis over a set of meta-analyses. Ann Surg. 2009 Apr;249(4):551-6.
14. Agha-Mohammadi S, Hurwitz DJ. Enhanced recovery after body-contouring surgery: reducing surgical complication rates by optimizing nutrition. Aesthetic Plast Surg. 2010;34(5):617-25.
15. Krueger JK, Rohrich RJ. Clearing the smoke: The scientific rationale for tobacco abstention with plastic surgery. Plast Reconstr Surg. 2001;108(4):1063-73
16. Ramos M, Khalpey Z, Lipsitz S, Steinberg J, Panizales MT, Zinner M, et al. Relationship of perioperative hyperglycemia and postoperative infections in patients who undergo general and vascular surgery. Ann Surg. 2008;248(4):585-91.
17. Saldanha OR, Salles AG, Llaverias F, Saldanha Filho OR, Saldanha CB. Fatores preditivos de complicações em procedimentos de cirurgia plástica: sugestão de escore de segurança. Rev Bras Cir Plast. 2014;29(1):105-13.
18. Mlodinow AS, Khavanin N, Ver Halen JP, Rambachan A, Gutowski KA, Kim JY. Abstract 41: increased anesthesia duration increases venous thromboembolism risk in plastic surgery: a six-year analysis of over 19,000 cases. Plast Reconstr Surg. 2014;133(3 Suppl):52.
19. Phillips BT, Wang ED, Rodman AJ, Watterson PA, Smith KL, Finical SJ, et al. Anesthesia duration as a marker for surgical complications in office-based plastic surgery. Ann Plast Surg. 2012;69(4):408-11.
20. Hafezi F, Naghibzadeh B, Nouhi AH, Salimi A, Naghibzadeh G, Mousavi SJ. Epidural anesthesia as a thromboembolic prophylaxis modality in plastic surgery. Aesthet Surg J. 2011;31(7):821-4.
21. Oak SN, Dave NM, Garasia MB, Parelkar SV. Surgical checklist application and its impact on patient safety in pediatric surgery. J Postgrad Med. 2015;61(2):92-4.
22. Collins C. Leaner's dictionary. 3rd ed. Glasgow: Harper Colllins; 2006. p. 180.
23. Mélega JC, editor. Cirurgia plástica, fundamentos e arte. Rio de Janeiro: Guanabara Koogan; 2004.
24. Warner MA. Perioperative neuropathies. Mayo Clin Proc. 1998;73(6):567-74.
25. MacLennan N, Heimbach DM, Cullen BF. Anesthesia for major thermal injury. Anesthesiology. 1998;89(3):749-70.
26. Harbin KR, Norris TE. Anesthetic management of patients with major burn injury. AANA J. 2012;80(6):430-9.
27. Pretto G, Westphal GA, Silva E. Clonidine for reduction of hemodynamic and psychological effects of S+ ketamine anesthesia for dressing changes in patients with major burns: an RCT. Burns. 2014;40(7):1300-7.


### Leitura sugerida


American Society of Anesthesiologists Task Force on Preanesthesia Evaluation. Practice advisory for preanesthesia evaluation: a report by the American Society of Anesthesiologists Task Force on Preanesthesia Evaluation. Anesthesiology. 2002;96(2):485-96.

# 69. ANESTESIA EM CIRURGIA AMBULATORIAL

James Manica

Pode-se dizer que a anestesia para cirurgia ambulatorial se iniciou juntamente com o descobrimento da anestesia cirúrgica. Embora o éter tenha sido usado por William E. Clarke, estudante de medicina do Vermont Medical College, em Burlington, Estados Unidos, para a extração dentária na srta. Hobbie, em janeiro de 1842, foi em 30 de março daquele ano que o médico generalista Crawford W. Long usou pela primeira vez o éter para extirpar um tumor no pescoço de James Venable. O procedimento teve lugar na casa do médico, em Jefferson, Georgia. Desestimulado por seu professor E. M. Moore e por não dar maior importância à experiência, Clarke não a repetiu; Long, no entanto, ainda utilizou a técnica em alguns pacientes nos meses seguintes. Ele parou de utilizar o éter em suas cirurgias cedendo a pressões de pessoas influentes em sua comunidade, temerosas de eventuais consequências indesejáveis. Em 1846, quando Long se preparava para apresentar sua experiência à comunidade médica, foi noticiada a demonstração bem-sucedida de William Thomas Green Morton com éter, no Massachusetts General Hospital, Boston, em 16 de outubro daquele ano.

Em uma época de más condições de higiene, os problemas dentários eram disseminados na população. Em 1844, Horace Wells, um dentista de Hartford, Connecticut, ao assistir a uma apresentação pública do gás hilariante (óxido nitroso), percebeu o potencial do gás como analgésico e combinou para o dia seguinte submeter-se a uma extração dentária sob efeito do gás. Gardner Q. Colton, que esteve à frente da apresentação, forneceu o óxido nitroso e assistiu à extração dentária a que se submeteu Horace Wells nas mãos de seu colega John M. Riggs. Se, por um lado, Wells não teve sucesso quando fez uma demonstração, em janeiro de 1845, aos médicos em Boston; por outro, Colton, nos anos que se seguiram, associou-se a dois cirurgiões-dentistas e popularizou o uso do óxido nitroso para as cirurgias dentárias. A atividade desses profissionais perdurou de 1864 até 1897, com a realização de dezenas de milhares de extrações dentárias com óxido nitroso a 100%, sem nenhum relato de óbito.[1] As misturas de óxido nitroso e oxigênio apareceram no final do século XIX e a indução anestésica no ambiente ambulatorial com óxido nitroso a 100% foi rotina até a década de 1970, quando surgiram os equipamentos de anestesia modernos que impedem o uso de misturas hipóxicas, aumentando, assim, a segurança dos pacientes.

Ressalte-se que os procedimentos cirúrgicos no século XIX eram menos agressivos, a maioria deles realizada no consultório médico ou na residência do paciente. Essa prática foi reforçada com o advento da cocaína e anestesia local ou regional no final do século. Porém, a própria anestesia permitiu que técnicas cirúrgicas mais ambiciosas se desenvolvessem, e os hospitais tornaram-se os ambientes mais adequados para atender a esses pacientes, de maneira que, no início do século XX e nas décadas seguintes, cada vez mais os procedimentos passaram a se realizar nesses locais. Os hospitais, na primeira metade do século, com a melhoria das qualidades sanitárias e antissépticas, eram vistos como os locais mais seguros, com melhor fiscalização e controle de qualidade para a realização de procedimentos cirúrgicos.[2]

Paulatinamente, a anestesia se desenvolveu e foi aprimorada, sobretudo a partir do momento em que se definiu como especialidade médica. Nas décadas de 1920 e 1930, surgiram os primeiros programas de pós-graduação em Anestesiologia, assim como as disciplinas de Anestesiologia nos currículos médicos universitários. As associações médicas dos países mais desenvolvidos criaram os títulos de especialista em Anestesiologia. A introdução de programas de ensino e de formação de especialistas impulsionou o desenvolvimento da especialidade como ciência, favorecendo o aprofundamento do conhecimento da fisiologia e farmacologia da anestesia, promovendo a sua segurança. O desenvolvimento de equipamentos mais avançados de administração e monitoramento da anestesia, assim como o de melhores agentes anestésicos, melhor controle da dor, maior controle das náuseas e vômitos pós-operatórios, equipes qualificadas e cuidados perioperatórios mais apurados têm contribuído para um nível elevado de qualidade e segurança no atendimento a pacientes cirúrgicos que se estende ao atendimento ambulatorial. Aliados a esses fatores, as técnicas cirúrgicas menos invasivas, os fatores econômicos e as preferências dos pacientes completam o estímulo para o incremento na realização de procedimentos ambulatoriais que hoje se observa.

Entre as experiências pioneiras do atendimento cirúrgico ambulatorial, merecem menção os trabalhos desenvolvidos por James H. Nicoll no Glasgow Hospital for Sick Children, e Ralph M. Waters em Sioux City, Iowa. Nicoll foi um cirurgião escocês que, durante 9 anos (1899-1908), realizou aproximadamente 9 mil procedimentos ambulatoriais ortopédicos e de cirurgia geral, dos quais quase metade foi em crianças com menos de 3 anos (muitas menores de 1 ano). O anestésico utilizado foi o clorofórmio, popular para crianças e no trabalho de parto em virtude do odor agradável. Nicoll[3] reconhecia as desvantagens da recuperação rotineira no hospital das crianças (infecção nosocomial) e as vantagens do bom cuidado materno em casa. Waters, um clínico que realizava anestesias com frequência, foi estimulado por um cirurgião-dentista a criar em seu próprio consultório as condições para procedimentos com anestesia, pois fazê-lo em um hospital gerava maiores custos e transtornos para pacientes e médicos. Em 1919, Waters[4] publicou sua experiência e o sucesso do empreendimento. Ele usava óxido nitroso. Mais tarde, em 1927, foi convidado para ser professor na Universidade de Wisconsin, onde introduziu a disciplina de Anestesiologia e o primeiro programa de especialização em Anestesiologia dos Estados Unidos.[4]

Muitos foram os avanços científicos e tecnológicos que favoreceram o aumento dos atendimentos anestésico-cirúrgicos ambulatoriais. Entre esses avanços destacam-se os agentes venosos tanto hipnóticos como opioides com propriedades farmacocinéticas mais adequadas; agentes inalatórios com eliminação e recuperação mais rápidas; bloqueadores neuromusculares de duração de ação mais curta; e desde há 10 anos, a disponibilidade do sugamadex que pode reverter o bloqueio neuromuscular do rocurônio a qualquer momento. Para o controle da dor, foram desenvolvidos anti-inflamatórios não esteroides (AINEs) como o cetorolaco para se somar à ação dos opioides sem produzir vômitos, sedação e depressão respiratória. O controle das náuseas e vômitos pós-operatórios (NVPO) se faz de forma mais eficaz, profilaticamente e com medicamentos mais efetivos, como os antagonistas do receptor de serotonina.

Os avanços tecnológicos a partir dos anos 1970 introduzidos na monitorização dos pacientes anestesiados foram, em grande parte, responsáveis pela impressionante alteração nos resultados de morbimortalidade de causa anestésica nas últimas décadas. A confiabilidade dos atuais aparelhos de anestesia, a oximetria de pulso e a capnografia foram fundamentais nessa melhoria. Nos anos de 1970, as séries de mortalidade anestésico-cirúrgica apontavam para 1 morte relacionada à anestesia em 10 mil cirurgias; atualmente há séries com menos de 1 morte relacionada à anestesia para 200 mil cirurgias.[5]

A tendência do atendimento ambulatorial de crescer é uma realidade. O atendimento ambulatorial do paciente cirúrgico diminui em 60 a 75% os custos totais quando comparado ao atendimento hospitalar.[6] Os Estados Unidos lideram esse movimento, possivelmente em virtude do tipo de financiamento dos serviços de saúde. Em 2014, 9.942.200 (57,8%) pacientes externos de um total de 17.189.800 pacientes cirúrgicos receberam algum tipo de tratamento invasivo em hospitais daquele país.

Outro levantamento estatístico de 2012, também nos Estados Unidos, que incluiu pacientes com procedimentos não cirúrgicos, aponta para o número de 28,6 milhões de pacientes, dos quais 53% dos pacientes receberam tratamento em unidades ambulatoriais hospitalares e 47% em centros cirúrgicos ambulatoriais. Noventa e cinco por cento dos pacientes tiveram alta, e 2% ficaram internados.[7] O aumento do percentual de pacientes externos no intervalo de 1994 a 2012 foi de 57 para 66% do total dos procedimentos cirúrgicos.

Os procedimentos mais frequentemente realizados foram e, provavelmente, continuam a ser oftalmológicos, excisão de cartilagem semilunar do joelho, adenoamigdalectomias, descompressões de nervos periféricos, hérnias inguinais ou femorais, cirurgias de reparo articular, cirurgias de pele ou mama, procedimentos de tendões, músculos e tecidos moles, reparo de hérnias umbilicais ou inguinais e colecistectomias (TAB. 69.1).[8]

Alguns sistemas orgânicos estão mais aptos a sofrer intervenções em âmbito ambulatorial (FIG. 69.1).[9]

## Legislação

As diretrizes estabelecidas pelas sociedades de anestesiologia, as regulamentações e fiscalizações promovidas pelas agências estatais contribuem para o estabelecimento de padrões condignos de qualidade e segurança. Os cuidados perioperatórios, incluindo a criteriosa avaliação pré-operatória e os cuidados pós-operatórios, fazem parte das aquisições positivas no âmbito da cirurgia ambulatorial.

Em que pese o breve período que o paciente ambulatorial permanece na instituição, o que poderia dar a falsa ideia de um procedimento com menores riscos que um realizado com internamento, o grau de controle e segurança das condições oferecidas pela instituição provedora do serviço deverá ser tão rigoroso quanto nas demais situações. Na verdade, o atendimento ambulatorial do paciente cirúrgico poderá acrescentar riscos perioperatórios como a descompensação de condições clínicas preexistentes ou o surgimento de complicações que poderiam ser mais bem controladas em um ambiente hospitalar com recursos técnicos e de pessoal mais abundantes.[10] A administração do estabelecimento e o corpo técnico, incluindo os médicos, devem estar conscientes de que os cânones do bom gerenciamento econômico e a cultura

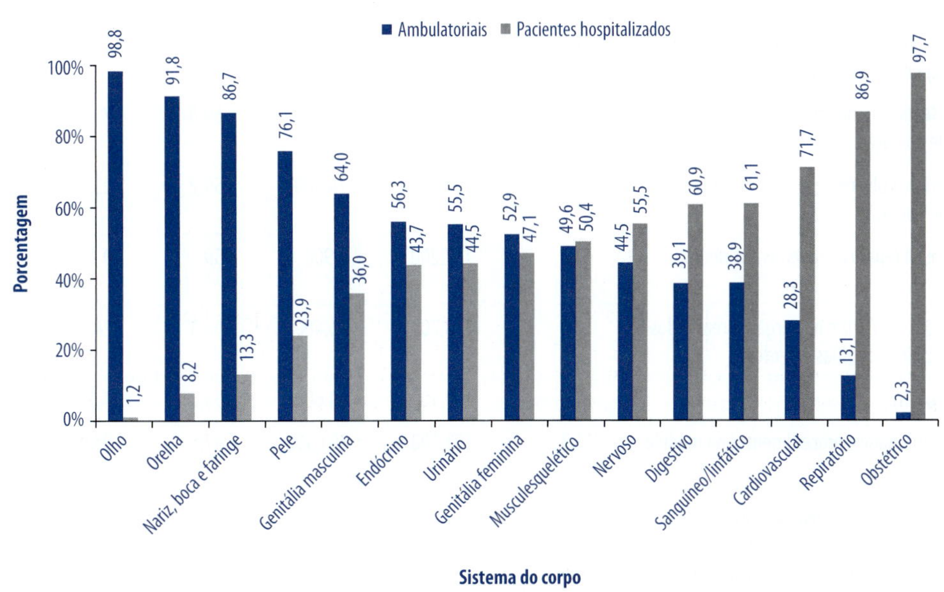


**FIGURA 69.1** Cirurgias ambulatoriais *versus* cirurgias em pacientes hospitalizados conforme o sistema do corpo, 2012.
Nota: Os sistemas são baseados no *software* de classificação clínica (*Clinical Classificartions Software*, CCS) e no *software* de *Clinical Classifications Software for Services and Procedures*.
*Fonte: Wier e colaboradores.*[9]

**TABELA 69.1** As 25 cirurgias terapêuticas ambulatoriais mais comuns realizadas em hospitais comunitários nos Estados Unidos em 2014

| Todos os procedimentos listados no CCS | Todas as CAs (%) | Cirurgias (nº)[a] | | Cirurgias (nº por 100 mil habitantes)[b] | | Cirurgias ambulatoriais (%) |
|---|---|---|---|---|---|---|
| | | CA | PH | AS | PH | |
| Procedimentos no cristalino e para catarata | 12,4 | 1.427.800 | 1.000 | 450,1 | 0,3 | 99,9 |
| Procedimentos em músculo, tensão e tecidos moles realizados na sala de cirurgia | 6,6 | 755.600 | 295.300 | 238,2 | 93,1 | 71,9 |
| Incisão ou fusão de articulação, destruição de lesão na articulação | 5,3 | 607.800 | 147.800 | 191,6 | 46,6 | 80,4 |
| Colecistectomia e exploração de ducto colédoco | 5 | 577.500 | 372.600 | 182,1 | 117,5 | 60,8 |
| Excisão de cartilagem semilunar do joelho | 4,4 | 509.900 | 6.900 | 160,8 | 2,2 | 98,7 |
| Reparo de hérnia inguinal e femoral | 3,8 | 439.100 | 38.300 | 138,4 | 12,1 | 92 |
| Reparo de hérnia diafragmática, incisional e umbilical | 3,3 | 375.200 | 239.000 | 118,3 | 75,3 | 61,1 |
| Amigdalectomia e/ou adenoidectomia | 3,2 | 366.500 | 16.800 | 115,6 | 5,3 | 95,6 |
| Descompressão de nervo periférico | 2,8 | 323.500 | 16.300 | 102 | 5,1 | 95,2 |
| Procedimentos da pele e mamas realizados na sala de operação, incluindo cirurgias plásticas da mama | 2,8 | 322.000 | 88.100 | 101,5 | 27,8 | 78,5 |
| Miringotomia | 2,7 | 308.500 | 8.300 | 97,3 | 2,6 | 97,4 |
| Lumpectomia, quadrantectomia da mama | 2,6 | 297.600 | 8.000 | 93,8 | 2,5 | 97,4 |
| Inserção, revisão, substituição e remoção de marca-passo ou cardioversor/desfibrilador cardíaco | 2,4 | 281.100 | 245.600 | 88,6 | 77,4 | 53,4 |
| Procedimentos nos ossos que não envolvem fratura ou artroplastia | 2,4 | 277.700 | 139.800 | 87,5 | 44,1 | 66,5 |
| Histerectomia abdominal e vaginal | 2,4 | 271.200 | 237.500 | 85,5 | 74,9 | 53,3 |
| Excisão parcial de osso | 2,2 | 253.000 | 358.900 | 79,8 | 113,2 | 41,3 |
| Laminectomia, excisão de disco intervertebral | 1,9 | 222.000 | 438.300 | 70 | 138,2 | 33,6 |
| Apendicectomia | 1,8 | 208.800 | 238.800 | 65,8 | 75,3 | 46,6 |
| *Stents* vasculares e procedimentos realizados na sala de operação que não sejam de cabeça ou pescoço | 1,8 | 205.400 | 1.000.500 | 64,8 | 315,4 | 17 |
| Procedimentos nos testículos, na próstata e no pênis realizados na sala de operação | 1,6 | 189.600 | 22.100 | 59,8 | 7 | 89,6 |
| Procedimentos vaginais, vulvares e pélvicos femininos realizados na sala de operação | 1,6 | 187.700 | 74.500 | 59,2 | 23,5 | 71,6 |
| Cirurgia para joanete ou reparo de defeitos nos dedos dos pés | 1,6 | 187.200 | 2.900 | 59 | 0,9 | 98,5 |
| Procedimentos na boca, no nariz e na garganta realizados na sala de operação, excluindo tonsilas e dentes | 1,6 | 178.700 | 76.400 | 56,3 | 24,1 | 70,1 |
| Cirurgias plásticas no nariz | 1,5 | 169.100 | 14.600 | 53,3 | 4,6 | 92,1 |
| Biópsia e excisão de linfonodos, procedimentos na medula óssea | 1,3 | 151.100 | 301.100 | 47,6 | 94,9 | 33,4 |

Nota: Foram incluídas apenas cirurgias terapêuticas invasivas realizadas em ambiente ambulatorial hospitalar e reportadas de maneira confiável. Os procedimentos são baseados no CCS e no *Clinical Classifications Software for Services and Procedures*.

[a] O número de altas hospitalares foi arredondado para a centena mais próxima.

[b] Com base nas estimativas populacionais do *Census Bureau* dos Estados Unidos.

CA, cirurgia ambulatorial; CCS, do inglês *Clinical Classifications Software*; PH, paciente hospitalizado.

*Fonte: Steiner e colaboradores.*[8]

do lucro não se podem sobrepor às exigências de qualidade e segurança disponibilizadas a esses clientes. Com o objetivo de manter os padrões nos níveis desejados de atendimento, a legislação e as especialidades médicas preocupam-se em definir ordenamentos estruturais e guiar diretrizes de conduta para todos os procedimentos realizados nessa condição. No presente momento (2017), está em vigor a Resolução nº 1.886, de 13 de novembro de 2008 do Conselho Federal de Medicina[11] que normatiza os padrões necessários no atendimento aos pacientes cirúrgicos ambulatoriais, denominados de pacientes com internação de curta permanência (**QUADRO 69.1**).

Na Resolução nº 1.802, de 4 de outubro de 2006, o Conselho Federal de Medicina[12] legisla mais genericamente sobre todo ato anestésico (**QUADRO 69.2**). Essa Resolução deve, portanto, ser observada também quando se trata de anestesia em paciente em regime ambulatorial.

**QUADRO 69.1** Resolução nº 1.886/2008 do Conselho Federal de Medicina

**NORMAS MÍNIMAS PARA O FUNCIONAMENTO DE CONSULTÓRIOS MÉDICOS E DOS COMPLEXOS CIRÚRGICOS PARA PROCEDIMENTOS COM INTERNAÇÃO DE CURTA PERMANÊNCIA**

**1. DEFINIÇÕES**

**Cirurgias com internação de curta permanência:** são todos os procedimentos clinicocirúrgicos (com exceção daqueles que acompanham os partos) que, pelo seu porte, dispensam o pernoite do paciente. Eventualmente o pernoite do paciente poderá ocorrer, sendo que o tempo de permanência do paciente no estabelecimento não deverá ser superior a 24 horas.

**Anestesias para cirurgias com internação de curta permanência:** são todos os procedimentos anestésicos que permitem pronta ou rápida recuperação do paciente, sem necessidade de pernoite, exceto em casos eventuais. Os tipos de anestesia que permitem rápida recuperação do paciente são: anestesia locorregional, com ou sem sedação, e anestesia geral com fármacos anestésicos de eliminação rápida.

**2. CLASSIFICAÇÃO DOS ESTABELECIMENTOS**

**2.1** Os estabelecimentos de saúde que realizam procedimentos clinicocirúrgicos de curta permanência, com ou sem internação, deverão ser classificados em:

a. **Unidade tipo I;**
b. **Unidade tipo II;**
c. **Unidade tipo III;**
d. **Unidade tipo IV.**

**2.1.1 Unidade tipo I**

É o consultório médico, independente de um hospital, destinado à realização de procedimentos clínicos, ou para diagnóstico, sob anestesia local, sem sedação, em dose inferior a 3,5 mg/kg de lidocaína (ou dose equipotente de outros anestésicos locais), sem necessidade de internação.

**2.1.2 Unidade tipo II**

a. É o estabelecimento de saúde, independente de um hospital, destinado à realização de procedimentos clinicocirúrgicos de pequeno e médio porte, com condições para internações de curta permanência, em salas cirúrgicas adequadas a essa finalidade.
b. Deverá contar com salas de recuperação ou de observação de pacientes.
c. Realiza cirurgias/procedimentos de pequeno e médio porte, sob anestesia locorregional (com exceção dos bloqueios subaracnóideo e peridural), com ou sem sedação.
d. O pernoite, quando necessário, será feito em hospital de apoio.
e. É obrigatório garantir a referência para um hospital de apoio.

**2.1.3 Unidade tipo III**

a. É o estabelecimento de saúde, independente de um hospital, destinado à realização de procedimentos clinicocirúrgicos, com internação de curta permanência, em salas cirúrgicas adequadas a essa finalidade;
b. Deverá contar com equipamentos de apoio e de infraestrutura adequados para o atendimento do paciente;
c. Realiza cirurgias de pequeno e médio porte, sob anestesia locorregional, com ou sem sedação, e anestesia geral com agentes anestésicos de eliminação rápida;
d. Corresponde a uma previsão de internação por, no máximo, 24 (vinte e quatro) horas, podendo ocorrer alta antes desse período, a critério médico;
e. A internação prolongada do paciente, quando necessária, deverá ser feita no hospital de apoio;
f. Estas unidades obrigatoriamente terão de garantir a referência para um hospital de apoio.

**2.1.4 Unidade tipo IV**

a. Unidade anexada a um hospital geral ou especializado, que realiza procedimentos clínicocirúrgicos com internação de curta permanência, em salas cirúrgicas da unidade ambulatorial, ou do centro cirúrgico do hospital, e que pode utilizar a estrutura de apoio do hospital (Serviço de Nutrição e Dietética, Centro de Esterilização de Material e Lavanderia) e equipamentos de infraestrutura(Central de Gases, Central de Vácuo, Central de Ar Comprimido, Central de Ar-Condicionado, Sistema de Coleta de Lixo etc.);
b. Realiza cirurgias com anestesia locorregional com ou sem sedação e anestesia geral com agentes anestésicos de eliminação rápida;
c. Não está prevista a internação do paciente nesta Unidade por mais de 24 (vinte e quatro) horas. Nesse caso, a internação ocorrerá no hospital e somente na presença de complicações.

*(Continua)*

**QUADRO 69.1** Resolução nº 1.886/2008 do Conselho Federal de Medicina (*Continuação*)

**NORMAS MÍNIMAS PARA O FUNCIONAMENTO DE CONSULTÓRIOS MÉDICOS E DOS COMPLEXOS CIRÚRGICOS PARA PROCEDIMENTOS COM INTERNAÇÃO DE CURTA PERMANÊNCIA**

**3. CRITÉRIOS DE SELEÇÃO DOS PACIENTES**

**3.1** Os critérios estabelecidos para a seleção destes pacientes são os seguintes:

a. Estado físico: os pacientes que podem ser submetidos a cirurgia/procedimento com internação de curta permanência são os classificados nas categorias ASA I e ASA II da *American Society of Anesthesiologists* (1962), ou seja:

**ASA I** – pacientes sem transtornos orgânicos, fisiológicos, bioquímicos ou psicológicos. A enfermidade que necessita de intervenção é localizada e não gera transtornos sistêmicos;

**ASA II** – o paciente apresenta pequenos ou moderados transtornos gerais, seja pela enfermidade sob intervenção ou outra (p. ex.: enfermidade cardíaca leve, diabetes leve ou moderado, anemia, hipertensão compensada, idades extremas e obesidade).

b. A extensão e a localização do procedimento a ser realizado permitem o tratamento com internação de curta permanência.

c. Não há necessidade de procedimentos especializados e controles estritos no pós-operatório.

d. Nas Unidades tipos II, III e IV, o paciente deverá estar acompanhado de pessoa adulta, lúcida e responsável.

e. Aceitação, pelo paciente, do tratamento proposto.

**3.2** A cirurgia/procedimento com internação de curta permanência é **contraindicada** quando:

a. Os pacientes são portadores de distúrbios orgânicos de certa gravidade, avaliados a critério do médico assistente.

b. Os procedimentos a serem realizados são extensos.

c. Há grande risco de sangramento ou outras perdas de volume que necessitem de reposição importante.

d. Há necessidade de imobilização prolongada no pós-operatório.

e. Os procedimentos estão associados a dores que exijam a aplicação de narcóticos, com efeito por tempo superior à permanência do paciente no estabelecimento.

**3.3** A cirurgia/procedimento deverá ser suspensa se o paciente se apresentar ao serviço sem a companhia de uma pessoa que se responsabilize por acompanhá-lo durante todo o tempo da intervenção cirúrgica e no retorno ao lar.

**3.4** A cirurgia/procedimento também deverá ser suspensa se o estabelecimento não apresentar as condições exigidas, por exemplo: falta de luz, de material e roupa esterilizada; ausência de pessoal de enfermagem no centro cirúrgico ou outros fatores que possam colocar em risco a segurança do paciente.

**4. RESPONSABILIDADES MÉDICAS**

**4.1** A indicação da cirurgia/procedimento com internação de curta permanência no estabelecimento apontado é de inteira responsabilidade do médico executante.

**4.2** Toda a investigação pré-operatória/pré-procedimento do paciente (realização de exames laboratoriais, radiológicos, consultas a outros especialistas, etc.) para diagnóstico da condição pré-operatória/pré-procedimento do paciente é de responsabilidade do médico e/ou da equipe médica executante.

**4.3** A avaliação pré-operatória/pré-procedimento dos pacientes a serem selecionados para a cirurgia/procedimento de curta permanência exige no mínimo:

**ASA I:** história clínica, exame físico e exames complementares;

**ASA II:** história clínica, exame físico e exames complementares habituais e especiais, que cada caso requeira.

**4.4** O médico deverá orientar o paciente ou o seu acompanhante, por escrito, quanto aos cuidados pré e pós-operatório/procedimento necessários e complicações possíveis, bem como a determinação da Unidade para atendimento das eventuais ocorrências.

**4.5** Após a realização da cirurgia/procedimento, o médico anestesiologista é o responsável pela liberação do paciente da sala de cirurgia e da sala de recuperação pós-anestésica. A alta do serviço será dada por um dos membros da equipe médica responsável. As condições de alta do paciente serão as estabelecidas pelos seguintes parâmetros:

a. orientação no tempo e espaço;

b. estabilidade dos sinais vitais há pelo menos 60 minutos;

c. ausência de náusea e vômitos;

d. ausência de dificuldade respiratória;

e. capacidade de ingerir líquidos;

f. capacidade de locomoção como antes, se a cirurgia o permitir;

g. sangramento ausente ou mínimo;

h. ausência de dor importante;

i. sem retenção urinária.

**4.6** A responsabilidade do acompanhamento do paciente, após a realização da cirurgia/procedimento até a alta definitiva, é do médico e/ou da equipe médica que realizou a cirurgia/procedimento.

**5. MATERIAL NECESSÁRIO**

**5.1** A **Unidade tipo I** deverá contar com os seguintes materiais:

a. instrumental para exame clínico e procedimentos de diagnóstico;

b. dispositivo para iluminação adequada para a atividade;

(*Continua*)

**QUADRO 69.1** Resolução nº 1.886/2008 do Conselho Federal de Medicina (*Continuação*)

**NORMAS MÍNIMAS PARA O FUNCIONAMENTO DE CONSULTÓRIOS MÉDICOS E DOS COMPLEXOS CIRÚRGICOS PARA PROCEDIMENTOS COM INTERNAÇÃO DE CURTA PERMANÊNCIA**

c. mesa/maca/cadeira adequada para a realização da atividade;
d. equipamentos e materiais específicos da especialidade praticada;
e. tensiômetro ou esfigmomanômetro;
f. equipamento para ausculta cardíaca;
g. material de consumo adequadamente esterilizado, de acordo com as normas em vigor;
h. material para a coleta de resíduos, conforme norma da ABNT.

**5.2** A **Unidade tipo II** deverá contar com os seguintes materiais:

a. instrumental cirúrgico;
b. aspirador de secreções;
c. conjunto de emergência, equipado com medicação de emergência e material de reanimação cardiorrespiratória;
d. fonte de oxigênio;
e. dispositivos para iluminação adequada no campo cirúrgico;
f. mesa/maca adequada para a realização da cirurgia;
g. equipamentos específicos da especialidade praticada (como microscópio cirúrgico, etc.);
h. estufa/autoclave para a esterilização de material se necessário;
i. dispositivo com chave para a guarda de medicamentos sujeitos a controle especial;
j. tensiômetro ou esfigmomanômetro;
k. equipamento para ausculta cardíaca;
l. armário provido de porta, ou outro dispositivo com proteção, para a guarda de material esterilizado e descartável;
m. mobiliário padrão hospitalar – para o uso de pacientes (somente será permitido esse tipo de mobiliário);
n. material de consumo adequadamente esterilizado, de acordo com as normas em vigor;
o. material para coleta de resíduos, conforme Norma da ABNT;
p. oxímetro de pulso;
q. outros equipamentos auxiliares para a atividade da especialidade.

**5.3** O **Complexo Cirúrgico** deverá ser organizado com as dependências descritas a seguir, observando-se as exigências mínimas de materiais e equipamentos para cada uma.

**5.3.1** As **salas cirúrgicas** deverão conter os seguintes equipamentos:

a. mesas/macas cirúrgicas;
b. mesa para instrumental;
c. aparelho de anestesia, segundo normas da ABNT;
d. conjunto de emergência, com desfibrilador;
e. aspirador cirúrgico elétrico, móvel;
f. dispositivos para iluminação do campo cirúrgico;
g. banqueta ajustável, inox;
h. balde a chute;
i. tensiômetro ou similar;
j. equipamento para ausculta cardíaca;
k. fontes de gases e vácuo;
l. monitor cardíaco;
m. oxímetro de pulso;
n. laringoscópio (adulto e infantil), tubos traqueais, guia e pinça condutora de tubos traqueais, cânulas orofaríngeas, agulhas e material para bloqueios anestésicos;
o. instrumental cirúrgico;
p. material de consumo adequadamente esterilizado, de acordo com as normas em vigor;
q. medicamentos (anestésicos, analgésicos e medicações essenciais para utilização imediata, caso haja necessidade de procedimento de manobras de recuperação cardiorrespiratória);
r. equipamentos e materiais específicos para o procedimento praticado.

**5.3.2** A **sala de indução/recuperação anestésica** deverá estar equipada com:

a. cama/maca de recuperação com grade;
b. tensiômetro ou similar;
c. laringoscópio adulto ou infantil;

*(Continua)*

**QUADRO 69.1** Resolução nº 1.886/2008 do Conselho Federal de Medicina (*Continuação*)

**NORMAS MÍNIMAS PARA O FUNCIONAMENTO DE CONSULTÓRIOS MÉDICOS E DOS COMPLEXOS CIRÚRGICOS PARA PROCEDIMENTOS COM INTERNAÇÃO DE CURTA PERMANÊNCIA**

d. capnógrafo;
e. ventilador pulmonar adulto e infantil;
f. aspirador contínuo elétrico;
g. estetoscópio;
h. fonte de oxigênio e vácuo;
i. monitor cardíaco;
j. oxímetro de pulso;
k. eletrocardiógrafo;
l. maca hospitalar com grade;
m. material de consumo;
n. medicamentos.

**5.4** As **Unidades tipo III** e **IV** deverão possuir, no mínimo, todos os materiais e equipamentos relacionados para as Unidades tipo I e II e para o Complexo Cirúrgico.

**Observação: Nas Unidades II, III e IV, um conjunto de emergência deverá estar localizado na área de quartos e enfermarias, e estar provido de equipamentos exclusivos, diversos daqueles utilizados no Complexo Cirúrgico.**

**6. RECURSOS HUMANOS NECESSÁRIOS**

**6.1** As Unidades que realizam procedimentos clínicocirúrgicos de curta permanência, com ou sem internação, deverão contar com profissionais médicos e de enfermagem suficientes e qualificados para as atividades propostas.

**6.2** As Unidades do tipo II, III e IV estarão obrigadas a garantir, durante todo o período de permanência do paciente em suas dependências, supervisão contínua realizada por pessoal de enfermagem e médico capacitado para atendimento de urgências e emergências.

**6.3** Todos os profissionais deverão estar inscritos nos respectivos Conselhos de Fiscalização, conforme determina a legislação em vigor.

**7. ORGANIZAÇÃO**

**7.1** As Unidades do tipo II, III e IV, classificadas nestas Normas, deverão possuir:

a. prontuário do paciente;
b. registro diário do mapa de todas as cirurgias/procedimentos;
c. registro da ocorrência das complicações pós-operatórias, ocorridas até a alta da unidade;
d. registro de dados da ocorrência de infecção pós-cirúrgica comunicada à unidade, mantendo estatística mensal de ocorrência de infecção, topografia da infecção e o tipo de cirurgia realizada;
e. registro de uso dos medicamentos de controle especial (entorpecentes e psicotrópicos).

**7.2** Os procedimentos para controle de infecção pós-operatória, incluindo procedimentos de limpeza, esterilização e desinfecção, deverão obedecer às determinações do Ministério da Saúde.

**7.3** Os medicamentos sujeitos a controle especial deverão obedecer ao estabelecido na legislação pertinente.

**7.4** Deverão ser estabelecidas rotinas para os serviços de limpeza, de enfermagem e de lavanderia.

**7.5** Os estabelecimentos deverão ser mantidos em perfeitas condições de ordem e limpeza.

**8. FUNCIONAMENTO**

**8.1** Os serviços que realizam procedimentos clínicocirúrgicos com internação de curta permanência, classificadas como II, III e IV, deverão ter seus projetos de construção, reconstrução, adaptação ou reforma aprovados pela autoridade sanitária competente.

**8.2** Os serviços que realizam procedimentos com internação de curta permanência, classificadas como II, III e IV, só poderão funcionar depois de devidamente licenciados pela autoridade sanitária competente, com suas especificações definidas.

**8.3** Os estabelecimentos classificadas como II, III e IV deverão contar com um responsável técnico, legalmente habilitado e inscrito no Conselho Regional de Medicina de sua jurisdição.

**8.4** Os estabelecimentos classificados como Unidades tipos II, III e IV deverão contar com apoio hospitalar, incluindo laboratório, radiologia, banco de sangue e outros recursos que venham a ser necessários para tratamento de complicações que porventura ocorram durante a realização de cirurgia/procedimento. O hospital deverá estar localizado em distância compatível com o atendimento emergencial ao doente que estará sendo removido.

**8.5** Os estabelecimentos classificados como Unidades tipos II, III e IV deverão garantir condições para efetuar a remoção de pacientes que necessitem de internação, sem agravar suas condições clínicas.

**8.6** Os estabelecimentos que realizam procedimentos clínicocirúrgicos com internação de curta permanência terão prazo de 180 (cento e oitenta) dias para atenderem a essas exigências.

**QUADRO 69.2** Resolução CFM nº 1.802/2006

**SOBRE A PRÁTICA DO ATO ANESTÉSICO**

**Art. 1º** Determinar aos médicos anestesiologistas que:

I – Antes da realização de qualquer anestesia, exceto nas situações de urgência, é indispensável conhecer, com a devida antecedência, as condições clínicas do paciente, cabendo ao médico anestesiologista decidir da conveniência ou não da prática do ato anestésico, de modo soberano e intransferível.

a) Para os procedimentos eletivos, recomenda-se que a avaliação pré-anestésica seja realizada em consulta médica antes da admissão na unidade hospitalar;
b) na avaliação pré-anestésica, baseado na condição clínica do paciente e procedimento proposto, o médico anestesiologista solicitará ou não exames complementares e/ou avaliação por outros especialistas;
c) o médico anestesiologista que realizar a avaliação pré-anestésica poderá não ser o mesmo que administrará a anestesia.

II – Para conduzir as anestesias gerais ou regionais com segurança, deve o médico anestesiologista manter vigilância permanente a seu paciente.

III – A documentação mínima dos procedimentos anestésicos deverá incluir obrigatoriamente informações relativas à avaliação e prescrição pré-anestésicas, evolução clínica e tratamento intra e pós-anestésico (ANEXO I).

IV – É ato atentatório à ética médica a realização simultânea de anestesias em pacientes distintos, pelo mesmo profissional.

V – Para a prática da anestesia, deve o médico anestesiologista avaliar previamente as condições de segurança do ambiente, somente praticando o ato anestésico quando asseguradas as condições mínimas para a sua realização.

**Art. 2º** É responsabilidade do diretor técnico da instituição assegurar as condições mínimas para a realização da anestesia com segurança.

**Art. 3º** Entende-se por condições mínimas de segurança para a prática da anestesia a disponibilidade de:

I – Monitoração da circulação, incluindo a determinação da pressão arterial e dos batimentos cardíacos, e determinação contínua do ritmo cardíaco, incluindo cardioscopia;

II – Monitoração contínua da oxigenação do sangue arterial, incluindo a oximetria de pulso;

III – Monitoração contínua da ventilação, incluindo os teores de gás carbônico exalados nas seguintes situações: anestesia sob via aérea artificial (como intubação traqueal, brônquica ou máscara laríngea) e/ou ventilação artificial e/ou exposição a agentes capazes de desencadear hipertermia maligna.

IV – Equipamentos (ANEXO II), instrumental e materiais (ANEXO III) e fármacos (ANEXO IV) que permitam a realização de qualquer ato anestésico com segurança, bem como a realização de procedimentos de recuperação cardiorrespiratória.

**Art. 4º** Após a anestesia, o paciente deve ser removido para a sala de recuperação pós-anestésica (SRPA) ou para o/a centro (unidade) de terapia intensiva (CTI), conforme o caso.

§ 1º Enquanto aguarda a remoção, o paciente deverá permanecer no local onde foi realizado o procedimento anestésico, sob a atenção do médico anestesiologista;

§ 2º O médico anestesiologista que realizou o procedimento anestésico deverá acompanhar o transporte do paciente para a SRPA e/ou CTI;

§ 3º A alta da SRPA é de responsabilidade exclusiva do médico anestesiologista;

§ 4º Na SRPA, desde a admissão até o momento da alta, os pacientes permanecerão monitorados quanto:

a) à circulação, incluindo aferição da pressão arterial e dos batimentos cardíacos e determinação contínua do ritmo cardíaco, por meio da cardioscopia;
b) à respiração, incluindo determinação contínua da oxigenação do sangue arterial e oximetria de pulso;
c) ao estado de consciência;
d) à intensidade da dor.

**Art. 5º** Os anexos e as listas de equipamentos, instrumental, materiais e fármacos que obrigatoriamente devem estar disponíveis no ambiente onde se realiza qualquer anestesia, e que integram esta resolução, serão periodicamente revisados.

Parágrafo único – Itens adicionais estão indicados em situações específicas.

**Art. 6°** Revogam-se todas as disposições em contrário, em especial a Resolução CFM nº 1.363 publicada em 22 de março de 1993.

**Art. 7°** Esta resolução entra em vigor na data de sua publicação.

Brasília/DF, 04 de outubro de 2006.

EDSON DE OLIVEIRA ANDRADE — Presidente

LÍVIA BARROS GARÇÃO — Secretária-Geral

**ANEXOS**

ANEXO I

**As seguintes fichas fazem parte obrigatória da documentação da anestesia**:

1. Ficha de avaliação pré-anestésica, incluindo:
    a. Identificação do anestesiologista
    b. Identificação do paciente
    c. Dados antropométricos
    d. Antecedentes pessoais e familiares
    e. Exame físico, incluindo avaliação das vias aéreas
    f. Diagnóstico cirúrgico e doenças associadas

*(Continua)*

**QUADRO 69.2** Resolução CFM nº 1.802/2006 (*Continuação*)

**SOBRE A PRÁTICA DO ATO ANESTÉSICO**

g. Tratamento (incluindo fármacos de uso atual ou recente)
h. Jejum pré-operatório
i. Resultados dos exames complementares eventualmente solicitados e opinião de outros especialistas, se for o caso
j. Estado físico
k. Prescrição pré-anestésica
l. Consentimento informado específico para a anestesia

2. Ficha de anestesia, incluindo:
   a. Identificação do(s) anestesiologista(s) responsável(is) e, se for o caso, registro do momento de transferência de responsabilidade durante o procedimento
   b. Identificação do paciente
   c. Início e término do procedimento
   d. Técnica de anestesia empregada
   e. Recursos de monitoração adotados
   f. Registro da oxigenação, gás carbônico expirado final (nas situações onde foi utilizado), pressão arterial e frequência cardíaca a intervalos não superiores a 10 minutos
   g. Soluções e fármacos administrados (momento de administração, via e dose)
   h. Intercorrências e eventos adversos associados ou não à anestesia
3. Ficha de recuperação pós-anestésica, incluindo:
   a. Identificação do(s) anestesiologista(s) responsável(is) e, se for o caso, registro do momento de transferência de responsabilidade durante o internamento na sala de recuperação pós-anestésica
   b. Identificação do paciente
   c. Momentos da admissão e da alta
   d. Recursos de monitoração adotados
   e. Registro da consciência, pressão arterial, frequência cardíaca, oxigenação, atividade motora e intensidade da dor a intervalos não superiores a 15 minutos.
   f. Soluções e fármacos administrados (momento de administração, via e dose)
   g. Intercorrências e eventos adversos associados ou não à anestesia

ANEXO II

**Equipamentos básicos para a administração da anestesia e suporte cardiorrespiratório:**

1. Em cada sala onde se administra anestesia: secção de fluxo contínuo de gases, sistema respiratório e ventilatório completo e sistema de aspiração.
2. Na unidade onde se administra anestesia: desfibrilador, marca-passo transcutâneo (incluindo gerador e cabo).
3. Recomenda-se a monitoração da temperatura e sistemas para aquecimento de pacientes em anestesia pediátrica e geriátrica, bem como em procedimentos com duração superior a 2 horas nas demais situações.
4. Recomenda-se a adoção de sistemas automáticos de infusão para administração contínua de fármacos vasoativos e anestesia intravenosa contínua.

ANEXO III

**Instrumental e materiais**:

1. Máscaras faciais
2. Cânulas oronasofaríngeas
3. Máscaras laríngeas
4. Tubos traqueais e conectores
5. Seringas, agulhas e cateteres venosos descartáveis
6. Laringoscópio (cabos e lâminas)
7. Guia para tubo traqueal e pinça condutora
8. Dispositivo para cricotireostomia
9. Seringas, agulhas e cateteres descartáveis específicos para os diversos bloqueios anestésicos neuroaxiais e periféricos

ANEXO IV

**Fármacos:**

1. Agentes usados em anestesia, incluindo anestésicos locais, hipnoindutores, bloqueadores neuromusculares e seus antagonistas, anestésicos inalatórios e dantrolene sódico, opioides e seus antagonistas, antieméticos, analgésicos não opioides, corticosteroides, inibidores $H_2$, efedrina/etilefrina, broncodilatadores, gluconato/cloreto de cálcio.
2. Agentes destinados à ressuscitação cardiopulmonar, incluindo adrenalina, atropina, amiodarona, sulfato de magnésio, dopamina, dobutamina, noradrenalina, bicarbonato de sódio, soluções para hidratação e expansores plasmáticos.

A legislação brasileira veda a possibilidade de realização de "sedação consciente" ou níveis mais profundos de sedação por profissionais não médicos ou pelo médico que esteja realizando o procedimento que exige a sedação (QUADRO 69.3).

O paciente externo tem uma responsabilidade maior sobre os próprios cuidados pré e pós-operatórios. Há um fluxo de procedimentos do qual o paciente deverá estar ciente e deverá cumprir antes e depois do procedimento para que tudo transcorra da maneira mais expectável possível. Com esse objetivo, é necessário que o paciente receba esclarecimentos adequados sobre todo o processo. Após a definição da necessidade do procedimento junto ao médico intervencionista, é conveniente que o candidato passe por um processo de avaliação e esclarecimentos que inclua, de preferência, a participação de enfermeiro, do anestesiologista, de um administrativo e de outros profissionais na eventualidade de serem necessárias consultorias ou outras investigações. Um fluxograma sugerido pela International Association for Ambulatory Surgery é mostrado na FIGURA 69.2.[13]

**QUADRO 69.3** Resolução CFM 1.670/2003

**Sedação profunda só pode ser realizada por médicos qualificados e em ambientes que ofereçam condições seguras para sua realização, ficando os cuidados do paciente a cargo do médico que não esteja realizando o procedimento que exige sedação.**

O Conselho Federal de Medicina, no uso das atribuições que lhe confere a Lei nº 3.268, de 30 de setembro de 1957, regulamentada pelo Decreto nº 44.045, de 19 de julho de 1958, e,

**CONSIDERANDO** a importância do ambiente e da qualificação do pessoal envolvido para a realização de procedimentos diagnósticos e terapêuticos sob sedação ou anagelsia, com uso de medicamentos para o conforto, alívio da dor e abolição de reflexos indesejáveis;

**CONSIDERANDO** o uso de fármacos ou combinações de fármacos que apresentam efeitos sobre o sistema nervoso, cardiovascular e respiratório;

**CONSIDERANDO** como prioritária a segurança do paciente durante o procedimento e após sua realização;

**CONSIDERANDO** a necessidade de se criar normas que definam os limites de segurança com relação ao ambiente, qualificação do pessoal, responsabilidades por equipamentos e drogas disponíveis para o tratamento de intercorrências e efeitos adversos;

**CONSIDERANDO** o que dispõem as Resoluções CFM nºs. 1.363/93 e 1.409/94;

**CONSIDERANDO**, finalmente, o decidido na Sessão Plenária de 13 de junho de 2003,

**RESOLVE:**

**Art.1º** – Nos ambientes em que se praticam procedimentos sob "sedação consciente" ou níveis mais profundos de sedação, devem estar disponíveis:
I.Equipamentos adequados para a manutenção da via aérea permeável, bem como a administração de oxigênio em concentração superior à da atmosfera;
II.Medicamentos para tratamento de intercorrências e eventos adversos sobre os sistemas cardiovascular e respiratório;
III.Material para documentação completa do procedimento, devendo ficar registrado o uso das medicações, suas doses e efeitos;
IV.Documentação com critérios de alta do paciente.
**Parágrafo 1º** – Deve-se dar ao paciente e ao acompanhante, verbalmente e por escrito, instruções relativas aos cuidados sobre o período pós-procedimento, bem como informações para o atendimento de emergências eventuais.
**Parágrafo 2º** – Todos os documentos devem ser assinados pelo médico responsável.
**Art. 2º** – O médico que realiza o procedimento não pode encarregar-se simultaneamente da administração de sedação profunda/analgesia, devendo isso ficar a cargo de outro médico.
**Art. 3º** – Todas as unidades que realizarem procedimentos sob sedação profunda devem garantir os meios de transporte e hospitais que disponham de recursos para atender a intercorrências graves que porventura possam acontecer.
**Art. 4º** – Os anexos I e II fazem parte da presente resolução.
**Art. 5º** – Esta resolução entra em vigor na data de sua publicação.
Brasília/DF, 13 de junho de 2003

| EDSON DE OLIVEIRA ANDRADE | RUBENS DOS SANTOS SILVA |
|---|---|
| Presidente | Secretário-Geral |

**ANEXO I**

**DEFINIÇÃO E NÍVEIS DE SEDAÇÃO**

**Sedação** é um ato médico realizado mediante a utilização de medicamentos com o objetivo de proporcionar conforto ao paciente para a realização de procedimentos médicos ou odontológicos. Sob diferentes aspectos clínicos, pode ser classificada em leve, moderada e profunda, abaixo definidas:
**Sedação Leve** é um estado obtido com o uso de medicamentos em que o paciente responde ao comando verbal. A função cognitiva e a coordenação podem estar comprometidas. As funções cardiovascular e respiratória não apresentam comprometimento.
**Sedação Moderada/Analgesia ("Sedação Consciente")** é um estado de depressão da consciência, obtido com o uso de medicamentos, no qual o paciente responde ao estímulo verbal isolado ou acompanhado de estímulo tátil. Não são necessárias intervenções para manter a via aérea permeável, a ventilação espontânea é suficiente e a função cardiovascular geralmente é mantida adequada.

*(Continua)*

**QUADRO 69.3** Resolução CFM 1.670/2003 (*Continuação*)

**Sedação profunda só pode ser realizada por médicos qualificados e em ambientes que ofereçam condições seguras para sua realização, ficando os cuidados do paciente a cargo do médico que não esteja realizando o procedimento que exige sedação.**

**Sedação Profunda/Analgesia** é uma depressão da consciência induzida por medicamentos, e nela o paciente dificilmente é despertado por comandos verbais, mas responde a estímulos dolorosos. A ventilação espontânea pode estar comprometida e ser insuficiente. Pode ocorrer a necessidade de assistência para a manutenção da via aérea permeável. A função cardiovascular geralmente é mantida. As respostas são individuais.

**Observação importante**: As respostas ao uso desses medicamentos são individuais, e os níveis são contínuos, ocorrendo, com frequência, a transição entre eles. O médico que prescreve ou administra a medicação deve ter a habilidade de recuperar o paciente deste nível ou mantê-lo e recuperá-lo de um estado de maior depressão das funções cardiovascular e respiratória.

**ANEXO II**

**EQUIPAMENTOS DE EMERGÊNCIA E REANIMAÇÃO**

| | |
|---|---|
| **Oxigênio** | • Sistema para fornecimento de oxigênio a 100% |
| **Aspirador** | • Sistema para aspirar secreções<br>• Sondas para aspiração |
| **Manutenção das Vias Aéreas** | • Máscaras faciais<br>• Máscaras laríngeas<br>• Cânulas naso e orofaríngeas<br>• Tubos endotraqueais<br>• Laringoscópio com lâminas |
| **Monitores** | • Oxímetro de pulso com alarmes<br>• Monitor cardíaco<br>• Aparelho para medir pressão arterial |
| **Equipamentos para Reanimação e Medicamentos** | • Balão autoinflável (Ambu)<br>• Desfibrilador<br>• Medicamentos para a reanimação<br>• Antagonistas: Naloxone, Flumazenil<br>• Impressos com protocolos para reanimação (tipo ACLS) |

*Fonte: Conselho Federal de Medicina.*[14]

No ambiente da cirurgia ambulatorial, o anestesiologista pode ocupar duas funções distintas: a de profissional médico e a de diretor da Unidade de Cirurgias de Curta Permanência. Suas habilitações, treinamento, intensa participação em praticamente todo o processo e o seu envolvimento direto com a qualidade e o sucesso do atendimento a esses pacientes o convertem no possível líder para exercer essas funções.

## Seleção e avaliação dos pacientes

Cada cirurgia ambulatorial planejada deve ser considerada sob as questões clássicas principais: procedimento, fatores do paciente, fatores sociais, e possibilidades da instituição. Assim como nem todos os procedimentos cirúrgicos são compatíveis com a realização em caráter ambulatorial, nem todos os pacientes estarão em condições de serem atendidos nesse sistema. Desde a década de 1980, quando se iniciou o crescimento do sistema hospital-dia até o presente, ocorreu um desvio paulatino de uma atitude mais conservadora, evitando pacientes menos saudáveis, para outra mais ambiciosa, incluindo pacientes com comorbidades, porém em condições clínicas estabilizadas. Tradicionalmente, os pacientes considerados aptos a submeter-se a procedimentos nesse sistema eram os de estado físico ASA I ou II. Já na década de 1990, trabalhos publicados mostravam o atendimento de pacientes ASA III, sem acréscimo no número de complicações ou da permanência na unidade.[15,16] A indicação da International Association for Ambulatory Surgery é de que o paciente ASA III que receba boa avaliação e preparação pré-operatória pode ser tratado com segurança no ambiente do hospital-dia.[13] A discussão, agora, centra-se na possibilidade de conduzir de forma segura os pacientes ASA IV na realização desses procedimentos. Não há uma contraindicação formal e, com certeza, mais uma vez, a decisão será individualizada, levando em consideração a extensão do procedimento, a técnica anestésica passível de utilização e a possibilidade de dor pós-operatória relevante, além das condições próprias da instituição. A prática das instituições ao redor do mundo tem mostrado que, em geral, o trabalho se inicia com procedimentos menores e pacientes mais saudáveis e, à medida que a equipe adquire experiência e confiança, estende-se o atendimento a procedimentos mais sofisticados e pacientes clinicamente mais exigentes.

As doenças cardíacas, as respiratórias crônicas, o diabetes melito, a síndrome da apneia/hipopneia obstrutiva do sono

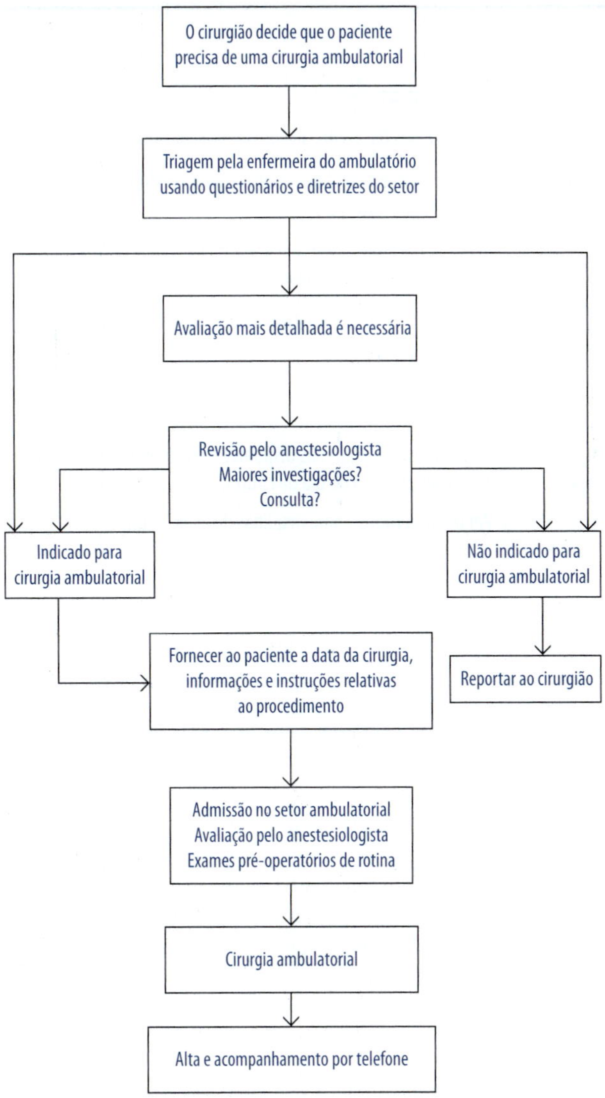


**FIGURA 69.2** Processo típico de avaliação.

**QUADRO 69.4** Questionário de rastreio STOP-Bang

| | |
|---|---|
| **S** | Ressonar (***S**noring*): você ressona alto (como quando fala ou tão alto que pode ser ouvido através da porta fechada)? |
| **T** | Cansaço (***T**ired*): você frequentemente se sente cansado, fatigado, ou sonolento durante o dia? |
| **O** | Observado (***O**bserved*): alguém observou você parar de respirar durante o sono? |
| **P** | Pressão arterial (*Blood **p**ressure*): você tem ou está sendo tratado para pressão arterial alta? |
| **B** | IMC (***B**MI*): IMC > 35 kg·m$^{-2}$? |
| **A** | Idade (***A**ge*): idade > 50 anos? |
| **N** | Circunferência do pescoço (***N**eck circunference*): circunferência do pescoço > 40 cm? |
| **G** | Gênero (***G**ender*): masculino? |

Pontuação: **0** a **2**, baixo escore para apneia obstrutiva do sono; **3** a **4**, risco intermediário; **5** a **8**, alto risco.
IMC, índice de massa corporal.

(SAHOS) e a obesidade são condições que requerem avaliação individualizada e, habitualmente, não representam contraindicação, desde que tratadas e estabilizadas.

## Síndrome da apneia/hipopneia obstrutiva do sono

Os portadores de SAHOS desenvolvem complicações cardíacas e respiratórias pós-operatórias com mais frequência do que os demais.[17] Todavia, no âmbito da cirurgia ambulatorial, isso não foi confirmado,[18-23] e os estudos indicam que esses pacientes podem passar por intervenções com segurança em regime de hospital-dia se forem selecionados cuidadosamente e receberem apropriado cuidado perioperatório.

Nesse contexto, o anestesiologista ganha importância na medida em que um percentual significativo dos pacientes que se apresenta para cirurgia é portador de SAHOS (10-20%) e, desses, aproximadamente 81% não têm o diagnóstico formalizado.[24,25] O questionário STOP-Bang pode ser usado para rastrear essa população (**QUADRO 69.4**) Os pacientes com escore STOP-Bang 0 a 2 podem ser considerados de baixo risco para SAHOS; 3 a 4, risco intermediário; e 5 a 8, risco alto. A medida de bicarbonato sérico ajuda a melhorar a especificidade da avaliação e, naqueles com alto índice no questionário STOP-Bang, o índice de dessaturação de oxigênio na oximetria noturna pode ser usado para confirmar a SAHOS.[26-28]

Algumas orientações podem ser delineadas especificamente para os pacientes com SAHOS: evitar pré-medicação; no obeso, considerar a possibilidade de manejo difícil da via aérea; considerar o uso de antiácidos e inibidores da bomba de prótons; nos pacientes com refluxo gastresofágico, evitar a depressão respiratória dos opioides; prover analgesia multimodal com AINEs, dipirona, paracetamol, cetamina, gabapentina, pregabalina, dexmedetomidina, clonidina, dexametasona, melatonina, e considerar a anestesia local ou regional quando apropriado; evitar agentes de longa duração de ação, preferir propofol, remifentanil, desflurano; usar anestesia regional como técnica anestésica única; usar capnografia para monitorização da sedação; evitar obstrução da via aérea no pós-operatório, verificando a completa reversão do bloqueio neuromuscular, extubando apenas quando completamente consciente e cooperativo, evitando a recuperação na posição supina e reassumindo o uso de pressão positiva na via aérea após a cirurgia.[29] É importante que os pacientes com diagnóstico de SAHOS façam uso do aparelho de ventilação não invasiva e que sua adesão ao tratamento seja efetiva.

## Obesidade

Para os pacientes obesos, havia um limite de peso aceito para os procedimentos ambulatoriais – índice de massa corporal (IMC) até 30 kg·m$^{-2}$; entretanto, atualmente, pacientes com IMC de 40 ou 45 kg·m$^{2}$ têm sido submetidos a intervenções com bons resultados. Diversos artigos revelaram que a obesidade não é um preditor de internações não planejadas, mas os obesos estão predispostos quatro vezes mais a desenvolverem complicações respiratórias. A superobesidade (IMC > 50 kg·m$^{-2}$),

**TABELA 69.2** Instruções para o paciente sobre administração de insulina injetável pré-operatória ou não

| Esquema de insulina | Dia anterior à cirurgia | Dia da cirurgia | Comentários |
|---|---|---|---|
| Bomba de insulina | Nenhuma alteração | Nenhuma alteração | Usar as taxas basais de "dia de doença" ou "dormindo". |
| Insulinas de ação longa, sem picos de concentração | Nenhuma alteração | 75 a 100% da dose da manhã | Reduzir a dose durante a noite se houver história de hipoglicemia noturna ou matinal.<br>No dia da cirurgia, a dose da manhã de insulina basal pode ser administrada na chegada ao setor da cirugia. |
| Insulinas de ação intermediária | Nenhuma alteração na dose durante o dia<br>75% da dose se administrada durante a noite | 50 a 75% da dose da manhã | Ver os comentários para insulinas de ação longa. |
| Insulinas de combinação fixa | Nenhuma alteração | 50 a 75% da dose da manhã do componente de ação intermediária | Lispro-protamina apenas disponíveis em combinação; assim, substituir por NPH no dia da cirurgia.<br>Ver os comentários para insulinas de ação longa. |
| Insulina de ação rápida e curta | Nenhuma alteração | Suspender a dose | |
| Injetáveis não insulina | Nenhuma alteração | Suspender a dose | |

NPH, protamina neutra de Hagedorn.

particularmente com doenças associadas, registrou um maior índice de complicações, incluindo morte, tromboembolia venosa e prolongamento da estada hospitalar.[30-35] A prevalência de doença cardíaca nos indivíduos obesos é desconhecida, e a avaliação cardíaca do obeso para além da eletrocardiografia (ECG) depende da capacidade funcional, da análise dos fatores de riscos cardíacos e da presença ou ausência de potenciais sintomas cardiovasculares.[30]

Entre os obesos, é importante identificar os portadores da SAHOS. Noventa por cento dos obesos sofrem de SAHOS e, destes, 11% apresentam a síndrome de hipoventilação por obesidade (SHO). A SHO caracteriza-se pela combinação de obesidade, hipercapnia durante vigília (dióxido de carbono arterial superior a 45 mmHg) e hipoxemia (pressão parcial arterial de 70 mmHg no nível do mar) na presença de respiração alterada no sono sem outras causas de hipoventilação. Em 90% dos casos, a alteração da respiração no sono existente é a SAHOS.[36] A prevalência da SHO é de 8% em pacientes cirúrgicos bariátricos.[37] Comparados com os pacientes obesos eupneicos, os pacientes com SHO têm mais obstrução severa da via aérea superior, mecanismos respiratórios prejudicados, impulso respiratório central diminuído e aumentada incidência de hipertensão pulmonar.[38]

A obtenção da via aérea nos pacientes obesos pode impor algumas dificuldades adicionais, e o anestesiologista deverá estar preparado para contorná-las. Uma recente análise multicêntrica de 490 mil pacientes encontrou que o IMC maior que 30 kg·m$^{-2}$ é um fator de risco independente para a combinação de ventilação com máscara e dificuldade na laringoscopia.[39] A obesidade também é preditor de falha na colocação de dispositivo supraglótico e de intubação em emergência cirúrgica.[40] A incidência de falhas e complicações graves no manejo da via aérea de obesos é comprovada nos levantamentos realizados pelo United Kingdom Fourth National Audit Project e no The ASA Closed Claims Analysis.[41,42] Assim, é imperativo que as instituições que ofereçam cirurgias ambulatoriais estejam preparadas adequadamente para a situação de via aérea difícil, incluindo via aérea cirúrgica de emergência. A disponibilidade de equipamentos de via aérea difícil e treinamento regular dos profissionais deve ser assegurada para garantir o estado de prontidão.

## Diabetes melito

A conduta no paciente diabético no âmbito ambulatorial procura evitar a hipoglicemia e manter adequados níveis de glicemia. Como regra, obtém-se o resultado com a mínima interrupção da terapia antidiabética, monitoramento frequente da glicemia e imediata retomada da dieta oral no pós-operatório. Não há um esquema específico para esses pacientes e o consenso publicado pela Society of Ambulatory Surgery (SAMBA) faz algumas considerações genéricas, na falta de evidências mais fortes de como conduzir esses casos. Na avaliação pré-operatória, realizar o registro dos níveis glicêmicos e da hemoglobina glicosilada (HbA1c), que fornece uma ideia da qualidade do controle glicêmico nos últimos 3 a 4 meses, assim como registrar o tratamento instituído, seja com antidiabéticos orais ou insulina, doses e horários de administração. A American Association of Diabetes sugere que os níveis pré-operatórios de HbA1c sejam menores que 7%, a glicemia de jejum entre 90 e 130 mg·dL$^{-1}$ e a glicemia pós-prandial menor que 180 mg·dL$^{-1}$,[43] embora não tenham sido estudados pacientes ambulatoriais.

O consenso da SAMBA propõe que os antidiabéticos orais sejam mantidos até a véspera e evitados no dia da cirurgia; nos pacientes que receberão contraste radiológico ou com insuficiência renal, a metformina poderá ser suspensa 24 ou 48 horas antes do procedimento pelo risco aumentado de acidose láctica. Oferece, ainda, sugestões de esquemas para os pacientes em uso de insulina e medicamentos não insulínicos injetáveis (TAB. 69.2).[44]

A ingesta de água é mantida até 2 horas do procedimento e é recomendada a hidratação generosa com 20 a 40 mL·kg$^{-1}$ em bólus no início do procedimento, desde que não haja contraindicação. O controle dos níveis glicêmicos é realizado em intervalos de 1 ou 2 horas e o tratamento da hiperglicemia possivelmente seja melhor com a administração subcutânea de insulina. A insulina rápida tem ação e duração mais curtas do que a insulina regular e é útil no paciente externo, pois a hipoglicemia não ocorrerá em período além dos 90 minutos, enquanto a ação da insulina regular poderá se prolongar por 3 a 4 horas, com a hipoglicemia manifestando-se já no período em que o paciente estiver fora da instituição.[44]

## Doenças cardiovasculares

A avaliação pré-operatória do paciente com doença cardiovascular no âmbito do hospital-dia pode ser conduzida mediante um fluxograma de perguntas e respostas que define os riscos envolvidos no procedimento para aquele paciente (FIG. 69.3). Embora a doença coronariana possa expressar-se pela primeira vez e inesperadamente como um evento grave, os fatores de risco como hipertensão arterial sistêmica (HAS), tabagismo, idade avançada, sexo masculino, hipercolesterolemia e história familiar não estão diretamente relacionados com maior risco de eventos cardíacos perioperatórios.[29] Como os procedimentos cirúrgicos ambulatoriais são, em sua grande maioria, de pequeno porte, com risco cardíaco abaixo de 1%, é sugerido avançar com o procedimento para aqueles pacientes assintomáticos ou com sua doença cardiovascular controlada, que tenham capacidade funcional razoável, ou seja, que possam realizar quatro equivalentes metabólicos ou mais, como subir dois lances de escada ou caminhar quatro quarteirões em plano horizontal.[45] Portanto, reservam-se a postergação do procedimento e encaminhamento ao cardiologista para melhor avaliação das condições clínicas aos pacientes que apresentarem condições cardíacas instáveis, quais sejam: *angina pectoris* instável, insuficiência cardíaca aguda, arritmias cardíacas significativas, doença valvar cardíaca sintomática e infarto agudo do miocárdio recente (< 30 dias).[46]

O paciente que apresenta dispneia ou baixa capacidade funcional terá sua condição avaliada pelo exame físico em busca de ausculta cardíaca alterada (3ª bulha) e estertores subcrepitantes nas bases pulmonares, complementada por ecocardiografia. De qualquer forma, não é descartado o encaminhamento ao cardiologista para completar a avaliação e otimizar as condições clínicas.[47,48]

Relativamente à HAS, há a recomendação de adiar o procedimento quando a hipertensão for severa, isto é, valores de tensão arterial sistólica superiores a 200 mmHg ou de tensão diastólica superiores a 115 mmHg.

O paciente cardiopata vem habitualmente usando vários medicamentos, e algumas recomendações podem ser feitas. Os pacientes em uso de β-bloqueadores (angina, HAS e arritmias) devem continuar o uso até o dia da cirurgia. A prescrição pode ser feita aos que têm indicação para o uso (cirurgias vasculares de alto risco ou elevado escore de risco cardíaco pré-operatório), porém deverão iniciar a terapêutica de preferência com 30 dias de antecedência à cirurgia.[49] Os inibidores da enzima conversora da angiotensina (IECAs) e os bloqueadore dos receptores da angiotensina (BRAs) serão, preferencialmente, suspensos nas 24 horas que antecedem o procedimento. O uso desses fármacos no dia da cirurgia correlacionou-se com maior incidência de morte, acidente vascular encefálico (AVE), lesão miocárdica e hipotensão intraoperatória.[50] As estatinas podem ser mantidas e há estudos apontando benefícios no seu uso perioperatório, porém ainda sem conclusões.[51,52]

Os agentes antiplaquetários devem ser suspensos 7 a 10 dias previamente à cirurgia, entretanto os pacientes com *stents* coronarianos são avaliados de acordo com o tempo de colocação e o tipo do dispositivo – farmacológico ou não farmacológico. Os *stents* farmacológicos requerem terapia antiplaquetária dupla (quase sempre, ácido acetilsalicílico e tienopiridina). Os pacientes com *stents* não farmacológicos não devem ser submetidos a procedimentos eletivos nos primeiros 30 dias após sua colocação. No caso de *stents* farmacológicos, a cirurgia eletiva deverá ser postergada por um ano. Quando a cirurgia precisa ser realizada antes desses prazos, a decisão deverá contar com a opinião do cardiologista do paciente.[53-55] Os riscos para esses pacientes são a trombose do *stent*, infarto do miocárdio e morte. O sangramento esperado na vigência da terapia antiplaquetária deve ser ponderado frente aos riscos da suspensão da terapia. O *bridging* com heparina não é uma boa opção, pois a heparina pode produzir um aumento rebote indesejado na função plaquetária.[56]

A presença de dispositivos cardíacos eletrônicos implantáveis (DCEIs) pode representar um problema quando se prevê a exposição do paciente à interferência eletromagnética (IEM) – o uso de eletrocautério – e precauções devem ser tomadas antes da intervenção. Os DCEIs incluem vários tipos de dispositivos com finalidades diferentes, mas podem ser subdivididos em marca-passos, cardioversores desfibriladores implantáveis (CDIs) e os ressincronizadores cardíacos. Há aparelhos que acumulam funções, de marca-passo e CDI, ou de CDI e ressincronizadores cardíacos. Há também dispositivos para monitorização de arritmias cardíacas. Os marca-passos tratam as bradiarritmias permanentes, os CDIs tratam as taquiarritmias ventriculares mediante cardioversão, e os ressincronizadores são utilizados na síndrome da insuficiência cardíaca.

A IEM pode ser sentida pelos DCEIs como atividade cardíaca intrínseca. O marca-passo pode sentir como se o ritmo fosse mais elevado, inibindo-se; e o CDI pode sentir como taquiarritmia e disparar um choque.

Os DCEIs são equipamentos sofisticados com funções e comandos muito variados, dependendo do fabricante, de forma que será necessário o registro prévio de suas características e as informações do aparelho instalado no paciente. O manejo do paciente com DCEI deve ser individualizado quanto ao paciente, tipo de DCEI e procedimento que será realizado. O médico ou equipe responsável pelo acompanhamento do DCEI deve ser contatado e informado do procedimento e risco de uso de IEM e a ele deve ser solicitada uma prescrição de manejo perioperatório com relação ao DCEI.[57] Uma prescrição originada de um técnico ligado à indústria do equipamento não é apropriada.

A equipe responsável pelo DCEI dará as seguintes informações: tipo de dispositivo (marca-passo, CDI), indicações para o dispositivo; programação (modo, frequência, frequência

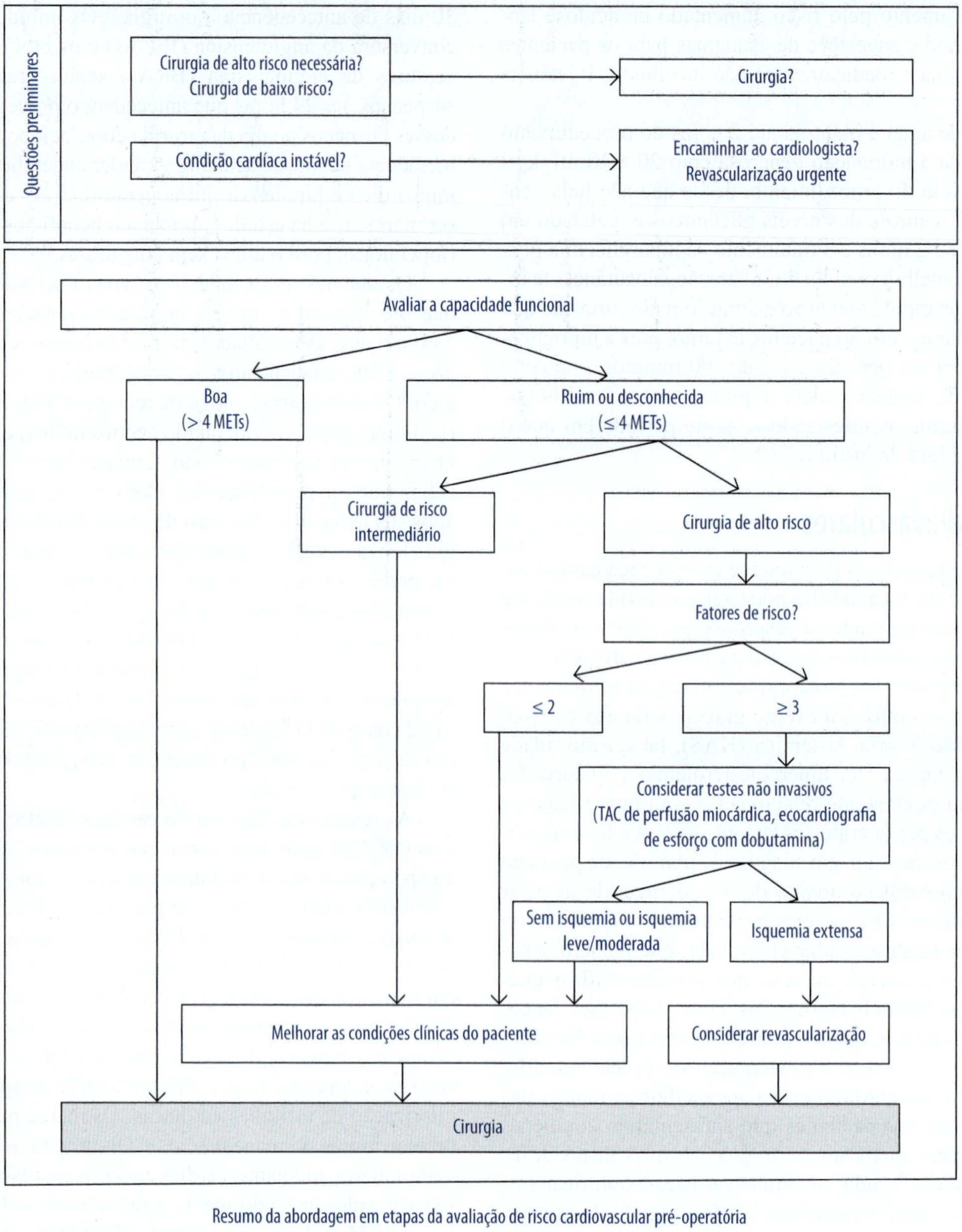


**FIGURA 69.3** Avaliação pré-operatória do paciente com doença cardiovascular no âmbito do hospital-dia.
MET, equivalente metabólico; TAC, terapia anticoagulante.
*Fonte: Hofer e colaboradores.*[46]

de resposta, frequência cardíaca para liberação do choque); se o paciente é dependente do marca-passo e qual é o ritmo de base; resposta ao magneto; se as funções do CDI serão reassumidas automaticamente quando o magneto for retirado; qual a melhor posição para aquele magneto.[29]

A **FIGURA 69.4** apresenta um fluxograma orientador para o manejo de pacientes com DCEI candidatos à cirurgia eletiva.[58]

A Sociedade Brasileira de Cardiologia recomendou que, quando usado o eletrocautério, devem-se buscar alternativas como o uso de bisturi ultrassônico. Não sendo possível, o eletrocautério bipolar deverá ter preferência sobre o unipolar (com eletrodo de placa indiferente). No portador de DCEI, o uso do eletrocautério deve ser feito com o paciente monitorizado (ECG) e, preferencialmente, com programação assíncrona, com frequência de estimulação superior à própria do paciente. A utilização do ímã fica restrita apenas aos geradores que desativam o circuito de sensibilidade sob efeito magnético, com bateria em boa condição de funcionamento, e que não ativem mecanismos de diagnóstico, como a busca de limiar de estimulação e registro de eletrograma intracavitário. Alguns geradores abrem o circuito de telemetria sob influência magnética, possibilitando o aparecimento de reprogramações espúrias. O local da placa indiferente deve ser o mais distante

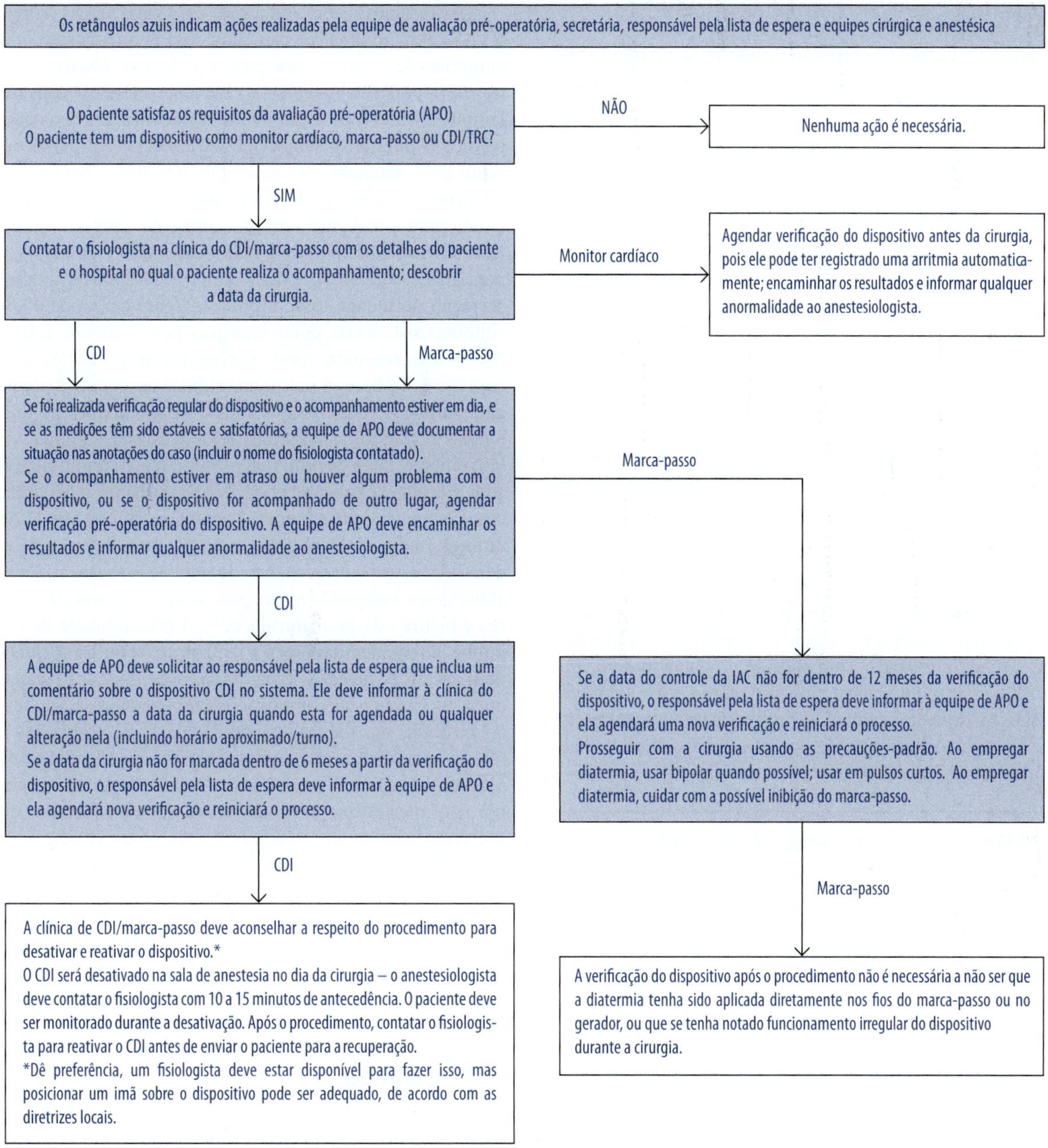


**FIGURA 69.4** Exemplo de fluxograma perioperatório para pacientes com dispositivo cardíaco: cirurgia eletiva.
CDI, cardioversor desfibrilador implantável; IAC, Intersocietal Accreditation Commission, TRC, terapia de ressincronização cardíaca.

possível do sistema (gerador e cabos-eletrodos) e o mais próximo possível da lâmina, de tal forma que a alça elétrica (placabisturi) não passe sobre o sistema. A aplicação do bisturi deve ser intermitente, em pulsos de curta duração. Sistemas de sensibilidade unipolar apresentam maior probabilidade de interferências. Nos portadores de CDI, deve-se desativar os mecanismos antitaquicardia.[59]

O uso de um magneto sobre os DCEIs pode produzir respostas variadas. Quando posicionado sobre o marca-passo, desencadeará, geralmente, um ritmo fixo (assíncrono) que pode ser útil em ocasiões raras, quando o marca-passo é inibido pela diatermia. Entretanto, é um ritmo que pode ser arritmogênico (fenômeno "R em T"). O magneto posicionado sobre o CDI age inibindo o disparo do choque, sem interferir nas outras funções do equipamento e pode ser útil quando não houve desativação prévia ao procedimento dessa função do CDI. O magneto age sobre os DCEIs durante o período que está adequadamente posicionado sobre ele, permitindo que retorne à sua função preestabelecida quando retirado.

Pode-se afirmar genericamente que, quando há o uso de eletrocautério, deve-se desativar previamente a função antitaquicardia do CDI, reativá-la imediatamente após o término e monitorar cuidadosamente a função do marca-passo durante o procedimento (inibição).

## Crianças

A criança que necessita de sedação ou anestesia em regime ambulatorial deve ser avaliada levando-se em consideração alguns aspectos especiais. Além de suas condições médicas pregressas e medicações em uso, de sua idade e peso, devem ser pesquisadas condições como respiração ruidosa noturna, alergias, história familiar de complicações anestésicas, história pessoal ou familiar de discrasia sanguínea, história da gravidez (prematuridade < 37 semanas e idade pós-gestacional < 60 semanas); e, no exame físico, os sinais vitais, a ausculta cardiopulmonar e avaliação da via aérea. Revisão das análises, se for o caso, e sobretudo conversar, esclarecer questões e estabelecer uma relação de confiança com os pais e a criança. É oportuno oferecer a possibilidade de discutir a técnica que poderá ser utilizada por ocasião do procedimento (**QUADRO 69.5**).

As recomendações da ASA para o jejum pré-operatório das crianças para sedação em regime ambulatorial são as mesmas para cirurgias com internamento, ou sejam, nada por via oral (VO) nas 2 horas antecedentes, líquidos sem resíduos até 2 horas antes, leite materno até 4 horas e sólidos sem gorduras ou formulação infantil até 6 horas antes. A pré-medicação das crianças em ambulatório é, muitas vezes, omitida, pois as medicações ansiolíticas têm meia-vida prolongada e podem interferir no processo de alta após o procedimento. Algumas alternativas não farmacológicas têm sido utilizadas com sucesso no objetivo de distrair a criança e criar um ambiente amistoso, como o uso de *tablets* com jogos ou desenhos animados; profissionais animadores, palhaços ou mágicos; técnicas de humor e de distração verbal e presença dos pais na sala de indução anestésica.[60-62]

**QUADRO 69.5** Componentes da avaliação pré-anestésica da criança em ambulatório

- Dados demográficos: nome, idade, peso e gênero
- História médica pregressa
  - comorbidades, incluindo história de ronco sugestiva de apneia obstrutiva do sono
  - condições clínicas agudas
  - anestesias ou sedações prévias
- Alergias
- Medicações em uso
- História familiar de complicações anestésicas
- Estado do jejum
- Uso de tabaco ou droga ilícita
- Urgência do procedimento
- História da gestação
- Exame físico
  - sinais vitais de base, incluindo oximetria de pulso
  - exame da via aérea
  - exame cardiopulmonar
- Exame laboratorial, se apropriado
- Registro sumário, incluindo estado físico da ASA
- Planejamento
- Riscos discutidos e consentimento informado obtido

*Fonte: Adaptado de Tobias.*[63]

As crianças com infecção das vias aéreas superiores (IVAS) exigem uma seleção cuidadosa já que, nessa condição, complicações respiratórias graves podem se desenvolver.[64] Entre os fatores relacionados ao paciente, deve-se considerar o tempo da infecção, a gravidade da doença e a existência de patologia pulmonar subjacente. A infecção em curso ou presente há 2 semanas está associada a maiores riscos de complicações.[65,66] A espera de 4 semanas parece ser um tempo adequado para a realização do procedimento, embora estudos em laboratório sugiram que a reatividade das vias aéreas possa permanecer alterada por mais tempo.[67] Os sinais e sintomas de secreção purulenta, tosse produtiva, febre acima de 37,8 °C e sintomas sistêmicos, como letargia e pouco apetite, constituem riscos maiores para complicações respiratórias. As crianças com asma ou doença pulmonar crônica associada à prematuridade também apresentam maiores probabilidades de intercorrências respiratórias relacionadas à anestesia.[68] Enquanto é relativamente fácil decidir por postergar a cirurgia em criança com sintomas exuberantes de IVAS, já requer mais atenção a criança com sintomas moderados ou que tenham tido IVAS nos últimos 14 dias. Nesses casos, outros fatores deverão ser considerados: história de asma, uso de intubação traqueal, secreções abundantes, congestão nasal, pais tabagistas, cirurgia na via aérea e história de prematuridade.[67-69] A possibilidade de evitar a intubação traqueal favorece a realização da cirurgia, pois o uso de máscara laríngea e, mais ainda, o de máscara facial diminui a incidência de complicações relacionadas à via aérea.[68,69] As cirurgias nas vias aéreas predispõem aos problemas respiratórios perioperatórios, mas as cirurgias de adenoides, devido à curta duração e à menor invasividade, e as miringotomias, por não interferirem nas vias aéreas, são consideradas de menor risco para intercorrências.[65,68,70] As crianças portadoras de SAHOS com índice de episódios de hipopneia/apneia maior que 10 por hora ou saturação da hemoglobina menor que 80% submetidas a amigdalectomias podem requerer atendimento médico de urgência nas primeiras 24 horas pós-operatórias, devendo, portanto, ficar internadas na instituição.[71] As crianças com SAHOS, possivelmente, têm maior sensibilidade aos opioides, o que acarreta outro tipo de cuidado.[72]

## Teste de gravidez

Outra questão a ser levada em consideração na avaliação pré-anestésica diz respeito à possibilidade de gravidez nas pacientes em idade reprodutiva. Embora não haja dados definitivos sobre a possibilidade de interferência no processo gestacional ou na saúde e desenvolvimento do feto, nessas pacientes é aconselhável a realização de um teste de gravidez; em caso positivo, deve-se postergar o procedimento quando ele pode esperar para ser realizado.

# Técnicas anestésicas

## Sedação

Alguns procedimentos são realizados em ambulatório com anestesia tópica ou infiltrativa e não necessitam de medicamentos sedativos ou requerem apenas pequenas doses; entretanto, por questões de segurança, têm o acompanhamento do anestesiologista. Alguns procedimentos, como as cirurgias de catarata, realizados em pacientes idosos, que são geralmente tranquilos, e em que a anestesia tópica na maioria das vezes é suficiente, sem queixas por parte do paciente. Muitos procedimentos em ambulatório podem ser realizados apenas com sedação, ou em associação com a anestesia infiltrativa, ou anestesia regional e neuroaxial. O grau de sedação almejado, geralmente dependerá do grau de desconforto causado pelo procedimento e pelas características e preferências do paciente. A transição entre um grau e outro de sedação ocorre muito rapidamente, muitas vezes sendo necessária a intervenção do anestesiologista para garantir a permeabilidade da via aérea (TAB. 69.3). Várias entidades médicas e órgãos estatais nos diversos países indicam a necessidade da presença do anestesiologista para a realização de sedação. É necessária experiência para avaliar o grau de profundidade da sedação ou saber qual dose será a mais adequada para o paciente em determinado momento.

A escolha do(s) medicamento(s) a ser(em) utilizado(s) estará relacionada com o nível de ansiedade prévia ou desconforto provocado, com a presença de dor e sua intensidade, e o tempo do procedimento.

Tendo em conta esses fatores, a preferência entre os hipnóticos tem recaído sobre o propofol ou o midazolam em pequenas doses. O propofol tem um efeito hipnótico mais pronunciado e previsível, com mais rápida recuperação ao estado vígil do que o midazolam. O midazolam tem sido mais utilizado nos procedimentos longos, geralmente acompanhando os bloqueios nervosos periféricos e anestesias neuroaxiais. O propofol enseja recuperação mais rápida após injeção única e tem pronunciado efeito antiemético, tornando-se o medicamento de escolha para os pacientes-dia. A dose que induz sedação profunda produz depressão respiratória e algum grau de hipotensão aterial, exigindo cuidados específicos.[73] Os pacientes idosos devem receber doses menores e mais lentas em razão das repercussões mais intensas. A escolha da administração em bólus ou em infusão contínua depende mais da experiência e preferência do profissional. Quando há a necessidade de associar um analgésico potente, é comum o uso de remifentanil pelas características farmacocinéticas, ou pequenas doses de fentanil, sufentanil ou alfentanil. Em procedimentos ambulatoriais, o uso de opioides pode não ser o ideal, pois eles aumentam consideravelmente a incidência de náuseas e vômitos na recuperação anestésica. Como opções, há a dexmedetomidina, que tem uma indução-padrão de 8 a 10 minutos e recuperação mais lenta do que o propofol; e a cetamina, que tem duração mais prolongada e pode desfavorecer o processo de alta.[74-77]

**TABELA 69.3** Escala de sedação de Ramsay modificada

| Resposta clínica | Escore de sedação |
|---|---|
| Paralisado, inapto para ser avaliado | 0 |
| Acordado | 1 |
| Levemente sedado | 2 |
| Moderadamente sedado, atende a comandos simples | 3 |
| Profundamente sedado, responde a estímulos não dolorosos | 4 |
| Profundamente sedado, responde somente a estímulos dolorosos | 5 |
| Profundamente sedado, não responde a estímulos dolorosos | 6 |

*Fonte: Adaptada de Barr e colaboradores.*[78]

## Anestesia geral

Utilizada no paciente externo quando é necessário o controle da via aérea, seja em virtude da depressão respiratória produzida pela profundidade da anestesia, seja em virtude do relaxamento muscular necessário para a cirurgia, ou ainda nos pacientes não cooperativos. O objetivo é a rápida recuperação do paciente, sem dor e sem náuseas e vômitos. Os regimes anestésicos utilizados mais frequentemente envolvem anestésicos gerais inalatórios e venosos de curta duração. Uma recente revisão sistemática publicada pela Cochrane, avaliando 11 ensaios controlados e randomizados publicados sobre diferentes regimes anestésicos para colecistectomias videolaparoscópicas em hospital-dia, não encontrou diferença na incidência de permanência inesperada na instituição para nenhum dos regimes usados.[79] Entre os anestésicos comparados, houve propofol, sevoflurano, desflurano, fentanil, remifentanil, sufentanil e esmolol, que é um β-bloqueador. Também não encontrou diferença na presença de dor pós-operatória com o uso de cetamina na indução ou no final da cirurgia.

Entre os inalatórios, a preferência é por sevoflurano e desflurano, esse último com recuperação mais rápida. O óxido nitroso tem sido utilizado cada vez menos, particularmente neste contexto, pois aumenta a incidência de NVPO. Os opioides de curta duração continuam a ser usados, mas tendem a ser substituídos, talvez pela dexmedetomidina, pois, assim como o óxido nitroso, aumentam a incidência de NVPO.

Uma revisão sistemática e metanálise comparando as diferenças entre o uso de sevoflurano ou desflurano e propofol para manutenção de anestesia em crianças em regime ambulatorial não evidenciou diferenças na permanência hospitalar não planejada, mas observou maior incidência de NVPO no uso dos agentes inalatórios (29,2% vs. 13,8%; $p < 0,001$). A outra diferença encontrada foi o custo aumentado da anestesia quando usado o propofol.[80]

O remifentanil é o opioide de escolha no ambiente do hospital-dia, entretanto a hiperalgesia induzida por opioide (HIO) tem sido relacionada a seu uso. Uma revisão sistemática de 2014 encontrou 35 artigos relacionados ao tema, sendo que 16 estudos relataram desfechos que corroboram a tese da HIO e 6 refutaram a tese. Os outros 22 artigos focaram na prevenção da HIO. Os resultados são conflitantes e, quando os estudos avaliam a intensidade da dor, tendem a encontrar hiperalgesia, enquanto os estudos que avaliam o consumo de opioide no tratamento da dor tendem a não encontrar diferenças. A conclusão dos revisores é de que o remifentanil pode induzir a um grau de HIO, mas não acreditam que atinja um nível de significância que necessite prevenção. Se houver uma preocupação significativa com o desenvolvimento de HIO, sugerem usar a menor dose efetiva possível de remifentanil como estratégia de prevenção primária.

Uma das preocupações sempre presentes quando se ministra a anestesia geral é a obtenção da via aérea segura. Os pacientes com possível via aérea difícil devem ser identificados previamente à indução anestésica, e o anestesiologista deve planejar uma estratégia definida. A avaliação da via aérea compreende o uso da escala de Mallampati, da distância tireomentoniana, da circunferência do pescoço, da abertura da boca (distância interincisivos), da presença de retrognatismo mandibular, a presença de dentes, a extensibilidade do pescoço, entre outros. Se houver dúvidas quanto à facilidade da intubação traqueal, pode-se repensar a técnica anestésica ou fazer uma tentativa de intubação após 3 minutos de oxigênio a 100% com opioide de curta duração, propofol e succinilcolina. Pode-se usar rocurônio, se houver disponibilidade de sugamadex e não houver preocupação com os custos. Ou ainda, usar a fibroscopia com o paciente em ventilação espontânea.

Nos pacientes com relaxamento muscular, o uso de anticolinesterásicos para a reversão do bloqueio neuromuscular associa-se à maior ocorrência de NVPO, um inconveniente que pode ser evitado com o uso de sugamadex.

As crianças em hospital-dia podem requerer sedação ou anestesia geral, dependendo da profundidade do plano anestésico necessário para a realização do procedimento ou quando o controle da via aérea requer dispositivo invasivo como máscara laríngea ou intubação traqueal. Como norma, em crianças menores de 4 anos, a sedação ou anestesia são induzidas com sevoflurano acompanhado ou não por óxido nitroso; após a indução, procede-se à punção venosa periférica. A manutenção da sedação poderá ser feita com sevoflurano ou com agentes venosos, frequentemnte o propofol. A sedação com agente inalatório acarreta, muitas vezes, um grau de poluição ambiental inaceitável, por isso é evitada quase sempre, além de exigir maior cuidado com a permeabilidade da via aérea. A sedação com propofol, em princípio, não requer dispositivo para manter a permeabilidade da via aérea e, se for necessário máscara laríngea ou intubação traqueal, é comum considerar-se como anestesia geral.[81] Muitas vezes, é difícil avaliar o grau de sedação nas crianças que recebem propofol em infusão contínua e, nesse caso, a monitorização com o índice biespectral pode ser valiosa.[82] Nas crianças menores, em geral a intubação traqueal é obtida sem a necessidade de bloqueador neuromuscular, entretanto, se for necessário e em crianças maiores, pode-se usar bloqueadores de curta duração de ação, como a succinilcolina ou atracúrio e rocurônio em doses baixas, levando em consideração o tempo do procedimento. A reversão do bloqueio com anticolinesterásicos pode provocar NVPO e interferir na alta da instituição. O bloqueio neuromuscular residual produz alterações visuais (diplopia) e dificuldade de deglutição, portanto deve ser pesquisado e evitado.

## Anestesia neuroaxial

Os últimos anos assistiram ao ressurgimento de antigos anestésicos locais, particularmente no âmbito da cirurgia ambulatorial. A articaína, a clorprocaína e a prilocaína haviam ficado restritas ao uso em odontologia, principalmente porque a lidocaína e a bupivacaína ofereciam anestesias neuroaxiais confiáveis, de maior duração.[83] Até a década de 1990, acreditava-se que a deambulação precoce após raquianestesia favoreceria o aparecimento de cefaleia, no entanto estudos demonstraram que não há relação entre levantar-se do leito e cefaleia pós-raque. Essa constatação e o aparecimento no mercado de agulhas de fino calibre e pontas menos traumáticas deram margem a um importante crescimento do uso da anestesia subaracnóidea também no hospital-dia.[84,85]

Com a expansão do atendimento cirúrgico do paciente externo, surgiram, já na primeira década do século, os primeiros trabalhos com anestésicos de ação mais curta em raquianestesia para esses pacientes.[86-88] No Brasil, esses anestésicos não estão disponíveis para uso subaracnóideo, e, desde que a lidocaína foi relacionada a uma elevada incidência de sintomas neurológicos transitórios, a bupivacaína tornou-se o anestésico de eleição para uso subaracnóideo no nosso país.[89,90] Entretanto, a bupivacaína tem uma duração de ação inadequada para utilização em pacientes de curta permanência; quando se diminui a dose com o objetivo de acelerar a recuperação, a qualidade da anestesia frequentemente fica prejudicada.[83]

Embora a clorprocaína não esteja completamente livre da possibilidade de produzir lesão neurológica, a incidência desse tipo de complicação parece ser bastante rara.[91,92]

Quando comparada à lidocaína, à articaína, à prilocaína e à bupivacaína de baixa dose, a clorprocaína leva vantagem no tempo de recuperação, guardando a mesma efetividade das demais.[92-94] Pode-se usar clorprocaína para cirurgias de ultracurta duração. A **TABELA 69.4** apresenta as doses sugeridas de clorprocaína para os tempos cirúrgicos necessários.[92]

Diferentemente do Brasil e dos Estados Unidos, a clorprocaína e a prilocaína são comercializadas para uso intratecal na Europa.

A adição de fentanil à solução anestésica pode permitir a diminuição da dose do anestésico local sem perder a qualidade da anestesia. Seu efeito colateral indesejável é o prurido, que se manifesta mesmo em doses baixas como 10 μg e pode ser bastante fequente e intenso com doses de 25 μg.[95,96] Outros adjuvantes podem ser usados para acelerar, intensificar ou prolongar a anestesia subaracnóidea, mas não têm o uso intratecal formalmente liberado e não serão abordados neste capítulo.[96]

Quando utilizados anestésicos locais no regime ambulatorial, o efeito colateral da anestesia intratecal que mais frequentemente interfere na alta é a retenção urinária. Parece que a retenção urinária pós-operatória se relaciona ordinariamente a condições clínicas já relacionadas à retenção urinária, como hiperplasia benigna da próstata e idade avançada.[97,98] Possivelmente, os pacientes com baixo risco para desenvolver retenção urinária não estão mais predispostos a desenvolvê-la após anestesia subaracnóidea do que quando recebem anestesia geral.[93,97,99] Para evitar esse problema, sugere-se utilizar bupivacaína até 6 mg e restringir a hidratação entre 750 e 1.000 mL de solução cristaloide no intraoperatório. A retenção urinária não tem sido apontada com o uso de clorprocaína.[100]

Tem sido utilizado o posicionamento do paciente para obter um bloqueio anestésico mais localizado e, assim, diminuir a dose do anestésico local. É difícil obter-se anestesia unilateral com bupivacaína hiperbárica 8 mg, entretanto, Kim e colaboradores conseguiram o objetivo mantendo o paciente em posição lateral com as pernas e coxas fletidas durante 15 minutos.[101] É possível obter-se o mesmo resultado com uma latência menor com anestésicos de curta duração.

**TABELA 69.4** Recomendações para escolha da dose de clorprocaína (sem aditivos) em anestesia subaracnóidea em relação à duração esperada do bloqueio

| Clorprocaína (mg) | Duração esperada de bloqueio cirúrgico efetivo (minutos) |
|---|---|
| 30 | 40 a 60 |
| 40 a 45 | 45 a 75 |
| 60 | 60 a 90 |

*Fonte: Goldblum e Atchabahian.*[92]

A anestesia subaracnóidea com anestésicos de curta duração permite a alta em tempo comparável ao da anestesia geral e está associada a escores de dor reduzidos e à diminuição da necessidade de analgésicos na unidade de cuidados pós-anestésicos[102-104] (TAB. 69.5).

A anestesia peridural pode ser útil nos casos cirúrgicos ambulatoriais mais demorados ou em situações em que a duração não seja previsível. A técnica peridural tem sido usada em hospital-dia envolvendo cirurgias de membros inferiores, correções de hérnias e laparoscopias de abdômen baixo.[105-107] Entretanto, o tempo de ocupação da sala de cirurgia, a recuperação da anestesia e tempo de alta, a necessidade de demonstrar a capacidade de urinar, dor lombossacra, entre outras desvantagens tornam-na uma técnica de exceção. A anestesia combinada raquiperidural oferece a vantagem de prolongar o tempo da anestesia, conforme a necessidade, e tem sido utilizada[108] com frequência crescente.

## Bloqueios de nervos periféricos

Têm sido empregados no regime de cirurgia ambulatorial como técnica isolada ou como técnica analgésica adjuvante. Os benefícios em ambulatório incluem redução da dor pós-operatória, da necessidade de opioide, das NVPO e, possivelmente, diminuição do tempo de recuperação funcional.[104,109]

O uso de ultrassonografia na realização dos bloqueios tem melhorado significativamente a eficiência e o sucesso da técnica e contribuído para o aumento da utilização dessas técnicas no ambiente do hospital-dia. O uso da ultrassonografia pode diminuir o risco de toxicidade sistêmica do anestésico local[110-114] (QUADRO 69.6).

Quando são empregados anestésicos locais de longa duração, como bupicaína 0,5% ou ropivacaína 0,5 a 0,75%, em dose única, obtém-se uma analgesia pós-operatória de 12 a 24 horas (QUADRO 69.7). Entretanto, em virtude das maiores doses utilizadas, aumenta consideravelmente a probabilidade de toxicidade sistêmica ou de bloqueios motores e sensitivos residuais intensos. Se, por um lado, os bloqueios de nervos periféricos contínuos requerem um tempo maior para serem realizados; por outro, provêm analgesia de melhor qualidade do que aquela por opioide ou por bloqueios com injeção única[116-118] (QUADRO 69.8).

Antes do emprego alargado da ultrassonografia, muitos anestesiologistas receavam fazer o bloqueio do plexo braquial via supraclavicular pelo risco de causar pneumotórax. A possibilidade de visualizar e diferenciar a primeira costela da pleura e das estruturas vasculares com o ultrassom tem contribuído para difundir a técnica na prática clínica.[119-122] A técnica interescalênica é a mais utilizada em cirurgias de ombro e oferece excelentes resultados quando comparada com a anestesia geral.[123-125]

Todas as técnicas de bloqueio de nervos periféricos são utilizadas ambulatorialmente, tendo aumentado consideravelmente seu uso nos últimos anos. O controle da dor pós-operatória na população pediátrica tem sido executado de forma efetiva e segura mediante bloqueios de tronco, como ilio-hipogástrico,

**QUADRO 69.6** Vantagens do uso de ultrassonografia em bloqueios de nervos periféricos

- Sucesso de bloqueio aumentado (anestesia cirúrgica) para bloqueios específicos: bloqueios do plexo braquial e bloqueios do nervo ciático plopíteo para cirurgias no pé
- Qualidade do bloqueio aumentada
- Índice de sucesso aumentado para colocação de cateter contínuo em nervo periférico
- Tempo de procedimento diminuído
- Número de punções de agulha diminuído
- Número de punções vasculares não intencionais diminuído
- Necessidade de anestésico local diminuída
- Incidência de toxicidade sistêmica do anestésico local diminuída

*Fonte: Salinas e Joseph.*[115]

**TABELA 69.5** Efeitos do bloqueio neuroaxial *versus* anestesia geral em pacientes cirúrgicos ambulatoriais

| Desfecho | n | Número de ECR | Bloqueio neuroaxial* | Anestesia geral* | RC ou WMD (IC 95%)** | Valor *p* |
|---|---|---|---|---|---|---|
| Tempo de indução da anestesia (min) | 384 | 7 | 17,8 | 7,8 | 8,1 (4,1-12,1) | 0,0001 |
| Tempo na URPA (min) | 476 | 10 | 56,1 | 51,9 | 0,42 (−7,1 a −7,9) | 91 |
| EAV na URPA (mm) | 563 | 7 | 12,7 | 24,4 | −9 (−15,5 a −2,6) | 0,006 |
| Náusea | 637 | 12 | 5% | 14,7 | 0,4 (0,15-1,06) | 0,06 |
| *Fast-tracking* | 218 | 4 | 30,8% | 13,5% | 5,4 (0,6-53,6) | 15 |
| Necessidade de analgésicos VO | 716 | 11 | 31% | 56% | 0,32 (0,18-0,57) | 0,0001 |
| Tempo até a alta (min) | 839 | 14 | 190 | 153 | 34,6 (13-56,1) | 0,002 |
| Satisfação do paciente excelente | 709 | 11 | 81% | 78% | 1,5 (0,8-23,1) | 0,45 |

*Ponderado para o número de indivíduos.
**Ponderado para variância inversa.
EAV, escala analógica visual, ECR, ensaio clínico randomizado; RC, razão de chances; URPA, unidade de recuperação pós-anestésica; VO, via oral; WMD, diferença média ponderada (do inglês *weighted mean difference*).

*Fonte: Alley e Mulory.*[126]

**QUADRO 69.7** Vantagens e desvantagens das técnicas de bloqueio de nervos periféricos com injeção única

**Vantagens**

- Analgesia efetiva para procedimentos cirúrgicos em que não se espera dor moderada a severa por mais de 12 a 24 horas
- Custo diminuído para equipamentos e suprimentos
- Tempo menor para realização
- Treinamento da maioria dos anestesiologistas
- Dispensa um serviço de dor aguda dedicado disponível 24 horas

**Desvantagens**

- Risco de rebote de dor intensa
- Flexibilidade limitada
- Agentes de curta ação proveem rápida analgesia, porém com duração limitada (< 6-8 horas)
- Agentes de longa duração têm uma instalação mais lenta
- Bloqueio motor e analgesia sensorial densos e prolongados não são desejáveis

**QUADRO 69.8** Vantagens e desvantagens das técnicas de bloqueio de nervos periféricos contínuos

**Vantagens**

- Analgesia efetiva para procedimentos cirúrgicos cujo resultado esperado é dor moderada a severa com duração maior que 24 horas e para a qual não se espera que seja bem controlada com agentes analgésicos (opioides) por VO
- Procedimentos mais dolorosos, que tradicionalmente requerem hospitalização, são convertidos em ambulatoriais ou de pernoite
- Flexibilidade aumentada no manejo perioperatório
- Viabilidade do uso de anestésicos de curta duração para diminuir a latência
- Possibilidade de redosificação de anestésicos de curta duração na medida do necessário para o tempo cirúrgico
- Favorecimento do uso de concentrações mais diluídas de anestésicos que possibilitam a dissociação sensorial-motora

**Desvantagens**

- Necessidade de equipamento especializado
- Exigência de habilidades adicionais para a colocação do cateter
- Necessário o manejo do cateter por uma pessoa disponível ao chamado ou um serviço de dor aguda

VO, via oral.

da bainha do reto, do plano do transverso abdominal e paravertebral.[127] As técnicas para a realização de bloqueios de nervos periféricos estão descritas nos capítulos pertinentes, Bloqueio de Nervos Periféricos Guiados por Ultrassonografia e Anestesia Regional em Pediatria.

## Recuperação pós-anetésica

O objetivo da anestesia do paciente externo é que ele desperte ou permaneça sem dor, sem NVPO e rapidamente orientado. A recuperação tem sido definida como um processo que se inicia no final do cuidado intraoperatório até o paciente retornar ao seu estado pré-operatório.[128] Pode ser dividido em três fases: recuperação inicial (fase I), iniciada quando os agentes anestésicos são descontinuados até a recuperação dos reflexos protetores e da função motora; recuperação intermediária (fase II), quando o paciente recupera o suficiente para ser encaminhado para casa; e recuperação final (fase III), quando o paciente retorna ao seu estado fisiológico pré-operatório.[129] Em geral, a fase I ocorre na unidade de cuidados pós-anestésicos (UCPA), enquanto a fase II, já na unidade externa à área restrita do centro ambulatorial. Atualmente, com a disponibilidade de novos fármacos e técnicas, é possível concluir a fase I ainda na sala de operações e encaminhar o paciente diretamente à unidade onde se procederá a fase II da recuperação, eliminando o uso da UCPA para pacientes selecionados.[130] A legislação brasileira não contempla essa possibilidade, já que a Resolução nº 1.802, de 4 de outubro de 2006 do Conselho Federal de Medicina,[12] em seu artigo 4º, prevê que o paciente será transferido da sala de cirurgia para a unidade de recuperação pós-anestésica (URPA) ou para a unidade de tratamento intensivo (UTI).

O processo de ultrapassar o uso da UCPA, denominado *fast-tracking*, não se adapta a todos os pacientes, sendo, atualmente, motivo de estudo quais estarão mais predispostos a usar o *fast-tracking* ou não.[131] Os pacientes com mais de 60 anos, estado físico ASA III e submetidos à cirurgia geral, mais que ortopédicas e oftalmológicas, provavelmente não sejam elegíveis para o *fast-tracking*, enquanto a possibilidade de realizar a cirurgia com bloqueios de nervos periféricos aumenta a chance de *fast-tracking*.[132,133]

As instalações necessárias para a recuperação pós-anestésica ambulatorial são idênticas às dos pacientes internados.

Independentemente de quão bons sejam os cuidados que receba, o paciente poderá desenvolver problemas que precisam ser solucionados rapidamente. Nesse sentido, a URPA poderá dispor de protocolos para o manejo da dor e de NVPO.

As NVPO permanecem um problema frequente em anestesia ambulatorial a despeito de medidas de identificação de risco e novos antieméticos.[134] Além disso, NVPO que acontecem após a alta institucional podem persistir por 4 a 5 dias, muitas vezes sem que o paciente possa ser atendido e tratado convenientemente. As NVPO são importantes, pois interferem na satisfação do paciente, podendo levar a custos adicionais, com admissões hospitalares inesperadas, e complicações, como ruptura esofágica, desidratação, aspiração, deiscência de sutura e hematomas.[135]

Se a incidência de NVPO pode atingir aproximadamente 30% no global, nas populações de risco a incidência pode alcançar 80%. Várias escalas de risco de NVPO têm sido desenvolvidas, sendo as de Koivuranta e colaboradores[136] e Apfel e colaboradores[137] as mais utilizadas. Ambas são muito parecidas e destacam o sexo feminino como fator mais relevante. Segundo o escore de risco simplificado de Apfel, o número de fatores de risco prediz a probabilidade de NVPO **(TAB. 69.6)**.

De forma mais ampla, muitos outros fatores foram apontados na literatura e devem ser levados em consideração **(QUADRO 69.9)**.[135]

Os pacientes adultos e pediátricos com moderado a alto risco de NVPO (um ou dois fatores de risco) têm indicação de receber dois antieméticos de categorias diferentes, profilaticamente. A profilaxia pode ser iniciada antes da cirurgia com um comprimido de aprepitanto (antagonista de NK1), 125 mg,

**TABELA 69.6** Escore de risco de Apfel simplificado e probabilidade de NVPO

| **Escore de risco de Apfel** | |
|---|---|
| Sexo feminino | 1 |
| História de NVPO/cinetose | 2 |
| Não tabagista | 4 |
| Opioides pós-operatórios | 4 |
| **Probabilidade de NVPO** | |
| Nenhum fator de risco | 10% |
| 1 fator de risco | 21% |
| 2 fatores de risco | 39% |
| 3 fatores de risco | 61% |
| Quatro fatores de risco | 79% |

*Fonte: Apfel e colaboradores.*[137]

VO, e um adesivo transdérmico de escopolamina, se disponíveis.[138,139] No intraoperatório, dexametasona, 8 mg, e um antagonista do receptor da serotonina, de preferência de longa duração.[140-148]

Nos pacientes com três ou mais fatores de risco, além das medidas descritas anteriormente, deve-se evitar a anestesia geral; se for possível, substituí-la por anestesia regional ou anestesia local com sedação. Se a anestesia geral for inevitável, preferir anestesia venosa total com propofol e quantidade mínima de agente opioide. Evitar o uso de opioide no pós-operatório; para isso, associar profilaticamente, no intraoperatório, dipirona (30 $mg{\cdot}kg^{-1}$); um AINE inibidor da cicloxigenase 1 e 2 como cetorolaco (0,5-1 $mg{\cdot}kg^{-1}$) ou um inibidor da cicloxigenase 2, como parecoxibe (40 $mg{\cdot}kg^{-1}$); paracemol (15 $mg{\cdot}kg^{-1}$); gabapentina; ou lidocaína em perfusão.[135] A cetamina e a dexmedetomidina podem ser usadas, mas é possível que retardem a recuperação.[76,77]

Há várias medidas farmacológicas e não farmacológicas sugeridas para manejo dos pacientes com elevado risco de desenvolver NVPO **(FIG. 69.5)**.[135]

A alta da UCPA ou o encaminhamento direto do paciente da sala de cirurgia para a unidade de alta da instituição tem seguido, de forma bastante difundida, os critérios de alta de Aldrette modificados, ou tabelas deles derivadas. A tabela de Aldrette modificada por White, que inclui os critérios de dor e NVPO, pode ser especialmente útil no âmbito ambulatorial **(TAB. 69.7)**.[149]

A recuperação de fase II contribui de forma preponderante para definir a sensação do paciente quanto à sua experiência de tratamento. É necessário providenciar um ambiente quieto e repousante, privacidade, casa de banho confortável, alimentos e bebidas e monitorização. As crianças devem ter distrações à sua disposição, como *videogames*, televisão com desenhos ou outros brinquedos

Nessa fase, o paciente não deve se sentir pressionado a se recuperar, e sim apoiado nas suas necessidades imediatas. Entretanto, a mobilização precoce é estimulada, da mesma forma como deve ser para os diversos tipos de cirurgia que assim o exigem. A ingesta de líquidos não deve ser imposta; o estímulo à ingesta precoce pode retardar o processo de alta.

**QUADRO 69.9** Fatores de risco para náuseas e vômitos pós-operatórios encontrados em crianças e adultos

**Fatores de risco relacionados ao paciente, bem estabelecidos**
- Sexo feminino desde a puberdade
- Não tabagista
- História de NVPO ou cinetose
- Púberes e jovens adultos
- Ansiedade pré-operatória

**Fatores de risco relacionados ao paciente, possíveis**
- Bom estado físico da ASA
- História de enxaqueca
- História de NVPO ou cinetose em um parente de 1º grau
- Ansiedade pré-operatória

**Fatores de risco relacionados ao paciente, não confirmados**
- Estágio inicial do ciclo menstrual
- Obesidade

**Fatores de risco relacionados à cirurgia, bem estabelecidos**
- Duração prolongada do tempo cirúrgico

**Fatores de risco relacionados à cirurgia, possíveis**
- Tipos de cirurgia: intra-abdominal, correção de hérnia, cirurgia laparoscópica, ortopédica, ginecológica maior, de tireoide, de estrabismo (criança), neurocirurgia, de mamas, plástica, orquidopexia (criança), do pênis (criança)
- Restrição hídrica intraoperatória
- Administração intraoperatória de cristaloides *versus* coloides

**Fatores de risco relacionados à anestesia, bem estabelecidos**
- Anestésicos voláteis
- Óxido nitroso
- Anestesia inalatória *versus* anestesia venosa
- Opioides no período intraoperatório
- Opioides no período pós-operatório

**Fatores de risco relacionados à anestesia, possíveis**
- Duração prolongada da anestesia
- Anestesia *versus* outras formas de anestesia
- Uso de opioides de longa duração *versus* curta duração
- Grandes doses de neostigmina (maior ou igual a 2,5 mg)

**Fatores de risco relacionados à anestesia, não confirmados**
- Oxigênio a 30% *versus* 50 ou 80%

**Escore de risco de vômitos pós-operatórios**

0 = 9%
1 = 10%
2 = 30%
3 = 55%
4 = 70%

ASA, American Society of Anesthesiologists; NVPO, náuseas e vômitos pós-operatórios.

*Fonte: Geralemou e Gan.*[135]

O paciente deverá atingir algumas condições para ter alta da fase II para casa. Essas condições encontram-se indicadas no **QUADRO 69.10**, embora algumas possam ser discutíveis, como a micção.[13]

A micção, em muitos protocolos, é considerada um imperativo para a alta, porém esse critério não é respaldado por diretrizes atualizadas.[150,151] Talvez seja mais apropriado identificar os pacientes predispostos a sofrerem retenção urinária, como

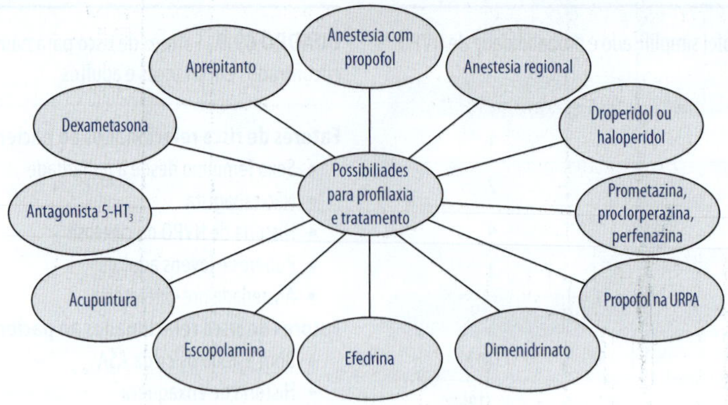
Anestesia com propofol
Aprepitanto
Anestesia regional
Dexametasona
Droperidol ou haloperidol
Possibiliades para profilaxia e tratamento
Antagonista 5-HT$_3$
Prometazina, proclorperazina, perfenazina
Acupuntura
Propofol na URPA
Escopolamina
Efedrina
Dimenidrinato

**FIGURA 69.5** Manejo de paciente com alto risco de desenvolver náuseas e vômitos pós-operatórios. URPA, unidade de recuperação pós-anestésica.

**TABELA 69.7** Sistema de escore para determinar se pacientes externos podem ser transferidos diretamenteda da sala de cirurgia para a unidade de alta (fase II)

| **Nível de consciência** | |
|---|---|
| Acordado e orientado | 2 |
| Acordável com estimulação mínima | 1 |
| Responsivo somente à estimulação tátil | 0 |
| **Atividade física** | |
| Apto para mover todas as extremidades ao comando | 2 |
| Alguma fraqueza para mover as extremidades | 1 |
| Incapaz de mover voluntariamente as extremidades | 0 |
| **Estabilidade hemodinâmica** | |
| Pressão arterial < 15% dos valores da PAM de base | 2 |
| Pressão arterial 15 a 30% dos valores da PAM de base | 1 |
| Pressão arterial > 15% dos valores da PAM de base | 0 |
| **Estabilidade respiratória** | |
| Apto a respirar profundamente | 2 |
| Taquipneia, boa capacidade de tossir | 1 |
| Dispneico e tosse fraca | 0 |
| **Estado da oximetria de pulso** | |
| Mantém valores > 90% em ar ambiente | 2 |
| Necessita de oxigênio suplementar | 1 |
| Valores < 90% com suplementação de oxigênio | 0 |
| **Avaliação da dor pós-operatória** | |
| Mínima ou leve desconforto | 2 |
| Dor moderada a severa controlada com analgésicos venosos | 1 |
| Dor intensa persistente | 0 |
| **Sintomas eméticos pós-operatórios** | |
| Nenhum ou náusea moderada, sem vômitos | 2 |
| Vômito transitório ou náusea | 1 |
| Náusa moderada a severa persistente e vômitos | 0 |
| **Total de escore possível** | **14** |

Um escore mínimo de 12 (sem nenhum escore < 1 em qualquer das categorias) seria necessário para um paciente ser transferido diretamente para a fase II, sem passar pela URPA, após anestesia geral.

*Fonte: White e Song.*[149]

**QUADRO 69.10** Critérios de alta da unidade ambulatorial

- Sinais vitais devem estar estáveis pelo menos por 1 hora
- Orientação quanto a tempo, espaço e pessoa
- Controle da dor adequado e suprimento de analgésicos
- Compreensão de como usar a analgesia oral e ter informações por escrito a respeito
- Habilidade para vestir e caminhar, quando for o caso
- Náuseas e vômitos controlados e mínima tontura
- Ter bebido pelo menos líquidos
- Sangramento ou drenagem da ferida mínimos
- Tenha urinado, quando apropriado à cirurgia
- Tenha um responsável para levá-lo para casa
- Tenha concordado em ter um cuidador em casa nas próximas 24 horas
- Instruções orais e escritas dadas sobre o cuidado pós-operatório
- Saber quando voltar para seguimento, se for o caso
- Ter o contato de emergência

*Fonte: International Association for Ambulatory Surgery.*[13]

os de cirurgias anorretais, artroplastia de membro inferior, os que receberam anestesia neuroaxial com opioide intratecal ou hidratação intraoperatória superior a 1.000 mL, e acompanhá-los com atenção. A avaliação por ultrassonografia pode ajudar na avaliação desses casos.[152,153]

Os pacientes que receberam anestesias intratecais devem atingir certos critérios de recuperação específicos, como o retorno da sensação em $S_4$-$S_5$, da flexão plantar aos níveis pré-operatórios, da propriocepção do hálux, sedação mínima e normovolemia.[129] Os pacientes submetidos a bloqueio de nervo periférico podem ser encaminhados para casa antes da completa regressão do bloqueio sensitivo e motor, entretanto têm que receber instruções sobre os cuidados com o membro semianestesiado, uso de muletas ou andador e a necessidade de iniciar a ingesta de analgésicos precocemente.[150,154]

Os pacientes externos têm participação maior em seu próprio cuidado do que os internados, portanto há um processo de contínua informação e educação do paciente desde o agendamento do procedimento até a alta. No momento da alta, as informações serão fornecidas verbalmente e por escrito: sobre os sintomas que poderão surgir nas primeiras 24 horas; que não deverá conduzir automóveis até que tenha tido uma noite de sono, e o mesmo impedimento para outras máquinas; informações quanto a retornar ao trabalho e quando deverá voltar ao médico para retirar as suturas, se houver; orientação quanto ao que fazer em caso de urgência, e receber um número de contato para aconselhamento, se necessário. Os fármacos analgésicos para os primeiros dias devem ser fornecidos ou prescritos: metamizol, paracetamol e AINE – ibuprofeno e naproxeno têm menor impacto cardiológico do que os inibidores da cicloxigenase 2, embora estes tenham pouco ou nenhum efeito sobre a adesividade plaquetária. Os pacientes idosos ou com insuficiência renal requerem doses menores de AINE ou até evitar o uso. Um inibidor da bomba de prótons pode ser prescrito para proteção gástrica.

Eventualmente, um opioide poderá ser necessário para o controle da dor; as formulações orais de morfina e oxicodona são as mais usadas quando disponíveis; o tramadol poderá, mais frequentemente, induzir náuseas e vômitos; e a codeína, que será transformada em morfina, terá um resultado imprevisível dependendo da metabolização do paciente, que poderá ser pequena (5% dos pacientes brancos), com insuficiente resultado, ou elevada e causar intoxicação. O paciente deve ser alertado da quantidade máxima de medicamentos analgésicos que poderá utilizar.[13]

O efeito analgésico do anestésico local pode ser prolongado pelo uso de um cateter que poderá ser removido pelo paciente em um momento predeterminado. As formulações com lidocaína ou benzocaína podem ser úteis em cirurgias oftalmológicas, circuncisão ou naquelas em que a dor se localize nas mucosas.

## Referências


1. Smith GB, Hirsch NP. Gardner Quincy Colton: pioneer of nitrous oxide anesthesia. Anesth Analg. 1991;72(3):382-91.
2. Schirmer B. History of ambulatory surgery. In: Schirmer BD, Rattner DW, editors. Ambulatory surgery. Philadelphia: Saunders; c1998. p. 3-7.
3. Nicoll JH. The surgery of infancy. Br Med J. 1909:753-4.
4. Waters RM. The down-town anesthesia clinic. Am J Surg. 1919;39(Suppl):71-3.
5. Cabrini L, Levati A. Risk management in anesthesia. Minerva Anestesiol. 2009;75(11):638-43.
6. Lapetina EM, Armstrong EM. Preventing errors in the outpatient setting: a tale of three states. Health Aff (Millwood). 2002;21(4):26-39.
7. Hall MJ, Schwartzman A, Zhang J, Liu X. Ambulatory surgery data from hospitals and ambulatory surgery centers: United States, 2010. Natl Health Stat Report. 2017;(102):1-15.
8. Steiner CA, Karaca Z, Moore BJ, Imshaug MC, Pickens G. Surgeries in hospital-based ambulatory surgery and hospital inpatient settings, 2014. In: Healthcare Cost and Utilization Project (HCUP) Statistical Briefs. Rockville: Agency for Healthcare Research and Quality; 2017.
9. Wier LM, Steiner CA, Owens PL. Surgeries in hospital-owned outpatient facilities, 2012. In: Healthcare Cost and Utilization Project (HCUP) Statistical Briefs. Rockville: Agency for Healthcare Research and Quality; 2015.
10. Shah RK, Welborn L, Ashktorab S, Stringer E, Zalzal GH. Safety and outcomes of outpatient pediatric otolaryngology procedures at an ambulatory surgery center. Laryngoscope. 2008;118(11):1937-40.
11. Conselho Federal de Medicina. Resolução nº 1.886, de 13 de novembro de 2008. Dispõe sobre as "Normas Mínimas para o Funcionamento de consultórios médicos e dos complexos cirúrgicos para procedimentos com internação de curta permanência". Diário Oficial da União. 21 nov 2008;227 Seção 1:271-3.
12. Conselho Federal de Medicina. Resolução nº 1.802, de 4 de outubro de 2006. Dispõe sobre a prática do ato anestésico. Diário Oficial da União. 1 nov 2006;210 Seção 1:102.
13. International Association for Ambulatory Surgery. Ambulatory surgery handbook. 2nd ed. [s.d.]: IAAS; 2014.
14. Conselho Federal de Medicina. Resolução nº 1.670, de 11 de julho de 2003. Sedação profunda só pode ser realizada por médicos qualificados e em ambientes que ofereçam condições seguras para sua realização, ficando os cuidados do paciente a cargo do médico que não esteja realizando o procedimento que exige sedação. Diário Oficial da União. 14 jul 2003;113 Seção 1:78.
15. Warner MA, Shields SE, Chute CG. Major morbidity and mortality within 1 month of ambulatory surgery and anesthesia. JAMA. 1993;270(12):1437-41.
16. Ansell GL, Montgomery JE. Outcome of ASA III patients undergoing day case surgery. Br J Anaesth. 2004;92(1):71-4.
17. Kaw R, Chung F, Pasupuleti V, Mehta J, Gay PC, Hernandez AV. Meta-analysis of the association between obstructive sleep apnoea and postoperative outcome. Br J Anaesth. 2012;109(6):897-906.
18. Liu SS, Chisholm MF, John RS, Ngeow J, Ma Y, Memtsoudis SG. Risk of postoperative hypoxemia in ambulatory orthopedic surgery patients with diagnosis of obstructive sleep apnea: a retrospective observational study. Patient Saf Surg. 2010;4(1):9.
19. Kurrek MM, Cobourn C, Wojtasik Z, Kiss A, Dain SL. Morbidity in patients with or at high risk for obstructive sleep apnea after ambulatory laparoscopic gastric banding. Obes Surg. 2011;21(10):1494-8.
20. Watkins BM, Montgomery KF, Ahroni JH, Erlitz MD, Abrams RE, Scurlock JE. Adjustable gastric banding in an ambulatory surgery center. Obes Surg. 2005;15(7):1045-9.
21. Hathaway B, Johnson JT. Safety of uvulopalatopharyngoplasty as outpatient surgery. Otolaryngol Head Neck Surg. 2006;134(4):542-4.
22. Kieff DA, Busaba NY. Same-day discharge for selected patients undergoing combined nasal and palatal surgery for obstructive sleep apnea. Ann Otol Rhinol Laryngol. 2004;113(2):128-31.
23. Baugh R, Burke B, Fink B, Garcia R, Kominsky A, Yaremchuk K. Safety of outpatient surgery for obstructive sleep apnea. Otolaryngol Head Neck Surg. 2013;148(5):867-72.
24. Finkel KJ, Searleman AC, Tymkew H, et al. Prevalence of undiagnosed obstructive sleep apnea among adult surgical patients in an academic medical center. Sleep Med 2009;10:753–8.
25. Stierer TL, Wright C, George A, Thompson RE, Wu CL, Collop N. Risk assessment of obstructive sleep apnea in a population of patients undergoing ambulatory surgery. J Clin Sleep Med. 2010;6(5):467-72.
26. Farney RJ, Walker BS, Farney RM, Snow GL, Walker JM. The STOP-Bang equivalent model and prediction of severity of obstructive sleep apnea: relation to polysomnographic measurements of the apnea/hypopnea index. J Clin Sleep Med. 2011;7(5):459-65B.
27. Chung F, Chau E, Yang Y, Liao P, Hall R, Mokhlesi B. Serum bicarbonate level improves specificity of STOP-Bang screening for obstructive sleep apnea. Chest. 2013;143(5):1284-1293.
28. Chung F, Liao P, Elsaid H, Islam S, Shapiro CM, Sun Y. Oxygen desaturation index from nocturnal oximetry: a sensitive and specific tool to detect sleep-disordered breathing in surgical patients. Anesth Analg. 2012;114(5):993-1000.
29. Roberts JD, Sweitzer B. Perioperative evaluation and management of cardiac disease in the ambulatory surgery setting. Anesthesiol Clin. 2014;32(2):309-20.
30. Joshi GP, Ahmad S, Riad W, Eckert S, Chung F. Selection of obese patients undergoing ambulatory surgery: a systematic review of the literature. Anesth Analg. 2013;117(5):1082-91.
31. Fortier J, Chung F, Su J. Unanticipated admission after ambulatory surgery--a prospective study. Can J Anaesth. 1998;45(7):612-9.
32. Memtsoudis SG, Ma Y, Swamidoss CP, Edwards AM, Mazumdar M, Liguori GA. Factors influencing unexpected disposition after orthopedic ambulatory surgery. J Clin Anesth. 2012;24(2):89-95.
33. Chung F, Mezei G, Tong D. Pre-existing medical conditions as predictors of adverse events in day-case surgery. Br J Anaesth. 1999;83(2):262-70.
34. Longitudinal Assessment of Bariatric Surgery (LABS) Consortium, Flum DR, Belle SH, King WC, Wahed AS, Berk P, et al. Perioperative safety in the longitudinal assessment of bariatric surgery. N Engl J Med. 2009;361(5):445-54.
35. Kakarla VR, Nandipati K, Lalla M, Castro A, Merola S. Are laparoscopic bariatric procedures safe in super-obese (BMI ≥50 kg/m2) patients? An NSQIP data analysis. Surg Obes Relat Dis. 2011;7(4):452-8.
36. Olson AL, Zwillich C. The obesity hypoventilation syndrome. Am J Med. 2005;118(9):948-56.
37. Mokhlesi B. Obesity hypoventilation syndrome: a state-of-the-art review. Respir Care. 2010;55(10):1347-62; discussion 1363-5.
38. Chau EH, Lam D, Wong J, Mokhlesi B, Chung F. Obesity hypoventilation syndrome: a review of epidemiology, pathophysiology, and perioperative considerations. Anesthesiology. 2012;117(1):188-205.
39. Kheterpal S, Healy D, Aziz MF, Shanks AM, Freundlich RE, Linton F, et al. Incidence, predictors, and outcome of difficult mask ventilation combined with difficult laryngoscopy: a report from the multicenter perioperative outcomes group. Anesthesiology. 2013;119(6):1360-9.
40. Cook TM, MacDougall-Davis SR. Complications and failure of airway management. Br J Anaesth. 2012;109 Suppl 1:i68-i85.
41. Cook TM, Woodall N, Frerk C, Fourth National Audit Project. Major complications of airway management in the UK: results of the fourth National Audit Project of the Royal College of Anaesthetists and the Difficult Airway Society. Part 1: anaesthesia. Br J Anaesth. 2011;106(5):617-31.
42. Peterson GN, Domino KB, Caplan RA, Posner KL, Lee LA, Cheney FW. Management of the difficult airway: a closed claims analysis. Anesthesiology. 2005;103(1):33-9.
43. American Diabetes Association. Standards of medical care in diabetes--2009. Diabetes Care. 2009;32 Suppl 1:S13-61.
44. Joshi GP, Chung F, Vann MA, Ahmad S, Gan TJ, Goulson DT, et al. Society for Ambulatory Anesthesia consensus statement on perioperative blood glucose management in diabetic patients undergoing ambulatory surgery. Anesth Analg. 2010;111(6):1378-87.
45. Morris CK, Ueshima K, Kawaguchi T, Hideg A, Froelicher VF. The prognostic value of exercise capacity: a review of the literature. Am Heart J. 1991;122(5):1423-31.
46. Hofer J, Chung E, Sweitzer BJ. Preanesthesia evaluation for ambulatory surgery: do we make a difference? Curr Opin Anaesthesiol. 2013;26(6):669-76.
47. Fleisher LA, Fleischmann KE, Auerbach AD, Barnason SA, Beckman JA, Bozkurt B, et al. 2014 ACC/AHA guideline on perioperative cardiovascular evaluation and management of patients undergoing noncardiac surgery: executive summary: a report of the American College of Cardiology/American Heart Association Task Force on Practice Guidelines. Circulation. 2014;130(24):2215-45.
48. Kristensen SD, Knuuti J, Saraste A, Anker S, Bøtker HE, Hert SD, et al. 2014 ESC/ESA Guidelines on non-cardiac surgery: cardiovascular assessment and management: The Joint Task Force on non-cardiac surgery: cardiovascular assessment and management of the European Society of Cardiology (ESC) and the European Society of Anaesthesiology (ESA). Eur Heart J. 2014;35(35):2383-431.
49. Karam D, Arora R. Perioperative β-blockers in patients undergoing noncardiac surgery-scientific misconduct and clinical guidelines. Am J Ther. 2017;24(4):e435-e441.
50. Roshanov PS, Rochwerg B, Patel A, Salehian O, Duceppe E, Belley-Côté EP, et al. Withholding versus continuing angiotensin-converting enzyme inhibitors or angiotensin ii receptor blockers before noncardiac surgery: an analysis of the vascular events in noncardiac surgery patients cohort evaluation prospective cohort. Anesthesiology. 2017;126(1):16-27.
51. London MJ, Schwartz GG, Hur K, Henderson WG. Association of perioperative statin use with mortality and morbidity after major noncardiac surgery. JAMA Intern Med. 2017;177(2):231-242.
52. Berwanger O, de Barros E Silva PG, Barbosa RR, Precoma DB, Figueiredo EL, Hajjar LA, et al. Atorvastatin for high-risk statin-naïve patients undergoing noncardiac surgery: the lowering the risk of operative complications using atorvastatin loading dose (LOAD) randomized trial. Am Heart J. 2017;184:88-96.
53. Brotman DJ, Bakhru M, Saber W, Aneja A, Bhatt DL, Tillan-Martinez K, et al. Discontinuation of antiplatelet therapy prior to low-risk noncardiac surgery in patients with drug-eluting stents: a retrospective cohort study. J Hosp Med. 2007;2(6):378-84.
54. Rabbitts JA, Nuttall GA, Brown MJ, Hanson AC, Oliver WC, Holmes DR, et al. Cardiac risk of noncardiac surgery after percutaneous coronary intervention with drug-eluting stents. Anesthesiology. 2008;109(4):596-604.
55. Wijeysundera DN, Wijeysundera HC, Yun L, Wąsowicz M, Beattie WS, Velianou JL, et al. Risk of elective major noncardiac surgery after coronary stent insertion: a population-based study. Circulation. 2012;126(11):1355-62.
56. Webster SE, Payne DA, Jones CI, Hayes PD, Bell PR, Goodall AH, et al. Anti-platelet effect of aspirin is substantially reduced after administration of heparin during carotid endarterectomy. J Vasc Surg. 2004;40(3):463-8.
57. Crossley GH, Poole JE, Rozner MA, Asirvatham SJ, Cheng A, Chung MK, et al. The Heart Rhythm Society (HRS)/American Society of Anesthesiologists (ASA) Expert Consensus Statement on the perioperative management of patients with implantable defibrillators, pacemakers and arrhythmia monitors: facilities and patient management: executive summary this document was developed as a joint project with the American Society of Anesthesiologists (ASA), and in collaboration with the American Heart Association (AHA), and the Society of Thoracic Surgeons (STS). Heart Rhythm. 2011;8(7):e1-18.
58. Thomas H, Turley A, Plummer C. British Heart Rhythm Society guidelines for the management of patients with cardiac implantable electronic devices (CIEDs) around the time of surgery. Oxfordshire: BHRS; 2016.
59. Martinelli Filho M, Zimerman LI, Lorga AM, Vasconcelos JTM, Rassi Jr A. Guidelines for implantable electronic cardiac devices of the Brazilian Society of Cardiology. Arq Bras Cardiol. 2007;89(6):e210-e38.
60. Viitanen H, Annila P, Viitanen M, Tarkkila P. Premedication with midazolam delays recovery after ambulatory sevoflurane anesthesia in children. Anesth Analg. 1999;89(1):75-9.
61. Dahmani S, Brasher C, Stany I, Golmard J, Skhiri A, Bruneau B, et al. Premedication with clonidine is superior to benzodiazepines. A meta analysis of published studies. Acta Anaesthesiol Scand. 2010;54(4):397-402.
62. Yip P, Middleton P, Cyna AM, Carlyle AV. Non-pharmacological interventions for assisting the induction of anaesthesia in children. Cochrane Database Syst Rev. 2009;(3):CD006447.
63. Tobias JD. Sedation of infants and children outside of the operating room. Curr Opin Anaesthesiol. 2015;28(4):478-85.
64. Tait AR, Malviya S. Anesthesia for the child with an upper respiratory tract infection: still a dilemma? Anesth Analg. 2005;100(1):59-65.
65. von Ungern-Sternberg BS, Boda K, Chambers NA, Rebmann C, Johnson C, Sly PD, et al. Risk assessment for respiratory complications in paediatric anaesthesia: a prospective cohort study. Lancet. 2010;376(9743):773-83.

66. von Ungern-Sternberg BS1, Boda K, Schwab C, Sims C, Johnson C, Habre W. Laryngeal mask airway is associated with an increased incidence of adverse respiratory events in children with recent upper respiratory tract infections. Anesthesiology. 2007;107(5):714-9.
67. Rachel Homer J, Elwood T, Peterson D, Rampersad S. Risk factors for adverse events in children with colds emerging from anesthesia: a logistic regression. Paediatr Anaesth. 2007;17(2):154-61.
68. Tait AR, Malviya S, Voepel-Lewis T, Munro HM, Seiwert M, Pandit UA. Risk factors for perioperative adverse respiratory events in children with upper respiratory tract infections. Anesthesiology. 2001;95(2):299-306.
69. Parnis SJ, Barker DS, Van Der Walt JH. Clinical predictors of anaesthetic complications in children with respiratory tract infections. Paediatr Anaesth. 2001;11(1):29-40.
70. Mamie C, Habre W, Delhumeau C, Argiroffo CB, Morabia A. Incidence and risk factors of perioperative respiratory adverse events in children undergoing elective surgery. Paediatr Anaesth. 2004;14(3):218-24.
71. Roland PS, Rosenfeld RM, Brooks LJ, Friedman NR, Jones J, Kim TW, et al. Clinical practice guideline: polysomnography for sleep-disordered breathing prior to tonsillectomy in children. Otolaryngol Head Neck Surg. 2011;145(1 Suppl):S1-15.
72. Brown KA, Laferrière A, Lakheeram I, Moss IR. Recurrent hypoxemia in children is associated with increased analgesic sensitivity to opiates. Anesthesiology. 2006;105(4):665-9.
73. Álvarez J, Cabadas R, de la Matta M. Patient safety under deep sedation for digestive endoscopic procedures. Rev Esp Enferm Dig. 2017;109(2):137-143.
74. Carollo DS, Nossaman BD, Ramadhyani U. Dexmedetomidine: a review of clinical applications. Curr Opin Anaesthesiol. 2008;21(4):457-61.
75. Kundra TS, Kaur P, Nagaraja PS, Manjunatha N. To evaluate dexmedetomidine as an additive to propofol for sedation for elective cardioversion in a cardiac intensive care unit: A double-blind randomized controlled trial. Ann Card Anaesth. 2017;20(3):337-340.
76. Gertler R, Brown HC, Mitchell DH, Silvius EN. Dexmedetomidine: a novel sedative-analgesic agent. Proc (Bayl Univ Med Cent). 2001;14(1):13-21.
77. Lemoel F, Contenti J, Giolito D, Boiffier M, Rapp J, Istria J, et al. Adverse events with ketamine versus ketofol for procedural sedation on adults: a double-blind, randomized controlled trial. Acad Emerg Med. 2017. [Epub ahead of print].
78. Barr J, Egan TD, Sandoval NF, Zomorodi K, Cohane C, Gambus PL, et al. Propofol dosing regimens for ICU sedation based upon an integrated pharmacokinetic-pharmacodynamic model. Anesthesiology. 2001;95(2):324-33.
79. Vaughan J, Nagendran M, Cooper J, Davidson BR, Gurusamy KS. Anaesthetic regimens for day-procedure laparoscopic cholecystectomy. Cochrane Database Syst Rev. 2014;(1):CD009784.
80. Kumar G, Stendall C, Mistry R, Gurusamy K, Walker D. A comparison of total intravenous anaesthesia using propofol with sevoflurane or desflurane in ambulatory surgery: systematic review and meta-analysis. Anaesthesia. 2014;69(10):1138-50.
81. Campbell K, Torres L, Stayer S. Anesthesia and sedation outside the operating room. Anesthesiol Clin. 2014;32(1):25-43.
82. McDermott NB, VanSickle T, Motas D, Friesen RH. Validation of the bispectral index monitor during conscious and deep sedation in children. Anesth Analg. 2003;97(1):39-43, table of contents.
83. Förster JG. Short-acting spinal anesthesia in the ambulatory setting. Curr Opin Anaesthesiol. 2014;27(6):597-604.
84. Candido KD, Stevens RA. Post-dural puncture headache: pathophysiology, prevention and treatment. Best Pract Res Clin Anaesthesiol. 2003;17(3):451-69.
85. Arevalo-Rodriguez I, Ciapponi A, Munoz L, Roqué i Figuls M, Bonfill Cosp X. Posture and fluids for preventing post-dural puncture headache. Cochrane Database Syst Rev. 2013;(7):CD009199.
86. Mulroy MF, Larkin KL, Hodgson PS, Helman JD, Pollock JE, Liu SS. A comparison of spinal, epidural, and general anesthesia for outpatient knee arthroscopy. Anesth Analg. 2000;91(4):860-4.
87. Mulroy MF, Salinas FV, Larkin KL, Polissar NL. Ambulatory surgery patients may be discharged before voiding after short-acting spinal and epidural anesthesia. Anesthesiology. 2002;97(2):315-9.
88. Watson B, Howell V. Spinal anaesthesia: the saviour of day surgery? Curr Anaesth Crit Care. 2007;18(4):193-9.
89. Etezadi F, Yarandi KK, Ahangary A, Shokri H, Imani F, Safari S, et al. The effect of needle type, duration of surgery and position of the patient on the risk of transient neurologic symptoms. Anesth Pain Med. 2013;2(4):154-8.
90. Zaric D, Christiansen C, Pace NL, Punjasawadwong Y. Transient neurologic symptoms after spinal anesthesia with lidocaine versus other local anesthetics: a systematic review of randomized, controlled trials. Anesth Analg. 2005;100(6):1811-6.
91. Moore DC. Chloroprocaine not absolved of neurotoxicity. Anesth Analg. 1984;63(5):544-5.
92. Goldblum E, Atchabahian A. The use of 2-chloroprocaine for spinal anaesthesia. Acta Anaesthesiol Scand. 2013;57(5):545-52.
93. Fanelli A, Ghisi D, Allegri M. Is spinal anaesthesia a suitable technique for ultra-short outpatient procedures? Acta Biomed. 2013;84(1):76-80.
94. Lacasse MA, Roy JD, Forget J, Vandenbroucke F, Seal RF, Beaulieu D, et al. Comparison of bupivacaine and 2-chloroprocaine for spinal anesthesia for outpatient surgery: a double-blind randomized trial. Can J Anaesth. 2011;58(4):384-91.
95. Bachmann M, Pere P, Kairaluoma P, Rosenberg PH, Kallio H. Randomised comparison of hyperbaric articaine and hyperbaric low-dose bupivacaine along with fentanyl in spinal anaesthesia for day-case inguinal herniorrhaphy. Eur J Anaesthesiol. 2012;29(1):22-7.
96. Kairaluoma P, Bachmann M, Kallio H, Rosenberg P, Pere P. Hyperbaric articaine with or without fentanyl in spinal anaesthesia: patient and observer blinded comparison. Acta Anaesthesiol Scand. 2013;57(1):118-25.
97. Mulroy MF, Alley EA. Management of bladder volumes when using neuraxial anesthesia. Int Anesthesiol Clin. 2012;50(1):101-10.
98. Choi S, Mahon P, Awad IT. Neuraxial anesthesia and bladder dysfunction in
the perioperative period: a systematic review. Can J Anaesth. 2012;59(7):681-703.
99. Voelckel WG, Kirchmair L, Rehder P, Garoscio I, Krappinger D, Luger TJ. Unilateral anesthesia does not affect the incidence of urinary retention after low-dose spinal anesthesia for knee surgery. Anesth Analg. 2009;109(3):986-7.
100. Breebaart MB, Teune A, Sermeus LA, Vercauteren MP. Intrathecal chloroprocaine vs. lidocaine in day-case surgery: recovery, discharge and effect of pre-hydration on micturition. Acta Anaesthesiol Scand. 2014;58(2):206-13.
101. Kim JT, Lee JH, Cho CW, Kim HC, Bahk JH. The influence of spinal flexion in the lateral decubitus position on the unilaterality of spinal anesthesia. Anesth Analg. 2013;117(4):1017-21.
102. Vaghadia H, McLeod DH, Mitchell GW, Merrick PM, Chilvers CR. Small-dose hypobaric lidocaine-fentanyl spinal anesthesia for short duration outpatient laparoscopy. I. A randomized comparison with conventional dose hyperbaric lidocaine. Anesth Analg. 1997;84(1):59-64.
103. Song D, Greilich NB, White PF, Watcha MF, Tongier WK. Recovery profiles and costs of anesthesia for outpatient unilateral inguinal herniorrhaphy. Anesth Analg. 2000;91(4):876-81.
104. Liu SS, Strodtbeck WM, Richman JM, Wu CL. A comparison of regional versus general anesthesia for ambulatory anesthesia: a meta-analysis of randomized controlled trials. Anesth Analg. 2005;101(6):1634-42.
105. Dahl V, Gierløff C, Omland E, Raeder JC. Spinal, epidural or propofol anaesthesia for out-patient knee arthroscopy? Acta Anaesthesiol Scand. 1997;41(10):1341-5.
106. Labas P, Ohradka B, Cambal M, Olejnik J, Fillo J. Haemorrhoidectomy in outpatient practice. Eur J Surg. 2002;168(11):619-20.
107. Schuricht AL, McCarthy CS, Wells WL, Kumor RJ, Cwik J. A comparison of epidural versus general anesthesia for outpatient endoscopic preperitoneal herniorrhaphy. JSLS. 1997;1(2):141-4.
108. Kopacz DJ, Mulroy MF. Chloroprocaine and lidocaine decrease hospital stay and admission rate after outpatient epidural anesthesia. Reg Anesth. 1990;15(1):19-25.
109. Capdevila X, Dadure C, Bringuier S, Bernard N, Biboulet P, Gaertner E, et al. Effect of patient-controlled perineural analgesia on rehabilitation and pain after ambulatory orthopedic surgery: a multicenter randomized trial. Anesthesiology 2006;105(3):566–73.
110. Abrahams MS, Aziz MF, Fu RF, Horn JL. Ultrasound guidance compared with electrical neurostimulation for peripheral nerve blocks: a systemic review and metaanalysis of randomized controlled trials. Br J Anaesth. 2009;102(3):408-17.
111. Liu SS, Ngeow J, John RS. Evidence basis for ultrasound-guided block characteristics: onset, quality, and duration. Reg Anesth Pain Med. 2010;35(2 Suppl):S26-35.
112. McCartney CJ, Lin L, Shastri U. Evidence basis for the use of ultrasound for upper-extremity blocks. Reg Anesth Pain Med. 2010;35(2 Suppl):S10-5.
113. Salinas FV. Ultrasound and review of evidence for lower extremity peripheral nerve blocks. Reg Anesth Pain Med. 2010;35(2 Suppl):S16-25.
114. Gelfand HJ, Ouanes JP, Lesley MR, Ko PS, Murphy JD, Sumida SM, et al. Analgesic efficacy of ultrasound-guided regional anesthesia: a meta-analysis. J Clin Anesth. 2011;23(2):90-6.
115. Salinas FV, Joseph RS. Peripheral nerve blocks for ambulatory surgery. Anesthesiol Clin. 2014;32(2):341-55.
116. Richman JM, Liu SS, Courpas G, Wong R, Rowlingson AJ, McGready J, et al. Does continuous peripheral nerve block provide superior pain control to opioids? A meta-analysis. Anesth Analg. 2006;102(1):248-57.
117. Ilfeld BM. Continuous peripheral nerve blocks: a review of the published evidence. Anesth Analg. 2011;113(4):904-25.
118. Bingham AE, Fu R, Horn JL, Abrahams MS. Continuous peripheral nerve block compared with single-injection peripheral nerve block: a systematic review and meta-analysis of randomized controlled trials. Reg Anesth Pain Med. 2012;37(6):583-94.
119. Soares LG, Brull R, Lai J, Chan VW. Eight ball, corner pocket: the optimal needle position for ultrasound-guided supraclavicular block. Reg Anesth Pain Med. 2007;32(1):94-5.
120. Perlas A, Lobo G, Lo N, Brull R, Chan VW, Karkhanis R. Ultrasound-guided supraclavicular block: outcome of 510 consecutive cases. Reg Anesth Pain Med. 2009;34(2):171-6.
121. Murata H, Sakai A, Hadzic A, Sumikawa K. The presence of transverse cervical and dorsal scapular arteries at three ultrasound probe positions commonly used in supraclavicular brachial plexus blockade. Anesth Analg. 2012;115(2):470-3.
122. Tran DQ, Dugani S, Correa JA, Dyachenko A, Alsenosy N, Finlayson RJ. Minimum effective volume of lidocaine for ultrasound-guided supraclavicular block. Reg Anesth Pain Med. 2011;36(5):466-9.
123. Borgeat A, Ekatodramis G, Kalberer F, Benz C. Acute and nonacute complications associated with interscalene block and shoulder surgery: a prospective study. Anesthesiology. 2001;95(4):875-80.
124. Liu SS, Gordon MA, Shaw PM, Wilfred S, Shetty T, Yadeau JT. A prospective clinical registry of ultrasound-guided regional anesthesia for ambulatory shoulder surgery. Anesth Analg. 2010;111(3):617-23.
125. Singh A, Kelly C, O'Brien T, Wilson J, Warner JJ. Ultrasound-guided interscalene block anesthesia for shoulder arthroscopy: a prospective study of 1319 patients. J Bone Joint Surg Am. 2012;94(22):2040-6.
126. Alley EA, Mulory MF. Neuraxial anesthesia for outpatients. Anesthesiol Clin. 2014;32(2):357-69.
127. Deer JD, Sawardekar A, Suresh S. Day surgery regional anesthesia in children: safety and improving outcomes, do they make a difference? Curr Opin Anaesthesiol. 2016;29(6):691-695.
128. Abdullah HR, Chung F. Postoperative issues: discharge criteria. Anesthesiol Clin. 2014;32(2):487-93.
129. Awad IT, Chung F. Factors affecting recovery and discharge following ambulatory surgery. Can J Anaesth. 2006;53(9):858-72.
130. White PF, Kehlet H, Neal JM, Schricker T, Carr DB, Carli F, et al. The role of the anesthesiologist in fast-track surgery: from multimodal analgesia to perioperative medical care. Anesth Analg. 2007;104(6):1380-96, table of contents.
131. Twersky RS, Sapozhnikova S, Toure B. Risk factors associated with fast-track ineligibility after monitored anesthesia care in ambulatory surgery patients. Anesth Analg. 2008;106(5):1421-6, table of contents.
132. Williams BA, Kentor ML, Vogt MT, Vogt WB, Coley KC, Williams JP, et al. Economics of nerve block pain management after anterior cruciate ligament reconstruction: potential hospital cost savings via associated postanesthesia care unit bypass and same-day discharge. Anesthesiology. 2004;100(3):697-706.
133. Hadzic A, Williams BA, Karaca PE, Hobeika P, Unis G, Dermksian J, et al. For outpatient rotator cuff surgery, nerve block anesthesia provides superior same-day recovery over general anesthesia. Anesthesiology. 2005;102(5):1001-7.
134. Kumar A, Brampton W, Watson S, Reid VL, Neilly D. Postoperative nausea and vomiting: simple risk scoring does work. Eur J Anaesthesiol. 2012;29(1):57-9; author reply 59-60.
135. Geralemou S, Gan TJ. Assessing the value of risk indices of postoperative nausea and vomiting in ambulatory surgical patients. Curr Opin Anaesthesiol. 2016;29(6):668-673.
136. Koivuranta M, Läärä E, Snåre L, Alahuhta S. A survey of postoperative nausea and vomiting. Anaesthesia. 1997;52(5):443-9.
137. Apfel CC, Heidrich FM, Jukar-Rao S, Jalota L, Hornuss C, Whelan RP, et al. Evidence-based analysis of risk factors for postoperative nausea and vomiting. Br J Anaesth. 2012;109(5):742-53.
138. Gan TJ, Apfel CC, Kovac A, Philip BK, Singla N, Minkowitz H, et al. A randomized, double-blind comparison of the NK1 antagonist, aprepitant, versus ondansetron for the prevention of postoperative nausea and vomiting. Anesth Analg. 2007;104(5):1082-9, tables of contents.
139. Habib AS, Keifer JC, Borel CO, White WD, Gan TJ. A comparison of the combination of aprepitant and dexamethasone versus the combination of ondansetron and dexamethasone for the prevention of postoperative nausea and vomiting in patients undergoing craniotomy. Anesth Analg. 2011;112(4):813-8.
140. Schaub I, Lysakowski C, Elia N, Tramèr MR. Low-dose droperidol (≤1 mg or ≤15 µg kg-1) for the prevention of postoperative nausea and vomiting in adults: quantitative systematic review of randomised controlled trials. Eur J Anaesthesiol. 2012;29(6):286-94.
141. Apfel CC, Zhang K, George E, Shi S, Jalota L, Hornuss C, et al. Transdermal scopolamine for the prevention of postoperative nausea and vomiting: a systematic review and meta-analysis. Clin Ther. 2010;32(12):1987-2002.
142. Waldron NH, Jones CA, Gan TJ, Allen TK, Habib AS. Impact of perioperative dexamethasone on postoperative analgesia and side-effects: systematic review and meta-analysis. Br J Anaesth. 2013;110(2):191-200.
143. J. Jakobsson, Preoperative single-dose intravenous dexamethasone during ambulatory surgery: update around the benefit versus risk, Curr. Opin. Anaesthesiol. 23 (2010) 682e686.
144. Rojas C, Thomas AG, Alt J, Stathis M, Zhang J, Rubenstein EB, et al. Palonosetron triggers 5-HT(3) receptor internalization and causes prolonged inhibition of receptor function. Eur J Pharmacol. 2010;626(2-3):193-9.
145. Park SK, Cho EJ. A randomized, double-blind trial of palonosetron compared with ondansetron in preventing postoperative nausea and vomiting after gynaecological laparoscopic surgery. J Int Med Res. 2011;39(2):399-407.
146. Laha B, Hazra A, Mallick S. Evaluation of antiemetic effect of intravenous palonosetron versus intravenous ondansetron in laparoscopic cholecystectomy: a randomized controlled trial. Indian J Pharmacol. 2013;45(1):24-9.
147. Kang JW, Park SK. Evaluation of the ability of continuous palonosetron infusion, using a patient-controlled analgesia device, to reduce postoperative nausea and vomiting. Korean J Anesthesiol. 2014;67(2):110-4.
148. Candiotti KA, Ahmed SR, Cox D, Gan TJ. Palonosetron versus ondansetron as rescue medication for postoperative nausea and vomiting: a randomized, multicenter, open-label study. BMC Pharmacol Toxicol. 2014;15:45.
149. White PF, Song D. New criteria for fast-tracking after outpatient anesthesia: a comparison with the modified Aldrete's scoring system. Anesth Analg. 1999;88(5):1069-72.
150. Association of Anaesthetists of Great Britain and Ireland, British Association of Day Surgery. Day case and short stay surgery: 2. Anaesthesia. 2011;66(5):417-34.
151. Apfelbaum JL, Silverstein JH, Chung FF, Connis RT, Fillmore RB, Hunt SE, et al. Practice guidelines for postanesthetic care: an updated report by the American Society of Anesthesiologists Task Force on Postanesthetic Care. Anesthesiology. 2013;118(2):291-307.
152. Choi S, Awad I. Maintaining micturition in the perioperative period: strategies to avoid urinary retention. Curr Opin Anaesthesiol. 2013;26(3):361-7.
153. Baldini G, Bagry H, Aprikian A, Carli F. Postoperative urinary retention: anesthetic and perioperative considerations. Anesthesiology. 2009;110(5):1139-57.
154. Rastogi S, Vickers AP. Postoperative analgesia and discharge criteria for day surgery. Anaesth Int Care Med. 2010;11(4):153-6.

# Parte IX

# Situações especiais

COORDENADOR: JAMES MANICA

# 70. ANESTESIA NO CARDIOPATA

Carlos Galhardo Júnior
Marcello Fonseca Salgado-Filho
Mauricio Daher

A avaliação do risco cardiovascular e o manejo adequado do paciente cardiopata na cirurgia não cardíaca representam uma importante contribuição do anestesiologista no contexto da medicina perioperatória. Cerca de 200 milhões de cirurgias não cardíacas são realizadas todo ano ao redor do mundo,[1] e estima-se que 4% dos pacientes possam apresentar complicações cardíacas e/ou cerebrovasculares graves.[2] Com o envelhecimento da população e o aumento da expectativa de vida, ocorrerá uma prevalência ainda maior de indivíduos idosos e com doenças cardiovasculares entre os pacientes cirúrgicos. Assim, a abordagem multidisciplinar e uma adequada comunicação entre os profissionais envolvidos no cuidado do cardiopata são fundamentais para a prevenção, a modificação e a redução do risco de eventos cardiovasculares adversos no período perioperatório.

## Avaliação cardiovascular pré-operatória

### Risco cirúrgico para eventos cardíacos

A avaliação pré-operatória dos pacientes com suspeita de doença cardíaca deve seguir dois caminhos: a verificação dos índices clínicos de risco e a avaliação dos testes cardiológicos pré-operatórios.[3] As complicações cardíacas em cirurgias não cardíacas dependem dos fatores de risco do paciente, do tipo de cirurgia e das condições técnicas nas quais elas acontecem, como cirurgias de urgência, tipo e duração do procedimento, hipotermia, perda sanguínea e alterações hidreletrolíticas.[4]

Todo procedimento cirúrgico desencadeia uma resposta endócrino-metabólica ao trauma que é mediada por fatores neuroendócrinos, provoca a liberação de mediadores inflamatórios e promove um desequilíbrio simpático. As alterações hidreletrolíticas agravam o estresse cirúrgico e aumentam o trabalho cardíaco, com a consequente elevação do consumo de oxigênio miocárdico. Além disso, as alterações cirúrgicas promovem um desequilíbrio entre os fatores pró-trombóticos e antifibrinolíticos, o que acarreta maior incidência de trombose coronariana.[5]

A resposta metabólica ao trauma, o aumento do consumo de oxigênio miocárdico e os efeitos pró-trombóticos, associados ao posicionamento do paciente, à hipotermia, à perda sanguínea e ao tipo de anestesia, são responsáveis por graves desequilíbrios cardiovasculares, com potencial evolução para infarto agudo do miocárdio e insuficiência cardíaca perioperatória.[4] As técnicas anestésicas menos invasivas podem reduzir a mortalidade e as complicações pós-operatórias em pacientes com risco cardíaco moderado a alto. Embora os riscos cardiovasculares dos pacientes sejam um fator preditivo maior de complicações, o tipo e a duração do procedimento cirúrgico não podem ser ignorados (**QUADRO 70.1**).[5]

A necessidade da avaliação cardíaca pré-operatória depende do nível de urgência do procedimento. Nas cirurgias de emergência (aneurisma abdominal roto, politraumatismo ou perfuração de vísceras), a avaliação cardiológica prévia não altera a evolução do procedimento, mas pode influenciar no manejo hemodinâmico intraoperatório. Nas cirurgias de urgência (*bypass* para isquemia arterial de membros ou obstrução intestinal), o risco do procedimento diante da condição clínica do paciente precisa ser avaliado, embora não interfira na conduta cirúrgica; por exemplo, na isquemia arterial aguda de membro inferior, em vez de se fazer um *bypass* femoropopliteu,

**QUADRO 70.1** Relação do tipo de cirurgia com o risco de complicações cardiovasculares

| Baixo risco: < 1% | Risco intermediário: 1 a 5% | Alto risco: > 5% |
|---|---|---|
| • Cirurgias superficiais | • Esplenectomia | • Cirurgias na aorta |
| • Cirurgias na mama | • Colecistectomia | • *Bypass* de membro inferior |
| • Cirurgias dentárias | • Cirurgia para hérnia hiatal | • Duodenopancreatectomia |
| • Cirurgias de tireoide | • Cirurgia carotídea sintomática | • Hepatectomia |
| • Cirurgias oftálmicas | • Angioplastia arterial periférica | • Reconstrução biliar |
| • Cirurgias reconstrutivas | • Cirurgia de cabeça e pescoço | • Esofagectomia |
| • Cirurgias carotídeas assintomáticas | • Cirurgia para aneurisma endovascular | • Adrenalectomia |
| • Cirurgias ginecológicas menores | • Neurocirurgia | • Cistectomia radical |
| • Cirurgias ortopédicas menores | • Cirurgias ortopédicas maiores | • Pneumectomia |
| • Cirurgias urológicas menores | • Cirurgias urológicas maiores | • Transplante de pulmão |
| | • Cirurgias ginecológicas maiores | • Transplante de fígado |
| | • Transplante renal | |
| | • Cirurgias torácicas | |

realiza-se um procedimento menos invasivo, como a angioplastia, apesar de apresentar resultados menos favoráveis a longo prazo.[5]

## Tipo de cirurgia

Em geral, as cirurgias endoscópicas e endovasculares apresentam um tempo de internação mais curto, menores complicações e melhor recuperação, apesar de alguns trabalhos não terem demonstrado esses benefícios quando se compara a colecistectomia videolaparoscópica com a técnica convencional.[6]

### Procedimentos endovasculares *versus* cirurgias vasculares abertas

As cirurgias vasculares abertas aórticas e infrainguinais são consideradas procedimentos de alto risco **(VER QUADRO 70.1)**. Os procedimentos infrainguinais podem apresentar riscos maiores do que os procedimentos da aorta, porque os pacientes muitas vezes são idosos, diabéticos, renais crônicos dialíticos, portadores de doença arterial coronariana e/ou insuficiência cardíaca. Esses são alguns dos motivos pelos quais até os procedimentos de angioplastia de membro inferior não podem ser negligenciados.[7]

O tratamento endovascular dos aneurismas de aorta abdominal tem sido associado à menor mortalidade e morbidade quando comparado aos tratamentos abertos convencionais. Contudo, as complicações referentes a próteses e reintervenções nos pacientes submetidos ao tratamento endovascular resultam em desfechos clínicos a longo prazo e mortalidade total similares aos do grupo de cirurgia aberta.[7]

Uma metanálise avaliando procedimento endovascular de membro inferior ou *bypass* femoropopliteu demonstrou maior morbidade no grupo do *bypass* em 30 dias, porém menor falha técnica/cirúrgica quando comparado ao tratamento endovascular.[8] Dessa forma, concluiu-se que a primeira abordagem endovascular deve ser feita em pacientes com alto risco cardíaco, enquanto o *bypass* deve ser realizado em pacientes com longa expectativa de vida.[7] Com relação aos procedimentos na artéria carótida, a técnica endovascular parece ser mais atrativa, porém a endarterectomia carotídea diminui o risco de infarto agudo do miocárdio. A combinação de acidente vascular encefálico (AVE) e morte em 30 dias é menor no grupo endovascular. A escolha entre o tratamento endovascular e a endarterectomia depende da experiência e dos resultados do cirurgião, das características anatômicas dos vasos e das comorbidades do paciente.[9]

### Cirurgia aberta *versus* cirurgia videolaparoscópica ou videotoracoscopia

Os procedimentos laparoscópicos comparados aos procedimentos abertos apresentam menor trauma tecidual e íleo paralítico, o que proporciona menor dor na incisão, melhor função pulmonar e menores complicações intestinais no pós-operatório.[10] Contudo, o pneumoperitônio causa elevada pressão intra-abdominal e redução do retorno venoso. Os pacientes com boa função cardiopulmonar toleram bem essas alterações fisiológicas, mas os pacientes com baixa reserva cardiopulmonar podem apresentar graves alterações hemodinâmicas e no transporte do oxigênio.

Além do pneumoperitônio, existe ainda a questão do posicionamento em Trendelenburg, que pode ocasionar um aumento da pressão arterial, da pressão venosa central e da resistência vascular sistêmica, comprometendo o desempenho cardíaco.[11] Dessa maneira, os pacientes de alto risco cardíaco não se beneficiam da cirurgia laparoscópica, devendo ser avaliada a cirurgia aberta. Alguns desfechos clínicos de curto prazo favoráveis têm sido atribuídos à cirurgia laparoscópica, dependendo do tipo de cirurgia e da experiência do cirurgião, como menor tempo de internação hospitalar, menor perda sanguínea, menor incidência de pneumonia, retorno precoce da atividade intestinal, menores eventos cardiovasculares e menor incidência de infecção da ferida operatória.[12]

Nas cirurgias torácicas, os poucos trabalhos não evidenciaram melhores desfechos clínicos quando comparam as lobectomias videoassistidas com as cirurgias abertas.[13]

## Tolerância à atividade física

A tolerância à atividade física é um dos fatores preditivos mais importantes de risco pré-operatório, além de orientar a necessidade de testes cardiológicos e de monitorização invasiva. A mensuração da capacidade funcional é fundamental para a avaliação do risco cardiovascular pré-operatório e é medida como equivalente metabólico (MET).[3,5] Testes de atividade física avaliam adequadamente a capacidade funcional dos pacientes; contudo ela também pode ser estimada sem os testes físicos, usando a capacidade de desempenhar as atividades físicas diárias. Um (1) MET representa o consumo metabólico em repouso, 4 METs indicam o consumo metabólico do ato de subir dois lances de escada, e a prática de esportes extenuantes, como a natação, equivale ao consumo de 10 METs ou mais **(QUADRO 70.2)**.[14]

**QUADRO 70.2** Classificação da tolerância ao exercício por equivalente metabólico (MET)

| 1 MET | 4 METs | ≥ 10 METs |
|---|---|---|
| • Você consegue se vestir sozinho?<br>• Você consegue tomar banho sozinho?<br>• Você consegue caminhar pela casa?<br>• Você caminha 1 ou 2 quarteirões a 3 a 4 km/h?<br>• Você ajuda nas atividades domésticas simples? | • Você consegue subir dois lances de escada?<br>• Você consegue caminhar a 6 km/h?<br>• Você consegue correr pequenas distâncias?<br>• Você consegue fazer trabalhos domésticos pesados?<br>• Você consegue dançar, jogar tênis ou pequenas partidas de futebol? | • Você consegue participar de atividades físicas extenuantes?<br>• Você consegue jogar uma partida completa de tênis ou futebol?<br>• Você consegue nadar? |

A dificuldade de subir dois lances de escada ou de correr pequenas distâncias (< 4 METs) está associada a uma baixa capacidade funcional e maior incidência de eventos cardiovasculares no período pós-operatório. Em pacientes submetidos a cirurgia torácica, aqueles com capacidade funcional < 4 METs apresentam maior incidência de mortalidade (risco relativo 18,7; IC 95% 5,9-59).[14] Quando a capacidade funcional é baixa, a presença e a quantidade de fatores de risco associados irão determinar a estratificação de risco pré-operatória e o manejo intraoperatório.[14-16]

## Índices de risco

Com o objetivo de diminuir as complicações cardíacas intraoperatórias, deve-se dar especial atenção a avaliações cardíacas e história clínica prévia durante a avaliação pré-anestésica.

Múltiplas recomendações foram descritas com a proposta de definir quais pacientes se beneficiarão dos testes cardiológicos, como as do American College of Cardiology/American Heart Association (ACC/AHA) de 2014[3] (**FIG. 70.1**). Inicialmente, os pacientes com baixo risco cardiovascular podem ser submetidos a procedimentos anestésico-cirúrgicos com segurança e sem maiores adiamentos. Os pacientes que apresentam risco cardiovascular mais alto devem fazer tratamento farmacológico, pois essa conduta apresenta melhor custo-efetividade.[3] As técnicas de imagem cardiovascular devem ser utilizadas para estratificar os pacientes de alto risco cardiovascular, porém é necessário avaliar se os resultados irão mudar as condutas anestésico-cirúrgicas.[3]

Nas cirurgias de emergência, as avaliações cardiológicas são muito limitadas, devendo sempre ser levada em consideração a história clínica do paciente, bem como o tipo e a extensão do procedimento. Se indicado, deve-se realizar eletrocardiografia de repouso, exames laboratoriais e outras avaliações não invasivas.[3,16]

Vários índices de risco foram desenvolvidos ao longo do tempo, os quais promovem uma relação entre as características clínicas dos pacientes e o risco de morbidade e mortalidade pós-operatória, como os índices de risco de Goldman,[17] Detsky[18] e Lee.[19] O índice de Lee é um modelo modificado da escala de Goldman que foi desenvolvido para avaliar o risco pós-operatório de infarto agudo do miocárdio, edema agudo de pulmão, fibrilação ventricular ou parada cardiorrespiratória. O índice de Lee usa seis variáveis: cirurgia de alto risco, história de doença arterial coronariana isquêmica, história de insuficiência cardíaca congestiva, história de AVE, utilização de insulina pré-operatória e creatinina > 2 mg·dL$^{-1}$.[3,16,19]

Muitas mudanças nos tratamentos clínicos da insuficiência cardíaca congestiva, no manejo e nas técnicas anestésicas e cirúrgicas ocorreram desde que esses índices foram desenvolvidos há alguns anos, motivo pelo qual um novo modelo de avaliação de estratificação de risco intra e pós-operatório de infarto agudo do miocárdio ou de parada cardíaca foi desenvolvido pelo American College of Surgeons: o National Surgical Quality Improvement Program (NSQIP).[3,5,20] O modelo NSQIP MICA (Myocardial Infarction and Cardiac Arrest) foi desenvolvido em 2007, envolveu 180 hospitais e foi validado em 2008 com mais de 200 mil pacientes. O desfecho primário foi infarto agudo do miocárdio e/ou parada cardiorrespiratória no intra ou pós-operatório em até 30 dias de evolução. Cinco fatores preditivos foram avaliados nesse modelo: tipo de cirurgia, estado funcional, creatinina

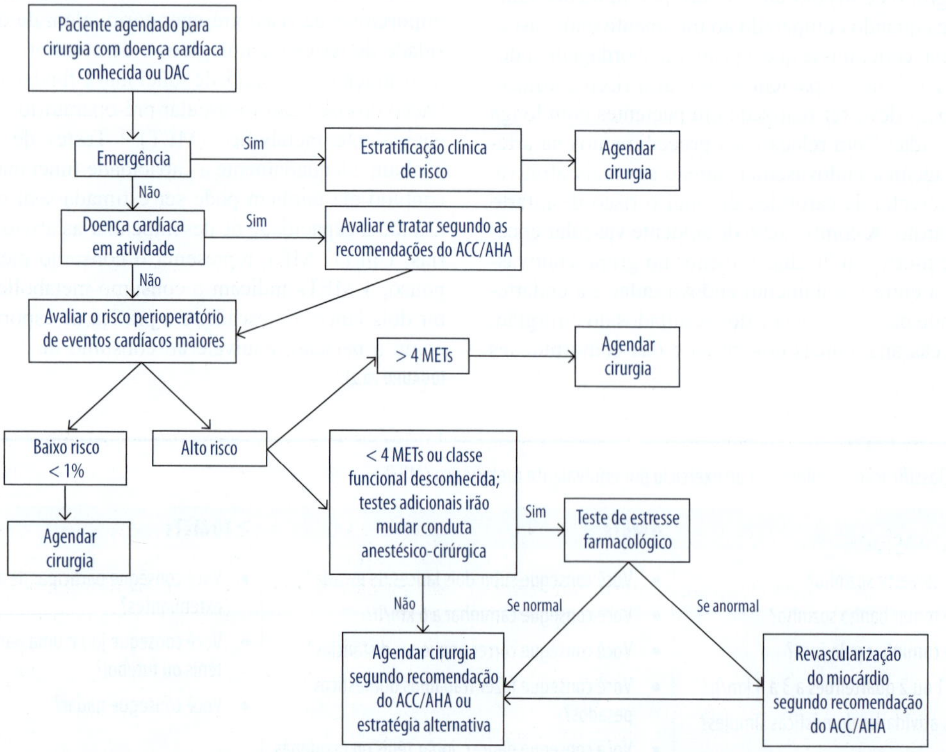


**FIGURA 70.1** Algoritmo de avaliação cardíaca para pacientes com doença arterial coronariana (DAC).

$> 1{,}5$ mg·dL$^{-1}$, estado físico da American Society of Anesthesiologists (ASA) e idade.

Diferentemente de outros modelos de cálculo de risco intraoperatório, o modelo NSQIP não estabelece sistemas de pontuação, mas, sim, um modelo estimado de probabilidade do paciente evoluir para infarto agudo do miocárdio ou parada cardiorrespiratória no período intra ou pós-operatório.[20] Desse modo, o NSQIP e o índice de risco de Lee apresentam perspectivas complementares de prognóstico intraoperatório e podem ajudar os profissionais envolvidos em suas tomadas de decisão.

## Biomarcadores

Os marcadores biológicos ou biomarcadores são mensurados durante dano biológico cardíaco. Ao longo do período perioperatório, podem ser divididos em marcadores de isquemia e lesão miocárdica, inflamação ou função ventricular. As troponinas T e I são utilizadas de preferência como marcadores de infarto do miocárdio devido à sua sensibilidade e especificidade para o músculo cardíaco.[5] A existência de pequenas elevações nas troponinas T e I no período perioperatório sugere lesão miocárdica com piora do prognóstico cardíaco. A avaliação da troponina cardíaca em pacientes de alto risco após 48 a 72 horas de uma cirurgia de grande porte deve ser considerada. A elevação da troponina pode ocorrer em vários cenários clínicos, razão pela qual é importante fazer uma avaliação eletrocardiográfica do segmento ST. O diagnóstico de infarto agudo do miocárdio com supradesnivelamento do segmento ST não deve ser feito somente com a mensuração da troponina.[21]

Alguns marcadores inflamatórios no período pré-operatório podem identificar se o paciente apresentará maior risco de lesão arterial miocárdica. Contudo, ainda não há evidências de como esses marcadores inflamatórios poderiam alterar as estratégias para minimizar os riscos cardíacos. O peptídeo natriurético tipo B (BNP) e o pró-BNP terminal-N (NT-pró-BNP) são produzidos pelos miócitos cardíacos em resposta ao aumento do estresse das paredes do miocárdio. Isso pode ocorrer em qualquer estágio da insuficiência cardíaca, na presença ou não de isquemia miocárdica. Os níveis de BNP e NT-pró-BNP apresentam valores prognósticos adicionais de mortalidade e eventos cardíacos após cirurgias vasculares não cardíacas de grande porte.[22]

Com base nos dados da literatura, a avaliação de biomarcadores para pacientes submetidos a cirurgia não cardíaca não deve ser utilizada rotineiramente, mas deve ser considerada em pacientes de alto risco, com METs $< 4$ ou índice de risco revisado (Lee) $> 1$ para cirurgias vasculares e $> 2$ para cirurgias não vasculares.[3,5]

## Testes não invasivos

Os testes não invasivos no período pré-operatório têm como objetivo oferecer informações sobre situações clínicas que promovem alterações nos desfechos pós-operatórios, como disfunção ventricular esquerda, isquemia miocárdica e doenças valvares. A função ventricular esquerda é avaliada em repouso utilizando vários tipos de exames de imagem. Para a avaliação da isquemia miocárdica, a eletrocardiografia (ECG) de esforço e técnicas de imagem podem ser empregadas. A radiografia de tórax antes de uma cirurgia não cardíaca não está indicada, exceto em situações específicas. O algoritmo de pedido de exames para estratificação da isquemia miocárdica e da avaliação da função do ventrículo esquerdo deveria ser semelhante para os pacientes com doença cardíaca conhecida ou sob suspeição.[3,5]

### Eletrocardiografia

A eletrocardiografia (ECG) de 12 derivações é normalmente solicitado como parte da avaliação cardiovascular pré-operatória. Nos pacientes com doença coronariana, a ECG pré--operatório contribui com importantes informações, como alterações da onda Q (situação sugestiva de infarto do miocárdio antigo). Para a avaliação de isquemia miocárdica aguda, é necessário que duas ou mais derivações estejam alteradas. Contudo, a ECG pode ser normal mesmo em pacientes com doença coronariana ou até naqueles que já tiveram infarto agudo do miocárdio.[3,5]

### Avaliação da função ventricular

A avaliação da função ventricular esquerda pode ser realizada em repouso pela ecocardiografia, ventriculografia por radionuclídeo, tomografia computadorizada por emissão de fóton único (SPECT), ressonância magnética (RM) ou tomografia computadorizada (TC) multicortes. Todas essas técnicas apresentam acurácia similar. A ecocardiografia é a técnica mais versátil e acessível para avaliar a função ventricular e, embora não esteja indicada rotineiramente, pode ser utilizada em pacientes assintomáticos em cirurgias não cardíacas de alto risco.[23] Nos pacientes que apresentam disfunção sistólica, regurgitação mitral moderada a grave ou aumento do gradiente da valva aórtica, existe associação com eventos cardíacos importantes no pós-operatório. Uma das limitações da ecocardiografia no período pré-operatório é a dificuldade de se predizer a isquemia miocárdica subclínica.[23]

### Testes não invasivos para doença cardíaca isquêmica

Os testes de exercícios físicos que utilizam esteira ou bicicleta ergométrica podem estimar a capacidade funcional, a pressão arterial e a resposta da frequência cardíaca para detectar isquemia miocárdica pelas alterações do segmento ST.[24] A sensibilidade do ECG de esforço varia de 70 a 80%, e a sua especificidade varia de 60 a 75%. Entretanto, a estratificação do risco com os testes de exercícios não é adequada para os pacientes com capacidade de atividade física restrita, devido à sua limitação em atingir os valores de frequência cardíaca desejados, nem para os pacientes que já apresentam alterações no segmento ST, principalmente nas derivações precordiais (V5 e V6).[5] O gradiente de gravidade durante o teste de esforço está relacionado aos desfechos clínicos (alterações no ECG com pequenos esforços estão relacionadas a importantes complicações cardíacas nos períodos intra e pós-operatório). Os testes de estresse farmacológicos com dipiridamol, dobutamina ou adenosina estão mais indicados para os pacientes com tolerância limitada ao exercício.

A ecocardiografia de estresse com dobutamina ou dipiridamol tem sido amplamente utilizada para avaliação de risco cardiológico no pré-operatório. Esse teste avalia a função ventricular em repouso e a função valvar. Durante o estresse farmacológico, é possível avaliar se há indução de isquemia por aumento do consumo de oxigênio e a sua extensão.[25] A ecocardiografia de estresse apresenta algumas limitações, como o fato de não poder ser realizada em pacientes com arritmias graves, hipertensão importante, aneurisma aórtico ou hipotensão. Em geral, a ecocardiografia de estresse apresenta alto valor preditivo negativo e um teste negativo significa que o paciente apresenta baixo risco de evoluir com desfechos cardiológicos graves no perioperatório. Contudo, o seu valor preditivo positivo é baixo (25-45%), ou seja, mesmo aparecendo uma alteração no exame no pré-operatório, isso não significa necessariamente que o paciente apresentará um desfecho cardiológico desfavorável.[25]

A RM cardíaca pode ser usada para detectar isquemia miocárdica. Tanto a perfusão quanto as alterações na motilidade das paredes do ventrículo podem ser avaliadas em repouso ou em estresse. Esse exame apresenta alta acurácia, em torno de 83%, e especificidade de 86% quando se utiliza a motilidade das paredes. Quando se usa a perfusão, a sensibilidade é de 91% e a especificidade de 81%.[26]

A TC pode ser usada para detectar cálcio coronariano (aterosclerose de coronária), ajudando a diagnosticar os pacientes com doença coronariana. Tanto a RM cardíaca quanto a TC coronariana não estão indicadas para uso rotineiro na estratificação do risco cardíaco em cirurgias não cardíacas, devendo ser utilizadas de acordo com a indicação de cada paciente.[27]

## Testes invasivos

### Angiografia coronariana

A angiografia coronariana é um teste invasivo bem estabelecido, porém raramente indicado para cirurgias não cardíacas. Sua indicação para estratificação pré-operatória deverá ser a mesma para os casos em que o paciente não está agendado para cirurgia não cardíaca. Com a indicação de angiografia coronariana pré-operatória, haverá atraso da cirurgia não cardíaca e risco aumentado durante a avaliação coronariana, que é inerente ao cateterismo.[3,5]

# Terapias para redução do risco cardíaco

Diversas estratégias para modificação do risco, tanto de natureza farmacológica quanto não farmacológica, já foram avaliadas no período perioperatório. Uma característica recorrente dessas condutas é a tentativa de melhorar o equilíbrio energético no coração, pois na maioria dos casos de disfunção cardiovascular perioperatória encontra-se presente um mecanismo isquêmico.[28]

## Terapias farmacológicas

### β-bloqueadores

A lógica do uso de β-bloqueadores como terapia perioperatória se baseia em uma melhora do balanço entre a oferta e o consumo de oxigênio no coração, resultante dos efeitos de diminuição do gasto energético (redução da frequência cardíaca e contratilidade) e aumento do tempo diastólico ocasionados por esses fármacos.[5]

O emprego de β-bloqueadores para redução do risco de infarto perioperatório em cirurgias não cardíacas surgiu como estratégia promissora logo depois da publicação de dois estudos seminais nos anos de 1990.[29,30] Consequentemente, a terapia com β-bloqueadores recebeu indicações favoráveis nas recomendações de cuidados perioperatórios em cirurgias não cardíacas publicadas pelas principais sociedades de cardiologia dos Estados Unidos em 1996 e 2002.[31,32]

Os ensaios clínicos que se sucederam, entretanto, não demonstraram os mesmos benefícios antes sugeridos.[3] Paralelamente, um importante estudo que havia relatado benefício com o uso de β-bloqueadores[30] teve a validade de seus dados questionada.[33] O estudo POISE,[34] o maior ensaio clínico controlado e randomizado já publicado sobre o assunto (n = 8.351), apresentou uma diminuição relativa de 31% na incidência de infarto do miocárdio perioperatório no grupo que recebeu o tratamento com metoprolol em comparação ao grupo placebo. O mesmo estudo, no entanto, também revelou aumentos de 89% na incidência de AVE não fatal e de 34% na mortalidade por todas as causas entre os pacientes que usaram β-bloqueadores, sendo que a ocorrência de hipotensão esteve significativamente associada ao aumento do risco dessas complicações.[34] Uma metanálise dos ensaios clínicos publicados até 2014 evidenciou que, apesar de diminuir a incidência de infartos do miocárdio perioperatórios, o uso de β-bloqueadores resulta em aumento dos riscos de hipotensão, bradicardia, AVE não fatal e morte.[3]

Considerando esses resultados, as recomendações mais recentes não mais indicam o uso de β-bloqueadores de maneira enfática.[3,5] Os pacientes em terapia crônica devem continuar utilizando os β-bloqueadores no período perioperatório a fim de evitar o efeito rebote da descontinuação desses fármacos. O tratamento específico para redução do risco perioperatório de infarto do miocárdio pode ser considerado em pacientes identificados como de alto risco para essa complicação. Tal decisão deverá ser feita de forma individualizada, ponderando-se características do paciente, do procedimento e o aumento do risco de complicações associadas aos β-bloqueadores. A terapia não deve ser iniciada nas 24 horas que antecedem o procedimento cirúrgico, sendo preferencial um período de dias a semanas para que a dose da medicação seja ajustada. Os agentes de escolha parecem ser o atenolol ou o bisoprolol, uma vez que estudos observacionais sugeriram menor risco de AVE quando esses agentes foram utilizados em comparação ao metoprolol.[35,36]

### Agonistas $\alpha_2$-adrenérgicos

A classe de agonistas $\alpha_2$-adrenérgicos reduz a liberação de noradrenalina nas fendas sinápticas diminuindo a atividade simpática, um efeito potencialmente benéfico no contexto perioperatório quando diversas situações (p. ex., dor, ansiedade, hipotermia) geram liberação de catecolaminas.[37]

Considerando que a ocorrência de hipotensão foi parcialmente responsável pelos efeitos adversos dos β-bloqueadores observados no estudo POISE,[34] o mesmo grupo de pesquisadores avaliou se o uso de clonidina diminuiria a incidência de complicações cardiovasculares perioperatórias, uma vez que o efeito hipotensor desse fármaco parece ser menos intenso quando comparado ao dos β-bloqueadores.[38] No estudo POISE-2, 10.010 pacientes foram randomizados para receber clonidina ou placebo. Os resultados não evidenciaram diminuição da incidência de infarto do miocárdio, AVE ou morte entre os pacientes que receberam clonidina. Foi observado que tais pacientes, entretanto, apresentaram aumento do risco de hipotensão e maior número de paradas cardiorrespiratórias não fatais.[37]

As recomendações internacionais atuais não sugerem o uso específico de agonistas $\alpha_2$-adrenérgicos para prevenção de eventos cardiovasculares perioperatórios.[3,5] Contudo, o uso criterioso dessa classe de medicamentos pode ajudar no controle da dor aguda pós-operatória, um reconhecido fator de risco para isquemia miocárdica.[39]

## Inibidores da enzima conversora de angiotensina e antagonistas do receptor de angiotensina II

Hoje, uma porcentagem considerável dos pacientes cardiopatas que se apresentam para cirurgia está utilizando medicações do grupo dos inibidores da enzima conversora da angiotensina (IECAs) e bloqueadores dos receptores AT1 da angiotensina II (BRAs). Independentemente de seus efeitos hipotensores, esses agentes possuem um efeito antiproliferativo endotelial e protetor da função de órgãos como rins, cérebro e coração.[40] Apesar disso, o uso dessas medicações no período perioperatório não parece diminuir a incidência de complicações cardiovasculares dos pacientes de alto risco.[41]

A manutenção da terapia com IECA/BRA já foi associada a aumento na incidência de hipotensão durante a anestesia em ensaios clínicos preliminares e em um estudo observacional de grande escala.[5,42] A recém-publicada recomendação canadense de avaliação perioperatória para cirurgias não cardíacas traz a sugestão de que os agentes IECA/BRA devem ser suspensos 24 horas antes do momento da cirurgia, com o objetivo de evitar hipotensão intraoperatória,[43] conduta considerada prudente em face das evidências científicas atualmente disponíveis.

## Estatinas

A redução da lipidemia associada ao uso de estatinas é eficaz tanto na prevenção primária quanto na secundária de eventos cardiovasculares. Além de inibir a biossíntese de colesterol, as estatinas também melhoram a função endotelial, reduzem a atividade inflamatória e estabilizam as placas ateroscleróticas.[44]

As evidências atuais sugerem que o emprego de estatinas diminua a incidência de complicações cardiovasculares perioperatórias, e os pacientes que serão submetidos a uma cirurgia e já utilizam essas medicações devem manter o tratamento.[3] Os dados que sustentam tal recomendação advêm primariamente de estudos observacionais, e os poucos ensaios clínicos controlados e randomizados publicados até hoje foram de pequeno porte e inconclusivos. Não existem evidências suficientes para recomendação do início do uso de estatinas puramente para diminuição do risco de complicações perioperatórias.

## Ácido acetilsalicílico

A fisiopatologia provável da maioria dos infartos do miocárdio perioperatórios envolve um desequilíbrio entre a oferta e o consumo de oxigênio em consequência de uma combinação de anemia, hipotensão e aumento da atividade simpática.[28] Apesar disso, uma porcentagem dos casos também ocorre devido à formação de trombos sobre placas instáveis.[45] Nessas situações, o ácido acetilsalicílico (AAS) apresenta potencial de melhorar o prognóstico dos pacientes, uma vez que esse fármaco inibe a agregação plaquetária e a formação de trombos. Porém, um aumento no risco de sangramento grave é uma preocupação nos pacientes utilizando AAS e que precisam se submeter a uma intervenção cirúrgica.

Em uma metanálise[46] que envolveu 41 estudos e quase 50 mil pacientes, as incidências de complicações cardiovasculares e sangramentos foram comparadas entre os pacientes que suspenderam o uso crônico de AAS antes da realização de uma cirurgia *versus* aqueles que o mantiveram no período perioperatório. Os resultados mostraram que os pacientes que mantiveram o uso de AAS apresentaram um aumento do risco de sangramento de 50%; no entanto, entre os pacientes com fatores de risco ou com diagnóstico de doença arterial coronariana, o risco de complicações cardíacas triplicou quando o tratamento com AAS foi suspenso.[46]

No ensaio clínico POISE-2,[37] 10.010 pacientes foram randomizados para receber AAS ou placebo imediatamente antes de serem submetidos a uma cirurgia e durante o período pós-operatório. Antes da randomização, 4.382 pacientes já faziam uso crônico do AAS e tiveram esse tratamento suspenso até 3 dias (em geral 7 dias) antes da cirurgia, passando a receber o fármaco-teste (AAS ou placebo). A análise dos dados revelou que a continuação ou o início do uso de AAS não reduziu a incidência de morte ou eventos cardiovasculares graves até 30 dias após a randomização. Os pacientes que receberam AAS, entretanto, apresentaram uma incidência de hemorragias graves mais elevada.[37] Uma característica importante da composição do estudo POISE-2[37] foi uma baixa representatividade de pacientes com doenças vasculares – precisamente o grupo de indivíduos em que o AAS poderia apresentar o maior benefício.

Na atualidade, a decisão de iniciar ou manter o uso crônico do AAS para pacientes que se submeterão a uma cirurgia deve considerar a presença e a gravidade de doenças vasculares (coronariana, periférica ou cerebrovascular) e o risco de sangramento. De acordo com as recomendações atuais, a manutenção do AAS é uma conduta razoável quando o risco de eventos trombóticos do paciente supera o risco de sangramento grave.[3,5] Em situações nas quais o sangramento pode ter efeitos catastróficos (p. ex., neurocirurgias, procedimentos oftalmológicos), recomenda-se que o AAS seja suspenso.

## Terapia antiplaquetária dupla

Os tienopiridínicos são antagonistas irreversíveis dos receptores ADP $P2Y_{12}$ nas plaquetas, possuindo potente ação antiagregante plaquetária.[47] O uso desses medicamentos é indicado para os pacientes que tiveram *stents* coronarianos implantados como parte da terapia antiplaquetária dupla (em associação com o AAS), cujo objetivo é a prevenção da trombose *intra-stent* nos primeiros meses após o procedimento de revascularização.

No primeiro ano após a colocação de *stents*, até 5% dos pacientes recebem a indicação de uma cirurgia. Os procedimentos eletivos devem ser marcados após o término do tratamento antiplaquetário duplo, cuja duração recomendada depende do tipo de dispositivo que foi implantado – 30 dias para *stents* de metal não farmacológicos e 180 (idealmente 365) dias para *stents* farmacológicos. No caso da necessidade de uma cirurgia dentro desse período, uma discussão entre o cirurgião, o cardiologista e o paciente deverá ocorrer para que o risco de trombose *intra-stent* seja pesado contra o risco de sangramento cirúrgico aumentado, e uma decisão seja tomada sobre a manutenção ou não do tratamento antiplaquetário. Após suspensão da terapia, o restabelecimento da função plaquetária ocorre após 7 a 10 dias, tempo necessário para produção de novas plaquetas. É recomendado que o AAS seja mantido durante o período perioperatório (observadas as exceções citadas na seção sobre o uso de AAS) e que o tienopiridínico seja restabelecido tão logo quanto possível após a cirurgia.[48]

No caso da indicação de procedimentos de emergência para pacientes em tratamento antiplaquetário duplo, uma rápida recuperação da coagulação sanguínea pode ser obtida pela transfusão de concentrado de plaquetas, cuja atividade não será significativamente afetada caso a última dose de clopidogrel tenha sido ingerida 6 a 8 horas antes.[48]

## Anticoagulantes orais

A prevenção de eventos tromboembólicos com anticoagulantes orais é um tratamento frequentemente prescrito para pacientes cardiopatas, e suas indicações incluem fibrilação atrial, próteses valvares cardíacas e eventos tromboembólicos prévios.[49] Até há pouco tempo, os antagonistas da vitamina K (o principal sendo a varfarina) eram as únicas medicações utilizadas para essa finalidade, e a extensa maioria do conhecimento científico que orienta a anticoagulação oral parte de estudos que envolveram tais agentes.

Anualmente, uma porcentagem considerável dos pacientes em uso de anticoagulantes orais se submete a procedimentos invasivos. Por aumentar a gravidade do sangramento cirúrgico, esse tratamento costuma ser interrompido no período perioperatório. Enquanto o uso da varfarina está suspenso, uma "ponte" de anticoagulação com heparina é por vezes empregada para manter a proteção contra eventos trombóticos. O ponto de partida para definir qual a melhor estratégia de anticoagulação perioperatória a ser tomada é estabelecer o risco de eventos tromboembólicos que o paciente possui.[49] O **QUADRO 70.3** resume as principais indicações e as categorias de risco.

Apesar de habitualmente realizada, a suspensão da terapia com varfarina nem sempre é necessária, podendo ser mantida no perioperatório de cirurgias com baixo risco de sangramento (p. ex., cirurgias dermatológicas de pequeno porte, cirurgia para catarata e procedimentos dentários), sobretudo se o paciente apresenta alto risco de tromboembolia.[50]

Nos casos em que a interrupção da varfarina é julgada inevitável, as evidências atuais sugerem que a melhor conduta em pacientes com risco moderado ou baixo de eventos tromboembólicos é evitar a "ponte" com heparina. Os resultados do recentemente publicado estudo BRIDGE[51] demonstraram que a incidência de sangramentos graves é desproporcionalmente aumentada em relação ao efeito protetor de eventos tromboembólicos nos pacientes que receberam heparina. Nesse ensaio clínico randomizado e controlado, foram analisados 1.884 pacientes com fibrilação atrial que seriam submetidos a cirurgias eletivas e que tiveram o uso crônico de varfarina suspenso no perioperatório. O risco de eventos tromboembólicos arteriais foi semelhante entre os grupos placebo (0,4%) e aquele que recebeu "ponte" com dalteparina (0,3%). Já a incidência de sangramento foi significativamente menor no grupo placebo (1,3% vs. 3,2% respectivamente). Não foram observadas diferenças entre os grupos em relação às incidências de infarto do miocárdio, trombose venosa profunda, tromboembolia pulmonar e morte. Uma característica importante do estudo BRIDGE,[51] todavia, é que as cirurgias de grande porte, mais frequentemente associadas a sangramento e tromboembolia arterial (endarterectomia de carótida, cirurgias oncológicas de grande porte,

**QUADRO 70.3** Risco de eventos tromboembólicos no período perioperatório

| Grupo de risco | Indicações de anticoagulação | | |
|---|---|---|---|
| | **Valva cardíaca mecânica** | **Fibrilação atrial** | **Trombose venosa** |
| Risco alto | • Posição mitral<br>• Prótese tipo disco ou bola em posição aórtica<br>• AVE/AIT nos últimos 6 meses | • 5 ou 6 no escore $CHADS_2$<br>• AVE/AIT nos últimos 3 meses<br>• Doença valvar reumática | • Tromboembolia venosa nos últimos 3 meses<br>• Trombofilia grave* |
| Risco moderado | • Prótese tipo duplo folheto em posição aórtica e presença de fatores de risco para AVE** | • 3 ou 4 no escore $CHADS_2$ | • Tromboembolia venosa entre 3 e 12 meses anteriores<br>• Trombofilia não grave***<br>• Tromboembolia venosa recorrente<br>• Câncer ativo |
| Risco baixo | • Prótese tipo duplo folheto em posição aórtica e presença de fatores de risco para AVE | • 2 ou menos no escore $CHADS_2$ sem história de AVE/AIT | • Tromboembolia venosa há mais de 12 meses sem fatores de risco |

*Deficiências de proteína C, proteína S ou antitrombina, presença de anticorpos antifosfolipídeos, múltiplas anormalidades.

**Fatores de risco incluem fibrilação atrial, AVE/AIT prévio, hipertensão, diabetes melito, insuficiência cardíaca e idade acima de 75 anos.

***Mutações do fator V de Leiden em heterozigose e do gene da protrombina.

AIT, ataque isquêmico transitório; escore $CHADS_2$, escore para estimar o risco de AVE em pacientes com fibrilação atrial; AVE, acidente vascular encefálico.

*Fonte: Rechenmacher e colaboradores.*[49]

torácica, fluxo aórtico por transdutor de Doppler –, e a escolha entre os métodos deve levar em consideração a disponibilidade, a precisão, o preço e as limitações de cada tipo de monitor. O grau de precisão está diretamente relacionado ao grau de invasão do dispositivo.[65]

Esses monitores ainda são pouco empregados, e um estudo de 2011 entre anestesiologistas da América do Norte e Europa mostrou uma frequência de utilização de 35% em pacientes de alto risco.[76] No Brasil, essa taxa deve ser ainda menor.

### Ecocardiografia

A ecocardiografia – em suas modalidades transtorácica e transesofágica – é capaz de demonstrar variações em tempo real do estado hemodinâmico dos pacientes cirúrgicos. É possível estimar o débito cardíaco e as pressões de enchimento ventriculares, bem como identificar condições que requerem intervenções específicas (p. ex., derrame pericárdico). A visualização de alterações regionais da contratilidade é um método sensível para o diagnóstico de isquemia miocárdica, permitindo a identificação do vaso comprometido.

O uso da ecocardiografia intraoperatória pode ser considerado em pacientes cardiopatas que se submeterão a procedimentos de grande porte. Todavia, a principal recomendação em cirurgias não cardíacas é no diagnóstico da instabilidade hemodinâmica refratária que se desenvolve no período perioperatório.[5]

À medida que os aparelhos forem ficando mais baratos e portáteis, o treinamento em ecocardiografia básica deverá fazer parte do arsenal de técnicas do anestesiologista geral. Avaliações mais avançadas e o uso em cirurgias cardiovasculares deverão ser reservados para especialistas.

### Monitorização pós-operatória

A monitorização pós-operatória feita de maneira inadequada pode aumentar o risco de complicações cardiovasculares. Um estudo que avaliou a incidência de dessaturação de oxigênio (< 90% por mais de 1 hora) em pacientes na enfermaria de pós-operatório demonstrou que a taxa estimada de 5% era muito inferior à taxa real, que chegava a 38%.[63]

A incidência de isquemia miocárdica no pós-operatório de pacientes de alto risco é expressiva (até 5%) e em mais da metade dos casos silenciosa.[77] A monitorização contínua do segmento ST é capaz de identificar isquemia assintomática em pacientes de maior risco no pós-operatório.[78]

Inovações tecnológicas e organizacionais ainda precisam ser desenvolvidas para que o mesmo nível de melhoria alcançado no intraoperatório também seja obtido no pós-operatório. Nesse sentido, o aumento do uso de dispositivos de monitorização remota e uma melhor integração de dados dos pacientes são importantes medidas a serem buscadas no futuro.

## Analgesia

A dor pós-operatória contribui de maneira importante para o estresse cirúrgico e resulta em elevações dos níveis de catecolaminas, taquicardia e aumento do consumo de oxigênio no miocárdio, todos fatores associados ao desenvolvimento de isquemia miocárdica.[79] Desde a década de 1990, já foi demonstrado que o controle mais rigoroso da dor pós-operatória resulta em menores taxas de complicações cardiovasculares.[80]

Por muito tempo, a analgesia peridural foi considerada o "padrão-ouro" no que se referia à analgesia pós-operatória, e as evidências sugeriam diminuição da incidência de complicações pós-operatórias quando essa técnica era empregada.

Três metanálises publicadas entre 2001 e 2006, compostas principalmente por ensaios clínicos envolvendo cirurgias vasculares (pacientes com alto risco cardiovascular), demonstraram uma diminuição significativa na taxa de infarto perioperatório em pacientes que receberam analgesia peridural, com a técnica torácica apresentando o maior benefício.[81-83]

O paradigma da analgesia peridural perdurou até recentemente, quando questionamentos sobre os benefícios propostos na literatura e a publicação de novos dados sobre a real segurança da técnica causaram uma reavaliação das indicações do procedimento. Hoje, o risco estimado de uma complicação grave relacionada à colocação de um cateter peridural torácico é de aproximadamente 1 em 1.000 a 1 em 100.000 procedimentos – um risco 10 a 100 vezes maior do que se pensava antes.[84] A adoção de técnicas cirúrgicas menos invasivas e a expansão do uso de bloqueios regionais também têm contribuído para a diminuição da popularidade da analgesia peridural.[85]

Seguindo as recomendações internacionais, sugere-se que a analgesia pós-operatória dos pacientes cardiopatas seja planejada cuidadosamente e que o uso da analgesia peridural seja avaliado nos casos de grandes cirurgias abdominais e vasculares.[3,5] Sempre que possível, o controle da dor deve ser feito por bloqueios regionais para que sejam evitados os efeitos sistêmicos relacionados às técnicas analgésicas intravenosas e neuroaxiais.

## Controle térmico

A ativação do sistema nervoso simpático em resposta à hipotermia resulta em taquicardia, vasoconstrição periférica, elevação da pressão arterial e aparecimento de tremores. Tais efeitos aumentam a demanda de oxigênio no corpo, impondo maior estresse ao sistema cardiovascular, o que pode levar ao desenvolvimento de complicações.[86] Um estudo envolvendo pacientes submetidos a cirurgia vascular mostrou que a taxa de isquemia miocárdica quase triplicou naqueles que apresentavam temperatura menor do que 35 °C ao final da cirurgia.[87]

Já foi demonstrado que o controle térmico ativo buscando a manutenção de normotermia é capaz de reduzir o risco de complicações cardiovasculares em pacientes cardiopatas.[88] Essa pesquisa randomizou 300 pacientes com alto risco que seriam submetidos a cirurgias abdominais, torácicas ou vasculares a receber ou não aquecimento ativo com colchões de ar aquecido. Os pacientes que receberam aquecimento ativo apresentaram uma redução de 55% na incidência de complicações cardiovasculares. É importante ressaltar que o método usado para o diagnóstico de isquemia miocárdica desse estudo foi a análise do segmento ST, que, por sua baixa sensibilidade (quando comparado à dosagem de troponina sérica), subestimou a taxa de infarto do miocárdio. Sendo assim, o real efeito da hipotermia sobre o risco de complicações cardiovasculares ainda não está claro, mas parece ser substancial.

## Controle de sangramento e transfusões

Os pacientes cardiopatas são particularmente sensíveis à anemia. A necessidade de aumentar o débito cardíaco para suprir a demanda de oxigênio do corpo é mal tolerada, e a redução na capacidade de transporte de oxigênio pode desencadear isquemia e disfunção miocárdicas, agravando o estado geral. As transfusões, por sua vez, trazem riscos próprios, como infecções, reações alérgicas e distúrbios imunológicos, e a indicação desse tratamento deve ser precisa.

Nesse sentido, diversos ensaios clínicos já foram conduzidos para definir o nível de hemoglobina que deve ser usado para guiar uma transfusão de hemácias. As evidências científicas demonstram que estratégias transfusionais restritivas resultam em desfechos clínicos comparáveis a estratégias liberais, mesmo em pacientes cardiopatas.[89]

Durante o período perioperatório, as recomendações atuais indicam a transfusão de hemácias quando a concentração plasmática de hemoglobina for menor que 8 $g{\cdot}dL^{-1}$ em pacientes assintomáticos com doenças cardiovasculares.[89] Na presença de sintomas (p. ex., desnivelamento do segmento ST) ou sangramento ativo, o gatilho transfusional poderá ser alterado para valores maiores, de acordo com os outros parâmetros clínicos. Uma transfusão quando o nível de hemoglobina estiver acima de 10 $g{\cdot}dL^{-1}$ provavelmente não trará benefícios.[90]

Além disso, todos os esforços devem ser feitos para a conservação de sangue nesse grupo de pacientes de alto risco. A terapia com antifibrinolíticos diminui a necessidade de transfusão em cirurgias associadas a sangramentos expressivos.[90] A manutenção de normotermia, a correção de distúrbios hidreletrolíticos e a reposição de componentes da coagulação são todas estratégias fundamentais para restringir o volume de sangramento e evitar transfusões.

## Profilaxia para endocardite bacteriana

A endocardite bacteriana é uma infecção rara, porém potencialmente fatal, que surge quando, durante uma bacteriemia transitória, microrganismos aderem a lesões endocárdicas prévias ou próteses valvares cardíacas. Os agentes causadores mais frequentes são bactérias do grupo estreptococos β-hemolíticos, presentes na mucosa oral e das vias aéreas superiores.

O uso profilático de antibióticos é recomendado para pacientes que se submeterão a procedimentos que possam gerar bacteriemia caso possuam alguma das seguintes condições: (1) valva cardíaca prostética; (2) episódio prévio de endocardite; (3) doenças cardíacas congênitas cianóticas não corrigidas; (4) doenças cardíacas congênitas completamente corrigidas com material prostético ou com dispositivo nos primeiros seis meses após a correção; (5) doenças cardíacas congênitas corrigidas, porém com defeitos residuais próximos ou no local da correção; e (6) pacientes receptores de transplante cardíaco que desenvolvem doença valvar.[91]

Os procedimentos odontológicos que envolvam manipulação do tecido gengival, da região periapical ou que causem perfuração da mucosa oral requerem profilaxia antibiótica. Adicionalmente, procedimentos invasivos das vias aéreas que envolvam incisões ou biópsias também exigem antibióticos. O regime de antibióticos indicado pela recomendação americana está apresentado na **TABELA 70.1**. No caso de cirurgias que envolvam pele infectada ou tecido musculoesquelético infectado, os antibióticos usados na profilaxia devem ter cobertura contra estafilococos e estreptococos β-hemolíticos.

# Abordagem perioperatória de cardiopatias específicas

## Hipertensão arterial sistêmica

A hipertensão arterial sistêmica (HAS) apresenta alta incidência na população mundial e representa um fator de risco independente para doença cardiovascular e cerebrovascular.

**TABELA 70.1** Recomendação de antibióticos para profilaxia de endocardite bacteriana

| Administração | Antibiótico | Posologia | |
|---|---|---|---|
| | | Adulto | Criança |
| Via oral disponível | Amoxicilina | 2 g | 50 $mg{\cdot}kg^{-1}$ |
| Via oral indisponível | Ampicilina<br>*ou*<br>Cefazolina*† ou ceftriaxona | 2 g, IV ou IM<br>1 g, IV ou IM | 50 $mg{\cdot}kg^{-1}$, IV ou IM<br>50 $mg{\cdot}kg^{-1}$, IV ou IM |
| Paciente alérgico à penicilina (Via oral disponível) | Cefalexina<br>*ou*<br>Clindamicina<br>*ou*<br>Azitromicina ou claritromicina | 2 g<br>600 mg<br>500 mg | 50 $mg{\cdot}kg^{-1}$<br>20 $mg{\cdot}kg^{-1}$<br>15 $mg{\cdot}kg^{-1}$ |
| Paciente alérgico à penicilina (Via oral indisponível) | Cefazolina ou ceftriaxona<br>Clindamicina | 1 g, IV ou IM<br>600 mg, IV ou IM | 50 $mg{\cdot}kg^{-1}$, IV ou IM<br>20 $mg{\cdot}kg^{-1}$, IV ou IM |

*Ou outra cefalosporina de primeira ou segunda geração em doses equivalentes para adultos e crianças.

†Cefalosporinas não devem ser usadas nos casos em que o paciente apresentou anafilaxia, angioedema ou urticária associadas ao uso de penicilinas.

IM, intramuscular; IV, intravenosa.

*Fonte: Wilson e colaboradores.*[91]

A associação de hipertensão e lesão em órgão-alvo é bem estabelecida na literatura. Entre as complicações relacionadas à HAS não controlada, incluem-se doença arterial coronariana, AVE, insuficiência cardíaca, doença renal crônica e doença vascular de extremidades. Embora as complicações decorrentes da HAS estejam relacionadas a maior risco de morbimortalidade perioperatória, a HAS isolada não é um preditor independente para complicações cardiovasculares nas cirurgias não cardíacas,[5] ainda que seja uma das causas mais comuns de suspensão de cirurgia.[92]

Os pacientes hipertensos são mais suscetíveis à labilidade pressórica no período perioperatório, sobretudo quando não tratados adequadamente, podendo apresentar hipotensão significativa após a indução anestésica ou hipertensão exagerada durante períodos de estresse cirúrgico, como laringoscopia, intubação, incisão cirúrgica, extubação e dor pós-operatória mal controlada.[93,94] A hipertensão arterial também pode estar relacionada a hipotermia, hipóxia, hipercapnia ou sobrecarga volêmica. Essas alterações pressóricas podem aumentar o risco de isquemia miocárdica, hemorragia cerebrovascular e sangramento cirúrgico, devendo ser prevenidas com adequação do plano anestésico, uso de aminas vasoativas, β-bloqueadores e plano analgésico eficaz no pós-operatório. A curva de autorregulação pode estar desviada para a direita nos hipertensos, comprometendo o fluxo sanguíneo para o cérebro e os rins em caso de hipotensão arterial sustentada.

A avaliação pré-operatória do paciente hipertenso tem como objetivo analisar os níveis de pressão arterial, a etiologia da hipertensão, as possíveis complicações em órgãos-alvo e a adequação da terapia. Essa avaliação deve ser realizada em ambulatório pré-anestésico com a devida antecedência, onde haverá tempo para ajuste de medicamentos ou solicitação de novos exames complementares. A classificação do tipo de hipertensão em essencial ou secundária é fundamental para direcionar o tipo de investigação ao qual o paciente será submetido. Os pacientes com suspeita de hipertensão arterial secundária devem ser investigados antes da cirurgia, devendo-se avaliar doenças renais, endócrinas ou relacionadas a substâncias. A investigação das complicações em órgãos-alvo deve ser direcionada para a avaliação de hipertrofia ventricular, disfunção diastólica, pesquisa de isquemia miocárdica, retinopatia, disfunção cognitiva e lesão vascular renal.

As últimas recomendações para a abordagem da HAS em adultos[95] sugerem iniciar o tratamento farmacológico para reduzir a pressão arterial (PA) na população com 60 anos de idade ou mais e com PA sistólica ≥ 150 mmHg ou PA diastólica ≥ 90 mmHg. Na população em geral com menos de 60 anos de idade, o tratamento farmacológico deve ser iniciado com o objetivo de se atingir PA < 140/90 mmHg. Nos pacientes com PA sistólica > 180 mmHg e/ou PA diastólica > 110 mmHg, a Sociedade Brasileira de Cardiologia recomenda o controle da PA antes da cirurgia.[96] Nos pacientes com hipertensão leve ou moderada, sem alterações metabólicas ou cardiovasculares associadas, não há evidências para a suspensão da cirurgia. Uma quantidade significativa de pacientes irá apresentar hipertensão arterial devido à ansiedade no pré-operatório, para os quais se recomendam ansiolíticos e verificação posterior da PA antes de qualquer outra terapia anti-hipertensiva. Além disso, deve-se verificar se o tamanho do manguito está adequado à circunferência do braço e mensurar a PA em ambas as extremidades.

Os medicamentos anti-hipertensivos devem ser continuados por todo o período pré-operatório, com exceção dos IECAs e dos BRAs, os quais – apesar de não haver consenso na literatura – parecem apresentar efeito benéfico na redução de eventos adversos quando suspensos por 24 horas antes das cirurgias não cardíacas de grande porte.[42]

A abordagem terapêutica da HAS perioperatória deve ser individualizada, baseada nos fatores de risco do paciente, na presença de comorbidades, na experiência do profissional e no cenário clínico. Os principais objetivos terapêuticos são a preservação da função orgânica, a diminuição das complicações e a melhora do desfecho clínico-cirúrgico. O agente farmacológico ideal deverá ter rápido início de ação, curta duração, fácil ajuste clínico e comprovada eficácia no tratamento da HAS perioperatória. A **TABELA 70.2** mostra as principais medicações utilizadas para o controle das crises hipertensivas. O objetivo

**TABELA 70.2** Principais medicações utilizadas para o tratamento de crise hipertensiva perioperatória

| Fármacos | Dose | Início de ação |
|---|---|---|
| Nitroprussiato de sódio | 0,3 a 2 μg·kg·min$^{-1}$ em infusão | Imediato |
| Nitroglicerina | 5 a 100 μg·min$^{-1}$ em infusão | 2 a 5 minutos |
| Esmolol | 500 μg·kg$^{-1}$ em bólus; 50 a 250 μg·kg·min$^{-1}$ em infusão | 1 a 5 minutos |
| Metoprolol | Até 15 mg, IV | 1 a 2 minutos |
| Propranolol | 1 a 10 mg, IV | 1 a 2 minutos |
| Labetalol | 2 a 10 mg em bólus; 2,5 a 30 μg·kg·min$^{-1}$ em infusão | 1 a 2 minutos |
| Hidralazina | 5 a 10 mg, IV, em bólus | 5 a 10 minutos |
| Fentolamina | 1 a 4 mg, IV, em bólus, a cada 10 minutos | 1 a 2 minutos |
| Captopril | 25 mg, VO/SL | 10 a 15 minutos |
| Clonidina | 100 a 600 μg, em 6 horas | 15 a 20 minutos |

IV, intravenosa; SL, sublingual; VO, via oral.

terapêutico deverá ser uma redução da PA em 25% na primeira hora, evitando-se reduções maiores que possam comprometer a perfusão de órgãos-alvo.

## Insuficiência coronariana

Os pacientes com doença cardíaca isquêmica apresentam risco aumentado para infarto agudo do miocárdio (IAM), falência cardíaca e mortalidade quando submetidos a cirurgias não cardíacas, especialmente se os procedimentos são realizados em caráter de urgência ou emergência. No exame pré-operatório de pacientes com doença arterial coronariana (DAC) conhecida ou suspeita, é fundamental a pesquisa de sintomas da doença, eventos prévios, avaliação dos testes de estratificação de risco, intervenções prévias realizadas e uso de medicações para DAC.

O IAM prévio a cirurgia não cardíaca é um fator de risco para morbidade cardiovascular, sendo importante documentar a data do evento e a terapia utilizada. Em um estudo de coorte retrospectiva avaliando 563.842 pacientes submetidos a cirurgia não cardíaca, aqueles que tiveram IAM prévio até 30 dias antes da cirurgia apresentaram elevado risco de IAM no pós-operatório (32,8%), em comparação com os grupos que tiveram IAM de 31 a 60 dias (18,7%), 61 a 90 dias (8,4%) ou 91 a 180 dias antes da cirurgia (5,9%).[97] As recomendações atuais são para postergar as cirurgias eletivas por pelo menos 60 dias após o IAM.[3]

As recomendações para intervenção coronariana percutânea ou cirúrgica nos pacientes com DAC conhecida e indicação de cirurgia não cardíaca devem seguir as mesmas indicações de intervenção nos pacientes clínicos. Nos pacientes que foram submetidos a angioplastia coronariana com *stent* farmacológico, é preciso aguardar pelo menos 12 meses de intervalo para a cirurgia não cardíaca; naqueles com *stent* não farmacológico, pelo menos quatro semanas; e nos pacientes que fizeram intervenção somente com angioplastia sem *stent*, duas semanas[3] (**FIG. 70.2**).

A isquemia miocárdica perioperatória é, na maioria das vezes, silenciosa e está fortemente associada a mortalidade em 30 dias. A monitorização rotineira de biomarcadores cardíacos é recomendada nos pacientes de alto risco durante as primeiras 48 a 72 horas de pós-operatório,[98] quando ocorre a maior incidência de IAM nos pacientes cirúrgicos. A fisiopatologia do IAM nesse cenário está relacionada ao desequilíbrio entre oferta e consumo de oxigênio em uma coronária com doença aterosclerótica já estabelecida.

A abordagem anestésica nos pacientes com DAC deve ter como objetivo a manutenção da estabilidade hemodinâmica e o controle do duplo produto (pressão arterial vs. frequência cardíaca), visando preservar o equilíbrio entre a oferta e o consumo de oxigênio, independentemente da técnica anestésica escolhida. Deve-se evitar hipotensão arterial prolongada (diminuição > 20% na pressão arterial média por mais de 30 minutos) e plano profundo de anestesia (BIS < 45), ambos associados a aumento do risco de complicações pós-operatórias.[5] O controle adequado da dor pós-operatória e a manutenção da normotermia são fatores importantes para reduzir a atividade simpática e, como consequência, o aumento do consumo de oxigênio. A anemia também diminui a oferta de oxigênio aos tecidos e deve ser evitada nos coronariopatas.

## Arritmias cardíacas e distúrbios de condução

As arritmias cardíacas também são causas importantes de morbimortalidade no período perioperatório, principalmente nos pacientes com doença cardíaca de base. A incidência de arritmias varia na literatura de acordo com o tipo de cirurgia e as características específicas dos pacientes, porém a maioria delas é benigna e sem consequências hemodinâmicas. É importante, contudo, que o anestesiologista tenha conhecimento adequado do diagnóstico, da fisiopatologia e do tratamento das principais arritmias que ocorrem no perioperatório. As arritmias que se manifestam com instabilidade hemodinâmica, ou que têm potencial maligno, devem ser tratadas imediatamente, de forma farmacológica ou elétrica.

As arritmias cardíacas são causadas por alteração da automaticidade ou propagação anormal do impulso cardíaco. Diversos fatores podem estar associados à precipitação de arritmias no perioperatório e devem ser pesquisados e corrigidos antes do início da terapia farmacológica: distúrbios eletrolíticos, hipóxia, hipercapnia, acidose, hipotermia, hipotensão, fármacos e drogas, manipulação cirúrgica ou isquemia miocárdica. Os pacientes com doença cardíaca estrutural estão no grupo de maior risco para arritmias supraventriculares ou ventriculares

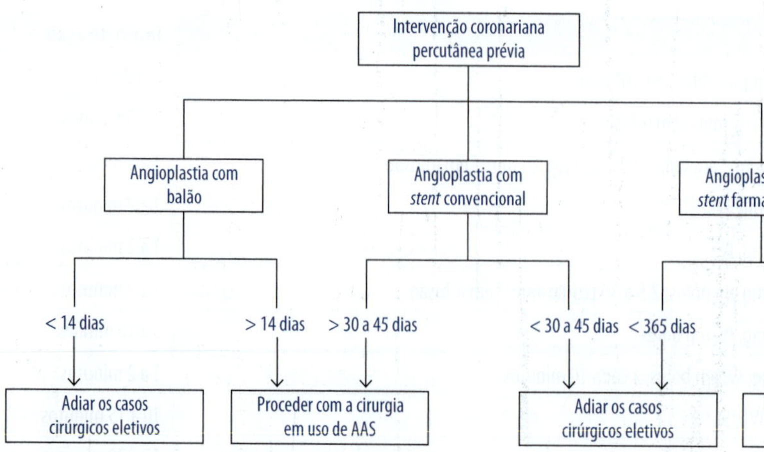


**FIGURA 70.2** Intervenção coronariana prévia *versus* procedimento cirúrgico. AAS, ácido acetilsalicílico.

durante a indução anestésica, secundária a manipulação de via aérea, hipotensão ou ao desequilíbrio autonômico.[99]

Entre as taquiarritmias supraventriculares causadas pela alteração da automaticidade, a fibrilação atrial (FA) é a taquiarritmia sustentada mais frequente, com alta incidência na população idosa que se submete a procedimentos cirúrgicos. Nos pacientes com FA crônica, o risco de formação de trombos cardíacos está aumentado e deve ser considerado. Os pacientes que apresentam taquicardia de complexo estreito com instabilidade hemodinâmica devem ser tratados imediatamente com cardioversão sincronizada, evitando-se hipoperfusão cardíaca e cerebral. Nos casos mais estáveis, a adenosina pode ser utilizada (6 mg, IV, em bólus, podendo-se repetir a mesma dose em caso de ausência de resposta), para controlar o ritmo ventricular. Esse controle aumenta o período diastólico, melhorando o enchimento ventricular e o débito cardíaco, e reduz o consumo de oxigênio miocárdico, diminuindo o risco de isquemia miocárdica. Outros medicamentos úteis no controle do ritmo são β-bloqueadores, bloqueadores dos canais de cálcio e amiodarona. Recomenda-se que antes da cardioversão eletiva para o tratamento das arritmias supraventriculares, o paciente seja impregnado com um fármaco antiarrítmico para minimizar a recorrência de taquiarritmias supraventriculares após o choque.

As arritmias ventriculares podem ser categorizadas em monomórficas ou polimórficas, de acordo com sua morfologia, ou então em sustentadas ou não sustentadas, conforme a sua duração. As taquicardias ventriculares (TVs) não sustentadas não exigem terapia medicamentosa nos pacientes sem doença cardíaca estrutural. Nos cardiopatas, esse ritmo pode predizer arritmias ventriculares malignas. As TVs sustentadas podem apresentar duas categorias: monomórficas (com amplitude do QRS constante) ou polimórficas (com morfologia do QRS modificando-se constantemente). Os fármacos utilizados como opção terapêutica para a TV monomórfica são procainamida, lidocaína ou amiodarona. Já a TV polimórfica tem sua conduta baseada na ocorrência de *torsade de pointes*. O magnésio é o tratamento de escolha (2 g, administrados IV lentamente), porém a cardioversão pode ser necessária.

Os pacientes que apresentam TV sem pulso ou fibrilação ventricular no período perioperatório devem ser tratados imediatamente com desfibrilação, manobras de reanimação cardíaca e correção das possíveis causas.

## Pacientes portadores de marca-passo e/ou cardioversores desfibriladores implantáveis

O número de pacientes com dispositivos cardíacos eletrônicos implantáveis (marca-passo e/ou cardioversor desfibrilador implantável – CDI) tem aumentado no mundo todo, o que faz crescer a chance de o anestesiologista se deparar com portadores de tais dispositivos no período perioperatório. O conhecimento básico dos dispositivos e da abordagem adequada nesses pacientes é um fator que aumenta a segurança da intervenção cirúrgica.

Em 2011, foram publicadas recomendações sobre o manejo dos pacientes com dispositivos cardíacos implantáveis em uma força-tarefa envolvendo entidades como a ASA e The Heart Rhythm Society.[100] Uma das primeiras recomendações sugere que o cuidado ao paciente portador de CDI deve ser individualizado, levando em consideração o tipo de dispositivo implantado, o *status* da bateria, o tipo e a localização anatômica da cirurgia, e também a importância de envolver uma equipe multidisciplinar para definir a melhor estratégia para a abordagem perioperatória. Além disso, deve-se determinar se o paciente possui algum ritmo de base ou se é totalmente dependente do marca-passo.

Uma das maiores preocupações em relação ao manejo dos pacientes com CDI está relacionada a uma potencial interferência eletromagnética (IEM) com os dispositivos, podendo gerar diversos efeitos, como inibição da estimulação, dano no gerador do impulso elétrico, dano na interface eletrodo-tecido, rastreamento inapropriado de ruído elétrico e alteração de programação do aparelho.[100] Qualquer aparelho que emita ondas de radiofrequência entre 0 e $10^9$ Hz pode gerar IEM e interferir nos CDIs. Portanto, eletrocautério, RM, litotripsia por onda de choque, ablação por radiofrequência, tremores (*shivering*) e fasciculações podem causar interferência nos dispositivos. O impacto clínico da IEM irá depender do tipo e da intensidade da corrente utilizada, do ritmo e da frequência de base do paciente, da indicação para colocação do dispositivo, do modo de estimulação e da capacidade do aparelho de filtrar correntes elétricas adversas.

Entre os cuidados aos pacientes com CDI no período intraoperatório, os anestesiologistas devem concentrar-se na correta monitorização do dispositivo e na prevenção de IEM que possa cursar com instabilidade hemodinâmica, além de estar aptos para realizar desfibrilação/cardioversão de emergência e garantir uma eventual necessidade de suporte para frequência cardíaca por meio da colocação de marca-passo externo provisório, transvenoso ou transcutâneo.[101] A monitorização correta do funcionamento dos dispositivos deve se basear na avaliação contínua do ECG e do pulso periférico (palpação do pulso, avaliação do traçado intra-arterial, curva de oximetria e/ou ultrassom do pulso periférico). Como medidas para prevenir a IEM, deve-se colocar a placa de retorno da corrente elétrica próximo à área cirúrgica, manter um afastamento de cerca de 15 cm entre o campo elétrico do cautério e o CDI, usar períodos curtos de estimulação elétrica e com a menor carga de energia possível, e se factível, utilizar bisturi bipolar durante o procedimento. Em caso de necessidade de cardioversão/desfibrilação em pacientes portadores de CDI, as pás deverão ser colocadas o mais distante possível do dispositivo e, preferencialmente, na posição anteroposterior do tórax.

A utilização de um magneto sobre o gerador do marca-passo converte o dispositivo para o modo assíncrono, protegendo contra as IEMs por todo o período de permanência do magneto. A utilização do magneto no modo assíncrono pode induzir arritmias por meio de um mecanismo de competição entre o ritmo basal do paciente e o ritmo assíncrono do marca-passo. Recomenda-se a utilização do magneto somente se for observada inibição significativa do marca-passo com o uso do cautério e, sobretudo, nas cirurgias acima do umbigo.[100] O uso do magneto em cima dos CDIs irá suspender a função antitaquiarritmia e prevenir uma descarga elétrica acidental pelo aparelho. Porém, nos aparelhos mais modernos que também apresentam a função de marca-passo, o magneto bloqueia a função antitaquiarritmia mas não altera o modo operacional do marca-passo para assíncrono. Nesse caso, será necessário reprogramar o aparelho para se evitar interferência elétrica perioperatória.

## Insuficiência cardíaca

A insuficiência cardíaca (IC) é a principal causa de admissão hospitalar em pacientes com mais de 65 anos de idade e representa um importante fator de risco para complicações no pós-operatório de cirurgias não cardíacas.[102] Um dos fatores que piora o prognóstico da IC é a fração de ejeção reduzida (< 35%) do ventrículo esquerdo.[103] A identificação da doença cardíaca de base é crucial para o diagnóstico e tratamento da IC, sendo a cardiopatia isquêmica a sua principal causa. A avaliação da capacidade funcional é um dos fatores mais importantes na avaliação pré-operatória desses pacientes, estando associada com a gravidade do quadro clínico. Outro fator associado com o prognóstico perioperatório, e que também merece ser avaliado no pré-operatório, são os níveis dos peptídeos natriuréticos (BNP ou NT-pró-BNP).

Os pacientes com IC normalmente apresentam dispneia, cansaço aos esforços com capacidade funcional reduzida, congestão venosa pulmonar e edema periférico como manifestações clínicas. Os níveis de catecolaminas circulantes nesses pacientes estão aumentados, promovendo vasoconstrição periférica e *down-regulation* dos receptores $\beta_1$-adrenérgicos no coração.[104] Além disso, ocorre aumento da atividade do sistema renina-angiotensina-aldosterona, que contribui para a retenção de sódio e líquidos.

O tratamento medicamentoso na IC tem como objetivos a redução da estimulação simpática, a diminuição da retenção de sódio e líquidos, e a redução da pós-carga ventricular. Recomendações atuais sugerem que esses pacientes sejam otimizados com o uso de IECAs, antagonistas dos receptores de angiotensina (ARAs), β-bloqueadores e/ou antagonistas da aldosterona como primeira linha de tratamento.[5] Devido aos medicamentos utilizados para o tratamento da IC, e pelo fato de terem o volume intravascular depletado, os pacientes podem apresentar maior suscetibilidade à hipotensão quando se utilizam agentes ou técnicas anestésicas que produzam vasodilatação.

Um dos exames complementares de maior utilidade para avaliação dos pacientes com IC é o ecocardiograma. Com ele, é possível avaliar a contratilidade e fração de ejeção ventricular, a dimensão do ventrículo esquerdo, a alteração segmentar e as características do enchimento ventricular, bem como estimar a pressão arterial pulmonar e analisar outras estruturas cardíacas (pericárdio, valvas, átrios e ventrículo direito).

A monitorização adequada da pressão arterial e da frequência cardíaca é fundamental para a titulação dos agentes anestésicos na indução, pois algumas vezes se faz necessária a utilização de aminas vasoativas para manter a estabilidade hemodinâmica. Os pacientes com IC aguda ou descompensada, em classe funcional ou estágios avançados, e com disfunção sistólica ou diastólica grave do ventrículo esquerdo merecem uma monitorização invasiva da pressão arterial antes da indução anestésica. A escolha da técnica e a seleção dos agentes anestésicos devem ter como objetivo uma menor interferência hemodinâmica. Um dos aspectos mais críticos no período perioperatório está relacionado à reposição volêmica adequada, podendo ser úteis a monitorização com ecocardiografia transesofágica e/ou a utilização de monitores de avaliação dinâmica do volume intravascular.[105,106]

## Doença valvar cardíaca

Os pacientes com doença valvar cardíaca apresentam maior risco de complicações durante a cirurgia não cardíaca. As lesões valvulares mais críticas são estenose aórtica grave, estenose mitral grave sintomática ou com pressão na artéria pulmonar > 50 mmHg e as regurgitações aórtica e mitral graves.[5] A abordagem perioperatória das principais valvopatias é discutida isoladamente.

### Estenose aórtica

A estenose aórtica é a lesão valvar mais comum, sobremaneira na população idosa, e pode ser causada por calcificação senil (mais frequente), doença congênita (valva bicúspide) ou lesão por doença reumática. A estenose aórtica é uma patologia importante e grave, pois, além de apresentar risco para morte súbita, é pouco responsiva à massagem cardíaca externa em caso de reanimação. O diagnóstico da estenose aórtica é obtido por história clínica e exame físico detalhados, suplementados pela ecocardiografia. A sobrecarga de pressão imposta ao ventrículo esquerdo pela estenose aórtica provoca a ocorrência de hipertrofia concêntrica do miocárdio, alteração da complacência ventricular, disfunção diastólica e aumento da demanda de oxigênio. Os sintomas podem ser variados, podendo aparecer diminuição de tolerância ao exercício, dispneia ao esforço, angina, insuficiência cardíaca ou síncope.

A ecocardiografia é um exame complementar fundamental na determinação da fisiopatologia da lesão, na quantificação do grau de estenose e na avaliação de patologias associadas em outras valvas. A área valvar aórtica (AVA) normal é de 3 a 4 $cm^2$. A estenose aórtica é considerada grave quando a AVA for menor do que 1 $cm^2$, o gradiente médio entre o trato de saída do ventrículo esquerdo e aorta > 40 mmHg, a área valvar indexada < 0,6 $cm^2/m^2$ de superfície corpórea ou a velocidade de pico do jato transaórtico > 4 m/s.[107]

Nos pacientes sintomáticos com estenose aórtica grave, a cirurgia para troca da valva aórtica deve ser avaliada antes da cirurgia não cardíaca.[5] Nos pacientes de alto risco ou com contraindicação para troca valvar, a valvoplastia, ou preferencialmente, o implante valvar aórtico transcateter pode ser uma opção terapêutica a ser considerada.[5,107] Nos pacientes com estenose aórtica grave assintomática, a cirurgia não cardíaca de baixo risco ou risco intermediário pode ser realizada sob monitorização perioperatória adequada com segurança.[5,107]

As considerações anestésicas para estenose aórtica são apresentadas no **QUADRO 70.4**.

**QUADRO 70.4** Considerações anestésicas na estenose aórtica

- Manter o ritmo sinusal (alta dependência da contribuição atrial para o enchimento ventricular).
- Evitar taquicardia ou bradicardia (o volume sistólico já limitado pela estenose aórtica pode comprometer o fluxo coronariano).
- Otimizar a volemia para manter um enchimento ventricular a dequado.
- Evitar hipotensão (manter fármacos de ação α-adrenérgica prontos para uso).
- Manter a contratilidade ventricular adequada.
- Considerar pressão arterial invasiva e pressão venosa central nas cirurgias de maior risco para perda volêmica.
- Considerar ecocardiografia transesofágica na ausência de contraindicação ao uso.

## Insuficiência aórtica

A insuficiência aórtica pode ser causada por doença primária nas cúspides aórticas, por anormalidades da geometria da raiz aórtica ou por uma combinação de ambas. Ela pode ser caracterizada em aguda ou crônica. Na regurgitação aórtica aguda, ocorre uma sobrecarga volêmica no ventrículo esquerdo, que não se encontra adaptado para lidar com o aumento abrupto de volume. Como mecanismo compensatório, há aumento do tônus simpático, com consequente taquicardia e hipercontratilidade. Esses pacientes não são capazes de ejetar toda sobrecarga volêmica, evoluindo com dispneia e colapso circulatório. Na forma crônica, ocorre um processo adaptativo do ventrículo esquerdo, com dilatação da cavidade, hipertrofia excêntrica e redução da resistência periférica. Os pacientes com insuficiência aórtica crônica são assintomáticos por muitos anos. Sintomas como dispneia, fadiga, palpitação e angina ocorrem somente após dilatação significativa do ventrículo esquerdo e falência ventricular.

A ecocardiografia é um exame importante para o diagnóstico e o acompanhamento desses pacientes. Um diâmetro sistólico final do ventrículo esquerdo $>$ 50 mm está associado a maior probabilidade de sintomas, disfunção ou morte.[107]

As considerações anestésicas para insuficiência aórtica são apresentadas no **QUADRO 70.5**.

## Estenose mitral

A doença cardíaca reumática ainda é a responsável pela maioria dos casos de estenose mitral nos países em desenvolvimento, cursando com fusão das comissuras, retração, fibrose e calcificação dos folhetos e do aparato subvalvar. A história natural é uma evolução progressiva da doença com episódios repetitivos de dispneia aos esforços, fadiga, palpitação, dispneia paroxística noturna e edema pulmonar. Os pacientes com estenose mitral apresentam maior risco de arritmias supraventriculares, em especial fibrilação atrial e, consequentemente, formação de trombos em átrio esquerdo.

A área valvar mitral normal é de 4 a 6 $cm^2$. A estenose mitral é considerada grave quando o paciente apresenta uma área menor que 1 $cm^2$. Os pacientes em geral começam a apresentar sintomas quando a área valvar mitral fica menor que 1,5 $cm^2$. Em pacientes assintomáticos com estenose mitral grave e pressão de artéria pulmonar menor do que 50 mmHg, a cirurgia não cardíaca pode ser realizada com segurança.[5,107]

A estenose da valva mitral causa aumento da pressão e do volume do átrio esquerdo. O aumento crônico na pressão atrial esquerda é refletido para a circulação pulmonar, podendo causar aumento das pressões venosa e arterial pulmonar. Com a progressão da doença, o aumento da resistência vascular pulmonar pode causar insuficiência ventricular direita. A disfunção contrátil associada ao aumento da pós-carga do ventrículo direito gera aumento na pressão intraventricular direita, podendo cursar com desvio sistólico do septo interventricular para a esquerda, diminuindo ainda mais o enchimento do ventrículo esquerdo e o débito cardíaco.

As considerações anestésicas para estenose mitral são apresentadas no **QUADRO 70.6**.

## Insuficiência mitral

A regurgitação mitral pode ocorrer devido a anormalidades em qualquer parte do aparato mitral (folhetos, anel, cordoalhas e músculos papilares). As causas da insuficiência mitral podem ser ruptura de cordoalhas tendíneas (devido à degeneração mixomatosa), endocardite infecciosa, dilatação do anel mitral, retração de folhetos por doença reumática e disfunção de músculo papilar por isquemia miocárdica.

A magnitude do volume regurgitante do ventrículo esquerdo para o átrio esquerdo durante a sístole depende do tamanho do orifício regurgitante, da diferença de pressão entre o átrio esquerdo e o ventrículo esquerdo e da duração do ciclo regurgitante.[108]

Na insuficiência mitral aguda, ocorre sobrecarga volêmica no átrio esquerdo, e devido à sua pouca complacência, essa elevação aguda aumenta a pressão atrial esquerda e, consequentemente, as pressões pulmonares. Pode haver congestão pulmonar e falência de ventrículo direito. Como mecanismo compensatório à diminuição do débito cardíaco, ocorre estimulação simpática e taquicardia. Os sintomas de insuficiência

**QUADRO 70.5** Considerações anestésicas na insuficiência aórtica

- Manter uma frequência cardíaca mais acelerada (em torno de 90 bpm) para diminuir o tempo diastólico e a fração regurgitante.
- Preferir o ritmo sinusal, embora a taquicardia supraventricular seja mais bem tolerada do que nos pacientes com estenose aórtica.
- Otimizar a volemia para manter um enchimento ventricular adequado em um paciente com ventrículo esquerdo dilatado.
- Manter a pós-carga reduzida para minimizar o gradiente de pressão entre a aorta e o ventrículo esquerdo na diástole, reduzindo a fração regurgitante.
- Manter a contratilidade do ventrículo esquerdo (caso haja necessidade de inotrópico, a milrinona é uma boa opção).
- Evitar medicamentos ou técnicas anestésicas que causem bradicardia, aumento da pós-carga ou diminuição da contratilidade.

**QUADRO 70.6** Considerações anestésicas na estenose mitral

- Evitar a taquicardia e, consequentemente, a diminuição do enchimento diastólico.
- Manter o plano anestésico adequado e boa estratégia analgésica no pós-operatório.
- Manter a volemia adequada, evitando sobrecarga e edema pulmonar.
- Preservar o ritmo sinusal, otimizando a contribuição atrial para o débito cardíaco (cardioversão, se necessário).
- Nos pacientes em fibrilação atrial, manter controle da frequência cardíaca.
- Evitar os fatores que aumentem a resistência vascular pulmonar (hipóxia, hipercapnia, acidose, hiperinsuflação pulmonar e óxido nitroso).
- Prover auxílio inotrópico e vasodilatador ao ventrículo direito, caso necessário (milrinona, adrenalina, prostaciclina, óxido nítrico).
- Antecipar os problemas com sangramento devido à anticoagulação.
- Considerar a comissurotomia percutânea antes da cirurgia não cardíaca.

**QUADRO 70.7** Considerações anestésicas na insuficiência mitral

- Manter a frequência cardíaca mais acelerada (80 a 100 bpm) para diminuir o volume regurgitante.
- Evitar a bradicardia (aumenta o tempo sistólico e diastólico, prolongando a regurgitação e aumentando a distensão ventricular).
- Preferir o ritmo sinusal, embora com menos dependência da contribuição atrial do que as lesões estenóticas.
- Otimizar a volemia para manter um enchimento ventricular adequado em um paciente com ventrículo esquerdo dilatado.
- Manter a pós-carga reduzida para facilitar a ejeção ventricular.
- Nos pacientes com disfunção ventricular, deve-se promover suporte inotrópico.
- Evitar os fatores que aumentem a resistência vascular pulmonar (hipóxia, hipercapnia, acidose, hiperinsuflação pulmonar e óxido nitroso).

cardíaca são precoces na insuficiência mitral aguda e tardios na crônica. Na insuficiência mitral crônica, além do aumento atrial esquerdo, também ocorre dilatação e hipertrofia excêntrica do ventrículo esquerdo como mecanismo compensatório.

As considerações anestésicas para insuficiência mitral são apresentadas no **QUADRO 70.7**.

## Miocardiopatia hipertrófica

A miocardiopatia hipertrófica é a doença cardíaca de origem genética mais comum. A doença é de transmissão autossômica dominante causada por mutações em genes responsáveis pela codificação de proteínas do sarcômero cardíaco.[109] Caracteriza-se pela hipertrofia ventricular com função sistólica preservada, déficit de relaxamento com disfunção diastólica, maior risco de isquemia miocárdica e taquiarritmias. A maioria dos pacientes é assintomática durante o curso da doença, enquanto outros podem apresentar fadiga, dispneia, angina, palpitações ou síncope.

Em adultos, a miocardiopatia hipertrófica é definida pelo espessamento do ventrículo esquerdo ≥ 15 mm em um ou mais segmentos.[110] A ecocardiografia é um método de imagem importante para o diagnóstico e a monitorização evolutiva da doença. A hipertrofia ventricular pode ocorrer em qualquer localização, porém o envolvimento do septo interventricular nos segmentos basais é mais frequente. Em cerca de um terço dos pacientes ocorre movimento sistólico anterior dos folhetos da valva mitral em repouso. A obstrução dinâmica do trato de saída do ventrículo esquerdo (TSVE) é um achado comum nos pacientes com miocardiopatia hipertrófica. O movimento sistólico anterior da valva mitral quase sempre resulta em falha na coaptação dos folhetos mitrais e, consequentemente, regurgitação mitral com orientação inferolateral.

O tratamento invasivo para reduzir a obstrução dinâmica deve ser considerado nos pacientes com gradiente no TSVE ≥ 50 mmHg, sintomas moderados a graves e/ou síncope recorrente relacionada ao exercício.[110]

As considerações anestésicas para miocardiopatia hipertrófica são apresentadas no **QUADRO 70.8**.

**QUADRO 70.8** Considerações anestésicas na miocardiopatia hipertrófica

- A hipovolemia, a vasodilatação sistêmica e a taquicardia são fatores de risco para piorar a obstrução dinâmica do trato de saída do ventrículo esquerdo.
- Manter ou restaurar o ritmo sinusal – a fibrilação atrial pode exacerbar os sintomas obstrutivos.
- Otimizar o volume intravascular.
- Manter uma pós-carga adequada (o uso contínuo ou intermitente de fenilefrina é uma boa opção).
- Evitar a hipercontratilidade do ventrículo esquerdo.
- Os β-bloqueadores são os agentes de primeira linha terapêutica; o verapamil pode ser uma alternativa aos pacientes com contraindicação aos β-bloqueadores.
- A disopiramida pode ser utilizada em associação ao β-bloqueador para melhora dos sintomas.

## Referências


1. Weiser TG, Regenbogen SE, Thompson KD, Haynes AB, Lipsitz SR, Berry WR, et al. An estimation of the global volume of surgery: a modelling strategy based on available data. Lancet. 2008;372(9633):139–44.
2. Sabaté S, Mases A, Guilera N, Canet J, Castillo J, Orrego C, et al. Incidence and predictors of major perioperative adverse cardiac and cerebrovascular events in non-cardiac surgery. Br J Anaesth. 2011;107(6):879–90.
3. Fleisher LA, Fleischmann KE, Auerbach AD, Barnason SA, Beckman JA, Bozkurt B, et al. 2014 ACC/AHA guideline on perioperative cardiovascular evaluation and management of patients undergoing noncardiac surgery. J Am Coll Cardiol. 2014;64(22):e77-e137.
4. Mangano DT. Perioperative medicine: NHLBI working group deliberations and recommendations. J Cardiothorac Vasc Anesth. 2004;18(1):1–6.
5. Kristensen SD, Knuuti J, Saraste A, Anker S, Bøtker HE, Hert S De, et al. 2014 ESC/ESA Guidelines on non-cardiac surgery: cardiovascular assessment and management: The Joint Task Force on non-cardiac surgery: cardiovascular assessment and management of the European Society of Cardiology (ESC) and the European Society of Anaesth. Eur Heart J. 2014;35(35):2383–431.
6. Rosenmüller MH, Nilsson E, Haapamäki MM. Authors' reply: Expertise-based randomized clinical trial of laparoscopic versus small-incision open cholecystectomy. Br J Surg. 2014;101(3):288–9.
7. Bauer SM, Cayne NS, Veith FJ. New developments in the preoperative evaluation and peri-operative management of coronary artery disease in patients undergoing vascular surgery. J Vasc Surg. 2010;51(1):242–51.
8. Antoniou GA, Chalmers N, Georgiadis GS, Lazarides MK, Antoniou SA, Serracino-Inglott F, et al. A meta-analysis of endovascular versus surgical reconstruction of femoropopliteal arterial disease. J Vasc Surg.2013;57(1):242–53.
9. Liu ZJ, Fu WG, Guo ZY, Shen LG, Shi ZY, Li JH. Updated systematic review and meta-analysis of randomized clinical trials comparing carotid artery stenting and carotid endarterectomy in the treatment of carotid stenosis. Ann Vasc Surg. 2012;26(4):576–90.
10. Holte K, Kehlet H. Postoperative ileus: a preventable event. Br J Surg. 2000;87(11):1480–93.
11. Popescu WM, Bell R, Duffy AJ, Katz KH, Perrino AC. A pilot study of patients with clinically severe obesity undergoing laparoscopic surgery: evidence for impaired cardiac performance. J Cardiothorac Vasc Anesth. 2011;25(6):943–9.
12. Cirocchi R, Farinella E, Trastulli S, Sciannameo F, Audisio RA. Elective sigmoid colectomy for diverticular disease. Laparoscopic vs open surgery: a systematic review. Colorectal Dis. 2012;14(6):671–83.
13. Cao C, Manganas C, Ang SC, Peeceeyen S, Yan TD. Video-assisted thoracic surgery versus open thoracotomy for non-small cell lung cancer: a meta-analysis of propensity scorematched patients. Interact Cardiovasc Thorac Surg. 2013;16(3):244–9.
14. Biccard BM. Relationship between the inability to climb two flights of stairs and outcome after major non-cardiac surgery: implications for the preoperative assessment of functional capacity. Anaesthesia. 2005;60(6):588–93.
15. Fleisher LA, Fleischmann KE, Auerbach AD, Barnason SA, Beckman JA, Bozkurt B, et al. 2014 ACC/AHA guideline on perioperative cardiovascular evaluation and management of patients undergoing noncardiac surgery A report of the American College of Cardiology/American Heart Association task force on practice guidelines. Circulation. 2014;130(24):e278–e333.
16. Kristensen SD, Knuuti J. New ESC/ESA Guidelines on non-cardiac surgery: Cardiovascular assessment and management. Eur Heart J. 2014;35(35):2344–5.
17. Goldman L, Caldera DL, Nussbaum SR, Southwick FS, Krogstad D, Murray B, et al. Multifactorial index of cardiac risk in noncardiac surgical procedures. N Engl J Med. 1977;297(16):845–50.
18. Detsky AS, Abrams HB, Forbath N, Scott JG, Hilliard JR. Cardiac assessment for patients undergoing noncardiac surgery. A multifactorial clinical risk index. Arch Intern Med. 1986;146(11):2131–4.
19. Lee TH, Marcantonio ER, Mangione CM, Thomas EJ, Polanczyk CA, Cook EF, et al. Derivation and prospective validation of a simple index for prediction of cardiac risk of major noncardiac surgery. Circulation. 1999;100(10):1043–9.
20. Gupta PK, Gupta H, Sundaram A, Kaushik M, Fang X, Miller WJ, et al. Development and validation of a risk calculator for prediction of cardiac risk after surgery. Circulation. 2011;124(4):381–7.
21. Weber M, Luchner A, Seeberger M, Manfred S, Mueller C, Liebetrau C, et al. Incremental value of high-sensitive troponin T in addition to the revised cardiac index for peri-operative risk stratification in non-cardiac surgery. Eur Heart J. 2013;34(11):853–62
22. Wang TJ, Larson MG, Levy D, Benjamin EJ, Leip EP, Omland T, et al. Plasma natriuretic peptide levels and the risk of cardiovascular events and death. N Engl J Med. 2004;350(7):655–63.
23. Halm EA, Browner WS, Tubau JF, Tateo IM, Mangano DT. Echocardiography for assessing cardiac risk in patients having noncardiac surgery. Study of Perioperative Ischemia Research Group. Ann Intern Med. 1996;125(6):433–41.
24. Task Force Members, Montalescot G, Sechtem U, Achenbach S, Andreotti F, Arden C, et al. 2013 ESC guidelines on the management of stable coronary artery disease: the Task Force on the management of stable coronary artery disease of the European Society of Cardiology. Eur Heart J. 2013;34(38):2949–3003.
25. Sicari R, Nihoyannopoulos P, Evangelista A, Kasprzak J, Lancellotti P, Poldermans D, et al. Stress Echocardiography Expert Consensus Statement--Executive Summary: European Association of Echocardiography (EAE) (a registered branch of the ESC). Eur Heart J. 2009;30(3):278–89.
26. Schwitter J, Wacker CM, Wilke N, Al-Saadi N, Sauer E, Huettle K, et al. MR-IMPACT II: Magnetic Resonance

Imaging for Myocardial Perfusion Assessment in Coronary artery disease Trial: perfusion-cardiac magnetic resonance vs. single-photon emission computed tomography for the detection of coronary artery disease: a comparative . Eur Heart J. 2013;34(10):775–81.
27. Knuuti J, Bengel F, Bax JJ, Kaufmann PA, Le Guludec D, Perrone Filardi P, et al. Risks and benefits of cardiac imaging: an analysis of risks related to imaging for coronary artery disease. Eur Heart J. 2014;35(10):633–8.
28. Landesberg G, Beattie WS, Mosseri M, Jaffe AS, Alpert JS. Perioperative myocardial infarction. Circulation. 2009;119(22):2936–44.
29. Mangano DT, Layug EL, Wallace A, Tateo I. Effect of Atenolol on Mortality and Cardiovascular Morbidity after Noncardiac Surgery. N Engl J Med. 1996;335(23):1713–21.
30. Poldermans D, Boersma E, Bax JJ, Thomson IR, van de Ven LLM, Blankensteijn JD, et al. The effect of bisoprolol on perioperative mortality and myocardial infarction in high-risk patients undergoing vascular surgery. N Engl J Med. 1999;341(24):1789–94.
31. Eagle KA, Brundage BH, Chaitman BR, Ewy GA, Fleisher LA, Hertzer NR, et al. Guidelines for perioperative cardiovascular evaluation for noncardiac surgery. Report of the American College of Cardiology/American Heart Association Task Force on Practice Guidelines (Committee on Perioperative Cardiovascular Evaluation for Noncardiac S. J Am Coll Cardiol. 1996;27(4):910–48.
32. Eagle KA, Berger PB, Calkins H, Chaitman BR, Ewy G, Fleischmann KE, et al. ACC/AHA guideline update for perioperative cardiovascular evaluation for noncardiac surgery-executive summary. J Am Coll Cardiol. 2002;39(3):542–53.
33. Erasmus MC follow-up investigation Committee. Report on the 2012 follow-up investigation of possible breaches of academic integrity [Internet]. Rotterdam: Erasmus MC; 2012 [capturado em 14 mar. 2017]. Disponível em: https://cardiobrief.files.wordpress.com/2012/10/integrity-report-2012-10-english-translation.pdf.
34. Devereaux PJ, Yang H, Yusuf S, Guyatt G, Leslie K, Villar JC, et al. Effects of extended-release metoprolol succinate in patients undergoing non-cardiac surgery (POISE trial): a randomised controlled trial. Lancet. 2008;371(9627):1839–47.
35. Ashes C, Judelman S, Wijeysundera DN, Tait G, Mazer CD, Hare GMT, et al. Selective β1-antagonism with bisoprolol is associated with fewer postoperative strokes than atenolol or metoprolol: a single-center cohort study of 44,092 consecutive patients. Anesthesiology. 2013;119(4):777–87.
36. Mashour GA, Sharifpour M, Freundlich RE, Tremper KK, Shanks A, Nallamothu BK, et al. Perioperative metoprolol and risk of stroke after noncardiac surgery. Anesthesiology. 2013;119(6):1340–6.
37. Devereaux PJ, Sessler DI, Leslie K, Kurz A, Mrkobrada M, Alonso-Coello P, et al. Clonidine in patients undergoing noncardiac surgery. N Engl J Med. 2014;370(16):1504–13.
38. Devereaux PJ, Sessler DI. The potential role of $α$(2) agonists for noncardiac surgery. Anesthesiology. 2012;116(6):1192–4.
39. Ramaswamy S, Wilson JA, Colvin L. Non-opioid-based adjuvant analgesia in perioperative care. Contin Educ Anaesthesia, Crit Care Pain 2013;13(5):152–7.
40. Mets B. Management of hypotension associated with angiotensin-axis blockade and general anesthesia administration. J Cardiothorac Vasc Anesth 2013;27(1):156–67.
41. Lau WC, Froehlich JB, Jewell ES, Montgomery DG, Eng KM, Shields TA, et al. Impact of adding aspirin to beta-blocker and statin in high-risk patients undergoing major vascular surgery. Ann Vasc Surg. 2013;27(4):537–45.
42. Roshanov PS, Rochwerg B, Patel A, Salehian O, Duceppe E, Belley-Côté EP, et al. Withholding versus continuing angiotensin-converting enzyme inhibitors or angiotensin II receptor blockers before noncardiac surgery: an analysis of the vascular events in noncardiac surgery patients cohort evaluation prospective cohort. Anesthesiology. 2017;126(1):16-27.
43. Duceppe E, Parlow DJ, MacDonald P, Lyons K, McMullen M, Srinathan S, et al. Canadian cardiovascular society guidelines on perioperative cardiac risk assessment and management for patients undergoing noncardiac surgery. Can J Cardiol. 2017;33(1):17-32.
44. de Waal BA, Buise MP, van Zundert AAJ. Perioperative statin therapy in patients at high risk for cardiovascular morbidity undergoing surgery: a review. Br J Anaesth. 2015;114(1):44–52.
45. Gualandro DM, Campos CA, Calderaro D, Yu PC, Marques AC, Pastana AF, et al. Coronary plaque rupture in patients with myocardial infarction after noncardiac surgery: frequent and dangerous. Atherosclerosis.2012;222(1):191–5.
46. Burger W, Chemnitius J-M, Kneissl GD, Rücker G. Low-dose aspirin for secondary cardiovascular prevention - cardiovascular risks after its perioperative withdrawal versus bleeding risks with its continuation - review and meta-analysis. J Intern Med. 2005;257(5):399–414.
47. Ramalingam G, Jones N, Besser M. Platelets for anaesthetists-Part 2: pharmacology. BJA Educ. 2016;16(4):140–5.
48. Mattos LAP, Lemos Neto PA, Rassi Jr A, Marin-Neto JA, Sousa A, Devito FS. Diretrizes de intervenção coronária percutânea e métodos adjuntos diagnósticos em cardiologia intervencionista. Arq Bras Cardiol. 2008;91(6 supl 1):1-58.
49. Rechenmacher SJ, Fang JC. Bridging Anticoagulation. J Am Coll Cardiol. 2015;66(12):1392–403.
50. Lorga Filho AM, Azmus AD, Soeiro AM, Quadros AS, Avezum Junior A, Marques AC, et al. Diretrizes Brasileiras de Antiagregantes Plaquetários e Anticoagulantes em Cardiologia. Arq Bras Cardiol. 2013;101(3):1–93.
51. Douketis JD, Spyropoulos AC, Kaatz S, Becker RC, Caprini JA, Dunn AS, et al. Perioperative bridging anticoagulation in patients with atrial fibrillation. N Engl J Med. 2015;373(9):823–33.
52. Curtis R, Schweitzer A, van Vlymen J. Reversal of warfarin anticoagulation for urgent surgical procedures. Can J Anaesth. 2015;62(6):634–49.
53. Windecker S, Kolh P, Alfonso F, Collet J-P, Cremer J, Falk V, et al. 2014 ESC/EACTS Guidelines on myocardial revascularization: The Task Force on myocardial revascularization of the European Society of Cardiology (ESC) and the European Association for Cardio-Thoracic Surgery (EACTS)Developed with the special contribution o. Eur Heart J. 2014;35(37):2541–619.
54. Hillis LD, Smith PK, Anderson JL, Bittl JA, Bridges CR, Byrne JG, et al. 2011 ACCF/AHA Guideline for coronary artery bypass graft surgery: executive summary: a report of the American College of Cardiology Foundation/American Heart Association Task Force on Practice Guidelines. Circulation. 2011;124(23):2610–42.
55. Hawn MT, Graham LA, Richman JS, Itani KMF, Henderson WG, Maddox TM. Risk of major adverse cardiac events following noncardiac surgery in patients with coronary stents. JAMA. 2013;310(14):1462.
56. Eagle KA, Rihal CS, Mickel MC, Holmes DR, Foster ED, Gersh BJ, et al. Cardiac risk of noncardiac surgery : influence of coronary disease and type of surgery in 3368 operations. Circulation. 1997;96(6):1882–7.
57. McFalls EO, Ward HB, Moritz TE, Goldman S, Krupski WC, Littooy F, et al. Coronary-artery revascularization before elective major vascular surgery. N Engl J Med. 2004;351(27):2795–804.
58. Hoogeboom TJ, Dronkers JJ, Hulzebos EHJ, van Meeteren NLU. Merits of exercise therapy before and after major surgery. Curr Opin Anaesthesiol.
59. Arthur HM, Daniels C, McKelvie R, Hirsh J, Rush B. Effect of a preoperative intervention on preoperative and postoperative outcomes in low-risk patients awaiting elective coronary artery bypass graft surgery. A randomized, controlled trial. Ann Intern Med. 2000;133(4):253–62.
60. Barakat HM, Shahin Y, Khan JA, McCollum PT, Chetter IC. Preoperative Supervised Exercise Improves Outcomes After Elective Abdominal Aortic Aneurysm Repair. Ann Surg. 2016;264(1):47–53.
61. Stammers AN, Kehler DS, Afilalo J, Avery LJ, Bagshaw SM, Grocott HP, et al. Protocol for the PREHAB study-preoperative rehabilitation for reduction of hospitalization after coronary bypass and valvular surgery: a randomised controlled trial. BMJ Open. 2015;5(3):e007250.
62. Devereaux PJ, Sessler DI. Cardiac complications in patients undergoing major noncardiac surgery. N Engl J Med. 2015;373(23):2258–69.
63. Sun Z, Sessler DI, Dalton JE, Devereaux P, Shahinyan A, Naylor AJ, et al. Postoperative hypoxemia is common and persistent. Anesth Analg. 2015;121(3):709–15.
64. Bartels K, Karhausen J, Clambey ET, Grenz A, Eltzschig HK. Perioperative organ injury. Anesthesiology. 2013;119(6):1474–89.
65. Vincent J, Pelosi P, Pearse R, Payen D, Perel A, Hoeft A, et al. Perioperative cardiovascular monitoring of high-risk patients: a consensus of 12. Crit Care. 2015;19:224.
66. Leung JM, Voskanian A, Bellows WH, Pastor D. Automated electrocardiograph ST segment trending monitors. Anesth Analg. 1998;87(1):4–10.
67. Bidd H, Tan A, Green D. Using bispectral index and cerebral oximetry to guide hemodynamic therapy in high-risk surgical patients. Perioper Med. 2013;2(1):11.
68. National Institute for Health and Clinical Excellence. Depth of anaesthesia monitors: Bispectral Index (BIS), E-entropy and nacrotrend-compact M [Internet]. London: NICE; 2012 [capturado em 13 mar. 2017]. Disponível em: https://www.nice.org.uk/guidance/dg6.
69. Marik PE, Monnet X, Teboul J-L. Hemodynamic parameters to guide fluid therapy. Ann Intensive Care. 2011;1(1):1.
70. Kim S-H, Lilot M, Sidhu KS, Rinehart J, Yu Z, Canales C, et al. Accuracy and precision of continuous noninvasive arterial pressure monitoring compared with invasive arterial pressure: a systematic review and meta-analysis. Anesthesiology 2014;120(5):1080–97.
71. Peter L, Noury N, Cerny M. A review of methods for non-invasive and continuous blood pressure monitoring: Pulse transit time method is promising? IRBM. 2014;35(5):271–82.
72. Smith RN, Nolan JP. Central venous catheters. BMJ. 2013;347:f6570.
73. Green D, Paklet L. Latest developments in perioperative monitoring of the high-risk major surgery patient. Int J Surg. 2010;8(2):90–9.
74. Shah MR, Hasselblad V, Stevenson LW, Binanay C, O'Connor CM, Sopko G, et al. Impact of the Pulmonary Artery Catheter in Critically Ill Patients. JAMA. 2005;294(13):1664.
75. Vincent J-L. The pulmonary artery catheter. J Clin Monit Comput. 2012;26(5):341–5.
76. Cannesson M, Pestel G, Ricks C, Hoeft A, Perel A. Hemodynamic monitoring and management in patients undergoing high risk surgery: a survey among North American and European anesthesiologists. Crit Care. 2011;15(4):R197.
77. Devereaux PJ. Characteristics and short-term prognosis of perioperative myocardial infarction in patients undergoing noncardiac surgery. Ann Intern Med. 2011;154(8):523.
78. Mangano DT, Browner WS, Hollenberg M, London MJ, Tubau JF, Tateo IM. Association of perioperative myocardial ischemia with cardiac morbidity and mortality in men undergoing noncardiac surgery. N Engl J Med. 1990;323(26):1781–8.
79. Bird RL, Nesbitt I. Postoperative care and analgesia in vascular surgery. Anaesth Intens Care Med. 2016;17(5):235–7.
80. Mangano DT, Siliciano D, Hollenberg M, Leung JM, Browner WS, Goehner P, et al. Postoperative myocardial ischemia. Therapeutic trials using intensive analgesia following surgery. The Study of Perioperative Ischemia (SPI) Research Group. Anesthesiology. 1992;76(3):342–53.
81. Beattie WS, Badner NH, Choi P. Epidural analgesia reduces postoperative myocardial infarction: a meta-analysis. Anesth Analg. 2001;93(4):853–8.
82. Beattie WS, Badner NH, Choi PTL. Meta-analysis demonstrates statistically significant reduction in postoperative myocardial infarction with the use of thoracic epidural analgesia. Anesth Analg. 2003;97(3):919–20.
83. Nishimori M, Ballantyne JC, Low JHS. Epidural pain relief versus systemic opioid-based pain relief for abdominal aortic surgery. Cochrane Database Syst Rev 2006;(3):CD005059.
84. Kooij FO, Schlack WS, Preckel B, Hollmann MW. Does regional analgesia for major surgery improve outcome? Focus on epidural analgesia. Anesth Analg. 2014;119(3):740–4.
85. Rawal N. Current issues in postoperative pain management. Eur J Anaesthesiol. 2016;33(3):160–71.
86. Sessler DI. Perioperative thermoregulation and heat balance. Lancet. 2016;387(10038):2655–64.
87. Frank SM, Beattie C, Christopherson R, Norris EJ, Perler BA, Williams GM, et al. Unintentional hypothermia is associated with postoperative myocardial ischemia. The Perioperative Ischemia Randomized Anesthesia Trial Study Group. Anesthesiology. 1993;78(3):468–76.
88. Frank SM, Fleisher LA, Breslow MJ, Higgins MS, Olson KF, Kelly S, et al. Perioperative maintenance of normothermia reduces the incidence of morbid cardiac events. A randomized clinical trial. JAMA. 1997;277(14):1127–34.
89. Carson JL, Guyatt G, Heddle NM, Grossman BJ, Cohn CS, Fung MK, et al. Clinical Practice Guidelines From the AABB. JAMA. 2016;8901:1–11.
90. American Society of Anesthesiologists Task Force on Perioperative Blood Management. Practice guidelines for perioperative blood management: an updated report by the American Society of Anesthesiologists Task Force on Perioperative Blood Management*. Anesthesiology. 2015;122(2):241–75.
91. Wilson W, Taubert KA, Gewitz M, Lockhart PB, Baddour LM, Levison M, et al. Prevention of infective endocarditis: guidelines from the American Heart Association: a guideline from the American Heart Association Rheumatic Fever, Endocarditis, and Kawasaki Disease Committee, Council on Cardiovascular Disease in the Young, and the Council on Clinical Cardiology, Council on Cardiovascular Surgery and Anesthesia, and the Quality of Care and Outcomes Research Interdisciplinary Working Group. Circulation. 2007;116(15):1736–54.
92. Casadei B, Abuzeid H. Is there a strong rationale for deferring elective surgery in patients with poorly controlled hypertension? J Hypertens. 2005;23(1):19–22.
93. Foëx P, Sear J. The surgical hypertensive patient. Contin Educ Anaesthesia, Crit Care Pain. 2004;4(5):139–43.
94. Hartle A, McCormack T, Carlisle J, Anderson S, Pichel A, Beckett N, et al. The measurement of adult blood pressure and management of hypertension before elective surgery: Joint Guidelines from the Association of Anaesthetists of Great Britain and Ireland and the British Hypertension Society. Anaesthesia. 2016;71(3):326–37.
95. James PA, Oparil S, Carter BL, Cushman WC, Dennison-Himmelfarb C, Handler J, et al. 2014 evidence-based guideline for the management of high blood pressure in adults: report from the panel members appointed to the Eighth Joint National Committee (JNC 8). JAMA. 2014;311(5):507–20.
96. Gualandro DM, Yu PC, Calderaro D, Marques AC, Pinho C, Caramelli B, et al. II Guidelines for perioperative evaluation of the Brazilian Society of Cardiology. Arq Bras Cardiol. 2011;96(3 Suppl 1):1–68.
97. Livhits M, Ko CY, Leonardi MJ, Zingmond DS, Gibbons MM, de Virgilio C. Risk of surgery following recent myocardial infarction. Ann Surg. 2011;253(5):857–64.
98. Thygesen K, Alpert JS, Jaffe AS, Simoons ML, Chaitman BR, White HD, et al. Third universal definition of myocardial infarction. Glob Heart. 2012;7(4):275–95.
99. Waldo AL, Henthorn RW, Epstein AE, Plumb VJ. Diagnosis and treatment of arrhythmias during and following open heart surgery. Med Clin North Am. 1984;68(5):1153–69.
100. Crossley GH, Poole JE, Rozner MA, Asirvatham SJ, Cheng A, Chung MK, et al. The Heart Rhythm Society (HRS)/American Society of Anesthesiologists (ASA) Expert Consensus Statement on the perioperative management of patients with implantable defibrillators, pacemakers and arrhythmia monitors: facilities and patient management this d. Heart Rhythm. 2011;8(7):1114–54.
101. American Society of Anesthesiologists. Practice advisory for the perioperative management of patients with cardiac implantable electronic devices: pacemakers and implantable cardioverter-defibrillators: an updated report by the american society of anesthesiologists task force on perioperative . Anesthesiology. 2011;114(2):247–61.
102. Maile MD, Engoren MC, Tremper KK, Jewell E, Kheterpal S. Worsening preoperative heart failure is associated with mortality and noncardiac complications, but not myocardial infarction after noncardiac surgery: a retrospective cohort study. Anesth Analg. 2014;119(3):522–32.
103. McMurray JJ V, Adamopoulos S, Anker SD, Auricchio A, Böhm M, Dickstein K, et al. ESC guidelines for the diagnosis and treatment of acute and chronic heart failure 2012: the task force for the diagnosis and treatment of acute and chronic heart failure 2012 of the European Society of Cardiology. Developed in collaboration with the Heart. Eur J Heart Fail. 2012;14(8):803–69.
104. Fowler MB, Laser JA, Hopkins GL, Minobe W, Bristow MR. Assessment of the beta-adrenergic receptor pathway in the intact failing human heart: progressive receptor down-regulation and subsensitivity to agonist response. Circulation. 1986;74(6):1290–302.
105. Guarracino F, Baldassarri R. Transesophageal echocardiography in the OR and ICU. Minerva Anestesiol. 2009;75(9):518–29.
106. Guerin L, Monnet X, Teboul J-L. Monitoring volume and fluid responsiveness: from static to dynamic indicators. Best Pract Res Clin Anaesthesiol. 2013;27(2):177–85.
107. Joint Task Force on the Management of Valvular Heart Disease of the European Society of Cardiology (ESC), European Association for Cardio-Thoracic Surgery (EACTS), Vahanian A, Alfieri O, Andreotti F, Antunes MJ, et al. Guidelines on the management of valvular heart disease (version 2012). Eur Heart J. 2012;33(19):2451–96.
108. Rahimtoola SH DL. Mitral valve disease. In: Fuster V, Alexander RW, O'Rourke RA, Roberts R, King 3rd SB, Prystowsky EN, et al. Hurst's the heart.11th ed. New York: McGraw-Hill; 2004. p. 1669–89.
109. Poliac LC, Barron ME, Maron BJ. Hypertrophic cardiomyopathy. Anesthesiology. 2006;104(1):183–92.
110. Authors/Task Force members, Elliott PM, Anastasakis A, Borger MA, Borggrefe M, Cecchi F, et al. 2014 ESC Guidelines on diagnosis and management of hypertrophic cardiomyopathy: the Task Force for the Diagnosis and Management of Hypertrophic Cardiomyopathy of the European Society of Cardiology (ESC). Eur Heart J. 2014;35(39):2733–79.

## Questões de Provas do TSA

**70.1 (TSA/2015)** Qual efeito justifica a utilização do propranolol em pacientes com isquemia miocárdica?

**A.** Redução da frequência cardíaca.

**B.** Redução da resistência coronariana.

**C.** Redução do tempo de sístole ventricular.

**D.** Redução da resistência vascular periférica.

**70.2 (TSA/2015)** Homem de 62 anos, 90 kg e 1,70 m, será submetido a herniorrafia inguinal bilateral videolaparoscópica. É hipertenso e diabético de longa data em uso regular de enalapril, hidroclorotiazida, insulina, atorvastatina e aspirina. Na consulta pré-anestésica, refere episódios recorrentes de desconforto abdominal mal caracterizado associado a sudorese e mal-estar. Exames pré-operatórios evidenciam bloqueio completo de ramo esquerdo no ECG, glicemia de 158 $mg \cdot dL^{-1}$, hemoglobina glicada de 7,5%, creatinina de 1,7 $mg \cdot dL^{-1}$ e ureia de 78 $mg \cdot dL^{-1}$. Ao optar pela realização de prova de estresse cardíaco para detecção de isquemia, qual característica apresentada pelo paciente poderá interferir na escolha e interpretação do teste?

**A.** Dor mal caracterizada.

**B.** Diabetes mal controlado.

**C.** Elevação de ureia e creatinina.

**D.** Bloqueio completo de ramo esquerdo.

**70.3 (TSA/2015)** Homem de 26 anos, 80 kg e 1,85 m com diagnóstico de miocardiopatia hipertrófica septal assimétrica será submetido a correção de hérnia hiatal videolaparoscópica sob anestesia geral. Qual alteração hemodinâmica associada à cirurgia determina maior risco de descompensação cardiovascular neste caso?

**A.** Aumento da pós-carga.

**B.** Redução do enchimento ventricular.

**C.** Redução da contratilidade miocárdica.

**D.** Aumento da pressão da artéria pulmonar.

**70.4 (TSA/2015)** Homem de 71 anos, 82 kg e 1,65 m, está agendado para ressecção transuretral da próstata. É hipertenso de longa data em tratamento irregular e queixa-se de fadiga e dispneia aos esforços. O ecocardiograma pré-operatório evidencia padrão restritivo de enchimento ventricular. No intraoperatório, o paciente cursa com edema agudo de pulmão. O processo fisiopatológico que predispõe esse paciente ao desenvolvimento dessa complicação é:

**A.** Redução da complacência ventricular.

**B.** Redução da força contrátil ventricular.

**C.** Redução da tensão da parede ventricular.

**D.** Aumento do tempo de relaxamento isovolumétrico.

**70.5 (TSA/2015)** Homem de 75 anos, 80 kg e 1,67 m é hipertenso, diabético e apresenta fibrilação atrial crônica. Relata infarto do miocárdio há 2 anos. ECG pré-operatório mostra hipertrofia de VE e bloqueio de ramo esquerdo. Ecocardiograma mostra fração de ejeção de VE de 45% e disfunção diastólica grau II. Qual medida determinará melhora da performance do ventrículo esquerdo desse paciente?

**A.** Promover venodilatação.

**B.** Controlar a frequência cardíaca.

**C.** Ventilação com pressão positiva.

**D.** Aumentar a tensão da parede ventricular.

**70.6 (TSA/2016)** Qual é a contraindicação absoluta para a utilização venosa de amiodarona?

**A.** Hipotireoidismo.

**B.** Fibrose pulmonar.

**C.** Neuropatia óptica.

**D.** Bloqueio atrioventricular.

**70.7 (TSA/2016)** Homem de 68 anos, 52 kg e 1,70 m será submetido à colectomia esquerda videolaparoscópica por doença diverticular. Tem histórico de hipertensão arterial de difícil controle em uso regular de hidralazina, atenolol, enalapril e hidroclorotiazida. Os exames pré-operatórios evidenciam um valor elevado de cistatina C com valores normais de ureia e creatinina. Nesse paciente, essa discrepância pode ser justificada por:

**A.** Efeito do diurético.

**B.** Lesão tubular renal.

**C.** Redução da massa muscular.

**D.** Inibição da enzima de conversão da angiotensina.

**70.8 (TSA/2016)** Homem de 78 anos, 90 kg e 1,75 m será submetido à colectomia total. O paciente apresenta miocardiopatia dilatada com marca-passo definitivo. Você decide induzir a anestesia com etomidato, fentanil e cisatracúrio. Logo após a indução o paciente cursa com assistolia sem comando do marca-passo. A melhor explicação para esse evento é o(a):

**A.** Inibição do comando do marca-passo por miopotenciais.

**B.** Efeito inibidor do nodo átrio ventricular por supressão adrenal.

**C.** Redução do influxo de cloro pelo bloqueio gabaérgico no feixe de His.

**D.** Diminuição da sensibilidade do miocárdio ao estímulo elétrico pelo bloqueio do canal de sódio.

**70.9 (TSA/2016)** Homem de 62 anos e 60 kg com história de miocardiopatia dilatada e doença pulmonar obstrutiva crônica será submetido à revascularização do membro inferior direito. Vem em uso regular de digoxina, enalapril, espironolactona e furosemida além de salmeterol e fluticasona. Refere piora dos sintomas respiratórios na última semana com dispneia aos esforços habituais. Qual é o melhor exame pré-operatório para avaliar a descompensação cardíaca como causa de dispneia e fator de risco perioperatório nesse paciente?

**A.** Espirometria.

**B.** Teste ergométrico.

**C.** Ecocardiograma transtorácico.

**D.** Peptídeo natriurético tipo B (BNP).

# 71. ANESTESIA NO HEPATOPATA

José Carlos Rodrigues Nascimento
Nely Marjollie Guanabara Teixeira Reis

A anestesia do paciente hepatopata constitui-se em mais um desafio ao anestesiologista. Conhecer a fisiopatologia da doença e suas repercussões nos diversos órgãos e sistemas, bem como as alterações na farmacocinética e farmacodinâmica dos fármacos anestésicos, constitui os primeiros passos para se antecipar às inúmeras complicações possíveis e, assim, conduzir de forma mais segura o ato anestésico.[1,2]

Na anestesia para hepatopatas, encontram-se desde pacientes em estágio inicial da doença, muitas vezes descoberta apenas durante a avaliação e nos exames pré-operatórios, até pacientes em estágio final da doença que serão submetidos a transplante hepático, além de pacientes já transplantados que serão submetidos a outros tipos de cirurgia.[1-3]

Em consequência das inúmeras complicações advindas principalmente da hepatopatia em seus estágios terminais, calcula-se que até 10% dos pacientes hepatopatas serão submetidos a procedimentos anestésico-cirúrgicos nos dois anos finais de suas vidas, além daqueles que serão submetidos a transplante hepático, um desafio à parte.[2,3]

Nos Estados Unidos, a hepatopatia crônica é responsável por mais de 750 mil hospitalizações por ano e, a cada ano, 40 mil pacientes progridem para o estágio final da doença hepática, falência hepática e morte.[4,5] O transplante hepático é o único tratamento definitivo para falência hepática aguda ou crônica. O Brasil é o segundo país do mundo em número absoluto de transplantes hepáticos.[4,6]

Mesmo que a anestesia para transplante hepático não seja rotina para a maioria dos anestesiologistas, não é infrequente a necessidade de conduzir procedimentos anestésicos em pacientes com hepatopatia nos seus diversos estágios para cirurgias não hepáticas, sendo de suma importância o conhecimento das alterações fisiológicas para o melhor manejo desses pacientes.[3,4,6]

## Pré-operatório

Os pacientes hepatopatas em geral trazem pistas de sua doença na própria história clínica e no exame físico iniciais, sendo importante a história familiar de icterícia ou doença hepática hereditária, hemotransfusões prévias, alcoolismo, uso de drogas e medicações com risco potencial de hepatopatia. Também deve ser questionada anestesia prévia e possíveis reações.[1-3]

No exame físico, podem ou não estar presentes sinais clássicos de hepatopatia crônica, dependendo do estágio da doença, mas é importante ficar atento para a presença de aranhas vasculares, eritema palmar, rarefação de pelos, icterícia, ascite e hepatoesplenomegalia.[2,7]

Não há justificativa para a quantificação indiscriminada da função hepática em todos os pacientes no pré-operatório. Geralmente esta deverá ser avaliada dependendo dos achados na história clínica e no exame físico.[8] Testes da função hepática, como a retenção do verde de indocianina, taxa de absorção hepática de galactosil, albumina sérica humana conjugada ao tecnécio-99m (99mTc-GSA) e a mensuração do metabólito da lidocaína monoetil-glicina-xilidida, raras vezes são utilizados.[2]

Em 1964, Child e Turcotte[9] identificaram cinco variáveis que influenciariam negativamente o prognóstico de pacientes com doença hepática submetidos à cirurgia de descompressão de varizes esofágicas hemorrágicas: desnutrição, encefalopatia, ascite, hipoalbuminemia e hiperbilirrubinemia. Pugh e colaboradores[10] acrescentou o tempo de protrombina (TP) ao escore, adicionou valores numéricos e eliminou o estado nutricional.

Os elementos clínicos e laboratoriais utilizados pelo escore de Child-Turcotte-Pugh (CTP) avaliam as funções primárias do fígado. Assim, o escore de CTP é um método histórico de se graduar a gravidade da doença hepática crônica com base no grau de encefalopatia, ascite, bilirrubina sérica, TP e albumina sérica, conforme mostra a **TABELA 71.1**.[9-11]

Doenças que cursam com elevados níveis de bilirrubina conjugada, como a cirrose biliar primária e a colangite esclerosante primária, têm os valores de bilirrubinas modificados. Nestas, o limite para 1 ponto é de 4 $mg \cdot dL^{-1}$ e 10 $mg \cdot dL^{-1}$ para 2 pontos.

**TABELA 71.1** Classificação de hepatopatia modificada de Child-Turcotte-Pugh

| Critérios | 1 ponto | 2 pontos | 3 pontos |
|---|---|---|---|
| Bilirrubina total ($mg \cdot dL^{-1}$) | < 2 | 2 a 3 | > 3 |
| Albumina sérica ($g \cdot dL^{-1}$) | > 3,5 | 2,8 a 3,5 | < 2,8 |
| TP (s) / INR | 1 a 3 / < 1,7 | 3 a 6 / 1,7 a 2,3 | > 6 / > 2,3 |
| Ascite | Nenhuma | Leve | Moderada / grave |
| Encefalopatia hepática | Nenhuma | Grau I-II | Grau III-IV |

INR, índice normalizado internacional; TP, tempo de protrombina.

*Fonte: Adaptada de Farnsworth e colaboradores.*[11]

A classificação de hepatopatia por Child-Turcotte-Pugh tem correlação com a mortalidade pós-operatória. Na classe A, são enquadrados os pacientes com 5 a 6 pontos, tendo uma mortalidade pós-operatória estimada de até 10%. Na classe B, entram os pacientes com 7 a 9 pontos, com estimativa de 30%, e na classe C, com pontuação de 10 a 15, a mortalidade pode ser bastante elevada, chegando a 80%.[1,12]

Desde 2002, a United Network for Organ Sharing passou a usar a classificação Modelo para Doença Hepática Terminal (MELD, do inglês *model for end-stage liver disease*). Essa classificação prevê sobrevida e mortalidade em três meses nos pacientes com cirrose em fila de espera para transplante hepático. O referido escore usa em seu cálculo o logaritmo (Ln, logaritmo natural) de valores de creatinina, bilirrubina total e índice normalizado internacional (INR):[2,13]

$$\text{MELD} = 3{,}78[\text{Ln bilirrubina sérica (mg·dL}^{-1})] + 11{,}2[\text{Ln INR}] + 9{,}57[\text{Ln creatinina sérica (mg·dL}^{-1})] + 6{,}43$$

O MELD é usado atualmente por muitos países como critério de gravidade para posicionamento de pacientes na lista de transplante de fígado, e sua pontuação vai de 6 a 40. Os pacientes com MELD de 0 a 11 evoluem com mortalidade pós-operatória de 5 a 10%; um MELD de 12 a 25 associa-se a mortalidades de 25 a 54%, e quando o MELD é maior que 25, a mortalidade chega a 90%.[1,2,13,14] O MELD é uma escala contínua e pode ser calculado repetidamente. Ao ser reduzido, indica compensação do paciente.[2]

Cruzando os valores de MELD e CTP, conclui-se que doentes com CTP C ou MELD $>$ 15 não devem ser submetidos a cirurgias eletivas, doentes com CTP B ou MELD de 10 a 15 podem ser submetidos a pequenos procedimentos cirúrgicos em caso de extrema necessidade e com cautela, e doentes com CTP A ou MELD $<$ 10 podem ser operados.[1,7]

Os pacientes com hepatite aguda devem ter a cirurgia suspensa até melhora clínica e laboratorial; aqueles com hepatite aguda fulminante são candidatos a transplante de fígado, e os pacientes com hepatite crônica não cirrótica podem ser submetidos a cirurgias.[7,15]

Contribuem para um mau prognóstico cirurgias de emergência, sepse, reoperações e a presença de hipertensão portal. Na emergência, a mortalidade foi de 22% para CTP A, 38% para CTP B e 100% para CTP C. A colecistectomia laparoscópica é considerada segura para cirróticos compensados.[1,14,15]

Como os fatores de coagulação, exceto o fator de von Willebrand, e a maioria de seus inibidores são produzidos no fígado, uma preocupação constante nos pacientes hepatopatas submetidos à cirurgia é a coagulopatia.[1,14,16] Estão implicados na etiologia fatores como desnutrição, má absorção de nutrientes, colestase e diminuição na síntese proteica. Também contribuem o hiperesplenismo e a trombocitopenia, quando presentes.[1,2]

Em pacientes com coagulopatia grave, pode não ser suficiente a administração de vitamina K e plasma fresco congelado (PFC), podendo a hipervolemia causada pelo PFC levar à congestão pulmonar. O crioprecipitado pode ser infundido com um volume menor e ainda possui grande quantidade de fibrinogênio e fator de von Willebrand. O uso do fator VII recombinante ativado é seguro e efetivo em cirróticos, porém sua meia-vida é curta, além de ser pouco disponível e altamente custoso. Deve-se realizar transfusão de plaquetas no pré-operatório quando estiverem abaixo de 50.000/mm$^3$. A coagulopatia pode ser monitorada no intraoperatório por meio do tromboelastograma ou de testes de coagulação convencionais de laboratório. Os doentes com intensa atividade fibrinolítica secundária à perda de sangue volumosa podem se beneficiar de ácido ε-aminocaproico assim como de ácido tranexâmico, pois ambos apresentam atividade antifibrinolítica.[1,16]

A ascite deve ser tratada no pré-operatório para evitar complicações respiratórias e deiscência da ferida no período pós-operatório. A paracentese de alívio deve ser realizada em caso de restrição ventilatória, e albumina deve ser administrada em caso de paracenteses acima de 5 litros (8 g de albumina por litro de ascite), devendo-se evitar a hiper-hidratação no perioperatório.[2,17,18]

A peritonite bacteriana espontânea pode ocorrer e costuma ser causada por germes gram-positivos. Os gram-negativos como *Escherichia coli* e *Klebsiella* são normalmente responsáveis por infecção em doentes hospitalizados. Recomenda-se a antibioticoprofilaxia com cefalosporina de terceira geração ou quinolonas em ascíticos com hemorragia digestiva.[19]

A esteato-hepatite não alcoólica, cada vez mais frequente na população, pode estar associada a obesidade, diabetes tipo II, hipertrigliceridemia e esteatose hepática, podendo progredir para cirrose e falência hepática.[1,2]

É sabido que múltiplos fatores contribuem para mudanças na função renal pós-operatória, incluindo a função renal pré-operatória, a perda sanguínea no intraoperatório, a volemia intra e pós-operatória e a hemoglobinemia.[1]

Ziser e colaboradores[20] confirmaram, em um estudo retrospectivo, que pacientes com cirrose submetidos à anestesia e cirurgia apresentaram altas taxas de morbidade e mortalidade.

Eles[20] também relataram em seu estudo uma incidência de disfunção renal em cirróticos submetidos a procedimento anestésico-cirúrgico em torno de 6,2%, incluindo falência hepatorrenal (3,3%) e necrose tubular aguda (2,9%).Em pacientes com icterícia obstrutiva, a incidência de complicações renais é maior que 60%. A duração da anestesia é um importante fator de risco como preditor na mortalidade pós-operatória em pacientes com cirrose hepática.[20,21]

A administração de fluido pode ser complicada, uma vez que a solução de Ringer lactato ou solução salina podem agravar o edema periférico e a ascite, não apresentando muita vantagem sobre o volume intravascular. De qualquer forma, é importante manter a restrição de fluidos. Produtos derivados do sangue devem ser administrados quando necessário, e a tromboelastometria pode controlar melhor a coagulopatia do que os exames laboratoriais convencionais.[21,22]

## Os anestésicos e a hepatopatia

Os pacientes com cirrose hepática avançada são mais sensíveis ao midazolam, perdendo a consciência com concentrações plasmáticas menores em relação aos pacientes com doença hepática moderada ou sem doença.[23] O diazepam na dose de 5 a 10 mg e o lorazepam na dose de 2 a 3 mg podem ser usados por via oral para pacientes adultos. Injeções intramusculares devem ser evitadas em pacientes com coagulopatias. Uma dose baixa de midazolam (1-2 mg) tornou-se rotina antes da indução na prática anestésica, mas os benzodiazepínicos devem ser evitados na presença de encefalopatia.[5]

Beck-Schimmer e colaboradores[24] evidenciaram – em um estudo randomizado e controlado com pacientes submetidos à ressecção hepática com clampeamento intermitente do fluxo sanguíneo hepático – que os efeitos do pós-condicionamento com o sevoflurano diminuíram os danos da reperfusão e as complicações pós-operatórias. Song e colaboradores,[25] em um estudo randomizado comparando a anestesia com sevoflurano ou propofol em hepatectomias com clampeamento da artéria hepática e veia porta, concluíram – com base em análises por transaminases e resultados clínicos – não haver diferença significativa na função hepática no pós-operatório.

O sevoflurano pode causar efeito protetor sobre o fluxo sanguíneo hepático em recém-nascidos com diagnóstico de icterícia obstrutiva, cujas medidas compensatórias envolvem a diminuição do sangue portal e do fluxo sanguíneo aumentado na artéria hepática.[26]

O composto A, um subproduto da reação do sevoflurano com o absorvente de dióxido de carbono, mostrou ser nefrotóxico dose-dependente em ratos, sendo que algumas evidências sugerem que a exposição prolongada a esse composto está associada a lesões, glomerular e tubular transitórias.[27] Todavia, há alguns resultados conflitantes em relação ao efeito do sevoflurano na função renal: alguns estudos concluem que o sevoflurano tem efeitos adversos sobre a função renal,[27,28] enquanto outros dizem que esses efeitos não são relevantes.[29,30]

Nimmaanrat e colaboradores[31] avaliaram o uso de múltiplos agentes anestésicos – incluindo fentanil, propofol, tiopental, cetamina, benzodiazepínicos e isoflurano – em pacientes com carcinoma hepatocelular subjacente e revelaram que esses agentes são bem tolerados com mínimas complicações.

O etomidato é metabolizado pela via hepática, principalmente por hidrólise, em compostos inativos. Apesar de o volume de distribuição estar aumentado em até três vezes em hepatopatas, resultando em eliminação prolongada por via renal e biliar, a infusão única ou de 0,2 $mg \cdot kg^{-1} \cdot min^{-1}$ durante 1 hora é segura em pacientes com doença hepática grave.[32,33]

O propofol tem um perfil farmacocinético previsível em pacientes com cirrose moderada e pacientes não hepatopatas. Entretanto, apesar de não haver alteração na eliminação e depuração em pacientes cirróticos, o tempo médio de recuperação após a interrupção da administração foi significativamente superior.[32,34] A farmacocinética do propofol administrado por infusão contínua não é alterada expressivamente em cirrose moderada, de modo que o uso do propofol parece ser uma alternativa considerável na manutenção da anestesia geral em hepatopatas submetidos à cirurgia eletiva.[34]

Em hepatopatas graves, há diminuição da produção de pseudocolinesterase plasmática; portanto o tempo de bloqueio pela succinilcolina pode ser prolongado. Devido ao risco de aspiração na indução de pacientes que serão submetidos a transplante hepático, é importante não alterar a dose de succinilcolina quando usada para intubação traqueal.[32]

Deve-se evitar o rocurônio e o vecurônio, por serem metabolizados principalmente por via hepática, dando preferência ao cisatracúrio, que tem degradação em pH e temperatura fisiológicos, pela eliminação de Hofmann.[21,32,35] Na doença renal e hepática, contudo, a ação do rocurônio pode estar prolongada em menor grau em comparação com o vecurônio ou pancurônio, porque a depuração plasmática do rocurônio não é alterada de modo significativo pela disfunção renal ou hepática.[21]

# Alterações fisiológicas na doença hepática

## Disfunção cardíaca

Os pacientes com doença hepática em estágio terminal exibem alterações hemodinâmicas características. Em geral, o débito cardíaco é elevado, com frequência cardíaca de repouso alta e pressão arterial relativamente baixa. Devido ao reduzido metabolismo hepático, mediadores endógenos são lançados na circulação sistêmica, causando vasodilatação esplâncnica intensa e diminuindo a resistência vascular sistêmica. A compensação se dá via ativação do sistema renina-angiotensina para preservar a pressão arterial média e a perfusão renal à custa do aumento do volume intravascular. Esses pacientes apresentam níveis elevados de catecolaminas circulantes, com circulação hiperdinâmica, havendo uma tendência a avaliar a função ventricular como normal, embora a pós-carga diminuída possa mascarar uma disfunção cardíaca subjacente. A miocardiopatia dos pacientes cirróticos é caracterizada por disfunção ventricular diastólica e anormalidades eletrofisiológicas como incompetência cronotrópica e intervalo QT prolongado.[1,36-39]

As implicações dessa forma de insuficiência cardíaca em termos de perioperatório e de recuperação após transplante de fígado não são claras.[36] Historicamente, acreditava-se que os pacientes cirróticos, por apresentarem níveis mais baixos de pressão arterial e colesterol e níveis aumentados de estrogênio, estariam fisiologicamente protegidos contra a doença arterial coronariana. Evidências mais recentes refutam tal afirmação, porém esse tema ainda é controverso: o que se sabe é que há aumento da morbimortalidade perioperatória e pós-operatória e mortalidade pós-transplante de fígado em pacientes com doença coronariana preexistente.[40]

## Hipertensão portopulmonar

Pacientes com doença hepática grave estão em risco de desenvolver elevadas pressões da vasculatura pulmonar. A hipertensão portopulmonar é definida como uma tríade de hipertensão portal, com pressão arterial pulmonar média (PAPm) maior que 25 mmHg em repouso, pressão de oclusão da artéria pulmonar (POAP) menor ou igual a 15 mmHg e resistência vascular pulmonar (RVP) maior que 240 $dinas \cdot s \cdot cm^{-5}$. O paciente em geral já vem com esse diagnóstico identificado, mas deve-se atentar para a possibilidade de fazê-lo somente na sala de cirurgia, após cateterização da artéria pulmonar. As medidas de pressão de artéria pulmonar junto com a avaliação da função ventricular direita pelo ecocardiografia transesofágica são determinantes na tomada de decisão de se prosseguir ou não com o transplante.[41-43]

Outra condição importante a ser avaliada é a síndrome hepatopulmonar, que pode equivocadamente ser confundida com hipertensão portopulmonar. A tríade diagnóstica da síndrome hepatopulmonar é hipertensão portal, vasodilatação pulmonar e hipoxemia. A hipoxemia se manifesta com o paciente em posição ortostática (platipneia) e costuma ser revertida com a administração de oxigênio a 100%.[41,42]

## Disfunção renal

A lesão renal aguda é uma complicação comum da cirrose avançada, havendo uma forte correlação entre hepatopatia crônica e disfunção renal. A forma mais grave é a síndrome hepatorrenal que tem origem pré-renal pelo aprisionamento de sangue na vasculatura esplâncnica grosseiramente vasodilatada.[44,45] Os pacientes com síndrome hepatorrenal são propensos à hipotensão e não toleram os desvios de fluidos e alterações na pressão sanguínea associada à hemodiálise. Nesse cenário, a terapia de substituição renal contínua é a melhor opção e permite maior estabilidade hemodinâmica. Se a função renal é particularmente deficiente ou o paciente encontra-se instável, pode ser prudente continuar a terapia de substituição renal na sala de cirurgia durante todo o procedimento.[36,44,45]

A síndrome hepatorrenal é dividida em dois tipos: o tipo I é a manifestação mais grave, com rápido declínio na taxa de filtração glomerular e sobrevida média de apenas duas semanas; o tipo II, por sua vez, está associado a redução mais moderada e progressiva na função renal e os pacientes têm a sobrevivência medida em meses. A síndrome hepatorrenal precisa ser diferenciada de outras formas de disfunção renal aguda concomitantes a doenças do fígado.[5]

## Sistema respiratório

As complicações respiratórias observadas incluem doença pulmonar restritiva, *shunts* intrapulmonares, hipertensão pulmonar e alterações de ventilação-perfusão. A hipoxemia está muitas vezes relacionada à doença pulmonar restritiva causada por ascite ou derrame pleural, por vezes respondendo à remoção de fluido. No entanto, a hipóxia pode ocorrer na ausência de ascite ou doença pulmonar intrínseca, caracterizando a síndrome hepatopulmonar.[1,41,46]

## Sistema hematológico

Na hemostasia normal, o fígado é importante para a produção de protrombina, fibrinogênio, fatores V, VII, IX e X (exceto o fator de von Willebrand sintetizado em células endoteliais), fatores moduladores (proteína S, proteína C e antitrombina III) e componentes do sistema fibrinolítico (plasminogênio e $\alpha_2$-antiplasmina).[1,16]

Quando a função hepática está comprometida, esse equilíbrio natural entre a coagulação e sua inibição torna-se prejudicado, visto que o equilíbrio entre a fibrina, a polimerização e a fibrinólise também está perturbado, o que ocorre devido à diminuição da produção de antiplasmina e inadequada remoção de ativadores de plasminogênio tecidual. Todos os fatores de coagulação estão diminuídos, com exceção do fibrinogênio e do fator VIII. Além disso, o fator de Fitzgerald, a $\alpha_1$-antitripsina, a $\alpha_2$-macroglobulina, os níveis de plasminogênio e de antitrombina III estão todos diminuídos. Os produtos da degradação da fibrina são positivos em um terço dos pacientes, e a trombocitopenia ocorre em 70% deles, frequentemente complicada pela perturbação funcional das plaquetas.[16]

Há uma correlação entre a gravidade da coagulopatia no pré-operatório e a necessidade intraoperatória de hemocomponentes e hemoderivados.[5]

## Sistema nervoso

A encefalopatia hepática é uma grave condição associada à hepatopatia crônica que pode cursar com sintomas que variam desde apraxia leve e alterações comportamentais até descerebração e coma. A fisiopatologia da encefalopatia hepática é muito complexa e pouco compreendida. A produção de amônia (hidrólise da ureia pelas bactérias intestinais) e o metabolismo deficiente da amônia na doença hepática estão relacionados com a encefalopatia. O metabolismo e a função de neurotransmissores como glutamato, glutamina, serotonina, lactato e piruvato também estão implicados na disfunção cerebral. Há acúmulo de neurotransmissores como ácido γ-aminobutírico (GABA), glutamato e óxido nítrico. Em pacientes com encefalopatia, a medicação pré-anestésica com benzodiazepínicos deve ser evitada.[5,47,48]

O edema cerebral ocorre em 50% dos pacientes com hepatite aguda fulminante, mas raramente é visto na hepatopatia crônica, que se associa a graus variados de atrofia cortical.[47]

## Sistema gastrintestinal

Varizes esofágicas, hipertensão portal e ascite são bastante observadas em pacientes em estágio terminal da doença hepática. A insuficiência hepática crônica muitas vezes provoca anorexia e desnutrição. Os pacientes podem ter hipoalbuminemia significativa, o que afeta a pressão oncótica intravascular e agrava a ascite e o edema periférico, podendo ter um efeito variável na farmacocinética de fármacos administrados por via venosa.[5]

Também ocorre retardo no esvaziamento gástrico, o que acarreta risco de aspiração durante a indução anestésica. Assim, é importante instituir, sempre que possível, pré-medicação para profilaxia de aspiração de conteúdo gastrintestinal. Essa pré-medicação geralmente inclui ranitidina, metoclopramida e antiácidos não particulados.[47]

# Anestesia para o transplante hepático

As indicações para transplante de fígado na era moderna são amplas, mas podem ser organizadas em sete grande categorias, as quais são apresentadas no **QUADRO 71.1**.[36]

A condução da anestesia para transplante de fígado varia amplamente entre as instituições no Brasil e no mundo. Não está claro se qualquer técnica ou abordagem anestésica específica

**QUADRO 71.1** Indicações para transplante de fígado

- Cirrose não colestática, em geral a partir de alcoolismo, hepatite viral crônica, ou esteato-hepatite não alcoólica
- Doença hepática colestática, como cirrose biliar primária e colangite esclerosante primária
- Atresia biliar
- Necrose hepática aguda provocada por medicamentos, como paracetamol, causas infecciosas agudas, como hepatite B, e disfunção/não funcionamento do fígado transplantado
- Doença metabólica, como hemocromatose
- Neoplasia maligna, principalmente carcinoma hepatocelular e colangiocarcinoma
- Outras causas, como síndrome de Budd-Chiari

*Fonte: Hannaman e Hevesi.*[36]

para transplante de fígado alteram os resultados. Contudo, o transplante passa por etapas que são padronizadas e bem definidas, as quais são discutidas a seguir.[5]

## Cuidados pré-operatórios

Os pacientes com insuficiência hepática crônica que estão listados para transplante devem ser submetidos a um processo de pleno consentimento para a cirurgia e anestesia durante a fase de avaliação inicial. Uma vez que um enxerto de fígado adequado se torna disponível, são convocados os dois primeiros pacientes da lista de espera local devido à possibilidade de contraindicação ao transplante do primeiro receptor.

Os pacientes devem ser submetidos à avaliação clínica e laboratorial. A presença de peritonite bacteriana espontânea, infecção urinária, pneumonia, sinusite ou qualquer outro tipo de infecção aguda consistirá em contraindicação ao transplante.[15]

## Monitorização e indução anestésica

A pré-medicação costuma ser evitada, principalmente na presença de encefalopatia. A sedação nesses pacientes requer monitorização e suplementação de oxigênio e pode aumentar o risco de aspiração.

A sala de cirurgia precisa estar em temperatura adequada, devendo-se fazer uma verificação rigorosa do material anestésico-cirúrgico. Monitores e cateteres, agentes anestésicos e de suporte hemodinâmico e hemoderivados devem estar confirmados previamente, em quantidade adequada e presentes na sala de cirurgia.

A monitorização-padrão inclui oximetria de pulso, eletrocardiografia (ECG) de cinco derivações, pressão arterial não invasiva, monitor de profundidade anestésica como o índice biespectral (BIS), sensor de temperatura central e canulação da artéria radial com análise da onda de pulso arterial pela monitorização minimamente invasiva e da veia jugular interna para aferição da pressão venosa central (PVC). É importante a manutenção da temperatura corporal com a utilização de colchão e manta térmica e o aquecimento de soluções infundidas.

Instalam-se acessos venosos calibrosos adequados e procede-se à indução da anestesia geral. Conforme já citado, não existe conduta rígida e uniformizada mundialmente na escolha dos fármacos anestésicos, mas há uma tendência a fazer doses baixas de midazolam (1-2 mg) quando o caso permitir, instalando-se, então, oxigênio a 100%. Uma sugestão de indução anestésica feita por Hall e colaboradores[5] inclui fentanil até 5 $\mu g{\cdot}kg^{-1}$ e propofol até 1 $mg{\cdot}kg^{-1}$. O etomidato também pode ser utilizado nos casos de instabilidade hemodinâmica.

Quanto ao bloqueador neuromuscular, pode-se decidir pela indução em sequência rápida em função do risco de aspiração broncopulmonar com o uso de succinilcolina ou rocurônio na dose de até 1,5 $mg{\cdot}kg^{-1}$, apesar da diminuição do metabolismo dos aminoesteroides. Para Hall e colaboradores,[5] o prolongamento do bloqueio neuromuscular pelo uso de rocurônio não parece ser um problema se o enxerto estiver funcionante, sendo o prolongamento de efeito do rocurônio um sinal de disfunção do enxerto.[49]

O cisatracúrio nesse contexto é um fármaco interessante pelo fato de não depender do metabolismo nem da eliminação hepática ou renal, mas é preciso ficar atento para a necessidade de repiques. Alguns centros preferem fazer infusão contínua de bloqueador neuromuscular durante todo o procedimento. Monitorar a profundidade do bloqueio neuromuscular com um estimulador de nervo periférico não é imprescindível, porém desejável.[47]

Após a intubação, a manutenção da anestesia pode ser feita com isoflurano, que parece ter vantagens sobre o sevoflurano e o desflurano por exercer efeito vasodilatador sobre a circulação hepática, melhorando a reperfusão do enxerto, bem como por preservar o fluxo sanguíneo para a circulação esplâncnica. Contudo, ainda faltam dados comparativos. A dose deve ser titulada pelos parâmetros hemodinâmicos e pelo monitor de profundidade anestésica.[47]

Uma cânula naso ou orofaríngea geralmente é instalada, tendo-se cuidado com o estado de coagulação do paciente em razão do risco de epistaxe quando se opta pela cânula nasofaríngea. Também é importante a monitorização da temperatura, capnografia e capnometria, coleta de gasometrias seriadas, tromboelastografia e débito urinário com cataterização vesical de demora.

Os tipos e calibres dos acessos e monitorização instalados são importantes para o caso de necessidade de transfundir grandes volumes de cristaloides, coloides e produtos derivados do sangue se houver sangramentos volumosos.[5]

O cateter de artéria pulmonar é importante para o diagnóstico precoce de hipertensão pulmonar não diagnosticada no pré-operatório e fornece informações em tempo real sobre o débito cardíaco. Contudo, a medida da POAP algumas vezes é evitada pelo risco de ruptura da artéria pulmonar.[1]

Em alguns centros, a ecocardiografia transesofágica é utilizada de rotina, mas também não é consenso. A vantagem dessa monitorização é a observação contínua da função cardíaca e do *status* da volemia. A ecocardiografia transesofágica exige treinamento do anestesiologista para uso adequado.[1]

## Fase pré-anepática

A fase pré-anepática é definida pelo período de extração do fígado doente desde a incisão na pele até o momento em que se dá o clampeamento do fluxo sanguíneo hepático. O risco da possibilidade de perda sanguínea depende diretamente do estado de coagulação prévia do paciente e da dissecção das colaterais, decorrentes de hipertensão portal ou cirurgias prévias. Quando ocorrem, os distúrbios de coagulação refletem o comprometimento da função de síntese do fígado, que está relacionada diretamente à etiologia da cirrose e à gravidade da lesão hepática. A reposição volêmica será realizada na dependência das perdas sanguíneas estimadas e reais, procurando-se sempre repô-las, quando possível, com sangue autólogo recuperado pelo *cell saver*; caso contrário, transfundir-se-á com sangue estocado quando as taxas de hematócrito forem inferiores a 22%.[50,51]

Algumas medidas podem ser tomadas para se tentar reduzir o sangramento e o uso de produtos sanguíneos nessa fase, como doação de sangue autólogo no pré-operatório, administração de eritropoetina, hemodiluição isovolêmica intraoperatória, uso de *cell saver*, manutenção de PVC baixa em torno de 5 $cmH_2O$ e normotermia para prevenir coagulopatia induzida por hipotermia.[50-54]

É importante manter a restrição de fluidos, pois a administração excessiva de líquidos pode aumentar a pressão na veia cava inferior, veia porta e veias colaterais, possivelmente causando perda sanguínea durante a dissecção do fígado, edema do tecido, hemodiluição dos fatores de coagulação e plaquetas. Por outro lado, a inadequada reposição de volume intravascular pode causar instabilidade hemodinâmica e hipoperfusão de órgãos.[21,22]

Concentrado de hemácias, PFC, crioprecipitado, plaquetas e produtos derivados do sangue devem estar preparados; contudo, não se recomenda o tratamento excessivo da coagulopatia nessa fase sem que haja sangramento importante, sendo guiado por parâmetros clínicos e laboratoriais, como TP, INR, tempo de tromboplastina parcial ativada (TTPa), fibrinogênio, plaquetas, hemoglobina e hematócrito, bem como pela tromboelastografia.[50,51,54]

O número de transfusões no intraoperatório vem diminuindo nos últimos anos, o que é importante, pois a transfusão de hemocomponentes leva a complicações transfusionais subagudas, como sobrecarga de líquidos, distúrbios hidreletrolíticos, hipocalcemia, hipercalemia, distúrbios acidobásicos, lesão renal e hipotermia. Podem ocorrer também eventos de maior gravidade, como reações transfusionais hemolíticas agudas, infusão de uma unidade bacteriologicamente contaminada, lesão pulmonar associada à transfusão (TRALI, do inglês *transfusion-related acute lung injury*), reações alérgicas graves e anafilaxia. Além disso, pode haver modulação imunológica associada com pior evolução.[51,54-57]

A correção do tempo de protrombina durante essa fase, na ausência de sangramento ativo, ocorre mediante administração de PFC ou concentrado de complexo protrombínico. A administração de plaquetas é realizada quando as taxas diminuem a valores inferiores a 50.000/mm$^3$. Quando o fibrinogênio sérico estiver menor que 0,6 g·L$^{-1}$ ou após análise sugestiva no tromboelastograma, utiliza-se o crioprecipitado ou concentrado de fibrinogênio.[54,56,57]

Como os pacientes em estágio terminal da doença hepática tendem a estar vasodilatados e hipotensos, a vasopressina – por sua característica de ação de diminuir a vasodilatação da circulação esplâncnica – é uma boa escolha em choque refratário à noradrenalina (quando já se estão usando doses > 1 μg·kg$^{-1}$·min$^{-1}$).[56,57]

É importante corrigir a hipocalcemia e a hipomagnesemia com a administração de cloreto de cálcio e sulfato de magnésio respectivamente.

## Fase anepática

A fase anepática inicia-se com a extração do fígado doente e termina com o início da reperfusão do enxerto. As alterações hemodinâmicas estão relacionadas ao clampeamento da veia cava inferior (VCI), assim como às alterações fisiológicas ocasionadas pela remoção do fígado. Ocorre diminuição do retorno venoso em torno de 50%,[47] o que é acompanhado por aumento da resistência vascular sistêmica.

Nesse estágio, os grandes vasos abdominais são clampeados e não há muitas dissecções cirúrgicas. Assim, a perda de sangue origina-se principalmente de defeitos hemostáticos que são caracterizados pela falta de síntese hepática dos fatores pró-coagulantes e anticoagulantes associada com a não depuração hepática do ativador do plasminogênio tecidual (t-PA) e seu principal antagonista, o inibidor do ativador de plasminogênio tipo 1 (PAI-1), que deixa de ser produzido por ter síntese hepática exclusiva, sendo a hiperfibrinólise a mais importante alteração da coagulação a aumentar o sangramento nessa fase.[50-52,54]

A remoção do fígado doente resulta na redução do consumo de oxigênio, ao mesmo tempo em que também contribui para a diminuição do débito cardíaco. A ausência da função do fígado resulta em incapacidade para metabolizar o citrato e o lactato. A intoxicação pelo citrato ocorre quando há diminuição do cálcio ionizado, ocasionando depressão do miocárdio. A hipocalcemia poderá ocorrer antes da reperfusão. Há aumento na concentração de lactato no plasma e diminuição do pH. A acidose láctica é exacerbada quando o enxerto é reperfundido. Deve-se iniciar o tratamento da acidose na fase anepática para reduzir o risco de acidose grave na fase de reperfusão.[58]

Durante essa fase, é preciso empreender esforços e atenção quanto ao aumento da pressão de enchimento pela reposição de sangue e fluidos, devido ao risco de sobrecarga que poderá advir no momento da revascularização quando o retorno venoso normal é restabelecido.

## Fase de reperfusão

Essa fase vai da reperfusão do enxerto até o final da operação. Há a presença de um fígado sem a sua plena função, além de hipocalcemia, hipotermia, hemodiluição, hipercalemia e acidose. A atividade do t-PA aumenta na fase anepática e rapidamente logo após a reperfusão, acreditando-se que seja devido à sua liberação a partir do endotélio do enxerto lesionado isquemicamente no momento da reperfusão, contribuindo com fibrinólise e hemorragia significativa. Porém, diminui de forma gradual ainda na fase pós-reperfusão tardia, e a síntese do inibidor ativador de PAI-1 começa a se normalizar. Ocorre aumento da pré-carga e diminuição da resistência vascular sistêmica, com queda da pressão arterial.[5,50,51,54,57]

A síndrome de reperfusão foi descrita em 1987 por Aggarwal e colaboradores[59] como uma queda da pressão arterial média maior que 30% por mais de um minuto durante os cinco primeiros minutos após a reperfusão do enxerto. Consiste em uma séria disfunção cardíaca com queda do débito cardíaco, hipotensão sistêmica grave, bradiarritmia, assistolia e elevadas pressões na artéria pulmonar, pressão capilar pulmonar e pressão venosa central.[60,61] Também ocorrem alterações no ECG.[62]

Os mecanismos da síndrome de reperfusão são complexos; é provável que os produtos do metabolismo do enxerto de fígado isquêmico, incluindo substâncias vasoativas como interleucina 6, fator de necrose tumoral α, íons potássio e hidrogênio e possivelmente êmbolos, sejam liberados para a circulação direto ao coração direito.[63]

A fibrinólise é observada no tromboelastograma e pode ser revertida com fármacos antifibrinolíticos. A administração de produtos sanguíneos pode ser necessária. O uso de antifibrinolíticos é controverso e deve ser evitado em pacientes com história de eventos trombóticos.[54,57]

A diminuição da necessidade de administração de cálcio, a melhora da acidose, o aumento do débito urinário, a elevação da temperatura central e a produção de bile pelo enxerto são sinais de função hepática. Quando o enxerto começa a funcionar, a coagulopatia melhora gradualmente. A fibrinólise e o efeito da heparina cessam dentro de duas horas, e os fatores de coagulação e plaquetas começam a aumentar para os níveis basais.[47]

## Pós-operatório

Os pacientes transplantados devem ser conduzidos no pós-operatório em unidade de tratamento intensivo, onde precisam ser monitorados de perto quanto à estabilidade hemodinâmica, funções respiratória e renal, metabolismo e coagulação, visando à boa perfusão e função do enxerto.

Kanbak e colaboradores,[47] em sua obra de 2012, apontam como complicações imediatas do pós-operatório hipotermia, sangramento, sepse e desnutrição, as quais podem comprometer o sucesso do transplante. Dessas, o anestesiologista pode influir diretamente sobre a hipotermia, prevenindo e tratando-a cedo, não delegando essa missão apenas para a equipe da unidade de tratamento intensivo. Eventualmente, a normalização da temperatura pode demorar até 8 horas. Os tremores podem aumentar em até 500% a taxa de metabolismo, havendo risco de arritmias.

A desnutrição é uma condição comum nos pacientes com hepatopatia em estágio terminal. Depois do transplante, ocorre catabolismo proteico, levando a um balanço nitrogenado negativo. A desnutrição também se associa a uma necessidade de suporte ventilatório prolongado por mais de 72 horas, o que ocorre em 15% dos pacientes. Outras causas de prolongamento do suporte ventilatório são a hemorragia pós-operatória e a disfunção do enxerto.[15,47]

A necessidade de hemotransfusões no pós-operatório se deve na maioria das vezes à coagulopatia, sendo a tromboelastometria o monitor normalmente utilizado para avaliá-la também no pós-operatório.[64]

Ainda segundo Kanbak e colaboradores,[47] nas primeiras 48 a 72 horas, uma inadequada perfusão do enxerto, congestão venosa e edema podem debilitar a função hepática. No entanto, no período seguinte a coagulopatia melhora, enquanto as aminotransferases, a fosfatase alcalina e os níveis de bilirrubina começam a diminuir.

O aumento nos níveis de enzimas hepáticas dentro de uma semana após o transplante sugere rejeição celular aguda, situação que requer biópsia para o diagnóstico definitivo. O retransplante é necessário antes que os outros órgãos sejam acometidos.[5,47]

## Extubação precoce (*fast tracking*)

A extubação precoce é definida como a extubação traqueal após a conclusão da cirurgia, ainda na sala de cirurgia, ou logo após a chegada na unidade de recuperação.[65]

Alguns estudos têm sugerido que a ventilação mecânica, especialmente com pressão positiva ao final da expiração, aumenta a pressão venosa intra-abdominal, o que, por sua vez, leva à congestão venosa na fase em que o enxerto transplantado é mais vulnerável.[5,66]

Para a técnica de extubação precoce, devem ser selecionados pacientes de quem se espera uma rápida recuperação pós-transplante, em geral com MELD pré-operatório baixo, mostrando menor comprometimento.[67]

A respiração espontânea reduz as pressões intrapleurais melhorando o retorno venoso e o fluxo sanguíneo hepático, levando a uma melhor recuperação. Contudo, foi mostrado que a extubação precoce também tem suas próprias complicações, incluindo insuficiência ventilatória pós-operatória que pode resultar em oferta de oxigênio prejudicada para o novo enxerto e reintubação.[47,67] Dada a gravidade dos pacientes submetidos ao transplante hepático, apesar de ser uma técnica promissora, a extubação precoce ainda não pode ser usada de rotina na maioria dos serviços.[67]

## Referências


1. Kiamanesh D, Rumley J, Moitra VK. Monitoring and managing hepatic disease in anaesthesia. Br J Anaesth. 2013;111 Suppl 1:i50-61.
2. Barbosa FC, Ferreira FG, Ribeiro MA, Szutan LA. Cuidados pré-operatórios em hepatopatas. Rev Assoc Med Bras. 2010; 56(2): 222-6.
3. Garrison RN, Cryer HM, Howard DA, Polk HC Jr. Clarification of risk factors for abdominal operations in patients with hepatic cirrhosis. Ann Surg. 1984;199(6):648-55.
4. Alqahtani SA. Update in liver transplantation. Curr Opin Gastroenterol. 2012;28(3):230-8.
5. Hall TH, Dhir A. Anesthesia for liver transplantation. Semin Cardiothorac Vasc Anesth. 2013;17(3):180-94.
6. Associação Brasileira de Transplante de Órgãos. Dimensionamento dos transplantes no Brasil e em cada estado (2008-2015). RBT. 2015;21(4):3.
7. Hanje AJ, Patel T. Preoperative evaluation of patients with liver disease. Nat Clin Pract Gastroenterol Hepatol. 2007;4(5):266-76.
8. Schemel WH. Unexpected hepatic dysfunction found by multiple laboratory screening. Anesth Analg. 1976;55(6):810-2.
9. Child CG, Turcotte JG. Surgery and portal hypertension. In: Child CG, editor. The liver and portal hypertension. Philadelphia: Saunders.1964. p. 1-84.
10. Pugh R, Murray-Lyon IM, Dawson JL, Pietroni MC, Williams R.Transection of the esophagus in bleeding esophageal varices. Br J Surg. 1973;60(8):646-9.
11. Farnsworth N, Fagan SP, Berger DH, Awad SS. Child–Turcotte–Pugh versus MELD score as a predictor of outcome after elective and emergent surgery in cirrhotic patients. Am J Surg. 2004;188(5):580-3.
12. Mansour A, Watson W, Shayani V, Pickleman J. Abdominal operations in patients with cirrhosis: still a major surgical challenge. Surgery. 1997;122(4):730-5.
13. Kamath PS, Wiesner RH, Malinchoc M, Kremers W, Therneau TM, Kosberg CL, et al. A model to predict survival in patients with end-stage liver disease. Hepatology. 2001;33(2):464-70.
14. Telem DA, Schiano T, Goldstone R, Han DK, Buch KE, Chin EH, et al. Factors that predict outcome of abdominal operations in patients with advanced cirrhosis. Clin Gastroenterol Hepatol. 2010;8(5):451-7.
15. Wiklund RA. Preoperative preparation of patients with advanced liver disease. Crit Care Med. 2004;32(4 Suppl):S106-15.
16. Sabate A, Dalmau A, Koo M. Coagulopathy management in liver transplantation. Transplant Proc. 2012;44(6):1523-5.
17. Moore KP, Aithal GP. Guidelines on the management of ascites in cirrhosis. Gut. 2006;55 Suppl 6:vi1-12.
18. Runyon BA; Practice Guidelines Committee, American Association for the Study of Liver Diseases. Management of adult patients with ascites due to cirrhosis. (AASLD). Hepatology. 2004;39(3):841-56.
19. Jansen PL. Spontaneous bacterial peritonitis. Detection, treatment and prophylaxisin patients with liver cirrhosis. Neth J Med. 1997;51(4):123-8.
20. Ziser A, Plevak DJ, Wiesner RH, Rakela J, Offord KP, Brown DL. Morbidity and mortality in cirrhotic patients undergoing anesthesia and surgery. Anesthesiology. 1999;90(1):42-53.
21. Friedman LS. The risk of surgery in patients with liver disease. Hepatology. 1999;29(6):1617-23.
22. Lopez-Delgado JC, Ballus J, Esteve F, Betancur-Zambrano NL, Corral-Velez V, Mañez R, et al. Cirrhosis influence in non-hepatic abdominal surgery. World J Gastroenterol. 2016;22(9):2657-67.
23. Li YH, He R, Ruan JG. Effect of hepatic function on the EC 50 of midazolam and the BIS at the time of loss of consciousness. J Zhejiang Univ-Sci B. 2014;15(8):743-9.
24. Beck-Schimmer B, Breitenstein S, Bonvini JM, Lesurtel M, Ganter M, Weber A, et al. Protection of pharmacological post conditioning in liver surgery: results of a prospective randomized controlled trial. Ann Surg. 2012;256(5):837-44.
25. Song JC, Sun YM, Yang LQ, Zhang MZ, Lu ZJ, Yu WF. A comparison of liver function after hepatectomy with inflow occlusion between sevoflurane and propofol anesthesia. Anesth Analg. 2010;111(4):1036-41.
26. Zhou ZJ, Wang X, Song Z, Dong KR, Zheng S. Effect of sevoflurane anaesthesia on hepatic blood flow in infants with obstructive hepatobiliary disease. Acta Anaesthesiol Scand. 2016;60(8):1067-74.
27. Gonsowski CT, Laster MJ, Eger EI 2nd, Ferrell LD, Kerschmann RL. Toxicity of compound A in rats. Effect of increasing duration of administration. Anesthesiology. 1994;80(3):566-73.
28. Eger EI 2nd, Koblin DD, Bowland T, Ionescu P, Laster MJ, Fang Z, et al. Nephrotoxicity of sevoflurane versus desflurane anesthesia in volunteers. Anesth Analg. 1997;84(1):160-8.
29. Ebert TJ, Frink EJ Jr, Kharasch ED. Absence of biochemical evidence for renal and hepatic dysfunction after 8 hours of 1.25 minimum alveolar concentration sevoflurane anesthesia in volunteers. Anesthesiology. 1998;88(3):601-10.
30. Edward J, Frink JR. Toxicologic potential of desflurane and sevoflurane. Acta Anaesthesiol Scand. 1995;39(s105):120–2.
31. Nimmaanrat S, Prechawai C, Tanomkiat W. Anesthetic techniques and complications in patients with hepatocellular carcinoma undergoing percutaneous ethanol injection. Minerva Anestesiol. 2007;73(6):333-7.
32. Mcclain RL, Ramakrishna H, Iii SA, Cartwright JA, Phar LG, Pai SL, et al. Anesthetic pharmacology and perioperative considerations for the end stage liver disease patient. Curr Clin Pharmacol. 2015;10(1):35-46.
33. Van Beem H, Manger FW, Van Boxtel C, Van Bentem. Etomidate anaesthesia in patients with cirrhosis of the liver: pharmacokinetic data. Anaesthesia. 1983;38 Suppl:61-2.
34. Servin F, Cockshott ID, Farinotti R, Haberer JP, Winckler C, Desmonts JM. Pharmacokinetics of propofol infusions in patients with cirrhosis. Br J Anaesth. 1990;65(2):177-83.
35. Khuenl-Brady KS, Sparr H. Clinical pharmacokinetics of rocuronium bromide. Clin Pharmacokinet. 1996;31(3):174-83.
36. Hannaman MJ, Hevesi ZG. Anesthesia care for liver transplantation. Transplant Rev (Orlando). 2011;25(1):36-43.
37. Kotin P, Hall EM. "Cardiac" or congestive cirrhosis of the liver. Am J Pathol. 1951;27(4):561-71.
38. Biancofiore G. Perioperative considerations in patients with cirrhotic cardiomyopathy. Curr Opin Anaesthesiol. 2010;23(2):128-32.
39. Appleton CP, Hurst RT. Reducing coronary artery disease events in liver transplant patients: moving toward identifying the vulnerable patient. Liver Transpl. 2008;14(12):1691-3.
40. Plotkin JS, Scott VL, Pinna A, Dobsch BP, De Wolf AM, Kang Y. Morbidity and mortality in patients under going orthotopic liver transplantation. Liver Transpl Surg. 1996;2(6):426-30.
41. Fallon MB, Abrams GA. Pulmonary dysfunction in chronic liver disease. Hepatology. 2000;32(4 Pt 1):859-65.
42. Hoeper MM, Krowka MJ, Strassburg CP. Portopulmonary hypertension and hepatopulmonary syndrome. Lancet. 2004;363(9419):1461-8.
43. Rodríguez-Roisin R Krowka MJ, Hervé P, Fallon MB; ERS Task Force Pulmonary-Hepatic Vascular Disorders (PHD) Scientific Committee. Pulmonar-hepatic vascular disorders (PHD). Eur Respir J. 2004;24(5):861-80.
44. Moller S, Bendtsen F, Henriksen JH. Pathophysiological basis of pharmacotherapy in the hepatorenal syndrome. Scand J Gastroenterol. 2005;40(5):491-500.
45. Melzer J, Brentjens T. Renal failure in patients with cirrhosis: hepatorenal syndrome and renal support strategies. Curr Opin Anaesthesiol. 2010;23(2):139-44.
46. Hemprich U, Papadakos PJ, Lachmann B. Respiratory failure and hypoxemia in the cirrhotic patient including hepatopulmonary syndrome. Curr Opin Anaesthesiol. 2010;23(2):133-8.
47. Kanbak M, Karagoz AH, Üzümcügi IF. Anesthesia in liver transplantation. Liver Transpl. 2012;333-58.
48. Hoetzel A, Ryan H, Schmidt R. Anesthetic considerations for the patient with liver disease. Curr Opin Anaesthesiol. 2012;25(3):340-7.
49. Marcel RJ, Ramsay MA, Hein HA, Nguyen AT, Ramsay KJ, Suit CT, et al. Duration of rocuronium-induced neuromuscular block during liver transplantation:a predictor of primary allograft function. Anesth Analg. 1997;84(4):870-4.
50. Murthy TVSP. Transfusion support in liver transplantation. Indian J Anaesth. 2007;51(1):13-9.
51. Ozier Y, Steib A, Ickx B, Nathan N, Derlon A, Guay J, et al. Haemostatic disorders during liver transplantation. Eur J Anaesthesiol. 2001;18(4):208-18.

52. Chibber A, Dziak J, Kolano J, Norton JR, Lustik S. Anesthesia care for adult live donor hepatectomy: our experiences with 100 cases. Liver Transpl. 2007;13(4):537-42.
53. De Boer MT, Molenaar IQ, Hendriks HG, Slooff MJ, Porte RJ. Minimizing blood loss in liver transplantation: progress through research and techniques. Dig Surg. 2005;22(4):265-75.
54. Porte RJ. Coagulation and fibrinolysis in orthotopic liver transplantation: current views and insights. Semin Thromb Hemost. 1993;19(3):191-6.
55. Niemann CU, Eilers H. Abdominal organ transplantation. Minerva Anestesiol. 2010;76(4):266-75
56. Pandey CK, Singh A, Kajal K, Dhankhar M, Tandon M, Pandey VK, et al. Intraoperative blood loss in orthotopic liver transplantation: The predictive factors. World J Gastrointest Surg. 2015;7(6): 86-93.
57. Feltracco P, Barbieri S, Cillo U, Zanus G Senzolo M, Ori C, et al. Perioperative thrombotic complications in liver transplantation. World J Gastroenterol. 2015;21(26):8004-13.
58. Shangraw RE, Winter R, Hromco J, Robinson ST, Gallaher EJ. Amelioration of lactic acidosis with dichloroacetate during liver transplantation in humans. Anesthesiology. 1994;81(5):1127-38.
59. Aggarwal S, Kang Y, Freeman JA, Fortunato FL, Pinsky MR. Post reperfusion syndrome: cardiovascular collapse following hepatic reperfusion during liver transplantation. Transplant Proc. 1987;19(4 Suppl 3):54-5.
60. Moreno C, Sabaté A, Figueras J, Camprubí I, Dalmau A, Fabregat J, et al. Hemodynamic profile and tissular oxygenation in orthotopic liver transplantation: influence of hepatic artery or portal vein revascularization of the graft. Liver Transpl. 2006;12(11):1607-14.
61. Ramsay M. The reperfusion syndrome: have we made any progress? Liver Transpl. 2008;14(4):412-4.
62. Gabrielson GV. Anesthesia for liver transplantation. Semin Cardiothorac Vasc Anesth. 2013;17(3):180-94.
63. Paugam-Burtz C, Kavafyan J, Merckx P, Dahmani S, Sommacale D, Ramsay M, et al. Post-reperfusion syndrome during orthotopic liver transplantation for cirrhosis: outcome and predictors. Liver Transpl. 2009;15(5):522-9.
64. Mallett SV, Armstrong M. Point-of-care monitoring of haemostasis. Anaesthesia. 2015;70(1):73-7.
65. Glanemann M, Busch T, Neuhaus P, Kaisers U. Fast-tracking in liver transplantation. Immediate postoperative tracheal extubation: feasibility and clinical impact. Swiss Med Wkly. 2007;137(13-14):187-91.
66. Jullien T, Valtier B, Hongnat JM, Dubourg O, Bourdarias JP, Jardin F. Incidence of tricuspit regurgitation and vena caval backward flow in mechanical ventilated patients. A color Doppler and contrast echocardiographic study. Chest. 1995;107(2):488-93.
67. Mandell MS, Stoner TJ, Barnett R, Shaked A, Bellamy M, Biancofiore G, et al. A multicenter evaluation of safety of early extubation liver transplant recipients. Liver Transpl. 2007;13(11):1557-63.

# Questões de Provas do TSA

**71.1 (TSA/2012)** Em pacientes com disfunção hepática, o aumento da pressão intra-abdominal causado por ascite associa-se a:

**A.** Poliúria.

**B.** Redução da pressão venosa renal.

**C.** Pressão intravesical de 12 mmHg.

**D.** Redução da fração de excreção de sódio.

**71.2 (TSA/2012)** Em pacientes portadores de cirrose hepática, ocorre aumento de:

**A.** Resistência vascular periférica.

**B.** Afinidade da hemoglobina pelo oxigênio.

**C.** Sensibilidade a aminas simpaticomiméticas.

**D.** Conteúdo de oxigênio no sangue venoso misto.

**71.3 (TSA/2012)** Paciente cirrótico é submetido à derivação porto-cava e apresenta sangramento profuso. Transfusão de concentrado de hemácias e plasma fresco congelado é realizada rapidamente junto à expansão volêmica com coloides e cristaloides. Apesar da adequada reposição do volume intravascular, o paciente está hipotenso. A causa provável desse quadro é:

**A.** Hipovolemia oculta.

**B.** Reação transfusional.

**C.** Depressão miocárdica.

**D.** Resposta inflamatória sistêmica.

**71.4 (TSA/2016)** Mulher de 55 anos, 60 kg e 1,60 m é submetida à ressecção hepática esquerda sob anestesia geral com uso de nitroglicerina e restrição volêmica, mantendo a pressão venosa central abaixo de 5 $cmH_2O$. No intraoperatório, a paciente cursa com hipotensão arterial, sendo necessários interrupção do venodilatador e uso de noradrenalina até 0,5 $\mu g \cdot kg^{-1} \cdot min^{-1}$. A paciente evolui com congestão hepática e aumento da pressão venosa central para 9 $cmH_2O$. O mecanismo que levou a esse quadro pode ser explicado por:

**A.** Vasodilatação esplâncnica pelo efeito beta-2 adrenérgico.

**B.** Aumento do débito cardíaco pelo efeito beta-1 adrenérgico.

**C.** Vasoconstrição sinusoidal hepática pelo efeito alfa-2 adrenérgico.

**D.** Sequestro intra-hepático da volemia pelo efeito alfa-1 adrenérgico.

**71.5 (TSA/2016)** Homem de 48 anos, 57 kg e 1,78 m, com histórico de alcoolismo e cirrose, será submetido à correção cirúrgica de hérnia umbilical encarcerada. Apresenta-se emagrecido, com ascite e sinais leves de encefalopatia hepática em uso de furosemida, propranolol e lactulose. Os exames laboratoriais evidenciam elevação progressiva de ureia e creatinina nas últimas semanas, além de hiponatremia e sódio urinário baixo. Durante a realização do procedimento sob anestesia geral, o paciente cursa com hipotensão e oligoanúria refratárias a volume. A melhor conduta para preservação da função renal pós-operatória nessa situação é a administração de:

**A.** Manitol.

**B.** Dobutamina.

**C.** Terlipressina.

**D.** Fenoldopam.

**71.6 (TSA/2016)** Mulher de 27 anos, 50 kg e 1,60 m, portadora de cirrose por vírus C, será submetida a transplante hepático. A monitorização inicial com cateter de artéria pulmonar evidencia saturação venosa mista de 93%, índice cardíaco de 10 $L \cdot min^{-1} \cdot m^{-2}$, pressão média de artéria pulmonar de 35 mmHg e pressão de oclusão de capilar pulmonar de 10 mmHg. Você inicia a infusão de milrinona e observa que a paciente cursa com dessaturação na oximetria de pulso. O mecanismo proposto que explica essa alteração é o aumento do(a):

**A.** Fluxo sanguíneo pulmonar.

**B.** Água extravascular pulmonar.

**C.** Extração tecidual de oxigênio.

**D.** Índice de trabalho do ventrículo esquerdo.

# 72. ANESTESIA NO DIABÉTICO

Luiz Carlos Bastos Salles
Carolina Mello

O diabetes melito (DM) é uma endocrinopatia crônica frequente, caracterizada por hiperglicemia e suas consequências.[1] A patogênese do DM envolve fatores genéticos, defeitos na produção de insulina ou alteração na sua atividade. Sua prevalência e incidência estão aumentando ao longo das últimas décadas no mundo.[2-10] Isso ocorre por vários motivos, como o aumento do diagnóstico, a alteração nos critérios diagnósticos, o aumento da sobrevida da população e diversos fatores ambientais e comportamentais que interferem no risco de DM, como obesidade (DM2).[3]

No Reino Unido, estima-se que 150.000 pessoas sejam diagnosticadas anualmente, e 850.000 desconhecem seu diagnóstico. Em 2011, existiam 366 milhões de casos na população mundial, e para 2035 há uma projeção de 522 milhões de casos da doença.[2-16] Nos Estados Unidos, há aproximadamente 29 milhões de diabéticos, e em 2050 estima-se que um terço da população terá DM.[2-9,17] Como resultado, espera-se um aumento de 17% nos custos de saúde com essa doença. Hoje, cerca de 10% dos pacientes submetidos a cirurgias são diabéticos, e em torno de 15% dos óbitos por ano são causados pela doença.[2,3,10-16]

A chance de um indivíduo diabético precisar de uma cirurgia ao longo de sua vida é cerca de 50% maior que a da população em geral, principalmente em procedimentos vasculares e cirurgias cardíacas (pelo menos 30% dos pacientes).[17,18] A doença eleva a mortalidade perioperatória em 50%, assim como aumenta a morbidade e prolonga o tempo de internação hospitalar no paciente cirúrgico.[11,19] O motivo de tal desfecho é multifatorial, como hipoglicemia ou hiperglicemia,[11,14-16] múltiplas comorbidades como complicações micro ou macrovasculares,[14] uso incorreto de insulina,[15] infecção perioperatória,[12] falha no diagnóstico,[11,16] ausência de rotinas institucionais para acompanhamento desses pacientes, além do pouco conhecimento sobre os riscos por parte dos médicos que assistem os pacientes.[16] O manejo anestésico-cirúrgico no perioperatório visa otimizar o controle das complicações do DM e definir os cuidados e seu tratamento no intraoperatório, considerando o porte cirúrgico e a gravidade do DM.[19]

## Diagnóstico e classificação

O DM pode ser classificado, em linhas gerais, como:

- Diabetes melito tipo 1 (DM1): deficiência de insulina por destruição de células β-pancreáticas.
- Diabetes melito tipo 2 (DM2) resistência à insulina causando redução progressiva na sua produção.
- Diabetes melito gestacional (DMG).
- Diabetes melito secundário (DMS).

## Diabetes melito tipo 1

O diabetes melito tipo 1 (DM1) também é conhecido como diabetes insulinodependente, pois é caracterizado por deficiência na produção de insulina, consequente à destruição das células β-pancreáticas, via mecanismos autoimunes, com produção de anticorpos anticélulas pancreáticas e anti-insulina. Sua prevalência é maior entre crianças e adultos jovens, daí a razão de também ser denominado diabetes juvenil. É responsável por 5 a 10% das causas de DM no mundo.[1]

Por sua sensibilidade à insulina, os níveis glicêmicos tendem a apresentar grandes variações durante o tratamento, o que facilita a hipoglicemia como principal causa de mortalidade nesses pacientes. Em 30% dos casos, a cetoacidose é a primeira manifestação clínica.[1] Autoanticorpos podem ser encontrados na corrente sanguínea 10 a 15 anos antes do diagnóstico, o que tem estimulado a realização de estudos que avaliem possíveis indicações de investigação para suscetibilidade ao DM tipo1.[20,21]

## Diabetes melito tipo 2

No passado, o diabetes melito tipo 2 (DM2) era chamado de diabetes não insulinodependente, ou "diabetes do adulto", compreendendo 95% dos casos de DM.[20] Está relacionado a outros fatores de risco como obesidade, índice de massa corporal (IMC) $\geq 25$ kg·m$^{-2}$, predisposição genética, hipertensão, dislipidemia, idade acima de 45 anos e sedentarismo. Caracteriza-se pela resistência progressiva das células à insulina – levando a estados de hiperinsulinemia e a uma falta de insulina "relativa" – e hiperglicemia, com risco de coma hiperosmolar.[21] A cetoacidose raramente ocorre.

Em um primeiro momento, esses pacientes não necessitam de insulina para o controle glicêmico. Em geral, o DM2 permanece subclínico por vários anos, e a resistência à insulina se instala de modo insidioso.[22] Com o passar do tempo, a hiperinsulinemia causa alteração da produção de insulina pelas células β-pancreáticas, provocando redução da sua produção, o que, em associação à resistência à insulina, compromete ainda mais o controle glicêmico.[22-24]

## Diabetes melito gestacional

O diabetes melito gestacional (DMG) é a intolerância à glicose primeiramente diagnosticada no segundo e terceiro trimestres da gestação. A doença pode se resolver em até 6 a 12 semanas após o parto, ou perpetuar-se. A hiperglicemia materna leva a macrossomia fetal, parto prematuro e maior risco de malformações congênitas. As pacientes que apresentam DMG têm 50% de chance de evoluir para DM2 em 10 anos e necessitam de acompanhamento para a prevenção da doença.[1,25]

## Diabetes melito secundário

O diabetes melito secundário (DMS) é causado por insuficiência pancreática (pancreatite aguda ou crônica, pancreatectomia, câncer de pâncreas, fibrose cística), doenças endócrinas (síndrome de Cushing, feocromocitoma, acromegalia, hipertireoidismo) ou medicamentos como glicocorticoides, antipsicóticos ou medicamentos antirrejeição de enxerto.[1,17] Corresponde a 1% dos pacientes diabéticos.

## Diagnóstico

O diagnóstico do DM baseia-se na dosagem de glicose sérica. Pode ser confirmado por vários métodos, entre eles glicemia de jejum ≥ 126 mg·dL$^{-1}$ (7 mmol·L$^{-1}$) (jejum de 8 h); glicemia ≥ 200 mg·dL$^{-1}$ (11,1 mmol·L$^{-1}$) após duas horas no teste de tolerância oral à glicose (TTOG) com ingestão de 75 g de glicose; hemoglobina glicada (HbA1c) ≥ 6,5% (48 mmol·L$^{-1}$); e glicemia ≥ 200 mg·dL$^{-1}$ (11,1 mmol·L$^{-1}$) em pacientes com sintomas de hiperglicemia[1] (**QUADRO 72.1**). Para a confirmação diagnóstica, são necessárias duas amostras sanguíneas diferentes, exceto nos casos evidentemente sintomáticos.

A dosagem da HbA1c apresenta diversas vantagens quando comparada aos outros métodos diagnósticos, desde a dispensa do jejum para sua realização, passando pela menor variabilidade diária, até a influência de fatores externos, como estresse e doenças associadas que podem alterar níveis glicêmicos isolados.[26] É utilizada como critério definidor de prognóstico no DM. Sua principal desvantagem é a baixa sensibilidade – 30% menor que a da glicemia de jejum isolada –, e não se tem definição do seu papel para diagnóstico em crianças e adolescentes.[27] Seu resultado perde valor na gestação, anemia, hemólise, transfusão sanguínea recente, terapia com eritropoetina ou qualquer situação clínica que diminua a duração das hemácias. Está aumentada em africanos, quando comparados a hispânicos, mas a sua associação com risco de complicações é a mesma nos dois grupos.[28]

Estudos recentes mostram que a HbA1c > 9% está associada ao aumento de mortalidade no DM2 em um ano quando comparada ao grupo HbA1c < 6,5%.[29,30] Vale lembrar que a HbA1c não deve ser considerada no diagnóstico de DM1, e sim a glicemia de jejum, em razão da abertura aguda do quadro. O controle dos níveis glicêmicos dos diabéticos é um desafio, reconhecido como um dos objetivos perioperatórios no paciente cirúrgico.[31-35]

A hiperglicemia crônica leva a várias complicações. Os principais fatores de risco relacionam-se a lesão de órgãos-alvo, com doença micro ou macrovascular, incluindo doença cardiovascular, neuropatias (p. ex., cardiovascular e gastrintestinal), insuficiência renal, doenças do colágeno (p. ex., rigidez cervical) e imunodeficiência, que interferem diretamente com a anestesia.[36,37] Por isso, é uma condição clínica que precisa ser bem conhecida pelo anestesiologista – e bem investigada, quando indicado. As lesões de órgão-alvo são o fator prognóstico mais importante do que a presença do DM por si só.[36] Assim, o foco deve ser na avaliação e no tratamento de possíveis complicações no pré-operatório.[36,38]

**QUADRO 72.1** Critérios diagnósticos de diabetes melito

- Glicemia de jejum ≥ 126 mg·dL$^{-1}$
- HbA1c ≥ 6,5%
- TTOG ≥ 200 mg·dL$^{-1}$
- Glicemia ≥ 200 mg·dL$^{-1}$ em pacientes com sintomas de hiperglicemia

HbA1c, hemoglobina glicada; TTOG, teste de tolerância oral à glicose.

## Pré-diabetes

Estado também chamado de intolerância à glicose, o pré-diabetes refere-se a pacientes que já apresentam resistência à insulina, com risco cardiovascular aumentado. Seu diagnóstico é laboratorial, com glicemia de jejum entre 100 e 126 mg·dL$^{-1}$ ou HbA1c entre 5,7 e 6,4%, ou TTOG de 140 a 200 mg·dL$^{-1}$.[1,24] Esses indivíduos, em sua maioria, têm algum fator de risco associado, como obesidade, sedentarismo, história familiar, história de DMG, hipertensão arterial, história de doença cardiovascular, tabagismo, idade acima de 45 anos, hipercolesterolemia, apneia do sono e ovário policístico[1,24] (**QUADRO 72.2**). O pré-diabetes está associado à síndrome metabólica, e aproximadamente 25% dos indivíduos com esse diagnóstico vão desenvolver a doença em 3 a 5 anos.[1]

**QUADRO 72.2** Fatores de risco para pré-diabetes

- Idade > 45 anos
- Sedentarismo
- História familiar
- História de diabetes melito gestacional
- Hipertensão arterial
- História de doença cardiovascular
- Obesidade (IMC ≥ 25)
- Hipercolesterolemia
- Tabagismo
- Apneia do sono
- Síndrome do dos ovários policísticos

IMC, índice de massa corporal.

## Fisiopatologia

A insulina é uma proteína produzida constantemente pelo pâncreas, em níveis basais de 0,4 a 0,7 U·h$^{-1}$, garantindo absorção contínua de glicose. Tem sua produção aumentada nos períodos pós-prandiais em até 4 ou 5 vezes.[25] Sua produção em jejum é mantida para evitar catabolismo e cetose. Tem metabolização hepática (70%) e renal (30%); logo, os pacientes com disfunção renal e hepática ficam sujeitos a risco mais alto de hipoglicemia. Sua meia-vida plasmática é de 5 a 6 minutos, tendo duração maior se ligada ao seu receptor. Ela transporta glicose, carreando potássio para as células por meio de transportadores GLUT (do inglês *glucose transporter*). Existem mais de 14 tipos diferentes desses receptores.[24]

As suas ações incluem regulação da produção de glicose hepática, inibição da lipólise, glicólise, glicogenólise e estimulação da síntese de glicogênio muscular.[25] Com isso, a deficiência de insulina conduz a um estado catabólico com lipólise, glicólise e proteólise (neoglicogênese). Outros fatores, além da glicemia, regulam o aumento da produção de insulina, como os hormônios pancreáticos (glucagon, somatostatina, polipeptídeo pancreático) e hormônios intestinais (polipeptídeo insulinotrópico glicose-dependente, peptídeo *glucagon-like*, colecistocinina e gastrina), e a ativação simpática atua reduzindo sua secreção via noradrenalina. A fisiopatologia do DM1 constitui fenômeno autoimune, por produção de anticorpos anticélulas pancreáticas e anti-insulina que leva a um estado de deficiência de insulina, predispondo à hiperglicemia e acidose.[1]

A resistência à insulina é definida como uma redução do efeito biológico de uma dada concentração de insulina.[24] Ocorre no DM2, no DMG, no jejum prolongado (de modo transitório), na resposta endócrino-metabólica ao trauma cirúrgico ou não cirúrgico e em pacientes em estado crítico.[24,39] Ela pode se manifestar de diferentes maneiras, desde hiperinsulinemia progressiva com intolerância à glicose até DM2 franco. Está associada a fatores genéticos e ambientais, como tabagismo, obesidade, estresse, sedentarismo, alimentação, e à síndrome metabólica associada à obesidade e hipertensão arterial. A hiperinsulinemia evolui como inflamação tecidual, disfunção endotelial e aterosclerose progressiva.[39,40]

A produção de insulina ocorre em resposta ao nível glicêmico. No início da resistência à insulina, há um aumento de produção de insulina pelas células β-pancreáticas para manter os mesmos níveis glicêmicos. Isso ocorre no pré-diabetes, que se manifesta clinicamente com intolerância à glicose, sendo um diagnóstico laboratorial.[24] A perpetuação da resistência à insulina, sem a capacidade de manter a normoglicemia, leva ao DM2. Eventualmente, ocorre uma exaustão das células pancreáticas pelo excesso de produção de insulina, com consequente diminuição dos seus níveis, prejudicando ainda mais a homeostasia glicêmica.

## Resistência insulínica perioperatória

O estresse cirúrgico agudo causa aceleração transitória e reversível da resistência insulínica.[39] Isso ocorre porque o estresse metabólico-cirúrgico exacerba a hiperglicemia perioperatória por meio da ativação de hormônios contrarreguladores como glucagon, cortisol, noradrenalina e hormônio do crescimento, que alteram a homeostasia glicêmica, sendo diretamente proporcional ao porte da cirurgia e à duração do procedimento, pois o consumo de glicose parece diminuir ao longo de cirurgias prolongadas.[25] A perda sanguínea também tem relação direta e independente com a resistência à insulina.[39]

A fisiopatologia da resistência insulínica perioperatória envolve alterações musculoesqueléticas, de tecido adiposo, fígado, cérebro, rins fatores hormonais e de citocinas.[24,25] Caracteriza-se por diminuição da extração de glicose musculoesquelética e aumento da sua produção endógena. A insulina facilita o transporte de glicose para o meio intracelular por meio de receptores-transportadores GLUT4 presentes no tecido adiposo e muscular. Esses receptores são armazenados em vesículas intracelulares, e a insulina medeia a ativação de fosfoinositol-3-cinase, que vai atuar por três diferentes mecanismos: 1) promovendo a fusão dessas vesículas com a membrana celular, permitindo a entrada de grande quantidade de glicose na célula; 2) estimulando a síntese de glicogênio armazenado em vesículas; e 3) induzindo à fosforilação de fator de transcrição, que regula a expressão dos genes envolvidos na adaptação ao jejum e à alimentação[41-44] (gliconeogênese, glicólise, lipogênese, síntese de esteroides e sensibilidade hepática à insulina).

A modificação desse receptor leva à alteração no transporte de glicose e de produção de glicogênio intracelular. O defeito desse receptor é considerado a principal causa da resistência insulínica. A resistência à insulina ocasiona aumento insulino-dependente dos receptores GLUT3, o que facilita a entrada de glicose nos neurônios, células renais, eritrócitos e células imunológicas, onde ele está presente, causando glicotoxicidade.[45]

A limitação ao exercício encontrada nos pacientes cirúrgicos também tem participação no processo por meio da diminuição dos transportadores GLUT4, prejudicando a entrada de glicose no músculo, agravando a resistência à insulina.[46,47] Outro fator relacionado é a desregulação do metabolismo lipídico que leva ao aumento de ácidos graxos com diminuição da atividade da fosfoinositol-3-cinase e defeito do transportador GLUT4, aumentando assim novamente a lipólise, mantendo um círculo vicioso.[48] A interleucina 6 e o hormônio do crescimento têm um papel na fisiopatologia do DM, mas os mecanismos não estão elucidados.[24]

# Complicações relacionadas ao diabetes melito e risco perioperatório

## Complicações agudas

### Cetoacidose diabética e coma hiperosmolar

A cetoacidose diabética (CAD) é uma complicação aguda do DM caracterizada por hiperglicemia, acidose metabólica, desidratação e cetose na presença de deficiência profunda de insulina. Ocorre principalmente no DM1, sendo em geral precipitada por infecções, uso incorreto de insulina, ou desconhecimento do DM. A mortalidade pela CAD diminuiu nos últimos anos, estando abaixo de 5% nos dias de hoje.[49] A deficiência de insulina leva à liberação de hormônios contrarreguladores e lipólise e à produção de ácidos graxos e cetogênese que vai causar acidose metabólica, cetonemia e cetonúria. O aumento do catabolismo proteico produz elevação de nitrogênio e aminoácidos, e subsequente neoglicogênese, acarretando hiperglicemia e aumento da osmolaridade sanguínea.[49]

A redução da captação de glicose intracelular tem como consequência a hiperglicemia que, junto com a neoglicogênese, causam diurese osmótica, com perdas de eletrólitos e desidratação. No quadro clínico, observam-se poliúria, polidipsia, polifagia, náuseas, vômitos, dor abdominal, respiração de Kussmaul e alteração dos níveis de consciência. Pode ser a primeira manifestação do DM1. Nos exames laboratoriais, encontra-se hiperglicemia importante, cetonemia, cetonúria, acidose metabólica com aumento de osmolaridade plasmática e redução de sódio e potássio corporal total, independentemente do nível sérico.[49] No coma hiperosmolar, ocorre um estado de hiperglicemia, porém, como há insulina circulante, não é observada acidose.

Existe uma grande variabilidade nos sintomas clínicos, desde um estado de hiperglicemia leve até uma acidose grave com desidratação, hiperglicemia importante e coma. O tratamento deve ser individualizado, estando baseado na reposição da volemia e perfusão tecidual, no controle da hiperglicemia, na correção dos distúrbios hidreletrolíticos (hipocalemia) e da cetose, bem como no tratamento do fator desencadeante do quadro – geralmente infecção.[38] O tratamento da cetose baseia-se na administração de insulina regular venosa, hidratação e reposição de potássio;[50-53] nos casos mais leves, permite-se uso de insulina subcutânea. O bicarbonato não mostra benefício.[38]

### Hipoglicemia

Os principais fatores de risco relacionados ao perioperatório são jejum prolongado, anestesia geral, interrupção de dieta enteral, suspensão súbita de glicocorticoides, vômitos pós-operatórios, desajuste entre dose de insulina e ingestão de carboidratos, insuficiência renal e hepatopatias.[54] As manifestações clínicas ocorrem primeiro por liberação adrenérgica, como sudorese, taquicardia, ansiedade, palidez, irritabilidade, tremor e cefaleia.

Uma glicemia $\leq$ 70 mg·dL$^{-1}$ define hipoglicemia leve, ao passo que uma glicemia $\leq$ 40 mg·dL$^{-1}$ indica hipoglicemia grave.[55,56] A hipoglicemia grave pode ser fatal ou levar a danos neurológicos sérios, manifestando-se por dificuldade de concentração, confusão mental, sonolência, tontura, convulsões, pesadelos, incoordenação, alterações visuais e coma. Os pacientes diabéticos, pelo fato de conviverem com hiperglicemia crônica, são mais sintomáticos à hipoglicemia.

Os pacientes ficam mais suscetíveis durante internação hospitalar, principalmente no perioperatório sob anestesia geral, quando os sintomas são mascarados pela própria anestesia.[57] A hipoglicemia pode ser prevenida, evitando-se a prescrição de hipoglicemiantes orais, reduzindo-se o tempo de jejum e corrigindo-se, de modo adequado, seu primeiro episódio, além de estabeler rotinas e protocolos intra-hospitalares para o controle glicêmico.

A Associação Americana de Diabetes recomenda em seu protocolo a correção de hipoglicemia $\leq$ 70 mg·dL$^{-1}$ com 15 a 20 gramas de dextrose intravenosa e verificação dos níveis glicêmicos 15 minutos após, repetindo-se a dose, se necessário.[38] No Hospital Universitário Gafree e Guinle estão sendo implementadas rotinas em que a hipoglicemia intraoperatória é corrigida com 40 mL de glicose a 50% por via venosa, seguida de glicemia capilar em 5 minutos.

## Complicações crônicas

### Cardiovasculares

O paciente diabético tem maior incidência de morte prematura, bem como potencial mais alto para complicações cardiovasculares. O principal risco do diabético em um procedimento cirúrgico são as complicações pré-operatórias causadas por lesões de órgão-alvo como doença arteriosclerótica coronariana com isquemia coronariana silenciosa e neuropatia autonômica cardiovascular (NAC).[36]

As complicações macrovasculares, por sua vez, estão relacionadas ao aumento da mortalidade e risco de morte prematura como infarto do miocárdio e acidente vascular encefálico,[58,59] sendo responsáveis por 80% da taxa de mortalidade no diabético.[60-62]

A lesão de órgão-alvo é fator definidor de prognóstico mais importante do que a própria presença do DM.[36] A NAC corresponde a uma lesão microvascular cardíaca. Trata-se de um distúrbio da regulação neuro-humoral do sistema cardiovascular consequente à lesão de fibras autonômicas periféricas (simpático e parassimpático). Está associada à mortalidade de 30% em 10 anos de doença. Comparativamente, nos pacientes sem NAC, essa taxa cai para 6%. Na maioria das vezes é subclínica, mas relaciona-se com morte súbita, podendo ter como única manifestação o alargamento do intervalo Q-T na eletrocardiografia (ECG)[63-66] (QUADRO 72.3).

**QUADRO 72.3 Sinais e sintomas de neuropatia autonômica cardiovascular**

- Alargamento do intervalo Q-T
- Taquicardia em repouso
- Redução da variabilidade da frequência cardíaca
- Diminuição da arritmia sinusal
- Diminuição da tolerância ao exercício
- Hipotensão postural
- Isquemia miocárdica silenciosa
- Tontura, fraqueza

Esses pacientes têm maior risco de instabilidade no intraoperatório, com hipotensão na indução e maior necessidade de vasopressores, além do risco de hipotermia como mais um fator que prejudica a cicatrização, risco de infecção e prolongamento da metabolização de agentes anestésicos.[17,67] Podem apresentar manifestações clínicas, como hipotensão ortostática (aumento da frequência cardíaca $\geq$ 15 batimentos por minuto ou queda da pressão arterial sistólica $\geq$ 20 mmHg após 15-20 minutos de mudança da posição supino para de pé), e subclínicas, apenas com intolerância ao exercício.[36,64,68]

### Neuropatia autonômica diabética

A fisiopatologia da neuropatia autonômica diabética (NAD) está pouco esclarecida, mas se relaciona à hiperglicemia crônica. Ocorre em 30% dos diabéticos e tem efeito sistêmico, acometendo vários órgãos.[36] A manifestação mais comum é a polineuropatia distal simétrica de membros inferiores. Também afeta a resposta termorreguladora à hipotermia, devido à inapropriada vasoconstrição periférica.[69]

Um estudo mostrou queda de temperatura maior em pacientes diabéticos após duas horas de cirurgia quando comparados a indivíduos saudáveis. Outras complicações incluem risco maior de infecção e prejuízo na cicatrização de feridas.[36] Manifestações adicionais são sudorese anormal, alterações pupilares com perda da capacidade de adaptação ao escuro e hiporresponsividade à hipoglicemia, em que o paciente tolera níveis glicêmicos baixos sem sintomatologia, predispondo à hipoglicemia grave.[17]

### Nefropatia diabética

Uma das principais causas de doença renal terminal no mundo, a nefropatia diabética atinge em torno de 35% dos diabéticos após 20 anos de doença.[36,70,71] O principal fator de risco é a hiperglicemia mal controlada. A função renal pode ser prejudicada pela utilização de inibidores da enzima conversora de angiotensina (ECA), que deve ser evitada em tais pacientes.[72,73] Preconizam-se a manutenção adequada da hemodinâmica e a consequente perfusão renal no perioperatório. Deve-se ter atenção quando houver necessidade de usar contraste em tais pacientes. Até o momento, não existe fármaco protetor da função renal nessa situação.[36]

### Neuropatia autonômica gastrintestinal e geniturinária

A neuropatia autonômica gastrintestinal leva a esvaziamento gástrico lentificado e alteração da motilidade esofágica. Manifesta-se clinicamente por náuseas, vômitos, distensão abdominal anormal e dor abdominal.[36] Tais alterações devem ser sempre consideradas na indução anestésica, uma vez que aumentam o risco de aspiração pulmonar. Pró-cinéticos em geral melhoram os sintomas, preferencialmente a metoclopramida. A neuropatia autonômica geniturinária manifesta-se com impotência sexual, incontinência urinária e hipotonia vesical.[17]

### Síndrome da articulação rígida (*stiff-joint syndrome*)

A limitação da mobilidade articular é caracterizada pela diminuição dos movimentos articulares das mãos (síndrome da mão rígida) e de outras articulações.[17] Sua fisiopatologia relaciona-se à glicosilação do colágeno pela hiperglicemia crônica levando a espessamento da pele, do tecido conjuntivo periarticular e da fáscia palmar. Estima-se que 30 a 40% dos pacientes diabéticos apresentem o quadro.[36] Está relacionada aos níveis de HbA1c e ao tempo de evolução da doença. Clinicamente, será identificada pela impossibilidade de o paciente, com as mãos estendidas, tocar uma palma da mão na outra, formando o "sinal da prece".[74] Nesses casos, a articulação atlantoccipital também costuma estar comprometida, o que produz limitação da mobilidade cervical, tornando o DM um critério preditor de via aérea difícil.[74]

## Hiperglicemia e prognóstico

Estudos observacionais mostram que a hiperglicemia está diretamente relacionada ao aumento da morbimortalidade, sobretudo quando a hiperglicemia não está previamente associada ao diagnóstico de DM.[75,76] A hiperglicemia atua no sistema imunológico com redução da função fagocítica e quimiotáxica dos neutrófilos e monócitos e liberação de citocinas inflamatórias, diminuindo assim a resposta imunológica. A hiperglicemia aguda prejudica a regeneração do óxido nítrico (NO) endotelial, com disfunção endotelial, e afeta a vasodilatação.[57,75] Ela aumenta o estresse oxidativo, leva a estado pró-coagulante, altera o equilíbrio hidreletrolítico e eleva o nível mitogênico. Por isso, prejudica a cicatrização de feridas, aumenta o risco de infecção, atrasa a reabilitação do paciente e leva à disfunção de órgão-alvo, como coração, cérebro e rins.[76,77]

Estudos mostram que níveis glicêmicos > 180 a 200 mg·dL$^{-1}$ prejudicam a cicatrização de feridas e que a HbA1c > 6,7% está associada a alterações de cicatrização.[25,78] Foi observado um aumento de 50% na mortalidade desses pacientes em consequência de infecções do trato respiratório, do sítio cirúrgico e do trato urinário, infarto do miocárdio e lesão renal aguda.[12] Os problemas relacionados à descompensação do DM e hiperglicemia no perioperatório levam a um pior prognóstico em cirurgias eletivas ou de urgência, incluindo cirurgias de coluna,[79] no trauma,[80] de mama,[81] vasculares,[82] colorretais,[83] cardíacas,[84,85] ortopédicas,[86] neurocirurgias,[87] e cirurgias de vias biliares.[88,89]

## Tratamento

### Insulina

Um indivíduo saudável tem uma produção basal de insulina pancreática e momentos de bólus pós-prandiais com uma liberação de até 4 a 5 vezes os valores basais, que retornam aos níveis anteriores em 2 a 3 horas.[38,89] A insulina é o fármaco de escolha no tratamento do DM1,[89] sendo que as terapêuticas modernas tentam mimetizar tal situação fisiológica nesses dois momentos.

A administração de insulina em bólus isolados segundo os níveis glicêmicos está desencorajada na prática clínica.[38] Protocolos de insulina subcutânea tentam simular essa situação, mantendo uma dose de insulina basal e um bólus após cada refeição (nutricional). Este método é chamado de "basal-bólus" e prevê uma dose de correção de insulina (dose para situações em que a ingesta calórica é maior que a habitual). A dose diária de insulina varia de 0,4 a 0,6 U·kg$^{-1}$·dia$^{-1}$, de acordo com a sensibilidade ou resistência do indivíduo à insulina. Normalmente, a dose basal é metade da dose diária, e o bólus, a segunda metade; portanto, considerando três refeições diárias, administra-se um sexto da dose diária de insulina em cada bólus. Nos pacientes em jejum pré-operatório, recomenda-se manter a dose basal de insulina e complementar, caso necessário, acompanhando a glicemia. Esta terapia é chamada de *basal plus*.[89-92]

Deve-se garantir a dose de insulina basal habitual do paciente no dia da cirurgia. Os análogos de insulina indicados para a dose basal são a glargina e o detemir, de longa duração, e a Neutral Protamine Hagedorn (NPH), de duração intermediária; já para as doses bólus/correção, estão indicadas as insulinas aspart, lispro e glulisina, que possuem um início de ação rápido e pico em 2 a 3 horas[89] (TAB. 72.1). A administração de insulina pode ser feita em várias injeções ou em infusão subcutânea contínua com bomba de insulina, método este mais moderno, porém com alto custo e maior risco de hipoglicemia.[89]

### Hipoglicemiantes orais

Os hipoglicemiantes orais são medicamentos utilizados no controle glicêmico do DM2, e caso não haja contraindicações, o fármaco de escolha como monoterapia é a metformina. Quando não se alcança o controle glicêmico avaliado por níveis de HbA1c a cada três meses, está indicada a associação da metformina com outros hipoglicemiantes orais, em terapia dupla e, na sequência, tripla. Após terapia tripla sem resposta adequada ao tratamento, acrescenta-se a insulina. A escolha dos agentes a serem associados à metformina é individualizada de acordo com as características clínicas dos pacientes e seu estilo de vida[76,93-95] (QUADRO 72.4).

**TABELA 72.1** Tipos de insulina

| Classe | Exemplos | Início de ação | Pico |
|---|---|---|---|
| Insulinas rápidas | Lispro<br>Aspart<br>Glulisina<br>Insulina inalatória | 5 a 10 min | 30-60 min |
| Insulinas de curta duração | Regular | 30 min | 2 a 3 h |
| Insulinas de ação intermediária | NPH | 1 a 3 h | 5 a 8 h |
| Análogos de insulina basal | Glargina<br>Determir<br>Degluteca | 90 min | Sem pico |

**QUADRO 72.4** Hipoglicemiantes orais

| Classe | Exemplos | Mecanismos de ação | Vantagens | Desvantagens |
|---|---|---|---|---|
| Biguanidas | Metformina | Diminui a produção hepática de glicose | Não causa hipoglicemia<br>Fármaco de escolha | Diarreia, risco de acidose láctica (rara)<br>Contraindicada na CAD, hipoxemia e desidratação |
| Sulfonilureias | Glibenclamida<br>Glipizida<br>Glimiperida Glicazida | Aumentam a secreção de insulina | Diminuem a lesão microvascular | Hipoglicemia<br>Ganho de peso |
| Metilglinidas | Repaglinida<br>Nateglinida | Aumentam a secreção de insulina | Doses flexíveis<br>Diminuem a glicemia pós-prandial | Hipoglicemia<br>Ganho de peso<br>Doses com horários marcados |
| Inibidores da α-glicosidase | Acarbose<br>Mitiglitol | Diminuem a absorção intestinal de carboidratos | Não causam hipoglicemia<br>Diminuem a glicemia pós-prandial<br>Não têm efeito sistêmico<br>Diminuem eventos trombóticos | Efeito pequeno sobre a HbA1c<br>Diarreia<br>Doses com horários marcados |
| Tiazolidinedionas | Pioglitazona<br>Rosiglitazona | Aumentam a sensibilidade à insulina | Não causam hipoglicemia<br>Aumentam HDL<br>Diminuem os triglicerídeos (pioglitazona)<br>Diminuem os eventos trombóticos<br>Maior durabilidade | Aumento de peso<br>Edema<br>Fraturas ósseas<br>Aumento de LDL (rosiglitazona)<br>Aumento do risco de IAM |
| Inibidores da dipeptidilpeptidase (DPP4) | Sitagliptina<br>Vildagliptina<br>Saxagliptina<br>Linagliptina<br>Alogliptina | Aumentam a secreção de insulina e diminuem a de glucagon (glicose dependente) | Não causam hipoglicemia<br>Bem toleradas | Angioedema<br>Pancreatite aguda<br>Aumento da hospitalização por insuficiência cardíaca |

CAD, cetoacidose diabética; HbA1c, hemoglobina glicada; HDL, lipoproteína de alta densidade; IAM, infarto agudo do miocárdio, LDL, lipoproteína de baixa densidade.

*Fonte: Adaptada de American Diabetes Association.*[89]

## Metformina

A metformina é um hipoglicemiante oral da classe das biguanidas que atua mediante diminuição da gliconeogênese hepática, altera a absorção gastrintestinal de glicose, aumenta a sensibilidade à insulina nos tecidos muscular e adiposo e, por meio da diminuição da glicotoxicidade e dos níveis de ácidos graxos, melhora indiretamente a resposta celular à glicose. Ela facilita o transporte de glicose celular pelo aumento da atividade da tirosinocinase nos receptores de insulina e pela translocação de transportadores de glicose para a membrana celular.

Existe um risco baixo de acidose láctica com o seu uso continuado, em particular nos nefropatas. Estudos recentes demonstram uma relação fraca entre acidose láctica e a metformina em pacientes sem doença renal associada.[96-99] Protocolos atuais sugerem a manutenção do seu uso no dia da cirurgia, reservando a descontinuação 48 horas antes do procedimento somente para nefropatas. Deve-se ter atenção quando associada ao uso de contraste.[98,100]

# Impacto da cirurgia no diabético

O estresse metabólico-cirúrgico exacerba a hiperglicemia perioperatória por meio de vários mecanismos interligados e interdependentes.[24,101,102] Vale ressaltar o estado metabólico prévio desses pacientes, que já apresentam hiperinsulinemia e resistência insulínica favorecendo a hiperglicemia,[24,101,102] além da associação com outras enfermidades como obesidade e infecções. A resposta neuroendócrina ao estresse ativa hormônios contrarreguladores como glucagon, cortisol, noradrenalina e hormônio do crescimento, que alteram a homeostasia glicêmica, mesmo em indivíduos normais, por induzir à redução inicial na produção de insulina que potencializa um estado catabólico, com glicogenólise hepática, lipólise, proteólise e gliconeogênese (responsável por 30% do aumento dos níveis glicêmicos). Na prática, tem-se uma insuficiência funcional de insulina.[37,103,104]

De acordo com o grau de estresse metabólico, os níveis glicêmicos podem aumentar de 10 a 20 $mg{\cdot}dL^{-1}$ em cirurgias de pele até 50 a 60 $mg{\cdot}dL^{-1}$ em cirurgias cardíacas e vasculares de grande porte.[57] A hiperglicemia perioperatória tem pior prognóstico em pacientes diabéticos comparados ao restante da população pelo seu difícil controle, predispondo às complicações relacionadas à hiperglicemia, como CAD e coma hiperosmolar, além do aumento do risco cardiovascular.

O grau de hiperglicemia depende também do manejo intraoperatório desses pacientes e das medicações utilizadas no dia da cirurgia, como corticoides, agonistas $\alpha_1$-adrenérgicos, solução de dextrose, além de hipotermia. A hidratação adequada, o uso de $\alpha_2$-agonistas, o emprego de insulina e a escolha da técnica anestésica podem colaborar para o controle glicêmico[105-109] (FIG. 72.1). Resumindo, a hiperglicemia é uma alteração comum no pós-operatório devido à resistência à insulina decorrente do estresse perioperatório. O estresse pode ser modulado por vários fatores, como a técnica anestésica, o preparo pré-operatório e o grau de lesão cirúrgica (duração, técnica e extensão do procedimento).[105-109]

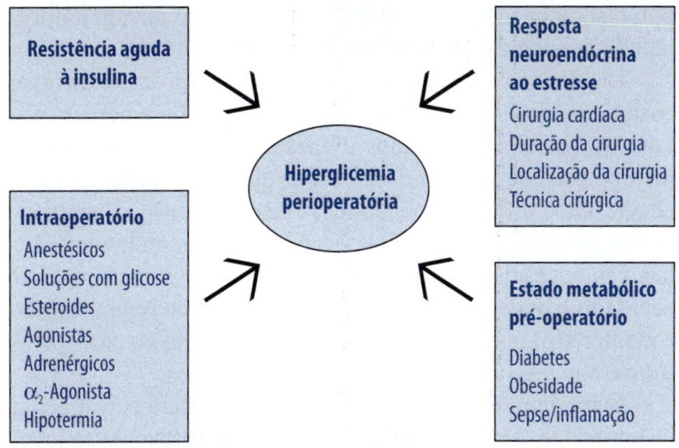


**FIGURA 72.1** Modulação da hiperglicemia perioperatória.
*Fonte: Modificada de Akhtar e colaboradores.*[24]

## Avaliação pré-operatória

A avaliação pré-operatória deve ser minuciosa, pois existe um grande percentual de pacientes que recebem o diagnóstico de DM neste momento, e outro grupo que possui risco aumentado (pré-diabetes), com hiperinsulinemia, nos quais a presença dos fatores de risco relacionados ao pré-diabetes impõe a investigação laboratorial para a doença, dosando HbA1c nesta ocasião (VER QUADRO 72.2).[110,111]

O diabético apresenta risco maior de isquemia coronariana e cerebral, em razão da incidência mais alta de doença aterosclerótica nesta população, além de isquemia renal e infecção de ferida operatória. Pode haver isquemia miocárdica silenciosa em mais de 50% dos indivíduos, e há aumento do risco de morte prematura.[36,57,58] Ocorre alta frequência de vasculopatias e doença renal.[57,58] Conforme já dito, a lesão de órgão-alvo é um fator indicador de prognóstico mais importante do que a presença do DM por si só.[36] Por isso, na avaliação pré-operatória, deve-se levar em conta o tempo de doença no DM1 e a necessidade de sempre investigar possíveis lesões de órgão-alvo no DM2.[36] É importante considerar o porte da cirurgia, que influi no grau de resposta ao trauma cirúrgico. Por exemplo, um paciente submetido a uma cirurgia superficial tem menor risco em comparação com um paciente submetido a uma cirurgia cardíaca, que acarreta hiperinsulinemia significativa e aumento dos níveis glicêmicos.

Na entrevista, é importante investigar história de outras patologias associadas, como doença coronariana, insuficiência renal ou vascular, devendo-se registrar todas as medicações utilizadas pelos pacientes.[57] O uso de insulina é fator de risco isolado para doença cardiovascular.

No exame físico, é necessário procurar possíveis sinais de via aérea difícil, como mobilidade cervical diminuída e sinal da "prece" nas mãos. É essencial avaliar possíveis manifestações de NAC (ver QUADRO 72.3) e fazer análise ectoscópica dos pés e de possíveis infecções cutâneas, que são frequentes. Sugere-se que todo paciente diabético a ser submetido a cirurgia tenha dosagem de HbA1c nos 30 dias anteriores ao procedimento.[110,111] Entretanto, até a presente data, nenhum estudo prospectivo randomizado demonstrou que o controle glicêmico ou a redução de HbA1c no pré-operatório melhora o prognóstico dos pacientes.[111-113]

Existem diversos estudos retrospectivos, em várias especialidades cirúrgicas (como cirurgias de coluna,[79] vasculares,[82] colorretais,[83] cardíacas[84,85] e ortopédicas[86] em que o controle dos níveis glicêmicos pré-operatórios está relacionado com a diminuição do tempo de internação hospitalar, com a redução de complicações cirúrgicas e sistêmicas e com a diminuição da mortalidade. Observam-se níveis de HbA1c > 8,5% associados a um aumento de mortalidade nas cirurgias cardíacas.[84,85] Nos pacientes com controle glicêmico precário, há maior número de episódios de coma hiperosmolar ou hipoglicemias, razão pela qual devem ser estabilizados antes de procedimentos eletivos, embora não exista protocolo definindo níveis glicêmicos sugestivos para adiamento de cirurgia eletiva.[112-115]

É de fundamental importância, como já mencionado, o registro de todas as medicações usadas nas 24 horas anteriores àcirurgia, sendo imprescindível saber a dose total de insulina utilizada pelo paciente, e com isso definir os riscos de hipoglicemia (alguns protocolos sugerem iniciar insulinoterapia no DM2 com níveis de HbA1c ≥ 10%[19,38]). Todos os hipoglicemiantes orais e insulina devem ser mantidos até a véspera da cirurgia. Todas as orientações devem ser definidas pelo anestesiologista, reduzindo o viés de informação e potenciais complicações.[19,38]

Ainda na avaliação pré-operatória, faz-se necessária a investigação de lesões de órgãos-alvo, definindo o risco cirúrgico.[17] Em pacientes com capacidade funcional limitada, recomenda-se estratificação para doença coronariana, principalmente nas cirurgias de grande porte, e todos os diabéticos precisam de ECG. É indispensável avaliação da função renal, pesquisa de distúrbios hidreletrolíticos e exclusão de possíveis infecções subclínicas presentes.[17]

## Anestesia no diabético

Até o momento, não existem evidências sugerindo que alguma técnica anestésica seja superior em diminuir a morbimortalidade dos pacientes em relação à outra.[36] Independentemente da técnica escolhida, o importante é a preocupação com a manutenção da estabilidade cardiovascular, considerando o risco de coronariopatias em todo paciente diabético.[36]

Faz-se necessário um cuidado especial com o tempo de jejum pré e pós-operatório, associado a uma vigília constante com a hidratação desses indivíduos, ante a possível hiperglicemia, além de atenção para o risco de lesão renal.[36] A anestesia por si só pode alterar a homeostasia da glicose devido à diminuição da secreção de hormônios catabólicos.[24,25]

Os bloqueios de neuroeixo reduzem a resposta ao estresse cirúrgico e diminuem o risco de tromboembolia e perdas sanguíneas quando comparados à anestesia geral.[2,29,36] Evita-se a manipulação de vias aéreas, uma vez que o DM pode apresentar via aérea difícil e, concomitantemente, retardo no esvaziamento gástrico, elevando o risco de aspiração pulmonar. Outras vantagens dos bloqueios incluem o fato de o paciente estar acordado e poder informar qualquer sintoma de hipoglicemia, a melhor analgesia, a redução do tempo de jejum no pós-operatório e a menor incidência de náuseas e vômitos.

Entretanto, os bloqueios neuroaxiais também cursam com instabilidade hemodinâmica, sobretudo nos pacientes com NAC, e exacerbam a neuropatia diabética pela maior suscetibilidade à toxicidade anestésica das fibras neurais diabéticas, consequente à sua exposição crônica à hipoxemia pela lesão microvascular.[116] Estudos mostram que bloqueios neuroaxiais de níveis altos ($T_2$-$T_6$) podem reduzir a resposta aguda da insulina à glicose, o que não ocorre com bloqueios de níveis mais baixos.[117] Observa-se também que os bloqueios do neuroeixo ou regionais diminuem a produção de hormônios catabólicos e a secreção de insulina.[36]

A escolha dos agentes anestésicos para a anestesia geral influencia na evolução do paciente. Em relação aos agentes indutores, o etomidato inibe a 11β-hidroxilase, reduzindo a síntese de cortisol, e assim diminui os níveis glicêmicos em 1 $mmol \cdot L^{-1}$ nos pacientes não diabéticos.[118-121] O propofol produz efeito inotrópico negativo em pacientes com cardiopatia diabética. Sua ação direta sobre a insulina não está esclarecida, devendo ser evitado em infusão contínua prolongada nesses pacientes devido à dificuldade da excreção lipídica da circulação já existente no diabético.[122]

Os benzodiazepínicos, em especial o midazolam em infusão contínua, reduzem a produção de hormônio adrenocorticotrófico (ACTH) e diminuem a produção de cortisol.[123] Sua utilização em doses ansiolíticas (p. ex., midazolam 1 a 5 mg) não causa nenhum efeito extraordinário nesses pacientes.

A indução anestésica com altas doses de opioides tem ação direta no hipotálamo, com grande estabilidade cardiovascular, hormonal e metabólica.[36,124] No caso da morfina, seu metabólito ativo (morfina-6-glicuronídeo) tem metabolização renal; nos pacientes com doença renal em estágio terminal, sua dose deve ser reduzida em 75%, e nos casos com função limítrofe, em 50%.[125] A meperidina possui metabólito ativo (normoperidina) que tem ação excitatória no sistema nervoso central (SNC). O fentanil tem metabolização hepática e torna-se a melhor indicação nessas situações.[125]

Os anestésicos halogenados inibem, *in vitro*, a resposta insulínica à glicose de modo reversível e dose-dependente.[126,127] No entanto, tais efeitos ainda não foram estudados *in vivo*. Em relação aos relaxantes musculares, a succinilcolina aumenta os níveis de potássio em 0,5 a 1 $mEq \cdot L^{-1}$.[127] Deve-se ter atenção aos pacientes com hipercalemia e insuficiência renal. A clonidina diminui a secreção de ACTH e cortisol, melhora a estabilidade hemodinâmica e reduz o consumo de anestésicos. Alguns estudos pouco consistentes sugerem que a clonidina como pré-medicação reduz os níveis glicêmicos no DM2 após 90 minutos.[127,128] A dexmedetomidina, por meio da redução da atividade simpática, diminui a secreção de insulina sem aumentar a glicemia em cirurgias de grande porte.[126]

Os anti-inflamatórios não esteroides (AINEs) devem ser evitados, pois levam à redistribuição do fluxo sanguíneo renal na presença de hipovolemia e edema, principalmente se associados ao uso de metformina e glitasona.[19] A dexametasona para o controle de náuseas e vômitos pós-operatórios pode aumentar os níveis glicêmicos com pico em duas horas após a administração, de modo mais evidente nos pacientes diabéticos, quando comparados aos não diabéticos. Estudos sugerem que se mantenha a dexametasona na dose de 8 mg no intraoperatório mesmo em diabéticos.[19]

## Objetivos do tratamento perioperatório no paciente diabético

A preparação adequada na avaliação pré-operatória, junto com o diagnóstico precoce do DM, leva à redução da mortalidade.[2,19,29,36] É necessário certificar-se de que todas as informações sobre possíveis lesões de órgãos-alvo foram obtidas, e de que o paciente está em sua melhor condição clínica para a cirurgia eletiva, principalmente quando de grande porte, com maior estresse cirúrgico e repercussão metabólica. Deve-se confirmar o uso dos hipoglicemiantes orais e conferir doses e prescrição de insulina.[2,19] Vale salientar que uma das principais causas de morte no DM é a administração errada de insulina.[2]

Neste momento, cabe ao anestesiologista a escolha da técnica anestésica mais adequada ao paciente, evitando alterações hemodinâmicas e outras complicações de vias aéreas, junto com o controle glicêmico. Evitar a hiperglicemia perioperatória é o principal fator para reduzir infecções de ferida operatória.[2,19,24,26,36,38] Com isso, o papel do anestesiologista é fundamental no desfecho pós-operatório. O controle glicêmico intraoperatório é um objetivo difícil de ser estabelecido, pois não existe consenso sobre rotinas; porém, o que está definido é que ele reduz as complicações perioperatórias em 25%.

Várias medidas podem ser empregadas visando a um ajuste nos níveis de glicemia intraoperatória. Faz-se necessário reconhecer o tipo de DM e as lesões de órgãos-alvo associadas, assim como definir seu tratamento com o objetivo de evitar hipo ou hiperglicemia grave, manter o equilíbrio hidreletrolítico e hidratação, e prevenir cetoacidose ou coma hiperosmolar, reduzindo assim a morbimortalidade perioperatória. Com esses objetivos, a Associação Americana de Diabetes define a padronização do acompanhamento dos pacientes[38] (**QUADRO 72.5**).

**QUADRO 72.5** Condutas da Associação Americana de Diabetes para o controle glicêmico intra-hospitalar

- Iniciar insulinoterapia se glicemia $\geq$ 180 $mg \cdot dL^{-1}$
- Se iniciada insulinoterapia, manter glicemia entre 140 e 180 $mg \cdot dL^{-1}$
- Em pacientes selecionados, manter glicemia entre 110 e 140 $mg \cdot dL^{-1}$
- Considerar tratamento se glicemia 80 $\leq mg \cdot dL^{-1}$
- Dosar HbA1c em todo paciente diabético sem dosagem nos últimos três meses
- Administrar dose basal de insulina associada a bólus em pacientes em jejum com bom estado geral
- Evitar utilização de esquema de insulina isolada como monoterapia
- Seguir protocolo para tratamento de hipoglicemia de cada hospital
- Individualizar o tratamento

*Fonte: Adaptado de American Diabetes Association.*[38]

## Controle glicêmico perioperatório

O controle glicêmico intra-hospitalar mudou nos últimos 14 anos. O objetivo inicial era manter uma glicemia de 80 a 110 mg·dL$^{-1}$, com redução da mortalidade em 42%. No entanto, uma sequência de 26 estudos de coorte evidenciou que o controle estrito da glicemia aumentava a taxa de hipoglicemia e de mortalidade quando comparado a um controle menos rigoroso.[110] Assim, novas rotinas foram estabelecidas pela Associação Americana de Diabetes, com tratamento da hiperglicemia somente se a glicemia for igual ou superior a 180 mg·dL$^{-1}$, objetivando manter glicemias entre 140 e 180 mg·dL$^{-1}$ e, nos pacientes com doença coronariana, eventos isquêmicos neurológicos ou submetidos a cirurgias cardíacas, manter glicemia entre 110 e 140 mg·dL$^{-1}$

### Controle glicêmico pré-operatório

No período pré-operatório, devem-se identificar os pacientes com risco cardiovascular mais alto, que serão submetidos a cirurgias de maior porte e com risco mais elevado de hipoglicemia, a fim de se traçar o planejamento anestésico. Busca-se reduzir o tempo de jejum pré-operatório com administração de soluções hipercalóricas, não permitindo que o paciente perca mais que uma refeição e procurando agendar o paciente diabético para a primeira cirurgia do dia.

Também objetiva-se manter os níveis glicêmicos adequados e ajustar a dose de insulina. Deve-se considerar o adiamento de cirurgias eletivas em caso de glicemias superiores a 400 ou 500 mg·dL$^{-1}$, se o paciente apresentar sintomas de CAD ou coma hiperosmolar. Não existe rotina pré-operatória que defina níveis glicêmicos com indicação de adiamento do procedimento eletivo.[19,36,38]

A medicação de escolha para o tratamento de hiperglicemias no ambiente hospitalar é a insulina.[19,38] No período perioperatório, a rotina preconizada pela Associação Americana de Diabetes inclui:

- Manter as glicemias entre 80 e 180 mg·dL$^{-1}$.
- Avaliar o risco pré-operatório de doença isquêmica coronariana, neuropatia autonômica e insuficiência renal.
- Suspender hipoglicemiante oral na manhã da cirurgia, quando indicado, e substituir por metade da dose da insulina NPH ou por dose plena da insulina de longa duração, ou por bomba de insulina.
- Monitorizar a glicemia a cada 4 a 6 horas nos pacientes em jejum, e corrigir hiperglicemia com insulina regular em baixas doses. Atualmente, acredita-se que manter a dose de insulina basal e associar com a regular (terapia "basal-bólus") tem menores complicações perioperatórias do que o esquema antigo de monoterapia com insulina regular.[92,129,130]

Nos pacientes em uso de insulina, as glicemias podem ser avaliadas com mais frequência para garantir níveis glicêmicos mais adequados. Uma medida adicional de glicemia deve ser realizada após 4 a 6 horas de jejum.

Didaticamente, pode-se descontinuar a insulina de longa duração 2 a 3 dias antes do procedimento no DM2, sendo substituída pela insulina intermediária NPH combinada com insulina regular de curta duração[19] – a insulina intermediária duas vezes ao dia e a regular após as refeições. No DM1, a insulina de longa duração deve ser mantida no dia da cirurgia em doses menores (0,2 a 0,3 U·kg$^{-1}$·dia$^{-1}$).[19] No DM2, os hipoglicemiantes orais devem ser descontinuados no dia da cirurgia. A infusão contínua de insulina está indicada nos pacientes que perdem mais de uma refeição, nos pacientes com DM1 que não receberam sua dose de insulina basal, nos pacientes com DM mal controlado com HbA1c ≥ 69 mmol·L$^{-1}$ e nas cirurgias de urgência.[19]

Com relação aos hipoglicemiantes orais, a acarbose não tem efeito hipoglicemiante no paciente em jejum, pois sua ação se dá no trato gastrintestinal, de modo que pode ser reiniciada logo após o retorno da dieta do paciente. As sulfonilureias, por atuarem no aumento da produção de insulina, podem induzir hipoglicemia durante o jejum, devendo ser descontinuadas no dia da cirurgia. Se o paciente esquecer, deve-se monitorizar a glicemia horária em jejum em razão dos riscos de hipoglicemia. Eventualmente, necessita-se de infusão de glicose a 5% para evitar picos de hipoglicemia. As tiazolidinedionas têm mecanismo de ação semelhante ao das biguanidas, e embora não causem acidose láctica, devem ser suspensas no dia da cirurgia por possível retenção de líquidos. As biguanidas são mantidas no dia da cirurgia, exceto nos pacientes com insuficiência renal ou em uso de contraste. Os inibidores da enzima dipeptidilpeptidase (DPP-4) não causam risco de hipoglicemia e podem ser mantidos no dia da cirurgia.

### Controle glicêmico intraoperatório

Devido à própria anestesia e em razão da resposta metabólica ao trauma, há maior risco de hiperglicemias, mas é importante lembrar que a sedação ou a anestesia geral podem mascarar a hipoglicemia grave. Portanto, fazem-se necessárias avaliações glicêmicas regulares durante o período, sobremaneira nas cirurgias de grande porte, nos pacientes com DM tipo1 (pela maior labilidade glicêmica) e nos pacientes mais graves com lesão de órgão-alvo. Na literatura, está estabelecido que níveis glicêmicos acima de 200 mg·dL$^{-1}$ estão relacionados a aumento da morbidade e mortalidade dos pacientes.[36,38] Porém, não existe consenso quanto ao nível glicêmico ideal com menores riscos de hipoglicemia. A insulina intraoperatória de escolha é a regular. Existem vários algoritmos utilizados na reposição de insulina, desde infusão contínua intraoperatória no DM1, principalmente, até bólus de insulina regular conforme a glicemia. O importante é o objetivo final com a manutenção da glicemia entre 80 e 180 mg·dL$^{-1}$, evitando hiperglicemia.[19,131-134]

### Controle glicêmico pós-operatório

O controle glicêmico neste estágio pode ser dificultado pelas complicações cirúrgicas e anestésicas. A Associação Americana de Diabetes sugere manter glicemias entre 140 e 180 mg·dL$^{-1}$ no pós-operatório.[135] Deve-se considerar o retorno precoce da dieta, evitando hipoglicemia, com reintrodução dos níveis basais de insulina pré-operatórios. Vale ressaltar o benefício da terapia "basal-bólus", comparada à monoterapia com insulina, neste momento.[19,91]

## Cirurgias de urgência

As cirurgias de urgência mais comuns no diabético são drenagem de abscesso, desbridamento de feridas, amputações e apendicectomia. Em muitos pacientes, apenas o controle glicêmico melhora a dor abdominal. Nas cirurgias de urgência, os pacientes não têm a oportunidade de um planejamento pré-operatório com otimização do tratamento das lesões de órgão-alvo, nem compensação da homeostasia glicêmica, suspensão dos hipoglicemiantes orais, e tampouco jejum pré-operatório.

Deve-se avaliar a glicemia para afastar cetoacidose diabética ou estado hiperosmolar antes do início da anestesia. Atenção deve ser dada a possíveis sinais de desidratação e hipocalemia nestes pacientes. Fazem-se necessárias dosagens de eletrólitos, gasometria arterial e, se possível, dosagem de HbA1c e de corpos cetônicos na urina. Recomenda-se glicemia horária, com objetivo de manter glicemia entre 80 e 180 mg·dL$^{-1}$, sem cetoacidose.[19] Nos pacientes que não estão em jejum, recomenda-se início de infusão de insulina regular, mesmo que este tenha feito uso de insulina de longa duração.[19]

## Controvérsias

Algumas questões ainda não estão devidamente elucidadas no manejo do paciente diabético no perioperatório, de modo que estudos adicionais são necessários. O principal obstáculo no controle glicêmico adequado, na atualidade, deve-se ao receio da utilização da insulina no dia da cirurgia em função dos riscos de hipoglicemia mascarados pela anestesia.[19,36] A infusão contínua de dextrose para evitar hipoglicemia não tem mostrado benefício.[19,36] Outra questão a considerar é a dexametasona como profilaxia para náuseas ou vômitos.[19,36] O uso de solução de dextrose como diluente para antibióticos ou agentes vasoativos pode aumentar a glicemia. Os níveis glicêmicos que sugerem adiamento de procedimentos cirúrgicos eletivos, como glicemia igual ou superior a 400 mg·dL$^{-1}$ ou HbA1c ≥ 9%, ou sintomas de cetoacidose ou coma hiperosmolar também são objeto de interrogações.[19,36]

## Referências


1. American Diabetes Association. Diabetes Care. 2016;39(Suppl 1):S13-S22.
2. Dhatariya K, Levy N, Kilvert A, Watson B, Cousins D, Flanagan D, et al. NHS Diabetes guideline for the perioperative management of the adult patient with diabetes. Diabet Med. 2012;29(4):420-33.
3. Geiss LS, Wang J, Cheng YJ, Thompson TJ, Barker L, Li Y, et al. Prevalence and incidence trends for diagnosed diabetes among adults aged 20 to 79 years, United States, 1980-2012. JAMA. 2014;312(12):1218-26.
4. Cowie CC, Rust KF, Byrd-Holt DD, Eberhardt MS, Flegal KM, Engelgau MM, et al. Prevalence of diabetes and impaired fasting glucose in adults in the U.S. population: National Health And Nutrition Examination Survey 1999-2002. Diabetes Care. 2006;29(6):1263-8.
5. Centers for Disease Control and Prevention (CDC). Increasing prevalence of diagnosed diabetes--United States and Puerto Rico, 1995-2010. MMWR Morb Mortal Wkly Rep. 2012;61(45):918-21.
6. Geiss LS, Pan L, Cadwell B, Gregg EW, Benjamin SM, Engelgau MM. Changes in incidence of diabetes in U.S. adults, 1997-2003. Am J Prev Med. 2006;30(5):371-7.
7. Burke JP, Williams K, Gaskill SP, Hazuda HP, Haffner SM, Stern MP. Rapid rise in the incidence of type 2 diabetes from 1987 to 1996: results from the San Antonio Heart Study. Arch Intern Med. 1999;159(13):1450-6.
8. Burke JP, O'Brien P, Ransom J, Palumbo PJ, Lydick E, Yawn BP, et al. Impact of case ascertainment on recent trends in diabetes incidence in Rochester, Minnesota. Am J Epidemiol. 2002;155(9):859-65.
9. Fox CS, Pencina MJ, Meigs JB, Vasan RS, Levitzky YS, D'Agostino RB Sr. Trends in the incidence of type 2 diabetes mellitus from the 1970s to the 1990s: the Framingham Heart Study. Circulation. 2006 Jun 27;113(25):2914-8.
10. Hex N, Bartlett C, Wright D, Taylor M, Varley D. Estimating the current and future costs of Type 1 and Type 2 diabetes in the UK, including direct health costs and indirect societal and productivity costs. Diabet Med. 2012;29(7):855-62.
11. NHS Institute for Innovation and Improvement. Diabetes inpatient care: ThinkGlucose programme [Internet]. Leeds: NHS; 2010 [capturado em 24 ago. 2017]. Disponível em: https://arms.evidence.nhs.uk/resources/qipp/1008647/attachment.
12. Frisch A, Chandra P, Smiley D, Peng L, Rizzo M, Gatcliffe C, et al. Prevalence and clinical outcome of hyperglycemia in the perioperative period in noncardiac surgery. Diabetes Care. 2010;33(8):1783-8.
13. Hamblin PS, Topliss DJ, Chosich N, Lording DW, Stockigt JR. Deaths associated with diabetic ketoacidosis and hyperosmolar coma. 1973-1988. Med J Aust. 1989;151(8):439, 441-2, 444.
14. The 2003 Report of the National Confidential Enquiry into Perioperative Deaths.2nd ed. London: NCEPOD; 2003.
15. National Patient Safety Agency. Insulin safety: reducing harm associated with the unsafe use of insulin products. Leeds. NHS; 2010.
16. Sampson MJ, Brennan C, Dhatariya K, Jones C, Walden E. A national survey of in-patient diabetes services in the United Kingdom. Diabet Med. 2007;24(6):643-9.
17. Miller JD, Richman DC. Preoperative Evaluation of Patients with Diabetes Mellitus. Anesthesiol Clin. 2016;34(1):155-69.
18. Burgos LG, Ebert TJ, Asiddao C, Turner LA, Pattison CZ, Wang-Cheng R, et al. Increased intraoperative cardiovascular morbidity in diabetics with autonomic neuropathy. Anesthesiology. 1989;70(4):591-7.
19. Barker P, Creasey PE, Dhatariya K1, Levy N, Lipp A, Nathanson MH, et al. Peri-operative management of the surgical patient with diabetes 2015: Association of Anaesthetists of Great Britain and Ireland. Anaesthesia. 2015;70(12):1427-40.
20. Ziegler AG, Rewers M, Simell O, Simell T, Lempainen J, Steck A, et al. Seroconversion to multiple islet autoantibodies and risk of progression to diabetes in children. JAMA. 2013;309(23):2473-9.
21. Sosenko JM, Skyler JS, Palmer JP, Krischer JP, Yu L, Mahon J, et al. The prediction of type 1 diabetes by multiple autoantibody levels and their incorporation into an autoantibody risk score in relatives of type 1 diabetic patients. Diabetes Care. 2013;36(9):2615-20.
22. Robertshaw HJ, McAnulty GR, Hall GH. Strategies for managing the diabetic patient. Best Pract Res Clin Anaesthesiol. 2004;18(4):631-43.
23. Bagry HS, Raghavendran S, Carli F. Metabolic syndrome and insulin resistance: perioperative considerations. Anesthesiology. 2008;108(3):506-23.
24. Akhtar S, Barash PG, Inzucchi SE. Scientific principles and clinical implications of perioperative glucose regulation and control. Anesth Analg. 2010;110(2):478-97.
25. American Diabetes Association. Management of diabetes in pregnancy. Diabetes Care. 2016;39(Suppl 1):S94-S8.
26. Cowie CC, Rust KF, Byrd-Holt DD, Gregg EW, Ford ES, Geiss LS, et al. Prevalence of diabetes and high risk for diabetes using A1C criteria in the U.S. population in 1988-2006. Diabetes Care. 2010;33(3):562-8.
27. Nowicka P, Santoro N, Liu H, Lartaud D, Shaw MM, Goldberg R, et al. Utility of hemoglobin A(1c) for diagnosing prediabetes and diabetes in obese children and adolescents. Diabetes Care. 2011;34(6):1306-11.
28. Selvin E, Rawlings AM, Bergenstal RM, Coresh J, Brancati FL. No racial differences in the association of glycated hemoglobin with kidney disease and cardiovascular outcomes. Diabetes Care. 2013;36(10):2995-3001.
29. Sudhakaran S, Surani SR. Guidelines for perioperative management of the diabetic patient. Surg Res Pract. 2015;2015:284063.
30. Nicholas J, Charlton J, Dregan A, Gulliford MC. Recent HbA1c values and mortality risk in type 2 diabetes. population-based case-control study. PLoS One. 2013;8(7):e68008.
31. van den Berghe G, Wouters P, Weekers F, Verwaest C, Bruyninckx F, Schetz M, et al. Intensive insulin therapy in critically ill patients. N Engl J Med. 2001;345(19):1359-67.
32. Capes SE, Hunt D, Malmberg K, Gerstein HC. Stress hyperglycaemia and increased risk of death after myocardial infarction in patients with and without diabetes: a systematic overview. Lancet. 2000;355(9206):773-8.
33. Wass CT, Lanier WL. Subspecialty clinics: anesthesiology: glucose modulation of ischemic brain injury: review and clinical recommendations. Mayo Clinic Proceedings. 1996;71(8):801-12.
34. Mesotten D, Van den Berghe G. Clinical potential of insulin therapy in critically ill patients. Drugs. 2003;63(7):625-36.
35. Coursin DB, Murray MJ. How sweet is euglycemia in critically ill patients? Mayo Clin Proc. 2003;78(12):1460-2.
36. Giquel J, Rodriguez-Blanco YF, Matadial C. Diabetes mellitus in anaesthesia. Br J Diabetes Vasc Dis. 2012;12:60-4.
37. Umpierrez GE, Isaacs SD, Bazargan N, You X, Thaler LM, Kitabchi AE. Hyperglycemia: an independent marker of in-hospital mortality in patients with undiagnosed diabetes. J Clin Endocrinol Metab. 2002;87(3):978-82.
38. American Diabetes Association. Diabetes care in the hospital. Diabetes Care. 2016;39(Suppl1):S99-S104.
39. Thorell A, Nygren J, Ljungqvist O. Insulin resistance: a marker of surgical stress.Curr Opin Clin Nutr Metab Care. 1999;2(1):69-78.
40. Langouche L, Van den Berghe G. Glucose metabolism and insulin therapy. Crit Care Clin. 2006;22(1):119-29.
41. Huang S, Czech MP. The GLUT4 glucose transporter. Cell Metab. 2007;5(4):237-52.
42. Olson AL. Regulation of GLUT4 and insulin-dependent glucose flux. ISRN Mol Biol. 2012;2012:856987.
43. Gross DN, van den Heuvel AP, Birnbaum MJ. The role of FoxO in the regulation of metabolism. Oncogene. 2008;27(16):2320-36.
44. Zhang W, Patil S, Chauhan B, Guo S, Powell DR, Le J, et al. FoxO1 regulates multiple metabolic pathways in the liver: effects on gluconeogenic, glycolytic, and lipogenic gene expression. J Biol Chem. 2006;281(15):10105-17.
45. Langouche L, Van den Berghe G.Glucose metabolism and insulin therapy. Crit Care Clin. 2006;22(1):119-29.
46. Ganong WF. Review of medical physiology. 22nd edition. New York: Lange Medical; 2005. p. 333–55.
47. Stuart CA, Shangraw RE, Prince MJ, Peters EJ, Wolfe RR. Bed-rest-induced insulin resistance occurs primarily in muscle. Metabolism. 1988;37(8):802-6.
48. Lippi G, Caramaschi P, Montagnana M, Salvagno GL, Volpe A, Guidi G. Lipoprotein[a] and the lipid profile in patients with systemic sclerosis. Clin Chim Acta. 2006;364(1-2):345-8.
49. Barone B, Rodacki M, Cenci MC, Zajdenverg L, Milech A, Oliveira JE. Cetoacidose diabética em adultos: atualização de uma complicação antiga. Arq Bras Endocrinol Metabol. 2007;51(9):1434-47.
50. Kitabchi AE, Umpierrez GE, Miles JM, Fisher JN. Hyperglycemic crises in adult patients with diabetes. Diabetes Care. 2009;32(7):1335-43.
51. Umpierrez GE, Latif K, Stoever J, Cuervo R, Park L, Freire AX, et al. Efficacy of subcutaneous insulin lispro versus continuous intravenous regular insulin for the treatment of patients with diabetic ketoacidosis. Am J Med. 2004;117(5):291-6.
52. Umpierrez GE, Cuervo R, Karabell A, Latif K, Freire AX, Kitabchi AE. Treatment of diabetic ketoacidosis with subcutaneous insulin aspart. Diabetes Care. 2004;27(8):1873-8.
53. Peters AL, Buschur EO, Buse JB, Cohan P, Diner JC, Hirsch IB. Euglycemic Diabetic Ketoacidosis: A Potential Complication of Treatment With Sodium-Glucose Cotransporter 2 Inhibition. Diabetes Care. 2015;38(9):1687-93.
54. Moghissi ES, Korytkowski MT, DiNardo M, Einhorn D, Hellman R, Hirsch IB, et al. American Association of Clinical Endocrinologists and American Diabetes Association consensus statement on inpatient glycemic control. Diabetes Care. 2009;32(6):1119-31.
55. Seaquist ER, Anderson J, Childs B, Cryer P, Dagogo-Jack S, Fish L, et al. Hypoglycemia and diabetes: a report of a workgroup of the American Diabetes Association and the Endocrine Society. Diabetes Care. 2013;36(5):1384-95.
56. Turchin A, Matheny ME, Shubina M, Scanlon JV, Greenwood B, Pendergrass ML. Hypoglycemia and clinical outcomes in patients with diabetes hospitalized in the general ward. Diabetes Care. 2009;32(7):1153-7.
57. Hall George. Perioperative Glucose Control. IARS. Rev Courses Lect. 2010;6:24-7.
58. Roizen MF, Fleisher LA. Anesthesia implications of current disease. In: Miller RD, editor. Miller's anesthesia. 7th ed. Chicago: Year Book Medical; 2010. p. 1067-1149.
59. McAnulty GR, Robertshaw HJ, Hall GM. Anaesthetic management of patients with diabetes mellitus. Br J Anaesth. 2000;85(1):80-90.
60. Charlson ME, MacKenzie CR, Gold JP. Preoperative autonomic function abnormalities in patients with diabetes mellitus and patients with hypertension. J Am Coll Surg. 1994;179(1):1-10.
61. Ewing DJ, Campbell IW, Clarke BF. The natural history of diabetic autonomic neuropathy. Q J Med. 1980;49(193):95-108.
62. Maser RE, Mitchell BD, Vinik AI, Freeman R. The association between cardiovascular autonomic neuropathy and mortality in individuals with diabetes: a meta-analysis. Diabetes Care. 2003;26(6):1895-901.
63. Orchard TJ, LLoyd CE, Maser RE, Kuller LH. Why does diabetic autonomic neuropathy predict IDDM mortality? An analysis from the Pittsburgh Epidemiology of Diabetes Complications Study. Diabetes Res Clin Pract. 1996;34 Suppl:S165-71.
64. Vinik AI, Maser RE, Mitchell BD, Freeman R. Diabetic autonomic neuropathy. Diabetes Care. 2003;26(5):1553-79.
65. Vinik AI, Ziegler D. Diabetic cardiovascular autonomic neuropathy. Circulation. 2007;115(3):387-97.
66. Ko SH, Song KH, Park SA, Kim SR, Cha BY, Son HY, et al. Cardiovascular autonomic dysfunction predicts acute ischaemic stroke in patients with Type 2 diabetes mellitus: a 7-year follow-up study. Diabet Med. 2008;25(10):1171-7.
67. Kitamura A, Hoshino T, Kon T, Ogawa R. Patients with diabetic neuropathy are at risk of a greater intraoperative reduction in core temperature. Anesthesiology. 2000;92(5):1311-8.
68. Burgos LG, Ebert TJ, Asiddao C, Turner LA, Pattison CZ, Wang-Cheng R, et al. Increased intraoperative cardiovascular morbidity in diabetics with autonomic neuropathy. Anesthesiology. 1989;70(4):591-7.
69. Thourani VH, Weintraub WS, Stein B, Gebhart SS, Craver JM, Jones EL, et al. Influence of diabetes mellitus on early and late outcome after coronary artery bypass grafting. Ann Thorac Surg. 1999;67(4):1045-52.
70. Reichard P, Nilsson BY, Rosenqvist U. The effect of long-term intensified insulin treatment on the development of microvascular complications of diabetes mellitus. N Engl J Med. 1993;329(5):304-9.
71. Braunfeld M. Anesthesia for liver transplantation. ASA Refr Courses Anesthesiol. 2001;29:1-10.
72. Bakris GL, Weir MR. Angiotensin-converting enzyme inhibitor-associated elevations in serum creatinine: is this a cause for concern? Arch Intern Med. 2000;160(5):685-93.
73. Tang AT, El-Gamel A, Keevil B, Yonan N, Deiraniya AK. The effect of 'renal-dose' dopamine on renal tubular function following cardiac surgery: assessed by measuring retinol binding protein (RBP).Eur J Cardiothorac Surg. 1999;15(5):717-21.
74. Nadal JL, Fernandez BG, Escobar IC, Black M, Rosenblatt WH. The palm print as a sensitive predictor of difficult laryngoscopy in diabetics. Acta Anaesthesiol Scand. 1998;42(2):199-203.
75. Esposito K, Nappo F, Marfella R, Giugliano G, Giugliano F, Ciotola M, et al. Inflammatory cytokine concentrations are acutely increased by hyperglycemia in humans: role of oxidative stress. Circulation. 2002;106(16):2067-72.
76. Kwon S, Thompson R, Dellinger P, Yanez D, Farrohki E, Flum D. Importance of perioperative glycemic control in general surgery: a report from the Surgical Care and Outcomes Assessment Program. Ann Surg. 2013;257(1):8-14.
77. Falciglia M, Freyberg RW, Almenoff PL, D'Alessio DA, Render ML. Hyperglycemia-related mortality in critically ill patients varies with admission diagnosis. Crit Care Med. 2009;37(12):3001-9.
78. Jackson MJ, PatvardhanC Wallace F, Martin A, Yusuff H, Briggs G, et al. Perioperative management of diabetes in elective patients: a regional-wide audit. Br J Anaesth. 2016;116(4):501-6.
79. Walid MS, Newman BF, Yelverton JC, Nutter JP, Ajjan M, Robinson JS Jr. Prevalence of previously unknown elevation of glycosylated hemoglobin in spine surgery patients and impact on length of stay and total cost. J Hosp Med. 2010;5(1):E10-4.
80. Kreutziger J, Schlaepfer J, Wenzel V, Constantinescu MA. The role of admission blood glucose in outcome prediction of surviving patients with multiple injuries. J Trauma. 2009;67(4):704-8.

81. Vilar-Compte D, Alvarez de Iturbe I, Martín-Onraet A, Pérez-Amador M, Sánchez-Hernández C, Volkow P. Hyperglycemia as a risk factor for surgical site infections in patients undergoing mastectomy. Am J Infect Control. 2008;36(3):192-8.
82. O'Sullivan CJ, Hynes N, Mahendran B, Andrews EJ, Avalos G, Tawfik S, et al. Haemoglobin A1c (HbA1C) in non-diabetic and diabetic vascular patients. Is HbA1C an independent risk factor and predictor of adverse outcome? Eur J Vasc Endovasc Surg. 2006;32(2):188-97.
83. Gustafsson UO, Thorell A, Soop M, Ljungqvist O, Nygren J. Haemoglobin A1c as a predictor of postoperative hyperglycaemia and complications after major colorectal surgery. Br J Surg. 2009;96(11):1358-64.
84. Halkos ME, Lattouf OM, Puskas JD, Kilgo P, Cooper WA, Morris CD, et al. Elevated preoperative hemoglobin A1c level is associated with reduced long-term survival after coronary artery bypass surgery. Ann Thorac Surg. 2008;86(5):1431-7.
85. Alserius T, Anderson RE, Hammar N, Nordqvist T, Ivert T. Elevated glycosylated haemoglobin (HbA1c) is a risk marker in coronary artery bypass surgery. Scand Cardiovasc J. 2008;42(6):392-8.
86. Shibuya N, Humphers JM, Fluhman BL, Jupiter DC. Factors associated with nonunion, delayed union, and malunion in foot and ankle surgery in diabetic patients.J Foot Ankle Surg. 2013;52(2):207-11.
87. Chuang SC, Lee KT, Chang WT, Wang SN, Kuo KK, Chen JS, et al. Risk factors for wound infection after cholecystectomy. J Formos Med Assoc. 2004;103(8):607-12.
88. Ambiru S, Kato A, Kimura F, Shimizu H, Yoshidome H, Otsuka M, et al. Poor postoperative blood glucose control increases surgical site infections after surgery for hepato-biliary-pancreatic cancer: a prospective study in a high-volume institute in Japan. J Hosp Infect. 2008;68(3):230-3.
89. American Diabetes Association. Approaches to glycemic treatment. Sec. 7. Diabetes Care. 2016;39(Suppl. 1):S52-S9.
90. Umpierrez GE, Hellman R, Korytkowski MT, Kosiborod M, Maynard GA, Montori VM, et al. Management of hyperglycemia in hospitalized patients in non-critical care setting: an endocrine society clinical practice guideline. J Clin Endocrinol Metab. 2012;97(1):16-38.
91. Umpierrez GE, Smiley D, Zisman A, Prieto LM, Palacio A, Ceron M, Puig A, Mejia R. Randomized study of basal-bolus insulin therapy in the inpatient management of patients with type 2 diabetes (RABBIT 2 trial). Diabetes Care. 2007;30(9):2181-6.
92. Umpierrez GE, Smiley D, Jacobs S, Peng L, Temponi A, Mulligan P, et al. Randomized study of basal-bolus insulin therapy in the inpatient management of patients with type 2 diabetes undergoing general surgery (RABBIT 2 surgery). Diabetes Care. 2011;34(2):256-61.
93. National Institute for Health and Care Excellence. Preoperative tests: the use of routine preoperative tests for elective surgery. NICE Guideline CG3. London: NICE; 2003.
94. Simpson AK, Levy N, Hall GM. Peri-operative i.v. fluids in diabetic patients--don't forget the salt. Anaesthesia. 2008;63(10):1043-5.
95. National Institute for Health and Care Excellence. Intravenous fluid therapy in adults in hospital. NICE guideline CG17. London: NICE;2013.
96. National Institute for Health and Clinical Excellence. Type 2 diabetes clinical guideline 87. London: NICE;2011.
97. Electronic Medicines Compendium. Metformin summary of product characteristics [Internet]. London: EMC; 2016 [capturado em 24 ago. 2017]. Disponível em: http://www.medicines.org.uk/emc/medicine/23244/SPC.
98. The Royal College of Radiologists. Standards for intravascular contrast agent administration to adult patients, 2nd ed. London: RCR; 2010.
99. Duncan AI, Koch CG, Xu M, et al. Recent metformin ingestion does not increase in-hospital morbidity or morrality after cardiac surgery. Anesth Analg 2007; 104: 42–50
100. Duncan AI, Koch CG, Xu M, Manlapaz M, Batdorf B, Pitas G, Starr N. Recent metformin ingestion does not increase in-hospital morbidity or mortality after cardiac surgery. Anesth Analg. 2007;104(1):42-50.
101. Schricker T, Lattermann R, Schrieiber M, Geisser W, Georgieff M, Radermacher P. The Hypergycaemic response to surgery: pathophysiology, clinical implications and modification by the anaesthetic technique. Clin Intensive Care 1998;9:11-28.
102. Thorell A, Nygren J, Ljungqvist O. Insulin resistance: a marker of surgical stress. Curr Opin Clin Nutr Metab Care 1999;2:69–78
103. Albacker T, Carvalho G, Schricker T, Lachapelle K. High-dose insulin therapy attenuates systemic inflammatory response in coronary artery bypass grafting patients. Ann Thorac Surg 2008;86:20–7
104. Rady MY, Johnson DJ, Patel BM, Larson JS, Helmers RA. Influence of individual characteristics on outcome of glycemic control in intensive care unit patients with or without diabetes melito. Mayo Clin Proc. 2005;80(12):1558-67.
105. Egi M, Bellomo R, Stachowski E, French CJ, Hart GK, Hegarty C, Bailey M. Blood glucose concentration and outcome of critical illness: the impact of diabetes. Crit Care Med. 2008;36(8):2249-55.
106. McGuinness OP. Defective glucose homeostasis during infection. Annu Rev Nutr. 2005;25:9-35.
107. Wallace TM, Matthews DR. The assessment of insulin resistance in man. Diabet Med. 2002;19(7):527-34.
108. Ljungqvist O, Nygren J, Thorell A. Insulin resistance and elective surgery. Surgery. 2000;128(5):757-60.
109. Biddinger SB, Kahn CR. From mice to men: insights into the insulin resistance syndromes. Annu Rev Physiol. 2006;68:123-58.
110. NICE-SUGAR Study Investigators, Finfer S, Chittock DR, Su SY, Blair D, Foster D,et al. Intensive versus convencional glucose control in critically ill patients. N Engl J Med. 2009;360(13):1283-97.
111. NICE-SUGAR Study Investigators. Glycated haemoglobin (HbA1c) test. London: NICE; 2016. p. 156-74.
112. Stryker LS, Abdel MP, Morrey ME, Morrow MM, Kor DJ, Morrey BF. Elevated postoperative blood glucose and preoperative hemoglobin A1C are associated with increased wound complications following total joint arthroplasty. J Bone Joint Surg Am. 2013;95(9):808-14.
113. Gustafsson UO, Thorell A, Soop M, Ljungqvist O, Nygren J. Haemoglobin A1c as a predictor of postoperative hyperglycaemia and complications after major colorectal surgery. Br J Surg. 2009;96(11):1358-64.
114. Moitra VK, Greenberg J, Arunajadai S, Sweitzer B. The relationship between glycosylated hemoglobin and perioperative glucose control in patients with diabetes. Can J Anaesth. 2010;57(4):322-9.
115. Kitabchi AE, Umpierrez GE, Miles JM, Fisher JN. Hyperglycemic crises in adult patients with diabetes. Diabetes Care. 2009;32(7):1335-43.
116. Kalichman MW, Calcutt NA. Local anesthetic-induced conduction block and nerve fiber injury in streptozotocin-diabetic rats. Anesthesiology. 1992;77(5):941-7.
117. Halter JB, Pflug AE. Effect of sympathetic blockade by spinal anesthesia on pancreatic islet function in man. Am J Physiol. 1980;239(2):E150-5.
118. Fragen RJ, Shanks CA, Molteni A, Avram MJ. Effects of etomidate on hormonal responses to surgical stress. Anesthesiology. 1984;61(6):652-6.
119. Forman SA. Clinical and molecular pharmacology of etomidate. Anesthesiology. 2011;114(3):695-707.
120. Lundy JB, Slane ML, Frizzi JD. Acute adrenal insufficiency after a single dose of etomidate. J Intensive Care Med. 2007;22(2):111-7.
121. Desborough JP, Hall GM, Hart GR, Burrin JM. Midazolam modifies pancreatic and anterior pituitary hormone secretion during upper abdominal surgery. Br J Anaesth. 1991;67(4):390-6.
122. Wickley PJ, Shiga T, Murray PA, Damron DS. Propofol modulates Na+-Ca2+ exchange activity via activation of protein kinase C in diabetic cardiomyocytes. Anesthesiology. 2007;106(2):302-11.
123. Desborough JP, Hall GM, Hart GR, Burrin JM. Midazolam modifies pancreatic and anterior pituitary hormone secretion during upper abdominal surgery. Br J Anaesth. 1991;67(4):390-6.
124. Hall GM, Lacoumenta S, Hart GR, Burrin JM. Site of action of fentanyl in inhibiting the pituitary-adrenal response to surgery in man. Br J Anaesth. 1990;65(2):251-3.
125. Desborough JP, Jones PM, Persaud SJ, Landon MJ, Howell SL. Isoflurane inhibits insulin secretion from isolated rat pancreatic islets of Langerhans. Br J Anaesth. 1993;71(6):873-6.
126. Lattermann R, Schricker T, Wachter U, Georgieff M, Goertz A. Understanding the mechanisms by which isoflurane modifies the hyperglycemic response to surgery. Anesth Analg. 2001;93(1):121-7.
127. Gautam A, Baluch A, Kaye AD, Frost EA. Modern strategies for the anesthetic management of the patient with diabetes. Middle East J Anaesthesiol. 2009;20(2):187-97.
128. Lyons FM, Bew S, Sheeran P, Hall GM.Effects of clonidine on the pituitary hormonal response to pelvic surgery. Br J Anaesth. 1997;78(2):134-7.
129. Draznin B, Gilden J, Golden SH, Inzucchi SE; PRIDE investigators, Baldwin D, et al. Pathways to quality inpatient management of hyperglycemia and diabetes: a call to action. Diabetes Care. 2013;36(7):1807-14.
130. Umpierrez GE1, Smiley D, Hermayer K, Khan A, Olson DE, Newton C, et al. Randomized study comparing a Basal-bolus with a basal plus correction insulin regimen for the hospital management of medical and surgical patients with type 2 diabetes: basal plus trial. Diabetes Care. 2013;36(8):2169-74.
131. Marks JB. Perioperative management of diabetes. Am Fam Physician. 2003;67(1):93-100.
132. Stockton L, Baird M, Cook CB, Osburne OC, Reid J, McGowan K, et al. Development and implementation of evidence-based guidelines for IV insulin: a statewide collaborative approach. Insulin. 2008;3(2):67-77.
133. Markovitz LJ, Wiechmann RJ, Harris N, Hayden V, Cooper J, Johnson G, et al. Description and evaluation of a glycemic management protocol for patients with diabetes undergoing heart surgery. Endocr Pract. 2002;8(1):10-8.
134. Goldberg PA, Siegel MD, Sherwin RS, Halickman JI, Lee M, Bailey VA, et al. Implementation of a safe and effective insulin infusion protocol in a medical intensive care unit. Diabetes Care. 2004;27(2):461-7.
135. Breithaupt T. Postoperative glycemic control in cardiac surgery patients. Proc (Bayl Univ Med Cent). 2010;23(1):79-82.


## Questões de Provas do TSA

**72.1 (TSA/2015)** Homem de 38 anos, 70 kg e 1,70 m, será submetido a colecistectomia devido a colecistite aguda. É hipertenso e diabético tipo 1. Apresenta temperatura de 38,2 °C, PA de 105x65 mmHg e FC 105 bpm. Leucometria é de $3.000 \cdot mm^{-3}$. Durante a cirurgia, mantém PA de 90x55 mmHg e FC de 110 bpm, e apresenta extrassístoles ventriculares frequentes. Ao final da cirurgia, exames laboratoriais revelam pH de 6,9; $PaCO_2$ de 24,6 mmHg; $PaO_2$ de 171 mmHg; $HCO_3^{-1}$ de 7,2 $mEq \cdot L^{-1}$ ; BE de –23,4 $mEq \cdot L^{-1}$ ; $Na^+$ de 122 $mEq \cdot L^{-1}$ ; $K^+$ de 7 $mEq \cdot L^{-1}$ ; $Cl^-$ de 100 $mEq \cdot L^{-1}$ ; glicemia de 645 $mg \cdot dL^{-1}$ e lactato arterial de 2,4 $mEq \cdot L^{-1}$. Na UTI, 3 horas após o final da cirurgia, apresenta parada cardiorrespiratória com atividade elétrica sem pulso. A causa mais provável que levou a esse desfecho é:

**A.** Hiponatremia.

**B.** Hiperlactatemia.

**C.** Isquemia miocárdica.

**D.** Cetoacidose diabética.

**72.2 (TSA/2016)** Adolescente de 16 anos, 65 kg e 1,58 m, com histórico de *diabetes mellitus* tipo 1 há 9 anos é encaminhada ao centro cirúrgico para apendicectomia. Após indução da anestesia e início da ventilação mecânica, a paciente evolui com hipotensão e taquicardia com extrassístoles supraventriculares frequentes. Gasometria arterial revela pH de 6,9; $PaCO_2$ de 24,6 mmHg; $PaO_2$ de 171 mmHg; $HCO_3^{-1}$ de 7,2 $mEq \cdot L^{-1}$; BE de –20,2. Exames laboratoriais adicionais revelam: sódio de 122 $mEq \cdot L^{-1}$, potássio de 7 $mEq \cdot L^{-1}$, cloro sérico de 100 $mEq \cdot L^{-1}$, glicemia de 645 $mg \cdot dL^{-1}$ e lactato arterial de 22 $mg \cdot dL^{-1}$ (2 $mmol \cdot L^{-1}$). É realizada expansão volêmica com soro fisiológico e administração venosa de bicarbonato de sódio e insulina. Ao término do procedimento, a paciente apresenta melhora dos parâmetros gasométricos, mas desperta com fraqueza muscular generalizada. Que alteração eletrolítica justifica esse sintoma na situação apresentada?

**A.** Hipocalemia.

**B.** Hipocalcemia.

**C.** Hipofosfatemia.

**D.** Hipomagnesemia.

**72.3 (TSA/2016)44)** Homem de 65 anos, 60 kg e 1,70 m, será submetido à prostatectomia radical. É tabagista 40 maços·ano, diabético e hipertenso em uso de metformina, losartana e hidroclorotiazida. Na visita pré-anestésica, o paciente relata tontura com frequentes episódios de lipotimia ao se levantar. Ao medir a pressão arterial com o paciente deitado e logo após se levantar, você nota uma redução de 20 mmHg na pressão sistólica e de 15 mmHg na diastólica. Qual é o mecanismo fisiopatológico desse achado?

**A.** Perda da elasticidade da rede arterial.

**B.** Superposição sistólica da onda de pulso na rede arterial.

**C.** Diminuição da resposta vasoconstritora arterial e venosa.

**D.** Diminuição da concentração plasmática de noradrenalina.

# 73. ANESTESIA NO IDOSO

Jorge Osório Flôres
Leonardo Krüger Flôres

A idade não é o parâmetro ideal para a caracterização de um paciente geriátrico, porém a Organização Mundial da Saúde aceitou a definição de paciente geriátrico como todo aquele que atinge os 65 anos.

A partir da terceira década de vida, que pode ser chamada a "década de ouro" da atividade física e mental, alterações lentas e progressivas vão ocorrendo em todos os sistemas responsáveis pela manutenção da homeostasia, dos quais alguns têm particular importância para a anestesiologia e são discutidos ao longo deste capítulo.

Todas as técnicas anestésicas são preconizadas no idoso, desde anestesia condutiva até anestesia venosa total. Não é prudente padronizar uma determinada técnica anestésica para o paciente geriátrico; é necessário levar em consideração a doença cirúrgica e suas repercussões sobre o estado de saúde do paciente, assim como outras doenças adquiridas. Além disso, algumas alterações fisiológicas e patológicas próprias do envelhecimento devem ser conhecidas (TAB. 73.1).

## Sistema nervoso central

A manutenção da função cognitiva normal depende de uma complexa interação entre os sistemas neurotransmissores, os fatores neurotróficos e a resposta imune aos processos degenerativos. O processo de envelhecimento não envolve apenas o déficit em um desses sistemas, mas um complexo de mudanças aparentemente insignificantes que, de modo lento e progressivo, alteram o ponto de equilíbrio entre eles.

É necessário distinguir a perda de memória do idoso, chamada de deterioração da memória associada à idade ou esquecimento benigno da idade, da demência senil. A primeira se caracteriza pela perda da memória recente ou de longa duração (muitos minutos até semanas – **secundária**), com manutenção da memória imediata ou de curta duração (alguns segundos até minutos – **primária**) e preservação da memória remota (**terciária**). Já na demência senil, as alterações da memória estão associadas à deterioração de outras funções cognitivas.

**TABELA 73.1** Mudanças de composição do corpo e funções durante o envelhecimento

| Função | % aos 75 anos em comparação com os 30 anos |
|---|---|
| Peso corporal | 88 |
| Conteúdo de água corporal | 82 |
| Fluxo sanguíneo renal | 50 |
| Filtração glomerular | 69 |
| Capacidade vital | 75 |
| Capacidade pulmonar total | 90 |
| Fluxo sanguíneo cerebral | 80 |
| Velocidade da condução nervosa | 90 |
| Corpúsculos receptores na pele | 36 |
| Retorno do pH sanguíneo após acidificação | 17 |

*Fonte: Holle.*[1]

## Sistema neurotransmissor

O glutamato é o principal neurotransmissor excitatório do sistema nervoso central. No processo de envelhecimento, ocorre progressiva perda neuronal com redução dos receptores desse neurotransmissor e aumento compensatório de sua liberação. A redução da transmissão excitatória pode interferir nos processos sensoriais cognitivos e de aprendizado. Também ocorre redução dos níveis do ácido $\gamma$-aminobutírico (GABA), principal neurotransmissor inibitório, não por perda neuronal, mas pela redução da capacidade de produção celular que atinge 70% aos 80 anos. Como mecanismo compensatório, diminuem os níveis de colecistocinina, que antagoniza os efeitos do GABA nos sítios de ligações benzodiazepínicas (receptor GABA-A). A administração de benzodiazepínicos e sua ligação aos sítios ansiolíticos propicia maior ligação do GABA nesses sítios e altera a relação GABA/glutamato, ampliando os efeitos depressivos dos ansiolíticos.

A manutenção de um novo ponto de equilíbrio entre a excitação do glutamato e a inibição do GABA é essencial para o funcionamento normal do sistema nervoso central. Esse novo ponto de equilíbrio pode se traduzir, na clínica anestésica, em redução da concentração alveolar mínima (CAM) dos anestésicos inalatórios (TAB. 73.2).

O declínio da capacidade cognitiva e da memória no idoso saudável é próprio do funcionamento inadequado do sistema colinérgico. Com o envelhecimento, ocorre redução da enzima colina acetiltransferase no córtex cerebral e também nos neurônios colinérgicos do hipocampo, que são particularmente importantes nas funções de memória e aprendizado.

**TABELA 73.2** Alterações da concentração alveolar mínima (CAM-vol %) com a idade

| | Adulto jovem | 70 anos |
|---|---|---|
| Halotano | 0,76 | 0,64 |
| Enflurano | 1,76 | 1,55 |
| Isoflurano | 1,15 | 1,05 |
| Sevoflurano | 1,71 | 1,48 |
| Desflurano | 7,25 | 5,17 |

*Fonte: Gold e colaboradores.*[2]

É bem conhecida a deterioração da capacidade cognitiva do idoso após administração de escopolamina,[3-5] a chamada demência da escopolamina, própria da ação seletiva sobre as sinapses colinérgicas e que pode ser revertida pelo uso de anticolinesterásicos,[6] como a fisostigmina.

## Fatores neurotróficos

Os fatores neurotróficos constituem uma classe especial de proteínas endógenas que promovem a sobrevivência, a divisão e o crescimento dos neurônios, e regulam sua diferenciação e plasticidade morfológica. Eles podem modular os neutransmissores e regular a atividade sináptica.

Os fatores neurotróficos são a base para a reparação das lesões e para a recuperação da neurodegeneração do sistema nervoso central. O fator de crescimento do nervo (NGF, do inglês *nerve growth factor*) foi o primeiro fator neurotrófico a ser caracterizado. Com o envelhecimento, pode ocorrer redução dos receptores do NGF, cuja principal função envolve ações tróficas, evitando a morte dos neurônios colinérgicos localizados no hipocampo.

A interleucina 1 (IL-1) é outro fator trófico para os neurônios e células da glia. No sistema nervoso central, é produzida pelos astrócitos e pela micróglia, os macrófagos desse sistema. Sua liberação pelas células da glia, na resposta imune, funciona como retroalimentação positiva na proliferação de astrócitos. Sua redução poderia ser o mecanismo de gatilho na neurodegeneração induzida por lesões ou nas doenças neurodegenerativas.

## Resposta imune

A progressiva perda neuronal faz parte do processo de envelhecimento cerebral. A degeneração dos neurônios é o provável início do processo inflamatório, que pode ser exarcebado. Existe uma inter-relação entre os fatores neurotróficos e a resposta imune. Assim, os elementos do sistema imune por meio da IL-1 podem modular o sistema neurotransmissor.

## Demência senil

O neurotransmissor é a chave para o funcionamento normal do cérebro e é regulado por um sistema neurotransmissor, pela resposta imune e pelos fatores neurotróficos, que atingem um novo ponto de equilíbrio no paciente geriátrico. Não foram determinados quais os limites entre esse estado e o de pré-demência senil e quais fatores, no transoperatório, poderiam modificar, de maneira transitória ou definitiva, a atividade cognitiva ou encurtar a cronologia dos achados fisiopatológicos da demência senil.

Alterações cognitivas transitórias são produzidas pelos benzodiazepínicos, analgésicos opioides, anticolinérgicos e pela hipóxia ou isquemia do sistema nervoso central – essas duas últimas pelo fato de reduzirem a produção de acetilcolina pelos neurônios colinérgicos. Estudos epidemiológicos demonstram que 5% dos indivíduos com mais de 65 anos sofrem de deterioração cognitiva. Essa incidência aumenta para 20% aos 80 anos, ocorrendo um aumento de 1% ao ano após os 65 anos. A causa mais frequente é a doença do tipo Alzheimer (50%), seguida pela demência por multi-infarto (15%).

A doença de Alzheimer é crônica, com um longo período pré-clínico, caracterizada por deterioração progressiva da memória e de outras funções cognitivas, dominando a abstração do pensamento, julgamento, linguagem ou habilidades visuoespaciais, podendo provocar agnosia, apraxia e afasia. Sua incidência aumenta após os 60 anos em uma taxa que duplica a cada cinco anos, pelo menos até os 85 anos.

Por maiores que sejam os cuidados para preservar o sistema nervoso central no transoperatório, não se pode mudar a evolução epidemiológica. Pode-se, sim, evitar a precipitação da cronologia normal de uma demência senil do tipo multi-infarto por hipotensão e redução da intensidade e duração da hipoperfusão cerebral no transoperatório, a causa evitável mais provável da disfunção cognitiva permanente no período pós-operatório. São fatores de risco a insuficiência vertebrobasilar e a estenose grave da carótida interna (70-99%) ou semioclusão/oclusão (> 99%).

## Demência nas doenças cerebrovasculares

A demência vascular (DV) é causada pela destruição de uma região cerebral específica por doença das artérias cerebrais, com um espectro de déficit cognitivo circunscrito (afasia, apraxia e agnosia) até demência.

A DV é mais comumente associada à demência por múltiplos infartos, relacionada com doença de grandes vasos, mas também inclui as lesões focais únicas em locais estratégicos (tálamo, giro angular, núcleo caudado). Inclui ainda microangiopatia, doença de pequenos vasos (em geral, resultado de hipertensão arterial sistêmica [HAS] e diabetes melito [DM]), associada à isquemia da substância branca e infartos lacunares.

Os fatores de risco da DV são os mesmos relacionados com a aterogênese: idade, HAS, DM, dislipidemia, tabagismo, obesidade, sedentarismo e história familiar.

A doença cerebrovascular é definida pela presença de sinais focais ao exame neurológico, como hemiparesia, hipotonia facial, sinal de Babinski, déficit sensorial, hemianopsia e disartria (com ou sem história de acidente vascular encefálico [AVE]), com evidência de doença cerebrovascular relevante em exame de imagem (tomografia computadorizada [TC] ou ressonância magnética [RM]), incluindo infartos múltiplos de grandes vasos ou infarto único estrategicamente localizado (giro angular, tálamo, prosencéfalo basal ou nos territórios da artéria cerebral anterior e posterior), assim como múltiplas lacunas em gânglios da base e substância branca ou lesões extensas em substância branca periventricular, ou uma combinação de ambas.[7] Áreas estratégicas incluem os circuitos da memória (hipocampo, núcleo mamilar e tálamo) com expressão cognitiva ou cognitiva.

A DV ocupa o segundo lugar entre todos os quadros demenciais na faixa senil, e o infarto cerebral silencioso documentado pela RM duplica o risco de demência no idoso. O AVE isquêmico ocorre por oclusão de um vaso de grande calibre resultando em infarto agudo (íctus súbito) corticossubcortical de extensão variável. Pode originar comprometimento neurológico focal e transtorno cognitivo e comportamental.

**Doença vascular por infartos múltiplos.** As lesões são corticais ou subcorticais e podem originar comprometimento neurológico circunscrito, mas também transtornos cognitivos e de comportamento, dependendo das áreas atingidas.[8-10] Os fatores de risco na demência por multi-infarto são os mesmos da aterogênese. Alterações no campo visual ou redução da acuidade visual na demência por multi-infarto podem estar associadas a alucinações visuais. Dependendo do nível e da duração da isquemia, a DV pode ser reversível.

**Doença vascular por infartos em territórios limítrofes.** As áreas corticais perfundidas por artérias terminais (distais), acometidas por aterosclerose, na presença de hipotensão arterial (hipoperfusão), determinam lesões isquêmicas no córtex cerebral entre os territórios irrigados pelas artérias cerebrais anteriores e médias (ACA-ACM) e artérias cerebrais médias e posteriores (ACM-ACP). Lesões isquêmicas também podem ser encontradas em regiões subcorticais, no nível dos núcleos da base e na substância branca.[8,11,12] Na aterosclerose de grandes artérias, imagens isquêmicas à TC ou RM no território de fronteira vascular, como os territórios da ACM e ACP, são sugestivas de sofrimento vascular hemodinâmico.

**Doença vascular por infarto em área estratégica.** São infartos pequenos localizados estrategicamente em áreas corticais (hipocampo, giro angular, córtex pré-frontal, entre outras) ou estruturas subcorticais (prosencéfalo basal, tálamo). Os aspectos clínicos podem variar de acordo com a localização dessas lesões corticais ou subcorticais. Podem ocorrer comprometimento da memória e disfunção executiva, além de transtornos de comportamento.[8,13,14]

**Doença vascular por isquemia subcortical.** A demência vascular isquêmica subcortical tem, como causa principal, a doença de pequenos vasos (microangiopatia), causada por envelhecimento, HAS, DM, angiopatia amiloide cerebral em estruturas subcorticais, levando à formação de infartos lacunares e lesões isquêmicas da substância branca, de extensão variável.[15] O início é geralmente lento e insidioso, e as relações temporais entre as manifestações clínicas e as de neuroimagem não costumam ser nítidas.

## Disfunções cognitivas

No transoperatório, fatores comuns à anestesia geral e à regional alteram o equilíbrio que mantém a plasticidade da sinapse, resultando nas disfunções cognitivas do período pós-operatório, que podem ser transitórias ou definitivas. As disfunções cognitivas transitórias podem ser imediatas ou tardias.

### Disfunção cognitiva imediata

É também chamada de estado confusional agudo ou *delirium* agudo pós-operatório. O paciente costuma apresentar déficit de atenção seguido de desorientação, alterações da percepção e da memória com flutuações na habilidade cognitiva e no estado de consciência. O déficit de percepção resulta em alucinações que podem ser visuais ou auditivas (*delirium*). O paciente com *delirium* fica desorientado e incoerente, em estado confusional e com alterações principalmente nos testes de atenção.

Esse estado inicia-se no primeiro ou segundo dia pós-operatório e pode durar uma semana. A incidência de *delirium* pós-operatório é de 15,7%, independentemente do tipo de anestesia.[4] Ocorrem três tipos de delírios: alucinação, confusão e alucinação-confusão.

A maior incidência de *delirium* no período pós-operatório de cirurgias traumatológicas e cardíacas é devida, respectivamente, à microembolização gordurosa e à alteração produzida pela circulação extracorpórea, com edema cerebral e redução do triptofano disponível, precursor da serotonina.

### Disfunção cognitiva tardia

É caracterizada pela deterioração significativa da função cognitiva, com início no pós-operatório tardio e duração de até seis meses, com alterações principalmente nos testes de memória. Sua incidência é de 5%, e parece não existir associação entre o *delirium* agudo e a disfunção cognitiva tardia.

### Disfunção cognitiva permanente

É caracterizada pela deterioração permanente da função cognitiva. Os pacientes idosos têm aumento do risco de dano cerebral por isquemia cerebral focal, regional ou global secundária à hipotensão. A incidência dessa disfunção no pós-operatório é de 2%, muito próxima da incidência epidemiológica própria do processo de envelhecimento.

O *delirium* agudo está associado a um aumento da incidência da disfunção cognitiva permanente e pode ser um sinal de aumento da vulnerabilidade cerebral para o dano permanente.

A disfunção cognitiva permanente pode ter como doença de base múltiplos infartos (grandes vasos) e infartos lacunares (pequenos vasos) ocasionados pela própria doença cerebrovascular. A perfusão cerebral pode ser significativamente afetada pelo manejo anestésico, incluindo alterações na pressão arterial, débito cardíaco, hipocapnia e hipoxemia (saturação da hemoglobina periférica pelo oxigênio – $SpO_2 < 90\%$).

## Isquemia cerebral hemodinâmica

O fluxo sanguíneo cerebral (FSC) está diretamente relacionado à pressão de perfusão cerebral (PPC) e é inversamente proporcional à resistência cerebrovascular. A PPC depende da pressão arterial média (PAM) e é estímulo primário para alterações de autorregulação do FSC.

A autorregulação cerebral (vasorreatividade) mantém o FSC normal entre uma PAM de 60 e 140 mmHg, sendo mecanismo protetor cerebral mediante as variações da PPC.

O processo aterosclerótico, próprio do envelhecimento, pode produzir doença tanto no sistema carotídeo como no vertebrobasilar, comprometendo assim a capacidade de autorregulação do FSC. Há um risco aumentado de AVE isquêmico hemodinâmico.[16-20] O idoso aos 75 anos tem uma redução do FSC de 20% quando comparado a grupo-controle com 30 anos.

Existem tentativas de quantificar a vasorreatividade cerebral e as alterações da reserva funcional da autorregulação do FSC por meio das alterações da velocidade do fluxo (Vm) sanguíneo na ACM, medidas pela Dopplervelocimetria antes e depois do uso de vasodilatador ou inalação de concentrações fixas de dióxido de carbono ($CO_2$) e hiperventilação, correlacionando os valores da Vm aos sintomas de isquemia cerebral e ao grau de estenose da carótida,[16,21,22] identificando pacientes com maior risco de hipoperfusão cerebral (se houver hipotensão no transoperatório). O teste da reatividade vasomotora pode ser utilizado para avaliar o grau de comprometimento hemodinâmico cerebral quando houver estenose importante ou oclusão da artéria carótida interna e suprimento colateral insuficiente. O uso de ultrassonografia transcraniana por Doppler tem sido recomendado na avaliação da reatividade vasomotora cerebral.[23]

Em todos os pacientes sintomáticos, foi encontrado algum grau de comprometimento da vasorreatividade. A partir de uma pressão parcial arterial de dióxido de carbono ($PaCO_2$) de 40 mmHg, uma variação de 1 mmHg na $PaCO_2$, para mais ou para menos, acompanha-se de uma variação proporcional de 1 a 3% no FSC.

No idoso "sintomático", é importante a realização de Doppler-duplex, ipsolateral e contralateral ao déficit sensitivo ou motor focal, na identificação de estenose grave da carótida interna, como fator de risco independente para AVE isquêmico hemodinâmico.[23] Existem estimativas de que 53% dos AVEs isquêmicos sejam hemodinâmicos. Causas de isquemia cerebral hemodinâmica devido à redução da PPC no perioperatório incluem isquemia do miocárdio, arritmias cardíacas e estenose grave ou oclusão da artéria carótida interna combinadas com hipotensão.[24] Os distúrbios hemodinâmicos são causa primária de AVE isquêmico.[16,25,26]

Os sintomas de isquemia cerebral e déficit neurológico focal incluem paresia, paralisia, parestesia, hipoestesia, disestesia, disartria, afasia, amaurose fugaz, hemianopsia e ataxia. O ataque isquêmico transitório (AIT), quadro agudo com perda de função focal encefálica ou retiniana com duração menor que 24 horas, é preditivo de AVE isquêmico definitivo. O AIT precede em 25 a 30% um AVE definitivo.

### Avaliação hemodinâmica da reserva funcional cerebral pela reatividade cerebrovascular (autorregulação do fluxo sanguíneo cerebral)

A avaliação da reserva funcional cerebral (RFC) pode ser útil em identificar subgrupos (sintomáticos) com aumento de risco de AVE de origem hemodinâmica.

A ultrassonografia transcraniana, através da janela acústica temporal (escama do temporal), com teste de acetazolamida, um inibidor da anidrase carbônica que aumenta a $PaCO_2$, ou mediante inalação sob máscara de concentração fixa de $CO_2$ (hipercapnia), seguida de hiperventilação (hipocapnia), é de grande auxílio para avaliar a RFC, considerando-se que a redução da vasorreatividade das artérias cerebrais médias, ipsolateral e contralateral à artéria carótida estenosada, possa ser preditiva do risco de AVE isquêmico hemodinâmico.

A interpretação é feita pelas alterações do fluxo sanguíneo na ACM por mudanças na concentração da $PaCO_2$: se o aumento da $PaCO_2$ de 1% produzir aumento na velocidade do fluxo sanguíneo na artéria cerebral média inferior a 10%, significa que a reatividade cerebrovascular (RCV) está diminuída. Se a redução da $PaCO_2$ de 1% produzir redução na velocidade do fluxo sanguíneo na artéria cerebral média menor que 10%, significa que a RCV está exaurida.[27]

A deterioração[28,29] ou exaustão da RCV, ipsolateral à estenose ou oclusão da ACM, foi associada a um aumento significativo do risco de AVE isquêmico.[28] A autorregulação pode ser parcial ou totalmente perdida após um evento vascular (AIT ou AVE).

É importante complementar as informações com o Doppler-duplex das artérias carótidas internas extracranianas na identificação da estenose grave nos pacientes sintomáticos. A estenose grave da carótida interna ou a oclusão, por si sós, são consideradas fator de risco para AVE isquêmico hemodinâmico.[30]

## Sistema cardiovascular

### Alterações fisiológicas

O desempenho cardiovascular, em um dado momento, é determinado pela interação entre frequência cardíaca (FC), contratilidade ventricular (inotropismo), função sistólica ventricular, função diastólica ventricular, pré-carga, pós-carga e perfusão coronariana. É importante reconhecer que o processo de envelhecimento produz mudanças em cada uma dessas variáveis, e são elas que determinam o equilíbrio hemodinâmico em repouso ou frente ao estresse cirúrgico (TAB. 73.3).

**TABELA 73.3** Mudanças no fluxo sanguíneo

| | Média aos 50 anos | Mudança na média (% por ano) com desvio padrão |
|---|---|---|
| Débito cardíaco ($L \cdot min^{-1}$) | 5,01 | $-1,01 \pm 0,13$ |
| Índice cardíaco ($L \cdot min \cdot m^{-2}$) | 2,91 | $-0,79 \pm 0,13$ |
| Resistência periférica ($mmHg \cdot min^{-1} \cdot mL^{-1}$) | 18 | $1,11 \pm 0,14$ |

*Fonte: Landowne e Hantey.*[31]

Com o avanço da idade, há diminuição das fibras musculares do miocárdio, atrofia das mitocôndrias, redução da liberação de catecolaminas, manutenção da quantidade de receptores β, mas possível redução da sua sensibilidade, resultando em diminuição da função sistólica ventricular e menor resposta cronotrópica às catecolaminas.[32] Além disso, há diminuição da ATPase, o que dificulta a recaptação do cálcio para o retículo sarcoplasmático e torna lento o relaxamento protodiastólico (atingindo 87% dos pacientes aos 70 anos), bem como crescimento do tecido colagenoso e da fibrose miocárdica (parietal), que aumenta a rigidez das paredes cardíacas e diminui sua complacência (telediastólica).[32] Além disso, ocorrem hipertrofia ventricular e isquemia, as quais também alteram a função diastólica e o enchimento ventricular.

As alterações hemodinâmicas relacionadas ao processo de envelhecimento que impõem mudanças no desempenho cardiovascular são a redução da resposta cardíaca ao estímulo β-adrenérgico e o aumento da resistência vascular sistêmica (pós-carga), elevando a impedância à ejeção do ventrículo esquerdo,[32] ambas produzindo alteração da função sistólica com redução do débito cardíaco.[33] Já a alteração da função diastólica é caracterizada pela redução da velocidade do relaxamento diastólico inicial (protodiastólico) em aproximadamente 40%, o que prejudica a fase de enchimento rápido ou de sucção diastólica, seguida por alterações da complacência ventricular telediastólica, o que, por sua vez, prejudica a função diastólica de enchimento lento. Todas essas alterações associam-se a uma redução do controle autonômico da FC. A insuficiência cardíaca diastólica, que se caracteriza por uma fração de ejeção normal, passou a ser uma entidade clínica no idoso, com uma incidência de 30%, estando associada à insuficiência cardíaca congestiva em 40% dos casos.[34] Uma fração de ejeção do ventrículo esquerdo menor que 45% pode indicar uma predominância de insuficiência cardíaca sistólica, mas uma fração de ejeção igual ou maior que 45% pode revelar uma predominância de insuficiência cardíaca diastólica.

A redução da perfusão coronariana pode causar isquemia transitória, aumentando a dificuldade de relaxamento segmentar e enchimento do ventrículo (alteração da função diastólica). Também acarreta redução da contratilidade miocárdica prejudicando a função sistólica.

Essas alterações cardiovasculares que acompanham o processo de envelhecimento resultam em diminuição do volume sistólico e da FC, sendo responsáveis pela progressiva redução do débito cardíaco,[32,35] em uma velocidade de 1% ao ano a partir dos 50 anos. O primeiro mecanismo cardíaco compensatório é o aumento do volume diastólico final, que, associado à redução do relaxamento e da complacência ventricular, torna o idoso menos capaz de tolerar sobrecarga de volume pela reposição hídrica durante o estresse cirúrgico e o predispõe à insuficiência cardíaca congestiva.

Com a diminuição do relaxamento protodiastólico (fase de enchimento ventricular rápida), mais de 30% do enchimento ventricular fica na dependência da contração atrial (enchimento ativo/fase lenta). Se a dependência for maior que 40%, a ocorrência de fibrilação atrial produz intolerância hemodinâmica, e o retorno ao ritmo sinusal torna-se imperativo. Da mesma forma, a taquicardia pode reduzir o enchimento protodiastólico e precipitar insuficiência cardíaca. Portanto, efeitos adversos durante a anestesia seriam a ocorrência de fibrilação atrial, taquicardia e hipovolemia, pois a disfunção diastólica torna o enchimento ventricular dependente da curva pressão-volume telediastólica. Na hipovolemia prolongada, ocorre alteração da função diastólica pela redução da complacência do ventrículo esquerdo; em contrapartida, a reposição volêmica (pré-carga) deverá ser controlada pela pressão venosa central ou pressão de oclusão capilar pulmonar (cateter de Swan-Ganz), devido à possibilidade de instalação de insuficiência cardíaca diastólica. Recomenda-se evitar nos pacientes geriátricos a associação de halotano e brometo de pancurônio, devido à alta incidência de ritmo nodal, podendo produzir intolerância hemodinâmica, sobretudo em pacientes com hipertrofia ventricular esquerda importante.

Os halogenados reduzem a fração de ejeção[34,36,37] por inibição da ATPase e principalmente por bloqueio dos canais de cálcio voltagem-dependentes, diminuindo o influxo intracelular de cálcio (efeito inotrópico negativo dose-dependente), prejudicando a função sistólica.[38,39] Associa-se a isso uma alteração da função diastólica por diminuição da complacência[40] e da velocidade de relaxamento protodiastólico, devida à redução da recaptação do cálcio pelo retículo sarcoplasmático. Os antagonistas do cálcio pioram as alterações da função diastólica produzidas pelos halogenados. A FC do idoso submetido a bloqueio farmacológico está reduzida.[32,33] Isso demonstra diminuição intrínseca das despolarizações do nó sinusal com maior tendência à bradicardia quando em uso de bloqueador β-adrenérgico.

A redução da sensibilidade dos barorreceptores e da velocidade e intensidade dos reflexos mediados pelo centro vasomotor e a consequente redução da intensidade da taquicardia reflexa e da vasoconstrição reflexa – mecanismos compensatórios da hipotensão arterial – deixam o idoso mais sensível à hipovolemia, à ação dos diuréticos e às alterações posturais no perioperatório.[32] As alterações citadas tornam o paciente geriátrico hemodinamicamente instável diante da anestesia, visto que todos os anestésicos são depressores do miocárdio e do centro vasomotor (com exceção da cetamina).

Três princípios distintos permitem melhorar a função diastólica: a aceleração do relaxamento, a melhoria da complacência pela remodelagem da massa ventricular e o aumento do fluxo coronariano. Os bloqueadores dos canais de cálcio, os β-bloqueadores e os inibidores da enzima conversora da angiostensina são fármacos que melhoram a função diastólica ventricular. Os diuréticos são a primeira escolha na congestão pulmonar da insuficiência cardíaca diastólica. Nos casos de insuficiência diastólica pura (fração de ejeção normal), os agentes inotrópicos positivos não são recomendados, por aumentarem a obliteração ventricular telessistólica.

A complicação transoperatória mais frequente nos idosos é a instabilidade da pressão arterial, que ocorre em 34,8% dos pacientes sob anestesia geral, em contraste com os 15,8% dos pacientes com raquianestesia, sendo que 30% das mortes transoperatórias são atribuídas a causas cardíacas. No período pós-operatório imediato, a instabilidade da pressão arterial diminui para 22,2% nos pacientes que recebem anestesia geral e aumenta para 21,2% naqueles que recebem anestesia subaracnóidea.

Um cuidado especial deve ser tomado com as mudanças de posição do paciente geriátrico anestesiado, pois os mecanismos compensatórios estabilizadores encontram-se mais afetados. Esses cuidados se estendem até o pós-operatório imediato, quando a ação residual dos fármacos ainda se faz presente.

## Alterações patológicas

Com o avançar da idade, aumentam a incidência e a intensidade das doenças cardiovasculares como cardiopatia isquêmica e insuficiência cardíaca congestiva.[41]

As estatísticas mostram que cerca de 35% das causas de morte em idosos são de origem cardíaca e, destas, aproximadamente 85% são de origem isquêmica. Esses dados estão de acordo com os achados hemodinâmicos de redução do fluxo coronariano com o avanço da idade, não pela redução da pressão média da aorta, mas pela redução do calibre das coronárias por aterosclerose (TABS. 73.4 e 73.5).

A cardiopatia isquêmica é uma causa importante de mortalidade do paciente cirúrgico e é a causa mais comum de

**TABELA 73.4** Números e proporções de mortes após os 65 anos por doença cardíaca

| | Homens | | | Mulheres | | |
|---|---|---|---|---|---|---|
| **Idade** | **Total de mortes** | **Por doença cardíaca** | **%** | **Total de mortes** | **Por doença cardíaca** | **%** |
| 65 a 74 | 10.574 | 4.101 | 38,1 | 8.037 | 2.831 | 35,2 |
| 74 a 84 | 7.505 | 2.689 | 35,8 | 10.440 | 3.681 | 35,3 |
| +85 | 2.699 | 952 | 35,3 | 6.034 | 2.146 | 35,6 |
| Total | 20.961 | 7.742 | 36,9 | 24.511 | 8.658 | 35,3 |

*Fonte: Annual report of the Registrar General for Scotland.*[42]

**TABELA 73.5** Mortes por doenças cardíacas acima dos 65 anos

| Idade | Total de doenças | Total de mortes por doenças cardíacas | Discriminação de percentual de morte por doença | | | | | | | |
|---|---|---|---|---|---|---|---|---|---|---|
| | | | Cardiopatia isquêmica | | Cardiopatia hipertensiva | | Cardiopatia reumática | | Outras | |
| | Homens | Mulheres | Homens | Mulheres | Homens | Mulheres | Homens | Mulheres | Homens | Mulheres |
| 65 a 74 | 4.101 | 2.831 | 90,6 | 84,4 | 2,6 | 3,9 | 1,6 | 3,0 | 5,4 | 8,7 |
| 74 a 84 | 2.689 | 3.681 | 86,4 | 81,1 | 3,3 | 5,5 | 0,8 | 1,6 | 9,2 | 11,8 |
| ≥ 85 | 952 | 2.145 | 78,8 | 75,6 | 3,2 | 4,3 | 0,4 | 0,9 | 17,6 | 19,2 |

*Fonte: Annual report of the Registrar General for Scotland.*[42]

falência cardíaca no idoso, pois a função miocárdica é a primeira a se deteriorar em face de hipóxia moderada. A isquemia rapidamente retarda a recaptação do cálcio pelo retículo sarcoplasmático, o que reduz a velocidade da inativação das proteínas contráteis, diminuindo a velocidade do relaxamento protodiastólico e reduzindo a fase de enchimento rápido.[34] A isquemia é o mais potente determinante da redução da complacência diastólica. Essas perturbações persistem após reperfusão miocárdica, e as alterações da função diastólica são a causa da insuficiência cardíaca congestiva pós-infarto do miocárdio. Na isquemia crônica, nas áreas afetadas, há aumento da rigidez telediastólica, reduzindo a complacência. A alteração do enchimento ventricular é uma constante na cardiopatia isquêmica, mas, com o aparecimento de uma descoordenação contração-relaxamento, também ocorre disfunção sistólica e insuficiência cardíaca. O aumento da pressão de oclusão do capilar pulmonar reflete uma diminuição da função sistólica e uma redução da fração de ejeção.

Uma redução da complacência ventricular (telediastólica) é encontrada na miocardiopatia dilatada da insuficiência cardíaca congestiva e da insuficiência mitral, que no idoso pode ser causada pela isquemia do músculo papilar. Essa mesma disfunção telediastólica está presente na miocardiopatia hipertrófica causada pela insuficiência aórtica ou hipertensão arterial crônica. Na miocardiopatia hipertrófica, a redução da complacência telediastólica é precedida por alterações precoces protodiastólicas (lentificação do relaxamento). O curso normal das alterações da função telediastólica (redução da complacência) é a progressão para uma disfunção diástole-sistólica.[34]

Compete ao anestesiologista evitar hipotensão arterial em qualquer momento da anestesia, mantendo adequada pressão diastólica na aorta e, consequentemente, boa perfusão coronariana. Cabe a ele também estar atento à dosagem dos fármacos cronotrópicos positivos e vagolíticos, pois a taquicardia é inadequada no manejo da disfunção diastólica, além de provocar aumento do consumo de oxigênio pelo miocárdio. É de alto risco a fibrilação atrial crônica com alta frequência ventricular, já que, diante de um ventrículo com disfunção do relaxamento inicial, a fase protodiastólica de enchimento rápido fica reduzida (risco de insuficiência cardíaca congestiva) e a fase de enchimento lento telediastólico, que depende da contração atrial, é prejudicada. A reposição volêmica com controle da pressão venosa central evita aumentos desnecessários da pré-carga em ventrículo com alterações de relaxamento e da complacência, ao mesmo tempo em que previne a redução da pré-carga, pois a disfunção diastólica também produz uma intolerância à hipovolemia.

A utilização de agonistas β-adrenérgicos não é recomendada na disfunção diastólica pura por dois motivos: aparecimento de taquicardia e aparente obliteração da cavidade ventricular na telediástole, que dificultam o enchimento ventricular.

As alterações fisiológicas e patológicas diminuem a reserva cardíaca. Essa redução é demonstrada pela alteração de três índices. O primeiro é a diferença arteriovenosa de oxigênio do miocárdio, que aumenta proporcionalmente com a idade.[33] O segundo é a frequência cardíaca atingida no teste ergométrico,[43] que é limitada por fatores como aparecimento de arritmias ventriculares complexas, bloqueio atrioventricular de segundo e terceiro grau, queda da FC que ocorre com a progressão do esforço ou o aparecimento de sintomas/sinais de isquemia miocárdica. A frequência cardíaca atingida é componente do cálculo do índice cronotrópico.[44] A FC atingida menos a FC de repouso é considerada FC de reserva.

$$\text{Índice cronotrópico} = \frac{\text{FC atingida} - \text{FC de repouso}}{\text{FC máxima (220 - idade)} - \text{FC de repouso}} \times 100$$

O terceiro índice é a resposta cardíaca ao estímulo hipercápnico. No jovem, a FC se eleva com o aumento da $PaCO_2$. No idoso, com o mesmo estímulo, a FC pode diminuir em 1%.

Como consequência, durante a sedação do paciente, a hipoventilação com hipóxia facilmente esgota a função miocárdica e, no caso de hipoventilação com altas concentrações de oxigênio, como ocorre na anestesia geral com respiração espontânea, não se tem a resposta clássica do jovem à hipercapnia. Ocorre somente o aumento da irritabilidade do miocárdio pelo aumento de catecolaminas circulantes e pela elevação da $PaCO_2$. De qualquer forma, diante da acidose respiratória, a resposta do miocárdio às catecolaminas endógenas é reduzida, o que potencializa o efeito depressor dos anestésicos.

Pela maior facilidade de atingir o limiar de isquemia miocárdica, é necessário mais cuidado na utilização dos agonistas β-adrenérgicos, embora a sensibilidade a eles esteja reduzida, enquanto a sensibilidade aos β-bloqueadores está aumentada. Durante seu uso, é extremamente recomendável a monitorização eletrocardioscópica em derivação precordial ($V_5$). A incidência de isquemia miocárdica no período pós-operatório e a mortalidade por eventos cardíacos nos coronariopatas é significativamente maior quando o hematócrito é menor que 29%. Nos pacientes sem doença cardiovascular, a hemodiluição com hemoglobina de 9 $g{\cdot}dL^{-1}$ não está associada à isquemia do miocárdio ou a edema pulmonar. O idoso com infarto agudo do miocárdio tem subsequente risco de complicação cardíaca por dois anos. A capacidade de suportar exercício em bicicleta ergométrica por 2 minutos ou mais tem maior especificidade e sensibilidade para prever complicações cardíacas do que os critérios de Goldman para índice de risco cardíaco. Para aqueles com incapacidade para o exercício, recomendam-se cintilografia cardíaca com tálio ou ecocardiografia transtorácica sob estresse com dobutamina.

No paciente geriátrico com redução da reserva cardíaca (diferença arteriovenosa de oxigênio aumentada), são deletérios os planos superficiais de anestesia com consequente taquicardia, hipertensão arterial, aumento do trabalho cardíaco e do consumo de oxigênio pelo miocárdico, bem como a hipotermia, que aumenta o risco de complicações cardíacas. Alterações de 3 °C abaixo da temperatura corporal normal estão associadas com aumento da incidência de isquemia miocárdica e taquicardia ventricular no pós-operatório. Após bloqueio peridural, uma redução de 20% da pressão sistólica é acompanhada de aumento da fração de ejeção e melhora da motilidade da parede ventricular esquerda.

No idoso, são comuns lesões valvares cardíacas, das quais a mais frequente é a insuficiência aórtica. Esta é produzida pela dilatação progressiva que sofre a aorta ascendente e também o anel valvar aórtico, tornando as cúspides insuficientes e causando hipertrofia ventricular esquerda com alterações da função diastólica. A perfusão coronariana ocorre durante a diástole ventricular, sendo dependente da pressão diastólica da aorta. Esta não é mantida em níveis normais pela presença de refluxo ventricular no período diastólico. No paciente geriátrico com essa condição, é mais importante evitar a hipotensão arterial na indução e manutenção da anestesia.

A HAS idiopática associada à progressiva perda da complacência e ao aumento da resistência vascular sistêmica, por aterosclerose, tem como consequência a miocardiopatia hipertrófica, que atinge 30% da população acima dos 70 anos, e cuja evolução normal é a miocardiopatia dilatada.

Na avaliação pré-operatória do paciente geriátrico, além dos exames de análises clínicas, radiografia simples de tórax e eletrocardiografia (ECG), é recomendável realizar uma ecocardiografia transtorácica para verificar a função ventricular.

No idoso, o estado físico determinado pela classificação da American Society of Anesthesiologists (ASA) tem relação direta com a mortalidade perioperatória.[45] Assim, o estado físico ASA II resulta em uma mortalidade menor que 10%, o estado físico ASA III, em uma mortalidade entre 10 e 15%, e o estado físico ASA IV, em uma mortalidade acima de 20%.[32]

É importante lembrar que, na ecocardiografia, uma fração de ejeção de 40% representa uma função ventricular ainda preservada, devendo corresponder a uma pressão diastólica final de ventrículo esquerdo menor que 16 mmHg.

## Alterações da função ventricular causadas pelos anestésicos halogenados

Os anestésicos halogenados têm ação inotrópica negativa dose--dependente, causada principalmente pela redução do influxo de cálcio intracelular por inibição dos canais de cálcio voltagem-dependentes, seguida da inibição da liberação do cálcio pelo retículo sarcoplasmático, provocando disfunção sistólica. O halotano, na concentração de 0,63%, promove uma depressão do inotropismo de 20%. A 1%, causa um inotropismo negativo de 33%, e a 2%, ação inotrópica negativa de 60%. A hierarquia da gravidade da depressão miocárdica é halotano > enflurano > isoflurano = desflurano > sevoflurano (TAB. 73.6).[39]

O aumento do tempo de relaxamento diastólico inicial, produzido pelos anestésicos, é acompanhado pela redução da complacência quando em concentrações elevadas, o que prejudica a função sistólica pela diminuição do enchimento ventricular. O enflurano, na concentração de 1,55%, causa uma depressão do inotropismo de 20%. O isoflurano tem menor efeito inotrópico negativo. O halotano e o enflurano pioram o relaxamento diastólico inicial, subsequente a uma perturbação da recaptação do cálcio pelo retículo sarcoplasmático independente do Ca/ATPase, sendo também sugerida uma redução da complacência diastólica. Os inibidores dos canais de cálcio pioram as alterações da função diastólica dose-dependentes produzidas pelos halogenados. O isoflurano causa um aumento significativo da frequência cardíaca (13%) e, em coronariopatas, pode produzir anormalidades do movimento da parede do ventrículo esquerdo, indicando aparecimento de isquemia miocárdica.

Na insuficiência cardíaca moderada, o isoflurano melhora o relaxamento ventricular e o halotano o degrada. A função sistólica é preservada com o isoflurano. Nas anormalidades da sístole atrial e alterações do relaxamento ventricular, o aparecimento de ritmo nodal pela administração de halotano pode produzir intolerância hemodinâmica em pacientes com hipertrofia ventricular esquerda. Os anestésicos voláteis causam vasodilatação por inibição da atividade dos canais de cálcio, sendo que o isoflurano tem um efeito depressor maior que o halotano e o enflurano. Os halogenados causam redução da pré e pós-carga.

### Propofol

O propofol é o anestésico venoso mais usado na atualidade. Seu efeito cardiovascular se caracteriza pelo fato de reduzir a contratilidade miocárdica de maneira dose-dependente e induzir vasodilatação, tendo como consequência um efeito depressor hemodinâmico. Seu moderado efeito inotrópico negativo resulta da supressão das correntes internas liberadoras do cálcio do retículo sarcoplasmático.[39] Esse fármaco produz perturbações modestas da função diastólica. Sua dose de indução, em um adulto saudável, é de 2 a 2,5 $mg \cdot kg^{-1}$. Em idosos, o efeito depressor cardiovascular é mais acentuado. Esse efeito pode ser atenuado com a redução das doses de indução propiciadas pela associação com midazolam na dose de 0,03 $mg \cdot kg^{-1}$.[46]

## Avaliação do risco cardíaco

A avaliação do risco cardíaco e da capacidade funcional, na consulta pré-anestésica, é mandatória no paciente idoso e tem como objetivo identificar antecipadamente possíveis causas de instabilidade hemodinâmica no perioperatório. O risco cardíaco se baseia na possibilidade do paciente desenvolver infarto agudo do miocárdio (IAM), crise hipertensiva, arritmias ventriculares, alterações da condução cardíaca e edema agudo de pulmão por baixo débito cardíaco.

A insuficiência cardíaca (IC) é a incapacidade funcional do coração de atender as demandas metabólicas por meio do débito cardíaco (DC). A New York Heart Association (NYHA) classificou a IC em quatro classes:[47]

**TABELA 73.6** Alterações hemodinâmicas causadas pelos anestésicos halogenados

| | Halotano | Enflurano | Isoflurano | Desflurano | Sevoflurano |
|---|---|---|---|---|---|
| Relaxamento diastólico inicial do ventrículo esquerdo (correlacionado com velocidade do fluxo valvar mitral) | ↓↓↓ | ↓↓ | ↓ | | |
| Rigidez diastólica final do ventrículo esquerdo (correlacionada com PCP e curva V/P) | ↑ | | ↑ | | |
| Área diastólica final do ventrículo esquerdo (correlacionada com PCP e curva V/P) | ↑↑ | | ↑ | | |
| Pressão capilar pulmonar (correlacionada com pressão diastólica final do ventrículo esquerdo $\Delta = 2$ mmHg) | ↑↑ | ↑ (1,5 CAM)<br>↑↑ | ↑ | ↑ | |
| Sístole ventricular (inotropismo negativo) | ↓↓↓↓ | ↓↓↓ | ↓↓ | ↓↓ | ↓ |
| Área sistólica final do ventrículo esquerdo (correlacionada com impedância da RVS) | ↑↑ | | ↑ | | |
| Resistência vascular sistêmica – pós-carga | ↓ | ↓ | ↓↓ | ↓ | ↓ |
| Volume sistólico (correlacionado com as duas anteriores) | → | | → | | |
| Fração de ejeção | ↓ –13% | | ↓ –6% | | |
| Frequência cardíaca | ↓ | → | ↑ +13% | → – CAM 1<br>↑ – CAM 1,5<br>por ↑ da atividade simpática | → – CAM 0,5<br>↑ – CAM 1,5<br>por ↑ da atividade simpática |
| Débito cardíaco (correlacionado com as três anteriores) | → ou ↓<br>→ ou ↑ | →<br>→ | | | |
| Pressão arterial média (correlacionada com débito cardíaco e RVS) | ↓ | ↓<br>CAM 1,5 ↓↓<br>(↓ de 56%) | ↑<br>CAM 1 a 1,5<br>↓ 18% | ↑<br>CAM 1 a 1,5<br>↓ 16% | ↓ |
| Pressão venosa central | ↑ | ↑ | | | |
| SNA – aumento da atividade simpática | | | ↑ | ↑ | ↑ |

CAM, concentração alveolar mínima; PCP, pressão capilar pulmonar; RVS, resistência vascular sistêmica; SNA, sistema nervoso autônomo; V/P, volume/pressão.

- **Classe I:** paciente sem limitação à atividade física.
- **Classe II:** paciente com pouca limitação à atividade física, confortável ao repouso, mas cujas atividades físicas do dia a dia resultam em fadiga, palpitação ou dispneia.
- **Classe III:** paciente com marcada limitação à atividade física, confortável ao repouso, mas cujas atividades físicas menores que as do dia a dia resultam em fadiga, palpitação ou dispneia.
- **Classe IV:** paciente incapaz de realizar alguma atividade física sem desconforto, com sintomas de IC em repouso, apresentando aumento do desconforto se alguma atividade física é iniciada.

A capacidade funcional é a capacidade de realizar exercício físico, sendo medida em equivalentes metabólicos (METs) (TAB. 73.7), com a seguinte classificação:

- **Ruim:** 1 a 4 METs.
- **Moderada:** 4 a 7 METs.
- **Boa:** 7 a 10 METs.
- **Excelente:** maior que 10 METs.

O teste ergométrico estabelece uma relação entre a atividade física em METs e o aparecimento de sinais de isquemia na ECG. Pacientes com capacidade funcional abaixo de 4 METs que desenvolvem infradesnivelamento de ST (lesão subendocárdica) nesse nível de capacidade são considerados de alto risco para eventos cardíacos no perioperatório, enquanto pacientes que apresentam infradesnivelamento de ST à atividade de 7 METs são de baixo risco.[48]

A perda da capacidade funcional ocorre devido à disfunção sistólica ou diastólica, ou ainda à associação de ambas as alterações, que levam à redução do débito cardíaco.

**Insuficiência cardíaca diastólica.** A elevação das pressões de enchimento do ventrículo esquerdo (VE), com pressão diastólica final maior que 16 mmHg, é a principal consequência hemodinâmica da disfunção diastólica, devido à redução da complacência, sendo acompanhada do aumento da pressão capilar pulmonar (acima de 12 mmHg). O aumento do volume do átrio esquerdo (AE) à ecocardiografia transtorácica (ETT) reflete a elevação da pressão de enchimento do VE pela redução da

**TABELA 73.7** Classe funcional de acordo com as necessidades metabólicas

| Consumo energético em equivalentes metabólicos (METs) | Atividades físicas |
|---|---|
| > 4 METs | Comer, vestir-se, usar o banheiro |
| | Caminhar dentro de casa |
| | Caminhar de 3,2 a 4,8 km/h |
| | Realizar pequenas atividades domésticas |
| 4 a 6 METs | Subir 1 andar ou caminhar em subidas |
| | Caminhar a 6,4 km/h |
| | Correr pequenas distâncias |
| | Limpar assoalhos ou móveis |
| | Praticar atividades físicas moderadas: dançar |
| | Jogar tênis em duplas |
| 7 a 10 METs | Realizar atividades físicas extenuantes: natação, tênis, futebol, basquete |

complacência, sendo que um aumento de volume do AE igual ou maior que 34 mL é preditor, independente, de insuficiência cardíaca diastólica e fibrilação atrial.[49] A isquemia miocárdica produz atraso no relaxamento, alterando a função diastólica do VE.[8] Na disfunção diastólica, a fração de ejeção (FE) está preservada, mas o volume diastólico final do VE está reduzido, com diminuição do DC à custa do baixo volume sistólico.

**Insuficiência cardíaca sistólica.** A incapacidade do coração de bombear mais que 50% do volume diastólico final do VE caracteriza a insuficiência cardíaca sistólica, cujas principais causas são aquelas que levam a alterações da capacidade do miocárdio de gerar a força necessária para vencer a pós-carga, ou das valvas cardíacas de manter o fluxo anterógrado causando baixo DC (IAM, miocardiopatia dilatada, insuficiência mitral ou aórtica, estenose mitral ou aórtica).

**Insuficiência mitral.** A repercursão hemodinâmica da regurgitação mitral depende do grau de insuficiência valvar e da função sistólica do VE. Uma FE à ETT ou ecocardiografia transesofágica (ETE) mantida dentro dos limites da normalidade não é preditiva de instabilidade hemodinâmica.[50-52]

**Estenose mitral.** A pressão atrial esquerda normal, de 5 mmHg, aumenta progressivamente à medida que a valva, com área de secção transversal normal entre 4 e 6 cm$^2$, torna-se mais estenótica, sendo transmitida retrogradamente para as veias e os capilares pulmonares. Uma pressão atrial esquerda de 25 mmHg aumenta a pressão capilar o suficiente para produzir edema pulmonar e, ao mesmo tempo, atuando sobre uma valva mitral estenosada, com 1 cm$^2$ de área, gera uma pressão diastólica final do VE de 5 mmHg, o que determina um gradiente de pressão transmitral de 20 mmHg (avaliada pela velocidade do fluxo transvalvar na ultrassonografia Doppler). A estenose mitral é classificada em leve, moderada e grave, respectivamente com as seguintes áreas de secção transversal: maior que 1,5 cm$^2$, entre 1 e 1,5 cm$^2$ e menor que 1 cm$^2$ (**TAB. 73.8**).

**TABELA 73.8** Gradiente diastólico transvalvar em repouso na estenose mitral

| Lesão (grau) | Área (cm$^2$) | Gradiente em repouso |
|---|---|---|
| Leve | > 1,5 | < 5 |
| Moderada | 1,0 a 1,5 | 5 a 10 |
| Grave | < 1,0 | > 10 |

A gravidade da estenose é determinada pelo aumento do gradiente transvalvar e da velocidade do fluxo através da valva. Na estenose mitral, o esvaziamento atrial depende mais do tempo de contração (enchimento ativo do VE), e este diminui com o aumento da FC, de modo que o início dos sintomas respiratórios (dispneia) está relacionado ao esforço físico ou à fibrilação atrial (FA) (paroxística ou permanente). O uso de β-bloqueador provoca bradicardia, melhora a dispneia e diminui a classe funcional do paciente. A instalação de FA (marcador de mau prognóstico) no perioperatório é causa de instabilidade hemodinâmica e aumento da barreira alveolocapilar à difusão do oxigênio, com risco de hipoxemia.

**Lesão valvar aórtica.** Nos idosos, prevalece a "doença aórtica senil calcificada", que está associada aos fatores de risco para aterosclerose. Aproximadamente 3% da população acima de 75 anos apresentam, à ecocardiografia, estenose aórtica grave de etiologia degenerativa. A estenose valvar aórtica grave (área de secção transversal menor que 1 cm$^2$), com gradiente de pressão transvalvar elevado (maior que 40 mmHg),[53] assim como a insuficiência aórtica, são causas de redução da pressão de perfusão coronariana por diminuição da PAM na raiz da artéria aórtica. Essa alteração pode precipitar isquemia miocárdica por aumento do trabalho cardíaco (aumento da FC ou da pressão arterial) no perioperatório.

Sintomas clássicos da estenose aórtica e marcadores de gravidade, independentemente da faixa etária, incluem dispneia, angina e hipotensão ou síncope induzida por esforço, características de disfunção ventricular sistólica.[54] A redução progressiva da área valvar determina hipertrofia ventricular esquerda (HVE), permitindo a manutenção do DC frente à sobrecarga pressórica imposta pela estenose aórtica. Por outro lado, altera a função diastólica com aumento da pressão transmural seguido de isquemia, por diminuição da perfusão coronariana[55] e dano ao miocárdio com progressiva disfunção ventricular, inicialmente diastólica (assintomática).

A morte súbita pode ocorrer em pacientes sintomáticos com estenose aórtica grave. São de maior risco aqueles com disfunção sistólica do VE e hipotensão arterial ao teste de esforço (ecocardiografia sob estresse), seguido ou não por síncope. O valor do peptídeo natriurético cerebral (BNP, do inglês *brain natriuretic peptide*) – sintetizado pelo miocárdio ventricular e secretado pela sobrecarga de pressão do VE – menor que 130 pg·mL$^{-1}$ e o do NT-pró-BNP menor que 678 pg·mL$^{-1}$ são preditivos de sobrevida livre de sintomas por um período de 6 a 9 meses.[56] Idosos com limitações físicas mascaram os sintomas de estenose aórtica grave preditivos de maior risco e são considerados pseudoassintomáticos. As ETTs de repouso[57] e de esforço, ao demonstrarem disfunção ventricular sistólica seguida de hipotensão ou síncope, são fatores de risco independentes. Essas condições, quando associadas às variações da dosagem de BNP e pró-BNP (como outro fator), determinam maior ou menor risco para tais pacientes.

**Miocardiopatia dilatada.** A dilatação do VE, associada à disfunção sistólica global, torna a cavidade do VE mais esférica, aumentando, conforme a Lei de Laplace, a "tensão" da parede ventricular e o consumo de oxigênio pelo miocárdio. Tem como características secundárias a insuficiência mitral (regurgitação mitral funcional), o aumento dos átrios, a dilatação do ventrículo direito (VD), graus variáveis de disfunção diastólica e evidências de baixo DC. A alteração hemodinâmica depende da redução da complacência ventricular (disfunção diastólica), acarretando aumento do volume do AE e da pressão capilar pulmonar, assim como da disfunção sistólica com consequente redução da FE à ETT.

**Miocardiopatia hipertrófica.** A ETT bidimensional identifica o grau da hipertrofia ventricular, localizando e quantificando a obstrução intraventricular.

As alterações funcionais (miocárdicas) e estruturais (valvares) do coração que alteram a capacidade de enchimento ou de ejeção vão produzir graus variados de redução do DC e IC.

## Síncope cardíaca na avaliação de risco

Síncope é a perda da consciência e do tônus postural de caráter súbito, transitório e com recuperação espontânea causada pela redução do FSC em decorrência da diminuição do débito cardíaco. No idoso, a causa mais comum é a taquicardia supraventricular paroxística (TSVP). As bradiarritmias por bloqueio atrioventricular total e as decorrentes da doença do nó sinusal podem provocar síncope e são indicações para implantação de marca-passo no pré-operatório, mas hipotensão e bradicardia também podem ser o resultado de fármacos com ação cardiovascular. O funcionamento inadequado de um marca-passo também é causa de síncope. As doenças valvares estenóticas que produzem DC baixo e fixo provocam síncope.

O esclarecimento da etiologia da síncope é importante para avaliar o risco e permitir o tratamento adequado, evitando sua recorrência no perioperatório. Em pacientes com marca-passo, antes de um procedimento cirúrgico, é necessário avaliar seu funcionamento (sensibilidade e impedância), medindo o limiar de estimulação (*threshold*) e a resistência da ponta do cabo (eletrodo) imbricado na massa miocárdica (onda R), além de verificar a existência de escape ventricular. Na ECG, cada espícula (potencial de estímulo produzido pelo gerador) deve ser seguido por um complexo da despolarização ventricular. Não se deve utilizar eletrocautério em procedimentos torácicos próximos à loja do gerador do marca-passo pelo risco de a corrente elétrica, conduzida pelo cabo, cauterizar o local da sua imbricação na massa miocárdica, bloqueando a condução do impulso.

A isquemia do nó atrioventricular (que pode transformar um bloqueio atrioventricular de segundo grau em bloqueio atrioventricular total), assim como o bloqueio do ramo direito com hemibloqueio de ramo esquerdo (que pode evoluir para bloqueio atrioventricular total), são indicações de implante de marca-passo no pré-operatório. A gênese da síncope desencadeada por exercício físico, até prova em contrário, é cardíaca (isquêmica, arrítmica ou obstrutiva na miocardiopatia hipertrófica). A ECG Holter (24 horas) é o exame-padrão para excluir a gênese cardíaca.

A estenose aórtica é a cardiopatia estrutural mais frequentemente associada à síncope no idoso. Na investigação da síncope em pacientes com doença cardíaca estrutural (valvar ou hipertrófica), a ecocardiografia fornece dados do desempenho cardíaco e grau de obstrução, tendo importante valor na estratificação de risco. A síncope de origem cardíaca é preditiva de morte súbita,[58,59] motivo pelo qual o fator desencadeante deve ser investigado. As causas tratáveis devem ser resolvidas no pré-operatório.

## O porte do procedimento como fator de risco

O porte do procedimento cirúrgico deve ser avaliado como fator de risco adicional. Grandes cirurgias vasculares, abdominais, torácicas e ortopédicas estão entre as que causam mais morbidade, havendo maior risco de perdas volêmicas no transoperatório e, consequentemente, necessidade de reposição. As fraturas de ossos longos ou do quadril e as artroplastias de joelho e quadril apresentam risco de embolia gordurosa.[60] Nos procedimentos de maior porte, o confinamento ao leito aumenta o risco de tromboembolia pulmonar (TEP) no pós-operatório. Nos pacientes com história de trombose venosa prévia, o risco de TEP está aumentado. A incidência de embolia pulmonar no perioperatório é de 1,7% em cirurgia geral, de 0,3 a 4,1% em cirurgia ginecológica, de 4,3 a 24% em reparação de fratura de quadril e de 5,8% em cirurgia prostática.[61] Em idosos, a embolia pulmonar é responsável por 30% das mortes no pós-operatório (FIG. 73.1). A alta incidência de TEP em procedimentos de

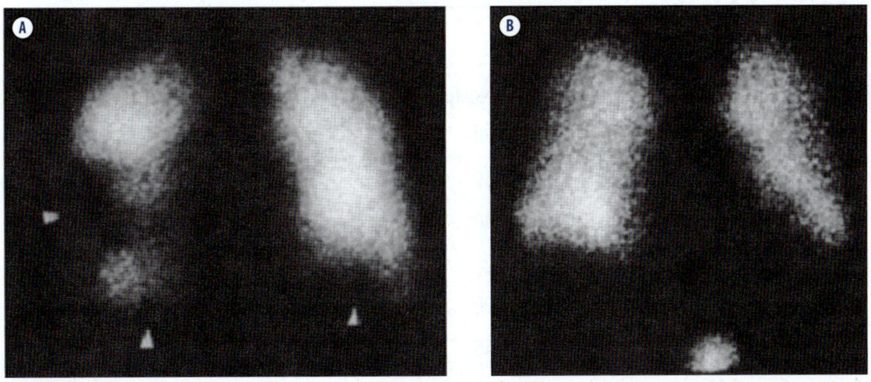

**FIGURA 73.1** Embolia pulmonar. **A** Cintilografia de perfusão com irregularidades em ambos os pulmões provocadas por êmbolos, conforme *setas* indicativas, causando alterações hemodinâmicas e da relação V/Q (V > Q) com aumento de impedância ao ventrículo direito (*cor pulmonale*). **B** Cintilografia de ventilação normal.

maior porte é indicação para o uso de profilaxia antitrombótica farmacológica no perioperatório.

As alterações patológicas (doença pulmonar obstrutiva crônica [DPOC] e asma) e da função respiratória impostas pelo processo de envelhecimento (enfisema senil) devem ser consideradas em procedimentos cirúrgicos que alterem a dinâmica da caixa torácica (cirurgia torácica) e provoquem restrições à contração diafragmática (cirurgia no andar superior do abdômen), sendo indicação de ventilação assistida em unidade de tratamento intensivo (UTI) no pós-operatório imediato. O bloqueio de nervos intercostais uni ou bilateral no pós-operatório imediato reduz a dor e melhora a expansão torácica e a excursão diafragmática, restabelecendo o volume corrente (VC) e prevenindo a atelectasia de base (fator de risco para pneumonia).

## Preparo pré-operatório

Uma equipe de saúde multidisciplinar deve adotar medidas preventivas corrigindo distúrbios hidreletrolíticos, acidobásicos, da capacidade de captação e do transporte de oxigênio, da pressão coloidosmótica do plasma, da condução e do ritmo cardíaco, bem como avaliar o desempenho cardíaco dos pacientes diante do estresse provocado pelos testes a atividades cotidianas.

A equipe multidisciplinar deve corrigir a desidratação e a hipovolemia; ela também precisa verificar a hipocalemia, correlacionando-a com o uso de digitálicos na gênese de arritmias e solicitando dosagem de digoxina sérica para evitar intoxicação digitálica e alterações do ritmo cardíaco. Além disso, deve corrigir de maneira parcimoniosa a hiponatremia (Na sérico $< 135$ $mEq \cdot L^{-1}$).

A hiponatremia – o desequilíbrio hidreletrolítico mais frequente nos pacientes hospitalizados – é causa de desmielinização do sistema nervoso central (mielinólise pontina central), produzindo a síndrome de desmielinização osmótica (SDO), caracterizada por alterações motoras progressivas, inicialmente tetraparesia flácida, progredindo para tetraparesia espástica e tetraplegia. A administração intempestiva de soro glicosado na correção da desidratação e/ou da hipovolemia também pode desencadear a SDO, sobremaneira em idosos, assim como em pacientes submetidos à rápida correção da hiponatremia.[62] Antes de decidir sobre a reposição de sódio, todavia, é importante determinar o tipo da hiponatremia (hipovolêmica, isovolêmica ou hipervolêmica) e sua causa. A determinação da osmolaridade sérica auxilia na identificação do tipo e na decisão terapêutica.

Também devem ser corrigidas a acidose como causa de hipercalemia e arritmias cardíacas; a hemoglobina, quando abaixo de 10 $g \cdot dL^{-1}$, mantendo o nível ótimo de transporte e oferta de oxigênio aos tecidos; e a hipoalbuminemia, pois a manutenção da pressão coloidosmótica normal do plasma é responsável por manter a volemia e impedir que a reposição hídrica do transoperatório não saia do capilar alveolar para o interstício pulmonar aumentando a barreira à difusão do oxigênio.

Os exames a serem solicitados incluem hemograma com plaquetas, eletrólitos, ureia e creatinina, tempo de protrombina (TP), tempo de tramboplastina parcial ativada (TTPa), exame qualitativo de urina (EQU) e gasometria arterial. A radiografia simples de tórax com presença de cardiomegalia (índice cardiotorácico maior que 50%), com ou sem congestão pulmonar (inversão cranial do fluxo sanguíneo pulmonar, infiltrado intersticial bilateral com predomínio peri-hilar com ou sem derrame pleural, mais frequente à direita), dá indícios de disfunção sistólica. A congestão pulmonar sem cardiomegalia ou aumento discreto do coração, desproporcional ao aumento da circulação venosa pulmonar, é sugestiva de insuficiência cardíaca diastólica.

A ECG em repouso identifica arritmias, distúrbios de condução e sinais sugestivos de isquemia (alterações primárias da repolarização ventricular – onda T negativa, simétrica e profunda). A ECG de esforço avalia a reserva cardíaca, identificando áreas de lesão subendocárdica (infradesnível de ST), subepicárdica (supradesnível de ST) e o aparecimento de arritmias. Sinais de isquemia com baixas cargas (< 4 METs) estão associados a aumento de eventos cardíacos no perioperatório, enquanto sinais de isquemia com altas cargas (> 7 METs) estão relacionados com menor risco.[63] Pacientes que toleram uma carga de 4 ou 5 METs (carga moderada) apresentam um bom prognóstico perioperatório, uma vez que essa carga é equivalente ao estresse fisiológico da maioria das cirurgias não cardíacas.[64] Um teste ergométrico que não atinge 85% da FC máxima esperada e sem sinais de isquemia não tem valor preditivo. Em pacientes com mais de 75 anos, o teste ergométrico tem uma sensibilidade de 84% e especificidade de 70% para detectar insuficiência coronariana. O protocolo de Bruce correlaciona a carga progressiva imposta durante o teste ergométrico com os equivalentes metabólicos correspontentes (TAB. 73.9).

**TABELA 73.9** Protocolo de Bruce

| Estágio | Tempo (min) | Velocidade (km/h) | Velocidade (mph) | Inclinação (%) | METs |
|---|---|---|---|---|---|
| 1 | 3 | 2,70 | 1,70 | 10 | 4 |
| 2 | 3 | 4,00 | 2,50 | 12 | 7 |
| 3 | 3 | 5,50 | 3,40 | 14 | 10 |
| 4 | 3 | 6,70 | 4,20 | 16 | 13 |
| 5 | 3 | 8,00 | 5,00 | 18 | 18 |
| 6 | 3 | 8,80 | 5,50 | 20 | 19 |
| 7 | 3 | 9,60 | 6,00 | 22 | 22 |

*METs, equivalentes metabólicos.*

A **ecocardiografia transtorácica (ETT) bidimensional** é utilizada para avaliar as áreas de hipocinesia isquêmica, caracterizadas pela redução de 60% na espessura da parede durante a sístole; áreas de acinesia (necrose ou área de penumbra), com redução de 90% na espessura da parede durante a sistólica; e áreas de discinesia (fibrose), segmentos do miocárdio que se movem para fora durante a sístole, estando associados a adelgaçamento da parede e possível redução da FE.[65,66] Os achados da ETT devem ser comparados com os do ECG de esforço, e as áreas de déficit de perfusão, correlacionadas a cada coronária. Quando o tronco da coronária esquerda está envolvido, ou os três vasos coronarianos ou duas artérias, sendo uma delas a descendente anterior (DA), torna-se maior o risco para IAM. A ETT mostra alterações estruturais das valvas cardíacas, graus de estenose ou insuficiência e repercussões hemodinâmicas (FE).

A **ETT sob estresse farmacológico** identifica novas áreas de isquemia por alteração segmentar, o comportamento das já existentes, isquemia na ECG sem alteração segmentar à ETT e arritmias.[67] A dobutamina ou o dipiridamol são utilizados na realização da ETT sob estresse induzido, sendo mais usada a dobutamina[67,68] em doses progressivas (5, 10, 20, 30 e 40 $\mu g{\cdot}kg^{-1}{\cdot}min^{-1}$), com duração de infusão de 3 $min{\cdot}dose^{-1}$, até atingir a FE máxima desejada para a idade ou o aparecimento de intercorrências, como arritmias e sintomas ou sinais de isquemia miocárdica à ECG[69] (FIG. 73.2). A resposta cardiovascular ou hemodinâmica às doses progressivas de dobutamina estabelece um padrão de segurança reprodutível para o uso desse fármaco como suporte cardiovascular no transoperatório, sendo que a dose-padrão utilizada no transoperatório é de 5 $\mu g{\cdot}kg^{-1}{\cdot}min^{-1}$.

Sempre que houver possibilidade de doença isquêmica, deve-se pensar na viabilidade de incluir o uso de β-bloqueador (cardioprotetor) desde o pré-operatório.[70,71] Se essa for a escolha, o ideal é que se inicie 30 dias antes. Em pacientes com FE menor que 40%, a alternativa ao β-bloqueador é o uso de $\alpha_2$-agonista (clonidina).[72]

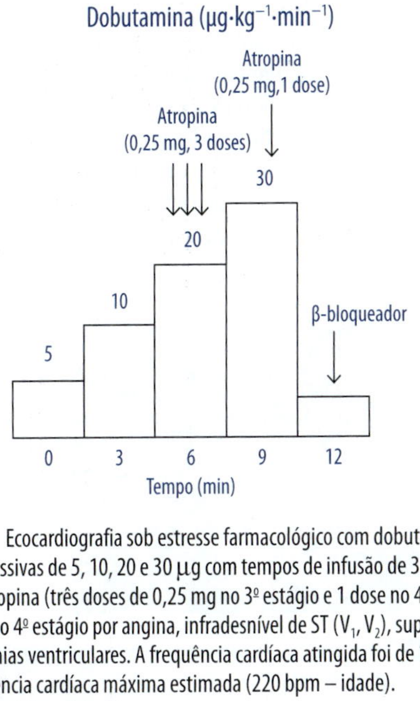


**FIGURA 73.2** Ecocardiografia sob estresse farmacológico com dobutamina (doses venosas progressivas de 5, 10, 20 e 30 μg com tempos de infusão de 3 minutos) associada à atropina (três doses de 0,25 mg no 3º estágio e 1 dose no 4º estágio), interrompida no 4º estágio por angina, infradesnível de ST ($V_1$, $V_2$), supradesnível ($V_5$, $V_6$) e arritmias ventriculares. A frequência cardíaca atingida foi de 159 bpm, 91 % da frequência cardíaca máxima estimada (220 bpm – idade).
*Fonte: Bogaz e colaboradores.*[69]

Os fatores preditivos de aumento de risco no perioperatório incluem os seguintes, podem ser vistos no QUADRO 73.1.

**QUADRO 73.1** Fatores preditivos de aumento de risco no prerioperatório

- Diagnóstico de doença coronariana, com mortalidade perioperatória de 2,4%.
- Angina instável, com risco de IAM de 28%.
- Primeiro ano após IAM, com risco aumentado de morte súbita, principalmente por taquicardia e fibrilação ventricular.[73]
- Presença de arritmias ventriculares complexas, detectadas pelo Holter após IAM.[74-76]
- Grau de disfunção sistólica (FE < 40%), que depende da extensão da doença coronariana (áreas de hipocinesia, acinesia e discinesia) e resulta em insuficiência cardíaca (dispneia e fadiga), com incidência > 10%.[77]
- Arritmias ventriculares complexas, quando associadas à disfunção ventricular (FE < 40%), que identificam pacientes com maior risco de morte súbita (34%).[78,79]
- Ocorrência de 10 ou mais extrassístoles ventriculares por hora no Holter, o que identifica um subgrupo com mortalidade 2,5 a 4 vezes maior que o grupo sem arritmia.
- Taquicardia ventricular, que ocorre em cerca de 12% dos pacientes convalescentes de um IAM, estando relacionada a uma mortalidade 4,2 vezes maior quando comparada ao subgrupo sem essa arritmia.[80]
- Hipertensão arterial persistente, que é causa de hipovolemia no pré-operatório e instabilidade hemodinâmica no transoperatório, podendo causar isquemia ventricular por aumento do trabalho cardíaco e desequilíbrio entre oferta e consumo de oxigênio pelo miocárdio.
- Bloqueio atrioventricular de segundo grau e bloqueio de ramo direito com hemibloqueio de ramo esquerdo, que podem progredir para bloqueio atrioventricular total, sendo indicações para implante de marca-passo endocavitário e, quando desencadeados por esforço induzido, sinais de mau prognóstico, pois esse tipo de disfunção isquêmica só ocorre se houver comprometimento de mais de uma artéria coronária.
- FE < 35% (baixo débito).[81]

Não há comprovação do decréscimo da mortalidade com revascularização miocárdica – seja por via percutânea ou por cirurgia a céu aberto – em pacientes com angina estável antes de uma cirurgia não cardíaca.[83]

## Monitorização do idoso em cirurgias não cardíacas

As alterações fisiológicas do sistema cardiovascular, impostas pelo processo de envelhecimento, modificam a estabilidade hemodinâmica diante do estresse cirúrgico e da ação de fármacos utilizados no transoperatório, exigindo uma monitorização ostensiva no idoso, no sentido de proteger o cérebro e o coração de lesão isquêmica. A prevalência de doença coronariana obstrutiva em pacientes com mais de 70 anos é superior a 76%, sendo comum a associação com doença valvar.[833]

**Oximetria digital.** O acompanhamento da saturação da hemoglobina arterial pelo oxigênio ($SaO_2$) evita padrões ventilatórios hipoxêmicos. Na ventilação pulmonar, a fração inspirada de oxigênio ($F_IO_2$) recomendada é de 0,4 (40%). A função miocárdica é a primeira a se deteriorar em caso de hipóxia moderada.

**Capnografia.** Permite monitorizar a curva da pressão de $CO_2$ ($PCO_2$) durante os ciclos respiratórios, evitando a hipo ou hipercapnia. O aumento da $PaCO_2$ aumenta a sensibilidade do miocárdio à ação arritmogênica das catecolaminas endógenas.

**ECG em derivação precordial.** Mostra arritmias e alterações do segmento ST compatíveis com isquemia do miocárdio. A fibrilação atrial associada à redução da complacência prejudica o enchimento ventricular.

**Pressão venosa central.** É útil na avaliação da pré-carga e como guia na reposição volêmica. No balanço hídrico positivo, em ventrículos com redução de complacência (insuficiência cardíaca diastólica), o espaço intersticial pulmonar é o primeiro a edemaciar, causando aumento da barreira alveolocapilar à difusão do oxigênio.

**Pressão arterial invasiva.** A medida direta da pressão arterial fornece informação contínua referente à capacidade ventricular de manutenção do DC.

**Ultrassonografia Doppler transesofágica.** O uso em posição intragástrica, como monitor hemodinâmico, permite visualizar o ritmo cardíaco, o desempenho do sistema de condução e o aparecimento de novas áreas de hipocinesia compatíveis com déficit de perfusão coronariana,[84] além de possibilitar o cálculo do DC ou a estimativa do enchimento e do desempenho ventricular.[85-87] As causas mais frequentes de hipotensão arterial no transoperatório são hipovolemia, depressão do sistema cardiovascular provocada por anti-hipertensivos utilizados no preparo pré-operatório, anestésicos ou ainda o somatório delas. A ETE orienta quanto à decisão terapêutica sobre reposição volêmica, uso de inotrópicos positivos ou reavaliação do plano anestésico.[88] É importante correlacionar os achados da ETE com os parâmetros estabelecidos na avaliação pré-operatória pela Ultrassonografia Doppler transtorácica.

**Débito urinário.** O controle do débito urinário permite a avaliação da perfusão renal.

**Balanço hídrico.** É útil para a reposição das perdas insensíveis (estimadas) e sensíveis medidas no aspirador e na pesagem de gazes e compressas.

## Sistema respiratório

### Alterações fisiológicas

As alterações fisiológicas associadas ao envelhecimento são a redução da retração elástica do pulmão, a diminuição da complacência da parede torácica e da força dos músculos respiratórios (sendo importantes as relacionadas ao pulmão senil, que, ao exame histológico, apresenta redução do tecido elástico), o aumento do tecido colagenoso, bem como a diminuição da espessura das paredes alveolares e sua ruptura (o que leva à diminuição do número de alvéolos e ao aumento de seu tamanho).[89] Ocorre, também, redução do número de capilares nas paredes alveolares (FIG. 73.3).

Essas alterações ocasionam redução da superfície de troca alveolocapilar, aumento do espaço morto alveolar e aumento do espaço morto fisiológico. Como resultado, há redução da pressão parcial arterial de oxigênio ($PaO_2$), que pode ser calculada pela seguinte fórmula:

$$PaO_2 = 100{,}1 - (0{,}323 \times \text{idade em anos})$$

Com relação às vias aéreas de pequeno calibre, ocorre dilatação dos bronquíolos e ductos alveolares, bem como redução da quantidade e espessura das fibras elásticas que os rodeiam. A redução dessas fibras, que são o tecido de sustentação, causa diminuição do volume de fechamento pulmonar.[89] Por isso, a maioria dos pacientes idosos tem um aumento da resistência ao fluxo de ar expiratório com algum colapso bronquiolar e aumento do alçaponamento de volume (aumento do volume residual), característico do pulmão senil ou enfisema senil (FIG. 73.4).

O alçaponamento de volume a partir dos 68 anos de idade ocorre até na respiração normal,[89] exigindo alguns cuidados com a ventilação controlada. Deve-se usar maior tempo expiratório, não sendo desejada a relação inspiração/expiração 1:1. Esse alçaponamento também contraindica a aplicação de pressão negativa expiratória pela facilidade de colapso bronquiolar e pela possibilidade de aprisionamento da mistura anestésica, podendo ocorrer superdistensão pulmonar e barotrauma nas próximas inspirações.

Essas alterações produzem mudanças na dinâmica ventilatória com redução da capacidade vital (CV), que, dos 20 aos 70 anos, sofre uma redução de 25% (enquanto o volume residual [VR] aumenta em 50% no mesmo período).[7] A relação VR/CV, de 20% aos 20 anos, atinge 45% aos 70. Devido a essa alteração, com a mesma ventilação alveolar é necessário maior tempo (+ 10 minutos) para atingir a CAM de um anestésico. A capacidade pulmonar total (CPT) aos 60 anos é 90% do valor da capacidade aos 20 anos, enquanto o volume expiratório forçado no primeiro segundo ($VEF_1$) é reduzido, a partir dos 20 anos, em 30 $mL \cdot ano^{-1}$ no homem e em 25 $mL \cdot ano^{-1}$ na mulher.

A relação do $VEF_1$ com a capacidade vital ($VEF_1/CV$), que mostra a diferença entre alterações pulmonares obstrutivas e restritivas, está diminuída, manifestando a tendência obstrutiva

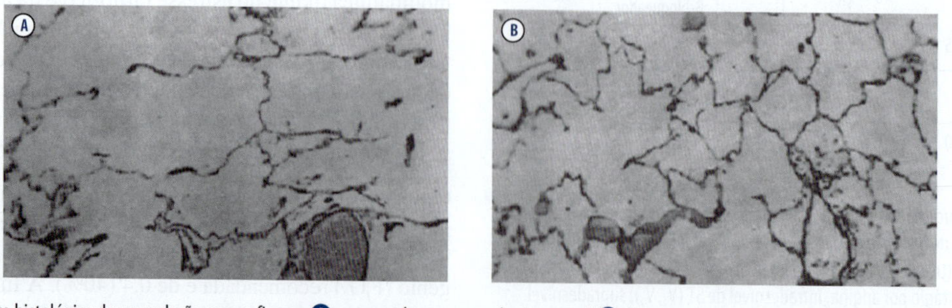


**FIGURA 73.3** Aspecto histológico de um pulmão com enfisema **A** comparado com um pulmão normal **B**. Note a redução do número de alvéolos por ruptura de parede, a diminuição da espessura alveolar com redução do número de capilares alveolares e a diminuição global da superfície de troca).
*Fonte: Freeman.*[89]

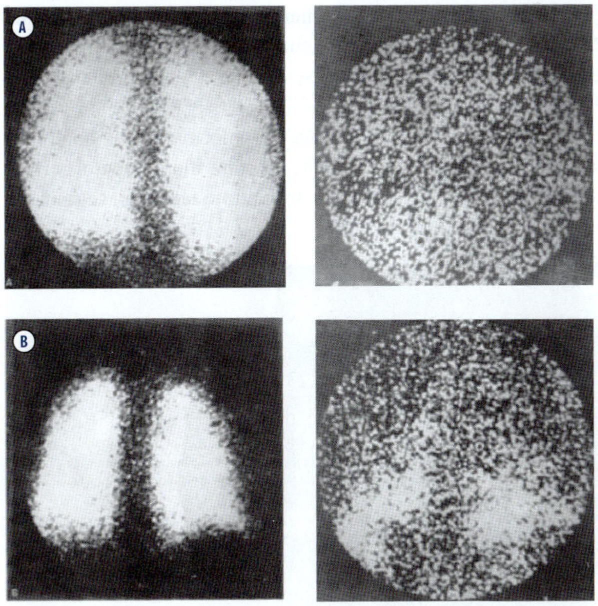


**FIGURA 73.4** Cintilografia pulmonar após inspiração profunda com xenônio radioativo (à esquerda) e 5 minutos após respiração normal, com a nova imagem cintilográfica à direita. **A** Cintilografia pulmonar normal em adulto jovem com total lavagem pulmonar após 5 minutos. **B** Cintilografia pulmonar em paciente idoso com resíduo radioativo pulmonar após 5 minutos de respiração normal, demonstrando presença de alçaponamento de ar – enfisema senil.
*Fonte: Cortesia do Dr. Osvaldo Estrela Anselme, do Hospital Universitário da Pontifícia Universidade Católica do Rio Grande do Sul.*

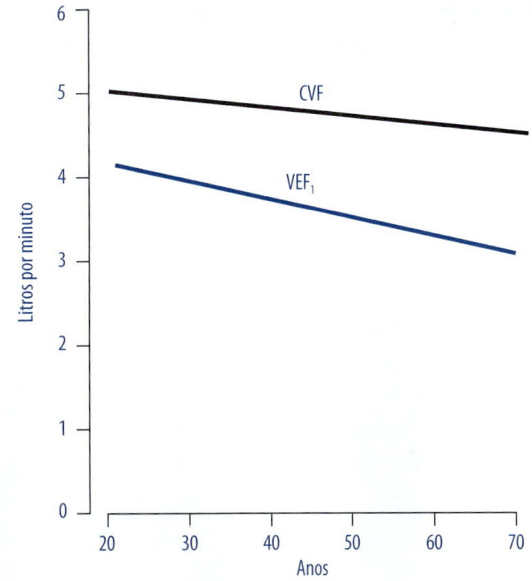


**FIGURA 73.5** Mudanças da função pulmonar relacionadas com a idade. CVF, capacidade vital forçada; $VEF_1$, volume expiratório forçado em 1 segundo.
*Fonte: Freeman.*[89]

das alterações pulmonares.[89] O risco de complicações respiratórias e mortalidade inclui redução da capacidade máxima respiratória em 50%, $VEF_1$ menor que 2 litros, $PaCO_2$ maior que 45 mmHg e $PaO_2$ menor que 60 mmHg **(FIG. 73.5)**.

Com a idade, ocorre aumento da rigidez torácica acompanhado de incremento do trabalho respiratório. Com o tórax rígido, a respiração fica quase exclusivamente dependente da expansão diafragmática. Dessas, decorrem as maiores alterações ventilatórias do pós-operatório imediato de cirurgias do andar superior do abdômen associadas à redução da CV maior que 50% com tendência à hipoventilação e atelectasia basal, sendo essa última a complicação mais comum **(VER FIG. 73.5)**.

Outra alteração que ocorre no paciente geriátrico é a redução da resposta dos centros respiratórios e dos quimiorreceptores aos estímulos hipóxico e hipercápnico. A redução da resposta a esses estímulos é de 50 e 40% respectivamente,[90] o que torna mais relevante a monitorização com oximetria de pulso no pós-operatório imediato. A baixa resposta ao estímulo hipercápnico predispõe o paciente a reter o $CO_2$ em várias circunstâncias clínicas. A indicação da respiração espontânea é arriscada, mesmo em procedimentos de curta duração, já que a maioria dos anestésicos são depressores respiratórios. O diazepam, quando usado na pré-medicação do idoso na dose de 5 a 10 mg por via intramuscular, diminui a $PaO_2$ em 10 mmHg, enquanto a meperidina, usada na dose de 10 mg por via venosa, produz um aumento da $PaCO_2$ em torno de 2 mmHg. Em caso de ventilação assistida ou controlada, torna-se mandatório o uso de máscara laríngea ou intubação orotraqueal devido à dificuldade de boa adaptação da máscara facial por perda das peças dentárias e emagrecimento da face, característicos do idoso.

## Alterações patológicas

### Doença pulmonar obstrutiva crônica

A DPOC, comum no paciente idoso, caracteriza-se pela obstrução crônica do fluxo aéreo – geralmente progressiva –, estando associada à resposta inflamatória anormal dos pulmões. O processo inflamatório crônico pode produzir alterações dos brônquios (bronquite crônica), bronquíolos (bronquiolite obstrutiva) e do parênquima pulmonar (enfisema). A predominância dessas alterações varia em cada indivíduo. A tosse é o sintoma mais frequente e pode preceder a dispneia, que é progressiva com a evolução da doença e está relacionada à incapacidade física. Com a evolução da doença, os sintomas ficam mais intensos e as agudizações menos frequentes. A espirometria, realizada antes e depois do uso de broncodilatador, mostra limitação do fluxo aéreo expiratório pela presença da relação $VEF_1/CVF < 0,70$ (pós-broncodilatador) **(TAB. 73.10)**.

**TABELA 73.10** Classificação da gravidade da limitação do fluxo aéreo em indivíduos com doença pulmonar obstrutiva crônica (DPOC) (pós-broncodilatador)

| Diagnóstico | Estágio |
|---|---|
| DPOC<br>$VEF_1/CVF < 0,7$ | GOLD 1 – Leve<br>$VEF_1 > 80\%$ do previsto |
| | GOLD 2 – Moderada<br>$VEF_1 < 80\% \geq 50\%$ do previsto |
| | GOLD 3 – Grave<br>$VEF_1 < 50\%$ e $\geq 30\%$ do previsto |
| | GOLD 4 – Muito grave<br>$VEF_1 < 30\%$ ou $VEF_1 < 50\%$ + IR<br>($PaO_2 \downarrow 60$ mmHg) |

*Fonte: Global Initiative for Chronic Obstructive Lung Disease (GOLD).*[92]

A bronquite crônica,[91] componente da DPOC, é caracterizada pela hipertrofia das glândulas mucosas e das células caliciformes, com aumento da secreção pulmonar, por vezes purulenta, que produz redução de calibre e até tamponamento bronquiolar, sendo responsável pelo aumento da resistência das vias aéreas e pela perda do fluxo laminar do ar inspirado. Essas alterações produzem mudanças na relação ventilação-perfusão (V/Q), responsáveis pelo aumento da $PaCO_2$ e redução da $PaO_2$. Pelas cintilografias de ventilação e perfusão em pacientes com bronquite, percebem-se as alterações da relação V/Q (**FIGS. 73.6, 73.7 e 73.8**).

O enfisema pulmonar, uma das anormalidades anatomopatológicas associadas à DPOC, produz alargamento permanente do espaço aéreo distal ao bronquíolo terminal, seguido de

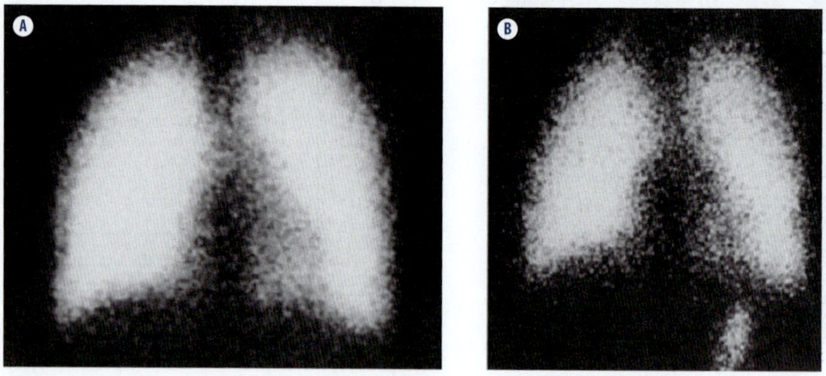

**FIGURA 73.6** **A** Cintilografia de perfusão normal em adulto jovem. **B** Cintilografia de ventilação. Observa-se, praticamente, uma superposição de imagens da cintilografia de perfusão e cintilografia de ventilação, ambas normais.

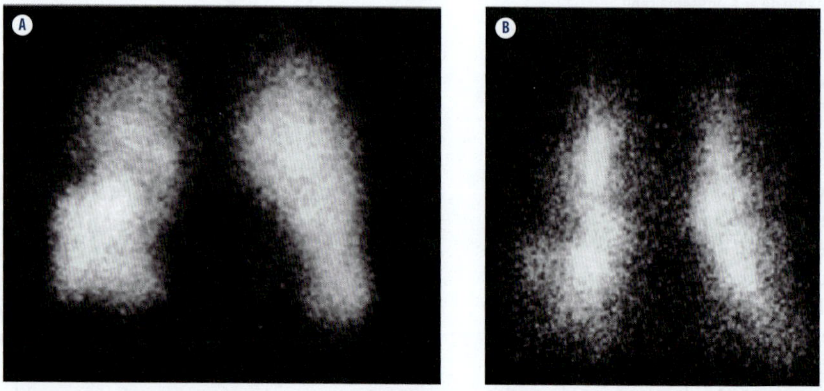

**FIGURA 73.7** **A** Cintilografia de perfusão. **B** Cintilografia de ventilação. Paciente com doença pulmonar obstrutiva crônica moderada. Observa-se manutenção da perfusão pulmonar e redução significativa de sua ventilação, alterando a relação V/Q (Q > V).

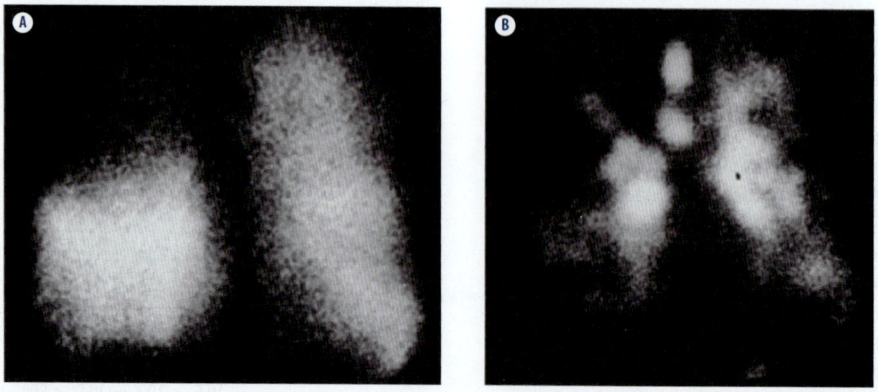

**FIGURA 73.8** Paciente com doença pulmonar obstrutiva crônica grave. **A** Cintilografia de perfusão. Observa-se preservação da perfusão pulmonar esquerda e redução da perfusão em lobo superior direito correspondente à área de enfisema. **B** Cintilografia de ventilação. Observa-se grande alteração da ventilação em ambos os pulmões, com alteração grave na relação V/Q (Q > V).

rompimento de paredes alveolares semelhantes às alterações do enfisema senil. O enfisema pulmonar é acompanhado, em 90% dos casos, de bronquite crônica.

As alterações da DPOC só aparecem tardiamente na radiografia simples de tórax, quando já são mais graves. Portanto, os sinais radiológicos de DPOC, comparados com as alterações cintilográficas, são tardios.

Em alguns pacientes com DPOC grave, a elevação da $PaCO_2$ e a redução da $PaO_2$ podem chegar a um determinado nível cujo principal estímulo respiratório passa a ser a hipoxemia por meio dos quimiorreceptores periféricos. Assim, durante anestesia condutiva, qualquer tentativa de aumento da $F_IO_2$ pode determinar depressão respiratória.

No período perioperatório, uma $SpO_2 \leq 90\%$ é indicação para realizar gasometria arterial com a finalidade de avaliar a $PaO_2$ e a $PaCO_2$. A gasometria arterial é um exame pré-operatório indispensável para avaliação dos pacientes com DPOC.

### Asma

A hiper-reatividade brônquica é a principal característica da asma e resulta em broncoconstrições. A modificação do calibre da via aérea inferior é facilmente observada pelas broncografias de um paciente asmático antes e depois da crise de broncospasmo, desencadeada pelo contato do contraste com a mucosa brônquica, tal como ocorre pelo estímulo da intubação orotraqueal (FIG. 73.9). Na crise de broncospasmo, podem ser necessárias pressões endotraqueais de 60 $cmH_2O$ para se obter um volume corrente entre 150 e 200 mL, ocorrendo hipoventilação com hipóxia e retenção de $CO_2$. A retenção de $CO_2$ elevará o tônus simpático com aumento da liberação de catecolaminas, as quais diminuem o período refratário das células do miocárdio. Esse período refratário também é reduzido pelo aumento da $PaCO_2$, o que predispõe ao aparecimento de arritmias. O halotano também aumenta a sensibilidade do miocárdio às catecolaminas endógenas. Ao tratar esse paciente, pode-se ter a associação halotano-aminofilina com um

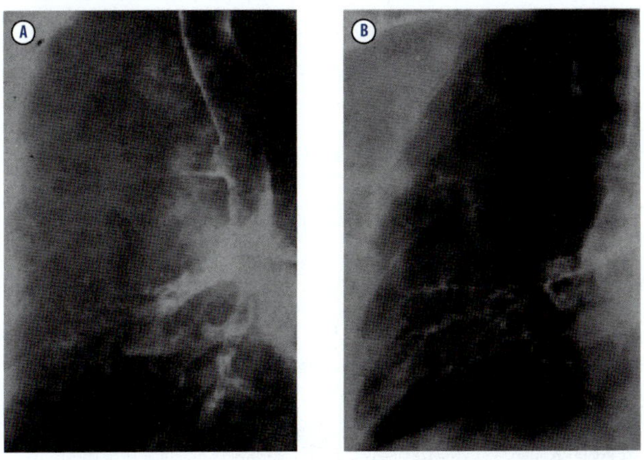

**FIGURA 73.9** A estimulação da mucosa brônquica, via vago, produz constrição de toda a via aérea, da traqueia ao bronquíolo, de 0,5 mm de diâmetro. O maior grau de estreitamento ocorre nos bronquíolos, entre 1 e 5 mm de diâmetro. De acordo com a literatura, há uma redução do calibre da via aérea em torno de 45%. Esta cintilografia mostra uma proporção bem maior. **A** Cintilografia antes da estimulação vagal. **B** Após estimulação vagal.
*Fonte: Cortesia do Dr. Nelson Porto, Pavilhão Pereira Filho da Irmandade Santa Casa de Misericórdia, Porto Alegre.*

miocárdio extremamente irritável. Com o aumento da idade, as crises de asma diminuem em intensidade e aumentam em frequência.

## Sistema renal

### Alterações fisiológicas

Com o aumento da idade, ocorre redução progressiva da massa renal;[93] aos 80 anos, a atrofia atinge 30% e se faz acompanhar de equivalente redução do número de néfrons, por nefrosclerose, provocando perda progressiva da capacidade funcional do rim.[93,94]

O fluxo sanguíneo renal está diminuído em 50% aos 75 anos em comparação com os 30 anos. Essa redução depende da redução do DC e do aumento da resistência da artéria renal aferente, por vasoconstrição compensatória e diminuição de calibre por placas de ateroma. A filtração glomerular está reduzida a 69% aos 75 anos,[95] possivelmente devido à diminuição do fluxo sanguíneo renal, acrescido da redução do número de néfrons. Além disso, ocorre espessamento da membrana basal da cápsula de Bowman.[93]

A função tubular também está alterada. A excreção tubular diminui, dificultando a eliminação dos metabólitos ácidos. Ocorre também redução da produção de amônia pelo rim e, consequentemente, de sua secreção. A amônia tem importante função de tamponamento do pH urinário, impedindo que o excesso de íons $H^+$ livres e de íons $Cl^-$ livres formem ácido clorídrico. Assim, não permite que o pH urinário caia para 4 ou 4,5, o que produz a cessação da secreção de $H^+$ pelas células tubulares. A perda dessa função metabólica e excretória torna o idoso mais suscetível à acidose, tanto respiratória quanto metabólica.

A capacidade de concentrar urina e a reabsorção tubular também diminuem, por queda da osmolaridade do tecido intersticial peritubular renal. Por isso, o idoso é mais predisposto à desidratação e hipovolemia com hemoconcentração, principalmente porque a quantidade de água intracelular, que funciona como reservatório para permuta, está reduzida em função da desidratação intracelular característica do idoso.

## Farmacocinética/farmacodinâmica

Existem várias razões para agir com prudência quanto às doses dos fármacos utilizados em pacientes idosos, devido a mudanças na biodisponibilidade, no volume de distribuição (redução da água corporal), ligação às proteínas, na massa e sensibilidade dos receptores,[96] redução da massa muscular e aumento da gordura corporal.[97] A redução da água corporal talvez seja o fator mais importante no aumento da concentração plasmática, devido à redução do volume de distribuição dos fármacos polares por unidade de massa administrada. A albumina plasmática tende a diminuir, resultando no aumento da substância livre e de sua ação farmacológica.

Essas alterações exigem uma redução da velocidade da injeção ou infusão de anestésicos venosos para evitar efeitos hemodinâmicos adversos. O aumento da gordura corporal é importante na duração da ação dos fármacos lipofílicos. Os receptores tornam-se dessensibilizados, e a resposta dos β-receptores à ação cronotrópica da isoprenalina é reduzida, mas a resposta cronotrópica dos receptores dopaminérgicos à dobutamina está preservada. Ocorre ainda redução da velocidade de metabolização[97] e eliminação de fármacos.

Após os 50 anos, há um aumento da duração de ação dos fármacos em 1% a cada ano, sendo necessário reduzir suas doses tanto na pré-anestesia como no período transoperatório, além de evitar a extubação precoce ao término do ato cirúrgico. A ventilação controlada é a melhor opção até a completa recuperação da consciência e estabilidade dos parâmetros respiratórios e cardiovasculares, tornando mandatória a continuidade do uso do oxímetro de pulso no pós-operatório imediato.

Com o declínio da massa muscular, a dose de bloqueador neuromuscular deve ser reduzida em 10 a 15% por década acima dos 40 anos. Recomenda-se a administração de relaxantes de curta duração. Entre os bloqueadores neuromusculares, desaconselha-se o uso da galamina dado sua eliminação ser exclusivamente renal.

A redução da função renal, demonstrada pela dosagem da creatinina plasmática, juntamente com a diminuição do fluxo sanguíneo hepático,[97] são responsáveis pelo aumento das meias-vidas de distribuição e eliminação dos fármacos. Quando há redução da depuração da creatinina endógena e da depuração hepática dos fármacos, ocorre redução proporcional da velocidade de eliminação destes.

Os valores da taxa de filtração glomerular (TFG), calculados usando-se equações de predição, são estimativas da função renal que permitem o ajuste da dose do medicamento. A TFG é um indicador do número de néfrons funcionantes e da função renal, e sua medida é chamada de depuração ou *clearance*.

A proporção de redução da depuração da creatinina endógena (DCE) pode ser calculada pela equação de Cockcroft-Gault:

$$\text{DCE} = \frac{(140 - \text{idade}) \times \text{peso (kg)}}{72 \times \text{creatinina plasmática } (\text{mg} \cdot \text{dL}^{-1})}$$

**Para homens:** valor multiplicado por 1
**Para mulheres:** valor multiplicado por 0,85

Neste particular, o uso de atracúrio é favorável no idoso, porque sua depuração não depende do metabolismo hepático, nem da excreção renal.

Por outro lado, uma simples dose de ácido acetilsalicílico (AAS) pode elevar o tempo de coagulação por 7 a 10 dias, e não está claro se aumenta o risco de sangramento perioperatório ou contribui para hemorragia peridural em pacientes que se submetem à anestesia espinhal.

Como a embolia pulmonar é responsável por aproximadamente 30% das mortes no pós-operatório de pacientes geriátricos, o momento do início da terapia antitrombótica precisa ser bem avaliado. No perioperatório, a profilaxia é feita com heparina ou heparina de baixo peso molecular por via subcutânea e fisioterapia. No pós-operatório, a profilaxia pode ser estendida com o uso de antitrombínicos orais **(VER FIG. 73.1)**.

## Referências


1. Holle G. Handbuch der allgemeinen pathologie. Berlin: Springer;1972. v. 6.
2. Gold MI, Abello D, Herrington C. Minimum alveolar concentration of desflurane in patients older than 65 yr. Anesthesiology. 1993;79(4):710-4.
3. Miller PS, Richardson JS, Jyu CA, Lemay JS, Hiscock M, Keegan DL. Association of low serum anticholinergic levels and cognitive impairment in elderly presurgical patients. Am J Psychiatry. 1988;145(3):342-5.
4. Parikh SS, Chung F. Postoperative delirium in the elderly. Anesth Analg. 1995;80(6):1223-32.
5. Williams-Russo P, Urquhart BL, Sharrock NE, Charlson ME. Post-operative delirium: predictors and prognosis in elderly orthopedic patients. J Am Geriatr Soc. 1992;40(8):759-67.
6. Owens WD, Waldbaum LS, Stephen CR. Cardiac dysrhytmia following reversal of neuromuscular blocking agents in geriatric patients. Anesth Analg. 1978;57(2):186-90.
7. Leite CC, Amaro Jr E, Tavares LL. Diagnóstico por imagem das alterações encefálicas: radiologia e diagnóstico por imagem. 2. ed. Rio de Janeiro: Guanabara Koogan; 2011. p. 531-2.
8. Engelhardt E, Moreira DM, Alves G. Demência vascular: os grandes subtipos clínico-patológicos isquêmicos. Rev Bras Neurol. 2006;42:5-15.
9. Hachinski VC, Lassen NA, Marshall J. Multi-infarct dementia: a cause of mental deterioration in the elderly. Lancet. 1974;2(7874):207-10.
10. Hulette C, Nochlin D, McKeel D. Clinical-neuropathologic findings in multi-infarct dementia: a report of six autopsied cases. Neurology. 1997;48(3):668-72.
11. Nitrini R, Caramelli P, Bottino CM, Damasceno BP, Brucki SM, Anghinah R. Diagnóstico de doença de Alzheimer no Brasil: critérios diagnósticos e exames complementares. Recomendações de Departamento Científico de Neurologia Cognitiva e do Envelhecimento da Academia Brasileira de Neurologia. Arq Neuropsiquiatr. 2005;63(3A):713-9.
12. Bogousslavsky J, Regli F. Centrum ovale infarcts: subcortical infarction in the superficial territory of the middle cerebral artery. Neurology. 1992;42(10):1992-8.
13. Zekry D, Duyckaerts C, Belmin J, Geoffre C, Herrmann F, Moulias R, et al.The vascular lesions in vascular and mixed dementia: the weight of functional neuroanatomy. Neurobiol Aging. 2003;24(2):213-9.
14. Tatemichi TK, Desmond DW, Prohovnik I. Strategic infarcts in vascular dementia: a clinical and brain imaging experience. Arzneimittelforschung. 1995;45(3A):371-85.
15. Chui HC. Vascular cognitive impairment: today and tomorrow. Alzheimers Dement. 2006;2(3):185-94.
16. Bishop CCR, Insall M, Powell S, Rutt D, Browse NL. Effect of internal carotid artery occlusion on middle cerebral artery blood flow at rest and response to hypercapnia. Lancet. 1986;1(8483):710-2.
17. Orosz L, Fülesdi B, Hoksbergen A, Settakis G, Kollár J, Limburg M, et al. Assessment of Cerebrovascular reserve capacity in asymptomatic and symptomatic hemodinamically significant carotid stenoses and occlusions. Surg Neurol. 2002;57(5):333-9
18. Olah L, Valikovics A, Bereczki D, Fulesdi B, Munkacsy C, Csiba L. Gender-related diferences in acetazolamide induced cerebral vasodilatory response: a transcranial Doppler Study. J Neuroimaging. 2000;10(3):151-6.
19. Aaslid R, Lindegaard KF, Sorteberg W, Nornes H. Cerebral autoregulation dynamics in humans. Stroke. 1989;20(1):45-52.
20. Dahl A, Lindegaard KF, Russel D, Nyberg-Hansen R, Rootwelt K, Sorteberg W, et al. A comparison of transcranial doppler and cerebral blood flow studies to assess cerebral vasoreactivity. Stroke. 1992;23(1):15-9.
21. Markus HS, Harison MJG. Estimation of cerebrovascular reactivity using transcranial Doppler, including the use of breath-holding as the vasodilatory stimulus. Stroke. 1992;23(5):668-73.
22. Müller M, Voges M, Piepgras A, Schimrigk K. Assessment of cerebral vasomotor reactivity by transcranial Doppler ultrasound and breath-holding: a comparison with acetazolamide as vasodilatory stimulus. Stroke. 1995;26(1):96-100.
23. Babikian VL, Feldmann E, Wechsler LR, Newell DW, Gomes CR, Bogdahn U, et al. Transcranial Doppler ultrasonography: year 2000 update. J Neuroimaging. 2000;10(2):101-15.
24. Bladin CF, Chambers BR. Frequency and pathogenesis of hemodynamic stroke. Stroke. 1994;25(11):2179-82.
25. Piepgras A, Schmiedet P, Leinsinger G, Haberl RL, Kirsh CM, Einhäupl KM. A simple test to assess cerebrovascular reserve capacity using transcranial Doppler sonography and acetazolamide. Stroke. 1990;21(9):1306-11.
26. Bischop CCR, Powell S, Rutt D, Brouse NL. Transcranial Doppler measurement of middle cerebral artery blood flow velocity: a validation study. Stroke. 1986;17(5):913-5.
27. Rohrberg M, Brodhun R. Measurement of vasomotor reserve in the transcranial Doppler-CO(2) test using an ultrasound contrast agent (Levovist). Stroke. 2001;32(6):1298-303.
28. Kleiser B, Widder B. Course of carotid artery occlusions with impaired cerebrovascular reactivity. Stroke. 1992;23(2):171-4.
29. Webster MW, Makaroun MS, Steed DL, Smith HA, Johnson DW, Yonas H. Comprised cerebral blood flow reactivity is predictor of stroke in patients with symptomatic carotid artery acclusive disease. J Vasc Surg. 1995;21(2):338-44
30. Wong KS, Li H, Chan YL, Ahuja A, Lam WW, Wong A, Kay R. Use of transcranial Doppler ultrasound to predict outcome in patients with intracranial large-artery occlusive disease. Stroke. 2000;31(11):2641-7.
31. Landowne M, Hantey J. Aging, some social and biological aspects. Advanc. Sci. 1961;65:1767.
32. Alves SL, Deisering LF. Cardiovascular changes associated with aging: the anesthetic implications. CRNA. 1996;7(1):2-8.
33. Caird FI. The significance of heart disease in old age. In: Brockle-Hurst JC, Tallis RC, Fillit HM, editors. Textbook of geriatric medicine and gerontology. London: Churchill Livingstone; 1978.
34. Gèkière J.P. Fonction diastolique ventriculaire gauche: physiologie, physiopayhologie, évaluation, moyes thérapeutiques, incidences en anesthésie. Ann Fr Anesth Réanim. 1998;17:319-39.
35. Weiss AK. The physiology of ageing. Major Probl Clin Surg. 1975;17:1-13.
36. Houltz E, Caidahl K, Adin C, Gustavsson T, Ricksten SE. Effects of halothane and isoflurane on left ventricular diastolic function during surgical stress in patients with coronary artery disease. Acta Anaesthesiol Scand. 1997;41(7):931-8.
37. Rooke GA, Ebert T, Muzi M, Kharasch ED. The hemodynamic and renal effects of Sevoflurane and Isoflurane in patientswith coronary artery disease and chronic hypertension. Anesth Analg. 1996;82(6):1159-65.
38. Delaney TJ, Kistner JR, Lake CL, Miller ED Jr. Myocardine function during halothane and enflurance anesthesia in patients with coronary artery disease. Anesth Analg. 1980;59(4):240-4.
39. Ricksten SE. Effects of anaesthetics on myocardial and vascular smooth muscle cells. Curr Opin Anaesthesiol. 1994;7:330-3.
40. Van Trigt P, Spray TL, Pasque MK, Peyton RB, Wechsler AS. Anesthesia-induced myocardial depression: quantitation of effects on systolic and diastolic function. Surgery. 1984;96(2):368-74.
41. Kleiger RE. Cardiovascular disorders. Care Geriatr Patients. 1983;6:92-I04.
42. Annual report of the Registrar General for Scotland. Edinburgh: H.M.S.O.; 1974.
43. Tajlma N. Relationships between age and heart rate on exercise test in normal controls and angina pectoris. In: 21st International Congress of Gerontology.1978;1:87.
44. Meneghelo RS, Araújo CGS, Stein R, Mastrocolla LE, Albuquerque PF, Serra SM. III Diretrizes da Sociedade Brasileira de Cardiologia sobre teste ergométrico. Arq. Bras. Cardiol. 2010;95(5 Suppl 1):1-26
45. Dodd RB. Anesthesia. Care Geriatr Patients.1983;18;329-88.
46. Moro ET, Módolo NSP. Indução anestésica com técnica de sequência rápida. Rev Bras Anestesiol. 2004;54(4):595-606.
47. New York Heart Association. The criteria Committee of the New York Heart Association nomenclature and criteria for diagnosis of diseases of the heart and blood vessels. Boston: Little Brown; 1964.
48. Weiner D, Ryan TJ, McCabe CH. Prognostic importance of a clinical profile and exercise test in medical treated patients with coronary artery disease. J Am Coll Cardiol. 1984;3(3):772-9.
49. Di Salvo G, Caso P, Lo Piccolo R, Fusco A, Martiniello AR, Russo MG, et al. Atrial myocardial deformation properties predict maintenance of sinus rhythm after external cardioversion of recent-onset lone atrial fibrillation: a color Doppler myocardial imaging and transthoracic and transesophageal echocardiographic study. Circulation. 2005;112(3):387-95.
50. Diwan A, McCulloch M, Lawrie GM, Reardon MJ, Nagueh SF. Doppler estimation of left ventricular filling pressures in patients with mitral valve disease. Circulation. 2005;111(24):3281-9.
51. Olson JJ, Costa SP, Young CE, Palac RT. Early mitral filling/diastolic mitral annular velocity ratio is not a reliable predictor of left ventricular filling pressure in the setting of severe mitral regurgitation. J Am Soc Echocardiogr. 2006;19(1):83-7.
52. Bruch C, Stypmann J, Gradaus R, Breithardt G, Wichter T. Usefulness of tissue Doppler imaging for estimation of filling pressures in patient with primary or secondary pure mitral regurgitation. Am J Cardiol. 2004;93(3):324-8.
53. Rahimtoola SH. Valvular heart disease: a perspective on the asymptomatic patient with severe valvular aortic stenosis. Eur Heart J. 2008;29(14):1783-90
54. Carabello BA. Evaluation and management of patients with aortic stenosis. Circulation. 2002;105(15):1746-50.
55. Carabello BA, Paulus WJ. Aortic stenosis. Lancet 2005;373(9667):956-66.
56. Bergler-Klein J, Klaar U, Heger M, Rosenhek R, Mundigler G, Gabriel H. Natriuretic peptides predict symptom-free survival and postoperative outcome in severe aortic stenosis. Circulation.2004;109(19):2302-8.
57. Dal-Bianco Jp, Sengupta PP, Khandheria BK. Role of echocardiogtaphy in the diagnosis and management of asymptomatic severe aortic stenosis. Expert Ver Cardiovasc Ther. 2008;52(16):1279-92.
58. Azhar G, Lipsitz LA. Syncope in the elderly. In: Grubb BP, Olshansky B, editors. Syncope: mechanisms and management. Armonk: Futura; 1998. p.337-58.
59. Krahn AD, Klein GJ, Yee R. Use of the extented monitoring strategy in patients with problematic syncope. Circulation. 1999;99(3):406-10.

60. Filomeno LTB, Carelli CR, Silva NCLF, Barros TEP, Amatuzzi MM. Embolia gordurosa: uma revisão para a prática ortopédica atual. Acta Ortop Bras. 2005;13(4):196-208.
61. Martin DE, Cesciak MC. Perioperative pulmonar embolism: diagnosis and anesthetic management. J Clin Anesth. 2011;23(2):153-65.
62. Cho AH. Cortical laminar necrosis associated with osmotic demyelination syndrome. J Clin Neurol. 2005;1(2):174-6.
63. Morris CK, Ueshima K, Kawaguchi T, Hideg A, Froelicher VF. The prognostic value of exercise capacity: a rewiew of the literature. Am Heart J. 1991;122(5):1423-31.
64. Freeman WK, Gibbons Rj. Perioperative cardiovascular assessment of patients undergoing noncardiac surgery. Mayo Clin Proc. 2009;84(1):79-90.
65. Schiller NB, Shah PM, Crawford M, DeMaria A, Devereux R, Feigenbaum H, et al. Recommendations for quantitation of the left ventricle by two-dimensional echocardiography. American Society of Echocardiography Committee on Standards, Subcommittee on Quantitation of Two-Dimensional Echocardiograms. J Am Soc Echocardiogr. 1989;2(5):358-67.
66. Cerqueira MD, Weissman NJ, Dilsizian V, Jacobs AK, Kaul S, Laskey WK. Standardized myocardial segmentation and nomenclature for tomography imaging of the heart: a statement for healthcare professionals from the cardiac imaging committee of the council on clinical cardiology of the American Heart Association. Circulation. 2002;105(4):539-42.
67. Sawada SG, Segar DS, Ryan T, Brown SE, Dohan AM, Williams R, et al. Echocardiographic detection of coronary artery disease during dobutamine infusion. Circulation. 1991;83(5):1605-14.
68. Picano E, Lattanzi A, LiAbbate A. Present application, practical aspects, and future isseus on dipyridamole echocardiography. Circulation. 1991;83(5 Suppl):III111-5.
69. Bogaz FA, Saroute ANR, Tsutsui JM, Kowatsch I, Nicolau JC, Ramires JAF, Matias W. Vasoespasmo coronariano induzido pela ecografia sob estresse pela dobutamina-atropina. Arq Bras Cardiol. 2006;87(6):e250-3.
70. Auerbach DA, Goldman L. Beta-blockers and reduction of cardiac events in non-cardiac surgery. JAMA. 2002;287(11):1435-44.
71. Graybum PA, Hills D. Cardiac events in patients undergoing non cardiac surgery: shifting the paradigma from non invasive risk stratification to therapy. Ann Intern Med. 2003;138(6):506-11.
72. Nishima K, Mikawa K, Uesugi T, Obara H, Maekawa M, Kamae I, et al. Efficacy of clonidine for prevention of perioperative myocardial ischemia: a critical appraisal and meta analysis of the literature. Anesthesiology. 2002;96(2):323-9.
73. Crawford MH, Bernstein SJ, Deedwania PC, DiMarco JP, Ferrick KJ, Garson A. Guidelines for Ambulatory Electrocardiography. A report of the American College of Cardiology/American Heart Association Task Force on Practice Guidelines (Committee to Revise the Guidelines for Ambulatory Electrocardiography). J Am Coll Cardiol. 1999;34(3):912-48.
74. Chiang BN, Perlman LV, Ostrander LD, Epstein FH. Relationship of premature systoles to coronary heart disease and sudden death in the Tecumseh epidemiologic study. Ann Intern Med. 1969;70(6):1159-66.
75. Ruberman W, Weinblatt E, Goldberg JD, Frank CW, Shapiro S. Ventricular premature beats and mortality after myocardial infarction. N Engl J Med. 1977;297(14):750-7.
76. Moss AJ, Davis HT, DeCamilla J, Bayer LW. Ventricular ectopic beats and their relation to sudden and nonsudden cardiac death after myocardial infarction. Circulation 1979;60(5):998-1003.
77. Solomon SD, Zelenkofskes S, McMurray JJ, Finn PV, Velazquez E, Eatl G. Sudden death in patients with myocardial infarction and left ventricular dysfunction, heart failure, or both. N Engl J Med. 2005;35(25):2581-8.
78. Mukharji J, Rude RE, Poole K, Croft C, Thomas LJ, Strauss HW. Late sudden death folowing acute myocardial infarction: importance of combined presence of repetitive ventricular ectopy and left ventricular dysfunction. Clin Res. 1982;30:208a.
79. Bigger JT, Fleiss JL, Kleiger R, Miller JP, Rolnitzky LM. The relationship among ventricular arrhytmias, left ventricular dysfunction, and mortality in the 2 years after myocardial infarction. Circulation. 1984;69(2):250-8.
80. Gomes JA, Winters SL, Ip J, Tepper D, Kjellgren O. Identification of patients with high risk of arrhythmic mortality. Role of ambulatory monitoring, signal-averaged ECG, and heart rate variability. Cardiol Clin.1993;11(1):55-63.
81. Dutra OP, Besser HW, Tridapalli H, Leiria TL, Afiune Neto A, Simão AF, et al. II Diretriz Brasileira de cardiopatia grave. Arq Bras Cardiol. 2006;87(2):223-32.
82. McFalls EO, Ward HB, Moritz TE, Goldman S, Krupski WC, Littooy F, et al. Coronary-artery revascularization before elective major vascular surgery. N Engl J Med. 2004;351(27):2795-804.
83. Gardner TJ, Greene PS, Rykiel MF, Baumgartner WA, Cameron DE, Casale AS, et al. Routine use of the left mammary artery graft in the elderly. Ann Thorac Surg. 1990;49(2):188-93.
84. Lewen MK, Kern M, Vandormael M, Deligonal U, Kennedy HL. Evaluation of left ventricular systolic and diastolic dysfunction during transient myocardial ischemia produced by angioplasty. J Am Coll Cardiol. 1987;10(4):748-55.
85. Schiller NB. Hemodynamics derived from transesophageal echocardiography (TEE). Cardiol Clin. 2000;18(4):699-709.
86. Quiñones MA1, Otto CM, Stoddard M, Waggoner A, Zoghbi WA. Recommendations for quantification of Doppler echocardiography: a report from the Doppler Quantification Task Force of the Nomenclature and Standards Committee of the American Society of Echocardiography. J Am Soc Echocardiogr, 2002;15:167-184.
87. Poelaert JI, Shupfer G. Hemodynamic monitoring utilizing transesophageal echocardiography: the relationships among pressure, flow, and function. Chest. 2005;127(1):379-90.
88. Brandt RR, Oh JK, Abel MD, Click RL, Orszulak TA, Seward JB. Role of emergency intraoperative transesophageal echocardiography. J Am Soc Echocardiogr. 1998;11(10):972-7.
89. Freeman E. The respiratory system. In: Brockle-Hurst JC, Tallis RC, Fillit HM, editors. Textbook of geriatric medicine and geronthology. London: Churchill Livingstone; 1978.
90. Kronenberg RS, Drage CW. Attenuation of the ventilatory and heart rate responses to hipoxia and hypercapnia with aging in male men. J Clin Invest. 1973;52(8):1812-9.
91. Petty TL. Respiratory diseases. Care Geriatr Patients. 1983;7:105-17.
92. Global Initiative for Chronic Obstructive Lung Disease (GOLD). Global strategy for the diagnosis, management, and prevention of COPD [Internet]. Fontana-on-Geneva-Lake: GOLD; c2016 [capturado em 05 abr. 2017]. Disponível em: http://dpoc.pt/wp-content/uploads/2015/03/WatermarkedGlobal-Strategy-20161.pdf.
93. Sourander LB. The aging kidney. In: Brockle-Hurst JC, Tallis RC, Fillit HM, editors. Textbook of geriatric medicine and geronthology. London: Churchill Livingstone; 1978.
94. Saruta T. The role of the renin-angiotensin system on water and electrolyte balance in the aged. In: 21st International Congress of Gerontology.1978;1:59.
95. Lindeman RD. Changes in the renal function with aging: implications for treatment. Drugs Aging. 1992;2(5):423-31.
96. McLeod K, Hull CJ, Watson MJ. Effects of aging on the pharmacokinetics of pancuronium. Br J Anaesth. 1979;51(5):435-8.
97. Hyams DE. The liver-changes with aging. In: Brockle-Hurst JC, Tallis RC, Fillit HM, editors. Textbook of geriatric medicine and geronthology. London: Churchill Livingstone; 1978.


## Leituras recomendadas


Bromage PR. Aging and epidural dose requirements: segmental spread and predictability of epidural analgesia in youth and extreme age. Br J Anaesth. 1969;41(12):1016-22.

Greenblatt RB. The adrenal glands in old age. Geriatr Endocrinol. 1978;5:82-101.

Gwyneth AD, Bolton EC. Age-related changes in the respiratory system. In: Fillit HM, Rockwood K, Young JB, editors. Brocklehurst's textbook of geriatric medicine and gerontology. 8th ed. Philadelphia: Elsevier; 2017. p. 101-4.

Howlett ES. Effects of aging on the cardiovascular system. In: Fillit HM, Rockwood K, Young JB, editors. Brocklehurst's textbook of geriatric medicine and gerontology. 8th ed. Philadelphia: Elsevier; 2017. p. 96-100.

Kitamura H, Sawa T, Ikezono E. Postoperative hypoxemia: The contribution of age to the maldistribution of ventilation. Anesthesiology. 1972;36(3):244-52.

Lorhan PH. Anestesia for the aged. Springfield: Charles C. Thomas;1971.

Nightingale PJ, Marstrand T. Subarachnoid anaesthesia with bupivacaina for orthopaedic procedures in the elderly. Br J Anaesth. 1981;53(4):369-71.

Sharrock NE. Lack of exagerated spread of epidural anesthesia in patients with arteriosclerosis. Anesthesiology. 1977;47(3):307-8.

Smith PP, Kuchel GA. Aging of the urinary tract. In: Fillit HM, Rockwood K, Young JB, editors. Brocklehurst's textbook of geriatric medicine and gerontology. 8th ed. Philadelphia: Elsevier; 2017. p. 133-7.


# Questões de Provas do TSA

**73.1 (TSA/2015)** No paciente idoso, a anestesia venosa alvo controlada com propofol que utiliza sistemas de infusão com $K_{e0}$ mais rápido apresenta como vantagem:

**A.** Menor tempo de despertar.

**B.** Maior estabilidade hemodinâmica.

**C.** Maior previsibilidade do *clearance* plasmático.

**D.** Menor incidência de consciência intraoperatória.

**73.2 (TSA/2015)** Homem de 85 anos, 60 kg e 1,62 m, é submetido à herniorrafia inguinal sob anestesia geral. Após a indução anestésica venosa com o alvo plasmático de propofol em 4 μg·mL$^{-1}$ (modelo Marsh), o paciente apresenta índice bispectral de 19 com taxa de supressão de 55%. Essa alteração pode ser explicada pela seguinte característica do paciente:

**A.** Maior tempo de circulação braço-cérebro.

**B.** Maior volume de distribuição do propofol.

**C.** Maior sensibilidade dos receptores $GABA_A$ corticais.

**D.** Maior permeabilidade da barreira hematencefálica ao propofol.

**73.3 (TSA/2015)** O sistema respiratório do idoso se caracteriza por:

**A.** Redução da complacência pulmonar.

**B.** Aumento da capacidade residual funcional.

**C.** Aumento da complacência da caixa torácica.

**D.** Redução da capacidade de fechamento das vias aéreas.

**73.4 (TSA/2016)** O modelo farmacodinâmico abaixo retratado representa o efeito do remifentanil conforme a concentração sérica do mesmo em adultos jovens saudáveis. A modificação esperada das características dessa curva em uma população de idosos é o (a):

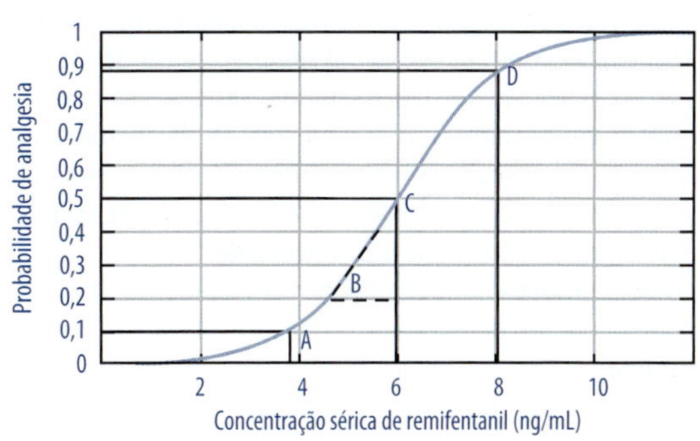


**A.** Redução do valor do ângulo β.

**B.** Deslocamento do ponto D para baixo.

**C.** Deslocamento do ponto C para a direita.

**D.** Deslocamento do ponto A para a esquerda.

# 74. ANESTESIA NO OBESO

Eduardo Piccinini Viana
Luiz Piccinini Filho

## Impacto da obesidade na qualidade de vida e doenças associadas

Até o início do século XX, pouco se sabia sobre a obesidade, pois havia um número muito pequeno de indivíduos morbidamente obesos.[1] Porém, na segunda metade do século XX, ocorreu um aumento progressivo da população obesa e morbidamente obesa.[1] Em 1985, a obesidade passou a ser reconhecida como uma doença[2] e, em 1986, dados dos Centers for Disease Control and Prevention (CDC) dos Estados Unidos mostraram que mais de 50% dos pacientes obesos não recebiam a devida atenção em relação aos perigos da obesidade. Estudos específicos sobre anestesia em indivíduos obesos e morbidamente obesos começaram a ser publicados apenas no final do século passado. Os pacientes, até essa época, eram submetidos a cirurgias por outras doenças e atendidos como não obesos.[3]

Existe grande evidência de que a obesidade está crescendo no mundo inteiro. Em 1987, a International Obesity Task Force apresentou um resumo da epidemiologia da obesidade, definindo-a como um índice de massa corporal (IMC) maior que 30 $kg \cdot m^{-2}$; segundo esse mesmo resumo, a obesidade teria uma prevalência de 15 a 20% na Europa. Países como França, Alemanha e Reino Unido apresentaram números acima de 10 milhões de obesos.[4] Nos Estados Unidos, a prevalência de um IMC maior que 25 $kg \cdot m^{-2}$ era de 59,4% para os homens e 50,7% para as mulheres.

Quaisquer que sejam os critérios usados para definir a obesidade, sua prevalência está aumentando em todo o mundo ocidental, o que é altamente preocupante em razão da morbimortalidade associada.[5] A obesidade já é a segunda causa de mortes passíveis de prevenção nos Estados Unidos, tornando-se o maior desafio atual de saúde pública. A prevalência da obesidade varia de acordo com o nível socioeconômico nos países em desenvolvimento, mas – por mais paradoxal que seja – a pobreza está associada a uma grande prevalência de obesidade.[4]

No Brasil, a obesidade também vem aumentando. Em 1975, as prevalências de excesso de peso e obesidade eram, respectivamente, 18,6% e 2,8% em ambos os sexos. Em 2002 a 2003, essas prevalências subiram para 41,8% e 8,8% em homens e 39,2% e 12,7% em mulheres, segundo dados do Instituto Brasileiro de Geografia e Estatística (IBGE).[6] Hoje, cerca de 82 milhões de pessoas apresentam IMC igual ou maior que 25 (sobrepeso ou obesidade), com prevalência maior de excesso de peso no sexo feminino (58,2%) do que no sexo masculino (55,6%), demonstrando a urgência de se pensar em uma política pública adequada à prevenção e ao tratamento do sobrepeso e da obesidade.

A mortalidade é significativamente elevada nos pacientes cirúrgicos morbidamente obesos, estando relacionada com o tipo e a duração da cirurgia, a familiaridade e a destreza da equipe anestésico-cirúrgica, a técnica anestésica e o estado físico pré-operatório do paciente.[7] Assim, em uma histerectomia abdominal por câncer, por exemplo, a mortalidade atinge 20% em pacientes com peso acima de 150 kg, 4,8% naqueles com peso entre 120 e 150 kg e 1,5% em indivíduos pesando entre 100 e 120 kg.[8] Em cirurgias duodenais, por sua vez, encontrou-se mortalidade de 6% em obesos e 2,7% em não obesos. Provavelmente, cirurgias de emergência em paciente morbidamente obeso devem ter um risco adicional, mas ainda não há dados estatísticos sobre o assunto.[9]

O sobrepeso moderado faz crescer o risco de morbidade e mortalidade em adultos jovens, porém, quando o IMC está acima de 30 $kg \cdot m^{-2}$, ele aumenta de maneira significativa, sendo agravado pelo uso do cigarro. Indivíduos morbidamente obesos têm um risco muito maior de mortalidade agravada por diabetes, alterações cardiorrespiratórias e cerebrovasculares, doenças endócrinas, geniturinárias, musculoesqueléticas e certas neoplasias.[4]

## Definição de obesidade e conceitos relacionados

A obesidade é uma doença crônica multifatorial com envolvimento social, cultural, fisiológico, psicológico, metabólico, endócrino e genético, ligado a um componente comportamental, resultando em um excesso de tecido adiposo. Existem evidências de uma associação entre obesidade e aumento da morbidade e mortalidade perioperatórias. A obesidade é caracterizada por excesso de tecido adiposo, e a palavra *obesus* tem origem latina, significando homem gordo por comer, sendo arbitrária a diferença entre normalidade e obesidade.[10]

A designação moderna do IMC como forma de mensuração da obesidade foi desenvolvida pelo matemático belga Lambert Quetelet em meados do século XIX, tornando-se padrão referencial para a sua avaliação, tanto em âmbito individual como populacional. Dada a sua praticidade, simplicidade e elevado grau de confiabilidade na indicação da gordura corporal, o IMC permitiu a classificação da obesidade em quatro níveis: graus I, II, III (extremamente alta ou mórbida) e superobesidade.

O IMC é determinado pela divisão do peso de um indivíduo (em quilos) pelo quadrado da sua altura (em metros); ou seja, pela fórmula $kg \cdot m^{-2}$.[11] Assim, a Organização Mundial da Saúde (OMS) e o Instituto Nacional de Saúde dos Estados Unidos definiram "excesso de peso" como um IMC maior ou igual a 25 e menor que 30, "obesidade" como um IMC entre 30 e 39, e "morbidamente obesos" como um IMC que ultrapassa 39, estabelecendo um parâmetro entre IMC e risco à saúde (TABS. 74.1 e 74.2).

É difícil prever o impacto da obesidade mórbida sobre a dose apropriada dos agentes anestésicos administrados. O volume sanguíneo em geral está aumentado, o que tende a reduzir as concentrações dos fármacos.[12] Por outro lado, o tecido gorduroso tem fluxo sanguíneo diminuído, de tal forma que cálculos de dose baseados no peso corporal total (PCT) podem levar a concentrações plasmáticas elevadas. Várias fórmulas têm sido propostas para calcular o peso ideal. O índice

**TABELA 74.1** Classificação da obesidade de acordo com o índice de massa corporal (IMC)

| Classificação | IMC |
|---|---|
| Deficiência de peso | $< 20\ kg \cdot m^{-2}$ |
| Normal | $20$ a $25\ kg \cdot m^{-2}$ |
| Sobrepeso | $> 25$ a $30\ kg \cdot m^{-2}$ |
| Obesidade | $> 30\ kg \cdot m^{-2}$ |
| Obesidade mórbida | $> 40\ kg \cdot m^{-2}$ |

*Fonte: Herbet.*[14]

**TABELA 74.2** Classificação da obesidade e sua relação com o risco à saúde

| | IMC ($kg \cdot m^{-2}$) | Risco à saúde |
|---|---|---|
| Normal | 18,5 a 24,9 | Habitual |
| Sobrepeso | 25 a 29,9 | Aumentado |
| Obesidade classe I | 30 a 34,9 | Moderado |
| Obesidade classe II | 35 a 39,9 | Grave |
| Obesidade classe III | > 40 | Extremamente alto |

*Fonte: Cheah.*[15]

de Broca relaciona a altura do paciente em centímetros (cm), menos 105 para as mulheres e menos 100 para os homens, sugerindo o peso corporal ideal (PCI).[13] Outros autores, por sua vez, estimam que o peso ideal pode ser inferido pelo cálculo da massa corporal magra (MCM), por meio da seguinte fórmula:

$$MCM = A \times \text{peso real (kg)} - B \times \left[\frac{\text{peso real}}{\text{altura (cm)}}\right]^2$$

em que **A** = 1,1 e **B** = 120 para homens e **A** = 1,07 e **B** = 148 para mulheres.[12]

Finalmente, existe um conceito similar ao peso ideal que é o peso corporal preditivo (PCP) (ver fórmulas adiante neste capítulo).

A distribuição anatômica da gordura pelo corpo tem implicações fisiopatológicas. Existem dois tipos de distribuição descritos: a central e a periférica. No tipo central, ou obesidade androide, a gordura está distribuída de modo predominante no tronco, é associada a um alto consumo de oxigênio ($O_2$) e relacionada a doenças cardiocirculatórias, agravadas pelo acúmulo de gordura visceral, podendo provocar disfunção ventricular esquerda. Já no tipo periférico, ou obesidade ginecoide, a distribuição predominante é nos quadris, coxas, glúteos, sendo uma gordura menos ativa no consumo de oxigênio, interferindo em menor escala no sistema cardiocirculatório.

# Alterações sistêmicas no paciente obeso

O ato anestésico-cirúrgico em pacientes obesos ou morbidamente obesos é um grande desafio para o cirurgião e o anestesiologista. O cirurgião tem problemas de visualização do campo cirúrgico, durante a dissecção, sangramento em maior quantidade, infecção da parede abdominal, ruptura da fáscia, etc. O anestesiologista também tem problemas práticos no pré, intra e pós-operatório, especialmente de natureza hemodinâmica e respiratória.[9] Ao realizar anestesia em indivíduos obesos, é importante o conhecimento da sua fisiopatologia, porque as alterações sobre os diversos órgãos e sistemas, bem como as alterações anatômicas, fisiológicas e bioquímicas associadas a essa condição, provocam diferentes respostas aos fármacos e às técnicas anestésicas.[7]

## Sistema cardiovascular

Os efeitos fisiopatológicos da obesidade sobre a função cardíaca são complexos e levam a uma maior frequência de doenças cardiovasculares.[16] A hipertensão arterial é grave em 5 a 10% da população de obesos e moderada em 50% deles.[17] A obesidade e a hipertensão são fatores sinérgicos que causam hipertrofia ventricular esquerda concêntrica (**FIG. 74.1**), provocando um incremento progressivo da demanda, com aumento do volume sanguíneo, que faz crescer o risco de insuficiência cardíaca. Os pacientes obesos têm redução da vasodilatação mediada pelo óxido nítrico.[18] Quanto maior o tempo da obesidade, maior a chance de insuficiência cardíaca.

Em pacientes morbidamente obesos, o débito cardíaco (DC) aumenta proporcionalmente em relação ao aumento do peso e ao consumo de oxigênio, ocorrendo também elevação da pré e pós-carga e da pressão média da artéria pulmonar, com prejuízo da função sistólica e diastólica.[19] A frequência cardíaca permanece normal e, assim, com o DC elevado, o volume sistólico aumenta. Em geral, a fração de ejeção está dentro da normalidade em repouso, porém não ocorre resposta ao exercício.[20] Em resposta ao exercício, o DC aumenta mais rápido em obesos do que em pessoas normais e costuma estar associado a uma elevação da pressão diastólica final do ventrículo esquerdo e da pressão capilar pulmonar.[20]

A circulação pulmonar também sofre alterações em função da obesidade, com tendência à hipertensão pulmonar pelo aumento do volume e fluxo sanguíneo pulmonar, que pode ser acentuada ou precipitada pela vasoconstrição pulmonar hipóxica, decorrente de alterações dos volumes pulmonares estáticos encontrados nos indivíduos morbidamente obesos.[21] A hipóxia e a hipercapnia acabam provocando hipertensão pulmonar crônica e, por fim, insuficiência do ventrículo direito.

O risco de arritmias é maior, podendo ser devido a hipertrofia, hipoxemia, diuréticos, apneia do sono, alterações coronarianas ou aumento da gordura epicárdica, afetando o sistema de condução, sobretudo o ventrículo direito. Existe uma relação direta entre o aumento do volume cardíaco e o aumento do peso acima de 105 kg, o que leva a uma dilatação e a uma hipertrofia excêntrica esquerda e, em menor grau, direita.[4] Como resultado da hipertrofia ventricular esquerda excêntrica (**FIG. 74.2**), a complacência ventricular e a função ventricular diastólica diminuem com a elevação da pressão final da diástole do ventrículo esquerdo, podendo causar edema pulmonar.[22] A disfunção biventricular é diretamente proporcional ao aumento de peso e à sua duração, estando presente em indivíduos morbidamente obesos mesmo que assintomáticos (**FIG. 74.3**).[4,23]

Para suprir a demanda de oxigênio devido ao excesso de tecido adiposo, os volumes sanguíneo total e plasmático aumentam em pessoas obesas; no entanto, em uma relação volume-peso, o volume sanguíneo está reduzido.[24] O fluxo sanguíneo

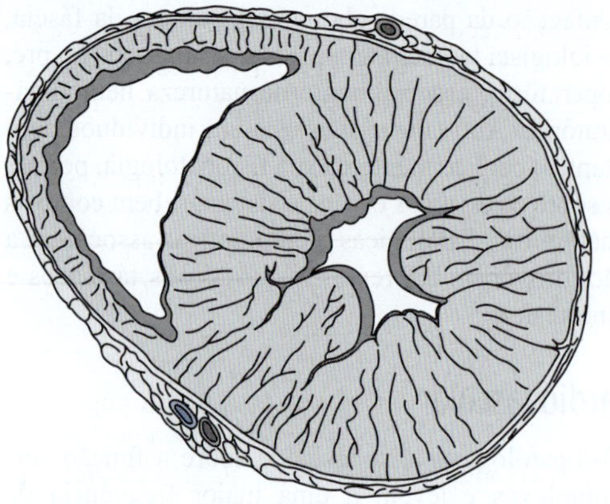

**FIGURA 74.1** Hipertrofia ventricular concêntrica. O excesso de peso provoca ativação do sistema renina-angiotensina-aldosterona com consequente hipertensão moderada. O incremento da pós-carga exige o aumento do trabalho sistólico (dilatação concêntrica) e hipertrofia ventricular esquerda.

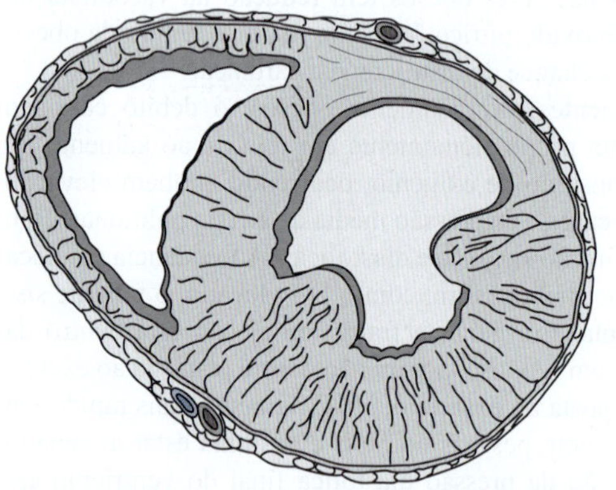

**FIGURA74.2** Hipertrofia ventricular excêntrica. No indivíduo obeso normotenso, o aumento do volume sanguíneo total com incremento da pré-carga (20-30 $mL \cdot kg^{-1}$ de excesso de gordura), provoca a elevação do volume sistólico e redução da complacência ventricular esquerda, produzindo a dilatação excêntrica.

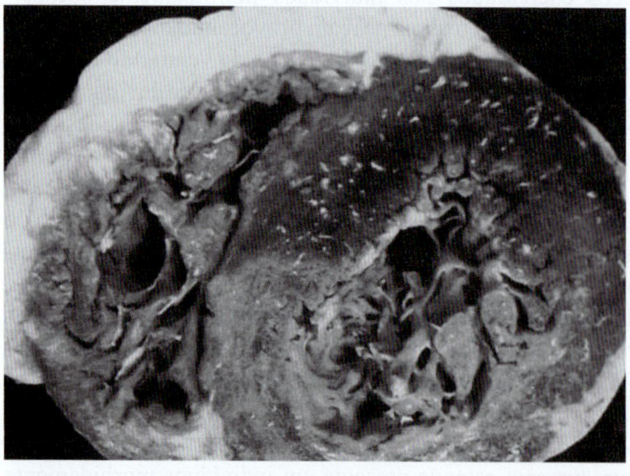

**FIGURA 74.3** Hipertrofia biventricular. Com o desenvolvimento da hipertensão pulmonar surge a hipertrofia ventricular direita que se soma à hipertrofia vetricular esquerda. Ao aumento da pré e pós-carga pode somar-se a coronariopatia. O quadro pode evoluir para dilatação biventricular e insuficiência cardíaca congestiva. *Fonte: Hurst.*[25]

esplênico cresce 20%, enquanto os fluxos sanguíneos renal e cerebral permanecem normais.

O Scottish Health Survey[26] encontrou a presença de enfermidades cardiovasculares (de qualquer natureza) relacionados ao IMC em obesos: 37% em adultos com IMC > 30 $kg \cdot m^2$, de 21% em indivíduos com IMC de 25 a 30 $kg \cdot m^2$ e de apenas 10% em pessoas com IMC menor que 25 $kg \cdot m^2$.[4,10,27] Portanto, todos os morbidamente obesos candidatos à anestesia devem ser investigados cuidadosamente com o propósito de reduzir complicações cardiovasculares.[4] A eletrocardiografia (ECG) mostra QRS com baixa voltagem, hipertrofia ventricular esquerda, alargamentro atrial esquerdo e achatamento da onda T nas derivações inferiores e laterais, podendo haver prolongamento no intervalo QT.[28]

## Sistema respiratório

A anestesia geral na posição supina, por si só, induz a formação de atelectasias em razão da diminuição do volume pulmonar, pelo prejuízo inerente à ventilação mecânica e às trocas gasosas. Os mecanismos fisiopatológicos ainda não estão bem esclarecidos. A queda do tônus muscular, o desvio intermitente do volume sanguíneo do abdômen para os pulmões e o aumento da pressão intra-abdominal com consequente desvio do diafragma em direção cefálica não parecem ser suficientes para explicar a formação de atelectasias e, para isso, somam-se as mudanças da caixa torácica e os volumes de distribuição do sangue nos pulmões, com redução da complacência e elevação da resistência ao fluxo aéreo.

No obeso, os componentes torácico e abdominal aumentam os efeitos adversos principalmente na posição supina. A complacência respiratória total e a massa pulmonar são diminuídas, resultando na redução do volume de reserva expiratório (VRE), com consequente diminuição de forma exponencial da capacidade residual funcional (CRF) proporcional à elevação do IMC. Trabalhos demonstram que a complacência total em casos graves de indivíduos morbidamente obesos pode reduzir até 30% dos valores normais e tem como causa principal uma diminuição da complacência pulmonar provocada pelo aumento do volume sanguíneo pulmonar. Quando há mudança na posição sentada para a supina e a seguir para Trendelenburg, o VRE e a CRF **(FIG. 74.4)** são reduzidos de modo significativo, podendo levar a anormalidades da ventilação-perfusão, diminuindo a captação alveolar de oxigênio.

A produção de dióxido de carbono ($CO_2$) sofre aumentos pela alta atividade metabólica do tecido gorduroso e do trabalho da respiração, com incrementos de até 30%. A redução do volume de fechamento das vias aéreas e curto-circuitos de direita-esquerda levam consequentemente à hipoxemia arterial.[29] Em particular no campo da anestesia, inúmeros estudos com indivíduos morbidamente obesos foram realizados, avaliando-se o efeito da anestesia geral sobre a mecânica respiratória e as provas de função pulmonar, das diferentes posições do paciente na mesa cirúrgica, do tipo de cirurgia (a céu aberto ou por via laparoscópica) e do tipo de ventilação.[4,30-32]

Sem dúvida é possível elevar a CRF nos pacientes obesos ventilando-os com volumes correntes acima de 15 a 20 $mL \cdot kg^{-1}$, mas não seria possível obter um incremento significativo na pressão parcial arterial de oxigênio ($PaO_2$) sem aumentar o risco de lesão do parênquima pulmonar (volutrauma). Contrastando, volumes correntes menores, compatíveis com o peso corrigido e

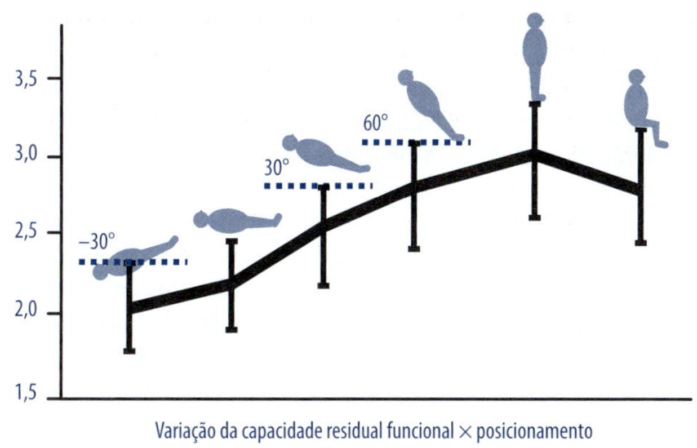


**FIGURA 74.4** Fisiopatologia respiratória na obesidade.
*Fonte: Adaptada de Benumof jl.*[33]

com valores mais aceitáveis de $PaO_2$ e pressão parcial arterial de dióxido de carbono ($PaCO_2$), acrescidos de pressão positiva ao final da expiração (PEEP, do inglês *positive end-expiratory pressure*), podem proporcionar um aumento da CRF e melhor $PaO_2$.

Ainda que recebam uma pré-oxigenação apropriada, os pacientes obesos e morbidamente obesos não toleram períodos de apneia em decorrência da diminuição da CRF, apresentando queda da $SpO_2$ logo depois da indução da anestesia, o que dificulta a sequência rápida, em razão do alto consumo de oxigênio, mesmo após pré-oxigenação adequada superior a 5 minutos.

A **FIGURA 74.5** apresenta a inter-relação das alterações cardiovasculares e pulmonares no paciente morbidamente obeso.

Merecem especial atenção os pacientes morbidamente obesos portadores de distúrbios relacionados ao sono, como a síndrome da apneia/hipopneia obstrutiva do sono (SAHOS) e sua variante, a síndrome de hipoventilação por obesidade (SHO). A incidência da SAHOS é de 2 a 26% na população geral,[34-36] e de cerca de 5% em paciente morbidamente obesos, nos quais é considerada um dos maiores fatores de risco de complicações durante o período perioperatório. Estima-se que 70% dos candidatos a cirurgia bariátrica apresentem SAHOS moderada ou grave.

Os obesos estão propensos a SAHOS, condição que pode manifestar-se de três formas: apneia obstrutiva do sono, hipopneia obstrutiva do sono e resistência aumentada das vias aéreas superiores, não sendo infrequente a ocorrência dessas três formas durante o sono, causando inclusive sonolência durante o dia. A apneia ocorre quando a faringe se colapsa pela falta da ação dilatadora dos músculos que impedem que a via aérea superior se feche. Com a perda do tônus muscular, surge uma obstrução, que provoca fluxo turbulento e roncos.[34,35]

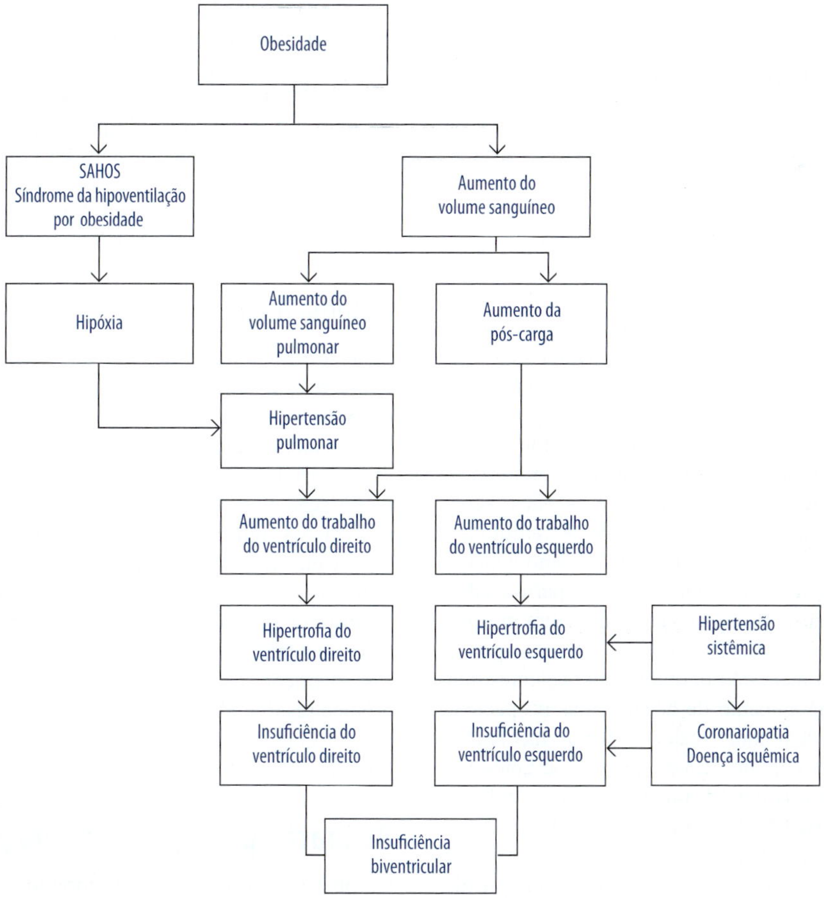


**FIGURA 74.5** Inter-relação das alterações cardiovasculares e pulmonares no paciente morbidamente obeso.
SAHOS, síndrome da apnéia/hipopnéia do sono
*Fonte: Ogunnaike e Whitten.*[37]

A SAHOS é definida como a cessação da respiração por mais de 10 segundos cinco vezes ou mais por hora; já na SHO, existe um decréscimo de 50% do fluxo inspiratório por mais de 10 segundos, podendo ocorrer mais de 15 vezes por hora, acompanhado de uma dessaturação acima de 4%. A resistência aumentada das vias aéreas superiores interfere no número de apneias e hipopneias por hora, determinando a gravidade da SAHOS, sendo considerada de gravidade moderada quando ocorre mais de 16 vezes por hora.[34] Esse distúrbio do sono costuma estar associado a aumento da circunferência do pescoço, alterações da função cardiovascular, hipertensão sistêmica e pulmonar, arritmias cardíacas, policitemia, isquemia miocárdica e, finalmente, insuficiência cardíaca biventricular.[37]

Quando se encontram parâmetros que associam paciente morbidamente obesos e uma $PaCO_2$ maior que 40 mmHg, com a combinação de obesidade e hipoventilação cursando com hipertensão pulmonar, a SHO pode estar presente. Os sintomas são semelhantes aos da SAHOS, com sonolência excessiva durante o dia, somando-se hipercapnia, hipoxemia e insuficiência congestiva do lado direito do coração, o que aumenta substancialmente a morbidade e mortalidade. Em geral, os fármacos anestésicos sedativos e analgésicos desempenham ação mais intensa e depressora no sistema nervoso central em obesos com SAHOS e SHO, podendo determinar prolongada sedação, obtenção do efeito em momento posterior ao desejado, apneia, obstrução das vias aéreas superiores ou mesmo colapso da faringe.

## Sistema gastrintestinal/hepático

Os pacientes morbidamente obesos têm maior prevalência de hérnia de hiato, além de redução do pH e aumento do suco gástrico, indicativos do alto risco de pneumonite caso haja aspiração do suco gástrico, consequência direta da combinação de elevação da pressão intra-abdominal e retardo do esvaziamento gástrico com presença de refluxo gastresofágico. Mesmo com jejum acima de 8 horas, 90% dos indivíduos morbidamente obesos apresentam suco gástrico com pH menor que 2,5 e volumes maiores do que 25 mL e, quando comparados com pacientes não obesos, 75% apresentam volume gástrico maior.

Em função do alto risco de regurgitação e aspiração do suco gástrico, medidas preventivas podem ser adicionadas aos cuidados gerais, como administração de metoclopramida ou pró-cinéticos 30 minutos antes da indução anestésica, acrescida do uso de bloqueadores histamínicos $H_2$. A ranitidina é a mais indicada por interferir pouco no metabolismo hepático dos outros fármacos, acrescida de antiácidos não particulados.

Os efeitos dos esquemas mais recentes de jejum pré-operatório que permitem ingestão de líquidos claros até poucas horas antes da cirurgia não estão definidos em pacientes morbidamente obesos.[38] Há aumento de hepatopatias no paciente morbidamente obeso, bem como maior dispersão nas regiões periportais de infiltração lipídica, sendo que provas funcionais mostram elevação da aspartato aminotransferase (AST), da alanina aminotransferase (ALT) e da fosfatase alcalina.

Hepatite, colelitíase, esteatose e cirrose podem estar presentes, sendo que a disfunção hepática grave deve ser considerada se houver hipoalbuminemia, assumindo-se, portanto, que a morfologia e a função hepática não são normais em todos os pacientes com obesidade patológica. Teoricamente, o emprego de agentes voláteis pode ser recomendado em indivíduos morbidamente obesos, desde que se utilizem concentrações mais altas de oxigênio inspirado a fim de evitar a hipoxemia.[4,39,40]

Existem mudanças no metabolismo da glicose, e cerca de 10% dos obesos submetidos a cirurgia bariátrica apresentam intolerância à glicose. A obesidade é um importante fator de risco para o diabetes melito tipo 2, e diante da resposta catabólica da cirurgia, poderá ser necessário o uso de insulina no pós-operatório para o controle da concentração da glicemia. O hormônio estimulante da tireoide muitas vezes encontra-se elevado, sugerindo resistência de ação nos tecidos periféricos do hormônio tireoidiano. O hipotireoidismo, quando associado a hipoglicemia e hiponatremia, interfere na metabolização hepática.

A síndrome metabólica é vista hoje como uma epidemia mundial, associada a alta morbimortalidade cardiovascular. Reaven,[41] em 1988, introduziu esse conceito para descrever um conjunto de anormalidades metabólicas e hemodinâmicas frequentemente presente no indivíduo obeso. A distribuição do tecido adiposo central visceral é relevante em relação a resistência à insulina. Os componentes da síndrome incluem diabetes melito, hipertensão, doença coronariana, alterações vasculares periféricas, dislipidemia e distúrbios da coagulação.

A prevalência da síndrome metabólica é estimada em 20 a 25% da população geral, e os portadores dessa condição apresentam risco 2 a 3 vezes maior de morbidade cardiovascular. Para a gordura subcutânea gluteofemoral, não foi encontrada incidência da síndrome. A circunferência da cintura é o método mais usado na literatura para avaliar a adiposidade visceral, sendo considerados valores-limite para o diagnóstico da síndrome metabólica 88 cm nas mulheres e 102 cm nos homens. A tomografia computadorizada é o método-padrão para determinação da gordura visceral, e a resistência à insulina está associada à presença de níveis elevados de leptina no plasma – hormônio secretado pelo tecido adiposo e responsável pela regulação, no hipotálamo, do peso corporal e da energia despendida.

## Sistema renal

Pode-se afirmar que o aumento do tecido adiposo sobre o parênquima renal exerce um efeito constritivo e provoca a compressão dos vasos retos e túbulos renais, reduzindo o débito sanguíneo e o fluxo tubular da alça de Henle, causando absorção de água, sódio e ureia. Isso, com o tempo, ocasiona uma diminuição da taxa de filtração glomerular, além de acúmulo de lipídeos, induzindo a alterações significativas da estrutura e função renal.

A elevação da pressão arterial por meio da ativação do sistema nervoso simpático e do sistema renina-angiotensina-aldosterona, mediada pela leptina, provoca redução da natriurese, aumento da reabsorção de sódio com hipertensão e, por fim, alterações no funcionamento normal dos rins. A obesidade crônica resulta no incremento da excreção proteica e na diminuição gradual do funcionamento do néfron, exacerbando a hipertensão.

# Avaliação pré-operatória do paciente obeso

Os obesos têm uma taxa de mortalidade aumentada em relação aos não obesos, fato que pode ser evidenciado durante o período perioperatório. Em estudos de obesos submetidos a cirurgias gastrintestinais, o índice cardíaco variou entre 17 e 33% após a indução e intubação, em comparação com 4 a 11%

no grupo-controle.[4] A mortalidade cirúrgica nos obesos foi de 6,6% comparada a 2,6% nos não obesos.

A obesidade também está associada a uma alta incidência de doenças coexistentes, como hipertensão arterial, hipertrofia ventricular esquerda, refluxo gastresofágico, hipertensão pulmonar e SAHOS, as quais são exacerbadas nos indivíduos morbidamente obesos. Portanto, o objetivo da avaliação pré-operatória deve ser a identificação dos fatores de risco existentes, dando ênfase às comorbidades que causam alterações clínicas no perioperatório, evitando maior morbimortalidade e visando a um melhor planejamento anestésico.

Evidências de apneia do sono devem ser esclarecidas durante a visita pré-anestésica, sendo demonstradas pela presença de roncos, sono fragmentado com despertares frequentes, cefaleia, sonolência e fadiga matutina. Tal condição costuma estar associada à dificuldade de laringoscopia e intubação. Um histórico de hipertensão crônica e uma circunferência cervical maior que 40 cm estão correlacionados com SAHOS, que – quando cursa por longos períodos – pode promover a dessensibilização dos centros respiratórios superiores e periféricos para a hipercapnia inicialmente e mais tarde para a hipóxia, podendo resultar na SHO, agravando o período pós-operatório imediato e tardio.

O algoritmo da via aérea com a utilização do teste de previsibilidade de Mallampati deve ser observado, levando-se em consideração o tamanho e a abertura da boca, a mobilidade cervical, a análise da mandíbula, o tamanho da língua e a distância mento-hióidea. Uma medida de 40 cm de circunferência cervical eleva em 5% a probabilidade de dificuldade à intubação, ao passo que uma medida de 60 cm faz essa probabilidade subir para 35%, sendo um indicativo de intubação orotraqueal com o paciente consciente ou com o emprego de fibroscopia.[42] Segundo Brodsky,[43] a obesidade – quando não está associada ao aumento da circunferência cervical – não significa que haja maior preditividade de via aérea difícil. Pode ocorrer broncospasmo durante a intubação, situação relacionada com asma e provavelmente com refluxo gastresofágico, maior nos obesos, indicando que o aumento de peso está associado a maior prevalência de hérnia hiatal.[44]

Deve-se assumir que a morfologia da função hepática não é normal; a esteatose hepática que ocorre em obesos pode progredir para cirrose hepática com graus variados de insuficiência, e a capacidade do fígado em suportar hipoxemia e hipotensão está reduzida.[4,10] Quando diagnosticada, podem-se solicitar estudos adicionais da função hepática, considerando a possibilidade de alterações na farmacocinética dos anestésicos venosos e bloqueadores neuromusculares.

O risco de trombose venosa profunda e embolia pulmonar em pacientes obesos submetidos a cirurgia abdominal é o dobro em relação ao de indivíduosnão obesos, e esta é considerada a complicação mais frequente na cirurgia bariátrica, com incidência entre 2,4 e 4,5%, resultado de imobilização, policitemia, elevação da pressão intra-abdominal, aumento da pressão venosa profunda e finalmente diminuição da atividade do sistema fibrinolítico. O anestesiologista deve avaliar, junto com o cirurgião, os benefícios do uso da heparina em baixa dosagem (controlada de acordo com a ação do fator Xa ativado) ou da utilização da enoxaparina para profilaxia da trombose venosa profunda.[10]

O estabelecimento do risco anestésico pode ser determinado conforme o número de comorbidades avaliadas no exame clínico e nos exames de laboratório (entre os quais são recomendados ECG, ecocardiografia, hemograma, ionograma, ureia, creatinina, transaminases, coagulograma e radiografia de tórax): pacientes com uma única comorbidade apresentam baixo risco; já aqueles com mais de três comorbidades estão em alto risco. Indivíduos assintomáticos podem ter disfunção ventricular direita e esquerda, segundo avaliação de Kral com pacientes obesos.[45,46]

A pré-medicação precisa ser criteriosa e específica. Sedativos hipnóticos e opioides podem causar depressão respiratória, motivo pelo qual devem ser evitados. Mesmo os benzodiazepínicos podem precipitar dessaturação da hemoglobina, devendo preferencialmente ser prescritos por via oral em dosagem baixa. As vias intramuscular e subcutânea devem ser evitadas devido à sua absorção imprevisível. Indivíduos com SAHOS não devem receber nenhum tipo de medicação. Todos os medicamentos usados pelo paciente devem ser mantidos, exceto os inibidores da enzima conversora da angiotensina, que precisam ser descontinuados nas 24 horas que antecedem a cirurgia. A dexmedetomidina e a clonidina podem ser consideradas como medicação pré-anestésica.

## Medidas de peso: definições

O peso corporal ideal (PCI) é um conceito baseado em tabelas de altura-peso. É o peso associado à menor taxa de mortalidade para uma determinada altura e sexo e pode ser estimado usando-se o índice de Broca:

**Para homens:** PCI (kg) = altura (cm) – 100

**Para mulheres:** PCI (kg) = altura (cm) – 105

O peso corporal predito (PCP) é um conceito semelhante ao PCI, sendo mais usado na literatura médica. O PCP é geralmente calculado com as seguintes fórmulas:

**Para homens:**

PCP (kg) = 50 + 0,91 × (altura em centímetros – 152,4)

**Para mulheres:**

PCP (kg) = 45,5 + 0,91 × (altura em centímetros – 152,4)

A massa corporal magra (MCM) é o peso corporal total (PCT) menos o tecido adiposo. É uma combinação da massa celular, conteúdo extracelular, água e tecido conjuntivo sem gordura. Constitui aproximadamente 80% do PCT para homens e 75% do PCT para mulheres. Em pacientes morbidamente obesos, acrescentando-se 20 a 30% ao valor do peso corporal ideal obtém-se uma estimativa da MCM.

Na prática clínica, utiliza-se o IMC para quantificar o grau da obesidade. O IMC é determinado usando o peso em quilogramas e a altura em metros, sendo calculado da seguinte forma:

$$\text{IMC} = \frac{\text{Peso}}{\text{Altura}^2}$$

A obesidade é definida como um IMC maior ou igual a 30. Já a obesidade mórbida é definida como um IMC maior ou igual a 40, a superobesidade como um IMC maior ou igual a 50 e a super-superobesidade como um IMC maior ou igual a 60. O IMC diferencia obesos de não obesos e estima a gordura corporal porque correlaciona a altura ao PCT.

## Alterações farmacológicas na obesidade

Para entender como a obesidade afeta a farmacologia dos agentes anestésicos, é necessário compreender as alterações da composição do peso e as modificações que alguns sistemas sofrem nessa situação. A obesidade está associada a maior PCT, MCM e tecido adiposo. O aumento da MCM representa 20 a 40% do aumento do PCT em obesos. No entanto, conforme cresce o grau de obesidade, o tecido adiposo aumenta em maior proporção do que a MCM, e a razão entre a MCM e o PCT diminui. Esse aumento do tecido adiposo provoca a elevação do volume de distribuição dos fármacos lipofílicos.

O volume de distribuição é o parâmetro farmacocinético que determina a dose de bólus do fármaco. Seguindo esse raciocínio, a dose inicial de bólus deve ser maior para indivíduos obesos. No entanto, outros fatores, como ligação às proteínas plasmáticas, DC e perfusão tecidual, também desempenham um papel importante na distribuição dos fármacos. Há um aumento no DC associado à obesidade que pode acelerar o início de ação do fármaco. Pode-se discutir se o bólus inicial deve ser administrado com base no PCT, devido à elevação no volume de distribuição ou com base na MCM, devido ao aumento no DC.[47]

O aumento no DC relacionado à obesidade resulta no aumento dos fluxos sanguíneos hepático e renal, e a obesidade está associada a uma elevação na depuração dos fármacos.[48] Alguns estudos demonstram que o efeito da obesidade sobre o metabolismo e a depuração dependem da via metabólica. A obesidade diminui a depuração de fármacos metabolizados pela via do citocromo P450 3A4, enquanto as substâncias metabolizadas por 2D6, 2E1, 1A2 e 2C9 sofrem maior depuração em indivíduos obesos.[49]

Substâncias altamente lipofílicas, como os barbitúricos e os benzodiazepínicos, sofrem aumento significativo em seu volume de distribuição nos obesos.[50] Esses fármacos possuem uma distribuição preferencial para o tecido adiposo e, portanto, uma meia-vida de eliminação mais prolongada, apesar de apresentarem depuração comparável à dos não obesos. Exceções a essa regra incluem alguns fármacos altamente lipofílicos, como o remifentanil.[51] Fármacos pouco lipofílicos quase não sofrem alteração em seu volume de distribuição na obesidade, e podem ser utilizados com base na MCM. Outra forma de calcular a dose para agentes pouco lipofílicos é usar o PCI mais 20%.

O **propofol**, um agente altamente lipofílico, é o hipnótico mais utilizado nos obesos. A cinética desse fármaco depende do DC. Em indivíduos com peso normal, o propofol tem um volume de distribuição elevado e depuração aumentada. É metabolizado sobretudo pelo fígado, porém sua depuração excede o fluxo sanguíneo hepático, sugerindo metabolismo extra-hepático. Sua elevada lipossolubilidade pode sugerir que o volume de distribuição seria consideravelmente mais elevado em indivíduos obesos. Todavia, a elevação do DC em obesos pode aumentar a depuração. Conclui-se que o volume de distribuição no estado de equilíbrio e a depuração aumentam de modo linear com o PCT.[52] Quando normalizadas em relação ao PCT, essas diferenças desapareceram.

O **etomidato** tem características farmacológicas semelhantes às do propofol, e seu perfil deve ser similar a ele nos indivíduos com obesidade. Está indicado para uso em obesos com comprometimento cardiovascular ou instabilidade hemodinâmica.

O uso de $\alpha_2$-agonistas promove uma diminuição significativa dos requerimentos anestésicos no período perioperatório. A clonidina é um composto imidazólico e agonista $\alpha_2$-adrenérgico parcialmente seletivo de ação central. Apesar do baixo custo e efetividade, a clonidina apresenta uma seletividade menor aos receptores $\alpha_2$ quando comparada à dexmedetomidina, que possui uma elevada proporção de especificidade para o receptor $\alpha_2$ ($\alpha_2/\alpha_1$ = 1.600:1), tornando-se, assim, um completo $\alpha_2$-agonista.

A **dexmedetomidina** apresenta as mesmas vantagens que a clonidina, e seu uso sistêmico tem um efeito poupador de opioides durante a cirurgia e no pós-operatório.[53] Tal efeito é vantajoso em indivíduos propensos a apneia ou hipoventilação pós-operatórias, como nos pacientes submetidos a cirurgias bariátricas. Outra utilização é no acesso à via aérea difícil para intubação do paciente consciente – seja por laringoscopia direta ou por fibroscopia, uma vez que o *drive* respiratório é mantido e a depressão respiratória não é habitual.

Até o momento, não foram estudados os efeitos da obesidade sobre a farmacologia da dexmedetomidina. É recomendada uma taxa de infusão de 0,2 $\mu g \cdot kg^{-1} \cdot h^{-1}$ para evitar bradicardia e hipotensão.[54] Indivíduos obesos e morbidamente obesos estão em risco elevado de depressão respiratória no pós-operatório e também apresentam maior incidência de relaxamento da musculatura orofaríngea e obstrução das vias aéreas altas após o emprego de opioides sistêmicos, o que não ocorre com os $\alpha_2$-agonistas.[27]

A dexmedetomidina é rapidamente distribuída em todos os tecidos. Possui meia-vida de distribuição de 6 minutos e meia-vida contexto-sensível variando em torno de 4 minutos (após 10 minutos de infusão). Sua meia-vida de eliminação é de 2 a 2,5 horas. Sofre extensa metabolização hepática com formação de metabólitos inativos, excretados pela urina (80 a 90%).[55] Foi demonstrado que o uso da dexmedetomidina é seguro em pacientes com alto risco de complicações cardiovasculares, e também foi comprovada a eficácia do mivazerol, agonista $\alpha_2$-adrenérgico ultraespecífico em indivíduos com isquemia miocárdica. Esses agonistas produzem efeito anestésico e analgésico, reduzindo a concentração alveolar mínima (CAM) dos anestésicos inalatórios de maneira significativa, em parte pela ação sinérgica com os opioides.[56,57] A utilização da dexmedetomidina na anestesia venosa no obeso diminui o consumo anestésico, mantém a estabilidade cardiovascular, promove a recuperação pós-anestésica precoce e reduz a chance de depressão respiratória.[58]

O **fentanil** tem um grande volume de distribuição em razão principalmente da sua alta lipossolubilidade, mas – devido à elevação do DC – apresenta uma concentração plasmática menor durante a fase de distribuição. A depuração do fentanil está bastante aumentada em obesos.[59] Não existem modelos de farmacocinética e farmacodinâmica para o alfentanil, mas espera-se incremento do volume de distribuição e diminuição da concentração plasmática na fase de distribuição devido ao alto DC dos obesos.[60] O volume de distribuição e a meia-vida de eliminação do sufentanil aumentam na obesidade, mas a depuração do sufentanil não.[61] Devido à sua farmacocinética e rápida metabolização, o remifentanil se tornou uma opção interessante nos pacientes obesos. Comparando-se infusões de remifentanil e sufentanil em obesos, obtém-se maior facilidade de extubação com o remifentanil, porém necessidade mais alta de analgesia de resgate no pós-operatório.[62]

## Infusão alvo-controlada de propofol

O modelo farmacocinético de Marsh foi desenvolvido para a população não obesa. Para fazer o cálculo para pacientes obesos, alguns autores recomendam que a dose de propofol seja baseada no peso ideal, na MCM ou no peso corporal corrigido (PCC). Entretanto, um estudo mostrou que, para a infusão alvo-controlada de propofol por meio do modelo de Marsh, a utilização do PCC aumentaria muito o erro de previsibilidade desse modelo, sendo que a concentração predita por ele acabaria sendo muito diferente da concentração plasmática real. Assim, para melhorar a previsibilidade do modelo, deve-se usar o PCT. Um inconveniente é a maior chance de repercussões cardiovasculares que essa dose de propofol pode causar nos obesos. Recomendam-se métodos de monitorização da consciência nos indivíduos morbidamente obesos durante a anestesia venosa total alvo-controlada para evitar o risco de consciência durante a cirurgia.[63]

## Infusão alvo-controlada de remifentanil

Utiliza-se o modelo de Minto, que leva em consideração o sexo e a MCM. No paciente morbidamente obeso com IMC elevado, o cálculo da massa magra fica muito reduzido e, dessa forma o indivíduo acaba recebendo quantidades menores de remifentanil. A solução proposta é usar o peso crítico. Até um determinado peso corporal, o paciente apresenta incremento proporcional da sua massa magra, porém, ultrapassado esse peso corporal, a massa magra não aumenta. Esse peso corporal é chamado de peso crítico.

**Para homens:** Peso crítico = 121 – (1,447 × altura [cm])

**Para mulheres:** Peso crítico = 121 – (1,211 × altura [cm])

Entretanto, a maioria das bombas de infusão alvo-controlada para remifentanil já vem com uma limitação do peso crítico. Uma forma de contornar esse problema na infusão controlada de remifentanil nesses obesos é utilizar uma altura fictícia, em vez do peso. Esse cálculo, todavia, vale somente para obesos do sexo masculino:

$$\text{Altura fictícia} = \sqrt{\frac{128 \times PCT \times (6{,}68 \times 10^3 + 216 \times IMC)}{-1922 + 1{,}1 \times 216 \times IMC}}$$

## Bloqueio neuromuscular no paciente obeso

A dose do rocurônio utilizada no paciente morbidamente obeso deve ser baseada na MCM, uma vez que a dose baseada no PCT pode provocar o prolongamento da duração da ação devido ao maior volume de distribuição nessa população.[50] O mesmo vale para o vecurônio, que, além de aumento do volume de distribuição, também apresenta alterações na depuração hepática.[64] O cisatracúrio deve ter a dose ajustada para a MCM.[50] A pseudocolinesterase plasmática tem sua atividade incrementada, e a dose de succinilcolina deve ser baseada no PCT. Nos obesos, o bloqueio neuromuscular tem duração prolongada e sua recuperação demora mais, principalmente quando as doses dos relaxantes neuromusculares são baseadas no PCT.[50]

A obesidade mórbida resulta em uma síndrome pulmonar restritiva caracterizada pela diminuição da CRF. A anestesia geral reduz ainda mais a CRF e, como consequência, altera as trocas gasosas em indivíduos morbidamente obesos mais profundamente do que em não obesos. Além disso, tais alterações persistem por um tempo maior no pós-operatório, tornando os pacientes mais vulneráveis a complicações respiratórias pós-operatórias. Para evitar essas complicações respiratórias, o uso da dose de relaxante muscular com base na MCM, a monitorização e a adequada reversão farmacológica do bloqueio neuromuscular são de fundamental importância.

A reversão dos bloqueadores neuromusculares com a neostigmina é possível quando as doses de relaxantes musculares são utilizadas com base na MCM. Quando é usado o PCT, o tempo para se atingir uma relação de T4/T1 igual ou maior que 0,9 é muito prolongado, quase três vezes mais demorado do que no paciente não obeso.[64] Um estudo evidencia a maior ocorrência de curarização residual no pós-operatório de obesos que receberam neostigmina após o uso de rocurônio.[65] Esse estudo mostra que a paralisia residual pós-operatória pode ainda ocorrer apesar da tentativa de reversão completa do bloqueio neuromuscular com a neostigmina. A reversão completa do bloqueio neuromuscular e a vigilância para a paralisia residual pós-operatória são necessárias para a segurança dos obesos.

O sugamadex tem sido usado como alternativa à neostigmina para reversão do bloqueio neuromuscular. Ele se liga especificamente a moléculas de rocurônio e tem afinidade menor pelo vecurônio e pancurônio. O sugamadex permite a reversão rápida e completa do bloqueio neuromuscular, sem os efeitos colaterais autonômicos associados à neostigmina. O peso parece não provocar alterações na farmacocinética ou farmacodinâmica do sugamadex.[66] Comparando o sugamadex com a neostigmina para reversão do bloqueio neuromuscular produzido pelo rocurônio em indivíduos morbidamente obesos, aqueles que receberam sugamadex tiveram um tempo cerca de três vezes mais rápido para a recuperação da sequência de quatro estímulos (TOF, do inglês *train-of-four*) de 0,9 quando comparados aos que receberam neostigmina.[65]

Em relação à dose do sugamadex paciente morbidamente obeso, existem algumas divergências na literatura. A recomendação dos fabricantes recai sobre a dose baseada no PCT. Outros autores estudaram a dose baseada no PCI e não encontraram curarização residual quando se empregou uma dose de 2,0 $mg \cdot kg^{-1}$ com a monitorização do TOF no adutor do polegar mostrando duas respostas.[67] O uso de dose não baseada no PCT pode resultar em complicações pós-operatórias, como a insuficiência respiratória que leva à reintubação e a necessidade de doses suplementares de sugamadex.[68] Devido à maior possibilidade de complicações no paciente paciente morbidamente obeso submetido a procedimentos cirúrgicos, recomenda-se a utilização do sugamadex com base no PCT. Levando-se em conta todos esses fatores citados, a reversão do rocurônio deve ser feita preferencialmente com sugamadex, e não com anticolinesterásicos, tanto pela maior segurança quanto pela ausência de efeitos colaterais muscarínicos.

## Bloqueios do neuroeixo e de nervos periféricos no paciente morbidamente obeso

O bloqueio do neuroeixo pode ser realizado no paciente morbidamente obeso desde que respeitadas as suas recomendações tradicionais e contraindicações. Existe, na maioria das vezes, uma dificuldade técnica na sua execução.[69] É recomendada a utilização de agulhas mais longas, especiais para pacientes morbidamente obesas. O bloqueio do neuroeixo auxiliado por ultrassonografia (US) faz crescer as chances de sucesso e tem boa indicação nessa população. A US ajuda a identificar os processos espinhais, e seu emprego reduz o número de punções e diminui o tempo necessário para a realização da punção.[70] Contudo, a US também tem suas limitações no obeso, como uma qualidade reduzida de imagem, devido ao aumento de gordura no espaço peridural, e a dificuldade em estabelecer uma distância confiável do espaço peridural, pois para fazer o exame é necessária a compressão do tecido celular adiposo, abundante nesses pacientes.

A literatura mostra também que a falha de bloqueio nessa população é maior do que na população geral, devido a dificuldades técnicas para acessar o espaço pelo excesso de gordura e localizar as referências anatômicas.[71] Outra desvantagem nos obesos é a maior chance de ocorrerem complicações relacionadas aos bloqueios do neuroeixo.[72] Por outro lado, os bloqueios do neuroeixo permitem a redução do uso de opioides, evitando-se, assim, suas complicações com menor manipulação de vias aéreas, possibilidade de analgesia pós-operatória e melhores desfechos no período perioperatório. A associação de anestesia geral e peridural já se mostrou bastante eficaz na redução do consumo de anestésicos no perioperatório, na diminuição das complicações pulmonares e na deambulação precoce, o que reduz a ocorrência de fenômenos tromboembólicos.

A vascularização da região é mais abundante, o espaço peridural é menor, e a profundidade para atingi-lo, bem maior.[73] Devido ao aumento de pressão no espaço peridural causado pelo ingurgitamento venoso e grande pressão intra-abdominal, os volumes de anestésicos locais devem ser diminuídos, evitando-se, assim, maior dispersão cefálica.

Tendo em vista que o paciente obeso sofre alterações respiratórias, como a diminuição da CRF, os efeitos respiratórios dos bloqueios do neuroeixo são mais pronunciados nessa população quando comparados a pacientes não obesos. A CRF cai abaixo da capacidade de fechamento, promovendo colapso das pequenas vias aéreas, atelectasias de bases pulmonares, alterações na relação ventilação-perfusão e hipóxia. Essas alterações são ainda mais acentuadas na posição supina ou em cefalodeclive.[74]

Alterações cardiovasculares ocorrem com maior frequência no obeso e, assim sendo, após o bloqueio do neuroeixo também são esperadas maiores alterações hemodinâmicas.[75] A maior quantidade de gordura abdominal e o posicionamento supino levam à compressão da veia cava inferior e redução do retorno venoso, causando queda importante do DC. A ocorrência de hipotensão grave é maior nos obesos, e já foi descrita parada cardíaca após o posicionamento em supino.

Algumas considerações devem ser feitas quanto à realização da raquianestesia no obeso, principalmente em relação à dificuldade técnica e às condições cardiorrespiratórias. O obeso apresenta aumento da pressão intra-abdominal, da gordura peridural e diminuição do líquido cefalorraquidiano, o que provoca maior dispersão cefálica do anestésico local, com maior comprometimento dos sistemas respiratório e cardiovascular. Existe uma relação direta entre a obesidade e a dispersão cefálica na raquianestesia.[76] Uma conduta adequada consiste na redução das doses de anestésicos locais para se evitar a dispersão cefálica exagerada, com repercussões na já alterada fisiologia pulmonar e bloqueio simpático intenso com hipotensão arterial.

Entre as vantagens da anestesia peridural em relação à raquianestesia, estão a possibilidade de titular a altura do bloqueio, a possibilidade de usar concentrações menores de anestésicos locais e a possibilidade de utilizar cateter para analgesia pós-operatória. Outra vantagem é a diminuição do uso de opioides sistêmicos no pós-operatório desses pacientes, que são mais sensíveis aos seus efeitos depressores respiratórios. A American Society of Anesthesiologists recomendou que indivíduos com obesidade e síndrome da apneia/hipopneia obstrutiva do sono recebam anestesia regional para tentar minimizar o emprego de opioides sistêmicos. A dificuldade técnica e as falhas de bloqueio são mais frequentes no paciente obeso, como na raquianestesia. A US auxilia na identificação das estruturas anatômicas e permite medir a profundidade do espaço peridural da pele. Diferentemente dos bloqueios de plexo, a US não pode ser realizada em tempo real.[77]

Os bloqueios de nervos periféricos podem ser utilizados no paciente morbidamente obeso, porém, assim como os bloqueios do neuroeixo, a dificuldade técnica aumenta quanto mais alto o IMC.[78] Uma dúvida recorrente diz respeito à dose segura de anestésicos locais nesses pacientes. Doses baixas aumentam as chances de falha, enquanto doses altas provocam intoxicação. As doses ideais devem ser tituladas conforme o peso ideal do indivíduo, e não de acordo com o PCT. A US vem facilitando os bloqueios periféricos, aumentando a taxa de sucesso, diminuindo a dose de anestésico local utilizado e o tempo para a execução do bloqueio.[79] A técnica em tempo real usada nesse tipo de bloqueio requer treinamento e experiência para sua realização.

## Considerações anestésicas

Não há dúvidas de que a cirurgia bariátrica mudou o perfil dos pacientes obesos e morbidamente obesos a serem anestesiados. Hoje existe uma avaliação multidisciplinar, e as doenças associadas são adequadamente investigadas e tratadas. Houve também um grande investimento na evolução pós-operatória desses pacientes, de modo que a morbimortalidade associada ao ato anestésico-cirúrgico diminuiu sensivelmente.[3] Várias publicações analisaram a melhor técnica anestésica, avaliando a função respiratória e a evolução pós-anestésica e operatória imediata.[37,80]

Especial atenção deve ser dada às mesas cirúrgicas, que limitam o peso em cerca de 205 kg, o que exige equipamentos especiais para suportar até 450 kg e posicionamento apropriado do paciente na mesa durante o ato operatório. Devem-se utilizar mesas especiais sempre que possível. Áreas do corpo sob pressão devem ser protegidas com placas de hidrocoloide, com particular cuidado para evitar lesões do plexo braquial. Lesões da região ulnar ocasionando neuropatia têm incidência de 30% nos indivíduos morbidamente obesos em comparação com o grupo-controle, cuja incidência é de 1%.[81] O anestesiologista deve ficar atento à posição supina, que causa compressão aórtica e da veia cava, reduz a CRF, aumenta a pós-carga cardíaca, eleva a pressão pulmonar e altera a oxigenação,

### Monitorização

Deve-se estabeler a monitorização de rotina, com ECG, pressão arterial não invasiva com manguitos que cubram 75%

do antebraço, oximetria de pulso, capnografia com análise da fração expirada do $CO_2$ e concentração inspirada e expirada dos anestésicos inalatórios utilizados. A monitorização do bloqueio neuromuscular é mandatória no paciente morbidamente obeso. O controle da temperatura está bem indicado, assim como da diurese por meio da sondagem vesical facilita o balanço hídrico. A medição da profundidade da hipnose por meio da monitorização eletrencefalográfica pelo índice biespectral (BIS) ou entropia promove menor consumo de anestésicos com controle maior do tempo de despertar.[82]

A utilização da pressão arterial invasiva está indicada nos superobesos, na presença de comprometimento cardiopulmonar intenso ou em cirurgias extensas. Outros autores empregam a monitorização da pressão arterial de rotina, como método prático, contínuo e fidedigno para medida da pressão arterial, facilitando o exame gasométrico e as coletas de amostra de sangue para análise no intraoperatório.[83] O uso de cateter de artéria pulmonar, o controle do DC e ecocardiografia transesofágica estão indicados nos obesos que apresentam hipertensão pulmonar, *cor pulmonale* ou insuficiência ventricular esquerda.[84]

## Indução e intubação

Devido ao excesso de tecido adiposo subcutâneo, o acesso venoso periférico nos obesos está bastante comprometido e, quando possível, deve ser realizado preferencialmente com cateteres 18 ou 16 G para segurança na administração dos fármacos e dos fluidos de hidratação e reposição durante o período perioperatório. O acesso venoso central vem obtendo a preferência da maioria dos anestesiologistas em razão da segurança, facilidade, comodidade e conforto do paciente no período pós-operatório, desde que seja obtido pela punção da veia jugular interna, com a utilização obrigatória de equipamento portátil de US, mediante técnica de Seldinger.[85]

Todas as manobras durante a monitorização e obtenção dos acessos venosos devem ser feitas sob administração de oxigênio suplementar. Pode-se administrar sedação usando doses pequenas de midazolam (4 mg), dexmedetomidina (1 $mg{\cdot}kg^{-1}$, durante 10 minutos, e 0,2-0,7 $mg{\cdot}kg^{-1}{\cdot}h^{-1}$, tendo como base a MCM para os cálculos) e cetamina (10 mg), obtendo-se a cooperação do paciente.

A intubação traqueal é um momento crítico para os obesos submetidos a anestesia geral. Há uma redução da saturação da hemoglobina arterial pelo oxigênio em decorrência da diminuição da CRF e pelo alto consumo de oxigênio. Modificações do posicionamento com a produção de uma rampa iniciando na região escapular em direção ao polo cefálico retificam e melhoram a extensão cervical, com ganhos de até 20 cm na distância esternomentoniana, sendo possível utilizar o trapézio de Simoni, colocado no dorso, para um bom posicionamento.[83] A elevação do tórax em 30 a 45% melhora a CRF aumentando o período seguro de apneia.

A pré-oxigenação é de vital importância na indução anestésica e deve ser feita com oxigênio a 100% em todos os pacientes e, segundo Shenkmam e colaboradores,[85] não existem diferenças significativas entre quatro inspirações de capacidade vital sob máscara ou ventilação por 3 minutos, ambas com oxigênio a 100%, no conteúdo arterial de oxigênio. O exame da região laríngea pode ser feito previamente por laringoscopia e com anestesia tópica e, se as estruturas laríngeas não puderem ser visualizadas, a opção por intubação do paciente consciente deve ser realizada, podendo estar indicada a fibroscopia.

A sequência rápida é a técnica de escolha, com a utilização da succinilcolina, 1 $mg{\cdot}kg^{-1}$, com base no PCT. Pacientes superobesos com circunferência cervical acima de 50 cm e portadores de SAHOS devem ser informados sobre os riscos anestésicos e preparados para intubação consciente, sob fibroscopia. É necessário contar com mais um anestesiologista no momento da indução anestésica e intubação traqueal, além de ter à disposição equipamento adequado para intubação difícil, como laringoscópios de lâminas articuladas e cabo curto, jogo de máscaras laríngeas, Combitube®, videolaringoscópios e material para cricostomia percutânea.[10,42]

Pacientes obesos necessitam doses maiores de fármacos na indução anestésica, em decorrência da elevação do volume sanguíneo, da massa muscular e da pós-carga cardíaca, com um aumento linear de acordo com o grau da obesidade, o que pode causar maior depressão cardiorrespiratória em decorrência do incremento das doses.

## Ventilação

Os indivíduos obesos não devem ser ventilados com volume corrente acima de 13 $mL{\cdot}kg^{-1}$, pois não existem vantagens com tal procedimento nesses pacientes. Os volumes maiores causam elevação da pressão inspiratória das vias aéreas, da pressão do platô expiratório e da complacência, mas não acarretam ganhos na pressão parcial de oxigênio, gerando inclusive hipocapnia.[31,86] Bardoczky e colaboradores[86] testaram ventilações com volumes correntes que variaram de 13 a 22 $mL{\cdot}kg^{-1}$ do peso ideal e demonstraram desvantagens com o uso de grandes volumes correntes. A ventilação mecânica pode ser ajustada para parâmetros iniciais com volume corrente de 10 a 11 $mL{\cdot}kg^{-1}$ do peso corrigido, acrescido de uma PEEP de 8 a 10 $cmH_2O$, utilizando-se frações inspiradas de oxigênio ($F_IO_2$) inicialmente entre 50 e 60%, impedindo a formação de atelectasias.

Auler e colaboradores advogam o ajuste do ventilador com base no dióxido de carbono ao final da expiração ($E_TCO_2$, do inglês *end-tidal* $CO_2$) e saturação da hemoglobina periférica pelo oxigênio ($SpO_2$), mantendo-se a relação entre inspiração e expiração (I:E) de 1:2, devendo-se considerar que valores elevados de PEEP estão relacionados com alterações da relação ventilação-perfusão, diminuição do retorno venoso e do DC, aumentando o *shunt* e alterando a liberação do oxigênio.

As posições de Trendelenburg e litotomia não são bem toleradas nos obesos, sobretudo em pacientes morbidamente obesos, porém nos procedimentos videolaparoscópicos há boa tolerância na ventilação em razão de um incremento prévio na pressão intra-abdominal. Nesses casos, pode-se usar a ventilação no modo pressão, evitando-se a hipocapnia, quando os ajustes da ventilação a volume se mostrarem insuficientes. Deve-se estar atento ao pneumoperitônio durante as laparoscopias, o que diminui em 30% a complacência estática e aumenta em 68% a resistência inspiratória nos pacientes obesos anestesiados em posição supina, quando comparados com indivíduos de peso normal,[87] alterando assim a relação ventilação-perfusão, contribuindo para a queda do oxigênio arterial.

## Manutenção

Segundo dados da literatura, injeções repetidas de fármacos podem levar a efeitos cumulativos e respostas prolongadas, refletindo armazenamento da substância no tecido gorduroso (ordem cinética de terceiro compartimento). A redução da concentração do compartimento central é seguida de liberação pelo tecido gorduroso para a corrente sanguínea, que pode se prolongar em decorrência do volume desse terceiro compartimento.

Os anestésicos gasosos devem apresentar solubilidade baixa, ser resistentes à metabolização hepática e ter pouca compartimentalização com lipídeos, assegurando, assim, um rápido retorno dos reflexos das vias aéreas.[39] Entre os potentes agentes inalatórios, o desflurano possui vantagens por ter baixa solubilidade, despertar rápido com pronta recuperação dos reflexos das vias aéreas e baixa metabolização hepática quando comparado ao isoflurano e sevoflurano. Portanto, a anestesia balanceada pode ser bem indicada em associação com a anestesia peridural, otimizando a ação dos fármacos anestésicos e promovendo um bom relaxamento.[85]

Como já discutido, é frequente a disfunção hepática nos pacientes morbidamente obesos, sendo que 75% têm esteatose hepática e 25% apresentam disfunção hepática importante. Assim, na escolha do agente inalatório, o metabolismo hepático pode ser levado em consideração: desflurano 0,02%, isoflurano 0,2% e sevoflurano 4 a 5%. O óxido nitroso não está recomendado, pois, embora apresente baixa solubilidade, pode provocar dilatação intestinal e produzir êmese. Está contraindicado quando o obeso tiver hipertensão pulmonar.

A escolha de propofol em infusão alvo-controlada é técnica bem aceita associada a fármacos como o remifentanil ou alfentanil.[58] A opção pelo propofol, remifentanil ou alfentanil para a manutenção da anestesia tem algumas vantagens. O propofol não tem efeito cumulativo no paciente morbidamente obeso, evidenciando características particulares para o uso nessa população: a depuração, o volume de distribuição em equilíbrio e a taxa de extração hepática estão correlacionados com o PCT.[52] Por outro lado, o alfentanil pode apresentar vantagens observadas em outros fármacos opioides, quando associado à dexmedetomidina.[58]

Embora exista controvérsia quanto à influência da obesidade sobre a depuração do alfentanil (redução ou não), a literatura mostra que há aumento do $t_{1/2}\beta$ e que a sua concentração máxima não é afetada,[88] de modo que a necessidade de analgesia complementar pós-operatória pode ser menor após o emprego dessa medicação, de forma similar aos efeitos do fentanil. A recuperação da consciência com o alfentanil é semelhante à do remifentanil, outro agente interessante para infusão contínua, devido à sua curta duração de ação e boa estabilidade hemodinâmica. Apesar de ser lipofílico, sua meia-vida fica em torno de 5 minutos e ele não chega a entrar no compartimento lipídico.

Salihoglu e colaboradores[89] mostraram que fentanil, alfentanil e sufentanil apresentam, em doses equipotentes, efeitos similares no controle das alterações hemodinâmicas após intubação traqueal em indivíduos morbidamente obesos. A anestesia venosa pura em paciente morbidamente obeso mostrou-se efetiva quando utilizados midazolam, propofol, remifentanil e atracúrio. Em pesquisas avaliando-se três técnicas de anestesia geral (desflurano, isoflurano ou propofol), verificou-se que a técnica com desflurano mostrou melhor recuperação pós-anestésica, enquanto a incidência de dor e náuseas foi similar nos três grupos.[39]

## Anestesia para videolaparoscopia no paciente obeso e morbidamente obeso

Desde a sua introdução, a abordagem minimamente invasiva vem tornando-se cada vez mais a opção preferida para o tratamento das doenças cirúrgicas do aparelho digestivo, sobretudo em razão de suas vantagens em termos de redução de dor pós-operatória, tempo de retorno às atividades habituais, diminuição do período de internação e menor morbidade, bem como por questões estéticas.[90] Os estudos reafirmaram a superioridade da técnica laparoscópica em termos de dor pós-operatória, recuperação da peristalse, tempo de hospitalização, tempo de retorno às atividades habituais e número de complicações, ainda que, algumas vezes, apresentassem tempos operatórios significativamente maiores.[91] Vários procedimentos vêm sendo feitos nos indivíduos obesos e morbidamente obesos, entre eles a gastroplastia para o tratamento da obesidade.[92]

Apesar das diversas vantagens do tratamento videolaparoscópico, as alterações sistêmicas que decorrem da instalação do pneumoperitônio são maiores do que nas laparotomias, sobremaneira nos sistemas cardiovascular e respiratório.[93]

A pressão intra-abdominal elevada acarreta compressão das artérias e veias abdominais. A compressão da aorta contribui para o aumento na resistência vascular sistêmica e na pós-carga, o que pode culminar com a redução no DC. A compressão venosa, por sua vez, determina alterações transitórias no retorno venoso seguidas pelo declínio na pré-carga.[94] O posicionamento também impõe alterações importantes, sendo que o declive promove incremento do retorno venoso e melhora do DC e o proclive estimula o inverso.[95]

Em relação às alterações respiratórias que ocorrem com o pneumoperitônio, há redução da complacência pulmonar com elevação diafragmática, limitando a expansão pulmonar. Há diminuição da capacidade vital, da capacidade pulmonar total e da CRF. Essa última está associada ao desenvolvimento de atelectasias e aumento do *shunt* pulmonar.[96]

No paciente morbidamente obeso, a redução da capacidade residual é diretamente proporcional ao IMC e está ligada à diminuição da complacência pulmonar total, redução da complacência da parede torácica, elevação do volume sanguíneo pulmonar, aumento da resistência das vias aéreas e insuficiência muscular respiratória.[97] No paciente obeso e no morbidamente obeso, observam-se também elevação da capacidade de oclusão, queda do VRE e da capacidade pulmonar total, que, juntos, levam à hipoxemia.

A posição do paciente na mesa cirúrgica também interfere na função pulmonar. Na posição de cefalodeclive, o peso das vísceras abdominais e da parede abdominal desloca o diafragma em sentido cefálico, comprimindo os pulmões e favorecendo a formação de atelectasias. Também promove queda na capacidade vital, na CRF, no volume pulmonar total e na complacência pulmonar, sendo portanto fundamental sua observação nos indivíduos obesos e morbidamente obesos.[98] Para atenuar essas alterações fisiológicas, por exemplo, no caso das cirurgias bariátricas por videolaparoscopia, o paciente pode ser colocado em posição de proclive, o que aumenta a complacência pulmonar, promovendo elevação da CRF e melhora da $PaCO_2$. Associar a inclinação lateral esquerda diminui a pressão das vísceras abdominais e parede abdominal sobre a veia cava inferior, melhorando o retorno venoso e, dessa maneira, otimizando o DC.[43]

A elevação da pressão intra-abdominal que ocorre durante a videolaparoscopia também está associada a hipoperfusão esplâncnica, redução da perfusão renal e aumento da estase sanguínea em membros inferiores, predispondo a eventos tromboembólicos e maior irritação peritoneal.[99]

Todas as alterações que ocorrem durante a videolaparoscopia são mais pronunciadas no paciente obeso. O objetivo da anestesia nesses indivíduos é promover uma diminuição da pressão de insuflação abdominal, evitando-se os efeitos deletérios recém-citados, mas sem perder a qualidade da cirurgia. Mediante adequado posicionamento do obeso e usando uma técnica anestésica que privilegie o relaxamento abdominal, é possível diminuir as pressões de insuflação do pneumoperitônio de 15 mmHg para níveis entre 8 e 10 mmHg,[100] dependendo da complacência abdominal do paciente.[101]

O posicionamento na mesa cirúrgica é fundamental para ganhar certo espaço abdominal. Além do proclive, a flexão dos membros inferiores promove um relaxamento da musculatura abdominal, principalmente dos retos abdominais, permitindo um ganho de maior espaço intra-abdominal.[102]

A utilização de doses suficientes de bloqueadores neuromusculares para promover relaxamento profundo durante a videolaparoscopia é outro aspecto que deve ser considerado. Ao se alcançar o bloqueio neuromuscular profundo,[80] definido na monitorização do bloqueio como ausência de resposta ao TOF e contagem pós-tetânica de 1 a 2 respostas, obtém-se adequada insuflação cirúrgica com menores pressões de insuflação, sem perda de qualidade, e redução dos efeitos indesejáveis do pneumoperitônio.[100]

É importante lembrar que a técnica que visa ao uso de bloqueio neuromuscular profundo durante a maior parte da cirurgia só pode ser instituída se o bloqueio neuromuscular for passível de reversão rápida e segura ao final do procedimento. Hoje é possível usar o rocurônio, que possui um reversor específico, o sugamadex, o qual antagoniza o bloqueio neuromuscular de forma segura e rápida, evitando as consequências catastróficas do bloqueio residual no pós-operatório, sobretudo no obeso.[103,104] Outro aspecto interessante do sugamadex é que seu uso, comparado aos anticolinesterásicos, sugere a existência de uma menor taxa de náuseas e vômitos no período pós-operatório.[105]

As vantagens da diminuição da pressão de insuflação durante a videolaparoscopia não se restringem apenas ao período intraoperatório, sendo também bem evidenciadas no pós-operatório.[106] Diversos estudos mostram que as complicações são reduzidas, principalmente as relacionadas a menores escores de dor.[107] A redução dos escores de dor leva à não utilização ou menor utilização de opioides no pós-operatório, ajudando assim a evitar ou diminuir os efeitos que esses fármacos podem provocar, como náuseas, vômitos, íleo paralítico, depressão respiratória, etc. Outros benefícios no pós-operatório incluem melhor recuperação da função pulmonar, deambulação precoce e menor tempo de internação hospitalar.[108]

## Pós-operatório: complicações e analgesia

A hipóxia no período pós-operatório é uma das maiores complicações das cirurgias em pacientes obesos e morbidamente obesos, em geral (45%) as dessaturações pós-operatórias se devem a atelectasias. Alguns autores chegam a propor a administração de oxigênio durante os três primeiros dias pós-operatórios, mantendo-se a cabeceira elevada em 30 a 40° com a utilização de pressão positiva contínua nas vias aéreas (CPAP).[37,46,109] As complicações respiratórias são as encontradas com maior frequência, sendo decorrentes da manipulação cirúrgica da parte superior do abdômen e relacionadas com a redução da CRF, do volume corrente e da capacidade vital forçada.[42] A depressão respiratória com falência ventilatória e necessidade de reintubação além da falência ventilatória pelo posicionamento devem ser evitadas.

Os pacientes obesos também têm incidência elevada de doenças tromboembólicas, com risco de embolia pulmonar.[109] Outras complicações importantes são a hipotermia com tremores e náuseas que aumentam o consumo de oxigênio e as instabilidades hemodinâmicas.[110]

A extubação é comumente realizada na sala de operação, ao final da cirurgia, muito embora – a critério do anestesiologista e da equipe cirúrgica – grandes obesos portadores de SAHOS necessitem de suporte ventilatório nas primeiras horas do pós-anestésico. Alguns critérios devem ser observados durante a extubação precoce para evitar complicações imediatas. A análise da reversão do bloqueio deve ser documentada com o TOF, obtido por meio do estimulador de nervo periférico. O paciente deve apresentar estabilidade hemodinâmica, estado neurológico competente, estar acordado e o BIS pode ser um indicador inicial. Deve estar normotérmico com temperatura em torno de 36 °C, frequência respiratória acima de 10 por minuto com $SpO_2$ maior que 95% sob $F_IO_2$ de 40%. Os resultados gasométricos devem estar em níveis de pH de 7,35 a 7,45; $PaO_2$ maior que 80 mmHg; $PaCO_2$ menor que 50 mmHg. Os pacientes com via aérea difícil devem ser submetidos a rigoroso protocolo para extubação.

A analgesia pós-operatória pode ser feita de duas maneiras: a primeira é polimodal, utilizando fármacos venosos, anti-inflamatórios não esteroides e $\alpha_2$-agonistas, e pode ter início preemptivamente, na indução anestésica, por via venosa, sendo complementada no pós-operatório com opioides que devem ser administrados com cautela por serem depressores da função respiratória, podendo levar à dessaturação. Embora a infiltração da ferida cirúrgica com anestésicos locais seja efetiva, 90% dos obesos recebem narcóticos por via parenteral e a maioria usa o sistema de analgesia controlada pelo paciente (PCA), muito efetivo no paciente obeso e no morbidamente obeso. A PCA facilita a deambulação precoce e diminui o tempo de internação hospitalar, e sua dose deve ser calculada de acordo com o PCI. Outras medidas terapêuticas podem ser estabelecidas, como a administração de metilpredinisolona, cetamina, sulfato de magnésio e clonidina.

A segunda maneira utiliza opioides e anestésicos locais pela via peridural, diminuindo o tempo na sala de recuperação, melhorando o trabalho do ventrículo esquerdo, mas podendo provocar alguns efeitos colaterais, como sonolência, vômitos e náuseas, prurido e retenção urinária. Essa técnica também permite a deambulação precoce, reduzindo as complicações tromboembólicas e pulmonares.

# Referências


1. Conway B, Rene A. Obesity as disease: no lightweight matter. Obes Rev. 2004;5(3):145-51.
2. Greenway F, Smith. The future of obesity for anestesia. Nutrition. 2000;16(10):976-82.
3. Putnam L, Jenicer JA, Allen CR, Wilson RD. Anesthesia in the morbidly obese patient. South Med J. 1974;67(12):1411-7.
4. Adams JP, Murphy PG. Obesity in ananesthesia and intensive care. Br J Anaesth. 2000;85(1):91-108.
5. Collazo-Clavell ML. Safe and effective management of the obese patient. Mayo Clin Proc. 1999;74(12):1255-9
6. Instituto Brasileiro de Geografia e Estatística. Pesquisa de orçamentos familiares 2002-2003: análise da disponibilidade domiciliar de alimentos e do estado nutricional no Brasil. Rio de Janeiro: IBGE; 2003.
7. Abir F, Bell R. Assessment and management of the obese patient. Crit Care Med. 2004;32(4 Suppl):S87-91.
8. Prem Ka, Mensheha NM, Mckelvey JL. Operative treatment of adenocarcinoma of the endometrium in obese women. Am J Gynecol. 1965;92:16-22
9. Oberg B, Poulsen TD.Obesity: an anaesthetic challenge. Acta Anaesthesiol Scand. 1996;40(2):191-200.
10. Hernándes-Royal OR, Gutierres-Beltrán MdR, Rodríguez-Treviño EI, Gonzáles-Ponce O. Obesidad y anestesia. Anestesia México. 2004;Supl 1:6-22.
11. Bray GA. Pathophysiology of obesity. Am J Clin Nutr. 1992;55(2 Suppl):488S-494S.
12. Cheymol G. Effects of obesity on pharmacokinetics. Clin Pharmacokinet. 2000;39(3):215-31.
13. De Baerdemaeker LEC, Mortier EP, Struys MMRF. Pharmacokinetics in obese patients. Cont Educ Anesth Analg. 2004;98:1491-5.
14. Herbert PN. Doenças metabólicas distúrbios alimentares. In: Andreolli TE, Bennett JC, Carpenter CCJ, Plum F. Cecil: medicina interna básica. 3. ed, Rio de Janeiro: Guanabara Koogan; 1993. p. 370-3.
15. Cheah MH, Kam CA. Obesity: Basic Science and medicalaspects relevant to anaesthetists. Anaesthesia. 2005;60(10):1009-21.
16. Alexander JK. Obesity and cardiac performance. Am J Cardiol 1964;14:860-5.
17. Kaukinen S, Kaukinen L, Eerola R. Preoperative and postoperative use of clonidine with neuroleptic anesthaesia. Acta Anaesthesiol Scand. 1979;23(2):113-20.
18. Higashi Y, Sasaki S, Nakagawa K, Matsuura H, Chayama K, Oshima T, et al. Effect of obesity on endothelium-dependent, nitric oxide-mediated vasodilation in normotensive individuals and patients with essential hypertension. Am J Hypertens. 2001;14(10):1038-45.
19. de Divitiis O, Fazio S, Petitto M, Maddalena G, Contaldo F, Mancini M.Obesity and cardiac function. Circulation. 1981;64(3):477-82.
20. Buckley FP. Anesthetizing the morbidly obese patient. ASA Refresher Courses. 1989;243:1-6.
21. Stoelting RK, Dierdorf SF. Nutritional diseases and inbom erros of metabolismo. In: Stoelting RK, Dierdorf SF. Anesthesia and co-existing disease. 4th ed. Philadelphia: Churchill Lingstone; 2002. p. 441-70
22. Finer N. Medical consequences of obesity. Medicine. 2011;39:18-23.
23. Alauddim A, Meterissian S, Lisbona R, MacLean LD, Forse RA. Assessment of cardiac function in patients who were morbidly obese. Surgery. 1990;108(4):809-20.
24. Collins JS, Lemmens HJ, Brodsky JB, Brock-Utne JG, Levitan RM. Laryngoscopy and morbid obesity: a comparison onf the "sniff" and "ramped" positions. Obes Surg. 2004;14(9):1171-5.
25. Hurst JW, editor. Atlas of the heart. New York : McGraw-Hill; 1988.
26. Keenan K, Grant I, Ramsay J. National statistics: the Scottish Health Survey 2010 topic report: obesity [Internet]. Edinburgh: SHeS; 2010 [capturado em 16 jul. 2017]. Disponível em: http://www.gov.scot/Resource/0038/00389668.pdf.
27. Alpert MA, Alexander JK, editors. The heart and lung in obesity. Armonk: Futura; 1998.
28. Alpert MA, Terry BE, Hamm CR, Fan TM, Cohen MV, Massey CV, et al. Effect of weight loss on the ECG of normotensive morbidly obese patients. Chest. 2001;119(2):507-10.
29. Paul DR, Hoyt JL, Boutros AR. Cardiovascular and respiratory changes in response to change of posture in the very obese. Anesthesiology. 1976;45(1):73-8.
30. Agarwal N, Shibutani K, SanFilippo JÁ, Del Guercio LRM. Hemodynamic and respiratory changes in surgery of the morbidly obese. Surgery. 1982;92(2):226-34.
31. Auler JOC, Miyoshi E, Fernandes CR, Benseñor FE, Elias L, Bonassa J. The effects of abdominal opening on respiratory mechanics during general anestesia in normal and morbidly obese patients: a comparative study. Anesth Analg. 2002;94(3):741-8.
32. Auler Jr JOC, Giannini CG, Saragiotto DF. Desafios no manuseio peri-operatório de pacientes obesos mórbidos: como previnir complicações. Rev Bras Anestesiol. 2003;53(2):227-36.
33. Benumof JL. Curr Opim Anaesthesiol, 2004;17(1): 21-30.
34. Crummy F, Piper AJ, Naughton MT. Obesy and the lung: 2.obesity and sllep-disordered breathing. Thorax. 2008;63(8):738-46.
35. Gross JB, Bachenberg KL, Benumof JL, Caplan RA, Connis RT, Coté CJ, et al. Practice guidelines for the perioperative management of the patients whit obstructive sleep apnea. Anesthesiology. 2006;104(5):1081-93
36. Stierer T, Punjabi NM. Demographics and diagnosis of obstructive sleep apnea. Anesthesiol Clin North America. 2005;23(3):405-20.
37. Ogunnaike BO, Whitten CW. Anesthetic management of morbidly obese patients. Semin Anesth Periop Med Pain. 2002;21(1):46-58.
38. Vaughan RW, Bauer S, Wise L. Volume and pH of gastric juice in obese patients. Anesthesiology. 1975;43(6):686-9.
39. Juvin P, Vadam C, Malek L, Dipont H, Marmuse JP, Desmonts JM. Postoperative recovery after desflurane, propofol, or isoflurane anestesia among morbidly obese patients: a prospective, randomized study. Anesth Analg. 2000;91(3):714-9.
40. Song D, Whitten C, White PF. Remifentanil infusion facilitates early recovery for obese outpatients undergoing laparoscopic cholecystectomy. Anesth Analg. 2000;90(5):1111-3.
41. Reaven GM. Role of insulin resistance in human disease. Diabetes. 1988;37(12):1595-607.
42. Bagatini A, Rubens DT, Claudio RG, Renesio M. Anestesia para cirurgia bariátrica. Avaliação retrospectiva, revisão da literatura. Rev Bras Anestesiol. 2006;56(3):205-22.
43. Brodsky JB. Positioning the morbidly obese patient for anesthesia. Obes Surg. 2002;12(6):751-8.
44. Oliveira Filho GR, Nicolodi TH, Garcia JH, Nicolodi MA, Goldschmidt R, Dal Mago AJ. Problemas clínicos pré-anestésicos de pacientes morbidamente obesos submetidos a cirurgias bariátricas: comparação com pacientes não obesos. Rev Bras Anestesiol. 2002;52(2):217-22.
45. Kral G. Morbid obesity and related health risks. Ann Intern Med. 1985;103(6 ( Pt 2)):1043-7.
46. Lorentz MN, Albergaria VF, Lima FAS. Anestesia para obesidade mórbida. Rev Bras Anestesiol. 2007;57(2):199-213.
47. Casati A, Putzu M. Anesthesia in the obese patient: Pharmacokinetic considerations. J Clin Anesth. 2005;17(2):134-45.
48. Avram MJ, Krejcie TC. Using front-end kinetics to optimize target-controlled drug infusions. Anesthesiology. 2003;99(5):1078-86.
49. Brill MJ, Diepstraten J, van Rongen A, van Kralingen S, van den Anker JN, Knibbe CA. Impact of obesity on drug metabolism and elimination in adults and children. Clin Pharmacokinet. 2012;51(5):277-304.
50. Leykin Y, Miotto L, Pellis T. Pharmacokinetic considerations in the obese. Best Pract Res Clin Anaesthesiol. 2011;25(1):27-36.
51. Egan TD, Huizinga B, Gupta SK, Jaars RL, Sperry RJ, Yee JB. Remifentanil pharmacokinetcs in obese versus lean patients. Anesthesiology. 1998;89(3):562-73.
52. Servin F, Farinotti R, Haberer JP, Desmonts JM. Propofol infusion for maintenance of anesthesia in morbidly obese patients receiving nitrous oxide: A clinical and pharmacokinetic study. Anesthesiology. 1993;78(4):657-65.54.
53. Gerlach AT, Dasta JF. Dexmedetomidine: an updated review. Ann Pharmacother. 2007;41(2):245-52.55.
54. Tufanogullari B, White PF, Peixoto MP, Kianpour D, Lacour T, Griffin J, et al. Dexmedetomidine infusion during laparoscopic bariatric surgery: the effect on recovery outcome variables. Anesth Analg. 2008;106(6):1741-8.
55. Karol M, Maze M. Pharmacokinetics and interaction pharmacodynamics of dexmedetomidine in humans. Best Pract Res Clin Anaesthesiol. 2000;14:261-9.
56. Aanta RE, Jaakola M-L, Kallio A; Kanto JH. Reduction of the MAC of isoflurane by dexmedetomidine. Anesthesiology. 1997;86(5):1055-60.
57. Aanta RE, Kanto JH, Scheinin M, Kallio A, Scheinin H. Dexmedetomidine na α 2 adrenoceptor agonist, reduces anesthetic requirements in patients undergoing minor gynecologic surgery. Anesthesiology. 1990;73(2):230-5.
58. Piccinini Filho L, Mathias LA, Malheiros CA, Gregori WM, Guarantini AA, Vieira JE. Uso da dexmedetomidina em pacientes obesos submetidos a gastroplastia. Estabilidade cardiovascular e consumo de anestésicos venosos. Rev Bras Anestesiol. 2006;56(2):109-18.
59. Shibutani K, Inchiosa MA Jr, Sawada K, Bairamian M. Pharmacokinetic mass of fentanyl for postoperative analgesia in lean and obese patients Br J Anaesth. 2005;95(3):377-83.
60. Bjorkman S, Wada DR, Stanski DR. Application of physiologic models to predict the influence of changes in body composition and blood flows on the pharmacokinetics of fentanyl and alfentanil in patients. Anesthesiology. 1998;88(3):657-67.
61. Schwartz AE, Matteo RS, Ornstein E, Young WL, Myers KJ. Pharmacokinetics of sufentanil in obese patients. Anesth Analg. 1991;73(6):790-3.
62. Bidgoli J, Delesalle S, De Hert SG, Reiles E, Van der Linden PJ. A randomised trial comparing sufentanil versus remifentanil for laparoscopic gastroplasty in the morbidly obese patient. Eur J Anaesthesiol. 2011;28(2):120-4.
63. Simoni R.F. Anestesia venosa total no obeso mórbido: anestesia venosa total. Rio de Janeiro: SBA; 2011. p. 109-18.
64. Suzuki T, Masaki G, Ogawa S. Neostigmine-induced reversal of vecuronium in normal weight, overweight and obese female patients. Br J Anaesth. 2006;97(2):160-3.
65. Gaszynski TM, Strzelczyk JM, Gaszynski WP. Post-anesthesia recovery after infusion of propofol with remifentanil or alfentanil or fentanyl in morbidly obese patients. Obes Surg. 2004;14(4):498-503
66. Kleijn HJ, Zollinger DP, van den Heuvel MW, Kerbusch T. Population pharmacokinetic-pharmacodynamic analysis for sugammadex-mediated reversal of rocuronium-induced neuromuscular blockade. Br J Clin Pharmacol. 2011;72(3):415-33.
67. Van Lancker P, Dillemans B, Bogaert T, Mulier JP, De Kock M, Haspeslagh M. Ideal versus corrected body weight for dosage of sugammadex in morbidly obese patients. Anaesthesia. 2011;66(8):721-5.
68. Le Corre F, Nejmeddine S, Fatahine C, Tayar C, Marty J, Plaud B. Recurarization after sugammadex reversal in an obese patient. Can J Anaesth. 2011;58(10):944-7.
69. Ellinas EH, Eastwood DC, Patel SN, Maitra-D'Cruze AM, Ebert TJ. The effect of obesity on neuraxial technique dificulty in pregnant patients: A prospective, observational study. Anesth Analg. 2009;109(4):1225-31.
70. Shaylor R, Saifi F, Davidson E, Weiniger CF. High success rates using ultrasound for neuraxial block in obese patients. Isr Med Assoc J. 2016;18(1):36-9.
71. Pan PH, Bogard TD, Owen MD. Incidence and characteristics of failures in obstetric neuraxial analgesia and anesthesia: a retrospective analysis of 19,259 deliveries. Int J Obstet Anesth. 2004;13(4):227-33.
72. Whitty RJ, Maxwell CV, Carvalho JCA. Complications of neuraxial anesthesia in an extreme morbidly obese patient for cesarean section. Int J Obstet Anesth. 2007;16(2):139-44.
73. Watts RW. The influence of obesity on the relationship between body mass index and the distance to the epidural space from the skin. Anaesth Intensive Care. 1993;21(3):309-10.
74. Chang AB. Physiologic changes of pregnancy. In: Chestnut DH, editor. Obstetric anesthesia: principles and practice, 3rd ed. Philadelphia: Elsevier; 2004. p. 15–36.
75. Vasan RS. Cardiac function and obesity. Heart. 2003;89(10):1127-9.
76. Pitkanen MT. Body mass and spread of spinal anesthesia with bupivacaine. Anesth Analg. 1987;66(2):127-31.
77. Grau T, Leipold RW, Conradi R, Martin E. Ultrasound control for presumed difficult epidural puncture. Acta Anaesthesiol Scand. 2001;45(6):766-71.
78. Ingrande J, Brodsky JB, Lemmens HJM. Regional anesthesia and obesity. Curr Opin Anaesthesiol. 2009;22(5):683-6.
79. Kilicaslan A, Topal A, Erol A, Borazan H, Bilge O, Otelcioglu S. Ultrasound-guided multiple peripheral nerve blocks in a superobese patient. case Rep Anesthesiol. 2014;2014:896914.
80. Martini CH, Boon M, Bevers RF, Aarts LP, Dahan A. Evaluation of surgical conditions during laparoscopic surgery in patients with moderate vs deep neuromuscular block. Br J Anaesth. 2014;112 (3):498-505.
81. Warner MA, Warner ME, Martin JT. Ulnar neuropathy. Incidence, outcome, and risk factors in sedated or anesthetized patients. Anesthesiology. 1994;81(6):1332-40.
82. Matevosiaan R, Nourmand H. Monitoring. In: Cole DJ, Schlunt M, editors. Adult perioperative anesthesia. Philadelphia: Elsevier; 2004. p. 102-36.
83. Amour J, Le Manach YL, Borel M, Lenfant F, Nicolas-Robin A, Carillion A, et al. Comparison of single-use and reusable metal laryngoscope blades for orotraqueal intubation during rapid sequence induction of anestesia: a multicenter cluster randomized stugy. Anesthesiology. 2010;112(2):325-32.
84. Barbatunde O, Jones SB, Jones DB, Provost D, Whitten CW. Anesthetic considerations for bariatric surgery. Anesth Analg. 2002;95(6):1793-805.
85. Shenkman Z, Shir Y, Brodsky JB. Perioperatuve management of the obese patient. Br J Anaesth. 1993;70(3):349-59.
86. Bardoczky G, Yernault JC, Houben JJ, d´Hollander A. Large tidal volume ventilation does not improve oxygenation in morbidly obese patients during anesthesia. Anesth Analg. 1995;81(2):385-8.
87. Sprung J, Whalley DG, Falcone T, Wilks W, Navratil JE, Bourke DL. The effects of tidal volume and respiratory rate on oxygenation and respiratory mechanics during laparoscopy in morbidly obese patients. Anesth Analg. 1992;75(2):268-74.
88. Bentley JB, Bond JB, Vaughan RW, Gandolfi AJ. Weight, pseudocholinesterase activity and succinylcholine requirements. Anesthesiology. 1982;57(1):48-9.
89. Salihoglu Z, Karaca S, Kosc Y, Zengin K, Taskin M. Total intravenous anesthesia versus single braeth technique and anestesia maintenance with sevoflurane for bariatric operations. Obes Surg. 2001;11(4):496-501.
90. Martel G, Boushey RP. Laparoscopic colon surgery: past, present and future. Surg Clin North Am. 2006;86(4):867-97.
91. Abraham NS, Young JM, Solomon MJ. Meta-analysis of short-term outcomes after laparoscopic resection for colorectal cancer. Br J Surg. 2004;91(9):1111-24.
92. Schumann R: Anaesthesia for bariatric surgery. Best Pract Res Clin Anaesthesiol. 2011;25(1):83-93.
93. Tamara MA, George DG, Brandon M, Daniel B, Jones H, Joaquin E. Cardiovascular and ventilatory consequences of laparoscopic surgery. Circulation. 2017;135(7):700-10.
94. Gerges FJ, Kanazi GE, Jabbour-Khoury SI. Anesthesia for laparoscopy: a review. J Clin Anesth. 2006;18(1):67-78.
95. Brodsky JB, Lemmens HJ, Brock-Utne JG, Saidman LJ, Levitan R. Anesthetic considerations for bariatric surgery: proper positioning is important for laryngoscopy. Anesth Analg. 2003;96(6):1841-2.
96. Henny CP, Hofland J. Laparoscopic surgery: pitfalls due to anesthesia, positioning, and pneumoperitoneum. Surg Endosc. 2005;19(9):1163-71.
97. Behazin N, Jones SB, Cohen RI, Loring SH: Respiratory restriction and elevated pleural and esophageal pressures in morbid obesity. J Appl Physiol (1985). 2010;108(1):212-8.
98. Barker L. Positioning on the operating table. Update Anaesth. 2002;15:1-6.
99. Holzheimer RG. Laparoscopic procedures as a risk factor of deep venous thrombosis, superficial ascending thrombophlebitis and pulmonary embolism-case report and review of the literature. Eur J Med Res. 2004;9(9):417-22.
100. Lindekaer AL, Halvor Springborg H, Istre O. Deep neuromuscular blockade leads to a larger intraabdominal volume during laparoscopy. J Vis Exp. 2013;(76):50045.
101. Mulier JP. Coenegrachts K, Van De Moortele K. CT analysis of the elastic deformation and elongation of the abdominal wall during colon inflation for virtual coloscopy. Eur J Anaesthesia. 2008;25:42.
102. Mulier JP, Dillemans B, Van Cauwenberge S. Impact of the patient's body position on the intraabdominal workspace during laparoscopic surgery. Surg Endosc. 2010;24(6):1398-402.
103. Murphy GS, Szokol JW, Marymont JH, Greenberg SB, Avram MJ, Vender JS, Nisman M. Intraoperative acceleromyographic monitoring reduces the risk of residual neuromuscular blockade and adverse respiratory events in the post-anesthesia care unit, Anesthesiology. 2008;109(3):389-98.
104. Sparr HJ, Vermeyen KM, Beaufort AM, Rietbergen H, Proost JH, Saldien V, et al: Early reversal of profound rocuronium-induced neuromuscular blockade by sugammadex in a randomized multicenter study: efficacy, safety, and pharmacokinetics. Anesthesiology. 2007;106(5):935-43.
105. Ledowski T, Falke L, Johnston F, Gillies E, Greenaway M, De Mel A, et al. Retrospective investigation of postoperative outcome after reversal of residual neuromuscular blockade: sugammadex, neostigmine or no reversal. Eur J Anaesthesiol. 2014;31(8):423-9.
106. Hua J, Gong J, Yao L, Zhou B, Song Z. Low-pressure versus standard-pressure pneumoperitoneum for laparoscopic cholecystectomy: a systematic review and meta-analysis. Am J Surg. 2014;208(1):143-50.
107. Sarli L, Costi R, Sansebastiano G, Trivelli M, Roncoroni L. Prospective randomized trial of low-pressure pneumoperitoneum for reduction of shoulder-tip pain following laparoscopy. Br J Surg. 2000 Sep;87(9):1161-5.
108. Joshipura, Haribhakti SP, Patel NR, Naik RP, Soni HN, Patel B, et al. A prospective randomized, controlled study comparing low pressure versus high pressure pneumoperitoneum during laparoscopic cholecystectomy. Surg Laparosc Endosc Percutan Tech. 2009;19(3):234-40.
109. Hunter RE, Sprung J, Sarr MG, Wedel DJ. Anesthesia for a patient whth morbid obesity using dexmedetomidine whthout narcotics. Can J Anaesth. 2005;52(2):176-80.
110. Ahmad S, Nagle A, McCarthy RJ, Fitzgerald PC, Sullivan JT, Prystowsky J. Postoperative hypoxemia in morbidly obese patients with and without obstructive sleep apnea undergoing laparoscopic surgery. Anesth Analg. 2008;107(2):138-43.

## Leituras sugeridas


Abernethy DR, Greenblatt DS, Divoll M, Smith RB, Shader RI. The influence of obesity on the pharmacokinetics of oral alprazolam and triazolam. Clin Pharmacokinet. 1984;9(2):177-83.

Abernethy DR, Greenblatt DS. Pharmacokinetics of drugs in obesity. Clin Pharmacokinet. 1982;7(2):108-24.

Abrantes MM, Lamounier JA, Colosimo EA. Prevalência de sobrepeso e obesidade nas regiões nordeste e sudeste do Brasil. Rev Assoc Med Bras. 2003; 49(2):156-61.

Aho M, Lehtinen AM, Erkola O, Kallio A, Korttila K. The effects of intravenously administered dexmedetomidine on perioperative hemodynamics and isoflurane requirements in patients undergoing abdominal hysterectomy. Anesthesiology. 1991;74(6):997-1002.

Alvarez AO, Cascarado A, Albarracin Menendes S, Capria JJ. Total intravenous anestesia with midazolam, remifentanil, propofol and cisatracurium in morbid obesity. Obes Surg. 2000;10(4):353-60.

Andersen J, Rasmussen JP, Eriksen J. Pulmonary function in obese patients schuduled for jejuno-ileostomy. Acta Anaesthesiol Scand. 1977;21(4):346-51.

Auler Jr JOC, Giannini CG, Saragiotto DF. Desafios no manuseio peri-operatório de pacientes obesos mórbidos: como previnir complicações. Rev Bras Anestesiol. 2003;53(2):227-36.

Avram MJ, Krejcie TC. Using front-end kinetics to optimize target-controlled drug infusions. Anesthesiology. 2003;99(5):1078-86.

Bentley JB, Finley JM, Humphrey LR, Gandolfi AJ. Obesity and alfentanil pharmacokinetics. Anesth Analg. 1983;62:251.

Blouin RA, Kolpek JH, Mann HJ. Influence of obesity on drug disposition. Clin Pharm. 1987;6(9):706-14.

Boyce JR, Ness Y, Castroman P, Gleysteen JJ. A preliminar study of the optimal anestesia positioning for the morbidly obese patient. Obes Surg. 2003;13(1):4-9.

Bührer M, Mappes A, Lauber R, Stanski DR, Maitre PO. Dexmedetomidine decreases thiopental dose requirement and alters distribution pharmacokinetics. Anesthesiology. 1994;80(6):1216-27.

Casati A, Comotti L, Tommasino C, Leggieri C, Bignami E, Tarantino F, et al. The effects of pneumoperitoneum and reverse trendelenburg position on cardiopulmonar function in morbidly obese patients receiving laparoscopic gastric banding. Eur J Anaesthesiol. 2000;17(5):300-5.

Cork RC, Vaughan RW, Bentley JB: General anesthesia for morbidly obese patients--an examination of postoperative outcomes. Anesthesiology. 1981;54(4):310-3.

Doze VA, Chen BX, Maze M. Dexmedetomidine produces a hypnotic-anesthetic action in rats via activation of central alpha-2-adrenoceptors. Anesthesiology. 1989;71(1):75-9.

Eichenberger AS, Proietti S, Wicky S, Frascarolo P, Suter M, Spahn DR, Magnusson L. Morbid obesity and postoperative pulmoray atelectasis: na underestimated problem. Anesth Analg. 2002;95(6):1788-92.

Gander S, Frascarolo P, Suter M, Spahn DR, Magnusson L. Positive end-expiratory pressure during induction of general anesthesia increases duration of nonhypoxic apnea in morbidly obese patients. Anesth Analg. 2005;100(2):580-4.

Gelman S, Laws HL, Potzick J, Strong S, Smith L, Erdemir H. Thoracic epidural vs balanced anesthesia in morbid obesity: an intraoperative and postoperative hemodynamic study. Anesth Analg. 1980;59(12):902-8.

Jaakola ML, Ali-Melkkä T, Kanto J, Kallio A, Scheinin H, Schinin M. Dexmedetomidine reduces intraocular pressure, intubation responses, and anesthetic requirements in patients undergoing ophthalmic surgery. Br J Anaesth. 1992;68(6):570-5.

Jacobsen BK, Njølstad I, Thune I, Wilsgaard T, Løchen ML, Schirmer H. Increase in weight in all birth cohorts in a general population: the Tromsø Study, 1974-1994. Arch Intern Med. 2001;161(3):466-72.

Juvin P, Marmuse JP, Felerme S, Lecomte P, Mantz J, Demetriou M, Desmonts JM. Post-operative course after conventional or laparoscopic gastroplasty in morbidly obese patients. Eur J Anaesthesiol. 1999;16(6):400-3.

Kobilka BK, Matsui H, Kobilka TS, Yang-Feng TL, Francke U, Caron MG, et al. Cloning, sequencing, and expession of the gene coding for the human platelet alpha 2-adrenergic recptor. Science. 1987;238(4827):650-6.

Kochar MS: Hipertension in obese patients. Postgrad Med. 1993;93(4):193-200.

Kuchita K. Obesity. In: Cole DJ, Schlunt M, editors. Adult perioperative anesthesia. Philadelphia: Elsevier; 2004. p. 430-6.

Ladegaard-Pedersen HJ. Recovery from general anestesia in obese patients. Anesthesiology. 1981;55(6):720.

Maze M, Bonnet F. Analgesics: receptor ligands – α 2 adrenergic receptor agonist. In: Evers AS, Maze M. Anesthetic pharmacology: physiologic principles and clinical practice. Philadelphia: Churchill Livingstone; 2004. p. 473-90.

Maze M, Tranquilli W. Alpha-2 adrenoceptors agonists: defining the role in clinical anesthesia. Anesthesiology. 1991;74(3):581-605.

Pelosi P, Croci M, Calappi E, Mulazzi D, Cesisara M, Vercesi P, et al. Prone positioning improves pulmonary function in obese patients during general anesthesia. Anesth Analg. 1996;83(3):578-83.

Pelosi P, Croci M, Ravagnan I, Cerisara M, Vicardi P, Lissoni A, et al. Respiratory system mechanics in sedated, paralyzed, morbidly obese patients. J Appl Physiol (1985). 1997;82(3):811-8.

Pelosi P, Croci M, Ravagnan I, Tredici S, Pedoto A, Lissoni A, et al. The effects of body mass on lung volumes, respiratory mechanics, and gas exchange during general anesthesia. Anesth Analg. 1998;87(3):654-60.

Perilli V, Sollazzi L, Bozza P, Modesti C, Chierichini A, Tacchino RM, et al. The effects of the reverse trendelenburg position on respiratory mechanics and blood gases in morbidly obese patients during bariatric surgery. Anesth Analg. 2000;91(6):1520-5.

Salihoglu Z, Demiroluk S, Demirkiran O, Kose Y. Comparison of effects of remifentanil, alfentanil and fentanil on cardiovascular responses to tracheal intubation in morbidly obese patients. Eur J Anaesthesiol. 2002;19(2):125-8.

Takada K. Anaesthesia: clinical aspects of the postoperative period. Best Practice Res. 2000;14:381-92.

Talke P, Li J, Jain U, Leung J, Drasner K, Hollenberg M, et al. Effects of perioperative dexmedetomidine infusion in patients undergoing vascular surgery. The Study of Perioperative Ischemia Research Group. Anesthesiology. 1995;82(3):620-33.

Toner PH, Scholz J. Preanesthetic administration of alpha$^2$-adrenoceptor agonists. Best Pract Res. 2000;14:305-20.

Walker G, Donahue B, Costabile S. Dexmedetomidine in bariatric surgery patients. ASA Ann Meet Abstr;2003;99:A50.

Wittels EH, Thompson S: Obstructive sleep apnea and obesity. Otolaryngol Clin North Am. 1990;23(4): 751-60.

Yale CE. Gastric surgery for morbid obesity: complications and long-term weight control. Arch Surg. 1989;124(8):941-6.

Yoshino J, Akata T, Takahashi S. Intraoperative changes in arterial oxygenation during volume-controlled mechanical ventilation in modestly obese patients undergoing laparotomies with general anestesia. Acta Anaesthesiol Scand. 2003;47(1):74-8.


# Questões de Provas do TSA

**74.1 (TSA/2014)** Homem de 53 anos, 114 kg e 1,67 m, hipertenso, refere roncos durante o sono, sonolência diurna e índice de apneia/hipopneia de 10. É submetido a fixação de fratura do rádio sob anestesia geral com intubação traqueal, sufentanil 110 µg, propofol 150 mg, rocurônio 80 mg e desflurano. Na sala de recuperação, apresenta repetidos episódios de dessaturação devido à obstrução das vias aéreas, acompanhados de hipertensão e taquicardia. Após 3 horas, permanece sonolento e requer suplementação de oxigênio via máscara facial de Venturi 50% para manter $SpO_2$ de 92%. Qual é o fator responsável pelo quadro descrito?

**A.** Efeito residual do opioide.

**B.** Paciente apresenta síndrome metabólica.

**C.** Administração de elevada fração inspirada de oxigênio.

**D.** Paciente apresenta síndrome da apneia obstrutiva do sono grave.

**74.2 (TSA/2015)** Mulher de 36 anos, 107 kg e 1,57 m, será submetida à cirurgia videolaparoscópica para investigação de endometriose. Foi realizada anestesia venosa total alvocontrolada com remifentanil e propofol. Para o cálculo da dose-alvo de manutenção do propofol, foi escolhido o peso corporal total da paciente devido à(ao) maior:

**A.** *Clearance* do propofol.

**B.** Volume de distribuição.

**C.** Sensibilidade dos receptores GABA.

**D.** Fluxo sanguíneo para o tecido adiposo.

**74.3 (TSA/2015)** Homem de 64 anos, 156 kg e 1,80 m, é submetido a apendicectomia videolaparoscópica sob anestesia geral. É estabelecida ventilação mecânica controlada a volume com VC de 600 mL, FR de 12 irpm, $P_{platô}$ de 28 $cmH_2O$, relação I:E de 1:2, PEEP de 5 $cmH_2O$ e $F_IO_2$ de 50%. Dez minutos após insuflação do pneumoperitônio e posicionamento em Trendelemburg, a saturação de oxigênio cai lentamente de 97% para 88%. A conduta mais adequada para resolver esse problema é:

**A.** Aumentar a relação I:E para 1:3.

**B.** Aumentar a PEEP para 10 $cmH_2O$.

**C.** Aumentar o volume corrente para 800 mL.

**D.** Mudar o modo de ventilação para controlado a pressão.

**74.4 (TSA/2016)** Homem de 35 anos, 145 kg e 1,67 m (IMC = 52 $kg \cdot m^{-2}$) é submetido à cirurgia bariátrica videolaparoscópica sob anestesia geral balanceada com sevoflurano e remifentanil em infusão alvo-controlada conforme o protocolo de Minto. O anestesiologista utilizou para programação da bomba o peso real do paciente e uma altura fictícia de 2 metros. Essa medida tem como objetivo:

**A.** Corrigir a inacurácia do KeO associada à obesidade mórbida.

**B.** Compensar para uma maior taxa de metabolização da medicação.

**C.** Corrigir a inacurácia do modelo associada ao uso da massa magra corporal.

**D.** Compensar para um maior volume de distribuição do compartimento central.

**74.5 (TSA/2016)** Mulher de 52 anos, 147 kg e 1,62 m será submetida a cardioplastia videolaparoscópica. Refere HAS, DM tipo 2 e dislipidemia, todas controladas com medicações específicas. Com base no quadro clínico e evidências de literatura, qual é a melhor orientação quanto ao jejum e preparo pré-operatório?

**A.** Uso de pró-cinéticos por conta do refluxo.

**B.** Jejum de sólidos e líquidos de 8 horas por conta da obesidade.

**C.** Uso de goma de mascar para acelerar o esvaziamento gástrico.

**D.** Ingesta de 200 mL de maltodextrina até 2 horas antes da cirurgia.

# 75. ANESTESIA NO POLITRAUMATIZADO

Roseny dos Reis Rodrigues
Luiz Fernando dos Reis Falcão

O trauma representa hoje uma das principais causas de morte na população com idade entre 1 e 44 anos. Devido à sua distribuição epidemiológica na população eminentemente jovem e economicamente produtiva, o trauma produz um impacto direto nos gastos públicos. Além de gastos importantes com recursos relacionados ao atendimento de emergência, há ainda gastos com reabilitação para a reinserção desse paciente na sociedade, tanto do ponto de vista social como econômico.[1] De acordo com dados da Organização Mundial da Saúde, acidentes em rodovias, suicídios e homicídios são as três principais causas de lesão e morte relacionadas à violência.[2]

Entre as causas de morte no trauma, é bem conhecida a curva trimodal, com três picos de mortalidade, descrita em 1982.[3] O primeiro pico refere-se a mortes na cena do trauma e está relacionado com lesões incompatíveis com a vida (ruptura de grandes vasos, lacerações cardíacas, entre outras). O segundo pico pode ocorrer nos primeiros minutos a horas do trauma e está relacionado com lesões, como pneumotórax, hemotórax, ruptura esplênica, hematoma subdural, entre outras. O terceiro pico de mortalidade, por sua vez, está relacionado com sepse e falência múltipla de órgãos.

É sabido que a principal causa de choque no trauma é o choque de etiologia hipovolêmica. Segundo a literatura, 40% das mortes associadas a traumas graves se devem a sangramentos. Cerca de 20% dessas mortes poderiam não ter ocorrido se houvesse melhor controle do sangramento decorrente tanto das lesões cirúrgicas causadas pelo trauma quanto da coagulopatia relacionada.[4,5] Dessa forma, o objetivo deste capítulo é revisar os principais tópicos relativos ao paciente politraumatizado e seus cuidados, passando pela avaliação inicial, abordagem do choque, transfusão e coagulação, ressuscitação volêmica no politraumatizado, utilização da ultrassonografia na ressuscitação, trauma craniencefálico e anestesia no politraumatizado.

## Avaliação inicial do politraumatizado

A avaliação de todo paciente vítima de trauma baseia-se na realização do Suporte Avançado de Vida ao Trauma (ATLS, do inglês *Advanced Trauma Life Support*) bem feito desde a admissão hospitalar e com reavaliações contínuas sempre que houver mudança no *status* hemodinâmico do paciente.

O anestesiologista experiente no atendimento de pacientes vítimas de trauma grave deve proceder a uma avaliação incial seguindo a ordem de prioridade do ABCDE (do inglês *airway, breathing, circulation, disability, exposition*) do atendimento ao paciente vítima de trauma.[6] Assim, a primeira conduta constitui-se em reavaliar as vias aéreas (A – *airway*), como a sua perviedade e patência, bem como excluir a presença de corpo estranho dentro do tubo orotraqueal e o seu correto posicionamento. É importante avaliar a expansibilidade pulmonar (B – *breathing*) em ambos os hemitóraces para averiguar a possibilidade de hemo ou pneumotórax mesmo na presença de drenos, os quais eventualmente podem ter se deslocado ou sido pinçados durante o transporte. A presença de broncoaspiração pode dificultar a ventilação pulmonar, e ocasionalmente pode existir necessidade de broncoscopia higiênica para melhorar a ventilação. Além disso, é essencial diferenciar e tratar os diversos tipos de choque (C – *circulation*), bem como definir as estratégias de reposição de fluidos e transfusão. Com relação à letra D (*disability*), é crucial, nesse momento, realizar a avaliação neurológica à procura de lesões, além de observar e registrar a reatividade pupilar para buscar ativamente uma possível hipertensão intracraniana ou lesão direta do terceiro par craniano. Por fim, a letra E (*exposition*) do protocolo diz respeito ao momento em que outras lesões secundárias podem ser achadas no exame físico mais minucioso. Nessa fase, também é fundamental se estar atento para a retirada de possíveis objetos que ainda estejam presentes no exame físico, como lentes de contato, próteses dentárias, *piercing*, entre outros.

## Abordagem do choque

Choque é a expressão clínica da insuficiência circulatória que resulta da inadequada utilização de oxigênio celular associada à hipotensão. Esse desequilíbrio entre oferta e demanda de oxigênio gera hipoperfusão tecidual com surgimento de acidose metabólica, que se traduz na gasometria com redução dos valores do pH, consumo de bases e elevação do lactato.[7,8] A elevação do lactato no politraumatizado está associada a aumento da mortalidade tal qual no paciente séptico. Por essa razão, a abordagem precoce e dirigida ao choque é de fundamental relevância.[9,10]

Uma questão crucial e importante para o anestesiologista que atende uma vítima de trauma é o diagnóstico diferencial do choque. O choque hipovolêmico é a causa mais frequente de choque nesse contexto devido às perdas de sangue e também de fluidos. Porém, toda a equipe cirúrgica deve atentar-se para a possibilidade da coexistência de mais de uma causa de choque (p. ex., hipovolemia e obstrução).

O uso de ferramentas diagnósticas – como a ecocardiografia à beira do leito, a ultrassonografia (US) e a tomografia computadorizada (TC) – tem possibilitado diagnósticos mais rápidos e precisos. A ecocardiografia e a US no centro cirúrgico permitem que a equipe de anestesia faça diagnósticos ou exclua causas de choque. Embora com sensibilidade e especificidade diferentes, tais métodos viabilizam o diagnóstico de tamponamento cardíaco e hemopneumotórax, a realização de estimativas indiretas de volemia e a avaliação da contratilidade miocárdica de ambos os ventrículos.

É importante reavaliar o paciente constantemente, pois lesões não presentes na primeira avaliação podem passar a existir após algum tempo devido aos mecanismos de trauma, exemplificados a seguir.

- Tamponamento cardíaco: no paciente que, à chegada, se apresenta com choque de etiologia hipovolêmica e não evidencia estase jugular, hipofonese de bulhas e/ou outros sinais, após algum tempo, devido ao derramamento de sangue no saco pericárdico, uma "fina lâmina" vista no exame de triagem inicial pode transformar-se em um derrame pericárdico grave com restrição ao enchimento do ventrículo direito e consequente choque obstrutivo.

- Pneumotórax hipertensivo: no paciente que chega com pneumotórax oculto (raio X de tórax normal com pneumotórax visto apenas na TC), a sua permanência em ventilação mecânica pode transformá-lo em pneumotórax hipertensivo.
- Ruptura de vísceras ou sangramento interno: no paciente sem sinais de "sangramento ativo" e que apresente choque de instalação aguda, deve-se pensar em ruptura de vísceras como baço ou fígado ou em destamponamento de lesões vasculares até então contidas ou "controladas". Isso pode ocorrer após situações de vigorosa fase de ressuscitação, em que a subida da pressão arterial e a administração de fluidos "rompem ou quebram" os coágulos pré-formados, propiciando o aparecimento do sangramento.

O manejo do choque deve ocorrer visando ao diagnóstico etiológico, ao tratamento das causas desencadeantes e, sobretudo, à elaboração de metas microcirculatórias, hemodinâmicas e hematológicas. Entre as metas microcirculatórias estão a normalização ou clareamento do lactato, do excesso de base e do bicarbonato sérico. O anestesiologista deve ficar atento para não ofertar fluidos desnecessários ao paciente uma vez que as metas microcirculatórias tenham sido alcançadas.

Entre as metas hemodinâmicas, deve-se atentar sempre para a presença de trauma cranioencefálico (TCE), pois essa condição exige que a pressão de perfusão cerebral (PPC) seja mantida dentro da normalidade (50-70 mmHg). A presença de hipertensão intracraniana suspeita ou diagnosticada exige pressão arterial média (PAM) em torno de 80 a 90 mmHg quando não se dispõe de monitor de pressão intracraniana (PIC).

Na ausência de TCE, a PAM pode ser mantida entre 65 e 70 mmHg para garantir a perfusão tissular, uma vez que as metas microcirculatórias já tenham sido alcançadas. Em pacientes que ainda estejam com sangramento ativo, o uso da "hipotensão permissiva" com PAM em torno de 50 mmHg pode ser uma estratégia para minimizar a perda de sangue. No entanto, é importante lembrar que a hipotensão permissiva deve ser usada pelo menor tempo necessário até a abordagem cirúrgica e que não deve ser aplicada em pacientes com TCE.

As metas hematológicas, por sua vez, devem ser lembradas para a melhor otimização da oferta de oxigênio e da coagulação. A manutenção da hemoglobinemia entre 7 e 9 $g{\cdot}dL^{-1}$ pode ser a meta almejada na grande maioria das vítimas de trauma. Em pacientes portadores de TCE, valores permissivos de hemoglobinemia entre 9 e 10 $g{\cdot}dL^{-1}$ podem ser aceitos. Pode haver necessidade de transfusão de fatores de coagulação caso haja coagulopatia.

Durante a reposição do choque hipovolêmico, deve ser priorizada a reposição de fluidos e hemocomponentes, se necessário. Embora não exista o fluido ideal, a reposição com cristaloides deve ser preferida em detrimento dos coloides em pacientes com trauma grave. A reposição de fluido alvo-dirigida no perioperatório (EGDT, do inglês *early goal-direct therapy*) envolvendo a administração de fluidos e inotrópicos para otimizar as metas hemodinâmicas é conhecida há algum tempo e tem se mostrado vantajosa na redução das taxas de complicação e do tempo de permanência hospitalar após grandes cirurgias em pacientes de alto risco.[11]

## Transfusão e coagulação

Os pacientes com trauma e choque hemorrágico necessitam de reanimação rápida e complexa para a prevenção e correção das coagulopatias. A hipotermia e a acidose costumam ser eventos que ocorrem em pacientes com trauma grave.[12] Não há, na literatura médica, estudos que orientem de forma precisa com quanto e quando começar a transfundir o paciente com sangramento agudo. Alguns escores baseados em estudos retrospectivos têm sido propostos para predizer transfusão nessa categoria de pacientes.[12]

Uma análise retrospectiva de estudos com doentes traumatizados civis informou que uma alta relação de plasma fresco e concentrados de hemácia (PF:CH) na proporção de 1:1 reduz de maneira significativa a coagulopatia intraoperatória e a mortalidade em 24 horas e em 30 dias.[13] No entanto, a proporção ótima de PF:CH ainda está em discussão.[14,15] Não há dúvidas de que a coagulopatia deve ser corrigida precocemente, pois ela apresenta associação direta com o aumento da mortalidade no trauma.

Mais recentemente, Davenport e colaboradores[14] não encontraram nenhuma melhoria no estado de coagulação quando realizadas transfusões em uma proporção de 1:1 em comparação com 1:2 ou 3:4. Simmons e colaboradores[16] relataram, em suas publicações de dados coletados na Guerra do Iraque, que a mudança da prática clínica seguindo a orientação da transfusão para maior proporção de PF:CH resultou significativamente em maior transfusão de plasma, porém sem nenhuma melhoria na sobrevivência.

Em contraste com uma razão fixa de PF:CH:plaquetas, estudos europeus orientam que as metas da terapia de coagulação se adaptem às reais necessidades de cada paciente. Para tal função, testes viscoelásticos, como a tromboelastometria rotacional (ROTEM®) e a tromboelastografia (TEG®), são necessários para guiar a terapia transfusional da coagulação.[17,18] A transfusão maciça é usada como tratamento da hemorragia não controlada. O controle precoce e definitivo da hemorragia é extremamente importante para a evolução satisfatória dos pacientes. Segundo a literatura, menos de 10% dos pacientes têm indicação de transfusão maciça mesmo nos grandes centros de trauma.[19]

Há uma carência de estudos na literatura médica que comparem as duas estratégias transfusionais em pacientes com lesão cerebral traumática. Supõe-se que estratégias de transfusão liberal (hemoglobina em torno de 9-10 $g{\cdot}dL^{-1}$) devam ser utilizadas para evitar lesão secundária e insultos isquêmicos cerebrais adicionais, já que o cérebro traumatizado pode não compensar a diminuição da oferta de oxigênio associado com anemia.[20,21]

De modo prático, todo paciente que está sangrando, independentemente da etiologia, deve ter as suas variáveis fisiológicas corrigidas desde o início, como a calcemia, o pH e a temperatura. Essas três variáveis são fundamentais para a prevenção e o tratamento da coagulopatia. O sistema de coagulação funciona com base em um sofisticado sistema enzimático, que, por sua vez, depende dessas variáveis para o seu ótimo funcionamento.

Outro pilar que deve ser lembrado pelo anestesiologista é a exclusão de causas medicamentosas que possam estar contribuindo para o sangramento. Os pacientes podem ser usuários de anticoagulantes antagonistas de vitamina K ou antiagregantes plaquetários. Nesses casos, o uso de antídotos específicos ou a transfusão do hemocomponente específico é o procedimento mais indicado.

Os pacientes politraumatizados graves – com escore de gravidade da lesão (ISS, do inglês *injury severity score*) maior que 15 – que chegam hipotensos e/ou taquicárdicos, com sangramento ativo, devem receber ácido tranexâmico na admissão nas 3 primeiras horas. Tal ação gera impacto na redução da mortalidade relacionada ao sangramento, pois o ácido tranexâmico é um antifibrinolítico que inibirá o processo de hiperfibrinólise mediada pela proteína C que pode ocorrer nos politraumatizados graves.[20]

Um dado relevante a manter sempre em mente é que nenhuma indicação cirúrgica deve ser postergada para a realização de protocolos transfusionais. Pacientes com sangramento ativo devem ter seus focos de sangramento rapidamente abordados pela equipe cirúrgica. Neste contexto, o conceito de *damage control resuscitation* deve ser lembrado. Os pacientes com lesões graves podem ter suas cirurgias divididas em tempos cirúrgicos diferentes para que os cuidados com hipotermia, controle da acidose e coagulopatia sejam feitos de forma efetiva. A redução do tempo cirúrgico deve priorizar a correção de lesões sangrantes e fatais e a descontaminação de cavidade.[22,23]

A dosagem do fibrinogênio sérico nos pacientes traumatizados deve ser estimulada, sobretudo nos serviços que não dispõem de testes viscoelásticos. Deve-se lembrar, porém, que a dosagem sérica pode trazer um resultado superestimado, além de não fornecer informações acerca do *status* qualitativo do fibrinogênio. O objetivo primário é ter valores em torno de 200 $mg{\cdot}dL^{-1}$ nos pacientes de trauma com sangramento ativo.[23]

## Ressuscitação volêmica no politraumatizado

A alta taxa de mortalidade nos pacientes politraumatizados é devida ao choque hemorrágico e à incorreta ressuscitação volêmica.[24] É recomendado que a ressuscitação seja guiada pelos diversos aspectos clínicos, como sinais vitais, débito urinário, perfusão periférica, equilíbrio acidobásico, função imune, prevenção do edema cerebral e pulmonar.[25]

O fator mais importante a nível celular é a bomba $Na^+/H^+$.[26] Wu e colaboradores[26] demonstraram que, ao bloquear a bomba $Na^+/H^+$ e reduzir o nível da acidose láctica, seria possível evitar as alterações celulares. O fenômeno de isquemia e reperfusão é um importante precursor do processo inflamatório responsável pela produção de agentes redutores de oxigênio. Os pulmões são os mais afetados com essas alterações, resultando em modificações da função pulmonar devido ao depósito de fibrina, hemorragia alveolar e sequestro neutrofílico.[27] O aumento da resposta inflamatória é estimulado pela presença de marcadores bioquímicos como interleucina 6, radicais livres e fator de necrose tumoral $\alpha$, que é produzido 1 a 2 horas após o choque hemorrágico e está frequentemente associado a lesão de órgão.[28]

O manejo da ressuscitação no trauma é muito estudado, e existem controvérsias em relação a efeitos colaterais, resposta inflamatória e hipoxemia tecidual. Um grande desafio durante a ressuscitação volêmica é assegurar a funcionalidade do sistema microvascular. O comprometimento do sistema capilar provoca hipoxemia tecidual, responsável pela disfunção mitocondrial, aumento dos radicais livres e apoptose celular. Wang e colaboradores[29] demonstraram que utilizar sangue em vez de solução salina reduz a resposta inflamatória do tecido pulmonar.

Em pacientes politraumatizados, as recomendações do ATLS orientam a infusão de solução cristaloide, devendo ser escolhida a solução de Ringer lactato para evitar a acidose hiperclorêmica.[30] Porém, em pacientes politraumatizados com sangramento ativo não controlado, a infusão de pequenas alíquotas de fluidos para a ressuscitação inicial na fase pré-hospitalar pode ser realizada com solução hipertônica, o que proporcionaria tempo suficiente para o paciente ser levado à sala de cirurgia e ser submetido à hemostasia e controle do sangramento com manutenção da pressão de perfusão orgânica. Isso evitaria a infusão de grandes volumes de soluções isotônicas sem aumentar o risco de destamponamento do local de sangramento e a diluição dos fatores de coagulação.[31-33]

Um aspecto importante na evolução pós-ressuscitação e que reduz a taxa de sobrevida é a demora para o início da ressuscitação.[34] Chien e colaboradores[35] estudaram os efeitos da ressuscitação tardia, sendo observado o aumento dos níveis de interleucina 6 se a ressuscitação iniciasse em 45 a 60 minutos após o choque hemorrágico. Um fator a considerar nesse período pós-ressuscitação é o volume administrado por unidade de tempo.[36] Yu e colaboradores[37] estudaram as diferenças pós-ressuscitação com ressuscitação lenta (12 horas) ou rápida (30 minutos). A ressuscitação lenta e contínua reduz as citocinas pró-inflamatórias, lesão microvascular e hipoalbuminemia, assim como apresenta menores alterações pulmonares.

## Utilização da ultrassonografia na ressuscitação

A incorporação da US à beira do leito de pacientes com choque permite a rápida avaliação das causas reversíveis do choque e aumenta a acurácia diagnóstica da hipotensão não específica.[38] Refletindo a tendência de integrar o US no cuidado inicial do paciente crítico, múltiplos protocolos de ressuscitação têm sido desenvolvidos.[39-44]

### Protocolo RUSH

Um protocolo de fácil aprendizado é o RUSH (*Rapid Ultrasound in Shock*).[45] O exame RUSH envolve a avaliação de três partes simplificadas, como "a bomba", "o tanque" e "os canos".

#### Passo 1: a bomba

O primeiro passo da avaliação é determinar o *status* cardíaco. A imagem do coração geralmente envolve quatro visões clássicas: paraesternal eixo longo e eixo curto, subxifoide e apical (FIG. 75.1). O exame do paciente em choque deve ser direcionado a três objetivos: derrame pericárdico, contratilidade do ventrículo esquerdo (VE) e dilatação do ventrículo direito (VD).

##### Derrame pericárdico e tamponamento cardíaco

O saco pericárdico deve ser visualizado para determinar se o paciente tem um derrame pericárdico que poderia estar causando os sintomas.[46] Pequenos derrames podem ser vistos como uma fina lâmina dentro do espaço pericárdico, enquanto grandes derrames tendem a circundar o coração. Fluidos ou sangue tendem a ser vistos com aparência escura ou anecoica, enquanto sangue coagulado ou exsudato aparecem mais claros ou com aspecto ecogênico (FIG. 75.2).

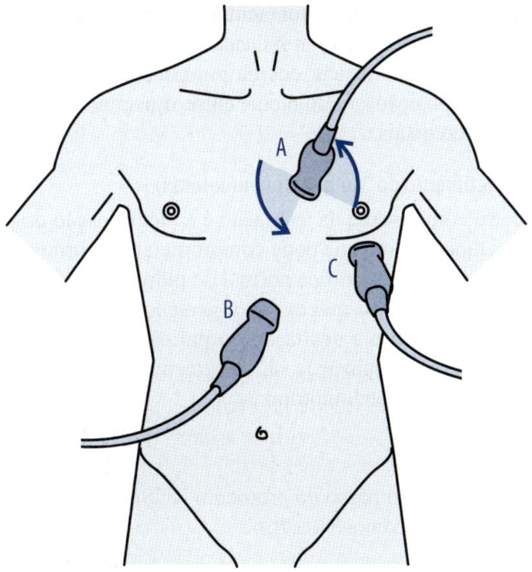


**FIGURA 75.1** Protocolo RUSH: passo 1, avaliação da "bomba". Posição A: visão paraesternal eixo longo e eixo curto. Posição B: visão subxifoide. Posição C: visão apical.
*Fonte: Adaptada de Seif e colaboradores.*[44]

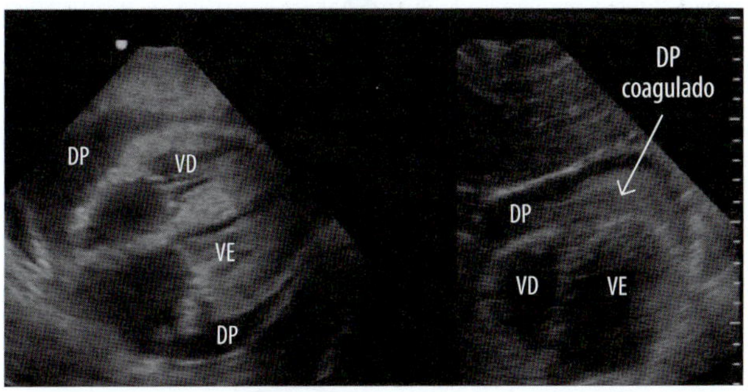


**FIGURA 75.2** Diferentes tipos de derrame pericárdico na visão cardíaca subxifoide. Imagem da esquerda: derrame típico. Imagem da direita: derrame coagulado.
DP, derrame pericárdico; VD, ventrículo direito; VE: ventrículo esquerdo.
*Fonte: Adaptada de Seif e colaboradores.*[44]

### Contratilidade do ventrículo esquerdo

Na sequência, o VE deve ser analisado quanto à contratilidade global. Essa rápida avaliação pode determinar a força de contração, a qual pode ser decisiva para guiar a ressuscitação. O exame foca na avaliação da movimentação das paredes do VE por meio de uma estimativa visual da mudança do volume entre a diástole e a sístole.[47] O VE que tem boa contratilidade mostrará uma grande mudança de volume entre os ciclos (FIG. 75.3). Em oposição, o coração com contratilidade ruim mostrará uma pequena mudança das paredes entre a diástole e a sístole (FIG. 75.4).

### Tamanho do ventrículo direito

O terceiro objetivo da avaliação do coração é avaliar o tamanho do VD. A sua dilatação em paciente chocado pode ser um sinal potencial de grande êmbolo pulmonar. A razão normal do ventrículo esquerdo para o direito é de 1:0,6. A dilatação do VD em pacientes hipotensos, especialmente para tamanhos maiores que o VE, pode ser um sinal de grande êmbolo pulmonar (FIG. 75.5).[48,49]

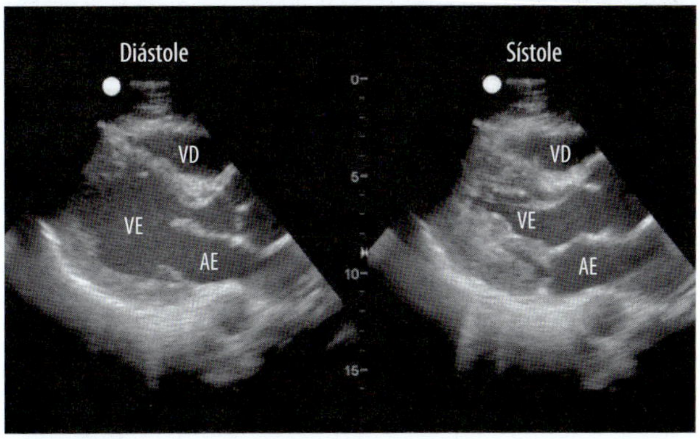


**FIGURA 75.3** Boa contratilidade ventricular. Visão paraesternal eixo longo.
AE, átrio esquerdo; VD, ventrículo direito; VE, ventrículo esquerdo.
*Fonte: Adaptada de Seif e colaboradores.*[44]

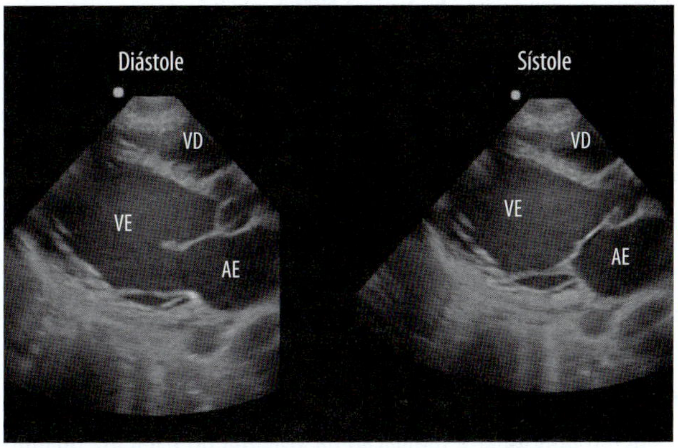


**FIGURA 75.4** Contratilidade ventricular ruim. Visão paraesternal eixo longo.
AE, átrio esquerdo; VD, ventrículo direito; VE, ventrículo esquerdo.
*Fonte: Adaptada de Seif e colaboradores.*[44]

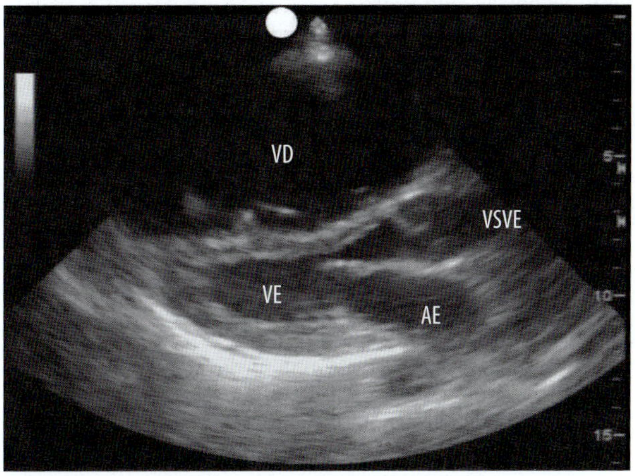


**FIGURA 75.5** Dilatação do ventrículo direito. Visão paraesternal eixo longo.
AE, átrio esquerdo; VD, ventrículo direito; VE, ventrículo esquerdo; VSVE, via de saída do ventrículo esquerdo.
*Fonte: Adaptada de Seif e colaboradores.*[44]

## Passo 2: o tanque

A segunda parte do protocolo RUSH é direcionada para determinar o estado do volume intravascular (FIG. 75.6).

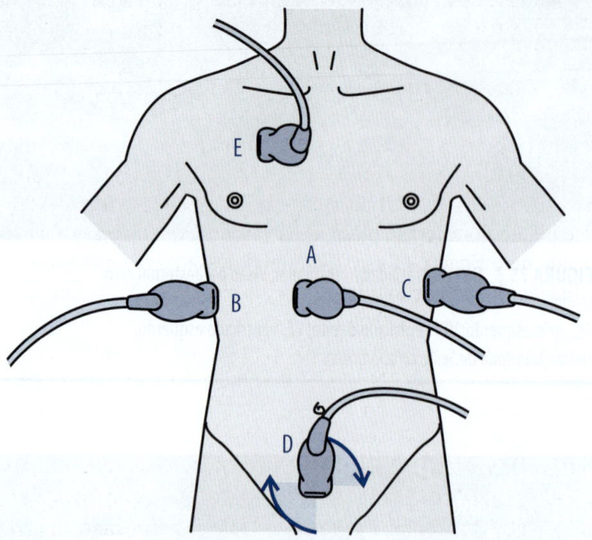


**FIGURA 75.6** Protocolo RUSH: passo 2, avaliação do "tanque". Posição A: visão da veia cava inferior. Posição B: visão pleural e quadrante superior direito. Posição C: visão pleural e quadrante superior esquerdo. Posição D: pelve. Posição E: visão pulmonar. *Fonte: Adaptada de Seif e colaboradores.*[44]

### Plenitude do "tanque" (veia cava inferior e veia jugular interna)

Devem-se avaliar a veia cava inferior (VCI) e a veia jugular interna (VJI) em relação aos seus tamanhos relativos. A VCI pode proporcionar a indicação da volemia do paciente quando se avalia sua dinâmica em relação a função respiratória. Para visualizar a VCI, o transdutor deve ser colocado na visão de quatro câmaras subxifoide, sendo identificado o VD e átrio direito (AD). A partir desse ponto, ele deve ser rodado posteriormente em direção à coluna com as marcações orientadas lateralmente. A sua avaliação deve ser realizada a cerca de 2 cm a partir da junção com o AD.[50]

Uma VCI com menos de 2,1 cm e que colapsa mais de 50% à inspiração se correlaciona a uma pressão venosa central (PVC) entre 0 e 5 mmHg, podendo ser observada em pacientes hipovolêmicos ou em choque distributivo. A VCI aumentada com mais de 2,1 cm e que colapsa menos de 50% na inspiração sugere PVC entre 10 e 20 mmHg, podendo ser vista em pacientes com choque cardiogênico ou obstrutivo. Os casos que não se enquadram nesses parâmetros são sugestivos de que a PVC esteja entre 5 e 10 mmHg. Os pacientes em ventilação mecânica com pressão positiva terão a dinâmica alterada com a respiração, sendo mais útil o teste da VCI acompanhado da infusão de volumes em vez de uma medida estática.

### Vazamento no "tanque" (FAST e US torácico)

Após determinar o estado volêmico do paciente, deve-se verificar se não há perda de sangue na presença de hemoperitônio ou hemotórax. Essa avaliação é inicialmente realizada com o *Focus Assessment of Sonography for Trauma* (FAST), com avaliação dos quadrantes superiores direito e esquerdo e da região pélvica suprapúbica (VER FIG. 75.6, posições B, C e D). Posicionando-se o transdutor acima do diafragma, será possível identificar coleções torácicas. Por fim, o US torácico também poderá identificar edema pulmonar ao se escanear o pulmão em posição anterolateral entre o segundo e o quinto espaços intercostais.

### Comprometimento do "tanque" (pneumotórax)

O terceiro componente da avaliação é a identificação do pneumotórax hipertensivo que pode comprometer o retorno venoso. A imagem ultrassonográfica normal do pulmão é a presença da "cauda de cometa", o que exclui a presença de pneumotórax. Além disso, durante a avaliação do pulmão no modo M, não será possível a visualização da movimentação do tecido pulmonar em caso de pneumotórax.

## Passo 3: os canos

O terceiro e último passo do protocolo RUSH é a avaliação do sistema arterial e venoso (FIG. 75.7).

### Ruptura dos "canos" (aneurisma ou dissecção da aorta)

O exame da aorta abdominal em toda a sua extensão é essencial para descartar aneurismas, especialmente na aorta infrarrenal.

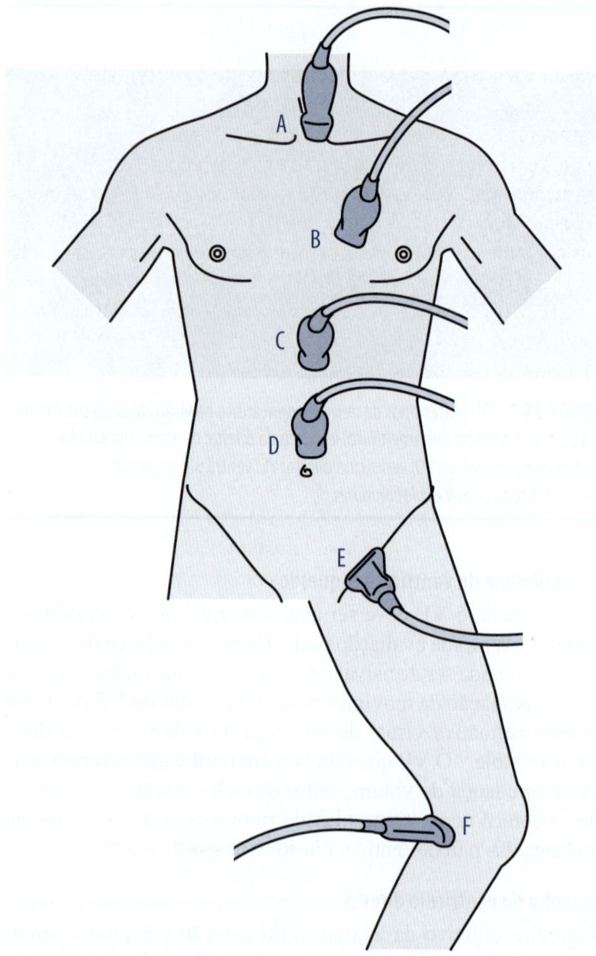


**FIGURA 75.7** Protocolo RUSH: passo 3, avaliação dos "canos". Posição A: visão supraesternal da aorta. Posição B: visão paraesternal da aorta. Posição C: visão epigástrica da aorta. Posição D: visão supraumbilical da aorta. Posição E: visão para trombose de veia femoral. Posição F: visão para trombose de veia poplítea. *Fonte: Adaptada de Seif e colaboradores.*[44]

Um aneurisma de aorta abdominal é diagnosticado quando o diâmetro do vaso é maior que 3 cm. Rupturas são mais comuns em aneurismas maiores do que 5 cm.[51] As rupturas dos aneurismas costumam ocorrer para o espaço retroperitoneal, dificultando a visualização do sangue e o diagnóstico ultrassonográfico. Dessa forma, em pacientes instáveis, com sintomas clínicos e com aneurisma de aorta, deve-se assumir um quadro de ruptura e o tratamento deve ser instituído com emergência. Outro diagnóstico que deve ser levado em consideração é a dissecção sugerida pela dilatação da raiz da aorta e um *flap* da íntima do vaso. No geral, a raiz da aorta normal deve medir menos de 3,8 cm.

### Obstrução dos "canos" (trombose venosa profunda)

Se houver suspeita de choque obstrutivo ocasionado por embolia, o próximo passo deve ser a investigação do sistema venoso. Como a maioria dos êmbolos se originam dos membros inferiores, o exame deve ser focado na veia femoral e poplítea. A veia normal sofre fácil colabamento ao ser submetida a uma pressão com o transdutor; já a veia com trombose possui um coágulo no seu interior, sendo possível apenas um colabamento parcial ao ser aplicada a pressão com transdutor.

## Anestesia no politraumatizado

Os pacientes politraumatizados submetidos à cirurgia de urgência, no geral, são considerados como estando em jejum se decorreram mais de 2 horas desde a última ingestão de líquidos claros e mais de 6 horas desde a última refeição, a menos que sofram de obstrução intestinal, ou então são considerados sem jejum após avaliação individual. Os pacientes considerados sem jejum devem ser submetidos à anestesia geral em técnica de sequência rápida de intubação traqueal.

O esvaziamento gástrico com sonda orogástrica raramente é indicado. Os pacientes submetidos à cirurgia abdominal e à passagem de sonda nasogástrica no período perioperatório tiveram uma taxa significativa de refluxo do conteúdo gástrico, com aumento da incidência de febre, atelectasia e pneumonia pós-operatória.

A eficácia da pressão cricoide com a finalidade de ocluir a luz do esôfago, entre a cartilagem cricoide e a coluna vertebral cervical entre $C_5$ e $C_7$, tem sido questionada. A aplicação dessa manobra de compressão está associada à redução da pressão do esfincter esofágico inferior e pode contribuir para a regurgitação e a aspiração. Estudos utilizando técnicas avançadas de imagem de ressonância magnética (RM) e TC têm demonstrado o deslocamento lateral do esôfago, em vez de oclusão com a pressão cricoide. Atualmente, considera-se que o uso da pressão cricoide para reduzir a regurgitação não é baseado em evidência científica. Pode-se empregar essa técnica a partir do julgamento individual, liberando a pressão, se necessário. A pressão cricoide também deve ser aliviada se for preciso utilizar máscara laríngea. No caso de indicação da pressão cricoide, esta deve ser aplicada na localização anatômica correta, sendo recomendados 30 N de pressão.

A indução da anestesia geral deve ser realizada em sequência rápida com propofol na dose de 2,5 $mg{\cdot}kg^{-1}$ ou etomidato na dose de 0,3 $mg{\cdot}kg^{-1}$ (para pacientes com instabilidade hemodinâmica) e alfentanil na dose de 30 $\mu g{\cdot}kg^{-1}$, proporcionando condições de intubação satisfatórias em 79% dos pacientes, evitando a resposta hemodinâmica à intubação. A succinilcolina (SCh) tem início de ação em cerca de 60 segundos, motivo pelo qual os hipnóticos e opioides têm menor influência nas condições de intubação. Entretanto, eles são necessários para se evitar a consciência, eventualmente melhorar a qualidade de intubação e reduzir os efeitos colaterais hemodinâmicos da laringoscopia. A utilização de fentanil na dose de 3 $\mu g{\cdot}kg^{-1}$, antes da indução em sequência rápida com etomidato e SCh, atenua a resposta após intubação, sem eventos hemodinâmicos graves.

A Sch é um dos bloqueadores neuromusculares utilizados nas induções em sequência rápida. A rápida duração de ação da SCh (3-5 minutos) ocorre principalmente devido à hidrólise pela colinesterase plasmática (pseudocolinesterase), sintetizada pelo fígado. O uso tradicional dessa medicação para facilitação da intubação traqueal na dose de 1 $mg{\cdot}kg^{-1}$ representa 3,5 a 4 vezes a dose efetiva ($DE_{95}$). Teoricamente, a pré-oxigenação dos pacientes antes da administração do bloqueador está associada ao retorno da respiração antes da hipoxemia arterial significativa. Entretanto, a média de duração para o retorno de 90% do bloqueio seguido da dose de 1 $mg{\cdot}kg^{-1}$ é superior a 10 minutos. O inconveniente da SCh são os inúmeros efeitos adversos que acompanham sua administração, incluindo arritmias, hipercalemia, mialgia, mioglobinúria, aumento da pressão intragástrica, da pressão intraocular e da PIC. Esses efeitos limitam ou até contraindicam sua utilização.

O rocurônio é o único bloqueador adespolarizante cujo início de ação se assemelha ao rápido início de ação da SCh, porém com tempo de ação mais prolongado. Apresenta $DE_{95}$ de 0,3 $mg{\cdot}kg^{-1}$ com tempo de início de ação em 1 a 2 minutos e duração do bloqueio neuromuscular de 20 a 35 minutos. O curto início de ação após a administração de 3 a 4 $DE_{95}$ de rocurônio assemelha-se ao da SCh na dose de 1 $mg{\cdot}kg^{-1}$. Dessa maneira, o rocurônio é o único bloqueador neuromuscular adespolarizante que pode ser utilizado como forma alternativa à SCh durante a intubação traqueal em sequência rápida.

## Manejo anestésico no trauma cranioencefálico

O TCE é uma condição complexa que afeta não apenas o cérebro, mas também a função de outros sistemas, ocasionando múltiplas apresentações clínicas. Aproximadamente 20% dos pacientes politraumatizados que chegam ao hospital evoluem para óbito em razão de TCE.[52]

A lesão cerebral primária é resultado do impacto direto e pode incluir concussão intraparenquimatosa, sangramento e hematomas por lesão vascular. A progressão do processo inflamatório, o desenvolvimento de edema e o sangramento persistente resultam em maior envolvimento cerebral. O prognóstico está relacionado com a gravidade da lesão primária, associada às lésões secundárias (**QUADRO 75.1**), sendo estas, em geral, tratadas pelo anestesiologista.

Nos últimos anos, a abordagem inicial sugerida tem sido direcionada ao tratamento das condições que colocam o paciente em risco de morte, em vez da abordagem para correção de todas as lesões. Dessa forma, deve-se focar na ressuscitação e, assim que o paciente estiver estável, proceder ao tratamento das lesões menos graves.[53]

O paciente com TCE isolado costuma apresentar pressão arterial normal ou elevada. A presença de hipotensão deve alertar para a existência de outra lesão. A terapia inicial deve ser sempre a administração de cristaloide isotônico. O objetivo é

**QUADRO 75.1** Lesões secundárias no trauma craniencefálico

**Isquemia cerebral**

- Hipotensão
- Hipertensão intracraniana/edema cerebral
- Lesão vascular (carótida)
- Hipocapnia/hipercapnia

**Hipóxia cerebral**

- Hipoxemia
- Anemia
- Convulsão

**Fatores metabólicos**

- Hipoglicemia/hiperglicemia
- Hiponatremia
- Hipomagnesemia
- Hipotermia acidental
- Acidose

**Fatores inflamatórios**

- Hipertermia
- Infecção do sistema nervoso central
- Sepse

**Outros fatores**

- Coagulopatia

**TABELA 75.1** Alvos terapêuticos no trauma craniencefálico em adultos

| | |
|---|---|
| Pressão arterial sistólica inicial | > 90 mmHg |
| Pressão arterial média (após controle do sangramento) | 80 mmHg |
| Pressão de perfusão cerebral (PPC) | 60 mmHg |
| Pressão intracraniana | < 20 mmHg |
| Saturação de oxigênio na jugular | 55 a 75% |
| Pressão parcial arterial de oxigênio ($PaO_2$) | > 60 mmHg |
| Saturação de oxigênio ($SatO_2$) | > 95% |
| Pressão parcial arterial de dióxido de carbono ($PaCO_2$) | 40 mmHg |
| Glicemia | 110 a 180 $mg \cdot dL^{-1}$ |
| Sódio | 140 a 155 $mEq \cdot L^{-1}$ |
| Potássio | 3,5 a 5 $mEq \cdot L^{-1}$ |
| Magnésio | > 2 $mEq \cdot L^{-1}$ |
| Temperatura central | 36 a 37 °C |
| Hemoglobina | > 8 $g \cdot dL^{-1}$ |
| Hematócrito | > 28% |
| Fibrinogênio | > 200 $mg \cdot dL^{-1}$ |
| Plaquetas | > 100.000$\cdot \mu L^{-1}$ |

a manutenção da pressão arterial sistólica acima de 90 mmHg, mas quando o sangramento estiver sob controle, particularmente na suspeita de hipertensão intracraniana, o objetivo deve ser a manutenção da PAM > 85 mmHg.[54] Nesses casos, é indicada a medida da PIC para estimar a PPC, que deve ser mantida acima de 60 mmHg (**TAB. 75.1**).

A falha no rápido controle da pressão arterial pode indicar a necessidade do uso de agentes vasopressores como a fenilefrina ou noradrenalina, que ajudará na manutenção da PPC sem afetar a PIC, limitando ao mesmo tempo os riscos associados à reposição volêmica excessiva como edema pulmonar, coagulopatia por diluição e síndrome compartimental abdominal.[55]

## Referências


1. Centers for Desease Control and Prevention. CDC injury research agenda: 2009–2018 [Internet]. Atlanta: CDC; 2009 [capturado em 15 set. 2016]. Disponível em: https://stacks.cdc.gov/view/cdc/21769.
2. World Health Organization. The global burden of disease: 2004 update [Internet]. Geneva: WHO; c2008 [capturado em 15 set. 2016]. Disponível em: http://www.who.int/healthinfo/global_burden_disease/GBD_report_2004update_full.pdf?ua=1.
3. Trunkey DD. Trauma. Accidental and intentional injuries account for more years of life lost in the U.S. than cancer and heart disease. Among the prescribed remedies are improved preventive efforts, speedier surgery and further research. Sci Am. 1983;249(2):28-35.
4. Holcomb JB, McMullin NR, Pearse L, Caruso J, Wade CE, Oetjen-Gerdes L, et al. Causes of death in U.S. Special Operations Forces in the global war on terrorism: 2001-2004. Ann Surg. 2007;245(6):986-91.
5. Kauvar DS, Wade CE. The epidemiology and modern management of traumatic hemorrhage: US and international perspectives. Crit Care. 2005;9 Suppl 5:S1-9.
6. Thim T, Krarup NH, Grove EL, Rohde CV, Løfgren B. Initial assessment and treatment with the Airway, Breathing, Circulation, Disability, Exposure (ABCDE) approach. Int J Gen Med. 2012;5:117-21.
7. Vincent JL, De Backer D. Circulatory shock. N Engl J Med. 2013;369(18):1726-34.
8. Vincent JL, Dufaye P, Berré J, Leeman M, Degaute JP, Kahn RJ. Serial lactate determinations during circulatory shock. Crit Care Med. 1983;11(6):449-51.
9. De Backer D, Hollenberg S, Boerma C, Goedhart P, Büchele G, Ospina-Tascon G, et al. How to evaluate the microcirculation: report of a round table conference. Crit Care. 2007;11(5):R101.
10. Jansen TC, van Bommel J, Schoonderbeek FJ, Sleeswijk Visser SJ, van der Klooster JM, Lima AP, et al. Early lactate-guided therapy in intensive care unit patients: a multicenter, open-label, randomized controlled trial. Am J Respir Crit Care Med. 2010;182(6):752-61.
11. Goodnough LT, Spain DA, Maggio P. Logistics of transfusion support for patients with massive hemorrhage. Curr Opin Anaesthesiol. 2013;26(2):208-14.
12. Yücel N, Lefering R, Maegele M, Vorweg M, Tjardes T, Ruchholtz S, et al. Trauma Associated Severe Hemorrhage (TASH)-Score: probability of mass transfusion as surrogate for life threatening hemorrhage after multiple trauma. J Trauma. 2006;60(6):1228-36; discussion 1236-7.
13. Maegele M, Lefering R, Paffrath T, Tjardes T, Simanski C, Bouillon B, et al., Red-blood-cell to plasma ratios transfused during massive transfusion are associated with mortality in severe multiple injury: a retrospective analysis from the Trauma Registry of the Deutsche Gesellschaft für Unfallchirurgie. Vox Sang. 2008;95(2):112-9.
14. Davenport R, Curry N, Manson J, De'Ath H, Coates A, Rourke C, et al. Hemostatic effects of fresh frozen plasma may be maximal at red cell ratios of 1:2. J Trauma. 2011;70(1):90-5; discussion 95-6.
15. Rahbar MH, Fox EE, del Junco DJ, Cotton BA, Podbielski JM, Matijevic N, et al. Coordination and management of multicenter clinical studies in trauma: Experience from the PRospective Observational Multicenter Major Trauma Transfusion (PROMMTT) Study. Resuscitation. 2012;83(4):459-64.
16. Simmons JW, White CE, Eastridge BJ, Mace JE, Wade CE, Blackbourne LH. Impact of policy change on US Army combat transfusion practices. J Trauma. 2010;69 Suppl 1:S75-80.
17. Johansson PI. Goal-directed hemostatic resuscitation for massively bleeding patients: the Copenhagen concept. Transfus Apher Sci. 2010;43(3):401-5.
18. Schöchl H, Nienaber U, Hofer G, Voelckel W, Jambor C, Scharbert G, et al. Goal-directed coagulation management of major trauma patients using thromboelastometry (ROTEM)-guided administration of fibrinogen concentrate and prothrombin complex concentrate. Crit Care. 2010;14(2):R55.
19. Cotton BA, Dossett LA, Haut ER, Shafi S, Nunez TC, Au BK, et al. Multicenter validation of a simplified score to predict massive transfusion in trauma. J Trauma. 2010;69 Suppl 1:S33-9.
20. CRASH-2 trial collaborators, Shakur H, Roberts I, Bautista R, Caballero J, Coats T, et al. Effects of tranexamic acid on death, vascular occlusive events, and blood transfusion in trauma patients with significant haemorrhage (CRASH-2): a randomised, placebo-controlled trial. Lancet. 2010;376(9734):23-32.
21. Myburgh JA, Mythen MG. Resuscitation fluids. N Engl J Med. 2013;369(13):1243-51.
22. Rodrigues RR, Carmona MJ, Junior JO. Bleeding and damage control surgery. Curr Opin Anaesthesiol. 2016;29(2):229-33.
23. Rossaint R, Bouillon B, Cerny V, Coats TJ, Duranteau J, Fernández-Mondéjar E, et al. The European guideline on management of major bleeding and coagulopathy following trauma: fourth edition. Crit Care. 2016;20:100.
24. Dalle Lucca JJ, Li Y, Simovic MO, Slack JL, Cap A, Falabella MJ, et al. Decay-accelerating factor limits hemorrhage-instigated tissue injury and improves resuscitation clinical parameters. J Surg Res. 2013;179(1):153-67.
25. Ekerbicer N, Inan S, Tarakci F, Cilaker S, Ozbek M. Histophysiological effects of fluid resuscitation on heart, lung and brain tissues in rats with hypovolemia. Acta Histochem. 2006;108(5):373-83.
26. Wu D, Russano K, Kouz I, Abraham WM. NHE1 inhibition improves tissue perfusion and resuscitation outcome after severe hemorrhage. J Surg Res. 2013;181(2):e75-81.
27. Saad KR, Saad PF, Dantas Filho L, Brito JM, Koike MK, Zanoni FL, et al. Pulmonary impact of N-acetylcysteine in a controlled hemorrhagic shock model in rats. J Surg Res. 2013;182(1):108-15.
28. Chen H, Koustova E, Shults C, Sailhamer EA, Alam HB. Differential effect of resuscitation on Toll-like receptors in a model of hemorrhagic shock without a septic challenge. Resuscitation. 2007;74(3):526-37.
29. Wang P, Li Y, Li J. Hydroxyethyl starch 130/0.4 prevents the early pulmonary inflammatory response and oxidative stress after hemorrhagic shock and resuscitation in rats. Int Immunopharmacol. 2009;9(3):347-53.
30. American College of Surgeons. Advanced trauma life support program for physicians. 6th ed. Chicago: American College of Surgeons, c1997.
31. Bickell WH, Wall MJ Jr, Pepe PE, Martin RR, Ginger VF, Allen MK, et al. Immediate versus delayed fluid resuscitation for hypotensive patients with penetrating torso injuries. N Engl J Med. 1994;331(17):1105-9.
32. Dutton RP, Mackenzie CF, Scalea TM. Hypotensive resuscitation during active hemorrhage: impact on in-hospital mortality. J Trauma. 2002;52(6):1141-6.
33. Dries DJ. Hypotensive resuscitation. Shock. 1996;6(5):311-6.
34. Lee CC, Chang IJ, Yen ZS, Hsu CY, Chen SY, Su CP, et al. Delayed fluid resuscitation in hemorrhagic shock induces proinflammatory cytokine response. Ann Emerg Med. 2007;49(1):37-44.
35. Chien JC, Jeng MJ, Soong WJ, Hwang B. Effects of fluid resuscitation on cerebral tissue oxygenation changes in a piglet model of hemorrhagic shock. J Chin Med Assoc. 2011;74(10):448-54.
36. Lin GS, Chou TH, Wu CY, Wu MC, Fang CC, Yen ZS, et al. Target blood pressure for hypotensive resuscitation. Injury. 2013;44(12):1811-5.
37. Yu TC, Yang FL, Hsu BG, Wu WT, Chen SC, Lee RP, et al. Deleterious effects of aggressive rapid crystalloid

resuscitation on treatment of hyperinflammatory response and lung injury induced by hemorrhage in aging rats. J Surg Res. 2014;187(2):587-95.
38. Jones AE, Tayal VS, Sullivan DM, Kline JA. Randomized, controlled trial of immediate versus delayed goal-directed ultrasound to identify the cause of nontraumatic hypotension in emergency department patients. Crit Care Med. 2004;32(8):1703-8.
39. Atkinson PR, McAuley DJ, Kendall RJ, Abeyakoon O, Reid CG, Connolly J, et al. Abdominal and Cardiac Evaluation with Sonography in Shock (ACES): an approach by emergency physicians for the use of ultrasound in patients with undifferentiated hypotension. Emerg Med J. 2009;26(2):87-91.
40. Boyd JH, Walley KR. The role of echocardiography in hemodynamic monitoring. Curr Opin Crit Care. 2009;15(3):239-43.
41. Breitkreutz R, Price S, Steiger HV, Seeger FH, Ilper H, Ackermann H, et al. Focused echocardiographic evaluation in life support and peri-resuscitation of emergency patients: a prospective trial. Resuscitation. 2010;81(11):1527-33.
42. Ferrada P, Murthi S, Anand RJ, Bochicchio GV, Scalea T. Transthoracic focused rapid echocardiographic examination: real-time evaluation of fluid status in critically ill trauma patients. J Trauma. 2011;70(1):56-62; discussion 62-4.
43. Lichtenstein D, Karakitsos D. Integrating lung ultrasound in the hemodynamic evaluation of acute circulatory failure (the fluid administration limited by lung sonography protocol). J Crit Care. 2012;27(5):533.e11-9.
44. Seif D, Perera P, Mailhot T, Riley D, Mandavia D. Bedside ultrasound in resuscitation and the rapid ultrasound in shock protocol. Crit Care Res Pract. 2012;2012:503254.
45. Perera P, Mailhot T, Riley D, Mandavia D. The RUSH exam: Rapid Ultrasound in SHock in the evaluation of the critically Ill. Emerg Med Clin North Am. 2010;28(1):29-56, vii.
46. Blaivas M. Incidence of pericardial effusion in patients presenting to the emergency department with unexplained dyspnea. Acad Emerg Med. 2001;8(12):1143-6.
47. Jones AE, Craddock PA, Tayal VS, Kline JA. Diagnostic accuracy of left ventricular function for identifying sepsis among emergency department patients with nontraumatic symptomatic undifferentiated hypotension. Shock. 2005;24(6):513-7.
48. Mookadam F, Jiamsripong P, Goel R, Warsame TA, Emani UR, Khandheria BK. Critical appraisal on the utility of echocardiography in the management of acute pulmonary embolism. Cardiol Rev. 2010;18(1):29-37.
49. Vieillard-Baron A, Page B, Augarde R, Prin S, Qanadli S, Beauchet A, et al. Acute cor pulmonale in massive pulmonary embolism: incidence, echocardiographic pattern, clinical implications and recovery rate. Intensive Intensive Care Med. 2001;27(9):1481-6.
50. Wallace DJ, Allison M, Stone MB. Inferior vena cava percentage collapse during respiration is affected by the sampling location: an ultrasound study in healthy volunteers. Acad Emerg Med. 2010;17(1):96-9.
51. Moore CL, Holliday RS, Hwang JQ, Osborne MR. Screening for abdominal aortic aneurysm in asymptomatic at-risk patients using emergency ultrasound. Am J Emerg Med. 2008;26(8):883-7.
52. Roberts I, Yates D, Sandercock P, Farrell B, Wasserberg J, Lomas G, et al. Effect of intravenous corticosteroids on death within 14 days in 10008 adults with clinically significant head injury (MRC CRASH trial): randomised placebo-controlled trial. Lancet. 2004;364(9442):1321-8.
53. Fox CJ, Gillespie DL, Cox ED, Mehta SG, Kragh JF Jr, Salinas J, et al. The effectiveness of a damage control resuscitation strategy for vascular injury in a combat support hospital: results of a case control study. J Trauma. 2008;64(2 Suppl):S99-106; discussion S106-7.
54. Sharma D, Vavilala MS. Perioperative management of adult traumatic brain injury. Anesthesiol Clin. 2012;30(2):333-46.
55. Alam HB, Rhee P. New developments in fluid resuscitation. Surg Clin North Am. 2007;87(1):55-72, vi.

## Questões de Provas do TSA

**75.1 (TSA/2014)** Homem de 36 anos, vítima de acidente automobilístico, apresenta tamponamento pericárdico e será submetido a toracotomia de urgência. Durante a anestesia, apresentou colapso hemodinâmico. Que fator pode ter contribuído para essa intercorrência?

**A.** PEEP de 5 $cmH_2O$.

**B.** Frequência cardíaca de 47 bpm.

**C.** Pressão venosa central de 20 $cmH_2O$.

**D.** Resistência vascular sistêmica de 1.300 $dyn \cdot s^{-1} \cdot cm^{-5}$.

**75.2 (TSA/2015)** No protocolo de ressuscitação hemostática no trauma, a administração das frações do sangue (concentrado de hemácias, plasma fresco congelado e plaquetas) deve ser realizada na seguinte proporção:

**A.** 1:1:1

**B.** 1:2:1

**C.** 1:2:10

**D.** 1:1:10

**75.3 (TSA/2015)** Homem de 28 anos, vítima de acidente automobilístico, apresenta-se confuso e com PA de 75x40 mmHg e FC de 125 bpm. Tomografia computadorizada da coluna afastou lesão cervical. Radiografia do tórax mostra várias fraturas de costelas, bilateralmente, sem instabilidade. É submetido à laparotomia exploradora devido à presença de sangue na cavidade abdominal. Durante a cirurgia, após controle do sangramento abdominal e transfusão de 3 concentrados de hemácias, há melhora inicial, mas o paciente volta a ficar hipotenso (PAM de 55 mmHg) e taquicárdico com ritmo sinusal sem alterações do segmento ST. Não há melhora com a administração de soluções cristaloides e de metaraminol. A PVC é de 25 mmHg, índice cardíaco de 1,5 $L \cdot min^{-1} \cdot m^{-2}$, pressão capilar pulmonar de 24 mmHg e pressão média de artéria pulmonar de 45 mmHg. A dosagem de hemoglobina é de 7,8 $g \cdot dL^{-1}$ e hematócrito é de 26%. Qual deve ser o tratamento primário para a correção do estado de choque?

**A.** Hemotransfusão.

**B.** Infusão de inotrópico.

**C.** Drenagem pericárdica.

**D.** Infusão de vasopressor.

**75.4 (TSA/2015)** Homem de 22 anos, 80 kg e 1,75 m, será submetido a laparotomia exploradora por abdome agudo hemorrágico após acidente automobilístico ocorrido há 2 horas. É admitido vigil e orientado, porém ansioso e pálido, com PA de 85x40 mmHg e FC de 125 bpm. O médico emergencista informa administração total de 300 mL de solução de Ringer lactato até o momento. A alternativa que indica a relação entre risco e benefício dessa estratégia de reposição volêmica nesse paciente é:

| | Risco | Benefício |
|---|---|---|
| **A.** | Edema pulmonar | Preservação da função renal |
| **B.** | Íleo adinâmico | Redução da resposta metabólica ao trauma |
| **C.** | Falência ventricular esquerda | Preservação da função pulmonar |
| **D.** | Isquemia tecidual | Redução do sangramento |

**75.5 (TSA/2016)** Homem de 55 anos, cerca de 70 kg e 1,75 m dá entrada no pronto-socorro, trazido por familiares, 20 minutos após ter sido vítima de assalto e ferimento por arma de fogo em região abdominal. Apresenta PA = 80x40 mmHg, FC = 150 bpm e diaforese. O paciente é encaminhado ao centro cirúrgico para laparotomia exploradora. Optou-se por intubação em sequência rápida com administração de cetamina como agente hipnótico. Qual efeito desse fármaco é considerado uma desvantagem nessa situação?

**A.** Vasoconstrição pulmonar.

**B.** Vasoconstrição esplâncnica.

**C.** Depressão miocárdica direta.

**D.** Aumento da frequência cardíaca.

**75.6 (TSA/2016)** Homem de 18 anos, 58 kg e 1,72 m será submetido à laparotomia exploradora após trauma automobilístico. Apresenta PA de 70x40 mmHg, FC de 118 bpm, $SpO_2$ de 85% e FR de 24 irpm. A instituição precoce da ventilação mecânica nessa situação terá como vantagem:

**A.** Melhor perfusão visceral.

**B.** Otimização do débito cardíaco.

**C.** Redução do espaço morto pulmonar.

**D.** Evitar o agravamento da hipóxia por fadiga muscular.

# 76. ANESTESIA NO QUEIMADO

João S. de Almeida Jr.

Mais de 450 mil pacientes com queimaduras procuram atendimento médico por ano nos Estados Unidos, o que resulta em 40 mil hospitalizações e 4 mil mortes.[1,2] No Brasil, estima-se que ocorram cerca de 1 milhão de casos de queimaduras por ano. Desses, 100 mil procuram atendimento hospitalar, e cerca de 2,5 mil pacientes morrem direta ou indiretamente em decorrência de suas lesões.[3]

A Associação Americana de Queimadura[4] define como grande queimado todo paciente que tiver lesões cutâneas parciais que comprometam mais de 20% da área de superfície corpórea (ASC) ou mais de 10% da ASC quando se tratar de criança menor de 10 anos ou adulto acima de 40 anos, ou quando as lesões envolvendo epiderme, derme e subcutâneo atinjam mais de 5% da ASC. São também consideradas grandes as queimaduras elétricas resultantes de alta voltagem, aquelas associadas à lesão pulmonar por inalação de fumaça, as localizadas em olhos, face, orelhas, mãos, pés ou períneo que resultem em prejuízo cosmético ou funcional, e quando houver outros tipos de traumas associados.[4]

Desde a década de 1940, diversos autores têm-se empenhado em estabelecer fatores de gravidade que permitam prever o prognóstico do grande queimado da forma mais fiel possível. Baux[5] propôs somar a idade do paciente com a superfície queimada, sendo que valores superiores a 95 corresponderiam a uma mortalidade superior a 50%. Essa regra não se aplica a pacientes com menos de 20 anos, nos quais a mortalidade não é influenciada pela idade.[5] O índice de Tobiasen[6] (**TAB. 76.1**), também conhecido como índice abreviado de gravidade da queimadura, determina uma pontuação específica para idade, lesão por inalação, queimadura de terceiro grau e área de superfície queimada.

Outros parâmetros também podem ser empregados como índice de mau prognóstico durante as primeiras 24 horas de tratamento, como a necessidade de grande aporte de líquidos para manter os parâmetros hemodinâmicos estáveis, a retenção hídrica superior a 230 mL·kg$^{-1}$ de massa magra e o decréscimo da proteinemia e da contagem leucocitária. Em estudo retrospectivo, Ryan e colaboradores[7] determinaram três fatores de risco preditivos de mortalidade: idade superior a 60 anos, comprometimento de mais de 40% da ASC e lesão por inalação de fumaça. A taxa de mortalidade é função do número desses fatores, ou seja, a presença de nenhum, um, dois ou três deles corresponde, respectivamente, às incidências de 0,3, 3, 33 e 90%.[7] Esse estudo – apesar de criticado pelo baixo número de pacientes com os três fatores (o que poderia comprometer a precisão dos dados obtidos), pelo fato de conter um número significativo de pacientes críticos sob a ordem de não serem reanimados

**TABELA 76.1** Índice abreviado de gravidade da queimadura de Tobiasen

| Parâmetro | Achado | Pontuação |
|---|---|---|
| Sexo | Feminino | 1 |
| | Masculino | 0 |
| Idade (anos) | 0 a 20 | 1 |
| | 21 a 40 | 2 |
| | 41 a 60 | 3 |
| | 61 a 80 | 4 |
| | 81 a 100 | 5 |
| Lesão por inalação | Sim | 1 |
| | Não | 0 |
| Presença de lesões de terceiro grau | Sim | 1 |
| | Não | 0 |
| Porcentagem (%) da área de superfície corpórea queimada (ASCQ) | 1 a 10 | 1 |
| | 11 a 20 | 2 |
| | 21 a 30 | 3 |
| | 31 a 40 | 4 |
| | 41 a 50 | 5 |
| | 51 a 60 | 6 |
| | 61 a 70 | 7 |
| | 71 a 80 | 8 |
| | 81 a 90 | 9 |
| | 91 a 100 | 10 |
| **Índice** | **Risco de vida** | **Probabilidade de sobreviver (%)** |
| 2 a 3 | Muito baixo | ≥ 99 |
| 4 a 5 | Moderado | 98 |
| 6 a 7 | Moderadamente alto | 80 a 90 |
| 8 a 9 | Alto | 50 a 70 |
| 10 a 11 | Muito alto | 20 a 40 |
| ≥ 12 | Altíssimo | ≤ 10 |

*Fonte: Tobiasen e colaboradores.*[6]

e em razão de as estimativas de mortalidade encontradas por outros autores que utilizaram esses critérios não coincidirem com as preditas – ainda fornece uma razoável aproximação dos riscos de morte entre os grandes queimados.[8,9]

Os avanços obtidos nas áreas da fisiopatologia, anestesiologia, terapia intensiva, nutrição e nos métodos de reanimação, a intervenção cirúrgica precoce, a antecipação no diagnóstico e tratamento agressivo das infecções e a criação de centros especializados resultaram na melhora significativa do tratamento do grande queimado nas últimas décadas (**TAB. 76.2**).[10,11] No entanto, a mortalidade nesse tipo de trauma continua elevada. Uma revisão de dados europeus mostra incidência média de 13,9%

**TABELA 76.2** Relação entre idade, extensão da queimadura e mortalidade

| Idade (anos) | Extensão das lesões associadas a 50% de mortalidade (% ASCQ) | |
|---|---|---|
| | 1942 a 1952 | 1983 a 1993 |
| 0 a 14 | 49 | 96 |
| 15 a 44 | 46 | 70 |
| 45 a 64 | 27 | 46 |
| ≥65 | 10 | 19 |

ASCQ, área de superfície corpórea queimada.

*Fonte: Muller e Herndon.*[11]

(4-28,3%),[12] enquanto, em centros de referência americanos, a taxa de mortalidade está próxima a 4%.[1]

## Classificação etiológica das queimaduras

As queimaduras são lesões traumáticas da pele e de outros órgãos causadas por transferência de energia a partir de uma fonte externa, mais comumente na forma de calor. Elas podem ser classificadas em seis grupos separados de acordo com o mecanismo de injúria: escaldadura, queimadura por contato (frio ou calor), chama, química, elétrica e radiação. As lesões térmicas contribuem com grande parte das internações hospitalares. Acidentes com chama são os principais responsáveis pelas queimaduras graves em adultos, enquanto nas crianças a escaldadura responde por mais de 70% de todos os tipos de queimaduras.[13,14]

A gravidade das lesões térmicas está relacionada à taxa com que o calor é transferido para os tecidos. Essa taxa de transferência é afetada pela temperatura da fonte externa, pela duração de contato e pelo coeficiente de transferência. A temperatura crítica para a aparição de lesão cutânea está ao redor de 44 °C, mas são necessárias 6 horas para se observar necrose total da epiderme. Já a 70 °C, basta 1 segundo para que ocorra necrose de coagulação dermoepidérmica.[15]

Nas queimaduras químicas, o agente pode provocar necrose de coagulação caso a substância seja um ácido ou necrose de liquefação no caso de ser uma base.[16] A gravidade das lesões depende do tipo e da concentração do agente químico, da duração de contato e do grau de penetração e resistência dos tecidos envolvidos. Algumas substâncias geram reações exotérmicas que agravam ainda mais as lesões ou que podem ser absorvidas, causando disfunções sistêmicas. Todo paciente com suspeita de exposição a agentes químicos deve, sempre que possível, sofrer descontaminação antes da entrada no hospital.

As queimaduras elétricas, apesar de serem menos comuns, resultam em altas taxas de morbidade e mortalidade devido às graves lesões teciduais. A corrente elétrica penetra no organismo por um ponto de entrada (ponto de contato com o condutor elétrico) e o deixa por um ou vários pontos de saída. As lesões são produzidas por três mecanismos. O primeiro decorre da liberação de energia térmica a partir da corrente elétrica quando esta encontra tecidos com diferentes resistências (condutância). Quanto maior a resistência do tecido, maior será o calor liberado e, por conseguinte, mais graves serão as lesões nos tecidos que fazem parte do trajeto da corrente, como ossos, músculos, tendões, nervos e vasos. O segundo mecanismo consiste na produção de chamas causada pela ignição de roupas e outros materiais ao redor.[17] A terceira forma de lesão elétrica se faz pelo arco elétrico, que é resultado da rápida ionização da corrente em um dispositivo elétrico. O ar ionizado pode alcançar temperaturas de até 4.000 °C, porém o tempo de exposição é muito rápido.

A gravidade do dano tecidual nas queimaduras elétricas pode ser classificada de acordo com a intensidade da corrente (alta vs. baixa voltagem), o tipo de corrente (contínua ou alternada), a voltagem, a parte do corpo comprometida, o tempo de contato, a resistência no ponto de contato e as lesões concomitantes.[18] As lesões elétricas de baixa voltagem são inferiores a 1.000 V e podem provocar danos teciduais no ponto de contato. As descargas de alta voltagem superiores a 1.000 V causam lesões que se estendem para os tecidos subjacentes. A corrente alternada pode causar fibrilação ventricular.[19]

A incidência de queimaduras por grandes exposições à radiação é extremamente baixa. As lesões cutâneas caracterizam-se a princípio por eritema seguido pelo aparecimento de bolhas. Nos casos de intensa exposição, essas lesões podem progredir rapidamente para a perda total da pele. A radiação, por gerar danos ao DNA, pode prolongar o tempo de cicatrização das lesões e aumentar as chances de malignidade nos tecidos envolvidos.[20]

## Fisiopatologia

A pele representa a barreira natural do organismo em relação ao ambiente, protegendo-o contra a entrada de uma gama variada de microrganismos. Esse órgão humano maior também participa da homeostasia hidreletrolítica e da manutenção da temperatura corporal. A ruptura desses mecanismos, ocasionada pelas lesões térmicas, evoca uma série de respostas fisiopatológicas que envolvem os diversos sistemas orgânicos.

As lesões podem ser divididas em três zonas **(FIG. 76.1)**.[21] A zona de necrose de coagulação (mais central) é a que ficou mais próxima da fonte de calor ou outro agente qualquer e representa a área de maior dano tecidual. A morte celular é imediata e irreversível. A zona de estase, que circunda a parte central da lesão, caracteriza-se pela diminuição da perfusão tecidual devido ao comprometimento da microcirculação. Essa área é potencialmente recuperável, porém pode evoluir para necrose se fatores como infecção, hipotensão e edema não forem tratados de maneira adequada. A zona de hiperemia é a região mais periférica, onde a perfusão está aumentada devido à vasodilatação secundária aos mediadores inflamatórios liberados a partir das lesões.[21]

O princípio básico da fisiologia do queimado é a resposta inflamatória, local e sistêmica, que causa a perda de fluidos do compartimento intravascular para o interstício, devido primariamente ao aumento da permeabilidade capilar. O fluido que migra para o compartimento extravascular tem composição semelhante à do plasma, ou seja, é rico em proteínas e eletrólitos. Os mediadores inflamatórios envolvidos incluem histamina, prostaglandinas, cininas, leucotrienos, tromboxano, interleucinas, fator de necrose tumoral e óxido nítrico. Queimaduras que comprometam mais de 25% da ASC promovem

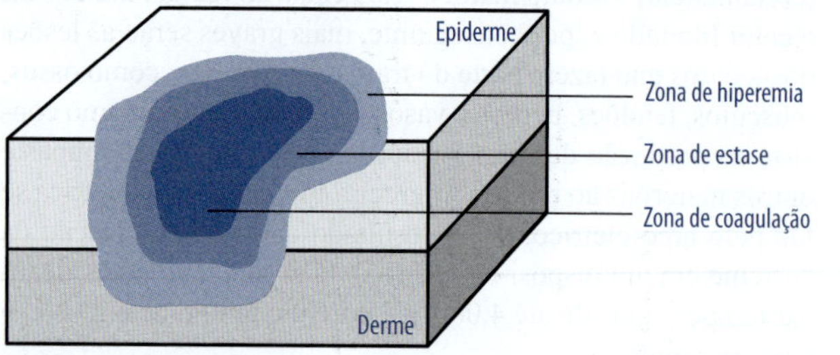


**FIGURA 76.1** Zonas de queimadura de Jackson.
*Fonte: Adaptada de Jackson.*[21]

aumento generalizado da permeabilidade capilar. Quando a extensão das lesões ultrapassa 30% da ASC, a atividade da bomba sódio-ATPase diminui, alterando o equilíbrio iônico intra e extracelular. Tais alterações perduram por vários dias e podem ser revertidas parcialmente com adequada reposição de fluidos na fase inicial do trauma.[22,23]

## Sistema cardiovascular

As alterações sistêmicas no grande queimado ocorrem em duas fases distintas: a fase do choque seguida pela fase hipermetabólica.[24] A perda contínua de fluidos nas áreas queimadas e íntegras e a formação de edema podem resultar em rápido colapso hemodinâmico com prejuízo da perfusão tecidual global, acidose metabólica e dessaturação venosa ($\downarrow SvO_2$). A perda de água pelas lesões pode chegar a 4.000 $mL \cdot m^{-2}$ de ASC por dia.[25]

Diferentemente de outros tipos de trauma, o queimado perde fluido livre de eritrócitos, resultando mais em hemoconcentração do que anemia. O choque ocorre não apenas pela depleção de volume para o interstício ou pelas lesões por evaporação, mas também devido à queda do débito cardíaco causada pelo aumento da resistência vascular sistêmica e pulmonar (liberação de catecolaminas, hormônio antidiurético e hemoconcentração) e depressão miocárdica direta.[26] O comprometimento do débito cardíaco, em até 60% dos valores basais, pode se prolongar por 24 a 36 horas[27,28] e tem sua etiologia atribuída a fatores sistêmicos humorais, à diminuição da resposta a catecolaminas e à redução da contratilidade por queda do fluxo sanguíneo coronariano[29] (**FIG. 76.2**).

Após 48 a 72 horas, inicia-se a fase hiperdinâmica e hipermetabólica. Com o restabelecimento da integridade capilar, o volume de fluido sequestrado no interstício retorna ao compartimento intravascular, diminuindo a demanda hidreletrolítica. Nessa fase, as mudanças cardiovasculares apontam para um estado hiperdinâmico. O consumo de oxigênio e a produção de dióxido de carbono aumentam, o débito cardíaco eleva-se 2 a 3 vezes em relação aos valores normais e a pressão arterial e frequência cardíaca sobem.[26]

## Metabolismo

A resposta metabólica no grande queimado é mais intensa e duradoura do que em qualquer outro tipo de trauma. Começa dentro de cinco dias e pode persistir por até dois anos.[25] A resposta metabólica, além das alterações hemodinâmicas já discutidas,

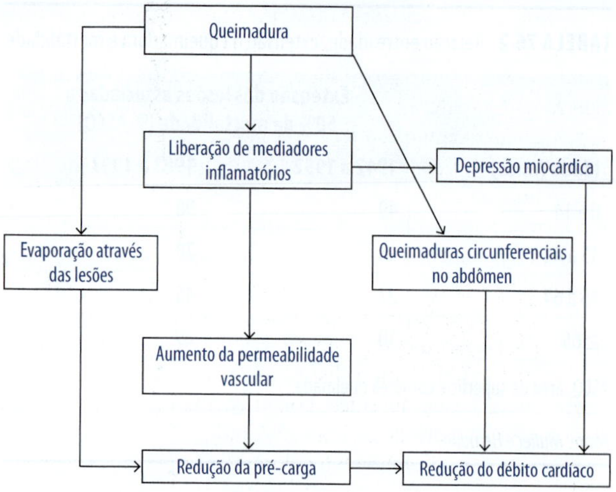


**FIGURA 76.2** Alterações hemodinâmicas na fase aguda do grande queimado.

caracteriza-se por níveis plasmáticos elevados de glicocorticoides, catecolaminas e glucagon, aumento da gliconeogênese, glicogenólise, proteólise e lipólise, disfunções hepáticas e resistência periférica à insulina, que resultam em perda de massa magra, rarefação óssea, fraqueza muscular e prejuízo da cicatrização.[30-32] O catabolismo exagerado, no qual há mobilização de proteínas e aminoácidos para satisfazer a alta demanda energética depletando estoques de proteínas essenciais, compromete a estrutura e função de vários órgãos como coração, musculatura esquelética, pele, sistema imune e transporte através da membrana celular.[33-36]

Chang e colaboradores[37] mostraram que a perda de 10% da massa magra está associada à queda da imunidade, de 20% ao comprometimento do processo cicatricial, de 30% ao surgimento de úlceras de pressão, e de 40% à mortalidade de 50 a 100%. A extensão das lesões está diretamente relacionada ao aumento do metabolismo.[38] Adultos com 25% da ASC queimada desenvolvem taxas metabólicas entre 118 e 210% daquelas preditas pela equação de Harris Benedict para o metabolismo basal.[39] Pacientes com queimaduras superiores a 60% da ASC mostraram níveis aumentados de interleucinas (IL-6, IL-8) e de fator de necrose tumoral. Essas substâncias são pró-inflamatórias e aumentam o catabolismo e o metabolismo mediante piora do quadro inflamatório.[40] O desbridamento e a enxertia precoce das lesões atenuam a resposta metabólica e diminuem o risco de infecção.[30]

A temperatura corporal está elevada, muitas vezes estabilizando-se em torno de 38,5 °C. Diversos fatores podem interferir no gasto energético, como temperatura ambiente, troca de curativos e dor, entre outros. Por essa razão, é imprescindível o controle rígido das variáveis que aumentam a demanda energética, especialmente nos pacientes com pequena reserva cardiopulmonar.

## Sistema pulmonar

As lesões pulmonares aumentam substancialmente a mortalidade e morbidade do grande queimado. Elas podem ocorrer sob três diferentes mecanismos: lesão térmica direta, irritação química do trato respiratório e toxicidade sistêmica.

Devido à capacidade da orofaringe e nasofaringe dissiparem o calor, as **lesões térmicas diretas** se restringem normalmente às estruturas supraglóticas das vias aéreas, a menos que ocorra inalação de vapor.[41,42] Esse tipo de lesão deve ser suspeitado nas queimaduras de face e pescoço. O calor destrói a camada epitelial, desnatura as proteínas e ativa a cascata de complemento ocasionando a liberação de histamina e óxido nítrico e a formação de xantina oxidase, que produz espécies reativas de oxigênio e nitrogênio. Esses radicais livres aumentam a permeabilidade vascular.

Os aspectos das lesões incluem eritema, ulcerações e edema de face, língua, epiglote e glote.[43] No início, sinais de obstrução ventilatória, como dispneia, rouquidão, disfagia e estridor, podem estar ausentes, pois o edema das vias aéreas se desenvolve em período de horas.[29] A hidratação vigorosa a que esses pacientes são submetidos durante a reanimação hemodinâmica pode agravar o edema e acelerar a obstrução das vias aéreas. Nessa fase, as condições ventilatórias do paciente devem ser avaliadas com frequência e a intubação traqueal procedida rapidamente sob qualquer suspeita de obstrução, pois o edema das estruturas pode tornar o acesso às vias aéreas extremamente difícil. Tal cuidado deve ser redobrado nos pacientes pediátricos, devido ao pequeno calibre do trato respiratório. O edema das vias aéreas se resolve em 3 a 6 dias e melhora com a elevação da cabeça e hidratação sem excessos.[26]

A **lesão traqueobrônquica** é causada pela inalação de substâncias químicas presentes na fumaça. O tipo de lesão sustentada depende de fatores que incluem a função respiratória basal do paciente, as propriedades físico-químicas das substâncias inaladas e tempo de exposição. A resposta inflamatória desencadeada por produtos incompletos da combustão, como aldeídos, óxido de enxofre e ácido hidroclorídrico, provoca destruição do epitélio brônquico, formação de edema, descamação da mucosa, prejuízo da atividade mucociliar, inativação do surfactante e formação de rolhas de exsudatos, fibrina e restos de tecido endobrônquico. Com o tempo, tais alterações resultam em obstrução de vias aéreas, broncospasmo, atelectasias, pneumonia e alterações da relação ventilação-perfusão, *shunt*, prejuízo das trocas gasosas, perda da vasoconstrição pulmonar hipóxica e diminuição da complacência pulmonar em até 50%.[26,41-44]

As lesões em vias aéreas, pulmonares e hipertensão pulmonar também podem ocorrer em pacientes com graves queimaduras na ausência de lesão por inalação. Nesses casos, os mecanismos incluem liberação de mediadores inflamatórios a partir das lesões, infecção e efeitos adversos da hiper-hidratação.[26] As manifestações clínicas das lesões por inalação podem demorar horas para surgirem. A radiografia do tórax pode estar normal até que complicações secundárias à inflamação, infecção ou atelectasias se desenvolvam.[26] A presença de lesão pulmonar aumenta em até 50% as necessidades hídricas durante a fase de reanimação e é a principal causa de morte entre os grandes queimados.[2,43,45,46] Queimaduras circunferenciais de tórax e abdômen podem diminuir a complacência pulmonar e da parede torácica e gerar altas pressões inspiratórias. Tais alterações surgem 24 a 36 horas após o trauma e muitas vezes necessitam de escarotomias descompressivas.[28,29]

A **toxicidade sistêmica** pode ocorrer com a inalação de fumaça. O monóxido de carbono tem 200 a 300 vezes mais afinidade pela hemoglobina do que o oxigênio. A carboxiemoglobina (COHb) reduz a capacidade de carreamento de oxigênio pela hemoglobina e desloca a curva de dissociação do oxigênio para a esquerda, diminuindo a sua oferta para os tecidos.[29] Níveis de COHb maiores que 15% são tóxicos, e, acima de 50%, letais. As manifestações clínicas da intoxicação pelo monóxido de carbono variam de acordo com os níveis de COHb e incluem irritabilidade, distúrbios motores, cefaleia, náusea, confusão mental e coma.

A meia-vida da COHb depende da fração inspirada de oxigênio. Ela é de 4 a 6 horas quando se respira ar ambiente e de 30 a 40 minutos quando se respira oxigênio a 100%.[26] A inalação de produtos oriundos da queima de materiais contendo nitrogênio, como lã, seda e poliuretano, pode levar a níveis plasmáticos tóxicos de cianureto. A intoxicação pelo cianureto deve ser suspeitada em pacientes com história de inalação de fumaça e persistência de acidose metabólica a despeito da oferta adequada de oxigênio. O cianureto liga-se à citocromo oxidase mitocondrial e bloqueia a última etapa da fosforilação oxidativa, afetando a conversão de piruvato em trifosfato de adenosina. A célula usa, então, o metabolismo anaeróbico para gerar trifosfato de adenosina e paralelamente forma o ácido láctico. Concentrações de cianureto maiores que 50 ppm podem causar cefaleia, tontura, taquicardia e taquipneia. Níveis de 100 ppm podem levar a convulsões, coma, insuficiência respiratória e morte.[47]

## Sistema renal

A lesão renal aguda (LRA) é comum nos grandes queimados, com incidência próxima de 30% e mortalidade variando entre 80 e 100%.[48-50] Múltiplas condições contribuem para a LRA nas primeiras 24 horas: hipovolemia, disfunção cardíaca, liberação de mediadores inflamatórios e proteínas desnaturadas, bem como uso de fármacos nefrotóxicos.[51-53] A LRA tardia em geral se deve à disfunção múltipla de órgãos associada à sepse.[54,55]

A hipovolemia e a sub-hidratação durante a fase de reanimação eram, classicamente, consideradas como causas primárias da LRA precoce. No entanto, estudos recentes sugerem que a LRA precoce pode surgir a despeito de adequada reposição volêmica.[55] Tal fato, mais a observação de que o balanço hídrico positivo em pacientes críticos pode ter efeitos negativos na função renal e no aumento da mortalidade, sugerem que a LRA precoce é mais dependente do grau de choque causado pelas lesões iniciais e a subsequente liberação de mediadores inflamatórios.[56-58] O aumento da permeabilidade capilar associada à infusão de grande quantidade de volume aumenta os riscos de síndrome compartimental intraperitoneal e das extremidades. A elevação da pressão intra-abdominal causa edema esplâncnico com subsequente aumento da permeabilidade intestinal e translocação bacteriana.

A rabdomiólise desencadeada por lesões térmicas diretas, síndromes compartimentais ou queimaduras elétricas pode causar LRA. A liberação de mioglobina e hemoglobina livre resulta no bloqueio dos túbulos renais, constrição da arteríola aferente e geração de radicais livres de oxigênio. A mioglobinúria ocorre quando a mioglobina sérica é maior que 1.500 a 3.000 ng·mL$^{-1}$. A incidência de LRA causada por proteínas desnaturadas é baixa, sendo o prognóstico favorável quando a hidratação com soluções cristaloides isotônicas é iniciada no tempo certo e de forma adequada.[59-61]

A extensão da sepse está diretamente relacionada à incidência de LRA.[62,63] A etiologia da LRA na sepse é multifatorial: lesão endotelial direta, vasoplegia e estado pró-coagulante. A vasoplegia provoca hipotensão profunda e diminuição da perfusão tecidual, agravada pelo aumento dos níveis de catecolaminas, vasopressina e angiotensina II que causam constrição da arteríola aferente.[64] A liberação de endotelina e fator de necrose tumoral comprometem ainda mais a perfusão renal.[65,66] A sepse, via complemento, ativa a cascata fibrinolítica que pode desencadear coagulação intravascular disseminada com lesão subsequente do glomérulo por microtrombos e necrose tubular aguda.[67-70]

## Sistema digestivo

Lesões hepáticas resultantes da baixa perfusão tecidual podem ocorrer particularmente nas primeiras 24 a 48 horas, período marcado pela instabilidade hemodinâmica. Mais tarde, outros fatores podem comprometer a função hepática, como sepse, fármacos e múltiplas transfusões.[29] A vasoconstrição mesentérica observada na fase aguda causa distensão gástrica, maior risco de aspiração pulmonar e úlceras (denominadas úlceras de Curling). Essas úlceras de estresse ocorrem mais no fundo e corpo do estômago, mas podem se desenvolver no antro, duodeno e esôfago distal. Elas tendem a ser rasas e causam sangramento pequeno a partir de capilares superficiais. Lesões mais profundas também podem ocorrer, e quando estas erodem na submucosa, causam hemorragia importante e até perfuração.[71] As úlceras de estresse normalmente surgem dentro de horas após o trauma e acometem mais de 75% dos pacientes.[72] Até 50% das lesões mostram sinais de hemorragia recente à endoscopia, porém apenas uma parcela pequena dos pacientes apresenta alguma alteração hemodinâmica pelo sangramento agudo. A hidratação correta, a profilaxia medicamentosa, o controle adequado da dor e a instituição precoce da alimentação contribuem para a redução desses riscos.[73]

## Sistemas hematológico e imunológico

As queimaduras graves estão associadas à coagulopatia sistêmica. As alterações na coagulação lembram as observadas na sepse e em grandes traumas. A coagulopatia no grande queimado caracteriza-se por alterações pró-coagulantes e prejuízo da fibrinólise e dos sistemas anticoagulantes naturais. Tanto o tempo de aparecimento quanto a gravidade das manifestações estão diretamente relacionadas à extensão das lesões. O exato mecanismo fisiopatológico envolvido ainda está incerto, mas sabe-se que parte deste processo resulta da hemodiluição e hipotermia.[74]

Durante a fase aguda, a perda de fluidos para o interstício e a hipovolemia elevam o hematócrito e a viscosidade sanguínea. A reposição de grande quantidade de líquidos durante a reanimação pode resultar em anemia e trombocitopenia dilucional. A trombocitopenia também pode ser secundária ao sequestro plaquetário, que ocorre dentro da primeira semana ou posteriormente na vigência de septicemia. Na fase de recuperação das lesões, a anemia é um achado comum devido às perdas sanguíneas ocasionadas por inúmeros procedimentos cirúrgicos, supressão medular e carência nutricional própria do doente crônico.[75]

As lesões térmicas exercem efeito considerável sobre o sistema imune, particularmente sobre a resposta imune celular. Embora a perda da pele e da barreira mecânica contribua para a infecção no paciente queimado, o papel-chave nesse processo tem sido atribuído às alterações do sistema imune.

As queimaduras reduzem o número e tipo de linfócitos no sangue periférico, e a relação $CD_3/CD_4$ se inverte após algumas semanas. A imunidade celular segue um padrão de resposta paradoxal. No início, existe uma fase pró-inflamatória ou de ativação, onde interleucinas 2 e 6, fator de necrose tumoral $\alpha$ e prostaglandina E encontram-se elevados. Essas citocinas são responsáveis pela febre, pelo estado hipermetabólico e por outros comemorativos característicos da reação de fase aguda.[76-78] A fase de intensa atividade inflamatória é substituída por uma reação anti-inflamatória, na qual se observa redução significativa do número e atividade funcional de neutrófilos, macrófagos, monócitos, linfócitos T-*helper*, linfócitos B e imunoglobulina G.[79-82]

Os avanços obtidos no tratamento do queimado mudaram sua principal causa de óbito. Nas décadas de 1940 e 1950, a reposição volêmica inadequada na fase aguda era responsável por 20 a 40% das mortes. Com a instituição precoce e agressiva da reanimação hemodinâmica, difundida nas décadas de 1960 e 1970, o choque foi substituído pela sepse como causa líder de morte entre os queimados. A despeito da introdução de novos antimicrobianos, do suporte nutricional avançado e do tratamento cirúrgico precoce das lesões que reduziram drasticamente o número de mortes por infecção, a sepse continua sendo o principal desafio no manejo do grande queimado. O diagnóstico precoce do quadro séptico pode ser mascarado nos queimados graves devido às alterações sistêmicas que costumam apresentar (**QUADRO 76.1**).[43]

## Considerações farmacológicas

As respostas fisiopatológicas do grande queimado interferem na farmacocinética e farmacodinâmica de diversas substâncias por meio de mecanismos variados. Essas respostas incluem alterações hemodinâmicas, prejuízo da função hepática e renal e variações da concentração plasmática das proteínas. Outros fatores comumente associados, como sepse, uso de substâncias hepatotóxicas ou nefrotóxicas ou que interfiram no metabolismo de outros fármacos, desnutrição, nutrição parenteral e doenças preexistentes, também contribuem para as alterações da resposta farmacológica.

As primeiras 24 a 48 horas são marcadas por instabilidade hemodinâmica, período em que a hipovolemia, a depressão miocárdica, o aumento da viscosidade sanguínea e a liberação de substâncias vasoativas reduzem o fluxo sanguíneo tecidual prejudicando a absorção e disponibilidade de fármacos administrados por via intramuscular, enteral ou subcutânea.

Mais tarde, na fase hiperdinâmica e hipermetabólica, o débito cardíaco aumenta, assim como o fluxo sanguíneo hepático e renal. Os fármacos com altas taxas de extração hepática dependem basicamente do fluxo sanguíneo para sua eliminação e são praticamente insensíveis às mudanças no grau de ligação proteica. A depuração de propofol e fentanil, que apresentam esse perfil, pode diminuir na fase inicial. Posteriormente, no período hiperdinâmico, o aumento do fluxo sanguíneo hepático eleva a depuração dessas substâncias.[83]

**QUADRO 76.1** Alterações fisiológicas durante as fases inicial e tardia no grande queimado

| Sistemas | Fase inicial | Fase tardia |
|---|---|---|
| Cardiovascular | Hipovolemia, ↓ débito cardíaco, ↑ resistência vascular sistêmica | ↑ Débito cardíaco, taquicardia, hipertensão arterial |
| Pulmonar | Obstrução das vias aéreas, edema pulmonar, intoxicação por monóxido de carbono | Restrição pulmonar devido à formação de escara, estenose traqueal causada por intubação prolongada ou recorrente |
| Renal | ↓ Filtração glomerular, mioglobinúria | ↑ Filtração glomerular, ↑ disfunção tubular |
| Endócrino e metabólico | | ↑ Taxa metabólica, ↑ temperatura corporal, ↑ catabolismo muscular, ↑ resistência à insulina, ↑ lipólise, ↑ glicólise, ↓ hormônios paratireoidianos e tireoidianos |
| Hepático | ↓ Perfusão | ↑ Perfusão, ↑ metabolismo |
| Hematológico | Hemoconcentração, hemólise, trombocitopenia | Anemia |
| Gastrintestinal | ↓ Perfusão com lesão da mucosa | Úlcera de estresse, íleo adinâmico |
| Neurológico | ↑ Edema cerebral, ↑ pressão intracraniana | Alucinações, mudanças de personalidade, delírio, convulsão, coma |

O grau de ligação proteica de uma substância está relacionado ao seu volume de distribuição e à taxa de eliminação. Quanto maior a fração ligada da substância, menor será o seu volume de distribuição, e vice-versa. A depuração renal e hepática se faz na forma livre da substância, ou seja, quanto menor o grau de ligação proteica, maior será a depuração. Esse raciocínio se aplica fundamentalmente àquelas substâncias com baixas taxas de extração. Durante o estado hipermetabólico, o fluxo sanguíneo renal e a taxa de filtração glomerular também estão elevados, aumentando a depuração de algumas medicações.[84,85] As enzimas hepáticas encontram-se alteradas. As reações da fase I, que incluem oxidação, redução, hidroxilação e demetilação, são as mais prejudicadas.[86]

A perda proteica pelas lesões, associada à diluição das proteínas plasmáticas pelo volume infundido na fase de reanimação, diminuem a concentração de albumina. Os efeitos dessas alterações se traduzem por aumento da fração livre e do volume de distribuição de substâncias com altas taxas de ligação proteica, como opioides, propofol e relaxantes musculares. Além disso, as alterações na interação fármaco-receptor nos órgãos-alvo tornam as respostas das medicações imprevisíveis.[86]

As concentrações de albumina e $\alpha_1$-glicoproteína ácida, principais locais de ligação de diversos fármacos, apresentam oscilações em sentidos opostos que perduram por semanas. A concentração de albumina, que se liga preferencialmente a substâncias ácidas ou neutras (diazepam, fenitoína), declina precocemente e estabiliza-se entre o terceiro e o quinto dia. Os níveis podem permanecer baixos por mais de 60 dias. A $\alpha_1$-glicoproteína ácida, que desempenha papel importante na reação de fase aguda, liga-se a substâncias catiônicas, como lidocaína, propranolol, relaxantes musculares e alguns opioides. Seus níveis chegam a aumentar até 300% por volta do oitavo dia, retornando aos valores basais após 4 a 6 semanas.[87]

A depuração e o volume de distribuição do propofol mantêm-se aumentados durante o estado hipermetabólico. Essas alterações ocorrem em razão da elevação do débito cardíaco e do fluxo sanguíneo renal e hepático, além da maior proporção do fármaco na forma livre. A relação do propofol com os receptores também se encontra alterada. Essas particularidades farmacocinéticas e farmacodinâmicas fazem o grande queimado, comparado a um paciente não queimado, necessitar de doses mais elevadas de propofol para alcançar ou manter a concentração plasmática terapêutica.[88]

A succinilcolina pode ser usada com segurança até 24 a 48 horas após o trauma. Após esse período, está contraindicada devido aos riscos de hipercalemia aguda e parada cardíaca. O tempo para que a resposta hipercalêmica se manifeste após a queimadura é incerto. Essa resposta ocorre devido à proliferação de receptores nicotínicos na membrana extrajuncional à semelhança do que ocorre no fenômeno de denervação.[29] A intensidade da resposta está relacionada à dose de succinilcolina, ao tempo decorrido desde o acidente e à evolução do processo de cicatrização. A reorganização dos receptores nicotínicos na membrana muscular parece estar ligada à regeneração da pele, contanto que esta não esteja infectada. O grau de elevação dos níveis séricos de potássio não mantém relação com a extensão das lesões. Adicionalmente, a pseudocolinesterase encontra-se diminuída em cerca de 50% dos pacientes e pode contribuir para maior sensibilidade ou para os efeitos prolongados da succinilcolina.[89]

Já com os relaxantes adespolarizantes observa-se o inverso, ou seja, menor sensibilidade aos seus efeitos neuromusculares. Por volta de 3 a 7 dias após o trauma, a dose efetiva do relaxante adespolarizante pode aumentar substancialmente e manter-se alterada por até dois anos.[90] A etiologia para tal resposta alterada é multifatorial: (1) *up-regulation* dos receptores da acetilcolina, incluindo os receptores fetais e $\alpha_7$ da membrana muscular; (2) aumento da fração do fármaco ligada à $\alpha_1$-glicoproteína ácida; (3) elevação da depuração hepática e renal; e (4) presença de nucleotídeos cíclicos, prostaglandinas e outras substâncias circulantes no plasma, que teriam ação "anticurare". Apesar do atracúrio e do cisatracúrio serem metabolizados por vias órgão-independentes (eliminação de Hoffman), ambos também têm a efetividade reduzida no queimado, o que fala a favor de uma participação maior da farmacodinâmica na gênese da resistência aos bloqueadores neuromusculares adespolarizantes.[91] Dada a maior resistência aos relaxantes adespolarizantes e os baixos níveis de pseudocolinesterase, o mivacúrio deve ser usado com cautela no queimado, pois terá um início de ação mais lento porém duração mais prolongada.[89]

A demanda de opioides no queimado está aumentada.[88] A tolerância torna o manejo da dor um grande desafio ao longo do tratamento. Estudos mostram que a farmacocinética da morfina não é afetada nas queimaduras e que sua depuração pode até estar elevada nas lesões extensas.[92,93] Isso faz dela uma boa opção no tratamento da dor. O volume de distribuição do fentanil encontra-se aumentado.[94] O alfentanil, por se ligar preferencialmente à $\alpha_1$-glicoproteína ácida, tem sua fração livre reduzida e sua meia-vida de eliminação aumentada. Tais particularidades poderiam predispor ao acúmulo de alfentanil durante infusões contínuas. A depuração plasmática do sufentanil encontra-se dentro dos valores normais.[95] Esses achados farmacocinéticos não justificariam por si só o aumento da resistência aos opioides observado nos pacientes queimados, sugerindo que outras causas, como as alterações farmacodinâmicas intrínsecas entre receptor e opioides, possam estar envolvidas. A tolerância aos opioides pode surgir em duas semanas sob uso ininterrupto ou em pacientes com histórico de abuso de opioides.[92,94,96]

A meia-vida de eliminação do diazepam está prolongada porque depende do metabolismo oxidativo hepático (fase I), enquanto a do lorazepam permanece inalterada, pois sua eliminação ocorre por conjugação (fase II), que praticamente não sofre influência neste tipo de trauma.

## Abordagem do paciente na fase aguda

O tratamento do grande queimado pode ser dividido em três fases: aguda ou de reanimação, desbridamento e reconstrução. A abordagem na fase aguda, que engloba as 48 horas iniciais, começa já no local do acidente e, à semelhança com outros tipos de traumas, deve ser sistematizada segundo o Suporte Avançado de Vida no Trauma (ATLS, do inglês *Advanced Trauma Life Support*).

A anamnese deve incluir o tipo de queimadura, o tempo decorrido desde o acidente e as condições em que ele ocorreu. Na queimadura elétrica, a extensão das lesões internas tende a ser maior que a observada externamente. Quanto mais precoce o tratamento, maior será a chance de sobrevida, pois as alterações drásticas do sistema cardiovascular induzidas pelas queimaduras extensas levam rapidamente ao estado de choque se não tratadas a tempo.

É essencial que já se investigue a presença de lesões por inalação nesta fase do atendimento. Apesar dos avanços na área de ventilação e cuidados pulmonares, as lesões por inalação continuam liderando a mortalidade entre os grandes queimados e estão presentes em dois terços dos pacientes com mais de 70% da ASC queimada.[97-99] O diagnóstico costuma ser feito pela história de exposição ao fogo ou à fumaça, especialmente em lugares fechados ou quando existir perda da consciência, junto com o exame físico que pode revelar queimaduras de face e pescoço, pelos nasais ou faciais chamuscados, presença de secreção carbonácea nas vias aéreas, rouquidão, broncorreia ou broncospasmo. A fibroscopia óptica pode auxiliar no diagnóstico. Os achados incluem eritema e ulcerações da mucosa e debris carbonáceos.[100]

Todos os pacientes com suspeita de lesão por inalação devem receber exame minucioso das vias aéreas. Caso apresentem comprometimento importante, o paciente deve ser intubado. Nas queimaduras de face e pescoço, a presença de rouquidão, estridor, edema de língua, disfagia, dispneia e secreção carbonácea indicam provável acometimento direto das vias aéreas. O edema causado pelas lesões compromete a permeabilidade das vias aéreas, altera a anatomia dos tecidos vizinhos, limita os movimentos do pescoço e a abertura de boca, condições estas que dificultam o acesso às vias aéreas. A sobrecarga hídrica pode agravar ainda mais o edema, que normalmente se desenvolve de forma insidiosa nas primeiras 8 a 12 horas, exigindo avaliações periódicas. O limiar para intubação deve ser baixo, pois quanto mais se postergar, maior será a probabilidade de se ter um paciente em franca insuficiência respiratória com uma intubação extremamente difícil. O cuidado deve ser redobrado na criança, na qual pequenas alterações no diâmetro da traqueia podem reduzir drasticamente o fluxo aéreo.[75]

Assim como em outros pacientes críticos, a incidência de lesões pulmonares associadas ao ventilador tem sido reduzida com a adoção de estratégias protetoras usando-se baixos volumes pulmonares (6 $mL \cdot kg^{-1}$ do peso ideal), pressão de platô $\leq$ 30 $cmH_2O$, fração inspirada de oxigênio ($F_IO_2$) o mais baixa possível para manter pressão parcial arterial de oxigênio ($PaO_2$) $\geq$ 90 mmHg e certo grau de hipercapnia permissiva.[101] Outra modalidade é a ventilação de alta frequência oscilatória. Trata-se de uma forma não convencional de ventilação que tem sido empregada em pacientes com a síndrome do desconforto respiratório do adulto, embora faltem estudos que comprovem sua eficácia em pacientes queimados.[102]

Evidências sugerem que a traqueostomia é segura em pacientes queimados, porém é necessário cautela nas queimaduras de face e pescoço ou quando as vias aéreas encontrarem-se edemaciadas. A traqueostomia precoce é mais benéfica nos pacientes com queimaduras extensas e lesão pulmonar associada, já que eles serão submetidos a inúmeras intervenções cirúrgicas e permanecerão por períodos prolongados sob ventilação mecânica. Outras medidas de suporte respiratório incluem nebulização com heparina não fracionada, *N*-acetilcisteína e sulfato de albuterol, bem como aspirações frequentes.[102]

A intoxicação por monóxido de carbono ou cianureto pode ser de difícil diagnóstico clínico e deve ser sempre suspeitada quando houver história de incêndio em locais fechados, queimaduras de face e pescoço, presença de tosse contínua e desmaio no local do acidente. O diagnóstico é feito pela dosagem dos níveis sanguíneos de COHb. O tratamento consiste na administração de oxigênio a 100%, que reduz a meia-vida de eliminação da COHb de 4 horas (ar ambiente) para 30 a 40 minutos. A oximetria de pulso padrão não consegue distinguir entre oxiemoglobina e COHb. A $PaO_2$ pode estar normal ou alta em pacientes recebendo oxigênio mesmo com níveis elevados de COHb.[10]

O cianureto, assim como o monóxido de carbono, não causa cianose e sua detecção no sangue é difícil. Acidose láctica persistente a despeito da oferta de oxigênio e otimização dos parâmetros hemodinâmicos levanta forte indício de sua ocorrência. O tratamento envolve criar alternativas de sítio de ligação para o cianureto para competir com a citocromo oxidase. Isso pode ser conseguido pela administração de nitritos, tiossulfatos ou hidroxicobalamina (vitamina $B_{12}$). Os nitritos geram metemoglobinemia, que piora ainda mais os níveis de oxiemoglobina, tornando seu uso perigoso quando houver intoxicação associada ao monóxido de carbono. Os tiossulfatos provêm substrato para a enzima rodanase, que catalisa a reação entre o tiossulfato e o cianureto, formando o tiocianato, substância não tóxica que é eliminada pela urina. A desvantagem do tiossulfato é seu início de ação lento. A hidroxicobalamina reage com o cianureto para formar a cianocobalamina.[102]

## Avaliação das lesões

As queimaduras são classificadas pela extensão da ASC comprometida, pela profundidade das lesões e pela presença ou não de lesão por inalação. Classicamente, o cálculo da extensão das lesões é baseado na tabela e diagrama propostos por Lund e Browder, em 1944 (FIG. 76.3).[26] O diagrama ilustra as metades ventral e dorsal do corpo, que são divididas em regiões especificadas por letras e números. Além de mais preciso, esse gráfico corrige o percentual de algumas regiões de acordo com a idade do paciente.

Uma alternativa mais simples, porém menos precisa, é usar a regra dos nove (FIG. 76.4), que divide o corpo em segmentos de valores percentuais iguais ou múltiplos de nove, com exceção da região do períneo, que corresponde a 1%. A área queimada também pode ser aferida pela superfície palmar do paciente, que representa cerca de 1% de sua superfície corpórea em qualquer faixa etária.[103]

A profundidade das queimaduras é classificada em primeiro, segundo ou terceiro grau, considerando se as lesões são superficiais, parciais ou comprometem todas as camadas da pele, respectivamente. O termo quarto grau é empregado para descrever queimaduras que acometem estruturas profundas como músculos, fáscia e ossos. As queimaduras de segundo grau mais profundas e as de terceiro grau exigem desbridamento cirúrgico e enxertia, enquanto as superficiais, apenas tratamento clínico[10] (FIG. 76.5).[26]

A avaliação inicial das lesões tende a ser imprecisa, mesmo quando realizada por profissionais experientes, pois elas evoluem ao longo do tempo; zonas de estase podem progredir tanto para necrose como para recuperação. Por isso, as lesões devem ser examinadas continuamente para se direcionar a reposição de fluidos e o planejamento cirúrgico.[4]

## Reposição volêmica

Como regra, queimaduras que comprometam até 15% da ASC no adulto e 10% na criança podem ser tratadas com hidratação por via oral ou venosa, em quantidade que corresponda a uma vez e meia o volume normal de manutenção.[10]

Um dos aspectos mais desafiadores da abordagem inicial do grande queimado é restauração da volemia e a manutenção da perfusão tecidual global. A resposta inflamatória exacerbada gerada pelas queimaduras supera em muito a observada em outros tipos de trauma ou sepse, resultando em necessidades extremas de líquidos.

| ASCQ | Até 1 ano (%) | 1 a 4 anos (%) | 5 a 9 anos (%) | 10 a 14 anos (%) | 15 anos (%) | Adulto (%) |
|---|---|---|---|---|---|---|
| Cabeça | 9 | 17 | 13 | 11 | 9 | 7 |
| Pescoço | 2 | 2 | 2 | 2 | 2 | 2 |
| Tronco anterior | 13 | 13 | 13 | 13 | 13 | 13 |
| Tronco posterior | 13 | 13 | 13 | 13 | 13 | 13 |
| Nádega direita | 2,5 | 2,5 | 2,5 | 2,5 | 2,5 | 2,5 |
| Nádega esquerda | 2,5 | 2,5 | 2,5 | 2,5 | 2,5 | 2,5 |
| Genitália | 1 | 1 | 1 | 1 | 1 | 1 |
| Braço direito | 4 | 4 | 4 | 4 | 4 | 4 |
| Braço esquerdo | 4 | 4 | 4 | 4 | 4 | 4 |
| Antebraço direito | 3 | 3 | 3 | 3 | 3 | 3 |
| Antebraço esquerdo | 3 | 3 | 3 | 3 | 3 | 3 |
| Mão direita | 2,5 | 2,5 | 2,5 | 2,5 | 2,5 | 2,5 |
| Mão esquerda | 2,5 | 2,5 | 2,5 | 2,5 | 2,5, | 2,5 |
| Coxa direita | 5,5 | 6,5 | 8 | 8,5 | 9 | 9,5 |
| Coxa esquerda | 5,5 | 6,5 | 8 | 8,5 | 9 | 9,5 |
| Perna direita | 5 | 5 | 5,5 | 6 | 6,5 | 7 |
| Perna esquerda | 5 | 5 | 5,5 | 6 | 6,5 | 7 |
| Pé direito | 3,5 | 3,5 | 3,5 | 3,5 | 3,5 | 3,5 |
| Pé esquerdo | 3,5 | 3,5 | 3,5 | 3,5, | 3,5 | 3,5 |

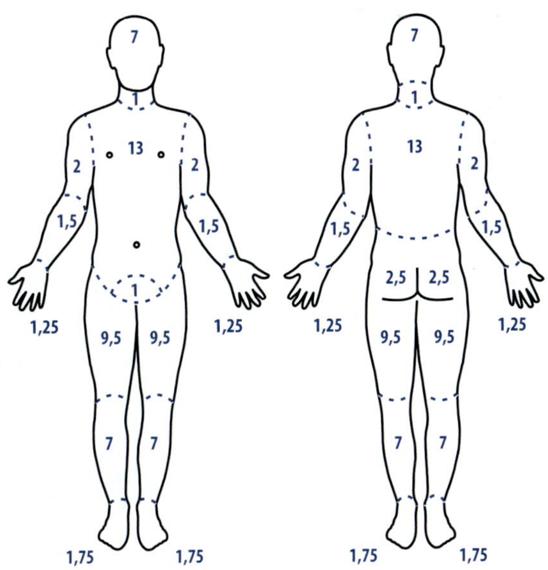


**FIGURA 76.3** Tabela e diagrama de Lund e Browder.
Nota: somente queimaduras de segundo e terceiro graus são consideradas.
ASCQ, área de superfície corpórea queimada.
*Fonte: Adaptada de Bittner e colaboradores.*[26]

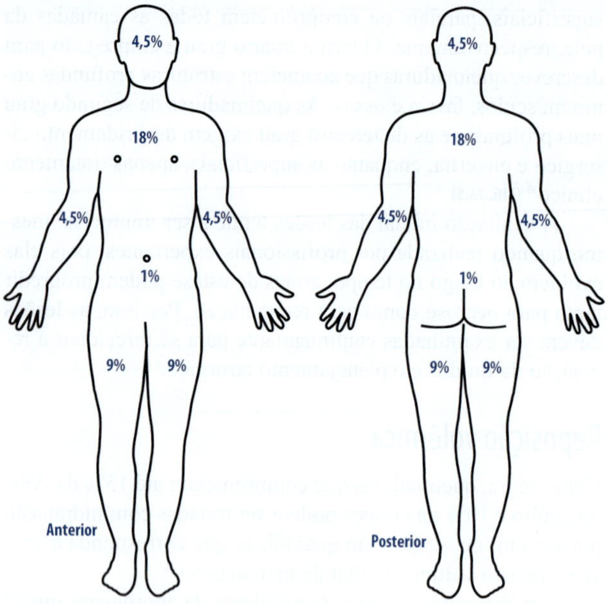


**FIGURA 76.4** Regra dos nove de Wallace.
*Fonte: Adaptada de Harbin e Norris.*[43]

Após tratar as vítimas do famoso incêndio em Coconut Grove em 1942, Cope e Moore[104] postularam que a quantidade de volume a ser reposta durante a reanimação poderia ser influenciada tanto pelo peso do paciente quanto pela ASC queimada. Posteriormente, Baxter e Shires,[105] a partir de estudos em cães e humanos, determinaram as necessidades de fluidos baseadas no peso e na ASC queimada. A fórmula proposta de 3,5 a 4,0 mL·kg$^{-1}$ de solução de Ringer lactato por % de ASC queimada ficou conhecida como Parkland, centro médico em Dallas onde foram feitos os experimentos. Metade do volume é dado nas primeiras 8 horas do trauma, e o restante, infundido nas 16 horas restantes **(TAB. 76.3)**.[43]

Embora a fórmula de Parkland ainda seja a mais utilizada no mundo, ela está longe de ser a solução perfeita. A principal crítica ao seu uso é que os pacientes tendem a receber mais volume do que o predito na fórmula.[106,107] Esse fenômeno foi descrito por Pruitt[108] como *fluid creep*. Estudos correlacionaram a hiper-hidratação com a utilização de grandes doses de opioides. Segundo os autores, os opioides, pelo fato de causarem vasodilatação e por conseguinte hipotensão, aumentariam a quantidade de volume infundido.[109,110] Outro estudo mostra que os clínicos são menos propensos a diminuir a hidratação quando o débito urinário está elevado do que a aumentá-la quando o débito urinário encontra-se baixo.[111] A hiper-hidratação tem sido relacionada à síndrome do desconforto respiratório do adulto, falência múltipla de órgãos, síndrome compartimental nas extremidades, abdominal e cavidade orbitária.[112] Alguns grupos específicos de pacientes, como aqueles com lesão por inalação, queimaduras elétricas ou nos quais a reanimação foi instituída tardiamente, requerem mais volume do que o previsto pela fórmula de Parkland.[113]

As soluções isotônicas têm sido tradicionalmente escolhidas para a reposição do volume nas primeiras 24 horas, quando a permeabilidade capilar é máxima. A solução de Ringer lactato costuma ser o cristaloide de eleição, pois não está associada à acidose hiperclorêmica causada pela solução salina (SF a 0,9%), e o lactato, quando metabolizado, tem efeito tampão na acidose metabólica. Em crianças com risco de hipoglicemia, pode-se adicionar solução de glicose a 5%.

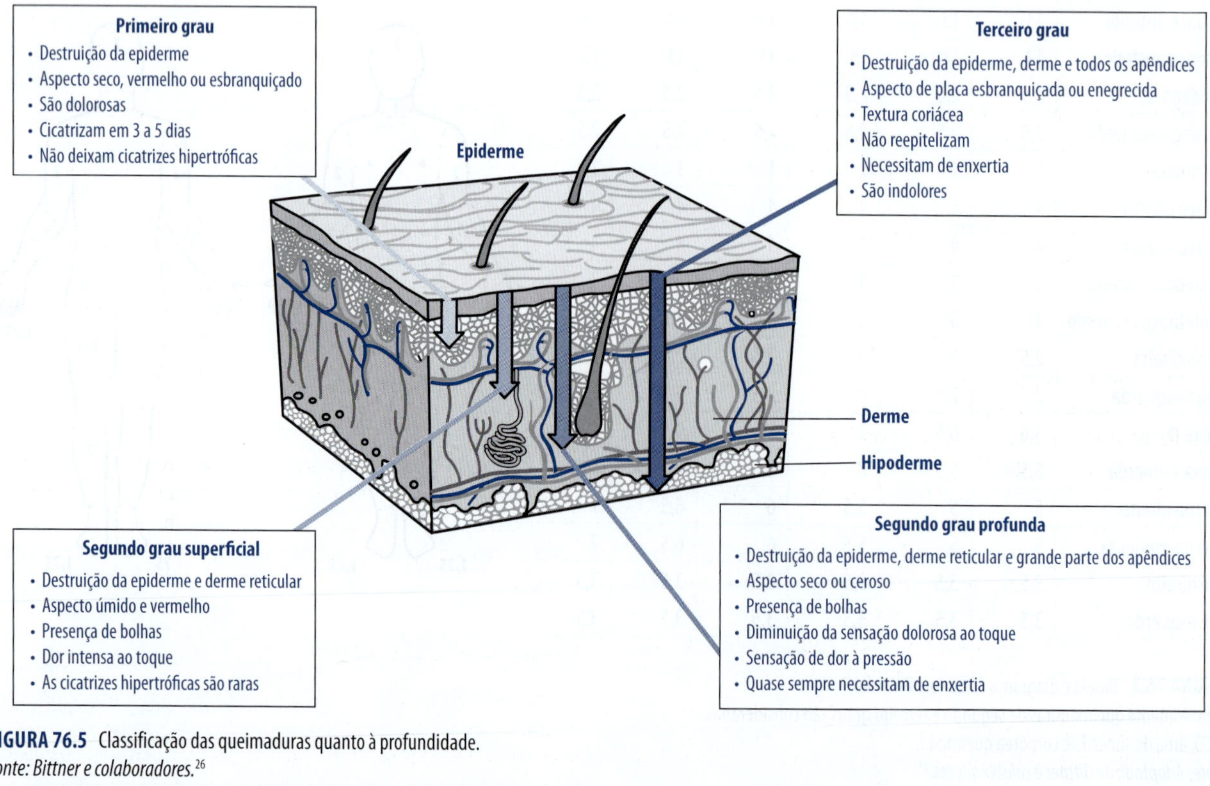


**FIGURA 76.5** Classificação das queimaduras quanto à profundidade.
*Fonte: Bittner e colaboradores.*[26]

**TABELA 76.3** Fórmulas de reposição de volume nas primeiras 48 horas no paciente queimado

| Fórmula | Fluidos nas primeiras 24 horas | Cristaloides após 24 horas | Coloides após 24 horas |
|---|---|---|---|
| Parkland | RL 4 mL·kg$^{-1}$·%ASCQ | 20 a 60% do volume plasmático estimado | Titular para DU de 30 mL·kg$^{-1}$ |
| Evans | SF 1 mL·kg$^{-1}$·%ASCQ | 50% do volume infundido nas primeiras 24 horas + 2 L de SG a 5% | 50% do volume dado nas primeiras 24 horas |
| Slater | RL 2 L + PFC (75 mL·kg$^{-1}$) | | |
| Brooke | RL 1,5 mL·kg$^{-1}$·%ASCQ + coloide 0,5 mL·kg$^{-1}$·%ASCQ | 50% do volume infundido nas primeiras 24 horas + 2 L de SG a 5% | 50% do volume dado nas primeiras 24 horas |
| Brooke modificada | RL 2 mL·kg$^{-1}$·%ASCQ | | |
| Galveston Shriners Hospital* | RL 5.000 mL·%ASCQ + 12,5 g de albumina por litro + SG a 5% (hipoglicemia) | | |

*Protocolo para pacientes pediátricos.
ASCQ, área de superfície corpórea queimada; DU, dose única; PFC, plasma fresco congelado; RL, solução de Ringer lactato; SF, solução fisiológica a 0,9%; SG, soro glicosado.

*Fonte: Adaptada de Harbin e colaboradores.*[43]

O emprego de coloides neste período continua controverso, apesar de preservarem a pressão oncótica do plasma, promoverem a expansão plasmática e reduzirem o edema tecidual e pulmonar. Estudos comparando o uso de cristaloides com cristaloides associados a albumina nas primeiras 24 horas em pacientes com lesões extensas mostram que a introdução de albumina reduz as necessidades hídricas, proporciona maior estabilidade hemodinâmica e diminui o edema, apesar de não alterar as taxas de sobrevida.[114-116] Alguns centros de referência americanos têm utilizado coloides nas primeiras 8 horas do trauma, particularmente em pacientes que respondem mal às manobras de reanimação e nos pacientes pediátricos.[10] Coloides artificiais como o hidroxietilamido (6%) associado ao cristaloide reduzem a quantidade de volume infundida e o ganho de peso dos pacientes nas primeiras 24 horas.[117] Após as primeiras 24 a 48 horas, com o restabelecimento quase completo da integridade capilar, o paciente deve receber albumina se os níveis plasmáticos estiverem baixos.

A solução salina hipertônica é uma alternativa aos coloides, potencialmente reduzindo a quantidade de líquido perdida para o interstício e a incidência de síndrome compartimental. No entanto, os dados na literatura são divergentes quanto aos benefícios de seu emprego na reanimação volêmica.[118,119]

Os efeitos antioxidantes da vitamina C têm despertado interesse como tratamento adjuvante do grande queimado. O processo inflamatório intenso observado nas lesões causa a liberação de radicais livres, os quais pioram a permeabilidade vascular e, por conseguinte, o edema intersticial. Acredita-se que os antioxidantes ajudariam a depurar os radicais livres circulantes reduzindo a permeabilidade vascular. Um estudo comparativo entre o uso de cristaloide com e sem adição de vitamina C mostra que, nos casos onde a vitamina C foi usada, a quantidade de líquido infundida durante a reanimação foi significativamente menor.[120] Nessa mesma linha de raciocínio, alguns centros têm utilizado a plasmaférese como forma de remover mecanicamente os radicais livres em pacientes com queimaduras graves e que requerem volumes superiores aos preditos pelo esquema de Parkland. Os resultados parecem promissores.[121]

Vale ressaltar que qualquer protocolo de reanimação hidreletrolítica tem a finalidade de servir apenas como um guia para hidratação e, portanto, deve ser ajustado periodicamente conforme a resposta clínica do paciente. Tão importante quanto a hidratação é a monitorização do paciente, cuja complexidade deve ser compatível com a gravidade do caso. Uma monitorização mais invasiva é justificada nos pacientes com lesões inalatórias, insuficiência renal, queimaduras extensas, ausência de resposta clínica ao tratamento e doenças preexistentes que agravem o quadro clínico.

O tratamento deve ser individualizado de acordo com a resposta de cada paciente e reavaliado periodicamente a fim de se evitar desidratação ou hiper-hidratação. O melhor método diagnóstico para checar a eficácia da reanimação ainda é discutível. Por enquanto, o débito urinário é o parâmetro mais aceito para tal função. A hidratação deve ser titulada para se manter um débito urinário de 0,5 mL·kg$^{-1}$·h$^{-1}$ ou, aproximadamente, 30 a 50 mL·h$^{-1}$ em adultos e crianças mais velhas (>50 kg) e de 1 mL·kg$^{-1}$ em crianças menores. Se tais metas não forem atingidas, aumenta-se gradualmente a taxa de infusão em até 25%.[122] Nos pacientes com queimaduras elétricas, devido aos riscos de mioglobinúria e insuficiência renal, a meta de débito urinário sobe para 2 mL·kg$^{-1}$·h$^{-1}$. Nesses casos, o tratamento inclui manitol, furosemida e bicarbonato para ajudar na excreção de mioglobina.[10]

A reposição de volume se faz por, pelo menos, dois acessos venosos calibrosos, de preferência em regiões íntegras. Na ausência de veias periféricas, é possível puncionar as veias jugular interna, subclávia ou femoral. Na indisponibilidade de acesso venoso, a via intraóssea constitui-se em alternativa segura.

## Manejo anestésico

A presença do anestesiologista se faz necessária no atendimento inicial ou, mais comumente, na fase cirúrgica do paciente queimado. As queimaduras superficiais, como regra, cicatrizam de modo espontâneo e não exigem intervenção cirúrgica. Já as queimaduras parciais mais profundas e as totais exigem tratamento cirúrgico tanto em uma fase inicial como mais tardia.

As particularidades anestésicas modificam-se de acordo com a etapa do tratamento. As primeiras 48 horas que sucedem o acidente são marcadas por instabilidade hemodinâmica, estômago cheio, necessidade de doses elevadas de opioides devido à dor intensa, alterações farmacocinéticas por diminuição dos fluxos renal e hepático, além de insuficiência respiratória. Posteriormente, na fase hipermetabólica, sobrevêm tolerância a diversos fármacos, desnutrição, anemia, politransfusão, sucessivos procedimentos sob anestesia, polifarmacoterapia, sepse, hipotermia e alterações emocionais.

Na reparação das sequelas cicatriciais, afora as possíveis dificuldades de acesso às vias aéreas, os problemas anestésicos são praticamente os mesmos de qualquer outro procedimento plástico.

## Avaliação pré-anestésica

Na avaliação pré-anestésica, é possível estabelecer o diagnóstico e o grau de comprometimento dos diversos sistemas orgânicos afetados pela lesão térmica e por doenças ou traumas associados. Além da avaliação-padrão, existem particularidades na história e no exame físico do queimado que devem ser pesquisadas:

- Idade e peso corpóreo antes e depois do trauma.
- Condições das vias aéreas (intubado ou não; modo de ventilação).
- Lesões associadas como lesão por inalação e outras injúrias ou fraturas.
- Estase gástrica.
- Comprometimento imunológico.
- Extensão e profundidade das lesões.
- Mecanismo da lesão (térmica, elétrica, química).
- Tempo decorrido desde o trauma.
- Acesso vascular.
- Estado hemodinâmico (necessidade de fluidos, débito urinário, uso de agentes vasoativos, equilíbrio acidobásico).
- Estado mental.
- Planejamento cirúrgico (posicionamento operatório, lesões a serem desbridadas, áreas doadoras de enxerto).
- Registros anestésicos pregressos.

A abordagem cirúrgica precoce das lesões, visando ao menor risco de infecção e à atenuação da resposta inflamatória, faz os pacientes serem trazidos ao centro cirúrgico muitas vezes hemodinamicamente instáveis, exigindo grande aporte hídrico e com alterações pulmonares causadas pela inalação de fumaça. Outra indicação cirúrgica precoce é a escarotomia de lesões circunferenciais no abdômen e tórax com intuito de aliviar a tensão abdominal e melhorar a mecânica ventilatória. Conhecer previamente o planejamento cirúrgico é fundamental para se estimar o sangramento intraoperatório, a posição na mesa cirúrgica, os locais de punção venosa e a necessidade de monitorização mais invasiva.[10] Nos procedimentos cirúrgicos em que é grande a probabilidade de se transfundir mais da metade da volemia, são necessárias algumas precauções, como coagulograma prévio e reserva de hemoderivados.

Na fase hipermetabólica, o suporte nutricional contínuo e adequado é essencial para o processo de cicatrização e recuperação. A nutrição parenteral deve ser mantida durante a cirurgia e nunca interrompida abruptamente em razão dos riscos de hipoglicemia de rebote. Nos pacientes sob nutrição enteral ou por via oral, os períodos de jejum devem ser minimizados ao máximo para não se restringir o aporte calórico diário. Períodos de 8 horas de jejum dificultam a obtenção das metas calóricas diárias para contrabalançar a alta demanda metabólica. A manutenção da dieta enteral durante os procedimentos cirúrgicos, com a sonda posicionada na região pós-pilórica, tem-se mostrado viável e segura, contanto que as vias aéreas permaneçam protegidas pelo tubo traqueal ou pela cânula da traqueostomia.[123] Recomenda-se suspender a dieta em situações que levem ao aumento da pressão abdominal (decúbito ventral) ou quando houver manipulação das vias aéreas (traqueostomia).[10]

O exame das vias aéreas é fundamental. A mobilidade da cabeça e a abertura de boca podem estar limitadas devido à dor, ao edema e às próprias lesões. A palpação do pescoço e da região submandibular pode revelar endurecimento dos tecidos subjacentes, o que pode limitar o deslocamento da língua e de tecidos frouxos para o espaço submandibular durante a laringoscopia.

As repercussões psicológicas que esse tipo de trauma é capaz de gerar também devem ser abordadas durante a visita pré-anestésica. Palavras de conforto e estímulo quanto às possibilidades de sucesso do tratamento e o esclarecimento de dúvidas e temores relacionados à anestesia, cirurgia e período pós-operatório ajudam a ganhar a confiança do paciente e de seus familiares, assim como reduzem a tensão e a ansiedade, particularmente nos casos em que múltiplas intervenções em pequenos intervalos de tempo são necessárias. Crianças e alguns adultos tendem a apresentar comportamentos fóbicos ou psicóticos. Em geral, esses transtornos manifestam-se por um medo exagerado de agulhas ou por sentimentos de pavor e rejeição a toda experiência vivida no ambiente hospitalar, a despeito do afeto e compreensão dispensados por parte da equipe durante a internação.

## Monitorização

As queimaduras extensas, em particular as de tronco e membros superiores, dificultam a instalação da monitorização-padrão e exigem doses de criatividade por parte do anestesiologista. O uso de eletrodos para monitorização cardíaca se torna problemático se houver curativos ou lesões localizadas na parede torácica ou se o campo operatório envolver essa região. Os eletrodos devem ser posicionados, de preferência, em regiões íntegras e onde possam permanecer intactos ao longo do procedimento. Se isso não for viável, pode-se lançar mão de eletrodos na forma de agulhas ou prendê-los com grampos cirúrgicos. Uma alternativa é colocá-los nas costas para que se mantenham seguros pelo próprio peso do paciente.

O edema dos membros pode prejudicar a aferição não invasiva da pressão arterial. Quando o manguito for colocado sobre áreas enxertadas, deve-se tomar muito cuidado para preservar a área subjacente e utilizar manguitos estéreis. Queimaduras extensas de extremidades distais podem dificultar a utilização da oximetria de pulso. Locais alternativos para o posicionamento do sensor incluem nariz, língua e orelha. Situações como hipovolemia, hipotensão, uso de fármacos vasoativos e hipotermia podem dificultar o emprego da oximetria de pulso. Além disso, nos casos de intoxicação por monóxido de carbono, a oximetria é um método pouco acurado para o diagnóstico de hipóxia.[10,29]

A medida direta da pressão arterial está indicada nos pacientes instáveis hemodinamicamente, quando se prevê sangramento importante durante a cirurgia, e para coleta seriada de amostras sanguíneas. Em tais condições, o acesso venoso central também é útil para monitorizar a pressão central e administrar medicamentos e fluidos. A monitorização do débito cardíaco pela análise da onda de pulso arterial pode ser utilizada como guia de hidratação e para o uso de fármacos vasoativos. Tem a vantagem de ser um método mais barato e menos invasivo do que o cateter de artéria pulmonar, apesar de não ter demonstrado a capacidade de melhorar o prognóstico de pacientes críticos em comparação com o cateter de artéria pulmonar.[124]

A monitorização da temperatura é essencial, pois o queimado, além de perder calor para o ambiente com muita facilidade, é pouco tolerante à hipotermia.

Tendo em vista que ao longo do tratamento existem graus variados de resistência aos relaxantes musculares adespolarizantes, a monitorização da função neuromuscular ajuda no manuseio desses fármacos durante a cirurgia. Se não for possível colocar os eletrodos do estimulador em nenhum dos membros superiores, utiliza-se como alternativa o nervo fibular ou facial. A resposta muscular ao estímulo pode estar prejudicada se houver acometimento da musculatura adjacente.[10]

## Acesso venoso

Tão necessária quanto a manutenção da permeabilidade das vias aéreas é a obtenção do acesso venoso. Dependendo da gravidade das lesões e do risco de sangramento, são necessários pelo menos dois cateteres de grosso calibre para a infusão rápida de cristaloides e sangue. Sempre que possível, as punções devem ser realizadas em áreas de pele íntegra devido às dificuldades de acesso e fixação da linha venosa em áreas cruentas. Outros problemas relacionados à punção vascular em áreas queimadas incluem o risco potencial de deslocamento do cateter secundário ao edema da região e o garroteamento acidental do membro causado pelo curativo.

Se a punção venosa central for necessária, ela deve ser obtida com antecedência antes que o edema da região dificulte o acesso aos pontos de referência. Nesses casos, a ultrassonografia é de grande valia para a identificação vascular. A veia femoral é uma via de acesso normalmente evitada devido ao risco de infecção, mas, às vezes, é a única via acessível de grosso calibre em região íntegra. O uso desse acesso central é seguro e pode prolongar-se no paciente queimado desde que as medidas de prevenção de infecções sejam rigorosamente seguidas.[125]

## Acesso às vias aéreas

As queimaduras de face e pescoço podem ser dolorosas, e a presença de exsudato, antibiótico tópico, sonda nasogástrica e curativos dificulta a adaptação da máscara facial e a fixação do tubo traqueal. Fitas adesivas ou cadarços posicionados em áreas queimadas podem causar irritação ou perda da área enxertada. Em tais casos, a colocação de uma fita ao redor da cabeça usando amarra dentária para fixar o tubo tem-se mostrado uma boa opção para evitar extubações acidentais.[126] Alternativamente, a passagem de uma sonda gástrica e exteriorização delapela boca formando uma alça em torno do palato duro pode servir como ponto de fixação para o tubo traqueal.[127] A utilização de sondas com balonete em crianças, tanto durante a cirurgia como na unidade de tratamento intensivo (UTI), é segura e recomendada independentemente da idade da criança.[128-130]

O planejamento do acesso às vias aéreas deve considerar a presença de doenças pulmonares coexistentes e as alterações ocasionadas pela lesão direta das vias aéreas ou inalação de fumaça. Na fase aguda, o edema provocado pelas queimaduras de face e pescoço distorce a anatomia da face e das vias aéreas e limita o movimento do pescoço e a abertura de boca. Tais alterações podem tornar a intubação traqueal extremamente difícil. Meses ou anos após o trauma, quando tem início o tratamento cirúrgico reparador, outros problemas como contraturas em face, pescoço e queixo, microstomia, formação de granulomas, estenose subglótica, traqueomalacia, narinas anormais ou estreitas, além de limitações da mobilidade cervical, podem prejudicar o acesso às vias aéreas.[131]

Nos casos em que se prevê intubação difícil e o paciente é cooperativo, a intubação pode ser realizada sob fibroscopia e anestesia tópica, com ou sem sedação, sempre mantendo a ventilação espontânea. Nos casos em que o paciente não colabora, o procedimento pode ser conduzido após indução venosa "leve" ou inalatória, sem o uso de relaxantes musculares. Em crianças, a cetamina é uma boa opção como sedativo, pois mantém o tônus da musculatura faríngea, não interfere na ventilação e proporciona condições adequadas para a introdução do aparelho. Mesmo quando não houver indícios de intubação difícil, o teste de ventilação sob máscara após indução é recomendado antes do bloqueio muscular. O videolaringoscópio pode ser usado não apenas como instrumento de intubação, mas para fazer o diagnóstico das condições da laringe e hipofaringe.[131]

O tempo de esvaziamento gástrico pode estar ou não comprometido no paciente queimado.[132] Fatores como infecção, sepse, edema intestinal e utilização de opioides retardam o esvaziamento gástrico aumentando as chances de aspiração pulmonar. No entanto, a máscara laríngea tem sido utilizada com sucesso em determinados casos, desde que atendidas as precauções habituais.[133]

## Técnicas anestésicas

Não existe um fármaco ou técnica anestésica ideal para o paciente queimado. Com exceção da succinilcolina, praticamente todos os agentes ou técnicas anestésicas podem ser empregados com segurança. A escolha do tipo de anestesia deve levar em conta a idade e o estado geral do paciente, a extensão e localização das queimaduras, a fase de evolução do trauma e as respectivas alterações fisiológicas e farmacológicas, a cirurgia proposta, o risco de sangramento e as preferências do anestesiologista.

Como regra, nas primeiras 48 horas, as alterações hemodinâmicas que prolongam o início de ação e as meias-vidas de distribuição e eliminação normalmente reduzem as doses necessárias dos agentes anestésicos. Durante a fase hipermetabólica, o alto fluxo sanguíneo renal e hepático, níveis séricos menores de albumina e maiores da $\alpha_1$-glicoproteína ácida e alterações nos receptores resultam na necessidade de doses maiores dos agentes venosos e elevação da concentração alveolar mínima (CAM) dos anestésicos inalatórios.[43]

Tanto o propofol quanto o tiopental têm sido utilizados como agentes indutores, contanto que titulados de acordo com o estado hemodinâmico do paciente. O etomidato, devido à sua estabilidade hemodinâmica, é uma boa escolha no caso de pacientes muito instáveis. Entretanto, o seu uso em pacientes sépticos ou imunodeprimidos é controverso devido ao risco de supressão adrenocortical após uma única dose. Em tais situações, é mais prudente utilizar outros agentes indutores.[134]

A cetamina ainda é muito utilizada no queimado, tanto como agente indutor como sedativo e analgésico. É ideal para procedimentos curtos, como troca de curativos, pequenos desbridamentos e passagem de sonda vesical em crianças. A adição de benzodiazepínicos ou dexmedetomidina é recomendada para se evitar seus efeitos psicomiméticos. As vantagens da cetamina incluem efeito simpatomimético; aumento da resistência vascular sistêmica (reduz as perdas sanguíneas durante a excisão das lesões); preservação dos reflexos protetores das vias aéreas; manutenção da resposta à hipóxia e hipercapnia; anestesia dissociativa; analgesia; e ação anti-inflamatória.[135,136] O bólus de cetamina pode causar hipotensão em queimados, a despeito de seus efeitos simpáticos. Esses pacientes têm níveis elevados e contínuos de catecolaminas circulantes, resultando na dessensibilização e *down-regulation* dos receptores β-adrenérgicos. Como resultado, o efeito cardiodepressor direto da cetamina torna-se proeminente.[137]

A manutenção da anestesia pode ser obtida por via venosa, inalatória ou por ambas. Os efeitos cardiodepressores e vasodilatadores dose-dependentes dos agentes inalatórios podem limitar seu uso como agente isolado em pacientes pouco tolerantes às alterações hemodinâmicas. Os anestésicos inalatórios podem ser particularmente úteis nos pacientes com lesões inalatórias devido aos seus efeitos broncodilatadores. A anestesia venosa total é uma boa escolha nos pacientes que estão sob ventilação oscilatória de alta frequência, pois se evita, assim, a interrupção do modo ventilatório e seus efeitos protetores pulmonares. Nesses casos, utilizam-se opioides e midazolam, cetamina e/ou propofol por infusão contínua.[43]

Invariavelmente, os pacientes chegam ao centro cirúrgico recebendo uma série de medicações ou nutrição por via parenteral. É importante verificar o horário do antibiótico e administrar uma dose extra, se necessário, ao longo do procedimento. Insulina e antagonistas β-adrenérgicos têm sido usados para reverter os efeitos dos mediadores inflamatórios da resposta hipermetabólica. A terapia com insulina tem reduzido a mortalidade de pacientes críticos, tendo como mecanismos prováveis o aumento de captação de aminoácidos e glicose pelas células, a regulação da proteólise, o efeito imunomodulatório, a ação anti-inflamatória e o estímulo da translação proteica. Os antagonistas β-adrenérgicos amenizam os efeitos das catecolaminas circulantes reduzindo o trabalho cardíaco, a taquicardia, a taxa metabólica, a termogênese, o catabolismo proteico e a infiltração gordurosa do fígado.[25,30,138]

A decisão de se manter ou não o paciente intubado no pós-operatório depende do grau de comprometimento pulmonar e das vias aéreas, estado metabólico, risco de sangramento perioperatório, se o paciente já se encontrava sob uso de ventilador no pré-operatório, presença de enxertos delicados no pescoço e face, e nova intervenção cirúrgica dentro de curto espaço de tempo.

Como alternativa à anestesia geral, a anestesia regional – além de promover anestesia cirúrgica – melhora a analgesia pós-operatória e facilita o processo de reabilitação. Os bloqueios periféricos e do neuroeixo, usados como técnica isolada, são aplicáveis normalmente para procedimentos de extremidades e região perineal. Nos procedimentos com enxertia, dois aspectos devem ser considerados: como as localizações anatômicas das áreas doadora e receptora são diferentes, com frequência a extensão do bloqueio não consegue abranger ambas; e os pacientes costumam sentir mais dor na área doadora do que na receptora. Bloqueios de tronco (paravertebral e bloqueio do plano transverso abdominal), do nervo femoral cutâneo lateral e da fáscia ilíaca têm-se mostrado úteis em prover analgesia de áreas doadoras.[139-141] Bloqueios periféricos, anestesia subaracnóidea ou peridural, quando associados à anestesia geral, melhoram a qualidade e duração da analgesia pós-operatória.

Certas condições, como sepse, instabilidade hemodinâmica, risco de sangramento, presença de lesões nos locais de punção e alterações da coagulação, podem contraindicar a anestesia regional. Não existem estudos sugerindo que a incidência de abscessos peridurais seja mais comum no queimado, ao contrário do que se observa com os cateteres venosos.

A infiltração subcutânea de solução de anestésico local e adrenalina (anestesia tumescente) tem sido empregada em escarotomias, desbridamentos, excisões e enxertos. Por proporcionar maior rigidez à pele devido ao edema subcutâneo, essa técnica facilita a retirada e colocação de enxertos. Outras vantagens incluem redução do sangramento, anestesia de grandes áreas da superfície corpórea e analgesia pós-operatória.

## Manutenção da temperatura corporal

A hipotermia é um dos grandes problemas no perioperatório. A perda de calor por evaporação e convecção pelas áreas queimadas torna o paciente suscetível a mudanças bruscas da temperatura corporal. A resposta inflamatória desencadeada pelas queimaduras eleva os limites da regulação térmica hipotalâmica para 38 a 39 °C. A taxa metabólica encontra-se aumentada na tentativa de manter a temperatura corporal mais alta. A hipotermia no queimado é mal tolerada já que causa aumento exagerado do consumo de oxigênio e piora do quadro catabólico.[142] Além disso, a anestesia geral altera os limites inferior e superior de temperatura a partir dos quais ocorre a ativação de respostas fisiológicas protetoras contra a hipotermia e hipertermia, respectivamente. Essas mudanças aumentam o intervalo térmico em que o paciente fica sujeito às variações da temperatura ambiente.

A temperatura mantida durante a anestesia depende exclusivamente da distribuição passiva de calor pelo corpo e da diferença entre a produção e perda de calor para o ambiente. A hipotermia intraoperatória aumenta as perdas sanguíneas e piora as taxas de morbidade e mortalidade.[143] Diferentes métodos devem ser utilizados para se manter a temperatura corporal, incluindo manta ou colchão térmico, fontes radiantes de calor, aquecimento dos fluidos infundidos e soluções de irrigação, proteção das áreas expostas com faixas ou plásticos e manutenção da temperatura ambiente entre 28 e 33 °C.[30]

## Manutenção da hemostasia

O sangramento durante escarotomias, desbridamentos, excisões e enxertos está diretamente relacionado à quantidade de área excisada e pode chegar a 117 mL por %ASC. As estratégias para conter o sangramento incluem limitação da área excisada em 10 a 15% da ASC por procedimento, uso de torniquetes, *cell saver*, hemodiluição e autotransfusão, aplicação tópica de trombina e adrenalina, administração do fator VII recombinante e infiltração subcutânea de vasoconstritores, como adrenalina, vasopressina ou fenilefrina. Os efeitos sistêmicos dos vasoconstritores podem ser significativos e imprevisíveis. O uso intravenoso de vasopressina durante a incisão de lesões reduz o sangramento devido à sua ação seletiva no fluxo sanguíneo cutâneo. O garroteamento do membro excisado ajuda a conter o sangramento, porém limita a área a ser abordada e elimina um sinal indicativo da eficácia do desbridamento que é o próprio sangramento.[144-149]

A despeito dos esforços para se reduzir a hemorragia intraoperatória, o risco de transfusão é alto em razão dos inúmeros procedimentos a que os pacientes normalmente se submetem ao longo do tratamento. Nesse contexto, valem algumas considerações:

- As hemácias facilitam a hemostasia por meio de efeito reológico. Elas deslocam as plaquetas para a periferia do vaso melhorando a interface destas com o endotélio, assim como exercem efeito direto na bioquímica das plaquetas. Portanto, níveis de hematócrito inferiores a 30% podem significar sangramento perioperatório maior.[150]
- Um estudo em pacientes críticos comparando uma estratégia mais conservadora para transfusão (manutenção de hemoglobina de 7 a 9 $g{\cdot}dL^{-1}$) com outra mais liberal (manutenção de hemoglobina de 10 a 12 $g{\cdot}dL^{-1}$) mostra que o protocolo mais restritivo é tão efetivo quanto o liberal.[151] Outro estudo mais recente, abrangendo centros de queimados americanos, revela que o limiar de transfusão para pacientes com mais de 20% da ASC queimada ainda continua alto (média de 8,6 $g{\cdot}dL^{-1}$) e que a transfusão está associada ao aumento da mortalidade e à maior incidência de infecções.[152]
- Não existe consenso sobre um valor de hemoglobina mínimo aceitável no paciente queimado. Esse valor varia muito de paciente para paciente. Mais importante do que se basear apenas no hematócrito ou hemoglobina, é levar em conta informações que traduzam o grau de perfusão e oxigenação tecidual, como parâmetros hemodinâmicos, metabólicos e débito urinário.[102]
- As alterações hemodinâmicas causadas pela resposta hiperdinâmica, pelo uso tópico de vasoconstritor e pela estimulação nociceptiva excessiva, além das dificuldades em se mensurar o sangramento intraoperatório, podem mascarar o momento mais adequado para se transfundir.
- A anemia aguda no queimado é agravada pela alta demanda metabólica, pelo fato de o débito cardíaco já se encontrar elevado – não sendo capaz de compensar as quedas abruptas do conteúdo arterial de oxigênio – e pelo comprometimento da hematopoiese.
- As transfusões devem ser reservadas para pacientes com necessidades fisiológicas comprovadas, naqueles anêmicos submetidos a cirurgias com risco de sangramento excessivo ou em fase de reabilitação nos quais a anemia pode comprometer atividades relevantes, bem como para antecipar situações em que as perdas sanguíneas podem levar à anemia aguda intraoperatória.[102]

## Período pós-operatório

Nessa fase, a decisão de se manter ou não o paciente intubado vai depender dos critérios já discutidos. Se a extubação for planejada, ela deverá ocorrer de forma suave a fim de se manter a integridade dos enxertos recém-colocados.

A dor é reconhecidamente o principal desafio no tratamento do paciente queimado. O tratamento inadequado da dor é comum, mesmo em centros de referência. Isso se deve à subestimação da dor, ao receio de usar doses elevadas de opioides e à falta de familiaridade no manejo de pacientes tolerantes a opioides. No paciente pediátrico, tal situação é agravada devido à dificuldade em se obter ou manter um acesso venoso.[131]

A dor pode ser proveniente de várias fontes além das lesões, incluindo procedimentos cirúrgicos (escarotomias, enxertos, trocas de curativos), punções venosas, infecção e outras lesões associadas.[26] Os quatro padrões de dor observados em pacientes queimados incluem dor constante, presente durante o repouso e nos movimentos (*background pain*), episódios de dor intensa e inesperada (*breakthrough pain*), dor decorrente do ato cirúrgico e aquela presente no pós-operatório.[153]

Os pacientes muitas vezes não sentem dor logo após o acidente, principalmente se o trauma for extenso, pois o estado de choque psicológico pode interferir na percepção dolorosa. A intensidade da dor, embora diretamente relacionada à extensão das lesões, varia de maneira significativa de paciente para paciente e no mesmo paciente ao longo do dia.

A dor é causada pela lesão tecidual direta e pela hiperalgesia induzida pela resposta inflamatória.[135,154] A estimulação inicial e subsequente das terminações nervosas por mediadores inflamatórios, como bradicinina e histamina, e pelos neurotransmissores glutamato e substância P afeta tanto os mecanismos periféricos como centrais da dor e contribui para o aparecimento de síndromes dolorosas crônicas.[154] As manifestações fisiológicas da dor, como taquicardia, hipertensão e aumento do consumo de oxigênio, agravam ainda mais o quadro hipermetabólico.[155] O estresse pós-traumático ocorre em até 30% dos pacientes queimados, geralmente devido ao tratamento inadequado da dor e da ansiedade.[155,156]

A abordagem multimodal da dor e o controle da ansiedade têm-se mostrado eficazes no tratamento antálgico do paciente queimado. Os opioides constituem a base do tratamento. A variedade de opioides disponíveis no mercado permite maior versatilidade quanto à escolha da potência, forma de administração e duração de ação mais adequada para cada paciente.[157] A dor presente no repouso normalmente é de moderada intensidade e pode ser tratada com medicações de potência moderada e cuja concentração plasmática permaneça relativamente constante ao longo do dia. Para tal fim, pode-se utilizar infusão de opioides por via venosa e administração de opioides por via oral de longa duração (metadona) ou com absorção enteral prolongada (morfina e oxicodona de liberação controlada).[158,159]

A analgesia controlada pelo paciente é um método eficiente e seguro para administrar opioides no tratamento da dor constante e naquela decorrente de procedimentos, tanto em crianças quanto em adultos.[160]

A administração contínua de analgésicos por si só pode acarretar hiperalgesia induzida pelos opioides, tornando necessárias doses de opioides cada vez mais altas.[161] O tratamento da tolerância aos opioides inclui alternar os opioides e administrar fármacos que ajam em receptores não opioides, como cetamina, dexmedetomidina, clonidina e gabapentina.[26]

Os antidepressivos melhoram a analgesia induzida pelos opioides, particularmente nos pacientes com dor neuropática, por meio da ativação das vias inibitórias descendentes na medula espinhal.[158] A gabapentina e a pregabalina também podem ser úteis como coadjuvantes no tratamento da dor neuropática.

Esses anticonvulsivantes diminuem a sensibilização central à dor mediante ligação a canais de cálcio pré-sinápticos.[162] As medicações $\alpha_2$-agonistas têm ação analgésica, sedativa e anti-hipertensiva e não provocam prurido ou depressão respiratória como os opioides. No entanto, podem causar hipotensão em altas doses e na presença de hipovolemia.[163,164] A cetamina, além de reduzir o consumo de opioides no pós-operatório, pode ser utilizada como medicação de resgate nos casos pouco responsivos aos opioides. A cetamina parece agir na redução da hiperalgesia.[165] Os benzodiazepínicos são empregados nos casos de dor associada a graus variados de ansiedade, que exacerbam as queixas álgicas.

Os anti-inflamatórios não esteroides consistem na primeira linha de tratamento nas queimaduras pequenas. Nas lesões mais extensas, os anti-inflamatórios devem ser associados a analgésicos mais potentes devido ao seu efeito-teto.[166] Esses medicamentos podem reduzir a quantidade de opioides em até 20 a 30%, além de diminuir os seus efeitos colaterais. Os mais apropriados no queimado são o paracetamol, a dipirona e os inibidores específicos da cicloxigenase 2. O uso de anti-inflamatórios requer cautela em pacientes com doenças cardiovasculares e gastrintestinais, bem como nas situações em que há risco de sangramento.[167-169]

Técnicas não farmacológicas são medidas complementares importantes no tratamento da dor e incluem apoio psicológico, técnicas de relaxamento, distração, hipnose, terapia cognitivo-comportamental e realidade virtual. Essa última consiste em focar a visão do paciente em um mundo virtual tridimensional conhecido como mundo da neve, que representa o antagonismo das sensações nociceptivas desencadeadas pelas lesões.[170-173]

## Considerações finais

O manejo do paciente queimado impõe diversos desafios à equipe multidisciplinar que o atende. Para o anestesiologista, esses desafios se traduzem em alterações fisiológicas, farmacocinéticas e farmacodinâmicas, choque do queimado, lesões pulmonares por inalação, alterações anatômicas das vias aéreas, dificuldades na monitorização e obtenção de acesso venoso, risco de grandes sangramentos, hipotermia e tratamento da dor. Tais alterações são dinâmicas e variam de acordo com o estágio do trauma. O conhecimento, o manejo e a antecipação desses problemas garantirão um perioperatório seguro ao paciente.

## Referências


1. American Burn Association. Burn incidence and treatment in the United States: 2016 fact sheet [Internet]. Chicago: ABA; 2016 [capturado em 27 mar. 2017]. Disponível em: http:// www.ameriburn.org/resources factsheet.php.
2. American Burn Association. National burn repository 2010: version 6.0. Chicago: ABA; 2010.
3. Curado ALCF. Redução da dor em pacientes queimados através da acupuntura [monografia]. Goiânia: Universidade Estadual de Goiás; 2006.
4. American Burn Association. Hospital and prehospital resources for optimal care of patients with burn injury: guidelines for development and operation of burn centers. J Burn Care Rehabil. 1990;11(2):98-104.
5. Baux S. Contribution à l'étude du traitement local des brulures thermiques étendues [tese]. Paris: [editor desconhecido]; 1961.
6. Tobiasen J, Hiebert JH, Edlich RF. Prediction of burn mortality. Surg Gynecol Obstet.1982;(154):711-4.
7. Ryan CM, Schoenfeld DA, Thorpe WP, Sheridan RL, Cassem EH, Tompkins RG: Objective estimates of the probability of death from burn injuries. N Engl J Med. 1998;338(6):362-6.
8. Saffle JR. Predicting outcomes of burns. N Engl J Med. 1998;338(6):387-8.
9. Choinière M, Dumont M, Papillon J, Garrel DR. Prediction of death in patients with burns. Lancet. 1999;353(9171):2211-2.
10. Bittner EA, Woodson L, Martyn JAJ. Acute and Perioperative Care of the Burn-injured Patien. Anesthesiology. 2015;122(2):448-64.
11. Muller MJ, Herndon DN. The challenge of burns. Lancet. 1994;343(8891):216-20.
12. Brusselaers N, Monstrey S, Vogelaers D, Hoste E, Blot S. Severe burn injury in Europe: a systematic review of the incidence, etiology, morbidity, and mortality. Crit Care. 2010;14(5):R188.
13. Pittaway AJ. Managing paediatric burns. Anaesthesia tutotial of the week 78. World federation of societies of anaesthesiologists. In: Anaesthesia tutorial of the week 78,
16th december 2007 [Internet]. London: Anaesthesia UK; 2007 [capturado em 27 mar. 2017]. Disponível em: https://www.aagbi.org/sites/default/files/78-Managing-paediatric-burns.pdf.
14. Alnababtah KM, Davies P, Jackson CA, Ashford RL, Filby M. Burn injuries among children from a region-wide paediatric burns unit. Br J Nurs. 2011;20(3):156, 158-62.
15. Henriques FC, Moritz AR. Studies on thermal injuries. Am J Pathol. 1947;23:531-6.
16. McClure J, Moore EC. Burns and inhalational injury. Anaesth Intensive Care Med. 2011;12(9):393-8.
17. Esses SI, Peters WJ. Electrical burns; pathophysiology and complications. Can J Surg. 1981;24(1):11-4.
18. Bailey SL. Electrical injuries. Considerations for the perioperative nurse. AORN J. 1989;49(3):773-87.
19. Lee RC. Injury by electrical forces: pathophysiology, manifestations, and therapy. Curr Probl Surg. 1997;34(9):677-764.
20. Waghmare CM. Radiation burn from mechanism to management. Burns. 2013;39(2):212-9.
21. Jackson DM. The diagnosis of the depth of burning. Br J Surg. 1953;40(164):588-96.
22. Arturson G. Pathophysiology of the burn wound and pharmacological treatment. The Rudi Hermans lecture, 1995. Burns.1996;22(4):255-74.
23. Demling RH. The burn edema process: current concepts. J Burn Care Rehabil. 2005;26(3):207-77.
24. Cuthbertson DP. Postshock metabolic response. Lancet 1942;239:433-7.
25. Williams FN, Herndon DN, Jeschke MG. The hypermetabolic response to burn injury and interventions to modify this response. Clin Plast Surg. 2009;36(4):583-96.
26. Bittner EA, Shank E, Woodson L, Martyn JAJ. Acute and perioperative care of the burn-injured patient. Anesthesiology. 2015;122(2):448-64.
27. Martyn JA, Aikawa N, Wilson RS, Szyfelbein SK, Burke JF. Extrapulmonary factors influencing the ratio of arterial oxygen tension to inspired oxygen concentration in burn patients. Crit Care Med. 1979;7(11):492-6.
28. Marko P, Layon AJ, Caruso L, Mozingo DW, Gabrielli A. Burn injuries. Curr Opin Anaesthesiol. 2003;16(2):183-91.
29. MacLennan N, Heimbach DM, Cullen BF. Anesthesia for major thermal injury. Anesthesiology. 1998;89(3):749-70.
30. Herndon DN, Tompkins RG. Support of the metabolic response to burn injury. Lancet. 2004;363(9424):1895-902.
31. Pereira C, Murphy K, Jeschke M, Herndon DN. Post burn muscle wasting and the effects of treatments. Int J Biochem Cell Biol. 2005;37(10):1948-61.
32. Przkora R, Barrow RE, Jeschke MG, Suman OE, Celis M, Sanford AP, et al. Body composition changes with time in pediatric burn patients. J Trauma. 2006;60(5):968-71
33. Rennie MJ. Muscle protein turnover and the wasting due to injury and disease. Br Med Bull. 1985;41(3):257-64.
34. Arnold J, Campbell IT, Samuels TA, Devlin JC, Green CJ, Hipkin LJ, et al. Increased whole body protein breakdown predominates over increased whole body protein synthesis in multiple organ failure. Clin Sci (Lond). 1993;84(6):655-61.
35. Biolo G, Tipton KD, Klein S, Wolfe RR. An abundant supply of amino acids enhances the metabolic effect of exercise on muscle protein. Am J Physiol. 1997;273(1 Pt 1):E122-9.
36. Biolo G, Toigo G, Ciocchi B, Situlin R, Iscra F, Gullo A, et al. Metabolic response to injury and sepsis: changes in protein metabolism. Nutrition. 1997;13(9 Suppl):52S-57S.
37. Chang DN, Desanti L, Demling RH. Anti-catabolic and anabolic strategies in critical illness; a review of current treatment modalities. Shock. 1998;10(3):155-60.
38. Jeschke MG, Barrow RE, Herndon DN. Extended hypermetabolic response of the liver in severely burned pediatric patients. Arch Surg. 2004;139(6): 641-7.
39. Dickerson RN, Gervasio JM, Riley ML, Murrell JE, Hickerson WL, Kudsk KA, et al. Accuracy of predictive methods to estimate resting energy expenditure of thermally-injured patients. JPEN J Parenter Enteral Nutr. 2002;26(1):17-29.
40. Jeschke MG, Mlcak RP, Finnerty CC, Norbury WB, Gauglitz GG, Kulp GA, et al. Burn size determines the inflammatory and hypermetabolic response. Crit Care. 2007;11(4):R90.
41. Miller K, Chang A. Acute inhalation injury. Emerg Med Clin North Am. 2003;21(2):533-57.
42. Rehberg S, Maybauer MO, Enkhbaatar P, Maybauer DM, Yamamoto Y, Traber DL. Pathophysiology, management and treatment of smoke inhalation injury. Expert Rev Respir Med. 2009;3(3):283-97.
43. Harbin KR, Norris TE. Anesthetic management of patients with major burn injury. AANA J. 2012;80(6):430-9.
44. Demling RH. Smoke inhalation lung injury: an update. Eplasty. 2008;8:e27.
45. Mackie DP, Spoelder EJ, Paauw RJ, Knape P, Boer C. Mechanical ventilation and fluid retention in burn patients. J Trauma. 2009;67(6):1233-8.
46. McCall JE, Cahill TJ. Respiratory care of the burn patient. J Burn Care Rehabil. 2005;26(3):200-6.
47. Weiss SM, Lakshminarayan S. Acute inhalation injury. Clin Chest Med. 1994;15(1):103-16.
48. Mustonen KM, Vuola J. Acute renal failure in intensive care burn patients. J Burn Care Res. 2008;29(1):227-37.
49. Leblanc M, Thibeault Y, Querin S. Continuous haemofiltration and haemodiafiltration for acute renal failure in severely burned patients. J Burn Care Res. 2008;29(1):227-37.
50. Chrysopoulo MT, Jeschke MG, Dziewulski P, Barrow RE, Herndon DN. Acute renal dysfunction in severely burned adults. J Trauma. 1999;46(1):141-4.
51. Davies DM, Pusey CD, Rainford DJ, Brown JM, Bennett JP. Acute renal failure in burns. Scand J Plast Reconstr Surg. 1979;13(1):189-92.
52. Planas M, Wachtel T, Frank H, Henderson LW. Characterization of acute renal failure in the burned patient. Arch Intern Med. 1982;142(12):2087-91.
53. Schiavon M, Di Landro D, Baldo M, De Silvestro G, Chiarelli A. A study of renal damage in seriously burned patients. Burns Incl Therm Inj. 1988;14(2):107-12.
54. Haberal M, Ozdemir A, Bayraktar U, Oner Z, Bilgin N. Gastrointestinal and renal complications in burned patients. Eur J Plast Surg. 1993;16(1):17-21.
55. Borgognone A, Gherardini G: Disseminated intravascular coagulation as the underlying cause of multiple organ failure in burned patients: preliminary observations. Ann Burns Fire Disasters. 1991;4(1):13-5.
56. Bouchard J, Soroko SB, Chertow GM, Himmelfarb J, Ikizler TA, Paganini EP, et al. Fluid accumulation, survival and recovery of kidney function in critically ill patients with acute kidney injury. Kidney Int. 2009;76(4):422-7.
57. Heung M, Wolfgram DF, Kommareddi M, Hu Y, Song PX, et al. Fluid overload at initiation of renal replacement therapy is associated with lack of renal recovery in patients with acute kidney injury. Nephrol Dial Transplant. 2012;27(3):956-61.
58. Payen D, de Pont AC, Sakr Y, Spies C, Reinhart K, Vincent JL. A positive fluid balance is associated with a worse outcome in patients with acute renal failure. Crit Care. 2008;12(3):R74.
59. Lazarus D, Hudson DA. Fatal rhabdomyolysis in a flame burn patient. Burns. 1997;23(5):446-50.
60. Sharp LS, Rozycki GS, Feliciano DV. Rhabdomyolysis and secondary renal failure in critically ill surgical patients. Am J Surg. 2004;188(6):801-6.
61. Rosen CL, Adler JN, Rabban JT, Sethi RK, Arkoff L, Blair JA, et al. Early predictors of mioglobinúria and acute renal failure following electrical injury. J Emerg Med. 1999;17(5):783-9.
62. Rangel-Frausto MS, Pittet D, Costigan M, Hwang T, Davis CS, Wenzel RP. The natural history of the systemic inflammatory response syndrome (SIRS). A prospective study. JAMA. 1995;273(2):117-23.
63. Riedemann NC, Guo RF, Ward PA. The enigma of sepsis. J Clin Invest. 2003;112(4):460-7.
64. Dolecek R, Adámková M, Sotorníková T, Závada M, Kracmar P. Endocrine response after burn. Scand J Plast Reconstr Surg. 1979;13(1):9-16.
65. Hohlfeld T, Klemm P, Thiemermann C, Warner TD, Schrör K, Vane JR. The contribution of tumor necrosis factor-alpha and endothelin-1 to the increase of coronary resistance in hearts from rats treated with endotoxin. Br J Pharmacol. 1995;116(8):3309-15.
66. Schrier RW, Wang W. Acute renal failure and sepsis. N Engl J Med. 2004;351(2):159-69.
67. Czermak BJ, Sarma V, Pierson CL, Warner RL, Huber-Lang M, Bless NM,et al. Protective effects of C5a blockade in sepsis. Nat Med. 1999;5(7):788-92.
68. Huber-Lang MS, Riedeman NC, Sarma JV, Younkin EM, McGuire SR, Laudes IJ, et al. Protection of innate immunity by C5aR antagonist in septic mice. FASEB J. 2002;16(12):1567-74.
69. Riedemann NC, Guo RF, Neff TA, Laudes IJ, Keller KA, Sarma VJ, et al. Increased C5a receptor expression in sepsis. J Clin Invest. 2002;110(1):101-8.
70. Reinhart K, Bayer O, Brunkhorst F, Meisner M. Markers of endothelial damage in organ dysfunction and sepsis. Crit Care Med. 2002;30(5 Suppl):S302-12.
71. Cook DJ. Stress ulcer prophylaxis: gastrointestinal bleeding and nosocomial pneumonia. Best evidence synthesis. Scand J Gastroenterol Suppl. 1995; 210:48-52.
72. DePriest JL: Stress ulcer prophylaxis. Do critically ill patients need it? Postgrad Med. 1995;98(4):159-68.
73. Shuman RB, Schuster DP, Zuckerman GR. Prophylactic therapy for stress ulcer bleeding: a reappraisal. Ann Intern Med. 1987;106(4):562-7.
74. Glas GJ, Levi M, Shultz MJ. Coagulopathy and its management in patients with severe burns. J Thromb Haesmost. 2016;14(5):865-74.
75. Fuzaylov G, Fidkowski CW. Anesthetic considerations

for major burn injury in pediatric patients. Paediatr Anaesth. 2009;19(3):202–11.

76. Church D, Elsayed S, Reid O, Winston B, Lindsay R. Burn wound infections. Clin Microbiol Rev. 2006;19(2):403-34.
77. Chaudry IH, Ayala A. Mechanism of increased susceptibility to infection following hemorrhage. Am J Surg. 1993;165(2A Suppl):59S-67S.
78. Weissman C. The metabolic response to stress: an overview and update. Anesthesiology. 1990;73(2):308-27.
79. Noel GJ, Valente JF, Ogle JD, Cornelius J, Custer DA. Changes in bone marrow derived myeloid cells from thermally injured rats reflect changes in the progenitor cell population. J Burn Care Rehabil. 2002;23(2):75-86.
80. Cioffi WG. What's new in burns and metabolism? J Am Coll Surg. 2001;192(2):241-54.
81. Alexander JW. Mechanism of immunologic suppression in burn injury. J Trauma. 1990;30(12 Suppl):S70-5.
82. Gosain A, Gamelli RL. A primer in cytokines. J Burn Care Rehabil. 2005;26(1):7-12.
83. Han T, Harmatz JS, Greenblatt DJ, Martyn JA. Fentanyl clearance and volume of distribution are increased in patients with major burns. J Clin Pharmacol. 2007;47(6):674-80.
84. Martyn JA, Bishop AL, Oliveri MF. Pharmacokinetics and pharmacodynamics of ranitidine after burn injury. Clin Pharmacol Ther. 1992;51(4):408-14.
85. Jaehde U, Sörgel F. Clinical pharmacokinetics in patients with burns. Clin Pharmacokinet. 1995;29(1):15-28.
86. Blanchet B, Jullien V, Vinsonneau C, Tod M. Influence of burns on pharmacokinetics and pharmacodynamics of drugs used in the care of burn patients. Clin Pharmacokinet. 2008;47(10):635-54.
87. Martyn JA, Abernethy DR, Greenblatt DJ. Plasma protein binding of drugs after severe burn injury. Clin Pharmacol Ther. 1984;35(4):535-9.
88. Han TH, Greenblatt DJ, Martyn JA. Propofol clearance and volume of distribution are increased in patients with major burns. J Clin Pharmacol. 2009;49(7):768-72.
89. Han TH, Martyn JA. Neuromuscular pharmacodynamics of mivacurium in adults with major burns. Br J Anaesth. 2011;106(5):675-9.
90. Sen S, Greenhalgh D, Palmieri T. Review of burn injury research for the year 2009. J Burn Care Res. 2010;31(6):836-48.
91. Han TH, Martyn JA. Onset and effectiveness of rocuronium for rapid onset of paralysis in patients with major burns: priming or large bolus. Br J Anaesth. 2009;102(1):55-60.
92. Perreault S, Choinière M, du Souich PB, Bellavance F, Beauregard G. Pharmacokinetics of morphine and its glucuronidated metabolites in burn injuries. Ann Pharmacother. 2001;35(12):1588-92.
93. Herman RA, Veng-Pedersen P, Miotto J, Komorowski J, Kealey GP. Pharmacokinetics of morphine sulfate in patients with burns. J Burn Care Rehabil. 1994;15(2):95-103.
94. Kaneda K, Han TH. Comparative population pharmacokinetics of fentanyl using nonlinear mixed effect modeling: burns vs. non-burns. Burns. 2009;35(6):790-7.
95. Macfie AG, Magides AD, Reilly CS. Disposition of alfentanil in burns patients. Br J Anaesth. 1992;69(5):447-50.
96. Furman WR, Munster AM, Cone EJ. Morphine pharmacokinetics during anesthesia and surgery in patients with burns. J Burn Care Rehabil. 1990;11(5):391-4.
97. Bloemsma GC, Dokter J, Boxma H, Oen IM. Mortality and causes of death in a burn centre. Burns. 2008;34(8):1103-7.
98. Brigham PA, McLoughlin E. Burn incidence and medical care use in the United States: estimates, trends, and data sources. Burns. 2008;34(8):1103-7.
99. Gomez R, Murray CK, Hospenthal DR, Cancio LC, Renz EM, Holcomb JB, et al. Causes of mortality by autopsy findings of combat casualties and civilian patients admitted to a burn unit. J Am Coll Surg. 2009;208(3):348-54.
100. Woodson LC. Diagnosis and quantification of inhalation injury. J Burn Care Res. 2009;30:143-5
101. Fan E, Needham DM, Stewart TE. Ventilatory management of acute lung injury and acute respiratory distress syndrome. JAMA. 2005; 294(22):2889-96.
102. Snell JA, Loh NH, Mahambrey T, Shokrollah K. Clinical review: the critical care management of the burn patient. Crit Care. 2013;17(5):241.
103. Hettiaratchy S, Papini R. Initial management of a major burn: II-assessment and resuscitation. BMJ. 2004;329(7457):101-3.
104. Cope O, Moore FD. The redistribution of body water and the fluid therapy of the burned patient. Ann Surg. 1947;126(6):1010-45.
105. Baxter CR, Shires GT. Physiological response to crystalloid resuscitation of severe burns. Ann N Y Acad Sci. 1968;150(3):874-94.
106. Engrav LH, Colescott PL, Kemalyan N, Heimbach DM, Gibran NS, Solem LD, et al. A biopsy of the use of the Baxter formula to resuscitate burns or do we do it like Charlie did it? J Burn Care Rehabil. 2000;21(2):91-5.
107. Friedrich JB, Sullivan SR, Engrav LH, Round KA, Blayney CB, Carrougher GJ, et al. Is supra-Baxter resuscitation in burn patients a new phenomenon? Burns. 2004;30(5):464-6.
108. Pruitt BA. Protection from excessive resuscitation: "pushing the pendulum back". J Trauma. 2000;49(3):567-8.
109. Sullivan SR, Friedrich JB, Engrav LH, Round KA, Heimbach DM, Heckbert SR, et al. "Opioid creep" is real and may be the cause of "fluid creep". Burns. 2004;30(6):583-90.
110. Wibbenmeyer L, Sevier A, Liao J, Williams I, Light T, Latenser B, et al: The impact of opioid administration on resuscitation volumes in thermally injured patients. J Burn Care Res. 2010;31(1):48-56.
111. Cancio LC, Chávez S, Alvarado-Ortega M, Barillo DJ, Walker SC, McManus AT, et al. Predicting increased fluid requirements during the resuscitation of thermally injured patients. J Trauma. 2004;56(2):404-13
112. Dulhunty JM, Boots RJ, Rudd MJ, Muller MJ, Lipman J. Increased fluid resuscitation can lead to adverse outcomes in major-burn injured patients, but low mortality is achievable. Burns. 2008;34(8):1090-7.
113. Baxter C. Fluid volume and electrolyte changes in the early post-burn period. Clin Plast Surg. 1974;1(4):693-703.
114. Lawrence A, Faraklas I, Watkins H, Allen A, Cochran A, Morris S, et al. Colloid administration normalizes resuscitation ratio and ameliorates "fluid creep". J Burn Care Res. 2010;31(1):40-7.
115. Tricklebank S. Modern trends in fluid therapy for burns. Burns. 2009;35(6):757-767.
116. Faraklas I, Lam U, Cochran A, Stoddard G, Saffle J. Colloid normalizes resuscitation ratio in pediatric burns. J Burn Care Res. 2011;32(1):91-7.
117. Vlachou E, Gosling P, Moiemen NS. Hydroxyethylstarch supplementation in burn resuscitation- A prospective randomized controlled trial. Burns. 2010;36(7):984-91.
118. Oda J, Ueyama M, Yamashita K, Inoue T, Noborio M, Ode Y, Aoki Y, et al. Hypertonic lactated saline resuscitation reduces the risk of abdominal compartment syndrome in severely burned patients. J Trauma. 2006;60(1):64-71.
119. Bunn F, Roberts I, Tasker R, Akpa E. Hypertonic versus near isotonic crystalloid for fluid resuscitation in critically ill patients. Cochrane Database Syst Rev. 2004;(3):CD002045.
120. Tanaka H, Matsuda T, Miyagantani Y, Yukioka T, Matsuda H, Shimazaki S. Reduction of resuscitation fluid volumes in severly burned patients using ascorbic acid administration: A randomized, prospective study. Arch Surg. 2000;135(3):326-31.
121. Neff LP, Allman JM, Holmes JH. The use of therapeutic plasma exchange (TPE) in the setting of refractory burn shock. Burns. 2010;36(3):372-8.
122. Ahrns KS. Trends in burn resuscitation: shifting the focus from fluids to adequate endpoint monitoring, edema control, and adjuvant therapies. Crit Care Nurs Clin North Am. 2004;16(1):75-98.
123. Abdullahi A, Jeschke MG: Nutrition and anabolic pharmacotherapies in the care of burn patients. Nutr Clin Pract. 2014;29(5):621-30.
124. Lavrentieva A, Palmieri T. Determination of cardiovascular parameters in burn patients using arterial waveform analysis: a review. Burns. 2011;37(2):196–202
125. Oliver Jr RI. Burn resuscitation and early management [Internet]. New York: WebMD; 2015 [Capturado em 27 mar. 2017]. Disponível em: http://emedicine.medscape.com/article/1277360-overview.
126. Gordon MD. Burn care protocols: Anchoring endotracheal tubes on patients with facial burns. J Burn Care Rehabil. 1987;8:233–7.
127. Gray RM, Rode H. Intra-operative endotracheal tube stabilization for facial burns. Burns. 2010; 36(4):572–5
128. Sheridan RL. Uncuffed endotracheal tubes should not be used in seriously burned children. Pediatr Crit Care Med. 2006;7(3):258-9.
129. Khine HH, Corddry DH, Kettrick RG, Martin TM, McCloskey JJ, Rose JB, et al. Comparison of cuffed and uncuffed endotracheal tubes in young children during general anesthesia. Anesthesiology. 1997;86(3):627-31.
130. Deakers TW, Reynolds G, Stretton M, Newth CJ. Cuffed endotracheal tubes in pediatric intensive care. J Pediatr. 1994;125(1):57-62.
131. Anderson TA, Fuzaylov G. Perioperative anesthesia management of the burn patient. Surg Clin North Am. 2014;94(4):851-61.
132. Hu OY, Ho ST, Wang JJ, Ho W, Wang HJ, Lin CY. Evaluation of gastric emptying in severe, burn-injured patients. Crit Care Med. 1993;21(4):527-31.
133. McCall JE, Fischer CG, Schomaker E, Young JM. Laryngeal mask airway use in children with acute burns: Intraoperative airway management. Paediatr Anaesth. 1999;9(6):515-20.
134. Sprung C, Annane D, Keh D, Moreno R, Singer M, Freivogel K, et al. Hydrocortisone therapy for patients with septic shock. N Engl J Med. 2008;358(2):111-24.
135. Zor F, Ozturk S, Bilgin F, Isik S, Cosar A. Pain relief during dressing changes of major adult burns: ideal analgesic combination with ketamine. Burns. 2010;36(4):501-5.
136. Gurfinkel R, Czeiger D, Douvdevani A, Shapira Y, Artru AA, Sufaro Y, et al. Ketamine improves survival in burn injury followed by sepsis in rats. Anesth Analg. 2006;103(2):396-402.
137. Wang C, Martyn JA. Burn injury alters beta-adrenergic receptor and second messenger function in rat ventricular muscle. Crit Care Med. 1996;24(1):118-24.
138. Jeschke MG, Chinkes DL, Finnerty CC, Kulp G, Suman OE, Norbury WB, et al. Pathophysiologic response to severe burn injury. Ann Surg. 2008;248(3):387-401.
139. Hernandez JL, Savetamal A, Crombie RE, Cholewczynski W, Atweh N, Possenti P, et al. Use of continuous local anesthetic infusion in the management of postoperative split-thickness skin graft donor site pain. J Burn Care Res. 2013;34(4):e257-62.
140. Shank ES, Martyn JA, Donelan MB, Perrone A, Firth PG, Driscoll DN: Ultrasound-guided regional anesthesia for pediatric burn reconstructive surgery: a prospective study. J Burn Care Res. 2016;37(3):e213-7
141. Cuignet O, Pirson J, Boughrouph J, Duville D. The efficacy of continous fascia iliaca compartment block for pain management in burn patients undergoing skin grafting procedures. Anesth Analg. 2004;98(4):1077-81.
142. Woodson LC, Sherwood ER, Kinsky M, Morvant E, Talon M: Anesthesia for burned patients. In: Herndon DN, editor. Total burn care. 4th ed. Edinburgh: Elsevier; 2012. p. 173–98.
143. Oda J, Kasai K, Noborio M, Ueyama M, Yukioka T: Hypothermia during burn surgery and postoperative acute lung injury in extensively burned patients. J Trauma. 2009;66(6):1525–9.
144. Snelling CF, Shaw K. The effect of topical epinephrine hydrochloride in saline on blood loss following tangential excision of burn wounds. Plast Reconstr Surg. 1983;72(6):830-6.
145. Garner WL, Thomson PD, Moore NP, Rodriguez JL, Smith DJ Jr. Effect of triglycyl-lysine-vasopressin on skin blood flow and blood loss during wound excision in patients with burns. J Burn Care Rehabil. 1993;14(4):458-60.
146. Cartotto R, Musgrave MA, Beveridge M, Fish J, Gomez M. Minimizing blood loss in burn surgery. J Trauma. 2000;49(6):1034–9.
147. Gomez M, Logsetty S, Fish JS. Reduced blood loss during burn surgery. J Burn Care Rehabil. 2001;22(2):111-7.
148. Sterling JP, Heimbach DM. Hemostasis in burn surgery: a review. Burns. 2011;37(4):559-65.
149. Johansson PI, Eriksen K, Nielsen SL, Rojkjaer R, Alsbjørn B. Recombinant FVIIa decreases perioperative blood transfusion requirement in burn patients undergoing excision and skin grafting–results of a single centre pilot study. Burns. 2007;33(4):435-40.
150. Hardy JF, De Moerloose P, Samama M. Massive transfusion and coagulopathy: pathophysiology and implications for clinical management. Can J Anaesth. 2004;51(4):293-310.
151. Herbert PC, Wells G, Blajchman MA, Marshall J, Martin C, Pagliarello G, et al. A multi-centre, randomised, controlled clinical trial of transfusion requirements in critical care: Transfusion Requirements in Critical Care Investigators, Canadian Critical Care Trials Group. N Engl J Med. 1999;340(6):409-17.
152. Palmieri TL, Caruso DM, Foster KN, Cairns BA, Peck MD, Gamelli RL, et al. Effect of blood transfusion on outcome after major burn injury: a multi-centre study. Crit Care Med. 2006;34(6):1602-7.
153. Mahar PD, Wasiak J, O'Loughlin CJ, Christelis N, Arnold CA, Spinks AB, et al. Frequency and use of pain assessment tools implemented in randomized controlled trials in the adult burns population: a systematic review. Burns. 2012;38(2):147-54.
154. Summer GJ, Puntillo KA, Miaskowski C, Green PG, Levine JD. Burn injury pain: the continuing challenge. J Pain. 2007;8(7):533-48.
155. Patterson DR, Carrigan L, Questad KA, Robinson R. Posttraumatic stress disorder in hospitalized patients with burn injuries. J Burn Care Rehabil. 1990;11(3):181-4.
156. Saxe GN, Stoddard F, Hall E, Chawla N, Lopez C, Sheridan R, et al. Pathways to PTSD, part I: children with burns. Am J Psychiatry. 2005;162(7):1299-304.
157. Alencar RJ, Leal PC, Sakata RK. Tratamento da dor em queimados. Rev Bras Anestesiol. 2013;63(1):149-58.
158. Duhmke RM, Cornblath DD, Hollingshead JR. Tramadol for neuropathic pain. Cochrane Database Syst Rev. 2004(2):CD003726.
159. Gatti A, Sabato AF, Occhioni R, Colini Baldeschi G, Reale C. Controlled-release oxycodone and pregabalin in the treatment of neuropathic pain: results of a multicenter Italian study. Eur Neurol. 2009;61(3):129-37.
160. Rovers J, Knighton J, Neligan P, Peters W. Patient-controlled analgesia in burn patients: A critical review of the literature and case report. Hosp Pharm. 1994;29(2):106-11.
161. Angst MS, Clark JD. Opioid-induced hyperalgesia: A qualitative systematic review. Anesthesiology. 2006;104(3):570-87.
162. Simonnet G. Preemptive antihyperalgesia to improve preemptive analgesia. Anesthesiology. 2008;108(3):352-4.
163. Pal SK, Cortiella J, Herndon D. Adjunctive methods of pain control in burns. Burns. 1997;23(5):404-12.
164. Shank ES, Sheridan RL, Ryan CM, Keaney TJ, Martyn JA. Hemodynamic responses to dexmedetomidine in critically ill intubated pediatric patients: a preliminary study. J Burn Care Rehab. 2013;34(3):311–7.
165. Visser E, Schug S. The role of ketamine in pain management. Biomed Pharmacother. 2006;60(7):341-8.
166. Richardson P, Mustard L. The management of pain in the burns unit. Burns. 2009;35(7):921-36.
167. Malenfant A, Forget R, Papillon J, Amsel R, Frigon JY, Choinière M. Prevalence and characteristics of chronic sensory problems in burn patients. Pain. 1996;67(2-3):493-500.
168. Amer M, Bead VR, Bathon J, Blumenthal RS, Edwards DN. Use of nonsteroidal antiinflammatory drugs in patients with cardiovascular disease: a cautionary tale. Cardiol Rev. 2010;18(4):204-12.
169. Giessler GA, Mayer T, Trupkovic T. Das Ver brennungstrauma. Anaesthesist. 2009;58(5):474-84.
170. Fernandez E, Turk DC. The utility of cognitive coping strategies for altering pain perception: a meta analysis. Pain. 1989;38(2):123-35.
171. Eccleston C, Palermo TM, Williams AC, Lewandowski A, Morley S. Psychological therapies for the management of chronic and recurrent pain in children. Cochrane Database Syst Rev. 2009;(2):CD003968.
172. Patterson DR. Clinical hypnosis for pain control. Washington: APA; 2010.
173. Hoffman HG, Patterson DR, Carrougher GJ, Sharar SR. Effectiveness of virtual reality-based pain control with multiple treatments. Clin J Pain. 2001;17(3):229-35.


## Leituras sugeridas


Bourdeaux C, Manara A. Burns and smoke inhalation. Anaesth Intens Care. 2008;9(9):404-8.

Kaiser HE, Kim CM, Sharar SR, Olivar HP. Advances in perioperative and critical care of the burn patient- anesthesia management of major thermal burn injuries in adults. Adv Anesth. 2013;31(1):137-61.

Mosier MJ, Pham TN, Klein MB, Gibran NS, Arnoldo BD, Gamelli RL, et al. Early acute kidney injury predicts progressive renal dysfunction and higher mortality in severely burned adults. J Burn Care Res. 2010;31(1):83-92.

# 77. ANESTESIA EM CIRURGIA VIDEOLAPAROSCÓPICA

Florentino Fernandes Mendes
Ana Luft

Os procedimentos cirúrgicos realizados por videolaparoscopia diminuem o trauma causado pela cirurgia, a morbimortalidade, a permanência hospitalar e contribuem para reduzir custos. O desenvolvimento tecnológico, assim como o aumento do conhecimento da fisiopatologia do pneumoperitônio, têm contribuído para a expansão da indicação de videolaparoscopias para procedimentos diagnósticos e cirúrgicos. Assim, não é surpresa que, desde sua introdução, a cirurgia laparoscópica venha ampliando expressivamente seu escopo.[1,2]

Em comparação com procedimentos abertos, está claro que a cirurgia laparoscópica resulta em múltiplos benefícios e se caracteriza por uma melhor manutenção da homeostasia.[3] Graças aos múltiplos benefícios relatados, o procedimento tende rapidamente a ser proposto para todos os pacientes. Todavia, o pneumoperitônio e a posição do paciente requerida para a laparoscopia induzem alterações fisiopatológicas que complicam o manejo anestésico. A duração de alguns procedimentos, o perigo de dano visceral insuspeitado e a dificuldade de avaliar a perda sanguínea são fatores que tornam a anestesia para videolaparoscopia um procedimento de risco.[4]

Portanto, é importante que o anestesiologista compreenda as consequências fisiopatológicas do aumento da pressão intra-abdominal, a fim de poder preparar o paciente de maneira adequada para a cirurgia e manejar qualquer intercorrência à luz desses distúrbios. Por isso, as alterações fisiopatológicas da videolaparoscopia são inicialmente revisadas neste capítulo. O período pós-operatório também é considerado, examinando-se os benefícios da cirurgia laparoscópica, bem como alguns de seus potenciais problemas. Por fim, as consequências práticas para o manejo anestésico da laparoscopia são apresentadas.

## Efeitos do pneumoperitônio

A insuflação intraperitoneal de dióxido de carbono ($CO_2$), uma necessidade técnica para a realização da cirurgia laparoscópica, resulta em alterações hemodinâmicas e ventilatórias que podem trazer consequências para os pacientes.

### Alterações hemodinâmicas

Durante a laparoscopia, as alterações hemodinâmicas decorrem de efeitos combinados do pneumoperitônio, da posição do paciente, da anestesia e da hipercapnia secundária ao $CO_2$ absorvido. Além dessas alterações, podem ocorrer reflexos desencadeados pelo aumento do tônus vagal e arritmias.

A insuflação de $CO_2$ com pressões intra-abdominais acima de 8 mmHg produz alterações hemodinâmicas significativas. Esses distúrbios são caracterizados por decréscimo do débito cardíaco, elevação da pressão arterial e aumento das resistências sistêmica e arterial. A frequência cardíaca permanece inalterada ou aumenta levemente.[5] O decréscimo do débito cardíaco é proporcional ao aumento da pressão intra-abdominal. Os estudos têm demonstrado queda no débito cardíaco de 10 a 30% durante o pneumoperitônio com pressões intra-abdominais de 15 mmHg.[2,6,7] Em pacientes obesos, a redução do débito cardíaco é menor, provavelmente porque essa população tem pressões intra-abdominais cronicamente mais elevadas (9-10 mmHg).[7,8]

Pressões intra-abdominais menores do que 15 mmHg aumentam o retorno venoso devido ao esvaziamento dos vasos esplâncnicos e, como consequência, aumentam o débito cardíaco e a pressão sanguínea. Com pressões mais altas, acima de 15 mmHg, devido à compressão da veia cava inferior e outras colaterais, o retorno venoso diminui, reduzindo o débito cardíaco e a pressão arterial.[8]

O mecanismo do decréscimo do débito cardíaco é multifatorial,[9] porém o declínio do retorno venoso, paralelo ao decréscimo do débito cardíaco, é confirmado por uma redução do volume diastólico final do ventrículo esquerdo, medido por ecocardiografia transesofágica.[10] As pressões de enchimento cardíaco aumentam durante a insuflação peritoneal.[11,12] O aumento paradoxal dessas pressões pode ser explicado pela elevação da pressão intratorácica associada ao pneumoperitônio.[13,14]

A redução do retorno venoso e do débito cardíaco pode ser minimizada pela expansão do volume circulante, antes da realização do pneumoperitônio.[2] A fração de ejeção parece não se alterar significativamente.[15]

Os valores intraoperatórios normais de saturação venosa de oxigênio ($SvO_2$) e de lactato sugerem que as alterações do débito cardíaco que ocorrem durante o pneumoperitônio são bem toleradas pelos pacientes saudáveis.[12,16] Por outro lado, todos os estudos descrevem aumento da resistência vascular sistêmica durante o pneumoperitônio. O aumento da pós-carga não pode ser considerado simplesmente resposta simpática reflexa pela diminuição do débito cardíaco, já que a resistência vascular sistêmica também aumenta em estudos nos quais não foi relatado nenhum decréscimo do débito cardíaco.[17]

O aumento da resistência vascular sistêmica é modificado por alterações na posição. A posição de Trendelenburg atenua esse aumento, enquanto a posição inversa o agrava.[2,11,16,18]

Os volumes circulantes do paciente não alteram somente o retorno venoso, mas também a pós-carga. O aumento na resistência vascular sistêmica pode ser corrigido pela administração de anestésicos vasodilatadores[19] ou substâncias vasodilatadoras diretas,[20] sendo mediado por fatores mecânicos e neuro-humorais.[21]

Após o pneumoperitônio, o retorno às variáveis hemodinâmicas basais é gradual, sugerindo o envolvimento neuro-humoral.[21] Durante o pneumoperitônio, há liberação de catecolaminas, estimulação do sistema renina-angiotensina-aldosterona (SRAA) e liberação de vasopressina, que podem contribuir para o aumento da pós-carga.[22,23]

Contudo, somente a taxa da liberação da vasopressina é paralela ao aumento da resistência vascular sistêmica.[12,24] O aumento na concentração plasmática de vasopressina tem sido correlacionado com os aumentos na pressão intratorácica e na parede do átrio direito.[14] A estimulação mecânica de receptores peritoneais também determina aumentos na liberação de vasopressina,[25] na resistência vascular sistêmica e na pressão arterial.[1,26]

O aumento da resistência vascular sistêmica explica por que a pressão arterial aumenta, mesmo quando o débito cardíaco diminui.[21,27] A utilização de $\alpha_2$-agonistas, como a clonidina[12,28] e a dexmedetomidina,[29] reduz de modo significativo as alterações hemodinâmicas e a necessidade de anestésicos.

O aumento da pressão intra-abdominal, na posição de cefaloaclive, resulta em estase venosa nos membros inferiores.[30,31] Com o aumento da pressão, o fluxo venoso na veia femoral decresce progressivamente. Não ocorre adaptação para a redução, mesmo em procedimentos prolongados.[32] Essas alterações podem predispor ao desenvolvimento de complicações tromboembólicas. Em cirurgias oncológicas ginecológicas realizadas por laparoscopia, a incidência de tromboembolismo encontrada foi baixa.[33] Ainda que a incidência não aumente em relação à cirurgia convencional,[34] podendo até diminuir,[35,36] casos de tromboembolismo têm sido relatados na literatura.[37-39]

Embora o uso de meia elástica, o enfaixamento ou a compressão pneumática sequencial dos membros inferiores ajudem a prevenir a estase venosa e a trombose venosa profunda, não existe consenso na literatura sobre a necessidade de profilaxia do tromboembolismo na cirurgia minimamente invasiva.[40]

Ao contrário de um coração normal, que tolera o aumento da pós-carga, as alterações produzidas pelo pneumoperitônio em pacientes com doença cardíaca podem resultar em efeitos indesejáveis e levar à diminuição do débito cardíaco.[41]

Em pacientes com cardiopatia leve a grave, os padrões de alteração da pressão arterial média, do débito cardíaco e da resistência vascular sistêmica são qualitativamente semelhantes aos do paciente saudável.[20,41]

Quantitativamente, essas alterações parecem ser mais marcadas. Em um estudo com pacientes com classificação do estado físico da American Society of Anesthesiologists (ASA) III e IV, a $SvO_2$ decresceu em 50% dos indivíduos, a despeito da otimização hemodinâmica com cateter na artéria pulmonar.[42] Pacientes que experimentaram alterações hemodinâmicas mais graves, com liberação inadequada de oxigênio ($O_2$), foram aqueles que no período pré-operatório apresentaram baixo débito cardíaco e pressão venosa central e alta pressão arterial média e resistência vascular sistêmica (sugerindo depleção do volume intravascular). Assim, para minimizar as alterações do pneumoperitônio, sugere-se aumento da pré-carga no pré-operatório.[20,43]

Em cardiopatas selecionados, o uso intravenoso de nitroglicerina, nicardipina ou dobutamina tem sido proposto para o manejo das alterações induzidas pelo aumento da pressão intra-abdominal. A nitroglicerina é o fármaco de escolha para corrigir a redução do débito cardíaco associado a aumento da pressão capilar pulmonar e da resistência vascular sistêmica.[20,43]

A administração de nicardipina pode ser mais apropriada do que a de nitroglicerina, uma vez que, em pacientes cardiopatas, o aumento da pós-carga é o maior responsável pelas alterações hemodinâmicas encontradas durante o pneumoperitônio, e a nicardipina atua seletivamente nos vasos arteriais de resistência, não alterando o retorno venoso.[44]

As arritmias cardíacas que ocorrem durante a laparoscopia têm diversas causas. Atenção especial tem sido dada à hipercapnia em pacientes com ventilação espontânea. Contudo, a responsabilidade pelo aumento da pressão parcial arterial de dióxido de carbono ($PaCO_2$) durante a ocorrência de arritmias é questionada. Estas podem se desenvolver no início da insuflação, quando altas $PaCO_2$ são improváveis. O aumento reflexo do tônus vagal, decorrente do súbito estiramento do peritônio, pode resultar em bradicardia, arritmias e, mesmo, assistolia.[45,46]

A estimulação vagal é mais intensa se o paciente usa β-bloqueadores ou se a anestesia está em plano superficial. Esses eventos são fácil e rapidamente contornados. O tratamento consiste em reversão da insuflação, administração de atropina e aprofundamento do plano anestésico, após recuperação do ritmo cardíaco. As irregularidades cardíacas ocorrem com mais frequência no início da insuflação, quando as alterações fisiopatológicas são mais intensas. Por essa razão, arritmias em pacientes com doença cardíaca conhecida ou latente podem refletir intolerância a tais alterações.[45-47]

Os pacientes que apresentam doença valvar são extremamente sensíveis a qualquer diminuição da pré-carga. Em especial na estenose mitral, qualquer variação da pré-carga repercutirá na eficiência ventricular. Nesses pacientes, para diminuir as consequências do pneumoperitônio, preconiza-se a insuflação progressiva, a fim de produzir um pneumoperitônio de pressão inferior a 12 mmHg, com um ligeiro cefalodeclive e utilização de retratores da parede abdominal.[48]

Quando se utilizam valores de $PaCO_2$ entre 45 e 50 mmHg, existem poucos efeitos hemodinâmicos. Quando mais elevada, entre 55 e 70 mmHg, a hipercapnia e a acidose apresentam ações diretas e indiretas. A hipercapnia deprime a contratilidade miocárdica diretamente e causa vasodilatação. Isso é contrabalanceado pela estimulação simpática central que aumenta a frequência cardíaca, a contratilidade e a vasoconstrição. O efeito da estimulação simpática costuma suplantar o efeito depressor.[1]

As elevações da frequência cardíaca e da pós-carga podem aumentar a tensão na parede ventricular e agravar o risco de isquemia miocárdica.[46]

Apesar dessas alterações, a laparoscopia é uma alternativa segura para pacientes com insuficiência cardíaca congestiva. De fato, em pacientes com diagnóstico recente ou com exacerbação da insuficiência cardíaca congestiva que foram submetidos à cirurgia geral, a abordagem por laparoscopia foi associada a decréscimo de duas vezes na mortalidade em 30 dias (razão de chances [RC], 0,45; intervalo de confiança [IC] 95%, 0,21-0,95; $P = 0,04$) e diminuição de 17,5% (IC 95%, 6,3-27,2%; $P = 0,003$) no tempo de internação, em comparação com o procedimento aberto.[49]

O **QUADRO 77.1** resume os efeitos do pneumoperitônio com $CO_2$ na função cardiovascular.

**QUADRO 77.1** Efeitos do pneumoperitônio com $CO_2$ na função cardiovascular

| Função | Efeito |
|---|---|
| Frequência cardíaca | Aumenta |
| Volume sistólico | Diminui |
| Débito cardíaco | Diminui |
| Resistência vascular sistêmica | Aumenta |
| Pressão arterial média | Aumenta |
| Pressão venosa central | Aumenta |

*Fonte: Irwin e Wong.*[1]

## Alterações ventilatórias

Durante o pneumoperitônio, o fornecimento de $CO_2$ para os pulmões pode aumentar em 50%.[7] Os níveis de $CO_2$ arterial ($PaCO_2$), alveolar ($PACO_2$) e do sangue venoso misto ($PCO_2$) aumentam, em geral, 10 mmHg, 5 minutos após o início da insuflação,[17] o que pode causar hipercapnia e acidose respiratória.

Em pacientes com ventilação controlada, durante o estabelecimento do pneumoperitônio, a $PaCO_2$ aumenta progressivamente para alcançar um platô 15 a 30 minutos após o início da insuflação de $CO_2$.[50,51]

Devido ao aumento da pressão intra-abdominal, o colapso dos vasos intraperitoneais limita a absorção de $CO_2$. Assim, qualquer alteração significativa da $PaCO_2$ após esse período alerta para causas independentes ou relacionadas com a insuflação, como a ocorrência de enfisema subcutâneo. O aumento da $PaCO_2$ depende da pressão intra-abdominal.[52] Durante a realização de cirurgia laparoscópica, com anestesia regional, a $PaCO_2$ permanece inalterada, mas a ventilação-minuto aumenta significativamente.[53] A hiperventilação acontece mais à custa do aumento da frequência respiratória do que do volume corrente. Com anestesia geral e ventilação espontânea, a hiperventilação compensatória é insuficiente para evitar a hipercapnia, devido à depressão induzida pela anestesia e ao aumento do trabalho para respirar secundário ao decréscimo da complacência toracopulmonar. O aumento da pressão intra-abdominal desvia o diafragma cefalicamente e reduz sua excursão, reduzindo em 20% a capacidade residual funcional,[17] o que predispõe ao desenvolvimento de atelectasias.[54]

Durante o pneumoperitônio, em pacientes saudáveis, na ausência de distúrbios intraoperatórios agudos, o gradiente médio entre $PaCO_2$ e o dióxido de carbono ao final da expiração ($E_TCO_2$, do inglês *end-tidal* $CO_2$) não se altera.[55] Entretanto, existem relatos que recomendam cautela ao utilizar a $E_TCO_2$ para estimar a $PaCO_2$, principalmente nos pacientes mais doentes.[56-58] Assim, quando se suspeita de hipercapnia, a realização de gasometria arterial é recomendada, mesmo na presença da $E_TCO_2$ normal.

No decorrer do pneumoperitônio, o aumento da $PaCO_2$ pode ser multifatorial: absorção de $CO_2$ da cavidade peritoneal, piora da relação ventilação-perfusão pulmonar, fatores mecânicos como a distensão abdominal, posição do paciente, ventilação mecânica e depressão da ventilação pela pré-medicação e pelos anestésicos, no caso de ventilação espontânea. A observação de aumento da $PaCO_2$ quando o $CO_2$ é usado para insuflação, em vez de óxido nitroso ou hélio, sugere que o mecanismo mais importante para o aumento da $PaCO_2$ seja a absorção de $CO_2$ do pneumoperitônio.[59,60]

A absorção de gases da cavidade abdominal depende de sua difusibilidade, da área de absorção e da perfusão da cavidade abdominal. Considerando que a difusibilidade do $CO_2$ é alta, a absorção de grandes quantidades de $CO_2$ para dentro do sangue, com consequente aumento da $PaCO_2$, deveria ocorrer. Os aumentos limitados da $PaCO_2$, observados durante a cirurgia laparoscópica, podem ser explicados pela capacidade do organismo de estocar $CO_2$[61] e pela diminuição da perfusão sanguínea, devido ao aumento da pressão intra-abdominal (**TAB. 77.1**).[52] O conteúdo de $CO_2$ de qualquer tecido depende da taxa metabólica intrínseca, do fluxo sanguíneo e da capacidade de estocar $CO_2$. O $CO_2$ é firmemente ligado ao osso mineral, cerca de 110 a 120 litros. Em termos normais, 12 a 18 litros de $CO_2$ estão dissolvidos nos tecidos e fluidos do corpo. A capacidade de estocagem varia de tecido para tecido, de 0,3 a 12 mL de $CO_2 \cdot kg^{-1} \cdot mmHg$ de $PCO_2$.

Durante a exsuflação, o $CO_2$ acumulado alcança a circulação sistêmica e determina um aumento no conteúdo sanguíneo de $CO_2$ ($VCO_2$).[62] Alterações respiratórias durante o procedimento laparoscópico podem contribuir para o aumento da $PaCO_2$. Embora esse aumento possa ser bem tolerado em pacientes saudáveis, a extensão na qual a hipercapnia é aceita não foi determinada e, provavelmente, varia conforme o estado físico do paciente. Recomenda-se manter a $PaCO_2$ dentro de variações fisiológicas pelo ajuste da ventilação mecânica controlada. Exceto em circunstâncias especiais, como no enfisema subcutâneo, a correção do aumento da $PaCO_2$ pode ser facilmente conseguida com uma elevação de 10 a 25% na ventilação alveolar.[61,63]

O pneumoperitônio diminui a complacência toracopulmonar entre 30 e 50% em pacientes saudáveis, obesos e naqueles com estado físico ASA III e IV, mas a curva de pressão-volume não se altera. Em decorrência da elevação do diafragma, ocorrem redução da capacidade residual funcional e alterações na relação ventilação-perfusão secundárias ao aumento da pressão da via aérea.

A oxigenação é minimamente afetada, com alterações não significativas no gradiente alveoloarterial de oxigênio.[8]

**TABELA 77.1** Estoque de $CO_2$ nos compartimentos corporais

| | Produção (mL) | Conteúdo em equilíbrio (L) | Conteúdo total de $CO_2$ (L) | Estoque (mL) | |
|---|---|---|---|---|---|
| Alvéolo | – | 1,15 | 1,31 | Pulmões | 130 |
| Coração | 26 | 0,109 | 0,225 | Sangue arterial | 672 |
| Cérebro | 68 | 0,36 | 0,902 | Sangue venoso | 2.184 |
| Músculo | 40 | 0,38 | 9,98 | Músculo | 12.000 |
| Osso | 70 | 1,15 | 113 | Gordura | 4.000 |
| Gordura | 70 | 1,15 | 0,9 | | |
| Outros | 70 | 1,15 | 3,31 | | |
| **TOTAL** | **204** | **3,15** | **130** | | |

Com uma pressão intra-abdominal de 15 mmHg, a complacência pulmonar decresce em 47% e a pressão de pico da via aérea pode se elevar em 50%.[17] O trabalho respiratório aumenta, e a ventilação controlada é uma escolha prudente.

Na cirurgia laparoscópica, testes de função pulmonar pós-operatórios demonstram redução significativa do volume expiratório forçado em 1 segundo ($VEF_1$), do fluxo de pico expiratório e da capacidade vital forçada.[7] Essas alterações são menores quando comparadas às da cirurgia aberta.[64] O **QUADRO 77.2** resume os efeitos do pneumoperitônio com $CO_2$ na função respiratória.

## Alterações renais

Durante colecistectomias laparoscópicas, após a realização do pneumoperitônio com $CO_2$, a função renal, o débito urinário, o fluxo plasmático renal e a taxa de filtração glomerular decrescem para menos de 50% dos valores basais e são significativamente menores do que aqueles encontrados na cirurgia aberta.[1,65]

O desenvolvimento de insuficiência renal aguda foi relatado, tanto em pacientes com história de doença renal crônica como naqueles que mais tarde precisaram de terapia de reposição renal.[66,67] A insuficiência renal é secundária ao pneumoperitônio, que tem efeitos profundos sobre os sistemas cardiovascular, respiratório, neuroendócrino e metabólico do paciente.[66,67]

A diminuição do débito urinário transoperatório, em grande parte, se deve à redução da perfusão tecidual renal secundária ao aumento da pressão intra-abdominal produzido pela compressão.[68] O aumento da pressão intra-abdominal causa vasoconstrição renal levando à retenção urinária de sódio e disfunção tubular temporária.[69,70]

Em pacientes saudáveis, essas mudanças na pressão intra-abdominal são muitas vezes bem toleradas. O pneumoperitônio com pressões acima de 10 mmHg produz oligúria transitória e deterioração da taxa de filtração glomerular.[71]

Durante o pneumoperitônio com pressões intra-abdominais mais elevadas (15-20 mmHg), ocorre hipóxia renal significativa, em associação com a diminuição do fluxo sanguíneo renal.[72]

Assim, a gravidade da redução da função renal após o pneumoperitônio é afetada pelo nível de pressão intra-abdominal,[73] pelo estado volêmico basal,[72] pelo grau de hipercapnia[71] e pelo posicionamento.[73] Fatores adicionais que podem afetar a função renal durante o pneumoperitônio incluem a compressão direta do parênquima e da veia renal,[74] o aumento da resistência da vasculatura renal,[32] as respostas neuro-hormonais devido a aumentos na liberação de hormônios como a vasopressina e a endotelina, ativação do SRAA e liberação de catecolaminas[75] e, em menor grau, aos efeitos negativos do $CO_2$ absorvido na contratilidade cardíaca.[32]

**QUADRO 77.2** Efeitos do pneumoperitônio com $CO_2$ na função respiratória

| Função | Efeito |
|---|---|
| Capacidade residual funcional | Diminui |
| Atelectasias | Aumentam |
| Pressão de pico da via aérea | Aumenta |
| Complacência pulmonar | Diminui |
| Trabalho respiratório | Aumenta |
| Gradiente alveoloarterial de oxigênio | Inalterado |
| $PaCO_2$ | Aumenta |
| Volume expiratório forçado em 1 segundo | Diminui |
| Pico de fluxo expiratório | Diminui |
| Capacidade vital forçada | Diminui |

*Fonte: Irwin e Wong[1] e Bablekos e colaboradores.[64]*

## Alterações neurológicas e visuais

O aumento da pressão intracraniana, com consequente redução da pressão de perfusão cerebral, pode ocorrer devido à hipercapnia, à elevação da pressão intra-abdominal e a posição de cefalodeclive. Essas alterações podem ser deletérias para os pacientes com complacência intracraniana reduzida.[46]

A elevação da pressão intracraniana em decorrência do pneumoperitônio é maior na posição de cefalodeclive e agrava a hipertensão intracraniana aguda.[31]

# Complicações do pneumoperitônio

## Enfisema subcutâneo

O enfisema subcutâneo pode desenvolver-se como uma complicação da insuflação extraperitoneal, acidental,[76] e é considerado um efeito adverso inevitável de certos procedimentos laparoscópicos, como o reparo de hérnia inguinal e a linfadenectomia pélvica.[77-79]

Durante fundoplicatura para reparo de hérnia de hiato, a abertura do peritônio através do hiato diafragmático é acompanhada de passagem de $CO_2$, pelo mediastino, para a região cervical. Nessas circunstâncias, $VCO_2$, $PaCO_2$ e $E_TCO_2$ aumentam.[77] O aumento da $E_TCO_2$, que ocorre após o platô, deveria sugerir essa complicação. Nos reparos de hérnias inguinais, em que o espaço pré-peritoneal é dissecado sendo distendido com o uso de baixas pressões de $CO_2$ (10 mmHg), o aumento na $E_TCO_2$ é similar ao observado durante o pneumoperitônio com $CO_2$. Após cessar a insuflação, o enfisema subcutâneo é rapidamente absorvido.[80]

Pacientes obesos exigem um controle especial quando se introduz ou movimenta o trocante em razão do grande risco de insuflação extraperitoneal. O enfisema subcutâneo se relaciona com fuga de gás pré ou retroperitoneal através de um trocante, sendo diagnosticado pela elevação do $CO_2$ expirado. A visualização de enfisema exige a revisão do trocante de entrada e a diminuição, se possível, da pressão de insuflação. No pós-operatório, o enfisema pode produzir hipercapnia e dor. A reabsorção é relativamente rápida e medida em horas. Ao final da anestesia, a presença de enfisema subcutâneo, mesmo quando cervical, não contraindica a extubação do paciente. Pequenos êmbolos venosos podem ocorrer durante a dissecção em cirurgia laparoscópica.[81] No intraoperatório, quando ocorre enfisema subcutâneo, a ventilação deve ser aumentada em 30%.[81]

## Pneumotórax, pneumomediastino e pneumopericárdio

O movimento de gás durante a criação do pneumoperitônio pode produzir pneumomediastino, pneumotórax uni ou bilateral[82] e pneumopericárdio.[83,84]

Remanescentes embrionários constituem canais potenciais de comunicação entre a cavidade peritoneal e o saco pericárdico e pleural, que podem abrir quando a pressão intra-abdominal aumenta. Defeitos no diafragma ou fragilidades no hiato aórtico ou esofágico podem permitir a passagem de gás para o tórax.[85]

O pneumotórax pode desenvolver-se também em decorrência de lacerações durante a cirurgia laparoscópica no nível da junção gastresofágica. O pneumotórax no lado direito resulta da abertura do ducto peritoneo-pleural. Durante fundoplicatura, o pneumotórax é mais frequentemente localizado no lado esquerdo. Por fim, durante o pneumoperitônio, uma bolha pulmonar preexistente pode romper, levando ao pneumotórax. Essas complicações são potencialmente sérias e podem provocar distúrbios ventilatórios pulmonares. O capnotórax reduz a complacência toracopulmonar, aumenta a pressão das vias aéreas e a superfície de absorção de $CO_2$. A absorção da cavidade pleural é maior do que a da cavidade peritoneal.[86]

No caso de pneumotórax secundário a ruptura de bolha pleural, a $E_TCO_2$ não aumenta, mas decresce em decorrência da diminuição do débito cardíaco. Pode ocorrer pneumotórax hipertensivo com comprometimento cardiorrespiratório.[87] A observação de movimentação de somente um lado do diafragma auxilia no diagnóstico, que deve ser confirmado pela ausculta e pelo raio X de tórax. Enfisema cervical e torácico superior podem se desenvolver sem pneumotórax. Quando o pneumotórax é causado por um gás altamente difusível como o $CO_2$, sem trauma associado, a resolução ocorre dentro de 30 a 60 minutos após a exsuflação. Portanto, quando o pneumotórax se desenvolve, recomendam-se as seguintes medidas: parar a administração de óxido nitroso, se for o caso; ajustar o ventilador para corrigir a hipoxemia; aplicar pressão positiva nas vias aéreas; reduzir a pressão intra-abdominal; manter comunicação com o cirurgião; e evitar a toracocentese, pois o pneumotórax deverá resolver-se espontaneamente após a exsuflação. Em caso de pneumotórax secundário a ruptura de bolhas, a ventilação com pressão positiva não deve ser usada e a toracocentese é mandatória (**QUADRO 77.3**).[88]

## Intubação brônquica

Durante a realização do pneumoperitônio, ocorre deslocamento cefálico do diafragma e da traqueia, o que pode ocasionar intubação brônquica. Casos de intubação seletiva associados à laparoscopia são descritos em laparoscopias ginecológicas e colecistectomias. Essa complicação determina decréscimo na saturação arterial da hemoglobina pelo oxigênio, associado a aumento na pressão de platô das vias aéreas.[89]

**QUADRO 77.3** Diagnóstico e tratamento do capnotórax/pneumotórax

| Diagnóstico | Tratamento |
|---|---|
| Diminuição unilateral dos sons respiratórios | Ajustar o ventilador |
| ↑ Pressão das vias aéreas | Corrigir a hipoxemia |
| Enfisema subcutâneo | Aplicar pressão positiva nas vias aéreas |
| ↑ $E_TCO_2$ | Reduzir a pressão intra-abdominal |
| ↓ $SpO_2$ | Evitar a toracocentese |
| ↓ Pressão arterial | Retirar o óxido nitroso |
| Imobilidade do diafragma | Evacuar o pneumoperitônio |

$E_TCO_2$, dióxido de carbono ao final da expiração; $SpO_2$, saturação da hemoglobina periférica pelo oxigênio.

## Embolia gasosa

Embora rara, a embolia gasosa é a complicação mais temida e perigosa da laparoscopia. Ocorre com maior frequência quando a histeroscopia é associada à laparoscopia. A injeção intravascular do gás pode acompanhar uma colocação direta da agulha, ou do trocante, dentro de um vaso, ou acontecer em decorrência da insuflação do gás dentro de um órgão intra-abdominal. Essa complicação se desenvolve durante a indução do pneumoperitônio,[90,91] sobretudo em pacientes com cirurgia abdominal prévia.[92] Portanto, a insuflação intraperitoneal de $CO_2$ deve ser realizada lentamente (1 $L \cdot min^{-1}$). O reconhecimento precoce e o tratamento da embolia reduzem o tamanho, a gravidade dos efeitos adversos e as suas sequelas. O $CO_2$ é o gás mais usado para laparoscopia por ser mais solúvel em sangue do que o ar, o oxigênio e o óxido nitroso.[93]

A capacidade do sangue de transportar $CO_2$ é alta em razão do tamponamento pelo bicarbonato e da combinação com hemoglobina e proteínas plasmáticas. Todas essas características explicam a reversão rápida, com o tratamento, dos sinais clínicos de embolia pelo $CO_2$. A dose letal de $CO_2$ embolizado é cinco vezes maior do que a de ar ambiente.[94]

A fisiopatologia da embolia gasosa é determinada pelo tamanho das bolhas e pela taxa de entrada intravenosa de gás. A rápida insuflação intravenosa do gás causa um bloqueio na veia cava e no átrio direito. Como resultado, pode haver obstrução do retorno venoso, diminuição do débito cardíaco e colapso circulatório. Pode ocorrer hipertensão ventricular direita aguda com abertura do forame oval, que é patente em 20 a 30% da população, acompanhada de embolia gasosa paradoxal dos leitos coronariano e cerebral.[95]

Também pode ocorrer embolia paradoxal sem permeabilidade do forame oval.[91] A embolia pelo $CO_2$ não produz broncoconstrição ou alterações na complacência pulmonar que acompanham a embolia com ar. Tem sido relatado um aumento na pressão das vias aéreas durante a embolia pelo $CO_2$. O diagnóstico de embolia por gás depende da detecção de êmbolos gasosos no lado direito do coração ou do reconhecimento das alterações fisiopatológicas secundárias à embolização. Eventos iniciais ocorrem com 0,5 $mL \cdot kg^{-1}$ de ar ou menos, incluindo alterações no Doppler e aumento da pressão arterial média. Quando o tamanho do êmbolo aumenta (2 $mL \cdot kg^{-1}$ de ar), podem se desenvolver taquicardia, arritmia cardíaca, hipotensão, aumento da pressão venosa central, alterações nas bulhas cardíacas, cianose e alterações eletrocardiográficas.[96] O edema pulmonar pode ser um sinal precoce de embolia pulmonar.[95]

Embora não sejam usados como monitorização de rotina em laparoscopias, a ecocardiografia transesofágica, o Doppler precordial ou o cateter arterial pulmonar são os métodos mais sensíveis para detectar pequenos êmbolos. Na maioria das vezes, a laparoscopia dispensa o uso de monitores invasivos ou caros. A capnometria e a capnografia são valorizadas por propiciarem o diagnóstico precoce da embolia e determinarem a sua extensão. Em caso de embolia, a $E_TCO_2$ decresce devido ao aumento do espaço morto. Consequentemente, o gradiente $PaCO_2$-$E_TCO_2$ poderá aumentar. O decréscimo na $E_TCO_2$ é precedido por um aumento inicial secundário à excreção pulmonar de $CO_2$.[94]

A aspiração de gás de dentro de uma linha venosa central confirma o diagnóstico. A inserção pré-operatória de rotina de cateter em veia central não parece justificada nesses procedimentos. O tratamento da embolia pelo $CO_2$ consiste na imediata cessação da insuflação e na liberação do pneumoperitônio. O paciente é colocado em decúbito lateral esquerdo com a cabeça em declive. A quantidade de gás que avança do coração direito para dentro da circulação pulmonar é menor se o paciente estiver nessa posição. Para corrigir a hipoxemia e reduzir o tamanho do êmbolo gasoso, o uso do óxido nitroso é descontinuado e o paciente é ventilado com $O_2$ a 100%.[94,97]

A hiperventilação aumenta a excreção de $CO_2$, e é necessária em função do aumento do espaço morto. Se essas medidas simples não forem efetivas, um cateter venoso central pode ser introduzido para a aspiração do gás. Se necessário, a ressuscitação cardiopulmonar deve ser iniciada. A massagem cardíaca externa pode ajudar a fragmentar em pequenas bolhas os êmbolos de $CO_2$. O tratamento pode reverter rapidamente os sinais clínicos, pois o $CO_2$ tem alta solubilidade. A embolia, contudo, pode ser fatal.[98]

Embora sem repercussão clínica, mediante uso de ecocardiografia transesofágica, detectaram-se pequenas bolhas no átrio esquerdo em mais de 50% dos pacientes submetidos à colecistectomia laparoscópica.[91]

# Problemas relacionados com a posição do paciente

## Efeitos cardiovasculares

Em sujeitos normotensos, a posição de Trendelenburg determina aumento da pressão venosa central e do débito cardíaco. O reflexo barorreceptor responde ao aumento da pressão hidrostática, ocasionando vasodilatação sistêmica e bradicardia, que estabiliza o *status* cardiovascular. Como esses diferentes reflexos podem ser abolidos durante a anestesia geral em pacientes normais, as alterações induzidas pela posição não são significativas.[11]

As alterações da pressão são mais importantes e maiores nos pacientes com doença coronariana, sobremaneira naqueles que apresentam função ventricular ruim, levando potencialmente a efeitos indesejáveis que aumentam a demanda miocárdica por oxigênio.[99]

Embora a pressão arterial aumente na posição de Trendelenburg, a pressão transmural nas vísceras pélvicas decresce, reduzindo as perdas sanguíneas, porém aumentando o risco de embolia gasosa.[99] A posição de cefaloaclive diminui o retorno venoso, e, em decorrência disso, o débito cardíaco e a pressão arterial média se reduzem.[11]

Ocorre, ainda, estase venosa nas pernas, que pode ser agravada pela posição de litotomia com os joelhos flexionados.[99] Como o pneumoperitônio diminui e torna lento o fluxo sanguíneo nos membros inferiores,[13] qualquer fator adicional que contribua com a disfunção circulatória deve ser evitado.

A posição de cefalodeclive (Trendelenburg) aumenta o retorno venoso, o volume sistólico e tende a normalizar o débito cardíaco.[1] A posição de cefaloaclive (Trendelenburg reverso), por sua vez, reduz o retorno venoso e o débito cardíaco e tende a reduzir a pressão arterial média.[7] O fluxo sanguíneo femoral diminui ainda mais, devido à compressão das veias ilíacas sobre o efeito da gravidade.[7]

## Alterações respiratórias

A posição de Trendelenburg facilita o surgimento de atelectasias. A capacidade residual funcional, a complacência pulmonar e o volume pulmonar total decrescem. A capacidade vital diminui, especialmente em função da redução do volume de reserva expiratório. Essas alterações decorrem da congestão venosa pulmonar e da elevação da cúpula diafragmática.[1,99]

Em pacientes saudáveis, durante laparoscopias, as modificações na posição do paciente induzem alterações mínimas nas trocas de gases e na complacência toracoabdominal. Maiores reduções nos volumes expiratórios e lenta recuperação da função respiratória são relatadas em idosos, obesos, fumantes e pacientes com doença pulmonar obstrutiva crônica.

A capacidade vital diminui 15% em indivíduos normais colocados em cefalodeclive. A posição de cefaloaclive é mais favorável à respiração, pois aumenta a capacidade residual funcional. A função respiratória é menos comprometida, porque o desvio cefálico do diafragma é reduzido.[7]

# Resposta ao estresse cirúrgico

A elevação da pressão intra-abdominal é acompanhada de uma diminuição importante do fluxo sanguíneo mesentérico, que pode ocasionar isquemia grave da mucosa intestinal.[100]

Pacientes submetidos à colecistectomia laparoscópica têm a reação de fase aguda reduzida. As concentrações plasmáticas de proteína C-reativa e interleucina-6, que refletem a extensão do dano tecidual, são significativamente menores quando a abordagem laparoscópica é usada.[101,102]

A resposta metabólica (hiperglicemia, leucocitose) é reduzida. Como consequência, o balanço de nitrogênio e a função imunológica são mais bem preservados.[102,103]

A laparoscopia evita a manipulação prolongada do intestino, diminui a necessidade de incisão peritoneal e o trauma. Como consequência, o íleo adinâmico, o período de jejum, a duração da infusão venosa e a permanência hospitalar são significativamente reduzidos. As implicações econômicas desses fatores são evidentes.[102,103]

Surpreendentemente, a resposta endócrina da colecistectomia aberta comparada com a laparoscópica não difere, embora a laparoscopia seja acompanhada de uma redução do trauma cirúrgico. As concentrações plasmáticas e urinárias de cortisol e de catecolaminas, bem como as necessidades de anestésicos, são similares em ambos os grupos.[104,105]

# Avaliação e preparo do paciente

Contraindicações absolutas para a anestesia de procedimentos laparoscópicos e para a realização do pneumoperitônio são raras. O pneumoperitônio e a posição de Trendelenburg aumentam a pressão intraocular.[106] O aumento é menor com o uso de propofol comparado com sevoflurano.[107] Em casos de glaucoma, o efeito na pressão intraocular não tem se revelado significativo, mas precisa ser confirmado.

Em pacientes ASA I e II submetidos a colecistectomia videolaparoscópica, a pré-medicação com 150 µg de clonidina por via oral melhora a estabilidade hemodinâmica e diminui a necessidade de isoflurano e analgésicos.[108] A pré-medicação com clonidina ou pregabalina atenua a resposta hemodinâmica associada ao pneumoperitônio e diminui o consumo perioperatório de analgésicos.[109]

Em pacientes com doença cardíaca, essa disfunção deve ser avaliada à luz das alterações hemodinâmicas induzidas pelo pneumoperitônio e pela posição, em particular no caso de comprometimento da função ventricular. Recentemente, pacientes com doença cardíaca mais grave têm se submetido a procedimentos laparoscópicos com segurança e se beneficiado do conhecimento das repercussões cardiovasculares da laparoscopia.[49] Durante laparoscopia, pacientes com insuficiência cardíaca congestiva grave ou com insuficiência valvar terminal são provavelmente mais propensos a desenvolver complicações do que pacientes com doença isquêmica. Ao fazer-se a escolha entre laparoscopia e laparotomia, é necessário ponderar os benefícios pós-operatórios da laparoscopia com os riscos intraoperatórios (VER TABELA 77.2).[49]

Em razão dos efeitos do aumento da pressão intra-abdominal na função renal, pacientes com insuficiência renal necessitam especial cuidado para que a função hemodinâmica seja otimizada durante o pneumoperitônio. O uso concomitante de fármacos nefrotóxicos deveria ser evitado.

Em pacientes com doença respiratória, a laparoscopia parece ser preferível à laparotomia, pois causa menor disfunção respiratória no pós-operatório. Esses efeitos positivos contrabalançam os riscos de pneumotórax e de inadequada troca de gases devido às alterações na relação ventilação-perfusão. A profilaxia da trombose venosa deveria ser iniciada antes da laparoscopia. A pré-medicação deve ser adaptada à duração do procedimento. A administração pré-operatória de anti-inflamatório não esteroide (AINE) é útil para reduzir a dor pós-operatória, a necessidade de opioides e as náuseas e vômitos. A clonidina e a dexmedetomidina atenuam a resposta intraoperatória ao estresse e melhoram a estabilidade hemodinâmica.[28,29,110]

**TABELA 77.2** Quadro comparativo das alterações transoperatórias e pós-operatórias da laparoscopia e da laparotomia

| Transoperatório | Laparotomia | Laparoscopia |
|---|---|---|
| Hemodinâmica | Estimulação pelo estresse cirúrgico | Depressão secundária ao pneumoperitônio |
| Alterações ventilatórias | + | ++ |
| • Elevação do diafragma | + | ++ |
| • Aumento da pressão intratorácica | 0 | ++ |
| • Absorção de $CO_2$ | 0 | ++ |
| • Ventilação controlada | + | ++ |
| • Posição do paciente | + | ++ |
| • Anestesia | = | + |
| • Resposta endócrina | ++ | ++ |
| • Trauma cirúrgico | ++ | + |
| **Pós-operatório** | | |
| • Dor (consumo de analgésicos) | ++ | + |
| • Disfunção pulmonar | ++ | + |
| • Resposta metabólica | ++ | + |
| • Fadiga pós-operatória | ++ | + |
| • Recuperação | ++ | + |
| • Jejum | ++ | + |
| • Náuseas e vômitos | + | ++ |
| • Tempo de internação | ++ | + |
| • Mortalidade | + | + |
| • Morbidade | + | + |

0, não é relevante; =, não existe diferença; +, problema mínimo a moderado; ++, problema maior.

## Posicionamento e monitorização durante laparoscopia

Para prevenir lesão nervosa, o paciente precisa ser posicionado cuidadosamente, com proteção nos locais de compressão e evitando-se o estiramento de nervos. Para impedir súbitas alterações respiratórias e hemodinâmicas, o posicionamento deve ser lento e não exceder 20° de aclive ou declive.

A posição do tubo endotraqueal precisa ser checada após qualquer alteração no posicionamento do paciente. O acentuado cefaloaclive ou declive, necessário para a execução da laparoscopia, exige cuidados especiais na fixação do paciente à mesa cirúrgica, pois existem casos descritos de pacientes que escorregaram da mesa durante a realização do procedimento.

A indução e a liberação do pneumoperitônio precisam ser lentas e progressivas. A ventilação sob máscara antes da indução pode encher o estômago com gás, que deve ser aspirado antes da introdução do trocar, para evitar perfuração gástrica. A bexiga deve ser esvaziada antes de procedimentos pélvicos ou prolongados.

Durante a laparoscopia, a pressão arterial, a oximetria, a capnografia e a eletrocardiografia (ECG) precisam ser continuamente monitorizados. O controle eletrocardioscópico permite detectar rapidamente as alterações de ritmo cardíaco que podem ocorrer por ação da hipercapnia. O surgimento brusco de microvoltagem pode refletir enfisema subcutâneo ou pneumomediastino. Ainda que tal nível de monitorização permita a detecção de arritmias, embolia gasosa, enfisema subcutâneo e pneumotórax, propicia somente evidências indiretas das alterações induzidas pelo pneumoperitônio. Complicações como embolia gasosa, pneumotórax e intubação seletiva se manifestam tardiamente por uma diminuição rápida e brusca da $SpO_2$. Uma monitorização mais invasiva pode ser necessária em pacientes com doença cardíaca.

## Técnicas anestésicas

Os princípios gerais para a escolha da técnica anestésica adequada à cirurgia tradicional são aplicáveis à cirurgia laparoscópica. A anestesia geral com intubação traqueal e ventilação controlada é, certamente, a técnica mais segura e, portanto, recomendada.[1]

Durante o pneumoperitônio, a ventilação precisa ser ajustada para manter a $E_TCO_2$ em cerca de 35 mmHg, o que requer um aumento de 15 a 25% na ventilação-minuto, ou mais, quando se desenvolve enfisema subcutâneo.[47] Para evitar a elevação da pressão alveolar e reduzir o risco de pneumotórax, o aumento da frequência respiratória, mais do que o aumento do volume corrente, pode ser preferível, sobretudo nos pacientes com doença pulmonar obstrutiva crônica e naqueles com história de pneumotórax espontâneo ou bolha de enfisema.[111]

Durante a indução anestésica, é importante prevenir a insuflação gástrica.[1]

O uso de pressão positiva ao final da expiração (PEEP) ajuda a recrutar alvéolos nas bases pulmonares e pode diminuir atelectasias,[7] mas pode reduzir o retorno venoso e piorar a hipotensão.[1]

Os anestésicos que deprimem diretamente o coração devem ser evitados, em favor de agentes com propriedades vasodilatadoras, como o isoflurano e o sevoflurano. No caso de intervenções ambulatoriais, é importante obter-se um despertar rápido, com poucos efeitos secundários. A infusão de vasodilatadores como a nicardipina[111] e o remifentanil[112] reduz as repercussões hemodinâmicas do pneumoperitônio e pode facilitar o manejo do paciente cardiopata.

A analgesia multimodal, utilizando a combinação de infiltração da ferida operatória com anestésico local, instilação de anestésico intraperitoneal, paracetamol e AINEs, inibidores da cicloxigenase-2, cetamina, dipirona e bloqueios periféricos, proporciona controle adequado da dor quando associada à anestesia geral.[1]

Embora a implicação do óxido nitroso na gênese das náuseas e vômitos e na função dos oócitos ainda seja controversa, prefere-se evitar o seu uso com o objetivo de melhorar as condições cirúrgicas na cirurgia abdominal[113] e de diminuir a incidência de náuseas e vômitos.[46] O propofol apresenta poucos efeitos adversos.[114] Entretanto, a anestesia com esse agente para transferência de embriões resulta em menores taxas de gravidez do que com o isoflurano.[115]

Para reduzir as alterações respiratórias e hemodinâmicas, a pressão intra-abdominal deve ser monitorizada, a mais baixa possível, e nunca exceder 20 mmHg. A anestesia deve ser mantida em um plano profundo. Por causa do aumento do tônus vagal, a atropina deve estar disponível. A intubação traqueal e a ventilação controlada devem ser a norma, devido às repercussões respiratórias e ao risco de regurgitação. Na indução, deve-se evitar a ventilação manual com máscara, para não distender o estômago com ar e aumentar a possibilidade de lesão visceral durante a introdução do trocar.

O agente indutor mais utilizado é o propofol, que permite uma indução rápida e diminui o risco de náuseas e vômitos pós-operatórios. Para a manutenção, opta-se por fármacos pouco cardiodepressores, com ação vasodilatadora, como o isoflurano, o desflurano, o sevoflurano e o propofol em infusão contínua. A curarização deve ser profunda e estável. Como os tempos de fechamento da parede são praticamente nulos, a escolha deve recair sobre os agentes de ação mais curta.

Para evitar reações vagais, detectar insuflação ectópica e diminuir a repercussão cardiovascular do pneumoperitônio, a insuflação deve ser lenta e em cefalodeclive. A ausculta sistemática após a insuflação e depois de qualquer mudança de posição verificará a adequada posição da sonda endotraqueal.

Durante a fase de despertar, a exsuflação do pneumoperitônio vai aumentar o retorno venoso. Esse incremento da pré-carga, produzido em um momento em que a resistência vascular sistêmica está elevada, pode originar uma crise hipertensiva. Nessa mesma fase, o paciente que desenvolve hipotermia durante a intervenção vai tentar restaurar sua homeostasia térmica com calafrios.

A anestesia geral com ventilação controlada tem sido considerada a técnica mais segura para procedimentos laparoscópicos devido aos efeitos do pneumoperitônio.[46]

O uso de agentes venosos de curta duração de ação, como o propofol, o etomidato e o remifentanil, assim como de agentes inalatórios, como o sevoflurano e o desflurano, torna a anestesia geral uma técnica favorável para procedimentos laparoscópicos com recuperação rápida.[116,117]

Os agentes que deprimem diretamente o coração deveriam ser evitados, com provisão de fármacos anticolinérgicos, em caso de aumento súbito no tônus vagal.[46]

Em pacientes não obesos selecionados submetidos a procedimentos laparoscópicos, a máscara laríngea com ventilação controlada pode evitar a intubação endotraqueal e reduzir a incidência de dor de garganta, mas isso deveria ser reservado para procedimentos que utilizam pressão intra-abdominal menor.

A máscara laríngea ProSeal pode ser uma alternativa para garantir uma via aérea selada, com pressões de até 30 $cmH_2O$.[118-120]

Em pacientes submetidos à cirurgia laparoscópica para tratamento de câncer colorretal, o uso de dexmedetomidina acelera a recuperação da motilidade gastrintestinal.[121] Os mesmos resultados foram obtidos em gastrectomias.[122]

## Anestesia local e regional

A anestesia local oferece diversas vantagens: recuperação rápida, diminuição de náuseas e vômitos pós-operatórios, diagnóstico precoce das complicações e poucas alterações hemodinâmicas.[123]

Contudo, requer técnica cirúrgica gentil e pode resultar em aumento da ansiedade do paciente, dor e desconforto durante a manipulação dos órgãos pélvicos e abdominais. Por essa razão, a anestesia local é rotineiramente suplementada com sedação venosa. A combinação de pneumoperitônio e sedação pode levar à hipoventilação e dessaturação arterial.[124] A anestesia local, mesmo sob sedação, necessita da colaboração do paciente. As condições operatórias em geral não são satisfatórias pela ausência de relaxamento muscular e pela presença de dor. Para reduzir a dor e os distúrbios respiratórios, a pressão intra-abdominal deveria ser a mais baixa possível. A ligadura de trompas poderia ser uma boa indicação para a anestesia local.

Qualquer outro tipo de procedimento laparoscópico que exija múltiplas punções, considerável manipulação de órgãos, pneumoperitônio volumoso, o que torna a ventilação espontânea difícil para o paciente, resulta em desconforto, não podendo ser manejado de forma adequada com anestesia local.

A anestesia regional – incluindo peridural e raquianestesia – combinada com cefalodeclive pode ser usada para laparoscopia ginecológica. A resposta metabólica é reduzida pela anestesia neuroaxial. Globalmente, a anestesia peridural apresenta as mesmas desvantagens da anestesia local. A anestesia regional tem a vantagem de reduzir as necessidades do uso de sedativos e opioides e de produzir melhor relaxamento muscular, podendo ser proposta para outros procedimentos além da esterilização. A dor do ombro, secundária à irritação diafragmática, e o desconforto, subsequente à distensão abdominal, não são completamente aliviados apenas com anestesia peridural.[125] Um extenso bloqueio sensorial ($T_4$-$T_5$) é necessário para laparoscopia cirúrgica e pode causar desconforto.[125]

Os efeitos hemodinâmicos do pneumoperitônio sob anestesia peridural não têm sido estudados. O bloqueio simpático pode facilitar o surgimento de reflexos vagais. A vasodilatação e a ausência de ventilação com pressão positiva podem reduzir as alterações cardiovasculares descritas durante o pneumoperitônio.

A anestesia peridural é uma técnica muito segura para cirurgias realizadas no andar inferior do abdômen e para a analgesia pós-operatória, tendo poucas complicações.[126-128]

A raquianestesia pode ser mais factível e fornecer melhores condições cirúrgicas em decorrência do relaxamento muscular profundo e da recuperação mais rápida. Existem diversos relatos na literatura que atestam a segurança do uso de raquianestesia para procedimentos abdominais.[129-131] As principais vantagens da raquianestesia são a conveniência de ter o paciente acordado respirando espontaneamente, a prevenção da manipulação das vias aéreas, a menor incidência de náuseas e vômitos pós-operatórios e o fornecimento de analgesia pós-operatória com menor tempo de recuperação.[132]

Existem algumas preocupações relacionadas com a utilização de raquianestesia para procedimentos laparoscópicos. A incidência de hipotensão é de 20,5% e pode ser aumentada pela posição de Trendelenburg e pelo aumento da pressão intra-abdominal.[133] No entanto, vários estudos mostram que esses efeitos podem ser facilmente contornados com hidratação prévia do paciente, redução do grau de inclinação da posição de cefaloaclive, diminuição da pressão intra-abdominal e uso liberal de vasopressores.[134,135] A incidência de dor referida no ombro varia entre 25 e 43% e pode ser angustiante para o paciente no pós-operatório.[136] A dor pode ser aliviada pela redução da pressão intra-abdominal de 8 a 10 mmHg, pela instilação de anestésicos locais na cavidade peritoneal ou pelo uso de opioides parenterais.[137,138]

A monitorização hemodinâmica deveria continuar durante a recuperação anestésica. O estado hiperdinâmico desenvolvido após a laparoscopia pode gerar uma situação hemodinâmica precária no paciente com doença cardíaca. A despeito de uma menor disfunção pulmonar pós-operatória, a $PaO_2$ ainda decresce após colecistectomia laparoscópica, e um aumento na demanda por $O_2$ é observado.

Deve-se administrar oxigênio a todos os pacientes no pós-operatório imediato, pois, nesse período, a frequência respiratória e a $E_TCO_2$ do paciente respirando espontaneamente são mais altas que aquelas encontradas na cirurgia aberta. A prevenção e o tratamento das náuseas e vômitos e da dor são importantes, sobretudo nos pacientes submetidos a procedimentos ambulatoriais.

Existem evidências de que a anestesia regional em cirurgia laparoscópica, realizada em pacientes acordados, produz poucas alterações na mecânica respiratória e nos gases sanguíneos arteriais.[46]

Há diversos estudos na literatura comparando técnicas de anestesia regional com anestesia geral para cirurgia laparoscópica. Turkstani e colaboradores[139] compararam anestesia geral com raquianestesia em 50 pacientes submetidos a colecistectomia videolaparoscópica. Eles encontraram escores de dor significativamente inferiores e menor consumo de analgésicos. O tempo de internação foi semelhante, mas o custo associado à raquianestesia foi menor. No grupo de raquianestesia, 48% dos pacientes apresentaram dor no ombro, e houve hipotensão em 8 pacientes. Essas complicações foram facilmente controladas.[179] Imbelloni e colaboradores,[140] estudando pacientes submetidos a colecistectomia videolaparoscópica, demonstraram que a raquianestesia é uma técnica segura e custo-efetiva, com incidência de dor no ombro de 47% e de hipotensão de 41%, com boa resposta ao tratamento farmacológico com opioides e vasoconstritor.

Ellakany[141] comparou raquianestesia torácica com anestesia geral em 40 pacientes submetidos a colecistectomias videolaparoscópicas. As condições cirúrgicas foram comparáveis, com maior satisfação no grupo de raquianestesia. A incidência de hipotensão foi de 40%, e a incidência de desconforto abdominal foi de 25%, situações que foram facilmente manejadas. O grupo de raquianestesia não apresentou náuseas e vômitos.[181]

Mehta e colaboradores,[142] em pacientes submetidos a colecistectomias videolaparoscópicas, encontraram melhor analgesia pós-operatória no grupo de raquianestesia. Não houve diferença entre os grupos em relação a complicações intraoperatórias, recuperação, tempo de permanência hospitalar e grau de satisfação. Não ocorreram episódios de náuseas ou vômitos no grupo submetido à raquianestesia.[142]

A leitura em conjunto desses estudos sugere que a raquianestesia pode ser considerada uma alternativa à anestesia geral.

## Dor e analgesia

O trauma cirúrgico contribui para a dor e para a disfunção pulmonar. A laparoscopia diminui de forma significativa a dor pós-operatória e o consumo de analgésicos.[143,144] Na cavidade peritoneal, o $CO_2$ se transforma em ácido carbônico e gera uma inflamação na serosa peritoneal, o que explica a eficácia dos anti-inflamatórios no controle dessas dores.[145,146]

Em pacientes submetidos a colecistectomias laparoscópicas, a irrigação peritoneal com bicarbonato de sódio reduz a intensidade da dor no ombro, constituindo-se método efetivo para melhorar a qualidade de vida e proporcionar recuperação mais precoce dos pacientes.[147]

A natureza da dor varia dependendo da técnica cirúrgica. Após laparotomia, o paciente apresenta um componente predominantemente somático, enquanto, na laparoscopia, ocorre predomínio do componente visceral e da dor no ombro decorrente da irritação diafragmática (**TABELA 77.2**).

A dor na escápula direita pode dever-se à tração do fígado sobre os ligamentos freno-hepáticos, por infiltração de $CO_2$ entre o fígado e o diafragma. Ao final da cirurgia, a extração o mais completa possível do $CO_2$ intraperitoneal é parte essencial da analgesia pós-operatória. Diferentes tratamentos têm sido propostos para o alívio da dor. Revisões Cochrane concluíram que existe evidência, com baixa qualidade, de que a infiltração dos portais[148] ou a instilação intraperitoneal de anestésico local[149] reduzem a dor pós-operatória de pacientes submetidos a colecistectomias. A importância clínica dessa redução é desconhecida e provavelmente não significativa.

A anestesia tópica ou a infiltração da trompa de Falópio diminuem a dor pós-operatória e o consumo de analgésico após esterilização laparoscópica.[150]

A administração de cetamina prévia ao procedimento também é efetiva.[151] A instilação de anestésico local ou de solução salina intraperitonealmente reduz a dor após colecistectomias laparoscópicas.[152] A dexametasona em dose única[153] e a analgesia pré-operatória multimodal são efetivas em reduzir a dor.[154,155]

Algumas equipes substituíram com êxito a exsuflação passiva por uma aspiração do gás. A colocação de um dreno na cavidade, nas primeiras 6 horas, também é eficaz. A introdução de soro fisiológico é outra forma de reduzir a quantidade de gás residual. O uso de menores pressões de insuflação reduz a dor.[156]

O pneumoperitônio residual com $CO_2$ contribui para a dor pós-operatória e, após a exsuflação, uma cuidadosa evacuação do pneumoperitônio é efetiva. A analgesia peridural torácica diminui significativamente a dor nas primeiras 24 horas. O controle da dor nas incisões pode ser feito com a infiltração de anestésico local, associado ou não a opioides, como a morfina.[156]

## Náuseas e vômitos pós-operatórios

A laparoscopia é acompanhada de alta incidência de náuseas e vômitos pós-operatórios que podem persistir por mais de 48 horas.[157] Além da dor pós-operatória de vários tipos, as náuseas e os vômitos são uma das complicações mais frequentes da laparoscopia (36-77% dos pacientes) e o fator mais importante relacionado com o prolongamento da permanência hospitalar.[158-160]

Embora a utilização de opioides intraoperatórios aumente a incidência de náuseas e vômitos, a anestesia com propofol pode marcadamente diminuir essa alta incidência. O efeito do óxido nitroso ainda é controverso, mas parece não afetar a incidência de náuseas e vômitos. Já a drenagem do conteúdo gástrico reduz a incidência desses efeitos adversos.

A administração transoperatória de droperidol e, mais recentemente, o uso de ondansetrona ajudam a prevenir e tratar as náuseas e os vômitos. O droperidol pode induzir sedação prolongada e acentuar a hipotermia.[161-165]

O uso da dexametasona apresenta efeitos antieméticos similares aos do droperidol, porém mais prolongados,[153] e é comparável à ondansetrona na prevenção de náuseas e vômitos após cirurgia laparoscópica.[166]

Uma revisão Cochrane de ensaios controlados randomizados demonstrou que, quando comparados com placebo, droperidol, metoclopramida, ondansetrona, topisetrona, dolasetrona, granisetrona, dexametasona e ciclizina previnem a ocorrência de náuseas e vômitos pós-operatórios.[167] Por outro lado, após cirurgia ginecológica laparoscópica, não existe diferença entre palonosetrona, granisetrona e ramosetrona na prevenção de náuseas e vômitos.[168]

Finalmente, técnicas analgésicas que reduzam o consumo de opioides podem contribuir para diminuir esses sintomas. A administração de antieméticos deve ser rotineira.[169]

## Alternativas para o pneumoperitônio com dióxido de carbono

A insuflação de gases inertes (hélio, argônio) evita o aumento da $PaCO_2$ secundário à absorção,[170,171] de modo que a hiperventilação não é necessária.[172] Já as consequências respiratórias devidas à elevação da pressão intra-abdominal persistem, e o uso desses gases acentua a diminuição do débito cardíaco, embora o aumento da pressão arterial seja atenuado.[173] Portanto, a insuflação peritoneal de $CO_2$, na ausência de hipercapnia, aparentemente estimula o sistema cardiovascular e depois corrige – de forma parcial – as repercussões hemodinâmicas decorrentes da elevação da pressão intra-abdominal. A baixa solubilidade dos gases inertes no sangue aumenta a possibilidade da ocorrência de embolia gasosa.[174]

A laparoscopia sem a utilização de gases e com o uso de retratores da parede evita as alterações hemodinâmicas e as repercussões respiratórias do aumento da pressão intra-abdominal, bem como as consequências do $CO_2$. As perfusões esplâncnicas e renais permanecem inalteradas. A dor, as náuseas e os vômitos pós-operatórios são reduzidos após colecistectomias, mas não após cirurgias ginecológicas. Contudo, a laparoscopia sem a utilização de gás compromete a exposição cirúrgica e aumenta as dificuldades técnicas. A combinação de baixas pressões de $CO_2$ (5 mmHg) com retratores da parede abdominal poderia melhorar as condições cirúrgicas. Essa técnica está indicada para pacientes com doença cardíaca ou pulmonar graves.

A falta de solubilidade do ar, do hélio e do argônio aumenta a letalidade caso ocorra embolia gasosa. Quando o coagulador de argônio é usado, a embolia gasosa é uma possibilidade real.

## Laparoscopia durante a gravidez

A laparoscopia durante a gravidez apresenta riscos potenciais. A cirurgia abdominal aumenta o risco de trabalho de parto prematuro e morte fetal. A insuflação se associa, no feto, a uma diminuição da pressão parcial arterial de oxigênio ($PaO_2$) e do pH. As parturientes apresentam com frequência episódios de hipóxia e acidose respiratória.[175]

A frequência cardíaca fetal e a pressão arterial aumentam, mas tais modificações são mínimas. Todas essas alterações resultam da hipercapnia e da elevação da pressão intra-abdominal. Outro risco é o de lesar o útero ao introduzir a agulha de Verres. Apesar disso, os relatos na literatura de laparoscopias realizadas entre a 4ª e a 32ª semanas de gestação têm demonstrado poucas complicações (**QUADRO 77.4**).[176]

Em estudo realizado em animais, o pneumoperitônio com óxido nitroso não afetou os valores dos gases sanguíneos, a frequência cardíaca e a pressão arterial. Após a exsuflação, todos os parâmetros retornam ao normal.[177] Desde que a $PaCO_2$ materna seja mantida em valores normais, a perfusão placentária fetal, o fluxo sanguíneo, o pH e as tensões gasosas não são afetadas pela insuflação ou pela exsuflação.[178-181]

## Morbimortalidade da laparoscopia

Embora os benefícios da laparoscopia pareçam bem documentados, o conhecimento da incidência de complicações é mais impreciso e muitas vezes baseado em estudos retrospectivos. A experiência de laparoscopistas ginecológicos tem relativamente um longo tempo. As taxas de mortalidade variam de 1:10.000 a 1:100.000 casos. O número de complicações sérias que requerem laparotomia é de 2 a 10 por 1.000 casos. A lesão intestinal é responsável por 30 a 50% desses casos. As queimaduras são responsáveis por 15 a 20% das complicações relatadas.

**QUADRO 77.4** Recomendações para a realização de laparoscopias em pacientes grávidas

- A cirurgia deveria ocorrer no segundo trimestre, de preferência antes da 23ª semana, com o objetivo de minimizar o risco de trabalho de parto prematuro e manter um adequado espaço intra-abdominal para realização do procedimento
- Os tocolíticos são benéficos para sustar o trabalho de parto prematuro, mas seu uso profilático é controverso
- A introdução do trocar deve ser feita sob visão direta para evitar dano ao útero
- A ultrassonografia transvaginal deve ser usada para monitorização fetal.
- A ventilação mecânica precisa ser ajustada para manter a alcalose materna fisiológica
- A laparoscopia sem gás é uma alternativa para evitar os efeitos adversos potenciais do pneumoperitônio

Nos últimos anos, embora as taxas de mortalidade tenham diminuído, as complicações têm crescido, provavelmente em função do aumento da complexidade dos procedimentos laparoscópicos. Apesar de a introdução da colecistectomia ser relativamente recente (1989), já existe bastante experiência. As taxas de mortalidade variam de 0,1 a 1 por 1.000 casos. A conversão para laparotomia é necessária em cerca de 1% dos casos. A perfuração do intestino ocorre em 2 casos por 1.000, a lesão do ducto biliar ocorre em 2 a 6 casos por 1.000 e a hemorragia significativa, em 2 a 9 casos por 1.000. Além disso, a colecistectomia laparoscópica tem sido acompanhada de complicações operatórias menores que se assemelham à técnica aberta. Quando comparada com a técnica aberta, a cirurgia minimamente invasiva associa-se a menores taxas de infecção.[182]

Com o aumento da experiência, ocorre uma diminuição do tempo cirúrgico e das taxas de complicações. A lesão de grandes vasos (aorta, veia cava inferior, artérias ilíacas) é uma emergência médica. O hematoma retroperitoneal se desenvolve de forma mais insidiosa e resulta em significativa perda sanguínea, sem sinais aparentes de sangramento abdominal, o que pode retardar o diagnóstico. As complicações ocorrem mais durante a criação do pneumoperitônio e a introdução do trocar nas cirurgias ginecológicas, bem como durante o procedimento cirúrgico propriamente dito nas cirurgias do estômago. A lesão não identificada do trato gastrintestinal pode levar a formação de abscesso e complicações sépticas potencialmente letais. Para preveni-las, o anestesiologista precisa estar atento à possibilidade do surgimento das complicações nos diferentes tempos cirúrgicos. Pode ocorrer insuflação inadvertida de gás dentro de vasos, no tecido subcutâneo, no espaço pré-peritoneal, em víscera ou no retroperitônio. A embolia gasosa pode ser causada por insuflação de gás intravascular, laceração da parede abdominal e de vasos peritoneais. Embora rara, é potencialmente fatal e pode resultar em hipotensão grave, cianose, arritmias e assistolia.[1]

A insuflação de gás pode levar a enfisema subcutâneo caracterizado por crepitação na parede abdominal e torácica.[1] O pneumotórax pode ocorrer especialmente quando a pressão na via aérea for alta. Dependendo do tamanho, pode ser assintomático ou aumentar a pressão da via aérea, causando dessaturação, hipotensão e até parada cardíaca.[1]

## Considerações finais

A cirurgia laparoscópica – comparativamente à cirurgia aberta – resulta em múltiplos benefícios. O melhor conhecimento da fisiopatologia do pneumoperitônio, o desenvolvimento de novas tecnologias e o treinamento dos cirurgiões possibilitam que novos procedimentos sejam propostos para pacientes cada vez mais debilitados. É importante que o anestesiologista compreenda bem as consequências fisiopatológicas do aumento da pressão intra-abdominal, as alternativas de tratamento e o manejo das principais complicações.

## Referências

1. Irwin MG, Wong SSC. Anaesthesia and minimally invasive surgery. Anaesth Int Care. 2012;13(2):48-51.
2. Dec M, Andruszkiewicz P. Anaesthesia for minimally invasive surgery. Wideochir Inne Tech Maloinwazyjne. 2015;10(4):509-14.
3. Smith I. Anesthesia for laparoscopy with emphasis on outpatient laparoscopy. Anesthesiol Clin North America. 2001;19(1):21-41.
4. Joris J, Cigarini I, Legrand M, Jacquet N, De Groote D, Franchimont P, et al. Metabolic and respiratory changes after cholecystectomy performed via laparotomy or laparoscopy. Br J Anaesth. 1992;69(4):341-5.
5. Kashtan J, Green JF, Parsons EQ, Holcroft JW. Hemodynamic effect of increased abdominal pressure. J Surg Res. 1981;30(3):249-55.
6. Maltby JR, Beriault MT, Watson NC, Liepert D, Fick GH. The LMA-ProSeal is an effective alternative to tracheal intubation for laparoscopic cholecystectomy. Can J Anaesth. 2002;49(8):857-62.
7. Nguyen NT, Wolfe BM. The physiologic effects of pneumoperitoneum in the morbidly obese. Ann Surg. 2005;241(2):219-26.
8. Zuckerman RS, Heneghan S. The duration of hemodynamic depression during laparoscopic cholecystectomy. Surg Endosc. 2002;16(8):1233-6.
9. Giebler RM, Behrends M, Steffens T, Walz MK, Peitgen K, Peters J. Intraperitoneal and retroperitoneal carbon dioxide insufflation evoke different effects on caval vein pressure gradients in humans: Evidence for the starling resistor concept of abdominal venous return. Anesthesiology. 2000;92(6):1568-80.
10. Dorsay DA, Greene FL, Baysinger CL. Hemodynamic changes during laparoscopic cholecystectomy monitored with transesophageal echocardiography. Surg Endosc. 1995;9(2):128-33; discussion 133-4.
11. Hirvonen EA, Nuutinen LS, Kauko M. Hemodynamic changes due to Trendelenburg positioning and pneumoperitoneum during laparoscopic hysterectomy. Acta Anaesthesiol Scand. 1995;39(7):949-55.
12. Joris JL, Chiche JD, Canivet JL, Jacquet NJ, Legros JJ, Lamy ML. Hemodynamic changes induced by laparoscopy and their endocrine correlates: effects of clonidine. J Am Coll Cardiol. 1998;32(5):1389-96.
13. Goodale RL, Beebe DS, McNevin MP, Boyle M, Letourneau JG, Abrams JH, et al. Hemodynamic, respiratory, and metabolic effects of laparoscopic cholecystectomy. Am J Surg. 1993;166(5):533-7.
14. Solis-Herruzo JA, Moreno D, Gonzalez A, Larrodera L, Castellano G, Gutierrez J, et al. Effect of intrathoracic pressure on plasma arginine vasopressin levels. Gastroenterology. 1991;101(3):607-17.
15. Cunningham AJ, Turner J, Rosenbaum S, Rafferty T. Transoesophageal echocardiographic assessment of haemodynamic function during laparoscopic cholecystectomy. Br J Anaesth. 1993;70(6):621-5.
16. Odeberg S, Ljungqvist O, Svenberg T, Gannedahl P, Bäckdahl M, von Rosen A, et al. Haemodynamic effects of pneumoperitoneum and the influence of posture during anaesthesia for laparoscopic surgery. Acta Anaesthesiol Scand. 1994;38(3):276-83.
17. Dexter SP, Vucevic M, Gibson J, McMahon MJ. Hemodynamic consequences of high- and low-pressure capnoperitoneum during laparoscopic cholecystectomy. Surg Endosc. 1999;13(4):376-81.
18. Hirvonen EA, Nuutinen LS, Vuolteenaho O. Hormonal responses and cardiac filling pressures in head-up or head-down position and pneumoperitoneum in patients undergoing operative laparoscopy. Br J Anaesth. 1997;78(2):128-33.
19. Joris JL, Noirot DP, Legrand MJ, Jacquet NJ, Lamy ML. Hemodynamic changes during laparoscopic cholecystectomy. Anesth Analg. 1993;76(5):1067-71.
20. Feig BW, Berger DH, Dougherty TB, Dupuis JF, Hsi B, Hickey RC, et al. Pharmacologic intervention can reestablish baseline hemodynamic parameters during laparoscopy. Surgery. 1994;116(4):733-9; discussion 739-41.
21. Wahba RW, Bëique F, Kleiman SJ. Cardiopulmonary function and laparoscopic cholecystectomy. Can J Anaesth. 1995;42(1):51-63.
22. O'Leary E, Hubbard K, Tormey W, Cunningham AJ. Laparoscopic cholecystectomy: haemodynamic and neuroendocrine responses after pneumoperitoneum and changes in position. Br J Anaesth. 1996;76(5):640-4.
23. Mann C, Boccara G, Pouzeratte Y, Eliet J, Serradel-Le Gal C, Vergnes C, et al. The relationship among carbon dioxide pneumoperitoneum, vasopressin release, and hemodynamic changes. Anesth Analg. 1999;89(2):278-83.
24. Walder AD, Aitkenhead AR. Role of vasopressin in the haemodynamic response to laparoscopic cholecystectomy. Br J Anaesth. 1997;78(3):264-6.
25. Melville RJ, Forsling ML, Frizis HI, LeQuesne LP. Stimulus for vasopressin release during elective intra-abdominal operations. Br J Surg. 1985;72(12):979-82.
26. Doyle PW, Hendricks M. Anaesthesia and minimally invasive surgery. Anaesth Intensive Care Med. 2009;10(7):328-31.
27. Koivusalo AM, Lindgren L. Effects of carbon dioxide pneumoperitoneum for laparoscopic cholecystectomy. Acta Anaesthesiol Scand. 2000;44(7):834-41.
28. Laisalmi M, Koivusalo AM, Valta P, Tikkanen I, Lindgren L. Clonidine provides opioid-sparing effect, stable hemodynamics, and renal integrity during laparoscopic cholecystectomy. Surg Endosc. 2001;15(11):1331-5.
29. Aho M, Scheinin M, Lehtinen AM, Erkola O, Vuorinen J, Korttila K. Intramuscularly administered dexmedetomidine attenuates hemodynamic and stress hormone responses to gynecologic laparoscopy. Anesth Analg. 1992;75(6):932-9.
30. Alishahi S, Francis N, Crofts S, Duncan L, Bickel A, Cuschieri A. Central and peripheral adverse hemodynamic changes during laparoscopic surgery and their reversal with a novel intermittent sequential pneumatic compression device. Ann Surg. 2001;233(2):176-82.
31. Jorgensen JO, Lalak NJ, North L, Hanel K, Hunt DR, Morris DL. Venous stasis during laparoscopic cholecystectomy. Surg Laparosc Endosc. 1994;4(2):128-33.
32. Zacherl J, Thein E, Stangl M, Feussner H, Bock S, Mittlböck M, et al. The influence of periarterial papaverine application on intraoperative renal function and blood flow during laparoscopic donor nephrectomy in a pig model. Surg Endosc. 2003;17(8):1231-6.
33. Mahdi H, Aljebori Q, Lockart D, Moulton L. Risk of venous thromboembolism after laparoscopic surgery for gynecologic malignancy. J Minim Invasive Gynecol. 2016;23(7):1057-1062.
34. Cui G, Wang X, Yao W, Li H. Incidence of postoperative venous thromboembolism after laparoscopic versus open colorectal cancer surgery: a meta-analysis. Surg Laparosc Endosc Percutan Tech. 2013;23(2):128-34.
35. Nguyen NT, Hinojosa MW, Fayad C, Varela E, Konyalian V, Stamos MJ, et al. Laparoscopic surgery is associated with a lower incidence of venous thromboembolism compared with open surgery. Ann Surg. 2007;246(6):1021-7.
36. Barber EL, Neubauer NL, Gossett DR. Risk of venous thromboembolism in abdominal versus minimally invasive hysterectomy for benign conditions. Am J Obstet Gynecol. 2015;212(5):609.e1-7.
37. Catheline JM, Capelluto E, Gaillard JL, Turner R, Champault G. Thromboembolism prophylaxis and incidence of thromboembolic complications after laparoscopic surgery. Int J Surg Investig. 2000;2(1):41-7.
38. Zacharoulis D, Kakkar AK. Venous thromboembolism in laparoscopic surgery. Curr Opin Pulm Med. 2003;9(5):356-61.
39. Holzheimer RG. Laparoscopic procedures as a risk factor of deep venous thrombosis, superficial ascending thrombophlebitis and pulmonary embolism--case

report and review of the literature. Eur J Med Res. 2004;9(9):417-22.
40. Ramirez PT, Nick AM, Frumovitz M, Schmeler KM. Venous thromboembolic events in minimally invasive gynecologic surgery. J Minim Invasive Gynecol. 2013;20(6):766-9.
41. Harris SN, Ballantyne GH, Luther MA, Perrino AC Jr. Alterations of cardiovascular performance during laparoscopic colectomy: a combined hemodynamic and echocardiographic analysis. Anesth Analg. 1996;83(3):482-7.
42. Safran D, Sgambati S, Orlando R 3rd. Laparoscopy in high-risk cardiac patients. Surg Gynecol Obstet. 1993;176(6):548-54.
43. Hein HA, Joshi GP, Ramsay MA, Fox LG, Gawey BJ, Hellman CL, et al. Hemodynamic changes during laparoscopic cholecystectomy in patients with severe cardiac disease. J Clin Anesth. 1997;9(4):261-5.
44. Pepine CJ, Lambert CR. Cardiovascular effects of nicardipine. Angiology. 1990;41(11 Pt 2):978-86.
45. Sprung J, Abdelmalak B, Schoenwald PK. Recurrent complete heart block in a healthy patient during laparoscopic electrocauterization of the fallopian tube. Anesthesiology 1998;88:1401-3.
46. Bajwa SJS, Kulshrestha A. Anaesthesia for laparoscopic surgery: general vs regional anaesthesia. J Minim Access Surg. 2016;12(1):4-9.
47. Gerges FJ, Kanazi GE, Jabbour-Khoury SI. Anesthesia for laparoscopy: a review. J Clin Anesth. 2006;18(1):67-78.
48. Boulet LM, Stembridge M, Tymko MM, Tremblay JC, Foster GE. The effects of graded changes in oxygen and carbon dioxide tension on coronary blood velocity independent of myocardial energy demand. Am J Physiol Heart Circ Physiol. 2016;311(2):H326-36.
49. Speicher PJ, Ganapathi AM, Englum BR, Vaslef SN. Laparoscopy is safe among patients with congestive heart failure undergoing general surgery procedures. Surgery. 2014;156(2):371-8.
50. Nyarwaya JB, Mazoit JX, Samii K. Are pulse oximetry and end-tidal carbon dioxide tension monitoring reliable during laparoscopic surgery? Anaesthesia. 1994;49(9):775-8.
51. Baraka A, Jabbour S, Hammoud R, Aouad M, Najjar F, Khoury G, et al. End-tidal carbon dioxide tension during laparoscopic cholecystectomy. Correlation with the baseline value prior to carbon dioxide insufflation. Anaesthesia. 1994;49(4):304-6.
52. Lister DR, Rudston-Brown B, Warriner CB, McEwen J, Chan M, Walley KR. Carbon dioxide absorption is not linearly related to intraperitoneal carbon dioxide insufflation pressure in pigs. Anesthesiology. 1994;80(1):129-36.
53. Ciofolo MJ, Clergue F, Seebacher J, Lefebvre G, Viars P. Ventilatory effects of laparoscopy under epidural anesthesia. Anesth Analg. 1990;70(4):357-61.
54. Andersson LE, Bååth M, Thörne A, Aspelin P, Odeberg-Wernerman S. Effect of carbon dioxide pneumoperitoneum on development of atelectasis during anesthesia, examined by spiral computed tomography. Anesthesiology. 2005;102(2):293-9.
55. Wahba RW, Mamazza J. Ventilatory requirements during laparoscopic cholecystectomy. Can J Anaesth. 1993;40(3):206-10.
56. Wittgen CM, Andrus CH, Fitzgerald SD, Baudendistel LJ, Dahms TE, Kaminski DL. Analysis of the hemodynamic and ventilatory effects of laparoscopic cholecystectomy. Arch Surg. 1991;126(8):997-1000; discussion 1000-1.
57. Wittgen CM, Naunheim KS, Andrus CH, Kaminski DL. Preoperative pulmonary function evaluation for laparoscopic cholecystectomy. Arch Surg. 1993;128(8):880-5; discussion 885-6.
58. Wulkan ML, Vasudevan SA. Is end-tidal CO2 an accurate measure of arterial CO2 during laparoscopic procedures in children and neonates with cyanotic congenital heart disease? J Pediatr Surg. 2001;36(8):1234-6.
59. Rademaker BM, Odoom JA, de Wit LT, Kalkman CJ, ten Brink SA, Ringers J. Haemodynamic effects of pneumoperitoneum for laparoscopic surgery: a comparison of CO2 with N2O insufflation. Eur J Anaesthesiol. 1994;11(4):301-6.
60. Rademaker BM, Bannenberg JJ, Kalkman CJ, Meyer DW. Effects of pneumoperitoneum with helium on hemodynamics and oxygen transport: A comparison with carbon dioxide. J Laparoendosc Surg. 1995;5(1):15-20.
61. Odeberg-Wernerman S. Laparoscopic surgery--effects on circulatory and respiratory physiology: an overview. Eur J Surg Suppl. 2000;70(585):4-11.
62. Hirvonen EA, Nuutinen LS, Kauko M. Ventilatory effects, blood gas changes, and oxygen consumption during laparoscopic hysterectomy. Anesth Analg. 1995;80(5):961-6.
63. Andersson L, Lagerstrand L, Thörne A, Sollevi A, Brodin LA, Odeberg-Wernerman S. Effect of CO(2) pneumoperitoneum on ventilation perfusion relationships during laparoscopic cholecystectomy. Acta Anaesthesiol Scand. 2002;46(5):552-60.
64. Bablekos GD, Michaelides SA, Analitis A, Charalabopoulos KA. Effects of laparoscopic cholecystectomy on lung function: a systematic review. World J Gastroenterol. 2014;20(46):17603-17.
65. Iwase K, Takenaka H, Ishizaka T, Ohata T, Oshima S, Sakaguchi K. Serial changes in renal function during laparoscopic cholecystectomy. Eur Surg Res. 1993;25(4):203-12.
66. Peters JH, Gibbons GD, Innes JT, Nichols KE, Front ME, Roby SR, et al. Complications of laparoscopic cholecystectomy. Surgery. 1991;110(4):769-77; discussion 777-8.
67. Apostolou T, Sotsiou F, Dimitriades G, Nikolopoulou N, Chilal K, Balanika M, et al. Severe acute renal failure in a 19-year-old woman following laparoscopic cholecystectomy. Clin Nephrol. 2004;61(6):444-7.
68. Muralidhar V. Physiology of pneumoperitoneum and anaesthesia in laparoscopic surgery. Deshpande S, editor. Comprehensive laparoscopic surgery. 2nd ed. Coimbatore: IAGES; 2007.
69. Kirsch AJ, Hensle TW, Chang DT, Kayton ML, Olsson CA, Sawczuk IS. Renal effects of CO2 insufflation: oliguria and acute renal dysfunction in a rat pneumoperitoneum model. Urology. 1994;43(4):453-9.
70. Cuschieri A. Technology for minimal access surgery. Interview by Judy Jones. BMJ. 1999;319(7220):1304.
71. Armaly Z, Abassi Z. Deleterious effects of increased intra-abdominal pressure on kidney function. Advances in Nephrology. 2014;ID731657.
72. London ET, Ho HS, Neuhaus AM, Wolfe BM, Rudich SM, Perez RV. Effect of intravascular volume expansion on renal function during prolonged CO2 pneumoperitoneum. Ann Surg. 2000;231(2):195-201.
73. Junghans T, Böhm B, Gründel K, Schwenk W, Müller JM. Does pneumoperitoneum with different gases, body positions, and intraperitoneal pressures influence renal and hepatic blood flow? Surgery. 1997;121(2):206-11.
74. Ho HS, Saunders CJ, Gunther RA, Wolfe BM. Effector of hemodynamics during laparoscopy: CO2 absorption or intra-abdominal pressure? J Surg Res. 1995;59(4):497-503.
75. Gudmundsson FF, Viste A, Myking OL, Bostad L, Grong K, Svanes K. Role of angiotensin II under prolonged increased intraabdominal pressure (IAP) in pigs. Surg Endosc. 2003;17(7):1092-7.
76. Hall D, Goldstein A, Tynan E, Braunstein L. Profound hypercarbia late in the course of laparoscopic cholecystectomy: detection by continuous capnometry. Anesthesiology. 1993;79(1):173-4.
77. Mullett CE, Viale JP, Sagnard PE, Miellet CC, Ruynat LG, Counioux HC, et al. Pulmonary CO2 elimination during surgical procedures using intra- or extraperitoneal CO2 insufflation. Anesth Analg. 1993;76(3):622-6.
78. Wolf JS Jr, Monk TG, McDougall EM, McClennan BL, Clayman RV. The extraperitoneal approach and subcutaneous emphysema are associated with greater absorption of carbon dioxide during laparoscopic renal surgery. J Urol. 1995;154(3):959-63.
79. Streich B, Decailliot F, Perney C, Duvaldestin P. Increased carbon dioxide absorption during retroperitoneal laparoscopy. Br J Anaesth. 2003;91(6):793-6.
80. Chien GL, Soifer BE. Pharyngeal emphysema with airway obstruction as a consequence of laparoscopic inguinal herniorrhaphy. Anesth Analg. 1995;80(1):201-3.
81. Kumar CM, Lam JF, Rao D. Unexplained hypercarbia may indicate subcutaneous emphysema during laparoscopy. Anaesth Intensive Care. 2015;43(2):272-3.
82. Whiston RJ, Eggers KA, Morris RW, Stamatakis JD. Tension pneumothorax during laparoscopic cholecystectomy. Br J Surg. 1991;78(11):1325.
83. Knos GB, Sung YF, Toledo A. Pneumopericardium associated with laparoscopy. J Clin Anesth. 1991;3(1):56-9.
84. Yeoh CJ, Dawson C, Wiseman OJ. Pneumopericardium: a rare complication of laparoscopic varicocoele ligation. Int Urol Nephrol. 2006;38(3-4):671-2.
85. Park HJ, Kim DK, Yang MK, Seo JE, Kwon JH. Carbon dioxide pneumothorax occurring during laparoscopy-assisted gastrectomy due to a congenital diaphragmatic defect: a case report. Korean J Anesthesiol. 2016;69(1):88-92.
86. Cha SM, Jung YH, Kim DS, Kang H, Baek CW, Koo GH. Spontaneous pneumothorax during laparoscopy-assisted Billroth-I gastrectomy -A case report-. Korean J Anesthesiol. 2010;58(4):405-8.
87. Joris JL, Chiche JD, Lamy ML. Pneumothorax during laparoscopic fundoplication: diagnosis and treatment with positive end-expiratory pressure. Anesth Analg. 1995;81(5):993-1000.
88. Batra MS, Driscoll JJ, Coburn WA, Marks WM. Evanescent nitrous oxide pneumothorax after laparoscopy. Anesth Analg 1983;62(12):1121-3.
89. Rauh R, Hemmerling TM, Rist M, Jacobi KE. Influence of pneumoperitoneum and patient positioning on respiratory system compliance. J Clin Anesth. 2001;13(5):361-5.
90. Laver-Segal A, Iuchtman M, Weiner P. [Carbon dioxide gas embolism during laparoscopic cholecystectomy]. Harefuah. 2000;138(6):432-4, 520, 519.
91. Park EY, Kwon JY, Kim KJ. Carbon dioxide embolism during laparoscopic surgery. Yonsei Med J. 2012;53(3):459-66.
92. Cottin V, Delafosse B, Viale JP. Gas embolism during laparoscopy: a report of seven cases in patients with previous abdominal surgical history. Surg Endosc. 1996;10(2):166-9.
93. Azevedo JL, Azevedo OC, Miyahira SA, Miguel GP, Becker OM Jr, Hypólito OH, et al. Injuries caused by Veress needle insertion for creation of pneumoperitoneum: a systematic literature review. Surg Endosc. 2009;23(7):1428-32.
94. Nyarwaya JB, Pierre S, Mazoit JX, Umbrain V, Romain M, Samii K, et al. Effects of carbon dioxide embolism with nitrous oxide in the inspired gas in piglets. Br J Anaesth. 1996;76(3):428-34.
95. McGrath BJ, Zimmerman JE, Williams JF, Parmet J. Carbon dioxide embolism treated with hyperbaric oxygen. Can J Anaesth. 1989;36(5):586-9.
96. English JB, Westenskow D, Hodges MR, Stanley TH. Comparison of venous air embolism monitoring methods in supine dogs. Anesthesiology. 1978;48(6):425-9.
97. Junghans T, Böhm B, Meyer E. Influence of nitrous oxide anesthesia on venous gas embolism with carbon dioxide and helium during pneumoperitoneum. Surg Endosc. 2000;14(12):1167-70.
98. Ostman PL, Pantle-Fisher FH, Faure EA, Glosten B. Circulatory collapse during laparoscopy. J Clin Anesth. 1990;2(2):129-32.
99. Wilcox S, Vandam LD. Alas, poor Trendelenburg and his position! A critique of its uses and effectiveness. Anesth Analg. 1988;67(6):574-8.
100. Luo CF, Tsai YF, Chang CH, Wu CT, Yu HP. Increased oxidative stress and gut ischemia caused by prolonged pneumoperitoneum in patients undergoing robot-assisted laparoscopic radical prostatectomy. Acta Anaesthesiol Taiwan. 2011;49(2):46-9.
101. Jakeways MS, Mitchell V, Hashim IA, Chadwick SJ, Shenkin A, Green CJ, et al. Metabolic and inflammatory responses after open or laparoscopic cholecystectomy. Br J Surg. 1994;81(1):127-31.
102. Watt DG, Horgan PG, McMillan DC. Routine clinical markers of the magnitude of the systemic inflammatory response after elective operation: a systematic review. Surgery. 2015;157(2):362-80.
103. Glerup H, Heindorff H, Flyvbjerg A, Jensen SL, Vilstrup H. Elective laparoscopic cholecystectomy nearly abolishes the postoperative hepatic catabolic stress response. Ann Surg. 1995;221(3):214-9.
102. Senagore AJ, Kilbride MJ, Luchtefeld MA, MacKeigan JM, Davis AT, Moore JD. Superior nitrogen balance after laparoscopic-assisted colectomy. Ann Surg. 1995;221(2):171-5.
103. Hotokezaka M, Combs MJ, Mentis EP, Schirmer BD. Recovery of fasted and fed gastrointestinal motility after open versus laparoscopic cholecystectomy in dogs. Ann Surg. 1996;223(4):413-9.
104. Rademaker BM, Ringers J, Odoom JA, de Wit LT, Kalkman CJ, Oosting J. Pulmonary function and stress response after laparoscopic cholecystectomy: Comparison with subcostal incision and influence of thoracic epidural analgesia. Anesth Analg. 1992;75(3):381-5.
105. Donald RA, Perry EG, Wittert GA, Chapman M, Livesey JH, Ellis MJ, et al. The plasma ACTH, AVP, CRH and catecholamine responses to conventional and laparoscopic cholecystectomy. Clin Endocrinol (Oxf). 1993;38(6):609-15.
106. Asuman AO, Baris A, Bilge K, Bozkurt S, Nurullah B, Meliha K, et al. Changes in intraocular pressures during laparoscopy: a comparison of propofol total intravenous anesthesia to desflurane-thiopental anesthesia. Middle East J Anaesthesiol. 2013;22(1):47-52.
107. Yoo YC, Shin S, Choi EK, Kim CY, Choi YD, Bai SJ. Increase in intraocular pressure is less with propofol than with sevoflurane during laparoscopic surgery in the steep Trendelenburg position. Can J Anaesth. 2014;61(4):322-9.
108. Singh S, Arora K. Effect of oral clonidine premedication on perioperative haemodynamic response and postoperative analgesic requirement for patients undergoing laparoscopic cholecystectomy. Indian J Anaesth. 2011;55(1):26-30.
109. Gupta K, Sharma D, Gupta PK. Oral premedication with pregabalin or clonidine for hemodynamic stability during laryngoscopy and laparoscopic cholecystectomy: a comparative evaluation. Saudi J Anaesth. 2011;5(2):179-84.
110. Aho M, Lehtinen AM, Laatikainen T, Korttila K. Effects of intramuscular clonidine on hemodynamic and plasma beta-endorphin responses to gynecologic laparoscopy. Anesthesiology. 1990;72(5):797-802.
111. Atallah F, Bastide-Heulin T, Soulié M, Crouzil F, Galiana A, et al. Haemodynamic changes during retroperitoneoscopic adrenalectomy for phaeochromocytoma. Br J Anaesth. 2001;86(5):731-73.
112. Lentschener C, Axler O, Fernandez H, Megarbane B, Billard V, Fouqueray B, et al. Haemodynamic changes and vasopressin release are not consistently associated with carbon dioxide pneumoperitoneum in humans. Acta Anaesthesiol Scand. 2001;45(5):527-35.
113. Akca O, Lenhardt R, Fleischmann E, Treschan T, Greif R, Fleischhackl R, et al. Nitrous oxide increases the incidence of bowel distension in patients undergoing elective colon resection. Acta Anaesthesiol Scand. 2004;48(7):894-8.
114. Marshall CA, Jones RM, Bajorek PK, Cashman JN. Recovery characteristics using isoflurane or propofol for maintenance of anaesthesia: a double-blind controlled trial. Anaesthesia. 1992;47(6):461-6.
115. Vincent RD Jr, Syrop CH, Van Voorhis BJ, Chestnut DH, Sparks AE, McGrath JM, et al. An evaluation of the effect of anesthetic technique on reproductive success after laparoscopic pronuclear stage transfer. Propofol/nitrous oxide versus isoflurane/ nitrous oxide. Anesthesiology. 1995;82(2):352-8.
116. Bajwa SJS, Bajwa SK, Kaur J. Comparison of two drug combinations in total intravenous anesthesia: propofol-ketamine and propofol-fentanyl. Saudi J Anaesth. 2010;4(2):72-9.
117. Wilmore DW, Kehlet H. Management of patients in fast track surgery. BMJ. 2001;322(7284):473-6.
118. Miller DM, Camporota L. Advantages of ProSeal and SLIPA airways over tracheal tubes for gynecological laparoscopies. Can J Anaesth. 2006;53(2):188-93.
119. Hohlrieder M, Brimacombe J, Eschertzhuber S, Ulmer H, Keller C. A study of airway management using the ProSeal LMA laryngeal mask airway compared with the tracheal tube on postoperative analgesia requirements following gynaecological laparoscopic surgery. Anaesthesia. 2007;62(9):913-8.E para reduzir a incidência de nauseas e vômitos.
120. Hohlrieder M, Brimacombe J, von Goedecke A, Keller C. Postoperative nausea, vomiting, airway morbidity, and analgesic requirements are lower for the ProSeal laryngeal mask airway than the tracheal tube in females undergoing breast and gynaecological surgery. Br J Anaesth. 2007;99(4):576-80.
121. Chen C, Huang P, Lai L, Luo C, Ge M, Hei Z, et al. Dexmedetomidine improves gastrointestinal motility after laparoscopic resection of colorectal cancer: a randomized clinical trial. Medicine (Baltimore). 2016;95(29):e4295.
122. Cho JS, Kim HI, Lee KY, An JY, Bai SJ, Cho JY, et al. Effect of intraoperative dexmedetomidine infusion on postoperative bowel movements in patients undergoing laparoscopic gastrectomy: a prospective, randomized, placebo-controlled study. Medicine (Baltimore). 2015;94(24):e959.
123. Collins LM, Vaghadia H. Regional anesthesia for laparoscopy. Anesthesiol Clin North America. 2001;19(1):43-55.
124. Brady CE 3rd, Harkleroad LE, Pierson WP. Alterations in oxygen saturation and ventilation after intravenous sedation for peritoneoscopy. Arch Intern Med. 1989;149(5):1029-32.
125. Chilvers CR, Vaghadia H, Mitchell GW, Merrick PM. Small-dose hypobaric lidocaine-fentanyl spinal anesthesia for short duration outpatient laparoscopy. II. Optimal fentanyl dose. Anesth Analg. 1997;84(1):65-70.
126. Bajwa S, Arora V, Kaur J, Singh A, Parmar SS. Comparative evaluation of dexmedetomidine and fentanyl for epidural analgesia in lower limb orthopedic surgeries. Saudi J Anaesth 2011;5(4):365-70.
127. Kumar S, Bajwa SJ. Neuraxial opioids in geriatrics: a dose reduction study of local anesthetic with addition of sufentanil in lower limb surgery for elderly patients. Saudi J Anaesth. 2011;5(2):142-9.
128. Bajwa SJ, Bajwa SK, Kaur J, Singh G, Arora V, Gupta S, et al. Dexmedetomidine and clonidine in epidural anaesthesia: a comparative evaluation. Indian J Anaesth. 2011;55(2):116-21.
129. Vaghadia H, Viskari D, Mitchell GW, Berrill A. Selective spinal anesthesia for outpatient laparoscopy. I: characteristics of three hypobaric solutions. Can J Anaesth. 2001;48(3):256-60.
130. Lennox PH, Vaghadia H, Henderson C, Martin L, Mitchell GW. Small-dose selective spinal anesthesia for short-duration outpatient laparoscopy: recovery characteristics compared with desflurane anesthesia. Anesth Analg. 2002;94(2):346-50, table of contents.
131. Stewart AV, Vaghadi H, Collins L, Mitchell GW. Small-dose selective spinal anaesthesia for short-duration outpatient gynaecological laparoscopy: Recovery characteristics compared with propofol anaesthesia. Br J Anaesth. 2001;86(4):570-2.
132. Tiwari S, Chauhan A, Chaterjee P, Alam MT. Laparoscopic cholecystectomy under spinal anaesthesia: a prospective, randomised study. J Minim Access Surg. 2013;9(2):65-71.

133. Sinha R, Gurwara AK, Gupta SC. Laparoscopic cholecystectomy under spinal anesthesia: a study of 3492 patients. J Laparoendosc Adv Surg Tech A. 2009;19(3):323-7.
134. Hartmann B, Junger A, Klasen J, Benson M, Jost A, Banzhaf A, et al. The incidence and risk factors for hypotension after spinal anesthesia induction: An analysis with automated data collection. Anesth Analg. 2002;94(6):1521-9, table of contents.
135. Palachewa K, Chau-In W, Naewthong P, Uppan K, Kamhom R. Complications of spinal anaesthesia stinagarind hospital. Thai J Anaesth 2001;27:7-12.
136. Tzovaras G, Fafoulakis F, Pratsas K, Georgopoulou S, Stamatiou G, Hatzitheofilou C. Laparoscopic cholecystectomy under spinal anesthesia: a pilot study. Surg Endosc. 2006;20(4):580-2.
137. Imbelloni LE, Sant'Anna R, Fornasari M, Fialho JC. Laparoscopic cholecystectomy under spinal anesthesia: comparative study between conventional dose and low-dose hyperbaric bupivacaine. Local Reg Anesth. 2011;4:41-6.
138. Boddy AP, Mehta S, Rhodes M. The effect of intraperitoneal local anesthesia in laparoscopic cholecystectomy: A systematic review and meta-analysis. Anesth Analg. 2006;103(3):682-8.
139. Turkstani A, Ibraheim O, Khairy G, Alseif A, Khalil N. Spinal versus general anesthesia for laparoscopic cholecystectomy: a cost effectiveness and side effects study APICARE. Anaesth Pain Int Care. 2009;13:9-14.
140. Imbelloni LE, Fornasari M, Fialho JC, Sant'Anna R, Cordeiro JA. General anesthesia versus spinal anesthesia for laparoscopic cholecystectomy. Rev Bras Anestesiol. 2010;60(3):217-27.
141. Ellakany M. Comparative study between general and thoracic spinal anestesia for laparoscopic cholecystectomy. Egyptian J Anaesth. 2013;29(4):375-81.
142. Mehta PJ, Chavda HR, Wadhwana AP, Porecha MM. Comparative analysis of spinal versus general anesthesia for laparoscopic cholecystectomy: a controlled, prospective, randomized trial. Anesth Essays Res. 2010;4(2):91-5.
143. Ure BM, Troidl H, Spangenberger W, Dietrich A, Lefering R, Neugebauer E. Pain after laparoscopic cholecystectomy. Intensity and localization of pain and analysis of predictors in preoperative symptoms and intraoperative events. Surg Endosc. 1994;8(2):90-6.
144. Bisgaard T, Klarskov B, Rosenberg J, Kehlet H. Characteristics and prediction of early pain after laparoscopic cholecystectomy. Pain. 2001;90(3):261-9.
145. Wildbrett P, Oh A, Naundorf D, Volk T, Jacobi CA. Impact of laparoscopic gases on peritoneal microenvironment and essential parameters of cell function. Surg Endosc. 2003;17(1):78-82.
146. Wong YT, Shah PC, Birkett DH, Brams DM. Carbon dioxide pneumoperitoneum causes severe peritoneal acidosis, unaltered by heating, humidification, or bicarbonate in a porcine model. Surg Endosc. 2004;18(10):1498-503.
147. Saadati K, Razavi MR , Salman DN, Izadi S. Postoperative pain relief after laparoscopic cholecystectomy: intraperitoneal sodium bicarbonate versus normal saline. Gastroenterol Hepatol Bed Bench. 2016;9(3):189-96.
148. Loizides S, Gurusamy KS, Nagendran M, Rossi M, Guerrini GP, Davidson BR. Wound infiltration with local anaesthetic agents for laparoscopic cholecystectomy. Cochrane Database Syst Rev. 2014;(3):CD007049.
149. Gurusamy KS, Nagendran M, Guerrini GP, Toon CD, Zinnuroglu M, Davidson BR. Intraperitoneal local anaesthetic instillation versus no intraperitoneal local anaesthetic instillation for laparoscopic cholecystectomy. Cochrane Database Syst Rev. 2014;(3):CD007337.
150. Thompson RE, Wetchler BV, Alexander CD. Infiltration of the mesosalpinx for pain relief after laparoscopic tubal sterilization with Yoon rings. J Reprod Med. 1987;32(7):537-9.
151. Lin HQ, Jia DL. Effect of preemptive ketamine administration on postoperative visceral pain after gynecological laparoscopic surgery. J Huazhong Univ Sci Technolog Med Sci. 2016;36(4):584-7.
152. Donatsky AM, Bjerrum F, Gögenur I. Intraperitoneal instillation of saline and local anesthesia for prevention of shoulder pain after laparoscopic cholecystectomy: a systematic review. Surg Endosc. 2013;27(7):2283-92.
153. Viriyaroj V, Boonsinsukh T, Rookkachart T, Yigsakmongkol N. The effects of single-dose preoperative intravenous dexamethasone on clinical outcome after laparoscopic cholecystectomy. J Med Assoc Thai. 2015;98 Suppl 10:S112-7.
154. Nicolau AE, Merlan V, Grecu I, Nicolau M, Micu B. [Multimodal analgesia in elective laparoscopic cholecystectomy. A double-blind randomized controlled trial]. Chirurgia (Bucur). 2008;103(5):547-51.
155. Gurusamy KS, Vaughan J, Toon CD, Davidson BR. Pharmacological interventions for prevention or treatment of postoperative pain in people undergoing laparoscopic cholecystectomy. Cochrane Database Syst Rev. 2014;(3):CD008261.
156. Esmat ME, Elsebae MM, Nasr MM, Elsebaie SB. Combined low pressure pneumoperitoneum and intraperitoneal infusion of normal saline for reducing shoulder tip pain following laparoscopic cholecystectomy. World J Surg. 2006;30(11):1969-73.
157. Collins KM, Docherty PW, Plantevin OM. Postoperative morbidity following gynaecological outpatient laparoscopy. A reappraisal of the service. Anaesthesia. 1984;39(8):819-22.
158. Bailey PL, Streisand JB, Pace NL, Bubbers SJ, East KA, Mulder S, et al. Transdermal scopolamine reduces nausea and vomiting after outpatient laparoscopy. Anesthesiology. 1990;72(6):977-80.
159. Watcha MF, White PF. Postoperative nausea and vomiting. Its etiology, treatment, and prevention. Anesthesiology. 1992;77(1):162-84.
160. Haynes GR, Bailey MK. Postoperative nausea and vomiting: review and clinical approaches. South Med J. 1996;89(10):940-9.
161. Bodner M, White PF. Antiemetic efficacy of ondansetron after outpatient laparoscopy. Anesth Analg. 1991;73(3):250-4.
162. Paxton LD, McKay AC, Mirakhur RK. Prevention of nausea and vomiting after day case gynaecological laparoscopy. A comparison of ondansetron, droperidol, metoclopramide and placebo. Anaesthesia. 1995;50(5):403-6.
163. McKenzie R, Kovac A, O'Connor T, Duncalf D, Angel J, Gratz I, et al. Comparison of ondansetron versus placebo to prevent postoperative nausea and vomiting in women undergoing ambulatory gynecologic surgery. Anesthesiology. 1993;78(1):21-8.
164. Grond S, Lynch J, Diefenbach C, Altrock K, Lehmann KA. Comparison of ondansetron and droperidol in the prevention of nausea and vomiting after inpatient minor gynecologic surgery. Anesth Analg. 1995;81(3):603-7.
165. Sniadach MS, Alberts MS. A comparison of the prophylactic antiemetic effect of ondansetron and droperidol on patients undergoing gynecologic laparoscopy. Anesth Analg. 1997;85(4):797-800.
166. Wang XX, Zhou Q, Pan DB, Deng HW, Zhou AG, Huang FR, et al. Dexamethasone versus ondansetron in the prevention of postoperative nausea and vomiting in patients undergoing laparoscopic surgery: a meta-analysis of randomized controlled trials. BMC Anesthesiol. 2015;15:118.
167. Carlisle JB, Stevenson CA. Drugs for preventing postoperative nausea and vomiting. Cochrane Database Syst Rev. 2006;(3):CD004125.
168. Lee WS, Lee KB, Lim S, Chang YG. Comparison of palonosetron, granisetron, and ramosetron for the prevention of postoperative nausea and vomiting after laparoscopic gynecologic surgery: a prospective randomized trial. BMC Anesthesiol. 2015;15:121.
169. Apfel CC, Zhang K, George E, Shi S, Jalota L, Hornuss C, et al. Transdermal scopolamine for the prevention of postoperative nausea and vomiting: a systematic review and meta-analysis. Clin Ther. 2010;32(12): 1987-2002.
170. Menes T, Spivak H. Laparoscopy: searching for the proper insufflation gas. Surg Endosc. 2000;14(11):1050-6.
171. Neuhaus SJ, Gupta A, Watson DI. Helium and other alternative insufflation gases for laparoscopy. Surg Endosc. 2001;15(6):553-60.
172. Cheng Y, Lu J, Xiong X, Wu S, Lin Y, Wu T, et al. Gases for establishing pneumoperitoneum during laparoscopic abdominal surgery. Cochrane Database Syst Rev. 2013;(1):CD009569.
173. Eisenhauer DM, Saunders CJ, Ho HS, Wolfe BM. Hemodynamic effects of argon pneumoperitoneum. Surg Endosc. 1994;8(4):315-20; discussion 320-1.
174. Van Glabeke E, Mandron E, Desrez G, Chartier-Kastler E, Conort P, Richard F. [Review on the use of CO2 in laparoscopy surgery]. Prog Urol. 1998;8(4):586-9.
175. Nezhat FR, Tazuke S, Nezhat CH, Seidman DS, Phillips DR, Nezhat CR. Laparoscopy during pregnancy: a literature review. JSLS. 1997;1(1):17-27.
176. Moreno-Sanz C, Pascual-Pedreño A, Picazo-Yeste J, Corral-Sánchez MA, Marcello-Fernández M, Seoane-González J. [Laparoscopic appendicectomy and pregnancy. Personal experience and review of the literature]. Cir Esp. 2005;78(6):371-6.
177. Hunter JG, Sweanstrom L, Thornburg K. Carbon dioxide pneumoperitoneum induces fetal acidosis in a pregnant ewe model. Surg Endosc. 1995;9(3):272-7; discussion 277-9.
178. Lemaire BM, van Erp WF. Laparoscopic surgery during pregnancy. Surg Endosc. 1997;11(1):15-8.
179. Oelsner G, Stockheim D, Soriano D, Goldenberg M, Seidman DS, Cohen SB, et al. Pregnancy outcome after laparoscopy or laparotomy in pregnancy. J Am Assoc Gynecol Laparosc. 2003;10(2):200-4.
180. Carter JF, Soper DE. Operative laparoscopy in pregnancy. JSLS. 2004;8(1):57-60.
181. Lemieux P, Rheaume P, Levesque I, Bujold E, Brochu G. Laparoscopic appendectomy in pregnant patients: a review of 45 cases. Surg Endosc. 2009;23(8):1701-5.
182. Gandaglia G, Ghani KR, Sood A, Meyers JR, Sammon JD, Schmid M, et al. Effect of minimally invasive surgery on the risk for surgical site infections: results from the National Surgical Quality Improvement Program (NSQIP) Database. JAMA Surg. 2014;149(10):1039-44.


# Questões de Provas do TSA

**77.1 (TSA/2016)** Homem de 35 anos, 75 kg e 1,80 m submetido à colecistectomia videolaparoscópica evolui com cianose central, esforço ventilatório aumentado e tórax silencioso à ausculta pulmonar após extubação. Qual o provável mecanismo fisiopatológico para cianose? $V_a$= ventilação alveolar; $Q_p$= fluxo sanguíneo pulmonar.

**A.** Va/Q ∞

**B.** Va/Q > 1

**C.** Va/Q ≈ 0

**D.** Va/Q ≈ 1

**77.2 (TSA/2016)** Mulher de 51 anos, 85 kg e 1,70 m está no centro cirúrgico para realização de colecistectomia videolaparoscópica. Apresenta PA de 140x70 mmHg, FC de 70 bpm e $SpO_2$ de 97%. A cirurgia ocorre sem intercorrências e a cavidade abdominal é desinsuflada após 60 minutos da instalação do pneumoperitônio com pressão de 18 mmHg. Nesse momento a paciente apresenta PA de 80x40 mmHg, FC de 90 bpm, $SpO_2$ de 94%. A causa mais provável dessa hipotensão está relacionada com:

**A.** *Shunt* pulmonar.

**B.** Isquemia e reperfusão.

**C.** Alcalose pós-hipercapneica.

**D.** Diminuição do tônus simpático.

**77.3 (TSA/2016)** Homem de 77 anos, 68 kg e 1,70 m com DPOC e HAS está no centro cirúrgico para realização de colectomia videolaparoscópica. A pressão sistólica estimada de artéria pulmonar no ecocardiograma pré-operatório foi de 55 mmHg. Apresenta PA de 140x80 mmHg, FC de 65 bpm e $SpO_2$ de 94%. Logo após insuflação do pneumoperitônio (pressão intra-abdominal de 18 mmHg) a PA passa para 60x40 mmHg, FC de 45 bpm, $SpO_2$ de 88%. A explicação mais provável para essa hipotensão está relacionada com o(a):

**A.** Disfunção ventricular direita.

**B.** Diminuição da pós-carga ventricular esquerda.

**C.** Desvio para a direita do septo interventricular.

**D.** Aumento da pressão transmural ventricular esquerda.

**77.4 (TSA/2016)** Homem de 60 anos, 63 kg e 1,70 m será submetido à colectomia esquerda vídeolaparoscópica sob anestesia geral. No intraoperatório, o paciente apresenta redução significativa no débito urinário. A explicação que melhor se relaciona com a redução do fluxo sanguíneo renal nesse caso é:

**A.** Perda da autorregulação renal.

**B.** Aumento da excreção de sódio.

**C.** Compressão do parênquima renal.

**D.** Inibição da liberação da vasopressina.

# 78. ANESTESIA PARA CIRURGIA CONDUZIDA ROBOTICAMENTE

Gabriel José Redondano Oliveira
Larissa de Castro e Sá Oliveira

A demanda por cirurgias minimamente invasivas tem aumentado de forma considerável e, como resultado, técnicas de cirurgia robótica ou assistidas por robô ganharam largo espaço, uma vez que superam várias deficiências das técnicas laparoscópicas convencionais. No entanto, a anestesia para cirurgia robótica imprime novos conceitos em matéria de posicionamento do paciente e arranjo geral do equipamento operacional e pessoal, o que pode ir contra a natureza conservadora dos cuidados de anestesia.[1] Os anestesiologistas devem se familiarizar com essas alterações e aprender as características básicas dos sistemas cirúrgicos robóticos, a fim de oferecer o melhor cuidado anestésico e promover a segurança do paciente.[2]

Na última década, a cirurgia assistida por robô tornou-se uma indicação frequente em uma variedade de operações. Basicamente, a cirurgia robótica oferece os benefícios da cirurgia laparoscópica, como resultado estético, redução da dor pós-operatória, rápido retorno ao trabalho e menor tempo de internação.[3] Porém, diferentemente das técnicas laparoscópicas ou endoscópicas, que envolvem câmera de vídeo assistente-dependente, visão bidimensional, desconforto ergonômico do cirurgião e instrumentos com limitado grau de movimentação, os sistemas robóticos apresentam visão ampliada e tridimensional, controle preciso da câmera, eliminação de tremores e utilização de instrumentos que são capazes de duplicar os movimentos da mão com alta precisão.[4]

## Introdução ao sistema da Vinci

O sistema da Vinci é o único aprovado pelo Food and Drug Administration (FDA) dos Estados Unidos da América (EUA). Esse sistema tem três componentes: um carrinho cirúrgico, uma torre de visão tridimensional óptica e um console, como mostra a **FIGURA 78.1**.

O carrinho cirúrgico tem quatro braços que podem ser manipulados pelo cirurgião em um console mediante controle assistido por computador em tempo real. Os dois primeiros braços representam os braços direito e esquerdo do cirurgião, permitindo o manuseio do instrumental cirúrgico. O terceiro braço posiciona a câmera tridimensional. O quarto braço é opcional e permite ao cirurgião segurar outro instrumento ou executar tarefas adicionais, como manuseio de alças. O carrinho cirúrgico é de grande porte. Em razão da proximidade com o carrinho, o paciente deve ser protegido de um contato acidental, devido aos movimentos dos braços robóticos, com coxins de espuma ou gel.[5]

Os braços instrumentais que são instalados no carrinho cirúrgico têm 7° de liberdade: movimento do braço para cima e para baixo no plano vertical; lado a lado no plano horizontal; extensão para frente para alcançar um objeto e retração; rotação em torno do eixo central (como quando da supinação e pronação da mão); movimento de flexão e extensão do pulso; movimento lateral para o lado ulnar e radial; e movimento de abrir e fechar o instrumento para prensa. Essa tecnologia, chamada EndoWrist®, excede a capacidade da mão do cirurgião na cirurgia aberta. Além disso, mais de 6 Hz de tremor de mão do cirurgião podem ser filtrados, e o dimensionamento de movimento também pode ser utilizado, até uma relação de 5:1.[3]

Na maioria dos casos, dois cirurgiões realizam a operação. Além do cirurgião no console, o outro assistente qualificado permanece no campo cirúrgico, ao lado do paciente, colocando os trocartes, trocando instrumentais cirúrgicos e conectando-os aos braços robóticos.[6]

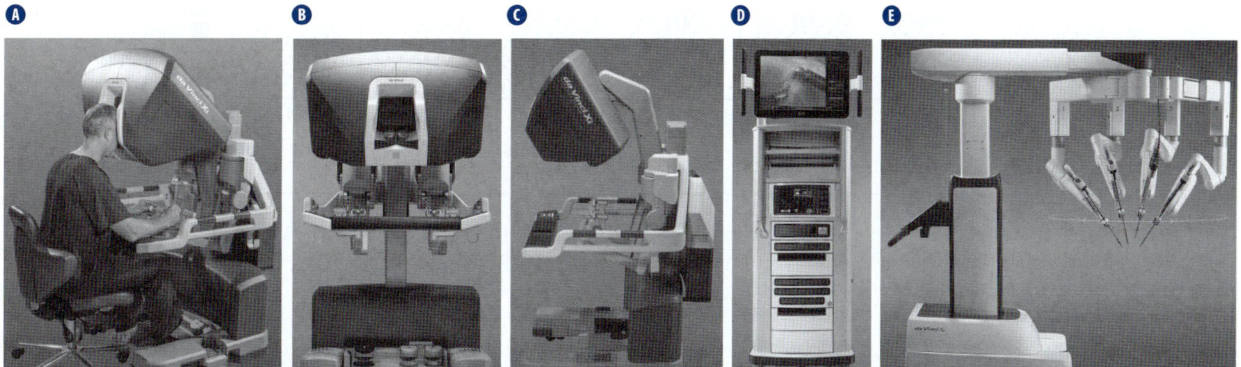

**FIGURA 78.1** Sistema robótico da Vinci. **A**-**C** Consoles do cirurgião. **D** Torre de visão tridimensional. **E** Carrinho cirúrgico com os quatro braços robóticos que controlam os instrumentais e a câmera.
*Fonte: H Strattner.*[7]

O console é o local de trabalho do cirurgião de onde vê as imagens do campo operatório e a partir de onde controla os braços robóticos para a realização da cirurgia.[4] No console, o cirurgião utiliza suas mãos para a manipulação, e os movimentos de mão são traduzidos em movimentos do instrumento cirúrgico. Além disso, existem três pedais que servem para alternar o comando entre os braços robóticos, ajustar a câmera e controlar a energia da cauterização elétrica ou dos instrumentos ultrassônicos.[2]

A torre óptica contém o equipamento computadorizado necessário para integrar os canais ópticos esquerdo e direito e fornecer a visão estereoscópica.[3]

Em resumo, os benefícios do sistema robótico cirúrgico são a visão estereoscópica tridimensional do campo operatório com ampliação ajustável, uma plataforma estável e o controle direto da câmera. Além disso, o cirurgião também recupera os 3° extras de movimento que são perdidos com a laparoscopia convencional. Por fim, destacam-se os benefícios da filtragem do tremor do cirurgião e o movimento-escala, além da excelente ergonomia.[5]

## Introdução à cirurgia robótica

Um robô pode ser definido como "um dispositivo eletro ou biomecânico, controlado direta ou indiretamente por computador, com sensibilidade artificial e que pode ser reprogramado para realizar uma infinidade de tarefas".[3] A robótica básica foi usada desde a década de 1950 na NASA (National Aeronautics and Space Administration) com tecnologia de braço robótico simples. O braço robótico expandiu-se para uso industrial em empresas como a General Motors na década de 1960. Na década de 1980, avanços em microeletrônica, dispositivos de carga acoplada em imagens digitais e novas tecnologias prepararam o cenário para a inovação robótica.

Nos EUA, a Agência de Projetos de Pesquisa Avançada de Defesa (DARPA, do inglês Defense Advanced Research Projects Agency) desenvolveu grande parte da tecnologia por trás da cirurgia telerrobótica em conjunto com a NASA e o Stanford Research Institute. No início, foi pensada como uma estratégia viável para operar remotamente no campo de batalha de guerras.[8] Em 1983, o uso médico básico de robôs começou com o braço robótico em cirurgia ortopédica. A orientação para biópsia cerebral também se beneficiou com a tecnologia robótica na década de 1980.

No primeiro ano do novo milênio, o FDA concedeu a aprovação do sistema da Vinci para uso em cirurgia urológica. No mesmo ano, a primeira cirurgia laparoscópica assistida por robô foi executada,[9] uma prostatectomia radical robótica.

O robô da Vinci Surgical Systems foi aprovado para cirurgia ginecológica em 2005.[10] Em 2008, mais de 80 mil cirurgias robóticas foram realizadas em todo o mundo em cerca de 400 centros.[11] Em 2016 eram mais de 3.660 sistemas robóticos no mundo todo, sendo que no Brasil atualmente existem 31 sistemas robóticos cirúrgicos. Como mostra a **FIGURA 78.2**, o número de cirurgias robóticas vem aumentando nas diversas especialidades.

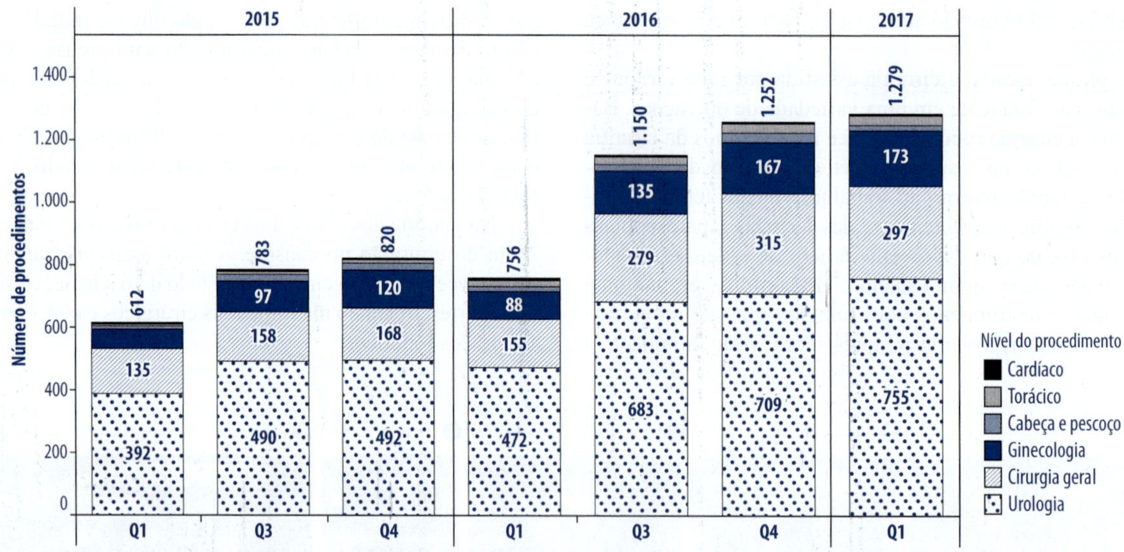


| Nível do procedimento | 2015 Q1 | Q2 | Q3 | Q4 | 2016 Q1 | Q2 | Q3 | Q4 | 2017 Q1 | Q2 |
|---|---|---|---|---|---|---|---|---|---|---|
| Outros | | | | | | 1 | | | | 4 |
| Cabeça e pescoço | 15 | 23 | 21 | 26 | 15 | 20 | 24 | 29 | 21 | 21 |
| Torácico | 5 | 12 | 14 | 12 | 24 | 14 | 23 | 29 | 30 | 45 |
| Ginecologia | 64 | 65 | 97 | 120 | 88 | 101 | 135 | 167 | 173 | 162 |
| Cirurgia geral | 135 | 178 | 158 | 168 | 155 | 200 | 279 | 315 | 297 | 329 |
| Urologia | 392 | 430 | 490 | 492 | 472 | 568 | 683 | 709 | 755 | 622 |
| Cardíaco | 1 | 1 | 3 | 2 | 2 | 2 | 6 | 3 | 3 | |
| **Grande total** | **612** | **709** | **783** | **820** | **756** | **906** | **1.150** | **1.252** | **1.279** | **1.184** |

**FIGURA 78.2** Evolução dos procedimentos quadrimestralmente.
Q, quadrimestre.
*Fonte: Strattner.com.br.*[12].

O número anual de cirurgias roboticamente assistidas realizadas em todo o mundo aumentou de cerca de 1 mil no ano 2000 para mais de 450 mil em 2013.[2] Hoje, uma grande variedade de procedimentos cirúrgicos – urológicos, ginecológicos, hepatobiliares, colorretais, otorrinolaringológicos, de cabeça e pescoço, torácicos e cardíacos – são executados roboticamente. Estima-se que 3 milhões de pacientes já foram submetidos à cirurgia robótica no mundo inteiro.

Como tem sido descrito,[5] a cirurgia roboticamente assistida tem muitas implicações para o anestesiologista.

Nas cirurgias urológicas, em função da possibilidade de manipulação por meio de orifícios naturais, as cirurgias assistidas por robô vêm ganhando popularidade. As articulações do braço de um robô permitem ao cirurgião fazer os movimentos necessários com precisão a distância do local cirúrgico. A técnica robótica é, portanto, mais adequada para operações em um espaço fechado e confinado, semelhante ao da pelve. Comparadas à laparoscopia convencional, as cirurgias urológicas assistidas por robô ajudam a realizar procedimentos complicados, como cistectomias radicais, prostatectomias e linfadenectomias pélvicas com maior facilidade, e têm demonstrado menor necessidade de conversão para laparotomia, provavelmente devido à dificuldade técnica da laparoscopia convencional. Também foi registrado menor tempo de hospitalização e menor necessidade de transfusões de sangue, em particular quando comparadas com a laparotomia aberta.[13] Os resultados perioperatórios de curto prazo foram bem descritos e estudados para os principais procedimentos urológicos, em especial prostatectomias e nefrectomias.[14,15]

## Considerações anestésicas

A maioria das alterações listadas no **QUADRO 78.1** são mais observadas nas prostatectomias e cirurgias ginecológicas quando a posição de Trendelenburg é empregada.

Ocorrem principalmente alterações hemodinâmicas e ventilatórias, devido ao pneumoperitônio e ao grau de Trendelenburg (ou posição de Trendelenburg reversa), necessários para a utilização de um sistema cirúrgico robótico. O encaixe do robô pode exigir que a cabeça do paciente fique fora do alcance do anestesiologista, reduzindo o acesso às vias aéreas. O posicionamento do paciente no período intraoperatório também dificulta a obtenção de acessos venosos e arterial, sendo aconselhável a obtenção de dois acessos venosos antes da colocação do sistema robótico.

**QUADRO 78.1** Considerações anestésicas em cirurgia robótica

- Acesso limitado ao paciente
- Trendelenburg acentuado
- Pneumoperitônio
- Manutenção da temperatura
- Fluidoterapia
- Controle da dor
- Trabalho em equipe

Dadas as preocupações recém-mencionadas, o acesso venoso adicional costuma ser obtido após a indução anestésica. Os cateteres venosos adicionais e a linha arterial (quando necessária) devem ser acolchoados nos pontos de pressão e ter um comprimento adequado, sem torções ou obstruções em potencial. Além disso, poderá haver a necessidade de rápida mudança da orientação da sala de cirurgia, quando equipes bem treinadas fazem a retirada do robô em menos de 1 minuto, permitindo – se for necessária – a conversão de uma cirurgia robótica para um procedimento aberto ou manobras de ressuscitação cardiopulmonar.[10]

### Limitações de espaço

A complexidade dos equipamentos necessários para a realização de cirurgias continua a crescer, e a falta de espaço físico pode dificultar a circulação da equipe e causar transtornos.[13]

### Monitorização

A monitorização, mais ou menos invasiva, vai depender do tipo de cirurgia robótica a ser realizada, das condições físicas do paciente e da experiência da equipe cirúrgica.

Nas cirurgias mais executadas, prostatectomia e histerectomia, em geral não é necessária nenhuma medida invasiva para monitorização.[14]

### Imobilidade

A colocação dos trocartes acarreta o risco de lesão de um órgão ou de grande vaso. Além disso, uma vez que o robô está fixado, instrumentos cirúrgicos estão ligados rigidamente ao paciente por meio dos sítios de inserção dos trocartes. Com base nesses fatores, é imperativo que os pacientes estejam completamente imobilizados durante todo o procedimento até que o robô seja desencaixado, e para isso é fundamental o uso de bloqueadores neuromusculares adespolarizantes e da monitorização da função neuromuscular a fim de garantir um relaxamento profundo, evitando lesões por mobilidade e permitindo um adequado pneumoperitônio com menores pressões intra-abdominais.[16]

### Vias aéreas

Os braços e o corpo do robô, apesar de trabalharem nas áreas pélvica ou abdominal, ocupam um considerável espaço físico em torno do paciente, o que pode dificultar ou mesmo interferir com o ambiente do anestesiologista. Por ocasião de um evento adverso, o acesso às vias aéreas pode não ser imediato.

O tubo endotraqueal deve ser firmemente fixado devido à proximidade das partes móveis do robô e ao posicionamento do paciente. Coxins de espuma podem ser colocados sobre e ao redor do rosto para garantir que o robô, dispositivos cirúrgicos ou qualquer assistente perto do campo cirúrgico não entrem em contato com o tubo endotraqueal. Também ajudam a evitar pressão acidental indevida no pescoço e no rosto do paciente. Algumas instituições descobriram que o preenchimento de espuma também oferece o benefício de estimular os cirurgiões a levantar os braços do robô longe do rosto;[17] esse coxim, no entanto, deve ser removido de forma rápida no caso de uma emergência das vias aéreas e, portanto, não deve estar firmemente preso ao paciente.

## Posicionamento do paciente

O posicionamento do paciente é a fase mais crítica de qualquer cirurgia robótica.[18] Conforme mencionado antes, o paciente não pode ser movido para qualquer outra posição durante toda a fase robótica do procedimento. Obter a posição adequada do paciente é um processo dinâmico que requer a participação do cirurgião. Não apenas o paciente deve ser protegido contra lesões, mas a posição ideal deve permitir o encaixe seguro do robô.

A posição de Trendelenburg é utilizada de modo a proporcionar a exposição ideal da pelve e do abdômen inferior, como nas cirurgias ginecológicas e prostatectomias em técnicas tradicionais.[19] Todavia, colocar o paciente nessa posição por longos períodos pode levar a consequências fisiológicas significativas. O movimento descendente do diafragma pelo conteúdo abdominal e o pneumoperitônio podem diminuir a complacência pulmonar, a capacidade residual funcional, causar edema pulmonar e exacerbar a incompatibilidade ventilação-perfusão.[20,21] Esses efeitos podem complicar ainda mais o manejo clínico de pacientes com doença pulmonar crônica subjacente ou morbidamente obesos.

Ao deslocar a traqueia em direção cefálica, a posição de Trendelenburg pode levar ao deslocamento do tubo endotraqueal, introduzindo-o para dentro, resultando em intubação seletiva.[22] Essa posição com inclinação variando de 25 a 45°, por um período prolongado de tempo, pode causar edema de via aérea superior e cerebral, que pode ser ainda agravado com a reposição volêmica. Também pode provocar um aumento da pressão intracraniana e do fluxo sanguíneo cerebral. Para a preservação da homeostasia cerebrovascular, recomenda-se a manutenção da normocapnia. Estudos anteriores também mostraram que a posição de Trendelenburg por longas horas durante procedimentos ginecológicos causou perda de visão pós-operatória.[23]

Essas alterações fisiológicas levaram Molloy[24] a hipotetizar que, sob anestesia em posição de Trendelenburg acentuada, a autorregulação circulatória cerebrovascular e oftálmica não impede o aumento da pressão intraocular (PIO) e a diminuição da pressão de perfusão ocular, que é a pressão arterial média menos a PIO. Alguns autores preconizam o uso de dexmedetomidina a fim de atenuar o aumento da PIO e da pressão intracraniana, nessa posição.[25]

O deslocamento do tronco do paciente é uma preocupação importante, pois aumenta o risco de lesão de nervos periféricos por estiramento e compressão. Diferentes grupos em todo o mundo sugeriram métodos para evitar o deslizamento do paciente durante a posição de Trendelenburg, como suspensão das pernas, suportes ilíacos e suportes de ombro, mas todos estes podem resultar em lesão de nervos.[26] Durante as cirurgias robóticas, os trocartes e os instrumentos são fixos, motivo pelo qual a prevenção do deslizamento do paciente torna-se ainda mais importante. Há o risco de estirar as incisões, o que, por sua vez, aumenta o risco de uma hérnia incisional. Klauschie e colaboradores apresentaram, pela primeira vez, o uso de um material de espuma antiderrapante para o posicionamento do paciente com bons resultados e sem lesões neurológicas.[19]

A síndrome compartimental aguda de membros inferiores e glúteos, causando rabdomiólise e insuficiência renal, também já foi relatada como resultado da posição prolongada de litotomia dorsal intraoperatória.[27]

## Pneumoperitônio

Geralmente, a insuflação intraperitoneal com dióxido de carbono ($CO_2$) é realizada em pacientes na posição de Trendelenburg quando o paciente está entre 15 e 20°. A complacência pulmonar pode diminuir em mais de 50%, e a pressão arterial pulmonar média e a pressão capilar pulmonar também aumentam.[3] Além disso, há elevação no pico de pressão inspiratória, pressão de platô e concentração de $CO_2$.[28] A insuflação de $CO_2$ pode resultar em complicações pós-operatórias em pacientes com doença pulmonar subjacente. Por exemplo, pacientes com doença pulmonar obstrutiva crônica são menos eficientes na eliminação de $CO_2$, mesmo com aumento do volume-minuto ventilatório, levando à hipercapnia respiratória pós-operatória e à acidose que requerem ventilação mecânica prolongada.[29] A posição de Trendelenburg causa aumentos de 2 a 3 vezes nas pressões de enchimento do ventrículo esquerdo, e o débito cardíaco pode diminuir.[30] Há também um aumento na resistência vascular sistêmica e na pressão arterial média, enquanto ocorre diminuição dos fluxos renal, esplâncnico e portal. Ocorre ativação do sistema renina-angiotensina, aumentando, assim, os níveis de vasopressina.

## Efeitos e complicações cardiopulmonares

A associação de pneumoperitônio e posição de Trendelenburg favorece a formação de atelectasias e a piora da relação ventilação-perfusão. Observa-se uma diminuição da complacência pulmonar e da capacidade residual funcional. White e Eng demonstraram que frequentemente ocorre enfisema subcutâneo na posição de Trendelenburg, e isso pode contribuir de maneira significativa para a quantidade total de $CO_2$ absorvido, além da absorção peritoneal do $CO_2$ insuflado. Idealmente, a hiperventilação seria a solução para a hipercapnia e a acidose respiratória, mas durante a posição de Trendelenburg, a hiperventilação está limitada pela necessidade de altas pressões inspiratórias.[31] Além disso, a insuflação de $CO_2$ abdominal também limita os movimentos diafragmáticos. Oğurlu e colaboradores observaram menor pressão de pico das vias respiratórias e menor pressão de platô com maior complacência pulmonar durante o uso de ventilação controlada à pressão.[16]

A pressão positiva ao final da expiração (PEEP, do inglês *positive end-expiratory pressure*) pode ajudar a diminuir atelectasias, embora impeça o retorno do sangue venoso das extremidades inferiores e diminua o débito cardíaco, mas esse efeito é passível de ser atenuado pela posição de Trendelenburg extrema.

O pneumoperitônio pode provocar embolia gasosa e, em casos muito raros, pode causar insuficiência cardiovascular grave e morte. Presume-se que estas situações ocorram devido à rápida insuflação de gás diretamente para a circulação,[32] sendo que as medidas para evitar e tratar a complicação incluem remoção rápida do pneumoperitônio, hiperventilação com oxigênio, colocação do paciente em decúbito lateral esquerdo e posição de Trendelenburg, além de aspiração do êmbolo através de um cateter venoso central.

## Fluidoterapia

Os tempos cirúrgicos relativamente longos, o posicionamento de Trendelenburg e o pneumoperitônio podem fazer da reposição volêmica um desafio. A reposição volêmica exagerada pode causar edema facial, de faringe e laringe, sendo descritos casos que necessitaram de reintubação no pós-operatório imediato.[33] Por essas razões, algumas instituições têm recomendado reposição volêmica restritiva no pré e intraoperatório, muitas vezes com menos de 2 litros de solução cristaloide em cirurgias com posição de Trendelenburg, mas o anestesiologista também deve estar consciente dos efeitos no pós-operatório de uma estratégia de gerenciamento de fluidos restritiva.[34] Mesmo em cirurgias laparoscópicas convencionais e nas cirurgias robóticas, ocorre diminuição do fluxo renal e da taxa de filtração glomerular, com diminuição concomitante do débito urinário, resultando em oligúria pós-operatória.[35] A depleção de volume relativo desses pacientes no período pós-operatório pode exigir bólus de fluido para aumentar o débito urinário e normalizar os parâmetros hemodinâmicos. Assim, uma estratégia de gestão de fluidos guiada por metas e cuidadosamente concebida deve incluir o período pós-operatório para garantir a adequada função renal e volemia destes pacientes.

As complicações em cirurgia robótica são descritas no **QUADRO 78.2**.

## Considerações para anestesia em procedimentos específicos

### Cirurgia abdominal

Entre os vários tipos de cirurgia abdominal, a fundoplicatura, a ressecção retal e o *bypass* gástrico têm sido particularmente assistidos por robô, em razão da maior facilidade de sutura em espaços reduzidos.

Durante a gastrectomia robô-assistida, a estação robótica é colocada ao lado da cabeça do paciente, e o aparelho de anestesia e o anestesiologista estão no lado esquerdo do paciente, com a inclinação da mesa em geral em proclive de 15°. Um cirurgião com boa curva de aprendizado pode alcançar resultados clínicos comparáveis nas gastrectomias robô-assistidas aos de um cirurgião experiente em cirurgia laparoscópica tradicional.[36]

A técnica robótica vem ganhando espaço nas cirurgias colorretais. Os benefícios da cirurgia robótica podem facilitar certas etapas nos procedimentos colorretais, como dissecção dos vasos mesentéricos inferiores, preservação de nervos autonômicos, mobilização retal, identificação dos vasos gonadais e ureter, dissecação na pelve estreita e sutura.[37] No entanto, algumas manobras que exigem reposicionamento do robô e seus braços, como mobilização da flexura esplênica e ligadura alta da veia e artéria mesentérica inferior, podem adicionar um tempo significativo para o procedimento cirúrgico.[38]

As cirurgias oncológicas para remoção de neoplasias pancreáticas e hepáticas têm sido realizadas por meio de cirurgia robótica e vêm demonstrando resultados seguros em comparação com a cirurgia aberta, mas os resultados não são claros quanto à superioridade de uma das técnicas.

**QUADRO 78.2** Complicações em cirurgia robótica

- Edema do hemicorpo superior quando em posição de Trendelenburg
- Comprometimento visual
- Lesões nervosas
- Instabilidade cardiopulmonar
- Pneumotórax, pneumomediastino, pneumopericárdio
- Embolia aérea
- Perda sanguínea oculta

### Cirurgia cardíaca robótica

Várias cirurgias cardíacas, incluindo cirurgia valvar mitral, revascularização coronariana, ablações eletrofisiológicas e implantação de eletrodo de marca-passo, correção de deformidade congênita, substituição da valva aórtica, têm sido realizadas com técnicas roboticamente assistidas; e a lista continua crescendo.[4]

As contraindicações de cirurgia cardíaca robótica são essencialmente as mesmas da ventilação monopulmonar: hipertensão pulmonar grave, aderências pleurais, infarto coronariano recente, doença coronariana instável e aterosclerose grave, que impede a canulização periférica e endovascular.[39]

### Cirurgia torácica robótica

Os procedimentos cirúrgicos torácicos executados com apoio robótico incluem timectomia, extirpação de massa mediastinal, fundoplicatura, dissecção esofágica, esofagectomia e lobectomia pulmonar. Poucos relatos de casos foram publicados até a presente data.

Como o isolamento do pulmão é obrigatório para timectomia ou ressecção de tumores do mediastino, tubos de duplo-lúmen são bastante usados. A curva de aprendizagem costuma ser prolongada, mas as técnicas roboticamente assistidas podem fornecer uma abordagem cirúrgica ideal para timectomia e ressecção de outros tumores do mediastino.[40]

Alterações no posicionamento do paciente são necessárias durante a técnica robótica para esofagectomia toracolaparoscópica minimamente invasiva, porque ela consiste em três fases diferentes. A primeira fase é a torácica, durante a qual o paciente é posicionado em decúbito lateral esquerdo e o sistema robótico é colocado no lado dorsocranial do paciente. Nessa fase, o esôfago é ressecado em bloco com os linfonodos. A segunda é a fase abdominal, quando o paciente é voltado para a posição supina e o estômago é mobilizado. Em seguida, é feita uma incisão vertical no lado esquerdo ao longo do músculo esternocleidomastóideo, e a fase cervical da esofagectomia é executada. Finalmente, a peça ressecada é removida através do portal esquerdo, com ampliação do portal do trocarte paraumbilical, e o canal gástrico é anastomosado com o esôfago cervical.[41] Existem grandes expectativas de que a cirurgia assistida por robô reduza a perda sanguínea e o tempo cirúrgico, diminuindo a necessidade de cuidados intensivos, embora até o momento a sua superioridade ainda tenha sido comprovada.[41]

O uso da técnica em ressecções pulmonares está limitado a poucos centros, e as vantagens ainda não estão claramente definidas. Em um centro, muitas ressecções pulmonares com apoio robótico foram convertidas em toracotomia aberta devido à demora da cirurgia e dificuldade na dissecção de linfonodos calcificados.[40]

## Cirurgia robótica transoral

Nos procedimentos bucomaxilofaciais, enquanto as técnicas convencionais exigem uma grande exposição cirúrgica, o sistema cirúrgico robótico, usando seu sistema de câmeras, com um campo cirúrgico tridimensional, pode fornecer o campo cirúrgico adequado, podendo até evitar a traqueostomia em mandibulectomias. Além disso, com a melhora do campo de visão e melhor ressecção, em alguns casos a necessidade de quimioterapia no pós-operatório pode ser reduzida ou até mesmo evitada, permitindo melhor qualidade de vida no pós-operatório.[42]

Possíveis problemas relacionados com a inserção do braço robótico para o espaço intraoral incluem lacerações de pele facial, lesões de dente, lacerações da mucosa, fraturas de mandíbula, fraturas da coluna cervical e lesões oculares. No entanto, de acordo com um estudo utilizando cadáveres, mesmo sob condições intencionalmente imprudentes, as forças geradas pelo sistema cirúrgico da Vinci e a aplicação dessas forças ao cadáver não foram suficientes para causar ferimentos graves.[43]

Ao concluir a cirurgia, a hemostasia é verificada com manobra de Valsalva. Após a avaliação final das vias aéreas, a extubação deve ser extremamente cuidadosa, podendo ser necessário manter o paciente intubado no pós-operatório imediato, pelo risco de edema e sangramentos.[42]

## Cirurgia robótica em pacientes pediátricos

Diversas cirurgias roboticamente assistidas têm sido realizadas com segurança em pacientes pediátricos, incluindo procedimentos simples, como pieloplastia, fechamento de ducto arterioso, nefrectomia e procedimentos mais complexos, como reparo de hérnia de Bochdalek, portoenterostomia e excisão de cisto do colédoco.[44,45] Uma vez que o espaço de trabalho é limitado e a parede abdominal é mais fina do que em adultos, o posicionamento adequado dos portais é de suma importância para evitar lesão visceral inadvertida durante a introdução dos trocartes.[45] No que diz respeito à pieloplastia, a duração de estadia no hospital e a dor pós-operatória foram reduzidas em comparação com a cirurgia aberta, mas foram semelhantes em relação à cirurgia laparoscópica.[45]

## Cirurgias urológicas

Vários estudos mostraram que o prostatectomia radical robótica reduz o tempo de internação hospitalar, a perda sanguínea e a dor pós-operatória; ela proporciona retorno mais rápido da função urinária e maior taxa de recuperação da potência sexual. Além disso, o controle do câncer também foi similar ao da cirurgia aberta.[5,46]

Em relação à nefrectomia radical, a cirurgia assistida por robô não mostrou qualquer vantagem em comparação com o método laparoscópico. Entretanto, na nefrectomia parcial, algumas vantagens são relatadas em relação ao método laparoscópico.[47] A nefrectomia parcial assistida por robô foi associada a uma redução significativa na perda sanguínea e menos complicações cirúrgicas, com menor duração do tempo de internação.[48] Além disso, tem sido usada para reduzir o risco de danos renais, ao diminuir o tempo de isquemia, permitindo o desclampeamento mais precoce, ou mesmo a dissecção renal sem clampeamento, ou clampeamento vascular seletivo. Tais manobras são mais difíceis de realizar na cirurgia laparoscópica. A infusão de manitol antes do clampeamento apresenta resultados conflitantes.[47,49]

A cistectomia radical assistida por robô ainda está em desenvolvimento inicial, mas estudos preliminares mostraram redução nas complicações, com resultados oncológicos equivalentes.[50] Como em outras cirurgias robóticas urológicas, espera-se que as cistectomias radicais robóticas tenham o potencial de reduzir as transfusões sanguíneas e promover um retorno mais rápido da função intestinal.

# Trabalho em equipe e comunicação

A mera disponibilidade de capacidade cirúrgica robótica não garante, por si só, um programa cirúrgico bem-sucedido. O trabalho em equipe é essencial para bons resultados. O anestesiologista deve estar pronto para lidar com as consequências da curva de aprendizagem dos cirurgiões e a longa duração da maioria dos procedimentos. Tendo em conta todos os aspectos tecnológicos da cirurgia robótica e as alterações fisiológicas, bem como o risco de morbidade e mortalidade específica para cada tipo de cirurgia, a utilização de programas de simulação de cirurgia robótica é fundamental para o aperfeiçoamento de todos os envolvidos no programa. Além disso, uma boa comunicação entre os membros da equipe, incluindo cirurgiões, anestesiologistas e enfermeiros, é a chave para um ambiente seguro, eficaz e eficiente. A adição de alto-falantes para transmitir a voz do cirurgião também pode melhorar a comunicação entre a equipe.

# Considerações finais

Em duas décadas, a cirurgia robótica tem crescido como especialidade. Assim como ocorre com outros procedimentos, os procedimentos urológicos roboticamente assistidos estão associados a complicações potencialmente graves, como resultado do posicionamento de Trendelenburg íngreme, criação de pneumoperitônio e dificuldade de acesso ao paciente. Além disso, o uso de sistemas robóticos pode aumentar o tempo de funcionamento total – e, por sua vez, o tempo de exposição anestésico – para os casos que têm sido tradicionalmente realizados sob laparoscopia ou laparotomia. As complicações comuns incluem lesões do posicionamento, edema da parte superior do corpo, comprometimento cardiopulmonar, enfisema subcutâneo e hipotermia. O trabalho em equipe e a comunicação entre cirurgiões, enfermeiros e anestesiologistas são essenciais para minimizar complicações e melhorar as condições cirúrgicas e os resultados para os pacientes.

# Referências

1. Lee JR. Anesthetic considerations for robotic surgery. Korean J Anesthesiol. 2014;66(1):3-11.
2. Giri S, Sarkar DK. Current status of robotic surgery. Indian J Surg. 2012;74(3):242-7.
3. Sullivan MJ, Frost EA, Lew MW. Anesthetic care of the patient for robotic surgery. Middle East J Anaesthesiol. 2008;19(5):967-82.
4. Chauhan S, Sukesan S. Anesthesia for robotic cardiac surgery: an amalgam of technology and skill. Ann Card Anaesth. 2010;13(2):169-75.
5. D'Alonzo RC, Gan TJ, Moul JW, Albala DM, Polascik TJ, Robertson CN, et al. A retrospective comparison of anesthetic management of robot-assisted laparoscopic radical prostatectomy *versus* radical retropubic prostatectomy. J Clin Anesth. 2009;21(5):322-8.
6. Campos JH. An update on robotic thoracic surgery and anesthesia. Curr Opin Anaesthesiol. 2010;23(1):1-6.
7. H Strattner. Da Vinci xi surgical system: the next frontier for minimally invasive surgery [Internet]. Rio de Janeiro: H Strattner; c2014 [capturado em 27 ago 2017]. Disponível em: http://www.strattner.com.br/doc/artigos/sistema-da-vinci-xi-artigo.pdf.
8. Yates DR, Vaessen C, Roupret M. From Leonardo to da Vinci: the history of robot-assisted surgery in urology. BJU Int. 2011;108(11):1708-13; discussion 1714.
9. Krill LS, Bristow RE. Robotic surgery: gynecologic oncology. Cancer J. 2013;19(2):167-76.
10. Wang L, Lee BR. Robotic partial nephrectomy: current technique and outcomes. Int J Urol. 2013;20(9):848-59.
11. Fleming ND, Ramirez PT. Robotic surgery in gynecologic oncology. Curr Opin Oncol. 2012;24(5):547-53.
12. strattner.com.br [Internet]. Home. Rio de Janeiro: H Strattner; [2017, capturado em 27 ago 2017]. Disponível em: http://www.strattner.com.br/.
13. Health Quality Ontario. Robotic-assisted minimally invasive surgery for gynecologic and urologic onco-

logy: an evidence-based analysis. Ont Health Technol Assess Ser. 2010;10(27):1-118.

14. Haber GP, Crouzet S, Gill IS. Laparoscopic and robotic assisted radical cystectomy for bladder cancer: a critical analysis. Eur Urol. 2008;54(1):54-62.
15. Rassweiler J, Hruza M, Teber D, Su LM. Laparoscopic and robotic assisted radical prostatectomy--critical analysis of the results. Eur Urol. 2006;49(4):612-24.
16. Oğurlu M, Küçük M, Bilgin F, Sizlan A, Yanarateş O, Eksert S, et al. Pressure-controlled vs volume-controlled ventilation during laparoscopic gynecologic surgery. J Minim Invasive Gynecol. 2010;17(3):295-300.
17. Parr KG, Talamini MA. Anesthetic implications of the addition of an operative robot for endoscopic surgery: a case report. J Clin Anesth. 2002;14(3):228-33.
18. Ramanathan R, Carey RI, Lopez-Pujals A, Leveillee RJ. Patient positioning and trocar placement for robotic urologic procedures. In: Patel VR, editor. Robotic urologic surgery. 2nd ed. London: Springer; c2012. p. 107-20.
19. Klauschie J, Wechter ME, Jacob K, Zanagnolo V, Montero R, Magrina J, et al. Use of anti-skid material and patient-positioning to prevent patient shifting during robotic-assisted gynecologic procedures. J Minim Invasive Gynecol. 2010;17(4):504-7.
20. Kalmar AF, Foubert L, Hendrickx JF, Mottrie A, Absalom A, Mortier EP, et al. Influence of steep Trendelenburg position and CO(2) pneumoperitoneum on cardiovascular, cerebrovascular, and respiratory homeostasis during robotic prostatectomy. Br J Anaesth. 2010;104(4):433-9.
21. Choi SJ, Gwak MS, Ko JS, Lee H, Yang M, Lee SM, et al. The effects of the exaggerated lithotomy position for radical perineal prostatectomy on respiratory mechanics. Anaesthesia. 2006;61(5):439-43.
22. Chang CH, Lee HK, Nam SH. The displacement of the tracheal tube during robot-assisted radical prostatectomy. Eur J Anaesthesiol. 2010;27(5):478-80.
23. Awad H, Santilli S, Ohr M, Roth A, Yan W, Fernandez S, et al. The effects of steep Trendelenburg positioning on intraocular pressure during robotic radical prostatectomy. Anesth Analg. 2009;109(2):473-8.
24. Molloy BL. Implications for postoperative visual loss: steep Trendelenburg position and effects on intraocular pressure. AANA J. 2011;79(2):115-21.
25. Joo J, Koh H, Lee K, Lee J. Effects of systemic administration of dexmedetomidine on intraocular pressure and ocular perfusion pressure during laparoscopic surgery in a steep trendelenburg position: prospective, randomized, double-blinded study. J Korean Med Sci. 2016;31(6):989-96.
26. Coppieters MW, Van de Velde M, Stappaerts KH. Positioning in anesthesiology: toward a better understanding of stretch-induced perioperative neuropathies. Anesthesiology. 2002;97(1):75-81.
27. Galyon SW, Richards KA, Pettus JA, Bodin SG. Three-limb compartment syndrome and rhabdomyolysis after robotic cystoprostatectomy. J Clin Anesth. 2011;23(1):75-8.
28. Suh MK, Seong KW, Jung SH, Kim SS. The effect of pneumoperitoneum and Trendelenburg position on respiratory mechanics during pelviscopic surgery. Korean J Anesthesiol. 2010;59(5):329-34.
29. Carry PY, Gallet D, François Y, Perdrix JP, Sayag A, Gilly F, et al. Respiratory mechanics during laparoscopic cholecystectomy: the effects of the abdominal wall lift. Anesth Analg. 1998;87(6): 1393-7.
30. Joris JL, Noirot DP, Legrand MJ, Jacquet NJ, Lamy ML. Hemodynamic changes during laparoscopic cholecystectomy. Anesth Analg. 1993;76(5):1067-71.
31. White PF, Eng MR. Ambulatory (outpatient) anesthesia. In: Miller RD. Miller's Anesthesia. 6th ed. New York: Elsevier; c2005. p. 2288-90.
32. Zorko N, Mekiš D, Kamenik M. The influence of the Trendelenburg position on haemodynamics: comparison of anaesthetized patients with ischaemic heart disease and healthy volunteers. J Int Med Res. 2011;39(3):1084-9.
33. Danic MJ, Chow M, Alexander G, Bhandari A, Menon M, Brown M. Anesthesia considerations for robotic-assisted laparoscopic prostatectomy: a review of 1,500 cases. J Robotic Surg. 2007;1(2):119-23.
34. Piegeler T, Dreessen P, Schläpfer M. Impact of intraoperative fluid management on outcome in patients undergoing robotic-assisted laparoscopic prostatectomy--a retrospective analysis. Eur J Anaesth. 2011;28:81. Abstract 6AP1-6.
35. Chiu AW, Azadzoi KM, Hatzichristou DG, Siroky MB, Krane RJ, Babayan RK. Effects of intra-abdominal pressure on renal tissue perfusion during laparoscopy. J Endourol. 1994;8(2):99-103.
36. Song J, Kang WH, Oh SJ, Hyung WJ, Choi SH, Noh SH. Role of robotic gastrectomy using da Vinci system compared with laparoscopic gastrectomy: initial experience of 20 consecutive cases. Surg Endosc. 2009;23(6):1204-11.
37. Mirnezami AH, Mirnezami R, Venkatasubramaniam AK, Chandrakumaran K, Cecil TD, Moran BJ. Robotic colorectal surgery: hype or new hope? A systematic review of robotics in colorectal surgery. Colorectal Dis. 2010;12(11):1084-93.
38. Wexner SD, Bergamaschi R, Lacy A, Udo J, Brölmann H, Kennedy RH, et al. The current status of robotic pelvic surgery: results of a multinational interdisciplinary consensus conference. Surg Endosc. 2009;23(2):438-43.
39. Lehr EJ, Rodriguez E, Chitwood WR. Robotic cardiac surgery. Curr Opin Anaesthesiol. 2011;24(1):77-85.
40. Cerfolio RJ, Bryant AS, Minnich DJ. Starting a robotic program in general thoracic surgery: why, how, and lessons learned. Ann Thorac Surg. 2011;91(6):1729-36; discussion 1736-7.
41. van der Sluis PC, Ruurda JP, van der Horst S, Verhage RJ, Besselink MG, Prins MJ, et al. Robot-assisted minimally invasive thoraco-laparoscopic esophagectomy versus open transthoracic esophagectomy for resectable esophageal cancer, a randomized controlled trial (ROBOT trial). Trials. 2012;13:230.
42. Chi JJ, Mandel JE, Weinstein GS, O'Malley BW Jr. Anesthetic considerations for transoral robotic surgery. Anesthesiol Clin. 2010;28(3):411-22.
43. Hockstein NG, O'Malley BW Jr, Weinstein GS. Assessment of intraoperative safety in transoral robotic surgery. Laryngoscope. 2006;116(2):165-8.
44. Mariano ER, Furukawa L, Woo RK, Albanese CT, Brock-Utne JG. Anesthetic concerns for robot-assisted laparoscopy in an infant. Anesth Analg. 2004;99(6):1665-7, table of contents.
45. van Haasteren G, Levine S, Hayes W. Pediatric robotic surgery: early assessment. Pediatrics. 2009;124(6):1642-9.
46. Gainsburg DM, Wax D, Reich DL, Carlucci JR, Samadi DB. Intraoperative management of robotic-assisted versus open radical prostatectomy. JSLS. 2010;14(1):1-5.
47. Png KS, Sundaram CP. Current status of robot-assisted laparoscopic partial nephrectomy. Indian J Surg Oncol. 2012;3(2):91-5.
48. Vittori G. Open versus robotic-assisted partial nephrectomy: a multicenter comparison study of perioperative results and complications. World J Urol. 2014;32(1):287-93.
49. Omae K, Kondo T, Takagi T, Iizuka J, Kobayashi H, Hashimoto Y, et al. Mannitol has no impact on renal function after open partial nephrectomy in solitary kidneys. Int J Urol. 2014;21(2):200-3.
50. Liss MA, Kader AK. Robotic-assisted laparoscopic radical cystectomy: history, techniques and outcomes. World J Urol. 2013;31(3):489-97.

# 79. ANESTESIA FORA DO AMBIENTE CIRÚRGICO

Danielle Dumaresq
Roberto César Pontes Ibiapina

A anestesia fora do ambiente cirúrgico inclui uma ampla variedade de procedimentos que são realizados fora do ambiente cirúrgico clássico. No início, as denominadas anestesias fora do centro cirúrgico (CC) se restringiam a procedimentos menores, em pacientes geralmente estáveis que necessitavam de pouca atuação do anestesiologista. O grande avanço da tecnologia, contudo, mudou essa realidade de maneira drástica e, nos dias atuais, alguns procedimentos exigem tanto ou mais suporte anestesiológico do que outros realizados no centro cirúrgico.[1]

O número de intervenções diagnósticas e terapêuticas vem aumentando em serviços de radiologia intervencionista, imaginologia, radioterapia, urologia, gastrenterologia, terapia intensiva e departamentos de emergência. A execução de procedimentos fora do CC cria um novo conjunto de desafios para o anestesiologista. Esses procedimentos apresentam menor morbidade e menor custo, além de maior conveniência para os pacientes em relação aos tratamentos convencionais. No entanto, a alta complexidade e a gravidade de alguns pacientes que são candidatos a procedimentos menos invasivos fora do CC exigem técnicas anestésicas apuradas, cuidados específicos e capacitação do anestesiologista.

Prover anestesia fora do CC requer versatilidade do profissional e amplo conhecimento dos recursos que estão presentes e ausentes, além das peculiaridades de cada ambiente de trabalho. Exemplos de anestesia fora do ambiente cirúrgico e algumas particularidades anestésicas relacionadas estão listados no **QUADRO 79.1**.

## Avaliação, seleção e preparo dos pacientes

Muitos procedimentos realizados fora do ambiente cirúrgico podem ser feitos sob sedação leve, anestesia local ou mesmo sem sedação. No entanto, existem grupos de doentes que podem precisar de sedação profunda ou anestesia geral em uma base de rotina. Estes incluem:

- Crianças.
- Pacientes não colaborativos ou ansiosos.
- Pacientes claustrofóbicos (especialmente para realização de ressonância magnética [RM]).
- Pacientes idosos ou com confusão mental.
- Pacientes submetidos a procedimentos dolorosos.

Uma avaliação completa do paciente é fundamental para a realização de um procedimento seguro. Assim como para os procedimentos cirúrgicos, tal estratégia é absolutamente necessária em um procedimento fora do CC.

## Segurança e recomendações

Embora a segurança da anestesia fora do ambiente cirúrgico seja reforçada pela padronização mediante uso de protocolos estabelecidos, os anestesiologistas frequentemente se encontram em ambientes que não possuem esse rigor e que, portanto, desafiam a sua cuidadosa execução.[2] A American Society of Anesthesiologists (ASA) definiu um protocolo (**QUADRO 79.2**) com as condições mínimas necessárias para salas de anestesia não cirúrgicas.[3]

A monitorização exigida para anestesia fora do CC não difere da monitorização anestésica na sala de cirurgia.[4] É responsabilidade da instituição e do anestesiologista garantir que todos os padrões mínimos para a prática de uma anestesia segura sejam atendidos. Independentemente do local ou do tipo de anestesia realizada, tais normas devem incluir o pessoal necessário para atendimento, aparelho de anestesia, monitorização e equipamentos, além de cuidados pré e pós-anestesia.[3]

A anestesia realizada fora do ambiente cirúrgico costuma ter baixa incidência de complicações respiratórias e cardíacas quando se trata de pacientes de baixo risco. Todavia, alguns estudos sugerem que os eventos adversos que ocorrem fora do CC podem, na verdade, estar associados a resultados mais deletérios e a lesões mais graves, possivelmente pela ausência de monitorização mínima[5,6] ou quando se trata de pacientes de alto risco.[7] A maioria das complicações nesses estudos eram eventos respiratórios relacionados com hipoventilação e hipoxemia. As salas de endoscopia e cateterismo cardíaco foram os locais mais comumente associados a maior mortalidade, ao passo que os fatores de risco para complicações durante anestesia fora do CC incluíram extremos de idade, classe ASA III e IV, obesidade e procedimentos de emergência.[8-10]

A ASA classifica a sedação, analgesia e anestesia em categorias distintas com níveis progressivos: sedação mínima, sedação moderada, sedação profunda e anestesia geral (**QUADRO 79.3**). Uma diferenciação clara entre os três níveis de sedação deve ser realizada, procurando adaptar a melhor opção para cada procedimento. Essa escolha vai desde uma ansiólise, passando por graus variados de hipnose (com o paciente sonolento até inconsciente) e chegando até amnésia, que pode ser produzida com o paciente consciente.

De acordo com as diretrizes da ASA, um anestesiologista deve estar presente quando se administra um sedativo com potencial para produzir sedação profunda ou anestesia geral, mesmo se o objetivo inicial for ansiólise ou sedação moderada.

Outras formas de avaliação do grau de sedação têm sido utilizadas, como a escala de Ramsay (**QUADRO 79.4**), comumente empregada para analisar o nível de sedação e ajustar a escolha de fármacos e doses conforme a intervenção planejada.

## Anestesia para exames diagnósticos

### Tomografia computadorizada

A tomografia computadorizada (TC) usa imagens de raios X processadas por computador para gerar imagens bi e tridimensionais. Essa técnica envolve uma exposição significativa à radiação, motivo pelo qual quem quer que permaneça na sala durante o exame, seja acompanhante ou anestesiologista, deve usar proteção adequada. Caso o anestesiologista opte por sair da sala, os monitores devem estar sempre claramente visíveis.

**QUADRO 79.1** Procedimentos anestésicos realizados fora do ambiente cirúrgico

| Procedimentos | Considerações |
|---|---|
| **Exames diagnósticos por imagem** | |
| Ressonância magnética | Interferência na monitorização<br>Problemas com campo magnético<br>Acesso muito restrito ao paciente<br>Procedimentos de longa duração (> 45 minutos) |
| Tomografia computadorizada | Acesso restrito de observação do paciente<br>Exposição à radiação<br>Necessidade ocasional de contraste por via oral<br>Procedimentos de curta duração (< 20 minutos) |
| **Radiologia intervencionista** | |
| Arteriografia<br>Endopróteses | Reações ao contraste<br>Exposição à radiação<br>Ambiente pouco iluminado<br>Procedimentos de longa duração (> 60 minutos) |
| **Neurorradiologia** | |
| Clipagem de aneurisma<br>Embolização de MAV<br>Trombólise | Controle da pressão arterial<br>Risco de vasospasmo e sangramento |
| **Cardiologia** | |
| Cateterismo cardíaco diagnóstico<br>Revascularização miocárdica percutânea<br>Plastia ou dilatação valvar<br>Dispositivos de fechamento de defeitos congênitos percutâneos<br>Estudo eletrofisiológico<br>Marca-passo, ablação<br>Cardioversor desfibrilador implantável | Exposição à radiação<br>Pacientes de alto risco e instáveis<br>Necessidade de sala híbrida para intervenção de emergência, marca-passo e monitorização invasiva<br>Interferência de fármacos no estudo<br>Risco de infecção<br>Necessidade de fibrilação ventricular de teste |
| **Gastrenterologia** | |
| Endoscopia<br>Colonoscopia<br>Colangiopancreatografia retrógrada endoscópica (CPRE) | Mesmo campo de trabalho (via aérea)<br>Risco de aspiração devido ao uso de contraste oral<br>Maior necessidade de imobilização (CPRE) |
| **Medicina nuclear** | |
| Radioterapia | Grande exposição à radiação<br>Procedimentos diários e de curta duração (< 20 minutos) |
| **Pneumologia** | |
| Broncoscopia | Mesmo campo de trabalho (via aérea)<br>Pacientes com comprometimento cardiorrespiratório frequente<br>Procedimentos terapêuticos de intervenção |
| **Psiquiatria** | |
| Eletroconvulsoterapia | Grande repercussão fisiológica do estímulo convulsivo<br>Procedimentos de curta duração (< 20 minutos) |

MAV, malformação arteriovenosa.

**QUADRO 79.2** Condições mínimas necessárias para salas de anestesia não cirúrgica de acordo com o protocolo da American Society of Anesthesiologists

- Fonte de oxigênio (se possível conectada à central do hospital e a uma fonte secundária de emergência).
- Fonte de aspiração.
- Sistema de despoluição sempre que haja manipulação de gases anestésicos.
- Existência imprescindível de:
  - Ressuscitador manual com balão autoinflável que se conecte à fonte de oxigênio ($O_2$)
  - Fármacos anestésicos e todo o material restante necessário à intervenção do anestesiologista
  - Monitorização mínima adequada
- Tomadas elétricas de parede que respondam às necessidades das salas, com circuitos elétricos isolados.
- Material de iluminação adequado.
- Espaço suficiente para acomodar o equipamento, o pessoal técnico e permitir um rápido acesso ao doente, ao carro de anestesia e ao equipamento de monitorização.
- Carro de emergência, com desfibrilador, fármacos de emergência e outros equipamentos, adequado à ressuscitação cardiopulmonar.
- Existência de enfermeiros de anestesia: deve haver sempre um sistema de comunicações confiável que permita rapidamente requisitar assistência.
- Presença de todos os códigos e/ou protocolos de emergência.
- Material disponível para uma assistência pós-anestésica eficaz e, se necessário, equipamento apropriado para promover o transporte do doente para uma unidade de cuidados pós-anestésicos.
- Fármacos, equipamentos e protocolos para tratamento da hipertermia maligna quando agentes potencialmente desencadeadores forem utilizados.

*Fonte: American Society of Anesthesiologist.*[3]

**QUADRO 79.3** Classificação do nível de sedação e analgesia

| Fatores avaliados | Sedação mínima (ansiólise) | Sedação/analgesia moderada (sedação consciente) | Sedação/analgesia profunda | Anestesia geral |
|---|---|---|---|---|
| Resposta verbal | Normal | Responde ao estímulo tátil | Responde ao estímulo doloroso | Sem resposta mesmo com estímulo doloroso |
| Via aérea | Não alterada | Sem necessidade de intervenção | Pode ser necessário intervenção | Intervenção necessária |
| Ventilação espontânea | Não alterada | Adequada | Pode ser inadequada | Frequentemente inadequada |
| Função cardiovascular | Não alterada | Frequentemente mantida | Frequentemente mantida | Pode estar comprometida |

**QUADRO 79.4** Escala de sedação de Ramsay

| Escore | Resposta |
|---|---|
| 1 | Paciente acordado, agitado, ansioso ou inquieto |
| 2 | Paciente acordado, tranquilo e cooperativo |
| 3 | Paciente dormindo, desperta com estímulo verbal e responde a comandos |
| 4 | Paciente responde ativamente a um toque leve na glabela ou estímulo sonoro |
| 5 | Paciente responde debilmente a um toque leve na glabela ou estímulo sonoro |
| 6 | Paciente não responde a estímulos |

O exame é indolor e costuma ter curta duração, o que possibilita a sua realização sem sedação em muitos casos, mesmo em pacientes pediátricos, desde que haja algum treinamento dos pais ou responsáveis.

Circunstâncias que podem exigir sedação ou anestesia geral incluem instabilidade respiratória ou cardiovascular, situações de emergência (trauma), crianças não cooperativas, muito pequenas ou com atraso de desenvolvimento e a necessidade de suspensão da respiração durante o exame.

Na maioria dos casos, é utilizado contraste iônico de alta osmolaridade durante a TC, sendo que há uma incidência considerável de reações alérgicas, razão pela qual se deve investigar história de alergia e iniciar o tratamento antialérgico profilático com corticosteroides e difenidramina quando necessário. Se a TC exigir contraste intravenoso, é preferível a colocação de um acesso venoso antecubital para permitir a administração por um injetor de distribuição rápida para o compartimento central. O uso de contraste de baixa osmolaridade reduz o risco de reações adversas e deve ser a opção em pacientes de risco.

Algumas considerações são importantes antes da realização da TC: o acesso à cabeça do paciente pode ser limitado, o que dificulta manobras na via aérea; além disso, pacientes obesos podem não caber dentro da máquina, e pacientes internados já em uso de cateteres venosos e drenos podem demandar a utilização de extensores mais longos.

Os pacientes submetidos à TC de abdômen com contraste oral que requerem sedação ou anestesia geram controvérsia por serem uma exceção às diretrizes de jejum pré-operatório. O contraste usado é hiperosmolar e hipertônico e pode causar grave lesão pulmonar se aspirado. Para ser efetivo, o exame tem de ser realizado cerca de 30 a 90 minutos após a administração do contraste oral. Além disso, o volume utilizado pode ser elevado, sobretudo em crianças pequenas. Imagens de qualidade inferior são comumente obtidas quando há intervalos maiores após a ingestão de contraste, o que costuma exigir a repetição do exame.[11]

A TC de abdômen, tórax e estudos da via aérea dinâmicos em geral requerem o uso de apneia em alguns momentos, o que determina a necessidade de sedação profunda ou anestesia geral com ventilação assistida em crianças e alguns pacientes maiores não cooperativos.

Ao realizar uma TC cardíaca, o anestesiologista pode ser solicitado a retardar ou parar brevemente o coração para produzir boas imagens, o que é possível com a administração venosa de esmolol ou adenosina.

## Ressonância magnética

A RM vem sendo cada vez mais empregada como método diagnóstico em razão do seu alto grau de resolução, produzindo imagens de grande qualidade em três dimensões, bem como pelo fato de não utilizar radiação ionizante. Apesar de não ser um exame doloroso, requer imobilidade do paciente durante todo o processo, para que a sequência de imagens não seja prejudicada.

Na RM, o fenômeno físico responsável pela formação de imagens envolve a absorção e a emissão de radiação eletromagnética por certos núcleos atômicos, quando colocados na presença de um forte campo magnético. O núcleo do átomo de hidrogênio é o exemplo mais comum. Ele responde particularmente bem à aplicação de um campo magnético externo e, por conseguinte, é um átomo mais simples para usar na RM. A intensidade do campo magnético em geral varia de 0,5 a 4 teslas (o tesla [T] é a medida da intensidade do campo magnético, sendo que 1 T = 10.000 gauss [G]). A força do campo magnético na máquina é medida em tesla ou o equivalente a 10.000 G. O campo magnético da Terra é de 0,5 G, e as máquinas mais comuns de RM são de 1,5 a 3 T.

### Campo magnético e segurança

A estrutura necessária e as particularidades do ambiente da RM resultam em várias considerações para os profissionais que atuam no local. Assim, qualquer material ferrometálico que se aproxime da máquina torna-se um grande perigo, pois ele pode se comportar como um projétil em função da grande força de atração criada. É essencial, portanto, que todo o pessoal esteja plenamente consciente dos perigos de objetos de metal, e antes de entrar na área controlada, deve-se remover todos que possuam componentes ferromagnéticos, metálicos ou materiais condutores (**QUADRO 79.5**). Itens magnetizados, como cartões de crédito, de telefonia móvel e cartões SIM, correm risco de danos pela proximidade com o campo magnético.

Materiais ferromagnéticos também podem estar presentes no interior do corpo (**QUADRO 79.6**), o que pode contraindicar a realização do exame. Eles estão sujeitos à força semelhante, o que pode levá-los a se deslocar ou provocar seu mau funcionamento e desprogramação, como no caso do marca-passo, com consequências potencialmente fatais. Tais objetos também podem aquecer de forma significativa durante o exame, causando dano tecidual local e queimaduras.

Muitos dos implantes modernos dos pacientes, incluindo próteses metálicas, não são ferromagnéticos, como clipes cirúrgicos em geral, valvas cardíacas artificiais e fios de esterno, os quais são geralmente considerados seguros. No entanto, nenhum paciente deve entrar em uma sala de exames de RM se houver mínima dúvida sobre a segurança de um dispositivo

**QUADRO 79.5** Objetos ferromagnéticos que devem ser identificados e retirados do paciente antes da realização da ressonância magnética

- Joias
- *Piercing*
- Relógios
- Aparelhos auditivos
- Cartões magnéticos
- Dispositivo intrauterino, diafragma
- Próteses e implantes dentários*
- Outras próteses

*Devem ser retirados caso sejam removíveis.

**QUADRO 79.6** Situações, implantes ou dispositivos que podem contraindicar de forma absoluta ou relativa* a realização de ressonância magnética

- Implantes metálicos
- Clipes cirúrgicos neurovasculares
- Marca-passos
- Cardioversor desfibrilador implantável (CDI)
- Próteses cardíacas
- Bombas de insulina
- Implante coclear
- Implante intraocular
- Derivação ventriculoperitoneal
- Neuroestimulador implantável
- Filtro de veia cava
- Maquiagem definitiva
- Tatuagem
- Fragmentos metálicos, estilhaços

*A contraindicação é relativa quando há possibilidade de se retirar definitiva ou momentaneamente o dispositivo.

implantado ou corpo estranho. A compatibilidade de quaisquer dispositivos implantados com a RM pode ser confirmada *on-line* em *sites* como o MRI Safety.*

A realização dos exames e o ambiente da RM já levaram a efeitos indesejáveis e acidentes graves envolvendo pacientes e profissionais que atuavam próximos ao aparelho ou que estavam movendo-se nas imediações do magneto. A maior parte dos efeitos está relacionada ao campo magnético estático do equipamento, porém outras fontes de risco, como os gradientes de campo magnético, a radiofrequência, o meio de contraste à base de gadolínio que pode ser nefrotóxico e os criogênios usados para resfriamento, também oferecem perigo (**QUADRO 79.7**) e devem ser considerados em uma análise de segurança do setor.

As bobinas usadas na RM precisam ser mantidas frias, a fim de se manter a supercondutividade e o campo magnético. Isso é conseguido por imersão em líquidos ou criogênios (hélio-103 líquido). O apagamento do campo magnético (*quenching*) é um dispositivo de segurança que induzirá a perda súbita do campo magnético pela liberação dos criogênios existentes e liberação dos gases que estão em contato com as bobinas supercondutoras. Esse processo pode ocorrer de forma espontânea, como um erro do sistema durante a instalação, ou pode ser deliberadamente induzido, tornando possível a retirada de algum objeto que possa ter sido atraído por acidente.

A liberação dos criogênios provocará um aumento da pressão dentro da sala, podendo inviabilizar a abertura da porta e ainda causar sufocamento nas pessoas que estejam na sala. Todos os funcionários que trabalham em uma unidade de RM devem estar cientes dos procedimentos de emergência nesses casos, assegurando a abertura da porta da sala de exames. Na eventualidade de um incêndio atingir o setor e se aproximar da sala do magneto, a equipe deve estar treinada para realizar o procedimento de desligamento do campo magnético e evacuar a unidade. É recomendável que o setor possua extintores não ferromagnéticos para o combate a focos de incêndio.

As correntes elétricas geradas pela proximidade do corpo ao campo magnético podem causar sintomas como náuseas e vertigens, o que resulta da excitação dos canais semicirculares do ouvido interno. Também há relatos da visualização de luzes intermitentes em função dos seus efeitos sobre a retina.

Os aparelhos de RM produzem dois tipos de campo magnético que interagem com o paciente para produzir imagens: o campo magnético estático e o gradiente dos campos magnéticos com pulsos de radiofrequência. Para trabalhar com segurança, o anestesiologista deve ser conhecedor dos efeitos de cada um desses campos no paciente e no ambiente, assim como das diferentes zonas de segurança (**FIG. 79.1**).

A zona I compreende a região fora do setor de RM, onde pode haver livre circulação de pessoas. Na zona II, inicia-se o acesso controlado. Nesse local, devem ocorrer as entrevistas e a verificação de qualquer tipo de metal com o paciente obtida por meio de questionário; também é onde devem estar os armários para troca de roupa e retirada de metais, como joias, relógios e equipamentos eletrônicos. No caso de pacientes internados, é o local onde aguardarão para serem transferidos até a mesa de exame. Equipamentos automáticos detectores de metais podem ser instalados aqui. Deve haver sinais de aviso (até mesmo luminosos) entre a zona II e a zona III.

*Disponível em: www.mrisafety.com.

**QUADRO 79.7** Riscos associados à ressonância magnética e possíveis efeitos no corpo humano

| Fonte de risco | Efeito no corpo humano |
|---|---|
| Campo magnético estático | Atração de objetos ferromagnéticos<br>Torção de objetos ferromagnéticos<br>Alteração no funcionamento de equipamentos<br>Vertigem e náusea |
| Gradientes de campo magnético | Estímulo de nervos periféricos<br>Magnetofosfenos<br>Choque elétrico<br>Ruído acústico |
| Radiofrequência | Aumento da temperatura corporal<br>Queimaduras |
| Criogênios | Queimaduras<br>Sufocamento |
| Meios de contraste | Reações alérgicas<br>Fibrose nefrogênica sistêmica |

A zona III é um local isolado onde apenas pessoal treinado da RM e pacientes que já passaram pela checagem e foram liberados podem permanecer. É nessa área em que o livre acesso de pessoas não selecionadas ou objetos e equipamentos ferromagnéticos pode resultar em lesões graves e até morte. Em geral, é constituída pelo vestiário e/ou sala de controle. Todo acesso à zona III deve ser cuidadosamente monitorizado, já que dá acesso à zona IV, onde fica a sala do aparelho de RM. Nessa zona, devem estar disponíveis equipamentos para uma emergência, se o paciente precisar ser evacuado da zona IV, como no caso de uma parada cardiorrespiratória.

Os problemas relacionados à RM incluem não somente aqueles devidos ao campo magnético e às ondas de radiofrequência, mas também ao som produzido pela máquina, que pode ser superior a 90 decibéis. A sala de procedimentos deve possuir isolamento acústico para minimizar a disseminação do ruído e demanda o uso de protetores auditivos pelos pacientes e profissionais.

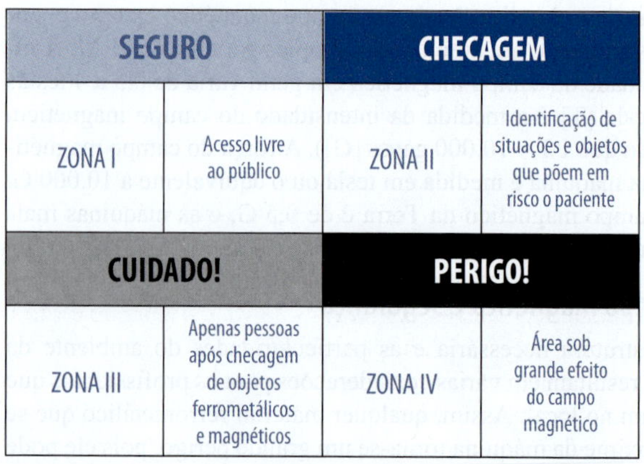


**FIGURA 79.1** Diferentes zonas de segurança no ambiente da ressonância magnética.

### Monitorização na ressonância magnética

A monitorização do paciente durante a RM é feita a certa distância. A monitorização remota consiste em telas subsidiárias de registro contínuo das funções fisiológicas (pressão arterial, frequência cardíaca, temperatura e respiração), além dos gases expirados. Os alarmes devem estar claramente visíveis em todos os monitores na sala de exames da RM, sendo importante manter a visão desobstruída do monitor, do aparelho de anestesia e do paciente durante todo o procedimento. Uma câmera pode proporcionar visão do ventilador do aparelho de anestesia e também do paciente. Estudos demonstraram segurança nessa forma de acompanhamento e monitorização do paciente durante exame de RM.

O ambiente da RM traz problemas específicos com a eletrocardiografia (ECG), a capnografia e a monitorização de temperatura. O campo magnético interfere nas ondas do traçado eletrocardiográfico e da oximetria, gerando registros contínuos de baixa qualidade. O fluxo sanguíneo aórtico em um campo magnético gera correntes que podem interferir no sinal de ECG, causando artefato nos complexos ST-T. Essas alterações podem simular um quadro de hipercalemia, e a monitorização da isquemia pode apresentar desafios significativos. Além disso, pode haver um atraso de até 20 segundos na obtenção do sinal de capnógrafo devido ao comprimento do tubo de amostragem. Com relação à temperatura, embora alguns dispositivos permitam a sua monitorização, os monitores clínicos estão apenas começando a oferecer tal facilidade.

Os eletrodos utilizados têm de ser compatíveis com RM, e os cabos dos monitores devem ser feitos de fibra óptica, pois podem sofrer aquecimento pelo campo magnético e pelas ondas de radiofrequência. Deve-se ter o cuidado de colocar o sensor de oximetria o mais longe possível do local a ser examinado e proteger os cabos do contato direto com o paciente pelo perigo de causar lesão térmica.

### Técnica anestésica

A realização de anestesia dentro da sala de RM exige que tanto o aparelho de anestesia quanto os monitores sejam constituídos de material isento de ferro. O cuidado deve ser redobrado ao realizar manutenção ou reparo do aparelho, visto que qualquer tentativa de substituir peças ou componentes com equipamento incompatível será extremamente perigosa e suscetível de causar um grave acidente. Cilindros de gases, laringoscópios e dispositivos como bombas de infusão também só podem ser usados na zona IV se compatíveis com RM.

Todos os pacientes a serem submetidos a RM devem passar por avaliação prévia pelo anestesista da mesma forma que para qualquer procedimento sob anestesia. Uma verificação final da presença de ferrometálicos deve ser efetuada antes da indução da anestesia. A escolha da técnica de anestesia depende de fatores como idade, presença de comorbidades e necessidade de pausa na respiração como em exames de RM cardíaca. Para crianças pequenas, com menos de 5 kg, intubação e ventilação controlada parecem ser a melhor opção, enquanto crianças mais velhas podem permanecer em ventilação espontânea com uma máscara laríngea.[12]

A indução da anestesia deve ocorrer em um ambiente adjacente à sala do aparelho de RM. Nesse local, devem estar presentes todos os equipamentos de anestesia, monitorização, fármacos e material de reanimação recomendados, sendo que esse ambiente também poderá ser usado como área de recuperação pós-anestésica, se necessário. Antes da indução, os pacientes devem ser colocados em uma maca de transferência compatível com RM. Antes da transferência, deve ser feita uma última checagem para procurar objetos metálicos soltos inadvertidamente nessa maca, como agulhas, cilindros de oxigênio, laringoscópios e estetoscópios.

## Anestesia para procedimentos gastrenterológicos

### Endoscopia digestiva alta

A endoscopia digestiva alta (EDA) é o procedimento mais comum que requer anestesia fora do CC e inclui a esofagogastroduodenoscopia (EGD), a colangiopancreatografia retrógrada endoscópica (CPRE) e a ultrassonografia endoscópica. Essa última é uma variação da EGD, cujo endoscópio especializado possui um transdutor de ultrassonografia em miniatura na sua extremidade.

O ideal é que a sedação seja realizada por um anestesiologista, e, em muitos serviços, essa é a rotina (Resolução do CFM 1.670/03). Entretanto, com alguma frequência, os endoscopistas realizam EGD sob sedação moderada, utilizando midazolam e fentanil, sem a participação do anestesiologista. Porém, o aumento da complexidade dos procedimentos não permite ao médico endoscopista realizar conjuntamente a sedação e o procedimento proposto; portanto, quando o procedimento é mais complexo e envolve algum tipo de intervenção terapêutica **(QUADRO 79.8)** ou é realizado em pacientes mais debilitados, o anestesiologista costuma ser solicitado.

Durante a CPRE, são realizadas intervenções delicadas e detalhadas nos ductos biliar e pancreáticos, por via endoscópica, guiadas pela injeção de contraste na papila duodenal. Nesse momento, a imobilidade do paciente é extremamente necessária em função do risco de lesões significativas. Por essa razão e pelo fato de que a via aérea está pouco acessível, muitos anestesiologistas preferem a anestesia geral para tal procedimento.[13,14]

### Colonoscopia

A colonoscopia também é um procedimento muito realizado para avaliação do trato gastrintestinal inferior, podendo ter finalidade diagnóstica ou de intervenção (biópsia, polipectomia, dilatação e ressecção de mucosa). Esse exame pode ser de difícil execução em alguns pacientes e requer sedação e analgesia, pois as manobras de tração do mesentério e distensão da luz cólica pela insuflação gasosa podem ser dolorosas, além de ocorrer o frequente enovelamento do aparelho dentro do intestino. Um esforço coordenado entre o anestesiologista e o gastrenterologista é essencial para maximizar a segurança e o conforto do paciente.[15]

Existe uma preocupação com o risco de aspiração em pacientes programados para colonoscopia devido ao tempo de jejum predeterminado e ao preparo intestinal necessário para boa visualização durante o exame.[16] Podem ser utilizados no preparo manitol, solução de polietilenoglicol, picossulfato de sódio e, mais recentemente, fosfato de sódio.

O manitol causa uma diarreia catártica, provocando desidratação, hipovolemia e alterações eletrolíticas, além de exigir a ingestão de grandes volumes de líquidos – em alguns

**QUADRO 79.8** Procedimentos realizados por endoscopia digestiva alta

**Diagnósticos**

- Disfagia, odinofagia
- Esôfago de Barrett
- Anemia crônica, melena
- Sangramento gastrintestinal alto
- Úlcera péptica
- Hipertensão portal
- Avaliação prévia à cirurgia bariátrica
- Câncer gástrico

**Terapêuticos**

- Colocação de sondas nasojejunais
- Retirada de corpo estranho
- Gastrostomia endoscópica percutânea
- Dilatação esofágica
- Cálculos no ducto biliar comum
- Prótese esofágica (*stent*)
- Prótese pancreática ou biliar (*stent*)
- Escleroterapia de varizes esofágicas
- Cauterização de esôfago de Barrett com plasma de argônio

pacientes, há recomendação de ingestão de volume considerável de líquidos na noite anterior e no dia do procedimento. O polietilenoglicol, por sua vez, causa menos alterações e apresenta a vantagem de ser ingerido em menor volume, tendo melhor aceitação. Já o fosfato de sódio tem como risco a produção de hiperfosfatemia acentuada, hipocalcemia, hipernatremia e acidose, sobretudo em pacientes cardiopatas e renais, quando há perigo de nefropatia aguda pelo fosfato.

No entanto, estudos mostram que a incidência de aspiração requerendo hospitalização durante a colonoscopia com sedação moderada ou profunda é muito baixa e semelhante à de outros procedimentos eletivos.[17,18]

A posição do paciente é outra consideração que tem particular importância, porque muitos procedimentos endoscópicos exigem que o paciente permaneça na posição lateral ou, menos frequentemente, em decúbito ventral, dificultando o acesso à via aérea e à ventilação. A assistência à ventilação em um paciente sedado cuja orofaringe está sendo ocupada pelo endoscópio e pelas cânulas de proteção bucal representa um grande desafio para o anestesiologista. Alguns modelos novos de máscaras de ventilação não invasiva permitem fornecer oxigênio suplementar, além de facilitar a ventilação assistida, sem necessidade de retirada do endoscópio (FIG. 79.2).

Estudos avaliando eventos ocorridos durante anestesia fora do ambiente cirúrgico destacaram uma grande incidência de complicações em procedimentos no setor de endoscopia. Os pacientes com maior probabilidade de sofrerem complicações eram os mais velhos (> 70 anos) e com comorbidades (ASA III a V). O evento adverso mais comum foi a insuficiência respiratória. Mais da metade desses eventos foram considerados evitáveis com um melhor controle, e a capnografia não foi

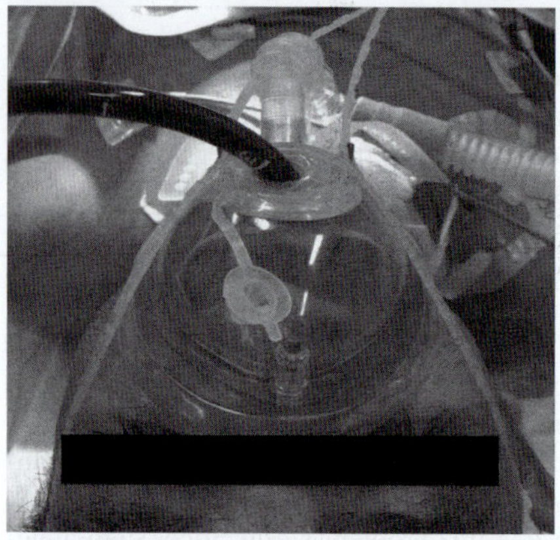

**FIGURA 79.2** Máscara de ventilação não invasiva com orifício de entrada para endoscópio, permitindo a continuidade da ventilação assistida sem a retirada da sonda.

Esta imagem pode ser visualizada em cores no Anexo 2, página 1576.

utilizada na maioria dos casos.[19,20] Apneia, laringospasmo e aspiração foram as complicações mais comuns.

Manter os pacientes irresposivos, confortáveis e respirando espontaneamente é um desafio e requer familiaridade com esse tipo de procedimento. Manobras de manejo das vias aéreas, como elevação do queixo, tração da mandíbula e extensão do pescoço, além de dispositivos como cânulas oro e nasofaríngeas, podem ajudar a manter uma via aérea permeável. Seu uso não deve ser visto como um fracasso da técnica anestésica: evitar a intubação traqueal pode ser uma vantagem na recuperação mais rápida do paciente. Anestesiologistas menos experientes em procedimentos de endoscopia digestiva realizam intubação mais frequentemente.

A possibilidade de alta precoce da sala de recuperação pós-anestésica, permitindo um maior volume de atendimento, é um aspecto importante na assistência de pacientes ambulatoriais, pois gera aprimoramento do serviço e diminuição dos custos.

## Anestesia para procedimentos pneumológicos

### Broncoscopia

A broncoscopia é uma técnica endoscópica de avaliação do trato respiratório com finalidade diagnóstica ou terapêutica, podendo ser rígida ou flexível. Esse procedimento apresenta desafios únicos para o anestesiologista, visto que há necessidade de compartilhar com o operador o mesmo espaço de trabalho, ou seja, as vias aéreas.

Os pacientes frequentemente têm importantes comorbidades, em geral com estado físico classe ASA III ou IV. O tabagismo é comum nessa população, o que determina muitas vezes limitação da função cardiorrespiratória. Estão em risco aumentado de complicações os pacientes que necessitam de oxigênio suplementar, com hipercapnia documentada e aqueles com instabilidade hemodinâmica, devendo-se ponderar cuidadosamente a relação risco-benefício do procedimento.[21]

Os procedimentos costumam ser rápidos, e o paciente permanece com a cabeça voltada para o lado contrário ao do anestesiologista, o que dificulta a observação. Pode haver instrumentalização da via aérea, com hiper-reatividade, sangramento e necessidade de períodos de apneia.

## Broncoscopia rígida

A broncoscopia rígida permite a visualização da traqueia e dos brônquios proximais, sendo usada na prática clínica atual em casos de obstrução da via aérea, mais frequentemente aspiração de corpo estranho.

O paciente típico para remoção de corpo estranho é uma criança sem jejum adequado, angustiada e em asfixia. A indução anestésica visa facilitar o procedimento e reduzir o sofrimento do paciente. Uma boa opção nesses casos é a cetamina sistêmica ou o sevoflurano em concentrações inalatórias gradualmente crescentes, já que a ventilação com pressão positiva deve ser evitada. O objetivo consiste em manter o paciente respirando espontaneamente para evitar maior agravamento do quadro por deslocamento do corpo estranho, o que transformaria uma obstrução parcial em uma obstrução completa. Se o bloqueio neuromuscular for necessário, o tempo expiratório adequado é importante para evitar o barotrauma, por mecanismo valvular, provocado pelo corpo estranho.[22]

Outros fatores adicionais que podem complicar a broncoscopia rígida incluem coluna cervical instável ou com amplitude de movimento cervical diminuída. A técnica requer hiperextensão do pescoço, de modo que pacientes que apresentam fatores de risco para subluxação da coluna cervical, como trauma cervical, síndrome de Down, anquilose da coluna cervical e artrite reumatoide, devem ser avaliados previamente e manuseados com cautela. O trauma bucomaxilofacial ou qualquer patologia oral impedindo a abertura da mandíbula para permitir a introdução do broncoscópio também são complicadores em potencial. Doenças da laringe, como estenose ou neoplasias obstrutivas, podem impedir a passagem translaríngea do broncoscópio ou provocar lesões.[23]

## Broncoscopia flexível

O broncoscópio flexível ou fibrobroncoscópio é o instrumento mais utilizado por sua maior flexibilidade, sendo bem tolerado pelo doente, mesmo quando o exame é realizado sob sedação mínima, permitindo excelente avaliação da árvore brônquica. O fibrobroncoscópio possibilita a visualização de toda a via aérea até os brônquios segmentares e é usado de rotina para o diagnóstico de diversas doenças pulmonares.

Cada vez mais, a broncoscopia flexível é usada em procedimentos intervencionistas, como aplicação de terapia fotodinâmica, ablação por *laser* de tumores, termoplastia brônquica, dilatação com balão e colocação de próteses, bem como biópsia guiada por ultrassonografia endobrônquica.

## Procedimentos intervencionistas por broncoscopia

Com o avanço da tecnologia e a ampliação da população atendida, novos procedimentos têm sido desenvolvidos, surgindo novas modalidades de avaliação e intervenção do sistema respiratório com o uso da broncoscopia (**QUADRO 79.9**).

**QUADRO 79.9** Procedimentos intervencionistas realizados por broncoscopia

| **Broncoscopia rígida** | |
|---|---|
| Remoção de corpo estranho | Mais comum em emergência de crianças |
| Controle de hemorragia pulmonar | Uso de bloqueador brônquico |
| Tratamento de complicações de doenças infecciosas (papilomatose e tuberculose) | Risco de contaminação |
| Tratamento de obstrução central (traqueia e brônquios principais) | Ablação a *laser*, eletrocautério, coagulação com argônio, desbridamento mecânico e *stents* podem fornecer alívio imediato de obstrução |
| Dilatação broncoscópica com balão | Estenose pós-intubação<br>Estenose pós-transplante pulmonar |
| **Broncoscopia flexível** | |
| Lavado broncopulmonar | Proteinose alveolar |
| Remoção de secreções retidas | Pacientes em ventilação mecânica |
| Desobstrução de via aérea extra ou intraluminal | Prótese (*stent*) metálica ou de silicone ou balão |
| Termoplastia brônquica | Usa o calor gerado pela energia de radiofrequência para destruir a musculatura lisa brônquica em casos de asma de difícil tratamento |
| Redução do volume pulmonar por broncoscopia | Provoca colapso de segmento ou lobo pulmonar reduzindo o aprisionamento de ar e melhorando o recolhimento elástico e os fluxos expiratórios |
| Ultrassonografia endobrônquica com agulha de aspiração transbrônquica | Amplia a visão do broncoscopista e aumenta as possibilidades diagnósticas e de estadiamento das lesões mediastinais |
| Altrassonografia por navegação eletromagnética | Combina navegação eletromagnética e imagens tridimensionais em tempo real, possibilitando avaliar lesões em regiões mais difíceis |
| Ablação por radiofrequência | Modalidade minimamente invasiva para tratamento de tumores<br>Risco de incêndio |

As técnicas broncoscópicas intervencionistas favorecem a detecção e o tratamento de doenças graves e podem evitar operações de grande porte e alto risco com prognóstico ruim. Também podem atuar como importantes medidas de melhora na qualidade de vida dos pacientes e diminuição dos sintomas mediante utilização de *laser*, crioterapia, implante de próteses traqueobrônquicas, ultrassom, braquiterapia e navegação eletromagnética.

No carcinoma broncogênico primário ou metastático de traqueia, carina, brônquios principais e intermediários, a broncoscopia permite alívio paliativo de obstrução do trato respiratório intra ou extraluminal mediante colocação de próteses endobrônquicas metálicas, de silicone ou biodegradáveis (FIG. 79.3). Em casos de estenose iatrogênica pós-intubação ou pós-transplante pulmonar, é possível realizar dilatação progressiva da região da via aérea afetada com balão.[24]

Outros procedimentos realizados com o uso do broncoscópio são o controle de hemorragia pulmonar, nos casos de sangramento intenso, o tratamento de complicações de doenças infecciosas como papilomatose ou tuberculose e o fechamento de fístulas da árvore traqueobrônquica para esôfago ou pleura.

Algumas situações exigem a antecipação de possíveis problemas após procedimentos de intervenção pulmonar por broncoscopia para que o suporte adequado seja fornecido. O alívio de uma obstrução das vias aéreas, por exemplo, restabelece a comunicação de um segmento do pulmão antes sem ventilação e pode liberar grandes quantidades de secreção grossa ou mesmo purulenta. Grandes massas do mediastino, por sua vez, podem tornar-se mais obstrutivas quando o paciente é colocado em decúbito dorsal. Os sintomas presentes na traqueomalacia extensa, como tosse irritativa e persistente, podem piorar por ocasião da colocação de *stents* no trato respiratório.

## Anestesia tópica e preparo para broncoscopia

Agentes anestésicos tópicos são comumente usados antes e durante a broncoscopia. A lidocaína é a mais utilizada por sua eficácia, meia-vida curta, segurança e mínima toxicidade. Pode ser administrada em concentrações variadas (1-10%) e de diversas formas: em algodão embebido, *spray*, aerossol, nebulização, injeção transcricoide ou transtraqueal, e através do canal de trabalho do broncoscópio. Existem dispositivos que permitem realizar anestesia tópica pela cânula de proteção do fibroscópio, além de permitir a administração de oxigênio (FIG. 79.4).

Dois bloqueios anestésicos podem ser realizados para broncoscopia. O bloqueio do nervo glossofaríngeo provoca supressão temporária do reflexo do vômito e perda sensitiva do terço posterior da língua, da parede lateral e posterior da orofaringe e hipofaringe. Já o bloqueio do nervo laríngeo superior resulta em perda de sensação sobre a superfície posterior da epiglote, a mucosa da laringe e a traqueia superior.

O American College of Chest Physicians desaconselha o uso rotineiro de medicamentos anticolinérgicos como broncodilatadores ou antissialagogos, pois não produzem melhoria clinicamente significativa na função pulmonar ou na diminuição de secreções brônquicas.[25]

## Técnica anestésica

A broncoscopia rígida é mais frequentemente realizada sob sedação profunda ou anestesia geral. O bloqueio neuromuscular pode ser necessário, proporcionando maior imobilização do paciente durante o procedimento, além de prevenir tosse e rigidez torácica. A combinação de anestesia geral venosa com propofol e ventilação assistida é atualmente a técnica de anestesia mais utilizada.

A maioria dos casos com lavado brônquico e biópsia de tecidos é realizada por broncoscopia flexível, evitando a necessidade de sedação profunda ou anestesia geral com intubação, podendo ser feita sob sedação suplementada com anestesia tópica.

Alguns casos, como biópsias por agulha fina e aspirações que exigem a utilização de ultrassonografia endobrônquica, acontecem geralmente sob anestesia geral, o que permite um movimento mais acurado do instrumento de ultrassonografia e a localização precisa da agulha fina.

Outra exceção na qual a anestesia geral é usada ocorre quando o lavado broncoalveolar é empregado terapeuticamente para proteinose alveolar pulmonar. Nessa condição, há acúmulo de material exuberante lipoproteico nas vias aéreas distais, em geral secundário a uma doença maligna, infecção ou pneumoconiose. Tais pacientes estão em maior risco de infecção e têm maior probabilidade de apresentar doenças do tecido conjuntivo. O lavado broncoalveolar requer a administração de 10 a 50 litros de fluido de irrigação, em um processo que leva várias horas. Assim, o paciente recebe anestesia geral e é intubado com tubo de duplo-lúmen para realizar o isolamento do pulmão a ser tratado. Os pulmões são lavados sequencialmente, permanecendo o pulmão não dependente ventilado e com o balonete insuflado e avaliado de modo adequado para protegê-lo. O uso de soluções aquecidas é essencial para evitar a hipotermia.

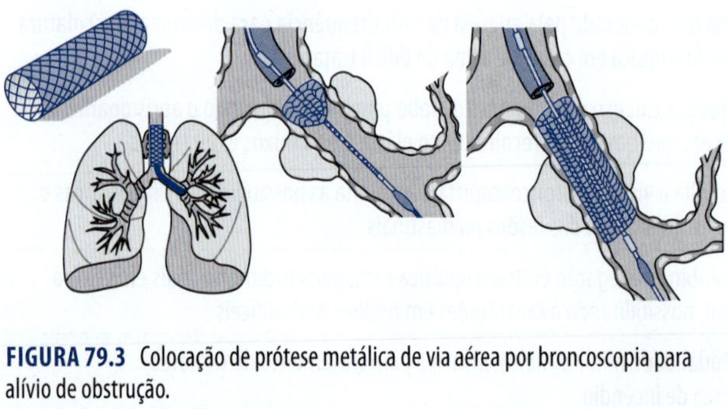

**FIGURA 79.3** Colocação de prótese metálica de via aérea por broncoscopia para alívio de obstrução.

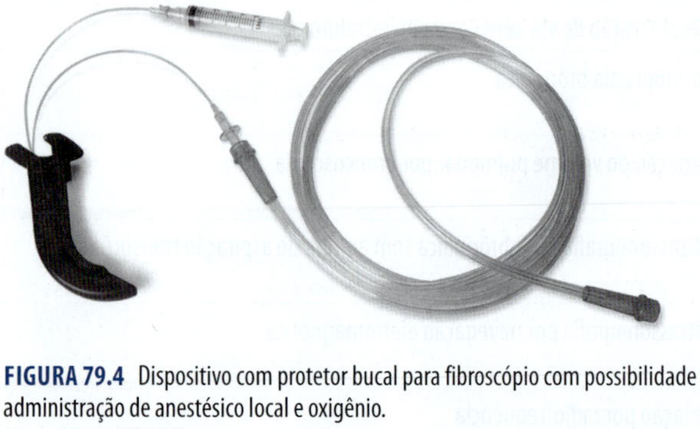

**FIGURA 79.4** Dispositivo com protetor bucal para fibroscópio com possibilidade de administração de anestésico local e oxigênio.
*Fonte: MedicalEXPO.*[26]

É importante lembrar que a maioria dos procedimentos realizados por broncoscopia, até mesmo procedimentos que requerem broncoscopia rígida, ventilação a jato, terapia a *laser* e colocação de próteses, não exigem obrigatoriamente bloqueio neuromuscular, e condições adequadas de trabalho podem ser alcançadas por outros meios.[27,28] O bloqueio neuromuscular pode ser necessário em situações nas quais manter a ventilação espontânea representa elevado risco, como na hemorragia pulmonar ou na obstrução de via aérea levando a edema pulmonar por pressão negativa. Ele pode ser conseguido com um agente adespolarizante de rápido início e duração intermediária de ação (p. ex., rocurônio) ou, alternativamente, com succinilcolina.

## Manejo da via aérea

É comum o uso de dispositivos supraglóticos como a máscara laríngea (ML) durante fibrobroncoscopia. A ML proporciona fácil acesso através do fibrobroncoscópio, além de oferecer uma baixa resistência durante a ventilação espontânea, garantindo volumes correntes adequados.

Os dispositivos supraglóticos podem ter vantagens especiais durante procedimentos broncoscópicos, como permitir o exame das pregas vocais ou de lesões infraglóticas proximais. Além disso, quando se utiliza a ultrassonografia transbrônquica, é possível uma aproximação maior do transdutor com a traqueia ou mucosa brônquica, o que permite a obtenção de melhores imagens. Em pacientes que recebem anestesia geral, os dispositivos supraglóticos mostraram reduzir o risco de complicações, incluindo laringospasmo durante o despertar, rouquidão, náuseas e vômitos pós-operatórios, quando comparados ao tubo endotraqueal.[29]

Um dispositivo supraglótico adequado deve ter as seguintes características:

- Selo das vias aéreas com pressão de 18 $cmH_2O$ ou superior.
- Diâmetro interno largo.
- Manguito faríngeo pequeno para facilitar a análise das estruturas supraglóticas.
- Proteção contra mordida.
- Tubo curto sem curvatura exagerada.
- Ser conduto para intubação, em caso de necessidade.
- Acesso ao conteúdo gástrico, reduzindo o risco de aspiração.

A intubação traqueal está indicada em pacientes de alto risco para insuficiência respiratória, com instabilidade hemodinâmica ou acidose grave, quando há secreção abundante, necessidade de ventilação com pressão positiva frequente ou em procedimentos mais demorados. Recomenda-se selecionar um tubo endotraqueal largo o suficiente, com uma diferença entre o diâmetro do broncoscópio e o tubo de pelo menos 2 mm, para minimizar a obstrução das vias aéreas e a resistência aumentada. A fim de melhorar a capacidade de manobra do broncoscopista, alguns advogam cortar o tubo após a colocação.

## Técnicas ventilatórias

Várias dificuldades potenciais podem surgir durante a ventilação de pacientes submetidos a procedimentos de broncoscopia. Diversas estratégias (**QUADRO 79.10**) são necessárias durante a broncoscopia para proporcionar oxigenação e ventilação adequadas, mantendo a sedação e minimizando a tosse e o movimento a fim de garantir o conforto do paciente.

**QUADRO 79.10** Modos ventilatórios utilizados durante broncoscopia

| Técnica ventilatória | Considerações |
|---|---|
| Oxigenação apneica | Apenas em procedimentos curtos<br>Acidose respiratória |
| Ventilação espontânea | Espontânea assistida, CPAP, BiPAP |
| Ventilação controlada | Aumento da resistência das vias aéreas<br>Falta de acesso à via aérea proximal pela presença do tubo endotraqueal |
| Ventilação a jato | Manual ou de alta frequência<br>Sem tubos, balonetes ou válvulas<br>Campo de trabalho imóvel |

BiPAP, ventilação com dois níveis de pressão; CPAP, pressão positiva contínua nas vias aéreas.

#### Oxigenação apneica

Se a duração do procedimento for curta, a oxigenação apneica com ventilação intermitente é fácil e eficaz. Após a desnitrogenação e indução da anestesia e o bloqueio neuromuscular, o paciente recebe oxigênio a 100% e, em seguida, 6 $L \cdot min^{-1}$ de oxigênio são fornecidos por meio de um cateter passado pelas pregas vocais até pouco acima da carina. Embora seja possível manter a oxigenação, a pressão parcial arterial de dióxido de carbono ($PaCO_2$) aumentará aproximadamente 4 a 6 mmHg no primeiro minuto e 2 a 4 mmHg a cada minuto seguinte. Períodos intermitentes de ventilação podem ser necessários para atenuar a acidose respiratória associada.

Ocorre aumento considerável da $PaCO_2$, levando à acidose respiratória importante. Dadas as limitações dessa abordagem, a oxigenação apneica tem sido amplamente abandonada pela maioria dos centros, exceto para breves procedimentos em pacientes selecionados.

#### Ventilação espontânea

A técnica anestésica escolhida deve ser titulada de modo a permitir que o paciente mantenha a ventilação espontânea. Um suplemento de oxigênio é fornecido pelo broncoscópio, e é possível que o anestesiologista assista à ventilação durante períodos de sedação mais profunda e apneia por meio de um sistema de ventilação conectado diretamente ao broncoscópio rígido ou, no caso do fibrobroncoscópio, usando máscaras faciais especiais (**FIG. 79.5**).

Pode ser utilizado suporte ventilatório de forma não invasiva com pressão positiva contínua nas vias aéreas (CPAP, do inglês *continuous positive airway pressure*) ou ventilação com dois níveis de pressão (BiPAP, do inglês *bilevel positive airway pressure*). A ventilação não invasiva durante broncoscopia objetiva diminuir o risco de complicações associadas ao procedimento em pacientes com hipoxemia grave refratária, insuficiência respiratória pós-operatória ou doença pulmonar obstrutiva crônica (DPOC) grave.[30]

#### Ventilação com pressão positiva controlada

A ventilação por pressão positiva durante a broncoscopia encontra sérios desafios. O broncoscópio causa oclusão parcial da via aérea e aumenta a resistência ao fluxo de ar. Além disso,

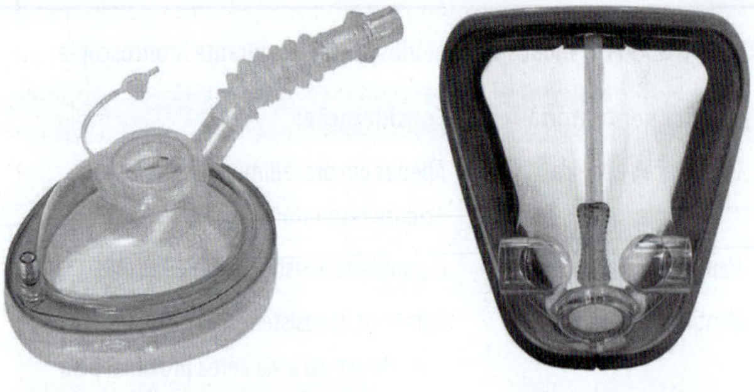

**FIGURA 79.5** Máscaras faciais não invasivas para procedimentos broncoscópicos.
*Fonte: MedicalEXPO.*[26]

a presença do tubo endotraqueal impede a avaliação e intervenção na via aérea proximal.

Na ventilação controlada por volume, com o avanço do broncoscópio pode haver aprisionamento de ar, aumento não intencional da pressão intrabrônquica nas vias aéreas distais e pressão positiva ao final da expiração (PEEP, do inglês *positive end-expiratory pressure*) intrínseca. Isso pode provocar barotrauma e redução do débito cardíaco. A ventilação por pressão controlada é preferida, pois ocorre manutenção da pressão após inserção do broncoscópio, com menor risco de pressões elevadas não detectadas nas vias aéreas distais.

### Ventilação a jato

Muitos procedimentos por broncoscopia são realizados com ventilação a jato. Por ser um sistema aberto, sem válvulas e sem a necessidade de tubo endotraqueal ou balonetes, o acesso às vias aéreas é facilitado ao broncoscopista.[31]

O método utiliza correntes de ar de uma fonte de gás de alta pressão que é aplicada nas vias aéreas em pequenas rajadas por um cateter estreito que pode ser conectado na lateral do broncoscópio ou por um mais longo que pode seguir até a extremidade do aparelho. Essa técnica ventilatória funciona segundo o princípio de Bernoulli, em que a aplicação de gás sob alta pressão pela via aérea resulta em arrastamento do ar da mistura com o jato de gás, mediante efeito de Venturi.

Existem basicamente duas formas de ventilação a jato: manual e ventilação a jato de alta frequência (VJAF). A ventilação a jato manual é o modo mais usado de ventilação em pacientes submetidos à broncoscopia rígida. O segundo modo de ventilação a jato usa um sistema automatizado com frequências respiratórias substancialmente mais elevadas do que as fisiológicas (entre 60 e 300 ciclos·min$^{-1}$) para permitir um campo operatório quase imóvel, bem como liberar o anestesiologista da ventilação durante o procedimento. O operador controla a pressão aplicada, a frequência respiratória e o tempo de inspiração para manter a oxigenação adequada. A VJAF, além de frequências respiratórias altas, usa tempo inspiratório curto, volumes correntes baixos e expiração passiva.[23] As vantagens e desvantagens de cada tipo de ventilação a jato estão listadas no **QUADRO 79.11**.

A ventilação pode ser difícil de ser monitorizada, e a $PaCO_2$ deve ser mensurada durante o procedimento pelos gases sanguíneos ou pela capnografia transcutânea. A pressão de via aérea deve ser mantida abaixo de 35 $cmH_2O$.

**QUADRO 79.11** Comparação da ventilação a jato manual com ventilação a jato de alta frequência

| | Ventilação a jato manual | Ventilação a jato de alta frequência |
|---|---|---|
| Custo do equipamento | Baixo | Alto |
| Acesso à ventilação | Fácil | Difícil |
| Esforço do anestesiologista em ventilar | Grande | Pequeno |
| Movimento da via aérea | Maior | Mínimo |
| Pressão de via aérea | Alta | Baixa |

## Anestesia para procedimentos radiológicos intervencionistas

A radiologia intervencionista compreende procedimentos com intervenções diagnósticas e terapêuticas guiadas por acesso percutâneo ou outros, normalmente realizadas sob anestesia local e/ou sedação, usando a imagem fluoroscópica para localizar a lesão ou o sítio de tratamento, monitorizar o procedimento, bem como controlar e documentar a terapia. Existem vários procedimentos diagnósticos e terapêuticos que são realizados em laboratórios de hemodinâmica, também chamados de laboratórios de cateterismo. Alguns exemplos são citados no **QUADRO 79.12**.

Os procedimentos realizados no setor de radiologia têm algumas características em comum, que são descritas a seguir.

- O projeto do ambiente geralmente destina pouco espaço para a atuação do anestesiologista. O equipamento de imagem cria uma barreira física que diminui a acessibilidade ao paciente, podendo dificultar o manejo das vias aéreas e muitas vezes impede a visualização satisfatória da monitorização. A movimentação do equipamento de fluoroscopia traz a necessidade do uso de extensões no circuito ventilatório e nas linhas intravenosas, e cuidados devem ser tomados com monitores, cabos, bombas de infusão e aparelhos de aquecimento. Faz-se necessária uma boa comunicação entre a equipe para antecipar eventos.[32]
- Baixas temperaturas são mantidas em sala, buscando-se a temperatura ideal para o funcionamento e a preservação dos aparelhos de hemodinâmica. É necessário, portanto, monitorizar a incidência de hipotermia em pacientes idosos, crianças ou naqueles que irão se submeter a um procedimento demorado. Medidas preventivas devem ser tomadas.
- Ocorre grande exposição à radiação, sendo importante ter conhecimento dos seus efeitos e trabalhar com o conceito de se expor o mínimo possível, usando sempre equipamentos de proteção.[33] Alguns desses procedimentos podem durar horas, e outros podem usar recursos como a aquisição de imagens por subtração digital, cujo aparelho emite uma quantidade maior de radiação. É necessário, portanto, seguir algumas recomendações e obedecer às Diretrizes Básicas de Proteção Radiológica estabelecidas pela Comissão Nacional de Energia Nuclear. Um estudo

**QUADRO 79.12** Procedimentos realizados no laboratório de hemodinâmica

| Especialidade | Exemplos |
|---|---|
| Trato gastrintestinal, vias biliares e fígado | Colangiopancreatografia retrógrada endoscópica<br>Drenagem biliar<br>Colocação de próteses nas vias biliares<br>Biópsias<br>Embolização de tumores<br>Anastomose portossistêmica intra-hepática transjugular |
| Vascular | Tratamento endovascular de aneurisma de aorta<br>Implante de filtro de veia cava<br>Arteriografia, venografia<br>Passagem de cateter central de longa duração<br>Tratamento endovascular de lesões vasculares periféricas<br>Trombólise |
| Neurologia | Embolização de MAVs e tumores<br>Tratamento de aneurismas<br>Angioplastia de lesões ateroscleróticas<br>Trombólise no AVE agudo |
| Cardiologia | Angiografia coronariana<br>Tratamento de lesões obstrutivas coronarianas<br>Valvoplastias e implante de valvas transcateter<br>Fechamento de defeitos cardíacos<br>Implante de marca-passo e CDI<br>Estudos eletrofisiológicos<br>Ablação de arritmias |

AVE, acidente vascular encefálico; CDI, cardioversor desfibrilador implantável; MAVs, malformações arteriovenosas.

mostrou que a exposição da cabeça e da face dos anestesiologistas pode ser três vezes maior do que a exposição do radiologista.[34] As recomendações envolvem o seguinte:

- Ficar o mais distante possível da fonte emissora de radiação.
- Usar equipamento adequado, como aventais plumbíferos, protetores cervicais e óculos de proteção.
- Diminuir o tempo de exposição.
- Usar dosímetro individual.

- O uso de contraste é comum durante intervenções guiadas por imagem. Os contrastes ionizados de alta osmolaridade são associados a reações adversas, dependendo da dose e da concentração utilizadas, em 5 a 8% dos pacientes; reações idiossincráticas, no entanto, não têm relação com dose ou concentração.[35] Essas reações podem ser divididas em leves (náuseas, cefaleia, eritema cutâneo e urticária leve), intensas (dor torácica, dor abdominal, arritmias, broncospasmo, urticária e exantema importantes, hipotensão e lesão de órgãos, como os rins) e graves com ameaça imediata à vida (edema de glote, laringospasmo, parada cardíaca, convulsão e edema agudo de pulmão). Algumas das reações adversas têm suas incidências bastante diminuídas com o uso de contrastes não iônicos de baixa osmolaridade. A queda na incidência das reações adversas é notadamente maior quando se opta pelos contrastes não iônicos de baixa osmolaridade. Há uma diminuição de agravo da função renal se houver hidratação prévia do paciente e administração de *N*-acetilcisteína.[36] Deve haver controle da quantidade de contraste usado, respeitando-se 5 $mL \cdot kg^{-1}$ em crianças. É importante pesquisar fatores predisponentes como história de broncospasmo, alergia, doença renal, hipovolemia/desidratação, condição cardíaca subjacente, extremos de idade, uso de ácido acetilsalicílico (AAS) e outros anti-inflamatórios não esteroides, assim como β-bloqueadores. Pacientes que apresentaram reação a contraste anteriormente podem se beneficiar de uso prévio de corticosteroide e difenidramina logo antes do exame.
- Em muitos desses procedimentos, não há incisões cirúrgicas extensas, sendo que o acesso ao órgão, tumor ou às estruturas vasculares se faz por fios e cateteres através de pequenas punções percutâneas ou de vasos. Alguns procedimentos, como a troca valvar aórtica por via transapical, resultam em incisões, mas a magnitude do trauma cirúrgico é menor do que em cirurgias abertas. Essa característica influencia o manejo anestésico, e muitos desses procedimentos são realizados com anestesia local e sedação. Graus variáveis de sedação são empregados, assim como anestesia geral, respeitando as peculiaridades do procedimento e as condições clínicas do paciente.[37] Diversos procedimentos são realizados sob ansiólise apenas, porém é importante a presença do anestesiologista mesmo naqueles de menor complexidade, pelo potencial desenvolvimento de complicações.[38] Os pacientes frequentemente apresentam risco aumentado, pela própria doença e pelas comorbidades, o que exige grande cuidado e conhecimento. Nesses casos, a presença do anestesiologista diminui custos e eleva a eficiência.[39,40] Vários aspectos, como a idade (crianças), o estado mental, a capacidade de ficar imóvel quando solicitado, o estado hemodinâmico, a presença de via aérea difícil e características do procedimento, vão ditar o manejo e o tipo de anestesia.[41] A anestesia regional é uma boa opção em procedimentos endovasculares de aorta e lesões periféricas, por exemplo.[42]

É comum a necessidade de anticoagulação durante os procedimentos intervencionistas cardíacos e vasculares. O uso de heparina e a dose devem ser discutidos entre a equipe, e a monitorização deve ser feita com tempo de coagulação ativada (TCA).

## Anestesia para procedimentos cardiológicos intervencionistas

O alcance cada vez maior das intervenções terapêuticas em sala de cateterismo cardíaco resultou em mudanças nas características habituais desse ambiente. Os procedimentos no setor de hemodinâmica se tornaram mais complexos e envolvem de forma aguda doentes com risco elevado de complicações e problemas de segurança.[43] Assim, a colaboração e o planejamento entre cardiologista e anestesiologista são necessários para o adequado manejo do paciente.[44]

## Angiografia coronariana e intervenção coronariana percutânea

Existe uma alta incidência de doença coronariana na população, e as estatísticas mostram o infarto agudo do miocárdio como uma das mais importantes causas de morte. Como consequência e também pela multiplicação de centros prestadores de serviço, as angiografias e intervenções coronarianas são os procedimentos mais comuns para os quais os anestesiologistas são chamados a participar na área de cardiologia no laboratório de hemodinâmica.

A angiografia coronariana diagnóstica é geralmente feita sob sedação leve, trazendo conforto ao paciente, mas mantendo-o ainda cooperativo. Essa cooperação é imperativa, já que há momentos em que se pode solicitar ao paciente que controle sua inspiração facilitando o manuseio e posicionamento do cateter, que faça a ingestão de medicamentos por via oral ou que venha a tossir para reverter uma bradicardia associada à injeção de contraste na coronária direita. Para obtenção dessa sedação mínima, é comum o uso de baixas doses de midazolam e fentanil. Em situações nas quais o procedimento é mais prolongado, como com o uso de ultrassonografia intracoronariana ou para medida da reserva de fluxo fracionada (FFR, do inglês *fractional flow reserve*) para o melhor esclarecimento do grau de obstrução do vaso, doses adicionais de benzodiazepínicos ou opioides podem ser necessárias.

As angioplastias e a colocação de *stents* em procedimentos programados ou de urgência também podem ser realizadas com sedação moderada. Depois do diagnóstico confirmado com a angiografia e antes da manipulação da lesão, é feita a anticoagulação com heparina na dose de 70 U·kg$^{-1}$, ou – dependendo da rotina do serviço – pode-se usar heparina de baixo peso molecular.

No decurso de uma síndrome coronariana aguda, o paciente pode evoluir com instabilidade hemodinâmica, disfunção cardíaca, edema agudo de pulmão e choque cardiogênico, situação em que pode haver necessidade de intubação orotraqueal e uso de fármacos vasoativos (dobutamina, noradrenalina). As manobras de ressuscitação cardiopulmonar não podem ser retardadas, sendo necessário mover temporariamente a mesa e o equipamento de fluoroscopia para se ter acesso ao paciente. A passagem de marca-passo provisório pode ser necessária em casos de obstrução aguda da coronária direita, antes da manipulação.

## Fechamento percutâneo de defeitos cardíacos

A colocação de dispositivos para oclusão de defeitos septais intracardíacos em geral é realizada na população pediátrica, utilizando a ecocardiografia transesofágica (ETE) para guiar o procedimento, e requer anestesia geral.[45] Caso a ecocardiografia intracardíaca seja usada, o procedimento pode ser realizado sob sedação, dependendo da idade, das condições clínicas do paciente e da experiência da equipe. São necessários dois acessos venosos (um periférico e outro central), e, em alguns casos, há indicação de monitorização arterial invasiva. Deve-se ter o mesmo cuidado com a presença de bolhas nas linhas arterial e venosas para evitar embolia gasosa. A prótese Amplatzer® é o mais conhecido desses dispositivos disponíveis. O fechamento de forame oval patente costuma ser mais fácil do que o fechamento de comunicação interatrial, com taxa de sucesso acima de 80%.

Outras doenças, como a comunicação interventricular, também podem ser tratadas com esses dispositivos, inclusive a de origem pós-infarto agudo do miocárdio.[46,47]

O fechamento do canal arterial persistente realizado no laboratório de hemodinâmica exige sedação profunda ou anestesia geral, com intubação orotraqueal ou uso de máscara laríngea, dependendo da idade do paciente, das condições clínicas e da experiência da equipe. Para oclusão do canal arterial persistente, estão disponíveis vários dispositivos: molas (*coils*), coberturas (*umbrellas*) e Amplatzer®. Outros procedimentos realizados são tratamento de estenose mitral, estenose pulmonar e coarctação da aorta, com dilatações com cateter-balão, seguidas ou não de colocação de *stents*.

## Tratamento percutâneo de lesões valvares

O conceito de troca valvar transcateter vem sendo desenvolvido desde a década de 1990, e o primeiro implante em humano ocorreu em 2002.[48] O procedimento é guiado por fluoroscopia e ETE e foi indicado inicialmente em pacientes de alto risco. Diversos estudos vêm sendo realizados e existe uma tendência à ampliação dos pacientes candidatos a esse tipo de técnica. Vários dispositivos foram criados e aprovados para uso em humanos. Observa-se um crescimento do emprego da técnica, tendo sido já realizados mais de 40 mil procedimentos na Europa desde 2007.[49] Esses procedimentos são realizados em laboratório de hemodinâmica, mas o ideal é que a sala tenha um ambiente híbrido com recursos necessários para intervenção cirúrgica aberta se necessário, com todo material para circulação extracorpórea.

## Valvoplastia aórtica percutânea

A decisão para uso da técnica transfemoral ou transapical (**FIG. 79.6**) é baseada no tamanho dos vasos e na presença de doença na artéria femoral e nos vasos ilíacos, com exames de imagem realizados antes do procedimento. A técnica transfemoral é preferível, pois evita a pequena toracotomia necessária na técnica transapical. A compatibilidade entre o diâmetro da artéria femoral e o diâmetro do dispositivo a ser inserido deve ser prevista. Essa decisão sobre a técnica também depende dos recursos disponíveis, do treinamento e da experiência da equipe.

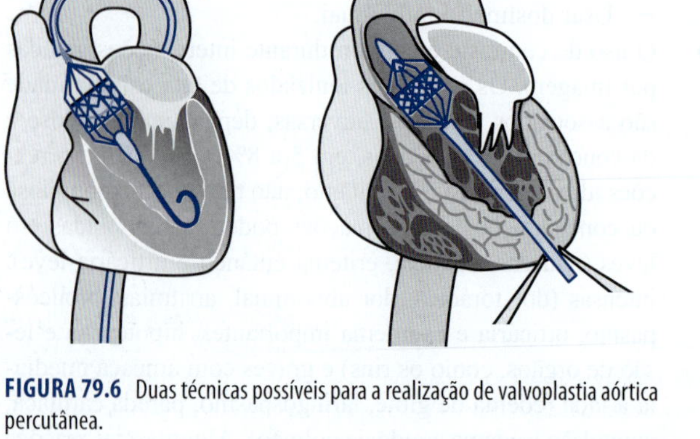

**FIGURA 79.6** Duas técnicas possíveis para a realização de valvoplastia aórtica percutânea.

Alguns passos são importantes e devem ser obedecidos para que o procedimento seja realizado com segurança (QUADRO 79.13), como a colocação de marca-passo profilático já no início do procedimento, necessária para possível tratamento do bloqueio atrioventricular total que pode acontecer. Dependendo do dispositivo escolhido, no momento de sua liberação, estimula-se uma frequência cardíaca alta, de maneira que não haja enchimento nem sístole efetiva, zerando momentaneamente a onda de pressão arterial e evitando o deslocamento da prótese durante sua liberação.

Após o implante, ao despertar do paciente, é imprescindível fazer a avaliação neurológica devido à possibilidade de ter ocorrido embolização sistêmica durante o procedimento. Esse risco permanence elevado no pós-operatório.[50] Outra possível e grave complicação é a lesão de estruturas cardiovasculares importantes com hemopericárdio, hipotensão e choque, o que implica intervenção cirúrgica.[51]

## Eletrofisiologia

Uma revisão de 2011 mostrou que mais de 14 milhões de estadunidenses sofriam de algum tipo de arritmia. À medida que a população diagnosticada com arritmias cresceu, ocorreu um grande aumento nos procedimentos realizados nos laboratórios de eletrofisiologia (QUADRO 79.14), assim como melhorias nos recursos e equipamentos disponíveis para o tratamento.[52]

### Ablação

A ablação por cateter é um procedimento invasivo eletrofisiológico que visa eliminar ou obstruir um circuito arritmogênico. Muitas arritmias podem ser tratadas por ablação (VER QUADRO 79.14), porém a fibrilação atrial é a mais frequente delas.[53]

A radiofrequência é a forma mais comum de energia usada para realizar a ablação; aplicando-se uma corrente de energia alternada de alta frequência e baixa potência, é produzida uma

**QUADRO 79.13** Passos importantes durante valvoplastia aórtica percutânea

| Etapa | Considerações |
|---|---|
| Anestesia geral com IOT | Dois acessos venosos (periférico e central)<br>Reserva sanguínea |
| Monitorização | Pressão invasiva<br>ETE<br>Cateter de artéria pulmonar em pacientes selecionados |
| Colocação de marca-passo | Por veia femoral ou epicárdico<br>Verificar o funcionamento |
| Desfibrilador externo | Pás adesivas colocadas |
| Balão de valvoplastia aórtica | Dilatação da valva aórtica durante estimulação rápida do ventrículo com MP |
| Posicionamento do dispositivo | Guiado por fluoroscopia e ETE<br>Estimulação rápida do ventrículo (MP) |
| Implante e liberação do dispositivo | Apneia |
| Após implante | Avaliar regurgitação valvar e possível isquemia miocárdica<br>Preparar para possível BAVT (usar MP)<br>Preparar para eventual ressuscitação |
| Despertar | Preparar para ocorrência de hipertensão<br>Atenção para sangramento (hemopericárdio, lesão vascular e choque)<br>Descartar déficits neurológicos (AVE) |

AVE, acidente vascular encefálico; BAVT, bloqueio atrioventricular total; ETE, ecocardiografia transesofágica; IOT, intubação orotraqueal; MP, marca-passo.

**QUADRO 79.14** Procedimentos de eletrofisiologia

| Procedimento | Indicação |
|---|---|
| Marca-passo permanente | Bloqueio atrioventricular de alto grau (segundo grau Mobitz tipo II e terceiro grau)<br>Bradicardia sintomática<br>Síndrome do nó sinusal<br>Pausa trifascicular<br>Síncope recorrente por falha de estimulação cardíaca<br>Miocardiopatia hipertrófica obstrutiva<br>Miocardiopatia dilatada idiopática |
| Cardioversor desfibrilador implantável (CDI) | Prevenção de morte súbita<br>Função do VE ruim (FE < 30%)<br>Miocardiopatia hipertrófica<br>Síndrome do QT longo com síncope<br>Síndrome de Brugada com síncope<br>Displasia arritmogênica do VD<br>Sarcoidose cardíaca<br>Taquicardia ventricular sustentada |
| Terapia cardíaca com ressincronização | Deve cumprir todos os seguintes critérios: FE < 35%, QRS > 120 ms, ritmo sinusal, classe NYHA III ou IV com sintomas apesar do tratamento ideal |
| Cardioversão | Taquicardias supraventriculares<br>Taquiarritmias por reentrada |
| Extração de eletrodos | Infecção, falha ou quebra |
| Ablação | Fibrilação atrial/*flutter*<br>Taquicardia de reentrada nodal<br>Síndrome de Wolff-Parkinson-White<br>Taquicardia ventricular monomórfica<br>Taquicardia juncional automática |
| Estudo eletrofisiológico | Esclarecimento diagnóstico<br>Análise da necessidade de marca-passo ou CDI |

FE, fração de ejeção; VD, ventrículo direito; VE, ventrículo esquerdo.

lesão tecidual focal e delimitada, mas que transmite uma sensação de desconforto e dor ao paciente durante a sua execução. Outros mecanismos utilizados são a criolesão e o *laser*.

Pacientes que são submetidos a esses procedimentos, além da doença cardíaca, têm outras comorbidades e fazem uso de várias medicações, incluindo anticoagulantes, anti-hipertensivos, diuréticos, estatinas e antiagregantes. As medicações antiarrítmicas em geral são suspensas antes do procedimento para que não inibam o aparecimento da arritmia. O procedimento é executado após punção e colocação de introdutores na veia femoral e jugular interna, realizada com infiltração de anestésico local, seguida da introdução de cateteres eletrodos multipolares, que são posicionados para mapeamento, indução da arritmia, ablação e podem ser usados para estímulo de marca-passo. Geralmente são colocados no átrio direito, ventrículo direito, feixe de Hiss e seio coronário.

Alguns cateteres de ablação utilizam irrigação com solução fisiológica, motivo pelo qual se deve atentar para contabilizar o volume de solução salina utilizado e considerá-lo por ocasião do cálculo da reposição volêmica, que deve ser criterioso, pois muitos pacientes têm função ventricular comprometida.

Fatores como tipo de procedimento, características do paciente, preferência do paciente e da equipe são determinantes na escolha da técnica anestésica.[54] A grande maioria desses procedimentos é realizada sob sedação. No entanto, ablações epicárdicas com punção pericárdica subxifóidea, procedimentos demorados como fibrilação atrial, procedimentos que requerem imobilidade total, com controle da respiração quando se usam dispositivos de reconstrução tridimensional do coração e a geração de mapas de ativação elétrica, bem como procedimentos em crianças, são alguns dos exemplos nos quais se realiza anestesia geral.

A seleção e o manejo dos fármacos anestésicos são relevantes. É comum fazer-se a sedação com baixas doses de benzodiazepínico e opioide, para que não tenham efeitos diretos na indução ou supressão das arritmias, mas eles ainda podem inibir o aparecimento da arritmia por efeito secundário obtido com a atenuação do tônus simpático. Em alguns pacientes que vão se submeter a ablação, isso pode levar ao desaparecimento da arritmia (p. ex., a extrassístole ventricular), cuja presença é necessária para localizar e tratar o foco ectópico. O desaparecimento completo da atividade ectópica ventricular pode obrigar a uma diminuição no grau de sedação. O anestésico ideal para uso nestes procedimentos não deveria ter qualquer efeito sobre os potenciais de ação provenientes seja do marca-passo intrínseco ou de qualquer um dos focos arritmogênicos no coração. A medicação ideal também não deve mudar o tônus autonômico ou a refratariedade do coração.

Apesar de não existirem medicamentos anestésicos isentos de efeitos cardiovasculares, um agente ideal não deveria impedir uma mudança de impulso, e tampouco deveria impedir a recorrência ou desencadeamento de arritmias de reentrada, necessários para a orientação durante o procedimento ablativo. Ao mesmo tempo, o anestésico ideal deveria ser rapidamente reversível e ter efeitos residuais mínimos.[55] Para se conseguir o plano necessário como mínima dose possível e, portanto, com pouca interferência no procedimento, os monitores de profundidade anestésica são ferramentas úteis e deveriam estar disponíveis.

Alguns fármacos são administrados com o objetivo de auxiliar no diagnóstico durante o procedimento. Pode ser necessário usar adenosina ao final da ablação de casos de Wolff-Parkinson-White para confirmar o sucesso da terapêutica. Em algumas situações, é solicitado utilizar atropina ou iniciar infusão de isoproterenol pela equipe quando se deseja a indução da arritmia durante o mapeamento.

## Marca-passo permanente

O implante de marca-passo permanente ou definitivo é considerado um procedimento minimamente invasivo e tem indicações bem definidas (VER QUADRO 79.14). O acesso às câmaras cardíacas em geral é feito sob sedação e anestesia infiltrativa local pela veia subclávia, veia cefálica ou, raramente, veia jugular interna ou veia femoral. Existem três tipos diferentes de dispositivos de estimulação cardíaca permanente:

- De câmara única VVI ou AAI [estimulado no ventrículo ou no átrio, modo inibido], onde um eletrodo de estimulação é implantado no ventrículo direito ou átrio direito.
- De dupla câmara DDD, estimulado nas duas câmaras, sentido nas duas câmaras, nos modos inibido ou desencadeado, onde dois fios são implantados (no ventrículo direito e no átrio direito); este é o tipo mais comum de marca-passo permanente implantado.
- Biventricular, também chamado de terapia de ressincronização cardíaca, onde, além dos eletrodos de câmara única ou dupla, um eletrodo é avançado até o seio coronário para estimulação ventricular esquerda.

O gerador de estimulação costuma ser colocado subcutaneamente na região infraclavicular. Por vezes, os marca-passos são implantados cirurgicamente por uma toracotomia, e o gerador de estimulação é colocado na zona abdominal. O marca-passo de dupla câmara pode ser implatado a partir de qualquer região peitoral esquerda ou direita.

Deve-se ficar atento sempre para a manutenção da estabilidade hemodinâmica e evitar situações como hipoxemia, hipercapnia e acidose, que podem interferir no limiar de sensibilidade no local do implante do eletrodo. A antibioticoprofilaxia é preconizada antes do implante desses aparelhos e parece reduzir a incidência de infecção.[56]

## Terapia ressincronizadora cardíaca

A ressincronização cardíaca realizada com ou sem sistemas de desfibrilação tem sua indicação para pacientes com fração de ejeção menor que 35%, complexo QRS maior que 120 ms, ritmo sinusal, classe NYHA III ou IV com sintomas e em tratamento médico ideal e refratariedade ao tratamento medicamentoso.[57]

A implantação de cardioversor desfibrilador implantável biventricular pode ser um procedimento demorado pela dificuldade de posicionamento do eletrodo no seio coronário. A dilatação das câmaras, alterações estruturais decorrentes da insuficiência cardíaca e a presença de lesões valvares como a insuficiência mitral explicam essa dificuldade de inserção. Complicações como perfuração do seio coronário, diagnosticada pelo extravasamento de contraste, podem ocorrer. Nesses casos, deve-se ficar atento à possibilidade de tamponamento cardíaco e necessidade de pericardiocentese.

## Cardioversor desfibrilador implantável

Existem várias indicações para implante de cardioversor desfibrilador implantável (CDI), podendo ser utilizado para prevenção primária ou secundária de morte súbita (VER QUADRO 79.14).

A técnica anestésica mais selecionada é a anestesia local com sedação leve a moderada,[58] e raras vezes a anestesia geral é necessária.[59]

Ao final do procedimento, é possível realizar-se um teste com a indução de fibrilação ventricular com estímulo sobre a onda T, quando o aparelho deve reconhecer e tratar a arritmia liberando um choque no paciente. Nesse momento, o aprofundamento da sedação é necessário, exigindo atenção para a possibilidade de desfibrilação externa e manobras de ressuscitação. Por esse motivo, é importante posicionar as pás adesivas do desfibrilador externo antes do início do procedimento. Tal teste tem sido por vezes omitido em pacientes instáveis e coronariopatas pelo maior risco implicado nesses casos.

## Ecocardiografia transesofágica

A ecocardiografia transesofágica (ETE) é realizada mediante introdução de uma sonda acrescida de um ou mais transdutores em sua extremidade, fornecendo importantes informações sobre as estruturas cardíacas e dos grandes vasos.[60]

A ETE pode ser realizada no setor de cardiologia, na hemodinâmica, na terapia intensiva ou no CC, sendo muitas vezes executada pelo próprio anestesiologista. Fora do CC, o anestesiologista é solicitado a promover conforto ao paciente e boas condições para a realização do procedimento em situações nas quais há incapacidade de colaboração por parte de pacientes excessivamente ansiosos, crianças, portadores de doenças neurológicas ou psiquiátricas, e ainda a pedido expresso, ou em situações nas quais, logo após o exame, o paciente poderá se submeter a uma cardioversão caso não sejam observados trombos intracavitários.[61,62] O exame costuma ser realizado pelo cardiologista com anestesia tópica com lidocaína (cloridrato de lidocaína *spray* a 10%) e baixas doses de midazolam, sendo às vezes associado opioide.[63]

É essencial confirmar o tempo de jejum antes da realização da ETE, pois o estímulo durante a manipulação da sonda pode desencadear náuseas e vômitos, que representam um risco em um paciente sedado e, portanto, com redução dos reflexos protetores das vias aéreas. Os pacientes com comprometimento do esôfago ou risco importante de sangramento não devem realizar ETE. O **QUADRO 79.15** mostra algumas situações que contraindicam o exame.[64,65]

As complicações relacionadas à ETE podem ser decorrentes da passagem e manipulação da sonda esofágica durante o procedimento e do uso de sedativos e outras medicações. Em estudo sobre a segurança da ETE em cerca de 10 mil pacientes, os autores relataram complicações pulmonares, cardíacas e sangramentos entre 0,18 e 0,5% dos casos, e óbito em 0,098% dos casos, índice semelhante às séries com mais de 200 mil pacientes submetidos a procedimentos gastroduodenoscópicos.[66] A literatura tem referido a presença de lesões térmicas e sangramentos em pacientes anticoagulados, e mais raramente danos à mucosa nos pacientes com esofagite de Mallory-Weiss.[67] Sangramentos graves são raros, mas existem casos graves descritos na literatura.[68]

**QUADRO 79.15** Contraindicações à realização de ecocardiografia transesofágica

- Estenose de esôfago
- Tumor com envolvimento do esôfago
- Varizes de esôfago
- Divertículo de Zenkel
- Anticoagulação plena
- Discrasia sanguínea
- Uso recente (< 48 horas) de fibrinolítico

# Anestesia para procedimentos neurorradiológicos

## Procedimentos diagnósticos de neurorradiologia

### Angiografia cerebral

A angiografia cerebral é o procedimento de rotina realizado na neurorradiologia para diagnóstico ou seguimento do tratamento de malformação arteriovenosa e aneurisma. Costuma ser feita com o paciente acordado ou sob leve sedação, permanecendo cooperativo e atendendo às solicitações de imobilidade e controle da respiração durante a aquisição das imagens. Crianças, pacientes sonolentos, não cooperativos e comatosos necessitam de planejamento anestésico que ultrapassa a sedação leve habitual.

### Teste de oclusão carotídea

O paciente é submetido previamente ao teste de obstrução temporária da artéria carótida para observar a possibilidade de lesões após uma oclusão definitiva. Esse teste permite uma análise da reserva cerebrovascular com o paciente acordado para monitorizar alterações neurológicas. O anestesiologista deve estar atento a um discreto aumento de 10 a 15% da pressão arterial e à presença de bradicardia, que pode exigir tratamento. Após 15 a 20 minutos da oclusão, há necessidade de realizar hipotensão controlada, reduzindo a pressão arterial em torno de 10 a 20% dos valores abaixo do basal inicial, pois essa medida aumenta o valor preditivo positivo do teste, já que o fato de o paciente que não apresentar sintoma neurológico à oclusão da carótida com pressão arterial normal não significa que ele tenha reserva. A hipotensão é conseguida com combinação de β-bloqueadores e vasodilatadores sistêmicos. Aparecendo sintomas, o teste deve ser interrompido.[69]

## Procedimentos de neurorradiologia intervencionista

A neurorradiologia intervencionista tem ampliado seu campo de atuação e se firmado como primeira opção terapêutica em diversas doenças cerebrovasculares (**QUADRO 79.16**). Todavia, existem algumas preocupações específicas para esses procedimentos:[70]

- Manutenção da imobilidade durante o procedimento.
- Rápida recuperação da anestesia ou sedação para facilitar a análise e monitorização neurológica.
- Manejo da anticoagulação.
- Conduta diante de complicações súbitas, ou seja, hemorragia, vasospasmo ou oclusão vascular aguda.

### Técnica anestésica

A maioria dos centros usa rotineiramente anestesia geral com intubação orotraqueal para procedimentos complexos ou aqueles

**QUADRO 79.16** Procedimentos de neurorradiologia intervencionista

| Procedimento | Considerações |
|---|---|
| Embolização de malformação arteriovenosa (MAV)<br>• MAV intracraniana<br>• MAV dural<br>• MAV extracrania<br>• Fístula cavernosa carotídea | Hipotensão deliberada pós-procedimento<br>Síndrome de hipoperfusão-hipotensão<br>Hipercapnia deliberada |
| Embolização de aneurisma cerebral | Risco de ruptura, controle da pressão arterial |
| Escleroterapia de malformação venosa ou arteriovenosa | Injeção de etanol<br>Risco de intoxicação, edema cerebral, hipoglicemia e PCR |
| Angioplastia e colocação de stent em doença cerebrovascular oclusiva | Hipertensão deliberada<br>Risco de isquemia cerebral |
| Angioplastia para tratamento de vasospasmo secundário a hemorragia subaracnóidea por aneurisma roto | Controle da pressão arterial |
| Trombólise de evento tromboembólico agudo | Controle da pressão arterial |

PCR, parada cardiorrespiratória.

de longa duração.[71] A anestesia geral proporciona maior conforto ao paciente e melhor qualidade de imagem devido à imobilidade. É vantajosa também para manter a pressão intracraniana (PIC) e a instituição de medidas como hiper ou hipocapnia. A seleção dos agentes anestésicos em geral depende das comorbidades presentes, devendo-se pensar no rápido despertar para avaliação neurológica pós-procedimento, quando isso for possível. A anestesia venosa total ou uma combinação de remifentanil e um agente inalatório são descritos para rápida indução e manutenção da estabilidade. Alguns procedimentos são realizados sob anestesia local e sedação dependendo do estado inicial do paciente. O aspecto mais vantajoso dessa técnica é que o exame neurológico está disponível a qualquer tempo durante o procedimento sem instabilidade hemodinâmica.

## Embolização de aneurisma cerebral

A incidência de aneurisma intracraniano ao longo da vida de uma pessoa é de 1,5 a 8%, e múltiplos aneurismas ocorrem em 20% dessas pessoas.[72]

O manejo da anestesia do paciente envolve o controle rigoroso da pressão arterial, cuja elevação contribui para causar a ruptura do aneurisma. Deve-se manter a pressão arterial sistólica abaixo de 120 mmHg. As complicações são decorrentes da manipulação vascular que a qualquer momento conduzem ao rompimento do aneurisma e hemorragia subaracnóidea aguda, tanto espontaneamente quanto pelo traumatismo direto da parede. Pode ocorrer também tromboembolia distal. Heparinizar com 50 a 70 $U \cdot kg^{-1}$ e controlar o TCA é necessário para o procedimento.

A observação do estado alterado de consciência do paciente e de sintomas como dor de cabeça, náuseas e vômitos pode antecipar desastres hemorrágicos. O radiologista pode observar extravasamento do meio de contraste, e no paciente sob anestesia geral isso pode se manifestar como presença do reflexo de Cushing (hipertensão e bradicardia), que pode ser o único sinal clínico. Nesses casos, deve-se imediatamente antagonizar o efeito da heparina com sulfato de protamina na dose de 1 mg por 100 unidades de heparina.[73] O ressangramento é a causa mais comum de morte para pacientes internados após hemorragia subaracnóidea.[74] Para evitar ressangramento, a intervenção precoce e a prevenção do aumento da pressão arterial são importantes.

O vasospasmo associado à presença de sangue nas cisternas basais é frequente e, juntamente com o ressangramento, são as maiores preocupações após a ruptura de aneurisma cerebral. O vasospasmo provoca isquemia cerebral, sendo que o anestesiologista deverá controlar cuidadosamente a pressão arterial do paciente a fim de manter a pressão de perfusão cerebral, utilizando a terapia tríplice HHH – hipertensão, hipervolemia e hemodiluição.

## Malformações arteriovenosas

As malformações arteriovenosas (MAVs) são complexos vasculares que consistem em artérias que alimentam fístulas e veias de drenagem, formando o chamado *nidus* (nicho ou ninho). A embolização é executada com objetivo de eliminar ou reduzir o tamanho da MAV antes da ressecção cirúrgica.

A hiperventilação pode ser útil para a redistribuição do fluxo sanguíneo, pois provoca uma redução do fluxo sanguíneo no parênquima cerebral normal, mantendo o fluxo de sangue na MAV que é o destino da embolização. As colas de cianoacrilato usadas são monômeros líquidos de viscosidade baixa que polimerizam com a solução iônica de sangue. A complicação mais grave de injeção do agente embólico líquido é a hemorragia cerebral aguda, que pode ser causada pela passagem do agente embólico para a drenagem venosa. Nesse contexto, pode ser útil ligeira hipotensão durante o procedimento. O copolímero não adesivo Onyx tem mostrado uma taxa de obliteração inicial completa maior do que outros agentes embólicos. Como o Onyx é mais aderente do que a cola, é menos influenciado pela pressão arterial.[75]

## Angioplastia e *stent* de carótida

Tal procedimento é realizado sob sedação consciente. A anestesia geral não é indicada porque a função neurológica deve ser avaliada durante o procedimento.

A bradicardia grave ou assistolia podem ocorrer devido ao alongamento e à manipulação do corpo carotídeo.[76] A síndrome de hiperperfusão é caracterizada por dor de cabeça ipsolateral, hipertensão, convulsões e déficit neurológico focal. Costuma ocorrer em pacientes com um aumento de mais de 100% na perfusão cerebral após o procedimento em comparação com a linha de base.[77]

O controle rigoroso da pressão arterial é recomendado. Sugere-se manter a pressão arterial sistólica inferior a 120 mmHg ou ajustar a pressão sistólica ao valor de aproximadamente 80% da pressão sistólica pré-operatória.[72] Para controlar a pressão arterial, agentes de vasodilatação direta, como bloqueadores dos canais de cálcio, nitroprussiato e nitroglicerina, devem ter uso criterioso, pois esses fármacos induzem vasodilatação cerebral e aumentam a perfusão cerebral.

### Trombectomia ou trombólise química de acidente vascular encefálico isquêmico agudo

No acidente vascular encefálico (AVE) isquêmico agudo, é possível recanalizar o vaso ocluído por trombectomia mecânica ou trombólise química intra-arterial. Embora tais procedimentos tenham o risco inerente de promover a transformação hemorrágica, o manejo do AVE agudo pode exigir que a pressão arterial seja mantida em níveis mais elevados devido à perfusão colateral inadequada secundária ao infarto arterial agudo.[78]

O déficit neurológico pode ser revertido sem risco adicional ou hemorragia secundária se o tratamento tiver sido concluído dentro de 6 horas do início da isquemia do território da carótida. Esse é um procedimento para o qual as evidências se acumulam no sentido de que a sedação consciente traz melhores resultados com menor tempo de estadia hospitalar, melhor recuperação do evento neurológico e menor mortalidade do que quando se usa anestesia geral.[78,79]

### Manejo pós-procedimentos de neurorradiologia intervencionista

Todos os pacientes que foram submetidos a um procedimento de neurorradiologia intervencionista devem ser intensamente monitorizados durante o período imediato pós-procedimento. A manutenção da pressão sanguínea depende de cada procedimento; a pressão arterial é mantida ligeiramente baixa após embolização de MAV ou após angioplastia e *stent* de carótida. A recuperação acentuada da pressão sistêmica normal em um leito vascular anteriormente isquêmico com hipotensão crônica pode sobrecarregar a capacidade de autorregulação e causar sangramento ou síndrome de inflamação (hiperperfusão). A falta de controle da pressão arterial com aparecimento de picos hipertensivos piora essa síndrome. Por outro lado, é recomendado manter a hipertensão arterial após embolização para aneurismas rotos que cursam com vasospasmo.[70,72]

O exame neurológico deve ser realizado várias vezes durante o período pós-procedimento, e a TC ou outro exame de imagem é necessário caso qualquer déficit neurológico seja detectado.

Deve-se ter especial cuidado no manejo da hipertensão arterial deliberada (manter valores 30 a 40% acima do basal) em pacientes idosos e coronariopatas. Há que se monitorizar o aparecimento de outras complicações, como nefropatia induzida pelo contraste.

## Anestesia para procedimentos psiquiátricos

### Eletroconvulsoterapia

A eletroconvulsoterapia (ECT) é a aplicação de estímulos elétricos no cérebro para induzir uma convulsão com fins terapêuticos. A ECT é um tratamento eficaz para transtorno depressivo maior, transtorno bipolar, catatonia e esquizofrenia. A maioria dos pacientes encaminhados para ECT está seriamente deprimida, sendo muitas vezes suicida ou psicótica e gravemente incapacitada.

A aplicação do estímulo pode ser feita por meio de eletrodos uni ou bilaterais. No início, isso provoca efeito parassimpático intenso,[80] com bradicardia, hipotensão e batimentos ventriculares prematuros, podendo haver períodos de assistolia (QUADRO 79.17). A seguir, a convulsão resultante é acompanhada de ativação simpática com taquicardia e hipertensão grave. Ocorre um aumento significativo do consumo de oxigênio pelo miocárdio e uma resposta neuroendócrina com liberação de cortisol e catecolaminas. As pressões intragástrica e intraocular se elevam. O fluxo sanguíneo cerebral se reduz inicialmente e em seguida aumenta de 1,5 a 7 vezes o valor basal, junto com a elevação do consumo de oxigênio cerebral.

Por todos esses efeitos provocados, algumas situações podem resultar em contraindicação absoluta ou relativa de ECT (QUADRO 79.18).

A técnica anestésica adequada é a anestesia geral com relaxamento muscular para facilitar o procedimento e prevenir possíveis lesões do paciente durante a convulsão. O propofol não é a melhor opção nesse contexto por ter efeito anticonvulsivante importante. A preferência para hipnose é por barbitúricos de ação rápida, como metoexital ou etomidato, que alteram menos o limiar da convulsão terapêutica.[81] Embora necessário, o uso de relaxante muscular deve ter curta duração, sendo uma opção a succinilcolina ou, alternativamente, o rocurônio ou vecurônio com reversão pelo sugamadex. A dose utilizada deve ser a mínima necessária para amenizar possíveis problemas causados pelas convulsões tônico-clônicas, como lesões e fraturas dos lábios e dentes, porém suficiente para permitir

**QUADRO 79.17** Efeitos fisiológicos da eletroconvulsoterapia

- Estímulo parassimpático inicial com possibilidade de assistolia
- Convulsão terapêutica acompanhada de ativação simpática
- Aumento do consumo de oxigênio miocárdico
- Ativação neuroendócrina (cortisol, catecolaminas)
- Redução inicial, seguida de aumento do fluxo sanguíneo cerebral
- Aumento do consumo de oxigênio cerebral
- Aumento da pressão intragástrica
- Aumento da pressão intraocular

**QUADRO 79.18** Contraindicações à realização de eletroconvulsoterapia

**Contraindicações absolutas**

- Massas ou tumores intracranianos
- Acidente vascular encefálico recente
- Infarto do miocárdio recente

**Contraindicações relativas**

- Angina
- Doença pulmonar obstrutiva crônica
- Insuficiência cardíaca congestiva
- Glaucoma
- Gravidez
- Marca-passo
- Retinopatia
- Tromboflebite

detectar o sucesso do procedimento com a presença do estímulo convulsivo.[82,83] O edema pulmonar por pressão negativa ou neurogênico pode ocorrer raramente como uma complicação do procedimento.

## Anestesia para procedimentos radioterápicos

As unidades de terapia de radiação costumam ser localizadas longe do complexo cirúrgico principal, tanto em razão da conveniência para os pacientes de ambulatório que vêm frequentemente para tratamentos diários durante várias semanas, como em função dos perigos próprios de doses elevadas de radiação. Devido à intensidade da radiação, o ambiente tem de ser concebido de forma a permitir a monitorização do paciente anestesiado a partir da sala de controle.

A maior parte dos procedimentos de radiação são curtos, com duração de apenas alguns minutos, e a maioria dos pacientes que precisam de suporte do anestesiologista para o tratamento são crianças. Apesar de os procedimentos não serem propriamente dolorosos, exigem completa imobilização para evitar lesão não intencional de outros tecidos.

A sedação profunda costuma ser suficiente para a realização da terapia, com exceção do retinoblastoma, para o qual há necessidade de paralisia muscular com vistas à total imobilidade do globo ocular e dos músculos extraoculares.

Em alguns casos, a radioterapia é iniciada no CC, como na braquiterapia (implante intracavitário de material radioativo), na radioterapia intraoperatória e na radiocirurgia estereotáxica. Na radioterapia intraoperatória, o procedimento começa no CC, onde ocorre a remoção máxima do tumor (*debulking*). O paciente é então transportado para o local da radioterapia com a região exposta para tratamento radioterápico.

## Agentes anestésicos utilizados fora do ambiente cirúrgico

### Propofol

O propofol é amplamente usado na anestesia fora do ambiente cirúrgico. Trata-se de um hipnótico com início de ação de 30 a 45 segundos e duração de 4 a 8 minutos. Pode ser utilizado sozinho ou em combinação com midazolam ou fentanil para produzir o efeito desejado.

O propofol é a opção de preferência para sedação, provavelmente devido ao seu início de ação e recuperação mais rápidos, apesar de ter mostrado eficácia e segurança semelhantes às do midazolam. Estudos têm demonstrado que a administração de sedação com propofol acarreta a melhoria da tolerância ao procedimento, uma vez que resulta em amnésia, diminui o reflexo da tosse, bem como reduz a sensação de asfixia.[84-86]

A anestesia geral costuma ser realizada com propofol em infusão-alvo controlada (150-250 $\mu g \cdot kg^{-1} \cdot min^{-1}$) ou com a administração contínua de um anestésico inalatório, como o sevoflurano em concentrações de 2 a 3% em respiração espontânea. A adição de remifentanil (0,1-0,2 $\mu g \cdot kg^{-1} \cdot min^{-1}$) ao propofol pode determinar maior estabilidade hemodinâmica, reduz a necessidade de propofol e proporciona recuperação mais rápida.[87]

### Remifentanil

O remifentanil é um opioide de ação ultracurta com propriedades farmacocinéticas únicas. É metalizado por esterases e possui meia-vida contexto-sensível fixa de cerca de 2 a 4 minutos. Em geral é administrado em bólus (1-2 $\mu g \cdot kg^{-1}$) durante um período de pelo menos 2 minutos, seguido por uma infusão de 0,06 a 0,2 $\mu g \cdot kg^{-1} \cdot min^{-1}$. É comum a utilização de 0,5 a 2 mg de midazolam 2 ou 3 minutos antes para proporcionar amnésia, embora o remifentanil também tenha mostrado propriedades amnésicas.[88]

### Dexmedetomidina

A dexmedetomidina está aprovada para sedação em pacientes não intubados; portanto está incluída no arsenal de anestésicos disponíveis durante anestesia fora do ambiente cirúrgico, e seu uso bem-sucedido tem sido demonstrado em alguns estudos.[89,90] Pode ser administrada por via venosa e também nasal.[91] Apresenta a vantagem de diminuir a incidência de dessaturação e reduzir as secreções. Os pacientes mostram-se bem orientados e facilmente despertáveis após a dexmedetomidina, o que a torna adequada para pacientes de alto risco. A dexmedetomidina tem surgido na prática da sedação em broncoscopia, inclusive para procedimentos intervencionistas, como a termoplastia brônquica.[92] Deve ser administrada por infusão inicial de 1 $\mu g \cdot kg^{-1}$ ao longo de 10 minutos, seguida de 0,6 $\mu g \cdot kg^{-1} \cdot h^{-1}$.

Algumas modificações podem ser necessárias em doentes idosos ou em estado crítico, e a dose poderá ser titulada entre 0,2 e 1 $\mu g \cdot kg^{-1} \cdot h^{-1}$. Os efeitos colaterais incluem bradicardia e alteração bifásica da pressão arterial com a administração de concentrações crescentes. Infelizmente, o uso de dexmedetomidina em alguns ensaios clínicos tem sido associado a tempos de recuperação prolongados.[93]

### Novos agentes

O remimazolam é um benzodiazepínico à base de éster para sedação de curta duração. Ele é rapidamente hidrolisado por esterases teciduais sem produzir metabólitos ativos. O tempo de sedação é menor do que o do midazolam e pode requerer dosagem de repetição para o fim do procedimento.[94]

O fospropofol é um profármaco que é convertido enzimaticamente para propofol no fígado, com um início de ação lento (3-8 minutos) e uma longa duração de ação (20-30 minutos). Isso pode diminuir a necessidade de repiques, conduzindo a um nível mais previsível de sedação quando comparado ao propofol.[95] Apresenta a vantagem de não causar dor durante a injeção e não tem risco de contaminação bacteriana. No entanto, alguns pacientes podem permanecer excessivamente sedados e necessitar de suporte ventilatório.[96]

## Referências

1. Evron S, Ezri T. Organizational prerequisites for anesthesia outside the operating room. Curr Opin Anaesthesiol. 2009;22(4):514-8.
2. Metzner J, Domino KB. Risks of anesthesia or sedation outside the operating room: the role of the anesthesia care provider. Curr Opin Anaesthesiol. 2009;22(4): 502-8.
3. American Society of Anesthesiologists. Statement on nonoperating room anesthetizing location [Internet]. Schaumburg: ASA; 2010 [capturado em 02 abr. 2017]. Disponível em: https://www.asahq.org/Search.aspx?q=operating+rooms+anesthetizing+locations.
4. Eichhorn V, Henzler D, Murphy MF. Standardizing care and monitoring for aneshesia or procedural sedation delivered outside the operating room. Curr Opin Anaesthesiol. 2010;23(4):494–9.
5. Robbertze R, Posner KL, Domino KB. Closed claims review of anesthesia for procedures outside the operating room. Curr Opin Anaesthesiol. 2006;19(4):436-42.

6. Galvagno S, Kodali B. Critical monitoring issues outside the operating room. Anesthesiol Clin. 2009;27(1):141-56.
7. Cabrini L, Landoni G, Oriani A, Plumari V P, Nobile L, Greco M, et al. Noninvasive ventilation and survival in acute care settings: a comprehensive systematic review and metaanalysis of randomized controlled trials. Crit Care Med. 2015;43(4):880-8.
8. Bhananker SM, Posner KL, Cheney FW, Caplan RA, Lee LA, Domino KB. Injury and liability associated with monitored anesthesia care: a closed claims analysis. Anesthesiology. 2006;104(2):228-34.
9. Metzner J, Posner JL, Domino KB. The risk and safety of anesthesia at remote locations: the US closed claims analysis. Curr Opin Anaesthesiol. 2009;22(4):502-8.
10. Biber JL, Allareddy V, Allareddy V, Gallagher SM, Couloures KG, Speicher DG, et al. Prevalence and predictors of adverse events during procedural sedation anesthesia-outside the operating room for sophagogastroduodenoscopy and colonoscopy in children: age is an independent predictor of outcomes. Pediatr Crit Care Med. 2015;16(8):e251–9.
11. Ziegler MA, Fricke BL, Donnelly LF. Is administration of enteric contrast material safe before abdominal CT in children who require sedation? Experience with chloral hydrate and pentobarbital. AJR Am J Roentgenol. 2003;180(1):13-5.
12. Chang B, Urman RB. Non-operating room anesthesia the principles of patient assessment and preparation. Anesthesiol Clin. 2016;34(1):223-40.
13. Raymondos K, Panning B, Bachem I, Manns MP, Piepenbrock S, Meier PN. Evaluation of ERCP under conscious sedation and general anesthesia. Endoscopy. 2002;34(9):721-6.
14. Martindale SJ. Anaesthetic considerations during endoscopic retrograde cholangiopancreatography. Anaesth Intensive Care. 2006;34(4):475-80.
15. Wernli KJ, Inadomi JM. Anesthesia for colonoscopy: too much of a good thing? JAMA Intern Med. 2013;173(7):556-8.
16. Cooper GS, Kou TD, Rex DK. Complications following colonoscopy with anesthesia assistance: a population-based analysis. JAMA Intern Med. 2013;173(7):551-6.
17. Liu H, Waxman DA, Main R, Mattke S. Utilization of anesthesia services during outpatient endoscopies and colonoscopies and associated spending in 2003-2009. JAMA. 2012;307(11):1178-84.
18. Tetzlaff JE. Practical considerations in the management of sedation for colonoscopy. Curr Opin Anaesthesiol. 2016;29(4):512-8.
19. Bhananker SM, Posner KL, Cheney FW, Caplan RA, Lee LA, Domino KB. Injury and liability associated with monitored anesthesia care: a closed claims analysis. Anesthesiology. 2006;104(2):228-34.
20. Pambianco DJ, Vargo JJ, Pruitt RE, Hardi R, Martin JF. Computer assisted personalized sedation for upper endoscopy and colonoscopy: a comparative, multicenter randomized study. Gastrointest Endosc. 2011;73(4):765–772.
21. Ayers M, Beamis J. Rigid bronchoscopy in the twenty-first century. Clin Chest Med. 2001;22(2):355-64.
22. Goyal R, Nayar S, Gogia P, Garg M. Extraction of tracheobronchial foreign bodies in children and adults with rigid and flexible bronchoscopy. J Bronchology Interv Pulmonol. 2012;19(1):35-43.
23. Yarmus L, Feller-Kopman D. New bronchoscopic instrumentation: a review and update in rigid bronchoscopy. In: Beamis JF, Mathur PN, Mehta AC, editors. Interventional pulmonary medicine. 2nd ed. New York: Informa Healthcare; 2010. p. 1-9. (Lefant C, editor. Lung biology in health and disease; vol. 230).
24. Dutau H, Reynaud-Gaubert M, Thomas PA. Endoscopic management of post-lung transplantation anastomotic stenosis : metallic, silicone or biodegradable stents. Eur J Cardiothorac Surg. 2012;41(5):1216-7
25. Wahidi MM, Jain P, Jantz M, Lee P, Mackensen GB, Barbour SY, et al. American College of Chest Physicians consensus statement on the use of topical anesthesia, analgesia, and sedation during flexible bronchoscopy in adult patients. Chest. 2011;140(5):1342-50.
26. MedicalEXPO [Internet]. Marseille: VirtualEXPO; c2017 [capturado em 02 abr. 2018]. Disponível em: http://www.medicalexpo.com/.
27. Perrin G, Colt HG, Martin C, Mak MA, Dumon JF, Gouin F. Safety of interventional rigid bronchoscopy using intravenous anesthesia and spontaneous assisted ventilation: a prospective study. Chest. 1992;102(5):1526-30.
28. Raiten J, Elkassabany N, Mandel JE. The use of high-frequency jet ventilation for out of operating room anesthesia. Curr Opin Anaesthesiol. 2012;25(4):482-5.
29. Yu SH, Beirne OR. Laryngeal mask airways have a lower risk of airway complications compared with endotracheal intubation: a systematic review. J Oral Maxillofac Surg. 2010;68(10):2359-76.
30. Hess DR. Noninvasive ventilation for acute respiratory failure. Respir Care. 2013;58(6):950-69.
31. Li S, Liu Y, Tan F, Chen J, Chen L. Efficacy of manual jet ventilation using Manujet III for bronchoscopic airway foreign body removal in children. Int J Pediatr Otorhinolaryngol. 2010;74(12):1401-4.
32. Anderson R, Harukuni I, Sera V. Anesthetic considerations for electrophysiologic procedures. Anesthesiol Clin. 2013;31(2):479-89.
33. Phillips G, Monaghan WP. Radiation safety for anesthesia providers. AANA J. 2011;79(3):257-67.
34. Anastasia ZH, Strozyk D, Meyers PM, Wang S, Berman MF. Radiation exposure of the anesthesiologist in the neurointerventional suite. Anesthesiology. 2011;114(3):512-20.
35. Bush WH, Swanson DP. Acute reactions to intravascular contrast media: types, risk factors, recognition, and specific treatment. AJR Am J Roentgenol. 1991;157(6):1153-61.
36. Thiex R, Frerichs K: Interventional neuroradiology. In: Urman R, Gross WL, Philip B, editors. Anesthesia outside the operating room. New York: Oxford University; 2011.
37. Cutter TW. Radiologists and anesthesiologists. Anesthesiol Clin. 2009;27(1):95-106.
38. Metzner J, Posner KL, Lam MS, Domino KB. Closed claims' analysis. Best Pract Res Clin Anaesthesiol. 2011;25(2):263–76.
39. Starsnic MA, Guarnieri DM, Norris MC. Efficacy and financial benefit of an anesthesiologist-directed university preadmission evaluation center. J Clin Anesth. 1997;9(4):299–305.
40. Allison JG, Bromley HR. Unnecessary preoperative investigations: evaluation and cost analysis. Am Surg. 1996;62(8):686-9.
41. Watkinson AF, Francis IS, Torrie P, Platts AD. Commentary: the role of anaesthesia interventional radiology. Br J Radiol. 2002;75(890):105-6.
42. Kuchta KF. Endovascular abdominal aortic aneurysm repair. In J Cardiothorac Vasc Anesth. 2003;7(2):205-11.
43. Hayman M, Forrest P, Kam P. Anaesthesia for interventional cardiology. J Cardiothorac Vasc Anesth. 2012;26(1):134-47.
44. Shook DC, Savage RM. Anaesthesia in the cardiac catheterization laboratory and electrophysiology laboratory. Anesthesiol Clin. 2009;27(1):47-56.
45. Hollinger I, Mittnacht A. Cardiac catheterization laboratory: catheterization, interventional cardiology and ablation techniques for children. Int Anesthesiol Clin. 2009;47(3):63-99.
46. Martinez MW, Mookadam F, Sun Y, Hagler DJ. Transcatheter closure of ischemic and post-traumatic ventricular septal ruptures. Catheter Cardiovasc Interv. 2007;69(3):403-7.
47. Delgado V, van der Kley F, Schalij MJ, Bax JJ. Optimal imaging for planning and guiding interventions in structural heart disease: a multi-modality imaging approach. Eur Heart J. 2010;12(Suppl E):E10-E23.
48. Cribier A, Eltchaninoff H, Bash A, Borenstein N, Tron C, Bauer F, et al. Percutaneous transcatheter implantation of an aortic valve prosthesis for calcific aortic stenosis: first human case description. Circulation. 2002;106(24):3006-8.
49. Van Brabandt H, Neyt M, Hulstaert F.Transcatheter aortic valve implantation (TAVI): risky and costly. BMJ. 2012;345:e4710.
50. Miller DC, Blackstone EH, Mack MJ, Svensson LG, Kodali SK, Kapadia S, et al. Transcatheter (TAVR) versus surgical (AVR) aortic valve replacement: occurrence, hazard, risk factors, and consequences of neurologic events in the PARTNER trial. J Thorac Cardiovasc Surg. 2012;143(4):832-43.
51. Généreux P, Webb JG, Svensson LG, Kodali SK, Satler LF, Fearon WF, et al. Vascular complications after transcatheter aortic valve replacement: insights from the PARTNER (Placement of AoRTic TraNscathetER Valve) trial. J Am Coll Cardiol. 2012;60(12):1043-52.
52. Roger VL, Go AS, Lloyd-Jones DM, Adams RJ, Berry JD, Brown TM, et al. Heart disease and stroke statistics 2011 update: a report from the American Heart Association. Circulation. 2011;123(4):e18-e209.
53. Neumar RW, Otto CW, Link MS, Kronick SL, Shuster M, Callaway CW, et al. Part 8: adult advanced cardiovascular life support: 2010 American Heart Association Guidelines for Cardiopulmonary Resuscitation and Emergency Cardiovascular Care. Circulation. 2010;122:S729–S767.
54. Anderson R, Harukuni I, Sera V. Anesthetic considerations for electrophysiologic procedures. Anesthesiol Clin. 2013;31(2):479-89.
55. Renwick J, Kerr C, McTaggart R, Yeung J. Cardiac electrophysiology and conduction pathway ablation. Can J Anaesth. 1993;40(11):1053-64.
56. de Oliveira JC, Martinelli M, Nishioka SA, Varejão T, Uipe D, Pedrosa AA, et al. Efficacy of antibiotic prophylaxis before the implantation of pacemakers and cardioverter-defibrillators: Results of a large, prospective, randomized, double-blind, placebo-controlled trial. Circ Arrhythm Electrophysiol. 2009;2(1):29-34.
57. ACC/AHA/HRS 2008 Guidelines for device-based therapy of cardiac rhythm abnormalities: executive summary. J Am Coll Cardiol. 2008;51(211):2085-105.
58. Manolis AS, Maounis T, Vassilikos V, Chiladakis J, Cokkinos DV. Electrophysiologist-implanted transvenous cardioverter defibrilla- tors using local versus general anesthesia. Pacing Clin Electrophysiol. 2000;23(1):96-105.
59. Conlay LA. Special concerns in the cardiac catheterization lab. Int Anesthesiol Clin. 2003;41(2):63-7.
60. Silva CE, Tasca R, Weitzel LH, Moisés VA, Ferreira LDC, Tavares GMP, et al. Normatização dos equipamentos e técnicas de exame para realização de exames ecocardiográficos. Arq Bras Cardiol. 2004;82(2):3-8.
61. Ferreira A. Sedação em endoscopia digestiva: uma perspectiva do anestesista. J Port Gastroenterol. 2002; 9:19-25.
62. Hashimoto S, Nakatani S, Tanimura M, Nakasone I, Tanaka N, Masuda Y, et al. Usefulness of conscious sedation with midazolam during transesophageal echocardiographic examination. J Cardiol. 2004; 44 (5):195-200.
63. José GM, Silva CES, Ferreira LDC, Novaes YPS, Monaco CG, Gil MN, Linhares RR, Rodrigues MS, Moraes ASS, Ortiz J. Dose efetiva de sedação em ecocardiograma transesofágico. relação com idade, área de superfície e função do ventrículo esquerdo. Arq Bras Cardiol. 2009;93(6):623-9.
64. Diretriz para indicações e utilização da ecocardiografia na prática clínica. Rev Bras Ecocardiogr. 2004;17(1):49-77.
65. Cheitlin MD, Armstrong WF, Aurigemma GP, Beller GA, Bierman FZ, Davis JL, et al. ACC/AHA/ASE 2003 Guideline Update for the Clinical Application of Echocardiography: summary article. A report of the American College of Cardiology/American Heart Association Task Force on Practice Guidelines (ACC/AHA/ASE Committee to Update the 1997 Guidelines for the Clinical Application of Echocardiography). J Am Soc Echocardiogr. 2003;16(10):1091-110.
66. Daniel WG, Erbel R, Kasper W, Visser CA, Engberding R, Sutherland GR, et al. Safety of transesophageal echocardiography: a multicenter survey of 10419 examinations. Circulation. 1991;83(3):817-21.
67. Dewhirst WE, Strangand JJ, Fleming BM. Mallory-weiss tear complication intraoperative transesophageal echocardiography in a patient undergoing aortic valve replacement. Anestesiology. 1990;73(4):777-9.
68. Daniel WG, Erbel R, Kasper W, Visser CA, Engberding R, Sutherland GR, et al. Safety of transesophageal echocardiography: a multicenter survey of 10419 examinations. Circulation. 1991;83(3):817-21.
69. Marshall RS, Lazar RM, Pile-Spellman J, Young WL, Duong DH, Joshi S, et al. Recovery of brain function during induced cerebral hypoperfusion. Brain. 2001;124(Pt 6):1208-17.
70. Lee CZ. Anesthesia for interventional neuroradiology. Rev Colomb Anestesiol. 2015;43(2):151-5.
71. McDonagh DL, Olson DM, Kalia JS, Gupta R, Abou-Chebl A, Zaidat OO. Anesthesia and sedation practices among neurointerventionalists during acute ischemic stroke endovascular therapy. Front Neurol. 2010;1:118.
72. Joung KW, Yang KH, Shin WJ, Song MH, Ham K, Jung SC, Lee DH, et al. Anesthetic consideration for neurointerventional procedures. Neurointervention. 2014;9(2):72-7.
73. Mondragón-Villanueva ME. Anestesia en neurorradiología intervencionista. Rev Mexicana Anestesiol. 2011;34 Supl. 1:S142-S5.
74. Broderick JP, Brott TG, Duldner JE, Tomsick T, Leach A. Initial and recurrent bleeding are the major causes of death following subarachnoid hemorrhage. Stroke. 1994;25(7):1342-7.
75. Panagiotopoulos V, Gizewski E, Asgari S, Regel J, Forsting M, Wanke I. Embolization of intracranial arteriovenous malformations with ethylene-vinyl alcohol copolymer (Onyx). AJNR Am J Neuroradiol. 2009;30(1):99-106.
76. Suh DC, Kim JL, Kim EH, Kim JK, Shin JH, Hyun DH, et al. Carotid baroreceptor reaction after stenting in 2 locations of carotid bulb lesions of different embryologic origin. AJNR Am J Neuroradiol. 2012;33(5): 977-81.
77. Van Mook WN, Rennenberg RJ, Schurink GW, van Oostenbrugge RJ, Mess WH, Hofman PA, et al. Cerebral hyperperfusion syndrome. Lancet Neurol. 2005;4(12):877-88.
78. Just C, Rizek P, Tryphonopoulos P, Pelz D, Arango M. Outcomes of general anesthesia and conscious sedation in endovascular treatment for stroke. Can J Neurol Sci. 2016;43(5):655-8.
79. Abou-Chebl A, Yeatts SD, Yan B, Cockroft K, Goyal M, Jovin T, et al. Impact of general anesthesia on safety and outcomes in the endovascular arm of Interventional Management of Stroke (IMS) III Trial. Stroke. 2015;46(8):2142-8.
80. Reti IM, Walker M, Pulia K, Gallegos J, Jayaram G, Vaidya P. Safety considerations for outpatient electroconvulsive therapy. J Psychiatr Pract. 2012;18(2):130-6.
81. Bryson EO, Aloysi AS, Popeo DM, Bodian CA, Pasculli RM, Briggs MC, et al. Methohexital and succinylcholine dosing for electroconvulsive therapy (ECT): actual versus ideal. J ECT. 2012;28(3):e29-30.
82. Mirzakhani H, Welch CA, Eikermann M, Nozari A. Neuromuscular blocking agents for electroconvulsive therapy: a systematic review. Acta Anaesthesiol Scand. 2012;56(1):3-16.
83. Hoshi H, Kadoi Y, Kamiyama J, Nishida A, Saito H, Taguchi M, et al. Use of rocuronium-sugammadex, an alternative to succinylcholine, as a muscle relaxant during electroconvulsive therapy. J Anesth. 2011;25(2):286-90.
84. José RJ, Shaefi S, Navani N. Sedation for flexible bronchoscopy: current and emerging evidence. Eur Respir Rev. 2013;22(128):106-16.
85. Yoon HI, Kim JH, Lee JH, Park S, Lee CT, Hwang JY, et al. Comparison of propofol and the combination of propofol and alfentanil during bronchoscopy: a randomized study. Acta Anaesthesiol Scand. 2011;55(1):104-9.
86. Grendelmeier P, Tamm M, Pflimlin E, Stolz D. Propofol sedation for flexible bronchoscopy: randomized, noninferiority trial. Eur Respir J. 2014;43(2):591-601.
87. Teksan L, Baris S, Karakaya D, Dilek A. A dose study of remifentanil in combination with propofol during tracheobronchial foreign body removal in children. J Clin Anesth. 2013;25(3):198-201.
88. Vennila R, Hall A, Ali M, Bhuiyan N, Pirotta D, Raw DA. Remifentanil as single agent to facilitate awake fibreoptic intubation in the absence of premedication. Anaesthesia. 2011;66(5):368-72.
89. Muller S, Borowics SM, Fortis EA, Stefani LC, Soares G, Maguilnik I, et al. Clinical efficacy of dexmedetomidine alone is less than propofol for conscious sedation during ERCP. Gastrointest Endosc. 2008;67(4):651-9.
90. Dere K, Sucullu I, Budak ET, Yeyen S, Filiz AI, Ozkan S, et al. A comparison of dexmedetomidine versus midazolam for sedation, pain and hemodynamic control, during colonoscopy under conscious sedation. Eur J Anaesthesiol. 2010;27(7):648-52.
91. Han G, Yu WW, Zhao P. A randomized study of intranasal vs. intravenous infusion of dexmedetomidine in gastroscopy. Int J Clin Pharmacol Ther. 2014;52(9):756-61.
92. CaiY,LiW,ChenK. Efficacy and safety of spontaneous ventilation technique and using dexmedetomidine for rigid bronchoscopic airway foreign body removal in children. Paediatr Anaesth. 2013;23(11):1048-53.
93. Ryu JH, Lee SW, Lee JH, Lee EH, Do SH, Kim CS. Randomized double-blind study of remifentanil and dexmedetomidine for flexible bronchoscopy. Br J Anaesth. 2012;108(3):503-11.
94. orkett KM, Riff DS, Schwartz HI, Winkle PJ, Pambianco DJ, Lees JP, et al. A Phase IIa, randomized, double-blind study of remimazolam (CNS 7056) versus midazolam for sedation in upper gastrointestinal endoscopy. Anesth Analg. 2015;120(4):771-80.
95. Mahajan B, Kaushal S, Mahajan R. Fospropofol. J Pharmacol Pharmacother. 2012;3(3):293-6.
96. Cohen LB, Cattau E, Goetsch A, Shah A, Weber JR, Rex DK, et al. A randomized, doubleblind, phase 3 study of fospropofol disodium for sedation during colonoscopy. J Clin Gastroenterol. 2010;44(5):345-53.

# Questões de Provas do TSA

**79.1 (TSA/2014)** Durante a anestesia geral para realização de ressonância magnética, os cabos de ECG e oximetria de pulso devem ser retificados, com mínimo contato, ao longo do corpo do paciente. Essa conduta visa evitar:

**A.** Queimaduras no paciente.

**B.** Artefatos nas imagens do exame.

**C.** Interferências no traçado do ECG.

**D.** Efeito antena do oxímetro de pulso.

**79.2 (TSA/2014)** Mulher de 28 anos, em uso de propafenona, perde a consciência após o posicionamento dos eletrodos intracavitários durante ablação de foco ectópico de arritmia devido à síndrome de WolfParkinson-White. Apresenta PA de 88x40 mmHg e o ECG mostra FC de 160 bpm com QRS de 0,16 segundos. O mecanismo que explica o surgimento dessa arritmia é:

**A.** Isquemia miocárdica.

**B.** Prolongamento do intervalo QT.

**C.** Bloqueio funcional farmacológico.

**D.** Bloqueio unidirecional anatômico.

**79.3 (TSA/2014)** Mulher de 38 anos, 89 kg e 1,56 m, diabética insulinodependente, apresenta dor lombar e está agendada para realizar ressonância magnética da coluna lombossacra em regime ambulatorial. É hipertensa e refere claustrofobia. Vem em uso de metadona oral para analgesia e está em jejum há 8 horas. Apresenta Mallampati 2, distância esternomentoniana de 14 cm e distância interincisivos de 3,5 cm. Como deve ser conduzida a anestesia?

**A.** Sedação consciente.

**B.** Anestesia geral com máscara laríngea.

**C.** Anestesia geral com intubação traqueal.

**D.** Anestesia geral com intubação traqueal em sequência rápida.

# Parte X

# Situações adversas

COORDENADOR: JAMES MANICA

# 80. COMPLICAÇÕES EM ANESTESIA

Patrícia W. Gamermann

O reconhecimento e o manejo precoce das complicações anestésicas podem melhorar os desfechos perioperatórios e diminuir os custos hospitalares. A probabilidade específica de cada complicação depende da natureza do procedimento, da técnica anestésica utilizada e das comorbidades do paciente. O risco de algumas complicações pode ser reduzido por meio da avaliação e otimização pré-operatórias.

As complicações mais comuns na sala de recuperação pós-anestésica (SRPA) são as náuseas e vômitos pós-operatórios (NVPO), com incidência relatada entre 10 e 30%. Outros problemas comuns envolvem obstrução das vias aéreas superiores (6,9%), hipotensão (2,7%), arritmias (1,4%), hipertensão (1,1%) e eventos cardíacos maiores (0,6%).[1,2]

## Complicações pulmonares

As complicações pulmonares são uma das principais causas de morbimortalidade no período pós-operatório.[3] A incidência varia de 5 a 80% – dependendo da população estudada e dos critérios usados para defini-las. As mais frequentes incluem atelectasia, broncospasmo, pneumonia e exacerbação da doença pulmonar obstrutiva crônica (DPOC).[4] No **QUADRO 80.1**, estão descritas estratégias que podem ser utilizadas para a redução das complicações pulmonares pós-operatórias.

**QUADRO 80.1** Estratégias para a redução das complicações pulmonares pós-operatórias

**Pré-operatório**

- Orientar a interrupção do tabagismo preferencialmente 8 semanas antes da cirurgia
- Otimizar o quadro clínico dos pacientes com DPOC/asma (broncodilatadores e corticoides inalatórios)
- Em pacientes com asma e DPOC não otimizadas, pode-se prescrever curso de corticoide (prednisona, VO, 40 mg·dia$^{-1}$, por 5 dias) antes da cirurgia
- Reservar os antibióticos para pacientes com sinais e sintomas de infecção pulmonar
- Postergar a cirurgia em pacientes com DPOC/asma na presença de infecção
- Fornecer orientação pré-operatória (manobras de expansão pulmonar)
- Iniciar terapia pulmonar física (exercícios respiratórios e treinamento da musculatura inspiratória)

**Intraoperatório**

- Optar, se possível, por procedimentos de curta duração
- Preferir procedimentos menos invasivos (p. ex., laparoscopia), desde que o tempo cirúrgico não seja prolongado
- Considerar anestesia neuroaxial em vez de anestesia geral
- Aos pacientes com DPOC/asma, administrar agentes $\beta_2$-inalatórios de curta ação (p. ex., salbutamol), 2 a 4 jatos de nebulímetro dentro de 30 minutos antes da intubação traqueal
- Evitar os bloqueadores neuromusculares de longa ação

**Pós-operatório**

- Prescrever exercícios de respiração profunda ou espirometria de incentivo em pacientes de alto risco
- Usar analgesia peridural em vez de opioides sistêmicos, se possível
- Evitar AINEs em pacientes asmáticos
- O uso de CPAP 10 cm$H_2O$ pode reduzir a incidência de hipoxemia, pneumonia e reintubação nos pacientes de alto risco
- Evitar a permanência de sonda nasogástrica após cirurgias abdominais

AINEs, anti-inflamatórios não esteroides; CPAP, pressão positiva contínua nas vias aéreas; DPOC, doença pulmonar obstrutiva crônica; VO, via oral.

*Fonte: Duggan e Kavanagh.*[8]

## Hipoxemia

A hipoxemia perioperatória é um evento comum. Não existe uma divisão clara entre o nível seguro e o inseguro de pressão parcial arterial de oxigênio ($PaO_2$) a ser tolerada entre os pacientes. O risco de complicações decorrentes da hipoxemia vai depender da concentração de hemoglobina, do débito cardíaco, da hidratação, de doenças concomitantes e da duração da exposição à baixa $PaO_2$. A hipoxemia grave promove taquicardia, sudorese, hipertensão e arritmias; já em crianças a bradicardia é a resposta mais comum. Com a persistência da dessaturação arterial, tem-se um quadro de depressão miocárdica (bradicardia e hipotensão) e parada em assistolia.[5]

De forma geral, os mecanismos causadores de hipoxemia podem ser divididos naqueles que diminuem a pressão parcial alveolar de oxigênio ($PAO_2$), como nos casos de redução da fração inspirada de oxigênio ($F_IO_2$) ou de hipoventilação, e naqueles que não estão associados à diminuição da $PAO_2$, como os distúrbios da relação ventilação/perfusão (V/Q) pulmonar.[5,6] A indução anestésica promove redução da capacidade residual funcional e atelectasia nas regiões pulmonares inferiores, com consequente alteração na relação V/Q e hipoxemia.[7] No **QUADRO 80.2**, estão listadas as principais causas de hipoxemia durante a anestesia. O tratamento é realizado inicialmente com suplementação de oxigênio, devendo-se tentar determinar o mais cedo possível o mecanismo causador.[6,9]

## Atelectasia

A incidência de atelectasia pulmonar pós-anestésica é alta, podendo ocorrer entre 50 e 90% dos pacientes adultos submetidos a anestesia tanto em ventilação espontânea como em ventilação mecânica. A ocorrência é maior após procedimentos abdominais e toracoabdominais.[10] Após a indução anestésica, observa-se uma redução progressiva da complacência pulmonar e da oxigenação, mesmo em pacientes saudáveis. Esse quadro

**QUADRO 80.2** Causas de hipoxemia durante a anestesia e o período pós-operatório

**Mistura hipóxica inspirada**

- Problemas nos equipamentos: suprimento de oxigênio, fluxômetros, obstruções ou fugas no circuito respiratório

**Hipoventilação**

- Problemas nos equipamentos: falha do ventilador, parâmetros ventilatórios inadequados, obstrução ou vazamento no circuito ou tubo orotraqueal
- Problemas relacionados ao paciente: depressão respiratória se em ventilação espontânea, obstrução da via aérea superior

**Distúrbio da ventilação/perfusão (V/Q)**

- Paciente
  - Ventilação inadequada: intubação brônquica, secreções, atelectasia, pneumotórax, broncospasmo, aspiração ou edema pulmonar
  - Perfusão inadequada: êmbolos, baixo débito cardíaco
- Outros
  - Metemoglobinemia

*Fonte: Duggan e Kavanagh.*[8]

é causado principalmente pelo colapso dos espaços aéreos, resultando em distúrbios na troca gasosa (alteração V/Q). Além disso, ocorre aumento do risco de infecção pulmonar. Os fatores predisponentes para o desenvolvimento de atelectasias incluem doença pulmonar preexistente, duração prolongada da anestesia, anestesia sob ventilação espontânea, altas pressões intra-abdominais, alta $F_IO_2$ e posição em Trendelenburg.[11]

Algumas condutas podem reduzir a atelectasia intraoperatória, como a utilização de uma $F_IO_2$ mais baixa, a elevação do dorso do paciente, a aplicação de pressão positiva ao final da expiração (PEEP, do inglês *positive end-expiratory pressure*) durante a ventilação mecânica e de pressão positiva contínua nas vias aéreas (CPAP) durante a ventilação espontânea. A suspeita de atelectasia durante a ventilação mecânica vem da observação de uma queda gradual na saturação da hemoglobina arterial pelo oxigênio ($SaO_2$) ou um aumento da pressão de pico inspiratório. Manobras de recrutamento, como hiperinsuflação pulmonar periódica a 40 $cmH_2O$ por 20 segundos, têm sido preconizadas para minimizar a formação de atelectasia e melhorar a $SaO_2$.[11]

No período pós-operatório, a atelectasia pode ser causada também pela presença de secreção pulmonar ou dor pós-operatória que interfere na ventilação e na capacidade de tossir.[12] O quadro pode ser assintomático ou se manifestar como aumento do trabalho respiratório e hipoxemia. O início dos sintomas costuma ocorrer após a alta da SRPA, sendo que a piora ocorre no segundo dia pós-operatório.[10,11] Dessa forma, a hipoxemia em SRPA deve levantar a suspeita de outras complicações, como hipoventilação por efeito residual dos anestésicos e obstrução da via aérea por acúmulo de secreções, edema tecidual (manipulação da via aérea ou reação alérgica) ou relaxamento da musculatura e prolapso posterior da língua.[6]

O quadro clínico em pacientes com hipoxemia ou aumento do trabalho respiratório pode ser otimizado com CPAP. Para os pacientes com secreção respiratória importante, indica-se fisioterapia respiratória e aspiração das secreções.[6]

## Obstrução das vias aéreas superiores

A obstrução das vias aéreas superiores é uma ocorrência comum no pós-operatório. As causas incluem edema de laringe, paralisia iatrogênica das pregas vocais, laringospasmo e obstrução pela língua e tecidos moles.[13]

A perviedade da via aérea depende primariamente do adequado funcionamento das estruturas faríngeas. A perda do tônus da musculatura da via aérea (relaxamento do músculo genioglosso), causada por anestésicos, bloqueadores musculares e opioides, permite que a língua e a epiglote promovam obstrução da parede posterior da faringe.[13]

O quadro manifesta-se como estridor – se a obstrução for incompleta – ou afonia – caso ela seja completa. O paciente também pode apresentar dificuldade respiratória com dispneia, taquipneia, taquicardia e diaforese. O tratamento consiste em manobras simples, como o reposicionamento da cabeça ou a extensão do queixo. A inserção de cânulas orofaríngeas deve ser cautelosa, já que pode precipitar tosse e laringospasmo em pacientes despertos. Deve-se avaliar a reversão adequada dos agentes anestésicos e bloqueadores neuromusculares, bem como a possibilidade de reintrodução de CPAP nos pacientes que já usavam esse dispositivo no pré-operatório.[12,13]

Pacientes com síndrome da apneia/hipopneia obstrutiva do sono (SAHOS) são muito propensos a apresentar obstrução nas vias aéreas superiores no pós-operatório. Esses pacientes são muito sensíveis aos agentes anestésicos e sedativos, apresentando piora do colapso já existente das vias aéreas (frequência, gravidade e duração). Os anestésicos também interferem nos reflexos dos centros respiratórios à hipóxia e à hipercapnia. Tais pacientes podem apresentar episódios mais frequentes de dessaturação da oxiemoglobina e de hipercapnia, aumento do risco de reintubação, isquemia miocárdica, arritmias cardíacas, encefalopatia hipóxica e morte. No **QUADRO 80.3**, está descrito o manejo sugerido aos pacientes com SAHOS na SRPA.[14,15]

**QUADRO 80.3** Manejo dos pacientes com síndrome da apneia/hipopneia obstrutiva do sono na sala de recuperação pós-anestésica

- Monitorizar com atenção especial a oxigenação e a ventilação: o uso de oximetria de pulso deve ser contínuo até que o paciente seja capaz de manter a $SaO_2$ adequada ao repouso, e pacientes recebendo oxigênio suplementar devem ter a frequência respiratória acompanhada de perto pelo risco de hipoventilação
- Reintroduzir CPAP assim que possível nos pacientes que já usavam o dispositivo
- Recuperar esses pacientes preferencialmente em outra posição que não a supina (lateral ou com elevação da cabeceira)
- Minimizar o uso de opioides por meio de analgesia multimodal (AINE, bloqueio de nervos periféricos e analgesia neuroaxial): quando necessário, usar opioides de curta ação em baixas doses e manter monitorização mais intensa
- Levar em conta a gravidade da SAHOS e os eventos ocorridos na SRPA para a decisão de alta desse setor

AINE, anti-inflamatório não esteroide; CPAP, pressão positiva contínua nas vias aéreas; SAHOS, síndrome da apneia/hipopneia obstrutiva do sono; SRPA, sala de recuperação anestésica.

*Fonte: American Society of Anesthesiologists Task Force on Perioperative Management of patients with obstructive sleep apnea.*[16]

## Laringospasmo

O laringospasmo é um reflexo involuntário da musculatura laríngea causado pela estimulação sensorial do nervo laríngeo superior, resultando em fechamento prolongado das pregas vocais. Costuma correr em resposta a um desencadeante, como a estimulação laríngea por dispositivos de via aérea, estímulos cirúrgicos ou secreções na faringe durante anestesia superficial. Sua ocorrência é mais comum em crianças, em vigência de infecções do trato respiratório, durante a manipulação das vias aéreas, com o uso de determinados anestésicos e em procedimentos cirúrgicos na cavidade oral ou faríngea.[17]

O manejo ineficaz do laringospasmo pode levar à ventilação inadequada com hipoxemia e hipercapnia. O ruído inspiratório com sinais de obstrução respiratória sugere laringospasmo; já o laringospasmo completo é silente. Quando possível, tanto a manipulação da via aérea como o estímulo cirúrgico devem ser evitados durante anestesia superficial, e a posição em decúbito lateral deve ser usada para evitar o acúmulo de secreção durante a transferência do paciente para a SRPA. A extubação deve ser realizada em plano anestésico profundo ou com o paciente totalmente desperto.[14,17]

Na presença de laringospasmo, o anestesiologista deve tentar remover o estímulo causador (p. ex., aspirar secreções da via aérea), fornecer oxigênio a 100% e aplicar imediatamente pressão positiva na via aérea de cerca de 10 $cmH_2O$ associada à elevação de mandíbula, o que, na maioria dos casos, é suficiente para a resolução do quadro. Quando apropriado, deve-se aumentar a profundidade anestésica. Há uma técnica descrita para alívio do laringospasmo que faz uso da realização de pressão firme no ponto localizado atrás do lóbulo da orelha, entre o ramo da mandíbula e o processo mastoide. Deve-se realizar pressão firme nessa localização (ponto do laringospasmo) e, se possível, deslocar a mandíbula anteriormente. Se houver persistência do quadro associado à hipoxemia, pequenas doses de succinilcolina (0,25-0,1 $mg \cdot kg^{-1}$, intravenosa [IV]) relaxam as cordas vocais, permitindo a ventilação.[14,17]

## Edema pulmonar obstrutivo

O edema pulmonar obstrutivo, também chamado de edema pulmonar por pressão negativa, é um tipo de edema pulmonar não cardiogênico que ocorre logo após a resolução de um laringospasmo ou de outras formas de obstrução da via aérea superior.[18,19] Estima-se que ocorra em 0,05 a 1% dos procedimentos que envolvem intubação e anestesia geral, mas esse quadro frequentemente é atribuído a outras causas. Logo após a resolução da obstrução, o paciente manifesta quadro de dispneia associada a expectoração rosa espumosa e infiltrados bilaterais na radiografia de tórax. Homens jovens saudáveis, presença de via aérea difícil, cirurgias nasais ou orofaríngeas, obesidade, SAHOS, pescoço curto e acromegalia são fatores de risco.[20]

A etiologia é multifatorial, mas parece envolver a geração de uma pressão intratorácica excessivamente negativa devido à inspiração forçada contra a glote fechada. Como a pressão intratorácica torna-se mais negativa, o fluxo sanguíneo para o coração direito aumenta. Isso promove dilatação do leito vascular pulmonar, e a pressão ao redor dos capilares pulmonares torna-se mais negativa, drenando fluido intravascular para o espaço intersticial (**FIG. 80.1**). Isso piora a troca gasosa e ativa uma cascata que envolve hipoxemia, liberação de catecolaminas,

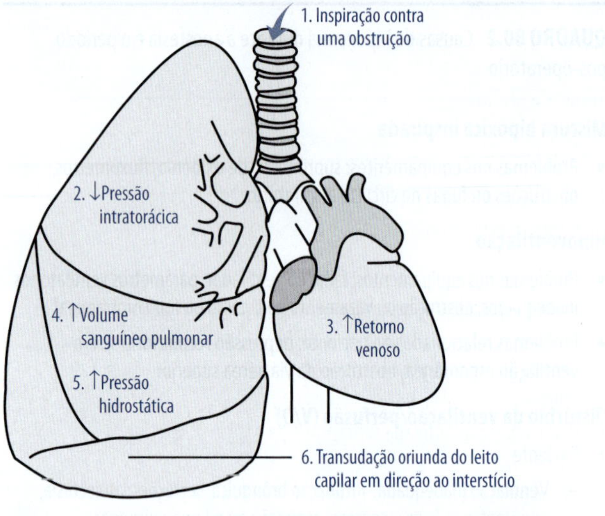


**FIGURA 80.1** Mecanismo fisiopatológico do edema pulmonar obstrutivo.
*Fonte: Udeshi e colaboradores.*[20]

hipertensão pulmonar e sistêmica. O resultado é uma elevação aguda na pós-carga que piora o efluxo de fluido transcapilar e aumenta o edema intersticial e alveolar.[20]

O tratamento é de suporte, e todos os pacientes devem receber oxigênio suplementar. Apenas os pacientes que estiverem com sobrecarga hídrica podem se beneficiar do uso de diuréticos. Broncodilatadores e CPAP são úteis, embora alguns precisem de reintubação. A maioria dos sintomas resolve-se espontaneamente em um curto período (menos de 24 horas) sem deixar sequelas.[20]

## Broncospasmo

O broncospasmo também é uma complicação comum durante o pós-operatório. A anestesia pode alterar a resistência da via aérea por influenciar o tônus bronquiolar, os volumes pulmonares e a secreção brônquica. Pacientes com aumento da hiper-reatividade brônquica causada por infecção respiratória recente, asma, atopia ou tabagismo estão mais predispostos a broncospasmo durante a anestesia. Os fatores precipitantes incluem rápida indução com agente anestésico volátil irritativo (isoflurano, desflurano), manipulação de via aérea sob anestesia superficial, estimulação carinal ou brônquica, uso de β-bloqueadores, liberação de histamina (p. ex., opioides ou atracúrio), resposta alérgica ou exacerbação de condições crônicas. As manifestações clínicas incluem dispneia, sibilos, taquipneia, redução do volume corrente e tempo expiratório prolongado.[21]

O tratamento engloba a remoção dos agentes causadores (p. ex., medicamentos, secreções) e terapia farmacológica. Durante a anestesia, os agentes voláteis e a cetamina podem atuar como broncodilatadores. $\beta_2$-agonistas de curta ação como salbutamol são considerados os brocodilatadores de primeira linha para o tratamento. O agente anticolinérgico inalatório de curta ação ipratrópio pode ser usado em conjunto com o salbutamol. Pacientes que não obtêm melhora após uma ou duas doses de broncodilatadores inalatórios podem ter benefício com a adição de corticoides sistêmicos. A adrenalina está indicada em situação com risco de vida.[21,22] O tratamento segue, de forma geral, o mesmo preconizado para a exacerbação da asma (**QUADRO 80.4**).

**QUADRO 80.4** Manejo da exacerbação grave da asma em adultos

**Sinais de alarme**

- Uso da musculatura respiratória acessória, dificuldade de fala, desconforto na posição supina, diaforese, agitação
- Sinais de parada respiratória iminente: cianose, incapacidade de manter o esforço ventilatório, depressão do estado mental

**Tratamento**

- $\beta_2$-agonistas inalatórios: salbutamol, 2,5 a 5 mg por nebulização, a cada 20 minutos (3 doses); após, 2,5 a 10 mg, a cada 1 a 4 horas, conforme necessário, ou 4 a 6 jatos de nebulímetro com espaçador a cada 20 minutos (3 doses) e, após 1 a 4 horas se necessário
- Oxigênio: em quantidade suficiente para manter a $SaO_2$ maior ou igual a 92%
- Brometo de ipratrópio: 500 µg via nebulização a cada 20 minutos (3 doses) ou 4 a 8 jatos de nebulímetro com espaçador a cada 20 minutos conforme necessário
- Corticoide sistêmico: metilprednisolona, 65 a 125 mg, IV. Após, passar para prednisona VO, 40 a 60 mg·dia$^{-1}$, ou, se não for possível, manter metilprednisolona, 40 a 60 mg, a cada 12 ou 24 horas
- Sulfato de magnésio: 2 g, IV, durante 20 minutos, para casos que permanecem irresponsivos ao tratamento após 1 hora
- Adrenalina: indicada para pacientes com suspeita de reação anafilática ou incapazes de receber medicações inalatórias durante um episódio grave de asma. Adrenalina, 0,3 a 0,5 mg, IM (0,3-5,5 mL da ampola de 1 mg·mL$^{-1}$; 1:1.000). Em casos de asma grave, mas sem evidência de anafilaxia, pode-se utilizar 0,3 a 0,5 mg, SC (0,3-5,5 mL da ampola de 1 mg·mL$^{-1}$; 1:1.000)

IM, intramuscular; IV, intravenosa; SC, subcutânea; VO, via oral.

*Fontes: National Heart, Lung, and Blood Institute, National Asthma Education and Prevention Program*[22] *e Global Initiative for Asthma.*[23]

A decisão pela intubação orotraqueal durante os minutos iniciais de um ataque grave de asma é clínica. A lentificação do ritmo respiratório, a depressão do estado mental, a incapacidade de manter o esforço ventilatório ou a hipoxemia grave indicam intubação. O alvo da ventilação mecânica é a manutenção da oxigenação e da ventilação, minimizando as pressões da via aérea. Isso é alcançado com baixos volumes correntes (6-8 mL·kg$^{-1}$), baixas frequências respiratórias (10-12 por minuto) e aumento do tempo expiratório. Em alguns pacientes, devem-se tolerar elevações da pressão parcial arterial de dióxido de carbono ($PaCO_2$) (hipercapnia permissiva) para evitar o barotrauma.[22]

## Aspiração pulmonar e pneumonite química

A aspiração pulmonar do conteúdo gástrico durante a anestesia pode ocorrer no intraoperatório (indução, manutenção e extubação), mas, com certeza, é um problema também no período pós-operatório. Trata-se de um evento incomum, mas continua sendo uma importante causa de morbimortalidade associada à anestesia. A mortalidade é alta após a aspiração de grandes quantidades ou de sólidos. A acidez do conteúdo gástrico é outro fator importante na determinação da gravidade da reação pulmonar, já que o conteúdo ácido é altamente inflamatório. Os pacientes que apresentam risco de aspiração antes da cirurgia seguem com risco elevado no pós-operatório, já que a imobilidade, os efeitos residuais dos anestésicos, relaxantes musculares e das medicações depressoras respiratórias atuam em conjunto para reduzir os reflexos protetores das vias aéreas na SRPA.[14]

Os pacientes podem desenvolver pneumonite química (obstrução respiratória, distúrbios da V/Q, hipoxemia) e infecção se uma grande quantidade for aspirada. As manifestações clínicas incluem início abrupto de dispneia, taquipneia e taquicardia. O broncospasmo pode ser o primeiro sinal durante a anestesia. Em geral, os infiltrados pulmonares na radiografia de tórax aparecem em um ou ambos os lobos inferiores nas primeiras 24 horas.[24]

Todos os pacientes em risco devem ser ativamente manejados para prevenir a aspiração do conteúdo gástrico. O volume gástrico deve ser reduzido ao máximo com jejum adequado, administração pré-operatória de bloqueadores do receptor histamínico $H_2$ e antiácidos não particulados. A intubação – quando indicada – deve ser em sequência rápida com aplicação de pressão cricoide. A intubação com o paciente consciente também pode ser realizada se houver suspeita de via aérea difícil. A extubação só deve ser feita após o retorno dos reflexos protetores da via aérea.[25,26]

A identificação de secreção gástrica na faringe deve levar à imediata lateralização da cabeça do paciente e sucção da orofaringe. Deve-se impedir a regurgitação adicional com aplicação imediata de pressão cricoide e posicionamento do paciente com a cabeceira baixa (Trendelenburg). Exceto nos casos leves, deve-se proceder a intubação traqueal para facilitar a remoção do conteúdo aspirado antes da aplicação de pressão positiva. A intubação também deve ser considerada se os reflexos da via aérea estiverem comprometidos ou ausentes. Entretanto, não deve ser postergada em vigência de hipoxemia importante. Pode ser necessário o uso de broncodilatadores e deve-se aumentar a $F_IO_2$. A PEEP é utilizada se a hipoxemia for refratária à elevação da fração de oxigênio. Procedimentos eletivos devem ser cancelados. A fibrobroncoscopia flexível permite a remoção de líquidos, e a fibrobroncoscopia rígida pode ser necessária para a remoção de partículas sólidas.[24]

Nos casos com suspeita de aspiração pulmonar, deve-se monitorizar o paciente por 24 a 48 horas. O tratamento é de suporte (suplementação de oxigênio, ventilação não invasiva ou até ventilação mecânica). O uso profilático de corticoides ou antibióticos não está indicado. Podem ser utilizados se os sintomas não tiverem sido resolvidos após 48 horas ou se houver sintomas infecciosos.[26]

O curso clínico da pneumonite química é variável, mas costuma haver recuperação completa. Pacientes que não desenvolvem tosse, sibilos, redução maior que 10% da saturação arterial ou anormalidades radiológicas em até 2 horas após a aspiração tendem a apresentar boa evolução. Alguns pacientes, todavia, desenvolvem pneumonia bacteriana secundária (pneumonia de aspiração) ou síndrome do desconforto respiratório do adulto.[14]

## Pneumonia

A pneumonia pós-operatória possui manifestação clínica e tratamento semelhantes aos da pneumonia intra-hospitalar e da pneumonia associada à ventilação mecânica. Os pacientes podem apresentar febre, leucocitose, aumento de expectoração e infiltrados pulmonares na radiografia de tórax. Pode haver hipoxemia ou a necessidade de elevação da suplementação de oxigênio para manter o mesmo nível de saturação arterial, assim como esforço respiratório, dispneia, taquipneia, baixos volumes correntes e hipercapnia.[27]

O quadro deve ser suspeitado em qualquer paciente que apresente sinais infecciosos (febre, escarro purulento, leucocitose, leucopenia ou piora da oxigenação) associados a novos infiltrados na radiografia de tórax. O diagnóstico no perioperatório fica mais difícil, pois existem outras causas potenciais para a febre e/ou infiltrados pulmonares, como atelectasia, edema pulmonar, embolia e lesão pulmonar aguda.

A pneumonia pós-operatória é frequentemente polimicrobiana e causada por organismos resistentes. Os agentes mais comuns são os bacilos gram-negativos (*Pseudomonas aeruginosa*, *Klebsiella pneumoniae* e espécies de *Acinetobacter*) e *Staphylococcus aureus*. *Haemophilus influenzae* e *Streptococcus pneumoniae* também são comuns. O tratamento envolve a coleta de amostras respiratórias para análise microbiológica seguida do início empírico de antibioticoterapia e ajuste subsequente pelas análises das culturas e da resposta do paciente.[28]

## Tromboembolia pulmonar

A tromboembolia pulmonar (TEP) ocorre em 0,3 a 1,6% da população cirúrgica em geral. Embora todos os pacientes cirúrgicos apresentem risco aumentado para o seu desenvolvimento, o risco é particularmente alto naqueles que sofreram traumatismo, que foram submetidos a procedimentos prostáticos e ortopédicos ou que apresentam condições como neoplasia, obesidade, tabagismo ou uso de anticoncepcionais orais. A taxa é reduzida em procedimentos laparoscópicos, já que nessa técnica a reação inflamatória (ativação da cascata da coagulação) e a imobilização/estase venosa pós-operatória são menores.[29,30]

A apresentação clínica é variável e muitas vezes inespecífica. Anormalidades na função respiratória e nas trocas gasosas são as primeiras manifestações vistas na presença de trombose pulmonar significativa. Os sintomas são atribuídos ao aumento do espaço morto alveolar ou mais diretamente a um *shunt* da direita para esquerda causado pela obstrução do fluxo sanguíneo pelo trombo. Como o sangue é desviado da artéria pulmonar obstruída, ocorre elevação da perfusão do resto do tecido pulmonar, levando a edema, perda de surfactante e hemorragia alveolar. A atelectasia se desenvolve de forma aguda e pode persistir por longo período, mesmo após a resolução do trombo. A obstrução aguda ao fluxo pulmonar causa aumento agudo da pressão ventricular direita que pode precipitar isquemia e infarto direito.[31] As consequências hemodinâmicas da embolia pulmonar e de seus diagnósticos diferenciais estão descritas na **TABELA 80.1**.

Durante a anestesia, o TEP pode se apresentar com taquicardia, hipoxemia, arritmia, hipotensão, broncospasmo, redução aguda do dióxido de carbono ao final da expiração ($E_TCO_2$, do inglês *end-tidal* $CO_2$) ou colapso cardiopulmonar. A presença de choque e falência ventricular direita associa-se a desfechos piores.[30]

Os pacientes com fatores de risco devem ser manejados ativamente para prevenção da trombose venosa profunda. Os anticoncepcionais orais devem ser interrompidos em pacientes de alto risco 4 a 6 semanas antes do procedimento; além disso, o uso de meias de compressão elástica, heparina profilática e aparelhos de compressão pneumática intermitente reduzem a chance de trombose.[31]

Na suspeita de TEP intraoperatório, deve-se administrar oxigênio a 100%, broncodilatadores, ressuscitação hídrica e suporte inotrópico conforme necessidade. Indica-se a coleta de gasometria arterial, peptídeo natriurético cerebral, troponinas e D-dímeros, assim como a realização de eletrocardiografia (ECG) e radiografia de tórax. Nos pacientes estáveis, deve-se realizar exame de imagem (tomografia computadorizada helicoidal).[31]

## Embolia aérea

Embora seja um evento raro, a incidência de embolia aérea tem potencial de crescimento com o aumento dos procedimentos laparoscópicos e das cirurgias espinais posteriores. A embolia aérea venosa corresponde à entrada de ar ou outros gases medicinais no sistema venoso central, produzindo embolia no coração direito ou na artéria pulmonar.[32]

O sistema venoso apresenta uma pressão subatmosférica e, assim, o ar pode entrar na circulação sistêmica através das veias abertas durante a dissecção cirúrgica. O risco é maior nos procedimentos cirúrgicos cujo sítio operatório encontra-se acima do átrio. Essas posições incluem a posição sentada, em "cadeira de praia" e com a cabeceira elevada. Os acessos vasculares são outra fonte potencial de entrada de ar, sobretudo no momento de sua inserção. A embolia gasosa por dióxido de carbono pode ocorrer durante as cirurgias laparoscópicas.[32]

O diagnóstico requer um alto grau de suspeição, já que a apresentação clínica varia de quadros completamente assintomáticos ao colapso cardiovascular **(FIG. 80.2)**.

A apresentação clínica depende do volume e da velocidade de entrada do ar na circulação. Pequenos volumes são bem

**TABELA 80.1** Consequências hemodinâmicas da embolia pulmonar e de seus diagnósticos diferenciais

| | Pressão sanguínea | Pressão atrial direita | Pressão arterial pulmonar | Resistência vascular pulmonar | Pressão atrial esquerda | Débito cardíaco | Resistência vascular sistêmica |
|---|---|---|---|---|---|---|---|
| Hipovolemia | ↓ | ↓ | ↓ | ± | ↓ | ↓ | ↑ |
| Sepse | ↓ | ↓ | ↓ | ± | ↓ | ↑ | ↓↓ |
| Insuficiência ventricular esquerda | ↓ | ↑ | ↑ | ± | ↑↑ | ↓ | ↑ |
| Embolia pulmonar | ↓ | ↑ | ↑↑ | ↑↑ | ↓ | ↓ | ↑ |

↑, aumento; ↑↑, grande aumento; ↓, diminuição; ↓↓, grande diminuição; ±, pouca ou nenhuma alteração.

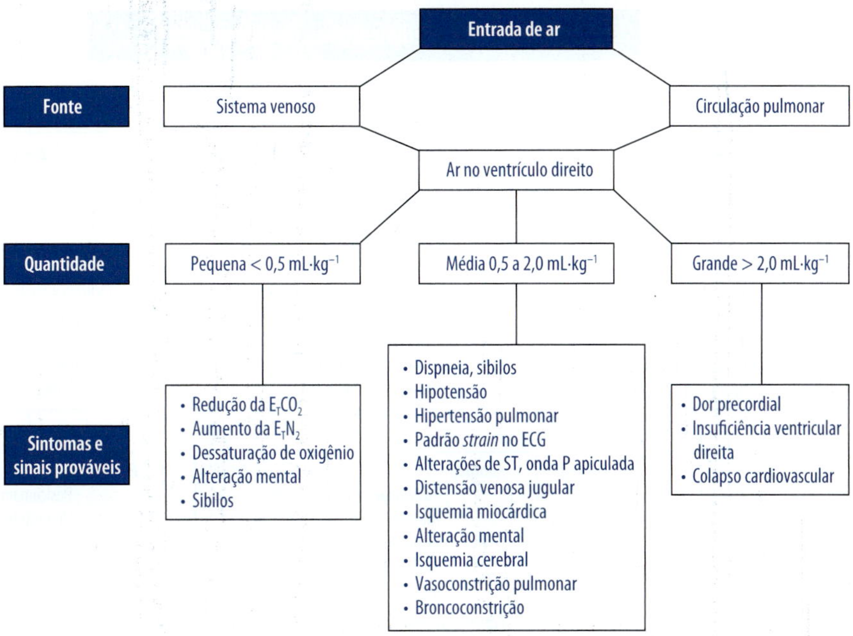


**FIGURA 80.2** Consequências da embolia aérea.
ECG, eletrocardiografia; $E_TCO_2$, dióxido de carbono ao final da expiração (do inglês *end-tidal* $CO_2$); $E_TN$, nitrogênio ao final da expiração (do inglês *end-tidal* $N_2$); padrão *strain* na ECG, depressão de ST e inversão da onda T a ECG.
*Fonte: Mirski e colaboradores.*[32]

tolerados, porém grandes volumes apresentam efeitos importantes predominantemente nos sistemas cardiovascular, pulmonar e cerebral Se um volume significativo de ar entrar no coração direito, tem-se queda abrupta do débito direito, resultando em rápido declínio da $E_TCO_2$, hipoxemia, taquicardia, alterações eletrocardiográficas (em particular arritmias) e aumento da pressão arterial pulmonar. Em pacientes acordados, tem-se dispneia aguda, tosse e dor torácica. Nos pacientes com forame oval patente, pode ocorrer embolia gasosa paradoxal afetando a circulação coronariana e cerebral.[32,33]

A ecocardiografia transesofágica e o Doppler precordial são os monitores mais sensíveis para o diagnóstico. Os sinais clínicos e eletrocardiográficos apresentam baixa sensibilidade.[32]

Ao se detectar uma embolia aérea, deve-se impedir a entrada adicional de ar na circulação instilando solução salina na ferida operatória, realizando compressão suave das veias jugulares externas e posicionando o paciente em Trendelenburg. A aplicação de PEEP em pacientes sob ventilação mecânica aumenta a pressão venosa e reduz a entrada adicional de ar.[32,33] Na **FIGURA 80.3** está descrito o risco durante diversos procedimentos, bem como a monitorização e o manejo indicados.[32,33]

## Pneumotórax

O pneumotórax representa o acúmulo de ar na cavidade pleural com colapso pulmonar secundário. Pode ocorrer secundariamente a trauma, punção de acesso venoso central (em especial via subclávia), bloqueio de plexo braquial, cirurgia cervical e torácica e barotrauma. Ocasionalmente pode ocorrer de maneira espontânea em pacientes com asma, DPOC, doença cística pulmonar congênita ou síndrome de Marfan.[34,35]

Durante a anestesia, a aplicação de altas pressões na ventilação mecânica pode levar a aumento da pressão inspiratória da via aérea e predispor ao barotrauma e pneumotórax. Indivíduos com asma e DPOC (principalmente se houver presença de bolhas enfisematosas) são os pacientes de maior risco.[34]

O pneumotórax reduz a ventilação do pulmão afetado de maneira significativa, resultando em retenção de dióxido de carbono, *shunt* e hipoxemia. O diagnóstico deve ser considerado em casos de taquicardia, hipotensão, hipoxemia, hipoventilação (ventilação espontânea) ou altas pressões de insuflação (ventilação mecânica). O exame pode evidenciar expansão pulmonar assimétrica, sibilos, aumento da pressão venosa central ou desvio mediastinal. A radiografia de tórax fornece o diagnóstico definitivo, mas o tratamento não deve ser postergado à espera do exame na presença de hipoxemia grave.[34]

A ventilação mecânica força o ar para dentro do espaço pleural e pode rapidamente aumentar o tamanho do pneumotórax. O pneumotórax hipertensivo intraoperatório é uma ocorrência grave, pois o incremento progressivo da pressão intratorácica decorrente do aprisionamento de ar entre as pleuras ocasiona colapso do pulmão afetado e desvio do mediastino para o lado contralateral, interferindo no retorno venoso.[34]

O tratamento consiste em administração de oxigênio a 100% usando baixas pressões de insuflação. O óxido nitroso deve ser interrompido, pois esse gás se difunde para cavidades preenchidas por ar mais rapidamente do que se difunde para fora, expandindo assim o pneumotórax. A presença de ar no espaço pleural pode ser confirmada pela aspiração cuidadosa através de uma cânula inserida na parede torácica ao nível do segundo espaço intercostal do hemitórax acometido, na linha hemiclavicular, ou no quinto espaço intercostal, na linha hemiaxilar. Se o pneumotórax for hipertensivo, a descompressão temporária com uma ou mais cânulas calibrosas pode salvar a vida. Os pacientes que estão em regime de ventilação mecânica com pressão positiva devem, obrigatoriamente, ser submetidos

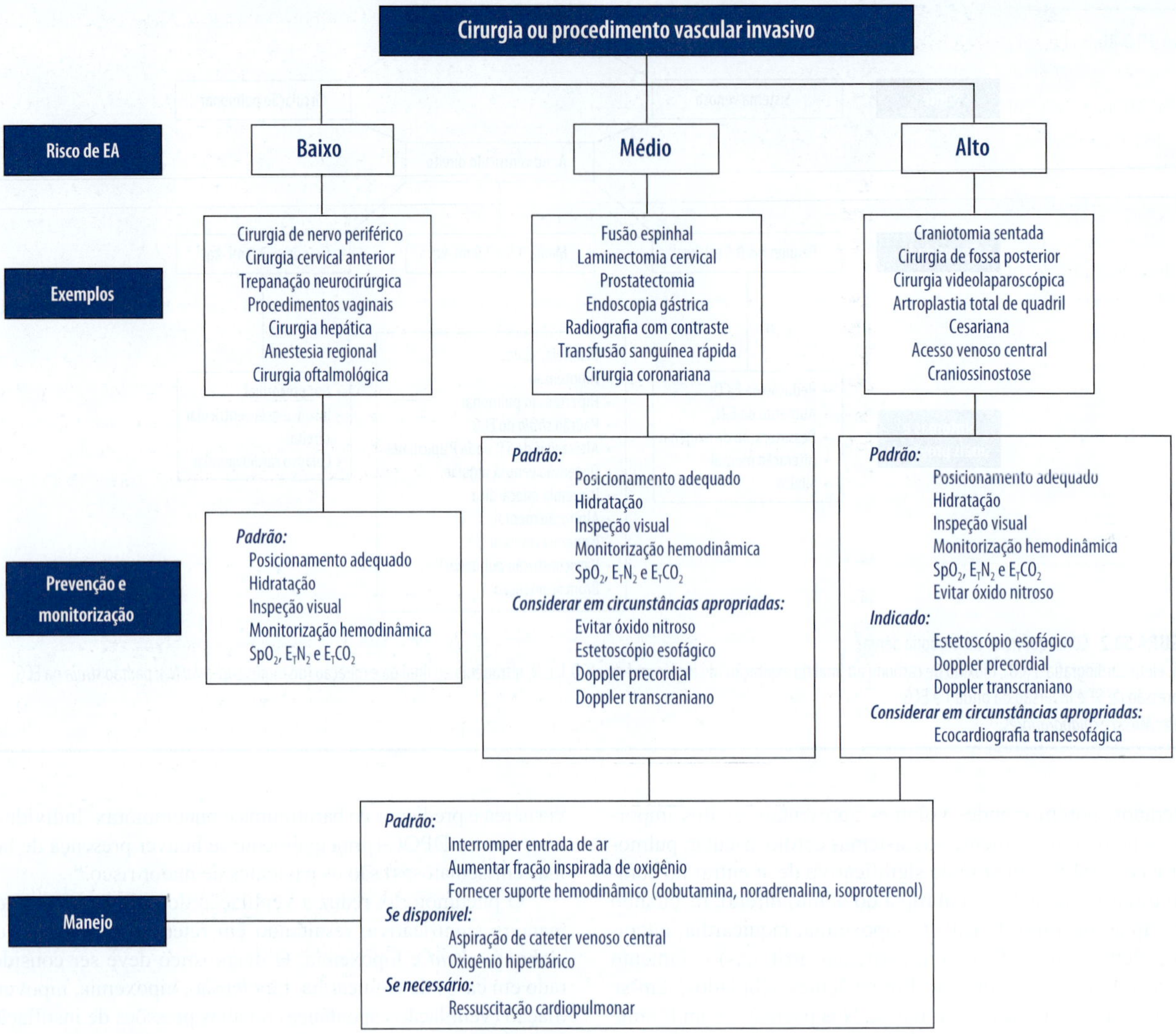


**FIGURA 80.3** Medidas preventivas, monitorização indicada e manejo da embolia aérea.
$E_TCO_2$, dióxido de carbono ao final da expiração (do inglês *end-tidal* $CO_2$); $E_TN_2$, nitrogênio ao final da expiração (do inglês *end-tidal* $N_2$).
*Fonte: Mirski e colaboradores.*[32]

à drenagem torácica em selo d'água, pelos riscos inerentes, nesses casos, da evolução para um quadro de pneumotórax hipertensivo com suas graves consequências.[35]

## Complicações cardíacas

A incidência dos eventos adversos cardíacos relaciona-se ao risco basal do paciente e ao risco do procedimento cirúrgico realizado. Pacientes com doença cardiovascular, incluindo aqueles com doença vascular periférica ou acidente vascular encefálico (AVE) prévio, apresentam maior risco de complicações cardíacas.[1]

### Hipertensão intraoperatória

A hipertensão intraoperatória pode ser definida como elevação da pressão arterial (PA) em 25% acima dos valores basais. A hipertensão sistólica está associada a taquicardia, e ambas aumentam o trabalho e a demanda metabólica do miocárdio, além de predisporem ao sangramento pós-operatório. Nos pacientes com doença arterial coronariana (DAC) ou com hipertrofia ventricular, o incremento dos níveis tensionais pode resultar em isquemia miocárdica ou infarto.

As causas mais comuns de hipertensão intraoperatória incluem analgesia inadequada ou anestesia superficial para o grau de manipulação cirúrgica. De qualquer forma, a presença de hipertensão deve levar à pronta exclusão do quadro de hipertermia maligna. O controle farmacológico da hipertensão arterial sistêmica (HAS) crônica é fundamental, já que reduz episódios de hipertensão intraoperatória não esperada. A HAS mal controlada associa-se a respostas vasculares exageradas durante a anestesia, com maior risco de arritmias e isquemia.

O estímulo cirúrgico causa aumento do tônus simpático, devendo ser antecipado pelo anestesiologista mediante administração de opioides de curta ação e aprofundamento do plano anestésico. Os eventos de maior estímulo cirúrgico incluem a laringoscopia, a incisão cirúrgica, a extubação traqueal e o clampeamento aórtico. Após a verificação do adequado plano

**QUADRO 80.5** Causas de hipertensão intraoperatória

- HAS crônica mal controlada
- Suspensão abrupta de medicações anti-hipertensivas (rebote)
- Analgesia inadequada
- Plano anestésico superficial
- Hipoxemia
- Manipulação de via aérea
- Hipercapnia
- Superdosagem de fármacos inotrópicos e vasopressores
- Clampeamento aórtico
- Feocromocitoma
- Hipertermia maligna

HAS, hipertensão arterial sistêmica.

*Fonte: Stoneham e Thompson.*[36]

anestésico, devem-se excluir outras causas potenciais (**QUADRO 80.5**). Se nenhuma causa patológica for identificada, os anti-hipertensivos podem ser indicados, porém é preciso levar em conta o efeito inotrópico negativo e vasodilatador adicional dos fármacos anestésicos em uso.[36,37]

## Hipotensão

Existem evidências de que os eventos miocárdicos adversos estão associados aos episódios prolongados de hipotensão perioperatória. A hipotensão intraoperatória é definida como uma queda maior que 25% dos valores basais da PA. A queda sustentada dos níveis pressóricos pode levar a comprometimento da perfusão e oxigenação de órgãos vitais. Durante a anestesia, a taxa de metabolismo cerebral e miocárdico é reduzida significativamente, e a hipotensão tem menor chance de causar dano nesses órgãos do que seria esperado em um paciente consciente. Entretanto, pacientes com aterosclerose apresentam comprometimento do suprimento arterial, e a hipotensão, mesmo por períodos curtos, pode resultar em dano.[38,39] As principais causas de hipotensão perioperatória estão listadas no **QUADRO 80.6**.

A maioria dos agentes anestésicos causa vasodilatação, e a ocorrência de hipotensão é muito frequente, sobremaneira antes do início do estímulo cirúrgico. A redução do tônus vasomotor associada à hipovolemia relativa (p. ex., hemorragia) é a causa mais comum. A pressão arterial média (PAM) de 50 mmHg ou menos é potencialmente lesiva mesmo em indivíduos saudáveis. Os pacientes com menor tolerância aos episódios hipotensivos são os hipertensos mal controlados, com aterosclerose ou que apresentam reserva cardíaca ruim. O efeito depressor dos anestésicos é previsível, motivo pelo qual devem ser usados com cautela.[38,39]

O tratamento envolve a administração de fluidos intravenosos e vasopressores (efedrina, 5 mg, e metaraminol, 0,5-1 mg). A hipotensão não responsiva à reposição de volume e aos vasopressores requer investigação adicional. O algoritmo da **FIGURA 80.4** pode ser usado como guia para a abordagem diagnóstica e terapêutica da hipotensão perioperatória. A isquemia miocárdica deve ser excluída, bem como outras causas (p. ex., arritmias, anafilaxia, hemorragia oculta ou condições que requerem tratamento específico, como pneumotórax e tamponamento cardíaco).[40]

## Isquemia miocárdica

Complicações cardíacas como morte, infarto agudo do miocárdio (IAM), insuficiência cardíaca ou taquicardia ventricular ocorrem em 5% dos pacientes acima de 45 anos submetidos a cirurgia não cardíaca. De todas elas, o IAM é a complicação mais

**QUADRO 80.6** Etiologia da hipotensão

| Frequência cardíaca | Pré-carga | Pós-carga | Contratilidade |
|---|---|---|---|
| **Baixa**<br>• Agentes voláteis<br>• Opioides<br>• β-bloqueadores<br>• Bloqueadores do canal de cálcio<br>• Digitálicos<br>• Inibidores da acetilcolinesterase<br>• Defeitos condutivos intrínsecos<br>• Tônus vagal excessivo<br>**Alta**<br>• Fibrilação atrial<br>• *Flutter* atrial<br>• Taquicardia ventricular | • Volume intravascular inadequado<br>• Sangramento excessivo<br>• Vasodilatação excessiva<br>• Tamponamento pericárdico<br>• Pneumotórax<br>• Êmbolos (p. ex., trombos)<br>• Estenose tricúspide, pulmonar ou mitral<br>• Hipoproteinemia | **Baixa resistência vascular sistêmica**<br>• Vasodilatação induzida por fármacos<br>• Anafilaxia<br>• Sepse<br>• Anemia<br>• Insuficiência hepática/malformações arteriovenosas<br>• Choque neurogênico (medular)<br>• Obstrução mecânica<br>• Miocardiopatia hipertrófica obstrutiva<br>• Movimento anterior sistólico da valva mitral | • Miocardiopatia não isquêmica<br>• Isquemia miocárdica<br>• Infarto ventricular esquerdo<br>• Infarto ventricular direito<br>• Disfunção valvar<br>• Anestésicos voláteis |

Nota: essas etiologias também podem ser separadas de acordo com os efeitos em cada um dos parâmetros fisiológicos determinantes da pressão arterial: frequência cardíaca, volume sistólico e resistência vascular sistêmica, embora existam algumas exceções. Por exemplo, fibrilação atrial e *flutter* atrial com resposta ventricular rápida poderiam afetar adversamente a pré-carga (enchimento ventricular) e a pressão arterial, apesar da frequência cardíaca alta.

*Fonte: Singh e Antognini.*[39]

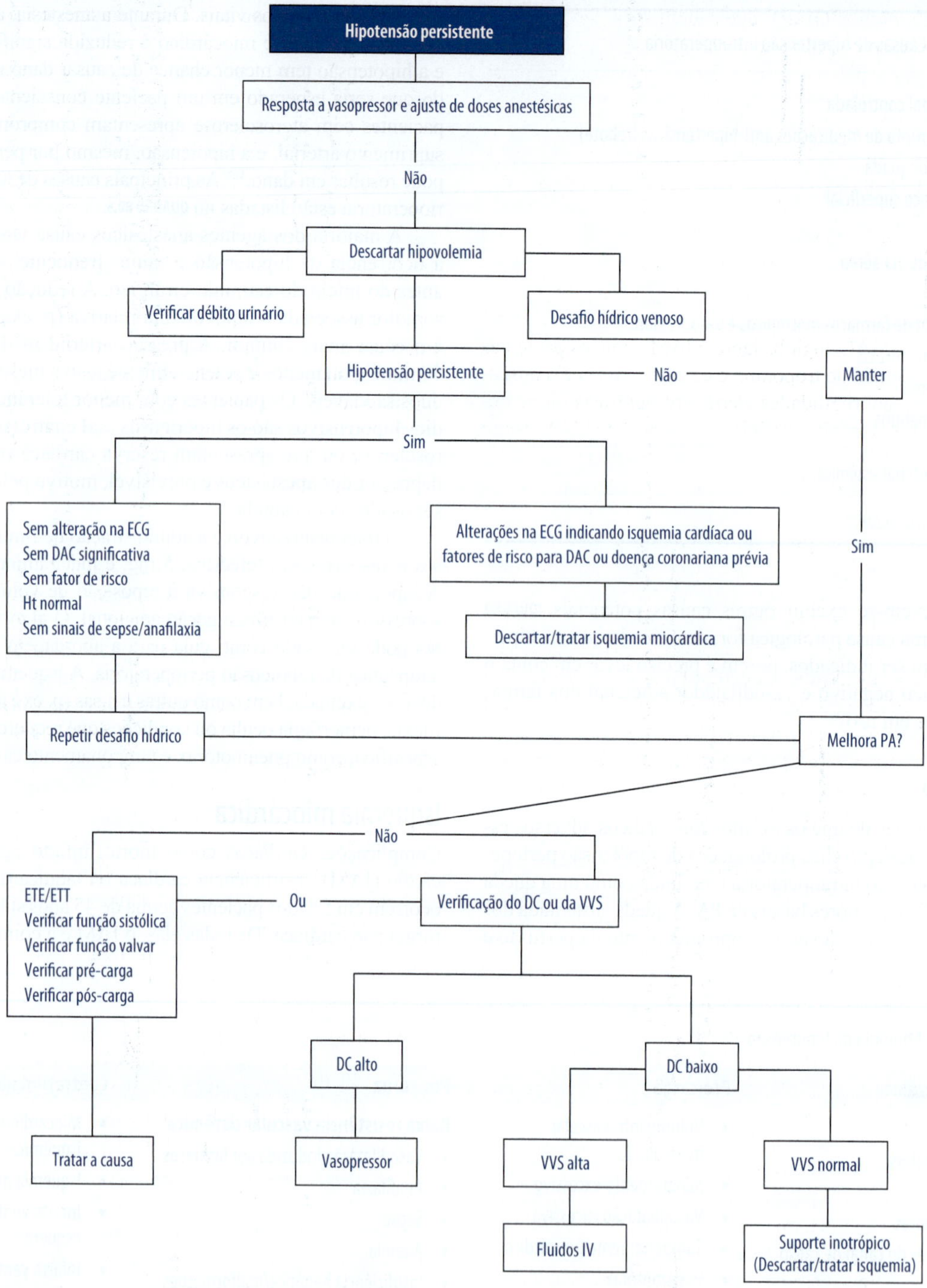


**FIGURA 80.4** Abordagem diagnóstica e terapêutica da hipotensão perioperatória persistente. A isquemia miocárdica deve ser excluída em pacientes que apresentam múltiplos fatores de risco cardíaco. A ecocardiografia transesofágica é um ótimo recurso diagnóstico quando disponível.
DAC, doença arterial coronariana; DC, débito cardíaco; ECG, eletrocardiografia; ETE, ecocardiografia transesofágica; ETT, ecocardiografia transtorácica; Ht, hematócrito; IV, intravenoso; PA, pressão arterial; VVS, variação do volume sistólico.
*Fonte: Singh e Antognini.*[39]

comum, sendo caracterizado por um evento isquêmico que resulta em necrose miocárdica.[40] No cenário da cirurgia não cardíaca, o IAM é diagnosticado pela elevação de biomarcadores cardíacos (geralmente a troponina) associada a pelo menos um dos seguintes: sintomas isquêmicos, novas alterações eletrocardiográficas no segmento ST ou na onda T, desenvolvimento de novo bloqueio de ramo esquerdo ou desenvolvimento de ondas Q patológicas, exame de imagem evidenciando perda de miocárdio viável ou novas anormalidades de parede miocárdica e identificação de trombose coronariana (angiografia).[41]

Um dos maiores ensaios clínicos randomizados já publicados sobre a incidência de IAM perioperatório é o *Perioperative*

*Ischemic Evaluation* (POISE), que reuniu mais de 8 mil pacientes. Esse estudo comparou o uso de β-bloqueadores no perioperatório contra placebo em pacientes com risco cardíaco elevado que foram submetidos a cirurgia não cardíaca. A incidência de IAM no POISE foi de 5% em 30 dias (4,2% no grupo β-bloqueador e 5,7% no grupo placebo), sendo que a maioria desses eventos (75%) ocorreu nas primeiras 48 horas pós-operatórias.[42]

A **lesão miocárdica após cirurgia não cardíaca** (LMAC) representa um conceito mais amplo do que o IAM, sendo definida como uma lesão miocárdica de origem isquêmica que resulta em necrose celular dentro de 30 dias após uma cirurgia não cardíaca. A LMAC engloba tanto o IAM como os pacientes com elevação isolada de troponina e caracteriza-se pela ausência de sintomas, anormalidades eletrocardiográficas ou de outro critério que contemple a definição universal de IAM. Para o diagnóstico de LMAC, devem-se excluir causas não isquêmicas de aumento de troponina (p. ex., TEP, sepse, cardioversão elétrica).[41]

A ferramenta atual mais utilizada para a estratificação de risco pré-operatório pela American Heart Association/American College of Cardiology (AHA/ACC) é o escore cardíaco de Goldman revisado.[43] Esse índice inclui cirurgia de alto risco, história de cardiopatia isquêmica, insuficiência cardíaca congestiva (ICC), doença cerebrovascular, diabetes melito insulinodependente e creatinina pré-operatória maior que 2 $mg{\cdot}dL^{-1}$. Outros preditores foram obtidos pelo estudo *Coronary Artery Revascularization Prophylaxis* (CARP), que analisou o risco cardiovascular em pacientes submetidos a procedimentos vasculares eletivos. Idade maior que 70 anos, cirurgia aórtica abdominal, diabetes melito, angina e alterações de base no segmento ST estiveram associados de maneira significativa ao desenvolvimento de IAM.[44] Infelizmente, essas ferramentas permitem apenas a identificação de pacientes de baixo risco nos quais é improvável que alguma complicação cardiovascular aconteça, além de apresentarem falhas na identificação de quais pacientes têm de fato mais probabilidade de sofrer complicações cardiovasculares perioperatórias.[45]

Na maioria dos estudos, o IAM é diagnosticado em uma frequência muito menor (1-5%) do que a LMAC. O motivo provavelmente consiste no fato de que os pacientes no período pós-operatório estão recebendo analgésicos que mascaram os sintomas isquêmicos. O estudo Vascular Events in Non-Cardiac Surgery Patients Cohort Evaluation (VISION) representa uma coorte prospectiva que incluiu uma amostra de 15.065 pacientes com idade maior ou igual a 45 anos que foram submetidos a procedimentos não cardíacos e que tiveram sua troponina medida no pós-operatório. Do total de pacientes, 1.200 (8%) apresentaram LMAC, e, destes, 41,8% preencheram critérios para IAM.[46]

O marcador mais sensível para lesão miocárdica é a elevação da troponina. A AHA/ACC recomenda a solicitação de troponina no período pós-operatório imediato de cirurgia não cardíaca na presença de alterações eletrocardiográficas e de sintomas como dor precordial (classe I, nível de evidência C) e fornece uma recomendação fraca para a solicitação de troponina em pacientes estáveis que foram submetidos a procedimentos vasculares ou de risco intermediário-alto (classe IIb, nível de evidência C). Entretanto, os estudos atuais indicam que essa recomendação precisa ser revista.[46]

As troponinas cardíacas são altamente específicas para lesão miocárdica isquêmica, sendo que apenas 4 a 6% do aumento de troponina está relacionado a outras causas. No estudo VISION,[46] verificou-se que a elevação de troponina relaciona-se fortemente com o aumento de mortalidade. A elevação de troponina foi o maior preditor independente de mortalidade em 30 dias.[46] Além disso, a elevação de troponina associa-se de forma independente com o aumento de mortalidade também a longo prazo.

As alterações eletrocardiográficas aumentam a mortalidade pós-operatória apenas se ocorrerem ao mesmo tempo em que a elevação de troponina. A inversão de onda T, contudo, não parece ser um fator prognóstico importante de mortalidade pós-operatória.[47] No estudo VISION, três novas alterações eletrocardiográficas simultâneas à elevação de troponina repercutiram em aumento da mortalidade em 30 dias: novo bloqueio de ramo esquerdo, elevação do segmento ST e alterações isquêmicas de parede anterior.[46] A maioria das alterações eletrocardiográficas ocorre no primeiro dia pós-operatório, e, como em um terço dos pacientes essas alterações resolvem-se espontaneamente até a alta hospitalar, é importante fazer a busca ativa precoce.

No período pós-operatório é difícil identificar os pacientes com lesão miocárdica, pois a maior parte dos aumentos de níveis de troponina é assintomática.[48] Apenas 14% (intervalo de confiança [IC] 95% 3-28%) dos pacientes cirúrgicos se apresentam com dor precordial, e 65,3% dos pacientes são totalmente assintomáticos.[40] Desse modo, a maioria dos pacientes com elevação de troponina não será identificada se a procura for baseada na presença de sintomas ou de alterações eletrocardiográficas.[41]

A recomendação atual indica que a coleta rotineira de troponina pós-operatória após cirurgia não cardíaca deve ser feita em pacientes de alto risco. O principal preditor independente de risco cardiovascular parece ser a extensão da elevação da troponina, e não a presença de sintomas clínicos isquêmicos associados.[46,49] Deve-se obter um ECG em todos que tiverem elevação de troponina. Um dos desafios é que a maioria dos pacientes não possui valores basais de troponina prévios à cirurgia para comparação, e um aumento encontrado poderia representar uma elevação crônica. Dessa forma, sem a comprovação de um valor de base normal da troponina, torna-se mais difícil valorizar as elevações isoladas no pós-operatório. O ideal que é esses pacientes sejam identificados no pré-operatório e que ou realizem medida prévia à cirurgia ou tenham amostra de sangue coletada para que o exame seja feito caso o valor pós-operatório esteja elevado. Sugere-se o rastreamento avaliando a troponina de base pré-operatória e uma medida em 6 e 12 horas e nos dias 1, 2 e 3 após a cirurgia em pacientes de alto risco.[41,47,50]

## Tratamento do infarto agudo do miocárdio pós-operatório

O manejo ideal dos pacientes com IAM pós-operatório ainda não está definido, mas o cuidado deve ser individualizado e baseado no provável mecanismo fisiopatológico de cada caso, nos riscos do tratamento, nas informações provenientes da estratificação pré-operatória e nas comorbidades do paciente. Se possível, devem-se iniciar ácido acetilsalicílico (AAS) e estatinas. A evidência de benefício do AAS é proveniente de um subestudo observacional derivado do POISE em que o uso de AAS e estatina esteve associado a uma redução da mortalidade em 30 dias nos pacientes que sofreram IAM. Deve-se realizar monitorização eletrocardiográfica contínua por pelo menos 24 horas.[50]

Os pacientes com **IAM com supradesnivelamento de segmento ST** (IAMCSST) apresentam alto risco de morte se não forem tratados de acordo com os cuidados padronizados para essa condição, que incluem a terapia de reperfusão coronariana. Na maioria dos casos, a terapia fibrinolítica não está indicada. A intervenção percutânea coronariana de urgência costuma ser realizada. Além do AAS e da estatina, um inibidor P2Y12 (ticlopidina ou clopidogrel) é adicionado assim que se decide implantar o *stent*. Mesmo para pacientes que não são candidatos à terapia de reperfusão, indica-se terapia dupla plaquetária por um ano e uso de β-bloqueador. O momento e a dose de início do β-bloqueador devem levar em conta o risco de hipotensão pós-operatória.[50]

A fisiopatologia do **IAM sem supradesnivelamento de ST** (IAMSSST) não está bem elucidada. Alguns pacientes podem manifestar ruptura de placa, enquanto outros podem apresentar desequilíbrio entre o suprimento e a demanda miocárdica. Indica-se início de estatina e de AAS se o risco de sangramento cirúrgico o permitir. A indicação de β-bloqueador é controversa e – se indicada – é preferível iniciá-lo em 48 a 72 horas pós-operatoriamente para evitar hipotensão. Pacientes com instabilidade hemodinâmica ou com isquemia recorrente devem ser encaminhados para angioplastia coronariana precoce. Em pacientes estáveis, deve-se realizar estratificação de risco pós-operatória.[41,50]

Ainda não existe consenso sobre o tratamento adequado da **lesão miocárdica após cirurgia não cardíaca**. Esses pacientes tendem a apresentar DAC difusa em vez de uma obstrução fixa localizada. O estudo POISE observou que a prescrição de AAS e estatinas associa-se à proteção cardiovascular em pacientes que já tiveram eventos cardiovasculares, e, assim, extrapola-se tal informação para esses pacientes. A identificação de tais pacientes representa uma oportunidade de otimizar o tratamento, já que se sabe que de um a dois terços dos pacientes com aumento de troponina não usavam essas medicações.[41,50] Na **FIGURA 80.5** está descrito o fluxograma de manejo dos pacientes com LMAC.

## Distúrbios do ritmo cardíaco

A *bradicardia* perioperatória em geral é definida como uma frequência cardíaca menor que 60 batimentos por minuto (bpm) e costuma ser responsiva a terapia farmacológica ou marca-passo temporário. É comum a ocorrência de redução da frequência cardíaca durante a anestesia devido à diminuição do impulso eferente causada pelos agentes anestésicos e pelo efeito parassimpatomimético dos opioides. A manipulação cirúrgica, como a tração ocular, cervical ou do peritônio, pode produzir bradicardia reflexa e eventualmente parada sinusal. A succinilcolina pode produzir bradicardia, sobretudo se em doses repetidas. Embora pacientes jovens saudáveis tolerem frequências tão baixas quanto 30 bpm sem que se verifique lesão de órgãos, o risco de assistolia obriga a maioria dos anestesiologistas a iniciar o tratamento a partir de uma frequência de 40 bpm.

A bradicardia torna-se significativa principalmente se associada à hipotensão. É em geral tratada por agentes anticolinérgicos como a atropina ou por vasopressores como a efedrina. A administração profilática de atropina pode ser realizada em procedimentos com alto risco de bradicardia, como a cirurgia oftalmológica.[40,51]

Durante a anestesia, a **taquicardia** pode ser definida como uma frequência maior que 100 bpm. A taquicardia é um sinal

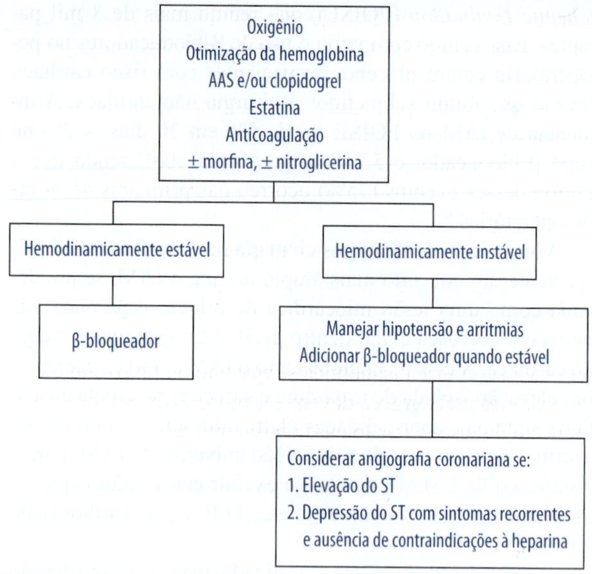


**FIGURA 80.5** Fluxograma proposto para o manejo de pacientes com lesão miocárdica após cirurgia não cardíaca.
AAS, ácido acetilsalicílico.
*Fonte: Khan e colaboradores.*[41]

normal de aumento do tônus simpático, sendo observada em algum momento na maior parte dos pacientes ao longo do perioperatório. O tônus simpático pode ser aumentado por hipoxemia, hipercapnia, anestesia ou analgesia inadequadas, hipovolemia, hipotensão ou estímulo cirúrgico intenso; por outras patologias (febre, sepse, queimaduras, hipertireoidismo, hipertermia maligna); ou pela administração de agentes vagolíticos (atropina, pancurônio) e fármacos simpatomiméticos (efedrina, adrenalina). A taquicardia associa-se ao incremento da demanda metabólica e pode precipitar isquemia em pacientes com DAC. A causa deve ser determinada para que o manejo adequado seja realizado. Podem-se utilizar β-bloqueadores para o controle da frequência, dando-se preferência aos agentes de meia-vida curta e infusão contínua como o esmolol.[51,52]

As **arritmias** perioperatórias são eventos com incidência que varia de 4 a 20% dependendo do tipo de cirurgia. Em procedimentos cardíacos ou torácicos, a incidência é ainda maior. A otimização pré-operatória de comorbidades como a DAC e a HAS pode reduzir a ocorrência.[52] O pós-operatório imediato é um momento dinâmico e associado a diversas condições que predispõem ao desenvolvimento de arritmias, como elevação das catecolaminas circulantes, flutuação do volume intravascular, alteração nos sistemas simpático e parassimpático, anormalidades metabólicas e eletrolíticas e aumento de mediadores inflamatórios.[52]

A correção do fator precipitante, como distúrbios hidreletrolíticos, e das alterações acidobásicas, na maioria dos casos, corresponde ao único tratamento necessário. Hipoxemia, hipotensão, analgesia inadequada e plano anestésico superficial são causas potenciais. Se a arritmia persistir ou caso haja redução significativa do débito cardíaco, isquemia cardíaca associada ou se o ritmo predispuser à taquicardia ventricular (TV) ou à fibrilação ventricular (FV), estão indicadas intervenção com agentes antiarrítmicos específicos ou cardioversão elétrica. O potássio sérico deve ser medido especialmente se arritmias ventriculares estiverem presentes. Situações com ausência de pulso, TV ou FV devem ser tratadas como parada cardiocirculatória.[51]

Os batimentos prematuros ventriculares são comuns em pacientes saudáveis e podem estar presentes no perioperatório. Quando associados à frequência atrial lenta (batimentos de escape), ao se aumentar a frequência sinusal com fármacos anticolinérgicos, elimina-se a arritmia. Em outras situações, a causa subjacente deve ser resolvida antes de se optar pela administração de medicação antiarrítmica, já que as contrações prematuras ventriculares raramente evoluem para arritmias mais graves, a menos que sejam multifocais, muito frequentes ou que exista doença isquêmica subjacente ou hipoxemia. Outras arritmias mais graves devem ser tratadas de acordo com o algoritmo de ressuscitação cardiopulmonar.[52,53]

A taquicardia supraventricular (TSV) sustentada pode ser definida como uma aceleração sustentada do ritmo cardíaco não sinusal que tem origem acima do nó atrioventricular e pode ocorrer em qualquer momento do perioperatório em pacientes suscetíveis como aqueles com síndrome de Wolff-Parkinson-White ou outras condições com pré-excitação. Os fármacos antiarrítmicos devem ser usados somente após a exclusão da etiologia causadora. Deve-se avaliar a presença de instabilidade hemodinâmica, alteração do nível de consciência e dor torácica. Nesses casos, a cardioversão elétrica está indicada. Tentativas de aumento do tônus vagal, como compressão carotídea ou massagem de globo ocular, podem ser suficientes nos pacientes estáveis; do contrário, a adenosina é o fármaco de escolha para a TSV (6 mg, IV, em bólus rápido, podendo haver repetição de dose de 12 mg). Muitos dos pacientes que desenvolvem TSV no perioperatório permanecem estáveis e não precisam de cardioversão elétrica. A adenosina está contraindicada em pacientes com asma ou bloqueio atrioventricular de condução.[51]

O *flutter* atrial ou fibrilação atrial (FA) pode ser observado durante a anestesia em pacientes que já possuem arritmia ou apresentar-se como uma nova arritmia. A presença de FA pós-operatoriamente associa-se a aumento da morbidade, do tempo de internação e dos custos hospitalares, além de predispor a AVE e a internação em unidade de tratamento intensivo (UTI). A resposta ventricular rápida pode resultar em comprometimento hemodinâmico. Na maioria dos pacientes, a resolução do fator precipitante é suficiente, porém, nos pacientes com FA persistente, deve-se controlar a frequência cardíaca.

Os pacientes hemodinamicamente instáveis devem receber cardioversão elétrica ou farmacológica. A amiodarona pode ser usada para a cardioversão farmacológica, e a digoxina, o metoprolol ou o diltiazem para o controle de frequência. Se DAC estiver presente, o β-bloqueador pode ser a escolha. Uma frequência cardíaca entre 80 e 100 é o alvo. A maior parte das recomendações concorda em instituir a anticoagulação se a FA persistir por mais de 48 horas. Para tanto, deve-se estimar o risco tromboembólico mediante risco de sangramento pós-operatório.[52,53]

## Complicações renais

O termo lesão renal aguda (LRA) é utilizado para descrever a rápida deterioração (horas-dias) da função renal, levando ao acúmulo de produtos do metabolismo, como a ureia e a creatinina. A LRA perioperatória associa-se a elevada morbimortalidade e risco para doença renal crônica (DRC). A incidência e a prevalência dependem dos critérios adotados para o diagnóstico (**QUADRO 80.7**).

**QUADRO 80.7** Comparação das três classificações da lesão renal aguda: RIFLE, AKIN e KDIGO

| Critérios | RIFLE<br>7 dias | AKIN<br>48 horas | KDIGO |
|---|---|---|---|
| Estágio | **Risco**<br>Aumento de 1,5 vez na Cr ou TFG reduzida > 25%<br>*ou*<br>Débito urinário < 0,5 mL·kg$^{-1}$·h$^{-1}$ por 6 h | **Estágio 1**<br>Aumento de 1,5 a 2 vezes na Cr ou aumento de Cr ≥ 0,3 mg·dL$^{-1}$<br>*ou*<br>Débito urinário < 0,5 mL·kg$^{-1}$·h$^{-1}$ por > 6 h | **Estágio 1**<br>Aumento de 1,5 a 1,9 vez na Cr (ocorrido nos últimos 7 dias) ou aumento de Cr ≥ 0,3 mg·dL$^{-1}$ dentro de 48 h<br>*ou*<br>Débito urinário < 0,5 mL·kg$^{-1}$·h$^{-1}$ por 6 a 12 h |
| | **Lesão**<br>Aumento de 2 vezes na Cr ou redução da TFG > 50%<br>*ou*<br>Débito urinário < 0,5 mL·kg$^{-1}$·h$^{-1}$ por 12 h | **Estágio 2**<br>Aumento de 2 a 3 vezes na Cr<br>*ou*<br>Débito urinário < 0,5 mL·kg$^{-1}$·h$^{-1}$ por > 12 h | **Estágio 2**<br>Aumento de 2 a 2,9 vezes na Cr<br>*ou*<br>Débito urinário < 0,5 mL·kg$^{-1}$·h$^{-1}$ por ≥ 12 h |
| | **Falência**<br>Aumento de 3 vezes na Cr ou redução da TFG > 75% ou Cr ≥ 4 mg·dL$^{-1}$ quando há aumento agudo da Cr (> 0,5 mg·dL$^{-1}$)<br>*ou*<br>Débito urinário < 0,3 mL·kg$^{-1}$·h$^{-1}$ por 24 h ou anúria por 12 h | **Estágio 3**<br>Aumento de 3 vezes ou mais na Cr ou Cr ≥ 4 mg·dL$^{-1}$ quando há aumento agudo da Cr (≥ 0,5 mg·dL$^{-1}$)<br>*ou*<br>Débito urinário < 0,3 mL·kg$^{-1}$·h$^{-1}$ por > 24 h ou anúria por 12 h | **Estágio 3**<br>Aumento de 3 vezes na Cr ou Cr ≥ 4 mg·dL$^{-1}$, ou início de terapaia de substituição renal ou, TFG < 35 mL·min$^{-1}$ em pacientes < 18 anos<br>*ou*<br>Débito urinário < 0,3 mL·kg$^{-1}$·h$^{-1}$ por período ≥ 24 h ou anúria por ≥12 h |

AKIN, Acute Kidney Injury Network; Cr, creatinina; KDIGO, Kidney Disease: Improving Global Outcomes; RIFLE, *risk, injury, failure, loss of kidney function, end-stage renal failure*; TFG, taxa de filtração glomerular.

Os critérios de RIFLE (do inglês *risk, injury, failure, loss of kidney funcion, end-stage renal failure*) foram publicados em 2004, sendo modificados em 2007 para AKIN (do inglês *acute kidney injury network*). A mais recente e atualizada classificação é de 2012, a KDIGO (do inglês *kidney disease: improving global outcome*). Mesmo assim, essas classificações apresentam limitações, em particular no perioperatório, pois os valores de creatinina elevam-se mais tarde no curso da doença, e no momento do diagnóstico, a LRA já está completamente instalada. A LRA ocorre em 2 a 18% dos pacientes internados e, em 22 a 57% dos pacientes admitidos em UTI.[54,55] A LRA perioperatória é um fator maior para o desenvolvimento de sepse, anemia, coagulopatia e necessidade de ventilação mecânica.

O débito urinário intraopeatório raramente responde à administração de fluidos, e tal parâmetro parece não ser relevante para o diagnóstico de LRA nesse período.[54,55] A LRA pode ser causada por uma série de mecanismos, mas os dois principais são hipoperfusão e inflamação. Os rins são capazes de manter o fluxo sanguíneo renal (FSR) mesmo durante estados de hipoperfusão e queda da PAM; porém, se esse quadro de hipoperfusão não for corrigido em tempo, o FSR sofrerá redução devido à vasoconstrição das arteríolas eferentes e aferentes renais. A inflamação sistêmica potencializa a lesão.[54]

Na **FIGURA 80.6** estão descritas as etiologias da LRA perioperatória. Pacientes em risco elevado são aqueles com DRC, síndrome metabólica, diabetes melito, doença hepática e biliar, sepse, descompensação da ICC, DPOC, estado clínico ruim, distúrbios de coagulação, tabagistas, submetidos a procedimentos de urgência, procedimentos vasculares maiores, procedimentos cardíacos com circulação extracorpórea, aumento de pressão intra-abdominal, procedimentos de grande porte e uso de contrastes iodados.[54,55]

O objetivo intraoperatório é prevenir a hipoperfusão e hipóxia renal, bem como o desenvolvimento de LRA. Uma vez que não é possível realizar medida direta da hipóxia tecidual, medidas indiretas, como a PAM, a variabilidade da frequência cardíaca e concentrações de lactato, são usadas. Na UTI, a PAM deve ser mantida acima de 60 a 65 mmHg (maior que 75 mmHg em pacientes com DRC). Os valores recomendados no intraoperatório não são tão claros, embora uma metanálise tenha observado que a otimização hemodinâmica diminui a LRA pós-operatória.[56] Até o momento, nenhum fármaco foi capaz de prevenir a LRA. Corrigir a hipovolemia é um alvo importante.

A reposição hídrica com grandes volumes de solução salina a 0,9% promove acidose hiperclorêmica, redução do FSR e LRA, devendo-se dar preferência às soluções balanceadas. A associação de coloides à LRA é controversa: alguns estudos identificaram aumento de LRA e terapia de reposição renal em pacientes criticamente enfermos que receberam amidos em vez de cristaloides.[57,58] Menos se sabe sobre os pacientes cirúrgicos no perioperatório, mas, de modo geral, deve-se evitar o uso intraoperatório de amidos em pacientes com risco de LRA ou com LRA.

A oligúria intraoperatória pode não indicar o estado renal nem prever o desenvolvimento de LRA. Estudos com hidratação liberal têm demonstrado piores desfechos perioperatórios e, dessa forma, a recomendação tradicional de manutenção de um débito urinário de 0,5 $mL \cdot kg^{-1} \cdot h^{-1}$ deve ser reconsiderada. Os diuréticos não estão recomendados a menos que haja sobrecarga hídrica. Baixas doses de dopamina não têm benefício no tratamento da LRA, e esse vasopressor, quando comparado com a noradrenalina, apresenta maiores efeitos adversos.[55,56]

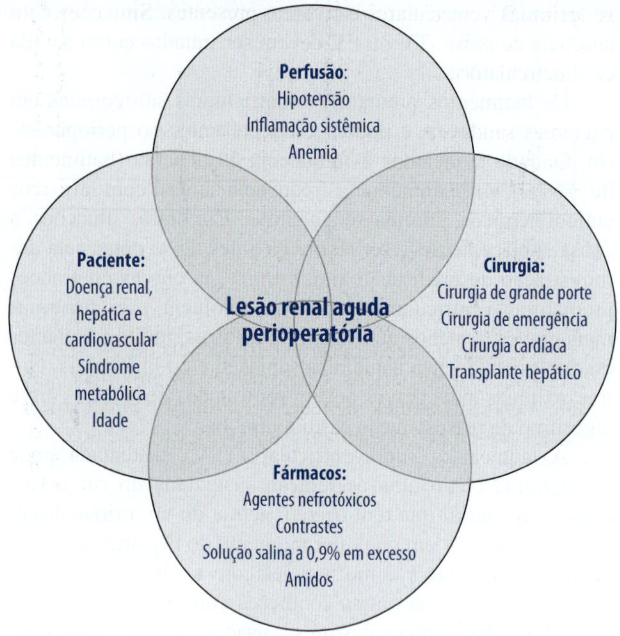


**FIGURA 80.6** Fatores contribuintes para a lesão renal aguda perioperatória. *Fonte: Goren e Matot.*[55]

## Complicações neurológicas após bloqueios anestésicos

Complicações neurológicas associadas à anestesia regional são extremamente raras. A incidência das lesões nervosas periféricas (LNPs) permanentes não sofreu alteração nos últimos anos, apesar da introdução do uso da ultrassonografia (US). Houve aumento na incidência de complicações catastróficas relacionadas à anestesia neuroaxial e aos procedimentos intervencionistas para dor. Esses dados podem refletir a melhoria das notificações das complicações[58] ou ilustrar o incremento da realização de bloqueios em pacientes cada vez mais doentes e idosos. A incidência de lesão após bloqueio neuroaxial é muito rara, mas, em geral, cursa com sequelas permanentes. Ao contrário, os sintomas neurológicos transitórios precoces (SNTPs) são comuns após os bloqueios periféricos, porém raramente resultam em dano a longo prazo ou permanentes.[59]

### Incidência de lesões neuroaxiais

Embora sejam extremamente raras, quando ocorrem, essas lesões costumam resultar em sequelas importantes. Do ponto de vista médico-legal, os hematomas espinhais costumam cursar com sequelas permanentes e são os eventos que mais frequentemente levam a litígio. Por outro lado, as complicações infecciosas costumam cursar com recuperação parcial.

A incidência de lesão após anestesia neuroaxial varia muito, tornando-se difícil criar um prognóstico de risco geral para a lesão. Estudos mostram uma incidência de 1:200.000 em pacientes jovens obstétricas, de 1:22.000 em mulheres idosas submetidas a artroplastia de quadril e de 1:3.600 para artroplastia de joelho. As complicações infecciosas aumentam nos pacientes imunocomprometidos, com uso de cateter peridural por período prolongado, na falta de utilização de máscara cirúrgica pelo anestesiologista executor e quando há quebra do protocolo asséptico. O bloqueio peridural apresenta maior risco de hematoma do que a raquianestesia, e o risco cresce com a presença de coagulopatias, o avanço da idade e no sexo feminino. Além disso, a estenose de canal medular ou o déficit neurológico prévio podem piorar na presença de hematoma neuroaxial ou infecção. O risco é menor para pacientes obstétricas e maior para pacientes ortopédicos.[58,59]

## Incidência da lesão nervosa periférica

Assim como no caso das lesões neuroaxiais, a incidência relatada na literatura das lesões periféricas é muito variável. A lesão nervosa permanente ocorre na frequência de 2 a 4 a cada 10 mil bloqueios periféricos. Como os nervos proximais apresentam menor quantidade de tecido conjuntivo, parece que os bloqueios proximais apresentam risco maior de lesão do que os distais.[60,61] Os SNTPs são muito frequentes nos primeiros dias após bloqueio de nervo periférico e em geral se resolvem no período de meses.[61]

## Complicações neurológicas em cirurgias ortopédicas eletivas

Ter conhecimento das causas, da localização e da frequência das lesões nervosas associadas a cirurgia ortopédica eletiva pode ajudar o anestesiologista no diagnóstico e tratamento da lesão nervosa perioperatória. A diferenciação entre os fatores anestésicos, cirúrgicos e do paciente costuma ser difícil. No diagnóstico diferencial, é necessário observar que o uso prolongado de torniquetes (> 120 minutos) associa-se a lesão nervosa e apresenta-se em geral como perda sensitiva difusa. Deve-se considerar postergar o bloqueio regional caso a avaliação da função nervosa seja importante para o cirurgião no pós-operatório imediato.[2,58]

Assim como a maioria das lesões associadas a anestesia, a maior parte das lesões associadas aos procedimentos ortopédicos é transitória. Muitas das lesões resultam de trauma nervoso direto, posicionamento, retração ou compressão por hematomas ou torniquetes.[58] No **QUADRO 80.8** estão descritas as principais lesões encontradas nos procedimentos ortopédicos.

**QUADRO 80.8** Lesões nervosas em procedimentos ortopédicos

**Ombro**

- A lesão nervosa decorrente das cirurgias artroscópicas varia de 0,1 a 10%, sendo que a maior parte é causada pelo tracionamento cirúrgico para otimizar a exposição ou pela colocação dos portais
- A artroscopia realizada em decúbito lateral associa-se a neuropraxia transitória do membro operado em até 10% dos pacientes
- A colocação de portais perto dos nervos na artroscopia ou o tracionamento na cirurgia aberta pode causar lesão do nervo axilar ou musculocutâneo
- A artroplastia total de ombro associa-se a lesão difusa do plexo braquial

**Cotovelo**

- A cirurgia no cotovelo é muito delicada, pois, nessa localização, há pouco tecido de proteção disponível para os múltiplos nervos presentes
- A neuropatia ulnar persiste em 10% das artroplastias totais
- Até 4,2% das artroscopias de cotovelo associam-se a lesão iatrogênica nervosa transitória

**Quadril**

- A incidência de lesões é variável, mas, em geral, menor do que 1%
- A principal causa de lesão é compressão oriunda de retratores, tração intraoperatória ou estiramento excessivo da perna. O ramo fibular do nervo ciático é o mais acometido durante a artroplastia total de quadril (0,08-3,7%)
- A lesão de nervo femoral e de nervo glúteo superior é bem menos frequente
- A lesão transitória do cutâneo femoral lateral da coxa é comum (15-88%) após a abordagem anterior na prótese total de quadril
- As lesões de artroscopia de quadril ocorrem por tração do nervo pudendo

**Joelho**

- A incidência de lesões nervosas maiores após prótese total de joelho varia de 0,3 a 9,5%
- A lesão mais importante é a lesão de nervo fibular comum
- Cirurgias artroscópicas do joelho associam-se a perda frequente (25%) da sensibilidade anterior do joelho

*Fonte: Neal e colaboradores.*[58]

## Fisiopatologia da lesão neuroaxial

### Estenose de canal medular

As doenças do canal medular, especialmente a estenose, aumentam o risco de lesão medular. A estenose de canal medular é bastante prevalente (19% após os 60 anos) e muitas vezes desconhecida tanto pelo médico quanto pelo paciente. Essa patologia reduz a área transversal entre a medula e as estruturas adjacentes, podendo, assim, induzir isquemia medular – seja por mecanismo compressivo como por incremento da neurotoxicidade dos anestésicos locais (ALs), já que limita sua depuração e livre distribuição. Nos pacientes com estenose moderada a grave, deve-se pesar o risco e o benefício de se realizarem procedimentos em neuroeixo. Nos casos em que a opção é pelo bloqueio, deve-se ter um limiar baixo de suspeição para comprometimento neurológico pós-operatório.[58]

### Controle de pressão arterial

É muito importante evitar períodos prolongados de hipotensão durante a anestesia neuroaxial (maior que 20-30% de redução dos valores de base da PAM por mais de 20 minutos). A isquemia ou infarto medular é um evento extremamente raro, com recuperação ruim e que está associada a procedimentos cirúrgicos específicos (aórticos, cardíacos e espinhais).

Os fatores de risco são os mesmos da doença vascular (aterosclerose, hipertensão e tabagismo). Lesões mecânicas vasculares, eventos embólicos ou hipoperfusão por hipotensão prolongada podem causar isquemia ou infarto medular. Sabe-se que o limite inferior da autorregulação do fluxo sanguíneo cerebral e espinhal está em torno de 60 a 65 mmHg, e não 50 mmHg como se considerava antigamente. Esse limiar varia entre as pessoas e pode não se relacionar com a PA de base. O risco aumenta se outros fatores, como estenose vascular, posição medular não neutra (flexão lateral extrema, litotomia), hipocapnia, elevação de pressão intratorácica ou uso de retratores cirúrgicos, estiverem associados.

Nos casos de suspeita de lesão isquêmica, um exame de imagem está indicado para excluir outras situações com tratamento específico (p. ex., hematoma ou abscesso). Caso a suspeita seja mesmo de isquemia medular, indica-se normalizar ou aumentar a PA do paciente para o limite superior da normalidade e considerar a drenagem de líquido cefalorraquidiano. Os corticoides não estão recomendados. A manutenção da normoglicemia é fundamental, pois a hiperglicemia pode prejudicar o quadro. Deve-se realizar consulta com um neurologista.[58]

## Síndrome da cauda equina

Lesões da cauda equina se manifestam como disfunção intestinal e vesical com vários graus de fraqueza de membros inferiores e alterações sensoriais. Existem múltiplas etiologias implicadas, desde compressão de elementos neurais por hematoma, abscesso ou discos herniados até apresentações ainda não bem entendidas que cursam com exames de imagem normais. Fatores de risco relacionados à anestesia incluem superdosagem e má distribuição do AL dentro do espaço espinhal. No entanto, alguns pacientes apresentam síndrome da cauda equina após doses normais de AL. Acredita-se que esses pacientes são predispostos à neurotoxicidade do AL ou desenvolvem inflamação neural em resposta ao AL, adjuvantes, trauma oriundo da agulha ou a outros fatores não relacionados à anestesia.[58]

## Aracnoidite adesiva

A aracnoidite adesiva é uma entidade ainda não completamente entendida constituída por uma reação inflamatória difusa das meninges classicamente associada a condições não anestésicas, como infecção, trauma, contrastes medulares e cirurgias espinhais múltiplas. O contato de soluções alcoólicas como a clorexidina com estruturas neurais pode induzir o quadro. Como a desinfecção promovida pela clorexidina alcoólica é superior à iodopovidina, esse agente segue sendo recomendado como o antisséptico de escolha. Recomenda-se que a solução seque completamente (2-3 minutos) antes de se iniciar o procedimento e que se evite qualquer contato entre a clorexidina e o material anestésico (impedindo que qualquer gota entre em contato com as seringas, agulhas ou fármacos).[58-60]

## Bloqueio em paciente sob sedação

Não se recomenda a realização de bloqueios anestésicos (tanto neuroaxiais como regionais) em pacientes sob anestesia geral ou sedação profunda, pois o paciente desperto serve como monitor da integridade nervosa durante o procedimento invasivo. Entretanto, mesmo sob sedação leve, alguns pacientes podem não referir sintomas durante a injeção intraneural. Em crianças, ao contrário, indica-se a realização dos bloqueios sob anestesia/sedação devido à falta de colaboração.[58,59]

No **QUADRO 80.9** estão listadas as principais recomendações para se evitarem as complicações da anestesia neuroaxial.

**QUADRO 80.9** Recomendações para se evitarem as complicações da anestesia neuroaxial

- Evitar a realização de bloqueio na presença de estenose moderada-grave de canal medular ou na vigência de posições cirúrgicas extremas
- Respeitar o intervalo entre a administração de anticoagulantes e a anestesia regional
- Manter técnica asséptica rigorosa (retirar adornos, lavar as mãos, usar gorro ou touca que cubra o nariz e a boca)
- Evitar hipotensão prolongada (manter PAM entre 60-65 mmHg e evitar redução maior que 20-30% em relação à medida basal)
- Não realizar bloqueios com doses de AL superiores às recomendadas Certificar-se de que não ocorreu má distribuição sacral do bloqueio espinhal antes de repeti-lo após uma anestesia espinhal falha
- Separar física e temporalmente a desinfecção da pele dos materiais do bloqueio. Permitir que a solução seque completamente (2-3 minutos) antes da introdução da agulha. Ter extremo cuidado para evitar que gotas de clorexidina entrem em contato com seringas, ampolas ou agulhas
- A ausência de sinais de alarme, como parestesia ou dor à injeção do AL, não garante que a agulha esteja fora do contato com a medula espinhal
- Não realizar bloqueios sob sedação profunda ou anestesia geral em adultos

AL, anestésico local; PAM, pressão arterial média.

*Fonte: American Society of Anesthesiologists Task Force on infectious complications associated with neuraxial techniques.*[62]

# Fisiopatologia da lesão nervosa periférica

A maior parte das lesões periféricas não está relacionada à anestesia, mas sim às condições clínicas e cirúrgicas dos pacientes. Mesmo com o crescimento da realização de bloqueios periféricos, não se tem verificado aumento da incidência de lesões. A patogênese das complicações neurológicas periféricas após a anestesia regional é complexa e inclui toxicidade direta dos anestésicos locais, edema, injeção intrafascicular, lesão do perineuro e isquemia. A injeção intraneural, principalmente a injeção intrafascicular, é um fator de risco maior para lesão nervosa. Nos últimos anos, os estudos com US observaram que os anestesiologistas inserem as agulhas dentro dos nervos com uma frequência muito maior do que se esperava e que isso, na maioria dos casos, não resulta em LNP.[61]

A microanatomia do nervo é um fator determinante para a LNP (**FIG. 80.7**). Os nervos são empacotados na forma de fascículos e envelopados dentro do perineuro. Cada fascículo é envolvido por um tecido conjuntivo denso e forte que o protege de traumas e compressões externas, chamado de perineuro. O perineuro apresenta camadas de células apertadas que impedem a difusão de substâncias potencialmente tóxicas para dentro dos fascículos. Múltiplos fascículos são envoltos pelo epineuro permeável que contém fascículos e tecido conjuntivo entre as camadas. Cada fibra nervosa é completamente envolvida por uma bainha protetora ou envoltório de tecido conjuntivo chamado de endoneuro.[61]

O trauma por agulha ou a ruptura do perineuro lesa o encapamento protetor neural. A aplicação direta de AL no nervo desprotegido pode causar reação inflamatória e neurotoxicidade, e esses insultos são potencializados pela lesão do perineuro e por exposição prolongada aos ALs (uso de vasoconstritores que reduzem o fluxo sanguíneo). O sangramento ao redor do nervo também pode causar isquemia. A lesão nervosa pode ocorrer também por altas pressões geradas durante a injeção e pela presença de torniquetes.[61]

Deve-se evitar o contato da agulha com o nervo ou qualquer injeção intencional intraneural. A injeção intrafascicular relaciona-se a maior dano do que a injeção extrafascicular. A alta pressão gerada na injeção intrafascicular rompe o perineuro, lesa a vascularização capilar e promove isquemia. A ausência de parestesia não exclui injeção intraneural. Entretanto, a detecção de parestesia grave com a progressão da agulha ou injeção deve levar à interrupção imediata e ao reposicionamento da agulha. A resposta motora com o estimulador de nervo periférico (ENP) com correntes de 0,2 mA ou menos apresenta risco potencial de injeção intraneural. Correntes maiores que 0,5 mA estão geralmente na localização

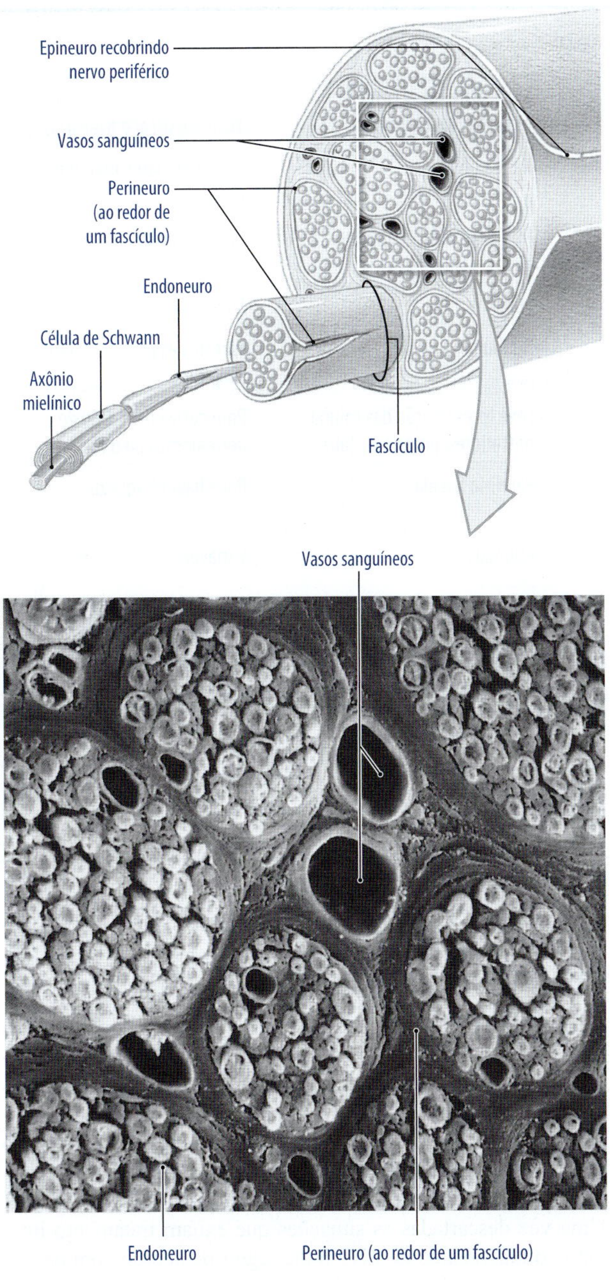


**FIGURA 80.7** Representação do nervo periférico demonstrando os fascículos individuais, perineuro, epineuro e endoneuro.
*Fonte: Martini e colaboradores.*[63]

extraneural. A US durante os bloqueios, embora reduza a injeção intraneural, não diminuiu os SNTPs nem as LNPs. No **QUADRO 80.10** estão indicadas as principais considerações sobre a localização de nervos nos bloqueios periféricos.[61]

A neuropatia inflamatória pós-cirúrgica é uma causa bem documentada de lesão neurológica após bloqueio periférico. É uma condição de aparecimento variável (até 30 dias após a cirurgia) e cursa com um período de recuperação espontânea. Caracteriza-se pela presença de sinais e sintomas não limitados à localização do bloqueio anestésico ou da cirurgia e por um período de dor intensa desproporcional à dor esperada pela cirurgia. Corresponde a uma resposta imunomediada idiopática em reação a fatores estressantes, como infecção, vacinação ou cirurgia. O déficit associado pode ser focal, multifocal ou difuso. Deve-se solicitar consulta urgente com neurologista. Embora a recuperação aconteça lentamente, na maioria dos casos, a supressão da resposta imune (esteroides e imunoglobulina) minimiza a lesão nervosa imunomediada e acelera a recuperação.[64]

## Diagnóstico e tratamento das lesões neuroaxiais

A identificação precoce da lesão nervosa perioperatória é fundamental. A exclusão das etiologias que indicam exame de imagem ou a avaliação neurológica de emergência são importantes para oferecer aos pacientes a melhor oportunidade de recuperação. Infelizmente, verificam-se diversas barreiras que retardam o reconhecimento precoce, incluindo o mascaramento do déficit pela sedação residual, o uso de analgésicos fixos e de analgesia peridural contínua e a falha no acompanhamento dos pacientes após a alta hospitalar. Os casos com identificação tardia correspondem, em geral, a causas não anestésicas, como imobilização, torniquetes, infecção ou inflamação.[58]

A fraqueza mais intensa do que esperada e a recorrência de bloqueio motor após a regressão ou bloqueio em local atípico (p. ex., fraqueza em pé com a realização de bloqueio peridural torácico) podem ser os primeiros sintomas de lesão neuroaxial significativa. Dor nas costas é observada com menor frequência, e sintomas intestinais e vesicais são tardios. No **QUADRO 80.11** estão listados os achados que podem ajudar no diagnóstico diferencial das lesões relacionadas à anestesia neuroaxial.

Na suspeita de lesão compressiva neuroaxial, uma ressonância magnética nuclear (RM) de urgência deve ser solicitada. No entanto, se a RM não estiver disponível, a tomografia computadorizada (TC) é uma alternativa. As lesões com efeito de massa precisam de laminectomia descompressiva emergencial. A recuperação completa (40-66% dos casos) ou parcial ocorre se a descompressão for realizada em 8 a 12 horas a contar do início dos sintomas.

A gravidade do déficit no momento da intervenção cirúrgica também prediz o desfecho. O hematoma peridural tem associação temporal com a inserção ou a retirada da agulha e, em 75% dos casos, possui apresentação fulminante em 24 horas. O abscesso peridural e a meningite podem ter uma apresentação

**QUADRO 80.10** Considerações sobre a localização de nervos nos bloqueios periféricos

- Nem sempre a injeção intraneural leva ao desenvolvimento de LNP
- É importante evitar tanto a introdução da agulha no nervo como a injeção intrafascicular
- Não há evidência de superioridade de um método de localização nervosa sobre outro em relação à LNP: deve-se usar US e ENP em combinação
- ENP: a presença de resposta com corrente maior que 0,5 mA (0,1 ms) indica íntimo contato da agulha com o nervo ou injeção intraneural. Todavia, a ausência de resposta motora com 1,8 mA não exclui íntimo contato neural ou injeção intraneural
- US: pode detectar a injeção intraneural

ENP, estimulador de nervo periférico; LNP, lesão nervosa periférica; US, ultrassonografia.

*Fonte: Neal e colaboradores*[58] *e Barrington e Snyder.*[61]

**QUADRO 80.11** Diagnóstico diferencial das lesões relacionadas à anestesia neuroaxial

| | Abscesso peridural | Hematoma espinhal | Síndrome da artéria espinhal anterior | Trauma direto medular |
|---|---|---|---|---|
| Idade do paciente | Qualquer idade | 50% dos pacientes têm mais de 45 anos | Na maioria idosos | Qualquer idade, mais em jovens |
| História | Imunodepressão, cateter de uso prolongado | Uso de anticoagulantes | Aterosclerose, PA anormal | Dificuldade de anatomia espinhal |
| Início | 1 a 3 dias | Súbito | Súbito | Súbito ou oculto |
| Sintomas generalizados | Febre, mal-estar, dor nas costas | Dor aguda em costas e pernas | Nenhum | Parestesias principalmente à injeção |
| Envolvimento sensorial | Nenhum ou parestesias | Variável | Leve (preservação das colunas posteriores, propriocepção) | Parestesia em padrão de dermátomos ou difusa |
| Envolvimento motor | Paralisia flácida, tardiamente espástica | Paralisia flácida | Paralisia flácida | Pode haver fraqueza |
| Reflexos segmentares | Exacerbados,* tardiamente abolidos | Abolidos | Abolidos | Variáveis |
| TC/RM | Sinais de compressão extradural | Sinais de compressão extradural | Normal | Edema ou hemorragia no trajeto da agulha |
| Dados laboratoriais | Aumento de marcadores inflamatórios | Anormalidades de coagulação | Normais | Normais |

*Infrequente.
PA, pressão arterial; RM, ressonância magnética nuclear; TC, tomografia computadorizada.

*Fonte: Neal e colaboradores.*[58]

mais insidiosa, com início dos sintomas alguns dias após o procedimento (febre, dor lombar indolente e rápida progressão para paralisia). O diagnóstico e o tratamento precoce reduzem a incidência de déficit neurológico grave.[58]

A síndrome da artéria espinhal anterior associa-se a dor nas costas no nível do infarto vascular e desconforto radicular bilateral em 75% dos casos, com uma típica progressão para paraplegia ou tetraplegia com preservação das colunas posteriores (vibração e propriocepção). A recuperação completa é rara.[58]

O trauma direto por agulhas ou cateteres pode apresentar-se como sintomas unilaterais ou bilaterais dependendo do local anatômico da lesão. Se o único sintoma após um trauma por agulha for de parestesia persistente não progressiva e que vem apresentando melhora, a conduta indicada consiste em observação apenas. Contudo, sintomas sensoriais mais difusos, isto é, fora do padrão dos dermátomos ou com envolvimento motor, indicam prontamente RM e consulta com neurologista.[58]

Os sintomas neurológicos transitórios após raquianestesia caracterizam-se por quadro puramente sensitivo (dor ou parestesias na região das nádegas ou pernas) iniciado após a regressão do bloqueio. A dor, na maior parte das vezes, é de moderada intensidade e com resolução dentro de alguns dias. O tratamento é realizado com a prescrição de analgésicos e acompanhamento do paciente.[58]

Dessa forma, o reconhecimento precoce e a intervenção apropriada melhoram o desfecho nos pacientes com insultos hemorrágicos, infecciosos ou inflamatórios. O mesmo não ocorre com lesões provocadas por isquemia, toxicidade anestésica local e/ou trauma direto, mecânico.[58]

## Diagnóstico e tratamento das lesões nervosas periféricas

De modo semelhante às lesões neuroaxiais, o diagnóstico e o tratamento das LNPs devem ser avaliados com urgência para excluir lesões com correção cirúrgica (compressão por gesso, síndrome compartimental e hematoma). Se o hematoma é a suspeita, deve-se realizar um exame de imagem ou US. A lesão aguda cirúrgica (transecção nervosa/tração cirúrgica) também deve ser descartada, envolvendo o cirurgião na sua avaliação. Uma vez descartadas as situações que exijam tratamento imediato, o diagnóstico de LNP pode seguir de acordo com os sintomas apresentados.

Os SNTPs correspondem a déficits sensoriais puros que ocorrem dentro do território do bloqueio periférico ou em algum ponto clássico de compressão, como a compressão do nervo fibular comum na cabeça da fíbula que apresenta resolução espontânea em dias ou semanas. Entretanto, a consulta com o neurologista deve ser feita se houver acometimento motor, sintomas progressivos ou déficit de difícil delimitação.

Exames para diagnóstico de lesões periféricas graves ou ainda não esclarecidas incluem a eletromiografia e os estudos de condução nervosa. Esses exames apresentam achados que se alteram com o passar do tempo, de modo que exames seriados muitas vezes são necessários. Os estudos eletrofisiológicos são postergados em 2 a 3 semanas, pois as alterações relacionadas à lesão aparecem mais tarde. Quando solicitados precocemente, esses exames têm função de identificar lesões preexistentes. Se não houver melhora em 3 a 5 semanas, deve-se encaminhar para um cirurgião de nervo periférico.[58,61,64]

Nos QUADROS 80.12 e 80.13, encontram-se resumidos os principais pontos relacionados ao diagnóstico e tratamento das lesões nervosas perioperatórias.

**QUADRO 80.12** Diagnóstico de lesão nervosa perioperatória

**Neuroaxial**

- Qualquer dúvida a respeito da disfunção da medula espinhal indica consulta emergencial com neurologista
- A RM é o exame de escolha e deve ser realizada o quanto antes. A TC pode substituir inicialmente a RM para excluir lesão compressiva
- A identificação de lesão compressiva (hematoma peridural ou abscesso) indica avaliação neurocirúrgica imediata com vistas à descompressão

**Lesão nervosa periférica**

- A consulta com neurologista está indicada nos casos de lesões nervosas completas (ausência completa da função do nervo), lesões incompletas com limitação funcional moderada-grave ou disfunção neurológica progressiva
- A neuropatia inflamatória pós-cirúrgica deve ser considerada em déficit multifocal, progressivo, excesso de dor apesar da analgesia perioperatória otimizada e desenvolvimento de déficit após já ter retornado a função neurológica basal. É necessário realizar consulta com neurologista
- Os SNTPs apresentam sintomas puramente sensitivos e com resolução espontânea
- Os estudos eletrodiagnósticos (EMG e estudos de condução nervosa) podem ajudar na confirmação da neuropraxia ou indicar lesões prévias quando realizados precocemente. A perda axonal tem valor prognóstico. Tanto a perda axonal como a extensão da lesão nervosa perioperatória são mais bem avaliadas com estudos realizados três semanas após a lesão

EMG, eletromiografia; RM, ressonância magnética; SNTP, sintomas neurológicos transitórios precoces; TC, tomografia computadorizada.

*Fonte: Neal e colaboradores.*[58]

**QUADRO 80.13** Tratamento da lesão nervosa perioperatória

- O desfecho das lesões compressivas (hematoma e abscesso peridural) depende da gravidade e da duração dos sintomas. A recuperação neurológica é maior com descompressão precoce: menor que 8 a 12 horas no hematoma peridural e menor que 36 horas no abscesso peridural
- Os déficits funcionais devem ser encaminhados para reabilitação
- As lesões nervosas periféricas sem resolução em 3 a 5 meses após a avaliação neurológica inicial devem ser encaminhadas para especialista em cirurgia de nervos periféricos
- Se os exames descartarem lesão compressiva e houver suspeita de isquemia medular, devem-se garantir níveis pressóricos normais ou considerar aumentar o valor da pressão arterial acima do limite normal. A eficácia da drenagem de líquido cefalorraquidiano é desconhecida, mas pode ser aplicada levando-se em conta a experiência que se tem com o uso em outros cenários
- O papel dos corticoides nas lesões relacionadas à anestesia é desconhecido. Os corticoides podem ser benéficos após trauma espinhal direto e possivelmente após trauma resultante de procedimentos intervencionistas. O benefício deve ser balanceado ante o risco de hiperglicemia induzida pelo corticoide que pode piorar o desfecho neurológico. Não se recomendam corticoides para lesões medulares isquêmicas. O diagnóstico definitivo e o tratamento são mais bem determinados em conjunto com o neurologista e o neurocirurgião

*Fonte: Neal e colaboradores.*[58]

## Náuseas e vômitos pós-operatórios

As NVPO correspondem à complicação mais comum no pós-operatório imediato, e seu controle é um critério necessário para alta da SRPA. Os fatores de risco estão bem determinados e incluem agentes anestésicos inalatórios, opioides, cirurgias neurológicas, de cabeça e pescoço ou abdominais, procedimentos de longa duração, sexo feminino, jovens não fumantes e história prévia de NVPO ou cinetose. A anestesia geral com anestésicos voláteis e óxido nitroso apresenta alto risco de NVPO quando comparada com outras técnicas disponíveis, como anestesia venosa total e técnicas regionais. Dessa maneira, em pacientes de alto risco que precisam de anestesia geral, a escolha de técnica anestésica venosa total está indicada.

Várias escalas são empregadas para estimar o risco de NVPO. A escala de Apfel simplificada é de fácil utilização e prediz de forma moderada a ocorrência de NVPO em diversos procedimentos. É composta pela soma de quatro fatores: sexo feminino, história de cinetose, não tabagismo e planejamento de uso de opioides no pós-operatório (TAB. 80.2).[65]

A profilaxia reduz de forma significativa a incidência da complicação. As classes de fármacos mais utilizadas tanto para profilaxia como para resgate incluem os antagonistas dos receptores de serotonina, corticoides, antagonistas dos receptores de neurocinina e droperidol. Os pacientes que não responderam à profilaxia devem ser tratados com fármacos de resgate de classe diferente da usada na profilaxia.[65]

Os antagonistas seletivos do receptor de serotonina (5-$HT_3$) são os fármacos mais utilizados para as NVPO. Não apresentam efeitos sedativos e podem ser usados tanto para profilaxia como para tratamento. Atuam mediante bloqueio da serotonina nos aferentes vagais periféricos e centralmente na zona-gatilho quimiorreceptora. Os representantes de primeira geração (ondansetrona, dolasetrona, granisetrona) também são efetivos, e a escolha deve ser guiada pelo custo e pela via de administração da apresentação disponível.

A síndrome serotonérgica é um evento raro, porém grave, que pode estar associado ao uso dessas medicações concomitante

**TABELA 80.2** Escore de Apfel

| Fatores de risco | Pontos | |
|---|---|---|
| Sexo feminino | 1 | |
| Não tabagista | 1 | |
| História de NVPO | 1 | |
| Uso de opioide no pós-operatório | 1 | |
| **Total de pontos** | **0 a 4** | |
| **Número de fatores de risco*** | **Incidência de NVPO** | **Risco** |
| 0 | 10% | Baixo |
| 1 | 20% | Baixo |
| 2 | 40% | Médio |
| 3 | 60% | Alto |

*Quando 1, 2, 3 ou 4 fatores estiverem presentes, o risco correspondente de apresentar náuseas e vômitos pós-operatórios (NVPO) é cerca de 20, 40, 60 e 80% respectivamente.

*Fonte: Gan e colaboradores.*[65]

a outros agentes serotonérgicos, como inibidores seletivos da serotonina, inibidores da monoaminoxidase e tramadol. O prolongamento do intervalo QT corrigido (QTc) no ECG é um efeito dose-dependente dos antagonistas 5-$HT_3$ de primeira geração, sendo aconselhável evitar o uso em pacientes com síndrome do QTc longo congênita ou predispostos a arritmias (hipocalemia, hipomagnesemia, insuficiência cardíaca ou que usam outras medicações que prolongam o intervalo QTc).

As doses utilizadas (**QUADRO 80.14**) para NVPO (ondansentrona, 4 mg) são menores do que as usadas para náusea induzida por quimioterapia (ondansentrona, 8-16 mg) e assim o risco de alterações no intervalo QTc é muito pequeno no perioperatório. A palonosetrona é um antagonista 5-$HT_3$ de segunda geração que tem maior afinidade pelo receptor 5-$HT_3$ e maior meia-vida (40 horas) quando comparado com os de primeira geração (3-9 horas) e não está associado a aumento do intervalo QTc.[65]

O droperidol é um potente antagonista dopaminérgico efetivo na profilaxia e no tratamento de NVPO. Costuma ser administrado em doses de 0,625 a 1,25 mg IV ao final do procedimento cirúrgico. Apresenta como desvantagem maior incidência de sedação e risco de prolongamento do intervalo QT e consequente *torsade de pointes*.[65]

Os glicocorticoides podem ser utilizados como profilaxia. As doses antieméticas (dexametasona, 4 mg) não causam hiperglicemia significativa ou retardo da cicatrização da ferida operatória. O mecanismo de ação da profilaxia é incerto, mas eles parecem atuar na redução da inflamação induzida pela cirurgia.[65]

Os antagonistas do receptor de neurocinina atuam inibindo as ações da neurocinina que detém efeitos pró-eméticos. O aprepitano representa a classe, sendo efetivo como agente profilático para NVPO. Como possui longo tempo para início de ação, não pode ser utilizado como agente de resgate. Visto que possui longa ação, apresenta utilidade na prevenção de NVPO tardios.[65]

# Hipotermia

A temperatura corporal é frequentemente reduzida durante a anestesia. Uma diminuição da temperatura central abaixo de 36 °C representa hipotermia. Os anestésicos promovem vasodilatação periférica, alteram a função hipotalâmica, reduzem a taxa de metabolismo (diminuição da produção de calor) e suprimem as respostas comportamentais à perda de calor e os tremores. A perda de calor se dá sobremaneira pela redistribuição do sangue dos compartimentos centrais para a periferia em resposta à vasodilatação, por exposição corpórea ao ambiente frio, por ventilação pulmonar com gases frios, bem como por irrigação e infusão de soluções frias.

**QUADRO 80.14** Doses recomendadas de inibidores 5-$HT_3$ para náuseas e vômitos pós-operatórios

**Dose profilática**

- Ondansetrona, 4 mg*
- Dolasetrona, 12,5 mg
- Granisetrona, 0,35 a 1,5 mg
- Palonosetrona, 0,075 mg

**Dose de resgate**

- Ondansetrona, 1 a 4 mg
- Dolasetrona, 12,5 mg
- Granisetrona, 0,1 mg
- Palonosetrona, 0,075 mg

*A dose profilática de ondansetrona é mais efetiva quando administrada ao final do procedimento.

*Fonte: Gan e colaboradores.*[65]

O risco de hipotermia é maior em recém-nascidos e lactentes ou pacientes com baixa taxa metabólica (idosos) ou queimados. O metabolismo corporal diminui em 10% a cada redução de 1 grau Celsius (1 °C) na temperatura central. O débito cardíaco diminui e a afinidade do oxigênio pela hemoglobina aumenta, reduzindo a oxigenação tecidual.[66-68]

Uma quantidade substancial de pacientes torna-se hipotérmico no pós-operatório. Existe a recomendação de aquecer todos os pacientes para a temperatura de 36 °C em até 15 minutos após a chegada à SRPA. Mesmo a hipotermia leve causa complicações, como estimulação simpática com hipertensão e taquicardia, incremento do consumo miocárdico de oxigênio, principalmente se acompanhada de tremores. Outros efeitos adversos incluem alterações na coagulação, sepse, aumento da permanência na UTI e da mortalidade. Uma redução de apenas 2 °C na temperatura já pode lentificar o metabolismo dos fármacos, em particular dos bloqueadores neuromusculares, e reduzir a função plaquetária.[67,68]

A temperatura do ambiente deve ser mantida no valor mais alto que permita conforto da equipe médica, e o paciente deve ser protegido durante todas as fases da anestesia. Os dispositivos de aquecimento ativo de superfície com ar forçado são muito utilizados. Soluções venosas devem ser aquecidas sempre que possível, e os gases inspirados, aquecidos e umidificados. É essencial monitorizar a temperatura em todos os procedimentos com duração maior que 30 minutos. Se, ao final do procedimento, o paciente estiver com a temperatura abaixo de 35 °C, deve-se considerar deixar o paciente anestesiado até a correção da hipotermia.[66-68]

Os tremores são causados principalmente pela hipotermia, mas também podem ocorrer em pacientes normotérmicos, e seu tratamento pode ser realizado com dose única de meperidina, 12,5 a 25 mg, IV, ou clonidina, 150 mg, IV.[65]

# Referências


1. Hines R, Barash PG, Watrous G, O'Connor T. Complications occurring in the postanesthesia care unit: a survey. Anesth Analg. 1992;74(4):503-9.
2. Apfel CC, Korttila K, Abdalla M, Kerger H, Turan A, Vedder I, et al. A factorial trial of six interventions for the prevention of postoperative nausea and vomiting. N Engl J Med. 2004;350(24):2441-51.
3. Lawrence VA, Cornell JE, Smetana GW, American College of Physicians. Strategies to reduce postoperative pulmonary complications after noncardiothoracic surgery: systematic review for the American College of Physicians. Ann Intern Med. 2006;144(8):596-608.
4. Fisher BW, Majumdar SR, McAlister FA. Predicting pulmonary complications after nonthoracic surgery: a systematic review of blinded studies. Am J Med. 2002;112(3):219-25.
5. Warner DO. Preventing postoperative pulmonary complications: the role of the anesthesiologist. Anesthesiology. 2000;92(5):1467-72.
6. Hedenstierna G. Airway closure, atelectasis and gas exchange during anaesthesia. Minerva Anestesiol. 2002;68(5):332-6.
7. Wahba RM. Airway closure and intraoperative hypoxaemia: twenty-five years later. Can J Anaesth. 1996;43(11):1144-9.
8. Duggan M, Kavanagh BP. Perioperative modifications of respiratory function. Best Pract Res Clin Anaesthesiol. 2010;24(2):145-55.
9. Powell JF, Menon DK, Jones JG. The effects of hypoxaemia and recommendations for postoperative oxygen therapy. Anaesthesia. 1996;51(8):769-72.
10. Xue FS, Li BW, Zhang GS, Liao X, Zhang YM, Liu JH, et al. The influence of surgical sites on early postoperative hypoxemia in adults undergoing elective surgery. Anesth Analg. 1999;88(1):213-9.
11. Hedenstierna G, Edmark L. Mechanisms of atelectasis in the perioperative period. Best Pract Res Clin Anaesthesiol. 2010;24(2):157-69.
12. Moller JT, Johannessen NW, Berg H, Espersen K, Larsen LE. Hypoxaemia during anaesthesia--an observer study. Br J Anaesth. 1991;66(4):437-44.
13. Hillman DR, Platt PR, Eastwood PR. Anesthesia, sleep, and upper airway collapsibility. Anesthesiol Clin. 2010;28(3):443-55.
14. Watson CB. Respiratory complications associated with anesthesia. Anesthesiol Clin North America. 2002;20(3):513-37.
15. Seet E, Chung F. Obstructive Sleep Apnea: Preoperative Assessment. Anesthesiol Clin. 2010;28(2):199-215.
16. American Society of Anesthesiologists Task Force on Perioperative Management of patients with obstructive sleep apnea. Practice guidelines for the perioperative management of patients with obstructive sleep apnea: an updated report by the American Society of Anesthesiologists Task Force on Perioperative Management of patients with obstructive sleep apnea. Anesthesiology. 2014;120(2):268-86.
17. Hobaika ABS, Lorentz MN. Laringoespasmo. Rev Bras Anestesiol. 2009;59(4):487-95.
18. Deepika K, Kenaan CA, Barrocas AM, Fonseca JJ, Bikazi GB. Negative pressure pulmonary edema after acute upper airway obstruction. J Clin Anesth. 1997;9(5):403-8.
19. Willms D, Shure D. Pulmonary edema due to upper airway obstruction in adults. Chest. 1988;94(5):1090-2.

20. Udeshi A, Cantie SM, Pierre E. Postobstructive pulmonary edema. J Crit Care. 2010;25(3):508.e1-5.
21. Güldner A, Pelosi P, de Abreu MG. Nonventilatory strategies to prevent postoperative pulmonary complications. Curr Opin Anaesthesiol. 2013;26(2):141-51.
22. National Heart, Lung, and Blood Institute, National Asthma Education and Prevention Program. Expert panel report 3: guidelines for the diagnosis and management of asthma [Internet]. Bethesda: National Heart, Lung, and Blood Institute; 2007 [capturado em 30 jun 2017]. Disponível em: https://www.nhlbi.nih.gov/files/docs/guidelines/asthgdln.pdf.
23. Global Initiative for Asthma. Global strategy for asthma management and prevention [Internet]. [S. l.]: GINA; 2015 [capturado em 30 jun 2017]. Disponível em: http://ginasthma.org/wp-content/uploads/2016/01/GINA_Report_2015_Aug11-1.pdf.
24. Kozlow JH, Berenholtz SM, Garrett E, Dorman T, Pronovost PJ. Epidemiology and impact of aspiration pneumonia in patients undergoing surgery in Maryland, 1999-2000. Crit Care Med. 2003;31(7):1930-7.
25. Warner MA, Warner ME, Weber JG. Clinical significance of pulmonary aspiration during the perioperative period. Anesthesiology. 1993;78(1):56-62.
26. Beck-Schimmer B, Bonvini JM. Bronchoaspiration: incidence, consequences and management. Eur J Anaesthesiol. 2011;28(2):78-84.
27. Montravers P, Veber B, Auboyer C, Dupont H, Gauzit R, Korinek AM, et al. Diagnostic and therapeutic management of nosocomial pneumonia in surgical patients: results of the Eole study. Crit Care Med. 2002;30(2):368-75.
28. American Thoracic Society, Infectious Diseases Society of America. Guidelines for the management of adults with hospital-acquired, ventilator-associated, and healthcare-associated pneumonia. Am J Respir Crit Care Med. 2005;171(4):388-416.
29. Konstantinides SV, Torbicki A, Agnelli G, Danchin N, Fitzmaurice D, Galiè N, et al. 2014 ESC guidelines on the diagnosis and management of acute pulmonary embolism. Eur Heart J. 2014;35(43):3033-69, 3069a-3069k.
30. Stein PD, Beemath A, Matta F, Weg JG, Yusen RD, Hales CA, et al. Clinical characteristics of patients with acute pulmonary embolism: data from PIOPED II. Am J Med. 2007;120(10):871-9.
31. Desciak MC, Martin DE. Perioperative pulmonary embolism: diagnosis and anesthetic management. J Clin Anesth. 2011;23(2):153-65.
32. Mirski MA, Lele AV, Fitzsimmons L, Toung TJ. Diagnosis and treatment of vascular air embolism. Anesthesiology. 2007;106(1):164-77.
33. Austin LS, VanBeek C, Williams GR. Venous air embolism: an under-recognized and potentially catastrophic complication in orthopaedic surgery. J Shoulder Elbow Surg. 2013;22(10):1449-54.
34. Weissberg D, Refaely Y. Pneumothorax: experience with 1,199 patients. Chest. 2000;117(5):1279-85.
35. Childs SG. Tension pneumothorax: a pulmonary complication secondary to regional anesthesia from brachial plexus interscalene nerve block. J Perianesth Nurs. 2002;17(6):404-10; quiz 410-2.
36. Stoneham MD, Thompson JP. Arterial pressure management and carotid endarterectomy. Br J Anaesth. 2009;102(4):442-52.
37. apage KG, Wouters PF. The patient with hypertension undergoing surgery. Curr Opin Anaesthesiol. 2016;29(3):397-402.
38. Bijker JB, van Klei WA, Vergouwe Y, Eleveld DJ, van Wolfswinkel L, Moons KG, et al. Intraoperative hypotension and 1-year mortality after noncardiac surgery. Anesthesiology. 2009;111(6):1217-26.
39. Singh A, Antognini JF. Perioperative hypotension and myocardial ischemia: diagnostic and therapeutic approaches. Ann Card Anaesth. 2011;14(2):127-32.
40. Devereaux PJ, Goldman L, Yusuf S, Gilbert K, Leslie K, Guyatt GH. Surveillance and prevention of major perioperative ischemic cardiac events in patients undergoing noncardiac surgery: a review. CMAJ. 2005;173(7):779-88.
41. Khan J, Alonso-Coello P, Devereaux PJ. Myocardial injury after noncardiac surgery. Curr Opin Cardiol. 2014;29(4):307-11.
42. POISE Study Group, Devereaux PJ, Yang H, Yusuf S, Guyatt G, Leslie K, et al. Effects of extended-release metoprolol succinate in patients undergoing noncardiac surgery (POISE trial): a randomised controlled trial. Lancet. 2008;371(9627):1839-47.
43. Lee TH, Marcantonio ER, Mangione CM, Thomas EJ, Polanczyk CA, Cook EF, et al. Derivation and prospective validation of a simple index for prediction of cardiac risk of major noncardiac surgery. Circulation. 1999;100(10):1043-9.
44. Thygesen K, Alpert JS, Jaffe AS, Simoons ML, Chaitman BR, White HD, et al. Third universal definition of myocardial infarction. J Am Coll Cardiol. 2012;60(16):1581-98.
45. Ridley S. Cardiac scoring systems – what is their value? Anaesthesia. 2003;58(10):985-91.
46. Vascular Events In Noncardiac Surgery Patients Cohort Evaluation (VISION) Study Investigators, Devereaux PJ, Chan MT, Alonso-Coello P, Walsh M, Berwanger O, et al. Association between postoperative troponin levels and 30-day mortality among patients undergoing noncardiac surgery. JAMA. 2012;307(21):2295-304.
47. van Waes JA, Nathoe HM, de Graaff JC, Kemperman H, de Borst GJ, Peelen LM, et al. Myocardial injury after noncardiac surgery and its association with short-term mortality. Circulation. 2013;127(23):2264-71.
48. Hietala P, Strandberg M, Strandberg N, Gullichsen E, Airaksinen KE. Perioperative myocardial infarctions are common and often unrecognized in patients undergoing hip fracture surgery. J Trauma Acute Care Surg. 2013;74(4):1087-91.
49. Devereaux PJ, Xavier D, Pogue J, Guyatt G, Sigamani A, Garutti I, et al. Characteristics and short-term prognosis of perioperative myocardial infarction in patients undergoing noncardiac surgery: a cohort study. Ann Intern Med. 2011;154(8):523-8.
50. Biccard BM. Detection and management of perioperative myocardial ischemia. Curr Opin Anaesthesiol. 2014;27(3):336-43.
51. Lorentz MN, Vianna BS. Cardiac dysrhythmias and anesthesia. Rev Bras Anestesiol. 2011;61(6):798-813.
52. Melduni RM, Koshino Y, Shen WK. Management of arrhythmias in the perioperative setting. Clin Geriatr Med. 2012;28(4):729-43.
53. Bessissow A, Khan J, Devereaux PJ, Alvarez-Garcia J, Alonso-Coello P. Postoperative atrial fibrillation in non-cardiac and cardiac surgery: an overview. J Thromb Haemost. 2015;13 Suppl 1:S304-12.
54. Goren O, Matot I. Perioperative acute kidney injury. Br J Anaesth. 2015;115 Suppl 2:ii3-14.
55. Goren O, Matot I. Update on perioperative acute kidney injury. Curr Opin Crit Care. 2016;22(4):370-8.
56. Brienza N, Giglio MT, Marucci M, Fiore T. Does perioperative hemodynamic optimization protect renal function in surgical patients? A meta-analytic study. Crit Care Med. 2009;37(6):2079-90.
57. Serpa Neto A, Veelo DP, Peireira VG, de Assunção MS, Manetta JA, Espósito DC, et al. Fluid resuscitation with hydroxyethyl starches in patients with sepsis is associated with an increased incidence of acute kidney injury and use of renal replacement therapy: a systematic review and meta-analysis of the literature. J Crit Care. 2014;29(1):185.e1-7.
58. Neal JM, Barrington MJ, Brull R, Hadzic A, Hebl JR, Horlocker TT, et al. The Second ASRA Practice Advisory on Neurologic Complications Associated With Regional Anesthesia and Pain Medicine Executive Summary 2015. Reg Anesth Pain Med. 2015;40(5):401-30.
59. Cook TM, Counsell D, Wildsmith JA, Royal College of Anaesthetists Third National Audit Project. Major complications of central neuraxial block: report on the Third National Audit Project of the Royal College of Anaesthetists. Br J Anaesth. 2009;102(2):179-90.
60. Brull R, McCartney CJ, Chan VW, El-Beheiry H. Neurological complications after regional anesthesia: contemporary estimates of risk. Anesth Analg. 2007;104(4):965-74.
61. Barrington MJ, Snyder GL. Neurologic Complications of regional anesthesia. Curr Opin Anaesthesiol. 2011;24(5):554-60.
62. American Society of Anesthesiologists Task Force on infectious complications associated with neuraxial techniques. Practice advisory for the prevention, diagnosis, and management of infectious complications associated with neuraxial techniques: a report by the American Society of Anesthesiologists Task Force on infectious complications associated with neuraxial techniques. Anesthesiology. 2010;112(3):530-45.
63. Martini FH, Timmons MJ, Tallitsch RB. Anatomia humana. 6. ed. Porto Alegre: Artmed; 2009.
64. Staff NP, Engelstad J, Klein CJ, Amrami KK, Spinner RJ, Dyck PJ, et al. Post-surgical inflammatory neuropathy. Brain. 2010;133(10):2866-80.
65. Gan TJ, Diemunsch P, Habib AS, Kovac A, Kranke P, Meyer TA, et al. Consensus Guidelines for the Management of Postoperative Nausea and Vomiting. Anesth Analg. 2014;118(1):85-113.
66. Sessler DI. Perioperative thermoregulation and heat balance. Lancet. 2016;387(10038):2655-64.
67. Karalapillai D, Story D, Hart GK, Bailey M, Pilcher D, Schneider A, et al. Postoperative hypothermia and patient outcomes after major elective non-cardiac surgery. Anaesthesia. 2013;68(6):605-11.
68. De Witte J, Sessler DI. Perioperative shivering: physiology and pharmacology. Anesthesiology. 2002;96(2):467-84.


## Questões de Provas do TSA

**80.1 (TSA/2013)** Paciente de 32 anos é incapaz de opor o polegar e o dedo mínimo da mão esquerda após laparotomia exploradora de 8 horas de duração sob anestesia geral. Após a indução da anestesia, foi realizada punção venosa periférica na fossa cubital esquerda. A causa provável para o déficit observado é a lesão do nervo:

**A.** Ulnar.

**B.** Radial.

**C.** Mediano.

**D.** Musculocutâneo.

**80.2 (TSA/2013)** O fármaco indicado no tratamento da taquicardia ventricular polimórfica irregular com intervalo QT longo é:

**A.** Lidocaína.

**B.** Adenosina.

**C.** Amiodarona.

**D.** Sulfato de magnésio.

**80.3 (TSA/2014)** Mulher de 65 anos e 60 kg faz uso crônico de amitriptilina e losartana. Foi submetida a ooforectomia videolaparoscópica sob anestesia geral, sendo encaminhada consciente e orientada à sala de recuperação pós-anestésica. Após 20 minutos, apresentou náusea seguida de vômito. O plantonista administrou droperidol 1,25 mg venoso. Após 3 minutos, a paciente referiu mal-estar com visão turva e apresentou FC de 40 bpm que evoluiu rapidamente para *torsades de pointes*. A explicação para essa arritmia é:

**A.** Hipercalemia.

**B.** Acidose respiratória.

**C.** Bloqueio alfa-adrenérgico.

**D.** Interação amitriptilina-droperidol.

**80.4 (TSA/2016)** Homem de 27 anos, 75 kg e 1,80 m é submetido à artroscopia de joelho sob raquianestesia. Após 25 minutos do bloqueio subaracnóideo, o paciente apresentou parada cardiorrespiratória (PCR) e o anestesiologista solicitou sua ajuda. Você percebe que todos os alarmes de monitor estão desligados inclusive o volume da oximetria de pulso. Além disso, o anestesiologista estava fora da sala no momento da ocorrência, mas refere que, após o posicionamento do paciente em decúbito dorsal, o nível sensitivo do bloqueio estava em T8. Qual deve ter sido o primeiro sinal de que o paciente evoluiria para PCR?

**A.** Bradicardia.

**B.** Dessaturação.

**C.** Hipotensão arterial.

**D.** Rebaixamento do nível de consciência.

**80.5 (TSA/2016)** Homem de 50 anos, 105 kg e 1,78 m, ex-tabagista, hipertenso e dislipidêmico em uso de atenolol e atorvastatina foi submetido à revisão de artrodese de coluna. A cirurgia demorou 8 horas e o paciente recebeu 6.000 mL de solução Ringer lactato. No pós-operatório, o paciente cursou com perda progressiva da visão bilateralmente. Qual é a principal hipótese diagnóstica e o mecanismo fisiopatológico envolvido?

**A.** Amaurose cortical; hipotensão e embolia venosa.

**B.** Oclusão da veia central da retina; anemia e hipotensão.

**C.** Neuropatia óptica posterior; anemia e congestão venosa.

**D.** Oclusão da artéria central da retina; hipotensão e placa ateromatosa.

# 81. CONSCIÊNCIA INTRAOPERATÓRIA

Mario J. Conceição

Apesar de parecer inusitado em um primeiro momento, existem muitos relatos de pacientes que se queixaram de terem tido algum tipo de percepção do que ocorria durante o procedimento cirúrgico ao qual estavam sendo submetidos. Nos dias atuais, sabe-se que tal efeito adverso existe, possui algumas causas já identificadas e corresponde, em português, ao acrônimo DIDA (despertar inadvertido durante anestesia), ou AAGA (do inglês *accidental awareness during general anesthesia*). Esse efeito adverso pode ter repercussão danosa ao paciente por desencadear sintomas quase sempre relacionados a estresse pós-traumático. Algumas vezes tais sintomas são transitórios; em outras, são persistentes por longos períodos, mesmo com tratamento especializado.[1]

Um fato observado, cuja causa ainda permanece obscura, é que parte desses pacientes desenvolve transtorno de estresse pós-traumático como consequência a episódios de consciência durante seus atos cirúrgicos, sob anestesia geral, ao passo que, para outros com experiências semelhantes, o problema inexiste. Alguns fatores já foram elencados para justificar essa observação, como personalidade, predisposição a transtornos mentais, estado emocional diante da doença, motivo do ato cirúrgico, entre outros.[1]

Apesar de todo o avanço tecnológico, existem grandes limitações na prática clínica para se distinguir um paciente corretamente anestesiado de outro semidesperto ou mesmo acordado. O cérebro é o alvo da anestesia geral. Na atualidade, entretanto, ainda faltam métodos confiáveis para a monitorização do efeito dos anestésicos sobre a função cerebral; os métodos disponíveis apenas avaliam os efeitos indiretos em vez dos efeitos primários da anestesia geral.

Nos vários relatos obtidos de grupos de autoajuda, terapeutas e redes sociais, onde o assunto é discutido, fica patente o sofrimento e a sensação de abandono experimentados pelos pacientes que passaram por essa situação. A consciência durante anestesia geral pode ser relatada pelos pacientes como percepção tátil e auditiva, inabilidade para mover-se, pânico e medo de morrer. Muitos desses pacientes evoluem sem sequelas mais graves; outros, contudo, podem desenvolver sintomas de estresse pós-traumático, apresentando quadro psicopatológico grave de ansiedade, insônia, pesadelos, depressão, irritabilidade e, em casos extremos, tendências suicidas.[2]

Está implícito para os pacientes que a técnica da anestesia geral (hoje conduzida com associação de fármacos e técnicas, sendo denominada "balanceada") é um procedimento para eliminar a dor e a consciência durante procedimentos cirúrgicos. Para os anestesiologistas, além disso, a técnica se presta a promover relaxamento muscular e bloqueio dos reflexos autonômicos, sobretudo os simpáticos, como hipertensão arterial e taquicardia. Portanto, torna-se óbvia a conclusão de que qualquer forma de consciência, com ou sem memória explícita, de eventos durante o procedimento cirúrgico é inaceitável. Muitos pacientes têm memória explícita de eventos durante o ato cirúrgico, que podem ser recordados com facilidade e descritos por vezes em detalhes. Em outros, o fato está presente, porém permanece como que bloqueado, revelando-se apenas após testes neuropsicológicos capazes de descobrir traços de estímulos sensoriais que foram percebidos e que estão guardados no subconsciente.[3]

A preocupação em permanecer acordado, ou sentindo o procedimento cirúrgico ao qual está sendo submetido, é preocupação recorrente entre os pacientes – verbalizada ao anestesiologista claramente na consulta pré-anestésica ou apenas comentada nos círculos familiares ou de amigos. Tal preocupação deixa de ser infundada, uma vez que se repete no cotidiano, como é bem sabido, mesmo considerando-se todo o avanço do conhecimento e a tecnologia empregada em nossos dias.

A frequência desse efeito adverso, na atualidade, diminuiu em relação ao que ocorria em décadas anteriores, mas estima-se ainda uma incidência em torno de 1 a 2 casos em cada 1.000 indivíduos submetidos à anestesia geral. Todavia, acrescente-se que tal estatística poderia modificar-se caso os anestesiologistas inquirissem rotineiramente seus pacientes, no período pós-operatório, com relação ao problema.[4,5]

Os fármacos responsáveis por promover anestesia geral, em doses dependentes, deprimem a atividade cortical, bem como causam a supressão, assim parece, da conectividade entre o córtex e as áreas subcorticais. Alguma forma de processamento, no entanto, pode ocorrer durante planos mais superficiais de anestesia, mesmo em pacientes nos quais o plano anestésico parece estar adequado. Pode ocorrer o despertar subconsciente quando o paciente desenvolve memórias para fatos ocorridos durante a anestesia, os quais ele tem dificuldade de recordar-se mais tarde.

A memória constitui-se em mecanismo complexo e parcialmente conhecido, classificada em dois tipos: a memória chamada explícita (consciente) e a memória implícita (inconsciente). Na memória consciente, o paciente é capaz de lembrar-se, de forma consciente, dos eventos e episódios vividos. Na memória inconsciente, ao contrário, lembranças são inconscientes e sem intenção. Porém, ela tem influência em mudanças de comportamento e atitudes causadas por experiências prévias sem lembrança consciente. Pacientes submetidos à anestesia geral podem apresentar os dois tipos, sendo a memória implícita mais grave pela dificuldade do diagnóstico e pelo fato de resultar em sequelas de difícil tratamento.[6]

A presença de possível consciência durante anestesia geral só poderá ser estimada caso seja feita uma pesquisa formal com os pacientes no período pós-operatório. Se o paciente de algum modo sentiu-se pouco ou nada incomodado pela experiência, muito raramente a relatará de forma espontânea. Também é fato que alguns pacientes poderão relatar eventuais lembranças apenas dois a três dias após o ato anestésico-cirúrgico ao qual foram submetidos. Os pacientes também descrevem estado de obnubilação, com dúvidas sobre se o que estavam vivenciando seria real consciência do que ocorria ou apenas algum distúrbio de suas mentes. Outros ainda necessitarão esforço grande de pesquisa para que suas "memórias" intraoperatórias possam ser lembradas.[7]

Testes pós-operatórios aplicados aos pacientes podem ajudar a pesquisar e identificar eventuais formas de lembranças, como perguntas do tipo "Você se lembra de ter ouvido palavras ou sons durante sua operação?", ou ainda perguntas dirigidas visando testar reconhecimento, como "Quais das seguintes palavras foram ditas a você durante sua operação?", após determinadas palavras terem sido ditas ao paciente no decorrer do ato cirúrgico, quando supostamente ele não deveria ouvi-las.[8] Estudos relataram que a maioria dos episódios de consciência era de curta duração e costumava ocorrer antes de iniciado o ato cirúrgico, ou ao seu término. Porém, mais da metade deles levaram a momentos de estresse para os pacientes e, em uma porcentagem alta, a danos psicológicos de longa duração, muitos com características de estresse pós-traumático.[9] Durante os episódios de consciência, acusados durante anestesia geral, são raras as queixas de dor. Doses altas de opioides e concentrações subclínicas de anestésicos inalatórios podem ter seu papel nesta observação.[8]

Alguns pacientes são capazes de referir sonhos durante sua operação cirúrgica, em geral lembrados como ruins ou angustiantes,sendo às vezes confundidos com momentos de consciência reais. O relato de sonhos durante anestesia geral é assunto ainda controverso e que cria dúvidas quanto ao tipo ou forma de despertar. O sonho é classificado como uma forma intermediária entre a memória explícita e a implícita, ou mesmo como experiência transcorrida entre a indução da anestesia até o despertar no período pós-anestésico imediato. Relatos de pensamentos confusos misturando ambas as experiências de maneira indistinguível também podem ser observados[10-12] (FIG. 81.1).

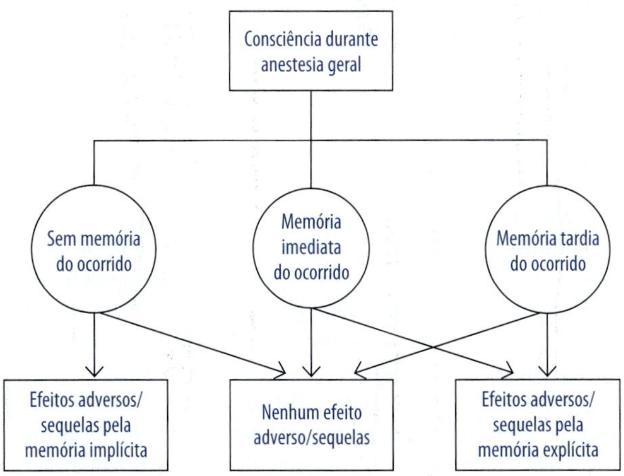


**FIGURA 81.1** Níveis de consciência durante a anestesia geral.

## Mecanismos da consciência

O sono fisiológico e a anestesia geral são fenômenos muito diferentes, porém de certo modo partilham as mesmas características fenotípicas e mecanismos implícitos. Os mecanismos do despertar envolvem interações bastante complexas no cérebro. Os fármacos anestésicos que promovem anestesia geral podem ser estudados observando-se os mecanismos do dormir e despertar. Há algum tempo, levantou-se a hipótese de que os anestésicos gerais atuariam nos centros do sono subcorticais.[13,14]

O mecanismo dos ciclos normais de dormir e despertar são controlados por várias estruturas localizadas na ponte, no hipotálamo, no mesencéfalo e no prosencéfalo basal. Estes centros estão desativados durante o sono, enquanto outros centros, como o núcleo pré-óptico ventrolateral, estão ativados. Acredita-se que esses núcleos inibam-se uns aos outros reciprocamente, gerando os estados de sono e alerta.[15] Assim, o cerúleo noradrenérgico na ponte e o núcleo tuberomamilar histaminérgico no hipotálamo posterior estão ativados durante o estado de alerta, enquanto o núcleo $\gamma$-aminobutírico pré-óptico ventrolateral (gabaérgico) está inibido. O núcleo pré-óptico ventrolateral, por sua vez, está ativado durante o sono, enquanto o cerúleo noradrenérgico da ponte e o núcleo tuberomamilar histaminérgico no hipotálamo posterior estão desativados.[15]

Os anestésicos atuam sobre os mecanismos de modulação dessas estruturas. Por exemplo, foi relatado em estudos experimentais que o isoflurano se liga aos receptores gabaérgicos inibindo a condução nos canais de potássio ativados, bem como inibe a transmissão histaminérgica para o núcleo tuberomamilar.[16] A estimulação de neurônios promotores do despertar no hipotálamo tem importante papel no despertar da anestesia pelo sevoflurano e isoflurano, mas não com outros agentes. O fato sugere que os centros encarregados dos mecanismos de sono e alerta podem ser específicos para cada agente anestésico individualmente, inclusive exercendo efeitos diferentes em tal regulação.

O hipocampo, dentro do sistema límbico, exerce papel importante nos processos de memória e aprendizagem. Entretanto, pouco se sabe ainda sobre quais são e como interagem os componentes do funcionamento da memória com os princípios daquilo que se pensa como ideal para uma anestesia geral.[17]

Durante a indução anestésica, todos os pacientes experimentam os efeitos potentes dos fármacos anestésicos, como fala truncada, movimentos irregulares dos globos oculares, fechamento das pálpebras, algumas vezes bocejos, por fim deixando de apresentar qualquer tipo de resposta. Tais efeitos mostram a ação sedativa que todos os fármacos anestésicos têm em comum: em doses elevadas, eles suprimem estímulos potentes e inclusive a nocicepção. Alguns tipos de memória, sobretudo memórias episódicas, dependem, de certo modo, da atenção e da forma como isso codifica os mecanismos da memória. Uma vez que a atenção desaparece na presença dos fármacos anestésicos, a anestesia induz a perda da memória. Porém, tal perda da memória é efeito indireto dos anestésicos sobre a memória. Ainda que os mecanismos amnésticos dos fármacos anestésicos sejam de grande importância, muitos estudos ainda serão necessários para desvendar corretamente a separação entre os efeitos sedativos e os efeitos amnésticos promovidos pelos anestésicos.

Outro componente fundamental da memória é o contexto emocional durante a codificação. O estímulo pode ter característica emocional (p. ex., choro ou sorriso de um bebê) ou característica que parece ser emocional (prazer, desprazer). A memória costuma ser melhor para estímulos emocionais do que para outros estímulos considerados neutros, prazerosos ou não. Parte desses mecanismos é atribuída às interações entre centros cerebrais fundamentais na percepção da emoção (amígdalas) e aqueles envolvidos com a memória (hipocampo), bem como à ativação dos centros de estresse. Tais efeitos podem ser bloqueados, ou ativados, farmacologicamente, implicando na interação dos fármacos nos centros emocionais e mecanismos de estresse[13,18] (FIG. 81.2).

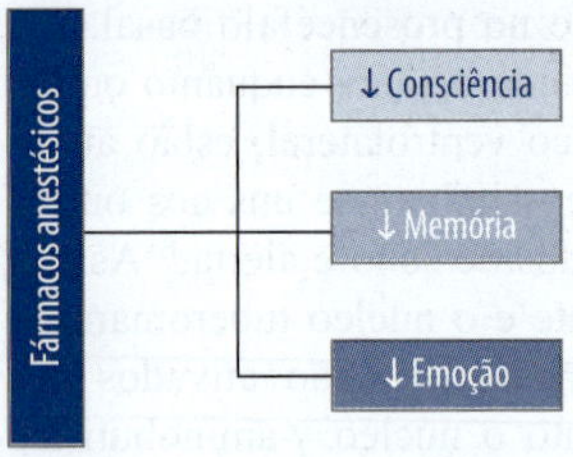


**FIGURA 81.2** A ação dos anestésicos deprime as funções das diversas áreas neurocognitivas.

## Causas de consciência durante anestesia geral

A anestesia geral depende de mecanismos que devem funcionar juntos para se obter o resultado ideal. Quatro mecanismos podem ser listados como fundamentais para o resultado:

- Hipnose, com bloqueio mental completo;
- Bloqueio sensitivo, com bloqueio da percepção e dor;
- Bloqueio motor, garantindo relaxamento muscular;
- Bloqueio dos reflexos autonômicos.

Algumas situações podem ser apontadas como possíveis causas para o paciente apresentar episódios de consciência durante procedimentos cirúrgicos sob anestesia geral. Outras permanecem obscuras, difíceis de identificar, seja pelo fato de serem pouco investigadas, seja pela dificuldade de compreender exatamente o que ocorreu, tanto por parte dos profissionais envolvidos quanto dos próprios pacientes.

Entre as ocorrências mais frequentes, destacam-se (sem que uma exclua a outra) anestesia superficial, defeitos ou erros no uso dos aparelhos de anestesia e diferenças individuais dos pacientes quanto aos efeitos dos anestésicos.

A anestesia superficial associada ou não ao uso de bloqueadores neuromusculares pode ser apontada como uma das causas mais comuns de muitos relatos de consciência durante procedimentos cirúrgicos.[19] Muito provavelmente, a concentração de anestésicos que bloqueiam a consciência é menor do que aquela que previne movimentos musculares em resposta à dor e outros estímulos. Os bloqueadores neuromusculares contribuem para o problema. Um paciente anestesiado de forma inadequada, porém não paralisado por fármacos, produz movimentos que podem alertar os profissionais de saúde para possível consciência, provocando imediata ação como o aprofundamento do plano anestésico.

Necessidades individuais de maiores doses de anestésicos são um fato observado em alguns pacientes. Estes podem precisar de doses maiores de anestésicos para a obtenção de hipnose adequada do que as doses usuais rotineiramente administradas para a maioria dos pacientes. Alguns fatores são conhecidos, como o tabagismo crônico e o abuso de álcool, opioides e anfetaminas. Os pacientes nessas condições podem exigir doses maiores de anestésicos para se obter de forma eficiente sua inconsciência.[20]

Problemas com o mau funcionamento dos equipamentos de anestesia ou mesmo a pouca familiaridade do profissional que os manipula podem resultar em administração insuficiente de anestésicos ao paciente. Vaporizadores vazios sem a devida reposição, bombas de infusão defeituosas ou desconexão do tubo que conduz o anestésico venoso ao paciente podem ser causas do despertar durante anestesia geral (FIG. 81.3).

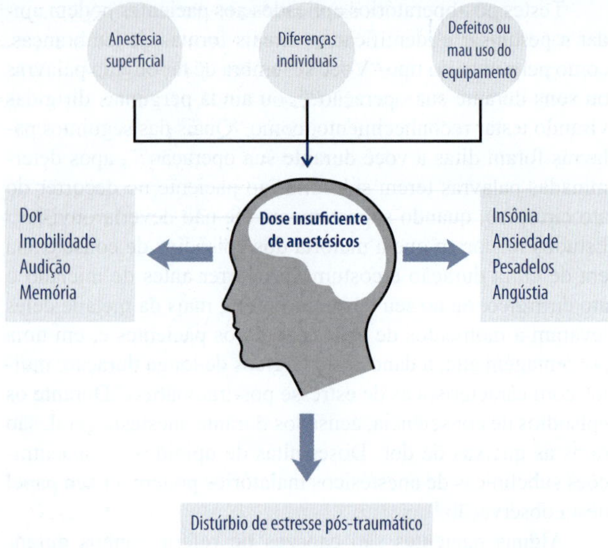


**FIGURA 81.3** Aspectos fisiopatológicos envolvidos na experiência de consciência intraoperatória.

## Fatores de risco

Ao se observar os estudos epidemiológicos sobre consciência durante a anestesia, três fatores surgem como indicadores de risco: determinados pacientes, o tipo de procedimento cirúrgico e a técnica anestésica.

### Pacientes

A consciência durante o procedimento cirúrgico pode ser até três vezes maior entre mulheres do que entre homens; além disso, as mulheres lembram mais facilmente do ocorrido do que os homens.[21] Os pacientes com menos de 60 anos podem exibir maior incidência de consciência durante o ato anestésico-cirúrgico.[22] Entretanto, outros estudos também relataram incidência alta em pacientes idosos.[23]

Os pacientes usuários de substâncias lícitas ou ilícitas, como anfetaminas ou álcool, em geral necessitam de doses maiores de anestésicos para que se obtenham efeitos satisfatórios, em consequência de alterações na farmacodinâmica desses agentes, determinada por múltiplos fatores. Desse modo, são candidatos mais prováveis de apresentar o problema de consciência durante a anestesia geral.

A história prévia de consciência em outros procedimentos anestésico-cirúrgicos deve ser encarada como forte indício de predisposição. Muitos estudos e textos enfatizam a possibilidade de que os pacientes que experimentaram consciência durante um procedimento sob anestesia geral apresentem o mesmo problema em procedimentos posteriores. Porém, a maioria desses estudos foi incapaz de apresentar tal característica, como fator independente, sem eliminar outros determinantes coexistentes, como obesidade, uso crônico de benzodiazepínicos ou álcool. Pesquisar esse detalhe na história pregressa poderia ajudar a identificar um determinado grupo de pacientes resistentes aos efeitos dos anestésicos nos processos de memória, consciência e emoção. Um estudo que procurou este objetivo concluiu que pacientes que experimentaram episódio de consciência durante anestesia geral têm cinco vezes mais probabilidade de virem a apresentar o mesmo problema em novas ocasiões.[24]

Os pacientes com via aérea difícil também apresentam consciência com mais frequência, notadamente durante os procedimentos para assegurar a via aérea pérvia.

## Procedimentos cirúrgicos

Em algumas situações, existe a necessidade de redução das doses dos anestésicos para evitar efeitos adversos graves, em razão da condição clínica dos pacientes, como instabilidade hemodinâmica em politraumatizados graves, em estados sépticos ou hipotermia. Classicamente, a anestesia cardíaca, sobretudo com circulação extracorpórea, é apontada como fator de alto risco para consciência. Outro exemplo bastante comum são as operações cesarianas sob anestesia geral, quando doses de anestésicos são diminuídas devido ao receio de dano ao feto.

O uso de bloqueadores neuromusculares ocupa também lugar de destaque nos relatos de consciência durante procedimentos cirúrgicos, pois impede movimentos involuntários (ou mesmo voluntários) dos pacientes, movimentos estes que indicariam ao anestesiologista que o paciente pode estar desperto.[25,26]

## Técnica anestésica

Qualquer situação relacionada à técnica anestésica que determine doses insuficientes de fármacos anestésicos ao paciente é considerada fator de risco para o surgimento do problema. O mau funcionamento dos equipamentos anestésicos, ou seu uso incorreto, pode ser causa direta. A anestesia venosa total aparece com mais frequência nos relatos de consciência durante os atos cirúrgicos. Na verdade, as concentrações-alvo, indicadas pelos sistemas alvo-controlados, são falsas garantias, uma vez que não representam a concentração em tempo real dos fármacos no órgão-alvo do paciente durante a anestesia venosa total.

A concentração mínima de anestésicos inalatórios que possa prevenir o despertar é desconhecida. Concentrações corretas de anestésicos inalatórios associadas ao efeito de outros fármacos sedativos e analgésicos, de forma concomitante, podem ser consideradas fatores fundamentais para prevenir o despertar. A prática de superficializar o plano anestésico, pela diminuição das doses dos anestésicos, ou muitas vezes a própria supressão deles antes do final completo do ato cirúrgico para agilizar a recuperação, são fatores que guardam estreita relação com muitos dos episódios de consciência relatados pelos pacientes.[25] Aliás, a maioria dos relatos ocorreu nos momentos que antecederam o ato cirúrgico propriamente dito ou um pouco antes do seu término.

## Consequências

Em alguns pacientes, a experiência do despertar durante a anestesia geral acarreta efeitos posteriores temporários como pesadelos, insônia, ansiedade e pânico. Esses pacientes também relatam o temor de se defrontarem com o mesmo problema caso tenham de ser anestesiados novamente. Outros pacientes, porém, podem desenvolver transtorno de estresse pós-traumático caracterizado por ansiedade e irritabilidade, pesadelos recorrentes e medo de morte iminente. Além disso, muitos desses últimos pacientes podem ter dúvidas sobre sua sanidade mental e se recusam a discutir e tratar sua condição mórbida. Desconhece-se por que alguns pacientes desenvolvem transtornos de estresse pós-traumático e outros não. A personalidade do paciente, a predisposição para transtornos psiquiátricos, as formas emocionais de reagir às próprias enfermidades e até mesmo a causa que levou à cirurgia são identificadas como fatores predisponentes.[27,28]

A consciência/memória durante anestesia geral pode trazer poucas consequências para o paciente que a experimentou, mas também pode conduzir a manifestações agudas de estresse, evoluindo para o transtorno de estresse pós-traumático. O mecanismo psicopatológico do transtorno de estresse pós-traumático se deve à incapacidade de lidar com a informação desencadeante do estresse. Infelizmente os dados disponíveis sobre o assunto estão baseados em relatos de casos e estudos desenvolvidos com pacientes que padecem de transtorno pós-traumático causado por outras situações diferentes da tratada aqui. Entretanto, pacientes cirúrgicos que sofrem do problema desencadeado por episódios de memória/consciência durante o procedimento podem se beneficiar do mesmo suporte e tratamento psicoterápico.[1]

Os anestesiologistas quase nunca estão preparados para lidar de maneira adequada com as sequelas desencadeadas pela consciência/memória durante o ato cirúrgico. O evento requer o encaminhamento para tratamento especializado. O primeiro e fundamental passo é o reconhecimento precoce dos sintomas e o início do tratamento com psiquiatra e psicólogo. Nas primeiras semanas de tratamento, a remissão dos sintomas é interpretada como bom sinal de recuperação. Se os sintomas persistirem por mais de quatro semanas, existe o risco de se tornarem crônicos. Nesses casos, os sintomas neuropsicológicos podem persistir por tempo indeterminado, ou mesmo pelo resto da vida do paciente.[29]

Consequências médico-legais podem advir das queixas dos pacientes. Nos Estados Unidos, 2% de todos os processos médico-legais resultaram de queixas de consciência durante o ato anestésico-cirúrgico. Essa porcentagem foi semelhante à de queixas por outras complicações como pneumonia por aspiração e infarto do miocárdio. Ainda que esteja em desuso, a técnica óxido nitroso-opioides-bloqueador neuromuscular foi identificada como a mais frequente entre as técnicas anestésicas empregadas, e as mulheres foram a maioria dos pacientes afetados.[30]

## Prevenção e conduta diante da ocorrência

Diante de queixas de consciência durante ato cirúrgico conduzido sob anestesia geral, o depoimento detalhado do paciente deve ser obtido, ainda que em alguns casos os relatos sejam confusos ou mesmo falsos. A maioria é real, e toda credibilidade deve ser emprestada ao relato do paciente, procurando-se estabelecer a veracidade do que está sendo relatado. O paciente deve ser convencido de que o anestesiologista acredita na história dele e sobretudo se solidariza com o sofrimento que o fato lhe causou e está causando. Duvidar do relato ou tentar desqualificá-lo de qualquer maneira pode contribuir para o agravamento dos problemas psicológicos ou tornar seu tratamento mais difícil.

Litígios médico-legais podem ter como causa inicial a conduta pouco amistosa dos profissionais de saúde diante do relato do paciente. Estima-se que um número considerável de pacientes que tiveram consciência ou memória durante procedimentos cirúrgicos com anestesia geral receberam tratamento inadequado ou nenhuma orientação para tratamento especializado.[28] O paciente merece explicações sobre o que possivelmente pode ter ocorrido e as razões para o fato, como, por exemplo, a redução necessária das doses de anestésicos diante de instabilidade hemodinâmica, ou o possível acordar durante uma eventual circulação extracorpórea.

É muito importante explicar ao paciente que o risco de o problema se repetir é remoto, além de convencê-lo de que tudo está registrado em seu prontuário, de modo que eventuais futuros anestesiologistas poderão ser alertados para o problema e então tomar as providências para evitar que se repita o efeito adverso. O paciente deve ser orientado a buscar ajuda psicológica ou psiquiátrica. Visita diária, durante sua internação hospitalar, deve ser realizada para diagnóstico e tratamento de possíveis sequelas psicológicas, como ansiedade, insônia ou outros distúrbios psicopatológicos. Após a alta, devem ser mantidos contatos telefônicos ou o acompanhamento ambulatorial do paciente até que se conclua pela cura ou melhora da situação mórbida. Todas essas condutas devem ser tomadas precocemente. É reconhecido que quanto antes o paciente for diagnosticado e tratado, menores serão as chances do desenvolvimento de transtorno pós-traumático.[29]

Ainda que inexista forma de prevenir completamente a ocorrência do despertar durante o ato anestésico-cirúrgico, alguns cuidados podem ser sugeridos com tal finalidade, os quais estão descritos no **QUADRO 81.1**.

**QUADRO 81.1** Sugestões para prevenir a consciência/memória durante o ato anestésico-cirúrgico e suas sequelas

- Informe ao paciente sobre a possibilidade da ocorrência do problema
- Se disponíveis, utilize equipamentos de monitoramento da consciência
- Assegure-se sobre o bom funcionamento dos dispositivos de administração dos anestésicos (bombas de infusão e/ou vaporizadores)
- Use como pre-anestésicos fármacos com propriedades amnésticas
- Utilize doses adequadas de agentes de indução/hipnóticos
- Só utilize bloqueadores neuromusculares se forem absolutamente necessários
- Evite a prática de afastar-se do paciente durante o procedimento cirúrgico
- Proteja o paciente contra os ruídos de salas cirúrgicas barulhentas
- Utilize pelo menos 1 CAM quando empregar anestésicos inalatórios
- Utilize fármacos com propriedades amnésticas quando o nível de anestesia for superficial
- Dê credibilidade ao relato do paciente e apoio na solução do problema
- O ideal é, no pós-operatório, como rotina, verificar com todos os pacientes a possível ocorrência de consciência
- Evite "superficializar" o plano anestésico antes da completa conclusão do ato cirúrgico

# Consciência e a monitorização do nível de anestesia

## Índice biespectral

Embora os sinais clínicos indicativos de um bom plano anestésico sejam de grande importância, a elevação da pressão arterial e a frequência cardíaca são pouco confiáveis como guias de adequada depressão da consciência, bem como outros sinais como lacrimejamento, sudorese ou mesmo reações motoras. Assim, a condição funcional real do cérebro do paciente anestesiado só pode ser avaliada de maneira indireta. Poucos casos de consciência/memória durante anestesia podem ser ligados a sinais clínicos de nível insuficiente de anestesia. Acrescente-se a isso o emprego de β-bloqueadores, por exemplo, que podem evitar taquicardia ou hipertensão.

O índice biespectral (BIS) é uma escala derivada da avaliação da atividade elétrica cerebral em pacientes anestesiados e pode ser um equipamento auxiliar como guia para a administração de doses adequadas de anestésicos, evitando-se sobredoses ou subdoses, monitorando o estado de consciência durante os processos de indução, manutenção e recuperação da anestesia geral. Incluir o BIS ao procedimento anestésico pode ser útil para diminuir o risco de episódios de consciência durante anestesia geral, sobretudo naqueles casos em que a possibilidade dessa ocorrência for maior.[31] Entretanto, as evidências quanto a este último aspecto são ainda inconclusivas, muitas vezes controversas, apesar de o BIS mostrar-se superior quando comparado apenas aos sinais clínicos como indicativos de plano anestésico adequado.[31] Existem relatos de consciência intraoperatória mesmo com a monitorização pelo BIS, o que faz alguns autores desqualificarem-no como monitor de rotina do nível de consciência.[32]

Muitos outros fatores no intraoperatório podem concorrer, seja para o mau funcionamento do BIS, seja por provocarem rápidas mudanças nos valores mostrados pelo BIS. Estados mórbidos como hipoperfusão ou isquemia cerebral, embolia gasosa e hipovolemia podem determinar alterações nos valores do BIS.[33,34] Causas externas ao paciente também podem ser implicadas no mau funcionamento do BIS, como campos eletromagnéticos. Assim, em muitas ocasiões o BIS pode se mostrar ineficiente para monitorar o nível de consciência do paciente. Inclusive é possível encontrar relatos de consciência com o BIS indicando valores que equivaleriam a plano de anestesia adequado.[35]

## Entropia

Entropia é a medida da irregularidade de qualquer dos sinais elétricos emitidos pelo registro do eletroencefalograma (EEG). Durante a anestesia geral, os sinais do EEG variam de padrões irregulares para padrões mais regulares conforme a anestesia se aprofunda. A entropia avalia esses sinais do EEG, que podem ser irregulares, complexos ou imprevisíveis.

Os sinais captados pelos eletrodos na área frontal do paciente são interpretados de duas maneiras: estado de entropia (SE, do inglês *state entropy*), que analisa frequências entre 0,8 e 32 Hz, e entropia responsiva (RE, do inglês *response entropy*), para as frequências entre 0,8 e 47 Hz. A análise dessas frequências pelo equipamento gera valores conforme visto na

TABELA 81.1. A RE e a SE abaixo de 60 indicariam pouca probabilidade de consciência. A medida de entropia, portanto, é outro método baseado no EEG para determinar níveis ideais de anestesia. Se comparada ao BIS, a entropia parece ser um indicador mais confiável e preciso do estado da depressão mental proporcionada por fármacos anestésicos. Porém, ainda inexistem dados que garantam total confiabilidade nesta afirmação.[36,37]

**TABELA 81.1** Valores de entropia para níveis prováveis de anestesia

| RE | SE | |
|---|---|---|
| 100 | | Desperto |
| 60 | 60 | Pouca probabilidade de memória |
| 40 | 40 | Nível clínico adequado de anestesia |
| | | Anestesia profunda |
| 0 | 0 | Supressão EEG |

## Outras formas de monitorização do nível de anestesia

Existem outros equipamentos destinados a avaliar o nível de anestesia, a maioria baseados nos sinais do EEG e em outras formas, como a monitorização da fração expirada dos gases anestésicos ($E_TAG$, do inglês *end-tidal anesthetic gas*). Porém, a controvérsia nesse campo ainda é bastante grande.

Os monitores propostos para avaliar o nível de anestesia, na verdade, são incapazes de monitorar a consciência de modo direto. Sua real eficácia também pode ser questionada em alguns tipos de pacientes. A rigor, eles apenas indicam que os anestésicos estão tendo algum tipo de efeito no paciente, em vez de garantir que a supressão da região cortical e de outras áreas cerebrais do paciente seja suficiente para evitar possíveis memórias implícitas ou explícitas. Os artefatos provocados por descargas elétricas ou magnéticas, o mau posicionamento dos eletrodos e a instabilidade nos números apresentados podem confundir a interpretação dos dados obtidos.

Em pacientes de alto risco para consciência transoperatória, esses monitores são recomendados de acordo com revisões sistemáticas sobre o problema.[31] Entretanto, o despertar ocorreu mesmo com o uso do BIS ou com a monitorização da $E_TAG$.[38] Em artigos comparando monitorização por BIS e por $E_TAG$, os autores foram incapazes de concluir acerca da superioridade de um tipo de monitorização sobre o outro. A combinação das duas formas – BIS e $E_TAG$ simultaneamente – pode se mostrar superior ao uso isolado de cada uma delas, porém é vetada para os pacientes sob anestesia venosa total. A anestesia venosa total é apontada como causa isolada para alto risco de consciência durante o procedimento, sobretudo quando bloqueadores neuromusculares são utilizados. O BIS parece apresentar uma boa correlação entre o nível plasmático de propofol administrado e o efeito clínico, mas foi incapaz de impedir relatos de consciência durante anestesia venosa total em pacientes monitorados com BIS.[35,38]

O despertar dos pacientes durante anestesia geral, ainda que pouco frequente, é preocupante pelas consequências para quem passou pela experiência. Os anestesiologistas precisam estar atentos ao problema e procurar efetuar todos os esforços possíveis para evitá-lo. Apesar das controvérsias ainda existentes quanto à eficácia dos monitores e de outras formas de avaliar o nível de anestesia, eles devem ser utilizados, sobretudo para pacientes de alto risco para esse efeito adverso, porém sem perder de vista que a monitorização por BIS, $E_TAG$ e outros se constitui ainda em falsa segurança.

Até o momento, o despertar durante anestesia parece estar relacionado em grande parte a um problema dose-dependente dos fármacos anestésicos, com risco aumentado quando bloqueadores neuromusculares são administrados. Os relatos de consciência por parte dos pacientes devem ser valorizados, e esses pacientes precisam ser acompanhados nas suas queixas e sintomas e encaminhados para tratamento especializado quando for o caso.

Talvez fosse oportuno o desenvolvimento de protocolos específicos para investigação no pós-operatório sobre possível despertar durante a anestesia geral, a fim de identificar o problema, levando-se em consideração que muitos pacientes podem deixar de relatar o ocorrido espontaneamente. Há pacientes que experimentaram algum tipo de consciência durante suas intervenções anestésico-cirúrgicas e não desenvolveram qualquer tipo de sintomatologia psicopatológica, e muitos outros deixaram de relatá-la pensando tratar-se de algo impossível ou mesmo duvidando de sua própria sanidade mental.

## Referências


1. Bischoff P, Rundshagen I. Awareness under general anesthesia. Dtsch Arztebl Int. 2011;108(1-2):1-7.
2. Whitlock EL, Rodebaugh TL, Hassett AL, Shanks AM, Kolarik E, Houghtby J, et al. Psychological sequelae of surgery in a prospective cohort of patients from three intraoperative awareness prevention trials. Anesth Analg. 2015;120(1):87-95.
3. Leslie K, Chan MT, Myles PS, Forbes A, McCulloch TJ. Posttraumatic stress disorder in aware patients from the B-aware trial. Anesth Analg. 2010;110(3):823-8.
4. Nickalls RW, Mahajan RP. Awareness and anaesthesia: think dose, think data. Br J Anaesth. 2010;104(1):1-2.
5. Rule E, Reddy S. Awareness under general anaesthesia. Br J Hosp Med (Lond). 2014;75(10):573-7.
6. Glannon W. Anesthesia, amnesia and harm. J Med Ethics. 2014;40(10):651-7.
7. Cascella M, Viscardi D, Schiavone V, Mehrabmi-Kermani F, Muzio MR, Forte CA, et al. A 7-year retrospective multisource analysis on the incidence of anesthesia awareness with recall in cancer patients: a chance of collaboration between anesthesiologists and psycho-oncologists for awareness detection. Medicine (Baltimore). 2016;95(5):e2757.
8. Chung HS. Awareness and recall during general anesthesia. Korean J Anesthesiol. 2014;66(5):339-45.
9. Cook TM, Andrade J, Bogod DG, Hitchman JM, Jonker WR, Lucas N, et al. The 5th National Audit Project (NAP5) on accidental awareness during general anaesthesia: patient experiences, human factors, sedation, consent and medicolegal issues. Anaesthesia. 2014;69(10):1102-16.
10. Gyulaházi J, Varga K, Iglói E, Redl P, Kormos J, Fülesdi B. The effect of preoperative suggestions on perioperative dreams and dream recalls after administration of different general anesthetic combinations: a randomized trial in maxillofacial surgery. BMC Anesthesiol. 2015;15:11.
11. Mashour GA. Dreaming during anesthesia and sedation. Anesth Analg. 2011;112(5):1008-10.
12. Nunes RR, Porto VC, Miranda VT, Andrade NQ, Carneiro LMM. Risk factor for intraoperative awareness. Rev Bras Anestesiol. 2012;62(3):369-74.
13. Vanini G, Watson CJ, Lydic R, Baghdoyan HA. Gamma-aminobutyric acid-mediated neurotransmission in the pontine reticular formation modulates hypnosis, immobility, and breathing during isoflurane anesthesia. Anesthesiology. 2008;109(6):978-88.
14. Orser BA, Saper CB. Multimodal anesthesia and systems neuroscience: the new frontier. Anesthesiology. 2008;109(6):948-50.
15. Lu J, Sherman D, Devor M, Saper CB. A putative flip-flop switch for control of REM sleep. Nature. 2006;441(7093):589-94.
16. Ballesteros KA, Sikorski A, Orfila JE, Martinez JL Jr. Effects of inhaled anesthetic isoflurane on long-term potentiation of CA3 pyramidal cell afferents in vivo. Int J Gen Med. 2012;5:935-42.
17. Pryor KO, Hemmings HC Jr. Increased risk of awareness under anesthesia: an issue of consciousness or of memory? Anesthesiology. 2013;119(6):1236-8.
18. Tung A, Mendelson WB. Anesthesia and sleep. Sleep Med Rev. 2004;8(3):213-25.
19. Mashour GA, Orser BA, Avidan MS. Intraoperative awareness: from neurobiology to clinical practice. Anesthesiology. 2011;114(5):1218-33.
20. Chapman R, Plaat F. Alcohol and anaesthesia. Contin Educ Anaesth Crit Care Pain. 2009;9(1):10-3.
21. Hoymork SC, Raeder J. Why do women wake up faster than men from propofol anaesthesia? Br J Anaesth. 2005;95(5):627-33.
22. Mashour GA, Wang LY, Turner CR, Vandervest JC, Shanks A, Tremper KK. A retrospective study of intraoperative awareness with methodological implications. Anesth Analg. 2009;108(2):521-6.
23. ollard RJ, Coyle JP, Gilbert RL, Beck JE. Intraoperative awareness in a regional medical system: a review of 3 years' data. Anesthesiology. 2007;106(2):269-74.
24. Aranake A, Gradwohl S, Ben-Abdallah A, Lin N, Shanks A, Helsten DL, et al. Increased risk of intraoperative awareness in patients with a history of awareness. Anesthesiology. 2013;119(6):1275-83.
25. American Society of Anesthesiologists Task Force on Intraoperative Awareness. Practice advisory for intraoperative awareness and brain function monitoring: A report by the american society of anesthesiologists task force on intraoperative awareness. Anesthesiology. 2006;104(4):847-64.
26. Kotsovolis G, Komninos G. Awareness during anesthesia: how sure can we be that the patient is sleeping indeed? Hippokratia. 2009;13(2):83-9.
27. Laukkala T, Ranta S, Wennervirta J, Henriksson M, Suominen K, Hynynen M. Long-term psychosocial outcomes after intraoperative awareness with recall. Anesth Analg. 2014;119(1):86-92.
28. Whitlock EL, Rodebaugh TL, Hassett AL, Shanks AM, Kolarik E, Houghtby J, et al. Psychological sequelae of surgery in a prospective cohort of patients from three intraoperative awareness prevention trials. Anesth Analg. 2015;120(1):87-95.
29. Pandit JJ, Andrade J, Bogod DG, Hitchman JM, Jonker WR, Lucas N, et al. 5th National Audit Project (NAP5) on accidental awareness during general anaesthesia: protocol, methods, and analysis of data. Br J Anaesth. 2014;113(4):540-8.

30. Cheney FW. The American Society of Anesthesiologists closed claims project: the beginning. Anesthesiology. 2010;113(4):957-60.
31. Punjasawadwong Y, Phongchiewboon A, Bunchungmongkol N. Bispectral index for improving anaesthetic delivery and postoperative recovery (review). Cochrane Database Syst Rev. 2014;(6):CD003843.
32. Avidan MS, Zhang L, Burnside BA, Finkel KJ, Searleman AC, Selvidge JA, et al. Anesthesia awareness and the bispectral index. N Engl J Med. 2008;358(11):1097-108.
33. Mourisse J, Booij L. Bispectral index detects period of cerebral hypoperfusion during cardiopulmonary bypass. J Cardiothorac Vasc Anesth. 2003;17(1):76-8.
34. Chazot T, Liu N, Trémelot L, Joukovsky P, Fischler M. Detection of gas embolism by Bispectral index and entropy monitoring in two cases. Anesthesiology. 2004;101(4):1053-4.
35. Rampersad SE, Mulroy MF. A case of awareness despite an "adequate depth of anesthesia" as indicated by a bispectral index monitor. Anesth Analg. 2005;100(5):1363-4, table of contents.
36. Balci C, Karabekir H, Sivaci R. Determining entropy values equivalent to the bispectral index values during sevoflurane anaesthesia, Arch Med Sci. 2010;6(3):370-4.
37. Viertiö-Oja H1, Maja V, Särkelä M, Talja P, Tenkanen N, Tolvanen-Laakso H, et al. Description of the Entropy algorithm as applied in the Datex-Ohmeda S/5 Entropy Module. Acta Anaesthesiol Scand. 2004;48(2):154-61.
38. Goddard N, Smith D. Unintended awareness and monitoring of depth of anaesthesia. Contin Educ Anaesth Crit Care Pain. 2013;13(6):213-17.

# Questão de Prova do TSA

**81.1 (TSA/2016)** Que aspecto relacionado à obesidade pode contribuir para a ocorrência de consciência intraoperatória após a indução com propofol?

**A.** Alta taxa de extração hepática.

**B.** Baixa afinidade do propofol aos receptores GABA.

**C.** Aumento das reações de fase I, induzido pela obesidade.

**D.** Rápida redistribuição do fármaco para o tecido gorduroso.

# 82. ANAFILAXIA EM ANESTESIA

Cristiane Gurgel Lopes
Rogean Rodrigues Nunes

O fenômeno anafilaxia foi descrito pela primeira vez na literatura médica por Paul Portier e Charles R. Richet[1] em 1902, em um estudo envolvendo protocolos de imunização de cães com toxina de água-viva. A injeção de pequenas doses da actinotoxina em alguns animais, em vez de desencadear proteção, precipitou uma rápida instalação de sintomas fatais ou quase fatais. Os autores nomearam tal resposta de *l'anaphylaxie*, termo de origem grega: *a* (contra) e *phylaxis* (imunidade ou proteção).[2,3]

Tradicionalmente, "anafilaxia" é um termo utilizado para descrever eventos dependentes de imunoglobulina E (IgE), e "reação anafilactoide" é usado para descrever reações independentes de IgE, apesar de ambas as reações serem clinicamente indistinguíveis.[4]

No início dos anos 2000, a força-tarefa da European Academy of Allergology and Clinical Immunology (EAACI) publicou uma nomenclatura revisada para alergia e reações relacionadas, baseada nos mecanismos promotores dos eventos. Sugeriu-se que a nomenclatura anterior fosse descartada e que anafilaxia fosse descrita como imunológica e não imunológica.[4,5]

A anafilaxia imunológica inclui:

- Reações mediadas por IgE.
- Reações mediadas por IgG.
- Reações mediadas por imunocomplexo/complemento.[6]

A anafilaxia não imunológica compreende reações causadas por agentes ou eventos que induzam degranulação de mastócitos ou basófilos, na ausência de imunoglobulinas.[6] Cerca de 60 a 70% das reações de hipersensibilidade imediata que ocorrem durante a anestesia são mediadas por IgE.[7]

A anafilaxia é um evento crítico de hipersensibilidade imediata. A National Institute of Allergy and Infectious Disease and Food Allergy and Anaphylaxis Network define anafilaxia como uma reação alérgica grave de rápida instalação que pode levar à morte.[5]

A anafilaxia continua sendo uma das causas menos evitáveis de morte relacionada com a anestesia, e o diagnóstico precoce e a gestão adequada da crise são fundamentais para que os desfechos sejam favoráveis.

## Epidemiologia

Estudos em diferentes países têm estimado a incidência de anafilaxia clínica durante a anestesia em cerca de 1:10.000 a 1:20.000 procedimentos. Tal variabilidade parece estar relacionada com idade dos pacientes, causas e área geográfica.[7,8] Esse evento ocorre igualmente no sexo masculino e no sexo feminino até a fase pré-puberal,[9] porém, na idade adulta, a preponderância para o sexo feminino está na ordem de 3:1.[10] As reações anafiláticas são responsáveis por 9 a 19% de todas as complicações cirúrgicas.[8]

A incidência de anafilaxia após administração de bloqueadores neuromusculares (BNMs) é avaliada em 1:6.500.[11]

A mortalidade associada a reações de hipersensibilidade imediata durante a anestesia varia de 3 a 9%, dependendo do país.[7] Nos Estados Unidos e no Japão, a mortalidade por agentes diversos gira em torno de 4 a 4,76%. No Reino Unido, estimou-se uma taxa de mortalidade de 9% para reações causadas por BNM. Na França, os BNMs são os agentes mais frequentemente envolvidos, seguidos pelo látex e pelos antibióticos.[10] Um estudo retrospectivo australiano relatou uma mortalidade por anafilaxia perioperatória de 0 a 1,4%, em contraste com taxas anteriores de 3 a 10% de estudos em reações de hipersensibilidade imediata na Austrália, no Japão, na França e no Reino Unido.[12]

## Apresentações clínicas

A anafilaxia não é um processo homogêneo: as vias, os mediadores, o tempo e a resposta ao tratamento dependem do agente desencadeante, de sua via e velocidade de administração, da natureza da hipersensibilidade e do estado de saúde do paciente, incluindo suas comorbidades. As doenças respiratórias ou cardiovasculares e os efeitos de medicações concomitantes, como os fármacos β-bloqueadores e os inibidores da enzima conversora da angiotensina, também podem contribuir com a apresentação clínica.[13]

Embora as manifestações iniciais da anafilaxia sejam as mais detalhadamente descritas, encontram-se na literatura descrições do curso subsequente da reação.[14,15] O quadro clínico pode evoluir com apresentações variadas:

- **Anafilaxia unifásica**: ocorre em 80 a 90% dos casos. O ápice da resposta acontece com 30 a 60 minutos da exposição às substâncias alergênicas, e tende a se resolver espontaneamente ou com tratamento nos 30 a 60 minutos subsequentes.
- **Anafilaxia bifásica:** ocorre em 1 a 23% de todas as reações anafiláticas. Caracteriza-se por uma resposta unifásica, seguida de um período assintomático que dura uma hora ou um pouco mais, com subsequente recorrência dos sintomas, sem que haja nova exposição aos antígenos. O retardo na administração de adrenalina está associado a uma incidência maior de reações bifásicas.[6,15]
- **Anafilaxia prolongada:** de incidência não conhecida, essa reação pode durar horas, dias ou mesmo semanas sem resolução completa.[6]

## Fisiopatologia

### Anafilaxia imunológica

#### Reações mediadas por imunoglobulina E

A reação mediada por IgE é a clássica reação de hipersensibilidade imediata. Esse mecanismo depende da ativação de IgE e é dependente tanto da interleucina 4 (IL-4) quanto do seu receptor. Em indivíduos suscetíveis, uma exposição inicial a um alérgeno leva à produção de isótopos de anticorpos IgE. Estes irão se ligar a receptores FcεR1 de alta afinidade, localizados nas membranas plasmáticas dos mastócitos e basófilos, enquanto linfócitos, eosinófilos e plaquetas ligam-se aos anticorpos IgE por meio de seus receptores FcεR2 de baixa afinidade. Essa fase inicial de sensibilização é clinicamente silenciosa.

Em uma próxima exposição, os alérgenos fazem ligação cruzada com dois receptores de IgE, criando uma ponte entre duas imunoglobulinas. Tal evento induz uma transdução do sinal, que desencadeia a liberação de uma cascata de mediadores pré-formados, incluindo histamina, proteases neutras (triptase, quimase) e proteoglicanos (heparina), dos grânulos intracelulares dos tecidos e do sangue. A histamina vai levar a um incremento da produção de óxido nítrico. Outros mediadores pró-inflamatórios derivados dos fosfolipídeos, como prostaglandina $D_2$, leucotrienos, tromboxano $A_2$ e fator ativador de plaquetas, serão liberados a seguir.[16] A liberação de citocinas e quimiocinas a partir dos mastócitos desencadeará o recrutamento e a ativação de células inflamatórias adicionais. A liberação de mediadores inflamatórios e citocinas causará um aumento da permeabilidade vascular e contração da musculatura lisa características da anafilaxia clínica.[17]

Uma quantidade pequena de alérgenos é capaz de desencadear o processo, que normalmente vai acometer pele, membranas mucosas, sistema cardiovascular e respiratório, além do trato gastrintestinal.

Os sinais são resumidos adiante no **QUADRO 82.1**, que mostra a escala de gravidade clínica de Ring e Messmer, adaptada para descrever as reações imediatas perioperatórias, ajudando a guiar os cuidados terapêuticos de acordo com a gravidade da apresentação.[16]

## Reações mediadas por imunoglobulina G

O segundo mecanismo é independente de IgE e envolve ligações com IgG. Proporcionalmente, tal via requer uma quantidade maior de antígenos e anticorpos do que a via dependente de IgE, consistente com uma afinidade muito menor do receptor FcγR3 por IgG do que FcεR1 por IgE. Ambas as vias levam à liberação de fator ativador de plaquetas (FAP), mediante ativação de macrófagos, que, por sua vez, podem ativar mastócitos *in vitro*. Todavia, somente o mecanismo dependente de IgE libera histamina.[17,18] O FAP pode contribuir para a anafilaxia em humanos.[19]

Apesar de as observações clínicas indicarem que a maioria dos casos de anafilaxia induzida por alérgenos em humanos reflete a ativação da via dependente de IgE, é possível que a via dependente de IgG seja o mecanismo responsável pela anafilaxia em alguns pacientes repetidamente expostos a grande quantidade de alérgenos[20] (**FIG. 82.1**).

# Anafilaxia não imunológica

A anafilaxia não imunológica é desencadeada pela degranulação direta de mastócitos e basófilos na ausência de ação

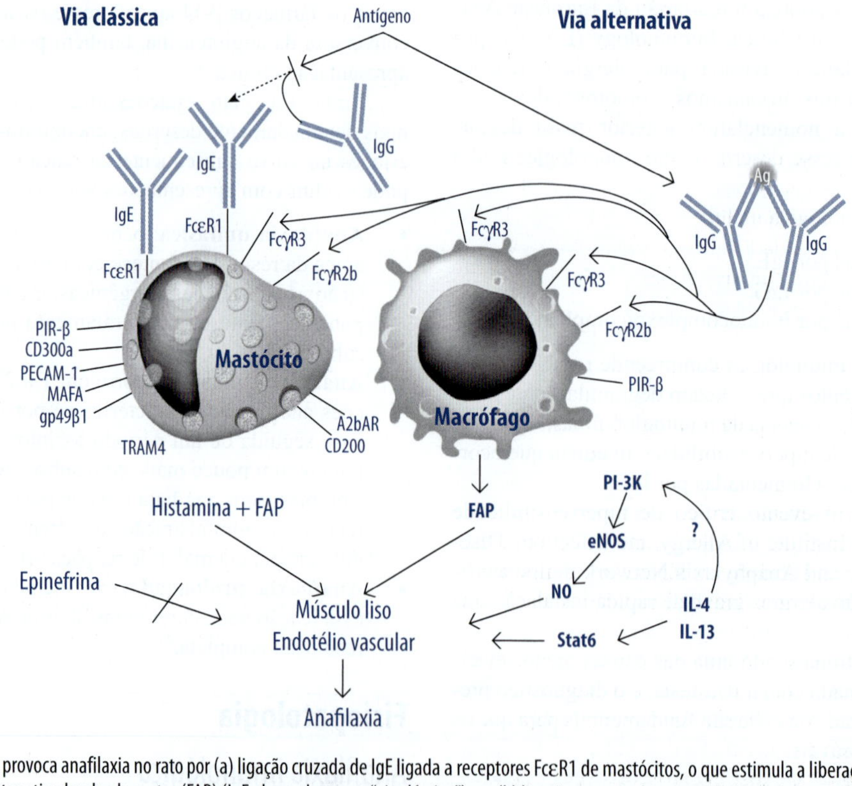


**FIGURA 82.1** O antígeno provoca anafilaxia no rato por (a) ligação cruzada de IgE ligada a receptores FcεR1 de mastócitos, o que estimula a liberação de histamina e quantidades menores de fator ativador de plaquetas (FAP) (IgE-dependente, ou "via clássica"), ou (b) ligação em grandes quantidades de IgG para formar complexos imunes de antígeno IgG que se ligam a receptores FcγR3 de macrófagos, o que estimula a liberação de FAP, mas não de histamina (IgG-dependente, ou "via alternativa"). A IgG fornece *feedback* negativo para o caminho clássico. IL-4, IL-13 e óxido nítrico exacerbam a anafilaxia, aumentando a capacidade de resposta celular aos mediadores pró-inflamatórios. eNOS, óxido nítrico sintase endotelial; IL, interleucina; NO, óxido nítrico.
*Fonte: Adaptada de Khan e Kemp.*[17]

das imunoglobulinas. Entre os agentes desencadeantes, podem ser citados fatores físicos, como frio ou calor, opioides e vancomicina.[17]

## Mediadores químicos da anafilaxia

A degranulação de mastócitos e basófilos libera mediadores bioquímicos e substâncias quimiotáxicas, incluindo citocinas. Também são liberadas substâncias pré-formadas, como histamina, triptase, quimase, heparina e carboxipeptidase A3, além de mediadores recém-formados derivados de lipídeos, como FAP, prostaglandina $D_2$, leucotrieno $B_4$ e os cisteinil leucotrienos ($LTC_4$, $LTD_4$ e $LTE_4$). A evolução do processo anafilático, porém, vai depender da responsividade das células, e tais mediadores, as citocinas IL-4 e IL-13, vão assumir importante papel nessa resposta inicial. Em murinos, a IL-4 aumenta a responsividade celular a mediadores inflamatórios e vasoativos em 3 a 6 vezes.[18]

O FAP é um importante mediador da anafilaxia em animais, e as intervenções que o bloqueiam previnem reações fatais. Também tem se tornado evidente o papel da FAP acetil hidrolase, enzima que inativa o FAP no decurso da anafilaxia. Os níveis séricos de FAP correlacionam-se diretamente – enquanto os de FAP acetil hidrolase correlacionam-se indiretamente – com a gravidade das reações, podendo ser importantes determinantes dos desfechos.[21]

Os eosinófilos também são citados como participantes nas reações anafiláticas, podendo assumir um papel inflamatório (mediante liberação de proteínas de grânulos citotóxicos) ou anti-inflamatório (por meio do metabolismo de mediadores vasoativos).[17]

### Histamina e triptase

A histamina exerce seus efeitos mediante ocupação de um dos quatro tipos de receptores. Sua ação em receptores $H_1$ e $H_2$ precipita rubor, hipotensão e taquicardia, e os receptores $H_1$ sozinhos levam a manifestações de taquicardia, prurido, rinorreia e broncospasmo. Os níveis séricos de histamina estão relacionados à gravidade do quadro cardiopulmonar. A ação da histamina em receptores $H_3$ influencia a resposta vascular à noradrenalina em cães. E, em modelos murinos, a ação em receptores $H_4$ está envolvida na quimiotaxia e liberação de citocinas de mastócitos, manifestando-se clinicamente com prurido.[17]

A histamina pode ter sua liberação independente de reações imunes. Os mastócitos e basófilos podem liberar esse mediador em resposta a diversas substâncias químicas. Os opioides também liberam histamina, e os efeitos de vasodilatação e hipotensão arterial desencadeados por esses fármacos devem-se, em parte, à intensidade da liberação de histamina. Outras substâncias também associadas à liberação do mediador são os contrastes radiológicos e o tiopental.[22]

A triptase é uma protease presente em grânulos secretórios de mastócitos e em menor quantidade em basófilos, atingindo o pico plasmático entre 15 e 120 minutos a partir da exposição ao alérgeno, dependendo da gravidade da reação. Os níveis séricos elevados de triptase não distinguem as reações imunológicas das não imunológicas.[23]

Os mastócitos produzem seletiva e abundantemente a β-triptase. A β-triptase (triptase madura) é enzimaticamente ativa, liberada a partir da ativação dos mastócitos, o que ocorre na anafilaxia.[24] A triptase pode ativar o complemento, as vias de coagulação e o sistema calicreína-cinina, com consequências clínicas potenciais de angioedema, hipotensão e coagulação intravascular disseminada. Os níveis de triptase em geral se correlacionam com a gravidade clínica da anafilaxia. Os mastócitos que predominam na mucosa pulmonar e intestinal contêm muito menos triptase por célula do que os tecidos conjuntivos.[17]

### Óxido nítrico

O óxido nítrico (NO), produto da conversão de L-arginina pela ativação da óxido nítrico sintase (NOS), tem um importante papel na fisiopatologia da anafilaxia. A NOS, principalmente suas isoformas endotelial (eNOS) e neuronal (nNOS) presentes no endotélio vascular, nas plaquetas, no miocárdio, no endocárdio, no tecido nervoso e musculoesquelético, é reguladora do fluxo sanguíneo e da pressão arterial, aumentando a permeabilidade vascular. Por outro lado, a inibição da NOS correlaciona-se com redução do débito cardíaco e elevação da resistência vascular pulmonar.[25]

Durante a reação anafilática, com liberação aguda de mediadores vasoativos, o óxido nítrico parece predispor as mulheres a respostas vasculares mais intensas e graves, fenômeno relacionado à *up-regulation* do eNOS e maior produção de NO induzido pelo estradiol, o que parece justificar a maior suscetibilidade da população feminina a eventos anafiláticos.[26]

## Fatores de risco para anafilaxia

Há alguns fatores de risco associados à anafilaxia perioperatória que devem ser considerados: atopia, história prévia de reação a agentes anestésicos ou outras medicações ou produtos usados durante o procedimento, cirurgias múltiplas, alergia ao látex, crianças com espinha bífida submetidas a múltiplas intervenções cirúrgicas, alergias alimentares (abacate, kiwi, banana, abacaxi, mamão, castanha, trigo mourisco ou *Ficus benjamina*) que podem ter reação cruzada com o látex, e, ainda, mastocitose sistêmica e angioedema hereditário.

Os pacientes com alergia a amendoim e avelã podem apresentar risco aumentado de reação grave, bem como os idosos que tenham alergias a venenos de insetos.[27]

A asma, especialmente a não controlada, é um fator de risco conhecido para todos os tipos de anafilaxia. O risco é maior se a asma não estiver controlada, se houver relato de uma crise recente, de uso excessivo de broncodilatadores ou internação recente pela doença. Embora alguns anestésicos voláteis tenham demonstrado efeito broncodilatador e tenham sido utilizados no tratamento do estado asmático, com exceção das indicações urgentes ou emergentes, os pacientes com asma não controlada devem ter sua cirurgia adiada até que o controle adequado da doença seja alcançado.

Deve-se ficar atento a todos os casos, pois uma exposição prévia a BNM ou a antibióticos sem intercorrências não exclui o risco de uma anafilaxia em reexposições subsequentes. Além disso, a anafilaxia a esses grupos de fármacos pode ocorrer sem exposição prévia.[5]

## Manifestações clínicas

Embora a anafilaxia relacionada com a anestesia resulte normalmente da administração venosa de fármacos, a administração por outras vias (p. ex., cutânea, mucosa, vesical, peritoneal, intra-articular ou intramuscular) pode desencadear o evento.

Os sinais de anafilaxia que ocorrem durante a anestesia diferem em certa medida dos sinais e sintomas durante a anafilaxia não associada à anestesia. Os sintomas iniciais em geral observados no paciente acordado, como mal-estar, prurido, tonturas e dispneia, são ausentes no paciente anestesiado. Além disso, os sinais cutâneos podem ser difíceis de observar em um paciente completamente coberto, e outros sinais, como a elevação da frequência cardíaca, a diminuição da pressão arterial ou o aumento da resistência das vias aéreas, podem ser a princípio atribuídos ao estado clínico do doente e aos fármacos administrados durante o procedimento. Em geral, o anestesiologista se depara com o paciente apresentando ausência de pulso periférico, dificuldade ventilatória com redução da saturação da hemoglobina periférica pelo oxigênio ($SpO_2$) e redução do dióxido de carbono ao final da expiração ($E_TCO_2$, do inglês *end-tidal* $CO_2$).[28]

As reações imediatas de hipersensibilidade não alérgica tendem a causar manifestações de menor gravidade do que aquelas associadas à resposta alérgica imediata. Quatro classes de gravidade das manifestações clínicas foram descritas por Ring e Messmer apud Mertes e colaboradores[7] em 1977, dependendo da intensidade da reação (QUADRO 82.1).

A anafilaxia costuma envolver a pele (prurido, rubor, urticária e angioedema), os olhos (conjuntivite), as vias aéreas superiores (rinite e angioedema), as vias aéreas inferiores (broncoconstrição com sibilos e cianose), o trato gastrintestinal (dor abdominal, náuseas, vômitos e diarreia) e o sistema cardiovascular (taquicardia ou bradicardia, hipotensão e choque), podendo evoluir para colapso cardiovascular. Na verdade, praticamente todos os sistemas, incluindo os sistemas nervoso central e geniturinário, podem estar envolvidos. De modo alternativo, as reações podem ser rapidamente fatais, com a parada cardíaca sendo o evento inaugural.[29]

Os sinais respiratórios podem ter como causa o broncospasmo e o excesso de muco nas vias aéreas inferiores. Contudo, nos pacientes em ventilação espontânea, esses sinais podem ocorrer também como resultado do angioedema.[29]

Em relação ao sistema cardiovascular, inicialmente pode-se observar um choque distributivo, caracterizado pela redução da resistência vascular sistêmica, baixa pós-carga ventricular esquerda e taquicardia, embora esta possa ser transitória. Em segundo lugar, a perda de volume devido ao aumento da permeabilidade capilar diminui o retorno venoso e o débito cardíaco, correspondendo a um choque hipovolêmico.[29]

A anafilaxia pode cursar com um quadro coronariano de espasmo e até mesmo de infarto, tanto em pacientes com fatores de risco, quanto em indivíduos hígidos, chamada então de síndrome de Kuonis.[30] O envolvimento coronariano é atribuível principalmente à liberação de mediadores inflamatórios, como histamina, proteases neutras, FAP e uma variedade de citocinas e quimiocinas, durante um evento alérgico.[31] A bradicardia pode ser encontrada em 10% das apresentações clínicas. A hipotensão arterial pode ser o único achado da anafilaxia em 10% dos pacientes e pode ser exacerbada na vigência de bloqueio de neuroeixo.[29]

O comprometimento do débito cardíaco pode ser agravado pelo vasospasmo coronariano secundário à degranulação de mediadores inflamatórios e ainda por mecanismos como efeito inotrópico negativo direto de algumas substâncias (leucotrienos ou prostaglandinas) e vasoconstrição coronariana secundária ao tratamento com adrenalina.

Colapso cardiovascular e broncospasmo são mais frequentemente encontrados em reações mediadas por IgE.

Embora a maioria dos pacientes tenha urticária ou rubor generalizado, a ausência de sinais cutâneos não exclui a anafilaxia.[29] Em um estudo de Mertes e colaboradores,[7] os sintomas cutâneos foram observados em 66 a 70% dos pacientes com reações mediadas por IgE, enquanto eles estavam presentes em mais de 90% daqueles com reações não mediadas por IgE.

A protamina, utilizada para reversão dos efeitos anticoagulantes da heparina, pode desencadear um quadro de hipertensão pulmonar com falência de ventrículo direito. A principal hipótese para a vasoconstrição pulmonar induzida pela protamina é a liberação de tromboxano ou outros autacoides que promovem vasoconstrição em indivíduos que perderam a capacidade de liberar NO na circulação pulmonar por lesões preexistentes ou lesões de reperfusão, induzindo a vasoconstrição pulmonar catastrófica e a falência ventricular direita.

O comprometimento do fluxo e da oxigenação cerebral durante choque anafilático foi evidenciado em um modelo experimental em ratos.[32] Também se demonstrou que a adrenalina foi superior à vasopressina na preservação da oxigenação cerebral, pois a primeira resulta em maior pressão parcial de oxigênio na região hipocampal, uma das áreas mais vulneráveis à isquemia durante o choque anafilático (possivelmente pelo efeito cerebral vasodilatador $\beta_2$-adrenérgico da adrenalina).[33]

**QUADRO 82.1** Escala de gravidade clínica das reações de hipersensibilidade imediata

| Classes | Sinais clínicos |
|---|---|
| I | **Sinais de pele e mucosas:** eritema, urticária, com ou sem angioedema |
| II | **Sinais viscerais múltiplos:** sinais de pele e mucosas, ± hipotensão, ± taquicardia, ± dispneia, ± alterações gastrintestinais |
| III | **Sinais monoviscerais ou múltiplos que ameaçam a vida:** colapso cardiovascular, taquicardia ou bradicardia, ± arritmias cardíacas, ± broncospasmo, ± sinais de pele e mucosas, ± alterações gastrintestinais |
| IV | **Parada cardíaca** |

*Fonte: Adaptado de Dewachter e colaboradores.*[16]

## Critérios de gravidade

Existem algumas características de apresentação que podem indicar maior gravidade da anafilaxia:

- Quanto mais rápido se instala o quadro de anafilaxia, a partir da exposição ao alérgeno, maior gravidade tem a reação, oferecendo potencialmente maior risco de vida.
- Os sinais cutâneos podem estar ausentes na anafilaxia rapidamente progressiva, possivelmente pelo acometimento rápido dos leitos vasculares subcutâneos. Esses sinais podem aparecer após a regularização da pressão arterial. Dessa forma, a ausência inicial de sinais cutâneos não deve afastar o diagnóstico de anafilaxia.
- A bradicardia pode ser outro fator de confusão ao diagnóstico inicial. Essa manifestação pode ocorrer em hipovolemias massivas, possivelmente como resultado do reflexo de Bezold-Jarisch. A bradicardia reflexa como resultado

da hipovolemia tem sido relatada em até 10% dos pacientes apresentando anafilaxia durante a anestesia e é entendida como reflexo protetor, uma vez que pode oferecer maior tempo para enchimento ventricular antes da contração a despeito da hipovolemia extrema. A melhor abordagem para essa manifestação deve ser uma generosa expansão volêmica seguida de adrenalina. A administração precoce de atropina pode precipitar falência circulatória.[16]

## Agentes desencadeantes

BNMs, antibióticos e látex são os principais causadores de anafilaxia perioperatória, mas a maioria das substâncias utilizadas durante a cirurgia e anestesia tem potencial para desencadear resposta anafilática. Anestésicos locais, clorexidina, marcadores (azul patente), coloides, opioides, agentes hipnóticos, aprotinina, protamina e contrastes podem relacionar-se a reações, porém com menor frequência.[16]

### Anestésicos locais

A diferenciação entre reações adversas alérgicas e não alérgicas a anestésicos locais (ALs) pode ser difícil devido à sobreposição de sintomas e à falta de documentação dos eventos. A alergia verdadeira aos ALs representa menos de 1% de todas as reações a essa classe de fármacos, principalmente com redução do uso dos ALs do grupo éster. Os ALs do tipo éster desencadeiam reação pelo seu metabólito, o ácido para-aminobenzoico. A maioria dos eventos adversos ocorre devido à reação vasovagal, intoxicação por administrações intravasculares inadvertidas ou ainda sintomas causados pela adrenalina adicionada.[34] Os ingredientes adicionados às soluções de ALs, como antioxidantes ou conservantes, incluindo metabissulfito ou parabenos (metabolizados a ácido para-aminobenzoico), também podem provocar reações alérgicas ou adversas.[16,35]

### Bloqueadores neuromusculares

Todos os BNMs podem precipitar uma reação de hipersensibilidade imediata, mesmo na primeira exposição, e o fármaco mais frequentemente implicado é a succinilcolina.[7]

Sabe-se hoje que os grupos de amônio terciário ou quaternário substituídos nestes fármacos são as principais estruturas alergênicas reconhecidas por anticorpos IgE no soro.[16]

Devido à presença de íons de amônio substituídos nos BNMs comumente utilizados, a sensibilidade alérgica a esses agentes costuma conferir sensibilidade a outros. Portanto, na avaliação de pacientes que experimentaram reações, é muito importante determinar se a sensibilidade alérgica também abrange qualquer um dos outros fármacos do grupo.[36]

As reações podem ser desencadeadas tanto pelo mecanismo ligado à IgE como pela liberação direta de histamina dos mastócitos.[28]

A identificação dos alérgenos que sensibilizam os pacientes para a anafilaxia mediada por IgE após exposição a um BNM, especialmente pacientes expostos ao fármaco pela primeira vez, continua a ser um desafio. Os agentes de sensibilização podem ser numerosos e diversos, mas têm pelo menos um grupo de amônio substituído como uma característica comum, que é encontrada inclusive em cosméticos, cremes dentais e sabão.[36]

Parece improvável que haja apenas um único alérgeno sensibilizante comum a todos os pacientes anafiláticos. Vários fatores sugerem que a morfina e os seus análogos codeína e folcodina (este último muito encontrado em xaropes para tosse) também têm boa probabilidade de estarem envolvidos na sensibilização alérgica que precede a anafilaxia.[37,38] A pronta e ampla reação da morfina com IgEs de pacientes alérgicos a BNMs indica que o grupo amônio terciário ou quaternário da morfina, talvez com algumas estruturas vizinhas, costuma ser o melhor ajuste estrutural encontrado até agora para os sítios de combinação dos anticorpos IgE no soro de muitos diferentes indivíduos alérgicos aos BNMs.[36,39] Vale ressaltar que a reação de hipersensibilidade imediata a opioides mediada por IgE é extremamente rara, mesmo na presença de anticorpos séricos IgE contra morfina.[5]

As reações cruzadas ocorrem mais entre vecurônio e pancurônio. Outros agentes que podem apresentar reações cruzadas com BNM são colina, acetilcolina, morfina e neostigmina.[28]

### Látex

O látex é um importante agente relacionado à anafilaxia perioperatória, apesar de um declínio em sua incidência nos últimos anos, provavelmente pela adoção, por parte dos hospitais, de políticas de proteção *latex-free* aos pacientes de risco.[28] A incidência de anafilaxia ao látex é consideravelmente menor do que seria sugerido pela prevalência de testes cutâneos positivos ou testes positivos de IgE.

As manifestações clínicas em geral surgem 30 a 60 minutos após o início do procedimento cirúrgico, mas também podem começar imediatamente.[16]

Cerca de 8% da população está sensibilizada ao látex, mas apenas 1,4% da população apresenta alergia ao látex. Os seguintes grupos estão em maior risco:

- Doentes com atopia.
- Crianças submetidas a múltiplos procedimentos cirúrgicos, como casos de espinha bífida, trauma medular e malformações urogenitais, ou ainda crianças submetidas a cirurgia em uma idade muito jovem.
- Doentes com dermatite grave das mãos.
- Profissionais de saúde.
- Doentes com alergia a frutos, mais frequentemente banana, castanha e abacate.
- Trabalhadores industriais usando equipamentos de proteção.
- Indivíduos com exposição ocupacional ao látex.[13,28]

### Antibióticos

A ocorrência de anafilaxia relacionada a antibióticos tem crescido nos últimos anos, o que pode ser reflexo de exposição aumentada aos referidos fármacos na comunidade. A história prévia de alergias é importante. Embora apenas uma minoria de pacientes que relatam alergia a antibióticos tenha uma verdadeira alergia, a consequência da anafilaxia com a administração de antibióticos venosos pode ser catastrófica, portanto o relato deve ser considerado. O teste cutâneo é apenas 60% preditivo de hipersensibilidade clínica.[13]

As penicilinas e cefalosporinas que possuem o anel β-lactâmico são responsáveis por aproximadamente 70% das anafilaxias induzidas por antibióticos. Muitos antibióticos possuem essa estrutura, conforme mostra o **QUADRO 82.2**.

**QUADRO 82.2** Antibióticos com anel β-lactâmico em sua estrutura

- Benzilpenicilina, fenoximetilpenicilina
- Flucloxacilina, temocilina
- Amoxicilina, ampicilina
- Piperacilina, ticarcilina
- Cefalosporinas
- Aztreonam
- Ertapeném, imipeném com cilastatina, meropeném

*Fonte: Harper e colaboradores.*[13]

A estrutura das cadeias laterais ligadas ao anel β-lactâmico também é importante na determinação da resposta do sistema imunológico.

Reações mediadas por IgE a quinolonas, rifampicina e bacitracina também foram relatadas. Recomendações editadas com base em consensos da Sociedade Francesa de Anestesia e Cuidados Intensivos (Sociedade Francesa de Anestesia e de Reanimação – SFAR) e Sociedade Francesa de Alergologia sugerem que a infusão de antibióticos aconteça enquanto o paciente está acordado, a fim de avaliar melhor qualquer reação que se desenvolva.[7]

## Opioides

Os opioides são causas raras de anafilaxia perioperatória. A morfina, a petidina e a codeína são bem conhecidas pelo fato de causarem a liberação não específica de histamina, o que invalida o teste diagnóstico cutâneo.[13]

## Agentes hipnóticos

A anafilaxia ao propofol é muito rara, mas pode estar relacionada ao grupo isopropil em sua composição. As recomendações de 2009 sobre suspeitas de reações anafiláticas associadas à anestesia, publicadas pela Associação de Anestesiologistas da Grã-Bretanha e da Irlanda, afirmam que não há evidências de que o propofol deva ser evitado em pacientes com alergia a ovo ou soja, mas sugerem uma abordagem cautelosa em tais pacientes; deve-se ressaltar que a recomendação varia entre os países.[13,40,41]

A anafilaxia ao tiopental tornou-se extremamente incomum, provavelmente refletindo o declínio em seu uso. Um pequeno número de casos de anafilaxia ao midazolam foi relatado.

Não há relatos na literatura de reação anafilática a agentes anestésicos halogenados.[7]

## Coloides

As soluções coloidais ou os expansores de volume de plasma incluem gelatinas, albumina, hidroxietilamido (HES) e dextranas. Eles são responsáveis por aproximadamente 4% de todos os casos de anafilaxia perioperatória. As reações a esses agentes são mais comuns em homens e em pacientes com história de alergia a múltiplos medicamentos. As reações às dextranas e HES são raras, ocorrendo em menos de 1% de todos os casos.

Apesar de serem descritas reações não dependentes de IgE com todas as classes de coloides, isso é mais raro com a albumina. Uma revisão sistemática incluindo ensaio clínico randomizado (ECR) controlado, estudos de coorte e estudos de farmacovigilância classificou o risco relativo como gelatinas > HES > dextranas > albumina.[42,43] No entanto, uma revisão sistemática mais recente limitada a ECRs concluiu que não há evidência de que um coloide seja mais seguro que outro.[44]

## Hemostáticos

Existe na literatura descrição de reações tanto mediadas por IgE como por IgG após uso de protamina, inclusive com reações cruzadas a peixes. Da mesma forma, também há relatos de anafilaxia com aprotinina, trombina e selantes de fibrina.[28]

## Clorexidina

A clorexidina tem propriedades antissépticas utilizadas para prevenir infecções hospitalares e é hoje um dos desinfetantes mais usados em meios médicos e não médicos. O aumento das taxas de exposição à clorexidina provavelmente contribuiu para a maior sensibilização e para a emergência da anafilaxia mediada por IgE.[45]

Numerosas reações adversas à clorexidina têm sido documentadas, abrangendo desde reações cutâneas leves até anafilaxia. Alguns autores notaram, retrospectivamente, que pacientes que sofreram anafilaxia induzida por clorexidina apresentaram reações de hipersensibilidade que não foram investigadas antes da anafilaxia, e as reações mais comuns foram urticária e erupção eritematosa.[46] As reações à clorexidina podem ser retardadas, talvez 10 minutos após o contato com a mucosa, e mais tempo após a pintura da pele. No entanto, a entrada de clorexidina diretamente na circulação, por exemplo durante a inserção do cateter venoso central, pode resultar em colapso circulatório imediato.[29]

## Anti-inflamatórios não esteroides

Os anti-inflamatórios não esteroides (AINEs) inibem a cicloxigenase, levando a uma produção aumentada de leucotrienos. Esses agentes podem causar broncospasmo, urticária e angioedema. O mecanismo para a anafilaxia induzida por AINEs é mais comumente não mediado por IgE, mas reações mediadas por IgE também são descritas. Foi relatado que uma reação prévia a um inibidor da cicloxigenase 1 (COX1) é um fator de risco para reações subsequentes a um inibidor da COX2. Entretanto, isso é inconclusivo porque vários pacientes que tiveram experiência de reações aos agentes COX1 podem frequentemente tolerar agentes COX2.[28]

O início da reação costuma ocorrer em 10 minutos após sua administração venosa e dentro de 30 a 60 minutos após a administração oral.[29]

# Avaliação dos pacientes

## Investigação primária

Estudos laboratoriais devem ser considerados para a confirmação da anafilaxia. Os níveis séricos de triptase e histamina podem ser úteis para estabelecer o diagnóstico.

A histamina é um mediador pré-formado contido em grânulos de mastócitos e basófilos. Os níveis de histamina plasmática começam a aumentar dentro de 5 a 10 minutos após o início dos sintomas de anafilaxia e permanecem elevados durante 30 a 60 minutos. No entanto, os níveis de metil-histamina na urina permanecem elevados por mais tempo. O melhor momento para medir a histamina plasmática é entre 10 minutos e uma hora após o início do quadro clínico.[47]

A triptase é uma protease liberada dos mastócitos durante as reações de hipersensibilidade imediatas. Um nível de triptase aumentado em mais de 25 $mg{\cdot}L^{-1}$ sugere ativação de mastócitos com liberação de mediadores e apoia o diagnóstico, embora um valor normal de triptase não descarte anafilaxia.

Os níveis de triptase atingem o pico em uma a uma hora e meia após o início da anafilaxia e podem persistir até 5 horas após o surgimento dos sintomas. O melhor momento para medir a triptase é entre 1 e 2 horas, e, após 6 horas, a avaliação perde o valor.[28]

Um nível elevado de triptase sugere a repetição da medida alguns dias após o evento para descartar outras doenças associadas a níveis de triptase persistentemente altos. A orientação atual do Reino Unido enfatiza que pelo menos duas amostras de triptase devem ser obtidas no período pós-operatório, além de uma como valor de base.[28]

A avaliação clínica dos pacientes que apresentaram alergia é essencial e deve incluir também revisão dos registros para confirmação do diagnóstico provável, investigação e aconselhamento sobre a reatividade cruzada a fim de evitar futuros eventos.[48] Algumas recomendações foram escritas para uniformizar a avaliação de reações alérgicas e determinar a presença de anafilaxia – por exemplo, Association of Anaesthetists of Great Britain and Ireland (AAGBI),[49] British Society for Allergy and Clinical Immunology (BSACI)[13] e National Institute for Health and Care Excellence (NICE).[50]

## Investigação secundária

Outros testes *in vitro* são propostos na prática clínica, mas não estão amplamente disponíveis. Ainda não há disponibilidade de nenhum ensaio de IgE específico de BNM, com exceção do succinilcolina (suxametônio), e a sua sensibilidade é baixa (30 a 60%). Estão disponíveis ensaios de IgE *in vitro* específicos para alguns outros anestésicos (tiopental, propofol), antibióticos (amoxicilina, cefaclor, penicilina G e V) e látex. Todavia, em âmbito geral, os ensaios específicos de IgE parecem ser menos sensíveis do que os testes cutâneos.[16]

Os testes cutâneos continuam sendo o padrão-ouro para a detecção de reações mediadas por IgE, e sua realização envolve a exposição dos mastócitos da pele ao alérgeno suspeito em pacientes que sofreram anafilaxia.

Os agentes padronizados não estão disponíveis para a maioria dos medicamentos envolvidos com anafilaxia. Quando realizados os testes, é importante utilizar concentrações não irritantes para evitar reações falso-positivas.[16]

Na realização dos testes cutâneos, deve ser realizado um controle negativo com solução fisiológica e um controle positivo com cloreto de histamina (10 $mg{\cdot}mL^{-1}$). Uma leve picada na epiderme através de uma gota de alérgeno não diluído expõe os mastócitos a uma pequena quantidade de alérgeno. No teste intradérmico, os mastócitos são expostos a uma quantidade maior de alérgeno por injeção de uma quantidade normalizada de uma diluição do fármaco na epiderme. Se o doente for sensibilizado, a histamina será liberada localmente a partir dos mastócitos e desenvolver-se-á uma reação de pápula.

O teste de *prick* cutâneo tem uma pequena tendência a produzir resultados falso-negativos, enquanto o teste intradérmico apresenta maior risco de resultados falso-positivos, em especial ao testar medicamentos que causam a liberação direta não específica de histamina de mastócitos (p. ex., alguns BNMs e opioides). Uma questão importante é qual concentração de fármaco discrimina entre respostas alérgicas e aquelas causadas por mecanismos farmacológicos ou tóxicos. Por conseguinte, as investigações devem ser realizadas em centros especializados. Há recomendações para que esses testes não sejam aplicados antes de seis semanas após a reação anafilática.[34]

## Tratamento

Não existem ECRs de qualidade suficiente a partir dos quais seja possível preparar orientações baseadas em evidências para o tratamento da anafilaxia perioperatória. O conteúdo das orientações disponíveis nas recomendações baseia-se em revisões da literatura focadas no manejo da anafilaxia associada à anestesia.[51] Uma abordagem cuidadosa deve ser adotada tão logo ocorra o reconhecimento da anafilaxia, e os seguintes aspectos podem sugerir fortemente o diagnóstico:

- Sinais cutâneos, embora inconstantes, concomitantes a sinais cardiovasculares e respiratórios, minutos após a exposição a um agente documentado como causador de anafilaxia.
- Presença de hipotensão arterial associada a baixos níveis de dióxido de carbono ($CO_2$).

O paciente deve estar devidamente monitorizado, e o primeiro passo é remover o agente causador, quando identificado. A equipe cirúrgica deve ser comunicada, e o tratamento específico deve ser administrado de acordo com a gravidade da apresentação clínica. Para qualquer apresentação clínica, o emprego de anti-histamínicos não encontra evidências na literatura.

O antagonismo direto foi descrito para anafilaxia com protamina, pelo uso de heparina.[52] Relatos de antagonismo do rocurônio pelo sugamadex são controversos.[53] Em um recente estudo de Plat e colaboradores,[54] verificou-se que o sugamadex não modificou o curso clínico da reação de hipersensibilidade.

Embora em uma revisão da Cochrane vários questionamentos sejam levantados acerca do uso da adrenalina no tratamento do choque anafilático, principalmente relativos à via de administração e doses ideais, riscos de efeitos colaterais e concentrações tóxicas, existe um raciocínio clínico de que a injeção imediata de adrenalina salva vidas.[55] Dessa forma, a adrenalina continua sendo o tratamento farmacológico de primeira linha para os eventos anafiláticos. Uma recente publicação do Australian and New Zealand Anaesthetic Allergy Group/Australian and New Zealand College of Anaesthetists lançou protocolos de reanimação para anafilaxia.[51]

As reações leves, de classe 1, que incluem apenas sinais de pele e mucosas, como eritema, urticária e angioedema periférico, não justificam tratamento imediato com adrenalina, mas sim observação próxima. A terapia estará indicada se ocorrer agravamento.[51]

A partir da classe 2 de gravidade, preconiza-se que a adrenalina deva ser administrada por via intravenosa (IV) em bólus de 20 a 200 µg, a cada 1 ou 2 minutos, até que a pressão arterial média seja superior a 60 mmHg. Uma infusão venosa de 0,05 a 0,5 $\mu g{\cdot}kg^{-1}{\cdot}min^{-1}$ deve ser iniciada depois de administradas três doses de adrenalina IV ou intramuscular (IM) nos quadros graves.

**QUADRO 82.3** Conduta imediata na anafilaxia durante anestesia em pacientes adultos (> 12 anos)

<table>
<tr><th colspan="2">SE PARADA CARDÍACA<br>(atividade elétrica sem pulso)</th><th colspan="2">• Seguir recomendações do ACLS para ritmos não chocáveis<br>• Administrar adrenalina 1 mg IV, repetindo a cada 1 a 2 min<br>• Iniciar RCP, elevar as pernas e administrar 2 L de cristaloides</th></tr>
<tr><td>1</td><td>Realizar diagnóstico de anafilaxia</td><td colspan="2">• Hipotensão não responsiva ou broncospasmo<br>• Retirar agente causador (p. ex., clorexidina, coloide)<br>• Interromper procedimento cirúrgico e usar mínimo de anestésicos voláteis (se AG)</td></tr>
<tr><td>2</td><td>Chamar ajuda<br>Organizar equipe de reanimação</td><td colspan="2">• Chamar ajuda e adotar rotinas<br>• Definir um líder para a reanimação</td></tr>
<tr><td>3</td><td>Assegurar via aérea e ventilação</td><td colspan="2">• Considerar intubação traqueal precoce (edema de vias aéreas)<br>• Administrar $F_IO_2$ a 100%</td></tr>
<tr><td>4</td><td>Proceder à rápida reposição de fluidos</td><td colspan="2">• Se hipotensão, elevar as pernas<br>• Administrar bólus de 2 L de cristaloide e repetir se necessário<br>• Obter acesso venoso calibroso e infundir fluidos venosos aquecidos</td></tr>
<tr><td>5</td><td>Administrar adrenalina</td><td colspan="2">Administrar bólus de adrenalina IV (diluição de 1 mg em 10 mL: 100 $\mu g \cdot mL^{-1}$)<br>• Repetir dose abaixo a cada 1 a 2 min<br>• Aumentar dose se irresponsividade</td></tr>
<tr><td colspan="2">Adrenalina IM<br>(na ausência de acesso IV ou de monitorização hemodinâmica ou enquanto se providencia infusão venosa)<br>1:1.000 (1 $mg \cdot mL^{-1}$)<br>500 µg – músculo vasto lateral<br>A cada 5 min</td><td>Moderado<br>(classe 2)<br>20 µg = 0,2 mL</td><td>Ameaça a vida<br>(classe 3)<br>100 a 200 µg = 1 a 2 mL</td></tr>
<tr><td colspan="2">Infusão de adrenalina<br>Se houve mais de 3 bólus de adrenalina, iniciar infusão contínua (pode ser administrada em acesso periférico)</td><td colspan="2">3 mg de adrenalina em 50 mL de solução fisiológica<br>Iniciar com 3 $mL \cdot h^{-1}$ (3 $\mu g \cdot min^{-1}$)<br>Titulação máxima: 40 $mL \cdot h^{-1}$ = 40 $\mu g \cdot min^{-1}$<br>(taxa de infusão: 0,05-0,5 $\mu g \cdot kg^{-1} \cdot min^{-1}$)</td></tr>
<tr><td colspan="4">Na ausência de resposta, adotar conduta para anafilaxia refratária</td></tr>
</table>

ACLS, Suporte Avançado de Vida em Cardiologia do inglês *Advanced Cardiac Life Support*); AG, anestesia geral; $F_IO_2$, fração inspirada de oxigênio; IM, intramuscular; IV, intravenosa; RCP, reanimação cardiopulmonar.

*Fonte: Adaptado de Kolawole e colaboradores.*[51]

A infusão contínua de adrenalina é defendida pela capacidade que o fármaco tem de modular a liberação de mediadores inflamatórios. A administração IM também é uma alternativa (0,5 mg), enquanto o acesso venoso é estabelecido, de preferência, no músculo vasto lateral, e deve ser repetida a cada 5 minutos na ausência de melhora clínica. O glucagon pode ser proposto na dose de 1 a 2 mg IV a cada 5 minutos e, se necessário, em infusão contínua de 5 a 15 $\mu g \cdot min^{-1}$ ou 0,3 a 1 $mg \cdot h^{-1}$.

Na vigência de parada cardíaca, mais frequentemente com apresentação de atividade elétrica sem pulso, iniciam-se as manobras de reanimação cardíaca e, para ritmos não chocáveis, administra-se adrenalina 1 mg com intervalos de 1 a 2 minutos[51,52] (**QUADROS 82.3 E 82.4**).

A reanimação volêmica deve ser instituída com a administração de cristaloides. A administração de coloides mostrou-se eficaz em modelos animais, mas os potenciais prejuízos relacionados com seu perfil alergênico e os possíveis danos renais devem ser considerados.

Dado o potencial para o desenvolvimento rápido de edema orofaríngeo ou laríngeo, a abordagem precoce das vias aéreas, com intubação traqueal, deve ser procedida, se esta ainda não estiver assegurada. Os agonistas $\beta_2$-adrenérgicos, como o salbutamol, aliviam o broncospasmo, mas não a obstrução das vias aéreas superiores. Podem ser administrados por inalação ou via IV no caso de forma grave (bólus de 100 a 200 µg e, se necessário, infusão IV contínua de 5 a 25 $\mu g \cdot min^{-1}$). No entanto, a administração IV deve ser evitada em caso de hipotensão, pois pode aumentar a gravidade do choque.

A terapia com corticosteroides (hidrocortisona, 200 mg, a cada 6 horas) costuma ser utilizada para diminuir as manifestações tardias da anafilaxia, mas não foram encontradas evidências que suportem tal conduta. Após a recuperação, o doente deve ser acompanhado de perto ao longo das 24 horas seguintes devido ao risco de uma segunda manifestação tardia (evolução bifásica).[52]

## Anafilaxia refratária

Infelizmente, alguns episódios de anafilaxia são resistentes ao tratamento convencional, devido à sua gravidade ou às comorbidades do paciente. Nessas situações refratárias, serão necessárias estratégias de conduta, bem como uma abordagem sistemática para garantir que diagnósticos alternativos não tenham sido ignorados[51] (**QUADRO 82.5**).

**QUADRO 82.4** Conduta imediata na anafilaxia durante anestesia em pacientes pediátricos (0-12 anos)

<table>
<tr><td colspan="2">SE PARADA CARDÍACA<br>(atividade elétrica sem pulso)</td><td colspan="2">• Seguir recomendações do ACLS para ritmos não chocáveis<br>• Administrar adrenalina 0,1 mL·kg$^{-1}$ de 1:1.000 (10 μg·kg$^{-1}$) IV, repetindo a cada 1 a 4 min<br>• Iniciar RCP e administrar cristaloides (20 mL·kg$^{-1}$)</td></tr>
<tr><td>1</td><td>Realizar diagnóstico de anafilaxia</td><td colspan="2">• Hipotensão não responsiva ou broncospasmo<br>• Retirar agente causador (p. ex., clorexidina, coloide)<br>• Interromper procedimento cirúrgico e usar mínimo de anestésicos voláteis (se AG)</td></tr>
<tr><td>2</td><td>Chamar ajuda<br>Organizar equipe de reanimação</td><td colspan="2">• Chamar ajuda e adotar rotinas<br>• Definir um líder para a reanimação</td></tr>
<tr><td>3</td><td>Assegurar via aérea e ventilação</td><td colspan="2">• Considerar intubação traqueal precoce (edema de vias aéreas)<br>• Administrar $F_IO_2$ a 100%</td></tr>
<tr><td>4</td><td>Proceder à rápida reposição de fluidos</td><td colspan="2">• Se hipotensão, elevar as pernas<br>• Administrar bólus de 20 mL·kg$^{-1}$ de cristaloide e repetir se necessário<br>• Obter acesso venoso calibroso e infundir fluidos venosos aquecidos</td></tr>
<tr><td>5</td><td>Administrar adrenalina</td><td colspan="2">Administrar bólus de adrenalina IV (diluição de 1 mg em 50 mL: 20 μg·mL$^{-1}$)<br>• Repetir dose abaixo a cada 1 a 2 min<br>• Aumentar dose se irresponsividade</td></tr>
<tr><td colspan="2">Adrenalina IM<br>(na ausência de acesso IV ou de monitorização hemodinâmica ou enquanto se providencia infusão venosa)<br>1:1.000 (1 mg·mL$^{-1}$) no músculo vasto lateral<br>< 6 anos = 0,15 mL (150 μg)<br>6 a 12 anos = 0,3 mL (300 μg)<br>A cada 5 min</td><td><b>Moderado</b><br>(classe 2)<br>0,1 mL·kg$^{-1}$ = 2 μg·kg$^{-1}$</td><td><b>Ameaça a vida</b><br>(classe 3)<br>0,2 a 0,5 mL·kg$^{-1}$ = 4 a 10 μg·kg$^{-1}$</td></tr>
<tr><td colspan="2">Infusão de adrenalina<br>Iniciar precocemente (pode ser administrada em acesso periférico)</td><td colspan="2">1 mg de adrenalina em 50 mL de solução fisiológica (20 μg·mL$^{-1}$)<br>Iniciar com 0,3 mL·kg-1·h$^{-1}$ (0,1 μg·kg$^{-1}$·min$^{-1}$)<br>Titulação máxima: 6 mL·kg$^{-1}$·h$^{-1}$ (2 μg·kg$^{-1}$·min$^{-1}$)</td></tr>
<tr><td colspan="4">Na ausência de resposta, adotar conduta para anafilaxia refratária</td></tr>
</table>

ACLS, Suporte Avançado de Vida em Cardiologia do inglês, *Advanced Cardiac Life Support*); AG, anestesia geral; $F_IO_2$, fração inspirada de oxigênio; IM, intramuscular; IV, intravenosa; RCP, reanimação cardiopulmonar.

*Fonte: Adaptado de Kolawole e colaboradores.*[51]

Se houver choque refratário, em que mais de 10 minutos de reanimação com expansão volêmica e 100 μg de adrenalina não se mostraram satisfatórios, pode-se lançar mão de monitorização mais especializada. Uma linha arterial é altamente recomendada sempre que possível para auxiliar a monitorização cardiovascular, para amostragem de sangue e monitorização contínua dos efeitos da adrenalina. A ecocardiografia transtorácica (ETT) ou a ecocardiografia transesofágica (ETE), quando disponíveis, podem guiar melhor a terapia, avaliando a função ventricular, o enchimento e a vasodilatação.[51,52]

Em se tratando de hipotensões resistentes, outros vasopressores têm sido usados. Devem ser utilizados somente depois que doses recomendadas de adrenalina e volumes de fluidos IV tenham sido administrados. A adrenalina deve ser continuada mesmo quando esses agentes são adicionados. A noradrenalina nas doses de 0,05 a 0,5 μg·kg$^{-1}$min$^{-1}$ pode ser uma opção. A vasopressina também tem sido proposta para choques refratários ao uso de adrenalina.

Em um estudo experimental, observou-se que o choque anafilático está associado a concentrações de arginina-vasopressina (AVP) plasmática inadequadamente baixas. Para doses clinicamente relevantes, a AVP e a adrenalina tiveram efeitos comparáveis sobre a pressão arterial média e os valores de frequência cardíaca. Esses resultados são consistentes com relatos em humanos experimentando anafilaxia, nos quais a injeção de AVP restaura a pressão arterial.[56] Outro estudo experimental de Wang e colaboradores[57] evidenciou que os níveis plasmáticos de angiotensina II e vasopressina aumentam substancialmente após o contato com o antígeno e que a inibição desses hormônios exacerba a hipotensão induzida pela anafilaxia, resultando em redução da sobrevida. Os autores concluíram que angiotensina II e vasopressina constituem importantes sistemas de defesa contra a hipotensão anafilática.[57]

A vasopressina tem sido empregada com sucesso em alguns pacientes com anafilaxia (com ou sem parada cardíaca): parada cardíaca após picadas de insetos, hipotensão refratária à fenilefrina após aprotinina, durante cirurgia cardíaca e em outras cirurgias.[52] Utiliza-se a dose de 2 UI em bólus e 2 UI por hora.[51]

O azul de metileno também pode ser útil durante o choque anafilático, uma vez que bloqueia a acumulação de guanilato monofosfato cíclico (cGMP) mediante inibição competitiva da enzima guanilato ciclase. Ele aumenta a resistência vascular sistêmica e reverte o choque em modelos animais. Alguns

**QUADRO 82.5** Diagnósticos diferenciais para anafilaxia

| | |
|---|---|
| Parada cardíaca | • Hipóxia<br>• Hipovolemia<br>• Hipo/hipercalemia<br>• Hipo/hipertermia<br>• Pneumotórax hipertensivo<br>• Tamponamento cardíaco<br>• Toxinas<br>• Trombose pulmonar ou coronariana |
| Elevação de pressão de vias aéreas | • Funcionamento inadequado dos circuitos<br>• Tubo traqueal malposicionado ou dobrado<br>• Pneumotórax hipertensivo<br>• Crise asmática<br>• Corpo estranho<br>• Broncoaspiração |
| Hipotensão | • Hipovolemia<br>• Sepse<br>• Superdosagem de anestésicos<br>• Vasodilatação causada pelos anestésicos<br>• Bloqueio de neuroeixo<br>• Embolia (aérea, trombótica, amniótica)<br>• Vasovagal |
| Pele e mucosas | • Liberação direta de histamina<br>• Oclusão venosa<br>• Posição de cefalodeclive<br>• Angioedema isolado<br>• Mastocitose<br>• Anafilaxia induzida pelo frio |

relatos de casos mostram boa resposta clínica com o uso de azul de metileno.[58-60]

Em serviços onde houver disponibilidade, a oxigenação por membrana extracorpórea (ECMO) pode ser considerado para restabelecer a perfusão adequada.[51]

Para broncospasmo de difícil controle, é necessário manter a infusão contínua de adrenalina e verificar os circuitos e aparelhos de ventilação, descartar pneumotórax hipertensivo e adicionar outros broncodilatadores. O salbutamol nas doses já referidas deve ser mantido, e o magnésio na dose de 2 g em 20 minutos pode ser utilizado. Deve-se considerar o uso de anestésicos inalatórios e cetamina para os casos refratários.[51]

Na vigência de gravidez com o cenário de anafilaxia grave e quadro de choque, deve-se manter o deslocamento uterino manual para a esquerda e, se houver parada cardíaca, proceder à cesariana em 4 minutos.[51]

## Conduta após a crise

A decisão de dar seguimento ao procedimento operatório ou suspender deverá ser definida pela urgência da cirurgia, pela gravidade da anafilaxia, pela resposta ao tratamento e pela condição clínica do paciente.

A maioria dos pacientes que apresentarem uma reação moderada a grave precisará permanecer em uma unidade de tratamento intensivo por cerca de 24 horas. Quando a reação for menor e estabilizada rapidamente com o tratamento, recomenda-se um acompanhamento próximo ao longo de 6 horas.

Os corticosteroides podem ser úteis nos casos em que existe uma reação prolongada.

Os anti-histamínicos orais são vantajosos para o tratamento sintomático de urticária, angioedema e prurido.

Recomenda-se que os níveis séricos de triptase sejam coletados com 1, 4 e 24 horas após o evento.

Antes da alta hospitalar, os pacientes que tiveram suspeita de anafilaxia necessitam de um relatório contendo uma descrição do evento e dos agentes administrados antes da reação.[51]

## Referências


1. Portier P, Richet CR. De l'action anaphylactique de certains venins. C R Séances Soc Biol. 1902;54:170-2.
2. Mali S. Anaphylaxis during the perioperative period. Anesth Essays Res. 2012;6(2):124-33.
3. Cohen SG, Zelaya-Quesada M. Portier, Richet, and the discovery of anaphylaxis: a centennial. J Allergy Clin Immunol. 2002;110(2):331-6.
4. Johansson SG, Bieber T, Dahl R, Friedmann PS, Lanier BQ, Lockey RF, et al. Revised nomenclature for allergy for global use: report of the Nomenclature Review Committee of the World Allergy Organization, October 2003. J Allergy Clin Immunol. 2004;113(5):832-6.
5. Dewachter P, Mouton-Faivre C, Hepner DL. Perioperative Anaphylaxis: What Should Be Known? Curr Allergy Asthma Rep. 2015;15(5):21.
6. Girotra V, Lalkhen AG. Anaphylaxis. Anaesth Int Care Med. 2014;15(1):15-9.
7. Mertes PM, Malinovsky JM, Jouffroy L, Working Group of the SFAR and SFA, Aberer W, Terreehorst I, et al. Reducing the risk of anaphylaxis during anesthesia: 2011 updated guidelines for clinical practice. J Investig Allergol Clin Immunol. 2011;21(6):442-53
8. Galvão VR, Giavina-Bianchi P, Castells M. Perioperative anaphylaxis. Curr Allergy Asthma Rep. 2014;14(8):452.
9. Fisher MM, Baldo BA. The incidence and clinical features of anaphylactic reactions during anesthesia in Australia. Ann Fr Anesth Reanim. 1993;12(2):97-104.
10. Mertes PM, Volcheck GW, Garvey LH, Takazawa T, Platt PR, Guttormsen AB, et al.Epidemiology of perioperative anaphylaxis. Presse Med. 2016;45(9):758-67.
11. Mertes PM, Laxenaire MC, Lienhart A, Aberer W, Ring J, Pichler WJ, et al. Reducing the risk of anaphylaxis during anaesthesia: guidelines for clinical practice. J Investig Allergol Clin Immunol. 2005;15(2):91-101.
12. Gibbs NM, Sadleir PH, Clarke RC, Platt PR. Survival from perioperative anaphylaxis in Western Australia 2000-2009. Br J Anaesth. 2013;111(4):589-93.
13. Harper NJ, Dixon T, Dugué P, Edgar DM, Fay A, Gooi HC, et al. Suspected anaphylactic reactions associated with anaesthesia. Anaesthesia. 2009;64(2):199-211.
14. Mehr S, Liew WK, Tey D, Tang ML. Clinical predictors for biphasic reactions in children presenting with anaphylaxis. Clin Exp Allergy. 2009;39(9):1390-6.
15. Lee JM, Greenes DS. Biphasic anaphylactic reactions in pediatrics. Pediatrics. 2000;106(4):762-6.
16. Dewachter P, Mouton-Faivre C, Emala CW. Anaphylaxis and anesthesia: controversies and new insights. Anesthesiology. 2009;111(5):1141-50.
17. Khan BQ, Kemp SF. Pathophysiology of anaphylaxis. Curr Opin Allergy Clin Immunol. 2011;11(4):319-25.
18. Kalesnikoff J, Galli SJ. Anaphylaxis: mechanisms of mast cell activation. Chem Immunol Allergy. 2010;95:45-66.
19. Yost CC, Weyrich AS, Zimmerman GA. The platelet activating factor (PAF) signaling cascade in systemic inflammatory responses. Biochimie. 2010;92(6):692-7.
20. Simons FE, Frew AJ, Ansotegui IJ, Bochner BS, Golden DB, Finkelman FD, et al. Risk assessment in anaphylaxis: current and future approaches. J Allergy Clin Immunol. 2007;120(1 Suppl):S2-24.
21. Vadas P, Gold M, Perelman B, Liss GM, Lack G, Blyth T, et al. Platelet-activating factor, PAF acetylhydrolase, and severe anaphylaxis. N Engl J Med. 2008;358(1):28-35.
22. Rosow CE, Moss J, Philbin DM, Savarese JJ. Histamine release during morphine and fentanyl anesthesia, Anesthesiology. 1982;56(2):93-6.
23. Hepner DL, Castells MC. Anaphylaxis during the perioperative period. Anesth Analg. 2003;97(5): 1381-95.
24. Schwartz LB. Effector cells of anaphylaxis: mast cells and basophils. Novartis Found Symp. 2004;257:65-74; discussion 74-9, 98-100, 276-85.
25. Mitsuhata H, Shimizu R, Yokoyama MM. Role of nitric oxide in anaphylactic shock. J Clin Immunol. 1995;15(6):277-83.
26. Hox V, Desai A, Bandara G, Gilfillan AM, Metcalfe DD, Olivera A. Estrogen increases the severity of anaphylaxis in female mice through enhanced endothelial nitric oxide synthase expression and nitric oxide production. J Allergy Clin Immunol. 2015;135(3):729-36.e5.
27. Muraro A, Roberts G, Worm M, Bilò MB, Brockow K, Fernández Rivas M, et al. Anaphylaxis: guidelines from the European Academy of Allergy and Clinical Immunology. Allergy. 2014;69(8):1026-45.
28. Kannan JA, Bernstein JA. Perioperative anaphylaxis: diagnosis, evaluation, and management. Immunol Allergy Clin North Am. 2015;35(2):321-34.
29. Peroni DG, Sansotta N, Bernardini R, Cardinale F, Paravati F, Franceschini F, et al. Perioperative allergy: clinical manifestations. Int J Immunopathol Pharmacol. 2011;24(3 Suppl):S69-74.
30. Kounis NG. Kounis syndrome (allergic angina and allergic myocardial infarction): A natural paradigm? Int J Cardiol. 2006;110(1):7-14.
31. Cervellin G, Neri G, Lippi G, Curti M, Kounis NG. Kounis syndrome triggered by a spider bite. A case report. Int J Cardiol. 2016;207:23-4.
32. Davidson J, Zheng F, Tajima K, Barthel G, Alb I, Tabarna A, et al. – Anaphylactic shock decreases cerebral blood flow more than what would be expected from severe arterial hypotension. Shock. 2012;38(4):429-35.
33. Zheng F, Collange O, Davidson J, Barthel G, Oulehri W, Thornton SN, et al. – Epinephrine, compared with arginine vasopressin, is associated with similar haemodynamic effects but significantly improved brain oxygenation in the early phase of anaphylactic shock in rats: an experimental study. Eur J Anaesthesiol. 2015;32(8):563-70.
34. Kroigaard M, Garvey LH, Gillberg L, Johansson SG, Mosbech H, Florvaag E, et al. Scandinavian Clinical Practice Guidelines on the diagnosis, management and follow-up of anaphylaxis during anaesthesia. Acta Anaesthesiol Scand. 2007;51(6):655-70.
35. Volcheck GW, Mertes PM. Local and general anesthetics immediate hypersensitivity reactions. Immunol Allergy Clin North Am. 2014;34(3):525-46, viii.
36. Baldo BA, Fisher MM, Pham NH. On the origin and specificity of antibodies to neuromuscular blocking (muscle relaxant) drugs: An immunochemical perspective. Clin Exp Allergy. 2009;39(3):325-44.
37. Harboe T, Johansson SG, Florvaag E, Oman H. Pholcodine exposure raises serum IgE in patients with previous anaphylaxis to neuromuscular blocking agents. Allergy. 2007;62(12):1445-50.
38. Florvaag E, Johansson SG, Oman H, Harboe T, Nopp A. Pholcodine stimulates a dramatic increase of IgE in IgE-sensitized individuals. A pilot study. Allergy. 2006;61(1):49-55.
39. Fisher MM, Baldo BA. Immunoassays in the diagnosis of anaphylaxis to neuromuscular blocking drugs: the value of morphine for the detection of IgE antibodies in allergic subjects. Anaesth Intensive Care. 2000;28(2):167-70.
40. Murphy A, Campbell DE, Baines D, Mehr S. Allergic reactions to propofol in egg-allergic children. Anesth Analg. 2011;113(1):140-4.
41. Asserhøj LL, Mosbech H, Krøigaard M, Garvey LH. No evidence for contraindications to the use of propofol in adults allergic to egg, soy or peanut. Br J Anaesth. 2016;116(1):77-82.
42. Barron ME, Wilkes MM, Navickis RJ. A systematic review of the comparative safety of colloids. Arch Surg. 2004;139(5):552-63.
43. Varrier M, Ostermann M. Fluid Composition and Clinical Effects. Crit Care Clin. 2015;31(4):823-37.
44. Bunn F, Trivedi D. Colloid solutions for fluid resuscitation. Cochrane Database Syst Rev. 2012;(7):CD001319.

45. Krishna MT, Huissoon A. Peri-operative anaphylaxis: beyond drugs and latex. Int Arch Allergy Immunol. 2015;167(2):101-2.
46. Sharp G, Green S, Rose M. Chlorhexidine-induced anaphylaxis in surgical patients: a review of the literature. ANZ J Surg. 2016;86(4):237-43.
47. Lieberman P, Nicklas RA, Oppenheimer J, Kemp SF, Lang DM, Bernstein DI, et al. The diagnosis and management of anaphylaxis practice parameter: 2010 update. J Allergy Clin Immunol. 2010;126(3):477-80.e1-42.
48. Egner W. Adherence to recommended UK sampling protocols for detecting mast cell mediator release in perioperative anaphylaxis. J Clin Pathol. 2017;70(1):85-88.
49. Ewan PW, Dugué P, Mirakian R, Dixon TA, Harper JN, Nasser SM, et al. BSACI guidelines for the investigation of suspected anaphylaxis during general anaesthesia. Clin Exp Allergy. 2010;40(1):15-31.
50. National Institute for Health and Care Excellence. Anaphylaxis: assessment and referral after emergency treatment: clinical guideline [Internet]. London: NICE; 2011 [capturado em 01 fev 2017]. Disponível em: https://www.nice.org.uk/guidance/cg134.
51. Kolawole H, Marshall SD, Crilly H, Kerridge R, Roessler P. Australian and New Zealand Anaesthetic Allergy Group/Australian and New Zealand College of Anaesthetists Perioperative Anaphylaxis Management Guidelines. Anaesth Intensive Care. 2017;45(2):151-158.
52. Gouel-Chéron A, Harpan A, Mertes PM, Longrois D. Management of anaphylactic shock in the operating room. Presse Med. 2016;45(9):774-83.
53. Leysen J, Bridts CH, De Clerck LS, Ebo DG. Rocuronium-induced anaphylaxis is probably not mitigated by sugammadex: evidence from an in vitro experiment. Anaesthesia. 2011;66(6):526-7.
54. Platt PR, Clarke RC, Johnson GH, Sadleir PH. Efficacy of sugammadex in rocuronium-induced or antibiotic-induced anaphylaxis. A case-control study. Anaesthesia. 2015;70(11):1264-7.
55. Sheikh A, Shehata YA, Brown SGA, Simons FE. Adrenaline for the treatment of anaphylaxis with and without shock. The Cochrane Library. 2010;10:1-17.
56. Dewachter P, Jouan-Hureaux V, Lartaud I, Bello G, de Talancé N, Longrois D, et al. Comparison of arginine vasopressin, terlipressin, or epinephrine to correct hypotension in a model of anaphylactic shock in anesthetized brown Norway rats. Anesthesiology. 2006;104(4):734-41.
57. Wang M, Shibamoto T, Kuda Y, Sun L, Tanida M, Kurata Y. Angiotensin II and vasopressin are involved in the defense system against anaphylactic hypotension in anesthetized rats. Eur J Pharmacol. 2014;731:38-43.
58. Viaro F, Dalio MB, Evora PR. Catastrophic cardiovascular adverse reactions to protamine are nitric oxide/cyclic guanosine monophosphate dependent and endothelium mediated: should methylene blue be the treatment of choice? Chest. 2002;122(3):1061-6.
59. Stocche RM, Garcia LV, Reis MP, Klamt JG, Évora PRB. Uso do azul de metileno no tratamento de choque anafilático durante anestesia. Relato de caso. Rev Bras Anestesiol. 2004;54(6):809-14.
60. Evora PR, Simon MR. Role of nitric oxide production in anaphylaxis and its relevance for the treatment of anaphylactic hypotension with methylene blue. Ann Allergy Asthma Immunol. 2007;99(4):306-13.

## Leituras sugeridas

Mertes PM, Alla F, Tréchot P, Auroy Y, Jougla E, Groupe d'Etudes des Réactions Anaphylactoïdes Peranesthésiques. Anaphylaxis during anesthesia in France: an 8-year national survey. J Allergy Clin Immunol. 2011;128(2):366-73.

Mertes PM, Laxenaire MC, Alla F, Groupe d'Etudes des Réactions Anaphylactoïdes Peranesthésiques. Anaphylactic and anaphylactoid reactions occurring during anesthesia in France in 1999-2000. Anesthesiology. 2003;99(3):536-45.

# Questões de Provas do TSA

**82.1 (TSA/2012)** O fármaco utilizado no tratamento do choque anafilático refratário à adrenalina é o(a):

**A.** Difenidramina.

**B.** Azul de metileno.

**C.** Metilprednisolona.

**D.** Bicarbonato de sódio.

**82.2 (TSA/2016)** Homem de 22 anos, 80 kg e 1,68 m está agendado para correção cirúrgica de má formação de Arnold-Chiari. O paciente foi posicionado em decúbito ventral. Uma hora após o início da cirurgia, cursa com queda da pressão arterial (60x35 mmHg) refratária a volume e doses crescentes de metaraminol associada a pressão venosa central de 1 mmHg e taquicardia (145 bpm) sem sangramento cirúrgico significativo. Qual é o diagnóstico etiológico mais provável?

**A.** Anafilaxia.

**B.** Simpatólise.

**C.** Embolia pulmonar.

**D.** Hipertensão intratorácica.

**82.3 (TSA/2016)** Nas reações adversas ao uso de contrastes radiológicos:

**A.** O uso de bicarbonato de sódio mostra-se deletério na nefropatia induzida por contraste.

**B.** O tratamento de reações graves de hipersensibilidade inclui o uso imediato de corticoides.

**C.** Os agentes contendo gadolínio apresentam menores taxas de reações de hipersensibilidade que os agentes iodados.

**D.** Os agentes de contraste iônicos causam menos desconforto à injeção e têm menor incidência de reações adversas que os não iônicos.

# 83. HIPERTERMIA MALIGNA

José Luiz Gomes do Amaral
Rosana Borges de Carvalho

É difícil precisar quando surgiram os primeiros casos de hipertermia maligna (HM), mas a exposição a agentes desencadeantes, como éter e clorofórmio, vem da metade do século XIX.

Atribuem-se ao médico inglês John Snow (1813-1856), fundador da epidemiologia moderna e pioneiro da anestesiologia, os primeiros relatos sobre elevação súbita e inesperada da temperatura durante anestesia. Não se tinha, à época, noção das causas desse problema,[1] que muito provavelmente estava associado ao éter, clorofórmio ou outros anestésicos voláteis que precederam o halotano, introduzido na prática clínica quase 100 anos depois.[2]

A partir de 1900, sucederam-se relatos sobre a hipertermia perioperatória,[3-5] e, já em 1937, o tema passou a constar dos manuais de anestesia.[6] Das primeiras descrições da síndrome, ainda imprecisas, aos relatos de Michael Denborough e Richard Lovell, em 1960, passaram-se cerca de 60 anos.

Denborough e Lovell,[7] em breve correspondência dirigida ao editor do Lancet, descreveram com precisão a HM, associando-a ao halotano e definindo seu caráter hereditário. Tratava-se do relato de paciente do gênero masculino, de 21 anos de idade, submetido a correção de fratura de tíbia e fíbula. Entre seus antecedentes familiares, constavam 10 óbitos associados a anestesia com éter. Anestesiaram-no com tiopental, meperidina, óxido nitroso e halotano, do que resultou hipotensão, taquicardia, palidez, cianose, hipertermia e sudorese. O quadro foi controlado com resfriamento e transfusão, havendo total recuperação. O relato desse caso foi, dois anos depois, detalhado em artigo completo publicado no British Journal of Anesthesiology[8] e suscitou outras publicações sobre casos semelhantes.[9] Em curto espaço de tempo, informações adicionais ajudaram a compor o conjunto da fisiopatologia e etiologia dessa síndrome.

Os aspectos familiares e as alterações nos níveis séricos de fosfocreatina cinase (CPK) permitiram localizar o problema no músculo esquelético e definir sua natureza genética.[10] A análise de 115 relatos de HM reunidos ao final da década de 1960 caracterizou seu padrão autossômico dominante, com reduzida penetrância e expressividade variável.[11] Denborough e colaboradores[12] associaram a miopatia tipo doença *central core* (CCD, do inglês *central core disease*) à HM e apontaram como substrato da doença o aumento dos níveis intracelulares de cálcio, secundário a defeito no retículo sarcoplasmático da fibra muscular.

Data de 1914 a primeira descrição de HM porcina. Nesse caso, porém, a transmissão genética é autossômica recessiva, tendo o quadro sido denominado, em 1953, síndrome do estresse porcino (PSS, do inglês *porcine stress syndrome*).[6] O modelo porcino para a HM trouxe grande avanço na compreensão dos mecanismos da doença e permitiu o aprimoramento de métodos diagnósticos e da terapia específica. A PSS era provocada em porcos Landrace e se expressava por hipertermia, rigidez muscular, acidose, hipercalemia, hipernatremia, hipermagnesemia e hiperglicemia.[13]

O derivado hidantoínico dantrolene, sintetizado em 1967, é um relaxante muscular que age no receptor da rianodina, interrompendo o acoplamento excitação-contração nas células musculares. Em 1975, Harrison[14] descreveu experimentos em porcos, onde foi possível, por meio da administração de dantrolene sódico, interromper a evolução de crises de HM induzidas por halotano, tendo sugerido a utilização desse agente no controle da síndrome humana. A partir desses achados, o dantrolene passou a ser empregado em humanos, resultando em 85% de sobrevida sem complicações. Em 1979, o dantrolene intravenoso foi aprovado pela Food and Drug Administration, nos Estados Unidos, e pelo Health Protection Branch, no Canadá, para uso em humanos,[15,16] sendo sua eficácia no tratamento da HM em humanos bem demonstrada nas décadas seguintes.[17,18]

A evolução da investigação da suscetibilidade à HM data dos trabalhos de Kalow e colaboradores,[19] que, em 1970, constataram resposta contrátil anormal quando o músculo estriado esquelético de sobreviventes de crises de HM era exposto à cafeína. Comportamento semelhante foi observado por Ellis e colaboradores[20] com relação ao halotano. Tais achados fundamentaram a pesquisa de suscetibilidade à HM por meio de testes de contratura muscular.[21]

O defeito subjacente à HM é a liberação excessiva e contínua de cálcio do retículo endoplasmático para o citoplasma,[22] dando sequência a alterações metabólicas, hipertermia, acidose e rigidez muscular. Mickelson e Louis[23] demonstraram que a liberação anormal de cálcio era causada por defeito no canal lento de cálcio (receptor rianodina) do retículo sarcoplasmático da fibra muscular esquelética. MacKenzie e colaboradores[24] localizaram o gene do receptor rianodina no braço longo do cromossomo 19, na região 19q13.1, e, em 1991, Fujii e colaboradores[25] encontraram, em porcos suscetíveis à HM, a mutação do gene que codifica o receptor rianodina. No mesmo ano, Gillard e colaboradores[26] descreveram, em humanos, mutação análoga do receptor rianodina associada à suscetibilidade à HM. A identificação de mutações associadas à suscetibilidade à HM ampliou as perspectivas para o controle dessa doença.[27,28]

Em 1964, foi realizado o primeiro simpósio de HM, em Toronto, no Canadá.[29] Ainda no Canadá, em 1971, teve lugar o primeiro simpósio internacional de HM e, em 1979, criou-se, naquele país, a primeira associação de pesquisadores e membros de famílias afetadas, a Malignant Hyperthermia Association (MHA). Ao mesmo tempo, na Europa, surgiram outros centros de investigação,[20] e, em 1983, criou-se o Grupo Europeu de Hipertermia Maligna (EMHG, do inglês European Malignant Hyperthermia Group).[30]

Em 1981, estruturou-se a associação norte-americana Malignant Hyperthermia Association of the United States (MHAUS), com o objetivo de divulgar informações sobre a HM e diminuir a morbimortalidade a ela associada.[31] Essa associação instituiu, em 1983, o atendimento telefônico contínuo (*hotline*) para orientação sobre crises de HM e passou a publicar regularmente um boletim de divulgação sobre HM chamado The Communicator. Em 1987, foi implantado o registro de pacientes com HM na América do Norte, tendo, entre suas finalidades a padronização do teste de contratura muscular, a pesquisa de mutações associadas e a realização de estudos epidemiológicos. Em 1994, o registro de casos, o North American MH Registry, fundiu-se com a MHAUS, sendo que, nos três anos seguintes, já haviam sido catalogadas quase 1.000 reações anormais a anestésicos, incluindo cerca de 250 crises bem caracterizadas de HM.[32,33]

## O estudo da hipertermia maligna no Brasil

Na literatura brasileira especializada, encontram-se referências à HM e descrições de casos clínicos desde o início da década de 1970. Em 1971, na seção de resumos da Revista Brasileira de Anestesiologia, o professor Álvaro Eugênio,[34] da Universidade Estadual de Campinas (Unicamp, SP) discutiu com propriedade o artigo de Digby Leigh e colaboradores,[35] que consideravam o resfriamento como intervenção fundamental no tratamento de crises de HM. Professores de Ann Arbor, Universidade de Michigan, também publicaram no Brasil suas observações acerca da elevação mantida da CPK em membros de família com vários óbitos associados à HM, tecendo considerações sobre possíveis mecanismos envolvidos na fisiopatologia da síndrome e sugerindo a determinação da CPK como ferramenta para a identificação da suscetibilidade no pré-operatório.[36]

Castaños,[37] da Faculdade de Medicina de La Paz, com foco em respostas anormais à succinilcolina, publicou extensa revisão em que incluiu as diversas hipóteses sobre desarranjos nas células musculares subjacentes à HM, propondo um protocolo de tratamento das crises que, em vários aspectos, se aproxima do proposto na atualidade.

Pereira e colaboradores,[38] de Porto Alegre (RS), relataram caso de sucesso no controle de uma crise de HM, enfatizando aspectos do diagnóstico, manejo e tratamento. Na conclusão, argumentaram sobre a importância de estender a investigação acerca do tema.

Gouveia e Massa,[39] do Serviço de Anestesia do Hospital de Santo Antonio dos Capuchos, Lisboa (Portugal), descreveram episódio de HM em criança de 7 anos submetida a cirurgia de estrabismo e anestesiada com halotano e succinilcolina. As manifestações clínicas listadas expressavam quadro clínico exuberante, com rigidez de masseter, hipertermia acentuada e colúria. A recuperação foi completa, e oito meses depois, ainda que houvesse exposição à mesma técnica anestésica aplicada anteriormente, não houve recorrência da crise.

Silva e Conceição,[40] da Universidade Federal de Santa Catarina, publicaram extensa revisão sobre o tema, identificando na membrana da célula muscular o defeito determinante da HM. Fizeram restrições ao uso da determinação de CPK como triagem pré-operatória, mas deram importância à avaliação da contratura muscular no diagnóstico de suscetibilidade. Incluíram o dantrolene como tratamento específico, lembrando o fato de tal agente não estar disponível no Brasil.

Carvalho,[41] do Hospital Getúlio Vargas, Rio de Janeiro (RJ), ao analisar os efeitos adversos da succinilcolina, tratou com destaque da HM e apontou o dantrolene como alternativa promissora no tratamento dessa síndrome. Quatro anos depois, Boechat, em 1982, importava o Dantrium® para o Instituto Fernandes Figueira – Fiocruz, Rio de Janeiro.

Nocite,[42] de Ribeirão Preto (SP), em comentário sobre artigo de Flewellen e Nelson,[43] que associava a rigidez de masseter à HM, propôs interrupção da anestesia em casos eletivos e investigação diagnóstica visando a essa síndrome.

Em 1982, no 29º Congresso Brasileiro de Anestesiologia, em Curitiba, Xavier[44,45] apresentou, nos cursos de atualização, o tema "Hipertermia Maligna". Dois anos depois, esse autor publicou extensa revisão onde incluiu o dantrolene na orientação terapêutica e ressaltou a orientação da família para investigação de suscetibilidade.

A HM surgiu como questão no concurso de 1985 para o Título Superior de Anestesiologia e veio a ser comentada por Silva e colaboradores[46] em 1986.

Almeida Neto e colaboradores,[47] de Curitiba (PR), apresentaram relato de dois casos tratados com sucesso. Em um deles, foi administrado dantrolene por via enteral. Em ambos, foi realizada biópsia muscular e notado que o tecido retirado se contraía acentuadamente quando exposto ao halotane. Tais experiências motivaram esse grupo a adquirir dantrolene e, em carta publicada na Revista Brasileira de Anestesiologia, mantê-lo para uso próprio, mas também disponibilizá-lo aos colegas que dele necessitassem.[48] Vane e colaboradores[49] publicaram, em 1986, revisão sobre o assunto.

Grando,[50] de Porto Alegre (RS), em artigo de cunho educacional, novamente lembrou a HM como efeito adverso da succinilcolina. Em 1987, Alvarez e colaboradores,[51] de Santa Maria (RS), apresentaram, no 34º Congresso Brasileiro de Anestesiologia, relato de crise de HM em criança de 9 anos. Ressaltaram a importância da confirmação do diagnóstico e lamentaram a impossibilidade de realização de biópsia muscular e aplicação do teste de contratura muscular. Mendes e colaboradores,[52] de Porto Alegre (RS), relataram episódio de HM em criança de 2 anos, portadora da síndrome de Larsen (deformidades articulares secundárias a alterações do tecido conjuntivo), submetida a correção cirúrgica de pé torto congênito e anestesiada com halotano e succinilcolina. Os autores consideraram ineficaz o tratamento com dantrolene oral, entendendo ser essa a explicação da demora para o controle do quadro. Concluíram enfatizando a necessidade de se ter, para o adequado tratamento dessa eventualidade, disponibilidade imediata de dantrolene injetável.

Apesar disso, no início dos anos de 1990, a HM ainda era pouco conhecida em nosso país. Raríssimas eram as instituições que dispunham de dantrolene sódico. Não havia informação, disponibilidade de tratamento específico nem meios de confirmação diagnóstica.

Em 1990, entrou em atividade no Brasil a *hotline* (+55 11 5575 9873) da Universidade Federal de São Paulo (Unifesp) e foram iniciadas as gestões junto às autoridades de saúde buscando regularizar a importação de dantrolene sódico. A partir de 1990, o Hospital São Paulo garantiu o suprimento de dantrolene e passou a oferecê-lo às instituições que dele necessitavam em situações de urgência.

Desde o início da década de 1990, a Sociedade Brasileira de Anestesiologia (SBA) passou a incluir sistematicamente o assunto hipertermia maligna em seus principais eventos científicos.

Em 1992, foi inaugurado o primeiro centro de diagnóstico e investigação em HM na Universidade Federal do Rio de Janeiro, coordenado por Roberto Takashi Sudo e Luiz Bomfim. Seguiu-se, na Universidade de São Paulo, o Centro de Estudos e Diagnóstico em Hipertermia Maligna (CEDHIMA), laboratório apoiado pela Fundação de Amparo à Pesquisa do Estado de São Paulo (Fapesp) e coordenado por Helga Silva e Ana Tsanaclis. Em Santa Catarina, Maria Anita Spíndola Batti passou a orientar indivíduos suscetíveis e a organizar o registro das famílias afetadas.

Em carta ao editor da Revista Brasileira de Anestesiologia, Almeida Neto[53] divulgou resultado de pesquisa (Hipertermia Maligna – Retrato Brasileiro) feita junto a mais de 4.500 anestesiologistas brasileiros sobre HM. Dos 521 respondentes, constatou-se, até 1989, a ocorrência de 49 casos e 25 óbitos. Dos sobreviventes, apenas 6 se beneficiaram de biópsia muscular para confirmação diagnóstica e apenas 5 famílias haviam sido investigadas. Entre as observações que Vieira,[54] especialista brasileiro atuante no Cook County Hospital, em Chicago, IL, Estados Unidos, fez a respeito da carta de Almeida Neto, há menção à importância do diagnóstico precoce com a monitorização contínua da produção de dióxido de carbono e da temperatura durante a intervenção. Esses aspectos e vários outros relevantes foram esmiuçados por Leitão e Cançado,[55] de São Paulo (SP), em detalhada revisão sobre HM.

No Estado do Espírito Santo, Rogério Firme organizou a RTF Salva-Vidas e, em São Paulo, Marisa Simmons também agregou suscetíveis e seus familiares, médicos e interessados no controle da HM. Esses esforços foram reunidos e fundou-se, em 1997, a Sempre Viva (Associação de Combate à Hipertermia Maligna), que iniciou a publicação de seu boletim mensal.

A Secretaria de Saúde do Espírito Santo adquiriu dantrolene sódico em 1996. Em 1997, o dantrolene sódico passou a ser registrado no Brasil e, em 1999, foi fabricado no país pelos Laboratórios Cristália (Itapira, São Paulo).

Em Florianópolis (SC), Conceição e Costa[56] apontaram a HM entre as complicações a serem consideradas na anestesia pediátrica. Conceição,[57] em 1998, voltou a publicar sobre o assunto relato de condução bem-sucedida de anestesia peridural contínua com ropivacaína e sufentanil em mulher de 27 anos, confirmada suscetível à HM e submetida a mamoplastia reconstrutora e abdominoplastia sob anestesia peridural.

Hors e Garicochea,[58] de São Paulo (SP), publicaram artigo focalizado nas alterações genéticas, substrato da HM, apontando as perspectivas que se abrem com a identificação das mutações associadas, hoje descritas em cerca de 50% das famílias afetadas.

Em 2001, aprovou-se, em São Paulo, a legislação estadual específica voltada para o controle da HM (iniciativa do deputado Paulo Teixeira), complementada por decreto governamental (decreto Geraldo Alckmin) em março de 2002. Criou-se, em São Paulo, na Secretaria de Saúde, uma comissão especial para definir políticas de saúde voltadas a esse assunto. Antecipando a legislação, o secretário de saúde do Estado de São Paulo, José da Silva Guedes, determinou que todos os hospitais públicos do Estado de São Paulo passassem a dispor de dantrolene, que se tornou recurso obrigatório em toda instituição de saúde onde sejam administrados agentes desencadeantes. A HM tornou-se, então, doença de notificação obrigatória, amparada pelo controle das autoridades de saúde do Estado.

O envolvimento da SBA com a HM foi crescendo progressivamente até que, em 2002, foi criada uma comissão destinada a tratar desse assunto, formada por Roberto Takashi Sudo, Maria Anita Spíndola Batti e José Luiz Gomes do Amaral. A partir de recomendação da SBA, a Associação Médica Brasileira incluiu, no programa Diretrizes, o tema HM.[59]

Gomez e colaboradores,[60] da Universidade Federal de Minas Gerais, Belo Horizonte (MG), descreveram anestesia venosa com propofol, fentanil, combinada com peridural lombar, em criança de 3 anos, com suspeita de suscetibilidade à HM (episódio de HM em anestesia anterior) e submetida a correção de luxação congênita de quadril. Foi possível conduzir o caso com segurança, e a família foi orientada.

Uchoa e Fernandes,[61] de Fortaleza (CE), relataram rabdomiólise fatal induzida pelo exercício. Ainda que não houvesse, nesse caso, antecedentes de HM, dada a associação encontrada em vários casos publicados na literatura médica, os autores consideraram a possibilidade de investigar suscetibilidade à HM nos familiares do paciente afetado.

Em 2003, foi conduzida pesquisa junto aos anestesiologistas brasileiros, constando de questionário com 20 questões sobre diagnóstico e tratamento da HM, acompanhada das respostas comentadas, visando orientar intervenções educacionais, avaliar o nível de conhecimento dos médicos e, ao mesmo tempo, atualizá-los sobre o problema.[62]

A fisiopatologia da HM foi descrita em sua extensão por Correia e colaboradores.[63] de João Pessoa (PB). Os autores listaram as substâncias exógenas e endógenas que interagem com os receptores de rianodina (RYRs) do retículo sarcoplasmático e descreveram as formas de interferência com o acoplamento excitação-contração. Discutiram ainda as mutações associadas à suscetibilidade e as perspectivas oferecidas pelos testes genéticos. O artigo se acompanhou de esclarecimentos sobre o teste de contratura, nomeadamente sobre as diferenças entre os protocolos adotados pelos grupos norte-americano e europeu.[64]

Fernandes e colaboradores,[65] de Fortaleza (CE), publicaram relato de crise de HM em lactente portador de síndrome de Moebius submetido a correção de pé torto congênito sob anestesia com sevoflurano e succinilcolina. Essa síndrome reúne paralisia facial unilateral ou bilateral, bem como defeitos dos movimentos extraoculares secundários à paralisia dos nervos facial e abducente. Outros nervos cranianos também são eventualmente afetados. Ocorrem, além disso, anormalidades orofaciais, hipotonia musculoesquelética e problemas ortopédicos. O episódio foi controlado a princípio com dantrolene, o qual foi mantido na unidade de tratamento intensivo, na posologia preconizada por 24 horas. Entretanto, 10 horas após a interrupção do dantrolele, houve recrudescência da HM com ausência de resposta ao tratamento, e o paciente evoluiu para óbito.

Entre as atividades da *hotline* do Brasil em 2009, Silva e colaboradores[66] acompanharam cinco casos de crises de HM associadas a isoflurano e sevoflurano (em um dos casos associado a succinilcolina), apenas um deles tratado com dantrolene, mas com recuperação em todos. Em dois pacientes, houve confirmação da suscetibilidade por meio de testes de contratura com halotano e cafeína.

A lista de artigos publicados na Revista Brasileira de Anestesiologia não encerra a produção científica nacional sobre o tema, mas reflete a evolução do pensamento dos anestesiologistas brasileiros nessa matéria. Ao lado das publicações em periódicos, acompanharam-nas vários capítulos publicados em livros-texto de anestesiologia e medicina intensiva.

Em 2009, Helga Cristina Almeida Silva e colaboradores[67] reuniram, na obra Hipertermia Maligna, sua experiência e a de vários colaboradores brasileiros e estrangeiros.

## Definição

A HM é uma afecção hereditária e latente, caracterizada por resposta hipermetabólica a anestésicos voláteis (halotano, enflurano, isoflurano, sevoflurano e desflurano) e à succinilcolina.

## Incidência

A incidência das crises de HM depende da presença das mutações causais na população estudada, mas também da utilização de agentes desencadeantes, do tipo de agente desencadeante, da duração da exposição, de fatores ambientais e do reconhecimento da síndrome, visto que são comuns as manifestações atípicas.

A HM é relatada no mundo inteiro e afeta todos os grupos raciais.[18,68,69] A suscetibilidade ocorre igualmente em ambos os sexos, ainda que as crises sejam mais comuns em homens.[70] As crises de HM podem ocorrer em extremos de idade,[71] mas esses episódios são raros. A incidência é maior em crianças.[72,73]

Estima-se que 1 entre 10 mil indivíduos portem o traço genético de suscetibilidade à HM (SHM).[74] A consanguinidade pode aumentar a densidade de suscetíveis em uma determinada população.[75]

Analisando as estatísticas do Serviço de Saúde da Colômbia entre 1988 e 1990, Neira[76] constatou uma notificação de episódios de HM em uma incidência que variou de 1:49.811 a 1:78.067 anestesias. Sua incidência pode ser maior do que a referida na literatura, visto que, em muitos episódios, o quadro clínico é discreto e cerca de 50% dos suscetíveis têm antecedentes de exposição a agentes desencadeantes sem qualquer manifestação da doença.[77,78]

Crises fulminantes de HM ocorrem a cada 250 mil anestesias, a cada 62 mil anestesias onde se associa halogenado e succinilcolina e a cada 85 mil anestesias sem concurso de succinilcolina.[79,80]

Há vários casos documentados de pacientes em quem a crise de HM manifestou-se apenas após múltiplas exposições não acompanhadas de manifestações da síndrome.[81] Tem-se a noção de que a expressão clínica da HM oscila entre 35 e 50%.[82]

## Etiologia

A HM respeita o padrão de herança autossômica dominante com penetrância reduzida e expressão variável.[11] Ela está associada a diferentes mutações genéticas, a maioria delas localizadas no cromossomo 19, no gene para o receptor rianodina (*RYR1*).[27,28,83-91]

Localizado no braço longo do cromossomo 19 (19q13.2), o gene *RYR1* (750 kpb) possui 106 éxons transcritos em RNA mensageiro (RNAm), com 15.364 nucleotídeos que codificam uma proteína de 5.038 aminoácidos. Além do músculo esquelético, o gene *RYR1* tem expressão em linfócitos.

As mutações do gene *RYR1* associadas à SHM concentram-se na região N-terminal da proteína, entre os aminoácidos 35 e 614, e na região central, entre os aminoácidos 3.163 e 2.458. Elas provavelmente aumentam a probabilidade de abertura do canal de cálcio na presença de agonistas (p. ex., halotano ou cafeína), mas não interferem no fluxo de cálcio na ausência destes.[92]

Avaliando 21 mutações para o receptor rianodina em 105 famílias fenotipadas conforme o protocolo europeu (ver adiante seção sobre testes de contratura à exposição ao halotano e à cafeína), Brandt e colaboradores[93] encontraram a seguinte distribuição: 9% Arg614Cys, 1% Arg614Leu, 1% Arg2163Cys, 1% Val2168Met, 3% Thr2206Met e 7% Gly2434Arg. Encontraram ainda as mutações Thr2206Arg e Arg2454Cys. Por sua vez, estudando 73 indivíduos não relacionados e diagnosticados positivos ao teste de contratura ao halotano e à cafeína conforme o protocolo norte-americano (ver adiante Testes de contratura ao halotano e à cafeína), Sambuughin e colaboradores[94] encontraram sete mutações conhecidas para o gene do receptor da rianodina (*RYR*1 – Arg163Cys, Gly248Arg, Arg614Cys, Val2168Met, Thr2206Met, Gly2434Arg e Arg2454His) nas frequências 2,7%, 1,4%, 1,4%, 1,4%, 1,4%, 5,5% e 4,1% respectivamente. Além disso, três novas substituições de aminoácidos (Val2214Ile, Ala2367Thr e Asp2431Asn) foram detectadas na frequência de 1,4% cada uma. Essas 10 mutações concorrem para 21,9% da população norte-americana suscetível à HM.

Mutações em outros cromossomos também foram descritas: nos cromossomos 1 (gene da subunidade $\alpha_1$ do receptor di-hidropiridina), 5 (gene não identificado), 7 (gene da subunidade $\alpha_2$-$\delta$ do receptor di-hidropiridina), 3 (gene não identificado) e 17 (gene do canal de sódio do músculo esquelético adulto).[95-98]

Atribuir papel causal a uma determinada mutação exige segregá-la com o fenótipo "suscetível à HM" em indivíduos de uma mesma família.[71,99] Há mutações recorrentes, embora um grande número delas limite-se a famílias isoladas. Em quase metade dos casos, não se tem identificado a mutação causal. A quase totalidade dos demais casos de SHM tem, em diferentes *loci*, mutações no gene *RYR1*. Também ligada à SHM está a mutação do gene *CACNA1S*, que codifica a subunidade $\alpha_1$ do canal de cálcio L do músculo esquelético, denominado receptor de di-hidropiridina (DHPR), também associado à paralisia periódica hipocalêmica.

Uma síndrome assemelhada à HM ocorre em suínos das raças Landrace, Pietrain e Poland China,[100] associada à herança recessiva determinada por mutação que envolve a substituição do aminoácido arginina 615 por cisteína, no gene que codifica o receptor rianodina no cromossomo 6.[97] Em cães, a HM é doença autossômica dominante associada à mutação (*RYR1* V547) no gene que codifica o receptor.[101]

## Fisiopatologia

Ainda que outros tecidos, como o miocárdio, o cérebro e o fígado, possam estar afetados, a HM atinge, sobretudo, o músculo esquelético[102] e tem como substrato a liberação descontrolada de cálcio pelo retículo sarcoplasmático.

Em condições normais, os níveis de cálcio no mioplasma são controlados pelo receptor rianodina do retículo sarcoplasmático, pelo receptor di-hidropiridina do túbulo transverso e pelo sistema cálcio-adenosina-trifosfatase ($Ca^{2+}$-ATPase). Os receptores rianodina (RYR) são canais intracelulares que permitem ao retículo sarcoplasmático liberar $Ca^{2+}$ para a contração muscular. Há dois tipos de RYR: RYR1, do músculo esquelético, e RYR2, do músculo cardíaco. Mutações dessas isoformas associam-se a doenças esqueléticas, como HM e CCD, ou cardíacas, como taquicardia ventricular polimórfica catecolaminérgica.[103] Na HM, a exposição ao halogenado desencadeia "vazamento" agudo de $Ca^{2+}$ a partir do retículo sarcoplasmático, enquanto, na CCD, o "vazamento" é crônico, determinando depleção do retículo sarcoplasmático e fraqueza muscular.[97] Há ainda mutações que condicionam canais não funcionantes. Nesse caso, a manifestação é a mesma, ou seja, fraqueza muscular, porém ocorre acúmulo de $Ca^{2+}$ no retículo sarcoplasmático.[103]

Anestésicos inalatórios, como o halotano, ligam-se diretamente ao domínio hidrofóbico de proteínas, modulando a função de receptores. O halotano induz a oligomerização de RYR1, o que, em isoformas anormais, poderia desencadear uma crise de HM.[104]

Em indivíduos suscetíveis, agentes halogenados determinam a abertura prolongada do receptor à rianodina (RYR1) ou à di-hidropiridina, canais que regulam o fluxo de cálcio entre o retículo sarcoplasmático e o mioplasma. A elevação do cálcio citosólico do músculo estriado desencadeia reações bioquímicas responsáveis pela contratura muscular (rigidez), hidrólise do trifosfato de adenosina (ATP), geração de calor, elevação do consumo de oxigênio ($O_2$) e produção de dióxido de carbono ($CO_2$) (acidose respiratória), anaerobiose e elevação do ácido láctico (acidose metabólica), desacoplamento da fosforilação oxidativa, lise celular (rabdomiólise) e extravasamento do conteúdo do citoplasma (incluindo mioglobina, CPK e potássio).[97]

Muito do conhecimento acerca da fisiopatologia dessa afecção advém de modelos experimentais desenvolvidos em suínos suscetíveis. Neles, manifestações muito semelhantes à HM são desencadeadas por estresse ou exposição a halogenados. Entretanto, a extrapolação dos resultados obtidos em porcos para humanos requer cautela, visto que, nos primeiros, a HM é herança condicionada por gene recessivo e único: substituição do resíduo arginil, na posição 615 do RYR1, pelo resíduo cisteinila (ou mutação 615C).[25]

Foi observada maior sensibilidade (desenvolvimento precoce de contratura) dos músculos de indivíduos suscetíveis a agonistas serotonérgicos (5-$HT_2$). Isso sugere que o sistema da serotonina esteja envolvido na fisiopatologia da HM. Em condições experimentais *in vitro*, a serotonina determina intensa contração muscular em material obtido de suscetíveis, enquanto um efeito discreto é observado em músculos de indivíduos normais. Estudando tecido muscular obtido de humanos suscetíveis (diagnosticados com o uso do protocolo europeu), Wappler e colaboradores[105] observaram que a ritanserina atenuava as contrações induzidas pelo halotano. Esses autores sugerem a possibilidade do emprego da ritanserina na prevenção ou no tratamento da HM induzida pelo halotano.

A serotonina pode desencadear crise de HM em porcos suscetíveis.[106] Gerdes e colaboradores[107] encontraram níveis plasmáticos de serotonina elevados durante crise induzida por halotano. Apesar disso, a participação desse sistema na HM porcina parece ser secundária. Ainda que antagonistas 5-$HT_2$ como a cetanserina e a ritanserina, previnam a HM induzida por 5-$HT_2$, eles não impedem a sua eclosão em suínos expostos ao halotano.[108]

A ativação de receptores serotonérgicos 5-$HT_2$ (ou de outros sistemas) poderia resultar em aumento da concentração de ácidos graxos e fosfatidilinositol.[108,109] De fato, a regulação das concentrações intracelulares de cálcio pode ser influenciada pelos níveis de inositol polifosfatos, possivelmente envolvidos na cascata de reações iniciadas pela exposição a agentes desencadeantes.[110] Nos suscetíveis à HM, em face da maior responsividade ao 1,4,5-inositol trifosfato, observa-se indução de liberação de cálcio mais expressiva do que em animais normais,[110,111] efeito inibido pelo dantrolene sódico.[112] Ainda que não haja diferenças específicas entre a histologia ou a composição das fibras musculares de suscetíveis e indivíduos normais, o aumento de glicerofosforilcolina do tecido de suscetíveis indica alteração no metabolismo de fosfolipídeos.[113] A determinação dos níveis de 1,4,5-inositol trifostato não se mostrou um teste capaz de identificar suscetíveis à HM.[114]

O monofosfato de adenosina cíclico (AMPc), mediante ativação da cinase proteica A, modifica o transporte intracelular de cálcio. Na célula cardíaca, o aumento da liberação de cálcio no sarcoplasma se faz por meio do receptor de rianodina (RYR2).[115,116] Riess e colaboradores[117] descreveram um caso de acidose metabólica e respiratória, rabdomiólise e hiperpotassemia provavelmente desencadeada pela administração do inibidor da fosfodiesterase III (PDE-III), enoximona, após circulação extracorpórea. Uma segunda administração desse agente acompanhou-se de elevação da pressão parcial de dióxido de carbono ($PaCO_2$) e destruição muscular. Nas duas eventualidades, obteve-se resposta favorável à administração intravenosa de dantrolene sódico. Em avaliação realizada meses depois, encontrou-se, nesse paciente, positividade no teste de contratura à exposição ao halotano e à cafeína (TCHC) e a presença de mutação (G7292A) no gene da rianodina (substituição da arginina pela glicina na posição 2433) associada à HM.[87] Esse relato confirma observações anteriores, apontando a enoximona como possível desencadeante de HM.[118,119]

A atividade inotrópica dos inibidores da PDE-III se faz a partir da diminuição da degradação do AMPc. Além disso, os inibidores da PDE-III sensibilizam as miofibrilas ao cálcio. No músculo esquelético, a fosforilação do receptor de rianodina pelos inibidores da PDE-III é apenas discreta.[116] Entretanto, tem-se verificado que a enoximona induz *in vitro* contração do músculo esquelético.[118,119]

Vale ainda lembrar que, em repouso e após exercício, os suscetíveis à HM têm níveis plasmáticos mais elevados de AMPc do que os pacientes normais.[120,121] Assim, dada a heterogeneidade da moléstia, os inibidores da PDE-III poderiam desencadear crises de HM em alguns pacientes suscetíveis.

Há lacunas consideráveis no conhecimento acerca dos mecanismos envolvidos na resposta hipermetabólica que caracteriza a HM. O calor seria produzido no músculo esquelético, em razão de desacoplamento do metabolismo energético.[23,100,122-124] Todavia, verificou-se, em outros estudos, que, em suínos suscetíveis, temperaturas significativamente mais elevadas nos órgãos víscerais foram registradas antes da contração dos músculos esqueléticos. A temperatura do músculo esquelético permaneceu 1 a 2 °C abaixo da temperatura da artéria pulmonar (e do esôfago), enquanto nos rins, fígado e cérebro encontrava-se acima da registrada no sangue.[125]

A elevação da temperatura não desencadeia crise de HM em suínos suscetíveis. Contudo, em animais expostos a agentes desencadeantes (halotano e succinilcolina), a hipotermia, particularmente entre 33 e 35 °C, torna lenta a progressão da crise.[124,126] Esse fato chama atenção para a potencial utilidade da hipotermia na profilaxia de episódios agudos de HM.[125]

Observou-se, em suínos suscetíveis submetidos à inalação de halotano, associação entre a rapidez de aumento da $PaCO_2$ e níveis pressóricos mais elevados. Catecolaminas endógenas ou exógenas não iniciam a crise de HM, mas contribuem para suas manifestações, sobremaneira as associadas a episódios fulminantes.[127] Por outro lado, uma hipotensão arterial acentuada parece retardar sua expressão.[128]

A HM atinge sobretudo o músculo esquelético, mas outros tecidos, como miocárdio, cérebro e fígado, também podem estar afetados.[102,122,125] Estudos *in vitro* revelaram alterações latentes no miocárdio de suínos suscetíveis, manifestadas durante exposição ao halotano. Roewer e colaboradores[122] estudaram a sucessão das alterações cardiovasculares durante episódios agudos de HM em suínos. A síndrome apresentou-se de maneira bifásica: inicialmente hiperdinâmica e, a seguir, hipodinâmica. Entre o 10º e o 30º minuto, surgiu taquicardia (de 86±4 a 204±8 bpm), elevação do débito cardíaco (84%) e da velocidade de variação da pressão gerada no ventrículo esquerdo (150%), redução do índice sistólico (−24%), da pressão média da aorta (−13%) e da resistência vascular sistêmica (−57%). A perfusão do membro traseiro aumentou 44% e a resistência periférica caiu 42%. O fluxo coronariano triplicou, enquanto a resistência desse território diminuiu 77%. Elevou-se o consumo de oxigênio sistêmico (2,5 vezes) e miocárdico (4 vezes). A relação trabalho sistólico do ventrículo esquerdo/consumo de oxigênio pelo miocárdio reduziu-se cinco vezes. Os níveis plasmáticos de catecolaminas elevaram-se, assim como a produção miocárdica de lactato e $H^+$. Após 30 minutos, houve mudança radical desse perfil hemodinâmico, caracterizando pronunciada hipovolemia, hipotensão, baixo débito e hipercalemia. A resistência periférica quintuplicou e a perfusão diminuiu 88%. A pressão diastólica final do ventrículo esquerdo variou de 9±1 a 6±1 mmHg e a velocidade de variação de pressão gerada no ventrículo esquerdo reduziu-se (–25%). A resistência vascular coronariana não se modificou, mas o fluxo através das coronárias diminuiu.

Além de taquicardia, hipertermia, rigidez muscular, elevação da $PaCO_2$ e lactato em porcos suscetíveis expostos à succinilcolina (2 $mg{\cdot}kg^{-1}$), observou-se acentuada hipotensão arterial inicial (115±6 para 60±12 mmHg). O tratamento prévio com pancurônio (0,1 $mg{\cdot}kg^{-1}$) não modificou essa resposta.[129]

## Quadro clínico

A expressão clínica da HM é variável e compreende manifestações de alterações metabólicas, lesão muscular e complicações secundárias. Ellis e colaboradores[130] e Ranklev-Twetman[131] classificaram as crises de HM conforme sua apresentação clínica (**QUADRO 83.1**).

O quadro típico, com as várias manifestações clínicas de HM, pode ser fulminante (6% das crises) ou progressivo, eventualmente controlado apenas com a interrupção da administração do agente desencadeante.[130] A princípio, tem-se a expressão do hipermetabolismo celular: aumento do consumo de $O_2$, da produção de $CO_2$ e da temperatura. A dessaturação da hemoglobina no sangue arterial é detectada à oximetria de pulso.[132] A hipercapnia desencadeia taquipneia e taquicardia. Pode-se detectá-la por meio da capnografia. A elevação progressiva de dióxido de carbono ao final da expiração ($E_TCO_2$, do inglês *end-tidal* $CO_2$) é sinal fortemente indicativo de HM e reafirmado pela acidose respiratória demonstrada na gasometria arterial.[133] A hipercapnia, detectada à capnografia, parece preceder as demais manifestações (**QUADRO 83.2**) da crise de HM.[134] A saturação venosa de oxigênio ($SvO_2$) reduz-se em razão do consumo elevado. A dessaturação da hemoglobina do sangue arterial pode ser identificada à oximetria de pulso. Entre os diversos fatores que potencialmente contribuem para a dessaturação persistente, encontram-se acidemia, hipercapnia e hipertermia, capazes de deslocar a curva da saturação da hemoglobina arterial pelo oxigênio ($SaO_2$) para a direita.

Em alguns casos (forma fulminante), a hipertermia se instala de forma rápida e brutal, mas frequentemente a elevação da temperatura se faz tardia. Acompanham a crise a rigidez muscular e as manifestações de rabdomiólise. A contração

**QUADRO 83.1** Classificação das crises de hipertermia maligna

| Segundo Ellis e colaboradores[130] | Segundo Ranklev-Twetman[131] |
|---|---|
| Fulminante clássica: potencialmente fatal; múltiplas manifestações metabólicas e musculares | Fulminantes |
| Moderada: manifestações metabólicas e musculares sem a gravidade da forma fulminante | Abortivas |
| Leve: discretas alterações metabólicas, sem manifestações musculares | |
| Rigidez de masseter com evidências de lesão muscular (p. ex., elevação da creatinocinase sérica e mioglobinúria) | Espasmo de masseter |
| Rigidez de masseter associada a alterações metabólicas (p. ex., elevação da temperatura, arritmias cardíacas) | |
| Rigidez de masseter isolada | |
| Morte súbita ou parada cardíaca inexplicadas durante anestesia | Atípicas |
| Outras: febre pós-operatória, rabdomiólise, insuficiência renal, antecedentes familiares suspeitos | |

**QUADRO 83.2** Manifestações clínicas e laboratoriais de crises de hipertermia maligna

| **Iniciais** | |
|---|---|
| **Clínicas** | **Laboratoriais** |
| • Taquicardia<br>• Elevação progressiva do $CO_2$ exalado<br>• Taquipneia<br>• Rigidez muscular localizada (incluindo rigidez de masseter)<br>• Cianose<br>• Arritmias<br>• Hipertermia<br>• Sudorese profusa | • Hipercapnia (acidose respiratória)<br>• Acidose metabólica<br>• Hiperlacticidemia<br>• Hiperpotassemia<br>• Dessaturação venosa central |
| **Tardias** | |
| • Febre acima de 40 °C<br>• Cianose<br>• Má perfusão cutânea<br>• Instabilidade pressórica<br>• Rigidez muscular generalizada | • Mioglobinemia<br>• Elevação da creatinocinase plasmática<br>• Elevação da creatininemia<br>• Coagulação intravascular disseminada |

*Fonte: Adaptado de Krivosic-Horber.*[145]

muscular mantida (contratura) pode circunscrever-se ao masseter ou generalizar-se.[135,136] A rabdomiólise resulta em elevação de mioglobina, potássio e CPK plasmáticos. Não controlada, a crise de HM segue com agravamento progressivo de acidemia mista (respiratória e metabólica), arritmias cardíacas, insuficiência de múltiplos órgãos e distúrbios da hemostasia.

Tem-se ainda a expressão atípica ou incompleta da HM, como hipercapnia isolada ou rabdomiólise pós-operatória.

A forma fulminante da HM é caracterizada por hipercapnia, rigidez muscular e hipertermia graves, além de rabdomiólise, mas situações como a cirurgia cardíaca sob circulação extracorpórea com hipotermia podem atenuar a sua expressão clínica.[137] A hiperventilação pode mascarar o diagnóstico.[138] Bloqueadores neuromusculares podem retardar o início das manifestações de uma crise.[139] Convém destacar que nem sempre a hipertermia é manifestação inicial ou proeminente. A rigidez muscular pode inexistir em 25% dos casos e a hipertermia ser registrada em apenas um terço deles.[140,141] O dantrolene pode impedir ou retardar as manifestações clínicas da HM.

A crise de HM surge a qualquer momento durante a anestesia, tendo sido descrito seu aparecimento em até 3 horas após a interrupção da exposição ao agente desencadeante.[142] Ela pode manifestar-se tardiamente, mesmo após a interrupção da administração do desencadeante.[140,143,144] Talvez a imobilidade determinada pela própria anestesia limite a liberação de cálcio a partir do retículo sarcoplasmático. Na fase do acordar, aumenta a atividade muscular e, na presença de resíduos de anestésicos, veem-se potencializadas a liberação intracelular de cálcio e seus efeitos metabólicos.[97,140]

Todos os halogenados, incluindo os novos agentes, como o sevoflurano e o desflurano, são capazes de desencadear crises de HM em suínos[126,146] e em humanos;[147-155] porém há diferenças entre os halogenados com relação ao seu potencial para fazê-lo.[133,147,155,156] O halotano parece ser o agente de maior risco.[146] Em estudo realizado em fibras musculares desnudas, Kunst e colaboradores[151] demonstraram que sevoflurano, isoflurano e halotano induzem liberação de cálcio do retículo sarcoplasmático, porém esse efeito é menos intenso para o primeiro agente. A exposição ao isoflurano pode associar-se à crise de HM de início tardio.[156] Com efeito, a rapidez da evolução de uma crise de HM varia conforme o halogenado.[146] As crises surgem mais rapidamente com o halotano (35 minutos, em média) do que com o isoflurano (140 minutos) ou o desflurano (260 minutos) na ausência de succinilcolina. Não associada a halogenados, a administração de succinilcolina a indivíduos suscetíveis à HM não se acompanha de manifestações de HM.[157]

Sugere-se que o xenônio seja um anestésico seguro no que concerne à HM. Confirmam essa impressão os resultados de Froeba e colaboradores.[158] Esses autores estudaram nove porcos Pietrain diagnosticados como suscetíveis à HM por meio de análise genética (mutação RYR1 Arg615Cis), anestesiados com xenônio a 70% em $O_2$, durante 2 horas sem manifestações clínicas. Depois de 30 minutos da eliminação do xenônio, os animais foram expostos a 1% de halotano e succinilcolina, todos eles desenvolvendo, em até 20 minutos, crises fatais.[158]

Com relação a outros agentes capazes de desencadear crises de HM, assinala-se um caso de coma diabético tratado com insulina, em preparação contendo como preservante o cresol.[159] Nessa situação, o cresol foi apontado como provável agente provocador.

## Doenças associadas

Tem-se descrito, antes de vários episódios de HM, intensa **rigidez de masseter**.[160] A rigidez ou espasmo de masseter ocorre após a administração de succinilcolina e é caracterizada como contratura muscular circunscrita à mandibula, fazendo com que a intubação seja difícil ou impossível.[161] Essa manifestação parece mais comum em crianças estrábicas,[162] com idade entre 8 e 12 anos,[142] e incide em cerca de 1% das anestesias com halotano.[163,164] Em 15% desses pacientes, a CPK eleva-se a níveis compatíveis com HM. A suscetibilidade à HM, diagnosticada por biópsia muscular, é encontrada em 50% dos casos de crianças[165] e em 25% dos adultos[142] com rigidez de masseter.

A **síndrome de King-Denborough**, caracterizada pela associação de baixa estatura e anormalidades musculoesqueléticas, guarda relação com a HM.[166,167]

A CCD é uma miopatia congênita autossômica dominante associada ao comprometimento de gravidade variável da musculatura proximal e presença de "cores" na área central das fibras musculares. Na CCD, mutações variadas podem afetar a parte C-terminal do receptor RYR1.[88,168,169]

A miopatia *central core*, também autossômica e dominante, igualmente implicada em alterações do receptor RYR1 e na regulação de cálcio intracelular, é associada à HM.[92,97,170] Além da avaliação histológica, nesses casos estão indicados o TCHC e a investigação genética buscando mutações para CCD e HM. A associação frequente com HM nesses pacientes contraindica a administração de halogenados ou succinilcolina.[171] Da mesma forma, familiares de portadores de CCD são suspeitos de suscetibilidade à HM.[172]

Outras associações inconstantes e menos consistentes têm ligado a HM à distrofia muscular,[173-181] miotonia congênita, síndrome neuroléptica maligna,[182] hipertermia de esforço (ou estresse), síndrome de Schwartz-Jampel, morte súbita na infância, paralisia periódica,[183] deficiência de ATP no retículo sarcoplasmático e miopatia mitocondrial, linfomas, doença do neurônio motor,[184] osteogênese imperfeita,[185] doença de armazenamento de glicogênio e apneia do sono.

O Registro Norte-Americano e a *hotline* da MHAUS têm registrados pelo menos 25 casos de **parada cardíaca súbita em crianças sob anestesia geral**.[32,33] Dez desses pacientes faleceram. Na maioria dos casos, a parada cardíaca associou-se à hiperpotassemia acentuada, provavelmente secundária à rabdomiólise desencadeada por halogenados ou succinilcolina (em 8 casos não foi administrada succinilcolina). Existe a possibilidade de que esses casos correspondam a pacientes em fase inicial da evolução clínica de doença muscular.[186]

Em indivíduos normais, observou-se que a injeção de succinilcolina resulta em 0,5 $mEq{\cdot}L^{-1}$ de elevação do potássio plasmático.[187] Acredita-que isso se deva à despolarização prolongada da placa terminal.[188] No **tecido muscular desnervado**, há hipersensibilidade à succinilcolina. Isso ocorre em razão do surgimento de receptores extrajuncionais na superfície do músculo, normalmente ausentes no indivíduo normal.[189] O tecido muscular torna-se, assim, hipersensível à succinilcolina. Essa situação é encontrada em diversas condições clínicas, como queimaduras, trauma grave, imobilização prolongada e doenças neurológicas, que predispõem à hiperpotassemia após a administração de succinilcolina.

De fato, há observações de casos de rabdomiólise após administração de succinilcolina e agentes inalatórios em crianças portadoras de **miopatias**.[143,190-200] A administração de succinilcolina em portadores de miopatias não relacionadas à HM, mais comumente as **distrofias musculares tipo Duchenne e Becker**, pode provocar rabdomiólise, hiperpotassemia aguda e parada cardíaca súbita.[27,141,161,173-181,201,202] Nos portadores dessas ditrofias, tais episódios podem acompanhar a administração isolada de anestésicos voláteis,[143,144,174,176,203] porém a utilização de succinilcolina acrescenta um risco consideravelmente maior, tendo sido sugerida sua contraindicação em anestesia pediátrica eletiva.[204] Recomenda-se, assim, que pacientes com distrofias musculares sejam considerados como pacientes de risco para o desenvolvimento de HM. Notou-se ainda que alguns pacientes com distrofia muscular de Duchenne[205] e de Becker[206] têm tido resultados positivos quando submetidos ao TCHC. Entretanto, a associação direta dessas afecções é improvável, visto que os padrões de herança diferem.

Ainda que outros *loci* genéticos possam encontrar-se na origem desse problema, mais de 50% dos suscetíveis à HM têm uma das 20 conhecidas mutações que envolvem o gene *RYR1* localizado no cromossomo 19q13, que codifica o receptor rianodina.[73,97] Diferentemente da HM, as reações observadas em portadores de distrofias são súbitas e não acompanhadas de hipercapnia.[190,207]

O músculo distrófico tem alterados seus mecanismos ($Ca^{2+}$ ATP-dependentes ou alterações estruturais de membrana afetando a função dos canais de cálcio) de ressequestro de cálcio.[208,209] Isso explica níveis elevados de cálcio no mioplasma. Os halogenados aumentam a liberação de cálcio do retículo sarcoplasmático, acentuam o desequilíbrio preexistente,[210] conduzindo a uma elevação descontrolada do cálcio mioplasmático, hipermetabolismo, ruptura das membranas celulares e destruição muscular.[97,140]

O dantrolene sódico deve ser considerado como complemento da ressuscitação em episódios de hiperpotassemia e rabdomiólise após administração de succinilcolina ou halogenados a portadores de distrofinopatias. Tanto a HM típica como tais episódios assemelhados compartilham a via fisiopatológica que envolve hipermetabolismo muscular induzido por cálcio, e essa alteração pode ser revertida com dantrolene sódico.[73,97,140]

Ainda que certas raças de suínos possam ter desencadeada a crise de **HM por estresse**, em humanos são raras as eventualidades não associadas à exposição a anestésicos desencadeantes. Há controvérsia sobre esses episódios relacionados ao estresse serem causados por hiperatividade simpatoadrenérgica,[122,137] distúrbios serotonérgicos[106,159] ou heterogeneidade genética.[97] Em alguns desses pacientes, o dantrolene sódico foi efetivo no tratamento[211] ou na prevenção[212] de crises de hipertermia associada ao estresse.

Alterações simpáticas foram propostas como determinantes da PSS.[137] É possível, todavia, que a hiperatividade adrenérgica seja consequência da HM, mas não sua origem. De fato, a anestesia subaracnóidea bloqueia a atividade simpática em porcos suscetíveis, mas não impede a evolução da crise de HM.[213] Nem a adrenalina, nem a noradrenalina potencializam a PSS[128] ou aumentam a contratura induzida por halotano em espécimes de músculo obtidos de indivíduos suscetíveis.[214]

Wappler e colaboradores[215] descreveram um caso de hipertermia induzida por estresse em portador de mutação associada à HM e suscetibilidade demonstrada por TCHC. Nesse caso, os autores observaram comportamento anormal em face do exercício. Irmãos desse indivíduo, igualmente suscetíveis à HM (conforme o resultado do TCHC), não referiam intolerância ao exercício. Sugere-se, a partir desses dados, que suscetíveis à HM com história de hipertermia induzida por estresse possam comportar-se diferentemente com relação ao exercício.

Associa-se HM com a **rabdomiólise do exercício**.[216] Em estudo recente, encontraram-se mutações RYR do tipo 1 em três de dez casos de rabdomiólise após exercício nos quais o TCHC havia sido positivo.[217] Na literatura, são encontrados relatos de crises diagnosticadas como HM associadas a exercício extenuante,[218] emoções fortes,[211] exposição ao calor ambiental[219-223] e viagens prolongadas em automóvel. Ainda com relação à resposta ao exercício físico, a comparação entre suscetíveis à HM e indivíduos normais não mostra diferenças quanto à frequência cardíaca, termorregulação, potassemia, níveis de catecolaminas plasmáticas, creatinocinase e metabolismo do oxigênio.[224-226]

Por outro lado, Campbell e colaboradores[227] observaram, em indivíduos suscetíveis, aumento nos níveis sanguíneos de ácidos graxos livres, cortisol e lactato, o que sugere diferenças na atividade simpática. Wappler e colaboradores[217] também avaliaram a associação entre HM e rabdomiólise induzida pelo exercício. Esses autores estudaram 12 pacientes não aparentados com história de rabdomiólise provocada por estresse, 18 com HM associada a anestesia e 28 controles. O TCHC foi positivo em 10 dos indivíduos com história de rabdomiólise induzida pelo esforço (um resultado negativo e outro duvidoso), em todos os 18 casos de HM associada a anestesia e em nenhum dos controles. Todos os resultados positivos ao TCHC foram também positivos ao teste de contração à rianodina (reciprocamente, os negativos ao TCHC apresentaram contração lenta à rianodina). Dos 12 casos de rabdomiólise induzida pelo exercício, foram encontradas três mutações para o gene relacionado ao receptor rianodina. Foi diagnosticada a mutação C1840T em dois dos 18 doentes com história de HM associada a anestesia. Nos controles, não foram encontradas mutações. Em nenhum paciente de qualquer dos grupos foi evidenciada miopatia ao exame histológico.

Diversas são as causas de rabdomiólise e, portanto, várias são as situações que podem determinar sua ocorrência no período pós-operatório.[228] A rabdomiólise não é rara após circulação extracorpórea.[229-231] McKenney e Holman[232] descreveram um caso em que, no terceiro dia de pós-operatório de intervenção em que foram administrados succinilcolina e isoflurano, manifestou-se mioglobinúria complicada por lesão renal aguda. Durante e após a intervenção não houve hipertermia, taquicardia ou outra instabilidade hemodinâmica, nem rigidez muscular. Realizado meses depois, o TCHC foi positivo. Nesse caso, não se evidenciou miopatia ao exame histológico ou qualquer das mutações associadas à HM.[94]

Os neurolépticos são amplamente usados em clínica psiquiátrica e agem por meio do bloqueio da atividade dopaminérgica no sistema nervoso central. A **síndrome neuroléptica maligna** (SNM) é uma complicação grave associada ao uso de neurolépticos, como haloperidol, droperidol, clorpromazina, lítio, metoclopramida, tetrabenazina, trimeprazina, prometazina, tioridazina, clozapina, flufenazina, olanzapina, quetiapina,[233-240] ou à interrupção da administração de agonistas dopaminégicos, como a levodopa[241] ou a amantadina.[242] Ela apresenta mortalidade de 15%[243] e incidência variável, de 0,07 a 12,2% dos pacientes tratados com esses fármacos.[244-249]

O bloqueio dos receptores dopaminérgicos determinado por esses agentes pode afetar a termorregulação e reduzir a dissipação de calor. Por outro lado, agindo sobre os gânglios da base, os neurolépticos provocam rigidez muscular, aumentando a geração de calor.[250] Descrita pela primeira vez por Delay e colaboradores,[251] a SNM manifesta-se clinicamente por febre (100% dos casos) e rigidez muscular (91%), acompanhada de disfagia, tremor, incontinência, alteração da consciência (76%), mutismo, instabilidade autonômica, como taquicardia (85%), hiper ou hipotensão arterial, hipermetabolismo, diaforese, rabdomiólise, elevação dos níveis séricos de creatinocinase (92%) ou leucocitose (90%).[235,252]

Além das medidas de suporte e do resfriamento, outras opções, como levodopa, amantadina, bromocriptina, lisurida, plasmaférese, anticolinérgicos e dantrolene sódico, têm sido utilizadas no tratamento da SNM (**QUADRO 83.3**).[235,253] Também a eletroconvulsoterapia pode ser usada.[254,255] Para esse procedimento, a succinilcolina é frequentemente utilizada, mas, nessa situação, tal agente é contraindicado, pois pode precipitar hiperpotassemia.[256] Complicações graves, como insuficiência respiratória aguda, insuficiência renal e convulsões, justificam a realização do tratamento em unidade de tratamento intensivo.[235]

Apesar das sugestões de uma eventual associação,[257-260] as evidências disponíveis sugerem inexistir relação direta entre HM e SNM.[182,261-263] Ainda que as manifestações clínicas se assemelhem, há diferenças a assinalar entre essas afecções: a primeira, associada a neurolépticos, pode prolongar-se por dias, enquanto a última é provocada por halogenados e succinilcolina, em geral se estendendo por alguns minutos ou horas; a SNM não parece ter natureza genética e envolve a inibição acentuada das vias dopaminérgicas no sistema nervoso central[264,265] e desregulação hipotalâmica em face de desidratação e hipovolemia.[266] Diferentemente da HM, a rigidez muscular encontrada na SNM é atenuada por benzodiazepínicos e abolida por bloqueio neuromuscular.[243,267] O TCHC é negativo na SNM,[268,269] e pacientes previamente acometidos de SNM não apresentam predisposição à HM.[270] Não se exclui, entretanto, a possibilidade de que alguns casos de HM e SNM compartilhem doenças musculares.[182]

**QUADRO 83.3** Tratamento sugerido para a síndrome neuroléptica maligna

- Interrupção da administração do agente desencadeante
- Oxigenação e ventilação; intubação e ventilação mecânica, se necessário
- Intubação traqueal se houver diminuição da consciência e ausência de reflexos protetores das vias aéreas
- Resfriamento externo e monitorização hemodinâmica
- Exclusão de outros diagnósticos (p. ex., síndrome do choque tóxico, meningite, superdosagem [sobretudo de anticolinérgicos], tempestade tireoidiana, delírio febril, hipertermia maligna, intermação)
- Bromocriptina na dose de 2,5 a 20 mg por via oral (VO) a cada 8 h ou amantadina na dose de 100 mg VO a cada 12 h
- Bloqueadores neuromusculares e/ou dantrolene quando não houver resposta favorável (defervescência, recuperação da consciência, normalização do tônus muscular) às intervenções anteriores

*Fonte: Adaptado de O'Connor e Weinstock.*[193]

## Diagnóstico

### Crise de hipertermia maligna

Nas crises, o diagnóstico de HM é fundamentado no quadro clínico. Os exames complementares podem confirmá-lo, porém têm maior utilidade na avaliação das complicações e da resposta ao tratamento.

A partir das manifestações clínicas e laboratoriais, especialistas nesse campo propuseram uma escala de probabilidade para atribuir à HM um evento adverso[271] (**TAB. 83.1**). Considerando a ampla variabilidade das manifestações clínicas da HM e a diversidade de diagnósticos diferenciais, a aplicação dessa escala tem valor relativo e não deve prevalecer sobre o julgamento clínico.[272]

As manifestações clínicas e laboratoriais da HM são inespecíficas e ocorrem em incidência variável. Taquicardia, taquipneia, hipercapnia, acidose respiratória, acidose metabólica, rigidez de masseter, rigidez muscular generalizada, mioglobinúria (rabdomiólise), arritmias, cianose, má perfusão cutânea, diaforese, elevação da temperatura, instabilidade hemodinâmica e sangramento (alterações da coagulação) confundem-se com diversas situações clínicas.[273]

Níveis inadequados de hipnose e analgesia e bacteriemia perioperatória[274] são exemplos de condições que podem mimetizar crises de HM. De fato, a febre é comum em quadros infecciosos, porém estes não cursam com elevação do $CO_2$ ou comprometimento muscular. A elevação da temperatura também pode resultar de sistemas de aquecimento mal ajustados,[275] tireotoxicose,[276] feocromocitoma, osteogênese imperfeita, infecção, reação pirogênica, lesão hipotalâmica, reação a drogas, como anfetaminas, inibidores da monoaminoxidase, atropina, glicopirrolato, cocaína, anfetamina, droperidol, metoclopramida, cetamina, SNM e interrupção do uso de levodopa.[235]

A capnografia tem grande valor no diagnóstico precoce da HM e na avaliação da resposta ao tratamento.[134,277,278] O aumento da $E_TCO_2$ acima de 5 mmHg merece investigação. De fato, elevações acentuadas da $E_TCO_2$, da concentração de $CO_2$ no sangue venoso $PvCO_2$, no sangue arterial ($PaCO_2$) e diferença venoarterial de $CO_2$ são observadas precocemente nos casos fulminantes, mas podem ser atenuadas por hiperventilação nas crises moderadas.

Além da HM, diversas situações resultam em elevação da $E_TCO_2$: aumento da produção de $CO_2$ (outras causas de hipermetabolismo e febre) e hipoventilação (depressão respiratória por anestesia profunda em ventilação espontânea, disfunção do ventilador ou válvulas unidirecionais, vazamentos ou obstrução no circuito de ventilação, balonete do tubo traqueal não insuflado, intubação endobrônquica acidental, broncospasmo, secreções ou sangue obstruindo a árvore respiratória, edema pulmonar, redução da expansão pulmonar por diminuição da complacência pulmonar, coleções pleurais gasosas ou líquidas, aumento do tônus muscular do abdômen ou compressão por afastadores). Ao longo das intervenções laparoscópicas, a insuflação peritoneal com $CO_2$ determina esperada elevação progressiva da $E_TCO_2$.

Algumas crises de HM podem ser acompanhadas de elevação dos níveis de CPK acima de 20.000 $UI \cdot L^{-1}$ (o pico é alcançado entre 12 e 24 horas do início da crise). Todavia, na maioria dos casos, os valores de CPK não excedem

**TABELA 83.1** Estimativa da probabilidade de acerto do diagnóstico clínico de hipertermia maligna

| Processo fisiopatológico | Indicadores | Pontos |
|---|---|---|
| Rigidez muscular | Generalizada (exceto calafrio) | 15 ou |
| | Espasmo de masseter após succinilcolina | 15 |
| Destruição muscular | CPK > 20.000 UI com succinilcolina | 15 ou |
| | CPK > 10.000 UI sem succinilcolina | 15 ou |
| | Urina escura | 10 ou |
| | Mioglobinúria > 60 $\mu g \cdot L^{-1}$ | 5 ou |
| | Mioglobinemia > 170 $\mu g \cdot L^{-1}$ | 5 ou |
| | Potassemia > 6 $mEq \cdot L^{-1}$ | 3 |
| Acidose respiratória | $E_TCO_2$ > 55 mmHg em ventilação controlada adequada | 15 ou |
| | $E_TCO_2$ > 60 mmHg em ventilação espontânea | 15 ou |
| | $PaCO_2$ > 60 mmHg em ventilação controlada adequada | 15 ou |
| | $PaCO_2$ > 65 mmHg em ventilação espontânea | 15 ou |
| | Hipercapnia inapropriada | 15 ou |
| | Taquipneia inapropriada | 10 |
| Acidose metabólica | Excesso de base arterial < –8 $mEq \cdot L^{-1}$ | 10 |
| Acidemia | pH arterial < 7,25 | 10 |
| Hipertermia | Elevação rápida e inapropriada da temperatura > 38,8 °C (inapropriada) | 15 |
| Ritmo cardíaco | Taquicardia sinusal (inapropriada) | 3 ou |
| | Taquicardia ou fibrilação ventricular | 3 |
| Dantrolene e acidose | Reversão rápida | 5 |
| Antecedente familiar | Em familiar de primeiro grau | 15 ou |
| | Em familiar outro que não de primeiro grau | 5 |
| Antecedente familiar e pessoal | História familiar positiva para hipertermia maligna e outro indicador pessoal sugestivo em experiência anestésica prévia | 10 |
| Bioquímica pré-operatória | CPK elevada em repouso (em paciente com antecedente familiar de hipertermia maligna) | 10 |

**Nota:** não somar pontos de indicadores de um mesmo processo fisiopatológico. Considerar a pontuação máxima de cada processo.

| Pontuação | Probabilidade | Risco de hipertermia maligna |
|---|---|---|
| 0 | Quase impossível | 1 |
| 3 a 9 | Improvável | 2 |
| 10 a 19 | Algo menos que provável | 3 |
| 20 a 34 | Algo mais que provável | 4 |

*Fonte: Adaptada de Larach e colaboradores.*[271]

tais níveis. O tratamento com dantrolene não parece afetar a elevação da CPK plasmática. Em cerca de 30% das crises tratadas com dantrolene, os picos de CPK encontram-se dentro dos níveis associados à maioria dos procedimentos cirúrgicos. A succinilcolina está relacionada a valores mais expressivos de CPK. Mesmo em pacientes com HM, quando a succinilcolina não é usada, os níveis de CPK permanecem dentro do esperado para uma operação não complicada em 50% dos casos.[279] O trauma cirúrgico, quando extenso, e a administração de succinilcolina, mesmo em indivíduos normais (não suscetíveis à HM – NHM), podem provocar elevação plasmática da CPK, mas tais casos não se acompanham de hipermetabolismo (febre e hipercapnia). Das manifestações laboratoriais, como expressão das complicações da HM, vale ainda destacar aumentos da potassemia, creatininemia e distúrbios da hemostasia.

## Suscetibilidade à hipertermia maligna

A suscetibilidade à HM é uma condição genética sem expressão clínica quando fora da manifestação das crises. Sintomas como febre, cansaço muscular, cãibras ou fraqueza são demasiadamente inespecíficas para sugerir suscetibilidade.

Suspeita-se da suscetibilidade em razão de antecedentes pessoais ou familiares de HM (p. ex., crise sugestiva de HM durante exposição a agentes desencadeantes).

A ausência de crise de HM após exposições anteriores não exclui suscetibilidade. Cerca de 50% dos casos diagnosticados haviam sido previamente expostos a agentes desencadeantes sem que a síndrome tivesse se manifestado.[78] Entre os fatores que podem ter atenuado a resposta aos agentes provocadores, são lembrados temperatura ambiente baixa,[124] barbitúricos, opioides, bloqueadores neuromusculares, a variabilidade da potência que têm os agentes para desencadear as crises[146] e a penetrância genética também variável da HM.[28]

A presença de CPK plasmática elevada em repouso, excluídos exercício extenuante e trauma muscular, tem valor relativo apenas em familiares de casos suscetíveis.[280] Tais alterações são muito inespecíficas e comuns para justificar a dosagem de CPK plasmática na população geral. Por outro lado, a elevação da CPK em repouso é observada em menos da metade dos pacientes suscetíveis à HM,[281] porém a persistência da CPK em repouso elevada e não explicada exige investigação por meio do TCHC.

Mesmo nos casos clássicos, a confirmação diagnóstica é obrigatória, pois será a partir dos casos confirmados que se fará o planejamento da investigação nos familiares dos afetados. O padrão de herança autossômico dominante resulta em pelo menos 50% de probabilidade de positividade nos parentes diretos (pais, filhos e irmãos) de um indivíduo confirmado. Portanto, esses pacientes acometidos de crises provavelmente associadas à HM (ver estimativa de probabilidade de diagnóstico de crises de HM na **TAB. 83.1**) e os familiares diretos dos casos confirmados serão os candidatos à confirmação diagnóstica por TCHC em material obtido mediante biópsia muscular.

Ainda que não se considere necessário investigar HM em todos os portadores de distrofias, considera-se fazê-lo naqueles vitimados por episódios associados à anestesia e semelhantes às crises de HM.[206]

## Teste de contratura ao halotano e à cafeína

O paciente suscetível à HM é identificado pela resposta positiva ao teste de contratura *in vitro* ao halotano ou à cafeína (TCHC) e/ou pela presença de mutação causal.[19,20,30,282]

O TCHC é o padrão adotado internacionalmente para o diagnóstico de HM. Por meio da análise da resposta contrátil à exposição a concentrações crescentes de cafeína e halotano, é possível discriminar indivíduos suscetíveis e normais. Esse método foi padronizado diferentemente na Europa[30] e na América do Norte.[282,283]

No protocolo europeu, o teste de contratura consiste em expor fragmento de músculo (15 a 20 mm de comprimento e 3 a 4 mm de espessura, retirados do vasto lateral da coxa, sob anestesia locorregional ou geral, sem infiltração com anestésicos locais) a concentrações crescentes de halotano (0,5, 1, 2 e 3%) e cafeína (0,5-32 mM), submetendo-os a estimulação elétrica repetida (2 ms, 0,2 Hz). Os testes são realizados em duplicata. No músculo do paciente sadio, o halotano potencializa a tensão de contração, sem induzir contratura, enquanto, no paciente suscetível à HM, ele provoca contratura muscular. No protocolo europeu, define-se a positividade com 0,2 g ou mais de elevação da linha de base em contraturas de halotano de até 2%.

A cafeína potencializa a contraturas em fase inicial, seguindo-se em contrações maiores de contratura dose-dependente. A elevação de 0,2 g ou mais da linha de base em concentrações de até 2 mM de cafeína indicam positividade ao teste. O TCHC, segundo o protocolo europeu, tem sensibilidade próxima a 100% e especificidade de cerca de 94%.[284]

O protocolo norte-americano consiste em avaliar a resposta contrátil de fascículos musculares (fascículos com 2 mm de diâmetro e 2,5 cm de comprimento, cerca de 2 a 3 g de tecido, dissecados com mínimo trauma) submetidos a tensão de repouso de 2 g e expostos a concentrações crescentes de halotano (1-3%) e cafeína (0,125-16 mg). O material é imerso em solução de Krebs-Ringer equilibrada com $O_2$ a 95% e $CO_2$ a 5%, mantida a 37 °C durante o teste. O limite de positividade (contratura entre 0,2 e 0,7 g) é fixado a partir da resposta de amostras obtidas de indivíduos normais: quando o halotano a 3% é borbulhado no banho e/ou (contratura entre 0,2 e 0,3 g), após a adição de 2 mg de cafeína, indica positividade. A prévia estimulação supramáxima garante a viabilidade do material biopsiado. O teste, realizado conforme o protocolo norte-americano, tem 97% de sensibilidade e 78% de especificidade.[32]

Conforme o resultado do TCHC, os pacientes são classificados como suscetíveis (SHM), se pelo menos 1 teste ao halotano e à cafeína forem positivos; não suscetíveis (NHM), se nenhum teste é positivo; ou duvidosos, se há positividade a apenas um dos testes.

Os resultados dos protocolos europeu e americano divergem em 13% dos casos. Existe ainda variabilidade entre centros de investigação, sendo a concordância encontrada em apenas 56% dos casos.[285]

Analisando 109 indivíduos de 25 famílias de portadores de mutações identificadas para o receptor RyR1, Brandt e colaboradores[93] encontraram apenas três discordâncias dos genótipos com o fenótipo determinado pelo TCHC realizado pelo protocolo europeu. Nesse estudo, portanto, a sensibilidade do protocolo europeu foi de 98,5%, e sua especificidade, de 81,8%.

Fletcher e colaboradores.[286] avaliaram a resposta de 84 indivíduos por meio dos protocolos norte-americano e europeu. Em 50 deles, avaliou-se igualmente a resposta contrátil à rianodina, e encontrou-se concordância de 84 a 100% entre os dois protocolos. Ao excluir 23 casos duvidosos, a aplicação do protocolo europeu resultou em número menor de diagnósticos normais (42) e positivos (19) do que o norte-americano (48 e 34 respectivamente). O protocolo norte-americano produziu apenas dois diagnósticos duvidosos. Para os 61 indivíduos não excluídos como duvidosos, os diagnósticos foram idênticos, com uma exceção diagnosticada como suscetível pelo protocolo norte-americano e normal pelo europeu. O tempo para contração de 0,2 g após adição de 1 μM de rianodina foi capaz de discriminar as populações com absoluta concordância com os resultados do protocolo europeu e uma exceção no protocolo norte-americano.

O TCHC é indicado nos pacientes acometidos por crise suspeita de HM. Evita-se fazer a biópsia em pacientes sob tratamento com dantrolene sódico ou bloqueadores de canais de cálcio e nos três meses seguintes a uma crise de HM, quando ainda pode ser encontrada lesão muscular residual. Em crianças com peso inferior a 20 kg, realiza-se o teste nos pais (ambos). A positividade do pai ou da mãe confirma o diagnóstico do filho. A negatividade de ambos os pais exclui a possibilidade de transmissão à prole, mas não uma nova mutação. A criança suspeita de suscetibilidade será então submetida ao TCHC após adquirir suficiente massa muscular.

O TCHC é ainda indicado nos parentes diretos de pacientes suscetíveis à HM, nos casos de elevação crônica, persistente e inexplicada de CPK plasmática em repouso; nos acometidos por hipertermia de exercício ou portadores de miopatia do tipo *central core*.

Os locais preferenciais para biópsia são os músculos vasto lateral da coxa e reto abdominal. Os testes devem estar concluídos antes de 5 horas decorridas da biópsia, o que exige encaminhar os pacientes a serem estudados aos centros de biópsia.

O procedimento é feito sob anestesia geral ou regional, desde que sejam evitados os agentes desencadeantes e haja dantrolene sódico imediatamente disponível. A combinação do bloqueio dos nervos femoral e cutâneo femoral lateral (com lidocaína, cloroprocaína, mepivacaína ou bupivacaína) associada à sedação com agentes seguros tem sido empregada com sucesso em adultos e crianças.[287]

O TCHC em espécimes obtidos de biópsia muscular é a base do diagnóstico definitivo de HM. Ainda que a anestesia de pacientes com antecedentes não confirmados possa ser conduzida com segurança mediante omissão de agentes desencadeantes e atenta monitorização (especialmente de $E_TCO_2$), o TCHC é essencial para a definição do estado de saúde do afetado e seus familiares. Esse teste permite selecionar candidatos para investigação genética, abrindo caminho para a ampliação do conhecimento sobre essa doença. Além disso, confirmada a suscetibilidade pelo TCHC e identificada uma determinada mutação, a pesquisa do gene mutante poderá ser empregada no diagnóstico da suscetibilidade em familiares.

A constatação de sensibilidade por meio do teste de contratura precede, portanto, a investigação genética. O estudo genético da família pressupõe identificação de mutação em membro acometido de crise de HM (probando). Em cerca de metade das famílias de suscetíveis, não foi encontrada mutação causal. Entretanto, encontrada a mutação causal, torna-se possível restringir a investigação genética aos demais membros da família.

A presença da mutação causal em apenas um dos alelos, visto tratar-se de herança dominante, é suficiente para a expressão da suscetibilidade à HM. Nos heterozigotos, portanto, há 50% de probabilidade de se transmitir o traço HM. Há que se considerar ainda a possibilidade de suscetibilidade tanto no pai quanto na mãe.[288] Observa-se ainda que, nos homozigotos, não se tem resposta acentuada, quando comparada à dos heterozigotos.[289]

Além da avaliação da contratura muscular, testes adicionais foram propostos visando aumentar a acurácia da investigação.

O preservante 4-cloro-*m*-cresol determina contração muscular, e esse fato ensejou sua aplicação ao lado do TCHC.[290,291] Observou-se também que a exposição à rianodina (0,5 $mol{\cdot}L^{-1}$) determina uma elevação da concentração intracelular de cálcio significativamente maior em cultura de células musculares humanas obtidas de indivíduos suscetíveis à HM do que em células cultivadas provenientes de controles normais.[292] Aos testes de contratura com rianodina e 4-clorocresol tem-se atribuído maior especificidade, mas eles ainda não são adotados na prática clínica, pois ainda falta padronizá-los.[293] Também têm sido investigadas a medida da concentração de $Ca^{2+}$ no citosol de linfócitos e a espectroscopia com ressonância nuclear magnética para fósforo[31] muscular.[97,294-297]

## Complicações

As principais complicações da HM são hipertensão arterial (fase inicial), colapso circulatório (choque), arritmias cardíacas, distúrbios da hemostasia (coagulação intravascular disseminada) e lesão renal aguda. Frequentes e eventualmente fulminantes, tais complicações contribuem para a gravidade da HM.

## Tratamento

A gravidade potencial das situações clínicas que se apresentam no contexto das crises de HM torna conveniente a adoção de uma rotina de tratamento e organização dos recursos materiais de sorte a otimizar a assistência. Recomendam-se, nesses casos, acesso venoso central e sondagem vesical. Conforme a gravidade e a resposta ao tratamento, determina-se a periodicidade da coleta de sangue arterial para gasometria, dosagem de eletrólitos, creatinina, lactato, mioglobina, plaquetas e fatores de coagulação, enzimas musculares e hepáticas. No **QUADRO 83.4** estão listados os itens necessários ao tratamento de uma crise de HM, que, para facilitar o uso, são mais bem acondicionados em um sistema móvel e/ou disponíveis no centro cirúrgico para uso imediato.

O protocolo de tratamento da HM internacionalmente recomendado[69,298,299] é baseado na interrupção da exposição a agentes desencadeantes, administração de medicação específica (dantrolene sódico) e em medidas de suporte ou destinadas à prevenção de complicações associadas.

### Fase aguda

A crise de HM é uma emergência. Seu controle fundamenta-se na rapidez do diagnóstico e na pronta intervenção, que consiste em:

- **Interrupção imediata da inalação de anestésicos voláteis e/ou succinilcolina:** a progressão das manifestações de HM (formas abortivas) pode ser interrompida com a retirada do agente desencadeante.
- **Cancelamento da operação:** desde que possível, os procedimentos cirúrgicos devem ser adiados.
- **Hiperventilação com oxigênio puro:** não há necessidade de troca do circuito circular ou sistema de absorção de $CO_2$.
- **Dantrolene sódico:** administram-se injeções intravenosas de 2,5 $mg{\cdot}kg^{-1}$, repetidas até o completo controle das manifestações de HM. Ainda que doses maiores sejam eventualmente necessárias, o controle das crises é obtido na maioria dos casos com dose total inferior a 10 $mg{\cdot}kg^{-1}$.[17,300] A análise de 117 casos mostrou que os 18 pacientes que receberam dose inicial de dantrolene igual ou superior a 6 $mg{\cdot}kg^{-1}$ sobreviveram, enquanto 11 óbitos foram registrados entre os que receberam doses menores.[301]

A depressão máxima da contração muscular é obtida com níveis plasmáticos de 4,2 $\mu g{\cdot}mL^{-1}$.[302,303] Doses intravenosas de

**QUADRO 83.4** Itens necessários ao tratamento de uma crise de hipertermia maligna

- Dantrolene sódico (36 frascos)
- Água destilada (2.500 mL, para diluir o dantrolene)
- Seringas de 50 mL (10 unidades, para aspiração do dantrolene)
- Sistema de resfriamento (manta com circulação de ar)
- Gelo (disponível no centro cirúrgico em máquina própria para esse fim)
- Sonda vesical (Foley; diversos tamanhos)
- Sistema coletor de urina fechado (1 unidade)
- Sonda gástrica (diversos calibres)
- Sonda retal (1 unidade)
- NaCl a 0,9%, 5.000 mL (resfriados para irrigação e 5 equipos)
- Bicarbonato de sódio, 250 mL (4 bolsas e 2 equipos de microgotas)
- Glicose a 50%, 20 mL (10 ampolas)
- Insulina (1 frasco-ampola)
- Lidocaína a 2%, 20 mL (2 frascos-ampola)
- Procainamida (3 ampolas)
- Furosemida (20 mg, 10 ampolas)
- Manitol a 20%, 250 mL (1 bolsa)
- Heparina (1 frasco-ampola)
- Seringas de 5 mL (para coleta de sangue para exames laboratoriais e administração de medicamentos; 20 unidades)
- Agulhas (30 x 7 mm; 20 unidades; 40 x 12 mm, 20 unidades)
- NaCl a 0,9%, 250 mL (para diluição de medicação; 2 bolsas e 2 equipos)
- Etiquetas para identificação de material a ser enviado para o laboratório

dantrolene de 1,4 e 1,6 mg·kg$^{-1}$ resultam em concentrações plasmáticas de 2,4 e 2,8 μg·mL$^{-1}$ e 93 e 95% da depressão máxima da contração. Daí ter sido estabelecida a dose de 2,5 mg·kg$^{-1}$ de dantrolene intravenoso como dose suficiente para obtenção de níveis plasmáticos adequados, isto é, acima de 3 μg·mL$^{-1}$.

O relaxante muscular dantrolene sódico é um derivado hidantoínico, administrado pelas vias oral ou venosa. A formulação para uso venoso é apresentada em frascos-ampola de 70 mL, contendo 20 mg de dantrolene, 3 g de manitol e hidróxido de sódio suficiente para elevar o pH a 0,5 após diluição. O conteúdo de cada frasco-ampola deve ser diluído em 60 mL de água estéril (há dificuldade de diluir esse agente em outras soluções). Todo hospital onde se aplica anestesia deve ter imediatamente disponíveis pelo menos 36 frascos de dantrolene sódico, ou seja, o suficiente para o tratamento completo de um indivíduo adulto.

Mostrou-se que o dantrolene sódico é capaz de reduzir de forma dose-dependente as concentrações intracelulares de cálcio medidas em repouso no músculo esquelético em porcos e humanos suscetíveis.[304] O dantrolene inibe a liberação de cálcio do retículo sarcoplasmático durante o acoplamento excitação-contração.[305] Em músculo esquelético porcino, Parness e Palnitkar[306] observaram a ligação de $^3$H dantrolene ao retículo sarcoplasmático, organela que contém o receptor rianodina, canal primariamente responsável pela liberação de cálcio. Sugerem esses autores que o dantrolene inibe a liberação de cálcio a partir do retículo sarcoplasmático por meio de interação direta ou indireta com o receptor rianodina.

A atividade do dantrolene sobre o músculo esquelético sugere ação seletiva em receptores específicos.[307] A inibição de RYR pelo dantrolene depende da presença de adenina nucleotídeo e calmodulina, refletindo uma redução seletiva na afinidade dos sítios de ativação de RYR pelo cálcio.[308]

Estudos realizados com diferentes isoformas de rianodina marcada indicaram que o dantrolene liga-se a RYR1 (músculo esquelético) e RYR3 (diversos tecidos, incluindo o cérebro), porém não a RYR2 (músculo cardíaco). Apesar disso, registram-se, associadas ao dantrolene, arritmias cardíacas (ritmo de Wenckebach)[303] e interação com verapamil e diltiazem,[309] resultando em parada cardíaca e bloqueio atrioventricular total.[310]

Sua injeção intravenosa acompanha-se de sensação de fadiga muscular, que persiste por 24 horas.[311] Entre outros efeitos colaterais do dantrolene, incluem-se náusea, vômitos, mal-estar, tonturas e irritação local devido ao elevado pH da solução.[312] A hepatotoxicidade atribuída ao dantrolene atinge cerca de 1% dos pacientes e é observada naqueles submetidos a tratamento com dantrolene por via oral.[313] Não há relatos de insuficiência hepática causada por dantrolene.[314] A fraqueza muscular determinada pelo dantrolene pode ser intensa e contribuir para depressão respiratória pós-operatória.[315] No pós-parto, o dantrolene determina atonia uterina.[316]

A biodisponibilidade do dantrolene por via oral é de 70%, atingindo pico plasmático em 6 horas. Esse fármaco sofre hidroxilação no fígado, e o principal metabólito formado é parcialmente ativo. Sua meia-vida varia entre 6 e 9 horas.[313,314,317,318] Para agir, o dantrolene requer boa perfusão muscular, que pode ser comprometida pela rigidez muscular e deterioração hemodinâmica.

O azumoleno é efetivo no tratamento da HM e apresenta maior solubilidade em relação ao seu análogo, o dantrolene.[319] Essa considerável vantagem é de grande interesse, pois permitiria a obtenção do mesmo resultado terapêutico com administração de um volume 30 vezes menor.[320]

- **Controle da acidose metabólica:** o bicarbonato de sódio intravenoso é administrado conforme o bicarbonato sérico (em geral, 1-2 mEq·kg$^{-1}$).
- **Resfriamento ativo:** é feito por meio de lavagem gástrica, vesical, retal e de cavidades (peritoneal ou torácica) eventualmente abertas com NaCl a 0,9% frio, bem como por uso de colchão hipotérmico e aplicação de gelo na superfície corporal, até atingir a temperatura de 38 °C, para evitar hipotermia.
- **Tratamento das arritmias cardíacas:** estas em geral são controladas com o tratamento da hiperpotassemia e acidemia. Caso haja necessidade, pode-se usar procainamida intravenosa (ampola de 5 mL, 100 mg·mL$^{-1}$). Em adultos, a dose de ataque é 10 a 15 mg·kg$^{-1}$, e a de manutenção, 2 a 4 mg·min$^{-1}$, na dose máxima de 50 mg·min$^{-1}$. Em crianças, a dose de ataque é 2 a 6 mg·kg$^{-1}$, e a de manutenção, 20 a 80 μg·kg$^{-1}$·min$^{-1}$, na dose máxima de 100 mg. Já em neonatos, a dose de ataque é 1,5 mg·kg$^{-1}$, diluída em soro glicosado a 5% (10 mg·mL$^{-1}$) e infundida em 30 minutos, e a de manutenção, 20 a 80 μg·kg$^{-1}$·min$^{-1}$. Não se devem usar bloqueadores de canais de cálcio, pois sua interação com dantrolene resulta em hiperpotassemia e colapso circulatório.[310,321]
- **Tratamento da hiperpotassemia:** inclui elevação do pH com hiperventilação e/ou infusão de bicarbonato de sódio

e solução com insulina, 0,15 U·kg$^{-1}$ em glicose a 50%, 1 mL·kg$^{-1}$.

- **Diurese:** deve-se manter a diurese acima de 1 mL·kg$^{-1}$·h$^{-1}$ com hidratação e/ou diuréticos. A diurese é potencializada pelo manitol, presente nas apresentações de dantrolene (3 g a cada 20 mg de dantrolene).

## Fase tardia[69]

- **Observação:** a recorrência é descrita em cerca de 30% dos casos. Short e Cooper[322] descreveram recidiva de uma crise de HM aparente controlada havia 18 horas. Assim, em face do risco de recidiva, é conveniente a observação em unidade de tratamento intensivo durante, pelo menos, 24 horas.

  Recomenda-se, ainda, ao menos 24 horas de observação para os pacientes acometidos de rigidez de masseter. Esses casos beneficiam-se dos mesmos controles propostos a seguir para os casos de HM.[323]
- **Dantrolene intravenoso:** administrar 1 mg·kg$^{-1}$·h$^{-1}$, em uso contínuo, ou, intermitentemente, 1 mg·kg$^{-1}$ a cada 4 a 6 horas, durante 48 horas.
- **Controles a cada 6 horas:** monitorizar temperatura, gasometria arterial, níveis sanguíneos de CPK, potássio e cálcio, coagulograma, mioglobina sérica e urinária.

## Orientação do paciente e familiares sobre a doença

Família e paciente são orientados a buscar apoio e investigação complementar em centro de referência. As informações acerca da doença devem ser oferecidas verbalmente e por escrito. É imperioso estimular a transmissão do conhecimento sobre a doença entre os familiares dos afetados. Fazê-lo, seja a partir de um caso fatal, seja a partir de uma situação clínica controlada, representa expor paciente e familiares a uma crise adicional. Acrescentam-se à gravidade do problema e suas potenciais implicações as lacunas que persistem sobre diversos aspectos dessa doença.[324] É consideravelmente difícil traduzir para linguagem não médica as complexidades, sutilezas e dúvidas encontradas na literatura especializada, em particular no que concerne à etiologia e à fisiopatologia da HM.

Os esclarecimentos são fundamentais para evitar limitações desnecessárias. Não há, por exemplo, elementos que justifiquem a restrição da atividade física, mesmo que o exercício seja realizado em clima quente. Os raros casos de morte em tais situações não foram definitivamente associados a manifestações de HM.[273]

Se não resta dúvida quanto às precauções a serem tomadas com relação aos diagnosticados suscetíveis confirmados ou suspeitos, a orientação dos casos diagnosticados negativos requer considerações adicionais. A administração de agentes desencadeantes (isoflurano em 11 ocasiões e, nestas, com acréscimo de succinilcolina em 4 vezes; enflurano em 5 ocasiões; halotano 7 vezes) a 16 pacientes (23 exposições) diagnosticados como negativos (TCHC segundo o protocolo norte-americano) não se acompanhou de manifestações atribuíveis à HM.[325] Em seis dos pacientes estudados havia sido registrado episódio pregresso de rigidez de masseter. Ainda que o resultado dessas observações confirme a segurança da administração de agentes desencadeantes àqueles diagnosticados como não suscetíveis, o número limitado dessa série de casos exige interpretação cautelosa.

## Anestesia em paciente suscetível à hipertermia maligna

Tomadas as devidas precauções, a anestesia em pacientes suscetíveis à HM é segura.[326-333] Com exceção dos halogenados e da succinilcolina, os demais agentes empregados em anestesia são considerados seguros em tais pacientes.[133,334-336]

Assim, em indivíduos suscetíveis à HM, a anestesia geral tem de excluir halogenados e succinilcolina e obriga à monitorização da capnografia e temperatura central, bem como pronta disponibilidade de dantrolene sódico.[337] Precauções adicionais são recomendadas nesses casos, como, antes de iniciar o procedimento, remover vaporizadores do circuito, trocar a cal sodada do sistema de reabsorção de $CO_2$ e fazer passar oxigênio puro pelo circuito de anestesia em fluxo alto (10 L·min$^{-1}$) por, pelo menos, 10 minutos. No que tange à eliminação de resquícios de halogenados deixados em procedimentos anteriores, vale assinalar diferenças entre os aparelhos de anestesia.[338-346] Além disso, sugere-se agendar a anestesia para o primeiro horário do dia, a fim de ter ambiente livre de resíduos de anestésicos voláteis, administrar pré-medicação suficiente para evitar o estresse pré-operatório, prevenir hipotermia e calafrios na recuperação.

O dantrolene sódico não deve ser empregado profilaticamente,[347] em razão da improbabilidade de episódios graves caso tenha ocorrido exposição prévia a agentes desencadeantes e devido aos seus efeitos colaterais adversos.[312] Entretanto, a profilaxia com dantrolene (2,5 mg·kg$^{-1}$) intravenoso pode ser considerada no caso de antecedentes pessoais de HM desencadeada por estresse e disfunção orgânica grave (cardiovascular, respiratória ou renal) que tornem o paciente incapaz de suportar os momentos iniciais de uma eventual crise de HM.

No caso particular da gestante cujo feto possa ser suscetível à HM, seja a mãe suscetível ou não, excluem-se, em anestesia durante a gravidez, halogenados e succinilcolina. Caso a mãe não seja suscetível à HM, a succinilcolina não é contraindicada, em razão de sua limitada passagem através da barreira placentária.

## Prognóstico

A difusão do conhecimento sobre HM e a monitorização mais efetiva têm permitido o diagnóstico das crises em fase inicial e a rápida instituição de tratamento específico, tornando possível reduzir acentuadamente a mortalidade associada a essa condição.[348,349] Em 162 episódios notificados de HM tratados com dantrolene sódico, foi de 11%, enquanto, no mesmo período, em 761 outros, cujo tratamento não incluiu esse agente, foi de 39,3%.[17]

A mortalidade associada às crises de HM, na década de 1960, chegava a 80%, mas o emprego da capnografia, que permite diagnosticar sua ocorrência já nas fases iniciais, e a disponibilidade de dantrolene das manifestações reduziram-na a menos de 5%.[17,130]

## Perspectivas

São várias as razões que contribuem para a redução do número de casos de HM nos próximos anos. A indicação de succinilcolina é cada vez menos frequente, e o halotano tem sido substituído por agentes com menor potencial na provocação de crises de HM. Além disso, a introdução de agentes de rápida evanescência e, portanto, titulados com precisão tem trazido grande impulso para a anestesia venosa. Não menos relevante é a exigência de padrões de monitorização mais eficazes, que permitam ao anestesiologista bem informado o rápido diagnóstico e a correção de eventuais anormalidades fisiológicas. De fato, a adoção generalizada da capnografia e da termometria central possibilita que os episódios não fulminantes sejam abortados com a pronta interrupção dos agentes desencadeantes. Espera-se, ainda, que o desenvolvimento de técnicas genéticas não invasivas, custo-efetivas e, destarte, acessíveis permita a identificação dos indivíduos suscetíveis.

## Referências


1. Goerig M, Agarwal K. A historical review on malignant hyperthermia. In: Schulte am Esch J, Scholz J, Wappler F, editors. Malignant hyperthermia. Lengerich: Pabst Science Publishers; 2000. p. 14-24.
2. Hardman JG, Limbird LE, Goodman LS, Gilman AG. Goodman e Gilman's the pharmacological basis of therapeutics. 10th ed. New York: McGraw-Hill; c2001.
3. Societies. New York Academy of Medicine - Surgical section. Meeting nov, 12, 1900. Heat-stroke as a post-operative complication. JAMA. 1900;35(26):1685.
4. Moschcowitz AV. Postoperative heat stroke. Surg Gynec Obstet. 1916;23:443-51.
5. Ombrédanne L, Armingeat J. Le syndrome pâleur et hyperthermie chez les nourrisons opérés. Presse Med. 1929;37(83):1345.
6. Jantzen JP, Kaufmann-Stemp D. [The history of malignant hyperthermia]. Cah Anesthesiol. 1991;39(7):505-8.
7. Denborough MA, Lovell RR. Anaesthetic deaths in a family. Lancet. 1960;276(7140):45.
8. Denborough MA, Forster JF, Lovell RR, Maplestone PA, Villiers JD. Anaesthetic deaths in a family. Br J Anaesth. 1962;34:395-6.
9. Gibson JA, Gardiner DM. Malignant hypertonic hyperpyrexia syndrome. Can Anaesth Soc J. 1969;16(2):106-12.
10. Isaacs H, Barlow MB. The genetic background to malignant hyperpyrexia revealed by serum creatine phosphokinase estimations in asymptomatic relatives. Br J Anaesth. 1970;42(12):1077-84.
11. Britt BA, Locher WG, Kalow W. Hereditary aspects of malignant hyperthermia. Can Anaesth Soc J. 1969;16(2):89-98.
12. Denborough MA, Dennett X, Anderson RM. Central-core disease and malignant hyperpyrexia. Br Med J. 1973;1(5848):272-3.
13. Berman MC, Harrison GG, Dutoit P, Bull JE, Keuch JE. Halothane induced hyperpyrexia in landrace pigs. S Afr Med J. 1969;43:545-6.
14. Harrison GG. Control of the malignant hyperpyrexic syndrome in MHS swine by dantrolene sodium. Br J Anaesth. 1975;47(1):62-5.
15. Muldoon SM, Karan S. Hipertermia e hipotermia. In: Rogers MC, Tinker JH, Covino BC, Longnecker DE. Princípios e prática de anestesiologia. Rio de Janeiro: Guanabara-Koogan; 1996. V. 2, p. 1842-57.
16. Berg M. Celebrating twenty years of dantrolene: a review. Hotline. 2000;16:1-4.
17. Kolb ME, Horne ML, Martz R. Dantrolene in human malignant hyperthermia. Anesthesiology. 1982;56(4):254-62.
18. Strazis KP, Fox AW. Malignant hyperthermia: a review of published cases. Anesth Analg. 1993;77(2):297-304.
19. Kalow W, Britt BA, Terreau ME, Haist C. Metabolic error of muscle metabolism after recovery from malignant hyperthermia. Lancet. 1970;2(7679):895-8.
20. Ellis FR, Harriman DG, Keaney NP, Kyei-Mensah K, Tyrrell JH. Halothane-induced muscle contracture as a cause of hyperpyrexia. Br J Anaesth. 1971;43(7):721-2.
21. Ellis FR, Halsall PJ. Susceptibility to malignant hyperpyrexia. Anaesthesia. 1986;41(1):85-6.
22. Ohnishi ST, Waring AJ, Fang SR, Horiuchi K, Flick JL, Sadanaga KK, et al. Abnormal membrane properties of the sarcoplasmic reticulum of pigs susceptible to malignant hyperthermia: modes of action of halothane, caffeine, dantrolene, and two other drugs. Arch Biochem Biophys. 1986;247(2):294-301.
23. Mickelson JR, Louis CF. Malignant hyperthermia: excitation-contraction coupling, $Ca^{2+}$ release channel, and cell $Ca^{2+}$ regulation defects. Physiol Rev. 1996;76(2):537-92.
24. MacKenzie AE, Korneluk RG, Zorzato F, Fujii J, Phillips M, Iles D, et al. The human ryanodine receptor gene: its mapping to 19q13.1, placement in a chromosome 19 linkage group, and exclusion as the gene causing myotonic dystrophy. Am J Hum Genet. 1990;46(6):1082-9.
25. Fujii J, Otsu K, Zorzato F, de Leon S, Khanna VK, Weiler JE, et al. Identification of a mutation in porcine ryanodine receptor associated with malignant hyperthermia. Science. 1991;253(5018):448-51.
26. Gillard EF, Otsu K, Fujii J, Duff C, de Leon S, Khanna VK, et al. Polymorphisms and deduced amino acid substitutions in the coding sequence of the ryanodine receptor (RYR1) gene in individuals with malignant hyperthermia. Genomics. 1992;13(4):1247-54.
27. MacLennan DH, Phillips MS. Malignant hyperthermia. Science. 1992;256(5058):789-94.
28. Levitt RC, Nouri N, Jedlicka AE, McKusick VA, Marks AR, Shutack JG, et al. Evidence for genetic heterogeneity in malignant hyperthermia susceptibility. Genomics. 1991;11(3):543-7.
29. Malignant hyperpyrexia during general anaesthesia. Can Anaesth Soc J. 1966;13(5):415-18.
30. A protocol for the investigation of malignant hyperpyrexia (MH) susceptibility. The European Malignant Hyperpyrexia Group. Br J Anaesth. 1984;56(11):1267-9.
31. Rosenberg H. MHAUS: educating providers, patients and public about an uncommon disorder. ASA Newsletter. 1997;61:8-10.
32. Allen GC, Larach MG, Kunselman AR. The sensitivity and specificity of the caffeine-halothane contracture test: a report from the North American Malignant Hyperthermia Registry. The North American Malignant Hyperthermia Registry of MHAUS. Anesthesiology. 1998;88(3):579-88.
33. Larach MG. Should we reassess the susceptibility of MH patients? Can J Anaesth. 1997;44(7):685-8.
34. Eugênio AC. Resumo de revistas. Rev Bras Anest. 1971;21(2):255-6.
35. Leigh MD, Lewis GB Jr, Scott EB, Herbert W. Successful treatment of malignant hyperthermia. Anesth Analg. 1971;50(1):39-42.
36. Zsigmond EK, Starkweather WH, Duboff GS, Flyn K. [A genetic muscular creatine phosphokinase abnormality in a family with malignant hyperpyrexia]. Rev Bras Anestesiol. 1971;21(3):265-76.
37. Castaños CC. [Abnormal reactions to succinylcholine]. Rev Bras Anestesiol. 1971;21(4):681-98.
38. Pereira JB, Castro DL, Luchesi NO. Hipertermia maligna durante anestesia para estapedectomia. Rev Bras Anestesiol. 1975;25(1):3-13.
39. Gouveia C, Massa L. A propósito de um caso frusto de hipertermia maligna. Rev Bras Anestesiol. 1977;27(2):261-8.
40. Silva Jr CA, Conceição MJ. Hipertermia maligna. Rev Bras Anestesiol. 1978;28(4):427-38.
41. Carvalho AF. Ações e efeitos indesejáveis da succinilcolina. Rev Bras Anestesiol. 1978;28(5):542-61.
42. Nocite JR. Espasmo de masseter secundário à succinilcolina em crianças: suspeita de hipertermia maligna. Resumo de literatura. Rev Bras Anestesiol. 1982;32(4):234.
43. Flewellen EH, Nelson TE. Masseter spasm induced by succinylcholine in children: contracture testing for malignant hyperthermia: report of six cases. Can Anaesth Soc J. 1982;29(1):42-9.
44. Xavier L. Síndrome de hipertermia maligna. Rev Bras Anestesiol. 1983;33(2):130-1.
45. Xavier L. Síndrome de hipertermia maligna. Rev Bras Anestesiol. 1984;34:61-9.
46. Silva CA, Araújo Neto JP, Cangiani LM, Martelete M, Leme NSC, Vianna PTG. Questões comentadas do concurso para o título superior em anestesiologia 1985. Rev Bras Anestesiol. 1986;36(2):237-54.
47. Almeida Neto MA, Oliva Filho AL, Araújo JTV, Serra-Freire RB. Hipertermia maligna: relato de dois casos. Rev Bras Anestesiol. 1985;35(3):191-3.
48. Almeida Neto MA. Dantrolene. Rev Bras Anestesiol. 1987;37(4)301-3.
49. Vane LA, Braz JR, Ganem EM. [Malignant hyperthermia]. Rev Paul Med. 1986;104(1):51-4.
50. Grando TA. Efeitos colaterais adversos da Succinilcolina. Rev Bras Anestesiol. 1986;36(6):493-500.
51. Alvarez MAP, Menezes MS, Mello MC, Mottecy C, Pinto CML. Hipertermia maligna não rígida. Relato de um caso. Rev Bras Anestesiol. 1987;37(7):CBA133.
52. Mendes FF, Vier EL, Moretti ME. Hipertermia maligna durante cirurgia ortopédica - Relato de um caso. Rev Bras Anestesiol. 1986;39(3):203-6.
53. Almeida Neto MA. Hipertermia maligna - Retrato brasileiro. (Cartas ao Editor). Rev Bras Anestesiol. 1992;42(5):395-6.
54. Vieira ZEG. Retrato brasileiro (Cartas ao Editor. Resposta). Rev Bras Anestesiol. 1993;43(2):151.
55. Leitão FBP, Cançado TOB. Hipertermia maligna. Rev Bras Anestiol. 1996;46(4):302-12.
56. Conceição MJ, Costa JSMB. The incidence of complications in pediatric anesthesia. Rev Bras Anestesiol. 1995;45:337-43.
57. Conceição MJ. Anestesia peridural contínua com ropivacaína e sufentanil em paciente suscetível à hipertermia maligna. Relato de caso. Rev Bras Anestesiol. 1998;48(5):367-70.
58. Hors CP, Garicochea B. Bases genéticas da hipertermia maligna. Rev Bras Anestesiol. 1999;49(4):277-81.
59. Amaral JLG, Carvalho RB, Cunha LPB, Batti MAB, Issy AM, Habib AK, Silva HCA. Hipertermia maligna. In: Projeto Diretrizes. Rio de Janeiro: SBA; 2002 [capturado em 16 jul. 2017]. Disponível em: http://www.bibliomed.com.br/diretrizes/pdf/hipertermia_maligna.pdf.
60. Gomez RS, Silva YP, Peluso CP. Anestesia para cirurgia ortopédica em criança com susceptibilidade à hipertermia maligna: relato de caso. Rev Bras Anestesiol. 2003;53(1):52-7.
61. Uchoa RB, Fernandes CR. Rabdomiólise induzida por exercício e risco de hipertermia maligna. Relato de caso. Rev Bras Anestesiol. 2003;53(1):63-8.
62. Simões CM, Koishi GN, Rozatti M, Amaral JLG. Estamos preparados para diagnosticar e conduzir um episódio de hipertermia maligna? Rev. Bras. Anestesiol. 2003;53(2):248-57.
63. Correia ACC, Silva PCB, Silva BA. Hipertermia maligna: aspectos moleculares e clínicos. Rev Bras Anestesiol. 2012;62(6):828-37.
64. Silva HCA, Andrade PV, Amaral JLG. Contração versus contratura e miopatia do núcleo central versus miopatia da parte central em hipertermia maligna. Rev Bras Anestesiol. 2014;64(2):142-4.
65. Fernandes CR, Pinto Filho WA, Cezar LC, Alves Gomes JM, Florencio da Cunha GK. Fatal recrudescence of Malignant Hyperthermia in an infant with Moebius Syndrome. Braz J Anesthesiol. 2013;63(3):296-300.
66. Silva HCA, Almeida CS, Brandão JCM, Nogueira e Silva CA, Lorenzo MEP, Ferreira CBND, et al. Hipertermia maligna no Brasil: análise da atividade do hotline em 2009. Rev Bras Anestesiol. 2013;63(1):20-6.
67. Silva HCA, Tsanaclis AMC, Amaral JLG. Hipertermia maligna. 2. ed. São Paulo: Atheneu; 2009. p. 268.
68. Bailey AG, Bloch EC. Malignant hyperthermia in a three-month-old American Indian infant. Anesth Analg. 1987;66(10):1043-5.
69. Wedel DJ. Malignant hyperthermia. Prevention and treatment. ASA Newsletter. 1997;61:13-5.
70. Littleford JA, Patel LR, Bose D, Cameron CB, McKillop C. Masseter muscle spasm in children: implications of continuing the triggering anesthetic. Anesth Analg. 1991;72(2):151-60.
71. Chamley D, Pollock NA, Stowell KM, Brown RL. Malignant hyperthermia in infancy and identification of novel RYR1 mutation. Br J Anaesth. 2000;84(4):500-4.
72. Rosenberg H, Fletcher JE. An update on the malignant hyperthermia syndrome. Ann Acad Med Singapore. 1994;23(6 Suppl):84-97.
73. Jurkat-Rott K, McCarthy T, Lehmann-Horn F. Genetics and pathogenesis of malignant hyperthermia. Muscle Nerve. 2000;23(1):4-17.
74. Ellis FR. Malignant hyperthermia: how important after 30 years. Acta Anaesthesiol Belg. 1990;41(1):61-3.
75. Viteri M, Vielma de Lizarraga G. Ocho años de experiência em el diagnóstico y manejo de pacientes susceptibles a hipertermia maligna en el Hospital "J M de Los Ríos". Rev Venez Anestesiol. 1999;4(2):57-63.
76. Neira V. Hipertermia maligna en Bogotá. Rev Colomb Anestesiol. 1993;21(4):385-6.
77. Harwood TN, Nelson TE. Massive postoperative rhabdomyolysis after uneventful surgery: a case report of subclinical malignant hyperthermia. Anesthesiology. 1998;88(1):265-8.
78. Halsall PJ, Cain PA, Ellis FR. Retrospective analysis of anaesthetics received by patients before susceptibility to malignant hyperpyrexia was recognized. Br J Anaesth. 1979;51(10):949-54.
79. Ball SP, Johnson KJ. The genetics of malignant hyperthermia. J Med Genet. 1993;30(2):89-93.
80. Ording H. Incidence of malignant hyperthermia in Denmark. Anesth Analg. 1985;64(7):700-4.
81. Emmanuel ER. Multiple anaesthetics for a malignant hyperthermia susceptible patient. Anaesthesia. 1988;43(8):666-70.
82. Bendixen D, Skovgaard LT, Ording H. Analysis of anaesthesia in patients suspected to be susceptible to malignant hyperthermia before diagnostic in vitro contracture test. Acta Anaesthesiol Scand. 1997;41(4):480-4.
83. Fagerlund T, Ording H, Bendixen D, Berg K. Search for three known mutations in the RYR1 gene in 48 Danish families with malignant hyperthermia. Clin Genet. 1994;46(6):401-4.
84. Steinfath M, Singh S, Scholz J, Becker K, Lenzen C, Wappler F, et al. C1840-T mutation in the human skeletal muscle ryanodine receptor gene: frequency in northern German families susceptible to malignant hyperthermia and the relationship to in vitro contracture response. J Mol Med (Berl). 1995;73(1):35-40.
85. Quane KA, Keating KE, Manning BM, Healy JM, Monsieurs K, Heffron JJ, et al. Detection of a novel common mutation in the ryanodine receptor gene in malignant hyperthermia: implications for diagnosis and heterogeneity studies. Hum Mol Genet. 1994;3(3):471-6.
86. Keating KE, Quane KA, Manning BM, Lehane M, Hartung E, Censier K, et al. Detection of a novel RYR1 mutation in four malignant hyperthermia pedigrees. Hum Mol Genet. 1994;3(10):1855-8.
87. Phillips MS, Khanna VK, De Leon S, Frodls W, Britts BA, MacLennan DH. The substitution of Arg for Gly2433 in the human skeletal ryanodine receptor is associated with malignant hyperthermia. Hum Mol Genet. 1994;3(12):2181-6.
88. Quane KA, Healy JM, Keating KE, Manning BM, Couch FJ, Palmucci LM, et al. Mutations in the ryanodine receptor gene in central core disease and malignant hyperthermia. Nat Genet. 1993;5(1):51-5.
89. Gillard EF, Otsu K, Fujii J, Duff C, de Leon S, Khanna VK, et al. Polymorphisms and deduced amino acid substitutions in the coding sequence of the ryanodine receptor (RYR1) gene in individuals with malignant hyperthermia. Genomics. 1992;13(4):1247-54.
90. Zhang Y, Chen HS, Khanna VK, De Leon S, Phillips MS, Schappert K, et al. A mutation in the human ryanodine receptor gene associated with central core disease. Nat Genet. 1993;5(1):46-50.
91. Sei Y, Gallagher KL, Basile AS. Skeletal muscle type ryanodine receptor is involved in calcium signaling in human B lymphocytes. J Biol Chem. 1999;274(9):5995-6002.
92. McCarthy TV, Quane KA, Lynch PJ. Ryanodine receptor mutations in malignant hyperthermia and central core disease. Hum Mutat. 2000;15(5):410-7.
93. Brandt A, Schleithoff L, Jurkat-Rott K, Klingler W, Baur C, Lehmann-Horn F. Screening of the ryanodine receptor gene in 105 malignant hyperthermia families: novel mutations and concordance with the in vitro contracture test. Hum Mol Genet. 1999;8(11):2055-62.
94. Sambuughin N, Sei Y, Gallagher KL, Wyre HW, Madsen D, Nelson TE, et al. North American malignant hyperthermia population: screening of the ryanodine receptor gene and identification of novel mutations. Anesthesiology. 2001;95(3):594-9.
95. Illes DE, Lehmann-Horn F, Scherer SW, Tsui L-C, Olde Weghuis D, Suijkerbuijk RF, et al. Localization of the gene encoding the a2/a subunits of the L-type voltage dependent calcium channel to chromosome 7q and analysis of the segregation of flanking markers in malignant hyperthermia susceptible families. Hum Mol Genet. 1994;3(6):969-75.
96. Sudbrak R, Procaccio V, Klausnitzer M, Curran JL, Monsieurs K, van Broeckhoven C, et al. Mapping of a further malignant hyperthermia susceptibility locus to chromosome 3q13.1. Am J Hum Genet. 1995;56(3):684-91.
97. Loke J, MacLennan DH. Malignant hyperthermia and central core disease: disorders of $Ca^{2+}$ release channels. Am J Med. 1998;104(5):470-86.
98. Lunardi J. Genetic investigation of a rare disease: malignant hyperthermia. In: Teagazzin V, Pintore G, Vicenti E, editors. Anesthesia e malatie neuromuscolari. Torino: Minerva Medica; 1998. p. 140-3.
99. Fortunato G, Berruti R, Brancadoro V, Fattore M, Salvatore F, Carsana A. Identification of a novel mutation in the ryanodine receptor gene (RYR1) in a malignant Hyperthermia Italian Family. Eur J Hum Genet. 2000;8(2):149-52.
100. Lucke JN, Hall GM, Lister D. Porcine malignant hyperthermia. I: metabolic and physiological changes. Br J Anaesth. 1976;48(4):297-304.

101. Roberts MC, Mickelson JR, Patterson EE, Nelson TE, Armstrong PJ, Brunson DB, et al. Autosomal dominant canine malignant hyperthermia is caused by a mutation in the gene encoding the skeletal muscle calcium release channel (RYR1). Anesthesiology. 2001;95(3):716-25.
102. Wappler F. Malignant hyperthermia. Eur J Anaesthesiol. 2001;18(10):632-52.
103. Betzenhauser MJ, Marks AR. Ryanodine receptor channelopathies. Pflugers Arch. 2010;460(2):467-80.
104. Frömming GR, Ohlendieck K. Isoform-specific interactions between halothane and the ryanodine receptor $Ca^{2+}$-release channel: implications for malignant hyperthermia and the protein theory of anaesthetic action. Naturwissenschaften. 1999;86(12):584-7.
105. Wappler F, Scholz J, Fiege M, Richter A, Steinfath M, Weisshorn R, et al. 5-HT2 receptor antagonist-mediated inhibition of halothane-induced contractures in skeletal muscle specimens from malignant hyperthermia susceptible patients. Naunyn Schmiedebergs Arch Pharmacol. 1999;360(4):376-81.
106. Löscher W, Witte U, Fredow G, Ganter M, Bickhardt K. Pharmacodynamic effects of serotonin (5-HT) receptor ligands in pigs: Stimulation of 5-HT2 receptors induces malignant hyperthermia. Naunyn Schmiedebergs Arch Pharmacol. 1990;341(6):483-93.
107. Gerdes C, Richter A, Annies R, Löscher W. Increase of serotonin in plasma during onset of halothane-induced malignant hyperthermia in pigs. Eur J Pharmacol. 1992;220(1):91-4.
108. Löscher W, Gerdes C, Richter A. Lack of prophylactic or therapeutic efficacy of 5-HT2A receptor antagonists in halothane-induced porcine malignant hyperthermia. Naunyn Schmiedebergs Arch Pharmacol. 1994;350(4):365-74.
109. Rosemberg H, Fletcher JE. Malignant hyperthermia. Refresher Course Lectures. ASA Annual Meeting. 1995;266:1-7.
110. Tonner PH, Scholz J, Richter A, Löscher W, Steinfath M, Wappler F, et al. Alterations of inositol polyphosphates in skeletal muscle during porcine malignant hyperthermia. Br J Anaesth. 1995;75(4):467-71.
111. López JR, Pérez C, Linares N, Allen P, Terzic A. Hypersensitive response of malignant hyperthermia-susceptible skeletal muscle to inositol 1,4,5-triphosphate induced release of calcium. Naunyn Schmiedebergs Arch Pharmacol. 1995;352(4):442-6.
112. López JR, Linares N, Cordovez G. Liberación anormal de $Ca^{2+}$ inducida por el inositol trifosfato en fibras estriadas susceptivles a hipertermia maligna. Rev Venez Anestesiol. 1999;4(2):68-77.
113. Payen JF, Fouilhé N, Sam-Lai E, Rémy C, Dupeyre R, Mézin P, et al. In vitro 31P-magnetic resonance spectroscopy of muscle extracts in malignant hyperthermia-susceptible patients. Anesthesiology. 1996;84(5):1077-82.
114. Wappler F, Scholz J, Köchling A, Steinfath M, Krause T, Schulte am Esch J. Inositol 1,4,5-trisphosphate in blood and skeletal muscle in human malignant hyperthermia. Br J Anaesth. 1997;78(5):541-7.
115. Holmberg SR, Williams AJ. Phosphodiesterase inhibitors and the cardiac sarcoplasmic reticulum calcium release channel: Differential effects of milrinone and enoximone. Cardiovasc Res. 1991;25(7):537-45.
116. Strand MA, Louis CF, Mickelson JR. Phosphorylation of the porcine skeletal and cardiac muscle sarcoplasmic reticulum ryanodine receptor. Biochim Biophys Acta. 1993;1175(3):319-26.
117. Riess FC, Fiege M, Moshar S, Bergmann H, Bleese N, Kormann J, et al. Rhabdomyolysis following cardiopulmonary bypass and treatment with enoximone in a patient susceptible to malignant hyperthermia. Anesthesiology. 2001;94(2):355-7.
118. Fiege M, Wappler F, Scholz J, von Richthofen V, Brinken B, Schulte am Esch J. [Diagnosis of susceptibility to malignant hyperthermia with an in vitro contracture test with the phosphodiesterase iii inhibitor enoximone]. Anasthesiol Intensivmed Notfallmed Schmerzther. 1998;33(9):557-63.
119. Fiege M, Wappler F, Scholz J, Weisshorn R, von Richthofen V, Schulte am Esch J. Effects of the phosphodiesterase-III inhibitor enoximone on skeletal muscle specimens from malignant hyperthermia susceptible patients. J Clin Anesth. 2000;12(2):123-8.
120. Willner JH, Cerri CG, Wood DS. High skeletal muscle adenylate cyclase in malignant hyperthermia. J Clin Invest. 1981;68(5):1119-24.
121. Stanec A, Stefano G. Cyclic AMP in normal and malignant hyperpyrexia susceptible individuals following exercise. Br J Anaesth. 1984;56:1243-6.
122. Roewer N, Dziadzka A, Greim CA, Kraas E, Schulte am Esch J. Cardiovascular and metabolic responses to anesthetic-induced malignant hyperthermia in swine. Anesthesiology. 1995;83(1):141-59.
123. Hall GM, Lucke JN, Lister D. Malignant hyperthermia--pearls out of swine? Br J Anaesth. 1980;52(2):165-71.
124. Nelson TE. Porcine malignant hyperthermia: critical temperatures for in vivo and in vitro responses. Anesthesiology. 1990;73(3):449-54.
125. Iaizzo PA, Kehler CH, Carr RJ, Sessler DI, Belani KG. Prior hypothermia attenuates malignant hyperthermia in susceptible swine. Anesth Analg. 1996;82(4):803-9.
126. Wedel DJ, Iaizzo PA, Milde JH. Desflurane is a trigger of malignant hyperthermia in susceptible swine. Anesthesiology. 1991;74(3):508-12.
127. Häggendal J, Jönsson L, Carlsten J. The role of sympathetic activity in initiating malignant hyperthermia. Acta Anaesthesiol Scand. 1990;34(8):677-82.
128. Maccani RM, Wedel DJ, Hofer RE. Norepinephrine does not potentiate porcine malignant hyperthermia. Anesth Analg. 1996;82(4):790-5.
129. Iaizzo PA, Wedel DJ. Response to succinylcholine in porcine malignant hyperthermia. Anesth Analg. 1994;79(1):143-51.
130. Ellis FR, Halsall PJ, Christian AS. Clinical presentation of suspected malignant hyperthermia during anaesthesia in 402 probands. Anaesthesia. 1990;45(10):838-41.
131. Ranklev-Twetman E. Malignant hyperthermia: the clinical syndrome. Acta Anaesthesiol Belg. 1990;41(2):79-82.
132. Bacon AK. Pulse oximetry in malignant hyperthermia. Anaesth Intensive Care. 1989;17(2):208-10.
133. Hopkins PM. Malignant hyperthermia: advances in clinical management and diagnosis. Br J Anaesth. 2000;85(1):118-28.
134. Baudendistel L, Goudsouzian N, Cote' C, Strafford M. End-tidal CO2 monitoring. Its use in the diagnosis and management of malignant hyperthermia. Anaesthesia. 1984;39(10):1000-3.
135. Christian AC, Ellis FR, Halsall PJ, Hopkins PM. A case of malignant hyperthermia? Anaesthesia. 1992;47(6):544-5.
136. O'Flynn RP, Shutack JG, Rosenberg H, Fletcher JE. Masseter muscle rigidity and malignant hyperthermia susceptibility in pediatric patients. An update on management and diagnosis. Anesthesiology. 1994;80(6):1228-33.
137. Gronert GA, Antognini JF, Pessah IN. Malignant hyperthermia. In: Miller RD, editor. Anesthesia. 5th ed. Philadelphia: Churchull Livingstone; c2000. p. 1033-52.
138. Karan SM, Crowl F, Muldoon SM. Malignant hyperthermia masked by capnographic monitoring. Anesth Analg. 1994;78(3):590-2.
139. Gronert GA, Milde JH. Variations in onset of porcine malignant hyperthermia. Anesth Analg. 1981;60(7):499-503.
140. Heiman-Patterson TD. Neuroleptic malignant syndrome and malignant hyperthermia. Important issues for the medical consultant. Med Clin North Am. 1993;77(2):477-92.
141. Heiman-Patterson TD, Natter HM, Rosenberg HR, Fletcher JE, Tahmoush AJ. Malignant Hyperthermia susceptibility in X-linked muscle dystrophies. Pediatr Neurol. 1986;2(6):356-8.
142. Rosemberg H, Fletcher JE. Malignant hyperthermia. Refresher Course Lectures. ASA Annual Meeting. 1990;245:1-7.
143. Rubiano R, Chang JL, Carroll J, Sonbolian N, Larson CE. Acute rhabdomyolysis following halothane anesthesia without succinylcholine. Anesthesiology. 1987;67(5):856-7.
144. Chalkiadis GA, Branch KG. Cardiac arrest after isoflurane anaesthesia in a patient with Duchenne's muscular dystrophy. Anaesthesia. 1990;45(1):22-5.
145. Krivosic-Horber R. Optimal treatment for malignant hyperthermia today. Acta Anaesthesiol Belg. 1988;39(3 Suppl 2):255-9.
146. Wedel DJ, Gammel SA, Milde JH, Iaizzo PA. Delayed onset of malignant hyperthermia induced by isoflurane and desflurane compared with halothane in susceptible swine. Anesthesiology. 1993;78(6):1138-44.
147. Fu ES, Scharf JE, Mangar D, Miller WD. Malignant hyperthermia involving the administration of desflurane. Can J Anaesth. 1996;43(7):687-90.
148. Garrido S, Fraga M, Martín MJ, Belda J. Malignant hyperthermia during desflurane-succinylcholine anesthesia for orthopedic surgery. Anesthesiology. 1999;90(4):1208-9.
149. Kinouchi K, Okawa M, Fukumitsu K, Tachibana K, Kitamura S, Taniguchi A. [Two pediatric cases of malignant hyperthermia caused by sevoflurane]. Masui. 2001;50(11):1232-5.
150. Snoeck MM, Gielen MJ, Tangerman A, van Egmond J, Dirksen R. Contractures in skeletal muscle of malignant hyperthermia susceptible patients after in vitro exposure to sevoflurane. Acta Anaesthesiol Scand. 2000;44(3):334-7.
151. Kunst G, Graf BM, Schreiner R, Martin E, Fink RH. Differential effects of sevoflurane, isoflurane, and halothane on $Ca^{2+}$ release from the sarcoplasmic reticulum of skeletal muscle. Anesthesiology. 1999;91(1):179-86.
152. Scholz J. [Sevoflurane in pediatric anesthesia. Malignant hyperthermia]. Anaesthesist. 1998;47 Suppl 1:S43-8.
153. Claussen D, Wuttig K, Freudenberg J, Claussen A. [Malignant hyperthermia and sevoflurane--a case report]. Anasthesiol Intensivmed Notfallmed Schmerzther. 1997;32(10):641-4.
154. Maeda H, Iranami H, Hatano Y. Delayed recovery from muscle weakness due to malignant hyperthermia during sevoflurane anesthesia. Anesthesiology. 1997;87(2):425-6.
155. Ducart A, Adnet P, Renaud B, Riou B, Krivosic-Horber R. Malignant hyperthermia during sevoflurane administration. Anesth Analg. 1995;80(3):609-11.
156. Allen GC, Brubaker CL. Human malignant hyperthermia associated with desflurane anesthesia. Anesth Analg. 1998;86(6):1328-31.
157. Dépret T, Krivosic-Horber R. [Malignant hyperthermia: new developments in diagnosis and clinical management]. Ann Fr Anesth Reanim. 2001;20(10):838-52.
158. Froeba G, Marx T, Pazhur J, Baur C, Baeder S, Calzia E, et al. Xenon does not trigger malignant hyperthermia in susceptible swine. Anesthesiology. 1999;91(4):1047-52.
159. Wappler F, Roewer N, Köchling A, Braune H, Reissinger T, Schulte am Esch J. Fulminant malignant hyperthermia associated with ketoacidotic diabetic coma. Intensive Care Med. 1996;22(8):809-12.
160. Rosenberg H. Trismus is not trivial. Anesthesiology. 1987;67(4):453-5.
161. Rosenberg H, Shutack JG. Variants of malignant hyperthermia. Special problems for the paediatric anaesthesiologist. Paediatr Anaesth. 1996;6(2):87-93.
162. Carroll JB. Increased incidence of masseter spasm in children with strabismus anesthetized with halothane and succinylcholine. Anesthesiology. 1987;67(4):559-61.
163. Christian AS, Ellis FR, Halsall PJ. Is there a relationship between masseteric muscle spasm and malignant hyperpyrexia? Br J Anaesth. 1989;62(5):540-4.
164. Lazzell VA, Carr AS, Lerman J, Burrows FA, Creighton RE. The incidence of masseter muscle rigidity after succinylcholine in infants and children. Can J Anaesth. 1994;41(6):475-9.
165. Rosenberg H, Fletcher JE. Masseter muscle rigidity and malignant hyperthermia susceptibility. Anesth Analg. 1986;65(2):161-4.
166. Kaplan AM, Bergeson PS, Gregg SA, Curless RG. Malignant hyperthermia associated with myopathy and normal muscle enzymes. J Pediatr. 1977;91(3):431-4.
167. McPherson EW, Taylor CA Jr. The King syndrome: malignant hyperthermia, myopathy, and multiple anomalies. Am J Med Genet. 1981;8(2):159-65.
168. Lynch PJ, Tong J, Lehane M, Mallet A, Giblin L, Heffron JJ, et al. A mutation in the transmembrane/luminal domain of the ryanodine receptor is associated with abnormal $Ca^{2+}$ release channel function and severe central core disease. Proc Natl Acad Sci U S A. 1999;96(7):4164-9.
169. Monnier N, Romero NB, Lerale J, Landrieu P, Nivoche Y, Fardeau M, et al. Familial and sporadic forms of central core disease are associated with mutations in the C-terminal domain of the skeletal muscle ryanodine receptor. Hum Mol Genet. 2001;10(22):2581-92.
170. Brownell AK. Malignant hyperthermia: relationship to other diseases. Br J Anaesth. 1988;60(3):303-8.
171. Frank JP, Harati Y, Butler IJ, Nelson TE, Scott CI. Central core disease and malignant hyperthermia syndrome. Ann Neurol. 1980;7(1):11-7.
172. Islander G, Henriksson KG, Ranklev-Twetman E. Malignant hyperthermia susceptibility without central core disease (CCD) in a family where CCD is diagnosed. Neuromuscul Disord. 1995;5(2):125-7.
173. Oka S, Igarashi Y, Takagi A, Nishida M, Sato K, Nakada K, et al. Malignant hyperpyrexia and duchenne muscular dystrophy: a case report. Can Anaesth Soc J. 1982;29(6):627-9.
174. Kelfer HM, Singer WD, Reynolds RN. Malignant hyperthermia in a child with Duchenne muscular dystrophy. Pediatrics. 1983;71(1):118-9.
175. Wang JM, Stanley TH. Duchenne muscular dystrophy and malignant hyperthermia--two case reports. Can Anaesth Soc J. 1986;33(4):492-7.
176. Sethna NF, Rockoff MA. Cardiac arrest following inhalation induction of anaesthesia in a child with Duchenne's muscular dystrophy. Can Anaesth Soc J. 1986;33(6):799-802.
177. Rosenberg H, Heiman-Patterson T. Duchenne's muscular dystrophy and malignant hyperthermia: another warning. Anesthesiology. 1983;59(4):362.
178. Larsen UT, Juhl B, Hein-Sörensen O, de Fine Olivarius B. Complications during anaesthesia in patients with Duchenne's muscular dystrophy (a retrospective study). Can J Anaesth. 1989;36(4):418-22.
179. Miller ED Jr, Sanders DB, Rowlingson JC, Berry FA Jr, Sussman MD, Epstein RM. Anesthesia-induced rhabdomyolysis in a patient with Duchenne's muscular dystrophy. Anesthesiology. 1978;48(2):146-8.
180. Henderson WA. Succinylcholine-induced cardiac arrest in unsuspected Duchenne muscular dystrophy. Can Anaesth Soc J. 1984;31(4):444-6.
181. Berry FA. Succinylcholine and Duchenne muscular dystrophy. Anesthesiology. 1993;79(2):401.
182. Silva HCA, Bahia VS, Oliveira RAA, Marchiori PE, Scaff M, Tsanaclis AMC. Susceptibilidade à hipertermia maligna em três pacientes com síndrome maligna por neurolépticos. Arq Neuropsiquiatr. 2000;58(3A):713-9.
183. Moslehi R, Langlois S, Yam I, Friedman JM. Linkage of malignant hyperthermia and hyperkalemic periodic paralysis to the adult skeletal muscle sodium channel (SCN4A) gene in a large pedigree. Am J Med Genet. 1998;76(1):21-7.
184. Monsieurs KG, Van Broeckhoven C, Martin JJ, Dehaene I, Heytens LG. Malignant hyperthermia susceptibility in a patient with concomitant motor neuron disease. J Neurol Sci. 1996;142(1-2):36-8.
185. Porsborg P, Astrup G, Bendixen D, Lund AM, Ording H. Osteogenesis imperfecta and malignant hyperthermia. Is there a relationship? Anaesthesia. 1996;51(9):863-5.
186. Larach MG, Rosenberg H, Gronert GA, Allen GC. Hyperkalemic cardiac arrest during anesthesia in infants and children with occult myopathies. Clin Pediatr (Phila). 1997;36(1):9-16.
187. Weintraub HD, Heisterkamp DV, Cooperman LH. Changes in plasma potassium concentration after depolarizing blockers in anaesthetized man. Br J Anaesth. 1969;41(12):1048-52.
188. Donati F, Bevan DR. Suxamethonium current status. Clin Anaesth. 1985;3:371-85.
189. Stya M, Axelrod D. Mobility of extrajunctional acetylcholine receptors on denervated adult muscle fibers. J Neurosci. 1984;4(1):70-4.
190. Sullivan M, Thompson WK, Hill GD. Succinylcholine-induced cardiac arrest in children with undiagnosed myopathy. Can J Anaesth. 1994;41(6):497-501.
191. Schwartz DE, Kelly B, Caldwell JE, Carlisle AS, Cohen NH. Succinylcholine-induced hyperkalemic arrest in a patient with severe metabolic acidosis and exsanguinating hemorrhage. Anesth Analg. 1992;75(2):291-3.
192. Rosenberg H, Gronert GA. Intractable cardiac arrest in children given succinylcholine. Anesthesiology. 1992;77(5):1054.
193. O'Connor RL, Weinstock A. Further considerations on succinylcholine-induced cardiac arrest. Anesth Analg. 1993;76(5):1167-8.
194. List WF. Succinylcholine-induced cardiac arrhythmias. Anesth Analg. 1971;50(3):361-7.
195. Feldman JM. Cardiac arrest after succinylcholine administration in a pregnant patient recovered from Guillain-Barré syndrome. Anesthesiology. 1990;72(5):942-4.
196. Gronert GA, Theye RA. Pathophysiology of hyperkalemia induced by succinylcholine. Anesthesiology. 1975;43(1):89-99.
197. Egan TD, Brock-Utne JG. Asystole after anesthesia induction with a fentanyl, propofol and succinylcholine sequence. Anesth Analg. 1991;73(6):818-20.
198. Bevan DR. Succinylcholine. Can J Anaesth. 1994;41:465-8.
199. Cooperman LH, Strobel GE Jr, Kennell EM. Massive Hyperkalemia after administration of succinylcholine. Anesthesiology. 1970;32(2):161-4.
200. McKishnie JD, Muir JM, Girvan DP. Anaesthesia induced rhabdomyolysis--a case report. Can Anaesth Soc J. 1983;30(3 Pt 1):295-8.
201. Brownell AK, Paasuke RT, Elash A, Fowlow SB, Seagram CG, Diewold RJ, et al. Malignant hyperthermia in Duchenne muscular dystrophy. Anesthesiology. 1983;58(2):180-2.
202. Breucking E, Reimnitz P, Schara U, Mortier W. [Anesthetic complications. the incidence of severe anesthetic complications in patients and families with progressive muscular dystrophy of the Duchenne and Becker types]. Anaesthesist. 2000;49(3):187-95.
203. Marks WA, Bodensteiner JB, Reitz RD. Cardiac arrest during anesthetic induction in a child with Becker type muscular dystrophy. J Child Neurol. 1987;2(2):160-1.
204. Delphin E, Jackson D, Rothstein P. Use of succinylcholine during elective pediatric anesthesia should be reevaluated. Anesth Analg. 1987;66(11):1190-2.
205. Halliday NJ. Malignant hyperthermia. J Craniofac Surg. 2003;14(5):800-2.
206. Kleopa KA, Rosenberg H, Heiman-Patterson T. Malignant hyperthermia-like episode in Becker muscular dystrophy. Anesthesiology. 2000;93(6):1535-7.
207. Farrell PT. Anaesthesia-induced rhabdomyolysis causing cardiac arrest: case report and review of anaesthesia and the dystrophinopathies. Anaesth Intensive Care. 1994;22(5):597-601.

208. Imbert N, Cognard C, Duport G, Guillou C, Raymond G. Abnormal calcium homeostasis in Duchenne muscular dystrophy myotubes contracting in vitro. Cell Calcium. 1995;18(3):177-86.
209. Carlson CG. The dystrophinopathies: An alternative to the structural hypothesis. Neurobiol Dis. 1998;5(1):3-15.
210. Nelson TE, Sweo T. $Ca^{2+}$ uptake and $Ca^{2+}$ release by skeletal muscle sarcoplasmic reticulum: Differing sensitivity to inhalational anesthetics. Anesthesiology. 1988;69(4):571-7.
211. Gronert GA, Thompson RL, Onofrio BM. Human malignant hyperthermia: Awake episodes and correction by dantrolene. Anesth Analg. 1980;59(5):377-8.
212. Haverkort-Poels PJ, Joosten EM, Ruitenbeek W. Prevention of recurrent exertional rhabdomyolysis by dantrolene sodium. Muscle Nerve. 1987;10(1):45-6.
213. Gronert GA, Milde JH, Theye RA. Role of sympathetic activity in porcine malignant hyperthermia. Anesthesiology. 1977;47(5):411-5.
214. Urwyler A, Censier K, Seeberger MD, Rothenbühler JM, Kaufmann MA, Drewe J. In vitro effect of ephedrine, adrenaline, noradrenaline and isoprenaline on halothane-induced contractures in skeletal muscle from patients potentially susceptible to malignant hyperthermia. Br J Anaesth. 1993;70(1):76-9.
215. Wappler F, Fiege M, Antz M, Schulte am Esch J. Hemodynamic and metabolic alterations in response to graded exercise in a patient susceptible to malignant hyperthermia. Anesthesiology. 2000;92(1):268-72.
216. Bendahan D, Kozak-Ribbens G, Confort-Gouny S, Ghattas B, Figarella-Branger D, Aubert M, et al. A noninvasive investigation of muscle energetics Supports similarities between exertional heat stroke and malignant hyperthermia. Anesth Analg. 2001;93(3):683-9.
217. Wappler F, Fiege M, Steinfath M, Agarwal K, Scholz J, Singh S, et al. Evidence for susceptibility to malignant hyperthermia in patients with exercise-induced rhabdomyolysis. Anesthesiology. 2001;94(1):95-100.
218. Ellis FR, Campbell IT. Fatal heat stroke in a long distance runner (letter). BMJ. 1983;287:1548-9.
219. Hackl W, Winkler M, Mauritz W, Sporn P, Steinbereithner K. Muscle biopsy for diagnosis of malignant hyperthermia susceptibility in two patients with severe exercise-induced myolysis. Br J Anaesth. 1991;66(1):138-40.
220. Hopkins PM, Ellis FR, Halsall PJ. Ryanodine contracture: a potentially specific in vitro diagnostic test for malignant hyperthermia. Br J Anaesth. 1991;66(5):611-3.
221. Jardon OM. Physiologic stress, heat stroke, malignant hyperthermia: A perspective. Mil Med. 1982;147(1):8-14.
222. Köchling A, Wappler F, Winkler G, Schulte am Esch JS. Rhabdomyolysis following severe physical exercise in a patient with predisposition to malignant hyperthermia. Anaesth Intensive Care. 1998;26(3):315-8.
223. Ogletree JW, Antognini JF, Gronert GA. Postexercise muscle cramping associated with positive malignant hyperthermia contracture testing. Am J Sports Med. 1996;24(1):49-51.
224. Campbell IT, Ellis FR, Evans RT. Metabolic rate and blood hormone and metabolite levels of individuals susceptible to malignant hyperpyrexia at rest and in response to food and mild exercise. Anesthesiology. 1981;55(1):46-52.
225. Green JH, Ellis FR, Halsall PJ, Campbell IT, Currie S, Caddy J. Thermoregulation, plasma catecholamine and metabolite levels during submaximal work in individuals susceptible to malignant hyperpyrexia. Acta Anaesthesiol Scand. 1987;31(2):122-6.
226. Rutberg H, Håkanson E, Hall GM, Jorfeldt L. Effects of graded exercise on leg exchange of energy substrates in malignant hyperthermia susceptible subjects. Anesthesiology. 1987;67(3):308-13.
227. Campbell IT, Ellis FR, Evans RT, Mortimer MG. Studies of body temperatures, blood lactate, cortisol and free fatty acid levels during exercise in human subjects susceptible to malignant hyperpyrexia. Acta Anaesthesiol Scand. 1983;27(5):349-55.
228. Knochel JP. Rhabdomyolysis and myoglobinuria. Semin Nephrol. 1981;1:75-86.
229. Waldhans S, Vogt S, Moosdorf R. Rhabdomyolysen nach Operationen mit Einsatz der Herz-Lungen-Maschine bei präoperativer Medikation mit HMG-CoA-Reduktasehemmern. Z Herz Thorax Gefaschir. 1998;12(5):201-5.
230. Maccario M, Fumagalli C, Dottori V, Grasso AM, Agostini M, Parodi E, et al. The association between rhabdomyolysis and acute renal failure in patients undergoing cardiopulmonary bypass. J Cardiovasc Surg (Torino). 1996;37(2):153-9.
231. Slater MS, Mullins RJ. Rhabdomyolysis and myoglobinuric renal failure in trauma and surgical patients: a review. J Am Coll Surg. 1998;186(6):693-716.
232. McKenney KA, Holman SJ. Delayed postoperative rhabdomyolysis in a patient subsequently diagnosed as malignant hyperthermia susceptible. Anesthesiology. 2002;96(3):764-5.
233. Moyes DG. Malignant hyperpyrexia caused by trimeprazine. Br J Anaesth. 1973;45(11):1163-5.
234. Sporn P, Steinbereithner K, Sluga E, Linsmayer H, Schenk E. [Fatal hyperthermic crisis after premedication. Human stress syndrome or trigger effect of promethacine (author's transl)]. Anaesthesist. 1980;29(2):85-8.
235. Hanel RA, Sandmann MC, Kranich M, De Bittencourt PRM. Síndrome neuroléptica maligna. Relato de um caso com recorrência associada ao uso de olanzapina. Arq Neuropsiquiatr. 1998;56(4):833-7.
236. Reeves RR, Mack JE, Torres RA. Neuroleptic malignant syndrome during a change from haloperidol to risperidone. Ann Pharmacother. 2001;35(6):698-701.
237. Philibert RA, Adam LA, Frank FM, Carney-Doebbeling C. Olanzapine usage associated with neuroleptic malignant syndrome. Psychosomatics. 2001;42(6):528-9.
238. Neu P, Seyfert S, Brockmöller J, Dettling M, Marx P. Neuroleptic malignant syndrome in a patient with succinic semialdehyde dehydrogenase deficiency. Pharmacopsychiatry. 2002;35(1):26-8.
239. Sing KJ, Ramaekers GM, Van Harten PN. Neuroleptic malignant syndrome and quetiapine. Am J Psychiatry. 2002;159(1):149-50.
240. So PC. Neuroleptic malignant syndrome induced by droperidol. Hong Kong Med J. 2001;7(1):101-3.
241. Gordon PH, Frucht SJ. Neuroleptic malignant syndrome in advanced. Parkinson's disease. Mov Disord. 2001;16(5):960-2.
242. Ito T, Shibata K, Watanabe A, Akabane J. Neuroleptic malignant syndrome following withdrawal of amantadine in a patient with influenza A encephalopathy. Eur J Pediatr. 2001;160(6):401.
243. Levenson JL. Neuroleptic malignant syndrome. Am J Psychiatry. 1985;142(10):1137-45.
244. Pope HG Jr, Keck PE Jr, McElroy SL. Frequency and presentation of neuroleptic malignant syndrome in a large psychiatric hospital. Am J Psychiatry. 1986;143(10):1227-33.
245. Keck PE Jr, Pope HG Jr, McElroy SL. Frequency and presentation of neuroleptic malignant syndrome: a prospective study. Am J Psychiatry. 1987;144(10):1344-6.
246. Keck PE Jr, Pope HG Jr, McElroy SL. Declining frequency of neuroleptic malignant syndrome in a hospital population. Am J Psychiatry. 1991;148(7):880-2.
247. Addonizio G, Susman VL, Roth SD. Symptoms of neuroleptic malignant syndrome in 82 consecutive inpatients. Am J Psychiatry. 1986;143(12):1587-90.
248. Gelenberg AJ, Bellinghausen B, Wojcik JD, Falk WE, Sachs GS. A prospective survey of neuroleptic malignant syndrome in a short-term psychiatric hospital. Am J Psychiatry. 1988;145(4):517-8.
249. Kellam AM. The (frequently) neuroleptic (potentially) malignant syndrome. Br J Psychiatry. 1990;157:169-73.
250. Henderson VW, Wooten GF. Neuroleptic malignant syndrome: a pathogenetic role for dopamine receptor blockade? Neurology. 1981;31(2):132-7.
251. Delay J, Pichot P, Lemperiere T, Elissalde B, Peigne F. [A non-phenothiazine and non-reserpine major neuroleptic, haloperidol, in the treatment of psychoses]. Ann Med Psychol (Paris). 1960;118(1):145-52.
252. Gerbershagen MU, Ito WD, Wappler F, Fiege M, Schulte am Esch J. [Malignant neuroleptic syndrome after haloperidol administration]. Anaesthesist. 2001;50(5):329-32.
253. Susman VL. Clinical management of neuroleptic malignant syndrome. Psychiatr Q. 2001;72(4):325-36.
254. Etain B, Le Heuzey MF, Mouren-Simeoni MC. [Electroconvulsive therapy in the adolescent: clinical considerations apropos of a series of cases]. Can J Psychiatry. 2001;46(10):976-81.
255. Frey R, Schreinzer D, Heiden A, Kasper S. [Use of electroconvulsive therapy in psychiatry]. Nervenarzt. 2001;72(9):661-76.
256. George AL Jr, Wood CA Jr. Succinylcholine-induced hyperkalemia complicating the neuroleptic malignant syndrome. Ann Intern Med. 1987;106(1):172.
257. Denborough MA, Collins SP, Hopkinson KC. Rhabdomyolysis and malignant hyperpyrexia. Br Med J (Clin Res Ed). 1984;288(6434):1878.
258. Araki M, Takagi A, Higuchi I, Sugita H. Neuroleptic malignant syndrome: caffeine contracture of single muscle fibers and muscle pathology. Neurology. 1988;38(2):297-301.
259. Liskow BL. Relationship between neuroleptic malignant syndrome and malignant hyperthermia. Am J Psychiatry. 1985;142:390.
260. Weinberg S, Twersky RS. Neuroleptic malignant syndrome. Anesth Analg. 1983;62(9):848-50.
261. Hermesh H, Aizenberg D, Lapidot M, Munitz H. Risk of malignant hyperthermia among patients with neuroleptic malignant syndrome and their families. Am J Psychiatry. 1988;145(11):1431-4.
262. Adnet P, Krivosic-Horber R, Reyford H, Leys D, Adamantidis M, Dupuis B. [Do neuroleptic malignant syndrome and malignant hyperthermia of anesthesia share a common mechanism?]. Presse Med. 1990;19(31):1460.
263. Keck PE Jr, Caroff SN, McElroy SL. Neuroleptic malignant syndrome and malignant hyperthermia: end of a controversy? J Neuropsychiatry Clin Neurosci. 1995;7(2):135-44.
264. Ueda M, Hamamoto M, Nagayama H, Okubo S, Amemiya S, Katayama Y. Biochemical alterations during medication withdrawal in Parkinson's disease with and without neuroleptic malignant-like syndrome. J Neurol Neurosurg Psychiatry. 2001;71(1):111-3.
265. Hashimoto F, Sherman CB, Jeffery WH. Neuroleptic malignant syndrome and dopaminergic blockade. Arch Intern Med. 1984;144(3):629-30.
266. Toru M, Matsuda O, Makiguchi K, Sugano K. Neuroleptic malignant syndrome-like state following a withdrawal of antiparkinsonian drugs. J Nerv Ment Dis. 1981;169(5):324-7.
267. Sangal R, Dimitrijevic R. Neuroleptic malignant syndrome. Successful treatment with pancuronium. JAMA. 1985;254(19):2795-6.
268. Krivosic-Horber R, Adnet P, Guevart E, Theunynck D, Lestavel P. Neuroleptic malignant syndrome and malignant hyperthermia. In vitro comparison with halothane and caffeine contracture tests. Br J Anaesth. 1987;59(12):1554-6.
269. Bello N, Adnet P, Saulnier F, Lestavel P, Adnet-Bonte C, Reyford H, et al. [Lack of sensitivity to per-anesthetic malignant hyperthermia in 32 patients who developed neuroleptic malignant syndrome]. Ann Fr Anesth Reanim. 1994;13(5):663-8.
270. Adnet P, Lestavel P, Krivosic-Horber R. Neuroleptic malignant syndrome. Br J Anaesth. 2000;85(1):129-35.
271. Larach MG, Localio AR, Allen GC, Denborough MA, Ellis FR, Gronert GA, et al. A clinical grading scale to predict malignant hyperthermia susceptibility. Anesthesiology. 1994;80(4):771-9.
272. Heytens L. Differential diagnosis of MH. Acta Anaesthesiol Belg. 1990;41(2):95-102.
273. Kaplan R. Malignant hyperthermia. Referesher Course Lectures. ASA Annual Meeting. 1991;231:1-7.
274. Strecker G, Adnet P, Forget AP, Krivosic-Horber R. Hyperthermie maligne et état infectieux d'origine appendiculaire. Peut-on les différencier en cours d'intervention? Ann Fr Anesth Reanim. 1997;16(3):234-8.
275. Fraser JG. Iatrogenic benign hyperthermia in children. Anesthesiology. 1978;48(5):375.
276. Stevens JJ. A case of thyrotoxic crisis that mimicked malignant hyperthermia. Anesthesiology. 1983;59(3):263.
277. Baumgarten RK, Reynolds WJ. Early detection of malignant hyperthermia. Anesthesiology. 1985;63(1):123.
278. Ryan JF, Tedeschi LG. Sudden unexplained death in a patient with a family history of malignant hyperthermia. J Clin Anesth. 1997;9(1):66-8.
279. Antognini JF. Creatine kinase alterations after acute malignant hyperthermia episodes and common surgical procedures. Anesth Analg. 1995;81(5):1039-42.
280. McPherson E, Taylor CA Jr. The genetics of malignant hyperthermia: evidence for heterogeneity. Am J Med Genet. 1982;11(3):273-85.
281. Britt BA, Endrenyi L, Peters PL, Kwong FH, Kadijevic L. Screening of malignant hyperthermia susceptible families by creatine phosphokinase measurement and other clinical investigations. Can Anaesth Soc J. 1976;23(3):263-84.
282. Larach MG. Standardization of the caffeine halothane muscle contracture test. North American Malignant Hyperthermia Group. Anesth Analg. 1989;69(4):511-5.
283. Nelson TE. Current diagnostic testing for malignant hyperthermia. ASA Newsletter. 1997;61:11-2.
284. Ording H, Brancadoro V, Cozzolino S, Ellis FR, Glauber V, Gonano EF, et al. In vitro contracture test for diagnosis of malignant hyperthermia following the protocol of the European MH Group: results of testing patients surviving fulminant MH and unrelated low-risk subjects. The European Malignant Hyperthermia Group. Acta Anaesthesiol Scand. 1997;41(8):955-66.
285. Ording H, Islander G, Bendixen D, Ranklev-Twetman E. Between-center variability of results of the in vitro contracture test for malignant hyperthermia susceptibility. Anesth Analg. 2000;91(2):452-7.
286. Fletcher JE, Rosenberg H, Aggarwal M. Comparison of European and North American Malignant Hyperthermia Diagnostic Protocol Outcomes for Use in Genetic Studies. Anesthesiology. 1999;90(3):654-61.
287. Maccani RM, Wedel DJ, Melton A, Gronert GA. Femoral and lateral femoral cutaneous nerve block for muscle biopsies in children. Paediatr Anaesth. 1995;5(4):223-7.
288. Monnier N, Lunardi J. [Biology of malignant hyperthermia: a disease of the calcium channels of the skeletal muscle]. Ann Biol Clin (Paris). 2000;58(2):147-56.
289. Lynch PJ, Krivosic-Horber R, Reyford H, Monnier N, Quane K, Adnet P, et al. Identification of heterozygous and homozygous individuals with the novel RYR1 mutation Cys35Arg in a large kindred. Anesthesiology 1997 ; 86 : 620-626.
290. Baur CP, Bellon L, Felleiter P, Fiege M, Fricker R, Glahn K, et al. A multicenter study of 4-chloro-m-cresol for diagnosing malignant hyperthermia susceptibility. Anesth Analg. 2000;90(1):200-5.
291. Gilly H, Musat I, Fricker R, Bittner RE, Steinbereithner K, Kress HG. Classification of malignant hyperthermia-equivocal patients by 4-chloro-M-cresol. Anesth Analg. 1997;85(1):149-54.
292. Brinkmeier H1, Krämer J, Krämer R, Iaizzo PA, Baur C, Lehmann-Horn F, et al. Malignant hyperthermia causing Gly2435Arg mutation of the ryanodine receptor facilitates ryanodine-induced calcium release in myotubes. Br J Anaesth. 1999;83(6):855-61.
293. Hopkins PM, Ellis FR, Halsall PJ. Evidence for related myopathies in exertional heat stroke and malignant hyperthermia. Lancet. 1991;338(8781):1491-2.
294. Kozak-Reiss G, Gascard JP, Redouane-Bénichou K. [Detection of peranesthetic malignant hyperthermia by muscle contracture tests and NMR spectroscopy]. Ann Fr Anesth Reanim. 1986;5(6):584-9.
295. Olgin J, Argov Z, Rosenberg H, Tuchler M, Chance B. Non-invasive evaluation of malignant hyperthermia susceptibility with phosphorus nuclear magnetic resonance spectroscopy. Anesthesiology. 1988;68(4):507-13.
296. Bendahan D, Kozak-Ribbens G, Rodet L, Confort-Gouny S, Cozzone PJ. 31Phosphorus magnetic resonance spectroscopy characterization of muscular metabolic anomalies in patients with malignant hyperthermia: application to diagnosis. Anesthesiology. 1998;88(1):96-107.
297. Payen JF, Bosson JL, Bourdon L, Jacquot C, Le Bas JF, Stieglitz P, et al. Improved noninvasive diagnostic testing for malignant hyperthermia susceptibility from a combination of metabolites determined in vivo with 31P-magnetic resonance spectroscopy. Anesthesiology. 1993;78(5):848-55.
298. Ryan JF. Malignant hyperthermia. In: Coté CJ. A practice of anesthesia for infants and children. 2nd ed. Philadelphia: W. B. Saunders; 1993. p. 417-28.
299. Krivosic-Horber R, Adnet P, Krivosic I, Theunynck D, Guévart E, Adamantidis M. [Tests of contracture and sensitivity to malignant hyperthermia in 27 patients]. Ann Fr Anesth Reanim. 1988;7(2):132-8.
300. Cain AG, Bell AD. How much dantrolene? A case of fulminant malignant hyperthermia. Anaesth Intensive Care. 1989;17(4):500-2.
301. Britt BA, Endrenyi L, Peters PL, Kwong FH, Kadijevic L. Malignant hyperthermia. Boston: Martinus Nijhoff Publishing; 1987.
302. Flewellen EH, Nelson TE. Dantrolene dose response in malignant hyperthermia-susceptible (MHS) swine: method to obtain prophylaxis and therapeusis. Anesthesiology. 1980;52(4):303-8.
303. Flewellen EH, Nelson TE, Jones WP, Arens JF, Wagner DL. Dantrolene dose response in awake man: implications for management of malignant hyperthermia. Anesthesiology. 1983;59(4):275-80.
304. López JR, Allen PD, Alamo L, Jones D, Sreter FA. Myoplasmic free $[Ca^{2+}]$ during a malignant hyperthermia episode in swine. Muscle Nerve. 1988;11(1):82-8.
305. Fruen BR, Mickelson JR, Louis CF. Dantrolene inhibition of sarcoplasmic reticulum $Ca^{2+}$ release by direct and specific action at skeletal muscle ryanodine receptors. J Biol Chem. 1997;272(43):26965-71.
306. Parness J, Palnitkar SS. Identification of dantrolene binding sites in porcine skeletal muscle sarcoplasmic reticulum. J Biol Chem. 1995;270(31):18465-72.
307. Nelson TE, Lin M, Zapata-Sudo G, Sudo RT. Dantrolene sodium can increase or attenuate activity of skeletal muscle ryanodine receptor calcium release channel. Clinical implications. Anesthesiology. 1996;84(6):1368-79.
308. Zhao F, Li P, Chen SR, Louis CF, Fruen BR. Dantrolene inhibition of ryanodine receptor $Ca^{2+}$ release channels. Molecular mechanism and isoform selectivity. J Biol Chem. 2001;276(17):13810-6.
309. Durbin CG, Fisher NA, Lynch C. Cardiovascular effects in dogs of intravenous dantrolene alone and in the presence of verapamil. Anesthesiology. 1983;59:A227.
310. Saltzman LS, Kates RA, Corke BC, Norfleet EA, Heath KR. Hyperkalemia and cardiovascular collapse after verapamil and dantrolene administration in swine. Anesth Analg. 1984;63(5):473-8.
311. Harrison GG. Malignant hyperthermia. Dantrolene--dynamics and kinetics. Br J Anaesth. 1988;60(3):279-86.
312. Wedel DJ, Quinlan JG, Iaizzo PA. Clinical effects of intravenously administered dantrolene. Mayo Clin Proc. 1995;70(3):241-6.
313. Shime J, Gare D, Andrews J, Britt B. Dantrolene

in pregnancy: lack of adverse effects on the fetus and newborn infant. Am J Obstet Gynecol. 1988;159(4):831-4.
314. Krivosic-Horber R. Malignant hyperthermia. Treatment of the acute episode. Acta Anaesthesiol Belg. 1990;41(2):83-6.
315. Watson CB, Reierson N, Norfleet EA. Clinically significant muscle weakness induced by oral dantrolene sodium prophylaxis for malignant hyperthermia. Anesthesiology. 1986;65(3):312-4.
316. Weingarten AE, Korsh JI, Neuman GG, Stern SB. Postpartum uterine atony after intravenous dantrolene. Anesth Analg. 1987;66(3):269-70.
317. Herman R, Mayer N, Mecomber SA. Clinical pharmaco-physiology of dantrolene sodium. Am J Phys Med. 1972;51(6):296-311.
318. Lietman PS, Haslam RH, Walcher JR. Pharmacology of dantrolene sodium in children. Arch Phys Med Rehabil. 1974;55(8):388-92.
319. Fletcher JE, Lizzo FH, Rosenberg H. Azumolene, a new dantrolene analogue, antagonizes halothane and caffeine contractures: potential use in malignant hyperthermia. Anesthesiology. 1988;69:A419.
320. Dershwitz M, Sréter FA. Azumolene reverses episodes of malignant hyperthermia in susceptible swine. Anesth Analg. 1990;70(3):253-5.
321. Rubin AS, Zablocki AD. Hyperkalemia, verapamil, and dantrolene. Anesthesiology. 1987;66(2):246-9.
322. Short JA, Cooper CM. Suspected recurrence of malignant hyperthermia after post-extubation shivering in the intensive care unit, 18 h after tonsillectomy. Br J Anaesth. 1999;82(6):945-7.
323. Allen GC, Rosenberg H. Malignant hyperthermia susceptibility in adult patients with masseter muscle rigidity. Can J Anaesth. 1990;37(1):31-5.
324. Mulrooney L. Counselling on malignant hyperpyrexia. Anaesthesia. 1988;43(9):727-8.
325. Allen GC, Rosenberg H, Fletcher JE. Safety of general anesthesia in patients previously tested negative for malignant hyperthermia susceptibility. Anesthesiology. 1990;72(4):619-22.
326. Dubrow TJ, Wackym PA, Abdul-Rasool IH, Moore TC. Malignant hyperthermia: experience in the prospective management of eight children. J Pediatr Surg. 1989;24(2):163-6.
327. Larach MG, Rosenberg H, Larach DR, Broennle AM. Prediction of malignant hyperthermia by susceptibility by clinical signs. Anesthesiology. 1987;66(4):547-50.
328. Wackym PA, Dubrow TJ, Abdul-Rasool IH, Peacock WJ. Neurosurgery in the malignant hyperthermia-susceptible patient. Neurosurgery. 1988;22(6 Pt 1):1032-6.
329. Wackym PA, Dubrow TJ, Abdul-Rasool IH, Lesavoy MA. Malignant hyperthermia in plastic surgery. Plast Reconstr Surg. 1988;82(5):878-82.
330. Wackym PA, Abdul-Rasool IH. Prospective management of malignant hyperthermia in the otolaryngological patient. J Laryngol Otol. 1988;102(6):513-6.
331. Hackl W, Mauritz W, Winkler M, Sporn P, Steinbereithner K. Anaesthesia in malignant hyperthermia-susceptible patients without dantrolene prophylaxis: a report of 30 cases. Acta Anaesthesiol Scand. 1990;34(7):534-7.
332. Douglas MJ, McMorland GH. The anaesthetic management of the malignant hyperthermia susceptible parturient. Can Anaesth Soc J. 1986;33(3 Pt 1):371-8.
333. Grinberg R, Edelist G, Gordon A. Postoperative malignant hyperthermia episodes in patients who received "safe" anaesthetics. Can Anaesth Soc J. 1983;30(3 Pt 1):273-6.
334. Dershwitz M, Sréter FA, Ryan JF. Ketamine does not trigger malignant hyperthermia in susceptible swine. Anesth Analg. 1989;69(4):501-3.
335. Dershwitz M, Ryan JF, Guralnick W. Safety of amide local anesthetics in patients susceptible to malignant hyperthermia. J Am Dent Assoc. 1989;118(3):276, 278, 280.
336. Ghouri A, Feinstein R. Safety of general anesthesia in patients previously tested negative for malignant hyperthermia susceptibility. Anesthesiology. 1990;73(3):581-2.
337. Coté CJ, Liu LM, Szyfelbein SK, Firestone S, Goudsouzian NG, Welch JP, et al. Intraoperative events diagnosed by expired carbon dioxide monitoring in children. Can. Anaesth. Can Anaesth Soc J. 1986;33(3 Pt 1):315-20.
338. Petroz GC, Lerman J. Preparation of the siemens KION anesthetic machine for patients susceptible to malignant hyperthermia. Anesthesiology. 2002;96(4):941-6.
339. Targ AG, Yasuda N, Eger EI 2nd. Solubility of I-653, sevoflurane, isoflurane, and halothane in plastics and rubber composing a conventional anesthetic circuit. Anesth Analg. 1989;69(2):218-25.
340. Eger EI 2nd, Larson CP Jr, Severinghaus JW. The solubility of halothane in rubber, soda lime and various plastics. Anesthesiology. 1962;23:356-9.
341. Titel JH, Lowe HJ. Rubber-gas partition coefficients. Anesthesiology. 1968;29(6):1215-6.
342. Lowe HJ, Titel JH, Hagler KJ. Absorption of anesthetics by conductive rubber in breathing circuits. Anesthesiology. 1971;34(3):283-9.
343. Beebe JJ, Sessler DI. Preparation of anesthesia machines for patients susceptible to malignant hyperthermia. Anesthesiology. 1988;69(3):395-400.
344. McGraw TT, Keon TP. Malignant hyperthermia and the clean machine. Can J Anaesth. 1989;36(5):530-2.
345. Ritchie PA, Cheshire MA, Pearce NH. Decontamination of halothane from anaesthetic machines achieved by continuous flushing with oxygen. Br J Anaesth. 1988;60(7):859-63.
346. Cooper JB, Philip JH. More on anesthesia machines and malignant hyperpyrexia. Anesthesiology. 1989;70(3):561-2.
347. Mauritz W, Hackl W, Winkler M, Sporn P, Steinbereithner K. Anesthesia in malignant hyperthermia susceptible patients. Acta Anaesthesiol Belg. 1990;41(2):87-94.
348. Britt BA. Dantrolene. Can Anaesth Soc J. 1984;31(1):61-75.
349. Adnet PJ, Gronert GA. Malignant hyperthermia: advances in diagnostics and management. Curr Opin Anaesthesiol. 1999;12(3):353-8.

## Leituras sugeridas

Allen GC, Brubaker CL. Human malignant hyperthermia associated with desflurane anesthesia. Anesth Analg.;86(6):1328-31.
Caroff SN, Rosenberg H, Fletcher JE, Heiman-Patterson TD, Mann SC. Malignant hyperthermia susceptibility in neuroleptic malignant syndrome. Anesthesiology. 1987;67(1):20-5.
Gillard EF, Otsu K, Fujii J, Khanna VK, de Leon S, Derdemezi J, et al. A substitution of cysteine for arginine 614 in the ryanodine receptor is potentially causative of human malignant hyperthermia. Genomics. 1991;11(3):751-5.
Emhg.org [Internet]. European Malignant Hyperthermia Group. [S.l.: EMHG; 2017, capturado em 16 jul. 2017]. Disponível em: https://emhg.org/nc/home/.
Haji-Michael PG, Hatch DL. Smith-Lemli-Opitz syndrome and malignant hyperthermia. Anesth Analg. 1996;83(1):200.
Hall LW, Woolf N, Bradley JW, Jolly DW. Unusual reaction to suxamethonium chloride. Br Med J. 1966;2(5525):1305.
Heiman-Patterson TD, Rosenberg H, Fletcher JE, Tahmoush AJ. Halothane-caffeine contracture testing in neuromuscular diseases. Muscle Nerve. 1988;11(5):453-7.
Hermesh H, Aizenberg D, Lapidot M, Munitz H. The relationship between malignant hyperthermia and neuroleptic malignant syndrome. Anesthesiology. 1989;70(1):171-3.
Inan S, Wei H. The cytoprotective effects of dantrolene: a ryanodine receptor antagonist. Anesth Analg. 2010;111(6):1400-10.
Leong P, MacLennan DH. The cytoplasmic loops between domains II and III and domains III and IV in the skeletal muscle dihydropyridine receptor bind to a contiguous site in the skeletal muscle ryanodine receptor. J Biol Chem. 1998;273(45):29958-64.
Pérez C, Linares N, Cordovez G, López JR. Câmbios em la $(Ca^{2+})$ inducida por el dantrolene em fibras usculares de sujetos susceptibles a hipertermia maligna. Rev Colomb Anestesiol. 1993;21(4):375-8.
Schwartz N, Eisenkraft JB. Malignant hyperthermia in a child with sleep apnea. Mt Sinai J Med. 1989;56(2):123-5.
Silva HCA, Andrade PV, Amaral JLG. Contração versus contratura e miopatia do núcleo central versus miopatia da parte central em hipertemia maligna. Rev Bras Anestesiol. 2014;64(2):142-4.
Snoeck MM, Gielen MJ, Tangerman A, van Egmond J, Dirksen R. Contractures in skeletal muscle of malignant hyperthermia susceptible patients after in vitro exposure to sevoflurane. Acta Anaesthesiol Scand. 2000;44(3):334-7.
Tollefson G. A case of neuroleptic malignant syndrome: in vitro muscle comparison with malignant hyperthermia. J Clin Psychopharmacol. 1982;2(4):266-70.
Wappler F, Roewer N, Köchling A, Scholz J, Löscher W, Steinfath M. Effects of the serotonin2 receptor agonist DOI on skeletal muscle specimens from malignant hyperthermia-susceptible patients. Anesthesiology. 1996;84(6):1280-7.
Wappler F, Roewer N, Köchling A, Scholz J, Steinfath M, Schulte am Esch J. In vitro diagnosis of malignant hyperthermia susceptibility with ryanodine-induced contractures in human skeletal muscles. Anesth Analg. 1996;82(6):1230-6.
Wingard DW. Controversies regarding the prophylactic use of dantrolene for malignant hyperthermia. Anesthesiology. 1983;58:489-90.
Wu CC, Tseng CS, Shen CH, Yang TC, Chi KP, Ho WM. Succinylcholine-induced cardiac arrest in unsuspected Becker muscular dystrophy--a case report. Acta Anaesthesiol Sin. 1998 Sep;36(3):165-8.

# Questão de Prova do TSA

**83.1 (TSA/2012)** O parâmetro mais precoce, sensível e específico de hipertermia maligna, em paciente sob anestesia geral com bloqueio neuromuscular e intubação traqueal, é:

**A.** Taquicardia.

**B.** Hipertermia.

**C.** Rigidez muscular.

**D.** Aumento da fração expirada de $CO_2$.

# 84. INTERAÇÕES MEDICAMENTOSAS EM ANESTESIA

Nilton Bezerra do Vale

A inexistência de um anestésico geral capaz de manter, isoladamente, analgesia, amnésia (inconsciência), relaxamento muscular e estabilidade autonômica, sendo esses efeitos indispensáveis ao ato anestésico, induz sobremaneira à utilização simultânea de múltiplos fármacos associados no período transoperatório. Embora a primeira anestesia geral hospitalar administrada em 16 de outubro de 1846 por William T. G. Morton (1819-1868) no Massachusetts General Hospital de Boston tenha sido exitosa apenas com um único anestésico inalatório (éter), a moderna anestesia balanceada usa habitualmente a polifarmácia, o que resulta no aparecimento de interações sinérgicas de adição ou potencialização e antagônicas competitivas ou fisiológicas.

Após o lançamento do primeiro livro-texto de anestesiologia A Treatise on the Inhalation of the Vapour of Ether for the Prevention of Pain in Surgical Operations,[1] ficou explícita a necessidade imperiosa de conhecer as propriedades farmacológicas dos anestésicos e seus adjuvantes para o êxito do ato anestésico, o que torna todo anestesiologista um farmacologista clínico. Além dos conhecimentos propedêuticos e de sua qualificação na monitorização do ato anestésico, a *expertise* técnica do anestesiologista deve estar respaldada em conhecimentos farmacológicos suficientes e mesmo imprescindíveis para a segura administração de cada fármaco injetado ou inalado, como coeficiente de partição óleo/água, solubilidade no sangue e nas gorduras, estereoisomeria e propriedades farmacocinéticas ou farmacodinâmicas. Daí a importância do conhecimento das interações medicamentosas, sobretudo no paciente idoso com patologias crônicas e nas cirurgias de alta complexidade.

A maioria dos medicamentos lipossolúveis não é inerte, podendo interagir e modificar de modo simultâneo a intensidade do efeito farmacológico de outro fármaco usado concomitantemente e vice-versa. Na condução da técnica de anestesia geral mais utilizada em nosso meio – a anestesia balanceada –, o anestesiologista serve-se de vários fármacos cuja variedade depende da complexidade do estado clínico do paciente ou de intercorrências transoperatórias. As interações entre os psicofármacos e eventuais medicamentos adjuvantes são frequentes em todas as técnicas anestésicas. Os sinergismos de potenciação podem ocorrer já na administração venosa ou inalatória dos anestésicos entre si ou com agentes adjuvantes, mas também com medicamentos usados previamente pelo paciente, seja por prescrição médica, seja por automedicação. As interações podem ocorrer já na manipulação técnica do fármaco (fase farmacêutica); mais comumente ocorrem na biofase – farmacodinâmica – por meio de resultante do binômio dose/resposta, e também durante o período farmacocinético, desde a sua injeção ou inalação até sua completa eliminação do organismo via pulmonar ou renal. Ao contrário da interação farmacêutica (p. ex., anestésico local e adrenalina em frasco-ampola), as interações farmacocinéticas são mais difíceis de prever e de detectar no decorrer do ato anestésico, em razão de que os fármacos podem interagir logo no início da administração e, muitas vezes, o seu mecanismo farmacodinâmico não está necessariamente relacionado. Por exemplo, na ocorrência de ação neurotóxica da bupivacaína racêmica por suprdosagem ou injeção sistêmica acidental numa criança sob uso crônico de diazepam, a forte ligação do benzodiazepínico à proteina plasmática (99%) desloca o anestésico local do seu transportador elevando a concentração plasmática da molécula livre e ativa, agravando a intoxicação (convulsão e/ou arritmias).[2-22]

A avaliação pré-anestésica cuidadosa é indispensável, pois permitirá a identificação de medicamentos que potencialmente venham a interagir nos períodos trans e pós-operatório. Atenção especial deve ser dada aos pacientes que se submetem mais comumente à terapêutica polivalente prescrita ou automedicada, como ocorre em particular com idosos, grávidas, doentes com diversas patologias ou internados em unidade de tratamento intensivo (UTI).

As interações sinérgicas ou antagônicas devem ser avaliadas pela relação custo-benefício em função do estado físico do paciente e da complexidade da cirurgia programada, o que torna imprescindível a realização da visita ou da consulta pré-anestésica. A manutenção ou a suspensão correta de um fármaco nos pacientes de estados físicos ASA II a V (American Society of Anesthesiologists [ASA] Physical Status Classification) poderá influenciar negativa ou positivamente o transcurso da anestesia. Na atualidade, a suspensão pré-operatória de medicamentos de uso crônico é menos comum, desde que o anestesiologista conheça o seu mecanismo de ação e a correção de eventual interação tóxica perioperatória. Como exemplo, citam-se os anti-hipertensivos modernos usados no paciente hipertenso; anticonvulsivantes utilizados por paciente epiléptico; ansiolíticos em paciente sob estresse pós-traumático, etc. Para o paciente com tromboembolia seria mais segura a opção de anestesia peridural com cateter, a suspensão temporária dos anticoagulantes (sobretudo os cumarínicos), fibrinolíticos e antiagregantes em razão do maior risco de hematoma extradural. Atualmente, os anticoagulantes são substituídos por heparina de baixo peso molecular, mas sem assegurar que a alteração impeça a complicação hemorrágica no sítio da anestesia regional, mesmo com uso de protocolo de manuseio adequado do cateter e uso de ultrassonografia na realização do bloqueio. A suspensão do sulfato de magnésio ($MgSO_4$) pode ser relevante nos casos de anestesia inalatória em pacientes com pré-eclâmpsia, pois potencializa a ação dos bloqueadores neuromusculares com risco de apneia prolongada. Também os tocolíticos β-agonistas, como a ritodrina, devem ser suspensos, pois facilitam a ocorrência de arritmia cardíaca na interação com o halotano. Os antidepressivos da classe dos inibidores da monoaminoxidase, especialmente a tranilcipromina, devem ser suspensos na pré-anestesia pelo seu reconhecido efeito arritmogênico na presença de halogenado. Nos doentes parkinsonianos e na miastenia *gravis*, os agentes dopaminérgicos e anticolinesterásicos devem ter suas doses reduzidas, respectivamente, sendo retomadas no pós-operatório. Como a maioria dos medicamentos usados pelo paciente é mantida, deve-se ter o prévio conhecimento do seu mecanismo de ação e potencial interação sinérgica ou antagônica. O controle de sua potencial toxicidade no período perioperatório representa um desafio ao anestesiologista.

Muitas técnicas anestésicas e farmacológicas foram estudadas para diminuir a intensidade das respostas hemodinâmicas na manipulação instrumental da faringe desde que a intubação orotraqueal (IOT) e o uso de ventiladores mecânicos passaram a ser mandatórios na cirurgia torácica e de cabeça e pescoço. O estresse provocado pela IOT em uma região ricamente inervada e reflexogênica pode resultar em taquicardia e hipertensão com aumento das concentrações de catecolaminas no plasma, o que será prejudicial em alguns pacientes que sofrem de doenças do miocárdio ou cerebrovasculares. Todavia, o anestesiologista pode utilizar-se de interações medicamentosas preventivas benéficas, como anestesia tópica da orofaringe com anestésicos locais ou por uso venoso de opioides em altas doses, agentes bloqueadores adrenérgicos (dexmedetomidina e esmolol), vasodilatadores (nitroglicerina e nitroprussiato de sódio) e agentes bloqueadores do canal de cálcio (como a nicardipina).[23]

Outros fatores ambientais ou patológicos que possam interferir no efeito final do fármaco também devem estar sob cabal controle do anestesiologista, a fim de evitar um decurso caótico e desastroso da anestesia proposta. Deve-se, pois, ter conhecimento de outros fatores intervenientes relacionados com o efeito final do medicamento além da interação medicamentosa estrita (fármaco vs. fármaco). O ambiente hospitalar, por exemplo, pode interferir no efeito final do psicofármaco por meio de fatores geofísicos e técnico-econômicos (QUADRO 84.1). O principal elemento do ato anestésico, o paciente cirúrgico, também modifica potencialmente o efeito dos anestésicos ou adjuvantes em função de fatores fisiológicos (QUADRO 84.2) e, sobretudo, do quadro clínico congênito ou adquirido capaz de determinar modificações farmacocinéticas ou farmacodinâmicas (QUADRO 84.3).

Múltiplos aspectos ambientais, fisiológicos e patológicos são capazes de interferir na farmacocinética dos medicamentos usados no paciente cirúrgico e também podem modificar o efeito final dos anestésicos e seus adjuvantes (farmacodinâmica) (VER QUADRO 84.3).

## Mecanismos adaptativos

Os anestésicos e adjuvantes são xenobióticos (i.e., substâncias estranhas ao organismo), provocando alterações nos mecanismos adaptativos orgânicos durante o seu trânsito ou permanência na biofase até a sua completa metabolização ou eliminação, como taquifilaxia (aguda), hipersensibilidade, tolerância (uso crônico) e resistência. Tais adaptações na neurotransmissão (neuroplasticidade), por uso prévio de medicamentos de ação no nível dos receptores, elevam o risco de efeitos iatrogênicos. A suspensão ou manutenção da medicação de uso pré-operatório antes da anestesia inalatória deve ser bem planejada, sobretudo quando envolve fármacos de atuação autonômica, como hipotensores, vasopressores, antiarrítmicos, antidepressivos, estimulantes e anorexígenos. Os fenômenos de **tolerância**, **taquifilaxia** e **hipersensibilidade** em níveis pré e pós-sinápticos podem provocar respostas alteradas indesejáveis em relação ao efeito habitualmente esperado. Pode-se exemplificar essa interação iatrogênica em dois casos clínicos ilustrativos ocorridos na década de 1970:

1. **Parada cardíaca** em cirurgia plástica de mama sob anestesia do halotano em que a paciente interrompera o anfetamínico (anorexígeno para induzir a saciedade hipotalâmica) um dia antes da cirurgia após três meses de seu uso sistemático pré-cirúrgico para reduzir peso corporal: o agonista adrenérgico anfetamínico usado cronicamente provoca decréscimo nos receptores α e β-adrenérgicos miocárdicos (*down-regulation*). Após a indução clássica e o início da manutenção com halotano, potente hidrocarboneto halogenado depressor cardíaco, ao se colocar a paciente na posição semissentada para facilitar a cirurgia, ocorreu colapso cardiovascular, por falência do tônus adrenérgico miocárdico compensatório.
2. **Surto de taquiarritmias** e **isquemia transoperatória do miocárdio** em pacientes submetidos a tratamento cardiológico crônico com β-bloqueador durante anestesia com halogenado. A conduta cardiológica na década de 1970 era suspender o propranolol na véspera da cirurgia por medo da somação cardiodepressora. No entanto, o uso crônico do bloqueador β-adrenérgico provoca compensatoriamente um aumento de receptores no miocárdio. Após a desastrosa suspensão pré-operatória do propranolol, o miocárdio ficou mais propenso a responder a estímulos liberadores de catecolaminas (álgicos, nóxicos, hipóxicos) em função da hiper-responsividade β-adrenérgica frente ao estresse cirúrgico com aparecimento de taquiarritmias graves, levando à isquemia miocárdica.

## Tipos de interações medicamentosas

Do ponto de vista didático, as interações medicamentosas podem ser divididas em três categorias segundo a fase farmacológica determinante da ação medicamentosa: farmacêutica, farmacocinética e farmacodinâmica. No entanto, um fármaco pode interferir em mais de uma fase, como ocorre, por exemplo, com o halotano na sua interação com o propranolol. Além de sua taxa de metabolização hepática consideravelmente alta (20%), o hidrocarboneto halogenado reduz o fluxo sanguíneo hepático com aumento da meia-vida do β-bloqueador (bloqueio $\beta_1$), cuja potencialização eleva o risco de depressão cardíaca no período transoperatório (competição dose-dependente com o cálcio no miocárdio).

### Interações farmacêuticas

Fala-se em interação farmacêutica quando há incompatibilidade física, química ou físico-química entre os fármacos, conservantes e diluentes, como, por exemplo, a mistura de tiopental sódico (pH 10,8) com cloridrato de lidocaína (pH 5,6) na mesma seringa com formação de um precipitado leitoso inativo; a vitamina C que inativa o etomidato; o bicarbonato de sódio ($NaHCO_3$) que inativa a adrenalina (importante na parada cardíaca acidótica); a luz ambiental que pode precipitar o nitroprussiato de sódio no tratamento venoso de crise hipertensiva; e a solução glicosada a 5% que é ácida (pH 5,2) e deve ser administrada com cautela em pacientes diabéticos ou em estado de hipocalemia.

### Interações farmacocinéticas

Fala-se em interação farmacocinética quando ocorre modificação do fármaco em seu trânsito no organismo em cinco níveis: absorção, distribuição, armazenamento, metabolismo e eliminação.

**QUADRO 84.1** Exemplos de interações entre anestésico e ambiente hospitalar

**Temperatura**

- A hipertermia reduz a potência dos quinolínicos (atracúrio, cisatracúrio) e do propofol.
- A hipotermia aumenta a toxicidade dos anestésicos locais (> pKa) e o miorrelaxamento dos quinolínicos.

**Pressão atmosférica e altitude**

- A maior altitude diminui a pressão atmosférica (< 760 mmHg) comparada àquela a nível do mar. Nas montanhas, embora a concentração permaneça estável (21%), há diminuição da pressão parcial arterial de $O_2$ ($PaO_2$). Isso facilita quadros de hipoxemia e leva a aumento proporcional no consumo de óxido nitroso e xenônio (menor eficácia).

**Hora do dia (variação circadiana)**

- **Manhã:** a sensibilidade aos hipnóticos está diminuída, mas a dos arritmogênicos cardíacos fica aumentada.
- **Tarde:** a sensibilidade aos anestésicos locais está aumentada.
- **Noite:** a sensibilidade aos anestésicos gerais, bloqueadores neuromusculares e sedativos está aumentada; há melhor indicação de analgésicos e opioides, pois, no período noturno, a dor tem maior intensidade; o hipnótico etomidato provoca mais mioclonias em relação ao período matutino.[15]

**Índice de ruído**

- Uma sala de operações ruidosa favorece o aparecimento de delírio e agitação no despertar da cetamina (maior audição).

**Contaminação**

- A assepsia criteriosa é essencial no uso espinhal dos anestésicos locais e opioides; o propofol venoso ampolado também exige maiores cuidados de antissepsia pelo fato de a solução excipiente favorecer o desenvolvimento de microrganismos.

**Armazenamento**

- A duração do armazenamento e as condições locais inadequadas interferem na biovalidade de todos os psicofármacos.

**Custo financeiro**

- O ônus financeiro constitui-se em óbice significativo para o uso rotineiro de propofol, midazolam, remifentanil e antagonistas como flumazenil e sugamadex na maioria dos hospitais brasileiros.

**QUADRO 84.2** Potenciais interações de fármacos com situações fisiológicas

**Idade**

- **Recém-nascido:** o oxigênio ($O_2$) a 100% provoca fibroplasia retrolental.
- **Idoso:** maior sensibilidade aos anestésicos locais e aos halogenados.

**Peso**

- Para evitar superdosagem de opioides e bloqueadores neuromusculares no paciente obeso, usa-se o peso ideal, e não o real.
- O obeso apresenta maior "ressaca" barbitúrica devido à redistribuição anestésica a partir dos depósitos periféricos.

**Sexo**

- A mulher é mais sensível à bupivacaína em função da progesterona.
- A mulher é mais sensível à depressão respiratória da morfina.
- O ibuprofeno apresenta maior efeito analgésico no homem.

**Gravidez**

- Risco de teratogenia com anestésicos inalatórios no primeiro trimestre.
- Aumento da toxicidade cardíaca da bupivacaína racêmica no parto e na cesariana.

**Raça**

- O oriental é mais sensível aos benzodiazepínicos (menor metabolismo).
- O negro é mais resistente à anestesia transepidérmica com anestésicos locais (p. ex., mistura eutética de anestésico local – EMLA, do inglês *eutectic mixture of local anesthetics*).

**Altura**

- A maior altura influencia no volume espinhal de anestésico local na anestesia subaracnóidea.

**Dieta**

- Derivados do leite (ricos em triptofano), lentilha, soja e trigo (precursores na formação de ligantes benzodiazepínicos endógenos) facilitam o efeito de sedativo-hipnóticos.

**QUADRO 84.3** Interações de fármacos com situações fisiopatológicas específicas

| |
|---|
| **Estado nutricional**<br>• A desnutrição potencializa os bloqueadores neuromusculares. |
| **Dissincronose**<br>• Deve-se valorizar a hora do dia na avaliação do efeito de psicofármacos nos trabalhadores de dois turnos ou em passageiros de viagem transcontinental (*jet lag*). |
| **Farmacogenética**<br>• Apneia prolongada em função da colinesterase atípica quando do uso da succinilcolina.<br>• Hipertermia maligna desencadeada por halotano ou succinilcolina (> $Ca^{2+}$).<br>• Crise de porfiria com o uso de tiopental.<br>• Cianose por metemoglobinemia provocada pela prilocaína.<br>• Maior cardiotoxicidade do halotano na disautonomia familiar (Riley-Day).<br>• Insuficiência respiratória devido a ressecamento brônquico pela atropina na fibrose cística. |
| **Drogadição**<br>• **Opioides:** contraindicam-se naloxona, naltrexona e nalbufina.<br>• **Benzodiazepínicos:** contraindica-se flumazenil.<br>• **Cocaína (inalação aguda de *crack*):** contraindica-se halotano.<br>• **Alcoólatra sóbrio:** tem tolerância cruzada com tiopental.<br>• **Tabagismo:** encurta a meia-vida do diazepam e do atracúrio. |
| **Epilepsia**<br>• Enflurano, fentanil, etomidato e cetamina são proconvulsivantes. |
| **Doença de Parkinson**<br>• Contraindicação de droperidol. |
| **Diabetes melito**<br>• Deve-se evitar anestesia local infiltrativa associada a adrenalina e solução glicosada a 5% (via intravenosa). |
| **Hipotireoidismo**<br>• Potencializa os opioides. |
| **Pré-eclâmpsia**<br>• Hipersensibilidade à efedrina, fenilefrina e adrenalina. |
| **Alergia**<br>• Deve-se evitar atracúrio e mivacúrio (alergênicos) nos pacientes alérgicos.<br>• Tomar cuidado no contato com produtos de *Hevea brasiliensis* (borracha natural, látex) como luvas, drenos, máscaras, etc. em casos de hipersensibilidade.<br>• Os anestésicos locais frascoampolados contêm o fungistático metilparabeno que, no organismo, se transforma em ácido para-(metilamino)benzoico (PABA), que é alergênico.<br>• Evitar propofol nos pacientes alérgicos a ovo de galinha, pois há fosfolipídeo de ovo na formulação. |
| **Outros estados patológicos**<br>• Queimadura de terceiro grau (> $K^+$): risco de arritmias cardíacas pela succinilcolina.<br>• Insuficiência hepática: potencialização do efeito depressor dos opioides, benzodiazepínicos e bloqueadores neuromusculares esteroides.<br>• A insuficiência renal pode ser agravada por enflurano e isoniazida.<br>• Hipertensão arterial sistêmica e arritmias: o uso de cetamina acarreta maior liberação de catecolaminas.<br>• Coronariopatia: risco de arritmias com o uso de agentes cronotrópicos positivos como adrenérgicos e antimuscarínicos.<br>• Choque: contraindicação do tiopental e propofol e indicação para cetamina.<br>• Pacientes psiquiátricos: a cetamina facilita precipitação de crise alucinatória.<br>• Estado de mal asmático: contraindicação absoluta de anestesia geral. |

## Absorção

O controle do grau de absorção é importante para evitar níveis séricos subterapêuticos ou tóxicos. O exemplo clássico[24] é a associação de adrenalina ao anestésico local para reduzir a sua absorção. Outro exemplo é o emprego da enzima hialuronidase para facilitar a difusão tissular do anestésico local.

## Distribuição

O deslocamento de fármacos ácidos de sua ligação à albumina e de fármacos básicos à $\alpha_1$-ácido glicoproteína tende a elevar a concentração sanguínea do fármaco deslocado – fração livre –, podendo modificar o efeito final esperado. Um exemplo é a potencialização da cardiotoxicidade da bupivacaína racêmica por aumento da fração livre ativa (>4%) no uso concomitante de diazepam (99% de ligação à proteína plasmática) com maior risco de convulsão em crianças.

## Armazenamento

As substâncias lipossolúveis psicoativas tendem a se depositar nas gorduras periféricas, de onde são redistribuídas *a posteriori* para o sistema nervoso central (SNC), provocando o fenômeno de "ressaca", como ocorre com o tiopental sódico após o despertar do paciente.

## Metabolismo

Interações ocorrem na fase I (inativação do fármaco ou bioativação do profármaco [codeína → morfina]) e na fase II com produção por via enzimática de metabólito com maior solubilidade em água e menor peso molecular, com destaque para a família citocromo P450 (CyP450) (**QUADRO 84.4**). A indução enzimática acontece lentamente (7 a 10 dias), ao contrário da inibição enzimática que ocorre já durante a primeira dose do medicamento inibidor. Um exemplo recente de arritmia fatal se deu por aumento sérico da terfenadina, um antagonista $H_1$ que não induzia o sono (hoje não mais comercializado no Brasil), cujo metabolismo era inibido pelo fungistático cetoconazol ou pelo antibiótico eritromicina. Outros exemplos são o cetoconazol, que inibe o citocromo P450 microssomal e aumenta a meia-vida da ropivacaína; o fluconazol, que inibe o CYP3A4 e potencializa o efeito hipnótico do midazolam; e o antiviral ritonavir, que potencializa o fentanil.

Nas situações clínicas com acentuada redução do débito cardíaco (choque, raquianestesia total), substâncias com alta taxa de extração hepática terão reduzida depuração hepática (eliminação), como bupivacaína, cetamina, fentanil, lidocaína, meperidina, propofol e sufentanil; já medicamentos com baixa taxa de extração hepática, como diazepam, rocurônio e tiopental, terão chances mínimas de depuração pelo fígado, o qual, diferentemente dos rins, não possui um sistema de autorregulação diante de um quadro de hipoperfusão.

**QUADRO 84.4** Substratos para isoezimas da família citocromo P450 na anestesia

| CyP3A4 | CyP2D6 | CyP2C9 | CyP2C19 |
|---|---|---|---|
| Alfentanil | Captopril | Diclofenaco | Diazepam |
| Alprazolam | Codeína | Ibuprofeno | Omeprazol |
| Bupivacaína | Hidrocodona | Indometacina | Propranolol |
| Codeína | Metoprolol | | Varfarina |
| Diazepam | Ondansetrona | | |
| Digitoxina | Propranolol | | |
| Diltiazem | Timolol | | |
| Fentanil | | | |
| Lidocaína | | | |
| Metadona | | | |
| Midazolam | | | |
| Nicardipina | | | |
| Nifedipina | | | |
| Omeprazol | | | |
| Ropivacaína | | | |
| Sufentanil | | | |
| Varfarina | | | |
| Verapamil | | | |

## Eliminação

As mudanças no pH urinário afetam o grau de ionização dos ácidos e bases fracas, cujas consequentes alterações nas concentrações séricas afetam as respostas farmacológicas. O sistema de autorregulação do fluxo sanguíneo renal mantém uma depuração renal constante, eventualmente mantendo a reabsorção tubular de fármacos diante de uma menor diurese. A vitamina C pode ser utilizada na intoxicação pela cocaína (base) para facilitar sua eliminação urinária (maior dissociação); o bicabornato de sódio é usado no tratamento do coma pelo fenobarbital (ácido) para aumentar a eliminação do barbiturato, pois a maior dissociação aumenta sua hidrossolubilidade e eliminação urinária. A retenção de dióxido de carbono acelera o despertar da anestesia inalatória por indução de taquipneia por estímulo aos quimiorreceptores no tronco encefálico.

# Interações farmacodinâmicas

A interação farmacodinâmica ocorre na biofase, no nível do local de ação, particularmente em ionóforos, proteína G e enzimas da membrana celular, quando dois ou mais fármacos são usados de forma simultânea. Os efeitos adversos podem ser minimizados se essas interações forem previstas e caso sejam tomadas as medidas preventivas apropriadas. Na prática, a concomitância de interação em duas fases dificulta a terapêutica corretiva e as medidas preventivas. Um exemplo conhecido de interação farmacocinética e farmacodinâmica ocorre na cardiotoxicidade do halotano associado ao propranolol (bloqueio $\beta_1$-adrenérgico), pois ambos têm sua meia-vida aumentada pela redução do fluxo sanguíneo hepático. O uso combinado de dois ou mais fármacos com efeito tóxico sobre o mesmo órgão também pode aumentar a possibilidade de lesão orgânica. Assim, seria potencialmente nefrotóxica a anestesia com enflurano com uso prévio de isoniazida (inibidor enzimático do metabolismo hepático do enflurano), gentamicina ou cefalosporina (potencialmente nefrotóxicos). Uma lesão renal pode ocorrer na anestesia para corrigir glaucoma por associação de diuréticos (manitol e acetazolamida) com o cetoprofeno (anti-inflamatório não esteroide).[14,15,18,25-38]

## O manejo basal das interações medicamentosas

Nesta seção, são estudadas e analisadas didaticamente as interações mais comuns entre fármaco *versus* fármaco apenas com viés anestesiológico, isto é, entre os agentes medicamentosos mais utilizados no período pré-anestésico e transoperatório: anestésicos inalatórios e venosos (em destaque), bloqueadores neuromusculares, anestésicos locais e alguns fármacos adjuvantes, além das situações clínico-cirúrgicas especiais, como obstetrícia, psiquiatria, alergologia, pneumologia, cardiologia, odontologia, entre outras.

## Interações dos anestésicos inalatórios

Entre os anestésicos inalatórios, destacam-se os gases, como óxido nitroso e xenônio, e os líquidos voláteis halogenados, que, diluídos por fluxo de oxigênio ($O_2$) em concentrações específicas de 40 a 100%, proporcionam anestesia geral plena e segura. No entanto, a anestesia inalatória pura é menos comum, a não ser em cirurgia pediátrica para procedimentos de curta duração. A prática anestesiológica aponta para a vantagem das múltiplas associações medicamentosas a fim de garantir melhor qualidade e maior segurança ao ato anestésico, porém com aumento do risco de interações transoperatórias. A tônica no *marketing* de lançamento dos últimos anestésicos pela indústria farmacêutica demonstra que a segurança é mais importante do que a potência anestésica. Um exemplo dessa nova realidade é a concentração alveolar mínima (CAM) dos últimos éteres halogenados lançados para anestesia geral inalatória no século passado: sevoflurano com uma CAM de 2% e desflurano com uma CAM de 6%.

### Fase farmacêutica

A incompatibilidade física ou química pode modificar a biovalidade e a biodisponibilidade dos agentes inalatórios, como halotano (HALO), enflurano (ENF), isoflurano (ISO), sevoflurano (SEVO), desflurano (DES), óxido nitroso ($N_2O$) e xenônio (Xe), influenciando o ato anestésico **(QUADRO 84.5)**. Os riscos das interações farmacêuticas podem ir de uma simples inativação mais rápida do anestésico halogenado submetido à luz ultravioleta (UV) A e B no armazenamento (minimizando-se tal risco com recipiente de cor âmbar) até uma eventual e desastrosa explosão na sala de operação com risco de vida para toda a equipe cirúrgica quando se veda com graxa a rosca e a porca do balão de oxigênio e nela acidentalmente incida uma fagulha.

Os absorventes de dióxido de carbono ($CO_2$) como a cal sodada ou baritada solidificadas pela sílica têm um papel primordial de segurança no circuito fechado para absorção de $CO_2$. A cal tem capacidade de adsorver 23 litros de $CO_2$ por 100 g com regeneração de água e hidróxido de sódio, segundo a seguinte reação:

$$CO_2 + H_2O \rightarrow H_2CO_3$$
$$\downarrow$$
$$H_2CO_3 + 2NaOH \rightarrow Na_2CO_3 + 2H_2O + \text{calor}$$
(reação rápida)
$$\downarrow$$
$$O_3 + Ca(OH)_2 \rightarrow CaCO_3 + 2NaOH$$
(reação lenta)

Há ainda a interação ambiental dos anestésicos hidrocarbonados expirados que também contribui para a diminuição da camada de ozônio na estratosfera (poluentes antiecológicos).

### Fase farmacocinética

A integridade da função pulmonar tem grande importância na difusão alvéolo-capilar do óxido nitroso, xenônio e dos halogenados na determinação da CAM-hora. A capacidade hepática de biodegradação interfere diferentemente no despertar do paciente, uma vez que os halogenados podem reduzir o fluxo sanguíneo hepático, além de apresentarem diferentes graus de biotransformação hepática: halotano, 20%; enflurano, 2%; sevoflurano, 3%; isoflurano, 0,2%; e desflurano, 0,02% **(QUADROS 84.6 E 84.7)**. A adição do óxido nitroso (baixa solubilidade no sangue) facilita a indução pelo halotano (efeito do segundo gás), enquanto a ação bulbar do dióxido de carbono (via líquido cefalorraquidiano) facilita a eliminação do halogenado por aumento da frequência respiratória.

A maior taxa metabólica do halotano (20%) favorece sua hepatotoxicidade, embora não seja o único determinante do risco de hepatite, nem guarde relação com o aparecimento de hipertermia maligna. Além de sua cardiotoxicidade, o enflurano mostra-se nefrotóxico por aumento de fluoreto, sobretudo na interação com a isoniazida. O citostático metotrexato tem aumentada a sua toxicidade gástrica e medular na presença do gás óxido nitroso **(VER QUADRO 84.7)**.

### Fase farmacodinâmica

As interações dos fármacos podem envolver todas as membranas biológicas excitáveis cuja repercussão atinge todos os sistemas determinantes da homeostasia. O conhecimento de suas consequências sinérgicas ou antagônicas é decisivo na profilaxia e no controle de eventual toxicidade no período transoperatório. A alta incidência e a complexidade desse tipo de interação justificam sua listagem em microcomputador na sala de operação, o que pode ser útil para se estabelecer mais rapidamente medidas preventivas ou corretivas **(QUADROS 84.8 A 84.14)**. O diagnóstico de uma eventual interação transoperatória pode exigir uma monitorização bastante abrangente para permitir um melhor acompanhamento da situação e um reajuste mais rápido durante o ato anestésico.

Todos os agentes venosos hipnóticos ou analgésicos potencializam a ação dos halogenados com redução da CAM. Deve-se destacar a facilitação de arritmias do halotano em razão da liberação de catecolaminas pela cetamina. As substâncias vasodilatadoras acentuam o efeito hipotensor do isoflurano. O metronidazol (bactericida-amebicida) e o anticonvulsivante hidantoína acentuam a toxicidade medular do óxido nitroso por inibição da cianocobalamina. Também o oxigênio (fração inspirada de oxigênio $[F_IO_2] = 1$) pode apresentar toxicidade pulmonar na presença do citostático bleomicina ou na administração prolongada do óxido nítrico **(VER QUADRO 84.8)**.

Em 13 de janeiro de 1942, o canadense Harold Randall Griffith (1894-1985) usou a δ-tubocurarina (Intocostrin®) durante a anestesia com ciclopropano para uma apendicectomia no Homeopathic Hospital de Montreal.[39] Desde então, o relaxamento promovido pelos bloqueadores neuromusculares tem lugar de destaque na anestesia geral, sobretudo na manobra de IOT e no uso de ventiladores mecânicos.

Os fenantrênicos (rocurônio, vecurônio e pancurônio) são mais utilizados ao lado dos quinolínicos (cisatracúrio, mivacúrio e atracúrio), reservando-se o bloqueador neuromuscular despolarizante succinilcolina para casos especiais. Todos os agentes competitivos podem ser revertidos pela associação

**QUADRO 84.5** Interações farmacotécnicas dos agentes inalatórios na anestesia geral

| Interação | Farmacologia | Observações |
|---|---|---|
| Halogenado + luz | ↓ Biovalidade | Guardar em frasco âmbar |
| ISO + cal sodada | Adsorção de ISO | Evitar alto fluxo |
| SEVO + cal sodada | Compostos A e B (nefrotóxicos) | Evitar aquecer canister (> 55 °C) |
| DES + cal baritada seca | Formação de CO | Risco de anoxia (COHb) |
| HALO + borracha | Saturação | Superdose após a primeira anestesia do dia |
| HALO + plástico (vaporizador) | Ação corrosiva do timol | Prejudica o vaporizador |
| HALO + cal sodada | CF2CBrCl | Toxicidade humana |
| $O_2$ + graxa, óleo | Combustão | Risco de explosão |
| $CO_2$ + $O_2$ + anestésico + cal sodada | Absorção de $CO_2$ | Menor risco de hipercapnia, economia, menor poluição |

CF2CBrCl, 2-bromo-2-cloro-1,1-difluoretileno; CO, monóxido de carbono; COHb, carboxiemoglobina.

**QUADRO 84.6** Interações dos anestésicos inalatórios em nível de absorção, distribuição e eliminação

| Interação | Farmacologia | Observação |
|---|---|---|
| $N_2O$ + halogenado | Efeito do segundo gás | Indução mais rápida |
| HALO + cetamina | ↓ Depuração | Diminuir dose |
| ENF + diazepam | ↑ Fração livre | Diminuir dose |
| $CO_2$ + halogenado | Taquipneia, catecolaminas | Despertar mais rápido |
| $O_2$ + hélio | ↑ Difusibilidade | Hipotermia |

**QUADRO 84.7** Interações com anestésicos inalatórios em nível de metabolismo

| Interação | Farmacologia | Observação |
|---|---|---|
| HALO + fenobarbital | ↑ Ácido trifluoracético | Aumenta risco de hepatite |
| HALO + succinilcolina | Alteração genética na cinética muscular do $Ca^{2+}$ | Hipertermia maligna |
| HALO + cimetidina | Bloqueio enzimático | Diminuir dose |
| HALO + propranolol | ↓ Fluxo sanguíneo hepático | Diminuir dose |
| ENF + isoniazida | ↑ Flúor sérico | Nefrotoxicidade |
| ENF + antibiótico aminoglicosídico | ↓ Aminopeptidase | Nefrotoxicidade |
| $N_2O$ + vitamina $B_{12}$ | Oxidação do cobalto (heme da hemoglobina) | Anemia macrocítica |
| $N_2O$ + metotrexato | ↑ Homocisteína metiltransferase | Úlceras gástricas |
| $N_2O$ + metotrexato | ↓ Metionina sintetase | Depressão medular |

de anticolinesterásico + anticolinérgico muscarínico. Os esteroides (vecurônio e rocurônio) podem ser revertidos por encapsulamento molecular com uso de sugamadex em qualquer fase do bloqueio neuromuscular. Todos os anestésicos halogenados são miorrelaxantes, potencializando o efeito do bloqueador neuromuscular, especialmente o isoflurano e o sevoflurano. Também os efeitos colaterais autonômicos do pancurônio (estimulação simpática ou bloqueio vagal) podem influenciar no grau de taquiarritmias do halotano (VER QUADRO 84.9).

Também merece destaque o aumento da toxicidade cardíaca e vascular na interação do halotano com os agentes β-adrenérgicos. Na literatura especializada, há vários relatos de arritmias fatais na anestesia com halotano durante uso concomitante de adrenalina ou cocaína, pois o hidrocarboneto aumenta a sensibilidade $\beta_1$ do miocárdio às catecolaminas endógenas e exógenas (VER QUADRO 84.10).

A inibição do cálcio do miocárdio determinada pelo halotano e enflurano pode aumentar o potencial depressor cardíaco

**QUADRO 84.8** Interações farmacodinâmicas dos anestésicos inalatórios, oxigênio e outras substâncias injetáveis

| Interação | Farmacologia | Observações |
|---|---|---|
| Halogenado + lidocaína | ↓ CAM | Antiarrítmico |
| Halogenado + opioide | ↓ CAM (μ, κ, δ) | ↓ Dose |
| Halogenado + $N_2O$ | ↓ CAM | |
| | ↑ Fluxo sanguíneo no SNC | |
| | ↑ Arritmia juncional | Evitar em neurocirurgia e coronariopatia |
| | ↑ Risco de embolia gasosa | |
| Halogenado + benzodiazepínico | ↓ CAM (– 15%) | ↓ Dose |
| Halogenado + clonidina | ↓ CAM | ↓ Dose |
| Halogenado + droperidol | ↓ CAM | ↓ Dose |
| HALO + cetamina | ↑ Catecolaminas | Arritmias |
| HALO + bupivacaína | ↑ Cardiotoxicidade | ↓ Dose |
| ENF + cetamina | Estímulo límbico | Convulsão |
| ISO + propofol | Vasodilatação | Hipotensão |
| ISO + vincristina, vimblastina | Vasodilatação | Hipotensão |
| DES + remifentanil | Efeito μ, κ | ↓ CAM |
| DES + adenosina | ? | Maior analgesia |
| $N_2O$ + difenilidantoína | ↓ Vitamina $B_{12}$ | Agranulocitose? |
| $N_2O$ + metronidazol | ↓ Vitamina $B_{12}$ | Depressão medular |
| $O_2$ a 100% + bleomicina | Efeito irritativo | Fibrose pulmonar ($F_IO_2 > 0{,}28$) |
| $O_2$ a 100% + óxido nítrico | Formação de $N_2O_2$ | Irritação pulmonar |

**QUADRO 84.9** Interações de anestésicos inalatórios com bloqueadores neuromusculares

| Interação | Farmacologia | Observações |
|---|---|---|
| Halogenado + BNM adespolarizante | ↑ Relaxamento | ↓ Dose |
| Halogenado + galamina | Bloqueio vagal ($M_2$) | Taquicardia |
| Halogenado + alcurônio | Bloqueio ganglionar | Monitorizar pressão arterial (PA) |
| HALO + pancurônio | Simpatomimético | Taquiarritmias |
| HALO + succinilcolina | ↑ Bradicardia (criança)<br>↑ Taquicardia (idoso) | Fazer ECG |

BNMs, bloqueadores neuromusculares; ECG, eletrocardiografia.

e arritmogênico dos antiarrítmicos (amiodarona, verapamil e β-bloqueador). A ação vasodilatadora do isoflurano pode aumentar o risco de hipotensão, sobretudo na administração de vasodilatadores de ação rápida (nitroglicerina, nitroprussiato e sildenafil) (VER QUADRO 84.11).

É clássica a interação dos depressores do SNC com o etanol: tolerância cruzada no alcoólatra sóbrio e potencialização com o alcoolizado agudo. Os estimulantes do SNC podem provocar colapso cardiovascular na sua interação com o halotano. Deve-se evitar o uso de vasopressor nos casos de hipotensão por solventes da "cola-de-sapateiro" na anestesia por halogenado, pois ele pode provocar a clássica síncope adrenalino-narcótica por hipersensibilidade adrenérgica do miocárdio. A cocaína e os anfetamínicos (anorexígenos) são contraindicados formalmente na anestesia pelo halotano, pois constituem interações potencialmente fatais (VER QUADRO 84.12).

Deve-se ter um cuidado especial no uso de antagonistas competitivos de substâncias de uso lícito (prescrição médica), cujo uso crônico pode levar à dependência física, como opioides e benzodiazepínicos. Pacientes dependentes de opioides por tratamento de dor crônica ou de benzodiazepínicos por tratamento de ansiedade, epilepsia, pânico, doença espástica, etc. podem desenvolver uma grave síndrome de abstinência quando, ao final da anestesia geral, é feita a tentativa de reversão de

**QUADRO 84.10** Interações dos halogenados com fármacos de atividade autonômica

| Interação | Farmacologia | Observações |
|---|---|---|
| Halogenado + neostigmina | Anticolinesterásicos | Atropinizar |
| Halogenado + fisostigmina | Anticolinesterásico terciário | "Despertador" |
| Halogenado + droperidol | Bloqueio α | Monitorizar PA |
| Halogenado + prazosina | Bloqueio $α_1$ | Monitorizar PA |
| Halogenado + clonidina | $α_2$-Agonista | Monitorizar PA |
| Halogenado + α-metildopa | Simpatolítico | Monitorizar PA |
| Halogenado + antagonista de $Ca^{2+}$ | Bradicardia-hipotensão | Monitorizar PA e ECG |
| HALO + atropina | Bloqueio muscarínico | Taquicardia |
| HALO + adrenalina | Arritmias β | Limitar dose (1:200.000)<br>Intervalo de 10 minutos[2] |
| HALO + cocaína | Bloqueio de recaptação de catecolamina | Taquiarritmias |
| HALO + α e β-adrenérgico (fenilefrina-efedrina) | Hipertensor-arritmogênico | Monitorizar PA e ECG |
| HALO + L-dopa | Estimulante simpático | Monitorizar PA e ECG |
| HALO + terbutalina | Tocolítico broncodilatador (β) | Monitorizar PA e ECG |
| HALO + fenilefrina, metaraminol | α-Adrenérgico | Monitorizar PA e ECG |

ECG, eletrocardiografia; PA, pressão arterial.

**QUADRO 84.11** Interações dos halogenados com antiarrítmicos e anti-hipertensivos

| Interação | Farmacologia | Observações |
|---|---|---|
| HALO + amiodarona | Cardiodepressão | Monitorar ECG |
| HALO + β-bloqueador | Cardiodepressão | Resiste à atropina |
| HALO + verapamil | Bloqueio de canal de $Ca^{2+}$ (miocárdio) | Contraindicar ECG |
| ENF + diltiazem | Bloqueio atrioventricular | Contraindicar |
| ISO + nifedipina | Hipotensão | ↓ Dose |
| ISO + clonidina | $α_2$-Agonista | Monitorizar pressão arterial |
| ISO + nitroprussiato | Vasodilatação | Monitorizar pressão arterial invasiva |
| ISO + inibidor da enzima conversora da angiotensina | Vasodilatação | Monitorizar pressão arterial |

ECG, eletrocardiografia; PA, pressão arterial.

seus efeitos com naloxona ou flumazenil respectivamente. O quadro de hiperatividade simpática após a reversão da apneia ou da sonolência pode comprometer o estado hemodinâmico do paciente no período pós-operatório imediato, havendo necessidade de se titular cuidadosamente a dose desses antagonistas competitivos.

O paciente psiquiátrico deprimido sob terapêutica de inibidores da monoaminoxidase (IMAOs) e tricíclicos pode apresentar taquiarritmias durante anestesia por halogenados, sobretudo o halotano. Também já há relatos de arritmias com o uso de antidepressivos específicos de bloqueio de recaptação de serotonina (sertralina, fluoxetina) em razão de sua atividade antimuscarínica. Um estado de mal asmático é motivo de adiamento do ato anestésico-cirúrgico: deve-se tratá-lo no período pré-operatório. Tanto a xantina (teofilina) quanto os agonistas $β_2$-adrenérgicos (adrenalina, salbutamol, terbutalina, efedrina) provocam taquiarritmias, sobretudo na presença do halotano (VER QUADRO 84.13).

A ação vasodilatadora do isoflurano pode ser potencializada pelo efeito vascular dos antagonistas α-adrenérgicos, dos bloqueadores dos canais de cálcio, do sulfato de magnésio ($MgSO_4$) e do ocitócico. O estimulante uterino pode facilitar o efeito convulsivante do enflurano, e o tocolítico $β_2$-agonista (terbutalina) pode facilitar taquiarritmias com o halotano. Na anestesia peridural, a somação do efeito vasodilatador da adrenalina com o tocolítico pode provocar colapso cardiovascular,

**QUADRO 84.12** Interações dos halogenados com drogas de abuso social

| Interação | Farmacologia | Observações |
|---|---|---|
| Halogenado + maconha | ↓ CAM, taquicardia | Monitorizar ECG |
| HALO + álcool | Alcoolemia aguda | ↓ Dose |
| HALO + dissulfiram | Etilismo crônico<br>↑ Aldeido desidrogenase | Tolerância cruzada<br>Arritmias |
| HALO + cocaína | Bloqueio de recaptação das catecolaminas | Agudo = arritmias<br>Crônico = cardiodepressão |
| HALO + anfetamínico | Adrenérgico | Agudo = arritmias<br>Crônico = cardiodepressão |
| HALO + fenfluramina | Bloqueio serotonérgico | Cardiodepressão |
| HALO + "cola-de-sapateiro" | ↓ CAM, hipotensor | Evitar vasopressor |

ECG, eletrocardiografia.

**QUADRO 84.13** Interações dos halogenados com antidepressivos e broncodilatadores

| Interação | Farmacologia | Observações |
|---|---|---|
| HALO + IMAO (pargilina) | Hipotensão, arritmias | ↓ Dose |
| HALO + $N_2O$ + doxepina | Bigeminismo | Contraindicar |
| HALO + imipramina | Arritmias ventriculares | Contraindicar |
| HALO + $\beta_2$-agonista | Arritmias | Monitorar com ECG |
| HALO + aminofilina | Bloqueio da fosfodiesterase | Taquiarritmias |
| ENF + amitriptilina | Arritmias, convulsão | Contraindicar |
| ISO + amitriptilina | Taquicardia | ↓ Dose |
| ISO + terbutalina | Taquicadia, hipotensão | ↓ Dose |

ECG, eletrocardiografia.

o que obriga a suspensão da infusão da terbutalina antes do parto ou da cesariana. A cardiotoxicidade do halotano e da bupivacaína é sinérgica (redução do monofosfato de adenosina cíclico e do óxido nítrico no miocárdio) **(VER QUADRO 84.14)**.

## Interações com anestésicos venosos

Embora a primeira injeção venosa com anestésico (ópio aquecido) tenha sido realizada pelo arquiteto inglês Christopher Wren em 1659 no seu cão, a primeira anestesia venosa exitosa em humano foi empreendida pelo francês Pierre Oré com o hidrato de cloral em 1875. Os modernos agentes venosos que podem ser empregados como hipnóticos e indutores de anestesia são tiopental, benzodiazepínicos (midazolam, diazepam), etomidato e propofol, tendo como mecanismo básico de ação o efeito gabaérgico. Outros agentes atuam primordialmente como analgésicos: os opioides (fentanil, sufentanil, alfentanil, remifentanil) atuam no nível dos receptores peptidérgicos $\mu$ e $\kappa$; a cetamina libera catecolaminas e tem efeito anti-NMDA (receptor N-metil-D-aspartato); a clonidina e a dexmedetomidina apresentam ação $\alpha_2$-agonista central e colinérgica espinhal.

Os analgésicos venosos são parte essencial na anestesia geral, podendo ser infundidos por bombas computadorizadas (anestesia alvo-controlada). Todos os anestésicos venosos podem ainda ser prescritos como agentes pré-anestésicos, a fim de proporcionar sedação, diminuição da ansiedade e analgesia. Os hipnóticos podem ser utilizados na anestesia venosa total associados a oxigênio, opioide e bloqueador neuromuscular. Nas anestesias balanceadas, a associação dos analgésicos opioides com os anestésicos inalatórios e bloqueadores neuromusculares é de grande valia por sua notável cardioestabilidade.[4-6,11,16,18,19,40-52]

A seguir, são analisadas as interações mais importantes.

### Fase farmacêutica

Os agentes venosos apresentam graus variados de incompatibilidade para uso na mesma solução, instabilidade variada quando preparados para injeção imediata e diferente prazo de validade **(QUADRO 84.15)**.

O tiopental mantém seu efeito por mais de sete dias após diluição em água destilada, mas o propofol exige uso imediato, pois seu solvente pode servir como meio de cultura bacteriana

**QUADRO 84.14** Interações dos halogenados em pacientes obstétricas

| Interação | Farmacologia | Observações |
|---|---|---|
| HALO + terbutalina | β-agonista (arritmias) | ECG |
| HALO + bupivacaína | Cardiotoxicidade | ↓ Dose |
| ISO+ α-metildopa | ↓ CAM, hipotensão | ↓ Dose |
| ISO+ nifedipina | Bloqueio do $Ca^{2+}$ | Monitorizar PA e sangramento |
| ISO + $MgSO_4$ | ↓ CAM, hipotensão | ↓ Dose |
| ISO + ocitocina | Vasodilatação-antidiurese | Monitorizar pressão arterial |
| ISO + hidralazina | Vasodilatação | Monitorizar pressão arterial e ECG |
| ENF + metilergonovina | Sistema límbico | Excitação/convulsão |
| Anestésico local + adrenalina + terbutalina | Vasodilatação + hipocalemia | Hipotensão + arritmias |

ECG, eletrocardiografia; PA, pressão arterial.

**QUADRO 84.15** Interações farmacotécnicas dos anestésicos venosos

| Interação | Farmacologia | Observações |
|---|---|---|
| Propofol + calor | Instabilidade | Conservar em geladeira (> 4 °C; < 21 °C) |
| Etomidato + vitamina C | Instabilidade | Não misturar |
| Tiopental (pH 10,8) + anestésico local + cetamina, atracúrio | Precipitação | Não misturar |
| Tiopental + succinilcolina | Acelera hidrólise | Inativação |

(provocando risco de contaminação). A adição de ácido etilenodiamino tetracético (EDTA) ao solvente do derivado fenólico permite sua conservação em temperatura até 23 °C (fora da geladeira) (QUADRO 84.16).

## Fase farmacocinética

As interações em nível de absorção, distribuição, metabolismo e eliminação são importantes por interferirem diretamente no efeito final esperado dos anestésicos. O aumento da fração livre farmacologicamente ativa por baixas concentrações de proteínas plasmáticas, o incremento na meia-vida por falha na biotransformação e a deficiência na eliminação podem provocar efeitos farmacológicos inesperados. É notório o risco de evolução para o estado de coma (hipertermia, rigidez muscular, convulsão, apneia) na interação da tranilcipromina (IMAO-A) com a meperidina em função do aumento da meia-vida do seu metabólito normeperidina. Já a rifampicina (antibiótico) encurta a meia-vida da meperidina, o que implica necessidade de aumento posológico do opioide (VER QUADRO 84.16).

## Fase farmacodinâmica

As associações medicamentosas sinérgicas ou antagônicas dos hipnóticos empregados no ato anestésico favorecem a ocorrência de interações farmacodinâmicas que podem melhorar ou piorar a qualidade da anestesia (QUADRO 84.17).

A síndrome anticolinérgica central, provocada por uso de agentes atropínicos (prometazina, diazepam, atropina) e caracterizada por nervosismo, agitação, delírio, taquicardia, xerostomia, anidrose, só pode ser revertida rapidamente por fisostigmina venosa (não disponível no Brasil). Todos os depressores do SNC são sinérgicos, como também alguns agentes antiadrenérgicos. Tanto o flumazenil (bloqueador competitivo) quanto a xantina revertem a ação sedativa dos benzodiazepínicos. A associação de hipnóticos com analgésicos (cetamina ou opioides) permite seu emprego para anestesia de curta duração. O uso de hipnótico em quadro doloroso sem a associação com analgésico provoca delírio no paciente (VER QUADRO 84.17).

Mesmo sendo o anestésico de escolha em pacientes chocados, asmáticos e queimados, a cetamina exige uma associação que previna fenômenos alucinatórios (neuroléptico ou ansiolítico), pois a sua forma S(+) não extingue o delírio ou alucinação. No entanto, outras interações provocam graves alterações hemodinâmicas (cocaína, halotano) ou facilitam fenômenos convulsivos (enflurano, ergonovina, metronidazol, ciclosporina). Vários medicamentos potencializam a ação analgésica dos opioides na sua abordagem terapêutica da dor aguda e crônica e seu efeito depressor respiratório $\mu_2$ pode ser revertido pela naloxona (antagonista) ou nalbufina (agonista-antagonista) (QUADRO 84.18).

# Interações medicamentosas com anestésicos locais

Em 1884, Köller instilou cocaína na conjuntiva ocular para obter uma analgesia tópica cirúrgica. Desde então, os anestésicos

**QUADRO 84.16** Interações farmacocinéticas dos agentes venosos

| Interação | Farmacologia | Observações |
|---|---|---|
| Tiopental + contrastes iodados | ↑ Fração livre | ↓ Dose |
| Tiopental + sulfisoxazol (sulfa) | ↑ Fração livre | ↓ Dose |
| Diazepam + bupivacaína | ↑ Fração livre (↑ 4%) | Preferir midazolam |
| Diazepam + nicotina (tabaco) | Indutor enzimático (↓ meia-vida) | ↓ Meia-vida; ↑ dose |
| Diazepam + cimetidina | Bloqueio enzimático (↑ meia-vida) | ↑ Meia-vida; ↓ dose |
| Midazolam + fluconazol | Inibe citocromo YP3A4 | ↑ Meia-vida; ↓ dose |
| Opioide + cimetidina | Bloqueio enzimático (↑ meia-vida) | ↓ Dose |
| Meperidina + IMAO | Inibição da MAO-A | Hipertensão, hipertermia |
| Meperidina + rifampicina | Indutor enzimático | ↓ Meia-vida; ↑ dose |
| Meperidina + bupivacaína | ↑ Fração livre | ↓ Dose |
| Fentanil + ritonavir | Antirretroviral inibidor metabólico | ↓ Dose |

**QUADRO 84.17** Interações farmacodinâmicas dos hipnóticos, indutores e anestésicos venosos

| Interação | Farmacologia | Observações |
|---|---|---|
| Hipnótico + hipnótico | Sinergismo, depressão do SNC | Sinergismo ↓ dose 30 a 50% |
| Hipnótico + propranolol | Anti-hipertensivo | ↑ Sedação; ↑ hipnose |
| Hipnótico+ clonidina | Anti-hipertensivo | ↑ Sedação; ↑ hipnose |
| Hipnótico+ prazosina | Anti-hipertensivo | ↑ Sedação; ↑ hipnose |
| Hipnótico+ α-metildopa | Anti-hipertensivo | ↑ Sedação; ↑ hipnose |
| Tiopental + doxapram | Antagonista-convulsivante | Reverte a depressão |
| Tiopental + álcool | Agudo | Potencializa a depressão |
| | Crônico | Tolerância cruzada |
| Benzodiazepínico + flumazenil | Antagonista | Reverte a depressão |
| Benzodiazepínico + cetamina | Receptor gabaérgico | Bloqueio de pesadelo |
| Benzodiazepínico + aminofilina | Bloqueio da fosfodiesterase | Reverte a difusão |
| Midazolam + melatonina | Gabaérgico + serotonérgico | Aumento da hipnose |
| Midazolam + eritromicina (IV) | Depressão cardiovascular | Contraindicar |
| Diazepam + atropina + prometazina | Atropínicos | Síndrome anticolinérgica central |
| Flumazenil + bupivacaína | Efeito anti-GABA | ↑ Toxicidade |
| Droperidol + cetamina | Bloqueio dopaminérgico | Bloqueio de pesadelo |
| Droperidol + dopamina (dose alta) | Bloqueio dopaminérgico | ↓ Diurese |
| Etomidato + opioides | Efeito bulbar | ↑ Náuseas e vômitos |
| Etomidato + benzodiazepínicos | Efeito gabaérgico | ↓ Mioclonias |
| Propofol + morfina | ? | Antipruriginoso |
| Propofol + lidocaína a 0,1% | Ação anestésica | ↓ Ardor na veia injetada |
| Propofol + dexametasona | ? | ↑ Antiemético |

GABA, ácido γ-aminobutírico; IV, intravenoso.

**QUADRO 84.18** Interações farmacodinâmicas com analgésicos venosos

| Interação | Farmacologia | Observações |
|---|---|---|
| Cetamina + lítio | Potencializa depressão | Contraindicar |
| Cetamina + alfentanil | Antagoniza hipoventilação | Uso pós-operatório |
| Cetamina + aminofilina | Taquicardia-convulsão | Contraindicar |
| Cetamina + cocaína | Efeito hipertensor | Contraindicar |
| Cetamina + halotano | Arritmias | Contraindicar |
| Cetamina + ciclosporina | Estímulo límbico | Convulsão |
| Cetamina + metilergonovina | Sistema límbico | Excitação, convulsão |
| Cetamina + metronidazol | Sistema límbico | Convulsão |
| Cetamina + droperidol | Neuroléptico | Antagoniza o delírio |
| Cetamina + midazolam | Gabaérgico | Antagoniza o delírio |
| Cetamina + clonidina | Antiadrenérgico | Antagoniza o delírio |
| Fentanil + droperidol | Bloqueio dopaminérgico | Neuroleptoanalgesia |
| Fentanil + metoclopramida | Bloqueio dopaminérgico | ↑ Analgesia |
| Fentanil + cloroimipramina | Antidepressivo (NA e 5-HT) | ↑ Analgesia |
| Fentanil + pentobarbital A | Hipnótico (GABA) | Antianalgésico |
| Fentanil + cocaína | Anestesia local + adrenérgico | ↑ Analgesia |
| Fentanil + cloroprocaína (espinhal) | Receptores μ | Antianalgésico |
| Fentanil + adrenalina | Efeito espinhal | ↓ Analgesia; ↓ prurido |
| Fentanil (hipovolemia) + diazepam | Vasodilatação e bradipneia | Hipotensão |
| Fentanil + $MgSO_4$ | Anti-NMDA espinhal? | ↑ Analgesia |
| Sufentanil+ propranolol | Bloqueio β | Bradiarritmia |
| Opioide + naloxona | Antagonista puro | ↑ Ventilação ↑ pressão arterial ↓ analgesia |
| Opioide + nalbufina | Agonista-antagonista | Reverter a apneia |
| Opioide + clonidina (espinhal) | $\alpha_2$-Agonista | ↑ Analgesia; ↑ bradicardia |
| Morfina + glicose | ? | Antianalgesia (rato) |
| Morfina + fluoxetina | ? | Antimorfina |
| Morfina + paracetamol | Efeito μ + anti-Cox central | ↑ Analgesia |
| Morfina + cetamina | Efeito κ | ↑ Analgesia |
| Morfina + nitroglicerina | ? | ↑ Analgesia |

GABA, ácido γ-aminobutírico; GLUT, xxx; NA, noradrenalina.

locais (ALs) são utilizados na anestesia locorregional associados ou não a um vasopressor, sendo mínima a repercussão sistêmica de seus efeitos. No entanto, a possibilidade de injeção venosa acidental, absorção maciça ou superdosagem pode provocar aumento brutal na sua concentração plasmática com alterações no SNC e, sobretudo, no coração, com aparecimento de arritmias ventriculares, causando elevado risco de colapso cardiovascular. Altos níveis plasmáticos de AL lipossolúveis, particularmente da bupivacaína racêmica, são responsáveis por distúrbios hemodinâmicos mais graves no paciente, sobretudo na presença de outros fármacos com potencialidade de interagir sinérgica ou antagonicamente.[9,10,17,24,26-28,30,34,43,53-100]

## Fase farmacêutica

Os anestésicos locais são bases fracas (pKa 7,5-9), mas costumam ser apresentados comercialmente como sais ácidos (pH 4-6): no interstício alcalino (pH 7,4), a base livre 3 ativa é regenerada a nível perineural. A adição de adrenalina exige o emprego de antioxidante (bissulfito), enquanto a manutenção da tampa de borracha do frasco-ampola estéril obriga a utilização do fungistático metilparabeno, tornando o conteúdo do frasco mais ácido. O **QUADRO 84.19** mostra as interações mais importantes dos ALs na fase farmacêutica. O aquecimento e a adição cuidadosa de bicarbonato encurtam a latência, enquanto a presença

**QUADRO 84.19** Interações farmacotécnicas dos anestésicos locais

| Interação | Farmacologia | Observações |
|---|---|---|
| Anestésico local + HCl | Cloridrato | Estabilidade e hidrossolubilidade |
| Anestésico local + $CO_2$ | Solução carbonatada | Hidrossolubilidade |
| Anestésico local + $NaHCO_3$ | Solução bicarbonatada | pH ↑ 7 → precipita |
| Anestésico local + metilparabeno | Fungistático | Assepsia contra mofo |
| Anestésico local + adrenalina | Maior acidez | ↑ Latência |
| Anestésico local + glicose 5 a 8% | ↑ Densidade | Hiperbaricidade |
| Anestésico local + calor 37 °C | ↑ pKa | ↓ Latência |
| Anestésico local + adrenalina + bissulfito | Maior acidez | ↑ Latência |
| Adrenalina + luz | Oxidação | Vidro âmbar |

do fungistático, a adrenalina e o bissulfito de sódio (<pH) no frasco prolongam a latência do AL.

## Fase farmacocinética

Os fármacos que interferem no trânsito do AL no organismo (da absorção à excreção) podem interferir na elevação ou diminuição do nível plasmático com modificações importantes na sua farmacodinâmica em função da quantidade sérica da fração livre ativa (**QUADRO 84.20**).

## Fase farmacodinâmica

Os ALs têm baixo índice terapêutico, exigindo cuidados básicos para sua utilização, como conhecimento anatômico e fisiológico de fibras, raízes e troncos nervosos; estudo farmacológico dos cloridratos (aminoamidas); treinamento técnico do anestesiologista na execução de bloqueios anestésicos periféricos ou espinhais. As eventuais interações no nível do sistema cardiovascular e do sistema nervoso central e periférico devem permanecer sob inteiro controle, pois são potencialmente fatais. Há interações que podem ser usadas de maneira positiva em proveito do paciente, enquanto outras são de risco e devem ser rapidamente controladas, visto que desencadeiam episódios convulsivos ou depressão cardiovascular (**QUADROS 84.21 A 84.23**).

A associação espinhal de AL com α-adrenérgico, opioide, clonidina, neostigmina e cetamina aumenta a duração da analgesia. Vários fármacos podem funcionar como antídotos dos ALs, como oxigênio, anticonvulsivantes, fármacos cardioativos e cátions cálcio e sódio. Ainda não há consenso quanto ao tratamento da cardiotoxidade da bupivacaína racêmica; diversos fármacos têm sido testados, mas com êxito relativo (solução hipertônicas de NaCl, solução coloide, etc.). O uso concomitante de dizocilpina, o MK-801 (antiglutaminérgico), tem sido capaz de reduzir o risco de taquifilaxia (**VER QUADRO 84.21**).

A redução de cálcio e sódio ou bloqueadores de seus canais na membrana celular aumenta a cardiotoxicidade da bupivacaína. A acidose e a hipoglicemia também aumentam a toxicidade da bupivacaína. Os medicamentos vasodilatadores ou alergênicos acentuam o efeito hipotensor do anestésico local no bloqueio espinhal. Os heparinoides acentuam o risco de hematoma peridural durante a anestesia neuroaxial contínua, exigindo uma análise cuidadosa da crase sanguínea (**VER QUADRO 84.22**).

A associação entre AL e vasoconstritores acentua os efeitos α-adrenérgicos (hipertensão, arritmias) em função de maior absorção, ou então os efeitos β-adrenérgicos (hipotensão, taquicardia) por absorção de menor quantidade de adrenalina. Há relatos de colapso cardiovascular durante cesariana sob anestesia peridural, em razão da associação de adrenalina com o tocolítico salbutamol (efeito $\beta_2$ = hipocalemia). Deve-se evitar a injeção venosa de metilergonovina na vigência de administração de efedrina sob risco de crise hipertensiva (**VER QUADRO 84.23**).

# Interações dos bloqueadores neuromusculares

Desde a década de 1940, o relaxamento muscular pode ser incrementado pela associação de bloqueador neuromuscular (BNM) ao anestésico inalatório. Atualmente, a succinilcolina é empregada apenas para intubação traqueal e controle de laringospasmo, mas também pode interagir com outros agentes no período transoperatório com aumento de sua toxicidade cardiovascular. No entanto, além do controle transoperatório do tônus muscular esquelético, os bloqueadores neuromusculares adespolarizantes esteroides (pancurônio, vecurônio, rocurônio e rapacurônio) e os isoquinolínicos (atracúrio, mivacúrio e cisatracúrio) apresentam efeitos sistêmicos que podem interagir com outros fármacos cardioativos e vasoativos.[11,13,16,23,101-104]

Os **QUADROS 84.24 A 84.27** esquematizam as interações mais importantes.

## Fase farmacêutica

As interações estão mais relacionadas com os cuidados de armazenamento e de conservação fora de geladeira (4 ºC), pois os agentes quinolínicos necessitam de hipotermia para a conservação das ampolas. A diluição em água da succinilcolina inativa o seu efeito em alguns dias (hidrólise) (**VER QUADRO 84.24**).

## Fase farmacocinética

São mais importantes as interações relacionadas com sua biotransformação em função de sua baixa ligação às proteínas plasmáticas. A galamina e o alcurônio apresentam elevada eliminação renal *in natura*. Além da neostigmina usada na descurarização, o contato com pesticida organofosforado e a administração prévia de vários medicamentos (citostáticos,

**QUADRO 84.20** Interações farmacocinéticas dos anestésicos locais (ALs)

| Interação | Farmacologia | Observações |
|---|---|---|
| **Absorção** | | |
| Anestésico local + adrenalina | Efeito vascular | Menor absorção |
| Anestésico local + $NaHCO_3$ | Solução bicarbonatada (pH ↓ 7) | ↓ Latência |
| Anestésico local + hialuronidase | Quebra do ácido hialurônico | ↑ Difusão; ↑ quemose |
| Anestésico local + clonidina | ↓ Fluxo sanguíneo espinhal | ↑ Analgesia |
| Anestésico local + glicerina + polímero | Depósito no tecido | Analgesia duradoura |
| **Distribuição** | | |
| Bupivacaína + diazepam | ↑ Fração livre (glicoproteína) | ↑ Toxicidade |
| Bupivacaína + diltiazem | ↑ Fração livre | ↑ Toxicidade |
| **Metabolismo** | | |
| AL (aminoéster) + "filtro solar" | Hidrólise do ácido p-aminobenzoico | Alergenicidade |
| AL (aminoéster) + organofosforado (pesticida) | Anticolinesterásicos | ↑ Toxicidade |
| AL (aminoéster) + azatioprina | Anticolinesterásicos | ↑ Toxicidade |
| Bupivacaína + nicotina | Indutor enzimático | ↓ Meia-vida |
| Bupivacaína + cimetidina, lidocaína | Bloqueio enzimático | ↑ Meia-vida |
| Bupivacaína + propranolol | ↓ Perfusão hepática | ↑ Meia-vida |
| Anestésico local + metilparaben | Ácido p-aminobenzoico | Alergenicidade |
| Lidocaína + prilocaína | Ortotoluidina | Cianose |
| **Eliminação** | | |
| Anestésico local + vitamina C – $NH_4Cl$ | ↓ pH urinário | ↑ Excreção |
| Anestésico local + $NaHCO_3$ | ↑ pH urinário | ↓ Excreção |
| Anestésico local + acetazolamida | ↓ pH urinário | ↑ Excreção |

ganglioplégicos) podem estar atuando na biofase do paciente com evidente ação anticolinesterásica, o que aumentará a meia-vida da succinilcolina e do mivacúrio com risco de apneia prolongada. Se os diuréticos encurtam a meia-vida da galamina, a ciclosporina dificulta a sua eliminação com maior risco de apneia (VER QUADRO 84.25).

## Fase farmacodinâmica

Há 65 anos, a succinilcolina persiste como único bloqueador neuromuscular despolarizante disponível na prática anestésica. Seu rápido efeito não se restringe à placa motora, pois atinge também os gânglios (efeito nicotínico) com evidente interferência na atividade cardíaca, além de provocar hipercalemia na fase de fasciculação. O desequilíbrio hidreletrolítico e acidobásico interfere no seu efeito cardíaco, assim como os medicamentos com atividade cardíaca (amiodarona, quinidina, digitálicos, propranolol) e os diuréticos de alça (VER QUADRO 84.26).

A difenilidantoína, a azatioprina e 4-aminopiridina exercem ação antagônica ao efeito miorrelaxante dos BNMs. Todavia, uma série de fármacos potencializa o seu efeito curarizante por sua interação iônica no nível da junção mioneural (antibióticos, anestésicos locais), reduzindo a liberação de acetilcolina (toxina botulínica, hemicolíneo, sulfato de magnésio), acentuando o miorrelaxamento (halogenado, benzodiazepínico, trimetafan, citostático, antagonista de $Ca^{2+}$) ou elevando o risco de apneia (opioide). Enquanto o fentanil e o propranolol podem ter seu efeito bradicardizante acentuado pelo vecurônio, o pancurônio tem seu efeito antimuscarínico aumentado por digitálicos, halotano, cetamina, nitroglicerina e antidepressivos tricíclicos, acarretando taquiarritmias. O anticolinesterásico pode acentuar a ação arritmogênica do antidepressivo tricíclico ou a ação bradicardizante do β-bloqueador (VER QUADRO 84.27).

# Interações relevantes de fitoterápicos e anestesia

A Organização Mundial da Saúde (OMS) estima que até 80% da população mundial faça uso regular de medicamentos à base de ervas medicinais, sobretudo nos portadores de doenças crônicas, diabetes, reumatismo e câncer. O uso de fitoterápicos está presente não apenas na população brasileira, mas também no *armentarium* terapêutico dos ingleses (4%), norte-americanos e

**QUADRO 84.21** Anestésicos locais (ALs): interações farmacodinâmicas benéficas

| Interação | Farmacologia | Observações |
|---|---|---|
| AL + glicose | Hiperbárica | Recuperação motora mais rápida |
| AL + $O_2$ | ↓ Acidose; ↓ hipóxia | Antidotismo |
| AL+ MK-801 | Antiglutamatérgico | ↓ Taquifilaxia |
| AL + midazolam | GABA | Anticonvulsivante |
| AL + tiopental | GABA | Anticonvulsivante |
| AL + hidantoína + carbamazepina | GABA | Anticonvulsivante |
| AL + adrenalina (espinhal) | α e β-agonista | ↑ Analgesia; ↓ bradicardia |
| AL + clonidina (espinhal) | $\alpha_2$-Agonista | ↑ Analgesia |
| AL + neostigmina | Colinérgico (espinhal) | ↓ Hipotensão |
| Bupivacaína + lemakalim | Agonista receptor de $K^+$ | ↓ Cardiotoxicidade |
| Bupivacaína + atropina | Antimuscarínico | ↓ Convulsão; ↑ frequência cardíaca |
| Bupivacaína + bretílio | Adrenérgico | ↓ Arritmias |
| Bupivacaína + ↑ $Na^+$ | ↑ Despolarização | ↓ Cardiodepressão |
| Bupivacaína + ↑ $Ca^{2+}$ | Inotropismo | ↓ Cardiotoxicidade |
| Bupivacaína + hexametônio | Bloqueio ganglionar | ↓ Cardiotoxicidade |
| Bupivacaína + clonidina + dobutamina | Antiarrítmico | ↓ Cardiotoxicidade |
| Lidocaína + prilocaína | EMLA (anestesia da pele) | Metemoglobinemia |

AL, anestésico local; EMLA, mistura eutética de anestésico local; GABA, ácido γ-aminobutírico.

**QUADRO 84.22** Anestésicos locais (ALs): interações farmacodinâmicas negativas (de risco)

| Interação | Farmacologia | Observações |
|---|---|---|
| AL (aminoéster) + sulfas | ↑ Ácido p-aminobenzoico | ↑ Resistência bacteriana |
| AL (espinhal) + anticoagulante | Risco de hemorragia | Hematoma subdural |
| AL (espinhal) + antiagregante | ↓ Cicloxigenase | Hemorragia |
| AL + ácido ε-aminocaproíco (antifibrinolítico) | Interfere em barorreceptor | Hipotensão |
| AL + ↑ $K^+$ | Hiperpolarização | ↑ Cardiodepressão |
| AL + aminoglicosídeo | Antagoniza $Ca^{2+}$ | ↑ Cardiodepressão |
| AL + anti-hipertensivo | Bloqueio espinhal | Monitorizar PA |
| AL + droperidol | Antiemético + sedação | Monitorizar PA e frequência respiratória |
| AL + meperidina | ↓ Limiar convulsígeno | Acidose, convulsão |
| AL + fentanil | Acidose; ↓ limiar convulsígeno | Monitorizar a respiração |
| AL (espinhal) + IMAO | Octopamina | Hipotensão |
| AL + difenilidantoína | Bloqueio do canal de $Na^+$ | ↑ Toxicidade |
| AL + insulina NPH | Hipoglicemia, alergia | Monitorizar pressão arterial e ECG |
| Bupivacaína + $MgSO_4$ | Antagoniza $Ca^{2+}$ | ↑ Cardiodepressão; ↓ pressão arterial |
| Bupivacaína + antagonista dos canais de $Ca^{2+}$ | ↓ $Ca^{2+}$ | ↑ Cardiodepressão |
| Bupivacaína + salbutamol | $\beta_2$ + hipocalemia | ↑ Hipotensão; ↑ arritmias |
| Bupivacaína + β-bloqueador | ↓ Proteína G | ↑ Cardiodepressão |
| Bupivacaína + amiodarona | Bloqueio de $Ca^{2+}$ e $Na^+$ | ↑ Cardiodepressão |
| AL + cimento ortopédico | Metilmetacrilato = alergia? | Monitorizar PA e ECG |

AL, anestésico local; ECG, eletrocardiografia; NPH, do inglês *neutral protamine Hagedorn*; PA, pressão arterial.

**QUADRO 84.23** Interações de adrenalina com os anestésicos locais (ALs) e outros fármacos de uso comum

| Interação | Farmacologia | Observações |
|---|---|---|
| Adrenalina + AL | Efeito α-adrenérgico | ↑ Analgesia |
| Adrenalina + AL + salbutamol | Hipocalemia, efeito β | Hipotensão |
| Adrenalina + tricíclicos | Serotonérgico-adrenérgico | ↑ Analgesia |
| Adrenalina + L-dopa | Adrenérgico | Arritmias |
| Adrenalina + aminofilina | Adrenérgico | Taquiarritmias |
| Adrenalina (dose-teste) + cocaína | Adrenérgico | Monitorizar PA e ECG |
| Adrenalina + hidralazina | Vasodilatação | ↓ Efeito hipertensor |
| Adrenalina + digital | Adrenérgico | Arritmias |
| Adrenalina + procarbazida | IMAO | Hipertensão |
| Octapressina + AL | Vasopressor | ↓ Absorção |
| Efedrina + metilergonovina | Vasoconstrição | Monitorizar PA |
| Efedrina + misoprostol | Vasoconstrição | Monitorizar PA |

AL, anestésico local; ECG, eletrocardiografia; PA, pressão arterial.

**QUADRO 84.24** Interações farmacotécnicas dos bloqueadores neuromusculares (BNMs)

| Interação | Farmacologia | Observações |
|---|---|---|
| Atracúrio + calor | Inativação | Conservar em geladeira (4 °C) |
| Succinilcolina + água | Hidrólise | Usar em 24 horas |
| Succinilcolina + tiopental | ↑ Hidrólise | Inativação |

**QUADRO 84.25** Interações farmacocinéticas dos bloqueadores neuromusculares (BNMs)

| Interação | Farmacologia | Observações |
|---|---|---|
| Succinilcolina + neostigmina | Anticolinesterásicos | ↑ Bloqueio motor |
| Succinilcolina + metoclopramida | ↓ Acetilcolinesterase | ↑ Bloqueio motor |
| Succinilcolina + ciclofosfamida | Anticolinesterásicos | ↑ Bloqueio motor |
| Succinilcolina + mecloretamina | Anticolinesterásicos | ↑ Bloqueio motor |
| Succinilcolina + ecotiofato (colírio) | Anticolinesterásicos | ↑ Miorrelaxamento |
| Succinilcolina + trimetafan | Anticolinesterásicos | ↑ Miorrelaxamento |
| Succinilcolina + pesticida fosforado | Anticolinesterásicos | ↑ Miorrelaxamento |
| Succinilcolina + procaína | Substrato de esterase | ↑ Miorrelaxamento |
| Galamina + ciclosporina | Disfunção renal | Contraindicar |
| Galamina + diurético | ↑ Eliminação renal | ↓ Bloqueio motor |

australianos (12%). Na falta de dados farmacocinéticos e farmacodinâmicos conclusivos, a ASA recomenda a suspensão da erva medicinal duas a três semanas antes da cirurgia (**QUADRO 84.28**).

Alguns fitoterápicos devem ser destacados em função do uso terapêutico mais frequente na terapêutica alternativa:

- **Potencializadores da ação hipnótica:**
  - **Kava kava (*Piper methysticum*), *kavalactones*, pironas e metisticina:** são ansiolíticos e sedativos por ação gabaérgica. Potencializam os efeitos de barbitúricos, benzodiazepínicos, propofol e etomidato. A tolerância desenvolve-se após o uso a longo prazo da erva, que deve ser interrompida pelo menos 24 horas antes da cirurgia;
  - **Valeriana (*Valeriana officinalis*):** contém ácido valérico e sesquiterpenos ansiolíticos e sedativos (gabaérgicos). Potencializa os hipnóticos.

**QUADRO 84.26** Interações farmacodinâmicas do bloqueador neuromuscular despolarizante (succinilcolina [SCh])

| Interação | Farmacologia | Observações |
|---|---|---|
| SCh + succinilcolina | Despolarização | ↑ Miorrelaxamento |
| SCh + BNM adespolarizante | Bloqueio nicotínico | Bloqueio da fasciculação |
| SCh + ↑ $Mg^{2+}$ | ↓ Acetilcolina na placa motora ↓ $Ca^{2+}$ | Hipotensão, miorrelaxamento |
| SCh + lítio | ? | ↑ Bloqueio motor |
| SCh + ↓ $K^+$ | Alcalose | ↑ Bloqueio motor |
| SCh + digitálico | ↓ $K^+$ | Arritmias |
| SCh + quinidina | ↓ $Na^+$ | ↑ Bloqueio motor |
| SCh + amiodarona | ↓ $K^+$ ↓ $Ca^{2+}$ | Arritmias |
| SCh + propranolol | Hipercalemia | Arritmias |
| SCh + vincristina, vimblastina | Hipercalemia | Arritmias |
| SCh + triantereno ou espironolactona | ↑ $K^+$ | Arritmias |
| SCh + tiazídico ou furosemida | ↓ $K^+$ | ↑ Bloqueio motor |
| SCh + dantrolene | ↓ $Ca^{2+}$ | ↓ Fasciculação |
| SCh + ocitocina | Placa motora | ↑ Miorrelaxamento |

**QUADRO 84.27** Interações farmacodinâmicas dos bloqueadores neuromusculares (BNMs) adespolarizantes e neostigmina

| Interação | Farmacologia | Observações |
|---|---|---|
| **Adespolarizante ou competitivo** | | |
| BNM + 4-aminopiridina | ↑ Influxo de $Ca^{2+}$ | Descurarização |
| BNM + difenilidantoína | Antagonismo na placa motora | Preferir atracúrio, vecurônio |
| BNM + hemicolíneo | ↓ Captação de colina | ↑ Miorrelaxamento |
| BNM + antibióticos aminoglicosídicos, colistina, polimixina, tetraciclina | ↓ $Ca^{2+}$ | ↑ Miorrelaxamento |
| BNM + $MgSO_4$ | Antagoniza $Ca^{2+}$ | ↑ Miorrelaxamento |
| BNM + lítio | ↓ $Na^+$ | ↑ Miorrelaxamento |
| BNM + atropina + neostigmina | ↑ Acetilcolina | Descurarização |
| BNM + trimetafan | Antinicotínico | ↑ Miorrelaxamento |
| BNM + anestésico halogenado | Depressão SNC e placa motora | ↑ Miorrelaxamento |
| BNM + ↑ $K^+$ | Hiperpolarização | ↑ Bloqueio motor |
| BNM + diazepam | Receptor gabaérgico | ↑ Miorrelaxamento |
| BNM + opioide | Efeito $\mu_2$ | Apneia prolongada |
| BNM + azatioprina, procarbazina | Antagonismo pós-juncional | ↓ Miorrelaxamento |
| BNM + anestésico local | Bloqueio de canal | ↑ Miorrelaxamento de $Na^{2+}$ |
| BNM + verapamil | Bloqueio de $Ca^{2+}$ | ↑ Miorrelaxamento |
| BNM + toxina botulínica | ↓ Acetilcolina na placa motora | ↑ Miorelaxamento |

*(Continua)*

**QUADRO 84.27** Interações farmacodinâmicas dos bloqueadores neuromusculares (BNMs) adespolarizantes e neostigmina (*Continuação*)

| Interação | Farmacologia | Observações |
|---|---|---|
| **Esteroides** | | |
| Pancurônio + imipramina | Efeito adrenérgico | Taquiarritmias |
| Pancurônio + halotano | Efeito adrenérgico | Taquiarritmias |
| Pancurônio + corticosteróide (crônico) | Placa motora? | ↓ Miorrelaxamento |
| Pancurônio + digitálico | Efeito adrenérgico | Arritmias |
| Vecurônio + bupivacaína (espinhal) | Bloqueio de $Na^{2+}$ | ↑ Miorrelaxamento |
| Vecurônio + fentanil | Ação vagal | Bradicardia (atropinizar) |
| Vecurônio + propranolol | Antiadrenérgico | Bradicardia |
| Vecurônio + metronidazol | – | ↑ Miorrelaxamento |
| **Anticolinesterásicos** | | |
| Neostigmina + hidrocortisona | ↑ Colinesterase | Reverter mivacúrio |
| Neostigmina + amitriptilina | Anticolinérgico | Arritmias (ST) |
| Neostigmina + propranolol | Efeito β e vagal | ↑ Atropina |

**QUADRO 84.28** Interações de ervas medicinais e anestesia

| Planta | Farmacologia | Riscos | Recomendação |
|---|---|---|---|
| **Efedra** | Estimulante<br>Anoréxico<br>Antiasmático<br>Simpatomimético | Arritmias com halotano | Suspender 24 horas antes da cirurgia |
| **Alho** | Anti-hipertensivo<br>Antiplaquetário<br>Antilipêmico<br>Antisséptico | ↑ Risco de sangramento | Suspender 7 dias antes da cirurgia |
| **Gingko biloba** | Neuroprotetor<br>↓ Radicais livres<br>Inibição plaquetária | ↑ Risco de sangramento | Suspender 36 horas antes |
| **Ginseng** | Neuroprotetor<br>Simpatomimético<br>Imunomodulador | Hipoglicemia<br>↑ Sangramento | Suspender 2 semanas antes da cirurgia |
| **Kava** | Sedativo<br>Ansiolítico<br>GABAérgico<br>IMAO | ↑ Sedação<br>↓ Dose do hipnótico | Suspender 24 horas antes da cirurgia |
| **Erva-de-são-joão** | Antidepressivo<br>IMAO<br>Recaptação de catecolaminas | ↑ Sedação<br>Crise serotonérgica | Suspender 5 dias antes da cirurgia |
| **Valeriana** | Hipnótica<br>Sedativa<br>GABAérgica | ↑ Sedação<br>↓ Dose do hipnótico | Não suspender |

- **Facilitadores de sangramento, em particular no bloqueio espinhal:**
  - **Alho (*Allium sativum*):** contém aliina e alicina; é um antisséptico e antioxidante com efeito inibidor das cicloxigenases; facilita hemorragia (antiagregante plaquetário). Deve-se suspendê-lo sete dias antes da cirurgia.
  - **Gingko biloba (*Gingko biloba*):** contém flavonoides, terpenoides e gingkolídeos para proteger vasos e células nervosas dos radicais livres e inibe o fator ativador de plaquetas (menor viscosidade do sangue e maior risco de hemorragia, sobretudo em bloqueio espinhal). Deve-se suspendê-lo 36 horas antes da cirurgia.
  - **Ginseng (*Panax ginseng*):** contém ginsenosídeos esteroidais neuroprotetores, imunomoduladores e inibidores da monoaminoxidase. Tem atividade hipoglicêmica e interfere irreversivelmente com a agregação plaquetária (risco de hemorragia). Seu uso deve ser interrompido sete dias antes da cirurgia.
- **Estimulante:**
  - **Efedrina (*Ephedra sinensis*):** contém os alcaloides pseudoefedrina, metilfedrina e norpseudoefedrina com ação direta sobre os receptores α e β-adrenérgicos e indireta por aumentar a liberação de noradrenalina. Exerce efeitos colaterais simpatomiméticos, motivo pelo qual se deve evitar o halotano. Em caso de taquifilaxia cardiovascular, a preferência é por simpatomiméticos de ação direta (fenilefrina). Deve-se interrompê-la 24 horas antes da cirurgia.
- **Antidepressivo:**
  - **Erva-de-são-joão (*Hypericum perforatum*):** a hipericina, a adiperforina e a hiperforina são antidepressivos pelo fato de inibirem a receptação de serotonina e noradrenalina e possuírem ação inibidora da monoaminoxidase (IMAO). As propriedades sedativas podem prolongar o efeito dos agentes anestésicos. O indutor do citocromo P450 (isoforma CYP3A4 hepática) pode aumentar o metabolismo de psicofármacos como alfentanil, midazolam e lidocaína; além disso, o indutor da isoforma CYP450 2C9 reduz o efeito anticoagulante da varfarina e dos anti-inflamatórios não esteroides (AINEs). Inibe a ciclosporina elevando o risco de rejeição de órgãos. Deve ser interrompida pelo menos cinco dias antes da cirurgia.[35,22,105-107]

## Considerações finais

A interação de fármaco *versus* fármaco é apenas um dos múltiplos fatores envolvidos no binômio dose-resposta e sua relação custo-benefício quando o fármaco administrado concomitantemente busca a instalação de analgesia, hipnose, amnésia, sedação ou miorrelaxamento. A importância do conhecimento dessas interações reside na possibilidade de determinar a sua eventual ocorrência no período transoperatório e controlar a magnitude do efeito esperado. A suspensão ou não do fármaco, o ajuste de doses, a monitorização adequada e outras atitudes terapêuticas devem ser tomadas pelo anestesiologista para salvaguardar a segurança do seu paciente. As mais graves interações ocorrem entre fármacos de estreito índice terapêutico ou com alto nível sérico, sobretudo em pacientes clinicamente descompensados.

Embora a maioria das anestesias dependa da associação de psicofármacos que contribuem para o aparecimento de interações no período transoperatório, o direcionamento farmacologicamente correto deve perseguir o êxito anestésico e não precipitar desfechos desastrosos. Assim, uma medicação pré-anestésica com cimetidina (antagonista $H_2$) pode ter uma repercussão nefasta quando da instalação súbita de um choque anafilático por uso de bloqueador neuromuscular que degranule mastócito na indução anestésica ou uso de máscara de borracha em paciente sabidamente alérgico a produtos de *Hevea brasiliensis*, com risco de grave depressão cardíaca, inclusive com difícil reversão pelos agentes cardioestimulantes. Outro exemplo de agravamento seria a instalação súbita de uma parada cardiorrespiratória no paciente anestesiado com óxido nitroso isolado ou combinado com halogenado, pois a hipóxia e a acidose tornarão difícil a reversão da falência cardíaca.

Enfim, as interações medicamentosas são uma realidade anestésico-cirúrgica. É essencial conhecê-las para preveni-las e remediá-las, nunca as esquecendo. O fácil acesso a uma listagem automatizada, em computador ou em *site*, de todos os fármacos (com os respectivos nomes comerciais) permitiria sua utilização na avaliação pré-anestésica e na sala de operação. A informatização das potenciais interações fármaco *versus* fármaco ou fármaco *versus* doença seria de grande utilidade, pois diminuiria a necessidade de memorização, por parte do profissional, da maioria das interações mais previsíveis dos anestésicos e seus adjuvantes entre si ou com fármacos prescritos previamente pelo médico do paciente.[4-6,11,16,18,19,40-52]

## Referências


1. Robinson J. A treatise on the inhalation of the vapour of ether for the prevention of pain in surgical operations. London: Webster; 1847.
2. Katz RL, Epstein RA. The interaction of anesthetic agents and adrenergic drugs to produce cardiac arrhythmias. Anesthesiology. 1968;29(4):763-84.
3. Foëx P, Prys-Roberts C. Anaesthesia and the hypertensive patient. Br J Anaesth. 1974;46(8):575-88.
4. Grogono AW, Seltzer JL. A guide to drug interactions in anaesthetic practice. Drugs. 1980;19(4):279-91.
5. Risch SC, Groom GP, Janowsky DS. Interfaces of psychopharmacology and cardiology--part one. J Clin Psychiatry. 1981;42(1):23-34. Review.
6. Risch SC, Groom GP, Janowsky DS. Interfaces of psychopharmacology and cardiology--part two. J Clin Psychiatry. 1981;42(2):47-59. Review.
7. Cascorbi HF. Problemas peri anestésicos com fármacos não anestésicos. Rev Bras Anestesiol. 1982;32:71-7.
8. Goodson JM, Moore PA. Life-threatening reactions after pedodontic sedation: an assessment of narcotic, local anesthetic, and antiemetic drug interaction. J Am Dent Assoc. 1983;107(2):239-45.
9. Moore DC. Local anesthetic drugs: tissue and systemic toxicity. Acta Anaesthesiol Belg. 1981;32(4):283-300.
10. Vale NB, Leite JR. Influência dos fármacos adjuvantes da anestesia locorregional na mortalidade pós-ictal da lidocaína, bupivacaína e pentilenotetrazol. Rev Bras Anestesiol. 1986;36(1):11-20.
11. Halsey NJ. Drugs interactions in anaesthesia. Br J Anaesth. 1987;59:112-23.
12. Mueller RA, Lundberg D. Manual of drug interactions for anesthesiology. New York: Churchill-Livingstone; 1988.
13. Ostergaard D, Engbaek J, Viby-Mogensen J. Adverse reactions and interactions of the neuromuscular blocking drugs. Med Toxicol Adverse Drug Exp. 1989;4(5):351-68.
14. Christensen LQ, Bonde J, Kampmann JP. Drug interactions with inhalational anaesthetics. Acta Anaesthesiol Scand. 1993;37(3):231-44.
15. Vale NB. Interações dos anestésicos halogenados. Rev Bras Anestesiol. 1994;44(3):187-94.
16. Hansten FD. Interações importantes entre fármacos. In: Katzung BG, editor. Farmacologia básica e clínica. Rio de Janeiro: Guanabara Koogan; 1994.
17. Wood M. Pharmacokinetic drugs interactions in anaesthetic practice local anaesthetics and calcium antagonists in guinea pig myocardium 2. Electrophysiological studies with bupivacaine and nifedipine. Br J Anaesth. 1994;73:S64-S70.
18. Vale NB. Interações medicamentosas em anestesia. In: Manica JT. Anestesiologia: princípios e técnicas. 2. ed. Porto Alegre: Artes Médicas; 1997. p. 94.
19. Rosow CE. Anesthetic drug interaction: an overview. J Clin Anesth. 1997;9(6 Suppl):27S-32S.
20. Bovill JG. Adverse drug interactions in anesthesia. J Clin Anesth. 1997;9(6 Suppl):3S-13S.
21. Lacerda MA. Quimioterapia e anestesia. Rev Bras Anestesiol. 2001;51(3):250-70.
22. Choi JG, Eom SM, Kim J, Kim SH, Huh E, Kim H, et al. A comprehensive review of recent studies on herb-drug interaction: a focus on pharmacodynamic interaction. J Altern Complement Med. 2016;22(4):262-79.
23. Lee SY, Kim YH, Ko YK, Park SI, Lee JU, Chung WS, et al. Effects of nicardipine on the onset time and intubation conditions of rocuronium-induced neuromuscular blockade. J Clin Anesth. 2016;32:112-8.
24. Braun H. Über den Einfluss der Vitalität der Gewebe und die örtlichen und allgemenein giftwirkungen localanesthesirender Mittel und über die Bedeutung des Adrenalins für die Localanesthesie. Arch f klin chir 1903;69:541-91.
25. Kalow K. Pharmacogenetics: heredity and response to drugs. Philadelphia: Saunders; 1962.
26. Englesson S, Grevsten S. The influence of acid-base changes on central nervous system toxicity of local anaesthetic agents II. Acta Anaesthesiol Scand. 1974;18(2):88-103.
27. Cahalan MD, Almers W. Interactions between quaternary lidocaine, the sodium channel gates, and tetrodotoxin. Biophys J. 1979;27(1):39-55.
28. Lui GP, Batiller GM, Marx GF. Hypoglicemia enhances bupivacaine cardiotoxicity in rat. Anesthesiology. 1986;65:191.
29. Sanchez V, Arthur GR, Strichartz GR. Fundamental properties of local anesthetics. I. The dependence of lidocaine's ionization and octanol: buffer partitioning on solvent and temperature. Anesth Analg. 1987;66(2):159-65.
30. Bruguerolle B. Bupivacaine chronokinetics in man after a peridural constant rate. Ann Rev Chronopharmacol. 1988;5:223-6.
31. Callesen T, Jarnvig I, Thage B, Krantz T, Christiansen C. Influence of temperature of bupivacaine on spread of spinal analgesia. Anaesthesia. 1991;46(1):17-9.
32. Lee KC, Wilder RT, Smith RL, Berde CB. Thermal hyperalgesia accelarates and MK-801 prevents the development of tachyphylaxis to rat sciatic nerve blockade. Anesthesiology. 1994;81(5):1284-93.
33. Sarton E, Teppema L, Dahan A. Sex differences in morphine-induced ventilatory depression reside

within the peripheral chemoreflex loop. Anesthesiology. 1999;90(5):1329-38.
34. Eledjan JJ, de La Coussaye JE. Toxicité des anesthésiques locaux. Annales Françaises d'Anesthésie et de Réanimation. 2000;19(5):343-44.
35. King AR, Russett FS, Generali JA, Grauer DW. Evaluation and implications of natural product use in preoperative patients: a retrospective review. BMC Complement Altern Med. 2009;9:38.
36. Brennan MJ. The clinical implications of cytochrome P450 interactions with opioids and strategies for pain management. J Pain Symptom Manage. 2012;44(6 Suppl):S15-22.
37. Maher RL Jr, Hanlon JT, Hajjar ER. Clinical consequences of polypharmacy in elderly. Expert Opin Drug Saf. 2014;13(1):57-65.
38. Trescot AM. Genetics and implications in perioperative analgesia. Best Pract Res Clin Anaesthesiol. 2014;28(2):153-66.
39. Griffith HR, Johnson GE. The use of curare in general anesthesia. Anesthesiology. 1942;3:418-20.
40. Levine JD, Gordon NC, Smith R, McBryde R. Desipramine enhances opiate postoperative analgesia. Pain. 1986;27(1):45-9.
41. Bailey PL, Stanley TH. Farmacologia dos anestésicos venosos. In: Miller RD. Tratado de anestesia. São Paulo: Manole; 1989. v. 1.
42. Jaffe JH, Martin WR. Opioid analgesics and antagonists. In: Gilman A, Goodman LS, editors. Goodman and Gilman's the pharmacological basis of therapeutics. 8th ed. New York: Pergamon; 1990.
43. Heavner JE, Arthur J, Zou J, McDaniel K, Tyman-Szram B, Rosenberg PH. Comparison of propofol with thiopentone for treatment of bupivacaine-induced seizures in rats. Br J Anaesth. 1993;71(5):715-9.
44. Marshall BE, Longnecker DE. General anesthetics. In: Gilman A, Goodman LS, editors. Goodman and Gilman 's the pharmacological basis of therapeutics. 9th ed. New York: McGraw-Hill Health Professions Division; 1996.
45. Koinig H, Wallner T, Marhofer P, Andel H, Hörauf K, Mayer N. Magnesium sulfate reduces intra- and postoperative analgesic requirements. Anesth Analg. 1998;87(1):206-10.
46. Rothenberg DM, McCarthy RJ, Peng CC, Normoyle DA. Nausea and vomiting after dexamethasone versus droperidol following outpatient laparoscopy with a propofol-based general anesthetic. Acta Anaesthesiol Scand. 1998;42(6):637-42.
47. Lauretti GR, Lima IC, Reis MP, Prado WA, Pereira NL. Oral ketamine and transdermal nitroglycerin as analgesic adjuvants to oral morphine therapy for cancer pain management. Anesthesiology. 1999;90(6):1528-33.
48. Ahonen J, Olkkola KT, Takala A, Neuvonen PJ. Interaction between fluconazole and midazolam in intensive care patients. Acta Anaesthesiol Scand. 1999;43(5):509-14.
49. Persson J, Scheinin H, Hellström G, Björkman S, Götharson E, Gustafsson LL. Ketamine antagonises alfentanil-induced hypoventilation in healthy male volunteers. Acta Anaesthesiol Scand. 1999;43(7):744-52.
50. Olkkola KT, Palkama VJ, Neuvonen PJ. Ritonavir's role in reducing fentanyl clearance and prolonging its half-life. Anesthesiology. 1999;91(3):681-5.
51. Lotsch J, Skarke C, Tegeder I, Geisslinger G. Drug interactions with patient-controlled analgesia. Clin Pharmacokinet. 2002;41(1):31-57.
52. Overholser BR, Foster DR. Opioid pharmacokinetic drug-drug interactions. Am J Manag Care. 2011;17 Suppl 11:S276-87.
53. Tatun AL, Atkinson AJ, Collins KH. Acute cocaine poisoning, its prophylaxis and treatment in laboratory animals. J Pharmacol Exper Therap. 1925;26(5):325-35.
54. Moore DC, Bridenbaugh LD. Oxygen: the antidote for systemic toxic reactions from local anesthetic drugs. JAMA. 1960;174:842-7.
55. Wagman IH, De Jong RH, Prince DA. Effects of lidocaine upon spontaneous and evoked activity within the limbic system. Electroencephalogr Clin Neurophysiol. 1964;17:453.
56. Stenson RE, Constantino RT, Harrison DC. Interrelationships of hepatic blood flow, cardiac output, and blood levels of lidocaine in man. Circulation. 1971;43(2):205-11.
57. Jong RH, Heavner JE. Diazepam prevents local anesthetic seizures. Anesthesiol. 1971;34(6):523-31.
58. Ghoneim MM, Pandya H. Plasma protein binding of bupivacaine and its interaction with other drugs in man. Br J Anaesth. 1974;46(6):435-8.
59. Halkin H, Meffin P, Melmon KL, Rowland M. Influence of congestive heart failure on blood vessels of lidocaine and its active monodeethylated metabolite. Clin Pharmacol Ther. 1975;17(6):669-76.
60. Bromage PR. Epidural analgesia. Philadelphia: W. B. Saunders; 1978.
61. Gangarosa LP, Ciarlone AE, Hung C. Alteration of lidocaine-induced convulsions by meperidine and nitrous oxide. J Dent Res. 1978;57(5-6):752-4.
62. Oliveira LF. Análise experimental dos efeitos sistêmicos dos anestésicos locais. Rev Bras Anestesiol. 1978;28:578-601.
63. Wang JK, Nauss LA, Thomas JE. Pain relief by intrathecally applied morphine in man. Anesthesiology. 1979;50(2):149-51.
64. Caplan RA, Ward RJ, Posner K, Cheney FW. Unexpected cardiac arrest during spinal anesthesia: a closed claims analysis of predisposing factors. Anesthesiology. 1988;68(1):5-11.
65. Morishima HO, Covino BG. Toxicity and distribution of lidocaine in nonasphyxiated and asphyxiated baboon fetuses. Anesthesiology. 1981;54(3):182-6.
66. Munson ES, Pugno PA, Wagman IH. Does oxygen protect against local anesthetic toxicity? Anesth Analg. 1972;51(3):422-7.
67. Feely J, Wilkinson GR, McAllister CB, Wood AJ. Increased toxicity and reduced clearance of lidocaine by cimetidine. Ann Intern Med. 1982;96(5):592-4.
68. Kasten GW, Martin ST. Successful cardiovascular resuscitation after massive intravenous bupivacaine overdosage in anesthetized dogs. Anesth Analg. 1985;64(5):491-7.
69. Gould DB, Aldrete JA. Bupivacaine cardiotoxicity in a patient with renal failure. Acta Anaesthesiol Scand. 1983;27(1):18-21.
70. Conklin KA, Ziadlou-Rad F. Bupivacaine cardiotoxicity in a pregnant patient with mitral valve prolapse. Anesthesiology. 1983;58(6):596.
71. Marcus FI. Drug interactions with amiodarone. Am Heart J. 1983;106(4 Pt 2):924-30.
72. Cousins MJ, Mather LE. Intrathecal and epidural administration of opioids. Anesthesiology. 1984;61(3):276-310.
73. Baraka A, Haroun S. Grand mal seizures following fentanyl-lidocaine. Anesthesiology. 1985;62(2):206.
74. Clarkson CW, Hondeghem LM. Mechanism for bupivacaine depression of cardiac conduction: fast block of sodium channels during the action potential with slow recovery from block during diastole. Anesthesiology. 1985;62(4):396-405.
75. Collier C. Verapamil and epidural bupivacaine. Anaesth Intensive Care. 1985;13(1):101.
76. Vale NB, Vale LFB. Variação circadiana das atividades convulsivantes e anticonvulsivantes das amidas anestésicas locais. Rev Bras Anestesiol. 1986;36(5):353-62.
77. Smith AR, Hur D, Resano F. Grand mal seizures after 2-chloroprocaine epidural anesthesia in a patient with plasma cholinesterase deficiency. Anesth Analg. 1987;66(7):677-8.
78. Courtney KR, Kendig JJ. Bupivacaine is an effective potassium channel blocker in heart. Biochim Biophys Acta. 1988;939(1):163-6.
79. Giaufre E, Bruguerolle B, Morisson-Lacombe G, Russet-Rouviere B. The influence of diazepam on the plasma concentrations of bupivacaine and lignocaine after caudal injection of a mixture of local anesthetics in children. Brit J Clin Pharm. 1988;26(1):116-8.
80. Bonnet F, Brun-Buisson V, Saada M, Boico O, Rostaing S, Touboul C. Dose-related prolongation of hyperbaric tetracaine spinal anesthesia by clonidine in Humans. Anesth Analg. 1989;68(5):619-22.
81. Kitahata LM. Spinal analgesia with morphine and clonidine. Anesth Analg. 1989;68(3):191-3.
82. Gordh T Jr, Jansson I, Hartvig P, Gillberg PG, Post C. Interactions between noradrenergic and cholinergic mechanisms involved in spinal nociceptive processing. Acta. Acta Anaesthesiol Scand. 1989;33(1):39-47.
83. Freysz M, Timour Q, Mazze RI, Bertrix L, Cohen S, Samii K, et al. Potentiation by mild hypothermia of ventricular conduction disturbances and reentrant arrhythmias induced by bupivacaine in dogs. Anesthesiology. 1989;70(5):799-804.
84. Long WB, Rosenblum S, Grady IP. Successful resuscitation of bupivacaine-induced cardiac arrest using cardiopulmonary bypass. Anesth Analg. 1989;69(3):403-6.
85. Stienstra R, Gielen M, van Poorten F, Kroon JW. Spinal anesthesia with plain bupivacaine 0.5%: regression of sensory and motor blockade with different temperatures of the anesthetic solution. Anesth Analg. 1989;69(5):593-7.
86. Torbiner ML, Yagiela JA, Mito RS. Effect of midazolam pretreatment on the intravenous toxicity of lidocaine with and without epinephrine in rats. Anesth Analg. 1989;68(6):744-9.
87. Malinow AM, Mokriski BL, Nomura MK, Kaufman MA, Snell JA, Sharp GD, et al. Effect of epinephrine on intrathecal fentanyl analgesia in patients undergoing postpartum tubal ligation. Anesthesiology. 1990;73(3):381-5.
88. Simonetti MP, Cremonesi E, Rodrigues IJ, Santos VA. Efeitos do cloreto de sódio hipertônico sobre a toxicidade cardiovascular da bupivacaína. Rev Bras Anestesiol. 1990;40(6):421-8.
89. Ritchie JM, Green NM. Local Anesthetics. In: Gilman A, Goodman LS, editors. Goodman and Gilman's the pharmacological basis of therapeutics. 8th ed. New York: Pergamon; 1990.
90. Camann WR, Hartigan PM, Gilbertson LI, Johnson MD, Datta S. Chloroprocaine antagonism of epidural opioid analgesia: a receptor-specific phenomenon? Anesthesiology. 1990;73(5):860-3.
91. Bertrix L, Timour Q, Mazze RI, Freysz M, Samii K, Faucon G. Adverse interaction between bupivacaine and halothane on ventricular contractile force and intraventricular conduction in the dog. Anesth Analg. 1991;73(4):434-40.
92. Sierra V, Duttaroy A, Lutfy K, Candido J, Billings B, Zito SW, et al. Potentiation of opioid analgesia by cocaine: the role of spinal and supraspinal receptors. Life Sci. 1992;50(8):591-7.
93. de La Coussaye JE, Bassoul B, Brugada J, Albat B, Peray PA, Gagnol JP, et al. Reversal of electrophysiologic and hemodynamic effects induced by high dose of bupivacaine by the combination of clonidine and dobutamine in anesthetized dogs. Anesth Analg. 1992;74(5):703-11.
94. de La Coussaye JE, Eledjam JJ, Peray P, Bruelle P, Lefrant JY, Bassoul B, et al. Lamakalim, a potassium channel agonist, reverses electrophysiological impairments induced by a large dose of bupivacaine in anesthetized dogs. Br J Anaesth. 1993;71:534-9.
95. Behrens O. Effects of lumbar epidural analgesia in prostaglandin F2a release and oxytocin secretion during labor. Prostaglandins. 1993;45:285-94.
96. Crawford M, Kerr WJ. The effect of hyaluronidase on peribulbar block. Anaesthesia. 1994;49(10):907-8.
97. Grace D, Milligan KR, Morrow BJ, Fee JP. Co-administration of pethidine and clonidine: a spinal anaesthetic technique for total hip replacement. Br J Anaesth. 1994;73(5):628-33.
98. Catterall W, Mackie K. Local anesthetics. In: Gilman A, Goodman LS, editors. Goodman and Gilman's the pharmacological basis of therapeutics. 9th ed. New York: McGraw-Hill Health Professions Division; 1996.
99. Walker JS, Carmody JJ. Experimental pain in healthy human subjects: gender differences in nociception and in response to ibuprofen. Anesth Analg. 1998;86(6):1257-62.
100. Rosenberg PH, Veering BT, Urmey WF. Maximum recommended doses of local anesthetics: a multifactorial concept. Reg Anesth Pain Med. 2004;29(6):564-75; discussion 524.
101. Agoston S, Vandenbrom RH, Wierda JM. Clinical pharmacokinetics of neuromuscular blocking drugs. Clin Pharmacokinet. 1992;22(2):94-115.
102. Mirakhur RK. Newer neuromuscular blocking drugs. An overview of their clinical pharmacology and therapeutic use. Drugs. 1992;44(2):182-99.
103. Taylor P. Agents acting at the neuromuscular junction and autonomic ganglia. In: Gilman A, Goodman LS, editors. Goodman and Gilman's the pharmacological basis of therapeutics. 9th ed. New York: McGraw-Hill Health Professions Division; 1996.
104. Puura AIE, Rorarius MGF, Laippala P, Baer GA. Does abstinence from smoking or a transdermal nicotine system influence atracurium-induced neuromuscular block? Anesth Analg. 1998;87(2):430-3.
105. Ang-Lee MK, Moss J, Yuan CS. Herbal medicines and perioperative care. JAMA. 2001;286(2):208-16.
106. Skinner CM, Rangasami J. Preoperative use of herbal medicines: a patient survey. Br J Anaesth. 2002;89(5):792-5.
107. Hodges PJ, Kam PC. The peri-operative implications of herbal medicines. Anaesthesia. 2002;57(9):889-99.


## Leituras sugeridas


Baraka A, Srouji N, Haroun S. Cardiovascular collapse following intercostal block with bupivacaine in a patient under general anesthesia. Middle East J Anaesthesiol. 1983;7(3):229-31.

Covino BG. Pharmacology and toxicity of local anesthetic agents. In: Zorab JSM, Weller PM. Lectures in anaesthesiology. Oxford: Blackwell; 1986.

Cremonesi E. Interação da cocaína com anestesia: relato de um caso. Rev Bras Anestesiol. 1977;27:337.

Goldberg LI. Monoamine oxidase inhibitors. Adverse reactions and possible mechanisms. JAMA. 1964;190:456-62.

Johnston RR, Eger EI II, Wilson C. A comparative interaction of epinephrine with enflurane, isoflurane, and halothane in man. Anesth Analg. 1976;55(5):709-12.

Kurata J, Nakao S, Murakawa M, Adachi T, Shichino T, Mori K. The cerebral cortex origin of enflurane-induced generalized seizure in cats. Anesth Analg. 1994;79(4):713-8.

Sear JW. Practical Treatment Recommendations for the Safe Use of Anaesthetics. Drugs. 1992;43(1):54-68.

Svartling N, Lehtinen AM, Tarkkanen L. The effect of anaesthesia on changes in blood pressure and plasma cortisol levels induced by cementation with methylmethacrylate. Acta Anaesthesiol Scand. 1986;30(3):247-52.

Thiagarajah S, Grynsztejn M, Lear E, Azar I. Ventricular arrhythmias after terbutaline administration to patients anesthetized with halothane. Anesth Analg. 1986;65(4):417-8.

Vale NB. Interações medicamentosas em anestesia venosa. Rev Bras Anestesiol. 1997;47(5):465-76.

Vale NB, Vale LFB. Interações medicamentosas na anestesia regional. Rev Bras Anestesiol. 1994;44:95-105.

Vale NB, Vale LFB. Toxicidade da bupivacaína in vivo: aumento com gentamicina e diminuição com NaCl a 7,5%. Estudo de camundongos. Rev Bras Anestesiol. 1990.

# 85. RESSUSCITAÇÃO CARDIOPULMONAR

Ana Paula Rocha Cronemberger
Márcio de Pinho Martins

O International Liaison Committee on Resuscitation (ILCOR) foi criado em 1993 reunindo representantes de todo o mundo, incluindo diversas organizações com longa tradição no ensino e treinamento da reanimação ou ressuscitação cardiorrespiratória ou cardiopulmonar (RCP), como a American Heart Association (AHA), o European Resuscitation Council (ERC) e o Resuscitation Council of Asia, entre várias outras entidades. Sua missão é identificar e analisar as informações científicas relevantes para a ciência da RCP e do tratamento de emergências cardiovasculares, oferecendo um consenso sobre as recomendações para tratamento, com foco na morte cardíaca súbita.[1]

Para fins didáticos e fluidez de leitura, não serão usadas as classes de recomendação e o respectivo nível de evidência científica nas inúmeras diretrizes relacionadas neste capítulo, pois toda a metodologia empregada pelo ILCOR pode ser consultada nos periódicos originais.[2,3] No final de 2015, foram publicadas, em forma de suplemento especial, as atualizações das diretrizes para RCP e atendimento cardiovascular de emergência da ILCOR nos periódicos Circulation (AHA) e Resuscitation (ERC),[4] que são as principais referências deste capítulo e estão disponíveis para livre acesso. No futuro, um recurso baseado na web do Scientific Evidence Evaluation and Review System (SEERS) também será periodicamente atualizado com os resultados do processo de avaliação de evidências contínuas do ILCOR.*

## Conceito de parada cardiorrespiratória

- Vítima sem movimento ou resposta à estimulação.
- Ausência de respiração ou respiração anormal.
- Ausência de pulso.

## Causas e diagnóstico diferencial

É importante diferenciar qual tipo de parada cardíaca (ou parada cardiorrespiratória – PCR) está sendo tratada, pois existem diferenças significativas entre as principais etiologias da PCR, de acordo com a população (crianças, jovens ou idosos) ou o ambiente onde ela ocorre (intra-hospitalar ou extra-hospitalar). A maioria das PCRs fora do hospital, em adultos, é súbita e de origem cardiológica, com ritmo cardíaco inicial de fibrilação/taquicardia ventricular sem pulso (FV/TV) em 76% dos casos,[5] enquanto a maior parte das PCRs no hospital é secundária à insuficiência respiratória e/ou ao choque circulatório. Já nas crianças e nos adolescentes, a principal etiologia é a asfixia, com predomínio dos ritmos de assistolia ou atividade elétrica sem pulso (AESP).[6]

Em 2015, pela primeira vez, a AHA e o ILCOR – reconhecendo as particularidades do tipo de PCR que ocorre nos ambientes intra e extra-hospitalar – propuseram diferentes recomendações para o suporte básico de vida (SBV) no ambiente extra-hopitalar (parada cardiorrespiratória extra-hospitalar [PCREH]) ou para a PCR no ambiente hospitalar (parada cardiorrespiratória intra-hospitalar [PCRIH]). Criar duas cadeias de sobrevivência distintas foi útil para ressaltar as diferenças entre as medidas iniciais necessárias para a resposta a uma PCR que ocorre no hospital ou para aquela que ocorre fora do hospital (FIG. 85.1). Independentemente de onde ocorra a PCR, os cuidados após a ressuscitação convergem para o hospital, em geral em uma emergência cardiológica (ou unidade coronariana) ou em uma unidade de tratamento intensivo (UTI).[7]

## Suporte básico de vida

Em 2010 ocorreu a reorientação da sequência tradicional para RCP de A-B-C (via aérea, respiração, compressões torácicas) para C-A-B (compressões torácicas, via aérea, respiração), com o objetivo de minimizar o tempo para o início das compressões torácicas (CTs).[4] A importância das CTs de alta qualidade deve ser enfatizada, e novas metas para profundidade (5-6 cm) e frequência (100-120) de compressão torácica foram propostas.[8]

Se o paciente estiver inconsciente, com respiração anormal ou ausente, é razoável para o telefonista de emergência assumir que o paciente está em PCR. Para o socorrista leigo sem treinamento formal em RCP, o auxílio pelo telefonista no 192 do Serviço de Atendimento Móvel de Urgência (SAMU) pode desempenhar um papel fundamental no reconhecimento da respiração anormal ou agônica para diagnosticar a PCR e orientar o início da RCP empregando somente as CTs (*hands-only CPR*) enquanto a equipe do SAMU está a caminho. Caso o reanimador leigo tenha treinamento em RCP, a orientação é alternar ciclos de CTs e ventilações mantendo a relação de 30:2. Durante as pausas nas compressões, é razoável fazer uma pausa inferior a 10 segundos para administrar duas ventilações, com cada ventilação feita em aproximadamente 1 segundo (FIG. 85.2).

Muitos estudos têm documentado que os erros mais comuns durante a ressuscitação estão na frequência e/ou na profundidade das CTs; ambos os erros podem reduzir a sobrevivência.[9] Em adultos vítimas de PCR, é razoável realizar CTs com uma frequência entre 100 e 120 por minuto.[10,11] A adição de um limite máximo na frequência das CTs é o resultado de um grande estudo que associou compressões extremamente rápidas com redução da qualidade devido à profundidade inadequada.

É difícil avaliar a profundidade das compressões sem treinamento prévio em manequins ou sem dispositivos de realimentação (*feedback RCP*) que podem informar a profundidade de cada CT.[12] Pode ser razoável a utilização de dispositivos audiovisuais durante a RCP para a otimização em tempo real do desempenho. O treinamento com esses dispositivos pode melhorar a qualidade da RCP e o cumprimento das diretrizes atuais.[13]

Durante a RCP em adultos, as mãos devem ser posicionadas na metade inferior do esterno para realizar CTs a uma profundidade entre 5 e 6 cm. Ultrapassar o limite de 6 cm de profundidade

**Disponível em: https://cprguidelines.eu/, https://eccguidelines.heart.org/index.php/circulation/cpr--ecc-guidelines-2/.

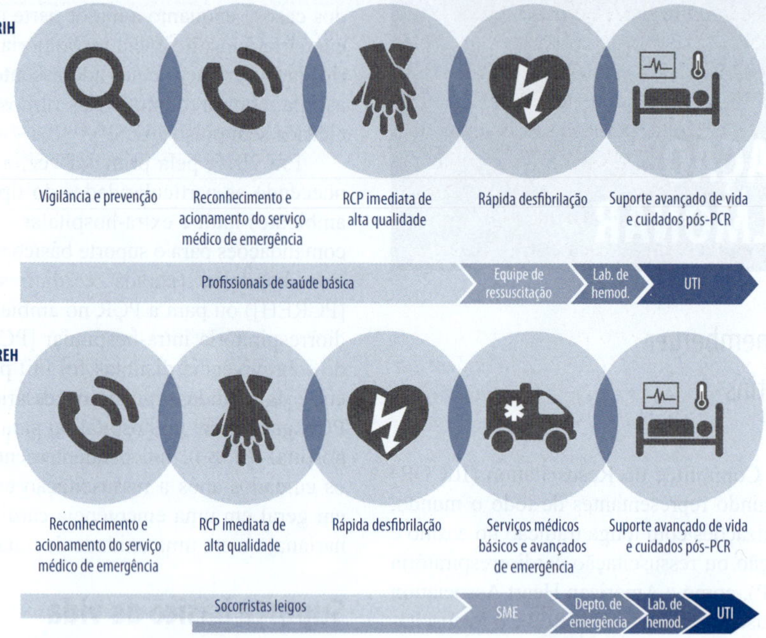


**FIGURA 85.1** Fluxos de atendimento na parada cardiorrespiratória (PCR).
PCREH, parada cardiorrespiratória extra-hospitalar; PCRIH, parada cardiorrespiratória intra-hospitalar; RCP, ressuscitação cardiopulmonar; SME, serviço médico de emergência; UTI, unidade de tratamento intensivo.

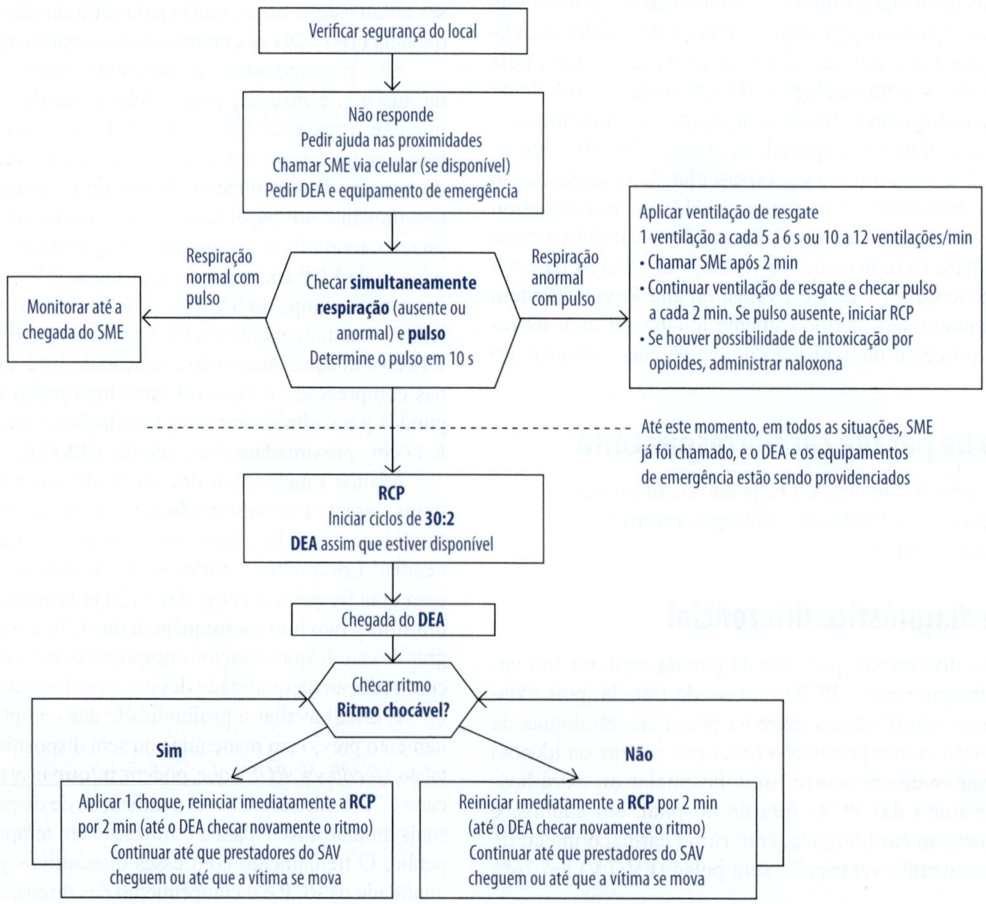


**FIGURA 85.2** Algoritmo do suporte básico de vida (SBV).
DEA, desfibrilador externo automático; RCP, ressuscitação cardiopulmonar; SAV, suporte avançado de vida; SME, serviço médico de emergência.

da CT pode causar danos e complicações desnecessárias. O número de lesões iatrogênicas e fraturas de costela em pacientes do sexo masculino aumentou quando a profundidade das CTs excedeu 6 cm durante a RCP.[14] Em pacientes com RCP sem sucesso após PCREH, as fraturas de costelas são comuns. Em um estudo comparando a RCP manual com a RCP mecânica (LUCAS, do inglês *Lund University Cordiopulmonary Assist System*), nos pacientes do grupo de RCP manual, 64,6% das vítimas de PCR que não sobreviveram apresentavam pelo menos uma fratura de costela. Nesse mesmo grupo, fraturas de esterno estavam presentes em 54,2% dos pacientes.[15]

As CTs manuais continuam a ser o padrão para o tratamento da PCR, mas dispositivos para CT mecânica podem ser uma alternativa razoável para uso por pessoal devidamente treinado. O uso dos dispositivos para CT mecânica pode ser considerado, desde que os socorristas limitem estritamente as interrupções da RCP durante a colocação e a remoção do dispositivo, em situações bastante específicas, nas quais realizar as compressões manuais de alta qualidade pode ser difícil ou perigoso para o reanimador; por exemplo: RCP prolongada durante PCR hipotérmica, RCP em uma ambulância em movimento, na sala de coronariografia ou na RCP enquanto se prepara a circulação extracorpórea.

Na PCR em adultos, as pausas nas CTs devem ser o mais breves possível, porque pausas mais curtas podem estar associadas a um maior sucesso da desfibrilação, com o retorno da circulação espontânea (RCE), e, em alguns estudos, à maior sobrevida à alta hospitalar. O número de compressões é afetado pela frequência e pelas frações de tempo que correspondem às das compressões. Em pacientes com uma via aérea desprotegida, nos quais existe a sincronização entre as CTs e as ventilações (30:2), é recomendável ter uma meta de pelo menos 60% na execução das compressões. A adição dessa fração de compressão se destina a limitar as interrupções das CTs e maximizar a perfusão coronariana e o fluxo sanguíneo durante a RCP. É importante não apoiar as mãos no peito da vítima entre as CTs para permitir a reexpansão total da parede torácica (teoria da bomba torácica). Para maximizar a chance de sobrevivência do paciente, é essencial realizar a RCP de alta qualidade **(QUADRO 85.1)** com o mínimo de interrupções nas CTs, que devem ser inferiores a 10 segundos, exceto para intervenções específicas, como a instalação da via aérea avançada ou para a desfibrilação.

Com base em novos dados, a recomendação para a utilização de oxigênio ($O_2$) na maior concentração inspirada possível durante a RCP foi reforçada. Tal recomendação aplica-se apenas enquanto a RCP está em curso e não se aplica aos cuidados após o RCE.

A abordagem inicial das vias aéreas deve ser a sua desobstrução e a ventilação com válvula-bolsa-máscara (VBM) com $O_2$ a 100% e fluxo de 15 $L \cdot min^{-1}$ **(FIG. 85.3)**. A inserção de uma cânula de Guedel facilita a ventilação e evita a distensão gástrica. Para reanimadores sem o mesmo tipo de treinamento e habilidade dos médicos anestesiologistas, recomenda-se que a VBM seja feita com duas mãos e dois reanimadores. A ventilação com duas mãos é mais eficaz e deve ser empregada por qualquer reanimador, independentemente do seu grau de experiência ou treinamento, quando houver qualquer dificuldade para ventilar e causar expansão torácica inadequada a cada ventilação. Durante a VBM, a relação entre compressão:ventilação deve ser de 30:2.

Uma recomendação nova nas diretrizes de 2015 foi feita para os pacientes com dependência conhecida ou suspeita de opioides que têm um pulso definido, mas apresentam respiração anormal (parada respiratória). Para os reanimadores devidamente treinados, além de prestar os cuidados de SBV, é razoável administrar naloxona intramuscular ou intranasal **(FIG. 85.4)**.

**QUADRO 85.1** Componentes da ressuscitação cardiopulmonar de alta qualidade

- Diagnóstico de PCR: paciente sem resposta, ausência de respiração ou apenas *gasping* (respiração anormal) e ausência de pulso central (verificação em menos de 10 s)
- Relação compressão-ventilação:
  - Sem VA avançada: 30:2 sincronizados
  - Com VA avançada:
    - CTs na frequência de 100 a 120/min e 1 ventilação a cada 6 s (10 ventilações/min)
- Profundidade de compressão: entre 5 (mín.) e 6 cm (máx.)
- Posição das mãos: metade inferior do esterno
- Permitir a expansão completa do tórax após cada compressão; não apoiar as mãos sobre o tórax após cada compressão
- Minimizar as interrupções: limitar em 10 s as interrupções nas CTs*
- Evitar a hiperventilação
- Realizar desfibrilação precoce

*Exceto para intervenções específicas, como instalação da via aérea avançada ou desfibrilação.

CTs, compressões torácicas; PCR, parada cardiorrespiratória; VA, via aérea.

## Suporte avançado de vida

A divisão em etapas da RCP serve para designar as tarefas que devem ser realizadas em cada momento da reanimação, existindo considerável sobreposição nas ações executadas durante

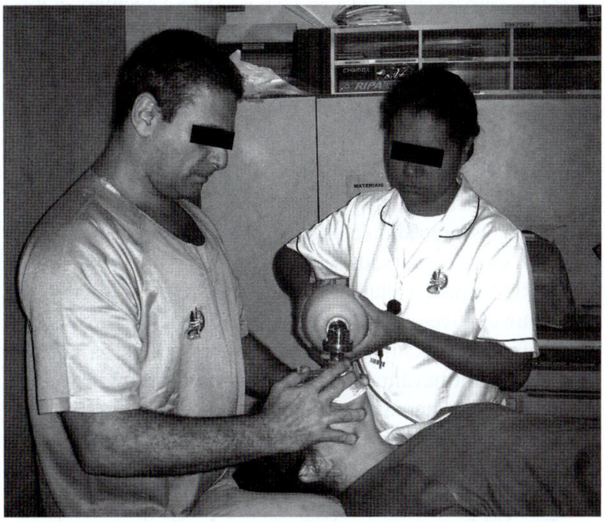

**FIGURA 85.3** Ventilação com duas mãos empregando o sistema válvula-bolsa-máscara (VBM). Essa técnica deve ser empregada por todos os reanimadores sempre que houver disponibilidade de pessoal. Enquanto um reanimador realiza a compressão da bolsa respiratória, o outro se concentra na correta adaptação da máscara facial, evitando fugas e proporcionando adequada expansão do tórax.
*Fonte: Arquivo pessoal dos autores.*

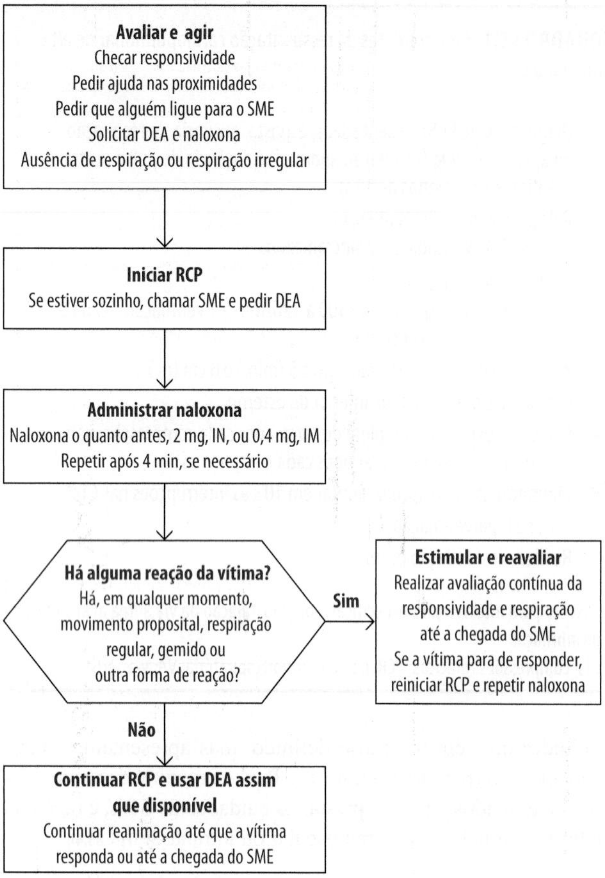


**FIGURA 85.4** Suporte básico de vida para possível intoxicação por opioides. DEA, desfibrilador externo automático; IM, intramuscular; IN, intranasal; RCP, ressuscitação cardiopulmonar; SME, serviço médico de emergência.

o SBV, o suporte avançado de vida (SAV) e os cuidados após PCR.[16] Em um cenário ideal, as recomendações para RCP são feitas para uma abordagem simultânea, coreografada para o desempenho das CTs, o controle da via aérea (CVA), a ventilação, a detecção do ritmo cardíaco e a aplicação de choque (quando indicado) por uma equipe de reanimação integrada e altamente treinada. O SBV de alta qualidade é o fator de maior relevância para sobrevida após uma PCR e alta hospitalar sem danos neurológicos. Os procedimentos do SAV, com exceção da desfibrilação, são considerados secundários como medidas efetivas para o RCE e para a alta hospitalar (FIG. 85.5).[17]

Kouwenhoven e colaboradores[18] são considerados os pais da reanimação moderna e nos estudos realizados há mais de 57 anos, já afirmavam: "Nossa experiência tem indicado que a desfibrilação externa não é suscetível de ser seguida pelo retorno da circulação espontânea, a não ser que o contrachoque seja aplicado em menos de três minutos após o início da fibrilação ventricular".[19]

Em 2015, as recomendações para desfibrilação sofreram alterações mínimas. Os desfibriladores/cardioversores (monofásicos ou bifásicos) são recomendados para o tratamento de arritmias atriais e ventriculares. Mais informações são necessárias para identificar qual a corrente ideal de choque e qual a melhor maneira de administração para resultar em desfibrilação cardíaca. A estratégia com choque único (em oposição aos choques sequenciais sem reiniciar as CTs) é razoável para a desfibrilação. A curva de dose-resposta para a desfibrilação de ritmos chocáveis é desconhecida. A energia inicial de choque, as energias dos choques subsequentes e as energias máximas de choque para cada formato de onda do desfibrilador também são desconhecidas.

Com base no maior sucesso para encerrar as arritmias atriais e ventriculares, os desfibriladores bifásicos, que empregam onda bifásica truncada exponencial ou retilínea bifásica, são preferidos aos desfibriladores monofásicos. Não há nenhuma evidência indicando superioridade de uma forma de onda ou nível de energia bifásica para a desfibrilação da FV com o primeiro choque. Todos os estudos publicados apoiam a eficácia de choques bifásicos utilizando 200 J ou menos para o primeiro choque. Sempre se deve selecionar a dose de energia inicial recomendada pelo fabricante; se essa carga for desconhecida, a desfibrilação pode ser feita na carga máxima do cardioversor. É razoável selecionar carga fixa ou escalonada de energia de acordo com as instruções do fabricante, no primeiro choque e nos choques subsequentes. Quando o desfibrilador manual for capaz de fornecer cargas diferentes, deve-se considerar uma carga maior de energia para o segundo e para os choques subsequentes.

Entende-se por controle avançado ou definitivo da via aérea a introdução de dispositivos que permitem ventilar a vítima de PCR de forma mais eficiente, possibilitando a ventilação com pressão positiva (VPP) em níveis mais elevados do que com a ventilação boca a boca, boca-máscara ou VBM. Durante muito tempo, a intubação traqueal (IT) foi considerada o método de eleição para o CVA no paciente em PCR.[20]

Atualmente, o controle avançado da via aérea consiste na introdução de dispositivos extraglóticos (DEGs), que em adultos podem ser a máscara laríngea (ML), o tubo laríngeo (TL), o obturador esofágico ou o Combitube®, ou na IT para manter a ventilação. A decisão entre manter a ventilação com uma via aérea avançada ou com VBM será determinada pela disponibilidade dos recursos no momento da PCR, assim como pela habilidade e capacitação dos reanimadores.

Em geral, a via aérea avançada é empregada por reanimadores experientes se a ventilação com VBM ou com o ressuscitador manual (tipo Ambu®) é inadequada ou como parte de uma abordagem sequencial na abordagem das vias aéreas, priorizando as CTs durante o SBV. Não existem evidências de alta qualidade favorecendo a IT em comparação com a VBM ou outro dispositivo de via aérea avançada em relação à sobrevida global ou resultado neurológico favorável após a PCR. A intubação é um procedimento que requer habilidade e experiência e não é isenta de complicações. Os principais riscos da intubação durante a reanimação incluem a intubação esofágica não reconhecida e interrupções prolongadas nas compressões, aumentando o tempo de ausência de fluxo sanguíneo.

Tanto a VBM quanto a via aérea avançada podem ser empregadas para a oxigenação e ventilação durante a RCP na PCRIH e na PCREH. A via aérea avançada pode ser a opção inicial para o controle da via aérea durante a RCP para os profissionais de saúde capacitados, sendo, geralmente, a primeira opção para os médicos anestesiologistas. A intubação traqueal precoce durante a RCP pode ser benéfica para os resultados clínicos após PCRIH. Em estudo retrospectivo com 702 pacientes, a intubação dentro de 8,8 minutos apresentou desfechos favoráveis para os resultados tanto neurológicos como de sobrevivência à PCRIH.[21]

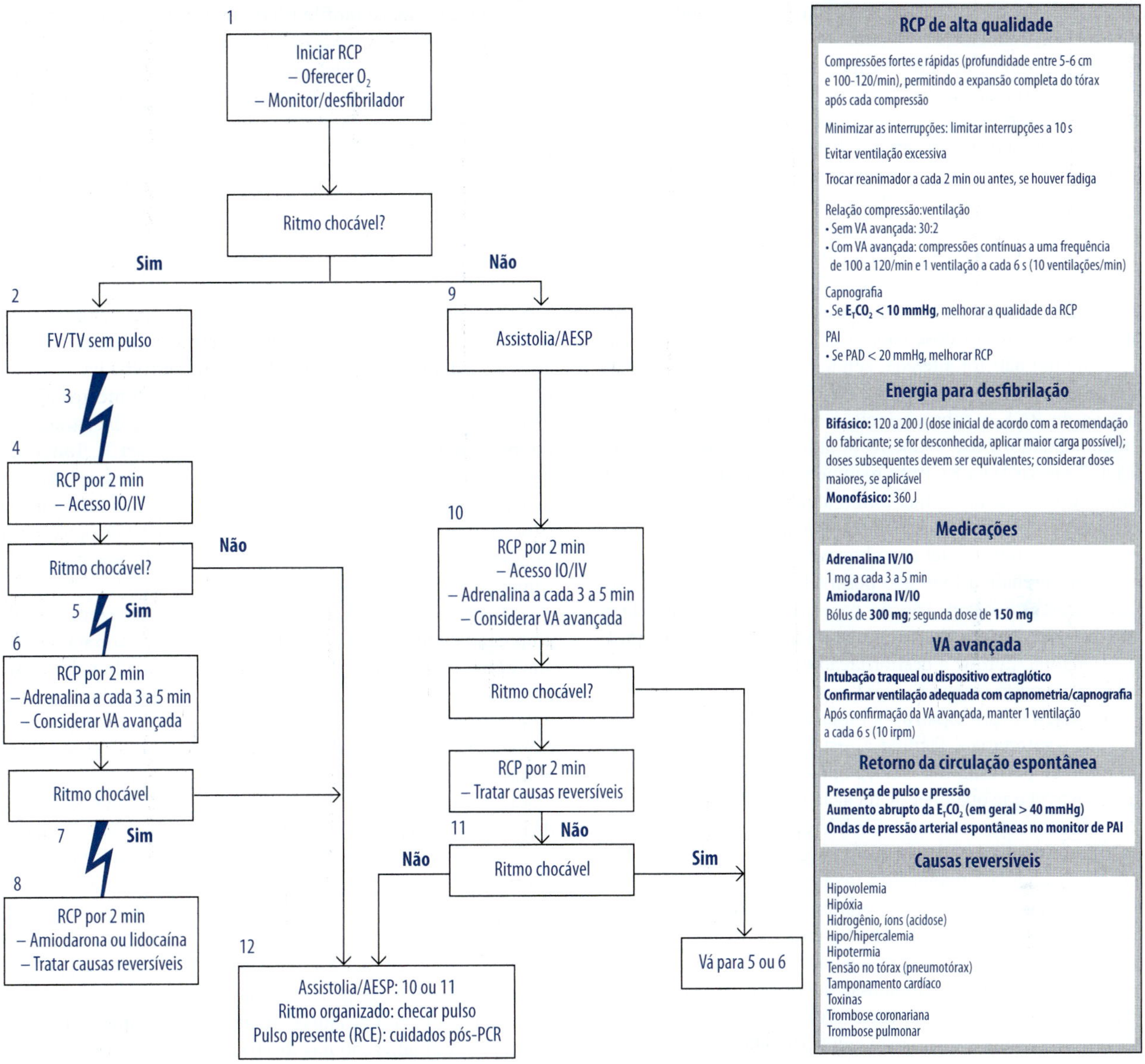


**FIGURA 85.5** Algoritmo do suporte avançado de vida em adultos.
AESP, atividade elétrica sem pulso; $E_TCO_2$, dióxido de carbono ao final da expiração (do inglês *end-tidal* $CO_2$); FV/TV, fibrilação ventricular/taquicardia ventricular; IO, intraósseo; irpm, incursões por minuto; IV, intravenoso; PAD, pressão arterial diastólica; PAI, pressão arterial invasiva; PCR, parada cardiorrespiratória; RCE, retorno da circulação espontânea; RCP, ressuscitação cardiopulmonar; VA, via aérea.

Após a instalação da via aérea avançada, os reanimadores não realizam mais ciclos de 30 compressões e duas ventilações (não é necessário interromper as compressões para realizar duas ventilações), e o reanimador deve fornecer uma respiração a cada 6 segundos (10 ventilações por minuto), enquanto estão sendo realizadas CTs continuamente.

A análise de curva de capnografia contínua permanece como uma recomendação de classe I para confirmar a posição correta do tubo traqueal (TT). A ultrassonografia pode ser um método adicional para a confirmação da colocação do TT. Ao contrário da capnografia, a confirmação da correta colocação do TT por ultrassonografia não é dependente de fluxo sanguíneo pulmonar adequado ou do dióxido de carbono ($CO_2$) expirado. As atuais diretrizes confirmam que a monitorização fisiológica durante a RCP pode ser útil, mas faltam estudos que demonstrem que a RCP dirigida por metas com base em parâmetros fisiológicos melhora os resultados.

Após 20 minutos de RCP, um baixo teor de dióxido de carbono ao final da expiração ($E_TCO_2$, do inglês *end-tidal* $CO_2$) em pacientes intubados está fortemente associado ao insucesso da ressuscitação. É importante que esse parâmetro não seja usado de forma isolada para prognosticar o desfecho da RCP, nem seja usado em pacientes não intubados. Múltiplas variáveis devem ser usadas na tentativa de prognosticar os resultados durante a PCR.

A ultrassonografia (cardíaca ou não cardíaca) pode ser considerada durante a PCR, para fazer o diagnóstico diferencial das possíveis etiologias, auxiliar a efetividade das CTs ou para obter acesso vascular central, desde que exista profissional qualificado disponível e isso não interfira nas manobras de reanimação;

embora seja um campo de intensa pesquisa, a sua utilidade ainda não está bem estabelecida.[22-24] A obtenção de acesso vascular para permitir a administração dos fármacos do SAV não deve comprometer a qualidade da RCP ou a desfibrilação, que são as únicas medidas capazes de melhorar a sobrevivência.

A adrenalina produz efeitos benéficos em pacientes durante a PCR, desempenhando um papel central nos algoritmos de tratamento de PCR em ritmos chocáveis e não chocáveis em adultos e crianças. A adrenalina é uma catecolamina endógena com efeitos potentes nos receptores α-adrenérgicos ($\alpha_1$ e $\alpha_2$) causando efeito vasoconstritor. Tal efeito pode aumentar a pressão de perfusão coronariana e cerebral durante a RCP. Nas diretrizes de 2015, a dose-padrão da adrenalina (1 mg a cada 3-5 minutos) não foi alterada, sendo reforçada por um ensaio clínico prospectivo e randomizado que demonstrou melhora na taxa de RCE e sobrevivência à admissão hospitalar. Não é recomendado o uso rotineiro de adrenalina em altas doses (0,1-0,2 $mg{\cdot}kg^{-1}$) na RCP. As recomendações para o tempo de administração de adrenalina foram atualizadas e estratificadas com base no ritmo de apresentação inicial da PCR. Para aqueles com um ritmo inicial não chocável, pode ser razoável administrar adrenalina logo que possível. Para aqueles com um ritmo inicial chocável, não há provas suficientes para fazer uma recomendação sobre o momento ideal para administração da adrenalina, porque a desfibrilação é o objetivo primário da reanimação nesta situação.

O objetivo principal da terapia antiarrítmica na FV/TV sem pulso refratária é facilitar a restauração e manutenção de um ritmo de perfusão espontânea após a desfibrilação elétrica. É improvável que qualquer medicação antiarrítmica possa converter farmacologicamente a FV/TV sem pulso refratária em um ritmo organizado de perfusão. Alguns antiarrítmicos têm sido associados a aumento das taxas de RCE e de admissão hospitalar (no pré-hospitalar), porém sem aumento da sobrevida a longo prazo ou da sobrevivência com boa evolução neurológica. As recomendações para o uso de medicamentos antiarrítmicos na PCR baseiam-se sobretudo no potencial de benefício nos resultados de curto prazo (admissão hospitalar) até que mais estudos sejam realizados para abordar o seu efeito na sobrevivência e na evolução neurológica.

A amiodarona pode aumentar a taxa de admissão hospitalar, porém sem alterar a sobrevida após alta hospitalar ou um resultado neurológico favorável, em comparação com placebo ou com a lidocaína. Em um estudo prospectivo, duplo-cego e randomizado, a lidocaína foi menos eficaz do que a amiodarona em melhorar as taxas de admissão hospitalar após PCREH na FV/TV sem pulso refratária à desfibrilação, mas não houve diferenças entre os dois fármacos na sobrevivência à alta hospitalar.[25] A amiodarona pode ser considerada na FV/TV sem pulso que não responde à RCP, desfibrilação e terapia vasopressora. A lidocaína pode ser considerada como uma alternativa à amiodarona na FV/TV sem pulso que não responde à RCP, desfibrilação e terapia vasopressora.

O uso do sulfato de magnésio durante a PCR pode ser considerado na taquicardia polimórfica ventricular (*torsade de pointes*) secundária a um intervalo QT longo ou quando houver suspeita de hipomagnesemia. O magnésio em qualquer ritmo de apresentação da PCR ou estritamente durante a FV não melhorou a sobrevida à alta hospitalar ou resultado neurológico. O uso rotineiro de magnésio para FV/TV sem pulso não é recomendado em adultos.

A administração profilática de antiarrítmicos após a ressuscitação melhora os resultados. As únicas medicações estudadas neste contexto são os bloqueadores β-adrenérgicos e a lidocaína. O uso de metoprolol oral ou bisoprolol intravenoso (IV) durante a hospitalização após PCR com ritmo de FV/TV sem pulso aumentou a taxa de sobrevida significativamente mais do que o grupo controle, 72 horas após RCE e aos 6 meses. A glicose sanguínea média e o potássio sérico durante as primeiras 72 horas de tratamento e a utilização de β-bloqueadores foram associados de forma significativa e independente à sobrevivência.[26] Não há evidências adequadas para apoiar o uso rotineiro de um β-bloqueador pós-PCR. No entanto, o início ou a continuação de um β-bloqueador oral ou IV pode ser considerado precocemente após a hospitalização na FV/TV sem pulso. Não há nenhuma evidência para sugerir β-bloqueadores após PCR precipitada por ritmo diferente da FV/TV sem pulso. Não há evidências adequadas para apoiar o uso rotineiro de lidocaína pós-PCR. Todavia, o início ou a continuação de lidocaína pode ser considerada imediatamente após o RCE na FV/TV sem pulso. Não há evidência suficiente para se fazer uma recomendação a favor ou contra o início rotineiro ou a continuação de outros medicamentos antiarrítmicos após o RCE.

A vasopressina não oferece nenhuma vantagem quando empregada como substituto da dose-padrão de adrenalina, assim como quando usada em combinação com adrenalina também não oferece nenhuma vantagem como um substituto para a dose-padrão de adrenalina na PCR. Devido à sua equivalência de efeito com a adrenalina, a vasopressina foi removida do algoritmo de SAV como terapia vasopressora. Tal modificação valoriza a maior simplicidade de abordagem da PCR quando duas terapias são consideradas equivalentes.

A atropina foi retirada das diretrizes para RCP em 2010 em razão da sua falta de eficácia durante a PCR, estando indicada somente nos casos de bradicardia sintomática.

A administração de emulsões lipídicas para o tratamento de toxicidade sistêmica por anestésico local (intoxicação por anestésico local [IAL]), particularmente com bupivacaína, é apoiada por extensa pesquisa em animais e relatos de caso em humanos. A atualização das diretrizes em 2015 contém novas recomendações para o emprego de emulsões lipídicas:[27]

- Pode ser razoável administrar emulsão lipídica, em paralelo às medidas do SAV, em pacientes com IAL e, particularmente, nos pacientes que apresentam sinais neurológicos premonitórios ou PCR devido à intoxicação por bupivacaína.
- Pode ser razoável administrar emulsão lipídica em pacientes com outras formas de toxicidade por fármacos que não estão respondendo ao SAV-padrão.

O uso de esteroides na PCR é controverso. Na PCREH, a administração de esteroides não melhorou a sobrevida à alta hospitalar em dois estudos, e sua utilização de rotina é de benefício incerto. Os dados sobre os esteroides para PCRIH são escassos.[28] Em um estudo randomizado, duplo-cego com pacientes pós-PCR em choque dependente de vasopressores, o tratamento com hidrocortisona não melhorou o tempo para a reversão do choque, a taxa de reversão ou os desfechos clínicos quando comparado ao placebo.[29] Durante a RCP na PCRIH, a combinação de vasopressina, adrenalina, metilprednisolona e hidrocortisona após o RCE pode ser considerada; no entanto, mais estudos são necessários antes que o uso rotineiro dessa estratégia terapêutica possa ser recomendado.

A ressuscitação cardiopulmonar extracorpórea (RCPEC) refere-se à oxigenação venoarterial por membrana extracorpórea durante a PCR, e inclui a oxigenação por membrana extracorpórea (ECMO, do inglês *extracorporeal membrane oxygenation*) e a circulação extracorpórea. Em instituições onde esses métodos podem ser rapidamente preparados, a RCPEC pode ser considerada como uma alternativa à RCP convencional em alguns pacientes em PCR refratária durante um período limitado de suporte cardiorrespiratório mecânico, quando a etiologia da PCR for potencialmente reversível. Uma evidência de baixa qualidade sugeriu um benefício em relação à sobrevida e resultado neurológico favorável com a utilização de RCPEC quando comparada com a RCP convencional.[30] A RCPEC pode ser considerada em PCR intra-hospitalar de crianças cardiopatas, desde que haja experiência e estejam disponíveis protocolos e equipamentos adequados. Uma revisão retrospectiva de registros mostrou melhores desfechos com a ECMO para pacientes com doença cardíaca do que para aqueles com doença não cardíaca.

Durante o período de 2003 a 2014, o emprego da RCPEC aumentou mais de 10 vezes, de 35 para mais de 400 por ano, e a gravidade dos pacientes tratados também. Porém, apesar dos avanços recentes no emprego e na disponibilidade da ECMO, não houve qualquer alteração na sobrevivência ajustada ao risco do paciente ao longo do tempo, com a sobrevida para alta hospitalar mantida em cerca de 27 a 30%.[31]

Atualmente, não há dados de ensaios clínicos randomizados para apoiar a RCPEC em qualquer cenário. Não existem evidências para recomendar o seu uso de rotina, e mais ensaios clínicos controlados são necessários para avaliar os benefícios clínicos da RCPEC contra RCP tradicional em pacientes com PCR refratária e para determinar quais populações seriam mais beneficiadas.

## Ressuscitação cardiopulmonar em pacientes portadores de desfibriladores internos e marca-passos artificiais

Os avanços no campo da desfibrilação introduziram diferentes tipos de dispositivos que incluem o cardioversor desfibrilador implantável (CDI) transvenoso com ou sem terapia de ressincronização cardíaca, o marca-passo transvenoso permanente para o tratamento das bradiarritmias e bloqueios de condução cardíaca, o CDI subcutâneo (S-CDI) e um novo cardioversor desfibrilador portátil externo (ZOLL® Cardiac Management Solutions, Pittsburgh, Pennsylvania).[32] As indicações para a colocação de um CDI, seja para prevenção primária ou secundária de morte cardíaca súbita, variam com a patologia cardíaca de base.[33] Nessas situações, é comum haver dúvidas pertinentes ao suporte de vida ao paciente.[34] Os dispositivos mais estudados são o CDI e o marca-passo transvenoso. Ainda não existem dados acerca do uso, durante a PCR, dos dispositivos mais recentes (p.ex., S-CDI).

Em linhas gerais, a sequência das manobras para RCP deve ser exatamente a mesma utilizada no paciente que não possui dispositivos elétricos implantados. As CTs podem ser administradas com o mesmo posicionamento das mãos sobre o tórax, na mesma intensidade, profundidade e frequência. Nesses pacientes, é possível sentir a liberação de um choque pelo CDI durante a RCP, sendo que essa corrente elétrica na superfície corporal do paciente não representa um perigo para o reanimador. A sensação desagradável de formigamento pode ser evitada pelo uso de luvas durante a RCP. Após um choque liberado pelo CDI, que pode causar contratura muscular similar àquela observada durante o emprego do desfibrilador externo, é recomendável esperar entre 30 e 60 segundos antes de administrar uma desfibrilação externa.

A energia associada com desfibrilador externo pode danificar o dispositivo implantado. Apesar de os marca-passos implantáveis e desfibriladores serem projetados para resistir à desfibrilação externa, o dispositivo implantado pode sofrer danos se as pás/placas da desfibrilação externa forem colocadas perto ou diretamente sobre o gerador do CDI. As pás/placas de desfibrilação externa devem estar em uma posição-padrão, nas posições anteroposterior ou anterolateral, afastadas no mínimo 2,5 cm do gerador. Um estudo com cardioversão demonstrou que o posicionamento das pás/placas a pelo menos 8 cm de distância não produziu alterações nos limiares de estimulação ou medidas de detecção de arritmias.[35] Pode ocorrer mau funcionamento do gerador após a desfibrilação externa, sendo recomendável a disponibilidade de um marca-passo externo após o RCE.

## Cuidados após a parada cardíaca

O atendimento sistemático pós-PCR, com caráter multidisciplinar, pode elevar a taxa de alta hospitalar entre os pacientes com RCE.[36] Para tanto, a otimização está direcionada principalmente para as funções metabólica, neurológica e hemodinâmica. As evidências selecionadas nas diretrizes de 2015 retiram o enfoque baseado em alvos terapêuticos estritos. Em contrapartida, é valorizado o julgamento clínico particularizado e incentivada a produção de novos estudos clínicos de alta qualidade. Os princípios centrais dos cuidados pós-PCR são:

- Identificar e tratar a etiologia subjacente da PCR.
- Atenuar a lesão de isquemia-reperfusão e evitar lesões secundárias de órgãos.
- Fazer estimativas precisas de prognóstico para guiar a equipe clínica e informar a família para selecionar as possíveis metas de cuidados continuados.

Deve ser instituída a avaliação e o tratamento das causas desencadeadoras da PCR, como por exemplo o infarto agudo do miocárdio (IAM) com indicação de reperfusão coronariana imediata. A implementação de medidas diagnósticas e terapêuticas requer transporte seguro intra-hospitalar e/ou inter-hospitalar. O acesso a um suporte ventilatório, hemodinâmico e farmacológico completo é mandatório. Oxigênio suplementar, dispositivos para controle da via aérea, ventilador mecânico de transporte, acesso venoso seguro, monitorização incluindo capnografia/capnometria contínuas são cruciais para minimizar o risco de intercorrências. O RCE representa um cenário de instabilidade clínica, em que eventuais lesões adicionais apresentam grande impacto sobre o desfecho final do paciente.

Os estudos iniciais sugerem que o controle direcionado de temperatura (CDT) é benéfico e recomendado por pelo menos 24 horas em pacientes comatosos após a PCR, sendo possível escolher uma temperatura-alvo entre 32 e 36 °C. Resultados similares são possíveis quando os pacientes são ativamente mantidos em qualquer temperatura nessa faixa. De acordo com a orientação do ILCOR, é recomendável selecionar e manter a temperatura constante entre 32 e 36 °C para aqueles pacientes nos quais o CDT foi empregado (forte recomendação, nível de evidência moderado). Não é possível afirmar se determinadas subpopulações de pacientes podem se beneficiar do CDT mais baixo (32-34 °C) ou mais elevado (36 °C) após a PCR, e novas pesquisas serão necessárias.[37] Os cuidados pós-RCE estão resumidos no **QUADRO 85.2**.[38]

Para determinação do prognóstico neurológico, deve ser respeitado o período mínimo de 72 horas, com a exclusão de efeitos residuais de agentes hipnóticos e bloqueadores neuromusculares.[39] Os seguintes achados estão associados a mau prognóstico neurológico:

- Ausência de reflexo pupilar à luz após 72 horas ou mais de PCR.
- Presença de estado mioclônico durante as 72 horas após PCR.
- Ausência de onda cortical do potencial somatossensorial evocado N20, em 24 a 72 horas após PCR ou reaquecimento.
- Presença de acentuada redução da relação cinza-branco em tomografia computadorizada do cérebro realizada até 2 horas após a PCR.
- Ampla restrição da difusão na ressonância magnética cerebral entre 2 e 6 dias após a PCR.
- Ausência persistente de reatividade no eletrencefalograma (EEG) a estímulos, 72 horas após a PCR.
- Estado intratável de mal epiléptico no EEG após reaquecimento ou supressão de surtos persistentes.

## Aspectos médico-legais

A RCP realizada no doente terminal e sem possibilidade de cura representa manobra fútil. Em contrapartida, é frequente o temor de demandas jurídicas com o argumento de omissão de socorro. A manutenção da dignidade do paciente deve ser a base das tomadas de decisão. Para tanto, a morte com dignidade não deve confundir-se com manobras que abreviem a vida ou provoquem a morte. A regra é sempre reanimar a vítima de PCR, mas existem exceções, quando a RCP não deve ser realizada:[39]

- Situações em que executar a RCP coloca o socorrista em risco de ferimentos graves ou perigo mortal (exposição a doenças infecciosas ou bala perdida).
- Sinais clínicos evidentes de morte irreversível (*rigor mortis*, livores, decapitação ou estado de decomposição).
- Documentos médicos e do próprio paciente e de seus familiares indicando que a reanimação não é desejada (paciente terminal).

**QUADRO 85.2** Cuidados após retorno da circulação espontânea

| Parâmetro | Ação | Medidas e cuidados |
|---|---|---|
| Oxigenação e ventilação | Paciente inconsciente: assegurar VA avançada para suporte ventilatório mecânico | Manter $PaCO_2$ dentro da faixa normal. Evitar hiperventilação e redução do fluxo sanguíneo cerebral<br>Titular a $F_IO_2$ ao mínimo necessário para obter $SpO_2 \geq 94\%$ e evitar hiperoxia<br>Realizar capnografia contínua para acompanhamento do posicionamento do TT, da perfusão pulmonar e da $PaCO_2$ |
| Hemodinâmica | Correção imediata:<br>PAS < 90 mmHg e/ou<br>PAM < 65 mmHg | Obter acesso vascular adequado<br>Administrar suporte farmacológico titulado e monitorizado<br>Diferentes pacientes podem apresentar valores distintos de PA para adequada perfusão dos órgãos<br>Não há evidências para recomendar metas hemodinâmicas específicas<br>Não há recomendação para o uso profilático de antiarrítmicos |
| Controle direcionado da temperatura | Em todos os pacientes adultos comatosos com RCE pós-PCR | Ter como alvo temperatura entre 32 e 36 °C<br>Manter duração mínima de 24 horas<br>Evitar resfriamento no extra-hospitalar<br>Evitar febre |
| Controle glicêmico | Evitar hipoglicemia e hiperglicemia | Evitar hipoglicemia, pois o controle agressivo com insulina é arriscado<br>A hiperglicemia pós-PCR está associada a pior prognóstico<br>Não está definida faixa terapêutica para esse grupo de pacientes |
| Intervenção coronariana percutânea | Registrar ECG de 12 derivações após RCE | Diagnosticar casos de IAMSST ou alta suspeição de IAM<br>Realizar angiografia coronariana emergencial em pacientes demonstrando IAMSST ou com instabilidade elétrica sem supradesnivelamento de segmento ST e alta suspeição de PCR de origem cardíaca |
| Prognóstico após PCR | Avaliação do desfecho neurológico | Marcadores clínicos, de imagem, sanguíneos e eletrofisiológicos são prejudicados por sedação ou BNM<br>Associar modalidades diagnósticas para avaliação multifatorial<br>Período mínimo *sem* CDT: 72 horas<br>Período mínimo *com* CDT: 72 horas após normotermia e ausência de efeito residual de sedativos<br>Tratar precocemente as crises convulsivas e evitar o uso profilático de anticonvulsivantes |

BNM, bloqueio neuromuscular; CDT, controle direcionado da temperatura; ECG, eletrocardiograma; $F_IO_2$, fração inspirada de oxigênio; IAM, infarto agudo do miocárdio; IAMSST, IAM com supradesnivelamento de ST; PA, pressão arterial; $PaCO_2$, pressão parcial arterial de dióxido de carbono; PAM, pressão arterial média; PAS, pressão arterial sistólica; PCR, parada cardiorrespiratória; RCE, retorno da circulação espontânea; $SpO_2$, oximetria de pulso; TT, tubo traqueal; VA, via aérea.

Alguns termos são frequentemente empregados, como distanásia, eutanásia e ortotanásia. O termo distanásia significa o sofrimento do paciente decorrente da extensão artificial do processo de morte. Pode ser decorrente da sobrevalorização da tecnologia terapêutica em detrimento do foco humanitário na assistência médica.

Eutanásia – etimologicamente – é a morte sem sofrimento. Constituem suas premissas a morte provocada em paciente com morbidade incurável, grande sofrimento e estado terminal. É vedada pelo Código Brasileiro de Ética Médica, Resolução do Conselho Federal de Medicina (CFM) nº 1.931, de 17 de setembro de 2009.[40] Além disso, pode ser imputado crime de homicídio segundo o Código Penal Brasileiro (CPB), art. 121, definido como "homicídio privilegiado por motivo de relevante valor moral".[41]

Por fim, a ortotanásia significa morte correta, portanto ausência da extensão desnecessária do processo de morte, além do natural. Perante o CPB, não constitui crime. Não há obrigação do médico em estender o processo de morte sem solicitação do paciente. Todos os recursos devem ser empregados desde que não prolonguem o processo de morte além do seu fluxo natural. A vontade do paciente deve estar delineada por consenso com o médico assistente. Trata-se do princípio da autonomia.

As manobras de RCP devem ser efetuadas salvo a ordem do paciente de não ressuscitar, nenhum benefício devido a grave prejuízo das funções vitais e indicadores de morte irreversível. O registro em prontuário médico e ordem escrita, sempre que possível, deve ser incentivado.

Aqueles pacientes que não apresentam RCE e que de algum modo teriam a ressuscitação descontinuada são possíveis doadores de órgãos. Todos os pacientes com RCE e que evoluem posteriormente com morte encefálica ou morte devem ser avaliados como potenciais doadores de órgãos.

## Reanimação neonatal

De acordo com o relatório da Organização Mundial da Saúde (OMS), os dias que se seguem ao nascimento constituem o maior desafio a ser vencido, já que 45% dos óbitos registrados entre menores de 5 anos ocorrem nos primeiros 28 dias de vida. A assistência ao recém-nascido tem como principal objetivo proporcionar a melhor adaptação do período fetal para o neonatal.

Ao nascimento, cerca de 1 em cada 10 neonatos necessita de ajuda para iniciar a respiração efetiva; 1 em cada 100 precisa de IT e 1 a 2 em cada 1.000 requer IT acompanhada de CTs e/ou medicações, desde que a ventilação seja aplicada adequadamente. Para o médico anestesiologista, é importante o conhecimento da reanimação neonatal, pois, nessa fase inicial da vida, pode ser necessário realizar procedimentos invasivos ou cirúrgicos, e os mesmos princípios da reanimação neonatal devem ser seguidos durante o ato anestésico.

A necessidade de procedimentos de reanimação é maior quanto menor for a idade gestacional ou o peso ao nascer. A cesariana, entre 37 e 39 semanas de gestação, mesmo sem fatores de risco antenatais para asfixia, também eleva o risco de ventilação. Um grande estudo retrospectivo de coorte de 2.231 crianças que necessitavam de RCP no hospital fora da sala de parto identificou vários fatores de risco para mortalidade, incluindo prematuridade, gravidade da doença e presença de anomalias congênitas. A sobrevida desses pacientes foi de 51%.[42]

É fundamental contar com material adequado e uma equipe qualificada e capacitada para realizar todos os procedimentos de estabilização e reanimação de acordo com o Programa de Reanimação Neonatal da Sociedade Brasileira de Pediatria.[43]

O neonato pré-termo (< 34 semanas) possui características que o diferenciam do neonato a termo. Isso se deve, de modo geral, à sua imaturidade global do ponto de vista anatômico e fisiológico. Neste capítulo, são abordadas as diretrizes para assistência ao neonato a termo, maior que 34 semanas. A reanimação neonatal pode ser dividida em quatro categorias de ação:

1. Passos básicos.
2. Ventilação.
3. Compressões torácicas.
4. Medicamentos e hidratação.

A necessidade de progressão para cada uma dessas categorias tem início ao se responder a três perguntas básicas ao nascimento relacionadas na **FIGURA 85.6**. Se a resposta for "SIM" a todas as três perguntas, iniciam-se os passos básicos de cuidados de rotina ao neonato que consistem em aquecimento, limpeza de vias aéreas, secagem e estímulo tátil. Se a resposta for "NÃO" a uma das perguntas anteriores, medidas devem ser iniciadas de maneira escalonada de acordo com a resposta do neonato (ventilação, CTs e medicamentos e hidratação), tendo como parâmetros fundamentais a avaliação simultânea de dois sinais vitais: respiração e frequência cardíaca (FC). Os neonatos que não iniciam movimentos respiratórios regulares e/ou aqueles em que o tônus muscular está flácido precisam ser conduzidos à mesa de reanimação, indicando-se os passos iniciais da estabilização na seguinte sequência: prover calor, posicionar a cabeça em leve extensão, aspirar boca e narinas (se necessário) e secar. Tais passos devem ser executados em 30 segundos.

### Passos iniciais da estabilização no recém-nascido $\geq$ 34 semanas

#### Temperatura

A temperatura corporal do neonato na admissão na unidade neonatal é um forte previsor de morbidade e mortalidade em todas as idades gestacionais, sendo considerada um indicador da qualidade

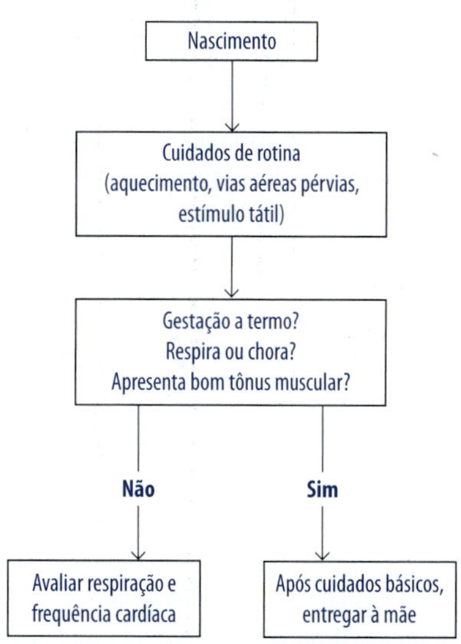


**FIGURA 85.6** Sequência inicial de atendimento ao recém-nascido com mais de 34 semanas.

do atendimento. Recomenda-se que a temperatura axilar do neonato seja mantida entre 36,5 e 37,5 °C (normotermia). As recomendações são pré-aquecer a sala de parto e a sala onde serão realizados os procedimentos de estabilização/reanimação, com temperatura ambiente de 23 a 26 °C, evitar correntes de ar, manter o neonato envolto em campos aquecidos e posicionado sob calor radiante. O neonato pré-termo pode ser coberto com saco plástico. Outro passo para manter a normotermia é secar o corpo e a região da fontanela e desprezar os campos úmidos. Deve-se tomar cuidado especial para evitar a hipertermia (> 37,5 °C), pois ela pode agravar a lesão cerebral em pacientes asfixiados.

## Aspiração das vias aéreas

A aspiração está reservada aos pacientes que apresentam obstrução de vias aéreas por excesso de secreções. Nesses casos, deve-se aspirar delicadamente a boca e depois as narinas com sonda traqueal nº 8 ou 10 conectada ao aspirador a vácuo, sob pressão máxima de 100 mmHg. É importante evitar a introdução da sonda de aspiração de maneira brusca ou na faringe posterior, devido à resposta vagal, espasmo laríngeo com apneia e bradicardia.

## Aspiração traqueal

As evidências revisadas pelo ILCOR em 2015 indicam que a controvérsia persiste no tocante aos possíveis benefícios decorrentes da aspiração traqueal sob visualização direta. Um ensaio clínico mostrou que a incidência de síndrome de aspiração de mecônio, síndrome de aspiração de mecônio grave e mortalidade neonatal foram similares entre os grupos de neonatos randomizados para aspiração traqueal seguida de VPP ou para VPP sem aspiração traqueal. Portanto, não existem evidências para indicar de modo rotineiro a aspiração traqueal sob visualização direta no neonato não vigoroso com líquido amniótico meconial. No neonato com líquido amniótico meconial que apresenta apneia, respiração irregular ou FC menor que 100 batimentos por minuto (bpm), deve-se iniciar a VPP com máscara facial e ar ambiente nos primeiros 60 segundos de vida. Se o neonato não melhorar após 30 segundos de ventilação efetiva e houver forte suspeita de obstrução de vias aéreas, pode-se indicar a retirada do mecônio residual da hipofaringe e da traqueia sob visualização direta.

## Oximetria de pulso e oxigênio suplementar

O sensor de oximetria de pulso para avaliação da saturação da hemoglobina periférica pelo oxigênio ($SpO_2$) deve ser colocado sempre no membro superior direito, na região do pulso radial para monitorizar a $SpO_2$ pré-ductal **(FIG. 85.7)**. É um parâmetro importante para avaliar a necessidade de $O_2$ suplementar após o início da ventilação. Para bebês nascidos a termo, as ventilações devem ser iniciadas com ar ambiente ($O_2$ a 21%).

Os valores desejáveis de $SpO_2$ variam de acordo com os minutos de vida. Vale lembrar que, nos neonatos que não precisam de reanimação, a $SpO_2$ no primeiro minuto de vida, situa-se ao redor de 60 a 65%, só atingindo valores entre 87 e 92% no quinto minuto **(TAB. 85.1)**. O processo de transição normal para alcançar uma saturação da hemoglobina arterial pelo oxigênio ($SaO_2$) > 90% requer 5 minutos ou mais em neonatos saudáveis que respiram ar ambiente. A monitorização da $SpO_2$ possibilita o uso criterioso e racional do $O_2$. O uso de concentrações elevadas de $O_2$ associa-se ao atraso para iniciar a respiração espontânea após o nascimento e à maior mortalidade, em comparação àqueles neonatos nos quais a VPP foi iniciada com ar ambiente. Como a $SpO_2$ > 95% está associada a valores elevados e não previsíveis de pressão parcial arterial de $O_2$, a suplementação de $O_2$ deve ser cuidadosamente titulada, de modo que a $SpO_2$ nunca ultrapasse valores acima de 95% na sala de parto.

## Ventilação

As indicações para VPP incluem apneia ou respirações tipo *gasping* e FC < 100 bpm. Os equipamentos mais utilizados para ventilar o neonato em sala de parto compreendem o balão autoinflável e o ventilador mecânico manual em T, que é um dispositivo valvulado que regula a pressão e limita o fluxo. Em ambiente cirúrgico, o equipamento usado deve possibilitar a titulação da $F_IO_2$ com controle confiável da pressão inspiratória e do tempo de administração, além de pressão positiva ao final da expiração (PEEP, do inglês *positive end-expiratory pressure*).

Quanto à interface entre o equipamento para ventilação e o neonato ≥ 34 semanas, pode-se utilizar a máscara facial, a ML ou o TT. As máscaras faciais estão disponíveis em três tamanhos: para o neonato a termo, para o prematuro e para o prematuro extremo. O emprego de máscara de tamanho adequado, cobrindo a ponta do queixo, a boca e o nariz, é fundamental para obter uma boa adaptação entre a máscara e a face do neonato. O selo entre face e máscara é crítico para o sucesso da ventilação, e o aumento da FC representa o melhor indicador de uma ventilação eficaz.

# Controle avançado da via aérea no neonato

A IT não deve ser rotineira na presença de mecônio e somente deve ser realizada nos casos de obstrução traqueal. A ênfase deve ser a ventilação dentro do primeiro minuto de vida em

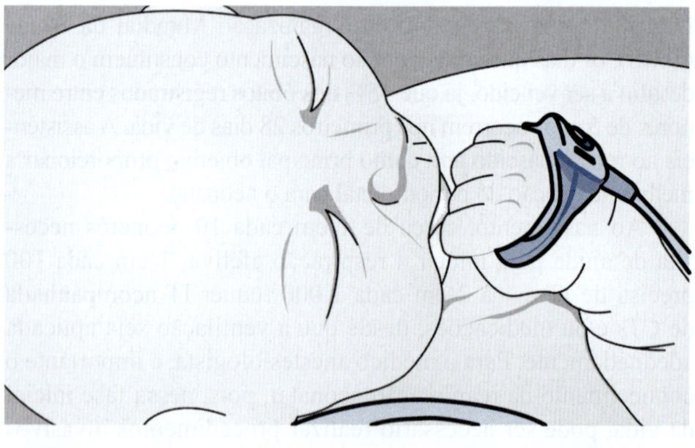

**FIGURA 85.7** Sensor de oximetria no membro superior direito para medida de $SpO_2$ pré-ductal.

**TABELA 85.1** Valores de $SpO_2$ pré-ductais desejáveis segundo a idade pós-natal

| Minutos de vida | $SptO_2$ pré-ductal |
|---|---|
| Até 5 | 70 a 80% |
| 5 a 10 | 80 a 90% |
| > 10 | 85 a 95% |

neonatos que não estão respirando adequadamente.[44] As alternativas nessa faixa etária são a IT ou a ML, com equivalência entre ambas. As principais indicações são estas:

- A VBM não é eficaz.
- A aspiração traqueal é necessária para retirada de mecônio espesso e particulado.
- Necessidade de VPP prolongada.
- Na PCR.
- Em situações especiais: hérnia diafragmática congênita ou extremo baixo peso.

Em neonatos com idade gestacional entre 34 e 38 semanas e peso de 2.000 a 3.000 g, indica-se o TT de diâmetro interno de 3,5 mm; e para os > 38 semanas ou > 3.000 g, a cânula de 3,5 ou 4 mm. Deve-se deixar sempre à disposição um TT de diâmetro superior e outro inferior àquele escolhido. Recomenda-se usar a idade gestacional para calcular o comprimento do tubo a ser inserido na traqueia, considerando a distância entre a ponta do TT e a marca, em centímetros, a ser fixada no lábio superior (TAB. 85.2). Caso a idade gestacional seja desconhecida, usa-se a regra prática com a soma de 6 ao peso estimado (em quilogramas) para calcular o comprimento do tubo a ser inserido na traqueia, sendo o resultado correspondente à marca em centímetros a ser fixada no lábio superior.

**TABELA 85.2** Guia para profundidade de inserção do tubo traqueal conforme idade gestacional

| Idade gestacional (semanas) | Marca no lábio superior (cm) |
|---|---|
| 34 | 7,5 |
| 35 a 37 | 8,0 |
| 38 a 40 | 8,5 |
| >41 | 9,0 |

## Monitorização do dióxido de carbono exalado

A confirmação da posição do TT pode ser realizada por inspeção do tórax, ausculta das regiões axilares e gástrica e observação da FC. Com essa avaliação subjetiva, pode ocorrer um retardo de 30 a 60 segundos para o diagnóstico de um TT mal posicionado. A detecção de $CO_2$ exalado é recomendada, pois, além de ser uma medida objetiva, diminui o tempo para a correta confirmação do TT. A monitorização contínua da capnografia ou capnometria também é recomendada durante a RCP para orientar sobre a eficácia e a qualidade das CTs. Valores de $E_TCO_2$ menores que 10 a 15 mmHg sugerem que os esforços devem se concentrar na melhoria das CTs e em assegurar que a ventilação não seja excessiva.

## Parada cardiorrespiratória neonatal

### Compressões torácicas

Se, apesar da VPP efetiva e dos aumentos progressivos da concentração de $O_2$ até 100%, não houver aumento da FC > 60 bpm, é necessário iniciar imediatamente as CTs. Como o mecanismo de asfixia é a principal causa de PCR neste grupo, é fundamental assegurar uma boa ventilação com adequada expansão torácica antes de iniciar as CTs. Nos neonatos e lactentes, que possuem o tórax mais complacente, existem duas técnicas para CTs (FIG. 85.8).

A técnica dos dois polegares é a mais eficiente, pois gera maior pico de pressão sistólica e de perfusão coronariana, além de ser menos cansativa. Nessa técnica, os polegares podem ser posicionados sobrepostos ou justapostos no terço inferior do esterno. Os polegares sobrepostos geram maior pico de pressão e pressão de pulso, enquanto os polegares justapostos aumentam a chance de lesão dos pulmões e do fígado. Assim, recomenda-se aplicar os dois polegares sobrepostos no terço inferior do esterno, ou seja, logo abaixo da linha intermamilar e poupando o apêndice xifoide. O restante das mãos circunda o tórax, dando suporte ao dorso durante a massagem.

O profissional de saúde que vai executar as CTs se posiciona atrás da cabeça do neonato, enquanto aquele que ventila se desloca para um dos lados. Tal posicionamento dos reanimadores facilita a abordagem do cordão umbilical, caso o cateterismo venoso seja necessário. Deve-se lembrar que esse posicionamento dos reanimadores só será possível se o neonato estiver intubado. A profundidade da compressão deve englobar

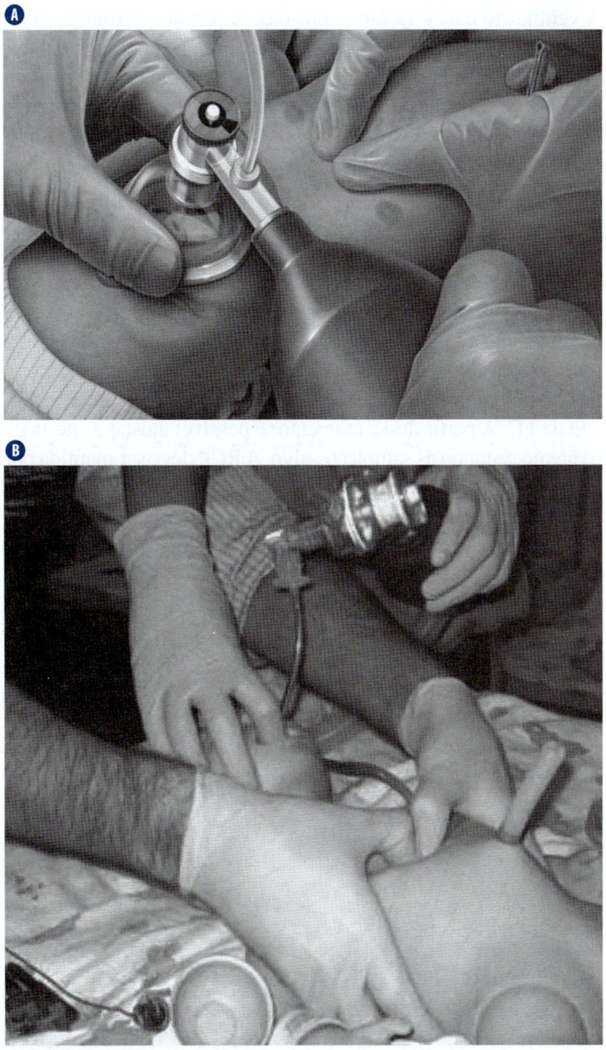

**FIGURA 85.8** Ⓐ Posicionamento dos reanimadores durante a ventilação sob máscara facial. Ⓑ Posicionamento dos reanimadores após a intubação traqueal.

um terço do diâmetro anteroposterior do tórax, de maneira a produzir um pulso palpável. É importante permitir a reexpansão plena do tórax após cada compressão para haver enchimento das câmaras ventriculares e das coronárias, e os dedos não devem ser retirados do terço inferior do tórax. As complicações das CTs incluem fratura de costelas, pneumotórax, hemotórax e laceração de fígado.

As CTs durante a RCP neonatal podem ser realizadas com a técnica dos dois dedos **(FIG. 85.9)**. Nessa técnica, as pontas dos dedos indicador e médio ou médio e anular devem estar dispostas lado a lado, de forma perpendicular com relação ao tórax e sobre o terço inferior do esterno. É importante que a força exercida sobre o esterno seja feita no sentido perpendicular, comprimindo o coração entre o esterno e a coluna vertebral. Quando existe um único reanimador, utiliza-se a técnica dos dois dedos e; quando há mais de um reanimador (dois profissionais de saúde), prefere-se a técnica dos dois polegares. Em ambas as técnicas, o esterno deve ser comprimido cerca de um terço do diâmetro anteroposterior do tórax (aproximadamente 4 cm), em frequência de 100 vezes por minuto.

## Relação compressão:ventilação

A ventilação e as CTs são realizadas de forma sincrônica, mantendo-se uma relação de CT:ventilação de 3:1, com uma frequência de 120 eventos por minuto (90 movimentos de massagem e 30 ventilações). Esse movimento coordenado é importante durante a reanimação neonatal, pois assegura a expansão pulmonar plena, que desempenha um papel central para a transição cardiocirculatória ao nascimento. A única situação em que se pode considerar a aplicação de 15 compressões cardíacas intercaladas com duas ventilações (15:2) é a do paciente internado em unidade neonatal, cuja origem da PCR é provavelmente cardíaca, como nos portadores de cardiopatias congênitas.

Durante a RCP, a concentração de $O_2$ deve ser de 100%. Para reduzir o risco de complicações associadas à hiperoxia, a oferta de $O_2$ suplementar deve ser reduzida assim que houver recuperação da FC. A partir desse momento, é possível ajustar a oferta de oxigênio segundo as saturações-alvo. A RCP deve ser mantida por 60 segundos, antes de reavaliar a FC, pois esse é o tempo mínimo para restabelecer a pressão de perfusão coronariana. As CTs e as ventilações devem ser alternadas, e não simultâneas.

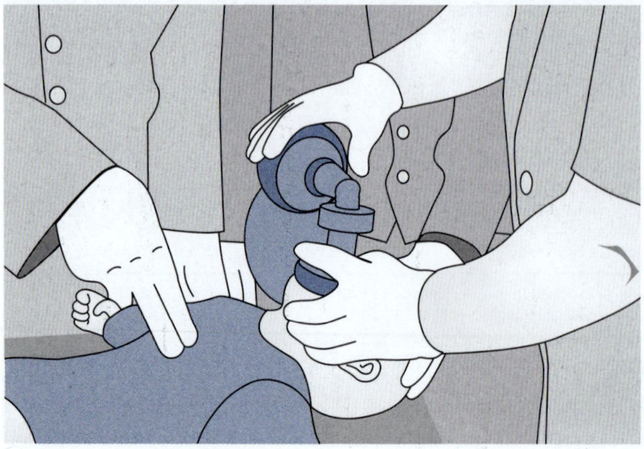

**FIGURA 85.9** Compressões torácicas durante a ressuscitação cardiopulmonar neonatal: técnica dos dois dedos.

## Acesso vascular

Estabelecer um acesso vascular confiável é um passo crucial durante o SAV. Embora seja possível administrar de forma emergencial algumas medicações por via traqueal, essa via de administração só deveria ser usada para a adrenalina e uma única vez; a absorção por via pulmonar é lenta e imprevisível, e a resposta, em geral, insatisfatória.

Os acessos intravenoso (IV) ou intraósseo (IO) são equivalentes e constituem as alternativas de primeira escolha para a oferta de fármacos, infusão de fluidos ou transfusão sanguínea. O acesso venoso preferencial é a veia umbilical ou uma veia em membro superior, em especial a de maior calibre e mais acessível, que não implique a interrupção das manobras de RCP. O cateter venoso umbilical deve ser inserido imediatamente, sempre que houver necessidade de uso de medicações na sala de parto **(FIGS. 85.10 E 85.11)**. O cateter deve ser introduzido na veia apenas 1 a 2 cm após o ânulo, mantendo-o periférico, de modo a evitar sua localização em nível hepático. É preciso cuidado na manipulação do cateter para que não ocorra embolia gasosa.

## Fármacos do suporte avançado de vida neonatal

A ventilação adequada é o passo mais importante para corrigir a bradicardia neonatal. Quando a FC permanece abaixo de 60 bpm, a despeito de ventilação efetiva por cânula traqueal com $O_2$ a 100% e acompanhada de CTs adequadas, o uso de adrenalina, expansor de volume ou ambos está indicado. O resumo das principais intervenções é apresentado na **TABELA 85.3**.

### Adrenalina

A adrenalina está indicada quando a ventilação adequada e a CT efetiva não produziram elevação da FC para valores > 60 bpm. A adrenalina aumenta a pressão de perfusão coronariana, principalmente por meio da vasoconstrição periférica. Recomenda-se sua administração por via venosa. Enquanto o cateterismo venoso umbilical está sendo realizado, pode-se administrar uma única dose de adrenalina (0,05-0,10 $mg{\cdot}kg^{-1}$) por via

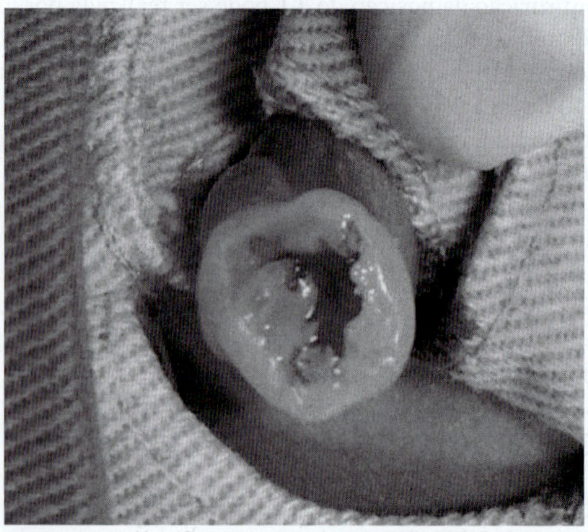

**FIGURA 85.10** Cateterismo umbilical para ressuscitação cardiopulmonar neonatal. Após os devidos cuidados de assepsia e antissepsia, o cordão umbilical é seccionado transversalmente, permitindo a identificação de duas artérias e uma veia. A veia umbilical possui parede mais fina, de formato elíptico, e é maior que as artérias. As artérias possuem paredes bem definidas e são menores.

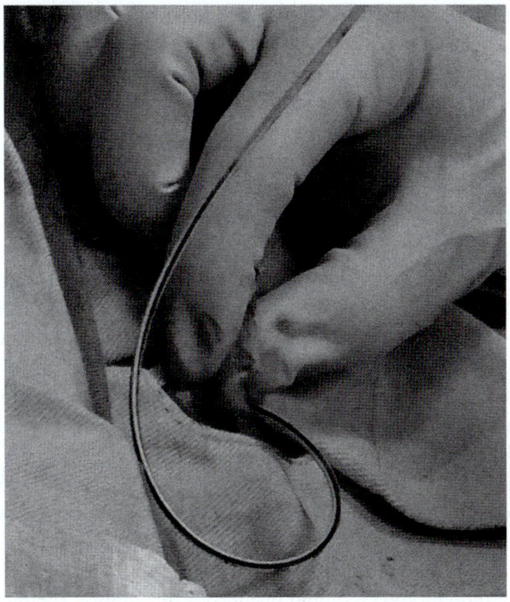

**FIGURA 85.11** Cateterismo umbilical. A introdução do cateter pode ser feita na veia ou na artéria umbilical de acordo com a finalidade do acesso. Nesta imagem, foi realizado o cateterismo venoso com confirmação do fluxo sanguíneo livre por aspiração.

traqueal, mas sua eficácia é questionável. Caso utilizada a via traqueal, se não houver aumento imediato da FC, deve-se administrar a adrenalina venosa na dose de 0,01 a 0,03 mg·kg$^{-1}$. Doses elevadas (> 0,1 mg·kg$^{-1}$) não devem ser empregadas no período neonatal, pois levam à hipertensão arterial grave, diminuição da função miocárdica e piora do quadro neurológico. Quando não há reversão da bradicardia com a adrenalina, deve-se assegurar que a VPP e as CTs estão adequadas, repetir a administração de adrenalina a cada 3 a 5 minutos (sempre por via venosa na dose de 0,03 mg·kg$^{-1}$) e considerar o uso do expansor de volume.

### Reposição volêmica

Os objetivos da administração de líquidos durante a reanimação são:

- Restaurar o volume circulante em situações de choque hipovolêmico.
- Restaurar a capacidade de transporte de $O_2$ no choque hemorrágico.
- Corrigir desequilíbrios metabólicos.

O fluido ideal para a expansão de volume em crianças com choque hipovolêmico é controverso. As soluções cristaloides isotônicas como Ringer lactato e solução fisiológica a 0,9% (SF a 0,9%) são baratas, facilmente disponíveis, não provocam reações alérgicas, expandem de maneira eficaz a água no espaço intersticial, corrigem déficits de sódio, mas expandem o volume intravascular apenas de forma transitória. A expansão de volume é feita com SF a 0,9% na dose de 10 mL·kg$^{-1}$ lentamente, em 5 a 10 minutos, podendo ser repetida a critério clínico. A administração do volume deve ser lenta. Com o uso do expansor, espera-se o aumento da FC e a melhora dos pulsos e da palidez. Se não houver resposta, deve-se verificar a posição da cânula traqueal, usar $O_2$ a 100%, revisar técnica da ventilação, das CTs e a permeabilidade do acesso vascular.

Os derivados sanguíneos devem ser administrados apenas para reposição de perda sanguínea ou correção de coagulopatias, não sendo a primeira escolha para expansão de volume. A infusão rápida de sangue ou hemoderivados pode provocar hipotermia, hipocalcemia e hipercalemia, que podem resultar em disfunção miocárdica importante. Para atenuar esses problemas, recomenda-se aquecer os produtos do sangue antes ou durante a administração rápida.

### Glicose

A glicose só deve ser administrada quando o paciente apresentar hipoglicemia documentada e quando a criança ou o lactente não responderem às medidas de reanimação padronizadas. Uma vez que a hipoglicemia ocorre frequentemente em crianças que necessitam de reanimação e que os sinais clínicos costumam ser inespecíficos, recomenda-se uma avaliação rápida

**TABELA 85.3** Medicações para reanimação neonatal na sala de parto

| | Adrenalina IV | Adrenalina IT | Expansor de volume |
|---|---|---|---|
| Diluição | 1:10.000 1 mL<br>Adrenalina 1:1.000 em 9 mL de SF a 0,9% | 1:10.000 1 mL<br>Adrenalina 1:1.000 em 9 mL de SF a 0,9% | SF a 0,9% |
| Preparo | 1 mL | 5 mL | 2 seringas de 20 mL |
| Dose | 0,1 a 0,3 mL·kg$^{-1}$ | 0,5 a 1,0 mL·kg$^{-1}$ | 10 mL·kg$^{-1}$ IV |
| **Peso ao nascer** | | | |
| 1 kg | 0,1 a 0,3 mL | 0,5 a 1,0 mL | 10 mL |
| 2 kg | 0,2 a 0,6 mL | 1,0 a 2,0 mL | 20 mL |
| 3 kg | 0,3 a 0,9 mL | 1,5 a 3,0 mL | 30 mL |
| 4 kg | 0,4 a 1,2 mL | 2,0 a 4,0 mL | 40 mL |
| Velocidades e precauções | Infundir rapidamente na veia umbilical seguido de 0,5 a 1,0 mL de SF a 0,9% | Infundir diretamente na cânula traqueal e ventilar a seguir. Dose Única | Infundir SF a 0,9% na veia umbilical lentamente, entre 5 a 10 min |

IV, intravenoso; IT, intratraqueal; SF, solução fisiológica.

de rotina da glicemia.[45] Pode-se realizar tratamento empírico quando o lactente apresenta risco de hipoglicemia. A concentração de glicose administrada nos neonatos não deve exceder 12,5%, pois concentrações maiores podem esclerosar as veias periféricas. A dose recomendada (IV/IO) é de 0,5 a 1 $g \cdot kg^{-1}$ ou 2 $mL \cdot kg^{-1}$ de solução de glicose a 10%.[46]

## Aspectos éticos da assistência ao recém-nascido ≥ 34 semanas na sala de parto

### Quando não iniciar a ressuscitação cardiopulmonar?

Para o neonato ≥ 34 semanas, essa questão só se coloca diante de malformações congênitas letais ou potencialmente letais. Nesses casos, é necessário ter a comprovação diagnóstica antenatal e considerar a vontade dos pais e os avanços terapêuticos existentes para decidir quanto à conduta em sala de parto. Se não houver certeza quanto à decisão de não reanimar o neonato, todos os procedimentos necessários devem ser feitos de acordo com o fluxograma da reanimação neonatal.

### Quando descontinuar a ressuscitação cardiopulmonar?

Em neonatos ≥ 34 semanas em assistolia após 10 minutos de reanimação efetiva, é razoável interromper os procedimentos de RCP. Entretanto, a decisão de continuar ou interromper tais procedimentos precisa ser individualizada. As variáveis a serem consideradas incluem a adequação da aplicação dos procedimentos de reanimação, a disponibilidade dos cuidados intensivos neonatais, incluindo a hipotermia terapêutica, a causa e a duração da agressão hipóxico-isquêmica e o desejo da família (quando houve tempo para uma conversa prévia ao nascimento). Qualquer decisão quanto à reanimação neonatal tomada na sala de parto deve ser relatada de modo fidedigno no prontuário médico materno e/ou do neonato.

## Resumo da reanimação neonatal

Para a reanimação neonatal em qualquer que seja a fase, após o nascimento ou até 28 dias após o nascimento, deve seguir uma sequência básica e fácil de atendimento de acordo com o algoritmo proposto pela Sociedade Brasileira de Pediatria (FIG. 85.12).

# Reanimação da criança

No atendimento das crianças, os profissionais de saúde e leigos devem considerar as seguintes faixas etárias: lactentes (menores de 1 ano) e crianças (de 1 ano até o início da puberdade, definida como desenvolvimento de mamas nas meninas e pelos axilares nos meninos); para os adolescentes, o tratamento da PCR é o mesmo dos adultos.[47]

A PCR pediátrica em geral é decorrente da progressão da insuficiência respiratória e/ou do choque, associada à hipoxemia e acidose; as arritmias cardíacas são etiologias menos frequentes de PCR nessa faixa etária, sendo que a PCR súbita em crianças é um evento raro. O colapso súbito devido à FV ou TV sem pulso ocorre como manifestação clínica inicial em cerca de 5 a 15% de todas as PCRs pediátricas pré-hospitalares; essa incidência deve ser um pouco mais alta em pacientes acima de 12 anos. Nos pacientes internados que sofrem PCR, haverá um ritmo chocável (FV/TV sem pulso) em algum momento durante a tentativa de ressuscitação em aproximadamente 27% das crianças, sendo que apenas 10% apresentarão esses ritmos como manifestação inicial. Assim como em adultos, a sobrevida em pacientes pediátricos é maior na presença de um ritmo inicial de FV/TV do que naqueles em assistolia ou em AESP.

Houve um progresso substancial na ressuscitação pediátrica em hospitais na última década. Em estudo realizado sobre PCRIH em pediatria, a sobrevida global em crianças aumentou quase três vezes durante a última década, apesar de um aumento de PCRs devido a ritmos não chocáveis. Tal melhoria foi mediada por taxas mais altas de sobrevivência durante o período de ressuscitação aguda e não foi acompanhada por taxas aumentadas de incapacidade neurológica significativa entre os sobreviventes. Os resultados da reanimação em ambiente hospitalar são melhores, atingindo valores de sobrevida global de 34,8%.[48]

De acordo com a etiologia, a apresentação da PCR em crianças pode ser de dois tipos: parada hipóxica ou por afixia e PCR súbita. A parada hipóxica é o mecanismo fisiopatológico mais comum de PCR na criança e ocorre como evento terminal de hipóxia tecidual progressiva e acidose, secundárias à insuficiência respiratória, choque ou insuficiência cardiopulmonar. A PCR súbita em crianças costuma ser associada a arritmias cardíacas, especificamente a FV/TV sem pulso. Qualquer que seja o evento inicial ou o processo patológico envolvido no tipo de parada, os pacientes desenvolvem falência cardiopulmonar imediatamente antes da PCR. A falência cardiopulmonar se caracteriza por inadequação da oxigenação, da ventilação e da perfusão tecidual, e o quadro clínico do paciente envolve cianose, respiração agônica ou irregular e bradicardia. Clinicamente, o paciente em PCR se apresenta com apneia ou respiração agônica, sem pulsos detectáveis e não responsivo (inconsciente).

Os ritmos de colapso ou de PCR em pediatria são os mesmos que em adultos, porém a assistolia e a AESP são os ritmos iniciais mais observados na PCR em crianças abaixo de 12 anos.

O registro das PCREHs não traumáticas de serviços médicos de emergência (Resuscitation Outcomes Consortium [ROC] Epistry-Cardiac Arrest) revelou que a assistolia ou a AESP foram o principal ritmo de apresentação da PCREH na população pediátrica, documentado em 172 (84%) lactentes, 108 (83%) crianças e 103 (77%) adolescentes, ocorrendo em 383 (82%) casos. A FV/TV suscetível de choque ocorreu somente em 7% das PCRs pediátricas. A frequência de FV/TV como primeiro ritmo variou entre 4 e 5% em lactentes e crianças a 15% dos adolescentes com um ritmo inicial documentado.[49]

Em estudo prospectivo multicêntrico, foram avaliados 36.902 adultos e 880 crianças (< 18 anos) com PCRIH. Os ritmos iniciais de PCR mais comuns foram a assistolia e a AESP, com prevalência de assistolia de 40% (350) em crianças e 35% (13.024) em adultos, enquanto a prevalência de AESP foi de 24% em crianças e 32% (11.963) em adultos. A prevalência de FV ou TV sem pulso como primeiro ritmo sem pulso documentado foi de 14% (120/880) em crianças e 23% (8.361/36.902) em adultos. Nesse estudo, a taxa de sobrevivência à alta hospitalar foi maior em crianças do que em adultos, 27% [236/880] e 18% [6.485/36.902] respectivamente.[50]

Na atualização das diretrizes para RCP de 2015 foi confirmado que, em crianças, a RCP deve ser iniciada com a sequência C-A-B em vez de A-B-C, e que as manobras para RCP em bebês e crianças também devem ser iniciadas com CTs, embora

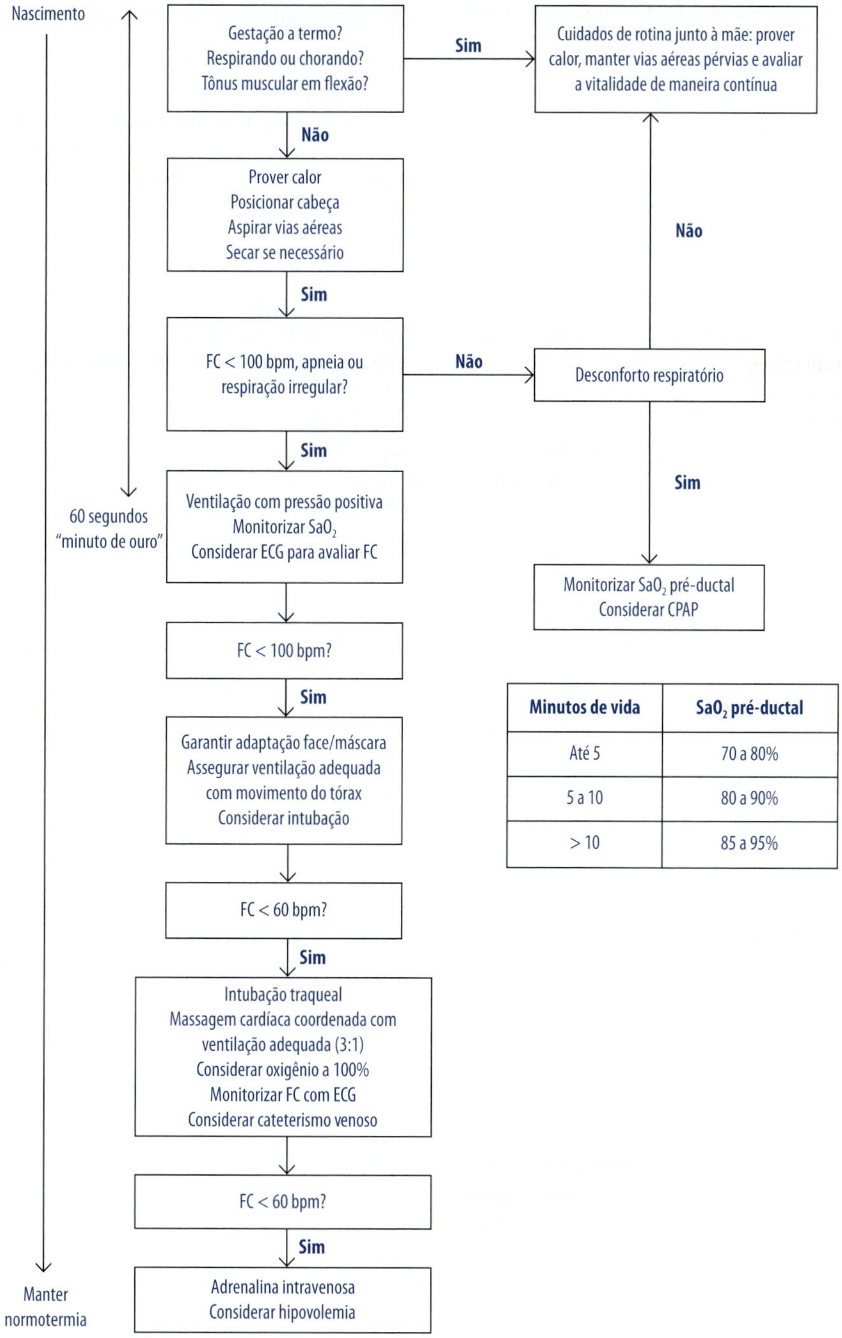


| Minutos de vida | $SaO_2$ pré-ductal |
|---|---|
| Até 5 | 70 a 80% |
| 5 a 10 | 80 a 90% |
| > 10 | 85 a 95% |

**FIGURA 85.12** Algoritmo para reanimação neonatal da Sociedade Brasileira de Pediatria, 2016.
bpm, batimentos por minuto; CPAP, pressão positiva contínua nas vias aéreas; ECG, eletrocardiografia; FC, frequência cardíaca; $SaO_2$, saturação arterial de oxigênio.
*Fonte: Almeida e Guinsburg.*[43]

a quantidade e a qualidade dos estudos sejam limitadas.[47] Existem lacunas no conhecimento, e são necessárias pesquisas específicas para examinar a melhor sequência de RCP em crianças.[4]

## Suporte básico de vida em pediatria

Os algoritmos de RCP pediátrica administrada por profissionais de saúde com um socorrista ou vários socorristas foram separados, para orientar melhor os socorristas nas etapas iniciais da ressuscitação. Atualmente, existe ampla disponibilidade de telefones celulares que podem ser empregados para solicitar ajuda e orientar a RCP. Quando há apenas um único socorrista, o serviço médico de emergência (SME) pode ser acionado enquanto o reanimador inicia a RCP; o socorrista pode receber instruções diretas do atendente durante a RCP.

Após o diagnóstico de PCR, a mais alta prioridade é o início da RCP de alta qualidade e a obtenção imediata de um desfibrilador externo automático (DEA). As mesmas recomendações do **QUADRO 85.1** se aplicam neste grupo pediátrico, exceto a profundidade das CTs (ver adiante).

Na presença de dois socorristas desde o início do atendimento à vítima, um dos socorristas inicia imediatamente RCP com 30:2, enquanto o outro socorrista aciona o SME. Após a chegada do segundo socorrista, inicia-se a RCP com dois socorristas e com uma relação de compressões:ventilações de 15:2 (FIG. 85.13).

## Principais intervenções de suporte básico de vida em pediatria

As medidas do suporte avançado de vida em crianças seguem os mesmos princípios dos adultos, com algumas variações adaptadas para essa faixa etária.

## Profundidade das compressões torácicas

É aconselhável que os socorristas forneçam CTs que comprimam, pelo menos, um terço do diâmetro anteroposterior do tórax em pacientes pediátricos (bebês com menos de 1 ano e crianças até o início da puberdade). Isso equivale a cerca de 4 cm em bebês e até 5 cm em crianças. Uma vez que as crianças tenham atingido a puberdade (adolescentes), utiliza-se a mesma profundidade recomendada para adultos (TAB. 85.4).

A detecção da profundidade de compressão é difícil à beira do leito. Se estiver disponível, um dispositivo de retroalimentação (*feedback* RCP) pode ser útil.

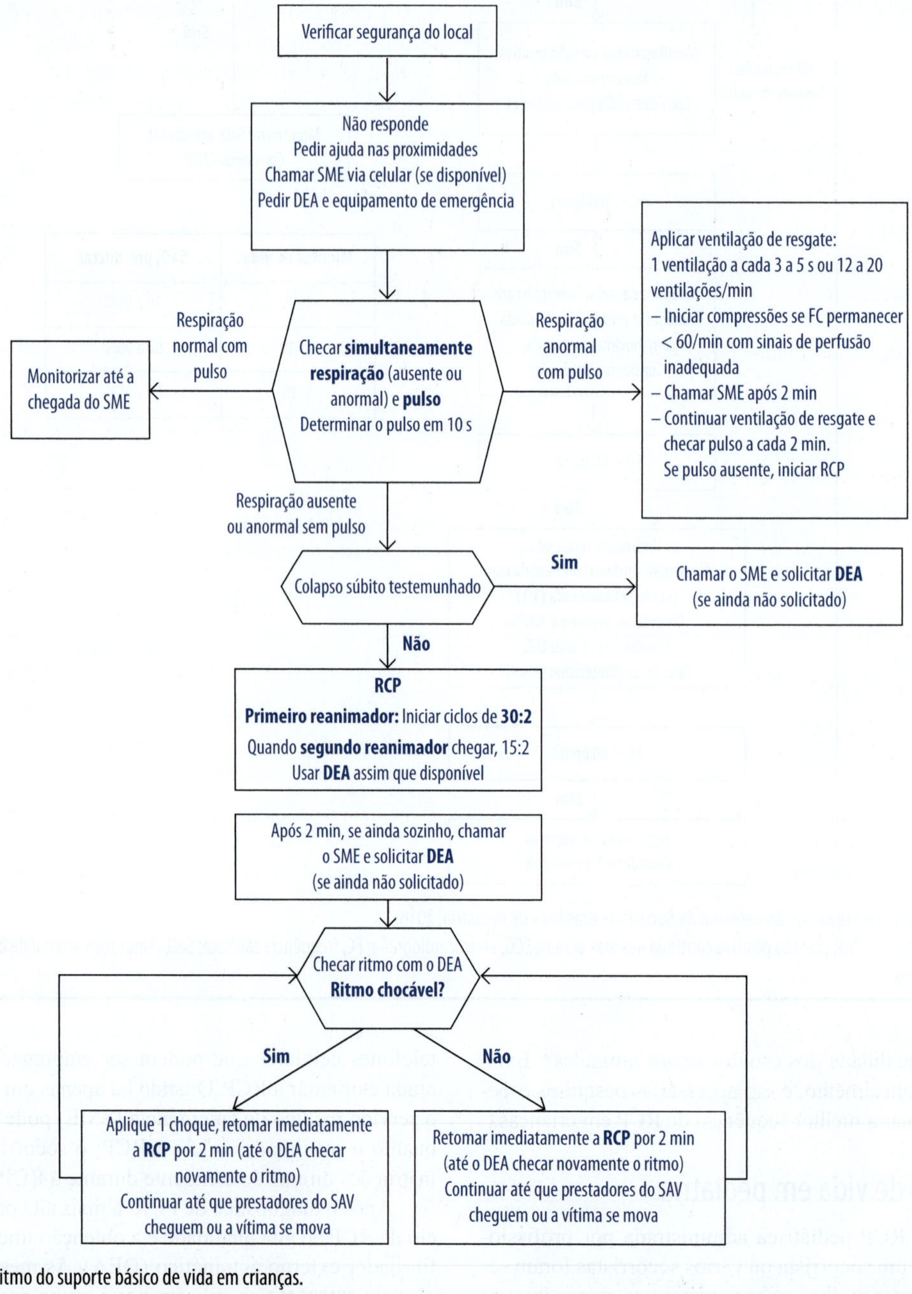


**FIGURA 85.13** Algoritmo do suporte básico de vida em crianças.
DEA, desfibrilador externo automático; FC, frequência cardíaca; RCP, ressuscitação cardiopulmonar; SAV, suporte avançado à vida; SME, serviço médico de emergência.

**TABELA 85.4** Valores recomendados para profundidade de compressão torácica (CT) de acordo com a idade

| Idade | Profundidade da CT (em cm) |
|---|---|
| 28 dias até 1 ano | 4 |
| 1 ano até a puberdade | 5 |
| Adolescentes | 5 a 6 |

## Frequência das compressões torácicas

Para maximizar a simplicidade do treinamento em RCP, na ausência de novas evidências significativas, aconselha-se usar em bebês e crianças a mesma frequência das CTs recomendadas para adultos: 100 a 120 por minuto. O profissional de saúde que atua sozinho deve aplicar a técnica de CTs com dois dedos, logo abaixo da linha intermamária. A técnica com os dois polegares com as duas mãos circundando o tórax é preconizada quando a RCP é realizada por dois socorristas[6] **(FIG. 85.14)**.

Para as crianças maiores, deve-se usar a porção tênar de uma ou duas mãos sobre o tórax **(FIG. 85.15)**, como em adultos, a fim de se obter força suficiente para comprimir pelo menos um terço do diâmetro anteroposterior do tórax.[52] Não há dados suficientes para determinar se o uso de uma mão fornece melhor compressão ou resultado que o de duas.[6,48] Se disponível, um dispositivo para retroalimentação (*feedback* RCP) pode ser útil.

## Parada respiratória com pulso

Se houver pulso palpável abaixo de 60 bpm associado à respiração inadequada, as ventilações de resgate devem ser iniciadas na frequência de 12 a 20 ventilações·min$^{-1}$ (uma ventilação a cada 3-5 segundos) até que o paciente retome a respiração espontânea. O pulso deve ser reavaliado a cada 2 minutos, porém recomenda-se não gastar mais de 10 segundos para tal avaliação.

## Bradicardia sintomática com má perfusão tecidual

Se houver pulso palpável abaixo de 60 bpm associado a sinais de má perfusão (palidez, cianose de extremidades), independente da oxigenação e da ventilação, as CTs devem ser iniciadas imediatamente. Como o débito cardíaco (DC) na infância depende da FC, uma bradicardia intensa com diminuição da perfusão é indicação para iniciar as CTs antes mesmo que ocorra PCR. Estudos demonstram que a RCP iniciada precocemente melhora os resultados de sobrevida em crianças em iminência de PCR. A FC exata em que as CTs devem ser iniciadas é desconhecida, porém a recomendação para a aplicação das CTs em FC < 60 bpm com sinais de má perfusão baseia-se na facilidade de ensino e de memorização.

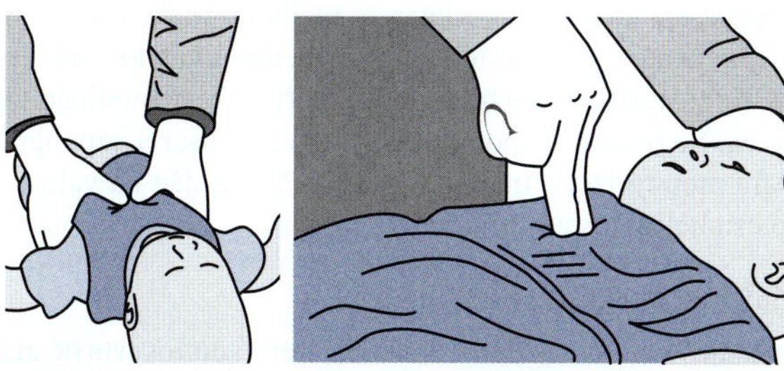

**FIGURA 85.14** Posicionamento das mãos para compressões torácicas em crianças abaixo de 2 anos.

## Ventilação

O maior obstáculo à ventilação de lactentes e crianças é causado pela queda de língua. Para otimizar a ventilação, depois das primeiras 30 compressões (ou 15 CTs, se houver dois profissionais envolvidos na reanimação), é necessário desobstruir as vias aéreas através da manobra de elevação do queixo, sem inclinação da cabeça (vítimas ou não de trauma), e realizar duas ventilações. A expansão torácica é um sinal de ventilação adequada. Na presença de uma via aérea avançada (DEG ou TT), ocorre a dessincronização entre as compressões e as ventilações. Deve-se realizar CT e ventilação de forma simultânea, com frequência de compressões de 100 a 120 por minuto e de ventilações a 10 por minuto. Se houver disponibilidade, usar $E_TCO_2$ para monitorizar a qualidade da RCP, mas não há valores-alvo estabelecidos em pediatria.

## Desfibrilação

O DEA deve ser empregado assim que estiver disponível; as CTs são interrompidas somente para que o DEA verifique o ritmo e realize a desfibrilação quando necessário. A desfibrilação em crianças deve ser feita com dose inicial de 2 a 4 J·kg$^{-1}$ com energia monofásica ou bifásica, mas, para facilitar o ensino, a dose inicial pode ser de 2 J·kg$^{-1}$. Se houver refratariedade ao primeiro choque, aumenta-se a energia para 4 J·kg$^{-1}$ nas doses subsequentes. Se não houver resposta, é possível escalonar a carga até o máximo de 10 J·kg$^{-1}$. As diretrizes do SBV recomendam uso de desfibriladores manuais para bebês; porém, se não houver um desfibrilador manual disponível, deve-se usar um DEA equipado com um atenuador de carga pediátrico. Se nenhum dos dois estiver disponível, é possível usar o DEA sem atenuador de carga.

# Suporte avançado de vida em pediatria

Após as medidas iniciais do SBV com ênfase na RCP de alta qualidade **(QUADRO 85.3)**, as medidas para suporte avançado de vida incluem:

- Manter a RCP de alta qualidade.
- Instalar acesso IV/IO para administração de medicamentos.
- Utilizar medicamentos e fluidos para ressuscitação.

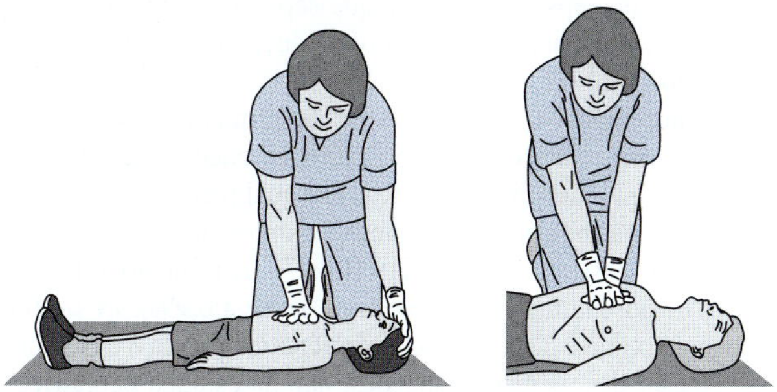

**FIGURA 85.15** Posicionamento das mãos para compressões torácicas em crianças acima de 2 anos, com uma ou duas mãos.
*Fonte: Adaptada de Maconochie e colaboradores.*[51]

**QUADRO 85.3** Componentes da ressuscitação cardiopulmonar de alta qualidade em crianças

- Diagnóstico de PCR: paciente sem resposta, ausência de respiração ou apenas *gasping* (i.e., sem respiração normal) e ausência de pulso central (verificação em menos de 10 s)
- Relação compressão-ventilação
- Um reanimador sem VA avançada: 30/2
- Dois reanimadores sem VA avançada: 15/2
- Com VA avançada
  - CTs contínuas na frequência de 100 a 120/min e 1 ventilação a cada 6 s (10 ventilações/min)
- Profundidade de compressão: pelo menos um terço do diâmetro AP do tórax (cerca de 5 cm)
- Posição das mãos: com duas mãos ou uma mão (crianças muito pequenas) na metade inferior do esterno
- Permitir a expansão completa do tórax após cada compressão; não apoiar as mãos sobre o tórax após cada compressão
- Minimizar as interrupções: limitar em 10 s as interrupções nas CTs*
- Evitar hiperventilação
- Realizar desfibrilação precoce

*Exceto para intervenções específicas, como instalação da via aérea avançada ou desfibrilação.

AP, anteroposterior; CTs, compressões torácicas; PCR, parada cardiorrespiratória; VA, via aérea.

- Considerar a instalação da via aérea avançada e capnografia.
- Usar monitorização para controle da efetividade e qualidade da RCP.
- Corrigir as causas reversíveis da PCR.
- Após o RCE, iniciar cuidados pós-PCR.

## Vias para administração de medicamentos

A primeira opção é o acesso venoso periférico, por veias mais calibrosas, como a veia antecubital. O acesso intraósseo é equivalente ao venoso, e o acesso tibial é o mais comumente empregado. A via intratraqueal é uma alternativa que está sendo cada vez mais desencorajada devido à absorção errática e imprevisível e em razão da má perfusão pulmonar durante a PCR.

## Medicações e ressuscitação volêmica

Nos casos de sepse grave e choque séptico, a conduta inicial deve ser a expansão volêmica com solução cristaloide, administrando-se 20 mL·kg$^{-1}$.[53]

A adrenalina é o vasopressor de primeira escolha para qualquer ritmo de PCR. É o primeiro fármaco a ser administrado em qualquer tipo de PCR e em qualquer faixa de dose. Também está indicada na bradicardia sintomática. A dose habitual é de 0,01 mg·kg$^{-1}$ ou 0,1 mL·kg$^{-1}$, da diluição 1:10.000 (1 mL de adrenalina 1:1.000 + 9 mL de SF a 0,9%), IV ou IO. A dose máxima é de 1 mg. Deve ser repetida a cada 3 a 5 minutos. Apesar dessas recomendações, não há estudos pediátricos de alta qualidade que mostrem a eficácia de vasopressores na PCR.[54] Dois estudos observacionais pediátricos foram inconclusivos. Um estudo randomizado com adultos em ambiente extra-hospitalar constatou que a adrenalina estava associada a uma melhora do RCE e da sobrevivência à admissão hospitalar, mas não à alta hospitalar.[55]

Os antiarrítmicos, amiodarona e lidocaína, são igualmente aceitáveis para o tratamento da FV refratária ao choque ou da TV sem pulso em crianças. Tal recomendação baseou-se predominantemente em séries de casos pediátricos ou extrapolação de estudos de adultos que utilizaram resultados a curto prazo. A dose da amiodarona é de 5 mg·kg$^{-1}$ (em bólus), podendo ser repetida até duas vezes. Caso a amiodarona não esteja disponível ou indicada, a lidocaína pode ser usada na FV e na TV sem pulso, na dose de 1 mg·kg$^{-1}$ (em bólus), podendo ser repetida em 10 minutos, seguida por infusão contínua de 20 a 50 µg·kg$^{-1}$·min$^{-1}$. Em crianças com PCRIH e FV/TV, o uso de lidocaína foi associado independentemente a aumento do RCE e sobrevivência em 24 horas. A amiodarona não foi associada a taxas superiores de RCE ou sobrevivência em 24 horas. Nenhum dos fármacos esteve associado ao aumento da sobrevida até a alta hospitalar.[56]

## Via aérea avançada

A ML é um dispositivo aceitável quando usado por profissionais experientes, com o intuito de promover adequado controle da via aérea (CVA). Os DEGs podem ser de particular utilidade na obstrução das vias aéreas causada por anomalias das vias aéreas supraglóticas, ou quando a VBM não estiver adequada ou a IT não for possível ou for difícil. DEGs não protegem totalmente a via aérea contra aspiração de secreções, de conteúdo sanguíneo ou gástrico, sendo que a observação cuidadosa está recomendada enquanto tais dispositivos estiverem em uso.[6]

A IT é a maneira mais segura e eficaz para ventilação e proteção contra a broncoaspiração pulmonar na PCR; ela possibilita maior controle da pressão nas vias aéreas e permite fornecer PEEP, produz menor distensão gástrica e facilita a aspiração de secreções das vias aéreas. A via oral para intubação traqueal é preferível durante a ressuscitação.

A abordagem inadequada para o CVA em pediatria continua a ser a principal causa de parada cardíaca relacionada à anestesia.[57] No Brasil, as taxas de PCR perioperatória (PCRPO) em crianças ainda são elevadas e semelhantes às taxas dos demais países em desenvolvimento, sendo a doença ou condição clínica da criança o fator mais importante para a origem da PCR. O CVA inadequado continua a ser a maior causa de PCR relacionada à anestesia nesse grupo.[58]

## Monitorização

Quando a PCR ocorre em uma criança monitorizada com pressão arterial invasiva (PAI), a curva de pressão gerada a cada CT durante a reanimação serve como bom monitor da qualidade da RCP. Dois estudos randomizados e controlados, realizados em animais, constataram melhora no RCE e na sobrevivência até a conclusão do experimento, quando a técnica de RCP era ajustada com base na monitorização hemodinâmica invasiva. Se houver disponibilidade, deve-se usar a capnografia para monitorizar a qualidade da RCP, mas não há valores-alvo estabelecidos em pediatria.

## Causas reversíveis de PCR

As mesmas causas reversíveis de PCR em adultos **(VER FIG. 85.5)** devem ser excluídas em crianças, porém com prioridade para as causas mais comuns neste grupo, relacionadas à asfixia (hipóxia), hipovolemia e trauma **(FIG. 85.16)**.[59]

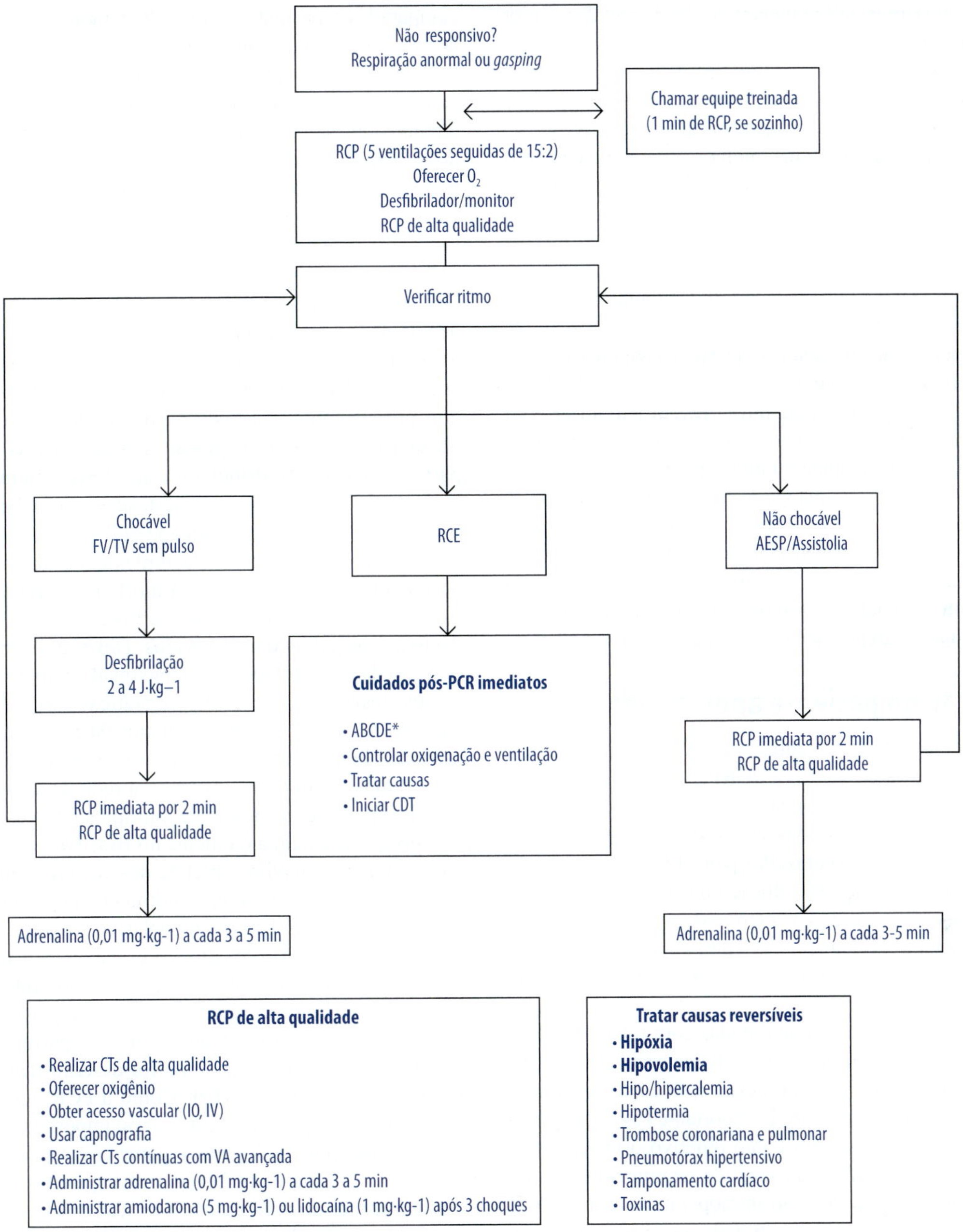


**FIGURA 85.16** Algoritmo de suporte avançado de vida em pediatria.

*No quadro de cuidados pós-PCR, o algoritmo emprega a abordagem ABCDE, que determina uma sequência para avaliação e intervenção em qualquer pessoa gravemente doente. A, abertura da via aérea; B, boa respiração; C, circulação; D, deficiência física (condições preexistentes); E, – exposição do corpo da vítima de PCR.

AESP, atividade elétrica sem pulso; CDT, controle direcionado da temperatura; CTs, compressões torácicas; FV/TV, fibrilação ventricular/taquicardia ventricular; IO, intraósseo; IV, intravenoso; PCR, parada cardiorrespiratória; RCE, retorno da circulação espontânea; RCP, ressuscitação cardiopulmonar; VA, via aérea.

*Fonte: Modificada Maconochie e colaboradores.*[51]

## Cuidados pós-parada cardiorrespiratória em pediatria

Após o RCE, um dos principais objetivos é o de minimizar os danos neurológicos e manter uma estabilidade hemodinâmica, já que, após a RCP, ocorre uma importante disfunção miocárdica. Outros objetivos secundários são manter as vias aéreas e garantir ventilação adequada, evitar hiperventilação, manter a glicemia e os eletrólitos nos níveis normais e manter o CDT. Esse controle deve evitar, sobretudo, a febre na criança ou bebê. Para crianças comatosas, deve-se manter a temperatura entre 36 e 37,5 °C por cinco dias, ou dois dias de hipotermia (32-34 °C), seguidos de três dias de normotermia.

Os vasopressores devem ser administrados em infusão contínua para manter a pressão arterial da criança acima do 5° percentil para a idade. Deve-se usar a monitorização da PAI para controlar continuamente a pressão arterial (PA), identificar e tratar a hipotensão. Estudos observacionais recentes revelaram que as crianças que apresentavam hipotensão após o

RCE tinham uma pior sobrevivência à alta hospitalar e pior desfecho neurológico.

Um grande estudo observacional pediátrico sobre a PCRIH e a PCREH revelou que a normoxemia (definida como a pressão parcial arterial de oxigênio [$PaO_2$] entre 60 e 300 mmHg) estava associada a uma melhor sobrevivência após a alta da UTI pediátrica, em comparação com a hiperoxemia ($PaO_2$ > 300 mmHg). Estudos em adultos e animais mostram aumento da mortalidade associado à hiperoxemia. Da mesma forma, estudos realizados em adultos após o RCE demonstram pior evolução do paciente associada à hipocapnia. O objetivo deve ser manter a $SpO_2$ entre 94 e 99%, evitando-se fortemente que ocorra hipoxemia, e limitando a ocorrência de hipercapnia. Do mesmo modo, as estratégias de ventilação após o RCE em crianças devem procurar atingir uma pressão parcial arterial de dióxito de carbono ($PaCO_2$) adequada a cada paciente, evitando extremos de hipercapnia ou hipocapnia.

Não se constatou nenhuma variável durante ou após a PCR que preveja, de forma confiável, desfechos favoráveis ou ruins. Vários fatores precisam ser considerados ao se tentar prever os desfechos de uma PCR. Diversos fatores influenciam na decisão de continuar ou terminar os esforços de ressuscitação durante a PCR e na estimativa do potencial de recuperação após a PCR.

## Reanimação do paciente anestesiado

A PCRPO é um evento raro e apresenta muitas peculiaridades. Sendo incomum e heterogênea, a PCRPO não foi descrita ou estudada com a mesma frequência ou metodologia da PCREH. Assim, em geral, são utilizadas as mesmas recomendações dos protocolos do SAV preconizadas pelo ILCOR. Entretanto, a PCR relacionada à anestesia difere consideravelmente das PCRs não anestésicas no diagnóstico, nas causas, nas condutas e sequência para o tratamento. Algumas adaptações podem ser necessárias para maximizar o sucesso no atendimento da PCRPO.

É frequente o surgimento de dúvidas com relação a algumas orientações das diretrizes para RCP nos casos de PCRIH, ainda mais na PCR durante a anestesia, pois existem diferenças significativas nessa situação. É importante ressaltar que as recomendações do ILCOR têm como objetivo principal atingir e educar o maior número possível de reanimadores, especialistas ou não. Como a PCR no intraoperatório é uma PCR testemunhada, em geral prevista e tratada por especialistas em reanimação, é natural que os resultados sejam muito diferentes e melhores do que com a PCREH. Quando comparada a outras situações, a atuação dos médicos anestesiologistas geralmente é imediata e determinada, sendo possível usar medidas do SAV com maior rapidez e presteza do que os reanimadores em geral. O conhecimento da condição do paciente e suas comorbidades, da fisiopatologia cirúrgica e a influência da anestesia sobre o metabolismo cerebral podem acarretar melhores resultados na sobrevida e no RCE sem danos neurológicos.

Outra vantagem significativa do ambiente cirúrgico é a presença de uma equipe mais preparada e bem treinada para essa situação do que outros setores do hospital e certamente melhor do que o público leigo. Estudos que documentam atraso na desfibrilação de pacientes com ritmos chocáveis no perioperatório não demonstraram efeitos negativos na sobrevida desses pacientes. Os pacientes que sofreram PCR no perioperatório tiveram maior sobrevida mesmo quando a desfibrilação foi retardada quando comparados a pacientes com PCR em outros ambientes hospitalares. Isso pode ser atribuído ao desenvolvimento de um melhor acompanhamento, medicamentos mais seguros, adoção de padrões clínicos e avanços na formação médica. Quando a PCR durante a anestesia ocorrer, o imediato reconhecimento e diagnóstico pode levar ao sucesso da RCP, com os esforços concentrados na resolução da etiologia da PCR.

Cento e sessenta casos de PCRPO em até 24 horas de cirurgia foram identificados a partir de uma base de dados com 217.365 anestesias.[60] Desses 160 casos, 14 casos de PCR foram atribuídos exclusivamente à anestesia, resultando em uma incidência de 0,6/10.000 anestesias. A anestesia contribuiu para a PCR em 23 casos, resultando em uma incidência de 1,1/10.000 anestesias. As complicações relacionadas ao CVA que ocorreram principalmente na indução da anestesia, no despertar ou na sala de recuperação pós-anestésica (SRPA) contribuíram para 64% das PCRs atribuíveis à anestesia com mortalidade de 29%. A PCRPO associada à anestesia ocorreu durante todas as fases da anestesia e a mortalidade global foi de 70%.

Apesar do aumento da complexidade das intervenções e do risco basal dos pacientes, a mortalidade perioperatória diminuiu significativamente nos últimos 50 anos, com o maior declínio nos países desenvolvidos. Deve ser dada prioridade à redução da mortalidade total relacionada com o perioperatório e a anestesia mediante melhores práticas baseadas em evidências nos países em desenvolvimento. Segundo Vane e colaboradores,[61] houve uma clara redução na incidência de PCRPO nos últimos 25 anos no Brasil. Essa redução é vista em todo o mundo e pode ser resultado de múltiplos fatores, incluindo novas leis que regulam a medicina no Brasil, incorporação de novas tecnologias, melhor nível de desenvolvimento humano do país e melhores práticas de atendimento ao paciente.

Assim como o ILCOR reconheceu recentemente a necessidade de criar protocolos diferentes para a PCR nos ambientes extra-hospitalar e intra-hospitalar,[1,7] é importante a criação de protocolos e diretrizes que reconheçam e permitam tratar de maneira adequada a PCR que ocorre no perioperatório. Esse tipo de PCR é incomum, e não foi descrito nem estudado da mesma forma que a PCREH. Como a PCR ocorre raramente no período perioperatório, é difícil ou impossível realizar grandes estudos epidemiológicos e gerar orientações baseadas em evidências. Moitra e colaboradores[62] sugerem que a adaptação dos algoritmos do SAV e a consideração dos possíveis diagnósticos diferenciais dos eventos perioperatórios podem prevenir a PCRPO (**QUADRO 85.4**).

Em uma revisão sobre PCR anestésica, os ritmos iniciais ao eletrocardiograma (ECG) mais comuns foram bradicardia (23%), assistolia (22%), taquiarritmias (incluindo FV/TV) (14%) e ritmo normal (7%).[63]

A PCRPO em geral ocorre como consequência de hipoxemia ou progressão para colapso circulatório. Evitar a PCR nesse cenário requer gerir com sucesso a anemia aguda, a hipoxemia e todos os fatores que contribuem para reduzir o débito cardíaco: pré-carga, contratilidade e pós-carga. No período perioperatório, a lista de causas é bem maior e as manobras de reanimação precisam ser administradas concomitantemente com a anestesia e a operação. O lado positivo é que a sala de operação é o melhor local para oferecer um tratamento de excelência: equipe treinada e preparada, paciente adequadamente monitorizado, acesso venoso instalado e disponibilidade imediata de fármacos vasoativos, $O_2$ e desfibrilador pronto para uso.

**QUADRO 85.4** Causas de parada cardíaca durante a anestesia de acordo com a principal etiologia

| Anestesia | Cardiovascular | Respiratória |
|---|---|---|
| Superdosagem de anestésico venoso ou inalatório | Reflexo vasovagal/oculocardíaco | Hipoxemia |
| Fármacos: administração errada (tipo, via ou dose) | Manobras cirúrgicas associadas à redução do fluxo sanguíneo de órgãos | Ventilação inadequada#1 |
| Bloqueio neuroaxial "alto": simpatectomia completa | Embolias: gasosa/gordurosa/amniótica | Desconexão do circuito respiratório |
| IAL#2 | TEP | Extubação acidental |
| HM#3 | Distúrbios eletrolíticos agudos (hipo/hipercalemia,#4 hipocalcemia) | Broncospasmo agudo |
| | Aumento da pressão intra-abdominal#5 | Auto-pEEP#6 |
| | Reação transfusional | Pneumotórax hipertensivo#7 |
| | Choque hipovolêmico/hemorrágico/anafilático#8 | Hipertensão pulmonar grave |
| | Síndrome coronariana aguda | |
| | Arritmias | |
| | Síndrome do QT longo | |
| | Falha do marca-passo | |

#1. Relacionada ao CVA: incapacidade de ventilação/intubação após indução da anestesia.
#2. Bupivacaína: anestésico local mais comumente descrito.
#3. Succinilcolina e anestésicos inalatórios em pacientes suscetíveis à HM.
#4. Risco elevado de hipercalemia: receptores nicotínicos extrajuncionais e succinilcolina.
#5. Durante a indução do pneumoperitônio em cirurgias videolaparoscópicas ou na síndrome compartimental abdominal.
#6. Se o auto-PEEP for causa da PCR, a desconexão do TT do ventilador por 5 a 10 s pode produzir melhora dramática da circulação.
#7. Relacionado a complicações do CVA, PVP ou barotrauma.
#8. Causas mais comuns de choque anafilático: bloqueadores neuromusculares, antibióticos β-lactâmicos, látex e radiocontraste.

CVA, controle da via aérea; HM, hipertermia maligna; IAL, intoxicação sistêmica por anestésico local; PCR, parada cardiorrespiratória; PVP, punção venosa profunda; TEP, tromboembolia pulmonar; TT, tubo traqueal.

O diagnóstico da PCR no intraoperatório pode ser feito por meio de ritmo organizado sem pulso (AESP), ausência de pulso carotídeo por 10 segundos, ausência ou diminuição súbita da curva de $CO_2$, perda da pletismografia e/ou perda do traçado da linha arterial da PAI.

Esta sequência de intervenções após o reconhecimento da gravidade do quadro apresentado pelo paciente corresponde ao SBV aplicado durante a PCR no ambiente cirúrgico:

1. Pedir ajuda.
2. Solicitar um desfibrilador.
3. Suspender a cirurgia e anestesia, quando possível.
4. Administrar $F_IO_2$ de 1, com IT imediata.
5. Confirmar posicionamento correto do TT.
6. Verificar fonte de $O_2$ e do circuito respiratório de anestesia.
7. Obter acessos venosos calibrosos e abertos.
8. Lembrar que a $E_TCO_2$ é o melhor parâmetro para verificar o RCE.

Em relação aos parâmetros de qualidade da RCP durante a anestesia, a meta deve ser manter a pressão arterial diastólica (PAD) maior que 40 mmHg e a $E_TCO_2$ superior a 20 mmHg, instalar acesso venoso central guiado por ultrassonografia, desde que não atrapalhe as CTs efetivas e a via aérea avançada caso ainda não esteja instalada.

Quanto ao diagnóstico diferencial, deve-se avaliar o procedimento e consultar cirurgiões sobre anormalidades, revisar medicamentos recentemente administrados e também pode-se proceder à avaliação ecocardiográfica focada em reanimação, preconizada para ser feita durante os ciclos de reanimação do SAV enquanto se identifica uma causa reversível de parada.

A bradicardia sintomática pode evoluir rapidamente para um ritmo de PCR não chocável no cenário perioperatório. Por esse motivo, ela é um sinal de alerta para o anestesiologista, que deve realizar intervenções que impeçam tal evolução. Os diagnósticos diferenciais de bradicardia segundo SAV são designados mnemonicamente de 5H's e 5T's (**QUADRO 85.5**). Em anestesia, é possível ampliar para 16 causas (8H's/8T's) de bradicardia perioperatória ou PCR em ritmo não desfibrilável (assistolia e AESP).

A PCR durante a anestesia é distinta da PCR em outras situações. É uma situação que, via de regra, ocorre sob supervisão médica, sendo geralmente previsível. Os esforços devem ser centrados na correção da etiologia da PCR, o que pode divergir dos algoritmos básicos das diretrizes do SAV de pacientes fora do perioperatório.

Como é um evento raro, ainda não há grandes estudos com determinações precisas acerca da conduta ideal na PCRPO. As recomendações atuais são baseadas na opinião de especialistas, e não existem estudos controlados e aleatórios de larga escala.

A lacuna no conhecimento é enorme, sendo necessários mais estudos elaborados por todos os médicos envolvidos no tratamento perioperatório, principalmente com a participação dos anestesiologistas.

**QUADRO 85.5** Diagnóstico diferencial e causas reversíveis de parada cardiorrespiratória em anestesia

| | |
|---|---|
| Hipóxia | Tamponamento cardíaco |
| Hipovolemia | Tensão torácica (pneumotórax) |
| Hipercalemia | Trauma |
| $H^+$ (acidose) | TEP |
| Hipotermia | Trombose coronariana |
| Hipoglicemia | Toxinas |
| Hipervagal | Tensão pulmonar (auto-pEEP) |
| Hipertermia maligna | QT longo |

PEEP, pressão positiva ao final da expiração; TEP, tromboembolia pulmonar.

## Considerações finais

O tratamento adequado da PCR depende do seu rápido reconhecimento, bem como de pedir ajuda para ativação das equipes para SAV e permitir a desfibrilação precoce, quando esta for indicada. O local de ocorrência da PCR é de grande importância, com implicações tanto no prognóstico quanto na terapêutica. Todos os fármacos apresentam papel secundário para o desfecho do paciente, e a principal medida a ser implementada é a realização da ressuscitação de alta qualidade, o que pode ser obtido mediante treinamento de todos os envolvidos na RCP. A adrenalina permanece como agente de escolha para o suporte circulatório, enquanto os antiarrítmicos, amiodarona e lidocaína, têm valor questionável e não melhoram a sobrevida na alta hospitalar ou o desfecho neurológico. A principal intervenção do médico anestesiologista deve ser a vigilância e a atenção contínua durante qualquer anestesia, antecipando problemas e evitando a ocorrência da PCR sempre que possível. Os algoritmos do SAV do ILCOR para PCRIH podem ser utilizados com pequenas alterações no período perioperatório de acordo com a fisiopatologia da parada cardíaca.

## Referências


1. Monsieurs KG, Nolan JP, Bossaert LL, Greif R, Maconochie IK, Nikolaou NI, et al. European Resuscitation Council Guidelines for Resuscitation 2015: section 1. Executive summary. Resuscitation. 2015;95:1-80.
2. Morrison LJ, Gent LM, Lang E, Nunnally ME, Parker MJ, Callaway CW, et al. Part 2: evidence evaluation and management of conflicts of interest. Circulation. 2015;132(18 Suppl 2):S368-82.
3. Morley PT, Lang E, Aickin R, Billi JE, Eigel B, Ferrer JM, et al. Part 2: Evidence evaluation and management of conflicts of interest. 2015 International Consensus on Cardiopulmonary Resuscitation and Emergency Cardiovascular Care Science with Treatment Recommendations. Circulation. 2015;132(16 Suppl 1):S40-50.
4. Neumar RW, Shuster M, Callaway CW, Gent LM, Atkins DL, Bhanji F, et al. Part 1: Executive Summary: 2015 American Heart Association Guidelines Update for Cardiopulmonary Resuscitation and Emergency Cardiovascular Care. Circulation. 2015;132(18 Suppl 2):S315-67.
5. Perkins GD, Handley AJ, Koster RW, Castrén M, Smyth MA, Olasveengen T, et al. European Resuscitation Council Guidelines for Resuscitation 2015. Section 2. Adult basic life support and automated external defibrillation. Resuscitation. Resuscitation. 2015;95:81-99.
6. Maconochie IK, Bingham R, Eich C, López-Herce J, Rodríguez-Núñez A, Rajka T, et al. European Resuscitation Council Guidelines for Resuscitation 2015: Section 6. Paediatric life support. Resuscitation [Internet]. 2015 [capturado em 14 maio 2016];95:223-48. Disponível em: http://ercguidelines.elsevierresource.com/european-resuscitation-council-guidelines-resuscitation-2015-section-6-paediatric-life-support/fulltext.
7. Kronick SL, Kurz MC, Lin S, Edelson DP, Berg RA, Billi JE, et al. Part 4: systems of care and continuous quality improvement: 2015 American Heart Association guidelines update for cardiopulmonary resuscitation and emergency cardiovascular care. Circulation. 2015;132(18 Suppl 2):S397-413.
8. Kleinman ME, Brennan EE, Goldberger ZD, Swor RA, Terry M, Bobrow BJ, et al. Part 5: adult basic life support and cardiopulmonary resuscitation quality. Circulation [Internet]. 2015 [capturado em 17 maio 2017];132(18 Suppl 2):S414-35. Disponível em: http://circ.ahajournals.org/lookup/doi/10.1161/CIR.0000000000000259.
9. Abella BS, Sandbo N, Vassilatos P, Alvarado JP, O'Hearn N, Wigder HN, et al. Chest compression rates during cardiopulmonary resuscitation are suboptimal: a prospective study during in-hospital cardiac arrest. Circulation. 2005;111(4):428-34.
10. Idris AH, Guffey D, Aufderheide TP, Brown S, Morrison LJ, Nichols P, et al. Relationship between chest compression rates and outcomes from cardiac arrest. Circulation [Internet]. 2012 [capturado em 6 abr. 2016];125(24):3004-12. Disponível em: http://www.pubmedcentral.nih.gov/articlerender.fcgi?artid=3388797&tool=pmcentrez&rendertype=abstract.
11. Idris AH, Guffey D, Pepe PE, Brown SP, Brooks SC, Callaway CW, et al. Chest compression rates and survival following out-of-hospital cardiac arrest. Crit Care Med. 2015;43(4):840-8.
12. Couper K, Kimani PK, Abella BS, Chilwan M, Cooke MW, Davies RP, et al. The system-wide effect of real-time audiovisual feedback and postevent debriefing for in-hospital cardiac arrest: the cardiopulmonary resuscitation quality improvement initiative. Crit Care Med [Internet]. 2015 [capturado em 16 abr. 2016];43(11):2321-31. Disponível em: http://www.pubmedcentral.nih.gov/articlerender.fcgi?artid=4603366&tool=pmcentrez&rendertype=abstract.
13. Crowe C, Bobrow BJ, Vadeboncoeur TF, Dameff C, Stolz U, Silver A, et al. Measuring and improving cardiopulmonary resuscitation quality inside the emergency department. Resuscitation. 2015;93:8-13.
14. Hellevuo H, Sainio M, Nevalainen R, Huhtala H, Olkkola KT, Tenhunen J, et al. Deeper chest compression: more complications for cardiac arrest patients? Resuscitation. 2013;84(6):760-5.
15. Smekal D, Lindgren E, Sandler H, Johansson J, Rubertsson S. CPR-related injuries after manual or mechanical chest compressions with the LUCASTM device: a multicentre study of victims after unsuccessful resuscitation. Resuscitation. 2014;85(12):1708-12.
16. Link MS, Berkow LC, Kudenchuk PJ, Halperin HR, Hess EP, Moitra VK, et al. Part 7: adult advanced cardiovascular life support: 2015 American Heart Association guidelines update for cardiopulmonary resuscitation and emergency cardiovascular care. Circulation. 2015;132(18):S444-64.
17. Travers AH, Rea TD, Bobrow BJ, Edelson DP, Berg RA, Sayre MR, et al. Part 4: CPR overview: 2010 American Heart Association guidelines for cardiopulmonary resuscitation and emergency cardiovascular care. Circulation [Internet]. 2010 Nov 2 [capturado em 15 fev. 2016];122(18 Suppl 3):S676-84. Disponível em: http://circ.ahajournals.org/content/122/18_suppl_3/S676.full.
18. Kouwenhoven W, Jude J, Knickerbocker G. Closed-chest cardiac massage. JAMA. 1960;173:1064-67.
19. Ferez D. Reanimação cardíaca moderna. In: Martins MP, Duarte NMC, Pires OC, editores. Suporte avançado de vida em anestesia. Rio de Janeiro: Sociedade Brasileira de Anestesiologia; 2011. p. 15-9.
20. Martins MP, Oliveira PSD, Rosa DM, Abrão MA, Souto RA. Reanimação cardiorrespiratória. In: Martins MP, Moraes JMS, Pires OC, editores. Controle da via aérea. Rio de Janeiro: Sociedade Brasileira de Anestesiologia; 2012. p. 331-52.
21. Wang C-H, Chen W-J, Chang W-T, Tsai MS, Yu PH, Wu YW, et al. The association between timing of tracheal intubation and outcomes of adult in-hospital cardiac arrest: a retrospective cohort study. Resuscitation. 2016;105:59-65.
22. Levitov A, Frankel HL, Blaivas M, , Kirkpatrick AW, Su E, Evans D, et al. Guidelines for the appropriate use of bedside general and cardiac ultrasonography in the evaluation of critically Ill patients-part II. Crit Care Med. 2016;44(6):1206-27.
23. Einav S, Kaufman N, Sela HY. Maternal cardiac arrest and perimortem caesarean delivery: Evidence or expert-based? Resuscitation [Internet]. 2012 [capturado em 10 fev. 2016];83(10):1191-200. Disponível em: http://www.resuscitationjournal.com/article/S0300957212002547/fulltext.
24. Zanatta M, Benato P, Cianci V. Ultrasound guided chest compressions during cardiopulmonary resuscitation. Resuscitation [Internet]. 2015 [capturado em 19 fev. 2017];87:e13-4. Disponível em: http://www.resuscitationjournal.com/article/S0300957214008648/fulltext.
25. Dorian P, Cass D, Brian, Schwartz, Cooper R, Gelaznikas R, Barr A. Amiodarone as compared with lidocaine for shock-resistant ventricular fibrillation. N Engl J Med. 2002;346(12):884-90.
26. Skrifvars MB, Pettilä V, Rosenberg PH, Castrén M. A multiple logistic regression analysis of in-hospital factors related to survival at six months in patients resuscitated from out-of-hospital ventricular fibrillation. Resuscitation [Internet]. 2003 [capturado em 22 fev. 2016];59(3):319-28. Disponível em: http://www.resuscitationjournal.com/article/S0300957203002387/fulltext.
27. Lavonas EJ, Drennan IR, Gabrielli A, Heffner AC, Hoyte CO, Orkin AM, et al. Part 10: special circumstances of resuscitation. Circulation [Internet]. 2015 [capturado em 22 jul. 2017];132(18 Suppl 2):S501-18. Disponível em: http://circ.ahajournals.org/lookup/doi/10.1161/CIR.0000000000000264.
28. Mentzelopoulos SD, Malachias S, Chamos C, Konstantopoulos D, Ntaidou T, Papastylianou A, et al. Vasopressin, steroids, and epinephrine and neurologically favorable survival after in-hospital cardiac arrest: a randomized clinical trial. JAMA [Internet]. 2013 [capturado em 17 maio 2017];310(3):270-79. Disponível em: http://jama.jamanetwork.com/article.aspx?doi=10.1001/jama.2013.7832.
29. Donnino MW, Andersen LW, Berg KM, Chase M, Sherwin R, Smithline H, et al. Corticosteroid therapy in refractory shock following cardiac arrest: a randomized, double-blind, placebo-controlled, trial. Crit Care. 2016;20:82.
30. Shin TG, Choi J-H, Jo IJ, Sim MS, Song HG, Jeong YK, et al. Extracorporeal cardiopulmonary resuscitation in patients with in hospital cardiac arrest: a comparison with conventional cardiopulmonary resuscitation. Crit Care Med. 2011;39(1):1-7.
31. Richardson ASC, Schmidt M, Bailey M, Pellegrino VA, Rycus PT, Pilcher DV. ECMO cardio-pulmonary resuscitation (ECPR), trends in survival from an international multicentre cohort study over 12-years. Resuscitation [Internet]. 2017 [capturado em 19 fev. 2016];112:34-40. Disponível em: http://www.resuscitationjournal.com/article/S0300957216305871/fulltext.
32. Al-Khatib SM, Friedman P, Ellenbogen KA. Defibrillators. Circulation. 2016;134(18):1390-404.
33. Pick JM, Batra AS. Implantable cardioverter-defibrillator implantation for primary and secondary prevention: indications and outcomes. Cardiol Young. 2017;27(S1):S126-31.
34. Boston Scientific. CPR and external defibrillation for pacemaker and/or defibrillator patients [Internet]. Boston: Boston Scientific; 2008 [capturado em 22 jul. 2017]. Disponível em: https://www.bostonscientific.com/content/dam/bostonscientific/quality/education-resources/english-a4/EN_ACL_CPR_and_External_Defibrillation_063008.pdf.
35. Manegold JC, Israel CW, Ehrlich JR, Duray G, Pajitnev D, Wegener FT, et al. External cardioversion of atrial fibrillation in patients with implanted pacemaker or cardioverter-defibrillator systems: a randomized comparison of monophasic and biphasic shock energy application. Eur Heart J [Internet]. 2007 [capturado em 19 fev. 2017];28(14):1731-8. Disponível em: https://academic.oup.com/eurheartj/article-lookup/doi/10.1093/eurheartj/ehm211.
36. Peberdy MA, Callaway CW, Neumar RW, Geocadin RG, Zimmerman JL, Donnino M, et al. Part 9: post-cardiac arrest care: 2010 American Heart Association guidelines for cardiopulmonary resuscitation and emergency cardiovascular care. Circulation. 2010;122(18 Suppl 3):S768-86.
37. Donnino MW, Andersen LW, Berg KM, et al. Temperature management after cardiac arrest: an advisory statement by the advanced life support task force of the International Liaison Committee on Resuscitation and the American Heart Association Emergency Cardiovascular Care Committee and the Council on Cardiopulmonary, Critical Care, Perioperative and Resuscitation. Circulation [Internet]. 2015 [capturado em 7 dez. 2015];132(25):2448-56. Disponível em: http://circ.ahajournals.org/content/132/25/2448.full?sid=8ee63d12-597a-48b1-b588-4e3e63177a75.
38. Callaway CW, Donnino MW, Fink EL, Geocadin RG, Golan E, Kern KB, et al. Part 8: post-cardiac arrest care: 2015 American Heart Association guidelines update for cardiopulmonary resuscitation and emergency cardiovascular care. Circulation. 2015;132(18):S465-82.
39. Mancini ME, Diekema DS, Hoadley TA, Kadlec KD, Leveille MH, McGowan JE, et al. Part 3: ethical issues. Circulation [Internet]. 2015[capturado em 17 maio 2017];132(18 Suppl 2):S383-96. Disponível em: http://circ.ahajournals.org/lookup/doi/10.1161/CIR.0000000000000254
40. Brasil. Conselho Federal de Medicina. Resolução nº 1.931, de 17 de setembro de 2008. Aprova o Código de Ética Médica. Diário Oficial da União. 24 set 2009;183 Seção 1:90-2.

41. Brasil. Presidência da República. Decreto-Lei nº 2.848, de 7 de dezembro de 1940. Código Penal [Internet]. Brasília: Presidência da República; [2017, capturado em 22 jul. 2017]. Disponível em: http://www.planalto.gov.br/ccivil_03/decreto-lei/Del-2848compilado.htm.
42. Hornik CP, Graham EM, Hill K, Smith PB. Cardiopulmonary resuscitation in hospitalized infants. Early Hum Dev [Internet]. 2016 [capturado em 25 fev. 2017];101:17-22. Disponível em: http://www.earlyhumandevelopment.com/article/S0378378216300421/fulltext.
43. Almeida MFB, Guinsburg R. Reanimação do recém-nascido ≥34 semanas em sala de parto: diretrizes 2016 da Sociedade Brasileira de Pediatria [Internet]. Rio de Janeiro: SBA; 2016 [capturado em 22 jul. 2017]. Disponível em: http://wwws.sbp.com.br//reanimacao/wp-content/uploads/2016/01/DiretrizesSBPReanimacaoRNMaior34semanas-26jan2016.pdf.
44. Wyllie J, Bruinenberg J, Roehr CC, Rüdiger M, Trevisanuto D, Urlesberger B. European Resuscitation Council Guidelines for Resuscitation 2015: section 7. Resuscitation and support of transition of babies at birth. Resuscitation. 2015;95:249-63.
45. Losek JD. Hypoglycemia and the ABC'S (sugar) of pediatric resuscitation. Ann Emerg Med. 2000;35(1):43-6.
46. Sweet CB, Grayson S, Polak M. Management strategies for neonatal hypoglycemia. J Pediatr Pharmacol Ther. 2013;18(3):199-208.
47. Atkins DL, Berger S, Duff JP, Gonzales JC, Hunt EA, Joyner BL, et al. Part 11: pediatric basic life support and cardiopulmonary resuscitation quality: 2015 American Heart Association guidelines update for cardiopulmonary resuscitation and emergency cardiovascular care. Circulation. 2015;132(18 Suppl 2):S519-25.
48. Girotra S, Spertus JA, Li Y, Berg RA, Nadkarni VM, Chan P, et al. Survival trends in pediatric in-hospital cardiac arrests: an analysis from get with the guidelines-resuscitation. Circ Cardiovasc Qual Outcomes. 2013;6(1):42-9.
49. Atkins DL, Everson-Stewart S, Sears GK, Daya M, Osmond MH, Warden CR, et al. Epidemiology and outcomes from out-of-hospital cardiac arrest in children: the Resuscitation Outcomes Consortium Epistry-Cardiac Arrest. Circulation. 2009; 119(11):1484-91.
50. Nadkarni VM, Larkin GL, Peberdy MA, Carey SM, Kaye W, Mancini ME, et al. First documented rhythm and clinical outcome from in-hospital cardiac arrest among children and adults. JAMA. 2006 [capturado em 2 abr. 2017];295(1):50. Disponível em: http://jama.jamanetwork.com/article.aspx?doi=10.1001/jama.295.1.50
51. Maconochie IK, Bingham R, Eich C, López-Herce J, Rodríguez-Núñez A, Rajka T, et al. European Resuscitation Council Guidelines for Resuscitation 2015: Section 6. Paediatric life support. Resuscitation. 2015;95:223-48.
52. Biarent D, Bingham R, Eich C, López-Herce J, Maconochie I, Rodríguez-Núñez A, et al. European Resuscitation Council Guidelines for Resuscitation 2010 section 6. Paediatric life support. Resuscitation. 2010;81(10):1364-88.
53. National Clinical Guideline Centre. IV fluids in children: intravenous fluid therapy in children and young people in hospital. London: National Institute for Health and Care Excellence; 2015.
54. Reardon PM, Magee K. Epinephrine in out-of-hospital cardiac arrest: a critical review. World J Emerg Med. 2013;4(2):85-91.
55. Jacobs IG, Finn JC, Jelinek GA, Oxer HF, Thompson PL. Effect of adrenaline on survival in out-of-hospital cardiac arrest: a randomised double-blind placebo-controlled trial. Resuscitation. 2011;82(9):1138-43.
56. Valdes SO, Donoghue AJ, Hoyme DB, Hammond R4, Berg MD, Berg RA, et al. Outcomes associated with amiodarone and lidocaine in the treatment of in-hospital pediatric cardiac arrest with pulseless ventricular tachycardia or ventricular fibrillation. Resuscitation. 2014;85(3):381-6.
57. Braz LG, Braz JRC, Modolo NSP, do Nascimento P, Brushi BA, Raquel de Carvalho L, et al. Perioperative cardiac arrest and its mortality in children. A 9-year survey in a Brazilian tertiary teaching hospital. Pediatr Anesth. 2006;16(8):860-6.
58. Gonzalez LP, Braz JRC, Módolo MP, de Carvalho LR, Módolo NS, Braz LG. Pediatric perioperative cardiac arrest and mortality. Pediatr Crit Care Med. 2014;15(9):878-84.
59. Gerein RB, Osmond MH, Stiell IG, Nesbitt LP, Burns S; OPALS Study Group. What are the etiology and epidemiology of out-of-hospital pediatric cardiopulmonary arrest in Ontario, Canada? Acad Emerg Med. 2006;13(6):653-8.
60. Ellis SSJ, Newland MCM, Simonson JJ, Peters KR, Romberger DJ, Mercer DW, et al. Anesthesia-related cardiac arrest. Anesthesiology. 2014;120(4):829-38.
61. Vane MF, Nuzzi RXP, Aranha GF, Luz VF, Malbouisson LMS, Gonzalez MMC, et al. Perioperative cardiac arrest: an evolutionary analysis of the intraoperative cardiac arrest incidence in tertiary centers in Brazil. Brazilian J Anesthesiol. 2016;66(2):176-82.
62. Moitra VK, Gabrielli A, Maccioli GA, O'Connor MF. Anesthesia advanced circulatory life support. Can J Anaesth. 2012;59(6):586-603.
63. Runciman WB, Morris RW, Watterson LM, Williamson JA, Paix AD. Crisis management during anaesthesia: cardiac arrest. Qual Saf Health Care. 2005;14(3):e14.


# Questões de Provas do TSA

**85.1 (TSA/2012)** O parâmetro que representa a eficácia das compressões torácicas durante a reanimação cardiopulmonar é:

**A.** Presença de pulso femoral.

**B.** Gás carbônico expirado de 15 mmHg.

**C.** Pressão arterial diastólica de 15 mmHg.

**D.** Saturação venosa central de oxigênio de 25%.

**85.2 (TSA/2012)** Criança de 9 meses e 7 kg encontra-se na unidade de terapia intensiva em pós-operatório imediato de correção cirúrgica de tetralogia de Fallot e apresenta parada cardiorrespiratória em fibrilação ventricular. As cargas utilizadas para a desfibrilação e as doses dos fármacos utilizados por via venosa são, respectivamente:

| | 1º Choque | 2º Choque | Adrenalina (1ª dose) | Amiodarona (1ª dose) |
|---|---|---|---|---|
| **A.** | 14 joules | 28 joules | 0,007 mg | 70 mg |
| **B.** | 14 joules | 14 joules | 0,007 mg | 35 mg |
| **C.** | 14 joules | 28 joules | 0,07 mg | 35 mg |
| **D.** | 28 joules | 28 joules | 0,07 mg | 70 mg |

**85.3 (TSA/2012)** Com o retorno da circulação espontânea após parada cardiorrespiratória, em adulto jovem, deve-se manter a:

**A.** Glicemia entre 80 e 110 mg·dL$^{-1}$.

**B.** Pressão arterial média acima de 50 mmHg.

**C.** Saturação arterial de oxigênio acima de 90%.

**D.** Pressão parcial arterial de gás carbônico entre 40 e 45 mmHg.

**85.4 (TSA/2013)** Durante as manobras de reanimação cardiopulmonar, o $CO_2$ expirado representa o(a):

**A.** Adequação da ventilação.

**B.** Metabolismo global dos tecidos.

**C.** Metabolismo cerebral e miocárdico.

**D.** Pressão parcial de $CO_2$ no sangue venoso misto.

**85.5 (TSA/2013)** Durante a reanimação cardiopulmonar com duração maior que 5 minutos, a eficácia das compressões torácicas decorre do aumento do(a):

**A.** Fluxo sanguíneo pulmonar.

**B.** Pressão na veia cava inferior.

**C.** Gradiente pressórico arteriovenoso.

**D.** Tensão da parede do ventrículo esquerdo.

**85.6 (TSA/2014)** Um dos mecanismos para melhorar a eficácia da desfibrilação é a redução da impedância transtorácica. Essa redução é obtida pelo(a):

**A.** Uso de pás de menor diâmetro.

**B.** Adequada posição das pás no tórax.

**C.** Pressão sobre as pás maior que 11 kg.

**D.** Aplicação do choque durante a inspiração.

**85.7 (TSA/2014)** Durante o atendimento à parada cardiorrespiratória, o acesso venoso profundo está contraindicado. A explicação que fundamenta tal recomendação é:

**A.** Piora do prognóstico neurológico.

**B.** Maior risco de ocorrência de pneumotórax.

**C.** Dificuldade técnica no acesso venoso central.

**D.** Maior incidência de punção de vasos arteriais.

**85.8 (TSA/2014)** Homem de 68 anos apresentou instabilidade hemodinâmica durante prostatectomia radical. Evoluiu com parada cardiorrespiratória em atividade elétrica sem pulso, sendo realizadas compressões torácicas e administração de adrenalina 1 mg venosa. Houve retorno à circulação espontânea (RCE). O mecanismo que explica a ação desse fármaco para o RCE é o aumento da:

**A.** Pré-carga.

**B.** Pressão arterial média.

**C.** Atividade do nó sinoatrial.

**D.** Pressão diastólica da aorta.

**85.9 (TSA/2014)** Qual é o antiarrítmico de escolha para o tratamento da fibrilação ventricular refratária?

**A.** Lidocaína.

**B.** Verapamil.

**C.** Amiodarona.

**D.** Sulfato de magnésio.

**86.10 (TSA/2015)** Menina de 4 anos e 20 kg foi submetida à cirurgia de amigdalectomia sob anestesia geral balanceada. Durante a anestesia, apresentou episódio de taquicardia ventricular com instabilidade hemodinâmica que evoluiu rapidamente para fibrilação ventricular. A conduta imediata deve ser:

**A.** Cardioversão com 20 J.

**B.** Desfibrilação com 40 J.

**C.** Massagem do seio carotídeo.

**D.** Administração de adrenalina.

# Parte XI

# Recuperação pós-anestésica

COORDENADOR: JAMES MANICA

# 86. RECUPERAÇÃO PÓS-ANESTÉSICA

João Abrão
Marcelo Antunes

A sala de recuperação pós-anestésica (SRPA) é o ambiente no qual o paciente deve ser observado atentamente, diante das inúmeras complicações que podem aparecer no período pós-operatório imediato. Estas, quando ocorrem, devem ser tratadas prontamente pela equipe de médicos e enfermeiros responsáveis. Os principais eventos adversos do período pós-operatório são abordados adiante no capítulo.

Quando um paciente é submetido a uma anestesia locorregional ou geral, ocorre, em algum grau, instabilidade das funções vitais, principalmente das funções respiratória, circulatória e da consciência. Ao término da cirurgia, é imperativo que se mantenham essas funções em nível adequado, minimizando-se o risco de complicações. Alguns pacientes em particular, devido a insuficiências hepática e renal pré-operatórias, apresentam diminuição do metabolismo e eliminação mais lenta dos anestésicos, tornando o período de instabilidade mais longo.

É importante lembrar que, durante a anestesia, o paciente está muito bem monitorizado e, portanto, suas funções são confirmadas a cada incursão respiratória e a cada batimento cardíaco. Dependendo da gravidade do caso, esse mesmo padrão de monitorização deve ser mantido durante o transporte para a SRPA. Tendo em consideração tal ideia, pode-se afirmar que, após o procedimento, todos os pacientes devem passar pela SRPA, seja por indicação de monitorização cuidadosa, seja para que se aguarde o retorno do organismo à homeostasia.

A denominação "sala de recuperação pós-anestésica" não é certamente a mais adequada. Em primeiro lugar, porque não se trata de uma sala, mas, sim, de um conjunto de instalações que constituem uma unidade de serviço. Em segundo lugar, porque não se refere apenas à recuperação anestésica, mas também à recuperação imediata após um ato cirúrgico. Com a alta complexidade da monitorização hoje utilizada, a designação mais correta talvez fosse "unidade de cuidados pós-operatórios".[1] O uso, todavia, consagrou o termo "sala de recuperação pós-anestésica", que é usado neste capítulo.

A primeira descrição de SRPA foi encontrada no livro Notes on Hospitals,[2] escrito por Florence Nightingale em 1863, nos seguintes termos: "não é raro, em um hospital do interior, se ter uma pequena sala ligada ao centro cirúrgico onde os pacientes permanecem até estarem recuperados, ou pelo menos recuperados dos efeitos imediatos da operação". A partir de 1920, com o aumento da complexidade das cirurgias, as salas de recuperação se tornaram mais comuns nos Estados Unidos, incremento que foi acelerado durante a Segunda Guerra Mundial.

Em 1947, um relatório da comissão de estudos em anestesia da Philadelphia County Medical Society[3] concluiu que 35% da mortalidade nas primeiras 24 horas após cirurgia poderiam ser evitados por uma observação contínua dos pacientes em uma unidade de recuperação.

O Operating Room Committee for New York Hospitals,[4] em 1949, declarou que "hoje se pode estabelecer categoricamente que um serviço de recuperação anestésica é necessário para qualquer hospital que use os métodos modernos de terapêutica cirúrgica". Um dado alarmante é que, em alguns locais, mais de 65 anos depois, pacientes continuam sendo anestesiados sem que se disponha de uma sala de recuperação anestésica, mesmo nos países de Primeiro Mundo.

Em 2014, a Casa dos Delegados da American Society of Anesthesiologists (ASA)[5] revisou o protocolo de cuidados pós-anestésicos, estabelecendo que todos os pacientes submetidos à anestesia geral ou regional, ou que forem monitorizados durante um procedimento, devem receber cuidados intensivos na sala de recuperação ou equivalente (p. ex., uma unidade de tratamento intensivo pós-operatório).

No Brasil, a legislação em vigor, Resolução CFM nº 2.174/2017,[6] em particular nos seus Arts 6º e 7º, regulamenta alguns aspectos em relação à SRPA, bem como o papel do médico anestesiologista como responsável pelo paciente até o momento de sua alta (**QUADRO 86.1**). Em seu Anexo IV, torna obrigatória a ficha de recuperação pós-anestésica como parte integrante da documentação anestésica no prontuário médico do paciente (ver Capítulo 11, pg. 151, Ficha de recuperação pós-anestésica).

**QUADRO 86.1** Legislação brasileira da sala de recuperação pós-anestésica

**Art. 6º** Após a anestesia, o paciente deverá ser removido para a sala de recuperação pós-anestésica (SRPA) ou para o centro de terapia intensiva (CTI), conforme o caso, sendo necessário um médico responsável para cada um dos setores (a presença de médico anestesiologista na SRPA).

**Art. 7º** Nos casos em que o paciente for encaminhado para a SRPA, o médico anestesiologista responsável pelo procedimento anestésico deverá acompanhar o transporte.

§1º Existindo médico plantonista responsável pelo atendimento dos pacientes em recuperação na SRPA, o médico anestesiologista responsável pelo procedimento anestésico transferirá ao plantonista a responsabilidade pelo atendimento e continuidade dos cuidados até a plena recuperação anestésica do paciente.

§2º Não existindo médico plantonista na SRPA, caberá ao médico anestesiologista responsável pelo procedimento anestésico o pronto atendimento ao paciente.

§3º Enquanto aguarda a remoção, o paciente deverá permanecer no local onde foi realizado o procedimento anestésico, sob a atenção do médico anestesiologista responsável pelo procedimento.

§4º É incumbência do médico anestesiologista responsável pelo procedimento anestésico registrar na ficha anestésica todas as informações relevantes para a continuidade do atendimento do paciente na SRPA (ANEXO III) pela equipe de cuidados, composta por enfermagem e médico plantonista alocados em número adequado.

§5º A alta da SRPA é de responsabilidade exclusiva de um médico anestesologista ou do plantonista da SRPA.

*(Continua)*

**QUADRO 86.1** Legislação brasileira da sala de recuperação pós-anestésica *(Continuação)*

§6º Na SRPA, desde a admissão até o momento da alta, os pacientes permanecerão monitorizados e avaliados clinicamente, na forma do ANEXO IV, quanto:

a) à circulação, incluindo aferição da pressão arterial e dos batimentos cardíacos e determinação contínua do ritmo cardíaco por meio da cardioscopia;

b) à respiração, incluindo determinação contínua da saturação periférica da hemoglobina;

c) ao estado de consciência;

d) à intensidade da dor;

e) ao movimento de membros inferiores e superiores pós-anestesia regional;

f) ao controle da temperatura corporal e dos meios para assegurar a normotermia; e

g) ao controle de náuseas e vômitos.

*Fonte: Conselho Federal de Medicina.*[6]

Os esforços para evitar as complicações, tão frequentes no período pós-operatório imediato, têm levado os hospitais brasileiros a se preocuparem com a construção desse espaço, destacando a importância da segurança no cuidado pós-operatório.

## Conceito e função da sala de recuperação pós-anestésica

A SRPA é um local de cuidados intensivos, onde são assistidos os doentes que se recuperam do ato anestésico-cirúrgico. O fato de possuir recursos que permitem boa monitorização e manutenção das funções vitais não deve transformá-la em sala de indução pré-anestésica nem em unidade de tratamento intensivo (UTI). Os pacientes que sabidamente exigirão um período superior a 24 horas sob cuidados intensivos pós-operatórios só devem ser levados para a sala de cirurgia após confirmada uma vaga na UTI.

Essa unidade exige a assistência de enfermagem especializada, com treinamento específico, para cuidar de tais pacientes. A American Society of PeriAnesthesia Nurses (ASPAN) recomenda, para a SRPA I, no máximo dois pacientes para cada enfermeiro certificado, e apenas um se o paciente for grave ou pediátrico. Para a SRPA II, a recomendação é de três pacientes para cada enfermeiro.[7] Nos Estados Unidos, o profissional de enfermagem precisa comprovar 1.800 horas de experiência para candidatar-se a um dos títulos (Certified Post Anesthesia Nurse [CPAN] ou Certified Ambulatory PeriAnesthesia [CAPA]), ou o dobro, 3.600 horas, caso pretenda candidatar-se aos dois títulos.[8]

É importante lembrar que os pacientes operados no plantão noturno devem permanecer, sempre que possível, em uma unidade de cuidados intermediários. Caso não exista tal unidade, a sala de recuperação torna-se uma opção segura. Na manhã seguinte, a alta deve ser providenciada.

Todos os pacientes submetidos à anestesia geral ou regional devem ser encaminhados à SRPA, permanecendo por um período mínimo de 1 hora. Em algumas situações, no entanto, o paciente não precisa passar pela SRPA, a saber:

- Cirurgias contaminadas, quando não há área de isolamento.
- Grandes cirurgias, que são encaminhadas diretamente para as UTIs de setores específicos ou para uma unidade de tratamento intensivo pós-operatório (UTIPO).
- Alguns procedimentos em pacientes internados na UTI (traqueostomia, desbridamento de ferida operatória), onde o paciente poderá retornar ao local de origem.
- *Fast tracking*: o paciente, da sala de cirurgia, vai direto para a unidade ambulatorial.

O número de leitos da SRPA varia conforme o movimento cirúrgico de cada hospital e o tipo predominante de cirurgia. Hospitais que lidam preferencialmente com obstetrícia ou cirurgias de curta duração devem ter uma relação maior de número de leitos de SRPA/salas de cirurgia, adequando-se, assim, às necessidades locais. Em termos médios, pode-se dizer que deve haver cerca de 1,5 leito de recuperação para cada sala de cirurgia. Nos centros de cirurgia ambulatorial, essa relação chega a 3 para 1.

Em relação ao desenho do ambiente, este deve ter uma configuração de leitos aberta, permitindo, assim, amplo campo de observação. Os espaços de cada leito devem ser suficientes para acomodar toda a monitorização, bombas de infusão, acessos venosos, ventiladores, aparelho para reanimação cardiorrespiratória (desfibrilador) e exames de imagem (estações móveis de ultrassonografia e raio X). Cada leito na SRPA deve possuir saída individual de oxigênio e também da rede a vácuo para aspiração de secreções e sangue (**FIG. 86.1**).

Muito importante no planejamento desse espaço é sua proximidade ao centro cirúrgico, pois isso facilita a remoção, em caráter de emergência, dos pacientes que necessitem de uma reabordagem cirúrgica imediata.[9]

## Estágios do período de recuperação

A SRPA faz parte da logística do paciente no ambiente cirúrgico. Basicamente, este segue um fluxograma definido no dia da sua cirurgia (**FIG. 86.2**). Na recepção do centro cirúrgico, encontra seu anestesiologista, que, nesse momento, já deve ter revisado

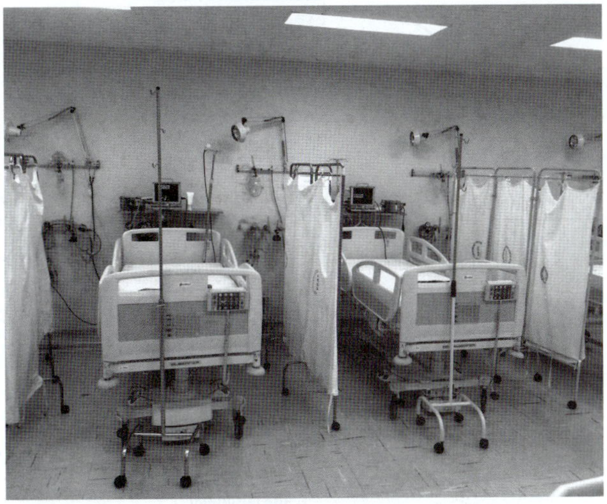

**FIGURA 86.1** Cada leito na sala de recuperação deve possuir equipamento de monitorização individualizado, suporte para soro, iluminação e tomadas em quantidade suficiente para individualizar os cuidados pós-operatórios.
*Fonte: Sala de recuperação pós-anestésica Prof. Dr. Rubens Lisandro Nicoletti. Hospital das Clínicas da Faculdade de Medicina de Ribeirão Preto – Universidade de São Paulo (USP).*

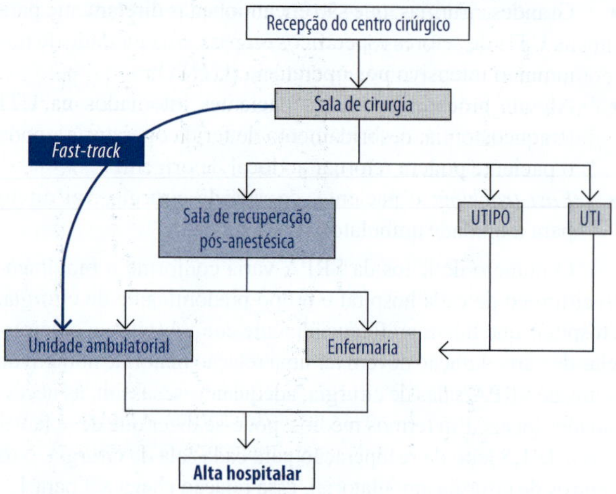


**FIGURA 86.2** Fluxograma do paciente cirúrgico. Dependendo da gravidade do caso, o paciente poderá ser encaminhado para sala de recuperação pós-anestésica, unidade de tratamento intensivo pós-operatório (UTIPO) ou unidade de tratamento intensivo (UTI). Note que o paciente ambulatorial, dependendo de suas condições, poderá ir direto da sala de operações para a unidade ambulatorial, economizando tempo e os recursos da sala de recuperação pós-anestésica (*fast-track*).

seu prontuário médico, sua avaliação pré-anestésica, incluindo a anamnese e os exames complementares. Após avaliação dos sinais vitais e confirmação do jejum, o paciente segue para a sala de cirurgia. Ao término da cirurgia, começa então o período de recuperação.

Segundo Pandit e Pandit,[10] em um primeiro estágio, ocorre o despertar da anestesia, ainda na sala de cirurgia. A esta, seguem-se três estágios no período de recuperação, a saber: recuperação imediata, intermediária e tardia (**FIG. 86.3**).

No segundo estágio, de recuperação imediata (ou precoce), o paciente deve manter uma saturação da hemoglobina arterial

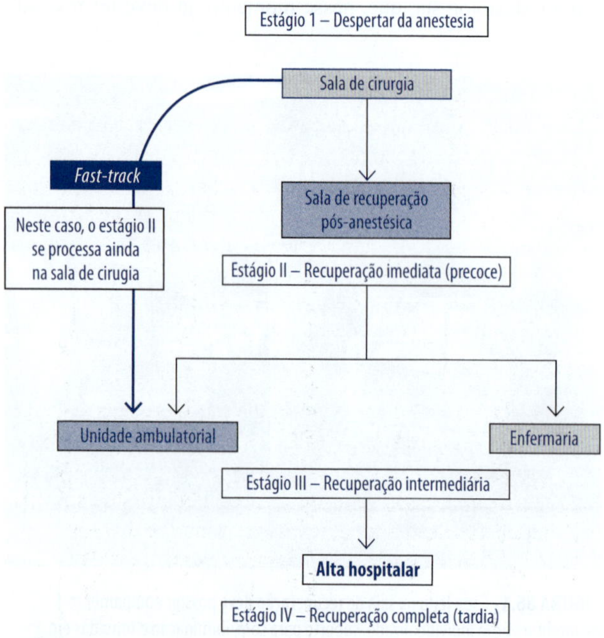


**FIGURA 86.3** Estágios da recuperação pós-anestésica.
*Fonte: Pandit e Pandit.*[10]

pelo oxigênio normal (em ar ambiente), ter os reflexos protetores da tosse e deglutição restabelecidos, além de estar estabilizado hemodinamicamente. A partir de então, poderá haver alta da SRPA para a enfermaria, no caso dos pacientes internados (*inpatient*), ou para a unidade ambulatorial, no caso dos pacientes ambulatoriais (*outpatient*). Em geral, são utilizadas escalas para avaliar as condições de alta da SRPA (ver adiante em "Transporte, admissão e alta da sala de recuperação pós-anestésica").

Os pacientes ambulatoriais, estando aptos a receber alta da SRPA (estágio II), são encaminhados para a unidade ambulatorial, também chamada de sala de recuperação pós-anestésica II (SRPA II, **FIG. 86.4**). Note que os pacientes operados que estão internados no hospital não passam por essa unidade, sendo encaminhados diretamente para a enfermaria.

O terceiro estágio, de recuperação intermediária, é concluído quando o paciente deambula sozinho, apresenta diurese e consegue se alimentar. Nesse momento, poderá ter alta hospitalar.

O quarto e último estágio, de recuperação tardia (completa), se processa já no domicílio com o restabelecimento das funções cognitivas e psicomotoras. Até atingir esse estágio, o paciente não deverá dirigir veículos ou comandar máquinas de automação devido ao risco de acidentes.

## Responsabilidade pela sala de recuperação pós-anestésica

A responsabilidade pela internação, supervisão e alta na SRPA é do anestesiologista, cuja formação lhe permite indicar com segurança a conduta adequada ao se deparar com uma complicação, seja ela cirúrgica ou anestésica.

O responsável pelo setor deve estabelecer as rotinas, ou seja, os protocolos para regulamentação das admissões e altas, bem como para tratamento de algumas complicações mais frequentes, tornando o atendimento mais ágil e facilitando o serviço de enfermagem.

Em alguns hospitais nos Estados Unidos, foram implementadas discussões clínicas (*rounds*)[11] entre os profissionais

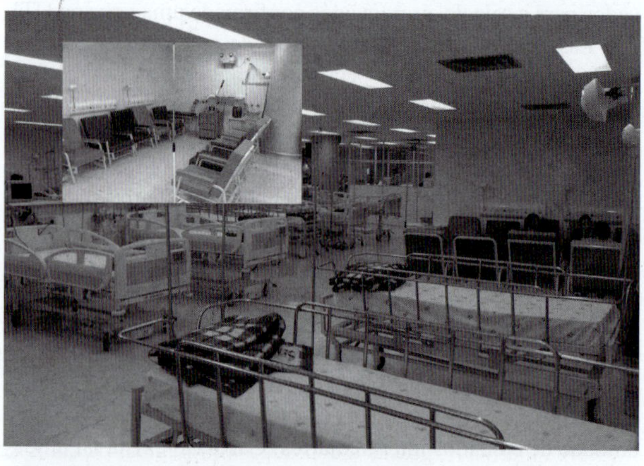

**FIGURA 86.4** Sala de recuperação pós-anestésica (SRPA) II. Nas cirurgias ambulatoriais, o paciente não pernoita no hospital (*outpatient*). A unidade ambulatorial, um anexo à SRPA, tem por objetivo dar continuidade à recuperação pós-anestésica (espaço onde estão as cadeiras à direita da imagem maior, o qual é mostrado no detalhe superior esquerdo).
*Fonte: Sala de recuperação pós-anestésica Prof. Dr. Rubens Lisandro Nicoletti. Hospital das Clínicas da Faculdade de Medicina de Ribeirão Preto – Universidade de São Paulo (USP).*

das diversas disciplinas que assistem o paciente na SRPA, como médicos anestesiologistas, intensivistas, cirurgiões, enfermeiros, fisioterapeutas, etc., possibilitando, assim, uma abordagem interdisciplinar, além da padronização de condutas e da melhoria na qualidade do atendimento e do aprendizado de todos os membros da equipe. Nesse sentido, a SRPA não é vista apenas como uma unidade intermediária, de transição, por onde o paciente "passa", mas, sim, como o local onde se iniciam os cuidados no restabelecimento de sua saúde.

Uma questão ainda discutida é a necessidade ou não de um plantonista na SRPA. Considerando-se que a maior frequência de complicações pós-operatórias incide nas primeiras horas pós-cirúrgicas, não se aceita que o paciente seja deixado apenas sob cuidados de enfermagem, devendo os hospitais maiores adequarem inclusive o número de plantonistas médicos. É difícil estabelecer uma regra, e cada local deve estudar suas necessidades e estipulaer normas de trabalho de acordo.

Para exemplificar, Findlay,[12] estudando o trabalho da SRPA do Royal Perth Hospital (Inglaterra) por um período de um mês, observou que dos 767 pacientes que passaram pela SRPA, houve um total de 195 chamados, dos quais 51 por prontuário ou prescrição incompleta e 50 por motivo de dor. As complicações cardiovasculares foram as mais frequentes e resultaram em 45 chamados. A média de chamados por dia foi de 2,9, o que levou o autor a concluir que aquele hospital não comportava um anestesiologista em tempo integral no setor. Se tal pesquisa fosse repetida em um hospital universitário de porte médio (cerca de 400 leitos), possivelmente os indicadores mostrariam a necessidade da presença constante de um médico anestesiologista. O Conselho Regional de Medicina do Ceará (CREMEC),[13] em sua Resolução nº 44 de 2012, no seu artigo 12, reza: " – O corpo clínico deve se organizar em escalas a fim de garantir a presença do médico na unidade durante 24 (vinte e quatro) horas por dia, 07 (sete) dias por semana, sendo que a proporção entre o número de médicos e o número de leitos não deve ultrapassar a relação de um médico plantonista para 12 (doze) leitos".

A localização da SRPA é uma questão importante, uma vez que a maioria dos hospitais brasileiros não dispõe de uma equipe de anestesiologistas de plantão. O ideal, nessas condições, é que a SRPA seja um apêndice do centro cirúrgico, em área restrita, para que os médicos que lá estejam tenham livre acesso, podendo atender prontamente a um chamado.

## Monitorização na sala de recuperação pós-anestésica

Toro Jiménez,[14] em 1989, realizou um levantamento da situação dos centros cirúrgicos na Espanha, o qual mostrou uma relação de número de leitos na SRPA e eletrocardioscópios de 4,8:1 e uma relação entre número de leitos e ventiladores disponíveis de 2,3:1, não mencionando oxímetros de pulso ou capnógrafos.

Na atualidade, graças à evolução tecnológica, os leitos da SRPA têm, rotineiramente, monitorização multiparamétrica (cardioscopia, oximetria de pulso, pressão arterial não invasiva e temperatura) na maioria dos hospitais do Brasil. As mudanças de conduta e na tomada de decisão por parte da diretoria técnica dos hospitais, em relação à aquisição de equipamentos, refletem uma conscientização maior do problema, expressa na Resolução do CFM nº 2.174/2017.[6]

A oximetria de pulso é hoje uma arma importante no diagnóstico precoce da hipoxemia. Considerando-se a hipoxemia como um valor de saturação da hemoglobina arterial pelo oxigênio ($SaO_2$) menor que 90%, há uma incidência relativamente alta no período pós-operatório imediato, variando em torno de 15,4% segundo Bach.[15] Essa incidência medida pela oximetria de pulso ($SpO_2$) justifica seu uso em todos os pacientes que se submeteram à anestesia geral. Os fumantes crônicos inveterados, assim como os expostos a altas concentrações de monóxido de carbono, podem apresentar leituras de $SpO_2$ falsamente altas. A maioria dos oxímetros de pulso disponíveis no mercado não são capazes de distinguir a oxiemoglobina ($HbO_2$) da monocarboxiemoglobina (HbCO), porque apenas dois comprimentos de onda são usados para determinar a $SpO_2$. Na SRPA, a leitura da $SpO_2$ pode estar adversamente afetada pela vasoconstrição produzida por hipotermia, hipotensão, dor e uso de vasopressores. Pacientes com níveis altos de bilirrubina e aqueles que receberam contraste (azul de metileno, *cardiogreen*) podem exibir valores falsamente baixos de $SpO_2$.

A capnometria é um auxiliar muito importante para avaliar a ventilação do paciente e deveria ser usada de rotina quando o paciente está intubado no período pós-operatório imediato, com ventilação mecânica ou espontânea.

Uma monitorização mais simples, porém não menos importante, é a da temperatura, que pode cair a níveis muito baixos após cirurgias longas, ou mesmo quando não foram tomados os cuidados preventivos na sala de cirurgia e no transporte para a SRPA. Um termômetro clínico pode fornecer uma noção da temperatura em determinados intervalos, mas, para uma medida da temperatura interna corporal, convém dispor de um termômetro eletrônico para monitorização contínua, uma vez que esses aparelhos têm sondas que facilitam sua colocação em cavidades do organismo.

A eletrocardioscopia deve ser usada continuamente, utilizando-se de preferência as derivações DII (para melhor visualização das ondas P e arritmias) e $V_5$ (para detecção de isquemia miocárdica). Se o monitor tiver apenas três eletrodos, pode-se usar a derivação $V_5$ modificada, ou seja, o eletrodo do braço direito é colocado abaixo da clavícula direita, o eletrodo do braço esquerdo na posição $V_5$ e o eletrodo da perna esquerda como normalmente utilizado quando se monitoriza a derivação DI. O sistema com cinco eletrodos deve ser usado no caso de o paciente apresentar doença cardíaca significativa, quando se monitoriza de forma simultânea DII e $V_5$. A combinação das derivações II, $V_4$ e $V_5$ tem uma sensibilidade de 96%, a qual aumenta para 100% quando se adicionam a essa combinação as derivações $V_2$ e $V_3$.[16]

Quando o paciente chega à SRPA, deve-se seguir basicamente esta rotina:

1. Adaptar os monitores trazidos no transporte aos da SRPA, se esse for o caso (integrados), ou então trocá-los pelos de uso local.
2. Verificar acessos venosos (frascos e equipos de soro), arteriais (pressão arterial invasiva), sondas e drenos.
3. Administrar oxigênio sob máscara facial.
4. Preencher a ficha de admissão da SRPA, onde deve constar o tipo de anestesia, a cirurgia e a identificação do paciente.
5. Preencher, logo depois da admissão, a primeira avaliação do paciente, obedecendo a uma das escalas de pontos predeterminada, sem esquecer de anotar o horário.

6. Fazer as recomendações especiais, quando houver, oralmente para a enfermagem, além de anotá-las na prescrição.
7. Anotar em ficha especial o balanço hidreletrolítico de pacientes cuja previsão de permanência na SRPA é maior, permitindo a análise da evolução do hemograma, eletrólitos, diurese, parâmetros hemodinâmicos (pressão venosa central, pressão arterial média, débito cardíaco), temperatura, etc.

## Transporte, admissão e alta da sala de recuperação pós-anestésica

O paciente deve ser transportado para a SRPA sob a supervisão do anestesiologista. Durante o transporte, é preciso se ter os mesmos cuidados tomados ao longo da cirurgia, avaliando-se continuamente os sinais vitais, evitando-se a perda de calor e administrando-se oxigênio se necessário. Ao chegar à SRPA, o anestesiologista deverá reavaliar o paciente e passar todas as informações importantes para o profissional responsável pela unidade, seja médico ou enfermeiro. A avaliação por meio de escala numérica ajuda muito no acompanhamento da recuperação do paciente. As mais usadas são as de Carignan,[17] Aldrete-Kroulik[18] e Saraiva,[19] expressas nas **TABELAS 86.1 A 86.3**.

Na **TABELA 86.1**, apesar de Carignan e colaboradores[17] não comentarem pontuações totais, fica claro que quanto menor a pontuação, melhor é o estado do paciente. O registro dos escores era feito, originalmente, no 2º, 5º e 15º dias do pós-operatório avaliando separadamente as complicações nos vários órgãos e sistemas. Ao contrário das demais escalas, essa não foi criada com o intuito de guiar a alta do paciente baseando-se na somatória das pontuações parciais (escore mínimo). É interessante notar que os autores chamavam a atenção sobre as variáveis ordinais, alertando os leitores para não as submeterem a operações aritméticas.

**TABELA 86.2** Escala de Aldrete e Kroulik para recuperação anestésica

| Parâmetros | Pontuação |
|---|---|
| **Atividade** | |
| Movimento voluntário de todas as extremidades | 2 |
| Movimento voluntário de apenas duas extremidades | 1 |
| Incapacidade de se mover | 0 |
| **Respiração** | |
| Respiração profunda e tosse | 2 |
| Dispneia, hipoventilação | 1 |
| Apneia | 0 |
| **Circulação** | |
| PA normal ou até 20% menor que no nível pré-anestésico | 2 |
| PA em 20 a 50% menor que no nível pré-anestésico | 1 |
| PA igual ou menor que 50% do nível pré-anestésico | 0 |
| **Consciência** | |
| Totalmente desperto | 2 |
| Desperta quando chamado | 1 |
| Não responde | 0 |
| **Cor** | |
| Rosado | 2 |
| Pálido, com lividez | 1 |
| Cianótico | 0 |

PA, pressão arterial.

*Fonte: Aldrete e Kroulik.*[18]

**TABELA 86.1** Sistema de pontuação pós-anestésica de Carignan

| Sistemas | Pontuação 0 | 1 | 2 | 3 | 4 | 5 |
|---|---|---|---|---|---|---|
| Circulação | PA estável, P < 100 | PA – alterada menos do que 30%, 100 < P < 120 | Vasopressor ou digitálico | PA < 100 apesar do tratamento | Descompensada | Choque grave |
| Respiração | FR < 15, prende a respiração mais de 25 s | 15 < FR < 20, tosse produtiva | FR > 20, estertores ou temperatura até 38 °C | Temperatura > 38 °C, atelectasia parcial | Atelectasia extensa | Pneumonia |
| SNC | Amnésico, satisfeito | Confuso ou recorda-se da indução | Insatisfeito com a anestesia por qualquer razão | Sinais extrapiramidais | Complicações neurológicas graves | Coma |
| Gastrintestinal | Sem sintomas | Não mais do que três episódios de náusea | Náuseas e um episódio de vômito | Vômito | Íleo paralítico | Evisceração ou perfuração |
| Renal | Urinou > 800 mL | Mais de 800 mL por sonda | Urina entre 500 e 800 mL | De 500 a 800 mL por sonda | < de 500 mL | Anúria |

FR, frequência respiratória; P, pulso; PA, pressão arterial; SNC, sistema nervoso central.

*Fonte: Carignan e colaboradores.*[17]

**TABELA 86.3** O ABC da recuperação anestésica

| Sinais físicos | Pontuação da resposta | | | |
|---|---|---|---|---|
| | 3 | 2 | 1 | 0 |
| Vias aéreas (A) | Pode tossir ou chorar | Mantém as vias aéreas sem tração da mandíbula | Necessita de tração da mandíbula | Necessita de tração da mandíbula e cânula oro/nasofaríngea |
| Comportamento (B) | Pode levantar a cabeça | Pode abrir os olhos e mostrar a língua | Movimentos incoordenados | Nenhum movimento |
| Consciência (C) | Totalmente acordado | Acordado, mas precisa de ajuda | Responde apenas se estimulado | Não responde |

*Fonte: Salem.*[20]

Do ponto de vista anestésico, o paciente pode receber alta da SRPA se: a) for capaz de manter adequada ventilação alveolar e as vias aéreas desobstruídas; b) estiver acordado, alerta, bem orientado no espaço e no tempo; c) for capaz de manter a perfusão tecidual adequada sem suporte farmacológico e não necessitar de monitorização contínua do sistema cardiovascular; e d) puder urinar. Do ponto de vista cirúrgico, por sua vez, se o paciente não precisar de observação contínua de drenos, irrigações, etc., pode ser transferido para a enfermaria.

Uma das escalas mais utilizadas para avaliação de alta da sala de recuperação é a de Aldrete-Kroulik.[18] Nela, os pacientes devem somar 9 pontos antes de receberem alta da SRPA (VER TAB. 86.2)

Salem[20] propôs uma escala (VER TAB. 86.3) em que avaliou três parâmetros clínicos, "o ABC da recuperação anestésica" (*Airways, Behaviour, Consciousness*). Ele estabeleceu uma pontuação mínima de 8 para que o paciente recebesse alta da SRPA. O autor examinou mais de 2 mil doentes, entre 1 e 80 anos, de ambos os sexos, e concluiu que essa escala é um guia adequado e de fácil utilização para seguir o paciente na SRPA.

Saraiva,[19] usando critérios de avaliação de recuperação da consciência e atividade psicomotora, determinou estágios clínicos de regressão da anestesia:

- **Primeiro estágio:** reage à dor.
- **Segundo estágio:** obedece a comando.
- **Terceiro estágio:** responde a perguntas simples.
- **Quarto estágio:** está bem orientado no tempo e no espaço.

Esse autor recomenda a transferência da sala de cirurgia para a SRPA após o paciente atingir o segundo estágio, e daí para a enfermaria quando há regressão total, ou seja, no quarto estágio.

Os critérios de alta da SRPA para os pacientes submetidos à anestesia neuroaxial têm sido muito empíricos. Baseiam-se geralmente na regressão do nível sensitivo até $T_{10}$ e no retorno da função motora às extremidades inferiores (movimento do primeiro artelho). Alexander e colaboradores[21] acreditam que esses critérios aumentam muito a permanência do paciente na SRPA e que a alta deve fundamentar-se sobretudo na estabilidade hemodinâmica, podendo os pacientes receber alta mesmo antes do retorno da função motora ou sensitiva. Esses autores recomendam que, após a entrada do paciente na SRPA, a cada 30 minutos se coloque o paciente sentado no leito com as pernas para fora e se meça a pressão. Se o paciente se queixar de tonturas ou dor no peito enquanto sentado, é imediatamente recolocado em posição supina. Os pacientes que permanecem estáveis após duas medidas sucessivas (< 10% de queda na pressão arterial média) com intervalo de 30 minutos podem receber alta da SRPA com segurança, economizando tempo.

Resumindo, os critérios de alta devem incluir uma observação atenta dos seguintes parâmetros:

- **Nível de consciência:** o paciente deve ser capaz de chamar por auxílio.
- **Estado hemodinâmico:** o paciente deve ter retornado ao estado pré-anestésico.
- **Função motora e sensitiva (anestesias neuroaxiais):** o paciente deve ser capaz de virar-se no leito sem ajuda.
- **Período de espera após cada medicação:**
  - Opioides venosos: 30 minutos;
  - Injeções intramusculares de opioides, antibióticos ou antieméticos: 1 hora;
  - Após a suspensão de oxigênio: 30 minutos;
  - Qualquer que seja a mudança de conduta, deve ser acompanhada de um período de 30 minutos de estabilidade;
- O sítio cirúrgico deverá estar seco ou dentro do previsto. Todos os drenos deverão estar funcionando, inclusive a sonda vesical. Qualquer sangramento extra terá de ser resolvido antes mesmo da alta.

O anestesiologista, ao dar a alta, deverá, conforme o serviço, escrever no prontuário ou em impresso próprio algo que retrate as condições do paciente (escore ou anotações), sem esquecer de anotar o horário.

## Complicações na sala de recuperação pós-anestésica

As complicações no período pós-operatório podem cursar com sérios danos ao paciente. Eles podem ser reversíveis ou irreversíveis. Os principais eventos adversos do período pós-operatório são examinados a seguir.

### Complicações respiratórias

#### Hipóxia

A hipóxia foi definida por Frumin e Edelist[22] em 1969 como uma situação clínica em que a $SaO_2$ é de 90% e a pressão parcial arterial de oxigênio ($PaO_2$) de 60 mmHg ou menor. Sua presença no período pós-operatório imediato tem sido diagnosticada com frequência. Desde 1947, com o trabalho clássico de Comroe Jr e Botelho,[23] que demonstrou que poucos médicos são capazes de detectar um grau leve de dessaturação arterial apenas observando a coloração cianótica da pele, a administração de oxigênio se tornou rotina na SRPA como medida profilática para assegurar adequada oxigenação aos pacientes que se recuperam da anestesia e cirurgia.

A hipóxia tecidual pode ser decorrente de uma queda da $PaO_2$, hipóxia hipoxêmica, ou também o resultado de um débito cardíaco diminuído no período pós-operatório imediato. Os fatores que costumam diminuir o débito no período pós-operatório imediato são a redução da pré-carga e da contratilidade do miocárdio. A perda de sangue e a diurese podem levar à hipovolemia, e o reaquecimento do paciente causa vasodilatação. Esses fatores somados produzem uma diminuição da pré-carga. Além disso, também pode haver desequilíbrio acidobásico, hipóxia e até isquemia do miocárdio no período pós-operatório imediato, fatos que contribuem para uma redução da contratilidade do miocárdio.

A ASA[5] tornou obrigatório o uso de oxímetro de pulso como monitorização na SRPA. Com o oxímetro de pulso, é possível diagnosticar com certa presteza a queda na $SaO_2$, surgindo então a seguinte questão: deve-se administrar oxigênio, mesmo sabendo que a saturação está normal? DiBenedetto e colaboradores[24] registraram que quando os pacientes apresentam $SpO_2 > 94\%$ ao chegarem na sala de recuperação, ou quando a saturação medida é maior que a saturação no período pré-operatório, não é preciso administrar oxigênio, tornando o oxigênio, dessa forma, desnecessário na SRPA em 63% dos pacientes. Com um movimento de aproximadamente 10 mil casos por ano, os autores obtiveram uma economia U$ 623.272 dólares.

Gift e colaboradores[25] ponderaram que no período pós-operatório de pacientes com baixo risco de hipoxemia, ou seja, aqueles submetidos a cirurgias de extremidades, face e abdômen inferior, não haveria necessidade de oxigênio adicional desde que a $SpO_2$ fosse maior que 92% na admissão na SRPA.

Um fato intrigante é que Aldrete e Kroulik[18] autorizavam a alta da sala de recuperação quando a pontuação em sua escala era 8 ou mais. Daí se conclui que o uso rotineiro do oxímetro de pulso possibilita o tratamento imediato da hipoxemia, tendo muito mais confiabilidade, nesse aspecto, do que qualquer tabela de pontos. Por isso, o próprio Aldrete,[26] em 1995, recomendou a substituição da cor pela $SaO_2$ (TAB. 86.4).

A hipóxia é a consequência final de uma série de situações clínicas que envolvem disfunções não apenas do sistema respiratório, mas também do circulatório. Não basta haver uma fração inspirada adequada de oxigênio, este deve ser transportado e oferecido à célula.

**TABELA 86.4** Escala de Aldrete e Kroulik revisada: critério para alta da sala de recuperação pós-anestésica

| Parâmetros | Pontuação |
|---|---|
| **Atividade** | |
| Movimento voluntário de todas as extremidades | 2 |
| Movimento voluntário de apenas duas extremidades | 1 |
| Incapacidade de se mover | 0 |
| **Respiração** | |
| Respiração profunda e tosse | 2 |
| Dispneia, hipoventilação | 1 |
| Apneia | 0 |
| **Circulação** | |
| PA normal ou até 20% menor que no nível pré-anestésico | 2 |
| PA em 20 à 50% menor que no nível pré-anestésico | 1 |
| PA igual ou menor que 50% do nível pré-anestésico | 0 |
| **Consciência** | |
| Totalmente desperto | 2 |
| Desperta quando chamado | 1 |
| Não responde | 0 |
| **Saturação do oxigênio** | |
| Capaz de manter a $SaO_2 > 92\%$ respirando ar ambiente | 2 |
| Necessita de suplementação de $O_2$ para manter a $SaO_2 > 90\%$ | 1 |
| $SaO_2 < 90\%$ mesmo com $O_2$ suplementar | 0 |

PA, pressão arterial, $SaO_2$, saturação da hemoglobina arterial pelo oxigênio.

*Fonte: Aldrete.*[26]

## Obstrução de vias aéreas superiores

Os pacientes com obstrução de vias aéreas superiores apresentam batimentos de asas do nariz, retração do esterno e dos espaços intercostais, com concomitante elevação do abdômen, caracterizando respiração paradoxal. As causas mais comuns são queda da língua, laringospasmo, edema de traqueia, hematoma da ferida cirúrgica e paralisia das pregas vocais.

### Queda da língua

As vias aéreas podem ser obstruídas no período pós-operatório pelo tamponamento da faringe pela língua quando o tônus da musculatura glossofaríngea ainda é insuficiente para mantê-la no assoalho da boca. O tratamento consiste apenas na extensão da mandíbula e na colocação de uma cânula nasal ou orofaríngea.

### Laringospasmo

O laringospasmo promove um estreitamento laríngeo e em geral está relacionado com trauma direto ou com a presença de secreções nessa área. Deve ser tratado com aspiração, correto posicionamento da cabeça e respiração assistida com um sistema bolsa-máscara e oxigênio a 100%. Normalmente, quando o laringospasmo é incompleto, tais medidas são suficientes. Contudo, quando permanece apesar dessas medidas, deve-se proceder rapidamente à intubação orotraqueal com o auxílio de succinilcolina. Se a intubação da traqueia for impossível, deve-se introduzir um cateter 12 G ou 14 G através da membrana transcricotireóidea e proceder à ventilação por essa via até que se possa fazer um procedimento definitivo, como a traqueostomia.

Quando a obstrução é parcial e houve manipulação cirúrgica da laringe, em geral a causa é apenas edema de laringe, que pode ser tratado com a administração de dexametasona

(0,15 mg·kg$^{-1}$, IV) ou mesmo pela inalação de adrenalina diluída em solução fisiológica ou água destilada. Em crianças, deve-se ter atenção especial, pois esse edema pode evoluir muito rapidamente para obstrução completa das vias aéreas.

### Edema de traqueia

O edema de traqueia é reconhecido pela presença de estridor durante a respiração e pode ocorrer após manipulação cirúrgica por pressão exagerada do balonete, tração inadvertida durante a cirurgia e reação alérgica. O tratamento consiste em proclive, nebulização aquecida com oxigênio e adrenalina, beclometasona em *spray*, dexametasona venosa e, em último caso, reintubação com um tubo endotraqueal mais fino do que o usado durante a cirurgia.

### Hematoma da ferida cirúrgica

O tecido do pescoço é frouxo e permite que um hematoma subcutâneo se espalhe rapidamente, dissecando toda a região, comprimindo a drenagem venosa e linfática, e provocando obstrução mecânica e dificuldade respiratória. A equipe cirúrgica deve ser chamada para intervir com rapidez. Se a intubação orotraqueal estiver dificultada, a ferida cirúrgica deve ser aberta imediatamente, no próprio leito, permitindo a descompressão e uma respiração mais livre.

### Paralisia de pregas vocais

A paralisia por lesão do nervo laríngeo recorrente pode acontecer em cirurgias de tireoide e procedimentos cirúrgicos da traqueia. Ela costuma ser unilateral; porém, nas cirurgias de neoplasias, devido à dificuldade de visualização do nervo, pode ser bilateral. Nesse caso, é preciso diferenciar, mediante laringoscopia, se a paralisia é parcial ou total.

Na paralisia parcial (trauma ligeiro), há lesão bilateral das fibras abdutoras. No trauma grave, ou por secção completa, há lesão de fibras adutoras e abdutoras. Após a paralisia parcial, as pregas vocais permanecem na posição central porque as fibras adutoras continuam intactas, e a via aérea é reduzida a uma pequena abertura. O paciente, nessas condições, mostra rapidamente sinais de obstrução respiratória grave, em especial quando a respiração é ativa, devido a medo ou dor. Esses pacientes devem ser intubados até que se tenha uma avaliação completa da evolução da lesão.

Na lesão completa, as fibras adutoras e abdutoras estão lesadas, e as pregas vocais permanecem centradas com um lúmen razoável entre elas. Aqui, o paciente tem uma respiração quase normal, desenvolvendo dificuldade respiratória apenas durante um esforço respiratório, quando as pregas vocais podem ser sugadas ao longo da inspiração. Cuidado especial deve ser tomado com a ingestão de líquidos ou regurgitação, pois pode haver aspiração. Uma sonda nasogástrica poderá ser temporariamente indicada.

## Broncospasmo

O broncospasmo costuma ser observado em pacientes com história pregressa de asma ou doença pulmonar obstrutiva crônica (DPOC), que, em geral, vêm fazendo uso de um tipo de broncodilatador com ou sem corticosteroides. Tais pacientes são tratados com nebulização de agonistas $\beta_2$-adrenérgicos seletivos, que promovem a formação de monofosfato de adenosina cíclico (AMPc) e o relaxamento do músculo liso brônquico.

A adrenalina e o isoproterenol também podem ser usados, pois não apresentam efeitos cardíacos quando em doses baixas, habituais nas nebulizações. A teofilina venosa, um broncodilatador de baixa potência, pode ser usada quando os $\beta_2$-adrenérgicos não resolvem. A aminofilina é solúvel em água, e sua atividade terapêutica é atribuída a seu conteúdo em teofilina. A terbutalina por via subcutânea (0,25 mg) também tem sido usada. Os glicocorticoides são utilizados quando os agonistas $\beta_2$-adrenérgicos não resolvem.

O mecanismo de ação desses fármacos é discutido. Inicialmente, acreditava-se que havia uma inibição da fosfodiesterase com aumento do AMPc. Hoje, tal mecanismo é questionado, e o que se sabe é que há uma redução do processo inflamatório das vias aéreas e uma resposta aumentada dos receptores $\beta_2$ às catecolaminas endógenas e aos fármacos simpatomiméticos administrados. A aminofilina pode ser usada em uma dose inicial de 5 a 6 mg·kg$^{-1}$ e em uma dose de manutenção de 0,2 a 1 mg·kg$^{-1}$·h$^{-1}$. Quando o broncospasmo não é resolvido com os broncodilatadores, são usados glicocorticoides. A dose de ataque da hidrocortisona é de 4 mg·kg$^{-1}$ por via venosa com um bólus de 3 mg·kg$^{-1}$ a cada 6 horas. A resposta não é imediata, podendo demorar até 6 horas. Deve-se manter o tratamento por 48 a 72 horas. Os compostos sintéticos derivados do amônio quaternário (ipratrópio) que apresentam um mecanismo de ação colinérgico não são absorvidos e, portanto, não têm efeitos colaterais, podendo ser usados por via inalatória, sendo eficazes tanto na asma brônquica como na DPOC.

Os pacientes com vias aéreas hiper-reativas devem ser pré-tratados com broncodilatador (talvez até corticoides), retardando-se a intubação traqueal até que haja um nível profundo de anestesia. O ipratrópio (0,2 mg ou 10 borrifadas) e o fenoterol ($\beta_2$-agonista) podem ser usados na tentativa de diminuir a resistência das vias aéreas.

## Hipoventilação

A ventilação depende da frequência respiratória (*f*) e do volume corrente ($V_T$). No período pós-operatório imediato, muitos fatores podem alterar a frequência, o volume corrente ou ambos. Entre as causas mais comuns de hipoventilação, pode-se citar a depressão do sistema nervoso central (SNC) em consequência de efeitos residuais de anestésicos e analgésicos potentes. Quando existe depressão dos centros respiratórios, há um desvio da curva de resposta ao dióxido de carbono para a direita, o que representa um aumento da pressão parcial arterial de dióxido de carbono ($PaCO_2$). Outro fator importante na diminuição da ventilação é o efeito residual de bloqueadores neuromusculares, que atuam diretamente sobre o volume corrente. Como resultado da hipoventilação, ocorre acidose respiratória, hipóxia e, por fim, apneia. Um aspecto a ser verificado sempre é a presença de dor, sobretudo em cirurgias de abdômen superior e tórax, quando é um fator limitante para a expansão torácica.

O anestesiologista deve diagnosticar a etiologia da hipoventilação tão logo ela ocorra, verificando o uso de antibióticos (aminoglicosídeos) na cirurgia, a reversão do bloqueio neuromuscular e o horário da última dose de analgésico. Uma gasometria arterial deve ser feita e, se não for descoberta a causa, o que é raro, um exame neurológico precisa ser solicitado.

Na depressão do SNC por opioide, usa-se naloxona em doses de 40 µg por via venosa, a cada 2 minutos, observando-se cuidadosamente a reversão, que deve acontecer entre 1 e 2 minutos. Há que se levar em consideração que esse fármaco tem um tempo de duração menor que 45 minutos. Cuidado especial deve ser tomado para que não se reverta a analgesia de forma abrupta, causando, assim, uma liberação do sistema nervoso simpático, com as consequências previsíveis, ou seja, hipertensão, edema pulmonar e arritmias cardíacas.

Na depressão respiratória por uso de grandes doses de diazepam, o flumazenil é o antídoto indicado, em doses incrementais de 0,2 mg por via intravenosa (IV), a cada 2 minutos, lembrando sempre que não se deve ultrapassar a dose máxima de 5 mg e que a meia-vida do flumazenil é de 54 minutos. Quando o diagnóstico da hipoventilação for reversão incompleta do bloqueio neuromuscular, o diagnóstico etiológico é mais difícil, sendo adequado o uso de um estimulador de nervo periférico com sequência de quatro estímulos (TOF, do inglês *train of four*).

Algumas situações devem ser lembradas: miastenia grave, deficiência de pseudocolinesterase, bloqueio de fase II (uso de grandes quantidades de succinilcolina), síndrome miastênica (Eaton-Lambert), administração de antibióticos aminoglicosídeos e superdose de anticolinesterásicos (fraqueza muscular, bradicardia, salivação abundante, sibilos e cólicas abdominais). Na dúvida, o paciente deve ser mantido sob ventilação artificial até que haja regressão de todos os sintomas.

## Edema agudo de pulmão

O edema agudo de pulmão após cirurgia não cardíaca é um evento raro. Sua etiologia está ligada à hiper-hidratação durante a cirurgia. A ventilação com pressão positiva através de um tubo traqueal mascara os sinais de edema durante a operação, e o edema só aparece quando se extuba o paciente, que retorna à respiração espontânea. Ele geralmente ocorre nos 30 minutos que seguem o final da anestesia geral; trata-se de um problema grave, que deve ser tratado com diuréticos (furosemida, 10-20 mg, IV), digitálicos (digoxina, 0,25 mg, em doses de incremento) e nitroglicerina, em especial se houver sinais de isquemia miocárdica. Pode ser necessário reintubar o paciente e usar respiração controlada mecânica com pressão positiva ao final da expiração (PEEP, do inglês *positive end-expiratory pressure*). O tratamento do edema agudo envolve uma visão global do paciente, havendo necessidade de uma reavaliação hidreletrolítica e cardiológica, assim como esforços redobrados na monitorização hemodinâmica.

## Atelectasia

A atelectasia miliar ou microscópica não é diagnosticada radiologicamente, podendo-se encontrar um aumento do gradiente alveoloarterial e uma hipoxemia relativa. A macroatelectasia, que é a atelectasia propriamente dita, consiste no achado de estertores, febre, produção de catarro e alterações radiológicas. É encontrada em 20 a 30% dos pacientes submetidos à cirurgia do abdômen superior e 5% dos pacientes submetidos à cirurgia do abdômen inferior.

O mau posicionamento do tubo traqueal (intubação brônquica), o volume corrente pequeno, a ausência de suspiros, as secreções e a diminuição da complacência toracopulmonar podem fazer alguns alvéolos permanecerem fechados durante todo o procedimento anestésico. Nas cirurgias de grande porte, sobretudo nas do abdômen superior e nas torácicas, a reexpansão do parênquima atelectasiado requer um esforço adicional de que o paciente é incapaz. A dor é o fator limitante mais comum.

Para evitar que regiões do pulmão fiquem sem ventilação, podem-se utilizar volumes correntes maiores ou ventilações com grandes volumes periodicamente (suspiros). Sempre que houver hipoxemia refratária, deve-se pensar em atelectasia. O diagnóstico é confirmado pela radiografia simples de tórax. A espirometria poderá revelar um déficit pulmonar restritivo. Há uma queda da capacidade vital (CV) e no volume expiratório forçado em 1 segundo ($VEF_1$) de 60%, não havendo uma alteração na relação $CV/VEF_1$.

O tratamento da atelectasia é prolongado e pode durar até sete dias. Ele consiste em fisioterapia, incentivando-se o paciente a inspirar profundamente e tossir, espirometria de incentivo e outras medidas. Quando se faz uma cirurgia de abdômen superior, há uma diminuição da mobilidade do diafragma no período pós-operatório, e os cuidados para se prevenir o aparecimento de atelectasia devem ser redobrados. Em geral se consegue, com essas medidas, expandir as áreas colapsadas do pulmão. A broncoscopia deve ser usada quando houver suspeita de rolhas de secreções e quando a fisioterapia não for eficiente.

## Broncoaspiração

Deve-se sempre suspeitar de aspiração de conteúdo gástrico para os pulmões ao se fazer o diagnóstico diferencial de hipoxemias no período pós-operatório imediato. Entre as causas mais comuns, constam gravidez, anestesia em pacientes com estômago cheio, refluxo gastresofágico, pacientes obesos, anestesia sob máscara e vômitos na emergência da anestesia. O refluxo gastresofágico passivo em geral não é diagnosticado e pode ocorrer em pacientes sob anestesia geral.[27] Ele costuma estar associado a pneumonite química, aumentando muito a morbidade e a mortalidade. A incidência de regurgitação silente do conteúdo gástrico nos pacientes submetidos a anestesia geral está entre 4 e 26,3%, com até 76% de aspiração traqueal.[27] A máscara laríngea oferece muitas vantagens como técnica anestésica, mas alguns trabalhos têm mostrado que ela pode estar associada ao aumento da incidência de refluxo gastresofágico.[27-30]

O diagnóstico da aspiração deve ser suspeitado quando há hipóxia, ausculta de roncos e sibilos pulmonares e quando radiograficamente aparece um infiltrado discreto devido a edema reativo ao material ácido. Essa radiografia, contudo, nem sempre é esclarecedora nas primeiras horas após a aspiração.

A prevenção da aspiração é fundamental, pois o seu tratamento é de valor limitado. Tradicionalmente, recomenda-se que pacientes com estômago cheio tenham a cirurgia postergada por 8 a 12 horas, quando serão submetidos à anestesia geral. Nos pacientes com risco conhecido de aspiração de conteúdo gástrico, deve-se administrar antiácidos não particulados, como o citrato de sódio. A administração dos bloqueadores de receptores $H_2$ de histamina (cimetidina, ranitidina ou famotidina) reduz o acúmulo de secreção gástrica e aumenta o seu pH. Os inibidores da bomba de prótons não parecem oferecer vantagens sobre os inibidores dos receptores $H_2$,[31] a menos que estes estejam sendo cronicamente usados.[32] A metoclopramida aumenta o tônus do esfíncter esofágico inferior e acelera o esvaziamento do estômago.

Deve-se ter em mente que os pacientes com risco de aspiração apresentam esse risco aumentado na emergência da anestesia quando os reflexos protetores da laringe encontram-se deprimidos. Os pacientes com fraturas de face podem ter dificuldade para tossir, e a limpeza das secreções orais precisa ser feita com regularidade na SRPA. Quando o paciente tem fixação de mandíbula, o material necessário para soltar todos os fios de aço tem de estar disponível na sala de recuperação durante toda sua permanência. Quando existe sangramento na faringe, os pacientes devem ser colocados em decúbito lateral, com um ligeiro Trendelenburg. A posição de cefaloaclive aumenta o gradiente de pressão boca-alvéolo, podendo facilitar a aspiração de conteúdo gástrico, motivo pelo qual deve ser evitada.

A aspiração, além de hipoxemia, causa aumento da resistência das vias aéreas e edema pulmonar com redução da complacência, o que exige suporte ventilatório com PEEP ou pressão positiva contínua. O edema pulmonar é consequência de aumento da permeabilidade capilar, não devendo ser tratado com diuréticos, a menos que haja hipervolemia comprovada. O uso de glicocorticoides tem sido recomendado, mas existe controvérsia.[33] Os antibióticos só devem ser empregados após cultura de secreções, não havendo justificativa para seu uso preventivo.

## Complicações respiratórias no paciente pediátrico

A maioria das complicações respiratórias acontece na primeira hora do período pós-operatório, ou seja, na SRPA. Nas crianças, as principais complicações respiratórias incluem obstrução das vias aéreas, laringospasmo pós-extubação e depressão respiratória (apneia) no prematuro.

### Obstrução das vias aéreas

O relaxamento da musculatura faríngea, a queda da língua e a pressão negativa da inspiração provocam o colapso da via aérea na criança. Uma cânula orofaríngea pode aliviar o problema até que o paciente esteja totalmente consciente.

A apneia pode ocorrer em até 10% das crianças no período pós-operatório de cirurgia de fenda palatina. Outra causa obstrutiva também comum é a hipertrofia de amígdalas e adenoides, acompanhadas de edema laríngeo devido à cirurgia de via aérea superior e de tecidos circundantes. Os sinais típicos de obstrução das vias aéreas superiores são retração esternal, batimento de asas do nariz e estridor inspiratório.

### Espasmo laríngeo

Essa condição é uma obstrução laríngea causada por espasmo parcial ou completo dos músculos extrínsecos e intrínsecos da laringe. Há um fechamento reflexo da glote e da laringe, havendo assim dificuldade inspiratória e expiratória. Geralmente aparece em função de estímulo somatossensorial local, seja devido à presença de secreções ou ao estímulo da sonda de aspiração. O tratamento inclui interrupção do estímulo desencadeante e aplicação de pressão positiva por máscara e bolsa com oxigênio a 100%. Na falta de uma veia canulada, pode-se aplicar 4 $mg \cdot kg^{-1}$ de succinilcolina por via intramuscular (IM) para solucionar o laringospasmo e possibilitar a intubação orotraqueal. Em caso de dificuldade extrema na intubação, deve-se fazer a cricotomia.

### Edema subglótico

O edema subglótico é mais comum em crianças de 1 a 3 anos de idade, com uma incidência de 1 a 4%. Esse fato é de fácil compreensão, pois um pequeno edema na laringe de uma criança pode representar uma obstrução de até 75%. A criança tem tecido conjuntivo frouxo submucoso mais abundante, onde o edema se acumula com facilidade. As cartilagens cricoides formam um anel verdadeiro em torno da traqueia. O tratamento preventivo inclui a escolha de um tubo traqueal mais fino. Uma vez presentes os estridores, deve-se colocar a criança em posição semissentada e administrar oxigênio através de um umidificador aquecido com adrenalina racêmica por via inalatória.

### Apneia pós-operatória em crianças prematuras

Define-se apneia do recém-nascido e do prematuro como uma parada respiratória de 20 segundos ou mais, acompanhada de bradicardia, cianose ou palidez. A ocorrência de apneia no período pós-operatório imediato depende muito da idade pós-conceptual (gestacional + pós-nascimento). Sabe-se que o primeiro episódio de apneia pode demorar até 12 horas para ocorrer. A probabilidade de apneia em prematuros sem anemia não é menor que 5% até que a idade pós-conceptual seja de 48 semanas e a idade gestacional, de 35 semanas. Esse risco cai para 1% nas crianças de idade pós-conceptual de 54 a 56 semanas.

A sala de recuperação torna-se, nesse tipo de paciente, indispensável para todos os prematuros, mesmo que estejam acordados ao final da cirurgia. A idade pós-conceptual inferior a 44 semanas é o período em que a incidência de apneia pós-operatória é máxima, motivo pelo qual tais crianças merecem um cuidado especial na SRPA, quando devem ser monitorizadas para apneia durante toda a sua permanência. Alguns autores[34] recomendam o uso profilático de cafeína na dose de 20 $mg \cdot kg^{-1}$ no período intraoperatório nesses recém-nascidos.

## Complicações cardiovasculares

Segundo Van der Walt e colaboradores,[35] as complicações pós-operatórias que envolvem o sistema cardiovascular chegam a 19% das encontradas na SRPA, e destas, 70% são distúrbios de pressão arterial, 18,18% são distúrbios do ritmo cardíaco, 4,54% são isquemias do miocárdio e 4,54% são paradas cardíacas.

### Hipotensão arterial

A hipotensão arterial é uma complicação comum e temida no período pós-operatório. Qualquer fator que diminua seriamente o débito cardíaco ou a resistência periférica, ou ambos, pode levar a uma queda significativa da pressão arterial sistólica. Ela deve ser tratada sempre que a pressão arterial aferida é menor que 80% da avaliada na visita pré-anestésica. A hipotensão pode ser um sinal premonitório de choque. Sinais clínicos como oligúria, alteração do estado mental, cianose, palidez ou pele fria são avisos de que há hipotensão ou mesmo choque. As causas mais comuns de hipotensão, em ordem de frequência, são hipovolemia, sangramento, vasodilatação (efeito residual de anestésico), diminuição do débito cardíaco, embolia pulmonar, pneumotórax e tamponamento cardíaco.

### Hipovolemia

As causas mais frequentes de hipovolemia são hidratação intraoperatória insuficiente (iatrogênica), perda sanguínea (hemorragia), redução do volume plasmático (queimaduras, fístulas, etc.) ou redução da água livre (diabetes insípido). Embora a hemorragia seja, na maioria das vezes, uma causa óbvia, ela é, em algumas ocasiões, de difícil detecção (hemorragias pélvicas, intratorácicas e retroperitoneais). A hipovolemia pode ter sido o resultado do uso de diuréticos potentes no período intraoperatório, da exposição e manuseio de alças e também da dissecção extensa do retroperitônio, como ocorre na cirurgia de pancreatoduodenectomia.

Se as medidas mecânicas para aumentar o retorno venoso – como mudança de posição, descompressão da veia cava e diminuição da pressão intratraqueal na ventilação mecânica – não funcionarem, inicia-se o tratamento com infusão rápida de cristaloide (250-500 mL). Segue-se nova avaliação; se não houver aumento da pressão arterial, provavelmente deve haver sangramento, que pode ser diagnosticado pelo exame físico (mucosas descoradas, retardo no tempo de enchimento capilar, pulsos fracos e filiformes) e também pela queda nos valores de hemoglobina e hematócrito. A reposição rápida deve ser acompanhada de monitorização da pressão venosa central e, às vezes, quando indicada, da pressão capilar pulmonar.

A hipotensão arterial por diminuição da resistência periférica pode ser decorrente de efeito residual dos anestésicos gerais e responde bem ao posicionamento correto do paciente.

O débito cardíaco também é influenciado pela diminuição da resistência periférica (queda do retorno venoso e da pré-carga), mas pode estar diminuído em função de alteração na força de contração do miocárdio. A contratilidade miocárdica pode estar diminuída em razão de acidose, alterações eletrolíticas e efeito residual de anestésicos inalatórios.

## Arritmias cardíacas

As arritmias cardíacas podem representar uma doença já existente ou surgir em consequência de isquemia miocárdica perioperatória. Elas resultam geralmente de anormalidades na automaticidade ou condução do impulso. Muitos tipos de arritmias podem surgir no período pós-operatório imediato, mas as taquiarritmias e as bradiarritmias, com batimentos ectópicos, são as mais comuns. A bradicardia sinusal ou nodal e o bloqueio atrioventricular podem diminuir o débito cardíaco e causar hipotensão.

As taquiarritmias, como a fibrilação ou o *flutter* atrial e taquicardia ventricular, por atingirem frequências de 140 a 150 batimentos por minuto (bpm), podem tornar o intervalo diastólico insuficiente para o adequado enchimento ventricular, diminuindo de forma acentuada o volume sistólico, o débito cardíaco e a pressão arterial. Essas taquiarritmias alteram também a circulação coronariana. São causas comuns de arritmias, além das doenças subjacentes, distúrbios hidreletrolíticos, acidobásicos, da temperatura, da concentração da hemoglobina, do volume plasmático, dor, hipertensão, efeitos anticolinesterásicos e ventilação inadequada. O tratamento dessas arritmias inclui a remoção da causa, quando evidente, e a terapia medicamentosa, que pode ser resumida no uso dos fármacos descritos a seguir.

Os fármacos de primeira escolha para reversão da fibrilação atrial (FA) inicial ou paroxística são a amiodarona e a propafenona. Em pacientes com disfunção ventricular, o fármaco de escolha também é a amiodarona, em razão do satisfatório índice de reversão e segurança.[36,37] A digoxina e o sotalol não devem ser utilizados nessa situação.[38]

A via de administração habitual da amiodarona, na reversão de FA, é a intravenosa. Recomenda-se uma infusão inicial de 5 a 7 $mg{\cdot}kg^{-1}$ em 30 a 60 minutos e, em seguida, 1,2 a 1,8 g/dia em infusão contínua até o total de 10 g. Por via oral, sob monitorização em ambiente hospitalar, deve-se usar entre 1,2 e 1,8 g/dia, até o total de 10 g e, sob administração ambulatorial, a dose recomendada é de 600 a 800 mg/dia, até atingir 10 g. A utilização da amiodarona em administração de ataque (única) mostrou eficácia apenas na dose de 30 $mg{\cdot}kg^{-1}$. Os efeitos adversos imediatos mais comuns da amiodarona são bradicardia, hipotensão, distúrbio visual, náuseas, constipação intestinal e flebite (administração IV).[38] Ela está contraindicada em bradicardias, bloqueio atrioventricular (BAV) de segundo ou terceiro grau e intervalo QT longo. Diversos estudos demonstraram que a amiodarona também é um fármaco seguro quando administrado em pacientes com cardiopatia estrutural e disfunção ventricular importante.

A propafenona é muito eficaz na reversão de FA inicial ou paroxística em dose IV (2 $mg{\cdot}kg^{-1}$), repetida em 10 a 20 minutos. Ela deve ser usada apenas em pacientes sem cardiopatia estrutural e não é recomendável nas seguintes situações: idade > 80 anos, insuficiência cardíaca classe funcional (de acordo com a New York Heart Association [NYHA]) > II, fração de ejeção de ventrículo esquerdo < 40%, pressão arterial sistólica < 95 mmHg, FA com resposta ventricular espontânea < 70 bpm, duração do complexo QRS > 0,11 segundos, evidências de BAV avançado, disfunção do nó sinusal, hipocalemia e associação com outros antiarrítmicos.[39] A taxa de efeitos adversos da propafenona é baixa, sendo os mais frequentes *flutter* atrial, bradiarrtimias e hipotensão arterial transitórias.[38]

Quando a resposta ventricular é elevada, a FA deve ser tratada com fármacos que a controlem, como β-bloqueadores, por exemplo, propranolol (0,5-5 mg, IV) ou esmolol (10-60 mg, IV); antagonistas dos canais de cálcio não di-idropiridínicos, como diltiazem (0,25 $mg{\cdot}kg^{-1}$) ou verapamil (2,5-5 mg, IV); ou digitálicos, como digoxina (0,25 mg, IV, até um total de 1-1,5 mg).

A cardioversão sincronizada está indicada quando a FA tem frequência ventricular rápida sem resposta imediata a medidas farmacológicas ou caso esteja acompanhada de isquemia miocárdica, hipotensão, angina ou insuficiência cardíaca; se a FA estiver associada à pré-excitação ventricular com taquicardia muito rápida ou instabilidade hemodinâmica; e, ainda, se for muito sintomática, mesmo não havendo instabilidade hemodinâmica. No caso de recorrência precoce da FA, ela deverá ser repetida.[40]

A adenosina (6-12 mg, IV) pode ser utilizada nas taquiarritmias supraventriculares de QRS estreito. Há necessidade de um cardioversor/desfibrilador na sala de recuperação para pronto atendimento dos pacientes que apresentarem ritmos cardíacos chocáveis (fibrilação ventricular, taquicardia ventricular sem pulso).

## Hipertensão arterial

A elevação da pressão arterial sistólica geralmente é acompanhada de aumento concomitante da pressão arterial média e diastólica. A hipertensão pode precipitar situações latentes, como isquemia do miocárdio, falência ventricular esquerda, arritmias cardíacas malignas e ruptura de aneurismas e deslocamento de placas ateroscleróticas. Ao dar entrada na SRPA, quando houver monitorização invasiva, a recalibragem ("zeramento") da pressão arterial invasiva deve sempre ser refeita. Quando a pressão estiver 20% acima da pressão arterial normal, pode ser considerada como hipertensão. Segundo a Organização Mundial da Saúde,[41] hipertensão é qualquer pressão acima de 140/90 mmHg. Tratar ou não esses pacientes vai depender do bom senso. É importante lembrar que os pacientes idosos têm melhor tolerância a um estado de hipertensão do que de hipotensão, devido às alterações da autorregulação do fluxo sanguíneo cerebral produzidas pela hipertensão arterial crônica.

As causas mais comuns de hipertensão são dor e ansiedade. Outras causas, não raras, são hipercapnia, hipoxemia e distensão da bexiga. O tratamento da hipertensão deve ser feito sempre com fármacos intravenosos de ação curta e com subdoses. Deve-se tomar cuidado ao usar fármacos de ação prolongada, como a hidralazina, pois o paciente poderá ser transferido para a enfermaria, onde os cuidados de enfermagem são menos intensivos. De maneira geral, no tratamento da hipertensão, usam-se opioides para tratar a dor, além de vasodilatadores, β-bloqueadores e bloqueadores de canal de cálcio. Os fármacos e suas doses são listados na **TABELA 86.5**.

## Isquemia miocárdica

A isquemia miocárdica pós-operatória pode ser causada por hipotensão ocorrida durante a cirurgia, ou mesmo, no sentido oposto, por hiper-hidratação (aumento da tensão na parede ventricular) e dor perioperatória (aumento da atividade simpática). Várias alterações podem acontecer concomitantemente no período pós-operatório imediato, como ansiedade, acidemia, tremores, hipertensão e hipoventilação, todos fatores desencadeantes de isquemia miocárdica.

O segmento ST e a morfologia da onda T no eletrocardiograma (ECG) revelam isquemia antes mesmo que a hipotensão ocorra. A morfologia da onda T isoladamente não é fator indicativo de isquemia, uma vez que ocorre com frequência no período pós-operatório em todas as idades e não parece estar relacionada com doença coronariana preexistente.[42] Certas alterações puras de onda T se normalizam em alguns pacientes em 4 a 6 horas, o que leva à crença de que a isquemia do miocárdio não é a causa de muitas alterações da onda T, podendo as assintomáticas serem submetidas a uma conduta mais expectante.

**TABELA 86.5** Fármacos utilizados no tratamento de crise hipertensiva pós-operatória

| Fármaco | Dose | Frequência |
|---|---|---|
| Propranolol | 0,5 a 1 mg até 0,1 mg·kg$^{-1}$ | A cada 5 ou 10 minutos |
| Hidralazina | 2,5 a 5 mg | A cada 10 minutos até 20 mg |
| Nifedipina | 10 mg | A cada 30 minutos |
| Labetalol | 2,5 a 5 mg | A cada 5 minutos |
| Esmolol | 25 a 300 μg·kg·min$^{-1}$ | Infusão contínua |
| Nitroprussiato de sódio | 0,5 a 3 μg·kg·min$^{-1}$ | Infusão contínua |
| Nitroglicerina | 50 a 100 μg, IV ou 0,25 a 0,5 μg·kg$^{-1}$·min$^{-1}$ | A cada 5 minutos e muda-se para infusão contínua |
| Trimetafan | 0,5 a 1 mg, em bólus, 1 a 2 mg·min$^{-1}$ | A cada 5 minutos e muda-se para infusão contínua |

A monitorização adequada pode permitir o diagnóstico precoce e o tratamento imediato das alterações de ritmo cardíaco.[43] No tratamento da isquemia miocárdica, deve-se começar com administração de oxigênio, controle da dor e correção dos fatores desencadeantes, como hipóxia, taquicardia, hipertensão ou hipotensão. Os β-bloqueadores (esmolol, propranolol ou labetalol) são usados no controle da frequência cardíaca. Deve-se conseguir a ajuda do cardiologista sempre que as alterações eletrocardiográficas persistirem apesar do tratamento instituído.

# Complicações renais

## Oligúria

A oligúria ocorre quando o débito urinário é menor que 0,5 mL·kg$^{-1}$·h$^{-1}$. Na sala de recuperação, a oligúria é geralmente pré-renal, ou seja, deve-se a hipovolemia, hipotensão ou mesmo a uma diminuição do débito cardíaco. Contudo, complicações renais podem ser esperadas nos pacientes com idade avançada e em casos de transfusões de sangue homólogo, cirurgias cardíacas, hipotensões prolongadas no período transoperatório, sepse, politraumatismos e cirurgias do trato biliar na presença de icterícia obstrutiva e doenças renais prévias. A causa da oligúria pós-renal pode ser obstrução do cateter, transecção do ureter, perfuração da bexiga e compressão da veia renal por pressão abdominal alta.

O uso rotineiro de diurético é desaconselhável, pois poderá piorar uma hipovolemia preexistente e confundir o diagnóstico. Deve-se, em primeiro lugar, tentar avaliar a volemia por meio da medida da pressão venosa central e de outros parâmetros hemodinâmicos. Corrigida a hipovolemia, deve-se fazer uma pesquisa dos eletrólitos plasmáticos, dando-se ênfase especial ao sódio. Somente após essas medidas é possível utilizar furosemida (5-20 mg, IV), dopamina (1-3 μg·kg$^{-1}$·min$^{-1}$) ou manitol (12,5-25 g, IV).

## Poliúria

O aumento do débito urinário é um fenômeno comum no período pós-operatório, quando, muitas vezes, a hidratação é um pouco mais generosa. Quando essa poliúria permanece em níveis de 4 a 5 mL·kg$^{-1}$·h$^{-1}$ por um tempo maior, deve-se suspeitar de alguma alteração na regulação da filtração glomerular. As causas mais comuns na sala de recuperação são hiperglicemia, diuréticos administrados no período transoperatório e diabetes insípido. Para fins de diagnóstico, deve-se proceder à análise da osmolaridade da urina e dos eletrólitos plasmáticos. O diabetes insípido pode ocorrer em consequência de cirurgia intracraniana, na qual pode ter havido ablação da pituitária, ou hipertensão intracraniana transitória em decorrência de manipulação transoperatória. A falência renal de alto débito pelo uso de anestésico inalatório era relativamente comum quando se usava metoxiflurano, o qual foi retirado do mercado na década de 1970.

# Alterações do nível de consciência

## Alterações cognitivas

Os pacientes idosos têm uma incidência maior de *delirium* e déficit cognitivo no período pós-operatório. Existem vários fatores relacionados ao seu aparecimento, além do ato anestésico-cirúrgico. Essas alterações podem evoluir de forma a incapacitar o indivíduo a realizar suas atividades habituais (alterações de comportamento, memória, raciocínio, cuidados pessoais, etc.), tornando-o dependente e, em casos extremos, podendo levar à morte. Esse assunto é abordado no Capítulo 88, Alterações cognitivas pós-operatórias.

## Demora na recuperação da consciência

A demora na recuperação da consciência é esperada após cirurgias prolongadas, sobremaneira em pacientes obesos ou por algum outro fator que possa aumentar o volume de distribuição de qualquer fármaco depressor do SNC usado na anestesia. O diagnóstico é de suma importância nesses casos, devendo ser estabelecido precocemente para não retardar o manejo anestésico. Seguem alguns diagnósticos diferenciais: superdosagem de anestésicos, isquemia cerebral ou acidente vascular encefálico intraoperatório (nas neurocirurgias), hipotermia, distúrbios metabólicos (hipoglicemia; ver adiante), entre outros.

Caso ocorra superdosagem não intencional do fármaco ou até mesmo término da cirurgia muito antes do tempo previsto, pode ser necessário aguardar o tempo de sua metabolização (ou fazer uso de antagonistas), antes que se proceda à extubação em caso de anestesia geral. Revisando-se o horário de administração dos fármacos na ficha anestésica, tem-se uma ideia de seus efeitos residuais.

Existe ainda a possibilidade de potenciação e prolongamento do efeito dos fármacos pela ingestão prévia de drogas (álcool), sendo difícil o diagnóstico prévio nesse tipo de paciente.

Em caso de anestesia geral inalatória, o coeficiente de solubilidade do anestésico volátil, bem como o tempo de administração, serão os responsáveis pelo despertar do paciente. É preciso que o gás seja eliminado continuamente pelos pulmões, ou seja, o paciente precisa ter uma ventilação alveolar satisfatória (**FIG. 86.5**).

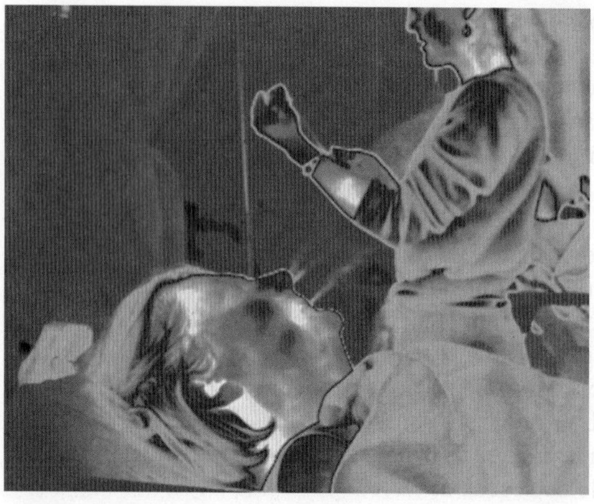

**FIGURA 86.5** Paciente na sala de recuperação pós-anestésica exalando óxido nitroso – utilizado durante anestesia geral – pela boca e pelo nariz (imagem capturada com auxílio de câmera infravermelha).
*Fonte: McGlothlin e Moenning.*[44]

Esta imagem pode ser visualizada em cores no Anexo 2, página 1576.

## Bloqueio neuromuscular intenso

O bloqueio neuromuscular intenso pode confundir o anestesiologista, muitas vezes sendo diagnosticado como depressão do SNC. Um teste farmacológico de fácil aplicação para saber se há depressão do SNC ou bloqueio neuromuscular intenso é o uso de um analéptico respiratório. Esses fármacos excitam o SNC, bloqueando a inibição ou aumentando a excitação.

O doxapram[45] é um analéptico que aumenta o volume corrente por ativação dos corpos carotídeos. O estímulo da ventilação se dá com 1 mg·kg$^{-1}$, IV, efeito semelhante a uma $PaO_2$ de 38 mmHg.

A aminofilina (1 mg·kg$^{-1}$, IV) também pode antagonizar a depressão do SNC. Uma vez que o paciente responda com hiperventilação ou mesmo acorde, conclui-se que a depressão era central, e não periférica.

O monitor da transmissão neuromuscular, com sequência de quatro estímulos (TOF), também pode ser empregado no diagnóstico diferencial.

Entre os bloqueadores neuromusculares despolarizantes, o mais usado é a succinilcolina. Embora seu efeito seja rápido, de aproximadamente 8 minutos, algumas vezes pode aparecer o bloqueio de fase II, semelhante ao bloqueio adespolarizante, quando se fazem doses repetidas da succinilcolina e chega-se a níveis de até 4 mg·kg$^{-1}$. No caso de uso do estimulador de nervos periféricos, haverá diminuição do estímulo único, redução da relação $T_4/T_1$, facilitação pós-tetânica e, por fim, antagonismo do bloqueio pelas substâncias anticolinesterásicas.

Os pacientes com quantidade menor de colinesterase plasmática podem apresentar uma duração prolongada do bloqueio pela succinilcolina e pelo mivacúrio. O paciente homozigoto (incidência de 1:3.200) tem uma quantidade de colinesterase atípica grande, tornando-se difícil a metabolização de fármacos como a succinilcolina e o mivacúrio. A presença da colinesterase atípica somente é descoberta quando o paciente faz uma anestesia e, depois do uso convencional da succinilcolina, permanece mais de 1 hora relaxado.

A dibucaína é um anestésico local tipo amida que inibe a atividade da colinesterase plasmática normal em 80%, e da colinesterase plasmática atípica em apenas 20%. O número de dibucaína reflete a qualidade da colinesterase plasmática (capacidade de metabolizar succinilcolina), e não a quantidade de enzima circulante no plasma; de fato, a diminuição da atividade da colinesterase plasmática devido à doença hepática ou ao uso de anticolinesterásicos está associada a um número de dibucaína normal. O paciente que tem um número de dibucaína baixo possui uma pequena quantidade de colinesterase plasmática normal, apresentando um bloqueio prolongado com a succinilcolina. O paciente também pode ser heterozigoto para a colinesterase plasmática atípica (incidência de 1:480) e apresentar um bloqueio ligeiramente prolongado à succinilcolina. Outra situação que apresenta diminuição da atividade da colinesterase plasmática é o puerpério. Os pacientes que têm glaucoma e fazem uso de substâncias anticolinesterásicas (neostigmina e ecotiofato) e os pacientes expostos a organofosforados podem apresentar um bloqueio prolongado à succinilcolina.

Qualquer que seja a causa do bloqueio prolongado à succinilcolina, o tratamento é a manutenção da respiração e o controle da via aérea até que haja o retorno à respiração normal.

Os bloqueadores neuromusculares adespolarizantes podem ser subdivididos em bloqueadores de ação longa, intermediária e curta. Os bloqueadores neuromusculares de longa duração de ação iniciam o relaxamento em 3 a 5 minutos e duram entre 60 e 90 minutos, podendo-se citar, como exemplo, o pipecurônio, o pancurônio e o doxacúrio. De ação intermediária, tem-se o cisatracúrio, o atracúrio, o vecurônio e o rocurônio. Tanto o cisatracúrio quanto o atracúrio diferem dos outros bloqueadores por serem metabolizados pelas esterases plasmáticas e sofrerem a degradação de Hofmann. Entre os bloqueadores adespolarizantes de curta duração de ação, pode-se citar o mivacúrio, que apresenta hidrólise pela colinesterase plasmática. Embora a eliminação hepática e a renal sejam desprezíveis, o mivacúrio tem maior duração de ação nos pacientes nefropatas.

Uma vez confirmada a presença de bloqueio neuromuscular por bloqueadores neuromusculares adespolarizantes, pode-se fazer uso de substâncias anticolinérgicas e anticolinesterásicas. Uma segunda opção é manter a ventilação e permitir que a transmissão neuromuscular se recupere espontaneamente.

## Hipoglicemia

A hipoglicemia pode determinar um retardo na recuperação da consciência. O diagnóstico diferencial deve ser feito toda vez que houver história de diabetes no período pré-operatório. O uso de hipoglicemiantes orais e de insulina exógena, os insulinomas e outras anomalias que possam alterar a glicemia, como hipopituitarismo e hipotireoidismo, são fatores que devem ser pesquisados no diagnóstico da hipoglicemia. A glicosimetria capilar (glicofita) é um exame de fácil execução que tem validade qualitativa indiscutível na prática clínica. Em geral, quando a glicose sanguínea atinge níveis de 30 $mg{\cdot}dL^{-1}$, surge um estado confusional, e quando fica abaixo de 15 $mg{\cdot}dL^{-1}$, o paciente entra em estado de coma. O tratamento da hipoglicemia é feito com glicose a 50%, IV, e monitorização seriada da glicemia.

## Cetoacidose diabética

A cetoacidose diabética é uma situação oposta à anterior: há hiperglicemia em função da deficiência relativa ou absoluta de insulina. As repercussões clínicas são a diurese osmótica que provoca hipovolemia com hemoconcentração, a hipotensão e provavelmente a baixa perfusão periférica. A grave elevação da osmolaridade pode provocar desidratação intracerebral, o que explica a disfunção cerebral. Pacientes que se encontram em hiperalimentação parenteral, quando não repostos, desenvolvem hipoglicemia. Contudo, o que normalmente ocorre, e por excesso de zelo, é a administração de glicose em grande quantidade, a qual, somada à hiperglicemia do estresse, pode levar ao coma hiperglicêmico, quando a glicose atinge valores tão altos quanto 800 a 1.000 $mg{\cdot}dL^{-1}$.

O tratamento consiste na reposição da volemia e na reposição da insulina circulante para deter a cetogênese. O potássio deve ser monitorizado, pois, com a entrada da glicose para o espaço intracelular, há uma tendência grande ao aparecimento de hipocalemia. A hidratação rápida poderá provocar edema cerebral.

## Disfunção hepática

A disfunção hepática muitas vezes é a responsável pela recuperação tardia da consciência. Isso se explica pela função do fígado no metabolismo da glicose e das proteínas e na degradação e eliminação de metabólitos tóxicos e medicamentos. O paciente hepatopata em geral apresenta baixos níveis séricos de albumina, o que pode contribuir para uma quantidade maior do fármaco livre. O fígado pode estar com sua função alterada pelos anestésicos inalatórios, seja de forma direta ou pela hipotensão que pode ocorrer. Como o fígado é um órgão de metabolismo alto, qualquer hipotensão um pouco mais prolongada, durante a anestesia, poderá repercutir na sua função.

## Alterações eletrolíticas

A hiponatremia, a hipocalcemia e a hipermagnesemia são alterações eletrolíticas muito frequentemente relacionadas com a demora no retorno da consciência no período pós-operatório imediato.

**Hiponatremia:** é conhecida também como intoxicação pela água. Pode acontecer tanto por alteração da secreção do hormônio antidiurético como pela absorção de água de irrigação durante ressecção transuretral de próstata. O nível de sódio é relacionado com os sintomas. Quando o nível chega a 120 $mEq{\cdot}L^{-1}$, aparecem os primeiros sinais de sonolência e confusão mental. Em torno de 110 $mEq{\cdot}L^{-1}$, podem aparecer convulsão e coma. Abaixo de 110 $mEq{\cdot}L^{-1}$, surgem arritmias e instabilidade cardiovascular. O tratamento inclui reposição lenta com solução fisiológica (NaCl a 0,9%) e furosemida.

**Hipocalcemia:** ocorre quando o nível de cálcio cai abaixo de 4,5 $mEq{\cdot}L^{-1}$ e o de cálcio iônico abaixo de 2 $mEq{\cdot}L^{-1}$. A causa cirúrgica da hipocalcemia geralmente é o hipoparatireoidismo após uma tireoidectomia. Como causas iatrogênicas, podem ser citadas a hiperventilação, a administração excessiva de bicarbonato de sódio e a infusão rápida de sangue citratado. Esse último só produzirá intoxicação em velocidades de infusão muito rápidas, maiores que 0,5 a 1 $mL{\cdot}kg^{-1}{\cdot}min^{-1}$. O tratamento envolve a administração de cálcio na forma de cloreto de cálcio ou gluconato de cálcio na quantidade de 3 a 6 $mg{\cdot}kg^{-1}$ em 10 a 15 minutos.

**Hipermagnesemia:** consiste em concentrações maiores que 2,5 $mEq{\cdot}L^{-1}$. É comum nas pacientes com pré-eclâmpsia tratadas com sulfato de magnésio preventivamente. É importante lembrar que a hipermagnesemia acima de certos níveis deprime a resposta neuromuscular e potencializa o relaxamento muscular residual com todas as complicações que disso podem advir. O tratamento da hipermagnesemia inclui suspensão do sulfato de magnésio, ventilação artificial e administração de cálcio intravenoso.

## Opioides

O uso de altas doses de opioides na anestesia poderá provocar demora na recuperação da consciência, principalmente quando se opta pelo fentanil. O diagnóstico é feito por sonolência, miose e padrão respiratório alterado (frequência baixa e volume corrente aumentado). A utilização de opioides (meperidina) em pacientes que fazem uso prévio de antidepressivos inibidores da monoaminoxidase (IMAOs), como selegilina, moclobemida e tranilcipromina, pode provocar depressão respiratória, hipotensão e hiperpirexia.

Um teste terapêutico pode ser feito com a naloxona (0,4 mg diluídos para 10 mL com solução fisiológica ou água destilada) em doses sequenciais de 40 μg por vez. O tratamento ideal é o suporte ventilatório. Deve-se ter cuidado durante a tentativa de reversão com naloxona, pois, além de se retirar a analgesia, pode haver estimulação simpática com edema agudo de pulmão e arritmias cardíacas.

### Síndrome anticolinérgica central

Essa síndrome pode ocorrer pelo uso de aminas terciárias (atropina e escopolamina) na reversão do bloqueio. O paciente apresenta-se com agitação, sonolência, arreflexia e alucinações. O uso de aminas quaternárias como o glicopirrolato, por não atravessar a barreira hematencefálica, não provoca a síndrome anticolinérgica central. O tratamento dessa síndrome é feito com fisostigmina (anticolinesterásico) IV, na dose de 20 a 40 $\mu g \cdot kg^{-1}$.

### Embolia aérea paradoxal

Na embolia aérea paradoxal, o ar entra pelo sistema venoso e, através de um *shunt* direita-esquerda, atinge o cérebro, provocando uma inconsciência prolongada.

Outros acontecimentos transoperatórios que retardam o despertar são a isquemia cerebral, o infarto cerebral e o edema cerebral. Esses fenômenos frequentemente se seguem a estados hipotensivos perioperatórios, muitas vezes propositais, na tentativa de se evitar o sangramento operatório.

Quando se utiliza o óxido nitroso em neurocirurgia, a permanência de espaço aéreo abaixo da dura-máter, quando se realiza a síntese, possibilita a formação de um pneumoencéfalo no pós-operatório imediato que, em um paciente que estava sendo hiperventilado e recebeu diurético, pode levar a uma grave redução do nível de consciência. Essa complicação se deve ao preenchimento de espaço morto pelo óxido nitroso no período pós-operatório imediato. O diagnóstico é pressuposto por um exame neurológico acurado e confirmado pela tomografia computadorizada ou radiografia de crânio.

Os pacientes epilépticos também apresentam um estado de sonolência nos períodos ictais e pós-ictais. É preciso lembrar que, muitas vezes, uma convulsão pode ocorrer durante a anestesia, sendo de difícil diagnóstico.

## Complicações térmicas

### Hipotermia

Considera-se hipotermia uma temperatura corporal menor que 36 °C. A despeito dos esforços feitos para sua prevenção, a hipotermia após anestesia e cirurgia está presente em 53 a 85% dos casos de pacientes adultos que dão entrada na SRPA, segundo Lennon e colaboradores.[46] Os pacientes idosos têm menor capacidade de manter a temperatura do que os jovens.[47] Isso se deve à diminuição na capacidade de elevar a taxa metabólica e à diminuição da resposta vasomotora ao frio. Surpreendentemente, em pacientes com fratura de quadril, Bredahl e colaboradores[48] encontraram maior queda da temperatura da pele durante o transporte do paciente para a SRPA do que durante a anestesia, o que vem ratificar a importância de se cobrir o paciente de forma adequada. A hipotermia favorece a quebra de proteínas e a perda de nitrogênio, retardando, assim, a recuperação após a cirurgia.[49]

A hipotermia é acompanhada de vasoconstrição, que pode diminuir a perfusão periférica e causar acidose metabólica. Ela pode prejudicar também a função plaquetária, afetar a repolarização cardíaca e causar anormalidades da onda T no ECG.[50] Em resposta à hipotermia, os adultos aumentam a produção de calor pelos tremores. O custo metabólico desses tremores é alto, podendo aumentar o consumo de oxigênio em 300 a 800%. Se esse aumento do consumo de oxigênio não for compensado pelo aumento do débito cardíaco, além das complicações descritas, poderá ocorrer hipoxemia arterial e instabilidade cardiovascular. A hipotermia prolongada pode estar associada com aumento da mortalidade após a cirurgia.

O tratamento da hipotermia consiste basicamente no reaquecimento com cobertores térmicos, com sistemas de bombeamento de ar quente em circuitos fechados, colchões térmicos, bolsas de água quente, ou simplesmente no isolamento com uso de cobertores simples, uma vez que as principais vias de perda de calor são por irradiação e convecção. Medicamentos como a meperidina (25 mg IV) ou a hidroxizina (50-100 mg, IV ou IM) também podem ser usados no tratamento dos tremores.

### Hipertermia

A hipertermia no período pós-operatório imediato não é comum, resultando, na maioria das vezes, da manipulação cirúrgica de tecidos infectados. Há também outras causas menos frequentes, como hipertermia maligna, intoxicação por atropina, aspiração do conteúdo gástrico e crise de hipertireoidismo. O tratamento com neurolépticos pode produzir, em 0,5 a 1% dos pacientes, uma síndrome de hipertermia semelhante à hipertermia maligna em qualquer fase do tratamento, que persiste mesmo após sua suspensão. Esse estado pode durar de 24 a 48 horas, sendo tratado com dantrolene (2,5 $mg \cdot kg^{-1}$ de peso), como na hipertermia maligna.

## Náuseas e vômitos

As náuseas e os vômitos são duas complicações frequentes e difíceis de serem evitadas. Não obstante os anestésicos modernos e os medicamentos já aprovados para uso clínico, a incidência dessas complicações ainda continua em torno de 30%. Algumas cirurgias, como as de ouvido, estrabismo e tonsilectomias, permanecem como um problema a ser resolvido.

A etiologia das náuseas e dos vômitos no período pós-operatório é multifatorial, podendo-se citar predisposição individual, fatores psicossomáticos, sexo feminino (período do ciclo menstrual), obesidade, dor pós-operatória, fármacos usados na anestesia, tipo e local da cirurgia e distensão gástrica (dificuldade de esvaziamento ou ausência de jejum).

As cirurgias de ouvido têm uma incidência de náuseas e vômitos em torno de 47%, bem acima dos 25 a 30% encontrados na cirurgia geral. Os tratamentos habituais, como droperidol (0,625-1,25 mg, IV) ou metoclopramida (10 mg, IV), não se mostraram eficazes.

As tonsilectomias e cirurgias de estrabismo em crianças apresentam alto índice de náuseas e vômitos, tendo havido muito esforço para o controle desse problema. A ondansetrona (50-100 $\mu g \cdot kg^{-1}$ até 4 mg), um antagonista seletivo dos receptores 5-hidroxitriptamina tipo 3 (5-$HT_3$), têm sido empregada em crianças com mais de 1 mês de vida. Seu uso pode ser combinado com dexametasona (15 $\mu g \cdot kg^{-1}$) ou droperidol (15 $\mu g \cdot kg^{-1}$) na profilaxia de vômitos pós-operatórios em crianças com outros fatores de risco: idade > 3 anos, cirurgia > 30 minutos, náuseas e vômitos em cirurgia prévia (ou em parentes).[51]

O anestesiologista poderá esvaziar o conteúdo gástrico com uma sonda de aspiração (a vácuo), porém em cirurgia ambulatorial tal indicação é discutível. Alguns autores[52] têm sugerido que a sonda de aspiração pode lesar a mucosa e aumentar a incidência de náuseas e vômitos, mas esse efeito deletério deve ser contrabalançado com a segurança de se ter um paciente com o estômago vazio ao final do procedimento cirúrgico.

O uso de óxido nitroso na anestesia geral, bem como de opioides no período pós-operatório, aumenta a incidência de náuseas e vômitos segundo as Orientações de Consenso para o Manejo de Náuseas e Vômitos Pós-Operatórios publicadas em 2014 pela Society for Ambulatory Anesthesiology (SAMBA).[51]

As medidas preventivas adotadas para minimizar os riscos envolvem o seguinte: evitar anestesia geral, com o uso da anestesia regional; utilizar propofol na indução e manutenção da anestesia; evitar óxido nitroso e halogenados; minimizar o uso intra e pós-operatório de opioides; e promover hidratação adequada. O tratamento profilático medicamentoso, em adultos, pode ser feito combinando-se duas classes distintas de fármacos:

- Droperidol (0,625-1,25 mg ao final da cirurgia) e dexametasona (4-5 mg na indução).
- Um antagonista 5-$HT_3$ no final da cirurgia (ondansetrona, granisetrona, tropisetrona, dolasetrona, entre outros) e dexametasona.
- Um antagonista 5-$HT_3$ e droperidol.

Lee e colaboradores[53] fizeram uma metanálise para comparar a estimulação do ponto de acupuntura P6 com os outros métodos antieméticos e observaram que a estimulação de P6 tem muita influência na incidência precoce de náuseas e vômitos, porém sem efeito tardio.

## Dor pós-operatória

A dor pós-operatória é uma dor aguda, ou seja, de início recente e provavelmente de duração limitada. Uma adequada analgesia deve ser iniciada na sala de cirurgia e continuada na SRPA.

Com as técnicas modernas de tratamento, a dor pode ser controlada sem que haja alterações das condições hemodinâmicas e respiratórias do paciente, tornando-se o tratamento um ato médico obrigatório e, portanto, um direito do paciente.

A dor pós-operatória ainda é, na maioria das vezes, subestimada. A razão para isso pode estar ligada ao desconhecimento de um tratamento adequado, das doses analgésicas eficazes, da duração do efeito dos fármacos e ao medo de produzir depressão respiratória e dependência de opioides no paciente. Muitos médicos consideram a dor um ônus obrigatório, como que a participação do paciente no resultado da cirurgia. Esse conceito se reporta à época de Velpeau, cirurgião francês do século XIX, que dizia: "o bisturi e a dor são inseparáveis em uma sala de cirurgia".

### Tipos de dor

Após um evento doloroso, há liberação de substâncias algógenas decorrentes de reações inflamatórias (citocinas, bradicinina, serotonina, histamina, etc.) que produzem um mecanismo de sensibilização periférica com redução do limiar nociceptivo, que é a dor por nocicepção, também chamada de dor aguda.

Diversos mecanismos de dor podem estar presentes na dor pós-operatória: componentes de dor somática e visceral e alterações do sistema analgésico do organismo. Pode haver ainda a dor de manutenção simpática, quando, após uma lesão nervosa, os nociceptores passam a ser sensíveis à estimulação $\alpha_1$-adrenérgica nos seus terminais.

A dor pós-operatória é uma dor por nocicepção, descrita como latejante, em pontada, queimação, em peso e outras. Em geral está próxima ao sítio cirúrgico e exacerba-se com tosse, movimentos, fisioterapia e troca de roupas. Ela costuma ser uma condição autolimitada, tendo melhora progressiva em um período relativamente curto.

A dor somática é transmitida pelas fibras dolorosas tipo Aδ (6-30 $m \cdot s^{-1}$), enquanto a dor visceral provém da estimulação das fibras mais primitivas, do tipo C (0,5-2 $m \cdot s^{-1}$).

### Vias de condução da dor

O estímulo gerado por um dano tecidual, seja mecânico, térmico ou químico, ativa os nociceptores na extremidade periférica dos neurônios sensoriais de primeira ordem, que tem os corpos nos gânglios das raízes dorsais dos nervos espinhais. Por meio das fibras Aδ ou C, o estímulo se propaga no nervo espinhal até o corno dorsal da medula, onde ocorre a sinapse com os neurônios de segunda ordem, no mesmo nível ou um a dois segmentos superiores ou inferiores. A maioria dos axônios desses neurônios de segunda ordem cruza para o hemisfério contralateral da medula e ascende por vias sensoriais aferentes (feixes neoespinotalâmico e paleoespinotalâmico) até o nível do tálamo. Durante o caminho, esses neurônios se dividem e mandam ramos axonais para a formação reticular e a substância cinzenta periaquedutal. No tálamo, esses neurônios de segunda ordem fazem sinapse com neurônios de terceira ordem, os quais mandam projeções para o córtex sensorial.

### Modulação da nocicepção

A modulação da nocicepção pode ocorrer em qualquer nível das vias de condução onde haja uma sinapse. Portanto, pode ocorrer no nível do nociceptor, das vias aferentes, ou por vias eferentes inibitórias que se originam no nível do tronco encefálico.

A modulação periférica é a que se dá no nível do nociceptor, por interação com os mediadores da inflamação que aí são liberados por ocasião do estímulo nocivo. São eles prostaglandinas E ($PGE_1 > PGE_2$), histamina, bradicinina, serotonina, acetilcolina, ácido láctico, íons hidrogênio e íons potássio.

O ácido acetilsalicílico (AAS) e os anti-inflamatórios não esteroides (AINEs), como o cetorolaco, diminuem a síntese de PGEs por inibição da ação da enzima cicloxigenase, que é necessária para a conversão do ácido araquidônico em PGEs. Diminuindo a síntese de PGEs, os AINEs diminuem a nocicepção em nível periférico.

A modulação em nível espinhal é mais complexa e depende de efeitos inibidores ou excitadores de neurotransmissores no corno dorsal da medula ou mesmo de reflexos espinhais com vias nervosas eferentes que modulam o nociceptor. São exemplos de neurotransmissores moduladores da dor:

- **Excitadores:** L-glutamato, aspartato, polipeptídeo intestinal vasoativo, colecistocinina, peptídeo liberador de gastrina, angiotensina, substância P.
- **Inibidores:** encefalinas, endorfinas, substância P, somatostatina.

A modulação em nível supraespinhal envolve o tronco encefálico, de onde se originam vias eferentes que vão fazer sinapse na substância gelatinosa (lâminas II e III de Rexed) no corno dorsal da medula. As vias inibidoras descendentes liberam endorfinas e encefalinas, que atuam pré-sinapticamente para hiperpolarizar as fibras nervosas, impedindo a progressão do potencial de ação para a próxima sinapse e subsequentemente não liberando neurotransmissor. A morfina e outros opioides atuam como agonistas em receptores de membrana estereosseletivos que se distribuem em todo o SNC. Existem também vias adrenérgicas inibidoras que fazem sinapse na substância gelatinosa do corno posterior da medula, onde a noradrenalina liberada produz hiperpolarização das fibras nervosas. O efeito analgésico da clonidina reflete sua ação por meio dessas vias inibidoras $\alpha$-adrenérgicas.

## Efeitos adversos da dor

As respostas fisiológicas ao trauma e ao estresse incluem disfunções pulmonares, cardiovasculares, gastrintestinais, urinárias, do metabolismo e da função muscular, alterações metabólicas e neuroendócrinas. Cada cirurgia, dependendo de sua localização, duração e necessidade de posições especiais, apresenta complicações características que seriam minimizadas ou abolidas com as técnicas de analgesia atualmente disponíveis.

As cirurgias de tórax e abdômen superior produzem uma série de alterações pulmonares, incluindo a redução da CV, do volume corrente, do volume residual, da capacidade funcional residual e do $VEF_1$. Uma incisão no abdômen superior provoca um aumento reflexo do tônus dos músculos abdominais durante a expiração e uma diminuição da função diafragmática. O resultado é uma diminuição da complacência pulmonar, contratura muscular, dificuldade de respirar profundamente, bem como de tossir com eficiência e, em alguns casos, hipoxemia, hipercapnia, retenção de secreções, atelectasia e pneumonia. O aumento do tônus muscular é causa de aumento de consumo de oxigênio e produção de ácido láctico. A distensão de alças, somada ao íleo paralítico pós-operatório ou mesmo compressões externas, como curativos apertados, pode diminuir ainda mais a ventilação. O medo de piorar a dor faz o paciente permanecer quieto, evitando inspirar profundamente ou mesmo tossir, o que é um fator importante para o aparecimento de atelectasias pós-operatórias.

A dor causa intensa estimulação sobre o sistema nervoso simpático, com taquicardia, aumento do débito e trabalho cardíaco e consumo de oxigênio no miocárdio. Esses fatores aumentam o risco de isquemia ou infarto do miocárdio. As cirurgias longas aumentam a estase venosa e a agregação plaquetária, elevando o risco de trombose venosa profunda. O repouso no leito por tempo prolongado também está diretamente relacionado com essa complicação, e, muitas vezes, tal repouso só é prolongado devido à dor pós-operatória, que impede qualquer atividade física.

A dor visceral, assim como a somática, pode levar a náuseas, vômitos, hipomotilidade da bexiga e do íleo. Esses efeitos, além de desagradáveis, prolongam o tempo de internação.

Em nível central, a dor estimula o hipotálamo, aumentando o tônus simpático e a secreção de hormônios catabolizantes (cortisol, adrenocorticotrófico, antidiurético, do crescimento, AMPc, glucagon, aldosterona, renina e angiotensina II) e diminuindo a secreção de hormônios anabolizantes (insulina e testosterona). Os efeitos dessas alterações incluem retenção de água e sódio e aumento da glicemia, radicais ácidos livres, corpos cetônicos e lactato. O aumento do catabolismo e do consumo de oxigênio leva a balanço nitrogenado negativo, que poderá ser grave se o processo não for descontinuado.

## Analgesia pós-operatória

Os métodos tradicionais para analgesia pós-operatória se resumem na administração de analgésicos orais ou intramusculares por demanda. Contudo, com a maior participação dos anestesiologistas no período pós-operatório, esses métodos têm sido substituídos por técnicas mais eficazes, como anestesia local, analgesia neuroaxial e analgesia controlada pelo paciente (ACP).

## Vias de administração para analgésicos

Atualmente, existem diversas opções de vias para administração de analgésicos, como oral, transmucosa, transdérmica, intramuscular, venosa (bólus intermitente, infusão contínua ou controlada pelo paciente), neuroaxial (peridural ou intratecal), por bloqueio de nervos periféricos, anestesia regional intrapleural e estimulação nervosa elétrica transcutânea (TENS).

A **administração oral** de analgésicos não é considerada ótima para o manejo da dor aguda no período pós-operatório, principalmente devido à impossibilidade de titulá-la e à demora para seu efeito máximo. Tradicionalmente, os pacientes tratados por via oral são os que já melhoraram e precisam de uma terapia de manutenção. Os fármacos mais usados são a aspirina e o paracetamol, na dosagem de 650 a 975 mg, a cada 4 horas, no adulto; em pediatria, esses dois fármacos são administrados em dosagens de 10 a 15 $mg \cdot kg^{-1}$, a cada 4 horas. O ibuprofeno apresenta maior potência analgésica. Em adultos, utiliza-se uma dose de 400 mg, a cada 4 a 6 horas e, em pediatria, 10 $mg \cdot kg^{-1}$, a cada 4 a 6 horas (TAB. 86.6).

A **administração transmucosa** de analgésicos, como o fentanil, pode ser uma alternativa à administração oral de AINEs, especialmente quando um efeito imediato do fármaco for desejado.

A **administração intramuscular** é a via tradicional para o tratamento das dores moderadas a intensas, por proporcionar início de ação e efeito máximo mais rápidos do que quando se usa o fármaco por via oral. No entanto, a concentração

**TABELA 86.6** Anti-inflamatórios não esteroides

| Fármaco | Forma | Dose diária | Meia-vida (h) |
|---|---|---|---|
| Ibuprofeno | Comprimido, gotas e suspensão oral | 600 a 1.200 mg | 1 a 2 |
| Diclofenaco | Comprimido, supositório, injeção e creme | 75 a 150 mg | 1 a 2 |
| Naproxeno | Comprimido, suspensão, supositório | 500 a 1.000 mg | 14 |
| Piroxicam | Cápsula, supositório, creme, injeção | 10 a 30 mg | 35+ |
| Cetorolaco | Comprimido e injeção | 10 a 30 mg | 4 |
| Indometacina | Cápsula, suspensão, supositório | 50 a 200 mg | 4 |
| Ácido mefenâmico | Comprimido e cápsula | 1.500 mg | 4 |

plasmática após injeção intramuscular varia muito, de 3 a 5 vezes. Quando se analisa a injeção intramuscular de opioides de 4 em 4 horas, vê-se que os pacientes passam por períodos cíclicos de sedação, analgesia e finalmente analgesia inadequada. Sabe-se que, com esses intervalos fixos, a concentração plasmática permanece apenas 35% do tempo acima da concentração analgésica. Estima-se, portanto, que 65% dos pacientes recebendo opioides por via intramuscular intermitente permanecem em estado de dor moderada a intensa. A administração venosa de opioides por ACP contorna muitos dos problemas da via intramuscular, mantendo analgesia mais eficaz, com menos complicações e variação menor dos níveis plasmáticos.

Uma alternativa para a injeção intramuscular de opioides é o cetorolaco, um anti-inflamatório do grupo não esteroide que tem sido usado por via oral, intramuscular ou venosa, tendo mostrado uma potência analgésica que se aproxima dos opioides.[54] Sua dosagem em pediatria é de 1 $mg{\cdot}kg^{-1}$ para injeção intramuscular. Em adultos jovens, tem-se usado uma dose de 60 mg IV. Em idosos, a dose é diminuída para 30 mg IV, com injeções subsequentes de 15 mg se necessário. Esse AINE tem eficácia semelhante àquela de doses moderadas de opioides, mas sem os efeitos depressores na ventilação.

A **administração venosa** intermitente de pequenas doses de opioides (0,5-3 mg de morfina, 15-50 μg de fentanil e 3-15 μg de sufentanil) é usada para tratar dor aguda e intensa na sala de recuperação ou mesmo na UTI, onde há observação contínua da enfermagem e monitorização com oxímetro de pulso disponível. Com pequenas doses de opioides por via venosa, há mínima variação no tempo para se obter analgesia e na variação da concentração plasmática (TAB. 86.7).

A modalidade de **analgesia controlada pelo paciente**, graças aos avanços na tecnologia de computação, com o desenvolvimento de sistemas de administração de fármacos que permitem ao paciente titular suas necessidades analgésicas ativando um "botão", determina a injeção de pequena quantidade (bólus) do opioide. Pode-se programar o sistema com o número de injeções no tempo, dose em miligramas ou microgramas de cada injeção e também o intervalo mínimo entre uma injeção e outra. Há aparelhos que registram o horário de cada aplicação, mostrando ao médico a tendência nas últimas 24 horas. A ACP mostrou-se mais eficaz no controle da dor com menor gasto de fármacos. Os esquemas mostrados nas TABELAS 86.8 E 86.9 podem servir como guia para se adequar posteriormente o tratamento de cada paciente.

A **administração neuroaxial** de analgésicos pode ser intratecal ou peridural. A partir do momento em que se identificaram receptores de opioides na substância gelatinosa da medula espinhal, a injeção intratecal e peridural desses fármacos foi experimentada com sucesso. A analgesia produzida por opioides neuroaxiais não é acompanhada de denervação simpática, fraqueza muscular ou perda da propriocepção, como acontece quando são usados anestésicos nesses mesmos locais. Os pacientes submetidos a essa técnica podem deambular sem qualquer complicação, melhorando a função respiratória e consequentemente antecipando a alta hospitalar.

**TABELA 86.7** Analgésicos opioides potentes

| Fármaco | Via de administração | Dose (mg) | Duração da ação (h) |
|---|---|---|---|
| Morfina | Intramuscular e subcutânea | 10 a 15 | 2 a 4 |
| Metadona | IM | 7,5 a 10 | 4 a 6 |
| Petidina | IM | 100 a 150 | 1 a 2 |
| Buprenorfina | SL | 0,2 a 0,4 | 6 a 8 |

Obs.: o uso intravenoso pode ser a metade da dose intramuscular em 5 minutos.

**TABELA 86.8** Guia para uso de analgesia controlada pelo paciente

| Fármaco | Dose única (mg) | Intervalo (min) | Infusão ($mg{\cdot}h^{-1}$) |
|---|---|---|---|
| Morfina | 0,5 a 3 | 5 a 20 | 1 a 10 |
| Meperidina | 5 a 15 | 5 a 15 | 5 a 40 |
| Fentanil | 0,015 a 0,05 | 3 a 10 | 0,02 a 0,1 |
| Sufentanil | 0,003 a 0,015 | 3 a 10 | 0,004 a 0,03 |

**TABELA 86.9** Guia de analgesia controlada pelo paciente para administração venosa

| Fármaco (concentração) | Bólus (mg ou μg) | Intervalo (min) |
|---|---|---|
| Morfina (1 $mg{\cdot}mL^{-1}$) | 0,5 a 2,5 | 5 a 10 |
| Petidina (10 $mg{\cdot}mL^{-1}$) | 5 a 25 | 5 a 10 |
| Metadona (1 $mg{\cdot}mL^{-1}$) | 0,5 a 2,5 | 8 a 20 |
| Fentanil (1 $\mu g{\cdot}mL^{-1}$) | 0,01 a 0,02 | 3 a 10 |

A injeção neuroaxial de opioide não é desprovida de complicações. As mais conhecidas são prurido, retenção urinária, náuseas e vômitos, sedação e depressão respiratória precoce ou tardia.

Os opioides com alta solubilidade lipídica, como o fentanil e o sufentanil, ligam-se aos componentes lipídicos na medula espinhal e, dessa forma, menos fármaco fica disponível para se difundir cefalicamente, tornando a depressão respiratória tardia pouco provável. O mesmo não ocorre quando se usa um opioide pouco solúvel em gorduras, como a morfina. Os pacientes idosos e outros com baixa tolerância aos opioides (diferentemente dos doentes cancerosos) têm um risco aumentado de desenvolvimento de depressão ventilatória tardia (TAB. 86.10).

A **administração intratecal** de opioides promove uma analgesia pós-operatória longa com uma única injeção. O início de ação do efeito analgésico é diretamente proporcional à sua lipossolubilidade, enquanto a duração do efeito é tanto maior quanto mais hidrofílico o composto. A morfina, por exemplo, tem um início de ação em 20 a 60 minutos e produz analgesia que pode durar de 12 a 36 horas.

Na toracotomia, uma mistura de morfina (0,6-0,8 mg) e fentanil (0,025 mg) ao término da cirurgia produz uma analgesia de início de ação mais rápido e, como resultado, o paciente pode respirar profundamente sem dor e ser extubado no final do procedimento. Essa analgesia pode ser suplementada por bloqueio intercostal durante a cirurgia pelo próprio cirurgião.

**TABELA 86.10** Opioides intratecais e peridurais para tratamento da dor aguda

| Fármaco | Dose única (mg ou μ) | Início de ação (min) | Duração da dose única (h) |
|---|---|---|---|
| **Peridural** | | | |
| Morfina | 1 a 6 | 30 | 6 a 24 |
| Petidina | 20 a 150 | 5 | 4 a 8 |
| Metadona | 1 a 10 | 10 | 6 a 10 |
| Fentanil | 0,025 a 0,1 | 5 | 2 a 4 |
| **Subaracnóidea** | | | |
| Morfina | 0,1 a 0,3 | 15 | 8 a 24+ |
| Petidina | 10 a 30 | 5 | 10 a 24+ |
| Fentanil | 0,005 a 0,025 | 5 | 3 a 6 |
| Sufentanil | 0,005 | 5 | 4 a 6 |

Nos procedimentos abdominais baixos, feitos com anestesia subaracnóidea (raquidiana), a morfina na dose de 0,1 a 0,2 mg pode ser usada com sucesso.

A impressão de que a depressão respiratória tardia é mais comum com injeção intratecal que peridural geralmente se deve ao uso de doses exageradas na anestesia subaracnóidea (em geral a dose raquidiana é um décimo da dose peridural). A prática de se deixar um cateter na anestesia subaracnóidea para analgesia futura é controvertida, devido à possibilidade de ocorrência de síndrome de cauda equina.

A **administração peridural** de opioides, seja por injeção única ou cateter, é um método comum de promover analgesia pós-operatória. Uma pequena concentração de anestésico local costuma ser adicionada à solução contendo o opioide para perfusão no espaço peridural. O opioide atravessa a dura-máter e alcança os receptores de opioides localizados na substância gelatinosa da medula espinhal. Como o espaço peridural é ricamente vascularizado, sabe-se, que em curto período de tempo, atingirá uma concentração plasmática igual à que teria se fosse feito por via venosa. Como a infusão contínua leva de 3 a 4 horas para produzir analgesia, sempre se administra uma dose inicial grande, em bólus, para evitar a demora. Para assegurar analgesia ao paciente no término da cirurgia, é muito comum administrar ao final uma solução contendo ropivacaína ou bupivacaína (1 $mg{\cdot}mL^{-1}$) e opioide. Uma vantagem da administração contínua está na possibilidade de titular sua velocidade de forma a atingir um nível desejado de analgesia (TAB. 86.11).

A infusão de ropivacaína na prevenção da dor pós-operatória tem sido usada em diferentes concentrações (0,1-0,3%). Deve-se procurar a concentração que produza menor bloqueio motor. Um volume de 10 $mL{\cdot}h^{-1}$ de ropivacaína a 0,2% parece ser apropriado para uso na SRPA.[55]

Por não produzir depressão cardíaca ou respiratória, nem aumentar a incidência de vômitos, o cetorolaco IV tem sido muito usado como adjuvante na analgesia intratecal com opioides, contribuindo para a segurança e simplicidade do tratamento da dor aguda no período pós-operatório.[56]

## Vias mais específicas no manejo da dor pós-operatória

O **bloqueio de nervos periféricos** tem indicação precisa, pois abrange apenas uma determinada área e tem curta duração. A analgesia pode ser prolongada com o uso de cateteres perineurais.[57] Nesse caso, a infusão do analgésico poderá ser contínua através de bombas de infusão elastoméricas ou de ACP. O cateter também pode ser utilizado para bólus intermitente. Entre as intercorrências observadas com tal técnica, o deslocamento do cateter poderá provocar parestesias na região inervada, devendo o anestesiologista estar vigilante para que possa tomar uma conduta prontamente (retirar ou reposicionar o cateter). Essa técnica possui muitas vantagens, porém não age no componente comportamental da dor.

A **analgesia regional interpleural contínua** requer injeções intermitentes a cada 6 horas, com cerca de 20 mL de bupivacaína a 0,25 ou 0,5%. Em pediatria, a dose total de

**TABELA 86.11** Anestésicos locais no tratamento da dor aguda

| Anestésico local | Concentração (%) | Duração (h) | Bólus (mg) | Concentração da infusão (%) | Comentários |
|---|---|---|---|---|---|
| **Lidocaína** | | | | | |
| Infiltração | 0,5 a 1 | 1 a 2 | 7 | – | |
| Peridural | 1 a 2 | 1 a 2 | 500 | 0,3 a 0,7 | Latência pequena, bloqueio motor intenso |
| Plexo/nervo | 0,75 a 1,5 | 2 a 4 | | 0,5 a 1 | |
| **Bupivacaína** | | | | | |
| Infiltração | 0,125 a 0,25 | 1,5 a 6 | 3,5 | – | Não usar 0,75%; cuidado com injeção IV |
| Peridural | 0,25 a 0,75 | 1,5 a 5 | 225 | 0,0625 a 0,125 | |
| Plexo/nervo | 0,25 a 0,5 | 8 a 24 | 0,125 a 0,25 | | |
| **Ropivacaína** | | | | | |
| Infiltração | 0,125 a 0,25 | 2 a 6 | | | |
| Peridural | 0,25 a 0,5 | 2 a 6 | | 0,2 | Menor relaxamento e estabilidade cardiovascular |

bupivacaína deve ser limitada a 0,4 $mg \cdot kg^{-1} \cdot h^{-1}$. Os tubos de drenagem torácica podem comprometer o resultado dessa analgesia.

A **estimulação elétrica transcutânea** (TENS, do inglês *transcutaneous electrical stimulation*) é uma técnica conservadora, simples, que usa a estimulação elétrica através da pele para produzir alívio da dor. Presume-se que o mecanismo pelo qual ela produz analgesia envolva a liberação de endorfinas endógenas por estimulação cutânea de nervos aferentes. As endorfinas exibem um caráter inibidor no corno dorsal da medula e aumentam as vias descendentes moduladoras inibitórias. O grau de alívio da dor aguda provido pela TENS é variável e menos efetivo que o produzido pela injeção neuroaxial de opioide ou pela ACP. Os estudos sobre o uso da TENS para analgesia pós-operatória ainda são inconclusivos.[58,59]

## Homeopatia

Um medicamento homeopático, *Arnica montana*, tem sido testado em pediatria no alívio da dor pós-operatória em tonsilectomias, tendo mostrado em um estudo, pequena melhora da analgesia, porém estatisticamente significativa.[60]

## Analgesia preventiva

A analgesia preventiva consiste em injetar o analgésico antes que o estímulo nocivo aconteça. A ideia é evitar que ocorram mudanças na função neural como a hiperexcitabilidade da medula espinhal. Parece existir um fenômeno de "memorização da dor" que deve ser evitado. Os receptores envolvidos são do tipo N-metil-D-aspartato (NMDA).

Vários estudos têm sido feitos com o objetivo de provar que a analgesia realizada antes do aparecimento da dor pode ser mais efetiva do que aquela feita após a dor.[61] Os resultados mais promissores envolvem anestesia local antes da incisão e opioides. Contudo, mais estudos clínicos são necessários para avaliar a aplicabilidade clínica dos bloqueios neurais pré-emergenciais.

## Hiperalgesia pós-operatória

A administração de opioides no intraoperatório e pós-operatório é importante para a prevenção e o tratamento da dor pós-operatória. Em contraste, a utilização de opioides pode conduzir a fenômenos como tolerância aguda ao opioide e hiperalgesia induzida por opioide (HIO). Embora a HIO, no início, tenha sido associada a todos os opioides, poderia estar mais associada ao remifentanil, que age também no receptor NMDA direta ou indiretamente.

Quando o remifentanil é usado para analgesia intraoperatória, ele é coadministrado com anestésicos como propofol, óxido nitroso e/ou agentes voláteis. Como tais anestésicos podem diferir no seu efeito sobre os receptores NMDA, parece relevante estudar a influência desses outros anestésicos no aparecimento da hiperalgesia ao remifentanil. Até o momento, a literatura é contraditória: alguns trabalhos mostram a hiperalgesia e outros a negam. Além disso, a infusão de remifentanil em voluntários saudáveis nem sempre leva a um aumento do escore de dor medido pela escala analógica visual (EAV), donde se deduz que as implicações clínicas desses resultados no pós-operatório ainda permanecem obscuras.[62]

Sabe-se que o uso de alguns fármacos como cetamina, dexmedetomidina, clonidina, lidocaína e sulfato de magnésio tem minorado o aparecimento de HIO no pós-operatório imediato.[63]

# Referências


1. Van Aken H, Vandermeersch E. Postanesthetic care unit (P.A.C.U.). A necessity for every hospital. Acta Anaesthesiol Belg. 1990;41(1):3-6.
2. Nightingale F. Notes on hospitals. 3th ed. London: Longman, Green, Longman, Roberts, and Green; 1863. p. 89.
3. Ruth HS, Haugen FP, Grove DD. Anesthesia Study Commission; findings of 11 years' activity. J Am Med Assoc. 1947;135(14):881-4.
4. Wiklund PE. Intensive care units: design, location, staffing ancillary areas, equipment. Anesthesiology. 1969;31(2):122-36.
5. American Society of Anesthesiologists. Standards for postanesthesia care. [Internet]. Schaumburg: ASA; 2014 [capturado em 27 mar. 2017]. Disponível em: http://www.asahq.org/~/media/Sites/ASAHQ/Files/Public/Resources/standards-guidelines/standards-for-postanesthesia-care.pdf.
6. Conselho Federal de Medicina (BR). Resolução nº 2.174/2017. Dispõe sobre a prática do ato anestésico e revoga a Resolução CFM nº 1.802/2006 [Internet]. Brasília: CFM; 2017 [capturado em 05 jun. 2018]. Disponível em: https://sistemas.cfm.org.br/normas/visualizar/resolucoes/BR/2017/2174.
7. Smith B, O'Brien D. Space planning and basic equipment system. In: Odom-Forren J, editor. Drain's perianesthesia nursing: a critical care approach. 6th ed. Missouri: Elsevier Saunders; 2012. p. 1-8.
8. American Board of Perianesthesia Nursing Certification. CPAN and CAPA Certification - Eligibility Requirements [Internet]. New York: ABPANC; 2016 [capturado em 27 mar. 2017]. Disponível em: http://cpancapa.org/certification/eligibility/.
9. Eltringham R. Organisation. In: Eltringham R, Durkin M, Andrewes S, Casey W, editors. Post-anaesthetic recovery: a practical approach. 2nd ed. Berlin: Springer-Verlag; 2013. p. 1-20.
10. Pandit S, Pandit U. Phases of the recovery period. In: White PF, editor. Ambulatory anesthesia and surgery. Philadelphia: WB Saunders; 1997. p. 457-64.
11. Hoke N, Falk S. Interdisciplinary rounds in the post-anesthesia care unit: a new perioperative paradigm. Anesthesiol Clin. 2012;30(3):427-31.
12. Findlay JY. Medical involvement in the recovery room. Anaesth Intensive Care. 1993;21(2):262.
13. Conselho Regional de Medicina do Estado do Ceará. Resolução CREMEC nº 44/2012 [Internet]. Ceará: CREMEC; 2012 [capturado em 27 mar. 2017]. Disponível em: http://www.cremec.com.br/resolucoes/res4412.pdf.
14. Toro Jiménez MJ. Current situation of anesthesiology and resuscitation in Spain. National Survey (II): surgical units. Rev Esp Anestesiol Reanim. 1989;36(1):20-4.
15. Bach A. Pulse oximetry in the recovery room. Anaesthesia. 1989;44(12):1007.
16. Mark, J.B. Multimodal detection of perioperative myocardial ischemia, Tex Heart Inst J. 2005;32(4):461-6
17. Carignan G, Keeri Szanto M, Lavellee JP: Postanesthetic Scoring System. Anesthesiology. 1964;25:396-7.
18. Aldrete JA, Kroulik D. A postanesthetic recovery score. Anesth Analg. 1970;49(6):924-34.
19. Saraiva R. Avaliação da recuperação da psicomotricidade. Rev Bras Anestesiol. 1983;33(2):115-6.
20. Salem M. Transfer from recovery room to ward. Br J Anaesth. 1988;61(2):241.
21. Alexander CM, Teller LE, Gross JB, Owen D, Cunningham C, Laurencio F. New discharge criteria decrease recovery room time after subarachnoid block. Anesthesiology. 1989;70(4):640-3.
22. Frumin MJ, Edelist G. Diffusion anoxia: a critical reappraisal. Anesthesiology. 1969;31(3):243-9.
23. Comroe Jr JH ,Botelho S. The unreliability of cyanosis in the recognition of arterial anoxemia. Am J Med Sci. 1947;124(1):1-6.
24. DiBenedetto RJ, Graves SA, Gravenstein N, Konicek C. Pulse oximetry monitoring can change routine oxygen supplementation practices in the postanesthesia care unit. Anesth Analg. 1994;78(2):365-8.
25. Gift AG, Stanik J, Karpenick J, Whitmore K, Bolgiano CS. Oxygen saturation in postoperative patients at low risk for hypoxemia: is oxygen therapy needed? Anesth Analg. 1995;80(2):368-72.
26. Aldrete JA. The post-anesthesia recovery score revisited. J Clin Anesth. 1995;7(1): 89-91.
27. Turndorf H, Rodis ID, Clark TS. "Silent" regurgitation during general anesthesia. Anesth Analg. 1974;53(5):700-3.
28. Owens TM, Robertson P, Twomey C, Doyle M, McDonald N, McShane AJ. The incidence of gastroesophageal reflux with the laryngeal mask: a comparison with the face mask using esophageal lumen pH electrodes. Anesth Analg. 1995;80(5):980-4.
29. Griffin RM, Hatcher IS. Aspiration pneumonia and the laryngeal mask airway. Anaesthesia. 1990;45(12):1039-40.
30. Koehli N. Aspiration and the laryngeal mask airway. Anaesthesia. 1991;46(5):419.
31. Clark K, Lam LT, Gibson S, Currow D. The effect of ranitidine versus proton pump inhibitors on gastric secretions: a meta-analysis of randomised control trials Anaesthesia. 2009;64(6):652-7.
32. Hirota K, Kudo M, Hashimoto H, Kushikata T. The efficacy of preanesthetic proton pump inhibitor treatment for patients on long-term H2 antagonist therapy. Anesth Analg. 2005 Oct;101(4):1038-41.
33. Gates S, Huang T, Cheney FW. Effects of methylprednisolone on resolution of acid-aspiration pneumonitis. Arch Surg. 1983;118(11):1262-5.
34. Mueni E, Opiyo N, English M. Caffeine for the management of apnea in preterm infants. Int Health. 2009;1(2):190-5.
35. Van der Walt JH, Webb RK, Osborne GA, Morgan C, Mackay P. The Australian Incident Monitoring Study. Recovery room incidents in the first 2000 incident reports. Anaesth Intensive Care. 1993;21(5):650-2.
36. Hilleman DE, Spinler AS. Conversion of recent-onset atrial fibrillation with intravenous amiodarone: a meta-analysis of randomized controlled trials. Pharmacotherapy. 2002;22(1):66-74.
37. Chevalier P, Durand-Dubief A, Burri H, Cucherat M, Kirkorian G, Touboul P. Amiodarone versus placebo and class Ic drugs for cardioversion of recent-onset atrial fibrillation: a meta-analysis. J Am Coll Cardiol. 2003;41(2):255-62.
38. Martinelli Filho M. Diretriz de Fibrilação atrial. Arq Bras Cardiol. 2003;81 Supl 6:2-24.
39. Boriani G, Martignani C, Biffi M, Capucci A, Branzi A. Oral loading with propafenone for conversion of recent-onset atrial fibrillation. A review on in-hospital treatment. Drugs. 2002;62(3):415-23.
40. Magalhães LP, Figueiredo MJO, Cintra FD, Saad EB, Kuniyishi RR, Teixeira RA, et al. II Diretrizes Brasileiras de Fibrilação Atrial. Arq Bras Cardiol 2016;106(4Supl.2):1-22.
41. World Health Organization. A global brief on hypertension. World Health Day 2013 [Internet]. Geneva: WHO; 2013 [capturado em 27 mar. 2017]. Disponível em: http://www.who.int/iris/bitstream/10665/79059/1/WHO_DCO_WHD_2013.2_eng.pdf?ua=1.
42. Breslow MJ, Miller CF, Parker SD, Walman AT, Rogers MC. Changes in T-wave morphology following anesthesia and surgery: a common recovery-room phenomenon. Anesthesiology. 1986;64(3):398-402.
43. Donner M, Schoenfeld W. Monitoring. In: Pino RM, editor. Clinical anesthesia procedures of the Massachusetts General Hospital. 9th ed. Philadelphia: Lippincott Williams & Wilkins; 2015. p. 133-51.
44. McGlothlin J, Moenning J. Waste Anesthetic Gases (WAGs) among employees in the healthcare industry [Internet]. Burlington: Saxe Healthcare Communication; 2013 [capturado em 27 mar. 2017]. Disponível em: http://www.clinicalfoundations.org/assets/cf_15.pdf.
45. Hirsh K, Wang SC. Selective respiratory stimulating action of doxapram compared to pentylenetetrazaol. J Pharmacol Exp Ther. 1974;189(1):1-11.
46. Lennon RL, Hosking MP, Conover MA, Perkins WJ. Evaluation of a forced-air system for warming hypothermic postoperative patients. Anesth Analg. 1990;70(4):424-7.
47. Wagner JA, Robinson S, Marino RP. Age and temperature regulation of humans in neutral and cold environments. J Appl Physiol. 1974;37(4):562-5.
48. Bredahl C, Hindsholm KB, Frandsen PC. Changes in body heat during hip fracture surgery: a comparison of spinal analgesia and general anaesthesia. Acta Anaesthesiol Scand. 1991;35(6):548-52.
49. Carli F, Emery PW, Freemantle CA. Effect of peroperative normothermia on postoperative protein metabolism in elderly patients undergoing hip arthroplasty. Br J Anaesth. 1989;63(3):276-82.

50. Slotman GJ, Jed EH, Burchard KW. Adverse effects of hypothermia in postoperative patients. Am J Surg 1985;149(4):495-501.
51. Gan TJ, Diemunsch P, Habib AS, Kovac A, Kranke P, Meyer TA, et al. Consensus guidelines for the management of postoperative nausea and vomiting. Anesth Analg. 2014;118(1):85-113.
52. Trepanier CA, Isabel L. Perioperative gastric aspiration increases postoperative nausea and vomiting in outpatients. Can J Anaesth. 1993;40(4):325-8.
53. Lee A, Done ML. The use of nonpharmacologic techniques to prevent postoperative nausea and vomiting: a meta-analysis. Anesth Analg. 1999;88(6):1362-9.
54. Brown CR, Moodie JE, Wild VM, Bynum LJ. Comparison of intravenous ketorolac tromethamine and morphine sulfate in the treatment of postoperative pain. Pharmacotherapy. 1990;10(6Pt2):116s-21s.
55. Badner NH, Reid D, Sullivan P, Ganapathy S, Crosby ET, McKenna J, et al. Continuous epidural infusion of ropivacaine for the prevention of postoperative pain after major orthopaedic surgery: a dose-finding study. Can J Anaesth. 1996;43(1):17-22.
56. Gwirtz KH, Kim HC, Nagy DJ, Young JV, Byers RS, Kovach DA, et al. Intravenous ketorolac and subarachnoid opioid analgesia in the management of acute postoperative pain. Reg Anesth. 1995;20(5):395-401.
57. Le-Wendling L, Enneking FK. Continuous peripheral nerve blockade for postoperative analgesia. Curr Opin Anaesthesiol. 2008;21(5):602-9.
58. Kerai S, Saxena KN, Taneja B, Sehrawat L. Role of transcutaneous electrical nerve stimulation in post-operative analgesia. Indian J Anaesth. 2014;58(4):388-93.
59. Johnson MI, Paley CA, Howe TE, Sluka KA. Transcutaneous electrical nerve stimulation for acute pain. Cochrane Database Syst Rev. 2015(6);Cd006142.
60. Robertson A, Suryanarayanan R, Banerjee A. Homeopathic Arnica montana for post-tonsillectomy analgesia: a randomised placebo control trial. Homeopathy. 2007;96(1):17-21.
61. Dahl JB, Kehlet H. The value of pre-emptive analgesia in the treatment of postoperative pain. Br J Anaesth 1993;70(4):434-9.
62. de Hoogd S, Ahlers SJ, van Dongen EP, van de Garde EM, Hamilton-Ter Brake TA, Dahan A, et al. Is intraoperative remifentanil associated with acute or chronic postoperative pain after prolonged surgery? An update of the literature. Clin J Pain. 2016;32(8):726-35.
63. Stoetzer C, Leffler A, Filitz J. Perioperative management of patients with opioid tolerance and misuse. Anasthesiol Intensivmed Notfallmed Schmerzther. 2015;50(2):102-11.

# Questões de Provas do TSA

**86.1 (TSA/2012)** Sobre a obstrução das vias aéreas superiores no período pós-anestésico, desde a extubação até o fim da primeira hora, pode-se afirmar que:

**A.** A ocorrência de edema de vias aéreas está relacionada à ressuscitação volêmica agressiva.

**B.** O escape de ar após a deflação do balonete traqueal exclui a possibilidade de edema de vias aéreas.

**C.** Succinilcolina endovenosa 0,1 $mg \cdot kg^{-1}$ é a primeira providência a ser tomada no tratamento do laringoespasmo.

**D.** A sustentação da cabeça por mais de 5 segundos é o teste clínico de maior valor preditivo da capacidade de manutenção da patência das vias aéreas.

**86.2 (TSA/2013)** No paciente que apresenta broncoespasmo na sala de recuperação pós-anestésica, a conduta terapêutica inicial deve ser:

**A.** Aminofilina.

**B.** Terbutalina.

**C.** Cromoglicato.

**D.** Hidrocortisona.

**86.3 (TSA/2013)** É contraindicação à realização de anestesia para cirurgias em caráter de curta permanência:

**A.** Homem de 68 anos em uso de *Ginkgo biloba* está desacompanhado para realização de biópsia transretal de próstata.

**B.** Criança de 10 anos com infecção de vias aéreas superiores, sem febre, agendada para postectomia, ingeriu água há 4 horas.

**C.** Homem de 56 anos, diabético, IMC de 37, em uso de aspirina, com hemoglobina glicada de 6,5 $mg \cdot dL^{-1}$, está agendado para colecistectomia videolaparoscópica.

**D.** Mulher de 46 anos, hipertensa (PA sistólica de 175 mmHg), com síndrome de apneia obstrutiva do sono (índice de apneia/hipopneia = 10) está agendada para exérese de nódulo de mama.

**86.4 (TSA/2015)** O fármaco que apresenta ação profilática contra o tremor (*shivering*) no pós-operatório imediato de pacientes submetidos a anestesia com remifentanil é:

**A.** Cetamina.

**B.** Clonidina.

**C.** Meperidina.

**D.** Ondansetrona.

**86.5 (TSA/2016)** Consideramos como objetivo da recuperação pós-anestésica de Fase I?

**A.** Alimentação do paciente.

**B.** Acompanhamento da micção.

**C.** Manutenção da ventilação mecânica controlada.

**D.** Monitorização de complicações na primeira hora de pós-operatório.

**86.6 (TSA/2016)** Um centro ambulatorial planeja implementar um protocolo de recuperação rápida (*fast-track*) para artroscopias de joelho sem reconstrução ligamentar. Anestesia venosa total com propofol e remifentanil associada à infiltração intra-articular de ropivacaína foi então padronizada para esse fim e a obtenção de escores ≥ 9 na escala de Aldrete e Kroulik modificada utilizada como parâmetro de alta direto da sala de cirurgia para o quarto. A abolição da fase I de recuperação provavelmente resultará em:

**A.** Menores taxas de dor na fase III de recuperação.

**B.** Maiores taxas de retenção urinária na fase II de recuperação.

**C.** Maiores taxas de náusea e vômitos na fase II de recuperação.

**D.** Menores tempos para passagem da fase II à fase III de recuperação.

# 87. NÁUSEAS E VÔMITOS PÓS-OPERATÓRIOS

Fabiana Aparecida Penachi Bosco Ferreira
Antonio Fernando Carneiro

O reconhecimento precoce de complicações no pós-operatório imediato e a intervenção competente podem salvar vidas e reduzir custos; mas evitá-las, além da redução dos riscos e dos custos, trará também a satisfação do paciente, destacando a qualidade de um serviço de saúde.

Os riscos de complicações pós-operatórias estão relacionados diretamente à natureza do procedimento a que o paciente será submetido, à técnica anestésica utilizada e às comorbidades pré-operatórias, ficando salientada, assim, a importância da medicina perioperatória em anestesiologia.

As náuseas e os vômitos são complicações comuns no pós-operatório, com incidências inalteradas há duas décadas (30% para vômitos e 50% para náuseas, podendo chegar a 80% em pacientes de alto risco), apesar da introdução de novos fármacos antieméticos, anestésicos de curta duração e técnicas cirúrgicas minimamente invasivas.[1-3]

Tais complicações podem prolongar a alta da sala de recuperação pós-anestésica (SRPA) em mais de 20 minutos em média e até gerar hospitalização inesperada em pacientes ambulatoriais ou que já haviam recebido alta,[4] uma vez que podem provocar desidratação, desequilíbrios hidreletrolíticos, aspiração de conteúdo gástrico, deiscência de sutura e ruptura de esôfago.[5] Além disso, são também uma das causas mais importantes de preocupação e insatisfação dos pacientes antes e depois da recuperação da anestesia, estando esses dispostos inclusive a aceitar custos pessoais adicionais para preveni-las.[5,6]

Contudo, apesar de a profilaxia antiemética ter seus benefícios, quando realizada indiscriminadamente ou sem especificidade, ela gera custos e riscos de efeitos colaterais para os pacientes.[7] Sendo assim, fundamenta-se a utilização de modelos para a classificação de risco para náuseas e vômitos pós-operatórios[8] e, consequentemente, estratégias de prevenção adaptadas ao risco. Além disso, desenvolveram-se estratégias de tratamento de resgate baseadas em escalas de incidência e intensidade.[9]

## Fisiopatologia das náuseas e dos vômitos pós-operatórios

Náusea é a sensação subjetiva e desagradável associada à necessidade de vomitar, sendo acompanhada por perda do tônus gástrico, contrações duodenais e refluxo do conteúdo intestinal no estômago. Vômito é a expulsão forçada de conteúdo gástrico pela boca que ocorre em razão da contração sustentada dos músculos abdominais, do diafragma e da abertura do cárdia. Náuseas e vômitos pós-operatórios (NVPO) são assim nomeados quando esses fenômenos ocorrem até 24 horas após o paciente ter sido submetido a um procedimento cirúrgico.[10]

A êmese é mediada centralmente por dois centros. Um deles é a zona de gatilho quimiorreceptora (CTZ, do inglês *chemoreceptor trigger zone*), localizada no assoalho do quarto ventrículo, que é exposta ao sangue e ao líquido cefalorraquidiano e pode reagir a substâncias plasmáticas como serotonina, dopamina, histamina, acetilcolina, substância P e adrenalina, através de capilares fenestrados (barreira hematencefálica). As vias neurais projetam-se da CTZ para o núcleo do trato solitário e para a formação reticular no bulbo, onde se localiza o centro do vômito, o outro centro mediador da êmese.

O centro do vômito é uma rede neuronal difusa que integra o estímulo emetogênico com o sistema nervoso autônomo parassimpático e com as vias eferentes motoras para produzir o reflexo do vômito. Esse centro também recebe fibras aferentes do aparelho vestibular ou nervo vestibular (VIII nervo craniano), cerebelo, centros corticais superiores, sistema límbico, tálamo, hipotálamo, nervo vago (X nervo craniano) e nervos esplâncnicos da faringe, trato gastrintestinal, serosa e outros órgãos toracoabdominais. Os principais receptores envolvidos na transmissão de impulsos ao centro do vômito são receptores nicotínicos, muscarínicos, dopaminérgicos ($D_2$), histamínicos ($H_1$), opioides, serotonérgicos (5-$HT_3$) e neurocinínicos ($NK_1$).[11]

Já os mecanismos envolvidos com o sintoma náusea estão relacionados com a presença de taquigastria por atividade mioelétrica gástrica e resposta neuroendócrina endógena, podendo ser comprovados níveis plasmáticos elevados de cortisol, β-endorfinas, adrenalina e noradrenalina em pacientes que desenvolveram taquigastria e náusea. Há necessidade de consciência e da participação da função cerebral[12] entre pacientes que estão em tratamento com quimioterápicos emetogênicos, sendo que os fármacos antagonistas dos receptores da neurocinina-1 ($NK_1$) e da serotonina tipo 3 (5-$HT_3$) parecem controlar melhor o vômito do que a náusea.[13]

Outros fatores também contribuem para NVPO, como desidratação, estimulação tátil da região posterior da faringe, certos odores, dor, apreensão e medo. O mecanismo etiológico é complexo e multifatorial.[14]

## Fatores de risco para náuseas e vômitos pós-operatórios

Certas condições têm sido propostas como fatores de risco para NVPO e associadas ao aumento na incidência de NVPO, porém alguns desses fatores poderiam, na verdade, constituir uma simples associação; assim, para avaliar na prática um fator de risco, é necessário concentrar-se naqueles preditores independentes após a exclusão de fatores confundidores.

### Adultos

O **QUADRO 87.1** apresenta fatores de risco independentes para NVPO, após análise multivariada em estudos de coorte. As maiores causas de NVPO são o uso de anestésicos voláteis,[15] óxido nitroso no intraoperatório e opioides no pós-operatório.[16] O efeito dos anestésicos voláteis é dose-dependente e mais intenso nas primeiras 2 a 6 horas de cirurgia. Qualquer opioide utilizado de forma dose-dependente no pós-operatório aumenta

**QUADRO 87.1** Fatores de risco para náuseas e vômitos em adultos

| Evidência | Fator de risco (nível de evidência) |
|---|---|
| **Positiva** | Sexo feminino (B1) |
| | Antecedente de náuseas/vômitos ou cinetose (B1) |
| | Não fumante (B1) |
| | Jovem (B1) |
| | Anestesia geral *versus* regional (A1) |
| | Uso de anestésicos voláteis/óxido nitroso (A1) |
| | Opioides no pós-operatório (A1) |
| | Duração da anestesia (B1) |
| | Colecistectomia, laparoscopia, cirurgias ginecológicas (B1) |
| **Conflituosa** | Estado físico ASA (B1) |
| | Ciclo menstrual (B1) |
| | Experiência do anestesiologista |
| | Uso de antagonistas de bloqueadores neuromusculares (A2) |
| **Limitada** | IMC (B1) |
| | Ansiedade (B1) |
| | Sonda nasogástrica (A1) |
| | Oxigênio suplementar (A1) |
| | Jejum pré-operatório (A2) |
| | Enxaqueca (B1) |

ASA, American Society of Anesthesiologists; IMC, índice de massa corporal.

*Fonte: Gan e colaboradores.*[9]

o risco de náuseas e vômitos.[17] A incidência de NVPO é menor com anestesia regional sem opioides e com a diminuição do emprego de opioides mediante associação com outras classes de fármacos usados para o controle da dor pós-operatória, como analgésicos não opioides e $\alpha_2$-agonistas.[18-20] Certos tipos de cirurgias (p. ex., laparoscópicas, ginecológicas e colecistectomias) também são fatores de risco para NVPO.[21]

Deve-se destacar ainda a suscetibilidade individual. Fatores de risco específicos do paciente incluem sexo feminino, história prévia de náuseas e vômitos, indivíduos não fumantes, história de cinetose e idade menor que 50 anos.[22]

Fatores de risco incertos seriam ciclo menstrual, utilização de neostigmina para reversão de bloqueio neuromuscular e tempo de jejum pré-operatório. Não são considerados como fatores de risco presença de sonda nasogástrica, obesidade e oxigênio suplementar.[23,24]

Alguns dos efeitos colaterais dos antieméticos podem variar de dor de cabeça moderada a prolongamento do intervalo QTc, que, apesar de raro, pode levar à parada cardíaca. Assim, como já discutido, há necessidade de se fazer uma análise racional do paciente que poderá ser submetido à profilaxia antiemética, bem como do antiemético a ser empregado.[24]

Para a avaliação objetiva de risco, podem-se utilizar escores. De fato, tem-se demonstrado que o uso de escores de risco para NVPO reduz as taxas institucionais de náuseas e vômitos.[25] Os dois escores mais usados para pacientes adultos submetidos à anestesia geral são o escore de Apfel e o escore de Koivuranta.[1,26]

O escore de Apfel é baseado em quatro fatores preditores de risco: sexo feminino, história de náuseas e vômitos ou cinetose, indivíduos não fumantes e utilização de opioides no pós-operatório. A incidência de náuseas ou vômitos com a presença de 0, 1, 2, 3 e 4 dos fatores de risco é de cerca de 10%, 20%, 40%, 60% e 80% respectivamente. Consideram-se de baixo risco os pacientes com 0 ou 1 fator de risco; de médio risco aqueles com 2 ou 3 fatores de risco; e de alto risco aqueles com mais de 3 fatores de risco.[26]

Para pacientes ambulatoriais, uma vez que a permanência na SRPA é curta, a incidência de náuseas ou vômitos pode ocorrer após a alta. Um estudo já relatou a incidência de 37% nas primeiras 48 horas e destacou 5 fatores de risco independentes: sexo feminino, idade menor que 50 anos, história de náuseas e vômitos, uso de opioides na SRPA e presença de náuseas na SRPA. As incidências com 0, 1, 2, 3, 4 ou 5 fatores de risco ficam em torno de 10%, 20%, 30%, 50%, 60% e 80% respectivamente.[27]

## Crianças

Um estudo identificou quatro fatores independentes de risco de NVPO para crianças: duração da cirurgia maior que 30 minutos, idade superior a 3 anos, antecedentes pessoais ou familiares de náuseas ou vômitos e cirurgias de estrabismo. Com base na presença de 0, 1, 2, 3 ou 4 fatores de risco, tem-se a incidência de 9%, 10%, 30%, 55% e 70% respectivamente.[28] Kranke e colaboradores,[29] para validação do escore, excluindo a cirurgia de estrabismo, encontraram incidências de 3,4%, 11,6%, 28,2% e 42,3%, respectivamente, à presença de 0, 1, 2, 3 fatores de risco.

## Pacientes oncológicos

Na procura de fatores de risco, devem-se salientar associações consistentes com polimorfismos de nucleotídeo único, que ocorrem em genes envolvendo receptores neurais de sinalização, e náusea e vômitos. Polimorfismos de nucleotídeo único do receptor de serotonina tipo 5-$HT_3$ (subunidade A e B), receptores muscarínicos tipo 3, receptores opioides $\mu$ e receptores dopaminérgicos tipo 2 estão associados a náuseas e vômitos.[30] Polimorfismos de nucleotídeo único nos genes *HTR3B*, *COMT* e *CHRM3* podem estar associados à apresentação de náuseas e vômitos entre pacientes com câncer em uso crônico de opioides.[31]

Em relação ao risco de NVPO para os pacientes oncológicos, da Silva e colaboradores[32] encontraram antecedentes de náusea ou vômito induzido por quimioterapia como um forte preditor de risco, devendo este ser adicionado e validado para a estimativa de risco de NVPO em cirurgias oncológicas ou em pacientes oncológicos submetidos a outras cirurgias.

# Fármacos antieméticos

Várias classes de fármacos antieméticos estão disponíveis para antagonizar receptores de neurotransmissores envolvidos na fisiopatologia da náusea e do vômito. Esses fármacos são classificados de acordo com sua ação primária, sendo que alguns agentes afetam múltiplos receptores. Podem ser utilizados como profilaxia para NVPO ou como tratamento em pacientes que estão apresentando náuseas e vômitos – a chamada terapia de resgate (TR).

O QUADRO 87.2 apresenta os cinco principais receptores de neurotransmissores de importância no reflexo do vômito.

**QUADRO 87.2** Receptores de neurotransmissores

- $M_1$ (muscarínico)
- $D_2$ (dopaminérgico)
- $H_1$ (histaminérgico)
- Receptor de 5-hidroxitriptamina (5-$HT_3$) (serotonérgico)
- Receptor de neurocinina 1 ($NK_1$) (agonista da substância P)

## Antagonistas do receptor $NK_1$

A substância P é um neuropeptídeo dos mamíferos, sendo encontrada nos neurônios que inervam a área do núcleo do trato solitário e a área postrema, ambas envolvidas na indução do vômito. Os efeitos emetogênicos da substância P são mediados pelo $NK_1$, membro da superfamília de receptores da proteína G.[33]

O **aprepitanto** tem uma meia-vida de 40 horas, sendo equivalente à ondansetrona nas primeiras 24 horas, e mais eficaz na profilaxia após esse período. Sua associação à dexametasona é mais efetiva do que a associação da ondansetrona à dexametasona.[34] É comercializado no Brasil em comprimidos de 125 e 80 mg. O **fosaprepitanto**, sua versão parenteral, já está sendo comercializado no Brasil e utilizado para náuseas e vômitos induzidos pela quimioterapia. O **netupitanto** associado à palonosetrona já está aprovado pela agência norte-americana Food and Drug Administration (FDA), porém não é comercializado no Brasil.

Podem ter interações medicamentosas graves e fatais com pimozida, terfenadina, astemizol ou cisaprida. Também podem alterar as ações de agentes ansiolíticos, anticoncepcionais orais, varfarina, cetoconazol, rifampicina, tolbutamida, fenitoína, diltiazem e paroxetina, pois são inibidores moderados da via metabólica CYP3A4, motivo pelo qual pode ser necessária a redução da dose quando administrados com os medicamentos recém-citados.[35]

## Antagonistas do receptor 5-$HT_3$

Os antagonistas do receptor 5-$HT_3$ podem ser usados como profilaxia ou como tratamento de resgate. Essa classe de medicamentos atua bloqueando a serotonina perifericamente, nos aferentes do nervo vago, e centralmente, no quimiorreceptor da zona de gatilho. Não apresentam efeitos sedativos e estão disponíveis em preparações para uso venoso.

Quatro antagonistas do receptor 5-$HT_3$ estão aprovados no Brasil: ondansetrona, granisetrona, dolasetrona e palonosetrona. A tropisetrona e a ramosetrona não são comercializadas no Brasil nem nos Estados Unidos. A palonosetrona e a dolasetrona não são mais comercializadas nos Estados Unidos, tendo sido retiradas do mercado pelo FDA por causarem aumento do intervalo QT. Vários estudos clínicos aleatórios e comparativos falharam em demonstrar diferenças na eficácia ou na tolerabilidade entre os três agentes de primeira geração (ondansetrona, granisetrona e dolasetrona) quando utilizados em doses adequadas.[9,36,37]

A síndrome serotonérgica é rara, mas está relacionada aos antagonistas do receptor 5-$HT_3$, frequentemente associados aos fármacos serotonérgicos usados concomitantemente (p. ex., inibidores da recaptação de serotonina, inibidores da noradrenalina, inibidores da monoaminoxidase, lítio, mirtazapina, fentanil, tramadol e azul de metileno venoso). Os sinais clínicos da síndrome serotonérgica incluem taquicardia e hipertensão, porém casos graves podem apresentar hipertermia e mudanças bruscas na onda de pulso na pressão arterial.

Alterações eletrocardiográficas com prolongamento do intervalo QT são efeitos colaterais dos antagonistas do receptor 5-$HT_3$ de primeira geração, os quais devem ser evitados em pacientes com síndrome congênita do QT longo. Recomenda-se monitorização com cardioscópio em pacientes com alto risco para arritmias cardiovasculares, embora sejam raras as alterações com as doses usadas para profilaxia.[38] O FDA recomenda que a dose de 32 mg de ondansetrona venosa não seja utilizada e que distúrbios eletrolíticos sejam corrigidos antes da administração do fármaco.

A **ondansetrona** é considerada o padrão-ouro na profilaxia e no tratamento de náuseas e vômitos. É recomendada na dose de 4 mg por via intravenosa (IV), sendo tão efetiva quanto outros antagonistas 5-$HT_3$, incluindo a ramosetrona na dose de 0,3 mg (não disponível no Brasil),[39] a dexametasona e o haloperidol na dose de 1 mg IV.[40,41] Contudo, é menos eficaz do que o aprepitanto para minimizar vômitos[42] e do que a palonosetrona para prevenir NVPO.[43]

Há evidências sugerindo que os antagonistas 5-$HT_3$ e a dexametasona são os antieméticos mais efetivos para profilaxia de NVPO em crianças,[44,45] sendo recomendados pela Associação de Anestesiologistas Pediátricos da Grã-Bretanha e da Irlanda. Entretanto, da mesma forma que para pacientes adultos, deve-se estar ciente dos riscos de bradicardia,[46] taquiarritmias[47] e até mesmo parada cardíaca e morte em crianças,[48] especialmente naquelas com a síndrome de prolongamento do intervalo QT.

A **palonosetrona** faz parte da segunda geração dos antagonistas 5-$HT_3$, diferindo dos demais por ter afinidade maior pelo receptor e meia-vida mais longa (40 horas).[48] Estudos clínicos em fase III com palonosetrona e palonosetrona associada à dexametasona mostraram superioridade em relação aos de primeira geração na prevenção do vômito agudo ou tardio. Em dois estudos clínicos, ela foi mais efetiva do que a ondansetrona na prevenção de NVPO após laparoscopias ou tireoidectomias. A dose de 0,075 mg de palonosetrona é mais efetiva do que a dose de 1 mg de granisetrona ou 4 mg de ondansetrona.[43,49,50] Deve ser administrada na indução da anestesia. Foi retirada de uso pelo FDA, porém ainda é comercializada no Brasil, no Reino Unido e no Canadá, em solução injetável de 0,5 mg para cada 5 mL de solução.

A **dolasetrona** é tão eficaz quanto 4 mg de ondansetrona e mais eficaz do que o droperidol. A dose de 12,5 mg deve ser administrada em 30 segundos. É contraindicada em pacientes menores de 18 anos devido aos riscos ocasionados por prolongamento do intervalo QT e *torsade de pointes*.[9,51]

A **granisetrona** é tão efetiva quanto os outros antagonistas 5-$HT_3$ de primeira geração (dose de 0,35-3 mg ou

5-20 μg·kg$^{-1}$).[52] Tem eficácia semelhante a 8 mg de dexametasona, sendo a combinação de ambas superior.[53]

A **tropisetrona** e a **ramosetrona** não são comercializadas no Brasil, nem aprovadas nos Estados Unidos. A ramosetrona é eficaz no controle de náuseas e vômitos provocados pela analgesia com fentanil controlada pelo paciente.[54]

Estudos com ondansetrona demonstraram maior efetividade quando empregada no final do procedimento cirúrgico, em comparação com doses administradas antes da indução da anestesia; todavia o mesmo resultado não foi encontrado com a utilização da palonosetrona.[55,56]

A dose venosa para tratar náuseas e vômitos em pacientes que não receberam dose profilática de antagonista da serotonina é bem menor do que a dose para profilaxia. Contudo, pacientes que tiveram falha na profilaxia com antagonista da serotonina devem ser tratados com outra classe de medicamento[57] (TAB. 87.1).

**TABELA 87.1** Dose dos antagonistas 5-$HT_3$ para profilaxia e resgate

| Fármaco | Dose para profilaxia venosa | Dose de resgate |
|---|---|---|
| Ondansetrona | 4 mg | 1 mg |
| Dolasetrona | 12,5 mg | 12,5 mg |
| Granisetrona | 0,35 a 1,5 mg | 0,1 mg |
| Palonosetrona | 0,075 mg | 0,075 mg |

*Fonte: Gan e colaboradores.*[9]

## Corticoides

O mecanismo de ação para seu efeito antiemético é incerto, mas provavelmente seja a inibição da síntese de prostaglandinas evitando a ativação do centro do vômito. A **dexametasona** é efetiva na prevenção de NVPO em dose profilática de 4 a 5 mg e na indução da anestesia em pacientes de risco para náuseas e/ou vômitos (efetividade semelhante a 4 mg de ondansetrona e a 1,25 mg de droperidol).[25,58]

O uso pré-operatório de 8 mg de dexametasona melhora a qualidade da recuperação anestésico-cirúrgica, diminui náuseas, dor, dor de garganta e fadiga, exige menos opioides no intraoperatório e traz maior facilidade para dormir. Contudo, são controversos os dados sobre a sua segurança. Ela pode provocar hiperglicemia em indivíduos saudáveis, em pacientes com diabetes melito tipo II ou com intolerância à glicose e em obesos, após utilização de 8 mg, sendo, portanto, contraindicada nestes, exigindo confirmação para sua posterior utilização em outros pacientes.[59,60] A **metilprednisolona** na dose de 40 mg IV também é efetiva para a profilaxia de NVPO, sem apresentar diferenças nos efeitos colaterais quando comparada à dexametasona.[61]

## Antagonistas dopaminérgicos: butirofenonas

O **droperidol** nas doses de 0,625 a 1,25 mg é efetivo para profilaxia de NVPO, administrado no final da cirurgia, sendo superior à metoclopramida e tão efetivo quanto a ondansetrona.[62] Devido ao risco de prolongamento do intervalo QT, em 2001 o FDA apresentou restrições ao seu emprego, porém continua sendo muito usado em países europeus.

O **haloperidol** pode ser uma alternativa, com doses de 0,5 a 2 mg IV, intramuscular (IM) ou via oral (VO), sem diferenças em relação ao momento de sua utilização. Essas doses são muito inferiores às usadas para transtornos psiquiátricos, e não estão associadas a alterações extrapiramidais, porém seu uso não é indicação aprovada pelo FDA. Pacientes adultos, maiores de 60 anos, que podem estar usando medicamentos que também apresentam riscos de prolongamento do intervalo QT, devem ser monitorizados antes da administração e até 3 horas após a sua utilização. Efeitos colaterais adicionais incluem hipotensão, bloqueio α-adrenérgico e distonia aguda.[63]

## Antagonistas dopaminérgicos: benzaminas

A **metoclopramida** provoca antagonismo do receptor dopaminérgico ($D_2$) central e periférico quando utilizada em baixas doses e bloqueio fraco do receptor 5-$HT_3$ em altas doses; também estimula os receptores colinérgicos na musculatura lisa do estômago, aumentando a liberação de acetilcolina na junção neuromuscular e aumentando o esvaziamento gástrico e o tônus do esfincter esofágico inferior. Na dose de 10 mg, é considerada sem efetividade para a profilaxia de NVPO.[45] A dose de 20 mg associada à dexametasona na dose de 8 mg tem feito antiemético bom. Doses superiores a 25 mg têm efeitos comparáveis à ondansetrona na dose de 4 mg na profilaxia de NVPO.

Entre os efeitos colaterais, podem ser encontrados ansiedade, inquietação, depressão, hiperprolactinemia e prolongamento do intervalo QT. Além disso, discinesia e sintomas extrapiramidais têm incidência elevada com o aumento da dose.[64]

A **domperidona** é um antagonista dopaminérgico com ação periférica no trato gastrintestinal superior; sua maior vantagem é não ultrapassar a barreira hematencefálica, diminuindo efeitos colaterais quando comparada à metoclopramida. Nos Estados Unidos, está disponível somente por intermédio do programa Investigational New Drug Application (IND) para doenças graves da motilidade do trato gastrintestinal refratárias à terapia convencional. Pode estar associada com risco aumentado de arritmias ventriculares e morte súbita (doses maiores de 30 mg em pacientes com mais de 60 anos). Outros efeitos colaterais incluem hiperprolactinemia assintomática ou associada à galactorreia, ginecomastia, amenorreia ou impotência, reversíveis com redução da dose ou interrupção do tratamento. Da mesma forma que a metoclopramida, não apresenta vantagens em relação aos antagonistas 5-$HT_3$.[65]

## Anti-histamínicos

O **dimenidrato** é um anti-histamínico com efeito antiemético, sendo recomendada a dose de 1 mg·kg$^{-1}$, porém os dados são insuficientes para comprovar uma suposta eficácia semelhante à dos antagonistas 5-$HT_3$, dexametasona e droperidol.[66]

A **meclizina**, por sua vez, na dose de 50 mg VO, tem maior efeito na profilaxia de NVPO do que a ondansetrona, e a associação de meclizina VO com ondansetrona IV é ainda mais eficaz que a utilização isolada de cada uma.[67]

## Anticolinérgicos

A **escopolamina** transdérmica tem sido utilizada como complemento a outras terapias antieméticas. Um *patch* transdérmico usado no pré-operatório (colocado 2-4 horas antes da cirurgia)

pode prevenir náuseas e vômitos até 24 horas no período pós-operatório. Entre os efeitos colaterais, destacam-se distúrbios visuais, xerostomia e tonturas.[68] Todavia, foi demonstrada a eficácia da terapia única com escopolamina transdérmica, ondansetrona ou droperidol.[69]

## Outras classes de antieméticos

O **propofol** é um hipnótico utilizado em anestesiologia com efeito antiemético quando administrado em doses sub-hipnóticas (343 ng·mL$^{-1}$). As simulações indicam que uma dose em bólus de 10 μg·kg$^{-1}$ seguida por uma infusão de 10 μg·kg$^{-1}$·min$^{-1}$ são necessárias para manter essa concentração plasmática aproximadamente.[70] Quando empregado para anestesia alvo-controlada, reduz o risco basal de NVPO, e o uso na indução ou manutenção anestésica diminui a incidência precoce de NVPO. Em pequenas doses de 20 mg em bólus, pode ser usado como terapia de resgate na SRPA, por exemplo, com efeito comparável ao da ondansetrona, porém breve.[71]

Os **$\alpha_2$-agonistas** (clonidina e dexmedetomidina) podem ter propriedades antieméticas diretas com base biológica não muito esclarecida ou exercer seu efeito por meio da redução na utilização de opioides.[72]

A **mirtazapina**, um antidepressivo serotonérgico noradrenérgico específico, na dose de 30 mg VO, retardaria o aparecimento de NVPO, ou quando associada à dexametasona na dose de 8 mg, reduziria em mais de 50% a incidência de NVPO em comparação com a terapia única com dexametasona.[73]

A **gabapentina** na dose de 600 mg VO, 2 horas antes da cirurgia, diminui a incidência de NVPO (ou 800 mg, 1 hora antes). A associação com dexametasona também parece produzir aumento da efetividade.[74]

O **midazolam**, na dose de 2 mg, administrada 30 minutos antes do término da cirurgia, tem efeito semelhante a 4 mg de ondansetrona, sendo mais efetivo que o midazolam como medicação pré-anestésica.[75] Quando comparado a 10 mg de dexametasona, não demonstrou melhor efeito, porém a associação sim. Na dose de 1 mg·h$^{-1}$, pode ser tão efetivo quanto doses sub-hipnóticas de propofol ao final da cirurgia.[76]

A **naloxona**, na dose de 0,25 μg·kg$^{-1}$·min$^{-1}$, reduz NVPO e a necessidade de terapia de resgate. Infusões de 0,05 a 0,2 μg·kg$^{-1}$·h$^{-1}$ reduzem a sedação e as náuseas provocadas pelo uso de tramadol.[77]

# Profilaxia não farmacológica

A **acupuntura** com estimulação do ponto P6 diminui NVPO, bem como a utilização de terapia de resgate, com a mesma eficácia em adultos e crianças.[78]

Entre as terapias alternativas não validadas, estão musicoterapia, inalação de álcool isopropílico, descompressão gástrica intraoperatória, inibidor de bomba de prótons, raiz de gengibre, adesivo de nicotina para não fumantes, canabinoides e oxigênio suplementar intraoperatório.

# Prevenção e/ou tratamento de náuseas e vômitos pós-operatórios

Recomendações recentes sugerem que a escolha entre um tratamento profilático ou de resgate depende da aplicação de escores de risco para NVPO.[9] O escore de Apfel[26] e o escore de Koivuranta[1] para pacientes adultos e os escores propostos por Eberhart e colaboradores[28] e Kranke e colaboradores[29] para crianças, ou ainda o escore de da Silva e colaboradores[32] para pacientes oncológicos, podem guiar intervenções profiláticas com expectativa de redução de incidência de NVPO de até 71% em pacientes de alto risco, evitando-se efeitos colaterais e reduzindo custos em pacientes de baixo risco.[79] Contudo, há necessidade de validação dos escores propostos em instituições específicas, bem como identificação da incidência global de NVPO nessas instituições com a finalidade de comprovação da eficácia.[79]

Além disso, a avaliação pré-operatória detalhada deverá ser realizada em todos os pacientes a fim de identificar outros fatores de risco, bem como auxiliar no diagnóstico diferencial no pós-operatório imediato. Por exemplo, pacientes com doenças intestinais funcionais, gastroparesias, doença de Crohn, ou síndrome do intestino irritável podem apresentar NVPO, independentemente da pontuação nos escores de risco (QUADRO 87.3). Já um infarto agudo do miocárdio pode se apresentar com quadro de náuseas e vômitos sem dor (pacientes diabéticos) no pós-operatório.

# Estratégias para redução dos fatores de risco

A redução dos fatores de risco intraoperatórios (riscos basais) pode diminuir a incidência de náuseas e vômitos significativamente. Algumas estratégias recomendadas e com evidência científica para a redução de riscos incluem o seguinte:[37]

**QUADRO 87.3** Diagnóstico diferencial de náuseas e vômitos

**Doenças infecciosas**
- Gastrenterites (virais/bacterianas)
- Outras infecções (otites)

**Alterações gastrintestinais**
- Alterações funcionais
- Gastroparesias
- Pseudo-obstrução intestinal crônica
- Dispepsias
- Adenocarcinoma pancreático
- Pancreatite/colecistite
- Doença de Crohn
- Hepatite
- Fibrose retroperitoneal

**Transtornos psiquiátricos**
- Ansiedade
- Depressão
- Bulimia/anorexia
- Dor crônica

**Doenças endócrinas**
- Hiper/hipoparatireoidismo
- Doença de Addison
- Porfiria aguda intermitente

**Miscelânea**
- Infarto agudo do miocárdio
- Insuficiência cardíaca congestiva
- Radioterapia de tórax/abdômen
- Anestesia com propofol (indução/manutenção ou alvo-controlada)
- Etilismo
- Hipoglicemia
- Distúrbios hidreletrolíticos

**Fármacos com ação central**
- Anticonvulsivantes
- Antiparkinsonianos

**Fármacos antiasmáticos**
- Teofilina

**Fármacos cardiovasculares**
- Bloqueadores de canais de cálcio
- Digitálicos

- Sempre que possível, trocar a anestesia geral pela anestesia regional (nível de evidência A1).
- Dar preferência ao uso do propofol para indução e manutenção da anestesia (nível de evidência A1).
- Evitar uso de óxido nitroso (nível de evidência A1).
- Evitar anestésicos inalatórios (nível de evidência A2).
- Minimizar o emprego de opioides no intra e no pós-operatório (nível de evidência A2 e A1 respectivamente).
- Manter hidratação adequada (nível de evidência A1). Goodarzi e colaboradores[80] mostraram que uma hidratação de 30 $mL{\cdot}kg^{-1}$ está associada a menor incidência de vômitos quando comparada com a hidratação convencional (10 $mL{\cdot}kg^{-1}$) em cirurgias de estrabismo.

## Conduta para profilaxia de náuseas e vômitos pós-operatórios

Durante a avaliação pré-operatória usando os escores disponíveis para adultos (escore de risco simplificado de Apfel) e crianças (escore de risco simplificado para criança de Eberhart), bem como por meio da identificação de outros fatores de risco não presentes nos escores, primeiramente determinam-se os pacientes que podem obter benefícios com a profilaxia de NVPO. É necessário considerar também as preferências do paciente, como medo de apresentar náuseas ou vômitos, associação com cefaleia e enxaqueca, a relação custo-efetividade e a possibilidade de reduzir os riscos basais recém-expostos.

Então, para escolher a estratégia a ser utilizada, classifica-se o risco geral como baixo, moderado ou alto. Os pacientes com risco moderado devem ser tratados com duas estratégias diferentes, enquanto os pacientes de alto risco, com mais de duas estratégias, ou seja, com intervenções multimodais. O **QUADRO 87.4** apresenta estratégias para profilaxia e tratamento de NVPO, porém deve-se considerar que:

- O haloperidol deve ser usado somente em maiores de 18 anos.
- Se a profilaxia não foi efetiva, deverá ser usada uma classe diferente de antiemético utilizado na profilaxia.
- A dexametasona ou a escopolamina não deverão ser readministradas.
- A metoclopramida em dose habitual não demonstrou eficácia.

**QUADRO 87.4** Estratégias para profilaxia e tratamento de náuseas e vômitos pós-operatórios

| | |
|---|---|
| • Antagonista 5-$HT_3$ | • Propofol em infusão sub-hipnótica |
| • Dexametasona | • Propofol em bólus na SRPA |
| • Antagonista $NK_1$ | • Escopolamina transdérmica |
| • Dimenidrato | • Acupuntura |
| • Droperidol/haloperidol | • Anestesia com propofol (indução/manutenção ou alvo-controlada) |
| • Associação de fármacos | • Anestesia regional |
| • Redução de riscos intraoperatórios (riscos basais) | |

SRPA, sala de recuperação pós-anestésica.

*Fonte: Gan e colaboradores.*[9]

- Alguns fármacos não estão disponíveis no Brasil (p. ex., tropisetrona e ramosetrona, netupitanto associado à palonosetrona).
- Alguns medicamentos têm alto custo.

Em pacientes de baixo risco (sem fatores de risco ou com apenas um fator), exceto se as náuseas e vômitos acarretarem risco adicional ao procedimento cirúrgico, não deve ser administrada profilaxia. Nos pacientes com risco médio/moderado (dois ou mais fatores de risco), deve-se escolher uma ou duas intervenções do **QUADRO 87.4**.

Uma sugestão de profilaxia inclui o seguinte:

- Dexametasona na dose de 4 a 5 mg IV na indução da anestesia.
- Ondansetrona na dose de 4 mg IV no final da cirurgia.
- Droperidol na dose de 0,625 a 1,25 mg IV no final da cirurgia (considerar prolongamento do intervalo QT).

A **TABELA 87.2** mostra a dose e o momento da administração de antieméticos, bem como seus respectivos níveis de evidência, para utilização em adultos.

Para os pacientes estratificados como risco elevado (três ou mais fatores de risco), deve-se escolher mais que duas intervenções do **QUADRO 87.4**. É importante sempre realizar profilaxia com duas classes de fármacos associados. A sugestão é dexametasona mais ondansetrona. Deve-se considerar que a ondansetrona é menos efetiva que o aprepitanto na redução de vômitos e que a palonosetrona em relação à incidência de NVPO.[43] O **QUADRO 87.5** mostra algumas combinações de classes de medicamentos para profilaxia ou tratamento de NVPO em adultos e crianças e o nível de evidência para sua utilização.

Para as crianças, seguem-se os mesmos conceitos dos pacientes adultos (usando escores específicos) **(TAB. 87.3)**. Em crianças com baixo risco (sem fatores de risco ou com apenas um), utiliza-se monoterapia:

- Ondansetrona na dose de 0,05 $mg{\cdot}kg^{-1}$ (máximo de 4 mg).
- Dexametasona na dose de 0,15 $mg{\cdot}kg^{-1}$ (máximo de 5 mg).
- Droperidol na dose de 0,015 $mg{\cdot}kg^{-1}$ (máximo de 1,25 mg), apenas após falhas de outros fármacos e somente para uso hospitalar. Não utilizar haloperidol.

Em pacientes pediátricos com risco moderado ou elevado (dois ou mais fatores de risco), a combinação de fármacos é a conduta mais eficaz **(VER QUADRO 87.5)**. O antagonista de receptor 5-$HT_3$ associado a corticoide deve ser administrado para a maioria das crianças com risco moderado a elevado de NVPO, com precauções para ondansetrona em pacientes com síndrome de intervalo QT prolongado e para corticoide em crianças com risco de síndrome de lise tumoral. Crianças menores de 4 meses, devido à imaturidade das enzimas do citocromo P450 (CYP3A4 e CYP1A2), devem ser monitorizadas quando receberem ondansetrona.[81]

## Tratamento de náuseas e vômitos pós-operatórios

Primeiramente, é necessário excluir outras causas de náuseas e vômitos **(VER QUADRO 87.3)**, e o tratamento escolhido dependerá da realização ou não de profilaxia para NVPO; além disso, é preciso sempre observar o melhor momento para a administração, bem como a dose preconizada.

**TABELA 87.2** Dose de antieméticos, momento da utilização e nível de evidência para profilaxia de NVPO em adultos

| Fármaco | Dose | Nível de evidência | Momento | Nível de evidência |
|---|---|---|---|---|
| Aprepitanto | 40 mg | A2 | Indução | A2 |
| Casopitanto* | 150 mg | A3 | Indução | |
| Dexametasona | 4 a 5 mg IV | A1 | Indução | A1 |
| Dimenidrato | 1 mg·kg$^{-1}$ IV | A1 | | |
| Dolasetrona | 12,5 mg IV | A2 | O momento não afetaria a eficácia | A2 |
| Droperidol | 0,625 a 1,25 mg IV | A1 | Final da cirurgia | A1 |
| Escopolamina transdérmica | *Patch* transdérmico | A1 | Véspera ou 2 h antes | A1 |
| Granisetrona | 0,35 a 3 mg IV | A1 | Final da cirurgia | A1 |
| Haloperidol | 0,5 a 2 mg IM/IV | A1 | | |
| Metilprednisolona | 40 mg IV | A2 | | |
| Ondansetrona | 4 mg IV | A1 | Final da cirurgia | A1 |
| Palonosetrona | 0,075 mg IV | A2 | Indução | A2 |
| Prometazina | 6,25 a 12,5 mg IV | A2 | | |
| Ramosetrona* | 0,3 mg IV | A2 | Final da cirurgia | A2 |
| Rolapitanto* | 70 a 200 mg | A3 | Indução | |
| Tropisetrona* | 2 mg IV | A1 | Final da cirurgia | |

*Não disponíveis no Brasil.

*Fonte: Gan e colaboradores.*[9]

**TABELA 87.3** Dose de antieméticos e nível de evidência para profilaxia de náuseas e vômitos pós-operatórios em crianças

| Fármaco | Dose | Nível de evidência |
|---|---|---|
| Dexametasona | 0,15 mg·kg$^{-1}$ (máx. 5 mg) | A1 |
| Dimenidrato | 0,50 mg·kg$^{-1}$ (máx. 25 mg) | A1 |
| Dolasetrona | 0,35 mg·kg$^{-1}$ (máx. 12,5 mg) | A2 |
| Droperidol | 0,10 a 0,15 mg·kg (máx. 1,25 mg) | A1 |
| Granisetrona | 0,04 mg·kg$^{-1}$ (máx. 0,6 mg) | A2 |
| Ondansetrona* | 0,05 a 0,10 mg·kg$^{-1}$ (máx. 4 mg) | A1 |
| Tropisetrona† | 0,1 mg·kg$^{-1}$ (máx. 2 mg) | A1 |

*Disponível para pacientes pediátricos > 1 mês.
†Não disponível no Brasil.

*Fonte: Gan e colaboradores.*[9]

- Na presença de NVPO, sem profilaxia, deve-se administrar ondansetrona na dose de 1 mg IV (observe que a dose de tratamento é menor que a da profilaxia: granisetrona 0,1 mg; tropisetrona 0,5 mg).
- Em caso de profilaxia com uma ou duas classes de fármacos, sem sucesso, o tratamento deverá ser feito preferencialmente com um fármaco diferente do utilizado.

**QUADRO 87.5** Combinações de classes de fármacos para profilaxia ou tratamento de náuseas e vômitos pós-operatórios e níveis de evidência

**Adultos**

- Droperidol + dexametasona (A1)
- Antagonista de receptor 5-$HT_3$ + dexametasona (A1)
- Antagonista de receptor 5-$HT_3$ + droperidol (A1)
- Antagonista de receptor 5-$HT_3$ + dexametasona + droperidol (A1)
- Ondansetrona + casopitanto ou escopolamina transdérmica (A1)

**Crianças**

- Ondansetrona 0,05 mg·kg$^{-1}$ + dexametasona 0,15 mg·kg$^{-1}$ (A1)
- Ondansetrona 0,1 mg·kg$^{-1}$ + droperidol 0,015 mg·kg$^{-1}$ (A1)
- Tropisetrona 0,1 mg·kg$^{-1}$ + dexametasona 0,5 mg·kg$^{-1}$ (A1)

*Fonte: Gan e colaboradores.*[9]

- Para profilaxia com três classes de fármacos, sem sucesso:
  - Não repetir dexametasona ou escopolamina.
  - Administrar ondansetrona/droperidol somente se houve intervalo de 6 horas da dose inicial.
  - Os pacientes que não responderam à profilaxia para NVPO com 4 mg de ondansetrona não responderão nas próximas 4 horas à segunda dose do mesmo fármaco ou da mesma classe de medicamento.

- Administrar propofol, 20 mg, IV, se o paciente estiver em SRPA ou monitorizado.
- Realizar acupuntura do ponto P6, desde que o anestesiologista esteja familiarizado com a técnica.
- Excluir fatores contribuidores como analgesia controlada pelo paciente com opioides, sangramento em orofaringe, obstruções intestinais e outras causas **(VER QUADRO 87.3)**.

Em pacientes pediátricos na ausência de profilaxia, a primeira escolha sempre é a ondansetrona. No caso de falha da profilaxia, deve-se optar por fármaco não usado anteriormente **(TAB. 87.3 E QUADRO 87.5)**.

## Relação custo-efetividade

Há estudos relatando a disponibilidade por parte de pacientes em pagarem até 100 dólares para a prevenção de NVPO e de pais dispostos a gastarem até 80 dólares para a prevenção em seus filhos.[82,83] No entanto, estudos que avaliam a relação custo-efetividade são pequenos ou não foram desenhados para tal propósito; além disso, com a quebra de patentes, houve variação no custo dos medicamentos, de modo que são necessários novos estudos que utilizem os valores dos medicamentos genéricos com as doses empregadas atualmente.

Sabe-se hoje que doses menores de alguns fármacos são efetivas na prevenção de NVPO. Deve-se considerar ainda os objetivos a serem buscados na avaliação da relação custo-efetividade. Nesses estudos, além do valor monetário dos fármacos, devem ser avaliados o tempo em SRPA, o tempo para alta hospitalar em cirurgias ambulatoriais, as complicações operatórias, a satisfação do paciente e, consequentemente, a eficácia da profilaxia ou tratamento.

## Referências


1. Koivuranta M, Läärä E, Snåre L, Alahuhta S. A survey of postoperative nausea and vomiting. Anaesthesia. 1997;52(5):443-9.
2. Sinclair DR, Chung F, Mezei G. Can postoperative nausea and vomiting be predicted? Anesthesiology. 1999;91(1):109-18.
3. Hines R, Barash PG, Watrous G, O'Connor T. Complications occurring in the postanesthesia care unit: a survey. Anesth Analg. 1992;74(4):503-9.
4. Gold BS, Kitz DS, Lecky JH, Neuhaus JM. Unanticipated admission to the hospital following ambulatory surgery. JAMA. 1989;262(21):3008-10.
5. Macario A, Weinger M, Carney S, Kim A. Which clinical anesthesia outcomes are important to avoid? The perspective of patients. Anesth Analg. 1999;89(3):652-8.
6. Eberhart LH, Morin AM, Wulf H, Geldner G. Patient preferences for immediate postoperative recovery. Br J Anaesth. 2002;89(5):760-1.
7. Lages N, Fonseca C, Neves A, Landeiro N, Abelha FJ. [Postoperative nausea and vomiting: a review of the 'minor-major' problem.]. Rev Bras Anestesiol. 2005;55(5):575-85.
8. White PF, O'Hara JF, Roberson CR, Wender RH, Candiotti KA, POST-OP Study Group. The impact of current antiemetic practices on patient outcomes: a prospective study on high-risk patients. Anesth Analg. 2008;107(2):452-8.
9. Gan TJ, Diemunsch P, Habib AS, Kovac A, Kranke P, Meyer TA, et al. Consensus guidelines for the management of postoperative nausea and vomiting. Anesth Analg. 2014;118(1):85-113.
10. Apfel CC, Roewer N, Korttila K. How to study postoperative nausea and vomiting. Acta Anaesthesiol Scand. 2002;46(8):921-8.
11. Hornby PJ. Central neurocircuitry associated with emesis. Am J Med. 2001;111 Suppl 8A:106S-12S.
12. Napadow V, Sheehan JD, Kim J, Lacount LT, Park K, Kaptchuk TJ, et al. The brain circuitry underlying the temporal evolution of nausea in humans. Cereb Cortex. 2013;23(4):806-13.
13. Sanger GJ, Andrews PL. Treatment of nausea and vomiting: gaps in our knowledge. Auton Neurosci. 2006;129(1-2):3-16.
14. Watcha MF, White PF. Postoperative nausea and vomiting. Its etiology, treatment, and prevention. Anesthesiology. 1992;77(1):162-84.
15. Apfel CC, Heidrich FM, Jukar-Rao S, Jalota L, Hornuss C, Whelan RP, et al. Evidence-based analysis of risk factors for postoperative nausea and vomiting. Br J Anaesth. 2012;109(5):742-53.
16. Myles PS, Leslie K, Chan MT, Forbes A, Paech MJ, Peyton P, et al. Avoidance of nitrous oxide for patients undergoing major surgery: a randomized controlled trial. Anesthesiology. 2007;107(2):221-31.
17. Breitfeld C, Peters J, Vockel T, Lorenz C, Eikermann M. Emetic effects of morphine and piritramide. Br J Anaesth. 2003;91(2):218-23.
18. Liu SS, Strodtbeck WM, Richman JM, Wu CL. A comparison of regional versus general anesthesia for ambulatory anesthesia: a meta-analysis of randomized controlled trials. Anesth Analg. 2005;101(6):1634-42.
19. Collard V, Mistraletti G, Taqi A, Asenjo JF, Feldman LS, Fried GM, et al. Intraoperative esmolol infusion in the absence of opioids spares postoperative fentanyl in patients undergoing ambulatory laparoscopic cholecystectomy. Anesth Analg. 2007;105(5):1255-62, table of contents.
20. Gurbet A, Basagan-Mogol E, Turker G, Ugun F, Kaya FN, Ozcan B. Intraoperative infusion of dexmedetomidine reduces perioperative analgesic requirements. Can J Anaesth. 2006;53(7):646-52.
21. Apfel CC, Kranke P, Eberhart LH. Comparison of surgical site and patient's history with a simplified risk score for the prediction of postoperative nausea and vomiting. Anaesthesia. 2004;59(11):1078-82.
22. Janicki PK, Vealey R, Liu J, Escajeda J, Postula M, Welker K. Genome-wide Association study using pooled DNA to identify candidate markers mediating susceptibility to postoperative nausea and vomiting. Anesthesiology. 2011;115(1):54-64.
23. Kerger KH, Mascha E, Steinbrecher B, Frietsch T, Radke OC, Stoecklein K, et al. Routine use of nasogastric tubes does not reduce postoperative nausea and vomiting. Anesth Analg. 2009;109(3):768-73.
24. Orhan-Sungur M, Kranke P, Sessler D, Apfel CC. Does supplemental oxygen reduce postoperative nausea and vomiting? A meta-analysis of randomized controlled trials. Anesth Analg. 2008;106(6):1733-8.
25. Apfel CC, Korttila K, Abdalla M, Kerger H, Turan A, Vedder I, et al. A factorial trial of six interventions for the prevention of postoperative nausea and vomiting. N Engl J Med. 2004;350(24):2441-51.
26. Apfel CC, Läärä E, Koivuranta M, Greim CA, Roewer N. A simplified risk score for predicting postoperative nausea and vomiting: conclusions from cross-validations between two centers. Anesthesiology. 1999;91(3):693-700.
27. Apfel CC, Philip BK, Cakmakkaya OS, Shilling A, Shi YY, Leslie JB, et al. Who is at risk for postdischarge nausea and vomiting after ambulatory surgery? Anesthesiology. 2012;117(3):475-86.
28. Eberhart LH, Geldner G, Kranke P, Morin AM, Schäuffelen A, Treiber H, et al. The development and validation of a risk score to predict the probability of postoperative vomiting in pediatric patients. Anesth Analg. 2004;99(6):1630-7, table of contents.
29. Kranke P, Eberhart LH, Toker H, Roewer N, Wulf H, Kiefer P. A prospective evaluation of the POVOC score for the prediction of postoperative vomiting in children. Anesth Analg. 2007;105(6):1592-7, table of contents.
30. Chou WY, Yang LC, Lu HF, Ko JY, Wang CH, Lin SH, et al. Association of mu-opioid receptor gene polymorphism (A118G) with variations in morphine consumption for analgesia after total knee arthroplasty. Acta Anaesthesiol Scand. 2006;50(7):787-92.
31. Laugsand EA, Fladvad T, Skorpen F, Maltoni M, Kaasa S, Fayers P, et al. Clinical and genetic factors associated with nausea and vomiting in cancer patients receiving opioids. Eur J Cancer. 2011;47(11):1682-91.
32. Silva HB, Sousa AM, Guimarães GM, Slullitel A, Ashmawi HA. Does previous chemotherapy-induced nausea and vomiting predict postoperative nausea and vomiting? Acta Anaesthesiol Scand. 2015;59(9):1145-53.
33. Saito R, Takano Y, Kamiya HO. Roles of substance P and NK(1) receptor in the brainstem in the development of emesis. J Pharmacol Sci. 2003;91(2):87-94.
34. Gan TJ, Apfel CC, Kovac A, Philip BK, Singla N, Minkowitz H, et al. A randomized, double-blind comparison of the NK1 antagonist, aprepitant, versus ondansetron for the prevention of postoperative nausea and vomiting. Anesth Analg. 2007;104(5):1082-9, tables of contents.
35. dos Santos LV, Souza FH, Brunetto AT, Sasse AD, da Silveira Nogueira Lima JP. Neurokinin-1 receptor antagonists for chemotherapy-induced nausea and vomiting: a systematic review. J Natl Cancer Inst. 2012;104(17):1280-92.
36. Wu SJ, Xiong XZ, Lin YX, Cheng NS. Comparison of the efficacy of ondansetron and granisetron to prevent postoperative nausea and vomiting after laparoscopic cholecystectomy: a systematic review and meta-analysis. Surg Laparosc Endosc Percutan Tech. 2013;23(1):79-87.
37. Gan TJ, Meyer T, Apfel CC, Chung F, Davis PJ, Eubanks S, et al. Consensus guidelines for managing postoperative nausea and vomiting. Anesth Analg. 2003;97(1):62-71, table of contents.
38. Doggrell SA, Hancox JC. Cardiac safety concerns for ondansetron, an antiemetic commonly used for nausea linked to cancer treatment and following anaesthesia. Expert Opin Drug Saf. 2013;12(3):421-31.
39. Ryu J, So YM, Hwang J, Do SH. Ramosetron versus ondansetron for the prevention of postoperative nausea and vomiting after laparoscopic cholecystectomy. Surg Endosc. 2010;24(4):812-7.
40. Aouad MT, Siddik-Sayyid SM, Taha SK, Azar MS, Nasr VG, Hakki MA, et al. Haloperidol vs. ondansetron for the prevention of postoperative nausea and vomiting following gynaecological surgery. Eur J Anaesthesiol. 2007;24(2):171-8.
41. Lee Y, Wang PK, Lai HY, Yang YL, Chu CC, Wang JJ. Haloperidol is as effective as ondansetron for preventing postoperative nausea and vomiting. Can J Anaesth. 2007;54(5):349-54.
42. Diemunsch P, Gan TJ, Philip BK, Girao MJ, Eberhart L, Irwin MG, et al. Single-dose aprepitant vs ondansetron for the prevention of postoperative nausea and vomiting: a randomized, double-blind phase III trial in patients undergoing open abdominal surgery. Br J Anaesth. 2007;99(2):202-11.
43. Park SK, Cho EJ. A randomized, double-blind trial of palonosetron compared with ondansetron in preventing postoperative nausea and vomiting after gynaecological laparoscopic surgery. J Int Med Res. 2011;39(2):399-407.
44. Bolton CM, Myles PS, Carlin JB, Nolan T. Randomized, double-blind study comparing the efficacy of moderate-dose metoclopramide and ondansetron for the prophylactic control of postoperative vomiting in children after tonsillectomy. Br J Anaesth. 2007;99(5):699-703.
45. Henzi I, Walder B, Tramèr MR. Metoclopramide in the prevention of postoperative nausea and vomiting: a quantitative systematic review of randomized, placebo-controlled studies. Br J Anaesth. 1999;83(5):761-71.
46. Afonso N, Dang A, Namshikar V, Kamat S, Rataboli PV. Intravenous ondansetron causing severe bradycardia: two cases. Ann Card Anaesth. 2009;12(2):172-3.
47. McKechnie K, Froese A. Ventricular tachycardia after ondansetron administration in a child with undiagnosed long QT syndrome. Can J Anaesth. 2010;57(5):453-7.
48. Chandrakala R, Vijayashankara CN, Kumar KK, Sarala N. Ondansetron induced fatal ventricular tachycardia. Indian J Pharmacol. 2008;40(4):186-7.
49. Moon YE, Joo J, Kim JE, Lee Y. Anti-emetic effect of ondansetron and palonosetron in thyroidectomy: a prospective, randomized, double-blind study. Br J Anaesth. 2012;108(3):417-22.
50. Bhattacharjee DP, Dawn S, Nayak S, Roy PR, Acharya A, Dey R. A comparative study between palonosetron and granisetron to prevent postoperative nausea and vomiting after laparoscopic cholecystectomy. J Anaesthesiol Clin Pharmacol. 2010;26(4):480-3.
51. Iatrou CA, Dragoumanis CK, Vogiatzaki TD, Vretzakis GI, Simopoulos CE, Dimitriou VK. Prophylactic intravenous ondansetron and dolasetron in intrathecal morphine-induced pruritus: a randomized, double-blinded, placebo-controlled study. Anesth Analg. 2005;101(5):1516-20.
52. Erhan Y, Erhan E, Aydede H, Yumus O, Yentur A. Ondansetron, granisetron, and dexamethasone compared for the prevention of postoperative nausea and vomiting in patients undergoing laparoscopic cholecystectomy: a randomized placebo-controlled study. Surg Endosc. 2008;22(6):1487-92.
53. Janknegt R, Pinckaers JW, Rohof MH, Ausems ME, Arbouw ME, van der Velden RW, et al. Double-blind comparative study of droperidol, granisetron and granisetron plus dexamethasone as prophylactic anti-emetic therapy in patients undergoing abdominal, gynaecological, breast or otolaryngological surgery. Anaesthesia. 1999;54(11):1059-68.
54. Choi YS, Shim JK, Yoon DH, Jeon DH, Lee JY, Kwak YL. Effect of ramosetron on patient-controlled analgesia related nausea and vomiting after spine surgery in highly susceptible patients: comparison with ondansetron. Spine (Phila Pa 1976). 2008;33(17):E602-6.
55. Tang J, Wang B, White PF, Watcha MF, Qi J, Wender RH. The effect of timing of ondansetron administration on its efficacy, cost-effectiveness, and cost-benefit as a prophylactic antiemetic in the ambulatory setting. Anesth Analg. 1998;86(2):274-82.
56. Chen X, Tang J, White PF, Wender RH, Quon R, Sloninsky A, et al. The effect of timing of dolasetron administration on its efficacy as a prophylactic antiemetic in the ambulatory setting. Anesth Analg. 2001;93(4):906-11.
57. Habib AS, Reuveni J, Taguchi A, White WD, Gan TJ. A comparison of ondansetron with promethazine for treating postoperative nausea and vomiting in patients who received prophylaxis with ondansetron: a retrospective database analysis. Anesth Analg. 2007;104(3):548-51.
58. Wang JJ, Ho ST, Lee SC, Liu YC, Ho CM. The use of dexamethasone for preventing postoperative nausea and vomiting in females undergoing thyroidectomy: a dose-ranging study. Anesth Analg. 2000;91(6):1404-7.
59. Nazar CE, Lacassie HJ, López RA, Muñoz HR. Dexamethasone for postoperative nausea and vomiting prophylaxis: effect on glycaemia in obese patients with impaired glucose tolerance. Eur J Anaesthesiol. 2009;26(4):318-21.
60. Hans P, Vanthuyne A, Dewandre PY, Brichant JF, Bonhomme V. Blood glucose concentration profile after 10 mg dexamethasone in non-diabetic and type 2 diabetic patients undergoing abdominal surgery. Br J Anaesth. 2006;97(2):164-70.
61. Weren M, Demeere JL. Methylprednisolone vs. dexamethasone in the prevention of postoperative nausea and vomiting: a prospective, randomised, double-blind, placebo-controlled trial. Acta Anaesthesiol Belg. 2008;59(1):1-5.
62. Merker M, Kranke P, Morin AM, Rüsch D, Eberhart LH. [Prophylaxis of nausea and vomiting in the postoperative phase: relative effectiveness of droperidol and metoclopramide]. Anaesthesist. 2011;60(5):432-40, 42-5.
63. Lawrence KR, Nasraway SA. Conduction disturbances associated with administration of butyrophenone antipsychotics in the critically ill: a review of the literature. Pharmacotherapy. 1997;17(3):531-7.
64. Wallenborn J, Gelbrich G, Bulst D, Behrends K, Wallenborn H, Rohrbach A, et al. Prevention of postoperative nausea and vomiting by metoclopramide combined with dexamethasone: randomised double blind multicentre trial. BMJ. 2006;333(7563):324.
65. Mouch I, Brouwers JR, van 't Riet E, Nieboer P, Otten MH, Jansman FG. [5-HT3-antagonists as a substitute

for metoclopramide and domperidone: a literature review]. Ned Tijdschr Geneeskd. 2016;160(0):A9887.
66. Kranke P, Morin AM, Roewer N, Eberhart LH. Dimenhydrinate for prophylaxis of postoperative nausea and vomiting: a meta-analysis of randomized controlled trials. Acta Anaesthesiol Scand. 2002;46(3):238-44.
67. Forrester CM, Benfield DA Jr, Matern CE, Kelly JA, Pellegrini JE. Meclizine in combination with ondansetron for prevention of postoperative nausea and vomiting in a high-risk population. AANA J. 2007;75(1):27-33.
68. Apfel CC, Zhang K, George E, Shi S, Jalota L, Hornuss C, et al. Transdermal scopolamine for the prevention of postoperative nausea and vomiting: a systematic review and meta-analysis. Clin Ther. 2010;32(12):1987-2002.
69. White PF, Tang J, Song D, Coleman JE, Wender RH, Ogunnaike B, et al. Transdermal scopolamine: an alternative to ondansetron and droperidol for the prevention of postoperative and postdischarge emetic symptoms. Anesth Analg. 2007;104(1):92-6.
70. Gan TJ, Glass PS, Howell ST, Canada AT, Grant AP, Ginsberg B. Determination of plasma concentrations of propofol associated with 50% reduction in postoperative nausea. Anesthesiology. 1997;87(4):779-84.
71. Soppitt AJ, Glass PS, Howell S, Weatherwax K, Gan TJ. The use of propofol for its antiemetic effect: a survey of clinical practice in the United States. J Clin Anesth. 2000;12(4):265-9.
72. Blaudszun G, Lysakowski C, Elia N, Tramèr MR. Effect of perioperative systemic α2 agonists on postoperative morphine consumption and pain intensity: systematic review and meta-analysis of randomized controlled trials. Anesthesiology. 2012;116(6):1312-22.
73. Chen CC, Lin CS, Ko YP, Hung YC, Lao HC, Hsu YW. Premedication with mirtazapine reduces preoperative anxiety and postoperative nausea and vomiting. Anesth Analg. 2008;106(1):109-13, table of contents.
74. Pandey CK, Priye S, Ambesh SP, Singh S, Singh U, Singh PK. Prophylactic gabapentin for prevention of postoperative nausea and vomiting in patients undergoing laparoscopic cholecystectomy: a randomized, double-blind, placebo-controlled study. J Postgrad Med. 2006;52(2):97-100.
75. Lee Y, Wang JJ, Yang YL, Chen A, Lai HY. Midazolam vs ondansetron for preventing postoperative nausea and vomiting: a randomised controlled trial. Anaesthesia. 2007;62(1):18-22.
76. Tarhan O, Canbay O, Celebi N, Uzun S, Sahin A, Coşkun F, et al. Subhypnotic doses of midazolam prevent nausea and vomiting during spinal anesthesia for cesarean section. Minerva Anestesiol. 2007;73(12):629-33.
77. Jia DL, Ni C, Xu T, Zhang LP, Guo XY. A small-dose naloxone infusion alleviates nausea and sedation without impacting analgesia via intravenous tramadol. Chin Med J (Engl). 2010;123(13):1695-8.
78. Kim YH, Kim KS, Lee HJ, Shim JC, Yoon SW. The efficacy of several neuromuscular monitoring modes at the P6 acupuncture point in preventing postoperative nausea and vomiting. Anesth Analg. 2011;112(4):819-23.
79. Pierre S, Corno G, Benais H, Apfel CC. A risk score-dependent antiemetic approach effectively reduces postoperative nausea and vomiting--a continuous quality improvement initiative. Can J Anaesth. 2004;51(4):320-5.
80. Goodarzi M, Matar MM, Shafa M, Townsend JE, Gonzalez I. A prospective randomized blinded study of the effect of intravenous fluid therapy on postoperative nausea and vomiting in children undergoing strabismus surgery. Paediatr Anaesth. 2006;16(1):49-53.
81. Mondick JT, Johnson BM, Haberer LJ, Sale ME, Adamson PC, Coté CJ, et al. Population pharmacokinetics of intravenous ondansetron in oncology and surgical patients aged 1-48 months. Eur J Clin Pharmacol. 2010;66(1):77-86.
82. Diez L. Assessing the willingness of parents to pay for reducing postoperative emesis in children. Pharmacoeconomics. 1998;13(5 Pt 2):589-95.
83. Gan TJ, Ing RJ, de L Dear G, Wright D, El-Moalem HE, Lubarsky DA. How much are patients willing to pay to avoid intraoperative awareness? J Clin Anesth. 2003;15(2):108-12.


## Questões de Provas do TSA

**87.1 (TSA/2012)** A condição associada à diminuição da incidência de náuseas e vômitos pós-operatórios na cirurgia ambulatorial em mulheres é:

**A.** Anestesia inalatória.

**B.** Cirurgia laparoscópica.

**C.** Primeira semana do ciclo menstrual.

**D.** Tabagismo de 10 a 20 cigarros por dia.

**87.2 (TSA/2015)** Mulher de 25 anos, 60 kg e 1,55 m, é submetida a tireoidectomia sob anestesia geral com propofol, sufentanil, rocurônio, sevoflurano e dexmedetomidina. A cirurgia teve duração de 180 minutos e a profilaxia de náuseas e vômitos pós-operatórios foi realizada com dexametasona 8 mg, ondansetrona 4 mg e droperidol 0,625 mg. Após 30 minutos de sua chegada à SRPA, a paciente apresenta 3 episódios de vômito. Qual é a melhor conduta para o tratamento dessa complicação?

**A.** Droperidol.

**B.** Prometazina.

**C.** Granisetrona.

**D.** Dexametasona.

# 88. ALTERAÇÕES COGNITIVAS PÓS-OPERATÓRIAS

James Manica

As alterações cognitivas no período pós-operatório* podem afetar pacientes de todas as idades, mas são predominantemente observadas em idosos. As síndromes mais comuns de distúrbios neurocomportamentais são o *delirium* pós-operatório (DPO) e a disfunção cognitiva pós-operatória (DCPO). A associação entre essas duas entidades clínicas tem sido objeto de estudo, e a DCPO poderia representar uma fase evolutiva da disfunção cognitiva iniciada com o DPO.[1,2]

A antiga observação de que os idosos, no período pós-operatório, frequentemente apresentam perturbações de suas capacidades cognitivas, expressa muitas vezes como "vovô depois da cirurgia nunca mais foi o mesmo", é hoje intensamente estudada, pois representa um problema atual, ainda não elucidado e cada vez mais presente uma vez que o número de cirurgias em idosos vem aumentando de maneira significativa com o crescimento da média de idade da população e da longevidade em geral.[3]

A população de adultos idosos está crescendo na maioria dos países, e estima-se que a população com 60 anos ou mais aumente de 287 milhões em 2013 para 417 milhões em 2050 no mundo desenvolvido, e de 554 milhões para 1,6 bilhão nos países em desenvolvimento.[4] Nos Estados Unidos da América, atualmente, estima-se que 35% de todos os procedimentos cirúrgicos sejam realizados em adultos com mais de 65 anos.[5]

As novas técnicas e fármacos anestésicos disponíveis não têm evitado os distúrbios cognitivos pós-operatórios, e tampouco a ideia de que estivessem essencialmente associados à hipoxemia e à hipoperfusão cerebral tem se mostrado suficiente ou mesmo relevante para explicá-los, pois há inúmeras evidências de que as alterações se apresentam mesmo em condições clínicas bem controladas.[6] Com relação à incidência, o DPO e a DCPO são ocorrências frequentes em idosos, sendo observadas incidências médias de 13,2 a 41,7% para DPO e de 8,9 a 46,1% para DCPO em diferentes estudos.[6-18]

Um dos problemas metodológicos que se interpõem no estudo das alterações cognitivas pós-operatórias consiste nas limitações apresentadas pelos testes neuropsicológicos, como o efeito de aprendizagem entre uma e outra aplicação do teste, os efeitos de piso e teto, a sensibilidade do teste, o momento da testagem no pós-operatório e a falta de um critério diagnóstico de DCPO. Portanto, a definição e a padronização de critérios diagnósticos são essenciais, bem como a instituição de recomendações para o uso padronizado de testes neuropsicológicos.[19]

O DPO e a DCPO podem ser identificados no Manual Diagnóstico e Estatístico de Transtornos Mentais, 5ª edição (DSM-5): o DPO sob a classificação "*Delirium* devido a outra condição médica" (293.0), e a DCPO sob as classificações "Transtorno neurocognitivo maior devido a outra condição médica sem/com perturbação comportamental" (294.10/294.11) ou "Distúrbio neurocognitivo leve devido a outra condição médica" (331.83).[1,20]

## *Delirium* pós-operatório

Dois tipos de *delirium* podem estar presentes na fase pós-operatória: o *delirium* de emergência (DE) e o DPO. O DE é uma desorientação cognitiva transitória benigna que pode ocorrer na transição do estado de anestesia para a completa recuperação anestésica, resolvendo-se dentro de minutos ou horas, enquanto o DPO é uma síndrome cerebral orgânica aguda que se desenvolve nos primeiros dias pós-operatórios.[21] O DPO é uma complicação grave para os idosos, pois pode iniciar uma cascata de eventos clínicos deletérios, incluindo complicações pós-operatórias maiores, hospitalização prolongada, perda da independência funcional, função cognitiva reduzida e, não raramente, evoluir ao óbito.[2,11,22-25]

As características clínicas do DPO envolvem um período pós-operatório breve de lucidez (algumas horas a dois dias) seguido pelo súbito aparecimento de sintomas que tendem a flutuar ao longo do dia: alterações de consciência (dificuldade de manter a atenção aos estímulos ambientais, sonolência), alterações cognitivas (déficit de memória, desorientação no tempo e espaço, distúrbios de linguagem) e/ou alterações perceptivas, como alucinações. O paciente apresenta-se com alterações circadianas da sintomatologia, em geral permanecendo hipoativo ou letárgico durante o dia e agitado ou mesmo agressivo durante a noite. A síndrome é aguda e resolve-se, na maioria dos casos, espontaneamente, ao longo de alguns dias, entretanto tem sido associada a uma prevalência significativa de prognósticos negativos a longo termo, mesmo que no início tenha ocorrido uma recuperação completa.[26]

O DPO está associado a uma incidência aumentada de complicações pós-operatórias, ao prolongamento da hospitalização, à redução da independência funcional, ao aumento da mortalidade a curto e longo prazos, bem como ao prejuízo cognitivo prolongado nos sobreviventes.[27,28]

## Disfunção cognitiva pós-operatória

A DCPO pode afetar um amplo espectro das funções neuropsicológicas, como memória verbal e visual, compreensão de linguagem, abstração visuoespacial, atenção, concentração, habilidade psicomotora, processamento de informações e funções executivas.[29,30]

A manifestação clínica da DCPO ocorre de forma mais sutil que no DPO. O paciente refere, ou seus familiares observam, uma deterioração de grau variável no desempenho

*Nota do autor: o conceito de alterações cognitivas pós-operatórias abrange quaisquer alterações neuropsicológicas que ocorram no período pós-operatório. Em sua grande maioria, essas perturbações podem ser incluídas em três entidades clínicas distintas: o *delirium* de emergência (DE), o *delirium* pós-operatório (DPO) e a disfunção cognitiva pós-operatória (DCPO). Muitas vezes, o DPO e a DCPO são tratados como uma entidade clínica comum, referida como "disfunção cognitiva pós-operatória". Entretanto, convém tratá-los de forma individualizada, porque se manifestam clinicamente com características próprias no que tange ao *timing* de seu decurso, às funções neurocognitivas afetadas e aos biomarcadores, que podem ser diferentes.

das funções cotidianas que costuma persistir por semanas ou meses do pós-operatório. Embora ocorra uma diminuição na velocidade do processamento de informações e perturbação no funcionamento executivo, caracteristicamente o paciente permanece orientado em relação a si, ao tempo e ao espaço.[31] A maioria dos pacientes consegue voltar aos níveis funcionais pré-operatórios dentro de um curto espaço de tempo, porém as alterações podem perdurar e tornar-se permanentes. A deterioração da memória que se prolongue por mais de um mês significa a entrada em uma fase crônica do prejuízo cognitivo.[20]

Podem-se distinguir três formas clínicas de DCPO: uma em que o paciente sofre de um declínio isolado da aprendizagem/memória, outra em que apresenta dificuldades nas funções executivas, e a terceira em que o declínio cognitivo é combinado.[32]

A DCPO, assim como o DPO, determina um impacto significativo na saúde do paciente e está substancialmente associada a um tempo mais prolongado de recuperação no hospital, maior morbilidade, prejuízo atual e futuro das capacidades funcionais cotidianas, saída prematura do mercado de trabalho, maior dependência financeira do governo, pessoal ou de familiares após a alta hospitalar, e mortalidade aumentada.[7,11,28,30,33,34]

A incidência de DCPO varia amplamente, dependendo da definição, da composição da bateria de testes e do momento da testagem no pós-operatório. A incidência relatada após cirurgia cardíaca é de 30 a 80% nas primeiras poucas semanas após a cirurgia e 10 a 60% após 3 a 6 meses.[34-39]

Em cirurgias não cardíacas, Moller e colaboradores[6] observaram 1.218 pacientes com mais de 65 anos e encontraram uma incidência de DCPO de 26% na primeira semana e 10% no terceiro mês do pós-operatório, e índice semelhante em 12 meses. No grupo-controle, não operado, a incidência foi de 3% em todas as avaliações. Em recente publicação, Androsova e colaboradores[40] ilustraram graficamente a incidência de DPO e DCPO, com base em estudos sobre o tema **(FIG. 88.1)**.

## Diagnóstico das alterações cognitivas pós-operatórias

As entidades clínicas são reconhecidas pela sua sintomatologia e confirmadas por testes. O quadro clínico de DPO é o mais exuberante, apresentando uma ampla variedade de sintomas, listados no **QUADRO 88.1**, formulado por um painel de especialistas da American Geriatrics Society e publicado em 2015.[42]

Os testes indicados para confirmar o DPO incluem o *Confusion Assessment Method* (CAM) **(QUADRO 88.2)**[43] ou os critérios do Manual Diagnóstico e Estatístico de Transtornos Mentais da American Psychiatric Association **(QUADRO 88.3)**,[20] entre outros.

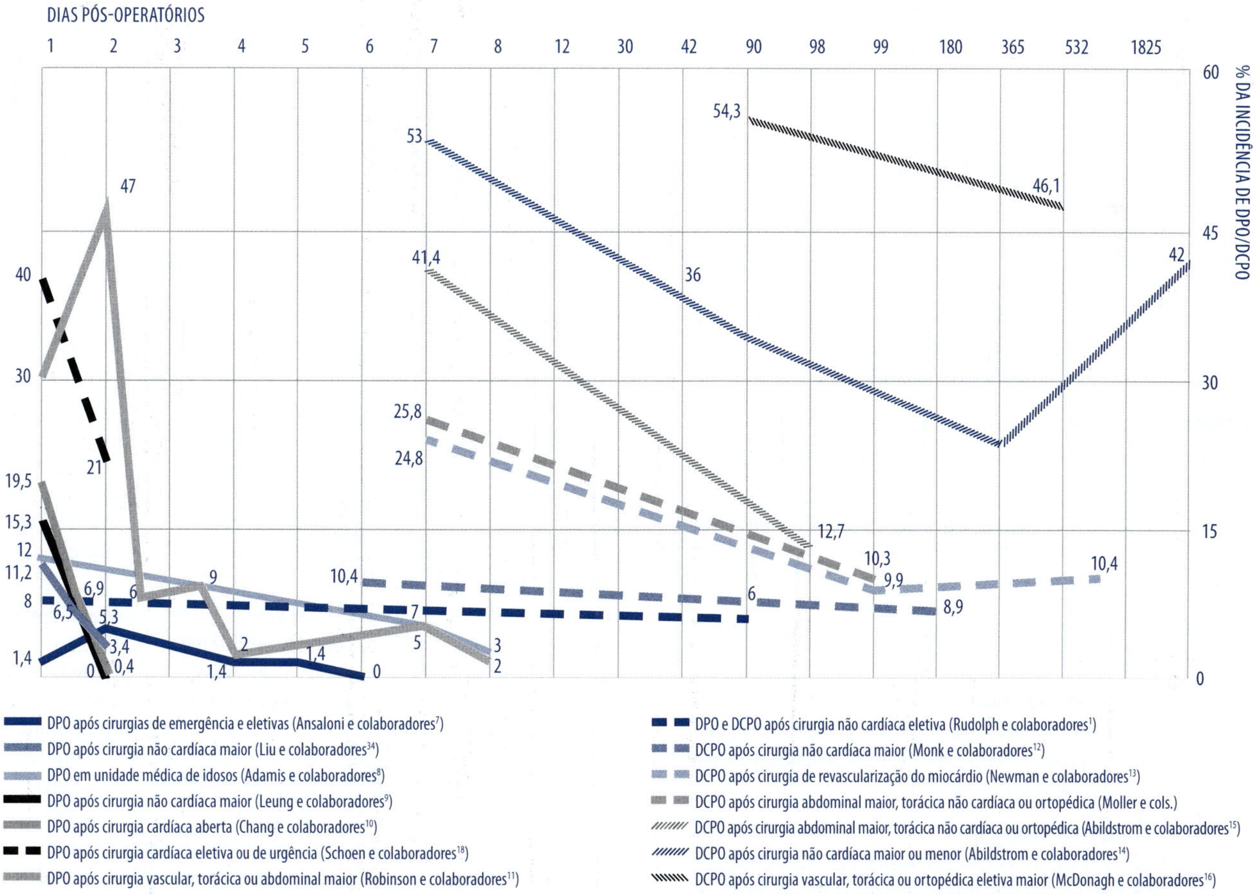


**FIGURA 88.1** Incidência e evolução do *delirium* pós-operatório (DPO) e da disfunção cognitiva pós-operatória (DCPO). O eixo Y mostra a porcentagem da incidência de DPO/DCPO registrada pelos diferentes estudos. O eixo X indica o número de dias pós-operatórios em escala logarítmica. O gráfico não inclui os dados de incidência de DPO/DCPO, caso eles tenham sido medidos apenas uma vez no pós-operatório, se o momento da medida não tenha sido estabelecido de modo preciso ou o estudo tenha incluído menos que 140 pacientes.
*Fonte: Androsova e colaboradores.*[40]

**QUADRO 88.1** Sintomas associados a *delirium* pós-operatório

- Alteração no nível de consciência: sonolência ou diminuição do estado de alerta,* ou aumento da excitação com hipervigilância.
- Atraso no despertar da anestesia.*
- Mudança abrupta na função cognitiva (agravamento da confusão sobre horas ou dias), incluindo problemas de atenção, dificuldade de concentração, novos problemas de memória, desorientação nova.
- Dificuldade em acompanhar conversas e seguir instruções.
- Pensamento e fala mais desorganizados, difíceis de acompanhar, lentos* ou rápidos.
- Mudanças rápidas de emoções, irritabilidade fácil, choro, recusas não características de se envolver com os cuidados pós-operatórios.
- Expressão de novos pensamentos ou delírios paranoides (i.e., crenças falsas fixas).
- Novos distúrbios de percepção (p. ex., ilusões, alucinações).
- Alterações motoras, como movimentos retardados ou reduzidos,* inquietude sem propósito e inquietação, dificuldades novas em manter a postura, como sentado ou em pé.*
- Alterações no ciclo sono-vigília, como dormir durante o dia* e ficar acordado e ativo durante a noite.
- Diminuição do apetite.*
- Incontinência (nova) de urina ou fezes.*
- Sintomas e/ou nível de excitação flutuantes ao longo de minutos a horas.

*Sintomas de hipoatividade.

*Fonte: American Geriatrics Society.*[42]

**QUADRO 88.2** Algoritmo do Método de Avaliação de Confusão (*Confusion Assessment Method*) para diagnóstico de *delirium* pós-operatório (DPO)

O diagnóstico de DPO exige a presença de I *e* II, mais III *ou* IV:

**I. Modificação aguda ou curso flutuante**

**a.** Evidência de uma alteração aguda no estado mental do paciente em relação ao estado anterior à hospitalização; e

**b.** Evidência de que o comportamento anormal flutua durante o dia (i.e., tende a ir e vir ou aumenta e diminui em severidade).

**II. Desatenção**

Evidência de dificuldade de focar a atenção (p. ex., ser facilmente distraível, ou ter dificuldade de acompanhar o que está sendo dito).

**III. Pensamento desorganizado**

Evidência de que o pensamento está desorganizado ou incoerente, como conversação desconexa ou irrelevante, fluxo de ideias pouco claro ou ilógico, ou mudanças imprevisíveis de tema a tema.

**IV. Nível de consciência alterado**

Qualquer evidência de outro estado mental diferente do nível normal de alerta. (Estados alterados incluem vigilância ou hipervigilância, letárgico, sonolento ou facilmente despertável, estuporoso ou difícil de acordar, em coma ou não despertável.)

*Fonte: Inouye e colaboradores.*[43]

**QUADRO 88.3** Diagnóstico de *delirium* pós-operatório (DPO)

Para o diagnóstico de DPO, é necessária a presença de todos os critérios descritos a seguir (de A a E):

**A.** Perturbação na atenção (i.e., capacidade reduzida para direcionar, focalizar, manter e mudar a atenção) e da consciência (menor orientação para o ambiente).

**B.** A perturbação se desenvolve em um período breve de tempo (normalmente de horas a poucos dias), representa uma mudança da atenção e da consciência basais e tende a oscilar quanto à gravidade ao longo de um dia.

**C.** Perturbação adicional na cognição (p. ex., déficit de memória, desorientação, linguagem, capacidade visuoespacial ou percepção).

**D.** As perturbações dos critérios A e C não são mais bem explicadas por outro transtorno neurocognitivo preexistente, estabelecido ou em desenvolvimento e não ocorrem no contexto de um nível gravemente diminuído de estimulação, como no coma.

**E.** Há evidências a partir da história, do exame físico ou de achados laboratoriais de que a perturbação é consequência fisiológica direta de outra condição médica, intoxicação ou abstinência de substância (i.e., devido a uma droga de abuso ou a um medicamento), de exposição a uma toxina, ou que ela se deva a múltiplas etiologias.*

*Nota do autor: no caso do DPO, é consequência direta de outra condição médica.

*Fonte: American Psychiatric Association.*[20]

No caso da DCPO, o diagnóstico é confirmado por testes neuropsicológicos comparativos realizados pré e pós-operatoriamente,[44] lembrando que esses testes raras vezes são utilizados na prática cotidiana, e o diagnóstico resulta, geralmente, de informações subjetivas do paciente e de seus familiares.

Como regra, o DPO é diagnosticado pela observação dos sintomas, ao passo que, para o diagnóstico da DCPO, que apresenta alterações mais sutis em diversos domínios cognitivos, são necessários testes neuropsicológicos repetidos.[44] Quando se utilizam testes pré e pós-operatórios, os critérios diagnósticos costumam incluir uma alteração de 20% da avaliação basal em dois ou mais testes psicológicos predefinidos, ou um declínio absoluto (> 1 desvio padrão [DP]) dos escores de base em dois ou mais testes.[46]

Diferentemente do DPO, os testes utilizados na avaliação da DCPO devem cobrir vários domínios da função cognitiva, como memória, concentração, orientação, funções matemáticas e funções executivas. Os estudos sobre o tema têm usado uma gama muito numerosa e variada de testes, dificultando a comparação dos resultados. Eles incluem entrevistas, questionários, exames do estado mental e testes neuropsicológicos.[47]

Dentre os fatores relacionados à testagem para DCPO que interferem na uniformidade dos resultados, podem-se apontar a falta de padronização dos testes, a testagem realizada em diferentes horários do dia, a falta de um grupo-controle, diferenças nos níveis de significância dos diversos estudos, a perda significativa de pacientes durante o acompanhamento e o chamado efeito de aprendizagem, que ocorre quando o mesmo teste é aplicado mais de uma vez à mesma pessoa.[48,49]

Os testes de avaliação do estado mental têm sido os mais utilizados em estudos de avaliação cognitiva pós-operatória. Dentre eles, o mais comum é o Miniexame do Estado Mental (MMSE, do inglês *Mini-Mental Status Exam*).[50] Entretanto, os testes neuropsicológicos são os indicadores mais sensíveis e confiáveis de prejuízo cognitivo pós-operatório. O painel da American Geriatrics Society apresenta as baterias de teste recomendadas para a avaliação da DCPO (**QUADRO 88.4**).[42]

O ideal é que os testes empregados fossem padronizados. Entretanto, ainda não se obteve consenso sobre quais testes seriam os mais adequados à situação perioperatória e qual o momento ideal para realizá-los. Também tem sido sugerida a inclusão da avaliação de índices de humor e ansiedade, pois eles podem influenciar negativamente o desempenho cognitivo dos indivíduos.[51,52]

## Fatores de risco para DPO e DCPO

A incidência de ambas as síndromes está relacionada, basicamente, com os mesmos fatores predisponentes: idade, déficit cognitivo prévio,[25,28,53-57] tipo de cirurgia, urgência do procedimento e características do estudo, estando agravados na presença de hipoalbuminemia, níveis plasmáticos alterados de sódio, potássio, glicose, bem como presença de sintomas psicopatológicos ou abuso de álcool, além de outras comorbidades.[6,7,10,12,13,15,44,58] A demência de qualquer etiologia poderia aumentar a incidência de DPO em cinco vezes,[51] assim como o DPO pode causar DCPO e demência.[59-61]

De acordo com Monk e Price,[48] idade avançada (quanto mais avançada, maior o risco), baixo nível de escolaridade, história de acidente vascular encefálico (AVE) prévio sem prejuízo residual e DCPO no momento da alta hospitalar são identificados como fatores de risco independentes para DCPO em três meses após a cirurgia.

Embora possa haver uma inclinação em associar a anestesia geral a um maior número de alterações cognitivas no período pós-operatório, duas recentes metanálises comparando anestesia geral e regional não encontraram diferenças na incidência de DPO (**FIG. 88.2**).[62,63] E mesmo em pacientes com déficit cognitivo prévio, a anestesia geral não impôs maior risco de DPO em comparação com os pacientes de anestesia regional.[64] Entretanto, sabe-se que os agentes anestésicos gerais, tanto inalatórios como venosos, produzem neurodegeneração em modelos animais.[65,66]

A profundidade anestésica, conforme medida pelo índice biespectral (BIS), tem sido investigada em relação à presença de DPO.[67] Em um estudo,[68] o uso do BIS mostrou uma incidência de DPO menor que no grupo-controle (16,7% vs. 21,4%, P = 0,036), e, em outra investigação, os resultados foram semelhantes ao estudo anterior, com diferença estatisticamente mais significativa (15,6% vs. 24,1%, P = 0,01).[69]

As cirurgias de porte maior e mais invasivas, como as abdominais, torácicas e vasculares, impõem um risco mais elevado do que as pequenas cirurgias de caráter ambulatorial.[70] As cirurgias cardíacas são intervenções com maior risco relativo de DCPO, provavelmente pela intensidade do trauma que representam, mas também pelo procedimento da circulação extracorpórea que, por si, determina condições possivelmente implicadas em DCPO/DPO, como microembolia sólida e gasosa, levando a infartos cerebrais focais.[71-75] Entretanto, hoje muitos trabalhos mostram que cirurgias cardíacas *off pump* são capazes de produzir resultados semelhantes sobre o desempenho neuropsicológico.[76-78] As cirurgias ortopédicas também têm sido associadas a DCPO/DPO, e a embolia gordurosa é apontada como o fator etiopatogênico.[79]

Contudo, independentemente do tipo de cirurgia, a idade avançada é o principal fator de risco para DCPO/DPO, e sua incidência acompanha o avanço etário.[12,13,80] Segundo os resultados do International Study of Postoperative Cognitive Dysfunction 1 publicados em 1998, a incidência de DCPO em pacientes de cirurgia não cardíaca foi de 7% naqueles com 60 a 69 anos e de 14% naqueles com mais de 69 anos.[6]

O envelhecimento, mesmo quando saudável, representa um declínio geral das diversas funções orgânicas, limitando a capacidade do organismo de lidar com a situação de estresse cirúrgico. O sistema nervoso do idoso apresenta fragilidades anatômicas e funcionais – há diminuição da população neuronal e da quantidade de neurotransmissores – que se manifestam como diminuição global das capacidades intelectuais e de execução de tarefas. Em geral, trata-se de um processo lento ao qual os indivíduos se adaptam, sendo que o procedimento cirúrgico tem a potencialidade de desorganizar esse equilíbrio neurológico já fragilizado.

**QUADRO 88.4** Instrumentos de avaliação cognitiva*

- Teste Mental Abreviado (AMT, do inglês *Abbreviated Mental Test*): inclui versões de 10 itens, 6 itens e 4 itens
- Escala de Avaliação de Demência de Blessed (do inglês *Blessed Dementia Rating Scale*)
- Avaliação Clínica da Demência (CDR, do inglês *Clinical Dementia Rating*)
- Teste do Desenho do Relógio (do inglês *Clock Drawing Test*)
- Avaliação Geriátrica Ampla (do inglês *Comprehensive Geriatric Assessment*)
- Associação da Palavra Oral Controlada (COWA, do inglês *Controlled Oral Word Association*) ou outros testes de fluência verbal (palavras começando por "F", "A", "S")
- Dias da semana de trás para frente
- Teste de Cancelamento de Algarismos (do inglês *Digit Cancellation Test*)
- *Digit Span* – para frente e para trás
- Mini-Cog
- Meses do ano de trás para frente
- Teste Cognitivo de Montreal (MoCA, do inglês *Montreal Cognitive Test*)
- Teste Curto de Orientação, Memória e Concentração (SOMC, do inglês *Short Orientation Memory Concentration Test* )
- Questionário Portátil do Estado Mental (SPMSQ, do inglês *Short Portable Mental Status Questionnaire*)
- Teste de fazer a trilha A (do inglês *Trailmaking Test A*)
- Teste de fazer a trilha B (do inglês *Trailmaking Test B*)
- Teste de Vigilância "A" (VAT, do inglês *Vigilance "A" Test*)

*O Miniexame do Estado Mental foi previamente recomendado, mas, no momento, não está sendo, pois seu uso requer autorização e pagamento.

*Fonte: American Geriatrics Society.*[42]

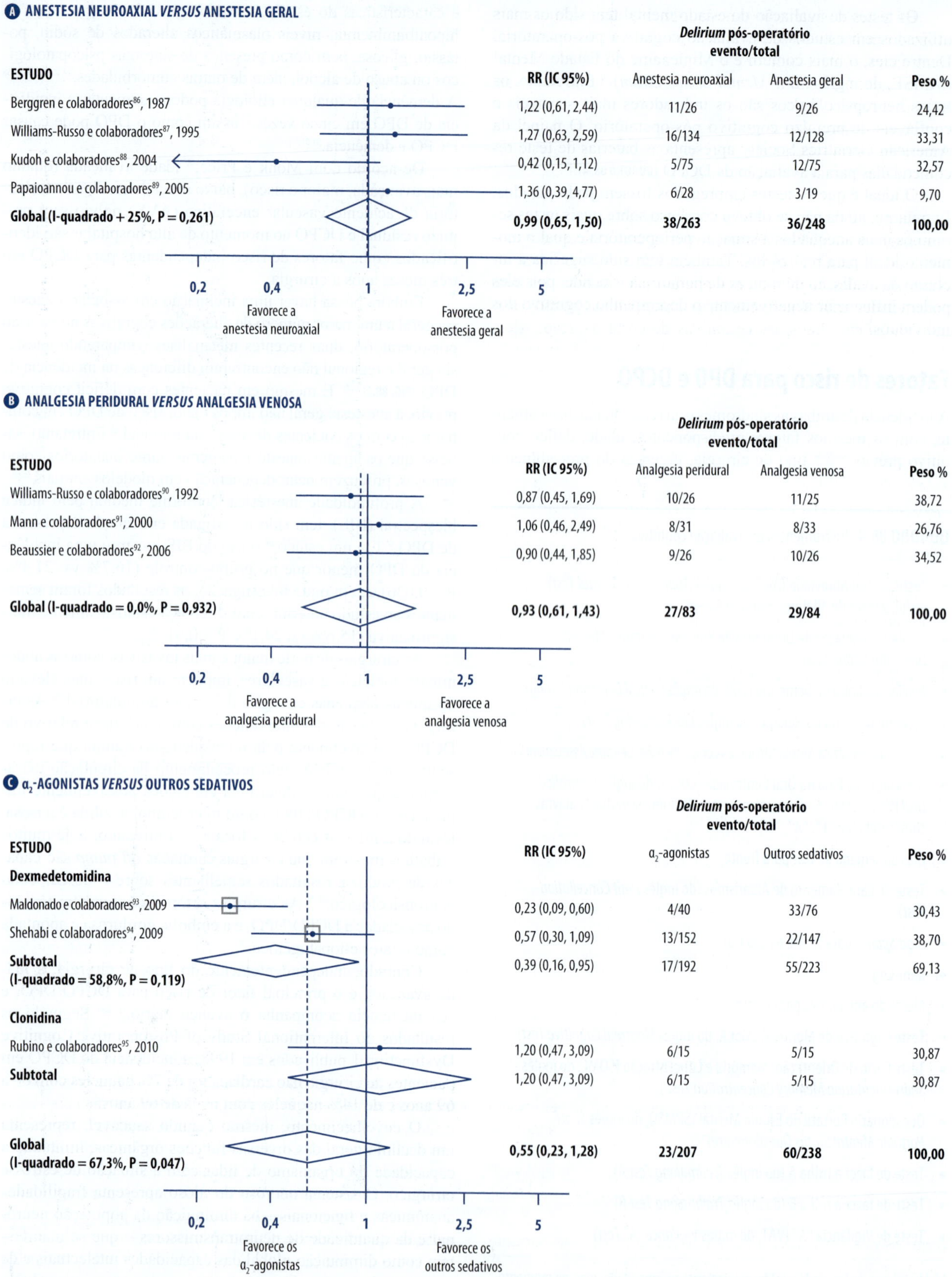


**FIGURA 88.2** Sumário dos riscos relativos (RRs) para as incidências de *delirium* pós-operatório em ensaios clínicos comparando diferentes métodos de anestesia **A**, analgesia **B** e sedação pós-operatória **C**.
*Fonte: Zhang e colaboradores.*[63]

Há poucos estudos avaliando a DCPO em pacientes não idosos. Em um estudo com pacientes entre 40 e 60 anos, foi relatada uma prevalência de 6% no terceiro mês após cirurgias não cardíacas, enquanto a prevalência nos pacientes-controle não operados foi de 4%.[81]

Alguns fatores são particularmente estressantes para o idoso e parecem favorecer o prejuízo cognitivo pós-operatório, como a dor pós-operatória, a mudança de ambiente e a privação do sono.[82-85]

O uso de medicações anticolinérgicas (escopolamina, atropina) ou medicações com propriedades anticolinérgicas, como antidepressivos tricíclicos e benzodiazepínicos, pode induzir alterações cognitivas pós-operatórias. Os opioides com propriedades anticolinérgicas (p. ex., meperidina) podem estar implicados em alterações cognitivas de curta duração. Além disso, pacientes com história de abuso de álcool estão mais predispostos a apresentar alterações cognitivas no pós-operatório.

Há ainda outros fatores de risco que podem ser incluídos: AVE prévio, DCPO prévia, cognição pobre, complicações respiratórias ou infecciosas e reintervenção cirúrgica. Os pacientes com nível educacional superior apresentariam menos DCPO após cirurgias.[6]

O **QUADRO 88.5** contém uma lista de fatores de risco para *delirium* pós-operatório publicada pela American Geriatrics Society em 2015.[42] Pacientes com dois ou mais fatores de risco devem ser considerados com maior risco que pacientes com nenhum ou um fator de risco. Em geral, o risco de *delirium* é maior na situação de emergência do que na eletiva.

**QUADRO 88.5** Fatores de risco para *delirium* pós-operatório

- Idade maior que 65 anos
- Déficit cognitivo
- Déficit de visão ou audição
- Presença de fratura de quadril
- Presença de infecção
- Dor mal controlada
- Depressão
- Uso de álcool
- Privação ou distúrbios do sono
- Insuficiência renal
- Anemia
- Hipóxia ou hipercapnia
- Nutrição deficiente
- Desidratação
- Anormalidades eletrolíticas (hiper ou hiponatremia)
- Estado funcional pobre
- Imobilização ou mobilidade limitada
- Polifarmácia e uso de medicamentos psicotrópicos (benzodiazepínicos, anticolinérgicos, anti-histamínicos, antipsicóticos)
- Risco de retenção urinária ou constipação intestinal
- Presença de cateter urinário
- Procedimentos aórticos

*Fonte: American Geriatrics Society.*[42]

## Fisiopatologia do *delirium* pós-operatório

A investigação dos possíveis mecanismos fisiopatológicos implicados no declínio cognitivo pós-operatório vem obtendo avanços significativos. Essas pesquisas têm avaliado, principalmente, as diversas alterações bioquímicas que acompanham os processos de DPO/DCPO, sendo a hipótese da deficiência central de acetilcolina, e sua relação com o processo inflamatório, a mais relevante até o momento.[56,96] A partir dessas pesquisas, têm sido apontados diversos biomarcadores que podem ser úteis na definição da fase e da severidade do déficit cognitivo, na estratificação dos pacientes que podem ser responsivos a um tratamento específico e na monitoração da eficácia do tratamento.[97-102]

Há mais de 50 anos se reconhece a propriedade da escopolamina, um anticolinégico, de causar delírio em idosos,[103,104] e recentemente os eventos clínicos têm sido relacionados com os achados laboratoriais.[105] Níveis aumentados de atividade anticolinérgica sérica estão relacionados com um maior número de sintomas de delírio, enquanto níveis diminuídos se relacionam com a resolução do quadro.[106-108]

Sabe-se que a acetilcolina desempenha um papel importante nos processos de memória, aprendizagem associativa e atenção seletiva.[109,110] A disfunção de seus receptores pode levar à deficiência colinérgica e ao desenvolvimento de delírio.[111] Tanto os receptores pós-sinápticos muscarínicos M1, presentes predominantemente no hipocampo, córtex cerebral e estriado, como os pós-sinápticos nicotínicos têm um papel importante na cognição, memória e aprendizagem, e sua inibição pode levar a prejuízos no funcionamento dessas capacidades no pós-operatório.[112,113] De modo inverso, os agonistas dos receptores nicotínicos podem melhorar a função cognitiva.[114,115] Conclui-se que a falta de acetilcolina e seus receptores exerce um papel na DCPO/DPO. Sabe-se que a inibição do sistema colinérgico favorece a resposta inflamatória ao estresse anestésico-cirúrgico, e esta parece estar implicada no declínio cognitivo pós-operatório. A via anti-inflamatória colinérgica suprime a ativação de NF-κB e inibe a liberação de citocinas inflamatórias (p. ex., fator de necrose tumoral e interleucinas [IL]).[116-121] A ativação de receptores colinérgicos nicotínicos suprime também a migração de macrófagos para o hipocampo.[122,123] A inflamação séptica e asséptica pode precipitar déficits cognitivos agudos em pacientes com depleção do sistema colinérgico.[124]

A proteína C-reativa (PCR) é um marcador da fase aguda não específico de inflamação, infecção e lesão tecidual,[125] também correlacionado com declínio cognitivo.[126] A associação entre níveis elevados de PCR e delírio foi demonstrada em vários estudos.[127-131] Outra possibilidade é que a resposta inflamatória possa desorganizar a barreira hematencefálica e contribuir para o delírio.[132] O risco estaria relacionado com as elevações de proteína 1 monócito-quimiotática, procalcitonina, antígeno-DR leucocitário humano, CD68, IL-1β, IL-6, IL-8, IL-18 e o antagonista do receptor IL-1 anti-inflamatório.[133-136] Há outros estudos que relacionam a elevação dos níveis de substâncias pró-inflamatórias com DPO,[58,137,138] embora nem todos os trabalhos confirmem tal relação.[8,139]

A proteína de ligação ao cálcio S100B está presente apenas no citoplasma de um certo tipo de astrócito que embainha os pequenos vasos sanguíneos cerebrais. Nas lesões e processos degenerativos cerebrais, seus níveis encontram-se elevados no líquido cefalorraquidiano (LCR) e no plasma, possibilitando que se utilize sua avaliação para identificar a presença de alterações. Não se trata de um marcador específico de algum tipo de lesão, porém se os níveis séricos ou cefalorraquidianos estão normais, pode-se descartar uma lesão cerebral grave. Diversos estudos mostraram níveis muito elevados de S100B em pacientes com delírio.[135,140-143] Um estudo de Grandi e colaboradores em pacientes delirantes e controles não verificou diferença nos níveis de S100B, mas o mesmo estudo apontou a enolase neurônio-específica e o fator neurotrófico derivado do cérebro (BDNF, do inglês *brain-derived neurotrophic factor*) como potenciais marcadores para delírio em pacientes em unidade de tratamento intensivo.[144]

Outro fator que promove a proliferação neuronal, o desenvolvimento, a sobrevivência e o aumento da transmissão sináptica no sistema nervoso central (SNC) é o fator-1 de crescimento semelhante à insulina (IGF-1).[145,146] O IGF-1 pode ser inibido pelo fator de necrose tumoral (TNF, do inglês *tumor necrosis factor*).[145,147] Níveis basais baixos de IGF-1 foram relacionados com risco aumentado de delírio,[8,139,148] e podem, também, ter um efeito significativo sobre a severidade do delírio.[8] A melhor compreensão das complexas relações entre inflamação e sistema colinérgico, assim como da neurodegeneração, provavelmente irá lançar luz sobre as causas moleculares e celulares do delírio.

Outra hipótese sugere que ocorra excesso de dopamina e/ou deficiência de acetilcolina absolutas ou relativas uma em relação à outra.[149] Ocorre que as citocinas são capazes de romper o equilíbrio do sistema neurotransmissor, levando a uma redução da liberação de acetilcolina[150] e a um aumento da liberação de dopamina e adrenalina.[151] O delírio relacionado a mecanismos anticolinérgicos já foi tratado com sucesso com antagonistas de receptores dopaminérgicos,[152] e um dos receptores dopaminérgicos é o receptor de dopamina D2 (RDD2 ou DRD2), cuja disfunção causa alucinações, prejuízo motor e das funções do lobo frontal.[153,154]

A apolipoproteína E (ApoE) regula o metabolismo do colesterol, participa no reparo e manutenção da membrana neuronal e da mielina durante o desenvolvimento e após lesão.[155] É também responsável pela destruição de neurônios colinérgicos devido à síntese exagerada e eliminação deficiente de amiloide β.[156] Isoformas diferentes do gene da apolipoproteína E podem provocar deficiência colinérgica e desbloqueio da acetilcolinesterase.[157] Os portadores do alelo ApoE ε4 têm maior risco de desenvolver delírio,[9,139,158] e estão mais predispostos à lesão neuronal.[159] O alelo ApoE ε4 foi correlacionado com maior duração de delírio em pacientes ventilados mecanicamente.[160]

Os níveis elevados de glicocorticoides afetam a memória de trabalho e assim explicariam os déficits cognitivos e a desatenção dos pacientes.[161] Também foram correlacionados com prejuízo cognitivo moderado e risco de DPO.[58] Além disso, níveis elevados de cortisol plasmático têm sido relacionados com o risco de DPO e sua severidade, dependendo da funcionalidade prévia do sistema.[142,162-165] Há uma possível explicação epigenética para o fenômeno, envolvendo a metilação do gene do receptor de glicocorticoide NR3C1.[166] Os portadores do gene NR3C1 homozigoto, haplótipo 4, têm o risco de desenvolver DPO diminuído em 92%, independentemente da idade e do estado funcional e cognitivo.[167]

A síndrome metabólica associada à inflamação pode contribuir para o declínio cognitivo,[168] e assim a prevenção pré-operatória da descompensação metabólica com o controle convencional da glicose poderia reduzir a incidência de DPO/DCPO.[168,169]

Alterações plasmáticas e urinárias dos aminoácidos triptofano e tirosina têm sido relacionadas ao delírio, sendo que a diminuição dos níveis de triptofano estaria relacionada com a diminuição da síntese de serotonina cerebral[170-172] ou melatonina.[172] A melatonina é importante na regulação dos ritmos circadianos e na qualidade e duração do sono.[173] Os pacientes com DPO apresentam, frequentemente, alterações do ciclo sono-vigília, diminuição das concentrações de δ-melatonina[174] e padrões circadianos anormais de secreção de melatonina.[175]

Sunwoo e colaboradores[176] observaram uma frequência maior de patologias da proteína α-sinucleína-positiva normal e fosforilada em pacientes delirantes submetidos à gastrostomia para câncer gástrico. Eles concluíram que as características clínicas eram análogas às de demência por corpos de Lewy, muitas vezes associada à demência com doença de Parkinson. A α-sinucleína pode estar envolvida no controle da liberação do neurotransmissor através do complexo SNARE.[177,178]

Com base nisso, pode-se concluir que o estado delirante é fortemente influenciado pelo equilíbrio entre os sistemas colinérgico e dopaminérgico; pelos sinalizadores pró-inflamatórios; pela isoforma de apolipoproteína E, que pode provocar deficiência de acetilcolina e liberação de acetilcolinesterase; pelos sinalizadores de glicocorticoides; e pelo estado neurometabólico. Outros fatores contribuintes em termos genéticos, proteômicos, metabólicos e imunológicos são esperados à medida que mais pesquisas forem se desenvolvendo.

## Fisiopatologia da disfunção cognitiva pós-operatória

A fisiopatologia da DCPO, que também não está completamente esclarecida, é, em muitos aspectos, diferente daquela do DPO, como se pode avaliar pela maioria dos diversos biomarcadores encontrados. Entretanto, as duas entidades clínicas se correlacionam. O DPO associa-se à DCPO ao 7º dia do pós-operatório,[1,179,180] e pacientes delirantes têm 14 vezes mais chance de desenvolver DCPO.[179,180]

Os biomarcadores mais notáveis da DCPO estão relacionados com a inflamação. Um estudo recente apontou uma associação positiva entre a proteína pró-inflamatória S100A8 e o desenvolvimento de DCPO.[181] Também foi observado recentemente, em pacientes com DCPO, um desequilíbrio entre os linfócitos T auxiliares 17 – um subgrupo pró-inflamatório de células T $CD4^+$, e as células T reguladoras, um subgrupo anti-inflamatório de linfócitos T $CD4^+$.[182]

Em cirurgias cardíacas, a DCPO pode ser predita por níveis de baixa imunidade à endotoxina no pré-operatório conforme medida pelos níveis de imunoglobulina M (anticorpo antinúcleo da endotoxina). A imunoglobulina M tem a função de inativar a endotoxina liberada pelos gram-negativos. Os níveis mais baixos de imunoglobulina M associaram-se à maior incidência e severidade de DCPO.[183,184]

A proteinocinase ativada por 5′-adenosina monofosfato (AMPK) protege o SNC por inibição das respostas inflamatórias por vários mecanismos, incluindo a via do NF-κB.[174,175] Essas vias incluem a ativação de NF-κB por quemocinas, citocinas ou moléculas de adesão, e ativação de citocinas inflamatórias IL-1 e TNF-α.[187,188]

Foi mostrado que elevações significativas de NF-κB, IL-1β e AMPK resultaram em sinalização de receptores *Toll-like* 4 na micróglia em um modelo de ratos com DCPO.[189,190] Os níveis de NF-κB e IL-1β diminuíram gradativamente ao longo dos dias pós-operatórios.

Outro estudo experimental demonstrou que a inibição de receptores de IL-1 previne o desenvolvimento de neuroinflamação e DCPO.[191] Presume-se que a IL-1β possa ser um alvo viável para interromper a fisiopatologia da DCPO, já que a resposta inflamatória mediada pela IL-1β é desencadeada pela resposta imune periférica induzida pela cirurgia.[118]

O isoflurano aumenta os níveis de IL-1β, e daí supõe-se que advenha a lesão celular no hipocampo e as possíveis consequências cognitivas.[65,66]

A leptina, um hormônio produzido pelos adipócitos, desempenha um papel essencial em promover atividades funcionais e estruturais no SNC. Hua e colaboradores propuseram que as vias de sinalização da leptina estariam envolvidas na gênese da DCPO.[192]

Há certas semelhanças entre DCPO e doença de Alzheimer (DA), sendo a idade avançada o mais forte fator de risco para ambas. Além disso, as apresentações clínicas descritas para DCPO nos diversos domínios cognitivos são semelhantes às da DA, como prejuízo na memória, dificuldades de concentração e atenção e disfunção na execução de tarefas. A fisiopatologia da DA é complexa, envolvendo proteínas específicas ligadas à doença (amiloide β e tau), inflamação e desregulação de neurotransmissores. O diagnóstico de demência como publicado pela Associação de Alzheimer inclui, além das características clínicas, alguns biomarcadores – níveis diminuídos de amiloide β, junto com níveis elevados de proteína tau total e fosforilada no LCR. A neuropatologia molecular da DA revela duas principais marcas: placas extracelulares consistindo amplamente em agregados de amiloide β e emaranhados neurofibrilares intracelulares compostos de proteína tau hiperfosforilada. A hipótese da cascata amiloide[193] enuncia que algumas formas do peptídeo amiloide β são neurotóxicas e causam a fosforilação anormal da tau, levando-a a formar filamentos helicoidais emparelhados que resultam em emaranhados neurofibrilares. Essa cascata também resultaria em lesão mitocondrial, desregulação do cálcio e, por fim, apoptose e neurodegeneração.[194]

Tem sido postulado que as alterações amiloides precedem o início dos sintomas de demência em uma década ou mais.[195,196] Alterações refletindo a patologia de DA foram identificadas, começando 25 anos antes do início esperado dos sintomas.[197]

Os níveis de amiloide β no LCS tornam-se, inicialmente, anormais e são seguidos por acúmulo de amiloide e atrofia cerebral e, então, comprometimento do metabolismo da glicose cerebral. Estudos de autópsia de pacientes com DA consistentemente encontraram amiloidopatia e tauopatia em seus cérebros.[198,199]

Além disso, estudos de biomarcadores mostraram que a concentração de amiloide β no LCS é inversamente relacionada ao grau da patologia da DA,[200] provavelmente como consequência do sequestro na placa ou pela atividade sináptica diminuída. A presença de tau no LCR, embora não específica para DA, indica lesão neuronal. A tau costuma estar elevada no LCR de pacientes com DA e outras tauopatias, como demência frontotemporal. A razão entre a concentração de tau total e de amiloide β é correntemente usada como indicativo diagnóstico adjunto de DA.[201-203]

Foi sugerido que a lesão do hipocampo leva ao desenvolvimento de DCPO, após ter sido observada uma significativa redução de espinhas dendríticas neuronais e neuroinflamação, expressa pela ativação da micróglia e pela elevação de TNF-α e IL-1β nos hipocampos de ratos idosos.[204]

Oligômeros de amiloide β 1-42 podem prejudicar os processos metabólicos e cognitivos no hipocampo, e níveis elevados estão associados com prejuízo cognitivo causado por sua interferência com a sinalização de insulina no hipocampo.[205]

Wan e colaboradores[206] verificaram que ratos idosos que desenvolveram DCPO de curta duração após cirurgias abdominais tinham alterações tipo demência de Alzheimer, como gliose cerebral, aumento da atividade translacional e transcripcional da proteína precursora de amiloide β, produção aumentada de amiloide β e hiperfosforilação de proteína tau no hipocampo.

Pacientes que desenvolveram DCPO após transplantes hepáticos apresentaram níveis séricos elevados de amiloide β, sugerindo mecanismos similares aos da doença de Alzheimer.[207]

Alguns biomarcadores urinários poderão ser úteis como indicadores diagnósticos e prognósticos de DCPO. Um alto índice de inibidor da tripsina/creatinina foi sugerido como um fator de risco independente para DCPO em pacientes submetidos à discectomia lombar.[208]

Os níveis de excreção urinária de 8-isoprostane/creatinina também estavam elevados em pacientes com DCPO ao 7º dia pós-operatório comparados com os pacientes-controle.[209]

Até o momento, os biomarcadores mais expressivos para DCPO incluem moléculas relacionadas ao processo inflamatório, desequilíbrio entre sinalização pró e anti-inflamatória e níveis de metabólitos urinários.

Há biomarcadores que foram identificados tanto no DPO como na DCPO. Na **FIGURA 88.3** constam os biomarcadores que foram identificados nas duas situações clínicas. Na **FIGURA 88.4**, os biomarcadores estão relacionados com os diversos sistemas fisiológicos aos quais se associam.[40]

## Prevenção e tratamento do DPO/DCPO

Não é possível, nos dias de hoje, afirmar que existem mecanismos etiopatogênicos distintos entre o DPO e a DCPO. Espera-se que, à medida que esses mecanismos sejam esclarecidos, encontrem-se muitos elementos comuns e outros específicos no desenvolvimento de cada síndrome. Considerando-se que, em muitos casos, a DCPO é precedida pelo DPO e que ao DPO segue-se um percentual considerável de pacientes com DCPO, é razoável pensar que as medidas preventivas para uma condição poderão também prevenir a outra. Devido à agudeza e exuberância do quadro clínico do DPO, os fatores de risco e os fatores desencadeantes para o DPO estão mais bem identificados e, portanto, é sobre eles que incidem as medidas preventivas.

O delírio costuma ser o resultado de um agente estressante (p. ex., cirurgia) e fatores de risco predisponentes.[56,210] Os fatores

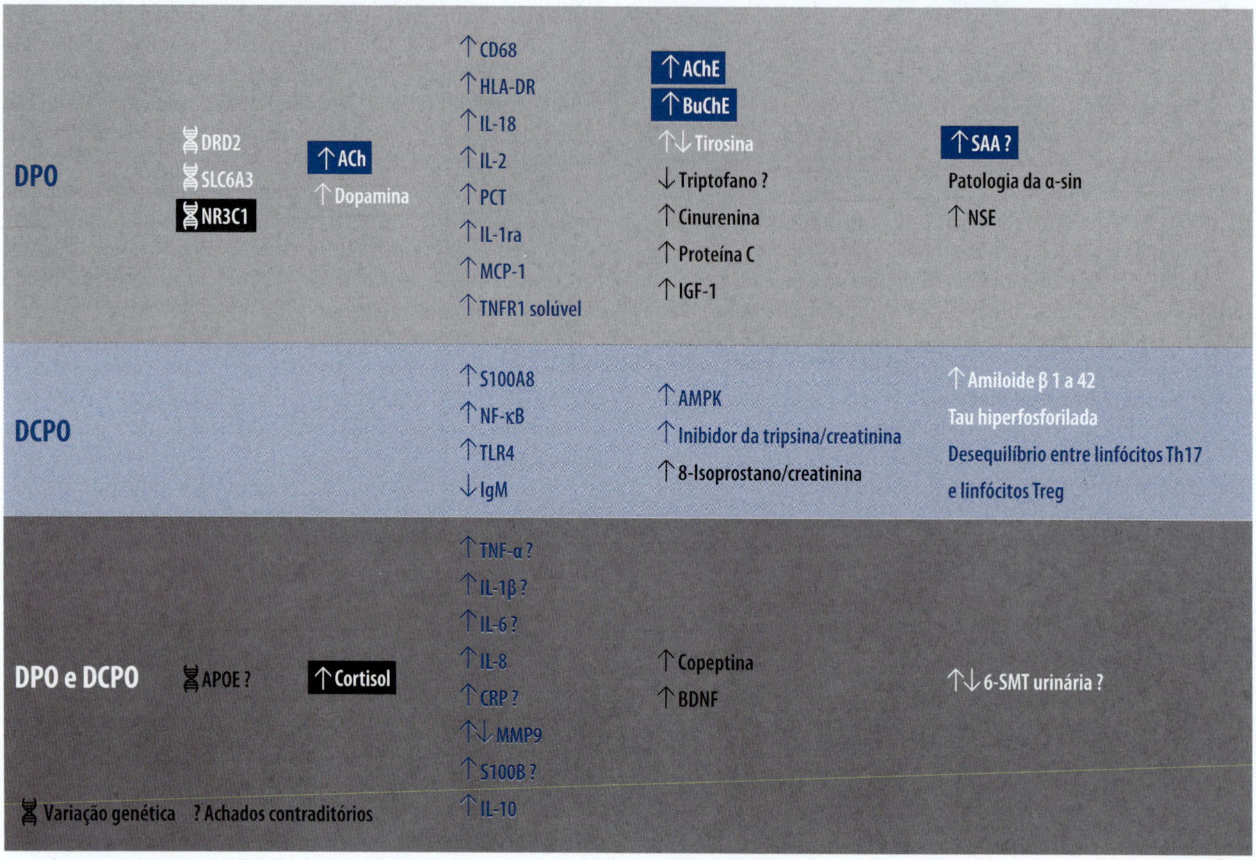


**FIGURA 88.3** Biomarcadores de *delirium* pós-operatório (DPO) e disfunção cognitiva pós-operatória (DCPO). Os biomarcadores identificados em pacientes com DPO e DCPO estão nas áreas cinza-claro e azul-claro, respectivamente. Os biomarcadores comuns para DPO/DCPO são apresentados na área de cinza-escuro. A cor da fonte indica o tipo de marcador: branca – marcador relacionado à dopamina; branca com fundo preto – marcador relacionado a glicocorticoide; branca com fundo azul – marcador colinérgico; azul – marcador relacionado à inflamação; preta – outros.

6-SMT, 6-sulfatoximelatonina; ACh, acetilcolina; AChE, acetilcolinesterase; AMPK, proteinocinase ativada por 5′-adenosina monofosfato; APOE, apolipoproteína E; BDNF, fator neurotrófico derivado do cérebro; BuChE, butirilcolinesterase; CD68, aglomerado de diferenciação; PCR, proteína C-reativa; DRD2, receptor de dopamina D2; HLA-DR, antígeno-DR leucocitário humano; IGF-1, fator-1 de crescimento semelhante à insulina; IgM, imunoglobulina M; IL, interleucina; MCP-1, proteína 1 monócito-quimiotática; MMP9, metaloproteinase-9 matriz; NF-κB, fator nuclear κB; NR3C1, receptor nuclear família 3, grupo C, membro 1; NSE, enolase específica do neurônio; PCT, procalcitonina; S100A8, proteína A8 de ligação ao cálcio S100 (proteína 8 mieloide-relacionada, calgranulina A); S100B, proteína B de ligação ao cálcio S100; SAA, atividade anticolinérgica sérica; SLC6A3, carreador de soluto família 6, membro 3; Th17, células T auxiliares 17; TLR4, receptor *Toll-like* 4; TNF-α, fator de necrose tumoral alfa; TNFR1, receptor-1 do fator de necrose tumoral; Treg, células T reguladoras; α-sin, α-sinucleína.

*Fonte: Androsova e colaboradores.*[40]

precipitantes podem incluir medicamentos (**QUADRO 88.6**),[42] infecção, anormalidades eletrolíticas e causas ambientais.[211,212]

As medidas preventivas para minimizar a incidência de DPO podem ser divididas em farmacológicas e não farmacológicas. As medidas farmacológicas implicam, por princípio, evitar o uso de substâncias que têm sido relacionadas com o DPO.

Há algumas categorias de fármacos relacionadas com o DPO. Os anticolinérgicos, como escopolamina e atropina, devem ser evitados.[213] Os antipsicóticos também devem ser evitados, porém é necessário continuá-los nos pacientes que já os utilizam. Os antipsicóticos estão implicados no desencadeamento de DPO, mas o paciente agitado que impõe risco à sua própria segurança ou de outrem deve ser sedado. Nesse caso, pode-se usar um antipsicótico na menor dose terapêutica possível, ajustando-se a dose, diariamente, de acordo com o resultado obtido, pelo mais breve período de tempo.[214-225]

Os benzodiazepínicos costumam aumentar a confusão dos pacientes idosos no pós-operatório, devendo ser evitados.[226] Eles devem ser reservados para os casos de abstinência de álcool ou de benzodiazepínicos.[227]

A dor pode contribuir para o desenvolvimento de delírio,[228-230] e a analgesia promovida pelos bloqueios regionais ou periféricos pode ser útil,[231,232] evitando, assim, o uso de opioides.[79,233,234] Dentre os opioides, a meperidina mostrou-se especialmente relacionada ao delírio.[42]

Recentemente, os fármacos $\alpha_2$-agonistas (dexmedetomidina, clonidina) têm se mostrado capazes de diminuir a incidência e tratar a severidade do DPO. Três ensaios controlados e randomizados com 445 pacientes[93-95] testaram se os $\alpha_2$-agonistas, dexmedetomidina e clonidina, eram mais eficazes que outros sedativos em prevenir o DPO em pacientes em cirurgia cardíaca. A metanálise sugeriu uma tendência para a

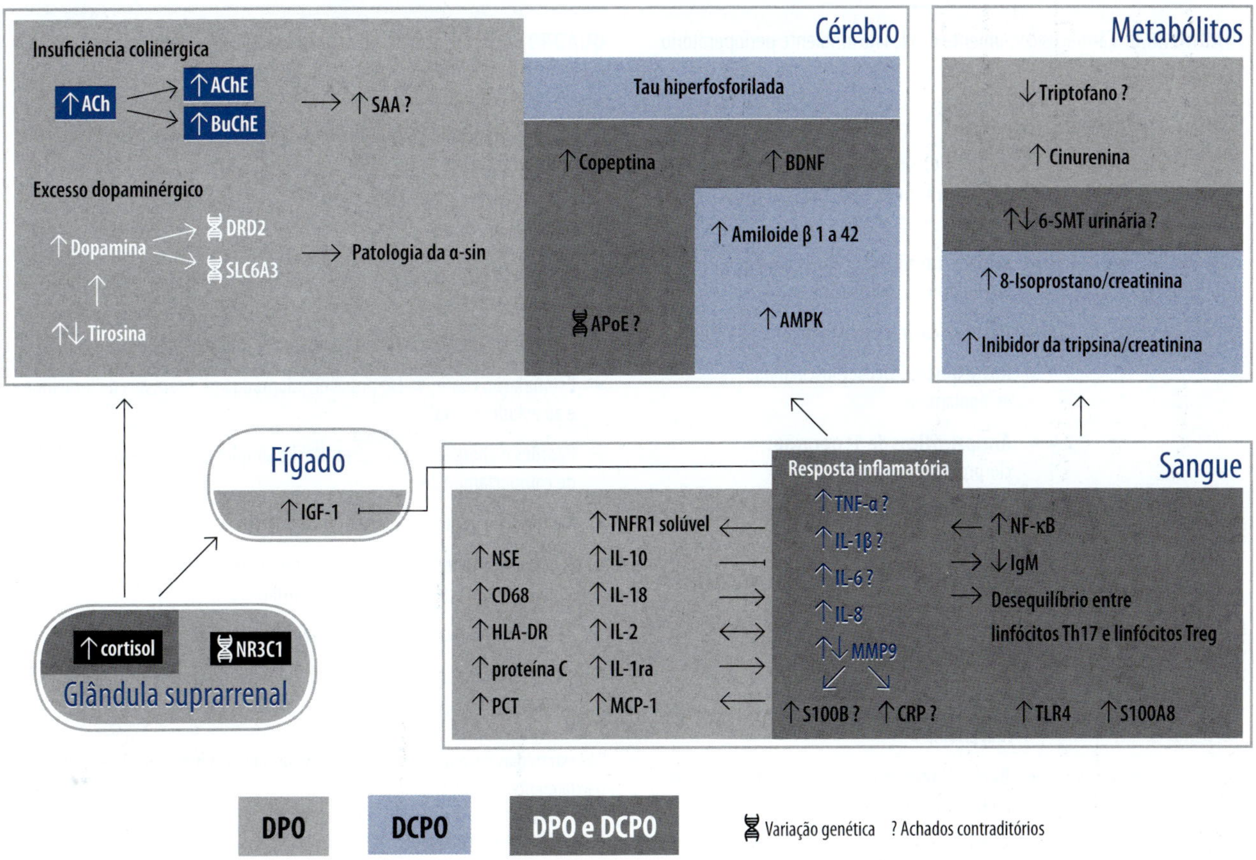


**FIGURA 88.4** Interação ao nível dos sistemas dos biomarcadores de DPO e DCPO. Os biomarcadores identificados em pacientes com DPO e DCPO estão nas áreas cinza-claro e azul-claro, respectivamente. Os biomarcadores comuns para DPO/DCPO são apresentados na área violeta. A cor da fonte indica o tipo de marcador: branca – marcador relacionado à dopamina; branca com fundo preto – marcador relacionado a glicocorticoide; branca com fundo azul – marcador colinérgico; azul – marcador relacionado à inflamação; preta – outros.

6-SMT, 6-sulfatoximelatonina; ACh, acetilcolina; AChE, acetilcolinesterase; AMPK, proteinocinase ativada por 5′-adenosina monofosfato; APoE, apolipoproteína E; BDNF, fator nerotrófico derivado do cérebro; BuChE, butirilcolinesterase; CD68, aglomerado de diferenciação; DRD2, receptor de dopamina D2; HLA-DR, antígeno-DR leucocitário humano; IGF-1, fator-1 de crescimento semelhante à insulina; IgM, imunoglobulina M; IL, interleucina; MCP-1, proteína 1 monócito-quimiotática; MMP9, metaloproteinase-9 matriz; NF-κB, fator nuclear κB; NR3C1, receptor nuclear família 3, grupo C, membro 1; NSE, enolase específica do neurônio; PCT, procalcitonina; S100A8, proteína A8 de ligação ao cálcio S100 (proteína 8 mieloide-relacionada, calgranulina A); S100B, proteína B de ligação ao cálcio S100; SAA, atividade anticolinérgica sérica; SLC6A3, carreador de soluto família 6, membro 3; Th17, células T auxiliares 17; TLR4, receptor *Toll-like* 4; TNF-α, fator de necrose tumoral alfa; TNRF1, receptor-1 do fator de necrose tumoral; Treg, células T reguladoras; α-sin, α-sinucleína.

*Fonte: Androsova e colaboradores.*[40]

diminuição do DPO (**VER FIG. 88.2**) e em um subgrupo a dexmedetomidina foi mais eficaz que os outros sedativos em prevenir o DPO. Maldonado e colaboradores[93] mostraram que a dexmedetomidina em dose bólus de 0,4 $\mu g \cdot kg^{-1}$ e infusão de 0,2 a 0,7 $\mu g \cdot kg^{-1} \cdot h^{-1}$ não produziu efeito na duração do *delirium* dos pacientes, embora a diferença não seja desprezível (2,0 ± 0 vs. 3,0 ± 3,1 vs. 5,4 ± 6,6 dias; dexmedetomidina vs. propofol vs. midazolam, P = 0,82). Shehabi e colaboradores[94] observaram que a dexmedetomidina (0,1-0,7 $\mu g \cdot kg^{-1} \cdot h^{-1}$) foi superior ao propofol em encurtar a duração do *delirium* (2 ± 4 vs. 5 ± 8 dias; dexmedetomidina vs. propofol, P = 0,032). Rubino e colaboradores[95] constataram que a clonidina suplementar (dose em bólus de 0,5 $\mu g \cdot kg$, mais a infusão de 1-2 $\mu g \cdot kg^{-1} \cdot h^{-1}$) foi capaz de reduzir a severidade do *delirium* (DDS, 0,6 ± 0,7 vs. 1,8 ± 0,8, clonidina adicional vs. clonidina padrão, P < 0,001).

Pelo menos um estudo comparativo[235] entre dexmedetomidina e propofol demonstrou que a dexmedetomidina reduziu a incidência, retardou o aparecimento e encurtou a duração do DPO em pacientes após cirurgias cardíacas. A redução de risco absoluta para DPO foi de 14%, com um número necessário tratar de 7,1. O uso de dexmedetomidina durante a cirurgia de pacientes idosos normais e com prejuízo cognitivo foi capaz de reduzir significativamente a incidência de DPO em ambos os grupos, sugerindo que pode ser uma opção efetiva na prevenção de DPO.[236]

Hudetz e colaboradores descobriram que uma administração única de cetamina de 0,5 $\mu g \cdot kg^{-1}$ na indução da anestesia reduziu a incidência de DCPO verificada em uma semana do pós-operatório de cirurgia cardíaca. Os autores concluíram que o efeito deveu-se às propriedades anti-inflamatórias da cetamina.[237,238]

**QUADRO 88.6** Fármacos comumente usados no ambiente perioperatório que podem induzir ao DPO

| Classe de fármacos ou fámaco | Exemplos |
|---|---|
| Fármacos com propriedades anticolinérgicas | • **Antidepressivos tricíclicos:** amitriptilina, doxepina, imipramina<br>• **Anti-histamínicos:** ciproeptadina, difenidramina, hidroxizina<br>• **Antimuscarínicos:** oxibutinina, tolterodina<br>• **Antiespasmódicos:** hiosciamina, escopolamina<br>• **Antipsicóticos de 1ª geração:** clorpromazina, tioridazina<br>• **Antagonistas dos receptores $H_2$-anti-histamínicos:** cimetidina, ranitidina<br>• **Relaxantes da musculatura esquelética:** ciclobenzaprina, tizanidina<br>• **Antieméticos:** prometazina |
| Corticosteroides | • Metilprednisolona, prednisona |
| Meperidina | • Meperidina |
| Sedativos/hipnóticos | • **Benzodiazepínicos:** alprazolam, diazepam, lorazepam, midazolam<br>• **Sedativos/hipnóticos:** zolpidem, zaleplona |
| Polifarmácia | • Iniciar 5 ou mais medicações novas aumenta o risco de delírio |

*Fonte: American Geriatrics Society.*[42]

**QUADRO 88.7** Estratégias* não farmacológicas e comportamentais para prevenção do *delirium* pós-operatório (DPO)

- Melhoria sensorial (assegurar óculos, auxílio auditivo ou amplificadores)
- Melhoria da mobilidade (deambular pelo menos 2 vezes por dia, se possível)
- Orientação cognitiva e atividades terapêuticas (adaptadas ao indivíduo)
- Controle da dor com esquema de paracetamol, se apropriado
- Estimulação cognitiva (se possível, adaptada aos interesses do indivíduo e ao estado mental)
- Padrões e abordagens de comunicação simples para impedir a escalada de comportamentos
- Melhoria do aporte hídrico e nutricional
- Melhoria do sono (higiene do sono diurno, relaxamento, protocolo de sono não farmacológico e rotina noturna)
- Revisão da medicação e manejo médico adequado
- Avaliação diária por uma equipe interdisciplinar para reforçar as intervenções

*As estratégias deveriam incluir todos os itens, porém a lista poderá ser usada parcialmente.

*Fonte: Inouye e colaboradores*[245] *e Marcantonio.*[254]

Em recente revisão da literatura, Orena e colaboradores[239] concluíram que dentre os muitos fatores escrutinados nos estudos, o uso de monitor de profundidade anestésica e sedação mais leve apresentavam as mais fortes evidências de reduzir a incidência de DPO. A administração de dexmedetomidina, cetamina, dexametasona e antipsicóticos também poderia reduzir o risco de DPO.

Os anticolinérgicos, embora pareçam uma alternativa atraente no controle do DPO, não podem ser recomendados nessa condição devido a resultados desfavoráveis em ensaios clínicos realizados.[240,243]

Até o momento, de acordo com os estudos realizados, não é possível fazer recomendações com relação a agentes de anestesia específicos, anestesia geral ou regional, transfusão de sangue intraoperatória e uso de medicações como dexametasona ou estatinas.[42]

Dentre as medidas não farmacológicas para prevenir o DPO, encontra-se a listagem do **QUADRO 88.7**.[42] Essas medidas tiveram sua eficácia comprovada na redução da incidência de *delirium* em 30 a 40%.[244-252]

## Considerações finais

As alterações cognitivas próprias do período pós-operatório, como o DPO e a DCPO, têm uma elevada incidência, sobretudo em idosos, e podem levar a graves consequências para além da disfunção cognitiva, como incapacidade precoce para o trabalho, perda da independência funcional, dependência de cuidados institucionais ou de terceiros, elevados custos financeiros, complicações orgânicas e, eventualmente, morte. Elas representam um problema atual e cada vez mais frequente à medida que mais cirurgias são realizadas na população mais idosa. Além da idade, há múltiplos fatores que podem estar relacionados com as disfunções cognitivas, mas a nenhum deles pode ser imputada isoladamente a responsabilidade pelo desfecho em questão.

A fisiopatologia das disfunções cognitivas pós-operatórias é complexa e, no momento, os estudos apontam de forma mais consistente para uma relação entre o processo inflamatório deflagrado pelo procedimento cirúrgico, suas conexões com a via anti-inflamatória colinérgica e os desarranjos funcionais e estruturais do SNC encontrados nos pacientes acometidos. As atitudes preventivas e terapêuticas são limitadas, tendo como foco, no primeiro caso, evitar o uso de fármacos que, de alguma forma, suspeita-se estarem implicados no desencadeamento das perturbações e, em segundo, tratar o paciente com uma abordagem multimodal, interdisciplinar, envolvendo a colaboração de anestesiologistas, cirurgiões, geriatras, enfermeiros, psicólogos e familiares, com o objetivo de promover a rápida reabilitação e evitar a perda da independência desses pacientes.[254] Farmacologicamente, a dexmedetomidina demonstrou produzir resultados favoráveis, o que a torna, neste momento, a escolha preventiva e terapêutica preferencial. A cetamina poderá, eventualmente, confirmar-se como uma opção preventiva.

# Referências


1. Rudolph JL, Marcantonio ER, Culley DJ, Silverstein JH, Rasmussen LS, Crosby GJ, et al. Delirium is associated with early postoperative cognitive dysfunction. Anaesthesia. 2008;63(9):941-7.
2. Saczynski JS, Marcantonio ER, Quach L, Fong TG, Gross A, Inouye SK, et al. Cognitive trajectories after postoperative delirium. N Eng J Med. 2012;367(1):30-9.
3. Henning H, Strauch J, Krauss H. Fortschr neuropsychiatric syndromes in aortic valve stenosis and their genesis. Neurol Psychiatr Grenzgeb. 1970;38(11):549-84.
4. United Nations. World population prospects: the 2012 revision: key findings and advance tables. Worrking paper no. ESA/P/WP.227. New York: UN; 2013.
5. Barnett SR, Jankowski CJ, Ahktar S, editors. A geriatric anesthesiology curriculum [Internet]. Schaumburg: American Society of Anesthesiologists Committee on Geriatric Anesthesia; 2007 [capturado em 11 mar. 2016]. Disponível em: http://www.sagahq.org./images/GeriCurric.pdf.
6. Moller JT, Cluitmans P, Rasmussen LS, Houx P, Rasmussen H, Canet J, et al. Long-term postoperative cognitive dysfunction in the elderly ISPOCD1 study. ISPOCD investigators. International Study of Post-Operative Cognitive Dysfunction. Lancet. 1998;351(9106):857-61.
7. Ansaloni L, Catena F, Chattat R, Fortuna D, Franceschi C, Mascitti P, et al. Risk factors and incidence of postoperative delirium in elderly patients after elective and emergency surgery. Br J Surg. 2010;97(2):273-80.
8. Adamis D, Lunn M, Martin FC, Treloar A, Gregson N, Hamilton G, et al. Cytokines and IGF-I in delirious and non-delirious acutely ill older medical inpatients. Age Ageing. 2009;38(3):326-32; discussion 251.
9. Leung JM, Sands LP, Wang Y, Poon A, Kwok PY, Kane JP, etal. Apolipoprotein E e4 allele increases the risk of early postoperative delirium in older patients undergoing noncardiac surgery. Anesthesiology. 2007;107(3):406-11.
10. Chang YL, Tsai YF, Lin PJ, Chen MC, Liu CY. Prevalence and risk factors for postoperative delirium in a cardiovascular intensive care unit. Am J Crit Care. 2008;17(6):567-75.
11. Robinson TN, Raeburn CD, Tran ZV, Angles EM, Brenner LA, Moss M. Postoperative delirium in the elderly: risk factors and outcomes. Ann Surg. 2009;249(1):173-8.
12. Monk TG, Weldon BC, Garvan CW, Dede DE, van der Aa MT, Heilman KM, et al. Predictors of cognitive dysfunction after major noncardiac surgery. Anesthesiology. 2008;108(1):18-30.
13. Newman MF, Kirchner JL, Phillips-Bute B, Gaver V, Grocott H, Jones RH, et al. Longitudinal assessment of neurocognitive function after coronary-artery bypass surgery. N Engl J Med. 2001;344(6):395-402.
14. Abildstrom H, Christiansen M, Siersma VD, Rasmussen LS; ISPOCD2 Investigators. Apolipoprotein E genotype and cognitive dysfunction after noncardiac surgery. Anesthesiology. 2004;101(4):855-61.
15. Abildstrom H, Rasmussen LS, Rentowl P, Hanning CD, Rasmussen H, Kristensen PA, et al. Cognitive dysfunction 1-2 years after non-cardiac surgery in the elderly. ISPOCD group. International Study of Post-Operative Cognitive Dysfunction. Acta Anaesthesiol Scand. 2000;44(10):1246-51.
16. McDonagh DL1, Mathew JP, White WD, Phillips-Bute B, Laskowitz DT, Podgoreanu MV, et al. Cognitive function after major noncardiac surgery, apolipoprotein E4 genotype, and biomarkers of brain injury. Anesthesiology. 2010;112(4):852-9.
17. Schoen J, Meyerrose J, Paarmann H, Heringlake M, Hueppe M, Berger KU. Preoperative regional cerebral oxygen saturation is a predictor of postoperative delirium in on-pump cardiac surgery patients: a prospective observational trial. Crit Care. 2011;15(5):R218.
18. Schoen J, Husemann L, Tiemeyer C, Lueloh A, Sedemund-Adib B, Berger KU, et al. Cognitive function after sevoflurane- vs propofol-based anaesthesia for on-pump cardiac surgery: a randomized controlled trial. Br J Anaesth. 2011;106(6):840-50.
19. Hussain M, Berger M, Eckenhoff RG, Seitz DP. General anesthetic and the risk of dementia in elderly patients: current insights. Clin Interv Aging. 2014;9:1619-28.
20. American Psychiatric Association. DSM-5: diagnostic and statistical manual of mental disorders. 5th ed. Whashington: APA; 2013.
21. Radtke FM, Franck M, Hagemann L, Seeling M, Wernecke KD, Spies CD. Risk factors for inadequate emergence after anesthesia: emergence delirium and hypoactive emergence. Minerva Anestesiol. 2010;76(6):394-403.
22. Rudolph JL, Inouye SK, Jones RN, Yang FM, Fong TG, Levkoff SE, et al. Delirium: an independent predictor of functional decline after cardiac surgery. J Am Geriatr Soc. 2010;58(4):643-9.
23. Bickel H, Gradinger R, Kochs E, Förstl H. High risk of cognitive and functional decline after postoperative delirium. A three-year prospective study. Dement Geriatr Cogn Disord. 2008;26(1):26-31.
24. Ely EW, Shintani A, Truman B, Speroff T, Gordon SM, Harrell FE Jr, et al. Delirium as a predictor of mortality in mechanically ventilated patients in the intensive care unit. JAMA. 2004;291(14):1753-62.
25. Witlox J, Eurelings LS, de Jonghe JF, Kalisvaart KJ, Eikelenboom P, van Gool WA. Delirium in elderly patients and the risk of postdischarge mortality, institutionalization, and dementia: a meta-analysis. JAMA. 2010;304(4):443-51.
26. Rudolph JL, Marcantonio ER. Review articles: postoperative delirium: acute change with long-term implications. Anesth Analg. 2011;112(5):1202-11.
27. Marcantonio ER, Goldman L, Mangione CM, Ludwig LE, Muraca B, Haslauer CM, et al. A clinical predictive rule for delirium after elective noncardiac surgery. JAMA. 1994;271(2):134-9.
28. Greene NH, Attix DK, Weldon BC, Smith PJ, McDonagh DL, Monk TG. Measures of executive function and depression identify patients at risk for postoperative delirium. Anesthesiology. 2009;110(4):788-95.
29. Hansen MV. Chronobiology, cognitive function and depressive symptoms in surgical patients. Dan Med J. 2014;61(9):B4914.
30. Steinmetz J, Christensen KB, Lund T, Lohse N, Rasmussen LS; ISPOCD Group. Long-term consequences of postoperative cognitive dysfunction. Anesthesiology. 2009;110(3):548-55.
31. Tsai TL, Sands LP, Leung JM. An update on postoperative cognitive dysfunction. Adv Anesth. 2010;28(1):269-84.
32. Price CC, Garvan CW, Monk TG. Type and severity of cognitive decline in older adults after noncardiac surgery. Anesthesiology. 2008;108(1):8-17.
33. Strøm C, Rasmussen LS. Challenges in anaesthesia for elderly. Singapore Dent J. 2014;35C:23-9.
34. Silbert BS, Evered LA, Scott DA. Incidence of postoperative cognitive dysfunction after general or spinal anaesthesia for extracorporeal shock wave lithotripsy. Br J Anaesth. 2014;113(5):784-91.
35. Savageau JA, Stanton BA, Jenkins CD, Frater RW. Neuropsychological dysfunction following elective cardiac operation. II. A six-month reassessment. J Thorac Cardiovasc Surg. 1982;84(4):595-600.
36. Savageau JA, Stanton BA, Jenkins CD, Klein MD. Neuropsychological dysfunction following elective cardiac operation. I. Early assessment. J Thorac Cardiovasc Surg. 1982;84(4):585-94.
37. Shaw PJ1, Bates D, Cartlidge NE, French JM, Heaviside D, Julian DG, et al. Long-term intellectual dysfunction following coronary artery bypass graft surgery: a six month follow-up study. Q J Med. 1987;62(239):259-68.
38. Coburn M, Fahlenkamp A, Zoremba N, Schaelte G. Postoperative cognitive dysfunction: incidence and prophylaxis. Anaesthesist. 2010;59(2):177-84.
39. van Harten AE, Scheeren TW, Absalom AR. A review of postoperative cognitive dysfunction and neuroinflammation associated with cardiac surgery and anaesthesia. Anaesthesia. 2012;67(3):280-93.
40. Androsova G, Krause R, Winterer G, Schneider R. Biomarkers of postoperative delirium and cognitive dysfunction. Frontiers in Aging Neuroscience. Front Aging Neurosci. 2015;7:112.
41. Liu P, Li Y, Wang X, Zou X, Zhang D, Wang D, et al. High serum interleukin-6 level is associated with increased risk of delirium in elderly patients after noncardiac surgery: a prospective cohort study. Chin Med J (Engl). 2013;126(19):3621-7.
42. American Geriatrics Society. Postoperative delirium in older adults: best practice statement from the American Geriatrics Society. J Am Coll Surg. 2015;220(2):136-48.e1.
43. Inouye SK, van Dyck CH, Alessi CA, Balkin S, Siegal AP, Horwitz RI. Clarifying confusion: the confusion assessment method. A new method for detection of delirium. Ann Intern Med. 1990;113(12):941-8.
44. Deiner S, Silverstein JH. Postoperative delirium and cognitive dysfunction. Br J Anaesth. 2009;103(Suppl 1):i41-46.
45. Nadelson MR, Sanders RD, Avidan MS. Perioperative cognitive trajectory in adults. Br J Anaesth. 2014;112(3):440-51.
46. Morandi A, Pandharipande PP, Jackson JC, Bellelli G, Trabucchi M, Ely EW. Understanding terminology of delirium and long-term cognitive impairment in critically ill patients. Best Pract Res Clin Anaesthesiol. 2012;26(3):267-76.
47. Dijkstra JB, Jolles J. Postoperative cognitive dysfunction versus complaints: a discrepancy in long-term findings. Neuropsychol Rev. 2002;12(1):1-14.
48. Monk TG, Price CC. Postoperative cognitive disorders. Curr Opin Crit Care. 2011;17(4):376-81.
49. Blaise G, Taha R, Qi Y. Postoperative cognitive dysfunction (POCD). Anesthesiol Rounds. 2007;6(4):1-6.
50. Folstein MF, Folstein SE, McHugh PR. "Mini-mental state". A practical method for grading the cognitive state of patients for the clinician. J Psychiatr Res. 1975;12(3):189-98.
51. Funder KS, Steinmetz J, Rasmussen LS. Methodological issues of postoperative cognitive dysfunction research. Semin Cardiothorac Vasc Anesth. 2010;14(2):119-22.
52. Rasmussen LS, Larsen K, Houx P, Skovgaard LT, Hanning CD, Moller JT, et al. The assessment of postoperative cognitive function. Acta Anaesthesiol Scand. 2001;45(3):275-89.
53. Elie M, Cole MG, Primeau FJ, Bellavance F. Delirium risk factors in elderly hospitalized patients. J Gen Intern Med. 1998;13(3):204-12.
54. Leung JM, Sands LP, Mullen EA, Wang Y, Vaurio L. Are preoperative depressive symptoms associated with postoperative delirium in geriatric surgical patients? J Gerontol A Biol Sci Med Sci. 2005;60(12):1563-8.
55. Minden SL, Carbone LA, Barsky A, Borus JF, Fife A, Fricchione GL, et al. Predictors and outcomes of delirium. Gen Hosp Psychiatry. 2005;27(3):209-14.
56. Inouye SK. Delirium in older persons. N Engl J Med. 2006;354(11):1157-65.
57. McAvay GJ, Van Ness PH, Bogardus ST Jr, Zhang Y, Leslie DL, Leo-Summers LS, et al. Depressive symptoms and the risk of incident delirium in older hospitalized adults. J Am Geriatr Soc. 2007;55(5):684-91.
58. Kazmierski J, Banys A, Latek J, Bourke J, Jaszewski R, Sobow T, et al. Mild cognitive impairment with associated inflammatory and cortisol alterations as independent risk factor for postoperative delirium. Dement Geriatr Cogn Disord. 2014;38(1-2):65-78.
59. Jackson JC, Gordon SM, Hart RP, Hopkins RO, Ely EW. The association between delirium and cognitive decline: a review of the empirical literature. Neuropsychol Rev. 2004;14(2):87-98.
60. Lundström M, Edlund A, Bucht G, Karlsson S, Gustafson Y. Dementia after delirium in patients with femoral neck fractures. J Am Geriatr Soc. 2003;51(7):1002-6.
61. Krogseth M, Wyller TB, Engedal K, Juliebø V. Delirium is an important predictor of incident dementia among elderly hip fracture patients. Dement Geriatr Cogn Disord. 2011;31(1):63-70.
62. Mason SE, Noel-Storr A, Ritchie CW. The impact of general and regional anesthesia on the incidence of post-operative cognitive dysfunction and post-operative delirium: a systematic review with meta-analysis. J Alzheimers Dis. 2010;22(Suppl 3):67-79.
63. Zhang H, Lu Y, Liu M, Zou Z, Wang L, Xu FY, et al. Strategies for prevention of postoperative delirium: a systematic review and meta-analysis of randomized trials. Crit Care. 2013;17(2):R47.
64. Slor CJ, de Jonghe JF, Vreeswijk R, Groot E, Ploeg TV, van Gool WA, et al. Anesthesia and postoperative delirium in older adults undergoing hip surgery. Am Geriatr Soc. 2011;59(7):1313-9.
65. Lin D, Zuo Z. Isoflurane induces hippocampal cell injury and cognitive impairments in adult rats. Neuropharmacology. 2011;61(8):1354-59.
66. Yon JH, Daniel-Johnson J, Carter LB, Jevtovic-Todorovic V. Anesthesia induces neuronal cell death in the developing rat brain via the intrinsic and extrinsic apoptotic pathways. Neuroscience. 2005;135(3):815-27.
67. Berger M, Nadler J, Mathew JP. Preventing delirium after cardiothoracic surgery: provocative but preliminary evidence for bispectral index monitoring. Anesth Analg. 2014;118(4):706-7.
68. Radtke F, Franck M, Lendner J, Krüger S, Wernecke K, Spies C. Monitoring depth of anaesthesia in a randomized trial decreases the rate of postoperative delirium but not postoperative cognitive dysfunction. Br J Anaesth. 2013;110(Suppl 1):i98-i105.
69. Chan MT, Cheng BC, Lee TM, Gin T; CODA Trial Group. BIS-guided anesthesia decreases postoperative delirium and cognitive decline. J Neurosurg Anesthesiol. 2013;25(1):33-42.
70. Canet J, Raeder J, Rasmussen LS, Enlund M, Kuipers HM, Hanning CD, et al. Cognitive dysfunction after minor surgery in the elderly. Acta Anaesthesiol Scand. 2003;47(10):1204-10.
71. Mitchell SJ, Merry AF. Perspective on cerebral microemboli in cardiac surgery: significant problem or much ado about nothing? J Extra Corpor Technol. 2015;47(1):10-5.
72. Pugsley W, Klinger L, Paschalis C, Treasure T, Harrison M, Newman S. The impact of microemboli during cardiopulmonary bypass on neuropsychological functioning. Stroke. 1994;25(7):1393-9.
73. Cox G, Tzioupis C, Calori GM, Green J, Seligson D, Giannoudis PV. Cerebral fat emboli: a trigger of postoperative delirium. Injury. 2011;42(Suppl 4):S6-S10.
74. Qing M, Shim JK, Grocott HP, Sheng H, Mathew JP, Mackensen GB. The effect of blood pressure on cerebral outcome in a rat model of cerebral air embolism during cardiopulmonary bypass. J Thorac Cardiovasc Surg. 2011;142(2):424-9.
75. Leiendecker J, Höcker J, Meybohm P, Fudickar A, Bein B. Postoperative neurocognitive function and microembolus detection in patients undergoing neck dissection: a pilot study. Eur J Anaesthesiol. 2010;27(5):417-24.
76. Van Dijk D, Jansen EW, Hijman R, Nierich AP, Diephuis JC, Moons KG, et al. Cognitive outcome after off-pump and on-pump coronary artery bypass graft surgery: a randomized trial. JAMA. 2002;287(11):1405-12.
77. Samuels MA. Can cognition survive heart surgery? Circulation. 2006;113(24):2784-6.
78. Jensen BO, Hughes P, Rasmussen LS, Pedersen PU, Steinbrüchel DA. Cognitive outcomes in elderly high-risk patients after off-pump versus conventional coronary artery bypass grafting: a randomized trial. Circulation. 2006;113(24):2790-5.
79. Krenk L, Kehlet H, Bæk Hansen T, Solgaard S, Soballe K, Rasmussen LS. Cognitive dysfunction after fast-track hip and knee replacement. Anesth Analg. 2014;118(5):1034-40.
80. Scott DA, Evered LA, Silbert BS. Cardiac surgery, the brain, and inflammation. J Extra Corpor Technol. 2014;46(1):15-22.
81. Johnson T, Monk T, Rasmussen LS, Abildstrom H, Houx P, Korttila K, et al. Postoperative cognitive dysfunction in middle-aged patients. Anesthesiology. 2002;96(6):1351-7.
82. Heyer EJ, Sharma R, Winfree CJ, Mocco J, McMahon DJ, McCormick PA, et al. Severe pain confounds neuropsychological test performance. J Clin Exp Neuropsychol. 2000;22(5): 633-39.
83. Zywiel MG, Prabhu A, Perruccio AV, Gandhi R. The influence of anesthesia and pain management on cognitive dysfunction after joint arthroplasty: a systematic review. Clin Orthop Relat Res. 2014;472(5):1453-66.
84. Edwards H, Rose EA, Schorow M, King TC. Postoperative deterioration in psychomotor function. JAMA. 1981;245(13):1342-3.
85. Kaneko T, Takahashi S, Naka T, Hirooka Y, Inoue Y, Kaibara N, et al. Postoperative delirium following gastrointestinal surgery in elderly patients. Surg Today. 1997;27(2):107-11.
86. Berggren D, Gustafson Y, Eriksson B, Bucht G, Hansson LI, Reiz S, et al. Postoperative confusion after anesthesia in elderly patients with femoral neck fractures. Anesth Analg. 1987;66(6):497-504.
87. Williams-Russo P, Sharrock NE, Mattis S, Szatrowski TP, Charlson ME. Cognitive effects after epidural vs general anesthesia in older adults. A randomized trial. JAMA. 1995;274(1):44-50.
88. Kudoh A, Takase H, Takazawa T. A comparison of anesthetic quality in propofol-spinal anesthesia and propofol-fentanyl anesthesia for total knee arthroplasty in elderly patients. J Clin Anesth. 2004;16(6):405-10.
89. Papaioannou A, Fraidakis O, Michaloudis D, Balalis C, Askitopoulou H. The impact of the type of anaesthesia on cognitive status and delirium during the first postoperative days in elderly patients. E J Anaesthesiol. 2005;22(7):492-9.
90. Williams-Russo P, Urquhart BL, Sharrock NE, Charlson ME. Post-operative delirium: predictors and prognosis in elderly orthopedic patients. J Am Geriatr Soc. 1992;40(8):759-67.
91. Mann C, Pouzeratte Y, Boccara G, Peccoux C, Vergne C, Brunat G, et al. Comparison of intravenous or epidural patient-controlled analgesia in the elderly after major abdominal surgery. Anesthesiology. 2000;92(2):433-41.
92. Beaussier M, Weickmans H, Parc Y, Delpierre E, Camus Y, Funck-Brentano C, et al. Postoperative analgesia and recovery course after major colorectal surgery in elderly patients: a randomized comparison between intrathecal morphine and intravenous PCA morphine. Reg Anesth Pain Med. 2006;31(6):531-8.
93. Maldonado JR, Wysong A, van der Starre PJ, Block T, Miller C, Reitz BA. Dexmedetomidine and the reduc-

tion of postoperative delirium after cardiac surgery. Psychosomatics. 2009;50(3):206-17.

94. Shehabi Y, Grant P, Wolfenden H, Hammond N, Bass F, Campbell M, et al. Prevalence of delirium with dexmedetomidine compared with morphine based therapy after cardiac surgery: a randomized controlled trial (DEXmedetomidine COmpared to Morphine-DEXCOM Study). Anesthesiology. 2009;111(5):1075-84.
95. Rubino AS, Onorati F, Caroleo S, Galato E, Nucera S, Amantea B, et al. Impact of clonidine administration on delirium and related respiratory weaning after surgical correction of acute type-A aortic dissection: results of a pilot study. Interact Cardiovasc Thorac Surg. 2010;10(1):58-62.
96. Praticò C, Quattrone D, Lucanto T, Amato A, Penna O, Roscitano C, et al. Drugs of anesthesia acting on central cholinergic system may cause post-operative cognitive dysfunction and delirium. Med Hypotheses. 2005;65(5):972-82.
97. Papadopoulou E, Davilas E, Sotiriou V, Georgakopoulos E, Georgakopoulou S, Koliopanos A, et al. Cell-free DNA and RNA in plasma as a new molecular marker for prostate and breast cancer. Ann N Y Acad Sci. 2006;1075:235-43.
98. Sørensen KD, Ørntoft TF. Discovery of prostate cancer biomarkers by microarray gene expression profiling. Expert Rev Mol Diagn. 2010;10(1):49-64.
99. Wang X, Yu J, Sreekumar A, Varambally S, Shen R, Giacherio D, et al. Autoantibody signatures in prostate cancer. N Engl J Med. 2005;353(12): 1224-35.
100. Norton PA, Comunale MA, Krakover J, Rodemich L, Pirog N, D'Amelio A, et al. N-linked glycosylation of the liver cancer biomarker GP73. J Cell Biochem. 2008;104(1):136-49.
101. Drake PM, Cho W, Li B, Prakobphol A, Johansen E, Anderson NL, et al. Sweetening the pot: adding glycosylation to the biomarker discovery equation. Clin Chem. 2010;56(2): 223-36.
102. Deguchi A, Soh JW, Li H, Pamukcu R, Thompson WJ, Weinstein IB. Vasodilator-stimulated phosphoprotein (VASP) phosphorylation provides a biomarker for the action of exisulind and related agents that activate protein kinase G. Mol Cancer Ther. 2002;1(10):803-9.
103. Crowell EB Jr, Ketchum JS. The treatment of scopolamine-induced delirium with physostigmine. Clin Pharmacol Ther. 1967;8(3):409-14.
104. Stassi M, Mannino R. Intoxication due to scopolamine. Critical considerations. Minerva Anestesiol. 1965;31(11):568-71.
105. Plaschke K, Thomas C, Engelhardt R, Teschendorf P, Hestermann U, Weigand MA, et al. Significant correlation between plasma and CSFanticholinergic activity in presurgical patients. Neurosci Lett. 2007;417(1):16-20.
106. Mach JR Jr, Dysken MW, Kuskowski M, Richelson E, Holden L, Jilk KM. Serum anticholinergic activity in hospitalized older persons with delirium: a preliminary study. J Am Geriatr Soc. 1995;43(5):491-5.
107. Flacker JM, Cummings V, Mach JR Jr, Bettin K, Kiely DK, Wei J. The association of serum anticholinergic activity with delirium in elderly medical patients. Am J Geriatr Psychiatry. 1998;6(1):31-41.
108. Mussi C, Ferrari R, Ascari S, Salvioli G. Importance of serum anticholinergic activity in the assessment of elderly patients with delirium. J Geriatr Psychiatry Neurol. 1999;12(2):82-6.
109. Hasselmo ME. Neuromodulation and cortical function: modeling the physiological basis of behavior. Behav Brain Res. 1995;67(1):1-27.
110. Everitt BJ, Robbins TW. Central cholinergic systems and cognition. Annu Rev Psychol. 1997;48:649-84.
111. Hshieh TT, Fong TG, Marcantonio ER, Inouye SK. Cholinergic deficiency hypothesis in delirium: a synthesis of current evidence. J Gerontol A Biol Sci Med Sci. 2008;63(7):764-72.
112. Anagnostaras SG, Murphy GG, Hamilton SE, Mitchell SL, Rahnama NP, Nathanson NM, et al. Selective cognitive dysfunction in acetylcholine M1 muscarinic receptor mutant mice. Nat Neurosci. 2003;6(1):51-8.
113. Volpicelli LA, Levey AI. Muscarinic acetylcholine receptor subtypes in cerebral cortex and hippocampus. Prog Brain Res. 2004;145:59-66.
114. Culley DJ, Baxter M, Yukhananov R, Crosby G. The memory effects of general anesthesia persist for weeks in young and aged rats. Anesth Analg. 2003;96(4):1004-9.
115. Kong FJ, Ma LL, Zhang HH, Zhou JQ. Alpha 7 nicotinic acetylcholine receptor agonist GTS-21 mitigates isoflurane-induced cognitive impairment in aged rats. J Surg Res. 2015;194(1):255-61.
116. Hovens IB, Schoemaker RG, van der Zee EA, Absalom AR, Heineman E, van Leeuwen BL. Postoperative cognitive dysfunction: involvement of neuroinflammation and neuronal functioning. Brain Behav Immun. 2014;38:202-10.
117. Kalb A, von Haefen C, Sifringer M. Acetylcholinesterase inhibitors reduce neuroinflammation and -degeneration in the cortex and hippocampus of a surgery stress rat model. PLoS One. 2013;8:e62679.
118. Cibelli M, Fidalgo AR, Terrando N, Ma D, Monaco C, Feldmann M, et al. Role of interleukin-1beta in postoperative cognitive dysfunction. Ann Neurol. 2010;68(3):360-8.
119. Borovikova LV, Ivanova S, Zhang M, Yang H, Botchkina GI, Watkins LR, et al. Vagus nerve stimulation attenuates the systemic inflammatory response to endotoxin. Nature. 2000;405(6785):458-62.
120. Van Gool WA,van de Beek D, Eikelenboom P. Systemicinfection and delirium: when cytokines and acetylcholine collide. Lancet. 2010;375(9716):773-5.
121. Cerejeira JMS, Nogueira V, Luís P, Vaz-Serra A, Mukaetova-Ladinska EB. The cholinergic system and inflammation: common pathways in delirium pathophysiology. J Am Geriatr Soc. 2012;60(4):669-75.
122. Wagner M, Schulze-Rauschenbach S, Petrovsky N, Brinkmeyer J, von der Goltz C, Gründer G, et al. Neurocognitive impairments in non-deprived smokers: results from a population-based multi-center study on smoking-related behavior.Addict Biol. 2013;18(4):752-61.
123. Terrando N, Eriksson LI, Ryu JK, Yang T, Monaco C, Feldmann M, et al. Resolving postoperative neuroinflammation and cognitive decline. Ann Neurol. 2011;70(6):986-95.
124. Field RH, Gossen A, Cunningham C. Priorpathologyinthebasal forebrain cholinergic system predisposes to inflammation-induced working memory deficits: reconciling inflammatory and cholinergic hypotheses of delirium. J Neurosci. 2012;32(18):6288-94.
125. Pepys MB, Hirschfield GM. C-reactive protein: a critical update. J Clin Invest. 2003;111(12):1805-12.
126. Tilvis RS, Kähönen-Väre MH, Jolkkonen J, Valvanne J, Pitkala KH, Strandberg TE. Predictors of cognitive decline and mortality of aged people over a 10-year period. J Gerontol A Biol Sci Med Sci. 2004;59(3):268-74.
127. Burkhart CS, Dell-Kuster S, Gamberini M, Moeckli A, Grapow M, Filipovic M, et al. Modifiable and nonmodifiable risk factors for postoperative delirium after cardiac surgery with cardiopulmonary bypass. J Cardiothorac Vasc Anesth. 2010;24(4):555-9.
128. Beloosesky Y, Grinblat J, Pirotsky A, Weiss A, Hendel D. Different C-reactive protein kinetics in post-operative hip-fractured geriatric patients with and without complications. Gerontology. 2004;50(4):216-22.
129. Macdonald A, Adamis D, Treloar A, Martin F. C-reactive protein levels predict the incidence of delirium and recovery from it. Age Ageing. 2007;36(2):222-5.
130. Ritchie CW, Newman TH, Leurent B, Sampson EL. The association between C-reactive protein and delirium in 710 acute elderly hospital admissions. Int Psychogeriatr. 2014;26(5):717-24.
131. Zhang Z, Pan L, Deng H, Ni H, Xu X. Prediction of delirium incritically ill patients with elevated C-reactive protein. J Crit Care. 2014;29(1):88-92.
132. Rudolph JL, Ramlawi B, Kuchel GA, McElhaney JE, Xie D, Sellke FW, et al. Chemokines are associated with delirium after cardiac surgery. J Gerontol A Biol Sci Med Sci. 2008;63(2):184-9.
133. van Munster BC, Aronica E, Zwinderman AH, Eikelenboom P, Cunningham C, De Rooij SE. Neuroinflammation in delirium: a postmortem case-control study. Rejuvenation Res. 2011;14(6):615-22.
134. van Munster BC, Korevaar JC, Zwinderman AH, Levi M, Wiersinga WJ, De Rooij SE. Time-course of cytokines during delirium in elderly patients with hip fractures. J Am Geriatr Soc. 2008;56(9):1704-9.
135. van den Boogaard M, Kox M, Quinn KL,van Achterberg T, van der Hoeven JG, Schoonhoven L, et al. Biomarkers associated with delirium in critically ill patients and their relation with long-term subjective cognitive dysfunction; indications for different pathways governing delirium in inflamed and noninflamed patients. Crit Care. 2011;15(6):R297.
136. Cape E, Hall RJ, van Munster BC, de Vries A, Howie SE, Pearson A, et al. Cerebrospinal fluid markers of neuroinflammation in delirium: a role for interleukin-1β in delirium after hip fracture. J Psychosom Res. 2014;77(3), 219-25.
137. Kazmierski J, Banys A, Latek J, Bourke J, Jaszewski R. Raised IL-2 and TNF-α concentrations are associated with postoperative delirium in patients undergoing coronary-artery bypass graft surgery. Int Psychogeriatr. 2014;26(5):845-55.
138. van Munster BC, Zwinderman AH, De Rooij SE. Genetic variations in the interleukin-6 and interleukin-8 genes and the interleukin-6 recept or gene in delirium. Rejuvenation Res. 2011;14(4):425-8.
139. Adamis D, Treloar A, Martin FC, Gregson N, Hamilton G, Macdonald AJ. APOE and cytokines as biological markers for recovery of prevalent delirium in elderly medical inpatients. Int J Geriatr Psychiatry. 2007;22(7):688-94.
140. Pfister D, Siegemund M, Dell-Kuster S, Smielewski P, Rüegg S, Strebel SP, et al. Cerebral perfusion in sepsis-associated delirium. Crit Care. 2008;12(3):R63.
141. van Munster BC, Korse CM, De Rooij SE, Bonfrer JM, Zwinderman AH, Korevaar JC. Markers of cerebral damage during delirium in elderly patients with hip fracture. BMC Neurol. 2009;9:21.
142. van Munster BC, Bisschop PH, Zwinderman AH, Korevaar JC, Endert E, Wiersinga WJ, et al. Cortisol, interleukins and S100B in delirium in the elderly. Brain Cogn. 2010;74(1):18-23.
143. van Munster BC, Korevaar JC, Korse CM, Bonfrer JM, Zwinderman AH, De Rooij SE. Serum S100B in elderly patients with and without delirium. Int J Geriatr Psychiatry. 2010;25(3):234-9.
144. Grandi C, Tomasi CD, Fernandes K, Stertz L, Kapczinski F, Quevedo J, et al. Brain-derived neurotrophic factor and neuron-specific enolase, but not S100β, levels are associated to the occurrence of delirium in intensive care unit patients. J Crit Care. 2011;26(2):133-7.
145. Frost RA, Nystrom GJ, Lang CH. Tumor necrosis factor-alpha decreases insulin-like growth factor-I messenger ribonucleic acid expression in C2C12 myoblasts via a Jun N-terminal kinase pathway. Endocrinology. 2003;144(5):1770-9.
146. Shcheglovitov A, Shcheglovitova O, Yazawa M, Portmann T, Shu R, Sebastiano V, et al. SHANK3 and IGF1 restore synaptic deficits in neurons from 22q13 deletion syndrome patients. Nature. 2013;503:267-71.
147. Bassil F, Fernagut PO, Bezard E, Meissner WG. Insulin, IGF-1and GLP-1 signaling in neurodegenerative disorders: targets for disease modification? Prog. Neurobiol. 2014; 118:1-18.
148. Wilson K, Broadhurst C, Diver M, Jackson M, Mottram P. Plasma insulin growth factor-1 and incident delirium in older people. Int J Geriatr Psychiatry. 2005;20:154-9.
149. Trzepacz PT. Is there a final common neural pathway in delirium? Focus on acetylcholine and dopamine. Semin Clin Neuropsychiatry. 2000;5:132-48.
150. Willard B, Hauss-Wegrzyniak B, Wenk GL. Pathological and biochemical consequences of acute and chronic neuroinflammation with in the basal forebrain cholinergic system of rats. Neuroscience. 1999;88(1):193-200.
151. Stefano GB, Bilfinger TV, Fricchione GL. The immune-neuro-link and the macrophage: postcardiotomy delirium, HIV-associated dementia and psychiatry. Prog Neurobiol. 1994;42(4):475-88.
152. Alagiakrishnan K, Wiens C. An approach to drug induced delirium in the elderly. Postgrad Med J. 2004;80(945):388-93.
153. Volkow ND, Gur RC, Wang GJ, Fowler JS, Moberg PJ, Ding YS, et al. Association between decline in brain dopamine activity with age and cognitive and motor impairment in healthy individuals. Am J Psychiatry. 1998;155(3):344-9.
154. Makoff AJ, Graham JM, Arranz MJ, Forsyth J, Li T, Aitchison KJ, et al. Association study of dopamine receptor gene polymorphisms with drug-induced hallucinations in patients with idiopathic Parkinson's disease. Pharmacogenetics. 2000;10(1):43-8.
155. Ignatius MJ, Gebicke-Härter PJ, Skene JH, Schilling JW, Weisgraber KH, Mahley RW, et al. Expression of apolipo protein E during nerve degeneration and regeneration. Proc Natl Acad Sci U S A. 1986;83(4):1125-9.
156. Kowall NW, Beal MF, Busciglio J, Duffy LK, Yankner BA. An in vivo model for the neurodegenerative effects of beta amyloid and protection by substance P. Proc Natl Acad Sci U S A. 1991;88(16):7247-51.
157. Sutinen EM, Pirttilä T, Anderson G, Salminen A, Ojala JO. Pro-inflammatory interleukin-18 increases Alzheimer's disease-associated amyloid-β production in human neuron-like cells. J Neuroinflammation. 2012;9:199.
158. van Munster BC, Korevaar JC, Zwinderman AH, Leeflang MM, De Rooij SE. The association between delirium and the apolipoprotein E epsilon 4 allele: new study results and a meta-analysis. Am J Geriatr Psychiatry. 2009;17(10):856-62.
159. Olivecrona Z, Koskinen LO. The release of S-100B and NSE in severe traumatic head injury is associated with APOE ε4. Acta Neurochir. 2012;154(4):675-80; discussion 680.
160. Ely EW, Girard TD, Shintani AK, Jackson JC, Gordon SM, Thomason JW, et al. Apolipoprotein E4 polymorphism as a genetic predisposition to delirium in critically ill patients. Crit Care Med. 2007;35(1):112-7.
161. Lupien SJ, Gillin CJ, Hauger RL. Working memory is more sensitive than declarative memory to the acute effects of corticosteroids: a dose-response study in humans. Behav Neurosci. 1999;113(3): 420-30.
162. Bisschop PH, De Rooij SE, Zwinderman AH, van Oosten HE, van Munster BC. Cortisol, insulin and glucose and the risk of deliriumin older adults with hip fracture. J Am Geriatr Soc. 2011;59(9):1692-6.
163. Cerejeira J, Batista P, Nogueira V, Vaz-Serra A, Mukaetova-Ladinska EB. The stress response to surgery and postoperative delirium: evidence of hypothalamic-pituitary-adrenal axis hyperresponsiveness and decreased suppression of the GH/IGF-1 Axis. J Geriatr Psychiatry Neurol. 2013;26(3):185-94.
164. Colkesen Y, Giray S, Ozenli Y, Sezgin N, Coskun I. Relation of serum cortisol to delirium occurring after acute coronary syndromes. Am J Emerg Med. 2013;31(1):161-5.
165. Kazmierski J, Banys A, Latek J, Bourke J, Jaszewski R. Cortisol levels and neuropsychiatric diagnosis as markers of postoperative delirium: a prospective cohort study. Crit Care. 2013;17(2):R38.
166. Perroud N, Paoloni-Giacobino A, Prada P, Olié E, Salzmann A, Nicastro R, et al. Increased methylation of glucocorticoid receptor gene (NR3C1) in adults with a history of childhood maltreatment: a link with the severity and type of trauma. Transl Psychiatry. 2011;1:e59.
167. Manenschijn L, van Rossum EF, Jetten AM, De Rooij SE, van Munster BC. Glucocorticoid receptor haplotype is associated with a decreased risk of delirium in the elderly. Am J Med Genet B Neuropsychiatr Genet. 2011;156-B(3):316-21.
168. Yaffe K, Kanaya A, Lindquist K, Simonsick EM, Harris T, Shorr RI, et al. The metabolic syndrome, inflammation, and risk of cognitive decline. JAMA. 2004;292(18):2237-42.
169. Finfer S, Chittock DR, Su SYS, Blair D, Foster D, Dhingra V, et al. Intensive versus conventional glucose control in critically ill patients. N Engl J Med. 2009;360:1283-97.
170. van der Mast RC, van den Broek WW, Fekkes D, Pepplinkhuizen L, Habbema JD. Is delirium after cardiac surgery related to plasma amino acids and physical condition? J Neuropsychiatry Clin Neurosci. 2000;12(1):57-63.
171. Robinson TN, Raeburn CD, Angles EM, Moss M. Low tryptophan levels are associated with post-operative delirium in the elderly. Am J Surg. 2008;196(5):670-4.
172. Pandharipande PP, Morandi A, Adams JR, Girard TD, Thompson JL, Shintani AK, et al. Plasma tryptophan and tyrosine levels are independent risk factors for delirium in critically ill patients. Intensive Care Med. 2009;35(11):1886-92.
173. Brzezinski A. Melatonin in humans. N Engl J Med. 1997;336(3):186-95.
174 Morita K. Perioperative plasma melatonin concentration in postoperative critically ill patients: its association with delirium. J Crit Care. 2013;28(3):236-42.
175. Shigeta H, Yasui A, Nimura Y, Machida N, Kageyama M, Miura M, et al. Postoperative delirium and melatonin levels in elderly patients. Am J Surg. 2011;182(5):449-54.
176. Sunwoo MK, Hong JY, Choi J, Park HJ, Kim SH, Lee PH. α-Synuclein pathology is related to postoperative delirium in patients undergoing gastrectomy. Neurology. 2013;80(9):810-3.
177. Kang J, Lemaire HG, Unterbeck A, Salbaum JM, Masters CL, Grzeschik KH, et al. The precursor of Alzheimer's disease amyloid A4 protein resembles a cell-surface receptor. Nature. 1987;325(6106):733-6.
178. Tanzi RE, Gusella JF, Watkins PC, Bruns GA, St George-Hyslop P, Van Keuren ML, et al. Amyloid beta protein gene: cDNA, mRNA distribution, and genetic linkage near the Alzheimer locus. Science. 1987;235(4791):880-4.
179. Hudetz JA, Patterson KM, Byrne AJ, Pagel PS, Warltier DC. Postoperative delirium is associated with postoperative cognitive dysfunction at one week after cardiac surgery with cardiopulmonary bypass. Psychol Rep. 2009;105(3 Pt 1):921-32.
180. Hudetz JA, Patterson KM, Byrne AJ, Iqbal Z, Gandhi SD, Warltier DC, et al. A history of alcohol dependence increases the incidence and severity of postoperative cognitive dysfunction in cardiac surgical patients. Int J Environ Res Public Health. 2009;6(11):2725-39.
181. Lu SM, Yu CJ, Liu YH, Dong HQ, Zhang X, Zhang SS, et al. S100A8 contributes to postoperative cognitive dysfunction in mice undergoing tibial fracture surgery by activating the TLR4/MyD88 pathway. Brain Behav Immun. 2015;44:221-34.

182. Tian A, Ma H, Cao X, Zhang R, Wang X, Wu B. Vitamin D improves cognitive function and modulates Th17/T reg cell balance after hepatectomy in mice. Inflammation. 2015;38(2):500-9.
183. Mathew JP, Grocott HP, Phillips-Bute B, Stafford-Smith M, Laskowitz DT, Rossignol D, et al. Lower endotoxin immunity predicts increased cognitive dysfunction in elderly patients after cardiac surgery. Stroke. 2003;34(2):508-13.
184. Rothenburger M, Soeparwata R, Deng MC, Berendes E, Schmid C, Tjan TD, et al. The impact of anti-endotoxin core antibodies on endotoxin and cytokine release and ventilation time after cardiac surgery. J Am Coll Cardiol. 2001;38(1):124-30.
185. Sag D, Carling D, Stout RD, Suttles J. Adenosine 5'-monophosphate-activated protein kinase promotes macrophage polarization to an anti-inflammatory functional phenotype. J Immunol. 2008;181(12):8633-41.
186. Salminen A, Hyttinen JM, Kaarniranta K. AMP-activated protein kinase inhibits NF-κB signaling and inflammation: impact on healthspan and lifespan. J Mol Med. 2011;89(7):667-76.
187. Renard P, Zachary MD, Bougelet C, Mirault ME, Haegeman G, Remacle J, et al. Effects of antioxidant enzyme modulations on interleukin-1induced nuclear factor kappa B activation. Biochem Pharmacol. 1997;53(2):149-60.
188. Chandel NS, Trzyna WC, McClintock DS, Schumacker PT. Role of oxidants in NF-kappa B activation and TNF-alpha gene transcription induced by hypoxia and endotoxin. J Immunol. 2000;165(2):1013-21.
189. Wang Y, He H, Li D, Zhu W, Duan K, Le Y, et al. The role of the TLR4 signaling pathway in cognitive deficits following surgery in aged rats. Mol Med Rep. 2013;7(4):1137-42.
190. Bi Y, Liu S, Yu X, Wu M, Wang Y. Adaptive and regulatory mechanisms in aged rats with postoperative cognitive dysfunction. Neural Regen Res. 2014;9(5):534-9.
191. Barrientos RM, Hein AM, Frank MG, Watkins LR, Maier SF. Intracisternal interleukin-1receptor antagonist prevents postoperative cognitive decline and neuroinflammatory response in aged rats. J Neurosci. 2012;32(42):14641-8.
192. Hua F, Yang C, Zhu B. Leptin: new hope for the treatment of post-operative cognitive dysfunction? Med Sci Monit. 2014;20:866-8.
193. Cras P, Kawai M, Lowery D, Gonzalez-DeWhitt P, Greenberg B, Perry G. Senile plaque neurites in Alzheimer disease accumulate amyloid precursor protein. Proc Natl Acad Sci U S A. 1991;88(17):7552-6.
194. Hardy JA, Higgins GA. Alzheimer's disease: the amyloid cascade hypothesis. Science. 1992;256(5054):184-5.
195. Jack CR Jr, Knopman DS, Jagust WJ, Shaw LM, Aisen PS, Weiner MW, et al. Hypothetical model of dynamic biomarkers of the Alzheimer's pathological cascade. Lancet Neurol. 2010;9(1):119-28.
196. Sperling RA, Aisen PS, Beckett LA, Bennett DA, Craft S, Fagan AM, et al. Toward defining the preclinical stages of Alzheimer's disease: recommendations from the National Institute on Aging-Alzheimer's Association workgroups on diagnostic guidelines for Alzheimer's disease. Alzheimers Dement. 2011;7(3):280-92.
197. Bateman RJ, Xiong C, Benzinger TL, Fagan AM, Goate A, Fox NC, et al.Clinical and biomarker changes in dominantly inherited Alzheimer's disease. N Engl J Med. 2012;367(9):795-804.
198. Knopman DS, Parisi JE, Salviati A, Floriach-Robert M, Boeve BF, Ivnik RJ, et al. Neuropathology of cognitively normal elderly. J Neuropathol Exp Neurol. 2003;62(11):1087-95.
199. Savva GM, Wharton SB, Ince PG, Forster G, Matthews FE, Brayne C, et al. Age, neuropathology, and dementia. N Engl J Med. 2009;360(22):2302-9.
200. Fagan AM, Mintun MA, Mach RH, Lee SY, Dence CS, Shah AR, et al. Inverse relation between in vivo amyloid imaging load and cerebrospinal fluid Abeta42 in humans. Ann Neurol. 2006;59(3):512-9.
201. Clark CM, Xie S, Chittams J, Ewbank D, Peskind E, Galasko D, et al. Cerebrospinal fluid tau and beta-amyloid: how well do these biomarkers reflect autopsy-confirmed dementia diagnoses? Arch Neurol. 2003;60(12):1696-702.
202. Green AJ, Harvey RJ, Thompson EJ, Rossor MN. Increased tau in the cerebrospinal fluid of patients with frontotemporal dementia and Alzheimer's disease. Neurosci Lett. 1999;259(2):133-5.
203. Maddalena A, Papassotiropoulos A, Müller-Tillmanns B, Jung HH, Hegi T, Nitsch RM, et al. Biochemical diagnosis of Alzheimer disease by measuring the cerebrospinal fluid ratio of phosphorylated tau protein to beta-amyloid peptide42. Arch Neurol. 2003;60(9):1202-6.
204. Le Y, Liu S, Peng M, Tan C, Liao Q, Duan K, et al. Aging differentially affects the loss of neuronal dendritic spine, neuroinflammation and memory impairment at rats after surgery. PLoS One. 2014; 9(9):e106837.
205. Pearson-Leary J, McNay EC. Intrahippocampal administration of amyloid-β(1-42) oligomers acutely impairs spatial working memory, insulin signaling and hippocampal metabolism. J Alzheimers Dis. 2012;30(2):413-22.
206. Wan Y, Xu J, Meng F, Bao Y, Ge Y, Lobo N, et al. Cognitive decline following major surgery is associated with gliosis, β-amyloid accumulation and τ phosphorylation in old mice. Crit Care Med. 2010;38(11):2190-8.
207. Li X, Wen DX, Zhao YH, Hang YN, Mandell MS. Increase of beta-amyloid and C-reactive protein in liver transplant recipients with postoperative cognitive dysfunction. Hepatobiliary Pancreat Dis Int. 2013;12(4):370-6.
208. Zhang YH, Guo XH, Zhang QM, Yan GT, Wang TL. Serum CRP and urinary trypsin inhibitor implicate postoperative cognitive dysfunction especially in elderly patients. Int J Neurosci. 2015;125(7):501-6.
209. Cheng Q, Wang J, Wu A, Zhang R, Li L, Yue Y. Can urinary excretion rate of 8-isoprostrane and malonaldehyde predict postoperative cognitive dysfunction in aging? Neurol Sci. 2013;34(9):1665-9.
210. Inouye SK, Westendorp RG, Saczynski JS. Delirium in elderly people. Lancet. 2014;383(9920):911-22.
211. Cole MG, Primeau FJ, Bailey RF, Bonnycastle MJ, Masciarelli F, Engelsmann F, et al. Systematic intervention for elderly inpatients with delirium: a randomized trial. CMAJ. 1994;151(7):965-70.
212. Allen SR, Frankel HL. Postoperative complications: delirium. Surg Clin North Am. 2012;92(2):409-31, x.
213. Luukkanen MJ, Uusvaara J, Laurila JV, Strandberg TE, Raivio MM, Tilvis RS, et al. Anticholinergic drugs and their effects on delirium and mortality in the elderly. Dement Geriatr Cogn Dis Extra. 2011;1(1):43-50.
214. Larsen KA, Kelly SE, Stern TA, Bode RH Jr, Price LL, Hunter DJ, et al. Administration of olanzapine to prevent postoperative delirium in elderly joint-replacement patients: a randomized, controlled trial. Psychosomatics. 2010;51(5):409-18.
215. van den Boogaard M, Schoonhoven L, van Achterberg T, van der Hoeven JG, Pickkers P. Haloperidol prophylaxis in critically ill patients with a high risk for delirium. Crit Care. 2013;17(1):R9.
216. Wang W, Li HL, Wang DX, Zhu X, Li SL, Yao GQ, et al. Haloperidol prophylaxis decreases delirium incidence in elderly patients after noncardiac surgery: a randomized controlled trial*. Crit Care Med. 2012;40(3):731-9.
217. Kaneko T, Cai J, Ishikura T, Kobayashi M, Naka T, Kaibara N. Prophylactic consecutive administration of haloperidol can reduce the occurrence of postoperative delirium in gastrointestinal surgery. Yonago Acta Med. 1999;42:179-84.
218. Kalisvaart KJ, de Jonghe JF, Bogaards MJ, Vreeswijk R, Egberts TC, Burger BJ, et al. Haloperidol prophylaxis for elderly hip-surgery patients at risk for delirium: a randomized placebo-controlled study. J Am Geriatr Soc. 2005;53(10):1658-66.
219. Page VJ, Ely EW, Gates S, Zhao XB, Alce T, Shintani A, et al. Effect of intravenous haloperidol on the duration of delirium and coma in critically ill patients (Hope-ICU): a randomised, double-blind, placebo-controlled trial. Lancet Respir Med. 2013;1(7):515-23.
220. Vochteloo AJ, Moerman S, van der Burg BL, de Boo M, de Vries MR, Niesten DD, et al. Delirium risk screening and haloperidol prophylaxis program in hip fracture patients is a helpful tool in identifying high-risk patients, but does not reduce the incidence of delirium. BMC Geriatr. 2011;11:39.
221. Hunt N, Stern TA. The association between intravenous haloperidol and Torsades de Pointes. Three cases and a literature review. Psychosomatics. 1995;36(6):541-9.
222. Trifirò G. Antipsychotic drug use and community-acquired pneumonia. Curr Infect Dis Rep. 2011;13(3):262-8.
223. US Food and Drug Administration. FDA requests boxed warnings on older class of antipsychotic drugs [Internet]. Silver Spring: FDA; 2008 [capturado em 24 jul. 2014]. Disponível em: www.fda.gov/NewsEvents/Newsroom/PressAnnouncements/2008/ucm116912.htm.
224. Masand PS. Side effects of antipsychotics in the elderly. J Clin Psychiatry. 2000;61(Suppl 8):43-9; discussion 50-1.
225. Crawford GB, Agar MM, Quinn SJ, Phillips J, Litster C, Michael N, et al. Pharmacovigilance in hospice/palliative care: net effect of haloperidol for delirium. J Palliat Med. 2013;16(11):1335-41.
226. Pandharipande P, Shintani A, Peterson J, Pun BT, Wilkinson GR, Dittus RS, et al. Lorazepam is an independent risk factor for transitioning to delirium in intensive care unit patients. Anesthesiology. 2006;104(1):21-6.
227. Amato L, Minozzi S, Vecchi S, Davoli M. Benzodiazepines for alcohol withdrawal. Cochrane Database Syst Rev. 2010;(3):CD005063.
228. Vaurio LE, Sands LP, Wang Y, Mullen EA, Leung JM. Postoperative delirium: the importance of pain and pain management. Anesth Analg. 2006;102(4):1267-73.
229. Robinson S, Vollmer C. Undermedication for pain and precipitation of delirium. Medsurg Nurs. 2010;19(2):79-83; quiz 84.
230. Lynch EP, Lazor MA, Gellis JE, Orav J, Goldman L, Marcantonio ER. The impact of postoperative pain on the development of postoperative delirium. Anesth Analg. 1998;86(4):781-5.
231. Kinjo S, Lim E, Sands LP, Bozic KJ, Leung JM. Does using a femoral nerve block for total knee replacement decrease postoperative delirium?. BMC Anesthesiol. 2012;12:4.
232. Mouzopoulos G, Vasiliadis G, Lasanianos N, Nikolaras G, Morakis E, Kaminaris M. Fascia iliaca block prophylaxis for hip fracture patients at risk for delirium: a randomized placebo-controlled study. J Orthop Traumatol. 2009;10(3):127-133.
233. Leung JM, Sands LP, Rico M, Petersen KL, Rowbotham MC, Dahl JB, et al. Pilot clinical trial of gabapentin to decrease postoperative delirium in older patients. Neurology. 2006;67(7):1251-3.
234. Krenk L, Rasmussen LS, Hansen TB, Bogø S, Søballe K, Kehlet H. Delirium after fast-track hip and knee arthroplasty. Br J Anaesth. 2012;108(4):607-11.
235. Djaiani G, Silverton N, Fedorko L, Carroll J, Styra R, Rao V, et al. Dexmedetomidine versus propofol sedation reduces delirium after cardiac surgery: a randomized controlled trial. Anesthesiology. 2016;124(2):362-8.
236. Liu Y, Ma L, Gao M, Guo W, Ma Y. Dexmedetomidine reduces postoperative delirium after joint replacement in elderly patients with mild cognitive impairment. Aging Clin Exp Res. 2015 Nov 11. [Epub ahead of print]
237. Hudetz JA, Patterson KM, Iqbal Z, Gandhi SD, Byrne AJ, Hudetz AG, et al. Ketamine attenuates delirium after cardiac surgery with cardiopulmonary bypass. J Cardiothorac Vasc Anesth. 2009;23(5):651-7.
238. Hudetz JA, Iqbal Z, Gandhi SD, Patterson KM, Byrne AJ, Hudetz AG, et al. Ketamine attenuates post-operative cognitive dysfunction after cardiac surgery. Acta Anaesthesiol Scand. 2009;53(7):864-72.
239. Orena EF, King AB, Hughes CG. The role of anesthesia in the prevention of postoperative delirium: a systematic review. Minerva Anestesiol. 2016 Jan 28. [Epub ahead of print]
240. Sampson EL, Raven PR, Ndhlovu PN, Vallance A, Garlick N, Watts J, et al. A randomized, double-blind, placebo-controlled trial of donepezil hydrochloride (Aricept) for reducing the incidence of postoperative delirium after elective total hip replacement. Int J Geriatr Psychiatry. 2007;22(4):343-9.
241. Marcantonio ER, Palihnich K, Appleton P, Davis RB. Pilot randomized trial of donepezil hydrochloride for delirium after hip fracture. J Am Geriatr Soc. 2011;59(Suppl 2):S282-8.
242. Gamberini M, Bolliger D, Lurati Buse GA, Burkhart CS, Grapow M, Gagneux A, et al. Rivastigmine for the prevention of postoperative delirium in elderly patients undergoing elective cardiac surgery: a randomized controlled trial. Crit Care Med. 2009;37(5):1762-8.
243. van Eijk MM1, Roes KC, Honing ML, Kuiper MA, Karakus A, van der Jagt M, et al. Effect of rivastigmine as an adjunct to usual care with haloperidol on duration of delirium and mortality in critically ill patients: a multicentre, double-blind, placebo-controlled randomised trial. Lancet. 2010;376(9755):1829-37.
244. Inouye SK, Bogardus ST Jr, Charpentier PA, Leo-Summers L, Acampora D, Holford TR, et al. A multicomponent intervention to prevent delirium in hospitalized older patients. N Engl J Med. 1999;340(9):669-76.
245. Holt R, Young J, Heseltine D. Effectiveness of a multi-component intervention to reduce delirium incidence in elderly care wards. Age Ageing. 2013;42(6):721-7.
246. Martinez FT, Tobar C, Beddings CI, Vallejo G, Fuentes P. Preventing delirium in an acute hospital using a non-pharmacological intervention. Age Ageing. 2012;41(5):629-34.
247. Rubin FH, Williams JT, Lescisin DA, Mook WJ, Hassan S, Inouye SK. Replicating the Hospital Elder Life Program in a community hospital and demonstrating effectiveness using quality improvement methodology. J Am Geriatr Soc. 2006;54(6):969-74.
248. Björkelund KB, Hommel A, Thorngren KG, Gustafson L, Larsson S, Lundberg D. Reducing delirium in elderly patients with hip fracture: a multi-factorial intervention study. Acta Anaesthesiol Scand. 2010;54(6):678-88.
249. Vidán MT, Sánchez E, Alonso M, Montero B, Ortiz J, Serra JA. An intervention integrated into daily clinical practice reduces the incidence of delirium during hospitalization in elderly patients. J Am Geriatr Soc. 2009;57(11):2029-36.
250. Inouye SK, Bogardus ST Jr, Baker DI, Leo-Summers L, Cooney LM Jr. The Hospital Elder Life Program: a model of care to prevent cognitive and functional decline in older hospitalized patients. Hospital Elder Life Program. J Am Geriatr Soc. 2000;48(12):1697-706.
251. Lundström M, Olofsson B, Stenvall M, Karlsson S, Nyberg L, Englund U, et al. Postoperative delirium in old patients with femoral neck fracture: a randomized intervention study. Aging Clin Exp Res. 2007;19(3):178-86.
252. Chen CC, Lin MT, Tien YW, Yen CJ, Huang GH, Inouye SK. Modified hospital elder life program: effects on abdominal surgery patients. J Am Coll Surg. 2011;213(2):245-52.
253. Marcantonio ER. Postoperative delirium: a 76-year-old woman with delirium following surgery. JAMA. 2012;308(1):73-81.
254. Wang W, Wang Y, Wu H, Lei L, Xu S, Shen X, et al. Postoperative cognitive dysfunction: current developments in mechanism and prevention. Med Sci Monit. 2014;20:1908-12.

## Questões de Provas do TSA

**88.1 (TSA/2015)** Mulher de 76 anos, 68 kg e 1,60 m, é submetida a artroplastia total do quadril. É hipertensa, diabética e apresentou infarto do miocárdio há 3 anos. ECG demonstra fibrilação atrial e extrassístoles ventriculares isoladas. Faz uso de losartana, sinvastatina, aspirina, metformina e enoxaparina. No pós-operatório, evolui com letargia, sonolência diurna, agitação noturna, alucinações e pensamento desorganizado. O diagnóstico provável para o quadro descrito é:

**A.** Hipoglicemia.

**B.** Acidente vascular cerebral.

**C.** Hidrocefalia de pressão normal.

**D.** Disfunção cognitiva pós-operatória.

**88.2 (TSA/2016)** Homem de 72 anos, 72 kg e 1,70 m com histórico de HAS, DM, dislipidemia e demência vascular é submetido à ureteroscopia rígida para remoção de cálculo em ureter direito. O procedimento com duração de 30 minutos foi realizado sob anestesia venosa com infusão alvo-controlada de propofol (1,4 a 1,8 $\mu g \cdot mL^{-1}$) e remifentanil (1,5 a 1,9 $\mu g \cdot mL^{-1}$) tendo sido administrado 20 mg de escopolamina, 2.000 mg de dipirona e 1 mg de morfina no intraoperatório. Sessenta minutos após o término do procedimento e interrupção dos agentes anestésicos, o paciente se mantém inconsciente, com reposta de localização à dor sem déficit focal e com pupilas dilatadas, isocóricas e fotorresponsivas. Ao exame apresenta-se com PA de 130x70 mmHg, FC de 92 bpm em ritmo sinusal, FR de 16 irpm, $SpO_2$ de 97% e temperatura de 36 °C. Exames laboratoriais não evidenciam alterações significativas. Qual é a melhor conduta a ser empregada neste momento?

**A.** Administração venosa de naloxona.

**B.** Realização de eletroencefalograma.

**C.** Administração venosa de fisostigmina.

**D.** Realização de tomografia computadorizada do crânio.

# Parte XII

# Dor

COORDENADORA: MIRIAM SELIGMAN MENEZES

# 89. ANATOMIA E FISIOPATOLOGIA DA DOR

Miriam Seligman Menezes
João Batista Santos Garcia

A International Association for the Study of Pain (IASP), após sucessivas tentativas de formular um conceito para dor que abrangesse dimensões sensitivo-discriminativas, afetivo-motivacionais e cognitivo-avaliativas, definiu dor como "uma experiência sensorial e emocional desagradável, que é associada a lesões reais ou potenciais ou descrita em termos de tais lesões. A dor é sempre subjetiva. Cada indivíduo aprende a utilizar esse termo a partir de suas experiências".[1] Em indivíduos diferentes e em um mesmo indivíduo, a dor pode ter variadas expressões dependendo do contexto em que se insere. O estímulo doloroso pode ser identificado no tempo, no espaço e em relação à sua natureza; tem uma conotação aversiva desagradável e caracteriza-se pela subjetividade na sua interpretação. Fatores como estado emocional, ansiedade, depressão, atenção e distração, experiências anteriores e memórias podem aumentar ou diminuir a sensação dolorosa.[2]

A dor pode ser classificada, quanto às características de resolução, em aguda e crônica e, quanto ao mecanismo de ação, em nociceptiva e neuropática. Em relação ao tempo, pode ser classificada em aguda (até 6 meses de duração) e crônica (além de 6 meses, sendo que alguns consideram 3 meses). Em geral, a dor aguda aparece após uma lesão tecidual e desaparece com a resolução do processo causal; como exemplo clássico, pode-se citar a dor pós-operatória. Dor aguda é a que tem função de alerta; a fisiopatologia é bem compreendida, o diagnóstico etiológico é fácil, e o controle, adequado.[1] A dor crônica não tem função de alerta; gera estresse físico, emocional, econômico e social, e tanto o diagnóstico como o tratamento são mais difíceis.

Dor nociceptiva é a que ocorre por ativação de nociceptores, em tecidos superficiais e profundos, decorrente de estímulos nocivos ou potencialmente nocivos.[1] Dor neuropática foi definida a princípio como "uma dor iniciada ou causada por uma lesão primária ou disfunção do sistema nervoso". Alguns anos atrás, houve uma nova definição de dor neuropática: "uma dor que surge como consequência de uma lesão ou doença afetando o sistema somatossensitivo", um conceito que retira a palavra "disfunção", que é um termo vago e também restringe a lesão ao sistema somatossensitivo. É uma dor crônica e incapacitante, muitas vezes de difícil tratamento.[3]

O papel do sistema nociceptivo é processar informações sobre a intensidade, a localização e a dinâmica dos estímulos lesivos que ameaçam a integridade tecidual. Os impulsos aferentes gerados por estímulos nóxicos são codificados na periferia, propagados centralmente, processados e percebidos, recebendo, de maneira simultânea, poderosa influência modulatória (excitatória e inibitória) em toda a sua extensão.

## Sistema nociceptor periférico

Terminações nervosas livres das fibras sensoriais A delta (Aδ), finamente mielinizadas, e das fibras C, amielínicas, estão presentes em estruturas superficiais do tegumento, parede das vísceras e dos vasos sanguíneos e no sistema musculoesquelético, podendo sofrer estimulações mecânicas, térmicas ou químicas. As fibras C, responsáveis por cerca de 70 a 80% das aferências sensitivas, constituem o grupo mais importante no que se refere à nocicepção. Seus receptores são polimodais, respondendo a estímulos térmicos, mecânicos e químicos. As fibras Aδ possuem diferentes tipos de receptores: multimodais, com propriedades muito semelhantes às das fibras C, diferindo apenas na velocidade de condução; mecanorreceptores, presentes somente na pele; e termorreceptores.[4]

A ativação dessas terminações nervosas específicas, denominadas nociceptores ou receptores nociceptivos, ocorre por três fatores conhecidos: estímulo por substâncias algógenas, liberadas no ambiente tecidual pelas células dos tecidos lesados e células inflamatórias (mastócitos, macrófagos e linfócitos) em situações de trauma, isquemia ou inflamação; liberação retrógrada de neurotransmissores pelas fibras nervosas; e influências noradrenérgicas, procedentes de eferências simpáticas, resultando em atividade generalizada das fibras nervosas envolvidas, que se projetam no corno dorsal da medula espinhal, dando início à transmissão do impulso doloroso (FIG. 89.1). Os nociceptores são células pseudounipolares com corpos celulares nos gânglios da raiz dorsal e trigeminais. As terminações periféricas dessas células se estendem dentro de estruturas e tecidos periféricos onde pode ocorrer uma grande variedade de interações, conforme recém-descrito.[5,6]

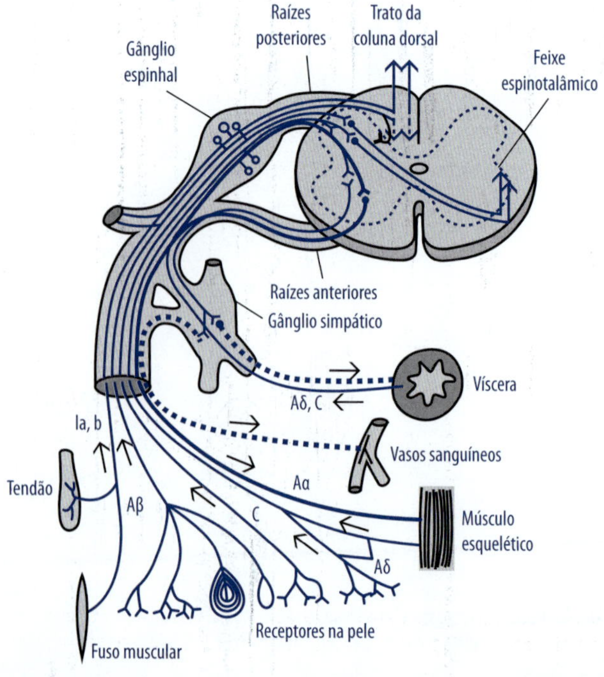


**FIGURA 89.1** Representação do sistema receptor dos estímulos dolorosos até a medula espinhal.
*Fonte: Adaptada de Bonica.*[2]

Substâncias algógenas, como bradicinina, acetilcolina, prostaglandinas, histamina, serotonina, leucotrienos, substância P, tromboxano, fator de ativação plaquetária, radicais ácidos, íons potássio, citocinas (interleucina [IL] 1, IL-6, IL-8 e fator de necrose tumoral α [TNF-α]), entre outras, em contato com os nociceptores, reduzem o limiar destes aos estímulos nociceptivos nos locais de liberação.[7]

Calcitonina, neurocinina A e B e substância P são neurotransmissores liberados pelas terminações nervosas nociceptivas, em situações patológicas, contribuindo para a sensibilização dos nociceptores por meio da ativação de vários mediadores químicos. A noradrenalina liberada pelo sistema nervoso simpático altera a vasoatividade local, sensibilizando, também, os nociceptores[7] (FIG. 89.2).

Em resumo, os nociceptores compreendem um grupo diverso de populações diferentes em termos neuroquímicos e funcionais. Existe uma subpopulação peptidérgica que expressa neuropeptídeos como substância P, peptídeo relacionado com o gene da calcitonina (CGRP, do inglês *calcitonin gene-related peptide*), receptor de tropomiosinocinase A (TrkA, do inglês *tropomyosin receptor kinase A*) e receptores purinérgicos P2X. A outra subpopulação, não peptidérgica, pode ser identificada pela presença de locais de ligação para a isolecitina B4, que expressa receptores de tirosinocinase (RTK, do inglês *receptor tyrosine kinase*).[7,8]

O mecanismo de ação da maior parte desses mediadores se faz, indiretamente, sobre os receptores das membranas, que costumam estar acoplados – mas não de forma exclusiva – a segundos mensageiros, ativando cinases específicas e fosforilando canais iônicos. Entretanto, alguns mediadores são capazes de agir diretamente nos canais iônicos das membranas, alterando a permeabilidade e a excitabilidade celular. O processo pelo qual o estímulo físico é convertido em atividade elétrica nos neurônios aferentes primários é chamado de transdução.[9]

Estimulações nociceptivas repetidas no campo receptivo ou nas imediações de nociceptores polimodais levam à redução do limiar de ativação desses receptores e ao aumento da resposta a estímulos determinados, caracterizando-se a sensibilização periférica. Uma proporção de aferentes primários não mielinizados normalmente não é sensível a estímulos térmicos e mecânicos, mesmo intensos, porém se torna responsiva na presença de sensibilização. São os chamados nociceptores silentes, que passam a responder de maneira intensa mesmo a estímulos não nociceptivos.[9]

Hiperalgesia primária é um tipo de sensibilização, no sítio da lesão tecidual, caracterizada por limiar reduzido de dor, sensibilidade aumentada a estímulos supralimiares e dor espontânea; hiperalgesia secundária, por sua vez, é o desenvolvimento de uma área aumentada de hiperalgesia e alodinia circundando o sítio da lesão.[9]

## Transmissão do impulso doloroso

O maior contingente de vias nervosas sensitivas aferentes primárias, cujos corpos celulares localizam-se nos gânglios sensitivos, alcança a medula espinhal por meio das raízes posteriores, embora existam fibras sensitivas, amielínicas, que se ativam exclusivamente por estímulos nociceptivos e alcançam a medula pelas raízes anteriores. As fibras aferentes finas subdividem-se, mais tarde, em ramos ascendentes e descendentes, continuam-se alguns segmentos com o trato de Lissauer, até projetarem-se na substância cinzenta da medula espinhal, sobretudo nas lâminas I, II e V do corno posterior.[9]

O corno posterior da medula espinhal, correspondente às seis primeiras lâminas das dez existentes na substância cinzenta, no sentido posteroanterior, desempenha papel fundamental na transmissão dos estímulos dolorosos, pois contém um complexo circuito com numerosos neurônios e sinapses e uma

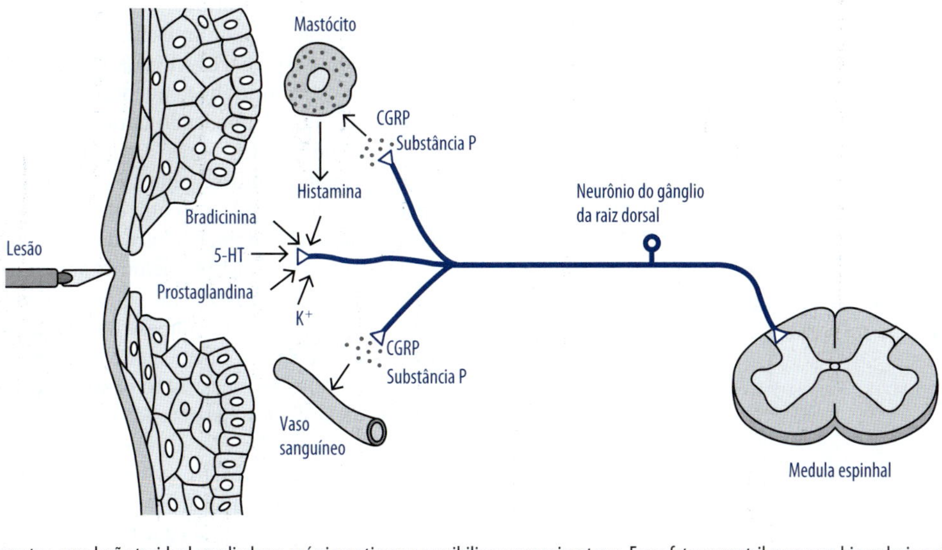


**FIGURA 89.2** Em resposta a uma lesão tecidual, mediadores químicos ativam e sensibilizam os nociceptores. Esses fatores contribuem para hiperplasia e alodinia. Na lesão tecidual, a bradicinina e as prostaglandinas ativam e sensibilizam os nociceptores, que, por sua vez, liberam substância P e peptídeo relacionado com o gene da calcitonina (CGRP, do inglês *calcitonin gene-related peptide*). A substância P provoca degranulação dos mastócitos e liberação de histamina, que ativa os nociceptores. Ela provoca ainda o extravasamento de plasma, enquanto o CGRP causa dilatação dos vasos sanguíneos; o edema resultante ocasiona liberação adicional de bradicinina. A serotonina (5-HT) liberada pelas plaquetas ativa os nociceptores.
*Fonte: Raff e Levitzky.*[10]

variedade de neurotransmissores, responsáveis pela abstração local, integração, seleção e dispersão apropriada dos impulsos sensoriais. Tal circuito é ativado por fenômenos de convergência e somação centrais, sofrendo influências excitatórias e inibitórias vindas da periferia, de interneurônios locais e do sistema suprassegmentar. É aí que os aferentes nociceptivos entram em contato com os neurônios de segunda ordem, liberando neurotransmissores, que desempenharão papéis transmissores ou moduladores das mensagens nociceptivas vindas da periferia[9] (FIG. 89.3).

Muitos esforços têm sido feitos para a identificação de canais iônicos que estejam envolvidos exclusivamente no processo de transmissão da informação nociceptiva da periferia para o sistema nervoso central (SNC) com o intuito de encontrar mecanismos de transmissão específicos para nociceptores. Alguns candidatos foram selecionados, como os canais de sódio tetrodotoxina-resistentes (TTXr, do inglês *tetrodotoxin-resistant sodium channels*), que estão especificamente distribuídos em uma população de neurônios sensitivos. As subunidades α $Na_v1,8$ e $Na_v1,9$ de canais de sódio compreendem canais TTXr em neurônios periféricos. Cerca de metade das fibras C expressam tanto $Na_v1,8$ quanto $Na_v1,9$. Apesar da identificação desses canais e do fato de eles serem alvos para o desenvolvimento de analgésicos, os canais de sódio $Na_v1,7$ são os que aparecem como mediadores mais críticos no processo de transmissão, com um modelo de expressão menos restrito, tanto em neurônios sensitivos quanto autonômicos, porém sujeito a mais mutações genéticas.[11,12]

## Sensibilização central

Com a estimulação persistente dos nociceptores, observa-se uma redução do limiar de sensibilidade, o que faz os estímulos normalmente não dolorosos resultarem em dor (alodinia), além do aparecimento de dor espontânea, hiperalgesia primária e secundária, que podem persistir, mesmo após a resolução da lesão tecidual. Isso sugere que a sensibilização periférica não é responsável por todas essas mudanças, devendo haver um envolvimento significativo do SNC nesse processo, caracterizando o fenômeno de sensibilização central.[13]

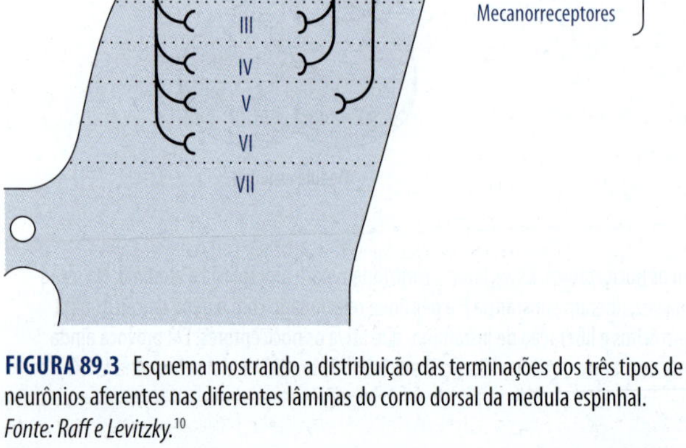


**FIGURA 89.3** Esquema mostrando a distribuição das terminações dos três tipos de neurônios aferentes nas diferentes lâminas do corno dorsal da medula espinhal. *Fonte: Raff e Levitzky.*[10]

O SNC apresenta mudanças estruturais e funcionais, chamadas de plasticidade, com adaptações positivas (apropriadas às mudanças do meio) ou negativas (anormalidade de função).

A sensibilização central é desencadeada por impulsos sensoriais transmitidos pelas fibras amielínicas C, que terminam nas camadas mais superficiais do corno posterior da medula espinhal. Essa sensibilização é caracterizada por atividade espontânea aumentada, redução de limiar ou aumento na responsividade a impulsos aferentes, descargas prolongadas após estímulos repetidos e expansão dos campos receptivos periféricos de neurônios do corno dorsal. Cabe ressaltar que essas mudanças na medula espinhal resultam em hipersensibilidade de mecanorreceptores de baixo limiar (que normalmente não produzem dor), fazendo com que a sensação dolorosa possa ser conduzida pelas fibras sensoriais Aβ. Além do componente medular, há evidências de que lesões periféricas também possam induzir plasticidade em estruturas supraespinhais, afetando a resposta à dor.[13]

Entre os inúmeros neurotransmissores liberados pelos terminais dos aferentes primários, os aminoácidos excitatórios glutamato e aspartato são considerados os mais importantes, sendo encontrados em grandes células do gânglio dorsal. Em células menores do gânglio dorsal, encontram-se, também, peptídeos com importantes funções excitatórias e modulatórias, como substância P, substância K, peptídeo relacionado com o gene da calcitonina, peptídeo vasoativo intestinal, dinorfina, encefalina, fator de liberação de corticotrofina, arginina-vasopressina, ocitocina, peptídeo liberador de gastrina, bombesina, angiotensina II, galanina e outros. A existência de múltiplos neurotransmissores pode estar relacionada com a codificação do estímulo nociceptivo periférico, não sendo rara a presença de mais de um neurotransmissor nos terminais nervosos dos aferentes primários.[14]

A liberação de neurotransmissores pelos aferentes primários na medula espinhal está ligada à geração de potenciais pós-sinápticos excitatórios que podem ser lentos (produzidos pelas fibras amielínicas C, podendo durar até 20 segundos) ou rápidos (produzidos pelas fibras A, com baixo limiar de excitabilidade, durando milissegundos), com ativação de receptores específicos, destacando-se, entre eles, os envolvidos no mecanismo de ação dos aminoácidos e das taquicininas.[14]

Os receptores AMPA (ácido α-amino-3-hidróxi-5-metil-4-isoxasol-propiônico), ligados a canais iônicos, e os cainatos, ligados à proteína G e fosfolipase da membrana, são acionados imediatamente após a liberação de aminoácidos excitatórios e estão envolvidos no mecanismo de localização temporal, espacial e na quantificação da dor. São conhecidos como receptores não NMDA.[14]

Os receptores NMDA (*N*-metil-D-aspartato) são ativados pelo glutamato e modulados pela substância P, atuando centenas de milissegundos após a chegada do estímulo; os receptores de neurocininas são ativados segundos após a liberação de taquicininas. Há três tipos de receptores para as taquicininas: neurocinina-1 ($NK_1$), neurocinina-2 ($NK_2$) e neurocinina-3 ($NK_3$), todos pós-sinápticos, acoplados à proteína G e localizados no corno posterior da medula. A substância P age via $NK_1$, e a neurocinina A, via $NK_2$. Tanto os receptores NMDA como os de neurocininas estão relacionados com o mecanismo de sensibilização dos neurônios do corno posterior da medula espinhal.[14]

A liberação inicial de glutamato pelos aferentes primários é seguida da rápida ativação dos receptores AMPA. Em casos de estimulações frequentes e intensas, ocorrerá uma liberação contínua de glutamato pelos aferentes nociceptivos primários, hiperexcitados, ativando, por sua vez, também os receptores NMDA. A despolarização prolongada e repetitiva da membrana (efeito voltagem-dependente) desloca o íon magnésio, que habitualmente bloqueia esses receptores, e permite a entrada do cálcio para o interior da célula, prolongando ainda mais a despolarização, o que pode ser explicado pela duração prolongada dos potenciais lentos durante estímulos repetitivos, levando à somação temporal, fenômeno conhecido como *wind-up*. A substância P e o fator neurotrófico liberados pelos aferentes primários modulam e modificam esses eventos.[14,15]

A ativação dos receptores NMDA é acompanhada de um aumento do cálcio intracelular e da ativação de segundos mensageiros, importantes na transdução da cascata intracelular e consequente fosforilação das proteínas, alterando as propriedades funcionais dos neurônios nociceptivos. O cálcio intracelular aumentado é responsável, também, pela ativação da enzima óxido nítrico sintetase (ONS) e pela alteração na expressão de genes no corno posterior da medula (proto-oncogenes). A ONS produz óxido nítrico, que, agindo como segundo mensageiro, via monofosfato de guanosina cíclico (GMPc, do inglês *cyclic guanosine monophosphate*), ativa proteinocinases, responsáveis pela fosforilação e ativação dos canais iônicos, além de difundir-se, retrogradamente, para o terminal pré-sináptico e estimular a liberação de glutamato.

O produto proteico da transcrição dos proto-oncogenes c-fos e c-jun (Fos), ativado pela estimulação de fibras Aδ e C, é encontrado nas lâminas I, II e V da medula espinhal e tem ação sobre a expressão de outros genes. Acredita-se que, uma vez ativados, interajam com sistemas opioides, por meio da expressão sobre os genes pré-prodinorfina e pré-proencefalina, gerando tanto a síntese de dinorfinas, com efeitos antinociceptivos, minimizando a neuroplasticidade, quanto a de encefalinas, produzindo excitação direta neuronal e antinocicepção, por mecanismo de retroalimentação (*feedback*) negativa. São responsáveis, também, pela transcrição de RNA mensageiros controladores da síntese de proteínas fundamentais ao funcionamento dos neurônios, causando alterações da expressão fenotípica, muitas vezes duradouras e eventualmente permanentes, tornando esses neurônios hipersensíveis por muitos anos.[14,15]

A função dos receptores NMDA é regulada pelo balanço entre a atividade de proteinocinases e fosfoproteínas fosfatases que agem nos resíduos serina/treonina ou tirosina. A fosforilação de tirosina dos receptores NMDA parece ser crítica como um gatilho e como fator mantenedor da hipersensibilidade induzida por inflamação ou lesão nervosa periférica, com uma importante participação das tirosinocinases não-receptoras (NRTKs, do inglês *non-receptor tyrosine kinases*) como a proteína Scr, e a tirosina fosfatase enriquecida estriatal (STEP, do inglês *striatal-enriched protein tyrosine phosphatase*).[16]

A ativação dos receptores NMDA é, em última análise, o mecanismo principal da sensibilização do corno posterior da medula espinhal, caracterizada por atividade espontânea, redução do limiar ou aumento da resposta a impulsos aferentes, descargas prolongadas após estímulos repetidos e expansão dos campos receptivos de neurônios do corno dorsal.

Vale ressaltar que, nos últimos anos, uma atenção especial foi dada à participação das células gliais do SNC em todo esse processo. Sabe-se hoje que elas participam de forma dinâmica, com destaque para a micróglia. Esta exibe uma série de respostas especialmente quando ocorre lesão nervosa periférica. Há uma proliferação dessas células no terceiro dia após a lesão, com aumento da expressão de um número de marcadores proteicos, como receptores *Toll-like* 4 (TLR4, do inglês *Toll-like receptor 4*), CD14, CD4 e proteínas receptoras codificadas pelo complexo principal de histocompatibilidade classe II. Além desses, há uma regulação ascendente de receptores purinérgicos P2X4. Parece haver uma relação entre hipersensibilidade à dor neuropática e esses sinais da micróglia.[17,18]

## Vias ascendentes da dor

As vias que transmitem as informações nociceptivas da medula espinhal para o cérebro localizam-se, preferencialmente, no quadrante anterolateral e são representadas pelos tratos espinotalâmico, espinorreticular e espinomesencefálico. Todos os tratos nervosos ascendentes fazem parte de um dos dois maiores sistemas: lateral ou lemniscal e medial ou não lemniscal[19] (**FIG. 89.4**).

Os tratos neoespinotalâmico, colunar dorsal, pós-sináptico do funículo posterior e espinocervical, que constituem o sistema lateral, são compostos de fibras longas, relativamente espessas, de condução rápida e conectadas com o tálamo ventrobasal e o córtex somatossensorial. O sistema lateral parece estar relacionado com a transmissão rápida da informação discriminativa: início, localização precisa, intensidade e duração.[19]

Os tratos do sistema medial (paleoespinotalâmico, espinorreticular, espinomesencefálico, ascendente multissináptico, neotrigeminotalâmico, paleotrigeminotalâmico e trigeminorreticulomesencefálico), constituídos de fibras finas, multissinápticas e com pouca organização somatotópica, conduzem os estímulos muito lentamente, projetam-se na formação reticular antes de atingir o tálamo e parecem relacionar-se com componentes da dor afetivo-motivacionais, neurovegetativos e neuroendócrinos.[19]

Tanto as fibras nervosas do sistema lateral, que ascendem diretamente, como as fibras do sistema medial, cujas colaterais fazem conexões na formação reticular, projetam-se nos núcleos talâmicos, onde unidades celulares respondem a estimulações nociceptivas e não nociceptivas. Vias discriminativas projetam-se no complexo ventrobasal, no grupamento nuclear posterior, nos núcleos intralaminares e no núcleo submédio do tálamo, emergindo, dali, fibras para o córtex cerebral sensitivo e córtex orbitário. As vias não discriminativas projetam-se nos núcleos centromediano, centrolateral e parafascicular do tálamo e porção magnocelular do corpo geniculado medial, projetando-se no estriado, córtex pré-motor, córtex fronto-orbitário, amígdala e áreas de associação do córtex frontal, occipital e temporal.[19]

Numerosas conexões recíprocas, com atividades excitatórias e inibitórias, são estabelecidas entre as áreas sensitivas e motoras do córtex cerebral, sistema límbico, núcleos dos nervos cranianos, núcleos grácil e cuneiforme, lâminas profundas do corno posterior da medula espinhal e núcleos do tálamo e da base, determinando uma complexa interação de processos sensoriais, motivacionais e cognitivos, que caracterizam a dor, culminando com uma resposta motora como mecanismo de defesa.

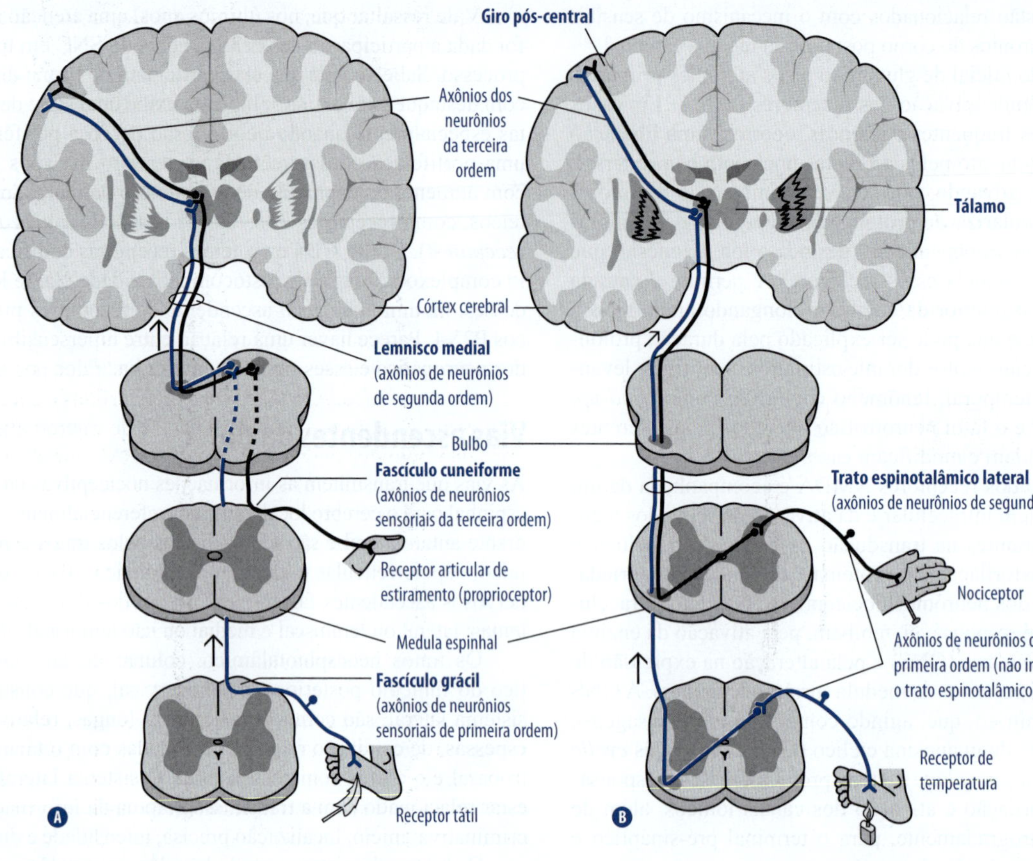


**FIGURA 89.4** Vias ascendentes que transmitem informações sensoriais dos receptores periféricos para o córtex cerebral. **A** A via coluna dorsal leva informações dos sentidos de tato, vibração e propriocepção. **B** O sistema espinotalâmico anterolateral é o responsável pelas sensibilidades de dor e temperatura.
*Fonte: Raff e Levitzky.*[10]

## Mecanismos de modulação da dor

Melzack e Wall,[20] já em 1965, referiram-se a sistemas moduladores supraespinhais dos estímulos dolorosos vindos da periferia, utilizando a Teoria da Comporta. Embora se reconheça hoje que essa teoria alicerçou-se apenas no bloqueio das informações sensitivas para a medula espinhal, por ativação de fibras nervosas de grosso calibre, e que, por isso, esteja muito distante, pela simplicidade e falta de embasamento anatomofisiológico, do que se entende, atualmente, por modulação da dor, ela teve o mérito de introduzir o conceito de interação sensorial e dar partida a novos e importantes conhecimentos na área de dor (FIG. 89.5).

Os sistemas inibitórios descendentes estão localizados em quatro regiões do SNC: sistema cortical e diencefálico; sistema mesencefálico (substância cinzenta periaquedutal e periventricular); núcleos adjacentes e da rafe mediana; e corno posterior da medula espinhal, todos comunicando-se entre si, de modo que o núcleo da rafe mediana recebe impulsos excitatórios da substância cinzenta periaquedutal e envia fibras adrenérgicas e serotonérgicas para o corno posterior da medula espinhal. Peptídeos opioides, monoaminas, neurotensina e aminoácidos excitatórios têm sido os principais neurotransmissores implicados na modulação da dor.[18]

- Peptídeos opioides: encefalina, dinorfina e β-endorfina estão presentes na substância cinzenta periaquedutal, sendo que a estimulação elétrica ou a injeção de opioides, nessa região, resulta em intensa analgesia; encefalinas estão presentes, também, no núcleo da rafe mediana e núcleos adjacentes. No corno posterior da medula, são encontrados neurônios encefalinérgicos, dinorfinérgicos e uma densa representação de receptores opioides.
- Serotonina: a maioria dos corpos celulares serotonérgicos está presente nos núcleos da rafe e bulbopontinos, projetando seus axônios para diversas estruturas corticais, diencefálicas e para a medula espinhal, em especial lâminas I, II, V, VI e VII. A influência serotonérgica é basicamente inibitória.
- Noradrenalina: os corpos celulares dos neurônios noradrenérgicos encontram-se nos núcleos pontobulbares, *locus* cerúleo e núcleos subcerúleos, projetando-se na medula espinhal, nas lâminas I, II, IV, VI e X. Suas ações espinhais são mediadas, preferentemente, pelos receptores $\alpha_2$, e as supraespinhais, pelos receptores $\alpha_1$ e $\alpha_2$.
- Aminoácidos excitatórios: uma parte dos neurônios da substância cinzenta periaquedutal que se projetam no bulbo rostral ventromedial contém aminoácidos excitatórios, porém as respostas mediadas por esses aminoácidos estão relacionadas à antinocicepção.
- Neurotensina: está presente nos neurônios que se projetam da substância cinzenta periaquedutal até o bulbo rostral ventromedial, também ligada à antinocicepção.
- Ácido γ-aminobutírico (GABA): terminações gabaérgicas estão abundantemente representadas no bulbo rostral ventromedial, com atividade supressora na substância cinzenta

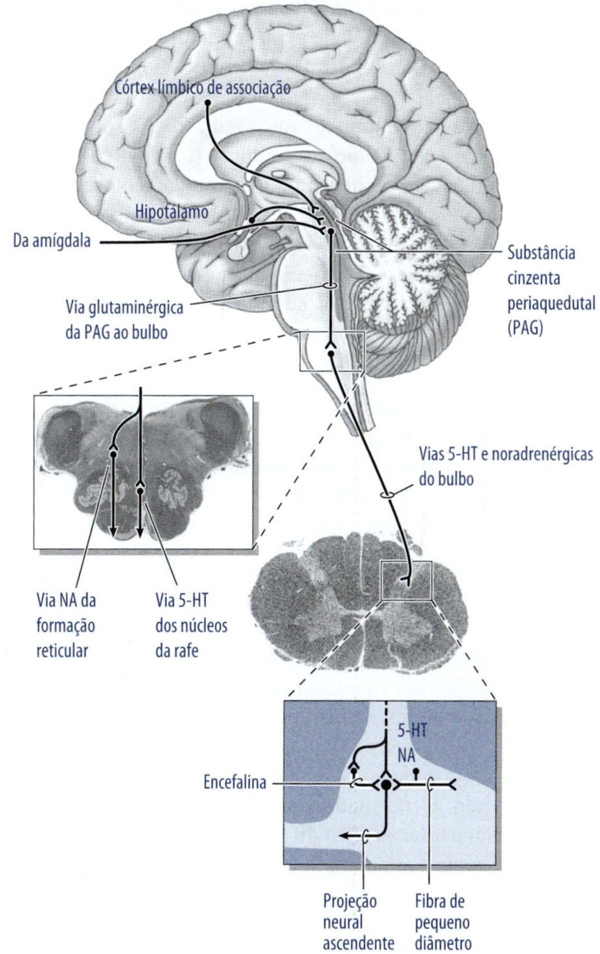


**FIGURA 89.5** Sistema modulatório da dor. Informações de diversas regiões prosencefálicas convergem na substância cinzenta periaquedutal (PAG). A PAG, por sua vez, projeta-se a núcleos serotonérgicos (5-HT) no bulbo, nos núcleos da rafe, bem como a núcleos noradrenérgicos (NA) bulbares na formação reticular. Vias ascendentes 5-HT e NA promovem inibição na medula espinhal, assim suprimindo a transmissão de dor.
*Fonte: Martin.*[21]

periaquedutal mesencefálica, núcleo magno da rafe e núcleo reticular gigantocelular. Após lesão neural, a sinalização nociceptiva na medula espinhal é aumentada pelo enfraquecimento da inibição mediada pelos receptores de GABA e glicina. Essa desinibição ocorre por um aumento da concentração intracelular de cloretos mediante regulação descendente do principal cotransportador de potássio-cloro (KCC2). O aumento da concentração de cloro intracelular é suficiente para suprimir a inibição na maioria dos neurônios.[16]

Inúmeros outros neurotransmissores exercendo atividades tanto inibitórias como excitatórias sobre neurônios do corno posterior da medula espinhal têm sido citados, como glicina e análogos, somatostatina, vasopressina, dopamina, calcitonina, substância P, colecistocinina, etc.

A ativação da substância cinzenta periaquedutal (PAG, do inglês *periaqueductal gray*) e de determinadas áreas bulbares, tanto por aminoácidos excitatórios, peptídeos opioides como por outros peptídeos, induz à ativação de um fluxo inibidor descendente bulboespinhal, cujos mediadores imediatos são a serotonina e a noradrenalina, liberadas pelas terminações espinhais. A PAG foi a primeira região cerebral relacionada especificamente com a antinocicepção em resposta a estímulos elétricos ou microinjeção de opioides. A estimulação da PAG ainda hoje é utilizada em indivíduos selecionados com dor pós-amputações, plexopatias, anestesias dolorosas e dor pós-acidente vascular encefálico. A PAG é rica em endorfinas e encefalinas, bem como receptores opioides. Estudos de microdiálise mostram que opioides endógenos agem na PAG via desinibição, por bloquearem o tônus inibitório gabaérgico. Embora alguns estudos mostrem evidências de que projeções ascendentes da PAG possam modular aspectos motivacionais e emocionais do fenômeno doloroso, sua ação fundamental ocorre pela modulação descendente da medula rostroventromedial e em menor extensão do cerúleo e núcleo adjacente noradrenérgico.[22]

Analisando a dor, desde sua origem, na periferia, passando pelas influências moduladoras na medula espinhal até sua projeção em estruturas supraespinhais, é possível deduzir que ela seja gerada por excesso de estímulos nociceptivos ou funcionamento inadequado do sistema supressor. Sabe-se, hoje, também, que aspectos emocionais como estresse, medo, ansiedade e a duração da dor interferem no mecanismo de ativação do sistema opioide envolvido na modulação da analgesia, tornando ainda mais complexo o entendimento desses sistemas neuronais sensitivos.

## Referências


1. Merskey H, Bogduk N. Classification of chronic pain: descriptions of chronic pain syndromes and definitions of pain terms. 2nd ed. Seattle: IASP; 2004.
2. Bonica JJ. Anatomic and physiologic basis of nociception and pain. In: Bonica JJ. The management of pain. 2nd ed. Philadelphia: Lea & Febiger; 1990. p. 28-94.
3. Treede R, Jensen TS, Campbell JN, Cruccu G, Dostrovsky JO, Griffin JW, et al. Neuropathic pain: redefinition and a grading system for clinical and research purposes. Neurology. 2008;70(18):1630-5.
4. Stucky CL, Gold MS, Zhang X. Mechanisms of pain. Proc Natl Acad Sci U S A. 2001;98(21):11845-6.
5. Dickenson AH. Spinal cord pharmacology of pain. Br J Anaesth. 1995;75(2):193-200.
6. Dray A. Inflammatory mediators of pain. Br J Anaesth. 1995;75(2):125-31.
7. Basbaum AI, Bautista DM, Scherrer G, Julius D. Cellular and molecular mechanisms of pain. Cell. 2009;139(2):267-84.
8. Tsuda M, Shigemoto-Mogami Y, Koizumi S, Mizokoshi A, Kohsaka S, Salter MW, et al. P2X4 receptors induced in spinal microglia gate tactile allodynia after nerve injury. Nature. 2003;424(6950):778-83.
9. Fields HL, Basbaum AI, Heinricher MM. Central nervous system mechanisms of pain modulation. In: McMahon SB, Koltzenburg M, editors. Wall and Melzack's textbook of pain. 5th ed. Edinburgh: Elsevier Churchill Livingstone; 2006. p. 125–42.
10. Raff H, Levitzky M. Fisiologia médica: uma abordagem integrada. Porto Alegre: AMGH; 2012.
11. Gold MS, Reichling DB, Shuster MJ, Levine JD. Hyperalgesic agents increase tetrodotoxin-resistant Na+ current in nociceptors. Proc Natl Acad Sci U S A. 1996;93(3):1108-12.
12. Cao YQ. Voltage–gated calcium channels and pain. Pain. 2006;126(1-3):5-9.
13. Woolf CJ, Salter MW. Neuronal plasticity: increasing the gain in pain. Science. 2000;288(5472):1765-9.
14. Liu XJ, Salter MW. Glutamate receptor phosphorylation and trafficking in pain plasticity in spinal cord dorsal horn. Eur J Neurosci. 2010;32(2):278-89.
15. Woolf CJ, Thompson SWN. The induction and maintenance of central sensitization is dependent on N-methyl-D-aspartic acid receptor activation; implications for the treatment of post-injury pain hypersensitivity states. Pain. 1991;44(3):293-9.
16. Prescott SA, Ma Q, De Koninck Y. Normal and abnormal coding of somatosensory stimuli causing pain. Nat Neurosci. 2014;17(2):183-91.
17. Beggs S, Salter MW. The know knowns of microglia-neuronal signaling in neuropathic pain. Neurosci Lett. 2013;557 Pt A:37-42.
18. Hanisch UK, Kettenmann H.Microglia: active sensor and versatile effector cells in the normal and pathological brain. Nat Neurosci. 2007;10(11): 1387-94.
19. Hunt SP, Bester H. The ascending pain pathways. In: Hunt SP, Koltzenburg M, editors. The neurobiology of pain. Oxford: Oxford University; 2005. p. 165-84.
20. Melzack R, Wall PD. Pain mechanisms: a new theory. Science. 1965;150(3699):971-9.
21. Martin JH. Neuroanatomia: texto e atlas. 4. ed. Porto Alegre: AMGH, 2013.
22. Vanegas H, Schaible HG. Descending control of persistente pain: inhibitory or facilitatory? Brain Res Brain Res Rev. 2004;46(3):295-309.

# 90. ANALGESIA PÓS-OPERATÓRIA

Judymara Lauzi Gozzani

Embora a dor possa ter valor como sinal indicativo de um evento patológico, a resposta do organismo a uma agressão aguda pode produzir efeitos fisiológicos deletérios. A dor no período operatório leva a repercussões orgânicas que variam de acordo com sua intensidade e duração. Em situação cirúrgica, normalmente o quadro é de dor aguda decorrente da doença de base ou do ato operatório. A tendência natural da evolução da dor aguda é sua remissão. A cicatrização ou estabilização da área lesada leva à redução na intensidade da dor pela menor liberação de substâncias algogênicas e pela atividade dos sistemas de modulação.

No período operatório, a dor pode desencadear reações reflexas segmentares e suprassegmentares que incluem distúrbios nas funções pulmonar, cardiovascular, gastrintestinal e urinária, prejuízo de função e metabolismo muscular, bem como alterações neuroendócrino-metabólicas e imunológicas.[1,2]

Incisões cirúrgicas dolorosas no andar superior do abdômen alteram a mecânica respiratória, diminuindo a capacidade vital, o volume corrente, o volume residual, a capacidade residual funcional e o volume expiratório forçado em 1 segundo. Essas alterações derivam da diminuição da função diafragmática e do aumento do tônus dos músculos abdominais durante a expiração. O resultado é a diminuição da complacência pulmonar e a incapacidade para respirar profundamente e tossir, evoluindo, em alguns casos, para hipoxemia, hipercapnia, retenção de secreções, atelectasia e pneumonia. O tônus muscular aumentado eleva o consumo de oxigênio e a produção de ácido láctico.

A dor estimula os neurônios simpáticos com consequente taquicardia, aumento do volume sistólico, trabalho cardíaco e consumo de oxigênio pelo miocárdio. Em pacientes com doença coronariana, há risco de isquemia do miocárdio e infarto. Já o medo da dor resulta em redução da atividade física, favorecendo a estase venosa e a agregação plaquetária, aumentando o risco de flebite e trombose venosa profunda.

As náuseas e os vômitos podem originar-se de impulsos nociceptivos provenientes das vísceras ou estruturas somáticas; tais efeitos, além de muito desagradáveis para os pacientes, em geral prolongam o período de internação. A dor pode causar ainda hipomotilidade da bexiga e uretra com consequente dificuldade na micção.

As alterações neuroendócrino-metabólicas decorrentes do estresse, do qual a dor é um dos componentes, são complexas e constituem-se em aumento dos hormônios catabolizantes (cortisol, catecolaminas e glucagon) e diminuição do principal hormônio anabolizante, a insulina. Nessa situação, a concentração de monofosfato de adenosina cíclico (AMPc) está aumentada. O AMP cíclico é o segundo mensageiro intracelular comum para hormônios com atividade agonista β-adrenérgica.

As alterações hormonais promovem desvios metabólicos, que se iniciam pela rápida mobilização de combustíveis orgânicos. O organismo acumula seus combustíveis sob a forma de carboidratos (glicogênio) e gorduras (triacilglicerol), embora haja evidências de que proteínas rapidamente metabolizáveis possam também integrar esse sistema de fornecimento de combustível. Os três reservatórios mais importantes, em situação de estresse, são o glicogênio hepático e da musculatura esquelética e o triacilglicerol contido nos diversos depósitos de gordura. A mobilização desses reservatórios é feita por três mecanismos:

- Sistema nervoso simpático mediante secreção de adrenalina com inibição da insulina.
- Secreção de hormônio adrenocorticotrófico (ACTH) e do crescimento pela hipófise.
- Liberação de vasopressina pela hipófise posterior.

A quebra do glicogênio resulta em hiperglicemia e aumento da concentração de lactato circulante. O principal estímulo para a lipólise é a presença de catecolaminas, mas o glucagon, o hormônio do crescimento e o ACTH também podem estimulá-la. A influência inibitória mais importante da liberação de ácidos graxos livres é a insulina. Ocorre também proteólise, liberando aminoácidos, particularmente alanina, e concomitante aumento na taxa de conversão de aminoácidos em glicose e ureia no fígado. O resultado final é um balanço nitrogenado negativo, com perdas de 20 a 40 g de nitrogênio por dia. A ativação do sistema renina-angiotensina promove a retenção de sódio e água.

As alterações imunológicas, por sua vez, incluem diminuição dos linfócitos e aumento dos granulócitos.[2]

Além das respostas segmentares e suprassegmentares, é importante considerar a resposta cortical à dor. Ela é constituída por mecanismos psicodinâmicos desencadeados por medo e ansiedade, podendo influir na saúde mental do paciente quando o sofrimento é prolongado e intenso. Ansiedade, catastrofização e depressão estão associadas a aumento da intensidade da dor pós-operatória. Quando existe ansiedade e depressão, os pacientes solicitam mais analgésicos e ficam mais insatisfeitos com o tratamento oferecido, se comparados com outro grupo que não apresente essas alterações de humor.[3-5]

A despeito de todo o progresso na compreensão dos mecanismos de dor, do aumento dos recursos terapêuticos e da preocupação dos médicos com a dor pós-operatória, uma pesquisa realizada nos Estados Unidos indicou que 41 a 75% dos pacientes no período pós-operatório queixam-se de dor moderada e intensa. No Brasil, uma pesquisa realizada em um hospital universitário indicou que somente 22% dos pacientes tinham controle adequado da dor nas primeiras 12 horas de pós-operatório, quadro que continuou com até 50% dos pacientes com dor intensa nas primeiras 48 horas.[1]

## Fisiopatologia e neurofarmacologia da dor aguda

O mecanismo de dor, importante protetor contra agressões do meio externo e interno, tem sido chamado de dor fisiológica, enquanto aquele que acompanha diversas doenças tem sido denominado dor clínica.

A dor é um fenômeno multifatorial desencadeado por estímulos sensoriais contínuos originados no local da lesão, tanto na periferia do organismo como no sistema nervoso central (SNC). Os mecanismos fisiopatológicos que participam na dor pós-operatória são a nocicepção, a desaferentação e, mais raramente, o sistema nervoso simpático. Na dor por nocicepção, há ativação dos nociceptores pelo estímulo agressor; na desaferentação, a dor decorre de uma área que foi denervada parcial ou totalmente.

Além dos mecanismos que desencadeiam a dor, o organismo dispõe de mecanismos de modulação que podem atuar amplificando o sinal produzido pelo estímulo ou inibindo-o.[6] Na dor por nocicepção, identificam-se, na periferia, os nociceptores, receptores encontrados nos tecidos superficiais, profundos e nas vísceras, que anatomicamente se apresentam como terminações nervosas livres. Os nociceptores têm como principal característica eletrofisiológica o alto limiar de excitabilidade. Quando um estímulo mecânico, térmico ou químico intenso, potencialmente lesivo, é aplicado ao organismo, os nociceptores são ativados e a informação de agressão é encaminhada ao SNC. Tal informação caminha pelas fibras do tipo A$\delta$ e C em direção à medula espinhal, atingindo-a pelo gânglio da raiz posterior em seu maior contingente. Uma pequena parte das fibras pode alcançar a medula espinhal pelo corno da raiz anterior.

Na medula espinhal, os aferentes primários fazem sinapse nas lâminas I, II e V (segundo a classificação de Rexed). A lâmina I – ou camada marginal do corno posterior da medula espinhal – é o centro de recepção da informação que chega da periferia. Seus neurônios fazem sinapses com os neurônios da lâmina II ou substância gelatinosa de Roland, que possuem uma função inibitória, e os sinais são retransmitidos através dos neurônios da lâmina V em direção ao tálamo e córtex.

Após deixarem a lâmina V, os neurônios cruzam a linha média da medula espinhal e dirigem-se para o tálamo pelo fascículo anterolateral que contém os feixes espinotalâmico e espinorreticular. Antes de penetrar na substância cinzenta, as fibras que entram pelo corno dorsal ascendem e descendem alguns segmentos (cerca de três), formando o trato de Lissauer, que parece desempenhar importante papel em algumas formas de dor em que fibras do sistema nervoso vegetativo estão envolvidas. Uma vez integrado nesse sistema medular, o impulso nociceptivo caminha por feixes ascendentes. O maior contingente de fibras que veiculam impulsos nociceptivos transita pelo feixe espinotalâmico, contribuindo também para essa função o feixe espinorreticular. Em situações patológicas, quando o impulso é impedido de transitar por essas vias, contribuem para a condução do estímulo os feixes espinocervicotalâmicos e as fibras pós-sinápticas da coluna dorsal.

O feixe espinotalâmico dirige-se ao tálamo para o complexo ventrobasal, núcleo posterior e núcleos intralaminares, e as informações processadas nessas áreas são transmitidas ao córtex. O feixe espinorreticular vai à formação reticular. Na formação reticular, diversas áreas possuem papel relevante, como o núcleo gigantocelular e a formação reticular bulbar adjacente, a formação reticular mesencefálica, a substância cinzenta periaquedutal e o núcleo da rafe.

Além dos sistemas ascendentes, existe um sistema descendente, que se origina no córtex e na formação reticular, desce anatomicamente pelo funículo dorsolateral e faz sinapse com os neurônios da lâmina II na medula espinhal. É um sistema com função inibitória.[1]

Quando um estímulo intenso o suficiente é aplicado nos tecidos concomitantemente, ocorre lesão tecidual. As células lesadas liberam enzimas de seu interior, que, no ambiente extracelular, ciclizam ácidos graxos de cadeia longa que vão atuar sobre os cininogênios, dando origem à formação de cininas, sobretudo a bradicinina, que é uma substância algógena e vasoativa. A partir da membrana celular, pela ação da fosfolipase A, libera-se ácido araquidônico, que, por ação da cicloxigenase e lipoxigenase, dá origem respectivamente a prostaciclinas, prostaglandinas, tromboxano e leucotrienos. A biossíntese de prostaglandinas (PGE), principalmente $PGE_2$, promove diminuição do limiar de excitabilidade dos nociceptores, tornando estímulos menos intensos capazes de estimulá-los.

A lesão do tecido resulta em resposta inflamatória que afeta a sensação dolorosa.[7,8] Parte da resposta inflamatória é de responsabilidade da liberação de conteúdo celular das células lesadas e das células inflamatórias, como mastócitos, macrófagos e linfócitos. Entretanto, a própria estimulação nociceptiva também resulta em resposta inflamatória neurogênica, com produção de vasodilatação e extravasamento de proteínas plasmáticas e ação sobre as células inflamatórias com liberação de mediadores químicos. Essas interações resultam na formação de uma "sopa" inflamatória com mediadores como potássio, serotonina, bradicinina, substância P, histamina, produtos da via metabólica do ácido araquidônico e citocinas (interleucina 1, 6, 8 e fator de necrose tumoral $\alpha$). Embora alguns mediadores possam agir diretamente nos canais iônicos das membranas, alterando a permeabilidade e excitabilidade da célula, a grande maioria age mediante ativação de receptores de membrana acoplados a segundos mensageiros.

Após o aparecimento dessas substâncias químicas e a sensibilização dos nociceptores, estímulos de baixa intensidade passam a ser percebidos como dolorosos. Essa série de eventos que se segue a uma lesão tecidual é conhecida como sensibilização periférica, fenômeno que se caracteriza por aumento na atividade espontânea neuronal, diminuição do limiar necessário para ativação dos nociceptores e aumento da resposta a estímulos supraliminares.

A sensibilização dos nociceptores favorece o aparecimento de hiperalgesia, definida como uma resposta exagerada aos estímulos dolorosos. A hiperalgesia primária é aquela observada dentro dos limites da área inflamada; a hiperalgesia secundária é observada em uma área que circunda a área de hiperalgesia primária, sem sinais evidentes de reação inflamatória.

A inflamação parece ter ainda outro papel sobre os nervos periféricos. Há uma classe de aferentes primários amielinizados que normalmente não são sensíveis a estímulos térmicos e mecânicos intensos; contudo, em presença de sensibilização inflamatória ou química, tornam-se responsivos, despolarizando-se vigorosamente, mesmo durante movimentos normais. Tais receptores foram identificados em diversas espécies animais e são denominados nociceptores silentes.

Outros fenômenos ocorrem nos terminais periféricos em vigência da reação inflamatória. Além do fenômeno de sensibilização, que tende a ampliar a informação nociceptiva, existe um mecanismo de modulação inibitória mediado pelos receptores opioides periféricos. Esses receptores estão localizados nas terminações nervosas sensoriais e, quando ativados, diminuem a excitabilidade dos terminais sensoriais, bem como a liberação de substâncias excitatórias, como a substância P. Os ligantes endógenos dos receptores opioides periféricos são a endorfina, as encefalinas e dinorfinas, que se encontram em células relacionadas à imunidade como linfócitos T e B, monócitos e macrófagos. Esses peptídeos opioides localmente produzidos e liberados podem ocupar os receptores nas terminações nervosas produzindo analgesia. Quando há persistência de reação inflamatória, o número de receptores opioides aumenta, indicando que a inflamação estimula o transporte axonal de receptores para a periferia. Estudos mostraram que o acesso de opioides aos receptores periféricos é facilitado pela inflamação por ruptura do perineuro, uma cobertura, em geral, praticamente impermeável que recobre as fibras nervosas periféricas.

Estudos farmacológicos forneceram também importante subsídio na identificação de neurotransmissores e neuromoduladores envolvidos no processo doloroso no corno dorsal da medula espinhal. Sabe-se que grande número de receptores está envolvido na transmissão dolorosa. Esses receptores estão localizados pré e pós-sinapticamente na terminação central do aferente primário nociceptivo. São observados em posição pré-sináptica receptores opioides mu/delta ($\mu/\delta$), kappa ($\kappa$), ácido $\gamma$-aminobutírico (GABA) b, $\alpha_2$-adrenérgicos, neurocinina 1 e 5-$HT_2$. Na posição pós-sináptica, encontram-se receptores GABA a, b, $\alpha$-amino-3-hidroximetil-5-4-isoxazolpropiônico (AMPA), *N*-metil-D-aspartato (NMDA), $\mu$, $\mu/\delta$, $\alpha_2$-adrenérgicos, 5-$HT_{1b}$ e adenosina.

Além da sensibilização periférica, um mecanismo de sensibilização central é de grande importância na fisiopatologia da dor pós-operatória. A sensibilização central é induzida ou desencadeada por impulsos sensoriais veiculados pelas fibras amielínicas C. Essas fibras terminam nas camadas mais superficiais do corno dorsal da medula espinhal e são caracterizadas por sua capacidade de produzir potenciais excitatórios pós-sinápticos lentos. As fibras A de baixo limiar de excitabilidade produzem potenciais excitatórios pós-sinápticos que duram alguns milissegundos, enquanto os aferentes de pequeno calibre produzem potenciais lentos que podem durar até 20 segundos. Os potenciais excitatórios pós-sinápticos rápidos são mediados pela ação excitatória do glutamato sobre receptores ionotrópicos conhecidos como AMPA. Tais receptores, uma vez estimulados, possibilitam uma corrente iônica para dentro da célula de curta duração. Já os potenciais excitatórios pós-sinápticos lentos são mais complexos: inicialmente podem também ser desencadeados pela ação do glutamato sobre os receptores AMPA durando cerca de milissegundos; a seguir, aparece um segundo componente que é sensível aos antagonistas do receptor NMDA e dura cerca de 5 segundos. O terceiro componente, que é o mais prolongado, é resistente aos antagonistas do receptor NMDA e parece ser mediado por taquicininas como substância P ou neurocinina A.

A substância P e a neurocinina A estão presentes nos terminais centrais dos aferentes C e coexistem com glutamato nos mesmos neurônios. Quando uma fibra C é estimulada, ela pode teoricamente liberar ambos os grupos de neurotransmissores, os aminoácidos excitatórios e os neuropeptídeos. Há evidências de que poderia haver um mecanismo de controle pré-sináptico que permitiria a liberação de apenas um tipo de neurotransmissor.

Uma vez liberado, o glutamato pode agir em três tipos de receptores: AMPA, NMDA e metabotrópicos. As taquicininas podem agir nos receptores $NK_1$ e $NK_2$, sendo que a substância P tem grande afinidade pelo $NK_1$, e a neurocinina A, pelo $NK_2$.

O receptor NMDA está associado a um canal iônico e pode ser bloqueado por magnésio, de modo que, quando o glutamato se liga a ele, a corrente iônica resultante é pequena. Seu canal iônico permite, além da entrada de sódio, a de cálcio, produzindo não apenas despolarização da célula pós-sináptica, como também estimulação de segundo mensageiro intracelular.

A duração prolongada dos potenciais evocados pela estimulação das fibras C permite que, ao ocorrer estímulo repetitivo, haja somação temporal dos potenciais lentos. Essa somação de potenciais lentos é responsável pelo fenômeno de *wind up*; ou seja, um aumento progressivo no número de potenciais de ação produzido nos neurônios da medula espinhal por impulso repetido nas fibras C. Durante esse fenômeno, há influxo de cálcio para dentro da célula através de canais iônicos voltagem-dependentes. O glutamato ativa também receptores metabotrópicos, que podem aumentar indiretamente o influxo de cálcio e ativar enzimas intracelulares por meio da ação da fosfolipase C. Os receptores de neurocininas estão acoplados a proteínas G, sendo também capazes de ativar a fosfolipase C.

O aumento do cálcio intracelular provoca ampla gama de efeitos, que incluem a ativação de cinases proteicas, como a proteinocinase C, e outras enzimas, como a óxido nítrico sintetase. A ativação destes outros sistemas enzimáticos pode resultar em alteração da excitabilidade da membrana por períodos prolongados.

Existem evidências diretas sobre o envolvimento do receptor NMDA na ativação e inicialização da sensibilização central. A administração de antagonistas do receptor NMDA evita o desenvolvimento de sensibilização central em resposta a estímulos que normalmente o fariam. Os antagonistas das taquicininas também são efetivos em evitar a sensibilização central. A prevenção da elevação do cálcio intracelular é eficaz em evitar a sensibilização central, assim como a inibição da fosfolipase C, óxido nítrico sintetase e proteinocinase C. Observou-se que o bloqueio dos receptores de GABA e de glicina na medula espinhal produzia aumento da excitabilidade, qualitativamente idêntico ao produzido pelos impulsos conduzidos pelas fibras C.

Tais fatos levantam a hipótese de que diversos mecanismos podem manter o aumento da excitabilidade da membrana, desencadeada pela atividade do nociceptor. Eles incluem a somação temporal dos potenciais excitatórios lentos, a redução da inibição tônica e a elevação do cálcio intracelular ou ativação da fosfolipase C e proteinocinase C.

Uma vez desencadeada, a sensibilização central persiste por período prolongado, mesmo com o desaparecimento da causa inicial. Alguns fármacos podem evitar o desenvolvimento de excitabilidade central aumentada, como a morfina. *In vivo*, a morfina é capaz de prevenir o desenvolvimento de excitabilidade central aumentada em doses abaixo daquelas necessárias para inibir a nocicepção, porém doses muito maiores são necessárias para reduzir a excitabilidade central uma vez que ela esteja estabelecida.

A morfina tem ação pré e pós-sináptica. Na região pré-sináptica, ela bloqueia a liberação de neurotransmissor mediante inibição dos canais de cálcio por meio da proteinocinase A. Na membrana pós-sináptica, ela ativa canais de potássio, impedindo a despolarização progressiva necessária para remover o bloqueio dos canais ligados ao receptor NMDA, mediado pelo magnésio. Os antagonistas do receptor NMDA são efetivos tanto na prevenção do desenvolvimento de sensibilização central, como na redução da excitabilidade quando a sensibilização central já está estabelecida.

A principal implicação clínica decorrente desse complexo mecanismo fisiopatológico é que parece ser mais vantajoso prevenir o desenvolvimento de sensibilização central do que tratar a dor após seu estabelecimento. Esta é a base racional ou lógica das diversas táticas empregadas na analgesia preventiva.

Na analgesia pós-operatória, diversos fármacos e métodos têm sido indicados. Esse controle adequado da dor tem a finalidade de permitir recuperação mais confortável do paciente, com diminuição da morbimortalidade, já que a dor é um dos componentes do estresse que desencadeia alterações neuroendócrino-metabólicas e da imunidade. Além disso, dor intensa no pós-operatório relaciona-se a quadros de dor crônica ou persistente decorrentes de analgesia inadequada, que são mais frequentes em alguns tipos de intervenção cirúrgica. Algumas intervenções anestésicas e/ou analgésicas reduzem a incidência de dor crônica após procedimento cirúrgico. Os fatores de risco que predispõem ao desenvolvimento de dor crônica após intervenção cirúrgica incluem intensidade da dor no pré e no pós-operatório, lesão nervosa intraoperatória e aspectos psicossociais.[9,10]

O tratamento da dor pós-operatória pode ser realizado por método farmacológico e não farmacológico. No método farmacológico, são mais empregados os anestésicos locais, os analgésicos não opioides e os opioides. No método não farmacológico, utilizam-se estimulação elétrica transcutânea, crioanalgesia, métodos psicológicos e acupuntura.

## Farmacologia dos analgésicos

A classificação dos analgésicos tem sofrido algumas alterações nos últimos anos. Classicamente, os analgésicos eram divididos, segundo seu mecanismo de ação, em periféricos e centrais. Eram ditos periféricos os anti-inflamatórios não esteroides (AINEs), e centrais os opioides. Todavia, estudos farmacológicos evidenciaram ações centrais dos anti-inflamatórios e ações periféricas dos opioides. Dessa maneira, a divisão em analgésicos de ação central e periférica tornou-se imprópria. Da mesma forma, o grande grupo dos analgésicos anti-inflamatórios mostrou que alguns deles não possuem ação anti-inflamatória. Assim, é preferível denominá-los analgésicos não opioides e opioides.

Os analgésicos não opioides englobam os anti-inflamatórios, o paracetamol, a dipirona, os bloqueadores de canais de sódio, os agonistas $\alpha_2$-adrenérgicos e os anticolinesterásicos. Como se pode observar, esse grupo abrange diversos fármacos com mecanismos de ação diversos.

### Anti-inflamatórios

Uma das principais características farmacodinâmicas dos anti-inflamatórios é o efeito-teto; ou seja, há uma relação dose-resposta limitada, acima da qual o aumento da dose não promove incremento da analgesia, porém aumenta os efeitos colaterais. Os anti-inflamatórios são indicados para dores de intensidade fraca a moderada, como agentes isolados, mas, quando associados aos opioides, mesmo se houver queixas de dor intensa, potencializam os primeiros. O mecanismo clássico de ação dos anti-inflamatórios exercido pela inibição da cicloxigenase, que resulta na inibição da formação de prostaciclinas, prostaglandinas e tromboxano, foi mais bem compreendido com a descrição de duas isoformas da enzima: a cicloxigenase 1 e a cicloxigenase 2 (COX1 e COX2).

As COX possuem papéis fisiológicos e fisiopatológicos. A COX1 tem como principais efeitos fisiológicos a proteção da mucosa gástrica, a agregação plaquetária, a homeostasia vascular e o balanço de sódio e água nos rins. A COX2 tem ação fisiológica no ovário, útero, encéfalo, rins, cartilagem e ossos. Os papéis fisiopatológicos das COX por seu aumento em vigência de inflamação consistem em dor, febre e morte neuronal após isquemia global – desempenhado pela COX2 – e aumento induzido pela radiação no intestino – por parte da COX1. Pode-se observar, cotejando as ações de ambas, que os efeitos colaterais fundamentalmente indesejáveis durante o tratamento da dor pós-operatória são induzidos pela inibição da COX1. Tal fato estimulou o desenvolvimento de fármacos que inibem seletivamente a COX2. Assim, sua ação anti-inflamatória estaria desvinculada de sua ação gastrintestinal e de hemostasia, indesejáveis no pós-operatório.

Hoje há disponíveis fármacos não seletivos que inibem as duas isoformas de COX (diclofenaco, oxicans e cetorolaco), fármacos preferenciais para COX2 (meloxicam) e fármacos seletivos que inibem somente a COX2 (celecoxibe, valdecoxibe e parecoxibe). Os inibidores seletivos da COX2 possuem uma molécula que não é capaz de penetrar na molécula da enzima COX1, ligando-se seletivamente à COX2.

A inibição da síntese de prostaglandinas é muito evidente no ácido acetilsalicílico, no ibuprofeno e no diclofenaco, enquanto o paracetamol e a dipirona são praticamente inativos como inibidores dessa síntese. Outra diferença é o pH ácido dos três primeiros *versus* um pH não ácido dos dois últimos. Tal fato, aliado à alta taxa de ligação proteica do ácido acetilsalicílico, ibuprofeno e diclofenaco, explica por que alguns tecidos funcionam como verdadeiros depósitos desses fármacos, pois há uma biodisponibilidade seletiva. O processo inflamatório no tecido conjuntivo aumenta a permeabilidade endotelial facilitando o depósito desses agentes. Os anti-inflamatórios com perfil ácido acumulam-se nos tecidos inflamados, parede do estômago, fígado, sangue e rins, com menores concentrações em outros tecidos. Já os não ácidos são distribuídos de modo mais uniforme pelos tecidos do organismo, incluindo o SNC, e de maneira geral atingem concentrações mais baixas. Esse pode ser um dos fatores responsáveis pela menor toxicidade gástrica e renal desses compostos.

Embora o paracetamol e a dipirona sejam fracos inibidores da síntese de prostaglandinas nos tecidos periféricos, alguns estudos demonstraram que tais compostos são ativos em inibir sua síntese no SNC, sendo esse o mecanismo proposto de sua ação analgésica. Estudos demonstraram que o paracetamol exibe grande seletividade para a COX2, predominante nas células endoteliais no encéfalo. É possível que outros anti-inflamatórios não ácidos exerçam também sua ação pela inibição da síntese de prostaglandinas no SNC, pelo menos em parte.[1]

A ação dos anti-inflamatórios na medula espinhal foi demonstrada pela redução abrupta da atividade de neurônios do corno dorsal da medula espinhal após injeção venosa do fármaco. O fenômeno de sensibilização central e *wind up* é mediado por uma série de receptores, como receptor de substância P, $NK_1$ e NMDA. Esses sistemas espinhais de receptores exercem seus efeitos ativando processos intracelulares, que incluem a formação de prostaglandinas.

Além do efeito analgésico, os fármacos deste grupo apresentam efeito antipirético e antitrombótico. O efeito antipirético se dá pelo restabelecimento da normalidade do termostato hipotalâmico e pela ativação dos mecanismos de perda de calor. A ação hipotalâmica é exercida pela inibição da síntese de prostaglandinas. O efeito antitrombótico ocorre mediante bloqueio da cicloxigenase plaquetária com parada da produção de tromboxano (agente trombogênico), permitindo predomínio de ação da prostaciclina endotelial (antitrombótica). Tal efeito é evidente apenas com doses baixas; doses elevadas bloqueiam também a COX endotelial. Os anti-inflamatórios interagem com diversos fármacos de uso corrente no pós-operatório. É importante notar que este grupo de fármacos não exerce antagonismo verdadeiro (bloqueio do receptor), mas sim bloqueio da síntese de determinadas substâncias, de modo que os efeitos terapêuticos ou colaterais podem ter latência variável, na dependência do metabolismo do autacoide em questão. Assim, por exemplo, os efeitos mediados pelas prostaciclinas iniciam-se antes daqueles mediados pelas prostaglandinas que têm duração mais prolongada. A latência do efeito analgésico varia entre os diversos componentes do grupo e pode oscilar de 30 minutos a 2 horas.

Quando o período de tratamento previsto é curto, a repercussão clínica dessas interações não é relevante, porém, em períodos mais prolongados, é necessário considerá-las e eventualmente reajustar doses. Em razão da competição na ligação proteica, os anti-inflamatórios não seletivos interagem com fenitoínas, hidantoínas, hipoglicemiantes orais, heparina, anticoagulantes orais e metotrexato, resultando no aumento da fração livre desses agentes. Devido à redução da função renal ou do débito urinário, diminuem a ação dos diuréticos e aumentam a dos aminoglicosídeos. Agindo na síntese de prostaglandinas renais, podem causar retenção de água, sódio, potássio e vasoconstrição, o que resulta em diminuição do efeito dos anti-hipertensivos como antagonistas β-adrenérgicos, inibidores da enzima conversora da angiotensina e dos diuréticos espoliadores de potássio. Os anti-inflamatórios diminuem o metabolismo hepático da fenitoína, tolbutamida, fenobarbital e varfarina, incrementando o efeito desses fármacos. Eles aumentam o metabolismo da digoxina e do verapamil, diminuindo seu efeito.

Em relação aos efeitos colaterais, os anti-inflamatórios não seletivos afetam principalmente o aparelho gastrintestinal, rins, fígado, sendo mais raramente descritos metemoglobinemia, agranulocitose e anemia aplástica. Em pacientes suscetíveis, pode ocorrer broncospasmo por inibição das prostaglandinas, que são broncodilatadoras, e predomínio de leucotrienos, que são broncoconstritores. A injeção intramuscular desses fármacos pode desencadear dor no local e, em alguns casos, necrose tecidual.

Anti-inflamatórios tradicionais ou inibidores específicos da COX2 não devem ser usados em pacientes com insuficiência renal de qualquer intensidade. A possibilidade de remoção por diálise não está bem esclarecida.[11-15]

As alterações fisiológicas que acompanham lesão hepática podem influenciar a farmacologia dos analgésicos. A biodisponibilidade de fármacos administrados por via oral pode estar aumentada por diminuição do efeito de primeira passagem. A distribuição e o metabolismo hepático podem ser afetados com diferentes intensidades. As principais mudanças agem no sentido de aumentar a concentração plasmática do fármaco e reduzir sua depuração, em uma intensidade difícil de prever.[16]

Selecionando-se e monitorando-se cuidadosamente o paciente, a incidência de lesão renal perioperatória induzida por AINEs não seletivos é baixa.[17] Os AINEs não seletivos e os coxibes são analgésicos com efetividade semelhante no controle da dor aguda, além de terem efeito semelhante sobre a função renal. O risco de eventos adversos sobre a função renal aumenta em presença de lesão renal prévia, hipovolemia, hipotensão e uso de fármacos nefrotóxicos, como os inibidores da enzima conversora de renina-angiotensina. Ambos estão associados a frequência semelhante de efeitos adversos cardiovasculares, particularmente infarto do miocárdio. Entre os AINEs não seletivos, o naproxeno parece estar associado com menor risco; já entre os coxibes, o celecoxibe parece ser o de menor risco. O uso de parecoxibe seguido pelo uso de valdecoxibe após revascularização do miocárdio associa-se a aumento de eventos adversos cardiovasculares, sendo, portanto, fármacos contraindicados nessa situação. O uso de parecoxibe/valdecoxibe após intervenção cirúrgica não cardíaca por curto período não aumentou o risco de eventos adversos cardiovasculares.[18-20]

As evidências acerca do impacto dos AINEs não seletivos sobre a cicatrização dos ossos são conflitantes. O efeito dos coxibes foi estudado sobretudo em modelos animais, não tendo sido observados efeitos clinicamente significativos.

O paracetamol é metabolizado no fígado com produção de pequenas quantidades do metabólito *N*-acetil-p-benzoquinonaimina, que é potencialmente hepatotóxico. Esse metabólito em geral é inativado por glutationa hepática. Recomenda-se redução da dose e cautela em seu uso para pacientes com doença hepática ativa, doença hepática relacionada ao consumo de álcool e deficiência de desidrogenase glicose-6-fosfato.[21]

## Agonistas $\alpha_2$-adrenérgicos

Os agonistas $\alpha_2$-adrenérgicos são representados pela clonidina e dexmedetomidina. A dexmedetomidina é mais potente em relação à clonidina, com uma afinidade e seletividade oito vezes maior pelo receptor que a clonidina. A ação analgésica, sedativa e ansiolítica deste grupo de fármacos parece ser exercida por adrenorreceptores $\alpha_2$ pós-sinápticos que ativariam proteínas G sensíveis à toxina *pertussis*, aumentando a condutância em canais iônicos de potássio no SNC. Seus efeitos colaterais relacionam-se com diminuição da pressão arterial e frequência cardíaca. A clonidina tem sido empregada no controle da dor pós-operatória por via espinhal, e a dexmedetomidina, por via venosa, associadas a opioides ou não. Com os agonistas $\alpha_2$-adrenérgicos isolados, não tem sido observada depressão respiratória.

O uso sistêmico de agonistas $\alpha_2$-adrenérgicos melhora a analgesia perioperatória dos opioides, mas a frequência e intensidade dos efeitos colaterais pode limitar sua utilidade clínica.[20]

## Antagonistas NMDA

O glutamato é o neurotransmissor excitatório mais abundante no SNC, com três principais subtipos de receptores: metabotrópico, não NMDA e NMDA.

Em situação de repouso da membrana neuronal, o canal do receptor NMDA (canal de cálcio) não é funcionante e permanece bloqueado por um íon magnésio. A ativação intensa de receptores não NMDA pode remover o magnésio que bloqueia o canal do receptor NMDA, ativando-o. Com sua ativação, a abertura do canal permite influxo de cálcio para dentro da célula. O cálcio desencadeia diversos processos bioquímicos como fosforilação de proteínas de membrana, ativação de óxido nítrico sintetase e ativação de genes precoces que codificam síntese proteica. Dependendo da duração e intensidade dessas alterações, pode haver modificação persistente na excitabilidade neuronal. A sensibilização do receptor NMDA pode aumentar a função sináptica na área afetada e tem relação com aprendizado, memorização, neuroplasticidade, hiperalgesia com opioides e alguns estados dolorosos agudos e crônicos. Esse receptor possui outras áreas de regulação além do magnésio, que são as de ligação de fenciclidina, glicina e zinco.

Os antagonistas do receptor NMDA cetamina, dextrometorfano, amantadina, memantina e magnésio foram investigados no manejo da dor aguda. O uso de cetamina e de magnésio é mais analisado sob o ponto de vista da dor pós-operatória.

A cetamina, em baixas doses, não é um analgésico *per se*. Ela é usada no período perioperatório para diminuir a hiperalgesia, a alodinia e a tolerância aos opioides. Assim, o papel da cetamina é de adjuvante no tratamento da dor associada à sensibilização central. Ela poderia também reduzir a incidência de dor crônica ou persistente pós-operatória.[22]

Uma revisão sistemática do uso de magnésio perioperatório falhou em demonstrar evidências consistentes sobre melhora da analgesia ou efeito analgésico preventivo. Quando o magnésio foi associado à morfina e ao tramadol, exibiu efeito poupador de opioide.[23,24]

## Anticonvulsivantes

### Gabapentina e pregabalina (gabapentinoides)

O uso de gabapentinoides no período perioperatório foi muito estudado, e metanálises demonstraram que houve melhora da analgesia, tanto em repouso como em movimento, bem como redução do consumo de opioides no pós-operatório com aumento da incidência de sedação. Alguns autores demonstraram diminuição de náusea, prurido e retenção urinária. Todavia, os estudos usaram doses (300-1.200 mg) e esquemas de administração (dose única ou contínua) diversos, o que dificulta a recomendação de algum dos esquemas utilizados.[25-28]

Uma revisão sistemática sobre o efeito de intervenções capazes de reduzir dor aguda e crônica pós-operatória (amputação de membros, toracotomia e mastectomia) concluiu que gabapentinoides, anestésicos locais, antidepressivos e anestesia regional podem reduzir a intensidade da dor aguda e crônica no pós-operatório.[29]

## Estabilizadores de membrana

A lidocaína por via venosa, em infusão, reduz a intensidade da dor, diminuindo náusea e vômito após procedimento cirúrgico abdominal. O uso de baixas concentrações de anestésico local por via peridural ou outras técnicas de anestesia regional no pós-operatório diminui o consumo de analgésicos sistêmicos e os consequentes efeitos colaterais.[30-32]

## Anticolinesterásicos

A acetilcolina age na medula espinhal como um neurotransmissor antinociceptivo, e sua liberação é regulada pelos receptores muscarínicos (M3) pré-sinápticos. O conhecimento desse efeito motivou o uso de anticolinesterásico (neostigmina) por via subaracnóidea e peridural, associado ou não a outros fármacos como método de analgesia pós-operatória.

Entre 2007 e 2016, pesquisando na base de dados da National Library, encontram-se 23 estudos clínicos e 3 revisões sobre o assunto. O pequeno número de estudos apresenta resultados conflitantes, sendo que a maioria indica prolongamento da analgesia pós-operatória. O principal ponto de discordância entre os autores diz respeito aos efeitos colaterais (náusea e vômito) muito incidentes e intensos em alguns estudos. Nesse cenário, é precoce concluir sobre seu papel na analgesia pós-operatória.[33,34]

## Opioides

Os opioides são substâncias endógenas e exógenas que se ligam a receptores específicos encontrados no sistema nervoso central e periférico. Os receptores opioides foram identificados no SNC na década de 1970. São classificados em receptores mu ($\mu$), delta ($\delta$), kappa ($\kappa$) e épsilon ($\varepsilon$). Os receptores envolvidos com as ações analgésicas são do tipo $\mu$, $\delta$ e $\kappa$, sendo que $\mu$ e $\kappa$ apresentam subtipos 1 e 2.

De acordo com o tipo de ligação aos receptores, os opioides são classificados em agonistas, antagonistas, agonistas parciais ou agonistas $\kappa$ e antagonistas $\mu$. Os agonistas são aqueles que apresentam afinidade com os receptores $\mu$ e exibem ação sobre esses receptores; são representados pela morfina, codeína, tramadol, meperidina, fentanil, alfentanil, sufentanil, metadona e oxicodona. Os antagonistas possuem também afinidade pelos receptores $\mu$, porém não desencadeiam nenhuma atividade com a sua ligação; são representados pela naloxona e naltrexona. Os agonistas parciais possuem afinidade pelo receptor, mas sua ação não é máxima, quando ligado; são representados pela buprenorfina. Os agonistas $\kappa$-antagonistas $\mu$ são representados pela nalbufina, nalorfina e butorfanol.

A ação dos opioides pode ser periférica, quando ligados a receptores encontrados nas terminações nervosas livres, ativos em presença de reação inflamatória e central. As ações centrais são espinhais e supraespinhais. Na medula espinhal existem receptores opioides pré e pós-sinápticos, e a ação desses fármacos se dá por três mecanismos:

- Ação pré-sináptica no terminal dos neurônios, onde a ativação do receptor opioide diminui a liberação de neurotransmissor.
- Hiperpolarização pós-sináptica, que pode comprometer os corpos celulares dos neurônios da via sensitiva, interneurônios ou dendritos e reduzir a atividade evocada na via neuronal.
- Desinibição em um circuito de dois neurônios inibitórios, onde a segunda célula é inibida pelo outro neurônio inibitório; a inibição do primeiro neurônio pelo opioide permite que a segunda célula fique ativa, com resultante inibição da atividade.

A ação pré-sináptica resulta da abertura de canais de potássio (receptores $\mu$ e $\delta$) ou do fechamento de canais de cálcio (receptores $\kappa$), que levam à redução do influxo de cálcio nos terminais das fibras C, diminuindo a liberação de neurotransmissor. A ação pós-sináptica é também obtida mediante abertura de canais de potássio ou fechamento de canais de cálcio.

Nas regiões supraespinhais envolvidas com a nocicepção, a ligação com os receptores estimula as vias descendentes inibitórias e promove bloqueio na passagem do estímulo pela medula espinhal. No sistema límbico, os opioides alteram a reação emocional à dor.[1] Os opioides são o principal tratamento para dores de intensidade moderada a grave.

A morfina continua a ser o opioide mais utilizado no controle da dor e é o padrão contra a qual os outros opioides são comparados.[20] A morfina produz dois metabólitos: a morfina-6-glicoronídeo (M6G) e a morfina-3-glicoronídeo (M3G). A M6G é um agonista do receptor μ e contribui para o efeito analgésico da morfina. A M3G não tem atividade analgésica e pode ser responsável por efeitos como hiperalgesia, mioclonia e alodinia.[35-37] O polimorfismo genético pode influenciar a eficácia da morfina e seu metabolismo.[38,39]

Há o conceito de que os agonistas opioides usados em doses adequadas produzem efeito analgésico e índice terapêutico semelhantes.[40] Entretanto, determinar doses equianalgésicas com tabelas de conversão nem sempre é simples, dadas as variabilidades individuais de farmacocinética e dinâmica dos opioides.

Conhecer algumas peculiaridades dos agonistas do receptor μ pode auxiliar nas suas indicações. A codeína é um agonista do receptor μ muito fraco, e sua ação analgésica decorre do metabolismo de 10% da dose administrada em morfina. Esse metabolismo é realizado por uma das enzimas (CYP2D6) do sistema citocromo P450. Mais do que 100 variantes desse sistema foram identificadas, com capacidade de metabolismo muito diferente. Assim, indivíduos diferentes vão exibir níveis variáveis de morfina após a mesma dose de codeína. Cerca de 10% da população branca não metabolizam a codeína e, portanto, não terão efeito analgésico com seu uso.[41]

O fentanil é um derivado da fenilpiperidina muito potente. Seu metabolismo ocorre de modo exclusivo no fígado, produzindo metabólitos minimamente ativos. No controle da dor, ele é usado frequentemente no tratamento de dor aguda quando se deseja rápido início de ação e ausência de metabólitos ativos.[42] O polimorfismo do receptor μ pode afetar a ação analgésica do fentanil, que é reduzida em presença do alelo 304G e aumentada em presença do alelo 304A.[43]

A oxicodona é um agonista potente do receptor μ e produz dois metabólitos ativos: a oximorfona e a noroxicodona. A oximorfona é mais potente que a oxicodona, porém é produzida em pequenas quantidades e sua concentração plasmática é baixa. A noroxicodona é o principal metabólito e possui fraca atividade analgésica.[44]

O tramadol é um analgésico peculiar porque combina efeito agonista opioide μ e inibidor da recaptação de serotonina e noradrenalina. Nas doses recomendadas, pode ser insuficiente para controlar a dor isoladamente. Possui efetividade no controle de dor neuropática e pode ter seu efeito analgésico prejudicado quando associado aos inibidores de 5-$HT_3$ (ondansetrona).[20]

O uso de metadona foi associado a alterações no sistema de condução do estímulo cardíaco (prolongamento do intervalo QT com risco de *torsade de pointes* e parada cardíaca). Esses eventos parecem relacionar-se à presença de pelo menos um fator de risco (gênero feminino, doença cardíaca, doença hepática, hipocalemia, uso de outros fármacos com efeitos no intervalo QT – antidepressivos tricíclicos, antipsicóticos, diuréticos).[45]

A meperidina, a despeito de ainda ser muito empregada, deve ter seu uso desencorajado. Além de ter a mesma efetividade analgésica que a morfina, possui os mesmos efeitos colaterais. Alguns desses efeitos são mais intensos com a meperidina (náusea e vômito). Por suas características farmacológicas, ela só pode ser usada por via parenteral. O óbice mais importante ao seu uso é a produção de metabólito tóxico (normeperidina) associado a efeitos neurotóxicos que podem chegar até a convulsão. A naloxona não é capaz de reverter e, ao contrário, pode até acentuar a toxicidade da normeperidina.[46] Os principais efeitos adversos dos opioides são descritos no **QUADRO 90.1**.

Os efeitos adversos são dose-dependentes e podem prolongar a permanência hospitalar de pacientes cirúrgicos com consequente aumento dos custos. O uso de técnicas que, associadas, diminuam a dose dos opioides e, portanto, seus efeitos colaterais tem demonstrado sua efetividade na redução dos custos.[47]

A depressão respiratória é o efeito colateral mais temido dos opioides. Ela surge porque há diminuição da resposta do SNC ao dióxido de carbono ($CO_2$). Essa resposta alterada é dose-dependente. A frequência respiratória é usada como indicador de depressão respiratória. Estudos com pacientes no período pós-operatório evidenciaram que esse não é um indicador infalível, já que detectaram episódios de hipoxemia sem diminuição da frequência respiratória.[48]

O nível de sedação também é sugerido como maneira clínica de se avaliar possível depressão respiratória, e outros autores sugerem oximetria de pulso e capnometria ($CO_2$ transcutâneo). Não há consenso quanto a essa questão.[49-52]

Os principais determinantes para dose de opioides estão descritos no **QUADRO 90.2**.

**QUADRO 90.1** Principais efeitos adversos dos opioides

- Sedação
- Prurido
- Náusea
- Vômito
- Retenção urinária
- Lentificação da função gastrintestinal
- Depressão respiratória
- Alteração de função cognitiva e confusão
- Tolerância e hiperalgesia

**QUADRO 90.2** Principais determinantes para determinação da dose de opioides

- **Idade:** a idade é mais importante do que o peso na escolha da dose de opioides, demonstrando-se diminuição da dose de 2 a 4 vezes à medida que a idade aumenta.[20]
- **Gênero:** apesar da observação de que mulheres referem dor pós-operatória mais intensa que homens, não há evidências de maior consumo de opioides por elas.[53]
- **Genética:** diferenças no metabolismo e efeito analgésico dos opioides sofrem influência genética.
- **Fatores psicológicos:** fatores como ansiedade e humor depressivo exibem evidências contraditórias.

## Vias de administração de analgésicos para tratamento da dor pós-operatória

A via mais utilizada para administração de analgésicos no período pós-operatório é a via sistêmica. Tanto os opioides como os anti-inflamatórios podem ser administrados por essa via. Os anti-inflamatórios podem ser administrados pela via oral, retal, intramuscular e venosa. Os analgésicos opioides são usados pelas mesmas vias acrescidas das vias sublinguais, subcutânea e transdérmica. O uso de injeções intramusculares, apesar de bastante comum, não é recomendável para os analgésicos opioides, pois proporciona concentrações plasmáticas muito oscilantes que ultrapassam no início a faixa de atividade terapêutica, facilitando o aparecimento de efeitos colaterais indesejáveis, e a seguir caem abaixo dos níveis mínimos de eficácia analgésica. Dessa forma, a qualidade da analgesia fica comprometida. Para que se atinjam concentrações plasmáticas estáveis, a melhor via de acesso é a venosa, a qual permite que doses pequenas sejam administradas de maneira contínua, a intervalos regulares ou por demanda. Além da via venosa, em alguns pacientes é possível usar a via oral, retal ou mesmo a subcutânea, que fornece concentrações plasmáticas semelhantes à proporcionada pela via venosa.

Além da via sistêmica, os analgésicos opioides têm sido usados pela via espinhal, peridural ou subaracnóidea, associados ou não a baixas concentrações de anestésicos locais. Também por essa via a administração pode ser feita de forma contínua, em bólus com horários pré-fixados ou por demanda.[1]

## Métodos de administração

A forma mais simples de administração racional de analgésicos é mediante prescrição a intervalos regulares. Dessa maneira, a administração do analgésico antecipa-se ao aparecimento de dor intensa e a eventuais retardos na administração após a solicitação, quando a prescrição é de demanda. Observou-se em diversos trabalhos que a prescrição com intervalos regulares fornece melhor controle da dor do que a prescrição por demanda e resulta em um consumo de analgésico menor nas 24 horas. Entretanto, os intervalos regulares, independentemente da via escolhida, não podem ser rígidos e devem levar em consideração o fármaco escolhido, a intensidade da dor, a resposta individual e os efeitos colaterais. Assim, a prescrição deve ser revista e ajustada individualmente. Para contornar essa variabilidade individual e eventual dificuldade de visitas muito frequentes, uma estratégia usada é a analgesia controlada pelo paciente (PCA, do inglês *patient controlled analgesia*). Essa técnica prevê uma associação dos conceitos de infusão contínua basal e a possibilidade de demanda, acionada diretamente pelo paciente.

Nesse método de PCA, são usadas as vias venosa, peridural e subcutânea, sendo necessária uma bomba de infusão especial. A bomba de PCA possui algumas características que a diferenciam, que são reservatório de segurança com o analgésico, dispositivo de bloqueio para que a frequência das doses possa ser limitada em intervalo de tempo e dispositivo que permite ao paciente a autoadministração de bólus suplementares, quando ele considerar necessário. Os equipamentos registram em sua memória quantas vezes o paciente acionou a demanda e quantas vezes ela foi efetivamente liberada, já que ele pode eventualmente acioná-la em período que estiver bloqueada pela programação. Com tal histórico, é possível avaliar as necessidades do paciente e reprogramar a administração a cada visita.

Outros recursos de segurança comuns aos equipamentos de infusão são detectores de bolhas e de término da solução, obstrução na linha e baterias para funcionamento sem energia elétrica. No método de PCA, pode-se usar a infusão de base complementada pela demanda ou somente a demanda após uma dose inicial de carga. Para que melhores resultados sejam obtidos, é importante esclarecer o paciente sobre o funcionamento do equipamento antes da operação. Assim, no pós-operatório imediato é possível iniciar o uso do método. Em crianças acima de 7 anos, o seu emprego tem sido possível; um dos parâmetros práticos para discriminar se a criança será capaz de entender o método é saber se ela sabe jogar *videogames*.[1]

## Avaliação da dor e do tratamento

A avaliação e o registro sistemático e periódico da intensidade da dor pós-operatória são fundamentais para que se acompanhe a evolução dos pacientes e se realizem os ajustes necessários do tratamento. A avaliação regular do paciente leva a uma melhoria no controle da dor pós-operatória.

A avaliação é feita por escalas ou escores que devem transformar a sensação subjetiva em parâmetro objetivo. A escala mais utilizada com tal finalidade é a escala analógica visual (EAV), em que uma reta de 10 cm de comprimento é exibida ao paciente para que ele localize o ponto que representa a intensidade da dor naquele momento. Na extremidade esquerda da reta, está escrito nenhuma dor, e na oposta, a pior dor imaginável. A EAV clássica não deve conter nenhuma divisão na reta nem indicação numérica. Quando essa divisão com números é realizada, a escala é denominada escala numérica visual. Existe boa correlação entre a escala analógica visual e as escalas numéricas.

Alguns autores utilizam, de forma isolada ou associada à escala analógica, a escala verbal, onde conjuntos de 4 ou 5 termos são apresentados ao paciente para que ele escolha aquele que representa a intensidade da dor ou do alívio naquele instante. A mais utilizada em nosso meio é a escala verbal de quatro termos (dor ausente, leve, moderada e intensa; alívio ausente, leve, moderado e intenso).

A ferramenta ou escala escolhida deve ser individualizada e levar em consideração fatores cognitivos, emocionais, culturais, de idioma e de desenvolvimento. Nas crianças, os métodos de avaliação da dor baseiam-se em parâmetros fisiológicos, comportamentais e de autoavaliação considerando seu nível cognitivo e faixa etária.

Parâmetros fisiológicos, como alterações cardiovasculares, frequência respiratória, saturação da hemoglobina arterial pelo oxigênio, sudorese palmar e alterações metabólicas e hormonais, têm sido utilizados em associação ou não à observação do comportamento. Entretanto, deve-se ressaltar que nenhum dado isolado de parâmetro fisiológico ou comportamental constitui medida inequívoca de dor. Os métodos de autoavaliação fornecem informações mais confiáveis a respeito da dor, sendo limitados pela idade. As escalas para as crianças são adaptadas com desenhos (faces) e cores.

A importância da avaliação de intensidade da dor reflete-se na medida adotada nos Estados Unidos e em alguns hospitais de outros países, inclusive no Brasil, designando-a de quinto sinal vital. Dessa forma, a rotina na sua avaliação vem sendo incorporada juntamente com os parâmetros de pressão arterial, pulso, frequência respiratória e temperatura em pacientes no período pós-operatório.[54]

## Analgesia preemptiva

Discute-se muito sobre a eficácia do tratamento da dor pós-operatória iniciado antes que o estímulo nociceptivo se instale, sendo essa estratégia denominada analgesia preemptiva. A base lógica ou racional para esse tratamento repousa na prevenção da hiperexcitabilidade nos neurônios da medula espinhal em resposta aos estímulos oriundos dos nociceptores periféricos (sensibilização central). Em 1983, Woolf,[55] estudando animais submetidos a estímulos nociceptivos intensos, observou que alterações sensoriais (dor contínua, hiperalgesia, alodinia) decorriam de sensibilização periférica e central. Em estudo subsequente,[56] em 1986, demonstrou experimentalmente que a prevenção da hiperexcitabilidade neuronal era controlada com doses menores de morfina do que as necessárias para bloquear esse estado após sua instalação. Surgiu então o conceito de analgesia preemptiva, que rapidamente foi transplantado para a prática clínica.

No entanto, o método que alguns autores utilizaram para comprovar a eficácia da analgesia preemptiva não obedeceu aos princípios básicos para seu estudo, levando a conclusões controversas.[57] No final da década de 1980 e durante a de 1990, inúmeros estudos clínicos foram publicados analisando o efeito analgésico preemptivo de anestésicos locais, opioides, antagonistas de receptores NMDA, anti-inflamatórios e técnicas multimodais, sem chegarem, contudo, a uma conclusão definitiva sobre a superioridade do método. O momento de intervenção analgésica isolada, antes da incisão cirúrgica, definida como analgesia preemptiva, mostrou efeito significativo sobre a dor pós-operatória com analgesia peridural, utilizando anestésico local, associado ou não a outros fármacos.[58]

Há evidências de que algumas intervenções analgésicas possuem efeito na dor pós-operatória e/ou no consumo de analgésicos nesse período. Tal efeito excede a duração esperada de ação do fármaco empregado, e esse tipo de efeito foi definido como analgesia preventiva. Na prática clínica, esse tipo de intervenção parece ser de fundamental importância no controle da dor pós-operatória, relacionando-se com possível diminuição da incidência de dor crônica após procedimentos cirúrgicos. É importante ressaltar que a analgesia preventiva deve ser mantida durante o período pós-operatório, pelo tempo previsto de persistência de estímulos dolorosos. Fármacos antagonistas do receptor NMDA exibem efeito analgésico preventivo.[59-61]

## Segurança e analgesia pós-operatória

As técnicas de analgesia pós-operatória baseiam-se na escolha de uma dose de analgésico que forneça o melhor equilíbrio entre eficácia e efeitos colaterais. Para alcançar tal equilíbrio, são fundamentais a observação contínua do paciente e o treinamento de médicos e enfermeiros para essa atividade.

No treinamento, devem ser fornecidas bases sólidas sobre indicação da via e método de administração de analgésicos, bem como farmacologia dos analgésicos, com especial destaque para a farmacologia dos opioides. O estudo da farmacologia dos analgésicos deve incluir suas farmacocinéticas no plasma e no líquido cefalorraquidiano, equivalência de doses entre fármacos de um mesmo grupo farmacológico, fatores de risco para efeitos colaterais, sinais de alerta, equipamentos e fármacos necessários para tratar efeitos colaterais.

Monitoração padronizada, protocolo para uso de analgésicos e antagonistas, treinamento contínuo dos enfermeiros e acesso fácil ao médico responsável pela analgesia são os pilares da segurança. O uso de soluções analgésicas padronizadas, bem como a padronização no tratamento dos efeitos colaterais, aumentam a segurança.

Os opioides são um grupo de fármacos muito importante na analgesia pós-operatória. A preocupação com seus efeitos colaterais motivou o desenvolvimento de estratégias para seu uso seguro. É fundamental a vigilância do paciente observando três aspectos: padrão respiratório, intensidade de sedação e intensidade de efeitos colaterais.

Os efeitos colaterais dos opioides podem ser classificados, didaticamente, em dois grupos: de alto risco e de baixo risco. Sedação e depressão respiratória são efeitos colaterais de alto risco, ao passo que prurido, náusea, vômito e retenção urinária são os de baixo risco. Quando um paciente apresenta efeitos colaterais de baixo risco, porém de grande intensidade, deve-se permanecer atento em função da possibilidade de surgirem subsequentemente efeitos colaterais de alto risco.

A principal garantia para o paciente está em uma equipe de saúde bem-treinada para a atividade específica. Todas as técnicas de analgesia pós-operatória são seguras quando indicadas e acompanhadas com competência.

Para que o objetivo de controle da dor pós-operatória seja atingido, é mais importante o investimento na educação continuada da equipe do que a adoção de técnicas e equipamentos sofisticados aplicados de forma desorganizada.[1]

## Referências


1. Gozzani JL. Analgesia pós-operatoria. In: Manica J. Anestesiologia princípios e técnicas. 3. ed. Porto Alegre: Artmed 2004. p 1263-70
2. Gozzani JL. Repercussões orgânicas do quadro doloroso. Gozzani JL. Repercussões orgânicas do quadro doloroso. Rev Bras Med 1994;51:6-7.
3. Eccleston C. Role of psychology in pain management. Br J Anaesth. 2001;87(1):144–52.
4. Leeuw M, Goossens ME, Linton SJ, Crombez G, Boersma K, Vlayen JW. The fear-avoidance model of musculoskeletal pain: current state of scientific evidence. J Behav Med. 2007;30(1):77–94.
5. Rudin A, Wolner-Hanssen P, Hellbom M, Werner MU. Prediction of post-operative pain after a laparoscopic tubal ligation procedure. Acta Anaesthesiol Scand. 2008;52(7):938–45.
6. Sakata RK, Gozzani JL. Fisiopatologia da dor. Rev Bras Med. 1994;47:1-9.
7. Carvalho WA, Lemonica L. Mecanismos celulares e moleculares da dor inflamatória. Modulação periférica e avanços terapêuticos. Rev Bras Anestesiol, 1998;48(2):137-58.
8. Carvalho WA, Lemonica L. Mecanismos centrais de transmissão e modulação da dor, atualização terapêutica. Rev Bras Anestesiol, 1998; 48(2):221-240
9. Kehlet H, Jensen TS, Woolf CJ. Persistent postsurgical pain: risk factors and prevention. Lancet. 2006;367(9522):1618-25.
10. Macrae WA. Chronic post-surgical pain: 10 years on. Br J Anaesth. 2008;101(1):77–86.
11. Craig RG, Hunter JM. Recent developments in the perioperative management of adult patients with chronic kidney disease. Br J Anaesth. 2008;101(3):296–310.
12. Davies G, Kingswood C, Street M. Pharmacokinetics of opioids in renal dysfunction. Clin Pharmacokinet. 1996;31(6):410–22.
13. Launay-Vacher V, Karie S, Fau JB, Izzedine H, Deray G. Treatment of pain in patients with renal insufficiency: the World Health Organization three-step ladder adapted. J Pain. 2005;6(3):137–48.
14. Mercadante S, Arcuri E. Opioids and renal function. J Pain. 2004;5(1):2–19.
15. Murtagh FE, Chai MO, Donohoe P, Edmonds PM, Higginson IJ. The use of opioid analgesia in end-stage renal disease patients managed without dialysis: recommendations for practice. J Pain Palliat Care Pharmacother. 2007;21(2):5–16.
16. Bosilkovska M, Walder B, Besson M, Daali Y, Desmeules J Analgesics in patients with hepatic impairment: pharmacology and clinical implications. Drugs. 2012;72(12):1645-69.
17. Lee A, Cooper MG, Craig JC, Knight JF, Keneally JP. Effects of nonsteroidal anti-inflammatory drugs on postoperative renal function in adults with normal renal function. Cochrane Database Syst Rev. 2007;(2):CD002765.
18. Derry C, Derry S, Moore RA, McQuay HJ. Single dose oral naproxen and naproxen sodium for acute postoperative pain in adults. Cochrane Database Syst Rev. 2009;(1):CD004234.
19. chug SA, Joshi GP, Camu F, Pan S, Cheung R.Cardiovascular safety of the cyclooxygenase-2 selective inhibitors parecoxib and valdecoxib in the postoperative setting: an analysis of integrated data. Anesth Analg. 2009;108(1):299–307.
20. Macintyre PE, Schug SA, Scott DA, Visser EJ, Walker SM, editors. Acute pain management:scientific evidence. 3rd ed. Melbourne: ANZCA; 2010.
21. Graham GG, Scott KF, Day RO. Tolerability of paracetamol. Drug Saf. 2005;28(3):227–40.
22. Hocking G, Visser EJ, Schug SA. Ketamine: does life begin at 40? Pain Clin Updates.2007;15(3):1–6.
23. Lysakowski C, Dumont L, Czarnetzki C, Tramèr MR. Magnesium as an adjuvant to postoperative analgesia:a systematic review of randomized trials. Anesth Analg. 2007;104(6):1532–9.
24. Unlugenc H, Ozalevli M, Guler T, Isik G. Postoperative pain management with intravenous patient controlled morphine: comparison of the effect of adding magnesium or ketamine. Eur J Anaesthesiol. 2003;20(5):416–21.
25. Ho KY, Gan TJ, Habib AS. Gabapentin and postoperative pain–a systematic review of randomized controlled trials. Pain. 2006;126(1-3):91–101

26. Peng PW, Wijeysundera DN, Li CC. Use of gabapentin for perioperative pain control: a metaanalysis. Pain Res Manag.2007;12(2):85–92
27. Tiippana EM, Hamunen K, Kontinen VK, Kalso E. Do surgical patients benefit from perioperative gabapentin/pregabalin? A systematic review of efficacy and safety. Anesth Analg. 2007;104(6):1545–56
28. Schmidt PC, Ruchelli G, Mackey SC, Carroll IR.-Perioperative gabapentinoids: choice of agent, dose, timing, and effects on chronic postsurgical pain. Anesthesiology. 2013;119(5):1215-21.
29. Humble SR, Dalton AJ, Li L. A systematic review of therapeutic interventions to reduce acute and chronic post-surgical pain after amputation, thoracotomy or mastectomy. Eur J Pain. 2015;19(4):451-65.
30. Kuo CP, Jao SW, Chen KM, Wong CS, Yeh CC, Sheen MJ, et al. Comparison of the effects of thoracic epidural analgesia and i.v. infusion with lidocaine on cytokine response, postoperative pain and bowel function in patients undergoing colonic surgery. Br J Anaesth. 2006;97(5):640–6.
31. Marret E, Rolin M, Beaussier M, Bonnet F. Meta-analysis of intravenous lidocaine and postoperative recovery after abdominal surgery. Br J Surg.2008;95(11):1331–8
32. Cheng GS, Ilfeld BM. A review of postoperative analgesia for breast cancer surgery. Pain Manag. 2016;6(6):603-18.
33. Cossu AP, De Giudici LM, Piras D, Mura P, Scanu M, Cossu M, et al. A systematic review of the effects of adding neostigmine to local anesthetics for neuraxial administration in obstetric anesthesia and analgesia. Int J Obstet Anesth. 2015;24(3):237-46.
34. Walker SM, Yaksh TL. Neuraxial analgesia in neonates and infants: a review of clinical and preclinical strategies for the development of safety and efficacy data. Anesth Analg, 2012;115(3):638-62.
35. Lötsch J. Opioid metabolites. J Pain Symptom Manage. 2005 May;29(5 Suppl):S10-24.
36. van Dorp EL, Romberg R, Sarton E, Bovill JG, Dahan A. Morphine-6-glucuronide: morphine's successor for postoperative pain relief? Anesth Analg. 2006; 102(6):1789–97.
37. Dahan A, van Dorp E, Smith T, Yassen A. Morphine-6-glucuronide (M6G) for postoperative pain relief. Eur J Pain, 2008;12(4):403–11.
38. Sia AT, Lim Y, Lim EC, Goh RW, Law HY, Landau R et al. A118G single nucleotide polymorphism of human mu-opioid receptor gene influences pain perception and patient-controlled intravenous morphine consumption after intrathecal morphine for postcesarean analgesia. Anesthesiology. 2008;109(3):520-6.
39. Klepstad P, Dale O, Skorpen F, Borchgrevink PC, Kaasa S -Genetic variability and clinical efficacy of morphine. Acta Anaesthesiol Scand, 2005;49(7):902–8.
40. McQuay HJ. Opioid clinical pharmacology and routes of administration. Br Med Bull. 1991;47(3):703–17.
41. Madadi P, Ross CJ, Hayden MR, Carleton BC, Gaedigk A, Leeder JS, et al. Pharmacogenetics of neonatal opioid toxicity following maternal use of codeine during breastfeeding: a case-control study. Clin Pharmacol Ther. 2009;85(1):31–5.
42. Peng PW, Sandler AN- A review of the use of fentanyl analgesia in the management of acute pain in adults. Anesthesiology.1999; 90(2): 576–99.
43. Landau R, Kern C, Columb MO, Smiley RM, Blouin JL. Genetic variability of the mu-opioid receptor influences intrathecal fentanyl analgesia requirements in laboring women. Pain. 2008;139(1):5-14.
44. Holmquist GL. Opioid metabolism and effects of cytochrome P450. Pain Med. 2009;10(S1):S20-9.
45. Fredheim OM, Moksnes K, Borchgrevink PC, Skurtveir S. Clinical pharmacology of methadone for pain. Acta Anaesthesiol Scand. 2008;52(7):879–89.
46. Latta KS, Ginsberg B, Barkin RL. Meperidine: a critical review. Am J Ther, 2002;9(1):53–68.
47. Oderda GM, Said Q, Evans RS, Stoddard GJ, Lloyd J, Jackson K, et al.Opioid-related adverse drug events in surgical hospitalizations: impact on costs and length of stay. Ann Pharmacother. 2007;41(3):400–6.
48. Kluger MT, Owen H, Watson D, Ilsley AH, Baldwin AM, Fronsko RR, et al. Oxyhaemoglobin saturation following elective abdominal surgery in patients receiving continuous intravenous infusion or intramuscular morphine analgesia. Anaesthesia. 1992;47(3):256–60.
49. Catley DM, Thornton C, Jordan C, Lehane JR, Royston D, Jones JG. Pronounced, episodic oxygen desaturation in the postoperative period: its association with ventilatory pattern and analgesic regimen. Anesthesiology. 1985;63(1):20–8.
50. Shapiro A, Zohar E, Zaslansky R, Hoppenstein D, Shabat S, Fredman B. The frequency and timing of respiratory depression in 1524 postoperative patients treated with systemic or neuraxial morphine. J Clin Anesth, 2005;17(7):537–42.
51. Weinger MB. Dangers of postoperative opioids: APSF workshop and white paper address prevention of postoperative respiratory complications. APSF Newsletter. 2006-2007;21:61-7.
52. McCormack JG, Kelly KP, Wedgwood J, Lyon R. The effects of different analgesic regimens on transcutaneous CO2 after major surgery. Anaesthesia. 2008;63(8):814–21.
53. Fillingim RB, King CD, Ribeiro-Dasilva MC, Rahim-Williams B, Riley JL 3rd. Sex, gender, and pain: a review of recent clinical and experimental findings. J Pain. 2009;10(5):447–85.
54. Brievik EK, Bjornsson GA, Skovlund EA. A comparison of pain rating scales by sampling from clinical trial data. Clin J Pain. 2000;16(1):22-8.
55. Woolf CJ. Evidence for a central component of post-injury pain hypersensitivity. Nature. 1983;306(5944):686-8.
56. Woolf CJ, Wall PD. Relative effectiveness of C primary afferent fibers of different origins in evoking a prolonged facilitation of the flexor reflex in the rat. J Neurosci. 1986;6(5):1433-42.
57. Garcia JB, Issy AM, Sakata RK. Analgesia preemptiva. Rev Bras Anestesiol. 2001;51(5):448-63
58. Ong CK, Lirk P, Seymour RA, Jenkins BJ. The efficacy of preemptive analgesia for acute postoperative pain management: a meta-analysis. Anesth Analg. 2005;100(3):757–73.
59. Dahl JB, Møiniche S. Pre-emptive analgesia. Br Med Bull. 2004;71:13–27.
60. Katz J, Clarke H. Preventive analgesia and beyond: current status, evidence, and future directions. In: Macintyre PE, Walker SM, Rowbotham DJ, editors. Clinical pain management: acute pain. 2nd ed. London: Hodder Arnold; 2008. p. 154-98.
61. McCartney CJ, Sinha A, Katz J. A qualitative systematic review of the role of N-methyl-D-aspartate receptor antagonists in preventive analgesia. Anesth Analg. 2004;98(5):1385-400.

## Questões de Provas do TSA

**90.1 (TSA/2013)** A inibição seletiva da isoforma 2 da enzima ciclo-oxigenase (COX-2) está associada a:

**A.** Trombogênese.

**B.** Ulceração gástrica.

**C.** Produção de renina.

**D.** Hipersensibilidade à dor.

**90.2 (TSA/2013)** A aspirina exerce sua ação por meio de:

**A.** Agonismo total.

**B.** Agonismo parcial.

**C.** Antagonismo competitivo.

**D.** Antagonismo não competitivo.

**90.3 (TSA/2013)** No manejo da dor pós-operatória em pacientes dependentes de opioides, a medida preventiva para a ocorrência de síndrome de abstinência no pós-operatório é:

**A.** Antagonismo do efeito opioide ao final da cirurgia.

**B.** Transição para analgesia oral com agentes opioides de ação curta.

**C.** Analgesia controlada pelo paciente com infusão contínua de morfina.

**D.** Prescrição de opioides sob demanda para controle dos episódios de dor.

**90.4 (TSA/2013)** Homem de 64 anos é submetido a laparotomia exploradora e o controle da dor pós-operatória é realizado com morfina venosa via bomba de analgesia controlada pelo paciente. A bomba é programada com dose em bolo de 2 mg, intervalo de bloqueio de 15 minutos e dose máxima total em 4 horas de 30 mg. No primeiro dia pós-operatório, o histórico da bomba de analgesia mostra que o paciente recebeu 30 mg de morfina a cada 4 horas e que pressionou o botão de demanda a cada 15 a 18 minutos. Como esses dados devem ser interpretados?

**A.** A analgesia foi insuficiente.

**B.** O controle da dor está adequado.

**C.** O paciente desenvolveu tolerância à morfina.

**D.** O paciente não compreendeu o uso dessa técnica de analgesia.

**90.5 (TSA/2014)** Homem de 54 anos e 75 kg é submetido a artroplastia total de quadril. No pós-operatório, foi iniciada analgesia venosa controlada pelo paciente com morfina. A bomba foi programada para administrar dose contínua de $2\ mg \cdot h^{-1}$ e dose em *bolus* de 1 mg com intervalo de bloqueio de 15 minutos. No primeiro dia, o paciente recebe 24 mg de morfina a cada 4 horas, acionando o botão da bomba 25 vezes nas 4 horas. Essa situação clínica significa que o(a):

**A.** Analgesia está adequada.

**B.** Dose de manutenção está baixa.

**C.** Dose total em 4 horas está elevada.

**D.** Intervalo de administração está curto.

**90.6 (TSA/2016)** Mulher de 44 anos, 68 kg e 1,60 m será submetida à histerectomia total ampliada convencional (Wertheim-Meigs). Como a paciente se recusou ao bloqueio do neuroeixo, foi instalada bomba de analgesia controlada pela paciente com morfina no pós-operatório. A programação era: infusão contínua de $2\ mg \cdot h^{-1}$, *bolus* de 2 mg, intervalo de 15 minutos e limite de 4 horas de 20 mg. Após 12 horas, a paciente apresentou depressão respiratória grave. Qual parâmetro da programação descrita melhor justifica esse evento adverso?

**A.** Dose de *bolus*.

**B.** Infusão contínua.

**C.** Limite de 4 horas.

**D.** Intervalo de 15 minutos.

# 91. ANALGESIA PÓS-OPERATÓRIA EM CRIANÇAS

Carlos Alberto da Silva Junior
Débora de Oliveira Cumino

O objetivo da profilaxia e do tratamento da dor pós-operatória é a analgesia com o mínimo de efeitos indesejáveis, como depressão respiratória, hipotensão, sedação, prurido, disforia, náuseas e vômitos.[1-4]

A intensidade da dor e os seus efeitos na criança são similares aos do adulto. Assim, não passa de um mito a ideia de que crianças pequenas não sentem dor e de que sua capacidade de percepção é muito diferente da dos adultos. Todos os seres humanos sentem dor, que pode ser aguda, recorrente ou persistente.[5-7]

Crianças menores, recém-nascidos e lactentes não são adultos em miniatura e, em função das diferenças farmacocinéticas e farmacodinâmicas, os fármacos administrados para os adultos nem sempre podem ser utilizados na mesma dosagem por quilograma de peso para as crianças.[8,9] Anand e Hickey provaram que, já entre a 22ª e a 24ª semanas de idade gestacional, existem estruturas nervosas que possibilitam a percepção dolorosa pelos fetos.[10,11]

Existem algumas razões pelas quais a dor em crianças pode ser subdiagnosticada e subtratada:[12-14]

- As crianças menores não podem verbalizar que estão com dor, sendo difícil avaliar as causas quando choram.
- As crianças maiores por vezes reagem à dor com silêncio e isolamento.
- Prescrições intravenosas ou intramusculares sem horário fixo, baseadas em instruções do tipo "se necessário", permitem a recorrência da dor e das injeções, gerando um círculo vicioso (às vezes, o intervalo entre a administração dos analgésicos e o alívio é superior a 1 hora).
- As crianças omitem a dor e não reclamam, talvez por pensarem que se trata de um castigo "merecido".
- Questionários entre médicos e enfermeiros de unidades de tratamento intensivo (UTI) revelam que muitos desconhecem a ação relaxante muscular do pancurônio e sedativa dos benzodiazepínicos, usando-os como analgésicos.[15]
- Na dor pós-operatória de herniorrafias, Schechter e colaboradores[5] relatam que as crianças recebem 50% a menos de opioides do que os adultos, em doses proporcionais.
- Apesar da prescrição médica de analgésicos potentes baseada em instruções "se necessário", os enfermeiros tendem a diminuir a dose ou não injetá-la, com receio de deixar as crianças "viciadas".[16]
- As crianças estão aptas a reagir à dor, com futuras alterações de comportamento. Tanto quanto os adultos, elas sentem dor sem lesão aparente ou reagem de maneira diferente diante de agressões semelhantes.[17,12]
- Existem desafios relacionados ao diagnóstico (mensuração da dor no neonato é difícil) e ao tratamento da dor nos neonatos: os anti-inflamatórios podem causar lesão renal nesta população; os opioides podem determinar depressão respiratória; os bloqueios regionais envolvem maior risco; e a glicose oral ou a chupeta têm eficácia pouco comprovada no pós-operatório.[18,19]

Além dessas razões, o desenvolvimento cognitivo e emocional, a experiência prévia, a capacidade de comunicação, a interação familiar e os mecanismos psicológicos de defesa são importantes variáveis a serem consideradas em relação ao tratamento da dor pós-operatória em pediatria.[20]

Nos próximos anos, a farmacogenética e a farmacogenômica continuarão tendo grande impacto na área de pesquisa: mediante determinação da multitude dos receptores da dor e usando tecnologias de interferência no DNA. Os estudos de genoma e proteoma terão influência importante na medicina e biomedicina, auxiliando no diagnóstico, na predição da morbimortalidade e na terapia, todavia, uma análise crítica dos dados é necessária até que a tecnologia do genoma chegue à prática clínica.[21]

Os receptores da dor e sua interação com as vias excitatórias são bem conhecidos, mas pouco se sabe ainda sobre o sistema funcional do recém-nascido, assunto abordado a seguir.

## Fisiopatologia da dor

A dor começa por uma lesão tecidual e se completa com a percepção, e é acompanhada de uma complexa série de alterações fisiológicas – conjunto de eventos chamado de nocicepção. A nocicepção pode ser subdividida em transdução, transmissão, modulação e percepção.[1,22]

### Transdução e transmissão

Os estímulos nocivos mecânicos, térmicos ou químicos excitam primariamente fibras aferentes dos neurônios do gânglio dorsal do nervo espinhal, as quais transmitem as informações que vêm da periferia e entram pelo corno posterior da medula espinhal. As fibras Aδ (longas e mielinizadas) de condução rápida e as fibras C (curtas e amielinizadas) de condução lenta são fundamentalmente responsáveis pela transmissão dos impulsos nociceptivos. Esses impulsos podem ser amplificados ou atenuados no nível dos neurônios medulares nos cornos posterior, anteromedial ou anterior. As lesões teciduais provocam a liberação de neurotransmissores, como potássio, histamina, bradicinina, serotonina, leucotrienos, prostaglandinas, noradrenalina, neurocinina, calcitonina e substância P (peptídeo responsável pela transmissão nociceptiva), que sensibilizam as fibras Aδ e C.[12]

Contudo, existem diferenças nos processos nociceptivos entre neonatos e adultos: nos primeiros, a dor é transmitida pelas fibras C (amielinizadas), ao passo que, nos adultos, pelas fibras Aδ (mielinizadas). O limiar de reação dos neurônios aferentes (fibras Aδ e C) é diminuído pelas prostaglandinas hiperalgésicas, sintetizadas a partir do ácido araquidônico, responsável pela dor de origem inflamatória.

Estímulos indolores (pressão e toque) das fibras Aβ podem competir com a transmissão da nocicepção no corno dorsal da medula espinhal, reduzindo a percepção da dor.[6,23]

## Modulação e percepção

Os neurotransmissores na medula espinhal amplificam ou atenuam as informações vindas da periferia. Entre aqueles que as amplificam, podem-se citar a substância P, a calcitonina e a neurocinina; entre os que as atenuam, citam-se os opioides endógenos, como as endorfinas e as encefalinas, a noradrenalina, a serotonina, o ácido γ-aminobutírico (GABA) e a glicina. O ácido ribonucleico dos neurônios sintetiza e armazena a substância P, antagonizada pelos opioides. A sensibilização central pela substância P ocorre por meio dos receptores N-metil-D-aspartato (NMDA).[3]

Os estímulos nociceptivos chegam ao tálamo através do segundo neurônio situado na medula, pelas vias espinotalâmica, espinorreticular e tratos espinomesencefálicos, distribuindo-se amplamente ao longo do cérebro. Assim, a percepção, a interpretação emocional e o significado cognitivo dos estímulos nociceptivos ocorrem de acordo com uma distribuição neuroaxial, não existindo simplesmente um centro da dor.

O sistema responsável pela dor é complexo, e a atividade neuronal é evocada pelos estímulos nociceptivos. Essa interação mostra que se trata de um sistema sensorial plástico e complexo e que a atividade cortical tem um papel fundamental na percepção da dor. Antes do segundo ano de vida, o cérebro está no auge de sua plasticidade. Em um episódio hipóxico, a lesão produzida será mais difusa, porém novas conexões sinápticas irão se formar entre os neurônios remanescentes.

O sistema de percepção da dor na criança responde de várias maneiras aos mesmos estímulos nociceptivos. A maturação funcional do córtex cerebral é avaliada por padrões do eletrencefalografia (EEG), potenciais evocados corticais, tomografia, ressonância magnética funcional e utilização da glicose cerebral. Períodos de sono e vigília regulados pela parte cortical funcional são detectados a partir da 24ª semana de gestação. Os neonatos têm o eixo hipotálamo-hipófise-suprarrenal bem desenvolvido, o que é comprovado pela liberação de catecolaminas, cortisol e opioides endógenos na vigência da dor.[10,24]

Os opioides atravessam facilmente a barreira hematencefálica e são lentamente metabolizados em função da imaturidade das enzimas hepáticas e do sistema P450 e da consequente baixa ligação proteica. Os neonatos de mães viciadas em opioides ou que os recebem nas UTIs neonatais são mais propensos à tolerância (aumento da dose para obter o mesmo efeito) e à síndrome de abstinência. Isso é explicado por uma adaptação celular neuronal aos fármacos – e não por uma alteração metabólica.[8,10]

Os anestesiologistas e os intensivistas defrontam-se com esses dilemas da tolerância e da abstinência nas crianças menores quando precisam usar criteriosamente opioides e quando há necessidade de aumentar suas doses para o combate à dor. Contudo, o uso de outras modalidades de analgesia, como a regional, ajuda a diminuí-las.[25]

A relação entre desenvolvimento do sistema nervoso central (SNC), comportamento, temperamento e futuro dos neonatos submetidos por um longo tempo à dor e ao estresse pode gerar padrões de atividade e impulsividade diferentes, e os seus temores serão exacerbados quando tiverem experiências dolorosas. A exposição precoce de crianças menores aos opioides pode predispor a comportamentos autodestrutivos durante a adolescência. Prematuros com experiências dolorosas podem futuramente ter comportamentos anormais diante de estímulos nociceptivos.[17]

A infusão de fentanil em neonatos, por mais de cinco dias, provoca síndrome de abstinência, cujos sintomas são tremores, irritabilidade, diaforese e distúrbios de sucção. A síndrome de abstinência é tratada com agonistas opioides (metadona), sedativos e $\alpha_2$-agonistas orais (clonidina e dexmedetomidina). A maioria dos analgésicos é conjugada no fígado e excretada pelos rins, sendo que a determinação do índice de eliminação e da meia-vida desses fármacos é difícil. Os neonatos, nas primeiras semanas de vida, sofrem rápidas mudanças na maturação de suas enzimas hepáticas (sistema microssomal P450) e na taxa de filtração glomerular.[2,9]

A medula espinhal é mais estudada do que as vias ascendentes, que vão ao tálamo e ao córtex cerebral. Os neonatos podem ser dotados de um sistema próprio de respostas aos estímulos dolorosos, com anatomia e fisiologia diferentes. Assim, as dificuldades em prescrever analgésicos para crianças menores têm origem na falta de conhecimentos farmacológicos da dor e dos mecanismos analgésicos dos opioides relacionados à idade.

Os sistemas receptores dos adultos e sua interação com as vias excitatórias são bem conhecidos, mas pouco se sabe sobre seu desenvolvimento nos jovens. Novos conhecimentos da farmacocinética facilitarão a administração de fármacos em bólus ou infusões ou por meio de bloqueios regionais no tratamento efetivo da dor nas crianças menores.[1,3,4]

## Métodos de avaliação da dor

A avaliação da dor por meio de escalas ou índices em crianças é dificultada por sua incapacidade de perceber a intensidade e o alívio, e também pela limitação cognitiva, que as impede de entender as instruções ou de verbalizarem suas sensações. Diferenciar a dor de outras reações emocionais em crianças menores é difícil, havendo fatores que influenciam bastante, como presença dos pais, ambiente tranquilo e sem barulho, distração e afago. O essencial no tratamento da dor é estabelecer uma avaliação objetiva, que possa ser anotada com regularidade nos prontuários.[12,21,25]

Existem três abordagens fundamentais para essa avaliação:[24]

1. **Autorrelato**: é a única medida verdadeiramente direta, considerada o "padrão-ouro" para avaliação da dor. Na criança, porém, por motivo de desenvolvimento, ele nem sempre é aplicável.
2. **Observacional/comportamental**: é uma medida baseada na alteração comportamental associada à dor ou à experiência de percepção da dor pelos pais ou acompanhantes.
3. **Fisiológica**: trata-se de uma medida baseada na excitação fisiológica consequente à dor.

Para que a dor seja medida com a maior precisão possível, os princípios que fundamentam a avaliação nas diferentes idades e nos diversos contextos devem ser respeitados. Escalas frequentemente utilizadas para adultos, como a escala analógica visual e a escala numérica verbal, não podem ser aplicadas em crianças menores. Ao contrário, escalas comportamentais têm sido bem validadas para uso em diversas faixas etárias.

Segundo uma recomendação publicada em 2008, sugere-se avaliar a dor pós-operatória em crianças com as seguintes escalas:[24-28]

- Comportamental FLACC (TAB. 91.1): em crianças de 1 a 18 anos (hospitalizadas).
- Faces Wong e Backer (FIG. 91.1): em crianças de 3 a 18 anos.[26]
- Faces revisada: em crianças de 4 a 14 anos.
- Analógica e numérica: em crianças acima de 8 anos.
- Pieces of Hurt Tool: em crianças de 3 a 8 anos.
- Comportamental PPPM (Parents Postoperative Pain Measure): em crianças de 1 a 12 anos (domiciliadas).

# Tratamento

A estratégia do tratamento da dor pós-operatória é multimodal ou balanceada, passando pela prevenção e pela atenuação de todos os elementos da nocicepção.

O tratamento da dor aguda inicia-se ao estimar a probabilidade de dor pós-operatória e elaborar a estratégia de analgesia baseada na escada analgésica da Organização Mundial da Saúde (OMS) (FIG. 91.2). A OMS recomenda os seguintes conceitos-chave:[29]

- Doses em intervalos regulares.
- Via de administração apropriada.
- Adaptação do tratamento para a criança individualmente.

**TABELA 91.1** Escala FLACC traduzida

| Categoria | Descrição | Pontos |
|---|---|---|
| Face (*Face*) | Nenhuma expressão facial ou sorrindo | 0 |
| | Fazendo caretas ou franzindo a testa ocasionalmente Introvertida, desinteressada | 1 |
| | Tremendo o queixo, mandíbulas cerradas | 2 |
| Pernas (*Legs*) | Pernas em posição habitual ou relaxadas | 0 |
| | Pernas inquietas, agitadas ou tensas | 1 |
| | Chutando ou com pernas esticadas | 2 |
| Atividade (*Activity*) | Quieta, em posição normal, movendo-se com facilidade | 0 |
| | Contorcendo-se, movimentando-se para frente e para trás, tensa | 1 |
| | Encurvada, rígida ou com movimentos bruscos | 2 |
| Choro (*Cry*) | Sem choro | 0 |
| | Gemendo ou choramingando de vez em quando | 1 |
| | Choro persistente, gritos ou soluços, queixa frequente | 2 |
| Consolabilidade (*Consolability*) | Alegre, relaxada, tranquila | 0 |
| | Tranquiliza-se com carinhos, abraços ou conversas | 1 |
| | Difícil de consolar ou confortar | 2 |

*Fonte: Bosenberg e colaboradores.*[28]

# Analgesia sistêmica

## Fármacos não opioides

O paracetamol, a dipirona e os anti-inflamatórios não esteroides (AINEs) são utilizados na dor pós-operatória de pouca ou moderada intensidade, principalmente nos pacientes ambulatoriais. O uso desses analgésicos no combate à dor pós-operatória diminui o consumo de opioides.[25,30]

### Paracetamol

O paracetamol é um analgésico fraco, bloqueador central de prostaglandinas sem ação periférica, o que explica por que não afeta a coagulação. Pode provocar hepatotoxicidade. As doses recomendadas e as vias de administração recomendadas do paracetamol podem ser consultadas na TABELA 91.2.

### Dipirona (metamizol)

Apesar de não existirem estudos farmacológicos e clínicos em crianças menores de 6 anos de idade, a dipirona é muito utilizada em nosso país e mostra ser um fármaco analgésico e antitérmico seguro e efetivo, inclusive no período neonatal. Alguns autores consideram que tal fármaco é mais seguro do que a o

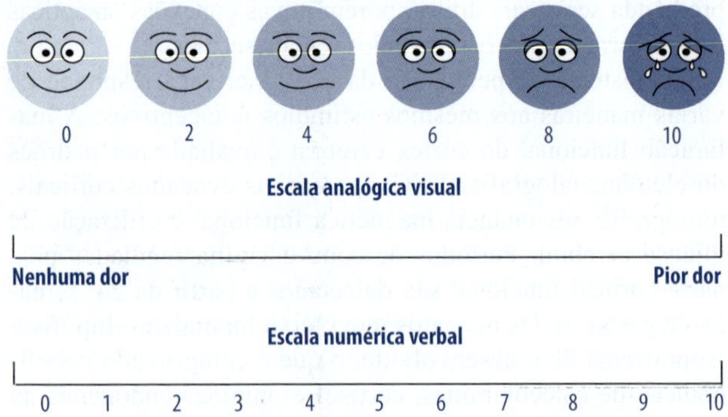


**FIGURA 91.1** Escala de faces Wong-Baker em correspondência com a escala analógica visual e a escala numérica verbal.

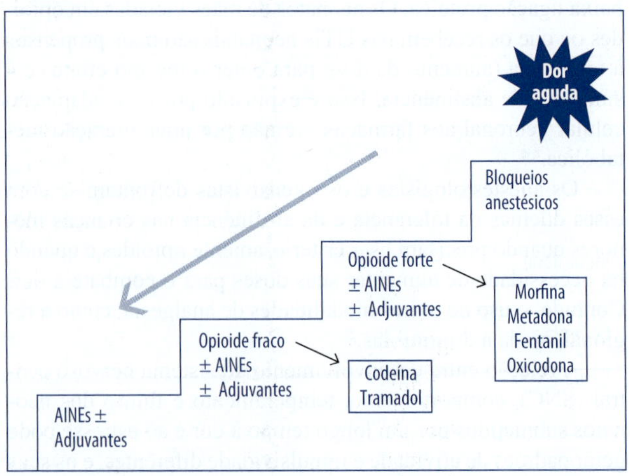


**FIGURA 91.2** Escada analgésica proposta pela Organização Mundial da Saúde. AINEs, anti-inflamatórios não esteroides.
*Fonte: Pendeville e colaboradores.*[31]

**TABELA 91.2** Doses recomendadas do paracetamol

| | Via oral | | Via retal | | Via intravenosa | |
|---|---|---|---|---|---|---|
| **Idade** | **0 a 6 meses** | **> 6 meses** | **0 a 6 meses** | **> 6 meses** | **RN prematuro** | **RN a termo** |
| Dose de ataque* (mg/kg) | 20 a 30 | 20 a 30 | 30 | 40 | 10 a 15 | 10 |
| Dose de manutenção* (mg/kg) | 15 a 20 | 15 | 20 | 20 | 10 a 15 | 10 |
| Intervalo (h) | 8 | 4 | 8 | 6 | 8 | 8 |
| Duração máxima de uso** (h) | 48* | 48* | 48* | 48* | 48* | 48* |

*A dose máxima diária não deve exceder 90 a 100 mg/kg para crianças, 70 a 80 mg/kg para lactentes, 60 mg/kg para neonatos a termo e pré-termos > 32 semanas de idade pós-conceptual e 40 mg/kg para neonatos prematuros < 32 semanas de idade pós-conceptual.[31-34]

**A administração de dose por mais de 48 horas sempre deve ser avaliada pela equipe médica em razão do risco de hepatotoxicidade.

ácido acetilsalicílico (AAS), pois raramente está associado ao risco de agranulocitose (< 1 por milhão de usuários) e, além disso, não foi comprovada sua associação com aplasia medular.[35] As doses recomendadas da dipirona podem ser consultadas na **TABELA 91.3**.

## Anti-inflamatórios não esteroides

Os AINEs são mais eficientes no combate à dor de origem inflamatória. Eles inibem a síntese das prostaglandinas, principalmente a prostaglandina $E_2$ ($PGE_2$) e a prostaciclina ($PGI_2$), alterando as funções gastrintestinais (irritação da mucosa gástrica, náusea, vômito e diarreia), coagulação e função renal, tanto por via oral/retal quanto por via sistêmica.

Os AINEs bloqueiam as cicloxigenases, enzimas catalisadoras do ácido araquidônico, que produzem as prostaglandinas. Essas enzimas existem sob duas formas e ações: cicloxigenase 1, protetora gastrintestinal, mantenedora das funções plaquetária, renal e sinovial; e a cicloxigenase 2, relacionada à indução enzimática, na membrana sinovial, no SNC, nos rins e no aparelho reprodutor feminino. Os AINEs não seletivos alteram os efeitos protetores da cicloxigenase 1; os seletivos, por sua vez, alteram os da cicloxigenase 2, teoricamente inibindo as ações inflamatórias das prostaglandinas, mantendo as ações da cicloxigenase 1 com menor intensidade.[36,37] As doses recomendadas e vias de administração de alguns AINEs podem ser consultadas na **TABELA 91.3**.

## $\alpha_2$-Agonistas

Os $\alpha_2$-agonistas (anti-hipertensivos, sedativos, analgésicos) agem no tronco encefálico (*locus ceruleus*, núcleo do trato solitário, núcleo reticular lateral e núcleo dorsal do vago) e no sistema colinérgico espinhal. Eles atuam também no sistema nervoso periférico, inibindo a liberação de noradrenalina nas terminações nervosas pré-juncionais. Além da ação anti-hipertensiva, exibem ações sedativas, ansiolíticas, analgésicas e, consequentemente, o consumo de anestésicos e opioides. Incluem as feniletilaminas, a $\alpha$-metilnoradrenalina, as imidazolinas, a clonidina e o cloridrato de dexmedetomidina (as mais usadas). A clonidina é usada por via oral na dose de 4 $mg{\cdot}kg^{-1}$.[14] Os $\alpha$-agonistas também têm a propriedade de reduzir os tremores.

## Cetamina

A cetamina é um derivado da fenilciclidina, que produz anestesia dissociativa. É um antagonista não competitivo dos

**TABELA 91.3** Doses recomendadas da dipirona e de alguns anti-inflamatórios não esteroides

| | Utilizados somente em | Dose (mg/kg) | Via | Intervalo (h) | Dose máxima | Pico (h) |
|---|---|---|---|---|---|---|
| Dipirona | Qualquer idade | 12,5 a 30 | VO, IM, IV | 4 a 6 | 500 mg nos neonatos | 1 a 2 |
| Ibuprofeno | > 6 meses | 4 a 10 | VO | 4/4, 6/6 ou 8/8 | 40 $mg{\cdot}/kg^{-1}{\cdot}dia^{-1}$ ou 2 $g{\cdot}dia^{-1}$ | 1 a 2 |
| Cetorolaco* | > 2 anos | 0,25 a 1,0 | VO/IV | 6/6, 8/8, 12/12 ou 24/24 | 15 a 30 $mg{\cdot}kg^{-1}{\cdot}dia^{-1}$ | 1 a 2 |
| Cetoprofeno | > 1 ano<br>> 15 anos | 1<br>3 a 5 | VO<br>IV lento em SF a 0,9% 100 mL | 6/6, 8/8 ou 12/12 | | |
| Tenoxicam | > 12 anos | 0,4 | IV | 12/12 | | |

*Período máximo: 2 dias.

IM, intramuscular; IV, intravenosa; SF, solução fisiológica; VO, via oral.

receptores NMDA, importantes no processamento da informação nociceptiva. É um potente analgésico em doses subanestésicas e regularmente usado em procedimentos dolorosos em crianças na sala de emergência (redução de fraturas, curativos de queimaduras).

O emprego da cetamina está aumentando novamente na anestesia pediátrica devido ao maior conhecimento de seu mecanismo de ação, sendo usada não apenas por suas propriedades sedativas, mas durante a anestesia geral para prover analgesia preemptiva, como analgésico ou como adjuvante nos bloqueios centrais e periféricos. Sua meia-vida de 2 a 3 horas pode se prolongar quando administrada em infusão contínua ou em situações de insuficiência hepática.

Diferentemente dos demais sedativos, a cetamina produz a ativação do sistema simpático (libera noradrenalina endógena), com aumento da frequência cardíaca e da resistência vascular, além de promover broncodilatação. Ainda que apresente um efeito inotrópico negativo, a estimulação simpática contrapõe-se a esse efeito, exceto nos casos de choque cardiogênico refratário a catecolaminas.[38] As doses recomendadas da cetamina podem ser consultadas na **TABELA 91.4**.

**TABELA 91.4** Doses recomendadas da cetamina

| Cetamina | IV* | IM/VO |
|---|---|---|
| Dose (mg/kg) | 0,03 a 2 | 3 a 5 |
| Início de ação (min) | 1 a 2 | 5 a 10 |
| Infusão contínua (μg/kg/h) | 25 a 200 | |

*As doses venosas proporcionam cerca de 10 minutos de analgesia e sedação para cada mg/kg administrado; ou seja, 1 mg·/kg de cetamina venosa produzirá analgesia e sedação por 10 minutos, ao passo que 2 mg·kg$^{-1}$ produzirão ao redor de 20 minutos. Entretanto, o efeito residual pode durar de 2 a 3 horas.

IM, intramuscular; IV, intravenoso; VO, via oral.

*Fonte: Wolf.*[39]

## Opioides

Os neonatos e lactentes não são mais considerados tão sensíveis aos opioides como outrora, mas o seu uso ainda é desafiante. Os agonistas μ (morfina, codeína, meperidina, fentanil, alfentanil, sufentanil, remifentanil) têm efeitos fisiológicos e colaterais similares, como depressão respiratória (diminuição da resposta ao dióxido de carbono [$CO_2$]), náuseas e vômitos (ação na "zona do gatilho"), alguns efeitos cardiovasculares, diminuição da motilidade gástrica, elevação do tônus da bexiga e retenção urinária, porém apresentam durações de ação diferentes.[40]

A farmacodinâmica dos opioides no período neonatal é controversa: ratos recém-nascidos são sensíveis aos efeitos dos opioides, mas, em cães, a depressão respiratória da morfina e do fentanil é irrelevante no primeiro ano de vida.

Os opioides são as substâncias mais usadas nas UTIs neonatais, seja por infusão contínua, por bólus intermitentes ou ambos. Ao contrário dos animais, os neonatos e os prematuros humanos são mais sensíveis aos efeitos depressores respiratórios, e seu uso exige uma cuidadosa monitorização.[40,41]

De acordo com o tipo de ligação com os receptores e efeitos que produzam os opioides são chamados de agonistas, quando têm efeito máximo no seu receptor; antagonistas, quando ocupam o receptor mas não desencadeiam o efeito (p. ex., naloxona); e agonistas-antagonistas, quando exibem efeitos parciais em um receptor, mesmo em elevadas doses (p. ex., buprenorfina). Os opioides agonistas-antagonistas promovem analgesia nos receptores κ, onde apresentam um efeito-teto com menor depressão respiratória. Também são utilizados no tratamento dos efeitos colaterais dos opioides agonistas. Os principais agonistas-antagonistas são nalorfina, nalbufina e butorfanol. O antagonista naloxona é mais usado na dose de 1 a 2 μg·kg$^{-1}$, máximo de 10 μg·kg$^{-1}$ ou infusão de 0,5 μg·kg$^{-1}$·h$^{-1}$.[40,41]

Em neonatos de uma semana, a meia-vida de eliminação da morfina é duas vezes mais prolongada do que nas crianças maiores e nos adultos, devido à imaturidade do sistema enzimático hepático, retardo na conjugação e baixa depuração renal e retardo na conjugação. A conjugação hepática está diminuída nos neonatos com pressão intra-abdominal elevada (onfalocele, gastrosquise e má rotação de cólon) pela queda do fluxo sanguíneo hepático.[41]

### Morfina

A morfina é um potente analgésico, bom sedativo e, ainda, o opioide mais comumente usado em pediatria no controle da dor pós-operatória de intensidade moderada a forte. Pode ser usada por várias vias de administração e, nas doses preconizadas, é segura e efetiva em crianças de qualquer faixa etária.

É um opioide agonista μ que age inibindo a adenilciclase e a produção de substância P, além de diminuir a entrada de cálcio neuronal. Apresenta baixa solubilidade, o que explica a demora em alcançar seu efeito máximo no SNC, em 15 minutos, e sua duração maior, de 3 a 6 horas. Seu metabolismo ocorre no fígado, dando origem a dois metabólitos, um inativo e um ativo, ambos excretados pelo rim. Em pacientes com disfunção renal, a morfina 6-glicuronídeo pode se acumular no organismo e causar efeitos tóxicos, incluindo depressão respiratória. Isso é importante de ser lembrado, não somente quando da administração da morfina, mas também quando se administram outros opioides que são metabolizados em morfina, como a codeína.[38,41] Quando administrada por via intravenosa, a morfina pode provocar hipotensão arterial ao produzir venodilatação e liberação de histamina.

Os baixos níveis de proteínas plasmáticas nas crianças menores resultam em maior quantidade da substância livre no plasma (80% vs. 70% nos adultos) e, consequentemente, risco mais alto de depressão respiratória. A meia-vida de eliminação em adultos e crianças maiores é de 3 a 4 horas e equivale à duração de ação da analgesia oferecida pela morfina. Nos neonatos, ela é duas vezes maior, sendo ainda maior nos neonatos prematuros (10-20 horas), o que se deve à imaturidade hepática relacionada à idade. A depuração dofármaco também está diminuída nos neonatos em comparação com outras crianças e adultos. Esses dados sugerem que a utilização de alguns opioides em neonatos prematuros (menores de 37 semanas de idade gestacional) e com menos de 52 a 60 semanas de idade pós-conceptual deva ser realizada sob o máximo de cautela e sob monitorização adequada.[42]

Após os 2 meses de idade, os valores relativos à depuração e ao volume de distribuição se assemelham aos dos adultos, tornando a morfina uma boa escolha para técnicas de infusão contínua, com menor risco de acúmulo. Ela não apresenta dose-teto, mas a dose deve ser titulada com o aparecimento dos efeitos colaterais (TAB. 91.5).[40] Para crianças menores, portanto, para que se tenha uma analgesia efetiva, as doses intermitentes devem ser administradas a cada 3 horas, ao passo que, em crianças maiores, o intervalo deve ser de 2 horas.

A administração intermitente de morfina é feita com 0,05 a 0,20 mg·kg$^{-1}$ por dose a cada 4 horas por via intravenosa.

**TABELA 91.5** Doses recomendadas da morfina

| Morfina | Dor moderada | Dor intensa |
|---|---|---|
| Recém-nascidos a termo (µg·kg·h$^{-1}$) | 5 a 10 | 10 a 20 |
| Recém-nascidos pré-termo (µg·kg·h$^{-1}$) | 2 a 5 | 5 a 10 |
| > 3 meses (µg·kg·h$^{-1}$) | 20 a 40 | 40 |
| Ventilação espontânea (µg·kg·h$^{-1}$) | 3 a 8 | 3 a 8 |

## Codeína

A codeína é, normalmente, apresentada como fosfato de codeína.

O fosfato de codeína é um opioide menos potente do que a morfina e usado para o tratamento da dor leve a moderada de curta duração, principalmente no momento de conversão da medicação venosa para via oral. Apresenta boa disponibilidade por via oral (60-70%) e é convertido em morfina no fígado. Como seu efeito depende do metabolismo hepático pela enzima CYP2D6 e tendo em vista que essa enzima varia entre os grupos étnicos, seu efeito analgésico é imprevisível, e sua eficácia, variável. O incremento da sua dose causa intensificação dos efeitos colaterais sem aumento da analgesia.

A dose oral recomendada do fosfato de codeína é de 1 mg·kg$^{-1}$ por dose a cada 4 horas, sendo 60 mg o limite por dose.

## Fentanil

O fentanil é um opioide sintético 60 a 100 vezes mais potente do que a morfina. Possui maior lipossolubilidade, rápido início de ação e curta duração, em razão de sua rápida distribuição. Quando administrado por tempo prolongado, ocorre acúmulo do fármaco no tecido adiposo (redistribuição ao compartimento periférico) e mobilização tardia. Ele não possui metabólitos ativos.[41]

O fentanil não libera histamina, proporcionando maior estabilidade hemodinâmica em comparação com a morfina. Sua farmacocinética é variável na população pediátrica, sendo os neonatos e os neonatos prematuros particularmente sensíveis aos seus efeitos.

Os quadros clínicos que cursam com aumento da pressão intra-abdominal ou da pressão positiva ao final da expiração (PEEP, do inglês *positive end-expiratory pressure*), com instabilidade cardiovascular ou com hipotensão arterial, levam a uma queda de até 40% do fluxo sanguíneo hepático e, como consequência, provocam alteração da sua farmacocinética com retenção do fármaco e possível efeito rebote tardio pela recirculação. As doses preconizadas para administração intermitente são de 1 a 4 µg·kg$^{-1}$.dose$^{-1}$, a cada 2 ou 4 h, IV.[11,36] As doses de fentanil para infusões contínuas em neonatos e prematuros estão na TABELA 90.6.[40,41]

**TABELA 91.6** Doses recomendadas do fentanil

| Fentanil | Dor moderada | Dor intensa |
|---|---|---|
| Recém-nascido a termo (µg·kg$^{-1}$· h$^{-1}$) | 0,5 a 2 | 2 a 3 |
| Rescém-nascido prematuro | 0,5 a 1 | 1 a 2 |

## Tramadol

O tramadol é um opioide derivado sintético da codeína. É o único fármaco que apresenta dois mecanismos de ação complementares: inibe a recaptação central da noradrenalina e da serotonina e tem fraca afinidade pelos receptores µ, sem afinidade pelos receptores κ e δ. Apesar de exibir ação central, apresenta boa margem de segurança, causando menos sedação e mínima depressão respiratória ou de alterações cardiovasculares. No entanto, está associado a alta incidência de náuseas e vômitos (9-10%), prurido (7%) e exantema (4%).

É amplamente utilizado em crianças de todas as faixas etárias para o tratamento da dor leve a moderada. Sua potência analgésica é intermediária entre a morfina (10-15 vezes menos potente do que a morfina) e os AINEs. Sua administração deve ser feita de forma lenta (em 15-30 minutos) para evitar a ocorrência de mal-estar, tonturas, náuseas e vômitos. Seus efeitos podem ser antagonizados pela naloxona.[31,43]

A utilização de ondansetrona para tratar náuseas e vômitos resulta em inibição de sua analgesia provavelmente pela redução de sua ligação com os receptores 5-HT$_3$ ao nível da medula espinhal. As doses recomendadas de tramadol podem ser consultadas na TABELA 91.7.

**TABELA 91.7** Doses recomendadas de tramadol

| Tramadol | Via intravenosa | Via oral |
|---|---|---|
| Dose (mg·kg$^{-1}$) | 0,7 a 2 | 1 a 2 |
| Intervalo (h) | 8 | 8 |
| Infusão contínua (mg·kg·h$^{-1}$) | 0,1 a 0,25 | |

# Analgesia controlada pelo paciente

A analgesia controlada pelo paciente (PCA, do inglês *patient controlled analgesia*) é uma técnica que utiliza bomba de infusão contínua, geralmente de opioides, com limitações de tempo e doses prescritas por médicos, permitindo que certos comandos sejam controlados pelos pacientes. Costuma-se inferir que as crianças capazes de manejar jogos eletrônicos estão aptas a usar esse sistema, assumindo o controle de sua dor. Quando incapazes, por idade ou competência, os pais podem assumir esse controle, sendo a técnica denominada, então, analgesia controlada pelos pais (PPCA, do inglês *parents patients controlled analgesia*).[12,13,22,30]

## Analgesia tópica

A mistura eutética de anestésicos locais (EMLA, do inglês *euthetic mixture of local anesthetics*), uma combinação de lidocaína a 5% e prilocaína a 5%, ou só lidocaína a 5%, quando aplicada na forma de curativo oclusivo sobre a pele e deixada intacta por 60 a 90 minutos, promove anestesia local da pele, permitindo cateterismo venoso indolor ou praticamente indolor.

A lidocaína a 2% ou a bupivacaína a 0,25 ou 0,5%, tópicas em forma de geleia, ou creme de 6/6 horas, são usadas para combater a dor pós-operatória em postectomias. A simples instilação tópica de bupivacaína a 0,25 ou 0,5%, nas incisões de herniorrafias, hidroceles, cicatrizes cirúrgicas extensas, couro cabeludo, promove uma analgesia pós-operatória quase tão eficientemente e mais segura do que certos bloqueios.[12]

## Analgesia regional

A principal vantagem dos bloqueios é a analgesia residual pós-operatória, sendo realizada antes do estímulo doloroso. Todas as técnicas de anestesia regional podem e têm sido utilizadas com maior frequência, segurança e sucesso no combate à dor pós-operatória dos pacientes pediátricos. As indicações e contraindicações são as mesmas que para os adultos. A maioria delas é realizada sob anestesia geral, após a indução, antes do início do ato cirúrgico. Quando realizado antes da incisão cirúrgica, o bloqueio regional diminui o consumo de opioides e inalatórios no intraoperatório e os efeitos adversos desses agentes. Proporciona rápida recuperação das funções fisiológicas e diminui a resposta ao estresse cirúrgico.[39]

Estudos farmacocinéticos da bupivacaína e de outras misturas levógiras ou dextrógiras em crianças indicam que esses fármacos apresentam bons resultados, lembrando, todavia, que as crianças menores têm um sistema nervoso não completamente mielinizado e suscetível à neurotoxicidade, com repercussões futuras ainda desconhecidas. Em crianças com menos de 6 meses, a fração livre de anestésicos locais que não se liga a proteínas é mais elevada devido à imaturidade das enzimas hepáticas e ao elevado débito cardíaco, o que contribui para aumentar o nível plasmático e a possibilidade de efeitos tóxicos. A adição de adrenalina à solução retarda a absorção sanguínea, diminuindo a concentração plasmática e a possível toxicidade dos anestésicos locais. O maior volume de distribuição das crianças tende a diminuir as concentrações plasmáticas, o que se contrapõe à menor quantidade de proteínas plasmáticas.

Raramente se usa a lidocaína na dose de 5 $mg \cdot kg^{-1}$; os anestésico locais de escolha para bloqueios em crianças são a bupivacaína, 2,5 $mg \cdot kg^{-1}$[40], em dose única, ou a ropivacaína, 3 a 4 $mg \cdot kg^{-1}$.

A toxicidade dos anestésicos locais, em animais jovens, é potencializada pela hipóxia e hipercapnia. Os anestésicos gerais "mascaram e protegem" das reações tóxicas. A ventilação adequada, vasopressores, anticonvulsivantes disponíveis, vigilância redobrada para com rótulos dos frascos e concentrações são a chave do sucesso da profilaxia das reações tóxicas. A difenilidantoína é o fármaco de escolha para tratar as arritmias ventriculares provocadas pela bupicavaína.[6,25,44,45]

As principais complicações dos bloqueios em pediatria são retenção urinária, sensação de perda de membros, mascaramento das complicações cirúrgicas ou clínicas, síndrome compartimental, hematoma, perfuração da dura-máter, injeções intravasculares ou intraósseas e absorção maciça. Doses elevadas ou erradas podem ocasionar convulsões, arritmias ventriculares e parada cardiorrespiratória.[44,46]

A ultrassonografia tornou-se uma ferramenta de grande valor na prática do anestesiologista, permitindo visualização direta das estruturas anatômicas, da movimentação da agulha e da difusão do anestésico. Ela agrega maior precisão no posicionamento de cateteres e possibilita a administração de menores doses de anestésico, diminuindo o risco de injeção intraneural e toxicidade sistêmica.[39]

## Bloqueios periféricos

Os bloqueios de nervos periféricos em crianças têm recuperado sua popularidade na prática diária de muitos anestesiologistas,[47] principalmente com o auxílio da ultrassonografia, apresentando taxas de sucesso e complicações semelhantes às dos adultos.[44] Em 1996, a Association des Anesthésistes Réanimateurs Pédiatriques d'Expression Française (ADARPEF)[48] publicou estudo prospectivo multicêntrico envolvendo um ano de estudo epidemiológico sobre a prática da anestesia regional pediátrica. Foram obtidos dados de 85.412 procedimentos e, desses, 24.409 foram anestesias gerais combinadas a bloqueios regionais. Os bloqueios de nervos periféricos representaram apenas 38% do total de bloqueios regionais. A maioria dos bloqueios foi realizada sob anestesia geral (89%), confirmando o fato de que as técnicas regionais são usadas como técnicas de analgesia.

As complicações foram raras (25 incidentes envolvendo 24 pacientes) e não resultaram em sequelas. A taxa de complicação global das anestesias regionais foi de 0,9/1.000, ocorrendo apenas nos bloqueios do neuroeixo. A incidência extremamente baixa (zero nesse estudo) de complicações com bloqueios de nervos periféricos incentivou os anestesiologistas pediátricos a utilizarem com mais frequência essas técnicas.

Em 2010, 14 anos depois do primeiro estudo, a mesma entidade, ADARPEF, projetou mais um ano de estudo multicêntrico e prospectivo atualizando os dados epidemiológicos e morbidade da anestesia regional em crianças, incluindo 104.612 anestesias gerais puras, 29.870 anestesias inalatórias associadas a bloqueios regionais e 1.262 bloqueios regionais puros.[49] Os bloqueios de neuroeixo representaram 34% de todas as anestesias regionais e 66% foram bloqueios periféricos, demonstrando um aumento significativo da utilização de bloqueios periféricos em anestesia pediátrica. O estudo revelou uma taxa global de complicações de 0,12%, seis vezes maior em bloqueios centrais comparados aos periféricos, mais uma vez favorecendo o emprego de bloqueios periféricos devido ao perfil de segurança e qualidade na analgesia.

O bloqueio intercostal é usado em pós-toracotomias, melhorando a mecânica respiratória. Emprega-se bupivacaína com adrenalina na dose de 1 $mg \cdot kg^{-1}$. É o bloqueio em que a absorção sanguínea do anestésico local se dá mais rapidamente. O bloqueio de $T_{10}$, bilateral, por via anterior, pode ser aplicado nas hérnias umbilicais ou epigástricas. As complicações são pneumotórax e reações tóxicas.

Os bloqueios ilioinguinal e ílio-hipogástrico são usados para analgesia pós-operatória de herniorrafias. A referência é a espinha ilíaca anterossuperior, entre os músculos oblíquos externo e interno, empregando-se bupivacaína a 0,25%, na dose de 1 $mg \cdot kg^{-1}$. Comparados com o bloqueio caudal, apresentam níveis similares de analgesia, vômitos e retenção urinária, porém menos parestesias. Comparados com a infiltração local, há poucas diferenças nos resultados. Sua principal desvantagem é a localização da passagem do nervo entre as fáscias musculares. As complicações são injeção na cavidade abdominal, hematoma, bloqueio do nervo femoral e reações tóxicas.

O bloqueio peniano, por via infrapúbica, é uma boa alternativa ao bloqueio caudal para postectomias, dilatação uretral e hipospadias. Emprega-se bupivacaína na dose de 1 $mg \cdot kg^{-1}$, sem adrenalina. As vantagens são a utilização de pouco anestésico local e menos vômitos. A desvantagem é a redução do fluxo sanguíneo na glande, e, como complicação, pode ocorrer hematoma.[44]

## Bloqueios neuroaxiais

Os bloqueios espinhais podem ser peridurais (torácico, lombar ou sacral [caudal]) e raquidinianos. A medula dos neonatos estende-se até $L_3$ ($L_1$ nos adultos). Os bloqueios peridurais podem ser simples ou contínuos, torácicos, lombares ou caudais, adicionando-se ou não, aos anestésicos locais, outros fármacos.

O bloqueio caudal é realizado com bupivacaína a 0,125 a 0,25%, com adrenalina, ou ropivacaína a 0,2 a 0,35% na dose de 0,5 $mL \cdot kg^{-1}$ até $L_1$, 1 $mL \cdot kg^{-1}$ até $L_5$ e 1,5 $mL \cdot kg^{-1}$ até $T_{10}$.[44,46]

O bloqueio lombar/torácico pode ser único, intermitente ou contínuo. Em geral, utiliza-se bupivacaína a 0,125 a 0,25%. A dose inicial para todas as crianças é 0,4 $mg \cdot kg^{-1}$; a seguir, continua-se com 0,2 $mg \cdot kg^{-1}$ nas crianças maiores e 0,1 $mg.kg^{-1}$ nas menores. Esses bloqueios são úteis em cirurgias nas quais se deseja uma extubação precoce (p. ex., atresia de esôfago com fístula traqueoesofágica) ou o retorno rápido à respiração espontânea para evitar o barotrauma da respiração mecânica (p. ex., cura cirúrgica de hérnia diafragmática).[44,45,50,51]

Os opioides e os α-agonistas podem ser associados aos anestésicos locais nos bloqueios neuroaxiais. A clonidina, 1 a 2 $\mu g \cdot kg^{-1}$, prolonga a duração da analgesia após bloqueio caudal com bupivacaína.[52] Os efeitos colaterais são mínimos e não têm relevância clínica. Entretanto, com doses maiores, p. ex., 5 $\mu g \cdot kg^{-1}$, sedação e bradicardia são regularmente vistos. A clonidina deve ser evitada nas crianças mais jovens pelo risco de apneia pós-operatória.[52-55] A morfina provê analgesia excelente e de longa duração. Entretanto, os efeitos colaterais, como náuseas, retenção urinária, prurido e depressão respiratória, são comuns.[56,57] A dose única ideal no caso de um cateter caudal com a opção de reinjeção parece ser 33 a 50 $\mu g \cdot kg^{-1}$.[48-50] Para injeções únicas, podem ser usadas doses um pouco maiores, 75 $\mu g \cdot kg^{-1}$, em pacientes com cateter vesical e monitorados por pelo menos 12 horas em UTI. Os opioides mais lipofílicos, como fentanil,[58] sufentanil,[59] petidina, diamorfina[60] e tramadol,[61] causam efeitos colaterais e não prolongam a duração da analgesia de uma maneira clinicamente relevante.[62-64]

Em cirurgias cardíacas, o risco de hematomas espinhais é mínimo se o cateter for introduzido 60 minutos antes do uso da heparina e retirado, se necessário, ao final, quando a coagulação já estiver restaurada. As complicações mais frequentes são injeções intraósseas, intravasculares, hematoma espinhais e perfuração da dura-máter.[64]

### Anestesia peridural contínua

São raros os relatos de infecção com uso de cateteres em crianças. Recomenda-se a degermação do local da punção, assepsia rigorosa durante a realização do bloqueio e passagem do cateter, curativo de barreira oclusivo e inspeção diária do local de inserção com objetivo de reduzir os riscos. Porém, como a manutenção do cateter de inserção caudal apresenta risco de contaminação fecal, muitos anestesiologistas pediátricos preferem punções lombares ou torácicas.[65]

A possibilidade de tunelização do cateter para segmentos mais altos é uma estratégia utilizada para minimizar a contaminação em crianças que necessitam de analgesia por períodos mais prolongados.[65]

A inserção de cateter peridural torácico apresenta risco real de lesão medular, sendo fundamentais a experiência do anestesiologista com a técnica e extremo cuidado durante a punção e o posicionamento do cateter.[66] O uso de ultrassonografia reduz o risco de contato ósseo e permite a visualização da dispersão do anestésico a partir da ponta do cateter peridural.[67]

Um estudo recente, multicêntrico, demonstrou incidência de 4,9% de complicações com uso de cateter nos bloqueios de neuroeixo em crianças, relacionando-se à dificuldade de manutenção, ao mau funcionamento do cateter, aos problemas técnicos durante a inserção, porém não mostrou outras complicações, como infecções ou lesões neurológicas.[68]

Outra opção é a analgesia peridural controlada pelo paciente (PCEA, do inglês *patient controlled epidural analgesia*) com fentanil na dose de 1 $\mu g \cdot kg^{-1}$ e, após, infusão basal de 0,5 $\mu g \cdot kg \cdot h^{-1}$, intercalada com 0,5 $\mu g \cdot kg^{-1}$ a cada 15 minutos.

Todos os pacientes que recebem opioides espinhais e anestésicos locais por infusão contínua devem ser continuamente monitorizados, de preferência em UTI ou UTI neonatal.[57]

## Considerações finais

Está bem reconhecido que neonatos sentem dor e que o controle da dor em crianças vem recebendo melhor atenção na última década.[4,68,69]

A introdução de novos fármacos e o melhor conhecimento da farmacocinética, farmacodinâmica e farmacogenética possibilitam maior segurança no tratamento dos neonatos e lactentes. Assim como nos adultos, nas crianças também a analgesia multimodal é a melhor alternativa, reduzindo os efeitos colaterais dos componentes isoladamente.

As crianças devem ser contempladas com os mesmos benefícios dos recentes avanços aplicados aos adultos e com todas as alternativas de analgesia; principalmente nos neonatos, e lactentes, as escolhas terapêuticas devem ser fruto de cuidadoso planejamento.

## Referências


1. Bonica JJ. The management of pain. 2nd ed. Philadelphia: Lea & Fabiger, 1990.
2. Elwood T, Martin LD. Thirteenth annual meeting of the society for pediatric anesthesia, dallas, texas, october 8, 1999. Anesth Analg. 2000;90(4):995-9.
3. Golianu B1, Krane EJ, Galloway KS, Yaster M.Pediatric acute pain management. Pediatr Clin North Am. 2000;47(3):559-87.
4. Silva Jr CA. Controvérsias em anestesia pediátrica: analgesia pós-operatória em pediatria (sistêmica). Rev Bras Anest.1991;41:58.
5. Schechter NL, Allen DA, Hanson K. Status of pediatric pain control: a comparison of hospital analgesic usage in children and adults. Pediatrics. 1986;77(1):11-5.
6. Steward DJ, Lerman J. Manual of pediatric anesthesia. 5th ed. Philadelphia: Churchill-Livingstone; 2001.
7. Taddio A, Katz J, Ilersich AL, Koren G. Effect of neonatal circumsion on pain response during subsequent routine vaccination. Lancet. 1997;349(9052):599-603.
8. Aynsley-Green A. Pain and stress in infancy and childhood: where to now? Paediatr Anaesth. 1996;6(3):167-72.
9. Lippmann M, Nelson RJ, Emmanouilides GC, Diskin J, Thibeault DW. Ligation of patent ductus arteriousus in premature infants. Br J Anaesth. 1976;48(4):365-9.
10. Anand KJ, Hickey PR. Pain and its effects in the human neonate and fetus. N Engl J Med. 1987;317(21):1321-9.
11. Anand KJ, Sippell WG, Aynsley-Green A. Randomised trial of fen-tanyl anaesthesia in preterm infants undergoing surgery: effects on stress response. Lancet. 1987;1(8524):62-6.
12. Barbosa SMM, Santos E, Zapata A, Sapienza AJ, Krebs VLJ, Okay Y. A criança e a dor: considerações sobre o tratamento da dor em pediatria. Rev Dor. 2000;2(2):26-35.
13. Houck CS. Pain management protocols for neonates and infants. In: Society of Pediatric Anesthesia, and

the American Academy of Pediatrics, San Diego, Feb 22-25. Syllabus Pediatric Anesthesiology; 2001. p. 207-12.
14. Mikawa K, Nishina K, Maekawa N, Obara H. Oral clonidine pre-medication reduces postoperative pain in children. Anesth Analg. 1996;82(2):225-30.
15. Loper KA. Horror in ICU. Anesth Analg.1989;68:S170.
16. Rice LJ. Pain management in children. Can J Anaesth. 1996;43:R155-R8.
17. Jacobson B, Eklund G, Hamberger L, Linnarsson D, Sedvall G, Valverius M. Perinatal origin of adult self-destructive behavior. Acta Psychiatr Scand. 1987;76(4):364-71.
18. Franck LS, Greenberg CS, Stevens B. Pain assessment in infants and children. Pediatr Clin North Am. 2000;47(3):487-512.
19. Lefrak L, Burch K, Caravantes R, Knoerlein K, DeNolf N, Duncan J, et al. Sucrose analgesia: identifying potentially better practices. Pediatrics. 2006 Nov;118 Suppl 2:S197-202.
20. Monitto CL, Kost-Byerly S, Yaster M. Pain management. In: Davis PJ, Cladis FP, Motoyama EK, editors. Smith´s anesthesia for infants and children. 8th ed. Philadelphia: Elsevier Mosby; 2011. p. 418-51.
21. Jimenez N, Galinkin JL. Personalizing pediatric pain medicine: using population-specific pharmacogenetics, genomics, and other -omics approaches to predict response. Anesth Analg. 2015;121(1):183-7.
22. Larsson BA. Pain management in neonates. Acta Paediatr. 1999;88(12):1301-10.
23. Steward MS, O'Connor J. Pediatric pain, trauma and memory. Curr Opin Pediatr. 1994;6(4):411-7.
24. Tobias JD. Advances in pain management in children. ASA Newsletter. 2000;64:21-7.
25. Suresh S, Anand KJ. Opioid tolerance in neonates: state-of-the-art review. Paediatr Anaesth. 2001;11(5):511-21.
26. Howard R, Carter B, Curry J, Morton N, Rivett K, Rose M, et al. Pain assessment. Paediatr Anaesth. 2008;18 Suppl 1:14-8.
27. Nilsson S, Finnström B, Kokinsky E. The FLACC behavioral scale for procedural pain assessment in children aged 5–16 years. Pediatr Anesth 2008;18(8):767-74.
28. Bosenberg A, Thomas J, Lopez T, Kokinsky E, Larsson LE. Validation of a six-grade faces scale for evaluation of postoperative pain in children. Paediatr Anaesth. 2003;13(8):708-13.
29. World Health Organization. WHO guidelines on the pharmacological treatment of persisting pain in children with medical illnesses. Geneva: WHO; 2012
30. Hui JL, Wilson-Smith EM. Systemic analgesics in children. Anaesth Int Care Med 2013;14(6):237-44.
31. Pendeville PE, Von Montigny S, Dort JP, Veyckemans F. Double-blind randomized study of tramadol vs. paracetamol in analgesia after day-case tonsillectomy in children. Eur J Anaesthesiol. 2000;17(9):576-82.
32. Birmingham PK, Tobin MJ, Henthorn TK, Fisher DM, Berkelhamer MC, Smith FA, et al. Twenty four hour pharmacokinetics of rectal acetaminophen in children: an old drug with new recommendation. Anesthesiology. 1997;87(2):244-52.
33. Rumack BH, Peterson RG. Acetaminophen overdose: incidence, diag-nostic and management in 416 patients. Pediatrics. 1978;62(5 Pt 2 Suppl):898-903.
34. Uysal HY, Takmaz SA, Yaman F, Baltaci B, Başar H. The efficacy of intravenous paracetamol versus tramadol for postoperative analgesia after adenotonsillectomy in children. J Clin Anesth. 2011;23(1):53-7.
35. Michelet D, Andreu-Gallien J, Bensalah T, Hilly J, Wood C, Nivoche Y, et al. A meta-analysis of the use of nonsteroidal anti- inflammatory drugs for pediatric postoperative pain. Anesth Analg. 2012;114(2):393-406.
36. Samad T, Abbi S. Cyclooxygenase-2 and antagonists in pain management. Curr Opin Anaesthesiol. 2001;14:527-32.
37. Savage MG, Henry MA. Preoperative nonsteroidal anti-inflammatory agents: Review of the literature. Oral Surg Oral Med Oral Pathol Oral Radiol Endod. 2004;98(2):146-52.
38. Oliveira CMB, Sakata RK. Cetamina e analgesia preemptiva. Rev Bras Anestesiol. 2004;54(5):739-52.
39. Wolf AR. Effects of regional analgesia on stress responses to pediatric surgery. Paediatr Anaesth. 2012;22(1):19-24.
40. Gomes DBG, Cumino DO, Fernandes ML. Analgesia pós-operatória em pediatria. In: Volquid D, Vianna PTG, Albuquerque MAC, Pires OC, editores. Educação continuada em anestesiologia. Rio de Janeiro: SBA; 2012. p. 179-99.
41. Bovill JG.Update on opioid and analgesics pharmacology. In: IARS Review Course Lectures. San Francisco: IARS; 2001. p. 1-5.
42. Monitto CL, Kost-Byerly S, Yaster M. Pain management. In: Davis PJ, Cladis FP, Motoyama EK, editors. Smith´s anesthesia for infants and children. 8th ed. Philadelphia: Elsevier Mosby; 2011. P. 418-51.
43. Viitanen H, Annila P. Analgesic efficacy of tramadol 2 mg kg-1 for paediatric day-case adenoidectomy. Br J Anaesth. 2001;86(4):572-5.
44. Berde CB, Yaster M, Meretoja O, McCann ME, Huledal G, Gustafsson U, et al. Stable plasma concentrations of unbound ropivacaine during postoperative epidural infusion for 24-72 hours in children. Eur J Anaesthesiol 2008;25(5):410-17.
45. Dehspande JK, Tobias JD, editors. The pediatric pain handbook. St. Louis: Mosby-Year Book;1996.
46. Armitage EN. Regional anesthesia in pediatrics. Clin. Anesthesiol. 1985;3:553-68.
47. Rochette A, Dadure C, Raux O, Troncin R, Mailheé P, Capdevila X. A review of pediatric regional anesthesia practice during a 17-year period in a single institution. Paediatr Anaesth. 2007;17(9):874-80.
48. Giaufré E, Dalens B, Gombert A. Epidemiology and morbidity of regional anesthesia in children: a one-year prospective survey of the French-Language Society of Pediatric Anesthesiologists. Anesth Analg. 1996;83(5):904-12.
49. Ecoffey C, Lacroix F, Giaufré E, Orliaguet G, Courrèges P. Epidemiology and morbidity of regional anesthesia in children: a follow-up one-year prospective survey of the French-Language Society of Paediatric Anaesthesiologists (ADARPEF). Paediatr Anaesth. 2010;20(12):1061-9.
50. Bösenberg AT, Bland BA, Schulte-Steinberg O, Downing JW. Thoracic epidural anesthesia via caudal route. Anesthesiology. 1988;69(2):265-9.
51. Henderson K, Sethna NF, Berde CB. Continous caudal anesthesia for inguinal hernia repair former preterm infants. J Clin Anesth. 1993;5(2):129-33.
52. Lee JJ, Rubin AP. Comparison of a bupivacaine-clonidine mixture with plain bupivacaine for caudal analgesia in children. Br J Anaesth. 1994;72(3):258-62.
53. Bouchut JC, Dubois R, Godard J. Clonidine in preterm-infant caudal anesthesia may be responsible for postoperative apnea. Reg Anesth Pain Med. 2001;26(1):83-5.
54. Fellmann C, Gerber AC, Weiss M.Apnoea in a former preterm infant after caudal bupivacaine with clonidine for inguinal herniorrhaphy. Paediatr Anaesth. 2002;12(7):637-40.
55. Galante D. Preoperative apnea in a preterm infant after caudal block with ropivacaine and clonidine. Paediatr Anaesth. 2005;15(8):708-9.
56. Krane EJ, Jacobson LE, Lynn AM, Parrot C, Tyler DC. Caudal morphine for postoperative analgesia in children: a comparison with caudal bupivacaine and intravenous morphine. Anesth Analg. 1987;66(7):647-53.
57. Duedahl TH, Hansen EH. A qualitative systematic review of morphine treatment in children with postoperative pain. Paediatr Anaesth. 2007;17(8):756-74.
58. Campbell FA, Yentis SM, Fear DW, Bissonnette B. Analgesic efficacy and safety of a caudal bupivacaine-fentanyl mixture in children. Can J Anaesth. 1992;39(7):661-4.


## Leitura sugerida


Marhofer P, Greher M, Kapral S. Ultrasound guidance in regional anaesthesia. Br J Anaesth. 2005;94(1):7-17.



59. Erol A, Tavlan A, Tuncer S, Topal A, Yurtcu M, Reisli R, et al. Caudal anesthesia for minor subumbilical pediatric surgery: a comparison of levobupivacaine alone and levobupivacaine plus sufentanil. J Clin Anesth. 2008;20(6):442-6.
60. Kelleher AA, Black A, Penman S, Howard R. Comparison of caudal bupivacaine and diamorphine with caudal bupivacaine alone for repair of hypospadias. Br J Anaesth. 1996;77(5):586-90.
61. Prosser DP, Davis A, Booker PD, Murray A. Caudal tramadol for postoperative analgesia in paediatric hypospadias surgery. Br J Anaesth. 1997;79(3): 293-6.
62. De Negri P, Ivani G, Visconti C, De Vivo P, Lonnqvist PA. The dose-response relationship for clonidine added to a postoperative continuous epidural infusion of ropivacaine in children. Anesth Analg. 2001;93(1):71-6.
63. Menzies R, Congreve K, Herodes V, Berg S, Mason DG. A survey of pediatric caudal extradural anesthesia practice. Paediatr Anaesth. 2009;19(9):829-36.
64. Cumino DO, Soubhie A, Segurado AVR. Bloqueios em pediatria. In: Cangiani LM, Slullitel A, Poterio GMB, Pires OC, Posso IP, Nogueira CS, et al. Tratado de anestesiologia. 7. ed. São Paulo: Atheneu; 2011. p. 2217-30.
65. Bubeck J, Boos K, Krause H, Thies KC. Subcutaneous tunneling of caudal catheters reduces the rate of bacterial colonization to that of lumbar epidural catheters. Anesth Analg. 2004;99(3):689-93.
66. Kasai T, Yaegashi K, Hirose M, Tanaka Y. Spinal cord injury in a child caused by an accidental dural puncture with a single-shot thoracic epidural needle. Anesth Analg. 2003;96(1):65-7
67. Willschke H, Marhofer P, Bösenberg A, Johnston S, Wanzel O, Sitzwohl C, et al. Epidural Catheter placement in Children: comparing a novel approach using ultrasound guidance and a standard loss-of-resistance technique. Br J Anaesth. 2006;97(2):200-7.
68. Polaner DM, Martin LD; PRAN Investigators. Quality assurance and improvement: the Pediatric Regional Anesthesia Network. Paediatr Anaesth. 2012;22(1):115-9.
69. Silva Jr CA. Analgesia pós-operatória em crianças. In: Manica J. Anestesiologia: princípios e técnicas. 3. ed. Porto Alegre: Artmed; 2004. p. 1271-6.


# Questão de Prova do TSA

**92.1 (TSA/2016)** Mulher de 36 anos, 50 kg e 1,60 m tem diagnóstico de síndrome de dor complexa regional na mão esquerda. Apesar de tratamento conservador com medicamentos orais mantém quadro de dor intensa. Você decide então, como parte de tratamento multimodal, realizar um bloqueio para alívio da dor. Com base na fisiopatologia da doença, qual é a melhor abordagem para esse caso?

**A.** Bloqueio do gânglio estrelado.

**B.** Bloqueio do plexo cervical profundo.

**C.** Bloqueio do plexo braquial por via axilar.

**D.** Injeção cervical transforaminal com corticoide.

# 92. DOR CRÔNICA

João Batista Santos Garcia
Érica Brandão de Moraes

A dor é uma experiência vivenciada por quase todos os seres humanos, pois constitui um instrumento de proteção que possibilita a detecção de estímulos físicos e químicos nocivos. O fenômeno doloroso é complexo e multifatorial, envolvendo componentes fisiológicos, sensoriais, afetivos, cognitivo-comportamentais e socioculturais. De acordo com a International Association for the Study of Pain (IASP),[1] dor é uma experiência sensorial e emocional desagradável associada a dano tecidual real ou potencial, ou descrita em termos de tais danos.

É possível haver dor na ausência de dano tecidual, o que enfatiza a experiência emocional como um importante fator na fisiopatologia da dor. Se o indivíduo considerar sua experiência como dor e se houver relato similar à dor causada por danos nos tecidos, deve ser aceita como dor. Essa definição ampla da IASP evita exclusividade da associação da dor ao estímulo.[1]

A dor é subjetiva, e cada indivíduo apresenta particularidades e comportamentos diferentes perante a dor, aprendidos desde a infância.[2,3] É por isso que não há como dissociar a experiência emocional da sensorial na dor. O sensorial é determinado neurofisiologicamente, e o emocional está baseado no estado afetivo, em experiências passadas e inúmeros outros fatores de origem pessoal, cultural e espiritual.

A concepção descrita pela IASP valoriza a possibilidade da referência de dor pelo paciente, mesmo na ausência de uma lesão tecidual evidente, demonstrando, assim, que ela pode ser consequência de uma disfunção neurofisiológica. Porém, essa definição não se aplica às crianças na fase pré-verbal, aos indivíduos com transtornos cognitivos e a outras condições particulares.[4] A ausência de verbalização da dor pelo indivíduo não significa que ele está sem dor. Pessoas que não conseguem se comunicar expressam a dor de forma não verbal, por meio de comportamentos como franzir a testa, levar a mão ao local de dor, entre outros. Além disso, alguns parâmetros fisiológicos também podem ser utilizados, sobretudo na fase aguda da dor.[1]

Quanto à duração, a dor pode ser aguda ou crônica. A dor aguda tem início recente e é mais associada a uma lesão específica. Indica que o dano ou lesão já ocorreu. Consiste em uma resposta fisiológica, normal e previsível aos estímulos térmicos, químicos ou mecânicos adversos, havendo reversão total do fenômeno com a interrupção do estímulo. Constitui um sintoma que pode estar associado a trauma, cirurgia ou alguma doença. É considerada um sinal de alerta para o indivíduo.[4,5]

Já a dor crônica é uma dor constante ou intermitente que persiste por certo período de tempo e não pode ser atribuída a uma causa específica.[5] A dor crônica não representa somente um sintoma, mas se caracteriza por um estado patológico bem definido, isto é, uma alteração do sistema somatossensorial que persiste além da solução do seu processo etiológico.[4] Ainda não há um critério definido para o tempo de início da dor crônica. Alguns estudos utilizam como critério para dor crônica uma dor com duração acima de três meses,[6-9] enquanto outros adotam como critério uma dor com mais de seis meses de duração.[10-12]

Do ponto de vista fisiopatológico, a dor crônica pode ser nociceptiva ou neuropática. A dor crônica por nocicepção ocorre por lesão e ativação dos nociceptores (terminações nervosas livres de fibras Aδ e C) que transmitem os impulsos para a medula espinhal e para os centros supraespinhais. É produzida pela atividade neural normal em resposta a estímulos causadores de dano tecidual. Já a dor neuropática é causada por lesão ou doença que afeta o sistema somatossensorial, podendo ser periférica ou central.[13]

A dor neuropática tem diagnóstico difícil devido às condições clínicas associadas a uma grande variedade de lesões nervosas centrais ou periféricas,[14] e também a diferentes formas de manifestação da dor.[15] A sensação dolorosa pode ocorrer após um estímulo não doloroso (alodinia) e resposta inadequada (hiperalgesia).[16] Grande parte se torna crônica e incapacitante, e está entre as mais desafiadoras em relação ao tratamento.[14] Consequentemente, a dor neuropática está associada a uma baixa qualidade de vida e até mesmo a doenças psiquiátricas.

A dor mista, por sua vez, é causada por uma combinação de fatores de dor nociceptiva e neuropática.

## Epidemiologia

A dor crônica é um grave problema de saúde pública, com grandes implicações socioeconômicas para a sociedade. A fim de planejar melhorias no sistema de saúde, incluindo organizações de prevenção e tratamento, o conhecimento da epidemiologia da dor crônica torna-se essencial.

Estima-se que a prevalência de dor crônica possa variar de 12 a 80%,[17] sendo que a dor crônica com característica neuropática atinge em média 7 a 8% da população geral e cerca de um terço da população com dor crônica.[14,18] Variações na prevalência estimada de dor crônica podem ser atribuídas às suas diferentes definições, tipos de população estudada e forma metodológica da pesquisa.[19]

Atualmente, a dor crônica é uma das mais incapacitantes e com maior custo da América do Norte, Europa e Austrália.[20] Estudos mostram que os fatores associados a maior prevalência de dor crônica são sexo feminino, aumento da idade, baixo nível socioeconômico e baixa escolaridade.[6,11,19,21,22] Uma revisão de 15 estudos epidemiológicos sobre a prevalência de dor crônica na população adulta mostrou que as regiões mais acometidas são cefálica, lombar e dos membros inferiores.[23]

O maior estudo ocorreu na Europa em 2006, com a participação de 15 países, sendo que um total de 46.394 pessoas respondeu ao questionário. A prevalência média de dor crônica para toda a Europa foi 19%, sendo mais alta na Noruega, Polônia e Itália, e menor na Espanha, Irlanda e Reino Unido. Nesse estudo, as mulheres referiram mais dor do que os homens. A dor foi mais prevalente entre 41 e 60 anos. Somente 12% dos respondentes sofriam de dor crônica há menos de dois anos, quase 60% tinham dor entre 2 e 15 anos e muitos relataram dor com duração maior do que 20 anos (21%). Uma em cada cinco pessoas tinha dor de cabeça e em membros inferiores.

A dor foi intensa em 34% das pessoas, sendo que 31% não a toleravam mais. Apenas 25% procuraram um especialista em dor. Em relação ao tipo de medicamento usado para o tratamento da dor, a maioria utilizava anti-inflamatórios não esteroides (AINEs) (55%), 43% usavam analgésicos, sendo que 13% eram opioides. Em relação à satisfação com o tratamento recebido, 40% mostraram-se insatisfeitos.[11]

Apesar da importância dos grandes estudos internacionais publicados, no Brasil há poucos estudos sobre a prevalência de dor crônica.[24,25] A pesquisa desenvolvida na cidade de São Luís (MA) foi a maior realizada no Brasil e a única com enfoque na dor crônica com característica neuropática. A prevalência de dor crônica em São Luís foi de 42%, elevada se comparada a estimativas mundiais, sendo que 10% apresentaram dor com características neuropáticas,[26] percentual maior que o do Reino Unido (8%)[18] e da França (6,9%).[14] O aumento da idade foi um forte fator associado, observando-se que a prevalência de dor crônica aumentou nos indivíduos mais velhos. O tempo de duração da dor nesse estudo concentrou-se entre 6 meses e 4 anos, com frequência predominantemente diária, sendo que a intensidade dolorosa e o tempo de dor foram maiores nas pessoas que tinham dor crônica com característica neuropática. Houve predominância da dor em membros inferiores nessa população (51%). Grande parte da população ainda não sabia a causa da dor.[50,89] Os medicamentos mais utilizados para o tratamento da dor crônica nesse estudo foram os analgésicos e os AINEs.

## Taxonomia da dor

A necessidade de uma taxonomia foi expressa inicialmente em 1979 por Bonica, apud Merskey e Bogduk,[3] que observou: "O desenvolvimento e adoção generalizada de definições universalmente aceitas dos termos e uma classificação das síndromes da dor estão entre os objetivos e responsabilidades mais importantes da IASP". Desde então, constantes atualizações são feitas redefinindo e acrescentando novos termos. Em 2011, a IASP publicou a última atualização das taxonomias utilizadas para descrever o fenômeno doloroso. Essas modificações foram elaboradas e revisadas pelo grupo de especialistas em taxonomia da IASP,[2] e os principais termos são descritos a seguir.

### Alodinia

Alodinia é a dor que ocorre durante um estímulo que em geral não provocaria dor. "Allo" significa "outro" em grego e é um prefixo comum para condições médicas que divergem do esperado. "Odynia" é derivada da palavra grega "odune" ou "odyne", que é semelhante em significado à raiz utilizada para derivar palavras com "algia" ou "algesia".

O estímulo leva a uma resposta inesperadamente dolorosa nesses indivíduos. É importante ressaltar que a alodinia envolve uma mudança na qualidade de uma sensação, seja tátil, térmica ou de qualquer outro tipo, havendo perda de especificidade sensorial.

### Hiperalgesia

A hiperalgesia ocorre quando há um aumento da dor a um estímulo que normalmente provoca dor, e pode ser observada após diferentes tipos de estimulação somatossensorial aplicada a tecidos diversos. É importante diferenciar hiperalgesia de alodinia. A hiperalgesia reflete dor aumentada a um estímulo que causa dor, enquanto a alodinia reflete dor a estímulos que não causam dor.

### Hiperestesia

Hiperestesia é um aumento da sensibilidade à estimulação, excluindo os sentidos especiais. O estímulo e o local devem ser especificados. A hiperestesia pode referir-se a vários modos de sensibilidade cutânea, incluindo sensação de toque e sensação térmica com e sem dor. A palavra é usada para indicar aumento de resposta a estímulos que são normalmente reconhecidos. Pode incluir sensações de alodinia e hiperalgesia, porém os termos mais específicos devem ser usados concomitantemente.

### Hipoalgesia

Hipoalgesia é a diminuição da dor em resposta a um estímulo em geral doloroso.

### Hipoestesia

A hipoestesia se refere à diminuição da sensibilidade à estimulação, excluindo os sentidos especiais. O estímulo e o local devem ser especificados.

### Neuralgia

Neuralgia é a dor na distribuição de um ou mais nervos.

### Dor neuropática

Dor neuropática é a dor causada por uma lesão ou doença do sistema nervoso somatossensorial. A dor neuropática é uma descrição clínica que requer uma confirmação de lesão ou uma doença que satisfaça critérios diagnósticos neurológicos estabelecidos.

Um novo sistema de classificação de dor neuropática foi criado com o objetivo de decidir sobre o nível de certeza com o qual a presença ou ausência de dor neuropática pode ser determinada em um paciente, sendo mais empregado em pesquisas. Nesse caso, se o indivíduo tiver dor de distribuição neuroanatomicamente plausível com história clínica sugestiva de lesão ou doença, pode-se pensar na hipótese de dor neuropática. Se, além dessas informações, o indivíduo apresentar sinais sensoriais limitados ao território da estrutura nervosa lesionada ou teste diagnóstico confirmando uma lesão ou doença que cause dor neuropática, provavelmente tem dor neuropática. Se apresentar os dois últimos indicadores positivos, tem-se a confirmação do diagnóstico de dor neuropática.[13]

### Neuropatia

A neuropatia diz respeito ao distúrbio da função ou alteração patológica em um nervo. A neurite é um caso especial de neuropatia reservada para processos inflamatórios que afetam os nervos.

### Dor nociceptiva

Dor nociceptiva é a dor que surge de danos reais ou ameaçadores a tecidos não neurais e que ocorre devido à ativação de nociceptores. O termo é usado para descrever a dor que ocorre com um sistema nervoso somatossensorial de funcionamento normal.

## Parestesia

Parestesia é uma sensação anormal que não é desagradável, seja espontânea ou evocada.

## Disestesia

Disestesia é uma sensação anormal desagradável, seja espontânea ou evocada. Alguns casos são acompanhados de hiperalgesia e alodinia. A disestesia é sempre descrita como desagradável, devendo-se especificar se a sensação ocorre de forma espontânea ou evocada.

# Avaliação da dor

A avaliação da dor consiste em uma etapa fundamental para o diagnóstico e o tratamento da dor, devendo ser instituída como prática nas instituições de saúde. A inclusão da avaliação da dor junto aos sinais vitais permite assegurar que todos os pacientes sejam examinados e recebam intervenções para o controle da dor.[27] A Sociedade Brasileira para o Estudo da Dor, capítulo da IASP, reforça essa iniciativa e recomenda alguns passos fundamentais a serem implantados nos serviços hospitalares, os quais estão descritos no **QUADRO 92.1**.[28] O **QUADRO 92.2**, por sua vez, aponta alguns aspectos importantes que devem ser perguntados ao paciente durante a avaliação da dor.

Existem atualmente inúmeros instrumentos disponíveis para serem aplicados durante o processo de avaliação e mensuração da dor. As principais escalas disponíveis e padronizadas para avaliação e mensuração da dor são divididas em duas categorias: unidimensional e multidimensional. Além disso, existem instrumentos específicos para alguns tipos de dor e populações.

Os instrumentos unidimensionais são escalas de avaliação de dor designados para quantificar apenas o nível de intensidade da dor. São ferramentas rápidas, fáceis de aplicar e amplamente usadas em hospitais e clínicas. Na atualidade, as ferramentas unidimensionais usadas são escala descritiva verbal, escala analógica visual (EAV) e escala numérica verbal.[29]

Já os instrumentos multidimensionais são escalas utilizadas para avaliar e mensurar as diferentes dimensões da dor. As principais dimensões avaliadas são a sensorial, afetiva e avaliativa. Os mais empregados são o questionário de McGill e o inventário breve da dor.[30,31]

Caso não haja possibilidade do autorrelato, como ocorre em bebês, pacientes em unidade de tratamento intensivo e portadores de doença mental, recomenda-se o uso de escalas com abordagem comportamental. Essas escalas avaliam aspectos da face, como franzir o rosto, rigidez muscular na região, levar a mão ao local de dor, além de agitação, insônia, entre outros.[32,33]

# Impactos da dor crônica

Para muitos pacientes com dor crônica, a dor é apenas um aspecto de sua carga. As alterações de humor e os distúrbios cognitivos são comuns e resultam em resultados piores do tratamento. Estudos de dor em modelos de roedores documentam ansiedade aumentada e comportamentos de depressão e distúrbios cognitivos que podem ser causados pela dor crônica. Em vários modelos animais de dor, os sintomas afetivos são muitas vezes reduzidos pelo tratamento analgésico.[34]

Em 150 pacientes avaliados em um centro de dor multidisciplinar dinamarquês com dor crônica não oncológica, a qualidade de vida e o humor estavam significativamente afetados em relação à população dinamarquesa geral. Além disso, 58% dos pacientes apresentavam escores indicando depressão ou ansiedade. Ansiedade e transtorno depressivo têm se mostrado associados à presença ou curso clínico de dor crônica. Pesquisas anteriores mostraram que indivíduos com dor crônica na população geral são mais propensos a terem um transtorno psicológico ou psiquiátrico.[35,36]

Estudos de ressonância magnética estrutural em vários pacientes com diferentes tipos dor crônica mostram que os cérebros desses indivíduos diferem daqueles sem dor. A anormalidade

**QUADRO 92.1** Passos fundamentais na avaliação da dor

- Adotar uma rotina de avaliação de ocorrência e intensidade da dor para todos os pacientes usando uma escala visual analógica
- Documentar a ocorrência de dor e de sua intensidade para todos os pacientes
- Documentar as intervenções planejadas para o tratamento e controle da dor, bem como o período determinado para a reavaliação
- Estabelecer um plano de ação com prazos e designação de responsáveis para a sua implantação em todas as unidades da instituição
- Definir folha de registro da avaliação, intervenção e reavaliação
- Educar a equipe de saúde quanto à avaliação da dor e seu manejo (intervenções farmacológicas e não farmacológicas)
- Desenvolver um plano para educação do paciente e seus familiares quanto à avaliação e manejo da dor

*Fonte: Sociedade Brasileira para o Estudo da Dor.*[28]

**QUADRO 92.2** Aspectos importantes a serem perguntados ao paciente durante a avaliação da dor

- Localização da dor: observar região afetada e se há irradiação
- Intensidade da dor: avaliar a dor atual e no contexto geral, em repouso e em movimento
- Duração e comportamento da dor no tempo: quando iniciou, duração de cada episódio, se é intermitente ou contínua
- Qualidade da dor: avaliar os descritores utilizados pelos pacientes (p. ex., formigamento, pontada, queimação, etc.)
- Fatores de piora e melhora: avaliar em que momentos do dia a dor piora e melhora
- Tratamento atual e prévio: considerar farmacológico e não farmacológico, adesão ao tratamento, efeitos colaterais e reações adversas
- Interferência na vida diária: sono e repouso, trabalho, apetite, humor, convívio social, espiritualidade, entre outros

*Fonte: Sociedade Brasileira para o Estudo da Dor.*[28]

mais pronunciada observada em todos os estudos é a redução da substância cinzenta nos pacientes, mais consistentemente no córtex pré-frontal, na ínsula e nos córtices cingulados anterior e médio. Essas são regiões cerebrais implicadas no processamento e regulação da dor, na regulação do humor e na cognição.[37]

Um problema com a interpretação das diferenças morfológicas do cérebro entre pacientes com dor e indivíduos saudáveis é a natureza transversal dos estudos. As diferenças cerebrais seriam causa ou efeito da dor crônica? Ao correlacionar a duração da dor com a anatomia do cérebro, pode-se começar a responder a essa pergunta. Se as diferenças da substância cinzenta se correlacionam com a duração dos sintomas, é provável que a dor seja pelo menos um fator causal parcial. Estudos que examinaram tal relação descobriram que a matéria cinzenta diminui em doentes com dor crônica de acordo com a duração dos sintomas de dor, sugerindo que a dor prolongada pode contribuir para a redução da substância cinzenta. Há também alguma evidência de que a magnitude da disfunção cognitiva em pacientes com dor crônica se correlaciona com a redução da substância cinzenta nos córtices frontal e cingulado, regiões importantes para a memória e atenção.[38]

Nos Estados Unidos, uma média de 5,2 horas/semana de tempo produtivo foi perdida devido à dor musculoesquelética, e indivíduos com dor no trabalho perderam 101,8 milhões de dias úteis em razão de dor nas costas. Outro estudo revelou que o impacto total estimado da dor crônica entre 2.459 funcionários foi de mais de 4 mil dólares por empregado por ano para cuidados relacionados com dor, incluindo os custos médicos e de farmácia. Verificou-se que 234 indivíduos perderam trabalho ou tarefas domésticas em pelo menos um dia por ano devido à dor, e a duração média de ausência do trabalho em razão da dor foi de 9,6 dias. Além disso, 55 desses indivíduos estavam ausentes do seu trabalho por mais de uma semana. Quando se avalia a perda de oportunidades de trabalho, também são levados em conta a diminuição da capacidade de trabalho e o ônus de cuidar sobre as famílias. Assim, o aumento dos custos socioeconômicos devido à dor crônica provavelmente será muito maior.[39,40]

## Tratamento da dor crônica

Diante da complexidade de diagnósticos, tipos e apresentações da dor crônica, o seu tratamento também é especial. Inclui, na maioria das situações, uma abordagem multiprofissional, transdisciplinar, bem como o emprego de técnicas não farmacológicas e farmacológicas, em geral associadas, chamado de tratamento multimodal. Embora rotineiramente venham sendo empregadas combinações desses tratamentos, existem poucas evidências sustentando a eficácia de uma ou várias dessas modalidades sobre outras. A seleção do tratamento mais apropriado deve ser feita de acordo com uma avaliação detalhada da fisiopatologia da dor, dos objetivos, das preferências e expectativas do paciente, de seus padrões comportamentais, cognitivos e físicos e dos possíveis riscos que podem eventualmente ser gerados pelo tratamento.[41]

As técnicas não farmacológicas incluem a reabilitação e o condicionamento físico por meio de fisioterapia, exercícios físicos, hidroterapia, meditação, relaxamento, entre outros. A acupuntura é utilizada como tratamento complementar em vários tipos de síndromes dolorosas, como musculoesqueléticas e cefaleias. Uma abordagem e avaliação psicológica e psiquiátrica muitas vezes são fundamentais para a melhor condução do tratamento.[41]

O uso de medicamentos para o manejo da dor crônica é diversificado e inclui desde analgésicos comuns, como dipirona e paracetamol, AINEs a analgésicos potentes, como os opioides. Estes têm um papel fundamental e reconhecido na dor crônica oncológica e são mundialmente utilizados para tal propósito. Os adjuvantes, em especial os antidepressivos e anticonvulsivantes, têm seu emprego como primeira linha no tratamento de dores neuropáticas ou mistas. Outras substâncias, como relaxantes musculares, canabinoides, cetamina, anestésicos locais, corticosteroides, capsaicina, toxina botulínica, também podem ser empregadas em indicações específicas.[42]

As práticas intervencionistas também têm sido somadas ao arsenal terapêutico da dor crônica, e os procedimentos minimamente invasivos são cada vez mais empregados e estão indicados tanto na dor oncológica como na não oncológica. Diversos bloqueios somáticos, simpáticos e subaracnóideos são realizados muitas vezes como diagnóstico e/ou tratamento de dor crônica de difícil resposta à terapia convencional. Os bloqueios guiados por ultrassonografia e radioscopia, com ou sem neurólise química, e o uso de ablações por radiofrequência são exemplos de tais procedimentos.[43]

## Considerações finais

A dor crônica é um problema de saúde pública, com alta prevalência em várias partes do mundo, incluindo o Brasil, e com grande impacto na funcionalidade, produtividade, bem-estar psíquico e emocional dos indivíduos.

## Referências

1. Classification of chronic pain. Descriptions of chronic pain syndromes and definitions of pain terms. Prepared by the International Association for the Study of Pain, Subcommittee on Taxonomy. Pain Suppl. 1986;3:S1-226.
2. Loeser JD, Treede RD. The Kyoto protocol of IASP Basic Pain Terminology. Pain. 2008;137(3):473-7.
3. Merskey H, Bogduk N. Classification of chronic pain: descriptions of chronic pain syndromes and definitions of pain terms. 2nd ed. Seatle: IASP; 2004.
4. Alves Neto O, Costa CMC, Siqueira JTT, Teixeira MJ. Dor: princípios e prática. Porto Alegre: Artmed; 2009.
5. Sakata RK, Issy AM. Guias de medicina hospitalar da Unifesp - EPM: dor. 2. ed. Barueri: Manole; 2008.
6. Blyth FM, March LM, Brnabic AJ, Jorm LR, Williamson M, Cousins MJ. Chronic pain in Australia: a prevalence study. Pain. 2001;89(2-3):127-34.
7. Català E, Reig E, Artés M, Aliaga L, López JS, Segú JL. Prevalence of pain in the Spanish population: telephone survey in 5000 homes. Eur J Pain. 2002;6(2):133-40.
8. Rustøen T, Wahl AK, Hanestad BR, Lerdal A, Paul S, Miaskowski C. Prevalence and characteristics of chronic pain in the general Norwegian population. Eur J Pain. 2004;8(6):555-65.
9. Miró J, Paredes S, Rull M, Queral R, Miralles R, Nieto R, et al. Pain in older adults: a prevalence study in the Mediterranean region of Catalonia. Eur J Pain. 2007;11(1):83-92.
10. Moulin DE, Clark AJ, Speechley M, Morley-Forster PK. Chronic pain in Canada--prevalence, treatment, impact and the role of opioid analgesia. Pain Res Manag. 2002;7(4):179-84.
11. Breivik H, Collett B, Ventafridda V, Cohen R, Gallacher D. Survey of chronic pain in Europe: prevalence, impact on daily life, and treatment. Eur J Pain. 2006;10(4):287-333.
12. Sá KN, Baptista AF, Matos MA, Lessa I. Chronic pain and gender in Salvador population, Brazil. Pain. 2008;139(3):498-506.
13. Haanpää M, Attal N, Backonja M, Baron R, Bennett M, Bouhassira D, et al. NeuPSIG guidelines on neuropathic pain assessment. Pain. 2011;152(1):14-27.
14. Bouhassira D, Lantéri-Minet M, Attal N, Laurent B, Touboul C. Prevalence of chronic pain with neuropathic characteristics in the general population. Pain. 2008;136(3):380-7.
15. Van Seventer R, Vos C, Meerding W, Mear I, Le Gal M, Bouhassira D, et al. Linguistic validation of the DN4 for use in international studies. Eur J Pain. 2010;14(1):58-63.
16. Nicholson B, Verma S. Comorbidities in chronic neuropathic pain. Pain Med. 2004;5 Suppl 1:S9-S27.
17. Abu-Saad Huijer H. Chronic pain: a review. J Med Liban. 2010;58(1):21-7.
18. Torrance N, Smith BH, Bennett MI, Lee AJ. The epidemiology of chronic pain of predominantly neuropathic origin. Results from a general population survey. J Pain. 2006;7(4):281-9.
19. Johannes CB, Le TK, Zhou X, Johnston JA, Dworkin RH. The prevalence of chronic pain in United States Adults: results of an internet-based survey. J Pain. 2010;11(11):1230-9.
20. Harstall C, Ospina M. How prevalent is chronic pain? Pain Clinical Updates. 2003;11(2):1-4.
21. Currow DC, Agar M, Plummer JL, Blyth FM, Abernethy AP. Chronic pain in South Australia - population levels that interfere extremely with activities of daily living. Aust N Z J Public Health. 2010;34(3):232-9.
22. Sjøgren P, Ekholm O, Peuckmann V, Grønbaek M. Epidemiology of chronic pain in Denmark: an update. Eur J Pain. 2009;13(3):287-92.
23. Wong W, Fielding R. Prevalence and characteristics of chronic pain in the general population of Hong Kong. J Pain. 2011;12(2):236-45.
24. Dellaroza MSG, Pimenta CAM, Matsuo T. Prevalence and characterization of chronic pain among the elderly living in the community. Cad Saude Publica. 2007;23(5):1151-60.
25. Sá K, Baptista AF, Matos MA, Lessa I. Prevalence of chronic pain and associated factors in the population of Salvador, Bahia. Rev Saude Publica. 2009;43(4):622-30.
26. de Moraes Vieira EB, Garcia JB, da Silva AA, Mualem Araújo RL, Jansen RC. Prevalence, characteristics, and factors associated with chronic pain with and without

neuropathic characteristics in São Luís, Brazil. J Pain Symptom Manage. 2012;44(2):239-51.
27. Gomes RT, Silva JF, Pedras RBN, Melo JR. Dor: o quinto sinal vital. Prática Hospitalar. 2006;8(44):446-7.
28. Sociedade Brasileira para o Estudo da Dor. 5º sinal vital: hospital sem dor: Diretrizes para implantação da dor como 5º sinal vital [Internet]. São Paulo: SBED; 2017 [capturado em 16 jul. 2017]. Disponível em: http://www.sbed.org.br/materias.php?cd_secao=65.
29. Price DD, McGrath PA, Rafii A, Buckingham B. The validation of visual analogue scales as ratio scale measures for chronic and experimental pain. Pain. 1983;17(1):45-56.
30. Pimenta CA, Teixeiro MJ. [Proposal to adapt the McGill Pain Questionnaire into Portuguese]. Rev Esc Enferm USP. 1996;30(3):473-83.
31. Ferreira KA, Teixeira MJ, Mendonza TR, Cleeland CS. Validation of brief pain inventory to Brazilian patients with pain. Support Care Cancer. 2011;19(4):505-11.
32. van Dijk M, Peters JW, van Deventer P, Tibboel D. The COMFORT Behavior Scale: a tool for assessing pain and sedation in infants. Am J Nurs. 2005;105(1):33-6.
33. Rat P, Jouve E, Pickering G, Donnarel L, Nguyen L, Michel M, et al. Validation of an acute pain-behavior scale for older persons with inability to communicate verbally: Algoplus. Eur J Pain. 2011;15(2): 198.e1-198.e10.
34. Bushnell MC, Case LK, Ceko M, Cotton VA, Gracely JL, Low LA, et al. Effect of environment on the long-term consequences of chronic pain. Pain. 2015;156 Suppl 1:S42-9.
35. Becker N, Sjøgren P, Bech P, Olsen AK, Eriksen J. Treatment outcome of chronic non-malignant pain patients managed in a Danish multidisciplinary pain centre compared to general practice: a randomised controlled trial. Pain. 2000;84(2-3):203-11.
36. Ohayon MM. Specific characteristics of the pain/depression association in the general population. J Clin Psychiatry. 2004;65 Suppl 12:5-9.
37. Bushnell MC, Čeko M, Low LA. Cognitive and emotional control of pain and its disruption in chronic pain. Nat Rev Neurosci. 2013;14(7): 502-11.
38. Geha PY, Baliki MN, Harden RN, Bauer WR, Parrish TB, Apkarian AV. The brain in chronic CRPS pain: abnormal gray-white matter interactions in emotional and autonomic regions. Neuron. 2008;60(4):570-81.
39. Stewart WF, Ricci JA, Chee E, Morganstein D, Lipton R. Lost productive time and cost due to common pain conditions in the US workforce. JAMA. 2003;290(18):2443-54.
40. Pizzi LT, Carter CT, Howell JB, Vallow SM, Crawford AG, Frank ED. Work loss, healthcare utilization, and costs among US employees with chronic pain. Disease Management & Health Outcomes. 2005;13(3):201-8.
41. Argoff CE, Albrecht P, Irving G, Rice F. Multimodal analgesia for chronic pain: rationale and future directions. Pain Med. 2009;10 Suppl 2:S53-66.
42. Schug SA, Goddard C. Recent advances in the pharmacological management of acute and chronic pain. Ann Palliat Med. 2014;3(4):263-75.
43. Eaton LH, Brant JM, McLeod K, Yeh C. Nonpharmacologic pain interventions: a review of evidence-based practices for reducing chronic cancer pain. Clin J Oncol Nurs. 2017;21(3):54-79.
44. Asahq.org [Internet]. Schaumburg: ASAHQ; c1995-2017. [capturado em 16 jul. 2017]. Disponível em: https://www.asahq.org/.

## Questão de Prova do TSA

**92.1 (TSA/2016)** Mulher de 36 anos, 50 kg e 1,60 m tem diagnóstico de síndrome de dor complexa regional na mão esquerda. Apesar de tratamento conservador com medicamentos orais mantém quadro de dor intensa. Você decide então, como parte de tratamento multimodal, realizar um bloqueio para alívio da dor. Com base na fisiopatologia da doença, qual é a melhor abordagem para esse caso?

**A.** Bloqueio do gânglio estrelado.

**B.** Bloqueio do plexo cervical profundo.

**C.** Bloqueio do plexo braquial por via axilar.

**D.** Injeção cervical transforaminal com corticoide.

# 93. DOR CRÔNICA EM CRIANÇAS

Charlize Kessin O. Sales

A dor crônica na criança pode ser frequente e complexa, tendo impacto importante na sua qualidade de vida, influenciando no rendimento escolar e nas atividades extracurriculares e socioculturais. A dor crônica interfere com o brincar, o socializar, o imaginar, o fantasiar e tudo que faz parte do mundo da criança que cresce e amadurece, podendo atrasar o desenvolvimento biopsicomotor e espiritual do futuro adulto.

A avaliação e o tratamento da dor crônica no adulto já estão estabelecidos e incentivados por entidades governamentais e indústrias farmacêuticas, que asseguram o seu desenvolvimento técnico e farmacológico crescente. O estudo da dor na criança teve o seu maior avanço nestas duas últimas décadas, porém alguns fármacos testados em adultos continuam sem aprovação em crianças, de modo que o seu uso em tal faixa etária continua sendo empírico, embora isso constitua apenas uma pequena parte do problema.

Para tratar a criança com dor crônica, é desejável uma equipe multiprofissional, sendo necessário avaliar e discutir as possíveis causas diagnósticas, os tratamentos farmacológicos e multimodais, os tratamentos não farmacológicos e multidimensionais e também os cuidados integrativos.[1-3]

Descrita como uma dor que continua além do período de cicatrização ou que se prolonga por mais de seis meses e, na conceituação de hoje, tendo mais relação com a qualidade – e não apenas com a duração, a dor crônica pode ser de natureza persistente ou recorrente, multidimensional e multifatorial, conforme tem sido demonstrado em pesquisas acerca da sua expressão epigenética, genética, neuroquímica, endócrina, inflamatória, bem como em estudos envolvendo o contexto psicossocial da criança.

A dor crônica pode acometer até 15 a 20% das crianças e adolescentes, e o seu tratamento concentra-se na etiopatogenia, quando conhecida, ou no alívio da dor, em enfermidades como a epidermólise bolhosa e a anemia falciforme, cujo principal sintoma é a dor.[4-7]

Em 1996, em editorial da revista Pain,[8] alguns autores salientaram a insuficiência da definição oficial de dor pela Associação Internacional para o Estudo de Dor (IASP, do inglês International Association for the Study of Pain), que consistia no seguinte: "[...] dor é uma experiência emocional e sensorial, desagradável, ligada ou não a uma lesão tissular ou descrita pelo paciente como dolorosa". Segundo os autores, essa definição não se referia nem aos recém-nascidos e lactentes, que ainda não têm a linguagem falada, nem às crianças e aos adultos surdos, ou com deficiência intelectual, nem aos animais, que não possuem a expressão verbal. Essa definição também implicaria uma aprendizagem prévia de reconhecimento de dor que não é o caso dos recém-nascidos, por exemplo. Assim, uma nova definição foi proposta: a de que "[...] a percepção de dor (associada ou não a uma lesão tissular) é uma qualidade inerente à vida, presente em todos os organismos vivos e que, embora influenciada pelas experiências da vida, não requer uma experiência anterior".[8]

A dor quase sempre é acompanhada por sintomas outros como ansiedade, medo ou sono não revigorante, que devem também ser aliviados e incluídos no tratamento multidimensional. As técnicas não farmacológicas e o trabalho em equipes multidisciplinares e multiprofissionais vêm se fortalecendo, e os resultados têm demonstrado consistência no alívio da dor e na melhora da qualidade de vida da criança com dor.

Contudo, ainda persistem interpretações errôneas quanto aos conceitos de existência de dor e tolerância à dor nas crianças, a saber: 1) as crianças têm maior tolerância à dor; 2) a percepção de dor está diminuída nas crianças devido à sua imaturidade biológica; 3) as crianças têm pequena ou nenhuma memória de experiência dolorosa; 4) as crianças apresentam maior sensibilidade aos efeitos colaterais dos analgésicos; e 5) as crianças têm maior risco de viciarem-se em opioides. A sistematização da avaliação consistente e adequada à faixa etária, a capacitação de profissionais de saúde, a criação de políticas internas e a consideração da dor como quinto sinal vital vêm demonstrando a otimização dos cuidados no alívio da dor e sofrimento da criança.

A dor, sendo uma experiência subjetiva com componentes sensoriais e emocionais e variando em intensidade de acordo com o indivíduo e o tipo de lesão, acaba contribuindo para o aumento de crenças sociais e julgamentos clínicos errôneos que resultam em tratamentos ineficazes da dor nas crianças que não conseguem comunicar suas experiências.

A criança, devido à sua situação social de dependência, permanece muito ligada à família e ao lar, sendo de grande importância a compreensão, por parte dos familiares, da necessidade do tratamento da dor e de outros sintomas predominantes da doença e dos cuidados paliativos.

Este capítulo revisa a definição de dor crônica na criança, bem como o neurodesenvolvimento das vias de dor e sua relação com a sensibilização central; além disso, aborda a questão da avaliação da dor e relata sintomas associados à dor e as síndromes dolorosas mais frequentes, os princípios terapêuticos e algumas opções terapêuticas, salientando a importância de pesquisas dirigidas à faixa etária infantil.[9-11]

## Neurodesenvolvimento das vias de dor e sensibilização central

As vias neurossensoriais necessárias para a transmissão nociceptiva são anatômica e funcionalmente íntegras no recém-nascido, mas as vias descendentes, ainda imaturas, expõem-no à dor mais intensa e mais prolongada (**QUADRO 93.1**). Estudos anatômicos mostram que a inervação periférica e central e a conexão do sistema nervoso central no corno posterior da medula surgem cedo no desenvolvimento da vida fetal. Os tratos nervosos na medula para transmissão da dor são mielinizados por ocasião do segundo e terceiro trimestres da gestação. As vias necessárias para complementar a transmissão sináptica da dor no neocórtex estão íntegras e completamente mielinizadas no terceiro trimestre de gestação. Além disso, os neurotransmissores

**QUADRO 93.1** Neurodesenvolvimento anatômico e funcional da nocicepção e das vias de dor

| Características anatômicas e funcionais | Descrição | Idade gestacional em semanas |
|---|---|---|
| Receptores sensoriais cutâneos periféricos[12] | Receptores sensoriais cutâneos<br>• Periorais<br>• Palmares<br>• Abdominais | <br>7,5<br>10 a 10,5<br>15 |
| Medula espinhal[13,14] | Arco reflexo espinhal em resposta a estímulo não doloroso | 8 |
| | Neurônios para nocicepção na raiz do gânglio dorsal | 19 |
| Aferentes talâmicos[15-18] | Aferentes talâmicos alcançam a zona sublaminar | 20 a 22 |
| | Aferentes talâmicos alcançam a lâmina cortical | 23 a 24 |
| Função cortical[19-22]* | Potencial evocado somatossensitivo com distinção, componentes constantes | 29 |
| | Primeiro traçado eletroencefalográfico denotando ambos padrões: desperto e dormindo | 30 |

*Evidência inicial da função das conexões talamocorticais necessárias para a percepção consciente de dor.

*Fonte: Lee e colaboradores.*[23]

(substância P) e os neuromoduladores de dor (opioides endógenos) funcionam no feto, e as suas concentrações estão significativamente elevadas no período perinatal.[24,25]

No recém-nascido, como no adulto, as fibras C não mielinizadas transmitem perifericamente informações nociceptivas. A transmissão de impulsos nervosos em fibras Aδ pouco mielinizadas é mais lenta até que estejam completamente mielinizadas por ocasião do nascimento (**QUADRO 93.2**). A pequena distância a ser percorrida pelo impulso supera qualquer atraso na velocidade da condução. Por isso, a ausência de controle inibitório bem desenvolvido no recém-nascido pode resultar em respostas exageradas e hiperalgésicas a estímulos aferentes até que a maturação pós-natal possa ocorrer.

A avaliação dos recém-nascidos submetidos a procedimentos dolorosos (circuncisão) sem anestesia mostra um padrão de resposta autonômica da dor, aumento da frequência cardíaca, pressão arterial, resistência vascular pulmonar, pressão intracraniana, suor palmar e por uma diminuição da pressão parcial de oxigênio transcutâneo.[26-28] As respostas comportamentais são difusas e exageradas, mas com propósito, sendo caracterizadas pela reação prolongada, particularmente no recém-nascido a termo, correlacionando-se com o aumento da concentração de neuropeptídeo em receptores disponíveis espalhados no córtex cerebral.

**QUADRO 93.2** Classificação da dor

| Tipo | Transmissão | Características |
|---|---|---|
| Dor diretiva | Fibras C | Dor lenta, verdadeira, imprecisa e duradoura |
| Dor discriminativa | Fibras Aδ | Dor rápida ou epicrítica, intensa e precisa |
| Dor cognitiva | Função cerebral elaborada | Dor multifatorial |

A dor causada por procedimentos dolorosos gera respostas comportamentais individualizadas, sendo que algumas crianças diminuem a atividade motora no momento do estímulo doloroso. As mudanças comportamentais persistem após a dor acabar, sugerindo memória. O recém-nascido também mostra respostas humorais a estímulos nociceptivos em cirurgia. Pode ocorrer um aumento de catecolaminas circulantes, corticosteroides, glucagon, hormônio do crescimento e, concomitantemente, uma diminuição da liberação de insulina. Essas alterações metabólicas resultam em hiperglicemia importante, persistindo no período pós-operatório um estado de catabolismo prolongado, levando à quebra de substrato de proteína.

As respostas endócrinas ao estresse relacionado a vários tipos de dor cirúrgica podem ser diminuídas ou abolidas pelo uso de técnicas anestésicas balanceadas que promovem estabilidade durante o procedimento cirúrgico e analgesia pós-operatória eficaz e segura, evitando o risco de sensibilização central e dor crônica.[29,30]

## Avaliação da dor em crianças

A avaliação da criança com dor deve ser sempre multidimensional, considerando-se as possíveis causas, a intensidade, a expressão, a qualidade da atividade e do sono, e o impacto emocional e social (**QUADRO 93.3**). Mesmo crianças de seis anos são capazes de responder se têm dor; essa resposta, todavia, às vezes é inadequada, motivo pelo qual a escala apropriada à faixa etária e ao estado cognitivo é importante.

Em crianças menores de seis anos, a dor deve ser avaliada pela observação longa e contínua, sendo decodificada por uma escala. Em crianças maiores, pode-se usar o esquema corporal e a escala de faces revisada. A partir dos oito anos, é possível propor escalas verbais, como a escala visual analógica (linha reta não numerada na qual uma das extremidades indica "Sem dor" e a outra, "Pior dor") e a numérica (linha graduada de 0 a 10,

**QUADRO 93.3** Avaliação multidimensional da criança com dor – o ABC da dor

**A.** Avaliação da dor: observação e escuta sensível da criança e do seu entorno

**B.** Brincar e posicionar o corpo: exame físico, com observação de caretas, contraturas e defesas, bem como do andar, sentar e brincar

**C.** Contexto da dor: impacto sobre família, amigos, escola, atividades curriculares e extracurriculares e qualidade do sono

**D.** Documentação e registro da dor: em intervalos regulares, com uso de escalas simples e adequadas à faixa etária, ao desenvolvimento neuropsicomotor e ao comportamento

**E.** Equipe multiprofissional/evolução multidimensional: o centro do cuidado é a criança, e o objetivo é o retorno ao seu melhor funcionamento possível

**QUADRO 93.4** Escalas de avaliação da dor em crianças

| Escalas | Idade |
|---|---|
| PIPP, NIPS | < 1 ano |
| CRIES | Crianças não verbais |
| FLACC | < 3 anos |
| Faces – Revisada | > 3 anos |
| Numérica e analógica | > 8 anos |

CRIES, acrônimo de choro (*crying*), $F_iO_2$ (*requires increased oxygen administration*), sinais vitais aumentados (*increased*), expressão facial (*expression*), sono (*sleeplessness*); FLACC, acrônimo de **f**ace, pernas (*legs*), **a**tividade, **c**horo, **c**onsolabilidade; NIPS, *neonatal infant pain scale*; PIPP, *premature infant pain profile*.

em que 0 significa "Sem dor" e 10, "Pior dor"). O diário da dor é uma avaliação mais elaborada e tem um valor qualitativo muito relevante. O **QUADRO 93.4** lista algumas escalas de avaliação da dor em crianças.[24,25]

## Reconhecimento do tipo de dor na criança

As dores que a criança sofre são as mesmas do adulto: dor somática, por excesso de nocicepção ou desaferentação, dor sensitiva e dor visceral. Os elementos do diagnóstico são essencialmente descritivos. A dor mais delicada a suspeitar e a reconhecer é a dor de desaferentação. Apenas o exame clínico contribuirá para o diagnóstico nas crianças bem pequenas. Por exemplo, somente após oito anos de idade é que a criança pode descrever com precisão e fazer os testes de classificação da dor se lhe for permitido o aprendizado de certas palavras ou analogias (p. ex., disestesia: "cair em um formigueiro").

A exploração da sensibilidade descritiva não é confiável até os seis anos de idade, porém, em crianças mais jovens, pode-se evidenciar uma zona de alodinia e desencadear uma dor no dermátomo correspondente.[31,32]

Para conduzir um exame clínico a fim de avaliar a dor da criança, é preciso dois examinadores: um examinador entra em contato com a criança, brinca e adquire a sua confiança, e outro examinador realiza o exame propriamente dito. O exame deve ser realizado na presença da mãe, e um brinquedo ou objeto pode ser usado para testar anomalias da sensibilidade tátil. Na troca da roupa pela mãe, é importante observar movimentos de defesa de dor ou fácies de hiperestesia. Todo o corpo deve ser examinado: membros, massas musculares, coluna vertebral, abdômen, etc. Pressupõe-se que seja necessário no mínimo uma hora para que se tenha noção de que uma criança tem dor, avaliá-la em intensidade e relacioná-la a possíveis causas.[33]

## Plano de tratamento da dor na criança

O tratamento da dor em crianças segue os mesmos princípios do tratamento da dor em adultos. O objetivo deve ser melhorar a qualidade de vida da criança, para que ela possa retornar às atividades regulares, diminuir o desconforto e facilitar a adesão ao tratamento da doença de base, se houver. Engloba o tratamento farmacológico multimodal, o psicossocial, o físico e o integrativo e complementar.[34,35]

O tratamento farmacológico é guiado pelos níveis de tratamento sugeridos pela Organização Mundial da Saúde (OMS)[36] (**FIG. 93.1 E QUADRO 93.5**). A escolha da potência do analgésico depende unicamente da intensidade da dor, e a passagem de um nível para outro superior se dá quando, apesar da utilização correta, não se obtém mais o efeito desejado no degrau anterior. É inútil associar duas medicações da mesma categoria farmacológica, mas a associação de analgésicos de diferentes níveis pode ser sinérgica. O **QUADRO 93.6** apresenta os princípios do tratamento farmacológico e não farmacológico da dor na criança.

Também é necessário pensar no tratamento preventivo, que são as práticas diárias para evitar a reincidência da dor. A meia-vida do fármaco determina o intervalo das doses administradas. A medicação de resgate (dose extra a ser usada, se necessário, nos intervalos das doses regulares) precisa fazer parte da prescrição principal, devendo ser utilizada em caso de intervenções dolorosas previstas, como fisioterapia, punção, curativos e radiografias. As doses eficazes são determinadas individualmente, graças a uma observação regular daqueles que passam grande parte do tempo com a criança. Como todo medicamento analgésico pode apresentar efeitos adversos,

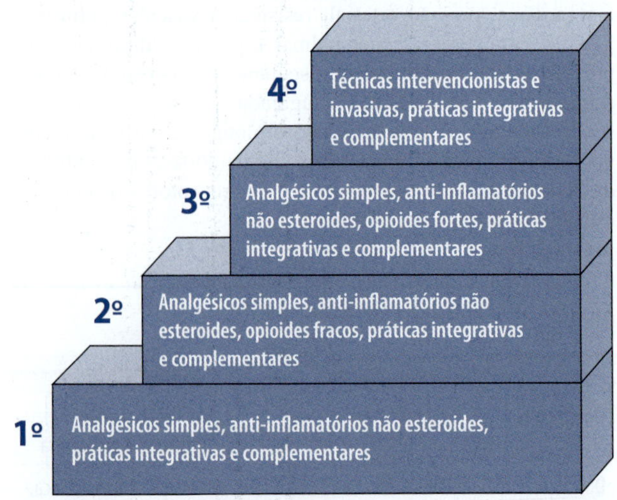


**FIGURA 93.1** Escada analgésica da Organização Mundial da Saúde.
*Fonte: Adaptada de World Health Organization.*[36]

**QUADRO 93.5** Etapas do tratamento da dor em crianças

- Mensurar a dor
- Fazer o exame físico
- Determinar a causa primária, se houver
- Avaliar a causa secundária
- Desenvolver o plano de tratamento multiprofissional e multidimensional: psíquico, físico, social e espiritual
- Seguir a escada da OMS
- Adequar horários, via de administração e preferências da criança
- Executar o plano de tratamento desenvolvido
- Reavaliar regularmente o resultado do tratamento
- Fazer as modificações necessárias no tratamento

**QUADRO 93.6** Princípios do tratamento farmacológico e não farmacológico da dor na criança

**Tratamento farmacológico**

- Prescrição de medicação em horário acessível, a intervalos regulares, e de resgate para dor incidental
- Via de administração mais fácil, como analgésicos por via oral e transdérmica
- Escolha do fármaco seguindo a escada analgésica de acordo com a intensidade da dor
- Dose individualizada adaptada para a faixa etária da criança, monitorizando o tratamento e os efeitos colaterais cuidadosamente e em intervalos regulares

**Tratamento não farmacológico (sem efeitos colaterais)**

- Educação do paciente e dos familiares
- Técnicas cognitivas de distração
- Práticas integrativas e complementares
- Apoio psicossocial

é necessário identificá-los e preveni-los, adicionando às prescrições os adjuvantes para tal.

A escolha da via de administração privilegia a simplicidade: via oral (VO) em situação crônica e via venosa (IV) se a criança está com uma venóclise ou hipodermóclise e caso a via oral não possa ser utilizada. É necessário evitar as injeções (intramusculares e/ou subcutâneas) intermitentes.[37-39]

## Síndromes dolorosas em crianças

A dor crônica não é autolimitada e muitas vezes não tem base anatômica bem definida. O tratamento de longa duração com opioides é idealmente indesejável nas crianças. Assim, o alívio da dor deve ter sempre por alicerce os tratamentos não farmacológicos, as práticas integrativas e complementares, as terapias cognitivas e comportamentais, para minimizar a terapia medicamentosa. O objetivo é o alívio da dor e o desenvolvimento de habilidades para melhorar as atividades diárias. No caso das crianças, as atividades diárias representam o retorno à escola e à socialização com os amigos.[1-4,9,25]

**QUADRO 93.7** Síndromes dolorosas em crianças

**Cefaleia**

- Enxaqueca
- Cefaleia tensional

**Dor musculoesquelética**

- Fibromialgia de início juvenil
- Fadiga crônica
- Artrites e artralgias
- Dor lombar

**Dor neuropática**

- Dor regional complexa
- Dor do membro fantasma

**Dor no câncer**

- Pelo câncer
- Pelo tratamento

**Outras**

- Anemia de células falciformes
- Fibrose cística
- Epidermólise bolhosa
- Dor na paralisia cerebral
- Dor no HIV/Aids
- Dor em cuidados paliativos
- Dor abdominal recorrente

Aids, síndrome da imunodeficiência adquirida; HIV, vírus da imunodeficiência humana.

Algumas síndromes dolorosas frequentes ou intensas (**QUADRO 93.7**) devem ser mencionadas: cefaleias, dor torácica, dor abdominal e pélvica crônica ou recorrente não maligna, dor musculoesquelética, dor neuropática, dor da anemia falciforme, dor na epidermólise bolhosa e dor no câncer. O manejo de cada uma dessas entidades é diferente e merece destaque individual.[31,39]

## Cefaleia

A cefaleia refere-se à dor que envolve ou se localiza no crânio, incluindo as regiões retro-orbitárias e entre o pescoço e a cabeça. Existem vários mecanismos de cefaleia, incluindo tração em estruturas vasculares, dilatação ou inflamação de estruturas vasculares, deslocamento de conteúdos cranianos, aumento da pressão intracraniana, contração muscular sustentada, pressão em nervos cranianos e processos paracranianos, incluindo sinusite, infecção dentária, etc. Após uma anamnese completa compreendendo história neurológica minuciosa, exame físico e estudos de imagem, e afastando a possibilidade de infecção, tumor, vasculite e outra doença tratável que cause cefaleia secundária, o próximo passo é classificar a cefaleia de acordo com a taxonomia do Instituto Nacional de Saúde dos Estados Unidos (NIH, do inglês National Institutes of Health) (**QUADRO 93.8**).[40,41] O **QUADRO 93.9** apresenta a taxonomia e os critérios para diagnóstico de enxaquecas em crianças.

**QUADRO 93.8** Taxonomia das cefaleias segundo o Instituto Nacional de Saúde (NIH) dos Estados Unidos

- Cefaleia vascular (hemicrania)
- Clássica
- Comum
- Enxaqueca
- Hemiplégica e oftalmoplégica
- Enxaqueca hemicrania
- Cefaleia de contração muscular
- Cefaleia tensional
- Cefaleia combinada
- Cefaleia tensional + hemicrania
- Cefaleia de fenômenos vasomotores nasais
- Cefaleia alérgica, reacional
- Cefaleia vascular não hemicrania
- Infecções sistêmicas, hipóxia, intoxicação por monóxido de carbono (CO), cefaleia por nitrato, abstinência de cafeína, síndromes pós-concussão, hipertensão, hipoglicemia, hipercapnia, cefaleia pós-ictal, "ressaca"
- Cefaleia por tração
- Neoplasia, hematoma, abscesso, cefaleia pós-raquianestesia, *pseudotumor cerebri*
- Cefaleia inflamatória
- Meningite, encefalite, vasculite, etc.

**QUADRO 93.9** Taxonomia e critérios de diagnóstico das enxaquecas na criança

**A.** Pelo menos 5 crises de cefaleia preenchendo os critérios de B ao D

**B.** Cefaleias que durem, no mínimo, 30 minutos

**C.** Cefaleias unilateral ou bilateral com, no mínimo, uma das características:
- Dor de intensidade no mínimo moderada, que interrompe as atividades diárias e até as lúdicas
- Intolerância a exercícios, evita deambular e deseja descansar

**D.** A cefaleia está associada com, no mínimo, um dos itens:
- Náusea ou vômitos, desconforto gástrico, inapetência
- Sensibilidade à luz, som, não assiste à televisão nem joga com computador ou eletrônicos

**E.** Descartados outros diagnósticos

### Avaliação

A avaliação das cefaleias consiste em uma anamnese detalhada com descrição do início da dor e da doença, bem como existência de associação com outras doenças ou eventos incluindo menarca, estresse diário, esporte, etc.; perfil da cefaleia quanto à duração, frequência, horário do dia, etc., bem como quanto à intensidade, localização, uniformidade e sintomas associados (rinorreia, foto e fonofobia, náusea, escotoma, etc.); fatores de melhora incluindo medicação, qualidade de sono, horário da melhora; associação com alimentação, atividade, bebida, odor, ciclo menstrual; e sintomas neurológicos incluindo mudanças visuais, fraqueza, equilíbrio, etc. A confecção de um diário da dor pela criança ou seus pais tem sido utilizada na avaliação.

O exame físico, a eletroencefalografia, a avaliação laboratorial e os estudos radiológicos devem afastar qualquer doença orgânica. O manejo final, após afastar doença orgânica, deve ter como objetivo a profilaxia da cefaleia e o tratamento de crises álgicas.[40-43]

### Tratamento

O tratamento das cefaleias envolve anti-inflamatórios não esteroides (AINEs) (naproxeno 5 a 6 mg·kg$^{-1}$ VO, ibuprofeno 6 a 10 mg·kg$^{-1}$ VO e cetorolaco 0,5 mg·kg$^{-1}$ IM ou IV), agonistas da serotonina (sumatriptano 0,1 mg·kg$^{-1}$ SC, 20 a 50 mg VO ou nasal e naratriptano 2,5 mg VO), ergotamina (1 mg + 100 mg de cafeína a cada 30 minutos, no máximo 3 mg), metoclopramida (0,1 mg·kg$^{-1}$) e butorfanol (*spray* nasal).

Para o *status migraine*, recomenda-se dexametasona na dose de 0,3 mg·kg$^{-1}$ IV ou IM, diidroergotamina IV, além de hipnose, meditação e acupuntura.

### Profilaxia

A profilaxia da cefaleia inclui a eliminação dos fatores desencadeantes, β-bloqueadores (propranolol 1 a 2 mg·kg$^{-1}$, atenolol 1 mg·kg$^{-1}$·dia$^{-1}$, timolol 0,1 a 0,5 mg·kg$^{-1}$·dia$^{-1}$), AINEs (nas mesmas doses para o tratamento), antidepressivos tricíclicos (nortriptilina 0,1 a 0,5 mg·kg$^{-1}$ e amitriptilina 0,1 a 0,5 mg·kg$^{-1}$) e anticonvulsivantes (carbamazepina 10 mg·kg$^{-1}$ em doses divididas até 30 mg·kg$^{-1}$·dia$^{-1}$, gabapentina 5 mg·kg$^{-1}$ em doses divididas até 40 mg·kg$^{-1}$·dia$^{-1}$ e ácido valproico 10 mg·kg$^{-1}$ em doses divididas até 60 mg·kg$^{-1}$·dia$^{-1}$).[40-44]

## Dor abdominal e pélvica

A dor abdominal recorrente é a dor que ocorre pelo menos uma vez por mês em um período de três meses. Trata-se de uma doença relativamente comum em crianças entre 5 e 12 anos de idade.

### Avaliação

Após minuciosa avaliação clínica e cirúrgica e estudos radiológicos para afastar uma doença orgânica comum ou incomum causadora da dor abdominal cujo tratamento é específico (p. ex., divertículo de Meckel, volvo intermitente, infecção ou obstrução do trato urinário, doença pancreática, doença das vias biliares ou hepática, alergia alimentar, síndrome de má absorção, doenças parasitárias, tumor, doença pélvica, etc.), o objetivo é então caracterizar a doença, identificando o perfil psicossocial da criança e otimizando o manejo psicossocial e psiquiátrico para o tratamento participativo, com minimização do estresse ambiental.

### Tratamento

Os opioides podem ser usados no tratamento da dor abdominal e pélvica, mas costumam ser evitados em razão da natureza crônica e intermitente da doença e devido à confusão com náuseas e constipação comuns à dor e aos opioides. O paracetamol, a dipirona e os AINEs são usados. Os antidepressivos tricíclicos são utilizados em casos recalcitrantes. O principal objetivo do tratamento é o apoio psicossocial à criança e à família.[44]

## Dor musculoesquelética

A dor musculoesquelética é uma entidade frequente e responde aos AINEs. É importante salientar que o sedentarismo infantil tem levado a lesões mais frequentes devido a enfraquecimento muscular, limites de elasticidade e flexibilidade e rapidez nos reflexos. Observam-se mais contusões em atividades físicas e menos treinamento de resiliência às quedas em brincadeiras.[45,46]

Embora a **dor torácica** seja uma queixa constante em crianças e adolescentes, apenas a minoria corresponde a uma doença diagnosticável. Na fibrose cística, a dor torácica pode ser decorrente do uso excessivo dos músculos intercostais, fraturas de costelas, pneumotórax e doenças pleurais, e o tratamento é mais bem manejado com bloqueio peridural. Na anemia falciforme, a dor pode ser um sinal da síndrome torácica. Em ambos os casos, constitui-se em emergência clínica.[46]

A prevalência da **dor lombar** em crianças com menos de 10 anos é pequena, mas aumenta na puberdade, e aos 18 anos equivale aos números em adultos. A avaliação primária consiste em investigar uma possível causa, afastando-se infecção, tumor, doenças retroperitoneais e condições neurológicas como siringomielia, ou hérnia discal, devendo incluir exame neurológico e pesquisa de alteração da marcha, disfunção vesical ou intestinal.[46]

A etiologia da **fibromialgia de início juvenil** ainda não é conhecida, mas parece similar à do adulto: sensibilização central em combinação com fatores do sistema nervoso periférico, predisposição genética e bioquímica, bem como influência ambiental e psicossocial.[47]

A **dor reumatológica** é tratada com analgésicos como a dipirona ou o paracetamol e AINEs. Em algumas situações, faz-se necessário um bloqueio simpático para impedir anquilose de articulações importantes.[48]

## Dor neuropática

A dor neuropática está associada a lesões tissulares, disfunção ou excitabilidade alterada de parte do sistema nervoso central ou periférico. É descrita como em queimação, pontadas, choque e frequentemente apresenta alodinia mecânica intensa mesmo sem lesão visível da pele. O sintoma doloroso persiste independentemente da lesão ou inflamação ocorrida e em geral se intensifica no decorrer de meses e anos sem tratamento. Tal característica difere da dor nociceptiva, em que costuma existir uma melhora após a cicatrização. As substâncias eficazes em dores nociceptivas (AINEs, opioides) não são tão eficazes no controle da dor neuropática. Já os analgésicos não convencionais (antidepressivos, anticonvulsivantes, substâncias estabilizadoras de membrana) são eficazes. A dor neuropática na criança, frequentemente debilitante, é mais comum do que se costuma crer, sendo a causa mais frequente de dor crônica em crianças.[49-52]

A **síndrome dolorosa regional complexa** é uma dor contínua em queimação, associada com atividade exacerbada do sistema simpático, em uma extremidade após trauma, mas sem lesão nervosa a montante associada, ou ainda associada a fenômenos vasomotores, suor e mudanças tróficas tardias após lesão nervosa traumática. Tem como diagnóstico diferencial doença de Raynaud, artrite séptica, doença reumatoide, gota, síndrome nervosa compartimental, esclerodermia e neuropatia periférica.[50]

### Tratamento

As terapias físicas constituem o pivô da terapêutica na dor neuropática, sendo importantes para preservar e restaurar a função dos membros, e consistem em estimulação elétrica transcutânea (TENS, do inglês *transcutaneous electrical nerve stimulation*), acupuntura e fisioterapia. Uma avaliação psiquiátrica completa é essencial para identificar comportamentos não adaptativos associados à doença em si e aos ganhos secundários, etc., bem como para otimizar as estratégias visando à melhoria do modelo participativo, auto-hipnose, relaxamento e distração. A terapia medicamentosa tem como objetivo reduzir a intensidade da dor.

Os antidepressivos tricíclicos melhoram a qualidade e quantidade do sono, são os mais estudados no tratamento da dor neuropática e têm múltiplos mecanismos de ação, incluindo estabilização de membrana, ativação das vias de dor inibitórias descendentes, efeitos de anestésicos locais em nervos periféricos, assim como resposta afetiva no sistema límbico.[52]

Estudos clínicos com corticosteroides mostram que eles são efetivos em dor crônica. A dexametasona, por exemplo, produz efeito anti-inflamatório específico, efeito antiemético e melhora do humor.

Os anticonvulsivantes como carbamazepina, gabapentina, ácido valproico e pregabalina têm demonstrado eficácia em dor crônica em crianças. Destes, a gabapentina está associada com maior eficácia e menor ocorrência de efeitos adversos. É um fármaco originalmente sintetizado como agente sinérgico do ácido $\gamma$-aminobutírico (GABA) para o tratamento de espasticidade. No entanto, revelou-se mais útil como anticonvulsivante. Ela pode aumentar os níveis extracelulares de GABA mediante reversão do transporte de GABA ou incremento da atividade da descarboxilase do ácido glutâmico, a enzima necessária para a produção de GABA.

A gabapentina não reduz a atividade dos canais de sódio voltagem-dependentes ou os efeitos nos receptores N-metil-D-aspartato (NMDA). Em nível bioquímico, ela pode inibir a transferase de uma cadeia desmembrada de aminoácido, produzindo assim uma diminuição dos níveis de glutamato, um aminoácido excitatório que participa na transmissão nervosa. O aumento da atividade da glutamato desidrogenase, bem como da ácido glutâmico descarboxilase, também tem sido associado à diminuição dos níveis de glutamato. Por fim, a gabapentina se liga à subunidade do canal de cálcio $\alpha_2\delta$, regulando a ação do canal de cálcio e a liberação de neurotransmissores; *in vitro* ela se liga preferencialmente nos neurônios do córtex e do hipocampo de rato.[53]

O bloqueio tipo Bier com 60 mL de lidocaína a 0,5% (com ou sem cetorolaco 60 mg) pode ser utilizado para analgesia das extremidades. Também é possível realizar bloqueios simpáticos repetidos ou usar cateter lombar em gânglios simpáticos ou em gânglio estrelado com infusão contínua de anestésicos locais. Outra opção é o bloqueio peridural com cateter lombar para infusão contínua com anestésico local e clonidina ou dexmedetomidina.[54]

## Dor da anemia falciforme

A dor da crise oclusiva é o problema mais encontrado nas crianças portadoras de anemia falciforme. A dor é causada pela oclusão de vasos sanguíneos pequenos pelas hemácias falcizadas, ocorrendo infarto ou isquemia à distância. Porém, outras causas devem ser investigadas, como osteomielite, infarto esplênico, colecistite, pneumonia. As causas precipitantes como acidose, hipovolemia e hipotermia devem ser tratadas porque pioram a crise de falcização e, com isso, intensificam a dor.[55-57]

O tratamento consiste em repouso, hidratação e analgésicos fracos para as crises moderadas, e opioides fortes para as crises mais intensas, podendo a analgesia controlada pelo paciente ser eficaz e segura. A analgesia peridural pode ser útil quando crises graves levam à síndrome torácica ou vasoclusão pulmonar.[57]

## Dor na epidermólise bolhosa

A epidermólise bolhosa é uma doença do tecido conjuntivo que apresenta complicações com dor aguda de repetição e dor crônica sustentada. Afeta desde recém-nascidos e cursa com episódios diários de dor em função da realização de curativos, da necessidade de banhos e de infecções frequentes. Quase todos os órgãos são afetados, mas a dor é mais intensa na pele, no trato gastrintestinal, no sistema musculoesquelético e nos olhos.[58]

## Dor no câncer e em cuidados paliativos

A dor no câncer é definida como dor relativa ao tumor ou à sua terapêutica. Na avaliação da dor no câncer, as condições clínicas gerais da criança devem ser rotineiramente avaliadas, assim como a evolução da doença de base.

Enquanto, nos adultos, predominam os carcinomas, as crianças têm leucemias e sarcomas. Os adultos morrem devido à extensão e à compressão do tumor, e o tratamento da dor está relacionado com essa distribuição. Já o câncer na criança responde bem ao tratamento agressivo inicial, e a maioria das dores em crianças se deve aos procedimentos e aos efeitos do tratamento, como imunossupressão e infecções.

Quando o câncer é refratário ao tratamento e existe sintoma de expansão do tumor, as técnicas locorregionais e bloqueios neurolíticos na criança podem ser uma boa opção. A avaliação clínica e cirúrgica das síndromes associadas também é importante, sendo que às vezes há necessidade de intervenção imediata, como no caso de metástases ósseas, dor visceral, dor neuropática (neuropatia periférica, herpes zóster, plexopatias) e mucosites, além de emergências como hipercalcemia, compressão medular, tamponamento cardíaco e síndrome da veia cava superior.

A anamnese completa da criança com dor inclui história clínica e oncológica, com a descrição da extensão da doença e o prognóstico. A história da dor inclui a qualidade da dor (em queimação, ardência, lancinante), sua intensidade (escalas analógicas), sua relação espacial (local, irradiação), seus fatores de melhora e piora, suas características temporais (contínua, episódica), sua duração, seu curso (estável, progressiva, crescente) e suas condições associadas (dormência, fraqueza, fenômenos vasomotores).

As condições psicológicas, como ansiedade e depressão, bem como a colaboração dos pais e familiares devem ser, da mesma forma, avaliadas e tratadas.

A dor leve e moderada pode ser tratada com dipirona ou paracetamol e AINEs; porém, caso a dor se torne forte ou intensa, devem ser introduzidos opioides devido à inadequação do aumento da dose de AINEs (pelo efeito-teto e também quando associado ao tratamento de quimioterapia, em que já existe uma diminuição de plaquetas).[59-61]

A **dor neuropática no câncer** está associada às metástases. Pode ser tratada com antidepressivos tricíclicos e anticonvulsivantes e, em alguns pacientes, com os bloqueios centrais espinhais com opioides e anestésicos locais. Os bloqueios neurolíticos e as neurocirurgias também podem ser considerados. Numerosos quimioterápicos podem provocar neuropatia periférica tóxica, como, por exemplo, os alcaloides da vinca (vincristina, vimblastina, etoposida) e os cisplatinoides (cisplatina e carboplastina).[62-64]

A **dor na síndrome da imunodeficiência adquirida (Aids)** está presente em todo o seu quadro sindrômico. A terapêutica é difícil porque a morfina e os AINEs inibem competitivamente a glicuronidação da zidovudina (AZT), podendo causar toxicidade (**QUADRO 93.10**).

**QUADRO 93.10** Tratamento da dor na síndrome da imunodeficiência adquirida (Aids)

| Causa | Características | Tratamento |
|---|---|---|
| Ulceração de mucosa (*Candida*, HSV, HIV) | Dor ao deglutir e ao defecar; queimação subesternal | Antifúngico, antiviral, agente tópico, talidomida, opioides |
| Pancreatite (CMV, DDI, pentamidina) | Dor epigástrica com irradiação para as costas | Opioides e bloqueio neurolítico |
| Visceromegalia (CMV, MAI) | Dor abdominal sem localização precisa | Opioides e bloqueio neurolítico |
| Neuropatia periférica (HIV) | Parestesia, dor em queimação | Antidepressivos tricíclicos, anticonvulsivantes, mexiletina, capsaicina |
| Miosite (HIV, AZT) | Mialgia difusa, fraqueza | AINEs, opioides |
| Artropatias (HIV) | Dor, inchaço e eritema em articulações | AINEs, opioides |

AINEs, anti-inflamatórios não esteroides; AZT, zidovudina; CMV, citomegalovírus; DDI, didanosina; HIV, vírus da imunodeficiência humana; HSV, vírus herpes simples; MAI, *Microbacterium avium intracellulare*.

## Outras síndromes

Para tratar a dor da hemofilia A, doença ligada ao cromossomo X, em que pode ocorrer sangramento intra-articular, os AINEs estão contraindicados pelo risco de aumento do sangramento. O tratamento é melhor conduzido com o uso de opioides.

# Tratamento farmacológico da dor crônica em crianças

Apesar de muitos órgãos e sistemas estarem bem desenvolvidos ao nascimento, a maturidade funcional somente é alcançada um pouco mais tarde. Nos primeiros meses, o desenvolvimento é rápido, e ao terceiro mês a função é próxima à do adulto.

Muitos analgésicos são conjugados no fígado. Os recém-nascidos têm sistema enzimático imaturo (glucuronidação e oxidação), e o sistema do citocromo P450 e de oxidase que catalisa as reações no fígado só alcança a maturidade funcional no final do primeiro mês.

A taxa de filtração glomerular está diminuída na primeira semana de vida, mas os recém-nascidos em geral são capazes de eliminar os fármacos e metabólitos em torno da segunda semana. Os recém-nascidos apresentam uma porcentagem elevada de água corporal em relação à quantidade de gordura, de modo que os fármacos hidrossolúveis têm um maior volume de distribuição. Além disso, eles têm níveis mais baixos de albumina sérica e $\alpha_1$-glicoproteína ácida do que crianças maiores e adultos, o que resulta às vezes em maior biodisponibilidade de fármacos em receptores e aumento de toxicidade.

Na criança, o cérebro e as vísceras constituem uma proporção maior da massa corporal que os músculos e a gordura. Os recém-nascidos a termo e principalmente os prematuros têm um aumento da passagem de toxinas plasmáticas (bilirrubina) e até fármacos (morfina) e metabólitos (norpetidina) para o cérebro.[3,11,39,59-61,65]

## Opioides

Historicamente, os clínicos têm relutado em prescrever opioides para o tratamento de dor em crianças; no entanto, estudos demonstram que os opioides, quando usados de forma criteriosa e parcimoniosa, não apenas são bastante efetivos no controle da dor em crianças, como também podem ser prescritos de maneira segura e com o mínimo de efeitos colaterais e reações adversas.

### Opioides fracos

A característica principal dos opioides fracos é a ocorrência de efeito-teto, ou seja, as propriedades analgésicas não aumentam com o aumento de certa dose-limite; apenas os efeitos colaterais se sobrepõem (TAB. 93.1).

A **codeína** pode ser usada, pois tem boa biodisponibilidade oral: entre 60 e 70% da substância é absorvida pelo trato gastrintestinal. O início de ação é de 20 a 30 minutos. Em torno de 10% é metabolizado no fígado e transformado em morfina. O uso parenteral está contraindicado em razão da importante hipotensão arterial refratária ao tratamento. A associação com dipirona, paracetamol e AINEs potencializa a sua ação analgésica e deve ser usada se não houver contraindicação.

**TABELA 93.1** Administração de opioides fracos

| Fármaco | Via de administração | Dose |
|---|---|---|
| Nalbufina | IV, retal | 0,2 a 0,4 mg·kg$^{-1}$ a cada 4 h |
| Codeína | VO | 1 mg·kg$^{-1}$ até de 6/6 h |
| Hidrocodona | VO | 0,1 mg·kg$^{-1}$ até de 4/4 h |
| Oxicodona | VO | 0,1 mg·kg$^{-1}$ até de 4/4 h |
| Tramadol | VO | 1 a 2 mg·kg$^{-1}$ até de 6/6 h |
| Buprenorfina | IV | 0,04 mg·kg$^{-1}$ até de 8/8 h |

É importante mencionar que em geral cerca de 10% da população não responde aos efeitos analgésicos da codeína, devido à inexistência das enzimas responsáveis pela sua demetilação. Estudos assinalam risco de hipóxia em crianças obesas com apneia do sono ou obstrução de vias aéreas e no pós-operatório de amigdalectomia.

O **tramadol** é um opioide fraco bastante usado na Alemanha (desde 1977) para o tratamento da dor pós-operatória. Tem efeito agonista no receptor μ e inibe a recaptação de noradrenalina e serotonina. É 10 vezes menos potente que a morfina por via venosa e 25 vezes menos potente que a morfina por via oral. O pico plasmático ocorre em 1,5 a 2 horas após dose única, seu metabolismo é 85% hepático e sua eliminação é renal, com meia-vida de 5 a 6 horas. A oxicodona e a hidrocodona têm efeitos similares aos da codeína.

A **nalbufina** tem efeito agonista/antagonista opioide. O perfil é muito seguro porque o efeito-teto engloba também os efeitos colaterais. A superdosagem não ocorre (exceto em recém-nascidos prematuros) mesmo em doses 10 vezes maiores que as terapêuticas. A via retal está disponível e é muito usada em situação de emergência. Os efeitos colaterais são pouco significativos, com apenas sedação sendo observada no início do tratamento. O bólus intravenoso é pouco sugerido devido à descrição de contorções em algumas crianças após sua administração repetida.

Os opioides fracos são indicados quando a analgesia é insuficiente usando dipirona ou paracetamol e AINEs, quando o grau de dor esperado é elevado (pós-operatório) e antes de procedimentos moderadamente dolorosos (nalbufina retal).

Como qualquer agonista μ, os opioides fracos podem causar efeitos colaterais, como sedação excessiva, náuseas e vômitos. Depressão respiratória é extremamente incomum, mas tem sido descrita quando em presença de insuficiência renal. As crianças com menos de seis meses de idade e em uso associado de substâncias sedativas apresentam maior risco de superdosagem.

### Opioides fortes

A dose oral inicial da **morfina** deve ser de 0,5 mg·kg$^{-1}$ (até no máximo 30 mg). A primeira dose deve ser administrada com o objetivo de alcançar analgesia rápida e eficaz. O intervalo entre as doses deve ser de 4 em 4 ou no máximo 6 em 6 horas (mesmo durante a noite). A necessidade de doses maiores de morfina é individual e, como tal, deve ser titulada de acordo com reavaliações repetidas, não sendo incomum um aumento de dose de até 25% após as primeiras 12 horas de tratamento.

A biodisponibilidade oral da morfina é baixa: em torno de 25 a 35% são absorvidos pelo sistema gastrintestinal. Logo, é necessária uma dose oral 3 a 4 vezes maior do que a dose usada por via venosa. A morfina de liberação programada é administrada a cada 12 horas.

A dose inicial venosa deve ser de 0,1 mg·kg$^{-1}$ (até 5 mg) e então titulada com a dose de 0,025 mg·kg$^{-1}$ administrada a cada 5 minutos: o objetivo é alcançar uma dor de baixo grau (TAB. 93.2).

A morfina pode ser aplicada por infusão venosa (TABS. 93.3) ou por hipodermóclise (infusão subcutânea contínua) (TAB. 93.4), ou ainda em doses subcutâneas intermitentes (TAB. 93.5).

O **fentanil** é extremamente solúvel, ou seja, tem um rápido início de ação, porém uma duração de ação mais curta. Não possui metabólitos ativos e pode ser empregado em pacientes com insuficiência renal. O fentanil é um potente depressor respiratório, e o seu uso fora do ambiente cirúrgico ou de tratamento intensivo deve ser feito com cautela; sua dose inicial deve ser lenta para evitar rigidez torácica (TAB. 93.6).

O fentanil por via oral na dose de 10 a 15 µg·kg$^{-1}$ promove uma analgesia rápida em 20 minutos e pode ser usado em procedimentos dolorosos, como punção lombar, suturas, realização de curativos em pacientes queimados, aspiração de medula óssea, etc., mas está associado a uma alta incidência de náuseas e vômitos (33%).

O fentanil por via transdérmica (*patch*) atinge concentrações clinicamente eficazes em 12 a 16 horas após a aplicação do *patch*, e a absorção prossegue por horas após a sua retirada, o que implica monitorização contínua.

As vias intratecal e peridural são também indicadas para a administração de fentanil e outros opioides (sufentanil e morfina). Tais técnicas requerem monitorização contínua devido à possibilidade de depressão respiratória tardia. Deve-se lembrar que as vias intramuscular ou subcutânea não devem ser usadas em crianças porque estas negam a dor para evitar a "picada da agulha".

As doses analgésicas de outros opioides fortes podem ser vistas na TABELA 93.7.

**TABELA 93.2** Bólus venoso de morfina intermitente em crianças

| Idade | Bólus de morfina | Frequência |
|---|---|---|
| 1 a 3 meses | 25 µg·kg$^{-1}$ | A cada 6 h |
| 3 a 6 meses | 50 µg·kg$^{-1}$ | A cada 6 h |
| 6 a 12 meses | 100 µg·kg$^{-1}$ | A cada 4 a 6 h |
| 1 a 12 anos | 100-200 µg·kg$^{-1}$ | A cada 4 a 6 h |

**TABELA 93.3** Infusão venosa de morfina em crianças

| Idade | Grau de dor | Infusão venosa de morfina |
|---|---|---|
| Recém-nascido pré-termo | Intensa | 5 a 10 µg·kg$^{-1}$·h$^{-1}$ |
| | Moderada | 2 a 5 µg·kg$^{-1}$·h$^{-1}$ |
| | Fraca | 0,2 µg·kg$^{-1}$·h$^{-1}$ |
| Recém-nascido a termo | Intensa | 10 a 20 µg·kg$^{-1}$·h$^{-1}$ |
| | Moderada | 5 a 10 µg·kg$^{-1}$·h$^{-1}$ |
| | Fraca | 5 µg·kg$^{-1}$·h$^{-1}$ |
| Criança maior | Intensa | 20 a 40 µg·kg$^{-1}$·h$^{-1}$ |
| | Moderada | 10 a 20 µg·kg$^{-1}$·h$^{-1}$ |
| | Fraca | 10 µg·kg$^{-1}$·h$^{-1}$ |

**TABELA 93.4** Morfina subcutânea em infusão contínua em crianças

| Morfina subcutânea (1 mg·kg$^{-1}$ em 20 mL de SF a 0,9%) | |
|---|---|
| < 1 mês | Até 5 µg·kg$^{-1}$·h$^{-1}$ (0,1 mL·h$^{-1}$) |
| 1 a 3 meses | Até 10 µg·kg$^{-1}$·h$^{-1}$ (0,2 mL·h$^{-1}$) |
| > 3 meses | Até 20 µg·kg$^{-1}$·h$^{-1}$ (0,4 mL·h$^{-1}$) |

SF, solução fisiológica.

**TABELA 93.5** Morfina via subcutânea intermitentemente (cateter subcutâneo fixo) em crianças

| | |
|---|---|
| < 1 mês | 25 µg·kg$^{-1}$ (0,025 mL·kg$^{-1}$ da solução de 1 mg·mL$^{-1}$) |
| 1 a 3 meses | 50 µg·kg$^{-1}$ (0,05 mL·kg$^{-1}$ da solução de 1 mg·mL$^{-1}$) |
| > 3 meses | 100 µg·kg$^{-1}$ (0,1 mL·kg$^{-1}$ da solução de 1 mg·mL$^{-1}$) |

Obs.: repetir até cada 2 horas, se necessário, e monitorizar como se fosse infusão venosa. Usar seringa de 1 mL.

**TABELA 93.6** Infusão de fentanil em crianças

| Idade | Grau da dor | Infusão de fentanil |
|---|---|---|
| Recém-nascido pré-termo | Intensa | 1 µg·kg$^{-1}$·h$^{-1}$ |
| | Moderada | 0,5 µg·kg$^{-1}$·h$^{-1}$ |
| | Fraca | 0,5 µg·kg$^{-1}$·h$^{-1}$ |
| Recém-nascido a termo | Intensa | 1 a 2 µg·kg$^{-1}$·h$^{-1}$ |
| | Moderada | 0,5 a 1 µg·kg$^{-1}$·h$^{-1}$ |
| | Fraca | Até 0,5 µg·kg$^{-1}$·h$^{-1}$ |
| Criança maior | Intensa | 1 a 2 µg·kg$^{-1}$·h$^{-1}$ |
| | Moderada | 1 µg·kg$^{-1}$·h$^{-1}$ |
| | Fraca | Até 1 µg·kg$^{-1}$·h$^{-1}$ |

**TABELA 93.7** Doses analgésicas de opioides fortes em crianças

| Fármaco | Dose |
|---|---|
| Metadona VO | 0,1 mg·kg$^{-1}$ |
| Alfentanil IV | 5-10 µg·kg$^{-1}$ |
| Sufentanil IV | 0,1 a 0,15 µg·kg$^{-1}$ |
| Remifentanil IV | 0,1 µg·kg$^{-1}$ |

A depressão respiratória é uma complicação temida que pode ocorrer por depressão respiratória central ou obstrução das vias aéreas superiores. Deve ser observada e tratada em todos os pacientes que estão usando opioides fortes (TAB. 93.8). Os recém-nascidos têm menor resposta ventilatória à hipoxemia e hipercapnia.

Após procedimentos com analgesia ou sedação, a equipe de enfermagem deve monitorizar regularmente, a cada 1 a 3 horas, alguns parâmetros, como:

- Dor em repouso e em movimento.
- Nível de consciência: o mais sensível dos indicadores de superdosagem do uso de opioide é o grau de sedação.
- Oximetria de pulso: a queda da saturação da hemoglobina arterial pelo oxigênio é um sinal precoce de depressão respiratória importante quando em ar ambiente, porém menos importante quando o ar inspirado está enriquecido com oxigênio.
- Frequência respiratória: pode indicar depressão respiratória de acordo com a faixa etária (TAB. 93.9).
- Local de infusão: infiltração ou sinais de infecção local.
- Náusea e vômitos.
- Obstipação.
- Prurido.
- Retenção urinária.

As contraindicações para o uso de opioides são alguns tipos de dor neuropática que não respondem tão bem aos opioides, dor psicogênica, aumento da pressão intracraniana, crise de enxaqueca e ausência de aparelhos de monitorização e de enfermagem treinada.

**TABELA 93.8** Tratamento dos efeitos colaterais dos opioides em crianças

| Efeitos colaterais | Tratamento |
|---|---|
| Náusea e vômitos | Ondansetrona 0,1 $mg \cdot kg^{-1}$ IV a cada 8-12 h<br>Droperidol 1 a 10 $\mu g \cdot kg^{-1}$ IV a cada 12 h<br>Naloxona 1 a 2 $\mu g \cdot kg^{-1} \cdot h^{-1}$ IV |
| Prurido | Naloxona 1 a 2 $\mu g \cdot kg^{-1} \cdot h^{-1}$ IV<br>Difenidramina 4 a 6 $mg \cdot kg^{-1} \cdot dia^{-1}$ ou 2 $mg \cdot kg^{-1}$ a cada 5 min |
| Retenção urinária | Naloxona 1 a 2 $\mu g \cdot kg^{-1}$ IV a cada 5 min (até 3 vezes ou aumento de dor) |
| Obstipação | Laxativo tem sido usado profilaticamente<br>Naloxona (se obstrução intestinal): 1 a 2 $\mu g \cdot kg^{-1}$ IV a cada 5 min (até três vezes ou aumento de dor)<br>Substituir por outro opioide forte |
| Sedação | Reduzir ou interromper a administração do opioide |
| Alucinação e pesadelos | Reduzir a administração do opioide<br>Usar um sedativo (com cuidado) |
| Depressão respiratória | De acordo com o grau de intensidade:<br>Estimulação oral e auditiva<br>Naloxona 1 a 2 $\mu g \cdot kg^{-1}$ IV a cada 5 min e oxigenação<br>Naloxona 5 a 10 $\mu g \cdot kg^{-1}$ IV e suporte ventilatório |

**TABELA 93.9** Critérios de depressão respiratória de acordo com a idade

| Idade | Frequência respiratória (inspirações por minuto) |
|---|---|
| < 6 meses | $< 20 \cdot min^{-1}$ |
| 6 meses a 2 anos | $< 16 \cdot min^{-1}$ |
| 2 a 10 anos | $< 12 \cdot min^{-1}$ |
| > 10 anos | $< 10 \cdot min^{-1}$ |

As precauções são necessárias quando se usa opioide nas seguintes comorbidades:

- Instabilidade hemodinâmica.
- Doença pulmonar: embora a dor seja forte antagonista de depressão respiratória, crianças com doenças pulmonares (p. ex., fibrose cística) podem e devem receber opioides fortes para o controle da dor com monitorização contínua.
- Obstrução de vias aéreas, amígdalas e adenoides aumentadas, malformação congênita.
- Insuficiência renal.
- Combinação de substâncias sedativas (incluindo anti-histamínicos).
- Obstrução intestinal.

São contraindicações relativas ao uso de opioides história de apneia do sono, prematuros e doenças cardiorrespiratórias.[65]

## Anti-inflamatórios não esteroides e analgésicos simples

Os AINEs promovem uma analgesia moderada e têm efeito-teto. Eles inibem a ativação de plaquetas e devem ser usados com cautela em pacientes com distúrbio de hemostasia. Não são utilizados em recém-nascidos (prematuros ou a termo) e são pouco usados em lactentes menores de seis meses. Os anti-inflamatórios usados para o tratamento da dor em crianças incluem:

- **Ácido acetilsalicílico:** contraindicado em crianças com varicela, gripe e febre (síndrome de Reye). Não está indicada para crianças em geral. É usada em doença reumática e de Kawasaki. A dose tóxica fica em torno de 15 $mg \cdot kg^{-1}$, e a dose recomendada é de aproximadamente 65 mg por ano de idade (como antitérmico, apenas 30 mg por ano de idade).
- **Indometacina:** usada no recém-nascido para estimular o fechamento do ducto arterioso. Também é utilizada em espondilite anquilosante.
- **Cetoprofeno:** usado em lactentes maiores de seis meses na dose de 3 $mg \cdot kg^{-1}$.
- **Diclofenaco:** utilizado na dose de 1 $mg \cdot kg^{-1}$.
- **Ibuprofeno:** usado em crianças maiores de 1 ano de idade, na dose de 5 a 10 $mg \cdot kg^{-1}$ a cada 6 ou 8 horas via oral. A depuração é mais elevada a partir de 6 meses.
- **Naproxeno:** utilizado na dose de 5 a 6 $mg \cdot kg^{-1}$ até de 6 em 6 horas via oral.
- **Cetorolaco:** 0,5 $mg \cdot kg^{-1}$ a cada 6 horas IV, por 48 horas.

Os **analgésicos simples** são os fármacos de primeira linha para as dores de leve e moderada intensidade, e incluem:

- **Dipirona:** dose de 60 a 120 mg·kg$^{-1}$·dia$^{-1}$ (divididos a cada 6 h) por via venosa ou oral.
- **Paracetamol:** dose de 10 a 15 mg·kg$^{-1}$ ou até 40 mg·kg$^{-1}$ via retal (divididos a cada 6 h). Uma dose próxima a 150 mg·kg$^{-1}$ é tóxica. A imaturidade hepática protege os recém-nascidos de metabólitos tóxicos.

## Fármacos adjuvantes

Os fármacos adjuvantes incluem:

- **Antidepressivos tricíclicos:** exercem a sua ação analgésica inibindo a captação de noradrenalina e serotonina e aumentando o tônus inibitório do neurotransmissor no nível da medula espinhal. Os mais usados no tratamento de dor são amitriptilina, nortriptilina e imipramina. A imipramina não é usada em crianças menores de seis anos. Os novos antidepressivos seletivos para serotonina (fluoxetina e sertralina) não têm demonstrado a mesma eficácia em melhorar a dor e, quando associados, os inibidores da serotonina inibem o metabolismo dos tricíclicos.
- **Anticonvulsivantes:** os mais usados no tratamento da dor são carbamazepina na dose de 2 mg·kg$^{-1}$ a cada 12 horas, gabapentina e pregabalina.
- **Neurolépticos:** os mais usados são clorpromazina na dose de 0,5 mg·kg$^{-1}$ a cada 6 ou 8 horas e haloperidol na dose de 0,01 mg·kg$^{-1}$ a cada 8 horas.
- **Psicoestimulantes:** a dexanfetamina e o metilfenidato nas doses de 0,1 mg·kg$^{-1}$ por via oral duas vezes ao dia podem ser usados com cautela. Outra opção é a cafeína.
- **Anti-histamínicos:** a hidroxizina e a difenidramina, nas doses de 0,5 a 1 mg·kg$^{-1}$ a cada 6 horas, podem ser usadas com segurança.
- **Ansiolíticos, sedativos, hipnóticos e relaxantes musculares:** a ansiedade é um problema sempre coexistente nas doenças crônicas em crianças. O uso de benzodiazepínicos ajuda a minimizar a sensação de mal-estar, melhora a qualidade do sono e reduz a quantidade de opioide necessária para o controle da dor. No manejo de espasmos musculares e mioclonia hipnagógica, os benzodiazepínicos têm uma ação importante; no entanto, eles podem potencializar a depressão respiratória dos opioides.

  O midazolam (0,01-0,05 mg·kg$^{-1}$·h$^{-1}$), o lorazepam (0,05 mg·kg$^{-1}$ a cada 8-12 h) e o clonazepam (0,01 mg·kg$^{-1}$ de 12/12 h) podem também ser usados como anticonvulsivantes. São os benzodiazepínicos comumente usados.

  O baclofeno é o miorrelaxante mais usado, podendo ser empregado também por via espinhal.

## Outros

Há ainda outros fármacos para o tratamento da dor, que incluem:

- **$\alpha_2$-agonistas:** a clonidina é um agente usado em dor aguda e crônica, em bloqueios centrais e periféricos e principalmente em dor neuropática. A administração de clonidina por via espinhal tem demonstrado ser eficaz em diminuir espasmos musculares intratáveis presentes em lesão medular. O efeito analgésico da clonidina está relacionado aos receptores $\alpha_2$ que estão localizados em terminais aferentes primários (periféricos e espinhais) na lâmina superficial do corno dorsal da medula e em alguns núcleos cerebrais. Autores consideram que sua ação espinhal seja direta e primária, como pode ser observado na via peridural, onde sua potência analgésica é duas vezes maior do que pela via venosa. A lipossolubilidade da clonidina é similar à do fentanil; a duração via peridural é de 3 a 5 horas e por via intratecal tem um pico de ação de 30 a 60 minutos e duração de até 6 horas. A clonidina aumenta a liberação de acetilcolina no corno dorsal da medula. Por via peridural, deve ser associada ao anestésico local, na dose de 2 a 5 µg·kg$^{-1}$. Seus efeitos colaterais são sedação e hipotensão nas primeiras horas. Para dor intratável, por via peridural ou intratecal, a dose inicial é de 1 a 2 µg·kg$^{-1}$, seguida de infusão contínua de 0,05 a 0,2 µg·kg$^{-1}$·h$^{-1}$, observando-se os efeitos hemodinâmicos e os graus de sedação. Ainda há poucos relatos de uso de dexmedetomidina em crianças menores. Parece apresentar um perfil farmacológico semelhante ao da clonidina, porém com menor grau de sedação e hipotensão.
- **Calcitonina e bifosfonados:** são usados sobremaneira nos casos de metástases ósseas.
- **Capsaicina:** tem ação semelhante à dos anestésicos locais, porém, paradoxalmente, é necessário o uso de anestésico local para aliviar a dor provocada pela substância analgésica.
- **Mistura eutética de anestésicos locais (EMLA, do inglês *eutectic mixture of local anesthetics*):** deve ser aplicada 40 a 60 minutos antes, em uma dose de 2 a 2,5 g em crianças menores de 5 anos e 5 g em crianças com mais de 5 anos.

O QUADRO 93.11 resume os tratamentos mais utilizados para dor em crianças, os fármacos usados e suas dosagens, bem como as práticas integrativas e os procedimentos invasivos.

# Controle da dor em procedimentos invasivos em crianças

Apesar dos avanços no tratamento da dor, o alívio da dor em procedimentos invasivos em crianças continua sendo um desafio. Em estudo recente, foi relatada uma alta incidência de sinais de dor em uma unidade de emergência. Quarenta e quatro por cento das crianças choraram durante o procedimento, 16% lutaram contra a contenção, e em 24% constatou-se sentimento de pânico. Os procedimentos dolorosos fazem parte da rotina médica em departamento pediátrico ou em emergência e incluem punção venosa, cateterização vesical, punção lombar, aspiração de medula óssea, colocação de sonda nasogástrica, sutura de laceração, entre outros. A contenção física geralmente usada nesses procedimentos intensifica o sentimento de insegurança, impotência e desespero da criança.

A zona limítrofe entre sedação, analgesia e anestesia geral ainda não é evidente, motivo pelo qual a monitorização contínua diminui o risco de intercorrências durante os procedimentos dolorosos sob técnica analgésica.

## Óxido nitroso em oxigênio

As propriedades analgésicas do óxido nitroso são conhecidas há mais de dois séculos. Em proporção equimolar de óxido nitroso e oxigênio, seu uso no centro cirúrgico como analgésico em trabalho de parto começou em 1961 e logo ganhou lugar em

**QUADRO 93.11** Tratamento da dor em crianças

**Analgésicos simples**

- **Dipirona:** 30 mg·kg$^{-1}$ até de 6/6 h
- **Paracetamol:** 10 a 15 mg·kg$^{-1}$ até de 6/6 h (até 75 mg·kg$^{-1}$·dia$^{-1}$)

**Anti-inflamatórios não esteroides**

- **Naproxeno:** 5 a 6 mg·kg$^{-1}$ até de 6/6 h
- **Ibuprofeno:** 6 a 10 mg·kg$^{-1}$ até de 8/8 h
- **Cetorolaco:** 0,5 mg·kg$^{-1}$ até de 8/8 h por 3 dias

**Adjuvantes**

- **Gabapentina:** 3 mg·kg$^{-1}$, até 10 mg·kg$^{-1}$ de 8/8h (aumento progressivo em 3 semanas)
- **Pregabalina:** início com 1 mg·kg$^{-1}$·dia$^{-1}$
- **Carbamazepina:** início com 4 mg·kg$^{-1}$ até 15 mg·kg$^{-1}$dia$^{-1}$ de 6/6 h
- **Oxcarbazepina:** início com 4 mg·kg$^{-1}$
- **Canabinoides***
- **Topiramato:** 1 mg·kg$^{-1}$·dia$^{-1}$ e até 2 a 4 mg·kg$^{-1}$dia$^{-1}$ em 3-4 semanas
- **Amitriptilina:** 0,2 mg·kg$^{-1}$ e até 0,5 a 1 mg·kg$^{-1}$·dia$^{-1}$
- **Propranolol:** 1 a 3 mg·kg$^{-1}$·dia$^{-1}$
- **Cetamina:** 0,25-1 mg·kg$^{-1}$

**Práticas integrativas**

- **Psíquicas**
  - Meditação
  - Arte
  - Música
  - Terapia assistida com animais
  - Hipnose
  - Relaxamento
  - Psicoterapias
  - Terapias cognitivas
- **Físicas**
  - Euritmia
  - Acupuntura
  - Massagem
  - Rotações
  - Quirofonética
  - Qi Gong
  - Ioga
  - Exercícios e fisioterapia
  - Pilates

**Opioides**

- **Fracos**
  - Codeína
  - Tramadol: 1 a 2 mg·kg$^{-1}$ de 6/6 h
  - Hidrocodon
- **Fortes**
  - Metadona: início 0,1 mg·kg$^{-1}$·dia$^{-1}$
  - Morfina: 0,15 mg·kg$^{-1}$ até de 4/4 h
  - Hidromorfona
  - Fentanil
  - Remifentanil
  - Oxicodona: 0,015 a 0,15 mg·kg$^{-1}$ até de 4/4 h
  - Oximorfona
  - Buprenorfina

**Tratamentos invasivos**

- Infiltração e bloqueios locorregionais com anestésicos locais e com ou sem permanência de cateteres
- Bloqueios neurolíticos e procedimentos intervencionistas e invasivos

*Os canabinoides como tetra-hidrocanabinol (THC), benzopiranoperidina (BPP), canabidiol (CBD), nabilona, dronabinol ou análogos do THC nitrogenado sintéticos (NIB) não estão disponíveis comercialmente. Doses de nabilona de 0,25 a 2 mg têm sido usadas diariamente por 4 a 6 semanas, e doses de dronabinol de 10 a 20 mg têm sido usadas por 6 horas a 6 semanas.

ambulâncias, enfermarias e consultórios dentários. Na França, na Austrália, na Inglaterra, nos Estados Unidos e na África do Sul, o óxido nitroso em oxigênio é usado de rotina. No Brasil, a presença de um anestesiologista é obrigatória quando se utiliza óxido nitroso.

Na França, o método de inalação do óxido nitroso em oxigênio foi modificado para maior aceitação pelas crianças, o que tem facilitado a difusão do método analgésico que é seguro e eficaz em diversos procedimentos. Essas mudanças incluem um balão, uma válvula respiratória sem reinalação e um apito, e também o uso das máscaras coloridas e perfumadas que são escolhidas pela criança.[66]

Os efeitos clínicos do óxido nitroso incluem:

- **Analgesia superficial:** a punção venosa ou qualquer inserção superficial na pele se transforma em não dolorosa.
- **Ansiólise:** frequentemente associada com euforia.
- **Sedação consciente:** embora a consciência seja modificada, a criança se mantém alerta e é capaz de interagir com o ambiente e se comunicar.
- **Percepções sensoriais modificadas:** episódios tipo "sonho" são comuns durante a inalação do óxido nitroso, e parestesias ao redor da boca e nos dedos podem estar presentes.

Os efeitos adversos do óxido nitroso são todos fugazes e desaparecem com a descontinuação da inalação. Até hoje nenhum efeito adverso sério foi descrito com o óxido nitroso.

As indicações e contraindicações para o uso de óxido nitroso em oxigênio são todas apresentadas no **QUADRO 93.12**.

A técnica de administração deve ser explicada em detalhes e em linguagem apropriada à idade da criança, a qual deve ser incentivada a brincar com a máscara e o balão antes do início da inalação. O mínimo de três minutos de duração é necessário

**QUADRO 93.12** Indicações e contraindicações para o uso de óxido nitroso em oxigênio

**Indicações**

- Procedimentos com duração de 30 minutos ou menos
- Punção lombar, aspiração de medula óssea
- Sutura de laceração
- Procedimentos menores: curativos, curativos de queimados, remoção de gaze em feridas abertas, punção venosa, remoção de pinos, remodelação de gesso, remoção ou corte de pinos, cateterização vesical, tamponamento nasal
- Cirurgias menores: extração de unha, exploração e retirada de corpos estranhos, exploração de laceração, drenagem de abscesso
- Punção: linfonodos, biópsia renal, hematoma
- Fraturas
- Estudo de condução nervosa
- Cuidados dentários
- Endoscopia

**Contraindicações**

- Hipertensão intracraniana
- Traumatismo cranioencefálico
- Obstrução intestinal
- Pneumotórax

para o início do procedimento. A administração pela própria criança é desejável, mas a ajuda para manter a máscara bem adaptada à face às vezes é necessária para o sucesso da técnica. Tanto o início (3 min) como o fim (5 min) da ação analgésica são rápidos e previsíveis. A observação e o contato verbal constante pelo médico que está administrando o óxido nitroso é o melhor monitor, mas outros monitores como o oxímetro de pulso e o cardioscópio são recomendados.

É observado um aumento no grau de sedação quando se adicionam opioides ou benzodiazepínicos, mas que pode ser desejável apenas quando a combinação de óxido nitroso e oxigênio é insuficiente como único analgésico em um determinado procedimento **(QUADRO 93.13)**.

O jejum é importante apesar da presença dos reflexos das vias aéreas. É preciso relatar que, embora essa técnica seja eficaz, não o é em todos os pacientes, fazendo-se então necessária a troca de técnica durante o procedimento. Os melhores resultados com o uso de óxido nitroso em oxigênio são observados em crianças maiores de três anos.

## Outras técnicas

Existem diferentes protocolos de analgesia em crianças de seis meses a oito anos submetidas aos seguintes procedimentos: emergência, laceração, fratura, punção lombar, ressonância magnética, radioterapia, cateterismo cardíaco, tomografia computadorizada, broncoscopia e aspiração de medula óssea. Cada fármaco tem sua potencialidade específica de complicação **(QUADRO 93.14)**.

**QUADRO 93.13** Fármacos e combinações usados em analgesia para procedimentos dolorosos e sua via de administração

| | |
|---|---|
| Midazolam + fentanil | IV |
| Midazolam | IV, VO e nasal |
| Fentanil | IV |
| Cetamina | IM, IV e VO |
| Diazepam | VO |
| Midazolam + sufentanil | Nasal |
| Morfina + midazolam | IV |

**QUADRO 93.14** Complicações mais frequentes em analgesia de crianças

| Fármacos | Complicação |
|---|---|
| Cetamina 1 a 2 mg·kg$^{-1}$ IV | Vômitos e inquietação |
| Morfina + midazolam IV | Dessaturação |
| Fentanil 1 μg·kg$^{-1}$ IV + propofol 1,5 a 2 mg·kg$^{-1}$ IV | Nenhuma |
| Midazolam IV 0,05-0,1 mg·kg$^{-1}$ + cetamina 1 a 2 mg·kg$^{-1}$ IV | Dessaturação |
| Propofol 2 mg·kg$^{-1}$ IV | Obstrução de vias aéreas superiores, apneia e dessaturação |

# Técnicas analgésicas em crianças

## Analgesia controlada pelo paciente

A maioria das crianças com mais de 6 anos, e uma minoria daquelas com menos de 6 anos, pode usar com sucesso o método analgésico conhecido como analgesia controlada pelo paciente (PCA, do inglês *patient controlled analgesia*). É comum dizer que as crianças que brincam de videogame serão capazes de usar esse método com sucesso.

Os benefícios da PCA incluem alta satisfação graças ao autocontrole permitido pelo método, antecipação de procedimentos dolorosos como a fisioterapia, respeito à dose individual da criança, sem demora na administração da medicação analgésica, e menor trabalho da enfermagem, sendo um método seguro quando propriamente prescrito e supervisionado.

A preparação e a educação dos pais e da própria criança são indispensáveis e obrigatórias para a eficácia do método. Um exemplo de roteiro a seguir é este:

- Avaliar o nível de cognição adequado para o uso do método da PCA.
- Checar se a expectativa da criança é realista.
- Oferecer explicações honestas sobre a dor e sobre como o método funciona.
- Fornecer explicação sobre a segurança do método para evitar excesso de dose e sedação, fazendo-a compreender que ela é a única responsável por apertar o botão do dispositivo e não será capaz de fazê-lo se estiver sedada.
- Para prevenir a ineficácia do método, deve-se investigar fatores como receio de vício, nos pais e na própria criança, e fornecer esclarecimentos sobre a inexistência de riscos como este e outros que possam surgir.

### Vias para analgesia controlada pelo paciente

Na PCA por via venosa, padronizar uma concentração é recomendável para que a enfermagem tenha menor risco de cometer erros de diluição (p. ex., que 1 mL de uma solução-padrão contenha sempre 1 mg de morfina ou 10 μg de fentanil).

Uma receita inicial também pode ser sugerida. Por exemplo, na PCA por via venosa com morfina, pode-se começar com uma infusão contínua entre 10 e 20 μg·kg$^{-1}$·h$^{-1}$, com bólus de 20 μg·kg$^{-1}$, com intervalo entre os bólus entre 5 e 8 minutos. No entanto, doses mais elevadas são necessárias para doenças como anemia falciforme, mucosite e em curativos de queimaduras extensas **(TAB. 93.10)**.

A PCA por via oral pode ser obtida pela combinação de morfina ou oxicodona de liberação programada e morfina ou oxicodona de liberação imediata como dose de resgate e com um intervalo de 60 a 90 minutos para as crises álgicas. Para a PCA por via peridural torácica ou lombar, utiliza-se cateter 24 G via sacral (não se deve usá-lo em recém-nascidos) **(TAB. 93.11)**.

A analgesia controlada pela enfermeira ou pelos pais é usada quando a criança tem menos de seis anos e necessita do método. O bólus e o intervalo entre bólus são alterados: por exemplo, um bólus de 40 μg·kg$^{-1}$ de morfina e um intervalo entre bólus de 15 minutos.

## Anestesia tópica

A mistura eutética de prilocaína e lidocaína é usada 60 a 90 minutos antes do procedimento superficial. Deve-se ter especial

**TABELA 93.10** Analgesia controlada pelo paciente por via venosa

| Fármaco | Potência | Dose inicial (μg·kg$^{-1}$) | Infusão (μg·kg$^{-1}$·h$^{-1}$) | Bólus (μg·kg$^{-1}$) | Intervalo (min) | Dose máxima·h$^{-1}$ (μg·kg$^{-1}$) |
|---|---|---|---|---|---|---|
| Morfina | 1 | 40 | 10 a 20 | 10 a 20 | 6 a 10 | 100 a 250 |
| Hidromorfona | 20 | – | 3 a 5 | 3 a 5 | 6 a 10 | 15 a 20 |
| Fentanil | 100 | – | 0,5 a 1 | 0,5 a 1 | 6 a 10 | 2 a 4 |
| Remifentanil | – | – | – | 0,5 | 2 a 3 | 100 |
| Tramadol | – | – | – | – | – | 2 mg·kg$^{-1}$ |

**TABELA 93.11** Analgesia controlada pelo paciente por via peridural

| Anestésico local | Opioide | Ritmo de infusão (mL·h$^{-1}$) | Bólus (mL) | Intervalo (min) |
|---|---|---|---|---|
| Bupivacaína 0,1% | Fentanil 2 μg·mL$^{-1}$ | 1 a 4 | 1 a 2 | 15 |
| Bupivacaína 0,05% | Fentanil 4 μg·mL$^{-1}$ | 1 a 4 | 1 a 3 | 15 |
| Bupivacaína 0,05% | Fentanil 10 μg·mL$^{-1}$ | 1 a 3 | 1 a 3 | 15 |
| Bupivacaína 0,02% | Fentanil 10 μg·mL$^{-1}$ | 1 a 3 | 1 a 3 | 15 |
| Bupivacaína 0,02% | Morfina 0,1 μg·mL$^{-1}$ | 0 a 2 | 0,2 a 1 | 20 |

cuidado com o risco de metemoglobinemia. Durante os primeiros meses de vida, uma deficiência transitória reduz em torno de 50% a atividade enzimática da NADH citocromo-b5 redutase, predispondo os recém-nascidos e lactentes à metemoglobinemia quando a prilocaína é usada em doses de 8 mg·kg$^{1}$. Não deve ser usada em recém-nascidos devido à diminuição de 1,6-difosfoglicerato. Os sinais e sintomas da intoxicação são cianose, dispneia, tontura e coma. Deve-se tratar com oxigênio e azul de metileno a 1% (0,0-0,2 mL·kg$^{-1}$).

## Técnicas analgésicas invasivas em crianças

Apesar da otimização do tratamento com opioides e adjuvantes, estes, em certas ocasiões, podem causar efeitos adversos inaceitáveis em alguns pacientes. Efeitos como sedação excessiva, desorientação, náusea e depressão respiratória podem dificultar o tratamento da dor com opioide. No caso de dor neuropática, em que o tumor invade a medula, plexo nervoso ou nervo periférico, o que se observa é que, apesar do aumento de doses dos opioides, a dor não é aliviada e os efeitos adversos ficam aumentados significativamente. Nesse momento, a doença de base está em um estágio avançado e será necessária a introdução de técnicas analgésicas invasivas, o que implica a escolha da manutenção da consciência e estado alerta da criança.

As técnicas invasivas e intervencionistas incluem cateter intratecal ou peridural e bloqueio neurolítico (**QUADRO 93.15**). Os bloqueios neurolíticos podem ser realizados com álcool ou fenol diretamente depositado em nervos ou plexos nervosos, resultando em destruição permanente. As técnicas invasivas podem abolir a dor completamente, e mesmo quando o alívio da dor é incompleto, há diminuição significativa da quantidade de medicação necessária e, como consequência, dos efeitos colaterais e adversos.[3,11,39,67-69]

Após estudos radiológicos (tomografia computadorizada, ressonância nuclear magnética e raios X simples) com vistas à certificação da área para a administração da substância neurolítica, os exames laboratoriais devem constar de níveis

**QUADRO 93.15** Técnicas invasivas e intervencionistas para controle da dor em crianças

| | Cateter peridural | Cateter intratecal | Bloqueio neurolítico |
|---|---|---|---|
| **Área atingida** | Bloqueio segmentar, mais comum toracossacral | Maior | Qualquer nervo periférico, da pelve ou abdominal |
| **Reversibilidade** | Sim | Sim | Não |
| **Eficaz para dor neuropática** | Sim | Excelente | Excelente |
| **Eficaz para dor visceral** | Sim | Excelente | Excelente |
| **Eficaz para dor óssea** | Sim | Excelente | Excelente |

de hemoglobina e hematócrito, assim como albuminemia e coagulograma.

As crianças que estavam recebendo altas doses de opioides e que tiveram a dor aliviada pela técnica invasiva podem apresentar apneia devido à falta de equilíbrio entre a dor e a quantidade residual de opioide presente ainda na corrente sanguínea. Então, nessas crianças a observação cuidadosa e até a possibilidade de administração de naloxona para tratar a depressão respiratória é importante. A dose de naloxona deve ser titulada para impedir o rebote e sinais de abstinência. Para evitar os riscos de abstinência, os opioides não devem ser retirados de forma abrupta, mesmo que as crianças não tenham mais dor.

## Cateteres no neuroeixo

Cateteres neuroaxiais são acessórios versáteis para o controle de dor refratária nociceptiva e dor neuropática. Tradicionalmente, seu uso tem sido limitado a dor abdominal, pélvica e de extremidades inferiores, mas é importante dizer que, se bem alocados, podem controlar a dor em extremidades superiores e, em algumas situações, a dor em região cervical e cefálica. Em alguns estudos, a utilização do cateter mostrou importante melhora da qualidade de vida, e hoje se sugere o seu uso precocemente, muito antes do estágio final da doença.

Todas as técnicas que usam cateteres requerem um cuidado no manejo da administração dos fármacos e no manuseio de curativos e troca de filtros e equipos. As infecções têm uma incidência variável de 0,6 a 3,2%, com incidência mais alta quando usadas para o tratamento da dor crônica. Em alguns serviços de dor realiza-se a profilaxia com antibiótico.

### Cateter intratecal

As medicações usadas no espaço intratecal são os opioides (morfina, fentanil, sufentanil), os anestésicos locais (bupivacaína, lidocaína, levobupivacaína, ropivacaína), clonidina e baclofeno (principalmente em espasticidade).

A administração pode ser feita por bombas conectadas externamente que são usadas sobretudo em crianças cuja expectativa de vida é menor que dois meses. O cateter é tunelizado percutaneamente para impossibilitar deslocamento e com isso a perda da sua eficácia, e também para diminuir a incidência de infecção. O cateter é conectado a uma bomba externa portátil do tamanho de um telefone celular. Nenhuma criança é pequena demais para fazer uso desta técnica. Muitos cuidadores podem manusear esse cateter intratecal externo em casa.

Se a criança vive o bastante e responde bem às medicações via intratecal, um sistema implantável é indicado. As bombas implantadas consistem em um cateter intratecal conectado a uma bomba e um reservatório implantado no subcutâneo da parede abdominal anterior. As bombas são reabastecidas percutaneamente em um intervalo de cerca de duas semanas.

### Cateter peridural

Todos os fármacos usados no espaço intratecal podem ser usados no espaço peridural (em maior quantidade).

Os cateteres podem ser inseridos em nível caudal, lombar ou sacral. Quanto mais próxima a ponta do cateter está do dermátomo a ser bloqueado, tanto mais efetiva será a analgesia e com menor quantidade de fármacos. A inserção do cateter por via lombar ou caudal é mais comum, e por ser o espaço peridural na criança mais adiposo que no adulto, é possível avançar com facilidade um cateter peridural via lombar ou caudal até o nível torácico. Por exemplo, para antinocicepção em níveis de $T_4$, sugere-se inserir um cateter via caudal avançando 8 a 10 cm em crianças menores que 10 anos.

## Bloqueios neurolíticos

As crianças que apresentam dor confinada a áreas de algum nervo ou plexo são candidatas a um bloqueio neurolítico. A destruição desses nervos por injeção percutânea de álcool ou fenol produz analgesia prolongada. Infelizmente não é possível destruir apenas as fibras responsáveis pela dor e manter as demais fibras motoras e sensitivas. Portanto, dependendo da área do nervo ou do plexo que foi destruído, a dor é exterminada, mas o bloqueio pode também causar a destruição de outra capacidade motora e sensitiva que deveria ser resguardada. É claro que esses bloqueios devem ser realizados por profissionais treinados, porque o bloqueio neurolítico é permanente. Também é desejável que se faça primeiro um bloqueio temporário com anestésico local para avaliar a eficácia de um possível bloqueio neurolítico. Se o bloqueio temporário aliviar a dor com efeitos colaterais aceitáveis, o bloqueio neurolítico será de grande eficácia. Porém, deve-se lembrar que após um tempo as fibras nervosas podem se regenerar e com isso a dor pode retornar, podendo haver necessidade de um novo bloqueio.

O bloqueio neurolítico tem diversas vantagens sobre a técnica do cateter. Após a realização do bloqueio, não existe risco de infecção ou necessidade de cuidador ou participação familiar. Para uma criança que apresente distribuição uniforme da dor, o bloqueio neurolítico oferece um estilo de vida normal sem a dependência de acessórios internos e externos.[69]

### Bloqueio neurolítico para dor somática

Bloqueia as aferências de um nervo periférico específico. São exemplos os bloqueios intercostais para dor na costela ou na parede torácica e o bloqueio do trigêmeo para dor facial. As áreas de dor em extremidades podem ser bloqueadas, mas o resultado da neurólise pode ser um membro dormente e sem função.

### Bloqueio neurolítico para dor visceral

Um exemplo deste tipo de bloqueio é o bloqueio do plexo celíaco, que é usado para dor causada por tumores sólidos que invadem vísceras abdominais; outro é o bloqueio do plexo hipogástrico, um bloqueio análogo para a dor visceral pélvica. Esses bloqueios destroem irreversivelmente a inervação simpática e sensitiva para o peritônio e vísceras, sem afetar a sensação somática ou produzir bloqueio motor. Isso pode melhorar sensivelmente a qualidade de vida da criança com pancreatite ou tumor abdominal.

Uma das técnicas para a realização do bloqueio é a inserção de uma agulha longa de anestesia raquidiana, guiada por fluoroscopia, introduzida a alguns centímetros da linha média da coluna vertebral e direcionada para o plexo desejado, celíaco ou hipogástrico, localizado anteriormente aos corpos vertebrais. A manipulação com a introdução da agulha requer um paciente imóvel. Quando o plexo é identificado, a injeção do agente neurolítico é muito dolorosa, e é outra razão pela qual este procedimento deve ser realizado com a criança sob anestesia geral. Devido à localização do plexo, as complicações são raras mas importantes, como lesão medular, produzindo paralisia de membros inferiores e incontinência fecal e vesical. Além disso, como consequência da simpatectomia dos intestinos, aparentemente todos os pacientes com um bloqueio efetivo apresentam hipotensão arterial relativa e desenvolvem diarreia temporária, o que não deve ser confundido com lesão medular.[70]

## Tratamentos não farmacológicos e integrativos

### Terapias físicas

#### Fisioterapia

A fisioterapia é um elemento essencial no tratamento de síndromes dolorosas como distrofia reflexa simpática e dor miofascial. A imaturidade emocional da criança, o desenvolvimento comportamental e o nível de independência afetam os objetivos e as intervenções escolhidas. A dispersividade da criança combinada com a tolerância limitada à dor podem exigir tratamentos mais frequentes e sessões mais curtas.

O fisioterapeuta deve ser flexível e focar o trabalho na região que a criança lhe permite manipular. Por exemplo, os procedimentos realizados em posição supina maximizam os sentimentos de autocontrole durante a sessão. Elementos psicossociais devem ser considerados porque podem influenciar a participação ativa da criança e da família.

As atividades devem ser motivantes e sociabilizadoras, como caminhar, jogar bola, nadar, andar de bicicleta, dançar, praticar ioga, as quais, além de melhorar a função e saúde física, melhoram a imagem corporal e a autoestima.[71,72]

#### Estimulação elétrica transcutânea

A estimulação elétrica transcutânea (TENS, do inglês *transelectrical nerve stimulation*) é uma técnica em que uma corrente elétrica mínima é aplicada sobre a pele via placas condutivas ligadas por fios ao gerador de sinais operado por bateria. Os pacientes costumam relatar uma sensação de tremor no dermátomo onde a corrente é aplicada. O efeito analgésico é interpretado, de acordo com a "teoria do portão", como devido à inibição da transmissão nociceptiva aferente por fibras grossas para a medula espinhal. A TENS parece ser efetiva em dor somática ou neuropática crônica.

O alívio da dor pela TENS requer o posicionamento do eletrodo junto ao local de dor no dermátomo correspondente ou no ponto de acupuntura; estímulos de intensidades crescentes até o paciente suportar e a contração muscular estar presente; bem como a variação das características dos pulsos: frequência e modo, contínuo ou intermitente.

A grande vantagem da TENS é a segurança. As contraindicações são a colocação das placas onde existe marca-passo de demanda, a falta de compreensão da técnica pelos familiares, a colocação das placas em local infectado ou com hipersensibilidade, ou ainda a colocação das placas na região cervical anterior próximo aos barorreceptores, com risco de haver estimulação e com isso hipotensão arterial. A TENS em geral é aceita pela maioria das crianças e pode ser sugerida antes da introdução de fármacos potencialmente tóxicos como corticosteroides e anticonvulsivantes.

#### Acupuntura

A acupuntura é uma técnica chinesa milenar que envolve a colocação de agulhas finas em pontos específicos na pele (pontos de acupuntura) e tecidos mais profundos. Há algumas variações que envolvem a substituição da agulha por pressão digital, cristais coloridos, ervas aquecidas ou agulhas com corrente elétrica. Existe alguma relação entre os pontos de acupuntura, os pontos-gatilho e os pontos de baixa resistência elétrica. Embora não apresente nenhuma contraindicação, a acupuntura com agulhas é temida pelas crianças.

#### Ioga e outras terapias

Estudos com Iyengar yoga demonstram melhora dos sintomas de dor, diminuição de ansiedade e melhor adesão ao tratamento. A euritmia é a técnica corporal de ritmo, com palavras e movimentos. A quirofonética é uma técnica corporal da medicina antroposófica que utiliza som vocalizado com massageamento rítmico com óleos aromáticos. Outras técnicas ainda incluem massagens, rotações e banhos de imersão.

### Terapias psíquicas

#### Terapia cognitivo-comportamental

A terapia cognitivo-comportamental é muito empregada em crianças com cefaleia e mais recentemente em dor neuropática. A técnica inclui o treinamento de autocontrole, relaxamento e procedimentos para modificar o comportamento que aumenta a dor. Um diário com anotações sobre as atividades, sentimentos e emoções que estão presentes com a dor é importante para guiar o tratamento. Técnicas de meditação, imaginação e estratégias para diminuir os pensamentos negativos referentes à dor são usadas para diminuir o estresse envolvido na doença de base e na dor da criança.

#### Hipnose

A hipnose é descrita como um estado alterado de consciência, atenção focada, transe ou relaxamento profundo. As crianças e os adolescentes frequentemente se beneficiam da hipnose para o tratamento da dor aguda e crônica. Com treinamento, muitos indivíduos podem praticar a auto-hipnose. O grau de suscetibilidade hipnótica é variável e aumenta a partir dos cinco anos, durante a idade escolar. As crianças são mais facilmente hipnotizadas que os adultos.

As técnicas de hipnose variam com a idade e suscetibilidade da criança. As crianças em idade pré-escolar preferem ser guiadas ao estado hipnótico por imaginação; já em idade escolar, preferem a técnica de fixação do olhar. Os adolescentes utilizam mais as técnicas de imaginação e de relaxamento progressivo. Diferentemente dos adultos, muitas crianças que são capazes de entrar em estado analgésico por hipnose podem estar em transe de olhos abertos e se movendo com facilidade.

As vantagens da hipnose e do relaxamento incluem a eficiência em melhorar o estado de ansiedade e medo da dor e reduzir a náusea, preservando-se o sentimento de autonomia da criança. Suas limitações são a falta de disponibilidade de pessoal devidamente treinado, a resistência e o medo por parte de profissionais de outras áreas e de familiares em razão das poucas informações sobre as técnicas e a pouca suscetibilidade de algumas crianças.

### Terapia psiquiátrica

A depressão e outras alterações do humor existem nas crianças com dor crônica. Assim como nos adultos, a depressão em crianças é pouco diagnosticada, e uma avaliação psicológica e psiquiátrica é sempre importante (**QUADRO 93.16**). Por exemplo, os sintomas de conversão são relativamente comuns em adolescentes, mas são raros em crianças menores de 10 anos.

A psicoterapia também deve ser uma atividade familiar obrigatória. A nível psicoterápico também são utilizadas a musicoterapia, a terapia artística e a contação de histórias.

## Clínica de dor crônica para crianças

A organização de uma clínica de dor crônica para crianças deve contar com uma abordagem multidisciplinar multiprofissional, bem como com uma abordagem multidimensional e integrativa. O tratamento farmacológico deve ser apenas parte de um arsenal terapêutico não farmacológico acompanhado de técnicas psicológicas, reabilitação física e orientação familiar.

Os principais objetivos do manejo da criança com dor são apresentados no **QUADRO 93.17**.[4-7,9,32]

**QUADRO 93.16** Aspectos importantes a serem abordados na psicoterapia de crianças com dor crônica

- O sintoma dor é psicogênico ou a dor criou um estado psicológico como o estresse e a depressão?
- Existem queixas no relacionamento familiar?
- A dor é usada para chamar a atenção da família?

**QUADRO 93.17** Objetivos da clínica de dor crônica para crianças

- Reconhecimento da dor
- Tratamento específico e individual da dor
- Reabilitação da criança para a escola, a família e os amigos
- Compreensão do arsenal farmacológico disponível para uso em pediatria, assim como das técnicas locorregionais
- Atendimento por equipe multidisciplinar, composta por profissionais de anestesia, neurologia, neurocirurgia, enfermagem, cirurgia bucomaxilofacial, ortopedia, pediatria, psiquiatria, cirurgia, psicologia, pedagogia, serviço social e representação religiosa
- Reunião multidisciplinar dos profissionais com a criança e a família
- Participação em práticas integrativas
- Visitas semanais da equipe multidisciplinar

## Referências


1. Finley GA, MacLaren Chorney J, Campbell L. Not Small adults: the emerging role of pediatric pain services. Can J Anaesth. 2014;61(2):180-7.
2. Odell S. Logan DE. Pediatric pain management: the multidisciplinary approach J Pain Res. 2013;6:785-90.
3. Cupples PA. Chronic pain in children. Anaesth Intens Care. 2013;14(12):517-9.
4. O'Higgins S, Doherty E, NicGabhainn S, Murphy A, Hogan M, O'Neill C, et al.The prevalence, impact and cost of chronic non-cancer pain in Irish primary school children (PRIME-C): protocol for a longitudinal school-based survey. BMJ Open. 2015;5(5):e007426.
5. Friedrichsdorf SJ, Postier A, Eull D, Weidner C, Foster L, Gilbert M, et al. Pain outcomes in a US children's hospital: a prospective cross-sectional survey. Hosp Pediatr. 2015;5(1):18-26.
6. Simons LE, Smith A, Kaczynski K, Basch M. Living in fear of your child's pain: the parent fear of pain questionnaire. Pain. 2015;156(4):694-702.
7. Palermo TM, Valrie CR, Karlson CW. Family and parent influences on pediatric chronic pain: a developmental perspective. Am Psychol. 2014;69(2):142-52.
8. Anand KJ, Craig KD. New perspectives on the definition of pain. Pain. 1996;67(1):3-6.
9. Hirschfeld G, Wager J, Zernikow B. Physician consultation in young children with recurrent pain: a population-based study. Peer J. 2015;3:e916.
10. Asmundson GJ, Noel M, Petter M, Parkerson HA. Pedriatic fear-avoidance model of chronic pain: foundation, application and future directions. Pain Res Manag. 2012 17(6):397-405.
11. Walker S. Pain after surgery in children: clinical recommendations. Curr Opin Anaesthesiol. 2015;28(5):570-6.
12. Humphrey T. Some correlations between the appearance of fetal reflexes and the development of the nervous system. Prog Brain Res. 1964;4:93-135.
13. Okado N, Kojima T. Ontogeny of the central nervous system: neurogenesis, fibre connection, synaptogenesis and myelination in the spinal cord. In: Prechtl HFR, editor. Clinics in developmental medicine: continuity of neural functions from prenatal to postnatal life. Philadelphia: JB Lippincott; 1984. p. 31-45.
14. Konstantinidou AD, Silos-Santiago I, Flaris N, Snider WD. Development of the primary afferent projection in human spinal cord. J Comp Neurol. 1995;354(1):11-2.
15. Kostovic I, Rakic P. Developmental history of the transient subplate zone in the visual and somatosensory cortex of the macaque monkey and human brain. J Comp Neurol. 1990;297(3):441-70.
16. Hevner RF. Development of connections in the human visual system during fetal mid-gestation: a DiI-tracing study. J Neuropathol Exp Neurol. 2000;59(5):385-92.
17. Kostovic I, Rakic P. Development of prestriate visual projections in the monkey and human fetal cerebrum revealed by transient cholinesterase staining. J Neurosci. 1984;4(1):25-42.
18. Kostovic I, Goldman-Rakic PS. Transient cholinesterase staining in the mediodorsal nucleus of the thalamus and its connections in the developing human and monkey brain. J Comp Neurol. 1983;219(4):431-47.
19. Klimach VJ, Cooke RW. Maturation of the neonatal somatosensory evoked response in preterm infants. Dev Med Child Neurol. 1988;30(2):208-14.
20. Hrbek A, Karlberg P, Olsson T. Development of visual and somatosensory evoked responses in preterm newborn infants. Electroencephalogr Clin Neurophysiol. 1973;34(3):225-32.
21. Clancy RR, Bergqvist AGC, Dlugos DJ. Neonatal electroencephalography. In: Ebersole JS, Pedley TA, editors. Current practice of clinical electroencephalography. 3rd ed. Philadelphia: Lippincott Williams & Wilkins; 2003. p. 160-234.
22. Torres F, Anderson C. The normal EEG of the human newborn. J Clin Neurophysiol. 1985;2(2):89-103.
23. Lee SJ, Ralston HJ, Drey EA, Partridge JC, Rosen MA. Fetal pain: a systemic multidisciplinary review of the evidence. JAMA. 2005;294(8):947-54.
24. Denk F, McMahon SB, Tracey I. Pain vulnerability: a neurobiological perspective Nat Neurosci. 2014;17(2):192-200.
25. Hatfield L. Neonatal pain: what's age got to do with it? Surg Neurol Int. 2014;5(Suppl 13):S479-89.
26. Williamson PS, Williamson ML. Physiologic stress reduction by a local anesthetic during newborn circumcision. Pediatrics. 1983;71(1):36-40.
27. Bellieni CV, Alagna MG, Buonocore G. Analgesia for infants' circumcision. Ital J Pediatr. 2013;39:38.
28. Anand KJ, Hickey PR. Pain and its effects in the human neonate and fetus. N Engl J Med. 1987;317(21):1321-9.
29. Fernandes AM, De Campos C, Batalha L, Perdigão A, Jacob E. Pain assesment using the adolescent pediatric pain tool: a systematic review. Pain Res Manag. 2014;19(4):212-8.
30. Jenkins L. Negotiating pain: the joint construction of a child's bodily sensation Sociol Health Illn. 2015;37(2):298-311.
31. Malleson P, Clinch J. Pain syndromes in children. Curr Opin Rheumatol. 2003;15(5):572-80.
32. Gorodzinsky AY1, Hainsworth KR, Weisman SJ. School functioning and chronic pain: a review of methods and measures. J Pediatr Psychol. 2011;36(9):991-1002.
33. Coffelt TA, Bauer BD, Carroll AE. Inpatient characteristics of the child admitted with chronic pain. Pediatrics. 2013;132(2):e422-9.
34. Hechler T, Kanstrup M, Holley AL, Simons LE, Wicksell R, Hirschfeld G, et al. Systematic review on intensive interdisciplinary pain treatment of children with chronic pain. Pediatrics. 2015;136(1):115-27.
35. Logan DE, Engle LB, Feinstein AB, Sieberg CB, Sparling P, Cohen LL, et al. Ecological system influences in the treatment of pediatric chronic pain. Pain Res Manag. 2012;17(6):407-11.
36. World Health Organization. Cancer pain relief and palliative care: report of a WHO expert committee. Geneva: WHO; 1990. p. 1-75.
37. Trang T, Al-Hasani R, Salvemini D, Salter MW, Gutstein H, Cahill CM. Pain and poppies: the good, the bad, and the ugly of opioid analgesics. J Neurosci. 2015;35(41):13879-88.
38. Hechler T, Wager J, Zernikow B. Chronic pain treatment in children and adolescents: less is good, more is sometimes better. BMC Pediatr. 2014;14:262.
39. Landry BW, Fischer PR, Driscoll SW, Koch KM, Harbeck-Weber C, Mack KJ, et al. Managing chronic pain in children and adolescents: a clinical review. PM R. 2015;7(11 Suppl):S295-315.
40. Albers L, Straube A, Landgraf MN, Filippopulos F, Heinen F, von Kries R. Migraine and tension type headache in adolescents at grammar school in Germany-bruden of disease and health care utilization. J Headache Pain. 2015;16:534.
41. Seshia S. Chronic daily headache in children and adolescents. Curr Pain Headache Rep. 2012;16(1):60-72.
42. Blume HK. Headache after concussion in pediatrics: a review. Curr Pain Headache Rep. 2015;19(9):42.
43. Holstein BE, Andersen A, Fotiou A, Gobina I, Godeau E, Holme Hansen E, et al. Adolescents' medicine use for headache: secular trends in 20 countries from 1986 to 2010. Eur J Public Health. 2015;25 Suppl 2:76-9.
44. Bufler P, Gross M, Uhlig HH. Recurrent abdominal pain in childhood. Dtsch Arztebl Int. 2011;108(17):295-304.
45. Smith SM, Sumar B, Dixon KA Musculoskeletal pain in overweight and obese children. Int J Obes (Lond). 2014;38(1):11-5.
46. Kamper SJ, Henschke N, Hestbaek L, Dunn KM, Williams CM. Musculoskeletal pain in children and adolescents. Braz J Phys Ther. 2016;20(3):275-84.
47. Kashikar-Zuck S, King C, Ting TV, Arnold LM. Juvenile fibromyalgia: different from the adult chronic pain syndrome? Curr Rheumatol Rep. 2016;18(4):19.
48. Cunningham NR1, Kashikar-Zuck S. nonpharmacologic treatment of pain in rheumatic diseases and other musculoskeletal pain conditions. Curr Rheumatol Rep. 2013;15(2):306.
49. Howard RF, Wiener S, Walker SM. Neuropathic pain in children. Arch Dis Child. 2014;99(1):84-9.
50. Weissmann R, Uziel Y. Pedriatic complex regional pain syndrome: a review. Pediatr Rheumatol Online J. 2016;14(1):29.
51. Engel JM, Kartin D, Jaffe KM. Pain in youth with neuromuscular disease. Phys Med Rehabil Clin N Am. 2005;16(4):1113-24
52. McQuay HJ, Tramèr M, Nye BA, Carroll D, Wiffen PJ, Moore RA. A systematic review of antidepressant in neuropathic pain. Pain. 1996;68(2-3):217-27.
53. Chang CY, Challa CK, ShahJ, Eloy JD. Gabapentin in acute postoperative pain management. Biomed Res Int. 2014;2014:631756.
54. El-Hennawy AM, Abd-Elwahab AM, Abd-Elmaksoud AM, El-Ozairy, Boulis SR. Addition of clonidine or dexmedetomidine to bupivacaine prolongs caudal analgesia in children. Br J Anaesth. 2009 103(2):268-74.
55. Crosby LE, Quinn CT, Kalinyak KA. A biopsychosocial model for the management of patients with sickle-cell disease transitioning to adult medical care. Adv Ther. 2015;32(4):293-305.
56. Beverung LM1, Varni JW, Panepinto JA. Clinically meaningful interpretation of pediatric health-related quality of life in sickle cell disease. J Pediatr Hematol Oncol. 2015;37(2):128-33.
57. Yaster M, Tobin JR, Billett C, Casella JF, Dover G. Epidural analgesia in the management of severe vaso-occlusive sickle cell crisis. Pediatrics. 1994;93(2):310-5.
58. Goldschneider KR, Good J, Harrop E, Liossi C, Lynch-Jordan A, Martinez AE, et al. Pain Care for patients with epidermolysis bullosa: best care practice guidelines. BMC Med. 2014;12:178.

59. Ljungman G, Kreuger A, Gordh T, Berg T, Sörensen S, Rawal N. Treatment of pain in pediatric oncology: a Swedish nationwide survey. Pain. 1996;68(2-3):385-94.
60. Bredlau AL1, Thakur R, Korones DN, Dworkin RH. Ketamine for pain in adults and children with cancer: a systematic reviewe and synthesis of the literature. Pain Med. 2013;14(10):1505-17.
61. Collins JJ1, Geake J, Grier HE, Houck CS, Thaler HT, Weinstein HJ, et al. Patient-controlled analgesia for mucositis pain in children: a three- period crossover study comparing morphine and hydromorphone. J Pediatr. 1996;129(5):722-8.
62. Mouding HD, Bilsky MH. Metastases to the craniovertebral jusction. Neurosurgery 2010;66(3suppl):113-8.
63. Kloke M, Höffken K, Olbrich H, Scmidt CG. Antidepressants anti-convulsivants for the treatment of neuropathic pain syndromes in cancer patients. Onkologie. 1991:14(1):40-3.
64. Anghelescu DL, Faughnan LG, Jeha S, Relling MV, Hinds PS, Sandlund JT, et al. Neuropathic pain during treatment for childhood acute Lymphoblastic leucemia. Pediatric Blood Cancer. 2011;57(7):1147-53.
65. Joranson DE, Ryan KM, Gilson AM, Dahl JL.Trends in medical use and abuse of opioid analgesics. JAMA. 2000;283(13):1710-4.
66. Annequin D, Carbajal R, Chauvin P, Gall O, Tourniaire B, Murat I. Fixed 50% nitrous oxide oxygen mixture for painful procedures a french survey. Pediatrics. 2000;105(4):E47.
67. Strafford MA, Wilder RT, Berde CB. The risk of infection from epidural analgesia in children: a review of 1620 cases. Anesth Analg. 1995;80(2):234-8.
68. Shah RD, Suresh S. Application of regional anaesthesia in paediatriacs. Br J Anaesth. 2013;111 Suppl 1:i114-24.
69. Rork JF, Berde CB, Goldstein RD. Regional anesthesia approaches to pain management in pediatric palliative care: a review of current knowledge. J Pain Symptom Manage. 2013;46(6):859-73.
70. Canser E, Martinez-Serrano B, Sancho A, Alonso-Babarro A, Vilches Y, Alonso-Yanci E, et al. Invasive techiques for pain management in palliative care: a single center experience. Pain Pract. 2014;14(7):632-9.
71. Vinson R, Yeh G, Davis RB, Logan D. Correlates of Complementary and Alternative Use in a Pediatric Tertiary Pain Center. Acad Pediatr. 2014;14(5):491-6.
72. Cotton S, Luberto CM, Bogenschutz LH, Pelley TJ, Dusek J. Integrative care therapies and pain in hospitalized children and adolescent: a retrospective database review. J Altern Complement Med. 2014;20(2):98-102.


## Leituras sugeridas


Beebe DS, Tran P, Bragg M, Stillman A, Truwitt C, Belani KG. Trained nurses can provide safe and effective sedation for MRI in pediatric patients. Can J Anaesth. 2000;47(3):205-10

Coté CJ, Karl HW, Notterman DA, Weinberg JA, McCloskey C. Adverse sedation events in pediatrics: analysis of medications used for sedation. Pediatrics. 2000;106(4):633-44.

Coté CJ, Notterman DA, Karl HW, Weinberg JA, McCloskey C. Adverse sedation events in pediatrics: a critical incident analysis of contributing factors. Pediatrics. 2000;105(4 Pt 1):805-14.

Valerie C, Bromberg M, Palermo T, Schanberg LE. A systematic review of sleep in pediatric pain populations. J Dev Behav Pediatr. 2013;34(2): 120-8.

# 94. SÍNDROME DOLOROSA MIOFASCIAL

Leonardo Monteiro Botelho
Lúcia Miranda Monteiro dos Santos

A síndrome dolorosa miofascial (SDM) caracteriza-se por um conjunto de sinais e sintomas sensitivos, motores e autonômicos vinculados à existência dos pontos-gatilho miofasciais (PGMs). O principal sintoma sensitivo é dor, normalmente de caráter regional, pouco localizada e profunda. Em associação à dor, são observados espasmo, fraqueza, baixa tolerância ao efeito da carga laboral e perda de coordenação do segmento acometido. Adicionam-se a isso trofoedema, disestesia, parestesia, sinais distróficos e diminuição da amplitude de movimento.

O PGM é classicamente definido como um nódulo bem delimitado, altamente irritável e sensível, localizado em uma banda de fibras musculares tensas, sentida como um cordão tenso no ventre muscular **(FIG. 94.1)**. Sua compressão provoca dor local e/ou a distância (zonas de dor referida), além de se observar uma contração involuntária da banda tensa na qual se localiza (TR, do inglês *twitch response*).[1]

Clinicamente, os PGMs são divididos em ativos (PGMA) e latentes (PGML).[2] Esses últimos apresentam todas as características clínicas dos primeiros, porém em menor intensidade. A única exceção é a reprodução da dor espontânea do paciente quando esses pontos são comprimidos.[1,3]

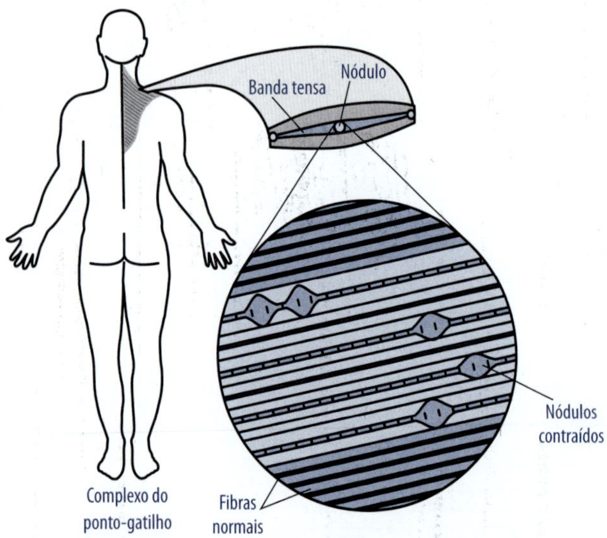


**FIGURA 94.1** Representação esquemática dos pontos-gatilho miofasciais.
*Fonte: Adaptada de Shah e Gilliams.*[4]

O **QUADRO 94.1** demonstra os critérios diagnósticos da SDM sugeridos pela International Association for the Study of Pain (IASP), em 2010, em virtude do Ano Global de Combate à Dor Musculoesquelética.[5] Outros transtornos associados à SDM são distúrbios do sono e do humor, incapacidade física e redução da qualidade de vida.[6]

O desenvolvimento e a ativação de um PGML está relacionado a alguma forma de sobrecarga do músculo, podendo ser um trauma agudo, uma contração sustentada ou movimentos repetitivos.[7,8] Ao promover dor distante de sua origem, na área de referência, com frequência surgem novos PGMs, chamados de pontos-gatilho miofasciais satélites (PGMS).[7,9]

## Aspectos históricos

Devido ao fato de a SDM ser muito comum e com frequência ser o diagnóstico fisiopatológico de diversos quadros de dor musculoesquelética, ela foi "descoberta" inúmeras vezes por diferentes investigadores, que a identificaram com uma multiplicidade de nomes, frequentemente referiram-na a uma região anatômica específica, como, por exemplo, epicondilite ou lombalgia.[10]

Em 1900, Adler usou o termo reumatismo muscular para descrever a dor produzida pelos nódulos musculares. Em 1915, Llewellyn e Jones introduziram o termo fibrosite. Schmidt, em 1918, usou os termos reumatismo muscular e mialgia. Enduração muscular e miogelose foram utilizados por Lange em 1931. Em 1938, na Inglaterra, Kellgren publicou seu estudo descrevendo os padrões de dor referida pela infusão de solução salina hipertônica nos principais grupos musculares de indivíduos saudáveis.[10]

A partir de 1942, Janet Travell, inspirada nos trabalhos de Kellgren, começou a desenvolver sua linha de pesquisa em dor musculoesquelética, culminando em 15 artigos e em dois livros (em coautoria com David Simons) que vieram a ser o mais completo mapeamento e guia de tratamento dos

**QUADRO 94.1** Critérios diagnósticos da síndrome dolorosa miofascial sugeridos pela International Association for the Study of Pain

**Critérios diagnósticos mínimos**

- Presença de banda tensa palpável em musculo esquelético
- Presença de área de hipersensibilidade dentro da uma banda tensa muscular
- Reprodução da sensação de dor referida com estimulação do nódulo doloroso

**Critérios de confirmação**

- Evocação de reação contrátil visualmente ou à palpação da banda tensa
- Presença de "sinal do pulo", ou seja, reação de retirada à palpação dos nódulos
- Reconhecimento da dor sentida à palpação muscular
- Previsão de padrões de dor referida
- Fraqueza muscular e músculo em aperto
- Dor com alongamento ou contração do músculo afetado

*Fonte: International Association for the Study of Pain.*[5]

PGMs por muitos anos: Myofascial Pain and Dysfunction, em 2 volumes.[11]

Reynolds,[12] em 1983, revisou a literatura sobre fibrosite e enfatizou a impropriedade do termo, visto que não havia sido demonstrado histologicamente processo inflamatório do tecido conjuntivo nos nódulos dolorosos.

O primeiro modelo animal de ponto-gatilho, desenvolvido em coelhos, foi publicado por Chang-Zern Hong e Yasuhiro Torigoe,[13] em 1994.

Outros nomes que também aparecem na literatura são reumatismo comum, mialgia idiopática, mialgia reumática, mialgia, ciática muscular, doença muscular e reumatismo não articular.[10]

## Epidemiologia

Embora seja reconhecido que a SDM é uma causa prevalente de dor e incapacidade,[7] são escassos os estudos epidemiológicos, em parte devido ao incompleto conhecimento de sua fisiopatologia e à grande variabilidade de critérios diagnósticos ao longo do tempo. Essas razões podem explicar por que sua real prevalência ainda é imprecisa.

Uma revisão sistemática recente demonstrou 19 diferentes critérios diagnósticos, porém sem nenhum padrão específico consistente de escolha individual ou em combinação para o diagnóstico da SDM.[14] Tentativas de padronização desses critérios têm sido feitas com o intuito de reduzir a variabilidade de critérios diagnósticos, fator que introduz potencial viés de seleção em estudos clínicos e na prática clínica.[5,15] Fatores adicionais que contribuem para a imprecisão da prevalência são sua frequente associação com outras síndromes dolorosas musculoesqueléticas regionais, como lombalgia,[16] cervicalgia,[17] ombralgia,[18] lesão em chicote,[19] gonartrose,[20] ou com síndromes neuropáticas, como radiculopatia lombar[2] e cervical,[21] neuralgia do trigêmeo,[22] cefaleia tensional,[23] migrânea[24] e fibromialgia,[25-27] entre outras. Tal associação tem sido atribuída a um epifenômeno do desenvolvimento da sensibilização central (SC), comum no processo de cronificação dessas patologias.

## Fisiopatologia

A SDM ainda não tem sua fisiopatologia completamente elucidada. Entre as teorias vigentes, a da crise energética e a integrativa de Simons são as mais aceitas. Além disso, estudos recentes têm demonstrado que alterações neuroplásticas mal adaptativas colaboram para o surgimento e a manutenção da SDM.

### Teoria da crise energética

A teoria da crise energética postula que o gatilho da SDM seria a consequência de uma crise de energia no PGM provocada pelo aumento da concentração do íon cálcio ($Ca^{2+}$) citoplasmático, possivelmente em razão da ruptura do retículo sarcoplasmático (RS) ou do sarcolema. Esse aumento do $Ca^{2+}$ intracelular incrementa a força contrátil entre actina e miosina, processo que concorre com aumento do efeito da acetilcolina na junção neuromuscular. Tais fatores levam ao aumento da demanda metabólica do músculo e à diminuição de aporte de oxigênio e nutrientes devido ao fechamento da rede capilar local. A diminuição de trifosfato de adenosina (ATP) promove redução da capacidade de recaptação do $Ca^{2+}$ citoplasmático para o interior do RS ou para o meio extracelular, um efeito mediado pela bomba de $Ca^{2+}$ ATP-dependente. A isquemia provoca o aumento local de substâncias inflamatórias que sensibilizam os nociceptores **(FIG. 94.2)**.[1,7]

### Teoria integrativa

A teoria integrativa postula que a disfunção primária se localiza na placa motora, processo que se caracterizaria pelo aumento da produção e liberação de acetilcolina na junção neuromuscular. A presença da aceticolina despolariza a membrana pós-juncional de modo sustentado, efeito que leva à liberação de $Ca^{2+}$ do RS, resultando na contratura muscular e perpetuação da disfunção pelo aumento do metabolismo, pela diminuição do aporte energético, pela compressão da rede capilar e pela sensibilização de nociceptores. Embora sem especificar como, Simons especula que o sistema nervoso simpático também participa desse processo por modular a liberação de acetilcolina na placa motora.[1,7]

### Lesão muscular desencadeada pelo íon cálcio

Existe consenso de que o exercício físico pode produzir dano muscular com as contrações musculares excêntrica e concêntrica máximas sustentadas.[28] O mecanismo envolvido nesse processo é dependente do $Ca^{2+}$ intracelular, de forma que o potencial de ação promove o influxo de $Ca^{2+}$ aumentando sua concentração citoplasmática. A magnitude de tal processo depende da frequência da estimulação, da concentração de $Ca^{++}$ extracelular, do tipo de fibra e da composição dos canais de sódio e $Ca^{2+}$ na membrana. O RS tende a armazenar o excesso

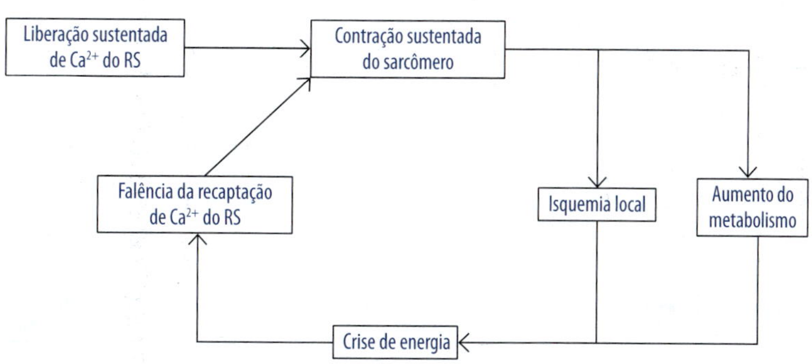


**FIGURA 94.2** Teoria da crise energética.
RS, retículo sarcoplasmático.
*Fonte: Adaptada de Simons e colaboradores.*[7]

de $Ca^{2+}$ normalizando sua concentração citoplasmática. No entanto, essa capacidade é limitada, principalmente nas fibras musculares do tipo 1. O esgotamento dessa capacidade segue aumentando o $Ca^{2+}$ intracelular, o qual ativa proteases e a fosfolipase A2 (PLA2). A principal protease ativada é a calpaína, que cliva proteínas do citoesqueleto, das miofibrilas e do sarcolema. Isso promove aumento da permeabilidade ao $Ca^{2+}$. A PLA2 degrada fosfolipídeos do sarcolema e da mitocôndria. O acúmulo de $Ca^{2+}$ na mitocôndria leva ao aumento da produção de radicais livres, evento que induz a abertura de poros na membrana mitocondrial, os quais desregulam o potencial dessa membrana. Tal processo reduz a produção de ATP, um efeito que culmina com a apoptose ou necrose da célula **(FIG. 94.3)**.[29,30]

## Disfunção da placa motora

Estudos eletrofisiológicos demonstraram ocorrer atividade elétrica espontânea em repouso no PGM. Tal atividade corresponde ao ruído de placa motora (RPM) e à espícula de placa motora (EPM). No início, os eletrofisiologistas pensaram se tratar da atividade elétrica normal de placa motora. Posteriormente, verificou-se que os RPMs com ou sem EPM são mais frequentes em PGM do que em regiões de placa motora.[31,32] Além disso, a prevalência do RPM correlaciona-se com maior intensidade da dor e menor limiar de dor do PGM **(FIG. 94.4)**.[33]

## Peptídeo relacionado ao gene da calcitonina

O peptídeo relacionado ao gene da calcitonina (CGRP, do inglês *calcitonin gene-related peptide*), um neuropeptídeo formado por 37 aminoácidos, encontra-se amplamente distribuído no sistema nervoso central e periférico e apresenta duas isoformas (αCGRP e βCGRP). O αCGRP é cossecretado em pequena quantidade com a acetilcolina na placa motora pelo terminal motor. Sua função parece modular o efeito da acetilcolina na placa motora, bem como sua força contrátil. Ao ser liberado, acopla-se no

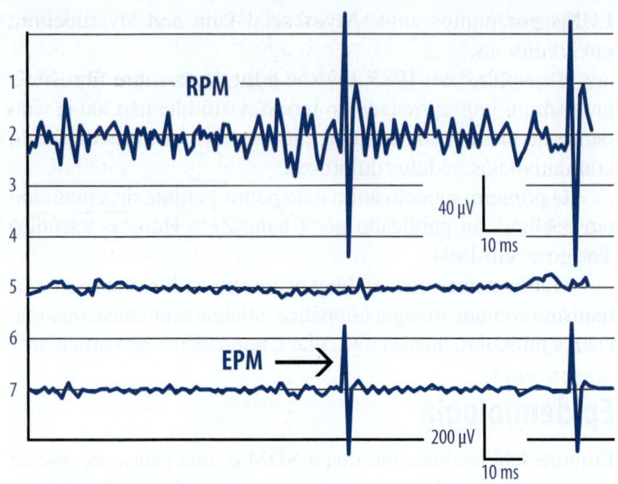


**FIGURA 94.4** Ruído e espícula de placa motora.
*Fonte: Adaptada de Simons.*[26]

seu receptor R1-CGRP, localizado na membrana pós-juncional, promovendo a ativação da proteinocinase A (PKA) mediante aumento do monofosfato de adenosina cíclico (AMPc).[34-36] O aumento do AMPc promove diminuição da expressão de acetilcolinesterase na placa motora.[37] A PKA promove aumento do tempo de abertura do canal do receptor de acetilcolina, bem como da concentração desse receptor no sarcolema. Também aumenta a concentração de $Ca^{2+}$ muscular por aumentar a concentração de canais de $Ca^{2+}$ voltagem-dependentes no sarcolema, bem como a captação de cálcio pelo RS.

## Sensibilização periférica e o meio bioquímico do ponto-gatilho miofascial

Estudos com microdiálise demonstraram que o meio bioquímico do PGMA[38] apresenta diminuição do pH, elevada

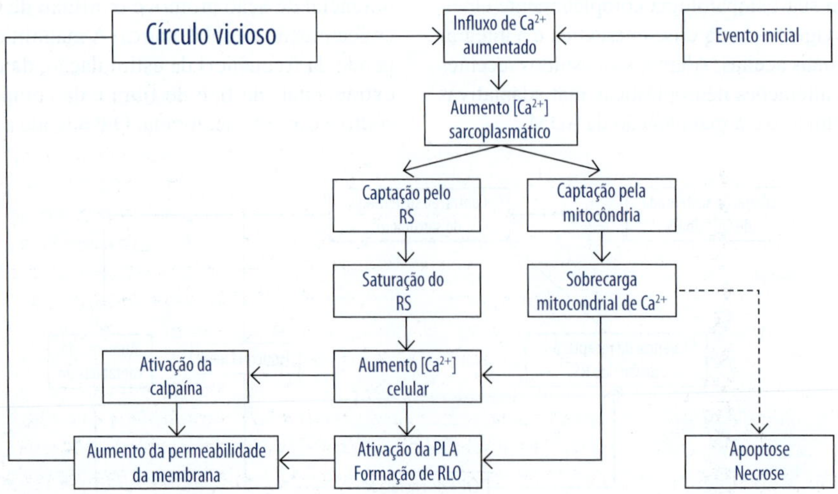


**FIGURA 94.3** Ciclo da lesão muscular desencadeada pelo cálcio.
PLA, fosfolipase A; RLO, radicais livres de oxigênio; RS, retículo sarcoplasmático.
*Fonte: Adaptada de Gissel.*[29]

concentração de bradicinina, substância P, noradrenalina, serotonina, fator de necrose tumoral α (TNF-α), interleucinas (IL-6, IL-8, IL-1β) e PGRM em relação ao PGML e ao músculo não afetado.[4,39] Outro trabalho encontrou níveis elevados de lactato, piruvato e glutamato no repouso e durante atividade leve.[40] Essas substâncias sabidamente sensibilizam os nociceptores promovendo o aumento do estímulo nociceptivo que desencadeia e sustenta a sensibilização central. Outro fator postulado que aumentaria a excitabilidade é a ação da noradrenalina de modular o efeito do glutamato no motoneurônio.[39] Então, a elevada concentração de noradrenalina reduz o limiar da dor e aumenta a dor espontânea no nível dos nociceptores.[41]

Os nocicecptores correspondem a 50% do volume de axônios no tecido muscular. Na SDM, a produção de substâncias inflamatórias encontradas no PGMA sensibiliza as terminações nervosas livres.[39] Particularmente a ativação dos dos canais iônicos sensíveis a ácido (ASIC, do inglês *acid-sensing ion channel*) e do receptor B1 de bradicinina ($B_1$) leva a um aumento de seus RNAs mensageiros (RNAms) no gânglio da raiz dorsal e de suas translocações para a membrana do nociceptor, caracterizando uma forma de sensibilização periférica.[42] Outros receptores também parecem participar desse processo, como o canal de cátion sensível à capsaicina/vaniloide 1 (TrpV1) e o P2X3, estimulado por peptídeos e neurotrofinas, promovendo a abertura dos canais iônicos de sódio, cálcio e potássio.[28]

## Sensibilização central

A ativação sustentada do nociceptor muscular desencadeia um efeito em cascata que induz a sensibilização periférica. Essa ativação leva a alterações neuroplásticas no processamento central da dor, as quais provocam reforço das sinapses excitatórias na potenciação de longa duração (LTP, do inglês *long-term potentiation*) e através da *prior short-term synaptic disinhibition* a redução da inibição das vias modulatórias de longa duração (LTD, do inglês *long-term depression*). Clinicamente, a sensibilização central se caracteriza por hiperalgesia, aumento da área receptiva e alodinia.[43]

As fibras Aδ e C originadas dos nociceptores periféricos fazem sinapse com neurônios de projeção localizados nas lâminas I, II e V do corno posterior da medula. A liberação sustentada de glutamato associada à liberação de substância P pelo aferente primário reduz o limiar de despolarização dos neurônios de projeção. Esse mecanismo é dependente do aumento da concentração de $Ca^{++}$ intracelular desencadeado pela abertura de canais N-metil-D-aspartato (NMDA), pela ativação de receptores de neurocinina/substância P (NK1R, do inglês *neurokinin1 receptor*) e o receptor metabotrópico de glutamato (mGlutR), pela fosforilação de canais de membrana, pela transcrição celular e pela produção de óxido nítrico e prostaglandinas. Os dois últimos difundem-se pelo meio extracelular contribuindo para a ativação de sinapses vizinhas e da glia, aumentando a área receptiva.[43]

A ativação da micróglia e do astrócito libera fatores inflamatórios que sensibilizam ainda mais o neurônio de projeção, além de colaborar para a apoptose de interneurônios inibitórios; essa última compõe um dos mecanismos do desenvolvimento da alodinia.[44]

Associada a esses mecanismos intrínsecos no nível do corno dorsal da medula, observa-se a perda de mecanismos inibitórios descendentes somados ao reforço da facilitação. Dor muscular induzida experimentalmente por infusão de solução salina hipertônica promove uma disfunção no sistema de inibição difusa da dor.[45] Pacientes com disfunção temporomandibular crônica e síndrome do cólon irritável são incapazes de ativar esse sistema inibitório endógeno, mantendo a mesma percepção da dor ao calor após estimulação condicionada heterotópica com água gelada (CPM, do inglês *conditioned pain modulation*).[46]

O centro efetor desse mecanismo modulatório parece se constituir nos núcleos do tronco encefálico,[47,48] que também sofrem influências de estruturas corticais e subcorticais, como a região orbital ventrolateral do córtex frontal, o córtex do cíngulo anterior, o córtex insular rostral, a amígdala[37] e o córtex motor primário (M1).[49]

O córtex motor primário (M1) parece ser um importante centro cortical de controle modulatório da dor. Vários fatores concorrem para esse efeito: o exercício físico promove efeito analgésico em indivíduos saudáveis,[50] e esse efeito está diminuído em pacientes com dor crônica musculoesquelética;[51] a imaginação de movimentos e posturas corporais também em indivíduos saudáveis[52] e em pacientes com dor crônica[53] aumenta o limiar à dor; a estimulação elétrica invasiva do córtex motor promove resultados mais duradouros do que a estimulação de outras estruturas do cérebro.[54]

Nos pacientes com SDM, observa-se uma forma de reorganização funcional do córtex motor caracterizada pelo aumento da atividade corticospinal acompanhada de desorganização de redes intracorticais (aumento de facilitação intracortical e diminuição da inibição intracortical) mensurados pela estimulação magnética transcraniana.[55-57]

## Aspectos clínicos

Alguns estudos de imagem recentes conseguiram documentar anatomicamente o PGM por meio da ressonância magnética elastográfica[58] e da sonoelastografia vibratória e Doppler,[59] porém o diagnóstico da SDM continua sendo eminentemente clínico. Embora esses recursos diagnósticos possam vir a ter utilidade médico-legal no futuro, sua sensibilidade ainda não se comprovou maior do que o exame físico feito por um especialista treinado.

As características, o tempo e o padrão de evolução, a forma de irradiação e de referência da dor são dados importantes da entrevista médica, os quais – associados aos achados do exame físico – guiarão o médico a dimensionar os processos de nocicepção, sensibilização periférica e central, individualizando cada caso. Fatores predisponentes e perpetuadores devem ser identificados para serem corrigidos. Medidas ergonômicas são de especial importância para a correção e prevenção.[60]

A história detalhada do padrão de sono do paciente é importante, pois a alta prevalência de insônia[61] e a redução da quantidade de sono profundo contribuem para o processo de sensibilização central.[62] Transtornos depressivos, de ansiedade e abuso de substâncias são comuns na população com SDM crônica.[63] A associação com transtornos psiquiátricos correlaciona-se com maior disfunção nos pacientes, fazendo-se necessário abordar aspectos emocionais durante a entrevista.[55]

No exame físico, a palpação muscular continua sendo o principal instrumento para identificação dos PGMs. A localização da dor guia o examinador aos músculos a serem avaliados. A técnica de palpação com os dedos esticados para músculos planos ou em pinça para músculos fusiformes é a mais utilizada. Inicialmente, identifica-se a banda tensa pela palpação. Em um segundo momento, percorre-se com os dedos a banda tensa à procura do ponto mais sensível e doloroso, procedendo-se à compressão dele. Caso a dor provocada seja a dor reconhecida pelo paciente, diagnostica-se o PGMA; caso seja uma dor diferente, trata-se de um PGML. Sinais como a *twitch response* ou o sinal do pulo podem ser desencadeados, embora não estejam sempre presentes.[60] Tecnicamente, PGMs em músculos profundos são mais difíceis de palpar, podendo-se complementar o exame desses músculos com testes de inibição motora.[64]

A avaliação de fatores metabólicos e deficiências nutricionais pode ser importante em casos mais rebeldes, visto que hipotireoidismo e deficiências ou insuficiências de vitamina $B_1$, $B_6$, $B_{12}$, D, ferro, magnésio e zinco podem contribuir para a perpetuação do quadro.[65]

## Tratamento

O tratamento da SDM deve ser individualizado, levando-se em consideração o tempo de evolução, a intensidade dos sintomas e o grau dos mecanismos de sensibilização periférica e central presentes no momento da avaliação do paciente.

Na maioria das vezes, casos agudos, em pacientes sem outros fatores de risco para cronificação, são autolimitados e respondem a um curso de anti-inflamatórios não esteroides (AINEs) e/ou relaxantes musculares associados ou não a medidas físicas (calor, alongamento, massoterapia).

Casos muito intensos, subagudos ou crônicos frequentemente necessitam de terapia multimodal proporcional à intensidade dos mecanismos centrais envolvidos. Nesses casos, a inativação dos PGMs é preconizada. As técnicas mais utilizadas para inativação dos PGMAs são a infiltração de substâncias, o agulhamento a seco e o *spray and stretch* (*spray* e alongamento).

A infiltração com anestésicos locais foi a primeira terapia intervencionista proposta para a inativação dos PGMAs por Kellgren[66] em 1938. Iwama, em 2000 e 2001, avaliou concentrações diferentes de anestésicos locais em água destilada e solução fisiológica (SF), determinando que a lidocaína a 0,25% em água destilada apresentava menor dor durante o procedimento e efeito resultante a longo prazo ligeiramente melhor do que a bupivacaína ou lidocaína a 1%.[67,68] A associação com hialuronidase,[69] o uso de antagonista $5\text{-}HT_3$[70] e toxina botulínica[71,72] já foram testados, porém não demonstraram superioridade ao anestésico local. Uma metanálise da Cochrane Collaboration de 2014 relatou que a evidência atual para o uso de toxina botulínica no tratamento da SDM permanece inconclusiva.[73]

Em 1979, Karel Lewit[74] chamou a atenção para o "efeito da agulha" mais do que da substância infiltrada, descrevendo a técnica do *dry needling* (agulhamento a seco). O agulhamento a seco reduz a intensidade da dor, aumenta o limiar à pressão e melhora a disfunção mais do que a compressão isquêmica[75] ou o agulhamento placebo.[76] Sua eficácia na desativação do PGM é similar à da infiltração de lidocaína, porém com maior dor relacionada ao procedimento.[77]

*Spray and stretch* é a técnica não invasiva descrita por Travell.[78] Ela consiste em borrifar um *spray* refrigerante sobre a pele da região do PGM e proceder ao alongamento passivo dos músculos envolvidos. Além dos estudos que culminaram com seu livro, não se encontram outros na literatura médica demonstrando a eficácia da técnica na SDM. No entanto, em indivíduos saudáveis, ela é capaz de aumentar a amplitude de movimento do quadril.[79,80]

Os antidepressivos tricíclicos são os fármacos mais utilizados em casos de dor crônica. Sua ação analgésica está relacionada à inibição da recaptação de serotonina e noradrenalina no corno posterior da medula, aumentando a potência do sistema modulador descendente. Os inibidores seletivos da recaptação de serotonina e noradrenalina agem por meio desse mesmo mecanismo.

Os anticonvulsivantes que demonstraram melhor eficácia no tratamento da dor crônica agem modulando a passagem do estímulo nociceptivo mediante antagonismo de canais de $Ca^+$ voltagem-dependentes. O **QUADRO 94.2** demonstra as principais medicações usadas no contexto de SDM crônica.[60]

A educação do paciente a respeito de sua condição contribui para superar crenças e modificar comportamentos disfuncionais, aumentando a atividade física e a autoeficácia.[60,81] Em casos mais graves, a psicoterapia também está indicada, principalmente a terapia cognitivo-comportamental[82] e a terapia de aceitação e comprometimento.[83]

Estudos têm demonstrado que a acupuntura age estimulando a liberação de opioides endógenos, aumentando a potência da via modulatória descendente da dor e por efeitos anti-inflamatórios.[84]

Técnicas de neuromodulação não invasiva têm sido estudadas em pacientes com SDM, demonstrando resultados promissores. Cinco sessões de estimulação transcraniana com corrente contínua indicaram redução significativa da intensidade da dor em comparação com o tratamento placebo, mesmo após um mês de tratamento.[85] Em um estudo com estimulação magnética transcraniana repetitiva em pacientes com SDM crônica, Caumo e colaboradores[86] demonstraram que a redução duradoura de 30% na intensidade da dor foi mediada por mecanismos de regulação descendentes, aumentando a inibição corticospinal, correlacionada com

**QUADRO 94.2** Principais fármacos para o tratamento da síndrome dolorosa miofascial

| Classe de fármacos | Exemplos |
|---|---|
| Relaxantes musculares | • Ciclobenzaprina<br>• Tizanidina |
| Antidepressivos tricíclicos | • Amitriptilina<br>• Imipramina<br>• Nortriptilina |
| Inibidores seletivos da recaptação de serotonina e noradrenalina | • Duloxetina<br>• Venlafaxina* |
| Anticonvulsivantes | • Gabapentina<br>• Pregabalina |

*A venlafaxina só exerce mecanismo dual a partir da dose de 225 mg; até essa dose, sua ação é apenas serotonérgica.

o aumento da neurotrofina conhecida como fator neurotrófico derivado do cérebro (BDNF, do inglês *brain-derived neurotrophic factor*).

## Fibromialgia

Em 1990, o Colégio Americano de Reumatologia[87] definiu os critérios diagnósticos da fibromialgia, caracterizando-a como um quadro de dor musculoesquelética crônica, bilateral e que atinge tanto a parte superior como a inferior do corpo, associada à presença de pelo menos 11 de 18 pontos sensíveis (dolorosos) ao exame físico. Esses pontos de maior sensibilidade dolorosa diferem dos pontos-gatilho encontrados na SDM. Embora intensamente investigados, não foram encontradas alterações histológicas nesses locais. As bandas de contratura muscular também podem não estar presentes nos pacientes fibromiálgicos, mas é comum que eles apresentem um quadro de dor miofascial associado.

A síndrome de fibromialgia afeta sobremaneira músculos e seus locais de fixação nos ossos; embora se manifeste muitas vezes com dor articular, ela não apresenta características inflamatórias.[60,87] Em 2010, os critérios foram revisados, tendo sido descartada a necessidade do exame dos pontos dolorosos no contexto da atenção primária em saúde, enfatizando o índice de dor generalizada e a escala de gravidade dos sintomas.[88]

A dor é a manifestação clínica mais comum na síndrome de fibromialgia, geralmente percebida em todo o corpo, podendo estar acompanhada de limitação de movimentos, fadiga, transtornos do sono e depressão. Outras manifestações clínicas que podem ocorrer são cólon irritável, dor vesical e perda de memória. A dor na maioria dos casos é constante, podendo variar com a hora do dia, clima, estresse e insônia, sendo descrita como em "queimação" ou em "fisgadas".[89]

Cerca de 90% dos pacientes com fibromialgia sentem uma fadiga de moderada a intensa, com perda de energia, diminuição da resistência aos exercícios físicos e transtornos do sono. As mudanças no humor são comuns na síndrome de fibromialgia. Muitos pacientes se sentem desanimados, e, em aproximadamente 30% dos casos, pode-se encontrar um quadro de depressão.[90]

## Tratamento

O tratamento do paciente com fibromialgia deve ter como objetivos fortalecer o sistema modulador descendente da dor, melhorar a funcionalidade, a capacidade física e a qualidade de vida do paciente, bem como reconhecer e tratar comorbidades, como transtorno de humor e sono, frequentemente associados.

O **QUADRO 94.3** resume as principais opções terapêuticas baseadas em evidências, levando em consideração o nível de evidência e grau de recomendação das últimas recomendações sobre o tema. O **QUADRO 94.4** sintetiza o sistema de graduação de evidência dos tratamentos.

**QUADRO 94.3** Nível de evidência e grau de recomendação das principais opções terapêuticas para fibromialgia

| Recomendação | | EULAR2008 | | UoT2009 | | SHM2011 | | MSIC2011 | | ASWMF2012 | | CPS2012 | |
|---|---|---|---|---|---|---|---|---|---|---|---|---|---|
| | | NE | GR | NE | GR | NE | GR | NE | GR | NE | GR | NE | GR |
| Geral | Educação do paciente | | | A2 | A | A2 | B | | | C2 | C | | |
| | • Aumentar autoeficácia | | | | | | | | | | | A2 | A |
| | • Recursos *online* | | | A2 | B | | | | | | | | |
| | Terapia multidisciplinar | | | | | A1 | A | A1 | A | A1 | A | A1 | A |
| | Uso do FIQ | | | A1 | A | | | | | | | | |
| Farmacológicos | AINEs | | | D | I | C2 | I | | | D | I | D | I |
| | Amitriptilina | A2 | A | A1 | A | A2 | A | A1 | A | A2 | A | A2 | A |
| | Anticonvulsivantes | A2 | A | | | | | | | | | A2 | A |
| | • Gabapentina | | | A3 | B | | | C2 | C | C2 | C | | |
| | • Pregabalina | | | A2 | A | A1 | A | A2 | A | A1 | A | | |
| | Ciclobenzaprina | | | A1 | B | A1 | A | A1 | A | A2 | B | A3 | B |
| | Glicocorticoides | | | | | A3 | D | | | | | | |
| | IRSN | A2 | A | | | | | | | | | A2 | A |
| | • Duloxetina | | | A2 | A | A1 | A | A1 | A | A1 | B | | |
| | • Milnaciprano | | | A2 | A | A3 | B | | | A2 | D | | |

*(Continua)*

**QUADRO 94.3** Nível de evidência e grau de recomendação das principais opções terapêuticas para fibromialgia (*Continuação*)

| Recomendação | | EULAR2008 | | UoT2009 | | SHM2011 | | MSIC2011 | | ASWMF2012 | | CPS2012 | |
|---|---|---|---|---|---|---|---|---|---|---|---|---|---|
| | | NE | GR | NE | GR | NE | GR | NE | GR | NE | GR | NE | GR |
| Farmacológicos (continuação) | ISRS | A2 | A | | | | | | | | | A2 | A |
| | • Citalopram | | | C2 | C | | | | | | | | |
| | • Fluoxetina | | | A2 | B | C2 | C | A1 | C | A2 | B | | |
| | • Paroxetina | | | A2 | B | | | | | A2 | B | | |
| | Opioides fracos | B1 | D | C2 | C | | | | | B1 | D | C2 | C |
| | • Tramadol | A2 | A | | | A3 | B | A3 | B | C2 | C | C2 | C |
| | Paracetamol | | | | | D | I | | | D | I | | |
| Fisioterápicos | Balneoterapia | A2 | B | A3 | B | | | | | A2 | B | | |
| | *Biofeedback* | | | A2 | B | | | | | A2 | B | | |
| | Exercício aeróbico | C2 | C | A2 | A | A1 | A | A1 | B | A1 | A | A1 | A |
| | Exercício em piscina aquecida | | | | | | | A2 | B | | | | |
| | Exercício de força | | | A2 | B | | | | | A2 | A | | |
| | Treinamento funcional | | | | | | | | | B1 | B | | |
| | Terapia cognitivo-comportamental | | | | | C2 | C | | | C2 | C | | |
| | Alongamento | | | | | | | | | A2 | B | | |
| | Terapia com campos magnéticos | | | | | A2 | B | | | C2 | C | | |
| | Massagem terapêutica | | | D | I | C2 | I | | | C2 | C | | |
| | Desativação de ponto-gatilho | | | D | I | | | | | D | I | | |
| | Relaxamento | | | | | C2 | I | | | C2 | I | | |
| | TENS | | | | | C2 | I | | | C2 | C | | |
| Psicológicos | Escrita terapêutica | | | | | C2 | C | | | C2 | I | | |
| | Hipnose/imaginação guiada | | | A2 | B | C2 | C | | | A2 | B | | |
| | Terapia cognitiva comportamental | B1 | C | A1 | A | A1 | A | A1 | A | A1 | A | A1 | A |
| | Terapia operante comportamental | | | | | A1 | A | | | | | | |
| Complementares/ Alternativos | Acupuntura | | | A2 | B | C1 | C | C1 | C | A2 | B | C1 | C |
| | Homeopatia | | | | | C2 | I | | | C2 | I | | |
| | *Qi Gong* | | | | | C2 | I | | | A2 | B | | |
| | Quiropraxia | | | | | C2 | I | | | C2 | C | | |
| | *Reiki* | | | | | C2 | I | | | C2 | I | | |
| | *Tai Chi* | | | | | C2 | C | | | A2 | B | | |
| | Ioga | | | | | A2 | B | | | | | | |

AINEs, anti-inflamatórios não esteroides; ASWMF, Associação das Sociedades Científicas Médicas Alemãs; CPS, Sociedade Canadense de Dor; EULAR, Liga Europeia contra o Reumatismo; FIQ, Questionário de Impacto da Fibromialgia; GR, grau de recomendação; IRSN, inibidores da recaptação de serotonina e noradrenalina; ISRS, inibidores seletivos da recaptação de serotonina; MSIC, Ministério da Ciência e Inovação da Catalunha; NE, nível de evidência; SMH, Ministério da Saúde Espanhol; TENS, estimulação elétrica transcutânea; UoT, Universidade do Texas.

*Fonte: Adaptado de Ángel García e colaboradores.*[91]

**QUADRO 94.4** Sistema para graduação de evidência

| Sistema Unificado de Graduação de Nível Evidência | | |
|---|---|---|
| | **Evidência** | **Critério** |
| A | 1 | Alguns ECRs com P < 0,01 com metanálise |
| | 2 | Alguns ECRs com P < 0,01 sem metanálise |
| | 3 | 1 ECR com P < 0,01 |
| B | 1 | Estudo observacional comparativo com diferença estatística |
| | 2 | Estudo observacional não comparativo |
| | 3 | Relato de caso |
| C | 1 | Metanálise sem diferença significativa |
| | 2 | Poucos estudos para metanálise ou ECR sem diferença significativa ou ECR com resultados conflitantes |
| D | | Nenhum estudo identificado ou literatura acessível sem utilidade |
| **Sistema Unificado de Graduação de Grau de Recomendação** | | |
| **Força de Recomendação** | | **Escopo** |
| Grau A | Recomendado | Sugere-se que o tratamento seja empregado em todos os pacientes elegíveis. Os benefícios são significativamente maiores que os possíveis efeitos adversos |
| Grau B | Razoável | Sugere-se que o tratamento seja empregado. Os benefícios são maiores que possíveis efeitos adversos |
| Grau C | | Não há recomendação contra o emprego do tratamento. Os benefícios e riscos de efeitos adversos se anulam Não são recomendados de rotina |
| Grau D | Não Recomendado | Sugere-se que o tratamento não seja empregado. Evidências sugerem que os efeitos adversos superam os benefícios |
| Grau I | Indeterminado | O nível de evidência é pobre ou insuficiente para suportar argumentos a favor ou contra o tratamento |

ECR, ensaio clínico randomizado.

*Fonte: Adaptado de Ángel García e colaboradores.*[91]

# Referências


1. Gerwin RD, Dommerholt J, Shah JP. An expansion of Simons' integrated hypothesis of trigger point formation. Curr Pain Headache Rep. 2004;8(6):468–75.
2. Adelmanesh F, Jalali A, Jazayeri Shooshtari SM, Raissi GR, Ketabchi SM, et al. Is there an association between lumbosacral radiculopathy and painful gluteal trigger points? Am J Phys Med Rehabil. 2015;94(10):784-91.
3. Li LT, Ge HY, Yue SW, Arendt-Nielsen L. Nociceptive and non-nociceptive hypersensitivity at latent myofascial trigger points. Clin J Pain. 2009;25(2):132–7.
4. Shah JP, Gilliams EA. Uncovering the biochemical milieu of myofascial trigger points using in vivo microdialysis: an application of muscle pain concepts to myofascial pain syndrome. J Bodyw Mov Ther. 2008;12(4):371–84.
5. International Association for the Study of Pain. Myofascial pain [Internet]. Washington: IASP; 2010 [capturado em 27 mar. 2017]. Disponível em: http://iasp.files.cms-plus.com/Content/ContentFolders/GlobalYearAgainstPain2/20092010MusculoskeletalPain/14.%20Myofascial%20Pain%20Fact%20Sheet%20Revised%202017.pdf
6. Gerber LH, Sikdar S, Armstrong K, Diao G, Heimur J, Kopecky J, et al. A systematic comparison between subjects with no pain and pain associated with active myofascial trigger points. PM R. 2013;5(11):931–8.
7. Simons DG, Travell JG, Simons LS. Travell and Simons' myofascial pain and dysfunction: the trigger point manual. Vol. 1, upper half of body. Baltimore: Lippincott Williams & Wilkins; 1983.
8. Lavelle ED, Lavelle W, Smith HS. Myofascial trigger points. Anesthesiol Clin. 2007;25(4):841–51.
9. Mense S. Muscle pain: mechanisms and clinical significance. Dtsch Arztebl Int. 2008;105(12):214–9.
10. Simons DG. Review of enigmatic MTrPs as a common cause of enigmatic musculoskeletal pain and dysfunction. J Electromyogr Kinesiol. 2004;14(1):95-107.
11. Travell JG, Simons DG. Myofascial pain and dysfunction: the trigger point manual, Vol. 2, the lower half of the body. Baltimore: Lippincott Williams & Wilkins; 1992.
12. Reynolds MD. The development of the concept of fibrositis. J Hist Med Allied Sci. 1983;38(1):5–35.
13. Hong CZ, Torigoe Y. Electrophysiological characteristics of localized twitch responses in responsive taut bands of rabbit skeletal muscle fibers. Journal of Musculoskeletal Pain. 1994;2(2):17–43.
14. Tough EA, White AR, Richards S, Campbell J. Variability of criteria used to diagnose myofascial trigger point pain syndrome--evidence from a review of the literature. Clin J Pain. 2007;23(3):278–86.
15. Rivers WE, Garrigues D, Graciosa J, Harden RN. Signs and symptoms of myofascial pain: an international survey of pain management providers and proposed preliminary set of diagnostic criteria. Pain Med. 2015;16(9):1794–805.
16. Iglesias-González JJ, Muñoz-García MT, Rodrigues-de-Souza DP, Alburquerque-Sendín F, Fernández-de-Las-Peñas C. Myofascial trigger points, pain, disability, and sleep quality in patients with chronic nonspecific low back pain. Pain Med. 2013;14(12):1964–70.
17. Muñoz-Muñoz S, Muñoz-García MT, Alburquerque-Sendín F, Arroyo-Morales M, Fernández-de-Las-Peñas C. Myofascial trigger points, pain, disability, and sleep quality in individuals with mechanical neck pain. J Manipulative Physiol Ther. 2012;35(8):608–13.
18. Bron C, Dommerholt J, Stegenga B, Wensing M, Oostendorp RAB. High prevalence of shoulder girdle muscles with myofascial trigger points in patients with shoulder pain. BMC Musculoskelet Disord. 2011;12(1):139.
19. Freeman M, Nystrom A, Centeno C. Chronic whiplash and central sensitization; an evaluation of the role of a myofascial trigger points in pain modulation. J Brachial Plex Peripher Nerve Injur. 2014;4(01):e13–e20.
20. Alburquerque-García A, Rodrigues-de-Souza DP, Fernández-de-las-Peñas C, Alburquerque-Sendín F. Association between muscle trigger points, ongoing pain, function, and sleep quality in elderly women with bilateral painful knee osteoarthritis. J Manipulative Physiol Ther. 2015;38(4):262–8.
21. Sari H, Akarirmak U, Uludag M. Active myofascial trigger points might be more frequent in patients with cervical radiculopathy. Eur J Phys Rehabil Med. 2012;48(2):237–44.
22. Ichida MC, da Silva LA, Teixeira MJ, de Siqueira JTT, de Siqueira SRDT. Functional and sensory evaluation of patients with idiopathic trigeminal neuralgia: Comparison with controls. Clin Neurol Neurosurg. 2015;130:114–21.
23. Couppé C, Torelli P, Fuglsang-Frederiksen A, Andersen KV, Jensen R. Myofascial trigger points are very prevalent in patients with chronic tension-type headache: a double-blinded controlled study. Clin J Pain. 2007;23(1):23–7.
24. Giamberardino MA, Tafuri E, Savini A, Fabrizio A, Affaitati G, Lerza R, et al. Contribution of myofascial trigger points to migraine symptoms. J Pain. 2007;8(11):869–78.
25. Bennett RM, Goldenberg DL. Fibromyalgia, myofascial pain, tender points and trigger points: splitting or lumping? Arthritis Res Ther. 2011;13(3):117.
26. Alonso-Blanco C, Fernández-de-Las-Peñas C, Morales-Cabezas M, Zarcomoreno P, Ge HY, Florez-García M. Multiple active myofascial trigger points reproduce the overall spontaneous pain pattern in women with fibromyalgia and are related to widespread mechanical hypersensitivity. Clin J Pain. 2011;27(5):405–13.
27. Ge H-Y. Prevalence of myofascial trigger points in fibromyalgia: the overlap of two common problems. Curr Pain Headache Rep. 2010;14(5):339–45.
28. Gregory NS, Sluka KA. Anatomical and physiological factors contributing to chronic muscle pain. In: Taylor BK, Finn D, editors. Behavioral neurobiology of chronic pain. Heidelberg: Springer; 2014. p. 327–48.
29. Gissel H. The role of Ca2+ in muscle cell damage. Ann N Y Acad Sci.; 2005;1066(1):166–80.
30. Gissel H, Clausen T. Excitation-induced Ca2+ influx and skeletal muscle cell damage. Acta Physiol Scand. 2001;171(3):327–34.
31. Simons DG. Do endplate noise and spikes arise from normal motor endplates? Am J Phys Med Rehabil. 2001;80(2):134–40.
32. Simons DG, Hong CZ, Simons LS. Endplate potentials are common to midfiber myofacial trigger points. Am J Phys Med Rehabil. 2002;81(3):212–22.
33. Kuan TS, Hsieh YL, Chen SM, Chen JT, Yen WC, Hong CZ. The myofascial trigger point region: correlation between the degree of irritability and the prevalence of endplate noise. Am J Phys Med Rehabil. 2007;86(3):183–9.
34. Vega AV, Avila G. CGRP, a vasodilator neuropeptide that stimulates neuromuscular transmission and EC coupling. Curr Vasc Pharmacol. 2010;8(3):394–403.
35. Rossi SG, Dickerson IM, Rotundo RL. Localization of the calcitonin gene-related peptide receptor complex at the vertebrate neuromuscular junction and its role in regulating acetylcholinesterase expression. J Biol Chem. 2003;278(27):24994–5000.
36. Fernandez HL, Chen M, Nadelhaft I, Durr JA. Calcitonin gene-related peptides: their binding sites and receptor accessory proteins in adult mammalian skeletal muscles. Neuroscience. 2003;119(2):335–45.

37. Ohara PT, Vit JP, Jasmin L. Cortical modulation of pain. Cell Mol Life Sci. 2005;62(1):44-52.
38. Shah JP, Phillips TM, Danoff JV, Gerber LH. An in vivo microanalytical technique for measuring the local biochemical milieu of human skeletal muscle. J Appl Physiol. 2005;99(5):1977–84.
39. Shah JP, Danoff JV, Desai MJ, Parikh S, Nakamura LY, Phillips TM, et al. Biochemicals associated with pain and inflammation are elevated in sites near to and remote from active myofascial trigger points. Arch Phys Med Rehabil. 2008;89(1):16–23.
40. Rosendal L, Larsson B, Kristiansen J, Peolsson M, Søgaard K, Kjaer M, et al. Increase in muscle nociceptive substances and anaerobic metabolism in patients with trapezius myalgia: microdialysis in rest and during exercise. Pain. 2004;112(3):324–34.
41. Ge HY, Fernández-de-Las-Peñas C, Arendt-Nielsen L. Sympathetic facilitation of hyperalgesia evoked from myofascial tender and trigger points in patients with unilateral shoulder pain. Clin Neurophysiol. 2006;117(7):1545–50.
42. Gautam M, Benson CJ, Sluka KA. Increased response of muscle sensory neurons to decreases in pH after muscle inflammation. Neuroscience. 2010;170(3):893–900.
43. Wall PD, McMahon SP, Koltzenburg M, editors. Wall and Melzack's textbook of pain. 5th ed. Edimburgh: Elsevier; 2006.
44. Watkins LR, Hutchinson MR, Ledeboer A, Wieseler-Frank J, Milligan ED, Maier SF. Norman Cousins Lecture. Glia as the "bad guys": implications for improving clinical pain control and the clinical utility of opioids. Brain Behav Immun. 2007;21(2):131-46
45. Arendt-Nielsen L, Sluka KA, Nie HL. Experimental muscle pain impairs descending inhibition. Pain. 2008;140(3):465–71.
46. King CD, Wong F, Currie T, Mauderli AP, Fillingim RB, Riley JL. Deficiency in endogenous modulation of prolonged heat pain in patients with irritable bowel syndrome and temporomandibular disorder. Pain. 2009;143(3):172–8.
47. Chebbi R, Boyer N, Monconduit L, Artola A, Luccarini P, Dallel R. The nucleus raphe magnus OFF-cells are involved in diffuse noxious inhibitory controls. Exp Neurol.2014;256:39–45.
48. Bouhassira D, Bing Z, Le Bars D. Studies of brain structures involved in diffuse noxious inhibitory controls in the rat: the rostral ventromedial medulla. J Physiol. 1993;463:667-87.
49. Ye DW, Liu C, Liu TT, Tian XB, Xiang HB. Motor cortex-periaqueductal gray-spinal cord neuronal circuitry may involve in modulation of nociception: a virally mediated transsynaptic tracing study in spinally transected transgenic mouse model. PLoS One. 2014;9(2):e89486.
50. Vaegter HB, Handberg G, Graven-Nielsen T. Similarities between exercise-induced hypoalgesia and conditioned pain modulation in humans. Pain. 2014;155(1):158–67.
51. Vaegter HB, Handberg G, Graven-Nielsen T, Edwards R. Hypoalgesia after exercise and cold pressor test are reduced in chronic musculuskeletal pain patients with high pain sensitivity. Clin J Pain. 2016;32(1):58-69.
52. Volz MS, Suarez-Contreras V, Portilla ALS, Fregni F. Mental imagery-induced attention modulates pain perception and cortical excitability. BMC Neurosci. 2015;16:15.
53. Bowering KJ, O'Connell NE, Tabor A, Catley MJ, Leake HB, Moseley GL, et al. The effects of graded motor imagery and its components on chronic pain: a systematic review and meta-analysis. J Pain. 2013;14(1):3–13.
54. Ostergard T, Munyon C, Miller JP. Motor cortex stimulation for chronic pain. Neurosurg Clin N Am. 2014;25(4):693–8.
55. Vidor LP, Torres ILS, Medeiros LF, Dussán-Sarria JA, Dall'Agnol L, Deitos A, et al. Association of anxiety with intracortical inhibition and descending pain modulation in chronic myofascial pain syndrome. BMC Neurosci. 2014;15:42.
56. Dall'Agnol L, Medeiros LF, Torres ILS, Deitos A, Brietzke A, Laste G, et al. Repetitive transcranial magnetic stimulation increases the corticospinal inhibition and the brain-derived neurotrophic factor in chronic myofascial pain syndrome: an explanatory double-blinded, randomized, sham-controlled trial. J Pain. 2014;15(8):845–55.
57. Schabrun SM, Christensen SW, Mrachacz-Kersting N, Graven-Nielsen T. Motor cortex reorganization and impaired function in the transition to sustained muscle pain. Cereb Cortex. 2016;26(5):1878-90.
58. Chen Q, Bensamoun S, Basford JR, Thompson JM, An K-N. Identification and quantification of myofascial taut bands with magnetic resonance elastography. Arch Phys Med Rehabil. 2007;88(12):1658–61.
59. Sikdar S, Shah JP, Gebreab T, Yen RH, Gilliams E, Danoff J, et al. Novel applications of ultrasound technology to visualize and characterize myofascial trigger points and surrounding soft tissue. Arch Phys Med Rehabil. 2009;90(11):1829–38.
60. Fishman SM, Ballantyne JC, Rathmell JP, editors. Bonica's management of pain. 4th ed. Baltimore: Lippincott Williams & Wilkins; 2012.
61. Castro MMC, Daltro C. Sleep patterns and symptoms of anxiety and depression in patients with chronic pain. Arq Neuropsiquiatr. 2009;67(1):25–8.
62. Choy EHS. The role of sleep in pain and fibromyalgia. Nature. 2015;11(9):513–20.
63. Proctor SL, Estroff TW, Empting LD, Shearer-Williams S, Hoffmann NG. Prevalence of substance use and psychiatric disorders in a highly select chronic pain population. J Addict Med. 2013;7(1):17-24.
64. Kendall FP, McCreary EK, Provance PG. Muscles: testing and function, with posture and pain. 5th ed. Philadelphia: Lippincott Williams and Wilkins; 2010.
65. Gerwin RD. A review of myofascial pain and fibromyalgia--factors that promote their persistence. Acupunct Med. 2005;23(3):121–34.
66. Kellgren JH. A preliminary account of referre pain from muscle. Brit Med J. 1938;325–7.
67. Iwama H, Akama Y. The superiority of water-diluted 0.25% to neat 1% lidocaine for trigger-point injections in myofascial pain syndrome: a prospective, randomized, double-blinded trial. Anesth Analg. 2000;91(2):408–9.
68. Iwama H. Water-diluted local anesthetic for trigger-point injection in chronic myofascial pain syndrome: evaluation of types of local anesthetic and concentrations in water. Reg Anesth Pain Med. 2001;26(4):333–6.
69. Choi JW, Lee CJ, Lee SM, Shin BS, Jun B, Sim WS. Effect of hyaluronidase addition to lidocaine for trigger point injection in myofascial pain syndrome. Pain Pract. No prelo 2015.
70. Christidis N, Omrani S, Fredriksson L, Gjelset M, Louca S, Hedenberg-Magnusson B, et al. Repeated tender point injections of granisetron alleviate chronic myofascial pain - a randomized, controlled, double-blinded trial. J Headache Pain. 2015;16:104.
71. Venancio RA, Alencar FGP, Zamperini C. Botulinum toxin, lidocaine, and dry-needling injections in patients with myofascial pain and headaches. Cranio. 2009;27(1):46–53.
72. Kamanli A, Kaya A, Ardicoglu O, Ozgocmen S, Zengin FO, Bayik Y. Comparison of lidocaine injection, botulinum toxin injection, and dry needling to trigger points in myofascial pain syndrome. Rheumatol Int. 2005;25(8):604–11.
73. Soares A, Andriolo RB, Atallah AN, da Silva EMK. Botulinum toxin for myofascial pain syndromes in adults. Cochrane Database Syst Rev. 2014;(7):CD007533.
74. Lewit K. The needle effect in the relief of myofascial pain. Pain. 1979;6(1):83–90.
75. Ziaeifar M, Arab AM, Karimi N, Nourbakhsh MR. The effect of dry needling on pain, pressure pain threshold and disability in patients with a myofascial trigger point in the upper trapezius muscle. J Bodyw Mov Ther. 2014;18(2):298–305.
76. Tekin L, Akarsu S, Durmuş O, Çakar E, Dinçer Ü, Kıralp MZ. The effect of dry needling in the treatment of myofascial pain syndrome: a randomized double-blinded placebo-controlled trial. Clin Rheumatol. 2012;32(3):309–15.
77. Hong CZ. Lidocaine injection versus dry needling to myofascial trigger point. The importance of the local twitch response. Am J Phys Med Rehabil. 1994;73(4):256-63.
78. Simons DG, Travell JG, Simons LS. Travell and Simons' myofascial pain and dysfunction: the trigger point manual. Vol. 1, upper half of body. 2nd ed. Baltimore: LWW; 1998.
79. Kostopoulos D, Rizopoulos K. Effect of topical aerossol skin refrigerant (spray and stretch technique) on passive and active stretching. J Bodyw Mov Ther. 2008;12(2):96–104.
80. Halkovich LR, Personius WJ, Clamann HP, Newton RA. Effect of Fluori-Methane spray on passive hip flexion. Phys Ther. 1981;61(2):185–9.
81. Jackson T, Wang Y, Wang Y, Fan H. Self-efficacy and chronic pain outcomes: a meta-analytic review. J Pain. 2014;15(8):800–14.
82. Castro MMC, Daltro C, Kraychete DC, Lopes J. The cognitive behavioral therapy causes an improvement in quality of life in patients with chronic musculoskeletal pain. Arq Neuropsiquiatr. 2012;70(11):864–8.
83. Kemani MK, Hesser H, Olsson GL, Lekander M, Wicksell RK. Processes of change in acceptance and commitment therapy and applied relaxation for long-standing pain. Eur J Pain. 2015;20(4):521–31.
84. Chou LW, Kao MJ, Lin JG. Probable mechanisms of needling therapies for myofascial pain control. Evid Based Complement Alternat Med. 2012;2012:705327.
85. Sakrajai P, Janyacharoen T, Jensen MP, Sawanyawisuth K, Auvichayapat N, Tunkamnerdthai O, et al. Pain reduction in myofascial pain syndrome by anodal transcranial direct current stimulation combined with standard treatment. Clin J Pain. 2014;30(12):1076–83.
86. Caumo W, Deitos A, Carvalho S, Leite J, Carvalho F, Dussán-Sarria JA, et al. Motor cortex excitability and BDNF levels in chronic musculoskeletal pain according to structural pathology. Front Hum Neurosci. 2016;10:357.
87. Wolfe F, Smythe HA, Yunus MB, Bennett RM, Bombardier C, Goldenberg DL, et al. The American College of Rheumatology 1990 criteria for the classification of fibromyalgia. Report of the Multicenter Criteria Committee. Arthritis Rheum. 1990;33(2):160–72.
88. Wolfe F, Clauw DJ, Fitzcharles MA, Goldenberg DL, Katz RS, Mease P, et al. The American College of Rheumatology preliminary diagnostic criteria for fibromyalgia and measurement of symptom severity. Arthritis Care Res (Hoboken). 2010;62(5):600–10.
89. Wolfe F. Editorial: the status of fibromyalgia criteria. Arthritis Rheumatol. 2015;67(2):330–3.
90. Wolfe F, Clauw DJ, Fitzcharles MA, Goldenberg DL, Häuser W, Katz RS, et al. Fibromyalgia criteria and severity scales for clinical and epidemiological studies: a modification of the ACR Preliminary Diagnostic Criteria for Fibromyalgia. J Rheumatol. 2011;38(6):1113–22.
91. Ángel García D, Martínez Nicolás I, Saturno Hernández PJ. Clinical approach to fibromyalgia: synthesis of evidence-based recommendations, a systematic review. Reumatol Clin. 2016;12(2):65-71.

# 95. ACUPUNTURA NO TRATAMENTO DA DOR

Leonardo Monteiro Botelho
Lúcia Miranda Monteiro dos Santos

Acupuntura é uma técnica de neuroestimulação periférica considerada um procedimento terapêutico complementar. Consiste na introdução de pequenas e finas agulhas em pontos específicos do corpo com a finalidade de modular as diversas funções do organismo.

Acredita-se que tenha se originado no leste da China entre 10000 e 4000 a.C. Registros históricos clássicos apontam para as *Bian Ashi*, agulhas de pedra polida, usadas no tratamento de doenças, puncionando-se diversas partes do corpo. A referência literária mais antiga é o Huang Di Nei Jing ou Neijing (Clássico de Medicina Interna do Imperador Amarelo), escrito em forma de perguntas e respostas entre o Imperador Amarelo e seu primeiro-ministro por volta de 100 a.C.[1,2] Em meados do século V, após florescer na China, espalhou-se para outros países asiáticos. Seu declínio, na China, iniciou-se em torno do século XVIII com a chegada da medicina ocidental, culminando com sua exclusão do Instituto Médico Imperial, em 1822, pelo imperador Dao Guang. Sua reascensão ocorreu após 1949, depois da instalação do governo comunista de Mao Tsé Tung, que a reinstituiu, provavelmente por motivos nacionalistas e com o objetivo de promover assistência básica para a massa populacional.[1]

Sua prática teve início no Ocidente durante o século XVI, trazida por jesuítas, que cunharam o termo ocidental (do latim, *acu* [agulha] + *punctūra* [picadura]). A partir do século XVII, apareceram as publicações de relatos de jesuítas e médicos, tendo sido o dinamarquês Jacob de Bondt (1642), o holandês Willem ten Rhijne (1683) e os alemães Andreas Cleyer (1682) e Engelbert Kaempfer (1712) os primeiros médicos a descreverem a técnica na Europa.[3] Em meados do século XIX, começou a florescer o interesse na Europa e na América, e alguns estudos começaram a ser realizados no Ocidente.[4]

Sua introdução oficial na medicina ocidental, entretanto, deu-se somente depois da visita do presidente norte-americano Nixon à China em 1970. Um repórter da comitiva do presidente na China precisou se submeter a uma apendicectomia, e sua dor pós-operatória foi tratada de maneira eficaz pela acupuntura. A partir de então, a técnica passou a ser mais investigada no Ocidente, especialmente quanto a seus efeitos analgésicos.[5]

No contexto da medicina tradicional chinesa (MTC), a doença é causada por um desequilíbrio no fluxo de energia (*Qi*) que circula por canais ou meridianos. A acupuntura é utilizada para restaurar o equilíbrio no organismo.[6]

A inclusão da acupuntura no arsenal terapêutico empregado no tratamento da dor tornou-se universal principalmente em razão de sua capacidade de modulação das funções orgânicas, aliada à sua eficácia analgésica e à baixa incidência de efeitos colaterais, ao contrário das medicações convencionais disponíveis. Entretanto, cabe ressaltar que, embora seja usado o termo genérico acupuntura, atualmente existem diversas técnicas de emprego do agulhamento para o tratamento da dor.

## Técnicas de acupuntura

### Acupuntura clássica/medicina tradicional chinesa

Na acupuntura clássica, as agulhas são inseridas em pontos de acupuntura clássicos, localizados nos meridianos. A escolha do ponto se baseia no diagnóstico tradicional, fundamentado na teoria da MTC (*yin* e *yang*, cinco movimentos, etc.) e no exame físico tradicional (sinais sutis, como a qualidade do pulso, a cor da língua, a cor da pele, o cheiro que o paciente exala, etc.). As agulhas podem ser deixadas nos pontos ou estimuladas mecanicamente por meio de rotação ou movimentos de entra e sai.[6]

### Eletroacupuntura

Na eletroacupuntura, são utilizados diversos tipos de corrente elétrica para estimular os pontos de acupuntura clássicos.[7]

### Agulhamento seco

No agulhamento seco (DN, do inglês *dry needling*), as agulhas são inseridas nos pontos-gatilho miofasciais com o intuito de desativá-los nos casos de síndrome dolorosa miofascial.[8]

### Estimulação intramuscular/estimulação elétrica intramuscular

A técnica de estimulação intramuscular (EIM)/estimulação elétrica intramuscular (EEIM) foi inicialmente descrita por Chan Gunn com base em sua teoria radiculopática da síndrome dolorosa miofascial, em que o ponto-gatilho é causado por uma forma de radiculopatia, desencadeada por doença degenerativa da coluna ou pela contratura dos músculos paravertebrais. Além do agulhamento dos pontos-gatilho miofasciais, também se estimulam os pontos motores e a musculatura paravertebral do segmento da coluna que origina a raiz nervosa responsável pela área da disfunção. A estimulação elétrica promove a contração do músculo envolvido e maior potência de efeito em casos mais graves.[9,10]

### Acupuntura médica contemporânea/ acupuntura neurofuncional

Uma expansão da técnica de Chan Gunn, a acupuntura neurofuncional (ANF) caracteriza-se mais como uma forma de estimulação neuromuscular, utilizando agulhamento de troncos de nervos motores, assim como de pontos motores, para promover a contração dos músculos envolvidos, com a vantagem de provocar menor dor pelo agulhamento.[11-13]

## Mecanismos de ação

### Efeitos locais

As agulhas são inseridas, dependendo da técnica, no tecido subcutâneo, no tecido conjuntivo frouxo ou periarticular, no periósteo, no tronco vasculonervoso, nos nervos periféricos; porém, na grande maioria das vezes, o agulhamento é intramuscular, estimulando os nociceptores e os mecanorreceptores periféricos, bem como as placas motoras.

Os nociceptores periféricos, ao serem estimulados pela introdução da agulha, provocam a liberação de substância P e de outros mediadores, como o peptídeo relacionado com o gene da calcitonina (CGRP, do inglês *calcitonin gene-related peptide*) e o óxido nítrico,[14] promovendo vasodilatação, aumento do fluxo sanguíneo e edema localizados. Portanto, há o desencadeamento de uma pequena resposta inflamatória, com vasodilatação e liberação de histamina pelos mastócitos no nível local. A espectrometria com luz quase infravermelha (NIRS, do inglês *near-infrared spectroscopy*) demonstra aumento de oxiemoglobina e volume sanguíneo na região estimulada.[15] A estimulação elétrica intramuscular do quadríceps é capaz de promover o aumento do fluxo sanguíneo na artéria femoral.[16]

## Efeitos centrais

Estudos em animais e humanos têm demonstrado que a eletroacupuntura é capaz de estimular fibras Aβ, Aδ e C,[17] e, quando produz contração muscular, o α-motoneurônio possivelmente o γ-motoneurônio.[18] As fibras aferentes ativam núcleos no tronco encefálico, sobretudo a substância cinzenta periaquedutal, o núcleo magno da rafe e o cerúleo.[17,19] Essas estruturas são os centros efetores do sistema modulador descendente de controle da dor.[20]

A serotonina é um dos neurotransmissores mais importantes dessa via. A eletroacupuntura aumenta os níveis de serotonina e de seus metabólitos, sobremaneira no núcleo magno da rafe e no corno posterior da medula, e o uso de um antagonista serotonérgico 5-$HT_{1A}$ e 5-$HT_3$ praticamente aboliu a analgesia por acupuntura, demonstrando a importância dessa via. A noradrenalina no nível medular age diminuindo a passagem do estímulo nociceptivo por meio de seu receptor $\alpha_2$. A administração de ioimbina, um antagonista $\alpha_2$, nesse nível, bloqueia o efeito da eletroacupuntura.[21]

No nível encefálico, diferentes técnicas parecem provocar efeitos centrais diversos, ativando ou inibindo diferentes estruturas.[22,23] Estudos com ressonância magnética funcional demonstraram que a estimulação elétrica intramuscular ativa a substância cinzenta periaquedutal.[24] A acupuntura parece inibir o sistema límbico, paralímbico e o neocórtex, desativando centros, como córtex cingulado pregenual, polo frontal, amígdala, hipocampo, para-hipocampo, pré-cúneo e giro do cíngulo posterior, responsáveis pelo processamento do componente afetivo e cognitivo da dor.[19,25] A estimulação elétrica intramuscular também demonstrou reduzir a excitabilidade do córtex motor pelo fato de reduzir a facilitação intracortical, medida pela estimulação magnética transcraniana, associada ao aumento da potência do sistema modulador descendente, medido pelo teste de modulação condicionada da dor em pacientes com osteoartrite de joelho[26] e em indivíduos saudáveis.[27]

## Interação com o sistema opioide

O mecanismo central mais estudado da analgesia pela acupuntura é a liberação dos opioides endógenos. Estudos clássicos em animais demonstraram a possibilidade de analgesia cruzada por meio da retirada de soro de um animal tratado e da sua injeção em um animal não tratado, obtendo a elevação do limiar de dor nesse último,[28] bem como a reversão parcial da analgesia pela acupuntura mediante administração do antagonista opioide naloxona.[29]

A tolerância à analgesia pela acupuntura também pode ser transferida de um animal para outro, como foi mostrado em um experimento que injetou extrato cerebral de ratos que tinham desenvolvido tolerância à analgesia opioide em indivíduos que nunca haviam sido submetidos a tratamento opioide, os quais apresentaram uma tolerância semelhante à dos primeiros.[28]

Exames com radioimunoensaio de perfusato medulares de ratos demonstraram que baixas frequências de eletroacupuntura (2 Hz) facilitaram a liberação de encefalinas e que altas frequências (100 Hz) liberaram mais dinorfinas.[7]

A colecistocinina (CCK) é o neuropeptídeo mais potente envolvido no efeito antiopioide, principalmente pelo seu receptor CCK-8. A administração intratecal de colecistocinina e de um antagonista CCK-8 promoveu, respectivamente, a diminuição e o aumento do efeito analgésico da eletroacupuntura. (Zhao-Huang2007) Experimentos mostraram que o conteúdo de colecistocinina-8 (CCK-8) nas áreas cerebrais é maior em animais não responsivos à acupuntura do que nos responsivos.[30]

Outro neuropeptídeo que também pode ser modulado pela estimulação intramuscular é o fator neurotrófico derivado do cérebro (BDNF, do inglês *brain-derived neurotrophic factor*). Ele tem sido considerado um importante modulador neuronal regulador da potenciação de longa duração (LTP, do inglês *long-term potentiation*) no hipocampo e no neocórtex durante o aprendizado motor.[31] Sujeitos portadores de condições de dor crônica, como fibromialgia e migrânea, evidenciam níveis aumentados de BDNF no sangue e no líquido cefalorraquidiano, os quais podem ser regulados com intervenções terapêuticas. Tais relatos sustentam a ideia de que o nível de BDNF pode servir como marcador de neuroplasticidade, bem como ser útil no monitorização de efeitos terapêuticos.[32-35] Existe uma relação inversa entre a secreção de BDNF e a manifestação de dor em pacientes com cefaleia crônica tratados com estimulação elétrica intramuscular, demonstrando um efeito de tal técnica no processo de neuroplasticidade.[13] Em pacientes com osteoartrite de joelhos tratados com estimulação elétrica intramuscular, observou-se aumento dos níveis séricos de BDNF concomitante à melhoria dos parâmetros de dor, indicando ação inibitória sobre os sistemas corticais e corticoespinhais da dor, modulados pelo estímulo periférico.[26]

## Regulação autonômica

A modulação do sistema simpático tem sido avaliada pela atividade vagal. O núcleo ambíguo, por meio dos seus neurônios colinérgicos, é ativado pela acupuntura por um provável mecanismo encefalinérgico.[36] A estimulação do nervo vago eferente está associada classicamente à diminuição da frequência cardíaca, indução da motilidade gástrica, dilatação das arteríolas e constrição pupilar, e até inibição da resposta inflamatória sistêmica.[37,38]

Alguns estudos demonstraram que macrófagos tissulares no intestino, coração e fígado são estimulados diretamente pela acetilcolina vagal, diminuindo a reação inflamatória por inibir a cascata inflamatória desencadeada pela liberação do fator de necrose tumoral (TNF, do inglês *tumor necrosis factor*). A estimulação vagal pode ser usada para diminuir a síntese de

TNF. Esse sistema é conhecido como sistema anti-inflamatório colinérgico, onde o componente nervoso autonômico regula a atividade imune. Também é sugerido que a acupuntura e a eletroacupuntura possam agir nesse sistema via estimulação neural periférica e autonômica, principalmente por meio do nervo vago.[37] O efeito anti-inflamatório da via colinérgica está sendo implicado como um potente regulador do sistema neuroimunoendócrino.[39]

Várias condições dolorosas crônicas têm marcado componente simpático. Foi demonstrado que a eletroacupuntura é capaz de promover ativação de neurônios pré-ganglionares parassimpáticos no núcleo ambíguo. Esses estudos apontam a modulação do sistema autonômico, com atividade simpaticolítica predominante, provavelmente pela ativação do núcleo acumbens (vagal), como a principal responsável pelas reações de relaxamento, bem-estar e melhora de insônia, irritabilidade e depressão em pacientes tratados com acupuntura.[40]

## Acupuntura no tratamento da dor aguda

A combinação das diversas modalidades analgésicas da acupuntura pode produzir um estado de intensa analgesia, permitindo até mesmo a realização de alguns procedimentos cirúrgicos sem nenhuma dor, porém não sem as demais sensações, sobretudo mecânicas, que lhes são inerentes.

Esse método, antigamente muito empregado na China, foi demonstrado à comitiva de Nixon. Na época, os cirurgiões chineses adaptaram suas técnicas operatórias a fim de minimizar as sensações de desconforto geradas pelos outros estímulos, não nociceptivos. Os procedimentos cirúrgicos executados na China eram muito menos agressivos do que os habitualmente empregados no Ocidente. Além disso, a anestesia geral lá empregada apresentava muitas limitações, e a população era induzida a optar pela acupuntura como técnica anestésica.

No Ocidente, a acupuntura não teve lugar como técnica anestésica, porém tem sido eventualmente utilizada para analgesia em procedimentos odontológicos e no tratamento da dor pós-operatória. Todavia, nessas duas situações, a versão "ocidentalizada" da acupuntura, TENS (do inglês *transcutaneous electrical nerve stimulation),* tem sido preferida em função de seu emprego tecnicamente mais simples.

## Acupuntura no tratamento da dor crônica

A utilização da acupuntura, nas suas diferentes formas, tem demonstrado grande eficácia sobretudo no tratamento das dores de origem musculoesquelética e neuropática, como nos casos de pacientes portadores de síndromes miofasciais, artrites (p. ex., artrite reumatoide), neuralgias (p. ex., neuralgia de trigêmeo, neuralgia pós-herpética), polineuropatias (p. ex., diabética, alcoólica) e cefaleia.

Melzack,[41] ao comparar a distribuição de pontos-gatilho ao longo dos diversos grupos musculares com os pontos de acupuntura apresentados pela MTC e mapeados por Gunn,[42] observou que 71% destes têm localização anatômica semelhante, sendo que os pontos de acupuntura costumam se localizar em áreas ricas em terminações nervosas, principalmente aferentes Aδ e eferentes simpáticos, havendo, nos pontos-gatilho, predomínio de aferentes C. O tratamento da dor crônica muscular por meio do uso de agulhas de acupuntura para desativar os pontos-gatilho musculares, chamado de agulhamento seco (*dry needling*) por Travell e Simons,[43] é uma das principais indicações de agulhamento para tratar dor crônica.

As aplicações de acupuntura podem ser diárias ou semanais, com duração de 20 a 30 minutos, pois um tempo maior não aumenta nem melhora os resultados e pode levar à tolerância.

## O papel da acupuntura em uma clínica interdisciplinar de dor do Rio Grande do Sul

Em vários serviços interdisciplinares de dor, como no Serviço de Tratamento da Dor e Medicina Paliativa do Hospital de Clínicas de Porto Alegre, a acupuntura tem sido incluída no protocolo de tratamento de diversas síndromes dolorosas, como neuralgia pós-herpética, neuralgias faciais (trigêmeo, glossofaríngeo), artrites, polineuropatias, síndrome dolorosa regional complexa (tipo I e tipo II) e síndromes dolorosas de origem musculoesquelética, seja como tratamento principal ou adjuvante.

O emprego da acupuntura é frequentemente associado a outros métodos terapêuticos e/ou medicamentos, dependendo dos sintomas apresentados pelo paciente. Por exemplo, na neuropatia pós-herpética (em que há dor em ardência relacionada à dor em choque), associam-se, na prescrição, antidepressivos tricíclicos duais ou anticonvulsivantes; na dor miofascial, a acupuntura complementa o protocolo, que inclui alongamentos, exercícios físicos, relaxantes musculares e normalizadores do padrão de sono.

A escolha da técnica a ser empregada deve levar em consideração o diagnóstico fisiopatológico da síndrome dolorosa, o grau de sensibilização central e a tolerância individual do paciente à intensidade de estímulo de cada técnica. Há, ainda, a possibilidade de associação com novas técnicas de neuroestimulação central não invasivas, como a estimulação transcraniana com corrente contínua ou a estimulação magnética transcraniana com provável efeito aditivo por agirem na mesma via de maneira ascendente (*bottom-up effect*) e descendente (*top-down effect*).

No Reino Unido, o National Institute for Health and Care Excellence (NICE) recomenda a acupuntura como tratamento opcional da dor lombar crônica, das cefaleias tensionais crônicas e enxaquecas. Porém, nesse momento as evidências também suportam o uso da acupuntura nas náuseas e nos vômitos pós-operatórios, na dor dentária pós-operatória, na dor crônica, e possivelmente, nas condições psicológicas como adição.[44]

## Referências


1. White A. A brief history of acupuncture. Rheumatology. 2004;43(5):662–3.
2. Ma KW. The roots and development of Chinese acupuncture: from prehistory to early 20th century. Acupunct Med. 1992;10(Suppl):92–9.
3. Scognamillo-Szabó MVR, Bechara GH. Acupuntura: histórico, bases teóricas e sua aplicação em medicina veterinária. Cienc Rural.2010;40(2):491-500.
4. Faircloth A. Acupunture: History from the Yellow Emperor to Modern Anesthesia Practice. AANA J. 2015;13:289–95.
5. Patil S, Sen S, Bral M, Reddy S, Bradley KK, Cornett EM, et al. The role of acupuncture in pain management. Curr Pain Headache Rep. 2016;20(4):22–8.
6. Shangai College of Traditional Medicine. Acupuntura: um texto compreensível. São Paulo: Roca; 1996.
7. Han JS. Acupuncture: neuropeptide release produced by electrical stimulation of different frequencies. Trends Neurosci. 2003;26(1):17–22.
8. Lewit K. The needle effect in the relief of myofascial pain. Pain. 1979;6(1):83–90.
9. Gunn CC. The Gunn approach to the treatment of chronic pain: intramuscular stimulation for myofascial pain of radiculopathic origin. 2nd ed. London: Churchill Livingstone; 1996.
10. Couto C, de Souza ICC, Torres ILS, Fregni F, Caumo W. Paraspinal stimulation combined with trigger point needling and needle rotation for the treatment of myofascial pain: a randomized sham-controlled clinical trial. Clin J Pain. 2014;30(3):214–23.
11. Rigo JC, Couto C, Dalla-Corte RR. Cluster headache in an elderly patient treated with neurofunctional acupuncture a case report. Acupunct Related Ther. 2014;2(2):39–42.
12. Medeiros LF, Caumo W, Dussán-Sarria J, Deitos A, Brietzke A, Laste G, et al. Effect of deep intramuscular stimulation and transcranial magnetic stimulation on neurophysiological biomarkers in chronic myofascial pain syndrome. Pain Med. 2016;17(1):122-35.
13. Chassot M, Dussán-Sarria JA, Sehn FC, Deitos A, de Souza A, Vercelino R, et al. Electroacupuncture analgesia is associated with increased serum brain-

derived neurotrophic factor in chronic tension-type headache: a randomized, sham controlled, crossover trial. BMC Complement Altern Med. 2015;15:144.
14. Tsuchiya M, Sato EF, Inoue M, Asada A. Acupuncture enhances generation of nitric oxide and increases local circulation. Anesth Analg. 2007;104(2):301–7.
15. Ohkubo M, Hamaoka T, Niwayama M, Murase N, Osada T, Kime R, et al. Local increase in trapezius muscle oxygenation during and after acupuncture. Dyn Med. 2009;8(1):2–8.
16. Janssen TW, Hopman MT. Blood flow response to electrically induced twitch and tetanic lower-limb muscle contractions. Arch Phys Med Rehabil. 2003;84(7):982–7.
17. Zhao Z-Q. Neural mechanism underlying acupuncture analgesia. Prog Neurobiol. 2008;85(4):355–75.
18. Manuel M, Zytnicki D. Alpha, beta and gamma motoneurons: functional diversity in the motor system's final pathway. J Integr Neurosci. 2011;10(03):243–76.
19. Zyloney CE, Jensen K, Polich G, Loiotile RE, Cheetham A, LaViolette PS, et al. Imaging the functional connectivity of the Periaqueductal Gray during genuine and sham electroacupuncture treatment. Mol Pain. 2010;6:80.
20. Fishman SM. Bonica's management of pain. 5th ed. Philadelphia: Lippincott Williams & Wilkins; 2012.
21. Kim SK, Park JH, Bae SJ, Kim JH, Hwang BG, Min BI, et al. Effects of electroacupuncture on cold allodynia in a rat model of neuropathic pain: mediation by spinal adrenergic and serotonergic receptors. Exp Neurol. 2005;195(2):430-6.
22. Jiang Y, Wang H, Liu Z, Dong Y, Dong Y, Xiang X, et al. Manipulation of and sustained effects on the human brain induced by different modalities of acupuncture: an fMRI study. PLoS One. 2013;8(6):e66815.
23. Napadow V, Makris N, Liu J, Kettner NW, Kwong KK, Hui KKS. Effects of electroacupuncture versus manual acupuncture on the human brain as measured by fMRI. Hum Brain Mapp. 2005;24(3):193–205.
24. Niddam DM, Chan R-C, Lee S-H, Yeh T-C, Hsieh J-C. Central modulation of pain evoked from myofascial trigger point. Clin J Pain. 2007;23(5):440–8.
25. Fang J, Jin Z, Wang Y, Li K, Kong J, Nixon EE, et al. The salient characteristics of the central effects of acupuncture needling: limbic-paralimbic-neocortical network modulation. Hum Brain Mapp. 2009;30(4):1196–206.
26. da Graca-Tarragó M, Deitos A, Patrícia Brietzke A, Torres ILS, Cadore Stefani L, Fregni F, et al. Electrical intramuscular stimulation in osteoarthritis enhances the inhibitory systems in pain processing at cortical and cortical spinal system. Pain Med. 2015. No prelo.
27. Zunhammer M, Eichhammer P, Franz J, Hajak G, Busch V. Effects of acupuncture needle penetration on motor system excitability. Neurophysiol Clin. 2012;42(4):225–30.
28. Pomeranz B, Stux G, editors. Scientific bases of acupuncture. Heidelberg: Springer; 2012.
29. Mayer DJ, Price DD, Rafii A. Antagonism of acupuncture analgesia in man by the narcotic antagonist naloxone. Brain Research. 1977;121(2):368–72.
30. Zhou Y, Sun YH, Shen JM, Han JS. Increased release of immunoreactive CCK-8 by electroacupuncture and enhancement of electroacupuncture analgesia by CCK-B antagonist in rat spinal cord. Neuropeptides. 1993;24(3):139–44.
31. Fritsch B, Reis J, Martinowich K, Schambra HM, Ji Y, Cohen LG, et al. Direct current stimulation promotes BDNF-dependent synaptic plasticity: potential implications for motor learning. Neuron. 2010;66(2):198–204.
32. Deitos A, Dussán-Sarria JA, de Souza A, Medeiros L, Tarragô MDG, Sehn F, et al. Clinical value of serum neuroplasticity mediators in identifying the central sensitivity syndrome in patients with chronic pain with and without structural pathology. Clin J Pain. 2015;31(11):959-67.
33. Dall'Agnol L, Medeiros LF, Torres ILS, Deitos A, Brietzke A, Laste G, et al. Repetitive transcranial magnetic stimulation increases the corticospinal inhibition and the brain-derived neurotrophic factor in chronic myofascial pain syndrome: an explanatory double-blinded, randomized, sham-controlled trial. J Pain. 2014;15(8):845–55.
34. Zanette SA, Dussán-Sarria JA, Souza A, Deitos A, Torres ILS, Caumo W. Higher serum S100B and BDNF levels are correlated with a lower pressure-pain threshold in fibromyalgia. Mol Pain. 2014;10:46.
35. Fischer M, Wille G, Klien S, Shanib H, Holle D, Gaul C, et al. Brain-derived neurotrophic factor in primary headaches. J Headache Pain. 2012;13(6):469–75.
36. Guo Z-L, Longhurst JC. Expression of c-Fos in arcuate nucleus induced by electroacupuncture: relations to neurons containing opioids and glutamate. Brain Res. 2007;1166:65–76.
37. Tracey KJ. The inflammatory reflex. Nature. 2002;420(6917):853–9.
38. Moazzami A, Tjen-A-Looi SC, Guo Z-L, Longhurst JC. Serotonergic projection from nucleus raphe pallidus to rostral ventrolateral medulla modulates cardiovascular reflex responses during acupuncture. J Appl Physiol. 2010;108(5):1336–46.
39. Chapman CR, Tuckett RP, Song CW. Pain and stress in a systems perspective: reciprocal neural, endocrine, and immune interactions. J Pain. 2008;9(2):122–45.
40. Guo Z-L, Longhurst JC. Activation of reciprocal pathways between arcuate nucleus and ventrolateral periaqueductal gray during electroacupuncture: involvement of VGLUT3. Brain Res. 2010;1360:77–88.
41. Melzack R. Myofascial trigger points: relation to acupuncture and mechanisms of pain. Arch Phys Med Rehabil. 1981;62(3):114–7.
42. Gunn CC. Treating Myofascial Pain: intramuscular stimulation (IMS) for myofascial pain syndromes of neuropathic origin. Seattle: Health Sciences Center for Educational Resources; 1989.
43. Simons DG, Simons LS, Travell JG. Travell & Simons' myofascial pain and dysfunction: the trigger point manual. Philadelphia: Lippincott Williams & Wilkins; 1998.
44. Vanderploeg K, Yi X. Acupuncture in modern society. J Acupunct Meridian Stud. 2009;2(1):26-33.

# 96. ORGANIZAÇÃO DE UM SERVIÇO DE DOR

Mirian Martelete
Lúcia Miranda Monteiro dos Santos

Na década de 1950, John Bonica, insatisfeito com a forma como a dor era tratada e entendendo que a crescente especialização estava conduzindo a uma visão cada vez mais afunilada da medicina, criou a primeira Clínica de Dor, desenvolvendo o conceito de tratamento multi/interdisciplinar desse fenômeno. A partir de então, esse admirável pioneiro começou a divulgar a ideia de que a dor aguda era um sintoma, porém a crônica comportava-se como uma doença.

Embora de assimilação lenta no início, tais conceitos passaram a difundir-se com maior rapidez a partir do impressionante aumento de pacientes com dor crônica nos Estados Unidos, onde começaram a proliferar múltiplos núcleos de tratamento da dor. Esse movimento logo estendeu-se aos demais países.

Em 1973, por iniciativa do próprio Bonica, fundou-se a International Association for the Study of Pain (IASP), com a finalidade primordial de congregar cientistas e clínicos na busca de um maior conhecimento dos fenômenos envolvidos na dor. A criação da revista Pain por essa associação favoreceu a disseminação dos novos conhecimentos sobre dor. Nessa época, as manifestações de dor já estavam identificadas em três grupos básicos: dor aguda, dor crônica e dor do câncer.

Em 1983, foi fundada, nos Estados Unidos, a American Academy of Pain Medicine (AAPM), com o objetivo de congregar os médicos voltados ao tratamento da dor, a qual foi reconhecida pela Associação Médica Americana em 1988. Também foi criada a American Academy of Algology, que inclui profissionais de outras áreas da saúde envolvidos no tratamento da dor, como psicólogos, fisioterapeutas, etc.

Os contatos de Bonica por intermédio da IASP com a Organização Mundial da Saúde (OMS) estimularam essa instituição a iniciar um estudo global sobre a prevalência da dor no câncer, que culminou com o lançamento do programa Freedom from Cancer Pain e a publicação do manual Cancer Pain Relief.[1]

A tradição inglesa de tratar com humanidade os pacientes terminais, consolidada por Cicely Saunders na filosofia dos *hospices*, ganhara adeptos principalmente na Europa e no Canadá. A assimilação desses conceitos por algumas escolas de oncologia propiciou o surgimento da disciplina de medicina paliativa, mais tarde adotada e disseminada pela OMS por meio do seu programa de tratamento da dor no câncer.

Ainda na década de 1950, surgiram os pioneiros do tratamento da dor no Brasil, sendo estes principalmente anestesiologistas que realizavam bloqueios diagnósticos e terapêuticos em casos isolados.

## Situação atual

Estudos epidemiológicos revelam que 20% dos americanos sofrem de dor crônica.[2] As despesas médicas associadas aos custos da diminuição de produtividade desses indivíduos estão estimadas entre 40 e 60 bilhões de dólares por ano.[3] Os custos com tratamento oncológico ultrapassaram os custos com tratamento cardiológico nos Estados Unidos na década de 1990, atingindo 20% dos custos totais com tratamento médico nesse país.[4]

Essas cifras, aliadas ao alto nível de esclarecimento da população americana com relação aos seus direitos, impulsionaram o desenvolvimento de diversas modalidades de tratamento da dor, na sua maioria pagas pelos planos de saúde, tanto governamentais quanto privados.

Nos Estados Unidos, a dor aguda hospitalar vem sendo energicamente combatida pelos próprios serviços de anestesiologia dos hospitais, ou por um serviço à parte, constituído predominantemente por anestesiologistas. A dor crônica, por sua vez, vem sendo manejada por diversos "pacotes" de tratamento, ofertados por uma variedade de núcleos de atendimento, com vinculação a hospitais ou não.

É oportuno observar que a espetacular florescência dos programas de tratamento da dor crônica nos Estados Unidos, nas décadas de 1980 e 1990, entrou em declínio no final desta última, inclusive com a desativação de algumas Clínicas de Dor. Tal fato deve-se aos altos custos dos programas de tratamento, mesmo para os padrões norte-americanos. O mesmo não aconteceu com os programas de tratamento da dor aguda, que continuam a se multiplicar.

As especialidades costumam desenvolver-se no esforço de padronizar a abordagem de condições médicas difíceis. Essa evolução também vem ocorrendo com o tratamento da dor, que já está sendo reconhecida como uma especialidade médica distinta, definida por um conteúdo de conhecimentos individualizado e por uma área de atuação definida.

Nos Estados Unidos, a credibilidade dessa especialidade emergente está sendo dada pela American Board of Pain Medicine (ABPM), que, embora ainda não esteja afiliada à American Board of Medical Specialities, já é reconhecida pela Associação Médica Americana, pelas demais sociedades de especialidades médicas americanas e pelas agências federais e privadas de saúde.

Mais de 90 programas de treinamento em tratamento da dor já são reconhecidos pelo Accreditation Council for Graduate Medical Education (ACGME) e têm seus currículos validades pelo Graduate Medical Education Directory (1994-1995).[5] Outros países já têm regulamentada a especialidade de tratamento da dor, como é o caso da Colômbia.

Embora o Brasil não disponha de estudos epidemiológicos tão abrangentes como os dos Estados Unidos, sabe-se que a incidência de dor crônica é semelhante, e a de dor oncológica, maior, guardadas as proporções.[6] A partir da década de 1980, serviços de dor foram paulatinamente sendo desenvolvidos no país, sobretudo nos hospitais universitários das cidades de São Paulo, Rio de Janeiro, Campinas, Ribeirão Preto, Botucatu, Florianópolis, Recife e Porto Alegre.

Em 1986, foi fundada a Sociedade Brasileira para o Estudo da Dor, registrada como um capítulo da IASP em 1990. Vários simpósios e congressos já foram realizados com o patrocínio dessa sociedade, que vem ampliando notavelmente o número de seus membros e atividades. A Sociedade Brasileira para o Estudo da Dor adotou a classificação dos serviços de dor da IASP e credencia os cursos de dor ministrados por Clínicas de Dor vinculadas a hospitais de ensino.

A Sociedade Brasileira de Anestesiologia (SBA) credenciou-se junto à Associação Médica Brasileira (AMB) para reconhecer anestesiologistas especializados em tratamento da dor, dentro de critérios já estabelecidos. Da mesma forma, a SBA vem estabelecendo critérios de credenciamento para Centros de Ensino e Treinamento e cursos de especialização em dor e cuidados paliativos.

No entanto, para efeitos de cobertura financeira, o sistema nacional de saúde, assim como os planos de saúde privados, remunera apenas alguns procedimentos isolados, não tendo definido com clareza os atendimentos e programas de tratamento a pacientes crônicos e neoplásicos.

## Classificação de serviços de dor segundo a IASP

A diversidade, tanto na abordagem terapêutica quanto na constituição dos próprios serviços, levou as instituições a buscarem uma classificação das modalidades de atendimento e dos respectivos profissionais. A classificação mais aceita é a da IASP,[7] que desde 1990 define e determina as características para os serviços de dor (o termo "serviço" é empregado aqui para designar genericamente qualquer oferta de tratamento especializado de dor). Os serviços e suas características são descritos a seguir.

### Centro multidisciplinar de dor

Um centro multidisciplinar de dor é uma organização de profissionais da saúde e cientistas que inclui pesquisa, ensino e tratamento da dor aguda e crônica. Essa é a maior e mais complexa forma de tratamento da dor e deve existir como componente de uma faculdade de medicina ou hospital de ensino. Seus programas clínicos devem ser supervisionados por um diretor clínico devidamente treinado e licenciado.

Um centro multidisciplinar de dor requer uma ampla variedade de especialistas, como médicos, psicólogos, enfermeiros, fisioterapeutas, terapeutas ocupacionais, conselheiros vocacionais, assistentes sociais e outros profissionais da saúde. A variedade de disciplinas dos diversos profissionais da saúde depende da diversidade dos pacientes atendidos e da disponibilidade de recursos da comunidade. Os membros dessa equipe devem comunicar-se entre si regularmente, tanto com relação a pacientes específicos quanto com relação ao desenvolvimento do serviço. O atendimento oferecido deve estar baseado na avaliação e abordagem multidisciplinar do paciente. Os programas devem prever tratamento tanto ambulatorial quanto em internação.

As características desejáveis de um centro multidisciplinar de dor incluem o seguinte:

1. Um centro multidisciplinar de dor deve ser constituído por uma variedade de profissionais da saúde capazes de avaliar e tratar os aspectos físicos, psicológicos, médicos, vocacionais e sociais do paciente com dor, o que inclui médicos, enfermeiros, psicólogos, fisiatras, conselheiros vocacionais, assistentes sociais e qualquer outro tipo de profissional da saúde que possa contribuir para o diagnóstico ou tratamento do paciente.
2. O corpo clínico de um centro multidisciplinar de dor deve ser constituído, pelo menos, por três especialidades médicas. Se um dos médicos não for psiquiatra, o requisito mínimo é a presença de médicos de duas especialidades e um psicólogo clínico. Um centro multidisciplinar de dor deve estar habilitado a avaliar e tratar tanto os aspectos físicos quanto os psicossociais do paciente com dor. A necessidade de outros tipos de profissionais da saúde é determinada pelas características dos pacientes atendidos no respectivo centro.
3. Os profissionais da saúde devem comunicar-se entre si regularmente, para discutir assuntos relativos tanto aos pacientes individualmente quanto aos programas de atendimento.
4. Um centro multidisciplinar de dor deve oferecer serviços diagnósticos e terapêuticos, de encaminhamento à consulta apropriada, revisão de exames e medicação anteriores, exame físico, avaliação e tratamento psicológicos, fisioterapia, avaliação e orientação vocacional, e outros eventualmente necessários.
5. Um centro multidisciplinar de dor deve ter um espaço designado para suas atividades, as quais devem incluir atendimento ambulatorial e de internação.
6. Um centro multidisciplinar de dor deve manter registro completo de seus pacientes e ter condições de avaliar o resultado do tratamento de cada um deles, bem como a eficácia dos seus programas de atendimento.
7. Um centro multidisciplinar de dor deve possuir um corpo de funcionários que lhe permita desempenhar suas atividades.
8. Os profissionais da saúde de um centro multidisciplinar de dor devem ter conhecimento apropriado de ciências básicas e prática clínica relacionadas com dor crônica.
9. Um centro multidisciplinar de dor deve ter um médico disponível para atender os pacientes encaminhados e as emergências.
10. Todos os profissionais da saúde de um centro multidisciplinar de dor devem estar devidamente registrados no país ou estado onde exercem suas atividades.
11. Um centro multidisciplinar de dor deve estar habilitado para tratar uma grande variedade de pacientes com dor crônica, incluindo-se os pacientes com dor neoplásica ou causada por outras doenças.
12. Um centro multidisciplinar de dor deve estabelecer protocolos de atendimento e testar-lhes a eficácia periodicamente;
13. Um centro multidisciplinar de dor deve avaliar uma quantidade e variedade de pacientes suficiente para que mantenha a competência do seu corpo clínico no diagnóstico e no tratamento.
14. Os membros de um centro multidisciplinar de dor devem desenvolver pesquisa em dor crônica. Isso não significa, contudo, que todos devam fazer pesquisa e tratamento: alguns atuarão apenas em uma área, mas a instituição deve ter atividades de pesquisa.
15. Um centro multidisciplinar de dor deve ser ativo em programas educacionais para uma variedade de profissionais da saúde, incluindo os níveis de graduação, pós-graduação e pós-doutorado.
16. Um centro multidisciplinar de dor deve pertencer ou ser afiliado a alguma instituição de ensino ou pesquisa na área da saúde.

## Clínica multidisciplinar de dor

Uma clínica multidisciplinar de dor é um serviço de tratamento da dor constituído por médicos de diferentes especialidades e outros profissionais da saúde especializados no diagnóstico e tratamento de pacientes com dor crônica. Esse tipo de serviço difere de um centro multidisciplinar de dor apenas por não incluir as atividades de ensino e pesquisa em seu programa regular. Uma clínica multidisciplinar de dor deve oferecer tratamento tanto em regime ambulatorial quanto de internação.

A diferença entre um centro e uma clínica multidisciplinar de dor, conforme mencionado, é o fato de as atividades de ensino e pesquisa não serem necessárias na clínica, enquanto o são no centro. Dessa maneira, os itens 14, 15 e 16 enumerados anteriormente para um centro multidisciplinar de dor não são requisitos para uma clínica multidisciplinar de dor, mantendo-se, porém, os demais.

## Clínica de dor

Uma clínica de dor é um estabelecimento de saúde dirigido ao diagnóstico e ao manejo de pacientes com dor crônica, e pode ser especializada em tipos específicos de dor ou em regiões específicas do corpo. Uma clínica de dor pode ser pequena ou grande, mas não pode ser usada para definir o trabalho de um profissional isolado. Um único médico, atuando dentro de uma instituição complexa de saúde que disponha de consultoria e tratamento adequados, pode qualificar-se como clínica de dor desde que seus pacientes sejam adequadamente avaliados e tratados. A ausência de avaliação e manejo interdisciplinares distingue essa clínica de uma clínica multidisciplinar ou centro multidisciplinar de dor. As clínicas de dor podem e devem ser encorajadas a desenvolver pesquisa, mas essa não é uma característica necessária para esse tipo de serviço.

As características desejáveis de uma clínica de dor incluem o seguinte:[8]

1. Uma clínica de dor deve ter acesso e interagir regularmente com, pelo menos, três especialidades médicas. Se uma dessas não for psiquiatria, um psicólogo clínico é essencial.
2. Os profissionais da saúde devem comunicar-se regularmente entre si tanto com relação a pacientes individuais, quanto com relação aos programas desenvolvidos pelo serviço.
3. Uma clínica de dor deve ter um diretor ou coordenador. Caso este não seja médico, deve haver um diretor de serviços médicos responsável pela supervisão dos serviços prestados aos pacientes.
4. Uma clínica de dor deve oferecer serviços de diagnóstico e tratamento.
5. Uma clínica de dor deve ter um espaço físico para suas atividades.
6. Uma clínica de dor deve ter um corpo de funcionários adequado para o seu funcionamento.
8. Os profissionais da saúde que trabalham em uma clínica de dor devem ter conhecimento apropriado de ciências básicas e prática clínica relacionadas aos pacientes com dor.
9. Uma clínica de dor deve ter um médico disponível para atender os pacientes encaminhados e para as emergências.
10. Todos os profissionais da saúde de uma clínica de dor devem estar devidamente registrados no país ou estado onde exercem suas atividades.

## Clínica de tratamento específico

Esse tipo de clínica é um serviço que oferece um tratamento específico, não fornecendo avaliação e manejo abrangentes. Como exemplo, incluem-se clínicas de bloqueios, clínicas de estimulação elétrica transcutânea (TENS, do inglês *transcutaneous electrical nerve stimulation*), clínicas de acupuntura, clínicas de *biofeedback*, etc. Esses serviços podem ter um ou mais profissionais de diferentes disciplinas, porém, devido à limitação de opções de tratamento e à falta de abordagem integrada e abrangente, não podem ser qualificados como multidisciplinares. A tendência atual nos Estados Unidos é a de credenciar apenas os serviços de dor que tenham, na sua coordenação, um médico especializado em dor.[6]

# Recomendações para a criação de um serviço de dor

Criar um serviço de dor deve ser uma proposição a longo prazo. Somente se pode esperar concretizá-lo adequadamente em um período de cerca de cinco anos. Sua localização mais adequada é dentro de um hospital de ensino ou de atendimento terciário.

O anestesiologista é o especialista indispensável para constituir um serviço de dor, pelas habilidades inerentes a essa especialidade na realização de procedimentos invasivos do sistema nervoso e por já estar habituado ao convívio multidisciplinar. Sendo o especialista um anestesiologista, é mais adequado que o serviço inicie com o tratamento da dor aguda, pois esse profissional, além de ser o mais habilitado para tratá-la, também já é parcialmente responsável pelo seu manejo.

A chave para o sucesso na implantação de um serviço de tratamento da dor aguda enfeixa as seguintes condições:

- Educação e treinamento adequado de todos os componentes da equipe de atendimento.
- Implementação de programas de controle de qualidade da assistência aos pacientes.
- Avaliação da eficácia dos esquemas de tratamento da dor;
- Manutenção de uma abordagem interdisciplinar no cuidado do paciente com dor.
- Definição do tempo de seguimento dos pacientes no período pós-operatório.
- Monitorização da qualidade da recuperação pós-anestésica dos pacientes.

Consolidado o atendimento à dor aguda, segue-se o manejo da dor no câncer, que, pela sua intensidade, costuma constituir a maior demanda de tratamento.

Para estender o tratamento à dor crônica, o anestesiologista já deve ter adquirido conhecimentos multidisciplinares e trabalhar em conjunto com psiquiatra ou psicólogo, indispensáveis, em função da complexidade dos pacientes crônicos. Somente um especialista com cultura multidisciplinar terá condições de organizar um serviço multidisciplinar de dor.

As disciplinas que precisam ser consultadas com maior frequência indicarão a composição multidisciplinar que o serviço deverá ter. Porém, os especialistas consultados devem ter interesse e algum conhecimento sobre dor.

É fundamental conseguir um lugar para trabalhar fora do centro cirúrgico. As solicitações de equipamento devem ser feitas gradual e parcimoniosamente: em geral, necessita-se pouco mais do que os hospitais de atendimento terciário já dispõem. Além disso, a arma mais eficaz na avaliação e no tratamento dos pacientes com dor é o conhecimento multidisciplinar.

Diferentemente do atendimento à dor aguda, a chave para o sucesso no atendimento ao paciente com dor crônica prioriza o tratamento do paciente. A educação e o treinamento continuados de todos os componentes da equipe de atendimento são indispensáveis. São necessárias ainda:

- Implementação de programas de controle de qualidade da assistência aos pacientes.
- Abordagem multi/interdisciplinar do paciente crônico com dor.
- Avaliação da eficácia, a médio e longo prazos, dos esquemas de tratamento dos pacientes.

Os resultados determinarão a demanda dos serviços, cujo crescimento é lento, porém inexorável.

## Experiência de serviço de dor no Rio Grande do Sul: pioneirismo

Em 1968, após uma especialização no Reino Unido, Miriam Martelete tentou criar uma Clínica de Dor no Hospital Ernesto Dornelles, em Porto Alegre, juntamente com alguns colegas. Contudo, o inusitado do conceito e a falta de opções terapêuticas na época fizeram com que ela funcionasse apenas como uma clínica de bloqueios, tendo uma breve duração.

Em 1978, já docente em Anestesiologia pela Universidade Federal do Rio Grande do Sul (UFRGS), após um curso de especialização em acupuntura na China e aproveitando a notoriedade do assunto na época, criou uma Unidade de Tratamento da Dor no Hospital de Clínicas de Porto Alegre (HCPA), que, embora vinculada ao Serviço de Anestesia, teve composição multidisciplinar e funcionamento interdisciplinar desde seu início.

Nos seus primeiros anos de funcionamento, essa unidade teve um movimento mensal médio de 50 pacientes, sendo 10% com dores agudas, 20% com neoplasias e 70% com dores crônicas. Atualmente o Serviço atende dor crônica e dor neoplásica, em uma média de 400 pacientes por mês, permanecendo a dor aguda pós-operatória sob a responsabilidade do Serviço de Anestesia, com o qual é mantida uma interface com estágios para residentes, seminários e elaboração de protocolos. Além disso, o Serviço de Dor desenvolve um programa de atendimento domiciliar aos pacientes oncológicos, em estado avançado da doença, sem possibilidade de cura, o qual recebe inestimável colaboração de um grupo de voluntários da Legião Assistencial de Apoio ao Paciente com Câncer (LAAPAC), que atua no hospital.

Desde seu início, a Unidade dedicou-se ativamente ao ensino e à investigação clínica. As observações sobre alguns dos efeitos analgésicos e terapêuticos da acupuntura feitas na China foram reproduzidas, e seus resultados, publicados e enviados aos Conselhos Regional e Federal de Medicina, facilitando o reconhecimento da acupuntura como prática médica.

A Unidade também colaborou com a OMS no levantamento epidemiológico da dor do câncer no Brasil, bem como na confecção e no teste de campo do seu programa de tratamento da dor. Além disso, desencadeou, com o apoio de outras Clínicas de Dor já em funcionamento no país, grandes campanhas para a reintrodução da morfina oral na farmacopeia brasileira, para sua disponibilidade no mercado nacional e para a alteração da mentalidade dos médicos da época com relação ao uso de opioides no tratamento da dor no câncer.

Em 1982, iniciou-se um curso de especialização em tratamento da dor com duração de um ano, aprovado pela Pró-Reitoria de Pós-Graduação da UFRGS, e que vem sendo realizado ininterruptamente até hoje. Esse curso já forneceu treinamento para mais de 120 alunos das mais diversas especialidades, oriundos de vários estados do Brasil, países latino-americanos, Europa e África. Atualmente são oferecidas vagas para residência médica em dor e medicina paliativa, com duração de um ano, tendo como pré-requisito a conclusão de residência médica em anestesiologia ou nas especialidades que contemplam a área de atuação em dor e medicina paliativa.

No HCPA, a expansão das atividades da Unidade de Tratamento da Dor, englobando a medicina paliativa, transformou-a em um serviço autônomo, denominado Serviço de Tratamento de Dor e Medicina Paliativa. Embora o centro tenha sido desvinculado do Serviço de Anestesia, tal desvinculação meramente administrativa não atingiu as atividades docentes e do Centro de Ensino e Treinamento. O Centro de Dor e Medicina Paliativa, no presente momento sob a chefia da Dra. Lucia Miranda Monteiro dos Santos, é atualmente constituído por cinco anestesiologistas, um psiquiatra em tempo integral, bem como por oncologista, fisiatra, dentista, farmacêutico, psicólogo e enfermeiros em tempo parcial, além de três residentes da área de dor e medicina paliativa. Os residentes de psiquiatria, medicina de família, medicina ocupacional, fisiatria, oncologia e anestesiologia fazem estágio de um mês como parte do currículo dessas especialidades. Ele mantém relações multidisciplinares com as áreas de ortopedia, reumatologia, oncologia, enfermagem, etc. O Serviço oferece estágio curricular aos alunos do curso de medicina, cursos de especialização pela UFRGS e alunos da escola de enfermagem. Estágios de acompanhamento, de no mínimo um mês, são frequentemente oferecidos a graduados das diversas áreas da saúde. Também se mantém intercâmbio científico com várias faculdades, em especial com a UFRGS, principalmente sob a forma de coorientação de teses e estudos clínicos, sendo que a disciplina de dor e seu tratamento tornou-se obrigatória no curso de Mestrado em Cirurgia do Departamento de Cirurgia dessa universidade. Esse Serviço, desde 2013, mantém convênio de intercâmbio com o centro de pesquisa em neuromodulação da Harvard Medical School.

As linhas de pesquisa, que inicialmente eram dor pós-operatória, dor no câncer, efeito da acupuntura no tratamento das dores crônicas e fibromialgia, agora também incluem reabilitação física do paciente com dor crônica, distúrbio de sono e dor crônica, técnicas de neuromodulação e psicoeducação para o tratamento da dor crônica, as quais propiciaram em torno de 73 publicações,[9-36] além de participações científicas, nacionais e internacionais.

Esse serviço dispõe de área física própria para o desenvolvimento de suas atividades, sendo constituído por quatro salas de atendimento, duas salas de apoio e espaço físico de laboratório para pesquisa. Tem também à disposição leitos reservados para internação, sala no centro cirúrgico, para realização de procedimentos maiores, e no centro cirúrgico ambulatorial, para procedimentos menores, além das respectivas estruturas de apoio dessas áreas.

O atendimento com a medicina paliativa ampliou-se com a criação do Programa de Cuidados Paliativos, que atende mediante consultoria a todos os pacientes internados portadores de doenças crônicas e progressivas, oncológicos e não oncológicos. Esse programa é o responsável pelo gerenciamento de uma área hospitalar totalmente dedicada aos cuidados paliativos, o Núcleo de Cuidados Paliativos.

Como estrutura paralela de apoio a todas essas atividades, foi criada pelo corpo clínico do serviço e ex-alunos a Fundação Universitária de Tratamento da Dor e Medicina Paliativa. Essa fundação, sem fins lucrativos, supre com maior flexibilidade as necessidades financeiras de ensino e pesquisa do serviço, como é o caso de sua biblioteca. Toda essa situação atual de trabalho, cabe ressaltar, é resultado de um esforço continuado de mais de 30 anos.

É importante destacar que o Serviço de Tratamento da Dor do HCPA é multidisciplinar desde sua fundação, sempre sob chefia de anestesiologistas, inserido em um hospital universitário de alta complexidade que compreende todas as especialidades médicas, com atendimento médio anual de 4.500 pacientes, obtendo um nível de sucesso comparável aos melhores descritos na literatura.[37] Embora os seus profissionais (que fazem parte do Serviço) tenham formação para realizar procedimentos invasivos, estes têm se mostrado necessários em menos de 1% dos pacientes ao longo dos últimos cinco anos. Note-se que os profissionais desse Serviço não têm sua remuneração vinculada a nenhuma tabela de procedimentos.

A atuação desse Serviço parece estar em acordo com o entendimento da AMB, que estendeu a área de atuação em dor para especialidades não cirúrgicas.

# Referências


1. World Health Organization. Cancer pain relief. Geneva: WHO; 1986.
2. Schatman EM. Interdisciplinary chronic pain management: perspectives on history, current status, ans future viability In: Fishman SM, Ballantyne JC, Rathmell JP, editors. Bonica`s management of pain. 4th ed. Philadelphia: Lippincott Williams and Wilkins; 2010.
3. Lippe PM. Pain medicine: a conceptual and operational construct. In: Cohen, MJM, Campbell JN, editors. Pain treatment centers at crossroads: a practical and conceptual reappraisal. Seattle: IASP; 1996. cap. 23.
4. Stieg, RL, Shepard, TA. Pain medicine, the insurance industry, and health care reform. In: Cohen, MJM, Campbell JN, editors. Pain treatment centers at crossroads: a practical and conceptual reappraisal. Seattle: IASP; 1996. cap. 24.
5. Bonica JJ. Multidisciplinary/interdisciplinary pain programs. In: Bonica JJ. The management of pain. Malvern: Lea & Febiger; 1999.
6. Martelete M. Tratamento da dor no câncer. In: Schwartsmann G. Oncologia clínica. Porto Alegre: Artmed, 1991. p. 488-93.
7. International Association for the Study of Pain. Desirable characteristics for pain treatment facilities and standards for physician fellowship in pain management. Seattle: IASP; 2014.
8. Bonica JJ. The ideal pain centre/clinic. In: Hyodo M, Oyama T, Swerdlow M, editors. The pain clinic IV: proceedings of the fourth International Symposium, Kyoto, Japan, 1990. Boca Raton: CRC; 1992. p. 175-81.
9. Tarragó MG, Deitos A, Brietzke AP, Vercelino R, Torres IL, Fregni F, Caumo W. Descending control of nociceptive processing in knee osteoarthritis is associated with intracortical disinhibition. Medicine (Baltimore). 2016;95(17):e3353.
10. Scarabelot VL, Medeiros LF, de Oliveira C, Adachi LN, Macedo IC, Cioato SG, et al. Melatonin alters the mechanical and thermal hyperalgesia induced by orofacial pain model in rats. Inflammation. 2016;39(5):1649-59.
11. Brietzke AP, Rozisky JR, Dussan-Sarria JA, Deitos A, Laste G, Hoppe PF, et al. Neuroplastic Effects of transcranial direct current stimulation on painful symptoms reduction in chronic hepatitis c: a phase ii randomized, double blind, sham controlled trial. Front Neurosci. 2016;9:498.
12. Leffa DT, de Souza A, Scarabelot VL, Medeiros LF, de Oliveira C, Grevet EH, et al. Transcranial direct current stimulation improves short-term memory in an animal model of attention-deficit/hyperactivity disorder. Eur Neuropsychopharmacol. 2016;26(2):368-77.
13. da Silva Moreira SF, Medeiros LF, de Souza A, de Oliveira C, Scarabelot VL, Fregni F, et al. Transcranial direct current stimulation (tDCS) neuromodulatory effects on mechanical hyperalgesia and cortical BDNF levels in ovariectomized rats. Life Sci. 2016;145:233-9.
14. da Silva NR, Laste G, Deitos A, Stefani LC, Cambraia-Canto G, Torres IL, et al. Combined neuromodulatory interventions in acute experimental pain: assessment of melatonin and non-invasive brain stimulation. Front Behav Neurosci. 2015;9:77.
15. Medeiros LF, Caumo W, Dussán-Sarria J, Deitos A, Brietzke A, Laste G, et al. Effect of deep intramuscular stimulation and transcranial magnetic stimulation on neurophysiological biomarkers in chronic myofascial pain syndrome. Pain Med. 2016;17(1):122-35.
16. da Graca-Tarragó M, Deitos A, Patrícia Brietzke A, Torres IL, Cadore Stefani L, Fregni F, et al. Electrical intramuscular stimulation in osteoarthritis enhances the inhibitory systems in pain processing at cortical and cortical spinal system. Pain Med. 2015. No prelo.
17. Chassot M, Dussan-Sarria JA, Sehn FC, Deitos A, de Souza A, Vercelino R, et al Electroacupuncture analgesia is associated with increased serum brain-derived neurotrophic factor in chronic tension-type headache: a randomized, sham controlled, crossover trial. BMC Complement Altern Med. 2015;15:144.
18. Spezia Adachi LN, Quevedo AS, de Souza A, Scarabelot VL, Rozisky JR, de Oliveira C, et al. Exogenously induced brain activation regulates neuronal activity by top-down modulation: conceptualized model for electrical brain stimulation. Exp Brain Res. 2015;233(5):1377-89.
19. Cioato SG, Medeiros LF, Marques Filho PR, Vercelino R, de Souza A, Scarabelot VL, et al. Long-lasting effect of transcranial direct current stimulation in the reversal of hyperalgesia and cytokine alterations induced by the neuropathic pain model. Brain Stimul. 2016;9(2):209-17.
20. Knijnik LM, Dussán-Sarria JA, Rozisky JR, Torres ILS, Brunoni AR, Fregni F, et al. Repetitive transcranial magnetic stimulation for fibromyalgia: systematic review and meta-analysis. Pain Pract. 2016;16(3):294-304.
21. Laste G, Ripoll Rozisky J, Caumo W, Torres IL. Short- but not long-term melatonin administration reduces central levels of brain-derived neurotrophic factor in rats with inflammatory pain. Neuroimmunomodulation. 2015;22(6):358-64.
22. Filho PR, Vercelino R, Cioato SG, Medeiros LF, de Oliveira C, Scarabelot VL, et al. Transcranial direct current stimulation (tDCS) reverts behavioral alterations and brainstem BDNF levels increase induced by neuropathic pain model: ong-lasting effect. Prog Neuropsychopharmacol Biol Psychiatry. 2016;64:44-51.
23. Vidor LP, Torres IL, Medeiros LF, Dussán-Sarria JA, Dall'agnol L, Deitos A, et al. Association of anxiety with intracortical inhibition and descending pain modulation in chronic myofascial pain syndrome. BMC Neurosci. 2014;15:42.
24. Guarienti F, Caumo W, Shiozawa P, Cordeiro Q, Boggio PS, Benseñor IM, et al. Reducing transcranial direct current stimulation-induced erythema with skin pretreatment: considerations for sham-controlled clinical trials. Neuromodulation. 2015;18(4):261-5.
25. Fregni F, Nitsche MA, Loo CK, Brunoni AR, Marangolo P, Leite J, et al. Regulatory considerations for the clinical and research use of transcranial direct current stimulation (tDCS): review and recommendations from an expert panel. Clin Res Regul Aff. 2015;32(1):22-35.
26. Dall'Agnol L, Medeiros LF, Torres IL, Deitos A, Brietzke A, Laste G, et al. Repetitive transcranial magnetic stimulation increases the corticospinal inhibition and the brain-derived neurotrophic factor in chronic myofascial pain syndrome: an explanatory double-blinded, randomized, sham-controlled trial. J Pain. 2014;15(8):845-55.
27. Stefani LC, Muller S, Torres IL, Razzolini B, Rozisky JR, Fregni F, et al. A phase ii, randomized, double-blind, placebo controlled, dose-response trial of the melatonin effect on the pain threshold of healthy subjects. PLoS One. 2013;8(10):e74107.
28. Schwertner A, Conceição Dos Santos CC, Costa GD, Deitos A, de Souza A, de Souza IC, et al. Efficacy of melatonin in the treatment of endometriosis: a phase II, randomized, double-blind, placebo-controlled trial. Pain. 2013;154(6):874-81.
29. Laste G, Vidor L, de Macedo IC, Rozisky JR, Medeiros L, de Souza A, et al. Melatonin treatment entrains the rest-activity circadian rhythm in rats with chronic inflammation. Chronobiol Int. 2013;30(9):1077-88.
30. Couto C, de Souza IC, Torres IL, Fregni F, Caumo W. Paraspinal stimulation combined with trigger point needling and needle rotation for the treatment of myofascial pain. Clin J Pain. 2014;30(3):214-23.
31. Volz MS, Medeiros LF, Tarragô MG, Vidor LP, Dall'Agnol L, Deitos A, et al. The relationship between cortical excitability and pain catastrophizing in myofascial pain. J Pain. 2013;14(10):1140-7.
32. Laste G, Caumo W, Adachi LN, Rozisky JR, de Macedo IC, Filho PR, et al. After-effects of consecutive sessions of transcranial direct current stimulation (tDCS) in a rat model of chronic inflammation. Exp Brain Res. 2012;221(1):75-83.
33. Vidor LP, Torres IL, Custódio de Souza IC, Fregni F, Caumo W. Analgesic and sedative effects of melatonin in temporomandibular disorders: a double-blind, randomized, parallel-group, placebo-controlled study. J Pain Symptom Manage. 2013;46(3):422-32.
34. Laste G, de Macedo IC, Ripoll Rozisky J, Ribeiro da Silva F, Caumo W, Torres IL. Melatonin administration reduces inflammatory pain in rats. J Pain Res. 2012;5:359-62.
35. Medeiros LF, de Souza IC, Vidor LP, de Souza A, Deitos A, Volz MS, et al. Neurobiological effects of transcranial direct current stimulation: a review. Front Psychiatry. 2012;3:110.
36. Spezia Adachi LN, Caumo W, Laste G, Fernandes Medeiros L, Ripoll Rozisky J, de Souza A, et al. Reversal of chronic stress induced pain by transcranial direct current stimulation (tDCS)in an animal model. Brain Res. 2012;1489:17-26.
37. Santos L. Fatores que contribuem para dor em pacientes com síndrome miofascial: um estudo observacional [dissertação]. Porto Alegre: UFRGS; 2001.


## Leitura sugerida


Bonica JJ. Cancer pain. In: Bonica JJ. The management of pain. Malvern: Lea & Febiger; 1999.

Dyle D, Hanks GW, MacDonald N, editors. Oxford textbook of palliative medicine. Oxford: Oxford University; 1993.

# ANEXO 1
# RESPOSTAS DAS QUESTÕES DE PROVAS DO TSA

CAPÍTULO 5
## A história da anestesia

**5.1 Resposta:** B
**Justificativa:** Amplitude (ou validade de conteúdo) indica qualitativamente a extensão em que o instrumento de avaliação aborda os objetivos educacionais. Precisão (ou consistência interna) é a expressão quantitativa da reprodutibilidade das medidas obtidas pelo instrumento. Viabilidade (ou aplicabilidade) considera custos, logística de desenvolvimento e aplicação do instrumento de avaliação. Validade de face (ou credibilidade) constitui julgamento não numérico do grau em que o instrumento parece medir o atributo de interesse.

**5.2 Resposta:** D
**Justificativa:** Descrito por Bloom, o ensino/aprendizado no domínio cognitivo de qualquer tópico está direcionado da seguinte forma:

1. Conhecimento – memória.
2. Compreensão – entendimento.
3. Aplicação – uso das informações.
4. Análise – quebra das informações; visão da relação entre as partes.
5. Síntese – união das informações; criando uma nova entidade.
6. Avaliação – julgamento do valor da informação.

Em Anestesiologia, o conhecimento de fatos sobre a função pulmonar é obviamente muito mais básico do que estar apto a aplicar essas informações no manejo de um paciente politraumatizado e mantido no ventilador. Professores de Anestesiologia atendem melhor seus alunos considerando os aspectos cognitivos mais complexos do aprendizado.

CAPÍTULO 11
## Aspectos médico-legais em anestesiologia

**11.1 Resposta:** B
**Justificativa:** Conforme Resolução conjunta do Conselho Federal de Medicina (CFM 1950/10) e do Conselho Federal de Odontologia, que estabelece critérios para a realização de cirurgias das áreas de bucomaxilofacial e craniomaxilofacial, o Art. 5º afirma que "Ocorrendo o óbito do paciente submetido à cirurgia, realizada exclusivamente por cirurgião-dentista, o atestado de óbito será fornecido pelo serviço de patologia, de verificação de óbito ou pelo Instituto Médico-Legal, de acordo com a organização institucional local e em atendimento aos dispositivos legais".

CAPÍTULO 13
## Funções e responsabilidades do anestesiologista

**13.1 Resposta:** D
**Justificativa:** De acordo com o Anexo III da Resolução número 1.802/2006 do Conselho Federal de Medicina, é obrigatório que o centro cirúrgico possua dispositivo para cricotireoidostomia. No Artigo 1º da referida Resolução, recomenda-se, mas não se obriga, que, para os procedimentos eletivos, a avaliação pré-anestésica seja realizada em consulta médica antes da admissão na unidade hospitalar. No Anexo II, recomenda-se a monitorização da temperatura e sistemas para aquecimento de pacientes em anestesia pediátrica e geriátrica, bem como em procedimentos com duração superior a 2 horas, nas demais situações. No Artigo 4º, não há a obrigatoriedade de anestesista de plantão na sala de recuperação pós-anestésica (SRPA), mas a alta da SRPA é de responsabilidade exclusiva do médico anestesista.

CAPÍTULO 18
## Princípios de farmacologia

**18.1 Resposta:** C
**Justificativa:** Quando se administra uma dose conhecida de um fármaco por via venosa e dividimos a concentração sanguínea pela dose administrada obtemos o volume de distribuição.

**18.2 Resposta:** C
**Justificativa:** Ao se considerar o esquema da combinação de opioide e hipnótico, a administração de drogas que obtém pares de concentrações situadas à esquerda do isóbolo 50% não atinge a meta analgésica e os pacientes provavelmente responderão ao estímulo doloroso. A administração que leva a pares situados entre os isóbolos 50% e 95% provavelmente atingirá a meta analgésica, mas alguns pacientes ainda podem responder ao estímulo doloroso. Nessa região, após a interrupção dos anestésicos, o efeito analgésico desaparece rapidamente. Com a administração de drogas que leva a concentrações situadas à direita do isóbolo 95% é pouco provável que o paciente responda ao estímulo doloroso. Nessa região da figura, a administração de doses adicionais não aumentará a analgesia, mas prolongará o tempo necessário para que o efeito da droga se dissipe.

**18.3 Resposta:** D
**Justificativa:** Volume de distribuição muito pequeno pode indicar extensa ligação do fármaco às proteínas plasmáticas de forma que permanece mais restrito à circulação e limita sua distribuição para a periferia. Quanto maior a solubilidade e ligação aos tecidos periféricos, maior será o volume de distribuição do fármaco. Como o fármaco começa a ser eliminado tão logo é administrado, o volume de distribuição tenderia a aumentar com o passar do tempo.

**18.4 Resposta:** A
**Justificativa:** A razão de extração de um fármaco representa a fração da quantidade total do mesmo que é eliminada ao passar pelo órgão responsável pela sua depuração. Para uma medicação de metabolização hepática, razões de extração próximas a 1 implicam que o fígado apresenta uma capacidade elevada de depuração e que quase 100% da droga será metabolizada ao passar pelo órgão. Nessas situações, a taxa de depuração depende essencialmente do aporte da medicação ao fígado sendo limitada, portanto, pelo fluxo sanguíneo do órgão. Para as medicações com baixa razão de extração hepática, a taxa de depuração depende principalmente da capacidade metabólica do fígado e alterações do fluxo sanguíneo hepático têm menor influência neste quesito, já que o órgão só consegue metabolizar uma pequena fração da medicação à qual é exposto.

**18.5 Resposta:** A
**Justificativa:** O fármaco A tem maior eficácia do que B porque a resposta máxima produzida por A é maior do que a resposta máxima produzida por B com a mesma dose. A tem maior potência que B já que doses iguais produzem efeito maior com A. A dose em que ocorre a metade da resposta máxima, $DE_{50}$, é a mesma para as duas drogas. Com o gráfico dose-resposta, não se pode inferir sobre o índice terapêutico.

**18.6 Resposta:** D
**Justificativa:** Alterações na $V_m$, como as que podem ser causadas por doença hepática ($V_m$ reduzida – desvio da linha vertical para esquerda) ou indução enzimática ($V_m$ aumentada – desvio da linha vertical para a direita), têm pouco efeito em drogas com alta taxa de extração hepática (por exemplo, o propofol). No entanto, fármacos com baixa taxa de extração possuem mudança linear na depuração com alterações na capacidade metabólica intrínseca do fígado (por exemplo, o alfentanil).

**18.7 Resposta:** C
**Justificativa:** O volume de distribuição quantifica a extensão da distribuição do fármaco. Matematicamente, é a relação entre a quantidade total da droga

administrada pela concentração inicial da droga no plasma. Se uma droga é extensivamente distribuída, então a concentração será menor em relação à quantidade da droga presente, o que infere um grande volume de distribuição. O T ½ $k_{e0}$ é o tempo necessário para a concentração no sítio efetor atingir 50% da concentração plasmática. Para anestésicos com T ½ $k_{e0}$ curto (alto $K_{e0}$), o equilíbrio entre o plasma e a biofase é rápido, logo há um curto tempo para o efeito ser atingido quando um *bolus* da droga é administrado. Para fármacos de alta taxa de extração e alto *clearance* hepáticos, a eliminação hepática é diretamente proporcional ao fluxo sanguíneo para o fígado.

CAPÍTULO 19

## Fisiologia e fisiopatologia do sistema nervoso central

**19.1 Resposta:** C
**Justificativa:** Embora todos os fármacos reduzam tanto o consumo de oxigênio como o fluxo sanguíneo cerebral, a melhor relação cabe ao midazolam com mais de 30% de redução da taxa metabólica cerebral e com mínima alteração no fluxo sanguíneo.

**19.2 Resposta:** A
**Justificativa:** Mecanismos homeostáticos promovem extrusão do bicarbonato liquórico, acidificando o sistema nervoso central e nulificando o efeito da hiperventilação sobre os mecanismos pH sensíveis da vasorregulação.

**19.3 Resposta:** C
**Justificativa:** A reatividade vascular cerebral à variação da $PaCO_2$ é diferente nas distintas regiões do encéfalo. A resposta não está totalmente desenvolvida nos neonatos e a curva A está deslocada para a direita e para baixo, tornando-se mais eficaz à medida que a criança cresce. Se ocorrer hipotensão arterial profunda, a hipercapnia não consegue aumentar o FSC (curva B), pois a pressão de perfusão não é suficiente. Fármacos vasodilatadores cerebrais deslocam a curva A para a esquerda, enquanto os fármacos vasoconstritores cerebrais deslocam a curva A para a direita.

**19.4 Resposta:** B
**Justificativa:** Condições que aumentam a pressão venosa central, tais como PEEP ou insuficiência cardíaca congestiva, comprometem a drenagem venosa cerebral e elevam a pressão intracraniana em pacientes com baixa complacência cerebral. Causas de aumento da pressão intratorácica também são relevantes, tais como, a retenção de gás resultante de broncoespasmo.

CAPÍTULO 20

## Fisiologia e farmacologia do sistema nervoso autônomo

**20.1 Resposta:** C
**Justificativa:** A inervação pós-ganglionar das glândulas sudoríparas no sistema nervoso autônomo simpático é colinérgica e o neurotransmissor relacionado é a acetilcolina.

**20.2 Resposta:** D
**Justificativa:** A estimulação adrenérgica dos receptores β aumenta a glicogenólise hepática e muscular e também libera ácidos graxos livres do tecido adiposo, determinando elevação dos níveis de glicose plasmática. A ativação dos receptores α2 adrenérgicos suprime a secreção de insulina pelas células das ilhotas pancreáticas. A estimulação dos receptores β2 adrenérgicos aumenta as secreções de glucagon e insulina, e diminui a sensibilidade periférica à insulina, contribuindo assim para a elevação dos níveis de glicemia perioperatória.

**20.3 Resposta:** C
**Justificativa:** O receptor adrenérgico responsável pelo relaxamento da musculatura lisa vascular periférica é o alfa 2.

**20.4 Resposta:** A
**Justificativa:** A estimulação colinérgica causa constrição da musculatura lisa, incluindo a da parede brônquica, ciliar e detrusora da bexiga. Nos tratos gastrointestinal e genitourinário, a musculatura lisa da parede das vísceras se contraem e os esfincteres se relaxam.

**20.5 Resposta:** A
**Justificativa:** As células endoteliais respondem à estimulação da acetilcolina por meio da produção de um ou mais fatores de relaxamento derivados do endotélio. As células endoteliais possuem receptores a inúmeros outros agonistas como a serotonina, adenosina, histamina e catecolaminas.

CAPÍTULO 21

## Fisiologia e farmacologia cardiovascular

**21.1 Resposta:** D
**Justificativa:** Hipotensão grave e bradicardia (reflexo de Bezold-Jarish) podem ocorrer em pacientes acordados na posição sentada submetidos a bloqueio interescalênico para cirurgia do ombro. O mecanismo é a estimulação de mecanoceptores intracardíacos pela diminuição do retorno venoso, que produz diminuição abrupta do tônus simpático com liberação parassimpática. O reflexo de Bainbridge é produzido pela distensão de receptores atriais e mediado pelo nervo vago de forma que o aumento da pressão atrial promove a elevação da frequência cardíaca. O reflexo de Hering-Breuer inibe a inspiração e é desencadeado pela distensão pulmonar. O efeito de Bowdich é o aumento da força de contração ventricular quando ocorre aumento da frequência cardíaca.

**21.2 Resposta:** D
**Justificativa:** Os efeitos cardiovasculares do isoproterenol refletem a ativação de receptores adrenérgicos beta 1 cardíacos e beta 2 na musculatura esquelética, o que resulta em aumento da frequência cardíaca, da contratilidade miocárdica e do automatismo cardíaco. Ocorrem ainda vasodilatação na musculatura esquelética e diminuição da resistência vascular sistêmica. A pressão arterial média diminui devido à diminuição da pressão arterial diastólica. A diminuição da pressão diastólica pode diminuir o fluxo coronariano ao mesmo tempo em que a demanda miocárdica de oxigênio aumenta com o aumento da frequência cardíaca.

**21.3 Resposta:** D
**Justificativa:** O ECG pré-operatório é típico da síndrome de pré-excitação de Wolf-Parkinson-White em que há intervalo PR curto com QRS alargado. A onda delta é característica e, juntamente com o QRS alargado, representa a condução do impulso cardíaco tanto pela via normal quanto pelas vias acessórias.
Os pacientes podem apresentar taquicardia/fibrilação atrial esporádica. No período perioperatório, o tratamento da fibrilação atrial paroxística inclui a administração de procainamida que prolonga o período refratário nas vias acessórias. Adenosina, assim como verapamil e outros fármacos que prolongam o período refratário do nó AV, aumentam a resposta ventricular em pacientes com fibrilação atrial e pré-excitação por favorecerem a condução nas vias acessórias atrioventriculares.

**21.4 Resposta:** A
**Justificativa:** A contração isovolumétrica ventricular começa quando as valvas atrioventriculares se fecham. Esse período dura cerca de 25% da sístole ventricular, até que as pressões nos ventrículos direito e esquerdo excedam as pressões de abertura das valvas aórtica e pulmonar. Coincide com a onda C no traçado da pressão atrial direita e com a onda T no ECG.

**21.5 Resposta:** D
**Justificativa:** A monitorização de índices dinâmicos da pressão arterial é simples de utilizar, minimamente invasiva e reflete com acurácia a responsividade do débito cardíaco à administração de volume. No entanto, existem alguns requisitos a serem atendidos para sua utilização. O paciente deve estar entubado e em ventilação mecânica controlada com volume corrente uniforme e constante, geralmente superior a 8 $mL \cdot kg^{-1}$ e deve apresentar ritmo sinusal para que não ocorra variabilidade do tempo de enchimento diastólico gerada por arritmias, principalmente a fibrilação atrial.

**21.6 Resposta:** A
**Justificativa:** O quadro hemodinâmico e metabólico é compatível com hipoperfusão tecidual. Como a VVS e a hemoglobina estão normais, com índice cardíaco diminuído, pressupõe-se uma situação de falência de bomba. Portanto, a conduta mais apropriada nesse momento é a administração de inotrópico. Administração de bicarbonato não está indicada por se tratar de acidose lática com pH acima de 7,2.

**21.7 Resposta:** A
**Justificativa:** O fluxo coronariano depende da: pressão diastólica na aorta, volume diastólico final de ventrículo esquerdo, perviedade das artérias coronarianas e tônus vascular coronariano. A pressão de perfusão coronariana é a pressão diastólica na aorta – volume diastólico final de ventrículo esquerdo. No caso descrito não há indicação de tentar otimizar o retorno venoso pois o paciente não apresenta responsividade a fluidos, tendo uma variação de pressão de pulso dentro da faixa normal, portanto provavelmente ao otimizar o retorno venoso não haveria melhora adicional no quadro.

**21.8 Resposta:** D
**Justificativa:** Pacientes com Wolff-Parkinson-White (WPW) são predispostos a desenvolver disritmias supraventriculares. O estímulo simpático (p.ex. ansiedade, hipovolemia), bem como vários fármacos (p.ex. pancurônio, meperidina, cetamina, efedrina, digoxina, verapamil) podem induzir taquiarritmias, frequentemente por aumento da condução pela via acessória atrial.

Clinicamente, o efeito depressor miocárdico e vasodilatador do propofol é dose depende. A medicação reduz a atividade simpática por meio de diversos mecanismos e limita a resposta de taquicardia à hipotensão. Apresenta mínimo efeito sobre o nó sinoatrial, o nó atrioventricular e na via acessória. O propofol suprime taquicardias atriais supraventriculares e provavelmente deve ser evitado no estudo eletrofisiológico.

**21.9 Resposta:** A
**Justificativa:** Os receptores alfa 1 miocárdicos pós-sinápticos mediam cerca de 30 a 50% do tônus inotrópico basal em corações normais. Estes desempenham proeminente papel na insuficiência cardíaca por servir de reserva aos normalmente predominantes receptores beta 1. A resposta aos agonistas alfa 1 e beta 1 é reduzida no miocárdico insuficiente e a interação entre estes dois receptores é mais aparente. A insuficiência cardíaca congestiva é conhecida por produzir densidade reduzida de receptores beta 1 miocárdicos resultante de altos níveis de catecolaminas circulantes. Entretanto, não há evidência da redução da densidade dos receptores alfa 1 ou beta 2 na insuficiência cardíaca. O aumento na densidade de receptores miocárdicos alfa 1 é mais pronunciado na insuficiência cardíaca e isquemia miocárdica. Portanto, o aumento do número e sensibilidade dos receptores alfa 1 miocárdicos podem contribuir para o inotropismo positivo observado durante a isquemia bem como para disritmias malignas que ocorrem com a reperfusão. A mobilização intracelular do cálcio citosólico pela ativação de receptores alfa 1 miocárdicos durante a isquemia parecem contribuir para estas disritmias. Fármacos antagonistas alfa 1 potentes como o prazozin e a fentolamina apresentam atividade antiarrítmica significativa. O aumento da atividade alfa 1 com a isquemia miocárdica pode explicar porque há benefício de antagonistas beta em pacientes com infarto agudo do miocárdio. A contribuição dos beta receptores para o inotropismo positivo e arritmogênese durante a isquemia e reperfusão pode ser ofuscada pelos alfa receptores.

CAPÍTULO 22

## Fisiologia respiratória e ventilação monopulmonar

**22.1 Resposta:** B
**Justificativa:** A curva acima representa uma curva típica de uma crise de asma com redução do fluxo e volume. Para os ajustes do ventilador para uma paciente em asma devemos buscar a monitorização da PEEP, no entanto a retirada completa da PEEP pode reduzir o calibre das vias aéreas e aumentar ainda mais a resistência. A redução do fluxo inspiratório pode levar a redução do tempo expiratório e portanto pode piorar a ventilação. O aumento da frequência respiratória pode reduzir o tempo expiratório e agravar o auto-PEEP, não sendo indicado. Auto-PEEP pode ser reduzido através da diminuição da ventilação minuto (volume corrente), aumento do tempo de expiração, ou diminuindo a resistência das vias aéreas (por exemplo, a administração do broncodilatador).

CAPÍTULO 23

## Fisiologia e fisiopatologia renal

**23.1 Resposta:** D
**Justificativa:** Nessa paciente, segundo a fórmula de Cockcroft-Gault, a taxa de filtração glomerular é estimada em 22,48 $mL{\cdot}min^{-1}$. A morfina é metabolizada no fígado a morfina 3-glicuronídeo-M3G (55%), morfina 6-glicuronídeo-M6G (10%) e normorfina (4%), com, aproximadamente, 10% do composto original excretado por via renal em pacientes com função renal normal. M6G alcança elevados níveis plasmáticos em pacientes com disfunção renal e seus efeitos sobre o sistema nervoso central se prolongam. A codeína é metabolizada também a M6G e apresenta relatos de depressão respiratória relacionada a esse metabólito. Em pacientes com insuficiência renal, a via de eliminação da metadona é alterada com eliminação nas fezes do composto principal sem metabolização. Os metabólitos da metadona são inativos. A eliminação do sufentanil não se altera em pacientes com insuficiência renal.

| Medicamento | TFG > 50 $mL{\cdot}min^{-1}$ | TFG 10-50 $mL{\cdot}min^{-1}$ | TFG < 10 $mL{\cdot}min^{-1}$ |
|---|---|---|---|
| Alfenta/Remi/Sufentanil | 100% | 100% | 100% |
| Codeína | 100% | 75% | 50% |
| Fentanil | 100% | 75% | 50% |
| Meperidina | 100% | 75% | 50% |
| Morfina | 100% | 75% | 50% |
| Metadona | 100% | 100% | 50-75% |

Fórmula de Cockcroft-Gault:

$Cl_{Cre} = [(140 - \text{idade}) \times \text{Peso (kg)} / 72 \times Cr_{plasma}] \times 0{,}85$ (para mulheres), onde $Cl_{Cre}$ é a taxa de depuração da creatinina e $Cr_{plasma}$ é a dosagem de creatinina plasmática.

**23.2 Resposta:** D
**Justificativa:** A eliminação de todos os inibidores da colinesterase está lentificada em pacientes com disfunção renal na mesma extensão, ou até maior, que ocorre com a eliminação dos bloqueadores neuromusculares que dependem da função renal (vecurônio, rocurônio).

**23.3 Resposta:** C
**Justificativa:** A furosemida estimula a produção renal de prostaglandinas, resultando em vasodilatação renal e aumento do fluxo sanguíneo renal. Esses efeitos renovasculares da furosemida produzem redistribuição do fluxo sanguíneo renal da porção interna para a porção externa do córtex renal e contribuem para os efeitos diuréticos do fármaco. Os aumentos induzidos no fluxo sanguíneo renal pela furosemida são inibidos pelos anti-inflamatórios não hormonais que se manifestam com redução do efeito diurético.

**23.4 Resposta:** D
**Justificativa:** A falência renal pode diminuir a fração do fármaco ligada à proteína, mesmo na ausência de alterações na concentração plasmática de albumina ou de outras proteínas. Essa ocorrência na presença de concentrações plasmáticas normais de albumina sugere alteração na estrutura da proteína ou uma ocupação do sítio de ligação da proteína por um metabólito que seria normalmente excretado pelos rins.

**23.5 Resposta:** C
**Justificativa:** A relação entre a creatinina sérica e a taxa de filtração glomerular (TFG) é inversa e exponencial. A TFG diminui progressivamente com o envelhecimento. A TFG, normalmente de 125 $mL{\cdot}min^{-1}$ no adulto jovem, diminui a cerca de 80 $mL{\cdot}min^{-1}$ aos 60 anos de idade e 60 $mL{\cdot}min^{-1}$ aos 80 anos. Juntamente com a diminuição da massa muscular e menor formação de creatinina, valores normais de creatinina sérica poderão não refletir a adequação da função renal até que a função renal se apresente gravemente alterada. A importância da oligúria como preditor de insuficiência renal aguda é muito limitada no período perioperatório. Além disso, falência renal não oligúrica é a manifestação mais comum de lesão renal aguda perioperatória. No caso apresentado, segundo a fórmula de Cockroft e Gault (TFG [$mL{\cdot}min^{-1}$] = (140–idade) x peso / 72 x Cr), o resultado é multiplicado por 0,85 nas mulheres para encontrar o valor da TFG. No período pré-operatório, a paciente apresentava TFG de 33,4 $mL{\cdot}min^{-1}$ ([(140–87) x 64 / 72 x 1,2) x 0,85]) indicando que a função renal já era insuficiente laboratorial (ou moderada – TFG 30 a 59 $mL{\cdot}min^{-1}$).

No pós-operatório, houve deterioração da função renal e a TFG caiu para 26,7 $mL \cdot min^{-1}$, indicando insuficiência renal grave (ou clínica – TFG 15 a 29 $mL \cdot min^{-1}$).

**23.6 Resposta:** B
**Justificativa:** A furosemida estimula a produção renal de prostaglandinas, resultando em vasodilatação renal e aumento do fluxo sanguíneo renal. Esse aumento no fluxo sanguíneo renal induzido pela furosemida é inibido por anti-inflamatórios não esteroides, o que atenua o efeito diurético da furosemida. O aumento da excreção de outras drogas, tais como bloqueadores não despolarizantes de longa duração, não ocorre com o aumento da diurese promovido pela furosemida, uma vez que a furosemida não promove aumento da filtração glomerular ou da taxa de secreção tubular renal.

**23.7 Resposta:** A
**Justificativa:** No pré-operatório, o paciente apresentava acidose metabólica crônica com compensação respiratória parcial. A dosagem de potássio está no limite superior da normalidade. Durante a cirurgia, a ventilação com volume-minuto suficiente para manter a normocarbia agrava a acidose metabólica, já que o mecanismo ventilatório de compensação é perdido e a dosagem de potássio se eleva. Como não há funcionamento do enxerto, a acidose metabólica permanece inalterada ou se agrava, levando à elevação perigosa da dosagem de potássio e suas consequências.

**23.8 Resposta:** C
**Justificativa:** A insuficiência renal aguda pré-renal aumenta de forma significante a mortalidade na população idosa. A reposição volêmica com cristaloides isotônicos promove o restabelecimento da perfusão renal, que pode ser evidenciado pelo débito urinário mínimo de 0,5 $mL \cdot kg^{-1} \cdot h^{-1}$.

**23.9 Resposta:** B
**Justificativa:** A secreção inapropriada do hormônio antidiurético (SIADH) pode ocorrer em uma série de situações clínicas, como em tumores do sistema nervoso central, doenças infecciosas, neoplasias e após uso de medicamentos diversos. A síndrome se caracteriza por aumento da secreção do ADH a despeito de hipo-osmolalidade plasmática e ausência de hipovolemia. Os principais sintomas associados são aqueles referentes aos efeitos da hiponatremia no sistema nervoso e deve ser investigada nos pacientes que apresentam hiponatremia hipo-osmolar com excreção de urina hipertônica em relação ao plasma. Esses pacientes apresentam incapacidade de diluir adequadamente a urina mesmo após expansão volêmica. O ADH age nos túbulos coletores renais ao se combinar com os receptores $V_2$ na membrana basolateral das células epiteliais aumentando a passagem de água livre da luz tubular para a medula renal de acordo com o gradiente osmótico.

**23.10 Resposta:** C
**Justificativa:** A hipofosfatemia moderada à severa (< 2,2 mg/dL) ou nos casos de pacientes sintomáticos requerem a reposição parenteral de fosfato. Esta reposição deve ser realizada sob monitorização dos níveis séricos de cálcio, uma vez que pode ocorrer a precipitação aguda deste íon por meio da interação com o fosfato. Hipocalcemia severa pode elevar a excitabilidade neuronal e desencadear convulsões.

CAPÍTULO 26

# Avaliação pré-anestésica

**26.1 Resposta:** A
**Justificativa:** A contratilidade cardíaca é mais intensa em mulheres na pré-menopausa do que em homens da mesma idade. A suspensão da terapia de reposição hormonal pós-menopausa levou à diminuição da contratilidade miocárdica.

**26.2 Resposta:** D
**Justificativa:** As complicações pulmonares pós-operatórias ocorrem em 5 a 10% dos pacientes submetidos a cirurgias não torácicas e em 22% dos pacientes de alto risco. Os fatores de risco são: tabagismo (> 40 $maços \cdot ano^{-1}$); estado físico > P2; idade > 70 anos; DPOC; cirurgias do pescoço, tórax, abdome superior, aórticas ou neurológicas; cirurgias com duração prevista > 2 horas; anestesia geral com intubação traqueal; albumina sérica < 3,5 $g \cdot dL^{-1}$; incapacidade de andar dois quarteirões ou subir um lance de escada; IMC > 30 $kg \cdot m^{-2}$.

**26.3 Resposta:** B
**Justificativa:** A colocação profilática de filtro da veia cava é recomendada na cirurgia bariátrica de pacientes com história prévia de trombose venosa profunda, evidência de estase venosa, com história de embolia pulmonar prévia ou que apresente estado de hipercoagulabilidade.

**26.4 Resposta:** D
**Justificativa:** Os agentes beta-bloqueadores devem ser mantidos no período pré-operatório, bem como as estatinas e antidepressivos. A suspensão de antihipertensivos e beta bloqueadores pode ter um efeito rebote. Os antagonistas do receptor AT1 da angiotensina II devem ser suspensos 12-24h antes da cirurgia. A manutenção destes medicamentos pode induzir a hipotensão de difícil controle intraoperatório. O ácido acetil salicílico deve ser mantido ao menos por 12 meses após a colocação de um *stent* farmacológico. A insulina regular deve ser suspensa no dia da cirurgia, exceto se estiver sendo utilizada em infusão contínua com adequado aporte glicêmico e controle da glicemia. No caso das formulações de longa duração em pacientes com DM tipo II ela deverá ser reduzida a metade ou 1/3 da dose ou até mesmo suspensa. Nos pacientes com DM tipo I a dose deverá ser reduzida a 1/3 no dia da cirurgia. As estatinas devem ser mantidas pelos potenciais benéficos de estabilização de placas de ateromatosas e efeitos anti-inflamatórios.

**26.5 Resposta:** B
**Justificativa:** Metanfetamina provoca a liberação de catecolaminas e impede a sua recaptação, aumentando assim o risco de hipertensão, isquemia do miocárdio e cardiomiopatia, bem como muitas outras complicações. A efedrina é um vasoconstritor de ação indireta, aumentando a liberação de noradrenalina a partir de neurônios simpáticos e pode ser ineficaz no tratamento de hipotensão em usuários de metanfetamina devido ao esgotamento de catecolaminas nas sinapses. Antagonistas beta-adrenérgicos podem ser utilizados, no entanto, no paciente agudamente intoxicado, combinar alfa e beta bloqueio pode ser preferível que o bloqueio beta seletivo, de modo a evitar efeitos alfa sem oposição. Não há nenhuma razão para evitar opióides para analgesia ou benzodiazepínicos para sedação.

CAPÍTULO 27

# Implicações anestésicas de doenças associadas

**27.1 Resposta:** D
**Justificativa:** A fenoxibenzamina é um bloqueador alfa-adrenérgico não seletivo que faz ligação covalente com os receptores alfa-adrenérgicos. O bloqueio nos receptores alfa-1 pós-sinápticos é mais intenso que nos receptores alfa-2. Os seus efeitos cardiovasculares mais importantes são os decorrentes da redução da pressão arterial sistêmica e a possibilidade de restaurar a volemia dos pacientes tratados. Entre os efeitos não cardiovasculares, chama a atenção o impedimento da ação inibidora da adrenalina na secreção de insulina, podendo levar à hipoglicemia, principalmente nos pacientes que possuem intolerância à glicose.

**27.2 Resposta:** B
**Justificativa:** A secreção de aldosterona por um período prolongado, caracteristicamente induzida pela depleção de volume devido à ascite crônica, culmina em depleção de potássio e alcalose hipocalêmica. A aldosterona forma um complexo com o receptor na membrana celular das células principais do túbulo contornado distal. Esse complexo atua no núcleo celular induzindo a transcrição citoplasmática do RNA mensageiro. Este por sua vez, através da síntese proteica, forma canais de sódio na membrana apical celular e aumenta a ação da bomba Na-K-ATPase na membrana celular basolateral. O sódio é transportado do fluido tubular para o capilar peritubular em troca do íon potássio.

**27.3 Resposta:** D
**Justificativa:** Na doença pulmonar obstrutiva crônica (DPOC) a quantidade de ar exalado (capacidade vital forçada – CVF) é diminuida. Portanto, a quantidade de ar exalado no primeiro segundo também está reduzida, mas em maior grau que a CVF. Pacientes com DPOC apresentam a relação $VEF_1$/CVF reduzida. Além disto, capacidade residual funcional e capacidade pulmonar total no DPOC estão aumentados devido ao aprisionamento de ar.

**27.4 Resposta:** B
**Justificativa:** Distrofia miotônica é membro de um grupo diverso de distúrbios músculo esquelético hereditários. É geralmente agravada durante a gravidez, e está associada com insuficiência cardíaca e doença pulmonar restritiva. A administração de succinilcolina nesses pacientes pode levar a parada cardíaca hipercalêmica e espasmo muscular tão grave que a ventilação pode ser impossível. Agentes bloqueadores neuromusculares adespolarizantes não previnem ou tratam o espasmo muscular na miotonia, pois a lesão patológica é a nível da membrana muscular. Os pacientes com miastenia gravis são resistentes aos efeitos da succinilcolina, devido à diminuição do número de receptores de acetilcolina. Duchenne é a distrofia muscular mais comum, é recessiva ligada ao sexo, afeta os homens, no entanto, as mulheres podem apresentar sintomas da doença.

**27.5 Resposta:** B
**Justificativa:** O prazosin é um potente bloqueador seletivo α1 adrenérgico capaz de antagonizar os efeitos vasoconstrictores da adrenalina. Seu principal efeito adverso é a ocorrência de hipotensão postural ao antagonizar a resposta hipertensora evocada por substância agonistas α1 adrenérgicas endógenas. Da mesma forma, os efeitos farmacológicos da administração de simpaticomiméticos α1 exógenos costumam estar atenuados ou mesmo bloqueados após o uso desta medicação. Nestas situações, o agonismo β2 induzido pela administração exógena de adrenalina não contrabalanceado pela ação α1 agonista pode se manifestar pela ocorrência de hipotensão grave e taquicardia.
**Referência:** Glick DB. The autonomic nervous system, em: Miller RD, Cohen NH, Eriksson LI, Fleisher LA, et al. Miller's Anesthesia. 8th Ed, Philadelphia, Elsevier Saunders, 2015; 346-387.

**27.6 Resposta:** C
**Justificativa:** Embora a HAS seja um preditor de morbidade pós-operatória, os dados sobre o impacto de seu controle pré-operatório no risco perioperatório são conflitantes. Estudos recentes mostram que a realização da cirurgia em indivíduos com sistólica > 180 mmHg e diastólica > 110mmHg sem outras morbidades cardíacas ou lesão em órgãos alvo não está associada a um aumento do risco pós-operatório. Até que melhores evidências surjam, o cuidado perioperatório dos pacientes portadores de HAS deve se basear em três regras gerais: (1) o paciente deve ser educado quanto aos benefícios a longo prazo do controle da pressão arterial; (2) flutuações hemodinâmicas perioperatórias são mais frequentes entre os indivíduos que apresentam um controle ruim da hipertensão que entre aqueles que estão bem medicados e (3) flutuações hemodinâmicas no perioperatório estão associadas a maior morbidade cardiovascular.

## CAPÍTULO 28
# Risco e prognóstico em anestesiologia

**28.1 Resposta:** B
**Justificativa:** De acordo com os *guidelines* da American Heart Association e do American College of Cardiology para avaliação cardiovascular perioperatória em cirurgias não cardíacas, são consideradas cirurgias de risco cardíaco elevado (mortalidade maior que 5%) as cirurgias de aorta e as cirurgias vasculares maiores e periféricas. As cirurgias de risco intermediário (mortalidade entre 1-5%) são as intraperitoneais, intratorácicas, endarterectomia de carótida, cabeça e pescoço, ortopédicas e de próstata. As cirurgias de baixo risco (mortalidade menor que 1%) são os procedimentos endoscópicos, de superfície, catarata, mama e cirurgias ambulatoriais.

## CAPÍTULO 29
# Aparelho de anestesia

**29.1 Resposta:** C
**Justificativa:** O aumento do espaço morto do aparelho pode levar à reinalação de $CO_2$. Baixos fluxos de gás fresco em sistema circular não levam a hipercapnia se a cal sodada for eficaz. O aumento do comprimento dos tubos do sistema de Bain em ventilação controlada aumenta a resistência do ramo expiratório e somente haverá reinalação e hipercapnia se houver redução do fluxo de gás fresco. A ausência de válvulas unidirecionais irá levar a acúmulo de $CO_2$ no circuito.

**29.2 Resposta:** A
**Justificativa:** O circuito mostrado é um circuito de Bain, que é uma modificação do sistema Mapleson D. O tubo interno pode se desconectar ou dobrar, levando a reinalação excessiva de gases ($CO_2$) ou interrupção do fluxo de gás fresco. A ventilação espontânea pode ser realizada, mas requer alto fluxo de gás fresco. Permite a eliminação de gases residuais com facilidade e o posicionamento da válvula APL à distância do paciente para o ajuste mais fácil.

## CAPÍTULO 30
# Ventilação mecânica em anestesia

**30.1 Resposta:** D
**Justificativa:** Quando diminuímos a pressão intratorácica, mantendo-se os níveis de PEEP, é pouco provável a ocorrência de colapso de vias aéreas, broncoespasmo e tromboembolismo pulmonar. A manifestação clínica da insuficiência cardíaca esquerda poderia aparecer por aumento do retorno venoso e aumento da pressão transmural do ventrículo esquerdo.

**30.2 Resposta:** B
**Justificativa:** A HFOV é a técnica de alta frequência mais comumente utilizada na UTI. Uma das características da HFOV é administrar pequenos volumes correntes em frequências extremamente altas, geralmente de 1 a 3 $mL \cdot kg^{-1}$ menores que o espaço morto fisiológico. Outra vantagem potencial sobre a ventilação convencional inclui a aplicação de uma maior pressão média nas vias aéreas, promovendo recrutamento alveolar. HFOV geralmente leva a aumento precoce na pressão de oclusão da artéria pulmonar, pequeno aumento na PVC e menor redução do débito cardíaco em comparação com os valores basais. Alguns estudos mostram que o uso de HFOV em pacientes adultos com SDRA é associado com melhora na oxigenação, sem redução significativa na mortalidade.

**30.3 Resposta:** C
**Justificativa:** O aumento do tempo inspiratório implica em aumento da pressão torácica positiva. Consequentemente, ocorre diminuição do retorno venoso. Na ventilação controlada a pressão, o aumento do tempo inspiratório poderá favorecer o recrutamento de unidades alveolares que tenham constante de tempo aumentada o que resulta em aumento do volume corrente e redução da $PaCO_2$. A pressão de platô não se altera.

## CAPÍTULO 31
# Ventiladores de pulmão para anestesia

**31.1 Resposta:** C
**Justificativa:** São regras básicas para evitar a reinalação de $CO_2$ em um sistema circular: a válvula unidirecional deve estar entre a bolsa reservatório e o paciente nos ramos inspiratório e expiratório do circuito; os gases frescos não devem entrar no sistema entre a válvula expiratória e o paciente; a válvula de ajuste do limite de pressão (ALP) não deve estar entre o paciente e a válvula inspiratória. O fluxo de gás deve ser unidirecional entre as válvulas unidirecionais e o paciente, e bidirecional entre a entrada de gases e a válvula ALP.

**31.2 Resposta:** C
**Justificativa:** O recrutamento alveolar é definido como a quantidade de tecido alveolar que é reexpandido quando um dado nível de PEEP/CPAP é fornecido e resulta em distribuição mais homogênea do volume-minuto e aumento da capacidade residual funcional. Além disso, a aplicação de PEEP leva a redistribuição da água pulmonar do espaço alveolar para o intersticial perivascular e melhora da relação ventilação/perfusão. Esses efeitos são altamente dependentes do fato de a PEEP/CPAP recrutar alvéolos previamente colapsados. Se isso ocorrer, a redução do *shunt* leva à melhora da oxigenação e redução do espaço morto. No entanto, se a principal ocorrência for a hiperinsuflação de alvéolos normais, teremos aumento da $PaCO_2$ como resultado do aumento do espaço morto, enquanto a $PaO_2$ muda muito discretamente.

**31.3 Resposta:** A
**Justificativa:** O paciente com TCE grave em ventilação mecânica deve ter o volume-minuto assegurado para evitar elevações indesejadas da pressão

intracraniana. O modo SIMV-P, por usar gradiente de pressão para gerar fluxo, não garante volume corrente fixo a cada ciclo inspiratório podendo variar em situações de aumento da resistência das vias aéreas e/ou redução da complacência toracopulmonar. Nessas situações, modos ventilatórios controlados a volume, se não limitados a pressão, embora assegurem o volume-minuto, podem levar a aumento significativo da pressão de pico na via aérea e sobredistensão alveolar. Como modos controlados de ventilação não dependem da atividade muscular respiratória do paciente, a atrofia muscular se estabelece precocemente.

## CAPÍTULO 32
# Monitorização

**32.1 Resposta:** D
**Justificativa:** A fórmula que permite calcular a variação de pressão de pulso (PP) é: {(PPmáx – PPmín) / ([PPmáx + PPmín] / 2)}x 100. Assim, {(80 – 60) / ([80 + 60] / 2)} x 100 = 28,5%.

**32.2 Resposta:** B
**Justificativa:** O monitor de entropia apresenta duas variáveis: entropia de estado (SE) e entropia de resposta (RE). A SE varia de zero (EEG isoelétrico) a 91 (completamente acordado), enquanto a RE varia de zero a 100. Quando a atividade eletromiográfica é baixa, os valores de SE e RE podem ser iguais, mas, com o despertar e aumento da eletromiografia facial, RE se eleva e se torna maior que SE. A faixa anestésica está entre 40 e 60. Se a SE se eleva além dessa faixa, o fabricante recomenda aumento da dose hipnótica. Por outro lado, se a SE está na faixa anestésica, mas a RE apresenta valores 10 unidades acima da SE, indica aumento da intensidade do estímulo álgico, com a necessidade de suplementação de analgésicos.

**32.3 Resposta:** A
**Justificativa:** Parâmetros hemodinâmicos estáticos, como pressão venosa central e pressão de oclusão da artéria pulmonar, não apresentam boa acurácia para definir pacientes respondedores a volume. A combinação de parâmetros hemodinâmicos dinâmicos, como variação do volume sistólico e variação da pressão de pulso, em combinação com medidas do débito cardíaco e da saturação venosa mista ou central de oxigênio, permitirá diagnosticar adequadamente a hipovolemia como causa de diminuição do débito cardíaco e da oferta de oxigênio aos tecidos durante a cirurgia.

**32.4 Resposta:** C
**Justificativa:** Anemia, anemia falciforme e icterícia não exercem efeito sobre a leitura do oxímetro de pulso. A carboxiemoglobina (COHb) absorve pouca luz infravermelha, mas é muito semelhante à oxiemoglobina ($HbO_2$) em sua absorbância da luz vermelha. Dessa forma, oxímetros podem não distinguir COHb e $HbO_2$ e produzirem medidas falsamente elevadas. O azul de metileno produz reduções importantes da saturação periférica de oxigênio que podem durar vários minutos.

**32.5 Resposta:** D
**Justificativa:** A VVS e a variação de pressão de pulso (VPP) não são indicadores de pré-carga, mas da relativa responsividade da pré-carga. A VVS é ferramenta sensível que pode ser utilizada para guiar apropriadamente o manejo da pré-carga do paciente para alcançar adequada oferta de oxigênio aos tecidos. Variáveis hemodinâmicas dinâmicas, como a VPP e a VVS, discriminam mais acuradamente pacientes respondedores a provas de volume que variáveis estáticas (FC, PAM, PVC, PAD, POAP). Valores normais de VVS são menores que 10-15% em ventilação mecânica controlada. No caso clínico, o paciente apresentava baixo IC, com VVS elevada e PVC normal. A elevação do IC e normalização da VVS, com mínima alteração da PVC, indica que havia déficit de volume e que o paciente foi responsivo à prova de volume administrada.

**32.6 Resposta:** C
**Justificativa:** O monitor BIS mede a profundidade de hipnose e o valor do BIS pode ser utilizado para prever se um paciente, durante a anestesia, está acordado e responsivo. O BIS não é uma medida da probabilidade de movimento. Durante a cirurgia, o valor-alvo típico do BIS é entre 40 e 60. Pelo valor BIS de 60, a probabilidade de resposta ao comando verbal é cerca de 20%, enquanto a probabilidade de *recall* é inferior a 1%.

**32.7 Resposta:** D
**Justificativa:** A anestesia espinhal e a peridural produzem sedação que não está relacionada à concentração sistêmica do anestésico local, mas que se correlaciona com a altura do bloqueio sensitivo. Esse fato é devido à diminuição da aferência sensitiva e menor atividade do sistema de ativação reticular ascendente. A diminuição do débito cardíaco concorre para diminuir a captação alveolar do anestésico e acelerar o equilíbrio entre as frações inspirada e alveolar, mas sem reduzir as necessidades anestésicas.

**32.8 Resposta:** A
**Justificativa:** Hipocalcemia causa prolongamento da fase 2 do potencial de ação da célula miocárdica e aumento do intervalo QT no ECG. Hiperpotassemia promove sequência de alterações no ECG com encurtamento do intervalo QT. Hipomagnesemia, que se associa comumente a hipocalcemia ou hipopotassemia, pode predispor à síndrome do QT longo.

**32.9 Resposta:** C
**Justificativa:** Quando a concentração plasmática de cálcio é maior que 10 $mEq \cdot L^{-1}$, ocorrem distúrbios da condução cardíaca, caracterizados no ECG, como prolongamento do intervalo PR, alargamento do complexo QRS e encurtamento do intervalo QT corrigido.

**32.10 Resposta:** D
**Justificativa:** O monitor BIS mede a profundidade da hipnose e seu valor, pode ser utilizada para prever a probabilidade de que um paciente estar acordado, responsivo ou ter um *recall* em um determinado ponto no tempo. O valor BIS não é uma medida da probabilidade de movimento ou da magnitute de estímulos nocivos que requerem tratamento com opióides. Durante a cirurgia, o valor típico alvo do BIS é entre 40 e 60. Com um valor de BIS de 60, a probabilidade de resposta ao comando verbal é de cerca de 20%, enquanto a probabilidade de *recall* é inferior a 1%.

**32.11 Resposta:** D
**Justificativa:** Situações patológicas podem romper a autorregulação, incluindo tumores, trauma, acidente vascular cerebral, malformações vasculares como as MAVs e a ruptura de aneurismas intracranianos. Um problema específico das MAVs é o fenômeno de quebra da pressão de perfusão ou disautorregulação cerebral. É caracterizado pelo ingurgitamento do cérebro e tende a ocorrer na cirurgia de grandes MAVs, podendo ser causa de edema cerebral significativo. A localização temporal direita da lesão sugere a ocorrência deste evento na substância branca correspondente aos tratos descendentes provenientes do córtex motor cerebral.

## CAPÍTULO 33
# Equilíbrio e reposição hidreletrolíticos

**33.1 Resposta:** D
**Justificativa:** A síndrome de secreção inapropriada de hormônio antidiurético deve ser suspeitada em qualquer paciente com hiponatremia que apresente os seguintes dados laboratoriais: sódio urinário > 20 $mEq \cdot L^{-1}$; dosagens baixas de ureia, ácido úrico e creatinina plasmáticos; sódio sérico < 130 $mEq \cdot L^{-1}$; osmolalidade plasmática < 270 $mOsm \cdot L^{-1}$; e urina hipertônica em relação ao plasma.

**33.2 Resposta:** C
**Justificativa:** O paciente apresenta quadro de hiponatremia grave por absorção de líquido durante ressecção transuretral de próstata. A correção do sódio do paciente com dosagem de sódio plasmático abaixo de 125 $mEq \cdot L^{-1}$ deve ser lenta e obedecer à velocidade de 0,6 a 1 $mEq \cdot h^{-1}$, respeitando o máximo de 8 a 10 $mEq \cdot dia^{-1}$. A solução salina a 3% apresenta 513 $mEq \cdot L^{-1}$ de sódio e irá produzir elevação de 9,3 $mEq \cdot L^{-1}$ na dosagem de sódio plasmático segundo a fórmula: Mudança do sódio = sódio da salina 3% – sódio dosado / Água Corporal Total + 1. Portanto, se a Água Corporal Total é 42 litros (60% do peso corporal – 70 kg), o volume de solução salina 3% necessário para elevar 10 mEq será de 1.075 mL.

**33.3 Resposta:** C
**Justificativa:** O quadro descrito sugere hipocalemia grave com dosagem sérica de potássio abaixo de 2,5 $mEq \cdot L^{-1}$. Nesta situação, deve-se repor potássio pela via venosa, de forma mais agressiva, em velocidades de infusão que podem chegar a 40 $mEq \cdot h^{-1}$, sempre com a monitorização seriada dos valores séricos de potássio e magnésio.

**33.4 Resposta:** C
**Justificativa:** A administração de grandes volumes de solução de NaCl 0,9% (como soro fisiológico e constituinte da solução de amido) acarreta acidose hiperclorêmica secundária à expansão volêmica e diluição do bicarbonato, bem como, segundo a teoria de Stewart, ao efeito da hipercloremia reduzir a diferença de íons fortes (DIF), o que leva à acidose por meio da dissociação da água para manter a neutralidade eletroquímica. O efeito das soluções coloides que são constituídas em solução fisiológica contribuirá para o efeito final sobre a DIF e agravo da acidose. Os efeitos adversos secundários à infusão de salina incluem acidose metabólica, distúrbios da coagulação com aumento do sangramento, vasoconstrição renal, náuseas e vômitos pós-operatórios (vasoconstrição e hipoperfusão esplâncnica).

**33.5 Resposta:** D
**Justificativa:** Esse paciente tem sinais de hipovolemia com base na presença de hiponatremia, osmolaridade normal do plasma, no baixo teor de sódio na urina e, o mais sensível, na variação da pressão de pulso > 12%.

**33.6 Resposta:** A
**Justificativa:** A administração restritiva de fluidos foi associada a maior incidência de vômitos, com menor ocorrência de hipercoagulabilidade, e nenhuma diferença na motilidade intestinal no pós-operatório de curto prazo.

**33.7 Resposta:** A
**Justificativa:** Diversos fatores relacionados ao período perioperatório podem desencadear processos fisiopatológicos no paciente com repercussão na distribuição de fluidos corporais. A doença neoplásica, a resposta ao *stress*, a duração e a magnitude do trauma cirúrgico conduzem a produção de mediadores inflamatórios que, por sua vez, atuam na função da barreira endotelial. Dessa forma, promovem a alteração fenotípica celular, alargamento dos poros endoteliais e degradação do glicocálix endotelial. A hipervolemia causada pela infusão excessiva de fluidos conduz à liberação de peptídeos cardíacos natriuréticos, os quais contribuem para a degradação endotelial do glicocálix.

**33.8 Resposta:** A
**Justificativa:** O quadro apresentado revela acidose metabólica hiperclorêmica sem elevação do ânion *gap* devido a provável administração de grandes volumes de fluidos com concentração elevada de cloreto (salina 0,9%). Ainda que a acidose seja evidente, a presença concomitante de hipopotassemia impõe necessidade de correção prévia desse eletrólito à correção da acidose devido ao risco de agravamento da hipopotassemia com a elevação do pH. Administração de doses adicionais de solução fisiológica poderá agravar o distúrbio ácido-base e não há indicação de hemotransfusão com os níveis hematimétricos citados.

**33.9 Resposta:** B
**Justificativa:** Em pacientes com perdas oriundas do trato gastrointestinal, secundárias à drenagem nasogástrica, vômitos ou gastroparesia, a alcalose metabólica hipoclorêmica deve ser prevista. Solução salina a 0,9% é o fluido de reposição de escolha.

## CAPÍTULO 34
# Equilíbio acidobásico

**34.1 Resposta:** B
**Justificativa:** Segundo a teoria de Stewart-Figge, existem 3 variáveis independentes responsáveis pela concentração plasmática de íons hidrogênio ($H^+$): diferença de íons fortes; concentração total de ácidos não voláteis e pressão parcial de gás carbônico.

**34.2 Resposta:** D
**Justificativa:** O diagnóstico de acidose respiratória parcialmente compensada é dado pelo pH diminuído (acidose), a $PaCO_2$ aumentada (aumento de ácidos pela via respiratória) e o $HCO_3^-$ aumentado (diminuição de ácidos pela via metabólica).

**34.3 Resposta:** B
**Justificativa:** O cálculo do *anion gap* distingue entre dois tipos de acidose metabólica. Aquela decorrente da perda sérica de bicarbonato (*anion gap* normal) e a decorrente do acúmulo de ácidos não voláteis (*anion gap* aumentado). Como três quartos do *anion gap* normal consiste da albumina, o *anion gap* deve ser corrigido para a hipoalbuminemia. *Anion gap* corrigido = *anion gap* calculado + 2,5 x (4 – albumina mensurada). No caso em questão, o *anion gap* calculado é de 16 (aparentemente normal), porém o *anion gap* corrigido é de 20,5 (aumentado).

**34.5 Resposta:** C
**Justificativa:** O paciente apresenta uma acidose metabólica descompensada já que o $CO_2$ esperado ($HCO_3^-$ x 1,5 + 8) seria de 20 mmHg. A análise da razão delta ou Δ gap (Δ *anion gap* / Δ $HCO_3^-$) é de 0,875 indicando que a queda do bicarbonato foi maior que a esperada para o aumento do *anion gap*. Caso se tratasse de uma acidose láctica isolada essa relação estaria em torno de 1,6 enquanto que para uma acidose metabólica hiperclorêmica isolada a relação seria < 0,4 e para a cetoacidose alcoólica valores próximos a 1. A acidose metabólica associada ao traumatismo com lesões extensas de partes moles e esmagamento está quase sempre associada à hipoperfusão tecidual com consequente hiperlactatemia. O valor intermediário encontrado é compatível com uma acidose metabólica mista láctica e hiperclorêmica decorrente da hipoperfusão e expansão volêmica com solução rica em cloreto.

## CAPÍTULO 35
# Choque

**35.1 Resposta:** A
**Justificativa:** O quadro descrito é característico de choque obstrutivo em que há redução do IC acompanhado de elevação do IRVS e do delta PP. Diferente do choque hipovolêmico, a melhora da PA e IC é apenas fugaz com a administração de volume e vasopressores, e o delta PP não diminui. No choque distributivo, ocorreria redução do IRVS, enquanto, no choque cardiogênico, o delta PP seria menor que o apresentado.

**35.2 Resposta:** D
**Justificativa:** Hidroxietilamido é um coloide sintético e está contraindicado em pacientes com lesão renal estabelecida (depuração de creatinina da paciente = 25,56 $mL \cdot min^{-1}$). Devem ser tomadas precauções quando se administra uma solução de hidroxietilamido para pacientes com sepse grave ou choque séptico característico, uma vez que podemos aumentar o risco de lesão renal aguda. Em pacientes idosos, com função renal inalterada, não está contraindicado. Os parâmetros hemodinâmicos apresentados pela paciente não caracterizam hipovolemia nem choque cardiogênico.

**35.3 Resposta:** D
**Justificativa:** Devido à redução da oferta tecidual de $O_2$, os músculos respiratórios têm um desempenho ruim durante o choque hemorrágico. Caracteristicamente, o paciente com quadro de choque hemorrágico desenvolve aumento marcante do espaço morto, o que exige aumento da ventilação-minuto para eliminar efetivamente o $CO_2$. A ventilação mecânica atenua o trabalho da musculatura respiratória sem que esta necessite de suprimento sanguíneo adicional, que, nesse momento, é precioso para outros órgãos vitais.

**35.4 Resposta:** C
**Justificativa:** Dor, hemorragia e percepção cortical das injúrias traumáticas levam à liberação de hormônios e outros mediadores inflamatórios, incluindo renina, angiotensina, vasopressina, hormônio antidiurético, hormônio do crescimento, glucagon, cortisol, adrenalina e noradrenalina. Células isquêmicas produzem lactato e radicais livres, que se acumulam na circulação se a perfusão está reduzida. Células isquêmicas também produzem e liberam fatores inflamatórios: prostaciclina, tromboxano, prostaglandinas, leucotrienos, endotelina, complemento, interleucina, fator de necrose tumoral e outros.

**35.5 Resposta:** B
**Justificativa:** Com o quadro clínico pré-operatório descrito, o paciente apresenta síndrome da resposta inflamatória sistêmica. No início do quadro, o baixo IC associado à elevada VVS indica estado de diminuição da pré-carga. A diminuição da VVS após administração de volume indica responsividade a fluidos e se acompanhou de elevação do IC, apesar de ainda insuficiente. A administração de dobutamina, com o fim de melhorar o IC, provavelmente resultará em elevação da FC e do IC, com otimização da oferta de oxigênio aos tecidos (elevação da $SvcO_2$), porém com aumento da VVS e redução da PVC devido ao seu efeito vasodilatador e inotrópico.

**35.6 Resposta:** D
**Justificativa:** Concentrações de vasopressina estão inadequadamente baixas em pacientes com choque séptico. A administração exógena de vasopressina pode aumentar a pressão arterial sistólica nessa população. O mecanismo proposto é duplo. Em primeiro lugar, o esgotamento da vasopressina endógena parece ser o resultado de liberação excessiva barorreceptor mediada, que sustenta a hipotensão. Em segundo lugar, a vasopressina parece restaurar a sensibilidade vascular à noradrenalina. A milrinona e a dobutamina não estão indicadas, já que este paciente apresenta boa função miocárdica com índice cardíaco elevado. A fenilefrina é agonista alfa 1 adrenérgico seletivo e não proporciona benefícios adicionais.

**35.7 Resposta:** A
**Justificativa:** Diversos estudos descrevem a redução da capacidade tecidual de produção de ATP na sepse e em outras situações críticas. Uma das principais razões para esse evento é o comprometimento da perfusão e oxigenação tecidual decorrente da piora da *performance* macrocirculatória. No entanto, mesmo após a restauração dos parâmetros macrocirculatórios e do aporte global de oxigênio, o déficit celular de ATP pode ser mantido por distúrbios microcirculatórios diversos como a abertura de *shunts* arteríolo-venulares, trombose e obstrução microvascular, edema tecidual e hipóxia citotóxica. A geração de peroxinitritos no interior da célula por conta do aumento da produção de óxido nítrico e radicais livres mediada por toxinas exógenas e mediadores inflamatórios pode comprometer a funcionalidade mitocondrial. Essa situação, conhecida como hipóxia citopática, é caracterizada pela incapacidade de produzir quantidades adequadas de ATP a despeito de tensão de oxigênio normal ou mesmo aumentada no interior da célula.

**35.8 Resposta:** B
**Justificativa:** O aumento do peso molecular da molécula de hidroxietilamido está associado ao aumento da frequência de disfunção renal e coagulopatia.

**35.9 Resposta:** C
**Justificativa:** A apresentação clínica do choque varia de acordo com o tipo e com a causa do choque, embora existam muitos fatores em comum. Trata-se de uma síndrome associada ao aumento da atividade simpática, que primeiramente caracteriza-se por taquicardia. Depois, a vasoconstrição surge como um mecanismo compensatório da depleção do volume circulante efetivo, que redireciona o fluxo da periferia para os órgãos vitais. No caso em questão, o índice cardíaco de 3,5 $L.min^{-1}.m^{-2}$ no primeiro momento, acompanhado de queda da $SvO_2$, revela que houve um aumento da performance miocárdica para compensar o aumento da extração tecidual de oxigênio causada pela anemia e pela hipovolemia. Após a transfusão, a queda do IC mostra que houve uma adequação deste parâmetro à nova condição hemodinâmica.

CAPÍTULO 36

# Sangue e derivados

**36.1 Resposta:** C
**Justificativa:** O tempo máximo de armazenamento de concentrado de hemácias é determinado pela permanência na circulação de, pelo menos, 70% dos eritrócitos transfundidos após 24 horas da administração.

**36.2 Resposta:** C
**Justificativa:** A infusão de grandes volumes (> 20 $mL \cdot kg^{-1}$) de hidroxietilamido leva à diluição dos fatores da coagulação e do fibrinogênio, além de redução da adesividade plaquetária com manifestações clínicas de sangramento aumentado.

**36.3 Resposta:** A
**Justificativa:** No paciente politraumatizado, com sangramento maciço ativo, a reposição isolada em grande volume de cristaloides, coloides ou concentrado de hemácias pode resultar em coagulopatia dilucional.

Nesses casos, a estratégia mais adequada é a reposição das frações do sangue (hemácias, plaquetas e plasma) em proporções semelhantes.

**36.4 Resposta:** B
**Justificativa:** O uso de eritropoietina proporciona aumento da tolerância a repetidas doações, a suplementação com ferro é indicada apenas em caso de carência. Podem ocorrer infecções bacterianas por contaminação e o sangue colhido para transfusão autóloga é submetido a um número menor de testes,sendo assim inadequado para uso em outros pacientes. Os critérios transfusionais da bolsa autóloga devem ser os mesmos do sangue heterólogo por conta dos riscos envolvidos.

**36.5 Resposta:** A
**Justificativa:** A decisão de corrigir os níveis de hemoglobina no período pré-operatório deve levar em consideração o estado clínico do paciente, o tipo de anemia apresentada e a capacidade de transporte de oxigênio. A proposição de transfundir concentrado de hemácias do adulto baseado no valor isolado da hemoglobina, sem avaliar os quesitos descritos acima, não é uma conduta adequada frente aos efeitos deletérios associados à transfusão de sangue homólogo. A paciente em questão apresenta anemia relacionada à doença crônica.

CAPÍTULO 37

# Coagulação do sangue e coagulopatias

**371 Resposta:** D
**Justificativa:** Na coagulação intravascular disseminada (CIVD), o sistema de coagulação está desarranjado, o que resulta em deposição disseminada de fibrina com grave comprometimento da capacidade de formação de coágulo. As razões específicas para o surgimento de CIVD não são claras. No entanto, nos casos de acidose hipoxêmica, os tecidos com fluxo sanguíneo estagnado, provavelmente liberam tromboplastina diretamente ou por meio da liberação de toxinas modulada pela proteína C. A liberação de plasminogênio tecidual ativado dos tecidos lesados também leva à fibrinólise. Na sepse, a patogênese da CIVD é mais aparente. A via extrínseca da coagulação é ativada pelo fator de necrose tumoral (FNT) e endotoxinas. Embora a via intrínseca não leve à CIVD, pode contribuir para o desenvolvimento de hipotensão. Esses gatilhos do processo de coagulação resultam no consumo de fatores I, II, V, VIII e plaquetas. Trombina e fibrina são depositadas na microcirculação de órgãos vitais, interrompendo o fluxo sanguíneo.

**37.2 Resposta:** C
**Justificativa:** O tempo R, tempo de reação; vai do início do traçado até onde a curva se alarga em 1mm. O valor normal está entre 10 e 14 minutos. Seu prolongamento está associado ao uso de heparina ou à deficiência de fatores de coagulação como ocorre na hemofilia.

**37.3 Resposta:** D
**Justificativa:** Em condições normais, o endotélio exerce atividades antiplaquetárias, anticoagulantes e pró-fibrinolíticas e provê uma superfície antitrombogênica que garante a fluidez do sangue na rede vascular. O dano endotelial, com a exposição consequente da matriz extracelular subendotelial, promove a exposição de fator tecidual, fator de von Willebrand, colágeno, fibronectina e outras glicoproteínas que permitem a ligação e ativação de plaquetas circulantes desencadeando a formação do trombo. *Stents* farmacológicos, embora reduzam a taxa de re-estenose arterial pós-angioplastia, dificultam o processo de re-endotelização vascular e aumentam o risco de trombose tardia, especialmente na descontinuação da terapia antiplaquetária.

**37.4 Resposta:** C
**Justificativa:** A heparina não fracionada possui um notável efeito imunogênico induzindo a produção de anticorpos heparina dependentes em até 25% dos pacientes submetidos a cirurgias cardíacas com circulação extracorpórea. Essa resposta imunogênica leva à formação de anticorpos que apresentam interação cruzada com a heparina e componentes das plaquetas resultando em ativação e destruição das mesmas. A formação consequente de complexos imunes e macroagregados plaquetários com ativação secundária de células endoteliais, macrófagos e monócitos resulta em um estado trombocitopênico pró-trombótico conhecido como Trombocitopenia Induzida pela Heparina tipo II.

CAPÍTULO 38

# Temperatura corporal e anestesia

**38.1 Resposta:** A
**Justificativa:** A radiação é responsável por cerca de 60% da perda de calor inicial no paciente anestesiado. O aquecimento e a umidificação dos gases inspirados

influenciam muito pouco no paciente adulto, assim como a manutenção da temperatura da sala acima de 24 °C e o aquecimento dos fluidos. O aquecimento da superfície cutânea é o método mais eficaz para evitar a perda de calor.

## CAPÍTULO 41
# Manejo das vias aéreas

**41.1 Resposta:** A
**Justificativa:** Os guias introdutores maleáveis são indicados para os casos de visão laringoscópica restrita, classes IIb (apenas aritenoides visíveis) e IIIa (apenas epiglote visível e passível de elevação) na classificação de Cormack e Lehane modificada por Cook.

**41.2 Resposta:** C
**Justificativa:** A equimose em região mastóidea leva à suspeição de ocorrência de fratura basilar de crânio. A intubação nasotraqueal está contraindicada, já que existe a possibilidade da introdução da cânula dentro do cérebro ou da órbita.

**41.3 Resposta:** D
**Justificativa:** Após tentativa inicial de intubação sem sucesso, deve-se observar se a ventilação sob máscara facial é satisfatória ou não. Sendo adequada a ventilação sob máscara facial, a via aérea é considerada não emergencial e, a partir desse momento, os algoritmos de manuseio das vias aéreas oferecem 3 opções: adiar a cirurgia, despertar o paciente (realizar intubação acordado) ou considerar abordagens alternativas de intubação traqueal (máscara laríngea de intubação, fibroscopia, videolaringoscópio, estilete luminoso, etc.).

**41.4 Resposta:** C
**Justificativa:** Para evitar complicações (dor de garganta e rouquidão) com o uso de máscara laríngea, recomenda-se que a pressão de insuflação do balonete seja monitorizada regularmente no intraoperatório e não ultrapasse o valor de 60 $cmH_2O$.

**41.5 Resposta:** C
**Justificativa:** Fatores de risco para intubação traqueal difícil: sobrepeso, movimentação limitada da cabeça e do pescoço, distância interincisivos, limitação da protrusão de incisivos inferiores além dos superiores e protrusão dos incisivos maxilares. Paciente edêntulo, presença de barba espessa e síndrome da apneia obstrutiva do sono são fatores de risco independentes para dificuldade de ventilação sob máscara.

**41.6 Resposta:** A
**Justificativa:** Na via aérea difícil não reconhecida, o anestesista deve pedir ajuda imediatamente e considerar retornar à ventilação espontânea e despertar o paciente. Quando a intubação traqueal e a ventilação sob máscara facial são impossíveis, a preferência inicial recai nos dispositivos supraglóticos.

**41.7 Resposta:** D
**Justificativa:** A situação apresentada é a de uma via aérea difícil não antecipada com ventilação adequada sob máscara facial e impossibilidade de intubação traqueal. A intubação é essencial para a realização de cirurgia videolaparoscópica em abdome superior. Não é seguro proceder à cirurgia com dispositivos supraglóticos em paciente obesa devido ao risco de aspiração do conteúdo gástrico. Por se tratar de cirurgia de urgência e como o hospital não possui outros dispositivos, tais como videolaringoscópios, fibroscópio ou material para intubação retrógrada, a conduta mais apropriada é a realização do procedimento com via aérea cirúrgica.

**41.8 Resposta:** B
**Justificativa:** O paciente descrito apresenta vários preditores de dificuldade de intubação e tem estômago cheio. Dessa forma, a técnica inicial para assegurar de forma segura a via aérea é a intubação com o paciente acordado.

**41.9 Resposta:** C
**Justificativa:** A máscara laríngea pode ser usada para ventilação de emergência em caso de falha da intubação. No caso descrito, a prioridade é a oxigenação do paciente, apesar do risco de regurgitação, aspiração pulmonar e retenção de $CO_2$. A máscara laríngea aparece como opção no algoritmo de via aérea difícil quando não há sucesso na intubação e a ventilação sob máscara é inadequada. É meio de estabelecer ou manter a ventilação e oxigenação e poderá ser usada para facilitar a intubação às cegas ou com fibroscopia.

**41.10 Resposta:** C
**Justificativa:** A anestesia infiltrativa é muito bem indicada nos casos de via aérea difícil, mas quando há risco de regurgitação, os bloqueios transtraqueal e laríngeo superior são contra-indicados. O bloqueio do nervo esfenopalatino está indicado na manipulação da cavidade nasal. O bloqueio do nervo glossofaríngeo pode ser utilizado com segurança nestes pacientes.

**41.11 Resposta:** B
**Justificativa:** A terapêutica mais importante para a proteção cerebral neste quadro é a otimização da pressão de perfusão cerebral (PPC = 50-70 mmHg) e a normalização da pressão arterial (PAM > 80 mmHg) por meio do uso de vasoconstritores como a noradrenalina. O uso de manitol e/ou soluções hipertônicas podem aumentar o volume do hematoma subdural não drenado ao promover a redução do volume do tecido cerebral por cremação celular. A hiperventilação pode promover o aumento do volume do hematoma.

**41.12 Resposta:** D
**Justificativa:** Para conseguir adequadas condições de intubação em sequência rápida com agentes não despolarizantes algumas técnicas podem ser utilizadas como o *priming*, que seria a utilização de uma sub-dose (10 a 20%) da dose do agente alguns minutos antes da indução, para já ocupar alguns dos receptores e com isso reduzir o tempo para início de ação do agente. O rocurônio não apresenta efeito direto na vasculatura pulmonar. A ocupação dos receptores nicotínicos musculares antes da hipnose é a responsável pela tosse, agitação e queda na saturação.

## CAPÍTULO 42
# Posicionamento do paciente

**42.1 Resposta:** B
**Justificativa:** A baixa pressão em vias aéreas afasta a intubação seletiva, o pneumotórax e o edema agudo. A ablação, mesmo com meio líquido, em paciente com salpingotripsia prévia, leva à formação de gases, por evaporação do endométrio que não têm para onde escoar, em função da obstrução tubária e da presença do aparelho no colo do útero. Os seios venosos abertos, com a ação do cautério, servem de via para microembolização gasosa contínua e progressiva.

**42.2 Resposta:** B
**Justificativa:** O cefalodeclive prolongado pode levar a edema da face, conjuntiva, laringe e língua, com risco de obstrução das vias aéreas no pós-operatório. O movimento cefálico do conteúdo abdominal contra o diafragma diminui a capacidade residual funcional e a complacência pulmonar. O retorno venoso do conteúdo intracraniano está diminuído, o que contribui para o aumento da pressão intracraniana.

**42.3 Resposta:** A
**Justificativa:** O posicionamento em decúbito lateral esquerdo ou direito, sendo neste último mais expressivo, promove o desvio do mediastino para o hemitórax dependente e a rotação do coração no seu eixo longitudinal, prejudicando o retorno venoso e diminuindo a pré-carga.

## CAPÍTULO 43
# Farmacocinética dos anestésicos inalatórios

**43.1 Resposta:** B
**Justificativa:** Anestésicos voláteis, betabloqueadores, bloqueadores dos canais de cálcio e vasodilatadores podem diminuir o débito cardíaco e produzir mudanças significativas na distribuição de outros fármacos. A diminuição do débito cardíaco aumenta as concentrações de outros fármacos em tecidos altamente perfundidos,

tais como o cérebro e o miocárdio. Com isso, doses habituais de agentes como o propofol, tiopental, remifentanil, podem produzir efeitos substancialmente maiores no sistema cardiovascular e no SNC. O mesmo efeito é observado com os anestésicos voláteis, quando a diminuição do débito cardíaco causa aumento das concentrações expiradas, intensificando os efeitos cardiovasculares e sobre o SNC.

**43.2 Resposta:** A
**Justificativa:** O *shunt* pulmonar diminui a ventilação alveolar, reduzindo a entrada do anestésico inalatório nos alvéolos e a pressão alveolar do mesmo nas áreas mal ventiladas. Nas áreas bem ventiladas, a entrada do anestésico ocorre de maneira normal. Quando se soma a captação de todas as áreas do pulmão, ocorre diluição do anestésico inalatório, reduzindo a velocidade de indução. Todas as outras condições diminuem a captação do anestésico inalatório para o sangue, aumentando a pressão alveolar e a velocidade de indução.

**43.3 Resposta:** A
**Justificativa:** A pressão de vapor saturado (PVS) exercida pelas moléculas na fase de vapor de um anestésico inalatório potente depende apenas do anestésico e da temperatura ambiente. A temperatura na qual a PVS torna-se igual à pressão atmosférica e na qual o líquido passa para a fase de vapor é o ponto de ebulição. O ponto de ebulição diminui com a redução da pressão atmosférica, como ocorre nas altitudes elevadas.

**43.4 Resposta:** B
**Justificativa:** Quanto menor o débito cardíaco, maior a elevação na concentração alveolar do anestésico. Assim, à medida que a concentração do anestésico aumenta, maior será a depressão cardiovascular, com aumento ainda maior da concentração alveolar. A menor captação alveolar secundária ao *feedback* positivo pode levar a uma profunda depressão cardiovascular, notadamente com anestésicos com coeficiente de partição sangue:gás elevado, como o halotano.

**43.5 Resposta:** A
**Justificativa:** Altos fluxos de gases frescos e circuitos com pequeno volume, como os sistemas abertos, permitem rápido controle da concentração do anestésico que será inspirado pelo paciente. Anestésicos com maior solubilidade sanguínea produzem uma elevação mais lenta na pressão parcial alveolar relativa à pressão parcial inspirada porque mais vapor precisa ser transferido para o sangue antes que este compartimento seja preenchido. Enquanto o aumento do débito cardíaco lentifica o aumento da pressão parcial alveolar por aumentar a retirada do agente anestésico dos gases alveolares, o débito cardíaco diminuído acelera a elevação da pressão parcial alveolar.

**43.6 Resposta:** A
**Justificativa:** O uso de baixo fluxo de gases frescos exige monitorização contínua da fração expirada de oxigênio para evitar a oferta de uma mistura hipóxica que pode surgir pelo consumo de oxigênio e o fornecimento insuficiente deste gás. Inicialmente ocorre maior absorção inicial do óxido nitroso, que aumenta as concentrações dos gases alveolares, refletindo nas concentrações do circuito. Uma vez saturado o circuito, haverá uma queda progressiva das concentrações de oxigênio secundárias ao efeito segundo gás do óxido nitroso.

CAPÍTULO 44

## Farmacodinâmica dos anestésicos inalatórios

**44.1 Resposta:** D
**Justificativa:** À luz dos conhecimentos atuais, fica claro que a imobilidade é um efeito medular; a amnésia, um efeito sobre o hipocampo e a inconsciência, um efeito sobre o córtex cerebral. Em cada sítio, um alvo farmacológico distinto e alguns superpostos podem ser considerados também em contexto dose-dependente. O efeito imobilizante medular pouco nos permite inferir sobre a ocorrência simultânea de amnésia ou inconsciência. Aspectos farmacogenômicos são tributários dessa separação que deixa a CAM apenas como parâmetro de ação dos anestésicos inalatórios sobre a medula.

**44.2 Resposta:** D
**Justificativa:** Os anestésicos inalatórios halogenados exercem ação modulatória positiva sobre os receptores gabaérgicos A, inibição NMDA, inibição colinérgica nicotínica, ativação dos canais $K_{2P}$ e inibição dos canais pré-sinápticos de sódio. Outra classe comporta gases como xenônio e óxido nitroso, que promovem bloqueio de canais NMDA e ativação de canais $K_{2P}$, mas sem ação gabaérgica.

**44.3 Resposta:** A
**Justificativa:** Os anestésicos voláteis produzem redução dose-dependente no fluxo sanguíneo renal, na taxa de filtração glomerular e no débito urinário. Essas mudanças não resultam da liberação do hormônio arginina vasopressina. Elas refletem o efeito dos anestésicos voláteis na pressão sistêmica e no débito cardíaco.

**44.4 Resposta:** B
**Justificativa:** Foi demonstrado que a progesterona reduz a CAM em mulheres grávidas. O recém-nascido tem níveis elevados de progesterona, e estudos têm sugerido que por esse motivo, valores da CAM estão reduzidos. Elevadas concentrações de beta-endorfina estão presentes nos primeiros dias de vida e podem atravessar a barreira sangue-cérebro imatura do recém-nascido, aumentando assim o limiar de dor e reduzindo valores da CAM. A função hepática não afeta a CAM em recém-nascidos.

CAPÍTULO 45

## Anestésicos venosos

**45.1 Resposta:** B
**Justificativa:** As reações adversas hemodinâmicas mais comuns associadas ao uso de dexmedetomidina são hipotensão (30%), hipertensão (12%) e bradicardia (9%). O aumento inicial da pressão arterial é provavelmente causado pelo efeito vasoconstritor do fármaco no receptor alfa-2 adrenérgico pós-sináptico vascular.

**45.2 Resposta:** B
**Justificativa:** A efedrina é um fármaco vasopressor de ação simpatomimética indireta, que estimula receptores $\alpha$ e $\beta$ adrenérgicos. Os efeitos farmacológicos da efedrina são consequentes à estimulação dos receptores adrenérgicos (ação direta) e à liberação de noradrenalina (ação indireta). O efeito vasopressor apresentado pela efedrina por meio da vasoconstrição periférica ocorre com a liberação da noradrenalina nos terminais adrenérgicos pré-sinápticos. Nesta paciente em questão, o uso concomitante da dexmedetomidina, um fármaco $\alpha_2$ agonista com seletividade de 1602:1, promove por meio de *feedback* negativo o bloqueio da liberação de noradrenalina dos terminais adrenérgicos pré-sinápticos, desencadeando a diminuição do efluxo simpático e esgotamento adrenérgico.

CAPÍTULO 46

## Anestesia venosa

**46.1 Resposta:** B
**Justificativa:** A concentração plasmática em (unidade de massa/unidade de volume) multiplicada pela taxa de depuração (unidade de volume/unidade de peso/unidade de tempo) resulta em (unidade de massa/unidade de peso/unidade de tempo). Esta é a formatação da taxa de infusão, levando-se em consideração que esta deve repor a fração da concentração alvo retirada pelos órgãos de depuração.

**46.2 Resposta:** D
**Justificativa:** A $K_{e0}$ representa a constante de velocidade de eliminação do fármaco do compartimento efetor, enquanto a meia-vida $K_{e0}$ representa a metade do tempo necessário para que haja equilíbrio entre o plasma e a biofase e determina a velocidade na qual o fármaco deixa o compartimento central onde foi administrado e entra no compartimento de efeito. Assim, fármacos com meia-vida $K_{e0}$ curtos possuem constante $K_{e0}$ alta e início de ação rápido. Histerese e $DE_{50}$ não são propriedades farmacocinéticas.

**46.3 Resposta:** B
**Justificativa:** O tempo de equilíbrio $K_e0$ é o tempo decorrido entre a administração do fármaco por via venosa e o seu efeito terapêutico máximo, ou a sua concentração máxima

no compartimento efetor. A meia vida $K_e0$ é o tempo decorrido para que ocorra metade desse equilíbrio, e fármacos com menor meia vida $K_e0$ são mais precisamente manuseados quando em infusão contínua e apresentam início e pico de ação mais rápidos.

**46.4 Resposta:** D
**Justificativa:** Em um contexto em que se observa valor de BIS de 50 e SEF 95 igual a 12 Hz, é muito provável que se tenha um paciente em adequado grau de hipnose. No entanto, esses mesmos valores de BIS e SEF 95 na presença de gráfico de DSA com tendência de deslocamento para faixas de frequência mais altas, ou seja, de 15 a 20 Hz, podem significar superficialização do plano anestésico e que só se refletirá no valor de BIS após mais alguns segundos. Essa análise permite ao anestesista antecipar sua conduta e evitar possíveis consequências de um plano anestésico eventualmente insuficiente, que podemos observar através dos dados hemodinâmicos, sugerindo analgesia inadequada.

**46.5 Resposta:** B
**Justificativa:** O modelo de Schnider é utilizado para se realizar TCI efeito, pois é muito mais complexo que o modelo de Marsh, utilizando outras covariáveis (idade, sexo, altura e peso de massa magra) em seu algoritmo. O modelo de Schnider incorpora um $k_{e0}$ de $0{,}456 \cdot min^{-1}$ e foi desenvolvido a partir de uma combinação de modelos de farmacocinética e farmacodinâmica, a fim de melhorar a correlação clínica entre uma infusão e o seu efeito. Compartimentos V1 e V3, no modelo de Schnider são fixos, enquanto o tamanho de V2 é influenciado e muda de acordo com a idade (diminui o volume de V2 com o aumento da idade), reduzindo a dose do *bolus* inicial. A diferença é que o modelo de Marsh muda a dose do *bolus* inicial de acordo com o peso, ou seja, quanto maior o peso, maior a dose em *bolus* inicial. A quantidade total de propofol infundida é bastante semelhante com os dois modelos.

**46.6 Resposta:** A
**Justificativa:** A meia-vida contexto-dependente é o tempo necessário para a concentração plasmática do fármaco reduzir à metade após a interrupção de infusão contínua. O contexto se refere à duração da infusão contínua. Tempos maiores significam prolongamento do tempo de efeito. Meia-vida contexto-dependente representa parâmetro farmacocinético clinicamente mais relevante que a meia vida terminal e o volume de distribuição na estimativa de como o fármaco se comporta. O tempo de equilíbrio entre o pico de concentração plasmática e o pico de efeito é estimado pela constante $K_{e0}$.

**46.7 Resposta:** B
**Justificativa:** A concentração plasmática em unidade de massa/unidade de volume multiplicada pela taxa de depuração unidade de volume/unidade de peso/unidade de tempo resulta na taxa de infusão unidade de massa/unidade de peso/unidade de tempo. Esta é a formatação da taxa de infusão levando-se em consideração que esta deve repor a "porção" da concentração alvo retirada pelos órgãos de depuração que o modelo considera. A redução do fluxo gastrointestinal implicará na redução do fluxo sanguíneo hepático com consequente redução da taxa de depuração da droga. O modelo farmacocinético considera um taxa de depuração constante de acordo com as características do paciente. A redução do fluxo sanguíneo hepático resultará em uma concentração plasmática maior que a prevista.

**46.8 Resposta:** A
**Justificativa:** A habilidade de predizer com acurácia os valores plasmáticos de uma medicação conforme o modelo farmacocinético empregado em um sistema automático de infusão pode ser expressa de acordo com o seu erro de performance. Numericamente o erro de performance é estabelecido pela diferença entre o valor plasmático mensurado e o valor previsto no modelo e expresso em porcentagem em relação ao valor previsto ({[Concentração mensurada – Concentração prevista] / Concentração prevista} x 100%). As medianas do erro de performance mensuradas em um paciente ou uma população podem então ser utilizadas para determinar a capacidade preditiva do sistema. A mediana dos valores absolutos do erro de performance (MDAPE) indica a inacurácia geral do sistema sem informação quanto à direção do erro. A mediana dos valores obtidos (negativos e positivos) do erro de performance (MDPE), por sua vez, indicam o viés e a direção do erro. Uma MDPE negativa indica um sistema no qual a concentração plasmática mensurada tende a ser menor que a concentração prevista (superestimação do sistema) e vice-versa. Assim, o emprego de um sistema com MDPE negativo, quando comparado a um sistema com MDPE positivo, tenderá a uma concentração mensurada de propofol menor que a prevista com consequente menor repercussão hemodinâmica.

**46.9 Resposta:** B
**Justificativa:** A infusão de propofol por meio do modelo de Bristol remonta ao início da anestesia venosa total antes da anestesia alvo controlada. Desta forma alguns aspectos farmacocinéticos devem ser observados para que seja estabelecida uma concentração constante no sítio efetor ou biofase. O volume de distribuição elevado do propopol requer uma dose maior em *bolus* no início da infusão. A distribuição entre os compartimentos corporais obedece uma fase de distribuição rápida ($10\ mg \cdot kg^{-1} \cdot h^{-1}$) seguida por uma fase de distribuição lenta ($8\ mg \cdot kg^{-1} \cdot h^{-1}$). Após este período de distribuição entre os compartimentos corporais, a manutenção da infusão é estabelecida com base na depuração do propofol. Com este modelo de infusão, a dose estabelecida no sítio de efeito é mantida em aproximadamente em $3 mcg \cdot ml^{-1}$ de propofol.

CAPÍTULO 47

# Bloqueadores neuromusculares

**47.1 Resposta:** A
**Justificativa:** Após a administração de uma dose de $1\ mg \cdot kg^{-1}$ de succinilcolina, por não ocorrer fadiga, as quatro respostas à sequência de 4 estímulos são praticamente idênticas, o que mantém a relação T4/T1 entre 0,9 e 1,0 (T4 = T1).

**47.2 Resposta:** A
**Justificativa:** São eventos associados à redução do número dos receptores nicotínicos da acetilcolina na placa motora: *miastenia gravis*, envenenamento por organofosforados e sobredose de anticolinesterásicos. Por outro lado são eventos associados ao aumento do número dos receptores nicotínicos da acetilcolina na placa motora: lesão medular, esclerose múltipla, síndrome de Guillain-Barré e acidente vascular cerebral.

**47.3 Resposta:** B
**Justificativa:** Todos os agentes anticolinesterásicos utilizados para reverter o bloqueio neuromuscular não despolarizante também inibem a pseudocolinesterase. A administração subsequente de succinilcolina para qualquer paciente que já tenha recebido um anticolinesterásico resultará em bloqueio neuromuscular despolarizante prolongado.

**47.4 Resposta:** B
**Justificativa:** A paciente recebeu bloqueador neuromuscular (BNM) de duração de ação intermediária. Além de não ter sido realizada descurarização ao final da cirurgia, o uso concomitante de gentamicina (diminui a liberação de acetilcolina no terminal nervoso e diminui a sensibilidade do receptor colinérgico à acetilcolina) e a presença de hipotermia (tremores) aumentam a ação do BNM e prejudicam sua reversão.

**47.5 Resposta:** A
**Justificativa:** O paciente crítico está comumente sujeito à imobilização prolongada e miopatia grave. O uso de succinilcolina em pacientes críticos pode precipitar hiperpotassemia grave e/ou rabdomiólise, devendo, dessa forma, ser evitado.

**47.6 Resposta:** D
**Justificativa:** Os pacientes que receberam sugamadex para reversão do bloqueio neuromuscular e que precisam de reintubação exigem uma atenção especial porque as moléculas remanescentes de sugamadex na circulação podem potencialmente interferir com a readministração de rocurônio ou vecurônio. Nesse cenário, com base no tempo máximo de metabolização do sugamadex, dentro de 24 horas da administração desse fármaco, recomenda-se que BNM não esteroide seja utilizado. Sugamadex não reverte o efeito de BNM benzilisoquinolínicos cujo efeito será antagonizado com anticolinesterásicos.

**47.7 Resposta:** D
**Justificativa:** O fármaco é um relaxante muscular despolarizante, já que há redução da amplitude da resposta motora, sem fadiga, como demonstrado na sequência 2. A sequência 3 representa fadiga após estimulação pós-tetânica que pode ser atribuída a bloqueio fase II secundário a exposição prolongada do receptor nicotínico muscular ao fármaco despolarizante, com consequente mudança conformacional do receptor nicotínico muscular. O bloqueio fase II se caracteriza por se assemelhar ao bloqueio neuromuscular adespolarizante.

**47.8 Resposta:** C
**Justificativa:** A menor densidade de receptores colinérgicos em fibras musculares lentas, como nos músculos periféricos, explica a menor margem de segurança da transmissão neuromuscular nesses grupamentos, quando comparada com as fibras mais rápidas dos adutores da laringe. A $t_{1/2}K_{e0}$ dos bloqueadores neuromusculares é menor nos adutores da laringe. No entanto, esta característica confere início de ação mais rápido do bloqueador nestas fibras, ainda que elas sejam mais resistentes à ação desses fármacos.

**47.9 Resposta:** B
**Justificativa:** Os bloqueadores neuromusculares (BNM) apresentam interações com diversas medicações, inclusive entre diferentes classes de BNM. Quando os BNM adespolarizantes forem administrados em pequenas doses antes da succinilcolina, as doses de succinilcolina deverão ser aumentadas. Outra interação importante é com os agentes inalatórios: desflurano > sevoflurano > isoflurano > halotano > $N_2O$. A interação entre os anestésicos voláteis e NMBDs é uma interação farmacodinâmica, não farmacocinética. Os mecanismos propostos para esta interação incluem (1) um efeito central em neurônios motores alfa e sinapses interneuronais, (2) inibição dos receptores nicotínicos de acetilcolina pós-sinapticos, e (3) o aumento da afinidade do antagonista no local do receptor. A clindamicina inibe a liberação pré-juncional de Ach. O atenolol não altera a liberação de Ach na JNM.

**47.10 Resposta:** A
**Justificativa:** O sistema colinérgico muscarínico desencadeia um importante papel regulador na função da via aérea. Os bloqueadores neuromusculares não despolarizantes apresentam diferentes atividades antagonistas em ambos receptores muscarínicos $M_2$ e $M_3$. O bloqueio dos receptores $M_3$ na musculatura lisa brônquica inibe a broncoconstrição induzida vagalmente, promovendo broncodilatação. Por sua vez o bloqueio dos receptores $M_2$ resulta em aumento da liberação de acetilcolina, a qual atua nos receptores $M_3$, causando bronconstrição.

**47.11 Resposta:** A
**Justificativa:** Este maior tempo de início de ação da droga (succinilcolina) se deve à hipovolemia relacionada ao trauma associada à cardiodepressão induzida pelo propofol.

**47.12 Resposta:** D
**Justificativa:** Pacientes com atividade normal da pseudocolinesterase plasmática que recebem dose de succinilcolina de 0,5 a 1,5 $mg{\cdot}Kg^{-1}$, apresentam bloqueio neuromuscular despolarizante típico: bloqueio de fase I, ou seja, a resposta ao TOF ou à estimulação tetânica não tem fadiga, nem ocorre facilitação pós-tetânica.

## CAPÍTULO 48
# Anestésicos locais

**48.1 Resposta:** C
**Justificativa:** A cocaína inibe as condutâncias de $Na^+$, $Ca^{+2}$ voltagem-dependente e dos canais de potássio no sarcolema; diminui a liberação de $Ca^{+2}$ do retículo sarcoplasmático induzida pelo $Ca^{+2}$; e reduz a sensibilidade dos miofilamentos ao $Ca^{+2}$. Quando combinadas às ações vagolítica e simpaticomiméticas da droga, essas alterações na eletrofisiologia cardíaca podem precipitar arritmias ventriculares malignas e morte súbita independentes de isquemia miocárdica.

**48.2 Resposta:** D
**Justificativa:** Comparados com os ésteres, o metabolismo dos anestésicos locais tipo amida é mais complexo e mais lento. Esse metabolismo mais lento significa que aumentos sustentados da concentração plasmática das amidas e, consequentemente de sua toxicidade, é maior do que com os anestésicos locais tipo éster.

**48.3 Resposta:** D
**Justificativa:** A alcalinização da solução anestésica aumenta o percentual de anestésico local existente na forma lipossolúvel, não ionizada, que é a disponível para atravessar as barreiras lipídicas celulares.

**48.4 Resposta:** B
**Justificativa:** Ações físicas dos anestésicos locais são manifestações da afinidade seletiva dos mesmos por determinados estados conformacionais dos canais de sódio responsáveis pela despolarização de tecidos excitáveis. Os anestésicos locais se ligam com maior afinidade nos estados "aberto" e " inativo" do que nos estados "repouso" do canal. Despolarizações repetidas das fibras miocárdicas aumentam a fração de canais bloqueados pelos anestésicos locais com efeito cumulativo nas situações de redução do intervalo de tempo entre despolarizações, independente da sua origem. Esse efeito é conhecido como "bloqueio uso dependente" ou "bloqueio frequência dependente" e justifica a maior cardiotoxicidade dos anestésicos locais que apresentam maior tempo de dissociação após ativação do canal de sódio, como observado nas moléculas com maior lipossolubilidade e maior afinidade pelo canal.

**48.5 Resposta:** B
**Justificativa:** Anestésicos locais aminoésteres são metabolizados a partir de hidrólise por colinesterases plasmáticas, enquanto aminoamidas sofrem degradação enzimática no fígado. O ácido para-aminobenzóico (PABA) é um dos metabólitos dos compostos ésteres com potencial alergênico em indivíduos suscetíveis. Aminoamidas não são convertidos a PABA e relatos de reações alérgicas a esses compostos são raros.

**48.6 Resposta:** D
**Justificativa:** O aumento da concentração sérica de potássio facilita a despolarização celular e aumenta a toxicidade dos anestésicos locais. O limiar para toxicidade cardíaca está reduzido em pacientes que recebem fármacos inibidores da propagação do impulso cardíaco, como betabloqueadores, bloqueadores do canal de cálcio e digitálicos.

**48.7 Resposta:** B
**Justificativa:** A acidose respiratória e/ou metabólica aumenta a toxicidade neurológica do anestésico local (AL) com redução do limiar convulsivo e facilitação dos efeitos negativos no sistema nervoso central. O aumento da $PaCO_2$ leva a um aumento concomitante do fluxo sanguíneo cerebral com consequente maior aporte cerebral do fármaco. A difusão do $CO_2$ para o interior do neurônio diminui o pH intracelular e favorece a manutenção da forma catiônica do AL no meio, dificultando a sua difusão para o extracelular (aprisionamento iônico ou *ion trapping*). Por outro lado, a redução do pH plasmático também favorece a forma catiônica do AL dificultando sua transferência através da barreira hematencefálica. O pulmão apresenta grande capacidade de extração tecidual do AL sendo relevante na cinética de redução da concentração sérica desses agentes na primeira passagem pelo órgão.

## CAPÍTULO 49
# Anestesia subaracnóidea

**49.1 Resposta:** C
**Justificativa:** Não estão relacionados à altura do bloqueio após raquianestesia: adição de vasoconstritor, tosse, esforço, barbotagem, sexo, peso, velocidade da injeção e posicionamento do bisel. São fatores que influenciam a altura do bloqueio: baricidade do anestésico local, posição do paciente, dose e local da injeção no neuroeixo.

**49.2 Resposta:** B
**Justificativa:** A depressão respiratória após uma dose intratecal de morfina se deve à redução da resposta do centro respiratório ao $CO_2$.

**49.3 Resposta:** A
**Justificativa:** A perda de liquor através do orifício da punção espinhal resulta em redução da pressão intracraniana e intracoclear, levando a perda auditiva bilateral. Pode ocorrer de 0,2 a 92% dos casos de hipotensão liquórica.

**49.4 Resposta:** A
**Justificativa:** A baricidade do anestésico local, posição do paciente, dose anestésica e local da injeção no neuroeixo são fatores controlados pelo anestesiologista que influenciam a dispersão anestésica e a altura final do bloqueio sensitivo. O volume e a densidade do liquor são outros fatores que interferem na altura do bloqueio, mas não podem ser controlados. Enquanto o uso de soluções hiperbáricas determinam padrões de dispersão mais previsíveis, também está condicionado à ação da gravidade de forma que a injeção dessas soluções com o paciente sentado restringe a dispersão do anestésico no liquor. A adição de sufentanil não altera significativamente a baricidade da solução anestésica que permanece

hiperbárica. A presença de canal estreito lombar, com o menor volume liquórico associado, determinará maior dispersão anestésica e níveis sensitivos de bloqueio mais altos.

**49.5 Resposta:** D
**Justificativa:** O principal determinante da duração do bloqueio é o tipo de anestésico local escolhido. Se a dose for mantida, bloqueios mais altos tendem a regredir mais rápido. A justificativa para este fato é que quanto mais cefálica for a dispersão do anestésico local, menor é a concentração da droga no liquor e, como resultado, leva menos tempo para se atingir a concentração abaixo da concentração efetiva mínima. Anestésicos hiperbáricos tendem a apresentar maior dispersão cefálica, enquanto anestésicos isobáricos tendem a ficar mais concentrados próximo ao local de injeção. Os estudos mostram que a idade, peso, altura e IMC não são preditores importantes das características do bloqueio espinhal.

CAPÍTULO 50

# Anestesia peridural

**50.1 Resposta:** B
**Justificativa:** A anestesia no neuroeixo de $T_6$ a $L_1$ leva a um bloqueio da inervação simpática do sistema digestório resultando em um estado de dominância parassimpática. O aumento da contratilidade gastrointestinal e hiperperistaltismo resultantes justificam a ocorrência de náusea e vômitos em até 20% dos pacientes submetidos a anestesias peridurais e subaracnóideas com extensão médio-torácica que podem ser efetivamente tratados com atropina.

CAPÍTULO 52

# Bloqueios de nervos periféricos guiados por ultrassonografia

**52.1 Resposta:** C
**Justificativa:** O plexo lombar se situa entre os músculos quadrado lombar e psoas maior, no chamado compartimento do psoas. A taxa de sucesso no bloqueio dos três ramos principais (femoral, obturatório e cutâneo femoral lateral) é superior à técnica perivascular inguinal "3-em-1". Dispersão peridural da solução anestésica é efeito adverso comum que ocorre em 9 a 16% dos casos. Apesar da distância desde a pele até o plexo lombar ser maior nos homens do que nas mulheres (8,5 cmx7,0 cm, respectivamente), a distância entre o processo transverso de L4 e o plexo lombar é constante (média 2,0 cm).

**52.2 Resposta:** A
**Justificativa:** O nervo frênico emerge na borda lateral do músculo escaleno anterior e cursa caudalmente entre a superfície ventral do músculo escaleno anterior e a fáscia pré-vertebral que cobre esse músculo. Seu bloqueio na abordagem interescalênica pode ser explicado pela proximidade do plexo braquial. No nível da cricoide, a distância entre o nervo frênico e o tronco superior ou $C_5$ é de apenas 2 mm. Essa distância aumenta à medida que a abordagem do plexo é feita em direção caudal. Assim, o bloqueio guiado por ultrassom e a redução do volume anestésico promovem menor ocorrência de paresia diafragmática.

**52.3 Resposta:** A
**Justificativa:** O nervo frênico ipsilateral é bloqueado em pacientes que recebem bloqueio do plexo braquial por via interescalênica. Como a hemiparesia diafragmática pode resultar em diminuição de 25% da função pulmonar, pacientes com doença respiratória grave contralateral podem não tolerar o bloqueio sem a combinação de ventilação mecânica. Bloqueio do plexo braquial por via interescalênica está contraindicado em pacientes após pneumectomia contralateral.

**52.4 Resposta:** D
**Justificativa:** O espaço perivascular interescalênico encontra-se entre os músculos escaleno anterior e médio até que cruze a primeira costela. Nesse espaço estão localizados os plexos cervical e braquial e, em sua porção inferior, a artéria subclávia.

**52.5 Resposta:** B
**Justificativa:** No triângulo femoral, está o canal femoral e, imediatamente lateral, a bainha femoral, formada pela extensão da fáscia extraperitoneal, e que contém a veia femoral (medial) e a artéria femoral (lateral). Fora da bainha femoral e lateralmente a ela, está o nervo femoral. O nervo femoral é envolvido na fáscia do músculo ilíaco (fáscia ilíaca) que o separa da bainha femoral. Acima está a fáscia do músculo tensor da fáscia lata. O musculo sartório forma a borda lateral do triângulo femoral.

**52.6 Resposta:** C
**Justificativa:** O início do bloqueio em nervos isolados está relacionado às propriedades físico-químicas do anestésico local. *In vivo*, a latência também depende da dose anestésica administrada. Quanto maior a dose, menor a latência de bloqueio. A dose anestésica pode ser aumentada elevando-se a concentração ou o volume administrado. A elevação do pKa determina que maior número de moléculas do anestésico local esteja na forma ionizada aumentando a latência. Agentes com substitutos alquila mais longos na molécula apresentam maior hidrofobicidade, maior potência e bloqueios mais prolongados.

**52.7 Resposta:** A
**Justificativa:** A bupivacaína é um anestésico local de ação prolongada e pode manter o bloqueio por 8 a 12 horas. Lesão direta pela agulha resultaria em sintomas relacionados em uma área específica inervada pelo nervo lesado. A adrenalina aumenta a neurotoxicidade da solução de anestésico local e isoladamente não leva à lesão nervosa. A pressão prolongada sobre o plexo braquial resultará na dormência da mão ou braço. Isso pode ocorrer se essa estrutura torna-se presa entre a clavícula e a cabeça do úmero, como visto em pacientes colocados em posição de Trendelemburg forçado.

**52.8 Resposta:** C
**Justificativa:** O estado ácido-base pode alterar a atividade dos anestésicos locais no sistema nervoso central. A acidose respiratória, resultante da elevação da $PaCO_2$ e da redução do pH arterial, diminui consistentemente o limiar convulsivo para os anestésicos locais.

**52.9 Resposta:** C
**Justificativa:** O bloqueio anestésico do nervo cutâneo lateral femoral ($L_2$-$L_3$) estabelece anestesia na porção lateral do quadril à porção média anterior da coxa pelos ramos posteriores. Através dos ramos anteriores, promove anestesia na região anterior e lateral da coxa até o joelho.

**52.10 Resposta:** A
**Justificativa:** O nervo ciático é responsável pela inervação da região posterior da coxa e da maior parte da perna abaixo do joelho, incluindo o pé.

**52.11 Resposta:** C
**Justificativa:** A falha sensitiva observada no caso é compatível com o território do ramo cutâneo lateral do antebraço do nervo músculo-cutâneo, oriundo do cordão lateral do plexo braquial. Além deste nervo, o cordão lateral também dá origem à porção do nervo mediano responsável pela inervação motora do músculo pronador do antebraço. A outra porção do nervo mediano, proveniente do cordão medial, é responsável pela inervação motora dos flexores digitais e do carpo e pela sensibilidade da face volar dos três primeiros dedos. A flexão do cotovelo, contração do bíceps, durante a realização do bloqueio infraclavicular indica a proximidade da agulha com o nervo musculocutâneo enquanto que a pronação do antebraço, com o cordão lateral do plexo. As demais respostas são compatíveis com o estímulo dos cordões medial e posterior do plexo. Para a anestesia completa do braço e mão, respostas motoras individualizadas devem ser pesquisadas ao se realizar tais bloqueios com auxílio do estimulador de nervo periférico.

CAPÍTULO 53

# Bloqueios regionais em pediatria

**53.1 Resposta:** A
**Justificativa:** Complicações potenciais dos bloqueios caudais em pacientes anestesiados incluem injeção intravascular de anestésico local, que ocorre em aproximadamente 4:10.000 pacientes e injeção subaracnóidea com raquianestesia

total, com uma incidência reportada de 2,6:10.000 casos. Crianças podem não desenvolver hipotensão ou bradicardia, mesmo na presença de raquianestesia total, mas apneia ainda pode ocorrer devido ao bloqueio bulbar.

**53.2 Resposta:** A
**Justificativa:** A anestesia subaracnoide pode ser administrada com segurança em crianças de todas as idades. A hipotensão secundária a perda do tônus simpático, comuns em adultos, é raro em crianças abaixo de 5 anos mesmo com níveis de $T_3$. A depressão respiratória incluindo apneia e hipóxia provavelmente serão os sintomas associados com bloqueio espinhal alto em crianças.

CAPÍTULO 54
## Anestesia em neurocirurgia

**54.1 Resposta:** D
**Justificativa:** A ressecção de tumores supratentoriais com extensão suprasselar, como os craniofaringiomas e as lesões hipofisárias, podem promover, devido à manipulação cirúrgica, processos irritativos hipotalâmicos. Esses distúrbios iniciam-se 12-24 horas após a cirurgia. Poderão ocorrer distúrbios da resposta simpática com repercussões no controle da pressão arterial, distúrbios no controle da temperatura corporal e da homeostase dos líquidos corporais com alterações do balanço hídrico.

**54.2 Resposta:** D
**Justificativa:** O trauma craniencefálico compartilha forças que resultam em dano primário de corpos celulares neuronais, axônios e da vasculatura. Os processos fisiopatológicos secundários à lesão incluem a falência metabólica, estresse oxidativo e a cascata de eventos bioquímicos e moleculares que levam à morte celular por necrose ou apoptose neuronal.

**54.3 Resposta:** C
**Justificativa:** Crises convulsivas usualmente param após cessação do estímulo ou irrigação do córtex com solução salina gelada. Quando não são auto limitadas, deverá ocorrer intervenção com fármacos, por ex. propofol.

CAPÍTULO 55
## Anestesia em cirurgia torácica

**55.1 Resposta:** A
**Justificativa:** A incidência de complicações relacionadas à mediastinoscopia é de cerca de 2 a 8%. As complicações mais comuns e potencialmente graves são hemorragia, tamponamento cardíaco e embolia aérea. A complicação mais grave é a hemorragia, devido à proximidade de grandes vasos e poderá requerer toracotomia de emergência.

**55.2 Resposta:** D
**Justificativa:** A maioria dos efeitos do NO no sistema cardiovascular é mediada pela ativação da guanilato ciclase com formação do segundo mensageiro GMP-cíclico que, por sua vez, produz relaxamento da vasculatura. Na presença de oxi-hemoglobina, o NO é rapidamente metabolizado em nitrato, levando à formação de meta-hemoglobina. A inalação prolongada de baixas concentrações de NO parece segura. A principal toxicidade clínica se deve à formação de óxido nitroso e meta-hemoglobinemia, mas é incomum em inalações até 80 ppm. Como o NO se liga rapidamente e com alta afinidade à hemoglobina, o efeito vasodilatador é limitado ao pulmão, ao contrário de vasodilatadores administrados pela via venosa que, frequentemente, causam vasodilatação sistêmica e consequente hipotensão arterial.

**55.3 Resposta:** A
**Justificativa:** A presença de abscesso pulmonar é indicação absoluta para ventilação monopulmonar, que deve ser realizada com um bloqueador brônquico nos casos de provável via aérea difícil (paciente submetido à cirurgia de cavidade oral com distorções anatômicas e radioterapia no pescoço). Os bloqueadores brônquicos têm como vantagens: a seleção do tamanho do dispositivo raramente é um problema; são facilmente adicionados aos tubos traqueais convencionais; permitem a ventilação durante a sua colocação; fácil colocação em pacientes com via aérea difícil e em crianças; possibilidade de isolamento lobar; e a realização de CPAP no pulmão não dependente. Tem como desvantagens: maior tempo necessário para o seu posicionamento; necessidade mais frequente de reposicionamento; a fibroscopia é essencial para o seu posicionamento; a broncoscopia é impossível; e a aspiração é mínima no pulmão isolado.

**55.4 Resposta:** A
**Justificativa:** A lavagem alveolar diminui a complacência pulmonar pela redução do surfactante pulmonar, favorecendo o surgimento de atelectasias e a ocorrência de barotrauma devido ao aumento da pressão de pico nas vias aéreas.

CAPÍTULO 57
## Anestesia em cirurgia cardíaca de adultos

**57.1 Resposta:** C
**Justificativa:** O quadro descrito caracteriza a deficiência de antitrombina III, necessária para o efeito anticoagulante da heparina. O tratamento deve ser realizado com a administração de plasma fresco congelado que irá restaurar os níveis e a atividade da antitrombina III.

**57.2 Resposta:** A
**Justificativa:** São metas hemodinâmicas do paciente com insuficiência mitral: redução ou manutenção da pré-carga, redução da pós-carga, não causar depressão da contratilidade miocárdica e aumento discreto da frequência cardíaca.

**57.3 Resposta:** A
**Justificativa:** A nitroglicerina (NTG) é a droga de escolha para o tratamento da isquemia miocárdica aguda. Sua ação é via venodilatação sistêmica, que reduz a pré-carga do VE, a tensão da parede, o consumo de $O_2$ pelo miocárdio ($MVO_2$) e dilatação arterial coronária, sendo eficaz em coronárias estenosadas e nos leitos colaterais. Em doses mais elevadas, a NTG dilata leitos arteriais e pode causar hipotensão sistêmica. Taquicardia compensatória pode aumentar o $MVO_2$. A dose recomendada é de 0,5 a 3 $\mu g \cdot kg^{-1} \cdot min^{-1}$ e é reduzida na presença de disfunção hepática e/ou renal.

**57.4 Resposta:** C
**Justificativa:** A isquemia que se desenvolve imediatamente após a revascularização do miocárdio pode ocorrer por diversos fatores relacionados aos enxertos vasculares. Eventos embólicos ao término da circulação extracorpórea por componentes particulados e/ou ar podem obstruir a circulação coronariana e comprometer a perfusão miocárdica. O aumento da pressão arterial com vasopressores visa "empurrar" o êmbolo aéreo ao longo dos enxertos e coronárias e é habitualmente efetivo para o tratamento dessas situações.

**57.5 Resposta:** D
**Justificativa:** A protamina está associada a uma série de efeitos hemodinâmicos graves, que são classificados de acordo com a apresentação e mecanismo. As reações adversas à protamina podem variar desde uma hipotensão moderada a reações hemodinâmicas significativas que aumentam a mortalidade hospitalar. As reações tipo I envolvem hipotensão isolada, com pressões de enchimento e pressões das vias aéreas normais. Estas alterações respondem à infusão de volume e redução da velocidade de infusão. As reações tipo II incluem hipotensão moderada a grave e reações anafilactóides como broncoconstrição. Incluem reações de sensibilidade à protamina e são classificadas como reações mediadas por IgE. As reações tipo III são causadas por deposição de grandes complexos de heparina-protamina ao longo da circulação pulmonar, que levam à liberação de mediadores inflamatórios e consequente hipotensão grave, elevação da pressão arterial pulmonar e falência ventricular direita aguda.

**57.6 Resposta:** B
**Justificativa:** A onda v na monitorização da pressão capilar pulmonar representa em condições normais o enchimento passivo do átrio esquerdo durante sua diástole. Como tal evento corresponde temporalmente à sístole ventricular, a amplitude desta onda estará aumentada nas situações de regurgitação mitral. Assim fatores que favorecem a regurgitação, como o aumento da resistência vascular sistêmica e a bradicardia reflexa resultantes da atividade $\alpha_1$ isolada, aumentarão a amplitude

da onda v no traçado de monitorização. Na situação descrita no caso, baixas doses de agentes com atividade inotrópica associada são preferenciais no manejo da hipotensão.

CAPÍTULO 59

# Anestesia em cirurgia vascular

**59.1 Resposta:** D
**Justificativa:** A autorregulação do fluxo sanguíneo da medula espinhal é similar à autorregulação cerebral, e o fluxo sanguíneo é relativamente constante de 50-125 mmHg. O uso de solução salina a 4 °C no espaço peridural, com a intenção de realizar hipotermia regional, mostrou-se benéfico em seres humanos. A drenagem do liquor é uma medida de proteção muito importante, devendo-se manter a pressão liquórica em torno de 10 mmHg. O uso de alfa-2 agonistas no espaço subaracnóideo não tem mostrado promover proteção significativa.

**59.2 Resposta:** B
**Justificativa:** Nos pacientes com risco de paraplegia, a orientação é a manutenção perioperatória da pressão do líquido cefalorraquidiano menor do que 10 mmHg, pressão de perfusão medular maior que 40 mmHg durante o pinçamento, hipotermia leve (33-34 °C), manutenção da glicemia menor que 150 mg·dL$^{-1}$ e drenagem programada de liquor com volumes não superiores a 20 mL.

**59.3 Resposta:** D
**Justificativa:** O clampeamento supracelíaco produz impacto significativo sobre o sistema cardiovascular com elevação da PAM, PVC e pressão de oclusão de artéria pulmonar, com redução da fração de ejeção e do índice cardíaco. Ocorre marcante aumento das pressões de enchimento ventricular (pré-carga) secundário à redistribuição do volume sanguíneo e aumento da pós-carga. Há ainda aumento da atividade adrenérgica que promove aumento do tônus vasomotor acima e abaixo do clampe. Um dos resultados é a vasoconstrição dos vasos esplâncnicos de capacitância e aumento do retorno venoso ao coração. Em pacientes com disfunção ventricular e redução da reserva coronariana, o aumento da pós-carga determina maior aumento da pré-carga (elevação do volume sistólico final) e redução concomitante do volume sistólico (devido a isquemia miocárdica ou incapacidade de gerar aumento da contratilidade). Ocorre aumento da saturação de oxigênio no sangue venoso misto após o clampeamento aórtico acima do eixo celíaco devido à redução do consumo de $O_2$ que excede a redução do DC, hipervolemia central e aumento do *shunt* arteriovenoso em tecidos proximais ao clampe. Se não são tomadas medidas terapêuticas, o resultado será sobrecarga e falência do VE, com disfunção orgânica periférica e edema pulmonar. As estratégias terapêuticas incluem medidas para reduzir a pós-carga (aliviar a sobrecarga ventricular e a tensão da parede ventricular), normalizar a pré-carga e manter o DC. A redução da pós-carga é obtida comumente com a administração de nitroprussiato (vasodilatador predominantemente arterial). A manutenção da normalidade da pré-carga envolve titulação cuidadosa da infusão de líquidos e administração de nitroglicerina (promove aumento da capacitância venosa maior que o nitroprussiato). Apesar de infrequente, a manutenção de adequado DC pode requerer a administração de inotrópicos.

**59.4 Resposta:** B
**Justificativa:** A monitorização através do ecocardiograma transesofágico possibilita a leitura de variáveis que traduzem importantes informações relacionadas à reposição de volume e à resposta da função ventricular esquerda. A medida da variação da velocidade de pico do fluxo sanguíneo na aorta descendente, relacionado com a variação respiratória, é um índice de responsividade dinâmico à reposição de fluidos. A variação respiratória superior a 18% indica que o paciente se beneficiará da infusão de volume. Após o desclampeamento aórtico, é esperada vasodilatação no território a jusante e consequente redução do enchimento ventricular.

**59.5 Resposta:** C
**Justificativa:** O paciente descrito é cardiopata grave e demanda monitorização hemodinâmica invasiva para avaliação da volemia e débito cardíaco. A presença de fibrilação atrial crônica e regurgitação mitral tornam imprecisas as medidas da variação da pressão de pulso. A dissecção aórtica apresentada pelo paciente implica em elevado risco de lesão das arteríolas radiculares e paraplegia pós-operatória de forma que a monitorização da pressão liquórica, com a possibilidade de drenagem, e dos potenciais evocados motor e somatossensitivo serão importantes na profilaxia e rápida identificação de eventual isquemia medular. A técnica endovascular de reparo dos aneurismas da aorta envolve a utilização de grande quantidade de contraste radiológico. A insuficiência renal aguda é complicação secundária e que se segue à cirurgia de forma que a monitorização da função renal (*clearance* da creatinina e biomarcadores renais) é mandatória no pós-operatório imediato. Durante a cirurgia, a otimização hemodinâmica e da volemia será a principal profilaxia contra a disfunção renal.

**59.6 Resposta:** C
**Justificativa:** Manitol, diuréticos de alça e dopamina são utilizados clinicamente em uma tentativa de preservar a função renal durante a cirurgia aórtica. O manitol melhora o fluxo sanguíneo renal cortical durante o pinçamento aórtico e reduz o edema induzido por isquemia renal e congestão vascular. Outros mecanismos pelos quais o manitol pode ser benéfico incluem: o efeito *scavenger* de radicais livres, diminuição da secreção de renina e aumento da síntese de prostaglandinas.

**59.7 Resposta:** B
**Justificativa:** O teste de oclusão com balão, acompanhado da monitorização dos potencias motores espinhais, pode ser realizado durante os reparos endovasculares de aneurismas toracoabdominais para identificar a possibilidade de isquemia medular após o implante da endoprótese definitiva. A insuflação do balão oclui o fluxo aórtico e pode desencadear a diminuição do fluxo arterial medular devido à oclusão das artérias intercostais. Deste modo, há aumento da pressão liquórica espinhal, muitas vezes acima de 10-15 mmHg, o que promove a diminuição da pressão de perfusão medular (PPM = PAM-PLíquor) e o estabelecimento da isquemia medular. O imediato esvaziamento do balão, a drenagem de líquor e o aumento da PAM promovem o restabelecimento da PPM com correção do déficit neurológico.

**59.8 Resposta:** D
**Justificativa:** As cirurgias de carótida são indicadas em pacientes com estenoses sintomáticas de 70 a 99% de oclusão. A administração de anestesia local ou geral para endarterectomia de carótida é aceitável. Não foi demonstrado melhor resultado ou reduzida morbidade ou mortalidade a depender da técnica utilizada. No entanto a anestesia regional pode ter algumas potenciais vantagens como: menor necessidade do uso de shunt, menor necessidade do uso de monitores cerebrais, menor custo, maior estabilidade hemodinâmica com menor uso de vasopressores e ainda menor sangramento no campo operatório. A paresia do nervo frênico é comum no bloqueio do plexo cervical profundo levando à disfunção diafragmática com comprometimento ventilatório principalmente em pacientes com doenças respiratórias.

CAPÍTULO 60

# Anestesia em obstetrícia

**60.1 Resposta:** A
**Justificativa:** O quadro descrito pode ocorrer na gestante a termo saudável. Muitas gestantes a termo queixam-se de sintomas sugestivos de doença cardiovascular, como dispneia, palpitações, tonteira, edema e pouca tolerância ao exercício. O exame físico também pode estar anormal quando comparado ao estado pré-gestacional. A gravidez determinará ainda alterações no ECG, radiografia do tórax e ecocardiografia da gestante a termo sem que signifique patologia cardiovascular.

**60.2 Resposta:** A
**Justificativa:** Na hemorragia devido a descolamento de placenta, inicialmente ocorre coagulopatia dilucional devido a perda de componentes do sangue e rápida reposição de volume.

**60.3 Resposta:** D
**Justificativa:** Atonia uterina é responsável por 75 a 90% dos casos de hemorragia pós-parto. Além de situações que aumentam o tamanho do útero, como no polidrâmnio e gestação múltipla, o tônus uterino pode ser comprometido após exposição prolongada à ocitocina usada para indução e progressão do parto devido ao mecanismo de *down regulation* dos receptores de ocitocina. Doença trofoblástica gestacional é causa de hemorragia pré-parto, anterior à 20ª semana de gestação.

**60.4 Resposta:** A
**Justificativa:** Anestésicos locais são bases fracas com aumento relativo da forma ionizada na presença de acidose. Como a forma ionizada é menos lipofílica que a não ionizada, sua passagem transplacentária (tanto materno-fetal quanto feto-maternal) é limitada. Em situações de acidose fetal, maior proporção de ionização do anestésico local é esperada podendo levar ao seu acúmulo no feto (aprisionamento iônico).

**60.5 Resposta:** C
**Justificativa:** A inversão uterina é usualmente associada a hipotensão, dor e perda sanguínea significativa. Os objetivos do tratamento incluem relaxamento do útero antes da manobra de correção, ressuscitação volêmica materna e aumento do tônus uterino após a manobra obstétrica para reduzir a hemorragia pós-parto. O relaxamento uterino pode ser obtido rapidamente com anestésicos inalatórios ou nitroglicerina venosa. A nitroglicerina promove relaxamento da musculatura uterina através do metabolismo do óxido nítrico.

**60.6 Resposta:** C
**Justificativa:** A gravidez está associada a alterações laboratoriais, tais como: aumento do volume plasmático com diminuição do hematócrito; a contagem de plaquetas se mantém inalterada ou diminui; além da dosagem de fibrinogênio (fator I), a concentração da maioria dos fatores de coagulação aumenta; as dosagens de ureia e creatinina diminuem; a $PaCO_2$ diminui secundária à hiperventilação.

**60.7 Resposta:** C
**Justificativa:** A utilização da capnografia e capnometria contínua durante as manobras de reanimação (RCP) é uma recomendação formal. Valores persistentes de $E_TCO_2$ baixos (< 10 mmHg) durante RCP sugerem que o retorno à circulação espontânea é improvável. A janela de 5 minutos que a equipe tem para determinar se a PCR pode ser revertida com as manobras de suporte básico e avançado de vida foi descrita em 1986 e mantida em todos os protocolos desde então. A cesariana de emergência deve ser indicada em até 4 minutos após início da parada cardiorrespiratória se não ocorrer retorno da circulação espontânea. Entre 24 e 25 semanas de gestação, a maior taxa de sobrevida fetal ocorre quando o nascimento se dá em menos de 5 minutos após a PCR materna. Em gestações com mais de 30 semanas, encontram-se fetos vivos mesmo após 5 minutos de PCR.

**60.8 Resposta:** D
**Justificativa:** O quadro descrito é típico de cefaleia pós-punção da dura-máter (CPPDM) em paciente de risco (gestante) para essa complicação. A cefaleia é tipicamente frontal ou occipital, postural, que piora com a posição sentada ou de pé e é aliviada na posição supina. Sintomas associados podem incluir náuseas, vômitos, dor cervical, tontura, zumbido, fotofobia, diplopia, perda auditiva, cegueira cortical, paralisias de nervos cranianos e, até mesmo, convulsões. Em mais de 90% dos casos, os sintomas se iniciam dentro de 3 dias após a punção. A diferenciação de meningite e tumores intracranianos se baseia na natureza postural da cefaleia, na ausência de sinais neurológicos de localização, ausência de febre e bioquímica liquórica normal. As explicações para o desenvolvimento da CPPDM incluem a perda de liquor pelo orifício na dura-máter que leva à perda de apoio do cérebro e tração de estruturas intracranianas sensíveis à dor (meninges cranianas, vasos meníngeos e, às vezes, nervos cranianos). Além disso, a redução da pressão liquórica causa vasodilatação cerebral compensatória que também é dolorosa. A cefaleia resultará da perda de liquor pelo orifício na dura-máter e consequente redução da pressão liquórica sem diminuição concomitante na pressão intravenosa. Essa diferença de pressão causa venodilatação cerebral. A evidência não suporta a realização de tampão sanguíneo profilático já que não diminui a incidência de CPPDM, nem a necessidade de tampão terapêutico.

**60.9 Resposta:** A
**Justificativa:** A ruptura uterina caracteriza-se pela presença de dor abdominal, sangramento vaginal e intracavitário com interrupção do trabalho de parto e ausência de ausculta dos batimentos cardíacos fetais. A presença de trabalho prolongado em paciente com gestação prévia em ambiente não monitorizado corrobora para a ocorrência de ruptura uterina como diagnóstico mais provável do quadro.

**60.10 Resposta:** C
**Justificativa:** O diagnóstico diferencial da hipotensão pós-parto inclui: infecção, hipovolemia, embolia pulmonar ou venosa, cardiomiopatia e anormalidades endócrinas. A pressão venosa central de 21 mmHg e a concentração de hemoglobina de 9 g/dl fazem a hipovolemia e o choque séptico menos prováveis. Uma paciente com hipotensão, taquicardia, extremidades frias, edemaciadas, com uma PVC elevada, poderia ter uma embolia gasosa ou cardiomiopatia. No entanto, pensar em embolia com este grau de hipotensão, seria esperado uma maior repercussão sobre a oxigenação. Como resultado, a cardiomiopatia pós-parto é a causa mais provável dos sintomas da paciente.

**60.11 Resposta:** C
**Justificativa:** As concentrações elevadas de progesterona diminuem a motilidade gastrointestinal e a absorção de alimentos na gestante. Ao contrário do que se acreditava previamente, não há diferença dos níveis séricos de gastrina em parturientes com 40 semanas de gestação e mulheres não gestantes.

**60.12 Resposta:** A
**Justificativa:** A partir do segundo trimestre, a compressão aorto-cava pelo peso uterino em posição supina, leva à hipotensão materna com consequente redução da perfusão uterina e asfixia fetal, que pode resultar em bradicardia fetal. A retirada do coxim, agrava estes acontecimentos. Assim como os bloqueadores neuromusculares adespolarizantes, a neostigmina é uma amina quaternária, cujo grau de ionização e baixa lipossolubilidade, dificultam a passagem transplacentária. O remifentanil é um opióide que se caracteriza por rápido início de ação e rápido término de ação após interrupção da administração devido a sua metabolização plasmática.

## CAPÍTULO 62
# Anestesia em pediatria

**62.1 Resposta:** A
**Justificativa:** Os valores acima descritos de pressão arterial e frequência cardíaca são considerados normais no recém-nato saudável com 1 mês de idade.

**62.2 Resposta:** A
**Justificativa:** Gastrosquise é defeito no fechamento da parede abdominal que resulta na exposição visceral sem a cobertura peritoneal com consequente perda maciça de líquidos e desidratação grave a partir da superfície visceral exposta, perda de calor e associação frequente à prematuridade e outros defeitos congênitos. Entre os mecanismos de perda de calor do paciente para o ambiente, a radiação e a convecção são os que mais contribuem para a hipotermia perioperatória. A forma mais importante é a radiação, na qual a transferência de calor é proporcional à quarta potência da diferença de temperatura entre o corpo e o ambiente. Em neonatos, a perda de calor é ainda mais rápida devido a elevada relação entre a área de superfície corporal e o peso. Para minimizar o consumo de oxigênio, devem estar em um ambiente térmico neutro (em que não há perda nem ganho de calor). A convecção é o segundo mecanismo mais importante de transferência de calor entre o paciente e o ambiente. Diminuir a área corporal exposta reduz a perda por convecção. Em crianças, em contraste, há perda de calor por meio de evaporação da água através da pele em uma fração maior do que no adulto e é especialmente importante no prematuro devido a menor camada de gordura isolante da pele. Poderá ser minimizada com a umidificação dos gases inspirados, uso de adesivos plásticos na pele e aquecimento de soluções desinfetantes. O uso de colchão térmico e o aquecimento da sala cirúrgica diminuem a perda por condução.

**62.3 Resposta:** A
**Justificativa:** A avaliação pré-anestésica do recém-nascido com onfalocele ou ânus imperfurado deve buscar outras anormalidades, como doença cardíaca congênita. A incidência de anomalias cardíacas chega a 20% na onfalocele. As outras condições apresentadas raramente estão associadas a outras anormalidades congênitas.

**62.4 Resposta:** D
**Justificativa:** O quadro clínico é típico de laringoespasmo completo, que deve ser tratado imediatamente com oxigênio a 100% através de máscara facial com pressão contínua na via aérea (CPAP) de 15-20 $cmH_2O$. Pressões acima de 20 $cmH_2O$ podem causar distensão gástrica. Juntamente com a CPAP, pode ser utilizada a manobra de compressão do ângulo da mandíbula, como tentativa para converter para laringoespasmo parcial. Se essas manobras não forem efetivas, está indicada a

administração venosa de atropina 0,02 mg·kg$^{-1}$ seguida de succinilcolina 1-2 mg·kg$^{-1}$.

**62.5 Resposta:** B
**Justificativa:** A maior relação ventilação alveolar/capacidade residual funcional em bebês e crianças pode ser atribuída a maior taxa metabólica e a maior demanda de oxigênio. Aumentos na ventilação alveolar aceleram o equilíbrio entre a pressão parcial inspirada e a alveolar. O efeito da maior relação entre ventilação alveolar e capacidade residual funcional é uma redução na constante de tempo, o que explica a maior velocidade de equilíbrio. Embora o maior débito cardíaco possa lentificar a taxa de aumento na relação $F_A/F_I$, na verdade isso acelera o equilíbrio em bebês e crianças. Esse efeito paradoxal pode ser atribuído ao maior débito cardíaco aos tecidos ricamente vascularizados em bebês, sendo que, nesses, as solubilidades tecidual e sanguínea de halotano são menores do que em adultos.

**62.6 Resposta:** D
**Justificativa:** Em neonatos não prematuros, a pressão de perfusão renal encontra-se diminuída, assim como a capacidade de concentração urinária. Não há alteração da pressão de perfusão cerebral e a atividade do citocromo CYP3A apresenta valores semelhantes aos do adulto. A patência das vias aéreas é preservada devido ao surfactante pulmonar embora sua resistência esteja aumentada.

**62.7 Resposta:** B
**Justificativa:** Crianças com hérnia com hérnia diafragmática congênita apresentam anormalidades no leito vascular pulmonar com redução do número de vasos e hipertrofia da camada muscular. Vasoconstrição arterial pulmonar causada por hipóxia, hipercapnia, acidose e dor podem iniciar uma sequência de eventos que culminam com a elevação da pressão pulmonar além da pressão sistêmica com abertura de *shunt* direita-esquerda pelo canal arterial e consequente dessaturação pós-ductal (membros inferiores). Como a saturação medida no sítio pré-ductal (mão direita) estava adequada e os parâmetros ventilatórios iniciais geravam baixo volume-minuto para o paciente, as principais medidas a serem empregadas na situação eram o aumento da frequência respiratória, do tempo inspiratório e do gradiente de pressão de ventilação visando o controle da hipercapnia.

**62.8 Resposta:** B
**Justificativa:** Em doses equipotentes, todos os anestésicos inalatórios podem causar hipotensão grave em neonatos submetidos a cirurgias de emergência. Esse efeito sobre a pressão arterial é atribuído a diferenças na captação e distribuição do anestésico, nas necessidades anestésicas, nas ações vasculares dos anestésicos e na sensibilidade do miocárdio neonatal a esses agentes. A pressão parcial do anestésico no cérebro e miocárdio do recém-nascido é maior e é atingida mais rapidamente que em adultos com a mesma fração inspirada. A captação alveolar do anestésico inalatório é mais rápida em recém nascidos do que em crianças mais velhas. Neonatos apresentam ventilação-minuto 3 a 4 vezes maior que crianças mais velhas e adultos, mas a mesma capacidade residual funcional (em mL·kg$^{-1}$). A menor relação entre a capacidade residual funcional e a ventilação-minuto (maior nessa faixa etária) proporciona elevação mais rápida da fração alveolar do anestésico. A distribuição e saturação dos tecidos ricamente vascularizados (coração, cérebro, rins) ocorre muito rapidamente devido ao débito cardíaco proporcionalmente elevado para esses tecidos. O cérebro infantil, por exemplo, recebe quase 30% do debito cardíaco em comparação a cerca de 15% no adulto. Além disso, a pequena massa de tecido muscular e de gorduras nas crianças implica em saturação de pequena quantidade de anestésico e consequente pequeno impacto na redução da concentração sanguínea do anestésico. Assim, o sangue venoso que retorna aos pulmões apresenta pressão parcial relativamente alta de anestésico o que reduz ainda mais a relação $F_A/F_I$ e aumenta a quantidade de anestésico nos alvéolos e disponível para captação pelo sangue. Ainda, os inalatórios são menos solúveis no sangue neonatal do que em adultos. Como resultado, concentrações alveolares mais elevadas do anestésico administrado são atingidas mais rapidamente que o esperado.

**62.9 Resposta:** D
**Justificativa:** Ventilação controlada a pressão tem uma série de vantagens em neonatos e lactentes. A maioria desses pacientes é intubado com tubo orotraqueal sem *cuff*, o que leva a vazamento variado ao redor do tubo. Este vazamento juntamente com o alto volume do circuito respiratório em relação ao baixo volume corrente destes pacientes, torna a ventilação controla a volume "impraticável". Os recém-nascidos possuem complacência da caixa torácica alta, ao contrário da complacência pulmonar que é baixa e possuem baixa condutância das vias aéreas, por causa da alta resistência das mesmas (condutância = 1/resistência).

**62.10 Resposta:** C
**Justificativa:** O volume de líquido extracelular ao nascer supera o volume do intracelular e o excesso de líquido presente é eliminado ao longo da primeira semana de vida. É estimado que o requerimento diário de fluido seja de 60 a 70 ml·Kg$^{-1}$ no 1º dia, 80 ml·Kg$^{-1}$ no 3º dia, 90 ml·Kg$^{-1}$ no 5º dia e 100 a 120 ml·Kg$^{-1}$ a partir do 7º dia. Esse fato associado à imaturidade do sistema renal em excretar grandes volumes de água e eletrólitos limita o volume a ser infundido nos primeiros dias de vida. A maturação do sistema renal levará em torno de 2 anos para se completar. A perda insensível de água é inversamente proporcional à idade gestacional por conta da maior permeabilidade cutânea, maior razão entre a superfície corporal e o peso e maior demanda metabólica. A liberação não osmótica do ADH é induzida por reduções do volume circulante efetivo como nos casos de desidratação e insuficiência cardíaca.

**62.11 Resposta:** D
**Justificativa:** Este bebê tem 25% de chance de ter anemia falciforme. Ele não está anêmico para a sua idade e não necessita de transfusão. Solicitar *screening* para hemoglobina siclêmica não diferencia homozigotos de heterozigotos. Mesmo que este bebê seja homozigoto, aos três meses de idade, a quantidade de Hb Fetal remanescente torna uma crise falciforme improvável.

CAPÍTULO 63

# Anestesia em oftalmologia

**63.1 Resposta:** C
**Justificativa:** Realizado por punção 1 cm lateral à rima orbital, a técnica modificada de van Lint tem o propósito de bloquear o nervo facial em sua inervação motora da musculatura orbicular da órbita.

CAPÍTULO 64

# Anestesia em otorrinolaringologia

**64.1 Resposta:** B
**Justificativa:** A energia do *laser* de $CO_2$ pode causar, rapidamente, grave lesão da córnea, enquanto *laser* de argônio, rubi e KTP:Nd:YAG podem lesar a retina. Assim, a equipe assistente deve usar óculos de segurança ou lentes específicas para o tipo de *laser* usado. Para *laser* de $CO_2$, qualquer lente de plástico ou vidro transparente, como as de óculos comuns, é eficaz. Outros tipos de *laser* requerem filtros coloridos regulados para o comprimento de onda específico e densidade óptica.

**64.2 Resposta:** C
**Justificativa:** A monitorização do nervo facial é utilizada durante procedimentos cirúrgicos do ouvido médio, mastoide e ouvido interno para reduzir a incidência de lesão iatrogênica. Quando o nervo é estimulado, eletrodos ligados à face detectam a atividade do nervo. Bloqueio neuromuscular parcial ou completo reduz ou abole essa atividade e a transecção acidental do nervo facial não gera sinal. É essencial que o bloqueio neuromuscular seja interrompido ou revertido e a função do nervo periférico possa ser avaliada.

**64.3 Resposta:** B
**Justificativa:** Hemorragia e enfisema periorbitários são complicações descritas das cirurgias endoscópicas nasais ocasionadas por lesões inadvertidas das artérias etmoidais anterior e posterior e da lâmina papirácea durante o procedimento. O acúmulo de sangue ou ar no interior da órbita pode levar a um quadro de síndrome compartimental com dor local associada à perda aguda da visão e dos reflexos pupilares, proptose, quemose e limitação da motricidade ocular.

pacientes normovolêmicos, porque facilita a mudança de volume de sangue das veias esplâncnicas para a circulação sistêmica de forma mais eficaz do que um agonista α-adrenérgico sozinho. Em casos de hipovolemia, a capacidade para recrutar volume é muito reduzida. Um aumento na pressão arterial pode ser conseguido apenas através da administração de grandes doses de agonistas alfa-adrenérgicos, que fariam a constrição das artérias, reduzindo o fluxo sanguíneo hepático e levando à isquemia tecidual.

**71.5 Resposta:** C
**Justificativa:** A síndrome hepatorrenal é uma entidade que se caracteriza pela elevação progressiva de escórias nitrogenadas e desenvolvimento de uremia pré-renal. A diminuição da resistência vascular sistêmica e mesentérica na insuficiência hepática crônica avançada leva a uma redução do volume circulante efetivo com ativação de uma resposta neuroendócrina caracterizada pela retenção de água e vasoconstricção renal compensatórias. Análogos sintéticos da vasopressina atuam como vasoconstrictores esplâncnicos com aumento do volume circulante efetivo e atenuação da vasoconstricção renal.

**71.6 Resposta:** A
**Justificativa:** Pacientes com cirrose hepática apresentam circulação hiperdinâmica verificada pela elevada saturação venosa mista e do índice cardíaco. O débito cardíaco é frequentemente elevado, enquanto a resistência vascular periférica é baixa com volume intravascular elevado e presença de *shunts* arteriovenosos. A hipotensão é comum. A milrinona é um fármaco inotrópico positivo com propriedades vasodilatadoras que pode aumentar o fluxo sanguíneo pulmonar e levar à dessaturação na oximetria de pulso.

CAPÍTULO 72
# Anestesia no diabético

**72.1 Resposta:** D
**Justificativa:** O quadro descrito nesse paciente é de cetoacidose diabética. Paciente diabético tipo 1 que apresenta abdome agudo inflamatório e sinais clínicos de resposta inflamatória sistêmica no período pré-operatório evolui com hiperglicemia, acidose metabólica com aumento do *anion gap* e hipercalemia. Diante desse quadro, a ausência de tratamento (expansão volêmica, insulinoterapia e bicarbonato) resultou na parada cardiorrespiratória.

**72.2 Resposta:** C
**Justificativa:** A deficiência de fósforo na cetoacidose diabética é resultado do catabolismo tecidual aumentado, deficiência da recaptação celular de fósforo e aumento da perda urinária, que podem levar à fraqueza muscular importante, além de disfunção orgânica. O déficit de fósforo pode ser estimado em 1 $mmol.kg^{-1}$. Reposição deve ser feita se a concentração sérica de fósforo for menor que $1mg{\cdot}dL^{-1}$.

**72.3 Resposta:** C
**Justificativa:** As concentrações plasmáticas de noradrenalina aumentam com a idade, o que sugere um déficit primário nos mecanismos de recaptação da mesma. A perda da elasticidade com a superposição da onda de pulso da rede arterial é um evento comum em idosos, no entanto não justifica a disautonomia. O mecanismo fisiopatológico da disautonomia é a perda da função simpática do barorreflexo com a diminuição da resposta vasoconstritora arterial e venosa e da capacidade de ajuste do débito cardíaco.

CAPÍTULO 73
# Anestesia no idoso

**73.1 Resposta:** B
**Justificativa:** Os sistemas de infusão alvo-controlada de propofol que utilizam o modelo de Marsh podem apresentar valores de $k_{e0}$ diferentes. Com a $K_{e0}$ rápida, a concentração plasmática de propofol gerada para promover alto gradiente e atingir rapidamente a dose-alvo no local de ação é inferior em relação à $K_{e0}$ lenta. Num paciente de 70 kg, com a $K_{e0}$ "lenta", a concentração plasmática de propofol atingida quando se deseja uma dose-alvo no local de ação de 4,0 $\mu g{\cdot}mL^{-1}$ é de quase 10 $\mu g{\cdot}mL^{-1}$, enquanto que com a $K_{e0}$ rápida, a concentração plasmática não ultrapassa 6,0 $\mu g{\cdot}mL^{-1}$. Em pacientes com pouca reserva cardiovascular, essa alta concentração plasmática de propofol atingida pode levar a eventos hemodinâmicos indesejáveis.

**73.2 Resposta:** C
**Justificativa:** No paciente idoso, o cérebro torna-se mais sensível aos efeitos do propofol. Essas alterações relacionadas à farmacodinâmica do propofol, devido à maior sensibilidade dos receptores $GABA_A$ no córtex cerebral, impõem uma redução na dose do propofol na ordem de 30-50% para se obter o efeito desejado.

**73.3 Resposta:** B
**Justificativa:** Os efeitos mais proeminentes do envelhecimento sobre sistema respiratório são o aumento da rigidez da caixa torácica e a redução da elasticidade do parênquima pulmonar, com consequente aumento dos volumes e capacidades pulmonares. A perda da elasticidade faz com que seja necessário grande insuflação pulmonar para prevenir o colapso das pequenas vias aéreas, o que resulta em aumento da capacidade de fechamento com o envelhecimento.

**73.4 Resposta:** D
**Justificativa:** Indivíduos idosos sabidamente requerem menores doses de agentes anestésicos para prover o efeito desejado quando comparado a indivíduos jovens. Tal fato se dá primariamente por alterações farmacodinâmicas por conta da maior sensibilidade ao efeito de medicações hipnóticas e analgésicas nesta população. A concentração sérica do remifentanil necessária para promover 50% do efeito eletroencefalográfico máximo é significativamente menor em idosos de tal maneira que a dose analgésica equipotente de um indivíduo de 80 anos é 55% menor que a um de indivíduo de 20 anos.

CAPÍTULO 74
# Anestesia no obeso

**74.1 Resposta:** A
**Justificativa:** Segundo os critérios de avaliação de risco para síndrome de apneia obstrutiva do sono (SAOS) pelo questionário STOP BANG, o risco de SAOS nesse paciente é elevado (escore 6: homem, > 50 anos, IMC > 35, hipertensão, roncos e sonolência diurna). Sua gravidade, entretanto, é leve, segundo o índice de apneia/hipopneia. Síndrome metabólica e SAOS são condições que podem coexistir, mas, no caso apresentado, não há dados para o diagnóstico de síndrome metabólica que requer pelo menos três critérios (obesidade abdominal, hiperglicemia de jejum, hipertensão, baixos níveis de HDL e hipertrigliceridemia). $F_IO_2$ elevada deprime o drive hipoxêmico no obeso, mas não foi a causa do quadro apresentado que teve relação direta com o efeito depressor dos fármacos anestésicos (principalmente opioides) no paciente com SAOS. Limitar a dose de opioides e usar CPAP no pós-operatório tem efeito protetor contra depressão respiratória dos opioides.

**74.2 Resposta:** A
**Justificativa:** Nos pacientes obesos, o fluxo sanguíneo se distribui preferencialmente para os tecidos não adiposos, o que pode resultar em concentrações plasmáticas de propofol mais altas na indução do que em pacientes não obesos. No entanto, o *clearance* de propofol está aumentado nos obesos devido ao aumento do volume hepático e do fluxo sanguíneo para esse órgão. A distribuição provavelmente influencia o pico de concentração que segue o *bolus* inicial e o *clearance* provavelmente influencia a concentração do fármaco durante a infusão contínua.

**74.3 Resposta:** B
**Justificativa:** A oxigenação arterial durante a cirurgia laparoscópica em pacientes com obesidade mórbida é afetada principalmente pelo peso corporal, e não pela posição do paciente, pneumoperitôneo ou modo de ventilação. A oxigenação não melhora de forma significativa através do aumento da frequência respiratória ou do volume corrente. A PEEP é o único parâmetro ventilatório que de forma consistente demonstrou melhorar a função respiratória em indivíduos obesos, embora possa diminuir o retorno venoso, o débito cardíaco e, subsequente, a oferta de oxigênio. O aumento da relação I:E não implica na melhora dos parâmetros de oxigenação.

**74.4 Resposta:** C
**Justificativa:** Em pacientes obesos, o volume de distribuição e o *clearance* do remifentanil são semelhantes aos indivíduos de peso normal devido ao seu rápido metabolismo por esterases plasmáticas. Doses de infusão alvo controlada ajustadas pela massa magra corporal (MMC), como no modelo proposto por Minto, resultam em concentrações mensuradas significativamente mais baixas que as previstas em indivíduos obesos, com valores fortemente negativos da mediana do erro de performance. Isso se dá principalmente pela limitação da fórmula tradicional de cálculo da MMC utilizada no modelo farmacocinético (fórmula de James). Em indivíduos muito obesos (IMC > 40), tal fórmula gera valores decrescentes de MMC, até mesmo negativos, que a torna inválida para utilização nessa população, já que levaria a infusão de doses excessivamente baixas do remifentanil. Uma das formas propostas de correção é o emprego de uma altura fictícia na programação do modelo de infusão para corrigir a deficiência da fórmula de cálculo da MMC. Com essa medida, obtém-se um valor de MMC próximo à estimativa da massa livre de gordura que leva a um ajuste da infusão do remifentanil no obeso com acurácia de predição semelhante à utilização do peso real em indivíduos normais no modelo proposto.

**74.5 Resposta:** D
**Justificativa:** A administração de até 200 ml de maltodextrina é segura se ingeridas até 2h antes da cirurgia, mesmo em pacientes diabéticos, promovem conforto e bem-estar. Diminuem a sede, a fome e a resistência pós-operatória à insulina. O uso de líquidos claros não é diferente em pacientes obesos; é permitido até 6 horas antes do procedimento. O uso de goma de mascar é permitido já que não interfere no tempo de esvaziamento gástrico. Não há evidências na literatura de que haja benefício clínico com a administração de pró-cinéticos no pré-operatório.

## CAPÍTULO 75
# Anestesia no politraumatizado

**75.1 Resposta:** B
**Justificativa:** A quantidade de sangue contida no ventrículo esquerdo (VE) antes do início da contração, a resistência arterial ao esvaziamento que o VE deve vencer e as propriedades contráteis do VE determinam o volume sistólico para cada ciclo cardíaco. Esses 3 fatores se combinam com a frequência cardíaca (FC) e o ritmo para determinar o débito cardíaco (DC). Na presença do tamponamento pericárdico ou pericardite constritiva, qualquer manipulação que possa reduzir o retorno venoso deve ser evitada, incluindo ventilação controlada com pressão positiva e com grandes volumes, pode reduzir significativamente a pré-carga e o DC. Bradicardia deve ser evitada, pois o aumento da FC é o principal mecanismo compensatório.

**75.2 Resposta:** A
**Justificativa:** No trauma, as grandes perdas volêmicas que cursam com hipotensão devem ser repostas com a administração de concentrado de hemácias, plasma fresco congelado e plaquetas, respectivamente na proporção de 1:1:1. Essa estratégia de ressuscitação hemostática tem a finalidade de reduzir o risco de coagulopatia.

**75.3 Resposta:** C
**Justificativa:** A história de paciente com trauma torácico (fraturas bilaterais de costelas) que evolui com instabilidade hemodinâmica, após período de melhora dos níveis pressóricos obtida com o controle do sangramento e reposição de sangue, juntamente com os parâmetros apresentados na PVC, índice cardíaco, pressão capilar pulmonar e pressão média de artéria pulmonar, é característica de choque cardiogênico. Contusão miocárdica e tamponamento pericárdico seriam etiologias possíveis do choque. A ausência de arritmias e alterações do segmento ST diminui a possibilidade da causa do choque ser a contusão miocárdica de forma que a etiologia mais provável para o quadro apresentado é o tamponamento pericárdico.

**75.4 Resposta:** D
**Justificativa:** A administração intravascular de fluidos é um dos pilares fundamentais da reanimação no trauma, especialmente nas situações de hipovolemia, por permitir a melhora da *performance* cardiovascular com aumento da pressão arterial e da perfusão tecidual. Nas situações de hemorragia ativa, no entanto, a restauração da volemia pode ser contraprodutiva. A diluição da massa eritrocitária e dos fatores de coagulação associada ao aumento da pressão arterial e reversão da vasoconstrição compensatória após expansão volêmica podem resultar no deslocamento de coágulos hemostáticos formados. Assim, um círculo vicioso é instalado no qual uma melhora transitória da hemodinâmica é seguida de aumento do sangramento e novo episódio de hipotensão com necessidade de nova reposição volêmica. Esse conceito é a base racional da hipotensão deliberada na ressuscitação inicial ao trauma e visa essencialmente limitar o sangramento até o seu controle definitivo. Tal estratégia, porém, deve ser sempre ponderada pelo risco de hipoperfusão e isquemia tecidual associada à hipovolemia.

**75.5 Resposta:** C
**Justificativa:** A cetamina é um fármaco popularmente ainda muito usado na indução anestésica de pacientes vítimas de trauma, principalmente porque é um estimulante do sistema nervoso central. No entanto, ele é um depressor miocárdico direto. Em pacientes normais, o efeito da liberação de catecolaminas mascara a depressão miocárdica e resulta em taquicardia e hipertensão. Mas em paciente hemodinamicamente instáveis, a depressão miocárdica se sobrepõe e leva ao colapso cardiovascular.

**75.6 Resposta:** D
**Justificativa:** A diminuição da oferta tecidual de $O_2$ para os músculos respiratórios promove a piora na performance ventilatória durante o choque hemorrágico. Caracteristicamente o paciente vítima de trauma hemorrágico desenvolve aumento marcante do espaço morto, o que exige um aumento da ventilação-minuto para eliminar efetivamente o $CO_2$ adicional que está sendo produzido. É prudente que o anestesiologista identifique no trauma hemorrágico uma indicação para intubação traqueal de urgência, seguida de ventilação mecânica. A ventilação mecânica dará suporte à troca gasosa, atenuando o trabalho da musculatura respiratória sem que esta necessite de suprimento sanguíneo adicional, que neste momento é precioso para outros órgãos vitais.

## CAPÍTULO 77
# Anestesia em cirurgia videolaparoscópica

**77.1 Resposta:** C
**Justificativa:** O quadro de broncoespasmo grave com a diminuição do fluxo de gases alveolares, sem no entanto ocorrer a diminuição da perfusão alveolar, resulta em um quadro de shunt pulmonar absoluto (Va/Q = 0). A hematose não ocorre, a $PaCO_2$ arterial se eleva, a $PaO_2$ arterial diminui e a saturação de hemoglobina reduzida fica maior que 5g/dL.

**77.2 Resposta:** B
**Justificativa:** A insuflação da cavidade peritoneal com $CO_2$ promove a redução do fluxo sanguíneo esplâncnico com alterações na perfusão renal, hepática e intestinal estabelecendo um quadro de isquemia por baixo fluxo. Após a desinsuflação da cavidade, ocorre a reperfusão deste território e a circulação dos mediadores gerados durante o período de isquemia conduzindo ao quadro de instabilidade hemodinâmica secundária à depressão miocárdica, à diminuição da resistência vascular periférica e à diminuição da pré-carga.

**77.3 Resposta:** A
**Justificativa:** As alterações relacionadas à função ventricular durante as cirurgias laparoscópicas ocorrem devido aos efeitos metabólicos do $CO_2$ absorvido, aos efeitos mecânicos e neuroendócrinos relacionados ao pneumoperitônio e ao posicionamento do paciente. As repercussões no sistema cardiovascular incluem o aumento da resistência vascular sistêmica, da pressão arterial média, variações nos volumes e nas pressões de enchimento ventriculares, no índice cardíaco e o desencadeamento de arritmias cardíacas. Nos pacientes idosos ou que apresentam patologias pulmonares a hipercarbia pode causar elevação da pressão arterial pulmonar com significante disfunção ventricular direita.

**77.4 Resposta:** C
**Justificativa:** A redução do fluxo sanguíneo renal, da taxa de filtração glomerular, do fluxo urinário e da excreção de sódio ocorrem durante a anestesia regional e geral. A posição de Trendelendurg leva ao aumento do retorno venoso. O pneumoperitôneo pode causar compressão do parênquima renal

levando a redução do fluxo sanguíneo renal. O estímulo cirúrgico é um dos maiores estímulos para a secreção de vasopressina. Esta resposta ao estresse, seja mediada por dor ou variações do volume intravascular, é intensa e dura por 2 a 3 dias após o procedimento cirúrgico.

CAPÍTULO 79

# Anestesia fora do ambiente cirúrgico

**79.1 Resposta:** A
**Justificativa:** Alguns riscos graves são atribuídos aos intensos campos magnéticos da ressonância magnética. Apesar da superfície corporal absorver a energia de radiofrequência, o aquecimento do paciente, geralmente, não é uma preocupação e a sua temperatura não aumenta mais que 1 °C. Por outro lado, existe a possibilidade de geração de calor nos fios de monitorização como resultado da indução eletromagnética; ressonância do circuito; e ou "efeito antena". Foram relatadas lesões térmicas na área de eletrodos de ECG e probes de oxímetros de pulso. O probe do oxímetro de pulso deve ser colocado o mais distante possível do *scanner*. Efeito antena no probe pode resultar em lesão térmica. Os eletrodos de ECG devem ser colocados juntos em direção ao centro do campo magnético para evitar artefatos e isolar os cabos da pele do paciente, pois podem causar lesão térmica. Para evitar queimaduras, é recomendado que os fios de monitorização sejam mantidos retos ao longo do paciente, evitando-se voltas ou alças que podem resultar em lesão térmica; evitar que condutores toquem o paciente, especialmente em mais de um local; e inspecionar os fios dos monitores antes de cada uso, evitando o uso de fios desgastados ou em mau estado.

**79.2 Resposta:** D
**Justificativa:** A maioria das arritmias ventriculares ocorre através do mecanismo de reentrada. Esse mecanismo envolve uma alça de tecido cardíaco não relacionado com o miocárdio vizinho, apresentando um bloqueio unidirecional transitório ou permanente na alça. Os bloqueios unidirecionais podem ser anatômicos na origem (vias acessórias, fibrose miocárdica) ou funcionais (isquemia ou efeito de fármacos).

**79.3 Resposta:** D
**Justificativa:** A técnica anestésica mais adequada para paciente obesa (IMC 36,6) é a anestesia geral, uma vez que essa paciente apresenta maior risco de complicações respiratórias em ambiente com dificuldade de acesso ao paciente. A obesidade, associada ao uso de opioide oral e ao diabetes insulinodependente, lentifica o esvaziamento gástrico e aumenta o risco de regurgitação e aspiração pulmonar. Dessa forma, sedação e anestesia geral com máscara laríngea estão contraindicadas. Deverá ser realizada anestesia geral com intubação traqueal que poderá ser realizada com a paciente acordada ou em sequência rápida (já que não há estigmas de via aérea difícil).

CAPÍTULO 80

# Complicações em anestesia

**80.1 Resposta:** C
**Justificativa:** O nervo mais comumente lesado por injúria na fossa cubital é o nervo mediano, seja pelo extravasamento de soluções (tiopental) ou por lesão direta pela agulha usada para canulação de veia cubital. O nervo mediano é responsável pela função motora dos músculos abdutor curto do polegar, flexor curto do polegar e opositor do polegar.

**80.2 Resposta:** D
**Justificativa:** Fármacos antiarrítmicos estão indicados nas taquicardias ventriculares (TV) sem pulso refratárias, após a sequência "choque-RCP-vasopressor" sem sucesso. Enquanto a amiodarona é o fármaco de escolha (e a lidocaína é a escolha de segunda linha) no tratamento da TV monomórfica refratária, a TV polimórfica irregular com intervalo QT longo, ou *torsades de pointes*, é tratada com sulfato de magnésio.

**80.3 Resposta:** D
**Justificativa:** A síndrome do QT longo pode levar à taquicardia ventricular polimórfica característica conhecida como *torsade de pointes*, que pode levar à morte súbita. Fatores não relacionados ao uso de fármacos associados ao prolongamento do intervalo QT incluem: sexo feminino, idade avançada, distúrbios eletrolíticos (hipocalemia, hipomagnesemia), insuficiência cardíaca congestiva, bradicardia, isquemia miocárdica e síndrome do QT longo congênita. Várias classes de fármacos (droperidol, amitriptilina, tiopental, propofol, isoflurano, sevoflurano, succinilcolina, neostigmina, atropina, glicopirrolato, metoclopramida, macrolídeos e quinolonas, bloqueadores dos canais de cálcio, amiodarona, inibidores seletivos da recaptação de serotonina, antagonistas dos receptores 5-$HT_3$) produzem prolongamento dose-dependente do intervalo QT no ECG em alguns pacientes.

**80.4 Resposta:** A
**Justificativa:** A bradicardia pode ocorrer com incidência de 10 a 15% e o risco aumenta quanto maior for a altura do bloqueio. Outros fatores de risco para bradicardia incluem: pacientes jovens, com menos de 50 anos; estado físico P1; uso de betabloqueadores. O mecanismo responsável pela bradicardia não é totalmente esclarecido. O bloqueio das fibras cardioaceleradoras originadas em $T_1$-$T_4$ é normalmente apontada como causa. De fato, a bradicardia é mais comum em bloqueios mais altos. No entanto, bradicardia importante pode ocorrer em níveis baixos de bloqueio para alcançar as fibras cardioaceleradoras. A diminuição do retorno venoso pode ser outra causa da bradicardia. Os receptores de estiramento localizados no miocárdio respondem à queda do enchimento do coração com redução da frequência cardíaca (reflexo de Bezold-Jarisch). Além disso, a depleção do volume central desencadeia reflexos vagais. Embora a bradicardia seja normalmente de moderada gravidade e bem tolerada pelos pacientes, em alguns casos pode evoluir para bradicardia súbita e grave que evolui para assistolia. O mecanismo exato e direto não é bem esclarecido, mas relatos de casos da literatura documentam bem este fenômeno.

**80.5 Resposta:** C
**Justificativa:** Neuropatia óptica isquêmica posterior é relativamente rara e apresenta clinicamente como uma neuropatia retrobulbar óptica. Acredita-se que resulta de infarto da porção intraorbital do nervo óptico. As principais causas de neuropatia óptica isquêmica posterior são hipotensão, anemia e edema facial. Neuropatia óptica isquêmica posterior foi descrita após esvaziamento cervical bilateral devido à ligadura das veias jugulares internas bilaterais, o que levou a um edema facial, congestão venosa e aumento da pressão venosa intraorbitaria, que pode acontecer com posição prona caso não tenha adequada drenagem venosa. A amaurose cortical geralmente é secundária a trauma direto ou lesões isquêmicas, sendo associada frequentemente à circulação extracorpórea. A oclusão da artéria central da retina é muitas vezes causada por uma placa ulcerada embólica da carótida ipsilateral. A principal causa de oclusão da artéria central da retina após cirurgia da coluna é a pressão ocular externa combinada com hipotensão arterial, resultando em obstrução ao fluxo na artéria da retina. O déficit visual habitualmente é unilateral. A oclusão da veia central da retina tem sido relatada em pós-operatório de cirurgia de coluna devido à pressão externa sobre o globo ocular.

CAPÍTULO 81

# Consciência intraoperarória

**81.1 Resposta:** D
**Justificativa:** Pacientes obesos têm maior risco de consciência intraoperatória e a maior parte das vezes isso ocorre na indução. Após o *bolus* dos agentes de indução, ocorre rápida redistribuição para o tecido gorduroso e o paciente tem rápido despertar. Além disso, as doses de indução calculadas pela massa magra corroboram para este fato.

CAPÍTULO 82

# Reações anafiláticas e anafilactoides em anestesia

**82.1 Resposta:** B
**Justificativa:** No choque anafilático refratário ou resistente à adrenalina, vários fármacos têm sido propostos, tais como noradrenalina, metaraminol, glucagon,

vasopressina, análogos da vasopressina e azul de metileno. Baseando-se no princípio de que o azul de metileno bloqueia, com sucesso, o relaxamento da musculatura lisa mediado pelo óxido nítrico, alguns autores o utilizaram no tratamento do choque anafilático refratário ao tratamento convencional, principalmente em casos de resistência à adrenalina e à vasopressina.

**82.2 Resposta:** A
**Justificativa:** O colapso cardiovascular e a dificuldade respiratória são os sinais mais comuns de anafilaxia em pacientes anestesiados. O broncoespasmo aumenta a pressão das vias aéreas e reduz a ventilação. A diminuição da ventilação minuto e o edema pulmonar (devido a alteração da permeabilidade capilar) levam a hipoxemia. Há vasodilatação e extravasamento capilar, resultam em hipotensão com diminuição tanto da pré-carga com da pós-carga.

**82.3 Resposta:** C
**Justificativa:** Os agentes iodados associam-se mais a reações de hipersensibilidade do que os agentes contendo gadolínio. Os agentes não-iônicos causam menor desconforto e tem menor incidência de reações adversas. O bicarbonato é utilizado no seu tratamento junto com hidratação adequada e manutenção de boa diurese para eliminação do contraste. O uso de corticóides e anti-histamínicos tem papel duvidoso. O manejo de tais reações é realizado através da suspensão do agente causador e terapia suportiva: oxigênio, manutenção de vias aéreas, suporte cardiovascular com fluidos, vasopressores e inotrópicos e, se necessário, broncodilatadores.

CAPÍTULO 83
# Hipertermia maligna

**83.1 Resposta:** D
**Justificativa:** A elevação do $CO_2$ expirado é o sinal mais precoce, mais sensível e específico de hipertermia maligna e que pode ser documentada por meio da capnometria. Outros sinais da síndrome incluem taquicardia, acidose, rigidez muscular e, algumas vezes, rabdomiólise.

CAPÍTULO 85
# Ressuscitação cardiorrespiratória

**85.1 Resposta:** B
**Justificativa:** Alguns parâmetros são importantes para monitorizar a eficácia das compressões torácicas durante as manobras de reanimação cardiopulmonar (RCP). Nenhum estudo mostrou a utilidade clínica da verificação de pulso durante a RCP, não sendo indicativa de eficácia. Valores de gás carbônico expirado menores que 10 mmHg durante a RCP representam débito cardíaco insuficiente para o retorno à circulação espontânea. A pressão de perfusão coronariana é igual à pressão aórtica diastólica menos a pressão atrial direita. Se a pressão arterial diastólica for menor que 20 mmHg, deve-se tentar melhorar a qualidade das compressões, assim como se a saturação venosa central de oxigênio for menor do que 30%.

**85.2 Resposta:** C
**Justificativa:** De acordo com os *guidelines* de 2010 da ILCOR (Aliança Internacional dos Comitês de Reanimação), o tratamento da fibrilação ventricular da criança deverá ser a desfibrilação, com primeiro choque de 2 $J \cdot kg^{-1}$ e o segundo de 4 $J \cdot kg^{-1}$. Havendo a necessidade de drogas, pela via venosa, a primeira dose de adrenalina será de 0,01 $mg \cdot kg^{-1}$ e a de amiodarona 5 $mg \cdot kg^{-1}$.

**85.3 Resposta:** D
**Justificativa:** Com o retorno da circulação espontânea após parada cardiorrespiratória, em adulto jovem, deve-se manter uma fração inspirada de oxigênio suficiente para que a saturação arterial de oxigênio seja maior ou igual a 94%. A ventilação deve ser iniciada com frequência de 10 a 12 incursões por minuto, visando atingir $CO_2$ expirado entre 35 e 40 mmHg ou pressão parcial arterial de gás carbônico entre 40 e 45 mmHg. Infusão de drogas vasoativas pode ser necessária e titulada para manter a pressão arterial sistólica $\geq$ 90 mmHg e pressão arterial média $\geq$ 65 mmHg. Estratégias para atingir o controle glicêmico moderado (144 a 180 $mg \cdot dL^{-1}$) podem ser consideradas. O controle da concentração plasmática de glicose dentro de uma margem inferior (80 a 110 $mg \cdot dL^{-1}$) não deve ser implementado após parada cardiorrespiratória devido ao risco aumentado de hipoglicemia.

**85.4 Resposta:** C
**Justificativa:** Durante as condições de baixo fluxo presentes na reanimação cardiopulmonar, a eliminação do $CO_2$ está diminuída aproximadamente na mesma proporção da diminuição do débito cardíaco, que é direcionado preferencialmente para o cérebro e coração. O $CO_2$ exalado reflete apenas o metabolismo dos tecidos que estão sendo perfundidos.

**85.5 Resposta:** C
**Justificativa:** O aumento da pressão intratorácica durante as compressões torácicas equaliza a pressão vascular dentro do tórax. No lado venoso, válvulas e veias colapsam na entrada do tórax e limitam a transmissão retrógrada de fluxo ou de pressão. O sistema arterial, que é relativamente resistente ao colapso, transmite pressão e fluxo para a árvore arterial extratorácica (mecanismo da bomba torácica). Compressões torácicas durante a parada cardíaca podem inicialmente promover um mecanismo de bomba cardíaca como resultado da presença de sangue no coração esquerdo. À medida que o gradiente pressórico dos sistemas arterial e venoso se equilibra durante a ressuscitação prolongada, o volume sanguíneo pulmonar aumenta e provavelmente suporta um mecanismo de bomba torácica (aumento do gradiente pressórico arteriovenoso).

**85.6 Resposta:** C
**Justificativa:** A impedância transtorácica é maior durante a inspiração. O ar é um pobre condutor de eletricidade, portanto há a necessidade do uso de gel condutor, pás com diâmetro acima de 8 cm e pressão sobre as pás maior que 11 kg.

**85.7 Resposta:** A
**Justificativa:** Durante o atendimento à parada cardiorrespiratória, o acesso venoso profundo não deve ser realizado porque necessita da interrupção das compressões torácicas. Essa interrupção impede que haja perfusão coronariana e cerebral, reduzindo as chances de sobrevida com estado neurológico normal.

**85.8 Resposta:** D
**Justificativa:** Quando adicionada às compressões torácicas, a adrenalina ajuda a criar uma pressão de perfusão coronariana suficiente para restabelecer o fluxo sanguíneo miocárdico, possibilitando o RCE. Para que haja o RCE, é necessária que a pressão diastólica da aorta seja de no mínimo 40 mmHg ou a pressão de perfusão coronariana de 20 mmHg.

**85.8 Resposta:** C
**Justificativa:** Os fármacos antiarrítmicos estão indicados na fibrilação ventricular refratária. Seu emprego deve ocorrer somente se não houver sucesso após a sequência "choque-RCP-vasopressor". A amiodarona constitui o antiarrítmico de escolha, e a lidocaína é a segunda opção.

**86.9 Resposta:** B
**Justificativa:** O tratamento da taquicardia ventricular e da fibrilação ventricular é a desfibrilação elétrica. Como a fibrilação ventricular foi presenciada, a primeira medida é a desfibrilação elétrica já que a possibilidade de uma desfibrilação efetiva diminui com o tempo e tende a se converter em assistolia. Em crianças, recomenda-se uma carga inicial de 2 a 4 $J \cdot kg^{-1}$.

CAPÍTULO 86
# Recuperação pós-anestésica

**86.1 Resposta:** A
**Justificativa:** A sustentação da mordida de incisivos contra um abaixador de língua é considerada como o teste clínico de maior valor na predição da manutenção da patência das vias aéreas. Embora indicativo, o teste de escape não é obrigatório e não exclui a presença de edema obstrutivo de vias aéreas. A primeira providência para reversão do laringoespasmo pode e deve ser clínica: deslocamento anterior da mandíbula com manutenção de leve pressão positiva contínua de vias aéreas. A ressuscitação volêmica agressiva pode se associar a edema de vias aéreas.

**86.2 Resposta:** B
**Justificativa:** Agonistas beta-adrenérgicos são os fármacos de primeira linha no tratamento do broncoespasmo agudo. Os corticosteroides são agentes anti-inflamatórios potentes com ação de início mais tardio, mas duração prolongada no tratamento da asma. Cromoglicato dissódico é um estabilizador de membrana de mastócitos usado no tratamento de manutenção da asma.

**86.3 Resposta:** A
**Justificativa:** De acordo com a Resolução do Conselho Federal de Medicina número 1886/2008, os critérios estabelecidos para a seleção de pacientes que serão submetidos a cirurgias em caráter de curta permanência são os seguintes: A) Estado físico: pacientes classificados nas categorias ASA 1 e ASA 2 da American Society of Anesthesiologists; B) A extensão e a localização do procedimento permitem o tratamento com internação de curta permanência.

A cirurgia/procedimento com internação de curta permanência é contraindicada quando: os pacientes são portadores de distúrbios orgânicos de certa gravidade, avaliados a critério do médico assistente; os procedimentos a serem realizados são extensos; há grande risco de sangramento ou outras perdas de volume que necessitem de reposição importante; há necessidade de imobilização prolongada no pós-operatório; os procedimentos estão associados a dores que exijam a aplicação de narcóticos, com efeito por tempo superior à permanência do paciente no estabelecimento. A cirurgia/procedimento deverá ser suspensa se o paciente se apresentar ao serviço sem a companhia de uma pessoa que se responsabilize por acompanhá-lo durante todo o tempo da intervenção cirúrgica e no retorno ao lar.

**86.4 Resposta:** A
**Justificativa:** A incidência de *shivering* é mais alta em pacientes que recebem doses elevadas de remifentanil. O mecanismo envolvido nesta ocorrência parece ser a súbita interrupção do opioide que resulta em estímulo de receptores NMDA. Pequena dose de cetamina no intraoperatório diminui a incidência de *shivering* pós-anestésico relacionado ao remifentanil. A infusão venosa de baixas doses de cetamina (0,5 $mg \cdot kg^{-1}$) antes da anestesia geral ou regional tem se mostrado medida profilática eficaz contra o *shivering*. Meperidina, ondansetrona e clonidina podem ser usados no tratamento do *shivering*, uma vez que este tenha sido iniciado.

**86.5 Resposta:** D
**Justificativa:** A recuperação pós-anestésica de fase I apresenta como objetivos a observação e a monitorização adequada do paciente, reproduzindo o cenário de monitores do intraoperatório. O paciente deve ser continuamente avaliado e tratado para aquelas complicações que podem ocorrer na primeira hora do pós-operatório relacionadas a ventilação, estado hemodinâmico, bloqueio neuromuscular residual, temperatura, náuseas e vômitos, dor, sangramentos, débito urinário e estado de consciência.

**86.6 Resposta:** C
**Justificativa:** A anestesia baseada em agentes de ação ultracurta possibilita a implementação de protocolos de alta *fast-track* em anestesia ambulatorial sem necessidade da fase I de recuperação. Embora a obtenção de escores $\geq 9$ na escala de Aldrete e Kroulik modificada seja um dos principais critérios para definição de alta para a fase II de recuperação ambulatorial, a mesma não considera os dois principais fatores que necessitam de intervenção na fase I: dor e náusea e vômito. A passagem da fase II para a fase III leva em conta escalas apropriadas que consideram estes dois fatores e o não tratamento precoce dos mesmos pode aumentar este período de transição. Retenção vesical pode acontecer na fase II de recuperação e estará associada a fatores do paciente, da cirurgia e/ou da anestesia sem relação com a existência ou não da fase I de recuperação.

CAPÍTULO 87

## Náuseas e vômitos pós-operatórios

**87.1 Resposta:** D
**Justificativa:** Mulheres apresentam elevada incidência de náuseas e vômitos pós-operatórios. Outros fatores de risco incluem história de cinetose, vômitos pós-operatórios, técnica anestésica inalatória, cirurgia na primeira semana do ciclo menstrual, procedimentos laparoscópicos, de litotripsia e otorrinolaringológicos. Tabagismo e técnica anestésica venosa são fatores protetores contra náuseas e vômitos pós-operatórios.

**87.2 Resposta:** B
**Justificativa:** Os antagonistas da serotonina são altamente seletivos e tendem a bloquear quase todos os receptores disponíveis. Portanto, uma vez que ondansetrona é usada para a profilaxia, uso posterior para tratamento de resgate na SRPA é ineficaz. Da mesma forma, a utilização de granisetrona, outro antagonista da serotonina, como droga de resgate é ineficaz em pacientes que já receberam ondansetrona para prevenção NVPO. Portanto, como regra geral, é mais eficaz escolher antiemético de outra classe para o tratamento de resgate. Essa recomendação é corroborada por uma análise secundária mostrando que, após a profilaxia com ondansetrona e droperidol, o uso da prometazina como resgate é significativamente mais eficaz do que repetir a dose com o mesmo agente.

CAPÍTULO 88

## Alterações cognitivas pós-operatórias

**88.1 Resposta:** D
**Justificativa:** O quadro descrito é característico de delírio pós-operatório em paciente de alto risco para essa complicação (idoso, cirurgia ortopédica, comorbidades, polifarmácia, dor pós-operatória). Os sintomas típicos incluem depressão, alucinação, distúrbios do sono, alteração do nível de consciência, irritabilidade, pensamento e fala desorganizados. Na hidrocefalia de pressão normal, diferentemente do paciente descrito, associam-se distúrbios de marcha e perda do controle esfincteriano, enquanto no acidente vascular cerebral, existem sinais neurológicos de localização.

**88.2 Resposta:** C
**Justificativa:** As três causas de despertar prolongado após anestesia são: efeito residual de medicações anestésicas, anormalidades metabólicas e lesão neurológica. Dentre estas, a primeira se destaca como a razão mais frequente nestas situações. Flumazenil e naloxona podem ser utilizadas na suspeita de efeito residual de benzodiazepínicos e opióides. A fisostigmina é efetiva em reverter os efeitos sedativos de medicações anticolinérgicas, especialmente a escopolamina, por apresentar a melhor taxa de passagem pela barreira hemato-encefálica dentre os anticolinesterásicos. Pupilas dilatadas com FR normal como relatado no caso indicam que a escopolamina pode ser responsável pelo quadro. Se o diagnóstico permanece incerto após a exclusão de causas medicamentosas e anormalidades metabólicas, exames adicionais para avaliação de lesão estrutural (TAC ou RNM de crânio) ou quadros subclínicos de estado de mal convulsivo (EEG) devem ser solicitados.

CAPÍTULO 90

## Analgesia pós-operatória

**90.1 Resposta:** A
**Justificativa:** A ativação da COX-2 está envolvida no complexo mecanismo de sensibilização central no corno dorsal da medula espinhal causando alterações persistentes no sistema nervoso central que resultam em hipersensibilidade à dor. No rim, encontram-se fisiologicamente tanto a COX-1 como a COX-2, com predomínio de expressão da COX-1 na medula renal. A expressão de COX-2 aumenta na presença de desidratação com hipertonicidade e o aumento da produção de prostaglandinas é relevante para a manutenção do fluxo sanguíneo medular renal. Em indivíduos normais, somente a COX-1 está presente. A COX-2 é induzida na presença de ulceração e infecção por *H. pylori* com o objetivo de facilitar a cicatrização pelo aumento de $PGE_2$. A síntese de $TXA_2$ é dependente principalmente da COX-1, enquanto a síntese de $PGI_2$ é regulada pela COX-2. COX-1 e COX-2 têm importante papel na interação entre plaquetas, endotélio e trombogênese. O endotélio e o músculo liso vascular, por ação da COX-2, produzem $PGI_2$ que promove inibição plaquetária e vasodilatação.

**90.2 Resposta:** D
**Justificativa:** Os antagonistas não competitivos ligam-se ao sítio ativo de um receptor de modo covalente ou com afinidade muito alta de forma que a ligação é

efetivamente irreversível. A aspirina é exemplo de antagonista não competitivo que acetila irreversivelmente a ciclo-oxigenase, a enzima responsável pela produção de tromboxano A2 nas plaquetas.

**90.3 Resposta:** C
**Justificativa:** Em pacientes dependentes de opioides, deve-se esperar o relato de escores de dor mais elevados no pós-operatório e, apesar de maiores necessidades analgésicas, o tratamento deve se basear na avaliação objetiva da dor (escores de dor juntamente com a capacidade de respirar profundamente, caminhar, etc.). Prescrição "se necessário" deve ser evitada. É preciso, juntamente com o tratamento da dor incisional, suprir as necessidades basais de opioide do paciente a fim de otimizar o alívio da dor pós-operatória e evitar a abstinência ao opioide. As necessidades basais de opioide podem ser administradas sistemicamente (venosa ou transdérmica) até o paciente tolerar a ingesta oral. Após a cirurgia, o paciente pode receber analgesia com PCA venoso com inclusão de infusão basal e ser reiniciado o tratamento com opioide oral. Após tolerar a ingesta oral, a conversão da terapia intravenosa é iniciada com a combinação de administração regular de formulação de opioide de liberação controlada e opioide de ação curta e liberação imediata se necessário.

**90.4 Resposta:** A
**Justificativa:** A administração frequente de doses em bolo sugere a necessidade de aumentar a dose de morfina administrada. A dose de demanda deve ser adequada para atender às necessidades analgésicas e eficácia da analgesia controlada pelo paciente. O intervalo de bloqueio longo demais também pode afetar a eficácia da analgesia e tem papel determinante na segurança da técnica. Assim, se o intervalo de bloqueio está adequado e o paciente recebe toda a dose ajustada na programação, com doses administradas em cada intervalo, o paciente está necessitando de maior dose analgésica.

**90.5 Resposta:** B
**Justificativa:** O acionamento frequente da bomba de PCA, juntamente com a administração da dose máxima programada, indica inadequação da analgesia, sugerindo a necessidade de aumentar as doses de manutenção ou *bolus*, ou até mesmo reduzir o intervalo de bloqueio.

**90.6 Resposta:** B
**Justificativa:** A analgesia controlada pelo paciente (PCA) venosa está baseada na existência de um *feedback* negativo, ou seja, quando há dor, o analgésico é administrado pelo próprio paciente e quando a dor é reduzida, não ocorrem demandas futuras. A infusão contínua no PCA venoso apenas aumenta a dose dos opióides utilizados, assim como seus efeitos colaterais respiratórios, especialmente na população adulta. Além disso, o uso de infusão contínua durante à noite não melhora o padrão de sono, a analgesia e a recuperação. Embora o uso da infusão contínua seja parte do esquema do PCA, ele não é recomendado nos adultos. Pode ser uma opção apenas na população pediátrica e nos pacientes com tolerância ao opióide.

CAPÍTULO 92

# Dor crônica

**92.1 Resposta:** A
**Justificativa:** A síndrome de dor complexa regional é dor mediada pelo simpático. O bloqueio simpático do membro superior pode ser obtido através da realização do bloqueio do gânglio estrelado. O gânglio estrelado é também conhecido como o gânglio cervicotorácico por ser a fusão do gânglio cervical inferior com o primeiro torácico.

# ANEXO 2
## ILUSTRAÇÕES E FOTOS COLORIDAS

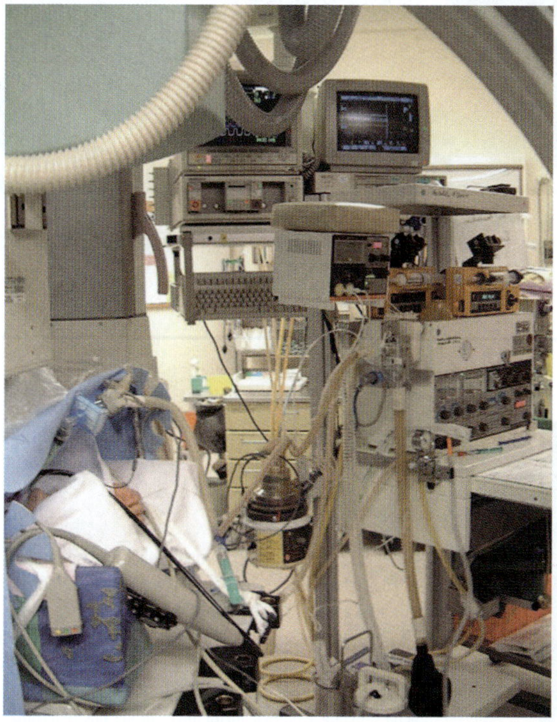

**FIGURA 15.5** É necessário conciliar as exigências tecnológicas da assistência médica moderna na sala de cirurgia com as habilidades físicas do profissional necessárias para que exerça os seus cuidados. O anestesiologista deve ter a visão ampla dos monitores e o espaço para os movimentos adequados para exercer a sua função.

Esta imagem é uma reprodução colorida da figura da página 196.

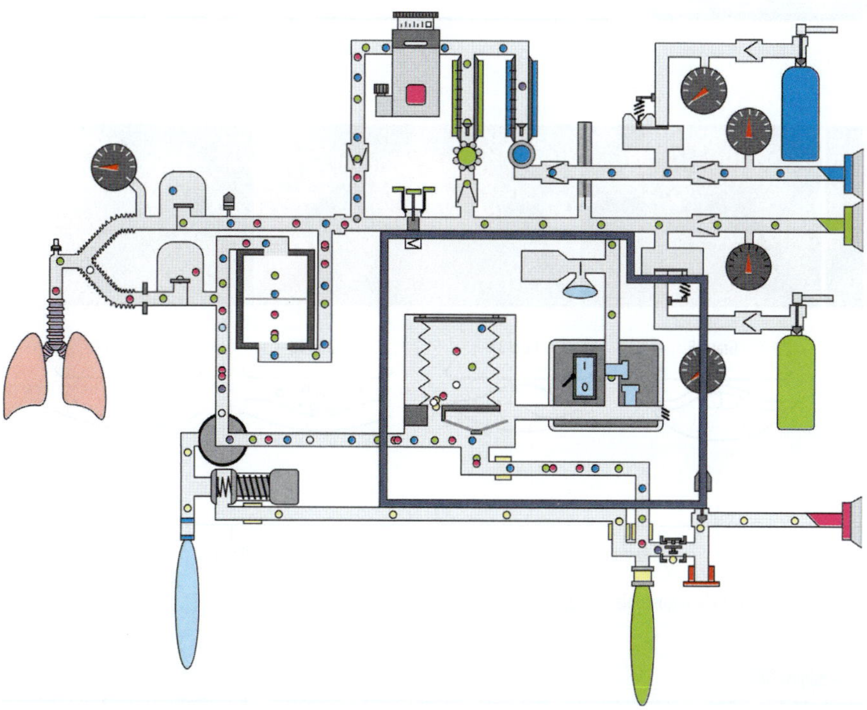

**FIGURA 31.2** Diagrama do aparelho de anestesia com as fontes de gases ($O_2$, $N_2O$, ar), seção de fluxo contínuo com vaporizador, ventilador (delimitado em azul), sistema respiratório circular com absorvedor de $CO_2$ e sistema de exaustão de gases. O ventilador (com fole e propulsionado pelo oxigênio da rede) está integrado ao sistema e passa a funcionar pelo acionamento de uma chave (balão/ventilador). *Fonte: Adaptada de Center for safety, simulation and advanced learning technologies.*[7]

Esta imagem é uma reprodução colorida da figura da página 456.

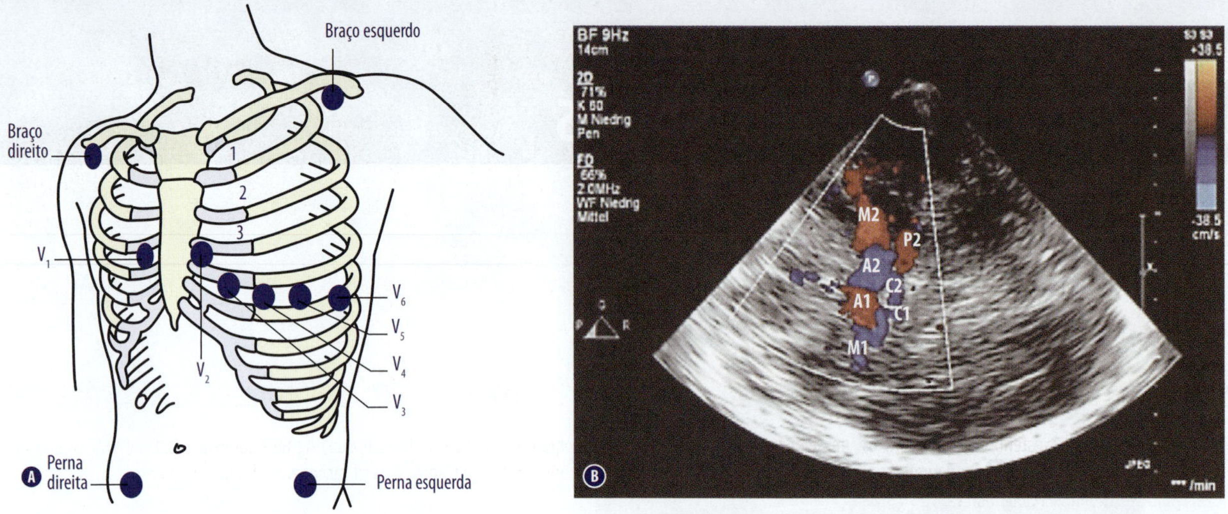


**FIGURA 32.13** A Colocação do equipamento. B Sonografia com Doppler transcraniano antes da perfusão cerebral seletiva, mostrando a artéria cerebral média direita (M1), a artéria cerebral média esquerda (M2) e as artérias cerebrais anteriores direita e esquerda (A1 e A2, respectivamente).

Estas imagens são reproduções coloridas da figura da página 484.

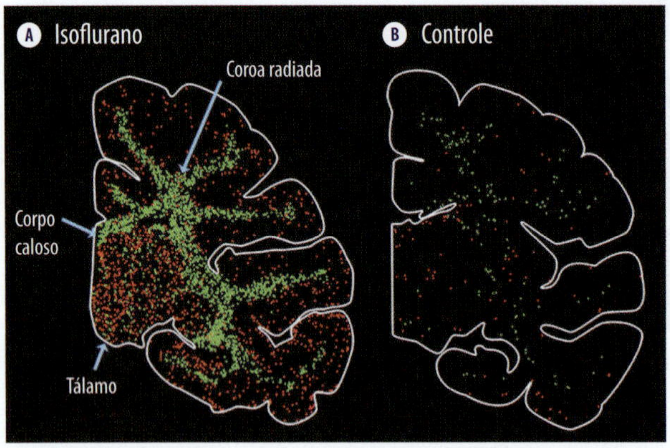


**FIGURA 40.3** Padrão de apoptose neuronal e glial após isoflurano em macacos muito jovens ao nível do tálamo. Resultados comparativos gerados por computador mostram neurônios apoptóticos (AC3-positivos) em vermelho e a glia em verde em animais após 5 h de anestesia co isoflurano A ou nenhuma anestesia (controle; B). O isoflurano em comparação ao controle produz elevados níveis de apoptose neuronal no tálamo e córtex enquanto a apoptose de oligoadendrócitos está concentrada na substância branca, incluindo o corpo caloso e a coroa radiada. AC3, anticorpos anti-adenilciclase tipo 3.

Esta imagem é uma reprodução colorida da figura da página 571.

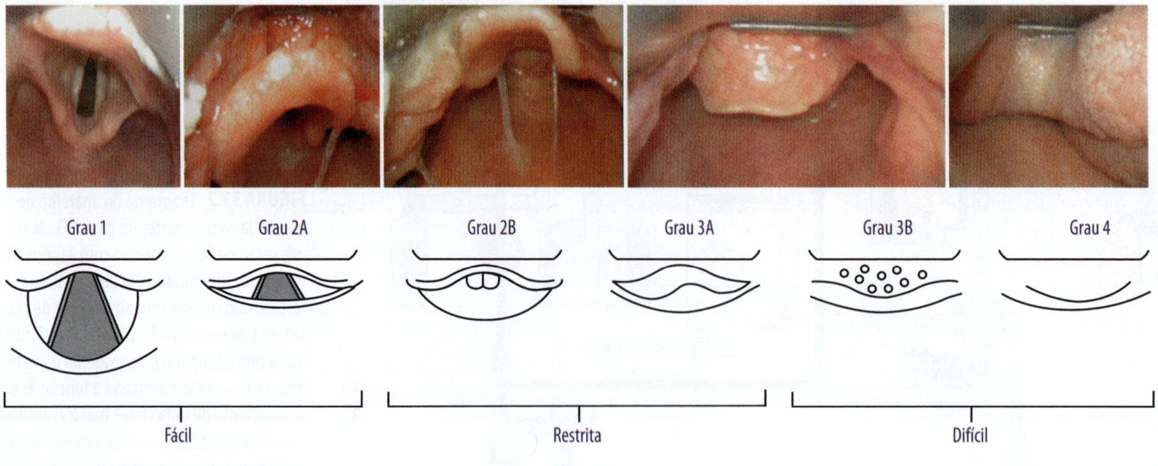


**FIGURA 41.7** Classificação de Cormack-Lehane, modificada por Cook, para laringoscopia direta.
*Fonte: Adaptada de Cook.*[18]

Esta imagem é uma reprodução colorida da figura da página 581.

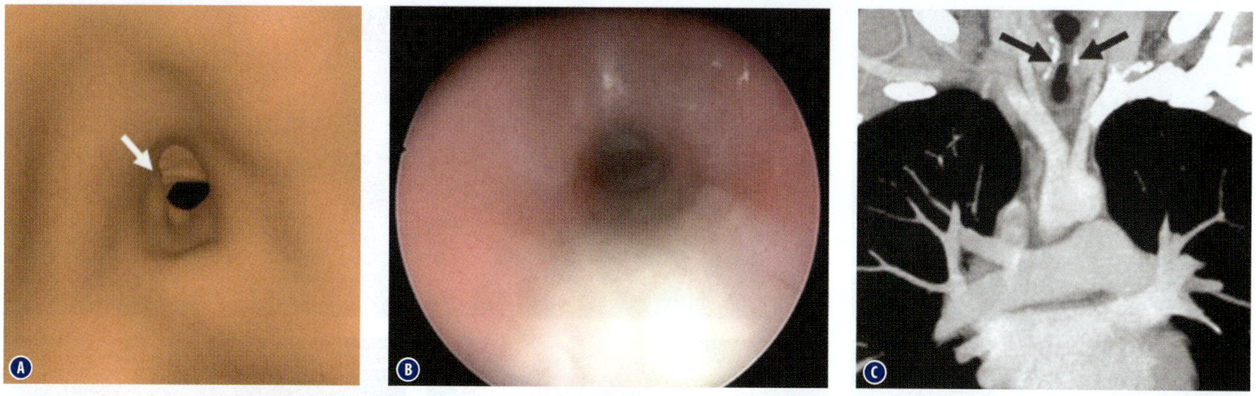


**FIGURA 41.9** Paciente com estenose traqueal. Em **A**, imagem de endoscopia virtual por tomografia computadorizada acima da estenose traqueal (*seta*). Em **B**, correlação com endoscopia convencional. Em **C**, tomografia convencional em corte coronal com contraste apresentando estenose e calcificações em submucosa (*setas*).
*Fonte: Adaptada de Thomas e colaboradores.*[35]

Esta imagem é uma reprodução colorida da figura da página 583.

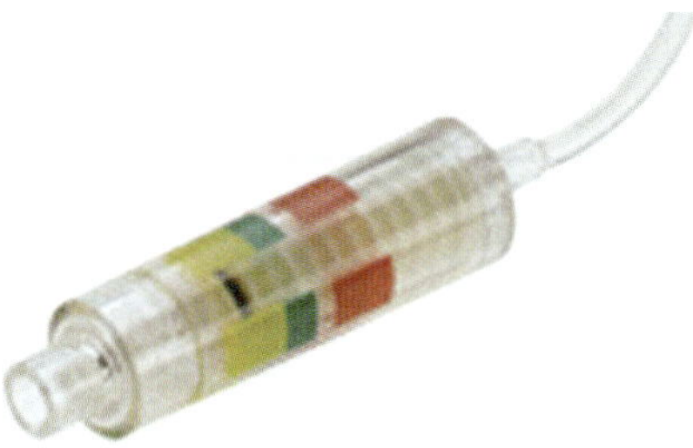

**FIGURA 41.17** Válvula-piloto de manguito com estimativa de pressão – Cuff Pilot®.
*Fonte: Teleflex Medical Europe.*[85]

Esta imagem é uma reprodução colorida da figura da página 589.

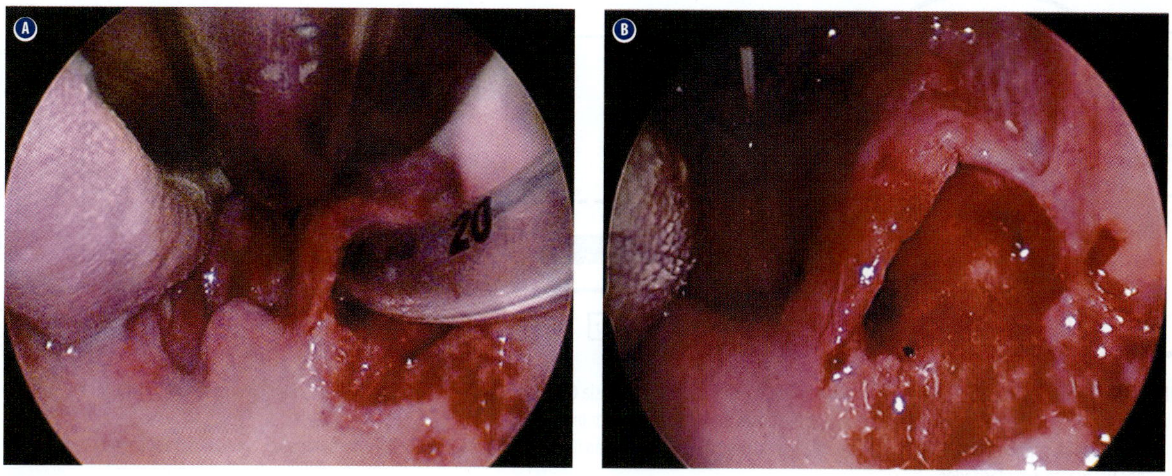


**FIGURA 41.32** Perfuração de palato mole durante técnica direcionada em videolaringoscopia com GlideScope. **A** Presença do tubo traqueal. **B** Orifício resultante.
*Fonte: Adaptada de Amundson e Weingarten.*[197]

Estas imagens são reproduções coloridas da figura da página 604.

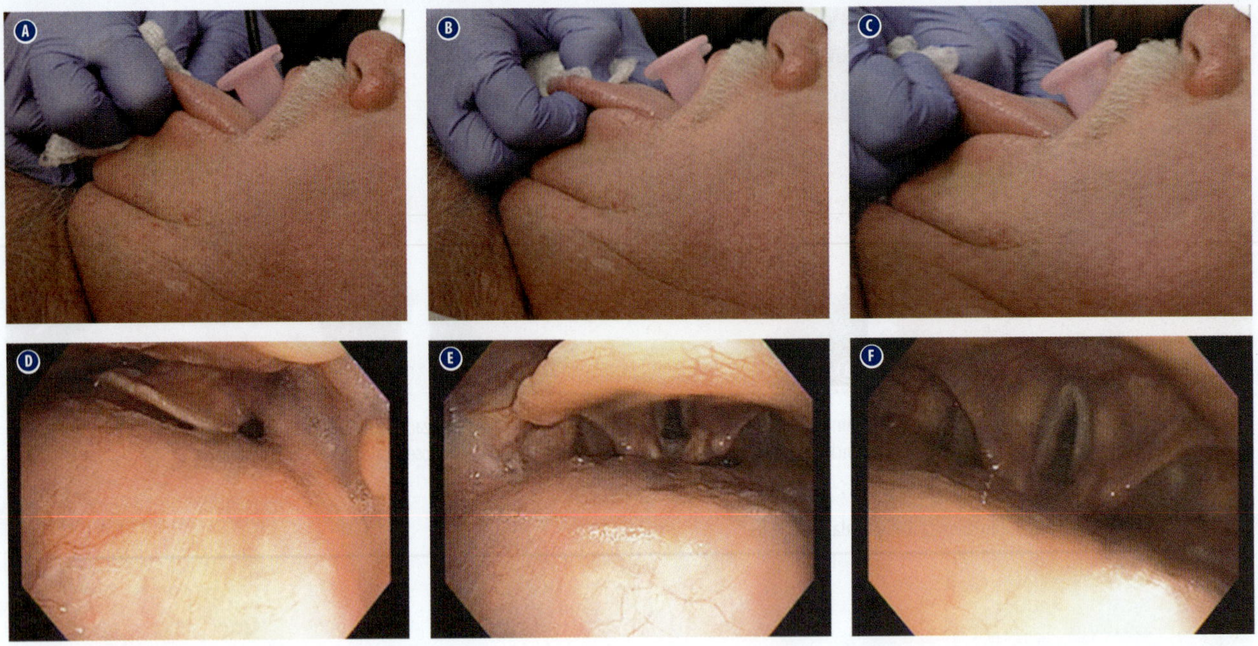


**FIGURA 41.33** Uso da manobra de tração da língua e visualização via fibroscopia flexível. A, B e C Progressiva tração da língua. D, E e F Visualização correspondente por meio da fibroscopia flexível.
*Fonte: Adaptada de Mangar e colaboradores.*[202]

Esta imagem é uma reprodução colorida da figura da página 605.

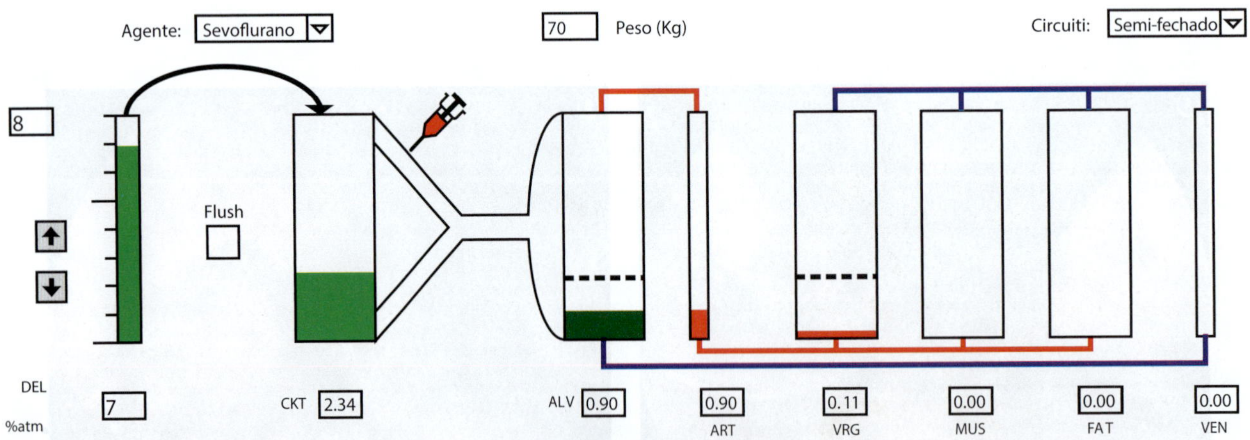


**FIGURA 43.2** Farmacocinética dos anestésicos inalatórios com o simulador de anestesia Gas Man®. A largura das *setas* indica o valor da pressão parcial do gás no compartimento. A transferência do gás se faz do compartimento de maior para o de menor pressão.
ALV, gás alveolar; ART, sangue arterial; CKT, pressão parcial no circuito; DEL, concentração liberada pelo vaporizador; FAT, gordura; MUS, músculos; VEN, sangue venoso; VRG, tecidos ricamente vascularizados.

Esta imagem é uma reprodução colorida da figura da página 641.

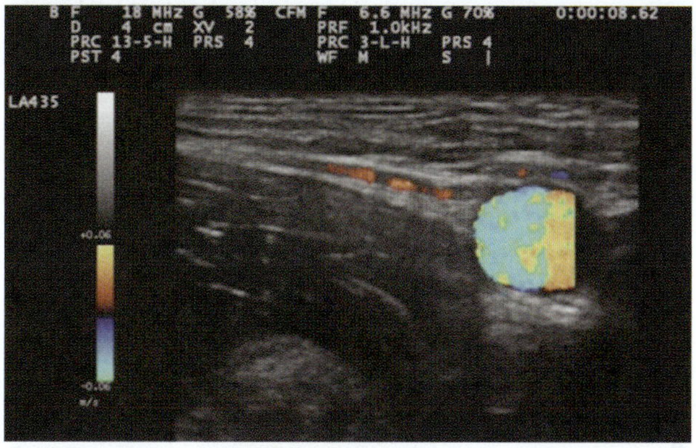


**FIGURA 52.13** Imagem da artéria circunflexa ilíaca saindo da artéria femoral (Doppler colorido).

Esta imagem é uma reprodução colorida da figura da página 800.

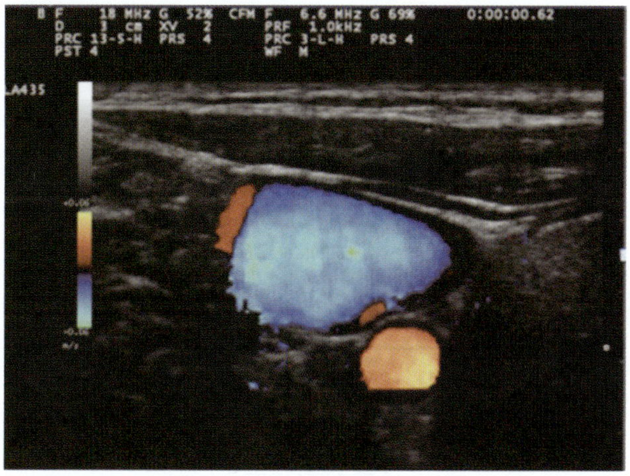


**FIGURA 52.14** Imagem mostrando a artéria carótida (medial, menor, mais redonda, não compressível e mais profunda) e a veia jugular interna (lateral, maior, mais ovalada, mais superficial e compressível).[20]

Esta imagem é uma reprodução colorida da figura da página 800.

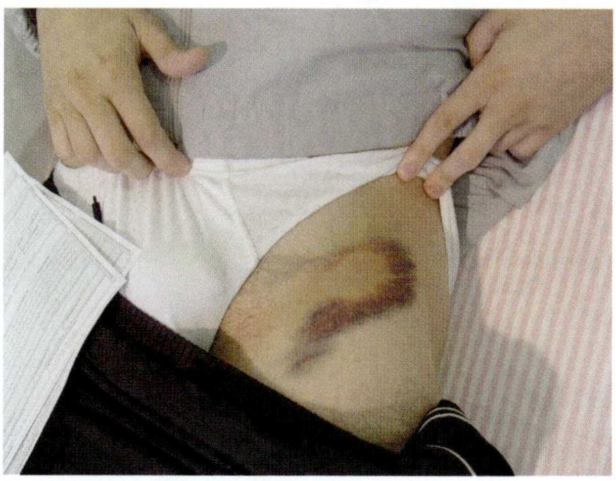

**FIGURA 52.61** Hematoma na região inguinal por provável lesão à artéria circunflexa ilíaca.

Esta imagem é uma reprodução colorida da figura da página 817.

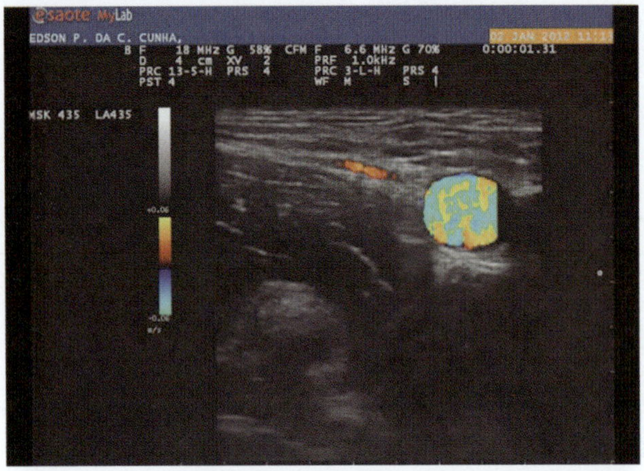

**FIGURA 52.62** Artéria circunflexa ilíaca (Doppler colorido) no sentido longitudinal passando por cima do nervo femoral.

Esta imagem é uma reprodução colorida da figura da página 817.

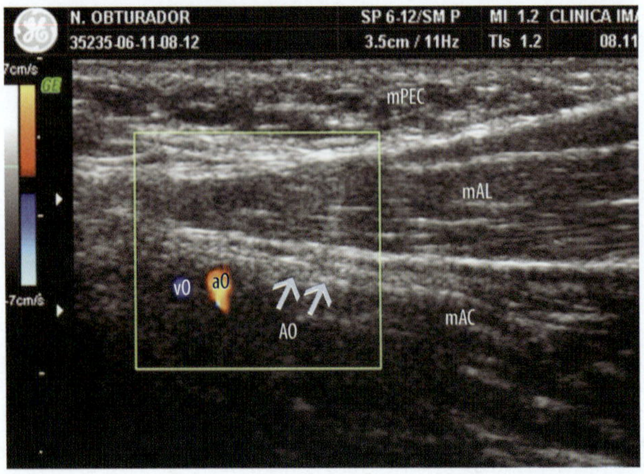


**FIGURA 52.69** Visualização ultrassonográfica do nervo obturatório. A, artéria obturatória; mAC, músculo adutor curto; AL, músculo adutor longo; aO, ramo anterior do nervo obturatório; mPEC, músculo pectíneo; vO, veia obturatória.

Esta imagem é uma reprodução colorida da figura da página 819.

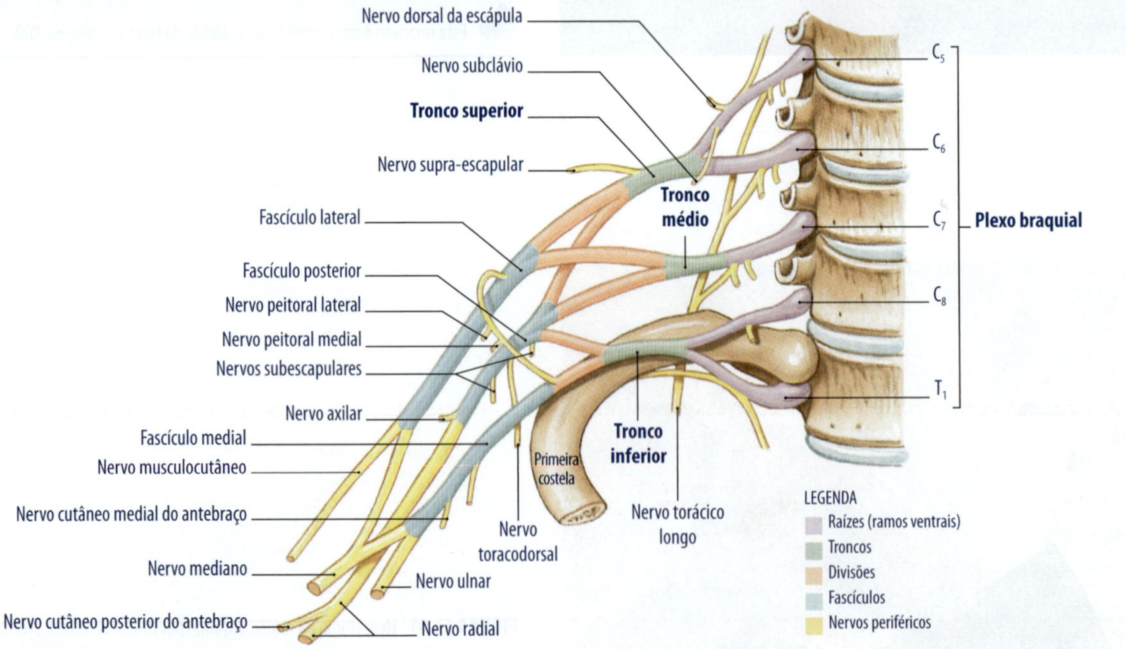


**FIGURA 53.7** Parte sensitiva do membro superior.
*Fonte: Martini e colaboradores.*[27F]

Esta imagem é uma reprodução colorida da figura da página 837.

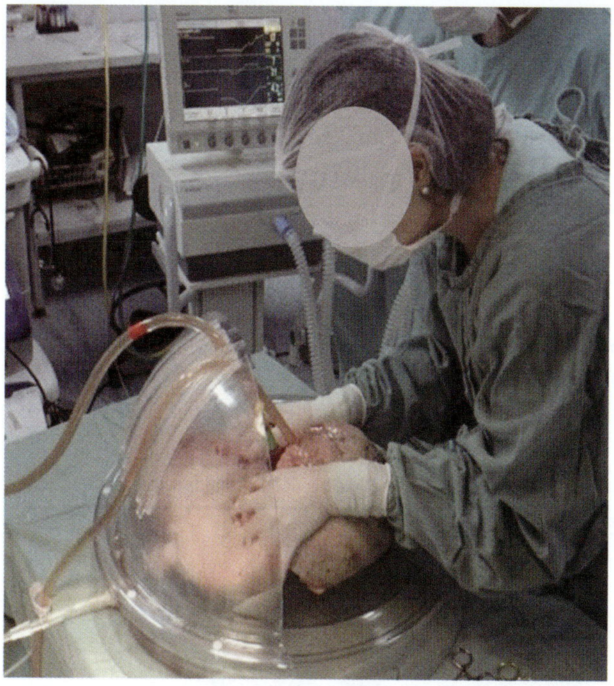

FIGURA 56.1 Técnica sendo realizada.

Esta imagem é uma reprodução colorida da figura da página 916.

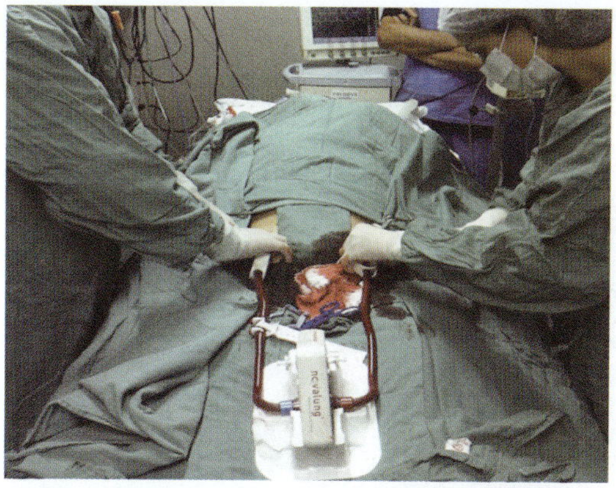

FIGURA 56.5 Membrana de ventilação/oxigenação sem bomba (ILA) sendo instalada como ponte para o transplante.

Esta imagem é uma reprodução colorida da figura da página 921.

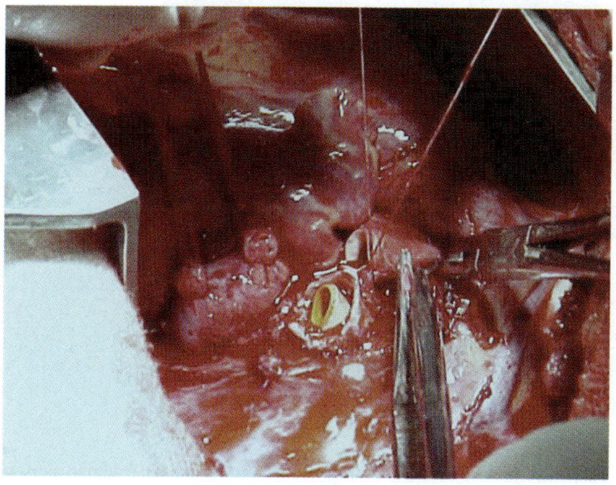

FIGURA 56.10 Término da pneumonectomia. A cavidade torácica esquerda está pronta para receber o enxerto. O tubo de Carlens está posicionado no coto do brônquio principal esquerdo.

Esta imagem é uma reprodução colorida da figura da página 923.

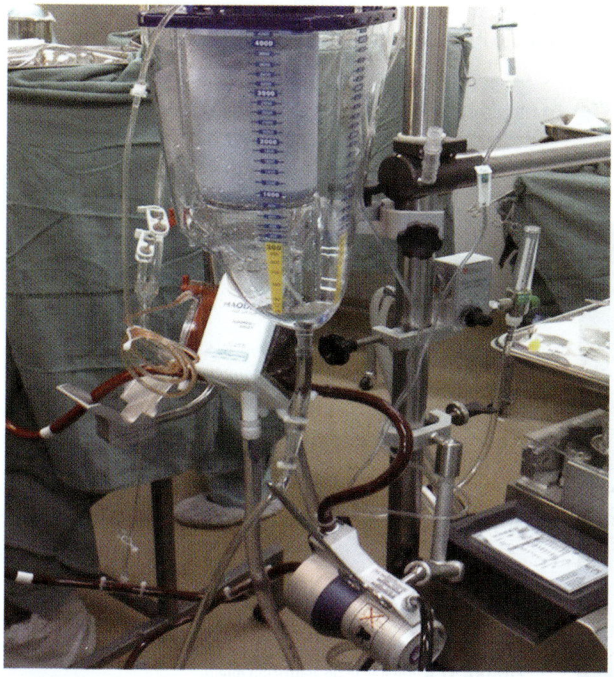

FIGURA 56.8 Circuito de MINICEC: o reservatório de cardiotomia só é montado para o reaproveitamento do sangue aspirado.

Esta imagem é uma reprodução colorida da figura da página 921.

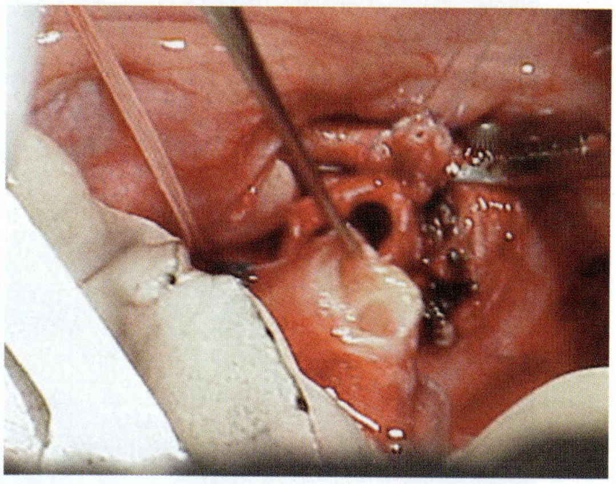

FIGURA 56.11 Apresentação do brônquio para a anastomose.

Esta imagem é uma reprodução colorida da figura da página 923.

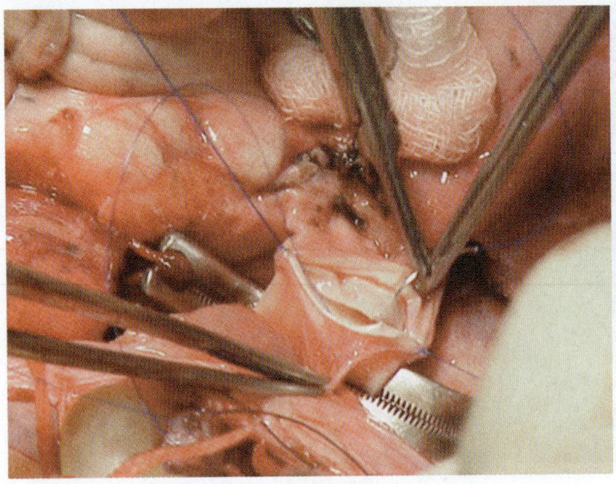

**FIGURA 56.12** Realização da anastomose da artéria pulmonar.

Esta imagem é uma reprodução colorida da figura da página 923.

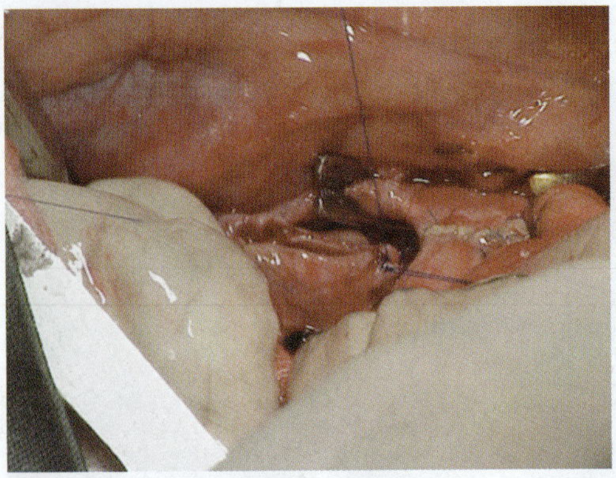

**FIGURA 56.13** Artéria pulmonar finalizada e anastomose do átrio esquerdo sendo realizada.

Esta imagem é uma reprodução colorida da figura da página 923.

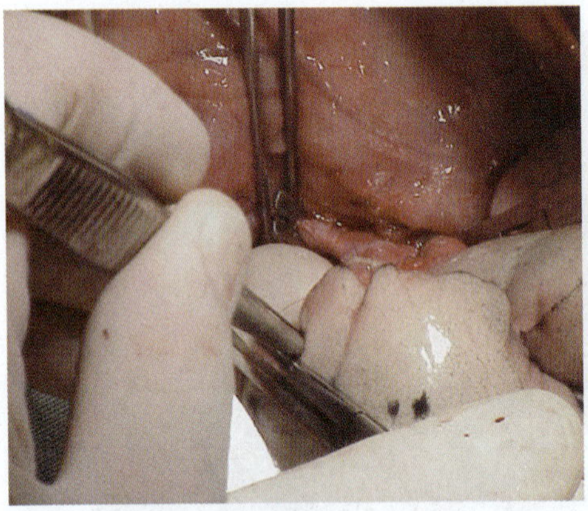

**FIGURA 56.14** Início da abertura do clampe da artéria pulmonar. O pulmão ainda está com coloração esbranquiçada.

Esta imagem é uma reprodução colorida da figura da página 924.

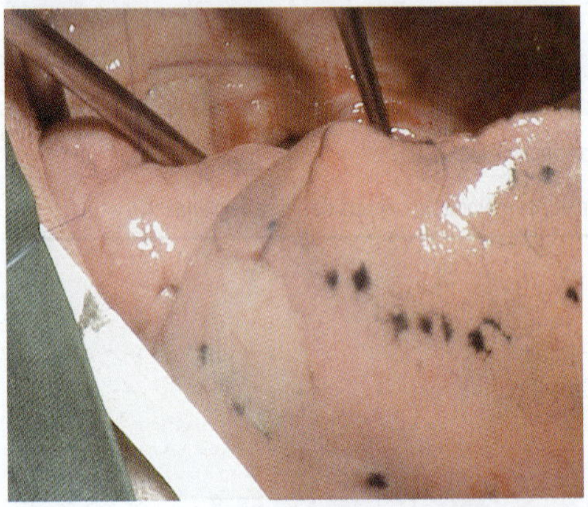

**FIGURA 56.15** Pulmão sendo reperfundido. O pulmão adquire a coloração rosada.

Esta imagem é uma reprodução colorida da figura da página 924.

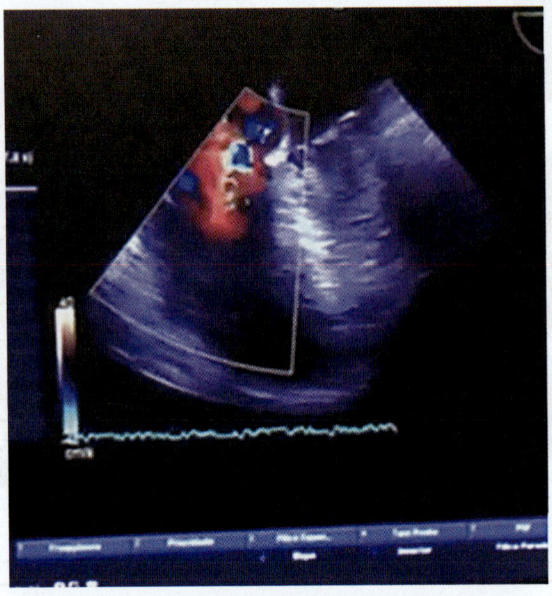

**FIGURA 57.4** Dilatação do ventrículo direito associada a regurgitação tricúspide importante.

Esta imagem é uma reprodução colorida da figura da página 944.

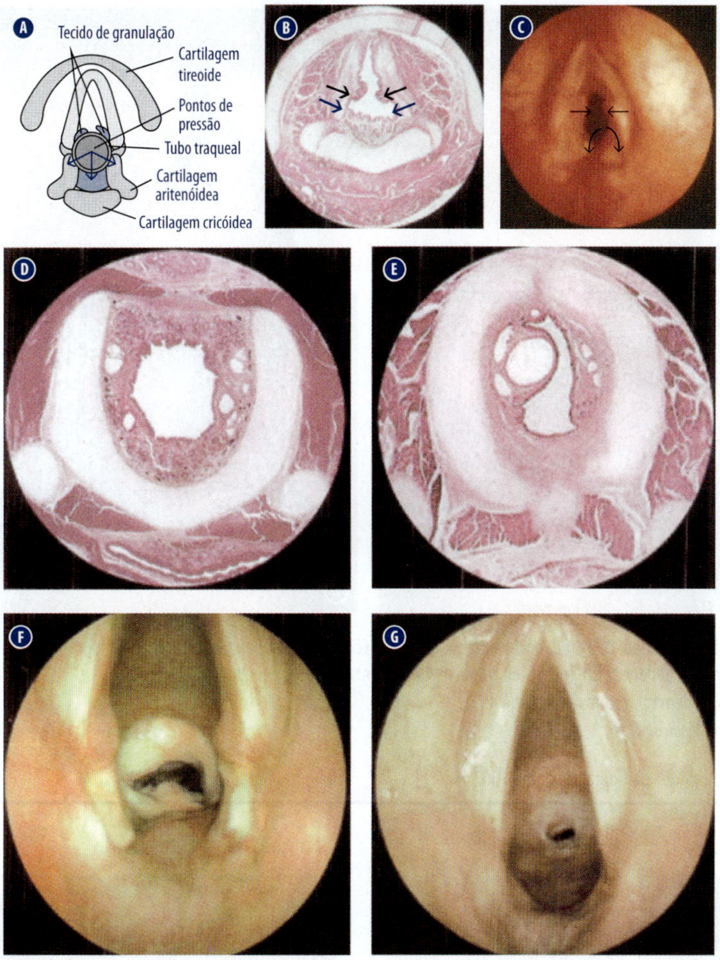


**FIGURA 62.23** Patogênese das lesões estenóticas pós-intubação. (A) Representação esquemática dos pontos de pressão do tubo traqueal na parede posterolateral da laringe. (B) Corte histopatológico da laringe evidenciando tecido de granulação (*setas pretas*) e lesão da aritenoide com ausência de mucosa, ulcerações e exposição da cartilagem (*setas azuis*). (C) Estenose subglótica pós-intubação em um lactente de 2 meses – mesmas lesões descritas em (B). (D) e (E). Cortes histopatológicos na laringe (diferentes níveis subglóticos) mostrando edema, hiperplasia glandular, cistos ductais e tecido de granulação. (F) e (G). Evolução da estenose subglótica pós-intubação ((F) – 2 semanas; (G) – vários meses).
*Fonte: Adaptada de Benjamin e Holinger.*[203]

Esta imagem é uma reprodução colorida da figura da página 1060.

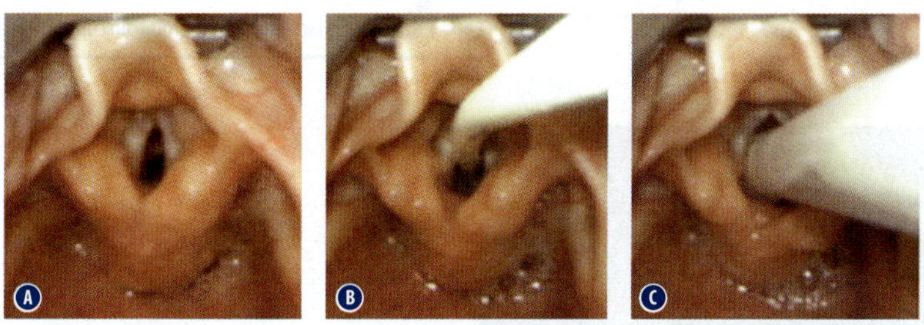


**FIGURA 62.26** Videolaringoscopia* de um paciente de 11 meses, Cormack-Lehane 1 (A). Intubação traqueal (C) com introdução prévia de um guia** (B).
*Videolaringoscópio C-Mac® (Karl Storz, Alemanha) com lâmina curva nº 2.
***Frova Intubating Introducer 8F® (Cook Medical, EUA).*

Esta imagem é uma reprodução colorida da figura da página 1062.

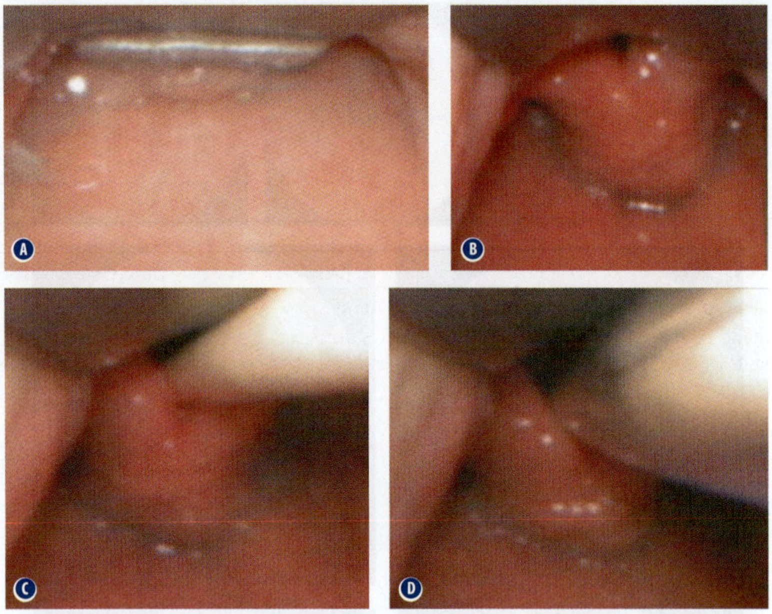


**FIGURA 62.27** Videolaringoscopia* de um paciente de 3 anos, portador de síndrome de Cornelia de Lange, com micrognatia importante, Cormack-Lehane 4 (A). Após manobras de compressão externa da laringe, Cormack-Lehane 3 (B). Intubação traqueal (D) com introdução prévia de um guia** (C).
*Videolaringoscópio C-Mac® (Karl Storz, Alemanha) com lâmina reta nº 1.
***Frova Intubating Introducer 8F® (Cook Medical, EUA).*

Esta imagem é uma reprodução colorida da figura da página 1062.

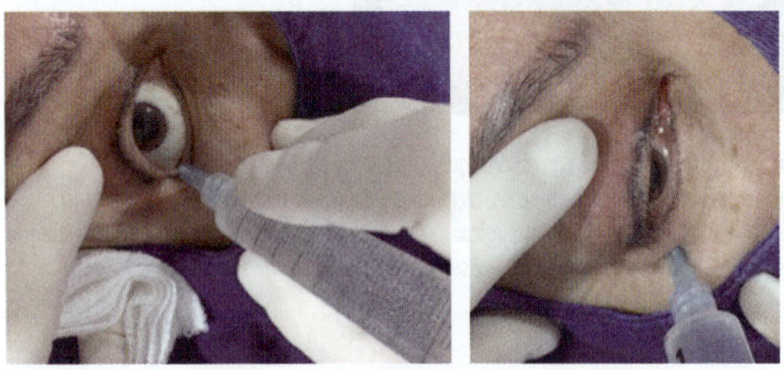

**FIGURA 63.3** Anestesia extraconal, com agulha inserida no quadrante inferotemporal através da conjuntiva ou da pele.

Esta imagem é uma reprodução colorida da figura da página 1078.

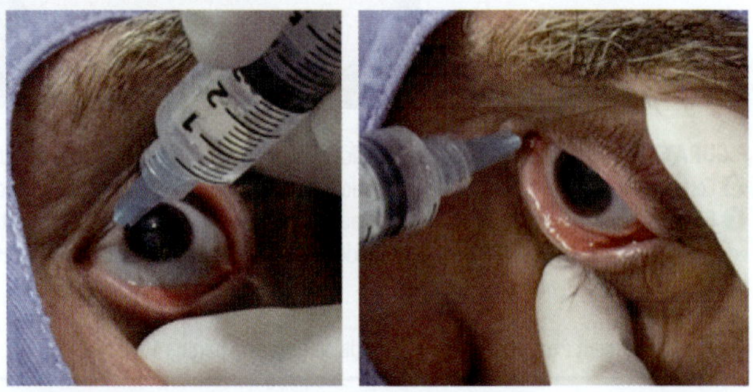

**FIGURA 63.4** Anestesia extraconal medial, com agulha inserida entre a carúncula e o canto do olho e, a seguir, reposicionada paralelamente à parede medial da órbita.

Esta imagem é uma reprodução colorida da figura da página 1078.

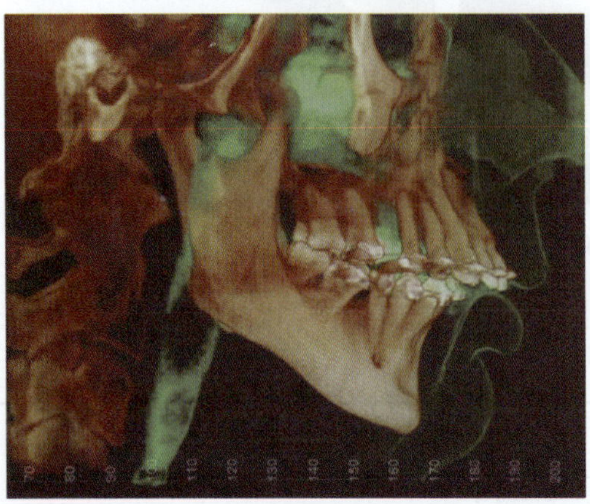

**FIGURA 65.1** Tomografia computadorizada de feixe cônico (TCFC) tridimensional (3D) de perfil. A especialidade de CTBMF dedica-se ao diagnóstico e tratamento das estruturas dentomusculoesqueléticas, bem como das articulações temporomandibulares do sistema estomatognático.

Esta imagem é uma reprodução colorida da figura da página 1104.

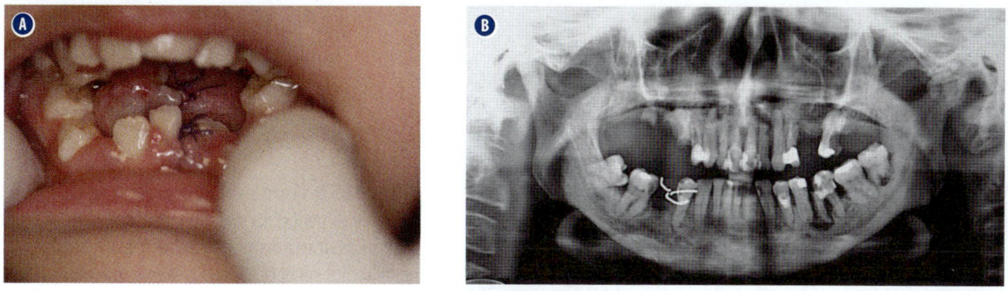

**FIGURA 65.2** Atenção clínica e cirúrgica odontológica em ambiente hospitalar. **A** Aspecto clínico em paciente pediátrico com comprometimento da higiene bucal, lesão de língua, lesões de cárie, presença de dentes extranumerários e desorganização das estruturas dentárias. **B** Radiografia panorâmica em topo de paciente submetido a radioterapia de cabeça e pescoço mostrando processos periapicais, restos residuais de elementos dentários, perda osseoalveolar, ATM direita e esquerda com irregularidades/alterações, fraturas coronais e processos infecciosos intracanal.

Estas imagens são reproduções coloridas da figura da página 1105.

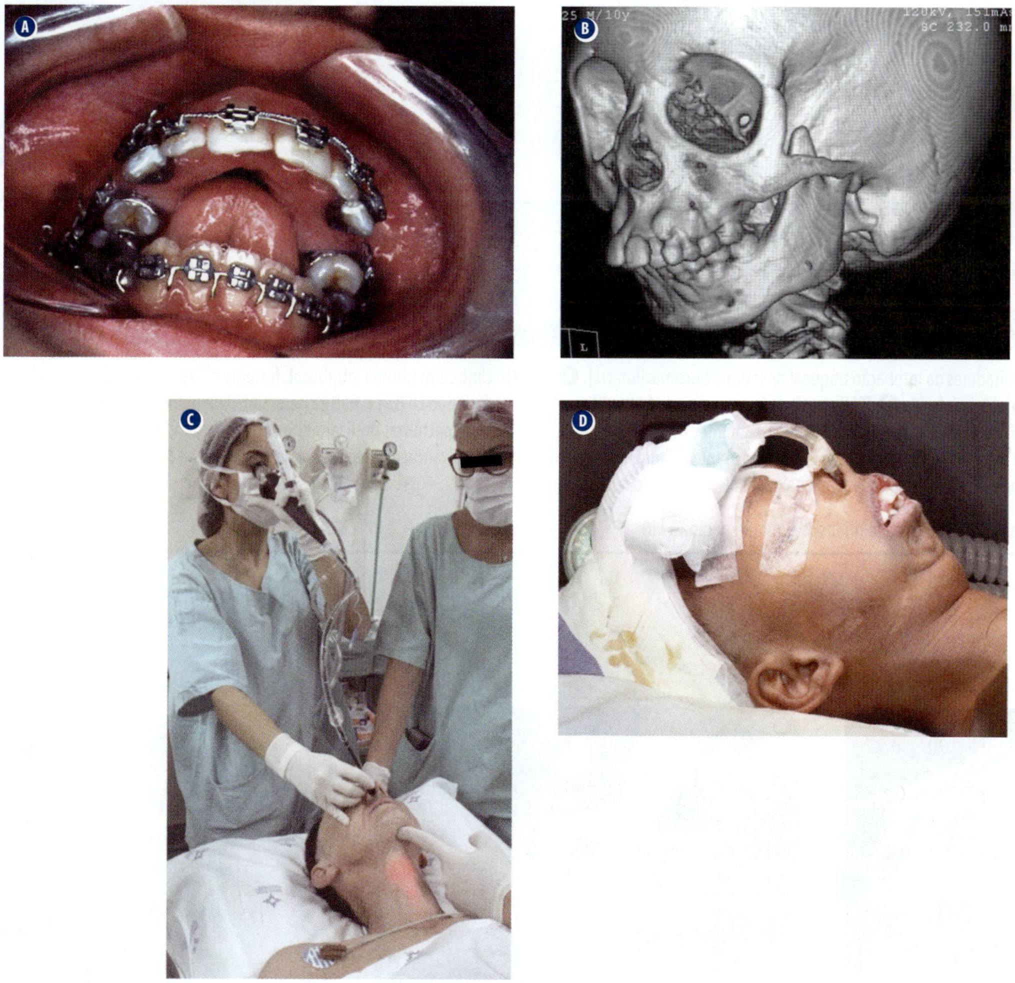

**FIGURA 65.4** Dificuldades para manobras de intubação em pacientes com alterações dentomusculoesqueléticas. **A** Aspecto intrabucal: discrepância dentoesquelética transversa e sagital, presença de aparelho ortodôntico nos arcos dentários, palato côncavo e língua retroposicionada. **B** Tomografia computadorizada de feixe em leque (TCFB) em 3D de face em paciente pediátrico: anquilose de ATM, alteração de crescimento da apófise coronóidea, micrognatia, *overjet* na bateria labial superior. **C** Aspecto clínico: emprego de fibroscópio para orientar a intubação nasotraqueal. **D** Aspecto clínico da face (perfil): hipodesenvolvimento mandibular (micrognatia e anquilose da ATM), pescoço curto, hipomobilidade labial, projeção dentária superior (*overjet*) e intubação nasotraqueal adequada para intervenção bucomaxilofacial.

Estas imagens são reproduções coloridas da figura da página 1107.

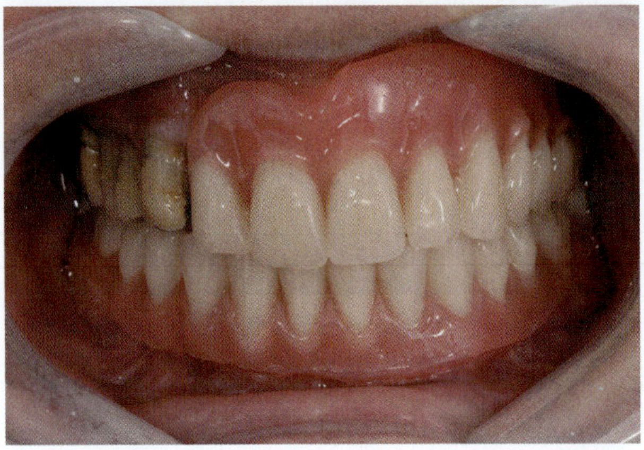

**FIGURA 65.8** Aspecto clínico de prótese dentária sobre implantes osseointegrados (superior e inferior). Os materiais dentários buscam extrema similaridade com os tecidos bucais e dentários originais, o que dificulta muito a identificação das reabilitações em boca. Deve-se ter extremo cuidado na manipulação da cavidade bucal com o laringoscópio e durante todas as fases do ato anestésico. Os sistemas fixos de reabilitação envolvem componentes intraósseos. É recomendável integrar o cirurgião-dentista no planejamento das abordagens de intubação e extubação.

Esta imagem é uma reprodução colorida da figura da página 1109.

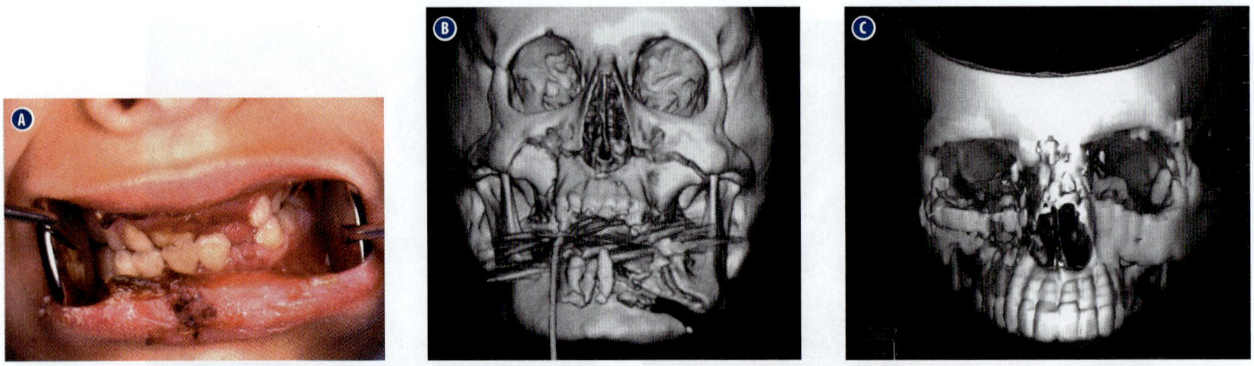

**FIGURA 65.10** Limitadores da intubação traqueal no trauma bucomaxilofacial. **A** Aspecto clínico em trauma intrabucal: fraturas e luxações dentárias associadas a lacerações de mucosa, gengiva e lábio inferior. **B** TCFB em 3D de face mostrando fratura do terço fixo da face tipo Le Fort I, fratura parassinfisária mandibular do lado esquerdo e fraturas dentoalveolares com luxações e avulsões dentárias. Os segmentos ósseos fraturados apresentam importantes deslizamentos e deslocamentos que criam instabilidade do esqueleto durante a intubação. **C** TCFB em 3D de face mostrando fratura do terço fixo da face envolvendo complexo zigomático, assoalho de órbita e estrutura frontonasal. A intubação nasotraqueal não está recomendada pelo fato de ser campo operatório.

Estas imagens são reproduções coloridas da figura da página 1110.

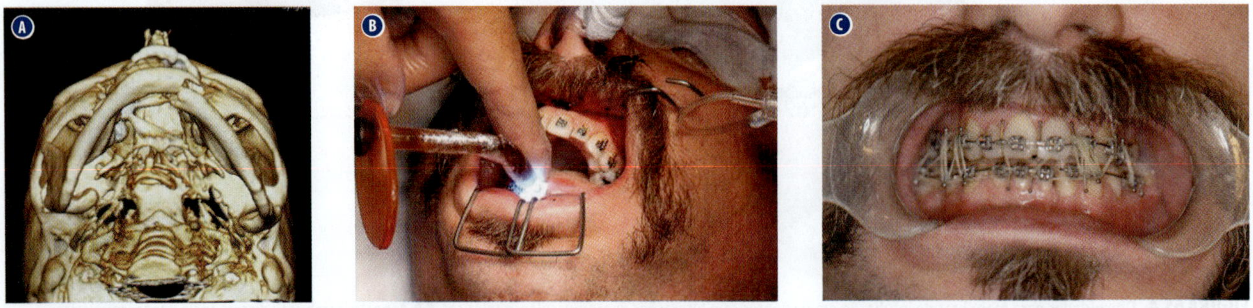

**FIGURA 65.11** Fraturas da mandíbula. **A** TC em 3D mostrando fratura de mandíbula parassinfisária esquerda com deslocamento dos segmentos ósseos e perda do perímetro do corpo mandibular. A fratura bilateral da cabeça da mandíbula (côndilos) com deslocamento medial, no lado direito, traz grande instabilidade para o terço inferior da face, tanto esquelético como dos tecidos moles. **B** Tratamento imediato das fraturas sob anestesia geral, com montagem do aparelho ortodôntico passivo, no transoperatório, para imobilização intermaxilar elástica no pós-operatório. **C** Imobilização intermaxilar elástica no pós-operatório.

Estas imagens são reproduções coloridas da figura da página 1110.

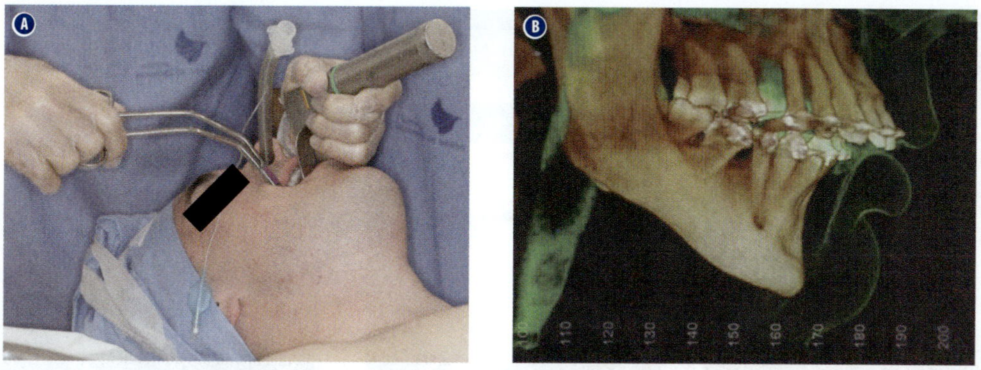

**FIGURA 65.13** Manejo da via aérea, preservando cavidade bucal e anexos. **A** Observa-se a presença de diversos recursos empregados para a manobra, além do uso do laringoscópio para tracionamento de estruturas moles intrabucais. **B** TC em 3D: imagem dentoesquelética lateral. Observa-se a projeção dentária que pode sofrer luxação ou trauma com avulsão, caso o laringoscópio seja manipulado de forma inadequada. Em caso de luxação ou avulsão traumática, o cirurgião-dentista deve proceder aos cuidados imediatamente, pois as evidências revelam maior índice de sucesso nos casos com menor tempo de demora para aplicação da conduta terapêutica.

Estas imagens são reproduções coloridas da figura da página 1112.

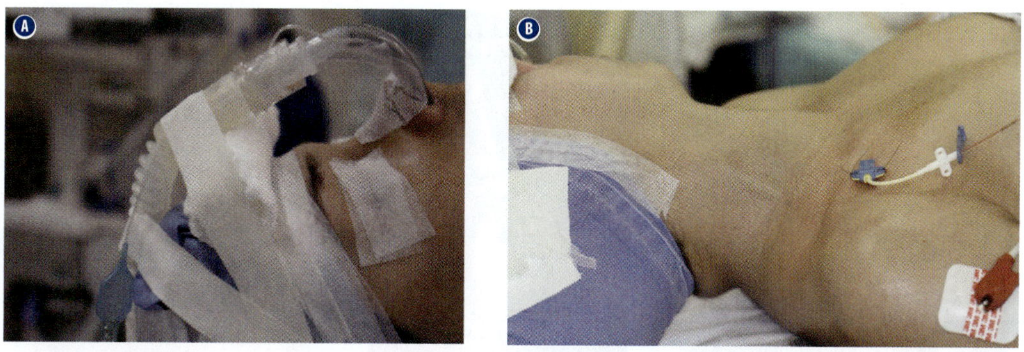

**FIGURA 65.14** Intubação nasotraqueal para início do procedimento cirúrgico bucomaxilofacial. **A** A touca fixada à pele garante a estabilidade do tubo traqueal, direcionado superiormente para acesso ao campo cirúrgico. A curvatura do tubo, na saída da narina, deve ser o mais suave possível, mantendo altura razoável para visualização da boca. A fixação dos elementos não deve interferir com o campo cirúrgico. A melhor maneira de proteger os olhos dos pacientes é utilizando gazes úmidas. Na impossibilidade dessa conduta, realiza-se a proteção com pomada oftálmica e/ou fechamento das pálpebras com adesivo. Em cirurgias e traumatismos bucomaxilofaciais, pode-se optar pela sutura da pálpebra. **B** Cateterização de veia profunda, de preferência pela subclávia, lado direito, por estar mais afastada do campo cirúrgico e causar menor desconforto no pós-operatório.

Esta imagem é uma reprodução colorida da figura da página 1113.

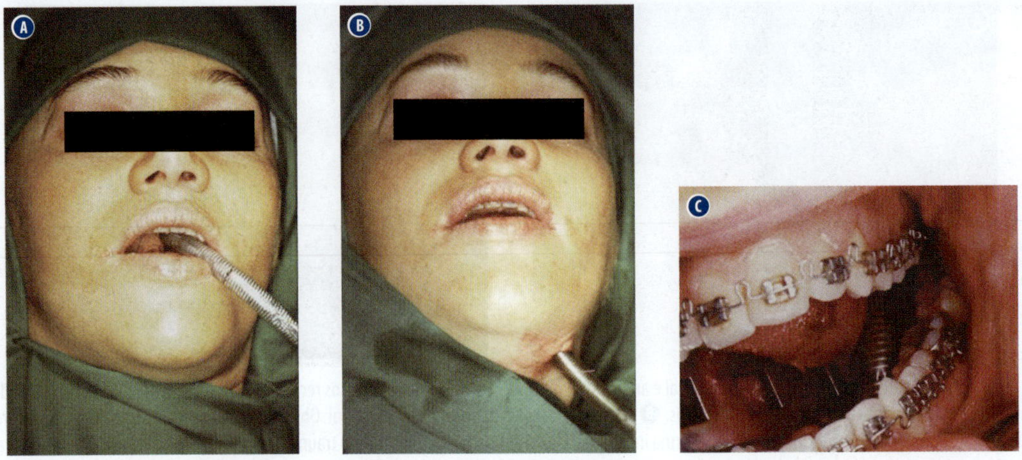


**FIGURA 65.16** Intubação orotraqueal com trajeto submandibular. **A** Intubação orotraqueal: início do processo normal de anestesia geral. **B** Incisão na pele e divulsão dos planos musculares, definindo o trajeto do tubo na região anterior à glândula submandibular. **C** Aspecto intrabucal do trajeto do tubo.

Estas imagens são reproduções coloridas da figura da página 1114.

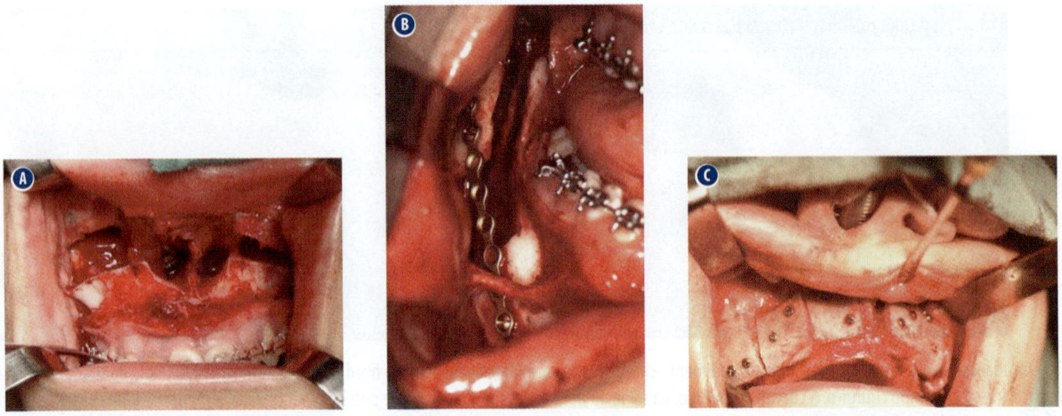


**FIGURA 65.17** Imagens transoperatórias de cirurgias bucomaxilofaciais de médio e grande porte. **A** Osteotomia de maxila com ampla exposição das cavidades anexas. Pode-se observar o tubo nasotraqueal na fossa nasal direita. **B** Osteotomia de mandíbula de E. Puricelli: traçado da fratura mais anteriorizado em relação às demais técnicas, permitindo maior visualização do campo operatório. Presença de aparelhagem ortodôntica e uso de meios de fixação interna rígida para imobilização dos segmentos ósseos (placas e parafusos). **C** Reconstrução alveolar maxilar por enxertos avasculares obtidos da crista ilíaca. Nesta intervenção, há duas áreas cruentas: região doadora (extrabucal) e receptora (intrabucal).

Estas imagens são reproduções coloridas da figura da página 1115.

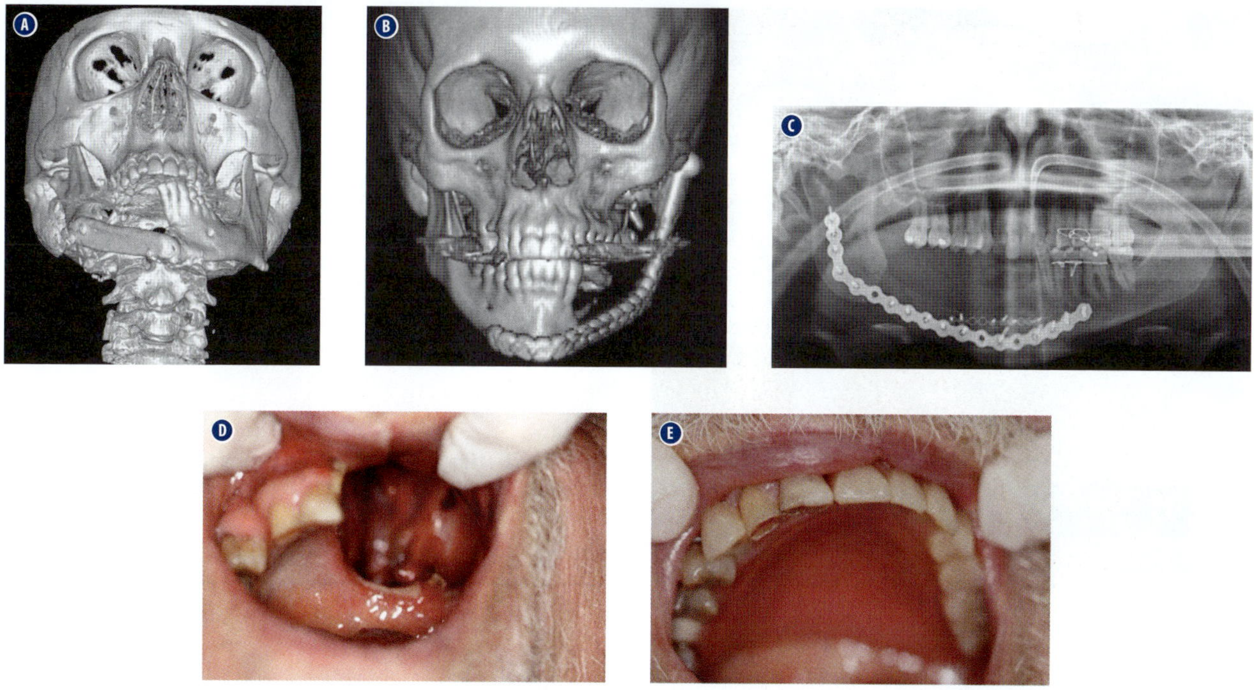


**FIGURA 65.19** Reconstruções e reabilitações bucomaxilofaciais presentes na rotina do anestesiologista. **A** TC em 3D de face mostrando reconstrução mandibular com enxerto livre vascularizado de fíbula. **B** TC em 3D de face mostrando reconstrução do corpo e cabeça mandibular por placa metálica após hemirressecção. **C** Radiografia panorâmica mostrando enxerto ósseo avascular de costela no corpo da mandíbula. Presença de placa metálica de fixação para promoção do processo cicatricial com planejada remoção ao final do procedimento. **D** Aspectos clínicos intrabucais de maxilectomia parcial esquerda devido a câncer. **E** Prótese obturadora do mesmo paciente da figura **D**: vedamento da região palatal permitindo o restabelecimento funcional da cavidade bucal. Atenção para sua guarda, conservação e localização junto à enfermagem.

Estas imagens são reproduções coloridas da figura da página 1118.

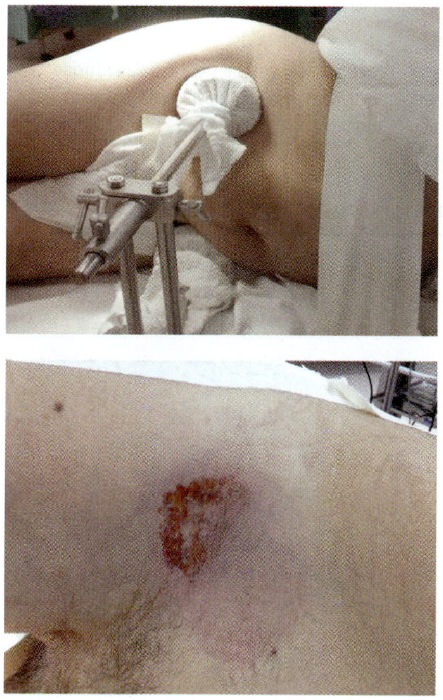

**FIGURA 67.3** Úlcera de pressão formada durante cirurgia de artroplastia total de quadril com paciente em decúbito lateral.

Estas imagens são reproduções coloridas da figura da página 1144.

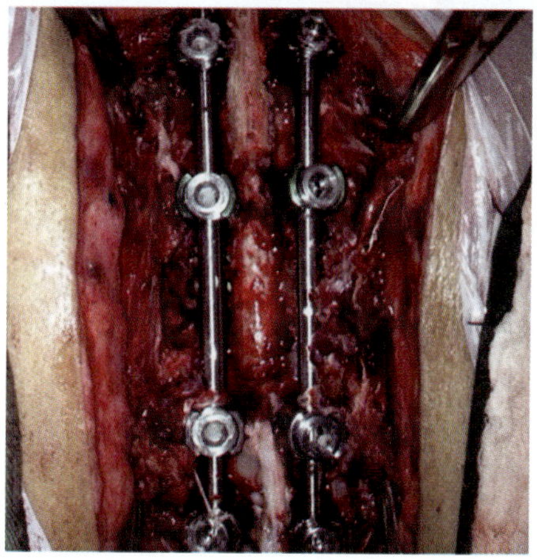

**FIGURA 67.7** Instrumentação e fixação da coluna durante cirurgia para escoliose.

*Fonte: foto gentilmente cedida pelo Dr. Lucas Alverne Freitas de Albuquerque, Instituto Dr. José Frota.*

Esta imagem é uma reprodução colorida da figura da página 1148.

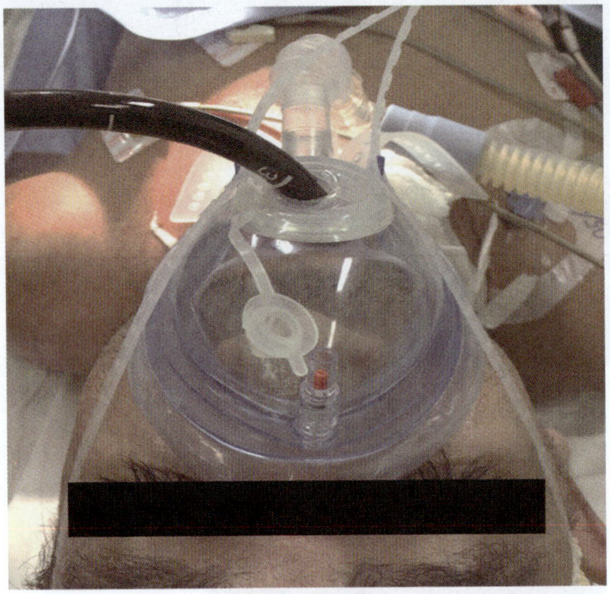

**FIGURA 79.2** Máscara de ventilação não invasiva com orifício de entrada para endoscópio, permitindo a continuidade da ventilação assistida sem a retirada da sonda.

Esta imagem é uma reprodução colorida da figura da página 1306.

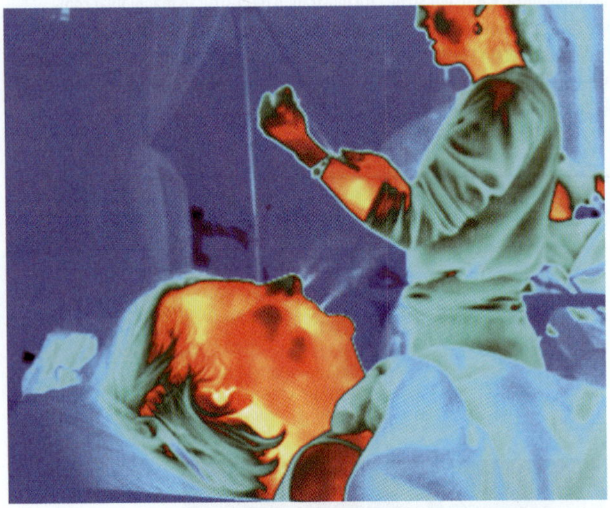

**FIGURA 86.5** Paciente na sala de recuperação pós-anestésica exalando óxido nitroso – utilizado durante anestesia geral – pela boca e pelo nariz (imagem capturada com auxílio de câmera infravermelha).
*Fonte: McGlothlin e Moenning.*[45]

Esta imagem é uma reprodução colorida da figura da página 1436.

# ÍNDICE

## B

## C

## D

## E

## F

## G



## H

## I

## N

## O



## P

## Q



## R

## S

## T

## U



## V

## W



## Z